AUG

BEW

PHY INF END

PSY KIN ERN

TOX LEB GYN

ZMK LUN HÄM

SPS MDA HNO

SAC NEU HAU

MSD-MANUAL
der Diagnostik und Therapie
5. Auflage

Das MSD-Manual ist den Ärzten und ihren Helfern gewidmet. Es bemüht sich, in gestraffter Kürze den Erfordernissen der Praxis und dem neuesten Stand der Wissenschaft gerecht zu werden.

Deutsche Bearbeitung des in englischer Sprache erschienenen Werkes „THE MERCK MANUAL of Diagnosis and Therapy“ Sixteenth Edition

MSD-MANUAL

der Diagnostik und Therapie

Herausgegeben von:
MSD Sharp & Dohme GmbH, München,
ein Unternehmen der Merck & Co., Inc.,
Rahway, N. J., U.S.A.

Deutsche Bearbeitung: Prof. Dr. K. Wiemann

5. Auflage

URBAN & SCHWARZENBERG
München · Wien · Baltimore

MERCK & CO., INC.
Rahway, N.J.
U.S.A.

MERCK HUMAN HEALTH DIVISION
Rahway, N.J.
U.S. Human Health
West Point, Pa.

MERCK RESEARCH LABORATORIES
Rahway, N.J.
West Point, Pa.

MERCK VACCINE DIVISION
Rahway, N.Y.

MERCK AGVET DIVISION
Woodbridge, N.J.

HUBBARD FARMS, INC.
Walpole, N.H.

MERCK CONSUMER HEALTHCARE GROUP
Woodbridge N.J.

MERCK MANUFACTURING DIVISION
Rahway, N.J.

CALGON CORPORATION
Water Management Division
Pittsburgh, Pa.
Calgon Vestal Laboratories
St. Lois, Mo.

KELCO DIVISION
San Diego, Calif.

Die Deutsche Bibliothek – CIP-Einheitsaufnahme

Merck Sharp and Dohme Research Laboratories "Rahway, N.J.":
MSD-Manual der Diagnostik und Therapie : [deutsche Bearbeitung des in englischer Sprache erschienenen Werkes "The Merck manual of diagnosis and therapy", sixteenth edition] / hrsg. von: MSD Sharp & Dohme GmbH, München, ein Unternehmen der Merck & Co., Inc., Rahway, NJ, USA Dt. Bearb.: K. Wiemann. – 5. Aufl. – München ; Wien ; Baltimore : Urban und Schwarzenberg, 1993
ISBN 3-541-01855-0
NE: Wiemann, Karl [Bearb.]; Manual der Diagnostik und Therapie; *HST*

ISBN 3-541-01855-0

Satz: Typodata GmbH, München
Druck und Bindung: Clay's Ltd., Bungay-Großbritannien

Vorwort

Von der ersten Ausgabe des Merck Manual im Jahre 1899 mit 262 Seiten ist der Umfang durch die Erweiterung der Wissensgebiete in allen Teilbereichen auf über 3000 Seiten angewachsen. Dieses Manual ist zu dem am weitesten verbreiteten medizinischen Buch auf der ganzen Welt geworden. Mit Ausnahme chirurgischer Verfahren bietet es einen umfassenden Überblick über alle Teilbereiche der Medizin mit Angaben über Ätiologie, Pathogenese, Diagnostik und Therapie bis zu prophylaktischen Möglichkeiten. Der schnelle Fortschritt, besonders auf den Gebieten der Molekularbiologie, Genetik, medizinischen Technik und Therapie, macht es erforderlich, das Buch in immer kürzeren Abständen zu aktualisieren, um Ärzten und allen, die sich mit medizinischen Fragen beschäftigen, einen breiten Überblick über den neuesten Stand der medizinischen Wissenschaft zu geben.

Besitzer der früheren Ausgabe werden feststellen, daß die 5. deutsche Auflage des Manual wieder völlig neu überarbeitet wurde. Es wurden u. a. Umstellungen vorgenommen und einzelne Sachgebiete kamen neu hinzu. So entfiel das Kapitel „Geschlechtsbezogene Störungen", der Inhalt wurde in die Kapitel „PSY" und „GYN" integriert. Das Immunmangelsyndrom AIDS wurde ebenso wie die Lyme-Krankheit in das Kapitel der Infektionskrankheiten verlagert, und schließlich wurden einige Kapitel, wie z. B. Sportmedizin, Transkulturelle Medizin etc., neu hinzugenommen.

Die sehr häufigen Querverweise zu anderen Kapiteln bringen bei einzelnen Punkten mehr und schnellere Informationen und erleichtern damit das Verständnis und die Entscheidung bei diagnostisch-therapeutischen Fragestellungen. Diesem Zweck dient auch das umfassende Sachverzeichnis am Ende des Manual. Außerdem werden durch die vielen Querverweise Wiederholungen vermieden, was einer bewußt gedrängten, aber umfassenden Darstellung zugute kommt.

Allen, die in den vergangenen Jahren Verbesserungsvorschläge gemacht haben, sei an dieser Stelle gedankt. Diese Vorschläge wurden, soweit es im Rahmen eines einzelnen Buches möglich ist, berücksichtigt. Einen Überblick über das Gesamtgebiet der Medizin in einem Buch zu schaffen, ist allerdings nur möglich, wenn sich die Autoren aller Disziplinen Beschränkungen auferlegen.

Die einzelnen Kapitel wurden von Fachärzten übersetzt und überarbeitet. Ein besonderer Dank gehört allen, die an der wissenschaftlichen und technischen Gestaltung dieser Neuauflage mitgewirkt haben.

München, im August 1993 Prof. Dr. med. Karl Wiemann

Inhaltsverzeichnis

Am Anfang jedes Kapitels befindet sich eine ausführliche Gliederungs-Übersicht.

Abkürzungen und Symbole

(weitere Abkürzungen im Sachverzeichnis)

Ag	Antigen
Ak	Antikörper
ALT	Alaninaminotransferase (früher SGPT)
AST	Aspartataminotransferase (früher SGOT)
Bq	Becquerel
BSG	Blutkörperchensenkungsgeschwindigkeit
BT	basale Körpertemperatur
BWS	Brustwirbelsäule
CK	Kreatinkinase
cP	chronische Polyarthritis
CT	Computertomogramm
d	Tag
dB	Dezibel
DI	Diabetes insipidus
DM	Diabetes mellitus
EEG	Elektroenzephalographie
EKG	Elektrokardiogramm
ELISA	Enzym-Immunoabsorptionstest
EMG	Elektromyographie
GFR	glomeruläre Filtrationsrate
GKW	Gesamtkörperwasser
Gy	Gray
h	Stunde
Hb	Hämoglobin
HDL	Lipoproteine hoher Dichte
Hkt	Hämatokrit
HWI	Harnwegsinfekt
HWS	Halswirbelsäule
i.c.	intrakutan
IE	internationale Einheiten
Ig	Immunglobulin
i.m.	intramuskulär
IU	internationale Einheiten
i.v.	intravenös
KBR	Komplementbindungsreaktion
KG	Körpergewicht
KOF	Körperoberfläche
LDL	Lipoproteine geringer Dichte
LWS	Lendenwirbelsäule
mÄq	Milliäquivalent
μCi	Mikrocurie
mCi	Millicurie
mmol	Millimol
NMR	Kernspinresonanz
p.a.	posterior-anterior
pH	Wasserstoffionenkonzentration
ppb	(parts per billion) = Teile pro Milliarde
ppm	(parts per million) = Teile pro Million
PT	Prothrombinzeit
PTT	partielle Thromboplastinzeit
R	Röntgen
rad	radiation absorbed dose
RAST	Radio-Allergo-Sorbens-Test
rem	rad equivalent man
RES	retikuloendotheliales System
RF	Rheumafaktor
RIA	Radioimmunoassay
Sv	Sievert
s.	siehe
s.a.	siehe auch
s.c.	subkutan
spp	Spezies
s.u.	siehe unter
TPE	totale parenterale Ernährung
US	Ultraschall
VLDL	Lipoproteine sehr geringer Dichte
ZNS	Zentralnervensystem
mg	Milligramm (10^{-3}g)
μg	Mikrogramm (10^{-6}g)
ng	Nanogramm (10^{-9}g)
pg	Pikogramm (10^{-12}g)
fg	Femtogramm (10^{-15}g)
ag	Attogramm (10^{-18}g)
/	pro
$<$	weniger als
$>$	mehr als
≤	gleich oder weniger als
≥	gleich oder mehr als

ERKRANKUNGEN DER AUGEN

1. KLINISCHE UNTERSUCHUNG

Augenbeschwerden sind nicht selten unspezifisch, so daß immer eine vollständige Anamnese und Untersuchung aller Abschnitte des Auges *(s. Abb. 1.)* zur Abklärung der Ursache erforderlich sind. Der Patient muß befragt werden, wo und seit wann ein Symptom besteht, ob Rötung, Absonderungen oder Schmerzen aufgetreten und welcher Art letztere sind; schließlich, ob sich die Sehschärfe verändert hat.

Außer wenn Chemikalien ins Auge gelangen, was eine sofortige ausgiebige Spülung erfordert, besteht der erste Schritt bei einer Augenuntersuchung in der Bestimmung der Sehschärfe. Diese wird für beide Augen separat und auch gemeinsam getestet, indem man den Patienten eine Sehprobentafel im Abstand von 5–6 m (20 Fuß) betrachten läßt, Brillen oder Kontaktlinsen sollten dabei getragen werden. Die übliche Angabe der Sehschärfe nach Snell, z. B. $3/5$ bedeutet, daß der Patient in 3 m Entfernung gleich gut sieht wie der Durchschnitt der Normalsichtigen in 5 m Entfernung. Die Inspektion der Brillengläser läßt eine grobe Schätzung von Art und Höhe der Ametropie (Kurz-, Weitsichtigkeit oder Astigmatismus) zu. Gesichtsfeld und Bulbusmotilität sollten dabei mit bestimmt werden. Das Gesichtsfeld kann grob mit der Konfrontationsperimetrie überprüft werden, wie es unter „Gesichtsfeldprüfung" im Abschnitt *Gesichtssinn und Störungen der Augenbewegungen in Kap. NEU, 3.* beschrieben ist.

Die systematische Untersuchung des Auges sollte mit fokussiertem Licht und mit Vergrößerung (z. B. Stirnlupe, Spaltlampe) weiter fortgeführt werden. Die Lider werden auf Läsionen untersucht, wobei besonders die Lidkanten zu beachten sind. Die Tränensackgegend wird palpiert, und man versucht, etwaigen Inhalt durch die Canaliculi und die Tränenpünktchen zu exprimieren. Dann werden die Lider ektropioniert und die bulbäre und tarsale Bindehaut einschließlich der Fornizes nach Fremdkörpern, Entzündungszeichen (Follikelhypertrophie, Exsudat, Injektion oder Ödem) oder anderen Veränderungen abgesucht.

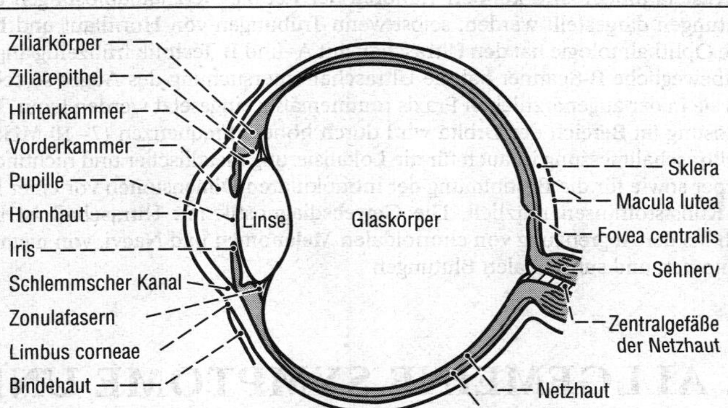

Abb. 1. **Das Auge im Längsschnitt.** Die Linse ist an den Zonulafasern aufgehängt, der Ziliarmuskel dient zur Entfernungseinstellung der Linse. Vom **Ziliarepithel** wird das **Kammerwasser** in die **Hinterkammer** sezerniert, das von dort in die **Vorderkammer** zirkuliert und durch den **Schlemmschen Kanal** abfließt. Die Iris kontrolliert den Lichteinfall ins Auge durch Regelung der Größe ihrer zentralen Öffnung, der **Pupille.** Das Bild wird auf die **Netzhaut** fokussiert, die **Fovea centralis** ist die Stelle des schärfsten Sehens. Man beachte, daß die Bindehaut abrupt am Limbus endet. Das Epithel der Hornhaut unterscheidet sich in vielem von dem der Bindehaut.

Die Hornhaut muß sehr sorgfältig inspiziert werden. Wenn Schmerz und Lichtscheu dies erschweren, kann man zuvor ein Lokalanästhetikum eintropfen. Durch Anfärbung mit Fluoreszein mit Hilfe steriler Fluoreszeinstreifen sind Erosionen und Ulzera besser zu erkennen. Der Patient blickt dazu nach oben, das mit steriler Kochsalzlösung angefeuchtete Streifchen wird dann über die Bindehaut gestrichen, so daß etwas Farbstoff haften bleibt. Danach schließt der Patient die Augen für 5 Sek. Untersucht wird mit dem Mikroskop und geeigneter Beleuchtung. Epitheldefekte färben sich grün.

Größe und Form der Pupillen und ihre Reaktion auf Licht und Naheinstellung werden im Anschluß geprüft. Vor einer Pupillenerweiterung sollten Augendruck (durch Palpation) und Tiefe der vorderen Augenkammer abgeschätzt werden, da man durch Mydriasis beim Vorliegen eines engen Kammerwinkels einen Glaukomanfall auslösen kann.

Die **Ophthalmoskopie** wird durch eine Pupillenerweiterung erleichtert. Hierzu eignet sich Tropicamid, 0,5%, und/oder Phenylephrin, 2,5%, nötigenfalls nach 5–10 Minuten wiederholen. Für längere und stärkere Wirkung kann man Cyclopentolat 0,5% oder Phenylephrin, 10%, verwenden. Atropin ist wegen seiner langen Wirkungsdauer nicht geeignet. Bei Patienten mit Schädelhirntrauma oder Verdacht auf akute ZNS-Erkrankungen sollte auf eine Pupillenerweiterung verzichtet werden. Mit der Augenspiegeluntersuchung lassen sich Trübungen an Hornhaut, Linse und Glaskörper, sowie Schädigungen von Retina und N. opticus erkennen. Die Stärke der Vorschaltlinse des Augenspiegels, die für ein scharfes Netzhautbild erforderlich ist, ermöglicht eine grobe Abschätzung der Größe des Brechungsfehlers. Am Augenhintergrund können sich Zeichen von Allgemeinerkrankungen finden (z.B. Hypertonie, Diabetes mellitus).

Andere Instrumente (z.B. Spaltlampe, Gonioskop, Perimeter) können für eine präzise Diagnose erforderlich sein; ihre Handhabung erfordert jedoch eine spezielle Ausbildung. Die Spaltlampenuntersuchung ist besonders für die Differenzierung von Hornhautläsionen hilfreich. Obwohl Allgemeinärzte eine Reihe von Augenerkrankungen behandeln können, sollte ein Augenarzt immer hinzugezogen werden, wenn Zweifel über Diagnose oder Therapie bestehen, insbesondere, wenn die Ursachen von Schmerzen oder Sehverschlechterung nicht völlig klar sind oder die Symptomatik trotz Behandlung fortbesteht.

Mit **Ultraschalldiagnostik** können Tumoren der Retina, Netzhautablösungen und Glaskörperblutungen dargestellt werden, selbst wenn Trübungen von Hornhaut und Linse vorliegen. Die Ophthalmologie hat den Ultraschall mit A- und B-Technik frühzeitig angewendet. Der leichtbewegliche B-Scanner hat die Ultraschalluntersuchung des Auges so sehr vereinfacht, daß sie in der augenärztlichen Praxis routinemäßig eingesetzt werden kann. Die räumliche Auflösung im Bereich der Orbita wird durch höhere Frequenzen (7–10 MHz) verbessert. Die Ultraschallmessung ist auch für die Lokalisierung metallischer und nichtmetallischer Fremdkörper sowie für die Bestimmung der intraokulären Dimensionen vor einer Implantation von Kunststofflinsen nützlich. Die Gewebsdiagnostik mit Ultraschall ist besonders erfolgreich bei der Abgrenzung von chorioidalen Melanomen und Naevi, von metastasierenden Karzinomen und subretinalen Blutungen.

2. ALLGEMEINE SYMPTOME UND BEFUNDE AM AUGE

In diesem Kapitel werden einige der häufigeren okulären Symptome und Befunde besprochen. Weitere finden sich beispielsweise in *Kap. AUG. 4.* (Exophthalmus) und *Kap. KIN, 20.* (Strabismus); Nystagmus und extraokuläre Motorik werden in *Kap. NEU, 3.*, Gesichtssinn und Störungen der Augenbewegungen, sowie im *Kap. HNO, 1.*, Klinische Untersuchung des Vestibularorgans, behandelt.

Blutungen (Hämorrhagien)

Subkonjunktivale Blutungen können in jedem Alter auftreten, meist nach Bagatelltraumen, Pressen, Niesen oder Husten; spontanes Auftreten ist selten. Sie geben dem Patienten meist Anlaß zu großer Besorgnis, sind aber ohne krankhafte Bedeutung – mit Ausnahme der seltenen Fälle, wo sie auf Gerinnungsstörungen hinweisen. Es handelt sich um einen Bluterguß unter die Bindehaut, der innerhalb von etwa zwei Wochen resorbiert wird. Lokale Steroide, Antibiotika, Vasokonstriktoren und Kompressen sind nutzlos und ohne Einfluß auf die spontane Resorption – die richtige Behandlung besteht in der Beruhigung des Patienten.

Glaskörperblutungen verursachen einen dunklen Reflex bei der Ophthalmoskopie. Sie treten aus verschiedenen Ursachen auf, wie diabetischer Retinopathie, Hypertonie, Trauma, Gefäßneubildung auf der Netzhaut oder Netzhautrissen. Die drei letzteren Erkrankungen können auch zu einer Netzhautablösung führen. Glaskörperblutungen resorbieren sich in der Regel langsam, können aber auch zur Proliferation fibrotischer Stränge führen, die den Visus verschlechtern und sich später kontrahieren und die Netzhaut ablösen können. Lokalisierte Blutungen retinaler Größe können üblicherweise durch Laserkoagulation gestoppt werden. Regelmäßige Kontrolluntersuchungen bei gefäßbedingten Retinopathien durch einen Augenarzt sind sehr wichtig, insbesondere beim Diabetes mellitus.

Netzhautblutungen können flammenförmig erscheinen – wenn sie in der oberflächlichen Nervenfaserschicht liegen –, wie beim Bluthochdruck und bei Venenverschlüssen, oder rund (punkt- und fleckförmig) – wenn sie in den tiefen Netzhautschichten liegen –, wie beim Diabetes oder bei septischen Infarkten. Netzhautblutungen sind immer ein schwerwiegender Befund, dem eine – meist systemische – Gefäßkrankheit zugrunde liegt.

Mouches volantes

Die Wahrnehmung schwarzer Punkte ist eine von Erwachsenen häufig geäußerte Klage. Gegenüber einem gleichmäßig hellen Hintergrund sind sie gewöhnlich am auffälligsten sichtbar und scheinen sich dabei langsam zu bewegen. Es sind Verdichtungen des Glaskörpers, die durch dessen Kontraktion und Trennung von der Retinaoberfläche entstehen. Da der Glaskörper in der Nähe des Optikusaustritts dichter ist, werden sie dort häufiger bemerkt. Sie haben normalerweise keine krankhafte Bedeutung, können aber in seltenen Fällen auf einen Netzhauteinriß hindeuten. Besonders häufig sind sie bei älteren stark myopen Patienten, mit der Zeit werden sie weniger bemerkt. Eine sehr kleine **Glaskörperblutung** wird als brauner oder roter beweglicher Punkt wahrgenommen. **Netzhautablösungen** können Funkenschauer oder Blitze vorangehen, und gehäufte Mouches volantes können sie begleiten. Nur dann, wenn sich die Retina tatsächlich von der Chorioidea abhebt, scheint sich der Sehverlust wie ein „Vorhang" über das Gesichtsfeld zu ziehen. Mouches volantes können in diesem Zusammenhang auch ernsthaften Charakters sein. Daher sollte eine sorgfältige Untersuchung der Retina mit einem Mydriatikum (s. o.) erfolgen (Phenylephrin nur bei Patienten ohne Hypertonie und Medikation von β-Blockern). Die Untersuchung wird am besten mit indirekter Opthalmoskopie vorgenommen, wie sie von den meisten Augenärzten angewandt wird. Mouches volantes können mit einer hochbrechenden Sammellinse gegen den roten Fundusreflex aus etwa 15–30 cm erkannt werden. Die Untersuchung muß wiederholt durchgeführt werden, wenn die Beschwerden anhalten oder sich verschlechtern oder wenn der Visus schlechter wird. Neu aufgetretene Glaskörpertrübungen oder solche, die von Lichtblitzen begleitet werden, sollten zu einer augenärztlichen Untersuchung führen. Visusverschlechterungen bedürfen immer einer Ursachenklärung.

Lichtscheu (Photophobie)

Lichtscheu ist bei wenig pigmentierten Menschen häufig und gewöhnlich ohne krankhafte Bedeutung; Erleichterung ist durch Sonnengläser zu erreichen. Photophobie ist darüber hinaus ein wichtiges, aber unspezifisches Symptom bei Keratitis, Uveitis, intraokularen Entzündungen, Glaukomanfall und Hornhauterosionen.

Schmerzen

Augenschmerzen sind immer ernst zu nehmen und erfordern – wenn sie nicht durch eine offensichtlich lokale Ursache ausgelöst werden, wie Fremdkörper, akute Lidentzündungen oder Verletzung – ausführliche Abklärung (z. B. wegen Uveitis, insbesondere Iridozyklitis oder Glaukom). Eine Sinusitis kann gelegentlich fortgeleitete Schmerzen am Auge verursachen.

Gesichtsfeldausfälle

(Skotome)

Ein Verlust der Sehempfindung in einem Teil des Gesichtsfeldes ähnlich dem „blinden Fleck" wird als **negatives Skotom** bezeichnet. Häufig wird es vom Patienten gar nicht bemerkt, wenn es nicht im Zentrum liegt und damit die Sehschärfe beeinträchtigt. Negativskotome, die der Patient bemerkt, sind üblicherweise durch Blutungen oder chorioiditische Herde bedingt. Skotome, die an der gleichen Stelle im Gesichtsfeld beider Augen gefunden werden, sind zumeist Quadranten- oder Hemianopsien aufgrund von Läsionen in der Sehbahn. Ein **Positivskotom,** als Lichtfleck oder als Flimmern wahrgenommen, deutet auf eine abnorme Stimulation in einem Abschnitt des visuellen Systems, beispielsweise bei der Migräne.

Eine Untersuchung der Augen, einschließlich genauer Perimetrie, ist beim Vorliegen von Skotomen unabdingbar. Ein beidseitig vorliegendes Skotom – außer wenn durch beidseitige Netzhautläsionen verursacht – bedarf neben der Perimetrie besonders auch der neurologischen Abklärung.

Brechungsfehler (Refraktionsanomalien)

Bei der **Emmetropie** besteht kein optischer Fehler: parallel in das Auge einfallende Strahlen werden auf der Netzhaut fokussiert. **Ametropie** ist der Oberbegriff für die folgenden, isoliert oder in Kombination vorkommenden Refraktionsanomalien. Bei der **Hyperopie** (Weitsichtigkeit) liegt der Brennpunkt hinter der Netzhaut – entweder, weil der Augapfel zu kurz oder die Brechkraft des Auges zu gering ist. Dies ist der häufigste Brechungsfehler. Zur Korrektur sind Konvex-(Plus-)Gläser erforderlich. Bei der **Myopie** (Kurzsichtigkeit) liegt der Brennpunkt vor der Netzhaut, weil der Bulbus zu lang oder die Gesamtbrechkraft zu stark ist; das Korrekturglas ist konkav (minus). Beim **Astigmatismus** ist die Brechkraft des Auges in verschiedenen Meridianen unterschiedlich. Zu seiner Korrektur benutzt man Zylindergläser (Zylindersegmente); sie haben keine Brechkraft in einer Achse und sind in der entgegengesetzten Achse konvex oder konkav.

Gelegentlich findet sich eine **Anisometropie,** ein erheblicher Unterschied der Brechkraft der beiden Augen (über 2 dpt.). Wird der Refraktionsfehler mit Gläsern korrigiert, können unterschiedliche Bildgrößen in beiden Augen resultieren **(Aniseikonie),** was zu Fusionsschwierigkeiten führen und sogar zentrale Suppression eines der Bilder nach sich ziehen kann.

Die **Presbyopie,** eine Hyperopie für das Nahesehen, tritt mit zunehmendem Alter auf und ist das Ergebnis einer physiologischen Veränderung des Akkommodationsmechanismus, der eine scharfe optische Abbildung von Gegenständen in verschiedenen Entfernungen ermöglicht. Bereits ab der zweiten Lebensdekade wird die Linse weniger elastisch und kann schließlich nicht mehr ihre Form verändern, wenn der Ziliarmuskel sich kontrahiert. Als Folge davon ist eine scharfe Abbildung bei geringen Bildabständen vom Auge immer weniger möglich; Korrekturgläser werden aber in der Regel erst ab etwa 45 Jahren erforderlich.

3. VERLETZUNGEN

Verletzungen des Auges und seiner umgebenden Strukturen erfordern eine äußerst gründliche Untersuchung, um die Ausdehnung der Verletzung zu bestimmen. Visus, Bulbusmotilität, Tiefe der Vorderkammer, Lokalisation von Fremdkörpern und scharfen Verletzungen von Lidern und Bindehaut, Blutungen in Vorderkammer oder Glaskörper sowie ein Katarakt müssen festgestellt und dokumentiert werden, gleichermaßen zum Schutz von Patient, Arzt und, bei Arbeitsunfällen, Arbeitgeber.

Fremdkörper

1. Die häufigsten **Augenverletzungen** beruhen auf **Binde- und Hornhautfremdkörpern.** Scheinbar geringfügige Verletzungen können schwere Folgen haben, wenn das Eindringen eines Fremdkörpers ins Auge übersehen wird oder ein Hornhautepitheldefekt superinfiziert wird.

Therapie: Adäquate Beleuchtung, gute Anästhesie und geeignetes Instrumentarium sind die Voraussetzung für eine möglichst wenig traumatische Entfernung freisitzender Fremdkörper. Anfärbung mit Fluoreszein *s. Kap. AUG. 1.* läßt Fremdkörper und Oberflächendefekte besser erkennen. Ein Lokalanästhetikum (z.B. Proxymetacain) wird in den Bindehautsack eingetropft, dann werden beide Lider ektropioniert und die gesamte Bindehaut und die Hornhaut unter Lupenvergrößerung oder mit einer Spaltlampe inspiziert. Bindehautfremdkörper werden mit einem feuchten Watteträger entfernt. Hornhautfremdkörper können, wenn sie zu fest sitzen, um herausgespült zu werden, unter Lupen- oder Spaltlampenvergrößerung, mit einer sterilen Fremdkörpernadel oder der Spitze einer Injektionskanüle vorsichtig aus der Hornhaut herausgehoben werden. Werden eisenhaltige Fremdkörper nicht sofort entfernt, hinterlassen sie einen Rostring, der ebenfalls entfernt werden muß, am besten mit Hilfe der Spaltlampe.

War der Fremdkörper klein, genügt das Einstreichen einer antibiotischen Augensalbe, (z.B. Gentamicin); war er größer, wird wie bei einer **Hornhauterosion** verfahren: Kurzfristige Zykloplegie (z.B. mit Cyclopentolat, 1%), antibiotische Augensalbe, z.B. Erythromycin oder Sulfacetamid, und ein Verband, der fest genug ist, um das Auge über Nacht geschlossen zu halten.

Steroidhaltige Augenpräparate fördern Pilzwachstum und sind **kontraindiziert!** Das Hornhautepithel regeneriert sich schnell: Unter einem Verband heilen selbst große Defekte innerhalb von ein bis drei Tagen. Eine augenärztliche Nachuntersuchung nach einem oder zwei Tagen empfiehlt sich sehr, insbesondere, wenn der Fremdkörper mit einem spitzen Instrument entfernt wurde.

2. Intraokuläre Fremdkörper. Ein ins Auge eingedrungener Fremdkörper macht eine sofortige **Notfallversorgung** mit Entfernung des Fremdkörpers durch einen Augenchirurgen erforderlich. Die Pupille wird mit Cyclopentolat dilatiert; Linse, Glaskörper und Retina werden untersucht. Systemische und lokale Gabe von Antibiotika sind angezeigt, z.B. Gentamicin i.v. (sofern Nierenfunktionen intakt sind), kombiniert mit Cefazolin i.v. Lokal sollten nur Augen**tropfen,** keine Augensalben verwendet werden, wenn der Bulbus lazeriert ist. Das Auge wird locker mit einem sterilen Verband versorgt, darüber nach Möglichkeit eine Metallkapsel geklebt, um unabsichtlichen Druck auf das Auge zu vermeiden, der Bulbusinhalt durch die Perforationsöffnung nach außen pressen könnte. Vor dem Notfalleingriff darf dem Patienten oral nichts zugeführt werden.

Stumpfe und scharfe Verletzungen

In den ersten 24 Stunden sollten **stumpfe Verletzungen der Lider („blaues Auge")** mit Eisbeuteln behandelt werden, um die Schwellung zu hemmen. Später können warme Umschläge zur Förderung der Resorption des Hämatoms angewandt werden. Kleine **Schnittwunden der Lider** können mit feinem Nahtmaterial (Seide oder Monofil, 6–0 oder 7–0) genäht werden. Ist die Lidkante verletzt, sollte die Versorgung durch den Augenarzt durchgeführt werden, da besondere Techniken erforderlich sind, um die Wundränder zu adaptieren und eine spätere Einkerbung der Lidkante zu verhindern. Alle größeren Schnitt- und Rißverletzungen, insbesondere, wenn sie die Tränenwege einschließen, bedürfen der Versorgung durch den Augenchirurgen.

Bulbusverletzungen können intraokulare Strukturen schwer schädigen. Vorderkammerblutungen, Irisdefekte, Katarakte, Linsenluxation, Glaukom, Glaskörperblutung, Frakturen des Orbitabodens, Netzhautblutungen und -ablösungen sowie Rupturen des Bulbus können die Folge sein. Die **Notfallversorgung** vor der Weiterleitung an den Facharzt besteht in der Schmerzbekämpfung, Zykloplegie mit Cyclopentolat, Infektionsprophylaxe mit lokalen und systemischen Antibiotika und einem sterilen Verband mit Metallkapsel wie bei intraokulären Fremdkörpern. Verletzte Lider dürfen niemals mit Gewalt geöffnet werden, dies kann Verletzungen erheblich verschlimmern. Bei Bulbuslazeration immer nur Augentropfen verwenden, weil Salben in Perforationswunden eindringen können. Wegen der Gefahr mykotischer Superinfektionen sind kortikosteroidhaltige Präparate vor der operativen Wundversorgung immer **kontraindiziert!** In manchen Fällen von Bulbusverletzung kann sich das nicht betroffene gegenseitige Auge entzünden (sympathische Ophthalmie), u.U. mit nachfolgender Amblyopie.

Vorderkammerblutung (traumatisches Hyphäma) nach stumpfen Verletzungen kann ernste Folgen haben und bedarf der Überwachung durch den Augenarzt. Mögliche Folgen sind rezidivierende Blutungen, Glaukom und Verfärbung der Hornhaut (Hämatocornea). Die **Sofortbehandlung** besteht in Bettruhe, beidäugigem Verband, Sedierung und Carboanhydrasehemmern bei Steigerung des Augendrucks (z.B. Acetazolamid, 250–1000 mg/Tag verteilt). Aminokapronsäure kann bei rezidivierenden Blutungen versucht werden. Aspirinhaltige Präparate sind **kontraindiziert.** Der Nicht-Augenarzt soll keine pupillenbeeinflussenden Augentropfen in diesen Fällen verabreichen. In seltenen Fällen von rezidivierenden Blutungen mit Sekundärglaukom ist die operative Entfernung des Blutes durch den Ophthalmochirurgen erforderlich.

Verbrennungen, Verätzungen

Lidverbrennungen sollten gründlich mit steriler Kochsalzlösung gereinigt werden und dann mit Salbengaze oder antibiotischer Salbe, z. B. Erythromycin, abgedeckt werden. Darüber kann ein lockerer steriler Verband angelegt werden.

Verätzungen der **Bindehaut** und der **Hornhaut** stellen immer einen Notfall dar und müssen sofort durch Spülung mit reichlich Wasser, 0,9% NaCl oder anderen blanden Flüssigkeiten behandelt werden. Lokalanästhesie mit entsprechenden Augentropfen ist oft nützlich; niemals darf aber deshalb mit der Spülung gewartet werden, die über 30 min fortzusetzen ist. Schmerzen können das Ergebnis eines Verlustes von Hornhautepithel und chemisch bedingter Iritis sein, die entsprechende Behandlung besteht in Zykloplegie mit Atropin, antibiotischer Augensalbe und einem sterilen Druckverband. Langdauernder Gebrauch von Lokalanästhetika sollte vermieden werden. Darüber hinaus können anfänglich starke Analgetika (z. B. Codein 30–60 mg oral) erforderlich sein. Verätzungen erfordern immer augenfachärztliche Behandlung nach der Notfallversorgung, um größere Komplikationen, wie Sehverschlechterung, Iridozyklitis, Hornhauteinschmelzung mit Perforation und Liddeformierungen zu vermeiden. Alle Verätzungspatienten sollten deshalb innerhalb von 24 Stunden einem Augenarzt vorgestellt werden.

4. ORBITA

Orbitalphlegmone

(s. a. Kap. KIN, 11., Bakterielle Infektionen, Periorbital- und Orbitalphlegmone)

Entzündung des Orbitalgewebes durch fortgeleitete Infektion von den Nebenhöhlen oder in den Zähnen, durch metastatisch-infektiöse Streuung oder durch Eindringen von Bakterien durch eine Orbitalverletzung. Häufigste Ursachen sind fortgeleitete Sinusitiden der Nasennebenhöhlen oder sekundärinfizierte Lidtraumen. Zur **Symptomatik** gehören stärkste Schmerzen im Orbitalbereich, Exophthalmus, Motilitätseinschränkung des Bulbus, Lidschwellung, Chemosis, Fieber und allgemeine Abgeschlagenheit. Mögliche Komplikationen reichen von Visusverlust durch Optikusneuritis über Thrombophlebitis der orbitalen Venen mit nachfolgender Thrombose des Sinus cavernosus, Panophthalmie bis zur Fortleitung der Infektionen zu den Meningen und ins Gehirn.

Diagnostik und Therapie

Der Ort der Primärinfektion muß diagnostiziert werden. Sorgfältige Untersuchung von Haut, Nasenrachenraum, Zähnen und Mundhöhle ist hilfreich, ebenso wie Röntgen oder CT der Nebenhöhlen. Bakterien- und Pilzkulturen sollten aus verdächtigen Absonderungen oder auch Blut angelegt werden. Eine systemische Antibiotikabehandlung, z. B. mit Cefalosporinen, sollte begonnen und an die Resultate der Kulturen angepaßt werden.

Inzision und Drainage sind indiziert, wenn Verdacht auf eine lokale Abszedierung besteht, oder wenn die antimikrobielle Arzneimitteltherapie wirkungslos bleibt.

Sinus-cavernosus-Thrombose

Septische Thrombose des Sinus cavernosus verbunden mit chronischer bakterieller Sinusitis.

Die Infektion kann z. B. entweder direkt oder über ableitende Venen aus den benachbarten Sinus ethmoidales oder sphenoidales fortgeleitet sein. Exophthalmus, Papillenödem, schwere zerebrale Symptome (Kopfschmerz, Bewußtseinstrübung, Krampfanfälle), Hirnnervenlähmungen und septische Temperaturen sind praktisch immer vorhanden. Die Prognose ist ungünstig, trotz Antibiotika liegt die Mortalität bei 30%.

Diagnostik und Therapie

Blut- und Nasensekretkulturen sollten angelegt sowie Sinus cavernosus, die lufthaltigen Sinus, Augenhöhle und Gehirn im CT dargestellt werden. Hochdosierte, an die Resultate der Kulturen angepaßte Antibiotikabehandlung sollte begonnen werden. Eine chirurgische Drainage der lufthaltigen Sinus im Os ethmoidalis oder sphenoidalis kann angezeigt sein, insbesondere, wenn Antibiotika innerhalb von 24 Std. keine Besserung bringen.

Exophthalmus

Vorstehen eines oder beider Augäpfel durch orbitale Entzündung, Ödem, Tumoren oder Verletzungen, durch Sinus-cavernosus-Thrombose oder Vergrößerung des Bulbus, wie bei kongenitalem Glaukom oder einseitiger hoher Myopie. Bei einer Hyperthyreose können Ödem und Lymphzellinfiltrationen des orbitalen Gewebes ein- oder beidseitigen Exophthalmus hervorrufen. Plötzliches einseitiges Auftreten ist meist durch eine Blutung oder eine Entzündung der orbitalen Gewebe selbst oder der benachbarten Nebenhöhlen verursacht. Auftreten im Verlauf von etwa 2–3 Wochen legt eine chronische Entzündung oder einen Pseudotumor orbitae als Ursache nahe (eine nicht-neoplastische zelluläre Infiltration und Proliferation); bei noch langsamerem Auftreten muß an ein Neoplasma gedacht werden.

Ein arteriovenöses Aneurysma zwischen Karotis und Sinus cavernosus führt zu einem pulsierenden Exophthalmus mit Strömungsgeräusch. Tritt dies posttraumatisch auf, ist eine Sinus-cavernosus-Karotis-Fistel die wahrscheinliche Ursache und durch Auskultation über dem Bulbus zu bestätigen. Trauma oder Infektion (insbesondere im Bereich des Gesichtes) kann zur Thrombose des Sinus cavernosus mit Fieber und einseitigem Exophthalmus führen. Auch einseitige hohe Myopie oder ein Meningeom können einen einseitigen Exophthalmus hervorrufen. Wenn die Ursache nicht offensichtlich ist, ist zunächst eine Abklärung der Schilddrüsenfunktion angezeigt; bei normalem Ergebnis muß die Ursache mit Hilfe des CT innerhalb der Orbita gesucht werden. Das Ausmaß der Protrusio kann mit einem Exophthalmometer gemessen werden; bei Fortschreiten kann die Exposition der Augapfelvorderfläche zu Austrocknung der Hornhaut, Infektion und Ulzeration führen.

Therapie

Die Behandlung wird von der Ätiologie bestimmt. Bei einem arteriovenösen Aneurysma kann die Ligatur oder selektive Thrombosierung der Carotis communis der betroffenen Seite nötig werden. Ein endokriner Exophthalmus kann sich nach Kontrolle der Schilddrüsenfunktion zurückbilden, aber auch gelegentlich unbeeinflußbar fortschreiten und eine chirurgische Dekompression der Orbita erforderlich machen. Systemische Steroidbehandlung kann nicht selten Ödem und Pseudotumor orbitae günstig beeinflussen (z. B. Prednison oral,

60–80 mg/Tag für etwa eine Woche, dann jeden zweiten Tag für fünf Wochen, danach ausschleichend reduzieren bis zur minimalen Dosis, die die Protrusio nachkontrolliert. Tumoren müssen entfernt werden.

5. TRÄNENAPPARAT

Dakryostenose

Striktur des Ductus nasolacrimalis als Folge einer angeborenen Anomalie oder einer Infektion. Ein kongenitaler Verschluß manifestiert sich in der Regel zwischen der 3. und 12. Lebenswoche durch Tränenträufeln **(Epiphora)** meist eines, seltener beider Augen. Als Epiphora bezeichnet man das chronische Abfließen von Tränenflüssigkeit über den Lidrand auf die Wange. Erwachsene können über Tränen der Augen klagen; vom Vorliegen einer Epiphora geht man aber erst dann aus, wenn auch die Umgebung das Träufeln von Tränen bemerkt. Das spätere Auftreten und das Fehlen eines eitrigen Exsudats beim angeborenen Verschluß ermöglichen die Unterscheidung von der Conjunctivitis neonatorum durch Silbernitrat oder mikrobielle Infektion. Druck auf den Tränensack führt zu reichlichem schleimigem oder eitrigem Reflux durch die Tränenpünktchen. Beim Erwachsenen kann ein Tränenwegsverschluß das Ergebnis einer entzündlichen Verklebung bei chronischer Rhinitis oder schwerer Konjunktivitis sein. Mittelgesichtsfrakturen können ebenfalls zum Tränenwegsverschluß führen. Bleiben die ableitenden Tränenwege über längere Zeit verschlossen, führt dies meist zu einer Tränensackinfektion *(s. Kap. AUG, 5., Dakryozystitis).*

Therapie

Angeborene Tränenwegsverschlüsse öffnen sich meist spontan bis zum 6. Monat. Dies kann durch Ausmassieren des Tränensackinhalts 2×tgl. in Richtung Ductus beschleunigt werden, dabei verhindern antibiotische Augentropfen eine Infektion. Bleibt die spontane Öffnung aus, sollte der Tränenkanal durch Dilatation der Puncta sondiert und gespült werden. Eine Kurznarkose ist dabei insbesondere bei älteren Kindern oft erforderlich. Beim Erwachsenen tropft man ein Lokalanästhetikum ein und erweitert die Puncta. Die ableitenden Tränenwege werden dann mit einer feinen stumpfen Tränenwegskanüle mit physiologischer Kochsalzlösung gespült. Fügt man der Kochsalzlösung etwas Fluoreszenz zu, ist ihr Abfluß in der Nase leichter zu identifizieren. Scheitert dies, muß sondiert werden, dabei kann man Sonden zunehmender Dicke verwenden und dazwischen immer wieder spülen. Ist mit diesem Manöver eine dauerhafte Durchgängigkeit nicht zu erzielen, muß chirurgisch eine neue Öffnung zwischen Tränensack und Nasenlumen hergestellt werden.

Dakryozystitis

Tränensackentzündung. Eine Dakryozystitis entsteht für gewöhnlich aufgrund eines Tränenkanalverschlusses. Bei Kindern ist sie eine Komplikation eines angeborenen Verschlusses; sonst ist der Verschluß die Folge eines Traumas, einer Septumdeviation, von hypertrophischer Rhinitis, Polypen, Hypertrophie der unteren Muschel oder einer residuellen kongenitalen Stenose.

Symptomatik

Schmerzen, Rötung und Ödem in der Tränensackgegend, Epiphora, Bindehautinjektion, Lidrötung, Fieber und Leukozytose finden sich bei der **akuten Dakryozystitis;** bei **chronischer Entzündung** kann eine leichte Schwellung der Tränensackgegend das einzige Symptom sein. Bei Druck auf die Tränensackgegend entleert sich häufig Eiter durch die Tränenpünktchen. Der Tränensack kann durch Sekretretention ektatisch werden und eine große Mukozele bilden. Rezidivierende akute Dakryozystitiden führen zu einer roten, salzigen oder indurierten Veränderung im Bereich des Tränensacks. Bildet sich ein Empyem, kann dies nach außen perforieren und eine Fistel bilden.

Therapie

Die **akute Dakryozystitis** wird durch häufige Applikation von Wärme sowie systemischer Antibiotikagabe (z.B. Cefalexin oral oder in schwereren Fällen Cefazolin i.v., den Resultaten von Kulturen anzupassen) behandelt; bei Abszedierung oder Empyembildung, Inzision und Drainage. Bei einer **chronischen Dakryozystitis** kann eine Sondierung nach Lokalanästhesie Abhilfe schaffen; bestehen Nasen- und Nebenhöhlenanomalien, die zum Verschluß des Tränenkanals beitragen, sollten sie behandelt werden. Bleibt die konservative Behandlung erfolglos, ist eine chirurgische Intervention (Langzeitintubation der Tränenwege, Dakryozystorhinostomie oder Entfernung des Tränensacks) notwendig.

6. LIDER

Lidödem

Allergien verursachen ein ausgeprägtes ein- oder beidseitiges Lidödem. Sie können durch lokal angewendete Substanzen wie Augentropfen, andere Medikamente oder Kosmetika ausgelöst werden *(s. Kap. IMM, 3., Andere allergische Augenerkrankungen)*. Pflanzliche Allergene führen bei Atopikern zu Lidödemen. Das gewöhnlich beidseitige Lidödem bei der **Trichinose** ähnelt dem allergischen Typ, das begleitende Fieber und die anderen Allgemeinsymptome können zu Beginn fehlen. Eine Eosinophilie von mehr als 10% ist charakteristisch.

Beim allergischen Lidödem ist oft nur die Antigenkarenz als Behandlung nötig. Kalte Kompressen können die Rückbildung beschleunigen, steroidhaltige Hautcremes und -salben können bei Fortbestehen von mehr als 24 Stunden angewendet werden.

Blepharitis

Lidrandentzündung mit Rötung, Verdickung, häufig Krusten- und Borkenbildung und flache Lidrandulzera.

Ätiologie

Die ulzerierende Blepharitis ist eine bakterielle (meist Staphylokokken) Infektion der Wimpernfollikel und der Meibomschen Drüsen. Die Ursache der nichtulzerierenden Blepharitis seborrhoica ist oft nicht zu eruieren; diese Form kann mit Seborrhoe der Gesichts- und Kopfhaut assoziiert sein. Häufig bilden sich sekundäre Bakterienkolonien an den Schuppen des Lidrands im Wimpernbereich.

Symptomatik

Fremdkörpergefühl ist häufig. Jucken, Brennen, Rötung der Lidränder, Lidödem, Zilienverlust und eine Bindehautreizung mit Tränenträufeln und Photophobie können auftreten. Bei ulzerierender Blepharitis bilden sich zähe Krusten, die nach Ablösen eine blutende Oberfläche hinterlassen. In den Wimpernfollikeln bilden sich kleine Pusteln, die sich öffnen und zu seichten Ulzera konfluieren. Während des Schlafes kleben die Lider durch antrocknendes Sekret zusammen. Oft berichten die Patienten über rezidivierende Gersten- und Hagelkörner. Beim seborrhoischen Typ bilden sich fettige, leicht abzulösende Beläge auf den Lidrändern.

Prognose und Therapie

Die Patienten sollten darauf hingewiesen werden, daß beide Arten von Blepharitis zwar wenig schmerzhaft sind, aber häufig rezidivieren und sehr therapieresistent sind. Exazerbationen beim seborrhoischen Typ sind lästig und unansehnlich, aber folgenlos. Häufige Rezidive des ulzerierenden Typs führen zum Verlust der Wimpern, zu Vernarbungen der Lidränder und in seltenen Fällen auch zu Hornhautulzera.

Die ulzerierende Blepharitis behandelt man mit antibiotikahaltiger Augensalbe (z.B. Erythromycin oder Sulfacetamid). Die seborrhoische Blepharitis sollte man primär mit gezielter Pflege des Augenlids angehen. Sie besteht aus täglicher mechanischer Reinigung des Lidrandes mit einem in verdünntes Babyshampoo (2–3 Tr. auf 1/2 Tasse warmes Wasser) getauchten Watteträger. Gelegentlich ist auch hier Antibiotikasalbe (mehrfach täglich über 3–9 Wochen) erforderlich.

Bei der seborrhoischen Blepharitis muß auch der Gesichts- und Kopfhaut Beachtung geschenkt werden *(s. seborrhoische Dermatitis, Kap. HAU, 4.).*

Hordeolum

(Gerstenkorn)

Eine akute, begrenzte, eitrige Entzündung einer oder mehrerer Zesscher oder Mollscher Drüsen ***(H. externum)*** *oder der Meibomschen Drüsen* ***(H. internum).***

Ätiologie und Symptomatik

Erreger sind meist Staphylokokken. Gerstenkörner sind oft Ursache oder Folge einer Blepharitis. Rezidive sind häufig. Das **Hordeolum externum** beginnt meist mit Schmerzen, Rötung und Berührungsempfindlichkeit des Lidrandes, danach bildet sich eine lokalisierte schmerzhaft-empfindliche Induration an einer Stelle. Tränenfluß, Photophobie und Fremdkörpergefühl können hinzukommen. Obwohl meist lokalisiert, kann die Schwellung auch diffus das ganze Lid betreffen. Ein kleiner gelber Punkt erscheint schließlich im Zentrum der Induration und zeigt die Abszeßbildung an. Dieser Abszeß perforiert schließlich spontan, Eiter entleert sich, und die Beschwerden lassen nach.

Das **Hordeolum internum,** das von einer Meibomschen Drüse ausgeht, ist meist langwieriger. Schmerzen, Ödem und Rötung sind begrenzter. Auf der Bindehautseite des Lides findet sich eine erhabene Stelle, oft gelblich gefärbt, über die betroffene Drüse. Später bildet sich ein Abszeß, meist zur Bindehaut hin, manchmal zur Haut. Spontanperforation ist selten, Rezidive sind häufig.

Diagnostik und Therapie

Ein äußeres Gerstenkorn ist abgegrenzt, oberflächlich und an einem Wimpernfollikel gelegen. Ein inneres Gerstenkorn liegt tiefer und ist durch die Bindehaut zu sehen. Ein Hordeolum am inneren unteren Lidwinkel kann durch Spülung der Tränenwege von einer

Dakryozystitis unterschieden werden. Lokale Antibiotikaapplikation ist für gewöhnlich ohne Effekt. In frühen Stadien kann eine Eiterbildung durch systemische Antibiotikagabe (z.B. Dicloxacillin oder Erythromycin 4×tgl. 250 mg oral) hintangehalten werden. Allerdings sind wegen der Harmlosigkeit und relativ kurzdauernden Symptomatik orale Antibiotika selten angezeigt. Bildet sich eine zentrale gelbe Stelle, sollte das Hordeolum mit der Spitze einer Injektionskanüle inzidiert und der Inhalt exprimiert werden.

Chalazion

(Hagelkorn)

Chronische granulomatöse Vergrößerung einer Meibomschen Drüse durch Verschluß ihres Ausführungsganges, meist nach Entzündung der Drüse.

Symptomatik

Der Beginn verläuft oft wie beim Hordeolum internum mit Irritation, Schmerz und Lidödem. Nach einigen Tagen klingt die Symptomatik unter Hinterlassung einer indolenten runden kleinen Masse im Lid ab. Die darüberliegende Haut ist gut verschieblich, der kleine Tumor kann als runde graue oder rötliche Schwellung im Tarusbereich gesehen werden. Beim Auftreten im unteren inneren Augenwinkel muß eine chronische Dakryozystitis eingeschlossen werden.

Therapie

Oft verschwinden Chalzien spontan nach einigen Monaten. Heiße Umschläge 4×tgl. können die Entleerung beschleunigen. Inzision mit Kurettage oder Kortikoidapplikation (Triamcinolon) in das Chalazion können erforderlich werden, wenn nach 6 Wochen keine Entleerung erfolgt ist.

Entropium und Ektropium

Einwärts- **(Entropium)** oder *Auswärts-* **(Ektropium)** *Wendung des Lides* tritt im Alter oder als Narbenfolge auf. Das Entropium verursacht durch das Schleifen der Wimpern auf der Bulbusoberfläche einen Reizzustand, der bis hin zu Hornhautdefekten und Hornhautnarben führen kann. Das Ektropium ist meist die Folge alterungsbedingter Erschlaffung der Haut und führt zu schlechter Tränenableitung durch die ableitenden Tränenwege. Die Symptome bestehen in Rötung, Reizzustand und Tränenträufeln.

Beide Veränderungen werden am besten chirurgisch behandelt.

Tumoren

Die Haut der Augenlider kann sowohl gutartige als auch neoplastische Geschwülste bilden. Das **Xanthelasma** stellt eine subkutan an Ober- und Unterlid häufig auftretende, benigne, rötlich-gelb-weißliche, flache plaque-förmige Erhebung dar, die auf einer Einlagerung von Lipiden beruht. Operative Entfernung ist lediglich aus kosmetischen Gründen notwendig.

Basaliome und Basalzellkarzinome treten häufig an Lidrändern, am inneren Lidwinkel und der oberen Wangenhälfte auf. Die Diagnose wird durch Biopsie und histologische Untersuchung gestellt; die **Therapie** besteht in chirurgischer Exstirpation oder Bestrahlung.

Andere Arten maligner Tumoren, darunter Spindelzellkarzinome oder das Karzinom der Meibomschen Drüsen und verschiedene Melanomtypen, sind seltener.

7. BINDEHAUT

Die Bindehaut (Konjunktiva) überzieht die Innenfläche der Lider, überbrückt den Raum zwischen Lidern und Augapfel und erstreckt sich, die Sklera bedeckend, bis zur Hornhaut. Sie kann auf Irritationen mit Chemosis, Hämorrhagie oder Entzündung reagieren. Daneben gibt es zwei häufig auftretende gutartige Konjunktivalgeschwülste: 1. die **Pinguecula** ist eine gelblich-weiße Erhebung beidseits lateral in unmittelbarer Nachbarschaft der Hornhaut. Sie mag unansehnlich sein, zeigt aber keine Tendenz, die Hornhaut zu infiltrieren und bedarf im Prinzip keines Eingriffs, 2. das **Pterygium** ist ein fleischartiger Auswuchs der Bindehaut in Richtung auf die Hornhaut; man findet es vor allem in heißen, trockenen Klimazonen. Diese konjunktivale Wucherung kann sich über die Hornhaut ausbreiten, sie verformen und so Astigmatismus oder Refraktionsanomalien verursachen. Falls es zu chronischen Reizzuständen oder Visusänderungen kommt, ist operative Entfernung angezeigt.

Akute Konjunktivitis

Akute Entzündung der Bindehaut, meist durch Viren, Bakterien oder allergiebedingt.

Ätiologie

Viren, insbesondere Adenoviren *(s. Kap. INF 14., Virale Atemwegserkrankungen),* Bakterien und Allergien *(s. Kap. IMM, 3., Allergische Konjunktivitis),* sind die häufigste Ursache bei Personen mit guten Hygieneverhältnissen. Die Ursachen können aber auch gemischt oder nicht eruierbar sein. Ein Bindehautreizzustand durch Wind, Staub, Rauch und andere Arten von Luftverschmutzung kommt häufig hinzu. Eine Bindehautentzündung kann auch einen Schnupfen und Exantheme (Masern) begleiten oder eine Folge übermäßiger UV-Einstrahlung sein, etwa beim Schweißen („Verblitzung"), durch Heimsonnen oder durch Lichtreflexion an verschneiten Flächen. Eine akute hämorrhagische Konjunktivitis durch Enterovirus 70 ist epidemisch in Asien und Afrika aufgetreten *(s. Kap. KIN, 11., Erkrankungen durch Enteroviren).*

Symptomatik und Diagnostik

Tab. 1 enthält die wichtigsten klinischen Merkmale bei den verschiedenen Formen der akuten Konjunktivitis. Vom Sekret sollte eine Kultur angelegt werden, insbesondere, wenn es eitrig ist. Abstriche sollten mikroskopisch untersucht werden. Gramfärbung zum Bakteriennachweis und Giemsafärbung zur Beurteilung der leukozytären Reaktion sollten erfolgen. Für Viruskulturen sind spezielle Zellkulturen erforderlich.

Bei Virusinfektionen finden sich Lymphfollikel auf der tarsalen Bindehaut, bei Allergien samtartige Papillenbildungen. Eine Palpation der präurikulären Lymphknoten gehört in allen Fällen zur Untersuchung – Vergrößerung und Druckschmerz sprechen für virale Genese.

Die Untersuchung von Bindehaut-Abradaten ermöglicht die Diagnose bei Einschlußkörperchen-Konjunktivitis, Trachom und Conjunctivitis vernalis: bei den beiden ersteren (durch

Tab. 1. Unterscheidungsmerkmale der verschiedenen Formen akuter Konjunktivitis

Ätiologie	*Sekret Zelltyp*	*Lid-schwellung*	*Lymphknoten-beteiligung*	*Juckreiz*
bakteriell	eitrig; polymorph-kernige Leukozyten	mäßig	keine	keiner
viral	wäßrig; mono-nukleäre Zellen	gering	ja	keiner
allergisch	wäßrig oder mukös-zäh; Eosinophile	mäßig bis schwer	keine	erheblich

Chlamydia verursacht) finden sich Einschlußkörperchen in den Epithelzellen, bei der letzteren zahlreiche Eosinophile. Bindehaut- und Hornhautfremdkörper, Hornhauterosionen und -ulzera können durch Spaltlampenuntersuchungen nach Anfärbung mit Fluoreszein ausgeschlossen werden *(s. Kap. AUG, 1.)*.

Die tiefe ziliare Gefäßinjektion, wie sie bei Iritis und Glaukomanfall besteht, ist leicht zu unterscheiden, da sie von feinen, geraden, tiefliegenden und radiär zum Limbus verlaufenden Gefäßen herrührt und mit der Bindehaut nicht verschieblich ist. Die eher ziegelrote konjunktivale Hyperämie, wie sie bei der Bindehautentzündung vorliegt, betrifft größere, oberflächliche, stark gewundene Gefäße, die sich mit der Bindehaut verschieben lassen. Weitere Unterscheidungsmerkmale zwischen Konjunktivitis, Iritis und Glaukomanfall enthält *Tab. 2.*

Tab. 2. Differentialdiagnose bei akuten Augenerkrankungen

Diagnost. Parameter	*Akute Iritis*	*Glaukomanfall*	*Akute Konjunktivitis*
Schmerz	mäßig stark, Lichtscheu	sehr stark, mit Übelkeit und Erbrechen	geringes Brennen
Visus	mäßig herabgesetzt	stark herabgesetzt	normal
Augeninnendruck	meistens normal	erhöht	normal
Epiphora oder Sekret	Epiphora	Epiphora	schleimiges oder eitriges Sekret
Hyperämie	zirkumkorneal	zirkumkorneal und episkleral	oberflächliche konjunktivale Hyperämie von Bulbus und Lidern
Hornhaut	evtl. transparente Rückflächenpräzipitate	wolkig-trüb	klar
Vorderkammertiefe	normal	flach	normal
Iris	verwaschen	gestaut, vorgewölbt	normal
Pupille	eng, entrundet	mittelweit, reaktionslos	normal
Pupillenreaktion auf Licht	sehr gering	sehr gering	normal

Therapie

Nach Abschluß der Untersuchung hat der Arzt die Hände sorgfältig zu waschen und seine Instrumente zu desinfizieren, um eine Weiterverbreitung der Infektion zu verhindern. Der Patient wird angewiesen, stets nur sein eigenes Handtuch zu verwenden. Die Augen sollten sekretfrei gehalten werden und ohne Verband bleiben. Bei Verdacht auf eine bakterielle Infektion sollten Sulfacetamid-Augentropfen (10%) oder Gentamicin mehrmals täglich verabreicht werden. Diese Behandlung gilt für alle Formen von Konjunktivitis. Wenn das Ergebnis nach zwei bis drei Tagen unbefriedigend ist, ist der Keim resistent oder die Entzündung nicht bakterieller Natur. Sobald ein Antibiogramm vorliegt, wird das Antibiotikum erforderlichenfalls gewechselt. Kortikosteroide sollten nicht verwendet werden, auch nicht in Kombination mit Antibiotika, bevor die Ursache zweifelsfrei feststeht, da die mögliche Anwesenheit von Herpes-simplex-Viren dann zu einem Befall der Hornhaut mit schweren Folgen führen kann. Wenn eine allergische Genese nach Anamnese, Befund und fehlender Besserung auf Antibiotika wahrscheinlich ist, kann mit einer lokalen Steroidbehandlung begonnen werden. Wird diese längere Zeit fortgeführt, müssen Augeninnendruck und Linsen (Kortisonkatarakt) regelmäßig kontrolliert werden.

Chronische Konjunktivitis

Eine chronische Bindehautentzündung mit periodischen Exazerbationen und Remissionen über Monate und Jahre. Die Ursachen, wenn überhaupt zu eruieren, ähneln denen der akuten Konjunktivitis; Entropium, Ektropium, Blepharitis, chronische Dakryozystitis, Chlamydia, lokale Medikamtenüberempfindlichkeit und chronische Einwirkung von Reizstoffen kommen als Ursachen ebenfalls in Frage.

Symptomatik

Die Symptomatik, wenn auch weniger ausgeprägt, ähnelt derjenigen der akuten Konjunktivitis mit Juckreiz, Reizzuständen und Fremdkörpergefühl; eine geringfügige schleimige Absonderung kann dazukommen. Die Conjunctiva tarsi ist gerötet, verdickt und von samtartiger Struktur, die Conjunctiva bulbi kann geringfügig mitbeteiligt sein.

Therapie

Die Art der Behandlung richtet sich nach der Ursache. Reizfaktoren müssen eliminiert werden. Überbehandlung führt nicht selten zu Medikamentenallergien und sollte daher vermieden werden.

Gonoblennorrhoe des Erwachsenen

(s. Kap. KIN, 6., Neugeborenen-Konjunktivitis unter Neugeborenen-Infektionen)

Eine seltene, schwere eitrige Konjunktivitis beim Erwachsenen als Folge eines Kontakts mit Gonorrhoe oder einer Selbstinokulation von einer genitalen Gonorrhoe. Zumeist ist nur ein Auge betroffen. Die Symptome ähneln denen der Neugeborenen-Konjunktivitis, sind jedoch schwerer und entwickeln sich innerhalb von 12–48 Stunden nach Infektion; schwere Komplikationen sind z. B. Hornhautulkus, Hornhautabszeß mit Perforation, Panophthalmie und Verlust des Sehvermögens. Die Behandlung umfaßt systemische antibiotische Therapie (Ceftriaxon 125–250 mg i.m. oder Amoxicillin 3 g plus Probenicid 1 g oral) und Lokalbehandlung mit antibiotischen Augensalben alle 1–2 h. Geschlechtspartner sollten ebenfalls behandelt werden.

Trachom

Chronische Konjunktivitis durch Chlamydia trachomatis, mit periodischen Exazerbationen und Remissionen und mit subkonjunktivaler Follikelhyperplasie, Hornhautvaskularisation und Narbenbildung an Lidern, Bindehaut und Hornhaut.

Epidemiologie

Die Erkrankung ist noch immer endemisch in den ärmeren Teilen der heißen trockenen Mittelmeerländer und des Fernen Ostens. Sporadisches Vorkommen ist unter nordamerikanischen Indianern und aus dem Bergland der südlichen USA bekannt. Im Frühstadium besteht hohe Ansteckungsgefahr. Die Übertragung geschieht durch direkten Kontakt (Auge/Auge, Hand/Auge), Augenkontakt von Fliegen oder durch kontaminierte Gegenstände (Handtücher, Taschentücher). Der ursächlich verantwortliche Keim ist ein Stamm von *Chlamydia trachomatis* und mit den Erregern von Psittakose und Lymphgranuloma venereum verwandt *(s. Kap. INF, 13.)*

Symptomatik

Nach einer Inkubationszeit von etwa sieben Tagen treten allmählich Bindehautinjektion, Lidödem, Lichtscheu und Tränen auf, meist beidseitig. Auf der tarsalen Bindehaut entwickeln sich nach weiteren sieben bis zehn Tagen kleine Follikel, die über drei bis vier Wochen an Größe und Zahl zunehmen und gelb-gräuliche „Sagokorn-"artige Granulome bilden, die von entzündlichen Papillen umgeben sind. In diesem Stadium beginnt auch die Pannusbildung, das heißt das Einwachsen von Gefäßschlingen vom Limbus her in die obere Hornhauthälfte. Dieses Stadium der follikulären Hypertrophie und Pannusbildung kann, je nach Ansprechen auf die Therapie, Monate bis Jahre andauern. Schließlich ist praktisch die gesamte Hornhaut betroffen, was zu einer Sehverschlechterung führt. Die spontane völlige Rückbildung eines Pannus mit Wiederherstellung der Hornhauttransparenz ist sehr selten.

Ohne adäquate Behandlung folgt das Narbenstadium. Die Follikel und Papillen schrumpfen langsam und werden durch Narbengewebe ersetzt, was häufig zu Entropium und Tränenwegstenosen führt. Das Hornhautepithel wird matt und verdickt, und die Tränensekretion ist eingeschränkt. In ischämischen Anteilen des Pannus bilden sich Hornhautulzera. Nach deren Abheilung ist die Bindehaut glatt und gräulich-weiß, mit recht großen individuellen Unterschieden in der zurückbleibenden Hornhauttrübung und Sehverschlechterung. Bakterielle Superinfektionen sind häufig und tragen zur Narbenbildung und dem chronischen Verlauf bei.

Diagnostik

C. trachomatis kann kulturell nachgewiesen werden. Im Frühstadium läßt sich das Trachom im Giemsa-gefärbten Ausstrich von Epithelzellen anhand winziger basophiler zytoplasmatischer Einschlußkörperchen von anderen akuten Konjunktivitiden unterscheiden. Gleiche Einschlüsse finden sich auch bei der Einschlußkörperchen-Konjunktivitis, aber der weitere Verlauf des klinischen Bildes ist anders als beim Trachom. Die Conjunctivitis vernalis ähnelt dem Trachom im Stadium der follikulären Hypertrophie; die vorhandene Eosinophilie im Ausstrich, die blassen abgeplatteten Papillen und das Fehlen von basophilen Einschlußkörperchen ermöglichen die Unterscheidung.

Therapie

Tetrazyclin oder Erythromycin-Augensalben, zwei- bis viermal täglich über vier bis sechs Wochen, sind meist wirkungsvoll, eine unterstützende zeitweise orale Gabe von Tetrazyklinen oder Erythromycin ist oft hilfreich. Deformierende Lidveränderungen werden am besten chirurgisch angegangen.

Einschlußkörperchen-Konjunktivitis

(Einschlußkörperchen-Blennorhoe, Schwimmbadkonjunktivitis)

Einige akute Konjunktivitis beim Neugeborenen ***(Einschluß-Blennorhoe)*** *oder Erwachsenen (auch* ***Schwimmbadkonjunktivitis),*** *durch* Chlamydien, *die zu den TRIC-Organismen gehören.* Diese Mikroorganismen können über lange Zeit asymptomatisch in der Zervix überdauern. Als eine Form der Ophthalmia neonatorum ist die neonatale Form Folge der Passage des Kindes durch einen kontaminierten Geburtskanal und wird in 40–50% aller Neugeborenen, die exponiert waren, manifest. Die meisten Fälle beim Erwachsenen entstehen durch Kontakt mit infizierten genitalen Absonderungen.

Symptomatik und Diagnostik

Die neonatale Einschlußkonjunktivitis entwickelt sich nach einer Inkubation von 5–14 Tagen als eine, meist beidseitige, ausgeprägte papillomatöse Konjunktivitis mit Lidschwellung, Chemose und schleimig-eitrigem Sekret. Einschlußkörperchen lassen sich in den Epithelzellen von Bindehautabstrichen nachweisen. Die Erwachsenenform ist üblicherweise durch schleimig-eitriges Sekret und eine starke follikuläre Konjunktivitis auf einem Auge gekennzeichnet. Gelegentlich kommt es zu Trübung und Vaskularisierung im Hornhautbereich. Die präaurikulären Lymphknoten können auf der betroffenen Seite geschwollen und druckempfindlich sein.

Therapie

Da bei mindestens der Hälfte der Kinder mit neonataler Einschlußkonjunktivitis auch der Nasenrachenraum beteiligt ist und 10% eine Chlamydienpneumonie entwickeln, müssen Antibiotika systemisch verabreicht werden, z.B. Erythromycin 12,5 mg/kg oral oder i.v. über 14 Tage. Auch die Mutter und ihr sexueller Partner müssen behandelt werden.

Bei der Erwachsenenform werden Tetracyclin, Erythromycin (500 mg 4×tgl. p.o.) oder Doxycyclin (100 mg 2×tgl. p.o.) über 3 Wochen verordnet, damit Konjunktivitis und die gleichzeitige Genitalinfektion ausheilen. Die Sexualpartner müssen ebenfalls behandelt werden *(s. Kap. INF, 16.).*

Keratoconjunctivitis vernalis

(Frühjahrskatarrh)

Eine beidseitige chronische Konjunktivitis mit begleitenden Veränderungen des Hornhautepithels, wahrscheinlich auf allergischer Basis, die meist im Frühjahr und Herbst rezidiviert. Sie tritt meist bei männlichen Patienten zwischen dem 5. und 20. Lebensjahr auf *(s. a. Kap. IMM, 3., allergische Konjunktivitis).*

Symptomatik

Ausgeprägter Juckreiz, Epiphora, Photophobie, konjunktivale Injektion und ein zähes, schleimiges Sekret mit zahlreichen eosinophilen Granulozyten sind charakteristisch. Tarsale und bulbäre Bindehaut können beide betroffen sein. Bei der **palpebralen** Form finden sich abgeplattete, dichtgepackte, blaßrosa bis gräuliche „Pflasterstein"-artige, harte Papillen, vornehmlich am Oberlid. Bei der **bulbären (limbalen) Form** entsteht randständig an der Hornhaut eine grau-sulzige Bindehauthypertrophie. Gelegentlich kommt es zu umschriebenen Hornhautepitheldefekten, die zu Schmerzen und vermehrter Photophobie führen. Die Symptomatik klingt häufig während der kalten Jahreszeit ab und wird mit zunehmendem Lebensalter milder.

Therapie

Chromoglicinsäure ist als Langzeittherapie zur Verhinderung von Exazerbationen nützlich. Intermittierendes lokales Eintropfen von Steroiden (z. B. Dexamethason 0,1% alle zwei Stunden) ist manchmal nötig, um Juckreiz und Lichtscheu zu unterbinden; nur selten ist hierzu eine Unterstützung mit niedrigen oralen Dosen erforderlich. Bei langfristiger Steroidanwendung muß der Augeninnendruck kontrolliert werden.

Keratoconjunctivitis sicca

(Trockenes Auge)

Chronische beidseitige Trockenheit der Bulbusoberfläche.

Symptomatik

Das „trockene Auge" kommt isoliert oder von systemischen Erkrankungen begleitet (chronische Polyarthritis, Lupus erythematodes, **Sjögren-Syndrom**) bei der erwachsenen Frau häufiger vor. Zunächst führt die erniedrigte Tränenproduktion zu Brennen und Reizzustand. Im weiteren Verlauf bilden sich kleine oberflächliche Epithelverluste der Hornhaut, die man als „Stippung" bezeichnet und die zu Photophobie führen. In fortgeschrittenen Fällen tritt eine Keratinisierung der Bulbusvorderfläche auf, nicht selten vergesellschaftet mit einem Verlust der normalen Konfiguration der Umschlagfalten. Schließlich können Ulzerationen, Vaskularisation und narbige Trübung der Hornhaut zu erheblicher Sehbehinderung führen.

Diagnose

Die Diagnose ergibt sich aus Anamnese und Befund. Bei Austrocknung und Reizzuständen am Auge sollte der Meniskus der Tränenflüssigkeit mit der Spaltlampe geprüft sowie auf eventuelle punktförmige Erosionen an Binde- oder Hornhaut geachtet werden. Mit dem **Schirmertest** kann man das Ausmaß der Tränensekretion erfassen. Dazu werden Filterpapierstreifen vorgegebener Größe ohne vorherige Tropfanästhesie an den Übergang von mittlerem zu lateralem Drittel des Unterlids verbracht. Werden die Streifen bei zwei aufeinanderfolgenden Tests in 5 min nur 5 mm oder weniger benetzt, bestätigt dies die Diagnose „trockenes Auge".

Therapie

Das häufige Eintropfen „künstlicher Tränen" mit viskösen Zusätzen, wie Methylzellulose oder Polyvinylalkohol, ist die Grundlage der Behandlung. Diese Substitutionsbehandlung reicht bei den meisten Patienten lebenslang aus. Ein Verschluß der Tränenpünktchen kann versucht werden, bevor man durch eine partielle Tarsorrhaphie die Verdunstungsrate der Tränenflüssigkeit senkt.

Episkleritis

Meist örtlich umschriebene und rezidivierende Entzündung des episkleralen Gewebes. Ein rötlicher bis violetter schmerzhafter Knoten, der sich auch gelblich verfärben kann, liegt unmittelbar unter der Bindehaut. Lokale Steroidtherapie (z. B. Dexamethason-Augentropfen, alle 2 Stunden für drei bis fünf Tage, dann ausschleichend absetzen) ist zumeist rasch erfolgreich. Die Symptomatik ist üblicherweise lokal begrenzt und nicht von Zeichen einer systemischen Erkrankung begleitet. Intensive **Behandlung** ist im allgemeinen nicht erforderlich, lokale Kortikosteroidanwendung, z. B. 0,125%ige Prednisolonacetat-Tropfen, alle 2 Stunden, 5 Tage lang, danach innerhalb von 3 Wochen langsam ausschleichend, führt gewöhnlich zu einer Verkürzung der Erkrankung.

Skleritis

Extrem schmerzhafte, das Sehvermögen bedrohende, tiefe Entzündung der Skleren, von mehr dunkelvioletter Färbung als bei der Episkleris. Skleritis kann bei Erkrankungen aus dem rheumatischen Formenkreis vorkommen; bei schwerem Verlauf kann sie zu Perforation des Bulbus und Verlust des Auges führen.

Therapie

Die Behandlung beginnt mit systemischer Steroidgabe (z. B. Prednison 1 mg/kg tgl.). Wenn der Prozeß Teil einer rheumatischen Erkrankung ist oder auf Steroide nicht anspricht, kann die Gabe systemisch wirkender Immunsuppressiva wie Cyclophosphamid oder Azathioprin gerechtfertigt sein. Eine derartige Behandlung erfordert sorgfältige Überwachung der blutbildenden Systemed, der Nieren oder anderer Organe. Sie sollte nicht ohne Hinzuziehen eines auf diesem Sektor erfahrenen Spezialisten erfolgen.

Narbenpemphigoid

(okuläres Narbenpemphigoid; gutartiges Schleimhautpemphigoid)

Eine beidseitige, chronisch-progrediente Vernarbung und Schrumpfung der Konjunktiva mit zunehmender Lichtundurchlässigkeit der Kornea. Es handelt sich um eine Autoimmunerkrankung, bei der die Reaktion mit Antikörpern gegen die Basalmembran der Konjunktiva zur Entzündung führt. In der Regel als chronische Konjunktivitis beginnend, schreitet sie fort mit narbiger Verwachsung der Konjunktiven der Lider und des Bulbus (Symblepharon), Trichiasis oculi, Keratitis sicca, Vaskularisierung und Opakifikation der Kornea, Verhornung und Schrumpfung der Konjunktiven sowie schließlich Erblindung. Eine Beteiligung der Mundschleimhaut mit Ulkus- und Narbenbildung ist häufig, Hautbeteiligung mit narbiger Bullosis und erythematösen Plaques aber ungewöhnlich.

Therapie

Kontinuierliche Substitution der Tränenflüssigkeit (s. Keratoconjunctivitis sicca) und Kryo- oder Elektroepilation der nach innen verdrehten Wimpern schaffen subjektive Erleichterung. Bei progredienter Narbenbildung oder Opakifikation ist eine systemische Immunsuppression mit Dapson oder Cyclophosphamid angezeigt. Eine derartige Therapie erfordert die genaue Überwachung von blutbildendem Organ, Niere und anderen Organen und sollte niemals ohne Konsultation eines mit diesen Medikamenten vertrauten Spezialisten eingeleitet werden.

8. HORNHAUT

Keratitis superficialis punctata

Diffuser, feiner, punktförmiger Epithelverlust der Hornhaut eines oder beider Augen. Sie ist häufig vergesellschaftet mit Adenovirusinfektionen, Blepharitis, Keratitis sicca, Trachom, UV-Lichtexpositionen (Schweißarbeiten, Solarien), ununterbrochenem Tragen von Kontaktlinsen, systemischen Medikamenteneffekten (z. B. Adeninarabinosiden) oder lokaltoxischen Wirkungen von Medikamenten oder Verhütungsmitteln. Zu den Symptomen gehören Lichtscheu, Schmerzen, Epiphora, konjunktivale Injektion und Abnahme des Visus. Bei Viruserkrankungen kann der präaurikuläre Lymphknoten geschwollen sein. UV-bedingte Läsionen erscheinen etwa sechs Stunden nach Exposition und halten für 24–48 Stunden an. Unabhängig von der Ursache ist eine bleibende Sehverschlechterung selten.

Therapie
Ein durch Adenoviren verursachtes Krankheitsbild heilt innerhalb von ca. 3 Wochen ab. Blepharitis, Keratitis sicca und Trachom müssen spezifisch behandelt werden *(s. Kap. AUG, 6. und 7.).* UV-Verbrennungen und überlanges Tragen von Kontaktlinsen werden mit kurzfristiger Zykloplegie, antibiotischer Salbe und Verband für 24 Stunden behandelt. Bei lokaler Einwirkung von Medikamenten oder Verhütungsmitteln sollte die Ursache entfernt werden.

Hornhautulkus

Umschriebene Hornhautnekrose durch Befall von Bakterien, Pilzen, Viren oder Würmern.

Ätiologie
Die häufigste Ursache ist eine Superinfektion durch Staphylokokken, Pseudomonas oder Pneumokokken nach Verletzung, als Komplikation eines Hornhautfremdkörpers oder bei ununterbrochenem Tragen von Kontaktlinsen. Hornhautgeschwüre kommen auch vor als Komplikationen von Herpes-simplex-Keratitiden, chronischer Blepharitis, Konjunktivitis (besonders bakterieller Genese), Trachom, Dakryozystitis, Gonorrhoe und akuten Infektionskrankheiten. **Indolente Ulzera** sollten bis zum Gegenbeweis als mykotisch angesehen werden. Schließlich können Hornhautulzera auch die Folgen trophischer Störungen bei Vitamin A- oder Proteinmangel sein oder von Austrocknung bei Liddeformationen und Lidschlußdefekten herrühren **(Lagophthalmus).**

Symptomatik
Schmerzen, Lichtscheu, Blepharospasmus und Tränenabsonderung sind vorhanden, können aber wenig ausgeprägt sein. Das Geschwür beginnt als eine trübe gräuliche, umschriebene, oberflächliche Infiltration der Hornhaut, die zu einem Ulkus einschmilzt. Es färbt sich mit *Fluoreszein* grün an und ist dann gut sichtbar *(s. Kap. AUG, 1.)* Eine erhebliche ziliare Injektion ist die Regel, bei längerem Bestehen kann es zum Einsprossen von Gefäßen vom Limbus kommen **(Pannus).** Das Ulkus kann sich seitlich und/oder in die Tiefe ausdehnen. Eiterabsonderung in die Vorderkammer kommt vor **(Hypopyon).** Ulzera durch Herpes simplex sind meist nicht sehr dicht infiltriert, mykotische Ulzera dagegen auffallend dicht und manchmal von kleinen Infiltraten umgeben (Satelliteninfiltrate).

Komplikationen

Je tiefergreifend das Ulkus, desto schwerer die Folgen. Hornhautulzera heilen durch Bindegewebsneubildung und damit nur unter Hinterlassung einer trüben Narbe, die eine Sehverschlechterung bedingt. Iritis, Iridozyklitis, Hornhautperforation mit Irisprolaps, Hypopyon, Panophthalmie und schließlich die Zerstörung des Auges können trotz laufender Behandlung vorkommen. Mykotische Ulzera sind indolent, aber schwerwiegend; solche, die durch Pseudomonas aeruginosa hervorgerufen werden, verlaufen besonders fulminant, und herpetische Ulzera können besonders therapieresistent sein.

Therapie

Hornhautulzera sind Notfälle und gehören immer in die Hand des Ophthalmologen.

Herpes-simplex-Keratitis

Infektionen der Hornhaut durch das Herpes-simplex-Virus, mit einer großen Palette klinischer Erscheinungsformen, häufig zu chronisch-rezidivierenden Entzündungen, Vaskularisation und Vernarbung der Hornhaut sowie zur Sehverschlechterung führend. Die initiale Infektion verläuft gewöhnlich als unspezifische Konjunktivitis, die spontan abheilt, in der Regel von einer vesikulären Randblepharitis begleitet. Rezidive treten meist als **Keratitis dendritica** auf, benannt nach der typischen Erscheinungsform als verzweigte Epithelläsion, die wie die Adern eines Blattes aussehen und aufgetriebene Enden haben. Frühsymptome sind Fremdkörpergefühl, Photophobie, Tränenträufeln und konjunktivale Gefäßinjektion. Als Folge wiederholter Rezidive kann es zur Hyp- oder Anaesthesie der Kornea, zu Ulzera und bleibender Narbenbildung kommen.

Die **Keratitis disciformis,** eine scheibenförmige Entzündung mit Ödem und Trübung der tieferen Hornhautanteile sowie einer begleitenden Iritis, folgt nicht selten auf eine dendritische Keratitis und stellt wohl eine Immunantwort auf das Virus dar. Seltener dringt das Virus direkt in die tieferen Stromaschichten ein. Schließlich gibt es rezidivierende Erosionen des Hornhautepithels bei Herpes-Patienten ohne aktive Virusreduplikation.

Therapie

Trifluridin, Vidarabin und Idoxuridin sind spezifische Virustatika, aber nicht in allen Fällen wirksam. Das Virustatikum sollte, als Tropfen oder als Salbe, mehrfach täglich angewendet werden. Wenn das die dendritische Läsion umgebende Epithel locker und ödematös ist, kann eine vorsichtige Wischabrasio mit einem Watteträger vor Beginn der Pharmakotherapie den Heilungsprozeß beschleunigen. Gleiches empfiehlt sich, wenn die Läsion 7–10 Tage nach Therapiebeginn nicht abgeheilt ist. Steroide sind bei einer Keratitis dendritica zunächst **kontraindiziert,** können aber bei späterem Stromabefall oder (Begleit-)Uveitis, zusätzlich zu einem Virustatikum, wirksam sein. Ist nicht nur das Epithel befallen, ist Zykloplegie sinnvoll. Wird Abheilung nicht innerhalb einer Woche erreicht, ist die Überweisung zum Augenarzt erforderlich.

Zoster ophthalmicus

(s. a. Kap. INF, 14., Herpes Zoster unter Herpesviren).

Ein Gesichtsbefall durch Zoster muß den Bulbus nicht erfassen. Wenn dagegen der N. nasociliaris befallen ist, was sich an der Beteiligung der medialen Anteile von Lid oder Konjunktiva oder an Läsionen an der Nasenspitze erkennen läßt, ist das Auge praktisch immer betroffen. Erhebliches Lidödem, ziliare und konjunktivale Gefäßinjektion, Hornhautinfiltrate, Uveitis, Glaukom und Schmerzen treten nahezu in allen akuten Fällen auf. Die Kerato-Uveitis kann einen sehr schweren Verlauf nehmen und zu Hornhautnarben führen. Sekundärglaukom, chronische rezidivierende Uveitiden und Sensibilitätsverlust der Kornea sind gängige Spätfolgen.

Therapie

Frühzeitiger Einsatz von Aciclovir (800 mg oral 5×tgl. über 10 Tage) vermindert die okulären Komplikationen. Im Gegensatz zum Herpes simplex ist das Auftreten von Keratitis oder Uveitis beim Zoster ophthalmicus eine Indikation für den Einsatz von Steroiden ohne gleichzeitige lokale Applikation von Virostatika. Zumeist ist eine Lokaltherapie (z. B. Dexamethason, 0,1%, alle 2–3 h) ausreichend, Zykloplegie mit Atropin oder Cyclopentolat, 1% zweimal täglich, ist ebenfalls angezeigt. Kontrollen des Augendrucks sind erforderlich. Bei über 60jährigen in gutem Allgemeinzustand kann eine kurzdauernde Behandlung mit hochdosierten Steroiden versucht werden, um die Entwicklung einer schweren postherpetischen Neuralgie zu verhindern.

Phlyktänuläre Keratokonjunktivitis

(Keratoconjunctivitis ekzematosa)

Gewöhnlich bei Kindern auftretende Keratokonjunktivitis mit umschriebenen knötchenförmigen Entzündungsbezirken an Horn- oder Bindehaut (Phlyktänen), die eine allergische Reaktion auf ein unbekanntes Antigen darstellt. Aus einer Staphylokokken-Blepharitis oder einer generalisierten Tb stammende bakterielle Proteine hat man als Agens angesehen. In den USA und Deutschland ist die Erkrankung heute äußerst selten geworden.

Phlyktänen treten als Trauben kleiner gelb-grauer Knötchen am Limbus, auf der Konjunctiva bulbi oder der Hornhaut auf und bleiben zwischen einigen Tagen und wenigen Wochen bestehen. Im Bereich der Bindehaut exulzerieren sie, heilen aber primär narbenfrei ab. Bei Hornhautbeteiligung treten Tränensekretion, Photophobie und Schmerzen in oft erheblichem Ausmaß auf. Häufige Rezidive, zumal mit Superinfektionen, können zu Vaskularisierung und narbiger Trübung der Hornhaut mit Sehverschlechterung führen. Eine Lokaltherapie mit einer Antibiotika-Steroid-Kombination ist nützlich zur Kontrolle von Grundleiden und Blepharitis.

Interstitielle Keratitis

(Keratitis parenchymatosa)

Chronische, nicht ulzerierende Infiltration der tiefen Hornhautschichten mit begleitender Uveitis. Sie ist in den USA und Deutschland eine seltene Erkrankung. Die meisten Fälle werden bei Kindern als Spätkomplikation einer Lues connata verzeichnet, wobei schließlich beide Augen befallen sein können. In sehr seltenen Fällen kann eine erworbene Lues oder Tuberkulose auch einmal eine einseitige Form beim Erwachsenen auslösen.

Photophobie, Schmerzen, Epiphora und ein allmählicher Visusverlust sind häufig. Die Veränderungen beginnen in den tiefen Hornhautschichten, bald darauf nimmt die gesamte Hornhaut den Aspekt von Milchglas an und verdeckt den Einblick auf die Iris. Vom Limbus sprossen von allen Seiten neugebildete Gefäße in die Hornhaut ein und lassen einzelne Stellen orange-rot erscheinen. Iritis, Iridozyklitis und Chorioiditis sind häufig. Entzündung und Neovaskularisation klingen nach etwa ein bis zwei Monaten langsam ab. Die Hornhaut kann sich wieder mehr oder weniger aufklaren, das Sehvermögen aber dennoch erheblich verschlechtert bleiben. Die Behandlung sollte in Absprache mit einem Augenarzt vorgenommen werden.

Peripher-ulzerierende Keratitis

(Keratolysis marginalis)

Entzündung und Ulzeration der Hornhautperipherie, häufig mit aktiven Prozessen im Kollagen-Gefäßbereich vergesellschaftet. Häufige Beschwerden sind Minderung der Sehkraft, Photophobie und Fremdkörpergefühl. In der Hornhautperipherie finden sich opake Zonen aufgrund von Leukozyteninfiltration und Ulzeration, die sich mit Fluoreszein *(s. Kap. AUG, 1.)*. grün färben. Infektiöse Ursachen (z. B. durch Bakterien, Pilze, Herpesviren) müssen durch entsprechende Kulturen von Abstrichmaterial von Kornea und Lidrändern ausgeschlossen werden. Die peripher-ulzerierende Keratitis geht oftmals einher mit aktiven und/oder chronischen Kollagenosen wie chronischer Polyarthritis, Wegener Syndrom und rezidivierender Polychondritis. Die hohe 10-Jahre-Mortalität von ca. 40% (meist aufgrund von Myokardinfarkten) bei Polyarthritis-Patienten mit einer peripher-ulzerierenden Keratitis kann durch systemische Immunsuppression auf etwa 8% gesenkt werden. Die **Behandlung** sollte ausschließlich ein ophthalmologischer Spezialist übernehmen.

Keratomalazie

(Xerophthalmie)

Erkrankung bei Vitamin-A-Mangel mit Eiweißmangel und Unterernährung, gekennzeichnet durch eine trübe, trockene Hornhaut, die ihr Epithel verliert. Ulzeration der Hornhaut mit Superinfektionen ist häufig, Tränendrüsen und Bindehaut sind betroffen. Tränenmangel verursacht eine extreme Austrocknung der Augen (Xerose), und schaumige Bitotsche Flecken zeigen sich auf der Conjunctiva bulbi. Manchmal läßt sich auch eine Nachtblindheit nachweisen. Weitere Einzelheiten, auch zur Therapie *s. Kap. ERN, 3., Vitamin-A-Mangel.* Eine Prophylaxe mit Antibiotika oder Sulfonamiden gegen Superinfektionen ist fast immer angezeigt.

Keratokonus

Langsam fortschreitende Hornhautektasie, meist beidseitig, die zwischen dem 10. und 20. Lebensjahr beginnt. Durch die Kegelform, die die Hornhaut allmählich annimmt, verändert sich die Brechkraft des Auges erheblich, so daß ein häufiger Wechsel der Brillengläser nötig wird. Kontaktlinsen sind in den meisten Fällen das beste Korrekturmittel und sollten immer versucht werden, wenn Brillen kein zufriedenstellendes Sehen gewährleisten. Eine Hornhauttransplantation (Keratoplastik) kann erforderlich werden, wenn die Korrektur mit Kontaktlinsen nicht ausreicht, die Linsen nicht vertragen werden oder narbige Hornhauttrübungen existieren.

Bullöse Keratopathie

Ein Krankheitsbild, das durch ein Korneaödem hervorgerufen wird, am häufigsten aufgrund einer altersbedingten Insuffizienz des Hornhautendothels. Manchmal tritt die bullöse Keratopathie auch nach intraokulären Operationen auf, wenn mechanische Faktoren die Entquellung der Hornhaut erschweren.

Die flüssigkeitsgefüllten Bullae auf der Hornhautoberfläche rupturieren und führen so zu Schmerzen und Visusverschlechterung. Bei der Untersuchung sind die Bläschen und die Stromaquellung zu sehen. Die Therapie mit dehydrierenden Pharmaka, weichen Kontaktlinsen und ggf. Hornhauttransplantation führt am besten der Augenarzt durch.

9. KATARAKT

Linsentrübung. **Nicht-degenerative Katarakte** sind angeboren oder treten in früher Kindheit auf und werden im *Kap. KIN, 7. Angeborene okuläre Defekte* besprochen. Die **degenerative Katarakt** des Jugendlichen oder Erwachsenen besteht in einem schmerzlosen, langsam zunehmenden Verlust der Transparenz der Linse und damit des Sehvermögens. Zu den Ursachen gehören zunehmendes Alter, Röntgenbestrahlung, Infrarotstrahlung, Allgemeinerkrankungen (z.B. Diabetes), Uveitis oder Medikamente (z.B. Steroide).

Symptomatik

Das Hauptsymptom ist ein langsamer Visusverlust ohne Schmerzen. Das Ausmaß der Sehverschlechterung hängt von der Lokalisation und Ausdehnung der Trübung innerhalb der Linse ab. Wenn die Trübung im Linsenkern sitzt (Cat. nuclearis), entsteht eine Myopie, und der Patient entdeckt, daß er wieder ohne Lesebrille lesen kann („Zweites Sehen"). Schmerzen treten auf, wenn die Linse durch Quellung eine Druckerhöhung verursacht (Sekundärglaukom). Trübung unter der hinteren Linsenkapsel (Cat. subcapsul. posterior) reduziert das Sehvermögen überproportional zum Grad der Trübung, weil letztere im Kreuzungspunkt der Lichtwellen liegt, mit denen Objekte abgebildet werden. Derartige Katarakte machen insbesondere im hellen Licht Beschwerden.

Diagnostik

Langsam fortschreitender Visusverlust im mittleren oder höheren Lebensalter ist für die Katarakt ebenso wie für das Glaukom typisch. Vor einer diagnostischen Zykloplegie müssen daher ein erhöhter Augendruck und eine flache Vorderkammer ausgeschlossen werden.

Ausgeprägte Trübungen erscheinen als graue Flecken in der Linse. Die Untersuchung der dilatierten Pupille mit dem Augenspiegel aus etwa 30 cm Entfernung läßt auch feine Trübungen erkennbar werden. Kleine Trübungen heben sich dabei dunkel vor dem Fundusrot ab, größere Trübungen können den roten Fundusreflex ganz blockieren. Einzelheiten über Art, Lokalisation und Ausdehnung der Trübung sind am besten mit der Spaltlampe zu erkennen.

Therapie

Während der Ausbildung der Katarakt können häufige Angleichungen der Brillengläser an die sich verändernde Refraktion brauchbares Sehen erhalten. Manchmal ist auch eine Dauermydriasis – bei kleinen Trübungen – hilfreich. Besteht kein brauchbarer Visus mehr, ist die Kataraktextraktion indiziert; sie kann durch Entfernung der gesamten Linse intrakapsulär oder durch Emulsifikation oder Expression des Kerns mit nachfolgender Absaugung der Rinde extrakapsulär erfolgen. Das Alter ist in keinem Fall eine Kontraindikation gegen die

Operation. Wenn eine Uveitis besteht, müssen Steroide systemisch und lokal perioperativ eingesetzt werden. Die optische Korrektur der Linsenlosigkeit (Aphakie) geschieht durch die Implantation einer künstlichen Augenlinse während der Staroperation, durch eine Starbrille oder Kontaktlinsen.

10. UVEA

Uveitis

Entzündung der Aderhaut (Iris, Ziliarkörper und Chorioidea). Eine Entzündung der angrenzenden Retina (Retinitis) wird traditionell in die Uveitis mit eingeschlossen. Nach anatomischen Gesichtspunkten unterscheidet man folgende Formen: **vordere (Iritis und Iridozyklitis), intermediäre (Zyklitis und periphere Uveitis), hintere (Chorioiditis und Retinitis)** sowie **diffuse (Iritis plus intermediäre Uveitis plus Chorioretinitis) Uveitis.** Die Uveitis kann Ausdruck eines rein okulären Prozesses sein; in 40% der Fälle aber läßt sich bei sorgfältiger Diagnostik zeigen, daß sie Begleitsymptom einer (ggf. kausal verantwortlichen) systemischen Erkrankung ist.

Symptome und Befunde

Die Symptomatik ist im allgemeinen recht subtil: herabgesetzter Visus oder Schleiersehen, Mouches volantes oder Zeichen einer komplizierenden Uveitis (Glaukom, Katarakt, Netzhautablösung). Starke Schmerzen, gerötete Augen, Lichtscheu werden zwar als klassische Symptome angesehen, kommen aber nur bei akuter Iritis und Iridozyklitis vor. Hauptsymptome einer **Uveitis anterior** sind Pupillenverengung und Gefäßinjektion in der Nachbarschaft des Limbus (perilimbal). Zelluläre Elemente, Lichtreflexe und Präzipitate an der Hornhautrückfläche findet man erst mit einer Spaltlampe (Biomikroskop). Zur **intermediären Uveitis** gehören zelluläre Elemente im Glaskörper, Zellaggregate im unteren vorderen Kammerwasser sowie die Bildung von Exsudaten und Membranen, die die untere Pars plana des Ziliarkörpers bedecken. Zellen und Zellaggregate kann man mit der direkten Ophthalmoskopie erkennen; die Darstellung der Membranen über dem Ziliarkörper erfordert die üblicherweise dem Ophthalmologen vorbehaltene indirekte Ophthalmoskopie. Häufige Zeichen einer **Uveitis posterior** sind Entzündungszellen und Verdichtungen im Glaskörper, flauschige helle Fundusläsionen und retinale perivaskuläre Entzündungsherde.

Direkte Schäden und sekundäre Komplikationen der Uveitis haben oftmals schweren Charakter und können sich mit beängstigender Geschwindigkeit entwickeln. Bei Verdacht auf Uveitis muß der Patient daher so schnell wie möglich einer augenfachärztlichen Untersuchung zugeführt werden.

Häufige, mit Uveitis einhergehende Syndrome

Eingehendere Erörterungen der Grundkrankheiten finden sich an den entsprechenden Stellen dieses Buches. Die Therapie der Uveitis gehört ausschließlich in die Hand des Ophthalmologen, auch wenn im folgenden einige therapeutische Hinweise gegeben werden.

Die **Spondylitis ankylosans,** mit einer Iridozyklitis als häufigem Teilsymptom, ist vorwiegend eine Erkrankung des männlichen Geschlechts. Sie kann anfallsweise mit Schmerzen, Gefäßinjektionen und Lichtscheu eines oder beider Augen einhergehen. HLA-B27-Antikörpertests sind üblicherweise positiv, und im Röntgenbild zeigen sich die typischen Veränderungen der Ileosakralgelenke. Therapeutisch ist eine intensive Lokalbehandlung mit steroidhaltigen Augentropfen und Mydriasis/Zykloplegie angezeigt.

Das **Reiter Syndrom,** ein weiteres häufiges Syndrom mit akuter Iridozyklitis, betrifft ebenfalls überwiegend Männer mit HLA-B27-Nachweis. Die Behandlung ist die gleiche wie bei der ankylosierenden Spondylitis.

Juvenile rheumatoide Arthritiden sind charakteristischerweise von beidseitiger chronischer Iridozyklitis begleitet. Die Symptomatik ist diskret – meist nur verschleiert oder reduzierter Visus. Die Erkrankung befällt vorwiegend Mädchen und manifestiert sich an einer relativ kleinen Zahl von Gelenken. 80% haben antinukleäre Antikörper. Bei Exazerbation des entzündlichen Prozesses sind steroidhaltige Augentropfen und Mydriasis/Zykloplegie erforderlich.

Pars planitis ist eine häufige Erkrankung, die vorwiegend Jugendliche oder junge Erwachsene betrifft. Symptomatisch stehen bei dieser Glaskörperentzündung Verschwommensehen und herabgesetzter Visus im Vordergrund; letzterer ist üblicherweise durch ein zystoides Makulaödem verursacht. Nur in diesen Fällen ist eine Therapie erforderlich, die in periokulärer Steroidapplikation besteht.

Toxoplasmose ist die häufigste Ursache einer Uveitis posterior. Die okuläre Komponente ist fast immer Ausdruck einer kongenitalen Toxoplasmose, obwohl sie auch erworben sein kann. Rezidivierende akute fokal-nekrotisierende Retinitiden führen zu reduziertem Visus und Verschwommensehen. Wegen begleitender akuter Sekundäriridozyklitis haben manche Patienten Augenschmerzen, gerötete Augen und Lichtscheu. Die Suche nach Antikörpern mit „enzyme-linked-immuno-absorbent assay (ELISA)" oder indirekten Fluoreszenzmethoden ist erfolgreich, obwohl sich meist nur geringe Titer ergeben. Der Einsatz mit Antitoxoplasmen-Stoffen wie Pyrimethamin und Sulfonamiden, in Kombination mit systemischer Gabe von Steroiden, wird jedenfalls für Fälle empfohlen, bei denen die Retinaläsionen die Makula lutea bedrohen.

Die Infektion mit dem **Zytomegalie-Virus** geht, ähnlich wie die okuläre Toxoplasmose, nach kongenitaler Übertragung mit akut nekrotisierenden Retinitiden einher. Beeinträchtigt ist gewöhnlich nur der Visus, weil sekundäre Iridozyklitiden selten sind. Im Erwachsenenalter ist die Retinitis bei Zytomegalie-Virus-Infektionen eine sehr seltene Erscheinung, abgesehen von Immunsuppression vor Organtransplantation, zytostatischer Therapie und AIDS. Labortests erstrecken sich auf den Nachweis von Antikörpern und Epithelzellen mit Einschlußkörperchen im Urinsediment. Eine virostatische Behandlung mit Ganciclovir wird als erfolgversprechend angesehen, die meisten Patienten zeigen Besserung nach 2 Wochen (5 mg/kg i.v. 2×tgl.). Leider sind bei AIDS rezidivierende Entzündungen die Regel. Wiederholte Behandlung oder Langzeit-Erhaltungstherapie sind für eine Dauerremission erforderlich.

Infektionen mit Viren der Herpesgruppe (H. simplex, H. zoster und möglicherweise Zytomegalie) können eine schwere Entzündung der peripheren Retina mit **akuter Retinanekrose** hervorrufen. Die meisten Fälle betreffen nur ein Auge, aber bei etwa einem Drittel der Patienten befällt der Prozess innerhalb von Wochen bis Jahren auch das andere Auge. Netzhautablösungen, die sich bei bis zu 75% der Patienten entwickeln, können durch Aciclovir i.v. plus Lasertherapie gestoppt werden. Eine Teilentfernung des Glaskörpers zu diagnostischen oder therapeutischen Zwecken kann nützlich sein. Bei ungesicherter Diagnose kann mit Hilfe einer Retinabiopsie ein Vivionennachweis gelingen. Wird Zytomegalie nachgewiesen, ist Ganciclovir anstatt Aciclovir angezeigt.

Toxokariasis kommt vor allem in der Kindheit vor und führt zu vereinzelten unilateralen Retinagranulomen, gelegentlich aber auch zur generalisierenden Entzündung des gesamten Auginneren (Endophthalmitis, s.u.). Eine Uveitis findet sich vor allem bei geringgradiger systemischer Infektion mit einer relativ kleinen Zahl von Larven und nur selten im generalisierten Stadium der „Larva migrans visceralis". Der Toxokara-ELISA ist mit Serum, Kammerwasser oder Glaskörpermaterial üblicherweise positiv. Die Therapie bleibt auf die systemische Applikation von Steroiden beschränkt; Anthelmintika bringen nichts.

Die **Schrotschuß-Chorioidopathie** ist eine beidseitige chronische intermediäre und hintere Uveitis, die als diffuse Glaskörperentzündung und disseminierte Chorioiditis in Erscheinung tritt, häufig durch ein zystoides Makulaödem kompliziert. Die Ursache dieser Erkrankung ist unbekannt, 80–95% der Patienten tragen das HLA-A29-Gen. Basis der Therapie ist die periokuläre oder systemische Applikation von Steroiden, auch wenn manche Fälle therapierefraktär sind.

Histoplasmose kann mit disseminierter Chorioiditis, peripapillärer Narbenbildung und Hämorrhagien der Makula einhergehen. In den USA betrifft dies vor allem die Täler der großen Flüsse Ohio, Missouri und Mississippi. Da die Kausalbeziehung zum Pilzbefall nicht nachgewiesen ist, verwendet man dort häufig die Bezeichnung „presumed ocular histoplamosis syndrom (POHS)". Die Uveitis macht sich erst Monate bis Jahre nach der akuten Phase einer systemischen Histoplasmose bemerkbar, wenn die Komplementbindungsreaktion meist schon wieder negativ geworden ist. Hauttests mit Histoplasmin ergeben in 80% der Fälle positive Reaktionen, und bei den meisten Patienten mit Makulabefall kann das HLA-B27-Antigen nachgewiesen werden. Eine Lungenbeteiligung wird röntgenologisch durch typische pulmonale Kalkablagerungen nachgewiesen. Als Therapie kommen systemische Gabe und/oder periokuläre Instillation von Kortikosteroiden in Frage. Laserkoagulation kann die Makulabeteiligung zum Stehen bringen.

Tuberkulose (Tb) kann praktisch zu jeder Art von Uveitis führen, einschließlich einer kompletten diffusen Entzündung sämtlicher intraokulären Gewebe. Allerdings geht man heutzutage davon aus, daß eine Tb nur selten eine Uveitis verursacht. Bakterielle und serologische Tests sowie Röntgenaufnahmen des Thorax können die Diagnose sichern. Behandlung mit Tuberkulostatika und systemische Steroidgabe sind meistens erforderlich.

Eine **Syphilis** (Stadien II–IV) kann zu jeder Art von Uveitis führen, ist aber, wie die Tb, als Ursache eher selten. Laboruntersuchungen umfassen unspezifische serologische Reaktionen, ebenso wie den spezifischen Fluoreszenzantikörpersorptionstest und verschiedene Hämagglutinationstests auf Treponema-Antikörper. Häufig ist die Untersuchung des Liquors auf Reagine nützlich. Wenn die Diagnose gesichert ist, muß eine Therapie mit systemischen Penicillinen oder anderen geeigneten Antibiotika und Kortikosteroiden eingeleitet werden.

Das **Behçet-Syndrom** ist in den USA selten. Die okuläre Symptomatik besteht aus rezidivierender beidseitiger Iridozyklitis (Schmerzen, rote Augen, Lichtscheu) und schweren Entzündungserscheinungen an den retinalen Gefäßen und der Papilla n. optici. Die Augenbefunde sind oft vergesellschaftet mit Aphthen an Mund und Genitale, Dermatitis, Thrombophlebitis oder anderen systemischen Zeichen einer generalisierten okkludierenden Vaskulitis. Als diagnostische Untersuchungen kommen Biopsie von verdächtigen Hautbezirken oder Schleimhautläsionen in Frage sowie Tests auf das HLA-B51-Antigen. Therapie mit lokalen und systemischen Gaben von Kortikosteroiden kann zwar die akuten Entzündungserscheinungen mildern, in der Regel aber den unaufhaltsam fortschreitenden Krankheitsprozeß nicht beeinflussen. Manche Experten empfehlen daher in solchen Fällen Immunsuppressiva oder Cyclosporin.

Die relativ seltene **Ophthalmia sympathica** ist eine beidseitige granulomatöse Uveitis, die im Anschluß an eine penetrierende Verletzung des einen Auges auftritt. Man schätzt ihr Vorkommen auf bis zu 0,5% bei traumatischen und auf weniger als 0,01% der chirurgischen Bulbuseröffnungen. Bei 80% der Fälle tritt die posttraumatische Symptomatik im Gegenauge innerhalb von 2–12 Wochen auf. Sehr selten wurde über Latenzen von einer Woche oder von bis zu 20–30 Jahren berichtet. Man nimmt an, daß es sich um eine Autoimmunerkrankung handelt, bei der durch die Verletzung die Antikörperbildung gegenüber uvealen Antigenen ausgelöst wird, was dann zur diffusen granulomatösen Entzündung führt. Die Ausprägung der Uveitis kann von leicht bis exzessiv reichen; behandelt wird mit Langzeitapplikation von Steroiden, Immunsuppression, z. B. Ciclosporin.

Das **Vogt-Koyanagi(-Haradas)-Syndrom,** eine Kombination von Uveitis und Meningoenzephalitis, ist bei Orientalen wesentlich häufiger als bei der kaukasischen Rasse. Häufig beginnt es akut anfallsweise mit bilateraler Iridozyklitis, die sich in Schmerzen, geröteten Augen und Lichtscheu äußert. Im weiteren Verlauf kann die schwere diffuse Chorioiditis zur serös-entzündlichen Abhebung von Makulabezirken führen mit entsprechendem gravierenden Visusverlust. Begleitende Zeichen des systemischen Krankheitsprozesses sind Haut- (Alopecia areata, Poliosis, Vitiligo) und Innenohrsymptome (Dysakusis) sowie meningeale Kopfschmerzen, die flüchtig sein können. Lumbalpunktion zu Zeiten der Kopfschmerzattacken ergibt als wichtiges Indiz üblicherweise eine Liquorpleozytose. Lokale und systemische Steroidtherapie oder die Gabe von Immunsuppressiva sind häufig erforderlich.

Die **Sarkoidose,** eine der häufigeren Grundkrankheiten, kann ebenfalls jede der verschiedenen Uveitisformen zeigen. Die Uveitis tritt oft ohne jegliche Zeichen eines systemischen entzündlichen Prozesses auf, was die Diagnose sehr erschweren kann. Nützliche diagnostische Tests sind: Biopsie von Granulomen der Bindehaut oder des Tränenapparats, Untersuchung der Spiegel von Angiotensin-Converting-Enzyme oder Lysozym, erhöhte BSG, Röntgenaufnahme des Lungenhilus (Adenopathie) und Gallium-Szintigraphie im Hals-Thorax-Bereich. Behandlungsmöglichkeiten sind auf lokale periokuläre und systemische Applikation von Kortikosteroiden beschränkt.

Retikulumzellsarkome oder **großzellige Lymphome** verursachen zwar keine echte Uveitis, bei Älteren aber eine beidseitige Glaskörperentzündung. Hauptsymptom ist ein verschwommener, reduzierter Visus. Disseminierte blasse Läsionen in Retina oder Chorioidea kommen vor. Oftmals geht die Erkrankung mit einem zerebralen Lymphom einher; dann kann die ZNS-Symptomatik, z.B. in Form von Persönlichkeitsstörungen, zunächst im Vordergrund stehen. Tumorzellen sind in der Regel durch Lumbalpunktion oder Glaskörperteilresektion diagnostizierbar. Verdacht auf diese Erkrankung sollte bei jedem Patienten aufkommen, der im Alter von über 50 Jahren erstmals eine Vitritis entwickelt. Die Behandlung besteht aus einer Kombination von Vitrektomie und Bestrahlung; wenn das ZNS betroffen ist, können Zytostatika notwendig werden. Die Prognose ist relativ gut *ohne,* und ziemlich schlecht *mit* ZNS-Beteiligung.

Endophthalmitis

Eitrige Entzündung sämtlicher Innenschichten, des Glaskörpers und der Sklera, verursacht durch eine Infektion mit Bakterien oder Pilzen. Die Infektion kann exogen (perforierendes Trauma oder Hornhautulkus, intraokuläre Eingriffe etc.) oder systemisch-endogen (Sepsis bei streuendem Herd oder infizierter Injektionsnadel bei Drogenabusus etc.) entstehen.

Symptome und Befunde sind oft dramatischer Natur: schwerste Augenschmerzen, gemischte Gefäßinjektion, Lichtscheu mit Chemosis und Lidschwellung sowie rapider und massiver Visusverlust. Oftmals kann der Fundus im Augenspiegel wegen der Glaskörperentzündung nicht eingesehen werden. Proben von Kammerwasser und insbesondere des Glaskörpers sollten frühzeitig mikroskopisch und in der Kultur nach Erregern untersucht werden.

Die **Therapie** hat wie bei dringenden Notfällen unmittelbar einzusetzen, weil eine Verzögerung auch nur um wenige Stunden die Erblindung bedeuten kann. Sie besteht aus systemischer, parabulbärer und intraokulärer Gabe von Breitspektrumantibiotika (z.B. Gentamicin, Cefazolin). Zusätzlich sind meist Steroide und häufig Vitrektomie erforderlich.

Malignes Melanom der Aderhaut

Dies ist der häufigste bösartige Primärtumor des Auges; Farbige sind selten betroffen. Das *maligne Melanom ist üblich*erweise nach Gabe eines Mydriatikums mit dem Ophthalmoskop als einzelne, runde oder ovale, etwas erhabene, graue oder pigmentlose Masse erkennbar. Die Frühdiagnose ist wichtig, weil die Prognose umgekehrt korreliert ist zur Größe des Tumors. Ist der Tumor klein, kann durch Lasertherapie oder Instillation geeigneter Radionuklidträger die Rückbildung des Tumors erreicht werden und damit das Auge erhalten bleiben. Umfangreiche Geschwülste erfordern die Totalexstirpation des Augapfels. Bei Nichterkennen des Tumors kann er durch die Sklera in die Orbita oder hämatogen in Körperorgane, vor allem die Leber, metastasieren.

11. NETZHAUT

Gefäßbedingte Netzhauterkrankungen

Netzhautblutung, Exsudat, Ödem, Ischämie oder Infarkt als Folge okulärer oder allgemeiner Gefäßerkrankungen.

Arteriosklerotische Retinopathie besteht bei allgemeiner Arteriosklerose und ist häufig vergesellschaftet mit arterieller Hypertonie. Die Gefäßwand der Netzhautarteriolen verdickt sich, was sich bei der Augenspiegelung als vermehrte Lichtreflexion an den Arteriolen bemerkbar macht. Später treten Einengungen der Venen an ihren Kreuzungsstellen mit den Arterien hinzu und eine zunehmende Differenz im Kaliber von Arterien und Venen. Arteriolen und Venolen verlaufen oft vermehrt geschlängelt, und Arterien können wie „verschalt" imponieren.

Hypertensive Retinopathie (Fundus hypertonicus) ist die Folge einer chronischen essentiellen oder einer malignen Hypertonie oder einer Eklampsie. Am Augenhintergrund sieht man stellenweise oder generalisiert Kaliberunregelmäßigkeiten der kleinen Gefäße. Im weiteren Verlauf können flammenförmige Blutungen und kleine weiß-graue flauschige Herdchen, bei denen es sich um lokale Netzhautischämien handelt („cotton-wool-Exsudat"), auftreten. Schließlich können sich durch Lipidablagerungen aus durchlässig gewordenen Gefäßen gelb gefärbte Exsudate bilden, die sich sternförmig um die Makula anordnen *(s. a. Kap. HKR, 3., Hypertonus).* Die Papille wird schließlich bei schwerster Hypertonie geschwollen und ödematös und ähnelt der Stauungspapille bei Hirntumoren *(s. Kap. AUG, 13., Papillenödem).*

Die einzig mögliche **Therapie** besteht in der Behandlung der Grunderkrankung.

Zentralarterienverschluß

Ein Verschluß der zentralen Netzhautarterie führt zu einem schmerzlosen einseitigen Sehsturz. Der Verschluß kann durch eine Embolie (sklerotische Plaques, Endokarditis, Fett, Vorhofmyxom) verursacht sein oder durch eine Thrombose der sklerotischen Zentralarterie selbst. Eine weitere wichtige Ursache ist die Arteriitis cranialis *(s. Kap. BEW, 3., Arteriitis temporalis).* Die Pupille ist mittelweit und reagiert nur schwach auf direkte Belichtung, aber prompt auf Belichtung des Gegenauges. Im akuten Stadium sieht man mit dem Augenspiegel einen blassen, opaken Fundus mit einem unnatürlichen roten Fleck in der Makula („kirschroter Fleck"). Manchmal kann man einen Embolus sehen; wenn eine Behebung des Verschlusses nicht rasch gelingt, ist eine bleibende Erblindung die Folge. Ist nur ein größerer Ast der Zentralarterie verschlossen, so sind die beschriebenen Veränderungen auf den zugehörigen Sektor der Netzhaut begrenzt. Ein Skotom bleibt in derartigen Fällen, wenn der Verschluß nicht beseitigt wird. Verschlüsse von Seitenzweigen der Zentralarterie sind häufig embolisch bedingt.

Therapie

Eine sofortige Behandlung ist zwingend erforderlich. Eine Senkung des Augendrucks durch digitale Massage oder Vorderkammerparazentese kann manchmal die Verlagerung eines Embolus in einem distaleren Gefäßabschnitt bewirken, so daß ein geringerer Teil der

Netzhaut geschädigt bleibt. Einatmen von 5–10% CO_2 in Sauerstoff soll Gefäßspasmen lösen können.

Zentralvenenverschluß

Ein Zentralvenenverschluß tritt zumeist bei älteren Patienten auf. Zu den disponierenden Faktoren gehören Glaukom, manifester Diabetes, Hypertonie, erhöhte Blutviskosität und ein erhöhter Hämatokrit. Bei jungen Patienten ist ein solcher Verschluß selten, er kann beispielsweise bei einer retinalen Phlebitis auftreten. Der schmerzlose Visusverlust ist nicht so drastisch wie bei arteriellen Verschlüssen. Die Netzhautvenen erscheinen erweitert und gewunden, der Fundus ist gestaut und ödematös, und es erscheinen zahlreiche Netzhautblutungen. Handelt es sich nur um einen Venenastverschluß, sind die Veränderungen auf einen Quadranten beschränkt. Nach einigen Wochen bis Monaten kann es zu einer Neovaskularisation der Netzhaut und der Iris **(Rubeosis iridis)** mit (neovaskulärem) Sekundärglaukom kommen. Eine Fluoreszenzangiographie ist zur Abklärung des Befundes erforderlich. Patienten, bei denen sich dabei eine normale Netzhautdurchblutung zeigt, haben eine gute Prognose, solche mit großen minderdurchbluteten Arealen haben eine hohe Komplikationsrate.

Therapie

Eine allgemein anerkannte medikamentöse Therapie gibt es nicht. Die Rückbildung übermäßiger sekundärer Netzhaut-Neovaskularisationen durch Lichtkoagulation kann die Wahrscheinlichkeit von Glaskörperblutungen vermindern; ein Neovaskularisationsglaukom erfordert eine panretinale Lichtkoagulation.

Diabetische Retinopathie

Die diabetische Retinopathie ist eine der Hauptursachen der erworbenen Blindheit und verläuft besonders schwer bei Jugendlichen mit Insulin-abhängigem Diabetes mellitus; sie tritt aber auch bei chronischen nicht Insulin-abhängigen Diabetesformen häufig auf. Die Ausprägung der Retinopathie scheint mehr von der Dauer als von der stabilen Einstellung des Diabetes abhängig zu sein; zur Retinopathie kommt es in der Regel nach zehnjähriger Krankheitsdauer. Zwei Arten diabetischer Retinopathie können unterschieden werden: proliferative und nichtproliferative Formen. Die **nichtproliferative Retinopathie** (in USA auch als Hintergrundsretinopathie bekannt) ist durch erhöhte Kapillardurchlässigkeit, Mikroaneurysmen, Blutungen, Exsudat- und Ödembildung charakterisiert. Erste ophthalmoskopisch erkennbare Zeichen sind meist eine Erweiterung der Venen und feine rote Pünktchen im Bereich des hinteren Netzhautpols. Die roten Punkte entsprechen einzelnen oder gruppierten kapillären **Mikroaneurysmen,** die mit Hilfe der Fluoreszenzangiographie darstellbar sind. Visuelle Symptome treten erst in fortgeschrittenen Stadien auf. Punkt- und fleckförmige Netzhautblutungen, tiefliegende retinale Ödeme und Lipidanhäufungen können die Funktion der Macula lutea beeinträchtigen. Ein Makulaödem ist eine häufige Ursache für eine Visusminderung bei Diabetikern und kann ebenfalls durch eine Fluoreszenzangiographie objektiviert werden. Retinopathische Exsudate können als anoxisch bedingte Mikroinfarkte weich-weißlich (Watte-Flecken) erscheinen (akuter Vaskularisationsmangel), aber auch als harte gelbe Ausschwitzung (Kapillarschäden als chronische Ödemfolge) auftreten. Beide Arten von Exsudat können das Sehvermögen beeinträchtigen.

Die **proliferative Retinopathie** ist durch retinale Gefäßneubildungen gekennzeichnet, die bis in den Glaskörper hineinreichen können, sowie in fortgeschrittenen Fällen durch Narbenbildungen am hinteren Pol **(Retinitis proliferans).** Die in den Glaskörper einwachsenden Gefäße können Glaskörperblutungen hervorrufen.

Therapie

Zunächst müssen der Diabetes mellitus eingestellt und eventuell erhöhte Blutdruckwerte in den Normalbereich gebracht werden. Patienten mit Insulin-abhängigem Diabetes sollten in jährlichen Abständen ihre Netzhaut sorgfältig augenfachärztlich untersuchen lassen, erstmals spätestens 5 Jahre nach Feststellung des Diabetes. Nicht-Insulin-abhängige Diabetiker sollten vom Zeitpunkt der Diagnose an jährlich kontrolliert werden. Sehstörungen einschließlich Verschwommensehen, plötzlicher Sehverlust auf einem oder beiden Augen sowie schwarze Punkte, Spinnenweben oder blitzlichtartige Erscheinungen im Gesichtsfeld sind zwingende Indikationen für eine sofortige ophthalmologische Untersuchung.

Grobflächige Photokoagulation mit Xenonlicht oder Argonlaser kann die Proliferation und die Neovaskularisation der Iris vermindern oder verhindern. Vitrektomie kann nützlich sein, wenn Glaskörperblutungen nicht resorbiert werden. Lasertherapie kann das Fortschreiten der Hintergrundretinopathie häufig verlangsamen.

Makuladegeneration im Alter

(Altersabhängige Makuladegeneration [AMD]; Senile Makuladegeneration [SMD])

Atrophie oder Degeneration der Macula lutea. AMD ist mit die Hauptursache eines im Alter herabgesetzten Sehvermögens. Die Geschlechter sind gleich häufig betroffen; Weiße allerdings viel häufiger als Farbige. Disponierende Faktoren sind nicht bekannt; möglicherweise ist die AMD erblicher Natur. Es gibt zwei Formen von AMD: Die **atrophische Form** („trockene Makuladegeneration“) zeigt Pigmentverwerfungen, aber keine erhabenen Narben, Ödem oder Blutungen im Makulabereich. Die zweite Form wird als **exsudative Makuladegeneration** („feuchte Makuladegeneration“) bezeichnet und besteht in der Bildung eines wallartigen Exsudates, häufig mit umgebenden sub- und intraretinalen Blutungen. Schließlich verschwindet das Exsudat unter Hinterlassung einer erhabenen Narbe am hinteren Pol. Beide Formen der AMD treten häufig beidseitig auf, mit Vorangehen von Drusen in der Makulagegend.

Symptomatik und Diagnostik

Die Sehverschlechterung kann langsam oder auch plötzlich sein und verursacht keine Schmerzen. Manchmal ist Verzerrtsehen das erste Symptom. Dies kann einfach mit dem Amsler-Netz untersucht werden. Mit dem Augenspiegel erkennt man eine pigmentierte und/oder hämorrhagische Veränderung im Makulabereich des betroffenen Auges. Auch das Partnerauge läßt meist eine Pigmentverwerfung oder Drusen der Makula erkennen. Die Fluoreszenzangiographie kann subretinale Gefäßneubildungen nachweisen.

Therapie

Läßt sich fluoreszenzangiographisch eine netzartige Gefäßneubildung außerhalb der Fovea nachweisen, ist entsprechende Photokoagulation mit dem Laser angezeigt. Für Fälle, bei denen das zentrale Sehen verlorengegangen ist, gibt es spezielle Sehhilfen, und die Patienten sollten an dafür geschulten Stellen beraten werden. Auch wenn Patienten mit AMD sozusagen „amtlicherseits“ blind sind (Visus $1/10$), besitzen sie doch in der Regel noch ein gutes peripheres Sehvermögen und nützliche Reste von Farbsehen. Man sollte sie aufklären, daß diese Restfunktionen normalerweise erhalten bleiben.

Netzhautablösung

(Ablatio retinae, Amotio retinae)

Abhebung der Neuroretina vom darunterliegenden Pigmentepithel. Die Netzhautablösung ist zwar anfangs meist räumlich begrenzt, ohne Behandlung löst sie sich jedoch fast immer komplett ab. Die **rhegmatogene Abhebung** weist einen durchgehenden Netzhautriß auf und tritt häufig bei Kurzsichtigkeit, nach Staroperation oder nach einer Verletzung auf. **Nicht-rhegmatogene Ablösungen** entstehen durch Glaskörperzug an der Netzhaut (z. B. Retinopathia diabetica proliferans oder Sichelzellanämie) oder durch Transsudation von Flüssigkeit in den subretinalen Raum (z. B. schwere Uveitis, Vogt-Koyanagi-Harada-Syndrom, primäre oder metastatische Aderhauttumoren).

Symptomatik und Diagnostik

Die Amotio retinae verursacht keine Schmerzen. Zu Warnsymptomen gehören dunkle und irreguläre Glaskörpertrübungen („Rußregen"), Lichtblitze, Sehverschlechterung. Beim Fortschreiten der Abhebung bemerkt der Patient einen Vorhang oder eine Mauer im Gesichtsfeld. Sobald die Makula mit abgehoben ist, wird der Visus drastisch schlechter. *Jeder Patient, bei dem eine Ablatio diagnostiziert oder vermutet wird, muß als Notfall angesehen und von einem Augenarzt untersucht werden.* Im aufrechten Bild sieht man mit dem Augenspiegel Unregelmäßigkeiten der Netzhaut mit einer blasigen Erhebung und dunklen Gefäßen. Zur Lokalisation peripherer Risse und Abhebungen ist meist eine Ophthalmoskopie im umgekehrten Bild bei Eindellung der Bulbuswand erforderlich. Wenn der Einblick auf den Fundus wegen einer Glaskörpertrübung nicht möglich ist, wie häufig bei myopen oder aphaken Patienten oder posttraumatisch, sollte immer an eine Netzhautablösung gedacht und eine Ultraschalluntersuchung durchgeführt werden.

Therapie

Die **rißbedingte Abhebung** wird durch Auffinden und Verschließen der ursächlichen Netzhautdefekte durch Kryo- oder Diathermiekoagulation behandelt, meist unterstützt durch eindellende Maßnahmen und durch Instillation von Silikon-Plomben. Manchmal wird subretinale Flüssigkeit abgelassen. Peripher gelegene Risse ohne Ablösung kann man durch transkonjunktivale Kryokoagulation allein verschließen, weiter zentral gelegene durch Photokoagulation abriegeln. Rißbedingte Amotionen können heute in mehr als 90% der Fälle chirurgisch wieder angelegt werden. **Nicht-rhegmatogene Ablationen** durch Glaskörperzug müssen einer glaskörperchirurgischen Behandlung zugeführt werden. Exsudative Abhebungen bei Uveitis können sich unter einer systemischen Steroidtherapie zurückbilden. Maligne Aderhautmelanome mit Amotio können die Enukleation erforderlich machen, in geeigneten Fällen sind auch Strahlentherapie oder lokale Exzision möglich. Aderhauthämangiome können auf Lichtkoagulation ansprechen, Aderhautmetastasen (am häufigsten von Primärtumoren der Mamma, der Lunge und des Gastrointestinaltraktes) reagieren gut auf Bestrahlung.

Retinopathia pigmentosa

Eine langsam fortschreitende beidseitige tapetoretinale Degeneration. Ein Vererbungsmodus ist häufig schwer feststellbar, meist scheint es sich jedoch um eine autosomal-rezessive Erbkrankheit zu handeln. Autosomal-dominante und – weniger häufig – X-chromosomal-rezessive Erbgänge kommen ebenfalls vor. Schließlich ist die Erkrankung auch manchmal Teil eines Syndromenkomplexes (Bassen-Kornzweig, Laurence-Moon-Bardet-Biedl).

Meist sind die Stäbchen der Netzhaut betroffen, was zur Nachtblindheit führt, die sich schon im frühen Kindesalter bemerkbar machen kann. Ein Ringskotom in der mittleren Netzhautperipherie (mit Hilfe der Perimetrie nachweisbar) weitet sich langsam aus, so daß schließlich auch die zentrale Sehschärfe abnimmt. Der auffallendste Befund besteht in einer grätenartigen Pigmentierung der Netzhaut im Äquatorbereich. Die Netzhautgefäße erscheinen verengt, die Papille kann manchmal eine wachsgelbe Verfärbung annehmen. Zu den Spätveränderungen gehören degenerative Glaskörpertrübungen, Katarakt und Myopie. Angeborene Taubheit kann mit der Retinopathie vergesellschaftet sein.

Diagnostik und Therapie

Die Diagnose kann durch Spezialuntersuchungen unterstützt werden (Dunkeladaption, Elektroretinographie **[ERG]**. Andere Netzhautveränderungen, die eine Pigmentdegeneration vortäuschen können, müssen ausgeschlossen werden (z.B. Lues connata, Rubeolen-Embryopathie, Chloroquin-Retinopathie). Eine Familienuntersuchung sollte in allen Fällen erfolgen, um subklinische Veränderungen zu erfassen und den Vererbungsmodus festzustellen. Eine Therapie, die den Verlauf der Degeneration verlangsamen würde, ist nicht bekannt. Eine genetische und eine Berufsberatung sind alles, was dem Patienten angeboten werden kann.

12. GLAUKOM

Eine Erkrankung, bei der durch erhöhten Augeninnendruck eine Sehverschlechterung hervorgerufen wird, die von einer geringen Beeinträchtigung bis zur völligen Erblindung reichen kann. Ein **primäres Glaukom** kann beim Erwachsenen zu einer von zwei Grundformen gehören:

1. **chronisches Offenwinkel**-(Weitwinkel-)Glaukom oder
2. **akutes oder chronisches Winkelblockglaukom** (Engwinkel-, kongestives Glaukom, akuter Glaukomanfall)

Das **angeborene Glaukom** ist ebenfalls eine primäre Form *(s. a. Kap. KIN, 7., Angeborene okuläre Defekte)*.

Sekundärglaukome sind die Folge vorangegangener Augenerkrankungen, meist einer Uveitis, eines intraokularen Tumors oder einer gequollenen Katarakt. Eine Langzeittherapie mit Kortikosteroiden kann, besonders bei disponierten Personen (sog. Steroid-Respondern), zu erhöhtem Augendruck führen. Diese Gefahr besteht insbesondere bei lokalen Applikationen. Ein solches Kortisonglaukom kann sich schon nach einer Woche einstellen, tritt aber meist erst nach sechs bis acht Wochen auf. Der erhöhte Druck sinkt meist wieder, wenn auch nicht immer, sobald die Therapie endet. Regelmäßige Druckmessungen sind bei einer Langzeittherapie mit Steroiden anzuraten, um eine Druckerhöhung rechtzeitig zu erkennen und Sekundärschäden durch erhöhten Druck zu vermeiden.

Glaucoma absolutum ist das Endstadium aller unkontrollierbaren Glaukome. Das Auge ist durch die fortschreitende Atrophie der Papilla nervi optici erblindet. Die Pupille ist für gewöhnlich weit und starr, die Iris atrophiert und die Makula tief ausgehöhlt. Schmerzen stehen nicht mehr im Vordergrund, können aber immer wieder auftreten. Der Augapfel degeneriert langsam.

Eine kompetent durchgeführte Gonioskopie ist absolut erforderlich für die Diagnose und Differentialdiagnose eines Glaukoms.

In *Tab. 3.* sind die Hauptmerkmale der häufigsten Glaukomformen und die übliche Therapie angeführt. Seltenere Formen können bei zusätzlichen kongenitalen Adenomalien auftreten (z.B. Sturge-Weber- oder Marfan-Syndrom) oder bei vaskulären oder degenerativen Erkrankungen.

Tab. 3. Charakteristika der verschiedenen Glaukomformen

Glaukomart	*Alter*	*Kammerwinkel*	*Hornhaut*	*Pupille, Iris*
Glaucoma simplex	Selten bei Kindern und jungen Erwachsenen; ab 30. Lebensjahr zunehmend häufig	weit offen; bisweilen Pigmentablagerungen	unauffällig	Pupille nicht erweitert; evtl. Irisatrophie in Spätstadien
akuter Glaukomanfall	jedes Alter, jedoch häufiger nach dem 30. Lebensjahr	Im Anfall verschlossen, im Intervall eng	trüb; häufig Epithelödem	Pupille erweitert, starr, Iris verwaschen
Zyklitisches Glaukom (Posner-Schloßmann)	Jedes Alter ab 3. Dekade	unterschiedlich weit, auch eng, aber immer offen	Klar mit Rückflächenbeschlägen, evtl. Epithelödem	Pupille normal oder gering erweitert
Chronisches Engwinkelglaukom	Jedes Alter	eng; periphere vordere Synechien führen zu Verschluß	trüb im Anfall, klar im Intervall	Pupille erweitert im Anfall, normal im Intervall
Kongenitales Glaukom	Geburt bis erste Lebensmonate (meist vor dem 6. Mon. erkannt)	durch Membran verschlossen	evtl. trüb, evtl. Epithelödem	Pupille weit, Iris evtl. atrophisch
Sekundärglaukom	Jedes Alter, meist bei akuter vorderer Uveitis	Evtl. Verstopfung durch Entzündungsprodukte oder Pigment	evtl. trüb und Epithelödem	Pupille evtl. eng, Iris verwaschen
Kortisonglaukom	Jedes Alter bei Disposition („Steroid-*responder*") nach langdauerndem lokal-okulären oder systemischen Gebrauch von Steroiden	Unterschiedlich weit, auch eng, aber immer offen	klar	Pupille normal

Papille und Gesichtsfeld	*Augeninnendruck*	*Subjektive Symptome*	*Therapie der Wahl*
Papille normal oder exkaviert; fortschreitende Gesichtsfeldausfälle, wenn unbehandelt	mäßig (22–30 mmHg) bis stark (auf 30–45 mmHg) erhöht, üblicherweise beidseitig	Verschwommensehen, häufige Refraktionsänderung. Gelegentl. Kopfweh, vom Patienten oft auf „Nervosität" oder Nebenhöhlen zurückgeführt	*Lokal:* Pilocarpin, Timolol, Betaxolol, Levobunolol, Metipranolol, Adrenalin, Dipivefrin, Ecothiopatiodid *Syst.:* Karboanhydrasehemmer *Chir.:* Laser-Trabekuloplastik, fistulierender Eingriff, wenn medikamentös kein Erfolg
Papille im Anfall schlecht einsehbar, evtl. normal. Exkavation nach mehreren Anfällen möglich, ebenso typische glaukomatöse Gesichtsfeldausfälle	40–70 mmHg, meist einseitig	Starke Augen- und Kopfschmerzen, Verschwommensehen, Farbsäume um Lichter, Abgeschlagenheit, Übelkeit, Erbrechen (cave Fehldiagnose „akutes Abdomen"!)	*Lokal:* Pilocarpin, Timolol *Syst.:* Karboanhydrasehemmer, osmotische Diuretika *Chirurgisch:* Laser-Iridotomie oder periphere Iridektomie nach Drucksenkung
Papille meist normal, kein Gesichtsfelddefekt	bis 50 mmHg oder höher, meist einseitig	Verschwommensehen, Farbsäume, Kopfschmerz, Übelkeit selten	*Lokal:* Steroide *Syst.:* Karboanhydrasehemmer *Chirurgisch:* üblicherweise kontraindiziert
Wie akuter Glaukomanfall	70 mmHg und höher im Anfall, im Intervall normal meist einseitig	Im Anfall wie akutes Winkelblockglaukom. Übelkeit selten	*Chirurgisch:* Laser-Iridotomie oder Iridektomie; fistulierender Eingriff, wenn mehr als die Hälfte des Kammerwinkels synechisiert
Meist schwer zu beurteilen. Papille später meist exkaviert und atrophisch	50–70 mmHg und mehr, meist beidseitig	Nicht beurteilbar	*Chirurgisch:* Goniotomie, Trabekulotomie
Zunächst meist normal, wenn hoher Druck lange besteht, entwickeln sich *Exkavation und* Gesichtsfelddefekte	bis 50 mmHg und mehr, meist einseitig	Verschwommensehen, Höfe um Lichtquellen, Kopfschmerz; Übelkeit selten	Behandlung der Grundkrankheit; bei Entzündungen lokal und systemisch Steroide *Syst.:* Auch Karboanhydrasehemmer
Zunächst normal; bei längerem Bestehen entwickeln sich Exkavation und Gesichtsfelddefekte	bis 50 mmHg und mehr, häufig einseitig	Verschwommensehen und Höfe um Lichtquellen anfangs selten, evtl. Kopfschmerz. Später häufig Verschwommensehen	Steroide absetzen. *Lokal:* Pilocarpin, Timolol, Betaxolol, Ecothiopatiodid *Syst.:* Karboanhydrasehemmer

Primäre Glaukome

Ätiopathogenese

Die Ursachen sind nicht bekannt. Zu den disponierenden Faktoren gehören labile psychische Konstitution und instabiler Kreislauf, Hyperopie und, ganz besonders, eine erbliche Komponente.

Der erhöhte Augeninnendruck ist das Ergebnis eines gestörten Gleichgewichts zwischen Produktion und Abfluß von Kammerwasser. Dafür ist überwiegend eine Abflußbehinderung verantwortlich. Beim chronischen Offenwinkelglaukom erscheinen die Vorderkammer und ihre anatomischen Strukturen völlig normal, aber der Kammerwasserabfluß ist behindert. Beim akuten und chronischen Engwinkelglaukom ist die Vorderkammer eng, ebenso der Kammerwinkel, so daß die periphere Iris den Zufluß des Kammerwassers am Eingang zum Schlemmschen Kanal blockieren kann. Eine Pupillenerweiterung kann den Ansatz der Iris gegen den Kammerwinkel drängen, damit zu einem solchen Kammerwinkelblock führen und so einen akuten Anfall auslösen. Augen mit engem Kammerwinkel sind für das Auftreten von Glaukomanfällen unterschiedlichen Schweregrades disponiert.

Weitwinkelglaukom

(Glaucoma simplex)

Die Erkrankung ist durch ein langsames Ansteigen des Augeninnendrucks gekennzeichnet. Unbehandelt führt sie zu einer allmählichen Einschränkung des peripheren Gesichtsfelds, später auch zur Herabsetzung des zentralen Sehvermögens und schließlich zu vollständiger Blindheit.

Es handelt sich um die häufigste Glaukomform, sie tritt üblicherweise nach dem 30. Lebensjahr auf, kann aber auch schon in der frühen Kindheit beginnen. Familiäres Vorkommen ist häufig, Einseitigkeit selten. Ein erhöhtes Risiko tragen Erwachsene über 35 Jahre, Diabetiker (auch solche mit normaler Glukosetoleranz), Myope, Patienten mit Pigmentdispersionssyndrom (Krukenberg'sche Pigmentspindel) und Patienten mit Glaukom in der Familienanamnese. Farbige haben ein 4–5mal höheres Risiko als Weiße.

Diagnostik

Glaukomverdacht besteht bei allen Patienten, besonders jenseits des 35. Lebensjahres, bei denen eine familiäre Disposition besteht, die häufige Brillenkorrekturen benötigen, die über leichte Kopfschmerzen oder unbestimmte Sehbeschwerden klagen, Höfe um Lichtquellen sehen oder Störungen beim Dämmerungssehen angeben. Da ein Glaukom bis zum Eintreten irreversibler Schäden völlig asymptomatisch bleiben kann, sollte jede Augenuntersuchung (im Idealfall jede allgemeine Untersuchung) routinemäßig eine Augendruckmessung einschließen. Ein einmal gemessener Normwert schließt ein Glaukom nicht aus, da die physiologischen Tagesschwankungen 3–4 mmHg (und mehr) betragen. Im Frühstadium eines Glaukoms kann der Druckanstieg nur zeitweilig nachweisbar sein. Druckwerte an der oberen Normgrenze sind eine Indikation für häufige Kontrolluntersuchungen. In Verdachtsfällen ist eine komplette Durchuntersuchung bei einem Glaukomspezialisten angezeigt.

Eine Exkavation der Papille ist charakteristisch für ein Glaukom, eine normale Papille schließt es aber nicht aus: Der Optikusschaden kann sich schleichend entwickeln und erst in einem späten Stadium an der Papille sichtbar werden. Bei normalem Papillenaspekt können bereits diskrete Gesichtsfelddefekte auftreten. Die frühesten Gesichtsfeldausfälle bestehen in einer Aussparung des blinden Flecks, kleinen inselförmigen Skotomen oberhalb oder unterhalb des Zentrums und nasalen Defekten („nasaler Sprung"). Das äußere Auge erscheint völlig normal.

Therapie

In den meisten Fällen ist eine Einstellung mit Augentropfen möglich. Mit den schwächstkonzentrierten Präparaten beginnend, tastet man sich empirisch an die wirkungsvollste Konzentration und Applikationshäufigkeit heran. Die Therapeutika der Wahl sind Pilocarpin, Timolol, Betaxolol, Levobunolol, Metipranolol, Adrenalin, Dipivefrin, Carbachol (nur bei Patienten, die mit Pilocarpin nicht einstellbar sind) und stark wirksame Cholinesterase-Hemmer, wie z.B. Ecothiopatiodid. *(ACHTUNG: Patienten, die mit solchen Substanzen behandelt werden, müssen regelmäßig kontrolliert werden, da Katarakte oder Netzhautablösungen als Komplikationen möglich sind!)*

Pilocarpin-Augensalbe (4%) wird nachts zur Ergänzung anderer Medikationen eingesetzt (individuell zuzubereiten!). Karboanhydrasehemmer (z.B. Diclofenamid, 30–200 mg/Tag, oder Acetazolamid, 125–250 mg 2–4mal täglich) können den Druck oft regulieren, wenn eine Lokalmedikation allein nicht ausreicht, sollten aber mit Vorsicht angewandt werden und zur Dauereinstellung nur in Ausnahmefällen benutzt werden. Adrenalin, 0,5–2%, 1–2mal täglich, als Augentropfen, kann über die Verminderung der Kammerwasserproduktion nützlich sein; alternativ kann das oft wirksamere Dipivefrin, 0,1% 1–2mal täglich, eingesetzt werden.

Die Patienten können ein normales Leben führen, sollten jedoch nach Möglichkeit Erschöpfungszustände, emotionalen Streß, Tabakgenuß und die Einnahme größerer Flüssigkeitsmengen vermeiden. Regelmäßige Druckkontrollen und Gesichtsfeldbestimmungen sollten mindestens viertel- bis halbjährlich durchgeführt werden. Wenn eine medikamentöse Druckeinstellung nicht möglich ist oder fortschreitende Gesichtsfeldausfälle nachweisbar sind, müssen eine Laserbehandlung oder eine Glaukomoperation in Erwägung gezogen werden.

Akuter Glaukomanfall

(Glaucoma acutum)

Eine Erkrankung, die durch plötzliche Anfälle intraokularer Druckerhöhung gekennzeichnet ist. Sie ist meist einseitig, verursacht massive Beschwerden und Sehverschlechterung und beruht auf einer plötzlichen Verlegung des Kammerwasserabflusses im Auge.

Symptomatik

Die Prodromi bestehen in vorübergehenden Attacken von Sehverschlechterung, dem Erscheinen von farbigen Säumen um Lichtquellen, Augenschmerzen und Kopfschmerzen. Bei der Untersuchung findet man dann eine übermittelweite, schlecht reagierende Pupille und eine seichte Vorderkammer. Diese Episoden können nach wenigen Stunden spontan abklingen und in Abständen wiederkehren, bevor ein typischer, vollständiger Glaukomanfall auftritt. Der akute Anfall ist gekennzeichnet von einem plötzlichen Visusverlust mit massiven pulsierenden Augenschmerzen; der Schmerz strahlt ins Ausbreitungsgebiet des Trigeminus aus. *Übelkeit und Erbrechen sind häufige Begleiterscheinungen und können ein akutes Abdomen vortäuschen!* Weiterhin können ein Lidödem, Tränenträufeln, ziliare Gefäßinjektion und Chemosis auftreten, die Pupille ist unrund, erweitert und lichtstarr. Die Hornhaut ist trüb, die Vorderkammer flach und das Kammerwasser ebenfalls trübe, so daß der Funduseinblick erschwert wird. Der Augeninnendruck ist stark erhöht *(Kap. AUG, 7., Tab. 2.,* enthält die Unterscheidungsmerkmale für Iritis, Konjunktivitis und akuten Glaukomanfall). Durch eine medikamentöse Behandlung läßt sich der Anfall meist kontrollieren, er kann jedoch rezidivieren. Jeder folgende Anfall führt zu einem weiteren Visus- und Gesichtsfeldverlust. Glaukomanfälle können beidseitig auftreten.

Glaukomatozyklitische Krisen (Posner-Schloßmann-Syndrom) sind einseitige rezidivierende Druckerhöhungen, die einen Glaukomanfall vortäuschen können. Die Vorderkammer ist jedoch tief, und es finden sich Hornhaut-Rückflächen-Beschläge und andere Zeichen einer Uveitis.

Therapie

Ein Glyzerintrunk (1–2 g/kg Körpergewicht, mit gleicher Menge Wasser verdünnen und mit frischem Zitronensaft aromatisieren) kann einen Anfall kupieren und ist eine gute Erstbehandlung, die den erhöhten Augendruck rasch senken kann. Auch die orale Gabe von Karboanhydrasehemmern kann bei sofortiger Gabe einen Anfall kontrollieren. Wenn dies nicht der Fall ist, ist Acetazolamid, 500 mg i.v., und häufiges Eintropfen von Miotika (z.B. Pilocarpin, 4%, alle 15 min) angezeigt. Wenn der Druck wieder gesenkt ist, kann die Behandlung mit oralen Karboanhydrasehemmern alle 6 h, zusammen mit Miotika, fortgesetzt werden. Ist die genannte Erstbehandlung nicht erfolgreich, sollte 20%ige Mannit-Lösung, 500 ml, i.v. infundiert werden, gefolgt von Karboanhydrasehemmern und Miotika. Ein chirurgischer Eingriff – eine Iridektomie oder Laser-Iridotomie – dient zur Verhütung weiterer Anfälle und wird oft prophylaktisch auch am (noch) nicht betroffenen Partnerauge durchgeführt, wenn gonioskopisch ein enger Kammerwinkel festgestellt wird.

Glaukomatozyklitische Krisen reagieren auf eine systemische und lokale Steroidtherapie und Karboanhydrasehemmer, wie Acetazolamid und Diclofenamid. *Eine Operation ist in der Regel kontraindiziert.*

Chronisches Engwinkelglaukom

(Glaucoma chronicum)

Die Erkrankung ist charakterisiert durch rezidivierende Anfälle – meist einseitig – von Druckerhöhung, Visusverschlechterung und Schmerzen, ähnlich einem akuten Glaukomanfall, nur weniger ausgeprägt. Die Ursachen sind ähnlich, nur verschließt sich der Kammerwinkel allmählich und nicht plötzlich. Jede Pupillenerweiterung kommt als auslösende Ursache in Frage. Oft wird das Partnerauge später ebenfalls betroffen. Als Provokationstest für diese Glaukomform dient der **Dunkeltest:** Nach Tonometrie wird der wache Patient vornübergebeugt 60 Minuten in Dunkelheit gehalten, dann wird sofort erneut der Druck gemessen. Ein Druckanstieg von 6 mmHg oder mehr während des Tests wird als Hinweis auf ein Glaukom gewertet.

Therapie

Pilocarpin, 1 oder 2%, 3–6mal täglich beidseits eingetropft, ist die Behandlung der Wahl für begrenzte Zeit. Timolol, 0,25% oder 0,5%, 1–2mal täglich, kann *zusätzlich* gegeben werden, nicht aber ohne Pilocarpin, weil Timolol die Pupille nicht eng stellt und deshalb die Iris nicht aus dem Kammerwinkel zieht. Glyzerin oral oder eine Mannit-Infusion *(s. Akuter Glaukomanfall)* sind zum Kupieren von Anfällen geeignet. Karboanhydrasehemmer werden nur im Anfall gegeben und sind für eine Dauerbehandlung kontraindiziert. Eine rechtzeitig durchgeführte Laser-Iridotomie oder periphere Iridektomie verhindern meist weitere Anfälle. Sind die Kammerwinkelstrukturen bleibend geschädigt, sind weitere Maßnahmen zur Senkung des intraokularen Drucks auch nach erfolgreicher Iridektomie notwendig.

Sekundärglaukome

Glaukom als Folge einer Augenkrankheit, meist einer Uveitis.

Ätiopathogenese

Sekundärglaukome kommen zustande durch jede Art von Beeinträchtigung der normalen Kammerwasserzirkulation von der hinteren in die vordere Augenkammer und von dort in den Schlemmschen Kanal. Entzündungen der Vorderabschnitte des Auges können den Kammerwasserabfluß durch komplette hintere Synechisierung und Iris bombé verhindern und das Trabekelwerk mit Exsudat verstopfen. Andere häufige Ursachen sind intraokulare Tumoren, gequollene Katarakte, Zentralvenenverschluß, Trauma, Operationen und intraokulare Blutungen.

Therapie

Sekundärglaukome werden am besten vom Augenarzt behandelt. Die Therapie muß konsequent sein und gegebenenfalls Mydriasis einschließen. In jedem Fall ist die Behandlung der Grundkrankheit, meist einer Uveitis, erforderlich. Die Behandlung wird mit systemischer Steroidgabe begonnen, und die Wirkung eines milden Mydriatikums (z.B. 5% Homatropin, 1% Cyclopentolat oder 10% Phenylephrin) sollte noch in der Praxis getestet werden; wird Mydriasis erreicht, wird die Behandlung mit Atropin, 1%, fortgesetzt. Ist diese Behandlung nicht erfolgreich, sollte Pilocarpin und/oder Timolol versucht werden, Karboanhydrasehemmer oder ein Glyzerintrunk wie beim Glaukomanfall können vorübergehend während der akuten Phase eingesetzt werden. Bei Iris bombé, Tumoren oder gequollenen Linsen ist eine operative Behandlung erforderlich.

13. N. OPTICUS UND ZENTRALE SEHBAHN

Papillenödem

(Stauungspapille)

Schwellung des Sehnervenaustritts aufgrund erhöhten intrakraniellen Drucks. Sie ist fast immer beidseitig vorhanden und kommt bei Hirntumoren, Hirnabszeß, Hirntrauma, Hirnblutungen, Meningitis, arachnoidalen Verwachsungen, Pseudotumor cerebri, Thrombosen des Sinus cavernosus und von Sinus der Dura, Encephalitis, raumfordernden Folgen von Hirnverletzungen, schwerer Hypertonie (meist renaler Genese) und Lungenemphysem vor.

Zunächst ist der Visus nicht beeinträchtigt und Skotome fehlen, aber der blinde Fleck ist vergrößert. Das Ausmaß der Papillenprominenz wird bestimmt als die Differenz der Dioptrienzahl, die benötigt wird, um einerseits den höchsten Punkt der Papille und andererseits die extrapapilläre Netzhaut scharf zu sehen. Gestaute und geschlängelte Venen, eine hyperämische Papille und Netzhautblutungen in Papillennähe werden mit dem Augenspiegel gesehen. Das Fehlen von Veränderungen der Arteriolen und ein normaler Blutdruck ermöglichen die Unterscheidung einer echten Stauungspapille bei Hirntumor von einem Papillenödem bei Retinopathia hypertensiva (angiospastica). Wird der intrakranielle Druck nicht normalisiert, kommt es zu einer sekundären Optikusatrophie und schließlich zu einem Visusverlust.

Papillitis

(Neuritis nervi optici)

Entzündung oder Infarkt des ophthalmoskopisch sichtbaren Teils des Sehnerven. Ursachen sind entzündliche Herde im und in der Umgebung des Optikus als Teilfolge demyelinisierender Prozesse nach Virusinfektionen oder im Rahmen einer multiplen Sklerose, von

Infarkten eines Teils oder des gesamten Sehnervenkopfes bei Arteriitis temporalis oder Verschlüssen der Ziliargefäße, Tumormetastasen, chemischen Substanzen (Blei, Methanol), Bienenstichen, Meningitis oder Syphilis. Eine Papillitis tritt meist einseitig auf, dies hängt jedoch von der Ätiologie ab. Oft ist die Ursache nicht abzuklären, trotz gründlicher Durchuntersuchung. Das einzige Symptom besteht in einem Visusverlust unterschiedlichen Ausmaßes – von einem kleinen Zentral- oder Parazentralskotom bis zu völliger Erblindung – häufig innerhalb der ersten zwei Tage.

Mit dem Augenspiegel erkennt man Hyperämie und/oder Ödem der Papille in den frühen Stadien, die im späteren Verlauf zunehmen. Die Netzhaut wird in der Umgebung der Papille ebenfalls ödematös, die Gefäße sind gestaut; einige Exsudate und strichförmige Blutungen in der Papille oder ihrer unmittelbaren Umgebung können hinzutreten.

Eine besonders wichtige Ursache einer Papillitis bei Patienten über 60 Jahre ist die **Arteriitis temporalis** *(s. a. Kap. BEW, 3.)*. Sie beginnt als einseitiges Papillenödem mit allgemeiner Abgeschlagenheit und erhöhter BSG und kann in kurzer Zeit auf das zweite Auge übergreifen und zu beidseitiger Erblindung führen. Die Diagnose wird durch eine Biopsie der A. temporalis erhärtet.

Bei Spontanremissionen oder rascher Beseitigung der Ursache kann die Sehkraft wieder zurückkehren. Anderenfalls entwickelt sich eine postneuritische Optikusatrophie, die – je nach Ätiologie – zu einer unterschiedlichen Sehverschlechterung führt. Eine **Therapie** mit systemisch (z.B. Prednison, 60 mg oder mehr oral) oder retrobulbär (z.B. Methylprednisolonacetat, 20 mg) gegebenen Steroiden kann nützlich sein. Bei der Behandlung der Arteriitis temporalis ist die systemische Kortikoidbehandlung hochwirksam *(s. a. Kap. BEW, 3.)*.

Retrobulbäre Neuritis

Entzündung des orbitalen Anteils des Sehnerven, meist einseitig. In vielen Fällen liegt dem Krankheitsbild eine multiple Sklerose zugrunde. Für andere Fälle kommen die gleichen Ursachen wie bei der Papillitis in Frage, wobei die idiopathischen Fälle noch häufiger als bei der Papillitis sind. Ein rascher Visusverlust (ähnlich wie bei Papillitis) und Schmerzen bei Bewegung des Bulbus sind die Hauptsymptome. Im Gegensatz zur Papillitis erscheint der Fundus normal, gelegentlich ist höchstens eine angedeutete Papillenhyperämie sichtbar. Die Spontanremission mit Rückkehr eines normalen Visus innerhalb von zwei bis acht Wochen ist häufig, manchmal bleibt aber auch ein Zentralskotom mit temporaler Papillenblässe zurück. Rezidive kommen, besonders bei multipler Sklerose, vor. Jedes Rezidiv führt zu einer Zunahme der verbleibenden Visusminderung und Papillenabblassung, was bis zur totalen Optikusatrophie mit Erblindung führen kann. Die **Therapie** ist dieselbe wie für die Papillitis.

Toxische Optikusneuropathie

(Toxische Amblyopie)

Visusverlust durch toxische Einflüsse auf den Sehnerven in seinem orbitalen Anteil. Die toxische Amblyopie überschneidet sich mit der Retrobulbärneuritis. Sie ist meist beidseitig und kommt besonders häufig bei Patienten mit Alkohol- und Tabakabusus vor. Besonders bei Alkoholikern kann aber auch eine chronische Fehl- und Unterernährung die wahre Ursache sein. Echte Tabak-Amblyopien sind sehr selten. Blei, Methanol, Chloramphenicol, Digitalis und viele andere chemische Substanzen können ebenfalls eine toxische Amblyopie auslösen.

Ein anfänglich kleines zentrales oder parazentrales Skotom breitet sich langsam aus und führt zu einer zunehmenden Visusminderung, die in Erblindung enden kann. Pathologische Befunde sind zunächst nicht zu erheben, später wird die Papille blaß.

Therapie

Das Sehvermögen kann sich wieder bessern, wenn die Ursache beseitigt wird, solange der Optikus noch nicht atrophisch ist. Bei einer Bleivergiftung ist die Behandlung mit Chelatbildnern angezeigt.

Optikusatrophie

Atrophie des Sehnerven. Bei einer **primären Optikusatrophie** ist die Papille grau-weiß mit scharfen Grenzen. Die Lamina cribrosa in der Excavatio ist deutlich sichtbar, die Netzhaut gewöhnlich normal.

Bei **sekundären Optikusatrophien** ist die Papille schmutzigweiß mit unregelmäßiger, unscharfer Begrenzung und von Gliagewebe bedeckt, welches die Lamina cribrosa verdeckt. Zeichen vorangegangener Entzündungen, wie eingescheidete Gefäße, können sichtbar sein.

Der Visusverlust ist dem Ausmaß der Atrophie einigermaßen proportional; er reicht von leichter Beeinträchtigung bis zur Erblindung, bei der die starre Pupille auf Licht nicht mehr reagiert.

Eine Optikusatrophie ist symptomatisch für eine chronische Erkrankung des N. opticus und keine eigenständige Diagnose; sie verlangt intensive Suche nach der Ätiologie. Das Sehvermögen kann sich auf dramatische Weise wieder bessern, wenn der zugrundeliegende pathologische Prozeß ausgeschaltet oder unterbrochen wird (z.B. Rückkehr von zentralem Sehen und Verschwinden von Skotomen nach Dekompression bei Hirntumor).

Läsionen der Sehbahn

Die Lokalisation einer Schädigung im Verlauf der Sehbahn bestimmt die Art des Gesichtsfeldausfalls *(s. Abb. 2)*. Läsionen des Nervus opticus führen zu Sehstörungen nur auf dem betroffenen Auge. Schädigungen im Chiasmabereich führen zu beidseitigen Sehstörungen. Ober- oder unterhalb des Chiasmas gelegene Prozesse (z.B. ein Hypophysentumor) zerstören die Nervenfasern, die die beiden nasalen Netzhauthälften versorgen, und führen deshalb zu Ausfällen im temporalen Gesichtsfeld **(bitemporale Hemianopsie).**

Läsionen im Tractus opticus, der Radiatio optica oder der Sehrinde rufen **homonyme Hemianopsien** hervor, also Gesichtsfeldausfälle in der rechten oder linken Hälfte beider Gesichtsfelder auf der der Läsion gegenüberliegenden Seite.

Dieser – häufigere – Typ der Hemianopsie hat seine Ursache meist in einem Hirntumor oder einem Aneurysma.

Behandlung der Grundkrankheit.

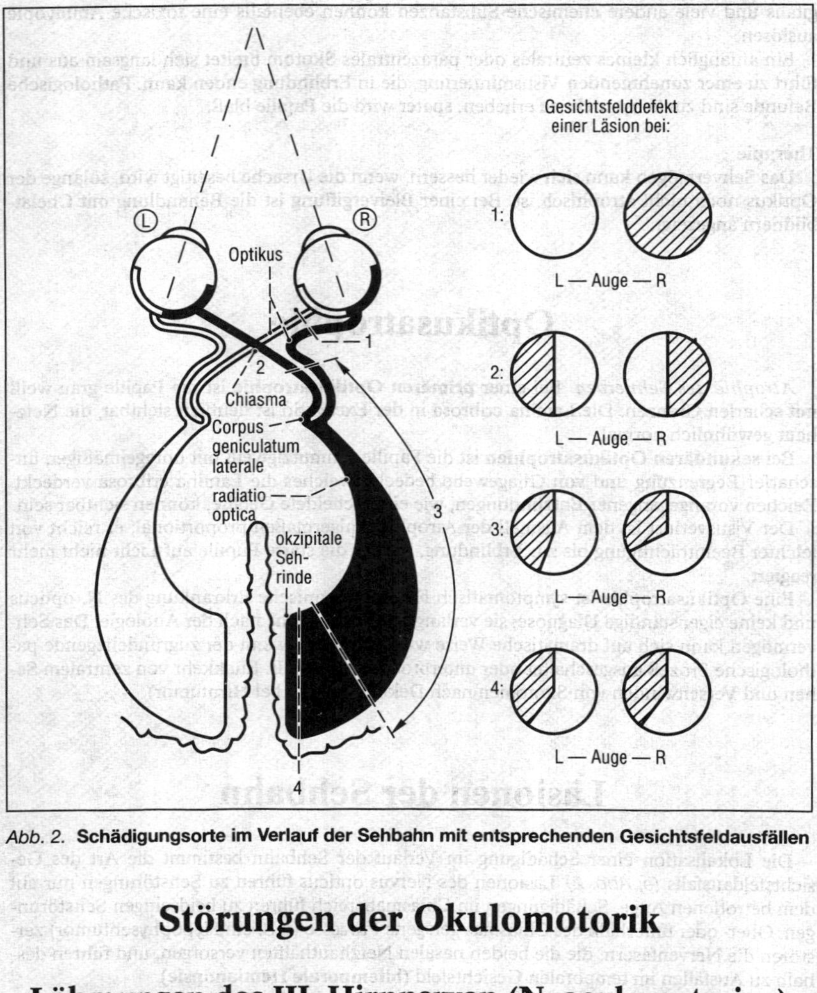

Abb. 2. **Schädigungsorte im Verlauf der Sehbahn mit entsprechenden Gesichtsfeldausfällen**

Störungen der Okulomotorik

Lähmungen des III. Hirnnerven (N. oculomotorius)

Teilweiser oder kompletter Ausfall des III. Hirnnerven mit Ptose des Lides und temporaler Deviation des Auges. Beim Versuch, einwärts zu blicken, bewegt sich das Auge langsam nur bis zur Mittellinie; wird der Patient aufgefordert, nach unten zu schauen, kommt es durch die Aktivierung des M. obl. sup. zur Innenrotation des Auges.

Die Ursachen einer Okulomotoriuslähmung sind vielfältig und umfassen praktisch alle wichtigen ZNS-Erkrankungen. Daher sollte sich die Diagnostik von dem klinischen Symptomenkomplex des gegebenen Patienten leiten lassen und nicht versuchen, an jedem Patienten jeden nur möglichen Test durchzuführen.

Zunächst sollten Störungen der Muskelmechanik und Myopathien von axonalen Erkrankungen abgegrenzt werden. Exophthalmus oder Enophthalmus, eine schwere Orbitaverletzung in der Anamnese oder eine offensichtlich entzündete Augenhöhle legen eine restriktive Orbitaerkrankung nahe mit daraus resultierender eingeschränkter Bulbusbeweglichkeit. Myopathien sind schwieriger zu diagnostizieren; das Vorliegen einer nur partiellen Okulomotoriuslähmung kann auf eine Myopathie hinweisen. Die Pupillomotorik ist bei einer Myopathie immer und bei einer diabetischen Lähmung in der Regel unbeeinträchtigt.

Wie damit angedeutet, ist ein zweiter diagnostischer Wegweiser die Pupille. Kompletter Ausfall der parasympathischen Funktionen ist ein gewichtiger Hinweis auf eine axonale Schädigung. Am häufigsten sind dafür Aneurysmen, Traumen oder Tumoren verantwortlich. Wenn die Pupille überhaupt nicht betroffen ist, wohl aber alle vom Okulomotorius innervierten äußeren Augenmuskeln, kommen ein ischämischer oder (weniger wahrscheinlich) ein demyelinisierender Prozeß in Frage. Falls aber die Pupillomotorik teilweise beeinträchtigt ist oder nicht alle okulomotoriusinnervierten äußeren Augenmuskeln betroffen sind, muß nach weiteren pathogenetischen Faktoren gesucht werden.

Drittens sind Entscheidungskriterien, die immer eine schwerwiegende Ursache nahelegen: die Beteiligung weiterer Hirnnerven, eine Hirnnervenlähmung bei unter 50jährigen ohne Begleiterkrankung (z. B. insulinpflichtiger Diabetes) oder Schmerzen, die ins Schädelinnere (nicht aber in den Bereich des Auges oder der Augenbraue) projiziert werden.

In der Regel ist eine sorgfältige klinische Untersuchung, kombiniert mit wohlüberlegtem neuroradiologischen Vorgehen und Liquordiagnostik in der Lage, auch die problematischsten Fälle von Okulomotoriuslähmung abzuklären. Eine Angiographie wird im allgemeinen notwendig, wenn die Pupillomotorik eindeutig betroffen ist und anamnestisch kein Trauma vorliegt, das zu einer Schädelfraktur geführt haben könnte.

Lähmungen des IV. Hirnnerven (N. trochlearis)

Schwäche des M. obliquus superior. Diese Augenmuskellähmung ist oftmals schlecht erkennbar, weil sie die vertikale Augenposition vorwiegend nur bei Einwärtsbewegungen beeinflußt. Der Patient hat Doppelbilder, von denen eines nach oben und leicht seitlich versetzt ist. Kippen des Kopfes zur Seite des nichtgelähmten Muskels ermöglicht vollständige oder fast komplette Augenmotilität ohne Doppelbilder.

Die meisten Fälle sind idiopathischer Natur, nur bei wenigen kann die Ursache nachgewiesen werden. Geschlossene Schädel-Hirn-Traumen ohne Fraktur sind eine herkömmliche Ursache uni- oder bilateraler Lähmungen. Aneurysmen, Tumoren oder Multiple Sklerose sind ätiologisch höchst ungewöhnlich.

Das diagnostische Vorgehen ist ähnlich wie oben für den Okulomotorius beschrieben. Üblicherweise ergibt sich die Diagnose aus Anamnese und klinischer Untersuchung.

Lähmungen des VI. Hirnnerven (N. abducens)

Schwäche des M. rectus lateralis. Vollständige Lähmungen sind leicht zu diagnostizieren: das Auge steht einwärts, beim Blick zur Seite bewegt es sich träge bis maximal zur Mittellinie. Wegen des langen intrakraniellen Verlaufes des Nerven weisen Abduzenzparesen entsprechend zahlreiche Kausalfaktoren auf.

Idiopathische Fälle sind häufig, auch wenn viele von ihnen ältere oder diabetische Patienten betreffen, bei denen man das Vorliegen arteriolärer Prozesse annehmen kann. Sie sollten keine Beteiligung anderer Hirnnerven zeigen und sich innerhalb von 2 Monaten bessern.

Fälle mit eruierbarer Ätiologie betreffen häufig eine Kompression des Abduzens im Sinus cavernosus durch einen nasopharyngealen Tumor. Üblicherweise geht die Symptomatik mit schwerem Kopfschmerz und Sensibilitätsstörungen im ersten Trigeminusast einher. Jede Verschiebung der Hirnmasse innerhalb des Schädels kann zur Abscherung des Nervenstamms führen, weil er vor dem Austritt durch die Fissura orbitalis superior einen scharfen Knick macht. Dies mag verantwortlich sein für Abduzenslähmungen bei ortsfernen großen Hirntumoren, intrakraniellen Drucksteigerungen und nach Lumbalpunktion.

Weitere Ursachen sind traumatische Schädelbasisfrakturen, Infektionen oder Tumoren der Meningen, Wernicke Enzephalopathie, Aneurysmen und multiple Sklerose. Bei Kindern ohne erhöhten Hirndruck können derartige Lähmungen mit Infekten der Atemwege einhergehen und dann auch rezidivieren.

Bei der Befunderhebung muß oft entschieden werden, ob der Patient minutiös zu untersuchen ist, oder ob in Erwartung einer spontanen Besserung zugewartet werden kann. Faktoren, die ersteres erfordern, sind Abduzensparesen bei unter 50jährigen, Beteiligung eines weiteren Hirnnerven, Kopfschmerz, der länger dauert als wenige Tage nach Eintritt der Lähmung und fehlende Besserung nach 6–8 Wochen.

Internukleäre Ophthalmoplegie

Dissoziierte Blickstörung bei horizontalen Augenbewegungen. Augenbewegungen in horizontaler Richtung werden durch das **mediale Längsbündel** (**MLB,** Fasciculus medialis longitudinalis) koordiniert. Das MLB verbindet u.a. den Abduzenskern mit dem kontralateralen Kern des Rektus medialis (Teil der Okulomotoriuskerne); dadurch wird die Adduktion des einen mit der Abduktion des anderen Auges synchronisiert und ein abgestimmter Seitwärtsblick ermöglicht. Darüber hinaus enthält das MLB zahlreiche Verbindungen zwischen Vestibularis- und Okulomotorius-Subkernen.

Eine Läsion des MLB schwächt die Adduktion (Funktion des Rektus medialis), ohne die Abduktion (Rektus lateralis) zu beeinträchtigen. Der Patient sieht horizontale Doppelbilder beim Blick zur Gegenseite des betroffenen Rectus-medialis-Kerns bzw. des MLB. Die Adduktion im Rahmen der Konvergenzreaktion ist hingegen meistens erhalten. Dies ist häufig verbunden mit Nystagmus des auswärts bewegten Auges, mit einer asymmetrischen Deviation (das ipsilaterale Auge steht höher) und Vertikalnystagmus beim Versuch, nach oben zu schauen.

Eine isolierte Lähmung des Rectus medialis sollte stets Verdacht auf eine internukleäre Ophthalmoplegie aufkommen lassen. Bei älteren Patienten ist die Läsion fast immer apoplexbedingt und für gewöhnlich unilateral. Bei Jüngeren liegt meistens eine Multiple Sklerose zugrunde, die sich uni- oder bilateral manifestieren kann. Selten sind raumfordernde Prozesse inner- oder außerhalb des Hirnstamms, Pharmaka wie Naloxon oder Amytriptylin, Lupus erythematodes, Traumen oder Myastenia gravis (pseudointernukleäre Ophthalmoplegie) die Ursache.

Größere Läsionen, die neben dem MLB ipsilateral noch das pontine horizontale Blickzentrum einschließen, führen zum „Anderthalb-Syndrom". Dabei ist der Seitwärtsblick zur Herdseite beidseits ebenso ausgefallen wie die Adduktion des herdseitigen Auges. Nur die Abduktion des kontralateralen Auges ist möglich. Ursache dieses seltenen Zustandsbildes sind Multiple Sklerose, Infarkte, Blutungen oder Tumoren.

Blickparesen

Unfähigkeit zu konjugierten Augenbewegungen nach oben, unten oder zur Seite. Am häufigsten ist die horizontale Blickrichtung betroffen, weniger häufig der Blick nach oben und selten derjenige nach unten.

Die Anatomie des horizontalen Blickzentrums ist komplex; Eingänge von den Hemisphären, von Kleinhirn, Vestibulariskernen und Halsrezeptoren konvergieren auf die pontine Retikulärformation. Hier werden die verschiedenen Signale integriert zu einem Kommando, das über das MLB den Kern des ipsilateralen Rectus lateralis (Abduzenskern) und den Kern des Rectus lateralis der Gegenseite antreibt.

Die häufigsten und gravierendsten horizontalen Blickparesen finden sich bei pontinen Läsionen, die die Retikulärformation mit betreffen. Ihnen liegt in der Regel ein Apoplex zugrunde, der dann den Blick zur Seite des Herdes weitgehend unmöglich macht. In schweren Fällen kann der Seitwärtsblick durch keinen der oben genannten Eingänge aktiviert werden. In leichteren Fällen kann sich der Defekt als horizontaler Blickrichtungsnystagmus oder als Unfähigkeit zur seitlichen Fixation äußern. Blickprozesse und Tumoren sind die häufigen Ursachen einer horizontalen Blickparese.

Wegen der komplexen Verbindungen können horizontale Blickparesen auch bei Läsionen anderer Lokalisation entstehen; die nächst häufige Ursache sind Schädigungen im Bereich des kontralateralen präfrontalen Kortex. Sie können auf einem Apoplex oder Tumoren beruhen. Während ersteres eine vorübergehende Blickparese hervorrufen kann, führen Tumoren zu einem permanenten Ausfall. In derartigen Fällen können horizontale Augenbewegungen durch Erregungen, die den Kortex nicht einschließen (z.B. durch Kaltspülung des Gehörgangs hervorgerufen), noch ausgelöst werden.

Die anatomischen Strukturen, die vertikale Augenbewegungen ermöglichen, sind weniger gut bekannt. Zumindest zwei unterscheidbare Systeme sind beteiligt. Eines aszendiert von den Vestibulariskernen bilateral im MLB und beeinflußt sowohl Aufwärts- als auch Abwärtsbewegungen. Ein zweites System deszendiert, vermutlich vom Kortex, und erreicht über das Prätektum die Okulomotoriuskerne.

Ein Beispiel für eine supranukleäre Läsion ist das **Parinaud Syndrom,** bei dem Tumoren, oder, seltener, Infarkte der prätektalen Region zu einer konjugierten vertikalen Blicklähmung nach oben führen. Außerdem findet sich eine deutlich verminderte Pupillenreaktion auf Licht bei weniger reduzierter Konvergenzreaktion sowie ein Nystagmus vom Konvergenztyp beim Versuch, nach oben zu blicken. Seltener sind Blicklähmungen nach unten, die zumeist auf bilaterale mesenzephale Läsionen unterhalb des Okulomotoriuskerngebiets zurückzuführen sind. In beiden Fällen können geeignete Vestibularisreize noch Augenbewegungen nach oben bzw. unten auslösen. Dies steht im Gegensatz zum horizontalen Blicksystem, bei dem eine Läsion in der Retikulärformation sämtliche Einflüsse auf die horizontale Blickmotorik ausschaltet. Ursachen vertikaler Blickparesen sind hauptsächlich Infarkte und Tumoren.

14. KONTAKTLINSEN

Harte Kontaktlinsen sind dünne schüsselförmige Scheibchen aus Polymethylmetacrylat (einer Art Plexiglas), die auf dem Tränenfilm über der Hornhaut schwimmen. Sie messen 6,5 bis 10 mm im Durchmesser und decken einen Teil der Hornhaut ab. **Weiche hydrophile Kontaktlinsen** sind etwa 13–15 mm im Durchmesser und bedecken die gesamte Hornhaut. Sie bestehen aus Poly-2-Hydroxyäthylmetacrylat **(HEMA)** oder anderen hydrophilen Polymeren und schmiegen sich dem Auge an. **Flexible, nicht hydrophile Linsen** (z.B. aus Silikonkautschuk) wie auch gasdurchlässige Hartlinsen aus reinem Silikon oder aus Silikon mit Beimischung von Polymethylmetacrylat oder Fluokarbon sind auf dem Markt. Sie ermöglichen eine erhöhte Sauerstoffdiffusion zur Hornhaut des Trägers. Kontaktlinsen gewähren oft einen besseren zentralen und peripheren Visus als Brillengläser und werden zur Korrektur von Refraktionsfehlern verordnet (z.B. Kurz- und Weitsichtigkeit, Astigmatismus, Anisometropie, Aniseikonie und Aphakie nach Kataraktextraktion) sowie beim Keratokonus. Man kann harte und weiche Linsen anpassen; torische Hart- und Weichlinsen (ähnlich Zylinder-Brillengläsern) werden bei der Korrektur bestimmter Formen von Astigmatismus verwendet; in vielen Fällen ergeben sie sehr zufriedenstellende Resultate, benötigen aber zum Anpassen einen Experten.

Weiche Kontaktlinsen können – in der Regel durch den Augenarzt – bei der Behandlung einer bullösen Keratopathie und anderer Hornhauterkrankungen eingesetzt werden („Verbandlinsen"). Sie finden auch als gut verträglicher Okklusionsverband bei Kindern Anwendung, bei denen eine Okklusionstherapie, etwa bei Amblyopie, erforderlich ist. Eine prophylaktische Gabe von antibiotischen Augentropfen kann manchmal bei Trägern von Verbandlinsen ratsam sein. Die Möglichkeit, hydrophile Weichlinsen als Träger für topisch zu applizierende Medikamente einzusetzen, wird derzeit wissenschaftlich untersucht. Schließlich gibt es Weichlinsen mit verlängerter Tragedauer – z. B. nach einer Staroperation zur Korrektur der Aphakie –, bei denen die ersten Ergebnisse ermutigend sind; trotzdem ist strikte Überwachung durch den Hausarzt erforderlich. Patienten sollten ihn zweimal im Jahr konsultieren und die Linsen wöchentlich säubern.

Harte Kontaktlinsen erfordern eine Eingewöhnungszeit von einer Woche und mehr, bis sie komfortabel getragen werden können. Während dieser Zeit wird die Anzahl der Stunden, in denen die Kontaktlinsen getragen werden, allmählich erhöht. Nach dem Abnehmen ist das Sehen mit der Brille zunächst verschwommen („Spectacle blur"), dies sollte aber nicht mehr als zwei Stunden nach dem Abnehmen der Kontaktlinsen anhalten.

Zu keiner Zeit dürfen Schmerzen auftreten – Schmerzen sind ein Zeichen für eine schlechtsitzende Kontaktlinse.

Gelegentlich können harte wie auch weiche Kontaktlinsen schmerzlose Hornhautveränderungen hervorrufen, oder Hornhauterosionen, die von heftigen Schmerzen und Photophobie begleitet sind und beim Träger Angstgefühle auslösen. Derartige Nebenwirkungen können auftreten, wenn die Linsen schlecht angepaßt sind, wenn sich die psysikalischen Parameter von Linsen oder Kornea (z. B. Gewebsschwellung) geändert haben, wenn sie unter ungünstigen äußeren Umständen (z. B. rauchige oder windige Umgebung) getragen werden, wenn Fehler beim Einsetzen oder Herausnehmen gemacht werden oder wenn kleine Fremdkörper sich zwischen Linse und Hornhaut verfangen. Außerdem können Beschwerden nach dem Herausnehmen auftreten, wenn die Linsen zu lange getragen worden sind („overwearing-Syndrom"). In der Regel heilen diese Erosionen innerhalb von ein bis zwei Tagen spontan ab, wenn die Linsen nicht getragen werden. Anderenfalls ist eine Behandlung erforderlich, die in Mydriasis zur Verhütung von hinteren Synechien, antibiotischer Augensalbe oder -tropfen, festem Verband und ggf. Bettruhe und Sedierung besteht. Die Heilung tritt praktisch immer rasch und ohne Visusbeeinträchtigung ein.

Bevor die Linsen wieder getragen werden, sollte ein Augenarzt konsultiert werden.

Weiche Linsen sind wegen ihrer Größe von älteren Menschen leichter zu handhaben. Weil sich weiche Kontaktlinsen dem Auge anschmiegen, neigen sie nicht dazu, spontan herauszufallen, wie das bei harten Linsen der Fall sein kann, und Fremdkörper geraten nicht so leicht unter sie. In der Regel ist nur eine geringe oder gar keine Eingewöhnungszeit notwendig. Offenbar schädigen weiche Linsen das Auge auch nicht, wenn die Lider für nicht zu lange Zeit geschlossen sind, und können daher für solche Patienten vorteilhaft sein, die bewußtlos werden können (z. B. Diabetiker, Epileptiker). Diese Patienten sollten einen Notfallausweis oder ein Armband bei sich tragen, die sie (u. a.) als Träger von Kontaktlinsen ausweisen. Andererseits sind Weichlinsen brüchig, wenn sie austrocknen, und insgesamt weniger stabil. Darüber hinaus ist bei Hartlinsen der Pflegeaufwand deutlich geringer und einfacher als bei Weichlinsen, die täglich einer sorgfältigen speziellen Pflege bedürfen. *Da Weichlinsen hydrophil sind, dürfen konventionelle Hartlinsenpflegemittel nicht für Weichlinsen verwendet werden.* Die meisten Augentropfen können während des Tragens von weichen Linsen angewendet werden.

Der Kontaktlinsenträger muß sich streng an die Anweisungen des Herstellers bezüglich Hygiene und Handhabung halten. Ungenügende Linsenhygiene kann zu schwer reversiblen Entzündungszuständen von Binde- oder Hornhaut führen. Auf diese Weise entstandene Korneainfekte mit Pseudomonas aeruginosa oder Acanthamoeba castellani erfordern aktives und entschlossenes Handeln. Auch akute bakterielle Superinfektionen von Hornhautulzera, die durch unzureichende Hygiene oder falsche Tragegewohnheiten der Linsen entstanden sind, bedürfen intensiver Behandlung. Unbeachtete Fälle können therapiefraktär werden und zur Erblindung des betroffenen Auges führen. Bei Erkrankungen, die zum Austrocknen des Vorderabschnitts des Auges führen, können Kontaktlinsen kontraindiziert sein.

Wenn Patienten zu Augeninfektionen neigen, wenn sie einen Tremor oder Gelenkveränderungen haben, die die erforderlichen Manipulationen beeinträchtigen, oder wenn sie unzureichend motiviert sind, eine vorübergehende Verminderung des Komforts während der Eingewöhnungszeit zu ertragen, werden sie unabhängig vom Typ der Linse kaum zufriedene Kontaktlinsenträger werden.

Kontaktlinsen sollten nicht getragen werden, wenn die Augen entzündet sind, während des Schlafs oder beim Schwimmen. Auch eine Presbyopie kann mit Kontaktlinsen korrigiert werden. In solchen Fällen korrigiert man das nichtdominante Auge für Nahesehen (Lesen) und gleichzeitig das dominante hinsichtlich des Sehens in die Ferne. Harte und weiche bi- und multifokale Kontaktlinsen sind auch mit Erfolg eingesetzt worden. Bei Allgemeinärzten sind sie allerdings nicht sehr populär, weil die Anpassung aufwendig ist und oftmals viel Zeit in Anspruch nimmt.

ERKRANKUNGEN DES BEWEGUNGSAPPARATES UND DES BINDEGEWEBES

1. EINLEITUNG

Erkrankungen des Bewegungsapparates sind weltweit eine der Hauptursachen für chronische Schmerzen und schwere körperliche Beeinträchtigung, insbesondere in einer Zeit, wo das Durchschnittsalter steigt und gesteigerte Fitness und Gesundheitsbewußtsein eine größere Rolle spielen.

Alle Elemente des muskuloskeletalen Apparates befinden sich in einem dynamischen Gleichgewicht und verändern – in Abhängigkeit von Belastung und mechanischen Erfordernissen – ständig ihre Form, Struktur und ihren Funktionszustand. Dieses System ist anfällig für Traumata und empfänglich für lokalisierte und systemische entzündliche Erkrankungen. Akute entzündliche Zustände oder Gewebeschädigungen resultieren oft in chronischen Zuständen, möglicherweise wegen der ständigen Bewegungen und mechanischen Belastungen.

Erkankungen des Bewegungsapparates können nach den befallenen anatomischen Strukturen wie Muskeln, Knochen oder Gelenken klassifiziert werden. Gelenkerkrankungen werden wiederum in solche, die das periartikuläre Gewebe betreffen (z. B. „Tennisellenbogen"), und echte Gelenkerkrankungen (z. B. Arthrose) unterteilt. Symptome und Befunde lassen sich oft auf eine systemische, generalisierte Erkrankung oder auch auf Krankheiten, die primär von einem anderen System oder Organ ausgehen, zurückführen. *Tab. 3.* zeigt eine aktuelle Klassifikation der zahlreichen verschiedenen rheumatischen Erkrankungen.

Historische Sicht

Die Gicht ist als eigenständige Krankheitsentität seit Jahrhunderten bekannt. Die Differenzierung der anderen rheumatischen Erkrankungen wurde durch die Einführung der Radiologie um die Jahrhundertwende erleichtert. Die chronische Gelenkerkrankung wurde damals in zwei Haupttypen unterteilt: die **atrophisch-entzündliche Form** (inkl. chronischer Polyarthritis = cP) und die **hypertrophische Form** oder Arthrose. Noch 1940 hat das Manual nur diese beiden Kategorien aufgeführt. Seit damals ist es zu einer explosiven Entwicklung in der Erkennung verschiedener Krankheitsentitäten gekommen, ebenso in der Erkennung ihrer Eigenschaften und in ihrer Behandlung.

Der **pathophysiologische Ablauf** rheumatischer Krankheiten wird immer besser erkannt. Eine immunvermittelte Entzündung ist die Basis zahlreicher systemischer Bindegewebserkrankungen, infektiöse Prozesse liegen Krankheiten wie rheumatischem Fieber, der Lyme-Borreliose oder der reaktiven Arthritis zugrunde. Ein Nebeneinander abbauender und reparativer Vorgänge ist für die Folgen der Arthrose verantwortlich, in ähnlicher Weise auch für die meisten traumatischen und periartikulären Prozesse. Die Ätiologie rheumatischer Erkrankungen dürfte multifaktoriell sein, wobei Genetik und Umgebungseinflüsse eine wichtige Rolle spielen.

Schmerz ist ein Hauptsymptom der meisten rheumatischen Erkrankungen, häufig findet sich ein katastrophaler Funktionsverlust. Weder sind die Ursachen des Gelenkschmerzes heute komplett aufgeklärt, noch läßt er sich therapeutisch vollständig kontrollieren. Auch die ausschlaggebenden Faktoren des Funktionsverlustes sind erst unvollständig geklärt, wenngleich die Unterscheidung zwischen Funktion und reversibler bzw. irreversibler körperlicher Behinderung nützlich ist *(s. Tab. 1.)*.

Tab. 1. Ätiologie, Ablauf und mögliche Folgezustände von Erkrankungen des Bewegungsapparates

Ätiologie
- genetische Prädisposition (oft polygen)
- Umgebungsfaktoren (z. B. Trauma, Infektion)

Ablauf
- entzündlich
- degenerativ
- reparativ

Mögliche Folgezustände
- strukturelle und/oder funktionelle Veränderung mit oder ohne Schmerz
  - kann führen zu:
- reversibler körperlicher Behinderung
  - kann führen zu:
- irreversibler körperlicher Behinderung

Colchicin wurde jahrhundertelang zur Behandlung der Gicht herangezogen, Aspirin seit der Jahrhundertwende zur Behandlung von Schmerz und Entzündung verwendet. Beide sind weiter anwendbar, aber mittlerweile kann man auf eine breite *Palette wirksamer Substanzen* zurückgreifen. Einige davon unterdrücken spezifische Krankheitsprozesse oder bringen sie zum Stillstand, andere wirken nur symptomatisch. So ist mit den modernen nichtsteroidalen Antirheumatika (NSAID) eine bessere und nebenwirkungsärmere Symptombekämpfung möglich als mit Aspirin, weiterhin werden verbesserte Substanzen, Zubereitungsformen und Freisetzungssysteme entwickelt.

Risikofaktoren

Alter und Geschlecht sind zwei der wichtigsten Risikofaktoren für die rheumatischen Erkrankungen *(s. a. Tab. 2.)*. Viele der wichtigsten Gelenkerkrankungen zeigen in ihrer Inzidenz bemerkenswerte Geschlechtsunterschiede; so tritt der SLE vor allem bei Frauen, die Spon-

Tab. 2. Gruppen mit dem höchsten Vorkommen bestimmter rheumatischer Erkrankungen

Altersgruppe	*männlich*	*weiblich*
Kinder	Hämophilie	juvenile chronische Arthritis
junger Erwachsener	reaktive Arthritis, Spondylitis ankylosans	Gonokokkenarthritis, SLE
Erwachsener im mittleren Alter	Arthritis psoriatica, Gicht	Arthritis psoriatica, chronische Polyarthritis, Arthrose, Sjögren-Syndrom
Erwachsene im höheren Alter	Polymyalgia rheumatica, Pseudogicht	Polymyalgia rheumatica, Pseudogicht, Osteoporose

dylitis ankylosans häufiger und in schwererer Form bei Männern auf. Die Gründe hierfür sind noch unklar.

Der Bewegungsapparat verschleißt sich nicht, er wird durch Gebrauch gekräftigt und „hält ein Leben lang", anders als die meisten mechanischen Systeme. Ähnlich wie das Geschlecht hat das Alter aber Einfluß auf Inzidenz, Ausprägung und Auswirkungen der Krankheiten des Bewegungsapparates. Einige Krankheiten treten nur im Kindesalter auf *(s. Kap. KIN, 17., Juvenile chronische Arthritis);* andere, wie SLE oder Spondylitis ankylosans, beginnen meist bei jungen Erwachsenen, Polymyalgia rheumatica und Riesenzellarteriitis treten dagegen fast nie vor dem 55. Lebensjahr auf. cP, SLE, Gicht und andere wichtige entzündliche rheumatische Erkrankungen zeigen bei Beginn im höheren Alter eine andere Ausprägung.

Diagnose und Beurteilung

Die Rheumatologie ist in erster Linie ein klinisches Fach, das mehr von der Fähigkeit einer guten Anamneseerhebung und körperlichen Untersuchung als von speziellen technischen Untersuchungen profitiert *(s. Kap. BEW, 2.).* Die zwei wichtigsten Aspekte der Diagnosestellung sind: 1. genauere Feststellung der vorliegenden rheumatischen Erkrankung und 2. Feststellung ihrer Auswirkungen auf das tägliche Leben. Die Diagnose basiert weitgehend auf der Erkennung bestimmter Krankheitsmuster – zeitlicher Ablauf, Befallsmuster und assoziierte Krankheitsbefunde. Schwieriger gestaltet sich die Feststellung von Schmerzen und Ausmaß der Behinderung; hierfür spielt die Untersuchung der funktionellen Fähigkeiten des Patienten ebenso eine Rolle wie seine Hoffnungen, Ängste, Bedürfnisse und Ziele. Chronischer Schmerz und Behinderung haben unvermeidlich psychologische Auswirkungen, die manchmal sogar die Krankheit dominieren, und eine Anzahl von Studien lassen möglich erscheinen, daß psychosozialer Streß einer der wesentlichen Faktoren für die Exazerbation vieler rheumatischer Krankheiten ist.

Die meisten Erkrankungen des Bewegungsapparates verursachen chronischen Schmerz und Behinderung, haben aber keinen wesentlichen Effekt auf die Lebenserwartung; die Prävalenz ist daher bei älteren Menschen am höchsten. Zusätzlich wird hier die Belastung durch Schmerz und Behinderung noch verstärkt durch die anderen Aspekte des Alterns wie Insuffizienz anderer Organsysteme und wachsende soziale Isolation.

Therapie

Einige Arten von Arthritis können spezifisch therapiert werden (so ist z. B. bei der Gicht eine völlige Kontrolle mit Medikamenten möglich, die Lyme-Borreliose kann antibiotisch therapiert werden). Für die meisten chronischen rheumatischen Erkrankungen gibt es aber keine „Allheilmittel". Die therapeutischen Prinzipien ähneln sich häufig, unabhängig von der Diagnose, und hängen oft mehr als von der Art der Krankheit von Faktoren wie Alter und

Gesamtsituation des Patienten, Ausmaß der entzündlichen Aktivität und von den Folgen (Schmerzintensität, Ausmaß der Behinderung) ab. Der optimale Behandlungsplan für Patienten mit schweren Krankheiten des Bewegungsapparates setzt sich aus verschiedenen Maßnahmen zusammen, er erfordert die Zusammenarbeit von Rheumatologen, Rheumachirurgen, physikalischen Therapeuten und sozialen Hilfseinrichtungen.

Unterrichtung des Patienten wie auch seiner Verwandten und Vertrauten macht die Zusammenarbeit leichter. Ergotherapeuten sollten frühzeitig in den Behandlungsplan integriert werden. Sie verhelfen dem Patienten dazu, sich situationsangepaßt zu verhalten und aktiv Gelenkschutz zu betreiben; im späteren Verlauf unterstützen sie den Patienten beim Umgang mit seiner Behinderung, sorgen für Hilfsmittel und -geräte und sind weiterhin unterweisend tätig. Die **physikalische Therapie** dient gleichermaßen der Prävention wie auch der Therapie, denn die Erhaltung körperlicher Fitneß und der Aktivität arbeitet Schmerzen und Morbidität des Bewegungsapparates entgegen; darüber hinaus wird die Erhaltung der Muskelkraft und vollen Gelenkbeweglichkeit in frühen Krankheitsstadien späterer Behinderung entgegenarbeiten. Auch für die Rehabilitation und Schmerzbekämpfung spielt die Physiotherapie eine zentrale Rolle.

Manualtherapie kann in der Behandlung von Rückenschmerzen von Bedeutung sein, alternative Methoden der Schmerzbekämpfung wie Akupunktur oder transkutane elektrische Nervenstimulation sind in bestimmten Situationen von Wert. Schmerzkliniken, Psychologen und Psychiater können zusätzliche Hilfe bieten, außerdem können die Patienten der Unterstützung durch soziale Einrichtungen bedürfen. Die Ergebnisse sind aber letztlich durch Persönlichkeit und Einstellung des Patienten entscheidend mitbeeinflußt.

Die **medikamentöse Therapie** arbeitet mit den anderen Behandlungsmethoden bei der Beherrschung von Symptomen und Unterdrückung der Krankheitsprozesse zusammen, sie sollte aber nicht die einzige Behandlungsmethode sein.

Die **Krankheitssuppression** kann mit harnsäuresenkenden Substanzen bei der Gicht, mit Kortikosteroiden und Immunsuppressiva bei Autoimmun- und anderen entzündlichen Erkrankungen sowie mit einer Reihe krankheitsmodulierender Substanzen (Basistherapeutika) bei der cP und bei den seronegativen Spondarthropathien erreicht werden. Spezielle Medikamente gibt es auch für eine Reihe von Knochenerkrankungen wie Morbus Paget. Die neuere Entwicklung wirksamerer und verfeinerter Substanzen für die Therapie der cP war sehr bedeutsam. Parenterales Gold wurde erstmals in den 30er Jahren verwendet, heutzutage haben wir diverse ähnlich wirksame Agenzien wie D-Penicillamin, Hydroxychloroquin und Sulfasalazin, von denen einige auch bei anderen Arthritisformen wirksam sind. Dennoch sind diese Erkrankungen durch Medikamente weiterhin nicht ausreichend kontrolliert, eine bessere Kenntnis der Krankheiten und neue therapeutische Möglichkeiten erscheinen dringend erforderlich.

Die **Rheumachirurgie** hat sich im Behandlungsplan einen wichtigen Rang verschafft. Synovektomie, Sehnenwiederherstellung, Dekompression und andere Maßnahmen haben manchmal ihren Platz auch schon im Frühstadium einer entzündlichen Erkrankung. Im Spätstadium einer destruktiven Erkrankung kommen Gelenkersatz und bisweilen Arthrodese zum Einsatz.

2. UNTERSUCHUNGSGANG BEI GELENKERKRANKUNGEN

Eine vollständige anamnestische und körperliche Untersuchung ist für die Diagnose von Gelenkerkrankungen wichtig, weil Gelenksymptome auch Teil einer Systemerkrankung sein können. Laboruntersuchungen und Röntgen tragen nur unterstützend zur Diagnostik bei. So können gerade leichtere entzündliche oder nichtentzündliche Arthritiden erste Zeichen eines SLE oder eine hypertrophe pulmonäre Osteoarthropathie Ausdruck eines Bronchialkarzinoms oder einer Stoffwechselkrankheit, z. B. einer Hämochromatose, sein. Erscheinungen, die vom Patienten leicht als Arthritis fehlinterpretiert werden, umfassen Phlebitiden, Arteriosclerosis obliterans, Phlegmone, Ödeme, Neuropathie, Gefäßkompressionssyndrome, die Steifheit bei Morbus Parkinson, periartikuläre Spannungsfrakturen, Myositis und Fibromyositis.

Extraartikuläre Befunde können sehr bedeutungsvoll sein (Gichttophi, Knötchen bei Rheuma und pustulärer Hautausschlag bei Gonokkokämie). Gleichzeitige periartikuläre Erkrankungen können die Diagnosestellung erleichtern. So kommt zum Beispiel eine Tendinitis häufig bei Gonokokkenarthritis, rheumatischer Arthritis und anderen Systemerkrankungen vor. Kniekehlenzysten, ausgelöst von einer Gonarthrose, verursachen lokale Schmerzen in der Kniekehle, aber auch Venenkompression oder Ruptur in die Wade; schmerzhafte Knochen in der Nähe von Gelenken und Gelenkergüsse kommen bei Sichelzellkrankheit und hypertropher pulmonaler Osteoarthropathie vor.

Tab. 3. enthält eine Klassifikation von Erkrankungen des rheumatischen Formenkreises. Häufig erfüllt die Arthritis die Kriterien dieser Krankheiten nicht bzw. tritt transitorisch auf und verschwindet vor einer genauen Diagnosestellung. Die Stellung einer endgültigen Diagnose sollte nicht erzwungen werden. Eine vorläufige Diagnose wird zur Behandlung gestellt, wobei auch andere Möglichkeiten im Auge behalten werden. Eine Systemerkrankung sollte bei allen atypischen und undiagnostizierten Erkrankungen berücksichtigt werden. Die Lyme-Borreliose und andere infektiöse Erkrankungen sollten stets frühzeitig in die differentialdiagnostischen Überlegungen einbezogen werden, da für sie eine spezifische Therapie existiert.

Bestimmte Probleme erfordern sofortige Aufmerksamkeit und prompte Behandlung. Hämorrhagische Flüssigkeiten sprechen für Frakturen oder Malignome. Heftige, entzündliche Ergüsse sprechen für pyogene Infektionen, die sofortige antibiotische Therapie, Aspiration oder andere Drainage-Formen erfordern, um die Zerstörung des Gelenks zu verhindern.

Körperliche Untersuchung des Muskel- und Skelettsystems

In einer bestimmten Reihenfolge werden **Inspektion, Palpation** und die **Bestimmung der Bewegungsfähigkeit** eines jeden beteiligten Gelenks durchgeführt. In den meisten Fällen werden Gelenkserkrankungen erkannt und nachgewiesen, ob das Gelenk, die benachbarten Strukturen oder beide am Prozeß beteiligt sind. Beteiligte Gelenke sollten mit ihrem nichterkrankten Gegenstück oder mit jenen des Untersuchers verglichen werden. Die Information ist objektiv und quantitativ zu registrieren, z. B. durch Benutzung eines numerierten Gradierungssystems und durch Messung der Bewegungsfähigkeit in Graden.

Die **Gelenkbewegung,** die bei Gelenkerkrankungen generell schmerzhaft ist, muß dies bei Erkrankungen des periartikulären Gewebes, des Knochens und des Bindegewebes nicht sein. **Schwellung** ist ein wichtiger Befund. Alle umfangsvermehrten Gelenke müssen durchpalpiert werden. Der Untersucher sollte dabei insbesondere das Ballotement des Gelenks feststellen, um 1. die Anwesenheit von Flüssigkeiten festzustellen, 2. zwischen einfachen Ergüssen, Verdickung der Synovia und Kapsel- oder Knochenvergrößerung zu differenzieren und 3. zu bestimmen, ob die Schwellung auf das Gelenk beschränkt ist oder auch das periartikuläre Gewebe erfaßt. Empfindlichkeit und Schwellung, die sich auf einen bestimmten Gelenkbezirk beschränken, können in benachbarten Ligamenten, Sehnen oder Schleimbeuteln ihren Ursprung haben. Bei gleichen Befunden an verschiedenen Stellen des Gelenks ist eine Gelenkbeteiligung anzunehmen. Örtliche **Temperaturerhöhung** über dem Gelenk sollte registriert und sorgfältig lokalisiert werden. Ein **Crepitus** kann von intraartikulären Strukturen wie auch von Sehnen ausgehen. Die Bewegungen, die den Crepitus auslösen, sollten bestimmt werden. Beim Knie kann zum Beispiel der Crepitus durch patellofemorales „Schleifen" oder durch femorotibiale Bewegung entstehen. **Monoarthritis** deutet regelmäßig auf Infektion, kristallinduzierte Arthritis oder Tumor hin.

Kleine Gelenke wie das Akromioklavikulargelenk nahe der Schulter, das Tibiofibulargelenk am Knie und das Radioulnargelenk am Ellenbogen können Ursprung von Schmerzen sein, die anfänglich im benachbarten großen Gelenk gesucht werden.

Tab. 3. Klassifikation der rheumatischen Erkrankungen

I. Diffuse Bindegewebskrankheiten
- A. Rheumatische Arthritis
- B. Juvenile Arthritis
  1. Systemischer Beginn (Still-Syndrom)
  2. Polyartikulärer Beginn
  3. Oligartikulärer Beginn
- C. Systemischer Lupus erythematodes
- D. Progressive systemische Sklerose und lokalisierte Sklerodermieformen
- E. Polymyositis/Dermatomyositis
- F. Nekrotisierende Vaskulitis und andere Vaskulopathien
  1. Polyarteriitis-nodosa-Gruppe (einschl. Hepatitis-B-assoziierte Arteriitis und Churg-Strauss-Syndrom)
  2. Überempfindlichkeits-Vaskulitis (einschl. Purpura Schoenlein-Henoch u. a.)
  3. Wegener-Granulomatose
  4. Riesenzellarteriitis
     - a) Arteriitis temporalis
     - b) Takayasu-Arteriitis
  5. Mukokutanes Lymphknotensyndrom (Kawasaki-Syndrom)
  6. Behçet-Syndrom
  7. Kryoglobulinämie
  8. Juvenile Dermatomyositis
- G. Sjögren-Syndrom
- H. Überlappungssyndrome (einschl. Sharp-Syndrom = Mixed connective tissue disease)
- I. Weitere (einschl. Polymyalgia rheumatica, Erythema nodosum, Polychondritis u. a.)

II. Seronegative Spondylarthropathien
- A. Spondylitis ankylosans
- B. Reiter-Syndrom
- C. Arthritis psoriatica
- D. Spondylitis bei chronisch entzündlichen Darmerkrankungen (nicht Arthritis)
- E. AIDS-assoziierte seronegative Spondylarthropathie

III. Arthrose (degenerative Gelenkerkrankung)
- A. Primäre (einschl. erosiver Formen)
- B. Sekundäre

IV. Arthritis, Tenosynovitis und Bursitis in Verbindung mit infektiösen Agenzien
- A. Direkte
  1. Bakterien
     - a) Grampositive Kokken (Staphylokokken und andere)
     - b) Gramnegative Kokken (Gonokokken und andere)
     - c) Gramnegative Stäbchen
     - d) Mykobakterien
     - e) Spirochätenerkrankungen (einschl. Syphilis und Lyme-Borreliose)
     - f) Andere
  2. Viren
  3. Pilze
  4. Parasiten
  5. Unbekannte, vermutete (Whipple-Krankheit)
- B. Indirekte (reaktive oder immunkomplexvermittelte)
  1. Bakterien (einschl. rheumatischen Fiebers, intestinalen Bypasses, postdysenterisch – Shigellen, Yersinia u. a.)
  2. Viren (Hepatitis B)

V. Metabolische und endokrine Erkrankungen mit rheumatischen Erscheinungen
- A. Durch Kristalle induziert
  1. Mononatriumurat (Gicht)
  2. Calciumpyrophosphatdihydrat (Pseudogicht, Chondrokalzinose)
  3. Hydroxyapatit und weitere basische Calciumphosphate
  4. Oxalate

Fortsetzung Tab. 3.

B. Biochemische Abnormalitäten
   1. Amyloidose
   2. Vitamin-C-Mangel (Skorbut)
   3. Spezifische Enzymmangelerkrankungen (einschl. Fabry-Syndrom, Alkaptonurie, Lesch-Nyhan-Syndrom, Ochronose, Morbus Gaucher u. a.)
   4. Hyperlipidämien (Typen II, IIa, IV)
   5. Mukopolysaccharidosen
   6. Hämoglobinopathien (Sichelzellanämie u. a.)
   7. Echte Bindegewebserkrankungen (Ehlers-Danlos-Syndrom, Marfan-Syndrom, Pseudoxanthoma elasticum u. a.)
   8. Hämochromatose
   9. Morbus Wilson
   10. Andere
C. Endokrinologische Erkrankungen
   1. Diabetes mellitus
   2. Akromegalie
   3. Hyperparathyreoidismus
   4. Schilddrüsenerkrankungen (Hyperthyreoidismus, Hypothyreoidismus, Thyreoiditis)
   5. Weitere
D. Immunmangelkrankheiten (primäres Immundefizienz-Syndrom, AIDS)
E. Andere Erbkrankheiten
   1. Arthrogryposis multiplex congenita
   2. Überbeweglichkeits-Syndrome
   3. Myositis ossificans progressiva

VI. Neoplasmen
A. Primäre (Synoviom)
B. Metastasen
C. Multiples Myelom
D. Leukämie und Lymphome
E. Pigmentierte villonoduläre Synovitis
F. Osteochondromatose
G. Weitere

VII. Neuropathien
A. Charcot-Gelenke
B. Kompressionsneuropathien
   1. Peripherer Druckschaden (Karpaltunnel-Syndrom u. a.)
   2. Radikulopathie
   3. Rückenmarksstenose
C. Reflexstörungen des Sympathikus
D. Andere

VIII. Knochen- und Knorpelerkrankungen mit Gelenkmanifestationen
A. Osteoporose
   1. Generalisierte
   2. Lokale (regionale)
B. Osteomalazie
C. Hypertrophe Osteoarthropathie
D. Diffuse idiopathische Skeletthyperostose (einschl. ankylosierender vertebraler Hyperostose)
E. Ostitis
   1. Generalisiert (Ostitis deformans – Paget-Syndrom)
   2. Lokalisiert (Ostitis condensans ilii, Ostitis pubis)
F. Knochennekrose (avaskuläre Nekrose)
G. Osteochondritis (Legg-Calvé-Perthes-Erkrankung, Scheuermann)
H. Knochen- und Gelenkdysplasien

Fortsetzung Tab. 3.

I. Epiphysiolysis humeri
J. Osteolyse und Chondrolyse
K. Osteochondritis (einschl. Tietze-Syndrom)
L. Osteomyelitis

IX. Nichtartikulärer Rheumatismus
A. Myofasziale Schmerzsyndrome
  1. Generalisiert (Fibrositis, Fibromyalgie)
  2. Regional
B. Kreuzschmerzen und Diskusschädigung
C. Tendinitis (Tenosynovitis) und/oder Bursitis
  1. Subakromiale/subdeltoide Bursitis
  2. Bizepstendinitis, Tenosynovitis
  3. Olekranonbursitis
  4. Epicondylitis medialis/lateralis humeri
  5. De-Quervain-Tenosynovitis
  6. Adhäsive Kapsulitis der Schulter
  7. „Trigger-Finger"
D. Ganglion-Zysten
E. Fasziitis
F. Chronische Bänderdehnung/Muskelzerrung
G. Vasomotorische Erkrankungen
  1. Erythromelalgie
  2. Raynaud-Erkrankung
H. Verschiedene Schmerzsyndrome (einschl. Wetterfühligkeit, „psychogenen" Rheumatismus)
I. Andere Myopathien

X. Verschiedene Erkrankungen
A. Erkrankungen, die häufig mit Arthritis assoziiert sind
  1. Verletzungen
  2. Pankreaserkrankungen
  3. Sarkoidose
  4. Palindromer Rheumatismus
  5. Intermittierende Hydrarthrose
  6. Hämophilie
  7. Erythema nodosum
  8. Weber-Christian-Syndrom
  9. Eosinophilie-Myalgie-Syndrom
  10. Still-Syndrom vom Erwachsenentyp
  11. Multizentrische Retikulohistiozytose
  12. Familiäres Mittelmeerfieber
  13. Goodpasture-Syndrom
  14. Dialyseassoziierte Amyloidose und weitere Syndrome
  15. Fremdkörpersynovitis
  16. Akne und Hydradenitis suppurativa
  17. Pustulosis palmaris und plantaris
  18. Sweet-Syndrom
  19. Cardiolipinantikörper-Syndrom
B. Andere Erkrankungen
  1. Interne Schädigung des Gelenks (einschl. Chondromalazie der Patella, freier Gelenkkörper)
  2. Familiäres Mittelmeerfieber
  3. Eosinophile Fasziitis
  4. Chronische Hepatitis
  5. Andere medikamentös bedingte rheumatische Syndrome

Modifiziert nach Primer on the Rheumatic Diseases, 9. Auflage, 1988, mit Erlaubnis der Arthritis Foundation

Hand: Die hauptsächlichen Merkmale zur Differenzierung zwischen **Arthrose** und **rheumatischer Arthritis** sind in *Tab. 4.* ausgeführt. Subluxationen, die zur Schwanenhals- oder Knopflochdeformität führen, kommen vor allem bei der chronischen Polyarthritis vor. Bei der **Arthritis psoriatica** sind gewöhnlich die distalen Interphalangealgelenke **(DIP)** betroffen. Die Psoriasis ist oft um die benachbarten Nägel ausgeprägt, die Beteiligung anderer Gelenke ist nicht so symmetrisch wie bei der rheumatischen Arthritis. Beim **Reiter-Syndrom** sind synoviale, periartikuläre und periostale Veränderungen in einigen distalen (DIP) und proximalen **(PIP)** Interphalangeal- oder Metakarpophalangeal**(MCP)**-Gelenken vorhanden, die Fingergelenke sind vom Krankheitsprozeß asymmetrisch betroffen.

Tab. 4. Die Hand bei der rheumatischen Arthritis und bei Arthrose

Kriterien	*Rheumatische Arthritis*	*Arthrose*
Charakter der Schwellung	synovial, kapsulär, Weichteile, knöchern nur in Spätstadien	knöchern mit irregulären Spornen, gelegentlich weiche Zysten
Empfindlichkeit	häufig	keine oder minimal, gelegentlich akut
Beteiligung der distalen Interphalangealgelenke (DIP)	selten, ausgenommen Daumen	charakteristisch
Beteiligung der proximalen Interphalangealgelenke (PIP)	charakteristisch	häufig
Beteiligung der Metakarpophalangealgelenke (MCP)	charakteristisch	selten
Beteiligung des Handgelenks	häufig oder regelmäßig	selten, mit Ausnahme der Daumenbasis*

* Metakarpokarpalgelenk 1
Modifiziert nach P. J. Bilka, „Physical examination of the arthritis patient“, Bulletin on the Rheumatic Diseases 20: 596–599, 1970, verwendet mit Erlaubnis der Arthritis Foundation

Eine asymmetrische Beteiligung der distalen Interphalangealgelenke erfolgt auch bei der **Gicht,** bei der irreguläre peri- oder extraartikuläre Einlagerungen von Tophi auftreten, die unter Umständen unter der Haut als cremefarbene Flecken gesehen werden können. Beim **Schulter-Arm-Syndrom** sind die Veränderungen der Hand stärker generalisiert (reflektorische Dystrophie), mit diffusen Ödemen und gefleckter, leicht zyanotischer Haut. Bei der **progressiven Sklerodermie** ist die Haut verdickt, es entwickeln sich häufig Beugekontrakturen, und es besteht eine positive Anamnese für das Raynaud-Phänomen. Die Befunde bei der **hypertrophierenden pulmonalen Osteoarthropathie** schließen eine Verklumpung der Fingerendglieder und Knochenempfindlichkeit der distalen Radius- und Ulnaabschnitte ein, die durch eine zugrundeliegende Periostitis bedingt sind. Eine Synovitis der Gelenke, ähnlich derjenigen bei rheumatischer Arthritis, tritt beim Lupus erythematodes disseminatus und weniger oft bei **Dermatomyositis** auf. Arthralgien und empfindliche, schmerzhafte Hände ohne nachweisbare pathologische Gelenkveränderungen sind für beide Krankheiten allerdings typischer. Deformationen der Finger, ähnlich denen der rheumatischen Arthritis, können beim Lupus erythematodes disseminatus auftreten, sind aber durch Erkrankung der Weichteile und nicht durch erosive Arthritis bedingt. Das Raynaud-Phänomen ist beim Lupus erythematodes disseminatus oft vorhanden. Erytheme an den Streckseiten der Gelenke können bei Dermatomyositis gefunden werden.

Ellenbogen: Gelenkerkrankungen rufen in der lateralen Region zwischen Radiusköpfchen und Olekranon Synoviaverdickungen und Schwellungen hervor. Nach Flüssigkeitsansammlungen oder Verdickungen der Bursa olecrani, rheumatischen Knötchen und epitrochleären Knoten sollte ebenfalls gesucht werden. Der Verlust der vollen Streckung von 180° ist ein frühes Arthrosezeichen, allerdings ist häufig bei nichtarthritischen und extraartikulären Läsionen volle Extension möglich. Beim **Tennisellenbogen** ist ein scharfer, lokalisierter Schmerz durch festen Druck über dem lateralen Epikondylus auslösbar.

Schulter: Beweglichkeitseinschränkung, Schwäche, Schmerz und gestörte Mobilität lassen sich feststellen, indem man den Patienten auffordert, die Arme über den Kopf zu heben. Nach Muskelatrophien und neurologischen Veränderungen sollte gesucht werden. Obwohl Schwellung nicht häufig vorkommt, ist bei **rheumatischer Arthritis** gelegentlich eine Schwellung in der anterioren oder der lateralen, superioren Region der Schulter festzustellen. Dies entsteht aus einer vorderen Kapselausdehnung bei glenohumeraler Synovitis. Die sorgfältige Palpation der entspannten Schulter kann die Feststellung einer Sehnen- oder Schleimbeutelentzündung erlauben, eine häufige Veränderung, die vor allem im subakromialen Bereich oder im langen Kopf der Bizepssehne auftritt. Die Punktion kann eine exakte Lokalisation ermöglichen, die Injektion einer Kortikosteroid-Xyclocain®-Lösung trägt zur Erleichterung einer akuten **Tendinitis** und zur Bestätigung der Diagnose bei.

Fuß und Sprunggelenk: Da die Gewichtsbelastung bestimmte Abnormitäten entschleiern kann, sollte die Untersuchung teilweise am stehenden Patienten durchgeführt werden. Im normalen Fußgelenk sind 15° Dorsalflexion und 40° Plantarflexion möglich. Eine Schwellung genau unter und vor den Malleoli ist für synoviale oder intraartikuläre Erkrankungen charakteristisch. Bei **rheumatischer Arthritis**, mit Schmerzen bei Streckung und Beugung des Fußes, weist eine empfindliche, gummiartige Schwellung unter, vor und hinter den Malleoli auf eine Synovitis des Knöchels hin. Das Knöchelödem, das bei normaler Beweglichkeit im unteren Sprunggelenk auftritt, kann von der echten Gelenkschwellung durch seinen diffusen, oberflächlichen, druckverschieblichen, nichtschmerzhaften Charakter unterschieden werden. Die Metatarsophalangealgelenke sind bei der rheumatischen Arthritis sehr oft geschwollen und schmerzhaft. Die Synovitis der Interphalangealgelenke, die bei rheumatischer Arthritis der Füße nur selten vorkommt, kann ein Hinweis auf **Reiter-Arthritis, Arthritis psoriatica** oder **Gicht** sein. Bei **Gicht** ist das erste Metatarsophalangealgelenk, also das Großzehenballengelenk, am häufigsten befallen, Mittelfuß und Sprunggelenk können aber ebenfalls betroffen sein. Bei einem akuten Gichtanfall ist das diffuse Erythem auffallend.

Knie: Äußere Befunde wie Schwellung (z. B. Kniekehlenzysten), Atrophie des M. quadriceps und Gelenkinstabilität können dann deutlicher werden, wenn der Patient steht und geht. Sorgfältige Palpation des Knies am liegenden Patienten hilft auch bei der Entdeckung der Arthrose, wobei speziell auf die Anwesenheit von Flüssigkeit im Gelenk, Verdickung der Synovia und lokale Schmerzempfindlichkeit zu achten ist. Schmerzhafte extraartikuläre Schleimbeutel und echte intraartikuläre Störungen müssen differenziert werden. Die Entdeckung von geringen Ergüssen im Knie ist ein allgemeines Problem bei der Gelenkuntersuchung. Sie erfolgt am besten durch Prüfung des „Ausbuchtungs"-Zeichens. Das Knie ist dabei gestreckt und das Bein ein wenig außenrotiert, wobei der Patient mit entspannten Muskeln auf dem Rücken liegt. Die mediale Seite des Knies wird ausgestrichen, um alle Flüssigkeit aus diesem Gebiet wegzudrücken. Der Untersucher legt eine Hand auf den suprapatellaren Gelenkraum und schlägt oder preßt leicht auf die laterale Knieseite, wodurch ein Ballottement auf der medialen Seite sichtbar wird.

Die volle 180°-Streckung des Knies sollte versucht werden, um Kontrakturen auf der Beugeseite zu entdecken. Bei **Meniskusrissen** oder **Verletzungen der Seitenbänder** ruft ein kräftiger Zug nach lateral oder medial bei durchgestrecktem Bein einen Schmerz durch Kompression des verletzten Meniskus oder der gegenüberliegenden Ligamente hervor. Der Gelenkspalt kann durch mediales oder laterales Belasten bei langsamer Streckung und Beugung des Kniegelenks lokalisiert werden. Ein abgerissener Meniskus ist bei festem Druck schmerzhaft. Ein verletztes Seitenband verursacht einen längsgerichteten Schmerz. Die Funktion der Kreuzbänder kann am besten überprüft werden, wenn man den Unterschied beim um 90° gebeugten Knie (am besten zu bewerkstelligen, wenn der Patient auf einem Tisch sitzt und die Beine über die Kante hängen läßt) faßt und bestimmt, wie groß das posterior-anteriore Spiel im Gelenk ist (sog. Schubladenphänomen, das physiologisch minimal sein sollte). Die Patella sollte auf ungehinderte, schmerzfreie Beweglichkeit geprüft werden. Um eine außergewöhnliche Beweglichkeit des Knies, besonders bei seitlicher Instabilität, festzustellen, wird der Oberschenkel fest fixiert, und man versucht, das entspannte und überstreckte Knie von Seite zu Seite zu rucken.

Hüfte: Patienten mit ausgeprägter Koxarthrose hinken häufig. Dies kann durch Schmerz, Verkürzung des Beins, Beugekontraktur oder Muskelschwäche bedingt sein. Obwohl dies zu Beginn der Erkrankung nicht immer auffällt, kann eine Einschränkung der Innenrotation, der Beugung, der Streckung oder der Abduktion häufig nachgewiesen werden. Bei der Untersuchung sollte eine Hand auf den Beckenkamm des Patienten gelegt werden, damit die Bewegung des Beckens nicht als Hüftbewegung fehlgedeutet wird. Der Versuch einer maximalen Streckung des Beins bei gleichzeitiger maximaler Beugung im anderen Hüftgelenk (um das Becken zu stabilisieren) dient zur Diagnostizierung einer Beugekontraktur. Empfindlichkeit über dem Trochanter major weist eher auf eine lokale **Schleimbeutelentzündung** als auf eine Gelenkerkrankung hin.

Wirbelsäule: Die Beweglichkeit im zervikalen und im lumbalen Bereich sollte gemessen werden. Die Unfähigkeit, die normale lumbale Lordose durch Bewegen des Rumpfes auszugleichen, tritt bei der **degenerativen Arthrose** auf. Eine eingeschränkte Beugung ist charakteristisch für den **Morbus Bechterew.** Die Beweglichkeit der HWS kann sowohl durch degenerative Veränderungen als auch durch das Vorliegen einer Spondylitis ankylosans eingeschränkt sein. Der Einfluß der Bewegung auf den Schmerzzustand soll festgestellt werden. Schmerz und Bewegungseinschränkung können sowohl durch Weichteilerkrankung als auch durch Arthrose bedingt sein. Abtasten und festes Beklopfen jedes Wirbeldornfortsatzes und beider Sakroiliakalgelenke kann eine oberflächliche oder tiefe Empfindlichkeit des Knochens ergeben, die von Muskelverspannungen unterschieden werden sollte. Lokalisierter Knochenschmerz deutet auf Erkrankungen wie **Osteomyelitis, Leukämie, primäre oder metastasierende Tumoren, Kompressionsfraktur** oder **eingeklemmte Diskushernie** hin. Der Untersucher sollte auf psychogene („Rühr-mich-nicht-an"-)Reaktionen und muskuläre „Triggerpunkte" oder „tender points", wie sie für eine Fibromyalgie typisch sind, achten. Die Ausdehnung des Thorax sollte gemessen werden, da sie typischerweise bei **Morbus Bechterew** eingeschränkt ist.

Diagnostische Untersuchungen

Laboruntersuchungen helfen bei der Diagnostik des spezifischen Typs der Arthritis. Die spezifischen Tests sind in den einzelnen Kapiteln für jede Krankheit abgehandelt. Eine erhöhte Blutkörperchensenkungsgeschwindigkeit (BSG) oder C-reaktives Protein deuten auf eine entzündliche Krankheit hin. Die Serumharnsäurewerte sind bei niedrigen Aspirindosierungen, durch Diuretika, andere Medikamente, diätetische Maßnahmen oder Alkoholgenuß, die sämtlich die Uratausscheidung erniedrigen können, ebenso wie bei der Gicht erhöht. Der Latexfixationstest für den Rheumafaktor ist bei rheumatischer Arthritis oft hoch positiv, kann aber auch bei Leberzirrhose, Sarkoidose, der subakuten bakteriellen Endokarditis, Tuberkulose und anderen Krankheiten positiv ausfallen. Antinukleäre Faktoren können bei der rheumatischen Arthritis, beim Sjögren-Syndrom, bei der progressiven Sklerodermie, bei Lupus erythematodes disseminatus und anderen Krankheiten positiv sein. Bei Verdacht auf SLE sind auch die Nachweise von Antikörpern gegen doppelsträngige DNS, Sm und Ribonukleoprotein (RNP) sowie die Bestimmung von Komplementspiegeln nützlich. Die Serumwerte für CK und GOT sind auch bei Erkrankungen der peripheren Muskulatur, einschließlich bestimmter Formen der Muskeldystrophie, Quetschungen und bei Dermatomyositis erhöht. Die CK kann auch bei Vorliegen einer Hyperthyreose erhöht sein.

Röntgenaufnahmen sind wichtig für die initiale Bewertung von lokalisierten, unerklärbaren Beschwerden, um mögliche primäre oder metastasierende Tumoren, Osteomyelitis, Knochennekrosen, periartikuläre Verkalkungen oder andere Veränderungen der tiefen

Strukturen zu entdecken, die unter Umständen der körperlichen Untersuchung entgehen. Erosionen, Zysten und Gelenkspaltverschmälerung lassen sich im mehr chronischen Stadium der cP, bei der Gicht und der Arthrose nachweisen. Sie sind von besonderem Nutzen bei der Untersuchung der Wirbelsäule. CT, NMR und Tomogramme können zusätzlich zur Aufklärung schwieriger Befunde beitragen.

Bei bestimmten Patienten sind **weitere Untersuchungsmethoden** wie die Nadel- oder chirurgische Biopsie des Synovialgewebes, Ultraschall, Arthroskopie, Knochen- und Knochenmark-Scans, Arthrographie, Elektromyographie, Bestimmung der Nervenleitgeschwindigkeit, Thermographie sowie die Muskel- und Knochenbiopsie von großem Nutzen. Die Bewertung von Synovialergüssen ist weiter unten besprochen.

Differenzierung entzündlicher und nichtentzündlicher Gelenkerkrankungen

Wenn einmal eine Gelenkbeteiligung nachgewiesen ist, muß zunächst zwischen entzündlichen und nichtentzündlichen Prozessen differenziert werden. Unter den typischen lokalen Entzündungszeichen sind bei dieser Differenzierung die Rötung und die Überwärmung am deutlichsten. Erytheme treten bei rheumatischer Arthritis im allgemeinen im Bereich chronisch entzündlicher Gelenke nicht auf. Fieber und erhöhte BSG oder C-reaktives Protein sind bei schwerer entzündlicher Arthritis häufig, können jedoch auch durch einen entzündlichen Prozeß anderswo im Körper bedingt sein. Eine Weichteilschwellung spricht meist für einen entzündlichen Prozeß, doch jeder Erguß sollte zur Artbestimmung punktiert werden. Die Gewinnung und Weiterverarbeitung der geronnenen Flüssigkeit muß sehr sorgfältig erfolgen, damit die für den jeweiligen Patienten sachdienlichsten Untersuchungen durchgeführt werden können. Keinesfalls müssen alle Untersuchungen mit jedem Erguß vorgenommen werden.

Untersuchungen der Gelenkflüssigkeit, die eine Einordnung der Erscheinungen erlauben, sind in *Tab. 5.* wiedergegeben. Dieses Schema differenziert die meisten Ergüsse in normale oder „nichtentzündliche" und solche bei entzündlicher und septischer Arthritis. Die Flüssigkeit kann auch hämorrhagisch sein. Auch sogenannte nichtentzündliche oder Reizergüsse zeigen einen geringen Grad an Entzündung, weisen aber auf Krankheiten hin, bei de-

Tab. 5. Klassifizierung von Gelenkergüssen

	normal	*nichtentzündlich*	*entzündlich*	*septisch*
Makroskopische Untersuchung				
Viskosität	hoch	hoch	niedrig	variabel
Farbe	farblos	gelb	gelb	variabel
Klarheit*	durchsichtig	durchsichtig	durchsichtig	opak
Routine-Laboruntersuchung				
Leukozytenzahl**	< 200/µl	200–300/µl	2000–100 000/µl	> 100 000/µl
PMN	< 25%	< 25%	> 50%	> 75%
Kultur	negativ	negativ	negativ	oft positiv

PMN = polymorphkernige Leukozyten

* Extrem wolkige oder opake Effusionen können ebenso wie durch Leukozyten auch durch Kristalle, Gewebsfragmente, Amyloid oder „Reiskörperchen" verursacht sein.

** Leukozytenzahl und Prozentsatz polymorphkerniger Leukozyten können bei der septischen Arthritis durch weniger virulente Erreger oder Teilbehandlung geringer sein. Manchmal sind Ergüsse bei SLE und anderen Kollagenosen nur mäßiggradig entzündlich mit einer Leukozytenzahl von 500–2000/µl.

Modifiziert nach R. A. Gatter and D. J. McCarthy, „Synovianalysis" in *Rheumatism,* Vol. 20, pp. 2–6, 1964. Mit Erlaubnis des Verfassers.

nen eine Entzündung primär keine wesentliche Rolle spielt. Jeder Typ von Erguß deutet auf eine Gruppe von Gelenkerkrankungen hin, wie es in *Tab. 6.* gezeigt wird.

Tab. 6. Differentialdiagnose mit Hilfe der Gelenkflüssigkeitsuntersuchung

nichtentzündlich	*entzündlich*	*septisch*	*hämorrhagisch*
Arthrose	Rheumatische Arthritis	Bakterielle Infektion	Trauma mit oder ohne Fraktur
Trauma	Morbus Reiter		Synovitis villosa pigmentosa
Osteochondrosis dissecans	Psoriasis-Arthritis		Synoviom
Neurogene (neuropathische) Arthropathie	Morbus Bechterew		Neurogene (neuropathische) Arthropathie
Sichelzellkrankheit	Colitis ulcerosa		Hämangiom
Osteochondromatose	Enteritis regionalis		Hämophilie
Abklingende oder beginnende Entzündung	Akute Synovitis durch Kristalle (Gicht, Pseudogicht)		Antikoagulanzientherapie
Hypertrophierende pulmonale Osteoarthropathie	Teilbehandelte oder weniger virulente bakterielle Infektionen		Skorbut
Ehlers-Danlos-Syndrom	Lyme-Borreliose		Thrombozytopenie
Amyloidose			Tumoren
Stoffwechselerkrankungen, die zur Arthrose führen			
Lupus erythematodes disseminatus Rheumatisches Fieber Progressive Sklerodermie			

Modifiziert nach R. A. Gatter and D. J. McCarty, „Synovianalysis" in *Rheumatism,* Vol. 20, pp. 2–6, 1964. Mit Erlaubnis benutzt.

Die **mikroskopische Untersuchung der feuchten Synovialausstriche auf Kristalle** (auch wenige Tropfen von Flüssigkeit oder Waschflüssigkeit aus einem Gelenk können zur Kultur oder zur Examinierung von Kristallen genutzt werden) durch Anwendung von polarisiertem Licht ist für die Diagnose Gicht bedeutungsvoll. Durch Anbringen einer wenig teuren Polarisierungseinrichtung über der Lichtquelle und einer anderen zwischen Probe und Auge des Untersuchers werden Kristalle mit einer schimmernden, weißen Doppelbrechung sichtbar. Kompensiertes, polarisiertes Licht wird durch Insertion eines Rotfilters erster Ordnung, wie in kommerziell erhältlichen Mikroskopen, erzeugt. Man kann sogar die Effekte eines Kompensators durch Überkleben des Objektträgers mit zwei Streifen von durchsichtigem Klebeband und Plazieren des so präparierten Glases über dem unteren Polarisator erreichen. Natriumuratkristalle erscheinen dann streng doppelbrechend mit negativer Elongation, d.h. gelb, parallel zur Schwingungsachse, die auf dem Kompensator (oder der langen Achse des Objektträgers) markiert ist. Calciumpyrophosphatdihydrat(**CPPD**)-Kristalle erscheinen leicht doppelbrechend mit positiver Elongation, d.h. blau, in der Richtung, in der Urate gelb erscheinen. Natriumuratkristalle neigen zu nadel- oder stabförmigen Kristallen, CPPD-Kristalle sind rhomboid oder ebenfalls stabförmig. Die meisten Kristalle beider Typen haben eine Länge von 2–15 μm. Calciumoxalatkristalle sind bei Patienten mit Niereninsuffizienz bisweilen bipyramidal doppelbrechend. Cholesterin, andere Lipide, kürzlich ins Gelenk injizierte Kortikosteroide, Oxalat-Antikoagulanzien, Glasfragmente, Stärke (von Handschuhen stammend), Fasern von Linsenputzpapier und Staub erscheinen ebenfalls als kristalline oder doppelbrechende Objekte und können mit Kristallen verwechselt werden. Zusammenballungen von Apatitkristallen sind im polarisierten Licht nicht doppelbrechend, sondern erscheinen als leuchtende, leicht irreguläre, „münzähnliche" Partikel. Mittels einer Färbung mit Alizarinrot S kann nachgewiesen werden, daß sie Calcium enthalten.

Weitere Befunde in der Synovialflüssigkeit, die eine Diagnose beweisen oder nahelegen, sind der In-vivo-Nachweis von LE-Zellen, Knochensplitter (bei Frakturen), der Nachweis spezifischer Mikroorganismen (mittels Gram- oder säurefester Färbung), Amyloidfragmente (identifizierbar mit Kongorotfärbung), Sichelzellen (bei Sichelzellanämien) und Eisenablagerungen in großen mononukleären Synovialzellen (identifizierbar mit Preußischblaufärbung, vorkommend bei Hämochromatose und pigmentierter villonodulärer Synovitis).

Der **Vergleich zwischen den Komplementspiegeln im Serum und in der Synovialflüssigkeit** kann gelegentlich bei der Untersuchung der entzündlichen Flüssigkeiten hilfreich sein. Der Komplementspiegel in der Synovialflüssigkeit neigt bei rheumatischer Arthritis zu Werten, die höher als 30% der Serumkomplementwerte liegen, ist aber auch bei Gicht, Reiter-Krankheit und infektiöser Arthritis merklich höher. Die Komplementwerte sind in der normalen Gelenkflüssigkeit und bei nichtentzündlichen Ergüssen mit geringem Proteingehalt niedrig. Beim SLE können die Komplementspiegel sowohl im Serum als auch in der Synovia erniedrigt sein. Die Bestimmung des Rheumafaktors in der Gelenkflüssigkeit kann zu Fehlinterpretationen durch falsch-negative oder falsch-positive Resultate führen. Extrem niedrige Glukosespiegel in der Synovialflüssigkeit weisen auf eine Infektion hin.

3. DIFFUSE BINDEGEWEBS-ERKRANKUNGEN

Chronische Polyarthritis (cP)

(s. a. Kap. KIN, 17. Juvenile chronische Polyarthritis)

Eine chronische unspezifische, gewöhnlich symmetrische Entzündung der peripheren Gelenke, die potentiell zu einer progressiven Zerstörung der artikulären und periartikulären Strukturen führt, wobei auch generalisierte Manifestationen vorhanden sein können.

Ätiologie und Inzidenz

Die Ätiologie ist unbekannt. Die immunologischen Veränderungen *(s. a. Kap. IMM, 3., Autoimmunkrankheiten)* können durch multiple Faktoren eingeleitet werden. Ungefähr 1% der Gesamtbevölkerung ist erkrankt. Frauen erkranken 2- bis 4mal häufiger als Männer. Die Krankheit kann in jedem Lebensalter einsetzen, tritt aber am häufigsten zwischen 25 und 50 Jahren auf.

Pathologie

In chronisch betroffenen Gelenken entwickelt die normalerweise zarte Synovialmembran villöse Falten und verdickt sich wegen einer Vermehrung und Vergrößerung der Synovialzellen und durch Besiedlung mit Lymphozyten und Plasmazellen. Die Synovialzellen produzieren u. a. Kollagenase, Interleukin-1 und Prostaglandine. Die besiedelnden Zellen, die anfänglich in der Umgebung der Venen liegen, aber später Lymphfollikel mit Keimzentren bilden, synthetisieren Interleukin-2, weitere Zytokine, Rheumafaktor **(RF)** und andere Immunglobuline. Fibrinablagerungen, Fibrosen und Nekrosen sind ebenfalls vorhanden. Diese Befunde sind typisch, aber diagnostisch nicht relevant. Das hyperplastische, synoviale Gewebe (Pannus) kann den Knorpel, den subchondralen Knochen, die Gelenkkapsel und die Bänder zerstören. Polymorphkernige Leukozyten sind in der Synovialmembran nicht hervorstechend, in der Gelenkflüssigkeit aber häufig verbreitet.

Der **Rheumaknoten** (vorkommend bei 30–40% der Patienten) ist die charakteristischste pathologische Läsion und wird gewöhnlich an Stellen gefunden, die Traumen ausgesetzt sind. Es ist ein unspezifisches, nekrobiotisches Granulom, das aus einem zentralen, nekrotischen Bezirk aufgebaut ist, der „pallisadenförmig" von mononukleären Zellen umgeben wird, die mit ihren Längsachsen vom Zentrum ausstrahlen. Das Knötchen wird von Plasmazellen und Lymphozyten eingehüllt. Bei schweren Fällen rheumatischer Arthritis wurden bei der Autopsie Knötchen und **Vaskulitis** in vielen viszeralen Organen gefunden. Sie sind aber nur in wenigen Fällen klinisch signifikant.

Symptomatik

Der Beginn kann abrupt sein, mit simultaner Entzündung in vielen Gelenken, oder (häufiger) schleichend, mit fortschreitender Gelenkbeteiligung. Die Schmerzempfindlichkeit in allen „aktiven" (entzündeten) Gelenken ist der bezeichnendste Befund. Die Verdickung der Synovialmembran, der spezifischste Organbefund, tritt gegebenenfalls in den meisten aktiven Gelenken auf. Die symmetrische Beteiligung der kleinen Handgelenke (speziell der proximalen Interphalangeal- und Metakarpophalangealgelenke), der Füße (Metatarsophalangealgelenke), der Handgelenke, der Ellenbogen und Knöchel ist typisch, aber anfängliche Manifestationen können in jedem Gelenk auftreten. Steifheit, die mehr als 30 Minuten nach dem Aufstehen anhält oder nach längerer Inaktivierung auftritt, ist typisch. Ebenso treten Müdigkeit am Nachmittag und Krankheitsgefühl auf. Deformitäten, insbesondere Beugekontrakturen, können sich schnell entwickeln. Ulnare Abwinklung der Finger mit Abgleiten der Extensorensehnen von den Metakarpophalangealgelenken ist typisch. Aus der Synovitis des Handgelenks kann ein Karpaltunnelsyndrom entstehen. Rupturierte Poplitealzysten (Baker-Zysten) können zur Fehldiagnose einer tiefen Beinvenenthrombose führen.

Subkutane rheumatische Knötchen, obwohl sie sich gewöhnlich nicht besonders früh manifestieren, können bei der Diagnosestellung von großer Bedeutung sein. Viszerale Knötchen, Vaskulitiden, die Ulzera der Beine oder Mononeuritis multiplex verursachen, Pleura- oder Perikardergüsse, Lymphadenopathie und Sjögren-Syndrom oder Episkleritis sind andere extraartikuläre Beteiligungen. Fieber kann aufreten, ist aber im allgemeinen nicht hoch, außer bei der **Stillschen Krankheit,** einer seronegativen cP-ähnlichen Polyarthritis mit im Vordergrund stehenden systemischen Krankheitszeichen *(s. a. Kap. KIN, 17., Juvenile chronische Arthritis).*

Labor- und Röntgenbefunde

Eine normochrome oder leicht hypochrome, normozytäre Anämie, wie sie auch für andere chronische Krankheiten typisch ist, findet sich in 80% der Fälle. Der Hb-Wert liegt gewöhnlich über 10 g/dl, kann aber selten auch auf Werte von 8 g/dl absinken. Nach einem überlagerten Eisenmangel oder anderen Ursachen der Anämie sollte bei Hb-Werten unter 10 g/dl gesucht werden. Neutropenie wird in 2% der Fälle gefunden, oft verbunden mit Splenomegalie (**Felty-Syndrom**). Eine milde polyklonale Hypergammaglobulinämie und Thrombozytose kann vorhanden sein.

Die BSR ist in 90% der Fälle beschleunigt. Antikörper gegen verändertes Gammaglobulin, der **Rheumafaktor (RF),** der durch Agglutinationstests (wie Latexfixationstest) für den Nachweis von IgM-Rheumafaktoren aufgezeigt wird, wird in 70% der Fälle gefunden. Obwohl der RF nicht spezifisch für die rheumatische Arthritis ist und bei vielen Krankheiten (einschließlich mit Granulombildung einhergehenden Krankheiten, chronischen Leberkrankheiten und der subakuten bakteriellen Endokarditis) gefunden wird, bestätigt ein hoher RF-Titer die Diagnose, wenn das typische klinische Syndrom ausgeprägt ist. Die **Latex-** und ***Bentonit-Röhrchen-*****Verdünnungstests,** die humanes IgG benutzen, das an partikuläre Träger wie Latex oder Bentonit absorbiert ist, sind weniger spezifisch, aber empfindlicher als mit tierischem (Kaninchen-)IgG sensibilisierte Schafserythrozyten. In den meisten Laboratorien wird ein Titer von 1:160 im Latexfixationstest als der niedrigste positive Wert für die Diagnose einer rheumatischen Arthritis angesehen. Ein hoher RF-Titer weist auf eine schlechtere Prognose hin und ist oft mit progressivem Krankheitsverlauf, mit Knötchenbildung, Vaskulitis und Lungenbeteiligung verbunden. Der Titer kann durch Behandlung oder spontane Besserung beeinflußt werden und fällt oft ab, wenn sich die entzündliche Aktivität in den Gelenken verringert.

Die **Synovialflüssigkeit,** die während der aktiven Gelenkentzündung immer anomal ist, zeigt sich trüb und steril und enthält 3000–50000 Leukozyten/mm³. Typischerweise herrschen polymorphkernige Zellen vor, aber bei sehr frühen oder abklingenden Entzündungen können mehr als die Hälfte der Zellen Lymphozyten oder andere mononukleäre Zellen sein. Zytoplasmatische Einschlüsse in den Leukozyten können im feuchten Ausstrich gesehen werden, sind jedoch auch in anderen entzündlichen Ergüssen vorhanden. Die Komplementwerte in der Synovialflüssigkeit unterschreiten oft 30% der Serumspiegel. Kristalle fehlen bei der reinen cP mit Ausnahme der Gicht und der Pseudogicht.

Radiologisch ist im ersten Jahr der Erkrankung nur eine Weichteilschwellung zu sehen. Nachfolgend können sich periartikuläre Osteoporosen, Verschmälerungen des Gelenkspalts und marginale Erosionen ausbilden. Der Grad der Verschlechterung ist radiologisch wie klinisch sehr variabel.

Diagnostik

Das American College of Rheumatology (früher: American Rheumatism Association) hat neue, vereinfachte Kriterien für die Diagnosestellung der cP vorgeschlagen *(s. Tab. 7.)*, die die frühere Terminologie „mögliche", „wahrscheinliche", „gesicherte" und „klassische" cP nicht mehr verwenden.

Tab. 7. Revidierte Kriterien zur Klassifikation der chronischen Polyarthritis (1987)

Zur Diagnostizierung einer cP müssen vier der Kriterien vorhanden sein; die Kriterien 1–4 müssen seit mindestens sechs Wochen vorhanden sein.

1. Morgensteifigkeit von mindestens 1 Stunde Dauer
2. Arthritis von mindestens drei verschiedenen Gelenkarealen
3. Arthritis im Bereich der Hände (Handgelenke, MCP, PIP)
4. Symmetrische Arthritis
5. Rheumaknoten
6. Positiver Rheumafaktor (Definition: Weniger als 5% gesunder Individuen sind mit der verwendeten Methode positiv)
7. Radiologische Veränderungen (für die cP typische Veränderungen auf den Aufnahmen der Hände, inkl. Erosionen oder eindeutiger Mineralsalzminderung)

Modifiziert nach Arnett F. C., Edworthy S., Block D. A. et al.: „The American Rheumatism Association 1987 revised criteria for the classification of rheumatoid arthritis", Arthritis Rheumatism 31: 315–324, 1988; verwendet mit Erlaubnis.

Die Kriterien waren primär als Kommunikationshilfe für diejenigen bestimmt, die sich mit klinischer Forschung beschäftigen, können aber auch als Leitfaden zur klinischen Diagnosestellung dienen. Fast jede andere Krankheit, die eine Arthritis verursachen kann, muß ausgeschlossen werden. Einige Patienten mit kristallinduzierter Arthritis erfüllen möglicherweise die neuen Kriterien, so daß als Ausschlußmaßnahme eine Synoviaanalyse sinnvoll erscheint. Dieser Ausschluß muß als relativ angesehen werden, weil gelegentlich zwei Krankheiten, die Arthritis verursachen, gemeinsam vorkommen können.

Wenn die Diagnose zweifelhaft erscheint, sollten subkutane Knoten biopsiert werden, um Gichttophi, Amyloid und Knoten anderer Dignität voneinander zu unterscheiden. Die rheumatische Arthritis hat viele Merkmale mit den Kollagenosen gemeinsam, besonders mit dem SLE, aber letzterer kann gewöhnlich aufgrund der charakteristischen Hauterscheinungen in lichtexponierten Bereichen, des Haarausfalls im temporal-frontalen Bereich, der oralen und nasalen Schleimhautläsionen, der hohen Viskosität der Gelenkflüssigkeit mit Leukozytenzahlen oft unter 2000/µl (vorherrschend mononukleäre Zellen), positiver Antikörper gegen doppelsträngige DNS, renaler Beteiligung und niedriger Serumkomplementwerte unterschieden werden. LE-Zellen, positive antinukleäre Faktoren und Beteiligung viszeraler Organe werden auch bei 5% der Patienten mit sonst typischer rheumatischer Arthritis gefunden, was Anlaß gibt, in diesen Sonderfällen von einem „Überlappungssyndrom“ zu sprechen. Einige dieser Fälle können schwere rheumatische Arthritis repräsentieren, andere haben einen assoziierten SLE oder andere Kollagenkrankheiten. Die Polyarteriitis, die progressive Sklerodermie und die Dermato(poly)myositis können auch Merkmale zeigen, die der rheumatischen Arthritis ähnlich sind.

Die Sarkoidose, die Amyloidose, der Morbus Whipple und andere Systemerkrankungen können ebenfalls Gelenkbeteiligung zeigen. Die Biopsie geeigneter Gewebe trägt oft zur Differenzierung dieser Erkrankungen bei. Das **akute rheumatische Fieber** ist durch den wandernden Charakter des Gelenkbefalls und die Anamnese eines vorausgegangenen Streptokokkeninfekts (Nachweis mittels Kultur oder ASL-Titer-Veränderung) gekennzeichnet. Veränderte Herzgeräusche, Chorea und Erythema marginatum kommen im Kindesalter wesentlich häufiger als beim Erwachsenen vor. Die infektiöse Arthritis ist gewöhnlich monoartikulär oder asymmetrisch. Man sollte sich jedoch daran erinnern, daß sich die Infektion auf ein primär von rheumatischer Arthritis befallenes Gelenk aufpfropfen kann.

Arthritis durch Gonokokkenbefall hat zunächst einen migratorischen Charakter, der die Sehnen an den Hand- und Fußgelenken mit erfaßt und sich erst am Ende in einem oder zwei Gelenken festsetzt. Die **Lyme-Krankheit** kann ohne die klassische Anamnese mit Zeckenbiß und Erythem aufreten; sie ist serologisch diagnostizierbar *(s. Kap. INF, 10.)*. Die Kniegelenke sind am häufigsten betroffen. Der **Morbus Reiter** ist durch die asymmetrische Beteiligung der Ferse, der Wirbelsäule, der Sakroiliakalgelenke und der großen Beingelenke sowie der Wangenschleimhaut und die Balanitis circinata oder das Keratoderma blennorrhagica der Fußsohle oder anderswo charakterisiert. Die Komplementspiegel im Serum und in der Gelenkflüssigkeit sind dabei erhöht. Die **Arthritis bei Psoriasis** neigt zu asymmetrischer Verteilung und ist i.a. RF-negativ, wobei die Differentialdiagnose in Abwesenheit der charakteristischen Haut- und Nagelläsionen schwierig sein kann. Der Befall der distalen Interphalangealgelenke oder eine Arthritis mutilans können die Diagnose unterstützen. Die **ankylosierende Spondylitis (Morbus Bechterew)** zeichnet sich durch ihr bevorzugtes Auftreten bei Männern, die spinale und axiale Verteilung der Gelenkbeteiligung, die Abwesenheit subkutaner Knötchen und fehlenden Rheumafaktor aus. **Gicht** kann mono- oder polyartikulär auftreten, mit kompletter Rückbildung zwischen den einzelnen Attacken in den frühen Stadien der Erkrankung. In ihrer chronischen Form kann sie der cP ähneln. Typisch nadel- oder stabförmige doppelbrechende Mononatriumuratkristalle mit negativer Elongation *(s. a. Kap. BEW, 2.)* sind in den Gelenkergüssen vorhanden, die sich im kompensierten, polarisierten Licht sichtbar machen lassen *(s. Kap. BEW, 2.)*. Eine Hyperurikämie ist nicht beweisend für die Gichtdiagnose. Ansprechen auf Colchicinbehandlung macht eine Gicht sehr wahrscheinlich, aber auch andere Krankheiten können sich unter Colchicintherapie zurückbilden oder aber spontan abklingen. Die **Chondrokalzinose** kann mono- oder polyartikuläre, akute oder chronische Arthritiden hervorbringen, aber das Vorhandensein von schwach positiv doppelbrechenden Kristallen von Calciumpyrophosphatdihydrat mit positiver Elongation in der Gelenkflüssigkeit und der Nachweis von Verkalkungen des Gelenkknorpels im Röntgenbild kennzeichnen diese Erkrankung. Die **Arthrose** betrifft oft die proximalen und distalen Interphalangealgelenke, die ersten karpometakarpalen und die ersten Metatarsophalangealgelenke, die Knie und die Wirbelsäule. Die Symmetrie des Befalls, die auffallende Gelenkschwellung, meist durch knö*cherne Ausziehungen* hervorgerufen, mit Zeichen der Entzündung, die Gelenkinstabilität und die subchondralen Erosionen im Röntgenbild können Verwirrung stiften, aber das Fehlen von Rheumafaktoren, von rheumatischen Knötchen und von Zeichen der Systemerkrankung sowie die charakteristischen Merkmale der arthrotischen Gelenkbeteiligung mit einer Leukozytenzahl von < 1000–2000/µl in der Synovialflüssigkeit erlauben die Differenzierung von der rheumatischen Arthritis.

Therapie

Etwa 75% der Patienten zeigen bei konservativer Therapie Besserung während des ersten Krankheitsjahres. ≥ 10% werden trotz entsprechender Behandlung schließlich behindert, und die Krankheit hat einen erheblichen Einfluß auf die Lebensqualität vieler anderer Patienten.

Ruhe und Ernährung: Vollständige Bettruhe ist gelegentlich für einen kurzen Zeitraum, während der aktivsten und schmerzhafteren Phase einer schweren rheumatischen Arthritis, angezeigt. Bei weniger schweren Fällen sollten reguläre Ruhepausen angewiesen und sorgfältig begründet werden. Schienen sorgen für lokale Ruhigstellung des Gelenks. Eine normale Ernährung ist ausreichend. Eine ernährungsbedingte Exazerbation der Krankheit ist sehr selten. Derzeit in Erprobung ist eine Fischöl-Diät, die mit einer Besserung der Symptome einhergehen soll. Quacksalberei mit Lebensmittel- und Diätformen ist häufig. Von solchen Versuchen sollte aber abgeraten werden.

Nichtsteroidale Antiphlogistika (NSAID): Physiologische Wirkungen der NSAID und Prostaglandine sind im *Kap. PHA, 10.* behandelt; Nephrotoxizität der NSAID wird in *Kap. NIE, 7.* diskutiert.

Salicylate sind relativ sichere, analgesierende und entzündungshemmende Mittel und stellen einen Eckpfeiler der medikamentösen Therapie der rheumatischen Arthritis dar. Acetylsalicylsäure (Aspirin®) wird mit 0,6–1 g (2–3 Tabletten zu 0,3 g) 4mal/Tag zu den Mahlzeiten und vor dem Einschlafen eingenommen. Die Dosierung wird dann erhöht, bis maximale Effektivität oder eine leicht toxische Dosis (z. B. Tinnitus, Hörstörungen) erreicht wird. Die Enddosis kann zwischen 3 und 6,5 g schwanken (10–22 Tabletten zu 0,3 g). Die durchschnittliche Dosis beträgt 4,5 g/Tag (15 Tabletten). Antazida oder Sucralfat können bei leichten gastrointestinalen Beschwerden zwischen den Mahlzeiten genommen werden, ohne daß das Aspirin abgesetzt wird. Speziell beschichtete und gepufferte Tabletten bieten bei Patienten mit begleitender Dyspepsie, die durch eine Gastritis oder Hiatushernie hervorgerufen wird, Vorteile. Misoprostol als Co-Medikation des Aspirin kann bei Risikopatienten die Wahrscheinlichkeit des Auftretens von Erosionen oder blutenden Magengeschwüren verringern, aber es kann Diarrhöen hervorrufen und verhindert nicht das Auftreten von Duodenalulzera oder Übelkeit und Magenschmerzen. Tabletten mit verzögerter Freisetzung bieten für einige Patienten Erleichterung und können vor dem Einschlafen verabreicht werden. Patienten, die in der Nacht durch schwere Schmerzen erwachen, können gegen 2 oder 3 Uhr eine weitere Dosis einnehmen. Nichtazetylierte Salicylate wie Salsalat und Cholinmagnesiumsalicylat scheinen im Gastrointestinum besser toleriert zu werden, beeinflussen die Adhäsionsfähigkeit der Thrombozyten nicht und sind weniger entzündungshemmend.

Weitere NSAID sind heute für solche Patienten verfügbar, die Aspirin in der für eine ausreichende Wirkung benötigten Dosis nicht vertragen oder für die weniger Einzelgaben pro Tag vorteilhaft sind. Im allgemeinen wird nur ein NSAID zur gleichen Zeit gegeben.

Indometacin wird initial in einer Dosis von 3×25 mg täglich zu oder unmittelbar nach den Mahlzeiten gegeben. Die Höchstdosis beträgt 150 bis 200 mg/Tag. Kapseln in retardierter Form mit 75 mg für eine zweimalige tägliche Gabe sind ebenfalls verfügbar.

Ibuprofen kann in Dosen von 400–800 mg 4mal täglich gegeben werden, wobei meist die höhere Dosis benötigt wird. Bei **Naproxen** wird oft nur eine 250-mg-Tablette 2mal/Tag benötigt, eine Gesamtmenge von 1250 mg/Tag kann verabreicht werden. 300–600 mg **Fenoprofen** wird 4mal täglich gegeben, wobei die tägliche Dosis von 3200 mg nicht überschritten werden sollte. **Tometin** wird üblicherweise mit 400 mg 3mal täglich begonnen, die empfohlene maximale Dosis ist 2000 mg. **Sulindac** wird in 150–200-mg-Dosen 2mal täglich gegeben. Von **Meclofenamat** werden 200–400 mg/Tag verordnet. **Ketoprofen** wird in einer Tagesdosis von 150–300 mg gegeben. **Piroxicam** wird i.a. nur einmal täglich in einer Dosis von 20 mg verabreicht. **Flurbiprofen,** die neueste zugelassene Substanz, wird in einer Dosis von 100 mg 2–3mal täglich gegeben. Die Tagesdosis von Diclofenac beträgt 2×75 bis 4×50 mg. Die Dosis der genannten Medikamente kann alle zwei Wochen erhöht werden, bis eine maximale Wirkung oder die Höchstdosis erreicht ist. Die Substanzen sollten mindestens 2–3 Wochen lang ausprobiert werden, bevor ein Absetzen wegen Wirkungslosigkeit erfolgt.

Nebenwirkungen der NSAID: Auch diese weiteren NSAID weisen Magenbeschwerden und gastrointestinale Blutungen als Nebenwirkungen auf, allerdings seltener als Aspirin. Sie sollten bei aktiver Ulkuskrankheit nicht gegeben werden. Die Einnahme zusammen mit den Mahlzeiten und ggf. die gleichzeitige Verwendung von Antazida können das Auftreten gastrointestinaler Symptome vermindern. Misoprostol kann mit Salizylaten gegeben werden, wie oben beschrieben. Andere mögliche Nebenwirkungen sind Kopfschmerzen, Verwirrtheit, andere ZNS-Symptome, Verschlechterung einer Hypertonie, Ödeme und verminderte Thrombozytenaggregation. Wie bei Aspirin können die Leberenzymwerte leicht erhöht sein. Aufgrund der Hemmung der renalen Prostaglandine kann das Serumkreatinin ansteigen; wesentlich seltener ist das Auftreten einer interstitiellen Nephritis. Urtikaria, Rhinitis und Asthma können bei entsprechend disponierten Patienten sowohl durch Aspirin wie auch durch die anderen NSAID hervorgerufen werden. Auch über das Auftreten von Agranulozytose wurde berichtet.

Langsam wirkende Substanzen: Der optimale Zeitpunkt ihres Einsatzes im Therapieplan ist gegenwärtig Gegenstand von Untersuchungen. Ein frühzeitiger Einsatz könnte bei rasch progredienter Erkrankung indiziert sein. Wenn Aspirin und die nichtsteroidalen Mittel nach 3–4monatiger Behandlung nicht zu einer Besserung geführt haben, sollte die Hinzunahme einer langsam wirkenden oder potentiell krankheitsmodulierenden Substanz wie Gold, Penicillamin, Hydroxychloroquin oder Sulfasalazin in Erwägung gezogen werden.

Goldverbindungen werden üblicherweise in Addition zu Salizylaten oder anderen NSAID gegeben, wenn Aspirin oder ein oder zwei andere nichtsteroidale Mittel keine befriedigende Erleichterung oder Unterdrückung der entzündlichen Krankheitsaktivität hervorrufen. Bei einigen Patienten kann Gold eine klinische Remission und eine Abnahme der Entstehung neuer ossärer Destruktionen bewirken. Zu den parenteralen Zubereitungen gehören Natriumaurothiomalat und Aurothioglukose. Goldpräparate werden intramuskulär in einwöchigen Abständen appliziert: 10 mg in der ersten, 25 mg in der zweiten und 50 mg in jeder folgenden Wo., bis eine Gesamtmenge von 1 g verabreicht wurde oder eine deutliche Besserung eingetreten ist. Wenn eine maximale Besserung erreicht ist, wird die Dosierung schrittweise bis auf 50 mg alle 2–4 Wo. reduziert. Ein Rückfall tritt 3–6 Mo. nach der Remission ein, wenn Gold nicht weiter gegeben wird. Remissionen lassen sich oft durch prolongierte Erhaltungstherapie für einige Jahre erreichen.

Goldpräparate sind bei Patienten mit Leber- oder Nierenkrankheiten, Blutdyskrasien oder akutem SLE **kontraindiziert. Bevor sie** Gold **erhalten,** sollten bei den Patienten eine Urinanalyse, eine Hämatokritbestimmung, eine Leukozytenzählung, ein Differentialblutbild und eine Thrombozytenzählung durchgeführt werden. Dieselben Untersuchungen sollten während des ersten Monats vor jeder Injektion und danach alle 1–2 Wochen wiederholt werden. Das Vorhandensein des HLA-Antigens DR3 ist möglicherweise mit einem erhöhten Risiko für das Auftreten renaler (und eventuell weiterer) Nebenwirkungen sowohl unter Gold als auch unter D-Penicillamin verbunden. Toxische Reaktionen umfassen Pruritus, Dermatitis, Stomatitis, unklare Gastrointestinalbeschwerden, Albuminurie mit oder ohne nephrotischem Syndrom, Hämaturie, Agranulozytose, thrombozytopenische Purpura und aplastische Anämie. Andere seltene Nebenwirkungen sind Diarrhö, Hepatitis, Neuropathie und Pneumonie. Die Goldbehandlung sollte **abgebrochen** werden, wenn eine dieser Nebenwirkungen auftritt. Eine Eosinophilie von mehr als 5% und Pruritus können dem Erscheinen eines Hautausschlags vorausgehen und sind Zeichen möglicher Gefahr. Die Dermatitis ist gewöhnlich von Juckreiz begleitet und kann sich in ihrer Ausprägung von einem einzigen ekzematösen Fleck bis zur generalisierten und, sehr selten, tödlichen Exfoliation erstrecken.

Geringe toxische Nebenwirkungen (z.B. milder Pruritus oder geringer Hautausschlag) *können durch* temporäre Verzögerung der Goldtherapie aufgehalten werden. Die Wiederaufnahme der Therapie sollte etwa 2 Wochen nach Abklingen der Hauterscheinungen vorsichtig erfolgen. Wenn jedoch die toxischen Symptome fortschreiten, sollte Gold abgesetzt und dem Patienten ein Kortikosteroid gegeben werden. Die Kortikosteroiddosis sollte nach der Schwere der Symptome gestaffelt werden. Bei leichter Golddermatitis sollte eine lokale Steroidsalbe oder Prednison oral 15–20 mg/Tag in mehreren Dosen gegeben werden. Hämatologische Komplikationen können höhere Dosen notwendig machen. Ein Goldchelatbildner, Dimercaprol, kann intramuskulär 2,5 mg/kg Körpergewicht 4–6mal/Tag in den ersten beiden Tagen und dann 2mal täglich für 5–7 Tage gegeben werden, wenn schwere Goldreaktionen auftreten. Eine vorübergehende **„nitritoide Reaktion"** mit Hautrötung, Tachykardie und Mattigkeit kann einige Minuten nach der Injektion von Natriumaurothiomalat auftreten. Dies ereignet sich öfter, wenn das Gold nicht im Dunkeln gelagert wurde. Wenn sich derartige Reaktionen ereignen, kann Aurothioglukose benutzt werden, weil diese keine derartigen Nebenwirkungen zu verursachen scheint.

Auranofin ist eine orale Goldverbindung, die in einer Dosierung von 2×3 mg oder 1×6 mg täglich über mindestens 6 Monate gegeben wird und dann, falls erforderlich und toleriert, für 3 weitere Monate auf 3×3 mg pro Tag gesteigert werden kann. Bei ungenügendem Ansprechen sollte es dann abgesetzt werden. Anders als bei parenteralem Gold sind Diarrhö und weitere gastrointestinale Nebenwirkungen häufig. Hingegen scheinen nach bisheriger Erfahrung Nephrotoxizität und mukokutane Nebenwirkungen seltener zu sein, Langzeiterfahrungen stehen aber noch aus. Laborkontrollen inklusive Urinanalyse, Hb, weißem Blutbild und Thrombozyten sollten mindestens einmal monatlich durchgeführt werden.

Oral verabreichtes **D-Penicillamin** hat einen nützlichen Effekt, ähnlich dem des Goldes, und kann in einigen Fällen, wo die Goldbehandlung nicht oder toxisch wirkt, bei Patienten mit aktiver rheumatischer Arthritis gegeben werden. Die vorgeschlagene Dosierung beginnt mit 250 mg/Tag für 30–90 Tage, die Dosis wird dann auf 500 mg/Tag für weitere 30–90 Tage gesteigert und kann, wenn keine definitive Besserung eintritt, nochmals auf eine Tagesdosis von 750 mg für 60 Tage erhöht werden. Wenn der Patient auf die Behandlung anspricht, sollte die Dosis nicht weiter erhöht werden. Die Dosis sollte auf dem minimal wirksamen Spiegel gehalten werden. Vor Therapiebeginn und alle 2–3 Wo. während der Behandlung müssen die Thrombozyten gezählt sowie ein Urinstatus und ein Blutbild gemacht werden. Therapieabbrüche wegen Nebenwirkungen sind häufiger als unter Gold. Dieses Mittel kann Knochenmarksuppression, Proteinurie, Nephrose, Hautausschläge, Geschmacksausfälle und andere schwere toxische Effekte (einschließlich Myasthenia gravis, Pemphigus, Goodpasture-Syndrom, Polymyositis oder ein lupusähnliches Syndrom) verursachen, die alle zum Beenden der Therapie zwingen. Tödliche Zwischenfälle, bedingt durch D-Penicillamin, sind bekannt geworden. *Die Therapie muß sorgfältig überwacht werden* und sollte nur durch oder unter Anleitung eines mit dieser Form der Therapie Vertrauten erfolgen.

Mit **Hydroxychloroquin** lassen sich gelegentlich die Symptome einer leicht oder mäßig aktiven rheumatischen Arthritis unter Kontrolle halten. Die toxischen Wirkungen des Mittels sind üblicherweise milder Art und schließen eine gewöhnlich reversible Hornhauttrübung ein. Es ist jedoch von irreversiblen Netzhautdegenerationen berichtet worden. Vor und alle 3–6 Mo. während der Behandlung ist eine ophthalmologische Untersuchung mit Testung des Gesichtsfeldes unter Benutzung roter Testobjekte erforderlich. Eine Anfangsdosis von 200 mg wird 2mal täglich oral zum Frühstück und zur Abendmahlzeit gegeben. Bei dieser Dosierung wird die Therapie für 3 Mo. fortgesetzt. Das Mittel sollte abgesetzt werden, wenn der Patient nach 6 Mo. keine Besserung feststellt. Wird eine definitive Besserung erreicht, wird die Dosis auf 200 mg/Tag reduziert und so lange fortgesetzt, wie sie effektiv ist. Die regelmäßigen Augenuntersuchungen müssen fortgesetzt werden.

Das seit vielen Jahren für die Colitis ulcerosa verwendete **Sulfasalazin** findet zunehmend auch bei der cP (bei der es ursprünglich erstverwendet wurde) Anwendung. Es wird in einer magensaftresistenten Tablettenform mit einer Startdosis von 500 mg/Tag in der ersten Woche und wöchentlicher Steigerung der Tagesdosis um 500 mg bis hin zu einer Dauerdosis von 2 g/Tag gegeben. Die Wirkung sollte innerhalb von drei Monaten eintreten. Zu den Nebenwirkungen gehören gastrointestinale Symptome, Kopfschmerzen, Neutropenie, Hämolyse, Hepatitis und Hautausschlag.

Kortikosteroide sind die am deutlichsten spürbar wirkenden Mittel mit allerdings nur kurzzeitig entzündungshemmender Eigenschaft. Die rheumatische Arthritis ist jedoch jahrelang aktiv, während sich der klinische Nutzen der Kortikosteroide im Laufe der Zeit häufig vermindert. Sie verhüten die fortschreitende Gelenkzerstörung nicht. Weiterhin werden schwere Rückfallerscheinungen bei Entzug des Mittels beobachtet, wenn die Krankheit noch aktiv ist. Wegen ihrer Nebenwirkungen sollten Kortikosteroide nur nach sorgfältiger und langfristiger Erprobung von potentiell weniger gefährlichen Medikamenten gegeben werden. Kortikosteroide unterdrücken klinische Manifestationen und können zur Aufrechterhaltung der Gelenkfunktion benutzt werden. Ihre Anwendung erlaubt die weitere Berufsausübung, aber die Patienten sollten auf die Komplikation bei Langzeittherapie aufmerksam gemacht werden. Die Dosierung sollte 7,5 mg Prednison/Tag nicht überschreiten, mit Ausnahme von Patienten mit schweren Organmanifestationen der rheumatischen Arthritis, wie Vaskulitis, Pleuritis und Perikarditis. Hohe Anfangsdosen, gefolgt von schneller Reduktion der Dosis, sind **nicht zu empfehlen.** Eine Behandlung an alternierenden Tagen ist **ebensowenig zu empfehlen,** weil die rheumatische Arthritis an den Tagen, an denen keine Steroide gegeben werden, symptomatisch zu aktiv ist. Relative Kontraindikationen für die Anwendung von Kortikosteroiden sind Magen- und Duodenalulkus, Hochdruck, unbehandelte Infektionen, Diabetes mellitus und Glaukom. Das Vorhandensein einer Tbc sollte vor Therapiebeginn ausgeschlossen sein.

Intraartikuläre Injektionen von Kortikosteroidestern können temporär helfen, die Synovitis in ein oder zwei besonders stark schmerzenden Gelenken unter Kontrolle zu bringen. Triamcinolonhexacetonid kann die Entzündung für die längste Zeit unterdrücken, auch das tertiäre Butylacetat des Prednisolons ist aktiv. Die Phosphatabkömmlinge in Position 21 von Prednisolon und Dexamethason sind **nicht zu empfehlen,** weil sie schnell aus dem Gelenk verschwinden und daher nur sehr kurz wirksam sind. Überstrapazierung eines Gelenks kurz nach einer Injektion, das daher weniger stark schmerzt, kann die Gelenkzerstörung beschleunigen. Weil die Kortikosteroidester kristallin sind, können sich bei etwa 2% der Patienten die Entzündungszeichen für wenige Stunden vorübergehend erhöhen.

Zytotoxische Medikamente oder **Immunsuppressiva** wie Methotrexat und Azathioprin kommen bei der Behandlung der schweren, hochaktiven chronischen Polyarthritis zunehmend zum Einsatz. Sie können die Entzündungen unterdrücken und eine Verminderung der Kortikosteroiddosen erlauben. Mit der Anwendung dieser Medikamente sind jedoch große Nebenwirkungen verbunden, wie Hepatotoxizität, Pneumonitis, Knochenmarksdepression und möglicherweise erhöhtes Krebsrisiko bei Langzeitbehandlung mit Azathioprin. Die Patienten sollten über diese potentiellen Nebenwirkungen in vollem Umfang informiert und angewiesen werden, unter der Überwachung eines Spezialisten zu bleiben. In jüngerer Zeit findet Methotrexat zunehmend in der Behandlung der cP Verwendung. Bei schwerer, hochaktiver Erkrankung kann es frühzeitig im Verlauf eingesetzt werden (die Wirkung tritt oft schon nach 3–4 Wochen auf) die Dosis beträgt 2,5–15 mg einmal wöchentlich. Die übliche Startdosis liegt bei 7,5 mg, falls erforderlich, erfolgt eine langsame Dosissteigerung. Bei Alkoholabusus und Diabetikern sollte die Substanz nicht gegeben werden. Insbesondere die Leberwerte müssen überwacht werden, bei längerer Anwendung der Substanz ist möglicherweise eine Leberbiopsie erforderlich. Eine klinisch signifikante Leberfibrose ist zum Glück selten. Regelmäßige Blutbildkontrollen sind notwendig. Eine seltene schwere Komplikation stellt die Pneumonitis dar. Nach Absetzen kann es zu einem massiven Rezidiv der Arthritis kommen. Die Startdosis von Azathioprin liegt bei ca. 1 mg/kg/Tag (50–100 mg) in einer oder geteilter Gabe; die Dosis kann nach 6–8 Wochen in vierwöchigen Abständen um 0,5 mg/kg/Tag bis zu einer Maximaldosis von 2,5 mg/kg/Tag gesteigert werden. Die Dauerdosis sollte so niedrig wie möglich liegen. Obgleich zur Behandlung der cP in den USA nicht zugelassen, ist auch Cyclophosphamid hochwirksam, wird allerdings wegen seiner größeren Toxizität seltener eingesetzt. Weitere experimentelle Therapien wie mit Ciclosporin und T-Zell-Antikörpern, Lymphozytopherese und totale nodale Bestrahlung befinden sich derzeit *in Erprobung.*

Übungen, Physiotherapie und Chirurgie: Kontrakturen der Beugemuskeln können am erfolgreichsten verhindert und die Muskelkraft kann am besten wiederhergestellt werden, nachdem die Entzündung unterdrückt ist. Schienung der Gelenke reduziert die lokale Entzündung und kann die Symptome erleichtern. Bevor der akute Entzündungsprozeß beherrscht wird, sind passive Übungen zur Verhinderung von Beugekontrakturen vorsichtig und ohne große Schmerzen zu verursachen durchzuführen. Aktive Übungen, um Muskelmasse wiederherzustellen und die normale Gelenkbeweglichkeit zu erhalten, sind nach Abklingen der Entzündungserscheinungen wünschenswert, sollten jedoch nicht ermüden. Selbsthilfegeräte haben viele Patienten mit schwer deformierender rheumatischer Arthritis in die Lage versetzt, Aktivitäten auszuüben, die im täglichen Leben unumgänglich sind. Orthopädische Schuhe oder Sportschuhe mit einer guten Polsterung der Fersen und des Fußgewölbes können durch die Verwendung von Einlagen dem individuellen Bedarf angepaßt werden und sind häufig eine große Hilfe, wobei metatarsale Verstärkungen, unter den schmerzempfindlichen Metatarsophalangealgelenken plaziert, den Schmerz vermindern helfen, der durch das Körpergewicht ausgelöst wird.

Ausgeprägte Beugekontrakturen können intensive Übungsbehandlung, die Schienung mehrerer Gelenke oder orthopädische Maßnahmen erfordern. Obwohl die Synovektomie nur zeitweise Erleichterung der Entzündung verspricht, kann diese Technik benutzt werden, um die Gelenkfunktion in wichtigen Gelenken zu erhalten, wenn antiinflammatorische Medikamente keinen Erfolg gebracht haben. Die Arthroplastik, mit prothetischem Ersatz von Teilen des Gelenks, ist dann angezeigt, wenn der Grad der Gelenkzerstörung schwere Beeinträchtigungen der Funktion mit sich bringt. Der totale Hüftersatz ist das am häufigsten erfolgreiche Verfahren des prothetischen Ersatzes. Von Endoprothesen an Hüfte und Knie darf nicht erwartet werden, daß sie die Wiederaufnahme von beanspruchenden Tätigkeiten wie im Leistungssport tolerieren. Die Resektion subluxierter Metatarsophalangealgelenke kann von großer Hilfe zur Wiedererlangung der Gehfähigkeit sein. Eine Arthrodese im Bereich des Daumens kann für Druckstabilität sorgen. Bei Rückenmarkskompression können HWK-Verblockungen erforderlich werden. Chirurgische Maßnahmen müssen immer auf die Verhältnisse der Gesamtkrankheit Rücksicht nehmen. Deformierte Hände und Arme begrenzen die Benutzung von Gehstützen während der Rehabilitation, schwer beeinträchtigte Knie und Füße begrenzen den vollen Nutzen der Hüftchirurgie. Für den Patienten müssen vernünftige Ziele bestimmt werden, und die jeweilige Funktionsfähigkeit vor den Erscheinungen muß berücksichtigt werden. Chirurgische Maßnahmen können auch während aktiver Krankheit unternommen werden.

Sjögren-Syndrom (SS)

Eine chronische Systemerkrankung unbekannter Ätiologie, charakterisiert durch Trockenheit des Mundes, der Augen und anderer Schleimhäute, die häufig mit rheumatischen Erkrankungen assoziiert ist, mit denen sie Charakteristika von Autoimmunerkrankungen teilt (z.B. rheumatische Arthritis, Sklerodermie und Lupus erythematodes disseminatus) und bei denen Lymphozyteninfiltration in affiziierten Geweben zu sehen ist. Die **primäre Form des SS** (ohne assoziierte Bindegewebserkrankung, siehe unten) ist gehäuft mit dem HLA-DR3-Antigen assoziiert. Das SS ist häufiger als der SLE, aber seltener als die cP.

Pathophysiologie und Symptomatik

In einigen Fällen erfaßt das Sjögren-Syndrom nur die Augen oder den Mund **(primäres SS, Sicca-Komplex, Sicca-Syndrom)**; in anderen Fällen liegt eine generalisierte Bindegewebserkrankung vor **(sekundäres SS).**

Okulare Symptome treten auf, wenn die Atrophie des sekretorischen Epithels der Gll. lacrimales eine Austrocknung der Hornhaut und der Konjunktiven verursacht *(s. Kap. AUG, 7., Keratoconjunctivitis sicca).* In fortgeschrittenen Fällen ist die Hornhaut stark zerstört, und es hängen Epithelstränge von der Hornhautoberfläche herab **(Keratitis filiformis)**. Etwa ein Drittel der Patienten mit Sjögren-Syndrom entwickelt **vergrößerte Parotisdrüsen,** die gewöhnlich fest, in der Größe veränderlich und leicht empfindlich sind. Diese chronische

Schwellung der Speicheldrüsen ist selten schmerzhaft. Zelluläre Proliferation in den Ausführungsgängen der Parotis kann zu einer Lumeneinengung führen, bisweilen bilden sich kompakte zelluläre Strukturen, die als epimyoepitheliale Inseln bezeichnet werden. Wenn die Speicheldrüsen atrophieren, vermindert sich die Speichelbildung, und die sich daraus ergebende extreme Trockenheit des Mundes und der Lippen **(Xerostomie)** verursacht Beschwerden beim Kauen und beim Schlucken und fördert die Ausbildung von Calculi in den Ausführungsgängen der Speicheldrüsen. Der Verfall der Zähne nimmt stark zu, da für die Zahngesundheit Speichel erforderlich ist. Geschmacks- und Geruchsfähigkeit können verlorengehen.

Ebenso kann sich eine Austrocknung auch in der Haut und den Schleimhäuten der Nase, des Rachens, des Larynx, der Bronchien, der Vulva und Vagina entwickeln. Alopezie kann auftreten, Austrocknung des Respirationstrakts verursacht eine Häufung von Lungeninfektionen, die in einigen Fällen zur tödlichen Pneumonie führen.

Andere (gastrointestinale) Manifestationen sind mit Atrophie der Mukosa oder Submukosa und diffuser Infiltration durch Plasmazellen und Lymphozyten verbunden. Chronische hepatobiliäre Erkrankungen, wie Pankreatitis, sind oft mit dem Sjögren-Syndrom verbunden (was nicht überrascht, da das exokrine Pankreasgewebe dem Speicheldrüsengewebe ähnlich ist). Fibrinöse Perikarditis ist das verbreitetste Zeichen einer kardiovaskulären Beteiligung. Eine sensorische Neuropathie, speziell des zweiten und dritten Asts des Trigeminus, tritt häufig auf. Ungefähr 20% der Patienten mit Sjögren-Syndrom haben eine renale Tubulusazidose, bei vielen ist eine verminderte renale Konzentrationsfähigkeit nachzuweisen. Obwohl eine Glomerulonephritis ungewöhnlich ist, sind interstitielle Nephritiden häufig. Patienten, die Parotisvergrößerung, Splenomegalie und Lymphadenopathie haben, können ein Pseudolymphom oder ein malignes Lymphom entwickeln. SS-Patienten weisen gegenüber der Normalbevölkerung ein 44fach erhöhtes Risiko für das Auftreten eines Lymphoms, außerdem ein häufigeres Auftreten des Morbus Waldenström auf.

Diagnostik und Prognose

Klinisch ist ein Sjögren-Syndrom zu vermuten, wenn über Trockenheit des Mundes und der Augen geklagt wird. Das Hinzutreten von Gelenkentzündungen vervollständigt die klassische Trias. Arthritis tritt bei etwa einem Drittel der Patienten auf und ist in ihrer Verteilung derjenigen ähnlich, die bei rheumatischer Arthritis gesehen wird. Die Gelenksymptome sind jedoch beim Sjögren-Syndrom leichter und führen nur selten zu Zerstörungen. Einige Patienten mit einem nicht diagnostizierten Sjögren-Syndrom, die rheumatische Symptome haben, müssen nicht notwendigerweise spontan über den Sicca-Komplex klagen. Das Sjögren-Syndrom ist dann durch Laboruntersuchungen zu sichern.

Wenn eine bilaterale Parotisschwellung bei Erkrankungen wie Hyperlipoproteinämie, Malnutrition, Zirrhose oder Diabetes mellitus auftritt, sind die Drüsen weich und locker, im Gegensatz zu den festen Drüsen beim Sjögren-Syndrom. Die Mundtrockenheit ist nicht vorhanden.

Diagnostik und Laborbefunde: Der **Schirmer-Test** mißt die Menge von Tränenflüssigkeit, die auf eine Irrigation durch einen Filterpapierstreifen im unteren Augenlid gebildet wird. Bei einer jungen Person befeuchten sich normalerweise 15 mm des Papierstreifens. Weil Hypolaktimation mit dem Altern verbunden ist, können bei $1/3$ normaler älterer Menschen nur noch 10 mm des Papierstreifens in 5 min feucht werden. Die meisten Personen mit Sjögren-Syndrom befeuchten weniger als 5 mm/5 min. Allerdings sind etwa 15% des Testergebnisses falsch-positiv und 15% falsch-negativ. **Augenfärbung** mit einem Tropfen Bengalrot in das Auge ist hoch spezifisch. Beim Sjögren-Syndrom nimmt der Teil der Augen, der die palpe*bralen Aperturen füllt*, den Farbstoff auf, und rote Dreiecke, die mit ihrer Basis gegen den Limbus gerichtet sind, können gesehen werden. Die **Tränenauflösungszeit, die Lysozymkonzentration in der Tränenflüssigkeit** und die **Spaltlampenuntersuchung** sind auch von diagnostischem Wert.

Die Speicheldrüsen werden durch den **Speichelfluß,** die **Sialographie** und ein **Speicheldrüsenszintigramm** untersucht.

Eines der charakteristischsten Merkmale des Sjögren-Syndroms ist die beträchtliche immunologische Aktivität im Blutserum. Die meisten Patienten haben erhöhte Antikörperspiegel gegen Gammaglobulin, Kernprotein und viele Gewebskomponenten. Präzipitierende Antikörper gegen Kernantigene (identifiziert durch Immundiffusionsanalyse), die als SS-A- und SS-B-Antikörper bezeichnet werden, sind für das Sjörgen-Syndrom hoch spezifisch. Der Rheumafaktor ist bei mehr als 70% der Patienten vorhanden. LE-Zellen sind bei 15–20% der Patienten positiv. 1/4 der Patienten hat Anämie, 1/4 Leukopenie und Eosinophilie. Die Urinanalyse kann eine Proteinurie zeigen, die die interstitielle Nephritis anzeigt.

Biopsie der leicht zugänglichen Speicheldrüsen der Lippen bestätigt die Diagnose, wenn Herde von Lymphozyten und Plasmazellen mit Atrophie des Drüsengewebes verbunden sind.

Die **Prognose** des Sjögren-Syndroms steht oft mit der assoziierten Bindegewebskrankheit in Beziehung, obwohl Todesfälle auch durch pulmonale Infektionen, seltener durch Nierenversagen oder Lymphom auftreten können.

Therapie

Behandlung der **Augensymptome** siehe Keratoconjunctivitis sicca in *Kap. AUG, 7.*

Die Behandlung **oraler Komplikationen** soll die Austrocknung vermeiden helfen, die die Bildung von Speichelgangsteinen und überhandnehmende Karies unterstützt, z.B. durch häufiges Aufsaugen von Flüssigkeit während des ganzen Tages, durch Kauen von zuckerlosem Kaugummi sowie Mundwäsche mit einem künstlichen Speichel, der Carboxymethylcellulose enthält. Mittel, die zu einer Verminderung der Speichelproduktion führen, wie Dekongestanzien und Antihistaminika, sollten vermieden werden. Eine sorgfältige Mundhygiene und eine regelmäßige Überwachung der Zähne sind von entscheidender Bedeutung. Jeder Calculus muß sofort entfernt werden, um lebensfähiges Speicheldrüsengewebe zu erhalten. Plötzlich auftretende temporäre Schmerzzustände durch unvermittelte Anschwellung der Speicheldrüsen werden am besten nur mit Analgetika behandelt.

Die **Bindegewebsbeteiligung** ist üblicherweise leicht und chronisch, deshalb ist die Anwendung von Immunsuppressiva und Kortikosteroiden nur gelegentlich indiziert, z.B. bei Patienten mit schwerer Vaskulitis oder viszeraler Beteiligung. Bestrahlung und Medikamente, die das Risiko einer lymphoproliferativen Erkrankung und von Injektionen erhöhten, sollten vermieden werden.

Behçet-Syndrom

Eine multisystemische, entzündliche, rezidivierende und chronische Erkrankung, die eine Beteiligung der Schleimhaut sowie genitale, okuläre, vaskuläre, zentralnervöse und gastrointestinale Symptome einschließen kann. Die Ätiologie ist unbekannt. Histologisch sind Gefäßveränderungen in allen beteiligten Organen häufig. Immunologische Vorgänge (einschließlich Autoimmunprozesse), virale Erreger und HLA-bezogene, immungenetische Prädisposition wurden vorgeschlagen. Das Syndrom beginnt im dritten Lebensjahrzehnt und tritt bei Männern doppelt so häufig auf wie bei Frauen. Auch im Kindesalter sind einige Fälle berichtet. Das Syndrom ist am häufigsten in Mittelmeerländern und in asiatischen Ländern, besonders in Japan. Obwohl es in den USA ungewöhnlich ist, muß das Behçet-Syndrom in die Differentialdiagnose einbezogen werden.

Symptomatik

Nahezu alle Patienten haben rezidivierende schmerzhafte orale Geschwüre, die denen der Stomatis aphthosa ähnlich und die meist die erste Krankheitsmanifestation darstellen. Ähnliche Ulzera erscheinen an Penis und Skrotum, wo sie schmerzhaft sind, oder an der Vulva und Vagina, wo sie asymptomatisch sein können. Andere Symptome folgen in Abständen von Tagen bis zu Jahren. Eine Augenbeteiligung tritt in den meisten Fällen auf: Die häufigste

Augenbeteiligung ist eine zu Rückfällen neigende Iridozyklitis mit Hypopyon. Frühsymptome sind Schmerzen, Photophobie und verschwommenes Sehen. Das hintere Augensegment kann mit Chorioiditis, retinaler Vaskulitis und Papillitis ebenfalls in Mitleidenschaft gezogen sein. Unbehandelt führt die Uveitis posterior zur Erblindung. Verschiedene Hauterscheinungen treten in 80% der Fälle auf. Dazu gehören Papeln, Pusteln, Bläschen und Follikulitis. Besonders eindrucksvoll sind Erythema-nodosum-ähnliche Effloreszenzen und (bei ca. 40% der Patienten) entzündliche Reaktionen auf minimale Verletzungen, z. B. Einstiche von Nadeln. Eine relativ leichte, nichtprogressive und nichtdestruierende Arthritis, die Knie und andere große Gelenke befällt, findet sich bei etwa 50% der Patienten. Zu Rückfällen neigende Thrombophlebitiden oder oberflächlichen und tiefen Venen kommen bei 25% der Patienten vor und können zur Verlegung der Vena cava führen. Zerstörungen der Arterien können Aneurysmen oder Thrombosen hervorrufen. ZNS-Beteiligung (18% der Fälle) kann sich in chronischer Meningoenzephalitis, benigner intrazerebraler Hypertension oder in lebensbedrohenden Hirnstamm- und Rückenmarksläsionen äußern. Krankheitsmanifestationen des Gastrointestinaltrakts reichen von unspezifischen Bauchbeschwerden bis zu Syndromen ähnlich der regionären Enteritis (Morbus Crohn). Die generalisierte Vaskulitis kann Aneurysmen oder Thrombosen verursachen und auch die Nieren in Form einer gewöhnlich asymptomatischen fokalen Glomerulonephritis erfassen. Ein Lungenbefall mit Vaskulitis und Aneurysmen der Pulmonalarterien ist selten.

Diagnostik

Die Diagnose wird klinisch gestellt, die Entdeckung von Krankheitsmanifestationen kann Monate beanspruchen. Die Differentialdiagnose umfaßt folgende, an anderer Stelle abgehandelte Krankheiten: das Reiter-Syndrom, das Stevens-Johnson-Syndrom, den SLE, die regionäre Enteritis (Morbus Crohn), die Colitis ulcerosa, den Morbus Bechterew und eine Herpes-simplex-Infektion (besonders mit rezidivierender aseptischer Meningitis). Das Behçet-Syndrom hat keine spezifischen Befunde, die alle alternativen Möglichkeiten ausschließen, ist aber oft durch den an Rückfällen reichen Verlauf und die multiplen Organbeteiligungen zu unterscheiden.

Vom Normalen abweichende Laborbefunde sind nicht spezifisch, aber kennzeichnend für Entzündungskrankheiten (erhöhte BSR, Erhöhung der Alpha-2- und Gammaglobuline und leichte Leukozytose). Zahlreiche immunologische Abweichungen können entdeckt werden, einschließlich der Anwesenheit zirkulierender Immunkomplexe und von Autoantikörpern gegen affizierte Gewebe.

Prognose und Therapie

Das Syndrom ist generell benigne, hat aber Remissions- und Rückfallperioden, die Wochen bis Jahre dauern und sich sogar über Dekaden erstrecken können. Erblindung, Obstruktion der Vena cava und Paralyse können den Verlauf komplizieren. Gelegentliche Todesfälle sind meist mit neurologischer, vaskulärer und gastrointestinaler Beteiligung verbunden. Die symptomatische Therapie der verschiedenen Krankheitsmanifestationen ist ausreichend erfolgreich. Nadelpunkturen sollten wenn möglich vermieden werden, da sie entzündliche Hauterscheinungen provozieren. Örtliche Anwendung von Kortikosteroiden kann bei oralen und okulären Krankheitszeichen zeitweilige Erleichterung der Symptome schaffen. Die örtliche oder systemische Anwendung von Kortikosteroiden verändert die Häufigkeit von Rückfällen jedoch nicht. Gelegentlich sprechen Patienten mit ZNS-Beteiligung oder schwerer Uveitis auf hohe, systemisch verabreichte Steroiddosen an (Prednison 60–80 mg/Tag). Patienten mit Uveitis posterior, die nicht ausreichend auf Kortikosteroide ansprechen, sollten mit Ciclosporin behandelt werden, die Startdosis beträgt 5 mg/kg/Tag; eine schrittweise Erhöhung (bis 10 mg/kg/Tag) ist sinnvoll, bis ein therapeutischer Effekt eintritt. Der Ciclosporinspiegel sollte zwischen 50 und 200 ng/ml gehalten werden.

Rezidivierende Polychondritis (RP)

Eine episodisch auftretende entzündlich-destruktive Erkrankung, die knorpelige und andere Bindegewebe betrifft und an Ohr, Gelenken, Nase, Larynx, Trachea, Augen, Herzklappen und Blutgefäßen lokalisiert ist. Durch die häufige Assoziation der RP mit cP, systemischen Vaskulitiden, SLE und anderen Bindegewebserkrankungen ist eine Autoimmunätiologie naheliegend. Die RP kommt bei beiden Geschlechtern gleich häufig vor, der Krankheitsbeginn liegt typischerweise in den mittleren Lebensjahren.

Symptome und Verlauf

Leitsymptome sind das Vorhandensein von Schmerzen, Erythem und Schwellung an den Ohrknorpeln beidseits in Verbindung mit einer Arthritis. Die Arthropathie manifestiert sich in verschiedenen Schweregraden von Arthralgie bis hin zur symmetrischen Arthritis, die große und kleine Gelenke betreffen kann, hauptbefallen sind die kostochondralen Gelenke. Die nächst häufige Manifestation ist eine Entzündung des Nasenknorpels, in abfallender Häufigkeit kommen dann Augenentzündungen (Konjunktivis, Skleritis, Iritis oder Chorioretinitis), Entzündungen der knorpeligen Gewebe des Larynx, der Trachea oder der Bronchien, des Innenohrs, des kardiovaskulären Systems sowie der Haut vor. Typisch ist ein Verlauf mit Schüben akuter Entzündungen, die im Verlauf einiger Wochen abklingen und über mehrere Jahre rezidivierend auftreten. Im späteren Stadium der Erkrankung zeigt sich eine Destruktion der knorpeligen Gewebe, die sich in hängenden Ohrmuscheln, Sattelnase und visuellen, auditorischen und vestibulären Abnormalitäten äußert. Die Sterblichkeit nach 5 Jahren Krankheitsverlauf liegt bei etwa 30%, wichtigste Todesursachen sind Kollaps des laryngealen und trachealen Knorpelgewebes oder kardiovaskulärer Befall in Form von Aneurysmen der großen Gefäße, Herzklappeninsuffizienz oder systemische Vaskulitis.

Diagnostik

Die Diagnosestellung erfolgt aufgrund von klinischen Befunden und gilt als gesichert, wenn in einem gewissen Zeitverlauf drei oder mehr der folgenden Kriterien erfüllt sind: 1. bilaterale Chondritis des äußeren Ohrs; 2. entzündliche Polyarthropathie; 3. nasale Chondritis; 4. Augenentzündungen; 5. Chondritis des Atemtrakts; 6. auditorische und vestibuläre Funktionsstörungen. Die Diagnose kann durch Biopsien aus dem betroffenen Knorpelgewebe bestätigt werden; hierdurch können auch Differentialdiagnosen wie die Wegenersche Granulomatose ausgeschlossen werden. An pathologischen Laborbefunden finden sich nur die typischen Zeichen einer chronischen Entzündung, d.h. Anämie, Leukozytose und beschleunigt BSG. Eine Nierenfunktionsstörung oder eine Liquorpleozytose können eine assoziierte Vaskulitis anzeigen.

Behandlung

In Fällen mit geringer Aktivität kann eine symptomatische Behandlung mit entzündungshemmenden Substanzen wie Aspirin, Indometacin oder anderen NSAID ausreichend sein. Schwerere Fälle werden in der Regel mit Kortikosteroiden in einer Tagesdosis von 30–60 mg Prednisonäquivalent behandelt; nach dem klinischen Ansprechen sollte diese Dosis so rasch wie möglich reduziert werden. Bei schwersten Krankheitsverläufen kann sich die zusätzliche Gabe von Immunsuppressiva wie Cyclophosphamid (s.a. Abschn. Chronische Polyarthritis, oben) als erforderlich erweisen. Kontrollierte Studien liegen zu keiner der oben erwähnten Behandlungsformen vor, die – wie bisher scheint – den Krankheitsverlauf der RP letztlich nicht ändern.

Vaskulitis

Eine häufig segmentbezogene Entzündung von Blutgefäßen, die generalisiert oder lokalisiert sein kann, stellt die Grundlage für den pathogenetischen Prozeß bei einer Reihe rheumatischer Krankheiten und Syndrome dar. Die vielen Erkrankungen, die durch eine Vaskulitis charakterisiert oder eng mit ihr assoziiert sind, werden weiter unten oder an anderer Stelle in diesem Manual besprochen.

Pathologie

Der Vaskulitis kann eine Vielfalt pathogenetischer Mechanismen zugrunde liegen, aber das Spektrum der histologischen Abnormitäten ist begrenzt. Die Entzündung eines Blutgefäßes kann akut oder chronisch sein. Bei akuten Läsionen sind polymorphkernige Leukozyten, bei chronischen Lymphozyten die vorherrschenden Entzündungszellen. Weiterhin ist der Entzündungsprozeß oft segmental beschränkt, mit verstreuten Herden einer massiven Entzündung in einem ansonsten normalen Gefäßnetz. In den affizierten Bereichen sind variable Ausmaße zellulärer Infiltration und Nekrose oder Narbenbildung, in einer oder mehreren Schichten der Gefäßwand, zu sehen. Entzündung in der Media einer muskelführenden Arterie führt zur Zerstörung der inneren elastischen Schicht. Die Entzündung an irgendeinem Punkt der Gefäßwand neigt zur Ausheilung mit Fibrose und Intimaverdickung. Bei Gelegenheit sind bestimmte differenzierende histologische Merkmale zu sehen, wie z. B. zahlreiche Riesenzellen, oder fleckförmige Bereiche fibrinoider Nekrose, wo komplette Sektionen der Gefäßwand der entzündlichen Nekrose und Einschmelzung anheimgefallen sind. Wo immer Gefäßwandentzündungen zu sehen sind, kann mit einem sekundären Verschluß des Lumens durch Hypertrophie der Intima und/oder Thrombusbildung im Lumen gerechnet werden. Wenn die Integrität der Gefäßwand einmal durchbohrt ist, können Fibrin und Erythrozyten in das umgebende perivaskuläre Bindegewebe austreten.

Gefäße jeder Art und Größe können in einen entzündlichen Vorgang einbezogen werden – Arterien, Arteriolen, Venen, kleine Venen und Kapillaren. Der größte Teil der wechselnden und variablen Pathophysiologie, die aus der Vaskulitis resultiert, kann jedoch der arteriellen Entzündung mit dem Potential für teilweise oder vollständige Gefäßverschlüsse und nachfolgende Gewebsnekrose zugeschrieben werden. Obwohl der primäre Entzündungsprozeß eines Blutgefäßes ausnahmslos ein segmentales oder fokales Ereignis ist, kann die Biopsie von klinisch mitbetroffenem Gewebe nicht immer den definitiven histologischen Nachweis der Vaskulitis erbringen. Der fibröse Prozeß in der Intima und Periadventitia auf einem Focus intensiver Gefäßwandentzündung dehnt sich vom Ort des primären Insults nach oben und unten aus, so daß sie das histologische Erscheinungsbild der Intimahyperplasie und Fibrose oder Perivaskulitis einschließen.

Klassifikation

Bei der Einteilung der zahlreichen entzündlichen Gefäßerkrankungen ist eine Klassifizierung entsprechend der Größe der vorherrschend beteiligten Gefäße am brauchbarsten. Dies gibt, beginnend an der Haut, viszeralwärts fortschreitend, die Tiefe der Läsionen wieder. Damit führt die vorherrschende Entzündung postkapillärer kleiner Venen, mit Infiltration durch Neutrophile, zur typischen histologischen Erscheinung einer leukoblastischen Angiitis, die sich klinisch als tastbare Purpura manifestiert und am besten durch das **Schoenlein-Henoch-Syndrom** oder die *Pseudomonas*-**Septikämie** belegt wird. Die vaskuläre Entzündung des *tiefen dermalen Pannikulus, hauptsächlich* durch perivaskuläre, septale Anhäufung von Lymphozyten getragen und sich klinisch als tiefe, schmerzempfindliche, gerötete Buckel auf Armen und Beinen präsentierend, ist typisch für das **Erythema nodosum.** Entzündung der mittelgroßen Muskelarterien, mit den histologischen Merkmalen eines pleomorphen, transmuralen Infiltrats, der fibrinoiden Nekrose, der Destruktion der Lamina elastica interna und postinflammatorischer Aneurysmabildung, ist durch die **Polyarteriitis nodosa** dargestellt.

Wenn ein ähnlicher Typ des Entzündungsprozesses sich größtenteils auf den extrakranialen Teil der Karotis beschränkt und mit Lymphozyteninfiltraten und der Bildung von Riesenzellnestern an der luminalen Seite der zerstörten elastischen Schicht assoziiert ist, werden schwere Kopfschmerzen ausgelöst – dann liegt eine **Riesenzellarteriitis** vor. Wenn endlich Entzündungen der großen Zentralgefäße, wie der Aorta und ihrer Äste, auftreten, die hauptsächlich durch Lymphozyteninfiltration in die Media und Adventitia unterhalten werden und zur Bildung fibroser Narben und postinflammatorischer Stenosen führen, kann der Verlust der Hauptpulse klinisch deutlich werden – die **Takayasu-Arteriitis** wird erkennbar.

Rheumaknoten und andere im Verlauf rheumatischer Erkrankungen auftretende Läsionen scheinen zentrale vaskulitische Herde als grundlegenden pathologischen Mechanismus zu besitzen. Viele pathophysiologische Vorgänge des SLE können auf eine Vaskulitis mit und ohne Gefäßverschlüsse zurückgeführt werden, was besonders in den renalen Glomeruli offenbar wird. Die Polymyositis oder Dermatomyositis des Kindesalters enthält ebenfalls eine vaskulitische Komponente nicht nur in der Muskulatur, sondern auch in extramuskulären und extradermalen Bereichen. Selbst die blande erscheinende ausgedehnte Intimaproliferation der kleinen Arterien, wie sie für die progressive systemische Sklerose typisch ist, ist möglicherweise ein postentzündliches Geschehen. Weitere durch eine schwere Vaskulitis bestimmte Syndrome sind die Polyarteriitis nodosa und die Wegenersche Granulomatose.

Lupus erythematodes discoides

(DLE; LE der Haut; chronisch diskoider LE)

Eine chronisch-rezidivierende Erkrankung, die primär die Haut erfaßt und durch scharf umschriebene Flecken und Plaques charakterisiert ist, die Erythem, Follikelverstopfung, Schuppenbildung, Teleangiektasien und Atrophie zeigen. Die Ursache ist nicht bekannt. Die Krankheit tritt bei Frauen in der 3. Dekade häufiger auf, aber die Altersvariabilität ist wesentlich größer als beim SLE (SLE s. unten).

Symptomatik

Aktive Effloreszenzen können für Jahre persistieren oder wiederkehren. Anfänglich sind es erythematöse, runde, schuppende Papeln mit einem Durchmesser von 5–10 mm mit follikulärer Verstopfung. Sie erscheinen am häufigsten auf den Kinnrändern, dem Nasenrücken, der Kopfhaut, den äußeren Gehörgängen und am Rest der Ohrmuschel. Die Läsionen können über den oberen Stammbereich und die Streckseiten der Extremitäten generalisiert sein. Schleimhautbefall – insbesondere Mundgeschwüre – kann vorherrschen. Die Effloreszenzen des unbehandelten DLE breiten sich graduell nach den Seiten aus, während die Zentren atrophieren. Die Restnarben sind unelastisch. Eine „Tapetennagel"-Invagination der Schuppen in die erweiterten Follikel kann bei stark schuppenden Effloreszenzen beobachtet werden. Eine ausgedehnte, vernarbende Alopezie kann ständig vorhanden sein. Leukopenien und leichte und transitorische Manifestationen, wie Arthralgien, sind häufig.

Obwohl die Erkrankung gewöhnlich auf die Haut beschränkt ist, entwickeln doch ungefähr 10% wechselnde Grade von Systemmanifestationen, die aber im allgemeinen nicht ausgedehnt sind. Ein geringer Anteil an DLE-Patienten weist als einzige systemische Manifestation eine chronische Synovitis auf.

Diagnostik

Da die Hauteffloreszenzen des DLE und SLE identisch sein können, muß ein Patient, der sich mit den typischen diskoiden Effloreszenzen vorstellt, dahingehend untersucht werden, ob eine Systembeteiligung vorhanden ist. Eine medizinische Anamnese und eine körperliche Untersuchung sind erforderlich, um die Möglichkeit auszuschließen, daß es sich um eine kutane Frühmanifestation des SLE handelt. Diagnostische Studien sollten Biopsien der aktiven Randzonen der Läsion, Blutbild, BSG, die Untersuchung auf antinukleäre Faktoren und der Nierenfunktion einschließen. Eine Hautbiopsie kann nicht zur Differenzierung zwischen DLE und SLE beitragen, aber andere Krankheiten ausschließen. Antikörper gegen doppelsträngige DNA (z. B. DNA-Bindungstests) können beim DLE fehlen.

Differentialdiagnostisch sind die Läsionen der Rosacea durch Pusteln und das Fehlen einer Atrophie charakterisiert. Die Effloreszenzen der seborrhoischen Dermatitis sind nie atrophisch und erfassen häufig die Nasolabialregion, die bei DLE selten beteiligt ist. Durch Photosensitivität verursachte Läsionen sind nicht atrophisch und verschwinden bei Vermeidung von Sonnenlichtexposition. Lymphome oder sarkoidotische Plaques können klinisch den DLE ebenfalls vortäuschen. Die Diagnose kann bioptisch gesichert werden. Wenn die Lippen und die Mundschleimhaut beteiligt sind, müssen Lichen planus und Leukoplakie ausgeschlossen werden.

Therapie

Frühbehandlung ist ratsam, bevor bleibende Atrophien vorhanden sind. Ausgedehnte Expositionen im Sonnenlicht (oder UV-Licht) sollten so gering wie möglich gehalten werden. Falls erforderlich, sollte eine Lichtschutzsalbe angewendet werden *(s. Kap. PHY, 1.)*.

Es ist meist möglich, kleine Läsionen durch örtliches Auftragen von Kortikosteroidsalben und -cremes 3–4mal täglich zur Rückbildung zu bringen (z. B. Triamcinolonacetonid, 0,1% oder 0,5%; Fluocinolon, 0,025% oder 0,2%; Flurandrenolid, 0,05%; Betamethason-Valerat, 0,1%; oder Betamethason-Dipropionat, 0,05%). Das letztere kann das effektivste Mittel sein. Plastikpflaster, überzogen mit Flurandrenolid, ist bei resistenten Effloreszenzen häufig von Nutzen. Einzelne, besonders widerstandsfähige Läsionen können auf eine intradermale Injektion mit einer 0,1%igen Triamcinolonacetonid-Suspension ansprechen, dem folgt aber häufig eine sekundäre Atrophie. Vermieden werden sollte die exzessive Anwendung topischer Steroide.

Antimalariamittel wie Hydroxychloroquin (Tagesdosis 200 mg) sind in der Behandlung des DLE bewährt (siehe auch SLE, unten). In therapieresistenten Fällen kann für einige Monate eine Dosiserhöhung auf 400 mg pro Tag oder eine Kombinationsbehandlung, z. B. mit Quinacrin (Mepacrin) in einer Tagesdosis von 50–100 mg, erforderlich sein.

Lupus erythematodes disseminatus

(Systemischer Lupus erythematodes; SLE; disseminierter LE)

Eine entzündliche Bindegewebserkrankung unbekannter Ätiologie, die bevorzugt bei jungen Frauen, aber auch bei Kindern vorkommt. 90% der Fälle betreffen Frauen. Die Seren der meisten Patienten enthalten antinukleäre Antikörper inklusive Antikörper gegen Anti-DNA. Die frühzeitigere Erkennung milderer Krankheitsformen des SLE hatte einen weltweiten Anstieg berichteter Fälle zur Folge. In einigen Ländern nähert sich die Prävalenz des SLE sogar der der chronischen Polyarthritis. Die pathogenetischen Mechanismen autoimmuner Reaktionen sind im *Kap. IMM, 3.* diskutiert.

Pathologie und Symptomatik

Die klinischen Befunde variieren mit der Intensität der Erkrankung und der Verteilung der Krankheitserscheinungen. Der SLE kann abrupt mit Fieber beginnen, wobei eine akute Infektion vorgetäuscht wird, oder er kann sich schleichend über Monate und Jahre entwickeln, wobei nur Episoden von Fieber und allgemeinem Krankheitsgefühl im Vordergrund stehen. Jedes Organsystem kann von den Krankheitsmanifestationen betroffen sein. Etwa 90% der Patienten klagen über Gelenksymptome, die von intermittierenden Arthralgien bis zum Vollbild der akuten Polyarthritis reichen und bisweilen jahrelang vor dem Auftreten anderer Krankheitsmanifestationen erscheinen. Eine Krankheitsgeschichte mit langsam zunehmenden Schmerzen in der Kindheit ist nicht ungewöhnlich. Bei lang anhaltender Krankheit können Sehnenkontrakturen und nachfolgende Gelenkdeformitäten ohne den radiologischen Nachweis von Erosionen auftreten **(Jaccoud-Arthritis).**

Das charakteristische „Schmetterlings"-Erythem über den Jochbeinbogen ist eine von mehreren Hautläsionen, die vorkommen können, andere schließen diskusförmige Effloreszenzen, wie sie oben unter dem DLE beschrieben sind, und erythematöse, derbe, makulopapulöse Effloreszenzen des Gesichts, exponierter Regionen des Halses, des oberen Brustkorbs und der Ellenbogen ein. Blasen- und Geschwürbildung sind selten, obwohl Geschwüre der Schleimhäute (besonders des zentralen Bereichs des harten Gaumens, nahe dem Übergang von hartem zu weichem Gaumen, der Wangen, des Zahnfleisches und des vorderen Nasenseptums) häufiger sind. Generalisierte Alopezie während aktiver Krankheitsphasen kommt häufig vor. Fleckförmige Erytheme der Handflächen, mit Ausdehnung in den Fingerbereich, periunguale Erytheme und Ödembildung und makuläre, rötlich-violette Läsionen auf der Volarseite der Finger können auch vorkommen. Eine Purpura kann sich sekundär nach Thrombozytopenie oder nekrotisierender Angiitis der kleinen Gefäße entwickeln. Photosensibilität kommt bei 40% der Patienten vor.

Rezidivierende Pleuritiden mit oder ohne Ergüsse sind häufig. Die sog. Lupuspneumonitis ist selten, wenngleich geringere Lungenfunktionsstörungen geläufig sind. Eine **Perikarditis** kommt häufig vor. Bisweilen findet sich bei Patienten als ernstere Komplikation eine **pulmonale Hypertonie.** Die **Libmann-Sacks-Endokarditis** wird in Abschn. Nichtinfektiöse Endokarditis im *Kap. HKR, 4.* abgehandelt.

Eine **generalisierte Adenopathie** kommt häufig bei Kindern, jüngeren Erwachsenen und in der schwarzen Bevölkerung vor. Die Häufigkeit der **Splenomegalie** beträgt 10%. Histologisch kann die Milz eine periarterielle Fibrose („Zwiebelhautläsion") aufweisen. Ein **Mitbefall des ZNS** kann Kopfschmerzen, Persönlichkeitsveränderungen, Epilepsie, Psychose und organische Hirnsyndrome verursachen. Selten kommt es zu zerebralen Thrombosen, die, wie man heute weiß, mit Antikardiolipin-Antikörpern (siehe unten) assoziiert sind.

Die **Nierenbeteiligung** kann einen benignen und asymptomatischen oder unaufhaltsam progressiven und zum Tode führenden Verlauf nehmen. Die häufigste Manifestation ist eine Proteinurie. Histopathologisch variieren die Nierenläsionen von einer herdförmigen, in der Regel benignen Glomerulitis bis hin zum Vollbild einer diffusen membranoproliferativen Glomerulonephritis. Da heute zunehmend mildere Fälle entdeckt werden, hat die Inzidenz klinisch signifikanter Nierenbeteiligung nachgelassen.

Akutes hämophagozytisches Lupussyndrom: Eine seltene Manifestation des SLE mit Fieber und fulminanter Panzytopenie wurde jüngst bei Asiaten beschrieben (bei denen der SLE insgesamt eine wesentlich höhere Inzidenz hat). Hierbei bot das Knochenmark eine Proliferation reaktiver Histiozyten mit einer Phagozytose hämatopoetischer Zellen (ein Beispiel des reaktiven hämatophagozytischen Syndroms). Es gab dabei keine Hinweise für eine zugrundeliegende Infektion. Das Syndrom spricht prompt auf Kortikosteroide an.

Laborbefunde

Als Screening-Test für den SLE dient der Fluoreszenztest auf **antinukleäre Faktoren;** positive ANA-Tests (gewöhnlich mit hohen Titern) finden sich bei über 98% der SLE-Patienten. Ein solcher positiver Testausfall sollte den spezifischeren Test auf Anti-DNA-Antikörper nach sich ziehen, der durch den Farr-Test oder die etwas weniger sensible Crithidia-Methode durchgeführt wird. Hohe Titer von Anti-DNA-Antikörpern sind fast spezifisch für den SLE.

Eine ganze Reihe anderer antinukleärer und auch antizytoplasmatischer Antikörper (z. B. Ro, La, Sm, RNP, Jo-1) sind bei verschiedenen Kollagenosen diagnostisch wertvoll. Da Ro vornehmlich ein zytoplasmatisches Antigen ist, können Anti-Ro-Antikörper bisweilen bei ANA-negativen SLE-Patienten gefunden werden.

Falsch-positive STS können bei 5–10% der SLE-Patienten auftreten; sie sind mit dem Auftreten des Lupusantikoagulans verbunden, was sich in einer Verlängerung der partiellen

Thromboplastinzeit (PTT) manifestiert. Diese beiden Tests messen Antiphospholipid-Antikörper sowie die **Anticardiolipin-Antikörper.** Sie kommen gehäuft bei Patienten mit einer Prädisposition zur Thrombose, zu Aborten und zur Thrombozytopenie vor. Die Serumkomplementspiegel sind bei aktiver Erkrankung in der Regel erniedrigt und insbesondere sehr niedrig bei Patienten mit aktiver Nephritis (dies ist allerdings nicht obligatorisch). Auffallend niedrig sind beim SLE die CRP-Spiegel, sogar wenn die BSG > 100/h erhöht ist. Eine erhöhte BSG findet sich vor allem während der aktiven Erkrankung. Sehr häufig ist eine Leukopenie, vor allem eine Lymphopenie. Eine hämolytische Anämie kann auftreten.

Eine Nierenschädigung kann sich während jedes Krankheitsstadiums manifestieren, sogar wenn andere Manifestationen des SLE fehlen. **Nierenbiopsien** sind normalerweise für die Diagnosestellung nicht erforderlich, aber nützlich, um den Verlauf der Nierenbeteiligung zu überprüfen und Richtlinien für die medikamentöse Therapie zu setzen. Auch bei Frühstadien der Nierenbeteiligung, die bioptisch gesichert sind, kann der **Urinstatus** normal sein, dennoch sollte er in 4- bis 6monatigen Intervallen auch dann untersucht werden, wenn Patienten sich in einer Remission befinden. Der Nachweis von Erythrozyten und granulären Zylindern legt den Verdacht auf eine aktive Nephritis nahe.

Diagnostik

Die Erkennung eines SLE fällt nicht schwer, wenn ein Patient (insbesondere eine junge Frau) eine fieberhafte Erkrankung mit einem erythematösen Hautausschlag, Polyarthritis, Hinweisen auf eine Nierenerkrankung, intermittierenden pleuritischen Schmerzen, Leukopenie und Hypergammaglobulinämie mit Anti-DNA-Antikörpern hat. In seinen frühen Stadien kann der SLE schwierig von anderen Kollagenosen abzugrenzen sein; so kann irrtümlich eine chronische Polyarthritis angenommen werden, wenn arthritische Symptome im Vordergrund stehen. Exakte Untersuchungen und Langzeitüberwachungen können erforderlich sein, bevor die richtige Diagnose zu stellen ist. Migräne, Epilepsie oder Psychosen können den Erstbefund darstellen.

Patienten mit diskoiden Effloreszenzen müssen sorgfältig untersucht werden, um den diskoiden vom systemischen LE zu unterscheiden. Einige Medikamente (z. B. Hydralazin, Procainamid und Betablocker) können positive ANA hervorrufen und bisweilen auch zu einem Lupus-ähnlichen Syndrom führen. In diesen Fällen verschwinden die Krankheitszeichen umgehend, wenn das Medikament abgesetzt ist.

Das American College of Rheumatology (früher: American Rheumatism Association) hat Kriterien für die **Klassifikation** (nicht aber die Diagnosestellung) des SLE vorgeschlagen: Vier der folgenden Kriterien sind erforderlich: 1. Hautausschlag im Wangenbereich, 2. diskoider Hautausschlag, 3. Lichtempfindlichkeit, 4. orale Ulzera, 5. Arthritis, 6. Serositis, 7. Nierenerkrankung, 8. Leukopenie (< 4000/µl), Lymphopenie (< 1500/µl), hämolytische Anämie oder Thrombozytopenie (< 100000/µl), 9. neurologische Erkrankung, 10. positiver LE-Zelltest oder Anti-DNA-Test oder Anti-Sm-Antikörpertest oder falsch-positiver STS, 11. antinukleäre Antikörper mit erhöhtem Titer.

Die **Mixed connective tissue disease (MCTD, Mischkollagenose)** ist ein Syndrom mit klinischen Erscheinungen des SLE, die sich mit denen der progressiven systemischen Sklerose und der Polymyositis/Dermatomyositis überlappen. Diese Erkrankung wird separat abgehandelt (siehe unten).

Prognose

Sie variiert in weitem Rahmen und ist abhängig von den beteiligten Organen und der Intensität der Entzündungsreaktion. Der Verlauf des SLE ist meist chronisch und rezidivierend, häufig mit jahrelangen Perioden einer Remission. Während der letzten zwei Dekaden hat sich die Prognose erheblich verbessert. Vorausgesetzt, daß die initiale akute Phase kontrollierbar ist, kann man die Langzeitprognose als gut bezeichnen. Ein Wiederaufflackern nach der Menopause ist ungewöhnlich. Die 10-Jahre-Überlebensrate liegt in den meisten westlichen Ländern bei über 95%. Diese deutlich verbesserte Prognose unterstreicht einen Lehrsatz: Beim SLE ist es von herausragender Bedeutung, die Diagnose rechtzeitig zu stellen.

Behandlung

Die Behandlung des idiopathischen SLE hängt von der Lokalisation und vom Schweregrad der Krankheit ab. Um das Therapieschema einfach zu gestalten, sollte der SLE als **mild** (Fieber, Arthritis, Pleuritis, Perikarditis, Kopfschmerzen oder Hautausschlag) oder als **schwer** (lebensbedrohliche Erkrankung, z. B. hämolytische Anämie, thrombozytopenische Purpura, massiver pleuritischer und perikarditischer Befall, signifikante Nierenschädigung, akute Vaskulitis im Bereich der Extremitäten oder des Gastrointestinaltrakts oder florider ZNS-Befall) klassifiziert werden. Der Verlauf ist völlig unvorhersehbar. Die nachfolgenden Angaben zu Medikamenten und Dosierungen sind auf Erwachsene bezogen, wenn nicht anders angegeben.

Die Erkrankung mit **milder Aktivität** oder in **Remission** erfordert möglicherweise nur eine geringe oder gar keine Therapie. Arthralgien allein werden im allgemeinen ausreichend durch nichtsteroidale Antiphlogistika kontrolliert. Aspirin kann hierbei hilfreich sein, vor allem bei Patienten mit Neigung zur Thrombose im Zusammenhang mit Antikörpern gegen Cardiolipin; hohe Dosen allerdings können beim SLE eine Hepatotoxizität zur Folge haben. Antimalariamittel sind insbesondere hilfreich, wenn Gelenk- und Hautsymptome im Vordergrund stehen. Im allgemeinen verwendet man Hydroxychloroquin in einer Dosis von 200 mg täglich. Von einigen Autoren wird eine erhöhte Dosis von 400 mg/Tag empfohlen; hierdurch können allerdings Doppelbilder hervorgerufen werden, wodurch die Angst des Patienten vor Augentoxizität gesteigert wird. Alternativ kommen Chloroquin in einer Dosis von 250 mg/Tag und Quinacrin (Mepacrin) mit einer Dosierung von 50–100 mg täglich in Frage. Bisweilen werden Kombinationen dieser Medikamente verwendet. Augenärztliche Kontrollen sind normalerweise in 6-Monats-Intervallen ratsam, wenngleich unter diesen geringen Dosen ein solches Vorgehen möglicherweise übervorsichtig ist. Neuere Daten zeigen, daß Hydroxychloroquin nur eine geringe retinale Toxizität besitzt.

Die **schwere Krankheit** erfordert eine umgehende Kortikosteroidtherapie. Die nachfolgend empfohlenen Dosierungen sind auf Erwachsene bezogen, Kinder können aber unter Umständen ähnliche Dosen erfordern. Die Startdosis beträgt für die folgenden speziellen Manifestationen: hämolytische Anämie 60 mg/Tag, thrombozytopenische Purpura 40 bis 60 mg/Tag (der Wiederanstieg der Thrombozyten kann mehrere Wochen in Anspruch nehmen), schwere Polyserositis 40–60 mg/Tag (Therapieerfolg beginnt innerhalb einiger Tage), Nierenschädigung 20–60 mg/Tag in Kombination mit Immunsuppressiva; hierbei tritt eine Besserung erst innerhalb von 4 bis 12 Wochen auf und kann möglicherweise erst bei einer Dosisreduktion zutage treten. Heutzutage wird eine Kombination von Prednison mit immunsuppressiven Medikamenten beim aktiven SLE oder bei der Lupusnephritis empfohlen. Hauptsächlich werden Azathioprin (2,5 mg/kg/Tag) oder Cyclophosphamid (2,5 mg/kg/Tag) verwendet, obgleich es auch einen Trend zur intermittierenden Anwendung von Immunsuppressiva (wie Cyclophosphamid 500 mg parenteral, wiederholbar, solange es das Blutbild erlaubt) gibt. Ein empfohlenes Vorgehen besteht in der Gabe von 500 mg Cyclophosphamid i. v. 3 mal/Woche, gefolgt von 3 Gaben/Mo.

Für die **akute Vaskulitis** und die **schwere ZNS-Beteiligung** gilt das gleiche Regimen wie für die Nierenbeteiligung. Bei der ZNS-Beteiligung wird Methylprednisolon in einer Dosis von 1000 mg mittels langsamer, einstündiger Infusion an drei aufeinanderfolgenden Tagen als Initialtherapie empfohlen, möglicherweise gemeinsam mit Cyclophosphamid, wie oben beschrieben.

Sowohl **bei leichten als bei schweren Erkrankungen** ist, nach befriedigender Kontrolle des Entzündungsprozesses, die minimale Erhaltungsdosis für Kortikosteroide und andere Mittel zu bestimmen, die erforderlich ist, um die Entzündungsvorgänge im Gewebe zu unterdrücken. Dies wird gewöhnlich durch 10%ige Dosisverminderung in Intervallen vorgenommen, die von der Schnelligkeit der klinischen Besserung abhängen. Wenn zum Beispiel Fieber und Arthritis die Anfangssymptome sind, wird die Dosis in einwöchigen Intervallen reduziert. Wenn Thrombozytopenien oder Nierenkrankheiten (die beide langsamer auf die Einleitung einer Therapie ansprechen) die Probleme sind, werden Dosisreduzierungen alle 2–4 Wo. vorgenommen. Wiederaufflackern der Krankheit (zeitweilige Ausbrüche) und Rückfälle neigen dazu, in den gleichen Systemen wiederaufzutauchen, in denen die letzten Exazerbationen aufgetreten sind. Ansprechen auf die Therapie wird an der Erleichterung der Symptome und an der Verbesserung der Laborparameter gemessen. Die DNA-Antikörpertiter und/oder niedrige Serumkomplementspiegel können unter der Behandlung auf Normalwerte zurückgehen, tun dies aber nicht immer. Zur Festlegung der Therapie sind klinische Parameter wesentlich wichtiger als serologische Manifestationen. Unterhalb einer Tagesdosis von 15 mg Prednison ist möglicherweise ein schrittweiser Übergang zur alternierenden Dosierung praktizierbar. Bei der Mehrheit der SLE-Patienten kann Prednison letztlich abgesetzt werden.

Allgemeine medizinische Betreuung: Interkurrente Infektionen, die die Krankheit komplizieren und leicht als deren Organmanifestationen mißgedeutet werden, sollten energisch behandelt werden. Die üblichen Methoden zur Behandlung von Herzerkrankung und Niereninsuffizienz müssen zusätzlich zum Einsatz entzündungshemmender Mittel angewendet werden. Eine besonders intensive medizinische Überwachung ist während chirurgischer Eingriffe und Schwangerschaft dringend erforderlich. Allergische Ausschläge kommen bei der Behandlung mit Sulfonamiden, Trimethoprim/Sulfamethoxazol und Penicillin häufig vor. Selten können auch Ausschläge beim Einsatz von oralen Kontrazeptiva vorkommen. Eine Antikoagulationsbehandlung ist bei Patienten mit Phospholipidantikörpern und rezidivierenden Thrombosen unbedingt erforderlich. Eine normale Nieren- und Herzfunktion vorausgesetzt, ist eine Schwangerschaft bei SLE-Patientinnen nicht kontraindiziert; allerdings kommt es häufig zu Spontanaborten und einem erneuten Aufflackern der Erkrankung nach der Geburt. Letzteres ist durch eine entsprechende Wachsamkeit während der Stillphase leicht zu kontrollieren. Patientinnen mit Phospholipidantikörpern können rezidivierende Spontanaborte auf dem Boden von plazentären Gefäßthrombosen und -ischämien erleiden. Dies kann erfolgreich durch Kortikosteroide (bis 30 mg Prednison täglich) oder Antikoagulation mit niedrig dosiertem Aspirin oder Heparin behandelt werden. Eine Reihe kontrollierter Studien wird durchgeführt, um das optimale Behandlungsschema für diese Hochrisikoschwangerschaften herauszufinden; bisher gibt es hierzu keinen Konsensus.

Möglicherweise die größte Veränderung bei der Behandlung des SLE während der letzten Dekade ist die Erkenntnis, daß in der Mehrheit der Fälle die Krankheit auch ohne die Rückkehr zu drastischen Kortikosteroiddosen kontrolliert werden kann.

Progressive Sklerodermie

(Progressive systemische Sklerose; PSS)

Eine chronische Erkrankung unbekannter Ursache, charakterisiert durch fibrosierende, degenerative und vaskuläre Abnormitäten in der Haut ***(Sklerodermie),*** *den Gelenkstrukturen und an den inneren Organen (speziell dem Ösophagus, dem Intestinaltrakt, den Lungen, dem Herz und den Nieren).* Die PSS kommt bei Frauen viermal häufiger als bei Männern vor und ist im Kindesalter selten.

Symptomatik und Diagnostik

Die Krankheit variiert in Schwere und Progression. Ihre Merkmale reichen von generalisierter Hautverdickung (PSS mit diffuser Sklerodermie) mit schnell fortschreitender, oft *tödlicher viszeraler Beteiligung* bis zu einer Form, die durch begrenzte Hautbeteiligung (oft nur Finger und Gesicht) für lange Zeit, oft mehrere Jahrzehnte, stationär bleiben kann, bevor sich die charakteristischen internen Beteiligungen voll manifestieren (**CREST-Syndrom: C**alcinose, **R**aynaud-Phänomen, o**e**sophageale [engl.] Dysfunktion, **S**klerodaktylie, **Te**leangiektasie). Zusätzlich existieren überlappende Syndrome, z.B. **Sklerodermatomyositis** *(Hautverhärtung und Muskelschwäche, von Polymyositis nicht zu unterscheiden)* und die **gemischte Bindegewebskrankheit (MCTD),** die hier in Kürze und ausführlicher in einem Unterkapitel (s. u.) diskutiert werden, und ein muskuloskeletäres, durch verunreinigtes Speiseöl ausgelöstes Syndrom (das „toxic oil syndrome"), von dem 1981 in Madrid ca. 20000 Menschen betroffen waren. In jüngerer Zeit trat ein ähnliches Syndrom mit schwer beeinträchtigenden Myalgien und Eosinophilie nach der Einnahme von L-Tryptophan auf, dessen Ätiologie bisher noch nicht exakt aufgeklärt ist.

Die häufigsten **Frühsymptome** sind das Raynaud-Phänomen und schleichende Schwellungen der akralen Anteile der Extremitäten, mit gradueller Verdickung der Fingerhaut. Polyarthralgie ist ebenfalls ein auffallendes Frühsyndrom. Gastrointestinale Störungen (z.B. Brennen in der Herzgegend und Dysphagie) oder Atembeschwerden (z.B. Dyspnoe) sind gelegentliche Erstmanifestationen der Krankheit.

Die **Hautinduration** ist symmetrisch und kann sich auf die Finger **(Sklerodaktylie)** und die distalen Bereiche der oberen Extremität beschränken oder die meisten oder alle Regionen des Körpers erfassen. Wenn die Krankheit fortschreitet, wird die Haut gespannt, durchscheinend und hyperpigmentiert, das Gesicht wird maskenhaft starr, Teleangiektasien erscheinen an den Fingern, am Brustkorb, im Gesicht, auf den Lippen und der Zunge. Subkutane Verkalkungen (Calcinosis circumscripta) entstehen meist an den Fingerspitzen und über knöchernen Vorsprüngen. Die Biopsie der indurierten Haut zeigt eine Zunahme der kompakten Kollagenfasern im Stratum reticulare, Epidermisverdünnung und Atrophie der Hautanhangsgebilde. Es können verschieden große Ansammlungen von T-Lymphozyten in der Dermis und der Subkutis (die auch der Ort extensiver Fibrose sein kann) vorkommen. Diese Zellen wurden als T-Zellen identifiziert.

Bewegungsapparat: Friktionsreiben entwickelt sich über den **Gelenken,** besonders den Knien, den Sehnenscheiden (Tendinitis) und den großen Schleimbeuteln, wegen Fibrinablagerung auf der Oberfläche der Synovialis. Beugekontrakturen der Finger, der Handgelenke und Ellenbogen resultieren aus der Fibrose der Gelenkkapsel und der periartikulären Strukturen. Trophische Geschwüre sind häufig, besonders an den Fingerspitzen und über den Fingergelenken.

Gastrointestinaltrakt: Ösophageale Dysfunktion ist die häufigste viszerale Störung und erscheint schließlich bei der Mehrzahl der Patienten. Dysphagie, Säurereflux, bedingt durch Schließschwäche des unteren Ösophagussphinkters, und peptische Ösophagitis mit möglicher Ulzeration und Strikturen sind häufig. Die **Barett-Metaplasie** des Ösophagus tritt bei einem Drittel aller Patienten mit Sklerodermie auf; diese Patienten weisen ein erhöhtes Risiko für Komplikationen wie Striktur oder Adenokarzinom auf. Hypomotilität des **Dünndarms** kann mit Malabsorption, bedingt durch Zunahme der anaeroben Bakterien, assoziiert sein. **Pneumatosis cystoides intestinalis** kann nach Degeneration der Muscularis mucosa und dem Eindringen von Luft in die Submukosa eintreten. Charakteristische sackförmige Ausstülpungen mit großen Öffnungen entstehen im **Kolon** und im **Ileum** wegen der Atrophie der glatten Muskulatur in diesen Segmenten. Eine **biliäre** Zirrhose ist bei Individuen mit CREST-Syndrom vorgekommen.

Kardiorespiratorisches System: Lungenfibrose, mit außergewöhnlicher Dyspnoe als besonderem Symptom, ist früh mit einer Störung des Gasaustausches verbunden. Pleuritis und *Perikarditis mit* Ergüssen können vorkommen. Neuere Studien sprechen dafür, daß der Lungenbefall generell indolent – mit erheblicher individueller Variabilität – voranschreitet. Ein pulmonaler Hochdruck kann sich als Resultat einer langdauernden, interstitiellen oder peribronchialen Fibrose oder einer Intimahyperplasie der kleinen Lungenarterien entwickeln, wobei letztere mit dem CREST-Syndrom assoziiert ist. Herzarrhythmien, Überleitungsstörungen und andere EKG-Abweichungen sind verbreitet. Ambulante echokardiographische Untersuchungen bei Patienten mit Herz- oder Lungenbefall förderten eine ventrikuläre Vergrößerung in 67% der Fälle zutage, die eng mit dem Auftreten eines plötzlichen Herztodes korreliert war. Eine Herzinsuffizienz kann sich entweder aufgrund einer pulmonalen Hypertension mit nachfolgendem Cor pulmonale oder infolge einer diffusen Fibrosierung des Herzmuskels entwickeln. Sie neigt zur Chronifizierung und spricht schlecht auf Digitalis an.

Schwere Nierenerkrankungen können sich als Folge einer Intimahyperplasie der interlobulären und der Läppchenarterien entwickeln und sind eine häufige Todesursache der progressiven Sklerodermie. Diese Komplikation kündigt sich meist durch das abrupte Einsetzen eines akzelerierten oder malignen Hochdrucks an, der, wenn er unbehandelt bleibt, alsbald von einer schnell fortschreitenden und irreversiblen Niereninsuffizienz gefolgt wird, die innerhalb weniger Monate zum Tode führt. Neuere aggressive antihypertensive Therapieverfahren haben jedoch eine Überlebenszeit von mehr als zwei Jahren möglich gemacht, wenngleich nicht alle Patienten ansprechen und einige trotz guter Blutdruckkontrolle ins Nierenversagen geraten.

Labor: Rheumafaktortests sind bei einem Drittel der Sklerodermiepatienten positiv. Antinukleäre und/oder antinukleoläre Antikörper im Serum sind bei mehr als 90% der Fälle nachzuweisen. Ein Antikörper, der mit dem Protein des Zentromers reagiert, ist im Serum eines hohen Prozentsatzes der Patienten mit CREST-Syndrom zu finden (Zentromerantikörper). Das Scl-70-Antigen (Topoisomerase I) ist ein nukleasesensitives, DNS-bindendes Protein. In einer neueren Studie zeigte sich, daß bei 26% der Sklerodermiepatienten Scl-70-Antikörper, bei 22% Zentromerantikörper nachweisbar waren, kein Patient besaß beide Antikörper. Zwei Drittel der Scl-70-positiven Patienten hatten eine diffuse generalisierte Sklerodermie, aber nur 33% aller Patienten mit diffuser Sklerodermie hatten diesen Antikörper. Scl 70 war assoziiert mit peripherer Gefäßerkrankung und interstitieller Lungenfibrose, aber nicht mit Herz- oder Nierenbeteiligung oder einer niedrigeren Überlebensrate. Zentromerantikörper wurden fast ausschließlich (92%) bei Patienten mit zirkumskripter kutaner Sklerodermie oder CREST-Syndrom gefunden, aber 57% der Patienten mit zirkumskripter Sklerodermie hatten diesen Antikörper nicht. Die HLA-Typisierung bei Sklerodermie zeigt eine signifikante Korrelation nur zwischen PSS und HLA-DR5, ferner eine erhöhte Frequenz von HLA-DR1 bei CREST-Syndrom.

Lokalisierte Formen der Sklerodermie treten als umschriebene Flecken (Morphaea) oder lineare Sklerosen des Integuments und der unmittelbar benachbarten Gewebe ohne Systembeteiligung auf. Antinukleäre Antikörper sind bei letzterer Erkrankung oft zu finden.

Überlappungssyndrome: Die bestabgegrenzte Form ist die Mixed connective tissue disease *(s. Kap. BEW, MCTD)*, bei der Sklerodermie und weitere Manifestationen der PSS, wie das Raynaud-Phänomen und die ösophageale Dysfunktion, in Verbindung mit klinischen und serologischen Merkmalen des Lupus erythematodes disseminatus der Polymyositis und/oder der rheumatischen Arthritis, vorkommen. Patienten mit diesem Syndrom haben extrem hohe Titer von Serumantikörpern, die mit nukleärem Ribonukleoprotein reagieren.

Prognose

Der Verlauf der progressiven Sklerodermie ist variabel und nicht vorherzusagen. Sie ist oft nur langsam progressiv. Die meisten, wenn nicht alle Patienten zeigen schließlich Hinweise auf eine viszerale Beteiligung. Die Prognose ist schlecht, wenn kardiale, pulmonale oder renale Manifestationen frühzeitig auftreten. Bei Patienten mit CREST-Syndrom kann die Krankheit jedoch für lange Zeiträume in ihrer Ausdehnung begrenzt und nicht progressiv sein. Andere viszerale Veränderungen (einschließlich pulmonaler Hypertension durch Gefäßerkrankungen in der Lunge und eine Sonderform der biliären Zirrhose) können sich entwickeln, aber der Verlauf dieser Form der Sklerodermie ist oft bemerkenswert benigne.

Therapie

Kein Medikament kann nach bisherigem Wissen den Verlauf der PSS beeinflussen, eine Reihe von Substanzen aber kann zur Behandlung spezieller Symptome und Arten von Organbefall herangezogen werden. Kortikosteroide können bei Patienten mit behinderter Myositis oder MCTD eine Hilfe sein. Untersuchungen zeigen, daß langdauernde Anwendung ($1^1/_2$ Jahre) von D-Penicillamin (0,5–1,0 g/Tag) die Hautverdickung reduziert und das Auftreten neuer Organmanifestationen verzögern kann. DPN wird jedoch von vielen Patienten schlecht vertragen, und Langzeiterfolge der Behandlung sind bestenfalls als zweifelhaft einzustufen. Colchicin und verschiedene immunsuppressive Medikamente sind bei der Sklerodermie in Erprobung, doch die Ergebnisse sind bislang unterschiedlich. Eine in letzter Zeit publizierte Doppelblindstudie mit 65 Patienten zeigte, daß nach drei Jahren einer immunsuppressiven Therapie mit Chlorambucil keine positive Wirkung feststellbar war. Nifedipin kann in einer Dosis von 4×20 mg täglich zur Behandlung des Raynaud-Phänomens herangezogen werden. Die Refluxösophagitis wird durch häufige kleine Mahlzeiten, Antazida und Cimetidin (4×30 mg/Tag, 30 min vor den Mahlzeiten und vor dem Einschlafen) und durch die Aufforderung, der Patient möge mit erhöhtem Kopfende schlafen, erleichtert. Strikturen des Ösophagus können periodische Dilatationen erfordern. Über erfolgreiche Korrektur des gastroösophagealen Refluxes durch Gastroplastik ist berichtet worden. Tetracyclin 1 g/Tag oral oder ein anderes Breitspektrumantibiotikum unterdrückt die Darmflora und kann dadurch die Symptome der intestinalen Malabsorption lindern. Physiotherapie kann bei der Erhaltung der Muskelkraft helfen, ist aber ohne Effekt bei der Verhinderung von Gelenkkontrakturen. Bei Nierenerkrankung sind ACE-Hemmer wie Captopril, die die Angiotensinbildung hemmen, die Medikamente der Wahl. Andere Vasodilatatoren (z.B. Minoxidil) oder Betablocker wurden ebenfalls mit einigem Erfolg angewendet. Durch all diese Substanzen kann der Hochdruck kontrolliert und die Nierenfunktion erhalten werden.

Ist das Endstadium einer Niereninsuffizienz nicht zu verhindern, so können Dialyse und Transplantation zur Anwendung kommen, wenngleich die Mortalität dennoch hoch ist.

Polymyositis; Dermatomyositis

Eine systemische Bindegewebserkrankung durch entzündliche und degenerative Veränderungen in den Muskeln, ***Polymyositis*** *(und häufig auch in der Haut –* ***Dermatomyositis****), die zu symmetrisch verteilter Muskelschwäche und mäßiger Muskelatrophie vor allem der Gliedmaßengürtel führt.* Bestimmte klinische Merkmale werden mit der progressiven Sklerodermie oder, weniger häufig, dem SLE oder der Vaskulitis geteilt.

Die Klassifizierung der verschiedenen Typen der Myositis umfaßt die primär idiopathische Polymyositis, die Dermatomyositis (oder Polymyositis) des Kindesalters, die primär idiopathische Dermatomyositis bei Erwachsenen (Einschlußkörpermyositis), die Dermatomyositis (oder Polymyositis), die mit Neoplasmen assoziiert ist, die Polymyositis oder Dermatomyositis, die mit verschiedenen Überlappungssyndromen der Kollagenosen verbunden ist, und die gemischte Bindegewebskrankheit, einschließlich Mixed connective tissue disease (s. unten).

Ätiologie und Inzidenz

Die Ätiologie ist unbekannt. Die Krankheit kann durch eine Autoimmunreaktion verursacht werden. Ablagerungen von IgM, IgG und C_3 wurden in Gefäßwänden der Skelettmuskeln gefunden (mit besonders hoher Häufigkeit bei Kindern mit Dermatomyositis). Eine zellgetragene Immunreaktion gegen Muskelgewebe spielt bei der Pathogenese eine Rolle. Auch Viren könnten an der Pathogenese beteiligt sein, da Picornavirus-ähnliche Strukturen in Muskelzellen gefunden wurden und tubuläre Einschlüsse, die den Nukleokapsiden der Paramyxoviren ähnlich sind, durch Elektronenmikroskopie in den Myozyten und Endothelzellen, in der Haut und im Muskel identifiziert wurden. Die Assoziation eines malignen Tumors und der Dermatomyositis läßt daran denken, daß das Neoplasma die Myositis als Resultat einer Autoimmunreaktion gegen ein gemeinsames Antigen im Muskel und im Tumor in Gang setzt.

Die Krankheit ist nicht selten. Sie ist weniger häufig als der Lupus erythematodes disseminatus oder die progressive Sklerodermie, aber häufiger als die Polyarteriitis nodosa. Das Verhältnis Frauen zu Männer beträgt 2:1. Die Krankheit kann in jedem Lebensalter, von der Kindheit bis zum Alter von 80 Jahren auftreten, am häufigsten zwischen 40 und 60 Jahren, bei Kindern von 5–15 Jahren.

Pathologie

Die mikroskopische Untersuchung der Haut kann eine Atrophie der Epidermis, Einschmelzung und Degeneration der Basalzellen, Gefäßerweiterungen und lymphozytäre Hautinfiltration zeigen. Die strukturellen Veränderungen befallener Muskeln variieren stark. Die häufigsten Veränderungen bestehen in Nekrose, Phagozytose, durch Basophilie angedeutete regenerative Vorgänge, große blasige Zellkerne und hervorstehende Nukleoli, Atrophie und Degeneration der Muskelfasern in einer speziellen, perifaszikulären Verteilung, bei Patienten mit Dermatomyositis internen Wanderungen der Kerne, Vakuolisierung, Schwankungen der Fasergröße und einer lymphozytären Infiltration, am deutlichsten in perivaskulärer Lokalisation. Das endomysiale und später das perimysiale Bindegewebe sind vermehrt. Erst kürzlich als eine Entität innerhalb der entzündlichen Muskelerkrankungen identifiziert, zeigt die Einschlußkörpermyositis in Muskelbiopsien weniger Fasernekrosen und perivaskuläre Entzündung, aber häufiger Hypertrophie von Fasern, die Vakuolen mit randständigen basophilen Granula enthalten. Bei der Dermatomyositis der Kinder kann eine weitverbreitete Ulzeration und Infarzierung im Gastrointestinaltrakt vorhanden sein, die der nekrotisierenden Angiitis entspricht. In den kleinen Arterien und Venen sind Intimaproliferation und Thrombose die Folge.

Symptomatik

Der Beginn kann akut oder schleichend sein. Die Symptome sind bei Kindern und Erwachsenen ähnlich, mit der einzigen Ausnahme, daß der Krankheitsbeginn im Kindesalter eher hochakut, beim Erwachsenen eher schleichend ist. Den Initialsymptomen kann eine Infektion vorausgehen oder sie auslösen. Die Anfangssymptome sind Schwäche der proximalen Muskulatur (bei Patienten mit Einschlußkörpermyositis ist eine distale Muskelschwäche ähnlich häufig oder häufiger als eine proximale), Muskelschmerz, Hautausschläge, Polyarthralgien, Raynaud-Phänomen, Dysphagie und konstitutionelle Beschwerden, am auffälligsten Fieber und Gewichtsverlust. Die **Muskelschwäche** kann plötzlich einsetzen und sich über Wochen bis Monate verstärken. Der Patient kann Schwierigkeiten beim Heben der Arme über Schulterhöhe, beim Treppensteigen und beim Aufrichten aus sitzender Position haben, und er kann unfähig sein, den Kopf vom Kissen zu heben, wenn er sich hingelegt hat. Die Patienten können wegen der Muskelschwäche des Schulter- und des Beckengürtels an den Rollstuhl oder ans Bett gefesselt sein. Die Nackenbeuger können schwer betroffen sein. Die Schwäche der Kehlkopfmuskulatur ist für eine Dysphonie verantwortlich zu machen. Beteiligung der quergestreiften Muskulatur des Pharynx und der oberen Anteile des Ösophagus führt zur Dysphagie und Regurgitation. Eine Verminderung der peristaltischen Aktivität und Dilatation im unteren Ösophagus und im Dünndarm kann von der Symptomatik der progressiven Sklerodermie nicht zu unterscheiden sein. (Es kann argumentiert werden, daß die Diagnose bei Patienten mit den eben beschriebenen Veränderungen im Gastrointestinaltrakt, wie sie bei minimaler oder milder Sklerodermie vorkommen, tatsächlich progressive Sklerodermie mit CREST-Symptom lauten muß – s. oben). Die Muskulatur der Hände, der Füße und des Gesichts ist nicht beteiligt. Gliederkontrakturen können sich spät, im chronischen Stadium, entwickeln.

Die **Hauteruption,** die dazu neigt, dunkel und erythematös zu sein, hat oft im Gesicht eine SLE-ähnliche, schmetterlingsartige Konfiguration. Periorbitale Ödeme mit heliotroper Färbung sind pathognomonisch. Der Hautausschlag kann leicht erhaben und glatt oder schuppig sein und kann an der Stirn, im Nacken und auf den Schultern, der Brust und dem Rücken, den Vorderarmen und Unterschenkeln, den medialen Malleoli und dem Rücken der proximalen Interphalangeal- und Metakarpophalangealgelenke auftreten. Die Basis und die Seiten der Fingernägel können hyperämisch sein. Die Hauterscheinungen blassen oft völlig ab, können aber von einer bräunlichen Pigmentierung, Atrophie, Narbenbildung oder Vitiligo gefolgt sein. Muskelschmerzen, Empfindlichkeit und Induration neigen zum gemeinsamen Auftreten mit den Hauterscheinungen. Die Hautveränderungen lassen in einigen Fällen an die progressive Sklerodermie denken. Subkutane Kalkeinlagerungen können vorkommen, besonders bei der Dermatomyositis des Kindesalters. Sie sind in ihrer Verteilung ähnlich derjenigen, der man bei der progressiven Sklerodermie begegnet, neigen aber zu größerer Ausdehnung **(Calcinosis universalis),** besonders bei unbehandelten oder zu zögernd behandelten Fällen.

Polyarthralgien, die zeitweise von Schwellungen, Gelenkergüssen und anderen Hinweisen auf eine nichtdeformierende Arthritis begleitet werden, kommen bei ungefähr einem Drittel der Patienten vor. Diese rheumatischen Beschwerden sind meist leicht und sprechen gut auf Kortikosteroide an. Das Raynaud-Phänomen kommt besonders häufig bei jenen Patienten vor, bei denen die Polymyositis gemeinsam mit anderen Bindegewebskrankheiten auftritt.

Viszerale Beteiligung (mit Ausnahme des Pharynx und des Ösophagus) ist bei der Polymyositis relativ selten, verglichen mit der hohen Inzidenz interner Veränderungen bei anderen Kollagenosen wie SLE oder progressiver Sklerodermie, geht aber gelegentlich der Muskelschwäche als Frühsymptom voraus. Interstitielle Pneumonie (erkennbar an Dyspnoe und Husten) kommt vor und kann der Myositis vorausgehen und das klinische Bild beherrschen. Über Herzbeteiligungen, die hauptsächlich durch EKG-Veränderungen (Arrhythmien, Überleitungsstörungen, abnorme systolische Zeitintervalle) zu erkennen sind, wurde mit zunehmender Häufigkeit berichtet. Akutes Nierenversagen, als Konsequenz schwerer Rhabdomyolyse mit Myoglobinurie (Crush-Syndrom) wurde auch beschrieben. Bei einigen Patienten tritt das Sjögren-Syndrom auf. Abdominelle Symptome, häufiger bei Kindern, können mit Hämatemesis oder Melaena aus Ulzerationen des Gastrointestinalsystems assoziiert sein, die bis zur Perforation fortschreiten können und chirurgische Interventionen erfordern. Eine assoziierte maligne Krankheit, gewöhnlich ein Karzinom, kommt bei ungefähr 15% der Männer (und einem geringeren Anteil von Frauen) im Alter über 50 Jahren vor. Es gibt keinen charakteristischen Typ oder Ort.

Laborbefunde

Laboruntersuchungen sind von Nutzen, aber nicht spezifisch. Die BSG ist häufig erhöht. Antinukleäre Antikörper und LE-Zellen werden bei wenigen Patienten gefunden, am häufigsten bei jenen mit Hinweisen auf andere Bindegewebskrankheiten. Etwa ²/₃ der Patienten haben Antikörper gegen PM-1, ein nukleäres Thymusantigen oder nukleäre Thymusextrakte (Jo-1). Die Beziehung zwischen diesen Autoantikörpern und der Pathogenese der Erkrankung ist bisher unklar. Die Serummuskelenzyme, speziell die Transaminasen, die Kreatinphosphokinase (CPK) und die Aldolase, sind normalerweise erhöht. Die Bestimmung der CPK ist am empfindlichsten und nützlichsten. Periodische Enzymbestimmungen helfen bei der Überwachung der Behandlung, erhöhte Spiegel vermindern sich bei effektiver Therapie. Bei Patienten mit chronischer Myositis und weitverbreiteter Muskelatrophie können diese Enzyme jedoch trotz aktiver Krankheit normal sein.

Diagnostik

Fünf Hauptkriterien können die Polymyositis/Dermatomyositis charakterisieren: Schwäche proximaler Muskeln, ein charakteristischer Hautausschlag, erhöhte Muskelenzyme im *Serum,* eine charakteristische Triade von elektromyographischen Abweichungen, Veränderungen der Histologie im Biopsiematerial. Die Elektromyographie zeigt meist: 1. spontane Fibrillationen und positive, scharfzackige Potentiale mit erhöhter Insertionsirritabilität; 2. polyphasische, kurze Potentiale während willkürlicher Kontraktionen; 3. bizarre, wiederholte Frequenzentladungen während mechanischer Stimulation. Die bevorzugten Orte für die Muskelbiopsie sind die Muskeln, die elektrische Abnormitäten zeigen, meist der Deltamuskel und der Quadriceps femoris. Die Biopsie sollte auf gegenüberliegenden Seiten erfolgen, um nicht an vorher untersuchten Stellen zu punktieren.

Ein Malignom muß bei allen erwachsenen Patienten mit Dermatomyositis in die Überlegungen miteinbezogen werden, wobei man Hinweisen in den Basisuntersuchungen nachgehen, aber nicht ausgedehnte und invasive Untersuchungen ohne konkrete Anhaltspunkte durchführen sollte.

Prognose

Über relativ zufriedenstellende und lange Remissionen, auch über offenbare Heilungen wurde speziell bei Kindern berichtet. Todesfälle bei Erwachsenen treten bei schwerer und progressiver Muskelschwäche, Dysphagie, Unterernährung, Aspirationspneumonie oder bei respiratorischer Insuffizienz mit überlagerter Lungeninfektion auf. Die Polymyositis neigt bei Patienten mit Herz- oder Lungenbeteiligung zu schwerem Verlauf und Therapieresistenz. Todesfälle bei Kindern sind gewöhnlich das Ergebnis einer Vaskulitis im Darmbereich. Bei Patienten mit malignomassoziierter Myositis ist die Prognose im allgemeinen durch das Malignom bestimmt.

Therapie

Bis zum Abklingen der Entzündung sollte der Patient in seiner Aktivität gebremst werden. Kortikosteroide sind als Mittel der Wahl zur initialen Behandlung der Dermatomyositis/Polymyositis weitgehend akzeptiert. Bei akuter Krankheit wird Prednison 40–60 mg/Tag in aufgeteilten Dosen, zusammen mit Antazida und Calcium, gegeben. Die Messung der Muskelenzymaktivitäten im Serum (vor allem der CK) in bestimmten Zeitabständen ist der beste Leitfaden zur Überprüfung der Therapiewirksamkeit. Reduktion dieser Enzyme in Richtung auf Normalwerte ist bei einem Großteil der Patienten nach 4–6 Wo. zu verzeichnen. Dies wird von einer Verbesserung der Muskelkraft gefolgt. Wenn die Enzymspiegel einmal auf Normalwerte zurückgegangen sind, wird die Prednisondosis langsam reduziert; steigen die Muskelenzyme wieder an, wird auch die Dosis wieder erhöht. Bei Erwachsenen ist eine Behandlung mit einer Steroiderhaltungsdosis (10–15 mg/Tag) i.a. auf unbegrenzte Dauer notwendig. Kinder benötigen initial hohe Prednisondosen (30–60 mg/m^2/Tag). Bisweilen tritt bei Patienten, die über lange Zeit mit hohen Kortikosteroiddosen behandelt werden, eine zunehmende Muskelschwäche auf, die auf eine aufgepfropfte **Steroidmyopathie** zurückzuführen ist. In diesem Falle ist es nötig, Kortikosteroide durch andere Substanzen (vor allem Immunsuppressiva) zu ersetzen. Bei der Dermatomyositis der Kinder kann es möglich sein, bei ein Jahr oder länger anhaltender Remission das Prednison abzusetzen. Weniger gut sprechen die mit nicht resezierbaren Tumoren verknüpfte Myositis, die metastatische Form und die Einschlußkörpermyositis auf Kortikosteroide an.

Immunsuppressive Mittel, einschließlich Methotrexat, Cyclophosphamid, Chlorambucil und Azathioprin, waren bei Patienten nützlich, die nicht auf Prednison allein ansprachen. Einige Patienten haben Methotrexat 5 Jahre oder länger erhalten, um die Krankheit unter Kontrolle zu halten. Derzeit in Erprobung befindet sich die Therapie mit i. v. Immunglobulin, wobei die bisherigen Daten erfolgversprechend sind. Die tumorassoziierte Myositis klingt oft bei Entfernung des Tumors ab.

Polymyalgia rheumatica und Arteriitis temporalis

Polymyalgia rheumatica (PMR)

Schwerste Schmerzen und Steifigkeit in proximalen Muskelgruppen ohne ständige Schwäche und Atrophie in Verbindung mit einer deutlich erhöhten BSG *und mit unspezifischen systemischen Symptomen.* Die PMR ist ein klinisches Syndrom, das vor allem in der Altersgruppe über 50 Jahre vorkommt, Frauen sind doppelt so häufig wie Männer betroffen. Prävalenz, Ätiologie und Pathogenese sind unbekannt. Bei einigen Patienten stellt die PMR die Manifestation einer zugrundeliegenden Arteriitis temporalis dar; in der Mehrheit sind die PMR-Patienten nicht signifikant von den Risiken der

Arteriitis-temporalis-Komplikationen betroffen, dennoch sollten sie auf die Möglichkeit des Auftretens hingewiesen werden und Symptome wie Kopfschmerzen, Sehstörungen oder Schmerzen beim Kauen unverzüglich berichten *(s. a. Kap. BEW, Arteriitis temporalis)*.

Symptome, Befunde und Diagnose

Die PMR ist durch Schmerzen und Steifigkeit im Nacken, Schulter- und Beckengürtel, Morgensteifigkeit, Steifigkeit nach längerer Ruhephase und systemische Beschwerden wie Krankheitsgefühl, Fieber, Depression und Gewichtsverlust gekennzeichnet. Sie beginnt akut oder subakut. Echte Muskelschwäche sowie pathologische Befunde in EMG oder Muskelbiopsie fehlen. Häufig findet sich eine normochrome-normozytäre Anämie, fast immer eine deutlich (oft über 100 mm/h nach Westergren) erhöhte BSG.

Differentialdiagnose

Von der cP ist die PMR initial manchmal schwer abzugrenzen, da es in 10–30% der Fälle auch zu Synovitiden kommen kann, erosive oder destruktive Veränderungen, positiver Rheumafaktor und Rheumaknoten fehlen aber. Von der Polymyositis ist die PMR durch normale Muskelenzymwerte sowie unauffälliges EMG und negative Muskelbiopsie abzugrenzen. Myalgien im Rahmen einer Hypothyreose sind durch pathologische Schilddrüsenwerte sowie erhöhte CK abzugrenzen, das multiple Myelom mit Myalgien ist durch die gleichzeitige monoklonale Gammopathie zu identifizieren. Der Ausschluß einer Fibromyalgie gelingt unschwer durch die bei der PMR vorhandenen systemischen Krankheitszeichen und die erhöhte BSG.

Behandlung

Die PMR spricht normalerweise dramatisch auf eine Behandlung mit Prednison an, wobei oft Startdosen von 15 mg und weniger ausreichen. Bei V. a. Arteriitis temporalis sollte die Therapie umgehend mit einer Dosis von 60 mg/Tag aufgenommen werden, um eine drohende Erblindung zu verhindern. Bei Abklingen der Symptome wird die Dosis langsam auf die niedrigste effektive Stufe reduziert, wobei man sich in erster Linie an der Klinik orientiert. Meist liegt die Behandlungsdauer bei weniger als zwei Jahren, bei einigen Patienten allerdings ist eine Gabe von niedrigen Dosen über Jahre erforderlich. Einige Patienten sprechen auf Salizylate und NSAID an, allerdings weniger eindrucksvoll.

Arteriitis temporalis

(Riesenzellarteriitis; kraniale Arteriitis)

Eine chronische entzündliche Erkrankung der großen Blutgefäße, insbesondere solcher mit ausgeprägter Elastika, die vorwiegend bei älteren Patienten vorkommt. Die geschätzte Prävalenz liegt jenseits des 50. Lebensjahres ca. bei 1 auf 1000, Frauen sind etwas häufiger betroffen. Ätiologie und Pathogenese sind unbekannt.

Pathologie

Die Riesenzellarteriitis befällt am häufigsten die Karotiden, insbesondere kraniale Arterien. Außerdem können Abschnitte der Aorta, ihrer Abgänge, die Koronararterien und periphere Arterien betroffen sein. Vornehmlich sind elastisches Gewebe enthaltende Arterien befallen, der Befall von Venen ist selten. Histologisch zeigt sich eine granulomatöse Entzündung der Intima und innerer Anteile der Media, wobei Lymphozyten, Epitheloidzellen und Riesenzellen vorherrschen. Es resultiert eine ausgeprägte Verdickung der inneren Wandschicht mit Verengung oder Verschluß des Lumens. Die Arteriitis kann lokalisiert, multifokal oder weitverbreitet auftreten.

Symptome und Befunde

Die Art der Symptome und Befunde hängt von der befallenen Arterienregion ab. Typisch sind stärkste, temporal und okzipital betonte Kopfschmerzen, Berührungsempfindlichkeit der Kopfhaut und Sehstörungen wie Amaurosis fugax, Diplopie, Skotom, Ptosis und Schleiersehen. Auch Claudicatio der Kau-, Schläfen- und Zungenmuskeln ist typisch. Eine Erblindung aufgrund von ischämischer Optikusneuropathie betrifft weniger als 20% der Patienten; nach hochdosierter Kortikoidtherapie ist sie eher ungewöhnlich. Die systemischen Symptome ähneln denen der PMR, mit der die Arteriitis verknüpft sein kann (s. o.). Die Krankheit kann sich auch als Arthritis, Karpaltunnelsyndrom, Fieber unklarer Ursache, unerklärlicher Gewichtsverlust, Radikulopathie und akuter Gefäßverschluß der Extremitäten erstmanifestieren *(s. a. Kap. HKR, 6., Takayasu-Arteriitis bei Entzündungen der Aorta).* Bei der körperlichen Untersuchung lassen sich möglicherweise eine Schwellung der Druckdolenz über der Arteria temporalis oder Geräusche über den großen Gefäßen entdecken.

Laborbefunde

Meist zeigt sich eine ausgeprägte Erhöhung der BSG (oft über 100 mm/h n. Westergren) in der aktiven Krankheitsphase, etwa 1% der Patienten weisen aber eine normale BSG auf. Häufig zeigt sich eine normochrome, normozytäre Anämie bisweilen erheblichen Ausmaßes, eine Erhöhung der alkalischen Phosphatase kommt vor. Weitere geläufige unspezifische Befunde sind polyklonale Hypergammaglobulinämie und Leukozytose.

Diagnose

Die Diagnose kann klinisch gestellt werden, aufgrund der erforderlichen langdauernden Kortikosteroidtherapie sollte aber eine Diagnosesicherung durch Biopsie der A. temporalis angestrebt werden. Auch bei äußerlich unauffälliger und symptomfreier Arterie kann sich dabei ein positiver histologischer Befund ergeben. Die Trefferquote kann durch beidseitige Biopsie erhöht werden. Bei klinischen Hinweisen auf peripheren Gefäßverschluß kann eine Angiographie die betroffenen Stellen zeigen. Wegen der Erblindungsgefahr sollte allerdings ein Patient mit dringendem klinischem Verdacht auf eine Arteriitis temporalis unabhängig vom Biopsiebefund in jedem Fall behandelt werden.

Therapie

Wegen der Erblindungsgefahr sollte bei klinischem Verdacht umgehend die Behandlung eingeleitet werden. Die meisten Patienten werden auf eine zunächst zwei- bis vierwöchige Therapie mit 60 mg/Tag Prednison ansprechen. Nach Besserung erfolgt eine schrittweise Dosisreduzierung, üblicherweise um 5 mg/Woche bis 40 mg/Tag, dann um 2 mg/Woche bis 20 mg/Tag, anschließend um 1 mg/Woche. Eine Normalisierung der BSG ist eher von zweitrangiger Bedeutung gegenüber dem klinischen Ansprechen. Bei Wiederaufflackern der Symptome (v.a. Kopfschmerzen, Fieber, Myalgien) sollte die Dosis wieder bis zum Sistieren der Beschwerden erhöht werden. Bei einigen Patienten gelingt ein Absetzen der Medikation innerhalb des ersten Jahres, bei vielen ist aber eine mehrjährige Therapie notwendig. Bei Auftreten unakzeptabler Steroidnebenwirkungen sind Therapieversuche mit Azathioprin, Methotrexat und Dapson gemacht worden, die Erfolge dieser Verfahren sind aber bisher nur anekdotischer Natur.

Polyarteriitis

(Polyarteriitis nodosa; Periarteriitis nodosa)

Eine Erkrankung, die durch segmentale Entzündung und Nekrose der mittelgroßen Muskelarterien charakterisiert ist, wobei eine sekundäre Ischämie des Gewebes durch die betroffenen Gefäße unterhalten wird.

Ätiologie und Inzidenz

Die Ätiologie ist unbekannt, möglicherweise ist eine Hypersensibilitätsreaktion mitbeteiligt. Die Vielfalt von klinischen und pathologischen Merkmalen der Krankheit deutet auf multiple pathogenetische Mechanismen hin. Schädigungen der Arterien, wie sie bei der spontan auftretenden Polyarteriitis vorkommen, werden auch bei hyperimmunisierten Freiwilligen, bei Versuchstieren mit experimenteller Serumkrankheit und auch bei Patienten, die eine allergische Reaktion ausbilden, gesehen. Arzneimittel (z. B. Sulfonamide, Penicillin, Jodide, Thiouracil, Wismut, Thiazide, Guanethidin, Methamphetamin) und Vakzine, bakterielle Infektionen (z. B. mit Strepto- und Staphylokokken) und virale Infektionen (z. B. Serumhepatitis, Influenza, Human Immunodeficiency Virus [HIV]) wurden mit dem Ausbruch der Krankheit assoziiert. Im allgemeinen ist kein prädisponierendes Antigen verantwortlich zu machen.

Der Beginn liegt meist in einem Alter zwischen 40 und 50 Jahren, ist jedoch auch bei Patienten aus anderen Altersgruppen berichtet worden. Die Krankheit tritt bei Männern 3mal häufiger auf als bei Frauen.

Pathologie

Eine segmentale, nekrotisierende Entzündung der Media und Adventitia der Gefäßwände charakterisiert die Veränderung. Der pathologische Prozeß tritt am häufigsten an Gefäßbifurkationen auf, wo er in der Media beginnt und sich in die Intima und die Adventitia von mittelgroßen Arterien ausdehnt, wobei die innere elastische Membran oft zerrissen wird. Gewöhnlich sind Läsionen in allen Entwicklungs- und Heilungsstadien vorhanden. Frühe Veränderungen enthalten polymorphkernige Leukozyten und gelegentlich Eosinophile. Spätere Läsionen enthalten Lymphozyten und Plasmazellen. In den veränderten Gefäßregionen lagern sich Immunglobuline, Fibrinogen und Komplementkomponenten ab. Die Bedeutung dieses Vorgangs ist unbekannt. Intimaproliferation mit sich aufpfropfender Thrombose führt zu Organ- und Gewebsinfarzierungen. Gefügeauflockerung in der muskulären Schicht der Gefäße kann kleine Aneurysmen und Arterienrisse verursachen. Heilungsprozesse können zu nodulärer Fibrose der Adventitia führen.

Beteiligung der Nieren, der Leber, des Herzens und des Gastrointestinaltrakts ist am häufigsten zu beobachten.. Nierenveränderungen kommen in zwei Arten vor: Bei großen Gefäßen (wobei der Nierenschaden selten ist) und mikrovaskulär, wobei die glomerulären afferenten Arteriolen (in denen die Veränderung diffus ist und Beeinträchtigungen der Nierenfunktion die Regel sind und früh eintreten) beteiligt sind. Die Hälfte aller Patienten mit massiven Leberinfarkten hat eine Polyarteriitis. Geringergradige Leberschmerzen und Erhöhung der Leberenzymwerte weisen auf eine fokale Leberkapselvaskulitis hin.

Auf der Basis von klinischen und pathogenetischen Unterschieden wurden verschiedene Syndrome, die mit der Polyarteriitis verbunden sind, von der Polyarteriitis nodosa abgetrennt: so die Angiitis bei Überempfindlichkeitsreaktionen; das **Churg-Strauss-Syndrom** (Vaskulitis mit Lungenbefall, Eosinophilie, nekrotisierenden Granulomen und schwerem Asthma); das **Cogan-Syndrom** (bei dem die Krankheit mit interstitieller Keratitis und Innenohrinfarkten beginnt), die rein mesenteriale Polyarteriitis (beobachtet bei Drogensüchtigen mit intravenöser Methamphetamineinspritzung), die Kawasaki-Krankheit (mukokutanöses Lymphknotensyndrom bei Säuglingen und Kindern, das durch Angiitis der Koronargefäße kompliziert ist) und die nekrotisierende Arteriitis, die mit Hepatitis-B-Virusinfektionen (entweder akute Hepatitis oder chronisch aktive Leberkrankheiten) verbunden ist. Die Beziehungen der Polyarteriitis nodosa zu diesen verschiedenen Arteriitisformen sind nicht klar.

Symptomatik

Die Polyarteriitis kann in ihrem Erscheinungsbild vielen Krankheiten ähneln. Der Verlauf kann der einer akuten und fieberhaften Krankheit sein, er kann subakut, mit tödlichem Ende nach mehreren Monaten oder schleichend als chronischer, kräftezehrender Prozeß verlaufen. Lokalisation und Schweregrad der Arteriitis sowie das Ausmaß der sekundären Gefäßschäden bestimmen im wesentlichen die Symptome, welche praktisch jedem Organ oder jeder Organgruppe zugeschrieben werden können.

Die häufigsten Anfangsbeschwerden sind Fieber (85%), Bauchschmerzen (65%) und Symptome, die zu peripheren Neuropathien in Beziehung stehen, oft als Mononeuritis multiplex (50%), Schwäche (45%), Gewichtsverlust (45%) und Asthma (20%). Hochdruck (60%), Ödeme (50%) sowie Oligurie und Urämie können bei den 75% der Patienten mit Nierenbeteiligung vorkommen, wobei Proteinurie und Hämaturie Frühsymptome sind. Diffuse oder lokalisierte Schmerzen im Abdomen, Übelkeit, Erbrechen und blutige Diarrhöen können zur Fehldiagnose eines akuten Abdomens führen. Eine Ischämie der Gallenblase oder des Intestinums kann eine Perforation und sekundäre Peritonitis zur Folge haben. Blutungen aus dem Gastrointestinaltrakt oder in den Retroperitonealraum können auch vorkommen. Präkordiale Schmerzen werden von 25% der Patienten angegeben, das EKG zeigt Hinweise für eine Beteiligung der Koronargefäße bei 45%. Erkrankungen des ZNS verursachen Kopfschmerzen (30%). Konvulsionen (10%) und organische Psychosen. Myalgien und Arthralgien sind häufig. Typische arthritische Erscheinungen an den großen Gelenken kommen vor. Hautveränderungen, einschließlich subkutaner Knötchen und unregelmäßiger Gebiete mit Hautnekrosen, werden bei einigen Patienten beobachtet.

Laborbefunde

Eine Leukozytose von 20000–40000 (80% der Patienten), Proteinurie (60%) und mikroskopische Hämaturie sind die am häufigsten zu findenden pathologischen Veränderungen. Eine Eosinophilie, entweder vorübergehend oder permanent, ist ungewöhnlich, kann aber bei Patienten mit einem ausgedehnten klinischen Verlauf, bei Lungenbeteiligung oder Asthmaattacken vorhanden sein. Thrombozytose, eine erhöhte BSG und Anämien durch Blutverlust oder Nierenschäden sind häufig. Hypoalbuminämie und Erhöhung der Serumimmunglobuline werden häufig gefunden, aber Autoantikörper, denen man bei anderen Kollagenosen oft begegnet, sind selten nachweisbar.

Diagnostik

(Bezüglich einiger polyarteriitisassoziierter Syndrome siehe Abschnitt „Pathologie", oben). Polyarteriitis sollte als mögliche Diagnose in Betracht gezogen werden, wenn unerklärbares Fieber, Schmerzen im Abdominalbereich, Nierenschäden oder Hochdruck vorhanden sind oder wenn ein Fall, der Nephritis oder Herzerkrankung vortäuscht, von Eosinophilie oder unerklärbaren Symptomen wie Arthralgie, Muskelschmerzen oder Muskelschwäche, subkutanen Knötchen, violetten Hautausschlägen, Schmerzen im Abdomen oder in den Extremitäten oder sich schnell entwickelnder Hypertension begleitet wird. Die Diagnose kommt häufig dann in Frage, wenn eine verwirrende Kombination von klinischen Merkmalen und Laborbefunden vorhanden ist und wenn insbesondere andere Ursachen einer febrilen Multisystemerkrankung ausgeschlossen wurden. Eine Systemerkrankung mit peripherer, meist multipler Neuritis, die die großen Nervenstränge (z. B. N. radialis, peroneus, ischiadicus) in einer bilateralen asymmetrischen oder symmetrischen Verteilung einschließt (**Mononeuritis multiplex**), ist ebenfalls ein starker Hinweis auf Polyarteriitis. Jedes der oben beschriebenen klinischen Profile ist besonders auf Polyarteriitis nodosa verdächtig, wenn es bei einem vorher gesunden Mann im mittleren Lebensalter festgestellt wird.

Weil es keine spezifischen serologischen Tests für Polyarteriitis nodosa gibt, hängt die Diagnose vom Nachweis typischer Veränderungen einer nekrotisierenden Arteriitis bei der **Biopsie** oder von der **angiographischen Darstellung der typischen Aneurysmen mittelkalibriger Gefäße** ab. Biopsien der Haut, des subkutanen Gewebes, des Nervus suralis und/oder des Wadenmuskels sollten entnommen werden, wenn solche Gewebe Hinweise für eine akute Entzündungsreaktion bieten; Blindbiopsien aus klinisch nicht befallenem Gewebe verlaufen meist ergebnislos. Die Biopsie kann jedoch wegen der lokalen Natur der Erkrankung negativ sein. Die Elektromyographie und die Untersuchung der Nervenleitfähigkeit können bei negativem klinischem Befund eine Hilfe bei der Auswahl des Biopsieortes sein.

Der M. gastrocnemius sollte wegen des Risikos der postoperativen Venenthrombose *nicht* biopsiert werden, es sei denn, er ist der einzige Muskel, der Erkrankungssymptome zeigt. Die Biopsie der Testikel wurde wegen der Häufigkeit mikroskopischer Veränderungen an dieser Stelle befürwortet, sollte aber so lange *vermieden* werden, wie andere zugängliche Orte vermuteter Organbeteiligung vorhanden sind. Die Nierenbiopsie bei Patienten mit Nephritis und die Leberbiopsie bei Patienten mit stark abweichenden Leberfunktionstests können in Frage kommen, wenn andere Stellen kein diagnostisch verwertbares Material liefern. Auch ohne sichere bioptische Diagnosestellung kann eine **selektive Angiographie** die Diagnose sichern, wenn kleine Aneurysmen in den renalen, hepatischen und zöliakalen Gefäßen sichtbar sind.

Prognose

Ob akut oder chronisch, die unbehandelte Krankheit geht meist tödlich aus, wobei Versagen des Herzens, der Nieren oder anderer lebenswichtiger Organe sowie Katastrophen im Gastrointestinalsystem oder rupturierte Aneurysmen das Ende bedeuten. Ohne Therapie überlebt nur ein Drittel der Patienten ein Jahr, und 88% der Kranken versterben innerhalb von 5 Jahren. Die Glomerulonephritis mit Niereninsuffizienz spricht gelegentlich auf die Therapie an, aber Anurie und Hypertension sind unheilverkündende Befunde. Nierenversagen ist bei 65% der Patienten die Todesursache. Infektionen mit opportunistischen Keimen und einem potentiell fatalen Ausgang sind nicht ungewöhnlich.

Therapie

Die Therapie muß energisch und vielseitig sein. Das auslösende Antigen, unter Einschluß von Medikamenten, muß gesucht und ausgeschlossen werden. **Kortikosteroide** in hoher Dosierung (z. B. Prednison 60 mg/Tag in getrennten Dosen) können die Progression der Krankheit verhindern und scheinen bei ungefähr 30% der Patienten eine partielle oder nahezu komplette Remission herbeizuführen. Weil eine Langzeittherapie notwendig ist, sind die Nebenwirkungen der Steroide, einschließlich Hochdruck und Hyperkalzurie (welche einen präexistenten Nierenschaden verschlimmern kann), oft hemmend, und das bereits vorhandene Risiko einer hinzukommenden Infektion ist vergrößert. Die Kortikosteroid-Tagesdosis sollte bei Besserung reduziert werden, d. h. bei Reduktion des Fiebers, Abfall der BSG, Verbesserung der Herz- und Nierenfunktion, Verbesserung der Nervenleitgeschwindigkeit, Abklingen von Hautveränderungen und Schmerzlinderung. Einige der Manifestationen des Hyperkortisolismus können eventuell durch Gabe der Kortikosteroide in einer einfachen Morgendosis an alternierenden Tagen vermieden werden. Obwohl ein solches Therapieverfahren als Erhaltungstherapie ausreichend sein kann, ist es in den frühen Behandlungsstadien selten erfolgreich.

Immunsuppressive Mittel, entweder allein oder anfänglich mit Kortikosteroiden, werden mit einigem Erfolg empirisch angewendet, wenn Kortikosteroide allein nicht genügen. Cyclophosphamid 2–3 mg/kg Körpergewicht kann Patienten gegeben werden, die während der ersten Behandlungswochen nicht auf Kortikosteroide ansprechen oder für die gefährlich hohe Dosen notwendig sind, um die Krankheit unter Kontrolle zu halten (diese Kriterien würden bei der Mehrzahl der Patienten zutreffen). Die Arzneimitteldosen sollten so eingerichtet werden, daß die Zahl der peripheren weißen Blutzellen zwischen 2000 und 3500/mm^3 gehalten wird. Cave: Die Behandlung mit immunsuppressiven Substanzen beinhaltet Risiken, wie z. B. das Auftreten mikrobieller Infektionen, die umgehend behandelt werden müssen.

Weitere Maßnahmen aufgrund spezieller Probleme schließen die antihypertensive Therapie, sorgfältige Überwachung des Flüssigkeitshaushaltes und der Nierenfunktion, Digitalisierung und Bluttransfusionen ein. Chirurgische Intervention ist erforderlich, wenn die Beteiligung des Gastrointestinaltrakts zu Thrombosen der Mesenterialarterien und Eingeweideinfarkten führt.

Wegener-Granulomatose

(s. a. Kap. LUN, 13., Lungenbefall bei Wegener-Granulomatose)

Eine ungewöhnliche Erkrankung, die üblicherweise als lokalisierte, granulomatöse Entzündung der Schleimhaut des oberen und/oder unteren Respirationstrakts beginnt und bis zur generalisierten, nekrotisierenden, granulomatösen Vaskulitis und Glomerulonephritis fortschreiten kann.

Ätiologie und Inzidenz

Die Ätiologie ist unbekannt. Obwohl die Krankheit einem infektiösen Prozeß ähnlich ist, wurde kein verursachendes Agens isoliert. Wegen der charakteristischen histologischen Gewebsänderungen wurde eine Hypersensitivität als Basis der Erkrankung postuliert. Männer sind etwa doppelt so häufig betroffen wie Frauen. Die Krankheit kann in jedem Lebensalter beginnen.

Pathologie

Die Biopsie des entzündeten und granulösen Materials in der Nase und im Nasopharynx enthüllt granulomatöses Gewebe, das Epitheloidzellen, Langhans-Zellen und Fremdkörperriesenzellen in Verbindung mit Gefäßrupturen, ausgetretenen Erythrozyten und zahlreichen Leukozyten mit verschiedenen Graden von Zellzerfall enthält. Lungen- und Hautbiopsien zeigen entzündliche, perivaskuläre Exsudate und Fibrinablagerungen in kleinen Arterien, Kapillaren und Venen. Nierenbiopsie zeigt eine lokale und segmentale Glomerulonephritis variierenden Schweregrads, gelegentlich mit nekrotisierender Vaskulitis. Immunhistochemische Untersuchungen der Nierenbiopsien zeigen ausgedehnte Fibrinablagerungen in Blutgefäßen und den Glomeruli; letztere lassen die partielle Aktivierung eines Gerinnungsfaktors (Hageman) vermuten. Immunkomplexe, die durch C_{1q} präzipitiert sind, wurden gefunden, und es wurde gezeigt, daß sie unter Therapie mit Cyclophosphamid und Prednison verschwinden. Dichte, subepitheliale Ablagerungen von Material, das Immunkomplexe vermuten läßt, sind durch Elektronenmikroskopie auf der Epithelseite der Basalmembran entdeckbar. Die Immunfluoreszenz hat in einigen Fällen verstreute Ablagerungen von Komplement und IgG gezeigt.

Symptomatik und Laborbefunde

Der Beginn kann schleichend oder akut sein; das volle Krankheitsspektrum entwickelt sich möglicherweise erst im Verlauf von Jahren. Die vorgebrachten Klagen beziehen sich meist auf den oberen Respirationstrakt und betreffen schwere Rhinorrhö, paranasale Sinusitis, nasale Schleimhautulzerationen (mit nachfolgender sekundärer bakterieller Infektion), seröse oder purulente Otitis media mit Hörverlust, Husten, Hämoptyse und Pleuritis. Der Patient präsentiert sich gewöhnlich mit einem granulomatösen Prozeß der Nase, der oft als chronische Sinusitis fehlgedeutet wird. Die Nasenschleimhaut hat ein gerötetes, etwas erhabenes Aussehen. Sie ist verletzlich und blutet leicht. Eine Perforation des Nasenseptums kann vorkommen. Andere Initialsymptome schließen Fieber, Krankheitsgefühl, Gewichtsverlust, wandernde Polyarthropathie, granulomatöse Hautveränderungen und Augenmanifestationen mit Obstruktion des Ductus nasolacrimalis, Proptose und Episkleritis ein. Chondritis des Ohrs, Myokardinfarkt, verursacht durch die dieser Krankheit eigene Vaskulitis, aseptische Meningitis und nichtheilende Granulome des ZNS können vorkommen.

Schließlich kann sich eine charakteristische disseminierte, vaskuläre Phase entwickeln, begleitet von nekrotisierenden, entzündlichen Hautveränderungen, pulmonalen Läsionen mit Kavitation, diffuser leukozytoplastischer Vaskulitis und fokaler Glomerulitis, die bis zur generalisierten Glomerulonephritis mit anschließender Hypertension und Urämie fortschreiten kann. Die Nierenkrankheit ist das Kernstück der generalisierten Erkrankung. Die Urinanalyse zeigt Proteinurie, Hämaturie und Erythrozytenzylinder.

Schädigung der Nierenfunktion ist ohne sofortige geeignete Behandlung unvermeidlich. Gelegentlich ist die Krankheit auf eine Lungenbeteiligung begrenzt *(s. Kap. LUN, 13.)*. Eine Anämie kann vorhanden sein.

Die Serumkomplementspiegel sind normal oder erhöht. Eine Leukozytose ist vorhanden, antinukleäre Antikörper und LE-Zellen sind nicht vorhanden. Hohe Titer von Antikörpern gegen neutrophile zytoplasmatische Proteine sind praktisch immer vorhanden, sie stellen einen relativ spezifischen und sensitiven Marker zur Verlaufsbeurteilung dar.

Diagnostik

Eine rasche Diagnosestellung und Behandlung sind notwendig, da man heute eine hohe Remissionsquote inklusive Verhinderung bzw. Verminderung der besonders kritischen renalen Komplikationen erreichen kann (s. unten). Die Diagnose wird durch die charakteristischen klinischen und pathologischen Befunde gesichert. Die Nierenbiopsie ist zur Sicherung der Diagnose, zur Bestimmung des Ausmaßes der Nierenbeteiligung und zur frühen Erfassung einer Ausbreitung in die Nieren wichtig. Manchmal führt eine offene Lungenbiopsie eines soliden oder kavernösen Infiltrats zur Diagnosestellung. Im Sputum von Patienten mit Lungenbeteiligung können Nester von dicht gepackten, atypischen Zellen gefunden werden. Die Differentialdiagnose hat gegenüber der Poylarteriitis, der Beteiligung der Nierengefäße bei der septischen bakteriellen Endokarditis, der schnell oder langsam progressiven Glomerulonephritis, dem Lupus erythematodes disseminatus und der malignen Retikulose, d.h. einem Lymphom, zu erfolgen. Eine rheumatische Arthritis kann bis zu einem Jahr vorgetäuscht werden, bis die korrekte Diagnose gestellt wird. Die Polyarteriitis wird durch Biopsie der Hautveränderungen und die unterschiedliche Lokalisation der Gefäßveränderungen ausgeschlossen. Eosinophilie, die kein Merkmal der Wegener-Granulomatose ist, wird oft bei Polyarteriitis gefunden, während eine nasale und pulmonale granulomatöse Entzündung fehlt. Bei der septischen bakteriellen Endokarditis finden sich charakteristische Blutkulturen und veränderliche Herzgeräusche. Beim Lupus erythematodes sind im Serum antinukleäre Antikörper und LE-Zellen vorhanden, und der Serumkomplementspiegel ist erniedrigt. Vaskuläre, granulomatöse Entzündungen fehlen bei der malignen Retikulose. Erhöhte Titer von Antikörpern gegen neutrophile Lysosomen und ihre Bestandteile finden sich nur bei Patienten mit nekrotisierenden Vaskulitiden.

Verlauf, Prognose und Therapie

Das komplette Syndrom schreitet gewöhnlich rasch bis zum Nierenschaden fort, wenn die diffuse vaskuläre Phase einmal beginnt. Patienten mit der limitierten Form der Erkrankung können auf Nase und Lunge beschränkte Veränderungen haben, mit geringer oder fehlender systematischer Beteiligung. Lungenmanifestationen können sich spontan verschlechtern oder verbessern.

Die in früheren Zeiten fatale Prognose hat sich durch den Einsatz immunsuppressiver/zytotoxischer Substanzen dramatisch verbessert. Cyclophosphamid in einer oralen Tagesdosis von 1–2 mg/kg Körpergewicht oder als Einzeldosis mittels rascher i.v. Infusion alle 2–3 Wochen ist das Mittel der ersten Wahl. Kortikosteroide werden gleichzeitig zur Verringerung der Vaskulitis gegeben (in einer Tagesdosis von 1 mg/kg Körpergewicht Predisonäquivalent). Nach 2–3 Monaten wird Prednison schrittweise reduziert, bis der Patient schließlich nur noch mit Cyclophosphamid behandelt wird. Diese Therapie wird nach der vollständigen klinischen Remission der Krankheit mindestens noch ein Jahr lang weitergeführt. Die orale Gabe wird dann in 25-mg-Schritten alle 2–3 Monate weiter reduziert (für die intravenöse Gabe gilt das gleiche). Azathioprin ist wesentlich weniger wirksam, kann aber als Alternative zur Unterstützung in Fällen gewählt werden, wo Cyclophosphamid schlecht vertragen wird. Eine prophylaktische orale Therapie mit Trimethoprim/Sulfamethoxazol (160/800 mg bis 480/2400 mg täglich) scheint bei Befall des oberen Respirationstrakts gut wirksam zu sein und genügt möglicherweise als Langzeitmonotherapie, wenn alle schweren systemischen Krankheitsmanifestationen durch Cyclophosphamid und Kortikosteroide beseitigt sind. Gelegentlich erreicht die Begleitanämie ein solches Ausmaß, daß Transfusionen erforderlich sind.

Die wichtigsten Nebenwirkungen bezüglich Cyclophosphamid beinhalten eine mit einem erhöhten Infektrisiko verbundene Leukopenie, eine hämorrhagische Zystitis, die Gonadendysfunktion sowie Haarausfall, der bei Absetzen der Substanz reversibel ist. Mittels der Therapie ist eine komplette Langzeitremission der Krankheit zu erreichen, selbst wenn schon ein fortgeschrittener Status vorgelegen hat. Bei fortgeschrittener Niereninsuffizienz hat sich die Nierentransplantation als erfolgreich erwiesen. Interessant ist ein Fallbericht über einen Patienten, der ein Nierenimplantat erhielt, in dem sich ebenfalls wieder die typischen Nierenveränderungen der Wegener-Granulomatose entwickelten. Eine erhöhte Inzidenz von soliden Tumoren nach vielen Jahren kann die Folge einer hochdosierten Cyclophosphamidtherapie sein.

Gemischte Bindegewebskrankheit (MCTD)

Ein rheumatisches Krankheitssyndrom, charakterisiert durch überlappende klinische Merkmale, die denen des SLE, der Sklerodermie und der Polymyositis/Dermatomyositis ähnlich sind. Sehr hohe Titer eines zirkulierenden antinukleären Antikörpers gegen ein Antigen des nukleären Ribonukleoproteins (RNP) sind vorhanden.

Ätiologie, Pathogenese und Inzidenz

Die Ätiologie ist unbekannt, aber bestimmte Befunde lassen vermuten, daß eine Schädigung durch Immunvorgänge bei der Pathogenese beteiligt sein kann. Dafür sprechen: 1. eine auffallende Hypergammaglobulinämie, 2. das Persistieren extrem hoher Titer von RNP-Antikörper, 3. leichte bis mäßige Senkung der Komplementspiegel im Serum, 4. zirkulierende Immunkomplexe während der aktiven Krankheitsphase, 5. spezifische Ablagerung von IgG, IgM oder Komplement in den Gefäßwänden oder Muskelfasern und entlang der Basalmembran und 6. eine chronische entzündliche Infiltration durch Lymphozyten und Plasmazellen in verschiedenen Geweben.

Ob die MCTD wirklich eine Krankheitsentität darstellt, ist zum gegenwärtigen Zeitpunkt noch nicht restlos klar, eine Reihe von Befunden unterstützt aber diese Annahme: 1. klinische Überlappungssymptome, die verschiedenen anderen Kollagenosen ähneln; 2. extrem hohe Titer des RNP-Antikörpers bei häufig gleichzeitigem Fehlen signifikanter Titer von anderen antinukleären Antikörpern; 3. eine normale RES-Clearance der Immunkomplexe bei den meisten MCTD-Patienten im Gegensatz zu Patienten mit SLE; 4. Abnormitäten im Kreislauf der immunregulatorischen T-Zellen bei der MCTD, die sich von denen bei anderen rheumatischen Krankheiten deutlich unterscheiden; 5. das häufige Vorkommen einer pulmonalen Hypertonie und einer damit assoziierten proliferativen Vaskulopathie mit geringer Fibrose; 6. weitere pathologische Veränderungen, die ausschließlich bei der MCTD vorkommen.

Über die Häufigkeit der MCTD ist nichts bekannt, sie ist jedoch häufiger als die Polymyositis/Dermatomyositis und seltener als der SLE. Etwa 80% der Patienten sind Frauen. Das Alter rangiert zwischen 5 und 80 Jahren, mit einem Altersdurchschnitt von 37 Jahren.

Symptomatik und Pathologie

Das **typische klinische Syndrom** ist durch das Raynaud-Phänomen, Polyarthralgie oder Arthritis, geschwollene Hände, entzündliche, proximale Myopathie, ösophageale Hypomobilität und Lungenerkrankung charakterisiert.

Das Raynaud-Phänomen kann anderen Krankheitsmanifestationen um Jahre vorausgehen, und die Anfangsbefunde lassen häufig an frühen SLE, Sklerodermie, Polymyositis/Dermatomyositis oder rheumatische Arthritis denken. Wie auch immer die Anfangsbefunde sein mögen, die Krankheit zeigt die Tendenz, aus einer limitierten Form zu größerer Ausdehnung fortzuschreiten. Ebenso treten im Lauf der Zeit Veränderungen der klinischen Merkmale auf.

Der häufigste **Hautbefund** ist eine Schwellung der Hände, wobei die Finger wurstartig verformt erscheinen. Diffuse, sklerodermieähnliche Veränderungen und Nekrosen oder Ulzerationen der Fingerspitzen (häufig bei der Sklerodermie) sind bei MCTD sehr viel seltener. Andere Hautbefunde schließen lupusähnliche Ausschläge, erythematöse Flecken über den Knöcheln, violette Verfärbung der Augenlider, diffuse, nichtschuppende Alopezie und eckige Teleangiektasien an den Händen und im Gesicht ein.

Fast alle Patienten haben **Polyarthralgien,** und drei Viertel haben Arthritis. Die Arthritis ist oft nicht deformierend, aber erosive Veränderungen und Deformationen können vorhanden sein und rheumatische Arthritis vermuten lassen. Eine **Schwäche der proximalen Muskulatur** mit oder ohne Schmerzempfindlichkeit ist häufig. Elektromyogramme zeigen die typischen Zeichen der **entzündlichen Myopathie,** und Muskelbiopsien ergeben eine Muskelfaserdegeneration und interstitielle und perivaskuläre Infiltrate von Lymphozyten und Plasmazellen.

Abnormitäten des Ösophagus, einschließlich Druckverminderung des unteren Sphinkters, eine verminderte Peristaltikamplitude der beiden unteren Ösophagusdrittel und eine Verminderung des Druckes am oberen Sphinkter kommen bei 80% der Kranken vor, wobei 70% der Patienten keine Beschwerden haben. **Lungenbeteiligung** kommt auch bei etwa 90% der Kranken vor und kann signifikante Veränderungen der Austauschkapazität bewirken, bevor die Krankheit klinisch apparent wird. Röntgenaufnahmen des Thorax zeigen Pleuritis und/oder diffuse, interstitielle Infiltrate. Bei einigen Patienten wird die Lungenbeteiligung zum prädominanten klinischen Problem, da sie zur Dyspnoe bei Anstrengung und/oder zu pulmonaler Hypertension führt. Pulmonale Hypertonie und proliferative vaskuläre Läsionen, die i.a. schleichend beginnen, stellen bei einigen Patienten ernste Komplikationen dar. Neuere Studien mittels Nagelfalzkapillar-Mikroskopie zeigten schwere Veränderungen, wie sie für die Sklerodermie charakteristisch sind, bei solchen Patienten, die nachfolgend eine pulmonale Hypertonie entwickelten. Lungenbiopsien haben vor allem eine Intimaproliferation und Mediahypertrophie in den Gefäßen ergeben, die so schwer sind, daß sie in einigen Fällen vaskuläre Obliterationen verursachen.

Perikarditis ist der häufigste Herzbefund, **Myokarditis** kann auch vorliegen und zur dekompensierten Herzinsuffizienz führen. In einer neueren Untersuchung wurde bei 26% der Patienten mit MCTD ein Mitralklappenprolaps festgestellt. **Nierenerkrankungen** kommen nur bei 10% der Patienten vor und sind eher leicht. Gelegentlich wird jedoch die Nierenbeteiligung zum großen klinischen Problem, und es sind Patienten an fortschreitendem Nierenschaden gestorben. Nierenbiopsien zeigen gewöhnlich mesangiale Hyperzellularität, fokale Glomerulitis und membranöse Glomerulonephritis, während membranoproliferative Glomerulonephritis und proliferative Gefäßveränderungen sehr viel weniger häufig zu sehen sind. Schwere **neurologische Störungen** einschließlich organischer, mentaler Syndrome, aseptischer Meningitis, Anfällen, multipler peripherer Neuropathien und Hirninfarkte oder Hämorrhagien kommen nur bei 10% der Patienten vor. Eine Neuropathie der sensorischen Anteile des N. trigeminus scheint bei MCTD viel häufiger zu sein als bei anderen rheumatischen Erkrankungen.

Andere Befunde, die bei Patienten mit MCTD vorhanden sein können, umfassen das Sjögren-Syndrom, die Hashimoto-Thyreoiditis, Fieber, Lymphadenopathien (oft massiven Ausmaßes), Splenomegalie, Hepatomegalie, Beteiligung des Intestinums ähnlich derjenigen, wie sie bei Sklerodermie gesehen wird, und persistierende Heiserkeit.

Laborbefunde

Fast alle Patienten mit MCTD haben hohe Titer (oft höher als 1:1000) von antinukleären Antikörpern **(ANA)** in der Immunfluoreszenz, die eine fleckige Verteilung haben. Antikörper gegen extrahierbares Nuklearantigen **(ENA)** werden gewöhnlich durch die Hämagglutination in sehr hohen Titern (höher als 1:100000) entdeckt. Die antinukleären Antikörper und die Hämagglutinationstiter lassen sich typischerweise durch Verdauung mit Ribonuklease eliminieren, da die ENA-Komponente, gegen die bei MCTD die Antikörper gerichtet sind, ein ribonukleaseempfindliches Antigen der nukleären Ribonukleoproteine **(RNP)** ist. Durch Immundiffusion kann gesichert werden, daß Antikörper gegen RNP vorhanden sind, während Antikörper gegen die RNase-resistente Sm-Komponente von ENA gewöhnlich nicht vorhanden sind. Hohe Titer von RNP-Antikörpern persistieren üblicherweise jahrelang, sie können aber bei Patienten in längerer Remission signifikant abfallen oder sogar verschwinden.

Die Beschaffenheit der RNP- und Sm-Antigene ist jetzt besser aufgeklärt. RNP-Antikörper fällen Komplexe aus U1-„small nuclear ribonucleic acid"(snRNA)-Protein aus und reagieren mit 70-K-, A- und C-Proteinen. Sm-Antikörper fällen Komplexe aus, die U1-, U2-, U4-, U5- und U6-snRNA enthalten, und reagieren mit Proteinen, die als B/B′ und D bezeichnet werden. Neuere Studien haben gezeigt, daß Autoantikörper gegen das 70-K-Protein eng mit der MCTD assoziiert, beim SLE aber selten sind. Immunogenetische Studien haben eine Assoziation der U1-70-K-positiven MCTD mit HLA-DR4, nicht aber mit dem beim SLE häufigeren DR3 gefunden.

Antikörper gegen native DNA und das LE-Zell-Phänomen sind bei MCTD selten. Rheumaagglutinine sind häufig positiv und die Titer oft hoch.

Die BSG ist häufig erhöht, und 79% der Patienten haben eine diffuse Hypergammaglobulinämie, die oft in einem Bereich zwischen 2 und 5 g/dl liegt. Die Serumkomplementspiegel sind bei nur 25% der Patienten leicht bis mäßig erniedrigt. Die Serumspiegel der Kreatinphosphokinase und der Aldolase sind gewöhnlich erhöht, wenn eine aktive Myositis vorliegt.

Mäßige Anämien und Leukopenien treten bei 30–40% der MCTD-Patienten auf. Klinisch signifikante, Coombs-positive Anämien und Thrombozytopenien sind ungewöhnlich. In einem Bericht über MCTD bei Kindern waren jedoch schwere Thrombozytopenien häufiger, und bei zwei Kindern war eine Splenektomie erforderlich, da sie nur teilweise auf Kortikosteroide ansprachen. Hämaturie, Zylinder und Proteinurie werden bei der Urinanalyse gefunden, wenn eine Glomerulonephritis eintritt.

Diagnostik

Die Diagnose „gemischte Bindegewebskrankheit" sollte in Betracht gezogen werden, wenn zusätzliche, überlappende Symptome bei Patienten auftreten, die Lupus erythematodes disseminatus, Sklerodermie, Polymyositis, rheumatische Arthritis, juvenile rheumatische Arthritis, Sjögren-Syndrom, Vaskulitis, idiopathische thrombozytopenische Purpura, Lymphom oder „virale Perikarditis" zu haben scheinen. MCTD kann sich gelegentlich als Fieber unbekannten Ursprungs äußern. Weil der charakteristische serologische Befund von hohen Antikörpertitern, die nur gegen Ribonukleoprotein gerichtet sind, viel häufiger mit MCTD assoziiert ist als mit anderen rheumatischen Erkrankungen, erlaubt das Auffinden von RNP-Antikörpern eine Verdachtsdiagnose schon früh bei der Entstehung der Erkrankung, wenn die klinischen Manifestationen noch begrenzt sind. Wenn RNP-Antikörper in hohen Titern entdeckt wird, zeigt eine gründliche Untersuchung der Muskeln, des Ösophagus und des pulmonalen Systems (besonders der Austauschkapazität) häufig Abnormitäten, auch wenn die Patienten im Hinblick auf diese Symptome beschwerdefrei sind.

Prognose

In fünf Veröffentlichungen mit 194 Patienten lag die Mortalität bei 13%, die durchschnittliche Krankheitsdauer betrug hierbei zwischen 6 und 12 Jahren. Die Todesursachen waren proliferative vaskuläre Veränderungen mit pulmonaler Hypertonie, Nierenversagen, Myokardinfarkt, Kolonperforation, ausgedehnte Infektion und Hirnblutung. Ununterbrochene Remissionen für viele Jahre, mit wenig oder keiner Erhaltungstherapie mit Kortikosteroiden, wurden jetzt bei einigen Patienten beobachtet.

Therapie

Die medizinische Betreuung und die Arzneimitteltherapie bei MCTD ist dem Verfahren ähnlich, das beim Lupus erythematodes üblich ist. Die meisten Patienten sprechen auf Kortikosteroide an, besonders wenn zu einem frühen Zeitpunkt des Krankheitsgeschehens behandelt wird. Leichte Krankheitsfälle sind oft durch Salicylate, nichtsteroidale entzündungshemmende Mittel, Antimalariamittel oder sehr niedrige Kortikosteroiddosen unter Kontrolle zu bringen. Schwere Beteiligung großer Organe erfordert üblicherweise höhere Kortikosteroiddosen. Eine Initialdosis von 1 mg Prednison/kg Körpergewicht wird oft angewandt. Auch bei Patienten, deren Erkrankung sehr progressiv und im Körper weitverbreitet ist, kann die längerdauernde hochdosierte Kortikosteroidtherapie, manchmal in Kombination mit Zytostatika, mit klinischer Besserung verbunden sein. Andererseits kann bei Krankheitsfällen mit langer Dauer mit zunehmenden funktionellen Schäden der Erfolg nicht mehr so vollständig sein, und die Toxizität der Mittel kann dann zu schweren und manchmal tödlichen Komplikationen beitragen. Allgemein sprechen die sklerodermieähnlichen Merkmale der MCTD am schlechtesten auf die Behandlung an.

4. ARTHRITIS ASSOZIIERT MIT SPONDYLITIS

Spondylitis ankylosans (Sp. a.)

(Marie-Strümpell-Krankheit)

Ein heterogenes und systemisches rheumatisches Krankheitsbild, das primär durch Entzündung des Achsenskeletts sowie der großen peripheren Gelenke charakterisiert ist.

Die Sp. a. beginnt am häufigsten im Alter zwischen 20 und 40 Jahren und kommt bei Männern etwa dreimal häufiger als bei Frauen vor. Das gehäufte familiäre Auftreten (10–20mal häufiger bei Verwandten 1. Grades von Sp.-a.-Patienten als bei der Gesamtbevölkerung) sowie eine hohe Assoziation zum HLA-Antigen B27 bei den Sp.-a.-Patienten unterstützen eine genetische Basis für diese Erkrankung, wenngleich Umgebungsfaktoren zusätzlich eine Rolle spielen könnten. Schätzungen, die auf zwei großen amerikanischen Untersuchungen bei B27-positiven Blutspendern bzw. B27-positiven Gewebespendern beruhen, zeigen an, daß das Risiko, eine Sp. a. zu bekommen, bei Patienten mit positiven HLA-B27 bei etwa 20% liegen dürfte.

Symptomatik

Das Leitsymptom der Erkrankung ist der tiefsitzende Kreuzschmerz, ein atypischer Beginn mit einer peripheren Arthritis ist aber insbesondere bei Kindern und Frauen nicht ungewöhnlich, bisweilen ist auch eine akute Iritis (Uveitis anterior) das Erstsymptom. Unabhängig vom Erstsymptom sind tiefsitzende Kreuzschmerzen unterschiedlicher Stärke – mit meist nächtlichem Auftreten – ein obligatorischer Befund, ebenso ein Morgensteifigkeitsgefühl, das charakteristischerweise durch Bewegung gelindert wird. Die Patienten lindern unwillkürlich ihre Rückenschmerzen sowie paraspinale Muskelverspannungen durch Einnahme einer gebeugten oder überhängenden Haltung. Entsprechend ist beim unbehandelten Patienten eine Kyphose unterschiedlichen Ausmaßes geläufig. Ein weiteres Frühzeichen der Erkrankung ist die verminderte Thoraxexpansion, die auf einen diffusen Befall der Kostovertebralregion zurückzuführen ist. Weitere mögliche Frühsymptome sind Fieber, Müdigkeit, Appetitlosigkeit, Gewichtsverlust und Anämie.

Unter den systemischen Manifestationen ist vor allem die rezidivierend auftretende akute Iritis (bei ca. einem Drittel der Patienten zu beobachten) von Bedeutung, sie ist aber gewöhnlich selbstlimitiert. Ein protrahierter Verlauf dieser Manifestation mit einem Schweregrad, der zur Beeinträchtigung des Visus führt, ist eher ungewöhnlich. Neurologische Symptome können durch eine kompressionsbedingte Radikulitis oder Sciatica, durch Wirbelfrakturen oder Subluxation sowie durch das **Cauda-equina-Syndrom** hervorgerufen werden. Letzteres Syndrom kann zu Impotenz, nächtlicher Urininkontinenz, verminderter Blasen- und Rektumempfindlichkeit sowie eingeschränkten oder fehlenden Nervenreflexen an den Beinen führen. Mögliche kardiovaskuläre Manifestationen sind Angina, Perikarditis, Leitungsstörungen im EKG sowie selten Aorteninsuffizienz. Ein seltener pulmonaler Befund ist die Oberlappenfibrose, bisweilen mit Kavitationen, die als Tuberkulose fehlinterpretiert werden und als mögliche Komplikationen eine Aspergillus-Infektion aufweisen können. Die tuberkulöse Spondylitis wird im *Kap. INF, 10.* behandelt. Die Sp. a. kann mit einer Psoriasis, einem Reiter-Syndrom (postvenerisch oder postenteritisch), einer Colitis ulcerosa und Morbus Crohn assoziiert sein, also den Krankheiten, die die Gruppe der seronegativen Spondylarthropathien bilden.

Prognose

Die Sp. a. ist charakterisiert durch milde bis mäßige Schübe einer aktiven Spondylitis, die sich mit Perioden geringer oder völlig fehlender Aktivität abwechseln, so daß bei adäquater Behandlung keine bzw. eine geringe Beeinträchtigung resultiert und die Patienten meist in ihrer Lebensqualität wenig beeinflußt sind.

In selteneren Fällen kann allerdings der Verlauf schwer und progredient sein. Dies kann bis zur völligen Deformität mit nachfolgender Inaktivität führen. Deutlich beeinträchtigt ist die Prognose auch für Patienten mit einer schweren, therapieresistenten Iritis sowie in den seltenen Fällen, wo bei Sp.-a.-Patienten eine sekundäre Amyloidose auftritt.

Diagnostik

Labor- und Röntgenbefunde: Bei den meisten Patienten ist im aktiven Krankheitsstadium die BSG mäßig erhöht, ebenso die weiteren Akute-Phase-Parameter, wie z.B. der IgA-Spiegel im Serum. Der Rheumafaktor und antinukleäre Faktoren sind nicht vorhanden. Ein positiver HLA-B27-Test kommt sehr häufig vor, ist aber nicht spezifisch (ein negativer Test ist nützlicher, um eine Sp. a. auszuschließen, als der positive für die Diagnosestellung).

Zur Bestätigung der Diagnose ist ein entsprechender Röntgenbefund nötig. Pathologische Befunde zeigen sich am frühesten in den Sakroiliakalgelenken mit Pseudogelenkspalt-Erweiterung und -Verengung, subchondralen Erosionen und Sklerose. Frühe Befunde an der Wirbelsäule sind Verlust der Wirbelkörperkonkavitäten („vertebral squaring"), Demineralisation, fleckförmige Verkalkungen der Längsbänder sowie das allmähliche Auftreten einzelner Syndesmophyten. Die klassische **Bambusstab-Wirbelsäule** mit der durchgehenden Syndesmophytenbildung und diffusen Verkalkung der paraspinalen Bänder ist für die Frühdiagnostik nutzlos. Diese fortgeschrittensten Veränderungen kommen nur bei einer Minderzahl der Patienten vor, und dies nach einem Krankheitsverlauf von im Durchschnitt mindestens 10 Jahren.

Differentialdiagnose: Eine der wichtigsten Differentialdiagnosen ist der **Diskusprolaps.** Bei ihm finden sich keinerlei systemische Krankheitsmanifestationen wie Müdigkeit, Appetitlosigkeit oder Gewichtsverlust, alle Laboruntersuchungen ergeben Normalbefunde. Diese Diagnose wird bestätigt durch Myelographie, CT oder ein NMR.

Das Syndrom der **diffusen idiopathischen skelettalen Hyperostose** (Spondylosis hyperostoticans, Forestiersche Erkrankung) stellt unter Umständen ein schwierigeres differentialdiagnostisches Problem dar. Dieses Krankheitsbild kommt vorzugsweise bei Männern im Alter *von über 50 Jahren* vor und kann der Sp. a. klinisch und radiologisch ähneln. Auch diese Patienten können Rückenschmerzen, Steifigkeitsgefühl und eine eingeschränkte Beweglichkeit der Wirbelsäule aufweisen. Radiologisch findet sich eine Verkalkung der Längsbänder, vor allem betroffen sind die HWS und untere BWS. Im Gegensatz zur Sp. a. sind die Sakroiliakalgelenke sowie Intervertebralgelenke nicht betroffen, die Entzündungsparameter sind negativ, auch ist diese Erkrankung nicht HLA-B27-assoziiert.

Behandlung

Erstes Behandlungsziel ist die Bekämpfung der Beschwerden des Patienten mit symptomatisch wirksamen Antirheumatika; der Langzeitbehandlungsplan hat zum Ziel, mögliche Deformitäten zu verhindern, zu verzögern oder zu korrigieren. Um eine korrekte Haltung und Gelenkbeweglichkeit zu erhalten, sind tägliche krankengymnastische Übungen und weitere unterstützende Maßnahmen (z.B. Haltungstraining) von entscheidender Bedeutung.

Ziel der Krankengymnastik ist es, Muskelgruppen zu stärken, die den möglichen sich entwickelnden Deformitäten entgegenarbeiten, so die Extensor- eher als die Flexormuskelgruppen zu stärken. Der Behandlungsplan muß auch auf die psychosozialen und rehabilitatorischen Bedürfnisse des Patienten eingehen.

Nichtsteroidale Antiphlogistika (NSAID) setzen den Patienten durch ihre Wirkung auf Entzündung, Schmerz und Verspannungen in die Lage, seine Übungsbehandlung und die weiteren unterstützenden Maßnahmen durchführen zu können. Die in *Tab. 8.* aufgeführten Substanzen sollten als Mittel erster Wahl angesehen werden, denn ihre Wirksamkeit bei der Sp. a. ist erwiesen. Aspirin und andere Salizylate sind in ihrer Wirkung selten ausreichend und daher nicht vergleichbar mit der Wirkung der anderen NSAID in der Tabelle. Die Wahl zwischen den einzelnen Substanzen wird mehr durch Verträglichkeit und potentielle toxische Reaktionen als durch die eher geringen Unterschiede in der Wirksamkeit bestimmt. Die Patienten sollten sorgfältig überwacht und vor möglichen Nebenwirkungen gewarnt werden *(s. a. Kap. BEW, 3., Chronische Polyarthritis, NSAID-Diskussion).* Phenylbutazon und Oxyphenbutazon sind aktuell nur noch für Akutsituationen im Rahmen der Sp. a., nicht mehr aber für die Langzeitbehandlung zugelassen, so daß man im Langzeitplan auf eine der anderen in der Tabelle genannten Substanzen überzugehen hat. Die verabreichte Tagesdosis der NSAID sollte so gering wie möglich sein. Das komplette Absetzen der Substanzen allerdings sollte sehr vorsichtig geschehen, möglichst erst, wenn alle systemischen und Gelenksymptome der aktiven Erkrankung bereits für einige Monate unterdrückt sind.

Tab. 8. Medikamentöse Therapie der Spondylitis ankylosans

Medikament	*Tagesdosis*	
	Durchschnitt	*Dosierungsspielraum*
Salizylate	4 g	3– 6 g
Phenylbutazon*	300 mg	100– 400 mg
Oxyphenbutazon*	300 mg	100– 400 mg
Indometacin+	100 mg	25– 200 mg
Naproxen	750 mg	250–1000 mg
Sulindac	300 mg	100– 400 mg
Piroxicam	20 mg	10– 30 mg
Diclofenac	75 mg	50– 200 mg

* Gegenwärtig nur bei Versagen anderer Medikamente empfohlen
+ Auch erhältlich als Retardform mit 75 mg (Dosierung 75–150 mg täglich)
Modifiziert nach „Sustained-Release Indomethacin in the Management of Ankylosing Spondylitis" von J. J. Calabro, aus The American Journal of Medicine, Vol. 79 (4 c), 25. 10. 1985

Kortikosteroide sind nur von begrenztem therapeutischem Wert, obendrein ist ihre Langzeitverwendung in höherer Dosierung verbunden mit einer Reihe von schwereren Nebenwirkungen *(s. a. Kap. PHA, 14.).* Beim Auftreten einer akuten Iritis sind Kortikosteroide (und Mydriatika) im allgemeinen in lokaler Anwendung zu geben und ausreichend wirksam; nur bei schweren Krankheitsformen ist eine systemische Gabe erforderlich. Die intraartikuläre Verabreichung von Kortikosteroiden ist nützlich, insbesondere wenn ein oder zwei periphere Gelenke wesentlich schwerer betroffen sind als andere und Übungsbehandlungen und Rehabilitationsmaßnahmen dadurch deutlich behindert werden.

Die Radiotherapie der Wirbelsäule ist zwar gut wirksam, heute aber nur noch als Mittel der letzten Wahl zu empfehlen. Das Risiko einer sich nachfolgend entwickelnden akuten myeloischen Leukämie liegt zehnfach über dem der Normalbevölkerung. **Basistherapeutika,** wie sie für die chronische Polyarthritis verwendet werden (z.B. parenterales Gold), zeigen bei der Sp. a. nur eine sehr geringe Wirksamkeit. Sulfasalazin hingegen kann wirksam sein, insbesondere bei Befall der peripheren Gelenke. Die Startdosis beträgt 500 mg/Tag in der ersten Woche, dann wird wöchentlich um 500 mg/Tag gesteigert, bis in der vierten Woche die Dauerdosis von 2×1 g/Tag erreicht ist. Die häufigste Nebenerscheinung ist eine zentral bedingte Übelkeit, magensaftresistente Tabletten werden besser vertragen. Eine Dosisreduzierung kann die Nebenwirkungen verringern. Reine **Analgetika** und Muskelrelaxanzien sollten nur kurzzeitig und bei schwersten Schmerz- und Verspannungszuständen angewendet werden, da sie keine entzündungshemmende Wirksamkeit besitzen.

Reiter-Syndrom (RS)

Arthritis mit gleichzeitiger nichtbakterieller Urethritis oder Zervizitis, Konjunktivitis und mit mukokutanen Läsionen. Das Reiter-Syndrom gehört zur Gruppe der seronegativen Spondarthritiden (gemeinsam mit Sp. a., Arthritis psoriatica und Arthritis bei entzündlichen Darmerkrankungen). Epidemiologisch gehört es wie das rheumatische Fieber zu den **reaktiven Arthritiden** (die gekennzeichnet sind durch eine sterile Gelenkentzündung, welche wiederum aus gelenkfernen Infektionen resultiert).

Ätiologie und Inzidenz

Zwei Formen, sexuell übertragene und dysenterische, sind bekannt. Erstere kommt vornehmlich bei jungen Männern im Alter zwischen 20 und 40 Jahren vor. Am häufigsten sind genitale Infektionen mit Chlamydia trachomatis als Ursache. Das RS ist weniger häufig bei Frauen, Kindern und älteren Patienten; hier findet sich vor allem die dysenterische Form im Gefolge von bakteriellen Infektionen mit bestimmten Shigellen-, Salmonellen- und vor allem Yersinien- und Campylobacter-jejuni-Infektionen. Das HLA-B27-Antigen kommt bei 63–96% der Patienten mit RS vor. Diese hohe Assoziation, verglichen mit der Normalbevölkerung (6–15%), unterstützt die Annahme einer genetischen Prädisposition. Man muß daraus folgern, daß Individuen mit positivem HLA-B27 ein erhöhtes Risiko für das Auftreten eines Reiter-Syndroms nach sexuellen Kontakten sowie Exposition von bestimmten infektiösen Darmerkrankungen aufweisen.

Symptome und Verlauf

Die nichtbakterielle Urethritis entwickelt sich beim typischen Ablauf des RS 7–14 Tage nach sexueller Exposition oder Dysenterie; es entwickeln sich mäßiges Fieber, Konjunktivitis und Arthritis innerhalb der nächsten Wochen. Die Urethritis ist weniger schmerzhaft und verursacht weniger purulenten Ausfluß als bei Gonorrhö und kann mit hämorrhagischer Zystitis oder Prostataentzündung einhergehen. Bei Frauen können **Urethritis und Zervizitis** oligosymptomatisch (mit Dysurie oder geringem vaginalem Brennen) oder völlig asymptomatisch sein, was die Diagnose erschwert. Die **Konjunktivitis** ist die häufigste Augenmanifestation. Auch sie ist normalerweise mild, wenn nicht Keratitis und Uveitis anterior zusätzlich auftreten.

Die **Arthritis** kommt im allgemeinen als zweites oder drittes Symptom des RS hinzu und kann mild oder auch stark ausgeprägt sein. Der Gelenkbefall weist im allgemeinen ein asymmetrisches, seltener auch polyartikuläres Muster auf, wobei vor allem die großen Gelenke der unteren Extremität sowie die Zehen betroffen sind. Tiefsitzende Kreuzschmerzen können vorkommen, allerdings meist bei schweren Krankheitsverläufen. Häufig tritt auch eine **Enthesiopathie** (Entzündung an den Ansätzen der Sehnen und Bänder an Knochen) auf, wie sie sich auch bei den anderen seronegativen Spondarthritiden findet; Hauptbefunde sind plantare Fasziitis, digitale Periostitis sowie Tendinitis der Achillessehne. **Mukokutane Läsionen** – in Form von kleinen, schmerzlosen oberflächlichen Ulzera – kommen vor allem in der Mundschleimhaut, an der Zunge und an der Glans penis (Balanitis circinata) vor. Nicht selten treten auch hyperkeratotische Hautveränderungen auf, die vor allem die Handinnenflächen und Fußsohlen betreffen und um den Nagel herum vorkommen **(Keratoderma blennorrhagica).** Ein kardiovaskulärer Befall mit Aortitis, Aorteninsuffizienz und Leitungsstörungen ist selten.

Die anfängliche Krankheit bildet sich im typischen Fall in 3–4 Mo. zurück, aber etwa 50% der Patienten erleiden Rückfälle der Arthritis und/oder haben andere RS-Symptome in einem Zeitraum von mehreren Jahren. Gelenkdeformitäten, Ankylose und auch Sakroiliitis und/oder Spondylitis treten vor allem beim chronischen oder rezidivierenden RS auf.

Diagnostik

Zur Diagnosestellung eines RS sind periphere Arthritis in Verbindung mit Urethritis und/oder Zervizitis über mindestens einen Monat zu fordern. Weil die verschiedenen Manifestationen zu verschiedenen Zeiten auftreten können, kann die Diagnosestellung mehrere Monate erfordern. Positive Gonokokkenkulturen und ein schnelles Ansprechen auf Penicillintherapie lassen eine Unterscheidung zwischen akuter Gonokokkenarthritis und RS beim jungen, sexuell aktiven Patienten zu. Bei Patienten, die die chronische Form von Reiter-Syndrom ausbilden, können die Symptome jenen gleichen, die bei der psoriatischen Arthritis, der ankylosierenden Spondylitis und dem Behçet-Syndrom vorkommen.

Prognose und Therapie

Nur wenige Patienten sind durch eine chronische oder rezidivierende Erkrankung behindert. Da das postvenerische RS häufig mit einer Infektion durch Chlamydia trachomatis verbunden ist, ist hier eine Behandlung der Patienten und ihrer Sexualpartner mit Tetracyclin oder Erythromycin (500 mg oral, 4 × pro Tag, 10 Tage lang) zu empfehlen *(s. a. Kap. INF, 16., Sexuell übertragene chlamydiale und ureaplasmale Infektionen).* Konjunktivitis und mukokutane Läsionen erfordern keine spezielle Therapie, während die Iritis möglicherweise die lokale Gabe von Kortikosteroiden erfordert. Die Arthritis wird mit nichtsteroidalen Antiphlogistika wie Aspirin oder Indometacin in ähnlicher Dosierung, wie für die cP *(s. Kap. BEW, 3.)* empfohlen, behandelt. Im hochakuten Stadium, wenn sich diese Medikamente als zu schwach erweisen sollten, kann Phenylbutazon (4 × 100 mg täglich oral) sich noch als wirksam erweisen. Das Vorhandensein einer Enthesiopathie kann eine lokale Infiltrationsbehandlung mit Kortikosteroiden erforderlich machen. Systemische Kortikosteroide weisen beim RS nur eine geringe Wirksamkeit auf. Zusätzliche physikalische Therapie kann sich in der Phase der langsamen Besserung als nützlich erweisen. Bei schwerer und fortgeschrittener Krankheit sind bisweilen Methotrexat oder Folsäureantagonisten wirksam, wegen ihrer Toxizität aber sind sie nicht als generelle Behandlung für die Mehrheit der RS-Patienten zu empfehlen. Die mögliche Koexistenz von RS und AIDS ist ein weiterer Grund dafür, immunsuppressive Therapien mit Vorsicht einzusetzen.

Psoriasis-Arthritis

Eine rheumatismusähnliche Arthritis, die mit Psoriasis der Haut und der Nägel und negativer Rheumaserologie assoziiert ist. Bei einem Teil der Patienten ist das HLA-B27-Antigen nachweisbar (vor allem bei Achsenskelettbefall).

Symptomatik und Diagnostik

Psoriasis der Haut und der Nägel kann der Gelenkbeteiligung folgen oder vorausgehen. Patienten mit seronegativer entzündlicher Arthritis sollten auf Zeichen unentdeckter oder minimaler Psoriasis sowie auf Tüpfelnägel untersucht werden, außerdem ist nach dem Auftreten einer Psoriasis in der Familienanamnese zu fragen.

Besonders die distalen Interphalangealgelenke (Finger und Zehen) sind affiziert. Asymmetrischer Befall großer und kleiner Gelenke, einschließlich des Sakroiliakal- und Wirbelsäulenbereichs, ist häufig. Rheumaknötchen sind nicht vorhanden. Exazerbationen und Rückbildungen von Gelenk- und Hautsymptomen können gleichzeitig auftreten. Remissionen der Arthritis sind häufiger, schneller und kompletter als beim Rheuma, aber Progression zu chronischer Arthritis und schwerer Deformation kann auftreten. Röntgenbefunde schließen Beteiligung der distalen Interphalangealgelenke, Resorption der terminalen Phalangen (Würstchenzehen), Arthritis mutilans, extensive Zerstörung und Dislokation von großen und kleinen Gelenken ein.

Therapie

Die Behandlung ist gleichermaßen auf Hautbefall und Gelenkentzündung gerichtet. Bei der medikamentösen Therapie gelten ähnliche Prinzipien wie in der Behandlung der chronischen Polyarthritis, abgesehen vom Einsatz von Antimalariamitteln: Ihre Wirkung bei der Arthritis psoriatica ist begrenzt, andererseits wurde vereinzelt über das Auftreten einer exfoliativen Dermatitis und einer Exazerbation der Psoriasis berichtet. Gold zeigt häufig gute Erfolge *(s. Kap. BEW, 3., Chronische Polyarthritis)* und auch Sulfasalazin (Dosissteigerung von 500 mg/Tag in der ersten Woche um 500 mg/Tag wöchentlich bis zur Höchstdosis von 2 × 1 g/Tag, seltener auch 2 × 1,5 g/Tag). Etretinat in einer zweigeteilten Tagesdosis von 0,5 bis 1,0 mg/kg Körpergewicht ist bewährt in der Behandlung der schweren Psoriasis, in einigen Studien zeigte es auch antiarthritische Wirksamkeit. Auch hierunter können schwere Nebenwirkungen wie Hypervitaminose A, Teratogenität und Hepatotoxizität auftreten. Wegen der Teratogenität und langen Verweildauer der Substanz im Organismus muß eine Schwangerschaft während und bis zu einem Jahr nach der Behandlung mit dieser Substanz ausgeschlossen sein. Von photochemotherapeutischen Maßnahmen mit oralem Methoxypsoralen sowie Langwellen-UV-A-Licht (sog. **PUVA**-Therapie) werden neben sehr guten Erfolgen bei der Hautbehandlung auch Besserungen der Arthritis, nicht allerdings der Achsenskelettsymptome berichtet. Folsäureantagonisten und immunsuppressive Mittel, speziell Methotrexat (Vorsicht, ***hoch toxisch***), unter streng kontrollierten Bedingungen angewendet, haben die psoriatischen Läsionen und Gelenksymptome erleichtert. Die Behandlung der Psoriasis ist in *Kap. HAU, 10.* besprochen.

5. ARTHROSE (OSTEOARTHRITIS, OA)

(Degenerative Gelenkerkrankung, Polyarthrose, hypertrophische Osteoarthritis)

Erkrankung des Hyalinknorpels und des subchondralen Knochens, alle Gewebsstrukturen in den betroffenen Gelenken und um die Gelenke herum können aber hypertrophisch sein.

Vorkommen: Die OA, die häufigste Form einer Gelenkerkrankung, tritt erstmals asymptomatisch in der 2. bis 3. Lebensdekade auf und zeigt sich generell bei jedem Menschen um das 70. Lebensjahr herum. Diskrete pathologische Veränderungen an den gewichttragenden Gelenken sind bei jedem Menschen bereits um das Alter von 40 Jahren herum vorhanden, da allerdings noch bei wenigen Patienten in symptomatischer Form. Männer und Frauen sind gleich häufig betroffen, der Beginn liegt bei Männern allerdings etwas früher. Regionale Unterschiede im Auftreten gibt es nicht.

Phylogenese: Die OA kommt bei allen Vertebraten vor, was dafür spricht, daß sie bereits mit der evolutionären Entwicklung des knöchernen Skeletts auftrat. Sie zeigte sich bereits bei den Tieren der Frühzeit, gleichermaßen bei Fischen, Amphibien, Reptilien (Dinosauriern), Vögeln, Mammuts und Höhlenbären. Sie ist auch bei Walen, Delphinen und Tümmlern zu sehen, also Lebewesen, die im Wasser leben, aber nicht bei Säugetieren, die vorwiegend hängend leben, den Fledermäusen und Faultieren. Dieses universelle Vorkommen spricht dafür, daß es sich um einen seit alters bestehenden paläozoischen Reparationsmechanismus und nicht so sehr um eine Krankheit im eigentlichen Sinne handelt.

Klassifikation

Grundsätzlich kann man die OA in zwei Gruppen unterteilen, die primäre, idiopathische Form und die sekundäre Form (die auf einem bekannten verursachenden Faktor bzw. einer zugrundeliegenden Krankheit beruht). Unter den **primären Formen** sind vor allem die Arthrose der distalen und proximalen Interphalangealgelenke (mit daraus resultierenden **Heberden**- und **Bouchard-Knoten**), die Arthrose des I. Karpometakarpalgelenkes (Rhizarthrose), die Arthrose der HWS und LWS sowie der arthrotische Befall des I. Metatarsophalangealgelenks (am Großzeh), der Hüften, Kniegelenke, Intervertebraldiszi und -gelenke sowie verschiedene Untergruppen (z. B. erosive entzündliche o.a. Chondromalacia patellae – eine milde Form von Arthrose des Patellarknorpels, die bei jungen Individuen vorkommt, nicht die gewichttragenden Stellen betrifft und mit mäßigem bis deutlichem Schmerz und Steifigkeitsgefühl einhergeht – sowie als weitere Variante die diffuse idiopathische Hyperostose) zu nennen.

Sekundäre OA: Siehe Abschnitt Ätiologie, unten.

Ätiologie

Die Ätiologie der Arthrose ist unbekannt. Es ist anzunehmen, daß die OA das Ergebnis eines komplexen Systems von interagierenden mechanischen, biologischen, biochemischen und enzymatischen Regelkreisen ist; tritt in einem dieser Kreise eine Störung auf, dann folgt die klinische Fehlentwicklung. Verschiedene Mechanismen können als Starter für die zellulären und geweblichen Veränderungen fungieren, die schließlich in einem gemeinsamen Endweg münden, so z. B. alles, was die Mikroumgebung des Chondrozyten verändert. Hierzu gehören kongenitale Gelenkabnormalitäten, genetische Defekte (primäre generalisierte Osteoarthritis), infektiöse, metabolische, hormonelle und neuropathische Erkrankungen, weiterhin im Grunde jede Krankheit, die geeignet ist, die normale Struktur und Funktion des hyalinen Knorpels zu verändern (z. B. cP, Gicht und Chondrokalzinose) sowie akute und chronische Traumata (inklusive Frakturen), die auf den hyalinen Knorpel und das umgebende Gewebe einwirken (z. B. ständige Überbeanspruchung eines Gelenkes oder einer Gruppe von Gelenken, wie man sie bei bestimmten Tätigkeiten, wie Arbeit in Gießereien, im Kohlebergbau oder als Busfahrer, findet). Arbeiter am Preßlufthammer und Langstreckenläufer haben, verglichen mit alters- und geschlechtsentsprechenden Kontrollgruppen, keine erhöhte OA-Rate.

Pathophysiologie

Der Reibungskoeffizient normaler Gelenke liegt so niedrig, daß sie sich ohne ungewöhnliche Überbelastung und Trauma nicht abnützen können. Der **hyaline Knorpel** ist ohne Blutgefäß-, Lymphgefäß- und Nervenversorgung. Nur 5% des Knorpelvolumens sind durch Zellen ausgefüllt. Dennoch können Läsionen des hyalinen Knorpels heilen. **Chondrozyten** teilen sich und steigern sowohl ihre Synthese- als auch Untergangsrate, doch sie haben (ähnlich den ZNS- und Muskelzellen) den zeitlich längsten Zellzyklus im Körper; nur bei Veränderungen der Mikroumgebung teilen sie sich. Die normale Knorpelfunktion hängt von der Pumpaktion (d. h. Kompression und Druckfreigabe) ab, die durch Körpergewicht und Benutzung des Gelenkes bedingt ist. Durch die Kompression werden Flüssigkeiten und Material entfernt, die in den Gelenkspalt und dann in die Venolen gelangen; durch Entlastung erweitert sich der Knorpel wieder, nimmt Flüssigkeit auf und absorbiert die Nährstoffe, die für die richtige Funktion erforderlich sind.

Getriggert durch eine Veränderung in der Mikroumgebung des Chondrozyten, ist der **Initialvorgang** bei der OA höchstwahrscheinlich dessen Mitose (Klonisierung mit der Bildung sogenannter „brood clusters"), wodurch die Synthese von Proteoglykanen und Typ-II-Kollagen, den wesentlichen Strukturelementen des Knorpels, zunimmt. **Darauf folgt** eine verstärkte Knochensynthese durch die Osteoblasten im subchondralen Knochen, wahrscheinlich durch intrazelluläre Kommunikation zwischen Chondrozyt und Osteoblast in den subchondralen Knochenzellen. Mit der verstärkten Knochenneubildung in diesem Gebiet ändern sich die physikalischen Eigenschaften, der Knochen wird unelastischer, Mikrofrakturen treten auf. Diese Mikrofrakturen wiederum sorgen für neue Kallusbildung und daraufhin für eine erneute Verstärkung der Unelastizität und weitere Mikrofrakturen. Als **dritter Vorgang** entsteht eine Metaplasie der peripheren Synovialzellen, die zur Bildung von **Osteochondrophyten** in der Umgebung des Gelenkes führt (dieses Gewebe besteht nicht nur aus Knochen, sondern ist eine Mischung aus bindegewebigen Strukturen mit Faserknorpelmantel und dazwischenliegenden Inseln von hyalinem Knorpel an der Oberfläche), und zwar auf dem Wege des geringsten Widerstandes. Das Ausmaß der Bildung solcher Ausziehungen ist von Gelenk zu Gelenk unterschiedlich und hängt auch von den zugrundeliegenden verursachenden Mechanismen ab. Eine **vierte** wichtige **Erscheinung** ist die Bildung von **Knochenzysten** (bzw. Pseudozysten) im Markraum unterhalb des subchondralen Knochens. Diesem Vorgang liegt der Durchbruch von Gelenkflüssigkeit durch den hyalinen Knorpel in den Markraum – verbunden mit einer fibroblastischen und osteoblastischen zellulären Reaktion um die Flüssigkeit herum – zugrunde.

Makroskopisch zeigen sich eine Aufrauhung bzw. ein Verlust der Oberfläche des hyalinen Knorpels sowie Dellenbildung und Unregelmäßigkeiten; dies führt dann zu makroskopischen Ulzerationen mit zunächst herdförmigem, später diffusem Verlust des knorpeligen Überzugs. Zusätzlich tritt eine Proliferation aller strukturellen Elemente des Gelenkes, also knöcherner, kapsulärer, sehniger, knorpeliger und synovialer Anteile, auf. Im Grunde handelt es sich um eine Umformung der beweglichen Gelenke, die durch zwei pathologische Vorgänge gekennzeichnet ist: Verschlechterung und Verlust der tragenden Fläche und Proliferation aller Formen osteoartikulären Gewebes an den Rändern des Gelenkes und unter den abgelösten Gelenkflächen. Wenn Symptome auftreten, ist es in nahezu allen Fällen bereits zur aktiven synovialen Proliferation und Synovitis gekommen.

Symptomatik

Im Anfangsstadium handelt es sich bei der OA um ein nichtentzündliches Geschehen mit einem subtilen und schrittweisen Beginn. Betroffen sind zunächst meist nur ein oder wenige Gelenke. Ein durch Belastung verstärkter Schmerz ist das früheste Symptom. Nach Ruhelage und am Morgen tritt ein Steifigkeitsgefühl auf, das aber nur einige Minuten bis zu einer halben Stunde anhält und sich durch Bewegung bessert. Nur bei solchen Patienten, die eine Gicht oder Pseudogicht mit Mononatriumurat- oder Calciumpyrophosphat-Kristallablagerungen als zugrundeliegenden Mechanismus der OA haben, können akute Episoden einer schweren Synovitis auftreten. Bei fortschreitender Erkrankung kommt es allmählich zur Einschränkung der Gelenkbeweglichkeit, zum Auftreten von Beugekontrakturen, zu Druckschmerzhaftigkeit und Krepitationen. Als letzter kennzeichnender Befund der OA folgt schließlich eine deformierende Gelenkvergrößerung, diie durch proliferative Reaktionen von Knorpel, Knochen, Bändern, Sehnen, Kapseln und durch chronische Proliferation und Entzündung der Synovialis verursacht ist.

Wenn die Bänder locker werden, wird das Gelenk zunehmend instabil, es treten vermehrt lokalisierte Schmerzen und das klinische Erscheinungsbild des Hinkens auf. Spätbefunde sind Druckschmerzhaftigkeit bei Palpation und Schmerz bei passiver Bewegung, zusätzlich treten noch Muskelspasmen und Kontrakturen auf. Eine mechanische Blockierung kann durch Osteophyten oder freie Gelenkkörper auftreten. Verformungen und Luxationen entstehen im Gefolge von Verlust an Knorpelvolumen, subchondralen Erosionen, Osteochondrophyten, Muskelatrophie und Pseudozystenbildung. Seltsamerweise ist die Koxarthrose durch eine allmählich zunehmende Rigidität und Beweglichkeitseinschränkung gekennzeichnet, ganz im Gegensatz zur Gonarthrose, wo trotz einer exzessiven Osteophytenbildung Bandlockerungen, verschiedene Subluxationen und oft Verlust an Gewebssubstanz zur Instabilität führen.

Degenerative Veränderungen im Bereich der HWS und LWS kommen häufig vor. Eine Myelopathie ist dabei eine weitaus häufigere Manifestation als eine Radikulopathie, wenngleich die klinischen Befunde der ersteren gewöhnlich geringfügig sind. Auf der Ebene des Discus intervertebralis sorgt eine ausgeprägte Verdickung und Proliferation des vorderen Längsbandes für ein Vordringen querverlaufender Anteile auf das vordere Rückenmark, Hypertrophie und Hyperplasie der Ligamenta flava führt oft zur Kompression des hinteren Marks. Eine Radikulopathie wird wesentlich seltener als die Myelopathie nachgewiesen; vordere und hintere Nervenwurzeln, Ganglien und gemeinsamer Rückenmarksnerv liegen gut geschützt in den Foramina intervertebralia, wo sie nur 25% des zur Verfügung stehenden, gut abgeschirmten Raumes einnehmen. Erst kürzlich konnte für die Intervertebralgelenke (Luschkasche Gelenke) gezeigt werden, daß es sich hierbei nicht um wirkliche Gelenke, sondern Spalten im Anulus fibrosus handelt.

Gelegentlich verursachen funktionelle Schädigung der Vertebralarterien, Infarzierung des Rückenmarks und Kompression des Ösophagus durch Osteophyten Symptome und Befunde. Bänder, Kapseln, Muskeln, Sehnen, Gelenkscheiben und Periost sind schmerzempfindliche Gewebe und können klinische Symptome und Befunde verursachen. Ein erhöhter venöser Druck im Bereich des subchondralen Knochenmarks ist ebenfalls eine Ursache für Schmerzen.

Diagnostik

Die richtige Diagnosestellung basiert auf Symptomen und klinischen Befunden, wie oben beschrieben, oder aber bei Patienten ohne Symptome auf der Durchführung von Röntgenaufnahmen.

Labor und Röntgen: Die BSG ist normal oder geringgradig erhöht. Blutuntersuchungen dienen generell zur Abgrenzung von entzündlichen rheumatischen Erkrankungen (z. B. Gicht, cP) oder aber zur Feststellung anderer zugrundeliegender Krankheiten (s. oben). Die Synoviaanalyse bietet oft für die OA charakteristische Befunde *(s. Kap. BEW, 2., Tab. 5. u. 6.)*. Typische **radiologische Kriterien** sind: 1. irreguläre oder asymmetrische Gelenkspaltverschmälerung, 2. Zunahme der radiologischen Dichte des subchondralen Knochens, 3. Bildung von Osteochondrophyten in der Peripherie der Gelenke, 4. Bildung von subchondralen Pseudozysten. Im Szintigramm zeigt sich oft ein mäßiggradig entzündlicher Prozeß, eine Abgrenzung der OA von anderen Krankheiten kann hierdurch erleichtert werden.

Differentialdiagnose: Wenngleich die Diagnose häufig unschwer zu stellen ist, sind manchmal andere rheumatische Erkrankungen in die differentialdiagnostischen Überlegungen miteinzubeziehen (z. B. cP, Sp. a., Psoriasis-Arthritis, sonstige seronegative Spondarthropathien und Gicht/Pseudogicht). Wenn eine OA außerhalb der geläufigen Gelenklokalisationen vorkommt, sind weitere Überlegungen bezüglich der Ätiologie anzustellen; so gilt es z. B. nach endokrinen, metabolischen, neoplastischen und biomechanischen Krankheiten mit Knochenbeteiligung zu fahnden.

Prognose und Therapie

Obwohl die pathophysiologischen Veränderungen in der Regel bis zum Auftreten von Symptomen und klinischen Befunden fortschreiten, treten die unterschiedlichsten Grade von Behinderung und funktioneller Beeinträchtigung auf. Bisweilen kommt es unvorhersehbar sogar zu einem Stillstand oder gar Rückgang der Befunde.

Ein wichtiger Bestandteil der Behandlung beinhaltet **Rehabilitationsmaßnahmen,** wozu es nötig ist, Funktionsstörungen zu verhindern, mit der Therapie möglichst zu beginnen, bevor die Behinderung sich entwickelt, und schließlich Schwere und Dauer der Behinderung zu verringern. Beim einzelnen Patienten speziell zu berücksichtigen sind Stadium und Ausmaß der Gewebsveränderungen, Anzahl der betroffenen Gelenke, individueller Schmerzzyklus, Differenzierung zwischen biomechanischen Schäden und Entzündung als Auslöser des Schmerzes sowie individuelle Lebensbedingungen des Patienten. Auch die **Patientenerziehung** spielt eine wichtige Rolle in der Behandlung. Diesbezüglich ist eine Aufklärung über die Art der Erkrankung (Physiologie und biomechanische Gegebenheiten), über die Prognose (in der Regel gutartig), über die Notwendigkeit einer engen Zusammenarbeit zwischen Arzt und Patienten sowie der Erlangung und Erhaltung eines möglichst guten körperlichen Fitneß-Zustandes wichtig. Im Rahmen einer **Übungsbehandlung** ist Wert auf Bewegungstraining, isometrische, isotonische und isokinetische Übungen, Haltungstraining und allgemeine Kräftigung zu legen. Hierdurch können ein gesunder Knorpel und eine uneingeschränkte Beweglichkeit erhalten, außerdem widerstandsfähige Sehnen und Muskeln entwickelt werden. Tägliche Dehnungsübungen sind von größter Bedeutung. Im Tierversuch kann bereits eine vierwöchige Immobilisation eines gesunden Gelenkes unaufhaltsam zur Entwicklung einer Arthrose führen. Eine periodische oder teilweise Immobilisierung menschlicher Gelenke schon für relativ kurze Zeit kann den klinischen Verlauf der Arthrose negativ beeinflussen, das Fortschreiten beschleunigen. Ein Stillstand, gelegentlich sogar eine Rückbildung der Kox- und Gonarthrose kann durch den Einbau von Bewegungsübungen in den Therapieplan erreicht werden. Es gilt, zwischen Ruhe (erforderlich 4–6 Stunden im Laufe des Tages zur Rehydrierung des Knorpels), Übungsbehandlung und Benutzung ein vernünftiges Gleichgewicht zu finden. Die Aufmerksamkeit muß auch auf die **Aktivitäten des täglichen Lebens** gerichtet werden: So sollte man den Patienten anweisen, zu weiche Stühle, Liegestühle und Kissen unter den Kniegelenken zu vermeiden. Er sollte in einem geraden Stuhl sitzen, ein hartes Bett mit Brett benutzen; sein Autositz sollte möglichst komfortabel sein; er sollte Haltungstraining selbst durchführen und berufliche, körperliche und geistige Aktivitäten aufrechterhalten.

Medikamente: Wenn es in der benötigten Dosis vertragen wird, ist **Aspirin** das Mittel der Wahl, um Entzündungen und Schmerzen zu bekämpfen. Auch andere **nichtsteroidale Antiphlogistika** können angewendet werden *(s. a. Kap. BEW, 3., Chronische Polyarthritis)*. Bei entsprechenden Beschwerden ist die zusätzliche Anwendung von **Muskelrelaxanzien** inklusive Diazepam, Cyclobenzaprin, Carisoprodol und Methocarbamol (im allgemeinen in niedriger Dosierung) indiziert.

Eine systemische Behandlung mit Kortikosteroiden ist in der Regel nicht notwendig. Bisweilen können **Kortikosteroide intraartikulär** angewendet werden, wenn sich deutliche Hinweise auf eine Entzündung ergeben. Die hierfür verwendeten Kortikoidpräparationen sind kristallin und verursachen ihrerseits eine vorübergehende Synovitis. Reine **Analgetika** können additiv verwendet werden, bei deprimierten Patienten kommen zusätzlich **trizyklische Antidepressiva** zur Anwendung. Medikamentöse Maßnahmen stehen im Therapieprogramm eher im Hintergrund; sie machen höchstens 15% des Gesamtprogramms aus.

Operative Maßnahmen: Laminektomie, Osteotomie und totaler Gelenkersatz sind zu diskutieren, wenn alle konservativen Therapieversuche fehlgeschlagen sind. Bei degenerativen Wirbelsäulenveränderungen oder zervikalen Wirbelfrakturen kommen verschiedene unterstützende Maßnahmen in Frage, so spezielle Übungsprogramme, möglicherweise auch zusätzlich transkutane elektrische Nervenstimulation.

6. INFEKTIONEN DER KNOCHEN UND GELENKE

Infektiöse Arthritis

Arthritis nach Infektion des Synovialgewebes mit pyogenen Bakterien oder anderen infektiösen Agenzien.

Ätiologie und Pathogenese

Jeder pathogene Keim kann ein Gelenk infizieren. Bakterien sind am häufigsten der Grund für eine akute Arthritis. Bei kleinen Kindern sind Staphylokokken, *Haemophilus influenzae* und gramnegative Bazillen die vorherrschenden Krankheitserreger. Ältere Kinder und Erwachsene infizieren sich am häufigsten mit Gonokokken *(s. Kap. INF, 14.)*, Staphylokokken oder Pneumokokken. Die akute Arthritis kann in jedem Alter mit Rubella, Mumps, menschlichem Parvovirus, Human Immunodeficiency Virus (HIV) oder Hepatitis-B-Virusinfektionen assoziiert sein. Chronische Arthritiden können auch durch **Mycobacterium tuberculosis** *(s. Kap. INF 10., Tuberkulose der Knochen und Gelenke)* und andere Mykobakterien oder Pilze, wie *Sporothrix schenckii, Coccidioides immitis, Blastomyces dermatitidis* und *Candida albicans,* verursacht werden.

Die Keime erreichen die Gelenke meist auf hämatogenem Weg. Eine direkte Inokulation von Bakterien oder Pilzen in das Gelenk kann während chirurgischer Eingriffe oder intraartikulärer Injektionen von Arzneimitteln sowie sekundär nach Trauma eintreten. Patienten mit rheumatischer Arthritis und chronisch entzündeten Gelenken sind besonders anfällig für bakterielle Arthritiden.

Symptomatik

Ein Kind mit septischer Arthritis ist empfindlich und hat Fieber. Die Untersuchung zeigt üblicherweise das Fehlen spontaner Bewegungen einer Gliedmaße sowie Empfindlichkeit und Schmerzen bei passiver Bewegung des betroffenen Gelenks. Ältere Kinder und Erwachsene mit einer nicht durch Gonokokken hervorgerufenen bakteriellen Arthritis klagen über akute Gelenkschmerzen und Steifheit (am häufigsten Kniegelenke, dann Schultern, Handgelenke, Hüften, Fingergelenke und Ellenbogen betroffen). Bei Untersuchung ist das Gelenk warm, empfindlich und geschwollen, mit Hinweisen auf Ergüsse. Andere Infektionszeichen, wie Fieber, Schüttelfrost oder Leukozytose, sind meist vorhanden. Patienten, die entzündungshemmende Mittel erhalten, können geringe systemische oder lokale Symptome zeigen. Die Anamnese einer kürzlich abgelaufenen Urethritis, Salpingitis oder hämorrhagischer, bläschenförmiger Hautläsionen deutet auf eine Gonokokkenarthritis hin *(s. Kap. INF, 16., Gonorrhö)*. Arthritiden durch Mykobakterien und Pilze verlaufen typischerweise chronisch und sind auf ein Gelenk beschränkt.

Diagnostik

Die Diagnose beruht in hohem Grad auf Vermutung, besonders bei Patienten mit zugrundeliegender chronischer Gelenkerkrankung. *Auch die entfernteste Möglichkeit einer septischen Gelenkerkrankung erfordert die Aspiration von Synovialflüssigkeit aus dem befallenen Gelenk und die Suche nach dem infizierenden Organismus durch Gram-Färbung und Bakterienkultur.* Da die bakterielle Arthritis häufig Folge einer Bakteriämie ist, sollten Kulturen auch von anderen Infektionsquellen wie Blut, Sputum und Abszessen angelegt werden. Bei Patienten mit einer nicht durch Gonokokken hervorgerufenen bakteriellen Arthritis ist die Kultur aus der Synovialflüssigkeit praktisch immer positiv, wenn nicht vorher bereits Antibiotika genommen wurden. Bei Patienten mit Gonokokkenarthritis wird der Erreger im Frühstadium in der Synovia oft nicht gefunden, Blutkulturen sind nur in ca. 20% der Fälle positiv. Wenn kein infektiöses Agens frühzeitig in der Synovia gefunden wird, stützen folgende Synovialbefunde diese Diagnose: Leukozytenzahl über 10000/μl, davon mehr als 90% polymorphkernige Leukozyten, der Quotient Synoviaglukose/Blutglukose ist größer als 0,5, geringe Schleimviskosität, Fehlen von Harnsäure und Calciumpyrophosphatdihydrat-Kristallen. Zu den Bakterien, die eine akute Arthritis auslösen können, aber schwer in Kultur zu isolieren sind, gehören die eine Lues und Lyme-Borreliose verursachenden Spirochäten.

In allen Fällen von chronischer, monoartikulärer Arthritis sollten Mykobakterien oder Pilze als Ursache in Betracht gezogen werden. Diese Agenzien sind aus Synovialflüssigkeit schwer zu isolieren, und die endgültige Diagnose hängt oft von ihrem Nachweis durch mikroskopische Untersuchung oder von der Kultur von Synovialgewebsbiopsien ab. Wenn die üblichen Kulturverfahren nicht zum Resultat führen, sollte auch an die Möglichkeit eines Befalls mit Viren, Mykoplasmen oder Chlamydien gedacht werden.

Therapie

Eine akute bakterielle Arthritis ist ein medizinischer Notfall; bei verzögerter Therapie kann das Gelenk frühzeitig zerstört werden. Die erfolgreiche Therapie hängt von dem **frühen Einsatz eines geeigneten Antibiotikums** ab, der unter Umständen vor der Isolierung des infizierenden Organismus und dem Nachweis seiner Antibiotikaempfindlichkeit begonnen werden muß. Die Wahl des erstverwendeten Antibiotikums richtet sich nach der Wahrscheinlichkeit, mit der ein bestimmter Erreger verantwortlich ist (z. B. Penicillin bei jungen, sexuell aktiven Patienten, Breitbandantibiotika bei älteren Patienten mit möglicher Abwehrschwäche). Das geeignete Antibiotikum *(s. Tab. 9.)* sollte parenteral gegeben werden, da die Resorption bei oral verabreichten Antibiotika unbefriedigend sein kann. Wenn eine antimikrobielle Resistenztestung vorliegt, sollte auf das am wenigsten toxische und preiswerteste wirksame Antibiotikum übergegangen werden. Die intraartikuläre Applikation von Antibiotika kann Synovitis verursachen und ist selten notwendig.

Tab. 9. Behandlungsschema für die bakterielle Arthritis (Behandlungsbeginn)

Gram-Färbung	*Antibiotikum*
Grampositive Kokken	Nafcillin 30 mg/kg alle 4 h i.v.
Gramnegative Kokken	Penicillin G 50000 E/kg alle 4 h i.v.
Gramnegative Stäbchen	Gentamicin 1,5 mg/kg alle 8 h i.m. plus Piperacillin 50 mg/kg alle 4 h i.v.
Keine Organismen nachgewiesen:	
Gonokokkeninfektion vermutet	Penicillin wie oben
Andere bakt. Möglichkeiten	Nafcillin und Gentamicin wie oben

Die Behandlung sollte ≥ 2 Wo. nach dem Verschwinden aller Entzündungszeichen und -symptome fortgeführt werden. **Gelenkflüssigkeit sollte täglich einmal oder öfter aspiriert** und der Kulturuntersuchung unterzogen werden, um die Sterilität der Gelenkflüssigkeit nachzuweisen und um angesammelten Eiter zu entfernen. Wenn 48 h nach Beginn der Therapie ein klinisches Ansprechen und Sterilität der Gelenkflüssigkeit nicht erreicht sind, sollten die Art und die Dosis des antibakteriellen Mittels angepaßt werden, bis die bakterizide Aktivität der Gelenkflüssigkeit gegen das infizierende Agens bis zu einer Verdünnung von 1:8 oder höher nachgewiesen werden kann. **Chirurgische Drainage** ist indiziert, wenn die Nadelaspiration aus dem Gelenk schwierig ist, wie bei Infektionen der Hüfte, oder wenn die Infektion nach 48 h nicht unter Kontrolle ist. Während des akuten Stadiums ist **Schienung** zur Erleichterung der Schmerzen angebracht. In der Rekonvaleszenz ist physikalische Therapie indiziert, um eine optimale funktionelle Erholung zu sichern.

Die antibiotische Therapie bei Infektionen mit Mykobakterien oder Pilzen ist dieselbe wie bei anderen schweren Infektionen durch diese Keime *(s. Kap. INF, entsprechende Kapitel)*. Virusarthritiden sind gewöhnlich begrenzt und sprechen auf symptomatische Therapie an.

Osteomyelitis

Eine Infektion, die üblicherweise durch Bakterien, manchmal aber auch durch Pilze oder Mykobakterien hervorgerufen wird.

Pathogenese

Die **Osteomyelitis** kann auf **hämatogenem Wege** durch einen klinisch apparenten Infekt oder auch durch eine unbekannte Quelle entstehen. Im allgemeinen entwickelt sich eine derartige Osteomyelitis im Knochen mit guter Durchführung und reichlichem Knochenmark. Die häufigsten Lokalisationen bei Kindern sind die langen Knochen, hier insbesondere nahe der Epiphyse am Ende des Knochenschafts. Da an dieser Stelle beim Heranwachsenden allmählich Fett das Knochenmark ersetzt und sich die Vaskularisierung vermindert, ist eine hier lokalisierte Osteomyelitis beim Erwachsenen selten. Statt dessen sind in diesem Alter die Wirbelkörper am häufigsten betroffen. Besonders prädisponiert zur hämatogen entstandenen Osteomyelitis sind Dialysepatienten und Drogenabhängige, bei denen die Osteomyelitis bisweilen auch an anderen Lokalisationen, wie z. B. in den Schambeinen oder in der Klavikula, auftreten.

Ein weiterer Entstehungsweg ist die **Ausbreitung einer im benachbarten Weichteilgewebe lokalisierten Eiterung:** Im typischen Falle hat hierbei die Infektion in einem Areal, das durch Trauma, Bestrahlungstherapie, Malignom oder andere Ursachen geschädigt ist, bereits für einige Tage bis Wochen vorbestanden. Bei Patienten mit diabetischer oder arteriosklerotischer Gefäßkrankheit an den unteren Extremitäten finden die Mikroorganismen den Zutritt zum Knochen im allgemeinen über ein Ulcus cruris. Eine Osteomyelitis des Schädels hat ihren Ursprung typischerweise in Nebenhöhlen oder Harninfektionen.

Eine dritte mögliche Entstehung der Knocheninfektion ist die **über offene Frakturen,** chirurgische Versorgung geschlossener Frakturen, penetrierende Traumata oder operative Eingriffe am nichttraumatisierten Knochen und bei Gelenkerkrankungen. Die meisten durch orthopädische Prothesen hervorgerufenen Infektionen nehmen ihren Ursprung durch bakterielle Kontamination während des chirurgischen Eingriffes. Wegen der Festigkeit des Knochens verursacht eine Entzündung in der Markhöhle hier einen zunehmenden Druck, was zu einem verminderten vaskulären Fluß, zur Ischämie, zu vaskulären Thrombosen und zur Knochennekrose führt. Die Fragmente eines so devitalisierten Knochens werden **Sequester** genannt. Die Infektion kann sich durch den Kortex ausdehnen, eine subperiostale Eiterung verursachen und schließlich durch das Periost dringen und Weichteilabszesse sowie mit der Oberfläche der Haut kommunizierende Kanäle bilden. Bei anhaltender Infektion in den langen Röhrenknochen kann das Periost einen neuen Knochen um den Entzündungsherd herum formen **(Involucrum).**

Symptomatik und Röntgenbefunde

Bei Kindern präsentiert sich die akute hämatogene Osteomyelitis mit Schmerzen im betroffenen Knochen und Fieber, das manchmal dem Schmerz um Tage vorausgeht. Möglicherweise findet sich die Vorgeschichte eines Traumas im betroffenen Areal. Bisweilen tritt das Fieber einige Tage eher auf als der Schmerz. Es kann zur Entwicklung einer ausgeprägten Druckschmerzhaftigkeit und zur Weichteilschwellung über dem Knochen kommen, die von Bewegungsschmerz begleitet sind. Eine beschleunigte BSG und Leukozytenerhöhung sind die Regel. Abgesehen von Kleinkindern findet sich ein pathologischer Befund im Technetiumphosphat-Knochenszintigramm fast in jedem Falle; dies sogar schon im Frühstadium der Erkrankung, während Röntgenaufnahmen eine Knochendestruktion erst nach 3 oder mehr Wochen zeigen. Eine **vertebrale Osteomyelitis** beginnt im allgemeinen schleichend und zeigt einen schrittweise zunehmenden Verlauf von persistierenden Rückenschmerzen, die durch Ruhr, Wärmeanwendung oder Analgetika unbeeinflußt bleiben und bei Bewegung deutlich verstärkt sind. Im typischen Falle ist Fieber nicht oder nur in ganz geringem Ausmaß vorhanden. Bei der körperlichen Untersuchung finden sich normalerweise Berührungs- und Klopfschmerzhaftigkeit über dem betroffenen Wirbelkörper, paravertebrale Muskelverspannungen und eine Schutz- und Schonhaltung bei Bewegung. Während die Leukozytenzahl typischerweise normal ist, ist die BSG fast immer beschleunigt. Dies ist ein Befund, der die vertebrale Osteomyelitis von vielen anderen Ursachen von Rückenschmerzen unterscheidet. Bereits frühzeitig findet sich ein positiver szintigraphischer Befund, den man allerdings auch bei Tumoren, Frakturen und anderen Ursachen feststellen kann. Zur Unterscheidung kann ein Indium-Leukozytenszintigramm herangezogen werden, das bei Infektionen einen positiven und bei den anderen genannten Ursachen einen negativen Befund ergibt. Die wesentlichen radiologischen Veränderungen, die i.a. einige Wochen nach Infektionsbeginn auftreten, beinhalten Erosionen der subchondralen Knochenplatte, eine Verengung des Intervertebralraums und knöcherne Destruktionen mit Höhenverlust des Wirbelkörpers. Das CT kann nützlich sein, um 1. knöcherne Destruktionen nachzuweisen, wenn die normale Aufnahme noch kein eindeutiges Resultat liefert, 2. das Ausmaß des Knochenbefalls genauer darzustellen und 3. Komplikationen der Infektion (wie z.B. paravertebrale Abszesse) zu enthüllen. Die Kernspintomographie kann bei der akuten Osteomyelitis zuverlässig eine herdförmige abnorme Signalintensität im Knochenmark zeigen, sie läßt aber nicht genau zwischen Infektion und Trauma unterscheiden.

Die **tuberkulöse Spondylitis (Pottsche Erkrankung)** wird in *Kap. INF, 10.* behandelt.

Die **posttraumatische Osteomyelitis** und die **von einem benachbarten Herd** ausgehende Form verursachen in unterschiedlichen Kombinationen lokalisierten Schmerz, Eiterkanäle mit Verbindung zur Oberfläche sowie Weichteilentzündung oder Abszesse, die unter dem betroffenen Knochen lokalisiert sind. Fieber fehlt im allgemeinen, die Leukozytenzahl und die BSG sind meist normal. Bei infizierten Endoprothesen sind typischerweise persistierender Schmerz und Lockerung der Prothese festzustellen. Auf Röntgenbildern zeigt sich in solchen Fällen eine knöcherne Destruktion mit Bildung von strahlentransparenten Arealen sowie die Bildung von Sequestern und Totenladen. Eine infizierte Prothese kann radiologisch Zeichen der Lockerung bieten. Die Applikation von Kontrastmittel in gebildete Kanäle kann genauere Auskunft über Lokalisation und Ausdehnung der Infektion liefern. Das CT kann dies genauer zeigen und darüber hinaus bestimmte Komplikationen wie z.B. Sequestrierung offenlegen. Bei Verdacht auf eine von einer umgebenden Infektionsquelle verursachte Osteomyelitis kann die Kernspintomographie zur Unterscheidung einer reinen Weichteilinfektion von der Osteomyelitis beitragen, indem sie zeigt, ob sich im Knochen eine abnorme Signalintensität findet. Die Knochenszintigraphie bietet in der Regel wenig Hilfe, da sich Anreicherungen auch bei vielen nichtinfektiösen Ursachen, wie z.B. Frakturstellen, Pseudarthrosebildung, periostaler neuer Knochenbildung, überlagernder Zellulitis sowie aseptischer Prothesenlockerung, zeigen.

Bei nicht ausreichender Behandlung einer akuten Osteomyelitis kann sich eine **chronische** Form entwickeln, die gewöhnlich zu episodischen Knochenschmerzen, intermittierender oder ständiger Bildung von Drainagekanälen und Weichteilinfektionen über dem betroffenen Knochen führt. Akute Schmerzexazerbationen und subkutane Abszeßbildung können entstehen, wenn sich drainierende Kanäle verschließen. Manchmal verläuft die Osteomyelitis über Monate bis Jahre klinisch stumm.

Diagnostik und Therapie

Die richtige Diagnosestellung erfordert eine Isolation der verantwortlichen Mikroorganismen, wodurch eine spezifische antibiotische Therapie möglich wird. Bei der **akuten hämatogenen Osteomyelitis des Kindesalters** ergeben oft Blutkulturen ein positives Resultat. Weitere mögliche Quellen sind Eiterabstriche aus Weichteilabszessen und die bakterielle

Synoviaanalyse aus einem betroffenen benachbarten Gelenk oder durch Nadelaspiration bzw. Knochenbiopsie gewonnenes Material. Wenn diese Untersuchungen kein positives Ergebnis erbringen oder nicht indiziert sind, sollte das Kind Antibiotika wie Oxacillin oder Nafcillin erhalten, die wirksam gegen Staphylococcus aureus, den häufigsten verursachenden Erreger, sind (s. *Kap. INF, 4.*, übliche Dosierung von Antibiotika).

Es ist ratsam, das Antibiotikum zunächst parenteral zu geben. Bei rascher klinischer Wirksamkeit kann aber dann über die meiste Zeit der 4–6wöchigen Behandlung oral therapiert werden. Bei rechzeitiger Gabe von Antibiotika ist ein chirurigsches Eingreifen in der Regel nicht notwendig, die Hauptindikation hierfür ist die Drainage eines subperiostalen oder subkutanen Abszesses.

Bei der **Osteomyelitis im Wirbelkörper** sind Blutkulturen gelegentlich positiv, im allgemeinen erfordert die richtige Diagnosestellung aber eine Nadelaspiration aus dem angrenzenden Intervertebralraum, sofern er befallen erscheint, die perkutane Nadelbiopsie aus dem befallenen Knochen oder aber eine offene chirurgische Biopsie. Wenngleich *Staphylococcus aureus* auch hier der häufigste verursachende Erreger ist, sind auch gramnegative Darmbakterien als Verursacher nicht selten. Darüber hinaus ist auch eine über Pilze ober Tuberkelbakterien verursachte vertebrale Osteomyelitis möglicherweise nur durch positive Kulturen von der pyogenen Form zu unterscheiden. Die Behandlung besteht aus Bettruhe und einer 6–8wöchigen Verabreichung eines nach Resistenztestung wirksamen Antibiotikums. Ein chirurgisches Eingreifen ist nur bei erforderlicher Drainage paravertebraler oder epiduraler Abszesse oder aber zur Stabilisierung einer instabil gewordenen HWS erforderlich.

Bei Patienten mit einer **chronischen Osteomyelitis,** einer **posttraumatischen Krankheitsform** oder einer Osteomyelitis, die von einem **benachbarten Sitz der Primärinfektion** ausgeht, hängt die Diagnose von aeroben und anaeroben Kulturen aus den betroffenen Knochen, dem betroffenen Gewebe oder aber von Abstrichen aus einem tiefen Abszeß ab. Diese Infektionen sind sehr häufig polymikrobial. In diesem Falle ist die Materialgewinnung aus Drainagekanälen nicht ausreichend, da in diesen Kanälen nur Hauterreger erfaßbar sein können, die sich in den tieferen Lokalisationen nicht finden. Für diese Krankheitsformen ist eine kombinierte Behandlung mit Antibiotika und chirurgischem Vorgehen in der Regel angezeigt, Antibiotika alleine führen i.a. nicht zur vollständigen Heilung. Das Ziel der chirurgischen Intervention ist die Entfernung allen betroffenen Gewebes und entstandener Hohlräume. Dies wird erreicht durch 1. offene Tamponade, durch die eine ausreichende Granulation des Gewebes zur Ausfüllung des Defekts ermöglicht wird; 2. Austamponieren des Hohlraums mit Spongiosa; 3. Ausfüllung des Hohlraums mit kleinen Muskelanteilen; 4. Hauttransplantation direkt auf die granulierende Knochenoberfläche und 5. Transplantation von vaskularisierten Knochenanteilen aus der Fibula oder der Beckenschaufel. Im Anschluß an das chirurgische Vorgehen ist eine mindestens 3 Wochen dauernde antibiotische Therapie erforderlich.

Eine **Protheseninfektion** erfordert generell die Entfernung der Prothese, eine gründliche Wundtoilette und eine adäquate antibiotische Therapie. Bei subakuten und geringen Infektionen kann eine neue Prothese bei der gleichen Operation implantiert werden. Bei aktiver Erkrankung sollte eine intensive Antibiotikatherapie-Phase der Einsetzung einer neuen Prothese vorausgehen. Alternativ ist es bei einzelnen Patienten nötig, eine Arthrodese oder in speziellen Fällen eine Amputation durchzuführen.

Bei auf dem Boden einer vaskulären Insuffizienz oder eines Diabetes mellitus entstehenden Hautulzera und Osteomyelitiden lassen sich vorwiegend Staphylokokken in der Kultur nachweisen; mit ausgedehnter Weichteileiterung und Befall mehrerer Knochen am Fuß wird der Prozeß allerdings normalerweise polymikrobiell, wobei anaerobe wie auch aerobe Keime (inkl. aerober gramnegativer Keime) vorkommen. Die antibiotische Therapie derart schwerer Infektionen sollte mit Substanzen wie Cefoxitin, Cefotetan oder einer Kombination aus Aminoglykosiden und Clindamycin begonnen werden. Eine Ausheilung solcher Infektionen ist oft nur unter Einschluß einer Amputation der befallenen Knochen möglich. Die radiologische Diagnosestellung einer Osteomyelitis kann bei Diabetikern allerdings erheblich erschwert werden, da darüberliegene Weichteilinfektionen oder nicht erkannte Traumata, wie sie oft mit einer schweren sensorischen Neuropathie verbunden sind, eine Osteopenie des Fußskelettes auch ohne Knocheninfektion hervorrufen können; eine Unterscheidung ist dann nur mittels Knochenbiopsie und Anlegen einer Kultur möglich. Bei Fehlen einer Osteomyelitis stabilisieren oder bessern sich diese radiologischen Veränderungen oft, wenn die Weichteilinfektion adäquat therapiert wird bzw. bei neuropathischen Veränderungen angemessenes Schuhwerk Anwendung findet.

7. KRISTALLINDUZIERTE ARTHROPATHIEN

Gicht

Eine rezidivierende akute Arthritis peripherer Gelenke als Ergebnis einer Ablagerung von Natriumurat aus übersättigten hyperurämischen Körperflüssigkeiten in und um die Gelenke und Sehnen. Der Prozeß kann chronisch werden und zu Deformationen führen.
Nicht alle hyperurikämischen Personen bilden eine Gicht aus. Je höher der Grad und je länger die Dauer der Hyperurikämie ist, desto größer ist die Wahrscheinlichkeit der Kristallablagerung und akuter Gichtattacken.

Pathophysiologie

Oberhalb 7,0 mg/dl ist das Plasma mit Harnsäure gesättigt (bei einem pH von 7,4, normaler Natriumkonzentration und 37 °C). Der Wert wird bestimmt mittels der hochspezifischen automatischen Urikasemethode, wie sie heute in fast allen modernen klinischen Laboratorien verwendet wird. Bei Frauen vor der Menopause finden sich um ca. 1 mg/dl niedrigere Harnsäurespiegel als bei Männern, nach der Menopause gleichen sich die Werte an. Da die Uratlöslichkeit bei 30 °C nur 4 mg/dl beträgt, werden nadelförmige Uratkristalle in gefäßlosen (z.B. Knorpel) oder gefäßarmen Geweben (z.B. Bänder, Sehnen) um die distalen peripheren Gelenke sowie in kühleren Geweben, wie z.B. der Ohrmuschel, abgelagert. Bei schwerer, länger anhaltender Krankheit finden sich Kristallablagerungen auch in größeren, zentral gelegenen Gelenken und im Parenchym von Organen wie in Nieren. Tophi sind Kristallaggregate in sichtbarer Größe, die zunächst auf Röntgenaufnahmen der Gelenke als Stanzdefekte wahrnehmbar und später als subkutane Knoten zu sehen und zu tasten sind. Im sauren Milieu des Urins wird Harnsäure selbst rasch in kleinen plattenartigen Kristallen ausgefüllt, die zu Grieß oder Steinen aggregieren können. Diese können eine obstruktive Uropathie verursachen.

Eine anhaltende Hyperurikämie wird am häufigsten durch eine verminderte renale Urat-Clearance verursacht, dies besonders bei Patienten mit ständiger Diuretikaeinnahme wie auch bei renalen Erkrankungen mit verminderter GFR. Eine gesteigerte Purinsynthese kann als primäre Abnormität oder auch als Folge eines gesteigerten Nukleoprotein-Turnovers bei hämatologischen Systemerkrankungen wie Lymphomen, Leukämien oder hämolytischer Anämie, des weiteren bei jeder Erkrankung mit gesteigerter Zellproliferation und Zelluntergang (z.B. Psoriasis) vorkommen. Bei den meisten Gichtfällen ist die Ursache der gesteigerten Harnsäuresynthese unklar; in einer Minderheit liegt ein Mangel an Hypoxanthin-Guanin-*Phosphoribosyl*transferase oder eine Überaktivität der Phosphoribosylpyrophosphat-Synthetase zugrunde. Erstere Enzymabnormität ist mit Nierensteinen, Nephropathie und schwerer Gicht schon in jungem Alter verbunden, bei völligem Fehlen des Enzyms kommt es darüber hinaus zu neurologischen Störungen, Choreoathetose, Spastik, geistiger Zurückgebliebenheit und zwanghafter Selbstverstümmelung *(s. a. Kap. KIN, 23., Lesch-Nyhan-Syndrom)*. Auch Nahrungspurine tragen zum Serumharnsäurespiegel bei. Ausgeprägte Spiegelerhöhungen folgen oft Eßexzessen, vor allem in Verbindung mit reichlichem Alkoholgenuß. Äthylalkohol induziert einen Nukleotidkatabolismus in der Leber und verstärkt die Bildung von Milchsäure, welche wie andere organische Säuren die tubuläre Uratsekretion blockiert. Eine strikt purinarme Diät senkt den Harnsäurespiegel im Serum allerdings nur um ca. 1 mg/dl.

Der Serumharnsäurespiegel liefert ein Spiegelbild der Größe des extrazellulären Urat-Pools, der normalerweise in 24 Stunden einen Turnover erfährt, ein Drittel des Urats wird im Stuhl, zwei Drittel werden im Urin ausgeschieden. Die normale Harnsäureausscheidung im 24-Std.-Urin beträgt nach drei Tagen mit purinarmer Diät 300–600 mg, bei normaler Ernährung 600–900 mg. Mit der Nahrung werden somit täglich 450 mg Harnsäure aufgenommen.

Symptomatik

Die **akute Gichtarthritis** erscheint meist ohne warnende Vorzeichen. Sie kann durch Minitraumen (wie schlecht sitzendes Schuhwerk, übermäßiges Essen und Alkoholexzesse, chirurgische Eingriffe, Erschöpfungszustände, emotionalen Streß, Infektionen oder Gefäßverschluß) ausgelöst werden. Akute mono- oder polyartikuläre Schmerzen, häufig nächtlich auftretend, sind meist das erste Symptom. Der Schmerz wird mit jeder Stunde stärker und wird oft als pochend, drückend und quälend beschrieben. Die Untersuchung ergibt Zeichen einer entzündlichen Reaktion, ähnlich einer akuten Infektion, mit Schwellung, Erwärmung, Rötung und übergroßer Empfindlichkeit. Die darüberliegende Haut ist gespannt, heiß, durchscheinend und von dunkelroter oder violetter Farbe. Das Metatarsophalangealgelenk der großen Zehe ist oft betroffen (Podagra), aber auch das Mittelfußgelenk, die Knöchel, die Knie, das Handgelenk und die Ellenbogen sind Prädilektionsstellen. Anfänglich kann nur ein einziges Gelenk in Mitleidenschaft gezogen sein, bei späteren Attacken können, gleichzeitig oder aufeinanderfolgend, mehrere beteiligt sein. Systemische Reaktionen können sich in Fieber, Tachykardie, Schüttelfrost, Krankheitsgefühl und Leukozytose äußern.

Die erste Attacke dauert meist nur einige Tage an, aber später können unbehandelte Attacken über Wochen andauern. Die örtlichen Symptome und Zeichen bilden sich unter Umständen zurück, und die Gelenkfunktion kehrt zum Normalzustand zurück. Asymptomatische Intervalle zwischen akuten Anfällen der Gichtattacken variieren beträchtlich, neigen aber mit Progression der Krankheit zur Verkürzung. Ohne Prophylaxe (s. unten) können jedes Jahr mehrere Attacken auftreten und chronifizierte Gelenksymptome mit einer permanenten erosiven Gelenkdeformierung entstehen.

Die **chronische Gicht** kann durch prophylaktische Behandlung verhütet oder in ihrer Symptomatik merklich reduziert werden. Ohne sie erfolgt die Ablagerung von Gichttophi in und um die Gelenke und Sehnen, und die symptomfreien Intervalle verkürzen sich zunehmend. Es entwickeln sich chronische Gelenksymptome zusätzlich zu den sich überlagernden akuten Attacken, wenn sich bleibende erosive Gelenkveränderungen ausbilden. Bewegungseinschränkungen erfassen oft multiple Gelenke an Händen und Füßen. Selten sind hingegen die Schultergelenke, die Sakroiliakal- und Sternoklavikulargelenke oder die Halswirbelsäule am Krankheitsprozeß beteiligt. Ablagerungen von Uratkristallen in den Wänden der Schleimbeutel und Sehnenscheiden sind häufig. Vergrößerte Tophi an den Händen und Füßen können aufbrechen und kalkartige Massen von Uratkristallen ausstoßen.

Diagnostik

Die klinischen Merkmale der akuten Gichtarthritis sind so kennzeichnend, daß eine Verdachtsdiagnose auf der Basis der Anamnese und der Untersuchung gestellt werden kann. Ein erhöhter Serumharnsäurespiegel (mehr als 7 mg/dl) unterstützt die Diagnose, ist aber nicht spezifisch. Der Nachweis von nadelförmigen Uratkristallen im Gewebe oder in der Synovialflüssigkeit, in freier Form oder eingeschlossen in Phagozyten, ist pathognomonisch. Polarisationsmikroskopisch zeigen Mononatriumurat-Kristalle starke negativ-doppelbrechende Eigenschaften mit Auslöschung (d.h. Annahme der Farbe des Hintergrundes), wenn ihre lange Achse parallel zur Achse der (gekreuzten) Polarizer-/Analyzer-Einrichtung verläuft.

Auf einen Therapieversuch mit Colchicin erfolgt oft innerhalb von 24 Stunden ein dramatisches Ansprechen, dies wurde früher als Bestätigung der Diagnose verwendet. Allerdings sprechen nicht alle Gichtanfälle derart an, andererseits läßt sich ein ähnlich gutes Ansprechen bisweilen auch bei Pseudogicht-Attacken, kalzifizierender Tendinitis und ähnlichen klinischen Ereignissen beobachten, so daß dies nicht mehr als diagnostisch beweisend angesehen werden kann.

Die radiologische Untersuchung der peripheren Gelenke zeigt häufig im ersten Metatarsophalangealgelenk wie ausgestanzt wirkende Knochendefekte. Die Uratablagerungen müssen mindestens auf einen Durchmesser von 5 mm angewachsen sein, bevor sie im Röntgenbild sichtbar werden. Derartige Läsionen sind nicht spezifisch oder diagnostisch beweisend, gehen aber dem Auftreten subkutaner Tophi stets voraus.

Bei Patienten mit einer Calciumpyrophosphatdihydrat(CPPD)-Ablagerungskrankheit ist die akute Synovitis durch *positiv* doppelbrechende Kristalle von Calciumpyrophosphatdihydrat bedingt. Zusätzlich sind strahlendichte Calciumablagerungen in den Gelenkknorpeln (besonders der Knie) vorhanden, und der klinische Verlauf ist leichter als bei der Gicht. Ein akut infiziertes Gelenk kann mit einem akut gichtaffizierten Gelenk verwechselt werden, aber die kulturelle Synoviauntersuchung zeigt Bakterien. Bei jungen Patienten können ein akutes rheumatisches Fieber mit Gelenkbefall und eine juvenile chronische Arthritis einer Gicht ähneln. Ein palindromer Rheumatismus mit akuten entzündlichen Attacken in einem oder mehreren Gelenken ist insbesondere bei mittelalten oder älteren Patienten kein seltenes Krankheitsbild. Er beginnt aber oft sogar noch akuter als die Gicht, der Schmerz kann ähnlich intensiv sein. Die Attacken klingen nach 1–3 Tagen vollkommen ab. Diese Attacken können das Prodromalstadium einer cP sein, häufig findet sich ein positiver Rheumafaktor (wie im übrigen auch bei 10% der Gichtpatienten). Die Attacken gehen mit örtlicher Fibrinablagerung einher. Gelenkflüssigkeit ist kaum zu gewinnen. Heberden-Knötchen können, insbesondere bei Diuretika einnehmenden älteren Patientinnen, Gichttophi beherbergen.

Prognose

Die meisten Patienten sind durch die derzeitigen therapeutischen Möglichkeiten in ihrer Lebensführung nicht beeinträchtigt, wenn die Diagnose früh gestellt wird und die ärztlichen Ratschläge befolgt werden. Für die Patienten, deren Krankheit weiter fortgeschritten ist, kann die Wiederherstellung der Gelenkstruktur in einigem Umfang erreicht werden. Die Tophi können aufgelöst, die Gelenkfunktion verbessert und das Nierenversagen aufgehalten werden. Gicht verläuft bei den Patienten schwerer, deren klinische Symptome sich schon vor dem Alter von 30 Jahren ausprägen. Etwa 10–20% der Gichtpatienten entwickeln eine Urolithiasis. Mögliche Komplikationen der Urolithiasis sind Verlegung der Harnwege und Infektion, mit sekundärer Erkrankung des tubulären und interstitiellen Gewebes. Unbehandelte renale Dysfunktionen, die gewöhnlich mit Hypertension, Diabetes oder anderen Ursachen der Nephropathie in Beziehung stehen, führen zur weiteren Verschlechterung der Uratausscheidung, wodurch der pathologische Prozeß in den Gelenken beschleunigt wird. Darin liegt die eigentliche Lebensbedrohung.

Therapie

Behandlungsziele sind: 1. Beendigung der akuten Attacke mit entzündungshemmenden Mitteln, 2. Verhinderung sich wiederholender Attacken durch Colchicin und 3. Verhinderung weiterer Ablagerung von Mononatriumurat-Kristallen in den Tophi und Auflösung existierender Tophi (durch Erniedrigung der Uratkonzentration in den die Ablagerung umgebenden Körperflüssigkeiten). Ein präventives Erhaltungsprogramm sollte sowohl auf die *Verhinderung der Bewegungsunfähigkeit*, die sich durch Erosion der Knochen und Gelenkknorpel ergibt, als auch auf die Verhütung von Nierenschäden gerichtet sein. Die spezifische Behandlung ist vom Stadium und von der Schwere der Krankheit abhängig. Hypertonie, Hyperlipoproteinämie und Übergewicht sollten behandelt werden.

Akute Attacke: Colchicin ist nach wie vor das bevorzugte Mittel während der ersten Attacken, besonders wenn die Diagnose nicht gesichert ist. Die Antwort ist meist dramatisch.

Die Gelenkschmerzen beginnen allgemein 12 h nach Beginn der Behandlung nachzulassen und sind nach 36–48 h verschwunden. Die Colchicindosis ist 1 mg oral alle 2 h, bis ein Erfolg sich einstellt oder bis Diarrhö und Erbrechen auftreten. Schwere Attacken können 4–7 mg erfordern (Durchschnitt 5). Wegen der toxischen Effekte einer Colchicinüberdosierung sollten für eine Attacke in 48 h nicht mehr als 7 mg eingenommen werden. Wenn die Behandlung Diarrhö hervorruft, bringt Paregoric, 5 ml oral alle 2–4 h, Besserung. Colchicin kann in Fällen, wo die orale Gabe nicht toleriert wird, auch parenteral verabreicht werden. Hierzu werden 2 mg der Substanz in 0,9%-Kochsalz-Lösung (auf 20 ml) gelöst und langsam i. v. injiziert; eine Tagesdosis von 2 mg sollte dabei nicht überschritten werden. Eine schwere Knochenmarkssuppression mit tödlichem Ausgang kann bei Patienten auftreten, die Colchicin oral als Prophylaxe nehmen und gleichzeitig parenteral bekommen. Schwere Elektrolytstörungen können colchicininduzierte Diarrhöen begleiten, dies kann besonders bei älteren Patienten katastrophale Folgen haben.

Nichtsteroidale Entzündungshemmer (NSAID) sind bei akuten Attacken einer etablierten Gicht wirksam. Speziell für Patienten, die Colchicin nicht vertragen, sind sie von Nutzen. Für zwei oder drei Tage werden die täglichen Dosen mit der Nahrung eingenommen. In Frage kommen z. B. Indometacin, Ibuprofen, Naproxen, Tolmetin, Piroxicam und Sulindac.

NSAID können bei Patienten eine lebensbedrohliche Hyperkaliämie hervorrufen, wobei die renale Durchblutung Prostaglandin-E_2-abhängig ist (ein Beispiel von hyporeninämischem Hypoaldosteronismus). Ein besonderes Risiko weisen ältere Patienten und solche in einem dehydrierten Zustand auf, insbesondere bei vorbestehender Nierenerkrankung. Diese Komplikation ist nicht auf Patienten mit Gicht beschränkt. Gichtattacken können auch durch Aspiration von Gelenkflüssigkeit nebst Instillation von Kortikoiden behandelt werden.

Eine Dosis von 10–50 mg Prednisolonäquivalent – abhängig von der Größe des befallenen Gelenkes – wird angewendet. Auch ACTH 80 kann intramuskulär in einer Dosis mit Erfolg verwendet werden; dies ist vor allem bei postoperativer Behandlung von Patienten, die noch keine Tabletten einnehmen können, eine gute Alternative. Selten müssen auch einmal mehrere der genannten Substanzen in Kombination gegeben werden.

Zusätzlich zur spezifischen Therapie sind Ruhe, reichliche Flüssigkeitsaufnahme zur Bekämpfung der Dehydratation und zur Vermeidung der Uratkristallisation in der Niere und eine milde Diät indiziert. Zur Schmerzlinderung können Codein 30–60 mg und Meperidin 50–100 mg oral alle 4 h benötigt werden. Eine Schienung der entzündeten Region kann hilfreich sein.

Die Behandlung mit Mitteln, die zu einer Herabsetzung der Serumharnsäurespiegel führen, sollte so lange zurückgestellt werden, bis die akuten Syndrome abgeklungen sind.

Anfallsreiche Perioden: Die Häufigkeit akuter Attacken wird durch den täglichen Gebrauch von Colchicin, 0,6 mg oral 2- oder 4mal täglich (abhängig von der Verträglichkeit und Schwere des Krankheitsbildes), verringert. Colchicin hält die fortschreitende Gelenkzerstörung, die durch die Gichttophi hervorgerufen ist, nicht auf. Dies kann jedoch verhindert werden, und viele Ablagerungen in den Tophi können aufgelöst werden, wenn die Serumharnsäurekonzentration auf den Normalwert abgesenkt und immer auf diesem Wert gehalten wird, was entweder durch Erhöhung der Harnsäureausscheidung mit einem urikosurischen Mittel oder durch Blockierung der Harnsäureproduktion mit Allopurinol erreicht wird. Bei Gicht mit Bildung von Tophi sind beide Mittel täglich anzuwenden. Eine derartige, gegen die Hyperurikämie gerichtete Therapie ist für Gichtpatienten dann indiziert, wenn Gichttophi vorhanden sind, wenn die Serumharnsäurekonzentration ständig höher liegt als 9 mg/dl, wenn Gelenkbeschwerden trotz nur mäßig erhöhter Harnsäurewerte im Serum persistieren und wenn die Nierenfunktion gestört ist.

Die Kontrolle der Hyperurikämie sollte in Verbindung mit der täglichen Colchicinbehandlung in einer ruhigen Phase der Krankheit begonnen werden, weil jede dieser Behandlungen während der ersten Wochen mit einer erhöhten Neigung, akute Anfälle zu entwickeln, verbunden ist. Akute Attacken korrelieren mit einem Abfall des Harnsäureserumspiegels. Bei chronischer Einnahme von Colchicin kann es zum Auftreten einer Neuropathie und Myopathie kommen. Periodische Bestimmung der Serumharnsäurekonzentration ist ein hilfreicher Leitfaden, um die Wirksamkeit der medikamentösen Behandlung zu prüfen. Die Dosierung und die Auswahl der Mittel sollten so angepaßt sein, daß eine signifikante Verminderung der Serumharnsäurekonzentration erreicht wird. Die Auflösung schmerzverursachender Tophi kann Monate bis Jahre in Anspruch nehmen.

Bei der urikosurischen Therapie werden entweder 0,5-g-Tabletten von Probenecid oder 100-mg-Tabletten Sulfinpyrazon oral gegeben. Die Dosis wird so angepaßt, daß die Serumharnsäurekonzentration auf Normalwerten gehalten wird. Die Anfangsdosis sollte 1/2 Tablette 2mal täglich betragen, wobei durch stufenweise Steigerung über 10 Tage eine endgültige Dosierung von 4 Tabletten/Tag erreicht wird. Sulfinpyrazon hat einen stärkeren urikosurischen Effekt als Probenecid, ist aber stärker toxisch. Salizylate wirken dem urikosurischen Effekt beider Mittel entgegen und sollten **vermieden** werden. Acetaminophen hat eine vergleichbare analgetische Wirkung, ohne mit dem urikosurischen Effekt zu interferieren.

Die Serumharnsäurekonzentration läßt sich auch durch Hemmung der Harnsäureproduktion mit Allopurinol, 200–600 mg/Tag in mehreren Einzeldosen, unter Kontrolle bringen. Zusätzlich zur Hemmung des für die Harnsäurebildung verantwortlichen Enzyms (Xanthinoxidase) wird die exzessive Purinsynthese korrigiert. Das ist besonders bei Patienten eine Hilfe, die wiederholt Harnsäuresteine haben oder unter einer schweren Nierendysfunktion leiden. Schon ausgebildete Harnsäuresteine der Niere können sich unter Allopurinoltherapie auflösen. Nebeneffekte des Allopurinols sind leichte Gastrointestinalbeschwerden, Hautausschläge und Leukopenie. Wo verfügbar, kann die Methode der extrakorporalen Steinzertrümmerung mittels Stoßwellen zur Beseitigung der Konkremente angewendet werden.

Zusätzliche Maßnahmen: Eine hohe Flüssigkeitsaufnahme von bis zu 3 l/Tag ist bei allen Gichtpatienten und besonders jenen, die chronische Bildner von Harnsäuresteinen sind, erwünscht. Alkalisierung des Urins mit Natriumbikarbonat oder Natriumzitrat, 5 g 3mal täglich, ist ebenfalls zu empfehlen. Die Medikamente sind so effektiv in der Herabsetzung der Serumharnsäurekonzentration, daß eine konsequente Herabsetzung des Puringehalts der Nahrung nicht notwendig ist. Gewichtsverminderung bei dicken Patienten sollte während einer ruhigen Krankheitsphase angestrebt werden.

Große Tophi sollten chirurgisch entfernt werden, alle anderen, mit Ausnahme derer, die von einer starken Fibrose umgeben sind, sollten sich unter adäquater prophylaktischer Therapie auflösen.

Idiopathische Hyperurikämie

Es existieren keine ausreichenden Erfahrungen hinsichtlich der Behandlung der nicht mit Gicht assoziierten, asymptomatischen „Hyperurikämie“. Es wird empfohlen, entweder Probenecid oder Sulfinpyrazon täglich nur den Patienten unter 40 Jahren zu geben, die eine persistierende Hyperurikämie von ≥ 9 mg/dl mit normaler Uratausscheidung im 24-Stunden-Urin haben. Patienten mit einer erhöhten Harnsäureausscheidung im Urin sollten Allopurinol erhalten.

Calciumpyrophosphatdihydrat(CPPD)-Kristallablagerungskrankheit

(Pseudogicht)

Eine Gelenkerkrankung mit vielgestaltigen Manifestationen: intermittierende Attacken einer akuten Arthritis; eine degenerative Arthropathie von oft schwerem Ausmaß, möglicherweise aber auch asymptomatisch; radiologischer Nachweis einer Kalzifizierung des Gelenkknorpels (Chondrokalzinose) an typischen Stellen.

Ätiologie und Häufigkeit

Die Ursache ist unbekannt. Eine häufige Assoziation mit anderen Leiden, z. B. Trauma (inkl. chirurgischer Eingriffe), Amyloidose, Myxödem, Hyperparathyreoidismus, Gicht und Hämochromatose, legt nahe, daß die CPPD-Ablagerung im Knorpel sekundär auf dem Boden degenerativer oder metabolischer Veränderungen entsteht. Eine symptomatische Erkrankung entsteht in der Regel erst bei Erwachsenen. Oberhalb 50 Jahren ist der radiologische Nachweis einer Chondrokalzinose nicht ungewöhnlich, beim Neunzigjährigen ist sie in 50% der Fälle vorhanden, beide Geschlechter sind gleich häufig betroffen.

Symptomatik und Befunde

Akute oder subakute Arthritisattacken (Pseudogicht) treten gewöhnlich in den größeren peripheren Gelenken auf und können anderen Arthritisformen gleichen. Manchmal zeigen die Attacken ein der Gicht vergleichbares Muster, meist sind sie aber weniger schwer. Zwischen den Attacken kann der Patient völlig beschwerdefrei sein oder weiterhin Beschwerden haben, die einer cP ähneln können. Dieses Beschwerdemuster bleibt oft lebenslang bestehen. Eine asymptomatische Chondrokalzinose läßt sich radiologisch auch im Discus intervertebralis und in der Symphyse nachweisen.

Diagnostik

Ein diagnostischer Beweis gelingt durch den Nachweis von CPPD-Kristallen im Gelenkpunktat *(s. a. Kap. BEW, 2., Differenzierung entzündlicher und nichtentzündlicher Gelenkerkrankungen).* Die Kristalle können intrazellulär in Leukozyten oder frei liegend gefunden werden. Sie sind schwach positiv doppelbrechend im Gegensatz zu den stark negativ doppelbrechenden Uratkristallen. Die Diagnose wird durch den radiologischen Nachweis linearer Kalzifizierung im Gelenkknorpel, v.a. Faserknorpel, unterstützt.

Prognose und Therapie

Normalerweise ist die Prognose ausgezeichnet, allerdings kann es selten zum Auftreten einer schweren destruierenden Arthropathie, die der neuropathischen Charcot-Arthropathie ähnelt, kommen. Colchicin, parenteral in 1-mg-Dosis über 2–5 min gegeben (Wiederholung nach 12 h möglich), wirkt sehr gut (zur parenteralen Gabe von Colchicin siehe auch Abschnitt „Gicht“, oben). Ein akuter Gelenkerguß sollte punktiert, das Punktat auf Kristalle untersucht werden, anschließend erfolgt eine Kortikoid-Instillation. Auch durch Indometacin (75–150 mg/Tag) oder andere NSAID in äquivalenter Dosis lassen sich die Beschwerden kontrollieren. Orales Colchicin in einer Dosis von 0,5–1,5 mg/Tag ist prophylaktisch zur Verhinderung weiterer Attacken wirksam, wie in kontrollierten Studien gezeigt werden konnte.

8. TUMOREN AN KNOCHEN UND GELENKEN

(s. a. Kap. HÄM, 11.)

Jeder persistierende oder zunehmende Schmerz im Bereich des Stammes oder der Extremitäten, besonders wenn er mit einer tastbaren Masse zusammenhängt, muß als tumorbedingt angesehen werden, bis das Gegenteil bewiesen ist. Auch Schmerzzustände nach Traumen müssen zum Ausschluß eines Knochentumors untersucht werden. Oft werden bei derartigen Untersuchungen Tumoren entdeckt. Das häufigste Problem bei der Diagnose und Behandlung von Knochentumoren ist der Fehler, ihre Anwesenheit nicht in Erwägung zu ziehen. Symptomatische Behandlung von Gelenk- oder Knochenschmerzen (auch wenn die Beschwerden einem Trauma folgen) ohne Röntgenaufnahme zu diagnostischen Zwecken vor der Behandlung kann zur Tragödie führen. Deshalb ist es imperativ, einen Knochentumor zu vermuten und Röntgenaufnahmen in zwei Ebenen anzufertigen, bevor mit Biopsie und spezifischer Behandlung begonnen wird.

Vom Wirt gegen den Tumor gerichtete Faktoren spielen eine Rolle beim klinischen Verlauf maligner Erkrankungen. Sowohl über humorale als auch über zelluläre Zeichen der Immuninkompetenz wurde bei Patienten mit Sarkomen berichtet. Es wurde eine Korrelation zwischen dem Grad der allgemeinen Depression, der immunologischen Ansprechbarkeit und dem Grad der anschließenden klinischen Progression der Krankheit gezeigt. Die routinemäßige Nutzung der immunologischen Überwachung bleibt experimentell und ihre klinische Brauchbarkeit unbekannt.

Eine adjuvante Chemotherapie ist in Erprobung.

Diagnostik

Bestimmte röntgenologische Zeichen helfen, benigne von malignen Veränderungen zu unterscheiden, aber keines ist unfehlbar. Röntgenbilder helfen primär bei der Lokalisation des Tumors. Zum Beispiel erscheinen Ewing-Tumoren im Schaft der langen Röhrenknochen, während das Osteosarkom gewöhnlich in den Metaphysen am Ende eines Röhrenknochens auftritt. Riesenzelltumoren befallen meist das Epiphysenende der langen Knochen, eine aneurysmatische Knochenzyste kann in jedem Knochen vorkommen, ist aber gewöhnlich im metaphysealen Teil der langen Röhrenknochen lokalisiert. In ähnlicher Weise können CT und NMR dazu beitragen, Lokalisation und Ausdehnung einer Läsion darzulegen, ohne daß sie aber spezifische diagnostische Informationen liefern. Zum Ausschluß von Lungenmetastasen werden Thorax-Röntgenaufnahmen angefertigt. Skelettaufnahmen und Knochenszintigraphie dienen zur Aufdeckung multizentrischen Befalls und von Knochenmetastasen.

Das **Patientenalter** kann bei der Diagnosestellung helfen. Bei Kindern überwiegen primäre Knochentumoren, während metastatische Tumoren selten sind. Bei Erwachsenen ist die Häufigkeit von Knochenmetastasen ungefähr 20mal höher als die primärer Tumoren. Eine **allgemeine medizinische Untersuchung** ist dann erforderlich, wenn einmal eine Knochenveränderung entdeckt wurde und ein Neoplasma vermutet wird.

Die **Biopsie** ist für die Diagnosestellung essentiell und sollte nach Abschluß der generellen medizinischen Untersuchung durchgeführt werden. Die histopathologische Diagnose von Knochentumoren ist schwierig und erfordert eine adäquate Gewebsmenge eines repräsentativen Teils des Tumors. Eine offene Schnittbiopsie ist vorzuziehen. Blinde Nadelaspirationsbiopsie sollte für große, leicht zugängliche Veränderungen zur Bestätigung metastatischer Veränderungen und zur Untersuchung einer vertebralen Veränderung vorbehalten bleiben. In einigen Zentren gelingt es aber sehr gut, Knochentumoren nadelbioptisch zu diagnostizieren. Dem Pathologen sollten sachdienliche Details der klinischen Anamnese und der Röntgenbefunde mitgeteilt werden. Da fast alle Knochentumoren weiche Anteile haben, die zerlegt und für die Sofortdiagnose mit der Gefrierschnittechnik untersucht werden können, und weil diese Gewebsteile das beste Material für die Diagnostik bilden, ist eine sofortige, akkurate und definitive Diagnose bei mehr als 90% der Knochentumoren möglich. Es sollten Einrichtungen vorhanden sein, um sofort mit der geeigneten, endgültigen Behandlung der malignen Tumoren fortzufahren, die am besten durch ablative Chirurgie zu behandeln sind, welche dann unter demselben Anästhetikum wie die Biopsie durchgeführt werden kann. Einige Knochenmalignome erfordern aber eine Chemotherapie vor dem endgültigen chirurgischen Eingriff.

Benigne Tumoren

Osteochondrome (osteokartilaginäre Exostosen) sind die häufigsten benignen Knochentumoren, sie treten am häufigsten im Alter zwischen 10 und 20 Jahren auf und können einzeln oder multipel vorkommen. Jedes Osteochondrom ist von einer Knorpelkappe bedeckt.

Eine ausgeprägte familiäre Neigung zu multiplen Osteochondromen kann vorhanden sein. Sekundär maligne Osteochondrome (s. u.) erscheinen bei mehr als 10% der multiplen Osteochondrome.

Benigne Chondrome sind zentral im Knochen lokalisiert (z. B. in der Knochenmarkhöhle). Sie treten meist bei Personen zwischen 10 und 30 Jahren auf. Im Röntgenbild können sie als lytische Veränderungen mit Gebieten fleckförmiger Verkalkung erscheinen. Oft werden diese Tumoren zufällig bei Röntgenaufnahmen aus anderen Gründen entdeckt, so wenn z. B. der proximale Humerus bei Thoraxaufnahmen mit abgebildet wird. Sie reichern gewöhnlich szintigraphisch an, in solchem Falle wird an ein Malignom zu denken sein. Eine gründliche Beachtung der radiologischen Befunde kann eine korrekte Diagnosestellung ohne Notwendigkeit einer Biopsie möglich machen. Bei zweifelhaftem radiologischem Befund oder schmerzhafter Läsion ist eine Biopsie wahrscheinlich nötig. Die asymptomatische Läsion mit charakteristischem radiologischem Aspekt dagegen bedarf der Exzision oder anderer Behandlung nicht, wobei allerdings radiologische Verlaufskontrollen indiziert sind, um eine Progression auszuschließen.

Chondroblastome sind seltene, benigne Neubildungen, die in der Epiphyse entstehen. Sie treten am häufigsten im Alter von 10–20 Jahren auf.

Chondromyxofibrome sind selten und entstehen vor dem 30. Lebensjahr. Ihre Erscheinungsform im Röntgenbild (gewöhnlich exzentrische, scharf umschriebene, lytische und nahe der Enden der langen Knochen liegende Veränderungen) legen die Diagnose nahe.

Ein **osteoides Osteom** ist eine benigne Veränderung, die in jedem Knochen auftreten kann, aber in den langen Röhrenknochen am häufigsten ist. Schmerzen (vor allem in der Nacht sehr stark) sprechen klassischerweise auf kleine Dosen Aspirin gut an. Die körperliche Untersuchung kann eine Atrophie der umgebenden Muskulatur zeigen. Die charakteristische Erscheinungsform im Röntgenbild ist eine schmale radioluzente Zone, umgeben von einer großen nekrotischen Zone. Die Diagnose wird mit einem ^{99m}Technetium-Szintigramm gestellt. Schmerzerleichterung durch kleine Aspirindosen. Die Behandlung ist chirurgisch. Erleichterung wird nur erreicht, wenn die schmale radioluzente Zone lokalisiert und entfernt wird.

Riesenzelltumoren kommen häufig im Alter von 20–30 Jahren vor. Die Veränderungen kommen in den Epiphysen der langen Röhrenknochen vor und rufen im Röntgenbild lytische Erscheinungen hervor. Sie können die Kortikalis erodieren und sich in die Weichteile ausdehnen. Die Behandlung kleiner Veränderungen besteht in vollständiger Freilegung, Exzision durch Kürettage und Knochentransplantation oder Ausfüllen der Läsion mit Methylmethacrylat. Für größere Veränderungen kann die vollständige Exzision der Veränderungen notwendig sein. Riesenzelltumoren sind wegen ihrer Rezidivhäufigkeit gefürchtet, die die chirurgische Behandlung schwierig macht. Unter Umständen entwickelt sich – selten – ein Sarkom und kompliziert den Verlauf.

Fibromatöse Veränderungen können die langen Röhrenknochen befallen. Die Natur dieser Veränderungen kann nur durch Biopsie festgestellt werden. Es handelt sich um kein echtes neoplastisches Wachstum, sondern die Veränderung beruht wahrscheinlich auf fehlerhafter Ossifizierung. Viele von ihnen bilden sich ohne Behandlung spontan zurück.

Primäre maligne Tumoren

Osteogenisches Sarkom (Osteosarkom): Mit Ausnahme des Myeloms ist es der häufigste primäre Knochentumor. Es ist hoch maligne und metastasiert in der Lunge. Diese Tumoren treten am häufigsten in einem Alter zwischen 10 und 20 Jahren auf, obwohl sie in jedem Alter vorkommen können. Ungefähr die Hälfte der Veränderungen sind in der Knieregion lokalisiert, obwohl sie in jedem Knochen gefunden werden können. Schmerz und eine tastbare Masse sind die üblichen Symptome. Die Röntgenbefunde schwanken stark, ohne charakteristische Erscheinungsbilder, und der Tumor kann vorherrschend sklerotisch oder lytisch sein. Die genaue Diagnose beruht auf histopathologischer Untersuchung von repräsentativem Biopsiegewebe.

Nach Diagnosesicherung sollte seitens des onkologischen Spezialisten festgelegt werden, ob eine präoperative (neoadjuvante) oder postoperative (adjuvante) Chemotherapie sinnvoll ist. Im ersteren Fall kann der Krankheitsverlauf röntgenologisch, durch die Schmerzstärke (normalerweise abnehmend) und die alkalische Phosphatase (sollte ebenfalls abnehmen) kontrolliert werden. Nach mehreren Chemotherapiezyklen kann der chirurgische Eingriff erfolgen. Bei den meisten Läsionen gelingt es, gliederhaltend vorzugehen, d.h., mittels moderner chirurgischer Methoden erfolgt eine Tumorresektion und Rekonstruktion der betroffenen Gliedmaße anstatt der früher notwendigen Amputation. Eine neoadjuvante Behandlung erlaubt auch eine Untersuchung des resezierten Tumors, um das Ausmaß der durch die Chemotherapie bewirkten Nekrose zu bestimmen; Läsionen mit fast kompletter Nekrose weisen die beste Prognose auf. Einige Onkologen ziehen eine adjuvante Chemotherapie vor. Mit beiden Methoden haben 75% der Patienten eine Überlebensrate von mehr als 5 Jahren. Zahlreiche Studien mit dem Ziel einer weiteren Verbesserung der Prognose sind im Gange.

Fibrosarkome haben dieselbe Charakteristika wie die oben genannten Osteosarkome und bieten etwa die gleichen Probleme.

Das maligne **fibröse Histiozytom** verhält sich klinisch in einer dem Osteosarkom und Fibrosarkom ähnlichen Weise. Die Behandlung ist dieselbe wie beim Osteosarkom.

Chondrosarkome, maligne Tumoren des Knorpels, sind klinisch, therapeutisch und prognostisch den osteogenen Sarkomen *unähnlich.* Sie entwickeln sich zu mehr als 10% der Patienten mit einem multiplen benignen Osteochondrom. 90% der Chondrosarkome entstehen jedoch ohne ein Osteochondrom oder eine andere vorhergehende benigne Knorpelveränderung. Die **Diagnose** kann nur aufgrund einer Biopsie gestellt werden. Viele Chondrosarkome können histologisch in vier Grade eingeteilt werden. Grad-1-Veränderungen sind langsam wachsend und haben eine gute Heilungsprognose. Grad-4-Veränderungen wachsen schneller und metastasieren viel häufiger. Ohne Berücksichtigung der Gradierung ist das herausragende Merkmal dieser Tumoren ihre Fähigkeit, in das umgebende Weichteilgewebe „auszusäen" oder einzuwachsen.

Therapie

Die totale chirurgische Entfernung ist therapeutisches Mittel der Wahl. Weder Bestrahlung noch Chemotherapie sind als primäre oder unterstützende Therapie geeignet. Wegen Metastasierungsgefahr sollte die Biopsiewunde geschlossen und die ablative Chirurgie peinlich genau vorgenommen werden. Große Sorgfalt muß darauf gerichtet werden, nicht in den Tumor einzudringen und Tumorzellen in die Weichteile zu verschleppen, da ein Rückfall unvermeidlich ist, wenn dies passiert. Ohne Verschleppung von Tumormaterial in die Wunde ist die Heilungsrate 50% oder mehr, abhängig von der Gradierung des Tumors. Wenn die Notwendigkeit der chirurigschen Entfernung und die Erhaltung der Funktion nicht vereinbar sind, ist eine Amputation obligatorisch.

Das **mesenchymale Chondrosarkom** ist ein seltener Tumor, gehört zu den Chondrosarkomen, unterscheidet sich aber histologisch. Es metastasiert sehr schnell und hat eine schlechte Prognose.

Ewing-Tumor (Ewing-Sarkom) ist ein strahlensensibler rundzelliger Knochentumor. Männer sind häufiger betroffen als Frauen. Der Ewing-Tumor tritt in jüngerem Alter auf als irgendein anderer primär maligner Knochentumor. Der Erkrankungsgipfel liegt zwischen 10 *und 20 Jahren. D*ie meisten Tumoren entwickeln sich in den Extremitäten, es kann jedoch jeder Knochen erfaßt werden. Mikroskopisch besteht die Veränderung aus dichtgepackten kleinen, runden Zellen. Schmerzen und Schwellung sind die häufigsten Symptome. Der Ewing-Tumor neigt zu großer Ausdehnung, manchmal ist der gesamte Schaft eines langen Röhrenknochens erfaßt. Generell ist ein größerer Knochenbezirk vom Tumor erfaßt, als es dem Röntgenbild nach den Augenschein hat (CT und Kernspintomographie sind oft nützlich, um die Ausdehnung weiter zu definieren). Lytische Destruktion ist der häufigste Befund, aber es können multiple Schichten von subperiostalen, neugebildeten Knochen bestehen, die das zwiebelähnliche Erscheinungsbild ergeben, das früher einmal als klassisches diagnostisches Zeichen galt. Da viele andere maligne Knochentumoren ein identisches Bild produzieren, hängt die Diagnose von der Biopsie ab.

Die **Behandlung** besteht aus verschiedenen Kombinationsmöglichkeiten von operativer, multimodaler Chemo- und Bestrahlungstherapie. Gegenwärtig sind durch die Anwendung dieser verschiedenen Methoden >60% der Patienten mit einem primären lokalisierten Ewing-Sarkom des Knochens zu heilen.

Das **maligne Knochenlymphom** ist ein kleiner Rundzelltumor, der Erwachsene gewöhnlich im Alter von 40–60 Jahren befällt. Es kann in jedem Knochen entstehen. Während der Tumor als Retikulumzellsarkom beschrieben werden kann, ist häufig eine Mischung aus Retikulumzellen, Lymphoblasten und Lymphozyten in diesen Neoplasmen zu finden. Wenn ein malignes Lymphom den Knochen befällt, kann eine von drei klinischen Zustandsformen gefunden werden.

1. Das maligne Lymphom kann sich primär im Knochen befinden, ohne Hinweise auf die Krankheit andernorts.
2. Zusätzlich zum Knochendefekt können ähnliche Erkrankungsherde in anderen Knochen- oder Weichteilgeweben gefunden werden.
3. Ein Patient mit bekannter lymphomatöser Krankheit der Weichteile kann nachfolgend metastatische Ausbreitung in jeden Knochen haben.

Schmerzen und lokale Schwellung sind die häufigsten Symptome. Auf Röntgenbildern ist die Knochendestruktion vorherrschend. Abhängig vom Erkrankungsstadium kann der befallene Knochen mottenfraßähnliche oder fleckige Strukturen aufweisen, oder bei weiter fortgeschrittenen Fällen kann der gesamte Knochenumriß weiterhin aufgelöst sein. Pathologische Frakturen sind häufig. Wenn das maligne Lymphom sich auf einen Knochen beschränkt und keine Metastasen nachzuweisen sind, ist die Prognose besser als bei jedem anderen malignen Knochentumor; die Fünfjahres-Überlebensrate ist ≥ 50%. Die Tumoren sind strahlenempfindlich. Zur Heilung ist Bestrahlung und Chemotherapie ebenso effektiv wie Amputation oder andere extensive ablativ-chirurgische Maßnahmen. Eine Amputation ist nur bei Funktionsverlust durch pathologische Frakturen oder ausgedehnten Weichteilbefall indiziert.

Das **Plasmozytom** *(s.a. Kap. HÄM. 9., Multiples Myelom)* ist ein Tumor hämopoetischen Ursprungs und das häufigste Neoplasma des Knochens. Der neoplastische Prozeß ist in der Regel multizentrisch und erfaßt das Knochenmark oft so diffus, daß eine Knochenmarkspunktion für die Diagnose beweisend ist.

Der **maligne Riesenzelltumor** ist selten; über sein Aussehen gibt es widersprüchliche Ansichten. Die Veränderung ist im extremen Ende eines langen Röhrenknochens lokalisiert. Die klassischen Merkmale maligner Destruktion (vorherrschend auflösend, Destruktion der kortikalen Knochenanteile, Ausdehnung in die umgebenden Weichteile, pathologische Frakturen) sind auf Röntgenbildern zu sehen. Um der Diagnose sicher zu sein, ist es erforderlich, Zonen von typisch benignem Riesenzelltumor in einem malignen Neoplasma oder einer vorhergehenden, aus dem Neoplasma gewonnenen Probe nachzuweisen. Ein Sarkom, das sich in einem vorher benignen Riesenzelltumor entwickelt, ist charakteristischerweise strahlenresistent. Es lassen sich dieselben Behandlungsprinzipien anwenden, wie sie oben für das Osteosarkom genannt sind. Die Heilungsrate ist gering.

Viele andere Typen von primär malignen Knochentumoren existieren. Viele von ihnen sind so selten, daß sie medizinische Raritäten darstellen. Ein **Chordom** entwickelt sich aus den Überbleibseln des primitiven Notochords. Es hat Prädilektionsstellen an den Enden der Wirbelsäule und wird vorzugsweise im Os sacrum oder nahe der Schädelbasis gefunden. Schmerzen sind ein wesentliches und konstantes Merkmal eines in der sakrokokzygealen Region lokalisierten Chordoms. Wenn das Chordom an der Basis der Okzipitalregion lokalisiert ist, können Symptome auftreten, die zu den Hirnnerven in Beziehung stehen. Am häufigsten sind Symptome, die von einer Beteiligung der Augennerven herrühren. Die Dauer der Symptome schwankt zwischen Monaten und mehreren Jahren vor Diagnosestellung. Auf dem Röntgenbild stellt sich das Chordom als expansive, destruierende Knochenveränderung dar, die mit einer Masse in den Weichteilen in Verbindung stehen kann. Hämatogene Metastasen sind selten. Lokale Rückfälle bereiten mehr Probleme als metastasierende Aussaat. Chordome, die in der Sphenookzipitalregion lokalisiert sind, können gewöhnlich nicht chirurgisch angegangen werden, jedoch auf Bestrahlungstherapie ansprechen. Diejenigen, die in der sakrokokzygealen Region lokalisiert sind, können erfolgreich durch radikale En-bloc-Exzision entfernt werden.

Tumorähnliche Veränderungen

Viele nichtneoplastische Erkrankungen des Knochens können entweder klinisch oder radiologisch Knochentumoren vortäuschen. **Heterotope Ossifikation (Myositis ossificans)** oder **überschießende Kallusbildung** nach Frakturen können fälschlicherweise als maligne Neoplasmen interpretiert werden. Die histopathologische Gewebeuntersuchung differenziert diese Veränderungen.

Einfache **unikamerale Knochenzysten** kommen bei Kindern in den langen Röhrenknochen vor. Sie fallen bei pathologischen Frakturen auf. Kleinere Zysten heilen und können im Verlauf der Frakturheilung obliterieren. Größere können Ausräumung und Knochentransplantation erforderlich machen.

Die **fibröse Dysplasie** ist eine zystische Knochenveränderung, die wahrscheinlich aus einer Anomalie bei der Knochenentwicklung resultiert. Die Veränderung kann im Kindesalter in einem oder mehreren Knochen auftreten. Wenn mehrere Knochen beteiligt und Hautpigmentierungen und endokrine Abnormitäten vorhanden sind, wird die Erkrankung als **Albright-Syndrom** bezeichnet. Im Röntgenbild erscheinen zystische Veränderungen, die extensiv und deformierend sein können. Gewöhnlich hören die Veränderungen mit der Pubertät auf zu wachsen. Spontane maligne Degeneration ist selten. Die Behandlung sollte konservativ sein. Sekundär auftretende Deformierungen der langen Röhrenknochen können jedoch chirurgische Korrekturen erforderlich machen.

Aneurysmatische Knochenzysten sind zystische Knochenläsionen unbekannten Ursprungs, die gewöhnlich vor dem 20. Lebensjahr auftreten. Die Zyste kommt vor allem in der Metaphysengegend der langen Röhrenknochen vor. Es kann jedoch fast jeder Knochen befallen werden. Schmerzen und Schwellungen treten auf. Die Veränderung kann für einige Wochen bis einige Jahre vor Diagnosestellung bestehen. Bis zum Einsetzen der Therapie neigt der Prozeß zur langsamen Vergrößerung. Die Veränderungen im Röntgenbild sind oft charakteristisch. Das rarefizierte Gebiet ist gewöhnlich gut abgegrenzt, exzentrisch und durch periostale Wucherung in die umgebenden Weichteile ausgedehnt. Die Knochenneubildung vom Periost aus grenzt die Peripherie des Tumors ab. Die beste Behandlung besteht in der möglichst vollständigen chirurgischen Entfernung der Veränderung. Vollständige Rückbildung nach inkompletter Ausräumung kommt manchmal vor. Die Bestrahlung ist nur bei chirurgisch unzugänglichen Wirbelveränderungen mit Kompression des Rückenmarks die Therapie der Wahl, weil gelegentlich nach der Bestrahlungstherapie Sarkome auftreten.

Die **Histiozytose X (Letterer-Siwe-Krankheit, Hand-Schüller-Christian-Syndrom, eosinophiles Granulom)** (wird auch im *Kap. LUN, 15.* abgehandelt) kommt als solitäre oder multiple Knochenveränderung vor. Sie ist eine Erkrankung des retikuloendothelialen Systems. Die Veränderungen sind im Röntgenbild gut zu erkennen. Wenn die Veränderung solitär ist, mit periostaler Knochenneubildung, kann das Röntgenbild den Verdacht eines malignen Knochentumors nahelegen. Die genaue Diagnose hängt von der Biopsie ab. Wenn nur eine oder wenige Läsionen des Knochens vorhanden sind, kann die lokale Bestrahlung zur Ausheilung führen. Die Prognose ist jedoch bei Kindern im Alter von über 3 Jahren zweifelhaft, ebenso in Fällen, bei denen mehr als 8 Kochen befallen sind, und besonders in Fällen, bei denen hämorrhagische Manifestationen und Milzvergrößerungen bestehen. Eine Ausbreitung des Krankheitsprozesses, besonders Schädelläsionen, kann vorkommen und im Extremfall zu einer fulminanten, schnell tödlichen Erkrankung führen, bei der respiratorisches oder kardiales Versagen meistens als Todesursache festzustellen ist.

Metastasen

Jede Krebserkrankung kann zu Knochenmetastasen führen. Jeder Knochen kann betroffen sein, aber distal von Knie und Ellenbogen sind metastatische Knochenläsionen selten. *Die Tumoren, die am häufigsten in den Knochen metastasieren, stammen aus den Mammae, den Lungen, der Prostata, den Nieren und der Schilddrüse.* Jeder Patient, der wegen Krebs behandelt wird oder von dem bekannt ist, daß er bereits Krebs hatte, und der über Skelettsymptome klagt, sollte mittels radiologischer Darstellung des Skeletts auf mögliche Knochenmetastasen untersucht werden. Ganzkörper-Knochenszintigramme, unter Verwendung eines Radioisotops, erlauben gelegentlich den Nachweis von Metastasen, bevor sie im Röntgenbild sichtbar werden, doch mittels Biopsie ist unter Umständen auf die Lokalisation des Primärtumors zu schließen. Symptome durch Knochenmetastasen können gelegentlich vorkommen, ehe Verdacht auf einen Primärtumor vorliegt.

Die **Therapie** ist vom befallenen Gewebetyp und vom Ursprungsorgan abhängig. Bestrahlung, kombiniert mit ausgewählten chemotherapeutischen oder hormonellen Mitteln, ist die häufigste Modalität (s. a. Kap. SPS, 3., Einsatz von Radionukliden). Auch wenn sich der metastatische Skelettherd so ausweitet, daß pathologische Frakturen drohen oder schon vorhanden sind, kann durch chirurgische Maßnahmen eine Amputation vermieden werden. Nach Entfernung des Primärtumors und wenn nur eine einzige Knochenmetastase verbleibt, kann die Exzision in Kombination mit Bestrahlung, Chemotherapie oder mit beiden zur Ausheilung führen.

9. NEUROPATHISCHE KRANKHEITEN

Neurogene Arthropathie

(Neuropathische Arthropathie; Charcot-Gelenke)

Eine destruktive Gelenkarthropathie mit gestörter Schmerz- und Lageempfindung.

Ätiologie

Eine Störung des Tiefenschmerzempfindens oder der Propriorezeption beeinflußt die normalen Schutzreflexe des Gelenks und führt zu einem Trauma (speziell von wiederholten Minitraumata) und kleinen periartikulären Frakturen. Auch eine gesteigerte Knochendurchblutung durch reflektorische Vasodilatation, die zu einer aktiven Knochenresorption führt, kann Frakturen, Gelenkschädigung und Gelenkreparation verursachen. Erkrankungen, die mit Charcot-Gelenken verbunden sein können, sind in *Tab. 10.* aufgeführt. Zu den ein rasches Fortschreiten der Erkrankung begünstigenden Faktoren gehören die intraartikuläre Ablagerung von Calciumpyrophosphat-Kristallen mit nachfolgender entzündlicher Reaktion, lokalisierte Gelenkinfektionen in Verbindung mit Lepra und Diabetes mellitus, muskuläre Hypotonie, Bänderlockerung und Auftreibung der Gelenkkapsel durch Ergüsse.

Tab. 10. Krankheiten, die der neurogenen Arthropathie zugrunde liegen

Diabetes mellitus Tabes dorsalis Syringomyelie Arnold-Chiari-Mißbildung Spina bifida mit Meningomyelozele (bei Kindern) Lepra Tumoren und Verletzungen der peripheren Nerven und des Rückenmarks Degenerative Spinalerkrankung mit Kompression der Nervenwurzeln Subakute, kombinierte Degeneration des Rückenmarks Neuropathie durch Amyloid (sekundäre Amyloidose)	Riesenwuchs mit hypertrophischer Neuropathie Verminderte Schmerzempfindlichkeit durch Anwendung von intraartikulären und systemischen Kortikosteroiden Phenylbutazon Indometacin Exzessive Alkoholmengen Angeborene Schmerzunempfindlichkeit Familiäre angeborene Neuropathien: Peroneale Muskelatrophie (Charcot-Marie-Tooth-Krankheit) Angeborene sensorische Neuropathie Hypertrophische interstitielle Neuropathie (Déjerine-Sottas-Krankheit) Familiäre Dysautonomie (Riley-Day-Syndrom) Familiäre Amyloidnephropathie

Symptomatik und Diagnostik

In ihren frühen Stadien wird die Krankheit oft mit der Arthrose verwechselt. Ein gewisser Schmerz, ein beträchtlicher – oft hämorrhagischer – Erguß sowie Subluxation und Instabilität des Gelenks sind meist anzutreffen. Akute Dislokationen der Gelenke kommen in diesem Krankheitsstadium vor. Die neurogene Arthropathie schreitet viel schneller voran als die Arthrose. Der Beginn der Arthropathie kann lange nach dem der ursächlichen Neuropathie liegen. Der Verlauf der Gelenkerkrankung aber kann, wenn sie einmal begonnen hat, rasch progredient sein und in wenigen Monaten zur völligen Zerstörung des Gelenks führen.

In einem voll entwickelten Charcot-Gelenk können hypertrophierende oder destruktive Veränderungen dominieren oder eine Mischung beider Befunde vorhanden sein. Schmerzempfindungen fehlen oft oder sind viel geringer, als es dem Grad der Gelenkzerstörung nach zu erwarten wäre, können aber auch schwer sein, wenn die Krankheit rasch fortgeschritten ist und periartikuläre Frakturen oder unter Spannung stehende Hämatome vorhanden sind. Das Gelenk ist durch knöchernes Randwachstum und massive Gelenkergüsse geschwollen. Deformierungen resultieren aus Frakturen mit Fragmentverschiebung oder Dislokation, nach Zerstörung der Gelenkgleitflächen durch Bänderdehnung und Muskelhypertonie. Frakturen und Knochenmetaplasie können viele freie Gelenkkörperchen (Knochen- oder Knorpelstücke) verursachen, die in dem Gelenk schleifen und einen rauhen, schrillen, oft hörbaren Crepitus zustande bringen, der für den Untersucher oft unangenehmer ist als für den Patienten. Das Gelenk kann sich wie „ein Sack voll Knochen" anfühlen.

Obwohl die meisten Gelenke befallen sein können, ist eine Kniebeteiligung ebenso häufig, wie die Beteiligung aller anderen Gelenke zusammengerechnet. Die Verteilung hängt wesentlich von der Grundkrankheit ab. Bei Tabes dorsalis und Diabetes mellitus sind die Gelenke der unteren Extremitäten betroffen (Knie und Hüfte bei Tabes, die Füße bei Diabetes). Bei Syringomyelie sind die Gelenke der oberen Gliedmaßen am häufigsten befallen, besonders Ellenbogen und Schulter. Häufig ist nur ein Gelenk betroffen, meist sind es nicht mehr als zwei oder drei (mit Ausnahme der kleinen Fußgelenke) in einer asymmetrischen Verteilung.

Die **Diagnose** sollte bei den Patienten mit neurologischen Störungen in Betracht gezogen werden, die eine destruktive, aber wenig schmerzhafte Arthropathie ausbilden. Zwischen dem Einsetzen der neurologischen Grunderkrankung und dem Beginn der Arthropathie liegt meist eine Zeitspanne von mehreren Jahren. Ein pathologisches Gallium-Szintigramm ist bei der unkomplizierten neurogenen Arthropathie beschrieben.

Röntgenbefunde

Röntgenbilder zeigen ein geschwollenes Gelenk mit Gelenkergüssen und Subluxation der Gelenkflächen. Die Sklerose der Knochenenden, die meist vorhanden ist, kann bei fortgeschrittener Gelenkzerstörung fehlen. Die Knochen sind deformiert, und Knochenneubildung in Nachbarschaft des Kortex ist vorhanden. Sie beginnt in der Gelenkkapsel und setzt sich bei langen Knochen ein gutes Stück auf den Schaft fort. In den Weichteilen treten Kalkeinlagerungen und Verknöcherungen auf, die in seltenen Fällen zur knöchernen Überbrückung des Gelenks führen. Dieser Zustand kann jedoch transitorisch sein, und auch extensive Weichteilverkalkungen können auf einer nachfolgenden Röntgenaufnahme verschwunden sein. Große, bizarr geformte Osteophyten sind an den Gelenkrändern zu sehen, die, wenn sie abbrechen, die vielen freien Gelenkkörperchen bilden, die für diese Krankheit charakteristisch sind. Radiologische Hinweise für Wirbelsäulenbeteiligung (die charakteristischen „Papageienschnabel"-Osteophyten) sind häufig zu finden, auch wenn kein klinischer Anhaltspunkt für eine Erkrankung an dieser Stelle besteht. Mittels CT kann die Ausdehnung der Erkrankung bestimmt werden.

Septische Arthritis oder Kompression benachbarter Strukturen wie Blutgefäße, Nerven oder Rückenmark sind mögliche **Komplikationen.** Die Interpretation lokaler Symptome kann sich schwierig gestalten, systemische Befunde aber (z. B. Fieber, Krankheitsgefühl) sollten eine Untersuchung der Gelenkflüssigkeit nebst Kultur nach sich ziehen.

Prophylaxe und Therapie

Eine Prävention der Arthropathie kann bei Risikopatienten möglich sein (z. B. bei schwerer Tabes). Die frühe Diagnose und Immobilisierung einer oft schmerzlosen Fraktur kann das Fortschreiten der Neuroarthropathie verhindern. Ein instabiles Gelenk sollte durch Schienen, Spezialschuhe oder andere orthopädische Hilfsmittel geschützt werden. Arthrodese durch interne Fixierung, eine Kompressionstechnik und ein adäquates Knochentransplantat können in einem stark zerstörten Gelenk von Erfolg sein. Bei nicht progredienter Erkrankung lassen sich mit Totalendoprothesen für Hüften und Kniegelenke gute Ergebnisse erreichen. Noch immer ist aber eine Lockerung und Dislokation der Prothese ein großes Risiko. Erfolgreiche Behandlung der neurologischen Grundkrankheit kann das Fortschreiten der Arthropathie verlangsamen und, wenn die Gelenkdestruktion sich noch in ihren Anfangsstadien befindet, den Prozeß auch rückgängig machen.

10. KNOCHEN- UND KNORPELERKRANKUNGEN MIT GELENKBETEILIGUNG

Osteoporose

Generalisierte und progrediente Verminderung der Knochenmasse pro Volumeneinheit, die eine knöcherne Brüchigkeit hervorruft, obgleich im verbleibenden, morphologisch intakten Knochen das Verhältnis von Mineralisierung zu organischen Elementen unverändert bleibt. Histologisch zeigt sich eine Verminderung der Kortexdicke und der Anzahl und Größe der Spongiosabälkchen bei normaler Dicke der Osteoidnähte. Die Knochenresorption ist erhöht; die Knochenneubildung scheint normal, kann aber auch gestört sein. Die klinischen Hauptmanifestationen der Osteoporose sind Knochenfrakturen.

Klassifikation, Ätiologie und Inzidenz

Es gibt drei Typen der primären Osteoporose, der häufigsten Form einer metabolischen Knochenerkrankung. Die idiopathische Osteoporose kommt bei Kindern oder jungen männlichen wie weiblichen Erwachsenen mit normaler Gonadenfunktion vor. Die Typ-I-Osteoporose (postmenopausale Osteoporose) kommt im Alter von 50–75 Jahren vor und ist bei Frauen sechsmal häufiger. Gekennzeichnet durch einen weitaus größeren Verlust an Spongiosa als an Kortikalis ist diese Form vor allem für Wirbelkörperfrakturen und die distale Radiusfraktur. Die postmenopausalen hormonellen Veränderungen sind wahrscheinlich für diesen Typ ursächlich. Die Typ-II-Osteoporose (Involutions- oder senile Osteoporose) kommt vor allem bei über 70jährigen vor und ist bei Frauen doppelt so häufig wie bei Männern, sie verläuft milder und altersbezogen. Sie betrifft gleichermaßen Spongiosa und Kortikalis; Frakturen von Schenkelhals wie auch von Wirbelkörpern, proximalem Humerus und Tibia sowie Becken sind dabei geläufig. Typ II kann durch eine altersbedingte Reduzierung der Vitamin-D-Synthese oder Resistenz gegen Vitamin-D-Aktivität (möglicherweise vermittelt durch eine Verminderung von Vitamin-D-Rezeptoren) bedingt sein. Bei Frauen können Typ I und Typ II zusammen auftreten.

Risikofaktoren für das Auftreten der primären Osteoporose sind hohes Alter, weibliches Geschlecht, Kinderlosigkeit, frühes Eintreten der Menopause, Rasse (Weiße und Orientalen häufiger als Schwarze betroffen), zarte Konstitution, niedrige Calciumaufnahme, sitzende Lebensweise und positive Familienanamnese.

Die sekundäre Osteoporose macht insgesamt weniger als 5% aller Osteoporosefälle aus. Ursächlich können endokrine Störungen (Kortikoidexzeß, Hyperparathyreoidismus, Hyperthyreose, Hypogonadismus, Hyperprolaktinämie, Diabetes mellitus), Medikamente und Genußgifte (z. B. Kortikoide, Alkohol, Nikotin, Barbiturate, Heparin) sowie verschiedene andere Zustände (z. B. Immobilisation, chron. Niereninsuffizienz, Lebererkrankungen, Malabsorptionssyndrom, chron. obstruktive Lungenerkrankung, cP, Sarkoidose, Malignome oder protrahierte Schwerelosigkeit z. B. in der Raumschiffahrt) sein.

Symptomatik und Diagnostik

Patienten mit unkomplizierter Osteoporose können asymptomatisch bleiben; meistens treten Knochenschmerzen auf, besonders im Rücken. **Vertebrale Trümmerfrakturen** entstehen schon bei kleinen oder auch ohne Traumata, gewöhnlich an tragenden Wirbelkörpern (T8 und darunter; isolierte Frakturen von T4 und darüber lassen an eine maligne Ursache denken). Der sich daraus ergebende Schmerz ist akut, strahlt gewöhnlich nicht aus, wird bei Gewichtsbelastung stärker, kann mit lokaler Schmerzempfindlichkeit verbunden sein und verschwindet generell nach einigen Tagen oder Wochen. Gehäufte Kompressionsfrakturen können eine dorsale Kyphose und eine übertriebene zervikale Lordose verursachen. Die Patienten klagen oft über einen chronischen, dumpfen, quälenden Schmerz (aufgrund einer übermäßigen Belastung der paraspinalen Muskulatur und Bänder), der sich besonders in der unteren Thoraxregion und Lumbalgegend bemerkbar macht. Frakturen an anderen Stellen (z. B. Hüfte oder Radius) sind normalerweise Sturzfolgen.

Die Serumspiegel für Calcium und Phosphor, die Elektrophorese und die BSG sind bei der primären Osteoporose normal. Die alkalische Phosphatase liegt i.a. im Normbereich, kann aber bei Frakturen leicht erhöht sein. Die Parathomonwerte sind beim Typ I erniedrigt, beim Typ II erhöht. Ca. 20% der Patientinnen mit Postmenopausen-Osteoporose haben eine signifikante Hyperkalziurie. Die Knochenumsatzindikatoren können erhöht sein (so z. B. die Urinausscheidung von Hydroxyprolin enthaltenden Peptiden oder die Aufnahme von 99m-Technetium-Diphosphonat). Andere anomale biochemische Befunde lassen an sekundäre Osteoporose denken.

Bei der **Röntgenuntersuchung** zeigen die Wirbelkörper eine verminderte Dichte durch den Verlust der Trabekelstruktur. Der subjektive Eindruck der Knochendichte kann jedoch zu einer Fehldeutung führen, weil eine Osteopenie radiologisch erst bei einem Knochenverlust von > 30% sicher diagnostiziert werden kann. Der Verlust der horizontal orientierten Trabekel verstärkt den Eindruck eines Hervortretens der kortikalen Endplatten und der verbleibenden, vertikal orientierten, gewichtstragenden Trabekel der Wirbelkörper. Anteriore Keilbildung in der Thoraxregion und Aufblähung der intervertebralen Zwischenräume in der Lumbalregion sind meist für Wirbelfrakturen charakteristisch. Obwohl die Kortikalis der langen Röhrenknochen wegen exzessiver endostaler Resorption dünn sein kann, bleiben die periostalen Oberflächen glatt (im Gegensatz zur irregulären Kortikaliskontur aufgrund von superiostaler Resorption, wie sie bei Hyperparathyreoidismus gefunden wird.) Die **Kortikosteroid-verursachte Osteoporose** bewirkt häufiger eine vermehrte Strahlentransparenz des Schädels, Rippenfrakturen und überschießende Kallusbiidung. Die **Osteomalazie** *(s. Kap. ERN, 3.)* kann röntgenologisch mit der Osteoporose verwechselt werden, aber aufgrund abnormer biochemischer Serumbefunde und durch Knochenbiopsie unterschieden werden.

Dualphotonen-Absorptiometrie und **quantitatives CT** stehen zunehmend zur Messung der Knochendichte in der LWS zur Verfügung und sind nützlich für die Diagnose und für die Therapiekontrolle.

Therapie

Man kann zwischen präventiver, symptomatischer und inhibitorischer Behandlung unterscheiden. Die Prophylaxe beinhaltet die Erfassung von Risikofaktoren und hängt vom Typ der Osteoporose ab; so bekommen z.B. bestimmte postmenopausale Patientinnen eine Östrogensubstitutionstherapie.

Schwere akute Rückenschmerzen, die durch eine Wirbelkompressionsfraktur hervorgerufen sind, sollten mit orthopädischen Stützen, Analgetika und mit Wärme und Massage (wenn Muskelspasmen vorherrschend sind) behandelt werden. Chronische Rückenschmerzen können unterstützend durch orthopädische Hilfsmittel wie z.B. ein Korsett oder in physiologischer Weise durch Dehnungsübungen behandelt werden, um die schlaffe paravertebrale Muskulatur zu stärken. Wichtig ist es, schweres Heben und unkontrollierte Stürze zu vermeiden. Da jedoch körperliche Bewegung für den gesunden Knochen essentiell ist, sollte die Immobilisierung auf ein minimales Maß reduziert und eine ständige krankengymnastische Übungsbehandlung unterstützt werden.

Eine neuere Studie an gesunden älteren Frauen (mindestens sechs Jahre nach der Menopause), die mit 500 mg/Tag Calcium substituiert wurden, zeigte eine erhöhte Knochendichte bei denen, deren Calciumaufnahme mit der Nahrung unter 400 mg/Tag lag, aber keinen Effekt, wenn die Aufnahme über 400 mg lag. Bei den Patientinnen mit niedriger Aufnahme sind mindestens zwei Gläser Milch täglich und eine geringe Zugabe von Vitamin D (400 IU) zu empfehlen. Größere orale Calciumdosen werden i.a. gut vertragen. Bei geringer Osteoporose können z.B. 4–6 Tabletten à 600 mg Calciumcarbonat (entsprechend 1–1,5 g Calcium) pro Tag gegeben werden. Calciumcitrat wird besser vertragen und resorbiert.

Frauen mit schwerer oder rasch progredienter Erkrankung sollten zusätzlich eine Östrogensubstitution erhalten, z.B. konjugiertes Östrogen 0,625–1,25 mg/Tag mit einer fünftägigen monatlichen Pause, um eine Endometriumhyperplasie des Uterus zu vermeiden *(s. Kap. GYN, 5. Menopause)*. Östrogen kann die Erkrankung verlangsamen oder zum Stillstand bringen. Am wirksamsten ist es, wenn 4–6 Jahre nach Beginn der Menopause die Behandlung anfängt, aber in einigen Studien werden eine Verlangsamung des Knochenverlustes und eine Reduktion von Frakturen auch bei späterem Beginn nahegelegt. Bei etwa der Hälfte der mit Östrogen behandelten Frauen in der Menopause kommt es zu Entzugsblutungen, auch wird ein erhöhtes Risiko für das Auftreten von Endometriumkarzinomen diskutiert (Progesteron, z.B. Medroxyprogersteron-Acetat in einer Dosis von 10 mg täglich an den letzten 10 Tagen des Zyklus, reduziert das Karzinomrisiko, erhöht aber die Wahrscheinlichkeit einer Entzugsblutung, begünstigt ein ungünstiges Serumlipidprofil und kann das Risiko einer koronaren und zerebralen Thrombose erhöhen). Östrogen begünstigt auch das Auftreten von Gallenerkrankungen, andererseits kann es das Risiko für KHK und Schlaganfälle reduzieren. Eine geringe Erhöhung des Risikos von Mammakarzinomen wird diskutiert. Wird Östrogen nicht vertragen oder bestehen Kontraindikationen dagegen, kann Lachs-Calcitonin (100 IU/Tag) in Verbindung mit Calciumsubstitution und adäquater Vitamin-D-Aufnahme verabreicht werden.

Männer mit Osteoporose erhalten 1–1,5 g/Tag Calcium. Bei Hinweisen auf eine verminderte Ca-Resorption (z. B. durch Nachweis von Ca-Ausscheidung unter 100 mg/Tag im Urin) sollte die Dosis auf bis zu 3 g/Tag erhöht werden unter zusätzlicher Verabreichung von zweimal wöchentlich 50000 U Vitamin D. Um Hyperkalzämie, Hyperkalziurie und Niereninsuffizienz zu vermeiden, müssen hierunter Calciumspiegel im Serum und Urin sorgfältig überwacht werden.

Unter Kombinationstherapie von mindestens 1 g Calcium und 50 mg Natriumfluorid täglich kann die Knochenmasse erhöht werden. Es wird allerdings eine abnorme Konsistenz des Knochens (erhöhte Dichte der Trabekel, aber verminderte der Kortikalis) mit der Folge einer erhöhten Brüchigkeit diskutiert; die Diskussion hierüber ist noch nicht abgeschlossen.

Biphosphonate hemmen die osteoklastenvermittelte Knochenresorption; in höherer Dosis können sie allerdings die Mineralisation des Osteoids verringern. In einigen 2–3jährigen Studien konnte durch eine intermittierende Gabe von Dinatrium-Etidronat – 400 mg/Tag, zwei Wochen lang, dann Pause für 10–12 Wochen – eine Erhöhung der Knochenmasse und Senkung des Frakturrisikos erreicht werden; eine Calciumsubstitution von 500 mg/Tag wurde entweder ständig oder in den etidronatfreien Intervallen zusätzlich durchgeführt. Weitere Studien werden zu diesem Thema durchgeführt, ebenso beschäftigt sich die Forschung gegenwärtig mit dem Einsatz von Wachstumsfaktoren.

Morbus Paget

(Osteitis deformans)

Eine chronische Erkrankung des ausgewachsenen Skeletts, bei der lokalisierte Gebiete eines hyperaktiven Knochens durch weichere und vergrößerte knöcherne Strukturen ersetzt werden.

Ätiologie und Inzidenz

Die Ätiologie ist unbekannt. Eine familiäre Häufung wurde beobachtet, das spezifische genetische Muster ist aber unklar. Ein „Fingerabdruck"-Muster in den Paget-typischen osteoklastischen Kernen legt aber eine virale Infektion nahe. Ca. 3% der Personen mit einem Alter > 40 Jahren haben den Morbus Paget; Männer sind mit einem Verhältnis 3:2 häufiger betroffen. Die Krankheit kommt häufiger in Ost- und Westeuropa, England, Australien und Neuseeland vor.

Pathophysiologie

An den betroffenen Lokalisationen findet sich ein aktiver Knochen-„Turnover". Die extrem aktiven Osteoklasten sind oft sehr groß, enthalten viele Kerne und können auf dem Röntgenbild keilförmige Osteolysen zeigen. Weiterhin zeigen sich Bezirke mit aktiven reparativen Vorgängen. Das typische Röntgenerscheinungsbild des osteoblastischen Knochens *besteht aus* grob zusammengewebten verdickten Lamellen und Trabekeln; werden diese Areale durch Bezirke mit Fibrose unterbrochen, so ergibt sich das charakteristische Röntgenbild einer groben Trabekelbildung. Der mosaikförmige Einbau von Kollagen führt zu einem strukturell vergrößerten und, obwohl massiv kalzifiziert, doch „weichen" Knochen. Jeder Knochen kann betroffen sein, am häufigsten befallen sind in dieser Reihenfolge: Becken, Femur, Schädel, Tibia, Wirbelkörper, Klavikula und Humerus.

Symptomatik

Meist verläuft die Krankheit asymptomatisch. Wenn es zu Symptomen kommt, dann ist der Beginn schleichend, und man findet Schmerzen, Steifigkeitsgefühl, rasche Ermüdbarkeit, Deformierungen, Kopfschmerzen, Hörverlust und Vergrößerung des Schädels. Der Knochenschmerz des Morbus Paget ist stechend und tief, bisweilen schwer und kann sich in der Nacht verstärken. Schmerzen können aber auch durch die Kompression von Nerven oder eine assoziierte Arthrose entstehen. Mögliche Krankheitszeichen sind: bitemporale Schädelvergrößerung mit frontaler Vorwölbung, erweiterte Schädelvenen, nerval bedingte Taubheit oder Otosklerose in einem oder beiden Ohren, Pigmentstreifen auf der Retina im Augenhintergrund, eine kyphotische Rumpfverkürzung mit einem affenartigen Erscheinungsbild, eine humpelnde Gangart und eine anterolaterale Verbiegung des Oberschenkels oder gesamten Beins mit Überwärmung und periostealer Druckempfindlichkeit. Eine Kompressionsneuropathie kann zu Hörverlust, Spinalstenose, Paresen oder Paraplegie führen. Eine „High-output"-Herzerkrankung kann auftreten, da die Paget-Läsionen metabolisch aktiv und sehr stark vaskularisiert sind. Deformitäten können sowohl durch die Verbiegung der langen Knochen als auch durch die Arthrose der benachbarten Gelenke entstehen. Auch pathologische Frakturen können als Leitsymptom imponieren. Eine sarkomatöse Degeneration findet sich bei ca. 1% der Patienten, häufig weisen anwachsend starke Schmerzen darauf hin.

Diagnostik

Oft wird die Diagnose zufällig gestellt, wenn aus anderen Gründen Röntgenaufnahmen oder Laboruntersuchungen durchgeführt werden und z. B. eine erhöhte alkalische Phosphatase festgestellt wird. Die **typischen Röntgenbefunde** beinhalten an den betroffenen Knochen vermehrte Knochendichte, abnorme Architektur des Knochens, Verdickung der Kortikalis, Verformung und übermäßiges Wachstum der Knochensubstanz. In der Tibia oder im Femur können Mikrofrakturen gefunden werden. Unter den **Laborbefunden** sind vor allem eine erhöhte alkalische Phosphatase im Serum sowie eine vermehrte Urinausscheidung des Hydroxyprolins auffallend. Die Serumspiegel des Calciums und Phosphors sind normal. Die Technetium-**Knochenszintigraphie** zeigt einen vermehrten Uptake an den betroffenen Lokalisationen.

Der Morbus Paget kann mit einem Hyperparathyreoidismus, mit Knochenmetastasen (besonders bei zugrundeliegendem Prostata- oder Mammakarzinom), mit multiplen Myelomen sowie mit der fibrösen Dysplasie verwechselt werden.

Behandlung

Die lokalisierte und asymptomatische Form der Erkrankung erfordert keine spezielle Behandlung. Falls Schmerzen vorhanden sind, können sie mittels **Salizylaten** und weiteren **nichtsteroidalen Antiphlogistika** reduziert werden. Mittels **orthotischer Gehhilfen** können Gangabnormalitäten, die durch verbogene untere Extremitäten verursacht sind, korrigiert werden. Einige Patienten bedürfen auch **orthopädisch-chirurgischer Eingriffe,** z. B. wenn es darum geht, ein mitbetroffenes Hüftgelenk zu ersetzen oder einen verengten Rückenmarkskanal zu dekomprimieren.

Mittels **Chemotherapie** kann der Mineralionenumsatz beeinflußt und die Knochenzellaktivität unterdrückt werden. Eine Indikation hierzu besteht 1., wenn der Schmerz eindeutig auf die Grunderkrankung und nicht auf eine andere Ursache (wie z. B. Arthrose) zurückzuführen ist, 2. bei der Vorbereitung von orthopädischen Eingriffen, um Blutungen während des Eingriffs zu verhindern bzw. zu reduzieren, sowie 3., um ein Fortschreiten von Komplikationen wie Paraplegie oder Paraparese bei Wirbelsäulenbefall zu verhindern oder zu verzögern, insbesondere bei Patienten, bei denen die Operationsfähigkeit beeinträchtigt ist.

Folgende Medikamente stehen zur Verfügung: **Etidronsäure** (Tagesdosis in einmaliger Gabe 5–10 mg/kg Körpergewicht oral) über einen Zeitraum von 6 Monaten, mit einer Therapiewiederholung nach einem 3–6monatigen Intervall, falls erforderlich; bei einer hochaktiven Erkrankung können bisweilen höhere Dosen (z. B. 20 mg/kg Körpergewicht pro Tag für 3 Monate) erforderlich sein; **synthetisches Lachscalcitonin** in einer Dosis von 50–100 IU (0,25–0,5 ml) pro Tag subkutan oder i. m.; nach gutem initialem Ansprechen (oft nach einem

Monat Therapiedauer) kann diese Dosis auf 50 IU an jedem 2. Tag und möglicherweise bis auf eine Frequenz von 2- oder 1mal wöchentlich gesenkt werden; **synthetisches Human-Calcitonin** 0,5 mg/Tag s.c.; nach einem Monat Therapie wird die Substanz nur jeden 2. Tag gegeben und später nur zweimal wöchentlich.

11. NICHTGELENKBEZOGENE RHEUMATISCHE ERKRANKUNGEN

Torticollis spasticus

(Schiefhals)

*Tonische oder intermittierende Spasmen der Halsmuskulatur, die eine drehende **(Torticollis)**, seitliche **(Laterocollis)**, vorwärtsgeneigte **(Anterocollis)** oder rückwärtsgeneigte **(Retrocollis)** Schiefhaltung des Kopfes bewirken. Diese chronische herdförmige Dystonie ist abzugrenzen vom **Schiefhals**, einem aktiven, schmerzhaften, selbstlimitierten Halsspasmus.*

Ätiologie

Die Ätiologie ist unbekannt, man nimmt aber eine Art von fokaler Dystonie an. Ein **angeborener Torticollis** *(s. a. Kap. KIN, 7., Muskuloskeletale Defekte)* ist selten, man glaubt, daß er mit einer Schädigung des Musculus sternocleidomastoideus auf einer Seite infolge einer besonders schwierigen Geburt verbunden ist, hierdurch wird die muskuläre Substanz in einen bindegewebigen Strang verwandelt, der sich im Verlauf des Wachstums nicht mit ausdehnen kann. Zum Zeitpunkt der Geburt kann hierbei nur eine ganz geringe Verformung sichtbar sein, innerhalb weniger Wochen aber kommt es zu einer derben Schwellung in einem der beiden Musculi, nachfolgend entwickelt sich eine Kontraktur. Häufig tritt eine Kontraktion der Nackenmuskulatur bei Kindern auch im Gefolge einer Augenmuskelstörung oder von Defekten der Halswirbelsäule bzw. der entsprechenden Muskulatur auf. Ein **Beginn im Erwachsenenalter** ist häufiger und gewöhnlich primärer Natur. Ca. 5% aller Patienten haben eine positive Familienanamnese für spasmodischen Torticollis. Spät eintretende Dyskinesie, Hyperthyreose, Basalganglien-Krankheit, ZNS-Infektion oder Tumoren von Knochen oder Weichteilgewebe des Nackens kommen gelegentlich bei diesem Syndrom vor.

Symptome und Verlauf

Die geschätzte Prävalenz für alle fokalen Dystonien (unter denen der Torticollis die häufigste darstellt) liegt ungefähr bei 3/10000. Hierunter hat der Torticollis eine Prävalenz von 1/10000. Er kann in jedem Alter beginnen, am häufigsten zwischen dem 3. und 6. Lebensjahrzehnt, der Beginn ist plötzlich oder (häufiger) allmählich. Frauen sind mit einer Relation von 1,4:1 häufiger betroffen. Intermittierende oder ständige schmerzhafte Spasmen (tonische Kontraktionen) der Halsmuskulatur treten meist einseitig auf, sie können eine drehende (Torticollis), seitliche (Laterocollis), vorwärts geneigte (Anterocollis) oder rückwärts geneigte (Retrocollis) Kippung des Halses verursachen. Eine Kontraktion des M. sternocleidomastoideus führt zur Rotation des Kopfes zur Gegenseite und Lateralflexion des Halses zur gleichen Seite. Der Torticollis weist die unterschiedlichsten Schweregrade auf, bei schwerer Ausprägung ist er schwierig zu behandeln. Er kann lebenslänglich anhalten und zu einer eingeschränkten Beweglichkeit und Haltungsdeformität führen. Im Verlauf zeigt sich üblicherweise eine langsame Progression über 1–5 Jahre, dann ein Plateau. In ca. 10–20% findet innerhalb von 5 Jahren eine spontane Rückbildung statt, dies vor allem bei milderer Ausprägung und frühem Beginn. In einem Drittel der Fälle finden sich auch an anderer Stelle Zeichen einer Dystonie, z.B. an Augenlidern, im Gesicht, im Kieferbereich oder an den Händen. Interessanterweise verschwinden die unwillkürlichen Bewegungen im Schlaf.

Diagnostik

Bei Kindern sollte der Halsbereich auf Zeichen wie Asymmetrie, abnormale Strukturen oder Substanzvermehrungen untersucht werden. Ein Hämatom des M. sternocleidomastoideus kann nach der Entbindung (im allgemeinen als Steißlage) innerhalb weniger Tage sichtbar werden und wird in den nachfolgenden Monaten möglicherweise fibromatös umgebaut. In ähnlicher Weise müssen andere pathologische Prozesse im Halsbereich durch die mögliche Anamnese eines Traumas, einer Funktionsstörung oder durch radiologische Untersuchungen der HWS (inklusive Röntgenaufnahmen, CT oder NMR) ausgeschlossen werden. Anamnestisch kann eine Enzephalitis vorausgegangen sein, ebenso Zeichen einer extrapyramidalen Erkrankung. Elektromyographische, neurologische und psychologische Untersuchungen ergeben meistens negative Resultate.

Prognose und Therapie

Die Prognose ist für orthopädisch korrigierbare Prozesse im Hals- und Kopfbereich gut. Neurologische und idiopathische Prozesse sind schwieriger zu behandeln und können auf unbestimmte Zeit persistieren. Die Spasmen können oft vorübergehend durch physikalische Therapie und Massagen, z.B. durch Ausüben eines leichten Drucks auf die Kiefer der gleichen Seite, nach der der Kopf gedreht ist **(sensorische Feedback-Techniken),** unterdrückt werden. Medikamentös lassen sich dystonische Bewegungen in ca. 25–33% der Fälle wirksam unterdrücken, besser ist aber der schmerzstillende Effekt. Anticholinergika wir Trihexyphenidyl und Benztropin sowie Benzodiazepine, v.a. Clonazepam, wirken am besten. Muskelrelaxanzien wie Baclofen und trizyklische Antidepressiva wie Amitryptilin sind weniger gebräuchlich. Jede der genannten Substanzen sollte in niedriger Dosis begonnen und dann bis zu einer wirksamen und gut verträglichen Dosis gesteigert werden, wobei vor allem bei älteren Patienten sorgfältig auf Nebenwirkungen zu achten ist. In jüngerer Zeit haben sich wiederholte Injektionen von Botulinustoxin Typ A (Oculinum) in die dystonische Halsmuskulatur als bei den meisten Patienten für 1–3 Monate gut wirksam zur Verbesserung der Kopfhaltung und Reduktion der schmerzhaften Muskelspasmen erwiesen. In den USA ist eine solche Therapie zwar für Blepharospasmus und Strabismus, noch nicht aber für diese Indikation von der FDA zugelassen. Chirurgische Thalamuseingriffe führen sehr oft zu Rezidiven und sollten keine Anwendung mehr finden. Unter den chirurgischen Methoden ist eine selektive Denervation der Halsmuskeln am erfolgversprechendsten. Eine psychiatrische Behandlung ist kaum indiziert, wenn sich eindeutige Hinweise für ein emotionales Problem ergeben; die beste Prognose bietet sich, wenn der ursächliche Angriffspunkt direkt beim exogenen Streß gesucht wird.

Ein **kongenitaler Torticollis** sollte sofort innerhalb der ersten Lebensmonate behandelt werden, anfangs mit intensiven physiotherapeutischen Maßnahmen, darunter tägliche passive Dehnungsübungen des verkürzten Muskels über mindestens ein Jahr. Bei späterem Therapiebeginn oder Erfolgslosigkeit kann sich die Indikation für eine operative Teilung des kontrahierten M. sternocleidomastoideus und des umgebenden Weichteilgewebes ergeben.

Schmerzen im Bereich des Halses, der Schultern und der oberen Gliedmaßen

Schmerzen in dieser Region sind häufig, sie können sehr einfache, aber auch sehr komplizierte Ursachen haben. Der Kopf, der Hals, die Schultern und oberen Gliedmaßen sind alle sehr beweglich und regelmäßig in sehr komplexe Bewegungsvorgänge einbezogen; häufig müssen schwere Lasten getragen oder große Kraftanstrengungen aufgebracht werden. Die Weichteile (Nerven, Blutgefäße, Muskeln, Bänder und Kapseln) dieser Region laufen in engen Gewebslagen, was ihre Empfindlichkeit für Belastung verstärkt.

Pathologische oder muskulär dysfunktionelle Prozesse, die Symptome hervorrufen, können lokal (Entzündung eines Gelenks, einer Kapsel oder benachbarter Bänder, Muskeln oder Nerven) oder entfernt sein und entlang den Gefäßnervensträngen ausstrahlen. Es kann sich um Brachialgien handeln, die irgendwo zwischen Rückenmark und dem Ende der Extremität beginnen, oder es kann sich um übertragene Schmerzen von erkrankten Organen des Thorax oder des oberen Abdominalbereichs handeln. Die Symptome umfassen auch Parästhesien, Muskelschwäche, Verlust der Reflexe und sensorischen Empfindungen. Dementsprechend setzen differentialdiagnostische Überlegungen eine gute klinische Untersuchung voraus. Diese wiederum erfordert ein Verstehen von entzündlichen, degenerativen und mechanischen Streßprozessen (z.B. Synovitis und andere Arthritiden im Hals-, Schulter- und Akromioklavikularbereich), Bursitis (z.B. subakromial), Tendinitis (z.B. Supraspinatus-Syndrom, Epikondylitis des Ellenbogens), Kapsulitis, Fibromyalgie, vaskuläre und neurologische Erkrankungen (letztere werden unterteilt in solche, die vom Rückenmark, von den Nervenwurzeln oder peripheren Nerven durch Prolaps der zervikalen Disci intervertebrales, zervikalen Spondylose usf. ihren Ausgang nehmen) und eines weiten Spektrums von intrathorakalen und einigen abdominalen Prozessen, die Schmerzen in diese Gebiete überleiten können. Abhandlungen können in *Kap. NEU, 13.* und unter den entsprechenden Bezeichnungen an anderen Stellen im Manual gefunden werden.

Kreuzschmerzen und Ischiasbeschwerden

Die Schmerzen werden in der unteren Lumbal-, Lumbosakral- und Sakroiliakalregion empfunden. Sie sind oft von Ischiasschmerzen begleitet, die entlang dem Verlauf des N. ischiadicus in eine oder beide Gesäßhälften und/oder Beine ausstrahlen.

Ätiologie

Die meisten Formen des Kreuzschmerzes sind auf akute Probleme des Bandapparates (Distorsionen) oder der Muskulatur (Zerrungen) zurückzuführen. In diesen Fällen ist eine Abheilung die Regel, oder die Schmerzen sind durch mehr chronische Formen wie Arthrose oder Spondylitis ankylosans im Lumbosakralbereich bedingt. Das Auftreten der Beschwerden nimmt mit dem Lebensalter zu und erfaßt mehr als 50% der Personen im Alter von > 60 Jahren. Weitere mögliche Ursachen des chronischen Kreuzschmerzes sind: 1. Überlastung des Rückens aufgrund einer schlechten Haltung oder eines schlechten Trainingszustands, verstärkt durch mechanische Faktoren wie Überanstrengung, Übergewicht oder Schwangerschaft; 2. lokalisierte oder generalisierte Fibromyalgie; 3. Einreißen oder Protrusio eines Discus intervertebralis mit nachfolgender Hernienbildung des Nucleus bulbosus in den Spinalkanal, wodurch es zu einer Entzündung oder direkten mechanischen Druckausübung auf die Nervenwurzel kommt; 4. traumatische Bänderrisse, Ermüdungsfrakturen des Pars interarticularis oder Risse der paraspinalen Muskulatur; 5. Fraktur, Infektion oder Tumoren in Rücken, Becken oder Retroperitoneum; 6. häufig vorkommende mäßiggradige kongenitale Schäden der unteren LWS und des oberen Sakralbereichs (z.B. abnormal gebildete Intervertebralgelenke, Sakralisation des Processus transversus von L5); 7. bilateraler Substanzverlust in den Partes interarticulares mit nachfolgendem Abrutschen des Wirbelkörpers nach vorne auf den darunterliegenden Wirbel (Spondylolisthesis); 8. verengter Rückenmarkkanal aufgrund einer Spinalstenose, oft aufgepfropft auf ein bereits kongenital vermindertes Lumen des Kanals und zurückzuführen auf verschiedene degenerative Prozesse und erworbene Schäden; 9. Osteitis condensans ilii und 10. nicht mechanisch bedingter Schmerz, der auf eine Krankheit der segmentalen inneren Organe zurückzuführen ist.

Jede Art von Rückenschmerzen kann durch psychosoziale Probleme und Konflikte beeinflußt sein. Diese Faktoren verändern in der Regel Perzeption, Verhalten und Wiedergabe von strukturell vermitteltem Schmerz, wie auch den Grad der daraus resultierenden Dysfunktion, der Behinderung und das Ansprechen auf die Behandlung.

Symptomatik und Diagnostik

Die Differentialdiagnose kann schwierig sein. Sie beginnt mit **sorgfältiger Definition** 1. der Umstände, die zum Auftreten führten, 2. dem Charakter und 3. der präzisen Lokalisation des Schmerzes. Es kann ein lokalisierter Schmerz (der bei fester Palpation als punktförmige Druckdolenz wie bei der Fibromyalgie – s. unten – empfunden wird), ein diffuser Schmerz (assoziiert mit „tender points", d.h. primäres Fibromyalgie-Syndrom, s. unten), oder einem tiefer gelegenen Gewebe entspringender Schmerz, z.B. Lumbago durch degenerative Veränderungen der LWS, ein radikulärer Schmerz (wie bei der Sciatica, s. unten) oder ein fortgeleiteter Schmerz (zurückzuführen auf innere oder spinale Erkrankungen, die die gleiche segmentale Verteilung wie die Stelle der Schmerzempfindung besitzen, z.B. Serositis, Pyelonephritis oder Osteomyelitis) sein. **Mechanismen, die den Schmerz verstärken,** sind auch diagnostisch wichtig: Begrenzung der Rückenbewegung wegen Schmerz und Empfindlichkeit der paravertebralen Muskulatur oder anderer wirbelkörperbezogener Strukturen ist bei allen lumbalen Erkrankungen häufig, die den Bewegungsapparat oder das Nervensystem betreffen, können aber bei viszeralem fortgeleitetem (nichtmechanischem) Schmerz fehlen. Diese Art von Schmerz wird typischerweise durch Bewegung nicht beeinflußt sowie durch Ruhe nicht verringert; es handelt sich um einen Dauerschmerz mit nächtlicher Zunahme. Verstärkter Schmerz nach Valsalva-Preßversuch (Pressen, Husten, Niesen). Bewegungseinschränkungen bei Heben der gestreckten Beine, Reflexverlust und Sensibilitätsstörungen sind für die Erkrankungen charakteristisch, die die spinalen Nervenwurzeln und den N. ischiadicus betreffen.

Der **Ischiasschmerz** *(ein Schmerz im Verlauf des Ischiasnervs, am häufigsten ausstrahlend in das Gesäß sowie in die hinteren Anteile des Beines bis unterhalb des Kniegelenks)* kann den Kreuzschmerz begleiten, kann jedoch auch wesentlich heftiger sein und allein auftreten. Am häufigsten werden die peripheren Nervenwurzeln durch einen Diskusprolaps komprimiert, ebenso durch intraspinale Tumoren, weniger oft durch Infektion. Die Kompression kann in den Foramina intervertebralia durch Tumoren oder Irregularitäten der Knochen, wie Spondylolisthesis oder Osteoarthritis, erfolgen. Die Nerven können auch außerhalb der Rückenmarks im Becken oder Gesäß komprimiert werden. Toxische oder stoffwechselbedingte Ursachen (z.B. durch Alkoholismus oder diabetische Polyneuropathie) sind selten. Das Vorhandensein derartiger Prozesse wird durch das Auffinden sensorischer oder motorischer Ausfälle und durch klinische oder elektrodiagnostische Befunde bekräftigt – Befunde, die ausführlicher in Kap. NEU, 15., Nervenwurzelerkrankungen, besprochen werden.

Die **Spinalstenose** ist *eine ungewöhnliche Form des Ischiasschmerzes,* die durch eine Verengung des Rückenmarkkanals bedingt ist und einen Druck auf die Nervenwurzeln (seltener auf das Rückenmark selbst) vor dem Austritt aus dem Foramen verursacht. *Durch das Symptom einer Claudicatio intermittens wird eine vaskuläre Erkrankung nachgeahmt.* Die Erkrankung tritt bei Patienten mittleren bis hohen Alters auf. Sie kann durch Arthrose, Morbus Paget oder Spondylolisthesis mit Ödem der Cauda equina bedingt sein. Sie erfaßt die Wurzeln des N. ischiadicus und äußert sich in heftigen Schmerzen im Gesäß, in den Ober- oder Unterschenkeln beim Gehen, Laufen oder Treppensteigen. Der Schmerz wird nicht durch Ruhe, wohl aber durch Beugung des Rückens und Sitzen verringert. Bergaufgehen fällt leichter als Abwärtsgehen, da der Rücken gebeugt ist. Die Schmerzstärke wird durch Ruhe und Rückenbeugung verringert (wenngleich die Parästhesien anhalten können). Eine vaskuläre Insuffizienz ist nicht nachweisbar (wenn sie nicht koinzident besteht). Diese „Pseudoclaudicatio" kann von der vaskulär bedingten Claudicatio intermittens durch das Vorhandensein neurologischer Defizite, durch Schmerzpersistenz auch noch nach Einnehmen einer Ruhehaltung und nicht sofortiges Wiederauftreten bei beginnender Belastung unterschieden werden. Die Pulse sind normal, die Hautversorgung ist gut. Wenn konservative Therapiemaßnahmen wie Haltungsverbesserung, Gewichtsabnahme und Kräftigung der abdominellen Muskulatur nicht ausreichend sind, können als definitive Therapie dekomprimierende Laminektomien in verschiedener Höhe erforderlich sein.

Kongenitale Knochendefekte, degenerative Erkrankungen oder knöcherne Deformitäten werden durch Röntgenbilder unter Einschluß von Schrägaufnahmen, die die Zwischenwirbelgelenke zeigen, nachgewiesen. **Rupturierte Diszi** *(s. Kap. NEU, 15.)*, **Bänderzerrungen** und **Muskelrisse** kommen bei plötzlichem Beginn in Frage. Die Symptome beginnen gewöhnlich innerhalb von 24 h nach schwerem Heben. Lokalisierte Empfindlichkeit und Muskelspasmen über einem bestimmten Gebiet sind bedeutungsvoll und legen eher einen Prozeß am Rücken als im Becken oder im Retroperitonealraum nahe. Computertomographische Untersuchungen oder NMR erweisen sich bei der Erkennung axialer, räumlicher Deformationen als wertvoll. **Frakturen** und **Frakturdislokationen** werden durch die Anamnese, die Art des traumatischen Ereignisses sowie radiologische und bildgebende Untersuchungen, z. B. Röntgenaufnahme, CT und Szintigraphie (z. B. mit ^{99m}Technetium-Pyrophosphat), ausgeschlossen. Eine **chronische Arthritis** der kleinen rückwärtigen Gelenke ist im allgemeinen mit degenerativen Diskusschäden verbunden. Erstere ist durch die für die Arthrose üblichen klinischen und radiologischen Veränderungen, letztere sind durch ein assoziiertes Wurzelreiz-Syndrom gekennzeichnet. Durch Überstreckung wird der vom Befall dieser Gelenke ausgehende Schmerz verstärkt. **Zugrundeliegende Skelettdefekte** oder **Spondylarthropathie** (z.B Spondylitis ankylosans oder Sakroiliitis) kommen in Frage beim abgestuften Einsetzen der Rückenbeschwerden bei jüngeren Patienten; Beginn in der Adoleszenz oder im jüngeren Erwachsenenalter, vor allem bei Männern, ist für eine Spondylarthropathie hoch verdächtig. **Intrapelvische** und **retroperitoneale Veränderungen** können durch das Vorhandensein assoziierter Symptome und durch das Fehlen ortsgebundener Beschwerden im Rücken, abgesehen von schmerzbedingten Bewegungseinschränkungen, ausgeschlossen werden. **Tumoren** und **Infektionen** sind schwieriger zu diagnostizieren und können einen rupturierten Diskus nachahmen. Ein raumfordernder Tumor ist häufig durch CT, NMR oder Myelographie zu diagnostizieren. Untersuchung der Zerebrospinalflüssigkeit (CSF) differenziert nicht immer zwischen rupturiertem Diskus und Tumor, da bei beiden Erkrankungen der Proteingehalt in der Spinalflüssigkeit erhöht sein kann. Die Liquoruntersuchung ist zur Diagnose einer spinalen Meningitis und anderer Infektionen notwendig.

Fibromyalgie (s. unten) kann chronische Kreuzschmerzen und Steifigkeit als Teil eines lokalisierten oder diffusen Syndroms auslösen. Sie kann erkannt werden durch ihre Verbindung mit Muskelspannung, Müdigkeit, nicht erholsamem Schlaf, Ängstlichkeit oder Streß und durch das Fehlen von Entzündungszeichen oder radiologischen Abnormitäten.

Bei einigen Patienten mit psychischen Störungen folgen oft unverhältnismäßig schwere, stark behindernde Schmerzen einem trivialen Trauma, und es ist kein Hinweis auf Verletzungen oder eine wichtige, angemessene Grundkrankheit vorhanden. Zusätzlich sind meist prädisponierende Angstzustände oder Depressionen vorhanden, wobei die Persistenz der Affekte nicht vollständig auf der Basis der Rückenschmerzen zu erklären ist. Während jede organische Krankheit nachgeahmt werden kann, neigen sorgfältig erfragte Schmerzbeschreibungen und Untersuchungsbefunde zu vagen oder widersprüchlichen Angaben, die nicht mit bekannten neuroanatomischen Gegebenheiten oder Krankheitsprozessen übereinstimmen. In vielen Fällen kann eine organische Erkrankung für die Symptome verantwortlich gemacht werden, aber **psychogener Schmerz** wird deutlich, wenn Symptome und Behinderung anhalten oder sich verschlechtern, nachdem die Verletzung oder Krankheit abgeheilt ist. Finanzielle Überlegungen wie Arbeitsausfallentschädigung oder andere Versicherungen sind selten die Ursache des Problems, unterstützen aber häufig sein Fortbestehen. **Drückebergerei** ist ebenso ungewöhnlich wie psychisch bedingter Schmerz und schwierig nachzuweisen. Wenn der Verdacht besteht, kann er nur dadurch gefestigt werden, daß Hinweise auf das falsche Spiel des Patienten gesammelt werden. Inkonstante Befunde bezüglich Anamnese und körperlichem Befund bei aufeinanderfolgenden Untersuchungen können den Verdacht auf diese Diagnose lenken. Offensichtliches Simulieren sollte am besten durch eine andere Person als dem Arzt zusätzlich festgestellt werden.

Prognose und Therapie

Die Spontanheilung von Rückenschmerzen ist häufig, aber die Attacken können sich wiederholen, oder die Symptome können bei allen Erkrankungen chronisch werden.

Akute Schmerzattacken im unteren Rückenbereich infolge ungewöhnlicher Belastung und Aktivität sind die häufigste Form, gekennzeichnet durch vorherrschende Muskelverhärtung, -schmerzhaftigkeit oder -spasmen und unauffälligen neurologischen Befund. Sie werden zuerst durch Lösung der Muskelspasmen, durch Bettruhe und eine bequeme Position mit gebeugten Knien und Hüftgelenken, lokale Wärmeapplikation, Massagen, orale Analgetika (Aspirin bis zu einer Gesamtdosis von 3,6 g am ersten Tag oder NSAID in vergleichbarer Dosis, Codein bis zu 60 mg alle 4 Stunden oder Meperidin bis zu 100 mg alle 4 Stunden) und Muskelrelaxanzien (Methocarbamol, 1–2 g oral 4mal täglich, für 48–72 h, zur Erhaltung 1 g, 4mal täglich; Carisoprodol 350 mg 3–4mal täglich, Cyclobenzaprin 10 mg 3–4mal tgl. oder Diazepam 10 mg 3mal tgl.) behandelt. Eine Zugbehandlung ist, obwohl sie sich zur Lösung der Muskelspasmen als nützlich erwiesen hat, meist nicht notwendig, weil Bettruhe (mit erlaubten Toilettengängen) gleich effektiv ist. Chiropraktische Manipulation hilft, wenn der Schmerz nur durch Muskelspasmen hervorgerufen wird. Dabei hat aber Vorsicht zu walten, da Manipulationen die Beschwerden arthritischer Gelenke verstärken oder Diskuseinrisse vergrößern. Diathermie-Anwendungen können durch Verminderung von Muskelverspannungen und Schmerz nach dem Akutstadium hilfreich sein.

Patienten mit chronischer Banddistorsion oder Muskeldehnung (wie Adipöse oder Schwangere) können durch das Anlegen eines lumbosakralen Stützkorsetts wieder gehen, nachdem die anfänglichen Muskelspasmen behoben sind. Wenn es die Symptome erlauben, sind gymnastische Übungen zur Stärkung der Abdominalmuskulatur und zur Verbesserung der lumbosakralen Flexion (Maßnahmen, die die Lendenlordose verringern und den intraabdominalen Druck erhöhen) indiziert, um die tragenden Strukturen des Rückens zu stärken und um zu verhüten, daß die Erkrankung chronisch wird oder sich wiederholt.

Die Behandlung des **chronischen Rückenschmerzes** zielt auf die Beseitigung der Ursache hin, z. B. Gewichtsreduktion beim Adipösen, Besserung des Muskeltonus und Kräftigung sowie Haltungskorrektur. Analgetika können die Schmerzen erleichtern, Narkotika sollten **vermieden** werden. Niedrig dosierte trizyklische Antidepressiva (zur Nacht verabreicht) wirken schlaffördernd und spasmolytisch. Die Arthritis der Intervertebralgelenke kann auf richtiges Abstützen und Übungen zur Stärkung der Abdominalmuskulatur ansprechen. Übungen zur lumbosakralen Flexion können die Symptome verstärken.

Abhängig von der Ursache können sich chirurgische Eingriffe zur Linderung unbehandelbarer Schmerzen oder weiterer neurologischer Symptome durch Diskusprolaps oder Sternalstenose als notwendig erweisen. Solche Patienten zeichnen sich durch pathologische neurologische Befunde aus. Vorausgehen sollte einem operativen Eingreifen aber ein umfassender konservativer Therapieversuch.

Übergewichtigen Patienten mit langdauernder Bänderdistorsion oder Muskelüberdehnung oder Frauen post partum mit Dehnung der Abdominalmuskeln kann durch das Tragen eines Stützkorsetts geholfen werden, bis die normale Funktion der Muskulatur durch Übungsbehandlung wiederhergestellt ist. Eine signifikante Gewichtsreduzierung ist oft die erste *Maßnahme*. *Fusion* der Wirbelkörper ist indiziert, wenn eine Instabilität der Wirbelsäule besteht oder schwere, gut lokalisierte arthritische Veränderungen in einem oder zwei Zwischenwirbelräumen vorhanden sind.

Weichteilinjektionen von Kortikosteroiden (z. B. Dexamethasonacetat, Methylprednisolonacetat, Hydrocortisonacetat, Triamcinolonacetonid 0,25–1 ml in verschiedenen Konzentrationen, anwendbar für i.m. Injektionen) können in Kombination mit einem Lokalanästhetikum (3–5 ml einer 1%igen Lösung) bei Patienten, die nicht allergisch gegen Anästhetika sind, und bei entsprechenden Vorsichtsmaßnahmen äußerst wirksam bei der Behandlung von Druckschmerzpunkten sein. Die richtige technische Anwendung beinhaltet die genaue Lokalisation des Schmerzpunktes und die Verwendung möglichst kleinkalibriger Nadeln in Abhängigkeit von der Gewebsdichte sowie einer radialen fächerartigen Infiltration nach einer vorherigen Infiltration mit reinem Lokalanästhetikum. Vor jeder Instillation sollte der Spritzenkolben vorsichtig zurückgezogen und auf Blut inspiziert werden, um eine direkte Injektion des Lokalanästhetikums in das Blut zu vermeiden.

Die **Behandlung psychosozialer Ursachen** kann prompt gelingen oder auch sehr schwierig sein. Derartige Faktoren müssen als ätiologisch wirksame oder komplizierte Probleme in frühen Krankheitsstadien erkannt werden. Wenn die Schlüsselprobleme akute Angstzustände oder Traumen sind, wird prompte und entschlossene Beruhigung nach sorgfältiger Erhebung der Anamnese und Untersuchung oft ausreichen. Im anderen Fall gehört es zu den wichtigsten Behandlungsprinzipien, zu wissen, was nicht getan werden sollte. Der Arzt sollte sich nicht unentschlossen oder in anklagender Weise verhalten, er sollte angemessene Untersuchungen (z.B. Röntgenaufnahmen, BSG, Elektromyographie) oder gewünschte Maßnahmen (z.B. Myelographie, Laminektomie) nicht verzögern. Narkotika sollten nicht gegeben werden. Es ist am besten, gründlich zu untersuchen, freundlich und energisch zu sein, Unterstützung durch Anhören der Sorgen des Patienten zu geben, nichtsuchtauslösende Medikamente und physikalische Therapie anzubieten und geduldig auf Besserung zu warten. Wenn sich in einem vernünftigen Zeitraum keine Besserung einstellt, sollte das Problem privat mit einem Psychiater diskutiert und eine Überweisung erwogen werden.

Bursitis

Akute oder chronische Entzündung eines Schleimbeutels. Bursae sind sackförmige, mit Synovialflüssigkeit gefüllte Hohlräume, die an reibungsgefährdeten Stellen im Gewebe, z.B. dort, wo Sehnen oder Muskeln über Knochenvorsprünge verlaufen, zu finden sind. Sie erleichtern die normale Bewegung, minimieren die Reibung zwischen den sich bewegenden Strukturen und können mit den Gelenken kommunizieren. Am häufigsten kommt Bursitis in der Schulterregion vor (subakromiale oder subdeltoidale Bursitis), aber es gibt auch andere häufige Stellen wie Olekranon (Bergmanns-Ellenbogen), prä- oder suprapatellar (Hausmädchenknie), retrokalkaneal (Achillessehne), iliopektineal (Illiopsoassehne), ischial (Schneider- oder Webergesäß), Trochanter major und das erste Metatarsalköpfchen (Hallux). Die **Ätiologie** der meisten Bursitisformen ist unbekannt, obwohl auch Trauma, chronische Überlastung, akute oder chronische Infektionen, entzündliche Arthritis, Gicht oder rheumatische Arthritis oder pyogene Erreger, vor allem Staphylococcus aureus, als Ursache in Frage kommen können. Tuberkelbakterien verursachen selten eine Bursitis.

Symptomatik

Die **subakromiale Bursitis** (subdeltoidale Bursitis oder Supraspinatus-Tendinitis) wird mit lokalisierten Schmerzen und Druckschmerzhaftigkeit über der Schulter, insbesondere in Abduktion bei einem Bogen von 50° bis 130° symptomatisch. Klinisch und radiologisch sind möglicherweise die kalzifizierende subakromiale Bursitis und die kalzifizierende Supraspinatus-Tendinitis nicht voneinander abgrenzbar. Erstere kann durch partielle oder vollständige Einrisse bedingt sein, letztere durch Kristallfreisetzung. Die **Bizepstendinitis** ist durch eine Entzündung der Sehnenscheide bedingt, die den langen Bizepskopf umhüllt (der vom Tuberculum superglenoidale entspringt und durch die Schultergelenkkapsel und den Sulcus bicipitalis des Humerus bis zu seinem Ansatz am Radius verläuft). Druckschmerzhafte Areale sind vor allem über dem Sulcus bicipitalis zu finden oder mehr distal, indem man mit dem Daumen die Bizepssehne rollend palpiert, und der lokalisierte Schmerz wird durch Beugung gegen Widerstand und Supination des Unterarms verstärkt.

Akute Bursitis ist durch Schmerzen, lokale Empfindlichkeit und Bewegungseinschränkungen charakterisiert.

Die Bursawand sezerniert einen serösen Erguß, wenn sie entzündet ist. Bei oberflächlicher Lage der Bursa (z.B. präpatellar, Olekranon) sind Schwellung und Hautrötung häufige Befunde. Die chemische (d.h. kristallinduzierte) oder bakterielle Entzündung zeichnet sich besonders durch Schmerz, Rötung und Überwärmung aus.

Eine **chronische Bursitis** kann vorherigen Attacken von Bursitis oder Belastungen folgen. Akute Symptome können sich nach ungewohnten Anstrengungen oder Übungen ergeben. Die Bursawand ist mit Proliferation der Synovialzellen verdickt. Unter Umständen kann die entzündete Bursa Adhäsionen, Villi, Aussackungen und kalkähnliche Ablagerungen bilden und deutliche Muskelatrophien hervorrufen. Schmerzen, Schwellungen und Empfindlichkeit können Muskelatrophie und Bewegungseinschränkung zur Folge haben. Subdeltoidale Kalkeinlagerungen lassen sich radiographisch nachweisen, vor allem im Supraspinatus-Sehnenanteil der Rotatorenmanschette. Die Attacken können von wenigen Tagen bis zu mehreren Wochen andauern und sich oft wiederholen. Bei der Gicht können Kristalle während akuter entzündlicher Attacken gefunden werden.

Diagnostik

Risse der periartikulären Sehnen und Muskeln, pyogene Bursitis, Synovitis, Osteomyelitis und Zellulitis müssen ausgeschlossen werden. Pathologische Prozesse können gleichzeitig Bursa und Gelenke befallen, wenn diese miteinander kommunizieren. In diesem Falle sollte eine lokalisierte Druckempfindlichkeit über der betroffenen Bursa oder der entzündeten Sehne auszulösen oder aber Schwellung bzw. Ansammlung von synovialer Flüssigkeit von oberflächlich gelegenen Bursae (beispielsweise am Olekranon oder an der Patella) nachzuweisen sein. Im Falle von schmerzhaften, geröteten und überwärmten Schwellungen ist es notwendig, Infektionen differentialdiagnostisch auszuschließen.

Behandlung

Im Falle einer **nichtinfektiösen Bursitis** sind vorübergehende Schonung oder Immobilisation und hohe Dosen von nichtsteroidalen Antiphlogistika (z.B. Indometacin, Ibuprofen oder Naproxen) – falls erforderlich in Kombination mit starken Analgetika – therapeutisch hilfreich. Falls der Effekt nicht ausreicht, besteht die Behandlung der Wahl aus Aspiration und intrabursaler Injektion eines Depot-Kortikosteroids für Weichteilinjektionen, 0,5–2 ml, (Triamcinolonacetonid 10 mg/ml oder 40 mg/ml), gemischt mit mindestens dem doppelten Volumen eines Lokalanästhetikums nach vorheriger Lokalanästhesie. Die exakte Kortikosteroiddosierung und das Gesamtvolumen der verwendeten Mischung sind von Lage und Größe der Bursa abhängig. Zur Injektion in Sehnenscheiden sollte eine Nadel mit sehr kleinem Durchmeser verwendet werden, während Nadeln, wie sie für die Aspiration verwendet werden, auch für Bursainjektionen angewendet werden können. Der vorherige Ausschluß einer infektiösen Genese ist in jedem Falle notwendig. Bei hartnäckigen, therapieresistenten infektiösen Prozessen kann eine nochmalige Aspirations-/Infektionstherapie erforderlich sein. Die systemische Gabe von Kortikosteroiden (15 bis 30 mg pro Tag Prednisonäquivalent über einige Tage) kann in besonders therapieresistenten Fällen notwendig sein, in denen eine Infektion oder eine Gicht als Ursache ausgeschlossen sind. Ruhigstellung und Schienung sind in frühen aktiven Stadien der Erkrankung wirksam. Wenn der Schmerz nachläßt, sollte zunehmend die aktive Beweglichkeit gefördert werden. Pendelübungen sind besonders für das *Schultergelenk von* Nutzen. Die **chronische Bursitis** wird wie die akute Bursitis behandelt, die einzige Ausnahme besteht darin, daß Ruhigstellung und Schienung eine geringere Erfolgsaussicht bieten. Chirurgische Entfernung oder die mittels einer großkalibrigen Nadel durchgeführte Aspiration von radiologisch nachgewiesenen Kalkeinlagerungen (z.B. der chronischen kalzifizierenden Supraspinatus-Tendinitis) kann in seltenen Fällen notwendig sein, wenn Kortikosteroid-Injektionen nicht ausreichend wirksam sind. Eine behindernde aggressive Kapsulitis der Schulter kann eine kombinierte Anwendung von wiederholten lokalen Kortikosteroid-Injektionen und intensiver physikalischer Therapie erfordern. Durch eine Manipulation unter Narkose können die Langzeitergebnisse nicht verbessert werden, wenn nicht die anderen erwähnten Maßnahmen zur Behandlung der adhäsiven Kapsulitis nachfolgen. Die Muskelatrophie sollte durch Übungsbehandlung korrigiert werden, um Beweglichkeit und Kraft wiederherzustellen. Eine infektiöse Genese erfordert die entsprechende antibiotische Behandlung und Drainage oder Exzision. Die Bursitis kann rezidivierend auftreten, wenn die zugrundeliegende Erkrankung (z. B. chronische Polyarthritis, Gicht oder chronische Überlastung) nicht in geeigneter Weise behandelt wird.

Tendinitis und Tenosynovitis

Entzündung der Auskleidung der Sehnenscheiden (Tenosynovitis) und der eingeschlossenen Sehnen (Tendinitis) treten meist gleichzeitig auf. Im allgemeinen ist die von Synovialgewebe ausgekleidete Sehnenscheide der Ort der größten entzündlichen Reaktion, jedoch kann der entzündliche Prozeß auch die eingeschlossenen Sehne mitbetreffen (z. B. infolge von Kalkablagerungen). Bisweilen sind Tendinitis und Bursitis austauschbare Begriffe, die den gleichen Prozeß beschreiben, da Bursae (s. oben) häufig in unmittelbarer Nachbarschaft der Sehnen lokalisiert sind, so die subakromiale Bursa und die Sehnen der Rotatorenmanschette.

Ätiologie

Die Ätiologie ist häufig unbekannt, das Auftreten in höheren Altersstufen ist aber die Regel, da die Vaskularisierung der Sehnen in diesem Alter geringer wird und zusätzlich wiederholte Mikrotraumen für eine größere Schädigung sorgen. Die häufigsten verursachenden Faktoren sind wiederholtes oder massives Trauma (nahe einer Ruptur), Überlastung oder ein exzessiver Gebrauch ohne entsprechende Anpassung. Auch bei systemischen Erkrankungen (am häufigsten chronische Polyarthritis, progressive systemische Sklerose, Gicht, Reiter-Syndrom und Amyloidose) und bei Erhöhung des Serumcholesterinspiegels (Hyperlipoproteinämie Typ II) können die Sehnenscheiden mitbetroffen sein. Bei jüngeren, insbesondere bei weiblichen Patienten kann eine disseminierte Gonokokkeninfektion die Ursache einer wandernden Tenosynovitis sein, die mit oder auch ohne eine lokalisierte Synovitis auftritt. Die häufigsten Lokalisationen der Entzündung sind die Schultergelenkkapsel nebst den zugehörigen Sehnen, Flexor carpi ulnaris, Flexor digitorum, Hüftgelenkkapsel mit umgebenden Sehnen, Kniesehnen und Achillessehne, ebenso auch Abductor pollicis longus und extensor, pollicis brevis, die eine gemeinsame Sehnenscheide besitzen **(de-Quervain-Krankheit).**

Symptomatik

Die betroffenen Sehnen weisen gewöhnlich eine ausgeprägte Bewegungsschmerzhaftigkeit auf; die Sehnenscheiden können sichtbar geschwollen sein, was auf Flüssigkeitsansammlung und Entzündung zurückzuführen ist, sie können aber auch trocken bleiben, jedoch Reibegeräusche verursachen, die man bei Bewegung der Sehne in der Scheide fühlen kann bzw. mit dem Stethoskop hört. Entlang der Sehne findet sich eine lokalisierte Druckempfindlichkeit unterschiedlicher Ausprägung. Sie kann so schwer sein, daß der Schmerz zur Bewegungsunfähigkeit führt. Kalkablagerungen in der Sehne bzw. Sehnenscheide können radiologisch nachweisbar sein.

Therapie

Eine symptomatische Linderung ist durch Immobilisierung mittels Schienung oder Gipsverband bzw. durch Ruhehaltung der betroffenen Region, weiterhin durch Applikation von Wärme oder Kälte (was immer dem Patienten guttut), durch die lokale Anwendung von *Analgetika* und die systemische Verabreichung von nichtsteroidalen Antiphlogistika **(NSAID)** wie Aspirin oder Indometacin und ähnliche Substanzen für 7–10 Tage zu erreichen. Colchicin und NSAID können hilfreich sein, wenn Uratablagerungen für die Erkrankungszeichen verantwortlich sind *(s. Kap. BEW, 7., Gicht, Dosierungsrichtlinien)*. Kontrollierte gymnastische Übungen mehrfach täglich (die bei steigender Toleranz zunehmend aktiv durchgeführt werden können) sind weiterhin indiziert, insbesondere um das Syndrom der eingefrorenen Schulter zu verhindern, nachdem der akute entzündliche Zustand unter Kontrolle ist.

Injektionen in die Sehnenscheide mittels eines Depot-Kortikosteroids, wie es für die Weichteilinjektion geeignet ist (z.B. Dexamethasonacetat, Methylprednisolonacetat oder Hydrocortisonacetat in einer Dosis von 0,5–1 ml, gemischt mit dem gleichen oder doppelten Volumen von 1%igem Lokalanästhetikum), können zusätzlich hilfreich sein, wobei die exakte Dosierung von der Schwere des Krankheitsbildes und der Lokalisation abhängig ist. Hierzu wird nach einer Infiltration mit 1%igem Lidocain eine 27- oder 25-Gauge-Nadel mit der Abschrägung nach unten in Richtung auf die Sehne eingestochen. Wenn der Raum zwischen Sehne und Sehnenscheide erreicht ist, wird der Widerstand gering, und man fühlt, wie die Injektionssubstanz die Sehnenscheide aufbläht, wenn sie den Synovialraum erreicht. Die Injektion wird blind an der Stelle der maximalen Empfindlichkeit gemacht, wenn der genaue Ort der Entzündung nicht exakt festzustellen ist. Man muß sorgfältig darauf achten, nicht in die Sehne zu injizieren, da dies zur Gefügeschwächung und bei körperlich aktiven Personen zur Ruptur führen kann. Eine erneute Untersuchung am nun weniger entzündlichen Ort 3–4 Tage später macht oft eine Identifikation der spezifischen Läsion möglich, eine eventuelle zweite Injektion kann dann mit größerer Genauigkeit vorgenommen werden. Eine Ruhigstellung der Region der Injektion ist ratsam, um das Risiko einer Sehnenruptur zu vermindern.

Der Patient sollte vorsorglich auf das nicht allzu häufige Vorkommen einer „Postinjektionsentzündung" hingewiesen werden, die möglicherweise eine Art kristallinduzierte Synovitis durch das Kortikosteroidpräparat ist. Diese kann innerhalb weniger Stunden nach der Injektion auftreten und hält in der Regel nicht länger als 24 Stunden an, sie spricht gut auf Kälteapplikation und kurz wirksame Analgetika an.

Injektionen und symptomatische Therapie können über einen Zeitraum von 1–2 Monaten alle 2–3 Wochen erforderlich sein, um das Krankheitsbild zum Abklingen zu bringen. Ein chirurgisches Vorgehen und Entfernung von entzündlichen oder kalzifizierten Ablagerungen mit nachfolgender abgestufter physikalischer Therapie können in hartnäckigen Fällen mit in die Überlegungen einbezogen werden. Ein chirurgisches Eingreifen ist allerdings selten notwendig, abgesehen von Entlastungsoperationen für fibroossäre Kanäle (wie bei der de-Quervain-Krankheit) oder von Tenosynovektomien bei chronisch entzündlichen Krankheiten wie der chronischen Polyarthritis.

Tennisellenbogen

(Laterale und mediale Epikondylitis, *s. a. Kap. SPS, 4.*)

Eine Zerrung der radialen Unterarmmuskulatur (Extensoren der Finger und Hand) und der dazugehörigen Sehnenansätze nahe ihres Ursprungs am Epicondylus lateralis des Humerus. Die Epicondylitis humeri medialis (Golfer-Ellenbogen) ist ein entsprechendes Syndrom, das den ventralen Unterarm und die Beuger, Pronatoren und ihre Sehnenansätze betrifft. Die mit diesen Krankheitsbildern verbundenen Beschwerden sind häufig, aber ihre Ätiologie und Pathogenese sind noch unklar. Die Epicondylitis humeri lateralis kann durch eine wiederholte angestrengte Supination des Handgelenkes gegen Widerstand, wie z.B. beim manuellen Schraubenziehen, oder durch heftige Extension des Handgelenkes mit der Hand in Pronation, wie z.B. beim Tennisspielen, verursacht werden. Dies kann zur Behinderung führen. Sie muß von den das Radiohumeralgelenk betreffenden Störungen unterschieden werden. Athleten oder Arbeiter mittleren Alters weisen für diese Störungen das größte Risiko auf.

Symptomatik

Der direkt über dem lateralen Epikondylus gelegene Schmerz kann ein erhebliches Ausmaß annehmen und zur Außenseite des Arms und Unterarms ausstrahlen. Durch Dorsalflexion und Supination des Handgelenkes gegen Widerstand oder Streckung der Finger gegen Widerstand bei gleichzeitiger Streckung des Ellenbogens kann er sich erheblich verstärken. Ein punktueller Druckschmerz ist unmittelbar distal des lateralen Epikondylus vorhanden. Die Schwäche der dorsal flektierten Hand kann ausgeprägt sein. Röntgenbilder ergeben einen negativen Befund. Durch eine Infiltration im Bereich des lateralen Epikondylus an der Stelle der maximalen Druckschmerzhaftigkeit mit 1–2 ml 1%iger Lidocain-Lösung (wobei man eine kleinkalibrige Nadel verwendet) können die Symptome und Krankheitszeichen vermindert und die Diagnose in zweifelhaften Fällen gesichert werden.

Die Differentialdiagnose schließt die Entzündung des Radiohumeralgelenkes (z. B. bei chronischer Polyarthritis oder Gicht) sowie von der HWS ausgehende Schmerzen ein.

Therapie

Das therapeutische Vorgehen hängt vom Schweregrad des Krankheitsbildes ab. In milden Fällen sorgt Vermeiden der den Schmerz hervorrufenden Bewegungen für eine schrittweise Besserung, wobei oft Wochen oder Monate erforderlich sind, bis die Beschwerden ganz verschwinden. Ein 10 cm breites Band, das knapp unterhalb des Ellenbogens straff um den Unterarm gelegt wird, kann angelegt werden, um den Ursprung der betroffenen Muskeln zu verschieben und das gezerrte Areal zu schienen; dies sorgt für eine Linderung der Symptome. Um Rezidive zu verhindern, sollte dieses Band während stärkerer körperlicher Aktivitäten getragen werden. Hydrocortisonacetat in einer Dosierung von 10–20 mg oder ein ähnliches Depot-Kortikosteroid (in einer Mischung mit gleichen Volumina von Lokalanästhetika) kann in die druckschmerzhaften Weichteile bis hin zum Periost injiziert werden (nach vorheriger Infiltration mit 1–2 ml eines 1%igen Lokalanästhetikums), wenn Bandagierung und Vermeidung von Belastungen und belastenden körperlichen Betätigungen nicht ausreichend wirksam sind. Die chirurgische Lösung des Ursprungsanteils der Extensoren, der vom lateralen Epikondylus ausgeht, ist dann indiziert und gewöhnlich erfolgreich, wenn die Symptome wiederholt auftreten oder nicht nach 3 oder 4 exakt am Punkt der maximalen Druckempfindlichkeit durchgeführten Injektionen gelindert sind. Wenn Injektionen am medialen Epikondylus durchgeführt werden (Golfer-Ellenbogen), muß die Nähe des Nervus ulnaris beachtet werden. Es ist ratsam, Aktivitäten, die die Beschwerden verschlimmern, zu modulieren bzw. zu vermeiden.

Dupuytrensche Kontraktur

Schmerzlose Verdickung und Kontraktur der Palmarfaszie, die durch eine fibröse Proliferation bedingt ist und zu einer Flexionsdeformierung und Funktionsverlust der Finger führt.

Ätiologie und Inzidenz

Die Ätiologie ist unbekannt, jedoch dürften wiederholte Mikrotraumen eine Rolle spielen. Histologisch findet sich eine Fibrose mit einem geringen Grad an Entzündung in der Palmarfaszie und um die davon ausgehenden Sehnenscheiden der Fingerbeuger herum. Ähnliche Veränderungen können in der Plantarfaszie auftreten. Man findet eine gewisse familiäre Häufung, Männer sind weitaus häufiger betroffen als Frauen. Das Auftreten erhöht sich jenseits des Alters von 40 Jahren zunehmend und ist deutlich erhöht bei chronischer Invalidität, Alkoholikern, Epileptikern und Patienten mit Lungentuberkulose, Diabetes mellitus sowie Lebererkrankungen. Die Erkrankung kann auch als Spätfolge eines **Schulter-Hand-Syndroms** (Reflexdystrophie-Syndrom) nach Myokardinfarkt oder anderen Ursachen einer Schulterimmobilisation auftreten. Gewöhnlich tritt sie spontan auf.

Symptomatik und Diagnostik

Eine oder beide Hände können beteiligt sein. Bei unilateralem Befall ist die rechte Hand öfter betroffen. Der Ringfinger ist am häufigsten betroffen, gefolgt, in dieser Reihenfolge, vom Klein-, Mittel- und Zeigefinger. Die **Diagnose** erfolgt durch Inspektion und Palpation. Anfangs entwickelt sich eine kleine, schmerzlose, verhärtete Plaque oder ein Knoten in der Palmarfaszie, die sich unter Umständen in ein longitudinales, strickähnliches Band verändert. Die Haut haftet an der Faszie an und wird talgig. Die Beugekontraktur der Finger entwickelt sich anschließend graduell. Die Knoten können unter den Hautfalten oder über der Gelenkoberfläche getastet werden. Die Streckung der betroffenen Finger ist bei fortgeschrittener Krankheit nicht möglich. Wenn das Schulter-Arm-Syndrom beteiligt ist, können die Hände ein ähnliches Bild wie bei Sklerodermie bieten. Die Fibrose kann für Monate und Jahre stationär bleiben und sich auf die distale Palmarfalte beschränken.

Therapie

Es ist keine nachweislich wirksame Behandlung bekannt. Lokale Kortikosteroidinjektionen in die betroffenen Sehnenscheiden, Analgetika und Physiotherapie sind in der Regel ineffektiv. In fortgeschrittenen Fällen ist die Exzision der betroffenen Faszie die einzig bekannte effektive Behandlungsform. Subkutane Fasziotomie, begrenzte oder radiale Fasziektomie werden je nach Ausdehnung der Prozesse durchgeführt. Bei schweren Deformierungen kann die Amputation eines Fingers angezeigt sein. Whirlpool-Bäder, passive und aktive Übungen und dorsale Extensionsschienen können bei der postoperativen Behandlung hilfreich sein. Rückfälle sind bei aktiver Erkrankung wahrscheinlich.

Fibromyalgie

(Myofasziales Schmerzsyndrom; Fibromyositis)

Es handelt sich um ein Syndrom häufiger nichtartikulärer rheumatischer Beschwerden, das durch quälenden Schmerz, Druckempfindlichkeit und Steifheitsgefühl in den Muskeln, den Arealen der Sehnenansätze und den benachbarten Weichteilstrukturen charakterisiert ist. Diese Beschwerden können primärer Natur und generalisiert oder aber sekundär aufgrund zugrundeliegender Einwirkungen, schließlich auch lokalisiert und häufig bedingt durch Überbeanspruchung oder mikrotraumatische Faktoren sein.

Der Begriff **Myalgie** bezeichnet muskuläre Schmerzen. Im Gegensatz dazu wird durch den Begriff **Myositis** eine Entzündung des Muskelgewebes ausgedrückt; dieser Begriff ist demzufolge unzutreffend für das Krankheitsbild der Fibromyalgie, wo eine solche Entzündung nicht vorkommt. Der Name **Fibromyalgie** bezeichnet Schmerzen in den fibrösen bindegewebigen Anteilen des Muskels, der Bänder und Sehnen sowie anderen Anteilen des „weißen" Bindegewebes. Verschiedene Kombinationen dieser Erscheinungen können zusammen als „muskulärer Rheumatismus" vorkommen. Alle Anteile des fibromuskulären Gewebes können betroffen sein, hauptbefallen aber sind der Kreuzbereich **(Lumbago),** der Halswirbelsäulenbereich und die Schulterregion, der Thorax **(Pleurodynie)** und die Oberschenkelregion. Es gibt keine damit verbundenen histologischen Veränderungen, das Fehlen zellulärer Entzündung gibt die Berechtigung dafür, daß der Begriff Fibromyalgie eher anzuwenden ist als die früheren Begriffe Fibrositis oder Fibromyositis.

Ätiologie

Der Zustand tritt hauptsächlich bei Frauen auf und kann durch körperlichen oder geistigen Streß ausgelöst bzw. intensiviert werden, weiterhin begünstigend wirken Schlafstörungen, Trauma, Exposition von Feuchtigkeit oder Kälte und gelegentlich systemische, in der Regel rheumatische Krankheiten. Eine Viruserkrankung oder eine andere systemische Infektion (z.B. Lyme-Erkrankung) kann das Syndrom in einem anderweitig prädisponierten Organismus auslösen. Das Syndrom der **primären Fibromyalgie** kommt am wahrscheinlichsten bei gesunden jungen Frauen vor, die zu Spannungen, Depressionen und Ängsten neigen, es kann aber auch bei Kindern (vor allem Mädchen) und älteren Erwachsenen vorkommen, häufig in Verbindung mit geringeren degenerativen Veränderungen der Wirbelsäule. Bei Männern tritt häufiger eine lokalisierte Fibromyalgie in Verbindung mit besonderer Arbeits- oder auch Freizeitbelastung auf. Eine Minderheit der Fälle kann auch mit signifikanten psychogenen bzw. psychophysiologischen Krankheitserscheinungen zusammen auftreten. Die Symptome können durch umgebungsbedingten oder emotionalen Streß verschlimmert werden, außerdem auch durch den Arzt, der die Klagen des Patienten nicht ernst nimmt und als „dies liegt alles in Ihrer Psyche" abtut.

Symptomatik und Diagnostik

Steifigkeit und Schmerzen beginnen bei der primären Fibromyalgie häufig schrittweise und haben einen diffusen Charakter. Bei den lokalisierten Krankheitsformen treten die Symptome häufig plötzlicher und akuter auf. Der Schmerz wird durch Überlastung deutlich verstärkt. Häufig findet sich eine ausgeprägte Druckempfindlichkeit, die manchmal in speziellen, kleinen Zonen, sog. „Druckpunkten", lokalisiert ist. Es können lokale Muskelspasmen vorhanden sein, obwohl sie durch EMG nicht nachweisbar sind. Entzündungen kommen in der Regel nicht vor, es sei denn, es liegt eine systemische Grunderkrankung vor. Die richtige Diagnosestellung erfolgt durch Erkennung des typischen Musters von diffuser Fibromyalgie und nichtrheumatischen Symptomen (z.B. Schlafstörung, Angst, Müdigkeit, Symptome eines Colon irritabile) und durch den Ausschluß anderer systemischer Erkrankungen (z.B. generalisierte Arthrose, chronische Polyarthritis, Polymyositis, Polymyalgia rheumatica oder weitere Bindegewebserkrankungen) und vor allem (am schwierigsten von allen) von psychogenen Muskelschmerzen und -spasmen. Eine mit solchen Krankheiten assoziierte Fibromyalgie (begleitende oder sekundäre Fibromyalgie) weist ähnliche muskuloskelettäre Symptome und Befunde wie die primäre Form auf (mit Ausnahme des psychogenen Rheumatismus); eine Abgrenzung von der primären Form ist aber notwendig, da die Grundkrankheit und die Fibromyalgie erkannt und behandelt werden müssen. Wie das Syndrom des Colon irritabile ist die primäre Fibromyalgie eine wohldefinierte Krankheitsentität, die durch ihre charakteristischen Manifestationen und einfache Suchtests, um zugrundeliegende andere Krankheiten auszuschließen, diagnostiziert werden kann. Eine okkulte rheumatische Erkrankung sowie eine Hyperthyreose sollten bei Frauen mittleren Alters ausgeschlossen werden. Die entsprechenden Laboruntersuchungen fallen bei der Fibromyalgie normal aus. Histologisch finden sich in den Muskeln nur unspezifische und diskret pathologische Veränderungen, aber ähnliche Veränderungen finden sich auch bei gesunden Kontrollpersonen.

Prognose und Therapie

Die Fibromyalgie kann bei leichten Fällen spontan sistieren, wenn der entsprechende Streß nachläßt, kann aber auch chronisch werden oder in häufigen Intervallen wiederkehren. Eine Linderung kann durch wesentliche unterstützende Maßnahmen wie Aufklärung über die benigne Natur des Syndroms sowie krankengymnastische Übungen, Maßnahmen zur Besserung des Schlafes, lokale Wärmeverabreichungen, milde Massagen, möglicherweise auch die Gabe von niedrigdosierten trizyklischen Antidepressiva (z.B. Amitriptylin, 10 oder 25 mg zur Nacht, um die Schlaftiefe zu beeinflussen) erzielt werden. Aspirin 650 mg oral in 3–4stündigem Abstand oder NSAID haben in klinischen Studien keine Wirksamkeit gezeigt, können aber einzelnen Patienten helfen. Herdförmige druckschmerzhafte Areale können mit 1%iger Lidocainlösung (1–2 ml) allein oder in Verbindung mit Hydrocortisonacetat-Suspension (40 mg; die Technik der Weichteilinjektion ist bereits bei den chronischen Rückenschmerzen, s. oben, besprochen) infiltriert werden. Falls trizyklische Antidepressiva zur Anwendung kommen, sollte die niedrigste wirksame Dosis verwendet werden und unbegrenzt zur Anwendung kommen (unter entsprechender Überwachung bezüglich Nebenwirkungen). Tritt hierbei durch ein Präparat Müdigkeit auf, so ist es durch ein anderes aus der gleichen Gruppe zu ersetzen.

Die Prognose ist insgesamt günstig, wenn das oben geschilderte umfassende Programm zur Anwendung kommt, obgleich die Symptome in einem gewissen Ausmaß persistieren können.

12. VERMISCHTE KRANKHEITEN

Eosinophile Fasziitis (EF)

Die eosinophile Fasziitis ist eine in jüngster Zeit entdeckte Variante einer sklerodermieähnlichen Autoimmunerkrankung, die durch symmetrische und schmerzhafte Entzündungen, Schwellungen und Verhärtungen der Hände, Arme, Beine und Füße gekennzeichnet ist. Sie kommt am häufigsten bei männlichen Patienten mittleren Alters vor, kann aber auch bei Kindern auftreten.

Die Ätiologie ist nicht bekannt. In einer Publikation wurde über das Auftreten einer EF bei drei von vier Familienmitgliedern nach der Aufnahme von denaturiertem Speiseöl (Toxic-Oil-Syndrom) berichtet. Ein mögliches Bindeglied ist Anilin, das man in dem kontaminierten Speiseöl fand und das Ähnlichkeit mit Anthranilsäure besitzt, die bei der Bereitung von Tryptophan verwendet wurde. Alternativ könnte es sich um eine Abnormalität im Tryptophanstoffwechsel handeln, die zur Kumulation von L-Kynurenin führt (siehe auch Diskussion der Tryptophan-Toxizität im *Kap. BEW, 3., Progressive systemische Sklerose).*

Symptomatik und Diagnostik

Ungewohnte körperliche Aktivitäten bei Patienten, die sonst einer eher sitzenden Betätigung nachgehen, wirken oft auslösend für die Symptome. Frühe Befunde sind Schmerz, Schwellung und Entzündung der Haut, denen eine Induration mit charakteristischer Orangenschalenkonfiguration nachfolgt, die vor allem auf den volaren Flächen der Extremitäten auffällt. Gesicht und Rumpf können ebenfalls betroffen sein, wobei die Veränderungen einer progressiven systemischen Sklerose ähneln *(s. Kap. BEW, 3., PSS).* Ein Karpaltunnel-Syndrom kann ebenfalls vorhanden sein.

Im allgemeinen beginnen die Symptome schleichend mit einer allmählichen Einschränkung der Beweglichkeit von Armen und Beinen. Eine direkte Ausdehnung des Faszienbefalls kann Sehnen, Synovialis und Muskulatur erfassen. Häufig kommt es aufgrund einer Induration und einer Verdickung der Faszie zu Kontrakturen. Müdigkeit und Gewichtsverlust sind geläufig. Die muskuläre Kraft ist zwar unbeeinträchtigt, Myalgien und Arhritiden können aber vorkommen. Häufig wurde über das gleichzeitige Vorhandensein eines Sjögren-Syndroms und kardialer Veränderungen berichtet, selten auch über eine aplastische Anämie und Thrombozytopenie. Üblicherweise fehlen Raynaud-Phänomen, Teleangiektasie und signifikante Organbefunde wie Ösophagusmotilitätsstörung; dies erleichtert die Unterscheidung von der PSS. Eine größere Ähnlichkeit besteht zu lokalisierten Sklerodermieformen, besonders der Morphaea profunda und der pansklerotischen Morphaea.

Die wichtigsten **Laborbefunde** sind Eosinophilie, erhöhte BSG und eine polyklonale Hypergammaglobulinämie. Ernstere hämatologische Veränderungen, insbesondere ein lymphoproliferativer Prozeß, entwickeln sich selten. Im Gegensatz zur PSS fehlen antinukleäre Antikörper und der Rheumafaktor. Die Synoviaanalyse bietet einen milden entzündlichen Befund mit über 90% Lymphozyten (vorwiegend aktivierte Suppressor-/zytotoxische T-Zellen). Es findet sich keine Assoziation zu Klasse-1- oder -2-HLA-Antigenen. Unspezifische elektromyographische Veränderungen können nachweisbar sein.

Die **Diagnose** wird durch eine tiefe Biopsie der befallenen Haut und Faszie gestellt, wobei anhängende Muskelfasern miterfaßt sein sollten. Die Haut kann eine zelluläre Infiltration zeigen. Die subkutane Faszie ist erheblich verdickt, es fällt eine Kollagenhypertrophie auf. Die zellulären Infiltrate innerhalb der Faszie, des Epimysium, Perimysium, Endomysium und des Muskels bestehen aus Histiozyten, Plasmazellen, Lymphozyten und in manchen Fällen aus Eosinophilen. Die Kernspintomographie zeigt eine verdickte Faszie, die gesteigerte Signalintensität in den oberflächlichen Muskelfasern korreliert mit dem Ausmaß der Entzündung; mittels dieser Untersuchung können auch befallene Areale für die Biopsie ausfindig gemacht werden. Eine signifikante Faszienentzündung kann auch bei anderen diffusen Bindegewebserkrankungen gesehen werden.

Behandlung und Prognose

Die meisten Patienten zeigen gute Erfolge bei hohen Startdosen von Prednisolon 40–60 mg täglich, die bald auf 5–10 mg/Tag reduziert werden können und 2–5 Jahre lang erforderlich sein können. Alternativ kann Cimetidin 400 mg dreimal täglich oder Hydroxychloroquin 200–400 mg/Tag verabreicht werden. Über den Langzeitverlauf weiß man wenig, da bei vielen Patienten die EF von selbst abklingt und der Verlauf unkompliziert ist.

13. HÄUFIGE ERKRANKUNGEN DES FUSSES

Untersuchung von Fuß und Knöchel

Eine ausreichende Kenntnis der Anatomie des Fußes ist nötig, um zu bestimmen, welche Struktur beteiligt ist, z. B. Sehnen, Nerven, Bänder oder Knochen, und zu entscheiden, ob das Problem innerhalb oder außerhalb des Gelenks liegt. Bestimmte Bereiche des Fußes sind auch normalerweise berührungsempfindlich, z. B. der Sinus tarsi und der distale Bereich des Ballens zwischen den Metatarsi. Die Probleme können rein örtlicher Natur (z. B. Trauma, funktionelle oder strukturelle Abnormität) oder Ausdruck eines systemischen Prozesses sein.

Untersuchung der Knöchelregion: Eine allgemeine Untersuchung bezüglich Druckschmerzhaftigkeit und Ödem steht am Beginn. Die sensorischen Äste des oberflächlichen Peronealnervs können durch Plantarflexion und Umkehrung sichtbar und tastbar gemacht werden. Sein Beklopfen an Stellen einer Verletzung oder seine Kompression können Schmerzen, Mißempfindung oder auch brennendes Gefühl **(Tinel-Zeichen)** hervorrufen. Auch die Vena saphena magna muß bezüglich Druckschmerz oder Verletzung untersucht werden. Unter dieser Ebene werden danach die Extensorensehnen untersucht, indem der Fuß ungefähr in rechtem Winkel mit nach außen abduziertem Vorfuß gehalten wird, während der Untersucher versucht, gegen Widerstand plantar zu flexieren. Dieses Manöver macht das Vorbeigleiten der langen Extensorsehnen deutlich. Jede vorbeigleitende Sehne sollte auf Zeichen der Schwellung, Empfindlichkeit oder des Schmerzes abgetastet werden. Die Sehne des M. tibialis anterior kann ähnlich durch Dorsalflexion und Invertierung des Fußes bei Gegendruck untersucht werden. Eine **Tenosynovitis** kann aufgrund von Überlastung, Infektion oder einer Arthropathie (RA) vorkommen.

Das Knöchelgelenk wird durch tiefe Palpation medial und lateral der Sehne des M. extensor digitorum longus untersucht. Empfindlichkeit im anterioren, lateralen Teil des Knöchelgelenks, zwischen dem Malleolus lateralis und dem Talus, tritt häufig nach Inversionsdehnungen des Lig. talofibulare anterius auf (siehe auch „Folgen der Sprunggelenksverstauchung“, unten).

Eine schmerzhafte Schwellung über den anterioren talofibularen Zapfen weist auf eine Verletzung des vorderen Ligamentum talofibulare hin. Ausgedehnte symmetrisch-bilaterale

Schwellungen von fester Konsistenz über diesem Areal legen das Vorhandensein juxtamalleolärer Lipome nahe, die bei Frauen in der Menopause nicht ungewöhnlich sind. Diese Schwellungen sind möglicherweise schmerzhaft, da es zu einer Einklemmung des intermediären dorsalen Hautastes des N. peronaeus superficialis kommen kann. Eine ein- oder beidseitige Schwellung hinter dem Malleolus spricht über das Vorliegen einer Tenosynovitis. Eine generalisierte Schwellung der Sprunggelenksregion dagegen weist gewöhnlich auf Venenerkrankungen, nephrotisches Syndrom, Lymphödem oder Herzinsuffizienz hin. Das Ödem sammelt sich wegen der Kompression durch das Schuhwerk besonders in der Knöchelregion.

Verwendung injizierbarer Kortikosteroide

Während **lösliche Kortikosteroide** (z.B. Phosphatkonjugate) einen raschen Wirkungseintritt besitzen und nur minimal auf das Bindegewebe wirken, sind unlösliche Kortikosteroide lang wirksam und verringern die Weichteilfibrose. Da es am Fußrücken, vor allem über den Zehen, im Tarsalbereich und auch im Raum hinter dem Kalkaneus wenige bindegewebige Anteile gibt, sollten hier **unlösliche Kortikosteroide** – vor allem bei mehrfacher Anwendung – nur mit größter Vorsicht verwendet werden, da es zu Gewebsschäden wie Depigmentation, Atrophie und Ulzerationen kommen kann, dies insbesondere bei älteren Patienten und solchen mit einer peripheren Gefäßerkrankung. Unlösliche Kortikoide sollten in tiefer Injektion für Lokalisationen wie Fersenkissen, Tarsalkanal, Sprunggelenk oder die Zwischenräume zwischen den Metatarsalia verwendet werden. Auch können sie niedrig dosiert für das oberflächliche Weichteilgewebe, die Haut und die kleinen Fußgelenke gegeben werden. Kurz wirksame, lösliche Kortikosteroide können mit den nichtlöslichen kombiniert werden, um raschen Wirkungseintritt zugleich mit protrahierter Wirkung zu erreichen.

Fersenschmerzen

Die Ferse sollte bei rechtwinkeliger Stellung des Fußes untersucht werden. Schmerzen, wie sie vom Patienten beschrieben oder durch Palpation bei der Untersuchung ausgelöst werden, sind meist zu lokalisieren. Tiefe, kräftige Abtastung des Fersenzentrums ruft bei Patienten mit biomechanischen Abnormitäten, Faszienproblemen und Fersenspornsyndromen Schmerzen hervor. Schmerz an den medialen und lateralen Fersenrändern bei Kindern ist ein häufiges Symptom bei Epiphysenentzündung des Kalkaneus **(Sever-Krankheit).** Schmerzen anterior zur Achillessehne im retromalleolären Raum können auf Bursitis **(retromalleoläre Bursitis, Albert-Krankheit)** oder eine posteriore tibiale Neuralgie hinweisen. Schmerzen posterior zur Achillessehne können von einer Vergrößerung der posterior-superioren Seite des Kalkaneus herrühren **(Haglund-Erkrankung),** ein häufiger Befund bei Kindern und Erwachsenen, deren subtalare Gelenkfunktion in invertierter Position mit schmerzhaften Nebenbursae zwischen Sehne und Haut verbunden ist. Schmerzempfindlichkeit am kalkanealen Ansatz der Achillessehne kann bei Athleten ein Zeichen der Überbeanspruchung sein oder wird durch eine übermäßige Anspannung der Fersensehne, die aus abnormen Fußstrukturen und -funktionen resultiert, verursacht.

Gelegentlich wird die Ferse zum Ort von seronegativen entzündlichen Arthropathien (z.B. Morbus Bechterew, Morbus Reiter), und beim Auftreten von Gichtarthritis wird die Ferse in der Häufigkeit des Befalls nur vom ersten Metatarsophalangealgelenk übertroffen. Die rheumatische Arthritis ist häufig die Ursache von Fersenschmerzen, die auf entzündlichen Erosionen der Rückseite des Kalkaneus beruhen. Die Arthropathien können gelegentlich von lokalen Ursachen des Fersenschmerzes durch die Anwesenheit von mäßigen bis schweren, lokalen Hyperämien und Anschwellungen unterschieden werden. Sie sind an anderer Stelle des Manuals abgehandelt.

Schmerzen an der Plantarfläche der Ferse

Kalkaneusspornsyndrom

Der Sporn ist eine knöcherne Exostose (eindeutig definiert im Röntgenbild), die an der inneren gewichtstragenden Tuberositas calcanei entspringt und sich horizontal nach vorn in Richtung der Plantarfaszie erstreckt. Sporne sind möglicherweise die Folge von exzessivem Zug bzw. Dehnung des Periosts am Kalkaneus durch die Plantaraponeurose. Eine exzessive Dehnung kann zu Schmerzen entlang der inneren Begrenzung der Plantaraponeurose führen (Plantarfasziitis). Zu den krankhaften Zuständen, die zu einer vermehrten Dehnung dieser Aponeurose führen, gehören Plattfüße und verkürzte Fersenbänder.

Symptome, Befunde und Diagnose: Ein inferiorer Fersensporn ist i.a. früh in seiner Entstehungsphase, wenn sich radiologisch noch keine oder nur geringe Befunde zeigen, schmerzhaft. Oft vermindert sich der Schmerz bei Größenzunahme des Sporns, möglicherweise wegen adaptiver Veränderungen im Fuß. Somit kann ein im Röntgenbild voll ausgeprägter Sporn sogar asymptomatisch sein. Umgekehrt kann ein Sporn aber auch Schmerzen spontan nach längeren schmerzfreien Intervallen oder infolge eines lokalen Traumas *(s.a. Kap. SPS, 4., Sportunfall)* bereiten. Gelegentlich kann sich ein zusätzlicher Schleimbeutel entwickeln und entzünden (Bursitis calcanea inferior); der Schmerz nimmt dann einen klopfenden Charakter an. Bei der körperlichen Untersuchung wird ein mit dem Daumen ausgeübter fester Druck auf das Zentrum der Ferse weiteren Schmerz hervorrufen. Zwar bestätigt ein entsprechender Röntgenbefund einen Fersensporn, ein negatives Röntgenbild kann das Frühstadium jedoch nicht ausschließen. Um eine assoziierte Plantarfasziitis zu diagnostizieren, sollte ein Schmerz an der Innengrenze der Aponeurose nachweisbar sein. Dies gelingt am besten durch starken Druck auf ihren Innenrand bei dorsalflexiertem Sprunggelenk. Selten einmal erscheinen Fersensporne auf dem Röntgenbild unscharf, was auf eine flockige Knochenneubildung hinweist. Ein solches Bild läßt an das Vorliegen einer HLA-B27-assoziierten Arthropathie denken.

Behandlung: Die Symptome sind beherrschbar durch eine Mixtur aus unlöslichen und löslichen Steroiden (1 ml Dexamethasonphosphat – 4 mg/ml – gemischt mit ¼ ml Triamcinolonacetonid – 40 mg/ml – und 1,5 ml von 2%igem Lidocain in 1:100000 Epinephrin), wobei senkrecht zur medialen Fersenbegrenzung eingestochen und in Richtung auf den schmerzhaften Druckpunkt im zentralen Teil der Ferse weitergegangen wird. Zur Verminderung der Zugbelastung entlang der Plantarfaszie werden sowohl Heftpflasterverbände als auch orthopädische Hilfen empfohlen, um die abnorme Verlängerung des Fußes, der ebenfalls eine Zugbelastung der Plantarfaszie verursacht, unter Kontrolle zu bringen.

Schmerzen an den Fersenrändern

Epiphysitis des Kalkaneus (Sever-Krankheit)

Eine schmerzhafte Fersenveränderung bei Kindern. Der Kalkaneus entsteht aus zwei Ossifikationszentren: Eines beginnt bei Geburt, das andere normalerweise nicht vor dem 8. Lebensjahr. Zwischen dem 8. und 16. Jahr, in der Phase der kompletten Ossifikation, werden die zwei Knochenteile durch Knorpel verbunden. Durch übermäßige Druckbeanspruchung bei kräftiger Aktivität kann die knorpelige Verbindung ebenso wie Fasern der Sehnenansätze an der Epiphyse reißen. Kinder mit eingeschränkter Dorsalflexion des Fußes sind hierfür besonders gefährdet.

Die **Diagnose** stützt sich auf das Alter, auf sportliche Aktivitäten in der Anamnese und die typische Schmerzlokalisation entlang den Rändern der Wachstumszonen. Gelegentlich sind Überwärmung und Schwellung vorhanden. Röntgenaufnahmen helfen nicht weiter. Andere Ursachen von Fersenschmerzen bei Kindern, wie rheumatische Arthritis, sollten ausgeschlossen werden.

Therapie: Fersenpolster in den Schuhen werden zur Abschwächung des Zuges der Achillessehne auf die Ferse benutzt. Immobilisation des Fußes in einem Gipsverband ist manchmal hilfreich. Beruhigung der Eltern und des Patienten ist wichtig, da die Symptome monatelang vorhanden sein können, wobei es bei Heilung zu einem fibrösen oder fibrokartilaginösen Umbau kommt.

Schmerzen über dem posterioren Teil der Ferse

Haglund-Deformation (Bursitis der posterioren Achillessehne)

Entzündung eines zwischen Haut und Achillessehne gelegenen Schleimbeutels, die oberhalb des Sehnenansatzes und über der posterior-superior-lateralen Partie des Fersenbeins als Resultat von Veränderungen der Fersenlage und Funktion auftritt. Dieses Problem wird meistens bei jungen Frauen beobachtet, kann aber auch bei Männern auftreten. Die Ferse neigt dann dazu, während des ganzen Schrittzyklus in einer invertierten Position zu verbleiben, wodurch das überdurchschnittlich komprimierte Weichteilgewebe zwischen die posteriore laterale Seite des Kalkaneus und das Fersenleder des Schuhs gedrückt wird (dem starren, geformten Anteil der Ferse). In diesen Fällen springt der posteriore laterale Teil des Kalkaneus vor und kann leicht ertastet werden. Er wird oft mit einer Exostose verwechselt.

Symptomatik: In frühen Entwicklungsstadien kann unter Umständen nur eine kleine, erythematöse, leicht indurierte, empfindliche Stelle über dem posterioren superioren Teil der Ferse zu sehen sein, und oft kleben die Patienten Heftpflaster auf dieses Areal, um den Gegendruck des Schuhs zu reduzieren. Wenn sich die entzündete Bursa vergrößert, erscheint sie als schmerzhafte, gerötete Beule über der Sehne. Manchmal dehnt sich in Abhängigkeit vom getragenen Schuhwerk die Schwellung auf beide Teile der Sehne aus. Bei chronischen Fällen wird die Bursa zunehmend fibrotisch.

Therapie: Fersenpolster aus Schaumgummi oder Filz sorgen für eine Fersenerhöhung und beseitigen so den Gegendruck des Schuhs. Zusätzlich wird Dehnung des Fersenleders im Schuh oder die Öffnung der Naht im Hinterteil des Schuhs die Entzündung bei einem kleinen Prozentsatz von Fällen herabsetzen. Eine Polsterung, die um die Bursa herum angebracht wird, vermindert oft den Druck in diesem Gebiet. Orale NSAID sorgen vorübergehend für Linderung. Die Infiltration eines löslichen Kortikosteroids (Dexamethasonphosphat 4 mg/ml) mit einem Lokalanästhetikum (2%iges Lidocain in 1:100000 Epinephrin) hilft bei der Verminderung der Entzündungserscheinungen. Orthopädische Hilfsmittel, die für die Schuhe konstruiert werden, sind auch zur Kontrolle abnormer Fersenbewegungen angezeigt. Bei erfolgloser konservativer Behandlung kann die chirurgische Entfernung der hinteren lateralen Anteile des Kalkaneus in Erwägung gezogen werden.

Schmerzen im Retrokalkanealraum

Fraktur des Tuberculum posterius laterale des Talus

Die Fraktur entsteht als Folge einer Verletzung bei der Plantarflexion, bei der Kräfte auf den talaren Tuberkel von der posterioren unteren Lippe der Tibia übertragen werden. Zehengänger, die verlängerte laterale Talartuberkel haben **(Stieda-Prozessus)** scheinen dieser Verletzung häufiger ausgesetzt zu sein. Gelegentlich kann dieser Vorsprung durch eine Knorpelspange mit dem Talus verbunden sein, wodurch ein getrenntes Ossifikationszentrum, bekannt als Ostrigonum, vorhanden ist. Diese Trennung wird im Röntgenbild oft für ein frakturiertes Tuberkulum gehalten. Manchmal tritt die Fraktur dieser Knorpelverbindung ein, meist als Folge eines plötzlichen Sprunges auf die Fuß- oder Zehenballen in Sportarten wie Basketball oder Tennis. Ähnlicherweise kann das Trauma bei kräftigem Rückwärtsabsteigen von einem Stuhl vorkommen.

Symptomatik und Diagnostik: Schmerzen und Schwellungen, die hinter dem Knöchel lokalisiert sind (im Retrokalkanealraum, zwischen Achillessehne und Kalkaneus), wie auch

Schwierigkeiten bei Treppab- und Bergabgehen, sind häufig. Fortdauernde Schwellungen können, ohne daß eine offensichtliche, vorausgehende Verletzung in der Anamnese vorhanden ist, ausgeprägt sein. Hyperämie kann vorhanden sein, sie ist meist leichter Art. Plantarflexion des Fußes wird die Schmerzen des Patienten verstärken, und manchmal soll die Dorsalflexion des Hallux dieselbe Reaktion auslösen. Seitliche Röntgenaufnahmen des Knöchels sind notwendig, um die Diagnose zu sichern. Bilaterale Röntgenaufnahmen sind zum Ausschluß eines Ostrigoniums erforderlich.

Therapie: Immobilisation in einem Gipsverband für 4–6 Wo. ist zu empfehlen. Wenn die Schmerzen persistieren und eine Weichteilentzündung vorhanden ist, können Infiltrationen von Kortikosteroid-Anästhetika-Kombinationen effektiv sein. Wenn die konservative Therapie nicht weiterhilft, ist die chirurgische Exzision des Tuberculum laterale indiziert.

Bursitis der anterioren Achillessehne (Albert-Krankheit)

Die Entzündung der zwischen Achillessehne und Fersenbein gelegenen Bursa am Sehnenansatz am Knochen kommt als Folge eines Traumas und in Verbindung mit entzündlicher Arthritis (gewöhnlich rheumatischer Arthritis) vor. Ursächlich kommt jede Form erhöhter Zugbelastung in Frage, ebenso auch Faktoren wie zu starres oder hohes Schuhleder. Wenn die Bursitis traumatischen Ursprungs ist, beginnt sie schnell, wenn hingegen eine Systemerkrankung die Ursache ist, entwickelt sie sich meist graduell. Entzündliche Veränderungen in dieser Bursa können erosive Veränderungen des Kalkaneus nach sich ziehen.

Symptomatik und Diagnostik: Schmerzen, Schwellungen und Hyperämie im retrokalkanealen Raum und Schwierigkeiten beim Gehen oder beim Tragen von Schuhen sind häufige Symptome. Anfänglich ist die Schwellung genau anterior der Achillessehne lokalisiert, breitet sich aber mit der Zeit nach medial und lateral aus. Schwellung und Hyperämie in enger Nachbarschaft zur Achillessehne mit Schmerzen, die primär in den Weichteilen lokalisiert sind, differenzieren diese Erkrankung von einem frakturierten Tuberculum posterius laterale. Röntgenbilder sollten angefertigt werden, um Frakturen oder rheumatische erosive Veränderungen des Kalkaneus auszuschließen.

Therapie: Die intratarsale Injektion eines bestimmten Kortikosteroids mit Lidocain (1 ml [4 mg/ml] Dexamethasonphosphat und 1 ml 2%ige Lidocainlösung mit Adrenalin 1:100000) kann die Symptome vermindern, ebenso warme Kompressen.

Neuralgie des N. tibialis posterior

Der N. tibialis posterior passiert in Höhe des Knöchels einen fibroossären Kanal im Ligamentum lacinatum. An seinem Ausgang teilt er sich in den medialen und lateralen Plantarnerven. Das **Tarsaltunnel-Syndrom** bezieht sich auf Kompressionen innerhalb des fibroossären Kanals, aber diese Diagnose wurde ungenau zur Bezeichnung der Neuralgie des N. tibialis posterior aus verschiedenen Ursachen benutzt. Synovitis der Flexorsehnen des Knöchels, entweder durch anomale Funktion des Fußes oder entzündliche Arthritis verursacht, kann bei Gelegenheit eine sekundäre Druckneuralgie des N. tibialis posterior, ebenso (seltener) venöse Ödeme auslösen.

Symptomatik: Die Patienten klagen über meist brennende oder prickelnde Schmerzen, in und um den Knöchel, die sich oft bis in die Zehen ausdehnen. Die Schmerzen können beim Stehen, Gehen oder beim Tragen verschiedener Schuhtypen auftreten. Der Schmerz ist beim Gehen stärker als bei Ruhe.

Diagnostik: Beklopfen oder Palpieren des N. tibialis posterior an der Kompressions- oder Belastungsstelle wird oft ein distales Prickeln hervorrufen **(Tinel-Zeichen)**. Elektrodiagnostische Untersuchungen bestätigen die Diagnose oft und sind bei allen Patienten durchzuführen, die sich zur Dekompression einem fußchirurgischen Eingriff unterwerfen. Bei Schwellung im Ausbreitungsgebiet des Nervs sollte die Ursache ergründet werden, z.B. rheumatische Erkrankung, Phlebitis oder Fraktur.

Therapie: Wenn keine echte Kompression des N. tibialis posterior im fibroossären Kanal vorliegt, kann die lokale Infiltration von unlöslichen Kortikosteroiden (1/4 ml [40 mg/ml] Triamcinolonacetonid plus 2 ml einer 1%igen Lidocainlösung mit Adrenalin 1:100000) wirksam sein. Durch Fixierung des Fußes in neutraler oder leicht invertierter Position durch Heftpflasterverband oder die Konstruktion einer orthopädischen Hilfe, die den Fuß in invertierter Position hält, wird die Spannung des Nervs vermindert. Eine chirurgische Dekompression kann in hartnäckigen Fällen notwendig sein.

Erkrankungen, die mit Metatarsalgie assoziiert sind

Metatarsalgie ist eine generelle Bezeichnung, um *Schmerzen über dem Fußballen* zu beschreiben. Sie beruht gewöhnlich auf einer Verletzung der interdigitalen Nerven oder einem Trauma der Metatarsointerphalangealgelenke.

Schmerzen der Interdigitalnerven

Die interdigitalen Nerven des Fußes verlaufen unter und zwischen den Metatarsalien und erstrecken sich nach distal über den Fußballen hinaus, um die Zehen zu innervieren. Der 3. plantare Interdigitalnerv ist aus je einem Ast des medialen und des lateralen Plantarnervs zusammengesetzt. Es ist diese Stelle, an der Neurombildungen gewöhnlich vorkommen **(Morton-Neurom),** obwohl Neurome oder Neuralgien nicht selten auch an anderen Interdigitalnerven auftreten. Die Neurombildung kommt häufiger unilateral als bilateral, bei Frauen häufiger als bei Männern vor.

Symptomatik: In frühen Stadien können die Patienten u. U. nur über leichte Schmerzen oder Mißempfindungen in der Gegend des Köpfchens des 4. Metatarsale klagen. Gelegentlich kann ein Brennen oder Prickeln empfunden werden. Die Ausprägung dieser Symptome ist vom Schuhtyp abhängig. Mit Progression des Zustandes werden diese Sensationen spezifischer und verursachen oft ein konstantes Brennen, das bis in die Zehenspitzen ausstrahlt. Die Symptome können mit jeder Art von Schuhwerk auftreten; die Patienten haben das Gefühl, als ob sich eine Kugel oder ein Kieselstein im Fußballen befände.

Die **Diagnose** wird durch Erfragen der charakteristischen Anamnese und durch Palpation des Interdigitalraums von plantar etabliert. Mit dem Daumen wird Druck zwischen den Köpfen des 3. und 4. Metatarsale ausgeübt; bei Vorhandensein eines Neuroms verursacht dieses Manöver oft Schmerzen.

Therapie: Bei einer einfachen Neuralgie sorgt Lidocain oft für anhaltende Linderung. Ansonsten kann die perineurale Infiltration von lang wirkenden Kortikosteroiden mit Lokalanästhetika (z.B. 1/8–1/4 ml [40 mg/ml] Triamcinolonacetonid mit 1,5 ml Dexamethasonphosphat [4 mg/ml] plus 1 ml 2%ige Lidocainlösung mit Adrenalin 1:100000) wirksam sein. Die Injektion erfolgt in einem 45°-Winkel zum Fuß in den Zwischenraum in Höhe der dorsalen Seite der Metatarsalinterphalangealgelenke. Es kann notwendig sein, die Injektion 2–3mal in 1–2wöchigen Intervallen zu wiederholen. Die gleichzeitige Anwendung orthopädischer Einlagen ist hilfreich. Bei Versagen der konservativen Therapie bringt die chirurgische Exzision der Neurome oft komplette Wiederherstellung.

Metatarsophalangeale Gelenkschmerzen (Lesser-Zehen)

Schmerzen, die die Metatarsophalangealgelenke erfassen, sind ein häufiger Befund. Dieses Symptom ist fast ausschließlich durch Fehlstellungen der Gelenkflächen bedingt, die Subluxationen sowie Kapsel- und Synoviaverletzungen mit eventueller Destruktion des Gelenkknorpels verursachen. Derartige Subluxationen sind bei Patienten zu sehen, die eine Rigidität und Steifheit des Vorfußes aufweisen und die „Hammerzehen"-Deformationen, Hohlfüße oder hochgewölbte Füße, exzessive Auswärtsdrehung der subtalaren Gelenke (Einwärtsrollen der Knöchel [Pronation] und Hallux-valgus-Deformationen **[Ballen]** haben. Als Folge des ausschlaggebenden Hallux haben Patienten mit Zehenballen meist auch Subluxationen und Schmerzen in ihren 2. Metatarsophalangealgelenkverbindungen. Schmerzhafte Subluxationen der metatarsalen-phalangealen Gelenkverbindungen können auch durch Kollagenkrankheiten, wie die rheumatische Arthritis, verursacht werden.

Diagnostik: Das Fehlen von signifikanter Hyperämie und von Schwellungen über dem Gelenk schließt entzündliche Gelenkerkrankungen aus, aber ein diagnostisches Vorgehen wie bei rheumatischen Erkrankungen ist von Nutzen. Gelenkschmerzen können von Neuralgien und Neuromen der Interdigitalnerven durch das Fehlen von Symptomen wie Brennen, Taubheit und Prickeln unterschieden werden. Zusätzlich ergeben die Palpation des Gelenks und passive Prüfung der Gelenkbeweglichkeit häufig Schmerzempfindlichkeit, sowohl der dorsalen als auch der plantaren Seite des Gelenks; bei Neuralgien hingegen sind die Symptome meist auf die Plantarseite beschränkt.

Therapie: Bei einer übermäßigen talaren Auswärtsdrehung (Einwärtsrollen der Knöchel) sollte eine Vorrichtung, die diese Drehung einschränkt, für die Schuhe angefertigt werden. Bei Patienten mit hoher Fußwölbung oder Hammerzehendeformationen sollte nach der Ursache gesucht werden; ein schwacher M. tibialis anterior, straffe Fersensehnen oder neurologische Erkrankungen, wie die Friedreich-Ataxie, die Charcot-Marie-Tooth-Krankheit oder Kontraktur der Zehen nach Schlaganfall, müssen ausgeschlossen werden. Orthopädisches Schuhwerk gleicht den Druck auf die belasteten Gelenke aus. Eine Serie von 2–3 wöchentlichen Injektionen eines Lokalanästhetikums in den schmerzhaften Zwischenraum (z.B. 1,5 ml 2%iges Lidocain) kann für eine lang anhaltende Schmerzstillung sorgen. Als Alternative kann das Lokalanästhetikum mit einem löslichen (1 ml Dexamethasonphosphat 4 mg/ml) oder unlöslichen (1/8 bis 1/4 ml Triamcinolonacetonid 40 mg/ml) Kortikosteroid, eventuell auch einer Kombination beider, gemischt werden. Auch direkt in das Gelenk kann injiziert werden; in Anbetracht des kleinen Gelenkspalts sollten dann nur 1/8 ml Triamcinolon + 1/4 ml 2%iges Lidocain verwendet werden.

Hallux rigidus

Die Arthrose des ersten Metatarsophalangealgelenks ist extrem häufig. Sie ist meistens das Resultat von Variationen in den Stellungen des ersten Metatarsale, die durch extensives Einrollen der Knöchel (Pronation), laterale Abweichung der Großzehe, Dorsalflexion des 1. Metatarsale (Metatarsus elevatus), Längenvergrößerung oder mediale Abweichung des ersten Metatarsale, gelegentlich durch ein Trauma bedingt sind.

Symptomatik: Anfänglich kann das einzige Zeichen eine leichte Gelenkschwellung aufgrund einer Kapselverdickung sein. Das Gelenk ist berührungsempfindlich, und die Schuhe führen zu weiterer Irritation des Zustands. Wenn sich der Zustand verschlechtert, vergrößern sich die Schmerzen, und die Bildung von Exostosen beginnt die Gelenkbeweglichkeit einzuschränken. Der Patient beugt das Gelenk beim Gehen nicht mehr. Die Bewegung scheint nun im distalen Interphalangealgelenk stattzufinden, und über diesem Gelenk ist eine akzentuierte Hautfalte zu beobachten. Obwohl Temperaturerhöhungen im betroffenen Gebiet gewöhnlich nicht vorhanden sind, können sie sich bei dieser Erkrankung später ausbilden, als Folge einer sekundären Verletzung der Synovialmembran.

Die **Diagnose** wird durch die Beobachtung eines vergrößerten ersten Metatarsophalangealgelenks mit Bewegungseinschränkung, Schmerzen bei Palpation der Gelenkkapsel (besonders der lateralen Fläche) und daraus resultierender Dorsalflexion der Phalange gesichert. Dorsoplantare Röntgenaufnahmen werden seitliche Spornbildungen zeigen, und seitliche Aufnahmen können eine dorsale Exostose ergeben, die sich in fortgeschrittenen Fällen vom Metatarsalköpfchen nach vorn erstreckt.

Therapie: Anfänglich ist die Verbesserung der Gelenkbeweglichkeit das Behandlungsziel, was durch Anwendung von passiven Übungen und Traktion der Zehe erreicht wird. Schmerzerleichterung mit Lidocain-Infiltrationen (1,5 ml einer 2%igen Lösung mit Adrenalin 1:100000) periartikulär verringert die Muskelspasmen und erhöht damit die Beweglichkeit. Die intraartikuläre Injektion eines unlöslichen Steroids (z.B. 1/4 ml Triamcinolonacetonid 40 mg/ml in Kombination mit 3/4 ml 2%iges Lidocain) in den schmerzhaften Triggerpunkt des Gelenks kann eine günstige Wirkung haben. Eine frühzeitige Stabilisierung des

Fußes stellt die richtige Position und Funktion des Metatarsale wieder her. In gegenüber konservativen Maßnahmen therapierefraktären Fällen kann es zur Schmerzlinderung ratsam sein, die Beweglichkeit einzuschränken (z.B. mittels spezieller Gehhilfen und Schuhzubehör). Chirurgische Maßnahmen können notwendig sein.

Verstauchungen des Sprunggelenks

Klassifizierung

Knöchelverstauchungen können entsprechend dem Ausmaß von Weichteilzerstörungen klassifiziert werden:

Grad 1: Milde oder minimale Verstauchungen, ohne aktuelle Ligamentrisse. Leichte Empfindlichkeit mit geringer Schwellung kann vorhanden sein.

Grad 2: Mäßige Verstauchung, mit teilweiser Ruptur und augenscheinlicher Schwellung, Ekchymose und Schwierigkeiten beim Gehen.

Grad 3: Ein kompletter Riß eines Bandes mit Schwellung, Hämorrhagie, Instabilität des Knöchels und Unfähigkeit zu gehen.

Ätiopathogenese

Der Knöchel wird lateral von drei Ligamenten gestützt: dem L. talofibulare anterius, dem L. calcaneofibulare und dem Lig. talofibulare posterius. Bei einer Verstauchung des Knöchels reißt zunächst meist das L. talofibulare anterius. Nur wenn dieses Band gerissen ist, kann das kalkaneofibulare Ligament reißen. Das L. talofibulare posterius reißt selten. Deshalb kann man vermuten, daß bei intaktem L. talofibulare anterius auch das fibulokalkaneale Band intakt ist. Umgekehrt muß bei Riß des anterioren talofibularen Bandes auch nach einem begleitenden Riß des lateralen fibulokalkanealen Ligaments gesucht werden. In einer Studie von 321 Ligamentverletzungen des Knöchels war bei 64% der Fälle das L. talofibulare anterius allein und bei 17% der Fälle auch das L. calcaneofibulare laterale verletzt.

Prädisponierende Einflüsse, die zu Knöchelverstauchungen führen, können vorhanden sein. Personen mit schlaffen Bändern, die exzessive Ausmaße subtalarer Inversion zeigen, sind häufiger Opfer von Verstauchungsepisoden. Prophylaktische Kontrolle der Hinterfußbewegung unter Gebrauch von funktionellen orthopädischen Hilfen erscheint bei diesen Patienten angebracht. Eine Schwäche der Waden ist gelegentlich ein prädisponierender Faktor. Die Peronealmuskeln sind verantwortlich für eine normale Auswärtsdrehung im subtalaren Gelenk, eine Schwäche kann bei einem Bandscheibenschaden, der die Nervenwurzeln in L5/S1 betrifft, oder bei einer peripheren Neuropathie anderer Ursache, die den N. peroneus erfaßt, auftreten. Valgusstellung des Vorfußes, ein Zustand, bei dem der Vorfuß während des Schrittvorgangs zu einem nach außen gerichteten Bewegungsablauf neigt, wodurch kompensatorisch eine Einwärtsneigung im Subtalargelenk verursacht wird, kann ebenso zu Knöchelverstauchungen führen. Schließlich weisen Personen mit ererbter Neigung, invertierte Subtalargelenke (subtalare Varusstellung) zu entwickeln, diese Prädisposition auf.

Untersuchung

Die Fußstruktur und -funktion wird untersucht, um prädisponierende Einflüsse, wie oben beschrieben, auszuschließen. Dann wird der Ort der Bänderverletzung bestimmt. Dies wird durch einfache Abtastung der Bänder am lateralen Knöchel ausgeführt. Die Klassifizierung der Knöchelverstauchung kann meist klinisch erfolgen. Das **Drawer-Zeichen** kann zur Feststellung einer anterioren talofibulären Ruptur dienen. Dieses Band hindert den Talus an einer anterioren Subluxation vor die Tibia. Wenn dieses Ligament rupturiert ist, wird die Verschiebung des Talus nach vorn möglich. Der Patient wird gebeten, sich mit locker herabhängendem Bein auf eine Tischseite zu setzen. Während die linke Hand des Untersuchers vor das

Schienbein gelegt wird, faßt die rechte Hand die Ferse des Patienten von hinten und versucht, den Talus nach vorn zu bewegen.

Gehaltene Röntgenaufnahmen des Knöchels können helfen, das Ausmaß der Bänderverletzung zu bestimmen. Direkte Darstellungen des Knöchels, die in einem anterior-posterioren Röntgenbild bestehen, aufgenommen mit einem internen Rotationswinkel von 15°, sind vorzunehmen. Beide Knöchel werden maximal invertiert (lokale Anästhesie kann angebracht sein), und der Grad der lateralen Neigung des Talus wird festgestellt. Wenn eine Differenz in der talaren Neigung von 5° oder mehr nachgewiesen werden kann, sollte eine Beeinträchtigung der Funktion in Betracht gezogen werden. Wenn die Differenz größer als 10° ist, verstärken sich die Beschwerden signifikant, und oft wird der Knöchel instabil.

Die **Arthrographie des Knöchels** hilft, den genauen Ort und das Ausmaß der Bänderverletzung zu bestimmen. Bei dieser Prozedur sind nur wenige Komplikationen zu fürchten, sie ist jedoch nur dann indiziert, wenn eine chirurgische Korrektur eines zerrissenen Ligaments in Erwägung gezogen wird. Die Arthrographie ist nur in den ersten Tagen nach dem Trauma möglich, da sie danach technisch nicht mehr durchführbar ist.

Mittels **Kernspintomographie** kann die Integrität der Kollateralbänder des Sprunggelenkes nachgewiesen werden; dies bietet sich vor allem bei Patienten an, die auf das bei der Arthrographie verwendete Kontrastmittel allergisch sind.

Therapie

Grad 1: Stützverbände und elastische Bandagen, Immobilisation durch „Tape"-Verband oder Unna-Schuhe, Hochlagerung, gefolgt von leichten Übungen und Gehversuchen.

Grad 2: Immobilisierung durch Unterschenkel-Gehgips für 3 Wo.

Grad 3: Immobilisierung durch Gipsverband oder chirurgischer Eingriff. Die Indikation zum chirurgischen Eingriff wird kontrovers diskutiert, weil die extreme Zerreißung der Bänder die chirurgische Reparatur schwierig macht. Einige Chirurgen gipsen solitäre Rupturen des anterioren talofibularen Ligamentes ein, empfehlen aber chirurgische Wiederherstellung, wenn auch das Ligamentum calcaneofibulare in Mitleidenschaft gezogen ist.

Folgen der Inversionsverstauchung des Knöchels

Meniskoidkörper: Ein kleines Knötchen auf dem vorderen talofibulären Band. Einklemmungen dieses aus Synovialzellen bestehenden, zum Kapselapparat gehörenden Bandes zwischen lateralem Malleolus und Talus, die durch Verletzungen 2. oder 3. Grades am Band bedingt sind, führen zur persistenten Synovitis und mit der Zeit zur fibrotischen Schwellung und bleibenden Verhärtung. In diesem Stadium hat eine Immobilisierung wenig Wert. Die Infiltration unlöslicher Kortikosteroide (1/4 ml [40 mg/ml] Triamcinolonacetonid mit 1 ml Dexamethasonphosphat 4 mg/ml und 1,5 ml einer 2%igen Lidocainlösung mit Adrenalin 1:100000) zwischen den Talus und den lateralen Malleolus erzielt oft eine dramatische und anhaltende Besserung. Chirurgische Intervention ist selten erforderlich.

Neuralgie des N. cutaneus dorsalis intermedius: Dieser Nerv, ein sensorischer Ast des N. peroneus superficialis, kreuzt das Ligamentum talofibulare anterius und wird als Folge von Inversionsverstauchungen oft verletzt. Beklopfen des Nervs löst häufig ein Tinel-Zeichen aus. Eine Nervenblockade mit Lokalanästhetikum stellt häufig eine wirksame Therapie dar.

Peroneale Tenosynovitis: Chronische Schwellung unter dem Malleolus lateralis, die aus einer Tenosynovitis der Peronealsehnen resultiert, ist darauf zurückzuführen, daß eine Neigung zur schmerzhaften Inversionsverstauchung durch ständiges Nachaußendrehen des subtalaren Gelenkes beim Gehen kompensiert wird. Bei einigen Fällen können Schwellung und Empfindlichkeit auch auf dislozierten Peronealsehnen nach schweren Knöchelverstauchungen beruhen.

Sympathische Reflexdystrophie (posttraumatische Sudeck-Reflexatrophie): *Schmerzhafte Schwellung des Fußes, verbunden mit fleckiger Osteoporose,* kann durch Angiospasmen als Sekundärfolge nach Knöchelverstauchungen auftreten. Dieses Ödem muß von einem durch Bandverletzung bedingten Ödem unterschieden werden. Bei der Sudeck-Atrophie stehen charakteristischerweise die Schmerzen in keiner Kovariation zu den klinischen

Befunden. Multiple Auslösungspunkte, die von einer Seite zur anderen wandern und mit einer fleckförmigen Osteoporose verbunden sind, helfen die Erkrankung zu charakterisieren.

Sinus-tarsi(ST)-Syndrom, *ein persistierender Schmerz am Sinus tarsi infolge von Verstauchungen des Knöchels.* Die Pathogenese ist unklar. Eine partielle Ruptur des interossären, talokalkanealen Bandes oder des Stammes des unteren Knöchelkreuzbands kann impliziert sein. Die Diagnose sollte für Patienten reserviert bleiben, die über persistierende Schmerzen im ST klagen und bei Palpation Schmerzen zeigen. Weil der ST schon normalerweise empfindlich ist, sollten beide Knöchel untersucht werden. Infolge der Empfindlichkeit des Ligamentum talofibulare anterius nahe des ST werden persistierende Schmerzen über dem anterioren talofibulären Zapfen oft als Sinus-tarsi-Syndrom fehldiagnostiziert. Die **Therapie** besteht in der Infiltration von 1/4 ml (40 mg/ml) Triamcinolonacetonid mit 1 ml einer 2%igen Lidocainlösung in Epinephrin 1:100000 in den Sinus tarsi.

ENDOKRINOLOGISCHE ERKRANKUNGEN

1. HYPOTHALAMISCH-HYPOPHYSÄRE EINHEIT

Die Hypophyse (Glandula pituitaria) wird nicht länger als das führende Organ in der endokrinen Regulation angesehen. Vielmehr ist die Hypophyse abhängig vom Hypothalamus, der die gemeinsame Endstrecke für die Verarbeitung von Informationen aus praktisch allen Regionen des Zentralnervensystems darstellt.

Der Hypothalamus moduliert die Aktivitäten des Hypophysenvorderlappens und des Hypophysenhinterlappens auf 2 verschiedenen Wegen. Vom Hypothalamus synthetisierte Neurohormone erreichen den **Hypophysenvorderlappen (Adenohypophyse)** direkt über ein engmaschiges Kapillarnetz („Pfortaderkreislauf"). Diese Neurohormone regulieren die Synthese und Sekretion der 6 hauptsächlichen Peptidhormone des Hypophysenvorderlappens. Die Hypophysenhormone selbst regulieren die peripheren endokrinen Organe (Schilddrüse, Nebennieren, Gonaden) wie auch das Körperwachstum und die Laktation. Zwischen dem Hypothalamus und dem Hypophysenvorderlappen existiert keine direkte Nervenverbindung. Im Gegensatz dazu besteht der **Hypophysenhinterlappen (Neurohypophyse)** aus Nervenfasern, die aus Nervenzellkernen im Hypothalamus stammen. Diese Nervenfasern dienen als Speicher für 2 Peptidhormone, die im Hypothalamus synthetisiert werden und die in der Peripherie die Flüssigkeitsbilanz, den Milchflußreflex bei stillenden Müttern und die Uteruskontraktion regulieren. Bei manchen Tierarten und in der Fetalperiode der menschlichen Entwicklung existiert ein intermediärer Hypophysenvorderlappen zwischen dem Vorder- und Hinterlappen. Bei erwachsenen Menschen ist dieser Lappen weitgehend atrophiert.

Praktisch alle Hormone, die der Hypothalamus und die Hypophyse produzieren, werden pulsierend oder stoßweise mit abwechselnd kurzen Perioden der Aktivität und Inaktivität abgegeben. Einige Hormone (z.B. ACTH, Wachstumshormon [GH], Prolaktin [PRL]) haben eine definierte zirkadiane Rhythmik mit vermehrter Sekretion während bestimmter Stunden des Tages. Andere Hormone (z.B. luteinisierendes Hormon [LH] und follikelstimulierendes Hormon [FSH] während des Menstruationszyklus) haben eine längere, sich über Tage erstreckende Rhythmik.

Regulation des Hypophysenvorderlappens (Adenohypophyse) durch den Hypothalamus

Die verschiedenen vom Hypothalamus sezernierten **freisitzenden (releasing)** und **hemmenden Hormone** erreichen den Hypophysenvorderlappen durch das „Pfortadersystem". In der Hypophyse binden sie an spezifische Membranrezeptoren und lösen eine Abfolge von Stoffwechselschritten aus, die die Freisetzung der Hypophysenhormone in den Blutkreislauf stimulieren oder hemmen. Bis jetzt wurden 6 solche hypothalamische Neurohormone identifiziert *(s. Tab. 1.)*. Mit Ausnahme des biogenen Amins Dopamin sind sie alle kleine Peptide. Neben dem Hypothalamus werden einige von ihnen auch in der Peripherie in lokalen parakrinen Systemen produziert, speziell im Gastrointestinaltrakt. Die Neurohormone können die Freisetzung von mehr als einem Hypophysenhormon steuern, sind in ihren Effekten aber sehr spezifisch. Die Regulation der meisten Hormone des Hypophysenvorderlappens ist abhängig von positiv stimulierenden Signalen aus dem Hypothalamus. Nur Prolaktin steht primär unter einer inhibitorischen Kontrolle (s. unten).

Thyreotropin-Releasing-Hormon (TRH) stimuliert die Synthese und Sekretion sowohl von **Thyreotropin (Thyreoidea-stimulierendes Hormon = TSH)** als auch von **Prolaktin (PRL).** Es ist nicht bekannt, ob die Freisetzung von PRL durch TRH einen physiologischen Mechanismus darstellt. Unter pathologischen Bedingungen kann TRH auch die Produktion und Freisetzung von humanem Wachstumshormon (hGH = somatotropes Hormon = STH) stimulieren.

Tab. 1. Funktion und Wirkung der Neurohormone des Hypothalamus

Neurohormone	*Struktur*	*Beeinflußte Hormone*	*Wirkung*
Thyreotropin-Releasing-Hormon (TRH)	Peptid mit 3 Aminosäuren	TSH PRL	stimulierend stimulierend
Gonadotropin-Releasing-Hormon (GnRH)	Peptid mit 10 Aminosäuren	LH FSH PRL (?)	stimulierend* stimulierend* stimulierend (?)*
Dopamin	Biogenes Amin	PRL LH FSH TSH	hemmend hemmend hemmend hemmend
Kortikotropin-Releasing-Hormon (CRH)	Peptid mit 41 Aminosäuren	ACTH	stimulierend
Growth-Hormon-Releasing-Hormon (GRH)	Peptid mit 40–44 Aminosäuren	hGH	stimulierend
Somatostatin	Peptid mit 14 Aminosäuren	hGH TSH	hemmend hemmend

* Unter physiologischen Bedingungen und bei intermittierender exogener Gabe (s. Text).
Abkürzungen: ACTH = adrenokortikotropes Hormon (Kortikotropin); FSH = follikelstimulierendes Hormon; hGH = humanes Wachstumshormon (growth hormone); LH = luteinisierendes Hormon; PRL = Prolactin; TSH = thyreoideastimulierendes Hormon.

Das **Gonadotropin-Releasing-Hormon (GnRH)**, synonym mit **luteinisierendem Hormon-Releasing-Hormon (LHRH),** stimuliert die Sekretion von **luteinisierendem Hormon (LH)** und **Follikel-stimulierendem Hormon (FSH)** unter physiologischen Bedingungen und auch wenn es exogen intermittierend angewendet wird. Wenn man exogenes GnRH als kontinulierliche Infusion gibt, wird die Freisetzung von LH und FSH nur anfänglich stimuliert, bald darauf wird sie jedoch gehemmt wegen einer das GnRH induzierten Verminderung der hypophysären Rezeptorkapazität („down-regulation") für GnRH. Diese Beobachtung hat zur Entwicklung von langwirkenden GnRH-Agonisten geführt, die sehr wertvoll bei solchen Erkrankungen sein können, bei denen eine „medikamentöse Kastration" angestrebt wird. GnRH-Analoga sind effektive Medikamente zur Suppression der Androgensekretion bei Prostatakarzinomerkrankungen, der Steroidhormonsekretion bei Frauen mit Endometriose oder Uterusleiomyomen sowie der Sexualsteroidsekretion bei Pubertas praecox. *(s. a. Kap. GYN, 7. und Kap. KIN, 22., Pubertas praecox.)* Eine pulsatile Ausschüttung von GnRH kann in bestimmten Situationen auch die Freisetzung von PRL stimulieren.

Somatostatin übt eine *negative* Kontrolle über die hGH- und TSH-Synthese und Sekretion aus. Die Freisetzung von hGH wird stimuliert durch das **Growth-Hormon-Releasing-Hormon (GRH)** und gehemmt durch Somatostatin. Dabei hängt die Rate der hGH-Produktion von der relativen Stärke dieser beiden Regulationsfaktoren ab. Im Pankreas kann Somatostatin auch die Insulinsekretion hemmen.

Das **Kortikotropin-Releasing-Hormon (CRH)** stimuliert die Freisetzung von ACTH aus der Hypophyse (s. u.).

Dopamin ist der primäre Faktor in der Regulation des Prolaktins. Es hemmt die PRL-Synthese und -Freisetzung. Wenn der Hypophysenstiel (die Verbindung zwischen Hypophyse und Hypothalamus) durchtrennt wird, nimmt die PRL-Sekretion zu, während die Sekretion aller anderen Hypophysenvorderlappenhormone abnimmt. Unter gewissen Umständen kann Dopamin auch die Sekrektion von LH, FSH und TSH hemmen.

Viele Störungen im Bereich des Hypothalamus (wie Neoplasien, Enzephalitis und andere entzündliche Erkrankungen) können die Sekretion der hypothalamischen Neurohormone und so auch die Hypophysenfunktion beeinflussen. Die klinischen Syndrome, die als Folge solcher Störungen im Sinne einer veränderten Funktion der Hypophysenhormone auftreten, werden genauer in *Kap. END, 2.* diskutiert. Da verschiedene Neurohormone in unterschiedlichen Zentren im Hypothalamus synthetisiert werden, ist es nicht ungewöhnlich, daß nur eines oder einige der Neuropeptide betroffen sind. z. B. führt beim **Kallmann-Syndrom** ein Mangel an hypothalamischen GnRH zum Hypogonadismus *(s. Kap. KIN, 16., Hodenerkrankungen, Hypothalamisch-hypophysäre Erkrankungen).* Jedoch können hypothalamische Störungen auch die Sekretion aller hypothalamischen Neurohormone vermindern, so daß ein sekundärer Panhypopituitarismus mit Hyperprolaktinämie und Galaktorrhoe (bedingt durch verminderte Dopaminfreisetzung) entsteht. Hypothalamische Veränderungen können aber auch zu einer *Hyper*sekretion von Neurohormonen führen, was sich in einigen Fällen als Pubertas praecox oder als Cushing-Syndrom manifestiert.

Funktion der Adenohypophyse (Hypophysenvorderlappen)

Der Hypophysenvorderlappen stammt von einer Ausstülpung des oralen Ektoderms ab und macht etwa 80% des hypophysären Gewichts aus. Seine Zellen synthetisieren und sezernieren verschiedene Proteinhormone, die für das normale Körperwachstum und die Entwicklung notwendig sind oder die Aktivität verschiedener endokriner Zielorgane stimulieren.

Das **adrenokortikotrope Hormon (ACTH)** ist ein einkettiges Polypeptid aus 39 Aminosäuren. Seine biologische Aktivität ist bedingt durch die 20 N-terminalen Aminosäuren. CRH ist die primäre Substanz, die die ACTH-Freisetzung stimuliert, und ACTH selbst stimuliert die Nebennierenrinde zur Sekretion von Kortisol und verschiedenen schwachen Androgenen. Die CRH-ACTH-Kortisol-Achse ist das Zentrum der Antwort auf Streßfaktoren. Beim Fehlen von ACTH atrophieren die Nebennierenrinden, und die Sekretion von Kortisol kommt praktisch zum Erliegen.

Verschiedene Peptidhormone stammen von einem gemeinsamen Vorläufer, **Pro-Opiomelanokortikotropin (POMC),** ab. Aus ihm entstehen **ACTH, Beta-Lipotropin (Beta-LPH), Alpha- und Beta-Melanozyten-stimulierendes Hormon (MSH), Enkephaline** und **Endorphine.** POMC kommt sowohl im Hypophysenvorder- und Hypophysenhinterlappen sowie auch im Hypothalamus vor. Aber die aktiven Hormone, die aus diesem Präkursor gebildet werden, sind verschieden je nach dem Ort, wo sie in Abhängigkeit von verschiedenen Enzymreaktionen gebildet werden. So sind ACTH und Beta-LPH (aus letzterem entstehen durch geringe weitere Molekülmodifikationen das Alpha-LPH und das Beta-Endorphin) die hauptsächlichen Hormone, die im Hypophysenvorderlappen synthetisiert werden. Während Beta-LPH fast vollständig zu Alpha-LPH und Beta-Endorphin gespalten wird, wird ACTH im Hypophysenmittellappen in **Kortikotropin-like-intermediate-lobe-Peptide (CLIP,** entsprechend den Aminosäuren 18–39 im ACTH) und Alpha-MSH (entsprechend den Aminosäuren 1–13 im ACTH) gespalten. Die Bildung von POMC im Hypophysenmittellappen scheint vorwiegend durch Dopamin und Serotonin geregelt zu werden, während CRH den wichtigen regulierenden Faktor im Hypophysenvorderlappen darstellt. POMC und MSH können eine Hyperpigmentation der Haut hervorrufen und sind von klinischer Relevanz nur bei Erkrankungen, bei denen die ACTH-Spiegel deutlich erhöht sind (z. B. Morbus Addison und Nelson-Syndrom). Enkephaline und Endorphine werden als endogene Opioide betrachtet, die an Opioid-Rezeptoren im gesamten ZNS binden und diese aktivieren können.

Die Glykoproteinhormone der Hypophyse – TSH, LH und FSH – und das Plazentahormon **(Humanes-Chorion-Gonadotropin = HCG)** bestehen je aus einer Alpha- und einer *Beta-Untereinheit.* Während die Alpha-Untereinheiten aller dieser Hormone identisch sind, sind die Aminosäuresequenzen der Beta-Untereinheiten verschieden.

TSH reguliert den Aufbau und die Funktion der Schilddrüse, und es stimuliert die Synthese und die Freisetzung von Schilddrüsenhormonen. Die TSH-Synthese und -Sekretion werden kontrolliert durch das hypothalamische Hormon TRH und durch die in der Peripherie zirkulierenden Schilddrüsenhormone.

Die Synthese und Sekretion sowohl von LH wie auch von FSH werden stimuliert durch ein einziges hypothalamisches Neurohormon, das GnRH (oder LHRH). Bei Frauen sind LH und FSH notwendig, um die Funktion der Ovarien zu stimulieren und die Ovulation auszulösen *(s. Kap. GYN, 2.)*. Bei Männern wirkt das FSH auf die Sertolizellen, und es wird für die Spermatogenese benötigt, während LH auf die Leydigzellen der Hoden einwirkt und die Testosteronbiosynthese stimuliert *(s. Kap. KIN, 16.)*.

Die Struktur des menschlichen Wachstumshormons (hGH) besteht aus einer einzelnen Polypeptidkette, die dem Plazentahormon **Humanes-Chorion-Somatomammotropin (hCS)** ähnlich ist und auch eine Verwandtschaft mit dem PRL zeigt. GRH ist der hauptsächliche Stimulator, und **Somatostatin** ist der hauptsächliche Inhibitor der Synthese und Sekretion von hGH. Die Hauptwirkungen von hGH sind die Stimulation des Körperwachstums und Stoffwechselregulationen. Die Wachstumsstimulation erfolgt vorwiegend über **Somatomedin C** (auch insulinähnlicher Wachstumsfaktor I genannt = IGF-I = insulin-like growth factor I), dessen Synthese von GH kontrolliert wird. Die Leber ist die Hauptquelle für IGF-I, man findet es jedoch auch in vielen anderen Geweben. Die Wirkung von hGH auf den Stoffwechsel verläuft biphasisch. Akut hat hGH einen insulinähnlichen Effekt, der zur vermehrten Glukoseaufnahme in die Muskulatur und das Fettgewebe führt, die Aminosäureaufnahme und Proteinsynthese in der Leber und der Muskulatur stimuliert sowie die Lipolyse im Fettgewebe hemmt. Einige Stunden nach einer hGH-Gabe verschwinden diese Effekte und tiefergreifende Wirkungen auf den Stoffwechsel werden manifest. Diese Effekte, die bei anhaltend erhöhten Plasma-hGH-Spiegeln weiterbestehen, haben eine Antiinsulin-Wirkung. Dadurch werden Glukoseaufnahme und -utilisation gehemmt, der Blutzuckerspiegel steigt an, und die Lipolyse wird angeregt, was zu einem Anstieg der freien Fettsäuren im Plasma führt. Während des Fastens steigt hGH an. Dies ist wichtig für die Anpassung des Körpers an eine Unterernährung. Gemeinsam mit Kortisol, Epinephrin und Glukagon hält hGH den Blutzuckerspiegel aufrecht, der für die Versorgung des ZNS erforderlich ist. Außerdem mobilisiert es Fette für den alternativen Weg des Energiestoffwechsels.

Die laktotrophen Zellen, die das PRL produzieren, machen ungefähr 30% der Zellen des Hypophysenvorderlappens aus. Hauptsächlich aufgrund einer Hyperplasie und Hypertrophie dieser laktotrophen Zellen verdoppelt sich die Größe der Hypophyse während der Schwangerschaft. Beim Menschen ist die hauptsächliche Funktion des PRL die Regulation der Milchproduktion. Auch unter Streß und bei sexueller Aktivität kommt es zur Prolaktinausschüttung. Obwohl PRL bei anderen Arten viele andere Effekte hat, ist es unklar, ob es beim Menschen über die Regulation der Milchproduktion hinaus irgendwelche anderen wichtigen Funktionen hat. Bei Hypophysentumoren betrifft die überschießende Produktion von Hormonen am häufigsten das PRL.

Funktion der Neurohypophyse (Hypophysenhinterlappen)

Der Hypophysenhinterlappen sezerniert **antidiuretisches Hormon (ADH, Vasopressin)** und **Oxytocin.** Beide Hormone bestehen aus 9 Aminosäuren und werden sowohl in den supraoptischen wie in den paraventrikulären Kernen im Hypothalamus synthetisiert. Jedes Peptid ist zunächst Bestandteil eines größeren Vorläuferproteins und es bleibt an einen Teil dieses Vorläufers gebunden. Zusammen mit diesem sog. **Neurophysin** werden die Peptidhormone entlang der Axone in den Hypophysenhinterlappen transportiert und dort in den Nervenenden als sekretorische Granula gespeichert. Die Sekretion von ADH und Oxytocin ist eine Antwort auf neurale Impulse. Dabei kommt es zur raschen Dissoziation von den Neurophysinen. Die Clearance aus dem Blut erfolgt schnell mit einer Halbwertzeit von ca. 10 min. Es ist nicht bekannt, ob die Neurophysine eigene metabolische Funktionen haben.

Die Hauptfunktion von ADH ist die Zurückhaltung von Wasser durch die Nieren. In hohen Konzentrationen führt es auch zur Vasokonstriktion. Zusammen mit Aldosteron hat ADH eine wichtige Aufgabe bei der Steuerung der Flüssigkeitsbilanz sowie des Wassergehaltes im Blut und in den Körperzellen. Der Hauptstimulus für die ADH-Sekretion ist ein erhöhter osmotischer Druck des Körperwassers, der von Osmorezeptoren im Hypothalamus überwacht wird. Eine zweite Regulation erfolgt über Barorezeptoren im linken Vorhof, in den

Lungenvenen, im Karotissinus und im Aortenbogen. Dort wird ein Volumenmangel registriert, der über den N. vagus und den N. glossopharyngeus an das ZNS gemeldet wird und die ADH-Sekretion auslöst. Außerdem kann eine ADH-Sekretion durch Schmerzen, Streß, körperliche Belastung, Hypoglykämie, cholinerge Substanzen, β-adrenerge Substanzen, Angiotensin, Prostaglandine usw. ausgelöst werden. Alkohol, α-adrenerge Substanzen, Glukokortikosteroide u.s.w. hemmen die ADH-Ausschüttung. Ein Diabetes insipidus ist bedingt durch einen ADH-Mangel (zentraler Diabetes insipidus) oder durch ein unzureichendes Ansprechen der Nieren auf ADH (nephrogener Diabetes insipidus). Diese Erkrankungen werden in den *Kap. END, 2. und NIE, 10.* genauer besprochen. Eine Hypophysektomie (Entfernung der Glandula pituitaria) führt meist nicht zu einem permanenten Diabetes insipidus, da einige ADH-führende Neurone bereits in der Eminentia mediana des Hypothalamus enden und die Funktion aufrechterhalten können.

Die zwei Hauptangriffspunkte für Oxytocin sind die myoepithelialen Zellen in der weiblichen Brust, die die Alveolen dieser Drüse umgeben, sowie die glatte Muskulatur des Uterus. Durch das Stillen wird Oxytocin ausgeschüttet und es kommt zur Kontraktion der myoepithelialen Zellen, wodurch die Milch von den Alveolen in die großen Sinus transportiert und dann abgegeben wird (Milcheinschußreflex bei stillenden Müttern). Oxytocin stimuliert die glatte Uterusmuskulatur. Während der Schwangerschaft nimmt die Empfindlichkeit gegenüber Oxytocin laufend zu. Während der Geburt nimmt die Oxytocinsekretion nur unwesentlich zu. Seine Bedeutung für die Auslösung von Wehen ist unklar.

2. ERKRANKUNGEN DER HYPOPHYSE

Die Beziehungen zwischen Hypothalamus und Hypophyse sowie die Struktur und die Funktion der Hypophyse sind in *Kap. END, 1.* beschrieben.

Drei Ursachen bzw. deren mögliche Kombination bestimmen das Erscheinungsbild von Patienten mit hypothalamisch-hypophysären Erkrankungen: 1. Symptome durch die Größenzunahme der Hypophyse (z. B. Kopfschmerzen, Gesichtsfeldausfälle). 2. Hypersekretion von einem Schilddrüsenhormon oder mehreren. 3. Hyposekretion von einem Schilddrüsenhormon oder mehreren.

Andere hypothalamische Funktionen können ebenfalls beeinträchtigt sein. Syndrome, die durch eine verminderte oder vermehrte Sekretion von Hypophysenhormonen bedingt sind, sind die häufigsten Beschwerden, über die Patienten mit hypophysären oder hypothalamischen Tumoren klagen. Es kann aber auch eine andere Ätiologie zugrunde liegen. Ein Tumor im Bereich des Hypothalamus oder der Hypophyse muß vermutet werden, wenn sich auf der Röntgenaufnahme des Schädels eine erweiterte Sella turcica zeigt oder wenn Hinweise auf eine Kompression im Bereich des Chiasma opticum bestehen (speziell bei bilateraler Hämianopsie). Es ist aber auch mit der Möglichkeit zu rechnen, daß eine erweiterte Sella turcica durch andere Ursachen bedingt ist.

Wenn keine Veränderungen im Bereich des Endokriniums oder der Augen bestehen, kann die vergrößerte Sella das Zeichen der leeren Sella sein **(empty sella syndrome).** Diese Diagnose kann durch eine Computertomographie oder Kernspintomographie bestätigt werden. Die hypophysären Funktionen sind bei solchen Patienten fast immer normal. Der *typische* Patient mit diesem Syndrom ist weiblich (>80% der Patienten), übergewichtig (ungefähr 75%), hat eine Hypertonie (30%) und kann Zeichen der intrakraniellen Drucksteigerung (10%) und der Liquorrhö aus der Nase (10%) haben. Manchmal haben diese Patienten gleichzeitig kleine Hypophysentumoren, die Wachstumshormon, Prolaktin oder ACTH sezernieren. Das Syndrom der leeren Sella alleine bedarf keiner spezifischen Therapie.

Erkrankungen des Hypophysenvorderlappens

Hypophysenvorderlappeninsuffizienz

(Hypopituitarismus im Kindesalter = hypophysärer Zwergwuchs *(s. Kap. KIN, 16.)*

Hypopituitarismus im Erwachsenenalter

Hormonmangelsyndrome aufgrund eines partiellen oder kompletten Verlustes der Funktion des Hypophysenvorderlappens. Die häufigsten Ursachen sind in der *Tab. 2.* zusammengefaßt.

Symptomatik

Die Symptomatik des Hypopituitarismus ist abhängig von der jeweils zugrundeliegenden Ursache und dem Mangel spezieller Hypophysenhormone. Meistens ist der Beginn der Erkrankung schleichend und wird von den Patienten kaum bemerkt. Manchmal gibt es aber auch akute und dramatische Verläufe. Meist gehen zuerst die Gonadotropine verloren, dann das Wachstumshormon (hGH) und schließlich das thyreoideastimulierende Hormon (TSH)

Tab. 2. Ursachen des Hypopituitarismus

Ursachen primärer Störungen der Hypophyse (primärer Hypopituitarismus)
Hypophysentumoren
Adenome
Kraniopharyngeome
Infarkt oder ischämische Nekrose der Hypophyse
Schock, speziell post partum (Sheehan-Syndrom) oder bei Diabetes mellitus oder Sichelzellanämie
Gefäßverschlüsse (z. B. Thrombosen) oder Aneurysmen, speziell im Bereich der Arteria carotis interna
Sarkoidose
Entzündliche Prozesse
Meningitis (Tuberkulose, Pilzinfektionen, Malaria)
Hypophysenabszesse
Infiltrierende Prozesse
Hand-Schüller-Christiansche Erkrankung (Histiozytosis X)
Hämochromatose
Mangel an einem oder mehreren Hypophysenhormonen
Iatrogen
Bestrahlung
Chirurgische Exstirpation
Autoimmunologisch bedingte Dysfunktion der Hypophyse
Ursachen primärer Störungen des Hypothalamus (sekundärer Hypopituitarismus)
Tumoren im Hypothalamus
Pinealome
Meningeome
Ependymome
Metastasen
Entzündliche Erkrankungen, wie z. B. Sarkoidose
Trauma
Mangel von einem oder mehreren Neurohormonen des Hypothalamus
Chirurgische Durchtrennung des Hypophysenstiels

und das ACTH. Im Rahmen der primären Hypophysenerkrankungen ist ein ADH-Mangel selten, tritt aber häufig bei Störungen im Hypophysenstiel oder Hypothalamus auf. Wenn ein Mangel aller Hypophysenhormone vorliegt, kommt es zur Unterfunktion aller endokrinen Erfolgsorgane **(Panhypopituitarismus).** Ein Mangel an luteinisierendem Hormon (LH) und follikelstimulierendem Hormon (FSH) führen bei der Frau zur Amenorrhö, zur Atrophie der sekundären Geschlechtsmerkmale und zur Infertilität. Selten – wenn überhaupt – treten Symptome bei kastrierten oder postmenopausalen Frauen auf. Beim Mann führt der Mangel an den genannten Gonadotropien zur Impotenz, Hodenatrophie, Atrophie der sekundären Geschlechtsmerkmale und zur Abnahme der Spermatogenese mit folgender Infertilität. Insbesondere muß auch daran gedacht werden, daß eine verminderte LH- und FSH-Sekretion mit sekundärem Hypogonadismus auch die Folge einer exzessiven Prolaktin(PRL)-Sekretion sein kann. Wenn ein Mangel an hGH im Erwachsenenalter auftritt, macht er in der Regel keine klinischen Erscheinungen. Ein TSH-Mangel führt zur Hypothyreose, ein ACTH-Mangel zur Nebennierenunterfunktion, begleitet von Müdigkeit, niedrigem Blutdruck und einer Intoleranz gegenüber Streß und Infektionen. Beim **Sheehan-Syndrom,** einer Nekrose der Hypophyse, die als Folge von Hypovolämie und Schock in der unmittelbaren postpartalen Periode entstehen kann, bleibt die Laktation nach der Geburt aus, die Patientinnen klagen über Müdigkeit, und Schamhaare und axilläre Behaarung können ausfallen. **Der isolierte Mangel einzelner Hypophysenhormone** (s. u.) kann bei Kindern oder Jugendlichen diagnostiziert werden, wenn sie im Körperwachstum zurückbleiben oder nicht pubertieren.

Diagnostik

Ein Hypopituitarismus muß mit Sicherheit nachgewiesen sein, bevor man einen Patienten einer lebenslangen Substitutionstherapie mit Hormonen zuführt. Es muß nach anatomischen Veränderungen im Bereich der Hypophyse sowie nach einem Hormonmangel gesucht werden. Röntgenaufnahmen der Sella turcica und Gesichtsfeldbestimmungen können einen Tumorverdacht erhärten. Die hochauflösende Computertomographie oder die Kernspintomographie, gegebenenfalls mit Kontrastmittelgabe, ist die Methode der Wahl in der Diagnose von Hypophysenadenomen. Dort wo die Computertomographie nicht zur Verfügung steht, ist die konventionelle Röntgentomographie der Sella turcica Bestandteil der Primärdiagnostik. Die Positronen-Emissions-Tomographie (PET), die heute in einigen spezialisierten und forschenden Zentren möglich ist, wird in Zukunft vermehrt verfügbar sein. Nur dann, wenn aufgrund anderer bildgebender Verfahren der Verdacht auf paraselläre Gefäßanomalität oder Aneurysmen besteht, ist die zerebrale Angiographie erforderlich. Dort wo moderne neuroradiologische Methoden nicht zur Verfügung stehen, ist die einfache seitliche Zielaufnahme der Sella turcica eine brauchbare Methode bei der Suche nach Makroadenomen der Hypophyse mit einem Durchmesser von mehr als 10 mm.

Bei einem Verdacht auf Panhypopituitarismus muß zuerst nach einem TSH- und ACTH-Mangel gesucht werden, da beides möglicherweise lebensbedrohlich sein kann.

Zur Diagnostik der Hypothyreose werden T_4, T_3 und TSH radioimmunologisch bestimmt. Bei der hypophysär bedingten Hypothyreose müssen alle drei Parameter niedrig sein, da ein evtl. erhöhtes TSH Zeichen einer primären Schilddrüsenfunktionsstörung ist *(s. Kap. END, 3.)*. Wenn man 200–500 μg synthetisches Thyreotropin-Releasing-Hormon (TRH) innerhalb von 15–30 Sekunden intravenös appliziert, kann man Patienten mit einer hypothalamischen Dysfunktion von solchen mit einer eigentlichen hypophysären Dysfunktion unterscheiden. Als Antwort auf die TRH-Injektion erwartet man normalerweise nach 30 Minuten einen Gipfel der TSH-Sekretion. Einen verzögerten Anstieg der Plasma-TSH-Spiegel sieht man bei Patienten mit hypothalamischen Erkrankungen. Jedoch zeigen auch manche Patienten mit primären Hypophysenerkrankungen eine solche abnormale TSH-Reaktion. Andererseits kann bei einer hypophysären Störung nach der TRH-Gabe ein Anstieg der TSH-Spiegel auch ganz ausbleiben.

Die Bewertung der ACTH-Sekretion: Der **Insulin-Toleranz-Test** ist die verläßlichere Methode, um die Reserven für die ACTH-Sekretion (und auch für die hGH- und PRL-Sekretion) zu überprüfen. Alt-Insulin wird in einer Dosis von 0,1 E/kg Körpergewicht während 15–30 Sekunden intravenös verabreicht. Vor der Insulin-Gabe und nach 20, 30, 45, 60 und 90 Minuten wird venöses Blut zur Bestimmung von hGH, Kortisol und Blutzucker abgenommen. Der Test ist nur auswertbar, wenn eine ausreichende Hypoglykämie mit Werten unter 40 mg/dl bzw. unter 50% des Ausgangswertes erzielt wurde. Anderenfalls sollte der Test wiederholt werden. *Dieser Test ist gefährlich bei Patienten mit ausgeprägtem Hypopituitarismus, Diabetes mellitus und bei älteren Menschen. Er ist kontraindiziert bei koronarer Herzerkrankung oder Epilepsie. Er kann nur unter ständiger ärztlicher Aufsicht durchgeführt werden.* An Nebenerscheinungen treten gewöhnlich nur vorübergehende Schweißneigung, Tachykardie und Nervosität auf. Falls bei einem Patienten Herzklopfen, Bewußtlosigkeit oder Krampfanfälle auftreten, muß der Test durch die sofortige intravenöse Gabe von 50%iger Glukose-Lösung abgebrochen werden.

Mit dem Insulin-Toleranz-Test alleine kann nicht unterschieden werden zwischen einer primären (Addison'sche Erkrankung) und einer sekundären (hypophysären) Nebennierenrindeninsuffizienz. Testverfahren für diese Differentialdiagnose sowie für die Funktionsanalyse der hypothalamisch-hypophysären-adrenalen Achse werden unter Labordiagnostik bei M. Addison in *Kap. END, 4.*, beschrieben.

PRL-Spiegel sind bei Patienten mit Panhypopituitarismus nicht regelmäßig erniedrigt. Tatsächlich kann man sogar erhöhte Spiegel feststellen bei hypothalamischen Erkrankungen, bei denen die laktotrophen Zellen der Hypophyse nicht mehr der hemmenden Kontrolle durch Dopamin unterliegen. Die resultierende Hyperprolaktinämie ist oft mit einem Hypogonadotropinismus und einem sekundären Hypogonadismus assoziiert.

Die Messung von hGH ist nur dann aussagekräftig, wenn sie nach einem oder mehreren provokativen Stimuli durchgeführt wird. Da die Antwort von hGH im allgemeinen bei Patienten mit einer Unterfunktion der Schilddrüse oder der Nebennierenrinde abnormal ist, sollte dieser Test nur durchgeführt werden, wenn zuvor eine adäquate Hormonsubstitution erfolgt ist. Der Insulin-Toleranz-Test ist der effektivste Stimulus für eine hGH-Sekretion. Andere, weniger gefährliche, aber auch weniger verläßliche Verfahren, die zu einer hGH-Sekretion führen, sind Arginin-Infusion (500 mg/kg i. v. über 30 Minuten), L-Dopa (500 mg oral bei Erwachsenen; 10 mg/kg bei Kindern), Schlaf oder 20 Minuten stärkere körperliche Belastung. Clonidin (4 μg/kg oral) ist ein weiterer potenter Stimulator für eine hGH-Sekretion und verspricht eine Alternative zur Verwendung von Insulin zu werden. Als Nebenwirkungen beobachtet man lediglich Schläfrigkeit und einen minimalen Blutdruckabfall. Gewöhnlich scheint ein Mangel an hGH ausgeschlossen, wenn die Spiegel über 10 ng/ml liegen oder nach einer Stimulation um mehr als 5 ng/ml ansteigen. Spiegel unter 10 ng/ml oder ein Anstieg um weniger als 5 ng/ml sind schwer zu interpretieren. Der Bereich, der eine normale Antwort darstellt, ist oft willkürlich festgelegt, und alle Provokationstests für die hGH-Sekretion führen gelegentlich auf einen falschen Weg. Da kein einziger Test für sich alleine eine hundertprozentige Aussage über die hGH-Sekretion zuläßt, muß mindestens ein weiterer Provokationstest durchgeführt werden, wenn die hGH-Antwort einmal negativ war. Nach der Gabe von Insulin oder nach dem Beginn einer Arginin-Infusion erreichen die hGH-Spiegel ihren Maximalwert nach 30–90 Minuten, nach L-Dopa nach 30–120 Minuten, nach einer Schlafperiode oder nach Clonidin nach 60–120 Minuten und bei körperlicher Anstrengung nach 20 Minuten.

Der Nutzen von exogenem Wachstumshormon-Releasing-Hormon (GRH) für die Bewertung der hGH-Sekretion ist bis jetzt noch nicht gesichert. Bei gesunden Testpersonen resultiert eine Dosis von 1 μg/kg GRH, i. v. über 15–30 Sekunden, in einer maximalen, aber in ihrer Größe unterschiedlichen hGH-Sekretion, die in typischer Weise ein Maximum nach 60 Minuten erreicht. Das unterschiedliche Ansprechen der Hypophyse auf GRH geht konform mit der Hypothese, daß eine intermittierende hypothalamische Somatostatinsekretion für die Modulation der Ausschüttung von GH durch die Hypophyse verantwortlich ist. Es ist anzunehmen, daß Patienten mit einem hGH-Mangel eine fehlende oder verminderte hGH-Sekretion nach GRH zeigen. Es ist aber unklar, ob das Reaktionsmuster unterscheiden kann zwischen primären hypothalamischen bzw. hypophysären Erkrankungen. Bei Kindern mit einem wahrscheinlich durch GRH-Mangel bedingten GH-Defekt findet man sehr unterschiedliche Reaktionen von GH infolge eines GRH-Stimulus. Zu betonen ist, daß geringere Defekte in der Regulation der GH-Freisetzung durch Provokationsteste nicht aufgedeckt werden können. So ist z.B. bei kleinwüchsigen Kindern mit mangelnder GH-Sekretion die GH-Antwort in Provokationstesten meist normal. Jedoch ergeben wiederholte GH-Bestimmungen über 12 oder 24 h bei diesen Kindern eine erniedrigte Gesamtsekretion von GH in den überprüften 12–24 h-Zeiträumen.

Die Bestimmung der Basis-Sekretion von LH und FSH ist sehr hilfreich bei der Diagnostik des Hypopituitarismus bei postmenopausalen Frauen, falls diese keine exogenen Östrogene einnehmen, bei denen also die Gonadotropin-Serum-Spiegel physiologischerweise erhöht sind (>40 mIE/ml). Bei anderen Patienten ist die Bestimmung der basalen LH- und FSH-Spiegel nicht sehr hilfreich. Obwohl die Gonadotropin-Spiegel beim Panhypopituitarismus erniedrigt sind, lassen sie sich von dem Normalbereich für LH und FSH nicht sicher abtrennen. Als Antwort auf synthetisches Gonadotropin-Releasing-Hormon (GnRH, 100 μg i.v.) sollen sowohl LH und auch FSH ansteigen, wobei das LH nach 30 Minuten und das FSH nach 40 Minuten einen maximalen Spiegel erreichen. Bei einer hypothalamisch-hypophysären Dysfunktion kann man jedoch normale, verminderte oder fehlende Anstiege nach GnRH beobachten. Bei Gesunden ist der Anstieg von LH und FSH nach GnRH sehr unterschiedlich. Die Unterscheidung von primären hypothalamischen und primären hypophysären Erkrankungen gelingt nicht durch die Gabe von exogenem GnRH.

Die gleichzeitige Analyse der hypophysären Reserve für verschiedene Hormone ist die effizienteste Methode in der Diagnostik der Hypophysenfunktion. Insulin (0,1 E/kg), TRH (200 μg) und GnRH (100 μg) können innerhalb von 15 bis 30 Sekunden gemeinsam intravenös appliziert werden. Blutzucker, Kortisol, hGH, TSH, Prolaktin, LH, FSH und ACTH werden über einen Zeitraum von 180 Minuten in häufigen Intervallen bestimmt. Alternativ kann auch das Insulin zuerst alleine gegeben werden, gefolgt 120 Minuten später von der simultanen Gabe des TRH und GnRH. Es wurde vorgeschlagen, daß durch die kombiniert intravenöse Anwendung von Kortikotropin-Releasing-Hormon (CRH, 1 μg/kg) und CRH (1 μg/kg) zusammen mit TRH und GnRH die weitere Anwendung von Insulin bei der Diagnostik der Funktion des Hypophysenvorderlappens entbehrlich wird. Jedoch muß die Stellung dieser erst seit kurzem verfügbaren Releasing-Hormone in der Hypophysendiagnostik erst noch gesichert werden.

Der Panhypopituitarismus muß auch von einer ganzen Anzahl anderer Erkrankungen abgegrenzt werden, einschließlich Anorexia nervosa, chronischen Lebererkrankungen und Myotonia dystrophica. Bei der Anorexia nervosa, die vor allem Frauen betrifft, führt schon das klinische Erscheinungsbild zur Diagnose. Die Zeichen sind deutliches Untergewicht, abnorme Vorstellungen über die Ernährung und das Idealbild der körperlichen Erscheinung sowie die erhaltene Ausprägung sekundärer Geschlechtsmerkmale trotz Amenorrhö. Patientinnen mit Anorexia nervosa haben in der Regel eine erhöhte Basalsekretion von hGH und Kortisol. Da Veränderungen im Bereich des Hypothalamus auch diejenigen Zentren zerstören können, die den Appetit kontrollieren, ist eine Röntgenaufnahme der Sella turcica bei diesen Patientinnen empfehlenswert *(s. a. Kap. KIN, 22., Anorexia nervosa)*. Ein Hypopituitarismus wird oft vermutet, bei Männern mit alkoholbedingter Lebererkrankung oder bei Hämochromatose, wenn gleichzeitig eine Hodenatrophie und eine allgemeine Schwäche vorliegen. In den meisten Fällen kann jedoch die zugrundeliegende Primärerkrankung erkannt werden, und ein Hypopituitarismus kann durch die Labordiagnostik ausgeschlossen werden. Ein morphologisches Substrat für eine deutliche Hypophysendysfunktion kann bei Sektionen dieser Patienten in seltenen Fällen gefunden werden. Patienten mit Myotonia dystrophica klagen über zunehmende Muskelschwäche, zeigen frühzeitigen Haarausfall sowie Kataraktbildung und zeigen im Gesicht Züge des vorzeitigen Alterns, Männer haben gelegentlich eine Hodenatrophie. In diesen Fällen kann ein Hypopituitarismus ebenfalls durch die endokrinologische Diagnostik ausgeschlossen werden.

Behandlung

Grundsatz der Behandlung ist die Substitution der Hormone *der betroffenen endokrinen Organe,* wie es in diesem Kapitel und in anderen Teilen dieses *Manuals* beschrieben wird. Bei Erwachsenen ist die Behandlung eines GH-Mangels nicht notwendig. Wenn eine Hypophyseninsuffizienz auf einen Hypophysentumor zurückzuführen ist, ist zusätzlich eine spezifische, auf den Tumor gerichtete Therapie erforderlich. Uneinheitlich ist die Meinung über die Therapie der Wahl bei diesen Neoplasien. Wenn der Tumor klein ist und kein Prolaktin sezerniert, wird meist die transsphenoidale Operation empfohlen. Zur Behandlung von Prolaktinomen (unabhängig von deren Größe) empfehlen die meisten Endokrinologen Bromocriptin *(s. Kap. END, Galaktorrhö).* Ebenfalls kann eine Hochvolt-Bestrahlung der Hypophyse angewendet werden. Bei größeren Tumoren und bei Ausdehnung in die supraselläre Region kann eine vollständige transsphenoidale oder transfrontale Resektion des Tumors unmöglich sein. In diesen Fällen ist die zusätzliche Hochvolt-Bestrahlung erforderlich. Sowohl die Operation wie auch die Bestrahlung können einen zusätzlichen Verlust hypophysärer Hormonfunktionen bedingen. Bei bestrahlten Patienten kann sich der Verlust endokriner Funktionen langsam über Jahre entwickeln, ebenso wie ein Visusverlust, der durch eine Fibrose im Bereich des Chiasma opticum bedingt ist. Deshalb sollte bei diesen Patienten der Hormonstatus nach der Behandlung regelmäßig untersucht werden. Bevorzugt geschieht dies nach 3 und 6 Monaten und später jährlich. Es ist aber eine offene Frage, wie komplett eine solche Untersuchung sein soll. Auf jeden Fall muß sie aber die Bestimmung der Schilddrüsen- und Nebennierenrindenfunktion sowie die Röntgenaufnahme der Sella turcica und Gesichtsfeldbestimmung einschließen.

Isolierte Hypophysenhormon-Mangelzustände

Isolierte Mangelzustände von Hypophysenhormonen können ein frühes Stadium in der Entwicklung eines mehr generellen Hypopituitarismus darstellen. Die Patienten müssen beobachtet werden, ob sie solche Zeichen eines weiteren hypophysären Hormonmangels entwickeln. Von Zeit zu Zeit muß die Sella turcica geröntgt werden, um nach Zeichen eines Hypophysentumors zu suchen.

Der isolierte Wachstumshormon (hGH)-Mangel ist die Ursache für viele Fälle von hypophysärem Zwergwuchs *(s. Kap. KIN, 16.).*

Der isolierte Mangel an Gonadotropinen tritt sowohl bei Männern wie auch bei Frauen auf und muß hauptsächlich von einem primären Hypogonadismus unterschieden werden. Wenn diese Erkrankungen schon im Kindesalter manifest sind, entsteht in beiden Fällen ein eunuchoider Habitus. Patienten mit primärem Hypogonadismus haben erhöhte Spiegel von Luteinisierendem-Hormon **(LH)** und Follikel-Stimulierendem-Hormon **(FSH)**. Dagegen haben jene mit Gonadotropin-Mangel niedrige oder nicht meßbare Spiegel. Obwohl bei den meisten Fällen mit hypogonadotropem Hypogonadismus beide Hormone, LH und FSH, erniedrigt sind, gibt es seltene Fälle, bei denen nur die Sekretion eines einzelnen Gonadotropins vermindert ist. Der isolierte Gonadotropin-Mangel muß auch abgetrennt werden von der hypogonadotropen Amenorrhö, die bedingt sein kann durch sportliche Tätigkeit, hypokalorische Diät oder psychologischen Streß. Obwohl die Anamnese wertvolle Hinweise geben kann, ist die Differentialdiagnose in einzelnen Fällen nicht möglich. Die Behandlung wird in *Kap. GYN, 6.,* besprochen. Beim **Kallmann-Syndrom** ist der isolierte Mangel an Gonadotropin-Releasing-Hormon **(GnRH)** oft assoziiert mit Entwicklungsstörungen im mittleren Gesichtsbereich, z.B. Anosmie, Farbenblindheit, Lippen- oder Gaumenspalte *(s. Kap. KIN, 16., Hypothalamisch-hypophysäre Erkrankungen* unter *Die Hoden).*

Ein isolierter ACTH-Mangel ist eine seltene Erkrankung. Schwäche; Hypoglykämie, Gewichtsverlust und eine Abnahme der axillären Behaarung und der Schambehaarung lassen die Diagnose vermuten. Steroidhormonspiegel in Plasma und Urin sind niedrig und steigen nach ACTH-Behandlung auf normale Werte an. Klinisch und laborchemisch lassen sich keine anderen Hormondefekte nachweisen.

Ein isolierter Mangel an Thyreoidea-stimulierendem Hormon (TSH) ist wahrscheinlich, wenn das klinische Erscheinungsbild der Hypothyreose vorhanden ist, das Plasma-TSH nicht erhöht ist und kein anderer *Hypophysenhormon-Mangel* vorliegt. Im immunologischen Test ist das Plasma-TSH nicht immer erniedrigt, was bedeuten kann, daß ein TSH sezerniert wird, das biologisch inaktiv ist. Die Gabe von TSH vom Rind läßt die Schilddrüsenhormonspiegel ansteigen *(s. a. Kap. END, 3., Hypothyreose)*.

Ein isolierter Prolaktin(PRL)-Mangel wurde in seltenen Fällen bei Frauen festgestellt, bei denen die Laktation nach der Geburt nicht in Gang kam. Die basalen PRL-Spiegel sind niedrig und können durch Provokationstests nicht stimuliert werden.

Hypersekretion von Hypophysenvorderlappenhormonen

(Hypersomatotropinismus; *s. a. Kap. END, 4., Cushing-Syndrom*)

Akromegalie und Gigantismus

Die Ursache für Syndrome mit überschießender Sekretion von Wachstumshormon (hGH) ist fast immer ein Adenom der somatotrophen Zellen der Hypophyse.

Vereinzelte Fälle mit ektoper hGH-Produktion in Tumoren, vor allem des Pankreas und der Lunge, sind beschrieben worden.

Symptomatik

Selten beginnt die hGH-Hypersekretion schon in der Kindheit, bevor sich die Epiphysenfugen schließen. Dies führt zu einem übermäßigen Skelettwachstum und somit zum **hypophysären Gigantismus.** Eine hGH-Überschußproduktion kann in jedem Lebensalter beginnen, meist aber zwischen der 3. und 5. Lebensdekade. Bei Kindern ist die Wachstumsgeschwindigkeit beschleunigt, aber es kommt kaum zu Deformitäten der Knochen. Jedoch kommt es zu Weichteilgewebeschwellungen und zur Verlängerung der peripheren Nerven. Gleichzeitig liegt häufig ein hypogonadotroper Hypogonadismus vor, was zu einem eunuchoiden Erscheinungsbild führt. Wenn die hGH-Hypersekretion erst nach dem Schluß der Epiphysenfugen beginnt, sind die ersten klinischen Zeichen eine Vergröberung der Gesichtszüge und Weichteilschwellungen an den Händen und Füßen. Das Aussehen des Patienten verändert sich, er braucht größere Ringe, Handschuhe und Schuhe. Anhand von Fotografien kann der Verlauf der Erkrankung nachgezeichnet werden. Die Vergrößerungen der Organe im Bereich der Akren hat zu dem Ausdruck **Akromegalie** geführt.

Außerdem treten bei Erwachsenen noch andere Veränderungen auf. Die Körperbehaarung nimmt zu, die Haut wird dicker und häufig auch dunkler. Größe und Funktion von Talg- und Schweißdrüsen nehmen zu, so daß die Patienten häufig über starke Schweißneigung und über unangenehmen Körpergeruch klagen. Das Wachstum des Unterkiefers führt zu einem hervorstehenden Kinn (Prognathie). Die Proliferation von Knorpel im Kehlkopfbereich bedingt eine tiefe, heisere Stimme. Die Zunge ist häufig vergrößert und zerfurcht. Bei langdauernder Akromegalie führt das Wachstum der Rippen zur Form des Faßthorax. Die Proliferation von Gelenkknorpel ist eine frühe Antwort auf den hGH-Überschuß. Am Gelenkknorpel können Nekrosen und Erosionen entstehen. Gelenkbeschwerden sind häufig und können in einer schwer behindernden degenerativen Arthrose enden.

Ebenfalls häufig sind periphere Neuropathien, die hervorgerufen werden durch eine Kompression der Nerven durch das umgebende Bindegewebe wie auch durch eine Bindegewebsproliferation innerhalb der Nervenstränge. Als Folge des Hypophysentumors werden häufig Kopfschmerzen beobachtet, und eine bitemporale Hemianopsie kann sich entwickeln, wenn ein supraselläres Tumorwachstum das Chiasma opticum involviert. Herz, Leber, Nieren, Milz, Schilddrüse, Nebenschilddrüsen und Pankreas sind ebenfalls vergrößert. Die renale tubuläre Rückresorption von Phosphat wird durch hGH gesteigert und führt zu einer milden Hyperphosphatämie. Eine verminderte Glukosetoleranz wird bei etwa der Hälfte der Patienten mit Akromegalie oder mit Gigantismus gefunden. Ein klinisch relevanter Diabetes mellitus tritt jedoch nur in circa 10% der Fälle auf.

Eine Sekretion aus der Mamma (Galaktorrhö) tritt bei manchen Frauen mit Akromegalie auf, meistens dann in Verbindung mit einer Hyperprolakinämie (s. unten). Jedoch kann eine Galaktorrhö auch durch den hGH-Überschuß alleine bedingt sein, da dieses selbst ein wirksames laktogenes Hormon ist. Bei hGH-sezernierenden Tumoren liegt gleichzeitig auch oft eine verminderte Gonadotropin-Sekretion vor. Wie oben schon erwähnt, ist beim Gigantismus eine sexuelle Unreife häufig. Etwa 1/3 der Männer mit Akromegalie werden impotent, und fast alle Frauen haben eine unregelmäßige Menstruation oder eine Amenorrhö.

Diagnostik

Aus den oben beschriebenen charakteristischen klinischen Befunden kann die Diagnose abgeleitet werden. In der Röntgenaufnahme des Schädels sieht man eine Verdickung der Kortikalis, eine Vergrößerung des Sinus frontalis und eine Vergrößerung sowie Erosion der Sella turcica. Röntgenaufnahmen der Hände dokumentieren das Aufsplittern der terminalen Phalangen („Tufting") und die Vermehrung des Weichteilgewebes. Die Glukosetoleranz ist meist vermindert, und die alkalische Phosphatase im Serum ist gewöhnlich erhöht.

Die radioimmunologisch bestimmten **Plasma-Spiegel von hGH** sind in typischer Weise bei der Akromegalie erhöht. Dies ist der einfachste Test, um eine hGH-Hypersekretion zu beweisen. Nüchternblut sollte untersucht werden, in dem die basale hGH-Sekretion normalerweise unter 5 ng/ml liegt. Vorübergehende hGH-Anstiege können auch bei gesunden Individuen auftreten und müssen von der pathologischen Hypersekretion unterschieden werden. Bei gesunden Personen wird diese Sekretion auf Werte unter 5 ng/ml heruntergedrückt, wenn man die Untersuchung 90 Minuten nach einer oralen Belastung mit 75 g Glukose wiederholt. Eine Grauzone der Diagnostik liegt bei Werten zwischen 5 und 10 ng/ml. Höhere Werte sprechen für die Diagnose eines hGH-Überschusses. Die meisten Akromegalie-Kranken haben deutlich höhere Werte. Die Basal-Sekretion von hGH ist auch wertvoll bei der Verlaufskontrolle unter Therapie. Insulinähnlicher Wachstumsfaktor-I (IGF-I), auch als Somtatomedin C bezeichnet, sollte bei allen Patienten mit Verdacht auf Akromegalie bestimmt werden. Diese Spiegel sind bei Akromegalie auf das 3–10fache der Norm erhöht.

Behandlung

Eine ablative Therapie mittels Operation oder Bestrahlung ist generell indiziert. Zur Zeit wird die **transsphenoidale Resektion** des Tumors bevorzugt, aber die Wahl der Therapie ist an verschiedenen Institutionen unterschiedlich. Eine **Hochvolt-Bestrahlung** mit ungefähr 50 Gy auf die Region der Hypophyse wird auch durchgeführt, aber die hGH-Spiegel erreichen danach manchmal über Jahre nicht den Normalbereich. Diese Behandlung führt nicht generell zum Hypopituitarismus, und die Schädigung von Hirnnerven oder von hypothalamischen Regionen ist selten. Die Behandlung mit Protonen-Strahlen erlaubt die Anwendung höherer Dosen in der Hypophysenregion (äquivalent 100 Gy). Jedoch besteht hier ein höheres Risiko der Schädigung von Hirnnerven und des Hypothalamus. Die Folge ist häufig ein Hypopituitarismus. Eine solche Behandlung steht nur in wenigen Zentren zur Verfügung. Da sich Strahlenschäden kumulieren, darf eine Protonen-Bestrahlung *nicht* durchgeführt werden, wenn eine konventionelle Gamma-Bestrahlung vorausgegangen ist. Ein kombiniertes chirurgisch-radiologisches Vorgehen ist indiziert bei Patienten mit progredientem extrasellärem Wachstum des Hypophysentumors und bei solchen, bei denen der Tumor nicht radikal operativ entfernt werden kann.

Auch mit der Kombination von chirurgischen und radiologischen Maßnahmen ist es oft schwierig, die hGH-Spiegel in den Normalbereich zu senken. In diesen Fällen kann eine tägliche, über den Tag verteilte Gabe von bis zu 15 mg Bromocriptin effektiv sein, um den hGH-Spiegel weiter zu senken. Diese Therapie ist aber nur bei einem kleinen Prozentsatz der Patienten erfolgreich. Seit kurzem steht auch ein langwirkendes Somatostatinanalog, Octreotid, zur Suppression der GH-Sekretion zur Verfügung, insbesondere für Patienten, die nicht auf Bromocriptin, Operation oder Bestrahlung ansprechen.

Galaktorrhö

Als Galaktorrhö wird eine Laktation bei Männern oder bei nichtstillenden Frauen definiert.

Ätiologie

Bei beiden Geschlechtern sind **Prolaktinome** die häufigsten mit einer Hypersekretion einhergehenden Hypophysentumoren. Sie können exzessive Mengen von PRL produzieren. Die meisten Tumoren bei Frauen sind Mikroadenome (weniger als 10 mm im Durchmesser). Bei einem kleinen Prozentsatz handelt es sich aber zum Zeitpunkt der Diagnose auch schon um Makroadenome (mehr als 10 mm im Durchmesser). Der Anteil von Mikroadenomen ist bei Männern sehr viel niedriger, wahrscheinlich weil die Tumoren erst später entdeckt werden.

Eine Hyperprolaktinämie und Galaktorrhö können auch ausgelöst werden durch verschiedene Medikamente, einschließlich Phenothiazinen, bestimmten Antihypertensiva (speziell Alpha-Methyldopa) und Opioiden. Eine primäre Hypothyreose muß ebenfalls ausgeschlossen werden, da erhöhte TRH-Spiegel sowohl die TSH- wie auch die Prolaktin-Sekretion stimulieren. Es ist unklar, warum eine Hyperprolaktinämie auch mit einem Gonadotropin-Mangel und einem Hypogonadismus einhergehen kann. Ursachen der Hyperprolaktinämie sind in der *Tab. 3.* zusammengestellt.

Symptomatik und Diagnostik

Bei Frauen mit Galaktorrhö besteht meist auch eine Amenorrhö. Drei Typen des **Galaktorrhö-Amenorrhö-Syndroms** sind beschrieben worden: 1. Persistierende Galaktorrhö-Amenorrhö nach einer Schwangerschaft **(Chiari-Frommel-Syndrom)**, 2. Galaktorrhö-Amenorrhö unabhängig von einer Schwangerschaft **(Ahumada-del-Castillo-Syndrom)**, 3. Galaktorrhö-Amenorrhö aufgrund eines chromophoben Adenoms der Hypophyse **(Forbes-Albright-Syndrom).** Die ersten beiden Syndrome können auch mit Hypophysentumoren einhergehen. Männer mit PRL-sezernierenden Hypophysentumoren klagen in typischer Weise über Kopfschmerzen und eingeschränktes Sehvermögen. Ungefähr zwei Drittel der betroffenen Männer bemerken ein Nachlassen von Libido und Potenz. Wie bereits erwähnt, führt die erhöhte PRL-Sekretion auf ungeklärte Weise zu einer Verminderung der LH- und FSH-Spiegel und zum Hypogonadismus.

Frauen mit Galaktorrhö-Amenorrhö klagen häufig über Symptome des Östrogen-Mangels, einschließlich Hitzewallungen und Dyspareunie. Jedoch kann die Östrogen-Produktion auch normal sein, und bei manchen hyperprolaktinämischen Frauen werden Zeichen eines Androgen-Überschusses beobachtet. Außer der Amenorrhö können bei Hyperprolaktinämie auch andere Menstruationsstörungen auftreten, wie z.B. anovulatorische Zyklen und Corpus-luteum-Insuffizienz.

Der erste diagnostische Schritt ist die Feststellung einer erhöhten basalen Prolaktin-Sekretion. Meistens repräsentieren diese basalen PRL-Spiegel die Größe des entsprechenden Hypophysentumors und können zur Verlaufskontrolle benutzt werden. Serum-Gonadotropin- und Östradiol-Spiegel sind bei hyperprolaktinämischen Frauen entweder erniedrigt, oder sie liegen innerhalb des Normbereiches. Eine primäre Hypothyreose kann leicht ausgeschlossen werden, wenn keine erhöhten TSH-Spiegel gefunden werden. Eine laterale Zielaufnahme der Sella turcica kann große Hypophysentumoren ausschließen. Jedoch ist für die Identifikation von Mikroadenomen die hochauflösende Computertomographie oder die Kernspintomographie die Methode der Wahl. Eine Gesichtsfeldprüfung ist bei allen Patienten mit Makroadenomen erforderlich, ebenso wie bei Patienten, die einer medikamentösen Behandlung oder nur einer Überwachung zugeführt werden.

Behandlung

Die Empfehlung zur Behandlung von mit Hyperprolaktinämie einhergehenden Hypophysentumoren sind kontrovers. Patienten mit PRL-Spiegeln unter 100 ng/ml und mit einem normalen computertomographischen bzw. kernspintomographischen Befund oder solche,

Tab. 3. Ursachen der Hyperprolaktinämie

Physiologisch

Stimulation der Brustwarze bei Mann und Frau
Schwangerschaft
Stillperiode
Streß
Nahrungsaufnahme
Geschlechtsverkehr bei manchen Frauen
Schlaf
Hypoglykämie
Frühe Kindheit (bis zum 3. Lebensmonat)

Pathologisch

Erkrankungen des Hypothalamus
- Hypothalamustumoren
- Nicht-tumoröse Hypothalamusinfiltrationen
  - a Sarkoidose
  - b Morbus Hand-Schüller-Christian (Histiozytosis X)
- Zustand nach Enzephalitis
- Idiopathische Galaktorrhö (möglicherweise abnorme Dopamin-Sekretion)
- Schädeltrauma

Prolaktin-sezernierende Hypophysentumoren
Chirurgische Durchtrennung des Hypophysenstiels oder andere Verletzungen in diesem Bereich
Primäre Hypothyreose
Chronische Niereninsuffizienz
Ektope Produktion von Prolaktin
- Bronchialkarzinom (Nicht-Plattenepithel; meistens kleinzellig-undifferenziert)
- Nierenzellkarzinom (Hypernephrom)

Veränderungen im Bereich der Brustwand
- Narben nach chirurgischen Eingriffen
- Trauma
- Neoplasien
- Herpes zoster

Medikamenteninduziert

Psychopharmaka
- Phenothiazine
- Trizyklische Antidepressiva
- Butyrophenone (Haloperidol)
- Benzamide (Metoclopramid, Sulpirid)

Antihypertensiva
- Reserpin
- Alpha-Methyldopa

Orale hormonelle Kontrazeptiva
Thyreotropin-Releasing-Hormon (TRH)

(modifiziert nach R. W. Rebar, „Practical Evaluation of Hormonal Status" in Reproductive Endocrinology: Physiology, Pathophysiology and Clinical Management. Herausgeber: S. S. C. Yen und R. B. Jaffe, Seite 493. Mit Erlaubnis von W. B. Saunders Company, Philadelphia, 1978) bei denen nur Mikroadenome nachgewiesen sind, können mit Bromocriptin behandelt oder lediglich weiter überwacht werden. Da hyperprolaktinämische Frauen oft auch einen Östrogen-Mangel haben und deshalb wahrscheinlich vermehrt zur Entwicklung einer Osteoporose neigen, wird oft die Behandlung mit Bromocriptin vorgezogen, auch wenn kein Hypophysentumor nachgewiesen ist. Bromocriptin sollte Patientinnen mit Kinderwunsch empfohlen werden und auch dann, wenn die Galaktorrhö als sehr störend empfunden wird. Auch bei Mikroadenomen ist Bromocriptin die bevorzugte Therapie. Laufende Kontrollen der basalen PRL-Spiegel sowie des Röntgenbefundes der Sella turcica sind bei allen Patienten mit Hyperprolaktinämie indiziert. Über die Häufigkeit der Kontrolluntersuchungen besteht keine Einigkeit. Die Patienten sollten mindestens einmal im Vierteljahr untersucht werden, und die Computertomographie oder Kernspintomographie sollte jährlich oder zumindest zweijährlich wiederholt werden. Die Häufigkeit der Röntgenkontrollen der Sella turcica kann reduziert werden, wenn sich bei den basalen PRL-Spiegeln kein Anstieg zeigt.

Patienten mit Makroadenomen sollten nur nach einer intensiven endokrinologischen Diagnostik der Hypophysenfunktion mit Bromocriptin oder operativ behandelt werden. Endokrinologe, Neurochirurg und Strahlentherapeut entscheiden gemeinsam über die Art der Behandlung: Die meisten Endokrinologen sehen in Bromocriptin die Therapie der ersten Wahl. Wenn dadurch die PRL-Spiegel abfallen und die durch die Tumorkompression bedingte Symptomatik verschwindet, ist keine zusätzliche Therapie erforderlich. Mit gewissem Erfolg wird Bromocriptin auch oft zur präoperativen Verkleinerung der Tumoren eingesetzt. Eine Bestrahlung ist nur bei Patienten indiziert, die trotz anderer Behandlungsmaßnahmen einen progredienten Krankheitsverlauf zeigen. Das Hauptproblem der Bestrahlung ist, daß sich häufig nach einigen Jahren ein Hypopituitarismus ausbildet. Regelmäßige (mindestens jährliche) Kontrollen des endokrinologischen Status sowie der Röntgenaufnahme der Sella turcica sind bei einem Patienten nach Behandlung eines Makroadenoms für den Rest seines Lebens erforderlich.

Erkrankungen des Hypophysenhinterlappens

Diabetes insipidus (DI)

(zentraler Diabetes insipidus; Vasopressin-sensitiver Diabetes insipidus)

Eine temporäre oder chronische Störung des neurohypophysären Systems mit Mangel an Vasopressin (Antidiuretisches Hormon, ADH), die charakterisiert ist durch die Ausscheidung von exzessiven Mengen eines sehr verdünnten (aber sonst normalen) Urins bei gleichzeitig deutlich verstärktem Durstgefühl.

Der zentrale oder**Vasopressin(ADH)-sensitive Diabetes insipidus,** der eine hypothalamisch-hypophysäre Erkrankung ist, wird in diesem Kapitel als **DI** bezeichnet und somit vom **nephrogenen Diabetes insipidus (NDI)** unterschieden, bei dem die Nieren ADH-resistent sind (s. Kap. NIE, 10., Störungen des Nieren-Transportsystems). Ursache für eine Polyurie können sein DI (AHD-Mangel), NDI oder zwanghafte (psychogene) Polydipsie (= Dipsomanie), was physiologischerweise die ADH-Sekretion suprimiert.

Ätiologie und Pathophysiologie

DI kann komplett, partiell, permanent oder temporär sein. Pathologische Veränderungen oberhalb des Chiasma opticum, in den paraventrikulären Kernen des Hypothalamus und im Hypophysenstiel können mit DI einhergehen. Wenn nur der Hypophysenhinterlappen zerstört ist, führt dies zu einem temporären, nicht lang anhaltenden DI. Der Hypophysenhinterlappen ist der hauptsächliche Ort der Speicherung und der Freisetzung von ADH. Die Synthese von ADH findet jedoch im Hypothalamus statt. Neu synthetisiertes Hormon kann so lange an den Kreislauf abgegeben werden, wie die hypothalamischen Kerne und die neurohypophysealen Fasern zumindest teilweise intakt sind. Nur ungefähr 10% der neurosekretorischen Neurone müssen intakt sein, um einen zentralen DI zu verhindern.

Der DI kann entweder **primär (idiopathisch)** sein aufgrund einer starken Funktionseinbuße im Bereich der hypothalamischen Kerne des neurohypophysären Systems, oder er kann **sekundär (erworben)** sein aufgrund einer Vielfalt von pathologischen Veränderungen, wie z.B. Hypophysektomie, Schädelverletzungen, insbesondere Schädelbasisfrakturen, supraselläre oder intraselläre Tumoren (primär oder metastatisch), Histiozytose X (Morbus Hand-Schüller-Christian), Granulome (Sarkoidose oder Tuberkulose), Gefäßveränderungen (Aneurysmen oder Thrombosen), Infektionen (Enzephalitis oder Meningitis).

Symptomatik

Ein DI kann in jedem Alter schleichend oder abrupt beginnen. Bei der idiopathischen Form sind Polydipsie und Polyurie die einzigen Symptome. Bei den erworbenen Formen des DI finden sich auch Symptome von seiten der Grunderkrankung. Enorme Mengen von Flüssigkeit werden aufgenommen und große Volumina (3–30 l pro Tag) eines sehr verdünnten Urins (spezifisches Gewicht meist unter 1,005 g/ml und Osmolalität unter 200 mOsm/l) ausgeschieden. Eine Nykturie tritt bei DI oder NDI praktisch immer auf. Eine Dehydration und Hypovolämie entwickeln sich sehr rasch, wenn der renale Wasserverlust nicht kontinuierlich ersetzt wird.

Diagnostik

Der DI muß von anderen Ursachen der Polyurie abgegrenzt werden *(Tab. 4.)*. Alle beim DI eingesetzten diagnostischen Tests beruhen auf dem Prinzip, daß bei gesunden Individuen eine Erhöhung der Plasmaosmolalität zu einer Verminderung der Urin-Ausscheidung und zu einer Erhöhung der Urin-Osmolalität führt.

Tab. 4. Häufige Ursachen der Polyurie

ADH-empfindliche Polyurie
Verminderte Synthese von ADH (idiopathischer oder erworbener Diabetes insipidus)
Verminderte Freisetzung von ADH (zwanghafte Polydipsie)
ADH-resistente Polyurie
Angeborener nephrogener Diabetes insipidus
Erworbener nephrogener Diabetes insipidus
Chronische Niereninsuffizienz
System- oder Stoffwechselerkrankung (Myelom, Amyloidose, Hyperkalzämie, hypokaliämische Nephropathie, Sichelzellanämie)
Osmotische Diurese
Glukose (Diabetes mellitus)
Schlecht resorbierbare Substanzen (Mannitol, Sorbitol, Harnstoff)

ADH = antidiuretisches Hormon (Vasopressin).

Der **Durstversuch** ist der einfachste und verläßlichste Test. **Er sollte aber nur unter konstanter medizinischer Überwachung durchgeführt werden,** da er für DI-Patienten gefährlich sein kann. Patienten mit Dipsomanie halten den Durstversuch nicht durch, es sei denn, man hält sie kontrolliert vom Trinken ab. Der Test beginnt morgens mit der Bestimmung des Körpergewichts, der Elektrolyte und der Osmolalität im venösen Blut sowie der Urin-Osmolalität. Urinportionen werden stündlich gesammelt und das spezifische Gewicht oder (besser) die Osmolalität bestimmt. Der Durstversuch wird so lange durchgeführt, bis 1. ein orthostatischer Blutdruckabfall und eine Tachykardie auftreten, 2. 5% oder mehr des anfänglichen Körpergewichts verloren sind oder 3. im Urin das spezifische Gewicht nicht um mehr als 0,001 g/ml oder die Osmolalität nicht um mehr als 30 mOsm/l ansteigt. Zu diesem Zeitpunkt werden Serum-Elektrolyte und -Osmolalität wieder bestimmt. Dann werden 5 E eines wasserlöslichen Vasopressin-Präparats subkutan injiziert. Für eine weitere Stunde wird Urin zur Bestimmung des spezifischen Gewichts und der Osmolalität gesammelt. Damit ist der Test beendet.

Ein normales Ergebnis des Durstversuchs liegt dann vor, wenn das Maximum der Urin-Osmolalität (oft spezifisches Gewicht über 1,020 g/ml oder über 700 mOsm/l) die Plasma-Osmolalität übersteigt und nach der Vasopressin-Injektion nicht mehr als zusätzliche 5% ansteigt. Patienten mit **DI** können gewöhnlich den Urin nicht über die Plasma-Osmolalität konzentrieren, und der Anstieg der Urin-Osmolalität nach der Vasopressin-Injektion beträgt mehr als 50%. Patienten mit **partiellem DI** können oft den Urin über die Plasma-Osmolalität konzentrieren, zeigen aber nach Vasopressin-Gabe einen Anstieg der Urin-Osmolalität von mehr als 9%. Patienten mit **NDI** können den Urin nicht über die Plasma-Osmolalität konzentrieren und zeigen nach Vasopressin-Gabe keinen zusätzlichen Anstieg.

Die zwanghafte Polydipsie (Dipsomanie) kann in der Differentialdiagnose ein schwieriges Problem darstellen. Patienten können bis zu 6 l Flüssigkeit am Tag aufnehmen und wieder ausscheiden. Sie sind oft psychisch gestört. Anders als Patienten mit DI oder NDI haben sie meistens keine Nykturie und wachen nachts nicht durch ihren Durst auf. Die Polydipsie führt zu einer vermehrten Wasseraufnahme, die zu einer Suppression der endogenen ADH-Sekretion und damit zur Polyurie führt. Da die chronische Wasseraufnahme den Tonus im Nierenmark vermindert, entwickelt sich auch eine Resistenz gegen ADH. Obwohl einige Patienten eine normale Reaktion im Durstversuch zeigen, steigt bei anderen die Urin-Osmolalität auf hypertone, aber submaximale Spiegel an, d.h. die Reaktion ist ähnlich wie bei Patienten mit partiellem DI. Jedoch zeigen Patienten mit zwanghafter Polydipsie, ähnlich wie solche mit NDI, keine weiteren Reaktionen auf exogen zugeführtes Vasopressin. Die andauernde Zufuhr von großen Flüssigkeitsmengen kann in dieser Situation zu einem lebensbedrohlichen Natriumverlust führen *(s. Kap. ERN, 6., Regulation der Flüssigkeits- und Salzhomöostase, Hyponatriämie).* Nach einer längeren Zeit der Flüssigkeitsrestriktion auf 2 Liter oder weniger pro Tag normalisiert sich die Konzentrationsfähigkeit der Niere wieder, auch wenn das manchmal mehrere Wochen dauern kann.

Ein Belastungstest mit hypertoner Kochsalzlösung wurde bei der Diagnostik des DI eingesetzt. Jedoch ist dieser Test bei Patienten gefährlich, wenn sie die Salzbelastung nicht tolerieren (z.B. bei verminderter kardialer Reserve). Wenn die Patienten eine Salzdiurese entwickeln, ist der Test nicht verwertbar. Folglich kann er nicht empfohlen werden.

Behandlung

Hormontherapie: Ein zentraler DI kann mit Hormonsubstitution behandelt werden. Jedoch sollte vor oder gleichzeitig mit einer solchen Therapie eine gezielte Behandlung der organischen Grundkrankheit durchgeführt werden. *Wenn die erforderliche Behandlung des DI nicht durchgeführt wird, kann es mit der Zeit zu einer dauerhaften Nierenschädigung kommen.* Da Vasopressin ein kleines Peptid ist, ist es bei oraler Anwendung unwirksam. **Wasserlösliches Vasopressin** kann subkutan oder intramuskulär in Dosen von 5–10 E gegeben werden, was für eine Dauer von höchstens 6 Stunden zu einem antidiuretischen Effekt führt. Deshalb wird dieses Mittel wenig bei der chronischen Behandlung eingesetzt, es kann aber in der initialen Therapiephase, z.B. bei bewußtlosen Patienten oder perioperativ, verwendet werden. Synthetisches Vasopressin (Pitressin®) kann 2–4mal täglich als Nasenspray angewendet werden. Für jeden Patienten müssen die erforderliche Dosis und die Intervalle individuell ermittelt werden. **DDAVP (Desmopressin-Azetat** = 1-Desamino-8-D-Arginin-Vasopressin = Minirin®) ist ein synthetisches Analogon von Arginin-Vasopressin. Es hat eine länger andauernde antidiuretische Aktivität, die bei den meisten Patienten 12–24 Stunden andauert. Es kann intranasal, subkutan oder intravenös verabreicht werden. DDAVP ist das Mittel der Wahl sowohl für Erwachsene wie auch für Kinder. Meist wird es mit Hilfe von kalibrierten Dispensern nasal angewendet. Bei 2 täglichen Dosen muß die Einzeldosis für jeden Patienten individuell ermittelt werden. Eine evtl. notwendige 3. Dosis zur Nacht wird so niedrig gehalten, daß sie eben eine Nykturie verhindert. Kriterium des Therapieerfolges ist die Normalisierung der Urinausscheidung. Die Morgen- und die Abenddosis müssen speziell an den Tagesrhythmus des Flüssigkeitsumsatzes angepaßt werden. Der übliche Dosisbereich liegt bei Erwachsenen zwischen 0,1 und 0,5 ml (10–40 μg). Meist benötigt man 0,2 ml täglich, verteilt auf 2 Dosen. Für Kinder zwischen 3 Monaten und 12 Jahren liegt der Dosisbereich meistens zwischen 0,05 und 0,3 ml pro Tag. Eine Überdosierung kann zur Flüssigkeitsretention und Abnahme der Plasma-Osmolalität führen, was bei kleinen Kindern Krampfanfälle hervorrufen kann. In solchen Situationen kann durch die Gabe von Furosemid die Flüssigkeit wieder ausgeschieden werden. Als unangenehme Nebenwirkung können Kopfschmerzen auftreten, die aber meist nach Dosisreduktion wieder verschwinden. Selten führt DDAVP zu einem geringen Blutdruckanstieg. Die Absorption durch die Nasenschleimhaut kann wechselhaft sein, speziell bei Nasen-Rachen-Infektionen oder allergischer Rhinitis. In diesen Fällen sollte DDAVP subkutan gegeben werden. Ein vergleichbarer antidiuretischer Effekt der Injektion wird mit etwa 1/10 der intranasalen Dosis erreicht. In akuten Situationen kann DDAVP auch intravenös gegeben werden. Das synthetisch hergestellte **Lypressin** (8-L-Lysin-Vasopressin) wird alle 3–8 Stunden als Nasenspray verabreicht. **Vasopressin-Tannat** in öliger Lösung kann intramuskulär verabreicht werden. Eine Dosis zwischen 0,3 und 1,0 ml (1,5–5 E) kann die DI-Symptomatik bis zu 96 Stunden unterdrücken.

Nichthormonale Therapie: Von 2 verschiedenen Substanzen konnte gezeigt werden, daß sie bei der Therapie der Polyurie wirksam sind: 1. verschiedene Diuretika vom Thiazid-Typ und 2. ADH-freisetzende Substanzen, wie z.B. Chlorpropamid, Carbamazepin oder Clofibrat. Diese Substanzen haben sich insbesondere beim **partiellen** DI bewährt. Hypersensitivitätsreaktionen und mögliche Kreislaufreaktionen wie nach exogenem ADH treten nicht auf. Thiazide führen paradoxerweise zu einer Reduktion der Diurese bei Patienten mit partiellem und komplettem DI und NDI, wobei die Wirkung vornehmlich die Folge einer Reduktion des extrazellulären Volumens und einer verstärkten Resorption im proximalen Tubulus ist. Die Diurese kann um 25–50% während der Thiazid-Medikation absinken (15–25 mg Chlorothiazid pro kg Körpergewicht). Durch eine Restriktion der Kochsalzzufuhr kann auch eine Verminderung der Flüssigkeitsausscheidung mit dem Urin erreicht werden.

Chlorpropamid, Carbamazepin und Clofibrat können die ADH-Abhängigkeit bei einigen Patienten mit partiellem DI, bei denen eine ADH-Restsekretion vorhanden ist, reduzieren oder völlig beseitigen. Sie sind nicht wirksam bei NDI. Chlorpropamid (3–5 mg/kg Körpergewicht oral 1 oder 2×täglich) stimuliert nicht nur die ADH-Sekretion, sondern erhöht auch die ADH-Wirkung in der Niere. Clofibrat 500–1000 mg oral 2×täglich oder Carbamazepin 100–400 mg oral 2×täglich werden nur im Erwachsenenalter empfohlen. Da der Wirkungsmechanismus von Chlorpropamid, Carbamazepin und Clofibrat anders ist als der der Thiazide, kann eines dieser Medikamente zusammen mit einem Diuretikum additiv wirken, und die Kombination kann sich therapeutisch ergänzen. Eine wichtige Nebenwirkung von Chlorpropamid ist die Hypoglykämie. Unter Carbamazepin wurden hämatologische Störungen einschließlich aplastischer Anämie beobachtet. Bei Nagetieren besteht ein Zusammenhang zwischen der Gabe von Clofibrat und der Entstehung von malignen Erkrankungen. Diese Nebenwirkungen machen es erforderlich, daß die genannten Medikamente nur mit Vorsicht eingesetzt werden sollen.

Prostaglandin-Inhibitoren wie z.B. Indomethacin (1,5–3,0 mg/kg täglich, p.o. verteilt auf mehrere Dosen) können in gewissem Umfang das Urinvolumen reduzieren (meist nicht mehr als 10–25%). Der Mechanismus ist möglicherweise eine Verminderung der renalen Durchblutung und damit der glomerulären Filtrationsrate. Zusammen mit Indomethacin können die Salzrestriktion und ein Thiazid eine zusätzliche Verminderung des Urinvolumens bei NDI bewirken.

3. SCHILDDRÜSE

Schilddrüsenhormone

Die Biosynthese der Schilddrüsenhormone ist schematisch in *Abb. 1* dargestellt. Das mit Nahrung und Wasser aufgenommene Jodsalz wird in der Schilddrüse gegen einen Gradienten aktiv aufgenommen und durch die Peroxidase in organisches Jod konvertiert. Dieses wird in die Tyrosinreste des intrafollikulären **Thyreoglobulins** inkorporiert. Die Tyrosine werden entweder einmal (Monojodtyrosin, MIT) oder zweimal (Dijodtyrosin, DIT) jodiert und dann gekoppelt, so daß sich aus zwei Dijodtyrosin-Molekülen das Tetrajodthyronin **(Thyroxin, T_4)**, und aus einem Dijodtyrosin und einem Monojodtyrosin das **Trijodthyronin (T_3)** bildet. Das Glykoprotein Thyreoglobulin enthält T_4 und T_3 und wird in Form von Kolloidtropfen von den Schilddrüsenzellen aus dem Follikel resorbiert. Lysosomale Proteasen spalten T_3 und T_4 vom Thyreoglobulin ab, was zu der Bildung von freiem T_3 und T_4 führt. Die ebenfalls vom Thyreoglobulin abgespalteten Jodtyrosinreste (MIT und DIT) werden normalerweise nicht in das Blut abgegeben, sondern intrazellulär durch Dejodinasen dejodiniert, wobei das Jod der Schilddrüsenhormonsynthese wieder zur Verfügung steht.

Obwohl auch freie T_3- und T_4-Moleküle intrazellulär dejodiniert werden, wobei das Jod in das intrathyreoidale System gelangt, wird das meiste T_3 und T_4 in die Blutbahn abgegeben, wo es an Serumtransportproteine mit hoher Affinität gebunden wird. Das Haupttransportprotein

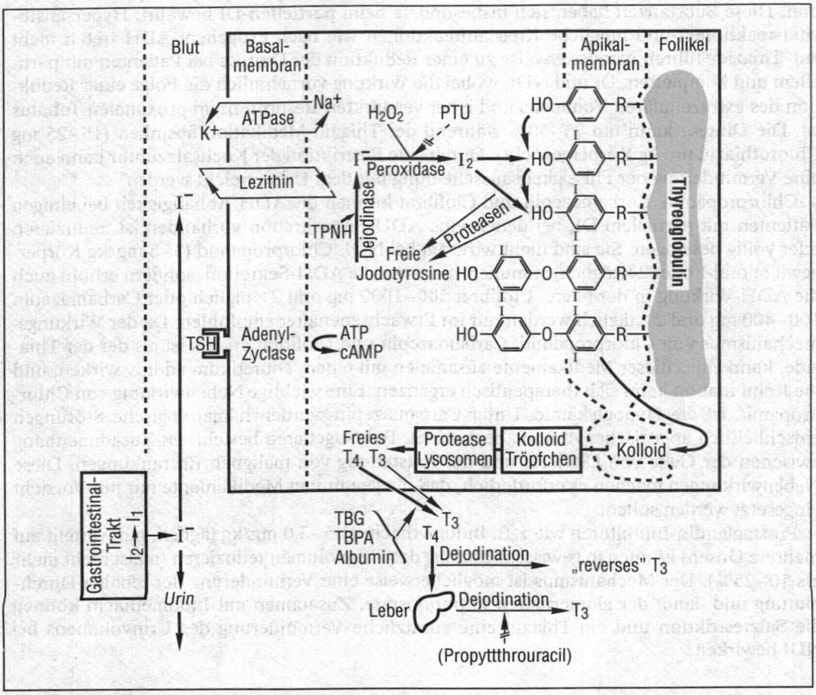

Abb. 1. **Biosynthese der Schilddrüsenhormone**

ist das **thyroxinbindende Globulin (TBG),** das 80% des gebundenen Schilddrüsenhormons bindet. Andere schilddrüsenhormonbindende Proteine sind das **thyroxinbindende Präalbumin (TBPA)** und **Albumine,** die für die Bindung der restlichen 20% des gebundenen Schilddrüsenhormons verantwortlich sind. Ungefähr 0,05% des Gesamtserum-T_4 und 0,5% des -T_3 liegen in freier Form vor, wobei ein Gleichgewicht zwischen freiem und gebundenem Hormon besteht.

Alle Schritte, die für die T_3- und T_4-Synthese notwendig sind, werden durch das **hypophysäre Thyreotropin (TSH)** beeinflußt und kontrolliert. TSH wird an die Plasmazellmembran gebunden und aktiviert die Adenylzyklase, die die Bildung von zyklischem 3':5'-Adenosinmonophosphat (cAMP) katalysiert. cAMP dient als „second messenger" bei der Vermittlung der TSH-Information für die intrazellulären intrathyreoidalen Stoffwechselvorgänge. Die hypophysäre TSH-Sekretion steht unter negativer Feedback-Kontrolle des zirkulierenden freien T_4, der Umwandlung von T_4 in T_3 in thyreotrophen Zellen und z.T. auch des Spiegels von zirkulierendem T_3. Ansteigende freie T_3- und T_4-Spiegel hemmen die hypophysäre TSH-Sekretion, wohingegen erniedrigte freie T_3- und T_4-Spiegel zu einer verstärkten TSH-Freisetzung vom Hypophysenvorderlappen führen. Die TSH-Sekretion wird durch das **Thyreotropin-Releasing-Hormon (TRH)** gesteuert, ein Peptid aus drei Aminosäuren, das im Hypothalamus gebildet wird. TRH wird in das den Hypothalamus und den Hypophysenvorderlappen verbindende Portalsystem abgegeben, durch das es die thyreotrophen Zellen des Hypophysenvorderlappens erreicht, wo es an der Zellmembran gebunden wird und zu einer TSH-Freisetzung führt. Derzeit bestehen keine genauen Vorstellungen über Regulation von TRH-Synthese und -Sekretion.

Ungefähr 15% des zirkulierenden T_3 werden glandulär von der Schilddrüse sezerniert. Das übrige T_3 entsteht vornehmlich in der Leber durch Monodejodination des äußeren aromatischen Tyrosin-Ringes von T_4. Monodejodination des inneren Ringes von T_4 findet ebenfalls statt, wahrscheinlich außerhalb der Leber, und führt zum 3,3', 5'-T_3 **(reverses T_3 oder rT_3).** Diese Verbindung hat sehr geringe Stoffwechselaktivität, ist aber sowohl im Serum als auch im Thyreoglobulinmolekül nachweisbar. In zahlreichen Situationen fällt der Serum-T_3-Spiegel ab (z.B. chronische Leber- und Nierenerkrankungen, akute Erkrankungen, Hunger und Kohlenhydrat-restriktive Diät). In diesen Fällen steigt der rT_3-Spiegel an, was darauf hinweist, daß ein Übergang zur rT_3-Produktion durch die Veränderung der peripheren Dejodination besteht.

Beobachtungen im Hinblick auf den rT_3-Stoffwechsel während der Fetalzeit sind von großer Bedeutung. So sind im Gegensatz zum mütterlichen Serumspiegel die Spiegel von T_4 und T_3 im Amnion niedrig. Die fetalen T_3-Spiegel in der Amnionflüssigkeit sind viel höher als die entsprechenden Werte im mütterlichen Serum während der Schwangerschaft von der 15. bis zur 42. Wo. Diese Daten legen nahe, daß rT_3 vornehmlich vom Fetus stammt. Damit besteht die Möglichkeit, durch radioimmunologische rT_3-Bestimmung die Diagnose einer fehlenden Hypothyreose schon ab der 15. Schwangerschaftswoche zu stellen. Die Bestimmung der rT_3-Spiegel ist bis zur 30. Schwangerschaftswoche aussagekräftig; danach fallen diese wieder ab.

Physiologische Wirkungen der Schilddrüsenhormone

Die Schilddrüsenhormone haben zwei Hauptwirkungen. Sie führen zu einer Stimulation der Proteinsynthese in praktisch allen Körpergeweben (T_3 und T_4 treten in die Zellen ein, binden an bestimmte Rezeptoren im Zellkern und beeinflussen die mRNS-Synthese). Daneben wird durch Schilddrüsenhormon der Sauerstoffverbrauch stimuliert. Dies geschieht durch eine schilddrüsenhormonabhängige Stimulation der Natrium-Kalium-ATPase-Aktivität (Natriumpumpe) in den Geweben, die auch im Normalzustand für den Großteil des Sauerstoffverbrauchs zuständig sind (Leber, Niere, Herz und Skelettmuskel). Die erhöhte Aktivität der Natrium-Kalium-ATPase beruht auf einer vermehrten Enzymsynthese. Deshalb ist wahrscheinlich auch der erhöhte Sauerstoffverbrauch Folge der nukleären Bindung der Schilddrüsenhormone. T_3 ist mindestens 3mal so aktiv wie T_4. Dennoch ist T_4 selbst auch biologisch aktiv.

Laboruntersuchungen zur Beurteilung der Schilddrüsenfunktion

1. Gesamt-Serum-T_4 (Gesamt-Serum-Thyroxin) wird radioimmunologisch **(RIA)** gemessen, was auf einer spezifischen Antigen-Antikörper-Reaktion beruht. In der Regel wird die Doppelantikörpermethode benutzt. Mit dem RIA wird das gesamte, sowohl das gebundene als auch das freie T_4, erfaßt. Dieser Test ist einfach, billig und schnell. Gesamt-T_4-Messung ist eine direkte Bestimmung des Thyroxins, die durch nicht in T_4 inkorporiertes Jod nicht gestört wird. Allerdings haben Veränderungen der Gesamt-T_4-Spiegel zur Folge, obwohl das biologisch allein aktive, freie T_4 nicht verändert ist. So kann ein Patient mit physiologisch völlig normalen freien T_4-Spiegeln ein pathologisches Gesamt-T_4 aufweisen. Der **TBG-Spiegel** steigt während der Schwangerschaft an, ebenso unter Östrogentherapie oder bei Einnahme von oralen Kontrazeptiva. In der akuten Phase der infektiösen Hepatitis, bei Leberzirrhose, Hypothyreose, Mammakarzinom, akuter intermittierender Porphyrie und bei lang anhaltender Perphenazintherapie werden ebenfalls erhöhte TBG-Spiegel beobachtet. Auch sind genetisch bedingte Veränderungen der TBG-Spiegel bekannt. **TBG-Spiegel fallen** bei großen Proteinverlusten (nephrotisches Syndrom) oder unter der Therapie mit anabolen Steroiden bzw. Androgenen ab, ebenso bei exzessiver STH-Sekretion (Akromegalie). Eine genetisch oder idiopathisch bedingte Verminderung der TBG-Spiegel kann vorkommen. Schließlich können große Dosen von Phenhydan oder auch Aspirin T_4 aus seinen Bindungsstellen am TBG verdrängen und dadurch zu fälschlicherweise niedrigen Gesamt-T_4-Spiegeln führen.

2. Trijodthyronin-Bindungs-Index (T_3-Aufnahme-Test = T_3-Uptake Test): Dieser Test umgeht das Problem der TBG-Schwankungen und spiegelt die Zahl der **ungesättigten Bindungsstellen** des TBG für Schilddrüsenhormone wider. Der Test berücksichtigt das zirkulierende T_3 nicht. Bei Gesunden sind 25–35% der TBG-Bindungsstellen durch Schilddrüsenhormone besetzt. Werden geringe Mengen von ^{125}Jod-T_3 zu einem Patientenserum gegeben, wird ein Teil davon an die nichtbesetzten TBG-Bindungsstellen gebunden. Nach Einstellung eines Gleichgewichts wird ein Adsorbens der Probe zugegeben, das das überschüssige, nichtgebundene ^{125}Jod-T_3 bindet. Je nach Labor wird entweder das ^{125}Jod-T_3, das an TGB gebunden wurde, oder das sogenannte frei T_3, das an das Adsorbens gebunden wurde, in Prozent der Gesamtaktivität angegeben. Der T_3-Bindungsindex (TBI) ist der Quotient aus dem prozentual gebundenen Anteil des Patientenserums und dem prozentual gebundenen Anteil eines normalen Referenzserums.

Entsprechend findet man bei hypothyreoten Patienten mit erniedrigten peripheren Schilddrüsenhormonen weniger besetzte TBG-Bindungsstellen, d. h., mehr von dem exogen zugegebenen ^{125}Jod-T_3 wird an das TBG gebunden und weniger an das Absorbens. Umgekehrt sind die Verhältnisse bei der Hyperthyreose. Der T_3-Aufnahme-Test ist besonders nützlich bei Erkrankungen mit einem veränderten TBG-Spiegel und gleichbleibender Konzentration des freien Thyroxins. So sind z. B. während der Schwangerschaft, wenn der TBG-Spiegel ansteigt, sowohl die besetzen als auch die unbesetzten Bindungsstellen des TBG vermehrt. Das Gesamt-T_4 steigt an, da unabhängig von der TBG-Konzentration immer 25–35% der Bindungsstellen besetzt werden. Da 99,5% des zirkulierenden T_4 an Transportproteine gebunden sind, wird das Gesamt-T_4 bei euthyreoten Patienten in dieser Situation erhöht sein, wobei das freie T_4 im Normbereich liegt. Der T_3-Aufnahme-Test spiegelt nur die nichtbesetzten Bindungsstellen des erhöhten TBG wider, d. h. in diesem Fall ist mehr von dem zugegebenen ^{125}Jod-T_3 ans TBG und weniger an das Adsorbens gebunden. Dies bedeutet, daß eine TBG-Erhöhung bei euthyreoten Patienten zu einer Vermehrung des totalen T_4 bei gleichzeitiger Verminderung der T_3-Aufnahme führt. Umgekehrt, wenn die TBG-Spiegel bei euthyreoten Patienten absinken, ist das Gesamt-T_4 erniedrigt, der T_3-Aufnahme-Test allerdings erhöht.

Die Bestimmung des Gesamt-T_4 sowie die Durchführung eines Bindungstests, z. B. der T_3-Aufnahme-Test, sind die Basis für die Untersuchung des Funktionszustandes der Schilddrüse bei nahezu allen Patienten (s. Tab. 5.).

3. Freier Thyroxin(T_4)-Index: Das Produkt des Wertes, der sich aus dem T_3-Aufnahme-Test (ausgedrückt in Prozent an das Absorbens gebundenes T_3) und der Gesamt-Thyroxin-Konzentration im Serum ergibt, bezeichnet man als sogenannten freien Thyroxin-Index, mit dem die biologisch aktive, freie T_4-Konzentration abgeschätzt werden kann.

Tab. 5. Laboruntersuchung der Schilddrüsenfunktion bei Schilddrüsenerkrankungen

Physiologischer Zustand	*Serum T_4 (Thyroxin)*	*Serum T_3 (Trijodthyronin)*	*T_3-Aufnahme-test*	*24-h Radiojod-Aufnahme (obsolet)*
Unbehandelte Hyperthyreose	hoch	hoch	hoch	hoch
T_3-Hyperthyreose	normal	hoch	normal	normal
Unbehandelte Hypothyreose	niedrig	niedrig	niedrig	niedrig
Euthyreose Jodbehandlung	normal	normal	normal	niedrig
Euthyreose Schilddrüsen-hormonbehandlung	hoch bei T_4-Therapie, niedrig bei T_3-Therapie	hoch bei T_3-Therapie, normal bei T_4-Therapie	normal	niedrig
Euthyreose Östrogenbehandlung	hoch	hoch	niedrig	normal
Euthyreose Phenytoinbehandlung	niedrig	niedrig	hoch	normal
niedrig-T_3(T_4)-Syndrom	normal oder niedrig	niedrig	normal oder hoch	normal

4. Freies Thyroxin: Theoretisch ist diese Bestimmung der optimale Test, da er nur biologisch aktives Hormon erfaßt und am genauesten den Schilddrüsenstatus widerspiegelt. Allerdings ist die Bestimmung von freiem T_4 kompliziert, nicht frei von Fehlern und nicht überall durchführbar. Eine Reihe von kommerziellen Laboratorien bietet diesen Test jedoch an.

5. Gesamt-Serum-T_3 (Gesamttrijodthyronin im Serum): Die Bestimmung des T_3 erfolgt radioimmunologisch. Da T_3 ebenfalls an Serumproteine wie TBG, TBPA und Albumin gebunden ist, führen Veränderungen dieser Proteine zu einer Veränderung des Gesamt-T_3-Spiegels in ähnlicher Weise wie bei dem T_4.

6. Thyreotropinbestimmung (TSH): Sie wird ebenfalls radioimmunologisch durchgeführt und ist der zuverlässigste Parameter für den Nachweis einer primären Hypothyreose bzw. für die Differenzierung zwischen primärer und sekundärer Hypothyreose.

Bei der primären Hypothyreose ist TSH erhöht, wohingegen bei der sekundären Hypothyreose die TSH-Spiegel normalerweise nicht meßbar sind. Hier muß darauf hingewiesen werden, daß bei einigen Patienten nach Strumaaresektion oder ^{131}Jod-Therapie erhöhte Serum-TSH-Spiegel bei noch völlig normaler sekretorioscher Funktion der Schilddrüse beobachtet werden.

In der letzten Zeit wurden sensitivere Radioimmunoassays zur Bestimmung von TSH entwickelt, mit denen auch TSH-Werte unter 0,25 μU/l gemessen werden können. Mit diesen sehr sensitiven Testen können Thyreotoxikosen mit normalen TSH-Spiegeln von den gewöhnlichen Formen der Hyperthyreose wie z. B. Basedow und Überfunktion bei Knotenstruma (s. u.) abgetrennt werden. Außerdem können sie bei einer durch Gabe von Schilddrüsenhormonen induzierten TSH-Suppression bei Patienten mit Schilddrüsenkarzinomen oder Strumen die Durchführung eines TRH-Stimulationstestes überflüssig machen. Jedoch muß beachtet werden, daß erniedrigte TSH-Spiegel auch unter anderen Bedingungen vorkommen können, wie z. B. bei Niedrig-T_3(T_4)-Syndrom, akuten psychiatrischen Erkrankungen und hypophysären oder hypothalamischen Störungen. Deshalb sollten die sensitiveren TSH-Assays zur Beurteilung des Schilddrüsenstatus nur in Kombination mit anderen Schilddrüsenfunktionstests eingesetzt werden.

7. Thyreotropin-Releasing-Hormon (TRH)-Test: Serum-TSH wird vor und nach i.v. Injektion von 500 µg des synthetischen TRH bestimmt. Normalerweise steigt TSH innerhalb 30 min bis auf 35 µE/ml an, um dann nach 2 h wieder auf den Ausgangswert abzufallen. Bei Patienten mit primärer Hypothyreose ist der TSH-Anstieg verstärkt. Der TRH-Test ist besonders nützlich, um eine hypophysäre von einer hypothalamischen Hypothyreose zu unterscheiden. Aufgrund einer Hypophyseninsuffizienz zeigen sekundär hypothyreote Patienten keinen TSH-Anstieg nach TRH-Injektion. Dieser wird dagegen bei Patienten mit hypothalamischen Störungen beobachtet, die vermutlich eine verminderte TRH-Reserve bei normal funktionierender Hypothyreose besitzen. Jedoch kann es zu einer Veränderung im zeitlichen Ablauf mit verzögerter und verlängerter TSH-Freisetzung kommen. Der Test ist ebenfalls wertvoll bei der Diagnose der Hyperthyreose, bei der TSH vor und nach TRH-Injektion supprimiert bleibt. Dies ist auf den negativen Effekt der erhöhten freien T_4- und T_3-Spiegel an den thyreotrophen Zellen des Hypophysenvorderlappens zurückzuführen.

8. Radiojodtest: Dieser Test ist wegen seiner Kosten, seiner relativ langen Dauer, der Tatsache, daß die Patienten mehrmals kommen müssen, und der relativ hohen Strahlendosis nur bei strenger Indikation durchzuführen. Bei der Hyperthyreose ist die Radiojodaufnahme der Schilddrüse erhöht, was diagnostisch hilfreich sein kann; bei der Diagnosestellung der Hypothyreose ist der Test völlig wertlos. Der Radiojodtest ist früher regelmäßig unter T_3-Suppression zum Nachweis einer Schilddrüsenautonomie durchgeführt worden. Der Radiojodtest ist insbesondere wichtig für die Berechnung der ^{131}Jod-Dosis, wenn eine Radiojodtherapie durchgeführt werden soll.

9. Das Schilddrüsenszintigramm mit Radiojod oder Technetium 99 m deckt anatomisch-funktionelle Störungen der Schilddrüse auf. z.B. läßt sich der Morbus Basedow vom Knotenkropf oder dem autonomen Adenom unterscheiden. Bei Vorliegen von Knoten kann das Szintigramm zwischen speichernden, warmen und nichtspeichernden, kalten Knoten differenzieren. *S. a. Kap. SPS, 3., Spezielle Verfahren zur Organdarstellung.*

Niedrig-T_3(T_4)-Syndrom

(Euthyroid Sick Syndrome = ESS)

Abnormale Schilddrüsenfunktion bei klinisch euthyreoten Patienten, die an schweren, nichtschilddrüsenbedingten Allgemeinerkrankungen leiden.

Immer wieder fallen pathologische Schilddrüsen-Funktionstests bei Patienten mit verschiedenen akuten oder chronischen nicht-schilddrüsenbedingten Krankheiten auf. Hier beruhen die Veränderungen größtenteils auf einer verminderten peripheren Umwandlung von T_4 in T_3, auf einer vermehrten Umwandlung von T_4 in reverses T_3 und auf einer verminderten Bindung der Hormone an TBG. Die Patienten sind dabei euthyreot. Diese klinischen und laborchemischen Merkmale wurden als Niedrig-T_3(T_4)-Syndrom (= Low-T_3[T_4]-Syndrom = euthyroid sick syndrome = ESS) zusammengefaßt. Die bei diesem Syndrom charakteristischen Veränderungen der Schilddrüsen-Funktionstests sind ein vermindertes Gesamt-T_3 im Serum, ein vermehrtes inverses-Serum-T_3 und eine normale oder erhöhte Kapazität im T_3-Aufnahme-Test, ein normales oder vermindertes Gesamt-Serum-T_4 und ein normales Serum TSH. Häufig mit diesem Syndrom vergesellschaftet sind Fasten, Hunger, Protein- und Kalorien-Unterernährung, Polytrauma, Myokardinfarkt, chronische Niereninsuffizienz, diabetische Ketoazidose, Anorexia nervosa, Leberzirrhose, Verbrennungen und Sepsis. Die Interpretation der pathologischen Schilddrüsen-Funktionstests beim Niedrig-T_3(T_4)-Syndrom ist weiter erschwert durch verschiedene Medikamente, die die Umwandlung von peripherem T_4 in T_3 vermindern, z.B. jodhaltige Röntgenkontrastmittel, Propranolol und Amiodaron.

Diagnostik

Differentialdiagnostisch ist es schwierig, zu entscheiden, ob der Patient hypothyreot ist oder ob er ein Niedrig-T_3(T_4)Syndrom hat. Der empfindlichste Indikator für eine Hypothyreose bei primärer Schilddrüsenunterfunktion ist die deutliche Erhöhung des Serum-TSH (siehe unten bei Labordiagnose der Hypothyreose). Im Gegensatz dazu haben Patienten mit Niedrig-T_3(T_4)-Syndrom normale Serum-TSH-Spiegel oder bei gleichzeitiger Leberzirrhose eine geringe Erhöhung. Eine gleichzeitige Hypothyreose bei einem Patienten mit einer akuten oder chronischen Allgemeinerkrankung liegt nahe, wenn das reverse Serum-T_3 niedrig oder niedrig-normal ist.

Bei akuten Erkrankungen kann auch eine Beeinträchtigung des T_4-Stoffwechsels, der zu einer Erniedrigung des Gesamt-Serum-T_3 führt, die Labordiagnose einer Hyperthyreose verschleiern. Bei der Interpretation von pathologischen Schilddrüsen-Funktionstests bei akut oder chronisch kranken Patienten muß sich der Arzt deshalb häufig auf seine klinische Beurteilung verlassen, die eine sehr sorgfältige Anamnese und klinische Untersuchung voraussetzt.

Die Behandlung des Niedrig-T_3(T_4)-Syndroms entspricht der Behandlung der Grunderkrankung.

Hyperthyreose

(Thyreotoxikose; Morbus Basedow; Hyperthyreose vom Typ Morbus Basedow; multifokale Autonomie; autonome Adenome)

Die verschiedenen Typen der Hyperthyreose zeigt die *Tab. 6.*

Tab. 6. Hyperthyreose Formen

häufig	*selten*
Morbus Basedow (immunogene diffuse Hyperthyreose)	TSH-produzierende Hypophysenadenome
Multifokale Struma	Embryonale Hodenkarzinome mit Metastasen
Autonomes Adenom	Chorionkarzinome
Exogen (durch Schilddrüsenhormone) hervorgerufene Hyperthyreose	Struma ovarii
Subakute Thyreoiditis	metastasierendes follikuläres
Stumme Thyreoiditis	Schilddrüsenkarzinom

TSH = Thyreoidea-stimulierendes Hormon

Morbus Basedow (immunogene diffuse Hyperthyreose)

Der Morbus Basedow (engl. Graves' Disease) *ist durch eine Hyperthyreose bei diffuser Struma, eine Ophthalmopathie und ein prätibiales Myxödem gekennzeichnet* . Die Ursache der Hyperthyreose ist nicht völlig klar. Sicher ist, daß Antikörper eine Rolle spielen. Patienten mit Morbus Basedow haben im Serum zirkulierende Antikörper (7S IgG-Immunglobuline), die als Thyreoidea-stimulierende Immunglobuline (TSI) oder Thyreoidea-stimulierende Antikörper (TSAb) beschrieben werden. TSI ist besonders interessant, weil sie Antikörper gegen den TSH-Rezeptor sind und spezifisch die Schilddrüsenaktivität stimulieren.

Die Antikörper entstehen wahrscheinlich als Folge eines Defektes von Suppressor-T-Lymphozyten, die es einem Klon von Helfer-T-Lymphozyten erlaubt, mit spezifischen Schilddrüsenantigenen zu reagieren, zu proliferieren und B-Lymphozyten zur Produktion von TSI anzuregen. TSH ist sicher *nicht* die Ursache des Morbus Basedow. Der Morbus Basedow bei Neugeborenen ist in *Kap. KIN, 16., Hyperthyreose* beschrieben.

Symptomatik

Die Hyperthyreose kann zu einer ganzen Reihe von Symptomen und klinischen Zeichen führen, die sich bei den verschiedenen Formen dieser Erkrankung nicht unterscheiden, mit der Ausnahme, daß Ophthalmopathie und Dermopathie ausschließlich beim Morbus-Basedow auftreten, der dadurch definiert ist. Das klinische Bild kann sich entweder dramatisch oder sehr diskret präsentieren. **Die häufigsten typischen Zeichen sind:** Struma, Tachykardie, erhöhte Blutdruckamplitude, warme, zarte, feuchte Haut, feinschlägiger Tremor, Augenzeichen, Vorhofflimmern.

Die häufigsten Symptome sind: zunehmende Nervosität und vermehrter Antrieb, verstärktes Schwitzen, Wärmeintoleranz, Palpitationen, Müdigkeit, zunehmender Appetit, Gewichtsverlust, Tachykardie, Schlaflosigkeit, Schwäche und vermehrter Stuhlgang (gelegentlich Durchfälle). Viele Symptome der Hyperthyreose ähneln denen, die durch vermehrte Katecholaminsekretion hervorgerufen werden. Bei der Hyperthyreose ist die adrenerge Aktivität erheblich gesteigert, weswegen Substanzen, die diese blockieren, zu einer Besserung der hyperthyreoten Symptome führen (siehe unten bei Therapie). Der Mechanismus, der bei hyperthyreoten Patienten zur verstärkten adrenergen Aktivität führt, ist nicht klar, zumal bei diesen Patienten erniedrigte Serumkatecholaminspiegel gefunden werden. Bei älteren Patienten, besonders solchen mit dekompensierten autonomen Adenomen, kann die Hyperthyreose **sehr diskret** ausgeprägt sein bzw. **monosymptomatisch** auftreten. *(s. Kap. SPS, 1.)*.

Die **ophthalmologischen Zeichen** bei Patienten mit Hyperthyreose sind starrer Blick, Lidretraktionen, seltener Lidschlag, vermehrte konjunktivale Injektionen, Ödeme, vermehrter Tränenfluß, Fremdkörpergefühl und Lichtempfindlichkeit sowie Schmerzen im Bereich der Orbita. Diese Zeichen sind zum größten Teil auf die erhöhte adrenerge Stimulation zurückzuführen und verschwinden nach erfolgreicher Behandlung der Hyperthyreose. Die **infiltrative Ophthalmopathie** ist eine ernstere Erkrankung des Auges und für den Morbus Basedow spezifisch. Sie ist durch eine retroorbitale Gewebsvermehrung charakterisiert, die zum Exophthalmus führt. Dazu kommt eine lymphozytäre Infiltration der Augenmuskeln, die ein ganzes Spektrum von Augenmuskelschwächen oder Paresen hervorrufen kann und zur Störung des Sehvermögens mit Doppelbildern und verschwommenem Sehen führt. Die Pathogenese der infiltrativen Ophthalmopathie ist nicht aufgeklärt. Sie kann vor Beginn der Hyperthyreose oder 15–20 Jahre nach der Manifestation der Schilddrüsenerkrankung auftreten, wobei Verschlechterungen oder Remission der Augenerkrankung unabhängig vom Verlauf der Hyperthyreose beobachtet werden. Die infiltrative Ophthalmopathie ist bedingt durch Immunglobuline, die gegen die Augenmuskeln gerichtet sind. Diese Antikörper unterscheiden sich von denen, die zum M. Basedow führen. Auch bei normaler Schilddrüsenfunktion kann es zu einer Ophthalmopathie, dem sogenannten **euthyreoten endokrinen Exophtalmus,** kommen.

Die **infiltrative Hauterkrankung,** die als prätibiales Myxödem bezeichnet wird (sollte nicht mit dem Myxödem der Hypothyreose verwechselt werden), ist durch eine bei Kompression nicht dellenbildende Infiltration mit eiweißhaltiger Grundsubstanz in den prätibialen Hautarealen gekennzeichnet. Es kann zu Juckreiz und erythematösen Veränderungen im Frühstadium kommen, worauf sich später eine für dieses Krankheitsbild typische braun-violette Verdickung der prätibialen Haut einstellt. Wie die Ophthalmopathie, ist die infiltrative Dermopathie in ihrem Verlauf nicht an die Schilddrüsenerkrankung gekoppelt. Schilddrüsen-stimulierende Immunglobuline (TSI) sind nahezu immer nachweisbar. Lokale Steroidapplikation kann gelegentlich den Juckreiz beseitigen. In der Regel verschwindet die Dermopathie spontan nach Monaten oder Jahren.

Weitere Formen der Hyperthyreose

Die **thyreotoxische Krise** („Thyroid storm") ist durch das plötzliche Auftreten einer schweren Hyperthyreose gekennzeichnet, deren Symptome sich von dem normalen Verlauf des Morbus Basedow unterscheiden. Die Patienten haben Fieber, sind sehr schwach bei schnell auftretender Muskelatrophie. Eine extreme Unruhe mit ausgeprägten psychischen Symptomen führt schließlich zu Verwirrtheit, echten Psychosen und Koma. Eine Hepatomegalie mit mäßig ausgeprägtem Ikterus wird ebenfalls beobachtet. Die Patienten haben kardiovaskuläre Symptome mit extremer Tachykardie, am Ende kommt es zum Kreislaufversagen. Die thyreotoxische Krise kann sich aus einer unbehandelten oder nicht adäquat behandelten Hyperthyreose entwickeln, wobei Infektionen, Traumen, Operationen, Embolien, Ketoazidose, Schwangerschaftstoxikose und weitere Krankheiten mit auslösend wirken können. Das plötzliche Absetzen einer antithyreoidalen Therapie oder die Radiojodtherapie können eine thyreotoxische Krise bei primär hyperthyreoten Patienten hervorrufen. Selten sind Kinder betroffen. Die *thyreotoxische Krise ist eine lebensbedrohliche Erkrankung mit schlechter Prognose, die eine sofortige intensivmedizinische Betreuung verlangt* (s. u. bei Behandlung der Hyperthyreose).

T_3-Hyperthyreose: In der Regel sind die T_3- und die T_4-Spiegel bei hyperthyreoten Patienten erhöht. Dabei sind die T_3-Spiegel relativ stärker erhöht als die T_4-Spiegel, was wahrscheinlich auf eine vermehrte thyreoidale Sekretion von T_3 bei gleichzeitig erhöhter peripherer Konversion von T_4 zu T_3 zurückzuführen ist. Bei einigen thyreotoxischen Patienten wird nur T_3 erhöht gefunden. Diesen Zustand nennt man „T_3-Hyperthyreose". Sie ist schwierig zu diagnostizieren, da T_3 aufgrund des erforderlichen, speziellen Radioimmunoassay nicht im Rahmen der üblichen Schilddrüsendiagnostik bestimmt wird. Die Diagnose stützt sich auf 1. Symptome und Zeichen der Hyperthyreose, 2. normale T_4-Spiegel und ^{131}Jodaufnahme, 3. fehlenden Anstieg des TSH nach TRH-Applikation (siehe TRH-Test oben) oder 4. erhöhte Serum-T_3-Spiegel bei gleichzeitig normalem T_4.

Die T_3-Hyperthyreose wird bei allen Erkrankungen, die eine Hyperthyreose hervorrufen können, beobachtet, einschließlich Morbus Basedow, multifokaler Autonomie und autonomem Adenom der Schilddrüse. Wenn eine T_3-Hyperthyreose unbehandelt fortschreitet, können die Patienten gelegentlich die typische Laborkonstellation einer normalen Hyperthyreose entwickeln, d.h. erhöhte T_4-Spiegel mit verstärkter ^{131}Jodaufnahme. Dies weist darauf hin, daß die T_3-Hyperthyreose eine Frühmanifestation einer normalen Hyperthyreose sein kann und deshalb entsprechend behandelt werden sollte.

Autonomes Adenom und multifokale Autonomie mit Hyperthyreose: Ein oder mehrere Schilddrüsenknoten können sich dem Regelkreis der TSH-Sekretion entziehen und autonom vermehrt Schilddrüsenhormone freisetzen. Die Ursachen sind bisher unbekannt. Die erhöhten T_3- und T_4-Spiegel hemmen die hypothalamisch-hypophysäre TSH-Sekretion und unterdrücken auf diese Weise die Hormonproduktion in dem paranodulären Schilddrüsengewebe. Im Radiojodtest ist die ^{131}Jodaufnahme in den autonomen Knoten erhöht, wohingegen der Rest der Schilddrüse keine Speicherung zeigt. Multinoduläre Kröpfe mit und ohne Hyperthyreose sind bei älteren Patienten häufiger als bei Jugendlichen und jungen Erwachsenen, bei denen der M. Basedow das typische Erscheinungsbild der Hyperthyreose ist. TSI, Exophthalmus oder prätibiales Myxödem werden weder bei Patienten mit multinodulären Kröpfen (multifokale Autonomie) noch beim solitären autonomen Adenom beobachtet. Da diese Knoten oft ausschließlich T_3 produzieren, ist die T_3-Bestimmung durch den Radioimmunoassay eine wichtige diagnostische Maßnahme bei Patienten mit multinodulärem Kropf und Verdacht auf Hyperthyreose.

Das autonome Adenom sowie die multifokale Autonomie werden entweder chirurgisch oder mit Radiojod behandelt.

Thyreotoxicosis factitia: Diese Form der Hyperthyreose ist die Folge gezielter übermäßiger Einnahme von Schilddrüsenhormonen durch Personen (häufig bei medizinischem oder paramedizinischem Personal), die Zugang zu T_4 oder T_3 enthaltenden Medikamenten haben.

Sie kann aber auch bei versehentlicher Überdosierung während einer Behandlung mit Schilddrüsenhormonen auftreten. Man findet unterschiedliche Veränderungen in den Laborwerten. Wird die exogene Hyperthyreose durch T_4-haltige Präparate hervorgerufen, ist der T_4-Spiegel erhöht. Bei Einnahme von T_3-Präparaten ist der T_4-Spiegel supprimiert. In beiden Fällen sind die T_3-Spiegel erhöht, besonders, wenn die eingenommenen Schilddrüsenpräparate T_3 enthalten. Im Gegensatz zur endogenen Hyperthyreose, bei der der Radiojodtest erhöht ist, ist er bei der Thyreotoxicosis factitia supprimiert. Eine Vergrößerung der Schilddrüse wird nicht beobachtet.

Die verschiedenen Formen der Thyreoiditis, die später in *Kap. END, Thyreoiditis)* genauer beschrieben werden, haben anfangs meist eine hyperthyreote Phase.

Ursache für eine **sekundäre Hyperthyreose** mit Überproduktion von Schilddrüsenhormonen kann eine überschüssige TSH-Sekretion aus einem Hypophysentumor sein.

Die Hyperthyreose als Folge eines metastatischen embryonalen Karzinoms oder Chorionkarzinoms wird auf eine TSH-ähnliche Wirkung des humanen Choriongonadotropins (HCG) zurückgeführt. Die **Struma ovarii** ist in der Regel ein benignes ovariales Teratom, vornehmlich aus Schilddrüsengewebe bestehend. Etwa 5% der Patienten mit Struma ovarii entwickeln eine Hyperthyreose. Die Behandlung besteht in der operativen Entfernung des Teratoms. Bei einer weit fortgeschrittenen Metastasierung eines follikulären Schilddrüsenkarzinoms kann genügend funktionelles Schilddrüsengewebe vorliegen, um eine T_4- und/oder T_3-Hyperthyreose hervorzurufen.

Diagnostik

Die Diagnose der Hyperthyreose ist meist klar, und schon die sorgfältige Erhebung der Anamnese und die klinische Untersuchung legen eine Schilddrüsenhormonbestimmung nahe. Der Serum-T_4-Spiegel sowie der T_3-Aufnahme-Test stellen eine aussagekräftige Kombination bei der initialen Untersuchung der Schilddrüsenfunktion dar. Zudem sind sie relativ preiswert. Gelegentlich ist eine Serum-T_3-Bestimmung erforderlich (siehe oben, T_3-Hyperthyreose). Die Bestimmung des freien Thyroxins ist selten erforderlich und auch nicht immer möglich. Ist die Diagnose Hyperthyreose durch die genannten Tests immer noch nicht geklärt, sind teurere, kompliziertere und zeitlich aufwendigere Tests, wie z. B. der TRH-Test notwendig.

Therapie der Hyperthyreose

Es gibt eine Reihe von Möglichkeiten, eine Hyperthyreose zu behandeln.

In pharmakologischen Dosen hemmt **Jod** die Freisetzung von T_3 und T_4 und den Einbau von Jod innerhalb von wenigen Stunden. Dies ist ein vorübergehender Effekt, der einige Tage bis zu 3 Wo. anhält („Escape-Phänomen"). Diese Behandlung ist für die thyreotoxische Krise oder für Notfalloperationen bei thyreotoxischen Patienten indiziert. Da die Durchblutung der Schilddrüse vermindert wird, eignet sich die Jodtherapie auch generell bei subtotaler Strumaresektion.

Die Jodtherapie wird für die Routinebehandlung der Hyperthyreose nicht eingesetzt. Die übliche Dosierung für Kalium-Jodid beträgt 300–600 mg verteilt auf 3–4 tägliche orale Dosen. Natrium-Jodid kann in einer Dosis von 0,5 g in 1 Liter 0,9%iger Natrium-Chlorid-Lösung über 12 Stunden langsam intravenös gegeben werden. Komplikationen der Jodtherapie sind Entzündungen der Speicheldrüsen, Konjunktivitis und allergische Hauterscheinungen. Die Induktion einer Hyperthyreose **(Jod-Basedow-Phänomen)** kann auch bei Patienten mit euthyreoter Struma nach der Anwendung von jodhaltigen Röntgenkontrastmitteln beobachtet werden.

Propylthiouracil und Methimazol sind antithyreoidale Substanzen, die die Organifikation von Jod und das Koppeln der Jodthyrosine vermindern. Obwohl die Angaben darüber uneinheitlich sind, scheint es so zu sein, daß 16–40% der Patienten einen Monat bis zwei Jahre nach dem Erreichen der Euthyreose mit thyreostatischen Medikamenten eine Remission erreichen. Zeichen der Remission sind das Verschwinden bzw. ein deutlicher Rückgang der Schilddrüsenvergrößerung und die wieder etablierte Supprimierbarkeit der Schilddrüsenfunktion, was im TRH-Test bewiesen werden kann. Zur Zeit ist kein Vorteil erkennbar für die Kombination von hohen Dosen der Thyreostatika mit gleichzeitiger Substitution von

Schilddrüsenhormonen. Propylthiouracil (nicht Methimazol) in einer Dosierung von mehr als 800 mg/Tag hemmt auch die periphere Konversion von T_4 zu T_3. Die Dosierung für Propylthiouracil, mit der normalerweise begonnen wird, liegt bei 3mal 100–150 mg/Tag oral und für Methimazol 3mal 10–15 mg/Tag oral. Wird der Patient euthyreot, wird die Dosierung so lange erniedrigt, bis eine Euthyreose gerade noch aufrechterhalten werden kann, das sind gewöhnlich 100–150 mg Propylthiouracil oder 10–15 mg Methimazol/Tag, jeweils auf 2–3 Dosen verteilt. Normalerweise kann eine Euthyreose innerhalb von 6 Wo.–3 Mon. erreicht werden. In Dosen von 450–600 mg Propylthiouracil gelingt dies auch schneller (unter Inkaufnahme einer höheren Nebenwirkungsrate). Propylthiouracildosen über 800–1200 mg/Tag sind in der Regel nur für schwerkranke Patienten und besonders solche mit thyreotoxischer Krise bestimmt. Die Erhaltungsdosis kann über ein oder mehrere Jahre entsprechend den klinischen Umständen verabreicht werden.

In Europa wird häufig auch **Carbimazol** verwendet, das in vivo schnell in Methimazol umgewandelt wird. Allgemein ist die Anfangsdosis 10–15 mg oral alle 8 Stunden. Die Erhaltungsdosis liegt zwischen 10 und 15 mg täglich. Eine Agranulozytose scheint unter Carbimazol häufiger aufzutreten als unter Propylthiouracil oder Methimazol.

Nebenwirkungen sind allergische Reaktionen, Übelkeit, Verlust des Geschmacks und in 1% der Fälle eine reversible Agranulozytose. Ist der Patient gegen eine Substanz allergisch, kann auf die andere Substanz übergewechselt werden. Es besteht jedoch ein erhebliches Risiko der gleichzeitigen Überempfindlichkeit auf die verschiedenen Substanzen. Bei Patienten mit Agranulozytose allerdings sollte dies nicht versucht werden. Hier ist eine andere definitive Therapie, wie Radiojodtherapie oder Operation, indiziert.

Es ist schwierig zu entscheiden, welches Medikament bevorzugt werden soll. Methimazol hat eine lange Wirkdauer und braucht nur einmal täglich gegeben zu werden, wodurch die Compliance der Patienten erhöht wird. Wenn Methimazol in einer Dosis unter 40 mg täglich gegeben wird, tritt eine Agranulozytose fast nie auf. Unter Propylthiouracil kann es bei jeder Dosierung zu einer Agranulozytose kommen. Da Propylthiouracil viel weniger als Methimazol die Plazentaschranke überschreitet und weniger in die Muttermilch übertritt, ist es das bevorzugte thyreostatische Medikament, falls während einer Schwangerschaft oder Stillperiode entsprechend behandelt werden muß. Propylthiouracil wird auch bei der thyreotoxischen Krise bevorzugt, da mit Dosierungen von 800–1200 mg/Tag die periphere Konversion von T_4 nach T_3 blockiert werden kann.

Beta-Blocker: Symptome und klinische Erscheinungen der Hyperthyreose werden durch eine verminderte adrenerge Aktivität hervorgerufen und lassen sich deshalb durch Beta-Blocker bessern. Am häufigsten wird Propranolol verwendet. Symptome, die durch Propranolol verbessert werden und solche die nicht verbessert werden, sind in der *Tab. 7.* zusammengestellt.

Tab. 7. Symptome, die durch Propranolol verbessert bzw. nicht verbessert werden

Symptomatik verbessert	*Symptomatik nicht verbessert*
Tachykardie	Sauerstoffverbrauch – obwohl ein Katecholamin-Exzeß (wie bei Patienten mit Phäochromozytom) den Sauerstoffverbrauch erhöht. Bei der Hyperthyreose ist der Hauptstimulus für den Sauerstoffverbrauch allerdings die Schilddrüsenhormon-induzierte vermehrte Aktivität der Natrium-Kalium-ATPase.
Tremor	Kropf
psychische Symptome	Schwirren über der Schilddrüse
Wärmetoleranz und Schweißneigung	Schilddrüsenhormonspiegel im Blut
Durchfall (gelegentlich)	Gewichtsverlust (kann aufgehalten werden, es kommt aber nicht zur Gewichtszunahme)
proximale Myopathie (gelegentlich)	Exophthalmus
	Myokardfunktion

Propranolol ist nicht so hilfreich bei der Behandlung der Augensymptome wie ursprünglich angenommen, was nahelegt, daß diese Symptome vornehmlich über Alpha-adrenerge Effekte (oder zumindest eine Mischung von Alpha- und Beta-adrenergen Effekten) hervorgerufen werden. Es sollte darauf hingewiesen werden, daß Propranolol die myokardiale Kontraktilität durch nicht-Beta-adrenerge Mechanismen herabsetzt. Da Propranolol eine direkte negativinotrope myokardiale Wirkung hat, können Schwierigkeiten bei dem Einsatz dieser Substanz entstehen (s. unten).

Propranolol ist bei der thyreotoxischen Krise indiziert. Nach oraler Gabe führt es binnen 2–3 h zu einer Verminderung der Tachykardie, wenn i.v. gegeben, schon innerhalb von Minuten. Unter der Therapie kommt es zu einem schnellen Abfallen der erhöhten Temperatur bei der thyreotoxischen Krise. Propranolol ist auch bei unangnehmen Tachykardien, wie sie bei anderen Formen der Hyperthyreose (eingeschlossen Thyreoiditis) gefunden werden, indiziert, besonders bei älteren Patienten ohne Hinweis auf Herzinsuffizienz, weil es in der Regel einige Wochen dauert, bis die Patienten auf die Thyreostatika reagieren. Allerdings sollte Propranolol nicht routinemäßig bei allen Formen der Hyperthyreose eingesetzt werden. Hinsichtlich der Details der Propranolol-Therapie siehe unter Beta-Blocker *(s. Tab. 11. in Kap. HKR, 3., Arterielle Hypertonie)*.

Radiojodtherapie mit ^{131}Jod wird in der Regel nur bei Patienten nach ihrer reproduktiven Phase eingesetzt, da bis jetzt nicht klar ist, ob die Radiojodtherapie Folgen für die Keimdrüsen und damit für die Nachkommenschaft hat. Zumindest ist bis jetzt keine Häufung von Tumoren, Leukämien oder speziell Schilddrüsenkarzinomen nach Radiojodtherapie beobachtet worden, weswegen viele Ärzte diese Therapie auch bei jüngeren Patienten anwenden. Die Radiojodtherapie ist die Behandlung der Wahl für Patienten über 40 Jahren mit Morbus Basedow. Die Dosierung des ^{131}Jods ist manchmal schwierig, und der Effekt auf die Drüse kann nicht in jedem Fall vorausgesagt werden. Wird genug ^{131}Jod gegeben, um eine Euthyreose zu erreichen, so wird in 25% der Fälle nach einem Jahr eine Hypothyreose beobachtet. Mit der Zeit, bis zu 20 Jahren und länger nach Radiojodtherapie, nimmt die Inzidenz an Hypothyreose zu. Auf der anderen Seite ist die Rate eines Hyperthyreoserezidivs höher, wenn geringere Dosen ^{131}Jod benutzt werden.

Die **Operation** ist indiziert bei Patienten unter 21 Jahren, die keine Radiojodtherapie erhalten sollten, bei Patienten, die Thyreostatika wegen allergischer Reaktionen oder anderer Probleme nicht vertragen, bei Patienten mit großen Kröpfen (100–400 g, die normale Schilddrüse wiegt 20 g) und bei Patienten mit autonomen Adenomen oder multifokaler Autonomie.

Die Operation führt in der Regel zu Euthyreose. Bei geübten Chirurgen kommt es nur in 2–9% der Fälle zu einem postoperativen Hyperthyreoserezidiv. Hypothyreosen treten in 3%

Tab. 8. Therapie der thyreotoxischen Krise

Jod – 30 Tropfen Lugoischer Lösung/Tag, aufgeteilt in 3–4 Dosen; 1–2 g Natriumjodid in physiologischer Kochsalzlösung, langsam i.v.
Prophylthiouracil – 900–1200 mg/Tag oral oder über den Magenschlauch; Methimazol – 100 mg/Tag i.v.
Propranolol – 160 mg/Tag, auf 4 Dosen aufgeteilt oral, 1 mg langsam i.v., alle 4 h unter Monitorkontrolle; die Applikationsgeschwindigkeit darf 1 mg/min nicht überschreiten; ggf. kann die 1-mg-Dosis nach 2 min wiederholt werden.
i.v. Glukosezufuhr
Beseitigung der Dehydratation und der Elektrolytstörung
Kühlung durch äußerliche Maßnahmen wegen Hyperthermie
Digitalis, wenn notwendig
Behandlung von evtl. auslösenden Erkrankungen wie Infektion
Kortikosteroide – 100–300 mg Hydrocortison/Tag i.v.
Definitive Therapie erst nach Beseitigung der thyreotoxischen Krise durch Operation oder Radiojodtherapie

nach dem 1. Jahr und in etwa 2% der Fälle mit jedem folgenden Jahr nach der Operation auf. Stimmbandparesen oder Hypoparathyreoidismus sind seltene, aber schwierig zu behandelnde Komplikationen. Lugolsche Lösung (5 g Jod + 10 g Kalium-Jodid pro 100 ml) sollte zur „Plummerung“ 3×20 Tropfen täglich (= 300–500 mg) Wochen vor Beginn der Operation gegeben werden, um die Durchblutung der Schilddrüse zu vermindern, was das operative Vorgehen erleichtert. Propylthiouracil muß ebenfalls vor der Operation appliziert werden, da die Patienten euthyreot sein sollten. Das chirurgische Vorgehen ist schwieriger bei Patienten, die zuvor schon einmal an der Schilddrüse operiert oder mit Radiojod behandelt worden sind.

Ein Therapie-Schema für die **thyreotoxische Krise,** in der alle o.g. Therapiemöglichkeiten zusammengestellt sind, zeigt die *Tab. 8.*

Hypothyreose

(Myxödem)

Das klinische Bild ist Folge des Schilddrüsenhormonmangels beim Erwachsenen.

Die **primäre Hypothyreose,** die häufigste Form, ist wahrscheinlich Folge einer autoimmunen Erkrankung, in der Regel einer Hashimoto-Thyreoiditis. Diese führt zu einer verkleinerten, bindegewebig durchsetzten Drüse mit herabgesetzter oder völlig fehlender Funktion.

Die zweithäufigste Form ist die **Hypothyreose nach vorausgegangener Therapie,** besonders nach Radiojodtherapie oder operativer Behandlung wegen Hyperthyreose. Die Hypothyreose, die unter einer Propylthiouracil-, Methimazol- oder Jod-Therapie auftritt, ist nach Absetzen der Therapie in der Regel reversibel.

Die meisten Patienten mit Kropf sind entweder euthyreot oder haben eine Hyperthyreose. In Gegenden, wo der Kropf endemisch ist, gibt es allerdings auch die Hypothyreose mit Kropf. Jodmangel führt zu einer Störung der Schilddrüsenhormonbildung, was zu einer verstärkten TSH-Freisetzung führt. Unter der TSH-Stimulation nimmt die Schilddrüse an Volumen und Jodarididät zu, und es entsteht ein Kropf. Ist der Jodmangel ausgeprägt, wird der Patient hyperthyreot, wobei allerdings in den USA und anderen Ländern, in denen eine Jodprophylaxe durch jodiertes Speisesalz durchgeführt wird, diese Form der Hypothyreose praktisch nicht mehr vorkommt. Der **endemische** Kretinismus tritt bei Kindern von Eltern mit endemischem hypothyreotem Kropf auf. Seltene angeborene Enzymdefekte können ebenfalls zu einer Störung der Schilddrüsenhormonsynthese führen und eine Kropfbildung mit Hypothyreose hervorrufen *(s. auch Kap. KIN, 16., Angeborener Kropf).*

Die **sekundäre Hypothyreose** ist die Folge einer Störung der hypothalamisch-hypophysären Achse, entweder in Form einer mangelhaften TRH-Sekretion vom Hypothalamus oder einer fehlenden TSH-Sekretion vom Hypophysenvorderlappen.

Symptomatik

Die Symptome und klinischen Zeichen der primären Hypothyreose sind typischerweise genau das Gegenteil der Hyperthyreose, wobei zu Beginn der Hypothyreose das klinische Erscheinungsbild sehr diskret sein kann. Die Patienten haben ein ausdrucksloses Gesicht, die Stimme ist heiser und die Sprache ist langsam, die Fazies ist geschwollen, besonders im Periorbitalbereich aufgrund der Infiltration von Mukopolysacchariden, Hyaluronsäure und Chondroitinsulfat. Häufig besteht eine Kälteempfindlichkeit. Die Augenlider hängen wegen der verminderten adrenergen Stimulation herab, das Kopfhaar ist spärlich, struppig und trocken, die Haut ist vergröbert, trocken und dick. Es besteht eine mäßige Gewichtszunahme, die vor allem auf die Infiltration des Bindegewebes mit Mukopolysacchariden und Flüssigkeit zurückzuführen ist. Die Patienten sind vergeßlich, zeigen Zeichen der Intelligenzminderung sowie eine Veränderung der Persönlichkeit. Echte Psychosen **(Myxödem-Psy-**

chose) können beobachtet werden. Oft besteht eine Karotinämie, welche besonders an den Handflächen und Fußsohlen auftritt, wo sich Karotin in der lipidreichen Epidermisschicht ablagert. Die Ablagerung von proteinhaltiger Grundsubstanz in der Zunge führt zur Makroglossie. Die Patienten sind bradykard infolge verminderter Schilddrüsenhormonspiegel und eingeschränkter adrenerger Stimulation. Das Herz erscheint vergrößert, nur zum Teil durch eine Dilatation, hauptsächlich aufgrund eines Perikardergusses mit hohem Eiweißgehalt. Auch Pleuraergüsse sowie Aszites können beobachtet werden. Die Perikard- und Pleuraergüsse entwickeln sich langsam, respiratorische und hämodynamische Komplikationen sind selten. Eine Obstipation kann gelegentlich sehr ausgeprägt sein. Parästhesien an Händen und Füßen sind häufig, das Karpaltunnelsyndrom ist durch eine vermehrte Ablagerung von proteinhaltiger Grundsubstanz im Bereich der Bänder des Handgelenks bzw. des Sprunggelenks bedingt, was zu einer Kompression der Nerven führt. Die Reflexprüfung kann bei der Diagnostik sehr hilfreich sein, da sie durch eine schnelle Kontraktion und eine unauffällig langsame Relaxation gekennzeichnet ist. Patientinnen haben oft Menorrhagien im Gegensatz zur Hypomenorrhö bei der Hyperthyreose. Eine Hypothermie wird bei rektaler Temperaturmessung festgestellt. Eine in der Regel normochrome Anämie, deren Ursache unbekannt ist, wird oft beobachtet. Auch hypochrome Anämien aufgrund der Menorrhagie und gelegentlich makrozytäre Anämien aufgrund einer durch eine gestörte Intrinsic-Faktor-Synthese verminderten Vitamin-B_{12}-Resorption können auftreten. Meist ist die Anämie nicht sehr stark ausgeprägt (Hb > 9 g/dl). Wenn der hypometabole Zustand der Hypothyreose korrigiert wird, verschwindet auch die Anämie. Dieser Prozeß kann 6–9 Monate dauern.

Myxödem-Koma: Dies ist eine lebensbedrohliche Komplikation der Hypothyreose und wird sehr selten in Ländern mit warmem Klima beobachtet, weniger selten in kalten Gegenden. Charakteristisch ist eine Vorgeschichte mit einer lang andauernden Hypothyreose. Das Koma ist gekennzeichnet durch eine ausgeprägte Hypothermie (Temperaturen von 24–32,2°C), Reflexlosigkeit, Krämpfe und eine Hyperkapnie sowie eine Störung des Atemantriebs durch eine Herabsetzung der zerebralen Durchblutung. Die schwere Hypothermie kann übersehen werden, wenn die Temperatur nicht mit entsprechenden Spezialthermometern, die niedrige Temperaturen erfassen, gemessen wird. Eine sofortige Diagnose, die sich auf Vorgeschichte und klinische Untersuchung stützt, ist erforderlich, da die Patienten in der Regel früh zu Tode kommen. Auslösende Faktoren schließen Kälteexposition, Infektion, Trauma und ZNS-Aktivität-supprimierende Medikamente ein. Hinsichtlich der Behandlung siehe unten.

Differentialdiagnostische Abgrenzung der primären und sekundären Hypothyreose

Es ist wichtig, zwischen sekundärer und primärer Hypothyreose zu unterscheiden, da die sekundäre Hypothyreose nicht häufig ist und in der Regel andere endokrine Organe durch die Störung der hypothalamisch-hypophysären Achse mitbefallen sind. Hinweise für eine sekundäre Hypothyreose sind eine Vorgeschichte mit Amenorrhö im Gegensatz zur Menorrhagie bei Frauen mit einer bekannten Hypothyreose sowie weitere Hinweise bei der klinischen Untersuchung. Bei der sekundären Hypothyreose sind Haut und Haar trocken, aber nicht so vergröbert wie bei der primären Hypothyreose. Häufig ist die Haut depigmentiert. Die Makroglossie ist weniger ausgeprägt, die Mammae sind atrophisch, das Herz ist klein, ohne Hinweise für Perikarderguß. Der Blutdruck ist niedrig; aufgrund von Wachstumshormonmangel oder gleichzeitig bestehender Nebenniereninsuffizienz wird häufig eine Hypoglykämie beobachtet.

Bei der **endokrinologischen Labordiagnostik** finden sich bei der sekundären Hypothy*reose erniedrigte* Spiegel an zirkulierendem TSH, wohingegen bei einer primären Hypothyreose aufgrund der fehlenden negativen Rückkoppelung *erhöhte* TSH-Spiegel vorliegen. Die Bestimmung der Serum-TSH-Spiegel ist der einfachste und empfindlichste Test bei der Diagnostik der primären Hypothyreose. Das Serumcholesterin ist bei der sekundären Hypothyreose häufig erniedrigt, bei der primären Hypothyreose hingegen erhöht. Andere Hypophysenvorderlappenhormone und ihre entsprechenden Zielhormone können bei der sekundären Hypothyreose ebenfalls erniedrigt sein.

Der **TRH-Test** (siehe oben bei Schilddrüsenfunktionsdiagnostik unter Schilddrüsenhormone) hilft bei der Differentialdiagnose zwischen sekundärer Hypothyreose aufgrund eines hypophysären Schadens bzw. der Hypothyreose aufgrund einer hypothalamischen Störung. Im ersten Fall läßt sich TSH durch TRH nicht stimulieren, bei der hypothalamischen Hypothyreose kommt es nach TRH-Applikation zu einem regelrechten TSH-Anstieg.

Der **TSH-Stimulationstest** wurde früher zur Differentialdiagnose zwischen primärer und sekundärer Hypothyreose eingesetzt, als die TSH-Bestimmung noch nicht zur Verfügung stand. Jetzt sollte er nicht mehr durchgeführt werden, zumal er drei Nachteile hat: 1. Er erfordert eine 2malige in vivo Radiojoddiagnostik mit entsprechender Strahlenbelastung; 2. er ist zeitaufwendig und kostenintensiv und 3. sind allergische Reaktionen gegen bovines TSH nicht selten. Dazu beinhaltet die TSH-Stimulation per se ein gewisses Risiko. Bei Patienten mit koronarer Herzerkrankung kann es über die Tachykardie zur manifesten Angina pectoris und zum Herzinfarkt kommen. Patienten mit sekundärer Hypothyreose können eine Nebennierenrindeninsuffizienz haben, die durch TSH manifest wird bzw. sich kritisch verschlechtern kann, wenn nicht Glukokortikoide gegeben werden. Auch wird in seltenen Fällen eine Vergrößerung der Schilddrüse nach TSH-Stimulation beobachtet, die bei substernaler Lokalisation zu Ventilationsstörungen führen kann.

Die **Bestimmung der Serum-T_3-Spiegel** bei der Hypothyreosediagnostik sollte besonders betont werden. Neben der primären oder sekundären Hypothyreose gibt es auch andere Zustände, die durch eine Erniedrigung des Gesamt-T_3 charakterisiert sind. Hierzu gehören ein erniedrigtes Serum-TBG, Medikamente (s. oben) und das Niedrig-T_3(T_4)-Syndrom, das bei Patienten mit chronischen Leber- oder Nierenerkrankungen, bei schweren akuten oder chronischen Erkrankungen, Hunger oder kohlehydratarmen Diäten beobachtet wird (siehe oben unter dem Abschnitt Niedrig T_3[T_4]-Syndrom = euthyroid sick syndrome = ESS).

In der Regel sind sowohl die T_3- als auch die T_4-Spiegel bei der Hypothyreose herabgesetzt. Erstaunlicherweise werden bei etwa 25% der Patienten mit primärer Hypothyreose mit erniedrigten Serum-T_4- und erhöhten TSH-Spiegeln normale T_3-Spiegel gemessen. Dies ist derzeit noch unklar und wird auf die andauernde TSH-Stimulation der nicht optimal arbeitenden Schilddrüse zurückgeführt, wobei im Sinne einer Autoregulation der Schilddrüse das aufgenommene Jod zur Synthese des weniger beanspruchenden, aber biologisch aktiveren T_3 gebraucht wird.

Therapie der Hypothyreose

Neben den Monopräparaten aus synthetischem L-Thyroxin und L-Trijodthyronin gibt es eine Reihe von Kombinationspräparaten, die beide Hormone enthalten. Synthetische Präparationen von T_4 (L-Thyroxin) werden bevorzugt. Die *normale* Substitutionsdosis liegt zwischen 100 und 125 µg/Tag oral. Die Resorption ist mit ca. 90–95% relativ konstant. T_3 entsteht in der Leber aus T_4. Bei Säuglingen und jungen Kindern ist die mittlere Erhaltungsdosis von L-Thyroxin 2,5 µg/kg/Tag. Im allgemeinen ist die Erhaltungsdosis bei älteren Patienten geringer und in der Schwangerschaft höher. Die durchschnittlichen Dosierungen für Säuglinge und Kinder *s. Kap. KIN, 16., Hypothyreose.* Es sollte die kleinste mögliche Dosis gewählt werden, die den TSH-Spiegel normalisiert (allerdings kann dieses Kriterium bei Patienten mit sekundärer Hypothyreose nicht benutzt werden).

T_3 (L-Trijodthyronin) sollte als Dauersubstitutionstherapie nicht allein eingesetzt werden. Wegen seiner kurzen Halbwertszeit muß es 2- bis 3mal/Tag eingenommen werden. Die kurze Halbwertszeit kann vorteilhaft sein, z.B. bei der initialen Titration der Substitutionsdosis bei Patienten mit lange bestehender Hypothyreose. Bei solchen Patienten werden kardiale Rhythmusstörungen in der Frühphase der Substitutionstherapie häufig beobachtet. Darüber hinaus führt die Gabe von T_3 in einer Substitutionsdosis (25–50 µg/Tag) zu einem schnellen Anstieg des Serum-T_3-Spiegels auf 300–1000 ng/dl innerhalb von 2–4 h, wobei der T_3-Spiegel nach 24 h wieder auf den Normalbereich abgefallen ist. Es ist deshalb notwendig, die Einnahmezeit der T_3-Medikation mitzuberücksichtigen, wenn T_3-Spiegel bei Patienten unter einer T_3-Substitution beurteilt werden sollen. Darüber hinaus scheint es, daß Patienten, die T_3 als Substitutionstherapie bekommen, für einige Stunden am Tag zumindest laborchemisch hyperthyreot erscheinen, was ein größeres kardiales Risiko darstellt. Ähnliche Verläufe der T_3-Spiegel werden bei T_4/T_3-Kombinationspräparaten beobachtet, wobei der T_3-Spiegel jedoch im Vergleich mit der T_3-Monotherapie niedriger liegt.

Die Substitutionstherapie mit synthetischen T_4-Präparationen ergibt ein anderes Bild als die T_3. So steigen hier die T_3-Spiegel allmählich über einige Wochen an und erreichen den Normalbereich etwa 8 Wo. nach Beginn der Therapie. Trockenpräparationen aus tierischen Schilddrüsen sind in ihrem Wirkstoffgehalt zu variabel, so daß sie keine verläßliche Substitutionstherapie zulassen und deshalb vermieden werden sollten.

Die **Therapie des Myxödem-Komas** besteht in der i. v. Gabe von großen Thyroxin-(500 µg i. v. Bolus) oder Trijodthyronindosen (40 µg i. v.), da zuerst das zirkulierende TBG abgesättigt werden muß, bevor freies Hormon für eine biologische Wirkung zur Verfügung steht. Die weitere Therapie wird mit 50 µg T_4/Tag i. v. oder 10–20 µg T_3/Tag i. v. fortgesetzt, bis T_4 wieder oral gegeben werden kann. Der Patient sollte nicht schnell erwärmt werden, da dies zu Herzrhythmusstörungen führen kann. Häufig besteht eine Hypoxämie, so daß während der Behandlung die arterielle Sauerstoffsättigung kontrolliert werden sollte. Sind die Patienten ateminsuffizient, sollten mechanische Atemhilfen bzw. die künstliche Beatmung eingesetzt werden.

Thyreoiditis

Hashimoto-Thyreoiditis

(Chronische lymphozytäre Thyreoiditis; Hashimoto-Syndrom, Autoimmun-Thyreoiditis)

Eine chronische Entzündung der Schilddrüse mit lymphozytärer Infiltration des Organs, bei der man eine autoimmunologische Genese annimmt. Diese Erkrankung ist wahrscheinlich die häufigste Ursache der primären Hypothyreose.

Man nimmt an, daß die häufigste Ursache der primären Hypothyreose diese Autoimmunerkrankung ist. Sie ist bei Frauen 8mal häufiger als bei Männern und tritt bevorzugt zwischen dem 30. und 50. Lebensjahr auf. Eine Familienanamnese mit Schilddrüsenerkrankungen ist oft zu beobachten. Die Thyreoiditis tritt besonders häufig bei Patienten mit chromosomalen Störungen, wie Turner-, Down-, Klinefelter-Syndrom, auf. Bei der histologischen Untersuchung findet man ausgedehnte lymphozytäre Infiltrationen in der Schilddrüse.

Die Patienten klagen über eine schmerzlose Vergrößerung der Schilddrüse oder ein Globusgefühl. Bei der klinischen Untersuchung findet man eine nicht schmerzhafte Struma, die entweder diffus oder knotig, eher fest und von gummiartiger Konsistenz erscheint, verglichen mit der normalen Schilddrüse. 20% der Patienten haben eine Hypothyreose bei der Erstdiagnostik. Andere Autoimmunerkrankungen werden häufig mitbeobachtet, wie perniziöse Anämie, primär chronische Polyarthritis, systemischer Lupus erythematodes und Sjögren-Syndrom. Ferner treten oft gleichzeitig andere endokrine Störungen auf, wie Morbus Addison (primäre Nebennierenrindeninsuffizienz), Hypoparathyreoidismus und Diabetes mellitus, die alle ebenfalls eine Autoimmunpathogenese haben können. Auch wird eine vermehrte Häufigkeit von Schilddrüsenkarzinomen, besonders papillären Karzinomen, festgestellt, vielleicht aufgrund der erhöhten TSH-Stimulation.

Bei der **Labordiagnostik** findet man in der ersten Phase der Erkrankung normale T_4-, aber erhöhte PBI-Spiegel, bedingt durch eine Produktion abnormer jodhaltiger Proteine, dazu hohe antithyreoidale Antikörperkonzentrationen. Die Jodaufnahme im Radiojodtest ist in der Frühphase verstärkt, da die Drüse zwar in der Lage ist, weiterhin Jod aufzunehmen, dieses allerdings nicht in Schilddrüsenhormone einbauen kann. Im späteren Verlauf der Erkrankung entwickelt sich eine Hypothyreose mit Abfall der T_4-Spiegel und einer verringerten

Aufnahme von Radiojod im Radiojodtest. Antikörper werden in der Regel in dieser Phase der Erkrankung nicht mehr entdeckt.

Die **Behandlung** der Hashimoto-Thyreoiditis besteht in einer lebenslangen Substitutionstherapie mit Schilddrüsenhormonen in einer mittleren Dosis von 150–200 μg L-Thyroxin/Tag.

Subakute Thyreoiditis

(Granulomatöse, Riesenzell- oder de-Quervain-Thyreoiditis)

Eine akute entzündliche Erkrankung der Schilddrüse, die wahrscheinlich durch ein Virus hervorgerufen wird.

Häufig finden sich in der Vorgeschichte der Patienten Hinweise für Mumps oder andere unspezifisch auf Virusinfektionen hinweisende Erkrankungen. Die histologische Untersuchung der Schilddrüse zeigt im Gegensatz zur lymphozytären Infiltration bei der Hashimoto-Thyreoiditis die charakteristischen Riesenzellinfiltrationen.

Klinisch beginnt die Erkrankung plötzlich mit an Halsentzündung erinnernder Symptomatik, wobei die Schmerzempfindlichkeit im Halsbereich an Intensität zunimmt. Die Patienten haben subfebrile Temperaturen (37,8–38,3°C). Die Schmerzen wandern typischerweise von der einen zur anderen Seite des Halses, um am Ende an einer Stelle konstant aufzutreten. Oft strahlen sie in Unterkiefer und Ohren aus, was gelegentlich zur Verwechslung mit zahnbedingten Schmerzen, Phyryngitis oder Otitis führt. Beim Schluckakt bzw. durch das Drehen des Kopfes werden die Schmerzen verstärkt. Eine Hyperthyreose ist im Frühstadium der Erkrankung häufig, da vermehrt Hormon von der massiv entzündeten Drüse freigesetzt wird. Daneben treten Mattigkeit und Erschöpfung auf, wie sie bei anderen Schilddrüsenerkrankungen nicht gesehen werden. Bei der klinischen Untersuchung ist die Schilddrüse in der Regel asymmetrisch vergrößert, hart und schmerzunempfindlich. Der Krankheitsprozeß selbst ist limitiert, wobei die Entzündung innerhalb weniger Monate wieder verschwindet. Gelegentlich kommt es zu Rezidiven, eine Hypothyreose als Folge der subakuten Thyreoiditis ist selten.

Die **Laborbefunde** in der Frühphase der Erkrankung zeigen einen erhöhten T_4-Spiegel sowie eine Abnahme (oft vollständige Unterdrückung) der Radiojodaufnahme, daneben die Entzündungszeichen mit erhöhter BKS und Leukozytose. Nach einigen Wochen fällt der T_4-Spiegel ab, und die Radiojodaufnahme bleibt vermindert. Eine völlige Normalisierung ist die Regel, in seltenen Fällen können Patienten eine Hypothyreose entwickeln.

Therapie: Sie besteht in der Gabe von 600 mg Aspirin alle 4 h und nur, wenn unbedingt notwendig, von Glukokortikosteroiden, wie Prednison, 5 mg oral alle 6 h. Werden Steroide zu früh abgesetzt, kommt es häufig zu einem ausgeprägten klinischen Rezidiv.

„Stille" Thyreoiditis

Eine subakute Erkrankung, die meist bei Frauen und oft in der postpartalen Periode auftritt. Sie ist charakterisiert durch eine unterschiedlich starke, aber meist nur wenig ausgeprägte, nicht schmerzhafte Vergrößerung der Schilddrüse. Nach einigen Wochen bis Monaten kommt die Erkrankung spontan zum Stillstand, oft gefolgt von einer vorübergehenden Hypothyreose, die später aber wieder in einen euthyreoten Zustand übergeht.

Obwohl die Ätiologie der „stillen" Thyreoiditis unklar ist, ergaben sich in neuerer Zeit Anhaltspunkte für eine autoimmunologische Komponente. Diese Erkrankung macht die große Mehrheit aller Fälle der postpartalen Hypothyreosen aus.

Diagnostik: Bei Biopsien findet man eine lymphozytäre Infiltration wie bei der Hashimoto-Thyreoiditis. Antikörper gegen humanes Thyreoglobulin, die in einem radioimmunologischen Verfahren gemessen werden können, sind manchmal über einen Zeitraum bis zu 9 Monaten erhöht. So kann man sagen, daß diese Erkrankung eine Variante der Hashimoto-Thyreoiditis darstellt. Bei der „stillen" Thyreoiditis geht die Erhöhung der Schilddrüsenhormone mit einer sehr niedrigen Radiojod-Aufnahme einher. Die Kombination von hohen Schilddrüsenhormon-Konzentrationen und niedriger Radiojod-Aufnahme wird auch beobachtet bei subakuter Thyreoiditis, medikamentös bedingter Hyperthyreose und bei Jodaufnahme. Die Leukozytenzahl ist im Normbereich und die Blutsenkungsgeschwindigkeit normal oder gering beschleunigt. Augensymptome und prätibiale Myxödeme treten nicht auf.

Behandlung: Da die „stille" Thyreoiditis nach einem bis mehreren Monaten spontan zum Stillstand kommt, ist meist nur eine symptomatische Behandlung mit Beta-Blockern (z.B. Propranolol, siehe oben, *Abschn. Hyperthyreose*) erforderlich. Eine Operation oder eine Bestrahlung mit Radiojod ist kontraindiziert. Einige Patienten benötigen während der vorübergehenden hypothyreoten Phase eine Hormonsubstitution. Im Verlauf stellt sich meist jedoch wieder eine euthyreote Schilddrüsenfunktion ein, was durch Nachuntersuchungen nach 6–12 Monaten bewiesen werden sollte. Insgesamt erleiden 10% der Patienten ein Rezidiv innerhalb von 3 Jahren. Deshalb sollten die Nachuntersuchungen mindestens über 3 Jahre durchgeführt werden.

Euthyreote (blande) Struma

(Endemische, blande Struma diffusa oder blande Struma nodosa)

Hier handelt es sich um *eine Vergrößerung der Schilddrüse aufgrund einer herabgesetzten Schilddrüsenhormonproduktion ohne klinische Zeichen der Hypothyreose.* Ist der Mangel bedingt durch eine inadäquate Jodzufuhr, so spricht man von einer **endemischen Struma.** Der euthyreote Kopf ist die häufigste Form der Schilddrüsenvergrößerung und wird oft zu Beginn der Pubertät, während der Schwangerschaft und in der Menopause beobachtet. Unter den zahlreichen anderen Ursachen finden sich leichte Defekte bei der Schilddrüsenhormonsynthese oder die Aufnahme von Giotrogenen wie Rüben, die antithyreoidale Wirkstoffe, ähnlich dem Thiouracil, enthalten. Zahlreiche Substanzen, wie Aminosalizylsäure, Sulfonylharnstoffe, Lithium und Jod in hohen Dosen, können die Schilddrüsenhormonsynthese blockieren, was zur kompensatorischen TSH-Mehrsekretion führt. Letzteres verhindert zwar die Hypothyreose, aber die TSH-Stimulation hat eine Strumabildung zur Folge. Eine wiederholte TSH-Stimulation kann dann zur Degeneration gewisser Schilddrüsenareale und zur Bildung von Knotenkröpfen führen.

Symptomatik und Diagnostik

In der Frühphase wird die Diagnose anhand der Feststellung einer weichen, symmetrischen und diffusen Schilddrüsenvergrößerung gestellt. Eine Vorgeschichte mit erniedrigter Jodzufuhr oder Hinweise auf die Einnahme goitrogener Noxen kann festgestellt werden. Die Aufnahme von Radiojod kann normal oder erhöht sein, das Szintigramm der Schilddrüse ist normal. Die Serum-T_4-Spiegel sowie der T_3-Aufnahme-Test sind in der Regel im Normbereich. Später können zahlreiche Knoten und Zysten auftreten.

Therapie

In jedem Fall sollte die Ursache eruiert werden. Bei Jodmangel – in den USA heute selten, in der BRD jedoch noch häufiger – sollte Jod gegeben werden. Einnahme von goitrogenen Noxen sollte unterbunden werden. In allen anderen Situationen sollte durch Gabe von Schilddrüsenhormonen die hypothalamisch-hypophysäre Achse ruhiggestellt werden, um die TSH-Stimulation, die zur Kropfbildung führt, zu blockieren. Eine volle Substitutionsdosis ist dafür nötig, d.h. 100–150 μg L-Thyroxin/Tag oder ein äquivalent wirksames T_4/T_3-Kombinationspräparat. Große Strumen müssen gelegentlich operativ angegangen werden, um einer Obstruktion im Bereich der Trachea vorzubeugen oder auch aus kosmetischen Gründen.

Schilddrüsenkarzinome

Häufig bemerkt entweder der Patient oder der Arzt eine schmerzlose Schwellung im Bereich des Halses. Selten lösen Metastasen eines kleinen Schilddrüsenkrebses Lymphknotenvergrößerungen, pulmonale oder Knochenschmerzen aus, die dann zur Diagnose führen. Die meisten Schilddrüsenknoten sind gutartig, und auch die Schilddrüsenkarzinome sind selten sehr maligne und verkürzen, *wenn entsprechend behandelt*, die normale Lebenserwartung nicht. Es gibt 4 verschiedene Typen von Schilddrüsenkarzinomen: papilläre und follikuläre Karzinome (meist gemischt papillär-follikulär) sowie medulläre (solide mit Amyloid-Struma) und anaplastische Karzinome (selten).

Der Verdacht auf ein Schilddrüsenhormon sollte durch folgende Faktoren geweckt werden: 1. Alter (Jugendliche sind häufiger betroffen). 2. Geschlecht; Frauen haben zwar Schilddrüsenkarzinome im Verhältnis 2:1 häufiger, aber auch viel häufiger Schilddrüsenerkrankungen als Männer (hier ist das Verhältnis 8:1). Deshalb sollte ein Knoten bei einem Mann den Verdacht eher auf ein Schilddrüsenkarzinom lenken. 3. Das solitäre Auftreten eines Knotens, da multinoduläre Läsionen oft das Substrat eines benignen Knotenkropfes darstellen. 4. Ein kalter Knoten (heiße Knoten sind seltener maligne). 5. In der Vorgeschichte eine Strahlenbehandlung im Bereich des Kopfes, Halses oder der Brust (z.B. aufgrund eines vergrößerten Thymus, vergrößerter Tonsillen, einer Aknebehandlung oder einer Hodgkinschen Erkrankung). 6. Röntgenologische Hinweise auf stippchenförmige Kalzifikationen (papilläres Karzinom) oder eine dichte, homogene Kalzifikation (medulläres Schilddrüsenkarzinom). 7. Kürzlich oder schnell aufgetretene Schilddrüsenvergrößerung und 8. besonders derbe Konsistenz des Knotens. Eine Biopsie kann bei der Differentialdiagnose zwischen gutartigen und bösartigen Knoten hilfreich sein, wenn die entsprechende Technik beherrscht wird und ein erfahrener Pathologe zur Verfügung steht. Die endgültige Diagnose kann aber nur durch die histologische Untersuchung von Tumorgewebe gesichert werden.

Das **papilläre Schilddrüsenkarzinom** ist die häufigste maligne Schilddrüsenerkrankung (60–70% aller Schilddrüsenkarzinome). Frauen sind 2- bis 3mal häufiger betroffen als Männer. Es tritt meist bei jüngeren Patienten auf, bei älteren ist der Verlauf allerdings maligner. Oft läßt sich in der Vorgeschichte eine Strahlenexposition ermitteln. Im Bereich der Halsseite gelegene aberrante Schilddrüsenknoten können okkulte Metastasen, die histologisch benigne erscheinen, darstellen. Diese gut differenzierten Karzinome sind in hohem Grade TSH-abhängig und können sich in hypothyreoten Drüsen infolge einer Hashimoto-Thyreoiditis entwickeln. Viele papilläre Karzinome enthalten auch follikuläre Elemente, was aber das grundsätzliche biologische Verhalten dieser Tumoren nicht ändert. **Die Behandlung** von kleinen, abgekapselten Tumoren mit weniger als 1,5 cm Durchmesser ist je nach Lokalisation die unilaterale Thyreoidektomie oder die Entfernung des Schilddrüsenisthmus. Die Operation ist fast immer kurativ. Schilddrüsenhormone werden in TSH-supprimierender Dosis gegeben, um ein Rezidivwachstum zu verhindern oder um mögliche mikroskopische Reste von papillären Karzinomen zurückzubilden. Größere, sich diffus ausbreitende Schilddrüsen*tumoren mit einem Durchmesser* von mehr als 1,5 cm müssen durch totale oder subtotale Thyreoidektomie angegangen werden. Falls Schilddrüsengewebe zurückgeblieben ist, wird eine Radiojod-Therapie mit 150 mCi ^{131}J durchgeführt. Um verbleibendes Schilddrüsengewebe zu zerstören, kann eine Wiederholung der Behandlung nach 6–12 Monaten erforderlich sein. Bei den durch diese Therapie hypothyreoten Patienten ist die Substitution mit oralem L-Thyroxin mit einer mittleren Dosis von 100–150 µg/Tag erforderlich.

Das **follikuläre Schilddrüsenkarzinom** macht ungefähr 15% aller Schilddrüsenkarzinome aus und wird häufiger bei älteren Patienten gefunden. Es ist maligner als das papilläre Karzinom und streut hämatogen, was zu Fernmetastasen führt. Es ist ebenfalls oft mit einer früheren Strahlenexposition assoziiert und bei Frauen häufiger als bei Männern. **Die Behandlung** der follikulären Karzinome jeglicher Größe ist die totale Thyreoidektomie mit postoperativer Radiojod-Bestrahlung von evtl. zurückgebliebenem Schilddrüsengewebe, ähnlich wie bei den Patienten mit papillären Karzinomen. Die Metastasen scheinen besser auf eine Radiojodtherapie anzusprechen.

Höchstens 10% sämtlicher **Schilddrüsenkarzinome** sind **anaplastisch** und entdifferenziert. Anaplastische Karzinome treten meistens bei älteren Patienten auf, häufiger bei Frauen als bei Männern. Der Tumor ist charakteristisch durch eine schnelle und schmerzhafte Schilddrüsenvergrößerung und führt bei ungefähr 80% der Patienten innerhalb von 1 Jahr nach Diagnosestellung zum Tod. Bei einer raschen Vergrößerung der Schilddrüse muß differentialdiagnostisch auch an ein Lymphom gedacht werden. Das gilt insbesondere, wenn gleichzeitig hohe Antikörperspiegel gegen Mikrosomen im Schilddrüsengewebe oder eine Hashimoto-Thyreoiditis vorliegen.

Das **medulläre (solide) Schilddrüsenkarzinom** kann sporadisch (in der Regel unilateral) oder familiär (häufig bilateral) auftreten. Die Vererbung erfolgt dabei autosomal-dominant. Die Patienten sind in der Regel älter als 15 Jahre. Es handelt sich pathologisch-anatomisch um eine Proliferation der parafollikulären Zellen (C-Zellen), die exzessiv Kalzitonin produzieren. Kalzitonin senkt den Serumkalzium- und Phosphatspiegel. Charakteristische Amyloideinlagerungen, die sich mit Kongorot anfärben, sind für das medulläre Schilddrüsenkarzinom charakteristisch. Es metastasiert auf dem Lymphwege zu den Hals- und Mediastinallymphknoten, es werden aber auch Leber-, Lungen- und Knochenmetastasen (letztere in der Regel osteoplastisch) beobachtet. Der Patient präsentiert sich meist mit einem asymptomatischen Knoten in der Schilddrüse. Zunehmend wird die Diagnose jetzt auch im Rahmen von Routineuntersuchungen („Screening") gestellt, die bei Familienangehörigen von Patienten mit multipler endokriner Neoplasie (MEN) vom Typ II oder III durchgeführt werden. Dadurch werden die Tumoren früher entdeckt, bevor sie klinisch palpabel werden *(s. Kap. END, 5.)*.

Das medulläre Schilddrüsenkarzinom kann gelegentlich mit eindrucksvollen anderen biochemischen Veränderungen auftreten. So ist es mit einer ektopischen Hormonproduktion, wie z. B. ACTH, vasoaktivem intestinalem Polypeptid (VIP), Prostaglandinen, Kallikreinen und Serotonin, vergesellschaftet. Das medulläre Schilddrüsenkarzinom ist auch Teil des **Sipple-Syndroms,** wobei es mit Phäochromozytomen und Hyperparathyreoidismus assoziiert ist *(s. Kap. END, 5., MEN-II)*. Allerdings treten nicht alle drei Erkrankungen immer bei denselben Patienten auf. Phäochromozytome sind bei 50–70% der Patienten mit Sipple-Syndrom nachweisbar, der Hyperparathyreoidismus bei 50%. Weitere Befunde, wie Störungen des neuralen Ektoderms mit submukösen Neuromen, einem durch Innervationsstörungen bedingten Megakolon, und eine Diarrhö, die wahrscheinlich auf eine Prostaglandinmehrproduktion zurückzuführen ist, sind seltener bei diesem Syndrom zu finden. Dazu können eine Hühnerbrust, schwach entwickelte Muskulatur und ein marfanoider Habitus mit langen Armen und Fingern hinzutreten. Wenn diese Befundkonstellation auftritt, nennt man das Syndrom multiple endokrine Neoplasie (MEN) Typ III. Bei diesem Subtyp tritt ein Hyperparathyreoidismus nicht auf.

Labordiagnostik: Im Radiojodszintigramm zeigt sich ein nichtspeichernder kalter Knoten *(s. Kap. SPS, 3., Bildgebende Verfahren mit Radionukliden)*. Das Röntgenbild kann dichte, homogene Kalzifizierungsherde zeigen. Der zuverlässigste Test für das medulläre Schilddrüsenkarzinom ist die Bestimmung erhöhter Kalzitoninspiegel, da nur selten Patienten mit medullären Schilddrüsenkarzinomen normale Spiegel aufweisen.

Ein Belastungstest mit Kalzium (15 mg/kg Körpergewicht über 4 h intravenös) oder Pentagastrin (0,5 μg/kg intravenös in 5 sec) führt zu einer abnormen Stimulation der Kalzitonin-Sekretion. Die Interpretation der Kalzitonin-Spiegel (Normbereich, Anstieg unter Provokation) ist unterschiedlich, je nachdem in welchem Labor der Test durchgeführt wurde.

Eine erhöhte Histaminaseaktivität findet sich bei 50% der Patienten und signalisiert gewöhnlich ein metastasiertes Krankheitsstadium. Erhöhte Histaminasespiegel können auch gelegentlich ohne Metastasen, bei Schwangeren, Patienten mit subakuter Thyreoiditis und nach Heparininjektion gefunden werden. Als klinischer Test wird die intradermale Injektion von Histamin angewandt. Bei Patienten mit medullären Schilddrüsenkarzinomen wird keine Rötung beobachtet. Histaminaseinhibitoren haben keinen Effekt auf den Tumor selbst.

Die **Behandlung** des medullären Schilddrüsenkarzinoms besteht in einer totalen Thyreoidektomie, auch wenn der bilaterale Befall nicht nachgewiesen ist. Die Lymphknoten sollten mit entfernt werden, wenn sie metastatisch befallen sind. Besteht ein Hyperparathyreoidismus, müssen die hyperplastischen oder adenomatös veränderten Nebenschilddrüsen entfernt werden. Phäochromozytome werden operativ behandelt, wobei wegen ihrer häufigen Bilateralität der anteriore transabdominale Zugang bevorzugt wird.

Phäochromozytome sollten dabei vor der Thyreoidektomie behandelt werden, da durch die Operation eine hypertensive Krise hervorgerufen werden kann. Nicht selten haben Patienten mit medullärem Schilddrüsenkarzinom und MEN-II eine günstige Prognose mit einer Überlebenschance von mehr als zwei Drittel nach 10 Jahren. Sporadisch auftretende medulläre Schilddrüsenkarzinome haben eine deutlich schlechtere Prognose.

Wegen der familiären Häufung des medullären Schilddrüsenkarzinoms ist es wichtig, daß die Verwandten des Patienten regelmäßig untersucht werden, wobei der Serumkalzitonin-, Kalzium- und Phosphatspiegel sowie die Katecholaminausscheidung im 24-Stunden-Urin untersucht werden sollten. Als sensitivere Screening-Methode eignet sich der Belastungstest mit Pentagastrin. Verwandte, bei denen man einen erhöhten Kalzitoninspiegel findet, sollten thyreoidektomiert werden. In diesem frühen Krankheitsstadium besteht eine hohe kurative Chance.

Bedeutung der externen Bestrahlung des Kopf-, Hals- und oberen Thoraxbereichs während des Säuglings- und Kleinkindesalters für die Entwicklung eines Schilddrüsenkarzinoms.

Die Strahlenexposition der Kopf- und Halsregion als Folge von Atombombenexplosionen (Japan, Marshall-Inseln) führte zu einem erhöhten Risiko für Schilddrüsenkarzinome. Die externe Bestrahlung von Kopf-, Hals- und oberem Thoraxbereich wurde früher für eine Reihe von Zuständen angewandt, einschließlich rezidivierender Tonsillitis, Adenoiditis, Akne, Tinea capitis und Thymusvergrößerungen, sowie ernsthaftere Erkrankungen wie z. B. Morbus Hodgkin oder Leukämien. Die Schilddrüse wurde bei dieser Gelegenheit mitbestrahlt. Wie man heute weiß, führen relativ kleine Dosen während des Säuglingsalters und der frühen Kindheit zu einer Zunahme des Risikos, später gut- oder bösartige Schilddrüsentumoren zu entwickeln. Zu dieser Entwicklung werden 5 Jahre nach Strahlenxposition benötigt, aber das erhöhte Risiko besteht für mindestens 30–40 Jahre nach Strahlenexposition. Wahrscheinlich kommt es bei höchstens zwei Drittel der bestrahlten Patienten zu Schilddrüsenneoplasmen, die in der Regel gutartig sind. Allerdings entwickelt sich bei 7% der bestrahlten Patienten ein Schilddrüsenkarzinom, das gewöhnlich papillär, follikulär-papillär gemischt oder follikulär ist und langsam wächst, insgesamt relativ benigne. Die Tumoren sind häufig multizentrisch, und im Schilddrüsenszintigramm sind die betroffenen Areale nicht immer zu erkennen. Bei einer ganzen Reihe von Patienten werden mikroskopisch kleine Karzinomfoci in normal befundenen Gebieten der Schilddrüse entdeckt.

Die erste Untersuchung aller Patienten, die eine externe Bestrahlung der Schilddrüse erhalten haben, sollte eine genaue Untersuchung der Schilddrüse beinhalten, einschließlich sorgfältiger Palpation und einem Szintigramm mit Technetium 99m. Daneben ist auch eine Sonographie der Schilddrüse angebracht, die ein größeres Auflösungsvermögen als die manuelle Palpation hat. Sind keine Abnormalitäten nachweisbar, wird von den meisten Ärzten eine physiologische Substitutionstherapie mit Schilddrüsenhormonen empfohlen, mit dem Ziel, die endogene TSH-Sekretion zu supprimieren und das Risiko eines Schilddrüsenneoplasmas zu verringern. Wird im Szintigramm ein abnormer Befund erhoben, bei gleichzeitigem Fehlen eines pathologischen Palpationsbefundes, so muß klinisch entschieden werden, ob eine Zeitlang eine suppressive Therapie mit Schilddrüsenhormonen indiziert ist oder ob sofort operiert werden sollte. Bei allen Patienten sollten die Schilddrüsenautoantikörper bei der Erstuntersuchung miterfaßt werden, da diffuse oder asymmetrische Vergrößerungen der Schilddrüse häufig auf eine (lymphozytäre) Hashimoto-Thyreoiditis zurückzuführen sind. Die klinische Untersuchung des Halses sollte jährlich durchgeführt werden, die szintigraphische Untersuchung hingegen *nicht* routinemäßig.

Nahezu totale Thyreoidektomie ist die Behandlung der Wahl, wenn eine Operation indiziert ist. Im Anschluß daran sollte zurückgebliebenes Schilddrüsengewebe mit Radiojod behandelt werden, falls im Operationspräparat ein Schilddrüsenkarzinom vorlag. Die Operation sollte dabei von einem Chirurgen mit großer Erfahrung auf dem Gebiet der Schilddrüsenchirurgie durchgeführt werden, da zu den Risiken dieser Operation der Hypoparathyreoidismus und die Stimmbandlähmung gehören.

4. NEBENNIERE

Die Nebennierenrinde produziert Androgene, Glukokortikoide (Cortisol) und Mineralokortikoide (Aldosteron). Die Physiologie des Hypophysen-Nebennierenrinden-Systems sind in *Kap. END, 1. und 2.* beschrieben. Die klinischen Symptome, die durch eine **Über-** oder **Unterfunktion** der Nebennierenrinde bedingt sind, werden unten besprochen.

Nebennierenrindeninsuffizienz

Morbus Addison

(Primäre oder chronische Nebennierenrindeninsuffizienz)

Es handelt sich um eine unbemerkt, aber normalerweise progressiv verlaufende Erkrankung infolge einer Nebennierenrindenunterfunktion.

Ätiologie und Häufigkeit

Etwa 70% der Fälle sind auf eine idiopathische (wahrscheinlich durch Autoimmunprozesse bedingte) Atrophie der Nebennierenrinde zurückzuführen, die übrigen 30% sind Folge einer partiellen Destruktion der Drüse durch eine granulomatöse Erkrankung (z.B. Tuberkulose), Neoplasmen, Amyloidose oder eine durch Entzündung hervorgerufene Nekrose. Eine Unterfunktion der Nebennierenrinde kann auch bei nicht endokrinologischen Indikationen durch die Verwendung von Medikamenten hervorgerufen werden, welche die Steroidsynthese in der Nebenniere blockieren, wie z.B. Ketokonazol (ein pilzhemmendes Medikament). 4 von 100000 Individuen entwickeln einen Morbus Addison, wobei die Erkrankung in allen Altersstufen auftritt, bei Männern und Frauen gleich häufig, und in der Regel bei akuten Stoffwechselstörungen oder einem Trauma klinisch apparent wird.

Pathophysiologie

Die wesentlichen Hormone der Nebennierenrinde sind das Cortisol (Hydrocortison), Aldosteron, Dehydroepiandrosteron (DHEA). Erwachsene sezernieren etwa 20 mg Cortisol, 2 mg Kortikosteron (welches ähnliche Aktivität hat) und 0,2 mg Aldosteron/Tag. Obwohl erhebliche Mengen von Androgenen (vornehmlich DHEA und Androstendion) normalerweise von der Nebennierenrinde produziert werden, werden letztere erst nach Konversion in Testosteron oder Dihydrotestosteron biologisch aktiv.

Beim Morbus Addison wird Natrium vermehrt und Kalium verringert ausgeschieden, vornehmlich im (isotonischen) Urin, aber auch im Schweiß, im Speichel und im Gastrointestinaltrakt. Dies führt zu einer Hyponatriämie und Hypochlorämie sowie zu einer Hyperkaliämie. Die Unfähigkeit, den Urin zu konzentrieren, und die Veränderungen in der Elektrolytbilanz haben eine vermehrte Wasserausscheidung mit gelegentlich ausgeprägter Dehydratation, ein herabgesetztes intravasales Volumen und Blutdruckabfall bis zum Kollaps zur Folge.

Der **Cortisolmangel** trägt zum niedrigen Blutdruck bei und führt zu Störungen im Kohlenhydrat-, Fett- und Proteinstoffwechsel sowie zu einer erheblichen Steigerung der Insulinempfindlichkeit. Die Glukoneogenese aus Protein ist gestört, woraus eine Hypoglykämie und eine Verringerung des Leberglykogengehalts resultieren. Schwäche, auch infolge einer Störung der neuromuskulären Erregbarkeit, ist eine weitere Folge. Die Resistenz gegenüber Infektionen, Traumen und anderen Streßsituationen ist aufgrund der verringerten Nebennierenrindenhormonsekretion vermindert. Die Myokardschwäche und die Dehydratation führen zu einer Verringerung des Herzminutenvolumens, und ein Kreislaufversagen kann auftreten. Die niedrigen Cortisolspiegel führen zu einer verstärkten ACTH-Produktion der Hypophyse und zu einer vermehrten Freisetzung von β-Lipoatropin, welches melanozytenstimulierende Aktivität aufweist und die für den Morbus Addison charakteristische Hyperpigmentation der Haut und der Schleimhäute zur Folge hat.

Symptomatik

Schwäche, Müdigkeit und orthostatische Hypotonie sind erste Symptome. Die Pigmentierung ist normalerweise verstärkt, ausgenommen bei sekundärer Nebennierenrindeninsuffizienz. Sie führt zu einer diffusen Braunfärbung sowohl der sonnenexponierten als auch der nichtexponierten Körperteile, besonders an Druckpunkten (Knochenvorsprünge), Hautfalten, Narben und an den Extensoroberflächen. Dunkle Sommersprossen im Bereich von Gesicht, Hals und Schulter treten auf, dazu depigmentierte Areale im Sinne einer Vitiligo. Die Areolen sind blau-schwarz verändert, die Schleimhäute von Lippen, Mund, Rektum und Vagina schmutzig-braun pigmentiert. Die Patienten verlieren Gewicht, erscheinen dehydriert und haben einen niedrigen Blutwert, wobei im späteren Stadium der Erkrankung die radiologisch erfaßbare Verkleinerung der Herzgröße auffällt. Appetitlosigkeit, Übelkeit, Erbrechen und Durchfälle treten oft auf. Auch wird eine Kälteintoleranz mit Hypometabolismus gelegentlich beobachtet. Schwindel und synkopale Anfälle können vorkommen, und im EKG findet man eine Niederspannung mit verlängerten PQ- und QT-Intervallen. Im EEG wird eine allgemeine Verlangsamung der Alpha-Rhythmen festgestellt. Bei der langsamen Manifestation der meist unspezifischen Frühsymptome wird initial oft die Fehldiagnose einer Neurose gestellt.

Eine **Nebennierenrindenkrise** ist durch eine ausgeprägte Kraftlosigkeit ausgezeichnet. Die Patienten haben starke Schmerzen im Bereich des Abdomens sowie im Lumbalbereich und an den Beinen. Der Blutdruck ist peripher nicht mehr meßbar, und am Ende kommt es zu Nierenversagen mit Urämie. Die Körpertemperatur ist häufig erniedrigt, obwohl gelegentlich auch eine ausgeprägte Hyperthermie infolge von Infektionen beobachtet wird. In der Regel wird die Krise durch eine akute Infektion, besonders Sepsis, durch Traumen oder operative Eingriffe sowie durch Natriumverlust aufgrund von starkem Schwitzen hervorgerufen.

Laborbefunde

Ein niedriger Serumnatriumspiegel (< 130 mÄq/l), eine Hyperkaliämie (> 5 mÄq/l) und eine erhöhte Konzentration an harnpflichtigen Substanzen weisen zusammen mit dem charakteristischen klinischen Bild auf einen möglichen Morbus Addison hin (*s. Tab. 9.*). Der Plasma-Renin-Spiegel ist erhöht.

*Der fehlende Anstieg des Plasma*cortisols oder der Ausscheidung von freiem Cortisol im Urin nach Gabe von Kortikotropin **(ACTH)** ist ein spezifischer diagnostischer Test, der die Nebennierenrindeninsuffizienz beweist. Die Bestimmung der Ausscheidung von freiem Cortisol im Urin ohne Stimulation mit ACTH reicht nicht aus, um die Diagnose einer Nebennierenrindeninsuffizienz zu stellen, da solche basale Sekretionswerte keine genaue Trennung zwischen niedrig-normalen und abnormal niedrigen Werten zulassen. Eine einzige Bestimmung des Plasmacortisols oder der Ausscheidung von freiem Cortisol im 24-h-Urin ist nicht sinnvoll und kann zur Fehldiagnose einer Nebennierenrindeninsuffizienz führen. Wenn es sich allerdings um einen ausgesprochen gestreßten oder einen Patienten im Schock handelt, ist ein erniedrigter Cortisolspiegel ein starker Hinweis auf eine eventuelle Nebennierenrindeninsuffizienz. Ein gleichzeitig erhöhter basaler Plasma-ACTH-Spiegel kann als weiterer Hinweis angesehen werden.

Tab. 9. Laborbefunde bei Morbus Addison

Blutchemische Befunde	Hyponatriämie (< 130 mÄq/l) Hyperkaliämie (> 5 mÄq/l) Quotient aus Serum-Natrium und Serum-Kalium (< 30:10) Niedriger Nüchternblutzucker (< 50 mg/dl) Abnahme des Plasma-Bikarbonats (< 28 mÄq/l) Erhöhung des Harnstoffstickstoffs im Blut (> 20 mg/dl)
Hämatologische Befunde	Erhöhter Hämatokrit Niedrige Leukozytenzahlen Relative Lymphozytose Eosinophilie
Röntgenbefunde	Hinweise auf: Kleines Herz Verkalkung im Bereich der Nebenniere Nierentuberkulose Lungentuberkulose

Die Untersuchung auf eine Nebennierenrindeninsuffizienz wird wie folgt durchgeführt: 25 I.E. ACTH (ACTH 1–24) werden vormittags vor 9 h intravenös gegeben. Die Plasma-Cortisol-Werte liegen vor der Injektion normalerweise zwischen 5 und 25 μg/dl und verdoppeln sich nach 60–90 Minuten. Patienten mit einem Morbus Addison haben niedrige oder normale Werte, die nach ACTH nicht ansteigen.

Zur Unterscheidung zwischen primärer und sekundärer Nebennierenrindeninsuffizienz: Die ACTH-Konzentration im Plasma ist hoch (50 pg/ml oder mehr), wenn die Nebennierenrindeninsuffizienz durch eine Erkrankung der Nebennniere selbst hervorgerufen wird. Patienten mit einer Ströung im Bereich der Hypophyse haben niedrige ACTH-Werte. Wenn eine Methode zur ACTH-Bestimmung nicht zur Verfügung steht, sollte **ein Metopiron-Test** gemacht werden. Metopiron blockiert die 11-Hydroxilierung der Cortisolvorläufer und führt so zu einer Erniedrigung der Plasma-Cortisol-Spiegel. Normalerweise bewirken diese erniedrigten Cortisol-Spiegel eine Stimulation der ACTH-Sekretion und dadurch eine vermehrte Produktion von Cortisolvorläufern, insbesondere 11-Desoxycortisol, dessen Metabolit (Tetrahydro-S) im Urin ausgeschieden wird. Am einfachsten wird dieser Test durchgeführt, indem Metopiron 30 mg/kg oral um Mitternacht verabreicht wird. Dies sollte von einer kleinen Mahlzeit begleitet sein, um eine Magenreizung zu vermeiden. Um 8 Uhr des folgenden Morgens sollte der Plasma-Cortisol-Spiegel unter 10 μg/dl sein, und das Plasma 11-Desoxycortisol („compound S") sollte zwischen 7 und 22 μg/dl liegen. Bei Patienten mit primärer Nebennierenrindeninsuffizienz sind beide Spiegel niedrig; solche mit hypophysärer Insuffizienz sprechen auf ACTH an, aber nicht auf Metopiron. Es kann erforderlich sein, die Patienten mit einem langwirkenden ACTH-Präparat vorzubehandeln. 3 Tage lang werden vor dem ACTH-Test 20 E eines langwirkenden ACTH-Präparates 2×täglich intramuskulär verabreicht, um einen falsch negativen Test bei Nebennierenrindenatrophie bei Patienten mit hypophysärer Insuffizienz zu vermeiden. Diese Vorbehandlung wird empfohlen, wenn eine nachweisbare aber unzureichende Antwort im Metopiron-Test registriert wurde.

Ein Test, der zwischen hypothalamischen und hypophysären Ursachen unterscheiden kann, beruht auf der stimulierenden Wirkung von **Kortikotropin-Releasing-Hormon (CRH).** Nach einer intravenösen Gabe von 100 μg (oder 1 μg/kg) steigt der ACTH-Spiegel im Plasma normalerweise auf 30–40 pg/ml. Patienten mit hypophysärer Insuffizienz zeigen keine Reaktion, wogegen Patienten mit hypothalamischer Erkrankung meist ansprechen.

Cortisol im Plasma und im Urin wird in der Regel radioimmunologisch bestimmt.

Diagnostik

Aufgrund der Symptomatik wird die Diagnose vermutet und durch die oben beschriebenen Laboruntersuchungen bestätigt. Man muß dabei immer bedenken, daß einige Patienten mit noch ausreichender Nebennierenrindenfunktion, aber limitierten Reserven gesund erscheinen, aber eine Streßsituation eine akute Nebennierenrindeninsuffizienz auslösen kann.

Verdacht auf einen Morbus Addison entsteht, wenn eine, allerdings gelegentlich nur schwach ausgebildete, Hyperpigmentation entdeckt wird. Die ausgeprägte körperliche Schwäche im Frühstadium der Erkrankung bessert sich bei Ruhe, im Gegensatz zu der psychogenen Schwäche, die morgens ausgeprägter ist als nach Anstrengung. Die meisten Myopathien lassen sich aufgrund ihrer Anordnung, des Fehlens von Pigmentation und typischen Laborbefunden abgrenzen. Patienten mit insulinombedingter Hypoglykämie können jederzeit akute Anfälle haben, wobei sie einen verstärkten Appetit mit Gewichtszunahme aufweisen. Ihre Nebennierenrindenfunktion ist normal. Patienten mit Nebennierenrindeninsuffizienz entwickeln die Hypoglykämie während des Fastens aufgrund der gestörten Glukoneogenese. Die Hyponatriämie muß von derjenigen bei Ödempatienten, besonders solchen unter Diuretikatherapie, abgegrenzt werden, ebenso die Verdünnungshyponatriämie bei inappropriater ADH-Mehrsekretion und die Salzverlustnephritis. Diese Patienten haben in der Regel keine Hyperpigmentation, auch keine Hyperkaliämie und keine Erhöhung der harnpflichtigen Substanzen, was für die Nebennierenrindeninsuffizienz typisch ist. Die Hyperpigmentation bei Bronchialkarzinomen, Schwermetallvergiftungen mit Eisen oder Silber sowie bei chronischen Hauterkrankungen oder die Hämochromatose sollte differentialdiagnostisch in Betracht gezogen werden. Charakteristische Pigmentationen im Bereich der Wangen und der Rektumschleimhaut werden beim Peutz-Jeghers-Syndrom beobachtet und können mit einer Nebennierenrindeninsuffizienz verwechselt werden. Das häufige Auftreten von Vitiligo bei gleichzeitiger Hyperpigmentation kann bei der Diagnosestellung hilfreich sein, obwohl eine Vitiligo auch bei anderen Hyperpigmentationszuständen beobachtet wird.

Prognose

Unter chronischer Substitutionstherapie ist die Prognose ausgezeichnet, und ein Patient mit Morbus Addison sollte in der Lage sein, ein völlig normales Leben zu führen.

Therapie

Neben der spezifischen Behandlung müssen bei interkurrent auftretenden Infekten (z.B. Tuberkulose) zusätzlich Kortikosteroide gegeben werden.

Therapie der akuten Nebennierenrindeninsuffizienz: Die Behandlung sollte sofort nach einer vorläufigen Diagnosestellung beginnen. Ist der Patient akut erkrankt, sollte ein ACTH-Test zur Sicherung der Diagnose vorerst zurückgestellt werden, bis sich das akute Krankheitsbild zurückgebildet hat. 100 mg des wasserlöslichen Hydrocortisons (entweder Succinat oder Phosphat) sollten innerhalb von 30 sec. i.v. injiziert werden. Darauf folgt eine Infusion *mit 1 l 5%iger* Glukoselösung in physiologischem Kochsalz mit 100 mg Hydrocortison über 2 h. Weitere Kochsalzinfusionen sind notwendig, bis die Dehydratation und die Hyponatriämie vollständig korrigiert sind. Die Hydrocortisontherapie wird kontinuierlich weitergeführt, bis zu einer Gesamtdosis von mehr als 300 mg/Tag. Mineralokortikoide werden nicht benötigt, wenn eine hochdosierte Hydrocortisontherapie angesetzt ist. Normale Blutdruckverhältnisse und eine generelle Besserung können innerhalb von 1 h oder weniger nach Beginn der Hydrocortisonbehandlung beobachtet werden. Bis der volle Effekt einsetzt, kann eine vasopressorische Therapie mit Katecholaminen zur Aufrechterhaltung normaler Kreislaufverhältnisse notwendig sein (i.v. Infusion von 100 mg Metaraminol-Bitartrat in 500 ml Kochsalzlösung). (Vorsicht: *Bei einer akuten Addison-Krise kann eine Verzögerung des Beginns der Kortikosteroidtherapie zum Tod des Patienten führen, besonders wenn Hypoglykämie und Hypotension vorliegen.)* Die Gesamtdosis von 150 mg Hydrocortison/Tag wird in der Regel am 2. Tag gegeben, wenn es zu einer deutlichen klinischen Besserung gekommen ist, gefolgt von 75 mg am 3. Tag. Dann kann wieder auf eine orale Dauertherapie mit 30 mg Hydrocortison und 0,1 mg Fludrocortison/Tag umgeschaltet werden, wie es weiter unten bei der Behandlung der chronischen Nebennierenrindeninsuffizienz beschrieben ist. Die Normalisierung hängt von der Behandlung der auslösenden Ursache (Infektion, Trauma, Stoffwechselstörung) und der adäquaten Kortikosteroidbehandlung ab.

Einen Morbus Addison zu erkennen, ist nicht schwierig. Allerdings gibt es eine Reihe von Patienten mit einer „limitierten" Nebennierenrindenreserve,die gesund erscheinen, aber unter Streßsituationen eine akute Nebennierenrindeninsuffizienz entwickeln können. Schock und Fieber sind die einzigen klinischen Zeichen. Hier sollte mit der Therapie nicht gewartet werden, bis die Diagnose gesichert ist, sondern sofort Hydrocortison, wie oben beschrieben, gegeben werden. Der Bedarf an Kochsalz und Wasser kann erheblich niedriger sein als bei Patienten mit totaler Nebennierenrindeninsuffizienz.

Therapie der Komplikationen: Hier handelt es sich vor allem um extrem hohe Temperatur und psychotische Reaktionen. Die Entwicklung eines Fiebers mit Temperaturen über 40,6°C wird gelegentlich bei der Dehydrierung dieser Patienten beobachtet. Antipyretika (z.B. 600 mg Aspirin. Cave!) können vorsichtig oral gegeben werden, ausgenommen Patienten mit niedrigem Blutdruck. Wenn psychotische Reaktionen innerhalb der ersten 12 h der Therapie auftreten, muß die Hydrocortisondosis reduziert werden. Dabei wird die niedrigste Dosierung weitergegeben, die für die Aufrechterhaltung normaler Herz-Kreislauf-Verhältnisse sorgt.

Therapie der chronischen Nebennierenrindeninsuffizienz: Eine regelrechte Hydrierung und Fehlen von orthostatischen Blutdruckkomplikationen weisen auf eine adäquate Substitutionstherapie hin. Die ausreichende Substitution von Mineralokortikoiden korreliert auch mit einer Normalisierung der zuvor erhöhten Plasma-Renin-Aktivität. 20 mg Hydrocortison werden morgens und 10 mg am Abend gegeben. Gelegentlich ist eine Tagesdosis von 40 mg erforderlich. Nächtliche Hydrocortisongaben sollten vermieden werden, da sie zur Schlaflosigkeit führen. Normalerweise wird Cortisol maximal in den frühen Morgenstunden freigesetzt, während der Nacht wird nur sehr wenig sezerniert. Zusätzlich sollten 0,1–0,2 mg Fludrocortison, 1 mal/Tag oral, gegeben werden. Dieses Mineralokortikoid ersetzt das Aldosteron, das normalerweise bei gesunden Individuen sezerniert wird. Oft ist es allerdings notwendig, die Fludrocortisondosis auf 0,05 mg jeden 2. Tag zu reduzieren, da sich, besonders anfangs, Knöchelödeme entwickeln können. In der Regel verschwinden letztere wieder, und der Patient kann dann höhere Dosen nehmen. Fludrocortison führt bei manchen Patienten zu einer Hypertonie. Dies sollte durch eine Reduktion der Dosis und nicht durch gleichzeitige Gabe von Diuretika behandelt werden. Alle interkurrenten Erkrankungen, wie Infektionen, sollten als möglicherweise ernste Komplikation angesehen werden. Die tägliche Hydrocortisondosis ist zu verdoppeln, bis der Patient sich wieder wohl fühlt. Wenn Übelkeit oder Erbrechen eine orale Therapie unmöglich machen, sollte sofort ein Arzt aufgesucht und mit einer perenteralen Therapie begonnen werden. Patienten, die in Gegenden leben oder reisen, in denen die Krankenversorgung nicht so leicht möglich ist, sollten lernen, sich selbst parenteral Hydrocortison zu geben.

Besteht **neben dem Morbus Addison ein Diabetes mellitus,** sollte die Hydrocortisondosis nicht mehr als 30 mg/Tag betragen. Andernfalls wird der Insulinbedarf erhöht. Eine gute Kontrolle des Kohlenhydratstoffwechsels ist häufig schwierig bei dem Zusammentreffen von Morbus Addison und Diabetes mellitus. Bei gleichzeitig existierender Hyperthyreose und Morbus Addison sollte mit einer frühzeitigen Behandlung begonnen werden. Hat der Patient eine Nebennierenrindeninsuffizienz **nach beidseitiger Adrenalektomie** aufgrund von Cushing-Syndrom, Mammakarzinom oder Hypertonie, solle eine orale Hydrocortisontherapie mit 20–30 mg/Tag erfolgen. Dazu kann ein Mineralokortikosteroid gegeben werden (Dosierung siehe Behandlung der chronischen Nebennierenrindeninsuffizienz).

Sekundäre Nebennierenrindeninsuffizienz

Die *sekundäre Nebennierenrindeninsuffizienz infolge eines ACTH-Mangels* tritt bei Panhypopituitarismus und bei Patienten nach Absetzen einer langdauernden ACTH-suppressiven Kortikoidtherapie auf. Der Panhypopituitarismus *(s. Kap. END, 2., Erkrankungen des Hypophysenvorderlappens)* wird häufig bei Frauen mit Sheehan-Syndrom beobachtet, kann aber auch die Folge eines chromophoben Hypophysenadenoms oder eines Kraniopharyngeoms bei jüngeren Patienten sein, und er kann bei einer ganzen Reihe von Tumoren und Granulomen auftreten. Selten sind Infektionen oder Traumen, die zu einer Destruktion der Hypophyse führen. Patienten, die Kortikoide über einen Zeitraum von mehr als 4 Wochen eingenommen haben und diese für eine längere Zeit absetzen, können eine latente Nebennierenrindeninsuffizienz aufgrund unzureichender ACTH-Sekretion entwickeln, die unter Stoffwechselentgleisungen exazerbieren kann. Auch kann die vorausgegangene Kortikoidtherapie zu einer Atrophie der Nebennierenrinden führen, die sich gegenüber exogenem ACTH refraktär verhalten. Dieses veränderte Reaktionsmuster kann bis zu 1 Jahr nach Absetzen der Steroid-Medikation weiterbestehen. Ein isolierter idiopathischer ACTH-Mangel ist extrem selten.

Symptomatik

Patienten mit sekundärer Nebennierenrindeninsuffizienz sind nicht hyperpigmentiert wie solche mit Morbus Addison. Sie haben relativ normale Elektrolytwerte. Eine Hyperkaliämie und eine Konzentrationserhöhung der harnpflichtigen Substanzen werden in der Regel nicht beobachtet, da diese Patienten eine normale Aldosteronsekretion aufweisen. Eine Hyponatriämie kann aufgrund einer Verdünnung auftreten. Allerdings haben Patienten mit Panhypopituitarismus in der Regel eine Hypothyreose und einen Hypogonadismus und sind nicht selten hypoglykämisch, so daß sich ein Koma einstellen kann, wenn eine manifeste Nebennierenrindeninsuffizienz hinzukommt. Funktionstests zur Differenzierung der primären und sekundären Nebennierenrindeninsuffizienz sind unter Morbus Addison aufgeführt (s. oben).

Therapie

Die Behandlung der sekundären Nebennierenrindeninsuffizienz ist ähnlich wie die der primären Nebennierenrindeninsuffizienz. In jedem Fall variieren Art und Ausmaß des spezifischen Nebennierenrindenhormonmangels. In der Regel ist Fludrocortison nicht notwendig, da Aldosteron regelrecht sezerniert wird. Diese Patienten fühlen sich unter einer niedrigeren Hydrocortisondosis wohler als Patienten mit primärer Nebennierenrindeninsuffizienz. Während akuter fieberhafter Erkrankungen oder nach Traumen sollten Patienten, die Kortikoide wegen nicht-endokriner Erkrankungen bekommen, zusätzlich Kortikosteroide bekommen, um die biologische Kortikosteroidwirkung zu erhöhen. Ebenso sollten der Panhypopituitarismus oder andere hypophysäre Mangelerkrankungen entsprechend behandelt werden *(s. END, 2., Erkrankungen des Hypophysenvorderlappens)*.

Überfunktion der Nebennierenrinde

(s. Kap. KIN, 16., Kongenitale Nebennierenhyperplasie).

Die erhöhte Freisetzung von einem oder mehreren Nebennierenrindenhormonen führt zu ganz typischen klinischen Syndromen. Die Mehrsekretion von Androgenen hat einen adrenalen Virilismus, Mehrsekretion von Glukokortikoiden, das Cushing-Syndrom und Mehrsekretion von Aldosteron einen Hyperaldosteronismus zur Folge. Häufig überlappen sich diese drei Syndrome. Eine Überfunktion der Nebennierenrinde kann kompensatorisch auftreten, wie bei der kongenitalen adrenalen Hyperplasie, oder es kann eine erworbene Störung sein, wie bei der beidseitigen Hyperplasie bei Adenomen oder Adenokarzinomen.

Adrenaler Virilismus

(Adrenogenitales Syndrom)

Jedes kongenitale oder erworbene Syndrom, bei dem die Virilisierung durch eine erhöhte Sekretion von adrenalen Androgenen verursacht ist. Die Symptome sind abhängig von Geschlecht und Alter des Patienten bei Beginn der Krankheit. Sie sind bei Frauen ausgeprägter als bei Männern. Das adrenogenitale Syndrom wird bei erwachsenen Frauen durch eine adrenale Hyperplasie oder durch einen Nebennierentumor verursacht. Symptome und Beschwerden bestehen in jedem Fall in Hirsutismus, Haarausfall, Akne, Vertiefung der Stimmlage, Amenorrhoe, atrophischem Uterus, Hypertrophie der Klitoris, verkleinertem Brustvolumen und verstärkter Muskelausbildung. Eine Steigerung der Libido kann vorkommen. Hirsutismus *(s. Kap. GYN, 6. und HAU, 9.)* kann in leichten Fällen das einzige Symptom sein.

Die **adrenale Hyperplasie mit verzögerter Virilisierung** ist eine Variante der kongenitalen adrenalen Hyperplasie und wird ebenso wie diese verursacht durch einen Defekt in der Hydroxylierung der Cortisol-Vorstufen. Die Exkretion von Dehydroepiandrosteron (DHEA) und seines Sulfats (DHEAS) im Urin ist erhöht, oft auch die Pregnantriolexkretion, während die Cortisol- oder 17-Hydroxykortikosteroidausscheidung (17-OHCS) vermindert ist. Im Plasma sind DHEA, DHEAS, 17-Hydroxyprogesteron, Testosteron und Androstendion erhöht. Die Diagnose wird gesichert durch die Suppression der Ausscheidung von DHEAS und Prägnantriol im Urin unter 0,5 mg Dexamethason oral, alle 6 h. Die Therapie der Wahl besteht in der Einnahme von 0,5–1 mg Dexamethason täglich abends, jedoch können selbst unter dieser geringen Dosierung die Zeichen eines Cushing-Syndroms bei manchen Patienten auftreten. Cortisol (25 mg) oder Prednison (5 bis 10 mg) täglich können ebenfalls eingesetzt werden. Obwohl fast alle Symptome und klinischen Zeichen der Virilisierung verschwinden, gehen Hirsutismus und Haarausfall nur langsam zurück, die tiefe Stimmlage kann bestehen bleiben. Die Fertilität kann beeinträchtigt sein.

Bei **virilisierenden Adenomen** oder **Adenokarzinomen** führt die Dexamethasonabgabe im Gegensatz zur adrenalen Hyperplasie zu keiner oder nur zu einer partiellen Suppression der Androgenexkretion. Die Tumorlokalisation kann durch die Computertomographie gesichert werden. Die **Therapie** besteht in der Adrenalektomie. In manchen Fällen sezerniert der Tumor sowohl Androgene als auch Cortisol im Überschuß, was ein Cushing-Syndrom mit Suppression der ACTH-Sekretion und Atrophie der kontralateralen Nebenniere verursacht. In diesem Fall sollte Hydrocortison prä- und postoperativ gegeben werden, wie nachfolgend beschrieben. Ein mäßig ausgeprägter Hirsutismus und eine Virilisierung mit Hypomenorrhoe und erhöhten Plasma-Testosteronspiegeln können bei der **polyzystischen Degeneration der Ovarien (Stein-Leventhal-Syndrom)** beobachtet werden.

Cushing-Syndrom

Ein Krankheitsbild, verursacht durch eine langdauernde Erhöhung der Cortisolsekretion (das wichtigste Glukokortikoid der Nebenniere) und der zugehörigen Kortikosteroide.

Ätiologie

Die Überfunktion der Nebennierenrinde kann von der ACTH-Sekretion abhängig oder unabhängig sein. Die Cortisolsekretion eines Nebennierenadenoms oder Karzinoms ist ACTH-unabhängig. Die Gabe von unphysiologisch hohen Mengen exogenen Cortisols oder ähnlichen synthetischen Analoga unterdrückt die Nebennierenfunktion und ahmt die ACTH-unabhängige Überfunktion nach. Die ACTH-abhängige Überfunktion der Nebennierenrinde kann verursacht sein 1. durch eine vermehrte ACTH-Sekretion der Hypophyse, 2. durch eine ACTH-Sekretion aus einem nicht-hypophysären Tumor, wie ein kleinzelliges Bronchialkarzinom (das sogenannte **ektopische ACTH-Syndrom**), oder 3. durch die Gabe von exogenem ACTH. Während der Begriff des **Cushing-Snydroms** ohne Berücksichtigung der Ursache auf das Krankheitsbild, das durch einen Cortisolexzeß bedingt ist, angewendet wird, wird häufig die Überfunktion der Nebennierenrinde, verursacht durch eine hypophysäre Mehrsekretion von ACTH, als **Morbus Cushing** bezeichnet, um den speziellen physiologischen Unterschied zu kennzeichnen. Bei Patienten mit Morbus Cushing kann ein basophiles oder auch chromophobes Adenom der Hypophyse vorkommen. Mikroadenome können meist mittels Computertomographie diagnostiziert werden. Eine gute diagnostische Möglichkeit bietet insbesondere die Kernspintomographie, wenn sie in hoch auflösender Technik und mit Kontrastverstärkung durch Gadolinium durchgeführt wird. Jedoch können einige Mikroadenome auch mit diesen Techniken nur schwierig darstellbar sein. In manchen Fällen wird trotz ACTH-Mehrsekretion kein Hypophysenadenom gefunden.

Symptomatik

Die klinische Manifestation besteht im Vollmondgesicht (Plethora); es findet sich eine Stammfettsucht mit Fettpolstern (Büffelhöcker) supraklavikulär und an der unteren Halswirbelsäule. Die distalen Extremitäten und Finger sind gewöhnlich schlank. Es besteht häufig eine Muskelatrophie sowie -schwäche. Die Haut ist dünn, brüchig und atrophisch, die Wundheilung verzögert. Striae rubrae können am Abdomen auftreten. Hypertonie, Nierensteine, Osteoporose, diabetische Stoffwechsellage, verminderte Infektresistenz und psychiatrische Erkrankungen sind häufig. Bei Kindern ist die Verzögerung der Wachstumsgeschwindigkeit charakteristisch. Bei Frauen kommt es gewöhnlich zu Blutungsunregelmäßigkeiten. Eine erhöhte Sekretion von Androgenen, zusätzlich zu Cortisol, kann zu Hypertrichose, Haarausfall an den Schläfen und anderen Zeichen der Virilisierung bei der Frau führen.

Diagnostik

Der Plasmacortisolspiegel liegt in den Morgenstunden (zwischen 6 und 8 Uhr) normalerweise zwischen 5 und 25 µg/100 ml und fällt langsam auf Werte unter 10 µg/100 ml in den Abendstunden ab (18 Uhr und später). Patienten mit Cushing-Syndrom haben gewöhnlich erhöhte morgendliche Cortisolspiegel, der normale Abfall während des Tages fehlt, so daß die abendlichen Plasmacortisolspiegel und auch die gesamte 24-h-Cortisolproduktion deutlich erhöht sind. Einzelne Cortisolspiegel sind wegen der episodischen Sekretion, die einen breiten Normalbereich bedingt, schwierig zu interpretieren. Bei Personen mit kongenital erhöhtem Spiegel von Kortikosteroid-bindendem Globulin kann das Plasmacortisol falsch hoch sein. Dabei sind jedoch die Tagesschwankungen normal. Die Messung des freien Cortisols eignet sich am besten für die Messung der Ausscheidung im Urin. Bei Patienten mit Morbus Cushing ist dieser Wert erhöht. Eine geringe Erhöhung findet sich auch bei übergewichtigen Personen (Normalwert 20–100 µg/24 h).

Dexamethasontest: Die Gabe avon 1 mg Dexamethason oral zwischen 23 und 24 Uhr mit Messung der Plasmacortisolspiegel zwischen 7 und 8 Uhr am Folgetag ist traditionell ein guter Screening-Test beim Cushing-Syndrom. Bei den meisten normalen Patienten ist der morgendliche Plasmacortisolspiegel nach Dexamethason auf unter 5 µg/dl supprimiert, wogegen bei Patienten mit nicht-hypophysärem Cushing-Syndrom in der Regel die Cortisolsekretion nicht vermindert wird.

Die orale Gabe von 0,5 mg Dexamethason („low dose") alle 6 h über 2 Tage führt bei Normalpersonen zu einer Hemmung der ACTH-Sekretion. Infolgedessen wird die Urinausscheidung von freiem Cortisol am 2. Tag gewöhnlich unter 10 ng/Tag abfallen. Bei Patienten mit Cushing-Syndrom ist die hypophysäre ACTH-Sekretion jedoch kaum zu supprimieren, und die Ausscheidung von freiem Cortisol im Urin wird deshalb nicht wie gewöhnlich abfallen. Wenn die orale Dosis von Dexamethason auf 2 mg alle 6 h für 2 Tage erhöht wird („hig dose"), fällt die Urinausscheidung von freiem Cortisol gewöhnlich um mindestens 50% ab. Bei Patienten mit Nebennierenrindentumoren ist die Cortisolproduktion ACTH-unabhängig und durch Dexamethason nicht supprimierbar. Bei Patienten mit ektopischem ACTH-Syndrom ist die ACTH-Produktion des nicht-hypophysären Tumors durch Dexamethason so gut wie nie zu beeinflussen. Deshalb bleibt auch die Ausscheidung von Steroiden im Urin unbeeinflußt. Durch diesen Test kann eine hypophysäre Störung von den anderen Formen des Cushing-Syndroms unterschieden werden.

Eine präzisere Variante des Tests ist die Gabe von Dexamethason als konstante intravenöse Infusion von 1 mg/h über 7 h. Bei Patienten mit Morbus Cushing fällt das Plasmacortisol nach 7 h um mindestens 7 ng/dl ab. Patienten mit Nebennierentumoren oder ektopischem ACTH-Syndrom zeigen keine Reaktion.

Wenn der Dexamethason-Test auf einen Nebennierentumor oder auf ein ektopisches ACTH-Syndrom hinweist, können diese zwei Erkrankungen durch die Bestimmung der Plasma-ACTH-Konzentration differenziert werden. Diese ist beim ektopischen ACTH-Syndrom deutlich erhöht (gewöhnlich > 200 pg/ml) und beim Cushing-Syndrom, das durch einen Nebennierenrindentumor verursacht ist, nicht mehr meßbar. Eine seltene Ausnahme sind Nebennierentumoren, die selbst auch ACTH produzieren. Patienten mit Morbus Cushing haben gewöhnlich mäßig erhöhte Plasma-ACTH-Spiegel (75–200 pg/ml). Folgende Laborwerte weisen ebenfalls auf eine ektopische ACTH-Produktion als Ursache des Cushing-Syndroms hin: Hypokaliämische Alkalose mit einem Serum-Kalium von weniger als 3,0 mÄq/l und einem Bikarbonat von mehr als 30 mÄq/l, ein Serum-Cortisol von mehr als 200 µg/dl vormittags um 9 h und eine Urinexkretion von mehr als 450 µg/24 h freiem Cortisol.

Der **Metopiron-Test** (über Nacht) wird häufig eine nützliche Information über die Ätiologie des Cushing-Syndroms geben. Patienten mit hypophysär bedingtem Cushing-Syndrom haben im Gegensatz zu Patienten mit Nebennierenrindentumoren oder mit ektopischer ACTH-Produktion deutlich erhöhte Plasmaspiegel der Substanz S (11-Desoxycortisol). Die gesamte Steroidproduktion muß bestimmt werden, da Metyrapon die 11-Hydroxylierung von Cortisol blockiert. Dabei ist die Bestimmung sowohl von Gesamtcortisol als auch von 11-Desoxycortisol erforderlich, um nachzuweisen, daß ein Anstieg der Gesamtsteroide erfolgt ist und nicht nur die Substanz S anstelle von Cortisol im Plasma erhöht ist.

Ein weniger nützlicher Test bei der Diagnostik des Cushing-Syndroms ist der **ACTH-Stimulationstest.** Die Infusion von 50 µg ACTH über eine 8-h-Periode ruft einen 2- bis 5fachen Anstieg der Cortisol-Ausscheidung bei Patienten mit Cushing-Syndrom hervor, bei denen die Nebennieren eine laterale Hyperplasie und eine Überstimulierbarkeit bei chronisch-endogenem ACTH-Überschuß aufweisen. In etwa 50% der Fälle mit Nebennierenrindenadenom ruft die ACTH-Stimulation einen eindeutigen und manchmal ausgeprägten Anstieg der Plasmacortisolspiegel und der Cortisol-Ausscheidung im Urin hervor. Die Nebennierenrindenkarzinome sind gewöhnlich durch ACTH nicht stimulierbar. **Der CRH-Test** (siehe oben bei den diagnostischen Tests im Kapitel Morbus Addison) kann unterscheiden zwischen einer durch eine ektope ACTH-Sekretion bedingten Nebennierenrindenüberfunktion sowie hypersekretorischen Nebennierenrindentumoren einerseits, bei denen sich keine Reaktion im CRF-Test zeigt, und andererseits der hypophysären Form des Morbus Cushing, bei dem die Antwort normal oder gesteigert ist. Jedoch ist dieser Test manchmal schwierig zu beurteilen, da es starke Überschneidungen zwischen normalen und nicht normalen Reaktionen gibt. Er ist am besten verwertbar, wenn gleichzeitig ein positives Ergebnis im Dexamethason-Suppressions-Test vorliegt.

Wenn die Nebennierenrindenüberfunktion gesichert ist, sollte die erweiterte Diagnostik bei Patienten mit Cushing-Syndrom auch die radiologische Untersuchung (einschließlich Computertomographie oder besser Kernspintomographie) zum Ausschluß eines Hypophysentumors und eine genaue Untersuchung auf Zeichen eines nicht-hypophysären, ACTH-produzierenden Neoplasmas hin beinhalten. Die szintigraphische Nebennierenrindenuntersuchung mit radioaktiv markiertem Cholesterin kann nicht zwischen einer Hyperplasie, einem Adenom oder einem Karzinom unterscheiden. Jedoch ist die Computertomographie (hier ist die Kernspintomographie nicht besser als die Computertomographie) der Nebennierenregion die diagnostische Methode der Wahl, wenn die biochemischen Befunde auf einen Nebennierenrindentumor hinweisen.

Therapie

Die Therapie zielt auf eine Korrektur der Überfunktion der Hypophyse oder der Nebennierenrinde. Das genaue Vorgehen hängt von der zugrundeliegenden pathologischen Ursache ab.

Zuerst sollte der Allgemeinzustand des Patienten verbessert werden durch die entsprechende Gabe von Kalium und eiweißreicher Diät. Wenn die klinischen Manifestationen sehr ausgeprägt sind, kann es empfehlenswert sein, die Steroid-Produktion mit Aminoglutethimid zu blockieren. Wenn die Quelle der überschießenden ACTH-Sekretion in der Hypophyse liegt, ist das Standardvorgehen **die transsphenoidale Exploration der Hypophyse** und die Exzision des Tumors, falls ein solcher gefunden wird. Die chirurgische Technik ist schwierig und sollte nur in erfahrenen Zentren durchgeführt werden. Die Operation ist in ungefähr 70% der Fälle erfolgreich. Die besten Ergebnisse erreicht man bei Mikroadenomen mit weniger als 1 cm Durchmesser. Bei größeren Tumoren kommt es häufig zu Rezidiven. Wenn kein Tumor gefunden wird, wird von manchen Ärzten die Hypophysektomie durchgeführt, die meisten sind aber der Meinung, daß der nächste Schritt eine **Hochvolt-Bestrahlung** der Hypophyse mit 40–50 Gy sein sollte. In spezialisierten Zentren wird auch oft erfolgreich eine Protonen-Bestrahlung mit ungefähr 100 Gy durchgeführt. Der Erfolg der Bestrahlung wird oft erst nach einigen Monaten sichtbar. **Die bilaterale Adrenalektomie** bleibt solchen Patienten vorbehalten, bei denen sowohl die Hypophysenexploration (mit evtl. Adenomektomie) als auch die Bestrahlung nicht zum gewünschten Erfolg der Normalisierung der Hypophysenfunktion führten. Nach einer Adrenalektomie ist lebenslang die Substitution von Steroidhormonen erforderlich. Die Substitution erfolgt wie bei Patienten mit primärer Nebennierenrindeninsuffizienz. Es besteht auch das Risiko, ein **Nelson-Syndrom** zu entwickeln, das bei 5–10% der Patienten nach Adrenalektomie wegen eines Morbus Cushing entsteht. Dabei nimmt die Hypophyse weiter an Größe zu, was zu einem deutlichen Anstieg der Sekretion von ACTH und Beta-Melanozyten-stimulierendem Hormon (Beta-MSH) führt, wobei letzteres eine starke Hyperpigmentation hervorruft.

Obwohl bei diesen Patienten ein weiteres Hypophysenwachstum durch Bestrahlung verhindert werden kann, ist bei vielen eine Hypophysektomie erforderlich. Die Indikation zur Hypophysektomie ist die gleiche wie für jeden Hypophysentumor – eine derartige Größenzunahme, daß der Tumor auf die umgebenden Strukturen übergreift, Gesichtsfelddefekte hervorruft, den Hypothalamus imprimiert oder andere Komplikationen bedingt. Häufig ist auch routinemäßig eine Bestrahlung nach Hypophysektomie ausgeführt worden.

Ein Neoplasma der Nebennierenrinde muß chirurgisch entfernt werden. Die Patienten müssen bereits während der Operation eine Cortisolsubstitution erhalten, ebenso während der postoperativen Phase, da deren nichttumoröse Nebennierenrinde atrophisch und supprimiert ist. Die Behandlung des ektopischen ACTH-Syndroms besteht, wenn möglich, in Entfernung des nichthypophysären, ACTH-produzierenden Tumors. In den meisten Fällen ist jedoch dieser Tumor disseminiert und kann nicht entfernt werden. Schwere metabolische Entgleisungen (z.B. Hypokaliämie) als Folge der Nebennierenrindenüberfunktion können meistens kontrolliert werden durch Nebennierenrindeninhibitoren, wie z.B. Metapiron (250 mg 4 × täglich) in Kombination mit Aminoglutethimid (250 mg 4 × täglich oral, Dosissteigerung bis maximal 2 g/Tag möglich) oder Mitotane (*o.p.'*-DDD; 0,5 g 4 × täglich oral, Dosissteigerung bis maximal 8–12 g/Tag möglich). Wenn Mitotane verwendet wird, müssen 20 mg/Tag Cortisol substituiert werden, um die Effekte einer kompletten Hemmung der Kortikosteroid-Sekretion zu verhindern. Auch Ketoconazol kann zur Blockierung der Steroidsynthese eingesetzt werden. Andererseits können auch Kortikosteroidrezeptoren mit der noch experimentellen Substanz RU-486 blockiert werden. Darunter kommt es zum Anstieg des Plasmacortisolspiegels, der Effekt der Steroide kommt aber nicht zum Tragen. Wenn ein ektopisches ACTH-Syndrom durch pankreatische Inselzelltumoren hervorgerufen wird, spricht es manchmal auf lang wirkende Somatostatin-Analoge an (z.B. Octreotid 100 bis 125 μg s.c. 2mal täglich). Eine über 2 Jahre und länger gehende Anwendung von Octreotid muß sorgfältig überwacht werden, da als Nebenwirkungen eine Gastritis, Gallensteine, Cholangitis, Ikterus und eine Malabsorption von Vitamin B_{12} auftreten können.

Hyperaldosteronismus

Aldosteron ist das potenteste Mineralkortikoid, das von den Nebennieren produziert wird. Es bedingt eine Natriumretention und Kaliumverlust. In der Niere ist Aldosteron verantwortlich für den Natriumtransport aus dem Lumen des distalen Tubulus in die tubulären Zellen im Austausch gegen Kalium und Wasserstoff. Der gleiche Effekt findet in den Speicheldrüsen, Schweißdrüsen und den Zellen der intestinalen Mukosa statt, wie auch beim Austausch zwischen intra- und extrazellulärer Flüssigkeit.

Die Aldosteronsekretion wird durch den **Renin-Angiotensin-Mechanismus,** zu einem geringeren Ausmaß auch durch ACTH reguliert. Das proteolytische Enzym Renin ist in den juxtaglomerulären Zellen der Niere gespeichert. Eine Reduktion des Blutvolumens und des Blutflusses in den afferenten Nierenarteriolen stimuliert die Reninsekretion. Renin bewirkt in der Leber eine Umformung des **Angiotensinogens** (ein α-Globulin) zu **Angiotensin I,** ein Polypeptid, bestehend aus 10 Aminosäuren, das weiter umgewandelt wird zu **Angiotensin II,** ein Polypeptid von 8 Aminosäuren. Angiotensin II stimuliert die Sekretion von Aldosteron und zu einem geringeren Ausmaß auch von Cortisol und Desoxykortikosteron. Die durch eine erhöhte Aldosteronsekretion bedingte Natrium- und Wasserretention führt zu einem Anstieg des Blutvolumens und damit zu einer Verminderung der Reninsekretion. Aldosteron kann radioimmunologisch bestimmt werden.

Der **primäre Aldosteronismus (Conn-Syndrom)** ist bedingt durch ein gewöhnlich beidseitiges Adenom der Glomerulosazellen der Nebennierenrinde, seltener durch ein Nebennierenkarzinom oder durch Hyperplasie. Die Mehrsekretion von Aldosteron kann zu Hypernatriämie, Hyperchlorämie, Hypervolämie und hypokaliämischer Alkalose führen, mit den klinischen Zeichen von episodischen Schwächeanfällen, Parästhesien, transienter Paralyse und Tetanie. Häufig sind auch erhöhte diastolische Blutdruckwerte und eine hypokaliämische Nephropathie mit Polyurie und Polydipsie. Die Aldosteronausscheidung unter einer hohen Natriumzufuhr (> 10 g täglich) beträgt gewöhnlich mehr als 200 μg/Tag, wenn ein Tumor vorhanden ist. Eine Einschränkung der Natriumzufuhr verursacht eine Kaliumretention. Gelegentlich werden auch Persönlichkeitsveränderungen, eine Hyperglykämie und Glukosurie beobachtet. In vielen Fällen ist jedoch eine geringe bis mäßige Hypertension die einzige Manifestation.

Ein nützlicher Test besteht in der täglichen oralen Gabe von 200–400 mg Spironolacton, was zu einer Aufhebung des Krankheitsbildes einschließlich der Hypertonie innerhalb von 5–8 Wo. führen kann (dies ist auch bei Patienten mit Hypertonie ohne erhöhte Aldosteronsekretion möglich). Die Plasmareninbestimmung ist für die Diagnosefindung hilfreich. Die Blutabnahme zur Reninbestimmung erfolgt gewöhnlich am Morgen am liegenden Patienten. Daraufhin werden 80 mg Lasix oral verabreicht und eine erneute Abnahme 3 h nach *dem Aufstehen* durchgeführt. Bei Normalpersonen wird im Gegensatz zu Patienten mit Hyperaldosteronismus ein ausgeprägter Reninanstieg nach dem Aufstehen gefunden. Ungefähr 20% der Patienten mit essentieller Hypertonie, die gewöhnlich keinen Hyperaldosteronismus aufweisen, haben niedrige Reninwerte, die nach dem Aufstehen nicht ansteigen. Die Plasmaaldosteronbestimmung, peripher oder durch Katheterisierung der Nebennierenvenen, kann sehr nützlich sein. Die Diagnose beruht somit auf dem Nachweis einer erhöhten Aldosteronexkretion im Urin oder -sekretion im Blut, Erhöhung des Extrazellulärvolumens (anhand eines fehlenden Reninanstiegs nach dem Aufstehen gezeigt) und einer Hypokaliämie. Eine Computertomographie kann häufig ein kleines Adenom bei diesen Patienten nachweisen. Die Kernspintomographie bringt keinen zusätzlichen diagnostischen Gewinn.

Der **sekundäre Aldosteronismus,** d.h. eine erhöhte Aldosteronproduktion aufgrund einer Stimulation der Nebennierenrinde, ähnelt dem Bild des primären Aldosteronismus, ist jedoch mit Hypotonie und ödematösen Erkrankungen, wie Herzinsuffizienz, Leberzirrhose mit Aszites, nephrotisches Syndrom, verbunden. Der sekundäre Aldosteronismus während der akzelerierten Phase der Hypertonie beruht vermutlich auf einer, durch renale Vasokonstriktion bedingten Renin-Mehrsekretion. Ein Hyperaldosteronismus wird auch bei Hypertonie, die durch eine Nierenarterienstenose (d.h. Atherome, Stenose) verursacht ist, gefunden. Dies ist auf einen verminderten Blutfluß in der betroffenen Niere zurückzuführen. Eine Hypovolämie, die gewöhnlich bei ödematösen Erkrankungen vorkommt, insbesondere während einer diuretischen Therapie, stimuliert den Renin-Angiotensin-Mechanismus und damit eine Mehrsekretion von Aldosteron. Die Sekretion kann bei Herzinsuffizienz normal sein, der Leberblutfluß und der Aldosteronmetabolismus sind aber so vermindert, daß die Konzentration des zirkulierenden Hormons erhöht ist.

Die hauptsächlichen Unterschiede zwischen dem primären und sekundären Hyperaldosteronismus sind in *Tab. 10.* gezeigt.

Tab. 10. Aldosteronismus – Differentialdiagnose

Klinische Zeichen	*Primärer Aldosteronismus*		*Sekundärer Aldosteronismus*	
	Adenom	*Hyperplasie*	*Hypertonie*	*Ödem*
Blutdruck	↑ ↑	↑	↑↑↑↑	N, ↑
Ödem	0	0	0	++
Serum-Natrium	N, ↑	N	N, ↓	N, ↓
Serum-Kalium	↓	N, ↓	↓	N, ↓
Plasma-Renin-Aktivität*	↓↓	N, ↑	↑↑	↑
Aldosteron	↑	↑	↑↑	↑

*Nach altersentsprechender Korrektur. Mit dem Alter nimmt die mittlere Plasma-Renin-Aktivität ab.
↑↑↑↑ = Sehr stark erhöht; ↑↑ = stark erhöht; ↓↓ = stark erniedrigt; ↑ = erhöht; ↓ = erniedrigt;
0 = fehlend; N = normal; ++ = vorhanden.

Therapie

Wenn die Diagnose eines primären Aldosteronismus gestellt ist, sollten beide Nebennieren auf mögliche multiple Adenome hin untersucht werden. Es kann notwendig sein, daß eine *Nebenniere aufgeschnitten* werden muß, um den Tumor zu finden. Die Prognose beim Aldosteronismus ist gut, wenn ein solitäres Adenom nachgewiesen werden kann. Im Anschluß an die Entfernung des aldosteronproduzierenden Adenoms tritt bei allen Patienten eine Senkung des Blutdrucks ein, eine komplette Normalisierung bei etwa 70%. Bei adrenaler Hyperplasie und Hyperaldosteronismus bleibt jedoch der Hochdruck bei etwa 70% der Patienten bestehen, obwohl sich meistens eine Verminderung des Blutdrucks einstellt. Bei diesen Patienten kann der Hyperaldosteronismus häufig mit Spironolacton erfolgreich behandelt werden *(s. Tab. 10 in Kap. HKR, und Kap. HKR, 3., Medikamente der ersten Wahl unter Arterielle Hypertonie).* Wenn eine beidseitige Adrenalektomie notwendig ist, muß postoperativ eine permanente Kortikoidtherapie eingehalten werden. Bei normokaliämischem Aldosteronismus sind die Diagnose und Definition schwierig, eine chirurgische Exploration ist nicht lohnend.

Phäochromozytom

Ein Tumor der chromaffinen Zellen, der Katecholamine sezerniert, die eine Hypertonie bedingen. In ungefähr 80% der Fälle sind die Phäochromozytome im Nebennierenmark zu finden, sie können jedoch auch in anderen Geweben, die von den Neuralzellen abstammen, gefunden werden (siehe unten, Pathologie). Sie treten bei beiden Geschlechtern in gleicher Häufigkeit auf, sind in etwa 10% der Fälle beidseitig (20% bei Kindern) und gewöhnlich gutartig (95%). Extraadrenale Tumoren sind häufiger maligne (30%). Obwohl Phäochromozytome in jedem Lebensalter auftreten können, liegt das häufigste Vorkommen zwischen der 3. und 5. Dekade.

Pathologie

Phäochromozytome variieren in der Größe, weisen jedoch einen durchschnittlichen Durchmesser von 5–6 cm auf. Sie wiegen meist zwischen 50 und 200 g, jedoch sind Tumoren mit einem Gewicht von mehreren Kilogramm beschrieben. Selten sind sie groß genug, um palpiert zu werden oder durch Kompression oder Obstruktion Symptome hervorzurufen. Der Tumor besteht meist aus chromaffinen Zellen, die bindegewebig umkapselt sind und unter mikroskopischer Betrachtung maligne erscheinen. Die Zellen zeigen multiple bizarre Verformungen mit pyknotischen, großen oder mehrfachen Nuklei. Der Tumor kann als gutartig betrachtet werden, wenn er nicht in die Kapsel eingewachsen ist und keine Metastasen gefunden werden können. Zusätzlich können neben den Nebennieren auch in den Paraganglien des Sympathikus Tumoren gefunden werden, retroperitoneal entlang dem Verlauf der Aorta, am Glomus caroticum, um Zuckerkandlschen Organ (an der Bifurkation der Aorta), im urogenitalen System, im Gehirn und in Dermoidzysten.

Phäochromozytome gehören auch zu dem **Syndrom der familiären multiplen endokrinen Adenomatose Typ II (Sipple-Syndrom)** und können sowohl allein als auch verbunden mit einem medullären Schilddrüsenkarzinom oder Nebenschilddrüsenadenomen vorkommen *(s. Kap. END, 5.).* Als **Typ-III-Syndrom** wird die Verbindung eines Phäochromozytoms mit einem (oralen und okulären) Mukosaneurom und einem medullären Schilddrüsenkarzinom bezeichnet. Es gibt ein signifikant gehäuftes Vorkommen (10%) mit der **Neurofibromatose (Morbus Recklinghausen)** und mit Hämangiomen beim **Hippel-Lindau-Syndrom.**

Symptomatik

Das hervorstechendste Symptom ist die Hypertonie, die entweder gelegentlich (45%) oder persistierend (50%) vorkommt, selten jedoch fehlt. Sie ist verursacht durch die Sekretion eines oder mehrerer Katecholamine oder der Vorstufen (Noradrenalin, Adrenalin, Dopamin oder Dopa). Zusätzlich finden sich Tachykardien, Diaphorese, orthostatische Kreislaufbeschwerden, Tachypnoe, Hitzewallungen, kalte und feuchte Haut, starke Kopfschmerzen, Herzschmerzen, Palpitationen, Übelkeit, Erbrechen, epigastrische Schmerzen, Visusstörungen, Dyspnoe, Parästhesien, Verstopfungen und Vernichtungsgefühl. Es können jeweils einige oder alle genannten Symptome vorkommen. Paroxysmale Anfälle können durch Palpation des Tumors, Wechsel der Körperlage, abdominale Kompression oder Massage, Anästhesieeinleitung, emotionales Trauma, Beta-Blocker und selten auch durch Miktion provoziert werden.

Die körperliche Untersuchung zeigt mit Ausnahme der häufig auftretenden Hypertonie meist Normalwerte, wenn sie nicht gerade während eines paroxysmalen Anfalls durchgeführt wird. Retinopathie und Kardiomegalie sind oft weniger ausgeprägt, als nach dem Schweregrad der Hypertonie erwartet wird.

Diagnostik

Die wichtigsten Metaboliten von Adrenalin und Noradrenalin im Urin sind **Metanephrine, Vanillinmandelsäure (VMS)** und **Homovanillinsäure (HVS).** Bei Normalpersonen findet sich eine nur geringe Ausscheidung dieser Substanzen im Urin. Die Normalwerte für 24 h sind: freies Adrenalin und Noradrenalin < 100 μg, gesamte Metanephrine < 1,3 mg, Vanillinmandelsäure < 10 mg und Homovanillinsäure < 15 mg. Bei Phäochromozytomen und Neuroblastomen findet sich intermittierend eine erhöhte Urinausscheidung von Adrenalin, Noradrenalin und ihrer Metaboliten. Die Ausscheidung dieser Substanzen kann auch im Koma, bei Dehydratation oder bei extremem Streß erhöht sein. Alle diese Substanzen können in der gleichen Urinprobe gemessen werden. Die Bestimmungsmethode von VMS und Metanephrinen beruht auf der Konversion zu Vanillin, weiter der Extraktion von Vanillin durch Toluol und schließlich der photometrischen Bestimmung von Vanillin bei 360 μm. Diese Werte können erhöht sein bei Patienten, die mit Rauwolfiaalkaloiden, Methyldopa oder Katecholaminen behandelt werden oder nach Nahrungszufuhr mit einem großen Gehalt an Vanille, besonders wenn eine Niereninsuffizienz vorhanden ist.

Katecholamine (vornehmlich Noradrenalin und Adrenalin) können fluorimetrisch nach Extraktion und Absorption an Aluminiumgel bestimmt werden. Berücksichtigt werden muß bei Vorliegen erhöhter Werte die Interferenz mit adrenalinähnlichen Medikamenten, Antihypertensiva (z. B. Methyldopa) und anderen Medikamenten, die eine Fluoreszenz hervorrufen (z. B. Tetracycline und Chinin). Radioenzymatische Bestimmungsmethoden stehen ebenfalls zur Verfügung, werden jedoch meist nur zu Forschungszwecken eingesetzt. Hochempfindliche flüssigkeitschromatographische Methoden (HPLC) werden in Zukunft ebenfalls zur Verfügung stehen.

Die Bestimmung der Plasmakatecholaminspiegel ist nicht sinnvoll, ausgenommen während eines Anfalls oder nach Gabe eines Medikaments wie Glukagon, das die Sekretion von Katecholaminen stimuliert, oder Clonidin, das bei Normalpersonen die Katecholaminspiegel senkt.

Wegen ihres hyperkinetischen Zustands können die Patienten einen erhöhten Grundumsatz haben, obwohl sie euthyreot sind. Das Blutvolumen ist vermindert, was zu falsch hohen Hämoglobin- und Hämatokritwerten führen kann. Eine Hyperglykämie, Glukosurie oder ein manifester Diabetes mellitus können gefunden werden mit erhöhten Nüchternwerten von freien Fettsäuren und Glyzerin im Plasma. Die Plasmainsulinspiegel sind ungewöhnlich niedrig im Vergleich zu den gleichzeitig im Blut bestimmten Glukosewerten.

Provokationstests mit Histamin oder Tyramin *sind gefährlich und sollten nicht angewandt werden.* Glukagon (0,5–1 mg schnell oder i. v. injiziert) ruft innerhalb von 2 min einen Blutdruckanstieg von über 35/25 mmHg bei normotonen Patienten mit Phäochromozytom hervor. *Phentolamin (Regitin) muß bereitliegen, um eine hypertensive Krise zu beenden.*

Wenn ein Patient mit Phäochromozytom hyperton ist, führt die Phentolamininjektion (5 mg i. v.) innerhalb von 2 min zu einem Blutdruckabfall von über 35/25 mmHg. Zu hohe Werte werden bei Patienten mit Urämie, zerebralem Insult und maligner Hypertonie sowie bei Einnahme bestimmter Medikamente beobachtet. Eine Modifikation dieses Tests wurde entwickelt, die eine durch Insulinsekretion bedingte Hemmung der Katecholaminausschüttung benutzt. 30 min vor der Injektion von Phentolamin wird mit einer Infusion von 10% Glukose (2 ml/min) begonnen (Blutabnahmen für die Glukose- und Insulinbestimmung erfolgen 2mal vor der Phentolamininjektion). Im Anschluß an die Phentolamingabe wird über einen Zeitraum von 3 Minuten alle 30 Sekunden der Blutdruck gemessen und erneut Blut abgenommen. Ein Phäochromozytom ist dann vorhanden, wenn der Blutdruck ≥ 35/25 mmHg abfällt, ein Abfall der Blutzuckerspiegel von > 18 mg/dl und ein Anstieg der Insulinsekretion von > 13 μE/ml gefunden werden.

Ein Test mit oralem Clonidin wurde beschrieben. 48 Std. nachdem alle Medikamente abgesetzt sind, die auf das sympathische Nervensystem wirken, bekommt der Patient 0,3 mg Clonidin. Vor der Clonidin-Gabe und 3 Std. danach werden Butproben zur Plasma-Katecholamin-Bestimmung abgenommen. Normalerweise fällt das Plasma-Noradrenalin auf Normalwerte ab (weniger als 400 ng/ml), wobei der 2. Wert mindestens 40% unter dem 1. Wert liegen muß. Patienten mit Phäochromozytom haben unverändert hohe Werte.

Der Versuch der röntgenologischen Tumorlokalisation sollte sich beschränken auf Thorax- und Abdomen-Aufnahmen. Diagnostisch weiterführen kann auch eine Computertomographie oder eine Kernspintomographie (mit oder ohne Kontrastmittel). Ein i.v.-Pyelogramm mit Tomographie der perirenalen Region sollte nur durchgeführt werden, wenn die zuvor genannten Untersuchungen nicht zur Verfügung stehen. Eine Veno- oder Aortographie wird von manchen Radiologen als sichere und effektive Methode zur Tumorlokalisation empfohlen. Andere glauben jedoch, daß eine Veno- und Aortographie kontraindiziert sind, da sie einen ernsten und verhängnisvollen Anfall auslösen können. Die Tumorlokalisation kann auch durch eine Katheterisierung der V. cava mit mehreren Blutproben zur Katecholaminbestimmung versucht werden, jedoch ist diese Methode ebenfalls potentiell gefährlich. In neuerer Zeit können Phäochromozytome auch durch szintigraphische Methoden dargestellt werden. Am häufigsten wird ^{131}J-markiertes Metajodbenzylguanidin verwendet. Dem Patienten werden 0,5 mCi intravenös verabreicht, und szintigraphische Aufnahmen werden an Tag 1, 2 und 3 angefertigt. Im Gegensatz zu normalem Nebennierengewebe, das die Substanz nur sehr selten aufnimmt, tun dies 90% der Phäochromozytome. Auch eine digitale Subtraktionsangiographie kann eine wichtige Methode zur Lokalisation von Phäochromozytomen sein. Obwohl diese Untersuchungsmethode nur wenig invasiv ist, sollte der Patient vorher ausreichend mit adrenergen Blockern versorgt werden.

Therapie

Die Therapie der Wahl ist die chirurgische Entfernung des Tumors. Es ist meist möglich, den chirurgischen Eingriff so lange zu verzögern, bis der Patient körperlich optimal vorbereitet ist durch die Gabe einer Kombination von Alpha- und, evtl. später zusätzlich, Beta-adrenergen Blockern (Phenoxybenzamin, 40–160 mg täglich, und Propranolol, 30–60 mg/Tag, oder Timolol, 30 mg täglich, jeweils oral in verteilter Dosierung). Eine Infusion von Trimethaphan Camsylat (Arfonad) oder Natriumnitroprussid kann bei prä- oder intraoperativen hypertensiven Krisen eingesetzt werden. Wenn adrenerge Blocker verwendet werden, beginnt man zunächst mit den Alpha-Blockern. Wenn bilaterale Tumoren vorliegen (entweder präoperativ dokumentiert oder angenommen bei einem Patienten mit multipler endokriner Neoplasie – *s. Kap. END, 5.)*, muß vor und während der Operation genügend Hydrocortison (100 mg i.v. 2mal täglich) substituiert werden, um einen Glukokortikoidmangel zu vermeiden.

Ein neues Medikament, Metyrosin (α-Methyl-p-Tyrosin, siehe auch im folgenden), kann allein oder in Kombination mit einem Alpha-adrenergen Blocker (Phenoxybenzamin) benutzt werden. Die optimal wirksame Dosis von Metyrosin (1–4 mg/Tag verteilt auf mehrere Dosen) sollte über mindestens 5–7 Tage vor der Operation gegeben werden. Labetalol, ein Medikament mit sowohl Alpha- wie auch Beta-adrenergen Eigenschaften, ist mit einer Anfangsdosis von 200 mg/ag p.o. verteilt auf mehrere Dosen gegeben worden.

Der Chirurg sollte den ventralen, abdominalen Zugang wählen, selbst wenn der Tumor in der Nierenregion lokalisiert ist, so daß er auch nach weiteren Phäochromozytomen suchen kann. Es ist notwendig, daß der Blutdruck kontinuierlich durch einen intraarteriellen Katheter gemessen und daß der zentrale Venendruck kontinuierlich registriert wird, um eine Abnahme des Blutvolumens zu verhindern. Die Narkose sollte mit einer Substanz ohne kardiale Nebenwirkungen eingeleitet werden, wie z.B. Thiobarbiturat, fortgesetzt mit Enfluran. Während des chirurgischen Eingriffs sollten Blutdruckkrisen mit i.v.-Gaben von Phentolamin 1–5 mg oder Nitroprussid-Infusionen (2–4 μg/kg pro Stunde sind meist ausreichend) und Tachyarrhythmien mit Propranolol, 0,5–2 mg i.v., behandelt werden. Ventrikuläre Extrasystolen sollten mit Lidocain behandelt werden; 50–100 mg werden rasch intravenös injiziert, gefolgt von einer Dauerinfusion je nach Bedarf mit 2–4 mg/Min. Wenn ein Muskelrelaxans notwendig ist, ist Pancuronium, das keine Histaminfreisetzung bewirkt, das Medikament der Wahl. Die präoperative Anwendung von Atropin sollte *vermieden* werden. Blut sollte bereits vor der Entfernung des Tumors transfundiert werden (1–2 Konserven für den möglichen Verlust während der Operation). Wenn der Blutdruck präoperativ gut eingestellt ist, wird zusätzlich eine salzreiche Nahrung empfohlen, um das Blutvolumen zu vergrößern.

Eine sofortige Infusion von 4–12 mg/l Arterenol ist bei Auftreten einer Hypotonie angebracht. Reagiert der Patient nicht auf Arterenol, so kann die zusätzliche Gabe von Hydrocortison, 100 mg i. v., nützlich sein.

Das **maligne metastasierende Phäochromozytom** sollte mit Alpha- und Beta-blockierenden Substanzen und mit Metyrosin behandelt werden. Letzteres hemmt die Tyrosinhydroxylase, die den ersten Transformationsschritt in der Katecholaminbiosynthese katalysiert. Deshalb fallen die VMS-Spiegel und der Blutdruck ab. Es ist möglich, damit den Blutdruck einzustellen, selbst wenn der Tumor weiter an Größe zunimmt und damit lebensbedrohlich wird. Zur Behandlung des metastasierenden Stadiums ist die Kombination von Cyclophosphamid, Vincristin und Dacarbazin vorgeschlagen worden.

Endokrin-inaktive Nebennierentumoren

Ein häufiges Problem ist das unerwartete Auffinden von **Nebennierenadenomen** bei einer **Computertomographie** des Abdomens, die aus einem anderen Anlaß durchgeführt wurde. Diese Adenome siund meist endokrin inaktiv und bedürfen keiner speziellen Behandlung. Sie sollten jedoch beobachtet werden, da sie wachsen und im Verlauf auch eine sekretorische Funktion entwickeln können. Eine **spontane, neonatale Nebennierenblutung** kann eine große suprarenale Verdrängung hervorrufen und einem Neuroblastom oder Wilms-Tumor ähneln. Eine Nebenniereninsuffizienz ist selten die Folge, falls nicht beide Nebennieren involviert sind. Eine bilaterale massive Blutung in die Nebennieren kommt bei Erwachsenen im Rahmen von thromboembolischen Komplikationen oder Gerinnungsstörungen vor. Die wichtigsten klinischen Zeichen sind abdominelle Schmerzen, ein Abfall des Hämatokrit, Zeichen des akuten Nierenversagens und bei der computertomographischen Abklärung eine Massenvermehrung im Bereich der Nebennieren. **Benigne Nebennierenzysten** können beim Erwachsenen gefunden werden und durch eine zystische Degeneration, gefäßbedingte Veränderungen, bakterielle Infektionen oder durch parasitäre Infektionen *(Chinococcus)* verursacht sein. Das seltene, **inaktive Nebennierenkarzinom** führt zu einem diffusen und retroperitoneal-infiltrierenden Prozeß, der meist metastasiert und einem chirurgischen Eingriff nicht zugänglich ist, obwohl eine medikamentöse Behandlung mit Lysodren bei zusätzlicher, exogener Kortikosteroid-Substitution erfolgreich sein kann. Die **Nebennierentuberkulose** ist eine hämatogene Erkrankung, die eine Kalzifizierung und Nebenniereninsuffizienz hervorrufen kann (Morbus Addison).

5. MULTIPLE ENDOKRINE NEOPLASIEN (MEN)

(Multiple endokrine Adenomatosen [MEA], familiäre endokrine Adenomatose)

Eine Gruppe von genetisch unterschiedlich familiären Erkrankungen, verbunden mit adenomatöser Hyperplasie und malignen Tumoren verschiedener endokriner Drüsen. Drei verschiedene Syndrome sind identifiziert worden, alle drei werden über einen autosomal-dominanten Weg mit hohem Grad an Penetranz, in unterschiedlicher Ausprägung und auffälliger Pleiotropie vererbt. Die Verbindung zwischen der genetischen Veränderung und der Pathogenese der verschiedenen Tumoren ist bisher nicht bekannt. Die klinische Manifestation kann sowohl früh in der 1. als auch spät in der 7. Lebensdekade erkannt werden. Die klinische Symptomatik hängt vom Typ des endokrinen Tumors ab. Die geeignete Behandlung schließt die frühe Untersuchung betroffener Familienmitglieder und – falls möglich – die chirurgische Entfernung der Tumoren mit ein. Die betroffenen Personen bzw. Familienangehörigen müssen laufend biochemisch überwacht werden. Obwohl die verschiedenen Syndrome gewöhnlich als geschlossene Entitäten angesehen werden, gibt es gelegentlich erhebliche Überschneidungen *(s. Tab. 11.)*.

Tab. 11. Tumormanifestationen bei den drei Formen der multiplen endokrinen Neoplasie

Tumormanifestation	*MEN I*	*MEN II*	*MEN III*
Nebenschilddrüsenadenome	≥ 90%	25%	selten
Inselzelltumoren des Pankreas	80%	–	–
Hypophysenhormone	65%	–	–
medulläre Schilddrüsenkarzinome	–	> 90%	> 90%
Phäochromozytome	–	50%	60%
Neurinome der Mukosa/ marphanoider Habitus	–	–	≈ 100%

Multiple endokrine Neoplasie, Typ I (MEN-I)

(Multiple endokrine Adenomatose, Typ I [MEA-I], Werner-Syndrom)

Das MEN-I-Syndrom ist charakterisiert durch Tumoren der Nebenschilddrüse, der Pankreasinseln und der Hypophyse.

Ein **Hyperparathyreoidismus** ist bei mindestens 90% der betroffenen Patienten vorhanden. Eine asymptomatische Hyperkalzämie ist die häufigste Manifestierung. Ungefähr 25% der Patienten weisen eine Nephrolithiasis oder Nephrokalzinose auf. Im Gegensatz zum solitären Hyperparathyreoidismus werden häufiger eine diffuse Hyperplasie oder multiple Adenome als solitäre Adenome gefunden.

Über **Inselzelltumoren** des Pankreas wird bei etwa 80% der betroffenen Patienen berichtet. Ungefähr 40% der Inselzelltumoren stammen von den Beta-Zellen, sezernieren Insulin und sind verbunden mit Nüchternhypoglykämien. In ungefähr 60% der Fälle stammen die Inselzelltumoren nicht von den Beta-Zellen. Gastrin ist das am häufigsten von diesen Nicht-Beta-Zelltumoren sezernierte Hormon und mit schwer behandelbaren und komplikativen peptischen Ulzerationen **(Zollinger-Ellison-Syndrom,** *s. a. Kap. MDA, 7.*) verbunden. Über die Hälfte der Patienten mit MEN-I leiden an peptischen Ulzera, meist multipel oder atypisch lokalisiert, und das Auftreten einer Blutung, Perforation oder Obstruktion ist entsprechend häufig. Die extreme Hypersekretion der Magensäure dieser Patienten kann mit einer Inaktivierung der Pankreaslipase verbunden sein, was zu Diarrhoe und Steatorrhoe führt. Bei Patienten, die anfänglich das Bild eines Zollinger-Ellison-Syndroms zeigen, deckt die weitere Diagnostik bei etwa 20–30% das MEN-I-Syndrom auf.

Bei anderen Fällen sind die Nicht-Beta-Zelltumoren verbunden mit schwerster sekretorischer Diarrhö, die zu Flüssigkeits- und Elektrolytverlust führt. Dieses Krankheitsbild, bezeichnet als „**w**äßrige **D**iarrhö, **H**ypokaliämie und **A**chlorhydrie-Syndrom" (**WDHA, pankreatische Cholera,** *s. a. Kap. MDA, 7., Vipom-Syndrom unter Endokrine Tumoren),* wurde bei manchen Patienten dem vasoaktiven intestinalen Peptid **(VIP)** zugeordnet, obwohl andere gastrointestinale Hormone oder Sekrete einschließlich der Prostaglandine mitverantwortlich sein können. Viele Patienten mit Inselzelltumoren des Pankreas haben erhöhte Spiegel von pankreatischem Polypeptid, was bei der Diagnostik des MEN-I-Syndroms nützlich sein kann. Jedoch sind die klinischen Manifestationen, die mit der Überproduktion dieses Hormons verbunden sind, nicht klar definiert. Eine Hypersekretion von Glukagon, eine ektopische ACTH-Sekretion (mit Ausbildung des Cushing-Syndroms) und die Sekretion von Wachstumshormon-Releasing-Hormon (mit dem klinischen Erscheinungsbild der Akromegalie) wurden auch bei manchen Patienten mit Nicht-Beta-Zelltumoren gefunden.

Die Beta- und Nicht-Beta-Zelltumoren haben gewöhnlich einen multizentrischen Ursprung, es können auch multiple Adenome oder diffuse Inselzellhyperplasien vorkommen. In ungefähr 30% der Fälle sind die Inselzelltumoren maligne, mit lokalen oder peripheren Metastasen. Im Rahmen der MEN-I haben diese Tumoren oft einen benigneren Verlauf als sporadisch auftretende Inselzellkarzinome. Die Häufigkeit der Malignität scheint beim Nicht-Beta-Zelltumor höher zu sein.

Hypophysentumoren werden bei ungefähr 65% der Patienten mit MEN-I-Syndrom gefunden. Ungefähr 25% dieser Patienten mit Hypophysentumoren haben eine Akromegalie, was klinisch von der sporadischen Form dieser Erkrankung nicht unterschieden werden kann. Eine gleich große Anzahl der Tumoren sezerniert Prolaktin und ungefähr 3% sezernieren ACTH, und führen damit zu einem Morbus Cushing. Der Rest der Hypophysentumoren ist sekretorisch inaktiv. Die lokale Expansion des Tumors kann Visusstörungen und Kopfschmerzen wie auch *Hypo*pituitarismus verursachen.

Schilddrüsen- und Nebennierenadenome sowie adenomatöse Hyperplasien sind bei Patienten mit MEN-I-Syndrom weniger häufig beschrieben. Diese Adenome sind selten aktiv, und ihre Bedeutung beim MEN-I-Komplex ist ungewiß. Karzinoidtumoren, insbesondere jene, die von der embryonalen Darmanlage abstammen, sind vereinzelt beim MEN-I-Syndrom beschrieben. Multiple subkutane und viszerale **Lipome** können dabei auch vorkommen.

Diagnostik

Das Krankheitsbild des MEN-I-Syndroms hängt von der Tumorausbreitung im individuellen Patienten ab. Bei ungefähr 40% der beschriebenen Fälle fanden sich Tumoren der Nebenschilddrüse, des Pankreas und der Hypophyse. Nahezu jede Kombination von Tumoren und Symptomkomplexen, wie oben beschrieben, ist möglich. Ein Patient, der erheblich vorbelastet ist und eines der klassischen Symptome zeigt, kann einen der anderen assoziierten Tumoren entwickeln. *Eine periodische Untersuchung, sowohl der erkrankten Individuen als auch der nichtbetroffenen Verwandten, ist deshalb notwendig.* Diese Untersuchung sollte mindestens 2jährlich durchgeführt werden und folgendes beinhalten: eine Anamnese früherer Symptome, die auf eine peptische Ulkuserkrankung, Diarrhoe, Nephrolithiasis, Hypoglykämie und Hypophyseninsuffizienz hinweisen könnten; die körperliche Untersuchung auf akromegale Veränderungen und subkutane Lipome; Serumbestimmungen von Kalzium, Phosphat (PO_4), Gastrin und Prolaktin. Bei entsprechender klinischer Indikation sollten eine *Computertomographie oder Kernspintomographie* der Sella turcica bzw. weitere diagnostische Maßnahmen durchgeführt werden.

Die Diagnose eines insulinsezernierenden Beta-Zelltumors des Pankreas ist gesichert, wenn eine Nüchternhypoglykämie in Verbindung mit erhöhten Plasmainsulinspiegeln belegt werden kann. Ein gastrinsezernierender Nicht-Beta-Zelltumor des Pankreas ist nachgewiesen, wenn erhöhte Plasmagastrinspiegel, eine übermäßige Gastrinstimulation nach Kalziuminfusion und ein paradoxer Anstieg der Gastrinspiegel nach Infusion von Sekretin gemessen werden. Vorläufige Ergebnisse weisen darauf hin, daß es ein sehr frühes Zeichen für eine Pankreasbeteiligung bei Patienten mit MEN-I-Syndrom sein kann, wenn sich erhöhte Basalwerte für pankreatitisches Polypeptid oder Gastrin finden bzw. wenn diese Hormone als Antwort auf eine Standardmahlzeit vermehrt ansteigen. Die Diagnose der Akromegalie wird gesichert durch erhöhte Wachstumshormonspiegel, die durch Glukosegabe nicht supprimiert werden können, bzw. durch erhöhte Spiegel von Somatomedin C (das auch insulinähnlicher Wachstumsfaktor I (= IGF-I genannt wird).

Therapie

Die Behandlung der Nebenschilddrüsen- und Hypophysenveränderungen ist primär chirurgisch, obwohl in manchen Fällen eine Hypophysenbestrahlung erfolgreich sein kann. Inselzelltumoren sind schwieriger zu behandeln, da die Veränderungen oft klein und schwer zu finden sind und gewöhnlich multiple Veränderungen vorkommen. Wenn ein solitärer Tumor nicht gefunden wird, kann eine totale Pankreatektomie erforderlich sein, um den Hyperinsulinismus adäquat zu kontrollieren. Diazoxid kann eine nützliche therapeutische Hilfe bei der Behandlung der Hypoglykämie sein. Andererseits können Streptozotozin oder andere Zytostatika durch eine Reduktion der Tumormasse zu einer Besserung der Symptomatik führen.

Die Therapie eines gastrinsezernierenden Nicht-Beta-Zelltumors ist komplex. In allen Fällen sollte der Versuch der Lokalisation und Entfernung des Tumors gemacht werden. Wenn dies nicht möglich ist, kann eine symptomatische Behandlung mit H_2-Rezeptor-Antagonisten oder Omeprazol, einem der neuen Protonenpumpen-Blocker, oft zu einer symptomatischen Besserung der Ulkuskrankheit führen. Allerdings werden hierzu meist höhere Dosierungen benötigt. Seit diese Medikamente zur Verfügung stehen, ist die Gastrektomie, die früher die einzige Behandlungsmöglichkeit für Patienten mit sonst intraktablen Ulcera war, heute nur noch selten erforderlich.

Multiple endokrine Neoplasie, Typ II (MEN-II)

(MEN-II A; Multiple endokrine Adenomatose, Typ II [MEA-II], Sipple-Syndrom)

Das MEN-II-Syndrom ist charakterisiert durch das medulläre Karzinom der Schilddrüse, das Phäochromozytom und den Hyperparathyreoidismus. Das Krankheitsbild beim MEN-II hängt von der jeweiligen Tumorart ab. Bei einigen der betroffenen Familien wurde eine Deletion am kurzen Arm des Chromosoms 20 festgestellt. Neuere Studien lassen jedoch vermuten, daß die Veränderung auf dem Chromosom 10 liegt.

Medulläres Schilddrüsenkarzinom: Fast alle Patienten mit MEN-II-Syndrom haben ein medulläres Schilddrüsenkarzinom *(s. Kap. END, 3., Schilddrüsenkarzinome)*.

Ein **Phäochromozytom** kommt bei ungefähr 50% der betroffenen Patienten mit MEN-II in der Verwandtschaft vor und ist bei diesen zu etwa 30% für den Tod verantwortlich. Im Vergleich zu den sporadischen Fällen eines Phäochromozytoms beginnt die familiäre Variante des MEN-II-Syndroms mit einer Hyperplasie des Nebennierenmarks, ist multizentrisch und in über 50% der Fälle beidseitig. Phäochromozytome außerhalb der Nebennieren kommen selten in Verbindung mit MEN-II vor. Die Phäochromozytome sezernieren meist Adrenalin, und die erhöhte Adrenalinausscheidung kann die einzige Anomalie sein, die sich im frühen Verlauf der Erkrankung zeigt. Eine hypertensive Krise, verursacht durch das Phäochromozytom, ist eine häufige Erscheinung. Viele der gemeldeten Verwandten begeben sich erst dann in medizinische Überwachung, wenn die Diagnose eines beidseitigen Phäochromozytoms beim jeweiligen Patienten gestellt ist. Die Hypertonie bei Patienten mit Phäochromozytom und MEN-II-Syndrom ist häufiger paroxysmal als konstant, im Gegensatz zu dem sonstigen, häufig sporadischen Auftreten. Die Phäochromozytome sind nahezu immer benigne, aber eine Tendenz für lokale Rezidive ist bei manchen der beschriebenen familiär Erkrankten bekannt *(s. a. Kap. END, 4., Phäochromozytom)*.

Ein **Hyperparathyreoidismus** kommt seltener vor als ein medulläres Schilddrüsenkarzinom oder Phäochromozytom. Ungefähr 25% der betroffenen Patienten mit familiärer

MEN-II-Erkrankung weisen die klinischen Zeichen eines Hyperparathyreoidismus (der schon länger bestehen kann) mit Hyperkalzämie und Nephrolithiasis, Nephrokalzinose oder Niereninsuffizienz auf. Bei zusätzlich 25% der Patienten ohne klinische oder biochemische Zeichen eines Hyperparathyreoidismus wird eine Nebenschilddrüsenhyperplasie zufällig während der Schilddrüsenoperation aufgrund eines medullären Schilddrüsenkarzinoms gefunden. Wie beim MEN-I-Syndrom sind beim Hyperparathyreoidismus häufig mehrere Nebenschilddrüsen entweder als diffuse Hyperplasie oder als multiple Adenome verändert.

Wenn auch Inselzelltumoren des Pankreas nicht eigentlich zum MEN-II-Syndrom gehören, wurde doch eine Assoziation von Inselzelltumoren (häufig endokrin inaktiv) mit bilateralen Phäochromozytomen (häufig familiär) bei Patienten berichtet, die keine anderen Manifestationen des MEN-II-Komplexes zeigten. Bei den Nachkommen von mindestens einer MEN-II-Familie wurde eine erhöhte Inzidenz von Morbus Hirschsprung berichtet.

In seltenen Fällen kann das typische Krankheitsbild für ein MEN-I-Syndrom, wie z. B. das Zollinger-Ellison-Syndrom, auch bei Patienten mit MEN-II-Syndrom gefunden werden. Im allgemeinen sind jedoch die MEN-Syndrome unterschiedlich.

Diagnostik

Da das Phäochromozytom bei MEN-II-Patienten asymptomatisch sein kann, kann der sichere Ausschluß eines Phäochromozytoms schwierig sein. Die Bestimmung der freien Katecholamine im 24-Stunden-Urin mit einer spezifischen Analyse von Adrenalin ist der sensitivste Nachweis. Die Ausscheidung von Vanillinmandelsäure ist häufig im frühen Krankheitsverlauf normal. Die Computertomographie oder Kernspintomographie ist nützlich bei der Lokalisierung des Phäochromozytoms oder bei dem Nachweis beidseitiger Veränderungen. Bei diesen Patienten gibt eine Szintigraphie mit ^{131}I-Metajodbenzylguanidin (MIBG) meist keine zusätzlichen Informationen.

Ein medulläres Schilddrüsenkarzinom wird nachgewiesen durch die Plasmakalzitoninbestimmung nach einem Provokationstest mit Pentagastrin und Kalzium. Bei den meisten Patienten mit tastbar vergrößerter Schilddrüse sind die basalen Kalzitoninspiegel erhöht, in frühen Krankheitsstadien evtl. aber auch normal, und das medulläre Schilddrüsenkarzinom kann nur durch einen erhöhten Anstieg nach Kalzium- und Pentagastringabe nachgewiesen werden. Zur Diagnose des Hyperparathyreoidismus führen Hyperkalzämie, Hypophosphatämie und ein erhöhter Parathormon-Spiegel.

Familienmitglieder innerhalb einer betroffenen Verwandschaft sollten von der frühen Kindheit bis zum 35. Lebensjahr jährlich untersucht werden (es wurde auch schon über Fälle innerhalb der ersten 2 Lebensjahre berichtet). Jenseits des 35. Lebensjahres können die Untersuchungen seltener erfolgen. In der Anamnese müssen besonders Symptome beachtet werden, die auf ein Phäochromozytom (anfallsartige Kopfschmerzen, Schwitzen, Palpitationen) und Nierenkoliken hinweisen. Die Blutdruckkontrolle und sorgfältige Palpation der Schilddrüse und Laboruntersuchungen wie oben beschrieben müssen durchgeführt werden. Bei Kindern innerhalb einer betroffenen Verwandtschaft ist die frühe Diagnose eines *medullären Schilddrüsenkarzinoms* besonders wichtig, weil dann die Tumoren entfernt werden, solange sie noch auf die Schilddrüse begrenzt sind.

Therapie

Das Phäochromozytom muß zuerst entfernt werden, da es, selbst wenn es asymptomatisch ist, das Operationsrisiko beim medullären Schilddrüsenkarzinom oder Hyperparathyreoidismus deutlich erhöht. Da das medulläre Schilddrüsenkarzinom letztendlich, wenn es nicht behandelt wird, zum Tode führt, *sollte jeder Patient innerhalb einer von MEN-II betroffenen Verwandtschaft, wenn er ein Phäochromozytom oder einen Hyperparathyreoidismus hat, total thyreoidektomiert werden,* selbst wenn die Diagnose eines medullären Schilddrüsenkarzinoms präoperativ nicht gesichert werden kann. Eine Chemotherapie ist nicht wirksam zur Behandlung von residuellen oder metastatischen Tumormassen des medullären Schilddrüsenkarzinoms. Durch eine Bestrahlung können jedoch die Überlebenszeiten verbessert werden.

Multiple endokrine Neoplasie, Typ III (MEN-III)

(MEN-II B, Multiple endokrine Adenomatose, Typ III [MEA-III], Muköses Neurinom-Syndrom)

Das MEN-III-Syndrom besteht aus multiplen mukösen Neurinomen, dem medullären Schilddrüsenkarzinom und dem Phäochromozytom und ist oft mit einem marfanoiden Habitus verbunden. Auch wenn ungefähr 50% der beschriebenen Fälle eher sporadisch als familiär aufgetreten sind, ist es nicht sicher, ob bei den beschriebenen Fällen die Familien eingehend genug untersucht wurden. Die eigentliche Häufigkeit des sporadischen MEN-III-Syndroms ist deshalb nicht bekannt. Im Unterschied zu MEN-I oder -II sieht man einen Hyperparathyreoidismus beim MEN-III-Syndrom nur selten. So wie bei MEN-II beschrieben, findet man auch bei manchen Familien mit MEN-III eine Deletion am kurzen Arm des Chromosom 20. Das läßt eine enge genetische Verwandtschaft dieser Syndrome vermuten. Im Gegensatz zu MEN-II wurden jedoch bisher für MEN-III keine spezifischen genetischen Marker beschrieben.

Das charakteristische Krankheitsbild dieses Syndroms ist durch das Vorkommen muköser Neurinome bei den meisten, wenn nicht allen Erkrankungen geprägt. Die Neurinome sind kleine, verschiebbare Knötchen im Bereich von Lippen, Zunge und Wangenschleimhaut. Auch Augenlider, Konjektiva und Hornhaut können häufig involviert sein. Verdickte Augenlider und diffus hypertrophierte Lippen sind ebenfalls typisch. Gastrointestinale Veränderungen aufgrund einer beeinträchtigten Motilität (Verstopfung, Diarrhö und gelegentlich Megakolon) sind häufig und werden als eine diffuse intestinale Ganglioneuromatose angesehen. Obwohl sich Neurinome, charakteristische Gesichtsveränderungen und gastrointestinale Manifestationen bereits in frühem Alter entwickeln können, wird das Syndrom oft erst diagnostiziert, wenn ein medulläres Schilddrüsenkarzinom oder ein Phäochromozytom später auftreten. Zusätzlich zu dem marfanoiden Habitus findet man häufig Skelettanomalien im Bereich der Wirbelsäule (Lordose, Kyphose, Skoliose), Hohlfüße und Klumpfüße.

Ungefähr die Hälfte der beschriebenen Fälle zeigt das komplette Syndrom mit mukösen Neurinomen, Phäochromozytomen und medullärem Schilddrüsenkarzinom. Weniger als 10% haben nur Neurinome und Phäochromozytome, wogegen der Rest Neurinome und medulläre Schilddrüsenkarzinome ohne Phäochromozytome aufweist. Das medulläre Schilddrüsenkarzinom und das Phäochromozytom erinnern stark an die korrespondierenden Veränderungen beim MEN-II-Syndrom. Beide neigen zu beidseitiger und multizentrischer Lokalisation. Speziell beim MEN-III-Syndrom ist das medulläre Schilddrüsenkarzinom besonders aggressiv, und es kann auch schon bei sehr kleinen Kindern vorkommen. Diagnose, familiäre Untersuchung und Behandlung erfolgen, wie beim MEN-II-Syndrom beschrieben. Bei Kindern ist die frühe Diagnose des medullären Karzinoms besonders wichtig. *Alle betroffenen Patienten sollten total thyreoidektomiert werden, sobald die Diagnose gesichert ist.* Ein nachgewiesenes Phäochromozytom sollte vor der Thyreoidektomie entfernt werden.

6. SYNDROME DER PLURIGLANDULÄREN INSUFFIZIENZ

(Autoimmune pluriglanduläre Syndrome; polyendokrine Insuffizienz-Syndrome)

Gleichzeitige Unterfunktion mehrerer endokriner Drüsen.

Ätiologie und Pathogenese

Eine endokrine Insuffizienz kann entstehen durch Infektion, Infarkt oder Tumorinfiltration einer gesamten Drüse oder großer Teile von ihr. Die Ursache für eine verminderte Aktivität eines endokrinen Organs ist aber meistens eine autoimmune Reaktion, gefolgt von Entzündung, Lymphozyteninfiltration und partieller oder kompletter Zerstörung der Drüse. Auf die autoimmune Erkrankung in einem Organ folgt oft die Störung auch anderer Drüsen, was zu multiplem endokrinem Versagen führt. Zwei Hauptmuster dieses Versagens sind beschrieben *(s. Tab. 12.)*.

Tab. 12. Charakteristika von Typ I und Typ II bei pluriglandulären Insuffizienz-Syndromen

	Typ I	*Typ II*
Alter bei Krankheitsbeginn	Kindheit (Gipfel bei 12 Jahren)	Erwachsenenalter (Gipfel bei 30 Jahren)
HLA-Typen	A28, A3	vorwiegend BB, DW3, DR3, DR4, andere bei speziellen Erkrankungen
weiblich/männlich	1,4/1,0	1,8/1,0
klinische Zeichen (% der Patienten)		
Morbus Addison	67%	100%
Schilddrüsenerkrankung*	10–11%	69%
Perniziöse Anämie	13–15%	< 1%
Diabetes mellitus (insulinabhängig)	2–4%	52%
Hypogonadismus	45%	3,5%
Hypoparathyreoidismus	82%	nicht vorhanden
Vitiligo	4%	5–50%
chronische mukokutane Candidiasis	73–78%	nicht vorhanden
chronisch aggressive Hepatitis	11–13%	nicht vorhanden
Alopezie	26–32%	nicht vorhanden
Malabsorption	22–24%	nicht vorhanden
Zöliakie und Myastenia gravis	nicht vorhanden	Häufigkeit unklar

* Meist chronische lymphozytische Thyreoiditis, aber auch Morbus Basedow.
(Modifiziert nach D. L. Terence, J. E. Morley, B. S. Handwerger: „Polyglandular autoimmune syndromes." *American Journal of Medicine, 77:* 107–116, 1984; und nach Leshin, M.: „Polyglandular autoimmune syndromes." *American Journal of Medical Sciences* 290: 77–88, 1985. Mit Erlaubnis der Autoren.)

Typ I beginnt meist in der Kindheit, am häufigsten mit einem Hypoparathyreoidismus mit später folgender Nebennierenrindeninsuffizienz. Häufig findet man eine chronische mukokutane Candidiasis. Ein Diabetes mellitus ist selten. Dieses Muster ist mit den HLA-Typen A3 und A28 vergesellschaftet. Der Gang der Vererbung ist nicht klar, jedoch scheint in einigen Familien eine autosomal rezessive Vererbung vorzuliegen.

Typ II der pluriglandulären Insuffizienz tritt vor allem im Erwachsenenalter auf, mit einem Häufigkeitsgipfel bei 30 Jahren. Immer beteiligt sind die Nebennierenrinde und häufig auch die Schilddrüse **(Schmidt-Syndrom)** und die Inselzellen des Pankreas, wodurch ein Insulin-abhängiger Diabetes mellitus **(IDDM)** entsteht. Häufig werden Antikörper gegen die Zielorgane gefunden, aber ihre ursächliche Bedeutung für die Entstehung der Drüsen-Schädigungen ist unklar. Einige Patienten haben Thyreoida-stimulierende-Antikörper, was anfangs mit dem klinischen Bild der Hyperthyreose einhergeht. Bei diesen Patienten ist die glanduläre Destruktion hauptsächlich das Ergebnis einer zellvermittelten Autoimmunreaktion, die wahrscheinlich durch eine verminderte Suppressor-T-Zellfunktion bedingt ist. Außerdem liegt meist eine verminderte zelluläre Immunität vor. Es zeigt sich eine verminderte Antwort auf intrakutan verabreichte Standard-Antigene wie z. B. Candida, Trichophyton und Tuberkulin. Auch bei etwa 30% der Verwandten ersten Grades mit normaler endokriner Funktion wird eine verminderte zelluläre Immunitätslage gefunden. Beim Typ II gibt es ein charakteristisches HLA-Muster, und es ist vermutet worden, daß diese spezifischen HLA-Typen vergesellschaftet sind mit einer erhöhten Empfindlichkeit gegenüber bestimmten Viren, die den Anstoß zu den destruktiven Prozessen in den Drüsenorganen geben.

Zusätzlich existiert ein **Typ III** bei Erwachsenen, bei dem die Nebennierenrinde nicht involviert ist, der jedoch mindestens 2 der folgenden Symptome einschließt: Schilddrüsenunterfunktion, Insulin-abhängiger Diabetes mellitus (IDDM), perniziöse Anämie, Vitiligo und Alopezie. Da das Fehlen der Nebennierenrindeninsuffizienz das Kriterium für die Diagnose des Typ III darstellt, ist dieser wohl nur ein Sammelbecken für kombinierte Erkrankungen, die in den Typ II übergehen, sobald eine Nebennierenrindeninsuffizienz hinzukommt.

Symptomatik und Diagnostik

Das klinische Erscheinungsbild von Patienten mit pluriglandulären Insuffizienz-Syndromen setzt sich zusammen aus den Symptomen der einzelnen Defekte. Es gibt keine spezielle Abfolge bei der Manifestation der einzelnen Drüsen-Unterfunktionen. Die Bestimmung der Spiegel von zirkulierenden Antikörpern gegen endokrine Organe oder ihre einzelnen Komponenten ist diagnostisch nicht sehr hilfreich, da solche Antikörper über Jahre nachweisbar sein können, ohne daß sich Symptome eines Hormonmangels entwickeln. Jedoch ist der Nachweis dieser Antikörper sicher verwertbar in der Differentialdiagnose von autoimmunologisch oder tuberkulös bedingter Nebennierenrindeninsuffizienz sowie der Ursache von Hypothyreosen. Bei multipler endokriner Insuffizienz stellt sich die Frage nach einer Störung im Bereich von Hypothalamus und/oder Hypophyse. In den meisten Fällen läßt sich der periphere Defekt durch erhöhte Plasma-Spiegel der Hypophysenhormone beweisen. Selten jedoch ist die Ursache des Typ-II-Syndroms auch eine hypothalamisch-hypophysäre Insuffizienz *(s. Kap. END, 1.)*.

Behandlung

Die Behandlung der verschiedenen endokrinen Insuffizienzen ist dieselbe wie bei der Erkrankung der einzelnen Organe, die anderswo in diesem MANUAL besprochen werden. Jedoch kann die Interaktion mehrerer Defekte die klinische Behandlung komplizieren (z. B. Nebennierenrindeninsuffizienz kombiniert mit Diabetes mellitus). Patienten, die die Zeichen der Unterfunktion eines Organs zeigen, müssen über mehrere Jahre weiterbeobachtet werden, um festzustellen, ob sie zusätzliche Insuffizienzen entwickeln. Ebenso wie der Hypogonadismus kann auch die chronische mukokutane Candidiasis meist nicht erfolgreich behandelt werden.

7. STÖRUNGEN DES KOHLEN-HYDRATSTOFFWECHSELS

Diabetes mellitus (DM)

(s. a. Kap. GYN, 16., Diabetes mellitus)

Krankheitsbild durch Hyperglykämie aufgrund einer gestörten Insulinsekretion und/oder einer Insulinineffektivität, assoziiert mit dem Risiko einer diabetischen Ketoazidose (DKA) oder einem nichtketotischen hyperglykämischen-hyperosmolaren Koma (NKHHC) und einer Reihe von Spätkomplikationen einschließlich Retinopathie, Nephropathie, Arteriosklerose der Koronarien und der peripheren Arterien sowie der peripheren und autonomen Neuropathien. Ursächlich ist der DM auf verschiedene genetische, umgebungsbedingte und pathogenetische Mechanismen zurückzuführen.

Klassifikation und Pathogenese

Die derzeitige Klassifikation beruht auf klinischen Kriterien, z. B. dem Vorhandensein oder dem Fehlen einer Neigung zu DKA, sowie auf zusätzlichen Kriterien, die spezielle pathogenetische Formen des DM berücksichtigen *(s. Tab. 13.)*.

Tab. 13. Allgemeine Charakteristika der wichtigsten klinischen Typen des Diabetes mellitus (DM)

Charakteristika	*Insulin-abhängiger DM (IDDM, Typ-I-DM)*	*nicht-Insulin-abhängiger DM (NIDDM, Typ-II-DM)*
Alter beim Beginn	meistens < 30 Jahre	meistens > 30 Jahre
assoziiert mit Übergewicht	nein	sehr häufig
Neigung zur Ketoazidose Erfordernis von Insulin zur effektiven Behandlung	ja	nein
endogene Insulinsekretion	sehr niedrige oder nicht meßbare Spiegel von Plasma-Insulin und C-Peptid	signifikante aber variable Insulin-Spiegel, die im Verhältnis zum Blutzuckerspiegel niedrig sind und mit einer Insulin-Resistenz einhergehen
Vorkommen bei eineiigen Zwillingen	< 50%	> 90%
Assoziation mit spezifischen HLA-D-Antigenen	ja	nein
Inselzell-Antikörper bei Diagnosestellung	ja	nein
Inselzell-Pathologie	Insulitis, selektiver Verlust der meisten Beta-Zellen	kleinere, normal aussehende Inseln; häufig Amyloid-Ablagerungen
Assoziation mit dem Risiko für: Retinopathie, Nephropathie, Arteriosklerose der Koronarien und der peripheren Gefäße (bei den meisten westlichen Populationen)	ja	ja
Ansprechen der Hyperglykämie auf Sulfonylharnstoffe	nein	ja, anfangs bei vielen Patienten

Insulinabhängiger Diabetes mellitus (IDDM, Typ I DM): Er macht 10–15% aller Fälle von DM aus und ist klinisch charakterisiert durch eine Hyperglykämie und die Neigung zu DKA. Zur effektiven Behandlung ist die chronische Anwendung von Insulin erforderlich. Auch wenn er in jedem Lebensalter auftreten kann, entwickelt er sich doch meist in der Kindheit und bei Jugendlichen. Er ist die häufigste Form des DM im Alter unter 30 Jahren. Der Ausdruck IDDM (oder Typ I DM) wird auch restriktiver nur für Patienten verwendet, bei denen der DM im Alter unter 30 Jahren diagnostiziert wurde und bei denen eine Neigung zu DKA besteht sowie ein spezieller HLA-Phänotyp vorliegt, der mit dem Auftreten von zytoplasmatischen Antikörpern gegen Inselzellen (ICA) und/oder Antikörper gegen die Inselzelloberfläche (ICSA) bei 80% der Patienten assoziiert ist. Bei diesen Patienten entsteht der IDDM durch eine genetisch bedingte, immunologisch ausgelöste selektive Zerstörung von mehr als 90% der Insulin-sezernierenden Beta-Zellen. Falls solche Patienten bald nach der Manifestation ihres IDDM sterben, findet man im Pankreas eine Insulitis. Diese ist charakterisiert durch die Infiltration von T-Lymphozyten sowie Makrophagen und B-Lymphozyten. Dabei gehen die meisten Beta-Zellen zugrunde. Jedoch sind die glukagonsezernierenden Alpha-Zellen nicht betroffen. Zellvermittelte Immunmechanismen spielen wahrscheinlich die hauptsächliche Rolle bei der Zerstörung der Beta-Zellen.

Die bei der Diagnosestellung nachweisbaren ICA und ICSA verschwinden nach 1–2 Jahren. In erster Linie sind diese Antikörper als eine Antwort auf die Zerstörung der Beta-Zellen zu sehen. Einige sind jedoch selbst für Beta-Zellen zytotoxisch und können zu deren Zerstörung beitragen. Eine Zytotoxizität tritt besonders dann auf, wenn die Autoantikörper gegen Inselzellen selektiv an Beta-Zellen binden (viele ICA sind nicht Beta-Zell-spezifisch). Als ein Autoantigen, mit dem die spezifischen Beta-Zell-Autoantikörper (die man bei etwa 80% der Patienten mit IDDM zum Zeitpunkt der Primärdiagnose findet) reagieren, wurde kürzlich Glutaminsäure-Dekarboxylase (GAD) identifiziert. GAD ist ein Enzym, das den Neurotransmitter Gamma-Animobutyrat synthetisiert. In hoher Aktivität findet man es nur in den Beta-Zellen des Pankreas und im Gehirn. Die klinische Symptomatik des IDDM beginnt charakteristischerweise abrupt. Bei manchen Patienten kann sie jedoch auch erst Jahre nach dem schleichenden Beginn des zugrundeliegenden Autoimmunprozesses manifest werden. (Bei einigen Familienangehörigen und Eltern von IDDM-Patienten fand man ICA und subklinische Veränderungen der Glukosetoleranz bereits einige Jahre, bevor Familienangehörige ersten Grades einen IDDM entwickelten.)

Bei weißhäutigen Personen findet man eine enge Assoziation zwischen einem im Alter unter 30 Jahren diagnostizierten IDDM und spezifischen HLA-D-Phänotypen (HLA-DR3, HLA-DR4 und HLA-DR3/HLA-DR4). Man nimmt an, daß in der Nähe des HLA-D-Lokus auf dem Chromosom 6 eines oder mehrere Gene liegen, die eine Disposition für einen IDDM beinhalten. Spezifische HLA-DQ-Allele scheinen direkter mit dem Risiko für einen IDDM bzw. dem Schutz vor einem IDDM verbunden zu sein als HLA-D-Antigene. Neuere Untersuchungen lassen vermuten, daß das Risiko für einen IDDM wahrscheinlich durch mehrere Gene bestimmt wird. Nur 10–12% der Kinder mit neu diagnostiziertem IDDM haben einen Verwandten ersten Grades, der ebenfalls einen IDDM hat. Das gleichzeitige Vorkommen von IDDM bei eineiigen Zwillingen ist < 50%. Wahrscheinlich spielen bei genetisch prädisponierten Individuen zusätzliche äußere Faktoren eine Rolle bei der Entwicklung der autoimmunen Zerstörung der Beta-Zellen und des IDDM (z.B. Virusinfektionen wie kongenitale Röteln, Mumps und Coxsackie B).

***Nicht-Insulin-abhängiger* Diabetes mellitus (NIDDM, Typ II DM):** Er ist klinisch charakterisiert durch eine Hyperglykämie, die nicht mit der Neigung zu DKA assoziiert ist. Einige Patienten benötigen jedoch intermittierend oder dauernd Insulin, um eine ausgeprägte Hyperglykämie zu verhindern, die möglicherweise zu NKHHC führt. NIDDM ist gewöhnlicherweise der Typ, den man bei Patienten im Alter über 30 Jahren findet. Jedoch kann er auch bei Kindern und Jugendlichen auftreten. Häufig sind die Patienten übergewichtig. Das gleichzeitige Vorkommen von NIDDM bei eineiigen Zwillingen ist > 90%. Hauptsächlich genetische Faktoren scheinen seine Manifestation vorauszubestimmen. Für den NIDDM wurde keine Assoziation mit speziellen HLA-Phänotypen oder ICA nachgewiesen (eine Ausnahme bildet eine Untergruppe von normalgewichtigen Erwachsenen, bei denen ICA nachgewiesen werden kann und die Träger eines der HLA-Phänotypen sind, die man bei IDDM findet). Bei Patienten mit NIDDM ist in den Pankreasinseln das Verhältnis von Beta-Zellen zu Alpha-Zellen nicht wesentlich verändert. Bei den meisten Patienten scheint die Gesamtzahl der Beta-Zellen normal zu sein. Bei der Autopsie findet man bei vielen Patienten mit NIDDM Amyloid in den Pankreasinseln. Seine Bedeutung für die Pathogenese des NIDDM ist jedoch unklar.

NIDDM ist eine heterogene Gruppe von Erkrankungen mit einer Hyperglykämie, die sowohl durch eine verminderte Insulinausschüttung nach Glukosebelastung sowie durch eine verminderte Insulineffektivität (Insulinresistenz) bedingt ist. Die meisten Patienten haben noch eine signifikante, jedoch variable Kapazität zur Insulinsekretion.

Als Antwort auf einen erhöhten Blutglukosespiegel ist die Insulinsekretion jedoch vermindert. Am deutlichsten ist das bei Patienten, die sowohl nüchtern als auch postprandial eine Hyperglykämie haben. Untersuchungen mit einer sehr spezifischen Bestimmungsmethode konnten zeigen, daß die Nüchternspiegel des Insulins von Patienten mit NIDDM sich weit überlappen mit denen von gesunden Kontrollpersonen des entsprechenden Alters und Körpergewichtes. Jedoch findet man sowohl bei übergewichtigen als auch bei normalgewichtigen Patienten mit NIDDM einen verlangsamten und verminderten Anstieg des Plasmainsulins nach Glukoseaufnahme. Diese Abnormität der Insulinausschüttung in Antwort auf eine Glukosebelastung besteht trotz des höheren Plasmaglukosespiegels bei Patienten mit NIDDM. Das Ausmaß dieser Regulationsstörung korreliert sowohl bei übergewichtigen wie auch bei normalgewichtigen Patienten mit NIDDM mit der Höhe der Nüchternblutzuckerspiegel.

Eine persistierende Hyperglykämie hat einen „toxischen Effekt" auf Beta-Zellen. Dadurch kann die primäre Insuffizienz der Insulinsekretion verstärkt werden, was erklärt, daß viele Patienten mit NIDDM eine Verbesserung der Insulinsekretion nach Glukosebelastung zeigen, wenn sie über eine gewisse Zeit optimal diätetisch oder mit Insulin zur Kontrolle der Hyperglykämie behandelt wurden. Primär scheint eine gewisse Veränderung der Beta-Zellen für die Entwicklung eines NIDDM notwendig zu sein. Zusätzlich ist jedoch eine erworbene (z. B. von Übergewicht abhängige) oder genetisch determinierte Insulinresistenz erforderlich. Patienten mit NIDDM haben eine verminderte Insulin-Effektivität betreffend die Glukosemobilisation aus der Leber und die Glukoseaufnahme durch die Skelettmuskulatur. Diese beiden Mechanismen sind bei der normalen Regulation der Blutzuckerspiegel wichtig. Übergewicht und inadäquate Insulinsekretion können gleichermaßen zur Insulinresistenz führen. Die Existenz einer primären genetisch bedingten Insulinresistenz bei den meisten Patienten mit NIDDM wird kontrovers diskutiert. Wahrscheinlich beruht die Insulinresistenz nicht auf einer genetischen Veränderung der Funktion oder der Anzahl der Insulinrezeptoren. Jedoch ist es möglich, daß genetische Defekte in den dem Rezeptor nachgeschalteten Stoffwechselwegen auftreten. Nach Gewichtsreduktion oder optimaler Behandlung mit Insulin findet man häufig eine Verbesserung der Insulinsekretion als Antwort auf eine Glukosebelastung.

Insulinopathien: Wenige Fälle von DM mit dem klinischen Erscheinungsbild des NIDDM beruhen auf einem heterozygot vererbten genetischen Defekt, der zur Sekretion eines Insulins führt, das nicht regelrecht an den Insulinrezeptor binden kann. Diese Patienten haben einen stark erhöhten Spiegel von immunoreaktivem Insulin (IRI). Auf ein exogenes Angebot von Insulin reagieren sie regelrecht mit ihrem Blutzuckerspiegel.

MODY-Diabetes (Maturity-Onset Diabetes of Young People = Erwachsenen-Typ des Diabetes mellitus bei Jugendlichen): Es handelt sich um einen NIDDM mit autosomal-dominantem Erbgang. Man findet die Erkrankung bei einigen Familien in mehreren Generationen. Häufig handelt es sich um asymptomatische, normalgewichtige Jugendliche.

Diabetes bei Pankreaserkrankungen: Eine chronische Pankreatitis, insbesondere bei Alkoholikern, ist häufig mit einem DM assoziiert. In Asien, Afrika und der Karibik findet man bei Jugendlichen oft einen durch Unterernährung bedingten DM. Diese kachektischen Patienten haben einen schweren Proteinmangel und Pankreasfunktionsstörungen. Sie neigen nicht zu DKA, benötigen jedoch Insulin zur Behandlung.

Diabetes bei anderen endokrinen Erkrankungen: Als eine sekundäre Manifestation kann ein DM bei folgenden Erkrankungen vorkommen: Cushing-Syndrom, Akromegalie, Phäochromozytom, Glukagonom, primärer Aldosteronismus, Somatostatinom. Es bestehen dabei verschiedene Einflüsse der primären endokrinen Abnormität auf die Insulineffektivität und/oder -sekretion. Eine erhöhte Prävalenz für einen IDDM findet man bei gewissen autoimmun bedingten endokrinen Erkrankungen wie z. B. M. Basedow, Hashimoto-Thyreoiditis und idiopathischem M. Addison *(s. a. Kap. END, 6.)*.

Mit Acanthosis nigricans assoziierter insulinresistenter DM (Insulinresistenz-Syndrome vom Typ A und Typ B): Infolge einer ausgeprägten Insulinresistenz auf der Ebene des Insulinrezeptors sind mit der Acanthosis nigricans 2 seltene Syndrome vergesellschaftet. Beim Typ A handelt es sich um einen genetischen Defekt des Insulinrezeptors. Der Typ B ist bedingt durch zirkulierende Antikörper gegen den Insulinrezeptor. Hier kann man auch andere Hinweise auf eine Autoimmunerkrankung finden.

Der **lipatrophe Diabetes** ist ein seltenes Syndrom, bei dem ein insulinresistenter DM mit einem exzessiven symmetrischen und fast vollständigen Verschwinden des subkutanen Fettgewebes einhergeht. Es besteht ein Zusammenhang mit genetisch bedingten Veränderungen des Insulinrezeptors.

Durch Beta-Zell-Toxine induzierter Diabetes: In Korea wird das Rattengift Vacor™ häufig für Suizidversuche verwendet. Da es eine Zytotoxizität gegen menschliche Inselzellen entwickelt, kommt es bei Überlebenden häufig zu einem IDDM. Streptozotozin ist ein Beta-Zell-Toxin und kann bei Ratten zur Induktion eines experimentellen Diabetes eingesetzt werden. Bei der Behandlung von Inselzellkarzinomen beim Menschen kommt es jedoch nur selten zur Entwicklung eines Diabetes.

Symptomatik

Bei der Erstdiagnose eines DM findet sich eine vielfältige Symptomatik. Patienten mit IDDM fallen meist durch eine Hyperglykämie oder DKA auf. Beim NIDDM findet man ebenfalls die Symptome der Hyperglykämie oder ein NKHHC. Jedoch wird diese Form oft auch bei asymptomatischen Patienten anläßlich einer medizinischen Routineuntersuchung diagnostiziert oder anläßlich klinischer Manifestationen von Spätkomplikationen.

Symptomatische Hyperglykämie: Wenn hohe Blutglukosespiegel zu einer deutlichen Glukosurie und zur osmotischen Diurese mit Dehydratation führen, kommt es zur Polyurie, Polydipsie und zu Gewichtsverlust trotz normaler oder manchmal sogar vermehrter Nahrungsaufnahme. Dabei tritt die Polyurie zuerst auf. Beim IDDM findet man oft auch eine Erhöhung der Plasmaketone und es kann manchmal innerhalb von Stunden zur DKA kommen. Beim NIDDM kann eine symptomatische Hyperglykämie schon über Tage oder Wochen bestehen, bevor die Patienten den Arzt aufsuchen. Bei Frauen besteht dabei oft eine vaginale Candidiasis mit Juckreiz.

Akute Komplikationen: siehe unten bei Diagnostik und Behandlung der DKA und bei Diagnostik und Behandlung des nicht-ketotischen hyperglykämisch-hyperosmolaren Komas (NKHHC).

Spätkomplikationen: Das Risiko für späte Komplikationen ist sehr unterschiedlich. Generell nimmt es jedoch mit der Dauer des DM zu. Durch die Hyperglykämie kommt es bereits früh zu metabolischen Veränderungen und auch zu funktionellen Störungen der Niere, der peripheren Nerven und der Retina. Man muß davon ausgehen, daß der Verlauf dieser strukturellen Veränderungen in späteren Krankheitsstadien auch von anderen Faktoren als der Hyperglykämie bestimmt wird. Die Klinik und Pathologie der Spätkomplikationen des DM sind ähnlich wie bei entsprechenden nicht-diabetischen Organ- oder Systemerkrankungen bzw. von diesen nicht unterscheidbar. Diese Krankheitszeichen können bei NIDDM, jedoch nicht bei IDDM, bereits bei Diagnosestellung vorliegen.

Eine Koronarsklerose (mit Angina pectoris und/oder Myokardinfarkt) sowie periphere arteriosklerotische Gefäßveränderungen (mit Claudicatio intermittens und Gangrän) treten bei Diabetikern häufiger und in einem früheren Alter auf als bei Nicht-Diabetikern.

Diabetische Retinopathie *(s. a. Kap. AUG, 11., Diabetische Retinopathie):* Frühe Veränderungen am Augenhintergrund, die bei ophthalmoskopischen Untersuchungen oder Retinaphotographien diagnostiziert werden können, führen nicht zu einer signifikanten Visusverschlechterung, jedoch können sie Prozesse auslösen, die zur Blindheit führen (z. B. Makulaödem oder proliferative Retinopathie mit Netzhautablösungen oder Blutungen). Patienten mit Augenhintergrundsveränderungen müssen regelmäßig ophthalmologisch untersucht werden, da bestimmte Veränderungen eine Indikation für eine sofortige Laserkoagulation sind, um ein Makulaödem oder eine proliferative Retinopathie zu verhindern bzw. deren Fortschreiten aufzuhalten. Eine Retinopathie findet sich bei der Diagnosestellung bei bis zu 20% der Patienten mit NIDDM, jedoch nur selten bei solchen mit IDDM. Im Verlauf entwickeln etwa 85% aller diabetischen Patienten eine mehr oder weniger ausgeprägte Retinopathie.

Diabetische Nephropathie: Sie verläuft oft lange Zeit asymptomatisch bis zu dem Zeitpunkt, an dem es zur terminalen Niereninsuffizienz kommt. Jedoch kann sich vor der Urämie auch schon ein nephrotisches Syndrom manifestieren. 30–50% der Patienten mit IDDM entwickeln eine Nephropathie, bei NIDDM sind es weniger. Eine persistierende Albuminurie (≥ 300 mg/l), die nicht durch andere Erkrankungen der Nieren und der ableitenden Harnwege erklärt werden kann, ist bei Patienten mit IDDM ein Hinweis auf die Abnahme der glomerulären Filtrationsrate und der Entwicklung einer terminalen Niereninsuffizienz. Dieser Prozeß dauert 3–20 Jahre (Median 10 Jahre). Bei IDDM findet man in den ersten 5 Jahren keine Albuminurie. Danach tritt sie mit zunehmender Häufigkeit auf, mit einem Maximum in der 2. Dekade der Krankheitsdauer. Später nimmt die Häufigkeit wieder ab. Bei NIDDM findet man eine Albuminurie gelegentlich auch schon bei der Erstdiagnose. Bei Patienten mit IDDM ist bei einem diastolischen Blutdruck > 90 mmHg eine Albuminurie 2,5fach ausgeprägter als bei denen mit einem diastolischen Blutdruck < 70 mmHg. Ob der erhöhte Blutdruck durch eine weiter fortgeschrittene Nierenerkrankung bedingt ist oder ob sich die Nephropathie bevorzugt bei Patienten mit einer Prädisposition zur essentiellen Hypertonie entwickelt, wird kontrovers diskutiert. In jedem Fall aber beschleunigt die Hypertonie die Progression in die terminale Niereninsuffizienz.

Diabetische Neuropathie: Die häufigste Form ist eine distale, symmetrische vorwiegend sensorische Polyneuropathie. Die sensorischen Ausfälle sind strumpf- bzw. handschuhartig. Der Beginn und die deutlichste Ausprägung ist an den Füßen und den Unterschenkeln. Die diabetische Polyneuropathie ist oft asymptomatisch, kann jedoch auch mit Taubheitsgefühl, Kribbeln und Parästhesien in den Extremitäten einhergehen. Weniger häufig findet man auch eine Beeinträchtigung durch schwere, tief sitzende Schmerzen und Hyperästhesien. Die Muskeleigenreflexe sind meist abgeschwächt oder nicht auslösbar. Bei der Erstdiagnose können die Zeichen der Polyneuropathie bei Patienten mit NIDDM vorhanden sein, jedoch findet man sie meist nicht bei Patienten mit neu diagnostiziertem IDDM. Andere Ursachen der Polyneuropathie müssen ausgeschlossen werden *(s. Kap. NEU, 15.).* Insbesondere bei älteren Patienten treten akute schmerzhafte Mononeuropathien des 3., 4. oder 6. Hirnnerven auf. Die Symptomatik kann sich nach Wochen oder Monaten spontan bessern. Die Ursachen sind Infarkte der nervenversorgenden Gefäße. Eine autonome Neuropathie tritt insbesondere bei Diabetikern mit Polyneuropathie auf. Folgende Symptome können bestehen: orthostatische Hypotension, Schweißneigung, Impotenz und retrograde Ejakulation bei Männern, gestörte Harnblasenfunktion, verlangsamte Magenentleerung, Ösophagusdysfunktion, Obstipation oder Diarrhö, nächtliche Durchfälle. Eine pathologische Reaktion der Herzfrequenz im Valsalva-Versuch oder bei aufrechter Körperhaltung sowie eine respiratorische Arrythmie können Hinweise auf eine autonome Neuropathie bei Diabetikern sein.

Ulcera cruris sind eine wichtige Erkrankung im Rahmen des diabetischen Syndroms. Eine wichtige Prädisposition ist die diabetische Polyneuropathie. Wegen der sensorischen Denervation ist die Wahrnehmung von Bagatelltraumen (z.B. durch schlecht sitzende Schuhe, Fremdkörper in den Schuhen, usw.) eingeschränkt. Eine Störung der Propriozeptoren führt zu einer abnormen Gewichtsbelastung der Gelenke, was in einigen Fällen zur Arthropathia neuropathica führt (Charcot-Gelenke).

Infektionen entstehen oft nach Manipulationen an eingewachsenen Zehennägeln, Fußsohlenwarzen oder Hornhautschwielen. Eine Pilzinfektion kann der Auslöser sein für feuchte interdigitale Läsionen mit Rißbildungen, Fissuren und Ulzerationen, die eine bakterielle Besiedlung begünstigen. Patienten mit infizierten Ulcera cruris haben wegen der Neuropathie oft keine Schmerzen. Symptome treten oft erst in späten Stadien und bei vernachlässigter Pflege auf. Die Infektion kann tiefer in die Weichteile fortschreiten und zu einer Osteomyelitis der Fußknochen führen. Abstriche vom oberflächlichen und tiefen Gewebe zeigen in der Kultur meist eine bakterielle Mischflora mit aeroben, grampositiven Kokken und gramnegativen Enterobakterien und anaeroben Oragnismen, speziell *Bacteroides*-Arten und verschiedene anaerobe grampositive Kokken. Oft findet man eine unterschiedliche Besiedelung im oberflächlichen und tiefen Kompartiment. Insbesondere wenn tiefe Ulzera mit Entzündungszeichen verbunden sind, müssen die Patienten sofort in eine Klinik aufgenommen werden, da sie möglicherweise eine systemische Toxizität oder eine permanente Schädigung entwickeln. Ein frühes chirurgisches Debridement ist ein essentieller Teil der kunstgerechten Behandlung.

Diagnostik

Die Hauptaufgabe der Diagnostik ist es, Patienten zu identifizieren, die ein Risiko für eine symptomatische Hyperglykämie, eine DKA oder ein NKHHC oder für Spätkomplikationen haben. Davon abgetrennt werden müssen diejenigen, bei denen der Blutzuckerspiegel im oberen Normbereich schwankt, ohne daß ein eigentliches Risiko für einen DM vorliegt. Die Diagnose eines DM steht fest, wenn eine symptomatische Hyperglykämie, eine DKA oder ein NKHHC sicher nachgewiesen sind. Bei asymptomatischen Patienten ergibt sich die Diagnose eines DM, wenn die Kriterien einer Nüchternhyperglykämie vorliegen, so wie sie von der National Diabetes Data Group (NDDG) definiert wurden: *Plasma- (oder Serum-) Glukosespiegel ≥ 140 mg/dl nach einer nächtlichen Fastenperiode.* Sowohl bei Erwachsenen wie auch bei Kindern müssen diese erhöhten Zuckerwerte mindestens zweimal festgestellt werden. Die Glukosekonzentration in venösem Vollblut ist ungefähr 15% niedriger als im Plasma. Wenn diese Kriterien erfüllt sind, ist ein **oraler Glukose-Toleranz-Test** (**OGTT** – s.u.) nicht erforderlich.

Die wichtigste Indikation für einen OGTT ist der Ausschluß oder die Diagnose eines NIDDM bei Patienten mit Verdacht auf einen Diabetes, die jedoch keine Nüchternhyperglykämie und keine symptomatische Hyperglykämie haben. Das gilt zum Beispiel für Patienten mit klinischen Symptomen, die möglicherweise auf einen bisher nicht diagnostizierten DM zurückzuführen sind (z.B. Polyneuropathie, Retinopathie). Wenn ein DM mittels OGTT diagnostiziert wird, bedeutet dies jedoch nicht notwendigerweise, daß sich im Verlauf eine Nüchternhyperglykämie oder eine symptomatische Hyperglykämie entwickelt. Neben dem DM kann es auch aus anderen Ursachen und infolge von Medikamenten zu einem pathologischen OGTT kommen. Die Kriterien der National Diabetes-Data-Group *(NDDG, s. Tab. 14.),* zur Beurteilung eines OGTT gelten nur für gesunde Personen ohne Infektionen, akute kardiovaskuläre oder zerebrale Ereignisse, endokrine Erkrankungen mit Störung der Glukosetoleranz oder Erkrankungen der Leber, der Nieren, oder des ZNS. Ebenfalls gelten diese Kriterien nicht für Patienten unter Behandlung mit Medikamenten, die die Glukosetoleranz verändern können (z.B. Thiazide, Phenytoin, Glukokortikoide, Indomethazin, Nikotinsäure, orale Kontrazeptiva mit synthetischen Östrogenen), und auch nicht für Patienten, die während des Testes mit Übelkeit, Schweißausbruch, Schwäche oder

Tab. 14. Kriterien der National Diabetes-Data-Group

	Kriterien für die Diagnose des Diabetes mellitus und der eingeschränkten Glukosetoleranz (alle Plasmaglukosewerte in mg/dl)						*Kriterien für die Diagnose eines Schwangerschaftsdiabetes (100-g-OGTT)*
	Normal		*Diabetes mellitus*		*Eingeschränkte Glukosetoleranz*		*Plasmaglukose venös*
	Erwachsener	Kind	Erwachsener	Kind	Erwachsener	Kind	Nüchtern ≥ 105 mg/dl 1 h ≥ 190 mg/dl 2 h ≥ 165 mg/dl 3 h ≥ 145 mg/dl
NPG	< 115	< 130	≥ 140	≥ 140	115–139	130–139	
OGTT	< 140	<140	≥ 200	≥ 200	140–199	140–199	

Abkürzungen: NPG = Nüchternplasmaglukose, OGTT = Oraler Glukosetoleranztest
Aus: Harris, M. et al. for the National Diabetes-Data-Group: „Classification and diagnosis of diabetes mellitus and other categories of glucose intolerance". *Diabetes 28:* 1049, 1979. Verwendet mit der Genehmigung der American Diabetes Association, Inc.

Blässe reagieren. (Der Einfluß einer Schwangerschaft auf den OGTT und die Diagnostik des Schwangerschaftsdiabetes werden weiter in *Kap. GYN, 16., Diabetes mellitus* beschrieben.)

Zur Durchführung eines OGTT müssen keine speziellen Diätvorschriften eingehalten werden, solange der Patient weniger als 150 g Kohlenhydrate pro Tag zu sich genommen hat. Der Test sollte morgens nach einer 10- bis 14stündigen Fastenperiode durchgeführt werden. Vorher darf kein Kaffee getrunken und nicht geraucht werden. Der Patient sollte dabei aufrecht sitzen. Erwachsene erhalten eine Lösung mit 75 g Glukose. Bei Kindern beträgt die Dosis 1,75 g/kg Idealgewicht mit einer Maximaldosis von 75 g. Kommerziell stehen Lösungen in besonderen Geschmacksrichtungen zur Verfügung. Blutabnahmen erfolgen vor der Glukosegabe und dann in 30minütigen Abständen für 2 h. Die Diagnose eines DM ergibt sich bei Männern und nicht schwangeren Frauen, wenn der Plasmaglukosespiegel nach 2 h und zusätzlich bei einem anderen Zeitpunkt ≥ 200 mg/dl ist. Für asymptomatische Kinder gelten bei der Beurteilung des OGTT engere Kriterien, da hier ein größeres Risiko für die Fehldiagnose eines DM besteht. Bei Kindern muß für die Diagnose eines DM zusätzlich der Nüchternwert der Plasmaglukose ≥ 140 mg/dl sein. Wenn die Diagnose eines DM lediglich auf dem OGTT beruht, muß dieser Test wiederholt positiv sein. Wie in *Tab. 14.* angegeben, definiert die NDDG auch die Kriterien für die Diagnose einer eingeschränkten Glukosetoleranz bei Individuen, die im OGTT nicht die Kriterien für die Diagnose eines DM erfüllen, bei denen jedoch die Plasmaglukosespiegel höher als normal sind. Patienten mit eingeschränkter Glukosetoleranz können ein erhöhtes Risiko für die Entwicklung einer Nüchternhyperglykämie oder einer symptomatischen Hyperglykämie haben. Bei vielen Patienten ist die eingeschränkte Glukosetoleranz jedoch nicht progredient bzw. kehrt auf ein normales Verhalten zurück.

Behandlung

Generelle Regeln: Es gibt gute Beweise, daß eine Hyperglykämie die Risiken für alle Spätkomplikationen des DM birgt, welche die Hauptursachen für eine zusätzliche Morbidität und eine Übersterblichkeit der Diabetiker sind. Jedoch gibt es keine generell anwendbare und immer gleich effektive Methode, um auf lange Zeit normale Blutglukosespiegel bei Diabetikern aufrechtzuerhalten. Wenn man dies konsequent anstrebt, provoziert man gleichzeitig das Risiko für häufige und schwere hypoglykämische Episoden, insbesondere bei Patienten mit IDDM. Je nach angewendetem Therapieschema kann man entweder das Risiko für Hypoglykämien gering halten oder die täglichen Schwankungen der Blutzuckerspiegel eher im physiologischen Bereich halten. Die Therapieempfehlungen zielen auf eine effektive Verhinderung symptomatischer Hyperglykämien sowie DKA oder NKHHC. Dies kann auch in den meisten Fällen erreicht werden. Jedoch ist nicht genau bekannt, inwieweit auch das Risiko für die üblichen Spätkomplikationen des DM vermindert werden kann.

Die Empfehlungen für die maximal tolerablen Blutglukosespiegel variieren, jedoch sollte ein postprandialer Spiegel > 200 mg/dl vermieden werden. Gleichzeitig sollte dabei nur ein minimales Risiko für eine Hypoglykämie bestehen. Diese Empfehlungen stammen von Beobachtungen bei den Pima-Indianern, von denen 40% an einem NIDDM leiden. Hier sind diabetische Komplikationen selten bei denjenigen Individuen, deren 2-h-Plasma-Glukosespiegel während des OGTT < 200 mg/dl ist. Viele Fachleute verlangen auch die Bedingung, daß der Nüchternblutzuckerspiegel ≤ 130 mg/dl gehalten wird. Die genannten Grenzwerte können bei den meisten der NIDDM-Patienten und bei einer ganzen Anzahl der IDDM-Patienten eingehalten werden. Eine individuelle Blutzuckereinstellung muß jedoch gewählt werden, wenn wegen gewisser Umstände ein Risiko für Hypoglykämien nicht eingegangen werden kann (z. B. bei Patienten mit einer nur noch kurzen Lebenserwartung oder bei solchen mit zerebrovaskulären oder kardialen Erkrankungen) oder wenn ein erhöhtes Risiko für die Provokation eines hypoglykämischen Zustandes besteht (z. B. Patienten mit schlechter Compliance oder mit einer autonomen Neuropathie).

Um die vorgesehene Therapie möglichst effektiv zu gestalten, müssen die Patienten lernen, Symptome zu erkennen, die eine sofortige Konsultation des Arztes notwendig machen. Auch eine sorgfältige Fußpflege ist wichtig. Bei jedem Arztbesuch sollten Anzeichen für eventuelle Komplikationen geprüft werden. Dazu gehört die Inspektion der Füße, das Tasten der Pulse an Beinen und Füßen sowie die Überprüfung der Eiweißausscheidung im Urin. Regelmäßig (mindestens jährlich) sollten der Harnstoff-N und das Serum-Kreatinin überprüft werden. Das gleiche gilt für ein EKG und eine komplette ophthalmologische Untersuchung *(s. Kap. AUG, 11., Diabetische Retinopathie)*. Eine gleichzeitig bestehende Hypertonie bzw. Hypercholesterinämie erhöht das Risiko für diabetische Spätkomplikationen. Diese Werte müssen daher speziell überwacht und ggf. behandelt werden *(s. Kap. HKR, 3., Hypertonie, und Kap. ERN, 7., Anomalien im Fettstoffwechsel)*. Insbesondere bei Kindern und Jugendlichen mit IDDM treten häufig wegen der erschwerenden Begleitumstände psychologische Probleme auf. Den Patienten sowie evtl. betroffenen Familienmitgliedern kann oft durch entsprechende psychosoziale Interventionen geholfen werden.

Da bei Diabetikern ein erhöhtes Risiko für ein akutes Nierenversagen besteht, sollten Röntgenuntersuchungen mit i. v. Kontrastmittel nur dann durchgeführt werden, wenn sie absolut notwendig sind und wenn der Patient gut mit Flüssigkeit substituiert ist.

Obwohl Beta-Blocker (z. B. Propranolol) bei den meisten Diabetikern ohne größere Schwierigkeiten eingesetzt werden, können sie doch manche durch eine insulininduzierte Hypoglykämie hervorgerufene Beta-adrenerge Symptome maskieren und so eine adäquate Behandlung hinauszögern. Bei manchen insulinabhängigen Patienten können sie auch zu einer schweren Hypoglykämie führen, indem sie die normale Gegenregulation verhindern.

Auch wenn **beim IDDM der Grad der Hyperglykämie unterschiedlich** ist, besteht die Behandlung immer in der chronischen Insulinsubstitution. Verschiedene Behandlungspläne sind weiter unten beschrieben. Auch bei Patienten mit NIDDM ist die Neigung zu symptomatischen Hyperglykämien unterschiedlich groß. Übergewichtige Patienten mit NIDDM entwickeln selten Symptome, auch dann, wenn sie intermittierend oder auch fast immer Plasmaglukosespiegel um 300 mg/dl haben. Diese Patienten sollten bevorzugt ihr Gewicht reduzieren. Hierdurch werden die mit einer Insulinbehandlung oder mit oralen Antidiabetika verbundenen Risiken vermieden. Wenn durch diätetische Maßnahmen die Hyperglykämie nicht ausreichend beeinflußt werden kann, beginnen manche Ärzte mit einer Insulintherapie, andere bevorzugen zunächst einen Versuch mit oralen Antidiabetika. Einige Patienten mit NIDDM, insbesondere Übergewichtige, entwickeln im Zusammenhang mit Infektionen, Traumata, Glukosetoleranz-vermindernden Medikamenten, nach üppiger Nahrungsaufnahme und bei raschem Gewichtszuwachs oder aus nicht genau bekannten Gründen diabetische Syndrome. Am schnellsten und am besten vorhersehbar wirkt die Behandlung mit Insulin. Durch sie wird die Hyperglykämie korrigiert und die Entwicklung eines NKHHC verhindert. Nach solchen Episoden bevorzugen viele Ärzte die Weiterbehandlung mit Insulin. Oft ist es jedoch auch möglich, die erwünschte Blutzuckereinstellung mit diätetischen Maßnahmen alleine oder mit einem zusätzlichen oralen Antidiabetikum zu erreichen. Manche Patienten mit NIDDM (meist Normalgewichtige) können jedoch ohne Insulin nicht optimal eingestellt werden. Oft wird das Risiko einer symptomatischen Hyperglykämie bei NIDDM unterschätzt. Insbesondere ist der Übergang in ein NKHHC weniger gut voraussehbar und weniger schnell als der Übergang der symptomatischen Hyperglykämie bei IDDM in eine DKA. Die Mortalität bei NKHHC liegt über 50%.

Kontrolle der Blutzuckerspiegel

Alle Patienten sollten lernen, ihre Blutzuckerspiegel selbst zu kontrollieren. Mit Insulin behandelte Patienten sollten ihre Insulindosis dann entsprechend einstellen können. Auf dem Markt gibt es eine Reihe von Teststreifen, mit denen Blutzuckerkonzentrationen aus einem Tropfen Kapillarblut bestimmt werden können. Der Wert wird bestimmt, indem man die Färbung des Teststreifens mit einer entsprechenden Farbkarte vergleicht. Auch stehen Reflektometer zur Verfügung, die den Blutzuckerspiegel direkt angeben. Die Blutzuckerkonzentration im Kapillarblut aus der Fingerspitze entspricht der des venösen Plasmas. Zur Gewinnung des Kapillarblutes wird eine Leder-Lanzette empfohlen. Die vom Patienten erhobenen Testergebnisse sollten regelmäßig überprüft werden. Die Häufigkeit der Blutzuckerkontrollen muß individuell festgesetzt werden. Patienten mit IDDM kontrollieren ihre Blutzuckerspiegel morgens nüchtern, 1 h nach jeder Mahlzeit und abends vor der Nachtruhe. Dies geschieht entweder täglich oder mindestens 2mal pro Woche. Bei Patienten mit NIDDM ist in ähnlicher Weise eine wöchentliche Verlaufskontrolle anzustreben.

Um den Verlauf der Blutzuckerspiegel während der zurückliegenden 3 Monate abzuschätzen, wird von Zeit zu Zeit das **glykosylierte Hämoglobin (Hb A_{1c})** bestimmt. Das Hb A_{1c} ist ein durch nicht enzymatische Glykosylierung der Beta-Kette des Hb entstehendes stabiles Produkt. Die Glykosylierung erfolgt durch die Blutglukose, und sie ist um so stärker, je höher die Blutzuckerspiegel sind. Damit zeigt das Ergebnis dieses Testes die längerfristige Blutzuckereinstellung an. Zum Vergleich muß der Normalwert des jeweiligen Labors herangezogen werden. Manche Laboratorien benutzen Methoden, die nicht spezifisch für Hb A_{1c} sind. Ggf. müssen die entsprechenden Informationen bei dem jeweiligen Labor eingeholt werden. In den meisten Laboratorien ist der Normalwert für Hb A_{1c} ungefähr 6%. Bei schlecht eingestellten Diabetikern liegen die Werte zwischen 9 und 12%.

Patienten mit IDDM sollten mit kommerziell erhältlichen Teststreifen den Urin auf Ketone untersuchen. Dies sollte vor allem immer dann gemacht werden, wenn Symptome einer Erkältung, einer Grippe oder einer anderen Erkrankung auftreten. Ebenso bei Übelkeit, Erbrechen, Bauchschmerzen, Polyurie oder wenn bei der Selbstüberwachung ein unerwartet hoher Blutzuckerspiegel gefunden wird. Bei Patienten mit IDDM sollten alle Urinproben auf Ketone untersucht werden, wenn diese Patienten häufig rasche und deutliche Schwankungen ihres Blutzuckerspiegels zeigen.

Insulinpräparate

Gereinigtes Schweineinsulin, gereinigtes Rinderinsulin, semisynthetisches Humaninsulin und biosynthetisches Humaninsulin stehen zur Verfügung. Alle haben einen Reinheitsgrad von 99% und weniger als 10 Teile pro Million (ppm) an Proinsulin. Ihre biologischen Aktivitäten sind äquivalent. Bei den meisten mit Insulin behandelten Patienten entwickeln sich niedrige Titer von Insulinantikörpern, auch bei solchen, die Humaninsulin erhalten. Humaninsulin oder gereinigtes Schweineinsulin werden meist für den Beginn der Behandlung bevorzugt, da sie weniger antigen sind als gereinigtes Rinderinsulin. Wenn Patienten unter der Behandlung mit Rinderinsulin oder Schweineinsulin eine Insulinallergie, eine Lipodystrophie oder eine immunologisch bedingte Resistenz gegen Insulin entwickeln (s. weiter unten bei Komplikationen der Insulinbehandlung), werden sie meist auf Humaninsulin umgestellt. Wenn man die Insulin-Spezies ändert, muß man auch von einem anderen Insulinbedarf ausgehen, so daß man bei der Umstellung die Insulindosis zunächst um 20% vermindert, um das Risiko einer Hyperglykämie zu vermindern. Jedoch kann bei der Umstellung von mittellang wirkendem gereinigtem Schweineinsulin auf mittellang wirkendes Humaninsulin auch eine schrittweise Dosiserhöhung erforderlich sein.

Insulinpräparationen enthalten immer 100 E/ml (E-100-Insulin). Das Insulin wird subkutan appliziert. Dabei verwendet man speziell für E-100-Insulin kalibrierte Spritzen, die kommerziell erhältlich sind und maximale Kapazitäten von 100 E (1 ml), 50 E (0,5 ml) oder 30 E (0,3 ml) haben. Die kleineren Spritzen werden meist bei Patienten bevorzugt, die Dosen ≤ 50 E injizieren, da sie leichter abgelesen und kleinere Insulindosen genauer abgemessen werden können. Geräte für die wiederholte Anwendung von Insulininjektionen, die man meist als Insulin-Pen bezeichnet, enthalten einen Behälter mit mehreren Tagesdosen einer Insulinpräparation. Diese werden besonders von Diabetikern bevorzugt, die täglich mehrere Insulininjektionen brauchen (s.u.). So können sie ihren Insulinvorrat leicht mit sich tragen. Insulin sollte gekühlt aufbewahrt, jedoch nie eingefroren werden. Die meisten Insulinpräparationen sind aber auch bei Zimmertemperatur über Monate stabil, wodurch die Verabreichung zum Beispiel am Arbeitsplatz oder auf Reisen erleichtert wird.

Die Insulinpräparationen werden unterteilt in **kurz wirkende, mittellang wirkende** oder **lang wirkende.** Für die am häufigsten benutzten Insulinpräparationen sind in der *Tab. 15.* der Wirkungsbeginn, der Wirkungsgipfel und die Wirkungsdauer genannt. Diese Angaben sind jedoch nur grobe Richtlinien, da bei verschiedenen Patienten und bei verschiedenen Dosen derselben Präparation beim gleichen Patient erhebliche Schwankungen bestehen. Alle Insulinpräparationen sind als subkutane Injektionen vorgesehen. Alt-Insulin (Insulin zur Injektion) ist rasch wirkend und besteht aus Zinkkristallen des Insulins in einer neutralen, nicht gepufferten Suspension und ist die einzige Insulinpräparation, die auch i.v. gegeben werden kann. Semilente-Insulin ist eine andere schnell wirksame Präparation aus Zinkmikrokristallen des Insulins in einem Azetatpuffer. Kritisch für den Beginn und die Dauer der Wirkung einer bestimmten Insulinpräparation ist die Geschwindigkeit der Resorption von der Injektionsstelle. Zwei häufig benutzte lang wirksame Präparationen benutzen verschiedene Methoden, um die Resorption zu verlangsamen. Protamin-Zink-Insulin (PZI) ist eine lang wirkende Präparation, die negativ geladenes Insulin zusammen mit einem Überschuß an positiv geladenem Protamin aus Fisch-Sperma enthält. Ultralente ist eine lang wirkende Präparation, die Zink-Insulin-Kristalle in Azetatpuffer enthält. Neutral-Protamin-Hagedorn (NPH)-Insulin ist mittellang wirkend. Es enthält eine stöchiometrische Mischung aus Alt-Insulin und PZI. Lente ist eine mittellang wirkende Präparation aus 30% Semilente- und 70% Ultralente-Insulin in Azetatpuffer.

Tab. 15. Wirkdauern verschiedener Insulinpräparationen*

Insulin-Präparationen	*Wirkungsbeginn***	*Wirkungsmaximum (h)*	*Wirkungsdauer (h)*
rasch wirksames Alt-Insulin	15–30 min	2–4	6–8
rasch wirksames Semilente (Suspension von Zink-Insulin)	1½–2 h	4–9	10–16
mittellang wirkend (NPH oder Lente)	1–3 h	6–12	18–26
lang wirkend (Ultralente oder PZI)	4–8 h	14–24	28–36

Abkürzungen: NPH = Neutral-Protamin-Hagedorn; PZI = Protamin-Zink-Insulin
* eine große interindividuelle Variabilität bedingt die große Breite der angegebenen Bereiche
** subkutane Injektionen

Häufig gibt man auch **Mischungen aus Insulinpräparationen** mit verschiedenem Wirkungsbeginn und unterschiedlicher Wirkdauer in einer Spritze, indem man die abgemessenen Dosen von 2 verschiedenen Präparationen direkt vor der Anwendung mischt. Die Hersteller empfehlen, daß Semilente nur mit Lente oder Ultralente gemischt wird, da diese den gleichen Puffer enthalten. Oft werden jedoch auch individuell angepaßte Dosen von Alt-Insulin und NPH oder Lente-Insulin in der gleichen Spritze aufgezogen, um eine Kombination aus rasch wirkendem und mittellang wirkendem Insulin herzustellen. Es gibt auch fertige Präparationen aus 70% NPH und 30% humanem Alt-Insulin (Novolin 70/30), jedoch schränkt das fixe Verhältnis von mittellang wirkendem zu rasch wirkendem Insulin den Gebrauch ein. Da PZI einen Überschuß an Protamin enthält, muß es immer separat injiziert werden. Die Ampullen zur Benutzung in einem Insulin-Pen enthalten semisynthetisches Human-Insulin in der Form von NPH-Insulin, Alt-Insulin oder eine Mischung aus 30% Alt-Insulin und 70% NPH.

Empfehlungen für die Insulinbehandlung

Die **konventionelle Insulinbehandlung** (conventional insulin treatment = CIT) bedient sich der üblichen Praxis mit 1 oder 2 täglichen Injektionen eines mittellang wirkenden Insulins mit oder ohne zusätzliche kleine Dosen eines schnell wirkenden Insulins in der gleichen Spritze. Mit diesem Vorgehen erreicht man die Blutzuckerkontrolle mit einer möglichst kleinen Anzahl täglicher Injektionen bei einem gleichzeitig geringen Risiko für eine Hypoglykämie. Bei guter Schulung der Patienten und regelmäßiger ärztlicher Kontrolle kann bei den meisten Patienten mit NIDDM die Insulinbehandlung ambulant begonnen werden, wenn sie nicht gerade akut krank sind. Bei Patienten mit IDDM wird die Behandlung meist unter stationärer Kontrolle begonnen. Während der Einstellungsphase auf die optimale Insulinbehandlung müssen diese Patienten eng überwacht werden. Die Patienten und ihre Betreuer müssen genau über ihre Verantwortung und über die technische Handhabung der Geräte unterrichtet werden, bevor sie die Behandlung zu Hause ohne größeres Risiko durchführen können. In der Anfangsphase der Behandlung zu Hause ist oft noch zusätzlich der Besuch durch Krankenpflegepersonal erforderlich.

Bei **Patienten mit NIDDM** beginnt man meist mit einer einzigen täglichen s.c. Injektion eines mittellang wirkenden Insulins, das 30–60 Minuten vor dem Frühstück verabreicht wird. Sowohl bei Kindern wie auch bei Erwachsenen liegt die praktisch risikolose Anfangsdosis zwischen 0,2 und 0,5 E/kg. Die höhere Dosierung verwendet man meist bei übergewichtigen Patienten mit NIDDM, da diese oft schon eine gewisse Resistenz gegenüber Insulin zeigen. Bei Erwachsenen beginnt man die Behandlung meist mit einer einzigen s.c. Injektion von 10–25 E und adaptiert die Dosierung nach einigen Tagen an den Nüchtern-Blutzuckerspiegel und an die Spiegel 1–2 Stunden nach den Mahlzeiten. Die Dosissteigerungen für mittellang wirkendes Insulin betragen gewöhnlich höchstens 5–10 E. Die Blutzuckerspiegel und die Insulindosierung werden jeweils nach einigen Tagen überprüft. Um eine Hyperglykämie nach dem Frühstück zu vermeiden, kann eine kleine Menge von rasch wirkendem Insulin als Beimischung zur morgendlichen Injektion erforderlich sein. Meist gibt man davon anfangs nicht mehr als 5 E und erhöht die Dosis notwendigenfalls in Schritten von 2–5 E. Solange die morgendliche Dosis des mittellang wirkenden Insulins 50 E nicht überschreitet, bevorzugen die meisten Ärzte bei der Behandlung des NIDDM die einmalige Injektion. Zweimalige Injektionen werden aber notwendig, wenn dadurch die Blutzuckerspiegel im Verlauf des Tages nicht im gewünschten Bereich gehalten werden können.

Die meisten Patienten mit NIDDM werden mit nur einer täglichen Injektion behandelt. Wenn jedoch die Nüchtern-Hypoglykämie weiterbesteht und die tägliche Gesamtdosis des mittellang wirkenden Insulins in den Bereich von 35–50 E kommt, kann durch die Verteilung der Dosis (zwei Drittel vor dem Frühstück und ein Drittel 30–60 Minuten vor dem Abendessen) die Qualität der Diabeteseinstellung deutlich verbessert werden. Jedoch besteht bei der abendlichen Gabe eines mittellang wirkenden Insulins das Risiko einer Hypoglykämie während der Nacht. Deshalb sollten Patienten, die 2 tägliche Injektionen erhalten, regelmäßig eine kleine Spätmahlzeit zu sich nehmen. Wenn durch die abendliche Dosis eines mittellang wirkenden Insulins die Nüchternblutzuckerspiegel in den gewünschten Bereich gebracht werden, jedoch die Blutzuckerspiegel nach dem Abendessen stark ansteigen, werden zu der abendlichen Injektion kleine Dosen eines schnell wirkenden Insulins zugegeben.

Zur **konventionellen Insulinbehandlung des IDDM** benutzt man 2 tägliche Injektionen aus Mischung von mittellang und lang wirkendem Insulin. Die Dosisfindung für die verschiedenen Insulintypen macht man in einer anfangs stationären Behandlungsphase. Die Anfangsdosis hängt von speziellen Gegebenheiten bei jedem einzelnen Patienten ab. Die unten empfohlenen Anfangsdosierungen gelten jedoch nicht für Patienten mit DKA.

Die individuellen Anfangsdosierungen und die Empfehlungen für bestimmte Situationen werden weiter unten genannt. Die zunächst gewählte Anfangsdosis wird nach Menge, Insulintyp und Dosierungsintervallen den **regelmäßig kontrollierten Blutzuckerspiegeln** angeglichen. Der Blutzucker wird vor den Mahlzeiten, vor der Nachtruhe und nachts zwischen 2 und 4 Uhr bestimmt. Täglich wird die Insulindosis so angeglichen, daß die Blutzuckerspiegel vor den Mahlzeiten zwischen 80 und 150 mg/dl liegen. Die Steigerung der Insulindosis sollte generell nicht mehr als 10% auf einmal betragen. Danach sollte der Verlauf über ungefähr 3 Tage beobachtet werden, bevor eine neue Dosissteigerung vorgenommen wird. Wenn eine Hypoglykämie droht, sollte die Dosisänderung für Alt-Insulin jedoch schneller vorgenommen werden. Besonders beachten muß man, daß der Schweregrad eines IDDM speziell in der Anfangsphase stark schwanken kann.

Generell kann man davon ausgehen, daß alle IDDM-Patienten mehr als 1 Insulininjektion täglich benötigen. Eine Ausnahme bilden jedoch Kinder mit einem frühen Stadium des IDDM und einer nur mäßigen Hyperglykämie und ohne Ketonurie und ohne Azidose. Bei vielen dieser Kinder kann durch eine einzige tägliche s.c. Injektion von 0,3–0,5 E/kg eines mittellang wirkenden Insulins ein annähernd normaler Tagesverlauf der Blutglukosespiegel erreicht werden. Dies gilt zumindest für eine gewisse Zeit. Bei den anderen Fällen wird der Blutzuckerspiegel regelmäßig kontrolliert und die Dosis wie oben beschrieben angeglichen.

Bei Kindern mit Hyperglykämie und Ketonurie, jedoch ohne Azidose oder Dehydratation beginnt man die Behandlung mit 0,5–0,7 E/kg eines mittellang wirkenden Insulins. Dazu gibt man bei Bedarf s.c. Injektionen von 0,1 E/kg eines Alt-Insulins in 4- bis 6stündigen Intervallen. Um das gewünschte Behandlungsziel zu erreichen, werden die Blutzuckerbestimmungen und die Dosisangleichungen wie oben beschrieben vorgenommen. Wenn der Zuckerstoffwechsel einige Tage stabil war, wird auf täglich 2 Injektionen umgestellt. Man gibt vor dem Frühstück und vor dem Abendessen eine Mischung aus mittellang und kurz wirkendem Insulin. Die zuvor ermittelte Insulintagesdosis wird folgendermaßen aufgeteilt: Zwei Drittel gibt man vor dem Frühstück und ein Drittel vor dem Abendessen, wobei ein Drittel jeder Dosis aus einem raschwirkenden Insulin besteht. Anschließend werden die Insulindosen so modifiziert, daß man Blutzuckerspiegel zwischen 80 und 150 mg/dl vor den Mahlzeiten erreicht. Manche Kinderärzte streben auch präpandiale Blutzuckerspiegel zwischen 80 und 120 mg/dl an. In jedem Fall ist es dabei aber wichtig, Hypoglykämien zu vermeiden. Patienten mit interkurrenten Infektionen können einen plötzlichen raschen Anstieg des Blutzuckers mit einer begleitenden Ketonurie entwickeln.

Erwachsene mit bisher unbekanntem IDDM werden häufig mit einer beginnenden oder manifesten DKA auffällig. Diese akuten Episoden werden zunächst mit Alt-Insulin in 4- bis 6stündlichen Abständen über 24–48 h behandelt (siehe Behandlung der DKA weiter unten). Wenn ihr Stoffwechsel danach stabil ist, werden sie auf täglich 2 Injektionen einer Mischung aus mittellang und rasch wirkendem Insulin umgestellt (s.o.). Die generellen Prinzipien für die Angleichung der morgendlichen und abendlichen Dosen sind ähnlich, wie sie oben bei der konventionellen Insulinbehandlung des NIDDM beschrieben wurden. Ein wesentlicher Unterschied ist aber, daß bei Patienten mit IDDM schon kleine Veränderungen der Insulindosierung deutliche Effekte auf die Blutzuckerspiegel haben können. Die Toleranz in der Dosierung ist viel kleiner, und es können leicht Hyperglykämien oder Hypoglykämien entstehen.

Auch bei Gesunden besteht die Tendenz eines Blutzuckeranstiegs in den frühen Morgenstunden vor dem Frühstück. Dieses Phänomen findet sich oft verstärkt bei Patienten mit

IDDM und auch bei einigen Patienten mit NIDDM. Die Neigung zu hohen Nüchtern-Blutzuckerwerten wird bei Patienten mit NIDDM unter konventioneller Insulinbehandlung meist durch die Zugabe einer Abenddosis eines mittellang wirkenden Insulins bzw. durch eine Erhöhung der Abenddosis behandelt. Bei manchen Patienten mit IDDM kommt es jedoch durch eine erhöhte Abenddosis zu nächtlichen Hypoglykämien, auf die ein deutlicher Anstieg der Nüchterblutzuckerwerte folgt (Rebound-Hyperglykämie). Dieses kann auch mit einem Anstieg der Ketone im Plasma einhergehen. Diese Vorgänge bezeichnet man als Somogyi-Phänomen. Man weiß nicht genau, wie oft dieses Phänomen tatsächlich auftritt. Bei Patienten mit IDDM, die mehrere Insulindosen täglich erhalten (siehe unten), scheint es jedoch häufiger vorzukommen. Deshalb sollte man insbesondere bei Patienten mit IDDM versuchen, die abendliche Insulindosis auf ein Minimum zu reduzieren.

In der Hoffnung, Spätkomplikationen verhindern zu können, zielt die **aggressive oder intensive Kontrolle der Hypoglykämie** darauf ab, über die gesamte Tagesdauer normale oder annähernd normale Blutzuckerspiegel zu erreichen. So werden bei Patienten mit IDDM multiple subkutane Insulininjektionen (MSI) durchgeführt, um diese normalen oder annähernd normalen Blutzuckerspiegel während des gesamten Tages aufrecht zu erhalten. Verschiedene Modalitäten des MSI werden eingesetzt. Diese Art der Behandlung beinhaltet ein erhöhtes Risiko für häufige und schwere hypoglykämische Episoden. MSI sollte nur bei ausgewählten hoch motivierten Patienten versucht werden, die sich gut mit ihrem DM auskennen. Sie sollten über die Risiken und über die Unsicherheit des speziellen Nutzens dieser Behandlung aufgeklärt werden. Die Selbstkontrolle der Blutzuckerspiegel sowie die Überwachung durch einen entsprechend erfahrenen Arzt ist erforderlich. Eine strenge Überwachung und intensive Schulung der Patienten ist ebenso erforderlich wie die Sicherstellung der medizinischen Versorgung auf einer 24-Stunden-Basis. Bei einer Art der MSI werden ungefähr 25% der täglichen Gesamtdosis als mittellang wirkendes Insulin vor der Nachtruhe gegeben. Dazu gibt man zusätzliche Dosen eines rasch wirkenden Insulins vor jeder Mahlzeit (4 Dosen täglich). Der Patient stellt die Dosierungen selbst ein, indem der die Blutzuckerspiegel vor jeder Mahlzeit und vor der Nachtruhe bestimmt. Mindestens einmal pro Woche muß der Blutzuckerspiegel auch nachts zwischen 2 und 4 Uhr bestimmt werden. Eine andere Variation verwendet 3tägliche Dosen. Mittellang oder lang wirkendes Insulin (supplementiert mit rasch wirkendem Insulin) wird vor dem Abendessen gegeben. Rasch wirksames Insulin gibt man vor dem Frühstück und vor dem Mittagessen. Entsprechend der Selbstüberwachung der Blutzuckerspiegel gleicht der Patient die Dosierungen an, genauso wie es oben für das Verfahren mit den 4 täglichen Dosen beschrieben ist.

Kontinuierliche subkutane Insulininfusion (CSII): Bei diesem Verfahren der intensiven Insulinbehandlung bei Patienten mit IDDM verwendet man kleine batteriebetriebene Infusionspumpen, die der Patient bei sich trägt und durch die kontinuierlich rasch wirkendes Insulin durch eine kleine Nadel in der Bauchhaut subkutan infundiert wird. Die Pumpe ist so programmiert, daß sie eine bestimmte basale Rate von Insulin infundiert und zusätzlich die Rate vor jeder Mahlzeit erhöht. Mehrere Blutzuckerselbstbestimmungen sind täglich notwendig, um die Dosis anzugleichen. Mit CSII kann man eine bessere Kontrolle der Blutzuckerspiegel erreichen als mit CIT. In der Hand des Erfahrenen kann man aber auch mit MSI oft vergleichbare Ergebnisse erzielen. Besonders während des Schlafs besteht unter CSII ein erhöhtes Risiko für Hypoglykämien. Pumpendefekte, die oft für eine gewisse Zeit unentdeckt bleiben, können zur Entwicklung einer DKA führen. Ähnlich wie MSI sollte CSII ebenfalls nur von speziell ausgebildeten Ärzten bei sorgfältig ausgewählten Patienten eingesetzt werden.

Insulinbehandlung des „brittle" Diabetes (labiler Diabetes): Patienten mit brittle Diabetes sind eine Subgruppe der Patienten mit IDDM mit häufigen und raschen Schwankungen der Blutzuckerspiegel, ohne daß eine spezielle Ursache dafür erkennbar wäre. Der Blutzucker springt unberechenbar zwischen Hyperglykämien und häufigen Episoden von symptomatischen Hypoglykämien. Viele dieser Patienten bessern sich unter einem modifizierten MSI-Therapie-Schema, bei dem der tägliche Insulinbedarf als rasch wirkendes Insulin in jeweils dem Bedarf angeglichenen Dosierungen vor jeder Mahlzeit gegeben wird. Zusätzlich erfolgt noch die Gabe von etwas mittellang wirkendem Insulin vor dem Abendessen oder vor der Nachtruhe. Das Ziel ist es hier nicht, die Blutglukose über den Tag in einem annähernd normalen Bereich zu halten, sondern die Schwankungen in einem Bereich zu stabilisieren, in dem symptomatische Hyper- und Hypoglykämien vermieden werden können.

Den brittle Diabetes findet man meist bei Patienten ohne residuelle Insulinsekretion, bei denen die Insulintherapie nur eine grobe und oft inadäquate Substitution für die normale Insulinsekretion ist. Die metabolischen Prozesse, über die Insulin die Blutglukosespiegel, den Fettstoffwechsel und die Ketogenese beeinflußt, werden normalerweise durch Verschiebungen der Balance zwischen den Effekten von Insulin und den Gegeneffekten von Glukagon (in der Leber) und dem adrenergen autonomen Nervensystem gesteuert. Diese gegenregulatorischen Mechanismen werden unabhängig gesteuert und sind normalerweise vermehrt während des Fastens, während körperlicher Anstrengung und während anderen Bedingungen, bei denen es nicht zu einer Hypoglykämie kommen darf (z.B. ist bei körperlicher Anstrengung die Glukoseaufnahme infolge eines insulinunabhängigen Mechanismus gesteigert). Die Insulindosierung muß ausreichend hoch sein, um eine plötzliche Aktivitätszunahme dieser gegenregulatorischen Mechanismen kontrollieren zu können. Dadurch wird die rasche Entwicklung einer symptomatischen Hyperglykämie bzw. Hyperketonämie verhindert. Dies erfordert oft einen vorübergehenden Insulinüberschuß im Plasma. Bei einigen Patienten mit chronischem IDDM ist die gegenregulatorische Antwort auf eine Hypoglykämie gestört. Diese Patienten tolerieren nur bedingt einen vorübergehenden Überschuß an Plasmainsulin.

Komplikationen der Insulinbehandlung

Eine **Insulinreaktion (Hypoglykämie)** ist ein immer vorhandenes Risiko. Sie kann ausgelöst werden durch eine falsche Insulindosierung, eine ausgelassene Mahlzeit, nicht vorhergeplante körperliche Anstrengung oder ohne erkennbare Ursache. Normalerweise wird den Patienten geraten, vor einer geplanten körperlichen Anstrengung entweder die Insulindosis zu reduzieren oder die Kohlenhydrataufnahme zu verstärken *(s. Kap. END, 7., Symptomatik bei Hypoglykämie)*. Die Patienten müssen lernen, die Symptome der Hypoglykämie zu erkennen. Gewöhnlich spricht die Symptomatik rasch auf die Zufuhr von kohlenhydrathaltigen Flüssigkeiten oder Nahrungsmitteln an. Alle Diabetiker sollten Süßigkeiten oder Zuckerwürfel mit sich tragen. Ein Ausweis, Armbänder oder Halsketten, die einen Patienten als Insulinabhängigen Diabetiker ausweisen, erleichtern im Notfall das Erkennen einer Hypoglykämie.

Lokale allergische Reaktionen an den Stellen der Insulininjektion kommen mit gereinigtem Schweine- oder Humaninsulin seltener vor. Anfangs bestehen oft Schmerzen und ein Brennen, dann folgen nach einigen Stunden ein lokales Erythrem, Juckreiz und eine Induration. Letztere persistiert manchmal über Tage. Die meisten Reaktionen verschwinden spontan nach einigen Wochen trotz Fortführung der Insulininjektionen, und eine spezifische Behandlung ist nicht nötig. Manchmal werden aber auch Antihistaminika eingesetzt.

Eine generalisierte Insulinallergie (meistens durch das Insulinmolekül selbst hervorgerufen) ist selten. Sie kann jedoch auftreten, wenn die Behandlung zunächst unterbrochen und dann nach Monaten oder Jahren wieder aufgenommen wird. Solche Reaktionen findet man mit allen Arten von Insulin, einschließlich dem biosynthetischen Humaninsulin. Die Symptome treten meist kurz nach der Injektion auf. Sie können in einer Urtikaria, Angioödem, Juckreiz, Bronchospasmus und in manchen Fällen auch in einem Kreislaufkollaps bestehen. Zur Behandlung reichen manchmal Antihistaminika aus, jedoch sind häufig auch Adrenalin und i.v. Glukokortikoide erforderlich. Die Insulinbehandlung muß sofort abgesetzt werden. Wenn nach Überwindung des akuten Ereignisses die Fortführung der Insulinbehandlung notwendig ist, muß mit verschiedenen gereinigten Insulinen unter stationären Bedingungen eine Hauttestung durchgeführt werden. Durch einen entsprechend erfahrenen Arzt kann auch eine Desensibilisierung durchgeführt werden.

Immunologisch bedingte Insulinresistenz: Nach einer 6monatigen Behandlung mit Insulin haben die meisten Patienten Insulinantikörper entwickelt. Die relative Antigenität der gereinigten Insuline ist Rind > Schwein > Human (biosynthetisch oder semisynthetisch). Genetische Faktoren beeinflussen die individuelle Reaktion. Zirkulierende insulinbindende Antikörper können die Pharmakokinetik des freien Insulins beeinflussen, das nach subkutaner oder intravenöser Injektion in die Blutzirkulation kommt. Bei den meisten Patienten hat dies aber keinen nachteiligen Effekt auf das Behandlungsergebnis. Im Falle einer Resistenzentwicklung brauchen die Patienten meist < 500 E/Tag, bei manchen steigt der Bedarf aber auch auf > 1000 E/Tag. Eine immunologisch bedingte Insulinresistenz liegt vor, wenn der Insulinbedarf auf mehr als 200 E je Tag ansteigt. Dabei ist die Kapazität des Plasmas zur Insulinbindung deutlich erhöht. Wenn ein Patient bisher mit Rinderinsulin oder einer Mischung aus Rinder- und Schweineinsulin behandelt wurde, kann durch eine Umstellung auf gereinigtes Schweineinsulin oder Humaninsulin der Insulinbedarf wieder gesenkt werden. Ein höher konzentriertes Präparat (U-500) von gereinigtem Schweine-Alt-Insulin steht zur Verfügung. Remissionen können spontan auftreten oder bei einigen Patienten mit NIDDM induziert werden, in dem die Insulinbehandlung für 2–3 Monate ausgesetzt wird. Durch Prednison kann der Insulinbedarf innerhalb von 2 Wochen gesenkt werden. Man beginnt meist mit ca. 30 mg 2mal täglich und reduziert die Dosis dann langsam entsprechend dem Rückgang des Insulinbedarfs.

Eine lokale Fettatrophie (Lipodystrophie) oder eine Hypertrophie an den Stellen der Insulininjektionen sind relativ selten. Sie bessern sich häufig nach der Umstellung auf Humaninsulin, das man direkt in die betroffenen Stellen injizieren kann. Bei einer lokalen Fetthypertrophie ist keine spezielle Behandlung erforderlich. Jedoch sollten die Injektionsstellen nach einem Rotationsplan gewechselt werden, da wiederholte Injektionen an derselben Stelle eine Fetthypertrophie induzieren können.

Orale Antidiabetika

Zur Behandlung des IDDM werden orale Antidiabetika nicht eingesetzt, da sie bei diesen Patienten eine symptomatische Hyperglykämie oder eine DKA nicht verhindern können. Man unterscheidet 2 Klassen von oralen Antidiabetika: Sulfonylharnstoffe und Biguanide (z. B. Phenformin). In den USA sind die Biguanide zur Zeit nicht für die Behandlung des NIDDM zugelassen (unter Phenformin wurden häufiger Laktazidosen beobachtet). Die Sulfonylharnstoffe senken den Blutzuckerspiegel in erster Linie durch eine vermehrte Freisetzung von Insulin, aber auch durch eine Steigerung des Insulineffektes an einigen Zielzellen und durch eine Hemmung der hepatischen Glukoneogenese. Sulfonylharnstoffe haben eine unterschiedliche Wirksamkeit und Wirkdauer *(s. Tab. 16.).* Sie binden ionisch oder nichtionisch an Plasmaproteine. Tolbutamid, Chlorpropamid, Acetohexamid und Tolazamid

Tab. 16. Charakteristika von Sulfonylharnstoffen

Freiname	*Tagesdosisbereich (mg)*	*Wirkdauer (h)*	*Tablettengröße (mg)*	*Tagesdosen*
Tolbutamid	500–3000	6–12	250, 500	2–3
Chlorpropamid	100–750	60	100, 250	1
Acetohexamid	250–1500	12–18	250, 500	1–2
Tolazamid	100–1000	12–24	100, 250, 500	1–2
Glyburid	2,5–20	bis zu 24	1,25, 2,5, 5	1–2
Glipizid	5–40	bis zu 24	5, 10	1–2

Modifiziert nach Melander, A: „The clinical pharmacology of glipizide." *American Journal of Medicine 75* (Suppl 5B): 41–45, 1983; und nach Skillman, T. G., J. M. Feldman: „The pharmacology of sulfonylureas." *American Journal of Medicine* 70: 363, 1981. Mit Genehmigung.

binden ionisch. Deshalb kann ihre Wirkdauer durch die Anwendung anderer Medikamente verändert werden, durch die sie aus der Bindung verdrängt werden (z. B. Phenylbutazon, Salizylate, Sulfonamide). Alle Sulfonylharnstoffe werden in der Leber metabolisiert, jedoch nur für Tolbutamid und Tolazamid findet die Inaktivierung ausschließlich in der Leber statt. Von Chlorpropamid werden ca. 30% mit dem Urin ausgeschieden. Der in der Leber gebildete Hauptmetabolit von Acetohexamid ist noch sehr aktiv und wird über die Nieren ausgeschieden. Bei den beiden letztgenannten Medikamenten besteht bei niereninsuffizienten Patienten ein erhöhtes Risiko für Hypoglykämien.

Betreffend die Verordnung von Sulfonylharnstoffen sind die Expertenmeinungen uneinheitlich. Manche bevorzugen Insulin, wenn bei Patienten mit NIDDM zusätzlich zur Behandlung der Hyperglykämie eine Gewichtsreduktion erforderlich ist. Sie argumentieren, daß Sulfonylharnstoffe nicht rasch und sicher genug wirken, um eine symptomatische Hyperglykämie bei Patienten mit NIDDM zu behandeln oder zu verhindern. Auch bei asymptomatischen übergewichtigen Patienten mit NIDDM sind die Sulfonylharnstoffe nicht ausreichend effektiv, um die Hyperglykämie zu beherrschen und die erwünschten Blutzuckerspiegel aufrecht zu erhalten. Für andere Experten dagegen ist es wichtig, bei Patienten mit NIDDM eine Insulinbehandlung zu vermeiden, so lange das immer möglich erscheint. Dies wird dadurch begründet, daß die meisten Patienten mit NIDDM schon hyperinsulinämisch sind und daß die Hyperinsulinämie die Ursache von arteriosklerotischen Komplikationen ist. Diese Begründung ist aber umstritten. Ein anderes Argument für den Einsatz von Sulfonylharnstoffen ist der Vorteil der oralen Applikationsmöglichkeit gegenüber der Injektionsbehandlung bei Insulin. Außerdem kommt es unter Sulfonylharnstoffen weniger häufig zu Hypoglykämien, abgesehen von einzelnen Fällen, in denen es auch zu schweren und lang dauernden Hypoglykämien kommen kann (siehe weiter unten bei Komplikationen der Behandlung mit Sulfonylharnstoffen). Die meisten Therapeuten sind sich einig, daß der Versuch einer Behandlung mit Sulfonylharnstoffen bei asymptomatischen übergewichtigen Patienten mit NIDDM gemacht werden kann, wenn deren Blutzuckerspiegel durch Gewichtsreduktion nicht ausreichend anspricht. Wenn bei Patienten mit NIDDM durch eine Gewichtsreduktion alleine bereits eine Besserung der Hyperglykämie erreicht wurde, sprechen sie besonders gut auf Sulfonylharnstoffe an. Bei allen mit Sulfonylharnstoffen behandelten Patienten muß immer eine Gewichtsreduktion bzw. die Erhaltung des Normalgewichtes angestrebt werden. Wenn die Behandlung mit Sulfonylharnstoffen ineffektiv ist oder wenn die empfohlenen Blutzuckerspiegel nicht erreicht werden, muß sie beendet und auf die Insulinbehandlung übergegangen werden.

Beim Beginn einer Behandlung mit Sulfonylharnstoffen werden meist die kürzer wirksamen Substanzen bevorzugt. Oft wird auch eine Kombination verschiedener Sulfonylharnstoffe empfohlen. **Allergische Reaktionen und andere Nebenwirkungen** (z. B. cholestatischer Ikterus) sind relativ selten. Chlorpropamid und Acetohexamid sollten bei Patienten mit Niereninsuffizienz nicht eingesetzt werden. Bei älteren Patienten sollte Chlorpropamid nicht eingesetzt werden, da es das Syndrom der inappropriaten Sekretion von antidiuretischem Hormon (SIADH), eine Hyponatriämie und Verwirrtheitszustände auslösen kann. Nicht immer werden solche Verwirrtheitszustände bei älteren Patienten als Medikamentennebenwirkung erkannt.

Man beginnt zunächst mit einer niedrigen Dosis, die nach einigen Tagen gesteigert werden kann, bis ein zufriedenstellendes Behandlungsergebnis oder die maximal empfohlene Tagesdosis erreicht ist. Ca. 10–20% der Patienten sprechen auf einen solchen Therapieerfolg nicht an (Primärversager). Bei Patienten, die auf einen Sulfonylharnstoff nicht ansprechen, sind oft auch die anderen Substanzen ohne Wirkung. Jährlich kommt es bei 5 bis 10% der Patienten, die initial angesprochen hatten, zu einem sekundären Therapieversagen.

Komplikationen der Behandlung mit Sulfonylharnstoffen: Die Hypoglykämie ist die wichtigste Komplikation. Die Angaben über die Häufigkeit variieren sehr. Der höchste Wert, der in einer prospektiven Studie gefunden wurde, beträgt 19/1000 Patientenjahre. Unter allen Sulfonylharnstoffen kann es auch zu Hypoglykämien kommen. Häufiger wird sie jedoch bei den lang wirkenden Präparaten beobachtet (Glyburid, Chlorpropamid). Prädisponierende Faktoren sind ein höheres Lebensalter, renale, hepatische und kardiovaskuläre Erkrankungen sowie eine verminderte Nahrungsaufnahme. Eine Sulfonylharnstoff-induzierte Hypoglykämie kann schwer sein und auch nach Absetzen des Medikaments noch mehrere Tage andauern bzw. rezidivieren. Das wird auch bei Tolbutamid-behandelten Patienten beobachtet, obwohl die Wirkdauer dieser Substanz nur 6–12 h beträgt. Bei Patienten, die wegen einer Sulfonylharnstoff-induzierten Hypoglykämie ins Krankenhaus aufgenommen werden, beträgt die Mortalität 4,3%. Alle Patienten, die unter einer Behandlung mit Sulfonylharnstoffen eine Hypoglykämie entwickeln, sollten ins Krankenhaus eingewiesen werden. Auch dann, wenn die Hypoglykämie anfangs auf eine Behandlung rasch anspricht, müssen die Patienten für 2–3 weitere Tage sehr engmaschig überwacht werden.

Diätetische Behandlung

Bei Insulin-behandelten Diabetikern ist das Ziel der diätetischen Behandlung die Einhaltung eines vorgegebenen zeitlichen Ablaufs sowie des Kaloriengehaltes und der Zusammensetzung der Mahlzeiten. Würden diese Vorgaben zu sehr schwanken, wären die verordneten Insulinmengen nicht mehr passend, und es käme zu Hypoglykämien oder zu ausgeprägten postprandialen Hyperglykämien. Um die Phasen mit dem höchsten Risiko für Hypoglykämien nach den morgendlichen und abendlichen Injektionen von mittellang wirkendem Insulin zu überbrücken, beinhalten die Diätvorschriften meistens kleine Zwischenmahlzeiten am späten Vormittag und vor der Nachtruhe. Alle Insulin-behandelten Patienten brauchen einen genau ausgearbeiteten Diätplan. Dieser schreibt die tägliche Kalorienaufnahme, den Anteil an Kohlenhydraten bzw. Fett und Protein vor. Ebenso wird die Verteilung der Kalorien auf die einzelnen Mahlzeiten vorgegeben. Wichtig ist die laufende Betreuung durch einen ausgebildeten Diätassistenten, mit dessen Hilfe der individuelle Diätplan erstellt wird und der auch die Schulung des Patienten übernimmt.

Der Kalorienbedarf ergibt sich aus dem Idealgewicht des Patienten *(s. Tab. 11 in Kap. ERN).* Je nach den Zielen der Gewichtserhaltung, Gewichtszunahme oder Gewichtsabnahme sowie nach dem Alter, dem Geschlecht und der körperlichen Aktivität des Patienten wird der Bedarf an Kalorien pro kg und Tag abgeschätzt (hierzu stehen Diäthandbücher zur Verfügung). Die meisten Vorschriften nennen 1,0–1,5 g/kg Protein (mit 4 kcal/g). Der Rest des täglichen Kalorienbedarfs wird verteilt auf Kohlenhydrate (4 kcal/g) und Fett (9 kcal/g). Ca. 40–60% der Gesamtkalorien sollten aus Kohlenhydraten und ≤ 30% aus Fett stammen. Manche Diätvorschriften nennen auch einen Kohlenhydratanteil von ≥ 60%. Die Kohlenhydrate sollten überwiegend in komplexer Form vorliegen, jedoch ist Zucker nicht gänzlich verboten. Ein mäßiger Anteil von Zucker in einer Mischkost führt normalerweise nicht zu einer gesteigerten postprandialen Hyperglykämie. Eine Restriktion des Genusses von Eiern und Milchfett sowie von Fleisch und Innereien wird für Erwachsene empfohlen, um die Aufnahme von Cholesterin und gesättigten Fetten zu reduzieren. *(s. Kap. ERN, 7., Veränderungen im Fettstoffwechsel).* Einige Ärzte empfehlen auch eine Nahrung mit hohem Faseranteil (10–20 g/Tag) unter Verwendung von Kleie, Bohnen und anderen Gemüsen. Eine solche Diät führt aber zur Flatulenz sowie zu abdominellen Beschwerden und verbessert nicht immer die Einstellung des Diabetes. Zur Diätplanung und Information der Patienten gibt es schriftliches Material der American Diabetes Association und anderer Institutionen. Aus sog. Austauschlisten kann man die Informationen entnehmen, welchen Gehalt an Kohlenhydraten, Protein, Fett und Kalorien die jeweiligen Nahrungsmittel haben und wie man sie zur Erstellung eines Diätplanes einsetzen kann. Im Diätplan sollten sich die Nahrungsmittel finden, die der Patient gerne ißt, es sei denn es gibt spezielle Gründe für den Ausschluß mancher Nahrungsmittel. Wenn Nahrungsmittel in den Austauschtabellen als ähnlich ihren Gehalt an Kalorien, Kohlenhydraten, Protein und Fett betreffend angegeben werden, bedeutet dies für einen individuellen Diabetiker nicht notwendigerweise, daß sie auch den gleichen Effekt auf die postprandiale Hyperglykämie haben. Dennoch sind die Austauschlisten nützlich, um größere Variationen im Kaloriengehalt und in der Zusammensetzung von Frühstück, Mittagessen, Abendessen und Zwischenmahlzeiten zu vermeiden.

Bei übergewichtigen Patienten mit NIDDM zielt die diätetische Behandlung sowohl auf die Gewichtsreduktion wie auch auf eine bessere Kontrolle der Blutzuckerspiegel. Die Diät sollte den täglichen Mindestbedarf an Protein sicherstellen (0,9 g/kg) und so gestaltet werden, daß eine kontinuierliche und schrittweise Gewichtsreduktion (ca. 1 kg/Woche) bis zum Idealgewicht erreicht wird. Dieses Gewicht sollte dann gehalten werden. Der Kalorienbedarf des Patienten ist unabhängig vom Alter, Geschlecht, Körpergewicht, von der körperlichen Aktivität und vom Idealgewicht. Richtlinien können einer Broschüre der American Diabetes and Dietetic Association (A Guide for Professionals) oder ähnlichen Publikationen entnommen werden. Ein wichtiger Bestandteil von Diäten zur Gewichtsreduktion ist die Reduktion der Fettaufnahme. Außerdem gelten die allgemeinen Empfehlungen, wie sie auch zur Gewichtsreduktion für Nicht-Diabetiker angegeben werden. Wichtig ist es darauf zu achten, daß übergewichtige Patienten mit NIDDM ihre Eßgewohnheiten ändern und nicht mehr so viel zuckerhaltige Getränke, Kuchen und andere Desserts zu sich nehmen. Das tatsächliche Ausmaß der Kalorienrestriktion, das mit einer begründeten Hoffnung auf eine lang dauernde Compliance einhergeht, ist bei den einzelnen Patienten sehr unterschiedlich. Mit der Hilfe eines Diätassistenten können Diätpläne entwickelt werden, die der Patient auch tatsächlich einhält. Bei übergewichtigen Patienten mit sitzender Tätigkeit kann eine vermehrte körperliche Aktivität auch dazu beitragen, daß langfristig das Ausmaß der Insulinresistenz vermindert wird.

Operationen bei Diabetikern

Chirurgische Eingriffe (einschließlich der begleitenden Streßsituationen, der Auswirkungen der Allgemeinnarkose und des Traumas des Eingriffes selbst) können bei Patienten mit IDDM zu einem deutlichen Anstieg der Blutzuckerwerte führen und eine DKA auslösen. Bei Patienten, die normalerweise eine oder zwei tägliche Insulininjektionen bekommen, wird häufig so vorgegangen, daß ein Drittel bis die Hälfte der üblichen Morgendosis auch am Morgen vor dem chirurgischen Eingriff gegeben wird. Danach folgt die i. v. Infusion von 1 l 5%iger Glukose (50 g Glukose, entweder in 0,9% NaCl oder in Wasser) in einem Zeitraum von 6–8 h. Nach dem chirurgischen Eingriff werden die Blutzuckerspiegel und die Ketone im Plasma überprüft. Wenn nicht eine besondere Dosis indiziert ist, wird die präoperative Insulindosis wiederholt, sobald der Patient aus der Narkose aufgewacht ist, und die Glukoseinfusion wird fortgesetzt. Alle 2–4 h werden die Blutzuckerspiegel und die Ketone überprüft. Alle 4–6 h (oder häufiger bei Patienten mit IDDM) wird Alt-Insulin gegeben, um den Blutzuckerspiegel zwischen 100 und 250 mg/dl zu halten. Diese Therapie wird solange durchgeführt, bis der Patient wieder oral Nahrung zu sich nehmen und auf sein Therapieschema mit 1 oder 2 täglichen Insulindosen umgestellt werden kann.

Einige Autoren geben lieber kein s. c. Insulin am Tag der Operation, sondern verwenden die Infusion von 1 l 5%iger Glukose in 0,9% NaCl oder Wasser, der sie 6–10 E Alt-Insulin zufügen und die sie anfangs mit einer Geschwindigkeit von 150 ml/h infundieren. Unter regelmäßigen Blutzuckerbestimmungen wird diese Infusion während des chirurgischen Eingriffes und dann bis zum Aufwachen aus der Narkose fortgeführt. Auch im Aufwachraum werden die Blutzuckerspiegel weiterhin alle 2–4 h kontrolliert und die Insulindosis wird entsprechend angepaßt. Das Ziel ist es, die Blutzuckerspiegel zwischen 100 und 250 mg/dl zu halten. Diabetiker, die vor chirurgischen Eingriffen durch Diät alleine oder in Kombination mit Sulfonylharnstoffen gut eingestellt sind, brauchen kein Insulin. Jedoch müssen die Blutzuckerwerte prä- und postoperativ alle 6 Stunden überprüft werden, solange die Patienten mit intravenösen Infusionen behandelt werden. Auch wenn Patienten nur einen „milden" *Diabetes haben,* sind solche Kontrollen erforderlich.

Diagnostik und Behandlung der diabetischen Ketoazidose (DKA)

Eine DKA ist das Ergebnis einer schweren Störung des durch Insulin geregelten Glukose- und Fettstoffwechsels. Bei Patienten mit IDDM wird sie häufig provoziert durch das Unterlassen der Insulinbehandlung oder durch eine akute Infektion, ein Trauma oder einen Myokardinfarkt. Bei solchen Ereignissen kann die übliche Insulinbehandlung unzureichend sein.

Bei der DKA finden sich die Zeichen einer starken Hyperglykämie (osmotische Diurese, exzessiver Verlust von Wasser, Natrium und Kalium über die Nieren mit der Folge der Hypovolämie). Verstärkt wird die Symptomatik durch die erhöhte Synthese von Ketonkörpern in der Leber und deren Freisetzung in einem Maße, das den Energiebedarf der peripheren Gewebe übersteigt. Die hauptsächlich gebildeten Ketone sind starke organische Säuren: Azetessigsäure (Azetoazetat) und Beta-Hydroxybuttersäure (Beta-Hydroxybutyrat). Durch die Hyperketonämie kommt es zu einer metabolischen Azidose mit respiratorischer Kompensation. Durch die starke Urinausscheidung von Azetoazetat und Beta-Hydroxybutyrat kommt es zwangsläufig zu einem zusätzlichen Verlust von Natrium und Kalium. Durch spontane Dekarboxylierung wird aus Azetoazetat Azeton freigesetzt, das im Plasma akkumuliert und langsam über die Lungen abgeatmet wird. Azeton ist ein zentrales Anästhetikum. Die genaue Ursache für das Koma bei DKA ist jedoch unbekannt.

Die abnormale Ketonbildung bei DKA ist das Ergebnis des fehlenden normalen Einflusses von Insulin auf die Freisetzung von freien Fettsäuren aus dem Fettgewebe und auf die Oxydation der freien Fettsäuren sowie die Ketogenese in der Leber. Die Plasmaspiegel der freien Fettsäuren und die Aufnahme der freien Fettsäuren in die Leber sind deutlich erhöht. Normalerweise reguliert Insulin die Oxydation freier Fettsäuren und die Ketogenese in der Leber, indem es indirekt den Transport von Coenzym-A-Derivaten langkettiger freier Fettsäuren über die innere Mitochondrienmembran zur mitochondrialen Matrix hemmt. Wenn die an CoA gebundenen langkettigen Fettsäuren die Mitochondrienmatrix erreichen, werden sie rasch oxydiert. Bei einer Zunahme der Fettsäureoxydation in der Leber über einen bestimmten Grenzwert wird automatisch mehr Azetoazetat gebildet und freigesetzt. Ein unterschiedlich großer Anteil des Azetoazetats wird zu Beta-Hydroxybutyrat reduziert und an das Plasma abgegeben. Die Menge des Azetoazetat korreliert mit dem mitochondrialen Verhältnis von reduziertem zu oxydiertem Nikotin-Adenin-Dinukleotid (NADH/NAD). Glukagon stimuliert den Transport langkettiger an CoA gebundener Fettsäuren sowie deren Oxydation und Ketogenese in den Mitochondrien der Leber. Bei der DKA fehlt der normalerweise vorhandene gegenregulatorische Effekt des Insulins. Im Plasma ist das normale Verhältnis von Beta-Hydroxybutyrat : Azetoazetat 3:1. Bei DKA ist dieses Verhältnis meist erhöht und erreicht manchmal 8:1. Kommerziell erhältliche Teststreifen bzw. Tabletten reagieren mit Azetoazetat (und schwach mit Azeton), jedoch nicht mit Beta-Hydroxybutyrat.

Die **Anfangssymptome** sind Polyurie, Übelkeit, Erbrechen und insbesondere bei Kindern Bauchschmerzen. Lethargie und Somnolenz kommen im weiteren Verlauf hinzu. Bei unbehandelten Patienten kommt es vorhersehbar, jedoch nach unterschiedlicher Zeit, zum Koma. Ein kleiner Teil der Patienten ist bereits komatös, wenn er in ärztliche Betreuung kommt. Wenn bei den Patienten anamnestisch kein IDDM bekannt ist, wird differentialdiagnostisch nicht immer an eine DKA gedacht, wenn der Patient keine zurückliegende Phase mit Polyurie angibt. Bei Kindern kann eine DKA fälschlicherweise mit einem akuten Abdomen verwechselt werden, da neben heftigen Bauchschmerzen auch eine Leukozytose bestehen kann. Ohne weitere Komplikationen ist bei der DKA die Körpertemperatur meist normal oder niedrig. Fast immer findet man die Zeichen der Dehydratation, und manche Patienten haben einen erniedrigten Blutdruck. Die Patienten können eine Kussmaulsche Atmung haben und die Atemluft kann nach Azeton riechen.

Zur **Diagnose** einer DKA gehören die Hypoglykämie, die Hyperketonämie und die metabolische Azidose. Eine Verdachtsdiagnose kann vorab aber schon gestellt werden, wenn auf Teststreifen oder in Tablettentesten eine stark positive Reaktion sowohl für Glukose wie auch für Ketone gefunden wird. Dasselbe gilt für einen stark erhöhten Blutzucker zusammen mit einer deutlich positiven Reaktion für Ketone in einem 1:1 verdünnten Plasma. Oft liegen die Blutzuckerspiegel zwischen 400 und 800 mg/dl. Sie können aber auch niedriger sein. pH-Wert und Bikarbonat im Blut sind erniedrigt. Die berechnete Anionenlücke ist vergrößert. Obwohl berichtet worden ist, daß eine DKA eigentlich nur bei Patienten mit einem Plasmabikarbonatspiegel <10 mM vorkommt, kann man auch höhere Spiegel finden und dies insbesondere bei aufgeklärten Patienten mit IDDM, die die Bedeutung der Symptomatik selbst erkennen und sich zusätzlich Insulin verabreichen, bevor sie sich rasch in ärztliche Betreuung begeben. Anfangs ist der Serumnatriumspiegel meist leicht erniedrigt. Dagegen ist anfangs das Serum-Kalium meist erhöht oder hoch normal. Kalium-Werte < 4,5 mÄq/l signalisieren mit Sicherheit einen erheblichen Kaliumverlust, auf den sofort reagiert werden muß. In Abhängigkeit von der prärenalen Azotämie ist anfangs auch der Harnstoff-N oft erhöht. Auch die Serumamylase ist in typischer Weise erhöht, jedoch ist eine Pankreatitis im Rahmen einer DKA selten.

Intensiv muß nach Infektionen gesucht werden, die ggf. eine Behandlung erforderlich machen. Bei bewußtlosen Patienten müssen andere Ursachen für ein Koma ausgeschlossen werden. Ein Koma im Rahmen einer DKA kann von einem hypoglykämischen Koma innerhalb von 2 Minuten unterschieden werden, wenn man einen Teststreifen zur Bestimmung des Blutzuckers benutzt. Wenn man an die Nadel nach der Blutentnahme sofort eine i.v. Infusion von 5%iger Glukose in 0,9% NaCl anschließt, kann man den Ausschluß einer Hypoglykämie abwarten. Damit kann man bei Patienten mit DKA eine unnötige Injektion von 50%iger Glukose vermeiden.

Die **wesentlichen Gesichtspunkte bei der Behandlung** sind: 1. Rasche Flüssigkeitssubstitution zur Stabilisierung des Kreislaufs und zur Sicherstellung einer ausreichenden Urinproduktion. 2. Intravenöse Gabe ausreichender Dosen von Alt-Insulin zur Korrektur der Hyperglykämie und der Hyperketonämie. 3. Vermeidung einer Behandlungs-induzierten Hypoglykämie. 4. Diagnostische Sicherung und Behandlung einer begleitenden bakteriellen Infektion. Solange die Patienten einen pH-Wert >7 im Plasma haben, ist eine rasche Korrektur der Azidose meist nicht erforderlich. Mit einer solchen Behandlung ist das Risiko einer Alkalose und Hypokaliämie verbunden. Eine strenge ärztliche Überwachung ist notwendig, da im Verlauf einer DKA häufige Kontrollen des klinischen Bildes und der Laborwerte gemacht werden müssen, nach denen die Behandlungsmaßnahmen ausgerichtet werden. Die Mortalität liegt bei 10%. Ungünstige prognostische Kriterien sind ein Blutdruckabfall oder ein komatöser Zustand. Die hauptsächlichen Todesursachen sind der Zusammenbruch des Kreislaufs, eine Hypokaliämie oder eine Infektion.

Insbesondere bei Kindern und manchmal auch bei Jugendlichen und jungen Erwachsenen ist das **Hirnödem** eine seltene, jedoch häufig fatale Komplikation. Es gibt keinen therapeutischen Ansatz, der diese Gefahr im Rahmen einer DKA sicher verhindern kann. Manche Ärzte nehmen an, daß die Blutzuckerspiegel nicht zu schnell abgesenkt werden sollten (nicht mehr als 50 mg/dl pro h), um rasche Veränderungen der Osmolalität zu vermeiden. Manche Patienten haben Prodromalsymptome (z.B. plötzliche Kopfschmerzen, rasch zunehmende Bewußtseinsstörungen). Bei anderen ist ein akuter Atemstillstand die erste Manifestation. Bei eingetretenem Atemstillstand sind Therapieversuche mit maschineller Hyperventilation, Kortikosteroiden oder Manitol meist ineffektiv. Nur in Einzelfällen überleben die Patienten, jedoch oft mit persistierenden neurologischen Defekten.

Intravenöse Flüssigkeitsbehandlung: Bei Erwachsenen beginnt man mit der raschen Infusion von 1 l 0,9% NaCl über 30 Minuten und reduziert die Infusionsgeschwindigkeit auf ca. 1 l/h, wenn der Blutdruck stabil und die Urinproduktion ausreichend ist. Der Volumenmangel beträgt meist 3 bis 5 Liter, wobei der Wasserverlust größer ist als der Elektrolytverlust. In der Anfangsphase der Behandlung braucht man meist 1–2 Liter 0,9% NaCl, um das intravasale Volumen aufzufüllen. Wenn eine Stabilisierung des Blutdrucks und eine ausreichende Urinproduktion erreicht sind, verwendet man 0,45% NaCl mit einem Zusatz von Kalium in Form des Phosphatsalzes. So wird freies Wasser zur Verfügung gestellt und gleichzeitig die Kaliumsubstitution begonnen. Nach dieser initialen Insufionsbehandlung muß die Flüssigkeitssubstitution individuell angeglichen werden unter Berücksichtigung der Urinproduktion, der Zeichen der ausreichenden Rehydratation des Kreislaufs und des Gewebes sowie häufiger Elektrolytbestimmungen im Plasma. Ein gut geführter Verlaufsbogen ist wichtig. Während der Behandlung einer DKA besteht die Tendenz zur Entwicklung einer Hypokaliämie. Das Kaliumdefizit beträgt meist 3–5 mmol/l. Anfangs ist bei den meisten Patienten das

Serum-Kalium hochnormal oder erhöht, so daß mit der Kaliumsubstitution (20–40 mmol/h) meist erst nach 2 h begonnen werden muß. Zur Erfassung dieses Zeitpunkts sind stündliche Bestimmungen des Serum-Kaliums erforderlich. Bei Patienten, die trotz der metabolischen Azidose initial einen Kalium-Wert ≤ 4,5 mÄq/l haben, sollte jedoch mit der Kaliumsubstitution früher begonnen werden. Das setzt aber voraus, daß die Urinproduktion bereits in Gang gekommen ist. Häufige Kontrollen des Serum-Kalium sind erforderlich. Nur wenn der Plasma-pH-Wert ≤ 7,0 ist, wird die Gabe von Bikarbonat empfohlen. Damit soll der pH-Wert aber nur bis auf 7,1 oder 7,2 angehoben werden. Dabei sollte man zunächst den Effekt von 44 mÄq Natrium-Bikarbonat in 1 l substituierter Flüssigkeit prüfen, bevor man weiteres Bikarbonat gibt *(s. a. Kap. ENR, 6. und KIN, 5.)*.

Insulinbehandlung: Eine DKA kann mit niedrigen Insulindosen behandelt werden. z. B. gibt man anfangs 10–20 E Alt-Insulin und anschließend eine Dauerinfusion mit 10 E/h in 0,9% NaCl. Dieses Behandlungsverfahren eignet sich für die meisten Patienten im Erwachsenenalter, manche benötigen jedoch deutlich höhere Dosen. Deshalb empfehlen manche Autoren eine Anfangsdosis von 50 E Alt-Insulin i. v. und dann stündliche Dosen von 20–25 E. Bei Kindern wird meist anfangs eine i. v. Injektion von Alt-Insulin gegeben (0,1–0,25 E/kg) und dann über eine Infusionspumpe kontinuierlich 0,1 E/kg pro Stunde Alt-Insulin in 0,9% NaCl. Manche Kinder brauchen auch 0,2–0,3 E/kg pro Stunde. Um die Wirkung der Insulinbehandlung zu kontrollieren und die Dosis ggf. anzugleichen, sind stündliche Kontrollen des Blutzuckerspiegels erforderlich. Ziel ist die kontinuierliche Absenkung des Blutzuckerspiegels, mit dem es parallel auch zu einem Abfall der freien Fettsäuren im Plasma kommt. Darauf folgt auch ein kontinuierlicher Abfall der Ketone im Plasma. Teststreifen und Testtabletten zur Bestimmung der Ketone im Plasma und Urin reagieren hauptsächlich mit Azetoazetat. Sie bieten daher kein verläßliches diagnostisches Mittel zur Überprüfung der Effektivität der Insulinbehandlung. Innerhalb der Gesamtketone im Plasma ändert sich das Verhältnis von Beta-Hydroxybutyrat : Azetoazetat in den ersten Stunden der Behandlung. Trotz einer deutlichen Abnahme des Beta-Hydroxybutyrats im Plasma kann der Azetoazetat-Spiegel unverändert bleiben oder sogar ansteigen.

Wenn die Insulingaben eine Abnahme des Blutzuckerspiegels bewirken, verschwindet auch die Hyperketonämie innerhalb einiger Stunden. Der Plasma-pH-Wert und das Bikarbonat bessern sich meist innerhalb von 4–8 h. Die vollständige Normalisierung des Plasma-Bikarbonats kann jedoch 24 h dauern. Wenn die Blutzuckerspiegel auf 250 bis 300 mg/dl abgefallen sind, fügt man den Infusionsflüssigkeiten 5% Glukose zu, um das Risiko einer Hypoglykämie zu vermeiden. An diesem Zeitpunkt kann auch die Insulindosis reduziert werden, jedoch sollte die kontinuierliche i. v. Infusion von Alt-Insulin solange aufrechterhalten werden, bis im Plasma und im Urin wiederholt keine Ketone mehr nachgewiesen werden. Anschließend kann der Patient auf 4–6stündliche subkutane Gaben von Alt-Insulin umgestellt werden. Wenn man innerhalb der ersten 24 h nach Beseitigung der DKA die Insulinbehandlung aussetzt, besteht die Gefahr eines raschen Rezidivs der Hyperketonämie. Wenn der Patient es toleriert, kann auf eine orale Flüssigkeitssubstitution übergegangen werden.

Alkoholische Ketoazidose

Bei chronischen Alkoholikern besteht die Neigung zu wiederholten Episoden von schwerem Erbrechen und abdominellen Schmerzen mit einer Ketoazidose und einer milden Hyperglykämie (Blutzucker meist < 150 mg/dl und selten > 300 mg/dl). Dabei ist der Blutalkoholspiegel nicht erhöht. Charakteristisch ist die Anamnese mit einem Alkoholexzeß und nachfolgendem Erbrechen ohne weitere Aufnahme von Alkohol oder Nahrung für > 24 h. Während der Zeit der Nahrungskarenz kommt es zu weiterem Erbrechen, und es entwickeln sich schwere abdominelle Beschwerden, die den Patienten zum Arzt führen. Wenn ein solches Syndrom bei Patienten auftritt, die früher schon Episoden einer alkoholischen Ketoazidose hatten, oder wenn die Anamnese charakteristisch ist bzw. die Blutzuckerspiegel eine DKA unwahrscheinlich machen (< 150 mg/dl), ist die Behandlung folgendermaßen: i. v. Infusion von 5% Glukose in 0,9% NaCl mit einem Zusatz von Thiamin und anderen wasserlöslichen Vitaminen sowie die Substitution von Vitamin K. Die Ketoazidose und die gastrointestinalen Beschwerden verschwinden meist rasch. Bei Patienten mit Verdacht auf eine atypische DKA ist eine Behandlung mit Insulin nicht angezeigt. Bei mehr als 50% dieser Patienten finden sich auch Zeichen einer Pankreatitis. Nach Abklingen der akuten Symptomatik besteht oft eine verminderte Glukosetoleranz oder ein milder NIDDM. Die pathophysiologische Grundlage dieses Syndroms ist wahrscheinlich eine verminderte Insulinsekretion, die durch den kombinierten Effekt des Alkoholentzugs und der Nahrungskarenz zusätzlich beeinträchtigt wird. Außerdem stimulieren Alkoholentzug und Nahrungskarenz auch die Freisetzung von freien Fettsäuren und die Ketonbildung.

Diagnostik und Behandlung des nicht-ketotischen hyperglykämisch-hyperosmolaren Komas (NKHHC)

Das NKHHC ist ein Syndrom, charakterisiert durch eine Beeinträchtigung der Bewußtseinslage, manchmal auch mit zerebralen Anfällen, durch eine extreme Dehydratation und eine ausgeprägte Hyperglykämie, jedoch ohne Ketoazidose. Es ist eine Komplikation des NIDDM und die Mortalität ist größer als 50%. Das NKHHC findet man meist als eine Komplikation bei bisher nicht diagnostiziertem oder medizinisch schlecht betreutem NIDDM. Es entwickelt sich häufig nach einer Periode mit symptomatischer Hyperglykämie, wobei die Flüssigkeitsaufnahme unzureichend ist und so durch die Hyperglykämie-induzierte osmotische Diurese eine extreme Dehydratation entsteht. Auslösende Faktoren können eine akute Infektion oder andere äußere Umstände sein (z.B. bei älteren allein lebenden Patienten). Häufig ist jedoch eine Infektion, insbesondere Pneumonie oder gramnegative Sepsis, das auslösende Ereignis. Bei Patienten mit nicht diagnostiziertem oder nachlässig eingestelltem NIDDM kann ein NKHHC auch durch Medikamente ausgelöst werden, die zu einer Verminderung der Glukosetoleranz oder zu einem vermehrten Flüssigkeitsverlust führen (z.B. Glukokortikosteroide, Phenytoin, Immunsuppression, Diuretika). Ein NKHHC kann auch im Rahmen einer Peritoneal- oder Hämodialyse, während einer Sondenernährung oder durch große intravenöse Gaben von Glukose ausgelöst werden.

Die häufigen diagnostischen Merkmale für ein NKHHC sind zentralnervöse Störungen, extreme Hyperglykämie, Dehydratation und Hyperosmolalität, eine milde metabolische Azidose ohne deutliche Hyperketonämie und eine prärenale Azotämie (oder eine vorbestehende chronische Niereninsuffizienz). Die Bewußtseinslage variiert von einer zerebralen Eintrübung bis zum Koma. Im Gegensatz zur DKA sind zerebrale Anfälle nicht selten. Sie können fokal oder generalisiert sein. Eine transiente Halbseitenparese kann ebenso auftreten. Die Blutzuckerspiegel liegen meist bei 1000 mg/dl (also viel höher als bei den meisten Fällen mit DKA). In einer großen Untersuchungsserie lag die berechnete Serumosmolalität im Mittel bei 384 mOsm/kg) (Normalwert ca. 290 mOsm/kg; *s. Kap. ERN, 6).* In 2 Untersuchungsreihen lag das initiale Plasma-Bikarbonat im Mittel bei 17 bzw. 22 mmol/l. Im Plasma findet sich üblicherweise keine stark positive Reaktion auf Ketone. Sowohl das Serum-Natrium wie das -Kalium sind meist im Normbereich. Oft findet sich eine deutliche Erhöhung des Harnstoff-N und des Serum-Kreatinins.

Bei der Autopsie findet man als Folge einer disseminierten intravasalen Gerinnung häufig multiple Thrombosen und manchmal auch Blutungen sowie eine Gangrän der Finger.

Behandlung des NKHHC: Durchschnittlich beträgt der Flüssigkeitsverlust 10 l und ein akuter Zusammenbruch des Kreislaufs ist häufig die Ursache für den letalen Ausgang eines NKHHC. Das vordringlichste Behandlungsziel ist die rasche Auffüllung des intravasalen Volumens und die Stabilisierung des Blutdruckes zur Verbesserung der Zirkulation und der Urinproduktion. Man beginnt mit der Infusion von 2–3 Litern 0,9% NaCl innerhalb von 1–2 Stunden. Wenn dadurch Blutdruck und Kreislauf stabilisiert werden und die Urinproduktion ausreichend ist, kann auf 0,45% NaCl übergegangen werden, um auch freies Wasser zur Verfügung zu stellen. Die Geschwindigkeit dieser Infusion muß entsprechend häufiger Kontrollen des Blutdrucks, des kardiovaskulären Status und der Flüssigkeitsbilanz angepaßt werden. Das Ziel dieser intravenösen Flüssigkeitstherapie ist nicht in erster

Linie die rasche Korrektur der Gesamtkörperflüssigkeit oder die Hyperosmolalität, sondern hauptsächlich die Aufrechterhaltung des Kreislaufs und der Nierenfunktion. Die Auffüllung des Flüssigkeitsdefizits und die Natriumsubstitution erfolgen langsamer, um den Patienten nicht durch eine akute Überwässerung zu gefährden. Da sich eine Hypokaliämie entwickeln kann, muß das Serum-Kalium engmaschig überwacht werden. Eine **Substitution von Kalium** ist erforderlich. Man beginnt dabei mit 20 mmol/l Kalium als Phosphatsalz im ersten Liter der Infusion von 0,45% NaCl. Dabei muß beachtet werden, daß die Urinausscheidung gut ist und daß die infundierte Kalium-Menge nicht mehr als 20–40 mmol/h ist.

Insulinbehandlung bei NKHHC: Man beginnt mit Alt-Insulin i.v., wobei die Empfehlungen für die Anfangsdosis unterschiedlich sind. Oft wird die Insulinbehandlung so durchgeführt wie oben für die DKA beschrieben. Es werden aber auch kleinere Insulindosen empfohlen (z.B. 10–30 E Alt-Insulin i.v. in 2- bis 3stündlichen Abständen oder eine Dauerinfusion mit 5–10 E/h Alt-Insulin zusammen mit einem anfänglichen i.v. Bolus). Dabei wird angenommen, daß Patienten mit NKHHC oft sehr empfindlich gegenüber Insulin sind. Dadurch könnte es zu einem sehr raschen Abfall des Blutzuckers und der damit verbundenen Plasmaosmolalität kommen, wodurch das intravasale Volumen abnimmt und die Neigung zum Hirnödem zunimmt. Diese Zusammenhänge werden aber nicht allgemein akzeptiert. Für eine kontinuierliche Absenkung des Blutzuckerspiegels benötigen viele übergewichtige Patienten mit NIDDM und mit NKHHC größere Insulindosen. Wenn die Blutzuckerspiegel den Bereich von 250 mg/dl erreicht haben, sollte 5%ige Glukose zu den intravenösen Infusionen zugefügt werden, um das Risiko einer Hyperglykämie zu vermeiden. Nach der akuten Phase der Erkrankung werden die Patienten meist auf entsprechende Dosen von subkutanem Alt-Insulin in 4- bis 6stündigen Abständen umgestellt. Wenn die Patienten wieder essen können, erfolgt die Umstellung auf 1 oder 2 Injektionen der konventionellen Insulinbehandlung (CIT, siehe oben).

Hypoglykämie

Ein Syndrom charakterisiert durch Symptome der Stimulation des sympathischen Nervensystems oder der Dysfunktion des ZNS, die durch einen abnormal niedrigen Blutzuckerspiegel hervorgerufen werden. Die möglichen Ursachen sind vielfältig (s. Tab. 17.).

Pathophysiologie

Fast alle Funktionen des Gehirns sind von der Energiezufuhr in Form von Blutglukose abhängig. Die Blut-Hirn-Schranke verhindert den Übertritt von an Plasmaalbumin gebundenen freien Fettsäuren (FFA). Die Fette können deshalb nicht der Energieversorgung dienen. Dasselbe gilt für Ketonkörper, es sei denn, sie sind deutlich über den Normalwert erhöht (z.B. nach einer längeren Fastenperiode). Normalerweise wird der Blutzucker auf solche Spiegel geregelt, die das Gehirn genügend versorgen können. Die Glukoseaufnahme durch das Gehirn ist nicht insulinabhängig. Sensoren im ZNS registrieren den Blutzuckerspiegel und reagieren auf einen eventuellen Mangel mit einer raschen Aktivierung des adrenergen Nervensystems. Es kommt zur Ausschüttung von Adrenalin aus dem Nebennierenmark und zu einem Anstieg der Spiegel von Wachstumshormon und Cortisol. Die Hypoglykämie bewirkt eine Steigerung der Glukagon-Sekretion und eine Verminderung der Insulin-Sekretion. Diese Effekte werden durch einen erhöhten Sympathikotonus verstärkt. Diese neuralen und hormonellen Vorgänge erhöhen als Antwort auf eine Hypoglykämie die Freigabe von Glukose aus der Leber und verringern die Glukoseaufnahme der nicht-neuralen Gewebe (z.T. dadurch, daß diesen Geweben andere Energieträger zur Verfügung gestellt werden, z.B. Fette und Ketone). Die adrenerge Stimulation und das Glukagon sind in der Frühphase der Antwort auf eine Hypoglykämie entscheidend. Die Sekretion des Wachstumshormons und des

Tab. 17. Wichtige klinische Ursachen der Hypoglykämie

Medikamente (häufigste Ursachen)
Insulin, Alkohol und Sulfonylharnstoffe bei > 50% der hospitalisierten Fälle.
Seltenere Ursachen: Salicylate, Propranolol, Pentamidin, Disopyramid, Hypoglycin A (aus unreifen Akee-Früchten), Chinin (bei Behandlung einer Falciparum-Malaria)

nicht durch Medikamente induziert
Hypoglykämie nach Fasten
charakterischerweise bei Säuglingen und Kindern
Nesidioblastose (diffuse Wucherung der Inselzellen des Pankreas)
ketotische Hypoglykämie
hereditäre hepatische Enzymdefekte, die die Glukosefreisetzung aus der Leber verringern wie z. B. Glukose-6-Phosphatase, Phosphorylase, Pyruvat-Carboxylase, Phosphoenolpyruvat-Carboxykinase, Fructose-1,6-Diphosphatase, Glukagen-Synthase
hereditäre Defekte der Fettsäureoxidation einschließlich systemischem Carnitin-Mangel
hereditäre Defekte der Ketogenese

charakteristischerweise häufiger bei Erwachsenen
Inselzelladenom oder -karzinom
Hypoglykämie bei großen mesenchymalen Tumoren
Autoimmun-Hypoglykämie bei Nicht-Diabetikern
Hypoglykämie bei Antikörpern gegen Insulin-Rezeptoren
schwere Lebererkrankungen
schwere Nierenerkrankungen

weniger altersbezogene Ursachen
Kachexie
Endotoxinschock
hypophysäre Insuffizienz mit Mangel an Wachstumshormon und Cortisol

reaktive Hypoglykämie
charakteristischerweise bei Säuglingen und Kindern
hereditäre Fruktoseintoleranz
Galaktosämie
Leucin-Empfindlichkeit
charakteristischerweise bei Erwachsenen
alimentäre Hypoglykämie
idiopathische alimentäre Hypoglykämie
Frühstadium eines nicht-insulinabhängigen Diabetes (?)

Cortisols folgen erst später und sind von geringerer Bedeutung. Jedoch kann bei einem chronischen Mangel dieser Hormone die gegenregulatorische Antwort auf eine Hypoglykämie gestört sein. Wenn die Gefahr eines ausgeprägten Glukosemangels im ZNS besteht, reduzieren die höheren Gehirnzentren ihre Aktivität, um den Energiebedarf des Gehirns zu senken. Wenn bewußtlose hypoglykämische Patienten nicht bald behandelt werden, kann es zu Anfällen und einem signifikanten Energiedefizit mit der Folge von irreversiblen neurologischen Defekten oder zum Tod kommen.

Erkrankungen mit einer deutlichen Einschränkung der Glukosefreisetzung aus der Leber *und/oder einem* ungewöhnlich hohen Glukoseverbrauch in nicht-neuralen Geweben lösen hypoglykämische Syndrome aus. Nach Abschluß einer postprandialen Resorptionsphase ist die Abgabe aus der Leber die Hauptquelle für die Plasmaglukose. Für die Zeit einer kurzen Fastenperiode (bis ca. 12 h) steht die Glykogenolyse im Vordergrund. Danach ist die hepatische Glukoneogenese Voraussetzung für die Glukoseabgabe an das Blut. Medikamente und z. B. auch Alkohol sowie genetisch bedingte Enzymdefekte, die selektiv die Glukoneognese vermindern, provozieren nur bei Nahrungskarenz eine Hypoglykämie.

Klassifikation der hypoglykämischen Symptome

Man unterscheidet medikamenteninduzierte (häufigste Form) und nicht-medikamenteninduzierte hypoglykämische Syndrome. Letztere werden aufgrund ihrer klinischen Charakteristika weiter unterteilt in die **Fastenhypoglykämien,** gekennzeichnet durch ZNS-Manifestationen meist während einer Nahrungskarenz oder bei körperlicher Belastung, und die **reaktiven Hypoglykämien,** gekennzeichnet durch adrenerge Symptome und nur im Zusammenhang mit einer Mahlzeit auftretend. Reaktive Hypoglykämien sind meist weniger schwer und dauern kürzer als die Fastenhypoglykämien. Manche Erkrankungen, die mit einer symptomatischen Hypoglykämie einhergehen, treten bevorzugt bei Kindern und Säuglingen auf, andere eher im Erwachsenenalter.

Medikamenteninduzierte Hypoglykämie: Etwa 50% der Fälle sind auf Insulin, Alkohol und Sulfonylharnstoffe zurückzuführen (siehe oben unter Komplikationen der Insulinbehandlung und unter oralen Antidiabetika). Typisch für die **alkoholinduzierte Hypoglykämie** sind Bewußtseinsstörungen, Stupor oder ein Koma bei einem hypoglykämischen Patienten mit einem gleichzeitig erhöhten Blutalkoholspiegel. Häufig bestehen dabei auch eine Laktaterhöhung, eine Ketonämie und eine metabolische Azidose. Das Syndrom tritt im Rahmen von Alkoholgenuß nach einer längeren Fastenperiode auf, die so lange war, daß die Abgabe von Glukose aus der Leber von der Glukoneogenese abhängig geworden ist. Das Syndrom kann auch schon bei einem Alkoholspiegel auftreten, der unterhalb der für das Führen von Kraftfahrzeugen geltenden Grenze liegt (0,8‰; in den USA 100 mg/dl = 1,25‰). Eine alkoholinduzierte Hypoglykämie muß sofort behandelt werden. (BEACHTE: Polizisten und Personal in einer Notfallambulanz können eventuell übersehen, daß stuporöse Alkoholisierte auch eher hypoglykämisch und nicht so sehr betrunken sein können.)

Durch die Alkoholoxidation kommt es in der Leber zu einer Verschiebung des Verhältnisses von reduziertem zu oxidiertem Nikotin-Adenin-Nukleotid (NADH/NAD). Die Folge ist eine verminderte Glukoseabgabe aus der Leber, da die Substrate für die Glukoneogenese (hauptsächlich Laktat und Arginin aus dem Plasma) nicht mehr ausreichend verwertet werden können. Es kommt zum Abfall des Blutzuckers und reaktiv zur Zunahme der freien Fettsäuren im Plasma und zur Ketogenese. Nach der raschen i. v. Infusion von 50 ml 50%iger Glukose bessert sich prompt die Bewußtseinslage, und danach kommt es auch meist zur Korrektur der metabolischen Azidose. Anschließend soll die Infusion mit 5%iger Glukose in 0,9% NaCl weitergeführt werden (meist substituiert man auch Thiamin).

Andere Medikamente induzieren weniger häufig eine Hypoglykämie: z. B. Salizylate (insbesondere bei Kindern), Propranolol, Pentamidin, Disopyramid und Hypoglycin A, das man in unreifen Akee-Früchten findet (Erbrechen bei Jamaikanern = „Jamaican vomiting sickness"). Chinin wird als auslösender Stoff bei der Behandlung von Patienten mit Falciparum-Malaria angesehen.

Nüchternhypoglykämie: Auslösende Ursachen treten **meist bei Säuglingen und Kindern** auf. Dazu gehören z. B. **erbliche Enzymdefekte, durch die die Glukoseabgabe aus der Leber gestört ist** (Mangel an Glukose-6-Phosphatase, Fruktose-1,6-Diphosphatase, Phosphorylase, Pyruvat-Carboxylase, Phosphoenolpyruvat-Carboxykinase, Glukagon-Synthase). **Hereditäre Störungen der Fettsäureoxidation,** einschließlich der auf einem systemischen Carnitin-Mangel beruhenden, und **hereditäre Defekte der Ketogenese** (3-Hydroxy-3-Methylglutaryl-CoA-Lyase-Defekt) führen zur Nüchternhypoglykämie, indem während einer Zeit der Nahrungskarenz oder körperlichen Belastung die Möglichkeit der nicht-neuralen Gewebe zur Verwendung von freien Fettsäuren und Ketonen zur Deckung des Energiebedarfs eingeschränkt ist. Unter diesen Umständen wird dann von den nicht-neuralen Geweben unverhältnismäßig viel Glukose verbraucht. Typisch für die **ketotische Hypoglykämie bei Säuglingen und Kindern** sind sich wiederholende Episoden einer Nüchternhypoglykämie mit erhöhten freien Fettsäuren und Ketonen im Plasma, ein erhöhtes Laktat und ein erniedrigtes Plasma-Alanin (Alanin ist eines der Hauptsubstrate für die Glukoneogenese). Bei Säuglingen und kleinen Kindern kommt es ohne entsprechende Nahrungsaufnahme sehr viel schneller als bei Erwachsenen zu einem Abfall des Blutzuckers. Bei den Patienten mit ketotischer Hypoglykämie ist diese Zeit noch weiter verkürzt. Man nimmt einen quantitativen Defekt in der Mobilisierung der für die hepatische Glukoneogenese erforderlichen Substrate an. Bei der **Nesidioblastose** handelt es sich um eine diffuse Wucherung der insulinproduzierenden Zellen entlang den Pankreasgängen und als Mikroadenome im Pankreasparenchym. Sie ist eine seltene Ursache der Nüchternhypoglykämie bei Säuglingen und extrem selten bei Erwachsenen.

Meist bei Erwachsenen vorkommende Ursachen: Inselzelladenome und -karzinome (Insulinome) sind seltene aber wichtige Ursachen der Hypoglykämie. Sie sind oft kurativ behandelbar. Sie können entweder isoliert auftreten oder im Zusammenhang mit einer multiplen endokrinen Neoplasie (MEN), *(s. Kap. END, 5., Endokrine Tumoren, und Kap. MDA, 7., Karzinome des Pankreas)*. Von den insulinproduzierenden Inselzelltumoren sind nur 10% Karzinome. Bei Patienten mit Inselzelladenomen ist die Hypoglykämie das Ergebnis einer gestörten Regulation der Insulinsekretion bei Nahrungskarenz oder körperlicher Belastung. Dabei sind die Insulinspiegel meist nicht stark erhöht. Bei **großen nicht-insulinbildenden Tumoren,** meist retroperitonealen oder intrathorakalen malignen mesenchymalen Tumoren, kann eine Nüchternhypoglykämie über lange Zeit das führende und erste Symptom sein. Durch eine teilweise oder vollständige Tumorentfernung wird auch die Hypoglykämie behandelt. Es kommt aber zum Rezidiv der Hypoglykämie, wenn der Tumor wieder auf eine große Masse anwächst. Bei manchen Patienten findet man im Plasma einen Insulin-ähnlichen Wachstumsfaktor. Die eigentliche Ursache für die Hypoglykämie ist jedoch unbekannt. **Bei schweren Lebererkrankungen** wie z. B. kardialer Zirrhose, fulminanter Virushepatitis, akuter Lebernekrose oder bei Hepatomen kann es auch zu einer Nüchternhypoglykämie kommen. (Bei Leberzirrhosen aus nicht-kardialer Ursache ist eine Hyperglykämie selten.) Eine **Autoimmun-Hypoglykämie** (eine seltene Erkrankung) kommt vor bei Nicht-Diabetikern, die spontan Insulin-Antikörper entwickelt haben. Sie haben einen großen Pool an zirkulierenden Insulin-Antikörper-Komplexen, wobei es episodisch zu einer vermehrten Dissoziation kommt. Patienten mit insulinresistenten Diabetes aufgrund von Antikörpern gegen den Insulinrezeptor (z. B. bei Acanthosis nigricans) haben manchmal **Insulinrezeptor-ähnliche Antikörper, die den Insulineffekt simulieren** und eine Nüchternhypoglykämie provozieren können.

Reaktive Hypoglykämie: Die **hereditäre Fruktose-Intoleranz,** die **Galaktosämie** und die **Leucin-Empfindlichkeit** werden meist im Säuglings- oder Kindesalter diagnostiziert. Bei diesen Erkrankungen führt die Aufnahme spezieller, jedoch für Gesunde normaler Nahrungsbestandteile zu einer klinischen Symptomatik, die eine symptomatische Hypoglykämie mit einschließt. Bei der erblichen Fruktose-Intoleranz und der Galaktosämie, bei der ein hepatischer Enzymmangel vorliegt, kommt es nach der Aufnahme von Fruktose bzw. Galaktose zu einer verminderten Glukoseabgabe aus der Leber. Leucin induziert eine vermehrte Insulinsekretion nach einer Mahlzeit, und bei leucinempfindlichen Patienten (meist Kindern) kommt es zu einer reaktiven Hypoglykämie.

Zeichen einer **alimentären Hypoglykämie** sind adrenerge Symptome, die durch normale Mahlzeiten ausgelöst werden. Sie geht mit einem abnorm niedrigen Blutzuckerspiegel einher und kann durch die Einnahme von Kohlenhydraten korrigiert werden. Sie tritt bei Patienten mit früheren chirurgischen Eingriffen im oberen Gastrointestinaltrakt auf (z. B. Gastrektomie, Gastrojejunostomie, Vagotomie, Pyloroplastik), wobei es zu einem schnellen Übergang der Glukose in den Dünndarm und zu entsprechend rascher Resorption kommt. Dadurch wird als Antwort auf die Mahlzeit überschüssig viel Insulin sezerniert. Eine **idiopathische alimentäre Hypoglykämie** tritt sehr selten auch bei Patienten ohne früheren chirurgischen Eingriff im oberen Gastrointestinaltrakt auf. Die **reaktive Hypoglykämie bei frühem NIDDM** zeigt charakteristischerweise adrenerge Symptome 4–5 h nach dem Essen zusammen mit einem abnorm niedrigen Blutzucker und einer initialen Phase einer postprandialen Hyperglykämie. Als Ursache nimmt man einen verzögerten und überschießenden Anstieg des Plasmainsulins an. Manche Fälle werden auch nur aufgrund eines atypischen Verlaufs eines 5stündigen oralen Glukose-Toleranz-Tests (OGTT) diagnostiziert. Es wird aber nicht allgemein akzeptiert, daß solche Fälle wirklich existieren.

Andere Ursachen der Hypoglykämie: Eine Nüchternhypoglykämie kommt manchmal bei Patienten mit chronischer Niereninsuffizienz vor, wobei eine spezifische Ursache meist nicht gefunden werden kann. Wenn es im Verlauf eines mit Insulin behandelten Diabetes zu einer Verschlechterung der Nierenfunktion kommt, kann es wegen eines verminderten renalen Insulinabbaus zu einer Abnahme des Insulinbedarfs kommen, was wiederum zu Hypoglykämien führt. In jedem Lebensalter kann es bei Kachexie oder Endotoxinschock zu einer Hypoglykämie kommen. Bei einer Hypophysenunterfunktion mit Mangel an Wachstumshormon und Cortisol kann es ebenfalls zu einer Hypoglykämie kommen. Der M. Addison (primäre Nebennierenrindeninsuffizienz) führt bei Nicht-Diabetikern selten zu einer Hypoglykämie, sie ist jedoch bei IDDM-Patienten häufiger. Bei letzteren kommt es im Verlauf des M. Addison zur Häufung hypoglykämischer Episoden und zu einer Abnahme des Insulinbedarfs.

Symptome

Man unterscheidet zwei verschiedene Muster: 1. Schwitzen, Nervosität, Zittern, Blässe, Palpitationen und manchmal Heißhunger sind die sog. adrenergen Symptome. Sie werden auf einen erhöhten Sympathikotonus mit Adrenalinausschüttung zurückgeführt (was auch bei adrenalektomierten Patienten auftreten kann). 2. Verwirrtheit, Verhaltensstörungen (die auch als Rauschzustand fehlinterpretiert werden können), Sehstörungen, Stupor, Koma und Anfälle sind Symptome von seiten des ZNS. Beim hypoglykämischen Koma ist die Körpertemperatur oft erniedrigt. Bei einem akuten, jedoch nicht so ausgeprägten Abfall des Blutzuckerspiegels kommt es eher zu den adrenergen Symptomen als den zerebralen Manifestationen. Dennoch sind die Blutzuckerwerte, bei denen es zu dem einen oder dem anderen Symptomenkomplex kommt, bei individuellen Patienten sehr unterschiedlich.

Diagnostik

Die diagnostischen Maßnahmen ergeben sich daraus, ob der Patient unklare zerebrale Manifestationen oder unklare adrenerge Symptome zeigt. In jedem Fall muß die Diagnose dadurch bestätigt werden, daß die Symptome zusammen mit einer Hypoglykämie bestehen und daß sie durch die Anhebung des Blutzuckerspiegels korrigiert werden können. Die Blutzuckerspiegel, bei denen eine Symptomatik auftritt, sind individuell und je nach körperlichem Zustand sehr unterschiedlich. Die Grenze liegt meist unter 50 mg/dl bei Männern, unter 45 mg/dl bei Frauen (diese Spiegel sind niedriger als die untere Grenze nach einer Fastenperiode von 72 h) und unter 40 mg/dl bei Säuglingen und Kindern. *(s. a. Kap. KIN, 6., Hypoglykämie unter Metabolische Probleme bei Neugeborenen).* Die meisten Hypoglykämien treten bei mit Insulin oder Sulfonylharnstoffen behandelten Patienten auf, nachdem sie Alkohol zu sich genommen haben. Bei diesen Patienten ist die Diagnose meist einfach zu stellen.

Bei jedem Patienten mit einer unklaren Bewußtseinsstörung (oder Anfällen) muß mit einem Teststreifen der Blutzucker bestimmt werden, indem man gleich beim Legen einer Nadel zur i. v. Infusion einen Tropfen Blut für diesen Test nimmt. Wenn der Blutzucker abnormal niedrig ist, infundiert man rasch Glukose (s. u. bei Behandlung). Wenn sich die zerebrale Symptomatik mit dem Anstieg des Blutzuckers prompt bessert (das geschieht bei den meisten Patienten), ist die Diagnose einer durch Fasten oder Medikamente induzierten Hypoglykämie sicher. Ein Plasma-Aliquot des primär abgenommenen Blutes sollte eingefroren werden, um später im Bedarfsfall die initialen Spiegel von Insulin, Proinsulin und C-Peptid bestimmen zu können. Im Blut sollten der pH-Wert und das Laktat bestimmt werden. Die Plasmaketone werden mit einem Teststreifen überprüft. Schon bei der Erstuntersuchung kann eine Verdachtsdiagnose gestellt werden: z. B. Alkoholgeruch der Atemluft, anamnestische Angaben über die Einnahme von blutzuckersenkenden Medikamenten, Hinweise auf

Leber- bzw. Nierenerkrankungen oder einen großen retroperitonealen bzw. intrathorakalen Tumor, anamnestische Angaben zu hereditären Ursachen einer Nüchternhypoglykämie.

Patienten mit insulinproduzierenden Pankreastumoren **(Insulinom, Inselzellkarzinom)** haben meist erhöhte Spiegel von Proinsulin und C-Peptid, mit denen der Insulinspiegel parallel geht. Bei mit Sulfonylharnstoffen behandelten Patienten erwartet man einen erhöhten Spiegel von C-Peptid, gleichzeitig aber auch einen signifikanten Spiegel des Medikamentes. Patienten mit einer **Hypoglykämie infolge einer exogenen Insulin-Applikation** (meist Personal im Gesundheitswesen oder Familienangehörige eines Diabetikers) haben normale Spiegel des Proinsulins und einen supprimierten Spiegel des C-Peptids. Bei den seltenen Fällen einer **Autoimmun-Hypoglykämie** ist während der hypoglykämischen Phase das freie Insulin im Plasma gewöhnlich stark erhöht, das C-Peptid im Plasma ist supprimiert und im Plasma sind Insulin-Antikörper nachweisbar. Die Unterscheidung einer Autoimmun-Hyperglykämie von heimlichen, nicht verordneten Insulinanwendungen erfordert spezielle Untersuchungen.

Patienten mit Insulinomen unterscheiden sich von denen mit anderen Ursachen für eine Nüchternhypoglykämie. Sie sind oft asymptomatisch und berichten bei Aufsuchen des Arztes über jetzt häufiger werdende, aber schon seit Jahren bestehende Symptome im Sinne von einzelnen Episoden plötzlicher Verwirrtheitszustände oder Bewußtseinstrübungen. Diese Episoden kommen bevorzugt im Anschluß an die Resorption einer Mahlzeit oder nach der nächtlichen Nahrungskarenz. Manchmal werden sie auch durch körperliche Anstrengung provoziert (z.B. schnelles Gehen vor dem Frühstück). Die Symptome können sich spontan zurückbilden. Wenn die Patienten anamnestisch angeben, daß die Symptome nach Einnahme von kohlenhydrathaltigen Getränken häufig verschwinden, ist das ein wichtiger Punkt zur Diagnosefindung.

Hohe initiale Insulinspiegel > 6 μU/ml und speziell > 10 μU/ml und eine gleichzeitige Hypoglykämie weisen stark auf einen insulinbildenden Tumor hin, falls eine heimliche Applikation von Insulin bzw. Einnahme von Sulfonylharnstoffen ausgeschlossen ist. Wenn der Blutzuckerspiegel unter die Norm abfällt, sinkt der Insulinspiegel in kaum meßbare Bereiche ab, und die Spiegel im Normbereich sind dann ungewöhnlich hoch. Wenn andere Ursachen als ein insulinproduzierender Tumor eine Hypoglykämie bedingen, kann dies im Rahmen ambulanter Untersuchungen abgeklärt werden.

Wenn andere Ursachen für die Episoden zentralnervöser Symptome nicht offensichtlich sind, muß der Patient unter stationären Bedingungen fasten, um die Symptome zu provozieren. Dabei werden Spiegel von Blutzucker, Insulin, Proinsulin und C-Peptid im Verlauf kontrolliert. 79% der Patienten mit Insulinom entwickeln innerhalb von 48 h Symptome, nach 72 h sind es 98%. Die Fastenperiode wird beim Auftreten der Symptome oder spätestens nach 72 Stunden beendet. Wenn die durch das Fasten provozierten Symptome rasch auf eine Glukosegabe ansprechen und wenn die Symptomatik mit einem abnorm niedrigen Blutzuckerspiegel und einem ungewöhnlich hohen Insulinspiegel einhergeht, muß die Verdachtsdiagnose auf einen insulinproduzierenden Tumor gestellt werden. Andere diagnostische Teste (wie z.B. die i.v. Gabe von Tolbutamid) sollten nur an speziellen Zentren durchgeführt werden, die über die Erfahrung mit der Testmethode und -interpretation verfügen. Diese Testverfahren braucht man nur selten. Die meisten Insulinome sind zu klein, um mit konventionellen Röntgentechniken oder mit der Computertomographie entdeckt zu werden. Einige insulinbildende Inszelzellkarzinome können jedoch gefunden werden. Da die Untersuchung des *Pankreas (z.B.* mittels ERCP) das Risiko einer Pankreatitis und anderer Komplikationen birgt und da die Identifikation kleiner insulinbildender Tumoren eine große Erfahrung des Chirurgen voraussetzt, sollten Patienten mit einer entsprechenden Verdachtsdiagnose zur weiteren präoperativen Abklärung an ein Zentrum mit erfahrenen Ärzten überwiesen werden.

An eine **alimentäre (reaktive) Hypoglykämie** muß gedacht werden, wenn Patienten nach früher durchgeführten Eingriffen am oberen Gastrointestinaltrakt postprandial adrenerge

Symptome zeigen, die gezielt durch die orale Aufnahme von Kohlenhydraten gebessert werden können. Um den Zusammenhang zwischen den Symptomen und dem Blutzuckerspiegel herzustellen und damit die Verdachtsdiagnose zu sichern, müssen die Patienten zu Hause ihre Blutzuckerspiegel selbst bestimmen (z. B. 1 Woche lang immer 1 und 2 h nach den Mahlzeiten und immer dann wenn die Symptome auftreten).

Die **idiopathische (reaktive) Hypoglykämie** ist sehr selten. Diese Diagnose sollte nur bei emotional stabilen Patienten in Betracht gezogen werden, bei denen aus der Anamnese klar hervorgeht, daß wiederholt adrenerge Symptome im direkten Zusammenhang mit Mahlzeiten aufgetreten sind und daß die Symptomatik durch die alleinige Gabe von Kohlenhydraten wieder rückgängig gemacht werden kann. Zur Sicherung der Diagnose muß durch häusliche Blutzuckerselbstuntersuchungen bewiesen werden, daß nach normalen Mahlzeiten und bei normaler körperlicher Aktivität eine konstante Beziehung zwischen dem spontanen Auftreten der Symptome und einem abnormal niedrigen postprandialen Blutzuckerspiegel besteht. Bei Patienten mit früher durchgeführten chirurgischen Eingriffen am oberen Gastrointestinaltrakt wird häufig die Fehldiagnose einer „reaktiven (alimentären) Hypoglykämie“ gestellt. In emotionalen Streßsituationen, die eine Ursache für Angstzustände sein können, treten auch oft postprandial adrenerge Symptome auf, die aber nicht allein durch die Aufnahme von Kohlenhydraten beseitigt werden können. Meist kann man die Patienten aufgrund ihrer Anamnese unterscheiden. Bei vielen wird aber auch unnötig ein oraler Glukose-Toleranz-Test durchgeführt, und es kann zur Fehldiagnose einer reaktiven Hypoglykämie kommen, da das Ergebnis des oralen Glukose-Toleranz-Tests auch bei vielen asymptomatischen Normalpersonen eine erhebliche Schwankungsbreite zeigt. Der orale Glukose-Toleranz-Test ist kein geeignetes Instrument zur Diagnostik einer alimentären Hypoglykämie.

Behandlung

Die akuten adrenergen Symptome können meist durch die sofortige Einnahme von Glukose oder Zucker beseitigt werden. Patienten, die mit Insulin oder Sulfonylharnstoffen behandelt werden, empfiehlt man, ein Glas Fruchtsaft oder Wasser mit 3 Eßlöffeln Haushaltszucker zu trinken. Die Familienmitglieder müssen lernen, den Patienten solche Getränke zu geben, falls diese plötzlich verwirrt sind oder sich auffällig verhalten. Insulinbehandelte Kinder sollen immer Würfelzucker, Süßigkeiten oder Glukosetabletten mit sich tragen. Eine Glukosetablette enthält 5 g Glukose. Die Patienten sollten 10–20 g Glukose erhalten, wenn sie auf Insulin überreagieren. Die meisten dieser Überreaktionen können durch eine fortgesetzte Aufnahme von Glukose oder Zucker über mehrere Stunden beherrscht werden. Unter einer Behandlung mit Sulfonylharnstoffen kann es bei den Patienten jedoch auch nach einigen Tagen noch zu einem Rezidiv der Hypoglykämie kommen. Auch wenn die Symptomatik der Patienten zunächst auf Glukose- oder Zuckeraufnahme anspricht, sollten sie wissen, daß sie einen Arzt aufsuchen müssen, da eine stationäre Aufnahme erforderlich ist. In Familien mit insulinbehandelten Kindern oder mit Diabetikern, die stark empfindlich für Insulinüberreaktionen sind (z. B. ältere Patienten oder solche, die mit Insulin eine sehr strenge Kontrolle ihrer Blutzuckerspiegel anstreben, MSI oder CSII siehe unter Empfehlungen für die Insulinbehandlung), sollten zu Hause einen Vorrat an Glukagon haben (s. Abschn. Glukagon).

Erwachsene mit zerebralen Manifestationen einer Hypoglykämie, die nicht adäquat auf die orale Gabe von Zucker oder eine Glukagoninjektion ansprechen, bekommen einen intravenösen Bolus von 50 oder 100 ml 50%iger Glukose, gefolgt von einer kontinuierlichen Infusion von 10%iger Glukose (bei Bedarf auch 20%- oder 30%ige Glukose). Einige Minuten nach dem Beginn der 10%igen Glukoseinfusion wird der Blutzucker mit einem Teststreifen überprüft. Die Infusionsgeschwindigkeit wird so eingestellt, daß normale Blutzuckerspiegel aufrecht erhalten werden. **Kinder mit zerebralen Manifestationen** bekommen gleich 10%ige Glukose in einer Geschwindigkeit von 3–5 mg/kg pro Minute. Die Infusionsgeschwindigkeit wird so variiert, daß die Blutzuckerspiegel rasch auf Normalwerte gebracht und dort gehalten werden. Im allgemeinen empfehlen die Pädiater nicht die Anwendung des i. v. Bolus von 50%iger Glukose oder von Infusionen mit einer Konzentration $\geq$ 10% Glukose. Säuglinge und Kinder können auf höher konzentrierte Lösungen mit einer deutlich erhöhten Osmolalität reagieren und es kann auch zu einer erheblichen Hyperglykämie mit einer reaktiven Stimulation der Insulinsekretion kommen. (Für die Empfehlungen zur Behandlung der Hypoglykämie bei Neugeborenen und Säuglingen *s. Kap. KIN, 6., Hypoglykämie unter Metabolische Probleme bei Neugeborenen*). So bald wie möglich wird bei Erwachsenen und bei Kindern die orale Ernährung wieder aufgenommen. Die intravenöse Glukoseinfusion sollte jedoch mit abnehmender Dosierung fortgesetzt und mit 5%iger Glukose solange fortgeführt werden, bis sie risikolos abgesetzt werden kann.

Wenn eine Hypoglykämie im Zusammenhang mit einem **großen nicht-insulinproduzierenden mesenchymalen Tumor** steht, wird häufig eine Besserung erzielt, wenn die Hauptmasse des Tumors chirurgisch entfernt wird. Die Patienten können dann für relativ lange Zeit (manchmal über Jahre) symptomfrei bleiben. Sie sollten aber häufige kohlenhydrathaltige Mahlzeiten zu sich nehmen einschließlich einer Spätmahlzeit und einer Nachtmahlzeit. Die Operation wird empfohlen, wenn der Gesamtzustand des Patienten und seine Lebenserwartung dies rechtfertigen. Wenn die chirurgische Entfernung der Hauptmasse des Tumors nicht möglich ist oder wenn es zu einem großen Rezidiv mit Wiederauftreten der Nüchternhypoglykämie kommt, sollte eine Gastrostomie angelegt werden. Durch diese können kontinuierlich die erforderlichen und manchmal sehr großen Mengen von Kohlenhydraten zugeführt werden. So ist es häufig möglich, tags und auch nachts eine Hypoglykämie zu vermeiden.

Wenn die Hypoglykämie im Zusammenhang mit einem **insulinbildenden Inselzelltumor** auftritt, wird eine Operation an einem spezialisierten Zentrum empfohlen. Sehr oft findet sich nur ein einzelnes Insulinom. Dann ist die Enukleation ein kurativer Ansatz. Manchmal kann der Tumor nicht lokalisiert werden. Dann versucht man in einer zweiten Operation probatorisch eine partielle Pankreatektomie. Dies gilt auch immer für die 14% der Fälle, bei denen multiple Insulinome vorliegen. Eine medikamentöse Behandlung ist bei manchen Patienten erforderlich, um sie auf die Operation vorzubereiten, oder zur Kontrolle der Hypoglykämie, wenn das Insulinom bzw. die Insulinome nicht lokalisiert und nicht chirurgisch entfernt werden können. Zur Hemmung der Insulinsekretion stehen zwei Substanzen zur Verfügung, Diazoxid und Oktreotid (ein lang wirkendes Oktapeptid-Analog des Somatostatin). Da beide Medikamente aber auch noch andere Wirkungen haben, sollte ein speziell erfahrener Arzt zugezogen werden. Patienten mit insulinbildenden Inselzellkarzinomen haben generell eine schlechte Prognose. Zur Behandlung der Hypoglykämie gibt man bei ihnen Diazoxid oder Oktreotid zusammen mit häufigen kohlenhydrathaltigen Mahlzeiten und intravenösen Glukoseinfusionen.

Wenn die **Hypoglykämie durch die intestinale Aufnahme von Fruktose, Galaktose oder Leucin** hervorgerufen wird, besteht die Behandlung im Weglassen der verantwortlichen Substanz. Eine **alimentäre Hypoglykämie** nach chirurgischen Eingriffen im oberen Gastrointestinaltrakt bzw. eine idiopathische Hypoglykämie behandelt man mit häufigen kleinen proteinreichen und kohlenhydratarmen Mahlzeiten.

Glukagon

Glukagon ist ein Polypeptidhormon, das von den fast ausschließlich in den Inseln des menschlichen Pankreas vorkommenden Alpha-Zellen sezerniert wird. In bestimmten Zellen des unteren Dünndarms, sog. Alpha-ähnlichen Zellen oder „L-Zellen", wird eine Gruppe von Glukagon-ähnlichen Peptiden (Enteroglukagon) gebildet, die jedoch nicht die Bioaktivität des Glukagons haben. Man schreibt ihnen eine gewisse Regulationsfunktion im Gastrointestinaltrakt zu. Radioimmunoassays für Plasmaglukagon, die glukagonspezifische Antikörper benutzen, messen die Enteroglukagone nicht mit. Jedoch beinhalten sie die Spiegel von zwei anderen im Plasma vorkommenden Komponenten, die aber keinen starken Schwankungen unterliegen (IRG_{9000} und „big plasma glucagon" = BPG). Die Wirkungen des Glukagons sind auf die Leber beschränkt, solange seine Plasmaspiegel im Normbereich liegen. Es wirkt antagonistisch zu den Insulineffekten. Glukagon steigert akut die Glykogenolyse in der Leber und die Abgabe der Glukose in das Plasma. Es steigert auch die Glukoneogenese und aktiviert das Transportsystem, das freie Fettsäuren in die Metochondrien schleußt, wo die Oxydation und die Ketogenese erfolgen. Die Glukagonsekretion wird gesteigert durch einen Abfall des Blutzuckers, eine Stimulation der sympathischen Nerven des Pankreas, eine intravenöse Infusion von Aminosäuren (z.B. Arginin) und durch gastrointestinale Hormone, die nach einer aminosäuren- oder fetthaltigen Mahlzeit freigesetzt werden. (Die Aufnahme von Protein oder Fett alleine steigert die Plasmaglukagonspiegel. Der Effekt ist jedoch gering, wenn sie als Teil einer kohlenhydratreichen Mahlzeit eingenommen werden, die normalerweise den Glukagonspiegel absenkt.)

Glukagonome sind seltene Glukagon-produzierende Tumoren der Pankreasinseln *(s. Kap. MDA, 7., Karzinome des Pankreas)*.

Glukagonmangel: Seltene vereinzelt vorkommende Fälle mit einer persistierenden Hypoglykämie in der Neonatalperiode. Ursächlich wird ein relativer Glukagonmangel angenommen, bei dem es reaktiv zu einer Hyperinsulinämie kommt.

Glukagon wird zu Behandlung schwerer hypoglykämischer Reaktionen nach Insulin-Applikation eingesetzt. Dies gilt besonders für die Akutbehandlung von Patienten mit insulininduzierten Hypoglykämien und mit einer zerebralen Symptomatik, die eine orale Glukose- oder Zuckeraufnahme unmöglich macht. Wenn durch ein Familienmitglied oder einen anderen entsprechend aufgeklärten Begleiter eine Glukagoninjektion gegeben wird, kann sich die Bewußtseinslage des Patienten soweit bessern, daß dann eine orale Glukose- oder Zuckerzufuhr möglich ist. Dabei ist der Effekt des Glukagons entscheidend von den hepatischen Glukagonvorräten abhängig. Deshalb ist Glukagon wenig effektiv bei Patienten, die lange gefastet haben oder die über längere Zeit hypoglykämisch waren.

Glukagon steht als kristallines Pulver in Ampullen mit 1 E (1 mg) oder 10 E (10 mg) einschließlich einer entsprechenden Lösungsmittelampulle zur Injektion zur Verfügung. Die übliche Dosis für Erwachsene beträgt 0,5–1,0 E s.c., i.m. oder i.v.; für Kinder 0,03 E/kg (Maximaldosis 1 E). Wenn das Glukagon wirkt, bessert sich die zerebrale Symptomatik der Hypoglykämie meist innerhalb von 10–25 Minuten. Wenn ein Patient innerhalb von 25 Minuten auf 1 E Glukagon nicht anspricht, sind weitere Injektionen wahrscheinlich auch nicht erfolgreich und deshalb nicht zu empfehlen. Die wichtigsten Nebenwirkungen sind Übelkeit und Erbrechen.

8. KARZINOID-SYNDROM

Ein Syndrom, charakterisiert durch episodische flush-artige Erscheinungen, Zyanose, Bauchkrämpfe, Diarrhoe, Herzklappenfehler und seltener durch Asthma und Gelenkveränderungen; gewöhnlich verursacht durch metastatische Karzinoidtumoren, die exzessive Mengen an vasoaktiven Substanzen wie Serotonin, Bradykinin, Histamin, Prostaglandine und Polypeptidhormone sezernieren.

Ätiologie und Pathophysiologie

Hormonell aktive Tumoren des verstreuten, peripheren endokrinen Systems sezernieren verschiedene Polypeptide und biogene Amine mit entsprechenden klinischen Symptomen. Hierzu gehört auch das Karzinoid-Syndrom, das gewöhnlich mit endokrin aktiven malignen Tumoren, die Serotonin produzieren und von den endokrinen Zellen des Ileum abstammen, verbunden ist. Es kann aber auch bei ähnlichen Tumoren an anderer Stelle des Gastrointestinaltrakts, des Pankreas, der Gonaden oder der Bronchien vorkommen. Selten sind dafür aber auch manche hochmaligne Tumoren verantwortlich, wie z.B. kleinzelliges Bronchialkarzinom, Inselzellkarzinom des Pankreas oder medulläres Karzinom der Schilddrüse. Das intestinale Karzinoid geht häufig erst, wenn Lebermetastasen auftreten, mit der Symptomatik des Karzinoid-Symptoms einher. Die von den Tumoren freigesetzten Metaboliten werden im Pfortaderkreislauf rasch durch Blut- und Leberenzyme abgebaut – z. B. Serotonin durch eine hepatische Monoamin-Oxydase. Bei Lebermetastasen jedoch werden diese Substanzen direkt über die Lebervenen in den Blutkreislauf abgegeben. Die Produkte primärer Karzinoide der Lunge oder der Ovarien passieren nicht den Pfortaderkreislauf und können eine Symptomatik induzieren wie ebenfalls seltene Fälle von intestinalen Karzinoiden mit intraabdomineller Aussaat und einem direkten Abfluß in den systemischen Blutkreislauf oder in die Lymphgefäße.

Serotonin wirkt auf die glatte Muskulatur und induziert Durchfälle, Koliken und eine Malabsorption. Durch ihren vasodilatatorischen Effekt bewirken Histamin und Bradykinin die Flush-Symptomatik. Noch ungeklärt ist die Rolle der Prostaglandine und der verschiedenen Polypeptid-Hormone, die durch parakrine Zellen produziert werden können. Manchmal findet man bei Karzinoid-Tumoren eine Erhöhung von humanem Chorion-Gonadotropin und pankreatitischem Polypeptid. Durch Somatostatin (das die Freisetzung der meisten Hormone hemmt) können einige Karzinoid-Symptome, wie z. B. Flush, verhindert werden. Dabei kommt es aber nicht zu einer Abnahme der Ausscheidung von 5-Hydroxyindolessigsäure (5-HIAA) im Urin oder der Gastrin-Spiegel.

Symptomatik

Die häufigste und oft früheste Manifestation sind unangenehme flush-artige Hauterscheinungen, typischerweise am Kopf und Hals, häufig hervorgerufen durch emotionale Belastung oder durch die Zufuhr von Nahrung oder Alkohol. Ausgeprägte Änderungen der Hautfarbe von Blässe bis zu Erythem oder Zyanose können vorkommen. Es kommt zu abdominellen Krämpfen mit rezidivierender Diarrhoe, die oft die meisten Beschwerden verursachen. Manchmal kann ein Malabsorptions-Syndrom festgestellt weden. Bei vielen Patienten entwickelt sich eine Endokardfibrose des rechten Herzens, die zu einer Pulmonalstenose und Trikuspidalinsuffizienz führt. Linksherzschädigungen, die bei Bronchus-Karzinoiden beschrieben wurden, sind selten, weil Serotonin während der Lungenpassage abgebaut wird. Einige Patienten leiden an Bronchialasthma, manche unter verminderter Libido bzw. Potenz, selten entwickelt sich eine Pellagra (Nikotinsäureamid-Mangel infolge einer Malabsorption).

Diagnostik

Endokrin aktive Karzinoide werden aufgrund der Symptomatik vermutet. Die Diagnose wird gesichert durch den Nachweis einer erhöhten Urinausscheidung des Serotoninmetabolits **5-HIAA.** Eine kalorimetrische Bestimmung wird dann durchgeführt, wenn der Patient über 3 Tage serotoninfrei ernährt wurde (Bananen, Tomaten, Pflaumen, Avocados, Birnen, Walnüsse enthalten 5-HT), um falsch positive Ergebnisse zu vermeiden. Bestimmte Medikamente, wie z. B. Guaifenesin, Methocarbamol und Phenothiazine, stören den Test. Am 3. Tag wird ein 24-h-Urin für die Bestimmung gesammelt, die normale Ausscheidung der 5-HIAA liegt < 10 mg/Tag, bei Patienten mit Karzinoid-Syndrom beträgt sie gewöhnlich > 50 mg/Tag.

Provokations-Tests mit Kalziumglukonat, Katecholaminen, Pentagastrin oder Alkohol sind zur Induktion einer Flush-Symptomatik benutzt worden. Sie können bei einigen Patienten diagnostisch hilfreich sein, müssen aber mit Vorsicht durchgeführt werden. Zur genauen Lokalisation von Tumoren ist meist eine intensive Untersuchung einschließlich Laparotomie erforderlich. Eine Leberszintigraphie kann ausreichend sein, um Lebermetastasen nachzuweisen. Die oben erwähnten seltenen Tumoren müssen durch entsprechende Untersuchungen ausgeschlossen werden.

Therapie

Eine kurative Entfernung primärer Lungenkarzinoide ist möglich. Bei Patienten mit Lebermetastasen ist der chirurgische Eingriff nur diagnostisch und palliativ, eine Bestrahlungsbehandlung ist ohne Erfolg, zum Teil wegen der geringen Strahlentoleranz des normalen

Lebergewebes. Auch im metastasierten Stadium sind Überlebenszeiten von 10–15 Jahren nicht ungewöhnlich. Ein wirksames Chemotherapie-Regime gibt es nicht. Jedoch werden Streptozotozin und 5-Fluorouracil häufig eingesetzt. Manchmal wird auch Doxorubicin verwendet. Es gibt auch eine Reihe von Berichten über gute Erfolge mit dem Somatostatinanalogon Octreotid. In einzelnen Kasuistiken wird Tomoxifen gelegentlich als wirksam beschrieben, ebenso wie Leukozyten-Interferon zur symptomatischen Besserung. Nikotinsäureamid und eine adäquate Eiweißzufuhr sind notwendig, um eine Pellagra zu verhindern, weil das Tryptophan aus der Nahrung im Tumor in Serotonin umgewandelt wird. Eine Diarrhö kann behandelt werden mit Codeinphosphat, 15 mg täglich, alle 4–6 h, Opiumtinktur, 0,6 ml, alle 6 h, oder Diphenoxylat, 2,5 mg, 1–3mal täglich oral, oder durch periphere Serotoninantagonisten wie Cyproheptadin, 4–8 mg, 6stündlich oral, oder Methysergid, 1–2 mg täglich. Auch Enzyminhibitoren, die die Umwandlung von 5-Hydroxytryptophan in Serotonin verhindern, wie Methyldopa, 250–500 mg oral alle 6 h, oder Phenoxybenzamin, 10 mg täglich, können gegeben werden. Der Flush kann behandelt werden mit Phenothiazinen (z. B. Prochlorperazin, 5–10 mg, oder Chlorpromazin, 25–50 mg, oral alle 6 h). H_2-Rezeptor-Blocker (Histamin-Antagonisten, z. B. Cimetidin, Ranitidin) können auch eingesetzt werden. 5–15 mg von Phentolamin (einem Alpha-adrenergen Blocker) hat experimentell induzierte flushartige Erscheinungen verhindert. Die antientzündlich wirkenden Kortikosteroide (z. B. Prednison 5 mg täglich, alle 6 h) sind besonders nützlich bei schweren flushartigen Erscheinungen, die durch Bronchialkarzinome verursacht sind.

ERNÄHRUNGSBEDINGTE UND METABOLISCHE STÖRUNGEN

1. ERNÄHRUNG – ALLGEMEINE BETRACHTUNGEN

Die **Nährstoffe,** der Teil der Nahrung, der die Körperfunktionen aufrechterhält, setzen sich aus Mikro- und Makronährstoffen zusammen. **Mikronährstoffe** *(s. Tab. 1)* umfassen **Vitamine** und einige **Grundstoffe.** Sie sind für die Gesundheit notwendig, werden im allgemeinen in geringen Mengen konsumiert (< 1 g/Tag), unverändert resorbiert und haben katalytische Funktionen. **Vitamine** werden in fettlösliche (A, D, E und K) und wasserlösliche (B-Gruppe und C) eingeteilt. Die ersteren sowie das Vitamin B_{12} werden im Körper gespeichert.

Tab. 1. Die wichtigsten Mikronährstoffe (Vitamine und Mineralien)

Mikro-nährstoff	*Vorkommen*	*Funktion*	*Erscheinungen bei Mangel und Überangebot*	*Therapeutische Dosis*
Vitamin A	als Vorstufe: Lebertran, Eigelb, Butter, Sahne, Margarine mit Vitamin-A-Zusatz; als Provitamin Karotinoid: dunkelgrünes Blattgemüse, gelbe Früchte, rotes Palmöl	Mitwirkung beim Sehvorgang; die normale Struktur der epithelialen Gewebe ist Vitamin-A-abhängig; Stabilität der Lysosomen; Glykoproteinsynthese	*Mangel:* Nachtblindheit; perifollikuläre Hyperkeratose; Xerophthalmie; Keratomalazie, erhöhte Morbidität und Mortalität in der Kindheit *Überangebot:* Kopfschmerzen; Haut- und Schleimhautaffektionen; Hepatosplenomegalie; Knochendefekte	10000–20000 μg (30000–60000 IE/Tag; siehe *Kap. ERN, 3.* für höhere Dosierungen)
Vitamin D	UV-Bestrahlung der Haut ist die Hauptquelle; angereicherte Milch ist die wichtigste diätetische Quelle; Lebertran, Butter, Eigelb, Leber	Kalzium- u. Phosphorresorption; Resorption, Mineralisation u. Kollagenreifung des Knochens; tubuläre Rückresorption von Phosphor	*Mangel:* Rachitis (manchmal mit tetanischen Erscheinungen assoziiert); Osteomalazie *Überangebot:* Anorexie; Nierenversagen; metastatische Ossifikation	*Primärer Mangel:* 10–40 μg 1400–1600 IE/Tag Vitamin D_3 *Metabolisch bedingter Mangel:* 1–2 μg/Tag 1,25-$(OH)_2D_3$ oder 1α-$(OH)D_3$
Vitamin-E-Komplex	Pflanzenöl, Weizenkeime, Blattgemüse, Eigelb, Margarine, Hülsenfrüchte	Intrazelluläres Antioxidans; Scavenger freier Radikale in biologischen Membranen	*Mangel:* Hämolyse von Erythrozyten; neurologische Störungen; Kreatinurie; Zeroidablagerung im Muskel *Überangebot:* Beeinträchtigung von Enzymen; erhöhte Infektionsgefahr (?)	30–100 mg/Tag

Fortsetzung Tab. 1.

Mikronährstoff	*Vorkommen*	*Funktion*	*Erscheinungen bei Mangel und Überangebot*	*Therapeutische Dosis*
Vitamin K (natürlich) **Vitamin K_1** (Phyllochinon) **Vitamin K_2** (Farnochinon)	Blattgemüse, Leber, Schweinefleisch, Pflanzenöle; wird nach der Neugeborenenperiode im Darm gebildet	Bildung von Prothrombin und anderen Gerinnungsfaktoren, normale Blutgerinnung	*Mangel:* hämorrhagische Diathese *Überangebot:* Kernikterus	Bei neonataler Hämorrhagie: 2–5 mg während der Wehen oder ca. 1 Woche vor Geburtstermin täglich 2–5 mg; oder beim Neugeborenen 0,5–1 mg applizieren *(s. Kap. ERN, 3.)*
Essentielle Fettsäuren (Linolsäure, Linolensäure, Arachidonsäure)	Pflanzenkeimöl (Mais, Sonnenblume, Saflor), Margarine aus Pflanzenölen	Vorläufer der Prostaglandine, Leukotriene, verschiedene Hydroxyfettsäuren, Membranstrukturen	Dermatosen; Wachstumsstillstand	bis zu 10 g/Tag
Thiamin (Vitamin B_1)	Trockenhefe, Vollkorn, Fleisch (bes. Leber u. Schwein), angereicherte Getreideprodukte, Nüsse, Hülsenfrüchte, Kartoffeln	Kohlenhydratstoffwechsel; Funktion der zentralen u. peripheren Nervenzellen; myokardiale Funktion	Beriberi des Kindes u. der Erwachsenen (periphere Neuropathie, kardiales Versagen; Wernicke-Korsakow-Syndrom) (weiteres *s. Kap. ERN, 3.*)	30–100 mg/Tag
Riboflavin (Vitamin B_2)	Milch, Käse, Leber, Fleisch, Eier, angereicherte Getreideprodukte	Energie- u. Proteinstoffwechsel (unter vielen Aspekten); Aufbau und Erhaltung muköser Membranen	Cheilose; Stomatitis angularis; korneale Vaskularisation; Amblyopie; Erytheme seborrhoiden Charakters	10–30 mg/Tag
Niazin (Nikotinsäure, Nikotinamid)	Trockenhefe, Leber, Fleisch, Fisch, Hülsenfrüchte, angereicherte Getreideprodukte	Redox-Reaktionen; Kohlenhydratstoffwechsel	Pellagra (Dermatose, Glossitis, gastrointestinale und ZNS-Dysfunktion)	Nikotinamid 100–1000 mg/Tag
Vitamin-B_6-Gruppe (Pyridoxin)	Trockenhefe, Leber, Innereien, Vollkorn, Fisch, *Hülsenfrüchte*	Stickstoffstoffwechsel (unter vielen Aspekten), z. B. Transaminierung, Porphyrin- u. Hämsynthese, Tryptophanumwandlung zu Niazin; Linolsäuremetabolismus	*Mangel:* generalisierte Krämpfe bei Kindern; Anämien; Neuropathie; seborrhöähnliche Hautläsionen (Weiteres *s. Kap. ERN, 3.*) *Überschuß:* periphere Neuropathie	25–100 mg/Tag

Fortsetzung Tab. 1.

Mikronährstoff	*Vorkommen*	*Funktion*	*Erscheinungen bei Mangel und Überangebot*	*Therapeutische Dosis*
Folsäure	Frisches Grüngemüse, Früchte, Innereien, Leber, Trockenhefe	Reifung der roten Blutkörperchen; Synthese von Purinen u. Pyrimidinen	Panzytopenie; Megaloblastose (bes. während Schwangerschaft, Kindheit u. bei Malabsorption)	5–10 mg/Tag
Vitamin B_{12} (Cobalamin)	Leber, Fleisch (bes. Rind, Schwein, Innereien), Eier, Milch u. Milchprodukte	Reifung der roten Blutkörperchen; neurale Funktion; DNS-Synthese in Verbindung mit Folsäurekoenzymen; Methionin- und Azetatsynthese	Perniziöse Anämie; Fischbandwurm-Anämie; einige psychiatrische Syndrome; ernährungsbedingte Amblyopie (weiteres *s. Kap. ERN, 3.*)	Therapeutische Dosis s. unter Anämie aufgrund von Vitamin-B_{12}-Mangel, *Kap. HÄM, 1.*
Biotin	Leber, Nieren, Eigelb, Hefe, Blumenkohl, Nüsse, Hülsenfrüchte	Karboxylierung u. Dekarboxylierung der Oxalessigsäure; Aminosäure- u. Fettsäurestoffwechsel	Dermatitis; Glossitis (Weiteres *s. Kap. ERN, 3.*)	150–300 µg/Tag
Vitamin C (Askorbinsäure)	Zitrusfrüchte, Tomaten, Kartoffeln, Kohl, Paprika (grün)	Bildung von Osteoid bzw. Prädentin, Kollagenbildung; Funktion der Kapillaren; Reparation des Gewebes, Wundheilung	Skorbut (Hämorrhagien, Lockerung u. Ausfall der Zähne, Gingivitis)	100–1000 mg/Tag
Natrium	Ubiquitäre Verteilung – Rind- u. Schweinefleisch, Sardinen, Käse, grüne Oliven, Kartoffelchips, Sauerkraut	Aufrechterhaltung des Säure-Basen-Gleichgewichts; osmotischer Druck; Blut-pH-Wert; Muskelkontraktilität; Nervenübertragung; Natriumpumpen	*Mangel:* Hyponatriämie *Überangebot:* Hypernatriämie; Konfusion; Koma	*s. Kap. ERN, 6.*
Kalium	Ubiquitäre Verteilung – Voll- u. Magermilch, Bananen, Zwetschgen, Rosinen	Muskelaktivität, Nervenübertragung; intrazelluläres Säure-Basen-Gleichgewicht u. Wasserretention	*Mangel:* Hypokaliämie; Paralyse; Herzrhythmusstörungen *Überangebot:* Hyperkaliämie; Paralyse; Herzrhythmusstörungen	*s. Kap. ERN, 6.*

Fortsetzung Tab. 1.

Mikro-nährstoff	*Vorkommen*	*Funktion*	*Erscheinungen bei Mangel und Überangebot*	*Therapeutische Dosis*
Kalzium	Milch u. Milchprodukte, Fleisch, Eier, Fisch, Getreideprodukte, Bohnen, Obst, Gemüse	Knochen- u. Zahnbildung; Blutgerinnung; neuromuskuläre Erregbarkeit; Muskelkontraktilität; myokardiale Übertragung	*Mangel:* Hypokalzämie u. Tetanie; neuromuskuläre Übererregbarkeit *Überangebot:* Hyperkalzämie; gastrointestinale Atonie; Nierenversagen; Psychose	10–30 ml einer 10%igen Calciumgluconatlösung i.v. innerhalb 24 h
Phosphor	Milch, Käse, Fleisch, Geflügel, Fisch, Getreide, Nüsse, Gemüse	Knochen- u. Zahnbildung, Säure-Basen-Gleichgewicht; Teil der Nukleinsäuren; Energieproduktion	*Mangel:* Irritabilität; Schwäche; Störungen der Blutzellen; gastrointestinale u. renale Störungen *Überangebot:* Hyperphosphatämie bei Nierenversagen	Kalziumchlorid u. dibasisches Phosphat parenteral 600 mg (18,8 mval)/Tag
Magnesium	Grünes Blattgemüse, Nüsse, Getreidekörner, Meeresfrüchte	Knochen- u. Zahnbildung; Nervenübertragung; Muskelkontraktion; Enzymaktivierung	*Mangel:* Hypomagnesiämie; neuromuskuläre Erregbarkeit *Überangebot:* Hypermagnesiämie; Hypotonie; respiratorisches Versagen; kardiale Störungen	2–4 ml einer 50%igen Magnesiumsulfatlösung/Tag i. m.
Eisen	Ubiquitäre Verteilung (ausgenommen Molkereiprodukte) – Sojabohnen, Rindfleisch, Nieren, Leber, Bohnen, Pfirsiche, Muscheln (< 20% resorbiert)	Hämoglobin-, Myoglobinbildung; Enzyme	*Mangel:* Anämie; Dysphagie; Koilonychie; Enteropathie; verminderte Leistungsfähigkeit; Lernfähigkeitsstörung *Überangebot:* Hämochromatose; Zirrhose; Diabetes mellitus; Hautpigmentation	Eisensulfat oder -gluconat 300 mg oral, 3mal/Tag
Jod	Meeresfrüchte, jodiertes Salz, Molkereiprodukte, im Wasser in unterschiedlichen Mengen	Thyroxin(T_4)- und Trijodthyronin(T_3)-Bildung und Energiekontrollmechanismen	*Mangel:* einfacher (kolloidaler endemischer Kropf); Kretinismus; Taubstummheit; fetale Wachstumsstörungen und Störungen der zerebralen Entwicklung *Überangebot:* gelegentlich Myxödem	150 µg Jod täglich als Kaliumjodid zugesetzt zum Speisesalz 1:10–40000 ppm

Fortsetzung Tab. 1.

Mikronährstoff	*Vorkommen*	*Funktion*	*Erscheinungen bei Mangel und Überangebot*	*Therapeutische Dosis*
Fluor	Ubiquitäre Verteilung – Tee, Kaffee, Natriumfluorid 1,0–2,0 ppm dem Wasser zugesetzt	Knochen- und Zahnbildung (nicht strikt essentiell; *s. Kap. ERN, 4.,* Mineralienmangel und Toxizität)	*Mangel:* Kariesprädisposition; Osteoporose (?) *Überangebot:* Fluorose; pathologisch gesteigerte Knochenbildung (z.B. Exostosen)	Natriumfluorid 1,1–2,2 mg/Tag oral
Zink	Ubiquitäre Verteilung – besonders Gemüse	Teil von Enzymen und Insulin; Gesundheit der Haut; Wundheilung; Wachstum	*Mangel:* Wachstumsretardierung; Hypogonadismus; Acrodermatitis enteropathica	30–150 mg Zinksulfat/Tag oral
Kupfer	Ubiquitäre Verteilung – Innereien, Austern, Nüsse, getrocknete Hülsenfrüchte, Getreidekörner	Bestandteil von Enzymen; Hämatopoese; Knochenbildung	*Mangel:* Anämie bei unterernährten Kindern; Mencke-Syndrom *Überangebot:* Hepatolentikuläre Degeneration; einige biliäre Zirrhosen	0,3 mg/kg/Tag Kupfersulfat, oral
Kobalt	Grünes Blattgemüse	Teil des Vitamin-B_{12}-Moleküls	Mangel: kindliche Anämie (?) Überangebot: Kardiomyopathie	20–30 mg/Tag Kobaltchlorid, oral
Chrom	Ubiquitäre Verteilung – besonders Bierbrauer-Hefe	Teil des Glukosetoleranzfaktors	*Mangel:* eingeschränkte Glukosetoleranz bei mangelernährten Kindern; bei einigen Diabetikern und älteren Personen	200 µg/Tag Chromchlorid, oral
Selen	Fleisch u. andere tierische Produkte sind zuverlässige Quellen; der Selengehalt der Erde beeinflußt den Selengehalt der Pflanze	Bestandteil der Glutathion-Peroxidase	*Mangel:* Kardiomyopathie bei Keshan-Krankheit *Überangebot:* Verlust von Haaren u. Nägeln; Dermatitis; Polyneuritis (?)	100 µg/Tag Natriumselenit, oral

Viele der **Grundstoffe** sind für die Gesundheit essentiell *(s. Kap. ERN, 4.)*. Einige, wie z. B. Kalzium, Phosphor und Kalium, kommen im Körper in Konzentrationen von über 0,005% vor, während andere, die **Spurenelemente,** wie z. B. Eisen, Zink und Jod, in viel geringerer Konzentration im Körper vorhanden sind (< 0,005%). Von einigen Elementen (z. B. Barium, Strontium) wird vermutet, daß sie essentiell sind, jedoch steht der klare Beweis noch aus. Andere im Körper vorkommende Elemente (z. B. Gold und Silber) besitzen keine bekannte Funktion im Stoffwechsel.

Kohlenhydrate, Fette und **Proteine** sind **Makronährstoffe** und ergeben nach intestinaler Digestion Glukose und andere Monosaccharide bzw. Fettsäuren und Glyzerin bzw. Peptide und Aminosäuren. Makronährstoffe sind austauschbare Energiequellen; die Verbrennung von Fett ergibt 9 kcal/g, die von Proteinen und Kohlenhydraten 4 kcal/g und diejenige von Äthanol 7 kcal/g.

Kohlenhydrate und Fette haben einen proteinsparenden Effekt. Werden sie mit der Nahrung in nicht ausreichender Menge zugeführt oder sind die Körperdepots erschöpft (besonders das Körperdepotfett), dann steht nicht genügend Eiweiß für die Gewebsneubildung, das

Tab. 2. Empfohlene diätetische Mindestmengen[1] (überarb. 1989)
Food and Nutrition Board, National Academy of Sciences, National Research Council

Personen	*Alter (Jahre) bzw. Zustand*	*Gewicht[2] (kg)*	*(lb)*	*Größe[2] (cm)*	*(in)*	*Protein (gm)*	*Fettlösliche Vitamine* Vitamin A (µg RÄ)[3]	Vitamin D (µg)[4]	Vitamin E (mg α-TÄ)[5]	Vitamin K (µg)
Kleinkinder	0,0–0,5	6	13	60	24	13	375	7,5	3	5
	0,5–1,0	9	20	71	28	14	375	10	4	10
Kinder	1–3	13	29	90	35	16	400	10	6	15
	4–6	20	44	112	44	24	500	10	7	20
	7–10	28	62	132	52	28	700	10	7	30
Männer	11–14	45	99	157	62	45	1000	10	10	45
	15–18	66	145	176	69	59	1000	10	10	65
	19–24	72	160	177	70	58	1000	10	10	70
	25–50	79	174	176	70	63	1000	5	10	80
	51 +	77	170	173	68	63	1000	5	10	80
Frauen	11–14	46	101	157	62	46	800	10	8	45
	15–18	55	120	163	64	44	800	10	8	55
	18–24	58	128	164	65	46	800	10	8	60
	25–50	63	138	163	64	50	800	5	8	65
	51 +	65	143	160	63	50	800	5	8	65
Schwangere						60	800	10	10	65
Stillende	erste 6 Mo.					65	1300	10	12	65
Mütter	zweite 6 Mo.					62	1200	10	11	65

[1] Die Empfehlungen, als durchschnittliche tägliche Einnahme, sind so gehalten, daß individuelle Schwankungen, gültig für Normalpersonen, die in den USA unter üblichen Umweltbelastungen leben, berücksichtigt sind. Die Kost sollte sich aus den verschiedensten allgemeinen Nährstoffen zusammensetzen, um auch die Versorgung mit Stoffen, die für den Bedarf des Menschen noch nicht klar definiert sind, zu gewährleisten.

[2] Angaben zu Körpergewicht, Größe bei Erwachsenen entsprechend den aktuellen Mittelwerten der amerikanischen Bevölkerung in den entsprechenden Altersstufen, wie sie von NAHNES II (National Health and Nutrition Examination Survey [1976–1980], National Center for Health Statistics) herausgegeben wurden. Die Mittelwerte für Körpergewicht, Größe bei 19jährigen wurden von Harnil et al.

Wachstum und die Bildung von Struktureiweißen in der Zelle zur Verfügung, und es muß daher beträchtlich mehr Nahrungseiweiß zugeführt werden, um eine positive Stickstoffbilanz zu gewährleisten.

Die mehrfach ungesättigten Fettsäuren, **Linolsäure** (9,12-Oktodekadiensäure), **Linolensäure** (9,12,15-Oktadekatriensäure) und **Arachidonsäure** (5,8,11,14-Eikosatetraensäure) werden als **essentielle Fettsäuren (EFS)** bezeichnet und müssen im Gegensatz zu allen anderen Lipiden mit der Nahrung zugeführt werden. Die Arachidonsäure kann vom Organismus aus der Linolensäure synthetisiert werden. Die EFS sind Vorstufen der Prostaglandine, in deren Stoffwechsel Vitamin B_6 miteinbezogen ist.

Der **Nahrungsbedarf** ist von Alter, Geschlecht, Größe, Gewicht und vom Aktivitätszustand abhängig (metabolisch und physisch). Das Ziel einer richtigen Ernährung ist es, eine wünschenswerte Körperverfassung zu erreichen und aufrechtzuerhalten. Eine empfohlene Zufuhr von Nährstoffen (einen signifikanten Sicherheitsfaktor beinhaltend) ist in *Tab. 2* gegeben. Für einige Mikronährstoffe, über die man weniger weiß, sind vermutlich ausreichende und adäquate Werte für die tägliche Aufnahme mit der Nahrung empfohlen worden

Wasserlösliche Vitamine							*Mineralstoffe*						
Vitamin C (mg)	*Thiamine (mg)*	*Riboflavin (mg)*	*Niacin (mg NÄ)[6]*	*Vitamin B_6 (mg)*	*Folsäure (μg)*	*Vitamin B_{12} (μg)*	*Kalzium (mg)*	*Phosphor (mg)*	*Magnesium (mg)*	*Eisen (mg)*	*Zink (mg)*	*Jod (μg)*	*Selen (μg)*
30	0,3	0,4	5	0,3	25	0,3	400	300	40	6	5	40	10
35	0,4	0,5	6	0,6	35	0,5	600	500	60	10	5	50	15
40	0,7	0,8	9	1,0	50	0,7	800	800	80	10	10	70	20
45	0,9	1,1	12	1,1	75	1,0	800	800	120	10	10	90	20
45	1,0	1,2	13	1,4	100	1,4	800	800	170	10	10	120	30
50	1,3	1,5	17	1,7	150	2,0	1200	1200	270	12	15	150	40
60	1,5	1,8	20	2,0	200	2,0	1200	1200	400	12	15	150	50
60	1,5	1,7	19	2,0	200	2,0	1200	1200	350	10	15	150	70
60	1,5	1,7	19	2,0	200	2,0	800	800	350	10	15	150	70
60	1,2	1,4	15	2,0	200	2,0	800	800	350	10	15	150	70
50	1,1	1,3	15	1,4	150	2,0	1200	1200	280	15	12	150	45
60	1,1	1,3	15	1,5	180	2,0	1200	1200	300	15	12	150	50
60	1,1	1,3	15	1,6	180	2,0	1200	1200	280	15	12	150	55
60	1,1	1,3	15	1,6	180	2,0	800	800	280	15	12	150	55
60	1,0	1,2	13	1,6	180	2,0	800	800	280	10	12	150	55
70	1,5	1,6	17	2,2	400	2,2	1200	1200	320	30	15	175	65
95	1,6	1,8	20	2,1	280	2,6	1200	1200	355	15	19	200	75
90	1,6	1,7	20	2,1	260	2,6	1200	1200	340	15	16	200	75

(M. J. Clin. Nutr. 1970) übernommen. Die Angabe dieser Zahlen sind kein Hinweis für eine ideale Körpergröße-zu-Körpergewicht-Ratio.

[3] RÄ (Retinol-Äquivalente). 1 Retinol-Äquivalent = 1 μg Retinol oder 6 μg β-Karotin.

[4] Wie Cholecalciferol. 10 μg Cholecalciferol = 400 IE Vitamin D

[5] TÄ (α-Tocoferol-Äquivalente). 1 mg d–α-Tocoferol = 1α-Tocoferol-Äquivalent (TÄ)

[6] 1 NÄ (Niazin-Äquivalent) entspricht 1 mg Niazin oder 60 mg mit der Nahrung aufgenommenem Tryptophan.

Aus: „Recommended Dietary Allowances“, 1989, mit Genehmigung der National Academy of Sciences, Washington, D. C.

(Tab. 3). Inzwischen stehen Empfehlungen für die öffentliche Gesundheit im Vordergrund mit der Erwartung, daß damit die Prävalenz einiger wichtiger behindernder und verhängnisvoller degenerativer Störungen reduziert würde. Diätempfehlungen spielen hierbei eine wichtige Rolle, und in *Tab. 4* sind die Empfehlungen des US-Surgeon-General aufgeführt.

Bei Erwachsenen wird nun immer öfter der Body-Mass-Index (BMI) als grober Indikator für den Ernährungszustand eingesetzt. Er errechnet sich aus Körpergewicht/Körpergröße ^{2} (KG/KL^2) mit den Benennungen kg und m^2. Ein $KG/KL^2 > 30$ spricht für Fettleibigkeit; 25–30 = Übergewicht; < 25 ist normal.

Eine Fettverteilung überwiegend im Bereich des Oberkörpers (android) führt im Gegensatz zur Fettverteilung an der unteren Körperhälfte (gynäkoid) sowohl bei Männern als auch bei Frauen zu kardiovaskulären und zerebrovaskulären Störungen, Hypertonie und Diabetes mellitus.

Diätpläne für die Zeit während der **pränatalen Phase** werden in *Kap. GYN, 13.* besprochen, solche für **Kleinkinder** in *Kap. KIN, 2., Ernährung.*

Pflanzenfasern, im wesentlichen ein komplexes Gemisch nicht-verdaulicher Kohlehydrate, sind ein natürlicher und bisher wenig beachteter Bestandteil der normalen Nahrung. Die typische westliche Diät ist eine faserarme Kost (ca. 20 g/Tag), da sie überwiegend aus hochgereinigtem Weizenmehl, wenig Früchten und Gemüse besteht. Die Wirkung ist abhängig von der Zusammensetzung der Fasern. Die Bedeutung einer ballaststoffreichen Kost bei der Prävention von Verstopfung und der Behandlung der Divertikulose ist einwandfrei festgestellt *(s. Kap. MDA, 8. und 14.).* Faserreiche Kost reduziert den postprandialen peripheren Glukoseanstieg und ist manchmal Bestandteil der Behandlung eines Diabetes mellitus *(s. Kap. END, 7.).* An Guar und Pektinen reiches Obst und Gemüse führt durch vermehrte Umwandlung von hepatischem Cholesterin in Gallensäuren und durch Förderung ihrer Sekretion zu einer Senkung der Plasmacholesterinkonzentration; dadurch wird die Wahrscheinlichkeit einer Übersättigung der Galle mit Cholesterin reduziert und infolgedessen auch die Gallensteinbildung.

Eine mögliche Beziehung zwischen Kolonkarzinom und geringem Ballaststoffverzehr wird gestützt durch epidemiologische Hinweise, die Pathomechanismen sind jedoch noch ungeklärt. Dasselbe gilt für funktionelle Darmstörungen, die akute Appendizitis, M. Crohn, Fettleibigkeit, Varikosis und Hämorrhoiden.

Der Körper besteht zu 60% aus Wasser; ein ausgeglichener Status ist von vitaler Bedeutung für einen normalen Stoffwechsel *(s. Kap. ERN, 6.).*

Tab. 3. Empfohlene sichere und adäquate tägliche Zufuhr ausgewählter Vitamine und Mieralstoffe[1]

		Vitamine		Spurenelemente[2]				
	Alter (Jahre)	Biotin (µg)	Pantothensäure (mg)	Kupfer (mg)	Mangan (mg)	Fluorid (mg)	Chrom (µg)	Molybden (µg)
Kleinkinder	0–0,5	10	2	0,4–0,6	0,3–0,6	0,1–0,5	10–40	15–30
	0,5–1	15	3	0,6–0,7	0,6–1,0	0,2–1,0	20–60	20–40
Kinder	1–3	20	3	0,7–1,0	1,0–1,5	0,5–1,5	20–80	25–50
	4–6	25	3–4	1,0–1,5	1,5–2,0	1,0–2,5	30–120	30–75
und	7–10	30	4–5	1,0–2,0	2,0–3,0	1,5–2,5	50–200	50–150
Jugendliche	11+	30–100	4–7	1,5–2,5	2,0–5,0	1,5–2,5	50–200	75–250
Erwachsene		30–100	4–7	1,5–3,0	2,0–5,0	1,5–4,0	50–200	75–250

[1] Mangels näherer Information darüber, worauf diese Empfehlungen basieren, werden diese Zahlen nicht in *Tab. 2* aufgeführt und in dieser Tabelle als empfohlener Bereich für die tägliche Zufuhr aufgelistet.

[2] Nachdem die toxischen Spiegel für viele Spurenelemente nur um einige Male höher liegen als die normale Aufnahme, sollten die in dieser Tabelle angegebenen Höchstgrenzen für Spurenelemente über einen längeren Zeitraum hinweg nicht überschritten werden.

Tab. 4. Ernährungsempfehlungen

Allgemeine Empfehlungen

Fette und Cholesterin: Reduktion der Fett- (besonders gesättigte Fettsäuren) und Cholesterinaufnahme. Auf Nahrungsmittel übergehen, die relativ wenig enthalten, wie Gemüse, Obst, Vollkornprodukte, Fisch, Geflügel, magere Nahrungsmittel und fettarme Diätkost. Fettarme oder fettfreie Zubereitungsmethoden für die Nahrungsmittel.

Energie- und Gewichtskontrolle: Idealgewicht anstreben und halten. Hierfür sollte ein Ernährungsplan gewählt werden, bei dem sich die Energiezufuhr (kalorisch) nach dem Verbrauch richtet. Zur Reduktion der Energiezufuhr sollte der Verzehr kalorienreicher Nahrungsmittel, von Fetten und Zucker eingeschränkt und der Alkoholgenuß reduziert werden. Der Energieverbrauch sollte durch regelmäßige und ausdauernde körperliche Aktivität erhöht werden.

Komplexe Kohlenhydrate und Fasern: Verbrauch von Vollkornprodukten und Getreiden, Gemüse (einschließlich getrockneter Bohnen und Erbsen) und Obst steigern.

Natrium: Natriumzufuhr reduzieren durch Auswahl natriumarmer Lebensmittel und Einschränkung der zusätzlichen Salzzufuhr bei der Speisezubereitung und am Tisch.

Alkohol: Um das Risiko für chronische Erkrankungen zu reduzieren, sollte Alkohol mäßig (nie mehr als zwei Drinks pro Tag) oder überhaupt nicht genossen werden. Kein Alkoholgenuß vor oder während des Fahrens, der Bedienung von Maschinen, Medikamenteneinnahme oder bei Tätigkeiten, für die Urteilsfähigkeit erforderlich ist. Kein Alkohol in der Schwangerschaft.

Empfehlungen für bestimmte Personenkreise

Fluorid: Das Leitungswasser in Gemeinden sollte für die Prävention des Zahnverfalls Fluorid in ausreichenden Mengen enthalten. Sollte dies nicht der Fall sein, sollten andere Fluoridquellen eingesetzt werden.

Zucker: Bei Anfälligkeit für Zahnerkrankungen (Karies), besonders bei Kindern, sollten stark zuckerhaltige Nahrungsmittel vermieden werden.

Kalzium: Heranwachsende Mädchen und erwachsene Frauen sollten den Verzehr kalziumreicher Nahrungsmittel einschließlich fettarmer Molkereiprodukte erhöhen.

Eisen: Kinder, Jugendliche und Frauen in gebärfähigem Alter sollten eisenreiche Nahrungsmittel zu sich nehmen wie z. B. mageres Muskelfleisch, bestimmte Bohnenarten und eisenangereicherte Getreide- und Vollkornprodukte. Diese Empfehlung gilt v.a. für Familien mit niedrigem Einkommen.

Aus dem Bereich des Surgeon-General über Ernährung und Gesundheit. US Department of Health and Human Services. Public Health Service DHHS (PHS) Publication No. 88-50211, 1988.

Ernährung in der klinischen Medizin

Die Bedeutung der Ernährung in der klinischen Medizin findet immer mehr Anerkennung. Das rührt teilweise daher, daß erkannt wurde, daß Mangelernährung häufig mit einer verlängerten Krankheit einhergeht und chirurgische sowie medizinische Abläufe komplizieren kann. Viele genetisch bedingte metabolische Störungen erfordern für ihre Behandlung eine spezielle Diät. Weiterhin werden auch ernährungsbedingte Faktoren bezüglich degenerativer Erkrankungen immer besser verstanden. Mangelerkrankungen, wie Marasmus, Kwashiorkor und die Xerophthalmie, bleiben auch weiterhin ein Hauptbestandteil der praktischen Tätigkeit für den Arzt in den Entwicklungsländern, obwohl diese und andere Mangelerkrankungen unter gewissen Umständen (Deprivation) überall auftreten können *(s. Kap. ERN, 2.)*.

Die Erkenntnis der Häufigkeit, mit der die Ernährung bei systemischen Erkrankungen involviert ist, und der Konsequenzen, die sich daraus ergeben, hat dazu geführt, daß viele Krankenhäuser ein multidisziplinäres Ernährungsteam aus Ärzten, Chirurgen, Krankenschwestern, Diätexperten, Pharmazeuten und Labormedizinern eingerichtet haben. Der Ernährungszustand eines Patienten, der vermutlich künstlich ernährt werden muß, sollte eingeschätzt und überwacht werden. Falls eine adäquate orale Zufuhr nicht aufrechterhalten werden kann, sollte aufgrund des klinischen Bildes entschieden werden, ob eine enterale oder eine parenterale Ernährung durchgeführt werden soll (s.u.).

Einschätzung des Ernährungszustandes

Ein Mangel an spezifischen Mikronährstoffen ist in der klinischen Praxis selten *(s. Kap. ERN, 3. u. 4.)*. Dagegen wird häufig eine gewisse **proteinkalorische Fehlernährung (PKM)** angetroffen. Folgende Werte zeigen eine ernährungsabhängige Depletion an:

1. Kürzlicher Gewichtsverlust > 10%
2. Serumalbumin < 35 g/l
3. Serumtransferrin < 2 g/l
4. Dicke der Hautfalte am Trizeps < 10 mm bei Männern, < 13 mm bei Frauen
5. Oberarmumfang < 23 cm bei Männern, < 22 cm bei Frauen
6. Lymphopenie $< 1{,}2 \times 10^9$/l
7. Unempfindlichkeit der Haut gegenüber einer Reihe von Antigenen wie Candida, Mumps, Streptokinase, Streptodornase, Dermatophytin, PPD.

Diese Indikatoren sind für verschiedene Indexberechnungen herangezogen worden. Einer der bewährtesten Indices ist der **prognostische Ernährungsindex (PNI,** prognostic nutritional index), der Voraussagen über die erhöhte Morbidität und Mortalität nach Operationen erlaubt.

PNI % = 158 – 16,6 (A) – 0,78 (TSF) – 0,2 (TFN) – 5,8 (DH)

A gibt dabei den Serumalbumin-Wert in g/l, TSF die Dicke der Hautfalte am Trizeps in mm, TFN den Serumtransferrin-Wert in mg/l und DH die verzögerte Immunantwort, gemessen an der Leukozytenmigrationshemmung, Transformation und zytotoxischen Tests, an.

So hat ein gut ernährter Patient mit z.B. A = 4,8 g/dl, TSF = 14 mm, TFN = 250 mg/dl und DH = 2 einen PNI von 158 – 152,2 = 5,8 und muß damit mit einer Wahrscheinlichkeit von 5,8% mit Komplikationen rechnen. Ein unterernährter Patient, bei dem alle Werte außerhalb des Normbereiches liegen, z.B. A = 2,8, TSF = 9, TFN = 180 und DH = 1, weist einen PNI von 158 – 95,3 = 62,7 und damit eine Komplikationsrate von 62,7% auf.

Künstliche Ernährung

Enterale Ernährung

Orale Verabreichung von energie- und proteinreichen Nahrungsmitteln ist bei Patienten angezeigt, die eine Breikost erhalten, sowie bei Patienten mit chronischer Anorexie, chronischen entzündlichen Krankheiten und malignen Erkrankungen. In der Praxis sind die kommerziellen Präparate zuverlässiger und angenehmer als die normalen Nahrungsmittel *(Tab. 5)*.

Die **enterale Sondenernährung** kann zur Ergänzung oder zum totalen Ersatz der oralen Ernährung bei Patienten eingesetzt werden, bei denen die Funktionsfähigkeit des Gastrointestinaltraktes erhalten ist. Die totale enterale Sondenernährung ist bei Patienten indiziert, die eine hoch proteinhaltige und hochkalorische Ernährung benötigen und die zur oralen Ernährung nicht in der Lage bzw. nicht willens sind. Sie ist sicherer und preiswerter als die TPE (s. unten) und wird bei erhaltener Funktionsfähigkeit des Gastrointestinaltraktes bevor-

Tab. 5. Nährstoffdefinierte bilanzierte Diäten (hochmolekular, balaststoffarm bzw. ballaststofffrei). Trink- und Sondennahrung, flüssig, gebrauchsfertig. Daten nach Angaben der Hersteller.

Hersteller/ Produkt- bezeichnung	Eiweißträger	Nährstoffe g/1000 kcal	Nährstoffe Energie %	Laktose g/1000 kcal	Energiedichte kcal/ml	Energiedichte kJ/ml	Osmolarität mosmol/l	Osmolalität mosmol/kg	Geschmacksrichtungen
Abbot									
Ensure Plus	Na-, Ca-Caseinat Sojaproteinisolat	E 41 F 33 KH 133	E 17 F 30 KH 53	prakt. laktosefrei	1,5	6,3	475	650	Vanille
Osmolite	Na-, Ca-Caseinat Sojaproteinisolat	E 42 F 35[1]) KH 134	E 17 F 30 KH 53	laktosefrei	1	4,2	250	295	Neutral
Pulmocare[5])	Na-, Ca-Caseinat Sojaproteinisolat	E 41 F 61 KH 71	E 17 F 55 KH 28	prakt. laktosefrei	1,5	6,3	385	490	Vanille
Boehringer									
salvimulsin Standard	Milch Soja	E 38 F 33 KH 138	E 15 F 30 KH 55	0,8	1	4,2	357 393 230	410 455 266	Vanille Kakao Neutral
salvimulsin MCT	Milch Soja	E 48 F 30[1]) KH 135	E 19 F 27 KH 54	0,7	1	4,2	340 375 262	410 450 315	Nuß/Vanille Schoko Neutral
salvimulsin MCT 800	Milch Soja	E 48 F 39[1]) KH 115	E 19 F 35 KH 46	0,8	1,6	6,7	395	545	Vanille
Braun									
Nutricomp F	Milch Soja	E 43 F 26[1]) KH 149	E 17 F 24 KH 59	0,4	1,25	5,3	331 316 323 270	430 410 420 350	Schoko Karamel Banane, Vanille Neutral + Aromen
Nutricomp Intensiv	Milch	E 50 F 44 KH 100	E 20 F 40 KH 40	2,5	1,2	5,0	226 246	276 300	Vanille Neutral + Aromen
Nutricomp Hepa[5])	Milch verzweigtk. Aminosäuren	E 31 F 45[1]) KH 119	E 12 F 40 KH 48	0,8	1,3	5,5	371	453	Schoko, Erdbeere
Fresenius									
Fresubin DFN	Milch Soja	E 50 F 42 KH 107	E 20 F 37 KH 43	0,1	1,12	4,7	260	315	Toffee
Fresubin flüssig	Milch Soja	E 38 F 34 KH 138	E 15 F 30 KH 55	0,1	1	4,2	300 340 315	350 400 375	Vanille, Pfirsich Nuß, Schoko Mokka
Fresubin 750 MCT	Milch	E 50 F 40[2]) KH 113	E 20 F 35 KH 45	0,2	1,5	6,3	300	400	Vanille

Fortsetzung Tab. 5.

Hersteller/ Produkt-bezeichnung	Eiweißträger	Nährstoffe g/1000 kcal	Energie %	Laktose g/1000 kcal	Energiedichte kcal/ml	kJ/ml	Osmolarität mosmol/l	Osmolalität mosmol/kg	Geschmacksrichtungen
Humana									
Sonana 500	Milch	E 50	E 20	0,5	1	4,2	350	420	Neutral, Himb.
		F 33	F 30				440	520	Banane
		KH 125	KH 30				410	490	Schoko
							360	430	Spargel
Sonana 700	Milch	E 50	E 18	6,4	1,4	5,9	480	620	Neutral
		F 33	F 32						
		KH 126	KH 50						
Pfrimmer-Kabi									
Biosorb-Drink-Sonde	Milch	E 40	E 16	1,5	1	4,2	290	340	Neutral
		F 40	F 36				380	450	Mokka, Vanille, Kakao, Banane, Erdbeere
		KH 118	KH 48						
Biosorb MCT	Milch	E 49	E 20	laktose-frei	1	4,2	230	270	Neutral
		F 33[3])	F 30				370	430	Kakao
		KH 123	KH 50				330	390	Vanille
Biosorb 1500	Milch	E 40	E 16	14	1,5	6,3	390	470	Neutral, Vanille-Toffee
		F 40	F 36						
		KH 117	KH 48						
Wander									
Nutrodrip Standard	Milch Soja	E 35	E 14	prakt. laktose-frei	1	4,2	245	294	Neutral
		F 38[6])	F 34				270	320	Vanille
		KH 130	KH 52				291	345	Schoko
							250	298	Spargel
Nutrodrip Energie	Milch	E 39	E 16	prakt. laktose-frei	1,6	6,7	300	400	Neutral[8])
		F 36[7])	F 31						Vanille
		KH 126	KH 53						Multifrucht

E = Eiweiß
F = Fett
KH = Kohlenhydrate
MCT = mittelkettige Fettsäuren
MJ = Megajoule (= 1000 kJ)

[1]) 50% MCT
[2]) 60% MCT
[3]) 75% MCT
[4]) 15% MCT

[8]) Stoffwechseladaptierte, nährstoffdefinierte Diät
[6]) 27% MCT, 41% essentielle Fettsäuren
[7]) 31% MCT, 38% essentielle Fettsäuren
[8]) Sondennahrung

Aus: Kasper, H.: Ernährungsmedizin und Diätetik. Urban & Schwarzenberg, München 1991.

zugt. Allgemeine Indikationen umfassen anhaltende Anorexie, bestehende schwere PKM (s. oben), Traumen im Kopf- und Halsbereich und neurologische Störungen, die eine orale Ernährung unmöglich machen, Koma bzw. eingeschränkter mentaler Zustand sowie schwere Erkrankungen, bei denen der Nährstoffbedarf sehr hoch ist (z. B. Verbrennungen). Spezielle Indikationen können sein: Vorbereitung des Darmes für eine Operation bei schwerkranken oder schlecht ernährten Patienten, Verschluß von enterokutanen Fisteln, langsame Adaptation des Darmes nach ausgedehnten Resektionen sowie Malabsorptions-Syndrome, wie z. B. Crohn-Krankheit.

Technische Durchführung: Die Nährstofflösung wird über eine nasogastrale oder nasoduodenale Sonde oder, weniger gebräuchlich, über eine Ernährungsfistel (Gastrostomie oder

Jejunostomie) bis zum oder gerade vor das obere Ende des Dünndarmes zugeführt. Die Wahl des Applikationsweges ist von den individuellen Umständen abhängig; da eine Reihe von kleinkalibrigen, weichen Sonden für die nasogastrale und nasoduodenale Ernährung zur Verfügung stehen, werden diese Methoden bevorzugt.

Auf diesem Wege werden auch zusätzlich zu einer energie- und proteinreichen Ernährung **Elementar-(chemisch definierte)Diäten** verabreicht. Diese versorgen den Organismus mit essentiellen Nährstoffen in einer leicht aufnehmbaren Form, setzen wenig oder keine aktive Verdauung voraus und haben wenig Rückstände. Die Bestandteile ausgewählter Elementardiäten sind in *Tab. 6.* zusammengestellt.

Die nasogastrale oder nasoduodenale Nahrungszufuhr wird gewöhnlich mit einer 25%igen Lösung (w/v) begonnen, wobei 1 kcal bei 50 ml/h zugeführt wird. Die Flußrate wird stündlich um 25 ml erhöht, bis ein Wert von 125 ml/h (3000 kcal/Tag) erreicht ist. Die Nahrungszufuhr über eine Jejunostomie wird mit einer 10%igen Lösung (w/v) bei 50 ml/h gestartet. Die Flußrate wird wiederum so lange stündlich um 25 ml erhöht, bis der tägliche Flüssigkeitsbedarf gedeckt ist. Die Konzentration wird danach täglich um 5% (w/v) heraufgesetzt, bis ein maximaler Toleranzwert erreicht ist (gewöhnlich bis zu einer 20%igen Konzentration [w/v]; 0,8 kcal/ml bei 125 ml/h ergeben dabei 2400 kcal/Tag).

Komplikationen sind bei der enteralen Ernährung weder häufig noch schwerwiegend und können bei sorgfältiger Überwachung ausgeschaltet werden. Diarrhö und Beschwerden des Gastrointestinaltraktes können bei 20% der Patienten auftreten, wenn der Darm eine größere Nährstoffkomponente oder die osmotische Flüssigkeitsbelastung der Diät nicht toleriert. Ösophagitis ist bei Verwendung kleinkalibriger Sonden selten. Aspiration, eine ernste Komplikation, kann durch sorgfältige Beachtung der technischen Anweisungen vermieden werden. Durch die tägliche Überwachung des Wasser- und Elektrolythaushaltes, der Osmolalität und des Bluthamstoffes kann Elektrolytentgleisungen, einer Volumenüberladung und einem hyperosmolaren Dehydratations-Syndrom vorgebeugt werden.

Parenterale Ernährung

Partielle parenterale Ernährung: *Künstliche Ernährung, die i. v. zugeführt wird, die orale Nahrungsaufnahme ergänzt und nur einen Teil des täglichen Bedarfes zur Verfügung stellt.* Viele hospitalisierte Patienten erhalten auf diesem Wege Glukose- oder Aminosäurelösungen als Bestandteil ihrer Routinebehandlung.

Totale parenterale Ernährung (TPE): *i. v.-Verabreichung des gesamten Tagesbedarfs an Nährstoffen.* Bei parenteraler Ernährung für einen kürzeren Zeitraum kann als Zugang eine periphere Vene gewählt werden. Allerdings kann dieser Zugang bei konzentrierten Lösungen zur Erzielung einer positiven Energie- und Stickstoffbilanz und eines adäquaten täglichen Flüssigkeitsvolumens leicht zu Thrombosen führen. Deshalb ist gewöhnlich **ein zentraler Venenkatheter** (s. unten, Durchführung) notwendig. Neben der langfristigen TPE über diesen Zugangsweg in der Klinik können heute viele Patienten, die die Funktionsfähigkeit des Dünndarmes eingebüßt haben, durch die **parenterale Ernährung zu Hause** ein sinnvolles Leben führen.

Indikationen: Sehr unterernährte Patienten können auf diese Weise für eine Operation, für eine Bestrahlung oder für eine Chemotherapie bei Krebs vorbereitet werden; ebenso kann nach der Therapie ihr Ernährungszustand aufrechterhalten werden. Die TPE verbessert bei größeren chirurgischen Eingriffen, schweren Verbrennungen und multiplen Frakturen, vor allem bei nachfolgender Sepsis, die Morbidität und Mortalität. Die Reparationsvorgänge im Gewebe werden gefördert, die Immunantwort gesteigert. Fälle von länger dauerndem Koma und anhaltender Anorexie erfordern oft eine TPE nach der intensiven enteralen Ernährung in den Frühstadien. Zustände, die eine vollständige Ruhigstellung des Darmes nötig machen (z. B. Stadien der Crohn-Krankheit), Colitis ulcerosa, schwere Pankreatitis sowie Störungen des Gastrointestinaltraktes bei Kindern (z. B. angeborene Fehlbildungen oder protrahierte unspezifische Diarrhö), sprechen oft gut auf TPE an.

Tab. 6. Vergleich der Bestandteile von Elementar- oder chemisch definierten Diäten

Bestandteil	*Vivonex®*	*Vivonex HN®*	*Vital®*	*Precision LR®*	*Precision HN®*	*Precision® Isotonic*	*Flexical®*
Kohlenhydrat							
g/1000 kcal	230	211	188	223	205	150	152
% cal	90,5	86,5	74	89,2	82,2	59,9	61
Typische Vertreter	Glukose Oligosaccharide	Glukose Oligosaccharide	Hydrolisierter Maiszuckersirup (fest)	Maltodextrin Sukrosezitrat	Maltodextrin Sukrosezitrat	Glukose Oligosaccharide Sukrosezitrat	Maiszuckersirup (fest) Modifizierte Tapiokastärke
Laktose	keine	keine	keine	keine	keine	keine	keine
Fett							
g/1000 kcal	1,5	0,9	10,8	1,4	1,2	31,3	34
% cal	1,3	0,8	9,3	1,3	1,1	28,1	30
Typische Vertreter	Safloröl	Safloröl	Mittelkettige Triglyzeride Safloröl	Mittelkettige Triglyzeride Sojabohnenöl	Mittelkettige Triglyzeride Sojabohnenöl	Sojabohnenöl	Sojabohnenöl MCT-Öl fraktioniertes Kokosöl
Essentielle Fettsäuren (% Gesamtfett)	80	80					26,5
Aminosäuren							
g/1000 kcal	20,6	43,3	41,7	24	41,7	30	22,5
% cal	8,2	17,7	16,7	9,5	16,7	12	9
Typische Vertreter	Reine kristalline Aminosäuren	Reine kristalline Aminosäuren	Hydrolisierte Sojabohnen Molke Fleisch Freie Aminosäuren	Ei-Albumin (festes pasteurisiertes Eiweiß)	Ei-Albumin (festes pasteurisiertes Eiweiß)	Ei-Albumin (festes pasteurisiertes Eiweiß), Na-Kaseinat	Hydrolisiertes Kasein plus freie Aminosäuren – Methionin, Tryptophan, Tyrosin
Osmolalität mOsm/kg (bei *Standard*-verdünnung)	550	810	460	525	557	300	550

(Modifiziert nach *Clinical Nutrition: A physiologic approach,* von M. H. Overton und B. P. Lukert. Copyright © 1977 bei Chicago, Yearbook Publishers, Inc., Chicago. Mit Genehmigung.)

Grundbedarf: s. *Tab. 7 und Tab. 8.*

Durchführung: Die Lösungen müssen unter aseptischen Bedingungen (Laminar-Flow!) zubereitet werden. Ein zentralvenöser Katheter sollte nie unter Notfallbedingungen gelegt werden; er erfordert die genaue Befolgung aseptischer Kautelen und eine entsprechende Assistenz. Gewöhnlich wird ein Silastic®-Broviac- oder Hickman-Katheter in die V. subclavia eingeführt. Der Katheter wird schräg durch das subkutane Gewebe in die vordere Brustwand gebohrt und mündet neben der Punktionsstelle in die Subclavia. Eine Röntgenaufnahme der Brust wird nach jeder Katheterinsertion bzw. Positionsänderung durchgeführt, um die Plazierung der Katheterspitze zu überprüfen. Der TPE-Zugang sollte für keinen anderen Zweck benutzt werden. Die äußeren Schläuche sollten alle 24 h mit dem ersten Infusionsbeutel am Tag gewechselt werden. Eingebaute Filter werden nicht empfohlen. Spezielle sterile, dicht abschließende Verbände sind wesentlicher Bestandteil der Katheterpflege; sie werden normalerweise alle 48 h unter aseptischen Kautelen gewechselt.

Vorsichtsmaßnahmen bei der Infusion: langsamer Start mit 50% des errechneten Bedarfs des Patienten, Ergänzung des Flüssigkeitsbedarfs mit 5%iger Glukoselösung, gleichzeitige Gabe der Energie- und Stickstoffquellen, regelmäßige Insulingabe (direkt zur TPE-Lösung) je nach Blutzuckerbestimmung – bei einem normalen Blutzuckerwert (Nüchternwert

Tab. 7. Grundbedarf bei der totalen parenteralen Ernährung, bezogen auf kg Körpergewicht und Tag

Wasser (ml)	30–40
Energie (kcal)*	
Erkrankung	30
Postoperative Phase	30–45
Hyperkataboler Zustand	45–60
Stickstoff (g, ×6,25 = Protein)	
Erkrankung	0,11–0,20
Postoperative Phase	0,20–0,31
Hyperkataboler Zustand	0,35–0,60
Vitamine und essentielle Mineralien s. *Tab. 8.*	

* Dieser Bedarf steigt um 12% pro °C Fieber

Tab. 8. Für den Erwachsenen empfohlene tägliche parenterale Zufuhr an Mineralien und Vitaminen

Natrium	100 mÄq	Askorbinsäure	100 mg
Kalium	100 mÄq	Thiamin	3 mg
Chlorid	130 mÄq	Riboflavin	3,6 mg
Azetat/Glukonat	90 mÄq	Niazin	40 mg
Kalzium	15 mÄq	Pantothensäure	15 mg
Magnesium	20 mÄq	Vitamin B_6	4 mg
Phosphor	300 mg	Biotin	60 µg
Zink	5 mg	Folsäure	400 µg
Kupfer	1,5 mg	Vitamin B_{12}	5 µg
Jod	120 µg	Vitamin A	4000 IU
Selen	100 µg	Vitamin D	400 IU
Chrom	15 µg	Vitamin E	15 mg
Mangan	2 mg	Vitamin K	200 µg

(Modifiziert nach *Guidelines for Essential Trace Element Preparations for Parenteral Use,* vom AMA Department of Foods and Nutrition. In: JAMA, Vol. 241, 11. Mai 1979, p. 2051–2054. Copyright © 1979 by der American Medical Association. Mit Genehmigung.)

70–110 mg/dl) beträgt die übliche Anfangsdosis 5–10 U Insulin/l TPE-Lösung mit einer Glukose-Endkonzentration von 25% –, schließlich Schutzvorkehrungen vor einer überschießenden Hypoglykämie nach dem Absetzen hoher Glukosekonzentrationen.

Zusammensetzung: Es wird eine Vielzahl verschieden zusammengesetzter TPE-Lösungen verwendet; Beispiele für den Durchschnittspatienten und für Patienten, die eine modifizierte Ausgangslösung benötigen, werden in *Tab. 9* gegeben. Spezielle Modifikationen der Zusammensetzung sind bei Patienten mit Organinsuffizienz notwendig; sie betreffen insbesondere die Aminosäure-Zusammensetzung für Patienten mit Nieren- oder Leberinsuffizienz, die Volumen-(Flüssigkeits-)Beschränkung bei Patienten mit Herzinsuffizienz und die Vermeidung einer erhöhten CO_2-Produktion bei Patienten mit Lungeninsuffizienz; im letzteren Fall wird ein Großteil der Nichtprotein-Kalorien durch Fettemulsionen bereitgestellt. In der Pädiatrie weisen die Patienten spezielle Nährstoffbedürfnisse auf; außerdem können sie Fettemulsionen nicht gut vertragen.

Überwachung: Folgende Werte sollten täglich kontrolliert werden: Gewicht, Harnstoff, Glukose (mehrmals täglich, bis ein stabiler Zustand erreicht ist), vollständiges Blutbild, Blut-

Tab. 9. Beispiele für die Zusammensetzung standardisierter TPE-Ausgangslösungen mit Infusion Ausgangslösung benötigen

Zusätze	*Standardlösung*			*Lösung bei Herzinsuffizienz (geringes Volumen und niedriger Na^+-Gehalt*		
	Zusätze	*in der Aminosäurelösung enthalten*[1)]	*Endkonzentration*	*Zusätze*	*in der Aminosäurelösung enthalten*	*Endkonzentration*
Kristalline Aminosäuren 8,5%	500 ml		4,25%	300 ml		3,18%
Nephramin 5,4%			–			–
Glukose 50%	500 ml		25%			–
Glukose 70%			–	500 ml		44%
Natrium (mÄq)	35	5	40	–	3	3
Kalium (mÄq)	40	–	40	40	–	40
Chlorid (mÄq)	35	–	35	–	–	–
Kalzium (mÄq)[4)]	4,6	–	4,6	4,6	–	4,6
Phosphor (mmol)[5)]	7	5	12	7	3	10
Magnesium (mÄq)[6)]	8,1	–	8,1	8,1	–	8,1
Sulfat (mÄq)[7)]	8,1	–	8,1	8,1	–	8,1
Glukonat (mÄq)[7)]	4,6	–	4,6	4,6	–	4,6
Azetat (mÄq)[7)]	30	37	67	30	22,2	52,2
Ungefähres Gesamtvolumen			1050 ml			830 ml
Aminosäuren (g)			42,5			25,4
Stickstoff (g)			6,5			3,9
Proteinäquivalente (g)[8)]			41			24
Nichtprotein-Kalorien (kcal)[9)]			850			1190
Kalorienkonzentration (kcal/ml)			0,81			1,4

TPE = totale parenterale Ernährung

[1)] Die Werte beruhen auf dem Elektrolytgehalt von FreAmine® III 8,5%

[2)] Zusätzliches Natrium kann in Form von NaCl zugefügt werden.

[3)] Zusätze nur so viel, wie es die Serumspiegel erfordern.

[4)] Als Ca-Glukonat, 0,46 mÄq/ml, zugesetzt.

[5)] Als Kaliumphosphat, 4,4 mÄq/ml K^+ und 3 mmol/ml P, zugesetzt.

gase, genaue Flüssigkeitsbilanzierung, 24-h-Sammelurin und Elektrolyte. Stabilisiert sich der Zustand des Patienten, müssen diese Tests wesentlich weniger oft durchgeführt werden. Leberfunktionswerte, Plasmaproteine, Prothrombinzeit, Plasma- und Urinosmolalität sowie Ca, Mg und Phosphat (nicht während einer Glukoseinfusion messen) sollten zweimal wöchentlich bestimmt werden. Es sollte eine Verlaufskurve angelegt werden. Die Einschätzung des Nährstoffbedarfes und die C3-Komplement-Bestimmung sollten alle 2 Wochen wiederholt werden.

Komplikationen können metabolischer (ähnlich denjenigen der Formeldiät) oder nichtmetabolischer Natur sein (aufgrund von Fehlern bei der Applikation). In vielen Krankenhäusern sind es die möglichen Komplikationen, die am meisten von der TPE abschrecken. Wo eine interdisziplinäre Zusammenarbeit eingeführt ist, konnte die Komplikationsrate unter 5% gesenkt werden.

Metabolische Komplikationen: Hyperglykämie und **Hyperosmolalität** sollten durch eine sorgfältige Überwachung und durch Insulingaben vermieden werden. Eine **Hypoglykämie** wird durch eine plötzliche Unterbrechung der mit konstanter Glukosekonzentration infun-

über eine zentrale Vene für einen Durchschnittspatienten und für Patienten, die eine modifizierte

Lösung mit niedrigem K^+- und Na^+-Gehalt			*Lösung bei Niereninsuffizienz*		
Zusätze	*in der Aminosäurelösung enthalten*[1]	*Endkonzentration*	*Zusätze*	*in der Aminosäurelösung enthalten*	*Endkonzentration*
500 ml		4,25%			–
–		–	500 ml		3,38%
500 ml		25%			–
		–	300 ml		26%
–	5	5[2]	[3]	3	3
–	–	–	[3]	–	–
–	–	–	[3]	–	–
4,6	–	4,6	[3]	–	–
6	5	11	[3]	–	–
8,1	–	8,1	[3]	–	–
8,1	–	8,1	[3]	–	–
4,6	–	4,6	[3]	–	–
–	37	37	[3]	22	22
		1015 ml			800 ml
		42,5			27,0
		6,5			3,2
		41			20
		850			714
		0,84			0,89

6) Als Magnesiumsulfat, 4,06 mÄq/ml, zugesetzt.

7) Nicht auf Anordnung des Arztes; diese Anionen balancieren die verordneten Kationen aus.

8) Die Werte beruhen auf einer Relation von 6,25 g Protein/g Stickstoff.

9) Glukosemonohydrat erbringt 3,4 kcal/g.

(Nach dem *Manual of Nutritional Therapeutics,* p. 252, 2. Aufl., herausgegeben von D. H. Alpers, R. E. Clouse, W. F. Stenson. Little, Brown & Company, Boston 1988. Mit Erlaubnis.)

dierten Lösungen ausgelöst. Die Therapie besteht in einer peripheren Infusion von 5- oder 10%iger Glukoselösung für 24 h, bevor die Ernährung über den zentralvenösen Katheter wieder aufgenommen wird. **Entgleisungen der Serumelektrolyte und des Mineralhaushaltes** sollten durch die Überwachung bereits vor der Ausbildung von Symptomen aufgedeckt werden. Die Behandlung besteht in einer geeigneten Modifizierung der nachfolgenden Infusionen bzw. in einer geeigneten Infusion über eine periphere Vene, falls die Korrektur des Elektrolythaushaltes dringender ist. **Vitamin- und Mineralmangel** tritt eher bei einer Langzeit-TPE auf *(s. Kap. ERN, 3. und 4.).* Nicht selten wird eine **Erhöhung des Blutharnstoffes** während einer TPE beobachtet; sie kann auf einer hyperosmolaren Dehydratation beruhen und durch Wasserzufuhr mittels 5%iger Glukoselösung über eine periphere Vene ausgeglichen werden. **Hyperammonämie** stellt bei Erwachsenen, die eine der z.Zt. erhältlichen Aminosäurelösungen erhalten, kein Problem dar. Bei Kindern umfassen die Symptome Lethargie, Zuckungen und generalisierte Anfälle; die Therapie besteht in einer Arginin-Ergänzung von insgesamt 0,5–1,0 mmol/kg/Tag. **Stoffwechselbedingte Knochenerkrankungen**, die bei manchen Patienten unter Langzeit-TPE zu starken periartikulären, Bein- und Rückenschmerzen führen, sind mit einem niedrigen Serumspiegel an $1{,}25(OH)_2D$ verbunden. Die einzige bekannte Therapie besteht in einer zeitweiligen oder dauernden Unterbrechung der TPE. Eine **Leberdysfunktion** zeigt sich bei regelmäßiger Überwachung am Anstieg von Transaminasen, Bilirubin und alkalischer Phosphatase; sie tritt zu Beginn einer TPE häufig auf, die Werte sind aber in der Regel nur vorübergehend erhöht *(s. a. Kap. LEB, 10., Cholestatische Reaktionen).* Zu einem späteren Zeitpunkt erhöhte bzw. ständig erhöhte Werte können durch die Aminosäure-Infusion bedingt sein; die Proteinzufuhr sollte in diesem Fall gedrosselt werden. Eine **schmerzhafte Hepatomegalie** läßt eine Fettanreicherung vermuten, die Kohlenhydratzufuhr sollte daher reduziert werden. Unerwünschte **Nebenwirkungen der Fettemulsionen-Infusion** sind selten, sie können aber zu einem frühen Zeitpunkt auftreten und werden durch Atemnot, allergische Hautveränderungen, Übelkeit, Kopfweh, Rückenschmerzen, Schwitzen und Schwindelgefühl angezeigt. Eine zeitweilige Hyperlipidämie tritt häufig bei Nieren- und Leberinsuffizienz auf. Späte unerwünschte Nebenwirkungen von Fettemulsionen umfassen eine Hepatomegalie, leicht erhöhte Leberenzyme, Splenomegalie, Thrombozytopenie, Leukopenie und veränderte Werte bei Lungenfunktionstests, v.a. bei frühgeborenen Kindern mit einer Hyalin-Membrankrankheit. Zeitweilige oder ständige Einstellung der Infusion von Fettemulsionen kann indiziert sein.

Nichtmetabolische Komplikationen: Pneumothorax und **Hämatombildung** sind am häufigsten, es wurde aber auch über Schäden anderer Strukturen und **Luftembolien** berichtet. Die richtige Positionierung der Katheterspitze in der oberen Hohlvene muß immer durch eine Röngenkontrollaufnahme der Brust sichergestellt werden, bevor die TPE-Lösung infundiert wird. Die Komplikationsrate beim Legen des zentralvenösen Katheters sollte unter 5% liegen. **Thromboembolien** und Katheter-bedingte **Sepsis** sind die häufigsten ernsteren Komplikationen der TPE-Therapie. Öfter vorkommende Organismen sind dabei *S. aureus, Candida spec., Klebsiella pneumoniae, Pseudomonas aeruginosa, S. albus und Enterobacter.* Tritt während der TPE Fieber auf, so sollten die Ursachen systematisch erforscht werden. Falls keine anderen Ursachen gefunden werden und die Temperatur länger als 24–48 h erhöht bleibt, sollte die Infusion über den zentralvenösen Katheter abgebrochen werden. Bevor der Katheter entfernt wird, sollte Blut zum Anlegen einer Kultur direkt vom Katheter und von der Katheter-Eintrittsstelle abgenommen werden. Bei Herausziehen sollten 5–7,5 cm der Katheterspitze mit einem sterilen Skalpell oder einer steilen Schere abgeschnitten werden und in einem trockenen, sterilen Kulturröhrchen zur Anlage einer Bakterien- und Pilzkultur geschickt werden. Überwässerung kann auftreten, wenn ein hoher täglicher Energiebedarf große Flüssigkeitsvolumina notwendig macht. Das Gewicht sollte täglich kontrolliert werden; eine Gewichtszunahme über 250 Gramm/Tag läßt eine Überwässerung vermuten; die tägliche Flüssigkeitszufuhr sollte in diesem Fall gedrosselt werden.

Nährstoff-Arzneimittel-Interaktion

Nahrungsmittelmangel kann die Verstoffwechslung von Arzneimitteln beeinträchtigen. Energie- und Proteinmangel reduzierten den Gehalt der Gewebe an Enzymen und schränkten die Wirksamkeit von Medikamenten ein, indem die Resorption im Gastrointestinaltrakt vermindert und Leberfunktionsstörungen verursacht werden. Auch Mineralienmangel (z. B. Ca, Zn und Mg) beeinträchtigt den Arzneimittelmetabolismus. Kaliumdepletion, ausgelöst durch die Anwendung von Diuretika (besonders der Thiazide und Kortikosteroide), erhöht das Risiko digitalisinduzierter kardialer Arrhythmien. Vitamin-C-Mangel führt zur Abnahme der Aktivität der am Arzneimittelmetabolismus beteiligten Enzyme. Die Häufigkeit der paradoxen Wirkung von Arzneimitteln bei älteren Menschen kann möglicherweise auf den häufig latenten Vitamin-C-Mangel zurückgeführt werden.

Viele Arzneimittel beeinflussen den Appetit, die Resorption und den Glukose-, Lipid- und Proteinmetabolismus. Die wichtigsten Interaktionen sind in *Tab. 10* aufgelistet. Arzneimittel, die speziell solche Wirkungen herbeiführen sollen, werden nicht genannt.

Andere Arzneimittel beeinflussen den Mineralienstoffwechsel. Eine Kaliumdepletion kann durch permanente Einnahme von Abführmitteln ausgelöst werden. Eine Natrium- und Wasserretention wird, wenigstens vorübergehend, durch Kortison, Desoxykortikosteron und Aldosteron hervorgerufen; wesentlich geringer ist die Wirkung von Prednison, Prednisolon und der neueren Steroidanaloga auf den Na- und Wasserhaushalt. Orale Kontrazeptiva (Östrogen, Progesteron) und Phenylbutazon wirken analog auf den Na- und Wasserhaushalt. Die intestinale Resorption des nicht unmittelbar als Funktionseisen benötigten Eisens kann durch eine Vielzahl von Nahrungsstoffen entweder eingeschränkt oder begünstigt werden *(s. a. Kap. HÄM, 1., Anämien durch verminderte Erythropoese)*. Andere Wirkungen schließen eine eingeschränkte Aufnahme oder Abgabe von Jod durch die Schilddrüse ein, wobei Sul-

Tab. 10. Beispiele von Arzneimittelnebenwirkungen auf den Ernährungszustand

Wirkung	*Arzneimittel*
Gesteigerter Appetit	Alkohol, Insulin, Steroide, Schilddrüsenhormone, Sulfonylharnstoffe, psychotrope Arzneimittel, Antihistaminika
Appetitlosigkeit	Ballaststoffe (Methylzellulose), Mazindol, Glukagon, Indometocin, Morphium, Cyclophosphamid, Digitalispräparate
Malabsorption	Neomycin, Kanamycin, Chlortetracyclin, Phenindion-p-Aminosalizylsäure, Indometacin, Methotrexat
Glukosemetabolismus	
Hyperglykämie	Analgetika mit Morphinwirkung, Phenothiazine, Benzothiadiazin-Diuretika, Probenecid, Phenytoin, Cumarine
Hypoglykämie	Sulfonamide, Aspirin, Phenacetin, β-Blocker, Monoaminooxidasehemmer, Phenylbutazon, Barbiturate
Lipidmetabolismus Plasmalipide erniedrigt	Aspirin und p-Aminosalizylsäure, L-Asparaginase, Chlortetracyclin, Colchicin, Dextrane, Fenfluramin, Glukagon, Phenindion, Sulfopyrazon, Trifluperidol
Plasmalipide erhöht	Orale Kontrazeptiva (Östrogen-Progesteron-Typ), adrenale Kortikosteroide, Chlorpromazin, Äthanol, Thiouracil, Wachstumshormon, Vitamin D
Gesteigerter Proteinmetabolismus	Tetracycline, Chloramphenicol

fonylharnstoffe, Phenylbutazon, Kobalt und Lithium als Hauptverursacher in Frage kommen; orale Kontrazeptiva erniedrigen den Plasma-Zn-Spiegel und heben den Plasma-Cu-Spiegel an. Adrenale Steroide führen aus unbekannten Gründen bei langer Anwendung zu Osteoporose.

Der Stoffwechsel vieler Vitamine wird beeinflußt. Äthanol schränkt die Thiamidresorption ein, und Isonikotinsäurehydrazid wirkt als Antagonist zu Niazin und Pyridoxin. Frauen, die orale Kontrazeptiva mit einem hohen Gehalt an Progesteron einnehmen, klagen häufig über Depressionen. Bei diesen Patientinnen liegt eine Störung des Tryptophanmetabolismus vor, die prompt auf die Gabe von 20 mg Pyridoxin (3mal täglich) anspricht. Sie beruht auf der Induktion der Tryptophanpyrrolase, eines geschwindigkeitslimitierenden Enzyms, das auf Kosten der Bildung des Neurotransmitters Serotonin (5-Hydroxytryptamin) das Pyridoxin für die Niazinsynthese verbraucht. Die Folsäureresorption wird durch Äthanol und orale Kontrazeptiva inhibiert. Viele Patienten, die über längere Zeit Antikonvulsiva, wie z.B. Phenytoin, Phenobarbital, Primidon oder Phenothiazine verabreicht bekommen, entwickeln erniedrigte Serum- und Erythrozyten-Folsäurespiegel und gelegentlich eine Megaloblastenanämie, wahrscheinlich durch die Wirkung der mikrosomalen Leberenzyme, die die Arzneimittel verstoffwechseln. Folsäure interferiert mit der antikonvulsiven Wirkung, jedoch kann mit gewöhnlichen Hefetabletten der Folsäurespiegel ohne Beeinträchtigung der antikonvulsiven Therapie angehoben werden. Zu einer Malabsorption von Vitamin B_{12} kommt es bei Aminosalizylsäure, Kaliumchlorid, Kolchizin, Trifluoperazin, Äthanol und oralen Kontrazeptiva. Der durch Antikonvulsiva hervorgerufene Vitamin-D-Mangel ist bestens bekannt.

Nahrungsmittelzusätze und Kontamination

Der Zusatz von Chemikalien zu Lebensmitteln zur Erleichterung ihrer Verarbeitung, zur Konservierung, zur Verbesserung ihrer anregenden Wirkung und zur Ausmerzung oder Einschränkung natürlicher oder künstlicher Lebensmittelverunreinigungen ist Gegenstand einer immer strengeren Gesetzgebung und Kontrolle. Nur die Zusätze, die nach gewissenhaften Labortests das Prädikat „sicher" erhalten, werden zugelassen. Giftige oder schädliche Verunreinigungen, wie z.B. Pestizidrückstände, sind Gegenstand ähnlicher Kontrollen. Langzeitwirkungen von Lebensmittelzusätzen und -kontaminationen auf die Gesundheit sind schwer abzuschätzen.

Der Gebrauch von Zusätzen schränkt den Verderb von Lebensmitteln und Nahrungsmittelrohmaterial ein, schützt verderbliche Waren und versorgt die Öffentlichkeit mit einem großen Angebot attraktiver Lebensmittel, was sonst nicht möglich wäre. Es muß aber zwischen dem Nutzen und den bekannten Risiken abgewägt werden. Die sich daraus ergebenden Probleme sind schwer zu lösen. Der Gebrauch von Nitrit zum Haltbarmachen von Fleisch soll als Beispiel für die Komplexität des Problems dienen. Nitrite hemmen das Wachstum von *Clostridium botulinum* und verleihen dem Fleisch einen angenehmen Geschmack. Es gibt jedoch Beweise, daß Nitrite im Körper zu Nitrosaminen umgewandelt werden, die, wie bekannt, bei Tieren karzinogen wirken. Diese Streitfrage ist nicht gelöst. Ein anderes Problem sind die Süßstoffe. Die Cyclamate sind verbannt worden, da sie, in hohen Dosen verabreicht, bei Tieren Krebs erzeugen können. Intensiv süßende Stoffe wie Saccharin und Aspartam sind z.Zt. zugelassen. Zuckeraustauschstoffe wie Fruktose, Sorbit oder Xylit haben den gleichen Kaloriengehalt wie Saccharose; Verzehr großer Mengen (30–50 g/Tag) kann zu abdominellen Schmerzen oder Diarrhö führen.

Gegenwärtig bestehen Bedenken, daß einige Nahrungsmittelzusätze, v.a. zugelassene Farbstoffe, bei einigen dafür anfälligen Menschen Nahrungsmittelintoleranz und Allergien hervorrufen. Die meisten dieser Unverträglichkeitsreaktionen werden allerdings durch natürliche Nahrungsmittel ausgelöst *(s. Kap. IMM, 3., Nahrungsmittelallergie und Nahrungsmittelintoleranz)*.

Die komplette Eliminierung von gewissen Lebensmittelverunreinigungen kann nicht ohne Zerstörung der Nahrungsmittel erfolgen. Die festgesetzten Mengen variieren von Lebensmittel zu Lebensmittel. Bei Eiern beträgt z. B. die verbleibende tolerierte Menge von Aldrin und Dieldrin 0,03 ppm, während für Butter, Fisch (geräuchert, gefroren, in Dosen) und Milch ein Wert von 0,3 ppm gilt. Aflatoxin, ein bekanntes Karzinogen, das bei Tieren Leberkrebs erzeugt, hat für Erdnüsse und Erdnußprodukte ein verbleibendes Toleranzniveau von 20 ppb, dagegen 0,5 ppb für Milch. Der Wert von 0,5 ppm wurde für Blei in Kondensmilch und der Wert von 1,0 ppm wurde für Quecksilber in Fischen, Muscheln und Weizen festgelegt.

Zusammenfassend kann gesagt werden, daß die Gesundheitsprobleme, die sich aus den Nahrungsmittelzusätzen ergeben haben, mit Ausnahme von vereinzelten Vorkommnissen belanglos waren. Langzeiteffekte durch Verunreinigungen mit Substanzen wie z. B. Mykotoxinen oder Schwermetallen sind schwierig zu bewerten.

2. UNTERERNÄHRUNG

Ernährungsbedingte Störungen

(s. a. Kap. KIN, 15. und KIN, 22., Eßstörungen)

Früherkennung

Abweichungen vom normalen Ernährungszustand sind auf ein Ungleichgewicht zwischen der Nährstoffversorgung der Gewebe – ob durch unzureichende Diät oder mangelnde Verwertung durch den Körper – und dem Nährstoffbedarf zurückzuführen. Bei anhaltendem Ungleichgewicht resultieren Mangel-, Toxizitäts- oder Abhängigkeitssyndrome (letztere bei einigen Vitaminen). Die Früherkennung dieses Ungleichgewichtes gibt beträchtliche Probleme auf, da die auftretenden Symptome (z. B. Müdigkeit oder Appetitlosigkeit) sehr unspezifisch sind. Abgesehen von einer erniedrigten Wachstumsrate bei Kindern oder einem gelegentlichen leichten Gewichtsverlust bei Erwachsenen kommt es in diesem Stadium zu keinen klinischen Symptomen.

Der weitere Verlauf des Nährstoffmangels schreitet von der Depletion der Gewebe (ein sehr lang dauernder Prozeß bei Nährstoffen, die im Körper gespeichert werden, wie Energieträger, Protein und einige Vitamine und Mineralien) stetig weiter zu biochemischen Veränderungen, erniedrigten Blut- oder Urinwerten, funktionellen Veränderungen, frühen histologischen Veränderungen und schließlich zu klinischen Befunden.

Der Schlüssel zur Früherkennung liegt in der **Kenntnis** und **Berücksichtigung des hohen Risikos,** mit dem bestimmte Lebensumstände verknüpft sind. So ist z. B. die Unterernährung speziell mit Armut und Entbehrung verbunden; Familien, die gerade aus der dritten Welt eingewandert sind, können besonders anfällig sein. Gruppen mit hohem Risiko gibt es in allen Gesellschaften: Säuglinge und Kleinkinder, die nicht gedeihen, Jugendliche während eines Wachstumsschubes, Schwangere und stillende Frauen, alte Menschen, Menschen während einer Modediät oder einer extremen Abmagerungskur, Vegetarier, Patienten mit Alkohol- oder Drogenproblemen oder AIDS, Patienten unter einer medikamentösen Therapie, die die Ernährung beeinträchtigen kann *(s. Kap. ERN, 1., Nährstoff-Arzneimittel-Interaktion),* und Patienten mit chronischen gastrointestinalen, Leber- oder Nierenerkrankungen, die die Resorption und Verwertung von Nährstoffen beeinträchtigen.

Der Patient sollte nach seinem Konsum der wichtigsten Nahrungsmittelgruppen befragt werden – Getreide und Getreideprodukte, Gemüse und Obst, Milchprodukte und Eier sowie Fleisch und Fisch. Falls bei dieser Befragung Unzulänglichkeiten der Ernährung zutage treten, sollte ein Ernährungsberater aufgesucht werden. Eine exakte Aufstellung der zugeführten Nahrung ist bei allen Methoden äußerst schwer zu erhalten, v.a. bei kleinen Kindern. Der

Patient sollte darüber hinaus über die Selbstmedikation mit Vitamin- oder Spurenelement-Zusätzen befragt werden.

Eine eingehende medizinische Untersuchung sollte zugrundeliegende Krankheiten aufdecken. Das Auftreten körperlicher Symptome, die auf Ernährungsstörungen zurückgeführt werden können, zeigt an, daß das Stadium der Früherkennung vorbei ist. Biochemische Tests für die meisten Mikronährstoffe sind in klinischen oder kommerziellen Speziallabors erhältlich; sie sind erst indiziert, wenn die Anamnese und die Untersuchung den Verdacht auf einen bestimmten Nährstoff lenken. Eine umfassende Vitamin-Screening-Untersuchung ist nicht zu empfehlen; die Profilerstellung der Spurenelemente auf der Basis von Haarproben ist abzulehnen.

Die Energiebestände des Körpers zeigen sich in Form von Speicherfett und werden am besten ambulant in einer Praxis durch Messung des Körpergewichts in Beziehung zur Körpergröße bestimmt. *Tab. 11* gibt einen Überblick über die Richtwerte für den Fettgehalt bei Männern und Frauen unterschiedlicher Altersgruppen. Gewichtsänderungen von einem Tag auf den anderen können ziemlich groß sein; nach einer Studie an jungen Männern bis zu 1–2 kg. Einem andauernden Gewichtsverlust von 2–3 kg über ca. 3 Monate sollte nachgegangen werden; es ist jedoch unwahrscheinlich, daß er auf primären Nährstoffmangel zurückzuführen ist.

Tab. 11. Adäquates Körpergewicht und Untergrenzen für Übergewicht und Adipositas

	Gewicht (Männer)				*Gewicht (Frauen)*			
Größe (cm)	*Durchschnitt (kg)*	*akzeptabler Bereich (kg)*	*Übergewicht (kg)*	*Adipositas (kg)*	*Durchschnitt (kg)*	*akzeptabler Bereich (kg)*	*Übergewicht (kg)*	*Adipositas (kg)*
145					46,0	37–53	58	64
148					46,5	37–54	59	65
150					47,0	38–55	61	66
152					48,5	39–57	63	68
156					49,5	39–58	64	70
158	55,8	44–64	70	77	50,4	40–58	64	70
160	57,6	44–65	72	78	51,3	41–59	65	71
162	58,6	46–66	73	79	52,6	42–61	67	73
164	59,6	47–67	74	80	54,0	43–62	68	74
166	60,6	48–69	76	83	55,4	44–64	70	77
168	61,7	49–71	78	85	56,8	45–65	72	78
170	63,5	51–73	80	88	58,1	45–66	73	79
172	65,0	52–74	81	89	60,0	46–67	74	80
174	66,5	53–75	83	90	61,3	48–69	76	83
176	68,0	54–77	85	92	62,6	49–70	77	84
178	69,4	55–79	87	95	64,0	51–72	79	86
180	71,0	58–80	88	96	65,3	52–74	81	89
182	72,6	59–82	90	98				
184	74,2	60–84	92	101				
186	75,8	62–86	95	103				
188	77,6	64–88	97	106				
190	79,3	66–90	99	108				
192	81,0	68–93	102	112				

Die Zahlen sind aus der Fogarty-Tabelle entnommen und wurden für die Berücksichtigung des Unterbereichs in der Build Study 1979 angepaßt. Grenzbereich für Übergewicht ist 110–119% der oberen Gewichtsgrenze, für Adipositas ≥ 120%.

Aus: James, W. P. T.: Obesity. In: Weatherall, D. J., J. G. G. Ledingham, D. A. Warrell: Oxford Textbook of Medicine. Oxford University Press, Oxford 1983. Mit Abdruckgenehmigung der Oxford University Press.

Die **Eiweißbestände** des Körpers können getrennt für das somatische und für das viszerale Kompartiment abgeschätzt werden. Der Muskelumfang in der Mitte des Oberarms gibt Aufschluß über das somatische Kompartiment. Er wird nach folgender Formel berechnet:

Muskelumfang in der Mitte des Oberarms (mm) = Umfang des Armes an dieser Stelle (mm) – Hautdicke am Trizeps (mm) × 3,14

Richtwerte für den Armmuskelumfang bei Männern und Frauen verschiedener Altersgruppen sind in *Abb. 1* gegeben. Ein Eiweißmangel im viszeralen Körperanteil kann anhand der Serumalbuminwerte folgendermaßen klassifiziert werden: schwer < 2,5, mittel < 3,0–2,5, leicht < 3,5–3,0; anhand der Serumtransferrinwerte (mg/dl): schwer < 160, mittel < 180–160, leicht < 200–180.

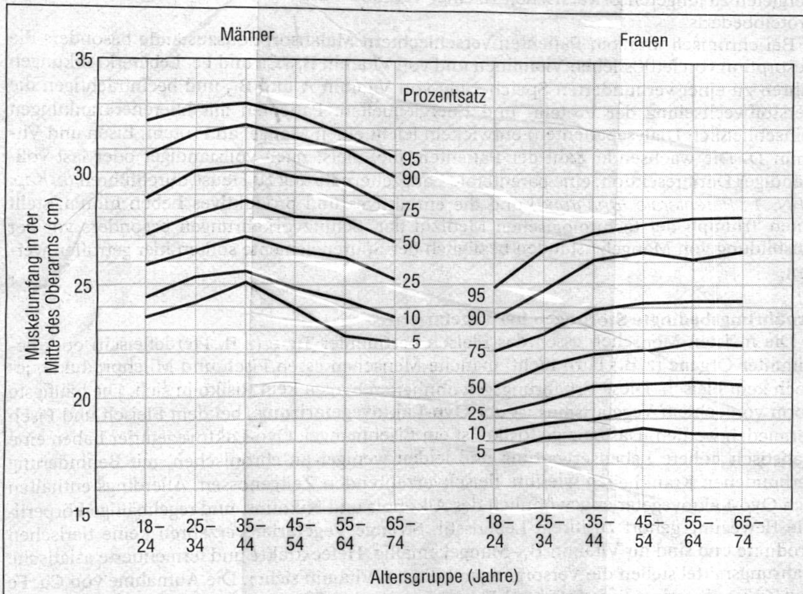

Abb. 1. **Veränderungen des Muskelumfangs** in der Mitte des Oberarms bei amerikanischen Erwachsenen mit zunehmendem Alter. (Aus C. W. Bishop, P. E. Bowen, S. J. Ritchey: „Norms for nutritional assessment of American adults by upper arm anthropometry." *American Journal of Clinical Nutrition 1981; 34:2530-9. © American Journal of Clinical Nutrition, American Society for Clinical Nutrition. Mit Genehmigung.)*

Ernährungsbedingte Störungen bei Schwangeren und stillenden Frauen

Der Bedarf ist für alle Nährstoffe erhöht *(s. Tab. 2)*. In der Schwangerschaft ist ein abnormales Ernährungsverhalten, einschließlich des Pikazismus, besonders häufig *(s. Kap. HÄM, 1., Eisenmangel-Anämie)*; eine Anämie sollte verhindert werden *(s. Kap. GYN, 14., Anämie)*. Ausschließlich brusternährte Säuglinge vegetarischer Mütter entwickelten einen Vitamin-B_{12}-Mangel, bei Säuglingen von Müttern, die orale Östrogen-/Progesteron-haltige Kontrazeptiva einnehmen, kam es zum Folsäuremangel.

Ernährungsbedingte Störungen bei älteren und chronisch kranken Menschen

Hohes Alter, Einsamkeit, körperliche und geistige Behinderung, Bewegungsmangel und chronische Krankheit sind Faktoren, die alle einer adäquaten Ernährung entgegenstehen. Die Resorptionsfähigkeit ist vermindert und kann zu einem Eisenmangel, einer Osteoporose (ebenso von der Kalziumaufnahme abhängig) und einer Osteomalazie (in gleicher Weise durch die fehlende Sonnenlichtexposition und durch medikamentöse Behandlung begünstigt) beitragen – *s. Kap. BEW, 10., und Kap. ERN, 3., Vitamin-D-Mangel- und -Abhängigkeit.*

Unabhängig von Krankheit oder Ernährungsmängeln ist mit zunehmendem Alter ein fortschreitender Verlust an Körpermasse ohne Fett zu beobachten, bei Männern ca. 10 kg, bei Frauen ca. 5 kg. Dies beruht auf der Verringerung des Grundumsatzes, der Gesamtkörpermasse, der Knochenmasse, der Körperhöhe und auf dem Anstieg des durchschnittlichen Körperfettanteils am Gesamtkörpergewicht um 20–30% bei Männern und 27–40% bei Frauen. Diese Veränderungen führen zusammen mit einer verminderten körperlichen Aktivität im Vergleich zu jüngeren Erwachsenen zu einer Verminderung sowohl des Energie- als auch des Proteinbedarfs.

Bei chronisch kranken Patienten verschlechtern Malabsorptionszustände besonders die Resorption von fettlöslichen Vitaminen und von Vitamin B_{12}, Ca und Fe. Lebererkrankungen führen zu einer verminderten Speicherung von Vitamin A und B_{12} und beeinträchtigen die Verstoffwechselung der Protein- und Energiequellen. Patienten mit Nierenerkrankungen (einschließlich Dialysepatienten) entwickeln leicht einen Mangel an Protein, Eisen und Vitamin D. Die wachsende Zahl der Patienten, die, meist nach vollständiger oder fast vollständiger Darmresektion, eine parenterale Langzeiternährung zu Hause durchführen *(s. Kap. ERN, 1., Parenterale Ernährung)* und die ein aktives und produktives Leben führen, stellt einen Triumph der technologischen Medizin dar. Schutzvorkehrungen besonders vor der Ausbildung von Mangelzuständen bezüglich der Spurenelemente sollten hier getroffen werden.

Ernährungsbedingte Störungen bei Vegetariern

Die meisten Menschen essen das Fleisch bestimmter Tiere (z.B. Pferdefleisch) oder bestimmter Organe (z.B.) Hirn nicht; manche Menschen essen Fisch und Milchprodukte, jedoch kein Fleisch. Diese Ernährungsgewohnheiten bergen kein Risiko in sich. Die häufigste Form von echtem Vegetarismus ist der **Ovo-Laktovegetarismus,** bei dem Fleisch und Fisch vermieden werden. Das einzige Risiko ist ein Eisenmangel. Ovo-Laktovegetarier haben eine statistisch höhere Lebenserwartung und leiden weniger an chronischen, mit Behinderung verbundenen Krankheiten wie ihre fleischverzehrenden Zeitgenossen. Allerdings enthalten sich Ovo-Laktovegetarier gewöhnlich des Alkohols und Nikotins, und regelmäßige körperliche Bewegung gehört zu ihrem Lebensstil. **Strenge Vegetarier** verzehren keine tierischen Produkte und sind für Vitamin-B_{12}-Mangel anfällig. Hefeextrakte und fermentierte asiatische Nahrungsmittel stellen die Versorgung mit diesem Vitamin sicher. Die Aufnahme von Ca, Fe und Zn ist oft gering. Eine **Früchtediät** besteht ausschließlich aus Früchten, enthält zu wenig Eiweiß, Salz und viele Mikronährstoffe und kann nicht für längere Zeit aufrechterhalten werden.

Ernährungsbedingte Störungen und Modediäten

Eine Unzahl kommerziell erhältlicher Diäten, die angeblich Wohlbefinden oder Gewichtsreduktion fördern, ist in Mode; Ärzte sollten bei Patienten, die solche Diäten befolgen, bezüglich früher Anzeichen eines Nährstoffmangels oder von Vergiftungserscheinungen wachsam sein. Offensichtliche Vitamin-, Mineralien- und Proteinmangelzustände sowie kardiale, renale und metabolische Störungen sind schon durch solche Diäten ausgelöst worden und haben zum Tod geführt. Mit niederkalorischer Ernährung (< 400 kcal/Tag) kann die Gesundheit auf Dauer nicht erhalten werden. Einige Spurenelement-Zusätze haben Vergiftungserscheinungen hervorgerufen. Die meisten dieser Diätpraktiken sind ernährungsphysiologisch ungesund; viele von ihnen sind von der American Medical Association abgelehnt worden.

Ernährungsbedingte Störungen alkohol- oder drogenabhängiger Patienten

Patienten mit Alkohol- oder Drogenproblemen sind notorisch unzuverlässig, wenn sie über ihre Ernährungsgewohnheiten befragt werden. Es kann notwendig sein, eine wohlüberlegte Befragung der Angehörigen oder Bekannten durchzuführen. Die Sucht bedingt einen gestörten Lebenswandel, eine angemessene Ernährung wird vernachlässigt. Die Resorption und der Metabolismus der Nährstoffe sind beeinträchtigt. Alkoholiker nehmen oft aufgrund des hohen Energiegehaltes von Alkohol (7 kcal/g) zu, während Drogensüchtige gewöhnlich abmagern. Alkoholabhängigkeit ist die häufigste Ursache des Thiamin-Mangels im Westen *(s. Kap. ERN, 3., Thiaminmangel);* sowohl bei Alkoholabhängigen wie auch bei Drogensüchtigen kann sich jedoch jeder Nährstoffmangel ausbilden *(s. a. Kap. PSY, 5.).*

Hunger – Inanition

Strukturelle und funktionelle Veränderungen aufgrund unzureichender Zufuhr von Nährstoffen und Energieträgern.

Ätiologie

Eine **exogene Inanition** entsteht durch unzureichende Zufuhr aller Nährstoffe, die während einer Hungersnot oder anderer Mangelzustände, wie einer schweren Appetitlosigkeit, freiwilligem Fasten oder Anorexia nervosa, auftreten kann *(s. a. Kap. KIN, 22., Eßstörungen).*

Eine **endogene Inanition** kann durch folgende Ursachen ausgelöst werden: 1. eingeschränkte Digestion bei Magen- und Pankreaserkrankungen; 2. gestörte Resorption bei Malabsorptionssyndromen *(s. a. Kap. MDA, 10.);* 3. eingeschränkte Utilisation bei endokriner Dysfunktion, metabolische Störungen, anhaltende Infektionen oder maligne Erkrankungen, die zu einer Anorexie führen; 4. erhöhter Nahrungsbedarf aufgrund einer Thyreotoxikose, chirurgischer Eingriffe, Verletzungen, Verbrennungen und während der Konvaleszenz und 5. Verlust von Körperflüssigkeit, wie z. B. bei Hämorrhagien, Verbrennungen, Ableitung von Wundsekreten aus Wunden oder von umfangreichen Flüssigkeitsansammlungen aus Körperhöhlen, Transsudation über traumatisiertes Gewebe oder durch Proteinverlust bei der exsudativen Enteropathie und der Nephrose.

Symptomatik

Es kommt zum Gewichtsverlust, der beim Erwachsenen bis zu 50% und bei Kindern noch mehr betragen kann. Die Leber und die Eingeweide sind am stärksten betroffen, Herz und Nieren nicht so stark und das Nervensystem am wenigsten. Die Auszehrung ist da am offensichtlichsten, wo normalerweise Fettdepots und Muskelmassen imponierten und wo jetzt Knochen hervorstehen. Die Haut wird dünn, trocken, unelastisch, bleich und kalt. Eine unregelmäßige braune Pigmentierung kann auftreten. Eine perifollikuläre Keratose ist häufig. Das Haar ist trocken, dünn und fällt leicht aus.

Die meisten Organsysteme sind betroffen. Achlorhydrie und Diarrhöen sind häufig, letztere eher im Terminalstadium. Herzgröße und Auswurfleistung sind verringert. Der erniedrigte systolische, diastolische und venöse Druck geht einher mit Bradykardie. Atemfrequenz, Minutenvolumen und Vitalkapazität sind ebenfalls erniedrigt. Die hauptsächliche endokrine Störung betrifft die Gonaden. Es kommt zur Atrophie mit Verlust der Libido (bei Frauen zur Amenorrhö). Der Intellekt bleibt bis zuletzt erhalten, obwohl die Patienten häufig apathisch wirken und leicht erregbar sind. Die Arbeitsleistung ist aufgrund des Muskelabbaus und der möglichen Anämie sowie des kardiorespiratorischen Versagens vermindert. Die Hypothermie trägt häufig mit zum Tod bei. Die Anämie ist im allgemeinen leicht, normochrom und normozytisch. Bei Hungerödemen liegen die Serumwerte im Normbereich, durch den Fettverlust steigt aber das extrazelluläre Wasser relativ an, der Gewebsdruck ist vermindert und die Haut unelastisch.

Wie das Immunsystem durch die Unterernährung beeinträchtigt wird, wird unter Immundefizienzen und Unterernährung im *Kap. IMM, 2.*, erörtert.

Laborbefunde

Insgesamt sind die Plasmawerte der Amino- und Fettsäuren erhöht, was den Katabolismus der Gewebsproteine und -triglyzeride anzeigt. Einzelne Aminosäuren zeigen ein unterschiedliches Verhalten; z. B. nimmt Alanin zunehmend ab; Glyzin zeigt einen verzögerten Anstieg; Valin steigt über 10 Tage hinweg an und nimmt dann zunehmend ab. Das Plasmainsulin ist niedrig, Glukagon kann hoch sein, und Albumin ist in der Regel nur leicht erniedrigt. Der Abfall des Albumin-Wertes ist dabei zu gering, um die gewöhnlich auftretenden Ödeme der abhängenden Körperpartien zu erklären, deren Ursache nicht genau bekannt ist. Die Urinstickstoffausscheidung fällt zunehmend ab, hauptsächlich aufgrund der verminderten Harnstoffproduktion.

Therapie

In der Frühphase der Rehabilitation muß die Nahrungsaufnahme so lange limitiert werden, bis die Funktionstüchtigkeit des Gastrointestinaltraktes wiederhergestellt ist. Die Nahrung sollte leicht sein, und die Zufuhr zu Beginn, um keine Diarrhö zu riskieren, auf etwa 100 ml beschränkt werden. Es empfiehlt sich, etwa 42% Trockenmagermilch, 32% Speiseöl, 25% Saccharose mit Zusätzen von Elektrolyten, Mineralien und Vitaminen zu geben. Wenn keine Symptome spezifischer Mikronährstoff-Mangelerkrankungen auftreten, sollten diese in doppelter Menge, wie es die Empfehlungen zur täglichen Zufuhr von Nährstoffen vorsehen, verabreicht werden *(s. Kap. ERN, 1.)*. Behandlung der spezifischen Mangelkrankheiten *s. Kap. ERN, 3. und 4.* Die Zufuhr wird allmählich gesteigert, bis etwa 5000 kcal/Tag konsumiert werden und die wöchentliche Gewichtszunahme 1,5 bis 2 kg erreicht. Persistieren nichtinfektiöse Diarrhöen, dann muß eine kurzzeitige Laktoseintoleranz vermutet werden. Yoghurt, in dem Laktose teilweise zu Glukose und Galaktose hydrolysiert vorliegt, wird gut vertragen. Bei geschwächten Patienten sollte die Nahrung über eine nasogastrale Sonde zugeführt werden. Bei schweren Malabsorptionssyndromen ist die parenterale Ernährung angezeigt *(s. Kap. ERN, 1.)*.

Detaillierte Ernährungsrichtlinien und nicht nur eine ausgewogene Diät sind nötig, um die oft vorhandenen multiplen Mängel auszugleichen. Ist die Ernährungsweise unzureichend aufgrund einer Allergie, einer Störung im Gastrointestinaltrakt, schrulliger Lebensweise oder unzulänglicher Eßgewohnheiten, so werden Nahrungszusätze benötigt. Das gilt auch im Falle einer eingeschränkten Utilisation oder eines abnormen Bedarfs an einem oder mehreren Nährstoffen.

Proteinkalorische Mangelernährung (PKM)

(Protein-energetische Malnutrition)

Klassifikation und Ätiologie

Die PKM wird nach dem *Schweregrad* in eine PKM 1. Grades (leicht), 2. Grades (mittel) und 3. Grades (schwer) eingeteilt. Eine leichte PKM ist beim Kind durch Wachstumsstillstand, beim Erwachsenen durch Kräfteverfall charakterisiert, eine mittlere PKM durch zusätzliche biochemische Veränderungen (siehe Laborbefunde, unten) und eine schwere PKM durch die Ausbildung weiterer klinischer Symptome.

Die Deckung des Energiebedarfs ist Voraussetzung zum Überleben, und die Art und Weise, wie sie durch Protein- oder Nichtproteinquellen erfolgt, bestimmt den *Typ* der resultierenden schweren PKM. Eine Ernährung, die den Körper ausreichend mit Nichtprotein-Kalorien in Form von Stärke und Zucker versorgt, aber zuwenig Gesamtprotein und Aminosäuren enthält, kann zu Kwashiorkor führen. Ist die Zufuhr von Energiequellen und Nahrungsmitteln völlig unzureichend, entwickelt sich eine extreme Inanition, die bei Kindern als **Marasmus** bezeichnet wird, sich im wesentlichen aber nicht von der starken Unterernährung bei Erwachsenen unterscheidet. Zwischenformen werden als **marantischer Kwashiorkor** bezeichnet.

Epidemiologie

Marasmus ist in den meisten Entwicklungsländern die vorherrschende Form der PKM. Er tritt bei frühzeitig beendeter oder fehlender Brusternährung und den in der Folge sich entwickelnden Infektionen, insbesondere solchen, die eine Gastroenteritis des Säuglings hervorrufen, auf. Diese Infektionen sind auf mangelnde Hygiene und unzureichende Kenntnis der Säuglingspflege zurückzuführen, wie sie v.a. in den rasch wachsenden Slums der Entwicklungsländer anzutreffen sind.

Eiweißmangel ist weniger häufig und manifestiert sich gewöhnlich als Zwischenform, den marantischen Kwashiorkor. Er ist weitgehend auf die Teile der Welt beschränkt, in denen die Hauptnahrungsmittel bzw. die ersten festen Nahrungsmittel, die die Kinder während des Abstillens erhalten, wie Maniok, Süßkartoffeln oder grüne Bananen, eiweißarm und reich an Stärke sind.

Pathophysiologie

Beim Marasmus wird dem Körper nicht genügend Energie zugeführt, um den Bedarf zu decken; er greift daher auf seine Depots zurück. Das Glykogendepot der Leber ist innerhalb weniger Stunden aufgebraucht; danach wird das Protein der Skelettmuskulatur durch die Glukoneogenese abgebaut, um einen ausreichenden Blutzuckerspiegel aufrechtzuerhalten. Zur gleichen Zeit werden die Triglyzeride aus den Fettdepots in freie Fettsäuren gespalten, um den Energiebedarf der meisten Gewebe mit Ausnahme des Zentralnervensystems zu decken. Bei fortdauerndem Hungern werden die Fettsäuren unvollständig zu Ketonkörpern oxidiert, die vom Gehirn und von anderen Organen als alternative Energiequelle genutzt werden. Beim schweren marantischen Energiemangel wird die Stoffwechselumstellung daher durch hohe Kortisol- und Wachstumshormonspiegel und erniedrigte Insulin- und Schilddrüsenhormon-Sekretion unterstützt.

Beim **Kwashiorkor** führt die erhöhte Kohlenhydrataufnahme und erniedrigte Eiweißaufnahme zu einem Rückgang der Proteinbiosynthese. Resultierende Hypoalbuminämie verursacht Ödeme der abhängenden Körperteile; die eingeschränkte Biosynthese des β-Lipoproteins führt zu einer Fettleber. Insulin wird stimuliert, und Epinephrin und Cortisol werden reduziert. Fettmobilisierung und Freisetzung von Aminosäuren aus den Muskeln sind vermindert. Wie beim Marasmus ruft eine Glukosezufuhr nur eine geringe Insulinausschüttung hervor, möglicherweise aufgrund eines Chrommangels *(s. Kap. ERN, 4., Andere Spurenelemente)*.

Die gesamte Proteinsynthese des Körpers liegt bei männlichen Erwachsenen bei etwa 300 g/Tag. Der tägliche obligatorische Verlust beträgt nur etwa 30 bis 90 g, da 80 bis 90% des Aminosäurebedarfs durch Reutilisation abgebauter Körperproteine gedeckt werden. Die *empfohlene tägliche Proteinzufuhr* für einen Erwachsenen liegt bei etwa 0,8 g/kg Körpergewicht *(vgl. Tab. 2)*. Etwa 20% der aus den aufgenommenen Nahrungsproteinen gewonnenen Aminosäuren sollten essentielle Aminosäuren sein *(s. Tab. 12)*, da diese nicht in ausreichender Menge vom Organismus synthetisiert werden können und deshalb mit der Nahrung zugeführt werden müssen. Neben dem Gehalt an essentiellen Aminosäuren ist auch deren Verteilungsmuster und deren Verhältnis zu den nicht essentiellen Aminosäuren ausschlaggebend für die **Qualität eines Proteins.**

Bei Proteinmangel kommt es in der Leber zu adaptiven Veränderungen der Enzyme; die Aktivität der Aminosäure-Synthetasen steigt an, und die Bildung von Harnstoff wird vermindert. Der Eiweißsparmechanismus kommt in einem deutlichen Abfall der Stickstoffausscheidung zum Ausdruck. Anfangs können homöostatische Regulationsmechanismen den Plasmaalbuminspiegel aufrechterhalten. Die Synthese- und Abbaurate nimmt jedoch bald ab.

Tab. 12. Schätzwerte für den Bedarf an essentiellen Aminosäuren

Aminosäure	*Klein-kinder (Holt)*	*Kinder 10–12 Jahre (Nakagawa)*	*erwachsene Männer (Rose)*	*erwachsene Männer (Inoue)*	*erwachsene Frauen (Hegsted)*
Histidin	(25)	–	–	–	–
Isoleucin	111	28	10	11	10
Leucin	153	49	11	14	13
Lysin	96	59	9	12	10
Methionin und Cystin	50	27	14	11	13
Phenylalanin und Tyrosin	90	27	14	14	13
Threonin	66	34	6	6	7
Tryptophan	19	4	3	3	3
Valin	95	33	14	14	11
	680	261	81	85	80

Aus: Munro, H. N.: Amino acid requirements and metabolisms and their relevance to parenteral nutrition. In: Wilkinson, A. W.: Parenteral Nutrition. Churchill Livingstone, Edinburgh 1972. Mit Abdruckgenehmigung.

Albumin wird vom Extravaskulär- in das Intravaskulärkompartiment verlagert. Schließlich sinkt der Plasmaalbuminspiegel und im Gefolge der onkotische Druck ab, was zu Ödemen führt. Wachstum, Immunantwort, Reparationsvorgänge und Produktion von Enzymen und Hormonen sind bei schwerem Proteinmangel erheblich eingeschränkt.

Symptomatik

Die leichte und mittelschwere Form der PKM kann folgendermaßen eingeteilt werden: Man berechnet den Quotienten Körpergewicht (kg), durch Länge (cm) minus 100 und gibt ihn als Prozentwert an (normal 90 bis 110%; leichte Form der PKM 85–90%; mittelschwere Form 75–85%; schwere Form der PKM unter 75%).

Bei marantischen Kleinkindern findet man Hunger, beträchtlichen Gewichtsverlust, Wachstumsretardierung und Schwund von subkutanem Fett und Muskulatur. Kwashiorkor ist gekennzeichnet durch generalisierte Ödeme, Pigmentverschiebungen der Haut und der Haare, erhebliche Lebervergrößerung durch Fetteinlagerung, Apathie und Wachstumshemmung. In Entwicklungsländern können extrem unterernährte Kinder auch HIV-positiv sein.

Laborbefunde

Leichte oder mittelschwere Formen der PKM zeigen einen leichten Abfall des Plasmaalbumins und eine Verringerung der Urinausscheidung von Harnstoff (aufgrund der reduzierten Proteinzufuhr) und von Hydroxyprolin (Beeinträchtigung des Wachstums). Eine erhöhte Urinausscheidung von 3-Methylhistidin spiegelt den Ausfall der Muskeltätigkeit wider. Bei Marasmus und Kwashiorkor sind Körperwasser, Extrazellulärwasser und Plasmavolumen prozentual erhöht. Elektrolytverarmung (besonders K und Mg), im allgemeinen eine Eisenmangelanämie, niedrige Plasmaspiegel einiger Enzyme und zirkulierender Lipide, niedriger Blutharnstoffwert und metabolische Azidose sind häufige biochemische Befunde. Eine Diarrhö tritt manchmal bei Disaccharidasemangel (besonders Laktasemangel) auf. Kwashiorkor ist durch niedrige Plasmaspiegel von Albumin (10–25 g/l), Transferrin, essentiellen Aminosäuren (besonders den verzweigten), β-Lipoprotein, Glukose und „Überschuß"-Aminoazidurie gekennzeichnet. Die Plasmawerte von Kortisol und Wachstumshormon sind hoch, die Insulinsekretion ist jedoch herabgesetzt.

Diagnostik

Die Differentialdiagnose beinhaltet sekundäre Störungen des Wachstums aufgrund von Malabsorption, kongenitalen Defekten oder Deprivation. Die Hautveränderungen bei Kwashiorkor unterscheiden sich von denen der Pellagra, bei der sie an lichtexponierten Stellen und symmetrisch auftreten. Ödeme bei Nephritis, Nephrose und kardialen Störungen werden von weiteren Erscheinungen dieser Krankheiten begleitet. Hepatomegalie, durch Glykogenspeicherkrankheiten oder zystische Fibrose hervorgerufen, muß differentialdiagnostisch abgegrenzt werden.

Therapie

Das Ungleichgewicht im Wasser- und Elektrolythaushalt sollte ausgeglichen werden. Jede noch so schwere Krankheit spricht auf eine aus Milchprodukten zusammengestellte Diät an; verdünnte Milch kann bereits nach 24 h verabreicht werden. Die Behandlung des Schocks, der eine bereits bestehende Dehydratation überlagert, wird in *Kap. HKR, 3.* besprochen.

Diäten mit geringem Laktoseanteil sind in einigen Fällen sehr vorteilhaft, da sie Diarrhöen vermeiden helfen, die aufgrund eines Disaccharidasemangels ausgelöst werden könnten. Mit Milchsäure angereicherte Milch (0,125 ml/30 ml Milch) wird manchmal bevorzugt. Kleinkindern und Kindern sollte genügend Milch verabreicht werden, um 2 g, langsam gesteigert auf 5 g Protein/kg/Tag zuzuführen. In diesem Stadium können der Milchdiät mehr Kalorien in Form von Zucker oder Getreideprodukten oder ortsüblichem Öl, z. B. Erdnußöl, zugesetzt werden, um 150–250 kcal/kg/Tag zur Verfügung zu stellen. Der Diätplan kann dann bald durch weitere energiereiche Nahrungsmittel, wie Süßigkeiten, Kuchen, Pudding, Fleisch, Eier und Fruchtsäfte, bereichert werden. Nahrungsmittelzusätze kann man fertig kaufen. Ballastreiches oder niederkalorisches Gemüse oder Früchte eignen sich nicht, dagegen solche, die zu 10–20% aus Kohlehydraten bestehen. Zusätzliche Vitamingabe ist anzuraten. Kleine Portionen regelmäßig, auch rund um die Uhr, werden zu Beginn der Genesungsphase am besten vertragen. Antibiotika sind indiziert. Sofern sie nicht vital bedrohend sind, sollte die Behandlung der Malaria oder anderer parasitärer Infektionen so lange zurückgestellt werden, bis der Patient soweit genesen ist, daß sie risikolos durchgeführt werden kann. Eine gewöhnlich leichte Anämie spricht auf orale Proteinzufuhr, Eisengabe und Folsäureergänzung an. Bei schwerer Anämie (Hb < 6 g/dl) ist eine Transfusion mit Erythrozytenkonzentrat (15–20 mg/kg) indiziert, die langsam erfolgen muß, um eine Kreislaufüberlastung zu vermeiden, die sich in einem Anstieg des Venendrucks, in Tachykardie, Hypotonie, Tachypnoe, Lungenödem und Zyanose äußert.

Prognose

Die Mortalität schwankt zwischen 15 und 40%. Todesfälle in den ersten Behandlungstagen sind meistens auf Elektrolytverschiebungen, Infektion, Hypothermie oder Kreislaufversagen zurückzuführen. Stupor, Gelbsucht, Petechien, erniedrigte Serum-Na- und Serum-Vitamin-A-Werte sind unheilvolle Zeichen. Die Genesung erfolgt bei Kwashiorkor schneller als bei marantischen Patienten; das Verschwinden der Apathie, der Ödeme und der Anorexie ist verheißungsvoll.

Die Langzeiteffekte der Malnutrition bei Kindern werden noch nicht ganz verstanden. Bei adäquater Behandlung bildet sich die Lebervergrößerung mit Fetteinlagerung vollständig zurück, ohne in eine Zirrhose überzugehen, doch können einige gastrointestinale und pankreatitische Malabsorptionsmängel zurückbleiben. Persistierende Chromosomenbrüche, die bei unterernährten Kindern beobachtet wurden, lassen sich nicht auf die Malnutrition per se zurückführen. Die humorale Immunität ist normalerweise nicht betroffen. Die zellvermittelte Immunkompetenz ist dagegen in der akuten Phase stark betroffen, erholt sich aber bei fortschreitender Genesung. Stark unterernährte Kinder können verhaltensgestört sein. Der Grad der geistigen Beeinträchtigung hängt von der Dauer der Malnutrition ab und vom Alter des Kindes, von dem ab es zur Malnutrition kam. Das marantische Kleinkind ist stärker betroffen als ein älteres Kind mit Kwashiorkor. Prospektive Studien lassen erkennen, daß eine relativ leichte Form der geistigen Retardierung bis ins Schulalter erhalten bleibt.

3. VITAMINMANGEL, HYPERVITAMINOSEN UND VITAMINABHÄNGIGKEIT

(s.a. Kap. HÄM, 1., Anämien durch verminderte Erythropoese, Megaloblastäre Anämien, Abschn. Vitamin-B_{12}- und Folsäuremangel)

In technologisch fortschrittlichen Gesellschaften tritt ein Vitaminmangel v.a. aufgrund von einseitigen Ernährungsgewohnheiten (Modediäten), Drogenmißbrauch *(s. Kap. ERN, 1., Nährstoff-Arzneimittel-Interaktion),* chronischem Alkoholismus oder einer parenteralen Langzeit-Ernährung auf.

Eine Therapie mit Megadosen an Vitaminen ist häufig Ursache von Vergiftungserscheinungen. Vitaminabhängigkeit betrifft in der Regel die Vitamine mit Coenzymfunktion und ist durch eine Apoenzym-Anomalie bedingt, die durch Verabreichung des betreffenden Vitamins in Dosen, die die empfohlene Tagesdosis um ein Vielfaches übersteigen, überwunden werden kann. Zahlreiche Vitaminabhängigkeiten sind beschrieben worden.

Vitamin-A-(Retinol-)Mangel

(Nachtblindheit; Xerophthalmie; Keratomalazie)

Vitamin A (Retinol) ist fettlöslich und findet sich hauptsächlich in Lebertran, Leber, Eigelb, Butter und Sahne. Grünes Blattgemüse und gelbes Gemüse enthalten β-**Karotine** und andere karotinoide Provitamine, deren Moleküle in den Mukosazellen des Dünndarms in der Mitte enzymatisch zu Retinol gespalten werden, das dann verestert wird. Ein Großteil des körpereigenen Vitamins A wird als **Retinylpalmitat** in der Leber gespeichert, als Retinol in den Kreislauf abgegeben und an das spezifische Retinol-bindende Protein **(RBP)** wie auch an das Präalbumin (Thyroxin-bindendes Präalbumin) gebunden. Das 11-*cis*-Isomer des Retinols (Vitamin-A_1-Aldehyd) in Kombination mit einem Proteinanteil formt die prosthetische Gruppe des Sehpurpurs in der Retina, der am Nacht-, Tag- und Farbsehen wesentlich beteiligt ist. Vitamin A ist auch für die Erhaltung des normalen Epithels verantwortlich. Die *Tab. 1 und 2* geben u.a. einen Überblick über Nahrungsmittel mit hohem Vitamin-A-Gehalt und Empfehlungen für die tägliche Zufuhr (Tagesdosis). Für Nahrungsmittel mit unterschiedlichen Anteilen an Retinol und β-Karotin können die folgenden Äquivalente gelten: 1 USP-E (United States Pharmacopoeia) entspricht 1 IE (Internationale Einheit); 1 IE entspricht wiederum 0,3 μg Retinol; 1 μg β-Karotin entspricht 0,167 μg Retinol; andere Provitamin-Karotinoide verfügen über die halbe Aktivität des β-Karotins. Ungenügende Zufuhr oder Utilisation von Vitamin A kann zu verzögerter Dunkeladaptation und Nachtblindheit, zur Austrocknung des konjunktivalen Epithels und der Kornea, zur Xerophthalmie und Keratomalazie, zur Keratinisation der Lungenschleimhäute, des Gastrointestinal- und des Urogenitaltraktes und zu erhöhter Infektionsanfälligkeit führen. Auch über einen beeinträchtigten Tast- und Geruchssinn sowie über eine sich hiner einer Hämokonzentration versteckende Anämie wurde berichtet.

Synthetisch hergestellte Vitaminanaloge (Retinoide) werden immer öfter in der Dermatologie verwendet. Die mögliche Schutzfunktion von β-Karotin und Retinol bei bestimmten epithelialen Karzinomen wird z. Zt. intensiv erforscht.

Ätiologie

Mit dem Auftreten primärer Vitamin-A-Mangelerscheinungen ist erst nach einer längeren Ernährungskarenz zu rechnen. Endemische Gebiete sind Süd- und Ostasien, wo (karotinfreier) Reis das Hauptnahrungsmittel ist. Sekundäre Mangelerscheinungen gründen sich auf die inadäquate Umwandlung von Karotin oder eine Beeinträchtigung der Resorption, der Speicherung oder des Transports von Vitamin A. Eine Beeinträchtigung der Resorption oder der Speicherung ist wahrscheinlich an die folgenden Krankheitsbilder gekoppelt: Zöliakie, Sprue, zystische Fibrose, Pankreas-Operation, duodenaler Bypass, kongenitaler partieller Verschluß des Jejunums, Gallengangverschluß, Giardiase und Leberzirrhose. Für gewöhnlich geht die Vitamin-A-Mangelerscheinung einher mit proteinarmer Ernährung (Marasmus oder Kwashiorkor). Die Gründe dafür sind jedoch nicht nur in der ungenügenden Ernährung zu suchen, sondern auch in den Mängeln des Transport- und Speicherungssystems. Während des Mangelzustands erschöpfen sich die Speichervorräte der Leber, bevor die Plasmawerte fallen, was zunächst zu einer retinalen Dysfunktion und später zu Strukturveränderungen des Epithels führt.

Symptomatik

Die Schwere der Erkrankung bei Vitamin-A-Mangelerscheinungen steht im umgekehrten Verhältnis zum Alter. Wachstumsstörungen sind bei Kindern ein bekanntes Symptom. Quer durch alle Altersklassen gilt die Begünstigung der Entstehung von Infekten. Pathognomonische Veränderungen sind auf das Auge beschränkt *(s. Kap. AUG, 8., Keratomalazie)*. Eine follikuläre Hyperkeratose der Haut ist unspezifisch und tritt nur sporadisch auf. Frühe Symptome manifestieren sich am Auge: Stäbchendysfunktionen lassen sich mit dem Adaptometer der Kampimetrie und der Elektroretinographie nachweisen. Diese Tests erfordern allerdings kooperationsbereite Patienten. Die Xerose der bulbären Konjunktiva äußert sich in Faltenbildung und grauer Pigmentierung. Im fortgeschrittenen Stadium treten die sog. **Bitot-Flecken** auf (oberflächliche, schaumige Flecken, bestehend aus epithelialem Schutt und Absonderungen auf dem ungeschützten Teil der bulbären Konjunktiva), die in der Regel aufgrund ihrer Größe und ihres Vorkommens bei jungen Kindern in Verbindung mit anderen Anzeichen des Vitamin-A-Mangels diagnostiziert werden können. Schon zu einem frühen Zeitpunkt wird die Kornea xerotisch, infiltriert und trübe. Schnell kommt die Keratomalazie mit der Verflüssigung von Teilen oder der ganzen Kornea hinzu. Dies führt dann zur Ruptur mit Verdrängung des Augeninhalts und anschließender Schrumpfung des Bulbus **(Phthisis bulbi)** oder zur Hervorwölbung des Auges **(korneale Ektasie** und **Staphyloma anterior)** und zur Blindheit. In fortgeschrittenen Fällen liegt die Mortalitätsrate bei 50% und höher.

Diagnostik und Laborbefunde

Im präklinischen Stadium ist kein Beweis erhältlich, der auf eine Vitaminverarmung schließen läßt, außer es läßt sich anamnestisch eine unzureichende Vitaminzufuhr belegen. Die Plasmaretinolwerte fallen, wenn die Speichervorräte in der Leber aufgezehrt sind. Der Normwert liegt in einem Bereich zwischen 20 und 50 μg/100 ml (0,70–1,75 μmol/l); Werte zwischen 10 und 19 μg/100 ml sind Niedrigwerte, während im Fall eines Wertes unter 10 μg/100 ml bereits eine Mangelerscheinung vorliegt. Bei männlichen Erwachsenen beträgt der Plasma-RBP-Mittelwert 47 μg/100 ml, bei weiblichen Erwachsenen 42 μg/100 ml. In der Altersklasse bis zu 10 Jahren liegt der Wert in einem Bereich zwischen 20 und 30 μg. Die Plasma-Vitamin-A-Werte sinken bei Mangelzuständen und akuten Infektionen. Andere Ursachen der Nachtblindheit (z.B. Retinitis pigmentosa) müssen ausgeschlossen werden. Sekundäre Infektionen können die kornealen Veränderungen komplizieren. Versuche mit für die Therapie empfohlenen Dosen von Vitamin A sind hilfreich für die Diagnosefindung.

Prophylaxe

In den meisten Entwicklungsländern ist die Xerophthalmie die Hauptursache der Blindheit bei Kleinkindern. Zur Prophylaxe werden Dosen von 200000 IE (66000 μg) des öligen Vitamin-A-Palmitats empfohlen, und zwar einmal oral verabreicht, in Zeitabständen von

3–6 Mon. für alle Kinder zwischen 1 und 4 Jahren (für Säuglinge die halbe Dosis). Die Ernährung sollte dunkelgrünes Blattgemüse und gelbe Früchte, z. B. Mango und Papaya, miteinschließen. Brot, Zucker und Mononatriumglutamat sind mit Vitamin A anzureichern. Im Fall einer sekundären Mangelerkrankung sollten zusätzliche Vitamin-A-Gaben routinemäßig gegeben werden. Bei Kindern, bei denen der Verdacht auf eine Milchallergie besteht, ist Vitamin A mit substituierter Nahrung zu verabreichen.

Therapie

Die Ursache der Erkrankung sollte diagnostisch abgeklärt, Vitamin A dann sofort in der therapeutisch erforderlichen Dosis verabreicht und die Behandlung mit den entsprechend verordneten Dosen fortgesetzt werden. Die Schäden am Auge und die damit verbundenen systemischen Veränderungen stellen eine Gefahr für die Sehkraft dar und können lebensbedrohlich sein. Täglich 200 000 IE (66 000 μg) öliges Vitamin-A-Palmitat für zwei Tage und dieselbe Dosis vor Verlassen der Klinik nach 7–10 Tagen haben sich für gewöhnlich als wirksam erwiesen. Bei Erbrechen und mangelhafter Resorption muß ein Vitamin-A-Wassergemisch i. m. gespritzt werden, da öliges Vitamin-A-Palmitat bei dieser Form der Applikation nicht utilisiert wird. Danach werden 25 000 bis 50 000 IE (8000–16 000 μg) oral verabreicht, bis der Erfolg sichtbar wird. Die Erhaltungstherapie oder die Behandlung einer leichten Form oder eines nur vermuteten Mangels beinhalten die orale Gabe von 10 000 bis 20 000 IE täglich, in 3 Portionen als Lebertran, rotes Palmöl oder andere Konzentrate. Eine längerfristige tägliche Verabreichung hoher Dosen, speziell an Kinder, ist zu **vermeiden,** da dies zu einer Hypervitaminose führen kann (s. unten). Während Schwangerschaft und Stillperiode sollten prophylaktisch verabreichte Vitamin-A-Gaben die empfohlene tägliche Zufuhr nicht übersteigen, um eine mögliche Schädigung des Fetus auszuschließen.

Hypervitaminose A

Exzessive Vitamin-A-Zufuhr kann entweder akut oder chronisch erfolgen. Bei Kindern kommt es zur **akuten Toxizität** durch hochdosierte Aufnahme (über 300 000 IE oder 100 000 μg), die mit erhöhtem intrakranialem Druck und Erbrechen einhergeht. Die Genesung erfolgt spontan, ohne bleibende Schäden zu hinterlassen; es sind bisher keine tödlich verlaufenden Fälle beschrieben worden. Bei Forschern in der Arktis, die durch Genuß von Eisbären- oder Robbenleber mehrere Mio. IE Vitamin A zu sich genommen hatten, entwickelten sich nach einigen Stunden Symptome wie Apathie, Erregbarkeit, Kopfschmerzen und Erbrechen mit anschließendem Abschälen der Haut. Vitamin-A-Tabletten, die zur Prophylaxe und Linderung der durch zu starke Sonneneinwirkung hervorgerufenen Erscheinungen verschrieben werden, haben gelegentlich, auch bei vorschriftsmäßiger Einnahme, eine akute Hypervitaminose hervorgerufen.

Eine **chronische Vergiftung** bei älteren Kindern und Erwachsenen entwickelt sich nach der täglichen Einnahme (über mehrere Monate hinweg) von Dosen in einer Größenordnung von über 100 000 IE (33 000 μg). Bei Kleinkindern kann es bei einer täglichen Gabe von 20 000 bis 60 000 IE (6000–20 000 μg) von wasserlöslichem Vitamin A schon innerhalb weniger Wochen zu Vergiftungserscheinungen kommen. Regelmäßiger Verzehr von Rinderleber führt bei Erwachsenen in den USA nicht selten zur Hypervitaminose A. Frauen, die bei Hautveränderungen während der Schwangerschaft 13-cis-Retinsäure (Isotretinoin) erhielten, brachten Kinder mit angeborenen Anomalien zur Welt (s. Kap. GYN, 13., Medikamente in der *Schwangerschaft unter Schwangerschaftsvorsorge).*

Klinische Befunde

Die ersten Anzeichen sind dünnes Haar, Alopezie der Augenbrauen, trockene, rauhe Haut und aufgeplatzte Lippen. Symptome wie starke Kopfschmerzen, **Pseudotumor cerebri** und allgemeine Schwäche treten später hinzu. Besonders bei Kindern kommt es zu kortikalen Hyperostosen und Arthralgien. Eine Hepato- und Splenomegalie ist nicht selten.

Exzessive Aufnahme von Karotin führt nicht zur Hypervitaminose A, sondern zu hohem Blutkarotinspiegel (über 250 μg/100 ml; **Karotinämie**), die als **Karotinose** vielfach asymptomatisch verläuft. Dabei verfärbt sich die Haut (aber nicht die Skleren) tief gelb, besonders die Handinnenflächen und die Fußsohlen. Die Karotinose kann auch im Gefolge des Diabetes mellitus, des Myxödems und der Anorexia nervosa auftreten, wahrscheinlich als Folge eines Defektes der Umwandlung von Karotin zu Vitamin A.

Diagnostik

Die normalen Plasma-Vitamin-A-Werte schwanken zwischen 20 und 50 μg/100 ml. Bei Hypervitaminose A können die Blutwerte 100 μg/100 ml erreichen und bis zu Werten von 2000 μg/100 ml klettern. Die Differentialdiagnose kann bei vielfältiger und bizarrer Symptomatik schwierig sein.

Prognose und Therapie

Die Prognose ist ausgezeichnet. Nach Absetzen der Vitamin-A-Zufuhr bilden sich die Symptome innerhalb von 1–4 Wochen zurück.

Vitamin-D-Mangel und -Abhängigkeit

(Rachitis und Osteomalazie)

Dieses fettlösliche Vitamin tritt hauptsächlich in zwei Formen auf: **Ergocalciferol** (aktiviertes Ergosterol, Calciferol, **Vitamin D_2**) wird in bestrahlter Hefe gefunden; **Cholecalciferol** (aktiviertes 7-Dehydrocholesterol, **Vitamin D_3**) wird in der menschlichen Haut durch Sonneneinwirkung gebildet (UV-Licht) und findet sich in besonders großen Mengen in Lebertran und Eigelb. Milch ist mit beiden Formen angereichert. Die UV-Licht-abhängige Synthese, die in der Haut stattfindet, ist normalerweise die Hauptquelle. Die empfohlene tägliche Zufuhr ist aus *Tab. 2* ersichtlich; 1 μg Vitamin D entspricht 40 IE.

Man kann das Vitamin D als Prohormon mit mehreren aktiven Metaboliten, die sich wie Hormone verhalten, betrachten. Provitamin D_3 wird in der Haut auf photochemischem Weg aus 7-Dehydrocholesterin gebildet und langsam zu Vitamin D_3 isomerisiert, das dann durch ein Vitamin-D-bindendes Protein abtransportiert wird. Vitamin D_3 wird in der Leber zu 25-$(OH)D_3$, der im Kreislauf hauptsächlich auftretenden Form, umgewandelt. Es durchläuft den enterohepatischen Kreislauf und wird im Darm rückresorbiert. In den Nieren und in anderen Geweben wird es zu der metabolisch noch aktiveren Form 1,25-$(OH)_2D_3$ (1,25-Dihydroxycholecalciferol [1,25-DHCC]; Calcitriol) weiter hydroxyliert, dessen Hauptwirkungen die erhöhte intestinale Ca-Resorption und die Förderung der normalen Knochenbildung und -mineralisation sind. Die entscheidende 1-Hydroxylierung des 25-(OH)-D_3 in der Niere wird durch das Parathormon **(PTH)** und, unabhängig von diesem, durch eine Hypophosphatämie angeregt. Weitere Metaboliten, die möglicherweise eine Hormonfunktion besitzen, wurden identifiziert.

Die metabolische Knochenerkrankung, die durch Vitamin-D-Mangel verursacht wird, bezeichnet man bei Kindern als **Rachitis** und bei Erwachsenen als **Osteomalazie.** Diesen Erkrankungen liegt eine gemeinsame Pathogenese zugrunde, sie differieren jedoch aufgrund des Unterschiedes zwischen wachsendem und ausgewachsenem Knochen im klinischen und pathologischen Erscheinungsbild.

Unzureichende Sonneneinwirkung und reduzierte Nahrungsaufnahme liegen gewöhnlich einem klinisch in Erscheinung tretenden Vitamin-D-Mangel zugrunde. Durch das Wickeln der Kleinkinder und die Beschränkung von Frauen und Kindern auf die heimischen vier

Wände ist die Rachitis auch in den Tropen nicht selten. Eine ernährungsbedingte Rachitis ist in den USA äußerst selten, bei asiatischen Einwanderern in Großbritannien aber nicht ungewöhnlich. Verantwortliche Faktoren sind hier vermutlich mangelndes Sonnenlicht, Chelatbildung von Ca in der traditionellen Ernährung auf Getreidebasis und der geringe Milchkonsum. Sehr niedrige Ca- und P-Zufuhr kann in seltenen Fällen ebenfalls Ursache sein.

Alle Erscheinungsbilder der Rachitis und der Osteomalazie treten auf, wenn die Vitamin-D-Aufnahme unzureichend ist, wenn der Metabolismus gestört ist oder wenn eine Resistenz gegenüber der Vitaminwirkung vorliegt *(s. Tab. 13)*. Wie diese Einteilung zeigt, gründen sich die meisten Ursachen der Rachitis heutzutage nicht mehr auf einen Vitamin-D-Mangel.

Tab. 13. Einteilung der Rachitis und der Osteomalazie

Vitamin-D-Mangel
Ernährungsbedingter Mangel, hoher Anteil von Phytinsäure und Phosphaten in der Nahrung, unzureichende Sonneneinwirkung, Malabsorptions-Syndrome
Gestörte 25-(OH)D_3-Produktion
Lebererkrankungen (fortgeschrittene parenchymatöse und cholestatische Erkrankungen)
Antikonvulsiva (Langzeittherapie mit Phenobarbital, Phenytoin), Enzyminduktion, eingeschränkte Resorption (?)
Gestörte 1,25-$(OH)_2D_3$-Wirkung
Vitamin-D-abhängige Rachitis Typ I (Pseudo-Vitamin-D-Mangel; gestörte 1-Hydroxylierung [?])
Vitamin-D-abhängige Rachitis Typ II (mindestens 2 Typen, wobei der Rezeptor für 1,25-$(OH)_2D_3$ fehlt oder defekt ist)
Andere Formen
Familiäre hypophosphatämische (Vitamin-D-resistente) Rachitis (renale Tubulopathie bei Phosphatdiabetes); chronisches Nierenversagen (renale Osteodystrophie); Fanconi-Syndrom; renale tubuläre Azidose; Diabetes mellitus (erhöhte Inzidenz von Osteopenie, Osteoporose und Frakturen); Pseudohypoparathyreoidismus

Die Vitamin-D-Wirkungen bzw. die seiner Metaboliten sind in *Tab. 14* zusammengefaßt.

Die **familiäre hypophosphatämische (Vitamin-D-resistente) Rachitis,** eine X-chromosomal-dominant vererbte Erkrankung, wird unter Anomalien der renalen Transportfunktion in *Kap. KIN, 7.* besprochen *(s. a. Kap. ERN, 6., Hypokalzämie in Abschnitt „Störungen des Kalziumstoffwechsels")*.

Tab. 14. Wirkungen des Vitamins D und seiner Metaboliten

Intestinum
Steigert Ca-Transport bzw. -Resorption, die hauptsächliche Wirkung des 1,25-$(OH)_2D_3$
Steigert PO_4-Transport bzw. -Resorption
Knochen
Mobilisiert Ca aus der Knochenmatrix für das Flüssigkeitskompartiment (dies führt zu einer Erhöhung des Plasma-Ca und -P über den für die normale Knochenmineralisation benötigten Spiegel)
Stimuliert die Knochenneubildung
Muskel
Erhält die normale Muskelfunktion (durch Ca- und PO_4-Transport)
Nebenschilddrüsen
Inhibiert die PHT-Inkretion (?)
Lymphomedulläres System
Antitumorwirkung

Ca = Kalzium, P = Phosophor, PO_4 = Phosphat, PTH = Parathormon

Ätiologie

Eine ätiologische Einteilung der Rachitis und der Osteomalazie ist in bezug auf die Manifestationen der Krankheit und der effektiven Behandlung überaus wichtig. Einige Erkrankungen entstehen aus der Beeinträchtigung der intestinalen Vitamin-D-Resorption oder der Bildung aktiver Metaboliten. In diesen Fällen werden die Symptome dieser Erkrankungen von den unten beschriebenen überlagert. Bei einem Mangel an Vitamin-D-Metaboliten kann dieser Vitamin-D-resistente Zustand in einem gewissen Ausmaß (aber mit unerwünschten Nebenwirkungen) durch extrem hohe Vitamin-D-Resistenz mit kleinen Dosen der aktiven Metaboliten oder mit synthetischen Analoga anzugehen (s. unten).

Pathologie

Die Veränderungen bei Kindern betreffen die gestörte Kalzifizierung der wachsenden Knochen und die Hypertrophie des epiphysealen Knorpels. Die epiphysealen Knorpelzellen degenerieren nicht mehr, und es wird weiter neuer Knorpel gebildet, so daß sich der epiphyseale Knorpel unnatürlich in die Breite ausdehnt. Die Kalzifizierung hört dann auf, und das Osteoid sammelt sich um die Kapillaren der Diaphyse. Bei chronischem Mangel führt die Gegenregulation zu einer Funktionssteigerung der Nebenschilddrüse mit Mobilisierung des Skelettkalziums aus der krankhaft veränderten Knochendiaphyse und -kortikalis.

Eine adäquate Behandlung mit Vitamin D führt durch die Degeneration der Knorpelzellen innerhalb von 24 h zur Ablagerung von Ca und Phosphat (PO_4) und innerhalb von 48 h zur Vaskularisierung. Das Osteoid in der Diaphyse wird nicht weiter gebildet, und es kommt wieder zur normalen endochondralen Knochenneubildung. Die Veränderungen verlaufen beim Erwachsenen ähnlich, doch sind sie nicht nur auf die Enden der langen Knochen begrenzt.

Symptomatik

In der Neonatalperiode wird die mütterliche Osteomalazie von metaphysealen Läsionen und tetanischen Erscheinungen begleitet. Säuglinge sind rastlos, schlafen schlecht, und die Mineralisation des Schädels **(Kraniotabes)** abseits der Suturae ist reduziert. Bei älteren Säuglingen ist die Sitz- und Kriechphase verzögert, ein Stirnhöcker erscheint, es kommt zur Auftreibung der Knochen-Knorpel-Grenze der Rippen **(rachitischer Rosenkranz)** und zum verzögerten Fontanellenschluß. Zwischen dem 1. und 4. Lebensjahr kommt es zur becherförmigen Auftreibung der distalen Enden von Radius, Ulna, Tibia und Fibula, zu Kyphoskoliose, O-Beinen und verzögertem Beginn des Laufens. Ältere Kinder und Jugendliche empfinden bei Bewegung Schmerzen, und in extremen Fällen bilden sich O-Beine oder, seltener, X-Beine aus.

Die **rachitische Tetanie** wird durch Hypokalzämie ausgelöst und kann mit dem kindlichen wie auch adulten Vitamin-D-Mangel auftreten. Die klinischen Befunde werden unter *Hypokalzämie* in Abschnitt *ERN, 6., Kalziumstoffwechsel,* abgehandelt.

Die **röntgenologischen Veränderungen** gehen den klinischen voraus und werden im 3. oder 4. Lebensmonat sichtbar – sogar schon zum Geburtstermin, wenn die Mutter an einer Hypovitaminose D leidet. Die rachitischen Knochenveränderungen konzentrieren *sich mehr auf die distalen Enden des Radius und der Ulna.* Die diaphysealen Enden verlieren ihre scharf abgegrenzte, klare Kontur, sind becherförmig aufgetrieben und zeigen eine ungleichmäßige Auflockerung des Knochengewebes. Später erscheint die Distanz zwischen den Enden von Ulna und Radius einerseits und der Metakarpalen andererseits vergrößert. Das wirkliche Ende der Knochen kann röntgenologisch nicht erfaßt werden, da es nicht kalzifiziert ist. Man sieht weiterhin eine Verminderung der Knochendichte und ein Verwaschensein der Knochenstruktur. Typische Deformierungen werden durch Biegung der Knochen an der Knorpel-Knochen-Grenze erzeugt. Bei Rückbildung erscheint eine dünne weiße Linie an der Epiphyse, die die Kalzifizierung andeutet und mit deren Fortschreiten immer dichter und dicker wird. Später werden Kalziumsalze unterhalb des Periosts abgelagert, der Knochen wirft einen dichteren Schatten, und die Lamellen verschwinden.

Bei Erwachsenen konzentriert sich der Demineralisationsprozeß **(Osteomalazie)** auf Rückgrat, Becken und die unteren Extremitäten. Die fibrösen Lamellen werden röntgenologisch sichtbar, und man sieht band- oder keilförmige Aufhellungen im kortikalen Bereich des Knochens (Pseudofrakturen, Loosersche Umbauzonen, Milkman-Syndrom). Mit der Abnahme der Knochendichte kommt es zu Verbiegungen der Knochen, zu Deformierungen der Wirbelsäule und zur Abflachung der Beckenknochen (Kartenherzform) mit Einengung des Beckenausgangs. Der Einsatz von Vitamin D bei der Therapie der renalen Osteodystrophie infolge einer chronischen Niereninsuffizienz wird in *Kap. NIE, 2.* besprochen.

Laborbefunde

25-(OH)D_3 und andere Vitamin-D-Metaboliten können im Plasma bestimmt werden. Für gesunde Individuen werden für 25-(OH)D_3 Werte von 25 bis 40 ng/ml bzw. für 1,25-$(OH)_2D_3$ von 20–45 pg/ml angegeben. Bei ernährungsbedingter Rachitis und Osteomalazie ist die Konzentration von 25-(OH)D_3 sehr niedrig, während 1,25-$(OH)_2D_3$ nicht mehr nachweisbar ist. Typisch sind weiterhin ein erniedrigtes Serum-P (Normalbereich 3,0–4,5 mg/100 ml) und ein hoher Serumwert der alkalischen Phosphatase. Das Serum-Ca ist erniedrigt oder normal, abhängig von der Tätigkeit der Nebenschilddrüse, die über eine Funktionssteigerung versucht, das Serum-Ca im Normbereich zu halten. Daraus folgt, daß der Serum-PHT-Spiegel erhöht ist und das Urin-Ca in all den Fällen, die nicht mit einer Azidose einhergehen, erniedrigt ist. Bei den hereditären Formen der Krnakheit findet man unterschiedliche Laborbefunde (s. unten).

Diagnostik

Läßt die Anamnese auf eine mangelhafte Vitamin-D-Zufuhr schließen, dann kann man bereits die Vermutungsdiagnose Rachitis stellen. Andere Ursachen oder der infantile Skorbut *(s. unten, Vitamin-C-Mangel)* sind differentialdiagnostisch auszuschließen. Die kongenitale Syphilis kann serologisch und anderen Tests ausgeschlossen werden; die Chondrodystrophie läßt sich durch die kurzen Extremitäten, dicke Knochen, den großen Kopf und durch blutchemische Untersuchungen (normales Ca, P und alkalische Phosphatase) abgrenzen.

Die Osteogenesis imperfecta, Kretinismus, kongenitale Hüftluxation, Hydrozephalus und Poliomyelitis sollten leicht abzugrenzen sein. Tetanische Anfälle bei Rachitis müssen von Konvulsionen anderer Genese differentialdiagnostisch abgeklärt werden. Die Vitamin-D-refraktäre Rachitis kann durch schwere Nierenschäden oder renale tubuläre Azidose, geschlechtsgebundene Hypophosphatämie und das Fanconi-Syndrom bedingt sein *(s. Kap. KIN, 7., Störungen des renalen Transports).*

Die Osteomalazie muß von anderen Ursachen, die zu einer ausgedehnten Knochendekalzifizierung führen (z. B. Hyperparathyreoidismus, senile oder Postmenopausenosteoporose, Osteoporose bei Hyperthyreoidose, Cushing-Syndrom, multiples Myelom und Inaktivitätsosteoporose), differenziert werden. Das Serum-Ca, -PO_4, die alkalische Phosphatase und die 25-(OH)D_3-Spiegel erhärten zusammen mit den röntgenologischen Befunden die Diagnose.

Therapie

Zusammen mit ausreichender Kalzium- und Phosphorzufuhr können die adulte Osteomalazie und die unkomplizierte Rachitis mit der Gabe von 1600 IE (40 μg)/Tag Vitamin D ausgeheilt werden. Die Serumspiegel von 25-(OH)D_3 und 1,25-$(OH)_2D_3$ steigen innerhalb von 1–2 Tagen an; das Serum-P innerhalb von etwa 10 Tagen. Ab der 3. Woche kann man die Ablagerung von Ca und P im Skelett röntgenologisch verfolgen. Nach ca. einmonatiger Behandlung kann die Dosis nach und nach reduziert werden. Bei tetanischen Erscheinungen während der ersten Woche sollten zusätzlich Kaliumsalze i. v. verabreicht werden *(s. Kap. ERN, 6., Hypokalzämie unter Störungen im Kalziumstoffwechsel).*

Die Formen der Rachitis und Osteomalazie, die durch eine gestörte Bildung der Vitamin-D-Metaboliten *(s. Tab. 13)* bedingt sind, reagieren nicht auf die üblichen Dosen, die bei ernährungsbedingter Rachitis verabreicht werden. Einige Formen sprechen auf massive Dosen (600–1200 µg Vitamin D_2 oder D_3 täglich) an, jedoch kann es zu Toxizitätserscheinungen kommen. Bei den Formen, wo Hinweise für eine gestörte Bildung von 25-(OH)D_3 vorliegen, kann durch Verabreichung von 50 µg 25-(OH)D_3/Tag eine klinische Besserung erreicht werden.

Hereditäre Vitamin-D-abhängige Rachitis

Typ I, ein autosomal-rezessiv vererbtes Syndrom, ist durch eine schwere Rachitis, durch normale 25-(OH)D_3- und leicht erniedrigte 1,25-$(OH)_2D_3$-Plasmaspiegel, durch erniedrigte oder normale Serum-Ca-Werte, durch Hypophosphatämie und durch eine generalisierte Aminoazidurie gekennzeichnet. Diese Erkrankung spricht auf physiologische Gaben von 1,25-$(OH)_2D_3$ (1–2 µg/Tag), oral oder i. v., gut an. Die Vitamin-D-abhängige Rachitis, **Typ II,** tritt in mindestens zwei Formen auf. Bei der zweiten Form sind zwar Rezeptoren vorhanden, diese sind aber nicht in der Lage, die Bildung von 24-(OH)D nach Bindung an 1,25-(OH_2)D zu induzieren. Eine Anzahl von Fällen mit einem Defekt der 1-Hydroxylase in den Nieren wurde beschrieben, der zu hohen 25-(OH)D- und vernachlässigbaren 1,25-$(OH)_2$-Plasmaspiegeln führt. Manche Patienten sprachen auf sehr hohe Dosen von 1,25-$(OH)_2D_3$ (10–40 µg/Tag) an, einige auf hohe 25-(OH)D_3-Dosen; bei anderen Patienten zeigte sich überhaupt keine Wirkung.

Prophylaxe

Im Rahmen einer auch Ernährungsratschläge beinhaltenden Gesundheitserziehung sollten kritische Gruppen oder Gemeinschaften aufgeklärt werden. Angereicherte Kuhmilch enthält 1,0 µg Vitamin D/dl, ca. 10mal so viel wie Muttermilch. Eine Kapsel Vitamin D (75 µg) wöchentlich gewährt vollkommenen Schutz. Für asiatische Immigranten in Großbritannien hat es sich bewährt, das Chappati-Mehl mit Vitamin D anzureichern (125 µg/kg). Bei Erwachsenen kann eine einzige Gabe von 100 000 IE (2,5 mg) Ergocalciferol im Herbst einen entscheidenden Anstieg der 25-(OH)D-Plasmakonzentration im Frühling bewirken.

Hypervitaminose D

Verabreicht man Kindern über mehrere Monate 40 000 IE (1000 µg) täglich, wirkt Vitamin D toxisch; bei Erwachsenen ist Toxizität dann gegeben, wenn über mehrere Monate eine tägliche Dosis von 100 000 IE (2500 µg) zugeführt wird. Ein erhöhter Serum-Ca-Spiegel von 12–16 mg/100 ml (Normalwerte 8,5–10,5 mg/100 mg) ist ein konstanter Befund beim Auftreten von Toxizitätserscheinungen. *Häufige Bestimmungen des Serum-Ca (zu Beginn wöchentlich, später monatlich) sollten bei allen Patienten, denen große Vitamin-D-Dosen verabreicht werden, vorgenommen werden.*

Die *ersten Symptome sind Appetitlosigkeit, Nausea und Erbrechen*, gefolgt von Polyurie, Polydipsie, Schwäche, Nervosität und Pruritus. Die renale Funktionstüchtigkeit ist eingeschränkt, wie durch geringes spezifisches Gewicht, Proteinurie und Azotämie ersichtlich wird. Metastatische Kalzifizierungen können auftreten, besonders in der Niere. Plasma-25-(OH)D_3 und Plasma-1,25-$(OH)_2D_3$ sind normalerweise im Normbereich.

Es ist schwierig, eine anamnestisch erfaßte Vitamin-D-Intoxikation von den anderen **Hyperkalzämien** abzugrenzen. Während der Behandlung des Hypoparathyreoidismus kommt es häufig zu Vitamin-D-Intoxikationen. Die **idiopathischen Formen** beruhen vermutlich auf einer angeborenen Vitamin-D-Überempfindlichkeit. Es genügen schon geringste Vitamin-D-Dosen (1000 IE oder 25 µg), um eine der Hypervitaminose ähnliche Symptomatik auszulösen. Das **Williams-Beuren-Syndrom** besteht aus einer vorübergehenden infantilen Hyperkalzämie mit der Trias supravalvuläre Aortenstenose, geistige Retardierung und „Gnomengesicht". 1,25-$(OH)_2$D-Plasmaspiegel sind während der hyperkalzämischen Phase um den Faktor 8–10 erhöht. Die meisten Fälle beruhen wohl eher auf einem noch unbekannten Defekt im Vitamin-D-Stoffwechsel als auf exzessiver Vitamin-D-Zufuhr. Mit der Einführung der neuen, hochaktiven Vitamin-D-Metaboliten müssen die möglichen toxischen Wirkungen einer Langzeittherapie sorgfältig verfolgt werden.

Die **Therapie** beinhaltet milchfreie Ernährung zur Einschränkung der Kalziumzufuhr, Absetzung des Vitamins D, Dauerbehandlung mit Prednisolon und Sauerhalten des Urins. Aufgetretene Nierenschäden und metastatische Kalzifizierungen können irreversibel sein. Diuretika und verstärkte Flüssigkeitszufuhr sind unwirksam.

Vitamin-E-(Tocoferol-)Mangel

Die Vitamine der E-Gruppe umfassen α-, β-, γ-, und δ-Tocoferole; α-Tocoferol ist die aktivste Form. Tocoferole wirken als Antioxidanzien, wobei sie die Lipidperoxidation der mehrfach ungesättigten Fettsäuren in den Zellen verhindern; dadurch halten sie die Membranstabilität aufrecht. Vitamin E steht in enger metabolischer Beziehung zum Selen *(s. Kap. ERN, 4., Andere Spurenelemente)*. Tocoferolmangel führt beim Menschen zur Hämolyse der roten Blutkörperchen, zur Kreatinurie und zur Zeroidablagerung in den Muskelzellen. Neurologische Veränderungen mit Kleinhirnataxie, Ausfallserscheinungen der Columna posterior und einer peripheren Neuropathie sind beschrieben worden *(s. Kap. NEU, 4.)*. Die retrolentale Fibroplasie *(s. Kap. KIN, 6., Retinopathie bei Frühgeborenen unter Gestationsalter und Geburtsgewicht)* kann sich unter Vitamin-E-Therapie bessern, ebenso wie manche Fälle von intraventrikulären und subependymalen Hämorrhagien bei Neugeborenen Vorkommen und Empfehlungen für die tägliche Zufuhr *(s. Tab. 1 und 2)*.

Ätiologie

Ein primärer Tocoferolmangel findet sich häufig bei Frühgeborenen, besonders dann, wenn der Anteil an ungesättigten Fettsäuren in der Säuglingsnahrung sehr hoch ist. Proteinkalorisch mangelernährte Kinder haben oft einen niedrigen Tocoferol-Serummangel. Experimentell erzeugter Vitamin-E-Mangel beim Erwachsenen führt erst nach vielen Monaten zu deutlichen Mangelerscheinungen. Sekundäre Mangelerscheinungen können bei Malabsorptions-Syndromen jeglicher Genese, vor allem in Verbindung mit Steatorrhö (Sprue, Zöliake, zystische Fibrose oder biliäre Atresie), bei Cholestase und bei Abetaliproproteinämie aufgrund von Transportstörungen auftreten.

Diagnostik und Laborbefunde

Beim Erwachsenen führt der Vitamin-E-Mangel zu einer verkürzten Lebensdauer der roten Blutkörperchen. Ein niedriger Tocoferol-Serumspiegel und eine durch Autoxidationsprodukte erhöhte Hämolyse bei Frühgeborenen, die mit pflanzenölhaltiger Säuglingsnahrung gefüttert werden, finden sich in Verbindung mit Ödemen und schuppiger Dermatitis. Der Mangelzustand kann diagnostiziert werden, wenn der Tocoferol-Serumspiegel niedrig ist (< 0,8 mg/100 ml beim Erwachsenen, < 0,4 mg/dl beim Kind). Bei Serumspiegeln unter 0,5 mg/100 ml erhöht sich die Anfälligkeit der roten Blutkörperchen für Wasserstoffperoxid. Exzessive Kreatinurie und ein erhöhter Serumspiegel der Kreatinphosphokinase finden sich bei kreatinfreier Diät.

Therapie

Liegt dem offensichtlichen Mangel eine Malabsorption zugrunde, dann sollten täglich 30–100 mg Vitamin E (1 mg = 1 IE) als dl-α-Tocoferylazetat i.m. verabreicht werden. Für Kleinkinder, die besonders empfänglich sind, wird eine tägliche Zufuhr von mindestens 0,5 mg/kg/Körpergewicht empfohlen (eine Menge, die im allgemeinen durch die Muttermilch bereitgestellt wird). Eine sehr viel höhere Dosierung (bis zu 100 mg/kg/Tag, oral, aufgeteilt in mehrere Dosen) ist bei der Frühbehandlung der Neuropathie oder bei der Therapie der Abetaliproproteinämie erforderlich.

Hypervitaminose E

Es besteht der Verdacht, daß die Gabe von hohen Dosen Vitamin E (100 mg/kg/Tag) an Säuglinge mit niedrigem Geburtsgewicht für eine erhöhte Inzidenz der nekrotisierenden Enterokolitis und einer Sepsis, wahrscheinlich auch für die abnehmende O_2-abhängige, intrazelluläre Fähigkeit zur Phagozytose der Lymphozyten und Makrophagen verantwortlich ist. Eine intravenös gegebene Vitamin-E-Verbindung (mittlerweile aus dem Handel genommen) hat aufgrund einer Verschlechterung der Lungenfunktion, einer Thrombozytopenie und von Leber- und Nierenversagen den Tod mehrerer Frühgeborener herbeigeführt.

Vitamin-K-Mangel

Die Wirksamkeit der natürlichen K-Vitamine geht auf den allen K-Vitaminen gemeinsamen Grundkörper 2-Methyl-1,4-Naphthochinon zurück, der in 3-Position eine Phytylseitenkette (Phyllochinon oder Vitamin K_1, einschließlich der synthetischen Verbindungen **Menadion** und **Phytonadion**) oder eine Farnesylseitenkette (Farnochinon oder Vitamin K_2) besitzt. Vitamin K ist notwendig für die in der Leber stattfindende Biosynthese der Faktoren II (Prothrombin), VII (Prokonvertin), IX (Plasmathromboplastinkomponente, PTC) und X (Stuartfaktor). All diese Verbindungen enthalten, wie auch Proteine ähnlicher Struktur, die aus Plasma, Knochen, Skelettmuskulatur und Nieren isoliert wurden, eine früher unbekannte Aminosäure, die γ-Carboxyglutaminsäure. Dies deutet auf ein möglicherweise breites Wirkungsspektrum von Vitamin K hin. Vitamin-K-Mangel führt zu *Hypoprothrombinämie, die sich in der Herabsetzung der Gerinnungsfähigkeit des Blutes und in einer Blutungsneigung (Hämorrhagien) äußert.* Der Bedarf des Erwachsenen liegt bei etwa 2 mg täglich.

Ätiologie

Vitamin K wird im Körper von den Darmbakterien gebildet. Beim Neugeborenen kann während der ersten 3–5 Lebenstage – solange noch keine Besiedlung des Darmtraktes erfolgt ist – eine spezifische Mangelerscheinung in Form der Hypoprothrombinämie auftreten. Niedrige Spiegel an Faktor II, VII, IX und X können eine Entwicklungsverzögerung der Leber widerspiegeln; bei zunehmender Proteinsynthese wird Vitamin K zum limitierenden Faktor. *Therapeutische Maßnahmen (nicht resorbierbare Sul*fonamide oder orale Antibiotika) hemmen das Wachstum der Darmbakterien und können so die bakterielle Vitamin-K-Synthese beeinträchtigen.

Sekundäre Mangelerscheinungen treten bei Störungen der Gallensekretion auf (externe biliäre Fistel, obstruktiver Ikterus, andere gastrointestinale Störungen, die zur Malabsorption führen). Exzessive Aufnahme von Petroleum kann die Resorption ebenfalls verhindern. Ein Prothrombinmangel, der als Folge eines Leberparenchymschadens auftritt, kann jedoch durch Vitamin K nicht beeinflußt werden. Cumarine hemmen die Bildung der 4 Vitamin-K-Faktoren in der Leber, da sie als Vitamin-K-Antagonisten wirken. Enterale Ernährung kann einen hohen Vitamin-K-Gehalt aufweisen, was zur Resistenz gegenüber oralen Antikoagulanzien führt. Ein Vitamin-K-Mangel aufgrund fehlender Zufuhr mit der Nahrung oder totaler parenteraler Langzeiternährung wurde beschrieben.

Symptomatik

Eine Erkrankung, die zu einer verminderten Bereitstellung von Prothrombin führt, ist durch die Symptomatik der Hypoprothrombinämie charakterisiert. Beim obstruktiven Ikterus tritt im allgemeinen nach 4–5 Tagen eine Blutungsneigung (Hämorrhagie) auf. Das Blut sickert dabei langsam aus einer Operationswunde, dem Zahnfleisch, der Nase oder aus der Mukosa des Gastrointestinaltraktes. Es kann allerdings auch zu einer massiven Blutung in den Magen-Darm-Trakt kommen. Intrakraniale Blutungen bei der Geburt und andere hämorrhagische Störungen in den ersten Lebenstagen können als Ursache einer Hypoprothrombinämie gewertet werden. Gestillte Säuglinge, die kein Vitamin K zusätzlich erhalten, sind dafür besonders anfällig, da Muttermilch nur wenig Vitamin K enthält. In den USA und in England wurde ein erhöhtes Auftreten intrakranieller Blutungen aufgrund eines Vitamin-K-Mangels bei brusternährten Säuglingen im Alter zwischen 4 und 6 Wochen beobachtet.

Laborbefunde

Heute wird allgemein anerkannt, daß der Thrombo-Test und die Bestimmung der Faktoren II, VII, IX und X im Vergleich zum PIVKA-II-Test insensitiv sind. Diese Abkürzung steht für „proteins induced in vitamin K absence", wobei PIVKA II der Vorläufer des aktiven Prothrombins ist, das normalerweise durch Vitamin K und Carboxylase in die aktive Form transformiert wird, aber bei Vitamin-K-Mangel im Blut akkumuliert. Für die Messung von A-Carboxyprothrombin werden monoklonale monospezifische Antikörpertests verwendet. Dieses Protein wird bei Fehlen von Vitamin K oder durch den Antagonisten II induziert (daher der Name PIVKA II).

Obwohl der PIVKA-II-Test überlegen ist, verlängert ein klinisch signifikanter Vitamin-K-Mangel immer die Prothrombinzeit **(PT)**, primär aufgrund der Hemmung des Faktors VII. *Daher schließt eine normale Prothrombinzeit einen Vitamin-K-Mangel als Ursache von Blutungen aus; Vitamin-K-Gabe bei einem Patienten mit Blutungen und normaler Prothrombinzeit beeinflußt die Blutung nicht.* Die partielle Thromboplastinzeit **(PTT)** ist anfangs normal, da die Prothrombin-, Faktor-IX- und -X-Werte langsamer abfallen als der Faktor-VII-Wert. Darüber hinaus bleibt manchmal die PTT auch im Normbereich, weil die Erhöhung des Faktors VIII (eines Akute-Phase-Proteins) bei Kranken die Wirkung des Abfalls der Vitamin-K-abhängigen Faktoren ausgleicht.

Diagnostik

Eine Hypoprothrombinämie kann durch die therapeutische Verabreichung von Cumarinpräparaten und Salizylaten, durch Vitamin-K-Resorptionsstörung, Leberparenchymschaden oder andere Ursachen auftreten. Ein Leberparenchymschaden kann ausgeschlossen werden, wenn nach i.v. Gabe eines wasserlöslichen, synthetischen Vitamins K der Prothrombinspiegel innerhalb von 2–6 Stunden signifikant ansteigt. Viele Erkrankungen, wie z.B. Skorbut, allergische Purpura, Leukämie und Thrombozytopenie, können ohne Prothrombinmangel mit hämorrhagischen Symptomen einhergehen.

Prophylaxe

Die i.m. Gabe von 0,5–1 mg Phyllochinon (Vitamin K_1) wird routinemäßig bei Neugeborenen empfohlen (cave: Hohe Dosen können toxisch sein; siehe unten, Hypervitaminose K), um eine Hypoproteinthrombinämie zu vermeiden, um die Gefahr einer intrakraniellen Hämorrhagie nach dem Geburtstrauma zu verringern und prophylaktisch, wenn eine Operation geplant ist. Empfehlungen für alternative Verfahren sind: 1. Der Mutter eine Woche vor der erwarteten Niederkunft prophylaktisch Vitamin K_1 (2–5 mg/Tag, oral) zu verabreichen; oder 2. der Schwangeren 6–24 h vor dem voraussichtlichen Geburtstermin Vitamin K_1 (2–5 mg) als Lösung i.m. zu applizieren. Schwangere, die Antikonvulsiva einnehmen, sollten Vitamin K (20 mg/Tag) für 2 Wochen vor der Niederkunft erhalten, um fetalen Hämorrhagien vorzubeugen. Ein niedriger Vitamin-K-Gehalt der Brustmilch ist auf unzureichende Zufuhr zurückzuführen und kann durch Verzehr von frischem grünem Blattgemüse vermieden kann.

Therapie

Phyllochinon (Vitamin K_1) ist das Mittel der Wahl. Es kann bei jeder Form der Hypoprothrombinämie angewendet werden, besonders dann, wenn sie durch Vitamin-K-Antagonisten (Dicoumarol oder Cumarinderivate) bedingt ist. Menadionnatriumbilsulfat ist bei Vitamin-K-Antagonisten wirkungslos. Wenn immer möglich, sollte Phyllochinon i.m. oder s.c. verabreicht werden. Die Dosis für Erwachsene beträgt 10 mg i.m. *Bei Notfällen* werden 10–50 mg Phyllochinon in 5%iger Glukose- oder 0,9%iger Natriumchloridlösung aufgelöst und infundiert, wobei **nicht mehr als 1 mg/min** zugeführt werden soll. Wenn sich die Prothrombinzeit nicht zufriedenstellend verkürzt hat, kann die Behandlung nach 6–8 h wiederholt werden. Die Prothrombinzeit normalisiert sich schon nach 1–2 h, meistens aber nach 3–6 h. Patienten, die Antikoagulanzien einnehmen, bekommen bei zu starkem Abfall des Prothrombins 5–20 mg Phyllochinon oral verabreicht. Die positive Wirkung läßt sich durch Normalisierung der Prothrombinzeit 6–10 h nach Beginn der oralen Therapie verfolgen.

Hypervitaminose K

Phytonadion, Menadion und seine wasserlöslichen Analoga können bei Personen mit einem Mangel an Glukose-6-Phosphatdehydrogenase hämolytische Krisen auslösen, ebenso bei Gesunden, wenn eine entsprechende Dosis appliziert wird. **Bei Neugeborenen** kann durch hohe Menadiondosen eine Anämie mit Heinz-Innenkörperchen, Hyperbilirubinämie und Kernikterus (besonders bei Frühgeborenen mit Erythroblastose) ausgelöst werden. Die Dosis sollte bei Schwangeren mit Wehentätigkeit auf 2–5 mg und bei Neugeborenen auf 1–2 mg herabgesetzt werden.

Essentieller Fettsäuremangel

Neugeborene, die mit einer linolsäurearmen Magermilchdiät gefüttert wurden, entwickelten Wachstumsstörungen und eine Dermatose. Der Zusatz von Linolsäure hob diese Störungen wieder auf. Es ist unwahrscheinlich, daß sich bei natürlicher Ernährung ein Mangel an essentiellen Fettsäuren einstellt, obwohl der in der Kuhmilch befindliche Anteil nur ein Viertel der in der Muttermilch enthaltenen Menge Linolsäure ausmacht. In den Entwicklungsländern ist die Gesamtfettzufuhr sehr gering, jedoch ist der Großteil pflanzlicher Natur mit einem hohen Anteil an Linolsäure. In der Vergangenheit bestand die Gefahr eines Mangels an essentiellen Fettsäuren bei lang andauernder fettreicher parenteraler Ernährung; mit der allgemeinen Einführung von Fettemulsionen ist heute diese Gefahr ausgeschaltet *(s. Kap. ERN. 1., Parenterale Ernährung)*. Eine 10%ige Sojabohnen-Ölemulsion enthält etwa 56 g/l Linolsäure. Es wurde über einen Einzelfall von essentiellem Fettsäuremangel berichtet, bei dem das neurologische Syndrom auf die Gabe von Linolensäure, nicht aber von Linolsäure angesprochen haben soll.

Zu Beginn der Mangelerscheinung fällt der Plasmaspiegel von Linolsäure und Arachidonsäure, und der erhöhte Anfall der 5,8,11-Eikosatriensäure resultiert aus ihrer ungehemmten Synthese aus Oleinsäure. Es wurde eine obere Normgrenze für das Verhältnis von Eikosatriensäure zu Eikosatetraensäure (Arachidonsäure) im Plasma von 0,2 vorgeschlagen.

Der Bedarf an essentiellen Fettsäuren liegt für Erwachsene bei 1 bis 2% der Nahrungskalorien, für Kinder bei 3%.

Thiamin-(Vitamin-B_1-)Mangel

(Beriberi)

Thiaminpyrophosphat (TPP) ist Koenzym für die Dekarboxylierung von α-Ketosäuren (Pyruvat, α-Ketoglutarsäure) und die Transketolasereaktion (Pentosephosphatzyklus) *(s. Tab. 1 und 2, Vorkommen und empfohlene tägliche Zufuhr von Thiamin).* Thiaminmangel verursacht **Beriberi** mit peripheren neurologischen, zerebralen und kardiovaskulären Ausfallerscheinungen.

Ätiologie

Ein primärer Thiaminmangel tritt infolge unzureichender Aufnahme, besonders bei ausschließlicher Ernährung mit maschinell geschältem und poliertem Reis, auf. Durch die Bearbeitung wird die Schale entfernt, in der sich der Großteil des Thiamins befindet. Wird der Reis jedoch vor dem Schälen gekocht, dann verteilt sich das Vitamin über das ganze Reiskorn und geht nicht in gleichem Ausmaß verloren. Ein sekundärer Thiaminmangel tritt auf bei: 1. erhöhtem Bedarf, z. B. während Schwangerschaft, Stillperiode, fieberhaften Erkrankungen und bei Schilddrüsenüberfunktion; 2. eingeschränkter Resorption, z. B. langwierigen Diarrhöen; 3. eingeschränkter Utilisation, z. B. schweren Leberschäden. Die Kombination von unzureichender Aufnahme, eingeschränkter Resorption und Utilisation, erhöhtem Bedarf und einem möglichen Defekt des Apoenzyms tritt bei chronischem Alkoholismus auf. Häufige, langwährende oder hochkonzentrierte Glukoseinfusionen zusammen mit geringer Thiaminzufuhr können einen Vitamin-B_1-Mangel auslösen.

Pathologie

Neurologische Störungen treten zuerst an den peripheren Nerven, vor allem an denen der Beine auf. Die distalen Anteile sind typischerweise zuerst und am schwersten betroffen. Es kommt zur Degeneration der medullären Scheiden in allen Strängen des Rückenmarks, insbesondere im Hinterhorn und in den vorderen und hinteren Wurzelzellen. Veränderungen treten auch im Vorderhorn und in den hinteren Ganglienzellen auf. Beim ausgeprägten Thiaminmangel kommt es zur Polioencephalopathia haemorrhagica superior (Wernicke-Enzephalopathie).

Am Herzen führt der Vitamin-B_1-Mangel zu Dilatation und Vergrößerung; die Muskelfasern sind angeschwollen, fragmentiert und vakuolisiert. Die interstitiellen Räume sind durch Flüssigkeitsansammlung geweitet. Ödeme und seröse Ergüsse können sich auch bei Patienten entwickeln, die an keiner kongestiven Herzerkrankung leiden.

Symptomatik

Frühsymptome des Thiaminmangels sind Mattigkeit, Nervosität, Gedächtnisschwäche, Schlafstörungen, präkordiale Schmerzen, Anorexie, abdominale Beschwerden und Verstopfung.

Periphere neurologische Veränderungen („trockene Form" der Beriberi) sind bilateral und symmetrisch und betreffen vornehmlich die unteren Extremitäten. Sie äußern sich in Parästhesien der Zehen, in Krämpfen, Reflexausfällen und im „burning feet syndrome" (tritt insbesondere nachts auf). Sensationen der Wadenmuskulatur, Tonusverlust (Schwierigkeit beim Aufrichten aus der Hocke), quantitativ vermindertes Vibrationsempfinden und Dysästhesien der Fußsohlen sind die Frühsymptome. In leichten Fällen fehlen nur die Achillessehnenreflexe. In schweren Fällen fehlen die Patillarsehnenreflexe; die Lagewahrnehmung und das Vibrationsempfinden sind gestört, und es kommt zu Atrophien (besonders am M. quadriceps und an den Wadenmuskeln) und später zu Lähmungen. Nachdem die Erscheinungen an den unteren Extremitäten voll ausgeprägt sind, können auch die oberen Extremitäten betroffen sein.

Die zerebrale Form der Beriberi (**Wernicke-Korsakow-Syndrom**; akute hämorrhagische Polioenzephalopathie) tritt bei schwerem und akutem, zusätzlich zu einem bereits bestehenden chronischen Vitaminmangel auf. Geistige Verwirrung, Aphonie und Konfabulation kennzeichnen das Frühstadium des sog. **Korsakow-Syndroms** *(s. Kap. NEU, 2., Amnestische Syndrome).* Der zerebrale Blutdurchfluß ist deutlich vermindert und der vaskuläre Widerstand erhöht. Die neurologischen Symptome, Nystagmus, totale Ophthalmoplegie und Koma setzen akut oder subakut ein. Unbehandelt führt die Krankheit **(Wernicke-Enzephalopathie)** meist in wenigen Tagen zum Tode.

Die **kardiovaskuläre (nasse) Beriberi** tritt in zwei Formen auf: mit hohem Herzminutenvolumen (häufiger) oder mit geringem Herzminutenvolumen (Shoshin-Zustand, selten). Bei der erstgenannten Form treten, bevor es zur Herzinsuffizienz kommt, folgende Symptome auf: Tachykardie, eine große Blutdruckamplitude, Schweiß und warme Haut. Mit der Herzinsuffizienz kommen Orthopnoe, Lungen- und periphere Ödeme sowie eine periphere Vasokonstriktion mit kalten und zyanotischen Extremitäten hinzu. Der Shoshin-Zustand ist durch schwere Hypotonie, Laktatazidose, sehr niedrigen peripheren Gefäßwiderstand und das Fehlen von Ödemen charakterisiert.

Die infantile Form der Beriberi tritt bei brustgestillten Kindern auf, deren Mütter an Thiaminmangelerscheinungen leiden. Die kardinalen Symptome, die sich im Zeitraum zwischen dem 2. und 4. Lebensmonat manifestieren, sind Herzversagen, Aphonie und Ausbleiben der Achillessehnenreflexe.

Laborbefunde

Ein erhöhter Blutpyruvatspiegel und eine verminderte Thiaminurinausscheidung (< 50 µg/Tag) sind obligate, aber spät in Erscheinung tretende Veränderungen. Die Erythrozyten-Transketolaseaktivität ist vermindert, steigt aber nach Gabe von Thiaminpyrophosphat stark an (TPP-Effekt). Die bei verschiedenen Krankheiten unterschiedliche Höhe der Apoenzymspiegel kann die Interpretation erschweren.

Diagnostik

Eine Form der Polyneuropathie, die nicht auf Thiamingabe anspricht, kommt bei unbehandeltem, schlecht eingestelltem oder lange bestehendem Diabetes mellitus vor. Das klinische Bild ist ähnlich dem der Vitamin-B_1-Mangel-Polyneuropathie. Andere Formen von bilateraler symmetrischer Polyneuropathie, die an den Beinen beginnt, sind selten. Neuritiden und die Formen, die an anderen Stellen beginnen, sind höchstwahrscheinlich keine Thiaminmangel-Polyneuropathien.

Die mit der kardiovaskulären Form der Beriberi auftretenden Ödeme behandelt man am besten mit Bettruhe. Im Gegensatz zu Ödemen, die sich aufgrund anderer Herzkrankheiten entwickeln, sprechen diese schlecht auf Digitalispräparate oder Diuretika an. Die unkomplizierte und zerebrale Form der Beriberi reagiert prompt auf die Gabe von Thiamin. Die Therapie führt zur kompletten Remission. Die Diagnose wird schwierig, wenn die kardiovaskuläre Thiaminmangelerscheinung von hypertensiven, degenerativen oder infektiösen Herzerkrankungen überlagert ist.

Therapie

Bei leichten Formen der Polyneuropathie genügt die tägliche Applikation von 10–20 mg Thiamin (aufgeteilt in mehrere Dosen). Bei mittelschweren Formen oder im fortgeschrittenen Stadium wird die Dosis auf täglich 20–30 mg erhöht. Die kardiovaskuläre Form der Beriberi und das Wernicke-Korsakow-Syndrom werden mit 2mal täglich 50–100 mg s. c. oder i. v. behandelt; diese Behandlung wird so lange fortgeführt, bis sich ein therapeutischer Erfolg einstellt oder bis im Urin der strenge Thiamingeruch die Sättigung des Organismus mit Vitamin B_1 anzeigt. Die Basistherapie sollte dann weiter fortgesetzt werden. In seltenen Fällen traten unabhängig von der Dosierung letale anaphylaktische Reaktionen nach i. v. Injektionen auf. Besonders bei Patienten, die früher Thiamin parenteral erhalten hatten, sollte nach einer behandlungsfreien Zeitspanne die Möglichkeit derartiger Reaktionen im Auge behalten werden.

Thiaminmangel ist oft mit Mangelzuständen anderer Vitamine des B-Komplexes vergesellschaftet; eine Multivitamintherapie mit wasserlöslichen Vitaminen ist in der Regel anzuraten.

Magnesium, ein Kofaktor der Transketolase, sollte zusammen mit Thiamin in Form von Magnesiumsulfat (1–2 ml einer 50%igen Lösung i.m.) verabreicht werden, um die Thiamintherapieresistenz zu beheben und die oft begleitende Hypomagnesiämie auszugleichen. Eine Hyponatriämie sollte langsam korrigiert werden, da ein schneller Ausgleich eine zentrale pontine Myelinolyse verursachen kann. Die neurologische Form der Beriberi heilt oft nicht vollständig aus; bei der zerebralen Form kann eine zentrale pontine Myelinolyse zurückbleiben.

Thiaminabhängigkeit

Verschiedene angeborene Stoffwechselstörungen sprechen auf pharmakologische Thiamindosen (5–20 mg/Tag) an. Diese Störungen umfassen eine megaloblastische Anämie unbekannter Pathogenese, Laktatazidose aufgrund einer geringen Aktivität der Leber-Pyruvatcarboxylase und eine Ausscheidung von Ketonsäuren im Urin aufgrund einer niedrigen Aktivität der Verzweigtketten-Ketonsäuredehydrogenase.

Riboflavin-(Vitamin-B_2-)Mangel

Riboflavin fungiert sowohl als Flavinmononukleotid als auch als Flavinadenindinukleotid als essentielles Koenzym bei vielen Redoxreaktionen im Kohlehydratstoffwechsel. Vorkommen und Empfehlungen für die tägliche Zufuhr sind den *Tab. 1 und 2* zu entnehmen. Rivoflavinmangel führt zu Schädigungen des Mundbereiches, der Augen, der Haut und der Genitalregion.

Ätiologie

Primärer Riboflavinmangel resultiert aus unzureichender Ernährung mit Milch und anderen tierischen Proteinen. Sekundärer Vitaminmangel tritt häufig bei chronischen Diarrhöen, Lebererkrankungen und chronischem Alkoholismus auf. Postoperativ wird der Vitamin-B_2-Mangel durch fehlenden Vitaminzusatz bei den Infusionslösungen herbeigeführt.

Symptomatik und Laborbefunde

Riboflavinmangel manifestiert sich vorwiegend in Geweben ektodermalen Ursprungs. In schweren Fällen kommt es an der Mundschleimhaut zu Mazeration, und an den Mundwinkeln werden schmerzhafte Rhagaden beobachtet **(Stomatitis angularis).** Die Lippen sind glatt und hochrot, in späteren Stadien treten oberflächliche Risse und Fissuren auf (Cheilose), die narbig verheilen können. Durch eine Infektion mit *Candida albicans* erscheinen grauweiße Beläge **(Perlèche).** Die Zunge ist blaurot mit Vergröberung der Papillen. An der **Haut** bedingt der Vitamin-B_2-Mangel **Erytheme seborrhoiden Charakters** mit **Rhagaden** und **filiformen Exkreszenzen,** besonders in den Nasolabialfalten, den Augenwinkeln, an der Ohrmuschel, am Skrotum und an den Labia majora.

An den **Augen** kommt es in seltenen Fällen zur Neovaskularisation der Kornea und zu epithelialer Keratitis mit Tränenfluß und Lichtscheu. Ernährungsbedingte Amblyopie läßt sich mit Riboflavingaben therapieren.

Die Urinausscheidung von weniger als 30 μg Riboflavin/g Kreatinin ist mit den klinischen Symptomen einer Vitamin-B_2-Mangelerscheinung assoziiert. Eine erhöhte Aktivierung der erythrozytären Glutathionreduktase durch Riboflavin ist ein frühes Zeichen eines Vitamin-B_2-Mangels.

Diagnostik

Die Ausfallsymptome sind wenig charakteristisch. Eine Cheilose kann auch bei Vitamin-B_6-Mangel, Zahnlosigkeit oder einer schlecht sitzenden Zahnprothese auftreten. Seborrhoide Dermatitiden und Augenläsionen können durch eine Vielzahl von Ursachen bedingt sein. Deshalb ist die Diagnose eines Riboflavinmangels schwierig. Laboruntersuchungen, Ausschluß anderer Ursachen und die Diagnosestellung ex juvantibus können notwendig werden.

Therapie

Täglich 10–30 mg Riboflavin oral sollten, aufgeteilt in mehrere Dosen, verabreicht werden, bis ein therapeutischer Erfolg sichtbar wird; dann 2–4 mg/Tag, bis sich die Symptome zurückgebildet haben. 5–20 mg Riboflavin können täglich auf einmal oder in mehreren Dosen i. m. verabreicht werden.

Niacin-(Nikotinsäure-)Mangel

(Pellagra)

Dieses wasserlösliche B-Vitamin wird in vielen Nahrungsmitteln, die auch Thiamin enthalten, gefunden *(s. Tab. 1).* Durch die bedeutende Rolle, die Nikotinamidadenindinukleotid (**NAD,** Koenzym I) und Nikotinamidadenindinukleotidphosphat (**NADP,** Koenzym II) bei einer großen Zahl von Redoxreaktionen spielen, kommt den Niacinderivaten eine vitale Funktion im Zellmetabolismus zu *(s. Tab. 2, täglich empfohlene Zufuhr).*

Ätiologie

Ein großer Teil der Symptome der menschlichen **Pellagra** ist durch schweren Niacinmangel bedingt. Primäre Mangelerscheinungen treten typischerweise in Gebieten auf, wo Mais (indianischer Mais) den Hauptbestandteil der Nahrung ausmacht. Das gebundene Niacin, wie es im Mais vorliegt, wird im Intestinum ohne vorhergehende Alkalibehandlung (wie bei der Zubereitung der Tortillas) nicht assimiliert. Getreideproteine sind auch arm an Tryptophan, einer Vorstufe, aus der der Körper Niacin synthetisieren kann. Auch eine unphysiologische Aminosäurezusammensetzung kann eine Rolle spielen, da Pellagra bei den Indern, die Mohrenhirse verzehren, häufig vorkommt (Mohrenhirse weist einen hohen Grad an Leucin auf). Als Folge von Diarrhö, Leberzirrhose und Alkoholismus kommt es zu sekundären Mangelerscheinungen, die auch postoperativ, bei langdauernder parenteraler Ernährung ohne zusätzliche Vitamingabe, auftreten können. Das Erscheinungsbild der Pellagra kann auch die Langzeitbehandlung mit Isonikotinsäurehydrazid (INH) komplizieren (das Pharmakon verdrängt das Nikotinamid aus dem NAD-Molekül) sowie beim malignen Karzinoid (Tryptophan wird zur Bildung von 5-Hydroxytryptamin herangezogen) und bei der Hartnup-Krankheit *(s. Kap. KIN, 7., Anomalien der renalen Transportfunktion)* auftreten.

Symptomatik

Die Zeichen der Pellagra sind an der Haut, an der Schleimhaut, am ZNS und am Gastrointestinaltrakt zu beobachten. Bei fortgeschrittenem Mangelzustand umfaßt das vollständige Syndrom eine Stomatitis, Glossitis, Diarrhö, Dermatitis und Störungen des zentralen Nervensystems. Die Symptome können allein oder in Kombination auftreten.

Vier Formen von **Hautläsionen,** im allgemeinen bilateral und symmetrisch, werden beobachtet: 1. Die akute Form, der ein dunkelrotes Erythem vorangeht, gefolgt vom Stadium der Blasen- und Krustenbildung mit anschließender Desquamation; eine Sekundärinfektion schließt sich gewöhnlich an, die insbesondere durch intensive Sonnenbestrahlung ausgelöst wird (aktinisches Trauma); 2. die intertriginöse Form, auch eine akute Form, die durch rote, erosive, mazerierte und sekundärinfizierte Herde in den Körperfalten charakterisiert ist; 3. die chronisch hypertrophische Form, bei welcher die Haut verdickt, unelastisch und eingerissen und über Druckpunkten stark pigmentiert ist; es entwickelt sich oft eine Sekundärinfektion, wobei im Heilungsstadium die Läsionen von einem perlmuttartigen Saum von Regenerationsepithel scharf begrenzt sind; und 4. die chronisch atrophische Form mit trockener, schuppiger, unelastischer Haut. Die Verteilung der oben geschilderten Hautläsionen, die an lichtexponierten und traumatisierten Körperabschnitten auftreten, ist charakteristischer als ihre Erscheinungen. Sonnenbestrahlung erzeugt schmetterlingsförmige Läsionen im Gesicht und das **„Casal-Halsband“**.

Die **Schleimhautveränderungen** betreffen vor allem die Mundhöhle, können sich aber auch auf die Vagina und Urethra ausdehnen. Bei Inspektionen der Mundhöhle findet man häufig eine Stomatitis mit Erosionen und eine hochrote Zungenschleimhaut. Die Zungenspitze und -ränder sowie die Schleimhaut um den Ductus parotideus (Stenson-Gang) sind zuerst betroffen. Schließlich nimmt die Schleimhaut der ganzen Zunge und der Mundhöhle eine hochrote Farbe an. Es kommt zur Schwellung der Speicheldrüsen mit vermehrtem Speichelfluß. Es können Ulzerationen auftreten mit den Prädilektionsstellen unterhalb der Zunge, an der unteren Lippenschleimhaut und gegenüber den Molaren. Die ulzerierten Stellen sind oft von einem gräulichen Belag überzogen, der aus Vincent-Organismen besteht.

Gastrointestinale Symptome, die im Frühstadium unklar sind, äußern sich in Brennen von Mund, Pharynx und Ösophagus, in abdominalen Beschwerden und Aufblähungen. Später können Übelkeit, Erbrechen und Diarrhö auftreten. Die Durchfälle sind langanhaltend und aufgrund von gastrointestinalen Hyperämien oft blutig.

Die **neurologische Symptomatik** reicht von organischen Psychosen mit Gedächtnisstörungen, Desorientiertheit, Verwirrung und Konfabulation (Nervosität, Depression, Manie und Delir prädominieren bei manchen Patienten, während andere paranoide Reaktionen zeigen) bis zum **„enzephalopathischen Syndrom“,** das durch Bewußtseinsstörung, das Zahnradphänomen und unkontrollierbare Saug- und Greifreflexe charakterisiert ist. Die Abgrenzung dieser Symptomatik von den ZNS-Thiaminmangelerscheinungen ist schwierig.

Diagnostik

Der Nachweis des Niacinmangels ist infolge des charakteristischen klinischen Erscheinungsbildes – Läsion der Haut und der Mundhöhle, Diarrhö, Delirium und Dementia – leicht zu führen (andere Ursachen, die mit Stomatitis, Glossitis, Diarrhö und Dementia einhergehen, müssen ausgeschlossen werden). Selten sind alle Symptome voll ausgeprägt. In diesem Fall kann die Anamnese (ernährungsbedingter Niacin- und Tryptophanmangel) wertvolle Hilfestellung leisten. Als Labortest wird die Bestimmung der Ausscheidung von N-Methylnikotinamid und von Pyridon im Urin verwendet. Bei Niacinmangel werden subnormale Mengen ausgeschieden.

Therapie

Meistens liegt gleichzeitig ein Mangel an Vitamin B_2 und B_6, Folsäure und Eiweiß vor; deshalb sollte die Diät ausgeglichen sein. Die zusätzliche Nikotinamidgabe sollte zwischen 300–1000 mg/Tag betragen. Die Applikation erfolgt oral, verteilt auf mehrere Dosen. In vielen Fällen genügen 300–500 mg. Bei Mangelerscheinungen wird im allgemeinen Nikotinamid verabreicht, da Nikotinsäure in unphysiologisch hohen Dosen (100–300 mg) eine *starke* Vasodilatation, besonders an den Kapillaren und Gefäßen der oberen Körperhälfte, bewirkt. Der Lipoproteinspiegel des Blutes wird durch Nikotinsäure, nicht aber durch Nikotinamid gesenkt. Bei fehlender Compliance und Diarrhö werden 100–250 mg Nikotinamid 2- bis 3mal täglich s.c. appliziert. Bei Niacinmangel mit ausgeprägter neurologischer Symptomatik empfiehlt sich die orale Gabe von 1000 mg, zusätzlich zu 100–250 mg parenteral verabreichtem Nikotinamid. Andere B-Vitamine sollten ebenfalls in therapeutischen Dosen verabreicht werden.

Vitamin-B_6-(Pyridoxin-)Mangel und -Abhängigkeit

Das Vitamin kommt als **Pyridoxol** (Alkohol), als **Pyridoxal** (Aldehyd) und als **Pyridoxamin** (Amin) vor. Man faßt diese Stoffe mit qualitativ und quantitativ gleicher Vitaminwirkung als Pyridoxingruppe zusammen. Sie werden im Körper zum Pyridoxalphosphat phosphoryliert, das bei vielen Reaktionen als Koenzym fungiert (Dekarboxylierung und Transaminierung von Aminosäuren, Desaminierung von Hydroxyaminosäuren und Cystein, Umwandlung vonTryptophan zu Niazin und Fettsäuremetabolismus). Daraus folgt, daß Mangelerscheinungen den Stoffwechsel des Blutes, der Haut und des zentralen Nervensystems *(s. Kap. NEU, 4.)* betreffen *(s. Tab. 1 und 2 Vorkommen und empfohlene tägliche Zufuhr).*

Ätiologie

Obwohl ein primärer Mangel selten ist, da Vitamin B_6 in fast allen Nahrungsmitteln vorkommt, sind Mangelerscheinungen bei Kindern, die mit Milchpulver ernährt werden, beobachtet worden. Bei Säuglingen, die mit einem unerprobten, hitzesterilisierten und damit Vitamin-B_6-freien Milchpulver ernährt wurden, traten Störungen des ZNS mit Konvulsionen auf. Sekundäre Mangelerscheinungen können bei Malabsorption, chemischer Inaktivierung durch Arzneimittel (Isonikotinsäurehydrazid, Hydralazin, Penicillamin), exzessivem Verlust und bei proteinreicher Nahrung auftreten.

Symptomatik

Mangel: Der Vitamin-B_6-Antagonist **Desoxypyridoxin** löst seborrhoide Dermatitis, Glossitis, Cheilose, periphere Neuropathie und Lymphopenie aus. Bei Kindern beherrschen zentralnervöse Störungen in Form von Konvulsionen, beim Erwachsenen Anämien (gewöhnlich normoblastische, gelegentlich megaloblastische) das Bild des Vitamin-B_6-Mangels.

Abhängigkeit: Mehrere rezessive oder X-chromosomale Erbleiden, die verschiedene Apoenzyme betreffen, sind beschrieben. Sie verursachen klinische Symptome wie Konvulsionen, mentale Retardierung und Zystathionurie, Eisenüberladungsanämie, Urtikaria und Asthma sowie die vermehrte Ausscheidung von Xanthurensäure.

Diagnostik und Laborbefunde

Gegenwärtig gibt es keinen allgemein akzeptierten Test für den Vitamin-B_6-Status. Die Pyridoxalphosphatkonzentration im Vollblut ist aussagekräftiger als der Plasmaspiegel. Die Aktivität der Glutamin-Pyruvat- und Glutamin-Oxalacetat-Transaminase in den Erythrozyten ist erhöht, was jedoch nicht spezifisch ist.

Therapie

Der **Vitaminmangel des Erwachsenen** wird mit täglich 50–100 mg Pyridoxin, oral verabreicht, behandelt. Zugrundeliegende Ursachen, wie z. B. die Behandlung mit Pyridoxin-inaktivierenden Arzneimitteln (Antikonvulsiva, Kortikosteroide, Östrogene, INH, Penicillamin und Hydralazin) oder eine Malabsorption sollten korrigiert werden. Ursachen, die mit erhöhtem Stoffwechselbedarf einhergehen, werden mit einem Vielfachen der täglich empfohlenen Zufuhr angegangen. **Kinder,** die an einer „genetisch bedingten“ **Abhängigkeit** leiden, werden mit einem Vielfachen (bis zu 10 mg) des üblichen Tagesbedarfs (0,4 mg) therapiert. Erwachsene bekommen in diesen Fällen täglich 200–600 mg Pyridoxin.

Die **Hyperoxalurie** vom Typ I hat auf Pyridoxin-Gabe (5–500 mg/Tag, oral) angesprochen, evtl. infolge der Aktivitätssteigerung der Transaminase, die Glyoxylsäure, die unmittelbare Vorstufe der Oxalsäure, zu Glyzin umwandelt.

Hypervitaminose B_6

Die Einnahme von Megadosen Pyridoxin (2–6 g/Tag für 2–40 Monate) wird für eine progressive sensorische Ataxie und eine schwere Beeinträchtigung des Lagesinns und des Vibrationsempfindens in den unteren Gliedmaßen verantwortlich gemacht. Berührungs-, Temperatur- und Schmerzempfinden sind weniger betroffen. Motorik und ZNS bleiben unbeeinträchtigt. Nach der Beendigung der Pyridoxin-Einnahme erfolgt eine nur langsame und unvollständige Wiederherstellung.

Biotinmangel und -abhängigkeit

Mangel: Biotin ist ein essentielles Koenzym im Stoffwechsel sowohl der Fette wie der Kohlehydrate. Rohes Eiweiß enthält den Biotinantagonisten Avidin. Der Verzehr von rohen Eiern, in entsprechender Menge und über einen längeren Zeitraum hinweg, kann eine Dermatitis und Glossitis hervorrufen, die prompt auf die tägliche Gabe von 150–300 μg ansprechen. Biotinmangel trat während einer totalen parenteralen Langzeiternährung auf.

Abhängigkeit: Retardierte geistige und physische Entwicklung, Alopezie, Keratokonjunktivitis und Störungen der T- und B-abhängigen Immunität können bei Kindern mit biotinabhängigem Karboxylasemangel auftreten. Die Ausscheidung verschiedener organischer Säuren im Urin erhärtet die Diagnose. Bei Zufuhr hoher Biotindosen (10 mg/Tag) bilden sich die Symptome vollständig zurück.

Pantothensäuremangel

Das Vitamin Pantothensäure kommt in vielen Nahrungsmittel vor; es ist eine essentielle Komponente von Koenzym A, das bei vielen enzymatischen Reaktionen als Acyltransfer-Kofaktor dient. Bei erwachsenen freiwilligen Versuchspersonen, die eine Mangeldiät erhielten, traten Unwohlsein, Bauchbeschwerden und das Burning-feet-Syndrom in Verbindung mit Parästhesien auf. Diese Symptome sprechen in der klinischen Praxis selten auf Pantothengabe an. Erwachsene benötigen vermutlich ca. 4–7 mg Pantothensäure/Tag, was einer Konzentration im Vollblut von 100–180 μg/dl entspricht. Es wurden bisher keine Empfehlungen für die tägliche Zufuhr ausgesprochen.

Karnitinmangel

L-Karnitin ist in der üblichen Ernährung des Westens enthalten und wird darüber hinaus in der Leber aus Methionin und Lysin synthetisiert. Es ist für den Transport aktivierter langkettiger Fettsäuren in die Matrix der Gewebsmitochondrien zur dort erfolgenden Oxidation erforderlich.

Mangelzustände können bei verschiedenen genetisch bedingten Störungen (z. B. Karnitinpalmityltransferase-Mangel, Methylmalonsäure-Azidurie, Propionsäure-Azidämie und Isovaleriansäure-Azidämie) auftreten und durch Gabe von L-Karnitin (25 mg/kg/alle 6 h, oral) behoben werden. Ein Karnitinmangel kann darüber hinaus durch eine verringerte Biosynthese bei schweren Lebererkrankungen oder durch exzessiven Dialyseverlust bei chronischer Niereninsuffizienz bedingt sein. Symptome einer Hypolykämie und einer Schwäche der Skelettmuskulatur in Verbindung mit einem nachgewiesenen Karnitinmangel während einer totalen parenteralen Langzeiternährung können durch Karnitingaben behoben werden.

Vitamin-C-(Ascorbinsäure-)Mangel

(Skorbut)

(s. a. Kap. KIN, 15.)

Vitamin C ist essentiell für die Bildung von Kollagen und erhält die Substanzen mesenchymatösen Ursprungs (Bindegewebe, Osteoidsubstanz des Knochens, Dentin der Zähne). Es fördert die Wundheilung und die Genesung nach Verbrennungen. Als starkes Reduktionsmittel kann es reversibel Wasserstoff bzw. Elektronen übertragen. Dabei bildet es mit seiner reduzierten Form, der Dehydroaskorbinsäure, ein zelluläres Redoxsystem. Vitamin C ist am Phenylalanin- und Tyrosinstoffwechsel beteiligt und aktiviert als Reduktionsmittel (mit O_2, Fe-Ionen und einer 2-Ketosäure) diejenigen Enzyme, die das Prolin und Lysin des Protokollagens nach der Translation zu Hydroxyprolin und Hydroxylysin hydroxylieren. Bei an Skorbut erkrankten Tieren wird ein Elastin, das sich durch einen geringen Hydroxyprolingehalt ausweist, synthetisiert. Vitamin C übt eine Schutzwirkung auf die Folatreduktase aus, die für die Umwandlung der Folsäure in die Tetrahydrofolsäure verantwortlich ist. Vitamin C bewirkt auch, daß Folsäure, die an Bestandteile von Nahrungsmitteln gekoppelt ist, aus diesen Konjugaten herausgelöst wird, und fördert darüber hinaus die Eisenresorption. Schwerer Vitamin-C-Mangel führt zum **Skorbut,** *einer akuten oder chronischen Erkrankung, die mit hämorrhagischen Symptomen und anomaler Osteoid- und Dentinbildung einhergeht* *(s. Tab. 1 und 2 Vorkommen und empfohlene tägliche Zufuhr von Vitamin C).*

Ätiologie

Bei Erwachsenen tritt ein primärer Mangel meistens durch Nahrungsmittel-Idiosynkrasien oder durch einseitige Kost auf. Ein Vitamin-C-Mangel wird bei gastrointestinalen Erkrankungen beobachtet, insbesondere bei anazider Gastritis. Während Schwangerschaft und Laktation sowie bei Thyreotoxikose ist der Vitamin-C-Bedarf erhöht. Durchfälle führen zu einem erhöhten Verlust, und bei Achlorhydrie kommt es zu Resorptionsstörungen des Vitamins. Akute und chronische entzündliche Erkrankungen, Operationen und Verbrennungen führen zu einem signifikanten Mehrbedarf an Vitamin C. Kälte- oder Hitzebelastung erhöht die Vitamin-C-Ausscheidung im Urin. Hitze (z. B. bei der Sterilisation von Nährstoff-Lösungen oder beim Kochen) kann das Vitamin C in Nahrungsmitteln zerstören.

Pathologie

Die Bildung der interzellulären Kittsubstanz im Bindegewebe, Knochen und Dentin ist gestört, so daß es durch die Kapillarfragilität zu Blutungen und zu Veränderungen im Knochen und in verwandten Strukturen kommt. Hämorrhagische Bezirke werden gefäßfrei organisiert, so daß Wunden schlecht heilen oder leicht wieder aufbrechen. Die Veränderungen im Knochen beruhen auf dem Stillstand des endochondralen Wachstums, der durch die Unfähigkeit der Osteoblasten zur Bildung der Osteoidsubstanz bedingt ist. Statt dessen wird zwischen Diaphyse und Epiphyse eine fibröse Gewebeverbindung gebildet; die kostochondralen Verbindungen verbreitern sich. Dicht verkalkte Knorpelfragmente sind in dieses fibröse Gewebe eingebettet. Ekchymosen innerhalb oder entlang des Knochens oder auch ausgedehnte subperiostale Hämatome aufgrund kleiner Frakturen schaftwärts der weißen Linie (s. unten) komplizieren diese Veränderungen.

Symptomatik

Bei Erwachsenen treten klinische Symptome erst nach 3- bis 12monatiger Mangelernährung auf. Den klinischen Erscheinungen gehen uncharakteristische Symptome wie Mattigkeit, Schwäche, Nervosität, Gewichtsverlust und unbestimmte Myalgien und Arthralgien voraus. Multiple Splitterblutungen können wie ein Halbmond an den distalen Nagelenden auftreten und sind stärker ausgeprägt als bei der bakteriellen Endokarditis. In der Mundhöhle beobachtet man Schleimhautulzera; das Zahnfleisch ist geschwollen, purpurrot glänzend, erscheint schwammartig und bröckelig und blutet leicht. Gelegentlich kommt es zu Sekundärinfektionen, zu Gangrän und zum Ausfall der Zähne. Zahnfleischveränderungen treten nur dann auf, wenn noch eigene Zähne oder versteckte Wurzeln vorhanden sind. Alte Narben brechen auf, frische Wunden heilen schlecht, und an allen Körperteilen können spontane Blutungen auftreten, besonders als perifollikuläre Petechien und Ekchymosen in der Haut der unteren Gliedmaßen. (Diese Veränderungen müssen in höherem Alter nicht notwendigerweise auf Skorbut zurückgehen.) Knochenveränderungen, mit Ausnahme subperiostaler Blutungen, treten nicht auf.

Weitere Symptome des Skorbuts sind bulbäre, konjunktivale Blutungen, das Sjögren-Syndrom, Neuropathien des Beines, hervorgerufen durch Hämatome, Oligurie, Ödeme an den unteren Extremitäten, eingeschränkte Reagibilität der Gefäße und Arthritis, die der rheumatischen Arthritis ähnelt. Zahnfleischbluten ist nicht das Kardinalsymptom des Vitamin-C-Mangels. Fast pathognomonisch sind dagegen die hyperkeratotischen Haarfollikel mit umgebender Hyperämie oder Hämorrhagie.

Laborbefunde

Bei manifestem Skorbut ist im Plasma praktisch keine Ascorbinsäure nachzuweisen, obwohl dieser Befund nicht immer diagnostischen Wert besitzt; geringe Plasmaspiegel können auch bei Personen, die nicht an Skorbut erkrankt sind, gefunden werden. Die Bestimmung der *Ascorbinsäurespiegel in der Leukozyten-Thrombozytenschicht von zentrifugiertem Blut ist aussagekräftiger.* Werte unter 0,1 mg/100 ml lassen auf einen Vitamin-C-Mangel schließen. Wenn die Vitamin-C-Speicher erschöpft sind, wird nach Verabreichung einer Testdosis wenig Ascorbinsäure im Urin ausgeschieden. Häufig treten das Rumpel-Leede-Phänomen und eine nicht auf Blutverluste beruhende Anämie auf. Blutungs-, Gerinnungs- und Prothrombinzeit sind normal.

Diagnostik

Der adulte Skorbut muß von Arthritis, hämorrhagischen Erkrankungen und Gingivitis abgegrenzt werden. Die Gelenksymptomatik entsteht durch Blutung um oder in dem Gelenkspalt. Blutungen an anderen Stellen können zusammen mit Blutuntersuchungen zur Diagnosefindung beitragen.

Prophylaxe

Eine tägliche orale Zufuhr von 100 mg Vitamin C gewährt vollständigen Schutz. Die meisten Ernährungswissenschaftler glauben, daß durch unphysiologisch hohe Dosen von Vitamin C (etwa 10 g/Tag) weder die Häufigkeit oder Schwere von Erkältungen herabgesetzt *(s. Kap. INF, 14.)* noch die Progression maligner Erkrankungen beeinflußt werden kann und daß solche Megadosen für Oxalat-Blasensteine prädisponieren.

Therapie

Skorbut bei Erwachsenen wird mit 250 mg Ascorbinsäure (4mal täglich, oral gegeben) behandelt, bis die klinischen Symptome verschwunden sind. Danach kann die übliche Erhaltungsdosis verabreicht werden. Ist eine parenterale Zufuhr notwendig, wird Natriumaskorbinsäure in gleicher Dosierung injiziert. Bei Vorliegen eines chronischen Vitamin-C-Mangels, der mit Gingivitis, wiederholten Blutungen und Gelenkaffektionen einhergeht, werden täglich 300–500 mg Ascorbinsäure oral verabreicht (aufgeteilt in mehrere Dosen). Eine prompte Besserung der skorbutabhängigen Gingivitis wird durch Superinfektion und kalkartige Ablagerungen verhindert.

4. MINERALIENMANGEL UND -TOXIZITÄT

(Störungen des Eisenstoffwechsels werden in *Kap. HÄM, 1., Anämien durch verminderte Erythropoese besprochen)*

Es sind zur Zeit 13 Spurenelemente bekannt, die für Warmblüter essentiell sind. Sie kommen im Körper in minimalen Konzentrationen (weniger als 0,005% des Körpergewichtes) vor. In der Reihenfolge ihrer Bedeutung für den Organimus sind dies: Eisen, Jod, Kupfer, Mangan, Zink, Kobalt, Molybdän, Selen, Chrom, Fluor, Silizium, Nickel und Arsen. Die Zuordnung von Zinn und Vanadium ist unsicher. Nickel und Arsen spielen, soweit man weiß, keine Rolle in der menschlichen Ernährung und werden daher an dieser Stelle nicht besprochen. Störungen im Stoffwechsel der Makromineralien Natrium, Kalium, Kalzium und Magnesium werden in *Kap. ERN, 6.* behandelt.

Mit Ausnahme der Elemente Jod und Eisen ist ein Mineralienmangel beim Menschen ungewöhnlich, wie eigenartig die Ernährungsgewohnheiten auch immer sind. Die Einführung synthetischer Diäten bei der Behandlung von Stoffwechselanomalien, die auf angeborenen genetischen Defekten beruhen, die Entwicklung der intravenösen Ernährung und die Dialysebehandlung von Patienten mit terminaler Niereninsuffizienz decken die iatrogenen Risiken auf, die die Bedeutung der alimentären Zufuhr dieser Elemente unterstreichen. Nachdem Methoden zum Nachweis dieser Spurenelemente entwickelt worden waren und man ihr physiologisches Vorkommen und Verhalten im Organismus studieren konnte, wurden neue Stoffwechselanomalien entdeckt. Mit der zunehmenden Entwicklung von synthetischen Nahrungsmitteln kann es zu exzessiver Aufnahme dieser Elemente kommen, die Toxizitätserscheinungen hervorruft, welcher sich erst nach Jahren manifestieren. Viele Gesundheitsmagazine und Reformhäuser preisen Dolomitgestein mit dem Hinweis an, es sei reich an Kalzium und Magnesium. Weite Kreise der Bevölkerung sind für diese Art von Hinweisen empfänglich. Wie aus veröffentlichten Mitteilungen zu entnehmen ist, enthält Dolomitgestein auch potentiell toxische Metalle wie Eisen, Chrom, Phosphor, Nickel, Silizium, Zink und Kadmium.

Phosphat(PO_4)-Verarmung

Durch wiederholte Hämodialyse (die Dialyse wird mit PO_4-freier Lösung durchgeführt, während die Patienten große Mengen PO_4-bindender Antazida einnehmen), chronisches Nierenversagen und Nierentransplantation hat sich das Risiko der PO_4-Depletion erhöht. Die Vorschriften für die totale parenterale Ernährung sind bezüglich der PO_4-Gaben oft zu niedrig gehalten. Ähnliches gilt für die Diäten bei chronischem Alkoholismus.

Wie bei anderen hypophosphatämischen Zuständen *(s. a. Kap. ERN, 3. und 6.)* kommt es zur Osteomalazie; das Blut-Ca kann sowohl normal als auch erhöht sein, und es liegt eine deutlich verminderte Sekretion der Nebenschilddrüse vor. Die renale PO_4-Clearance ist deutlich reduziert, die des Ca stark erhöht.

Symptome, die bei anderen Störungen mit erniedrigtem PO_4-Spiegel nicht beobachtet werden, betreffen verschiedene Organsysteme: Konfusion, Dysarthrie, Parästhesien, periphere Neuropathie; Muskelschwäche, Myopathie; Rigidität der Erythrozyten und hämolytische Anämie, eingeschränkte O_2-Abgabe aufgrund des verminderten 2,3-Diphosphoglyzeratgehalts der Erythrozyten; abnorme Leberfunktionswerte; profunde Anorexie, Nausea und Erbrechen; renale tubuläre Dysfunktion.

Jod (J)

Annähernd 80% des Gesamtkörperjods wird in der Schilddrüse, und zwar zum größten Teil im **Thyreoglobulin,** der Speicherform der Schilddrüsenhormone, gefunden *(siehe Kap. END, 3., Schilddrüsenhormone)*. Meeresfrüchte sind jodreiche Nahrungsmittel. Trinkwasser, das nur einen relativ kleinen Teil des aufgenommenen Fluors bereitstellt, spiegelt den Fluorgehalt des Bodens und damit auch der in der jeweiligen Gegend angebauten Nahrungsmittel wider.

Jodmangel führt zur Kolloidentartung oder zum endemischen Kropf, in schweren Fällen zu dem in zwei Formen auftretenden Kretinismus; dem myxödematösen, der sich durch Gabe von Schilddrüsenhormonen bessert *(s. Kap. END, 3., Euthyreote Struma),* und dem neurologischen mit Taubstummheit, der auf Schilddrüsenhormone nicht anspricht. Schwerer Mangel bei der Mutter führt beim Fetus zu Wachstumsstörungen und zerebralen Entwicklungsstörungen. Jodmangel sollte mit jodierten Salzen, nicht aber mit Lugolscher Lösung *(s. Tab. 1)* behandelt werden.

Eine chronische Intoxikation tritt auf, wenn der tägliche Bedarf um etwa das 20fache überschritten wird (> 2000 µg). Eine erhöhte Jodaufnahme durch die Schilddrüse führt zur Inhibition der organischen Jodverbindungen **(Wolff-Chaikoff-Effekt)** und eventuell zu einer Jodid-Struma oder zum Myxödem, insbesondere bei Patienten mit bereits bestehender Hashimoto-Thyreoiditis.

Fluor (F)

Im Knochen und in den Zähnen befindet sich der größte Teil des Körperfluors. Meeresfische und Tee enthalten viel Fluor, die Aufnahme erfolgt aber hauptsächlich über das Trinkwasser. Als Zusatz zum Trinkwasser (wenn dies den idealen Wert von 1 ppm unterschreitet) reduziert Fluor deutlich das Auftreten der Karies. Die prophylaktische Gabe von Natriumfluorid (60 mg/Tag oral) zur Verhinderung der Osteoporose ist zur Zeit noch auf Studien beschränkt.

Fluor ist strenggenommen kein essentielles Spurenelement; es konnte kein Mangelzustand induziert werden, der durch Gabe des Elements allein wieder aufgehoben hätte werden können.

In Abhängigkeit von der Dauer der Zufuhr und der Höhe der Dosis akkumuliert Fluor **(Fluorose)** hauptsächlich in Zähnen und im Knochen. Gemeinden mit einem erhöhten Fluoranteil des Trinkwassers (> 10 ppm) sind häufig betroffen. Die Fluorose tritt am offensichtlichsten bei den permanenten Zähnen auf, wenn sie sich während des Zeitraumes, der mit einer hohen Fluorzufuhr einhergeht, entwickeln. Die Milchzähne sind nur dann betroffen, wenn die Fluorzufuhr extreme Werte erreicht. Die ersten Veränderungen betreffen den Zahnschmelz, wo sich kreideweiße, irregulär verteilte, oberflächliche Flecken langsam gelb oder braun anfärben und zu dem charakteristisch „gesprenkelten" Aussehen führen. Eine schwere Fluorose weicht den Zahnschmelz auf und führt zu Löchern auf den Oberflächen. Knochenveränderungen in Form der Osteoklerose, Exostosen der Wirbelsäule und Genu valgum treten gewöhnlich nur bei Erwachsenen bei langdauernder Zufuhr von Fluoriden in hoher Dosierung auf.

Zink (Zn)

Der Zinkgehalt des Körpers beträgt 1–2,5 g, wobei sich der größte Anteil in Knochen, Zähnen, Haaren (kann zur Überprüfung des Zinkgehaltes des Körpers herangezogen werden), Haut, Leber, Muskeln und in den Testes befindet. Im Plasma liegt etwa ein Drittel, leicht an Albumin gebunden, vor, die restlichen zwei Drittel sind fest an Globuline gebunden. Die Plasmawerte korrelieren eng mit dem in der Nahrung zugeführten Zink, jedoch können verschiedene Erkrankungen mit erniedrigten Plasmazinkspiegeln einhergehen. Zink findet sich auch in den Erythrozyten, hauptsächlich in der Karboanhydrase, sowie in Leukozyten und Thrombozyten. Zum geschätzten täglichen Bedarf *Tab. 2.*

Mangel: Die Komplexierung des mit der Nahrung zugeführten Zinks durch faser- und phytatreiche, ausschließliche Brotkost, die Geophagie und ein Parasitenbefall können zu einer verminderten Resorption und damit zu Mangelerscheinungen führen. In mehreren Studien, die in den USA und an anderer Stelle durchgeführt wurden, wurde bei einer kleinen Anzahl von Kindern über 4 Jahre ein niedriger Zinkgehalt des Körpers festgestellt. In Verbindung damit waren die betreffenden Kinder appetitlos, klein und wiesen eine herabgesetzte Geschmacksempfindung auf (Hypogeusie). Bei Behandlung mit Zinkpräparaten steigerte sich ihr Appetit, die Geschmacksempfindung normalisierte sich, und das Wachstum erreichte Normalmaß. Es könnte sein, daß die ausschließliche Milchernährung (Milch ist arm an Zink) für diese Erscheinungen verantwortlich ist. Der Symptomkomplex Zwergwuchs und Hypogonadismus bei geringem Zinkgehalt des Körpers, wie er im Mittleren Osten nicht selten beobachtet wird, spricht auf Zinkgaben an. Das Zell-vermittelte Immunsystem und die Wundheilung sind oft beeinträchtigt. Eine hepatische Enzephalopathie hat auf die orale Applikation von Zinkazetat (600 mg/Tag, aufgeteilt in mehreren Dosen) angesprochen, vermutlich aufgrund einer enzymatischen Umwandlung von Ammoniak in Harnstoff. Zinkmangel der Mutter kann bei den Kindern zur Anenzephalie führen. Sekundärer Zinkmangel tritt bei Lebererkrankungen, Malabsorptions-Syndromen und während einer langdauernden parenteralen Ernährung auf und kann sich in Nachtblindheit und in geistiger Lethargie äußern.

Die **Acrodermatitis enteropathica,** eine autosomal-rezessive, früher tödlich verlaufende Erkrankung, beruht, wie man zeigen konnte, auf einer Zinkmalabsorption. Die Störung scheint im Tryptophan-Stoffwechsel lokalisiert zu sein, und zwar in der Nähe der Picolinsäurebildung. Die Symptome treten in der Regel nach dem Abstillen der Säuglinge auf. Sie ist charakterisiert durch eine psoriasiforme Dermatitis, Ausfall der Haare, Paronychien, Wachstumsretardierung und Diarrhö. Die orale Applikation von täglich 30–150 mg Zinksulfat führt zur kompletten Remission.

Toxizität: Die Zufuhr großer Mengen Zink, gewöhnlich durch saure Nahrungsmittel oder Getränke aus galvanisierten Behältern, kann zum Erbrechen und zur Diarrhö führen. **Metalldampf-Fieber** beruht auf Unfällen in der Industrie, bei denen Zinkoxid-haltige Dämpfe eingeatmet werden und zu neurologischen Schäden führen. Dieses Syndrom wird auch als **Gelbgießerfieber** oder **Gelbgießer-Zitterkrankheit** bezeichnet.

Kupfer(Cu)-Stoffwechselstörungen

Kupfer ist zwar ein lebensnotwendiges, doch scheinbar lediglich prothetisches Element, das irreversibel an eines von etwa 12 Kupferproteinen gebunden ist. Normalerweise muß in vivo genügend Kupfer zur Verfügung stehen, damit die Synthese dieser Kupferproteine durch Inkorporation in spezifische Apoproteine vollzogen werden kann. Praktisch alle Störungen des Kupferstoffwechsels werden verursacht durch den Mangel eines oder mehrerer dieser essentiellen Kupferproteine oder durch einen Kupferüberschuß in Geweben und Organen, für den die Bindungskapazität dieser Apoproteine nicht ausreichend ist. Genetische Mechanismen regulieren sowohl die Synthese spezifischer Kupferproteine wie auch das Kupfergleichgewicht.

Die tägliche Aufnahme von Kupfer beträgt etwa 2–3 mg und liegt damit signifikant höher als physiologischerweise notwendig. Lediglich die Hälfte des mit der Nahrung zugeführten Kupfers wird absorbiert. Der Rest wird ausgeschieden. Überschüssig absorbiertes Kupfer wird über die Galle, wahrscheinlich über die hepatischen Lysosomen ausgeschieden. Im Durchschnitt finden sich bei einem Erwachsenen 150 mg Kupfer im Körper, davon 10–20 mg in der Leber, der Rest ist überall verteilt.

Erworbener Kupfermangel

Bei genetisch gesunden Individuen verursachen erworbene, umweltbedingte oder ernährungsbedingte Störungen selten einen klinisch signifikanten Kupfermangel. Als Ursachen wurden bis jetzt lediglich Kwashiorkor, anhaltende kindliche Diarrhö, meist in Verbindung mit einer milcharmen Diät, schweres Malabsorptionssyndrom wie z. B. bei Sprue, totale parenterale kupferfreie Ernährung oder Einnahme großer Mengen Zinksalz für die Ersatzdiät berichtet. Die **Behandlung** richtet sich gegen die zugrundeliegende Störung bei gleichzeitiger Gabe von 2–5 mg Kupfer oral oder parenteral täglich.

Erworbener Kupferüberschuß

In vivo ist Kupfer, das nicht an ein spezifisches Kupferprotein gebunden ist, toxisch, und die homöostatischen Mechanismen, durch die der Gehalt an toxischem ionischem Kupfer im Körper normalerweise verringert wird, können gelegentlich umgangen werden. Saure Nahrungsmittel oder Getränke, die über einen längeren Zeitraum mit Kupferbehältern, -röhren oder Verschlußhähnen in Berührung gekommen sind, können mit Kupfer in Milligramm-Mengen kontaminiert sein. Dies führt meist lediglich zu Übelkeit, Erbrechen und Diarrhö und bedarf keiner weiteren Therapie. Wird Kupfer in Gramm-Mengen aufgenommen (meist in suizidaler Absicht) oder werden mit einer Lösung von Kupfersalzen getränkte Kompressen auf große verbrannte Hautareale aufgelegt, kommt es zu einer gefährlichen kupferinduzierten hämolytischen Anämie und Anurie. **Behandlung:** Durch sofortige Magenspülung und anschließende Gabe von 1–4 g Penicillamin oral täglich kann der tödliche Ausgang verhindert werden, besonders wenn Kupfer geschluckt wurde *(s. a. Kap. TOX, Tab. 3* und Kupfersalze in *Tab. 4)*.

Die **indische Zirrhose des Kindes** ist eine Erkrankung, deren Pathomechanismen noch nicht geklärt sind und die scheinbar nicht genetisch übertragen wird. Die erhöhten Kupferkonzentrationen in der Leber wurden nach Fütterung von Milch beobachtet, die in Kupfer- oder Messingbehältern gekocht oder aufbewahrt worden war. Bis jetzt gibt es noch keine effektive Behandlung. Die Wirkung von Penicillamin wird jedoch aktiv untersucht.

Hereditärer Kupfermangel

Das **Menke-Syndrom,** eine X-chromosomale Störung, die bei 1–5 pro 100 000 Lebendgeborenen vorkommt, ist gekennzeichnet durch Kupfermangel in der Leber und im Serum und durch den Mangel an einer Reihe spezifischer Kupferproteine, wie Zytochrom-C-Oxidase, Coeruloplasmin und Lysiloxidase. Klinische Merkmale der Störung sind geistige Retardierung, spärliche, spröde oder krause Behaarung und eine Reihe weiterer Störungen, die durch den Mangel verschiedener Kupferproteine verursacht werden. Durch keine Therapiemaßnahme, auch nicht durch die orale oder parenterale Gabe von Kupfer, kann der Tod in den ersten 10 Lebensjahren abgewendet werden.

Hereditärer Kupferüberschuß: Wilson-Krankheit

Ätiologie, Pathogenese und Verlauf

Die Wilson-Krankheit, die autosomal-rezessiv vererbt wird, ist eine schwere Störung des Kupfermetabolismus. Etwa 1 pro 30000 Menschen jeder ethnischen oder geographischen Bevölkerungsgruppe ist davon betroffen, wobei alle Betroffenen homozygote Träger eines abnormen Kupferbalance- oder Wilson-Krankheit-Gens auf Chromosom 13 sind. Etwa 1,1% der Weltbevölkerung (50 Mio.) sind heterozygote Träger des Wilson-Krankheit-Gens.

Von Geburt an wird bei diesen Patienten das 10–50fache der normalen Kupferkonzentration in der Leber gefunden. Bis zum 5. Lebensjahr sind die einzigen weiteren Hinweise auf die Erkrankung der Coeruloplasminmangel, abnorme hepatozelluläre Mitochondrien und eine mäßige Leberverfettung.

Klinische Manifestationen der Kupferintoxikation treten in jedem Alter zwischen 5. und 50. Lebensjahr auf, wobei sie bei den meisten Patienten erstmals im jugendlichen Alter auftreten.

Bei etwa 40–50% der Patienten treten die ersten Manifestationen in der Leber auf. Oft ist der bioptische Nachweis einer Leberverfettung der einzige pathologische Befund, wenn bei einem Patienten mit anhaltenden unerklärten Transaminasenanstiegen nach der Ursache geforscht wird. Erste Manifestation der Krankheit ist eine akute Hepatitis, die nicht selten als infektiöse Mononukleose fehldiagnostiziert wird. Gleichgültig, ob diese Erkrankung vorgelegen hat oder nicht, schreitet der pathologische Prozeß in der Leber fort, es kommt zur Fibrose und schließlich zu einer asymptomatischen oder symptomatischen Zirrhose, die durch eine chronisch aktive oder eine fulminante Hepatitis (wobei letztere charakteristischerweise mit einer Hämolyse assoziiert ist) kompliziert wird.

Bei einer etwa gleich großen Gruppe von Patienten findet sich die erste Manifestation am ZNS. Bei diesen Patienten ist das Kupfer aus der Leber in die Blutzirkulation und von dort fast folgenlos in viele Organe und Gewebe, aber verhängnisvollerweise in das Gehirn gelangt. Dort kann es zu motorischen neurologischen Störungen führen, die durch jede Kombination von Tremor, Dystonie, Dysarthrie, Dysphagie, Sialorrhö, offenem Mund und Koordinationsstörungen gekennzeichnet sind. Die Kupferintoxikation des Gehirns kann sich auch zunächst als auffällige Verhaltensstörung manifestieren, als plötzliche Leistungsminderung in der Schule oder am Arbeitsplatz oder als eine von der Schizophrenie oder manisch-depressiven Erkrankung kaum zu unterscheidende Psychose. Im Lauf der Wanderung von der Leber in das Gehirn kommt es auch zu Kupferablagerungen in der Descemetschen Membran in der Kornea, wo es zur Bildung des goldfarbenen oder grüngoldenen **Kayser-Fleischer-Rings** oder Halbmonds kommt. Mit Ausnahme von Kopfschmerzen werden keine sensiblen Störungen beobachtet.

Bei 5–10% der Patienten kann die Krankheit erstmals im Rahmen einer Augenuntersuchung als Kayer-Fleischer-Ring beobachtet werden, als Amenorrhö oder wiederholt erlebte Fehlgeburten, aufgrund von Kupferablagerungen in der Niere oder Mikrohämaturie oder als abnormal hohe Ausscheidung von Aminosäuren, Harnsäure, Phosphaten oder Glukose im Urin.

Gleichgültig, in welcher Form sich die Wilson-Krankheit erstmals manifestiert – sie endet immer letal, meist vor dem 30. Lebensjahr und meist nach mehreren Jahren des Leidens, sofern nicht rechtzeitig mit einer lebenslangen ständigen spezifischen Behandlung begonnen wird.

Diagnostik

Die Diagnose der Wilson-Krankheit wird meist versäumt, weil sie so selten ist, es sei denn, es besteht der Verdacht auf sie. Sie sollte in Erwägung gezogen werden bei allen Individuen unter 40 Jahren mit ungeklärten hepatischen, neurologischen oder psychiatrischen Störungen oder mit anhaltender asymptomatischer ungeklärter Transaminasenerhöhung und bei allen Geschwisterkindern, Kindern oder Cousinen eines Patienten mit Wilson-Krankheit.

Besteht der Verdacht, so kann die Diagnose meist gestellt oder eindeutig bestätigt werden, wenn eine der folgenden Kombinationen vorliegt: 1. Mangel des Plasmakupferproteins Coeruloplasmin (< 20 mg/dl) und Kupferüberschuß (> 250 μg/g Trockenleber), 2. Coeruloplasminmangel und Nachweis des Kayer-Fleischer-Rings mittels Spaltlampenuntersuchung durch einen Augenarzt, 3. Kayser-Fleischer-Ring und neurologische motorische Störungen, wie oben erwähnt, 4. Überschuß an hepatischem Kupfer und abnorm niedriger Einbau von ^{64}Cu in Coeruloplasmin trotz normaler Coeruloplasminkonzentration oder 5. Coeruloplasminmangel und Ausscheidung > 100 μg Cu in 24 h ohne Gabe von Penicillamin.

Anmerkung: Coeruloplasminmangel allein reicht nicht als diagnostisches Kriterium aus, da etwa 20% der heterozygoten Träger des Wilson-Krankheit-Gens einen Coeruloplasminmangel aufweisen. Symptome oder Zeichen der Wilson-Krankheit treten niemals bei heterozygoten Trägern auf, und diese müssen nicht behandelt werden. Auch der alleinige Überschuß an hepatischem Kupfer reicht nicht als diagnostisches Kriterium aus, da hohe Kupferkonzentrationen bei primärer biliärer Zirrhose und anderen cholestatischen Syndromen ebenfalls beobachtet werden.

Behandlung

Bei allen Patienten mit diagnostizierter symptomatischer oder asymptomatischer Wilson-Krankheit ist eine ständige, lebenslange Behandlung erforderlich. Ohne Behandlung verläuft die Krankheit infolge der Leber- und ZNS-Manifestationen letal. Eine regelmäßige Überwachung der Patienten ist notwendig, um die Compliance mit dem Therapie-Regime zu kontrollieren.

Penicillamin ist das Medikament der Wahl. Die übliche Dosierung für Kinder und Erwachsene ist 1 g/Tag oral in 2–4 geteilten Dosen auf nüchternen Magen. Der Patient sollte auch einmal 25 mg/Tag oral Pyridoxin erhalten und den Verzehr kupferhaltiger Nahrungsmittel reduzieren (z.B. Schalentiere, Schokolade, Leber, Pilze und Nüsse), wobei die strikte Einhaltung einer kupferarmen Diät nicht erforderlich ist.

Bei etwa 20% der Patienten kommt es in den ersten 2 oder 3 Wochen zu einer allergischen Reaktion auf Penicillamin (z.B. mit Fieber, Exanthem, Lymphadenopathie, Granulozytopenie und/oder Thrombozytopenie). Körpertemperatur, Haut, Lymphknoten und vollständiges Blutbild sollten bei diesen Patienten während des ersten Monats zweimal wöchentlich kontrolliert werden. Sobald es zu einer allergischen Reaktion kommt, sollte Penicillamin abgesetzt werden, bis die Symptome abgeklungen sind, und dann in langsam steigenden Dosen (250 mg/Tag über 1 Woche und allmähliche Dosissteigerung über einen Zeitraum von 3 Wochen, bis die Dosis von 1 g/Tag erreicht ist) wieder aufgenommen werden. In der Zeit der Desensibilisierung kann die gleichzeitige orale Verabreichung von Prednison 20 mg/Tag hilfreich sein, darf jedoch bei einer bestehenden Granulozytopenie nicht erfolgen. Auch bei wiederholten allergischen Reaktionen ist das komplette Absetzen der Penicillamin-Therapie selten erforderlich.

Neurologische Symptome können sich in den ersten Wochen einer Penicillamin-Therapie verschlechtern oder erstmals auftreten. Die Symptome bessern sich meist im Verlauf der Behandlung, doch der Patient muß vor Beginn der Therapie über diese mögliche Nebenwirkung aufgeklärt werden.

Bei der Wilson-Krankheit ist eine normale Schwangerschaft möglich unter der Voraussetzung, daß die hepatischen Störungen minimal sind. Sobald eine Schwangerschaft diagnostiziert wird, sollte die Penicillamin-Dosis auf 0,75 g/Tag reduziert werden. Das Medikament muß jedoch während der ganzen Schwangerschaft weitergegeben werden.

Bei etwa 5% der Patienten kann Penicillamin zu schweren Reaktionen führen, am häufigsten zu einem nephrotischen Syndrom oder zu Proteinurie 1–2 g/Tag. Zwingt eine ungünstige Reaktion zum Abbruch der Penicillamin-Therapie, muß sofort die Behandlung mit Trientin-HCl begonnen werden. Die Dosierung beträgt meist 1 g/Tag oral in 2–4 geteilten Dosen auf nüchternen Magen. Wie bei Penicillamin sollte in regelmäßigen Abständen auf frühe allergische oder späte toxische Reaktionen untersucht werden. Trientin hat bei einem Patienten, der 2 g/Tag erhalten hatte, eine mäßige sideroblastische Anämie hervorgerufen, doch bei einigen Patienten findet sich eine breitere Verteilung der roten Blutzellen, der zirkulierenden Siderozyten und einer Erhöhung der ringförmigen Sideroblasten im Knochenmark ohne Zeichen einer Anämie.

Vor kurzem konnte der Einsatz von oralem Zinksulfat, -azetat oder -glukonat in einer Dosierung von täglich 150 mg elementarem Zink die Patienten in einem Zustand aufrechterhalten, der zuvor mit Penicillamin-Therapie erreicht worden war, doch es konnte noch nicht bewiesen werden, daß Zink eine sichere und effektive Behandlung bei Wilson-Krankheit darstellt.

Die fulminante Hepatitis als Erstmanifestation der Wilson-Krankheit oder aufgrund einer Non-Compliance mit dem Therapie-Regime kann nur mit einer Lebertransplantation erfolgreich behandelt werden.

Andere Spurenelemente

Kobalt

Die Bedeutung von Kobalt für Gesundheit und Ernährung ist, soweit man weiß, auf sein Vorkommen im Kobalamin (Vitamin B_{12}) beschränkt. Es wurde berichtet, daß seltene Fälle von Anämie im Gefolge von Geophagie in Gegenden, in denen die Erde kobaltarm ist, auf Kobaltgabe ansprachen.

Die Verabreichung von Kobaltchlorid in großen Dosen (20–30 mg/Tag) zusammen mit Eisen bei der Behandlung des Eisenmangels bei chronischem Nierenversagen wird befürwortet, sollte aber nur dann eingesetzt werden, wenn ein Kobaltmangel vermutet wird, denn Kobalt ist potentiell toxisch. Überdosierung bei Kindern kann zu Hypothyreoidismus und zu Herzinsuffizienz führen. Es wurde eine Kardiomyopathie mit hoher Mortalität beschrieben, die nach Kontamination in Industriebetrieben, während einer Langzeit-Dialyse und nach dem Genuß von großen Mengen Bier, das bei der Herstellung mit Kobalt kontaminiert wurde, auftrat.

Chrom

Chrom ist nicht nur Bestandteil von Enzymsystemen, sondern fördert zusammen mit Insulin die normale Glukoseutilisation, wobei es für diesen Zweck an einen niedermolekularen organischen Komplex, den **Glukose-Toleranz-Faktor (GTF),** assoziiert ist. Bierhefe, die viel GTF enthält, erhöht die Glukosetoleranz und kann den Serumspiegel von Cholesterin und Triglyzeriden bei älteren Patienten sowie den Insulinbedarf bei Diabetikern reduzieren. Die Glukosetoleranz ist bei proteinkalorischer Mangelernährung normalerweise eingeschränkt; insbesondere bei Kwashiorkor und einigen anderen Fällen kann es zu einem dramatischen Ansprechen auf die Gabe von dreiwertigem Chrom kommen. Bei einigen Patienten traten nach mehreren Jahren totaler parenteraler Ernährung zu Hause plötzlicher Gewichtsverlust, eine periphere Neuropathie und eine Glukoseintoleranz auf; diese Symptome bildeten sich nach einer Chromtherapie wieder zurück.

Selen

Selen wirkt bei der Reoxidation des reduzierten Gluthathions mit und steht in enger metabolischer Beziehung zu Vitamin E. Es ist Bestandteil des Enzyms Glutathionperoxidase, von dem angenommen wird, daß es die Peroxide zerstört, die aus den ungesättigten Fettsäuren stammen. Mangelerscheinungen sind nach langdauernder parenteraler Ernährung beobachtet worden. Bei einem Kind mit schmerzhafter und empfindlicher Muskulatur sowie einer Weißfärbung der Fingernagelbetten war eine Selentherapie (100 µg Selensäure/Tag) wirksam. Mehrere Fälle einer letalen Kardiomyopathie sind einem Selenmangel zugeschrieben worden. Eine in China während der Kindheit auftretende Kardiomyopathie, die nach der betroffenen Provinz **Keshan-Krankheit** genannt wird, wird mit Selenmangel in Verbindung gebracht. Die prophylaktische Gabe von 150 μg Selen/Tag in Form von Selenomethionin soll davor schützen.

Selenvergiftungen **(endemische Selenose)** sind seit langem bei Tieren bekannt und in einigen menschlichen Gemeinden vermutet worden. Der überzeugendste Hinweis hierfür wurde kürzlich in China erbracht: Das häufigste Symptom ist Haarausfall und Verlust der Nägel. Hautläsionen und eine Polyneuritis können weniger sicher mit der Selenvergiftung in Verbindung gebracht werden, die auf der Einnahme von Reformhaustabletten beruhte.

Mangan

Mangan ist Bestandteil mehrerer Enzymsysteme und ist essentiell für die Knochenstruktur. Die Aufnahme variiert stark in Abhängigkeit von der Art der zugeführten Nahrung. Manganreiche Nahrungsmittelprodukte sind unbehandelte Getreideprodukte, grünes Blattgemüse und Tee. Es wurde über einen Fall von Manganmangel beim Menschen berichtet: Eine freiwillige Versuchsperson, die eine gereinigte Diät erhielt, aus der unbeabsichtigerweise auch das Mangan entfernt war, entwickelte folgende Symptome: Gewichtsverlust, eine vorübergehende Dermatitis, Übelkeit und Erbrechen sowie Farbveränderungen und verlangsamtes Wachstum der Haare. Eine Manganvergiftung tritt nur bei denjenigen auf, die in Erz abbauenden und verarbeitenden Berufen tätig sind; eine chronische Manganvergiftung ruft neurologische Symptome hervor, die denen des M. Parkinson und des M. Wilson ähneln.

Molybdän

Bei einem Patienten, der lange Zeit total parenteral ernährt wurde, war ein Molybdänmangel offenbar für das Auftreten folgender Symptome verantwortlich: Tachykardie, Tachypnoe, Zentralskotom, Nachtblindheit und Reizbarkeit, schließlich Koma. Diese Symptome wurden durch die tägliche Gabe von 300 μg Ammoniummolybdat zum Verschwinden gebracht. Die neurologischen Störungen ähnelten denjenigen eines Falles von Molybdän-Cofaktor-Mangel.

Silizium

Es ist kein Fall von Siliziummangel beim Menschen bekannt. Bei Tieren jedoch führt Siliziummangel zur Wachstumsretardierung sowie zu Läsionen in Knochen-, Knorpel- und Bindegewebe. Eine Siliziumvergiftung führte nach einer langjährigen Antazidatherapie mit Magnesiumtrisilikat zu Silikatblasensteinen.

5. FETTSUCHT

(s. a. Kap. KIN, 22.)

Exzessive Akkumulation von Körperfett.

Fettsucht ist willkürlich definiert als die Zunahme des Körpergewichts von mehr als 20% des Normgewichts. Diese Definition gilt nur bei muskulösen Individuen nicht. Wie bei der Hypertonie stellt die Fettsucht, graphisch gesehen, einen nicht genau abgrenzbaren Abschnitt auf einer Verteilungskurve von Körperfett bzw. Körpergewicht dar. Die Fettsucht kann in eine **leichte** (20–40% Übergewicht), **mittlere** (41–100% Übergewicht) und eine **schwere Form** (> 100% Übergewicht) eingeteilt werden (s. u.).

Epidemiologie

Die Prävalenz der Fettsucht liegt in den USA bei 24% bei den Männern und 27% bei den Frauen. Es finden sich jedoch große Unterschiede in Hinblick auf Alter, sozioökonomischem Stand und Rasse. So ist eine Verdoppelung der Prävalenz der Fettsucht im Alter zwischen 20 und 55 Jahren und mehr als doppelt so oft bei Frauen mit niedrigem sozioökonomischem

Status gegenüber Frauen mit höherem sozioökonomischem Status zu beobachten. Es sind keine signifikanten Unterschiede in der Prävalenz bei schwarzen und weißen Männern zu beobachten, bei schwarzen Frauen kommt die Fettsucht jedoch sehr viel häufiger vor als bei weißen Frauen und erreicht bei schwarzen Frauen mittleren Alters einen Wert von 60%.

Ätiologie

Die Ursache der Fettsucht ist unbekannt, der Mechanismus jedoch ist einfach – die Energiebilanz des Körpers ist unausgeglichen, d.h., es wird viel mehr Energie in Form von Nahrung zugeführt, als abgegeben wird. Mindestens sieben Faktoren können an der Entstehungsgeschichte der Fettsucht beteiligt sein. Wie diese Faktoren bei der Bestimmung der Körpergewichts einen jeden Individuums miteinander in Wechselwirkung stehen, ist unbekannt, aber nicht zufällig. Es wird angenommen, daß das Körpergewicht vieler Menschen einschließlich der Übergewichtigen einer **physiologischen Regulation** unterliegt und daß die Erhöhung des individuellen **„Sollwertes"** für die Fettsucht verantwortlich ist. Diese Sollwert-Theorie ist zur Zeit als Erklärung für die Schwierigkeiten übergewichtiger Menschen bei der Gewichtsabnahme und bei der Aufrechterhaltung des reduzierten Gewichtes beliebt.

Jüngste Forschungen haben eine neurophysiologische Grundlage für die Regulation des Körpergewichtes und für die Einstellung des Sollwertes angedeutet. Die traditionelle Auffassung, daß Katecholamine und Indolamine das Hunger- bzw. Sättigungsgefühl vermitteln, ist beträchtlich präzisiert worden, und zahlreiche neue Substanzen, die die Nahrungszufuhr drosseln, wurden entdeckt. So wurde gezeigt, daß endogene Opiate das Eßbedürfnis stimulieren, während mehrere von der Darmmukosa sezernierte Hormone – v.a. Cholezystokinin, Neurotensin und Bombesin – das Sättigungsgefühl auslösen. Diese Entdeckungen bedeuten nicht nur eine Grundlage für ein besseres Verständnis von Hunger und Sattheit, sondern auch die Hoffnung auf eine effizientere pharmakologische Beeinflussung des Appetits.

Genetische Faktoren: Vor kurzem durchgeführte Zwillings- und Adoptionsstudien haben gezeigt, daß genetische Faktoren bei der Fettsucht eine bedeutende Rolle spielen. Die Bedeutung genetischer Faktoren beim Body-Mass-Index von dünn zu dick deutet auf eine polygenetische Vererbung hin. Darüber hinaus können bei einer kleinen Anzahl sehr stark übergewichtiger Personen ein Haupt- oder mehrere Hauptgene beteiligt sein. Bis jetzt ist noch nicht bekannt, was übertragen wird, aber die übertragene Eigenschaft scheint den Gesamtenergiebedarf im allgemeinen oder die niedrige Stoffwechselrate im besonderen zu regulieren. Gewichtsverlust oder Gewichtszunahme sind assoziiert mit Veränderungen der Energieeffizienz mit deutlichen genetischen Determinanten.

Der Einfluß erblicher Faktoren trägt zur Klärung bei, warum einige Leute fett sind und nur sehr schwer Gewicht verlieren. Andererseits haben viele fettleibige Personen an Gewicht abgenommen und ihr Gewicht trotz der genetischen Faktoren beibehalten, weil es darüber hinaus wichtige Umwelteinflüsse auf das Körpergewicht gibt (einschließlich Behandlung). Darüber hinaus kann es durch eine Interaktion dieser Umwelt- und genetischen Faktoren zu einer Erleichterung des Gewichtsverlustes kommen. Wenigstens ein Teil dieser genetisch bedingten Anfälligkeit für Fettsucht drückt sich in einer erhöhten Sensitivität gegenüber Umwelteinflüssen zugunsten Gewichtszunahme aus. Eine Kontrolle dieser Einflüsse durch Veränderungen der Lebensgewohnheiten und persönlichen Gewohnheiten ist das Hauptziel von Verhaltensregeln beim Gewichtsmanagement.

Soziale Faktoren stellen vor allem bei Frauen eine sehr wichtige Ursache der Fettsucht dar. So tritt z.B. die *Obesitas* bei Frauen der Unterschicht 6mal häufiger auf als bei Frauen, die der Oberschicht angehören. Diese Beziehung zwischen Schichtzugehörigkeit und Fettsucht ist mehr als eine gegenseitige Abhängigkeit, sie ist auch kausal. Soziale Klassenzugehörigkeit zum Zeitpunkt der Geburt ist ein bedeutender inverser Prädiktor für den späteren Gewichtsstatus bei Frauen – offenbar eine Funktion des genossenen Lebensstils. Bei Männern ist die Beziehung zwischen Klassenzugehörigkeit und Fettsucht weniger geklärt – manchmal ist sie invers, wie bei Frauen, manchmal korreliert sie direkt.

In Entwicklungsländern besteht eine strikte direkte Beziehung zwischen der Angehörigkeit zu einer sozialen Klasse und der Fettsucht bei Männern, Frauen und Kindern, die wahrscheinlich auf die Zugänglichkeit von Nahrungsmitteln zurückzuführen ist. Ökonomische und andere soziale Faktoren, insbesondere ethnische und religiöse, sind an der Entstehung von Fettleibigkeit ebenso beteiligt, sind jedoch nicht ausreichend untersucht worden. Unterschiede in der Lebensführung, insbesondere die Ernährungsgewohnheiten, und die Art der beruflichen Tätigkeit spielen vermutlich eine bedeutende Rolle.

Endokrine und metabolische Faktoren werden mit der Entwicklung und Aufrechterhaltung einer Fettsucht in Verbindung gebracht, obwohl in vielen Fällen nicht geklärt ist, welches die Ursache und welches die Wirkung ist. So ist die vermehrte Fetteinlagerung beim Hyperadrenokortizismus auf vermehrte Produktion von Kortikosteroiden zurückzuführen, die zu erhöhter Glukoneogenese und damit auch zu einem erhöhten Insulinbedarf führt, der wiederum die Lipogenese stimuliert. Sogar in diesem speziellen Fall werden während der Periode der Gewichtszunahme mehr Kalorien zugeführt, als Energie verbraucht wird.

Psychogenen Faktoren wurde früher eine große Bedeutung für die Ätiologie der Fettsucht beigemessen, und bei vielen adipösen Personen finden sich emotionale Störungen. Dies trifft jedoch auch bei nicht-adipösen Personen zu, und emotionale Störungen bei diesen adipösen Personen werden mehr als Folge von Vorurteil und Diskriminierung betrachtet, denen diese Personen ausgesetzt sind, als als Ursache ihrer Adipositas. Psychopathologische Faktoren können jedoch bei einer kleineren Anzahl Betroffener beteiligt sein, besonders bei jungen Frauen der gehobenen Klasse und der Mittelklasse, die seit ihrer Kindheit adipös sind. Ein Merkmal der Psychopathologie der Betroffenen kann unter anderem ein gestörtes Körperempfinden sein, wobei die betroffenen Personen das Gefühl haben, daß ihr Körper grotesk und ekelhaft ist und daß andere sie mit Feindseligkeit und Verachtung betrachten. Daraus resultieren Hemmungen und gestörte soziale Funktionsstörungen, verzerrte Körperwahrnehmung, gestörtes Sozialverhalten.

Zwei voneinander abweichende Eßgewohnheiten, die offensichtlich durch Streß und emotionale Störungen hervorgerufen werden, können bei einigen Personen zu Fettsucht führen. Die **Bulimie** *(s. Kap. KIN, 22., Eßstörungen)* kann bei Adipösen wie auch bei anorektischen und normalgewichtigen Personen vorkommen. Die Freßsuchtepisoden (denen bei adipösen Personen selten Episoden mit Erbrechen folgen) können substantiell zu ihrer Kalorienaufnahme beitragen. Das **Nacht-Eß-Syndrom** ist charakterisiert durch morgendliche Anorexie, Hyperphagie am Abend und Schlaflosigkeit. Versuche, eine Gewichtsreduktion herbeizuführen, sind bei diesen beiden Störungen außerordentlich schwierig und können den Patienten unnötig belasten.

Entwicklungsabhängige Faktoren: Die Zunahme des Fettgewebes im Organismus kann durch zelluläre **(hypertrophische Obesitas)** oder numerische Vergrößerung der Fettzellen **(hyperplastische Obesitas)** oder durch beide Formen **(hypertrophisch-hyperplastische Obesitas)** bedingt sein. Eine Fettsucht, die im Erwachsenenalter beginnt, ist hypertrophisch. Bei Fettsucht im Kindesalter handelt es sich dagegen eher um eine hyperplastische, im allgemeinen aber um die kombinierte Form der Obesitas (hypertrophisch-hyperplastische Obesitas). Inzwischen konnte gezeigt werden, daß die Anzahl der Fettzellen bei schwer adipösen Personen im Lauf des Erwachsenenalters zunehmen kann. Die Adipösen können im Gegensatz zu Normalgewichtigen oder Fettsüchtigen mit der hypertrophischen Form der Obesitas bis zu 5mal mehr Fettzellen aufweisen. Nur durch eine deutliche Depletion des Lipidgehalts der einzelnen Fettzellen können sie ihr Normalgewicht erreichen. Eine solche Depletion und die mit ihr verbundenen Vorgänge in der Zellmembran können der Gewichtsabnahme eine biologische Grenze setzen und die Schwierigkeiten von Fettsüchtigen mit hyperplastischer Obesitas erklären, ihr Normalgewicht zu erreichen bzw. ihre Neigung, wieder Gewicht zuzulegen. Somit gibt es zwingende Gründe anatomischer wie psychologischer Art, Fettsucht während der Kindheit zu verhindern.

Mit dem Alter ist eine Neigung zur Gewichtszunahme zu beobachten; die Prävalenz der Obesitas verdoppelt sich im Alter zwischen 20 und 55 Jahren.

Physische Aktivität: Die eingeschränkte körperliche Aktivität der Überflußgesellschaft wird als kardinaler Faktor für die Entstehung der Fettsucht angesehen; z. B. hat sich die Häufigkeit des Auftretens der Obesitas in den USA seit der Jahrhundertwende trotz einer 10%igen Abnahme der täglichen Kalorienzufuhr verdoppelt.

Tierexperimente lassen vermuten, daß neben dem geringeren kalorischen Bedarf aufgrund der vorwiegend sitzenden Lebensweise auch ein paradoxer Effekt der Nahrungsaufnahme zur Entwicklung der Obesitas beiträgt: Bei Einschränkung der körperlichen Aktivität bis unter einen Minimalwert fällt die Nahrungsaufnahme weniger stark ab, als sie bei steigendem Energieverbrauch zunimmt. Bei manchen Personen kann eine verringerte physische Aktivität die Nahrungsaufnahme sogar erhöhen.

Zerebral bedingte Fettsucht: Schädigung zerebraler Strukturen, insbesondere hypothalamischer Kerngebiete, kann eine Freßsucht auslösen, obwohl solche Ursachen sehr selten sind. Was auch immer die Gründe für die Entwicklung einer Obesitas sind, dem ZNS kommt indirekt über das Verhalten eine zentrale Bedeutung in der Aufrechterhaltung einer ausgeglichenen Energiebilanz zu.

Symptomatik

Die offensichtliche Verunstaltung der Figur durch die Fettmassen lassen eine Obesitas auf den ersten Blick erkennen. Der von den umgebenden Fettmassen auf den Thorax ausgeübte Druck kann zusammen mit den großen intraabdominellen Fettansammlungen, die auf das Zwerchfell drücken, lebensbedrohlich sein. Die Einschränkung der Leistungsfähigkeit der Atmung kann bei minimaler Belastung eine Dyspnoe auslösen. Gelegentlich kommt es bei sehr fetten Menschen zu dem Krankheitsbild, das als **Pickwickier-Syndrom** bezeichnet wird. Seine Ursache ist eine periodische Kohlendioxidretention durch Hypoventilation, was zu einer verminderten Wirkung des CO_2 als Atmungsstimulans führt. Dadurch kommt es zur Hypoxie und zu Phasen von Bewußtseinstrübung *(s. a. Kap. NEU, 6., Schlaf-Apnoe)*.

Am Bewegungsapparat kann die Fettsucht zu zahlreichen Störungen führen. Man findet Senk- und Spreizfüße, im höheren Alter die Beschwerden der Knie- und Hüftgelenksarthrose. Varizen an den Beinen, Thrombose und Thrombophlebitis sowie das Ulcus cruris sind, teils wegen der veränderten Statik, teils wegen des behinderten venösen Rückflusses, vermehrt zu beobachten. Auch bei der leichten Form der Obesitas werden gelegentlich Amenorrhö und unregelmäßiger Zyklus beobachtet. Der Blutdruck ist bei Adipösen häufig erhöht. Eine Hypertonie ist bei Adipösen häufiger zu finden. Die subkutanen Fettmassen zwischen der Manschette des Blutdruckmeßgeräts und der Arteria brachialis können bei Verwendung einer normalen Manschette falsch hohe Werte erzeugen. Man nimmt deshalb eine breite und extra lange Manschette, die den Arm vollständig umschließt. Hauterkrankungen kommen bei Übergewichtigen besonders häufig vor. Durch das verringerte Verhältnis von Körperoberfläche zu Körpermasse ist die Wärmeabgabe eingeschränkt, so daß Adipöse sehr stark schwitzen, besonders nach den Mahlzeiten. Durch die vermehrte Schweißabsonderung entsteht zwischen den Fettwülsten ein exzellentes Nährmedium für das Wachstum von Mikroorganismen. Bei Bewegung kommt es zu Reibungen zwischen den Hautfalten, was schmerzhafte und lästige Ekzeme hervorrufen kann. Häufig kommt es zu leichten bis mittelschweren Ödemen an den Füßen und im Bereich der Knöchel.

Diagnostik

Die Diagnose der Fettsucht ist einfach und kann durch das Messen von Körpergewicht und Körpergröße, in zunehmendem Maß ausgedrückt im Body-Mass-Index (Gewicht in kg/Körpergröße in m^2) objektiviert werden. Obwohl in epidemiologischen Studien die Dicke der Hautfalten als Meßgröße verwendet wird, ist sie von geringem klinischem Wert und wird heutzutage in der Praxis selten herangezogen. Die typische Verteilung des Körperfetts wird seit langem als wichtiger Faktor anerkannt für die Diagnose anderer Störungen – die Fettanlagerung am Rumpf mit Stiernacken bei Hyperadrenokortizismus und die spezifische Flüssigkeitsansammlung bei der Hypothyreose. In letzter Zeit wurde die Aufmerksamkeit auf die Verteilung des Körperfetts im Bereich des Oberkörpers (Bauch) gegenüber der Adipositas im Bereich des Gesäßes gerichtet.

Komplikationen

Adipositas im Bereich des Abdomens (auch bei weniger übergewichtigen Personen) hat ungünstige Auswirkungen auf Mortalität und Morbidität – hauptsächlich aufgrund kardiovaskulärer Komplikationen. Mortalität und Morbidität bei den meisten Krankheiten, Unfällen und Verletzungen liegen bei adipösen Personen signifikant höher und nehmen entsprechend dem Ausmaß der Adipositas zu. Abdominale Adipositas – vor allem bei Vorliegen von Fett in den tiefen Eingeweiden – ist assoziiert mit einem deutlich erhöhten Risiko für die koronare Herzerkrankung und mit drei ihrer Hauptrisikofaktoren: Hypertonie, erwachsene Form des Diabetes mellitus und Hyperlipidämie. Bei Adipositas im Bereich des Gesäßes und der Oberschenkel wird jedoch kein zusätzliches Risiko beobachtet. Daraus resultiert das paradoxe Phänomen, daß sich die Behandlungsmaßnahmen weitgehend gegen die bei Frauen häufige Adipositas im Bereich der unteren Körperhälfte richten und damit eigentlich auf eine Kondition mit den geringfügigsten medizinischen Konsequenzen. Die Pathomechanismen, die dazu führen, daß abdominale Adipositas ein erhöhtes Risiko aufweist, sind noch nicht geklärt, aber Gewichtsreduktion führt zu einer radikalen Verminderung. Deshalb kommt es bei den meisten Patienten mit Hypertonie durch Gewichtsreduktion zu einer Erniedrigung des Blutdrucks, manchmal sogar zur Normalisierung der Werte, und 75% der Patienten mit Typ-II-Diabetes können ihre medikamentöse Behandlung absetzen.

Prognose und Therapie

Die Prognose der Obesitas ist schlecht; unbehandelt neigt sie zu einem progressiven Verlauf. Beim Versuch der Gewichtsabnahme kann es zu Komplikationen kommen: Angstzustände und depressive Reaktionen treten bei der Hälfte der Patienten auf, die sich in medizinische Behandlung begeben. Die Therapie ist nach wie vor wenig wirksam, allerdings sind Fortschritte zu verzeichnen.

Das Ziel jeder Therapie der Fettsucht ist ein kontinuierliches Energiedefizit, d.h., es werden weniger Kalorien mit der Nahrung zugeführt, als verbraucht werden. Es gibt die unterschiedlichsten Methoden, dieses Energiedefizit zu erreichen, und die Vielzahl dieser Behandlungsmethoden mag verwirrend erscheinen. Durch die Einführung einer neuen, einfachen Klassifikation der Fettsucht wurde etwas Übersicht in dieses Chaos gebracht *(s. Tab. 15)*.

Tab. 15. Klassifizierung der Fettsucht

Merkmale	*schwer*	*mittel*	*leicht*
% über dem Idealgewicht	> 100%	41–100%	< 40%
Prävalenz (bei übergewichtigen Frauen)	0,5%	9,0%	90,5%
Pathologie	hypertroph hyperplastisch	hyperplastisch hypertroph	hypertroph
Komplikationen	schwere	von den Umständen abhängig	?
Behandlung	chirurgisch	diätetisch und Verhaltenstherapie unter medizinischer Aufsicht	Veränderungen der Lebensgewohnheiten (Laiengruppen)

Schwere Fettsucht ist relativ selten und kommt nur bei 0,5% der adipösen Personen vor und damit lediglich bei wenig über 0,1% der Bevölkerung. Dennoch machen die zahlreichen schweren Komplikationen die Behandlung dringend erforderlich. Grundlage der Behandlung ist die **chirurgische Therapie,** die zu drastischem, oft dauerhaftem Gewichtsverlust führt. Eine solche Operation ist risikoreich und sollte auf die Fälle extremer Obesitas beschränkt werden, in denen wiederholte konservative Behandlung erfolglos geblieben sind.

Die meisten Operationen führen zu einer radikalen Reduzierung des Magenvolumens – entweder durch vertikale Gastroplastie oder durch gastrischen Bypass, die beide zur Entstehung einer 25-ml-Tasche führen.

Der Gewichtsverlust nach dem chirurgischen Eingriff verläuft anfangs rapide und verlangsamt sich dann im Verlauf der nächsten zwei Jahre. Die Höhe des Gewichtsverlustes ist zum Ausmaß des Übergewichtes direkt proportional und schwankt in der Regel zwischen 40 und 60 kg. Diese Gewichtsreduktion ist von einer häufigen Besserung der medizinischen Komplikationen der Fettsucht begleitet sowie von einer Verbesserung der Stimmung, der Selbstachtung, der Körperempfindung, der Aktivität, der sexuellen und partnerschaftlichen Beziehungen und der sozialen und beruflichen Leistungsfähigkeit.

Von der **mittleren Fettsucht** sind etwa 9% der Bevölkerung betroffen. Ihre Behandlung haben größtenteils kommerzielle Organisationen übernommen mit sorgfältig ausgearbeiteten Diätprogrammen und Verhaltensmodifikationen, die normalerweise unter medizinischer Aufsicht durchgeführt werden.

Ziel der Diättherapie ist, mit dem größtmöglichen Energiedefizit auszukommen, das gefahrlos und ohne Beschwerden toleriert werden kann. Herkömmliche Abmagerungsdiäten mit 1200–1500 kcal/Tag erfüllen diese Bedingungen sicher und bequem, führen aber zu langsam zu Gewichtsverlust, als daß sie von Patienten mit mittlerer Fettsucht akzeptiert würden. Deshalb verwenden kommerzielle Programme sehr niedrigkalorische Diäten, die 400–700 kcal/Tag weitgehend oder ausschließlich in Form von Proteinen zur Verfügung stellt. Im Gegensatz zu den Flüssigproteindiäten der 70er Jahre, die zu einigen Todesfällen geführt haben, erscheinen diese Diäten gefahrlos, wenn sie unter ärztlicher Aufsicht und nicht länger als 3 Monate durchgeführt werden. Diese Diäten werden oftmals ohne Formeldiäten angeboten, die zu den substantiellen Kosten des Programms beitragen.

Hauptproblem aller diätetischen Behandlungsmethoden bei der Fettsucht ist die Aufrechterhaltung des reduzierten Körpergewichts, das zur Einführung verhaltenstherapeutischer Methoden geführt hat.

Die **Verhaltenstherapie** beruht auf einer Analyse des zu verändernden Verhaltens, seiner auslösenden Mechanismen und seiner Konsequenzen. Als erstes muß das Eßverhalten verändert werden, wobei versucht wird, die Anzahl der Mahlzeiten zu reduzieren. Danach wird großer Wert auf eine Veränderung der das Eßverhalten auslösenden Mechanismen gelegt, angefangen mit solchen, die relativ versteckt sind (z.B. Lebensmitteleinkauf), bis hin zu denjenigen, die in enger Beziehung zum Essen stehen (z.B. die leichte Verfügbarkeit kalorienreicher Nahrungsmittel zu Hause). Hierauf folgen Belohnungen dafür, daß solche Verhaltens*weisen geübt wurden, die das Essen kontrollieren helfen.* Selbstüberwachung – detaillierte Auflistung – wird eingesetzt, um zu bestimmen, welche Aspekte des Verhaltens modifiziert weden sollten, und um den Erfolg einer solchen Modifikation zu beurteilen. Die Ernährungserziehung spielt eine immer größere Rolle in Behandlungsprogrammen, wie auch die zunehmende körperliche Aktivität. Neuere Entwicklungen der kognitiven Psychotherapie werden angewendet, um die selbstzerstörerischen und maladaptiven Haltungen gegenüber einer Gewichtsreduktion bei zahlreichen adipösen Personen zu überwinden.

Die Verhaltensmodifizierung führt zu einer mäßigen Verbesserung der Chance, daß das Körpergewicht nach der Behandlung aufrechterhalten wird. Die Ergebnisse bei Follow-up-Studien nach einem Jahr sind sehr gut. Nach 3 Jahren haben die meisten Patienten jedoch einen Rückfall erlitten, sofern sie nicht an weiteren Behandlungsprogrammen teilgenommen haben.

Die **medikamentöse Behandlung** wird aufgrund der Bedenken in bezug auf einen potentiellen Abusus einiger häufig verwendeter Medikamente und aufgrund der konsequenten Tendenz, das verlorene Gewicht wieder zuzunehmen, sobald die Medikation abgesetzt wird, weniger häufig eingesetzt. Es wird jedoch im Augenblick eine neue Generation von Appetitzüglern mit sehr geringem Suchtpotential eingeführt. Im Augenblick besteht Interesse an einer Langzeittherapie mit Appetitzüglern als Alternative zu den traditionellen Praktiken. Sollten sich die neueren Medikamente als hinreichend sicher erweisen, wird die Langzeitanwendung erforscht.

Es sollte festgehalten werden, daß eine Gewichtsreduktion durch Medikamente nur sehr bescheiden ist, selten mehr als 15 kg. Medikamente, die frei erhältlich sind, sind meist unwirksam, harmlos und sollten besser gemieden werden.

Die **leichte Obesitas** ist die häufigste Gewichtsstörung, die bei mehr als 90% aller adipösen Personen vorgefunden wird. Sie wird am besten mit einer Diät und mit Verhaltenstherapie behandelt und auch ihre Behandlung liegt meist in den Händen kommerzieller Organisationen. Meist wird auf eine medizinische Überwachung verzichtet, und die Programme kosten daher sehr viel weniger Geld. Lediglich eine geringfügige Kalorienrestriktion ist erforderlich – 1200 kcal/Tag bei Frauen und 1500 kcal/Tag bei Männern. Das „Diäthalten" hat an Bedeutung verloren zugunsten einer nachhaltigen Verhaltensänderung; in den letzten Jahren wurde die Idee des Diäthaltens aus psychologischen Gründen kritisiert. Eine Diät zu beginnen impliziert auch, daß damit aufgehört wird und wieder alte Eßgewohnheiten aufgenommen werden. Daher wird in den Programmen ein sicheres und sensibles allmähliches Ändern des Eßverhaltens trainiert, wozu auch eine Steigerung des Verzehrs komplexer Kohlenhydrate (Obst, Gemüse, Brot und Nudeln) und eine Verringerung des Verzehrs von Fett und einfachen Kohlenhydraten gehören.

Die Effektivität kommerzieller Trainingsprogramme ist schwierig zu beurteilen, da sie keine Stastistiken veröffentlichen und sehr hohe Abspringraten haben – bis zu 50% in 6 Wochen. Dennoch sind diese Programme aufgrund der Kostengünstigkeit und leichten Verfügbarkeit eine wichtige Quelle, und Ärzte können ihre Patienten getrost dazu ermutigen, an solchen Programmen teilzunehmen und dabei zu bleiben.

6. STÖRUNGEN DES WASSER-, ELEKTROLYT-, MINERAL- UND SÄURE-BASEN-STOFFWECHSELS

(s. a. Kap. KIN, 5.)

Bei Gesunden werden die Zusammensetzung und das Volumen der Körperflüssigkeiten bemerkenswert konstant gehalten, trotz erheblicher Schwankungen der ernährungsbedingten Aufnahme und der metabolischen Aktivität. Die für die Homöostase verantwortlichen Mechanismen sind eng miteinander verknüpft. Daraus ergibt sich, daß viele Störungen des Wasser-, Elektrolyt- und Säure-Basen-Haushalts gemischte Störungen sind. Diese Abhandlung faßt die Aspekte der Pathophysiologie, der Erkennung und Behandlung von häufig auftretenden Störungen des Wasser- und Elektrolythaushaltes zusammen.

Regulation der Wasser- und Natriumhomöostase

Wasser

Der Anteil des **Gesamtkörperwassers (GKW)** beträgt bei erwachsenen Menschen zwischen 55% des Körpergewichts bei Übergewichtigen und 65% bei dünnen Personen. Bei Frauen liegen die entsprechenden Werte etwa 10% darunter. Ca. zwei Drittel des GKW liegt intrazellulär, das restliche Drittel extrazellulär vor. Das Plasmavolumen trägt zu etwa einem Viertel zur gesamten **Extrazellulärflüssigkeit (EZF)** bei. Der Wasserbestand des Organismus wird durch das Zusammenwirken von verschiedenen Faktoren reguliert. Es sind dies das Durstgefühl, das antidiuretische Hormon **(ADH),** das im Hypophysenhinterlappen gespeichert vorliegt, und die Niere. Durstgefühl und ADH-Ausschüttung werden im wesentlichen über die Osmolalität und das Volumen des GKW kontrolliert. Normalerweise wird die Osmolalität des Körperwassers in engen Grenzen gehalten. Ein 2%iger Anstieg/Abfall führt zur ADH-Ausschüttung (oder kompletten Suppression). Bei Abnahme des Körperwasservolumens führt die ADH-Freisetzung auf Kosten der Tonizität zu verminderter Diurese. Schmerz, Streß und Arzneimittel wie Narkotika und Barbiturate können ebenfalls zur Freisetzung von ADH führen.

Zusätzlich zu der Trinkwasserzufuhr fallen täglich etwa 200–300 ml Oxidationswasser an, das bei der Verbrennung der Kalorienträger im Stoffwechsel entsteht. Die Wasserausscheidung über die Nieren kann auf 300–500 ml/Tag reduziert werden, vorausgesetzt, es liegen keine Erkrankung oder andere Faktoren vor, die die renale Konzentrierungsfähigkeit beeinflussen. Die Perspiratio insensibilis (temperaturabhängige Wasserverluste ohne Schwitzen durch Haut und Atmung) beträgt etwa 0,4–0,5 ml/h/kg Körpergewicht oder etwa 650–850 ml/Tag bei einem 70 kg schweren Erwachsenen. Bei Fieber kann es zu einem zusätzlichen Flüssigkeitsverlust von 50–75 ml/Tag pro Grad Temperaturerhöhung über normal kommen. Flüssigkeitsverluste über das Schwitzen sind vernachlässigbar, können aber auch von großer Bedeutung sein. Wasserverluste über den Gastrointestinaltrakt sind unbedeutend, können aber bei Diarrhö und Erbrechen signifikant ansteigen.

Da die Zellmembranen für Wasser im allgemeinen frei permeabel sind, entsprechen sich die Osmolalitäten der EZF (290 mOsm/kg) und der **Intrazellulärflüssigkeit (IZF).** Deshalb ist die Bestimmung der Serumosmolalität ein leicht zu handhabendes genaues Maß, um sich über die Osmolalität der IZF zu orientieren. Die Osmolalität der Körperflüssigkeit läßt sich mit Hilfe folgender Formel *annähernd* genau bestimmen

$$\textbf{Serumosmolalität}\ (\text{mOsm/kg}) = 2([\text{Na}] + [\text{K}])\ \text{Plasma} + \frac{\textbf{[B-H-S]}}{2{,}8} + \frac{\textbf{[Glukose]}}{18}$$

wobei Natrium **(Na)** und Kalium **(K)** in mÄq/l und Blut-Harnstoff-Stickstoff **(B-H-S)** und die *Glukosekonzentration in* mg/100 ml angegeben sind.

Die **Serumhypertonizität (Hypernatriämie)** zeigt die zelluläre Dehydratation und die **Serumhypotonizität (Hyponatriämie)** die zelluläre Hyperhydratation an. Diese Beziehung gilt nicht bei signifikanter Azotämie, Hyperglykämie oder Hyperlipidämie. Harnstoff dringt leicht in die Zelle ein; da folglich die intrazelluläre Harnstoffkonzentration der extrazellulären entspricht, ergibt sich keine signifikante Veränderung des Zellvolumens. Somit verändert sich bei Vorliegen einer Azotämie, obwohl die Serumosmolalität erhöht ist, die „effektive" Serumosmolalität nicht und entspricht annähernd der doppelten Serumnatriumkonzentration. Bei ausgeprägter Hyperglykämie steigt die Osmolalität der EZF und überschreitet die Osmolalität der IZF (da Glukose die Zellmembran nur langsam durchdringt), was eine korrespondierende Wasserbewegung vom intrazellulären in den extrazellulären Raum zur Folge hat. Die Serumnatriumkonzentration fällt somit proportional zur Verdünnung der EZF, wobei sie um

1,6 mÄq/l pro 100 mg/100 ml Erhöhung des Serumglukosespiegels über den Normalwert abnimmt. Schließlich kann es bei Hyperlipidämie und extremer Hyperglobulinämie zu einer scheinbaren Hyponatriämie bei normaler Serumosmolalität kommen, da Lipide und Proteine einen bedeutenden Teil des Serums ausmachen, der für die Analyse herangezogen wird, wobei die Natriumkonzentration pro 1 l Serumwasser jedoch normal ist.

Natrium

Der gesamte Na-Bestand des Körpers wird über Nahrungsaufnahme und renale Ausscheidung reguliert. Da die renale Natriumausscheidung in einem weiten Bereich der Natriumzufuhr angepaßt werden kann, tritt eine Natriumverarmung des Organismus nur dann auf, wenn die natriumerhaltende Funktion der Nieren gestört ist (z. B. primäre Nierenerkrankungen oder Nebennierenrindeninsuffizienz) oder wenn extrarenale Verluste (z. B. Verlust über den Gastrointestinaltrakt) mit unzureichender Zufuhr verknüpft sind. Eine gestörte renale Natriumausscheidung führt in gleicher Weise zur Hypernatriämie.

Da Natrium im wesentlichen auf die EZF beschränkt ist, wird das extrazelluläre Flüssigkeitsvolumen hauptsächlich durch den Natriumgehalt des Körpers bestimmt und von Volumenrezeptoren sowohl in Hochdruck- (arteriellen) als auch in Niederdruck (venösen) Systemen überwacht. Die wichtigsten sind die Niederdruckrezeptoren in den Vorhöfen des Herzens und/oder in den thorakalen Venen und die Hochdruckbarorezeptoren im Karotissinus und im juxtaglomerulären Apparat in der Niere. Als eine Antwort auf ein entsprechendes Signal von diesen Rezeptoren wird das extrazelluläre Volumen durch eine Veränderung der renalen Natriumausscheidung moduliert.

Die Natriumausscheidung der Nieren wird durch mehrere Variable kontrolliert: 1. die glomeruläre Filtrationsrate **(GFR)** und die filtrierte Na-Menge, 2. die Höhe der Glukokortikoid- und Mineralokortikoid- (hauptsächlich Aldosteron-)Ausschüttung, 3. mechanische Faktoren wie der onkotische und hydrostatische Druck in den tubulären Kapillaren und der renale Perfusionsdruck; 4. direkte tubuläre Wirkung des Angiotensins II; 5. renale Nervenstimulation; 6. Tonizität der Medulla und wahrscheinlich 7. natriuretische Faktoren.

Inzwischen wird schon seit 30 Jahren nach einem Beweis für die Existenz eines solchen natriuretischen Faktors geforscht. Vor kurzem wurden mehrere natriuretische Faktoren identifiziert, darunter eine strophantinähnliche Substanz (Ouabain-ähnliche Substanz), die durch eine Hemmung der Natrium-Kalium-ATPase die Natriurese hemmt. Eine zweite Gruppe atrialer natriuretischer Peptide (ANP), die seit 1981 identifiziert, sequenziert und synthetisiert wird, hat noch mehr Aufsehen erregt. Das Vorläuferpeptid wurde durch rekombinante DNA-Methoden sequenziert, und das Gen wurde kloniert. Das aktive, beim Menschen im Blut zirkulierende ANP besteht wahrscheinlich aus 218 Aminosäuren und wird vom C-terminalen Ende seines Peptidvorläufermoleküls abgespalten. ANP wird in sogenannten sekretorischen Granula im Vorhofgewebe gefunden und scheint bei einem druckinduzierten akuten Anstieg des Blutdrucks, bei Salzüberladung und Zunahme des EZF-Volumens, bei Zunahme des zentralen Volumens, induziert durch ein Kopf-über-Wasser-Tauchbad, und andere Ursachen einer atrialen Dehnung freigesetzt zu werden. Erhöhte Plasmaspiegel von ANP wurden bei Patienten mit erhöhtem EZF-Volumen, primärem Aldosteronismus, kongestivem Herzversagen, Nierenversagen und bei einigen Patienten mit essentieller Hypertonie oder Zirrhose mit Aszites gefunden. Auf der anderen Seite konnten erniedrigte Plasmaspiegel beobachtet werden bei einigen Patienten mit nephrotischem Syndrom und V. a. eine Verminderung des effektiven zirkulierenden EZF-Volumens.

In vitro führt ANP zu einer Vasorelaxation (Vasodilatation), antagonisiert die vasokonstriktive Wirkung von Angiotensin II, hemmt die Aldosteronfreisetzung basal und nach Angiotensin-II-Stimulation und hemmt die natriumretinierende Wirkung von Aldosteron. Wenn ANP bei Tieren oder Menschen infundiert wird, kommt es zu verschiedenen, zum Teil dosisabhängigen Wirkungen. Physiologische Plasmaspiegel von infundiertem ANP verringern beim Menschen das Blutvolumen über nichtrenale Mechanismen, induzieren eine Natriurese und Chlorourese und führen zu niedrigen Angiotensin-II-, Aldosteronspiegeln und niedriger Plasmareninaktivität bei geringen oder keinen Änderungen der glomerulären Filtrationsrate oder des effektiven Nierenplasma-Flow (ERPF). In höheren Dosen kommt es zur verstärkten Natriurese und Chlorourese; die glomeruläre Filtrationsrate steigt, obwohl ERPF und Blutdruck zurückgehen.

Die Kontrolle der renalen Natriumexkretion ist ein komplexer, vielschichtiger Prozeß, der eine Vielzahl sich überlappender Mechanismen erforderlich macht, die zusammen das EZF-Volumen kontrollieren. Deshalb werden bei Störung oder Ausfall dieser Mechanismen die anderen normal weiterarbeiten und auf diese Weise lebensbedrohliche Veränderungen des Natriumgleichgewichts verhindern. ANP ist ein wichtiges neues Hormon, das wahrscheinlich eine stolze Rolle bei der Regulation des EZF-Volumens, beim Natriummetabolismus und beim Blutdruck spielt. Seine biologische Bedeutung, seine pathophysiologischen Mechanismen bei bestimmten Krankheiten mit Störungen des Volumens und des Blutdrucks und seine potentielle therapeutische Anwendung als Diuretikum und/oder Vasodilatator müssen jedoch noch geklärt werden.

Das Volumen der EZF wird über den gesamten Natriumbestand des Organismus reguliert. Somit ziehen Störungen des Natriumhaushaltes Veränderungen der EZF und des Plasmavolumens nach sich, und in der Klinik kann man sich bezüglich des Natriumbedarfs am besten an der EZF orientieren. Die Serumnatriumkonzentration und die Osmolalität reflektieren dagegen am besten den Zustand des Wasserhaushaltes. Die Natriumserumspiegel werden im allgemeinen flammenphotometrisch oder mit Hilfe einer ionenspezifischen Elektrode bestimmt.

Der hier abgehandelte **Wasserstoffwechsel** bezieht sich auf die *Natrium-unabhängige Ausscheidung oder Retention von Wasser.* Obwohl sich isotone Flüssigkeitsverluste aus Wasser- und Natriumverlusten zusammensetzen, beziehen sich die klinischen Erscheinungen primär auf die Volumenverringerung der EZF und die damit verbundenen hämodynamischen Störungen. Im Gegensatz dazu treten Hypo- und Hypertonizität der Körperflüssigkeiten primär als geistige Störungen in Erscheinung. Der Ausdruck **„Störungen des Wasserhaushaltes“** ist hier auf die *Störungen der Osmolalität* begrenzt. Es sollte noch betont werden, daß kombinierte Störungen des Wasser- und Salzhaushaltes häufig auftreten. So kommt es bei Nebennierenrindeninsuffizienz zur Volumenverringerung des Gesamtkörperwassers aufgrund von renalem Wasser- und Salzverlust, und eine Störung des Wasserhaushaltes tritt nur dann auf, wenn die Osmolalität der Körperflüssigkeit verändert wird (d.h., wenn eine Hypo- oder Hypernatriämie vorliegt).

Klinische Zustände bei Wasser- und Natriumstoffwechselstörungen

Die meisten klinischen Störungen des Natrium- und Wasserhaushaltes treten gemeinsam auf, obwohl auch Natriumdepletion oder -überschuß bzw. Wasserdepletion (Dehydratation) oder -überschuß allein auftreten können. Wasserverlust oder -überschuß verteilt sich auf IZF und EZF approximativ im Verhältnis 2:1. Daraus läßt sich ableiten, daß Veränderungen der EZF *und des intravaskulären* Volumens mit unbedeutenden oder ganz ohne klinische Erscheinungen einhergehen. Statt dessen kommt es häufig zur Störung des ZNS (aufgrund von osmotisch bedingten Veränderungen des Gehirnzellvolumens). Dabei treten Veränderungen des geistigen Zustandes und der Persönlichkeit auf, die bis zur Übererregbarkeit, Hyperreflexie, zu Krämpfen, Koma und Tod führen können.

Eine Natriumverarmung zeichnet sich dagegen durch Verringerung der EZF und des intravaskulären Volumens aus. Handelt es sich um eine leichte Na-Depletion, treten als einzige Veränderungen ein herabgesetzter Hautturgor oder ein verminderter intraokulärer Druck auf; beide gehören zu den unzuverlässigen klinischen Zeichen. Nimmt das EZF-Volumen um 5% oder mehr ab, kommt es als Folge des reduzierten intravaskulären Volumens zur orthostatischen Tachykardie und/oder zur Hypertonie (Abnahme des systolischen Drucks um mehr als 10 mmHg oder mehr) und zur Abnahme des zentralvenösen Drucks **(ZVD).** Eine ziemlich genaue Schätzung des zentralen Venendrucks ohne jedes Hilfsmittel ermöglicht die Bestimmung der Höhe, bis zu der die V. jugularis – bei mit leicht angehobenen Kopf liegenden Patienten – erweitert ist. Der vertikale Abstand zwischen dem rechten Vorhof und dem Punkt des beginnenden Venenkollapses (Venendruck = 0) entspricht dem Venendruck in mm Blutsäule. Eine genaue Messung des ZVD mit Hilfe eines zentralen Venenkatheters im rechten Vorhof oder in der oberen Hohlvene liefert verläßliche Daten über das intravaskuläre Volumen, sofern nicht eine Herzbeuteltamponade bzw. -restriktion, ein Trikuspidalklappenfehler oder eine akute Linksherzinsuffizienz (z.B. akuter Myokardinfarkt) vorliegt. Eine Volumendepletion der EZF kann in der Regel klinisch leicht von Zuständen einer EZF-Volumenüberlastung mit einem geringen effektiv zirkulierenden intravaskulären Volumen (z.B. Stauungsinsuffizienz oder Leberzirrhose mit Aszites) abgegrenzt werden. Bei akuter Linksherzinsuffizienz können mit Hilfe des pulmonalen Kapillardruckes (Wedge-Druck) das intravaskuläre Volumen und der effektive linksventrikuläre Füllungsdruck besser abgeschätzt werden. Na-Überschuß führt zur Volumenerweiterung der EZF und bei schwerwiegender Störung zu Ödemen. Etwa 3 l Flüssigkeit müssen sich bei einer 70 kg schweren Person ansammeln, bevor Ödeme sichtbar werden. Wenn lokale Gründe für die Ödembildung ausgeschlossen sind, kommt ziemlich sicher ein Na-Überschuß als auslösende Ursache in Betracht. Zusätzliche klinische Erscheinungen hängen größtenteils vom kardialen Status und von der Verteilung der EZF zwischen vaskulären und interstitiellem Raum ab.

Grundzüge der Flüssigkeitstherapie

Flüssigkeits- und Elektrolyttherapie beinhalten die physiologische Bedarfsdeckung und Auffüllung von Defiziten, die mit extremen Verlusten einhergehen. Die annähernde Zusammensetzung und das Volumen der physiologischen und pathologischen Wasserabgabe werden in *Tab. 16* gezeigt. Bei normaler Nierenfunktion wird die Bilanz so ausgeglichen, daß die Niere Überschüsse ausscheidet und das, was benötigt wird, zurückbehält. Liegt eine Nierenfunktionsstörung vor oder nehmen die Verluste extreme Ausmaße an, ist es notwendig, das Volumen und den Elektrolytgehalt zu bestimmen, um dem Patienten eine auf den jeweiligen Fall bezogene, „maßgeschneiderte" Therapie zukommen zu lassen. Zu Beginn kann das Na-Defizit über die Veränderung des Körpergewichts geschätzt werden. In jedem Fall ist es jedoch am besten, die Volumenparameter sorgfältig zu überwachen (Blutdruck, Puls, Hkt und ZVD oder pulmonaler Kapillardruck), während man Flüssigkeit und Elektrolyte substituiert, insbesondere wenn große Flüssigkeitsmengen schnell verabreicht werden oder wenn renale oder kardiale Erkrankungen vorliegen. Die Art der Lösung, die zur Auffüllung des EZF-Defizits verwendet wird, hängt davon ab, ob ZNS-Symptome vorliegen oder nicht, und von der initialen Natriumserumkonzentration. Bei zerebralen Symptomen und bei einer initialen Natriumkonzentration unter 115–120 mÄq/l sollte eine 3- bis 5%ige NaCl-Lösung appliziert werden *(s.u., Therapie, unter Hyponatriämie).* Handelt es sich jedoch um eine schwere Hypernatriämie, muß die Therapie in der Zufuhr von hypotonen Salzlösungen (z.B. 0,45%iges NaCl) bestehen.

Retiniert die Niere zuviel Natrium, dann muß, gemessen an der renalen Na-Ausscheidung und der Volumenexpansion der EZF, die Aufnahme beschränkt werden. Die Einschränkung der Natriumaufnahme muß jedoch bei Patienten mit schweren Nierenfunktionsstörungen vorsichtig durchgeführt werden, da es zu einer Urämie kommen kann, wenn die obligatorische renale Natriumexkretion die Natriumaufnahme überschreitet, und es resultiert daraus ein EZF-Defizit.

Die benötigte Wasserzufuhr wird über den geschätzten physiologischen Bedarf und mit Hilfe der Natriumserumkonzentration bestimmt. Bei ernsthafter Funktionseinschränkung der Nieren oder Störung des Wassermetabolismus muß das Hauptaugenmerk auf den Ausgleich der Wasserzufuhr gelegt werden. Beispielsweise muß bei schwerer Hyponatriämie als Folge von Wasserretention die Wasserzufuhr strikt auf ≤ 1000 ml/24 h oder weniger/Tag

Tab. 16. Flüssigkeitsverluste bei Erwachsenen

Art des Verlustes	*Zusammensetzung*		*Volumen/24 h*
Physiologische Verluste			
Perspiratio insensibilis	Wasser		12 ml/kg Körpergewicht
Schweiß	Na^+	18– 97 mÄq/l (45)[1]	Verschieden; sollte bei starker
	Ka^+	1– 15 mÄq/l (5)	Schweißabsonderung geschätzt
	Cl^-	18– 97 mÄq/l (58)	werden
Urin	Verschieden; durchschnittlicher Verlust während 24 h		Verschieden; durchschnittliches Volumen: 1000–1500 ml
	Na^+	75–170 mÄq/l[2]	
	K^+	40– 60 mÄq/l	
	Cl^-	115–145 mÄq/l	
Pathologische Verluste			
Absaugen von Magensaft	Na^+-Verlust korreliert mit dem pH[2]		Muß bestimmt werden
		30– 90 mÄq/l (60)	
	K^+	5– 12 mÄq/l (9)	
	Cl^-	50–124 mÄq/l (100)	
Diarrhö	Na^+	50–100 mÄq/l	Muß gemessen werden
	K^+	20– 40 mÄq/l	
	Cl^-	40– 80 mÄq/l	

[1] Zahlen in Klammern sind Durchschnittswerte
[2] Der Natriumgehalt im Urin korreliert normalerweise direkt mit dem in der Nahrung zugeführten Natrium

begrenzt werden. Zusätzlich muß der Elektrolytgehalt modifiziert werden, wenn Störungen des Säure-Basen- und des K-Stoffwechsels vorliegen, die später gesondert behandelt werden.

Als Faustregel hat sich bewährt, während der 24 h der Behandlung die Hälfte des errechneten Defizits plus des physiologischen Bedarfs und voraussichtlich auftretender Verluste auszugleichen. Davon wird etwa die Hälfte während der ersten 8 h verabreicht. Im Schockzustand kann es notwendig werden, die Flüssigkeit in kürzerer Zeit zu geben, wobei die Volumenparameter und der K-Gehalt sorgfältig überwacht werden müssen.

Kombinierte Natrium- und Wasserdefizite

Der Verlust von Natrium und Wasser führt zur Volumendepletion der EZF.

Ätiologie und Pathogenese

Wenn der Organismus Na verliert, geschieht das immer in Verbindung mit Wasser, d.h., mit der Na-Depletion verringert sich das Volumen der EZF; ob eine hypotone, isotone oder hypertone Dehydratation vorliegt, hängt hauptsächlich vom Weg ab, über den der Verlust (z.B. Gastrointestinaltrakt, Niere) erfolgt, und von der Art der Flüssigkeit, die zugeführt wird. Andere Faktoren wie die Ausschüttung des ADH oder eingeschränkte Nierenfunktion mit erhöhter Wasserretention können die Serumnatriumkonzentration ebenfalls beeinflussen. Die üblichen Ursachen einer Volumendepletion der EZF sind in *Tab. 17* aufgelistet.

Tab. 17. Ursachen der Volumendepletion der EZF

I. Extrarenal
- Gastrointestinaltrakt: Erbrechen, Durchfall, Absaugen von Magensaft
- Haut: Schwitzen
- Dialyse: Hämodialyse, Peritonealdialyse
- Verluste über den dritten Verteilungsraum (Ödeme, Aszites)

II. Renal/Adrenal
- Chronisches Nierenversagen; salzverlierende Nierenerkrankung (medulläre zystische Erkrankung; interstitielle Nephritis; seltener Pyelonephritis, Myelom)
- Akutes Nierenversagen: Erholungsphase
- Diuretische Therapie
- Diabetes mellitus mit Ketoazidose oder extremer Glukosurie
- Bartter-Syndrom
- Adrenale Erkrankungen: Addison-Krankheit (Glukokortikoidmangel), Hypoaldosteronismus

Klinik und Diagnostik

Mit einer Verringerung des EZF-Volumens muß gerechnet werden, wenn entweder die Anamnese ergibt, daß der Patient (insbesondere wenn komatös oder desorientiert) unzureichend Trinkwasser aufgenommen hat oder aber daß Erbrechen, Durchfall (oder iatrogene Verluste über den Gastrointestinaltrakt, z. B. Absaugen von Magensaft, Kolostomie), eine Diuretikatherapie, Diabetes mellitus oder renale oder adrenale Erkrankungen vorliegen. Auch die Information, daß der Patient innerhalb kurzer Zeit viel an Gewicht verloren hat, ist richtungweisend. Zeichen wie verminderter Hautturgor, verminderter intraokulärer Druck und eine trockene, verschrumpelte Zunge sind oft nicht bewertbar, insbesondere bei Älteren oder sog. „Mundatmern". Aussagekräftig sind die Messung des ZVD, die orthostatische Hypotonie oder die Tachykardie (die beiden letzten Symptome können auch bei bettlägerigen Patienten ohne Volumendepletion der EZF auftreten). Bei stark ausgeprägter Volumenverringerung kann es zur Desorientiertheit und zum Schock kommen. Der häufig erhöhte Hämatokrit ist diagnostisch nicht relevant, wenn der Ausgangswert nicht bekannt ist oder wenn dieser durch die zugrundeliegende Erkrankung überproportional hoch ist (z. B. Nierenversagen).

Bei suffizienter Nierenfunktion und extrarenalen Verlusten liegt die Na-Urinkonzentration gewöhnlich < 10 mÄq/l, und die Urinosmolalität ist oft erhöht. Bei Vorliegen einer metabolischen Alkalose kann die Na-Urinkonzentration erhöht sein; eine geringe Chloridurinkonzentration (< 5 mÄq/l) spricht in diesem Fall für die Volumendepletion der EZF. Tritt der Na-Verlust als Folge renaler oder adrenaler Insuffizienz auf, dann überschreitet die Na-Urinkonzentration im allgemeinen Werte von 20 mÄq/l. Ausgeprägte Volumenverringerungen der EZF erzeugen häufig einen leichten bis mittelschweren Anstieg des Blutharnstoffstickstoffs und des Kreatinplasmaspiegels (prärenale Azotämie; Blutharnstoff/Kreatinin > 10:1).

Therapie

Eine leichte bis mittelschwere Volumendepletion der EZF wird bei ansprechbaren Patienten ohne gastrointestinale Dysfunktionen mit peroraler Na- und Wasserzufuhr behandelt. Die Ausschaltung der zugrundeliegenden Ursache ist immer angebracht und besteht oft in einfachen Maßnahmen, wie z. B. der Unterbrechung einer diuretischen Therapie. Wenn eine *schwere Volumendepletion mit Hypotonie* vorliegt oder sich eine perorale Flüssigkeitszufuhr verbietet, wird NaCl infundiert, wobei die Vorsichtsmaßnahmen beachtet werden müssen, die unter *Grundzüge der Flüssigkeitstherapie* besprochen wurden. Liegt die renale Wasserausscheidung im Normbereich, dann können die Na- und Wasserdefizite mit isotoner 0,9% NaCl sicher ausgeglichen werden. Wenn eine assoziierte Störung des Wasserhaushaltes vorliegt, wird die Substitution der Flüssigkeit modifiziert, was in den folgenden Abschnitten behandelt wird.

Hyponatriämie

Abfall der Natriumserumkonzentration unter den Normbereich (136–145 mÄq/l), i.a. Ausdruck der Hypoosmolalität der Körperflüssigkeit aufgrund von Wasserüberschuß im Verhältnis zu den gelösten Stoffen.

Ätiologie, Klinik und Diagnostik

Die Hyponatriämie ist wahrscheinlich die häufigste Elektrolytstörung, die bei Patienten in der Klinik beobachtet wird, und kommt bei etwa 1% dieser Patienten vor. Die Ursachen der Hyponatriämie werden in *Tab. 18* gezeigt. Mit wenigen Ausnahmen (Hyperlipidämie und andere osmotische Erscheinungsformen) entsteht eine Hyponatriämie durch renale Wasserretention. Bei Na-depletierten Patienten kommt es primär zu den Erscheinungen der Volumendepletion der EZF, ausgenommen, es findet eine exzessive Wasseraufnahme mit einer resultierenden ausgeprägten Hyponatriämie statt.

Tab. 18. Ursachen der Hyponatriämie

I. Natriumdepletion übersteigt die Wasserdepletion, oder die Auffüllung der Natriumverluste wird nur mit Wasser vorgenommen (kann bei vielen Zuständen auftreten, die in *Tab. 17* aufgelistet sind)

II. Verdünnungshyponatriämie (Wasseraufnahme übersteigt die -ausscheidung; impliziert immer eine eingeschränkte Wasserausscheidung)
- A. Primäre Verdünnungshyponatriämie: Nierenversagen; alle Zustände, die mit einer erhöhten ADH-Ausschüttung einhergehen, z. B. postoperativ durch Narkose; Symdrom der inadäquaten ADH-Sekretion (SIADH), z. B. bei Lungenaffektionen (Tb und bes. Karzinome), ZNS-Infektionen (Meningitis, Enzephalitis), Trauma, akute intermittierende Porphyrie, psychogene Polydipsie
- B. Neuroendokrin: Insuffizienz der Nebennierenrinde und der Hypophyse, Myxödem
- C. Assoziiert mit Natriumretention und Ödemen (Herzinsuffizienz; Leberzirrhose; akute Glomerulonephritis; Schwangerschaftstoxämie; renale Na-Akkumulation, wie z. B. das nephrotische Syndrom)
- D. Osmotische Hyponatriämie: schwere Hyperglykämie
- E. Thiazid-Diuretika

Eine **Verdünnungsnatriämie** mit Expansion des GKW ist in der Regel von einem erhöhten Gesamtkörpernatriumspiegel begleitet. Geht der Zustand mit Ödemen einher (z. B. biventrikuläre Herzinsuffizienz, Zirrhose, nephrotisches Syndrom und idiopathische Ödementwicklung), dann sind die Nieren, wahrscheinlich als Folge des verringerten effektiv zirkulierenden Blutvolumens, besonders „begierig" nach Salz. Die Nieren halten Salz und Wasser zurück, als ob eine Volumendepletion der EZF vorliegen würde; diese renale Reaktion kann durch eine zusätzliche Diuretikatherapie oder möglicherweise durch Gabe von Cyclooxygenase-Inhibitoren (z. B. nicht-steroidale entzündungshemmende Medikamente) weiter verstärkt werden. Die Natriumurinkonzentration ist im allgemeinen stark erniedrigt (< 10 mÄq/l), die Urinosmolalität erhöht (falls keine Diuretika gegeben werden). Die Hyponatriämie tritt als Folge der volumen- oder angiotensinabhängigen ADH-Ausschüttung, einer direkten Beeinträchtigung der renalen Wasserausscheidung durch Angiotensin, einer verminderten Na-Anlieferung an den distalen Tubulus oder teilweise durch Angiotensin-stimulierten Durst auf. Die klinischen Erscheinungen sind von der zugrundeliegenden Erkrankung geprägt und gehen mit der verringerten Natriumausscheidung im Urin und häufig einem im Verhältnis zum Plasma konzentrierten Urin einher.

Die Verdünnungshyponatriämie kann auch durch übermäßige Wasseraufnahme ohne bestehendes Nierenversagen mit Na-Retention, Addison-Krankheit, Myxödem oder nicht-osmotische ADH-Ausschüttung (z.B. Streß, postoperativ, Medikamente wie Chlorpropamid oder Tolbutamid, Opioide, Barbiturate, Vincristin, Clofibrat und Carbamazepin) hervorgerufen werden. Die postoperative Hyponatriämie ist besonders häufig und kommt aufgrund einer Kombination aus nonosmotischer ADH-Freisetzung und exzessiver Zufuhr hypotonischer Flüssigkeiten nach der Operation bei bis zu 4,5% der Patienten vor. Bestimmte Medikamente wie Cyclophosphamid, nicht-steroidale entzündungshemmende Medikamente oder Chlorpropamid potenzieren die renale Wirkung von endogenem ADH; andere Medikamente wie Oxytocin haben einen direkten ADH-ähnlichen Einfluß auf die Nieren. Die gestörte Wasserausscheidung kommt in allen diesen Fällen häufig vor. In seltenen Fällen ruft die exzessive Zufuhr von Trinkwasser (> 20–25 l/Tag) bei normaler Harnkonzentrierung eine Hyponatriämie hervor.

Das **Syndrom der inadäquaten Sekretion des antidiuretischen Hormons (SIADH)** tritt in Verbindung mit dem kleinzelligen Bronchialkarzinom, verschiedenen zerebralen (einschließlich Schädel-Hirn-Trauma) und pulmonalen Störungen, dem Guillain-Barré-Syndrom, der akuten intermittierenden Porphyrie auf oder kann idiopathisch sein. Im Verhältnis zur Osmolalität der Körperflüssigkeit wird zuviel ADH ausgeschüttet. Typische Befunde sind: 1. ein im Verhältnis zum Serum zu hypertoner Urin (die Urinosmolalität sollte bei Hyponatriämie unter 130 mOsm/kg liegen; daher ist eine Urinosmolalität, die unter der Serumosmolalität, aber über 130 mOsm/kg liegt, für eine Hyponatriämie allein zu konzentriert); 2. normale glomeruläre Filtrationsrate; 3. Hyponatriämie und Erniedrigung der Osmolalität der Körperflüssigkeiten; 4. Isovolämie oder Volumenzunahme des GKW ohne Ausbildung von Ödemen; und 5. Na-Ausschwemmung im Urin, die mit Salzbelastung zunimmt. Das Syndrom ist identisch mit dem, was bei Patienten, die keiner Wasserkarenz unterliegen, durch chronische Vasopressinanwendung hervorgerufen wird. Die Hyponatriämie und die Na-Ausschwemmung im Urin können mit Wasserrestriktion erfolgreich behandelt werden. Dieses Syndrom muß von anderen Zuständen der Hyponatriämie abgegrenzt werden, die mit erhöhter ADH-Ausschüttung bekannter Ursache einhergehen, insbesondere der Addison-Krankheit.

Obwohl die SIADH auf eine anhaltende oder unkontrollierte ADH-Freisetzung zurückgeführt wird, wurden mittels ADH-Radioimmunoassay mehrere abnorme ADH-Freisetzungsmechanismen festgestellt. Bei einigen Patienten ist die ADH-Sekretion gestört und scheinbar unabhängig von einer osmotischen Kontrolle. In einer anderen großen Untergruppe variiert der ADH-Spiegel je nach Plasmaosmolalität, doch die osmotische Schwelle für die ADH-Freisetzung ist abnorm niedrig, als hätten diese Patienten einen „reset osmostat". Wenn daher die Plasmaosmolalität über die osmotische Schwelle hinaus angehoben wird (wenn auch ungewöhnlich niedrig), wird die ADH-Freisetzung stimuliert, und wenn die Patienten hyponatriämisch genug sind, wird die ADH-Freisetzung gehemmt und der Urin maximal verdünnt. Ein kleiner Teil der Patienten scheint eine konstant niedrige Freisetzung von ADH aufzuweisen. Bei normaler Plasmaosmolalität wird ADH in adäquaten Mengen freigesetzt, doch wenn die Plasmaosmolalität < 278 mOsm/kg wird, wird die ADH-Freisetzung nicht gehemmt. Bei einer weiteren kleinen Untergruppe von Patienten ist die Unfähigkeit, den Harn maximal zu verdünnen oder Wasser auszuscheiden, mit keiner Störung der ADH-Freisetzung assoziiert. Genaugenommen zeigen solche Patienten das Syndrom der inadäquaten Antidiurese und nicht ein SIADH und können nur durch die entsprechende Bestimmung der Plasma-ADH-Spiegel unterschieden werden.

Eine Hyponatriämie wurde bei bis zu 56% der Patienten mit AIDS in der Klinik berichtet. Die möglichen Ursachen der Hyponatriämie bei diesen Patienten sind vielfältig und Ausdruck dafür, daß viele Organe betroffen sind. So kann es zu einer Hyponatriämie kommen durch Verabreichung hypotonischer Flüssigkeiten bei AIDS-Patienten mit Nierenfunktionsstörung oder mit einer nicht-osmotischen Vasopressinfreisetzung aufgrund eines intravaskulären Volumenverlustes mit oder ohne gleichzeitiger Verabreichung von Medikamenten, die zu einer Störung der renalen Wasserexkretion führen. Zusätzlich wird in zunehmendem Maß bei Patienten mit AIDS eine Nebenniereninsuffizienz beobachtet, die Zytomegalievirus-Adrenalitis, Infektionen mit Mykobakterien oder durch einen Eingriff in die Glukokortikoid- und Mineralokortikoidsynthese durch Ketoconazol verursacht ist. Eine SIADH kann auch bei AIDS-Patienten mit pulmonalen (z.B. Zytomegalievirus-, Pneumocystis-carinii- oder Bakterienpneumonie) oder zerebralen (z.B. Zytomegalie oder *Cryptococcus*) Infektionen.

Thiazid-Diuretika können auf verschiedenen Wegen eine Hyponatriämie hervorrufen. In den meisten Fällen führt der Diuretika-bedingte Salzverlust zur Hypovolämie und im Gefolge der volumenvermittelten ADH-Ausschüttung und der beeinträchtigten Anlieferung des glomerulären Filtrats an den distalen Tubulus zur Wasserretention. Weniger häufig führen Thiazide ohne nachweisbare Verminderung des EZV-Volumens zur Hyponatriämie, Hypokaliämie und metabolischen Azidose. In diesem Fall beruht die Hyponatriämie vermutlich auf einer intrazellulären Na-Aufnahme und auf einer stark erhöhten ADH-Ausschüttung durch die Volumenrezeptoren aufgrund des Diuretika-bedingten Salzverlustes. Dieser medikamentöse Effekt kann bis zu 2 Wochen nach Therapieende anhalten; die Hyponatriämie spricht jedoch in der Regel auf den Ausgleich der Kalium- und Volumendefizite, zusammen mit einer wohlüberlegten Wasserrestriktion bis zum Verschwinden der medikamentösen Wirkung, an. Ältere Patienten können besonders anfällig für eine Diuretika-bedingte Hyponatriämie sein, v.a. wenn bereits Störungen der renalen Wasserausscheidung vorliegen. Solche Patienten können in seltenen Fällen innerhalb von wenigen Wochen nach Beginn der Diuretikatherapie eine schwere, lebensbedrohende Hyponatriämie entwickeln. Offensichtlich beruht sie in diesem Fall auf einer stark vermehrten Na-Ausscheidung im Urin und auf einer Beeinträchtigung der Urinverdünnungsfähigkeit, nicht jedoch auf einer Hypokaliämie oder ADH-Produktion.

Eine **Wasserintoxikation** tritt, unabhängig von der zugrundeliegenden Krankheit, bei Abfall des effektiven Plasmaosmolalitätswerts unter 240 mOsm/kg auf. Beides, die absolute Höhe des Abfalls wie auch die Geschwindigkeit des Abfalls der Plasmaosmolalität, sind von Bedeutung; vollzieht sich die Veränderung rasch, dann können schon bei höheren Werten der Plasmaosmolalität Symptome auftreten. Wie Experimente zeigen, nimmt das Volumen des Liquor cerebrospinalis bei akuter und chronischer Hyponatriämie zu. Infolge des erniedrigten Elektrolytgehalts im Gehirn (v.a. an Kalium) und anderer Faktoren bei chronischer Wasserintoxikation ist der Wassergehalt im Gehirn niedriger, als man es bei der bestehenden Serumosmolalität erwarten würde. Bei akuter Intoxikation passen die Hirnzellen ihr Volumen weniger gut an, und es kommt sowohl zu intrazellulärem als auch extrazellulärem Hirnödem. Daher kommt es bei der akuten Hyponatriämie häufiger zu zerebralen Funktionsstörungen, und die Mortalität ist größer als bei chronischer Intoxikation. Weitere Faktoren, die einen Einfluß auf die Überlebenschance haben, sind Dauer und Schwere der akuten Hyponatriämie und weitere vorliegende schwächende Krankheiten. So ist die Mortalität bei Hyponatriämie erhöht, wenn zusätzlich Alkoholismus vorliegt.

Leichte Veränderungen des Geisteszustandes, Lethargie und Verwirrung bei gestörter Wasserausscheidung sind Hinweise für eine Wasserintoxikation. Eine Volumenzunahme des Körperwassers ist nur dann zu erkennen, wenn sie mit Störungen des Natriummetabolismus verbunden ist, da eine Volumenzunahme des Körperwassers hauptsächlich (zu zwei Dritteln) intrazellulär erfolgt. Da der Serumnatriumwert unter 115 mÄq/l fällt, kann dies zu Stupor, neuromuskulärer Übererregbarkeit, Krampfanfällen, langanhaltendem Koma und Tod führen. In seltenen Fällen kann es nach einer anfänglichen Besserung durch die Behandlung zu verzögerten neurologischen Symptomen kommen, schließlich zu einem Rückfall bis hin zu Koma, vegetativen Störungen und/oder Tod. Es wurden verschiedene anatomische Veränderungen wie Hirnödem, Hirnherniation und Demyelinisierung (pontin wie extrapontin) beobachtet. Eine zentrale pontine Myelinolyse bei Hyponatriämie ohne Vorliegen von Alkoholismus oder Malnutrition oder anderen chronischen Erschöpfungszuständen ist selten. Auch wird eine Beziehung zwischen der Myelinolyse und der Schnelligkeit und dem Grad der Korrektur der Hyponatriämie oder der Anorexie diskutiert (s. *Therapie,* unten).

Vor kurzem konnte gezeigt werden, daß Frauen vor der Menopause besonders anfällig sind für schweres Hirnödem bei akuter Hyponatriämie, was vermutlich auf eine Hemmung der Natrium-Kalium-ATPase im Hirn durch Östrogen und Progesteron zurückzuführen ist und zu einem verringerten Flüssigkeitsausstrom aus den Hirnzellen führt. Es wurde über Fälle mit Hirnherniation und Infarkt im Bereich des Hypothalamus und Hypophypsenhinterlappens berichtet, was zu zentralem Diabetes mellitus, zentralem Diabetes insipidus und Tod führte.

Therapie

Die Trias Hyponatriämie, Hyperkaliämie und Hypotonie deutet auf eine Nebennierenrindeninsuffizienz hin, die mit Glukokortikoidgabe (100–200 mg lösliches Hydrocortison in 1 l 0,9%iger Kochsalzlösung mit 5% Glukose werden bei akuter NNR-Insuffizienz innerhalb von 4 h infundiert) behandelt wird *(s. a. Kap. END, 4., Addison-Krankheit).* Die Behandlung einer asymptomatischen Hyponatriämie ist, besonders wenn sie mild verläuft (d. h. Serum > 120 mÄq/l), einfach. Ziele der Therapie sind die Suche nach der zugrundeliegenden Ursache und – wenn möglich – deren Elimination. So können bei Patienten mit einer thiazidinduzierten Hyponatriämie das Absetzen des Diuretikums und die Korrektur der Natrium- und/oder Kaliumdefizite ausreichen; bei einer milden Hyponatriämie aufgrund inkorrekter parenteraler Flüssigkeitszufuhr bei einem Patienten mit gestörter Wasserausscheidung kann eine Beendigung der Zufuhr der hypotonen Flüssigkeit ausreichend sein.

Bei normaler Nebennierenrindenfunktion und Hyponatriämie, die mit einer Volumendepletion der EZF und mit Hypotonie assoziiert ist, würde die Verabreichung von 0,9%igem NaCl sowohl die Hyponatriämie als auch die Hypotonie korrigieren. Dauert die Korrektur der zugrundeliegenden Störung länger an oder ist die Hyponatriämie ausgeprägter (d. h. Serum < 120 mÄq/l), ist es sinnvoll, die Wasserzufuhr zu begrenzen (Zufuhr von < 500–1500 ml/24 h, abhängig vom Schweregrad der Störung).

Bei den meisten Patienten mit Verdünnungshyponatriämie, die aufgrund einer renalen Natriumretention (z. B. kongestives Herzversagen, Zirrhose oder nephrotisches Syndrom) mit einer Vergrößerung der EZF assoziiert ist, liegen wenige Symptome vor, die auf eine Hyponatriämie hinweisen. In diesen Fällen ist eine Einschränkung der Wasserzufuhr zusammen mit der Behandlung der zugrundeliegenden Störung meist erfolgreich. Mit Captopril, kombiniert mit einem Schleifendiuretikum, konnte bei Patienten mit kongestivem Herzversagen eine refraktäre Hyponatriämie effektiv korrigiert werden. Wahrscheinlich sind Captopril und andere Angiotensin-converting-Enzym(ACE)-Hemmer auch bei anderen Störungen mit Vergrößerung des extrazellulären Volumens durch eine erhöhte Aktivität des Renin-Angiotensin-Systems wirksam (z. B. Zirrhose, nephrotisches Syndrom). Bei SIADH ist eine Drosselung der Wasserzufuhr erforderlich, d. h. 25–50% der Erhaltungsmenge. Eine dauerhafte Korrektur ist abhängig von der erfolgreichen Behandlung der zugrundeliegenden Störung. Ist der ADH-Überschuß nicht zu behandeln (z. B. bei Tumor oder einigen idiopathischen Erkrankungen) und eine strikte Wasserrestriktion für den Patienten nicht zumutbar, kann die Verabreichung von Demeclocyclin 900–1200 mg/Tag helfen. Jedoch kann dies bei Patienten mit Leberzirrhose zu einem akuten Nierenversagen führen. Obwohl die Nierenstörung beendet werden kann, sobald das Medikament abgesetzt ist, sollte dieses Medikament bei Patienten mit Zirrhose vermieden und bei Patienten mit anderen Störungen nur mit Vorsicht verabreicht werden.

Die richtige Behandlung der Hyponatriämie ist umstritten, wenn Symptome der Wasserintoxikation vorliegen oder die Hyponatriämie schwer ist (Serumnatrium < 115 mÄq/l, effektive Osmolalität < 230 mOsm/kg). Dabei geht es primär um die Geschwindigkeit und den Grad *der Korrektur* einer Hyponatriämie. Bei einer asymptomatischen Hyponatriämie ist die strikte Einhaltung der Wasserzufuhr meist eine sichere und adäquate Therapie, obwohl manche Therapeuten für die Verabreichung von hypertonischem NaCl stimmen. Liegen umgekehrt Zeichen einer Wasserintoxikation vor, sollte hypertonisches NaCl (3 oder 5%) verabreicht werden. Eine 3%ige NaCl-Lösung liefert 0,51 mÄq Natrium pro ml; eine 5%ige Lösung 0,86 mÄq pro ml.

Experimentelle Untersuchungen haben Hinweise erbracht, daß eine akute Hyponatriämie (Dauer weniger als 12–24 h) schnell und sicher korrigiert werden kann, wohingegen eine chronische Hyponatriämie langsamer korrigiert werden sollte, um eine sekundäre Dehydratation des Gehirns zu vermeiden. In der Klinik ist es jedoch meist nicht möglich, zuverlässig zu bestimmen, ob eine Hyponatriämie akut oder chronisch ist. Da entsprechende prospektive Studien noch nicht durchgeführt worden sind, ist es schwierig, über die angemessene Geschwindigkeit und den Grad der Korrektur einer symptomatischen Hyponatriämie Richtlinien aufzustellen. *Es herrscht jedoch allgemeine Übereinstimmung darüber, daß eine Überkorrektur der Hyponatriämie gefährlich ist; eine Normonatriämie oder eine Hypernatriämie sollte vermieden werden.* Obwohl einige Spezialisten empfehlen, daß der Serumnatriumspiegel nicht schneller asl 12 mÄq/l in 24 h erhöht werden sollte, glauben viele andere, daß es lediglich notwendig sei, den Serumnatriumspiegel auf Werte zwischen 120 und 125 mÄq/l zu erhöhen und daß dies sicher innerhalb von weniger als 12 h durch Wasserentzug und Infundierung hypertonischer NaCl-Lösungen erreicht werden kann. Vom klinischen Standpunkt aus betrachtet scheint folgende Lösung vernünftig: Wenn eine Hyponatriämie symptomatisch und akut ist (Dauer < 24 h), dann kann die Serumnatriumkonzentration sicher auf Werte zwischen 120 und 125 mÄq/l innerhalb von 24 h oder weniger erhöht werden. Bei Patienten mit symptomatischer chronischer Hyponatriämie oder einer Hyponatriämie mit unbekannter Dauer wird der Serumnatriumspiegel mit 0,5 mÄq/l auf Werte zwischen 120 und 125 mÄq/l erhöht, um zerebrale Komplikationen oder ein Lungenödem zu vermeiden. *Die Gesamterhöhung der Natriumkonzentration sollte 12 mÄq/l in 24 h nicht überschreiten.* Danach wird die Zufuhr hypertonischer NaCl gestoppt, und die Serumnatriumwerte können als Reaktion auf eine fortgesetzte Restriktion von freiem Wasser langsamer (innerhalb mehrerer Tage) ansteigen. Die zur Anhebung des Natriumspiegels auf 125 mÄq/l notwendige Menge Natrium kann annähernd durch folgende Formel erreichnet werden:

Menge Natrium (mÄq) = 125 mÄq/l – tatsächlicher Serum-Natrium-Spiegel (mÄq/l)
× GKW (Gesamtkörperwasser).

Obwohl das verabreichte Natrium im Extrazellulärraum bleibt, verhält es sich aufgrund seiner osmotischen Wirkung, als wäre es im Gesamtkörperwasser verteilt. Bei Patienten mit gleichzeitig bestehender Erhöhung des EZF-Volumens (einschließlich Patienten mit SIADH) kann die vorangegangene Applikation eines potenten Schleifendiuretikums, wie z. B. Furosemid oder Bumetanid, kombiniert werden mit isotonischer oder hypertonischer NaCl-Lösung plus Kaliumchlorid (KCl), damit der diuretikainduzierte Kaliumverlust ersetzt wird. Ist zu erwarten, daß die Niere nur ungenügend auf ein Diuretikum anspricht, oder bei besonders schwerer Hyponatriämie (Serum-Na < 105 mÄq/l) kann eine Ultrafiltration erforderlich werden (z. B. intermittierende oder kontinuierliche arteriovenöse Hämofiltration), um das EZF-Volumen zu kontrollieren, während die Hyponatriämie mit i. v. hypertonischer Salzlösung korrigiert wird.

Hypernatriämie

(s. a. Kap. KIN, 6., Stoffwechselstörungen bei Neugeborenen, Hypernatriämie)

Anhebung der Serumnatriumkonzentration über den Normalbereich (136–145 mÄq/l), was auf ein Defizit des Körperwassers im Verhältnis zum Natrium hinweist.

Ätiologie und Pathogenese

Eine Hypernatriämie entsteht, wenn die Wasser- die Natriumverluste übersteigen und gleichzeitig ungenügend Wasser zugeführt wird, was in der Regel auf einen gestörten Durstmechanismus oder auf Wassermangel zurückzuführen ist. Ein Wasserverlust kann entstehen durch abnorme renale Wasserretention oder exzessiven extrarenalen Wasserverlust.

Die Hypernatriämie scheint besonders häufig bei älteren Menschen vorzukommen. Es wurde beschrieben, daß die Hypernatriämie bei 1,1% der hospitalisierten Patienten über 60 Jahren auftrat; 43% dieser Patienten waren zum Zeitpunkt der Aufnahme hypernatriämisch. Mögliche Ursachen einer Hypernatriämie sind die Unfähigkeit, sich Flüssigkeit zu verschaffen (z.B. bei Gebrechlichkeit), gestörtes Durstgefühl, renale Harnkonzentrierungsstörung (bei osmotischer Diurese, bei Einnahme von Schleifendiuretika oder Nephronverlust im Alter oder gleichzeitig bestehender Nierenerkrankung) und erhöhte Verluste durch Fieber oder Tachypnoe. Es wurde auch beobachtet, daß die Vasopressin-Freisetzung bei osmotischer Stimulierung erhöht wird, bei Volumen- und Druckveränderungen jedoch erniedrigt wird. Darüber hinaus kann bei älteren Patienten auch eine gestörte Angiotensin-II-Synthese (A II) vorliegen (bei reduzierter Plasma-Renin-Aktivität, verminderter Umwandlung von Angiotensin I in A II), die direkt an der Störung des Durstempfindens der Vasopressinfreisetzung und Harnkonzentrierungsfähigkeit der Niere beteiligt sein kann. Auch iatrogene Faktoren spielen eine wichtige Rolle. Bei den oben beschriebenen älteren Patienten meist postoperativ und bei Patienten, die über Sonde oder parenteral ernährt worden waren oder hypertrophische Natriumlösung erhalten hatten, kam es zu einer Hypernatriämie; bei allen lag eine gestörte renale Wasserkonservierung vor. Die Mortalität (42–70%) war sehr hoch, stand jedoch in keinem eindeutigen Zusammenhang mit der Schwere der Natriämie. Die Mortalität war bei den Patienten niedriger, deren Hypernatriämie bereits bei Aufnahme in der Klinik bestand, und bei solchen Patienten, bei denen weniger als 31% ihres Gesamtwasserdefizits in den ersten 24 h der Behandlung ersetzt wurde. Dies könnte zum Teil die Schwere der zugrundeliegenden Krankheit, die Dauer der Hypernatriämie und die Geschwindigkeit des Flüssigkeitsersatzes widerspiegeln.

Eine Hypernatriämie wird immer öfter auch bei Patienten mit Leberzirrhose beobachtet, bei denen die Therapie der Enzephalopathie mit Laktulose zu osmotischer Diarrhö führt und der Flüssigkeitsersatz inadäquat ist. Parenterale Überernährung kann die Situation durch die Entstehung einer Hyperglykämie, Glukosurie und osmotischen Diurese verschlimmern. Eine Hypernatriämie kann auch durch stark erhöhte Natriumeinnahme (ohne gleichzeitigen Wasserverlust), bei verminderter Wasserzufuhr (z.B. bei Kindern und bewußtlosen Erwachsenen) entstehen. Bei Erwachsenen kommt es dazu meist im Rahmen einer kardiopulmonalen Wiederbelebung oder bei Laktatazidose nach exzessiver Gabe hypertonischer Natriumbikarbonatlösungen.

Die wichtigsten Ursachen der Hypernatriämie sind in *Tab. 19* aufgelistet. **Hypophysärer ADH-Mangel** und **zentraler Diabetes insipidus (DI)** beruhen meist auf einer chirurgischen Hypophysenentfernung oder auf einem Schädeltrauma *(s. a. Kap. END, 2., Erkrankungen des Hypophysenhinterlappens).* Weniger häufig ist er zu beobachten bei postpartaler Nekrose der Hypophyse oder Hypophyseninfarkt durch Hirnödem bei akuter Hyponatriämie, intrakraniellen Tumoren oder infiltrierenden ZNS-Erkrankungen (z.B. Sarkoidose oder Histiozytose), genetisch bedingt oder idiopathisch. Abhängig von der Höhe der Hypophysenstiel-Schädigung kann der zentrale DI vorübergehend (unterhalb der medianen Eminenz) oder permanent (oberhalb der medianen Eminenz) sein. Bei manchen solcher Patienten ist die ADH-Produktion ungenügend, während bei anderen die ADH-Produktion ausreichend ist, aber die Hormonausschüttung auf osmotische Reize hin beeinträchtigt ist. Allerdings wird bei der letzten Gruppe die ADH-Ausschüttung durch eine 7- bis 10%ige Verminderung des intrakraniellen Volumens stimuliert, ebenso durch Medikamente wie Clofibrat oder Carbamazepin.

Der **nephrogene (Vasopressin-refraktäre) Diabetes insipidus (NDI)** kann kongenital, häufig aber auch erworben sein, durch Medikamente wie Demeclocyclin, dampfförmige fluorierte Inhalationsanästhetika (v.a. Methoxyfluran, seltener Halothan), Amphotericin B und Lithiumcarbonat *(s. Kap. NIE, 10., Anomalien der renalen Transportfunktion).* Die transiente Form des NDI kann in der späten Schwangerschaft auftreten und nach der Geburt wieder verschwinden. Vasopressin-refraktäre polyurische Zustände können ebenfalls auf osmotischer Diurese oder auf einer Harnkonzentrierungsstörung aufgrund einer parenchymatösen Erkrankung (z.B. Sichelzellen-Nephropathie, chronische interstitielle Nephritis) oder aufgrund von Elektrolytstörungen (z.B. Hypokaliämie, Hyperkalzämie) beruhen.

Tab. 19. Ursachen der Hypernatriämie

I. Harnkonzentrierungsstörungen ohne genügende Wasserzufuhr
   A. Diabetes insipidus
      1. Hypophysärer ADH-Mangel
      2. Nephrogen (Vasopressin-resistent)
   B. Osmotische Diurese: deutliche Glykosurie, Mannitoldiurese, Harnstoffdiurese aufgrund von proteinreicher Sondenernährung (hohe Natrium-Belastung), chronisches Nierenversagen
   C. Erholungsphase nach akutem Nierenversagen
   D. Hyperkalzämie, Hypokaliämie, Sichelzellanämie
   E. Schleifendiuretika

II. Wasserdepletion bei normaler Harnkonzentrierung, aber ungenügender Wasserzufuhr
   A. Starkes Schwitzen und großer Verlust via Perspiratio insensibilis (oft bei Säuglingen, komatösen oder desorientierten Patienten, die sich nicht genügend Trinkflüssigkeit beschaffen können)
   B. Durchfälle
      1. Bei Kindern
      2. Bei der Behandlung der hepatischen Enzephalopathie mit enteraler Laktulose oder Mannitol (osmotische Diarrhö)
   C. Gestörtes Durstgefühl

III. Exzessive Natriumaufnahme ohne hinreichende Wasserzufuhr

IV. Wasserverlust durch Peritonealdialyse

Symptomatik und Diagnostik

Wie bei der Wasserintoxikation stehen auch bei der Dehydratation ZNS-Störungen aufgrund des osmoregulativen Wasserausstroms aus den Hirnzellen im Vordergrund. Es kann zu Verwirrung, neuromuskulärer Erregbarkeit, Krampfanfällen oder gar Koma kommen. Bei der Autopsie werden häufig geschädigte Hirngefäße mit subkortikalen oder subarachnoidalen Blutungen und venösen Thrombosen gesehen. Unter experimentellen Bedingungen kommt es aufgrund der chronischen Hypernatriämie (aufgrund einer Akkumulation „ideiogener" Osmolen) zu einer Erhöhung der Hirnflüssigkeit. Das Ausmaß der Dehydratation der Gehirnzellen ist bei vergleichbaren Spiegeln der Hyperosmolalität bei der chronischen Hypernatriämie weniger schwerwiegend als bei der akuten. Die Mortalität einer akuten Hypernatriämie liegt meist höher als bei der chronischen Hypernatriämie. Letztere ist jedoch eindeutig abhängig von der Art der zugrundeliegenden Erkrankung. Bei einer Harnkonzentrierungsstörung werden große Volumina hypotonen Urins ausgeschieden. Bei extrarenalen Verlusten (z. B. Erbrechen, Diarrhö, exzessives Schwitzen) ist der Urin hochkonzentriert und das Volumen klein. Wenn keine schwere Nierenschädigung, osmotische Diurese oder frühe metabolische Alkalose vorliegen, ist die Urin-Na-Konzentration niedrig, wenn gleichzeitig eine Na-Depletion besteht. Die Diagnose einer Na-Depletion bzw. eines Na-Überschusses wird klinisch gestellt.

Das hyperglykämische, hyperosmolare, nicht-azidotische Koma ist gekennzeichnet durch deutliche Hyperglykämie, Hyperosmolalität und das Fehlen von Ketonkörpern, meist in Verbindung mit einer kombinierten Na- und Wasserdepletion. Die Wasserdepletion kann bei diesem Syndrom erst beim Ausgleich des Serum-Na in Abhängigkeit von der Serumglukosekonzentration zutage treten.

Therapie

Ziel der Behandlung ist der Ausgleich der negativen Wasserbilanz und, bei Patienten mit gleichzeitiger Na-Depletion, die Ergänzung des EZF-Volumens. Der Ausgleich der Wasserbilanz kann bei Patienten, die bei vollem Bewußtsein sind und an keinen gastrointestinalen Störungen leiden, peroral erfolgen, in anderen Fällen per infusionem. Den meisten Patienten kann dabei eine 5%ige Glukoselösung verabreicht werden; eine zu schnelle Auffüllung hat jedoch in manchen Fällen eine Glukosurie zur Folge, die zu einer Erhöhung der salzfreien renalen Wasserausscheidung und der Hypertonizität der Körperflüssigkeit führt. Wenn die Volumenstörung derart gravierend ist, daß sie zum Schock führen kann, muß vor der hypotonen Kochsalzgabe eine kolloidale isotone (0,9%) NaCl-Lösung zugeführt werden. Besteht die Hypernatriämie weniger als 24 h, kann sie auch in weniger als 24 h korrigiert werden. Ist die Hypernatriämie jedoch chronisch oder ist nicht bekannt, wie lange sie bereits besteht, sollte sie in einem Zeitraum von mehr als 24 h korrigiert werden (d.h., die Serumosmolalität sollte um 2 mOsm/l pro h oder weniger erniedrigt werden), um die Entwicklung eines Hirnödems durch exzessive Gehirnflüssigkeit zu verhindern.

Die Wassermenge, die zum Ausgleich des bestehenden Defizits erforderlich ist, läßt sich anhand folgender Formel abschätzen:

$$\text{Defizit} = \text{GKW} - \frac{140\ \text{mÄq/l (GKW)}}{\text{gemessenes Serum-Na}}$$

wobei das GKW in l, die Na-Konzentration in mÄq/l angegeben werden. Bei Patienten mit einem Überschuß an Gesamtkörper-Na wird ein Schleifendiuretikum verabreicht; die renalen Verluste werden mit einer 5%igen Glukoselösung plus KCl ersetzt, und zwar zusätzlich zu dem bestehenden Wasserdefizit.

Beim **hypophysären DI** werden die renalen Wasserverluste durch Gabe von Vasopressin gestoppt. Die Art der Vasopressin-Verabreichung ist vom Schweregrad der Hypernatriämie und vom klinischen Zustand des Patienten abhängig. Ist die Hypernatriämie leicht und der Patient in gutem Allgemeinzustand, kann Desmopressinacetat, 0,1–0,4 ml alle 12–24 h, gegeben werden. Bei schwerer Hypernatriämie (Serum-Na > 155 mÄql) oder bei ZNS-Schädigung werden 5–10 U einer wäßrigen Vasopressin-Lösung s.c. verabreicht. Die kurze Wirkungsdauer der wäßrigen Vasopressin-Lösung kann von Vorteil sein und erlaubt eine kontrolliertere Senkung des Serum-Na bei schwerkranken Patienten, insbesondere bei großem Wasserdefizit. Die Langzeitbehandlung des hypophysären DI mit Vasopressin oder anderen Medikamenten (z.B. Chlorpropamid) wird im *Kap. END, 2.* besprochen.

Beim **nephrogenen DI** vermindert die Gabe von Thiazid-Diuretika, zusammen mit einer moderaten Na-Restriktion, den Verlust von freiem Körperwasser.

Bei Patienten mit hyperglykämisch-hyperosmolarem Koma oder assoziiertem Natriummangel wird 0,45%iges NaCl verabreicht. Bei schwerer Azidose (pH < 7,20) wird anstelle des 0,45%igen NaCl eine hypotonische Natriumbikarbonatlösung substituiert. Diese Patienten reagieren meist auf kleine Dosen Insulin, z.B. Altinsulin in einer Anfangsdosierung von 0,22–0,33 U/kg KG i.m., danach 5–7 U/h i.m. bzw. bis zum Abfall des Blutglukosespiegels < 250 mg/dl. Alternativ kann eine initiale Dosis von 0,33–0,44 U/kg KG Altinsulin i.v. gegeben werden; anschließend eine i.v. Dauertropfinfusion von 7 U/h in Kochsalzlösung, bis der Blutglukosespiegel bei 250 mg/dl liegt. Eine volle Dosierung, wie sie bei der diabetischen Ketoazidose erforderlich ist, wird hier nicht notwendig und kann sogar gefährlich sein, da dabei der Blutzucker zu rasch abfallen und es zum Hirnödem kommen kann. Der Blutzucker sollte während der Behandlung alle 2 h gemessen werden.

Kaliumstoffwechselstörungen

Kalium **(K)** ist hauptsächlich ein intrazelluläres Kation. Nur etwa 2% des gesamten Bestandes des Körpers an Kalium liegt extrazellulär vor. Da sich der Hauptanteil des Kaliums in den Muskelzellen befindet, verhält sich der Gesamtbestand des Körperkaliums etwa proportional zum Körpergewicht (Sollgewicht). Bei einer 70 kg schweren Person entspricht dies etwa 3500 mÄq Kalium. Im Normalzustand und bei unkompliziertem K-Mangel oder K-Überschuß erlaubt der Serum-K-Spiegel eine vernünftige Einschätzung des Gesamtbestandes

des Körpers an Kalium unter Berücksichtigung der Kapazität; d.h., das Serumkalium wird angehoben, wenn der Gesamtbestand an K die intrazelluläre Kapazität überschreitet, und im umgekehrten Fall abgesenkt. Das Serumkalium wird flammenphotometrisch oder mit Hilfe einer ionenspezifischen Elektrode bestimmt.

Vorausgesetzt, es liegt keine Veränderung des pH-Wertes vor, dann bedeutet der Abfall der Kaliumserumkonzentration um 1 mÄq/l bei einem Ausgangswert von 4 mÄq/l oder mehr ein absolutes Kaliumdefizit von 100–200 mÄq. Fällt das Serumkalium unter 3 mÄq/l, liegt ein Gesamtkaliumdefizit von etwa 200–400 mÄq vor. Bei Membranfunktionsstörungen (Permeabilität oder aktiver Transport), Störungen des Säure-Basen-Haushalts oder bei deutlichem Untergewicht (nach langem Hungern) eignet sich der Serumkaliumwert nicht zur Beurteilung des Gesamtkörperbestandes des Körpers an Kalium.

Die Serumkaliumkonzentration wird von der Serumbikarbonatkonzentration und vom Serum-pH signifikant beeinflußt. Bei azidotischer Stoffwechsellage durch Mineralsäuren (nicht jedoch organische Säuren) kommt es zum Austritt von intrazellulärem Kalium in den Extrazellulärraum, bei Alkalose kehren sich die Verhältnisse um. Diese Vorgänge spielen sich unabhängig vom Verhältnis des Gesamtbestandes des Körpers an Kalium zur Kapazität ab.

Veränderungen der Serumbikarbonatkonzentration scheinen eine größere Bedeutung zu haben als Veränderungen des pH-Wertes. So kann eine Azidose durch Akkumulation von Mineralsäuren (z.B. hyperchlorämische Azidose) mit einer Erhöhung der Serumkaliumkonzentration durch transzelluläre Dislokation assoziiert sein. Im Gegensatz hierzu verursacht eine Azidose durch organische Säuren, wie z.B. Laktat oder Ketonsäuren, keine Hyperkaliämie. Auch sind weder eine akute noch eine chronische respiratorische Azidose mit einer Hyperkaliämie durch transzellulären Kaliumtransport assoziiert. Die Hyperkaliämie, die häufig bei der diabetischen Ketoazidose beobachtet wird, entsteht eher durch Insulinmangel und Hypertonizität des EZF als durch Azidose selbst. Ein niedriger oder normaler Serumkaliumspiegel bei signifikanter diabetischer Ketoazidose ist ein Hinweis für Kaliumverarmung.

Die K-Aufnahme mit der Nahrung schwankt normalerweise zwischen 40 und 150 mÄq/Tag. Unter physiologischen Bedingungen entspricht die K-Aufnahme in die EZF der Ausscheidung im Urin und mit den Fäzes; die K-Homöostase wird hauptsächlich durch die renale K-Ausscheidung reguliert. Bei übermäßiger Zufuhr erscheinen nur ca. 50% einer erhöhten Kaliumzufuhr nach mehreren Stunden im Urin. Der Anstieg der Serumkaliumkonzentration wird dadurch abgeschwächt, daß der größte Teil des zurückgehaltenen K in den intrazellulären Raum transportiert wird. Die Verteilung des Kaliums nach einer erhöhten Kaliumzufuhr wird gesteuert durch die Insulin-Ausschüttung, durch die Aktivität des sympathischen Nervensystems (K-Aufnahme in die Zellen wird durch β_2-Rezeptoren-Aktivierung gefördert und durch α-Rezeptoren-Stimulierung gehemmt) und durch die Aldosteronbildung in den Nebennieren. Bei weiterer erhöhter Zufuhr wird vermehrt K über die Nieren ausgeschieden (Kaliumanpassung), was wahrscheinlich von der K-stimulierten Aldosteronsekretion reguliert wird. Zusätzlich wird vermehrt K mit den Fäzes ausgeschieden. Die renale Regulation reagiert nur langsam auf K-Restriktion, und bei einer Urinausscheidung von 10 mÄq K/Tag liegt bereits eine empfindliche K-Verarmung vor. Daraus ist ersichtlich, daß im Gegensatz zum Natrium für Kalium kein so fein regulierter renaler Konservierungsmechanismus besteht.

Der Großteil des glomerulär filtrierten Kaliums wird im proximalen Tubulus und in der Henleschen Schleife rückresorbiert; das ausgeschiedene K wird im distalen Tubulus und im Sammelrohr in das glomeruläre Filtrat abgegeben. Die renale K-Ausscheidung wird über Aldosteron, den Säure-Basen-Haushalt, die elektrische Potentialdifferenz des distalen Tubulus und der Sammelröhre sowie dem Uroflow reguliert. Aldosteronausschüttung führt zur Kaliurese und Aldosteronmangel oder -suppression zu einer eingeschränkten renalen K-Ausscheidung. Eine akute Azidose schränkt die K-Ausscheidung ein, während eine chronische Azidose und eine akute Alkalose zur Kaliurese führen. Die Beziehung zwischen K- und Wasserstoffionenausscheidung wird unter *Störungen des Säure-Basen-Haushaltes* abgehandelt, s. unten. Negativierung des luminalen Potentials des distalen Tubulus begünstigt die K-Ausscheidung; eine ähnliche Veränderung an der Sammelröhre erhöht die K-Ausscheidung und bewirkt eine verringerte Rückdiffusion von K in das renale Interstitium. Das transtubuläre Potential wird physiologischerweise durch Verschiebung von Na in die Tubuluszelle verringert. Alle Zustände, die mit einer verminderten Na-Rückresorption im distalen Tubulus einhergehen (z.B. schwere Herzinsuffizienz), lassen eine eingeschränkte renale K-Ausscheidung erwarten. Umgekehrt führt eine erhöhte Na-Rückresorption im distalen Tubulus zur erhöhten K-Ausscheidung. Unter diesen Bedingungen ist die GFR im distalen Nephron wohl der entscheidende Faktor, da die K-Ausscheidung streng flußabhängig ist.

Kaliummangel und Hypokaliämie

Ätiologie und Pathogenese

Eine Kaliumdepletion kommt normalerweise durch exzessiven renalen Verlust oder durch übermäßige Ausscheidung mit dem Stuhl zustande. **Renale K-Verluste** und eine schwere Hypokaliämie treten beim Bartter-Syndrom, einer seltenen Erkrankung unbekannter Ätiologie, auf, die durch Na-Verlust, überschießende Renin-, Aldosteron- und Normotensinproduktion charakterisiert ist *(s. Kap. NIE, 10.)*. Weitaus öfter tritt die Kaliurese auf bei adrenalem Steroidüberschuß (insbesondere Cushing-Syndrom bei Nebennierenkarzinom, ektopische ACTH-Produktion und Hyperaldosteronismus); in Verbindung mit Diuretika (z.B. Thiazide, Furosemid, Ethacrynsäure, nicht aber Spironolacton oder Triameteren); bei Hypomagnesiämie; bei osmotischer Diurese (z.B. diabetische Ketoazidose); bei renalen tubulären Erkrankungen, wie z.B. renale tubuläre Azidose Typ I oder Typ II, Fanconi-Syndrom und selten Pyelonephritis; bei Pseudohyperaldosteronismus durch exzessiven Lakritzgenuß und Liddle-Syndrom; bei Therapie mit Amphothericin B; und bei Behandlung mit Penicillin gegen *Pseudomonas* (z.B. Carbenicillin) oder hochdosierter Penicillintherapie. **Vermehrte Ausscheidung über den Magen-Darm-Kanal** kann durch Diarrhö, chronischen Laxanzienabusus oder Geophagie, Erbrechen oder Absaugen von Magensaft (renale K-Ausschwemmung mit beginnender metabolischer Alkalose ist von primärer Bedeutung) und Darmfisteln bedingt sein. Villöse Adenome des Kolons sind seltene Gründe für vermehrte K-Ausscheidung über den Gastrointestinaltrakt. **Verschiebung von K-Ionen vom extrazellulären in den intrazellulären Raum** (Verteilungshypokaliämie) kann ebenfalls eine Hypokaliämie verursachen, wie es bei Glykogenese (totale parenterale Ernährung, enterale Hyperalimentation oder Insulinverabreichung an Diabetiker), familiären paroxysmalen Lähmungen und akuter Alkalose der Fall ist. β_2-Sympathikomimetika wie Salbutamol oder Terbutalin können zu einer Hypokaliämie aufgrund der zellulären K-Aufnahme führen. In ähnlicher Weise können hypokaliämische, thyreotoxische paroxysmale Lähmungen durch übermäßige Stimulierung der β-Rezeptoren bedingt sein. **Andere Ursachen** sind unzureichende Zufuhr, wie z.B. beim Hungern oder unterlassenem K-Zusatz zu Infusionslösungen, und Verluste mit der Schweißabsonderung (wie bei der zystischen Fibrose). Die Hypokaliämie wird auch bei 90% der Patienten mit akuter und bei etwa 30% der Patienten mit chronischer Theophyllinintoxikation beobachtet. Die Pathomechanismen sind ungeklärt.

Symptomatik und Diagnostik

Eine schwere Hypokaliämie (Serumkalium < 3 mÄq/l) führt zur Muskelschwäche, die bis zu Lähmungen der peripheren Muskulatur mit Atemversagen fortschreiten kann. Die Erscheinungen an der Muskulatur gehen einher mit Hypoventilation, paralytischem Ileus, Hypotonie, Muskelzucken, tetanischen Anfällen und Rhabdomyolyse. Die K-Nephropathie beeinträchtigt den Harnkonzentierungsmechanismus, was zur Polyurie mit maximal hypotonem Urin führt. Daraus entwickelt sich eine sekundäre Polydipsie.

Die Folgen der Hypokaliämie am Herzen sind meist geringfügig, solange der Serumkaliumspiegel nicht unter 3 mÄq/l liegt (mit Ausnahme der Patienten mit signifikanten Herzerkrankungen und/oder Patienten, die Digitalispräparate einnehmen). Im EKG sieht man am häufigsten Senkungen der ST-Strecke sowie eine verstärkte Ausbildung der U-Welle, die oft mit T verschmilzt. So resultiert eine scheinbare Verlängerung von QT. Häufig kommt es auch zur

Ausprägung negativer T-Zacken, die in eine positive U-Welle übergehen. Die charakteristischen EKG-Veränderungen werden in *Abb. 2* gezeigt. Bei schwerer Hypokaliämie findet man supraventrikuläre und ventrikuläre Extrasystolen, atriale und ventrikuläre Tachyarrhythmien sowie Überleitungsstörungen bei Patienten, die keine Digitalispräparate einnehmen. Ähnliche Störungen treten bei digitalisierten Patienten bereits bei einer leichteren Hypokaliämie auf.

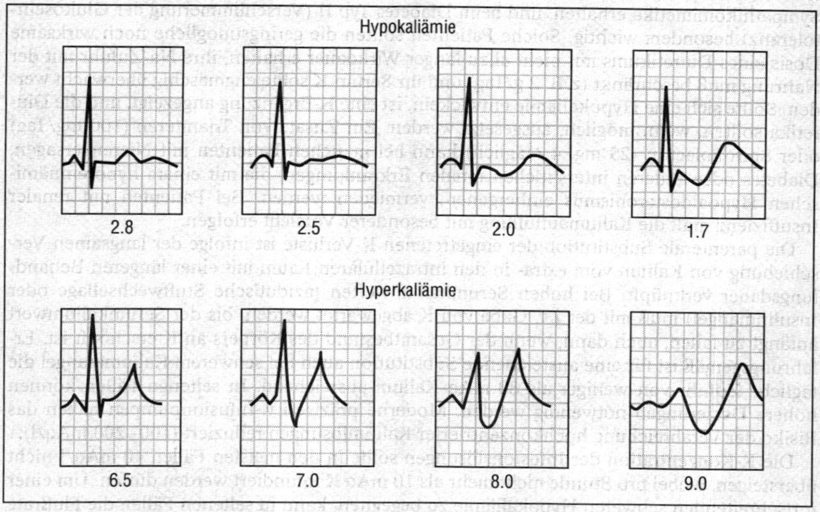

Abb. 2. **EKG-Kurven bei Hypokaliämie und Hyperkaliämie** (Serumkalium in mÄq/l)

Laborbefunde

Der Kaliumserumspiegel liegt unter 3,8 mÄq/l. Oft liegt eine metabolische Azidose vor, es sei denn, die Hypokaliämie beruht auf Diarrhö oder renaler tubulärer Azidose (beide verursachen eine metabolische Azidose). Bei schwerer K-Depletion mit Veränderungen der medullären Natriumrückresorption (medullary kapping) kommt es zu einer eingeschränkten Ansprechbarkeit der Epithelien des distalen Tubulus und Sammelrohres der Niere auf ADH. Daraus resultieren eine Isosthenurie und ein Zustand, der dem nephrogenen Diabetes insipidus ähnelt. Im allgemeinen sind die Kreatininclearance und das Serumkreatinin normal und Urinsedimentveränderungen unspezifisch. Der Konzentrierungsdefekt ist nach Wiederauffüllung der entleerten K-Speicher und Wiederherstellung des kortikomedullären Natriumgradienten reversibel.

Therapie

Die Behandlung der zugrundeliegenden Erkrankung kann bei Vorliegen einer leichten Hypokaliämie ausreichend sein. Bei schwererem Mangel und Hypokaliämie (Serumkalium < 3 mÄq/l) sowie bei notwendiger Weiterführung einer K-depletierenden Therapie muß Kalium als Kaliumchlorid oral (10% KCl) oder intravenös substituiert werden. Bei sehr großen K-Verlusten genügen im allgemeinen 20–80 mÄq/Tag, aufgeteilt in mehreren Dosen, um das Defizit innerhalb mehrerer Tage auszugleichen. Allerdings können nach längerer Hungerperiode die Kaliumretention und die Notwendigkeit zur Kaliumsubstitution während der Aufbauernährung mehrere Wochen lang andauern. Magensaftresistente K-Präparate sollten vermieden werden, da sie zu Dünndarmulzerationen führen können. Wachsbeschichtete

KCl-Präparate, die 8 mÄq/Tablette enthalten, erscheinen eine gefahrlose Alternative zur 10%igen KCl-Lösung. Gastrointestinale Blutungen können sogar noch seltener bei Verabreichung von KCl-Präparaten in Mikrokapseln mit 8–10 mÄq/Kapsel auftreten. Außerdem sollte gewährleistet sein, daß mit der Nahrung genügend Kalium zugeführt wird.

Eine routinemäßige K-Substitution bei Patienten, die Diuretika erhalten, ist meistens nicht notwendig. Allerdings ist die Vermeidung einer Hypokaliämie und K-Depletion bei digitalisierten Patienten (erhöhtes Risiko von Arrhythmien), bei asthmatischen Patienten, die β_2-Sympathikomimetika erhalten, und beim Diabetes Typ II (Verschlimmerung der Glukoseintoleranz) besonders wichtig. Solche Patienten sollten die geringstmögliche noch wirksame Dosis eines Diuretikums mit nicht allzu langer Wirkdauer erhalten, ihre Na-Zufuhr mit der Nahrung muß beschränkt (z.B. 2 g/Tag) und ihr Serum-K sollte engmaschig überwacht werden. Sollte sich eine Hypokaliämie entwickeln, ist eine K-Ergänzung angezeigt, und die Diuretika sollten, wenn möglich, ausgesetzt werden. Ein Zusatz von Triamteren (100 mg/Tag) oder Spironolacton (25 mg, 4×täglich) kann bei manchen Patienten mit Nierenversagen, Diabetes oder anderen interstitiellen renalen Erkrankungen, die mit einem hyporeninämischen Hypoaldosteronismus einhergehen, vermieden werden. Bei Patienten mit renaler Insuffizienz muß die Kaliumauffüllung mit besonderer Vorsicht erfolgen.

Die parenterale Substitution der eingetretenen K-Verluste ist infolge der langsamen Verschiebung von Kalium vom extra- in den intrazellulären Raum mit einer längeren Behandlungsdauer verknüpft. Bei hohen Serumkaliumwerten (azidotische Stoffwechsellage oder Insulinmangel) muß mit der i.v. Gabe von K abgewartet werden, bis der Serumkaliumwert anfängt zu fallen, auch dann, wenn der Gesamtbestand des Körpers an K erschöpft ist. Erfahrungsgemäß ist für eine ausreichende Substitution auch bei schwerem Kaliummangel die tägliche Zufuhr von weniger als 80 mÄq Kalium ausreichend. In seltenen Fällen können höhere Dosierungen notwendig werden. Moderne präzise i.v.-Infusionpumpen haben das Risiko der Verabreichung hochkonzentrierter Kaliumlösungen reduziert (100–200 mÄq/l).

Die K-Konzentration der Infusionslösungen sollte in den meisten Fällen 40 mÄq/l nicht übersteigen, wobei pro Stunde nicht mehr als 10 mÄq K infundiert werden dürfen. Um einer fortschreitenden schweren Hypokaliämie zu begegnen, kann in seltenen Fällen die Flußrate der Infusionslösung erhöht werden. Soll die per infusionem zugeführte Kaliumchloridmenge den Wert von 40 mÄq/h übersteigen, dann darf die Infusion *nur unter kontrollierter EKG-Kontrolle durchgeführt werden, wobei zusätzlich stündlich das Serumkalium bestimmt werden muß, damit es nicht zu schweren Hyperkaliämien mit der Gefahr des Herzstillstandes kommt.* Glukoselösungen mit K-Zusatz können die Hypokaliämie vorübergehend verschlimmern und sollten nach Möglichkeit vermieden werden, insbesondere bei digitalisierten Patienten. Bei azidotischer Stoffwechsellage oder Chloridüberschuß bietet sich als Alternative Kaliumphosphat zur parenteralen Verabreichung an. Bei Hypokaliämie und gleichzeitig vorliegender Hypomagnesiämie ist es meist erforderlich, den Magnesiummangel zu korrigieren, um den renalen Kaliumverlust zu stoppen und die Wiederauffüllung der Kaliumspeicher zu erleichtern *(s. Abschn. Hypomagnesiämie, unten).*

Kaliumüberschuß und Hyperkaliämie

Ätiologie und Pathogenese

Eine Hyperkaliämie (Serum-K > 5 mÄq/l) muß von einer Pseudohyperkaliämie aufgrund einer Hämolyse der Blutprobe oder aufgrund einer K-Freisetzung in vitro aus Erythrozyten, Leukozyten und Thrombozyten während der Blutgerinnung bei Patienten mit deutlicher Leukozytose (> 50000/µl) oder Thrombozytose (> 500000/µl) unterschieden werden. Eine Hyperkaliämie kann bei azidotischer Stoffwechsellage (durch Akkumulation anorganischer Säuren), bei Hyperglykämie (mit Insulinmangel), bei mittelschweren körperlichen Anstrengungen (v.a. wenn die β_2-Rezeptoren blockiert sind), bei Digitalisintoxikation, akuter Tumorlyse, akuter intravaskulärer Hämolyse oder bei hyperkaliämischen familiären paroxysmalen Lähmungen, die eine K-Verschiebung vom Intra- in den Extrazellulärraum zur Folge haben, oder aufgrund eines K-Überschusses auftreten. Da die gesunde Niere einen Kaliumüberschuß sehr rasch ausscheidet, beruht eine anhaltende Hyperkaliämie in der Regel auf einer renalen Ausscheidungsstörung.

Ein Kaliumüberschuß ist häufig bei akuten oligurischen Zuständen (v.a. akutem Nierenversagen), bei schweren Quetschverletzungen, Blutungen in das Weichteilgewebe und im Gastrointestinaltrakt oder bei adrenaler Insuffizienz (aber nicht, wenn diese auf einer Hypophysenunterfunktion beruht) anzutreffen.

Eine Nebenniereninsuffizienz wird in zunehmendem Maß bei Patienten mit AIDS beobachtet (s. *Hyponatriämie,* oben). Bei chronischem Nierenversagen ist eine Hyperkaliämie selten, sofern die GFR nicht unter 10–15 ml/min abfällt. Dieses gilt nicht für exzessiven K-Abfall (z. B. nahrungsbedingt, bei Blutungen im Gastrointestinaltrakt, Gewebsverletzungen, hyperkataboler Stoffwechsellage, Hämolyse, Salzersatz, orale oder parenterale K-Therapie), bei Gabe von kaliumsparenden Diuretika oder bei einer Nahrungskarenz von über 12–15 h mit einer Hemmung der Insulinsekretion und des Kaliumtransports aus den Zellen. Eine Ausnahme stellt das Auftreten einer Hyperkaliämie bei Patienten mit diabetischer Nephropathie (oder interstitiellen renalen Erkrankungen), Hyporeninämie und Hypoaldosteronismus dar, obwohl bei diesen Krankheitszuständen die Kreatininclearance oft über 10 ml/min liegen kann. Solche Patienten neigen eher dazu, eine Hyperkaliämie zu entwickeln, wenn sie β-Rezeptorenblocker oder Prostaglandinsynthesehemmer erhalten. Prostaglandinsynthesehemmer können in seltenen Fällen zu einem dem hyporeninämischen Hyperaldosteronismus ähnlichen Krankheitsbild führen.

Bei oraler Zufuhr ausreichend großer Mengen KCl oder bei rascher parenteraler Zufuhr kann selbst bei normaler Nierenfunktion eine schwere Hyperkaliämie entstehen.

Weitere Medikamente, die die renale Kaliumausscheidung hemmen und dadurch zu einer Hyperkaliämie führen, sind Cyclosporine, Lithium und Heparin.

Symptomatik und Diagnostik

Obwohl gelegentlich schlaffe Lähmungen auftreten können, wird das klinische Bild der Hyperkaliämie durch Erscheinungen am kardiovaskulären System geprägt *(Abb. 2).* Die ersten elektrokardiographischen Veränderungen drücken sich in der Verkürzung der QT-Zeit und hohen, spitzen, zeltförmigen T-Zacken aus (Serumkalium > 5,5 mÄq/l). Bei weiterem Anstieg von K (Serumkalium > 6,5 mÄq/l) treten nodale und ventrikuläre Arrhythmien auf, man findet eine Verlängerung des PR-Intervalls, eine Verbreiterung des QRS-Komplexes bis zu Schenkelblockbildern, Abflachung und Fehlen von P sowie einen Kammereigenrhythmus. Kaliumwerte über 10–11 mÄq/l führen zum Herztod durch Kammerflimmern oder Kammerstillstand.

Laborbefunde

Der Kaliumserumspiegel liegt über 5,0 mÄq/l. Eine Pseudohyperkaliämie ist durch normale K-Werte im Plasma oder in der nicht-hämolysierten Blutprobe nachzuweisen. Andere pathologische Laborbefunde zeigen eine zugrundeliegende Erkrankung an.

Therapie

Leichte Formen der Hyperkaliämie können durch verminderte Zufuhr mit der Nahrung oder durch Absetzen der K-sparenden Diuretika, der β-Rezeptorenblocker, der nicht-steroidalen Antiphlogistika oder von Angiotensin-converting-Enzym(ACE)-Hemmern korrigiert werden. Die seltenen hyperkaliämischen, familiären paroxysmalen Lähmungen können wirksam mit inhaliertem Salbutamol therapiert werden. Serumkaliumwerte von 6 mÄq/l erfordern rasches therapeutisches Eingreifen. Bei akutem oder chronischem Nierenversagen (insbesondere bei Hyperkatabolismus oder Gewebeverletzungen), muß die Therapie schon einsetzen, wenn der Serumkaliumspiegel 5 mÄq/l überschreitet.

Finden sich keine pathologischen EKG-Veränderungen und liegt der Serumkaliumwert unter 6 mÄq/l, wird mit Natriumpolystyrensulfonat, einem Kationenaustauscherharz, behandelt. Das Harz wird in 70%igem Sorbitol verabreicht, damit eine rasche Darmpassage gewährleistet ist. Erwachsene erhalten alle 30–90 min 15–30 g Harz per os in 30–70 ml 70%igem Sorbitol (Säuglinge und Kleinkinder 1 g/kg/Tag in mehreren Dosen). Läßt sich die Therapie nicht oral durchführen (z. B. Ileus), muß das Harz rektal instilliert werden. Pro g Austauscherharz wird dem Körper 1 mÄq Kalium entzogen. Bei hyperkatabolen Zuständen spricht die Therapie mit dem Austauscherharz zu langsam an und kann auch oft die Serum-K-Werte nicht signifikant reduzieren. Außerdem kann die Anwendung von Natriumpolystyrensulfonat eine iatrogene Na-Überladung des Organismus bewirken, da K-Ionen durch Na-Ionen ersetzt werden.

In **Notfällen** *(bei kardialen Erscheinungen oder bei einem Serumkaliumwert > 6 mÄq/l)* empfiehlt sich folgendes Vorgehen, dem sich eine Therapie mit Natriumpolystyrensulfonat anschließt:

1. Die i.v. Gabe von 10–20 ml einer 10%igen Kalziumglukonat-Lösung (oder 5–10 ml einer 22%igen Kalziumgluzeptat-Lösung) über 15–30 Minuten (gefährlich für digitalisierte Patienten) kann bei Erwachsenen die pathologischen EKG-Veränderungen aufheben, ohne den Serumkaliumspiegel zu verändern. Verschlechtern sich die elektrokardiographischen Erscheinungen, wird das Kalziumglukonat rasch als Bolusinjektion verabreicht (5–10 ml innerhalb 2 min). **Bei Säuglingen und Kleinkindern** kann man die myokardiale Kontraktilität durch i. v. Gaben von Kalziumgluzeptat unter EKG-Überwachung stabilisieren (0,25 ml/kg innerhalb 2–3 min).

2. Natriumbikarbonat 44 mÄq als Bolusinjektion, bei Bedarf wiederholen, insbesondere bei azidotischer Stoffwechsellage *(s. Abschn. Hypernatriämie, oben)*. **Säuglingen und Kleinkindern** werden pro kg Körpergewicht 3 mÄq Natriumbikarbonat innerhalb von 30–60 min infundiert. Diese Therapie ist sehr effektiv bei Hyperkaliämie durch Nierenversagen und assoziierter Azidose.

3. Durch Infusion von 100–300 ml einer 50%igen Glukoselösung mit 1 E Altinsulin/3 g Glukose, innerhalb von 30 min infundiert, kann man das Serumkalium für 4–6 h absenken. Der Wirkungseintritt erfolgt nach 30–60 min. In lebensbedrohlichen Notfallsituationen werden sofort 15 E Altinsulin injiziert, entweder mit einer 50%igen Glukoselösung oder mit einer kontinuierlichen parenteralen Zufuhr 10%iger Glukose. **Bei Säuglingen und Kleinkindern** kann durch kontinuierliche Infusion einer 10- oder 20%igen Glukoselösung, der 0,5 E Altinsulin/g Glukose zugesetzt werden, eine ähnliche Wirkung erzielt werden.

4. Bei nicht behebbarer renaler Insuffizienz muß eine Hämodialyse durchgeführt werden. Die Peritonealdialyse ist in bezug auf den Kaliumentzug nicht so wirkungsvoll, zeigt aber Vorteile bei Patienten mit azidotischer Stoffwechsellage, insbesondere wenn durch die Bikarbonatgaben eine ausgeprägte Volumenexpansion zu erwarten ist.

Kalziumstoffwechselstörungen

Kalzium **(Ca)** ist ein wichtiger Bestandteil des Körpers, der für eine Reihe intrazellulärer und extrazellulärer Prozesse wie der Muskelkontraktion, Nervenleitung, Enzymregulation, Hormonfreisetzung und -wirkung große Bedeutung hat. Sowohl die extrazelluläre als auch die intrazelluläre Ca-Konzentration ist genau kontrolliert. Ca ist Hauptbestandteil im Knochen und notwendig für die Mineralisierung neugebildeter Knochenmasse. Es ist auch ein wichtiger Kofaktor bei der Enzymaktivierung oder bei der Komplexbildung in zahlreichen Stadien der Gerinnungskaskade. Der bidirektionale Ca-Transport ist durch die Membranen der Zellen und der Zellorganellen (endoplasmatisches Retikulum, sarkoplasmatisches Retikulum und Mitochondrien) streng reguliert. Durch diese Regulierung des Ca-Transports und damit der physikalischen Eigenschaften von Ca, die eine enge und spezifische Bindung von Ca an Proteine ermöglicht, wird die Konzentration an freiem Ca im Zytosol auf einem sehr niedrigen Level gehalten (d. h. 1/10 000 der Konzentration im Plasma). Dies ermöglicht nicht nur den phosphatinduzierten Energiemetabolismus, sondern macht Ca zu einem äußerst geeigneten intrazellulären „second messenger". Im Skelettmuskel führt die Interaktion zwischen Ca und den Ca-bindenden Proteinen Troponin C und Calmodulin zu einer Muskelkontraktion (Troponin) und zur Enzymphosphorylierung (durch die Mobilisierung einer Proteinkinase durch Calmodulin) und damit zum Glykogenabbau und zur größeren Verfügbarkeit von Glukose für den Energiestoffwechsel. Die Erregungs-Kontraktions-Kopplung in anderen Muskeln, wie z.B. im Herzmuskel, ist ebenfalls Ca-abhängig. Ca ist ebenfalls beteiligt bei der Aktivität anderer intrazellulärer Botenstoffe, z.B. Adenosin-3',5'-Cyclophosphat **(cAMP)** und Inositol-1,4,5-Triphosphat, nach Interaktion membrangebundener Rezeptoren mit Hormonen wie z.B. Epinephrin (cAMP), Glukagon, Vasopressin, Sekretin und Cholecystokinin.

Der normale Serumkalziumspiegel **(Ca)** bewegt sich zwischen 8,8 und 10,4 mg/100 ml. Etwa 40% des gesamten Serum-Ca ist an Serumproteine gebunden (etwa 0,8 mg gebundenes Ca/g Protein), während die verbleibenden 60%, bestehend aus dem ionisierten und dem komplexgebundenen Ca (hauptsächlich an Phosphate und Zitrate gebunden), glomerulär filtrierbar sind. Der Anteil des ionisierten Ca (etwa 50% des Gesamtkalziums im Serum) ist von pH-Änderungen abhängig. Bei Azidose steigt der diffusible Ca-Anteil bei gleichzeitigem Abfall des eiweißgebundenen Ca an, während bei Alkalose umgekehrte Verhältnisse vorliegen. Diese pH-abhängigen Lösungsverhältnisse des ionisierten Ca treten unabhängig von anderen Faktoren, die das Gesamtkalzium im Serum beeinflussen, auf.

In der Routinediagnostik wird bei der Bestimmung des Serum-Ca gewöhnlich nur das Gesamtkalzium im Serum gemessen, wobei die Atomabsorptions-Spektrometrie die genaueste Nachweismethode ist. Im Idealfall sollte das ionisierte Serum-Ca bestimmt werden, da es den biologisch aktiven Anteil des Ca repräsentiert. Da die diesbezüglichen Bestimmungsmethoden jedoch diffizil sind, muß in der Routinediagnostik vorerst darauf verzichtet werden. Die Entwicklung von ionenspezifischen Elektroden für Ca hat den Nachweis des diffusiblen Ca erleichtert.

Die Aufrechterhaltung des Serum-Ca ist z.T. von der oralen Ca-Zufuhr (0,5–1,0 g/Tag), von der intestinalen Resorption und der renalen Ca-Ausscheidung abhängig. Von grundlegender Bedeutung für die Aufrechterhaltung eines konstanten Serum-Ca-Spiegels ist das intraossäre Ca-Reservoir. Das Skelett enthält 99% der Gesamtmenge des im menschlichen Körper befindlichen Ca, wobei etwa 1% im dauernden Ionenaustausch mit der Extrazellulärflüssigkeit steht.

Parathormon (PTH), ein 84-Aminosäuren-Einzelkettenpeptid (MG 9500) wird von den Nebenschilddrüsen sezerniert. Der Kalzium- und Phosphatstoffwechsel wird im wesentlichen durch PTH und Vitamin D (welches neuerdings auch als Hormon angesehen wird) reguliert. Ihre Wirkungsmechanismen beeinflussen sich wechselseitig. PTH begünstigt die renale Bildung des aktiven Vitamin-D-Metaboliten. Umgekehrt sind einige der Hormonwirkungen nur in Anwesenheit bzw. bei regelrechter Wirkung des Vitamin D effektvoll.

Die Hauptangriffspunkte des PTH sind 1. rasche Mobilisierung von Ca und Phosphat (PO_4) aus dem Knochen und Langzeit-Beschleunigung der Knochenresorptionsprozesse, 2. am Tubulusapparat der Niere, wo die Ca-Rückresorption gefördert wird, 3. am Dünndarm, wo es synergistisch mit Vitamin D die Ca-Resorption fördert, und 4. wieder am Tubulusapparat der Niere, wo es die PO_4-Rückresorption vermindert. Diese Wirkungsmechanismen sind verantwortlich für die klinischen Symptome, die mit einer erhöhten oder unzureichenden Parathormoninkretion einhergehen.

Bei normaler Ca-Homöostase entspricht die Ca-Menge, die vom Darm an die EZF und das Knochengewebe abgegeben wird, der mit dem Urin ausgeschiedenen Ca-Menge. Der Anteil des oral zugeführten Ca wird bei verminderter exogener Zufuhr vermehrt intestinal resorbiert und nimmt bei alimentärer Ca-Überversorgung ab. Der Wirkungsmechanismus ist Vitamin-D-abhängig. Der aktive Metabolit des Vitamins D (1,25-Dehydroxycholecalciferol; 1,25-DHCC) fördert die Ca-Resorption im Dünndarm; unter dem Einfluß von 1,25-DHCC wird von den Mukosazellen ein Transportprotein für Ca gebildet. PTH fördert auch die intestinale Ca-Resorption, doch scheint diese Wirkung auf die PTH-induzierte Bildung des 1,25-DHCC in der Niere zu beruhen. Die renale Ca-Ausscheidung läuft im allgemeinen parallel mit der

Na-Ausscheidung und wird von den zahlreichen Faktoren, die auch den Na-Transport im proximalen Tubulus steuern, reguliert. Unabhängig vom Na (und auch vom Vitamin D) fördert PTH die Ca-Rückresorption im distalen Tubulusapparat der Niere und erhöht die renale PO_4-Ausscheidung. PTH bewirkt ferner eine vermehrte Ca-Mobilisation (vermutlich aus dem Skelett) innerhalb weniger Minuten nach Inkretion, wobei der Mechanismus noch nicht klar ist. Über längere Zeit erhöhte PTH-Sekretion hemmt die Osteoblastenfunktion und bewirkt Osteolyse durch vermehrte Zellaktivität von Osteoklasten. Über die Aktivierung der Adenylatzyklase in Niere und Skelett bewirkt PTH die Bildung von zyklischem AMP, wobei man sich über die Bedeutung des cAMP im Zielorgan noch nicht ganz klar ist. Die physiologische ossäre Wirkung des PTH wird eindeutig durch normale Vitamin-D-Konzentrationen beeinflußt. In vivo sind beide Hormone wichtige Regulatoren des Knochenauf- und -abbaus (d.h. des Knochenwachstums und -Turnovers). S. *Vitamin-D-Mangel und -Abhängigkeit*, oben.

Physiologische Tests zur Bestimmung der Nebenschilddrüsenfunktion sind weigehend verdrängt worden durch die Bestimmung der PTH-Konzentration in Plasma oder Serum durch Radioimmunoassay (RIA) und durch die Bestimmung der gesamten oder nierenabhängigen cAMP-Ausscheidung im Urin.

PTH wird von den Nebenschilddrüsen als vollständiges Hormon sowie als Carboxy-terminales (C-terminales) Spaltprodukt in den Blutkreislauf abgegeben. Das vollständige Hormon besitzt eine sehr kurze Halbwertszeit (< 10 min), während das C-terminale Spaltprodukt wesentlich langlebiger ist. Es ist noch nicht geklärt, ob die Amino-terminalen (N-terminalen) Fragmente als solche im Kreislauf vorliegen; manche Befunde sprechen dafür, daß sie, nachdem sie von der Leber als vollständiges Hormon aufgenommen und als N-terminale Spaltprodukte freigesetzt wurden, vom Knochengewebe dem Kreislauf entzogen werden. Während die Clearance des intakten PTH über hepatische (60%) und renale (40%) Wege verläuft, stellen die Nieren den einzigen Eliminationsmechanismus der C-terminalen Bruchstücke dar.

Die klinisch gebräuchlichen RIA zum Nachweis von PTH verwenden Antikörper, die entweder den C-terminalen Abschnitt und das vollständige Hormon, die mittlere Region des vollständigen Hormons oder den N-terminalen Abschnitt und das vollständige Hormon erkennen. Biologisch aktiv sind offenbar das N-terminale Fragment und das vollständige Hormon; das C-terminale Spaltprodukt ist biologisch inaktiv. Nichtsdestoweniger haben sich N-terminale Assays als ungeeignet erwiesen, zwischen Patienten mit Hyperparathyreoidismus und Normalpersonen zuverlässig zu differenzieren, vielleicht aufgrund der kurzen Halbwertszeit der PTH-Fragmente im Kreislauf. N-terminale Assays eignen sich dagegen besser zum Nachweis rascher Veränderungen der PTH-Inkretion aufgrund akuter Veränderungen des ionisierten Ca. C-terminale Assays korrelieren gut mit der Anzahl der Osteoklasten und eignen sich gut für den Nachweis eines primären Hyperparathyreoidismus. Da sich bei eingeschränkter Nierenfunktion C-terminale Bruchstücke im Plasma ansammeln, erhöht sich der mit einem C-terminalen Assay bestimmte PTH-Spiegel im gleichen Ausmaß, wie die Nierenfunktion abnimmt, was die Brauchbarkeit der Methode einschränkt. Mit Assays, die das C-terminale Ende oder die intakte mittlere Region des PTH-Moleküls erkennen, kann dennoch die Langzeitaktivität der Nebenschilddrüsen bei Dialysepatienten überwacht werden. Welcher RIA auch immer verwendet wird, die klinische Interpretation des PTH-Spiegels ist nur im Zusammenhang mit der gleichzeitigen Bestimmung des Serum-Ca möglich.

Das im Urin ausgeschiedene zyklische AMP setzt sich zusammen aus dem glomerulär filtrierten cAMP und dem als Antwort der PTH-Wirkung tubulär sezernierten cAMP (der Anteil, der durch physiologische ADH-Konzentrationen bedingt ist, kann vernachlässigt werden). Der nierenabhängige Anteil des cAMP im Urin macht bis zu 50% der Gesamturinausscheidung von cAMP aus. Als Alternative zum PTH-RIA wird die Bestimmung der Gesamturinausscheidung von cAMP (bzw. des nierenabhängigen cAMP-Anteils) pro dl glomeruläres Filtrat vor allem bei akuten Konzentrationsveränderungen des ionisierten Ca vorgeschlagen. Allerdings muß die diagnostische Überlegenheit über die derzeit gebräuchlichen klinischen PTH-RIA noch nachgewiesen werden. Nachdem darüber hinaus die Ausscheidung des gesamten und des nierenabhängigen cAMP bei vielen Patienten mit humoraler Hyperkalzämie im Gefolge maligner Erkrankungen (mit normalen oder erniedrigten Werten an immunreaktivem Parathormon [iPTH]) erhöht sein kann, muß die Messung der cAMP-Urinausscheidung mit der Bestimmung des zirkulierenden iPTH verbunden werden, um eine Hyperkalzämie nachzuweisen. Die Urinausscheidung von cAMP kann bei einem Phäochromozytom erhöht sein; bei einer GFR < 20–25 ml/min ist sie ein unzuverlässiger Indikator für die PTH-Aktivität.

Hypokalzämie

(Die Hypokalzämie bei Neugeborenen wird in *Kap. KIN, 6.* behandelt)

Gesamtserumkalzium < 8,8 mg/100 ml bei normalen Serumproteinen.

Ätiologie und Pathogenese

Die Hypokalzämie ist ein seltener Laborbefund. Sie tritt auf bei:

1. **Verminderter oder nicht vorhandener Parathormoninkretion**

Der Hypoparathyreoidismus *(eine Neigung zu Hypokalzämie, oft assoziiert mit chronischer Tetanie, bedingt durch Hormonmangel, laborchemisch charakterisiert durch niedrige Serumkalzium- und hohe Serumphosphatwerte)* ist die Folge einer unbeabsichtigten Entfernung oder Zerstörung mehrerer Nebenschilddrüsen im Verlauf einer operativen Schilddrüsenentfernung. Obwohl es nach einer subtotalen Thyreoidektomie gewöhnlich zu einem vorübergehenden Hypoparathyreoidismus kommt, bleibt diese Störung nur in weniger als 3% erfolgreich durchgeführter Thyreoidektomien bestehen. Die Symptome manifestieren sich in der Regel etwa 24–48 h post operationem, können aber auch nach Monaten oder Jahren zum ersten Mal auftreten. Zu Parathormonmangel kommt es meist nach radikaler Thyreoidektomie bei Karzinom oder durch Totalentfernung der Nebenschilddrüsen.

Der **idiopathische Hypoparathyreoidismus,** bei welchem die Nebenschilddrüsen nicht vorhanden oder atrophiert sind, ist selten. Er tritt sporadisch als isolierte oder ererbte Störung auf oder ist mit dem DiGeorge-Syndrom assoziiert. Er kann auch Teil eines genetischen Hypoparathyreoidismus-Syndroms bei Morbus Addison und der mukokutanen Kandidose sein *(s. Kap. END, 6.).* Obwohl immer wieder antiparathyreoidale Antikörper nachgewiesen werden können, gibt es keinen Beweis dafür, daß solche Antikörper primär für den Hypoparathyreoidismus verantwortlich gemacht werden können.

Im Unterschied zu den postoperativen und idiopathischen Formen ist der **Pseudohypoparathyreoidismus (PHP)** nicht durch einen Mangel an PTH charakterisiert, sondern durch die Nichtansprechbarkeit der Zielorgane (Skelett und Niere) auf die Hormonwirkung. Der Erbgang dieser seltenen Störungen ist noch unsicher; möglicherweise liegt sowohl ein autosomal-dominanter wie autosomal-rezessiver Erbgang vor. Beim PHP Typ I können die Patienten normokalzämisch oder hypokalzämisch sein und zeigen nach PTH-Gabe keine erhöhte Urinausscheidung von Phosphat oder cAMP. Viele dieser Patienten weisen in Erythrozyten oder in Geweben (einschließlich der Nieren) einen Mangel von Guaninnukleotid-bindendem Regulatorprotein (N-Protein bzw. G-Unit) auf. Ein Aktivitätsmangel des N-Proteins ist oft mit zu kurzen Metakarpal- und Metatarsalknochen, kleiner Statur, rundem Gesicht und geistiger Retardierung, ebenso mit einem milden Hypoparathyreoidismus und schleichenden endokrinen Störungen verbunden. Noch seltener ist ein PHP Typ II, bei dem nach exogener PTH-Gabe die Urinausscheidung von cAMP (nicht aber von Phosphat) die normale Erhöhung zeigt. Bei einigen Patienten mit Hypoparathyreoidismus und PHP trägt die subnormale Bildung des 1,25-DHCC durch Vitamin-D-Gabe zu der relativen Widerstandsfähigkeit der Hypokalzämie bei.

2. **Vitamin-D-Mangel** aufgrund unzureichender oraler Zufuhr, ungenügender Besonnung, Leber/Galle-Erkrankungen oder intestinaler Malabsorption, assoziiert mit Rachitis oder Osteomalazie. Ein funktioneller Vitamin-D-Mangel kann während einer längeren antikonvulsiven Therapie mit Barbituraten und Phenytoin auftreten, wahrscheinlich als Ergebnis

eines erhöhten Katabolismus des 25-(OH)D_3 *(s.a. Kap. ERN, 3., Vitamin-D-Mangel und -Abhängigkeit).*

3. **Vitamin-D-abhängiger Rachitis,** bei welcher die Bildung des 1,25-DHCC gestört ist (Typ I) oder eine deutliche Resistenz der Zielorgane gegenüber der Wirkung von 1,25-DHCC und anderer Vitamin-D-Metaboliten (Typ II) besteht und bei familiärer hypophosphatämischer (Vitamin-D-resistenter) Rachitis. Eine Vitamin-D-abhängige Rachitis Typ II kann durch mehrere verschiedene Rezeptordefekte verursacht sein, wie auch die abnormale Bindung des Rezeptors entweder an 1,25-DHCC oder DNA.

4. **Renalen Tubulus-Funktionsstörungen,** einschließlich des Fanconi-Syndroms, aufgrund von Nephrotoxinen (z.B. Schwermetalle) und der renalen tubulären Azidose.

5. **Nierenerkrankungen,** bei denen die Bildung des 1,25-DHCC, verbunden mit einer Hyperphosphatämie, zu einer Hypokalzämie führt.

6. **Erschöpften Magnesiumvorräten** als Folge von intestinaler Malabsorption oder Mangelernährung. Dies führt zur Hypokalzämie mit relativ geringer PTH-Inkretion sowie einer Resistenz des Zielorgans gegenüber dem Hormon.

7. **Akuter Pankreatitis,** die die Serumkalziumwerte durch lipolytische, Ca-chelatierende Produkte erniedrigt.

8. **Hypoproteinämie** jeglicher Genese mit der Verminderung des proteingebundenen Kalziums (z.B. nephrotisches Syndrom, Zirrhose, proteinverlierende Enteropathie). Eine Hypokalzämie aufgrund einer verminderten Proteinbindung ist asymptomatisch, da das ionisierte Kalzium nicht verändert ist und die Wirkung des Kalziums auf die Membranerregbarkeit nur vom ionisierten Anteil hervorgerufen wird.

9. **Phasen eines erhöhten Kalziumbedarfs,** verbunden mit einer inadäquaten Zufuhr (z.B. nach chirurgischer Korrektur eines Hypoparathyreoidismus bei noch bestehenden Skelettaffektionen). Eine Hypokalzämie kann sich ebenso nach Oxalsäurevergiftung und während einer EDTA-Therapie entwickeln.

10. **Septischem Schock,** der mit einer Hypokalzämie durch Suppression der PTH-Freisetzung und 1,25-DHCC assoziiert sein kann.

Obwohl eine Kalzitoninüberproduktion als mögliche Ursache für eine Hypokalzämie in Betracht gezogen wird, sind bei Patienten mit medullären Karzinomen der Schilddrüse, einem Tumor, der typischerweise große Mengen an Kalzitonin sezerniert, niedrige Serumkalziumwerte die Ausnahme.

Symptomatik

Die Hypokalzämie ist häufig asymptomatisch und kann oft nur aufgrund der klinischen Manifestation der zugrundeliegenden Krankheit vermutet werden (z.B. Kataraktbildung, Kalzifizierung der Basalganglien, chronische Kandidose bei einigen Patienten mit **idiopathischem Hypoparathyreoidismus**).

Die klinischen Formen der Hypokalzämie sind primär neurologischer Art. Eine sich langsam und schleichend entwickelnde Hypokalzämie kann eine leichte, diffuse Enzephalopathie bedingen, was bei Patienten mit unklarer Dementia, Depressionen oder Psychose bedacht werden sollte. Papillenödeme kommen gelegentlich vor, und nach länger dauernder Hypokalzämie entwickelt sich eine Kataraktbildung. Eine schwere Hypokalzämie (Serum-Ca-Werte < 7 mg/100 ml) erzeugt Laryngospasmus und generalisierte Krämpfe der Muskulatur.

Das eindrucksvollste Syndrom ist jedoch die **Tetanie,** bedingt durch eine schwere Hypokalzämie oder eine Verminderung des ionisierten Anteils des Serum-Ca ohne erkennbare Hypokalzämie (z.B. respiratorische oder metabolische Alkalose). Der tetanische Anfall ist charakterisiert durch 1. sensorische Symptome, die mit Parästhesie von Lippen, Zunge, Fingern und Füßen einhergehen; 2. Karpopedalspasmen, die sehr schmerzhaft sind und lange anhalten können; 3. generalisierte Muskelschmerzen und 4. Spasmen der Gesichtsmuskulatur. Gelegentlich kann eine Tetanie latent sein. Bei der **latenten Tetanie** (im allgemeinen bei Serum-Ca-Werten um 7–8 mg/100ml) wird die gesteigerte neuromuskuläre Erregbarkeit erst durch Provokationstests manifest. Das **Chvosteksche Zeichen** ist positiv, wenn sich durch

Schläge auf den Austrittspunkt des Nervus facialis die Gesichtsmuskulatur auf der gereizten Seite kontrahiert. Gelegentlich ist dieses Zeichen bei Gesunden positiv, während es bei chronischer Hypokalzämie häufig negativ ausfällt. Unter **Trousseauschem Zeichen** versteht man die Entwicklung einer Pfötchenstellung der Finger nach Anlegen einer Blutdruckmanschette mit einem Druck, der über dem systolischen Wert liegt und etwa 3 Minuten gehalten wird. Dieses Zeichen kann jedoch auch bei Alkalose, Hypomagnesiämie, Hypo- und Hyperkaliämie sowie bei 6% der gesunden Population ausgelöst werden. Bei latenter Tetanie kann durch Hyperventilation oder Gabe von Natriumbikarbonat oder Ca-ausschwemmenden Diuretika (z.B. Furosemid) ein tetanischer Anfall provoziert werden. Symptome der hypokalzämischen Tetanie können durch eine begleitende Hypokaliämie maskiert sein. Elektrokardiographisch ist eine Q-T-Verlängerung typisch.

Diagnostik

Der Serum-Ca-Wert liegt unter 8,8 mg/100 ml; beim tetanischen Anfall, falls nicht durch eine Alkalose induziert, gewöhnlich um oder unter 7 mg/100 ml. Die charakteristischen Störungen der respiratorischen und metabolischen Alkalose werden unter *Störungen des Säure-Basen-Stoffwechsels* behandelt (s. unten). Ein **PTH-Mangel** ist durch eine Hypokalzämie und Hyperphosphatämie, normale alkalische Phosphatase und deutlich erniedrigte, oft fehlende Kalziumausscheidung im Urin charakterisiert. Obwohl der Urin-Ca-Spiegel in Hinblick auf die filtrierte Ca-Menge niedrig ist, ist er bei Hypoparathyreoidismus relativ hoch. Immunreaktives zirkulierendes PTH ist in Relation zum Serum-Ca-Spiegel unverhältnismäßig niedrig oder in seltenen Fällen von idiopathischem Hypoparathyreoidismus nicht nachweisbar. Diese Störung manifestiert sich schon während der Kindheit und kann zusammen mit Morbus Addison, Steatorrhö und Kandidose auftreten *(s. Kap. END, 6.)*. Eine Hyperphosphatämie tritt dann auf, wenn sich eine Hypokalzämie aus einem Hypoparathyreoidismus oder renaler Genese entwickelt. Die beiden sind aufgrund der erheblichen Azotämie bei der Hypokalzämie renaler Genese leicht auseinanderzuhalten. Der **Pseudohypoparathyreoidismus Typ I** kann durch das häufige Auftreten von Skelettaffektionen (am häufigsten eine Verkürzung der ersten, vierten und fünften Metakarpalen), fehlende Phosphaturie, Ausbleiben eines cAMP-Anstiegs im Plasma und im Urin nach Injektion eines Nebenschilddrüsenextraktes und den Nachweis von immunreaktivem Hormon abgegrenzt werden.

Erhöhtes Stuhlgewicht und erhöhter Fettgehalt, zusammen mit einem niedrigen Serumkarotinspiegel, sind charakteristisch für die **intestinale Malabsorption.** Die Steatorrhö ist häufig mit **Hypomagnesiämie** (z.B. < 1,6 mÄq/l) vergesellschaftet. Bei der **Osteomalazie** und bei **Rachitis** sind die Plasmawerte von PO_4 oft leicht erniedrigt und die der alkalischen Phosphatase erhöht. Die Bestimmung der Vitamin-D-Serumspiegel, einschließlich derjenigen von 25-$(OH)D_3$ und 1,25-DHCC, kann die Unterscheidung zwischen Vitamin-D-Mangel und Vitamin-D-abhängigen Zuständen erleichtern. Die familiäre hypophosphatämische Rachitis kann anhand des damit assoziierten renalen Phosphatverlustes nachgewiesen werden.

Therapie

Zur schnellen Bekämpfung eines **akuten hypokalzämisch-tetanischen Anfalls** empfiehlt *sich die i.v. Gabe von* löslichen Kalziumsalzen. 10 ml einer 10%igen Kalziumglukonikumlösung sollten über 15–30 min i.v. verabreicht werden. Leider hält die Wirkung nur wenige Stunden an. Deshalb müssen die Injektionen wiederholt werden und/oder 20–30 ml einer 10%igen Kalziumglukonikumlösung in 1 l 5%iger Glukoselösung über 12–24 h infundiert werden. Ca-Infusionen sind *für Patienten, die mit Digitalispräparaten behandelt werden, äußerst gefährlich und sollten langsam und unter kontinuierlicher EKG-Überwachung verabreicht werden.* Die i.v. Gabe von Kalziumchlorid führt zu Thrombophlebitis und bei parvenöser Injektion zu Gewebsschäden. Die i.m. Gabe von Kalziumglukonikum ist ebenfalls kontraindiziert, da in diesem Fall lokale Nekrosen hervorgerufen werden können. Wird der tetanische Anfall durch eine Hypomagnesiämie ausgelöst, so kann die Gabe von Ca oder K den Anfall kurzzeitig kupieren; dieser ist jedoch nur durch Magnesiumzufuhr auf Dauer behebbar *(s. unten, Hypomagnesiämie)*.

Orale Ca-Zufuhr vermag die **Hypokalzämie nach Thyreoidektomie oder Exzision eines Nebenschilddrüsenadenoms mit vorübergehendem Hypoparathyreoidismus** zu verhindern. Jedoch kann die Hypokalzämie bei nierenkranken Patienten, die sich einer subtotalen Parathyreoidektomie unterziehen, besonders schwer verlaufen und lange andauern. Die ausgeprägte Hypokalzämie und die erhöhten Serumwerte der alkalischen Phosphatase sprechen in diesem Rahmen für eine schnelle Aufnahme von Ca im Skelett. Eine parenterale Langzeitbehandlung mit Ca (in der postoperativen Phase) ist deshalb notwendig, um schwere Hypokalzämien zu verhindern: Mindestens 1 g Ca/Tag muß über einen Zeitraum von 5–10 Tagen gegeben werden, bevor auf orale Ca- und Vitamin-D-Zufuhr umgestellt werden kann.

Bei **chronischer Hypokalzämie,** bedingt durch Hypoparathyreoidismus oder Nierenstörungen, wird Ca gewöhnlich zusammen mit Vitamin D oral verabreicht. Im allgemeinen werden 1–2 g/Tag benötigt, die als Kalziumglukonikum (1 g entspricht 90 mg Ca) oder als Kalziumkarbonat (1 g entspricht 400 mg Ca) verabreicht werden. Obwohl jegliches Vitamin-D-Präparat verwendet werden kann, wird den 1-hydroxylierten Verbindungen, wie z. B. dem Calcitriol (1,25-DHCC), und den „pseudo"-1-hydroxylierten Analoga, wie z. B. dem Dihydrotachysterol, der Vorzug gegeben, da diese sowohl sehr schnell zu wirken beginnen als auch wieder sehr schnell aus dem Körper eliminiert werden. Calcitriol ist besonders bei Nierenerkrankungen geeignet, da es zur Entfaltung der Wirksamkeit nicht umgewandelt werden muß. Es ist das Medikament der Wahl bei einer hereditären, Vitamin-D-abhängigen Rachitis, die auf physiologische orale Gaben von 0,25–0,5 µg/Tag anspricht. Patienten mit Hypoparathyreoidismus und PHP sprechen auf oralen Calcitriol-Dosierungen von 0,5–2 µg/Tag bzw. 1–3 µg/Tag an. 2–4 mg DHT können für 2 Tage gegeben werden, anschließend je nach Wirkung auf den Serum-Ca-Spiegel 1 mg oder weniger/Tag.

In allen Fällen kann es zu *Vitamin-D-Überdosierungen mit schweren hyperkalzämischen Erscheinungen* kommen. Genügende alimentäre oder zusätzliche Ca- (1–2 g/Tag) und Phosphorzufuhr (P) muß gewährleistet sein. Eine wirkungsvolle Therapie wird durch das Fehlen jedweder Symptome und durch normale oder annähernd normale Ca-Werte angezeigt. Die Kalziumwerte sollten anfangs häufig kontrolliert werden (z. B. wöchentlich) und, nachdem sich das Befinden des Patienten stabilisiert hat, in 1- bis 3monatigen Intervallen. In den meisten Fällen wird man die Calcitriol-Erhaltungsdosis im Lauf der Zeit herabsetzen können.

Die **Therapie der Hypokalzämie bei nierenkranken Patienten** muß mit einer Restriktion der alimentären P-Zufuhr gekoppelt sein. Weiterhin müssen phosphatbindende Mittel wie Aluminiumhydroxidgel verabreicht werden, um einer Hyperphosphatämie und metastatischen Weichteilverkalkungen vorzubeugen. Unglücklicherweise hat die Akkumulation von Aluminium in Knochen und Gehirn wiederum zu einer Calcitriol-refraktären Osteomalazie und zur Dialyse-Demenz geführt. Die Einschränkung der alimentären P-Zufuhr sollte daher vorrangig sein, und Aluminiumhydroxidgel sollte nur in Fällen eingesetzt werden, in denen die alimentäre Restriktion und die weniger wirksame PO_4-Bindung mittels Ca-Karbonat nicht ausreichen, um den Serum-PO_4-Spiegel unter 6 mg/100 ml zu senken. Die Gabe *von Vitamin D bei Patienten mit Nierenversagen* kann gefährlich sein und sollte nur bei Patienten angewandt werden, die an einer symptomatischen,.nicht aluminiumbedingten Osteomalazie, an sekundärem Hyperparathyreoidismus (Serum-Ca < 11 mg/100 ml) oder einer Hypokalzämie nach einer Parathyreoidektomie leiden. Die Effizienz und die relativ kurze Wirkungszeit des Calcitriols (und anderer 1-hydroxylierter Analoga, die in Kürze auf den Markt kommen) machen es zum Mittel der Wahl bei diesen Patienten. Obwohl orales Calcitriol häufig zusammen mit oralem Ca gegeben wird, um einen sekundären Hyperparathyreoidismus zu kontrollieren, waren die Ergebnisse bisher enttäuschend. Die parenterale Verabreichung von Calcitriol kann jedoch eher bei der Prävention eines sekundären Hyperparathyreoidismus bei Patienten mit Nierenversagen im Endstadium von Nutzen sein, da die durch erreichten höheren 1,25-DHCC-Spiegel die PTH-Freisetzung direkt hemmen. Bei einer unkomplizierten Osteomalazie werden täglich nur 0,25–0,5 µg Calcitriol p.o. gegeben (sofern sie nicht aluminiumbedingt ist; in diesem Fall ist die Entfernung des Aluminiums mit Desferoxamin erforderlich), während zur Verhinderung der Hypokalzämie nach Parathyreoidektomie 2 μg Calcitriol und mindestens 2 g Ca/Tag als Langzeitbehandlung nötig sind.

Die **Vitamin-D-abhängige Rachitis** spricht auf 400 IE/Tag gut an; bei der **Osteomalazie** werden während der ersten 6–12 Wochen täglich 5000 IE Vitamin D_2 oder Vitamin D_3 verabreicht, anschließend wird die tägliche Dosis auf 400 IE reduziert. Die zusätzliche Gabe von 2 g Ca/Tag ist wünschenswert, wenigstens zu Beginn der Behandlung. Die **Vitamin-D-refraktäre, familiäre und nicht-familiäre, hypophosphatämische Rachitis** wird mit anorganischen Phosphaten (1–3,5 g/Tag) und Calcitriol (0,25–1 μg/Tag) behandelt. Die Behandlung mit Vitamin D erfordert eine sorgfältige Überwachung des Serumkalziumspiegels; eine Hyperkalzämie, die sich entwickeln kann, spricht im allgemeinen rasch auf eine Anpassung der Calcitriol-Dosierung an. Eine durch **Alkalose verursachte Tetanie** wird im Sinne des Grundleidens behandelt.

Hyperkalzämie

Gesamtserumkalzium > 10,5 mg/100 ml.

Ätiologie und Pathogenese

Die Ursachen der Hyperkalzämie sind in *Tab. 20* aufgelistet. Meistens ist die Hyperkalzämie durch einen exzessiven Knochenabbau mit Reparationsvorgängen in Form von Knochenneubildung bedingt, wobei Ca in die Extrazellulärflüssigkeit abgegeben wird.

Der **primäre Hyperparathyreoidismus** ist *eine generalisierte Erkrankung, die durch eine erhöhte Parathormoninkretion einer bzw. mehrerer Nebenschilddrüsen charakterisiert ist; sie geht gewöhnlich mit einer Hyperkalzämie, Hypophosphatämie und erhöhter Knochenresorption einher.* Eine asymptomatische Hyperkalzämie ist die häufigste Manifesta-

Tab. 20. Ursachen von Hyperkalzämien

I. Übermäßige Osteolyse
   A. Exzessives Parathormonangebot; z. B. primärer Hyperparathyreoidismus, Nebenschilddrüsenkarzinom, hyperkalziurische Hypokalzämie, fortgeschrittener sekundärer Hyperparathyreoidismus (bes. nach Nierentransplantation)
   B. Paraneoplastisches Syndrom; z. B. Malignome mit Hyperkalzämie und ohne Knochenmetastasen
   C. Neoplastische Prozesse mit Knochenmetastasen; z. B. Karzinome, Leukämien, multiples Myelom
   D. Hyperthyreoidismus
   E. Vitamin-D-Intoxikation
   F. Immobilisation (bei Patienten mit erhöhter Knochenneubildung – z. B. in der Wachstumsphase oder bei Patienten mit Osteodystrophia deformans; ältere Patienten mit Osteoporose)

II. Übermäßige intestinale Ca-Resorption und/oder -Aufnahme
   A. Milch-Alkali-Syndrom (Burnett-Syndrom)
   B. Vitamin-D-Intoxikation
   C. Sarkoidose und andere chronische Granulomatosen

III. Erhöhte Plasmaproteinkonzentration

IV. Hyperkalzämien unklarer Genese
   A. Myxödem, Morbus Addison, postoperativ beim Cushing-Syndrom
   B. Behandlung mit dem Diuretikum Thiazid
   C. Infantile Hyperkalzämie

V. Fehlbestimmungen
   A. Bei der Blutentnahme durch zu langes Stauen (venöse Stase)
   B. Durch Kontakt des Blutes mit kontaminierten Glasbehältern

tion; gewöhnlich tritt eine Nephrolithiasis auf, insbesondere wenn der Hyperparathyreoidismus und die Hyperkalziurie lange Zeit bestehen. Der primäre Hyperparathyreoidismus ist wahrscheinlich die häufigste Ursache einer Hyperkalzämie bei der Bevölkerung. Sie tritt mit erhöhter Inzidenz drei oder mehr Jahrzehnte nach einer Halsoperation bei Frauen und im Alter auf. Es ist sowohl eine nicht-familiäre wie eine familiäre Form bekannt. Die zwei häufigsten familiären Formen – multiple endokrine Neoplasie Typ I und Typ II – werden in *Kap. END, 5.* besprochen. Histologische Untersuchungen lassen bei 90% der Patienten ein Nebenschilddrüsenadenom erkennen. Die Unterscheidung zwischen einem Adenom und einer normalen Nebenschilddrüse ist bei leichter Hyperkalzämie (> 12 mg/100 ml) gelegentlich schwierig. Die anderen 10% der Fälle beruhen auf einer Hyperplasie von zwei oder mehreren Nebenschilddrüsen (7%) oder auf einem Nebenschilddrüsenkarzinom (3%). Das Syndrom der **familiären hypokalziurischen Hyperkalzämie** wird autosomal-dominant vererbt und zeigt eine 100%ige Penetranz. Es ist durch eine persistierende Hyperkalzämie, oft seit früher Kindheit, mit erhöhten PTH-Spiegeln und Hyperkalziurie gekennzeichnet. Die Hyperkalzämie ist gewöhnlich asymptomatisch, eine gute Nierenfunktion bleibt erhalten, und eine Nephrolithiasis ist selten. Allerdings kann bei betroffenen Säuglingen von Blutsverwandten ein schwerer primärer Hyperparathyreoidismus auftreten, gelegentlich auch eine schwere Pankreatitis. Obwohl regelmäßig eine Hyperplasie der Nebenschilddrüsen gefunden wird, spricht das Syndrom auf eine subtotale Parathyreoidektomie ungenügend an.

Der Terminus **sekundärer Hyperparathyreoidismus** bezeichnet eine Hypokalzämie, die durch Umstände, die zur Erniedrigung des Serum-Ca, wie z.B. bei Niereninsuffizienz und Malabsorptionssyndrom, ausgelöst wird. Bei diesen auslösenden Krankheitsbildern stellt die erhöhte PTH-Inkretion eine Kompensationsreaktion auf einen normalen Stimulus dar. Der sekundäre Hyperparathyreoidismus ist mit Hypokalzämie oder, seltener, Normokalzämie verbunden. Besteht er über einen längeren Zeitraum, wird die Sensitivität der Nebenschilddrüsen für Ca aufgrund einer ausgeprägten Hyperplasie und einer Erhöhung des Ca-Sollwertes (d.h. der Ca-Menge, die notwendig ist, um die PTH-Inkretion um 50% zu drosseln), erniedrigt. Eine überschießende PTH-Inkretion kann daher trotz Normo- oder sogar Hyperkalzämie weiter bestehen **(tertiärer Hyperparathyreoidismus).**

Hyperkalzämie bei Malignom: Eine Hyperkalzämie bei Klinikpatienten ist meist auf eine maligne Erkrankung zurückzuführen, die schon durch das klinische Bild erkennbar oder durch Routinetest leicht aufzudecken ist.

Maligne Erkrankungen können durch verschiedene Mechanismen zur Hyperkalzämie führen, wobei jeder letztlich eine Knochenresorption nach sich zieht. Hämatologische Neoplasien, meist Myelome, aber auch bestimmte Lymphome und Lymphsarkome, verursachen über eine Stimulierung von Osteoklasten-aktivierenden Zytokinen eine Hyperkalzämie, wobei es zum osteoklastischen Knochenabbau mit osteolytischen Läsionen und/oder diffuser Osteopenie kommt. Meistens tritt die Hyperkalzämie in Zusammenhang mit soliden Tumoren mit Knochenmetastasen auf (z.B. Mammakarzinom und Plattenepithelkarzinom der Lunge). Das Mammakarzinom mit Knochenmetastasen macht über 50% der Fälle von tumorbedingter Hyperkalzämie aus. In diesen Fällen ist die Hyperkalzämie durch eine lokale Stimulierung der Osteoklasten-aktivierenden Zytokine oder der Prostaglandine und/oder durch direkten Knochenabbau durch die Tumorzellen bedingt.

Weniger häufig findet sich eine Hyperkalzämie bei den verschiedenen Formen von Plattenepithelkarzinomen, Hypernephrom oder Ovarialkarzinom, ohne daß Knochenmetastasen vorliegen **(paraneoplastisches Syndrom).** Früher wurde dafür oft eine ektopische PTH-Produktion verantwortlich gemacht. Neuere Untersuchungen haben jedoch ergeben, daß nicht *parathyreoidale* Neoplasien selten selbst PTH produzierten. Durch Radioimmunoassays können bei den meisten Patienten versteckte oder deutlich erniedrigte PTH-Spiegel auch bei assoziierter Hypophosphatämie, Phosphaturie und erhöhten Spiegeln von nephrogenem cAMP diagnostiziert werden. Während die Serumkonzentration von 1,25-DHCC bei den meisten Patienten mit soliden Tumoren erniedrigt ist, ist die Hyperkalzämie bei einigen wenigen Patienten mit Lymphom oder Leiomyoblastom scheinbar auf erhöhte 1,25-DHCC-

Serumspiegel zurückzuführen. Es wurde darauf hingewiesen, daß einige Tumoren Substanzen produzieren, die an die PTH-Rezeptoren in Knochen und Nieren binden und so zum Teil eine Hormonwirkung nachahmen. So wurde bei mehreren Tumoren, die mit einer humoralen Hyperkalzämie einhergehen (Nierenzelltumor, Mamma- und Lungenkarzinom), ein PTH-ähnliches Peptid isoliert. Das Peptid ist größer als PTH (141 Aminosäuren gegenüber 84 bei PTH), ähnelt jedoch in der N-terminalen Sequenz dem eigentlichen Hormon. Während Prävalenz und Identität solcher Peptide bei den verschiedenen Tumoren noch nachgewiesen werden müssen, scheint es, daß die Hauptursache für eine humorale Hyperkalzämie bei Malignomen die osteoklastische Knochenresorption ist, die von PTH-ähnlichen Peptiden und/oder anderen tumorproduzierten Faktoren (z. B. Transforming Growth Factor) ausgelöst wird.

Vitamin D, in pharmakologischen Dosen verabreicht, führt zu einem unmäßigen Knochenabbau, zur erhöhten intestinalen Ca-Resorption und zur Hyperkalziurie *(s. a. Kap. ERN, 3., Hypervitaminose D).*

Bei bis zu 20% der Patienten ist eine **Sarkoidose** mit der Hyperkalzämie verbunden, bei ca. 40% mit einer Hyperkalziurie. Hyperkalzämie und/oder Hyperkalziurie sind auch bei anderen granulomatösen Erkrankungen beschrieben worden (z. B. Tuberkulose, Lepra, Berylliose, Histoplasmose und Kokzidioidomykose). Ursache scheint die unkontrollierte Umwandlung von 25-(OH)-D_3 in 1,25-DHCC zu sein, wahrscheinlich durch eine Expression des Enzyms 1-α-Hydroxylase in mononukleären Zellen in den Sarkoidgranulomen. Erhöhte 1,35-DHCC-Spiegel wurden auch bei hyperkalzämischen Patienten mit Tuberkulose, Silikose und Hodgkin- und Non-Hodgkin-Lymphom beschrieben. In manchen Fällen müssen andere Pathomechanismen für die Hyperkalzämie verantwortlich gemacht werden, da bei manchen hyperkalziämischen Patienten mit Lepra oder T-Zell-Lymphom und Leukämie erniedrigte 1,25-DHCC-Spiegel beschrieben wurden.

Neben dem primären Hyperparathyreoidismus und der familiären hypokalziurischen Hyperkalzämie ist auch die **Hyperkalzämie bei Neugeborenen** auf eine Gruppe von idiopathischen Störungen zurückzuführen, die alle mit einer erhöhten intestinalen Ca-Resorption einhergehen und durch Vitamin-D-Intoxikation oder gesteigerte Sensitivität für Vitamin D bedingt sind.

Beim **Milch-Alkali-Syndrom** werden exzessive Mengen Ca und resorbierbares Alkali aufgenommen (gewöhnlich während der Therapie eines peptischen Ulkus verabreicht), was zu einer erhöhten Ca-Resorption mit der Folge einer Hyperkalzämie führt.

Symptomatik

Die zugrundeliegenden Störungen, die zu einer Hyperkalzämie führen *(s. Tab. 20),* lassen sich oft aus der Anamnese und weiteren klinischen Symptomen leicht erkennen (z. B. übermäßige Ca- und Alkali-Aufnahme, Neoplasien in fortgeschrittenem Stadium oder Addison-Krise). Röntgenologische Skelettbefunde sichern die Diagnose (z. B. Hyperparathyreoidismus, Osteodystrophia deformans, osteolytische oder osteoblastische Affektionen beim multiplen Myelom).

Viele Patienten mit einer leichten Hyperkalzämie sind beschwerdefrei, und die Diagnose einer Hyperkalzämie wird zufällig über blutchemische Untersuchungen erstellt. Die klinischen Symptome einer Hyperkalzämie machen sich wie folgt bemerkbar: als Obstipation, Anorexie, Übelkeit und Erbrechen mit abdominalen Schmerzen und Ileus. Die Einschränkung des renalen Konzentrierungsmechanismus führt zur Polyurie, Nykturie und Polydipsie. Eine weitere Erhöhung des Serumkalziums (gewöhnlich > 12 mg/100 ml) drückt sich aus in: emotionaler Labilität, Konfusion, Delirium, Psychose, Stupor und Koma. Eine neuromuskuläre Beteiligung kann zu einer ausgeprägten Schwäche der Skelettmuskulatur führen. Anfälle sind selten. Eine Hyperkalzurie mit Nephrolithiase oder Urolithiase ist häufig. Weniger häufig kommt es bei einer länger andauernden oder schweren Hyperkalzämie zu reversiblen akuten renalen Komplikationen oder irreversiblen Nierenschäden bis hin zur **Nephrokalzinose** (durch Präzipitation von Ca-Salzen im Nierenparenchym). Erkrankungen wie das peptische Ulkus und die Pankreatitis können auch mit einem Hyperparathyreoidismus assoziiert sein, wenngleich über den Zusammenhang zwischen diesen Erkrankungen und der Dysfunktion der Parathyreoidea Unklarheit besteht. In Abhängigkeit von der Schwere des Nierenleidens kommt es zur Rest-N-Steigerung und zur Hypertonie.

Ein stark ausgeprägter oder auch langwährender Hyperparathyreoidismus kann zur **Ostitis fibrosa cystica** führen, bei welcher es durch erhöhte Osteoklastenaktivität zur generalisierten Skelettentkalkung bei Fibrosierungstendenz des Knochenmarks mit Zystenbildungen und der Entwicklung von fibrösen Knoten in den betroffenen Knochen kommt. Früher häufig, ist die Ostitis fibrosa cystica heute nur selten nachzuweisen, ausgenommen bei Dialysepatienten mit einem sekundären Hyperparathreoidismus und bei einigen wenigen Patienten mit Erscheinungen von Knochenerkrankungen, die durch radiologische Untersuchungen leicht abzuklären sind (Knochenzysten, multiple, osteolytische, mottenfraßähnliche Knochenherde im Schädel, subperiostale Resorption der Metakarpalen und der distalen Schlüsselbeine). Der Hyperparathyreoidismus mit Skelettbeteiligung führt oft zum Anstieg der alkalischen Phosphatase. Bei schwerer Hyperkalzämie zeigt sich im EKG ein verkürztes QT-Intervall. Eine Hyperkalzämie mit Werten über 18 mg/100 ml führt zu Schock, Nierenversagen und schließlich zum Exitus.

Laborbefunde und Diagnostik

Der **Hyperparathyreoidismus** ist durch einen Anstieg des ionisierten Serum-Ca charakterisiert, wobei der Ca-Spiegel schwankt. Ein erniedrigter Serum-PO_4-Spiegel deutet auf einen Hyperparathyreoidismus hin, besonders wenn die erniedrigten Serum-PO_4-Werte mit einer erhöhten PO_4-Clearance (eingeschränkte tubuläre Rückresorption von PO_4) und leichter Hyperchlorämie (mit oder ohne Azidose) einhergehen. Bei einer renalen Insuffizienz kann es schwierig sein, einen primären von einem sekundären Hyperparathyreoidismus zu unterscheiden. Ein hoher Serum-Ca- und ein normaler Serum-PO_4-Wert sprechen für einen primären Hyperparathyreoidismus, besonders bei Nicht-Dialysepatienten.

Die **Hyperkalzämie bei malignen Erkrankungen** kann mit ähnlichen Veränderungen des PO_4-Spiegels einhergehen, allerdings treten hier auch sehr oft metabolische Alkalose, Hypochlorämie und Hypoalbuminämie auf. Beim primären Hyperparathyreoidismus liegt das Serum-Ca selten über 12 mg/100 ml. Ein Serum-Ca-Wert über 12 mg/100 ml findet sich eher bei Tumoren oder bei anderen Ursachen der Hyperkalzämie. Im allgemeinen ist das zirkulierende PTH (C-terminaler Assay oder Assay mit Antikörpern gegen die intakte mittlere Region der Aminosäurekette) analog dem Spiegel an ionisiertem Ca bei Patienten mit Hyperparathyreoidismus erhöht, bei den meisten anderen Ursachen der Hyperkalzämie erniedrigt *(s. Abschn. Störungen des Kalziumstoffwechsels)*.

Ein spezifischer RIA für die Peptide, die bei malignen Erkrankungen zu einer Hyperkalzämie führen, steht demnächst zur Verfügung. Die **familiäre hypokalziurische Hyperkalzämie** unterscheidet sich vom primären Hyperparathyreoidismus durch den frühen Beginn der Krankheit, das häufige Vorliegen einer Hypermagnesiämie und das Auftreten einer Hyperkalzämie ohne Hypokalziurie bei anderen Familienangehörigen. Die relative Ca-Ausscheidung (Verhältnis von Ca-Clearance zu Kreatinin-Clearance) ist bei Patienten mit familiärer hypokalziurischer Hyperkalzämie erniedrigt (d.h. < 1%); beim primären Hyperparathyreoidismus ist sie dagegen fast immer erhöht (d.h. 1–4%).

Eine **idiopathische Hyperkalzämie des Säuglings** liegt vor bei Kombination von erniedrigten PTH-Spiegeln, Hyperkalziurie und, bei schwer erkrankten Patienten, des Williams-Syndroms (z.B. supravalvuläre Aortenstenose, geistige Retardierung und Elfengesicht).

Das **Milch-Alkali-Snydrom** kann anamnestisch und durch das gleichzeitige Auftreten von Hyperkalzämie, metabolischer Alkalose und häufig Azotämie mit Hypokalziurie abgeklärt werden. Mit eingeschränkter Ca- und Alkali-Aufnahme kehrt der Blut-Ca-Wert schnell wieder zur Norm zurück.

Beim kombinierten Auftreten von Anämie, Azotämie und Hyperkalzämie sollte man an ein **Myelom** denken. Die Diagnose wird durch die Untersuchung des Knochenmarks oder durch den immunelektrophoretischen Nachweis einer monoklonalen Gammopathie oder freier leichter Ketten im Serum oder Urin erstellt.

Bei anderen **endokrin verursachten Hyperkalzämien** (z.B. Thyreotoxikose, Addison-Krankheit) helfen die typischen Laborparameter, die zugrundeliegende Störung aufzudecken. Die meisten Fälle einer Hyperkalzämie gehen mit einer Hyperkalziurie einher, ausgenommen familiäre hypokalziurische Hyperkalzämie, Milch-Alkali-Syndrom, Addison-Krankheit, Thiazidtherapie und renale Störungen.

Im allgemeinen ist das im Kreislauf befindliche PTH (C-terminaler Assay oder intakter Mid-region-Assay) bei Patienten mit Hyperparathyreoidismus erhöht, jedoch bei Patienten mit Vitamin-D-Intoxikation, beim Milch-Alkali-Syndrom und bei Sarkoidose erniedrigt. Bei den meisten Patienten mit tumorassoziierter Hyperkalzämie ist PTH erniedrigt oder liegt unter der Nachweisgrenze. Da bei vielen dieser Patienten eine Phosphaturie, Hyperphosphatämie und eine erhöhte cAMP-Ausscheidung über den Urin pro dl glomeruläre Filtrationsrate vorliegen, dient der Nachweis eines erniedrigten iPTH-Spiegels zur Unterscheidung dieser Patienten von Patienten mit primärem Hyperparathyreoidismus (iPTH erhöht). Bei einer sarkoidoseassoziierten Hyperkalzämie und anderen granulomatösen Störungen und einigen Lymphomen kann der Serum-1,25-DHCC-Spiegel erhöht sein.

Therapie

Die Behandlung einer Hyperkalzämie ist abhängig vom Grad der Ca-Erhöhung und von der zugrundeliegenden Krankheit selbst. Bei einem Serum-Ca-Spiegel unter 11,5 mg/100 ml reicht es oft, wenn die zugrundeliegende Störung behoben wird. Bei einem Serum-Ca-Spiegel über 15 mg/100 ml oder bei schweren klinischen Symptomen einer Hyperkalzämie trotz niedrigerer Ca-Spiegel *ist eine rasche Senkung des Serum-Ca notwendig.*

Die Hauptstütze der Therapie bei Patienten mit relativ normaler Nierenfunktion liegt in der Expansion des Extrazellulärvolumens mit Hilfe von NaCl, um eine Kalzurie zu begünstigen. Das Ziel ist, ein Urinvolumen von 3 l/Tag zu erreichen. Schon bestehende Volumendefizite sollten bereits vor Beginn der Diurese, die mit Hilfe von isotonen (0,9%) Kochsalzinfusionen und der Gabe von Furosemid bei Patienten mit ausreichender Nierentätigkeit in Gang gesetzt wird, ersetzt werden. 1–2 l isotone Kochsalzlösung werden nach der i.v. Gabe von 80–100 mg Furosemid, die innerhalb von 2 h verabreicht werden, über einen Zeitraum von 24 h infundiert. Die Volumina, die als Urin ausgeschieden werden, werden mit isotoner Kochsalzlösung und einem Zustand von Kaliumchlorid (20 mÄq/l) ersetzt, um eine Hypokaliämie zu verhindern. Flüssigkeitsaufnahme und -abgabe sowie die Serum- und Urinelektrolyte müssen sorgfältig bilanziert werden.

Da sich die schwere Hyperkalzämie nur ungenügend beherrschen läßt, kommt als wahrscheinlich sicherste und zuverlässigste Methode bei Patienten mit Niereninsuffizienz nur die Hämodialyse (mit niedriger oder kalziumfreier Dialyseflüssigkeit) in Betracht.

Eine andere, aber gefährlichere Methode ist die i.v. Gabe von 1 l Dinatrium- und Kaliumphosphat (81 mM bzw. 19 mM); die Lösung hat einen pH von 7,4 und enthält 3,1 g Phosphor/l. Nicht mehr als 0,5–1,0 g Phosphat sollten innerhalb von 24 h i.v. appliziert werden; im allgemeinen genügen 1 oder 2 Dosen innerhalb von 2 Tagen, um den Serum-Ca-Spiegel für 10–15 Tage zu senken. Dieses Vorgehen ist verbunden mit einer verminderten Urinkalziumausscheidung. Eine Kalzifizierung der Weichteilgewebe und akute Nierenstörungen sind die gravierendsten Komplikationen. In Anbetracht der hohen Morbidität der intravenösen Phosphatgabe in solchen Fällen sollte diese nur bei lebensbedrohlicher Hyperkalzämie oder bei undurchführbarer Hämodialyse erfolgen. Die i.v. Infusion einer isotonen Lösung, bestehend aus Natriumsulfat-10-H_2O (38 g/l), verabreicht in 1–2 l innerhalb von 24 h, ist noch gefährlicher und weniger effektiv als die Phosphatgabe und sollte nicht angewendet werden.

Plicamycin (Mithramycin) 25 μg/kg i.v. in 50 ml 5%iger Dextrose in Wasser über 3–6 h ist eine äußerst effektive Behandlung bei Patienten mit Knochenmetastasen oder tumorassoziierter Hyperkalzämie und führt unmittelbar (d.h. innerhalb von 12–36 h) zuverlässig zu einer Erniedrigung des Ca-Spiegels. Seine Anwendbarkeit ist jedoch durch seine potentielle Toxizität und durch seine variierende Wirkdauer begrenzt (s. *Langzeitbehandlung der Hyperkalzämie*, unten).

Für die Beherrschung der akuten und der chronischen Hyperkalzämie wurden **mehrere weniger gefährliche Medikamente als i. v. PO_4 oder Plicamycin** ausgewertet. Hinweise sprechen dafür, daß die Gabe von Lachs-Kalzitonin (4–8 IU/kg s.c. alle 12 h) und Prednison (30–60 mg/Tag p.o., aufgeteilt in 3 Dosen) die schwere Hyperkalzämie bei malignen Erkrankungen selbst bei Patienten mit Nierenerkrankungen, bei denen eine vorangehende Stabilisierung mit i.v. NaCl nicht möglich ist, innerhalb von 12 h unter Kontrolle bringen kann (s. *Kalzitonin*, unten). In einer kürzlich durchgeführten Vergleichsstudie über Lachs-Kalzitonin (8 IU/kg i.m. alle 6 h über 5 Tage) und Gallium-Nitrat mit oder ohne Kortikosteroiden führte die Gabe von Gallium-Nitrat bei 44% mehr Patienten als bei Lachs-Kalzitonin zu einer Normokalzämie. Gallium-Nitrat war ähnlich wirksam bei Patienten mit epidermoiden und non-epidermoiden Tumoren, während Kalzitonin insbesondere bei den Hyperkalzämien im Rahmen von Epidermoidtumoren unwirksam war. Die Normokalzämie hielt nach Gallium-Gabe für 16 Tage an, nach Kalzitonin-Gabe jedoch nur 1 Tag. Gallium-Nitrat scheint bei Knochenmetastasen, bei tumorassoziierter Hyperkalzämie oder bei Nebenschilddrüsenkarzinom die osteoklastische Knochenresorption zu hemmen. Gallium-Nitrat-Infusionen sind dann indiziert, wenn durch Saline und Schleifendiuretika eine tumorassoziierte Hyperkalzämie nicht mehr unter Kontrolle gebracht werden kann, obwohl die Effektivität bei wiederholter Anwendung noch nicht nachgewiesen ist und die Langzeittherapie noch weiter ausgewertet werden muß. Es scheint außer Hypokalzämie, Hypophosphatämie und wahrscheinlich Nephrotoxizität nur wenige Nebenwirkungen zu haben. Die Hypokalzämie ist meist asymptomatisch, kann jedoch so ausgeprägt sein, daß eine Ca-Substitution erforderlich wird. Serumkreatinin, Serum-Ca und Serum-P-Spiegel sollten bei der Anwendung von Gallium-Nitrat regelmäßig überwacht werden. Da es zur Bildung von renalen tubulären Verstopfungen (plugs) führen und dadurch zu einem akuten Nierenversagen führen kann, sollte es bei Patienten mit schweren Nierenstörungen oder in Kombination mit anderen nephrotoxischen Medikamenten nicht gegeben werden. Es sollte lediglich bei Patienten eingesetzt werden, bei denen das intravaskuläre Volumen normal ist und die eine Urinausscheidung von > 2 l/24 h aufweisen. Das Medikament wird mit 0,9%iger NaCl auf 1 l aufgefüllt. Bei Kontraindikationen gegen Kochsalzlösungen kann 5%ige Dextrose in Wasser verwendet werden, obwohl dies für die Volumenauffüllung weniger effektiv ist. Die Dosierung beträgt 200 mg/m^2 KO, kontinuierliche i.v.-Infusion über 24 h für einen Zeitraum von 5 Tagen oder weniger, wenn die Hyperkalzämie früher beseitigt werden kann.

In In-vivo- und In-vitro-Untersuchungen hemmen Diphosphonate die Knochenresorption, kontrollieren effektiv die Knochenresorption bei M. Paget und verringern eine Hyperkalzämie und/oder Hyperkalziurie im Rahmen verschiedener maligner Erkrankungen. Es ist schwierig nachzuvollziehen, warum Diphosphonate in den USA nicht weiter verbreitet sind. Derzeit ist lediglich Etidronat (sowohl in i.v. als auch in p.o. Form) kommerziell erhältlich. Obwohl es bei der Behandlung des M. Paget von Nutzen ist, ist seine Wirksamkeit bei tumorassoziierter Hyperkalzämie noch nicht geklärt. In einer vor kurzem durchgeführten randomisierten, prospektiven, placebokontrollierten Doppelblind-Studie über i.v. Etidronat bei Hyperkalzämie durch solide Tumoren oder hämatologische Malignome konnte bei 67% der Patienten, die Etidronat erhalten hatten (7,5 mg/kg + 3 Liter 0,9%ige NaCl und 40 mg Furosemid i.v. täglich über 3 Tage) eine Normokalzämie erreicht werden, gegenüber 40% der Patienten, die lediglich Placebo, NaCl und Furosemid erhalten hatten. Bei 2 von 3 Patienten konnte nach oraler Gabe von Etidronat eine Normokalzämie aufrechterhalten werden, gegenüber 0 von 5 Patienten, die Placebo p.o. erhalten hatten. Diese Ergebnisse liefern Hinweise, sind jedoch statistisch nicht signifikant, und größere Studien sind notwendig, um die Effektivität des Medikaments in diesem Setting zu untersuchen. Zwei weitere Diphosphonate, *Clodronat solium* und Aminohydroxypropyliden-Diphosphonat, scheinen für die akute Kontrolle einer tumorassoziierten Hyperkalzämie effektiver zu sein, befinden sich jedoch in den USA noch im Versuchsstadium. Die Toxizität scheint zumindest bei der Kurzzeitanwendung der Diphosphonate im Vergleich zum i.v. PO_4 gering zu sein und noch geringer im Vergleich zu Plicamycin. Ihre relative Effektivität und Zuverlässigkeit im Vergleich zu Gallium-Nitrat muß noch bestimmt werden. Ein oder mehrere dieser Wirkstoffe könnten bei der Therapie der akuten Hyperkalzämie zusammen mit einem Schleifendiuretikum und i.v. NaCl zur Therapie der ersten Wahl werden.

Die **Langzeitbehandlung der Hyperkalzämie** kann mit oralen neutralen Phosphatgaben (z.B. Natriumphosphat und Kaliumphosphat, kombiniert als Lösung mit einem pH-Wert von 7,3) durchgeführt werden. Das Äquivalent von 1–3 g/Tag von elementarem Phosphor wird, auf mehrere Einzeldosen verteilt, verabreicht. Das Risiko einer Kalzifizierung mit Kalkmetastasen ist vom Serum-PO_4-Spiegel abhängig; diese Therapie sollte daher nicht bei Patienten mit Niereninsuffizienz angewendet werden. Ansonsten ist die Diarrhö der limitierende Faktor in der oralen Phosphattherapie.

Etidronat-Disodium 20 mg/kg/Tag p.o. scheint mit einer geringgradigen Hyperphosphatämie und lokaler gastrointestinaler Irritation als einzige Nebenwirkungen relativ gut toleriert zu werden. Jedoch muß seine Wirksamkeit für die Langzeitbehandlung der tumorassoziierten Hyperkalzämie noch nachgewiesen werden. Eine orale Verabreichungsform von Gallium-Nitrat wird derzeit entwickelt, während die orale Verabreichung von Clodronat eine Langzeitwirkung zu haben scheint. Beide Medikamente befinden sich in den USA derzeit im Versuchsstadium, und weitere Untersuchungen sind für beide Medikamente – besonders im Hinblick auf Langzeitnebenwirkungen – erforderlich.

Mit der zusätzlichen oralen Gabe von 20–40 mg/Tag Prednison läßt sich die Hyperkalzämie bei den meisten Patienten mit Vitamin-D-Intoxikation, idiopathischer Hyperkalzämie und Sarkoidose wirksam beherrschen. Chloroquinphosphat 500 mg/Tag p.o. kann zwar die 1,25-DHCC-Synthese hemmen und bei Patienten mit Sarkoidose zu einer Reduktion des Serumkalziumspiegels führen. Bei chronischer Chloroquin-Applikation sind jedoch regelmäßige augenärztliche Untersuchungen erforderlich, da das Medikament dosisabhängige Läsionen in der Netzhaut in Form von Sehstörungen und Störungen im Bereich der Makula verursachen kann. Manche Patienten mit Myelom, Lymphom, Leukämie oder metastasierendem Mammakarzinom sprechen erst auf 40–60 mg Prednison an. Da es allerdings mehrere Tage dauert, bis die Glukokortikoidtherapie wirksam ist, und über die Hälfte der Patienten mit einer humoralen Hyperkalzämie bei solchen malignen Erkrankungen auf die Glukokortikoidtherapie überhaupt nicht anspricht, muß man sich in solchen Fällen nach einer anderen Behandlungsmethode umsehen.

Die Kurzzeitwirkung von Plicamycin bei Patienten mit Skelettmetastasen oder mit einer tumorassoziierten Hyperkalzämie wurde bereits dargelegt. Die Dauer dieses Ca-senkenden Effektes vom Plicamycin ist jedoch unterschiedlich (mehrere Tage bis 3 Wochen), und eine reaktive Hyperkalzämie kann rasch eintreten und schwer verlaufen. Eine Langzeitbehandlung mit Plicamycin ist durch die toxischen Nebenwirkungen limitiert; eine Pause von mindestens 72 h zwischen den einzelnen Dosen sollte eingehalten werden. Plicamycin führt zur Thrombozytopenie, qualitativem Blutplättchendefekt (hämorrhagische Diathese bei normaler Plättchenanzahl), Hepatotoxizität und Nierenschaden. Bei vorbestehenden Störungen der Hämatopoese und der Leber- oder Nierenfunktion sind andere Medikamente vorzuziehen. Falls Plicamycin in solchen Fällen trotzdem eingesetzt werden muß, sollte die Dosis besser auf 12,5 μg/kg KG reduziert werden. Plicamycin kann ersetzt werden durch Gallium-Nitrat oder Diphosphonat, sobald diese erhältlich und ihre Langzeitwirkung und -sicherheit nachgewiesen sind.

Kalzitonin (Thyreokalzitonin): *Das schnell wirkende Polypeptidhormon der parafollikulären Zellen (C-Zellen der Schilddrüse) der ultimobranchialen Körper.* Kalzitonin wird als Reaktion auf eine Hyperkalzämie freigesetzt, die sie erniedrigt durch die Hemmung der Osteoklastenaktivität und damit der Rate der Kalziumfreisetzung aus dem Knochen. Präparate von Mensch, Schwein und Fisch unterscheiden sich strukturell und immunologisch.

Auf dem Markt wird Kalzitonin vom Lachs angeboten; es eignet sich besonders für die Behandlung der Paget-Krankheit (Osteodystrophia deformans). Sein therapeutischer Nutzen bei tumorassoziierter Hyperkalzämie wird durch die kurze Wirkungszeit und das Ausbleiben jeder Wirkung bei bis zu 25% der Patienten begrenzt. Die Kombination von Kalzitonin vom

Lachs mit Prednison kann das Serum-Ca bei manchen Patienten mit malignen Erkrankungen bis zu mehrere Monaten lang unter Kontrolle bringen. Auch wenn nach 4–6 Tagen der kalziumsenkende Effekt dieser medikamentösen Kombinationstherapie ausbleiben kann, tritt er nach einem zweitägigen Aussetzen von Kalzitonin (wobei Prednison weiterhin verabreicht wird) bei erneuter Kalzitoningabe wieder auf. Indometacin wurde für die Langzeitbehandlung bei tumorassoziierter Hyperkalzämie eingesetzt, bei der sich eine Überproduktion von Prostaglandinen findet, jedoch sprachen die meisten Patienten auf diese Therapie nicht an.

Verläuft der **Hyperparathyreoidismus** symptomatisch oder progressiv, wird chirurgisch interveniert. Die Heilungschancen sind abhängig von der erfolgreichen Entfernung des gesamten autonom produzierenden Drüsengewebes und von der Reversibilität der Nierenschäden. Die Niereninsuffizienz kann trotz Heilung der zugrundeliegenden Krankheit fortschreiten. Autonom produzierende Nebenschilddrüsen können an ungewöhnlichen Orten und nur mit großer Erfahrung des Untersuchers gefunden werden. Wird die erste Untersuchung der Nebenschilddrüsen durch einen erfahrenen Chirurgen ausgeführt, sind Heilungsraten von 90% zu verzeichnen, und eine routinemäßig durchgeführte präoperative Lokalisierung von Nebenschilddrüsengewebe ist nicht erforderlich. Bei allen Patienten mit vorangegangener erfolgloser Nebenschilddrüsenoperation ist die präoperative Lokalisierung von Nebenschilddrüsengewebe obligat. Bei diesen Patienten scheinen High-resolution-CT-Untersuchungen mit oder ohne CT-geführter Biopsie und Immunoassays des venösen Abstromgebietes der Schilddrüse sensitiver und spezifischer zu sein als High-resolution-Ultraschall-Untersuchungen, digitale Subtraktionsangiographie oder ^{201}Kalium-^{99m}Technetium-Untersuchungen.

Die Indikationen zur chirurgischen Intervention bei Patienten mit einem leicht verlaufenden primären Hyperparathyreoidismus sind noch nicht geklärt. Obwohl Daten aus unkontrollierten Studien dafür sprechen, daß solche Patienten konservativ behandelt werden könnten, wenn keine progressive Hyperkalzämie oder andere Komplikationen vorliegen, bleiben Langzeitprobleme wie subklinische Knochenkrankheiten, Hypertonie, Langlebigkeit und Kosteneffektivität ungelöst. Die Entscheidung, ob chirurgisch oder medikamentös vorgegangen wird, muß im Einzelfall entschieden werden. In ähnlicher Weise ist ein konservatives Vorgehen bei Patienten mit familiärer hypokalziurischer Hyperkalzämie angezeigt, sofern keine Pankreatitis oder ein schwerer Hyperparathyreoidismus bei Neugeborenen auftritt. In solchen Fällen ist die totale Nebenschilddrüsenentfernung chirurgische Methode der Wahl.

In den Fällen, wo es sich um einen leicht verlaufenden Hyperparathyreoidismus handelt, sind keine besonderen postoperativen Maßnahmen zu ergreifen. Der erhöhte Serum-Ca-Spiegel kehrt innerhalb von 24–48 h post operationem zur Norm zurück. Bei Patienten mit einer schweren Ostitis fibrosa cystica kann eine langwierige symptomatische Hypokalzämie auftreten, die mit hohen Ca-Dosen in Kombination mit Vitamin D, gewöhnlich für 1–3 Monate, verhindert werden kann *(s. oben, Hypokalzämie)*.

Hypophosphatämie

Eine Hypophosphatämie (Serumkonzentration des Phosphors unter 2,5 mg/100 ml) tritt bei hospitalisierten Patienten in 2–10% der Fälle auf. 85% der körpereigenen Gesamtmenge des PO_4 (500–700 g) sind in den Knochen enthalten, der Rest liegt hauptsächlich intrazellulär vor. Phosphor (P), ein wichtiger Bestandteil der Nukleinsäuren sowie zellulärer und subzellulärer Membranen, ist darüber hinaus eng mit dem aeroben und anaeroben Energiestoffwechsel verknüpft. Phosphat (PO_4) ist das wichtigste intrazelluläre Anion.

Die Ursachen für Hypophosphatämie sind mannigfaltig, dennoch treten klinisch signifikante Hypophosphatämien gewöhnlich selten auf. Eine chronische Hypophosphatämie resultiert meistens aus einer verminderten tubulären PO_4-Rückresorption und ist nicht mit einer intrazellulären PO_4-Verarmung assoziiert. Ursachen sind Hyperparathyreoidismus, andere hormonelle Störungen (Cushing-Syndrom, Hypothyreose), renale tubuläre Defekte (intrinsisch oder erworben, wie bei der Hypomagnesiämie oder der Hypokaliämie), Theophyllinintoxikation und die chronische Diuretikaeinnahme. Obwohl die Hypophosphatämie gewöhnlich asymptomatisch verläuft, kann es bei PO_4-Verlust zu Muskelschwäche und Osteomalazie kommen.

Auch bei chronischem Hungern, bei Malabsorption oder bei ungenügender alimentärer Phosphatzufuhr kann eine Hypophosphatämie auftreten. Diese Vorgänge sind jedoch selten der einzige Grund für eine Phosphatverarmung. Leicht verlaufende chronische Hypophosphatämien jeglicher Genese können prädisponierend für die Entwicklung einer schweren akuten oder chronischen Hypophosphatämie einwirken. Schwere chronische Hypophosphatämien entwickeln sich im allgemeinen aus einer seit langem bestehenden negativen PO_4-Bilanz und führen zu PO_4-Verarmung, Anorexie, Muskelschwäche und Osteomalazie mit Knochenschmerzen. Die Ursachen schließen chronisches Hungern oder Malabsorption mit ein, besonders wenn sie von Erbrechen oder voluminösen Diarrhöen begleitet sind; weiterhin treten schwere chronische Hypophosphatämien bei chronischer Malnutrition oder bei langwährender Einnahme großer Mengen von Aluminiumhydroxid-Antazida auf. Letztere lösen in Verbindung mit einer verminderten alimentären Zufuhr oder zusätzlichem Phosphatverlust bei Dialysepatienten besonders leicht eine Phosphatverarmung aus.

Die akute schwere Hypophosphatämie *(Serumphosphor unter 1–1,5 mg/100 ml)* gründet sich meist auf eine transzelluläre Verschiebung von P, die einer Hypophosphatämie und einer PO_4-Verarmung oft noch aufgesetzt ist. Schwere neuromuskuläre Störungen können auftreten, einschließlich einer progressiven Enzephalopathie, des Komas und des Exitus letalis. Besonders bei akutem Alkoholmißbrauch kann eine schwere Muskelschwäche mit Rhabdomyolyse auftreten. Im Vordergrund der hämatologischen Störungen stehen die hämolytische Anämie, die verminderte Verfügbarkeit von Sauerstoff durch verzögerte Abgabe des Hb-gebundenen O_2 und eine eingeschränkte Funktion der Leukozyten und Thrombozyten. Diese akuten Syndrome kommen wahrscheinlich dadurch zustande, daß sich entweder das intrazelluläre ATP erschöpft oder daß durch Abnahme der 2,3-Diphosphoglyzeride der Erythrozyten eine verminderte Abgabe von O_2 an das Gewebe erfolgt. Klinisch tritt die akute schwere Hypophosphatämie meistens in der Erholungsphase der diabetischen Ketoazidose, des akuten Alkoholmißbrauchs, während der totalen parenteralen Ernährung **(TPE),** in der Erholungsphase nach schweren Verbrennungen und bei schwerer respiratorischer Alkalose in Erscheinung.

Therapie

Die Therapie ist empirisch und wird von der zugrundeliegenden Erkrankung sowie vom Schweregrad der Hypophosphatämie bestimmt. Bei einer leichten bis mittelschweren Phosphatverarmung kann Phosphor in Form oraler Phosphatverabreichung zugeführt werden (0,08–0,16 mmol/kg Körpergewicht, 2- bis 3mal täglich). Die Behandlung wird aber schlecht toleriert, da es häufig zu Durchfällen kommt. Die Zufuhr von ¼ l fettarmer oder entrahmter Milch stellt etwa 1 g P (32 mmol) zur Verfügung und wird besser vertragen. Wenn möglich, sollte die Ursache der Hypophosphatämie angegangen werden (z. B. Unterbrechung der Zufuhr PO_4-bindender Antazida oder Diuretika, Korrektur der Hypomagnesiämie).

Die orale PO_4-Substitution ist meist ausreichend bei asymptomatischen Patienten, auch wenn die Serumkonzentration unter 1,5–2 mg/dl liegt. Eine orale Substitution ist jedoch meist wegen der zugrundeliegenden Erkrankung nicht durchführbar. In diesen Fällen oder wenn eine schwere Hypophosphatämie befürchtet wird, bei der diabetischen Ketoazidose, beim akuten Alkoholmißbrauch und bei der totalen parenteralen Ernährung ist die i. v. Verabreichung von P als monobasisches Kaliumphosphat in geeigneter Dosierung relativ sicher, sofern die Nierenfunktion aufrechterhalten werden kann. Die Erhaltungsdosis bei der TPE beträgt 15 mmol/Tag, wohingegen Alkoholiker während der Zeit der parenteralen Ernährung bis zu 30 mmol/Tag benötigen. Bei der diabetischen Ketoazidose werden während der ersten 24 h 50 mmol oder mehr verabreicht; die PO_4-Zufuhr wird abgesetzt, wenn die alimentäre Versorgung wieder oral erfolgen kann. In jedem Fall, besonders bei i. v. Verabreichung von PO_4 oder bei Einschränkung der Nierenfunktion, ist es angezeigt, während der Dauer der

Therapie den Serum-Ca- und -P-Spiegel zu überwachen. Bei Patienten mit eingeschränkter Nierenfunktion sollten Natriumphosphatpräparate zur Anwendung kommen.

Sollte die Serumphosphorkonzentration unter 1,0–1,5 mg/100 ml abfallen, wird PO_4 (als monobasisches Kaliumphosphat) in größeren Dosen i. v. verabreicht. Generell sollten jedoch nicht mehr als 0,25 mmol P/kg Körpergewicht (d. h. 17,5 mmol für einen 70 kg schweren Erwachsenen) über 6 h infundiert werden. Bei sorgfältiger Überwachung lassen sich so eine Hypokalzämie, eine Hyperphosphatämie, Kalkmetastasen und eine Hypokaliämie vermeiden.

Magnesiumstoffwechselstörungen

Magnesium **(Mg)** ist das vierthäufigste Kation im Körper (Gesamtmenge bei einem 70 kg schweren Erwachsenen ungefähr 2000 mÄq/l), doch lediglich 1% findet sich in der Extrazellulärflüssigkeit (EZF). Etwa 50% der gesamten Mg-Menge findet sich in den Knochen und steht für den freien Austausch mit Mg in der EZF nicht zur Verfügung. Der Rest ist intrazellulär. Normale Serumwerte variieren zwischen 1,6 und 2,1 mÄq/l (1,9 und 2,5 mg/dl).

Beobachtungen an Personen mit einer Verarmung des Mg-Reservoirs lassen vermuten, daß die Aufrechterhaltung der Plasma-Mg-Konzentration in erster Linie eine Funktion der Nahrungsaufnahme und der sehr effektiven intestinalen und renalen Retention ist, was möglicherweise zum Teil durch Parathormon (PTH) reguliert wird. Innerhalb von 7 Tagen nach Beginn einer Mg-armen Diät fällt die renale und fäkale Mg-Ausscheidung auf Werte von etwa 1 mÄq/24 h ab. Die intestinale Reaktion ist eingeschränkt, wenn mit der Nahrung viel Ca und PO_4 aufgenommen wird.

Über 70% des Plasma-Mg ist glomerulär filtrierbar (etwa 55% liegen in freier Form oder ionisiert vor), der Rest ist an Eiweiß gebunden. Wie beim Ca ist die Bindung des Mg an Proteine pH-abhängig. Die Serum-Mg-Konzentration und das Gesamtkörper-Mg sowie auch die intrazelluläre Mg-Konzentration scheinen in keiner engen Beziehung zueinander zu stehen. Jedoch kann eine Serumhypomagnesiämie eine verminderte Gesamtkörpermagnesiummenge anzeigen.

Viele Enzyme, einschließlich der Phosphatasen (z. B. ATP und alkalische Phosphatase), werden von Mg aktiviert oder sind Mg-abhängig (Mg ist bei allen enzymatischen Prozessen, an denen ATP beteiligt ist, erforderlich). Mg ist für die Kofaktoraktivität des Thiaminpyrophosphats verantwortlich und stabilisiert makromolekulare Strukturen (z. B. DNS und RNS). Mit dem Ca- und K-Stoffwechsel scheinen enge Zusammenhänge zu bestehen, jedoch herrscht darüber noch keine Klarheit.

Hypomagnesiämie

Serummagnesiumkonzentration < 1,6 mÄq/l (< 1,9 mg/dl)

Eine Hypomagnesiämie wird oft gleichgesetzt mit einer Verarmung des Mg-Reservoirs. Die Serum-Mg-Konzentration spiegelt jedoch weder die Höhe des intrazellulären noch diejenige des im Skelett abgelagerten Anteils des Mg wider; das gilt auch für die Bestimmung des freien Mg-Ions.

Ätiologie und Pathogenese

Gewöhnlich gründet sich die Entleerung des Mg-Reservoirs auf unzureichende Aufnahme und eingeschränkte Rück- und intestinale Resorption. Relativ häufig scheint eine Hypomagnesiämie vorzukommen bei 1. **langdauernder parenteraler Ernährung** in Verbindung mit Verlust von Körperflüssigkeit bei angelegter Magensonde oder bei Diarrhöen; 2. **Laktation** (erhöhter Bedarf an Mg); 3. **Zuständen einer nicht vermehrten renalen Mg-Ausscheidung,** wie bei der Hypersekretion von Aldosteron, ADH oder Schilddrüsenhormon, bei der Hyperkalzämie, der diabetischen Azidose und bei der Therapie mit Cisplatin oder Diuretika.

Magnesiummangel mit klinischer Symptomatik ist stets mit anderen eingreifenden Stoffwechselstörungen verbunden. Dazu gehören 1. **Malabsorptions-Syndrome** jeglicher Genese, wobei der Mg-Spiegel in den Fäzes wohl eher dem Schweregrad der Steatorrhö entspricht als dem Mangel an resorptionsfähigen Stellen im Darm; 2. die **proteinarme Malnutrition** (z. B. Kwashiorkor); 3. **Nebenschilddrüsenerkrankungen,** bei denen die Hypomagnesiämie nach Entfernung eines Tumors der Parathyreoidea, bei gleichzeitig bestehender schwerer Ostitis fibrosa cystica, erkannt wird (wahrscheinlich wird Mg zu den schnell mineralisierenden Knochen transferiert, und der Mg-Mangel trägt mit dazu bei, daß sich gelegentlich die Hypokalzämie bei Patienten mit Hypoparathyreoidismus refraktär auf Vitamin-D-Therapie verhält); 4. der **chronische Alkoholismus,** bei welchem die Hypomagnesiämie wahrscheinlich durch unzureichende Aufnahme und vermehrte renale Ausscheidung zustande kommt; 5. die chronische Diarrhö.

Eine **neonatale Hypomagnesiämie** tritt auf bei Frühgeburten, beim DiGeorge-Syndrom, beim familiären Hypoparathyreoidismus, nach Austauschtransfusionen und bei Kindern, deren Mütter während der Schwangerschaft und Laktation an Diabetes mellitus, Toxämie, Hyperparathyreoidismus und Mg-Mangel erkrankt sind. Die neonatale Hypomagnesiämie ist oft mit Hypokalzämie und Hypophosphatämie verbunden.

Symptomatik und Diagnostik

Erkrankungen, die mit Magnesiummangel einhergehen, sind stets mit anderen eingreifenden Stoffwechselerkrankungen verbunden. Darüber hinaus beweist die Ansprechbarkeit der neuromuskulären Erregbarkeit auf Mg-Gaben noch keineswegs, daß Mg-Mangel der Grund für neuromuskuläre Erregbarkeit ist, obwohl man über die Kurare-ähnliche Wirkung des Mg-Ions bestens informiert ist.

Eindeutige klinische Symptome des Magnesiummangels kann man am zuverlässigsten bei menschlichen Probanden studieren, die einer experimentellen Mg-Verarmung unterworfen werden. Bei diesen Experimenten können Anorexie, Schwindel, Erbreche, Lethargie, allgemeine Schwäche, Persönlichkeitsveränderungen, Tetanie (z. B. positives Trousseausches oder Chvosteksches Zeichen oder spontane Karpopedalspasmen), Tremor und Muskelfaszikulationen auftreten. Die neurologischen Zeichen, besonders die Tetanie, korrelieren mit der Entwicklung der Hypokalzämie und Hypokaliämie. Elektromyographisch sind myopathische Muster erkennbar. Auch die EKG-Veränderungen sind mit der Hypokalzämie oder -kaliämie vereinbar. Wenn auch nicht experimentell nachgewiesen, ist es doch wahrscheinlich, daß schwere Hypomagnesiämien generalisierte tonisch-klonische Krämpfe, besonders bei Kindern, hervorrufen.

Laborbefunde

Bei einer schweren Mg-Depletion kommt es häufig zu Hypomagnesiämie. Eine Hypokalzämie und Hypokalziurie tritt im allgemeinen bei Patienten mit Steatorrhö oder anderen Ursachen eines Mg-Mangels und bei Alkoholikern auf. In diesem Rahmen spricht die Hypo*kalzämie gut auf* Mg-Zufuhr an, ist aber resistent gegenüber Ca-Gaben. Weiterhin kann eine Hypokaliämie bei erhöhter K-Urinausscheidung und metabolischer Alkalose auftreten. Somit sollte bei unklaren Hypokalzämien und Hypokaliämien auch immer an die Möglichkeit einer Mg-Depletion gedacht werden.

Therapie

Die Behandlung mit Mg-Salzen (Sulfat oder Chlorid) ist immer dann indiziert, wenn der Mg-Mangel symptomatisch ist oder mit schwerer persistierender Hypomagnesiämie (z. B. < 1 mÄq/l) einhergeht. Ein Defizit von 1–2 mÄq/kg (12–24 mg/kg) Körpergewicht kann unter diesen Umständen bestehen. Die zu verabreichende Dosis sollte etwa 2mal die Menge des geschätzten Defizits betragen (vorausgesetzt, die Nierenfunktion ist nicht eingeschränkt), da etwa 50% der verabreichten Mg-Dosis mit dem Urin ausgeschieden werden. Meist wird die

Hälfte des Defizits in den ersten 24 h wieder aufgefüllt und der Rest innerhalb der darauffolgenden 4 Tage. Bei parenteraler Mg-Substitution wird meist Mg-Sulfatheptahydrat ($MgSO_4 \cdot 7\ H_2O$) verwendet, das in einer 10%igen (1 g/10 ml)-Lösung für die i.v. Applikation erhältlich ist und als eine 50%ige (1 g/2 ml)-Lösung für die i.m. Applikation. 1 g Mg $SO_4 \cdot 7\ H_2O$ enthält 8,1 mÄq oder 97,56 mg elementares Mg. Bei der Mg-Therapie und besonders dann, wenn Mg parenteral verabreicht wird oder Patienten mit Niereninsuffizienz gegeben wird, sollte der Serum-Mg-Spiegel regelmäßig kontrolliert werden. Die Behandlung wird fortgesetzt, bis der Serum-Mg-Spiegel normal ist.

Im **Notfall** (z.B. Krampfanfälle bei schwerer Hypomagnesiämie) können 2–4 g $MgSO_4 \cdot 7\ H_2O$ i.v. (als 10%ige Lösung in 20–30 ml einer 5%igen Dextroselösung) über 5–15 Minuten verabreicht werden. Bei anhaltendem Krampfgeschehen kann die Dosis erneut gegeben werden, bis zu einer Gesamtdosis von 10 g in den folgenden 6 h. Ist die klinische Reaktion gut, werden 10 g in 0,5–1 l einer 5%igen Dextroselösung über 24 h gegeben und anschließend bis zu 2,5 g viermal in 12 h, bis das Defizit aufgefüllt ist. Ist das Defizit groß (Mg < 1 mÄq/l), sind die Symptome jedoch weniger schwer ausgeprägt, kann $MgSO_4 \cdot 7\ H_2O$ i.v. in 5%iger Dextroselösung mit einer Geschwindigkeit von 1 g/h bis zu 10 h verabreicht werden.

In weniger schweren Fällen kann die Auffüllung des Defizits schrittweise, durch parenterale Gaben von 0,25–0,5 mÄq/kg/Tag, erfolgen. Es können also 0,03–0,06 g/kg/Tag $MgSO_4 \cdot 7\ H_2O$ i.v. als 10%ige Lösung in 5%iger Dextroselösung oder i.m. (50%ige Lösung) in 4–6 Dosen verabreicht werden, bis der Serum-Mg-Spiegel wieder normal ist (meist innerhalb der ersten 3–5 Tage). Mg-Salze können auch oral verabreicht werden, da sie gut toleriert werden, sogar bei Patienten, die an einer Steatorrhö leiden.

In Notfällen mit Neugeborenen werden 0,25–1 ml von 50%igem $MgSO_4 \cdot 7\ H_2O$ (0,125–0,5 g) über 10–15 Minuten i.m. oder i.v. injiziert, unter sorgfältiger EKG-Überwachung. Die Dosis kann 2- bis 3mal/Tag gegeben werden. Besonders wichtig sind dabei eine engmaschige Kontrolle der Serum-Mg-Werte und die Überwachung des klinischen Zustandes des Patienten. Wird eine länger dauernde orale Therapie notwendig, sollte zu Beginn die doppelte Erhaltungsdosis von 10–20 mg Mg/kg als Magnesiumsulfat-7-Hydrat gegeben (1 ml einer 50%igen Lösung enthält 500 mg Mg) und ansteigend eingestellt werden.

Hypermagnesiämie

Serummagnesium > 2,1 mÄq/l (> 2,5 mg/dl)

Bei akuter und chronischer Niereninsuffizienz werden mit großer Regelmäßigkeit erhöhte Magnesiumwerte gefunden, besonders wenn die Patienten Mg-Salze erhalten oder Mg-haltige Antazida oder Purgativa einnehmen.

Die Hypermagnesiämie führt zur Herabsetzung der Erregbarkeit der quergestreiften Muskulatur, wahrscheinlich durch die verhinderte Abgabe von Azetylcholin in die Synapsen. Bei Serumwerten von 5–10 mÄq/l zeigt das EKG Veränderungen folgender Art: Verlängerung der Überleitungszeit, QRS-Verbreiterung und spitze T-Welle. Die tiefen Sehnenreflexe verschwinden, wenn der Mg-Serumwert 10 mÄq/l erreicht; Hypotonie, respiratorische Depression und Narkose entwickeln sich mit fortschreitender Hypermagnesiämie. Bei Mg-Spiegeln über 12–15 mÄq/l (14,4–18 mg/dl) kann es zum Herzstillstand kommen.

Die **Therapie** der schweren Mg-Intoxikation besteht in der Unterstützung der Kreislauf- und Atmungsfunktion, 10–20 ml einer 10%igen Kalziumglukonikumlösung werden i.v. appliziert, wobei die Ca-Gabe viele der Mg-induzierten Toxizitätserscheinungen aufhebt, einschließlich der respiratorischen Depression. Die Applikation von i.v. Furosemid oder Etacrynsäure erhöht die Mg-Ausscheidung, wenn eine kontinuierliche und ausreichende Hydratation aufrechterhalten wird und die Nierenfunktion ausreichend ist. Wenn der Blutdruck einigermaßen konstant gehalten werden kann, empfiehlt sich bei sehr schweren Hypermagnesiämien der Einsatz der Hämodialyse, da ein überaus großer Anteil (etwa 70% des Blut-Mg) ultrafiltrierbar ist. Wenn die Hämodialyse nicht durchführbar ist, kann ersatzweise die Peritonealdialyse angewendet werden.

Säure-Basen-Stoffwechselstörungen

Der pH-Wert der Extrazellulärflüssigkeit (EZF) liegt bei Gesunden zwischen 7,35 und 7,45. Plötzlich auftretende Änderungen des pH-Wertes aufgrund eines Zustroms von Säuren oder Basen (oder deren Verlust) werden sofort durch das Zusammenwirken von extra- und intrazellulären Puffersystemen ausgeglichen. Weiterhin treten sekundäre Änderungen der Lungenbelüftung (vorausgesetzt, es besteht keine Lungenkrankheit) und der Nierentätigkeit auf (Ausscheidung oder Retention von Wasserstoffionen und Regeneration von verbrauchten Puffern), was eine zusätzliche Kompensation bewirkt.

Das Bikarbonat **(HCO_3^-)**-Puffersystem, eines von mehreren Puffersystemen des Organismus, ist von bemerkenswerter Bedeutung. Die **Henderson-Hasselbalchsche** Gleichung für das Gleichgewicht in diesem System lautet:

$$pH = 6{,}1 + \log \frac{HCO_3^-}{\alpha(Pa_{CO_2})}$$

wobei $\alpha = 0{,}03$ mmol/mmHg bei 38 °C

Bei einem pH von 7,4 liegt das Verhältnis von HCO_3^- zu α (Pa_{CO_2}) bei 20:1. Eher das *Verhältnis* als ihre Konzentration bestimmt den pH-Wert des Blutes. Die physiologische Bedeutung dieses Puffersystems ergibt sich aus der Tatsache, daß zwei Mechanismen (renal und respiratorisch) bestehen, die das Verhältnis von HCO_3^- zu $\alpha(Pa_{CO_2})$ und somit den pH in der EZF konstanthalten. Der Nenner $\alpha(Pa_{CO_2})$ kann sehr schnell durch Änderung der alveolären Belüftung modifiziert werden, während der Zähler (HCO_3^-) der renalen Regulation unterliegt.

Die renale Regulation der Bikarbonatkonzentration in der EZF kann auf mehreren Wegen erfolgen. Wasserstoff**(H)**-Ionen können im Austausch für Na in das Lumen des Nierentubulus sezerniert werden; für jedes sezernierte H-Ion wird ein HCO_3^--Ion in der EZF abgegeben. Somit kommt es zu einer Netto-Rückresorption von glomerulär filtriertem HCO_3^-. Da der pH-Wert der Flüssigkeit, die den proximalen Tubulus verläßt, um etwa 6,5 liegt, wird schon der Großteil des HCO_3^- im proximalen Tubulus rückresorbiert. Im distalen Tubulus ist die Sekretion von H-Ionen teilweise von der aldosteronbedingten Na-Rückresorption abhängig und kann den pH auf Werte von 4,5 bis 5 senken. Das sezernierte H-Ion wird über das gesamte Nephron hinweg von den Urinpuffern PO_4 (titrierbare Säure) und Ammoniak abgefangen. Auf diese Weise wird das glomerulär filtrierte HCO_3^- geschaffen (als Ersatz für das im Körper bei der Abpufferung verlorengegangene HCO_3^-). Da das filtrierte Na immer in Verbindung mit einem Anion (d. h. mit einem Chloridion) oder durch Kationenaustausch (d. h. mit einem H-Ion und in geringerem Ausmaß mit einem K-Ion) rückresorbiert wird, erreicht die gesamte Rückresorption von Na annäherend die Summe von Chloridionen-Rückresorption und H-Ionen-Sekretion. Es besteht somit eine inverse Beziehung zwischen Chloridionen-Rückresorption und H-Ionen-Sekretion, die in hohem Maße von der Größe der Na-Rückresorption abhängig ist.

Die renale HCO_3^--Rückresorption wird auch von dem Gesamtkörperkaliumreservoir beeinflußt. Es besteht eine reziproke Beziehung zwischen intrazellulärem Kaliumgehalt und der Wasserstoffionensekretion. Eine Entleerung des Kaliumreservoirs geht deshalb mit einer erhöhten Wasserstoffionensekretion einher, die begleitet ist von einer HCO_3^--Neubildung, was somit zu einer erhöhten Konzentration von HCO_3^- in der EZF und zur metabolischen Alkalose führt. Schließlich wird die renale Rückresorption von HCO_3^- auch vom Pa_{CO_2} und Chloridionen-Haushalt beeinflußt. Ein erhöhter Pa_{CO_2} führt zu erhöhter HCO_3^--Rückresorption, und eine Chloridverarmung führt zur erhöhten Na-Rückresorption und HCO_3^--Neubildung, z. B. im proximalen Tubulus. Obwohl im Experiment eine Chloridverarmung ohne eine Reduktion des EZF-Volumens erzeugt werden kann, ist eine Chloridverarmung in der Klinik meist gleichbedeutend mit einer Verarmung des EZV-Volumens.

Klinische Störungen des Säure-Basen-Stoffwechsels werden klassischerweise im HCO_3^--Puffersystem ausgedrückt (s. oben: Henderson-Hasselbalchsche Gleichung). Ein Anstieg oder ein Abfall des Zählers (HCO_3^-) wird als **metabolische Alkalose** bzw. als **metabolische Azidose** bezeichnet. Ein Anstieg oder Abfall des Nenners [$\alpha(Pa_{CO_2})$] kennzeichnet eine **respiratorische Azidose** bzw. eine **respiratorische Alkalose. Einfache Störungen** beinhalten beides, die primäre Veränderung und die erwartete Kompensation (z. B. ist die metabolische Azidose durch einen primären Abfall der HCO_3^--Konzentration in der EZF bedingt, der durch die respiratorische Kompensation, d. h. vermehrte Lungenbelüftung, einen Abfall des Pa_{CO_2} nach sich zieht). Der Grad der Kompensation wird eingeteilt in a) unkompensiert, b) teilweise kompensiert und c) vollständig kompensiert. Bei den **gemischten Störungen** sind die Verhältnisse dadurch kompliziert, daß zwei oder mehr primäre Veränderungen gleichzeitig bestehen (z. B. respiratorische Azidose bei gleichzeitig auftretender, diuretisch induzierter metabolischer Alkalose).

Um einfache Störungen von gemischten zu unterscheiden, kann ein Nomogramm zu Hilfe genommen werden. Jedoch sind die Bestimmung des pH-Werts aus dem arteriellen (oder arterialisierten venösen) Blut, des Pa_{CO_2} und des HCO_3^- aus dem venösen Blut zusammen mit der Kenntnis der Krankheit, die zur Störung des Säure-Basen-Stoffwechsels geführt hat, und die Kenntnis über das erwartete Verhalten der Blutgase und Puffer, einschließlich der Kompensationsmechanismen, im allgemeinen ausreichend, um die meisten der in der Klinik auftretenden Störungen des Säure-Basen-Stoffwechsels klar zu charakterisieren *(s. Tab. 21).*

Tab. 21. Zusammenstellung verschiedener Störungen des Säure-Basen-Stoffwechsels sowie deren Auswirkungen auf verschiedene Parameter des Plasmas

Störung	*pH*	Pa_{CO_2}	HCO_3^-*
Normal	7,34–7,38 (venös) 7,38–7,42 (arteriell)	43 mmHg (venös) 40 mmHg (arteriell)	21–28 mÄq/l
Metabolische Alkalose	↑	↑ **	↑ ***
Metabolische Azidose	↓ ***	↓ **	↓ ***
Respiratorische Alkalose	↑ ***	↓ ***	↓ **
Respiratorische Azidose	↓ ***	↑ ***	↑ **
Gemischte metab. u. respir. Azidose	↓	↑	↓
Gemischte metab. u. respir. Alkalose	↑	↓	↑
Gemischte metab. Azidose u. respir. Alkalose	↑↓	↓	↓
Gemischte metab. Alkalose u. respir. Azidose	↑↓	↑	↑

* Meist gemessen als Gesamt-CO_2-Gehalt, der zu mehr als 95% aus HCO_3^- besteht, und die Balance ist gelöstes CO_2 und Kohlensäure.
** kompensatorische Veränderung
*** primäre Veränderung

Störungen des Säure-Basen-Haushaltes können bedeutsame Auswirkungen auf den O_2-Transport und auf die Gewebeoxygenierung haben. Akute Veränderungen der H-Ionenkonzentration wirken sich sehr schnell auf die Sauerstoffbindungskurve aus (Bohr-Effekt). Eine Azidose führt zur Linksverschiebung der Kurve (verminderte Affinität von Hb für O_2 erleichtert die O_2-Freigabe an das Gewebe). Bei chronischer Azidose oder Alkalose werden diese akuten Auswirkungen auf die Sauerstoffbindungskurve modifiziert durch eine langsamere Veränderung der 2,3-Diphosphoglyzerat(2,3-DPG)-Konzentration in den Erythrozyten. Eine chronische Erhöhung der H-Ionenkonzentration hemmt die 2,3-DPG-Bildung (was zu einer erhöhten Affinität von Hb für O_2 führt), und eine chronische Erniedrigung der H-Ionenkonzentration erhöht die 2,3-DPG-Konzentration (was zu einer verringerten Affinität von Hb zu O_2 führt). Solche akuten Veränderungen im O_2-Transport und der Gewebeoxygenierung können bei der Entstehung der ZNS-Manifestation bei akuter Alkalose eine Rolle spielen, aber ihre klinische Bedeutung bei einer Azidose ist nicht gesichert.

Metabolische Azidose

Primärer Abfall der Bikarbonatkonzentration in der Extrazellulärflüssigkeit; Blut-pH und HCO_3^- sind reduziert.

Ätiologie und Pathogenese

Die Ursachen der metabolischen Azidose sind *in Tab. 22* aufgelistet.

Tab. 22. Entstehungsmechanismus metabolischer Azidosen und metabolischer Alkalosen

I. Metabolische Azidosen
- A. Mit erhöhter „Anionenlücke"
  1. Nierenschäden
  2. Diabetische Ketoazidose
  3. Laktatazidose
  4. Intoxikationen (Salizylat, Äthylenglykol, Methanol, Paraldehyd)
- B. Mit normaler „Anionenlücke"
  1. Verlust von Basen im Gastrointestinaltrakt (Diarrhö, Ileostomie, Kolostomie)
  2. Renale tubuläre Azidose
  3. Interstitielle Nierenerkrankungen (z. B. „selektiver Hypoaldosteronismus")
  4. Ureterosigmoidostomie, Ileum-Conduit (selten)
  5. Zufuhr von Azetazolamid oder Ammoniumchlorid

II. Metabolische Alkalosen
- A. Diuretika-Therapie (Thiazide, Etacrynsäure, Furosemid)
- B. Erbrechen oder Magendrainage
- C. Hyperadrenokortikoismus (Cushing-Syndrom, Aldosteronismus, exogene Kortikosteroidgaben)

Übermäßige Säureproduktion oder -aufnahme: Eine häufige Form ist die diabetische Ketoazidose, die mit einer vermehrten Produktion von Azetessigsäure und β-Hydroxybuttersäure einhergeht. Gelegentlich kann die diabetische Azidose mit einem veränderten Verhältnis von NADH zu NAD einhergehen, was zu Laktatazidosen und zu erhöhten β-Hydroxybuttersäurespiegeln führt.

Der Serumketonspiegel erscheint nicht erhöht, wenn er mit den gebräuchlichen Methoden, die nur zur Erfassung der Azetessigsäure dienen, bestimmt wird. Eine Laktatazidose entwickelt sich regelmäßig bei Minderversorgung des Gewebes mit Sauerstoff (z.B. vaskulärer Schock), bei Funktionsstörungen der Leber (mit verminderter Umwandlung von Laktat zu Glukose) oder bei Alkoholzufuhr. Selten ist eine Laktatazidose idiopathischer Natur. Bei Salizylat-, Methanol- oder Äthylenglykolintoxikation kommt es zur Beeinträchtigung des normalen Intermediärstoffwechsels oder zur Anhäufung von exogenen organischen Anionen, was dann zur metabolischen Azidose führt.

Eine ***eingeschränkte renale*** **Säureexkretion** tritt bei akuten oder chronischen Nierenschäden auf, bedingt durch die verminderte Ausscheidung von Wasserstoffionen. Beim chronischen Nierenversagen kommt es aufgrund der progressiven Verminderung der Nierenmasse zur ungenügenden Produktion von Ammoniak (und damit zu einer verringerten Ausscheidung von Ammoniumionen). Bei der renalen tubulären Azidose **(RTA)** mit relativ normaler Filtrationsrate kommt es entweder im proximalen Tubulus zum Verlust von HCO_3^- (proximale RTA), oder es kann kein saurer Urin erzeugt werden (distale RTA).

Symptomatik und Diagnostik

Die Hauptsymptome und -kennzeichen der Azidose sind häufig schwer von den Symptomen der zugrundeliegenden Erkrankung abzugrenzen; möglicherweise verbergen sie sich auch hinter ihnen. Eine leichte Azidose kann asymptomatisch verlaufen, oder sie geht mit unbestimmter Mattigkeit, Übelkeit und Erbrechen einher. Eine besondere Form der Dyspnoe, die sog. große Atmung, ist das Kardinalsymptom bei schwerer metabolischer Azidose (z. B. pH < 7,2 und HCO_3^- < 10 mÄq/l), die sich zu Beginn als langsame, später höherfrequente, tiefe Atmung manifestiert (Kußmaul-Atmung). Auch Zeichen einer Verringerung des EZF-Volumens können vorhanden sein, besonders bei Patienten mit diabetischer Azidose oder mit gastrointestinalem Alkaliverlust. Schwere Azidosen können aufgrund der eingeschränkten myokardialen Kontraktilität und der erhöhten Ansprechbarkeit der peripheren Gefäße auf Katecholamine zum Kreislaufschock führen.

Laborbefunde

Fällt bei schwerer Azidose die Plasmakonzentration des HCO_3^- signifikant ab, so liegt der Urin-pH unter 5,5. Der pH des Blutes liegt unter 7,35 und der HCO_3^- sinkt unter 21 mÄq/l. Liegen keine Störungen der Lungenfunktion vor, so liegt der Pa_{CO_2} unter 40 mmHg. Bei einer einfachen metabolischen Azidose kann davon ausgegangen werden, daß der Pa_{CO_2} um ca. 1,0–1,3 mmHg bei Reduktion des Plasma-HCO_3^- um 1 mÄq/l fällt. Ein größerer Abfall des Pa_{CO_2} läßt eine gleichzeitig bestehende primäre respiratorische Alkalose vermuten.

Bei einem Großteil der metabolischen Azidosen kommt es zu einer abnormen Anionenlücke *(Tab. 22)*. Die Anionenlücke (damit sind unbestimmte Anionen im Serum gemeint), wird errechnet, indem man von der Serumnatriumkonzentration die Summe aus der Chloridionenkonzentration plus HCO_3^- subtrahiert. Der tolerierte Bereich für die normale Anionenlücke beträgt 12 ± 4 mÄq/l. Dieser Bereich basiert jedoch auf der Messung der relativen Elektrolytspiegel mittels Technion-Autoanalyzer-Methoden, die in den 70er Jahren weit verbreitet waren. In den meisten klinischen Labors werden verschiedene Techniken angewendet, die im Vergleich zu den älteren Methoden zu verschiedenen Werten führen. So ist besonders der Normalbereich für Serumchlorid erhöht. Infolgedessen hat sich der Normalbereich für die Anionenlücke erniedrigt und kann Werte bis zu 3–6 mÄq/l erreichen. Ein Kliniker muß sich dieser Veränderungen bewußt sein und die Referenzbereiche der entsprechenden Labors berücksichtigen.

Bei metabolischer Azidose und gleichzeitiger Akkumulation unbestimmter Anionen, wie z. B. Sulfat bei Nierenversagen, Ketone bei diabetischer oder alkoholischer Ketoazidose, Laktat oder exogene toxische Substanzen wie Äthylenglykol oder Salizylate, ist die Anionenlücke erhöht. Eine metabolische Azidose mit einer normalen Anionenlücke (hyperchlorämische metabolische Azidose) ist meist Ergebnis eines primären Bikarbonatverlustes entweder über den Gastrointestinaltrakt oder den Harn (z. B. RTA). Eine **diabetische Azidose** ist meist gekennzeichnet durch eine Hyperglykämie und Ketonämie.

Diabetespatienten mit Hyperglykämie und nicht-ketotischer Azidose (mit den üblichen klinischen Methoden gemessen) zeigen erhöhte Blutlaktat- und/oder β-Hydroxybuttersäure-Werte. Eine **Äthylenglykol-Intoxikation** sollte bei all den Patienten mit Azidose vermutet werden, die Oxalatkristalle im Urin ausscheiden. **Salizylat-Intoxikationen** zeigen zu Beginn eine respiratorische Alkalose, der sich später eine metabolische Azidose anschließt. Der Blutsalizylatspiegel liegt für gewöhnlich über 30–40 mg/100 ml.

Da neben der Azidose häufig eine Verminderung des EZF-Volumens besteht, kommt es gewöhnlich auch zu einer leichten Azotämie (Blut-Harnstoff-Stickstoff 30–60 mg/100 ml). Besonders in Verbindung mit einer Hypokalzämie und Hyperphosphatämie findet man stark erhöhte Blut-Harnstoff-Stickstoffwerte, was den Verdacht auf eine nierenbedingte Azidose lenkt. Eine Hyperkalzämie kann auch im Rahmen eines septischen Schocks auftreten. Veränderungen der Serumkaliumkonzentration bei Azidose wurden bereits in diesem Kapitel besprochen *(s. Kap. ERN, 6., Störungen des Kaliummetabolismus)*. Eine Hyperkaliämie ist bei Laktatazidose relativ selten, sofern sie nicht mit einem Nierenversagen und/oder erhöhtem Gewebeabbau assoziiert ist.

Therapie

Die Therapie der chronisch renalen Azidose wird in *Kap. NIE, 10., Anomalien der renalen Transportfunktion* besprochen. Die Behandlung einer metabolischen Azidose ist zu einem gewissen Maß abhängig von der zugrundeliegenden Ursache. Die Gabe von Natriumbikarbonat ist sinnvoll, wenn eine schwere Azidose (pH < 7,2) durch **anorganische Säuren** verursacht ist, besonders wenn gleichzeitig eine Nierenerkrankung vorliegt. Wird die Azidose jedoch durch **organische Säuren** verursacht, wie z. B. Laktat, Azetoazetat oder β-Hydroxybuttersäure, wird die Bedeutung von Bikarbonat kontrovers diskutiert. Die der Azidose zugrundeliegende primäre Ursache sollte, wann immer möglich, korrigiert werden, vor allem aber dann, wenn die Mortalität in engerem Zusammenhang mit der zugrundeliegenden Krankheit als mit der Azidose selbst steht. Daher ist bei der diabetischen Ketoazidose oder Laktatazidose die Verabreichung von Bikarbonat lediglich eine vorübergehende unterstützende Therapiemaßnahme. Es wurde festgestellt, daß weder die Geschwindigkeit, mit der die Korrektur durchgeführt wurde, noch die Mortalität der diabetischen Ketoazidose durch die Gabe von Natriumbikarbonat verändert wird, selbst wenn die Azidose schwer ist, und die Bikarbonattherapie verringert auch kaum die meist hohe Mortalität einer schweren Laktatazidose, und in manchen Fällen (z. B. bei einer mit Karzinom oder mit Herzstillstand assoziierten Laktatazidose) kommt es sogar zu einer Verschlechterung der Azidose. Umgekehrt ist gemäß den durch die Henderson-Hasselbalch definierten Beziehungen (s. o.) der Patient mit schwerer Azidose besonders anfällig für scheinbar kleine Veränderungen entweder der Plasmabikarbonatkonzentrationen oder des Pa_{CO_2}. In diesen Fällen führt eine Erniedrigung des Plasmabikarbonats um 2–3 mÄq/l oder eine mäßige Erhöhung des Pa_{CO_2} zu einem signifikanten Absinken des pH-Wertes. Aus ähnlichen Gründen wird eine relativ geringfügige Erhöhung des Plasmabikarbonatspiegels zu einer deutlichen Verbesserung des pH-Wertes führen. Trotz dieser und anderer Widersprüchlichkeiten wird von Spezialisten noch immer die wohlüberlegte Anwendung von i. v. Natriumbikarbonat bei der Behandlung einer schweren metabolischen Azidose empfohlen. Dies kann in Form von Zusätzen verschiedener Mengen Natriumbikarbonat (44–88 mÄq) in 5%iger Glukoselösung oder in hypotonischer (0,45%) NaCl-Lösung erfolgen, in Abhängigkeit vom klinischen Bild und von den begleitenden Wasser- und Volumenstörungen. Das Ziel der HCO_3^--Therapie ist eine Anhebung des Blut-pH auf 7,2 (HCO_3^- um 8–10 mÄq/l). Die benötigte Menge Bikarbonat kann nach folgender Formel abgeschätzt werden:

$$\text{mÄq benötigtes } NaHCO_3 = (CO_2\text{-Gehalt gewünscht} - HCO_3^- \text{ gemessen}) \times 25\% \text{ Gesamtkörperwasser}$$

Der vermeintliche Verteilungsraum für HCO_3^- ist aufgrund des permanenten Transfers von intrazellulär abgepufferten H-Ionen in die EZF größer als der wahre HCO_3^--Verteilungsraum. Am besten ist es, den pH der EZF nur bis zu einem sicheren Punkt anzuheben, wie z. B. 7,2 (HCO_3^- 8–10 mÄq/l), während andere Maßnahmen dazu dienen, die Ursache der Azidose zu korrigieren und dabei die Komplikationen einer Alkali-Behandlung abzuwenden. Eine solche ist z. B. die Volumenüberlastung bei Patienten mit kardialen und renalen Erkrankungen, Hypernatriämie, Hypokaliämie und Alkalose. Obwohl die Alkali-Therapie zur sog. relativen Liquorazidose führen kann, wurde ihre klinische Signifikanz angezweifelt. Ist die Nierenfunktion so weit gestört, daß selbst die Gabe geringster Mengen Natriumbikarbonat eine Volumenüberlastung zu verursachen droht, kann eine Hämofiltration (kombiniert mit i. v. Bikarbonat) oder eine Hämodialyse gegen ein Bikarbonatbad indiziert sein. Dichlorazetat ist eine vielversprechende Alternative zu Bikarbonat bei der Behandlung einer Laktatazidose, doch sein Nutzen muß noch beurteilt werden.

Respiratorische Azidose

Primärer Anstieg des arteriellen Kohlendioxid-Partialdruckes; der pH ist erniedrigt, und HCO_3^- steigt bei intakter Nierenfunktion.

Ätiologie und Pathogenese

Der Pa_{CO_2} wird durch die alveoläre Ventilationsrate kontrolliert, während die CO_2-Produktion je nach Anteil der Kalorien (für den Energiemetabolismus) aus den Kohlenhydraten variiert. Jeder Pa_{CO_2}-Anstieg (aufgrund einer erhöhten CO_2-Produktion) wird sofort mit einer erhöhten alveolären Ventilation gegenreguliert. Eine respiratorische Azidose ist die Folge einer alveolären Hypoventilation. Sie tritt auf bei 1. Depressionen des Atemzentrums durch Medikamente, Anästhesie, neurologische Erkrankung, abnorme Empfindlichkeit gegenüber CO_2 (z.B. kardiopulmonales Fettsucht-Syndrom); 2. Abnormitäten der Atemmuskulatur (z.B. Poliomyelitis, Myasthenia gravis, Guillain-Barré-Syndrom, Prellungen des Thorax); 3. erheblicher Verminderung der alveolären Gasaustauschfläche (Imbalance von Ventilation zu Perfusion; z.B. chronisch obstruktive Lungenerkrankungen [Emphysem, chronische Bronchitis], schwere Lungenentzündung, Lungenödem, Asthma, Pneumothorax); 4. Obstruktion im Bereich des Larynx oder der Trachea. Neurologische Veränderungen mit CO_2-Retention entwickeln sich als Folge einer Azidose der ZSF oder einer Azidose der Gehirnzellen. Die respiratorische Azidose wird häufig von Hypoxämie und metabolischer Azidose begleitet, die mit zu den neurologischen Abnormitäten beitragen.

Symptomatik und Diagnostik

Die charakteristische Veränderung besteht in der metabolischen Enzephalopathie, begleitet von Kopfschmerzen und Apathie, die bis zu Stupor und Koma fortschreiten kann. Sie entwickelt sich gewöhnlich langsam mit progressivem respiratorischem Versagen, kann aber plötzlich durch Sedativa, Lungeninfektion oder O_2-Anreicherung der Einatmungsluft bei Patienten mit fortgeschrittener respiratorischer Insuffizienz stark beschleunigt zu einer voll ausgebildeten Enzephalopathie führen. Asterixis und multifokale Myoklonien sind im allgemeinen vorhanden, bei einigen Patienten sieht man als Folge des erhöhten intrakraniellen Druckes eine Dilatation der Venulen der Retina und ein Papillenödem. Die Enzephalopathie kann so lange reversibel sein, bis eine hypoxische Hirnschädigung eingetreten ist.

Laborbefunde

Bei der akuten respiratorischen Azidose findet sich ein niedriger pH als Folge der akuten Erhöhung des Pa_{CO_2}. HCO_3^- kann normal oder leicht erhöht sein. Der plötzliche Anstieg des Pa_{CO_2} bei der akuten respiratorischen Azidose ist mit einer Erhöhung des HCO_3^--Plasmaspiegels verbunden, wobei dieser Wert aufgrund der zellulären Pufferkapazität um höchstens 3–4 mÄq/l ansteigt. Wenn, wie bei der chronisch-respiratorischen Azidose, der renale Kompensationsmechanismus voll arbeitet, kommt es aufgrund der renalen HCO_3^--Retention und Erhöhung von HCO_3^- zu einem Abfall des pH. Der erwartete kompensatorische Anstieg des Plasma-HCO_3^- liegt bei ca. 0,3–0,4 mÄq/l pro mmHg Zunahme des Pa_{CO_2}. Ein größerer Anstieg der Plasma-HCO_3^- zeigt eine gleichzeitig bestehende metabolische Alkalose. Wenn eine diuretische Therapie (z.B. bei chronischem Cor pulmonale) zu einer aufgesetzten metabolischen Alkalose führt, kann der hohe Pa_{CO_2} mit erhöhtem HCO_3^-, Hypokaliämie, Hypochlorämie und normalen oder alkalischen pH-Blutwerten einhergehen.

Therapie

Die Behandlung muß zuerst und vordringlich die zugrundeliegende Lungenfunktionsstörung verbessern. Bei schwerem respiratorischem Versagen mit auffälliger Hypoxämie ist eine mechanische Beatmung notwendig. Die Gabe von Sedativa (Narkotika, Hypnotika) sollte vermieden werden, ausgenommen, sie ist unerläßlich für eine erleichterte mechanische Beatmung. Obwohl die meisten Patienten mit chronischer CO_2-Retention und Hypoxie eine leichte O_2-Anreicherung des Inspirationsgasgemisches tolerieren, kann es doch bei einigen zu einem signifikanten Abfall des respiratorischen Minutenvolumens kommen und weiterhin zu einem akuten Anstieg des Pa_{CO_2}. Wahrscheinlich haben sich solche Patienten in der Weise an die chronische Hyperkapnie (CO_2-Narkose) gewöhnt, daß die Hypoxämie ihr Hauptstimulus für die Atmung ist. Deshalb sollte die geringst mögliche O_2-Konzentration verabreicht werden, um den Pa_{O_2}-Wert auf ein akzeptables Niveau anzuheben (über 50 mmHg). Dies kann erreicht werden, indem man O_2 über eine Maske zuführt, wobei man mit einer 24%igen O_2-Konzentration beginnt. Der Pa_{CO_2} sollte sorgfältig überwacht werden. Wenn er auf ein gefährliches Niveau steigt (> 50–55 mmHg), muß eine weitere mechanische Beatmung wohlüberlegt sein.

Wenn eine mechanische Beatmung bei Patienten mit chronisch-respiratorischem Versagen vorgenommen wird, sollte der Pa_{CO_2}, besonders bei stabiler renaler Kompensation oder gleichzeitig bestehender metabolischer Alkalose (HCO_3^- hoch und normaler oder alkalischer pH), langsam gesenkt werden. Schnelles Senken des Pa_{CO_2} wird eine schwere metabolische Alkalose hervorrufen (pH < 7,5). Die sich daraus ergebende Linksverschiebung der Oxyhämoglobin-Dissoziationskurve und die zerebrale Vasokonstriktion können zu Anfällen und zum Tod führen. Neurologische Folgen dieser Art können vermieden werden, wenn man die Einatmungsluft mit einer adäquaten O_2-Konzentration anreichert, den Pa_{CO_2} eher langsam senkt und die Kalium- und Chloriddefizite auffüllt.

Metabolische Alkalose

Primärer Anstieg des Blutbikarbonats; pH und HCO_3^- sind erhöht.

Ätiologie und Pathogenese

Metabolische Alkalosen entstehen durch Entzug von H-Ionen; z. B. Verlust von saurem Magensaft, vermehrte renale oder fäkale Ausscheidung von H-Ionen, Verschiebung von H-Ionen in die Zellen, übermäßige Zufuhr von HCO_3^- (z. B. Alkalibehandlung von Patienten mit Nierenversagen) oder durch schnelle Kontraktion des Extrazellulärraumes (z. B. mit potenten Diuretika). Welche Ursache auch immer vorliegt, der renale Kompensationsmechanismus, der über eine vermehrte Ausscheidung von HCO_3^- wirkt, wird in Gang gesetzt, wenn nicht andere Faktoren, wie z. B. Volumenkontraktion, vorherrschen, die sowohl zu erhöhter Natrium- als auch zu erhöhter HCO_3^--Rückresorption führen. Ein vermindertes effektives arterielles Volumen, Kaliummangelzustand und eine persistierende erhöhte Aldosteronaktivität lösen die wichtigsten in der Klinik vorkommenden chronisch-metabolischen Alkalosen aus *(Tab. 22)*. In dieser Auflistung sind die vielleicht häufigsten und bedeutsamsten Ursachen die Volumenkontraktion der EZF (Chloridverarmung) und die unter normalen Bedingungen hohe Rückresorptionsquote des filtrierten Natriums (Kationenaustausch mit H- oder K-Ionen).

Diuretika können auf mehreren Wegen eine metabolische Alkalose hervorrufen: 1. durch akute Verringerung des Volumens der EZF (NaCl-Ausscheidung ohne HCO_3^-), wobei HCO_3^- in der EZF angereichert wird; 2. durch diuretikainduzierte K- und Chloriddepletion und 3. durch sekundären Aldosteronismus. Alle drei Faktoren können eine Alkalose unterhalten.

Der Verlust von saurem Magensaft entweder durch Magenspülungen oder durch Erbrechen führt ebenfalls zur Alkalose, die durch die begleitende Verringerung des EZF-Volumens (Verlust von NaCl über den Magensaft) und die sich entwickelnde K-Verarmung, meist aufgrund eines sekundären Hyperaldosteronismus (d. h. renalen K-Verlustes) und weniger aufgrund eines K-Verlusts über den Magensaft, aufrechterhalten wird.

Bei persistierendem adrenalem Steroidüberangebot entwickelt sich die Alkalose durch die im Austausch für H-Ionen vermehrte steroidbewirkte Na-Rückresorption im distalen Tubulus. Die Natriumchlorid-Rückresorption im distalen Tubulus führt zur Ausdehnung des EZF-Volumens und zu einer verringerten Rückresorption im proximalen Tubulus. Somit wird im distalen Tubulus fortlaufend Na angeliefert und hier im Austausch für K- und H-Ionen rückresorbiert. Die Kaliumverarmung führt dann zur Persistenz der Alkalose.

Symptomatik und Diagnostik

Klinisch manifestiert sich die metabolische Alkalose meist als Erregbarkeit und neuromuskuläre Übererregbarkeit, wahrscheinlich aufgrund der Hypoxie, die sich aus der vorübergehenden Linksverschiebung der Oxyhämoglobin-Dissoziationskurve ergibt. Das kann so weit gehen, daß der ionisierte Ca-Anteil so tief abfällt, daß es zum tetanischen Anfall kommt, wenngleich das Gesamtserum-Ca unverändert bleibt (s. oben, Hypokalzämie). Muskelschwächen, eingeschränkte gastrointestinale Motilität (z. B. Ileus) und Polyurie deuten auf eine K-Verarmung hin.

Laborbefunde

Der Blut-pH-Wert und die HCO_3^--Konzentration sind erhöht. Beachtliche Anhebungen des P_{CO_2}-Niveaus bis zu Werten von 50–60 mmHg können im Zusammenspiel mit der kompensatorischen Hypoventilation erreicht werden, besonders bei Patienten mit einer leichten Niereninsuffizienz. Der erwartete Anstieg des Pa_{CO_2} entspricht 0,4–0,7 mmHg pro mÄq/l Zunahme des Plasma-HCO_3^-. Ein größerer Anstieg des Pa_{CO_2} als erwartet läßt eine gleichzeitig bestehende primäre respiratorische Azidose vermuten. Der Urin-pH-Wert ist alkalisch, ausgenommen bei schwerer K-Depletion, bei der der pH-Wert eher im sauren Bereich liegen kann **(„paradoxe Azidurie")**. Hypochlorämie und Hypokaliämie sind im allgemeinen ebenfalls vorhanden. Geht die metabolische Alkalose mit einer Depletion des EZF-Volumens einher, so ist das Chlorid im Urin fast immer erniedrigt (< 10 mÄq/l), während das Urin-Na im Frühstadium über 20 mÄq/l liegen kann. Im Gegensatz dazu sind die Urinchloridwerte bei metabolischen Alkalosen, die mit primärem Hyperaldosteronismus und Volumenexpansion vergesellschaftet sind, hoch.

Therapie

Wenn möglich, sollte die zugrundeliegende Störung therapeutisch angegangen werden. Gewöhnlich behebt man die metabolische Alkalose durch Auffüllung des EZF-Volumendefizits (Chlorid) mit Natriumchlorid per os oder i. v. Besteht jedoch ein großes K-Defizit oder ein Hyperaldosteronismus, kann die Alkalose ohne vorherige Auffüllung des K-Defizits nicht behoben werden **(salzresistente Alkalose)**. Im posthyperkapnotischen Stadium spricht die persistierende metabolische Alkalose auf Chlorid an, das als Kalium-, Natrium- (wenn eine Volumendepletion vorhanden ist) oder als Ammoniumchlorid verabreicht wird. Eine leichte metabolische Alkalose bedarf gewöhnlich keiner spezifischen Behandlung. Bei Patienten mit myokardialer Erregbarkeit und neuromuskulärer Übererregbarkeit sollte jedoch sofort therapeutisch eingegriffen werden. In solchen Fällen ist es neben Maßnahmen, wie z. B. der Korrektur der Hypokaliämie, angebracht, Ammoniumchlorid zu verabreichen.

Respiratorische Alkalose

Primärer Abfall des Kohlendioxidpartialdruckes; Anstieg des Blut-pH-Wertes; Herabsetzung des HCO_3^--Gehalts.

Ätiologie und Pathogenese

Respiratorische Alkalosen entstehen durch eine gesteigerte alveoläre Belüftung. Der Pa_{CO_2} und der P_{CO_2} des Hirngewebes fallen ab, und der pH des Plasmas sowie der des Hirngewebes steigen an. Daraus resultiert die zerebrale Vasokonstriktion, und es entstehen, wie aus dem Bohr-Effekt ableitbar, die zerebrale Hypoxie und der charakteristische Symptomenkomplex. Die häufigsten Ursachen sind Angst **(„Hyperventilations-Syndrom")**, Überventilation von Patienten, die assistiert beatmet werden, primäre zentralnervöse und salizylatbedingte Störungen, Leberzirrhose, hepatisches Koma, Hypoxämie, Fieber und die gramnegative Sepsis.

Symptomatik und Diagnostik

Im allgemeinen besteht eine unverkennbare Hyperventilation, besonders wenn die respiratorische Alkalose aufgrund von zerebralen oder metabolischen Störungen besteht. Beim angstinduzierten Syndrom variiert das Atmungsmuster von frequenter, tiefer, stöhnender Respiration bis hin zu andauernder, deutlich schneller, tiefer Atmung. Die Patienten neigen dazu, sich über Angstgefühle zu beklagen, drücken oft ihre Besorgnis bezüglich kardialer Störungen aus und sind sich überraschend selten ihrer Hyperventilation bewußt. Wenn die Symptome auf die Respiration bezogen werden, hört man Aussprüche wie „Ich kann keinen Atem holen" oder „Ich bekomme nicht genug Luft", obschon die Atmungsfrequenz erhöht ist. Es können tetanische Zustände, periorale und Akro-Parästhesien, Schwindelgefühle und kurzdauernde Bewußtseinsverluste beobachtet werden. Durch Überventilation solcher Patienten auf freiwilliger Basis können die genannten Symptome oftmals reproduziert werden. Blutlaktat- und Blutpyruvatspiegel steigen an, während das ionisierte Ca abfällt. Der Nachweis eines tiefen Pa_{CO_2} hat unter diesen Umständen Beweischarakter für die Diagnose einer Hyperventilation.

Laborbefunde

Bei der akuten respiratorischen Alkalose ist ein rascher Abfall des Pa_{CO_2} auf 20–25 mmHg mit einem Abfall des Plasma-HCO_3^- verbunden, aufgrund der zellulären Pufferkapazität um nicht mehr als 3–4 mÄq/l. Bei der chronischen respiratorischen Alkalose ist eine Abnahme des Plasma-HCO_3^- um ca. 0,4–0,5 mÄq/l pro mmHg Abnahme des Pa_{CO_2} zu erwarten. Eine größere Abnahme des Plasma-HCO_3^- läßt eine gleichzeitig bestehende metabolische Azidose vermuten.

Therapie

Die durch Angst ausgelöste respiratorische Alkalose kann durch Beruhigung des Patienten behoben werden. Das Aufsetzen einer *Papiertüte*, um das abgeatmete CO_2 wiederholt einzuatmen, kann gelegentlich hilfreich sein (Plastiktüten können zum unbeabsichtigten Erstickungstod führen). Andere Maßnahmen sollen die Angst abbauen *(s. Kap. PSY, 8., Angstneurose)*. Eine mechanische Überbeatmung kann durch Verringerung des Atemminutenvolumens oder durch Vergrößerung des respiratorischen Totraumes korrigiert werden. Ist die Hyperventilation durch eine Hypoxämie ausgelöst, ist es sinnvoll, das Einatmungsgasgemisch mit O_2 anzureichern. Eine respiratorische Alkalose mit Hilfe einer CO_2-Anreicherung des Inspiriums therapeutisch anzugehen kann bei Patienten mit zentralnervösen Störungen (sie können mit erniedrigten pH-Werten der Zerebrospinalflüssigkeit einhergehen) gefährlich werden. Die Behandlung der salizylatbedingten Störungen wird in *Kap. KIN, 9.*, besprochen.

7. METABOLISCHE ANOMALIEN

(s. a. KIN, 16., Störungen des Aminosäuremetabolismus und hereditäre Störungen des Kohlenhydratstoffwechsels und Kap. NIE, 10., Störungen des Nierentransports und Kap. KIN, 7.)

Anomalien im Pigmentstoffwechsel

Porphyrien

Eine Gruppe von Störungen der Hämbiosynthese, bei denen die Aktivität der Enzyme der Hämbiosynthese teilweise oder vollständig gestört ist. Es kommt zur Produktion abnorm hoher Spiegel von Porphyrinen oder Porphyrinvorstufen (z.B. δ-Aminolävulinsäure [ALA] und Porphobilinogen [PBG]), zur Akkumulation im Gewebe oder zur Ausscheidung im Urin oder Stuhl.

Hämbiosyntheseweg

Physiologie der Hämbiosynthese: Die einzelnen Schritte der Hämbiosynthese sind in *Abb. 3* dargestellt. In tierischen Zellen finden der erste Schritt und die letzten drei Schritte in den Mitochondrien statt. Die Zwischenschritte finden im Zytosol statt. So wird Häm in Erythroblasten oder Retikulozyten synthetisiert, die noch Mitochondrien enthalten, wohingegen zirkulierende Erythrozyten nicht mehr zur Hämsynthese fähig sind.

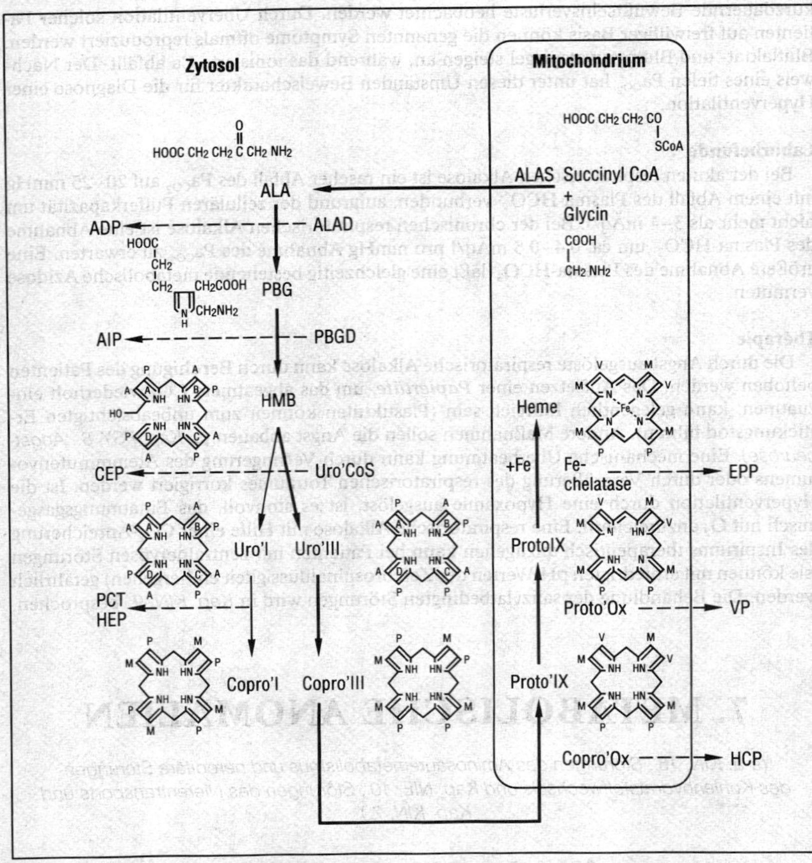

Abb. 3. **Enzyme und Synthesezwischenprodukte des Hämbiosynthesewegs.** Die Pyrrolringstruktur findet sich in den Strukturen von Hydroxymethylbilan, Uroporphyrinogen I und III. Bei Uroporphyrinogen III haben die β-Substituentengruppen an Ring D ein „Flipping" über sich ergehen lassen, d.h., der Ring ist umgedreht. ADP = δ-Aminolävulinsäure, ALAD = δ-Aminolävulinsäure-Dehydratase. ALAS = δ-Aminolävulinsäure-Synthetase, CIP = kongenitale erythropoetische Porphyrie, Copro' = Coproporphyrinogen, Copro'Ox = Copro'Oxidase, EPP = erythropoetische Protoporphyrie, HCP = hereditäre Coproporphyrie, HEP = hepatoerythropoetische Porphyrie, HMB = Hydroxymethylbilan, PBG = Porphobilinogen, PBGD = Porphobilinogen-Deaminase, PCT = Porphyria cutanea tarda, Proto' = Protoporphyrinogen, Proto'Ox = Proto'Oxidase, Uro' = Uroporphyrinogen, Uro'CoS = Uro'III Cosynthetase, PV = Porphyria variegata, A = $-CH_2OH$, M = $-CH_3$, P = $-CH_2CH_2COOH$, V = $-CH=CH_2$.

1. Synthese der δ-Aminolävulinsäure (ALA): Die ALA-Synthetase, das erste Enzym des Hämbiosynthesewegs, katalysiert die Kondensation von Glycin und Succinyl-Coenzym A (CoA) für die Bildung der ALA. Das Enzym ist auf der Innenmembran der Mitochondrien lokalisiert und braucht Pyridoxal-5-Phosphat als Cofaktor. Spezielle Gene kodieren die ALA-Synthetase in Erythrozyten und anderen Zellen.

2. Synthese von Porphobilinogen (PBG) aus ALA: 2 Moleküle ALA werden von einem zytosolischen Enzym, der ALA-Dehydratase, unter Entfernung von 2 Molekülen Wasser zu einem Monopyrrolring, dem PBG, umgewandelt. Blei hemmt die ALA-Dehydratase-Aktivität, indem es das Zink (das Metall, das für die Enzymaktivität zuständig ist) aus dem Enzym entfernt. Der potenteste Inhibitor des Enzyms ist Succinylaceton, ein Strukturanalogon von ALA, das in Urin und Blut von Patienten mit hereditärer Tyrosinämie gefunden wird.

3. Synthese von Hydroxymethylbilan (HMB) aus PBG: Die PBG-Desaminase katalysiert die Kondensation von 4 Molekülen PBG zu einem linearen Tetra-Pyrrol-HMB. Bei einem Mangel des nachfolgenden Enzyms, Uroporphyrinogen(Uro')-III-Cosynthetase (CoS), wird das Bilan spontan zum ersten Tetrapyrrol-Ring Uro' I zyklisiert. In Anwesenheit von CoS wird Uro'III gebildet, das einen umgekehrten Pyrrol-D-Ring besitzt. Es gibt zwei Isoenzyme der PBG-Desaminase: Die eine liegt ausschließlich in roten Blutzellen vor, wohingegen die anderen in allen anderen Zellen vorkommen. Die zwei Isoformen der PBG-Desaminase werden durch spezifische Messenger-RNA (mRNA) kodiert, die von einem einzigen Gen durch alternierende Transkription und Splicing transkribiert werden.

4. Bildung von Uro'III aus HMB: Uro'CoS katalysiert die Bildung von Uro'III aus HMB. Dies führt zu einer intramolekularen Umbildung, die lediglich den B-Ring des zyklischen Porphyrinmoleküls betrifft.

5. Bildung von Coproporphyrin (Copro') aus Uro': Ein zytolisches Enzym, Uro'Decarboxylase, katalysiert die sequentielle Entfernung von 4 Carboxylgruppen von der Carboxyl-Methyl-Seitenkette im Uro' und führt zur Bildung von Copro'.

6. Bildung von Protoporphyrinogen (Proto') aus Copro': Corpo'Oxidase in Säugetierzellen ist ein mitochondriales Enzym, das die Entfernung der Carboxylgruppe und 2 Wasserstoffatome aus der Propiongruppe des Pyrrolrings A und B von Copro' katalysiert und zur Bildung von Vinylgruppen an diesen Stellen führt.

7. Bildung von Protoporphyrin aus Proto': Die Oxidation von Proto' in Protoporphyrin wird mediiert durch Proto'Oxidase, die die Entfernung von 6 Wasserstoffatomen aus dem Porphyrinogenkern katalysiert.

8. Bildung des Häms aus Protoporphyrin: Der letzte Schritt der Hämbiosynthese ist die Einfügung des Eisenatoms in das Protoporphyrin. Diese Reaktion wird katalysiert durch das mitochondriale Enzym Ferrochelatase.

Kontrolle der Hämsynthese

Regulation der hepatischen ALA-Synthetase: Die Hämbiosynthese in der Leber wird größtenteils durch die Bildungsrate der ALA-Synthetase kontrolliert. Die Enzymaktivität in normalen Leberzellen ist sehr niedrig, wohingegen ihr Spiegel dramatisch ansteigt, wenn die Leber aufgrund verschiedener chemischer Einflüsse mehr Häm produzieren muß. Die Synthese des Enzyms wird auch durch Feedback (Häm) kontrolliert. Bei höheren Häm-Konzentrationen, als für die Unterdrückung der ALA-Synthetase-Synthese erforderlich, induziert das Häm die mikrosomale Hämoxygenase, was zur Förderung seines eigenen Abbaus führt. Die hepatische Hämkonzentration wird demnach durch ein Gleichgewicht zwischen der Synthese von ALA-Synthetase und Hämoxygenase aufrechterhalten, wobei beide unter dem regulatorischen Einfluß von Häm stehen. Im Gegensatz hierzu ist die ALA-Synthetase in erythroiden Zellen nicht oder nur geringfügig durch die Hämkonzentration beeinflußt. Die Regulation der Hämsynthese scheint in erythroiden Zellen anders organisiert zu sein als in der Leber.

Pathophysiologie der Porphyrine und Porphyrinvorläufermoleküle

Die zwei Kardinalsymptome der Porphyrie sind Photosensibilität und neurologische Störungen.

Photosensitivität: Freie Porphyrine kommen in der Natur nur in kleinen Mengen vor. Bei einer Bestrahlung mit Strahlen einer Wellenlänge von 400 nm und Anwesenheit von O_2 produzieren Porphyrine Singlet-Sauerstoff ($^1O_2$), was zu großen Schäden in Geweben, in Zellen und an intrazellulären Elementen und verschiedenen Biomolekülen führt.

Neurologische Störungen: Die akuten hepatischen Porphyrien (d.h. ALA-Dehydratase-Porphyrie [ADP], akute intermittierende Porphyrie [AIP], hereditäre Coproporphyrie [HCP] und Porphyria variegata [PV]) sind durch neurologische Störungen gekennzeichnet. Die am häufigsten beobachteten Symptome sind Bauchschmerzen, Störungen der Darmmotilität (z.B. Diarrhö und Obstipation), Dysäthesien, Muskellähmungen und respiratorisches Versagen mit häufig tödlichem Ausgang. Für diese neurologischen Störungen wurden verschiedene Pathomechanismen postuliert, z.B. ein Überschuß an ALA und PBG, eine gestörte Hämsynthese oder eine Tryptophanerhöhung im ZNS bei erniedrigter Aktivität der hepatischen Tryptophan-Pyrrolase. Die genaue Ursache und die Art der neurologischen Störungen sind jedoch noch immer ungeklärt.

Klassifikation der Porphyrien

Die Porphyrien werden – je nachdem an welcher Stelle der spezifische enzymatische Defekt zum Ausdruck kommt – eingeteilt in hepatische oder erythropoetische Porphyrien *(s. Tab. 23)*. 8 Enzyme sind bei der Hämsynthese beteiligt, und mit Ausnahme des ersten Enzyms, der ALA-Synthetase, ist ein Enzymdefekt auf jeder Stufe der Hämsynthese mit einer spezifischen Porphyrie-Form assoziiert.

Tab. 23. Die Porphyrien und ihre Enzymdefekte

Enzymmangel	*Porphyrie*	*Hauptort der Störung*	*Übertragung*
ALA-Dehydratase	ALA-Dehydratase-Porphyrie	Leber	rezessiv
PBG-Desaminase	akute intermittierende Porphyrie	Leber	dominant
Uro'Cosynthetase	kongenitale erythropoetische Porphyrie	Knochenmark	rezessiv
Uro'Decarboxylase	Porphyria cutanea tarda	Leber*	
	Typ I		erworben
	Typ II		dominant
	Typ III		dominant
	hepatoerythropoetische Porphyrie	Leber und Knochenmark	rezessiv
Copro'Oxidase	hereditäre Coproporphyrie	Leber	dominant
Proto'Oxidase	Porphyria variegata	Leber	dominant
Ferrochelatase	erythropoetische Protoporphyrie	Knochenmark	dominant

ALA = δ-Aminolävulinsäure, PBG = Porphobilinogen, Uro' = Uroporphyrinogen, Copro' = Coproporphyrinogen, Proto' = Protoporphyrinogen, PCT = Porphyria cutanea tarda

*Bei der Typ-II-PCT erniedrigte Uro'Decarboxylase-Aktivität in Erythrozyten und in der Leber; bei der *Typ-III-PCT erniedrigte Uro'Decarboxylase* lediglich in der Leber

In diesem Kapitel werden die hereditären Formen der Porphyrie in der Reihenfolge der Enzymstörung im Verlauf des Hämbiosynthesewegs beschrieben. In *Tab. 24* sind die klinischen und laborchemischen Befunde bei den verschiedenen Porphyrien aufgeführt.

Tab. 24. Symptome und Laborbefunde bei den Porphyrien

Porphyrie	*Symptome*	*Laborbefunde**			
		rote Zellen	*Plasma*	*Urin*	*Stuhl*
AIP	Neurologische Symptome Übelkeit, Erbrechen, Bauchschmerzen, Diarrhö, Obstipation, Ileus, Dysurie, Muskelhypotonie, respiratorische Insuffizienz, sensorische Neuropathie, Krampfanfälle	–	–	ALA, PBG	–
ADP	Neurologische Symptome (wie AIP)	Zn-PP	–	ALA	–
CEP	Photosensitivität Bullae, Krusten-, Narbenbildung, sklerodermiforme Veränderungen, Hyper- und Hypopigmentation, Hypertrichose, Erythrodontie, hämolytische Anämie, Splenomegalie	Uro I, Copro I	Uro I, Copro I	Uro I, Copro I	–
PCT	Photosensitivität Hautbrüchigkeit, Bullae, Krustenbildung, sklerodermiforme Veränderungen	–	Uro, 7-Carboxyl	Uro, 7-Carboxyl	Uro, 7-Carboxyl, Isocopro
HEP	Photosensitivität (wie CEP)	Zn-PP	Uro, 7-Carboxyl	Uro, 7-Carboxyl Isocopro	Uro, 7-Carboxyl
HCP	Neurologische Symptome und Photosensitivität (wie AIP und PCT)	–	Copro	ALA, PBG, Copro	Copro
PV	Neurologische Symptome und Photosensitivität (wie AIP und PCT)	–	Proto	ALA, PBG	Proto
EPP	Photosensitivität *brennende* Schmerzen an der Haut, Ödem, Erythem, Jucken, Narbenbildung, Bläschen	Proto	Proto	–	Proto

ADP = δ-Aminolävulinsäure-Dehydratase-Porphyrie, AIP = akute intermittierende Porphyrie, ALA = δ-Aminolävulinsäure, CEP = kongenitale erythropoetische Porphyrie, Copro = Coproporphyrin, EPP = erythropoetische Porphyrie, HCP = hereditäre Coproporphyrie, HEP = hepatoerythropoetische Porphyrie, PCT = Porphyria cutanea tarda, PBG = Porphobilinogen, Proto = Protoporphyrin, Uro = Uroporphyrin, PV = Porphyria variegata, Zn-PP = Zn-Protoporphyrin.

*Laborbefunde zeigen pathologisch erhöhte Spiegel. Es ist schwierig, Werte anzugeben, da die Normalwerte von Labor zu Labor variieren.

ALA-Dehydratase-Porphyrie (ADP)

Eine autosomal-rezessive Störung bei homozygotem ALA-Dehydratasemangel. Dies ist die seltenste Porphyrie; es wurde lediglich über 4 Fälle berichtet. Die klinischen Befunde ähneln denen der akuten intermittierenden Porphyrie (s. u.) und werden durch Streß, Alkoholgenuß oder verminderte Nahrungsaufnahme ausgelöst. Es wurde von einem Kind mit ADP berichtet, das bei der Geburt Symptome einer akuten hepatischen Porphyrie mit generalisierter Muskelhypotonie und respiratorischer Insuffizienz aufwies.

Laborbefunde

Die ALA-Ausscheidung im Urin ist deutlich erhöht, wohingegen die PBG-Ausscheidung im Urin nur wenig verändert ist. Die Porphyrine in Urin und Erythrozyten sind ebenfalls deutlich erhöht (100fach). Für diesen Befund konnte bis jetzt noch keine Erklärung gefunden werden. Die fäkale Porphyrinausscheidung ist normal oder leicht erhöht. Patienten mit ADP zeigen eine niedrige ALA-Dehydratase-Aktivität in erythroiden und nicht-erythroiden Zellen (< 2% des Normalwerts), während ihre Eltern eine Verminderung der Enzymaktivität um etwa 50% aufweisen.

Diagnostik und Therapie

Die endgültige Diagnose ist abhängig vom Nachweis der gestörten ALA-Dehydratase-Aktivität und vom Mangel an Enzymprotein in erythroiden Zellen. Sie wird gestützt durch den Nachweis einer massiven Erhöhung der ALA im Urin, einer deutlichen Erhöhung der Porphyrine in Urin und Erythrozyten und vielleicht einer mäßigen Erhöhung der Porphyrinausscheidung in den Fäzes. Klinische Symptome einer ADP treten bei homozygoten Patienten auf; heterozygote Personen (z. B. Eltern oder Geschwister der Patienten) bleiben klinisch unauffällig. Die **Behandlung** der ADP entspricht der Behandlung der AIP (s. u.).

Akute intermittierende Porphyrie (AIP)

(Schwedische Porphyrie, Pyrrol-Porphyrie)

Eine autosomal-dominant vererbte Störung, die durch eine Verminderung der PBG-Desaminase-Aktivität verursacht ist. Die verminderte Enzymaktivität (etwa 50% der normalen Aktivität) wird bei der Mehrzahl der Patienten (> 85%) in allen Geweben einschließlich Erythrozyten gefunden. Dies entspricht auch dem heterozygoten Status betroffener Individuen. Bei einer Untergruppe von Patienten (< 15%) findet sich eine verminderte Enzymaktivität jedoch lediglich in nicht-erythroiden Zellen. Die Mehrheit der Individuen mit dieser genetischen Enzymstörung (etwa 90%) bleibt biochemisch und klinisch unauffällig. Der klinische Ausprägungsgrad der Krankheit ist meist abhängig von Umwelt- und erworbenen Faktoren, wie z. B. Ernährungsstatus, Medikamenten, Steroiden und anderen endogenen oder exogenen Substanzen. Hauptpathomechanismus dieser Krankheit ist eine neurologische Störung, von der das periphere, autonome oder zentrale Nervensystem betroffen ist. Die daraus entstehenden neuropathischen Symptome sind überaus mannigfaltig.

Inzidenz

Die AIP ist wahrscheinlich die häufigste Form der genetischen Porphyrien. Die höchste Inzidenz findet sich in Lappland, Skandinavien und in Großbritannien, obwohl die Krankheit auch in anderen Populationen beschrieben wurde. Die Inzidenz des defekten Gens in den USA wird auf 5–10 pro 100 000 geschätzt. Die Inzidenz der AIP bei Patienten in der Psychiatrie liegt etwas höher als in gesunden Populationen. Die Störung tritt klinisch nach der Pubertät in Erscheinung und kommt häufiger bei Frauen als bei Männern vor.

Symptomatik

Bauchschmerzen kommen fast immer vor und sind oft Erstsymptom einer akuten Attacke. Diese kann generalisiert oder lokal begrenzt sein und in schweren Fällen mit einem „akuten

Abdomen" verwechselt werden. Weitere gastrointestinale Symptome sind Übelkeit, Erbrechen, Verstopfung oder Diarrhö, Blähungen und Ileus. Harnverhalt, Inkontinenz, Dysurie und hohe Miktionsfrequenz können beobachtet werden. Tachykardie und Hypertonie und in seltenen Fällen Fieber, Schwitzen, Unruhe und Tremor werden ebenfalls beobachtet. Bei bis zu 40% der Patienten kann es zu anhaltender Hypertonie zwischen akuten Attacken kommen.

Die Neuropathie ist eine häufige Erscheinung der AIP. Die Muskelschwäche beginnt meist proximal in den Beinen, kann jedoch auch die Arme oder distale Extremitätenanteile mit einbeziehen. Sie kann symmetrisch, asymmetrisch oder fokal und gelegentlich mit Abschwächung oder Verlust der Sehnenreflexe assoziiert sein. Bei der motorischen Neuropathie können auch die Hirnnerven betroffen sein (meist Hirnnerven VII und X), oder es kann zu Bulbärparalyse, respiratorischer Insuffizienz oder Tod kommen. Bei schwerer motorischer Neuropathie kann es auch zu einer fleckigen (patchy) sensorischen Neuropathie kommen. Akute AIP-Attacken können besonders bei Patienten mit Hyponatriämie nach Erbrechen, ungeeigneter Flüssigkeitstherapie oder beim Syndrom der unangemessenen ADH-Freisetzung mit Krampfanfällen einhergehen. Der Verlauf einer akuten AIP-Attacke variiert intra- und interindividuell sehr, wobei die Attacken einige Tage bis mehrere Wochen andauern können.

Auslösende Faktoren: Bei asymptomatischen heterozygoten Trägern (etwa 90% der Individuen mit beschriebener PBG-Desaminase-Defizienz) können sowohl abnorme Konzentration der Zwischenprodukte des Hämbiosynthesewegs wie auch klinische Symptome fehlen. Individuen mit latenter oder erst seit kurzer Zeit klinisch manifester AIP können durch endogene oder exogene, umweltbedingte Faktoren in eine akute Attacke geraten. Die meisten und vielleicht sogar alle AIP-auslösenden Faktoren können mit einer Erhöhung der ALA-Synthetase-Aktivtität in der Leber assoziiert sein. Die klinische Erkrankung ist häufiger bei Frauen, besonders zum Zeitpunkt der Menstruation. Bei einer kleinen Gruppe von Patientinnen kommt es regelmäßig zu zyklisch wiederkehrenden prämenstruellen Exazerbationen dieser Krankheit. Eine verminderte Kalorienaufnahme führt häufig zum Ausbruch der AIP. Man nimmt an, daß viele chemische Substanzen, die eine Porphyrie auslösen, Zytochrom-P-450 induzieren können, und der daraus resultierende erhöhte Bedarf für eine De-novo-Hämsynthese wird wahrscheinlich zu einer Induktion der hepatischen ALA-Synthetase-Aktivität führen. Zu diesen chemischen Substanzen gehören Geschlechtshormone, Barbiturate und andere Stoffe. Streß soll ebenfalls eine AIP auslösen, und auch andere Erkrankungen, Infektionen, Alkoholexzeß und chirurgische Eingriffe können zur Entstehung einer akuten Attacke beitragen. Durch die Gabe von Glukose wird die Induktion der ALA-Synthetase in der Rattenleber abgeschwächt, und es kommt zu einer Verminderung der Ausscheidung von ALA und PBG im Urin. Welche Mechanismen zu dieser Wirkung von Glukose führen, ist noch nicht geklärt.

Laborbefunde

Patienten mit klinisch manifester AIP, wie auch wenige Individuen mit latenter AIP, scheiden zwischen den Attacken unterschiedlich große Mengen ALA und PBG im Urin aus. In der Mehrzahl der Fälle kommt es zu Beginn der akuten Attacke zu einer deutlich bis massiv erhöhten Ausscheidung dieser Vorläufer. Akute Attacken können auch assoziiert sein mit einer Erhöhung der Serumkonzentrationen von ALA, PBG und Porphyrinen, die normalerweise nicht nachweisbar sind. In schweren Fällen nimmt der Urin aufgrund des hohen Gehalts an Porphobilin, einem autooxidierten Produkt von PBG, eine Farbe wie Portwein an. Im Urin können sich auch erhöhte Spiegel der Porphyrine finden, die durch nicht-enzymatische Zyklisierung von PBG entstanden sind. Porphyrine im Stuhl sind meist normal oder nur leicht erhöht. Der Watson-Schwarz-Test wird häufig als Screening-Test für den Nachweis von PBG im Urin eingesetzt. Er ist jedoch weder sensitiv noch spezifisch, wie etwa die quantitative Säulenmethode von Mauzerall und Granick, die zur Bestätigung positiver Ergebnisse beim Screening-Test eingesetzt werden sollte. Bei der AIP ist die Hb- oder Bilirubinbildung nicht gestört.

Diagnostik

Die Diagnose kann bei den meisten Patienten (> 85%) mit dem Nachweis einer erniedrigten PBG-Desaminase-Aktivität in Erythrozyten gestellt werden. Die Unterscheidung zwischen Trägern, latenter und klinisch manifester AIP erfolgt durch den Nachweis einer erhöhten Ausscheidung von PBG und ALA im Urin und durch den natürlichen Verlauf der Krankheit. Erhöhte ALA- und PBG-Spiegel können auch bei der hereditären Coproporphyrie (HCP) und bei der Porphyria variegata (PV) beobachtet werden. Durch Bestimmung der Urin- und Stuhlporphyrine können diese Krankheiten meist von der AIP unterschieden werden. Die Unterform der AIP (< 15% aller Patienten mit AIP), bei der es lediglich in nicht-erythroiden Geweben zu einer Expression des PBG-Desaminase-Gendefekts kommt, ist auf eine Single-Base-Substitution in der ersten Position des Introns zurückzuführen, die zu einem abnormen Splicing und damit zu einem fehlerhaften Genprodukt in nicht-erythroiden Zellen führt. Diese Mutation beeinträchtigt jedoch nicht die Transkription der PBG-Desaminase-mRNA in Erythrozyten, da die Transkription der Erythrozyten-mRNA von der mutierten Stelle aus stromabwärts erfolgt. Die Diagnose der letzteren Gruppe von Patienten macht den Nachweis eines PBG-Desaminasemangels in nicht-erythroiden Zellen oder eine DNA-Hybridisierung mit Hilfe allel-spezifischer Oligonukleotide erforderlich.

Therapie

Die Therapie der AIP ist im wesentlichen identisch mit der Behandlung der ADP, HCP und PV. Die Behandlung zwischen den Attacken umfaßt adäquate Ernährung, Vermeidung von Medikamenten, die bekanntermaßen eine Porphyrie auslösen, und die sofortige Behandlung anderer Krankheiten oder Infektionen. Therapierefraktäre schwere Fälle sollten mit i.v. Dextrose behandelt werden, damit eine Mindesteinnahme von 300 g Kohlenhydraten pro Tag gewährleistet ist. Hämatin 4 mg/kg q i.v. alle 12–24 h erniedrigt ebenfalls wirksam die ALA- und PBG-Ausscheidung und verkürzt akute Attacken. Es wird auch prophylaktisch eingesetzt (200 mg/Woche), um zyklische, perimenstruelle Porphyrieattacken zu verhindern. Nasale oder subkutane Applikation langwirkender agonistischer Analoga des Luteinisierungshormon-Releasing-Hormons verhindern bekanntlich die Ovulation und reduzieren damit bei manchen Frauen mit zyklischer Exazerbation der Krankheit weitgehend die Inzidenz perimenstrueller AIP-Attacken. Synthetische Häm-Analoge, z.B. Sn-Mesoporphyrin, konnten bei Patienten mit AIP und PV ebenfalls die Abgabe von ALA, PBG und Porphyrinen vermindern.

Kongenitale erythropoetische Porphyrie (CEP)

(Morbus Günther, erythropoetische Porphyrie, kongenitale Porphyrie, kongenitale Hämatoporphyrie, erythropoetische Uroporphyrie)

Eine angeborene autosomal-rezessive Krankheit, deren primäre Störung eine verminderte Aktivität der Uro'CoS ist. Dies führt zu einer Akkumulation und übermäßigen Ausscheidung von Typ-I-Porphyrinen. Klinisch kommt dieser Enzymdefekt bereits in utero durch Braunfärbung des Fruchtwassers, die auf exzessiv hohe Porphyrinmengen zurückzuführen ist, und nach der Geburt durch kutane Photosensibilität, Hämolyse und geringe Lebenserwartung zum Ausdruck. Hauptmanifestationsort ist das Knochenmark mit unterschiedlich verteilter, doch immer nachweisbarer Fluoreszenz aufgrund der Porphyrinakkumulation. Bei den meisten Normoblasten im Knochenmark ist eine überwiegend im Zellkern lokalisierte Fluoreszenz zu beobachten. Zu der massiven Erhöhung systemischer Porphyrine bei der CEP kommt es durch die mit Porphyrin beladenen Erythrozyten, worauf auch die vielschichtigen pathologischen Erscheinungen an der Haut zurückzuführen sind.

Inzidenz: Es wurden weniger als 200 Fälle beschrieben, und bei einigen Betroffenen könnte es sich in Wirklichkeit um eine Porphyria cutanea tarda oder eine hepatoerythropoetische Porphyrie gehandelt haben. Die Bevorzugung einer spezifischen Bevölkerungsgruppe oder eines Geschlechts ist nicht eindeutig nachweisbar.

Symptomatik

Der erste Hinweis für die Diagnose einer CEP kann bei Kindern eine Rosa- bis Dunkelbraunfärbung der Windeln sein, die auf die hohen Porphyrinmengen im Urin zurückzuführen ist. Der frühe Beginn der kutanen Photosensitivität ist charakteristisch und wird durch Sonnenlichtexposition ausgelöst. Subepidermale bullöse Läsionen entwickeln sich zu verkrusteten Erosionen, die unter Narbenbildung oder Hyperpigmentierung oder auch (seltener) Hypopigmentierung abheilen. Hypertrichose und Alopezie sind häufig, und Rotfärbung der Zähne (mit Rotfluoreszenz unter UV-Licht) ist pathognomisch für die CEP. Die Patienten können Symptome und Zeichen einer hämolytischen Anämie mit Splenomegalie und porphyrinreichen Gallensteinen aufweisen. Im Knochenmark findet sich eine erythroide Hyperplasie, die zu pathologischen Frakturen oder Wirbelkompression und Verkürzung der Körpergröße führen kann. Die ersten Symptome der CEP werden meist in der frühen Kindheit beobachtet, bei manchen Patienten treten sie auch erst im Erwachsenenalter zum ersten Mal auf.

Laborbefunde

Die Porphyrine im Urin sind stets erhöht (20–60fach). Uroporphyrin und Coproporphyrin sind meist Typ-I-Isomere *(s. Tab. 24)*. Gelegentlich kann die Anämie schwer sein und eine Transfusion erforderlich machen.

Diagnostik

Rosafarbener Urin oder Manifestation einer schweren kutanen Photosensitivität in der Kindheit (oder selten auch im Erwachsenenalter) legen die Diagnose einer CEP nahe. Der Nachweis hoher Porphyrinspiegel in Urin, Fäzes und Erythrozyten bei einer Erhöhung der Typ-I-Isomere der Uro- und Coproporphyrine sichert die Diagnose einer CEP. Mit dem Nachweis einer gestörten Uro'Cos-Aktivität steht die Diagnose fest.

Therapie

Vermeiden von Sonnenlicht, Hautläsionen und Infektionen sind die wichtigsten präventiven Maßnahmen bei CEP. Sonnenschutzcremes können hilfreich sein, wie auch die orale Behandlung mit β-Karotinen. Transfusionen mit Erythrozytenkonzentraten erniedrigen vorübergehend die Hämolyserate und die damit verbundene Neigung zu erhöhter Erythropoese und erniedrigen auch die Porphyrinausscheidung. Die Splenektomie wurde sehr häufig durchgeführt und hat kurzfristig zu einer Verminderung der Hämolyse, Porphyrinausscheidung und Hautmanifestationen geführt, doch nicht alle Patienten sprechen auf diese Maßnahme an. Hämatin-Infusionen wurden bei einer Patientin mit CEP gegeben und sollen die Porphyrinausschüttung etwa ebenso effektiv reduziert haben wie Transfusionen mit Erythrozytenkonzentraten. Die Wirkung soll jedoch kürzer angehalten haben.

Porphyria cutanea tarda (PCT)

(symptomatische Porphyrie, Porphyria cutanea symptomatica, idiosynkratische Porphyrie)

Eine heterogene Gruppe von Porphyrien, die hereditär (familiäre oder Typ II und III) oder – häufiger – erworben (sporadische oder Typ I) sein kann. Beide Formen der Krankheit sind heterozygot und zeigen eine Verringerung der Uro'Decarboxylase-Aktivität. Bei der Typ-II-Form fehlt das Enzym in allen Geweben, während bei der Typ-I-Form der Defekt auf die Leber beschränkt ist. Die Typ-I-Form zeigt sich typischerweise bei Erwachsenen entweder spontan oder – häufiger – in Verbindung mit auslösenden exogenen Faktoren wie Alkohol, Östrogen- und Medikamentenapplikation oder in Verbindung mit anderen Störungen. Vor kurzem wurde über eine weitere Form (Typ-III-Form) berichtet, bei der mehr als 1 Familienmitglied normale Uro'Decarboxylase-Aktivität und -Konzentrationen in Erythrozyten, jedoch einer verringerte Uro'Decarboxylase-Aktivität gefunden wurden *(s. Tab. 23)*. Gemeinsames Zeichen aller Formen der PCT ist die kutane Photosensitivität aufgrund erhöhter Produktion von Uroporphyrin und 7-Carboxyporphyrin.

Epidemiologie

Die PCT ist wahrscheinlich die häufigste Porphyrieform. Sie kann hereditär und erworben sein, die genaue Inzidenz der Krankheit ist jedoch nicht geklärt. Die Krankheit ist weltweit bekannt, und mit Ausnahme der Bantus in Südafrika, wahrscheinlich infolge der hohen Inzidenz der Hämosiderose, ist keine Bevölkerungsgruppe bevorzugt betroffen. Die Typ-I-PCT ist in Europa, Südafrika und Südamerika weiter verbreitet als die Typ-II-PCT, wobei dieser Trend in Nordamerika weniger offensichtlich ist. Früher wurde angenommen, daß die PCT eventuell infolge des höheren Alkoholkonsums bei Männern häufiger vorkommt als bei Frauen, doch die Inzidenz hat sich bei den Frauen wahrscheinlich wegen der häufigeren Einnahme oraler Kontrazeptiva, postmenopausaler Östrogene und des Alkoholkonsums inzwischen dem Level der Männer angeglichen.

Symptomatik

An lichtexponierten Partien der Haut finden sich Läsionen wie Brüchigkeit, Bläschen- und Blasenbildung, Atrophie und Narbenbildung, die häufig eine Hyper- oder Hypopigmentierung, Hypertrichose und pseudosklerodermoide Veränderungen zur Folge haben. Die phototoxischen Porphyrine in der Haut stammen größtenteils aus der Leber, und teilweise werden sie vor Ort in der Haut gebildet. Die Aktivierung des Komplementsystems nach Strahleneinwirkung konnte bei Patienten mit PCT in vivo wie in vitro im Serum nachgewiesen werden. Man nimmt an, daß sie durch die Produktion reaktiver Sauerstoff-Spezies (meist $^1O_2$) verursacht wird. Die Flüssigkeit in den Blasen enthält Prostaglandin E_2, und die Photoaktivierung von Uroporphyrin schädigt die Lysosomen. Auf diese Faktoren können Entzündung und Autolyse zum Teil zurückzuführen sein. In der Leber von Patienten mit PCT zeigt sich fast immer eine Siderose mit fettiger Degeneration, Nekrose, chronischen entzündlichen Veränderungen und Granulombildung. Eisen, Östrogene, Alkohol und chlorierte Kohlenwasserstoffe, die alle potentiell hepatotoxisch sind, können eine PCT verschlimmern. Die Inzidenz einer Hepatitis-B-Infektion kann bei PCT-Patienten ebenfalls höher sein als normal. Einige oder alle dieser Faktoren oder die Porphyrine selbst prädisponieren diese Patienten für neoplastische Leberveränderungen, wobei die Inzidenz eines Leberzellkarzinoms bei Patienten mit PCT tatsächlich höher ist als in der übrigen Bevölkerung. In seltenen Fällen können primäre Hepatome Porphyrine sezernieren und eine PCT simulieren. Bei mehreren Patienten mit AIDS wurde zuerst eine PCT erkannt, die dem Terminalstadium des Syndroms voranging.

Laborbefunde

Bei Patienten mit PCT sind Uroporphyrin (hauptsächlich Isomer I) und 7-Carboxyporphyrine (hauptsächlich Isomer III), weniger ausgeprägt auch Coproporphyrin und 5- und 6-Carboxyporphyrin im Urin erhöht. Kleine Mengen von Isocoproporphyrin können zwar auch in Serum oder Urin nachgewiesen werden, in den Fäzes jedoch überwiegt dieses Porphyrin und ist das wichtigste diagnostische Kriterium für eine PCT *(s. Tab. 24)*. Die Konzentrationen von Coproporphyrin, 7-Carboxyporphyrin, Uroporphyrin und von fäkalen X-Porphyrinen (nicht löslich in Essigäther, extrahiert mit Harnstoff-Triton), einer heterogenen Gruppe von Porphyrin-Peptid-Konjugaten, können bei PCT alle erhöht sein. Die tägliche fäkale Porphyrinausscheidung ist höher als die Porphyrinausscheidung im Urin. Hautporphyrine sind besonders in Arealen, die vor einer Photoaktivierung geschützt sind, erhöht. Serumeisen- und -ferritinkonzentrationen sind häufig erhöht.

Diagnostik

Das klinische Bild der PCT ist ziemlich spezifisch, kann jedoch mit anderen Porphyrie-Formen (z.B. PV) und anderen Erkrankungen (SLE) verwechselt werden. Urinfluoreszenz unter UV-Licht und Quantifizierung der Porphyrine und Trennung und Identifizierung der Porphyrine mittels Chromatographie unterstützen die Diagnose. Die Plasmaporphyrine sind bei PCT und bei anderen photosensitiven Porphyrien erhöht. Die fäkalen Porphyrine sind oft erhöht. Der Nachweis von Isocoproporphyrin (oder eine Isocoproporphyrin-Coproporphyrin-Ratio ≥ 0,1) ist praktisch beweisend für eine PCT. Bei der Typ-II-PCT betragen die katalytische Aktivität und die Konzentrationen der immunreaktiven Uro'Decarboxylase etwa 50% des Normalwerts, und der Enzymmangel ist in der Familie des Patienten ein autosomal-dominantes Merkmal. Im Gegensatz hierzu zeigen Patienten mit Typ-I-PCT normale Uro'Decarboxylase-Aktivität und -Konzentrationen in Erythrozyten und keine familiäre Häufung der Störung. Bei Patienten mit Typ-III-PCT jedoch liegt eine familiäre Häufung bei normaler Uro'Decarboxylase-Aktivität in Erythrozyten vor.

Behandlung

Bei der Typ-I-PCT ist der erste Schritt der Behandlung die Identifizierung und Vermeidung auslösender Faktoren. Das klinische Ansprechen auf eine Alkoholkarenz variiert zwar sehr, doch die Abstinenz sollte trotzdem empfohlen werden. Mittels Aderlaß kann die Porphyrinkonzentration im Urin reduziert und eine klinische Remission herbeigeführt werden, wobei die positive Wirkung des Aderlasses sehr wahrscheinlich auf einer Verminderung der Eisenvorräte im Körper beruht. Ist der Aderlaß ineffektiv oder aufgrund anderer vorliegender Erkrankungen (z.B. Anämie) kontraindiziert, kann eine niedrig dosierte Chloroquin-Therapie versucht werden. Chloroquin- und Aderlaß-Therapie sind wahrscheinlich ähnlich wirkungsvoll, und durch kombinierte Anwendung könnte die Inzidenz von Nebenwirkungen verringert werden. Der Wirkmechanismus der Chloroquin-Therapie wird auf seine Eigenschaft zurückgeführt, die Porphyrine mittels Chelatbildung in eine wasserlösliche und dadurch leichter ausscheidbare Form umzuwandeln.

Hepatoerythropoetische Porphyrie (HEP)

Eine seltene Form der Porphyrie, die wahrscheinlich auf einem homozygoten Defekt der Uro'Decarboxylase-Aktivität beruht. Klinisch ist sie nicht von der CEP zu unterscheiden und ist gekennzeichnet durch schwere Photosensitivität und Hautbrüchigkeit in der frühen Kindheit. Weniger als 20 Fälle sind weltweit beschrieben worden.

Symptomatik

Die Symptome sind denen der CEP sehr ähnlich. Die HEP ist gekennzeichnet durch rosafarbenen Urin, schwere Photosensitivität, die zur Narbenbildung und Verstümmelung sonnenexponierter Hautareale führt, sklerodermoide Veränderungen, Hypertrichose und Erythrodontie, Anämie (oft hämolytisch) und Hepatosplenomegalie. Die Krankheit bricht meist in der frühen Kindheit aus. Ein Ausbruch im Erwachsenenalter wurde jedoch ebenfalls beschrieben. Im Gegensatz zur Typ-I-PCT sind die Serumeisenkonzentrationen bei den Patienten meist normal, und ein Aderlaß hat bei HEP-Patienten keine günstige Wirkung. Die Inzidenz der Knochenmark- und Leberfluoreszenz, Anämie und Zeichen einer abnormen Leberfunktionsstörung und Histologie variieren mannigfaltig. In der Hautbiopsie sind subepidermale Blasenbildung und andere, den Hautläsionen bei PCT ähnliche Befunde erkennbar.

Laborbefunde

Häufig sind die Porphyrine im Urin, hauptsächlich Uroporphyrin des Isomer-Typs I, mit geringeren Mengen des Typ-III-7-Carboxyporphyrins erhöht. Isocoproporphyrin wird in ähnlicher oder höherer Konzentration als Coproporphyrin ebenfalls in Urin und Fäzes gefunden. Häufig wird eine Konzentrationserhöhung des erythrozytären Zn-Protoporphyrins beobachtet *(s. Tab. 24)*. Anämie und biochemische Hinweise auf eine gestörte Leberfunktion variieren sehr. Die Klonierung und Sequenzierung einer cDNA des mutierten Gens bei einem Patienten mit HEP hat gezeigt, daß der enzymatische Defekt auf dem Austausch einer Gly (GGG) gegen eine Glu (GAG) in der Aminosäuresequenz an Position 281 beruht. Diese Punktmutation führt zu einem instabilen Protein.

Diagnostik

Die Diagnose liegt nahe bei Patienten mit schwerer Photosensitivität und sollte bei der Differentialdiagnose der CEP in Erwägung gezogen werden. Ein diagnostisches Kriterium ist die erhöhte Konzentration von Isocoproporphyrin und Erythrozyten-Zn-Protoporphyrin in Fäzes oder Urin. Die Differentialdiagnose umfaßt die erythropoetische Protoporphyrie (EPP), bei der das Erythrozytenprotoporphyrin ebenfalls erhöht ist, die Porphyrine im Urin jedoch im Gegensatz zur HEP normal sind. Die EPP verläuft klinisch auch milder als die HEP. Bei der Bestimmung der Erythrozyten- oder Fibroblasten-Uro'Decarboxylase-Aktivität zeigt sich typischerweise eine Verminderung der normalen Kontrollwerte auf 2–10%, bei Familienmitgliedern findet sich eine mittlere Reduktion der Uro'Decarboxylase-Aktivität.

Behandlung

Vermeiden von Sonnenlichtexposition und Anwendung von Sonnenschutzcremes ist im wesentlichen alles, was den Patienten angeraten werden kann. Eine Reaktion auf Aderlaß-Therapie konnte noch nicht beobachtet werden, obwohl dies wahrscheinlich nicht überraschend ist, da die Serumeisenspiegel im Gegensatz zu den Eisenspiegeln bei Typ-I-Patienten stets normal sind.

Hereditäre Coproporphyrie (HCP)

Diese Erkrankung wird durch eine heterozygote Defizienz der Copro'Oxidase-Aktivität verursacht, die autosomal-dominant vererbt wird. Klinisch ähnelt die Erkrankung der ADP oder AIP, obwohl sie meist milder verläuft. Zusätzlich kann die HCP mit einer Photosensitivität assoziiert sein. Das Krankheitsbild ist variabel und wird durch dieselben auslösenden Faktoren, die auch für den Ausbruch der AIP verantwortlich gemacht werden können, beeinflußt. Selten liegt eine homozygote Ausprägung der Enzymdefizienz vor, was mit einen schwereren Verlauf der Erkrankung assoziiert ist.

Inzidenz: Die klinisch manifeste HCP ist sehr viel seltener als die AIP, doch wie bei letzterer können latente Verlaufsformen und HCP-Gen-Träger aufgrund der Verfügbarkeit besserer laborchemischer Nachweismethoden immer öfter erkannt werden.

Symptomatik

Neurosviszerale Symptome herrschen vor, die im wesentlichen nicht von denen der ADP oder AIP zu unterscheiden sind. Bauchschmerzen, Erbrechen, Obstipation, Neuropathien und psychiatrische Manifestationen sind häufig. Kutane Photosensitivität kommt in etwa 30% der Fälle vor. Attacken können ausgelöst werden durch Schwangerschaft, Menstruationszyklus und orale Kontrazeptiva, am häufigsten jedoch durch Verabreichung von Medikamenten, hauptsächlich Phenobarbital.

Laborbefunde

Biochemisches Kennzeichen der HCP ist eine vermehrte Ausscheidung von Coproporphyrin (überwiegend Typ III) in Urin und Fäzes *(s. Tab. 24)*. Bei Ausbruch der Krankheit kann es zu vermehrter Ausscheidung von ALA, PBG und Uroporphyrin im Urin kommen, doch im Gegensatz zur AIP normalisieren sich diese Befunde meist im Verlauf der Attacken. Die Copro'Oxidase-Aktivität, die in Fibroblasten oder in Lymphozyten bestimmt werden kann, ist typischerweise bei Heterozygoten um etwa 50% und bei Homozygoten um etwa 90–98% vermindert. Bei letzteren findet sich auch eine Erhöhung der ALA-, PBG- und Uroporphyrinausscheidung im Urin. Darüber hinaus haben Patienten mit Harderoporphyrie, einer Variante der HCP, erhöhte Protoporphyrinspiegel in Erythrozyten und höhere Gesamtausscheidung von Porphyrinen in den Fäzes, die zu etwa 60% aus Harderoporphyrinen, d.h. einem Tricarboxylat-Porphyrin, bestehen.

Diagnostik und Behandlung

Die Verdachtsdiagnose einer HCP kann bei Patienten mit den für eine akute Porphyrie (ADP, AIP, HCP und PV) typischen Symptomen, Zeichen und dem klinischen Verlauf bei gleichzeitig normaler PBG-Desaminase-Aktivität gestellt werden. Die Ausscheidung von Häm-Vorläufermolekülen im Urin ist ähnlich wie bei der HCP und PV, doch das überwiegende oder ausschließliche Vorkommen von Coproporphyrin in den Fäzes weist mehr auf eine HCP als auf eine PV hin, bei der die fäkale Coproporphyrin- und Protoporphyrinkonzentrationen meist annäherend gleich sind. Das Vorherrschen des Harderoprophyrins in Fäzes und Urin bei weitgehend reduzierter Copro'Oxidase-Aktivität ist Hinweis auf eine Harderoporphyrie.

Die **Behandlung** der akuten Attacken entspricht der bei AIP (s. o.).

Porphyria variegata (PV)

(Protocoproporphyrie, Südafrikanische genetische Porphyrie, Royal Malady)

Die PV wird durch heterozygote Defizienz der Proto'Oxidase-Aktivität verursacht. Die Störung wird autosomal-dominant vererbt. Patienten mit dieser Störung können neuroviszerale Symptome oder Photosensitivität oder beides aufweisen. Sehr seltene Formen der PV mit homozygoter Defizienz der Proto'Oxidase-Aktivität werden beobachtet.

Epidemiologie: Die Inzidenz der PV ist mit 3/1000 in Südafrika deutlich höher als anderswo. 1980 wurde geschätzt, daß 10000 betroffene Individuen in Südafrika leben, und es gibt einige Hinweise dafür, daß es sich hierbei um Nachfahren der Gemeinschaft zwischen 2 holländischen Siedlern im Jahr 1680 handelt. Die Erkrankung ist jedoch weltweit bekannt. Mit Ausnahme von Südafrika gibt es keine rassenspezifischen oder geographischen Prädilektionsorte. Die Inzidenz in Finnland wird mit 1,3/100000 angegeben. Außerhalb von Südafrika ist die PV wahrscheinlich weniger häufig als die AIP.

Pathogenese der klinischen Befunde: Die Proto'Oxidase-Aktivität ist bei Patienten mit PV erniedrigt. Die homozygote Form der PV mit praktisch fehlender Proto'Oxidase-Aktivität wurde bei 3 Patienten beschrieben und bei einem weiteren Patienten vermutet. Die Symptome waren schwere Photosensitivität, Wachstumsstörungen und Störungen der geistigen Entwicklung sowie ausgeprägte neurologische Störungen in 2 Fällen. In allen Fällen kam es während der Kindheit zum Ausbruch der Krankheit.

Symptomatik

Die neuroviszerale Symptomatologie unterscheidet sich nicht von der oben beschriebenen Symptomatologie bei ADP, AIP und HCP. Die Photosensitivität wird häufiger beobachtet, und die daraus resultierenden Hautläsionen neigen bei der PV eher zu einer Chronifizierung als bei der HCP. An kutanen Manifestationen sind zu beobachten Bläschen, Blasen, Hyperpigmentation, Milien, Hypertrichose und verstärkte Brüchigkeit der Haut. Die Läsionen unterscheiden sich histologisch und klinisch nicht von den Läsionen bei PCT. Fehlen die neuroviszeralen Symptome, so kann die Diagnose einer PV leicht übersehen werden. Die Hautmanifestationen sind unter kälteren klimatischen Bedingungen weniger häufig zu finden als in heißen Gegenden. Die PV wird durch dieselben Faktoren ausgelöst, die auch zu einer Aktivierung der ADP, AIP und HCP führen. So sollen Barbiturate, Blei im „moonshine whiskey", orale Kontrazeptiva, Schwangerschaft und verminderte Kohlenhydrataufnahme eine PV induziert oder ausgelöst haben.

Laborbefunde

Biochemisches Kennzeichen der PV ist eine erhöhte fäkale Porphyrinausscheidung, wobei meist, jedoch nicht immer mehr Protoporphyrin als Coproporphyrin (meist Isomer III) ausgeschieden wird. Während die fäkale Porphyrinausscheidung normal sein kann, ist die Konzentration in der Galle unter Umständen deutlicher erhöht. Die fäkalen Meso- und Deuteroporphyrine können ebenfalls erhöht sein. Die fäkalen X-Porphyrine sind bei der PV mehr als bei allen anderen Porphyrieformen erhöht. Die Ausscheidung von Coproporphyrin (Typ III), ALA und PBG im Urin ist zwischen den Attacken oft normal, kann jedoch während einer akuten Attacke deutlich erhöht sein. Im Plasma ist immer ein Fluoreszenzemissionsmaximum zu beobachten, das wahrscheinlich Hinweis auf eine für diese Störung typische Protoporphyrin-Peptid-Verbindung ist.

Diagnostik

Eine PV sollte bei der diffentialdiagnostischen Abgrenzung einer akuten Porphyrie besonders dann in Erwägung gezogen werden, wenn die PBG-Desaminase-Aktivität normal ist. Bei der PV ist eine typische Plasma-Porphyrinfluoreszenz mit einem im Vergleich zur PCT unterschiedlichen Fluoreszenzmissionsmaximum zu beobachten. Eine Differenzierung zwischen PV und HCP ist meist nach einer Analyse der Porphyrine in Fäzes und Galle und bei Patienten mit ausschließlich kutanen Manifestationen möglich. Der Nachweis von 8- und 7-Carboxy-Porphyrinen und Isocoproporphyrinen im Urin bei PCT reicht meist für die Abgrenzung von der PV aus. Die Proto'Oxidase-Defizienz kann in Fibroblasten oder Lymphozyten nachgewiesen werden.

Behandlung

Identifizierung und Vermeidung auslösender Faktoren ist von wesentlicher Bedeutung. Die Photosensitivität kann durch schützende Kleidung vermindert werden. Die Behandlung der neuroviszeralen Symptome entspricht den oben beschriebenen Behandlungsmaßnahmen bei der AIP.

Erythropoetische Protoporphyrie (EPP)

(Protoporphyrie, erythrohepatische Protoporphyrie)

Die EPP ist assoziiert mit einer Aktivitätsminderung der Ferrochelatase. Die Erkrankung wird autosomal-dominant vererbt. Biochemisch wirkt sich die Störung in Form einer massiven Akkumulation von Protoporphyrin in Erythrozyten, Plasma und Fäzes aus. Klinisch ist die Krankheit gekennzeichnet durch Ausbruch der kutanen Photosensibilität an lichtexponierten Stellen in der Kindheit, jedoch verlaufen die Hautläsionen milder und weniger entstellend als bei CEP, PCT, HEP und PV.

Prävalenz: Die EPP ist die häufigste Form der erythropoetischen Porphyrie. 1976 wurden 300 Fallberichte publiziert. Weder bestimmte Bevölkerungsgruppen noch Geschlecht sind bevorzugt betroffen, und die Erkrankung bricht typischerweise in der Kindheit aus.

Pathogenese der klinischen Befunde: Der höchste Lichtabsorptionsbereich für Porphyrine entspricht genau der Wellenlänge des Lichts (etwa 400 nm), das bei EPP-Patienten zu photosensitiven Hautreaktionen führt. Lichtaktivierte Porphyrine führen zur Bildung freier Radikale und $^1O_2$. Diese Radikale, hauptsächlich $^1O_2$, können zur Oxidierung von Lipiden und zu einem Cross-Linking von Membranproteinen führen, die bei Erythrozyten zu einer verminderten Verformbarkeit und damit zur Hämolyse führen.

Interessanterweise wird nach einer Bestrahlung Protoporphyrin, und nicht Zn-Protoporphyrin, aus den Erythrozyten freigegeben, was eine Erklärung dafür sein könnte, weshalb eine Bleiintoxikation und Eisenmangel im Gegensatz zur EPP nicht mit einer Photosensitivität assoziiert sind. Die Bestrahlung der Unterarme führt bei Patienten mit EPP zu Komplementaktivierung und Chemotaxis segmentkerniger Granulozyten. Ähnliche Ergebnisse konnten in vitro erzeugt werden. Auch diese Mechanismen können zur Entstehung der Hautläsionen bei EPP beitragen.

Symptomatik

Im Frühjahr und Sommer verschlechtern sich die Symptome. Sie treten an lichtexponierten Stellen, hauptsächlich im Gesicht und an den Händen, auf. In der ersten Stunde nach der Lichtexposition kommt es zu brennenden und stechenden Schmerzen in der Haut und mehrere Stunden später zu Erythem- und Ödembildung. Es entwickeln sich Petechien und seltener auch Purpura, Bläschen und Verkrustungen, die noch mehrere Tage nach der Sonnenlichtexposition fortbestehen. Einige Patienten verspüren brennende Schmerzen, obwohl objektive Zeichen einer phototoxischen Hautreaktion fehlen. Künstliches Licht, besonders auch die Beleuchtung in Operationssälen, kann ebenfalls eine Photosensitivität auslösen. Intensive und wiederholte Sonnenlichtexposition kann zu Onkolyse, lederartigen hyperkeratotischen Hautveränderungen am Handrücken und leichter Narbenbildung führen. Relativ häufig ist das Vorkommen von Gallensteinen in ungewöhnlich frühem Alter. Lebererkrankungen sind zwar ungewöhnlich, können jedoch schwer verlaufen und mit einer signifikanten Morbidität assoziiert sein. Eine Anämie kommt selten vor. Auslösende Faktoren und neuroviszerale Manifestationen sind nicht bekannt.

Laborbefunde

Das biochemische Kennzeichen der EPP ist eine ausgeprägte Erhöhung der Protoporphyrinkonzentration in Erythrozyten, Plasma, Galle und Fäzes, aufgrund seiner schlechten Wasserlöslichkeit jedoch nicht im Urin. Das Knochenmark und die neu freigegebenen Retikulozyten/Erythrozyten scheinen die Hauptquelle für die hohen Protoporphyrinkonzentrationen zu sein, obwohl in manchen Fällen auch die Leber daran beteiligt ist. Gelegentlich kann eine leichte Anämie mit hypochromen und mikrozytären Erythrozyten beobachtet werden. Auch eine leichte Hypertriglyzeridämie wird in zunehmendem Maß bei Patienten mit EPP beobachtet.

Diagnostik

Photosensitivität und der Nachweis erhöhter Spiegel von freiem Protoporphyrin in Erythrozyten, Plasma und Stuhl bei normalen Porphyrinkonzentrationen im Urin sichern die Diagnose. Fluoreszierende Retikulozyten im peripheren Blutausstrich können diagnostisch richtungweisend sein.

Behandlung

Vermeiden von Sonnenlicht und Verwendung von Sonnenschutzcremes können hilfreich sein. Die orale Verabreichung von β-Karotinen 120–180 mg/Tag führt unter Umständen zu einer systemischen Photoprotektion und so zu einer verbesserten, doch sehr variablen Sonnenlichttoleranz. Der empfohlene Serumspiegel für β-Karotine liegt bei 600–800 μg/dl; eine positive Wirkung wird typischerweise 1–3 Monate nach Therapiebeginn beobachtet. Wahrscheinlich liegt dem Mechanismus eine Unterdrückung von aktivierten O_2-Radikalen zugrunde.

Störungen im Lipidstoffwechsel

Abnorme Konzentrationen der Blut- oder Gewebslipide genetischen oder exogenen Ursprungs aufgrund einer Endokrinopathie oder spezifischer Organstörungen.

Hyperlipoproteinämie

(Hyperlipidämie)

Im Blut liegen die wichtigsten Lipide wie Cholesterin (Gesamtcholesterin) und die Triglyzeride (TG) nicht frei, sondern an Proteine gebunden vor. Sie werden auch in dieser komplexierten Form, als sog. Lipoproteine, transportiert. Es werden vier Lipoprotein-Typen unterschieden: 1. Chylomikronen, 2. Lipoproteine sehr geringer Dichte (**VLDL;** prä-β-Lipoproteine), 3. Lipoproteine geringer Dichte (**LDL;** β-Lipoproteine) und 4. Lipoproteine hoher Dichte (**HDL;** α-Lipoproteine). Die Lipoproteine sind eng miteinander verwandt und werden meist aufgrund ihrer physikochemischen Eigenschaften (z.B. elektrophoretische Wanderungsfähigkeit und Dichte nach Trennung in der Ultrazentrifuge) klassifiziert. Triglyzeride bilden den Hauptanteil an Lipiden, die im Blut transportiert werden. Zwischen 70 und 150 g Triglyzeride werden jeden Tag im Plasma transportiert, im Vergleich dazu nur 1–2 g Cholesterin oder Phospholipide. Chylomikronen, die größten Lipoproteine, schaffen exogenes Glyzerid vom Darm via Ductus thoracicus in das venöse System, wo sie in den Kapillaren des Fettgewebes und der Muskeln als Substrat der Lipoproteinlipase zu etwa 90% abgebaut werden. Dabei entstehen aus dem Triglyzeridanteil Fettsäuren und Glyzerin, die von Adipozyten und Muskelzellen aufgenommen und für den Energiestoffwechsel utilisiert oder gespeichert werden. Die Chylomikronen-Remnants werden dann von der Leber aus dem Blutkreislauf entfernt. VLDL werden hauptsächlich in der Leber synthetisiert und an die Peripherie (Adipozyten und Muskelzellen) für die Speicherung oder Utilisation abgegeben. Die endogenen Glyzeride werden rasch durch Lipasen (ähnlich denen, die auch für den Abbau der Chylomikronen zuständig sind) abgebaut zu Intermediate-Density-Lipoproteinen (IDL), die eines großen Teils ihrer Glyzeride und Oberflächen-Apoproteine entledigt werden. Diese IDL werden innerhalb von 2–6 Stunden durch Entfernung weiterer Glyzeride weiter zu LDL abgebaut, das eine Plasmahalbwertszeit von 3–4 Tagen hat. VLDL ist die Hauptquelle des Plasma-LDL.

Das Schicksal der LDL ist unklar. Etwa 60% werden von der Leber eliminiert, und es wurden aktive Rezeptoren an der Oberfläche von Hepatozyten und anderen Zellen gefunden, die spezifisch an Apoprotein B binden (dem Haupt-LDL-Protein) und den größten Anteil von LDL aus dem Blutkreislauf eliminieren. Ein geringer, jedoch wichtiger Anteil der LDL wird offenbar durch Mechanismen dem Kreislauf entzogen, die nicht auf einer Protein-Rezeptor-Wechselwirkung beruhen, z.B. durch Verdauung durch sog. Scavenger-Zellen („Kaminkehrer"-Makrophagen), die in die Arterienwand einwandern können, wo ihr Cholesterinanteil an der Bildung der sog. Schaumzellen der atherosklerotischen Plaques beteiligt ist.

Hypercholesterinämie kann durch eine Überproduktion von VLDL, einen vermehrten Abbau der VLDL zu LDL oder durch eine gestörte LDL-Clearance bedingt sein. Eine erhöhte VLDL-Sekretion der Leber kann auf Fettsucht, Alkoholexzeß, nephrotischem Syndrom, Diabetes mellitus oder einer genetisch bedingten Erkrankung beruhen; jede dieser Störungen kann zu erhöhten LDL- und Gesamtcholesterinwerten, oft verbunden mit einer Hypertriglyzeridämie, führen. Eine gestörte LDL-Clearance kann durch eine verminderte Rezeptorenzahl oder durch eine abnorme Rezeptorfunktion bedingt sein. Der Ausprägungsgrad der dadurch entstehenden Hypercholesterinämie ist abhängig von der Schwere der abnormen Aktivität der LDL-Rezeptoren. Eine weitere genetische Ursache für eine Hypercholesterinämie sind Strukturanomalien der Apolipoproteine B, die zu einer verminderten Bindung an die sonst normalen LDL-Rezeptoren führt.

Das Cholesterin, das mit der Nahrung zugeführt wird, gelangt in die Leber. Erhöhte Cholesterinwerte in der Leber supprimieren die Synthese der LDL-Rezeptoren, wodurch deren Zahl reduziert wird und erhöhte Plasma-LDL- und -Cholesterinwerte resultieren. Gesättigte Fettsäuren können ebenfalls zum Anstieg der Plasma-LDL- und -Cholesterinwerte führen; der Wirkungsmechanismus ist unbekannt, man nimmt jedoch an, daß er auf der erniedrigten Aktivität der LDL-Rezeptoren beruht. In den USA ist eine hohe Zufuhr von Cholesterin und gesättigten Fettsäuren mit der Nahrung zu verzeichnen; man macht dies für einen Anteil von fast 50 mg/dl der zu hohen durchschnittlichen Blutspiegel an LDL verantwortlich – genug, um das Risiko für eine koronare Herzerkrankung (KHK) signifikant zu erhöhen. Funktionsstörungen der LDL-Rezeptoren können ebenfalls durch molekulare Defekte der Proteinstruktur der Rezeptoren bedingt sein, die die Bindung der LDL beeinträchtigen. Dieser Mechanismus liegt den weiter unten besprochenen genetisch bedingten Störungen zugrunde.

Normale Serumcholesterin- und Triglyzeridspiegel

Es ist schwierig, einen Normbereich für das Serumcholesterin zu definieren, da prospektive Studien gezeigt haben, daß erhöhte Serumcholesterinwerte das Risiko für eine KHK erheblich vergrößern und daß Serumcholesterinkonzentrationen, die in den USA noch allgemein als normal akzeptiert werden, im Vergleich zu Werten in Populationen mit geringer Arterioskleroseinzidenz höher sind. Darüber hinaus konnte (durch gezielte prospektive klinische Studien) gezeigt werden, daß durch eine Erniedrigung der Cholesterin- (und LDL-) Spiegel das KHK-Risiko reduziert wird.

Die optimale Serumcholesterinkonzentration für einen Amerikaner mittleren Alters liegt wahrscheinlich um 200 mg/dl oder darunter. Aus praktischen Erwägungen wird dann von einer Hypercholesterinämie gesprochen, wenn der Wert über der 95. Perzentile für die jeweilige Population liegt. Auf amerikanische Verhältnisse übertragen heißt das: bis 210 mg/dl für Personen unter 20 Jahren, bis 280 mg/dl für Personen über 60 Jahren. Die oberen Grenzwerte sind jedoch in Anbetracht der kardiovaskulären Risiken sicherlich zu hoch angesetzt.

Nach einer Empfehlung des National Cholesterol Education Program (NCEP) liegt der Zielwert für Cholesterin < 200 mg/dl, Spiegel zwischen 200 und 240 mg/dl werden als grenzwertig hoch und Spiegel > 240 mg/dl als hochriskante Spiegel betrachtet.

Nach einer initialen Gesundheitsvorsorgeuntersuchung empfiehlt das NCEP weitere Untersuchungen bei allen Patienten mit Hochrisiko-Cholesterinwerten, wie auch bei grenzwertig hohen Werten (200–240 mg/dl), sofern eine KHK symptomatisch ist oder zwei oder mehr KHK-Risikofaktoren vorliegen (männliches Geschlecht, hoher Blutdruck, Zigarettenrauchen, Diabetes mellitus, niedriges HDL-Cholesterin, KHK vor dem 55. Lebensjahr in der Familie). Zu dieser Untersuchung sollte die Bestimmung der Nüchternspiegel für Gesamtcholesterin, LDL, HDL und Triglyzeride gehören. LDL wird errechnet durch die Bestimmung von Gesamtcholesterin, HDL und Triglyzeriden und die Anwendung der Gleichung:

$$\text{LDL} = \text{Gesamtcholesterin} - \text{HDL-Cholesterin} - \text{Triglyzeride}/5$$

(Diese Gleichung ist gültig, wenn die Triglyzeridwerte < 400 mg/dl liegen.)

Das NCEP empfiehlt eine Abstimmung der Therapieentscheidung auf den gemessenen LDL-Spiegel mit einem optimalen Zielwert für LDL < 130 mg/dl. Liegt der LDL-Spiegel > 130 mg/dl, besteht die Basistherapie in einer an gesättigten Fetten und Cholesterin armen Diät. Bleiben die LDL-Spiegel zwischen 130 und 160 mg/dl und hat der Patient eine KHK oder zwei oder mehr KHK-Risikofaktoren oder bleibt der LDL > 160 mg/dl (auch ohne zusätzliche Risikofaktoren), sollte eine medikamentöse Therapie zusätzlich zur Diät in Erwägung gezogen werden.

Im Gegensatz zum Serumcholesterin ist bei den Serumtriglyzeriden unklar, ob sie unabhängige Risikovariablen sind. Die Serumtriglyzeridkonzentration unterliegt wie die Serumcholesterinkonzentration altersabhängigen Veränderungen. Eine Serumtriglyzeridkonzentration über 250 mg/dl muß als pathologisch angesehen werden. Während die Hypertriglyzeridämie kein eindeutiger Risikofaktor für eine KHK ist, konnte ein signifikanter Zusammenhang mit Diabetes, Hyperurikämie und Pankreatitis hergestellt werden.

Die Abschätzung des koronaren Risikos kann durch Bestimmung der Konzentration der einzelnen Lipoproteinklassen verfeinert werden, was weiter unten besprochen wird. 60–75% des gesamten Plasmacholesterins werden in Form der LDL im Blut transportiert. Die Höhe der LDL korreliert direkt mit dem KHK-Risiko, während zwischen den HDL, die normalerweise etwa 20–25% des gesamten Plasmacholesterins ausmachen, und dem KHK-Risiko eine umgekehrte Beziehung besteht. Die Werte der HDL steigen bei körperlicher Aktivität und mäßigem Alkoholgenuß an und fallen ab durch Nikotingenuß, Fettsucht und durch die Einnahme progesteronhaltiger Kontrazeptiva. In Studien konnte gezeigt werden, daß die KHK-Prävalenz bei HDL-Spiegeln um 30 mg/dl mehr als doppelt so hoch liegt wie bei Spiegeln um 60 mg/dl und daß ein LDL-Überschuß oder ein HDL-Mangel mit einem erniedrigten KHK-Risiko assoziiert sind. Diese Ergebnisse liefern einen driftigen Grund für die genauere Bestimmung, ob erhöhte Cholesterinspiegel auf eine Erhöhung von LDL oder auf die „guten" HDL zurückzuführen sind. Beide müssen unabhängig voneinander und miteinander betrachtet werden, um das individuelle Risiko für eine Atherosklerose beurteilen zu können. In Ländern oder Gemeinschaften (z. B. Laktovegetarier oder Adventisten des 7. Tages), bei denen die Gesamt-Cholesterin- und LDL-Werte aufgrund ihrer Ernährungsgewohnheiten niedrig sind (deutliche Reduktion des Verzehrs gesättigter Fette und Cholesterine), sind die HDL-Spiegel meist relativ niedrig, und das KHK-Risiko ist niedrig. In der auf Bevölkerungsgruppen in den USA basierenden Framingham-Studie wiesen Männer und Frauen mit relativ normalem LDL-Spiegel (120–160 mg/dl) und einem HDL-Spiegel < 30 mg/dl ein erhöhtes KHK-Risiko auf.

Laboruntersuchungen

Eine nützliche klinische Abschätzung kann in der Regel durch die Bestimmung der Nüchternwerte (letzte Nahrungszufuhr vor mehr als 12 h) des Gesamtserumcholesterins, des

HDL-Cholesterins und der Triglyzeride erfolgen. Die Blutproben sollten darüber hinaus bei 4°C über Nacht stehengelassen werden, um zu sehen, ob sich eine milchig-trübe Chylomikronen-Schicht ausgebildet hat.

Das **Serumcholesterin** kann kolorimetrisch, gaschromatographisch oder enzymatisch bestimmt werden. Auch andere automatisierte direkte Methoden stehen zur Verfügung. Die enzymatischen Bestimmungsmethoden sind gewöhnlich am genauesten.

Die **Serumtriglyzeride** werden normalerweise nach Hydrolyse zu Glyzerin und Formaldehyd als Glyzerin entweder kolorimetrisch, enzymatisch oder fluorometrisch gemessen. Zur Bestimmung von **LDL** s. o.

Die **Lipoprotein-Elektrophorese** ist nur bei Hyperlipidämie sinnvoll; eine Bestimmung der Serumtriglyzeride und des Cholesterins sollte vorher durchgeführt werden, da elektrophoretische Methoden nur bei erhöhten Triglyzerid- oder Cholesterinwerten und nicht als routinemäßiger Screening-Test eingesetzt werden sollte.

Behandlung

S. Behandlung der Hyperlipoproteinämie Typ II, unten.

Von der Hyperlipidämie zur Hyperlipoproteinämie

Meist ist die Erhöhung der Cholesterin- und/oder Triglyzeridwerte geringfügig und in erster Linie auf exzessive Zufuhr über die Nahrung zurückzuführen. Eine signifikantere Hyperlipidämie ist die Manifestation einer heterogenen Gruppe von Störungen, die sich in klinischer Manifestation, Prognose und therapeutischer Ansprechbarkeit unterscheiden. Ein exzessiver Plasmaspiegel eines jeden Lipoproteins kann zu einer Hypercholesterinämie führen. Ähnlich kann eine Hypertriglyzeridämie aus einem erhöhten Chylomikronen- oder VLDL-Spiegel oder beiden zusammen resultieren. Diese mangelnde Spezifität rechtfertigt die Umwandlung der Begriffe Lipide oder Hyperlipidämie in Lipoproteine oder Hyperlipoproteinämie. In *Tab. 25* ist eine solche Umwandlung der Hyperlipidämie in 5 Hyperlipoproteinämie-Typen beschrieben. Für jede Störung gibt es eine Kurzbezeichnung oder umgangssprachliche Bezeichnung für die erhöhten Plasmalipoproteine. Da jede Lipoproteinklasse eine relativ festgesetzte Zusammensetzung in Hinblick auf Cholesterin und Triglyzeride aufweist und da die zwei größten (Chylomikronen und VLDL) durch Lichtbrechung eine Plasmatrübung verursachen, kann die Hyperlipoproteinämie schon durch Betrachten des Serums (24 h bei 4 °C stehen lassen) und einer danach durchgeführten genaueren Bestimmung der Cholesterin- und Triglyzeridwerte zugeordnet werden. Die Elektrophorese ist bei der Umwandlung der Hyperlipidämie in eine Hyperlipoproteinämie normalerweise nicht erforderlich.

Durch die Bestimmung des Lipoproteinmusters ist das diagnostische Procedere nicht abgeschlossen, da nicht jede HLP primärer Natur sein muß, sondern sekundär im Gefolge anderer Krankheiten auftreten kann, wie z. B. bei Hypothyreose, Alkoholismus, Nierenerkrankungen oder primär (meist familiär), wobei auch die übrigen Familienmitglieder untersucht werden sollten, um die (oft asymptomatisch verlaufende) HLP aufzudecken.

Für die Beurteilung der Lipid- oder Lipoproteinwerte müssen folgende Kriterien berücksichtigt werden: 1. Lipid- und Lipoproteinkonzentration steigen mit dem Alter. Ein für einen Erwachsenen mittleren Alters akzeptabler Wert kann für ein 10jähriges Kind alarmierend hoch sein. 2. Weil die Chylomikronen normalerweise 2–10 Stunden nach der Nahrungszufuhr im Blut erscheinen, sollte eine Nüchternprobe (12–16 h) verwendet werden. 3. Die Lipoproteinkonzentrationen unterliegen einer dynamischen Stoffwechselkontrolle und sind leicht beeinflußbar durch Ernährung, Krankheit, Medikamente und Gewichtsveränderungen. Die Lipidanalyse sollte im stabilen Zustand vorgenommen werden. Fällt der Wert pathologisch aus, sollten wenigstens zwei weitere Proben getestet werden, bevor mit einer Therapie begonnen wird (meist ist der erste Schritt die Diät). 4. Ist die HLP sekundär im Rahmen einer anderen Störung, kann durch die Behandlung der Grunderkrankung die HLP meist korrigiert werden.

Typ-I-Hyperlipoproteinämie (HLP)

(Exogene Hypertriglyzeridämie; familiäre „fettinduzierte" Lipämie; Hyperchylomikronämie)

Eine relativ seltene Erkrankung, die entweder durch eine kongenitale Störung der Lipoproteinlipase(LPL)-Aktivität oder durch kongenitales Fehlen des lipaseaktivierenden Proteins Apolipoprotein C-II gekennzeichnet ist. In beiden Fällen handelt es sich um eine Störung der Assimilation des im Blut zirkulierenden Nahrungsfettes.

Symptomatik und Diagnostik

Das Leiden wird durch pankreatitisähnliche, abdominale Schmerzen, rosa bis gelbe papelförmige Fettablagerungen in der Haut (eruptive Xanthome), besonders über Druckpunkten und an den Streckseiten, Lipaemia retinalis und Hepatosplenomegalie oft schon in der Kindheit manifest. Die Symptome und Befunde werden ausgelöst durch erhöhte Fettzufuhr in der Nahrung, das im Blut in Form von Chylomikronen akkumuliert.

Diagnostik: Spektakulär hohe Triglyzeridwerte führen zu milchig-trübem Serum. Die Chylomikronen, die Licht brechen und zur Trübung führen, sammeln sich nach längerem Stehen (über Nacht in einen Kühlschrank) als cremige Schicht an der Oberfläche. Die Cremeschicht, die auf dem sonst klaren Plasma schwimmt, ist meist von diagnostischer Bedeutung, wie auch der ausbleibende Anstieg der Lipoproteinlipaseaktivität nach i.v. Injektion von Heparin (Postheparinlipase-Aktivität.

Prognose

Die Pankreatitis ist die gravierendste Folgeerscheinung. Fettgenuß führt zu abdominalen Koliken, die von einer schweren, manchmal fatalen hämorrhagischen Pankreatitis begleitet sein können. Die Prognose der Krankheit ist gut, wenn eine streng fettarme Kost eingehalten wird. Es gibt keinen Beweis, daß die Typ-I-HLP zu Arteriosklerose prädisponiert.

Therapie

Die Behandlung hat zum Ziel, die Chylomikronen im Serum zu verringern, um einer akuten Pankreatitis vorzubeugen. Da die Hypertriglyzeridämie durch die Fettzufuhr mit der Nahrung ausgelöst wird, unabhängig davon, ob es sich um gesättigte, ungesättigte oder mehrfach ungesättigte Fettsäuren handelt, ist eine Diät, die alle üblichen Fettquellen meidet, wirksam. Kalorien können ergänzt werden; die Diät kann geschmacklich verbessert werden, wenn 20–40 g mittelkettige Triglyzeride/Tag (C_{12} oder weniger) zugesetzt werden. Diese Fettsäuren werden nicht zu Chylomikronen komplexiert transportiert, sondern gelangen, an Albumin gebunden, direkt in die Leber.

Typ-II-Hyperlipoproteinämie (HLP)

(Familiäre Hypercholesterinämie; Hyperbetalipoproteinämie;
familiäre hypercholesterinämische Xanthomatose)

Eine genetisch bedingte Erkrankung des Lipidstoffwechsels, die gekennzeichnet ist durch einen erhöhten Serumcholesterinwert mit Xanthelasmen, tendinösen und tuberösen Xanthomen, Arcus juvenilis, frühzeitiger Arteriosklerose und frühen Tod durch Herzinfarkt (HI). Diese Störung tritt häufig familiär gehäuft auf bei dominantem Erbgang und verläuft bei Homozygoten schwerer als bei Heterozygoten. Ursache scheint ein fehlender oder defekter LDL-Zellrezeptor zu sein, der zu einem verzögerten LDL-Abbau führt, zu erhöhtem LDL-Plasmaspiegel und zu einer Akkumulation von LDL-Cholesterin im Bereich der Gelenke, Druckpunkte und in den Blutgefäßen.

Symptomatik und Diagnostik

Die Patienten können asymptomatisch sein, oder es kann zu den oben aufgeführten klinischen Erscheinungen kommen. Die Xanthome finden sich im allgemeinen in den Streckseh-

Tab. 25. Klassifikation der primären Lipoproteinämien (nach Fredrickson)

Typ	*Andere Bezeichnungen*	*Erbgang*	*Plasma-cholesterin-spiegel*	*Plasma-triglyzerid-spiegel*
I	Exogene Hypertriglyzerid-ämie Familiäre Hypertriglyzerid-ämie Familiäre Chylomikron-ämie Fettinduzierte Hyperlipid-ämie Hyperchylomikronämie	Autosomal-rezessiv; selten	Normal oder leicht erhöht	Sehr stark erhöht
II	Familiäre Hyper-cholesterinämie Familiäre Hyperbetalipo-proteinämie Familiäre hyper-cholesterinämische Xanthomatose	Autosomal-dominant; mäßig häufig	Stark erhöht	(a) Normal (b) leicht erhöht
III	„Breite Betalipoprotein-bande" („broad-β-disease") Familiäre Dysbetalipo-proteinämie „Flottierende" Betalipo-proteinämie	Erbgang unbekannt; relativ selten	Stark erhöht	Stark erhöht
IV	Endogene Hypertriglyzeridämie Familiäre Hyperpräbeta-lipoproteinämie Kohlehydratinduzierte Triglyzeridämie	Erbgang unbekannt; häufig, bei familiärem Vorkommen oft sporadisch	Normal oder leicht erhöht	Stark erhöht
V	Gemischte Form der Hypertriglyzeridämie Kombinierte exogene und endogene Hypertriglyzeridämie Gemischte Form der Hyperlipidämie	Erbgang unbekannt; relativ selten	Normal oder leicht erhöht	Sehr stark erhöht

Arteriosklerose-risiko	*Hauptsächliche sekundäre Ursachen*	*Klinische Erscheinungen*	*Behandlung*
Nicht erhöht	SLE-Dysgammaglobulin-ämie; insulinpflichtiger Diabetes mellitus	Pankreatitis Eruptive Xanthome Hepatosplenomegalie Lipaemia retinalis	Diät: fettarme Kost; kein Alkohol
Sehr hoch, insbesondere für koronare Arterio-sklerose	Übermäßige Cholesterin-zufuhr; Hypothyreoidis-mus; Nephrose; multiples Myelom; Porphyrie; obstruktive Lebererkrankungen	Frühzeitig auftretende Arteriosklerose Xanthelasmen Sehnenknötchen u. tuberöse Xanthome Cholesterinablagerun-gen am Kornearand, schon im jugend-lichen Alter	Diät: cholesterinarme, fettarme Kost Medikamente: Colestyramin; Colestipol; Niazin; Probucol Möglicherweise chirurgisch
Sehr hoch, insbesondere für periphere und koronare Gefäße	Dysgammaglobulinämie Hypothyreoidismus	Frühzeitig auftretende Arteriosklerose der koronaren u. peripheren Gefäße Planare Xanthome Sehnenxanthome	Diät: Gewichts-abnahme bis zum Idealgewicht; cholesterinarme, ausgeglichene Kost Medikamente: Niazin, Clofibrat
Hoch, besonders für koronare Arterio-sklerose	Alkoholabusus; orale Kontrazeptiva; Diabetes mellitus; Glykogenspeicher-krankheiten; Schwangerschaft; nephrotisches Syndrom; Streß	Möglicherweise frühzeitig auftretende Arteriosklerose Glukoseintoleranz Hyperurikämie	Gewichtsreduktion; kohlenhydratarme Kost, kein Alkohol Medikamente: Niazin, Clofibrat, Gemfibrozil
Gering	Alkoholismus; insulin-pflichtiger Diabetes mellitus; Nephrose, Dysgammaglobulin-ämie	Pankreatitis Eruptive Xanthome Hepatosplenomegalie Sensorische Neuropathie Lipaemia retinalis Hyperurikämie Glukoseintoleranz	Gewichtsreduktion; fettarme Kost; kein Alkohol Medikamente: Niazin, Gemfibrozil

nen der Finger, in den Patellar- und in den Achillessehnen. In der Familienanamnese können Fälle von frühzeitiger KHK (vor dem 55. Lebensjahr) auftreten.

Die als Folge der Vermehrung der LDL auftretende Hypercholesterinämie kann bei vermeintlichen Heterozygoten das 2- bis 3fache des normalen Cholesterinspiegels ausmachen. Die Triglyzeridwerte sind normal bis leicht erhöht, und das Serum weist üblicherweise keine Trübung auf, da die LDL, unabhängig von der Konzentration, das Licht nicht brechen. Bei den seltenen Homozygoten liegen die Cholesterinwerte bei 500–1200 mg/dl und sind meist mit dem Auftreten von Xanthomen vor dem 10. Lebensjahr assoziiert. Die Differentialdiagnose gegen Lipoproteinveränderungen bei cholestatischen Lebererkrankungen (keine Trübung des Plasmas) kann durch Bestimmung des Verhältnisses von freiem zu verestertem Cholesterin und der Phospholipidspiegel erfolgen, die bei der familiären Hyperlipoproteinämie Typ II normal sind *(s. unten, und in Kap. LEB, 3., Cholestase)*.

Prognose

Die Häufigkeit des Auftretens von Xanthomen und anderen externen Stigmata nimmt bei Heterozygoten mit jeder Dekade zu. Manchmal kommt es, insbesondere bei Frauen, zu rekurrenten Achillessehnenentzündungen. Besonders beachtlich sind die Gefäßbeteiligungen (v.a. der Koronargefäße), die mit zunehmendem Alter immer mehr der Arteriosklerose ähnlich werden, wobei besonders männliche Erwachsene betroffen sind. Einer von sechs Patienten, die an Typ-II-Hyperlipoproteinämie leiden, wird bis zum 40. Lebensjahr einen Herzanfall durchgemacht haben, wobei sich bis zum 60. Lebensjahr die Zahl auf 2–3 erhöht. Homozygote erkranken und versterben an KHK und ihren Komplikationen vor dem 20. Lebensjahr.

Therapie

Mit einer Senkung des Cholesterinspiegels können die häßlichen Xanthome zum Verschwinden gebracht werden. Wichtigste Anlässe für die Therapie sind jedoch eine Verzögerung der Entwicklung einer frühzeitigen Atherosklerose, eine Verringerung der Wahrscheinlichkeit einer KHK und eines HI.

Bei **leichter oder mäßiger LDL-Cholesterinerhöhung** genügt oft eine Veränderung der Ernährungsgewohnheiten, was auch den ersten Schritt der Behandlung darstellt. Eine Veränderung der Ernährungsgewohnheiten sollte über einen Zeitraum von wenigstens 6 Monaten vorgenommen werden, bevor eine medikamentöse Behandlung versucht wird. Bei **schwerer Hypercholesterinämie** (z. B. Gesamtcholesterin > 240 mg/dl, LDL > 160 mg/dl) oder bei familiären Erkrankungen ist es angebracht, Medikamente früher einzusetzen (s. spezielle Diskussionen, unten).

Das Grundprinzip moderner Diätprogramme besteht darin, daß die Verdauung gesättigter Fette und Cholesterin die hepatische LDL-Rezeptoraktivität unterdrückt und damit die LDL-Clearance aus dem Plasma verzögert und so zu seiner Akkumulation führt. Gesättigte Fettsäuren in der Ernährung können auf vierfache Weise reduziert werden: 1. Austausch gesättigter Fette gegen monogesättigte Fette; dadurch wird der LDL-Spiegel erniedrigt, ohne Veränderung des HDL-Spiegels. 2. Austausch gesättigter Fette gegen mehrfach ungesättigte Fette; dies führt offenbar zu einer weiteren Erniedrigung des LDL-Spiegels und kann bei übermäßiger Zufuhr auch zu einer Reduktion der HDL-Spiegel führen. 3. Austausch gesättigter Fette gegen Kohlenhydrate, die mitunter die Triglyzeridkonzentration auf hohe Spiegel anheben und die HDL-Spiegel herabsetzen. 4. Zu empfehlen ist eine Gewichtsreduktionstherapie bei übergewichtigen Patienten. Fettsucht und exzessive Kalorieneinnahme führen zu einer Erniedrigung des HDL-Spiegels und möglicherweise auch zu einer Erhöhung des LDL-Spiegels durch Erhöhung der Sekretionsrate von VLDL, dem Vorläufer von LDL. Häufig bestimmen individuelle, kulturelle Vorlieben die Entscheidung.

Diät: Die effektivste diätetische Maßnahme zur Senkung der Serum-LDL-Spiegel und damit des Cholesterins ist die strikte Vermeidung von Nahrungsmitteln, die Cholesterin und gesättigte Fettsäuren enthalten. Bei **Stufe 1 der Diät** sollte für den durchschnittlichen Erwachsenen die Gesamtmenge Fett auf < 20% der 24-h-Kalorienaufnahme begrenzt werden. Die Cholesterineinnahme sollte auf 300 mg/Tag verringert werden und die Einnahme gesättigter

Fette auf 10% der Kalorien. Fleisch (insbesondere Innereien und fettes Fleisch), Eigelb, Vollmilch, Sahne, Butter, Käse, Schmalz und andere gesättigte Fette, die zum Kochen verwendet werden, sind verboten und werden durch Nahrungsmittel ersetzt, die cholesterinarm sind und wenig gesättigte Fettsäuren enthalten (z. B. Fisch, Gemüse, Geflügel), wenn erforderlich unter Zusatz von mehrfach ungesättigten Fettsäuren, in Form von Öl, Margerine und Mayonnaise. Die meisten pflanzlichen Öle (z. B. Getreideöl, Safloröl) enthalten wenig gesättigte Fettsäuren und sind relativ reich an mehrfach ungesättigten Fettsäuren, einige Öle (z. B. Kokosöl, Palmbutter) weisen jedoch einen relativ hohen Gehalt an gesättigten Fettsäuren auf. Eine strengere Diät ist bei solchen Patienten angebracht, bei denen der LDL-Spiegel nach Stufe 1 der Diät erhöht bleibt. **Stufe 2 der Diät** verringert die Cholesterineinnahme weiterhin auf 200 mg/Tag und die Aufnahme gesättigter Fette auf 7% der Kalorien. Um das Verständnis des Patienten und seine Compliance zu fördern, ist die Konsultation eines Diättherapeuten von Nutzen.

Medikamente können durch verschiedene Mechanismen zu einer Erniedrigung des Fettspiegels führen *(s. Tab. 26)*: 1. Gallensäurebinder (Colestyramin und Colestipol) und 3-Hydroxy-3-Methylglutaryl-Coenzym A (HMG-CoA)-Reduktasehemmer (Lovastin, Parvastatin, Timvastatin und Fluvastatin) stimulieren die Clearance von LDL von rezeptormediierte Mechanismen. 2. Nikotinsäure (Niacin) reduziert die VLDL-Syntheserate, den Vorläufer von LDL. 3. Fibrate (Gemfibrocil und Clofibrat in den USA und Fenofibrat und Detafibrat in Europa) beschleunigen die VLDL-Clearance. 4. Probucol, ein Wismut-Phenol stimuliert die LDL-Clearance über nicht-rezeptormediierte Mechanismen. In publizierten klinischen Versuchen konnte gezeigt werden, daß Gallensäurebinder, Nikotinsäure und Gemfibrocil eine KHK verhindern können und Nikotinsäure die Gesamtmortalität verringern konnte.

Colestyramin und Colestipol senken erhöhte Serumcholesterinwerte, insbesondere in Verbindung mit diätetischen Maßnahmen. Von den Substanzen gibt man täglich 12–32 g oral (aufgeteilt in 2–4 Dosen), wobei die LDL-Werte um 25–50% gesenkt werden. Nebenwirkungen sind Verstopfung und Abneigung gegen die Einnahme der Medikamente, was die Akzeptanz limitieren kann. Die Senkung des Cholesterinspiegels durch Colestyramin verringert die Zahl kardiovaskulärer Störungen (z. B. positiver Belastungstest, Angina-pectoris-Episoden, plötzlicher Herztod). **Niacin** (Nikotinsäure) kann bei der HLP Typ II ebenfalls wirkungsvoll sein, allerdings ist die notwendige hohe Dosierung (3–9 g/Tag, oral, aufgeteilt in mehreren Dosen, mit den Mahlzeiten einzunehmen) mit Nebenwirkungen wie Magen-Darm-Störungen, Hyperurikämie, Hyperglykämie, Flush und Pruritus verbunden, was den Einsatz von Niacin bei der Therapie beschränkt. Niacin ist bei Typ-II-Homozygoten und schweren Verlaufsformen bei Heterozygoten am wirkungsvollsten, wenn es in Kombination mit Colestyramin verabreicht wird.

Lovastatin (ein HMG-CoA-Reduktase-Inhibitor) 20–80 mg oral in 1–2 Tagen kann bei Heterozygoten mit Typ-II-Hyperlipoproteinämie den LDL-Spiegel deutlich erniedrigen. Seine Wirkung kann durch Kombination mit Colestyramin und/oder Niacin gesteigert werden. Ausgeprägte Nebenwirkungen bei Lovastatin sind selten (Hepatitis und Myositis). *Das Risiko einer Myositis und Rhabdomyolyse, die zu einem Nierenversagen führen können, ist erhöht, wenn Lovastatin mit Gemfibrocil, Clofibrat oder Niacin kombiniert wird.* Daher sollten solche Kombinationen lediglich unter bestimmten Bedingungen angewandt werden, bei denen das Risiko gerechtfertigt ist, und dann auch nur bei sorgfältiger Überwachung, Monitoring und Gabe von Immunsuppressiva (z. B. Cyclosporine).

Zugabe von **Probucol** (500 mg 2mal täglich) zur Diät senkt die LDL-Spiegel um 10–15%, allerdings auch oft die HDL-Spiegel. Eine effektive Senkung der erhöhten Blutfette kann durch D-Thyroxin erreicht werden, jedoch ist das Präparat bei Herzerkrankungen kontraindiziert. **Clofibrat** bewirkt bei dieser Erkrankung nur eine geringe Abnahme der erhöhten Serumcholesterin- und LDL-Spiegel, fördert dagegen die Bildung von Gallensteinen und andere metabolische Störungen und ist deshalb in der Regel kontraindiziert. Andere Medikamente sind im allgemeinen weniger wirkungsvoll als streng eingehaltene diätetische Maßnahmen.

Die **familiäre kombinierte Hypercholesterinämie** ist eine weniger häufige genetische Ursache einer Hypercholesterinämie, die manchmal mit der familiären Hypercholesterinämie

Tab. 26. Lipidsenkende Medikamente

Medikament	*Dosierung*	*Nebenwirkungen*	*Indikation*	*Wirkung*	*Auswirkungen auf den Lipoproteinstoffwechsel*
Gallensäurebinder (Colestyramin und Colestipol)	Colestyramin 12–32 g/Tag Colestipol 12–32 g/Tag	Obstipation, Bauchschmerzen, Übelkeit, Völlegefühl, Wechselwirkung mit anderen Medikamenten	erhöhte LDL	bindet Gallensäuren im Darm, unterbricht enterohepatischen Kreislauf der Gallensäuren	fördert die LDL-Clearance durch Erhöhung der Apolipoprotein-B/E-Rezeptor-Aktivität
3-Hydroxy-3-Methylglutaryl-Coenzym A-Reduktase (Lovastatin, Simvastatin, Pravastatin und Fluvastatin)	Lovastatin 20–80 mg/Tag	Hepatitis, Myositis, Rhabdomyolyse, Erhöhung der Leberenzyme	erhöhte LDL	kompetitive Hemmung in der frühen Phase der Cholesterinsynthese	fördert die LDL-Clearance durch Erhöhung der Apolipoprotein-B/E-Rezeptor-Aktivität
Nikotinsäure	1–3 mg 3 × täglich	Hepatitis, Gicht, Hyperglykämie, Ulkusgenese, Acanthosis nigricans, Ichthyosis	erhöhte LDL, erhöhte VLDL und niedrige HDL	hemmt möglicherweise die Lipolyse in Adipozyten und hemmt möglicherweise die hepatische Triglyzeridsynthese	vermindert die VLDL-Synthese und HDL-Clearance
Fibrate (Clofibrat, Gemfibrozil und Fenofibrat)	Gemfibrozil 600 mg 2 × tgl. Clofibrat 1 g 2 × tgl.	Cholelithiasis, Hepatitis, erhöhte LDL, Beeinträchtigung der Libido, Myositis, ventrikuläre Arrhythmie, gesteigerter Appetit, Bauchschmerzen, Übelkeit	erniedrigte HDL, erhöhte VLDL und hohe LDL	erhöht möglicherweise die Lipoproteinlipaseaktivität	fördert den nichtviszeralen Abbau von VLDL und erhöht HDL-Synthese
Probucol	500 mg 2 × tgl.	verlängerte QT-Zeit, erniedrigte HDL, Diarrhö, Völlegefühl, Übelkeit, Bauchschmerz	homozygote familiäre Hypercholesterinämie	unbekannt	fördert die LDL-Clearance nicht über den Apolipoprotein-B/E-Rezeptor und vermindert die HDL-Synthese

LDL = Low-density-Lipoproteine, HDL = High-density-Lipoproteine, VLDL = Very-low-density-Lipoproteine

Modifiziert nach Blum, C. B., R. I. Levy: Current therapy for hypercholesterolemia. J. Amer. med. Ass. 261 (24): 3582–3587, 1989; copyright 1989, Amer. med. Ass.; mit Abdruckgenehmigung verwechselt wird. Sie wird dominant vererbt, ist chemisch jedoch meist erst nach dem Jugendalter manifest. Sie ist wahrscheinlich auf eine exzessive hepatische Produktion von Apolipoprotein B zurückzuführen. Da Apolipoprotein B das Hauptprotein von VLDL und LDL ist, kann diese Störung in Abhängigkeit von der Clearance zu erhöhten LDL-, VLDL-Werten oder gleichzeitiger Erhöhung beider Werte führen. Häufig sind bei den verschiedenen betroffenen Mitgliedern einer Familie unterschiedliche Lipoproteinmuster zu finden. Xanthome sind sehr selten bei der familiären kombinierten Hypercholesterinämie, es gibt jedoch eine deutliche Prädilektion für frühzeitige KHK. In Abhängigkeit von dem Lipoproteinüberschuß reagiert die Störung gut auf Gewichtsreduktion und verminderte Einnahme gesättigter Fette und von Cholesterin und evtl. Gabe von Niacin 3 g/Tag, Lovastatin 20–40 mg/Tag oder eine Kombination von Colestyramin mit Niacin oder Gemfibrocil.

Die **polygenetische Hypercholesterinämie** ist wahrscheinlich eine heterogene Gruppe von Störungen, der die meisten Patienten mit genetisch bedingter LDL-Erhöhung angehören. Einige dieser Patienten haben abnormales LDL, das nur schlecht an den Rezeptor bindet, was zu einer verzögerten Clearance von LDL aus dem Plasma führt. Die meisten Patienten mit polygenetischer Hypercholesterinämie zeigen jedoch eine aus anderen Gründen gestörte LDL-Clearance. Einige Patienten sprechen auf eine diätetische Verminderung gesättigter Fette und von Cholesterin an. Bei Versagen dieser Therapie bringt meist die Gabe von Lovastatin, Colestyramin oder Niacin die erhöhten LDL-Spiegel auf normale Werte.

Sekundäre Hyperlipoproteinämien

Die Hypercholesterinämie kommt häufig bei **biliärer Zirrhose** vor und ist gekennzeichnet durch eine Erhöhung der Serumphospholipide und der Cholesterin(freies C)-Cholesterinester-Ratio (> 0,2). Das Plasma ist nicht trübe, weil die überschüssigen Lipoproteine (Lipoprotein X) klein sind und Licht nicht streuen. Plantare Xanthome und Xanthelasmen sind häufig bei länger bestehender und schwerer Lipidämie.

Eine Hypercholesterinämie als Folge der erhöhten LDL-Spiegel kann bei **Endokrinopathien** (Hypoparathyreoidismus, Hypopituitarismus, Diabetes mellitus) auftreten und wird durch erfolgreiche Behandlung des Grundleidens geheilt. Eine Hypoproteinämie, wie sie beim **nephrotischen Syndrom** beobachtet wird, Stoffwechselstörungen wie bei der **akuten Porphyrie** oder **diätetische Faktoren** (cholesterinreiche Nahrungsmittel) können auch eine Hyperbetalipoproteinämie hervorbringen. Als Folge der erhöhten HDL-Konzentration, die bei Frauen in der Postmenopause oder bei jüngeren Frauen auftritt, die orale Kontrazeptiva mit überwiegendem Östrogenanteil einnehmen, kann es zu einem Anstieg der Serumcholesterinwerte kommen.

Typ-III-Hyperlipoproteinämie (HLP)

(„Breite Betalipoproteinbande"; Dysbetalipoproteinämie)

Diese weniger häufige familiäre Störung ist gekennzeichnet durch Akkumulation von triglyzerid- und cholesterinreichem β-migrierendem VLDL im Plasma und assoziiert mit tuboeruptiven und pathognomonischen plantaren Xanthomen und einer deutlichen Prädisposition für schwere frühzeitige Atherosklerose. Die Erkrankung ist oft mit einem abnormen Apolipoprotein E sowie einem gestörten Abbau der VLDL und einer mangelnden Entfernung der VLDL aus dem Plasma verbunden. Obwohl dieser Typ der HLP normalerweise familiär auftritt, kann er bei Dysproteinämie und Hypothyreoidismus beobachtet werden.

Symptomatik und Diagnostik

Die Krankheit tritt bei männlichen Patienten gewöhnlich im frühen Erwachsenenalter auf. Bei Frauen verzögert sich der Beginn der Erkrankung um weitere 10–15 Jahre. Häufig sind Angiopathien der peripheren Gefäße die ersten Symptome. Sehr deutlich ist die Tendenz zu obliterierenden Verlaufsformen der Arteriosklerose mit Claudicatio intermittens und Gangrän. Ebenso häufig werden Xanthome an den Knien und Ellenbogen beobachtet.

Das Serum ist meist mehr oder weniger stark getrübt, oft ist eine dünne Chylomikronschicht zu beobachten. Gemeinsam ist allen Patienten eine meist analoge Erhöhung von Cholesterin und Triglyzeriden im Serum. Der sichere Nachweis der Erkrankung ist nur mit Hilfe der Ultrazentrifuge und der Lipoprotein-Elektrophorese möglich. Die elektrophoretische Wanderungsgeschwindigkeit liegt zwischen der VDL- und LDL-Fraktion und imponiert nach Anfärbung als breite Betalipoproteinbande. Eine leicht pathologische Glukosetoleranz und eine Hyperurikämie können auftreten.

Prognose und Therapie

Es besteht eine deutlich erhöhte Prädisposition für früh auftretende, schwere Erkrankungen der koronaren und peripheren Arterien. Durch Behandlung kann die Hyperlipidämie fast immer normalisiert, die periphere Gefäßkrankheit gebessert werden.

Eine Gewichtsreduktion bis zum Idealgewicht und eine Diät, die arm an Cholesterin, gesättigten Fettsäuren und Kohlehydraten ist, können genügen, um die Cholesterin- und Triglyzeridspiegel zu senken und eine deutliche Regression der Xanthome herbeizuführen. Bei Patienten, die auf diese therapeutischen Maßnahmen nicht in ausreichendem Maße ansprechen, ist die zusätzliche Verabreichung von Niacin, 2–3 g/Tag oral, Gemfibrocil, 1,2 g/Tag oral, oder Clofibrat, 2 g/Tag oral, sehr wirksam und normalisiert gewöhnlich beide Lipidwerte. Lovastatin soll auch bei vielen Patienten mit Typ-III-HLP effektiv sein.

Typ-IV-Hyperlipoproteinämie (HLP)

(Endogene Hypertriglyzeridämie; Hyperpräbetalipoproteinämie)

Eine häufige, oft familiär auftretende Erkrankung, die durch unterschiedliche Erhöhungen der Serumtriglyzeride, die hautsächlich Lipoproteine der VLDL-Fraktion (präbeta) enthalten, und durch eine mögliche Prädisposition für Arteriosklerose gekennzeichnet sind. Abhängig vom Niveau der endogenen Triglyzeride, das zur Definition der HLP des Typs IV herangezogen wird, ist die Erkrankung bei erwachsenen Amerikanern mittleren Alters häufig.

Symptomatik und Diagnostik

Diese Lipämie ist häufig mit einer leicht herabgesetzten Glukosetoleranz und Fettsucht assoziiert und kann durch ein erhöhtes Angebot von Glukose bei gleichzeitiger fettarmer Diät verstärkt werden (bei konstanter Kalorienzufuhr). Das Serum ist trübe und der Serumtriglyzeridspiegel disproportional erhöht. Das Serumcholesterin kann normal oder leicht erhöht sein. Die Störung wird häufig als Folge von Alkoholismus, Streß und diätetischen Faktoren beobachtet und kann von einer Hyperurikämie begleitet sein.

Prognose und Therapie

Die Prognose ist unsicher. Die Erkrankung kann mit einer frühzeitigen Angiopathie der Herzkranzgefäße verbunden sein.

Eine Gewichtsreduktion, wenn durchführbar, stellt die wirksamste Therapie dar und normalisiert häufig die Blutfettwerte. Wichtig sind die Beibehaltung eines adäquaten Körpergewichtes sowie die Beschränkung der Kohlehydrat- und Alkoholzufuhr. Führt die Diät allein nicht zum Erfolg, so werden Niacin, 3 g/Tag oral, oder Gemfibrocil, 0,6–1,2 g/Tag oral, aufgeteilt in mehreren Dosen, zur weiteren Senkung der Lipämie eingesetzt.

Typ-V-Hyperlipoproteinämie (HLP)

(Gemischte Hyperglyzeridämie; gemischte Hyperlipidämie; Hyperpräbetalipoproteinämie mit Chylomikronämie)

Eine seltene Erkrankung, manchmal familiär auftretend, der eine Störung des Abbaus der exogenen und endogenen Triglyzeride zugrunde liegt und die mit lebensbedrohlichen Pankreatitiden einhergeht.

Symptomatik und Diagnostik

Diese Erkrankung tritt gewöhnlich erst im frühen Erwachsenenalter auf. Man findet eruptive Xanthome, vornehmlich an den Streckseiten der Extremitäten, Lipaemia retinalis, Hepatosplenomegalie und kolikartige Oberbauchschmerzen. Durch erhöhtes Angebot an Nahrungsfett können diese Erscheinungen ausgelöst werden. Die Serumtriglyzeridwerte sind normalerweise deutlich erhöht, das Serumcholesterin ist nur wenig angehoben. Das Serum ist trüb und manchmal milchig. Die Aktivität der Lipoproteinlipase liegt im allgemeinen im Normbereich. Viele Patienten haben eine Hyperurikämie, weisen eine pathologische Glukosetoleranz auf und leiden an Fettsucht. Das gleiche Erscheinungsmuster kann als Folge von Alkoholismus, Nephrose, in der Aufbauphase nach Hungern oder schwerem insulinpflichtigem Diabetes auftreten.

Prognose und Therapie

Hauptrisiko ist die Pankreatitis. Bei Fettgenuß kann es zu immer wiederkehrenden Darmkoliken kommen, die schließlich zu einer Pseudozystenbildung, Blutungen und zum Tod führen kann. Auch kann es zu einer peripheren Neuropathie kommen, die in erster Linie durch eine Dysästhesie gekennzeichnet ist. Sowohl die Neuropathie als auch die Pankreatitis können durch fettarme Diät verhindert werden. Die Typ-V-HLP zeigt wie die Typ-I-HLP nur geringe Prädisposition für Atherosklerose.

Wie bei der Typ-III- und Typ-IV-HLP ist eine Gewichtsreduktion äußerst wirkungsvoll und sollte diätetisch mit der Reduktion aller Fette auf weniger als 50 g/Tag und einem absoluten Alkoholverbot angegangen werden. Niacin 3–6 g/Tag oral ist wirksam, Gemfibrocil 1,2 g/Tag oral kann ebenfalls von Nutzen sein.

Sekundäre Hypertriglyzeridämien

Die häufigsten Formen der Hypertriglyzeridämien im klinischen Krankengut sind die sekundären Formen, die als Folgeerscheinung einer bestimmten Grundkrankheit auftreten, die nicht selbst eine Störung des Lipidstoffwechsels darstellt. Dazu zählen Erkrankungen wie z. B. akuter Alkoholismus, chronischer, schwerer, nicht eingestellter Diabetes mellitus (diabetische Lipämie), Glykogenosen und Arzneimittel (Östrogene, orale Kontrazeptiva, Thiazide, Kortikosteroide usw.). Sie können dem Erscheinungsbild der fünf Typen der familiären Hyperlipoproteinämie gleichen oder diese verschlimmern. Die sekundären Hyperlipoproteinämien werden durch erfolgreiche **Therapie** des Grundleidens oder durch Absetzen des Medikamentes geheilt.

Familiärer Lezithin-Cholesterin-Acyl-Transferasemangel

(LCAT-Mangel)

Eine seltene angeborene Erkrankung mit rezessivem Erbgang, bei der das Enzym LCAT, das freies Cholesterin im Plasma verestert, fehlt. Sie manifestiert sich durch eine deutliche Hypercholesterinämie und Hyperphospholipidämie (freies Cholesterin und Lezithin), zusammen mit einer Hypertriglyzeridämie. Häufig beobachtet man Nieren- und Leberversagen, Anämie und Linsentrübung. Die **Behandlung** mit fettarmer Diät kann über die Reduzierung der Lipoproteinkomplexe im Plasma das Risiko der Nierenschädigung herabsetzen. Bei Nierenversagen sind Nierentransplantationen erfolgreich gewesen.

Hypolipoproteinämie

(Hypolipämie)

Seltene familiäre Erkrankungen mit erniedrigten Serumlipoproteinwerten oder sekundär als Folgeerscheinung von Hyperthyreoidismus, Anämie, Malabsorption und Malnutrition.

Hypobetalipoproteinämie

Eine seltene Erkrankung mit dominantem Erbgang, die durch geringe Betalipoprotein-Konzentration (LDL) im Blut gekennzeichnet ist. Außer den blutchemischen Veränderungen treten normalerweise keine klinischen Symptome auf. Die Plasmakonzentrationen von Cholesterin liegen trotz normaler Ernährung bei Werten zwischen 70 und 120 mg/dl, HDL ist normal bis erhöht, und LDL liegt zwischen 20 und 70 mg/dl (meist < 60 mg/dl). Die Fettresorption ist normal. In den äußerst seltenen homozygoten Fällen dieser Erkrankung treten die meisten Symptome, wie sie für die Abetalipoproteinämie beschrieben werden (s. unten), auf. Die familiäre Hypobetalipoproteinämie und die familiäre Hyperalphalipoproteinämie (ebenfalls dominant vererbt) sind mit einer verminderten Inzidenz einer KHK und anderer atherosklerotischer Folgeerscheinungen verbunden, man spricht daher von „Langlebigkeitssyndromen". Eine Behandlung ist nicht erforderlich.

Abetalipoproteinämie

(Akanthozytose; Bassen-Kornzweig-Syndrom)

Bei der Abetalipoproteinämie liegt ein hereditärer Defekt mit autosomal-rezessivem Erbgang für die Bildung der Betalipoproteine (und Chylomikronen) vor. Die Krankheit ist häufig mit Steatorrhoe, Akanthozytose (Stechapfelform der Erythrozyten), Retinitis pigmentosa, Ataxie und geistiger Retardierung vergesellschaftet. Die Lipidresorption ist deutlich eingeschränkt. Ursache ist das Unvermögen zur Synthese von Apolipoprotein B, so daß die Bildung von Chylomikronen im Intestinum, der VLDL in der Leber und der daraus entstehenden LDL vermindert ist. Leber und Mukosazellen zeigen ausgeprägte Lipideinlagerungen; die nach fettreichen Mahlzeiten sonst physiologische Chylomikronämie bleibt aus. Es gibt keine spezifische **Therapie.** Die parenterale und orale Applikation von pharmakologischen Vitamin-E- und -A-Dosen kann manchmal die neurologischen Folgeerscheinungen hinauszögern *(s. a. Kap. NEU, 12., Spinozerebellare Störungen)*.

Tangier-Krankheit

(Familiäre Hypoalphalipoproteinämie)

Diese seltene familiäre Erkrankung ist durch das Fehlen der Apolipoproteinkomponente der HDL gekennzeichnet. In der Leber, Milz, im retikuloendothelialen System, in der Kornea und in auffälliger Weise auch in den Tonsillen (stark vergrößert und orangerot gefärbt) lagern sich Cholesterinester ab. Das Serumcholesterin ist stark erniedrigt. Die Triglyzeride sind normal oder erhöht. Die Erkrankung kann erst im Erwachsenenalter mit Hepatosplenomegalie und rekurrenten Neuropathien manifest werden. Es gibt keine Behandlung für diese Erbkrankheit.

Lipidspeicherkrankheiten

Gaucher-Krankheit

(Glykosylzerebrosidlipidose)

Eine seltene familiäre, autosomal-rezessiv vererbte Lipidspeicherkrankheit mit Akkumulierung von abnormen Glukozerebrosiden im RES. Bei den klinischen Symptomen stehen Hepatosplenomegalie, Verfärbung der Haut, Skelettaffektionen und Pinguiculae im Vordergrund. Obwohl sie selten auftritt, ist sie noch die am häufigsten beobachtete Lipidspeicherkrankheit.

Ätiologie und Pathologie

Als Ursache dieser Erkrankung wird ein Defekt der Glukozerebrosidase angenommen, die normalerweise Glukozerebroside zu Glukose und Zeramid abbaut. Die genetisch determinierte Stoffwechselanomalie tritt gewöhnlich in der frühen Kindheit auf, gelegentlich aber auch erst später. Die charakteristischen pathologischen Befunde weisen eine Anhäufung von Glukozerebrosiden in den Retikuloendothelzellen von Milz, Leber, Lymphknoten und Knochenmark (hauptsächlich in Form des Kerasins) auf. Die Zellen weisen eine unterschiedliche Form auf und besitzen einen oder mehrere exzentrisch angeordnete Kerne (Gaucher-Zellen).

Symptomatik, Diagnostik und Prognose

Aufgrund des unterschiedlichen zellulären Enzymmangels können drei wichtige klinische Verlaufsformen unterschieden werden: Typ I, die chronische, nicht neuropathische Form bei **Erwachsenen,** ist die häufigste Form und manifestiert sich primär durch Hypersplenismus, Splenomegalie und Knochenläsionen. Typ II, die akute **infantile** neuropathische Form ist mit Splenomegalie und schweren neurologischen Störungen assoziiert. Bei Typ III, der **juvenilen** Form, die zu jedem Zeitpunkt in der Kindheit auftreten kann, sind die klinischen Merkmale der chronischen Erkrankung der Erwachsenen kombiniert mit langsam progressiven, doch meist milder verlaufenden neurologischen Störungen. Die Kinder sterben meist noch im ersten Lebensjahr. Patienten, die das Jugendalter überlebt haben, können noch viele Jahre leben.

Splenomegalie ist das Kardinalsymptom *(s. a. Kap. HÄM, 10., Sonstige Krankheiten und Splenomegalien).* Gelegentlich treten Hepatomegalie und Lymphadenopathie auf. Mitbeteiligung des Skeletts führt zu Schmerzen und manchmal zu Schwellungen der angrenzenden Gelenke. Die Pinguiculae und eine ockerbraune Verfärbung der Haut können vorhanden sein. Bei der frühinfantilen Form (zerebrale Form) liegt der Beginn der Erkrankung im frühen Säuglingsalter, wobei Symptome wie nudale Rigidität und Opisthotonus beobachtet werden. Greift die Krankheit auf Milz und Knochenmark über, resultiert daraus häufig eine Panzytopenie, die mit Nasenbluten und anderen hämorrhagischen Erscheinungen einhergeht.

Röntgenologisch finden sich Entzündungszeichen an den Enden der langen Knochen und eine Verdünnung der Kortex.

Die **Diagnose** basiert auf dem Nachweis typischer Zellen in Knochenmark, Milz- oder Leberbiopsie und kann durch den Nachweis der fehlenden Glukozerebrosidaseaktivität in Zellkulturen bestätigt werden. Für den zuverlässigen pränatalen Nachweis werden Amniozyten oder Chorionzotten verwendet.

Therapie

Die Enzymsubstitution mittels gereinigter plazentarer, für den effizienten Transport zu den Lysosomen in den Makrophagen modifizierter Glukocerebrosidase (Alglucerase) und i.v. Verabreichung hat bei Patienten mit Typ-I-Krankheit zu einer objektiven klinischen Besserung geführt. Derzeit wird es zwar i.v. über 1–2 h gegeben, meist einmal alle in 2 Wochen (individuelle Dosierung mit einer initialen Dosis von 60 U/kg pro Infusion), doch endgültige Dosierungsschemata wurden noch nicht entwickelt.

In Fällen, die mit Anämie, Leukopenie oder Thrombozytopenie einhergehen, oder bei Beschwerden durch eine zu große Milz kann eine Splenektomie indiziert sein. Anämien können mit Bluttransfusionen behandelt werden.

Niemann-Pick-Krankheit

(Sphingomyelinlipidose)

Bei dieser familiären Erkrankung wird vermehrt Sphingomyelin (Zeramidphosphorylcholin) in den Zellen des RES gespeichert. Aufgrund des unterschiedlich großen Mangels an Sphingomyelinase sind bisher mindestens fünf Verlaufsformen dieser Speicherkrankheit beschrieben worden. Bei der schweren juvenilen Form ist das Enzym nicht vorhanden. Demyelinisierung und neurologische Symptome können auftreten. Die infantile und juvenile Form der Erkrankung wird rezessiv vererbt und bei Ashkenasim-Juden häufig gefunden. Bei den klinischen Symptomen stehen Xanthome, Pigmentation, Hepatosplenomegalie, Lymphoadenopathie und mentale Retardierung im Vordergrund. Häufig wird eine Panzytopenie beobachtet. Die Diagnose wird durch den histologischen Nachweis von Niemann-Pick-Zellen gestellt und durch den Enzymtest gesichert. Die pränatale Diagnose einiger Formen erfolgt durch Amniozyten- und Chorionzottenbiopsie. Völliges Fehlen der Aktivität der Sphingomyelinase kann in Fibroblasten oder Gewebeproben nachgewiesen werden. Die Plasmalipide sind normalerweise nicht erhöht. Die Therapie ist supportiv und unspezifisch.

Fabry-Krankheit

(Angiokeratoma corporis diffusum; α-Galaktosidase-Mangel)

Eine seltene familiäre, X-chromosomal vererbte Erkrankung, bei welcher Glykolipid (Galaktosylglukosylzeramid) in vielen Organen angereichert wird. Ursache dieser Stoffwechselanomalie ist das völlige Fehlen der Aktivität des lysosomalen Enzyms α-Galaktosidase A, das für den normalen Katabolismus der Trihexosylzeramide verantwortlich ist. Bei Männern kann bereits aufgrund der charakteristischen Hautläsionen (Angiokeratome), die besonders am Unterbauch, Gesäß und in der Leistengegend zu finden sind, die Diagnose gestellt werden. Weitere Symptome sind Hornhauttrübung, febrile Episoden, Hirnnervenparese und brennende Schmerzen in den Extremitäten. Die Prognose ist terminiert durch kardiovaskuläre und zerebrale Komplikationen sowie durch die progressive Niereninsuffizienz. Die Diagnose kann pränatal mittels Untersuchung der Galaktosidaseaktivität in Amniozyten oder Chorionzotten gestellt werden. Bei weiblichen Heterozygoten zeigt sich die Erkrankung in einer attenuierten Form, wobei meistens eine Trübung der Kornea zu beobachten ist. Der Ersatz der fehlenden Enzymaktivität durch Bluttransfusion wird getestet. Ansonsten umfaßt die Therapie nur supportive Maßnahmen, besonders bei Fieber- und Schmerzzuständen.

Wolman-Syndrom

(Saure-Lipasemangel)

Bei dieser familiären Erkrankung treten in den ersten Lebenswochen Symptome wie Hepatosplenomegalie, Steatorrhoe und adrenale Verkalkung auf. Große Mengen an Neutralfetten, v.a. Cholesterinester und Triglyzeride, werden in den Geweben angereichert. Eine saure Lipase-Defizienz wurde beschrieben. Es gibt keine kausale Therapie. Die Krankheit endet meist in den ersten 6 Lebensmonaten tödlich.

Cholesterinester-Speicherkrankheit

Eine extrem seltene familiäre autosomal-rezessive Erkrankung, die charakterisiert ist durch Hepatomegalie und Akkumulation von Cholesterinestern und Triglyzeriden hauptsächlich in den Lysosomen der Leber, Milz, der Lymphknoten und anderer Gewebe. Meist liegt eine Hyperbetalipoproteinämie vor; eine frühzeitige Arteriosklerose kann schwerwiegender Natur sein. Die Diagnose wird aus dem Leberbioptat gestellt. Es gibt keine kausale Therapie. Kürzlich konnte gezeigt werden, daß die durch HMG-CoA-Reduktase-Hemmung induzierte Unterdrückung der Cholesterinsynthese wenigstens zu einer Verringerung des LDL-Plasmaspiegels führen kann.

Van-Bogaert-Krankheit

(Zerebrotendinöse Xanthomatose)

Eine seltene Erkrankung mit rezessivem Erbgang, der mit progressiver Ataxie, Demenz, Katarakten und Sehnenxanthomen einhergeht. Cholestanol (Dihydrocholesterin), das sonst nur in Spuren im Körper nachweisbar ist, wird bei dieser Krankheit in erhöhten Konzentrationen im Nervensystem, in der Lunge, im Blut und in den Xanthomen gefunden. Zugrunde liegt ein Defekt eines Leberenzyms, das die 24S-Hydroxylierung eines intermediären Sterins in der Gallensäurebiosynthese katalysiert. Trotz niedriger oder normaler Cholesterinplasmawerte kommt es zu einer frühzeitigen Arteriosklerose. Der Verlauf ist progressiv, obwohl die Krankheit selten vor dem 30. Lebensjahr auftritt. Die Behandlung mit Chenodiol (Chenodesoxycholsäure) 0,5–1,5 g/Tag oral, die die normale Gallensäurebiosynthese hemmt, senkt den Cholesterinplasmaspiegel und kann eine weitere Progression der Krankheit verhindern.

β-Sitosterinämie und Xanthomatose

Eine seltene familiäre Erkrankung mit rezessivem Erbgang, die durch Speicherung von pflanzlichen Sterinen im Blut und Gewebe, durch Sehnenxanthome und tuberöse Xanthome, durch frühzeitige Arteriosklerose und durch abnorme Erythrozyten charakterisiert ist. Es ist eine erhöhte intestinale Resorption von β-Sitosterin nachgewiesen worden. Die Behandlung besteht in einer Diät mit geringem pflanzlichem Steringehalt (z. B. pflanzliche Öle) und der Verabreichung von Colestyramin (einem Anionenaustauscher) zur Steigerung der Sterinausscheidung.

Refsum-Syndrom

(Heredopathia atactica polyneuritiformis)

Bei dieser seltenen Erkrankung mit rezessivem Erbgang ist der Abbau der Phytansäure gestört, so daß sich die Phytansäure im Blutserum und in zahlreichen Organen anreichert (s. a. Kap. NEU, 12., Tab. 26). Die klinischen Erscheinungen gehen einher mit peripheren Neuropathien, zerebellärer Ataxie, Retinitis pigmentosa, Skelett- und Hautveränderungen. Die Erkrankung beruht auf einem Mangel an Phytansäurehydroxylase, einem Phytansäure-abbauendem Enzym. Eine phytansäurefreie („chlorophyllfreie") Diät bessert das klinische Erscheinungsbild. Fortgesetzte Plasmapheresen können helfen, die Plasmaspiegel der Phytansäure niedrig zu halten.

Weitere Lipidspeicherkrankheiten

Verschiedene seltene vererbte Lipidosen lassen sich durch hochentwickelte Nachweismethoden der Gewebekultur und Enzymanalyse differenzieren. Die bekanntesten unter ihnen seien hier kurz besprochen. Die Diagnose dieser Störungen kann pränatal mittels Amniozentese oder Chorionzottenbiopsie gestellt werden *(s. a. Kap. KIN, 23., Genetische Beratung bei Erbkrankheiten und Genetische Beratung bei Chromosomenanomalien).*

Die **Tay-Sachs-Krankheit (G_{M2}-Gangliosidose)** ist charakterisiert durch Beginn im späten Säuglingsalter, Paralyse, Demenz, Erblindung, kirschroten Macula-lutea-Fleck und Tod im Alter von 3–4 Jahren. Diese Erkrankung mit rezessivem Erbgang tritt nur unter aschkenasischen Juden häufig auf und wird durch fehlende Aktivität der Hexosaminidase A verursacht, was zur Akkumulierung von Gangliosiden (komplexen Sphingolipiden) im Gehirn führt. Die **generalisierte (G_{M1}-)Gangliosidose** ist eine Erkrankung mit autosomal-rezessivem Erbgang, die oft schon im 2. Lebensjahr tödlich endet. Kurz nach der Geburt treten die Symptome auf, die durch Akkumulation des G_{M1}-Gangliosids im Nervengewebe verursacht werden. Bei der **metachromatischen Leukodystrophie (Sulfatidose)** liegt ein Defekt der Zerebrosidsulfatase vor, was zur Speicherung metachromatisch anfärbbarer Substanzen im myelinisierten Bereich von ZNS, peripheren Nerven, Niere, Milz und anderer viszeraler Organe führt. Man beobachtet einen progredienten Zerebralabbau, der normalerweise vor dem 2. Lebensjahr beginnt und nach 6–8 Jahren mit dem Tode endet. Die **Galaktosylceramidlipidose (globoidzellige Leukodystrophie oder Krabbe-Krankheit)** tritt zwischen dem 3. und 6. Lebensmonat auf. Ein schnell fortschreitender Zerebralabbau, Erblindung, Taubheit und Pseudobulbärparalyse sind die charakteristischen klinischen Merkmale. Diese familiäre Erkrankung wird durch einen Defekt der Galaktozerebrosid-β-Galaktosidase verursacht.

8. AMYLOIDOSE

Die Akkumulation verschiedener unlöslicher Proteinfibrillen (Amyloid) in genügend großen Mengen im Gewebe führt zu einer Störung physiologischer Funktionen.

Pathophysiologie und Einteilung

Sowohl die Ursache der Amyloidproduktion als auch die der Einlagerung im Gewebe sind unbekannt. Bei den biochemisch unterschiedlichen Amyloidformen können verschiedene ätiologische Mechanismen vorliegen. So kann z.B. die sekundäre Amyloidose (s. unten) auf einer Störung im Stoffwechsel des Vorläuferproteins (der Akute-Phase-Reaktant Serumamyloid A [SA]) beruhen, während bei der hereditären Amyloidose genetisch unterschiedliche Proteine vorzuliegen scheinen. Unter dem Lichtmikroskop erscheint Amyloid als homogene, glasig durchscheinende, „hyaline" Substanz mit einer – im fixierten wie auch im frischen Zustand – hohen Affinität zu dem sauren Farbstoff Kongorot. Elektronenmikroskopisch besteht das Amyloid aus einem Geflecht von linearen, unverzweigten Proteinfasern mit einer Dicke von 100 Å.

Biochemisch lassen sich drei Haupttypen und mehrere weniger häufig vorkommende Formen des Amyloids unterscheiden. Die N-terminale Sequenz des einen Amyloids ist mit einem Teil der variablen Region der leichten Kette eines Immunglobulins identisch und wird AL genannt. Es kann bei Patienten mit primärer Amyloidose oder einer Begleitamyloidose beim multiplen Myleom beobachtet werden. Das N-terminale Ende des zweiten Amyloids wird aus Polypeptidfragmenten aufgebaut, die nach ihrer Aminosäuresequenz mit einem nichtimmunglobulinen Protein (AA) identisch sind. Dieses Amyloid tritt bei der sekundären Amyloidose auf. Das dritte Amyloid kommt bei der familiären Amyloid-Polyneuropathie vor; es ist offenbar ein Präalbumin-Molekül mit einem einzigen Aminosäurenaustausch. Weitere hereditäre Amyloide wurden in einer Familie gefunden, die aus Gelsolin bestanden, in einer anderen aus Apolipoprotein AI, und andere Proteine bei hereditärem Zerebralarterien-Amyloid. Bei dem mit der chronischen Hämolyse assoziierten Amyloid stellt das β_2-Mikroglobulin das Amyloid dar. Das mit dem Altern der Haut und mit endokrinen Organen assoziierte Amyloid kann Ausdruck anderer biochemischer Formen der Amyloidose sein. Das Amyloid, das in histopathologischen Läsionen bei Alzheimer-Krankheit gefunden wurde, besteht aus β-Proteinen. Die chemische Analyse, die sich an den verschiedenen Amyloidose-Formen orientiert, hat zu einer verfeinerten Klassifikation geführt.

Derzeit sind 3 klinische Hauptformen bekannt: Bei der **primären** oder **idiopathischen** Form (AL-Form) ist keine Grundkrankheit nachweisbar. Eine **sekundäre** oder **reaktive** Form (AA-Form) tritt bei gewissen Grundkrankheiten auf, die entweder mit chronischen infektiösen Prozessen (Tuberkulose, Bronchiektasien, Osteomyelitis, Lepra) oder mit chronisch-entzündlichen, nichtinfektiösen Prozessen (rheumatische Arthritis, Colitis ulcerosa, Ileitis regionalis) vergesellschaftet ist. Auch im Gefolge eines Multiplen Myeloms (AL), eines M. Hodgkin (AA), anderer Tumoren und bei familiärem Mittelmeerfieber kann eine Amyloidose auftreten. Es gibt weiterhin die Altersamyloidose und die hereditäre Amyloidose, bei der keine Grundkrankheit bekannt ist und die sich polyneuropathisch, nephropathisch und myokardiopathisch manifestieren kann. Bei den histopathologischen Läsionen der Alzheimer-Krankheit wird Amyloid gefunden.

Bei der **primären Amyloidose** (AL) sind Herz, Lunge, Haut, Zunge, Schilddrüse und der Intestinaltrakt betroffen. Die Amyloidablagerungen können lokalisiert, in sog. Amyloidtumoren, im Respirationstrakt oder in anderen Organen auftreten. Parenchymatöse Organe wie Leber, Milz, Nieren und das Gefäßsystem sind ebenfalls häufig betroffen.

Die Amyloidablagerungen bei der **sekundären Amyloidose** (AA) treten bevorzugt in Milz, Leber, Niere, Nebennieren und Lymphknoten auf. Dabei wird jedoch kein Organsystem ausgespart, und das Gefäßsystem kann mitbetroffen sein. Leber und Milz sind oft vergrößert, sie werden härter, u.U. fast bretthart („Holzleber"). Die Nieren sind meist vergrößert. Milzschnitte zeigen große transparente, wachsartige Areale, zu denen die normalen Malpighi-Körperchen durch blasse Amyloidablagerungen ersetzt sind (sog. **Sagomilz**).

Die **hereditäre Amyloidose** ist gekennzeichnet durch eine periphere sensorische und motorische Neuropathie, häufig durch eine autonome Neuropathie und durch kardiovaskuläre und renale Amyloidablagerungen. Es kann zu einem Karpaltunnelsyndrom und zu Glaskörperanomalien kommen.

Amyloidablagerungen, die im Gefolge von gewissen malignen Erkrankungen (z.B. multiples Myelom) auftreten, sind meist ausgedehnt und treten bevorzugt in nicht Tumor-befallenen Organen auf; bei anderen malignen Erkrankungen (z.B. medulläres Karzinom der Schilddrüse) ist das Auftreten der Amyloidablagerungen streng lokalisiert und mit dem Tumor assoziiert oder findet sich in Metastasen. Amyloidablagerungen im Pankreas finden sich bei Personen mit Beginn des Diabetes mellitus im Erwachsenenalter.

Symptomatik

Das Erscheinungsbild ist unspezifisch und wird durch den Befall des betroffenen Organs oder Systems bestimmt. Oft versteckt sich die Amyloidose hinter der zugrundeliegenden Erkrankung, die meistens tödlich endet, bevor die Diagnose einer Amyloidose vermutet werden kann. Das nephrotische Syndrom stellt das ausgeprägteste Erscheinungsbild dar. Im Frühstadium wird nur eine leichte Proteinurie beobachtet; im Spätstadium wird die Niereninsuffizienz mit Anasarka, Hypoproteinämie und massiver Proteinurie häufig zum Leitsymptom der Erkrankung. Amyloidablagerungen in der Leber führen zur Hepatomegalie, selten jedoch zu Gelbsucht. Eine massive Hepatomegalie (Lebergewicht > 7 kg) wurde beschrieben. Die Leberfunktionstests sind normal, obwohl manchmal ein pathologischer Ausfall des Bromthalein-Tests und ein erhöhter Wert der alkalischen Phosphatase beobachtet werden. Gelegentlich tritt eine portale Hypertension mit Ösophagusvarizen und Aszitesbildung auf. Die Hauterscheinungen sind wachsartig und glasig durchscheinend; durch den Befall der kleinen Hautgefäße kann eine Purpura auftreten. Amyloidablagerungen im Herz ist häufig und geht einher mit Kardiomegalie, therapierefraktärer Herzinsuffizienz oder den üblichen Herzrhythmusstörungen. Die Beteiligung des Gastrointestinaltraktes führt zu Motilitätsstörungen des Ösophagus, Magenatonie, unterschiedlich starken Motilitätsstörungen im Bereich des Intestinums, Malabsorption, Blutungen oder Ileus-ähnlicher Symptomatik. Bei primärer und myelomassoziierter Amyloidose ist die Makroglossie ein häufiger Befund. Bei Amyloidablagerung in der Schilddrüse entsteht eine harte, symmetrische, nicht schmerzhafte Struma, die der Hashimoto- oder Riedel-Struma ähnelt. Manchmal kommt es im Gefolge des multiplen Myeloms und häufiger bei hereditären Amyloidosen zu Gelenkbeteiligungen, die klinisch das Bild der rheumatischen Arthritis nachahmen können. Periphere Neuropathien treten bei einigen familiären Amyloidosen häufig auf; sie werden aber auch bei einigen primären oder myelom-assoziierten Amyloidosen beobachtet. Die Amyloidablagerung in der Lunge kann fokal begrenzt sein, mit tracheobronchialen Läsionen einhergehen oder diffus im Interstitium der Alveolen erfolgen. Bei verschiedenen hereditären Amyloidosen kommt es zu Glaskörpertrübungen und beidseitig ausgezackten Pupillenrändern.

Diagnostik

Die Verdachtsdiagnose einer Amyloidose kann bei Vorliegen der oben beschriebenen Symptomatik gestellt werden; die Diagnose kann aber nur aus dem Bioptat gesichert werden. Die Saugbiopsie des subkutanen Bauchfettgewebes oder die Biopsie der Rektumschleimhaut sind die besten Suchtests. Andere Stellen, die sich für die Gewebsentnahme anbieten, sind die Gingiva, Haut, Nerven, Nieren und Leber. Für den Nachweis des Amyloids in histologischen Schnittpräparaten wird der Farbstoff Kongorot verwendet. Nach Kongorot-Färbung kann das doppelbrechende Amyloid anhand des charakteristisch grünen Farbtons im Polarisationsmikroskop nachgewiesen werden.

Prognose

Bei den Begleitamyloidosen hängt die Prognose von der erfolgreichen Behandlung der Grundkrankheit ab. Bei allen Formen der Amyloidose, die mit renaler Beteiligung einhergehen, ist die Prognose schlecht. Mit supportiven Maßnahmen (z.B. Heilung der Pyelonephritis) kann die Krankheit zum Stillstand gebracht und manchmal sogar gebessert werden. Die Amyloidose als Begleiterkrankung des multiplen Myeloms hat die schlechteste Prognose. Häufig tritt innerhalb von 1–2 Jahren der Tod ein. Lokalisierte Amyloidtumoren können jedoch ohne Rezidivneigung entfernt werden. Die Amyloidablagerung im Herz verursacht meist den letalen Ausgang der Erkrankung durch Rhythmusstörungen oder durch therapierefraktäre Herzinsuffizienz. Die Prognose der hereditären Amyloidose ist vom Einzelfall abhängig.

Therapie

Das Ziel liegt in der Behandlung der Grundkrankheit. Wenn diese therapiert werden kann, kann die Amyloidose zum Stillstand gebracht werden. Bei den wenigen Fällen mit Nierenbeteiligung wurde eine Nierentransplantation durchgeführt; die Langzeitüberlebensrate ist vergleichbar mit der bei anderen Nierenerkrankungen, die Mortalität in jüngerem Alter liegt jedoch höher. In der Spenderniere wird es letztendlich ebenfalls zu Amyloidablagerungen kommen, doch in mehreren Fällen war der Verlauf gut, und die Empfänger haben bis zu 10 Jahre überlebt. Derzeit wird die Amyloidose mit einem Therapieprogramm, bestehend aus Prednison/Melphalan oder aus Prednison/Melphalan/Colchicin und in manchen Fällen mit Colchicin allein behandelt. In klinischen Versuchen werden diese Therapieprogramme miteinander verglichen. Digitalis kann bei amyloidgeschädigtem Herzen zu Arrhythmien führen und sollte daher mit Vorsicht eingesetzt werden. Colchicin wurde zur Verhinderung einer akuten Attacke bei familiärem Mittelmeerfieber eingesetzt, und es konnte gezeigt werden, daß es bei so therapierten Patienten zu keinen neuen Amyloidablagerungen kommt.

GYNÄKOLOGIE UND GEBURTSHILFE

1. GYNÄKOLOGISCHE ANAMNESE UND UNTERSUCHUNG

Wenn eine junge Frau zum ersten Mal einen Arzt aufsucht, geht es häufig um eine Schwangerschaft oder um Schwangerschaftsverhütung. Dieser erste Besuch kann für die Einstellung und das künftige Verhalten der Patientin in bezug auf Gesundheit den Ausschlag geben; als Ehefrau und Mutter wird die Frau wahrscheinlich auch darüber entscheiden, wen ihre Familienmitglieder in Gesundheitsfragen konsultieren.

Die persönlichen Erwartungen, Deutungen und Reaktionen einer Patientin auf ein Symptom oder eine Therapie werden wie das Krankheitsbild selbst durch ihre Bildung und ihren sozioökonomischen Status beeinflußt. Schamgefühl kann die körperliche Untersuchung, besonders die des Unterleibs, zur Qual werden lassen. Die Patientin kann völlig uninformiert sein über generative und sexuelle Funktionen. Die religiöse und kulturelle Umwelt beeinflussen die Einstellung zu Schwangerschaft, Schwangerschaftsverhütung und Schwangerschaftsabbruch. Dabei kann die visuelle Inspektion des Genitale untersagt werden. Für einige ist die Jungfräulichkeit bei der Verheiratung ein absolutes oder höchst wünschenswertes Erfordernis und wird häufig gleichgesetzt mit der Weite der Hymenalöffnung; das kann bedeuten, daß eine Untersuchung nur begrenzt möglich ist oder sogar verhindert wird. Andererseits kommt vorehelicher Verkehr junger Leute mit mehreren Partnern häufig vor; die Folge ist eine zunehmende Häufigkeit von Infektionen, Zervixneoplasien und ungewollten Schwangerschaften. Tabus und Einstellungen zur Menstruation sind sehr verschieden. Beispielsweise war die monatliche Blutung traditionell mit Begriffen wie Verunreinigung, Scham und „Unpäßlichkeit“ verknüpft und wurde als „Reinigung“ aufgefaßt, so daß eine starke Blutung als sehr weiblich und eine leichte Blutung oder ein längerer Abstand als ungesund gedeutet wurden.

Gynäkologische und geburtshilfliche Probleme bilden den Anlaß für 20% aller Arztbesuche durch Frauen. Manche Frauen melden sich nur wegen Kontrazeptionswunsch, zur Feststellung einer Schwangerschaft bzw. zur Schwangerenvorsorge oder zur sexuellen Beratung. Viele Frauen verschieben die Untersuchung, bis ein ganz dringendes Problem auftritt, und verschweigen wichtige Symptome, die sie für zu geringfügig oder peinlich halten (z.B. lästigen Ausfluß, Kohabitationsbeschwerden, Harninkontinenz oder Druckgefühl nach unten). Diese lassen sich oft erst durch eine feinfühlige Anamneseerhebung und eingehende Untersuchung aufdecken. Die Symptome können durch psychischen Streß verstärkt oder verursacht sein, mitunter ohne daß sich die Patientin dessen bewußt ist. Geringfügige Symptome können einer Patientin als Vorwand dienen, anderen Problemen nachzugehen, wie z.B. der Angst vor Krebs, vor Geschlechtskrankheiten oder vor Schwangerschaft, dem Bedürfnis nach Beratung in Sexual- und Fortpflanzungsfunktionen oder über Auswirkungen der Menopause.

Zunehmend sind die Frauen besser ausgebildet, arbeiten außerhalb der Wohnung, haben weniger Kinder, wechseln den Wohnort, leben geschieden oder getrennt, ziehen ihre Kinder allein auf und überleben ihre Partner. Der Druck dieser Veränderungen hat Auswirkungen auf die Gesundheit der Frau, auf ihre Bedürfnisse und ihre Fähigkeiten, mit Problemen fertig zu werden. Eine wohlhabende und gutausgebildete Frau, die leicht Zugang zur Gesundheitsvorsorge hat, wird sich wahrscheinlich eher einer Vorsorgeuntersuchung unterziehen und auf Frühsymptome achten. Allerdings gibt es hier eine große Variationsbreite, so daß die Einstellung einer jeden Patientin individuell eingeschätzt werden muß.

Geschlechtskrankheiten, Schwangerschaft und sexuelle Funktionsstörungen treten im epidemischen Ausmaß bei Heranwachsenden auf, die ca. 40% der geburtshilflich-gynäkologischen Patientinnen ausmachen. Der Arzt hat eine besonders günstige Gelegenheit, dauerhafte Beziehungen aufzubauen, über Körperfunktionen und Gesundheitserhaltung aufzuklären und zu beraten. Man muß der Patientin vorurteilslos begegnen, da Jugendliche sehr scharfsinnig Gefühllosigkeit in bezug auf ihre physischen und emotionalen Empfindungen bemerken. Ihre Verletzbarkeit verstärkt positive oder negative Auswirkungen der Haltung des Arztes auf ihre eigene Persönlichkeit und auf ihre Einstellung gegenüber zukünftiger medizinischer Hilfe. Die Vertraulichkeit der Krankenblätter muß beachtet und den erwachsenen wie auch den heranwachsenden Patientinnen zugesichert werden. Die Rechte der Minderjährigen, die nicht möchten, daß ihre Eltern über ihre medizinischen Probleme informiert werden, besonders in bezug auf ihre sexuelle Aktivität, sollten respektiert werden. Viele US-Bundesstaaten haben Gesetze, die Minderjährigen gestatten, einen Arzt mit Fragen der Schwangerschaft, Kontrazeption, Abtreibung, Geschlechtskrankheiten oder Heirat ohne Wissen der Eltern aufzusuchen. Frauen heute erwarten, in die Entscheidungen, die ihre Gesundheit betreffen, miteinbezogen zu werden. Deshalb muß die Patientin unterstützt, beraten und ausreichend informiert werden, um das Problem, die Art der Therapie und die verfügbaren Alternativen zu verstehen.

Die gynäkologische Anamnese

Ein **Vertrauensverhältnis** beginnt mit der Höflichkeit und der Aufmerksamkeit des Arztes und mit einem freundlichen und ruhigen Verhalten bei der Anamneseerhebung. Ein vorurteilsfreies Eingehen auf Fragen, Gesten und Einstellungen vermeidet ein Moralisieren oder den Ausdruck eines dogmatischen Standpunktes und erleichtert so eine genaue Anamnese. Da Arzt und Patientin unterschiedliche Auffassungen über die Rolle der Frau haben können, muß man sorgsam vermeiden, daß sich die Patientin verlegen, hilflos oder abhängig fühlt. Eine angemessene Antwort muß ihre Würde beachten und ihre Entscheidungsfreiheit unterstützen.

Die **aktuellen Beschwerden** der Patientin sollten zunächst identifiziert und dann sollte ihnen im einzelnen nachgegangen werden. Die weiteren Angaben zeigen die Patientin dann als Individuum. Die **Blutungsanamnese** beinhaltet das Menarchealter der Patientin (und anderer Familienangehöriger), Häufigkeit, Regelmäßigkeit, Dauer, Menge, Schmerzen oder andere Symptome mit oder vor der Periode, Zwischenblutungen und die Daten der letzten zwei Perioden. Die **sexuelle Aktivität** und Orientierung und damit möglicherweise verbundene Probleme können die weiteren Fragestellungen beeinflussen. Auch **sexuell übertragbare Krankheiten** in der Vorgeschichte sind relevant, einschließlich Herpes und Kondylomata. Die Möglichkeit einer Schwangerschaft sollte erfragt werden, ebenso die Einstellung zu Kontrazeptiva bzw. das Wissen darüber und frühere Erfahrungen damit. Die **Schwangerschaftsanamnese** beinhaltet Zahl, Datum und Verlauf vorausgegangener Schwangerschaften sowie die Frage nach Schwierigkeiten, schwanger zu werden. **Schmerzen,** wenn vorhanden, sollten beschrieben werden: wann und wo sie auftreten, wie stark sie sind, wohin sie ausstrahlen, wodurch sie verstärkt oder gelindert werden und ob eine Beziehung zum Stuhlgang oder zum Wasserlassen besteht. Auf **Fieber** sollte geachtet werden.

Es folgt eine **Anamnese früherer Krankheiten,** einschließlich stationärer Behandlungen oder chirurgischer Eingriffe, mit besonderem Augenmerk auf abdominale oder gynäkologische Operationen. Nach **Bestrahlungstherapie gutartiger Erkrankungen,** wie etwa Mastitis, „vergrößerter Thymus", Menorrhagien oder Hauterkrankungen, sollte gezielt gefragt werden, wie auch nach der möglichen Einnahme von Diäthylstilböstrol **(DES)** durch die Mütter, die *schwanger waren,* oder Töchter, die in dem Zeitraum geboren wurden, als die Substanz zugelassen war (in den USA 1947–1971; in Deutschland wurde DES nur zur äußerlichen Anwendung zur Behandlung der atrophischen Kolpitis zugelassen). Man sollte sich ein Bild des **Allgemeinzustandes** der Patientin machen, einschließlich ihres **psychischen Status,** mit besonderem Augenmerk auf Depressionen, Ängstlichkeit oder Drogenmißbrauch. Hinweise auf **Gewichtsveränderungen,** Bulimie oder Anorexia nervosa müssen verfolgt werden. Beachtung sollte auch die **Medikamentenanamnese** im Hinblick auf Allergien oder spezielle Inhaltsstoffe erfahren, die eine vorgeschlagene Therapie durch Wechselwirkungen beeinträchtigen oder in der Schwangerschaft kontraindiziert sein können. Nach dem Gebrauch bzw. Mißbrauch von Tabak, Alkohol oder anderen Genußmitteln muß man ebenfalls fragen.

Da der **Harntrakt** oft bei gynäkologischen Erkrankungen mitbeteiligt ist, sollte man die Patientin nach Häufigkeit des Wasserlassens, Nykturie, Dysurie, unfreiwilligem Abgang von

Urin und Vorfallgefühl fragen. Ebenso sollte nach **Gastrointestinalsymptomen** gefragt werden: Änderungen der Stuhlgewohnheiten, Stuhlfarbe, Anorexie, Übelkeit, Erbrechen, Bauchschmerzen, Unverträglichkeit bestimmter Nahrungsmittel und mögliche Symptome einer Leberschädigung, jetzt oder in der Vergangenheit.

Brustbeschwerden einschließlich Schmerzen und Knotenbildung müssen beachtet werden. Eine allgemeine Übersicht des **endokrinen Status** umfaßt auffälliges Haarwachstum, abnorme Laktation und Symptome anderer gestörter Hormonfunktionen. **Blutungsanomalien,** Anämien, Phlebitis oder andere Gerinnungsstörungen in der Vorgeschichte können u.U. Hinweise auf die Ursache abnormer Perioden geben oder die Anwendung einer Hormonmedikation verbieten. Die **kardialen Befunde,** eine Herzerkrankung, Hypertonus, starkes Rauchen oder abnormer Cholesterin- oder Triglyceridspiegel in der Anamnese können ebenso die Therapie beeinflussen. Ein Migräne- oder Anfallsleiden kann auch eine Behandlung modifizieren; Medikamente zur Behandlung der Migräne oder Krampfanfälle können in der Schwangerschaft schädlich sein. Die **Familienanamnese** kann Erbkrankheiten aufdecken, wobei bösartige Erkrankungen der Ovarien, des Uterus und der Brüste, Diabetes mellitus, Dickdarmpolypen oder -krebs und genetische Anomalien von besonderem Interesse sind.

Die gynäkologische Untersuchung

Die Blase muß vor der Untersuchung entleert werden. Der Urin wird auf Zucker, Eiweiß und Bakterien untersucht. Wenn indiziert (z.B. bei starker Periodenblutung, Müdigkeit, Blässe oder vorausgegangener Anämie), sollten Hb- und Hk-Bestimmung des Blutes erfolgen. Darüber hinaus können ein komplettes Blutbild, Urinuntersuchung und Cholesterin- und Lipidbestimmungen von Interesse sein.

Die **klinische Untersuchung** beinhaltet Größe, Gewicht, Blutdruck und eine kurze Untersuchung von Herz, Lunge und Lymphknoten. Eine auffällige Beschaffenheit oder Verteilung der Körperbehaarung sollte beachtet werden. Die Schilddrüse kann vergrößert, knotig oder druckschmerzhaft sein.

Eine sorgfältige **Untersuchung der Brust** *(s. Kap. GYN, 8.)* sowohl im Sitzen als auch im Liegen achtet auf Reife, Schmerzempfindlichkeit, Symmetrie, Haut- oder Mamillenretraktionen und Knoten. Eine vorsichtige Untersuchungstechnik mit warmen Händen wird von den Patientinnen geschätzt. Der Arzt sollte die Gelegenheit nutzen, der Patientin die Selbstuntersuchung zur Karzinomfrühdiagnostik zu zeigen.

Die **Untersuchung des Abdomens** beginnt immer in einem schmerzfreien Bereich. Mit flacher Hand und tastend, nicht bohrend, untersucht der Arzt systematisch jeden Quadranten des Abdomens nach Resistenzen und Druckschmerzhaftigkeit. Die folgenden Befunde sollten beachtet werden: eventuell vorhandene Resistenzen und ihre Größe, Lokalisation, Beweglichkeit und Druckschmerzhaftigkeit; Narben oder Auftreibungen; Hinweise auf Aszites oder andere intraabdominelle Flüssigkeiten; Lebergröße und mögliche Druckschmerzhaftigkeit; Palpation der Nierenlager, Leber und Milz. Wenn abdominale Beschwerden vorhanden sind, sollten Darmgeräusche abgehört werden. Bei Druckdolenz achtet man auf den Schweregrad, die Lokalisation und jede begleitende Abwehrspannung. Ausstrahlende Schmerzen im Abdomen oder Loslaßschmerz weisen auf eine peritoneale Reizung hin.

Die **Beckenuntersuchung** wird gewöhnlich zuletzt vorgenommen. Mit ruhigen Erklärungen und einer feinfühligen und vorsichtigen, aber sachlichen Haltung hilft der Arzt der Patientin zu entspannen; dadurch kann die Untersuchung gründlicher durchgeführt werden. Nachdem die Patientin die Blase entleert hat, nimmt sie die Steinschnittlage ein (d.h. die Hüften und die Knie sind gebeugt, mit dem Gesäß am Rand des Untersuchungsstuhls und die Beine durch Fersen- oder Kniestützen gehalten). Bei der **Inspektion** der Genitalien wird auf den Behaarungstyp, die Klitorisgröße, Veränderungen der Vulva, Verfärbungen, Fluor, Entzündungen und die Weite der Hymenalöffnung geachtet. Ein kurzes Berühren der Innenseite der Oberschenkel unmittelbar vor Berühren der Vulva vermindert den Schreckreflex. Die Schamlippen werden mit den Fingern einer Hand gespreizt. Um die Zervix einzustellen, ohne auf die Urethra zu drücken, wird ein angewärmtes, angefeuchtetes Spekulum im 45°-Winkel in die Vagina eingeführt und erst dann geöffnet (Gleitmittel sollten vermieden werden, da sie u.U. Artefakte im Papanicolaou-Zellabstrich verursachen).

Mit dem **zytologischen Abstrich nach Papanicolaou** werden Zellen untersucht, um sowohl präinvasive (d.h. Dysplasien, Carcinoma in situ) als auch invasive Veränderungen zu entdecken. Diese Methode vermag 80–85% der präkanzerösen und kanzerösen Zervixveränderungen aufzudecken. Die Patientin sollte 24 h vor der Untersuchung keine Vaginalspülungen vornehmen bzw. keine vaginalen Medikationen anwenden. Eine fehlerhafte Entnahmetechnik oder Infektion einer malignen Veränderung kann zu einem falsch-negativen Ergebnis führen. Nur 50% der Abstriche von Patientinnen mit Endometriummalignomen fallen positiv aus. Virale und andere Infektionen können diagnostiziert werden, ebenso die Östrogenaktivität.

Der Zervikalkanal wird mit einem kochsalzfeuchten Watteträger oder einer Bürste abgestrichen und der Abstrich dünn auf einem Objektträger ausgerollt. Die Zervixoberfläche wird dann fest mit einem Holzspatel nach Ayre kreisförmig abgeschabt; ein Abstrich kann auch vom hinteren Scheidengewölbe angefertigt werden. Dieses Zellmaterial kann man mit dem Zervixabstrich auf einem Objektträger oder getrennt ausstreichen, je nach Anweisung des Zytologen. Bei Frauen mit DES-Exposition in der Vorgeschichte ist ein zusätzlicher Abstrich von den Scheidenwänden angebracht. Der Ausstrich muß sofort durch Alkohollösung oder -spray fixiert werden.

Während der Spiegeleinstellung achtet man auf makroskopische Veränderungen; Abstriche werden entnommen, wenn Fluor oder andere Symptome es erfordern. Während die Patientin nach unten drückt, werden die Vaginalwände unter langsamem Herausziehen des Spekulums inspiziert.

Die **bimanuelle Palpation des Uterus** wird mit dem Zeige- und Mittelfinger der einen Hand in der Vagina und mit den Fingern der anderen Hand auf den Bauchdecken vorgenommen. Der Uterus fühlt sich normalerweise als birnenförmiges, glattes, muskulöses Organ an; die Finger umfahren die Zervix vom vorderen und vom hinteren Scheidengewölbe aus und ertasten die Lage, Größe, Konsistenz, Oberflächenkonturen, Mobilität und Druckempfindlichkeit der Gebärmutter. Ein retroflektierter Uterus ist schwieriger zu beurteilen und kann größer erscheinen. **Größenzunahme** der Gebärmutter kann durch Schwangerschaft, Myom, Adenomyosis, einfache Hypertrophie, Malignome oder Entzündung entstehen. Eine **Auflockerung** der Gebärmutter kann durch Schwangerschaft, Malignom, erweichende Myome oder Sarkome verursacht sein. **Unregelmäßigkeiten der Oberfläche** können bedingt sein durch ein oder mehrere Myome, die einige Millimeter bis zu 4 cm groß sein können; durch Uterusfehlbildungen, die gewöhnlich als Eindellung im Fundusbereich getastet werden; durch bösartige Tumore oder durch Adhäsionen mit anderen Strukturen des kleinen Beckens, wie etwa zwischen Ovar und Uterus. Die **Adnexe** werden durch Annäherung der Finger beider Hände palpiert, die schmerzhafte Seite zuletzt. Das normale reife Ovar mißt 3×2×2 cm und kann schwer zu tasten sein, besonders wenn die Bauchdecken dick oder angespannt sind; aber dieser Untersuchungsschritt ist wichtig, weil die Frühdiagnose maligner Veränderungen von der Frühentdeckung bei asymptomatischen Patienten abhängt. Vergrößerungen der Ovarien oder Adnextumoren einschließlich der Tuben sollten beachtet werden, ebenso die oben erwähnten Zeichen bei der Palpation des Uterus. Auf der rechten Seite kann die Lage des **Zökums** durch seine Beweglichkeit und Gasfüllung differenziert werden. Der *Douglas-Raum* hinter dem Uterus wird jetzt und dann erneut bei der rektalen Untersuchung palpiert. Bei der Austastung der Scheide fallen Knoten oder Zysten in diesem Bereich auf. Die Beschaffenheit des **Beckenbodens** kann beurteilt werden, indem zwei Finger sanft gegen die hintere Vaginalwand gehalten werden; der Arzt achtet auf einen Deszensus des Uterus und das Vorhandensein einer Zystozele, Rektozele und Enterozele, indem er die Festigkeit des Beckenbodens vor und beim Pressen beurteilt. Eine Senkung der vorderen Vaginalwand wird als **Zystozele** bezeichnet. Hinten bietet der M. levator ani Unterstützung; ein Erschlaffen und eine Senkung der hinteren Vaginalwand wird als **Rektozele** bezeichnet. Eine Bruchbildung im Scheidenfornix zwischen den stützenden Ligamenta sacrouterina bezeichnet man als **Enterozele.** Diese kann auch nach einer Hysterektomie auftreten, wobei der Scheidengrund in unterschiedlichem Ausmaß tiefertreten kann.

Zuletzt kann eine **rektovaginale Untersuchung** mit dem Zeigefinger in der Vagina und dem Mittelfinger im Rektum durchgeführt werden, um die Befunde zu bestätigen. Man palpiert die Ligamenta sacrouterina, die Rückseite der Gebärmutter und der Zervix und den Inhalt des *Douglas-Raumes* sowie die Parametrien, um nach Tumoren, Druckdolenzen oder Indurationen zu suchen. Dieser Teil der Untersuchung ist besonders wichtig bei retroflektiertem Uterus. Auf **Veränderungen im Rektum** innerhalb der Reichweite des untersuchenden Fingers wird geachtet (z.B. Hämorrhoiden, Fissuren, Polypen, Tumoren), ebenso auf Blut.

Von der oberen, hinteren Scheidenwand zwischen den Sakrouterinbändern ausgehend, dem dünnsten Abschnitt der Abdominalwand, kann man mit einer Kanüle flüssigen Inhalt der Peritonealhöhle aspirieren **(Douglaspunktion).**

Nach der Untersuchung sollte der Arzt die Befunde mit der Patientin diskutieren, ggf. unter Verwendung von Diagrammen oder Bildern, so daß sie ihr Krankheitsbild und die Therapiealternativen verstehen kann.

2. ENDOKRINOLOGIE DER FORTPFLANZUNG

Die normale Fortpflanzungsfunktion beim Menschen hängt von einem komplexen Zusammenspiel der endokrinen Organe und Zielorgane ab *(s. Abb. 1.).* Das **Gonadotropin-Releasing-Hormon (GnRH),** auch luteinisierendes Hormon-Releasing-Hormon genannt **(LHRH, LRH),** ist ein kleines, vom Hypothalamus sezerniertes Peptid, welches die Freisetzung von **luteinisierendem Hormon (LH)** und **follikelstimulierendem Hormon (FSH)** aus dem Hypophysenvorderlappen (HVL) reguliert *(s. Kap. END, 1. und 2.).* LH und FSH, die sogenannten **Gonadotropine,** spielen bei der Auslösung der Hormonsekretion durch die Keimdrüsen (Gonaden) eine wichtige Rolle, ferner sind sie unentbehrlich bei der Reifungsinduktion der Keimzellen. Androgene aus den Hoden des Mannes und Östrogene aus den Ovarien bei der Frau wiederum stimulieren die Zielorgane des Reproduktionstraktes (d.h. die Brüste, den Uterus und die Scheide bei der Frau und die akzessorischen Geschlechtsorgane beim Mann) und üben einen Rückkoppelungseffekt (Feedback) auf die ZNS-hypothalamisch-hypophysäre Einheit aus, der dann die Hormonfreisetzung beeinflußt.

Steroide sind polyzyklische Cholesterinabkömmlinge, deren Kohlenstoffatome in vier Ringen angeordnet sind. Im zirkulierenden Blut liegen sie fast ausschließlich an verschiedene Plasmaproteine gebunden vor. Offenbar sind nur die freien, d.h. ungebundenen Steroide biologisch aktiv. Steroide können sowohl **negative** als auch **positive Feedback-Wirkungen** auf die Gonadotropinsekretion ausüben. Von negativem Feedback spricht man, wenn Steroide die Freisetzung von LH und FSH **hemmen,** und von positivem Feedback, wenn die Gonadotropinsekretion **stimuliert** wird.

Inhibin, ein Peptidhormon aus den Granulosazellen des Ovars und den Sertoli-Zellen des Hodens, bewirkt eine spezifische Hemmung der FSH-Sekretion. Es besteht aus einer α-Kette und einer von zwei β-Ketten, die mit A bzw. B bezeichnet werden. Die Kombination von zwei β-Ketten führt zu einem Peptid, welches Aktivin genannt wird und eine FSH-Freisetzung in vitro verursacht; die Bedeutung für physiologische Abläufe ist noch unbekannt.

Praktisch alle Hormone werden in kurzen Schüben oder Pulsen in Abständen von 1–3 h ausgeschüttet. Konstante Blutspiegel werden nicht beobachtet. Die beschriebenen Profile sind also bloß vereinfachte Darstellungen, auf die die Schwankungen in Minutenabständen aufgelagert gedacht werden müssen. Solche Faktoren müssen bei der Deutung einzelner Hormonwerte in der Klinik bedacht werden.

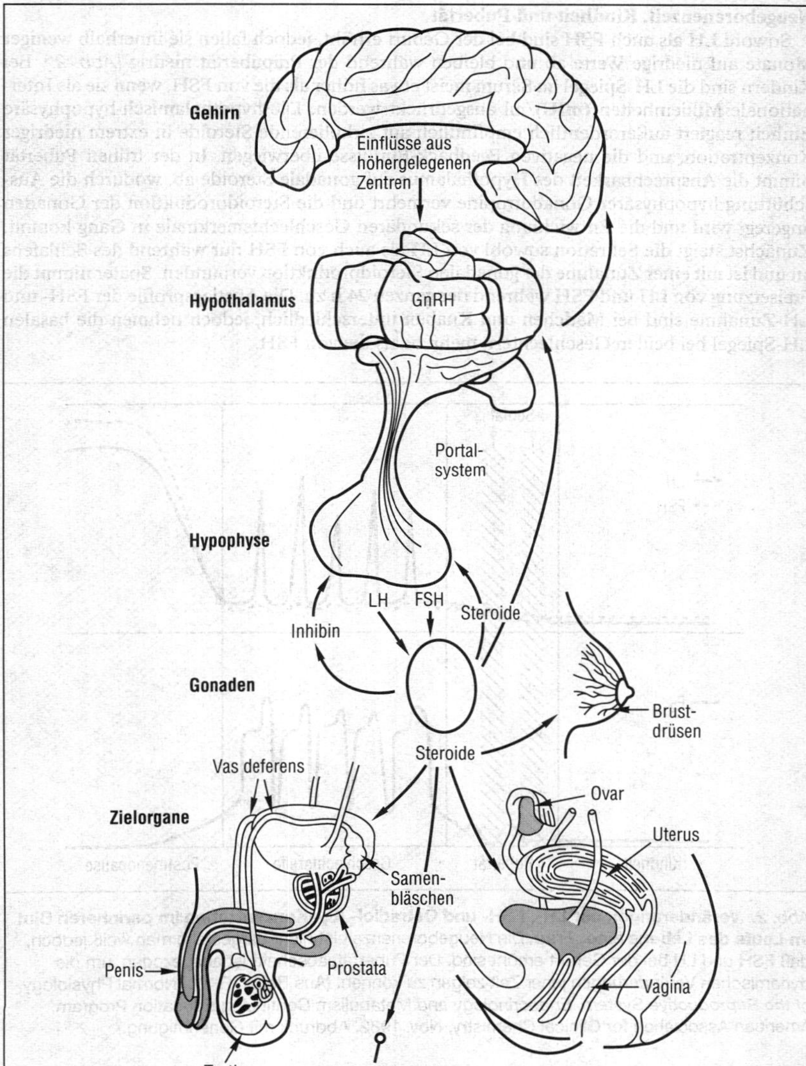

Abb. 1. Die ZNS-Hypothalamus-Hypophyse-Gonaden-Zielorganen-Achse beim Mann und bei der Frau. FSH = follikelstimulierendes Hormon, GnRH = Gonadotropin-Releasing-Hormon, LH = luteinisierendes Hormon. (Modifiziert nach Rebar, R. W.: Normal Physiology of the Reproductive System. Endocrinology and Metabolism Continuing Education Program, American Association for Clinical Chemistry, Nov. 1982. Abdruck mit Genehmigung.)

Neugeborenenzeit, Kindheit und Pubertät

Sowohl LH als auch FSH sind bei der Geburt erhöht, jedoch fallen sie innerhalb weniger Monate auf niedrige Werte ab und bleiben während der Präpubertät niedrig *(Abb. 2.)*. Bei Kindern sind die LH-Spiegel im Serum meist etwas höher als die von FSH, wenn sie als Internationale Millieinheiten **(mIU)**/ml ausgedrückt werden. Die hypothalamisch-hypophysäre Einheit reagiert außerordentlich empfindlich auf zirkulierende Steroide in extrem niedriger Konzentration, und die negativen Feedback-Einflüsse überwiegen. In der frühen Pubertät nimmt die Ansprechbarkeit des Hypothalamus auf gonadale Steroide ab, wodurch die Ausschüttung hypophysärer Gonadotropine vermehrt und die Steroidproduktion der Gonaden angeregt wird und die Entwicklung der sekundären Geschlechtsmerkmale in Gang kommt. Zunächst steigt die Sekretion sowohl von LH als auch von FSH nur während des Schlafens an und ist mit einer Zunahme der gonadalen Steroidproduktion verbunden. Später nimmt die Freisetzung von LH und FSH während der ganzen 24 h zu. Die Anstiegsprofile der FSH- und LH-Zunahme sind bei Mädchen und Knaben unterschiedlich, jedoch nehmen die basalen LH-Spiegel bei beiden Geschlechtern mehr zu als die von FSH.

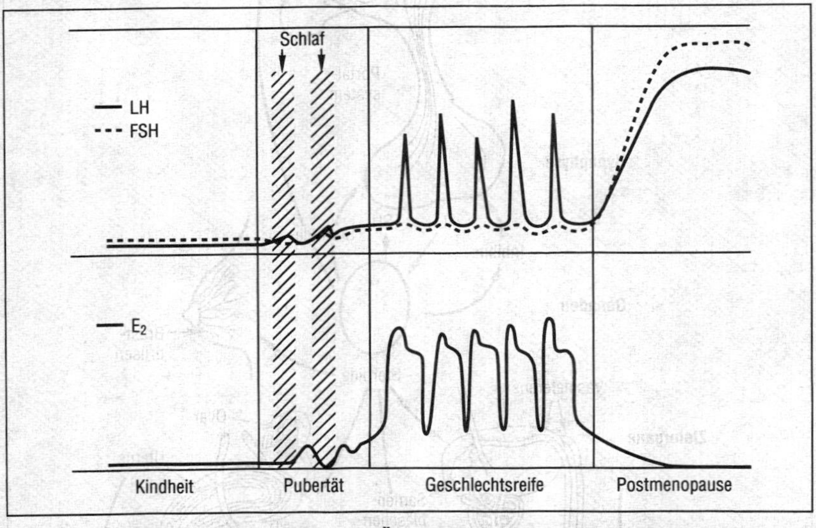

Abb. 2. **Veränderungen der LH-, FSH- und Östradiol- (E_2-)Konzentration im peripheren Blut im Laufe des Lebens einer Frau.** Die Neugeborenenzeit ist nicht dargestellt; man weiß jedoch, daß FSH und LH bei der Geburt erhöht sind. Der Pubertätsabschnitt ist ausgezogen, um die dynamischen Veränderungen jener Zeit zeigen zu können. (Aus Rebar, R. W.: Normal Physiology of the Reproductive System. Endocrinology and Metabolism Continuing Education Program, American Association for Clinical Chemistry, Nov. 1982. Abdruck mit Genehmigung.)

Die Androgene aus der Nebennierenrinde, Dehydroepiandrosteron **(DHEA)** und sein Sulfat **(DHEAS)**, steigen schon mehrere Jahre vor der Pubertät bei beiden Geschlechtern an. Möglicherweise spielt die Vermehrung der adrenalen Androgene bei der Aktivierung anderer Entwicklungen der Pubertät eine Rolle, sie könnte auch bei der Auslösung des Scham- und Achselhaarwachstums (d. h. der Adrenarche) wichtig sein. Da ACTH und Cortisol nicht mit diesen Androgenen ansteigen, ist die Existenz eines weiteren, noch nicht identifizierten, hypophysären Peptids postuliert worden, welches die adrenale Androgenproduktion auslöst *(s. Kap. END, 4.)*.

Die Mechanismen, durch die die Pubertät in Gang kommt, kennt man nicht genau. Vermutlich ist die Auslösung der Pubertät im ZNS „vorprogrammiert“. Zusätzlich zur herabgesetzten Ansprechbarkeit auf die hemmenden Rückkopplungseffekte der zirkulierenden gonadalen Steroide wird das Heranreifen einer stimulierenden Feedback-Reaktion auf Östrogen beim Mädchen angenommen, die den mittzyklischen LH-Gipfel vor dem Eisprung bewirkt. Beobachtungen an Affen haben gezeigt, daß die Pubertät vorzeitig in Gang gebracht werden kann, indem man einfach GnRH pulsatil verabreicht. Somit könnte die Ausreifung einer „zentralen Uhr“, die die stoßweise Freisetzung von GnRH initiiert, ein frühzeitiges, kritisches Ereignis bei der Pubertätsentwicklung sein. Zentralbedingte hemmende Einflüsse können die pulsatile GnRH-Sekretion in Kindern vermindern.

Pubertät: *Die Abfolge von Reifungsvorgängen, wodurch ein Kind zum Erwachsenen wird.* Die Pubertät findet während der **Adoleszenz** statt, dem Lebensabschnitt, in dem das endgültige Wachstum und die Sexualreife erlangt werden. Unabhängig vom Mechanismus spielen sich die körperlichen Veränderungen der Pubertät bei normalen Kindern in einer geordneten Reihenfolge während einer ganz bestimmten Zeitspanne ab. Das Alter des Pubertätsbeginns ist unterschiedlich und wird offenbar vom allgemeinen Gesundheits- und Ernährungszustand, von sozioökonomischen Bedingungen und genetischen Faktoren beeinflußt. In den Industrieländern hat ein steter Rückgang des Pubertätsalters stattgefunden: In Westeuropa hat das Alter bei der Menarche um 4 Monate je Dezennium zwischen 1850 und 1950 abgenommen. Ein für das Alter mäßiges Übergewicht ist mit früherer Menarche assoziiert, und eine Verzögerung der Menarche kommt häufig bei stark untergewichtigen und schlecht ernährten Mädchen vor. Solche Beobachtungen haben zur Theorie geführt, daß ein „kritisches Körpergewicht“ von 48 kg erreicht werden muß, ehe die Menarche eintreten kann. Ein früherer Pubertätsbeginn ist auch bei Mädchen aus Großstädten, bei blinden Mädchen und bei solchen, deren Mütter früh sexuell reif wurden, zu konstatieren.

Entwicklung der Brustknospen ist meistens die erste Veränderung der Pubertät, kurz darauf folgt die erste Scham- und Achselbehaarung *(s. Abb. 3.).* Nach Erscheinen der Brustknospen vergehen etwa 2 Jahre bis zur Menarche. Der Körperbau der Mädchen ändert sich, und der Fettanteil nimmt zu. Der Pubertät-Wachstumsschub setzt typischerweise sogar vor den Brustknospen ein, wird jedoch nur selten erkannt. Mädchen nehmen am schnellsten in der frühen Pubertät vor der Menarche an Größe zu, nach der Menarche ist das Wachstumspotential stark eingeschränkt.

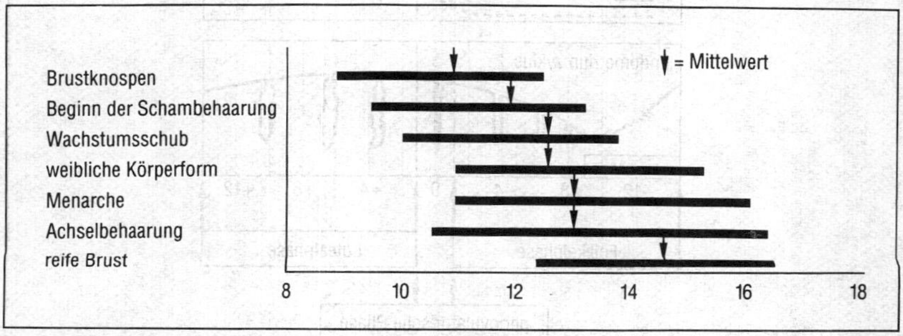

Abb. 3. Pubertät – die Jahre der Entwicklung der weiblichen Geschlechtsmerkmale. Die Balken bezeichnen die Normbereiche.

Allgemeine Merkmale des mensuellen Zyklus

Der mensuelle Zyklus *fängt mit dem ersten Tag der transvaginalen Blutung an (Tag 1) und hört gerade vor der folgenden Menstruation auf.* Als **Menarche** wird die **erste Menstrualblutung,** als **Menopause** das **Aufhören der Menses** bezeichnet. Obwohl die Länge der

Menstrualzyklen im Median 28 Tage beträgt, dauern nur 10 bis 15% der normalen Zyklen genau 28 Tage, die Streubreite reicht von etwa 18 bis 40 Tage. Im allgemeinen treten die größten Schwankungen der intermenstruellen Abstände in den ersten Jahren nach der Menarche und kurz vor der Menopause auf, wenn anovulatorische Zyklen häufiger vorkommen.

Hormonelle Abläufe während des mensuellen Zyklus: Anhand der bekannten endokringesteuerten Ereignisse läßt sich der mensuelle Zyklus in drei deutlich abgrenzbare Phasen einteilen *(s. Abb. 4.)*. Die Länge der **präovulatorischen Phase** oder Follikelphase ist variabel, sie fängt mit dem ersten Blutungstag an und dauert bis zum Tag vor dem präovulatorischen LH-Gipfel. Während der ersten Hälfte der Follikelphase regt ein geringgradiger Anstieg der FSH-Ausschüttung aus dem Hypophysenvorderlappen (HVL) eine Gruppe von 3–30 Follikeln, die aus den Oozyten mit den sie umgebenden Zellen bestehen, zum Wachstum an. Einer dieser Follikel ist für die Ovulation bestimmt, die übrigen gehen zugrunde **(Atresie).** Bleibt eine ausreichende FSH-Zunahme aus, so kann sich die Follikelentwicklung nicht normal vollziehen. Ein bis zwei Tage nach dem FSH-Anstieg setzt eine langsame Zu-

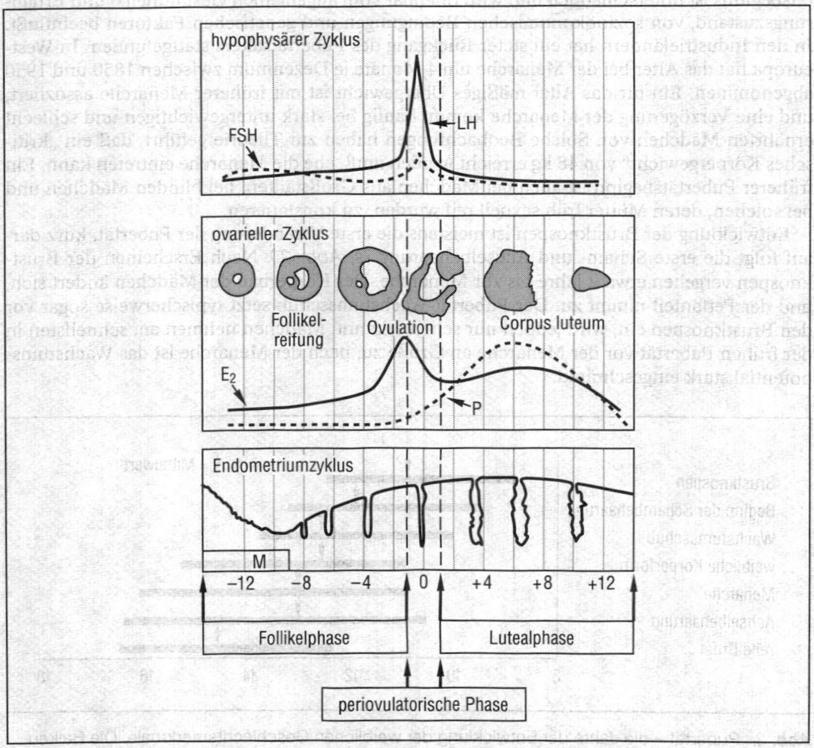

Abb. 4. ***Vereinfachte zyklische Veränderungen der hypophysären Gonadotropine,*** der Östradiol(E_2)- und Progesteronspiegel (P) im Blut, an den Follikeln und am Endometrium während eines normalen mensuellen Zyklus. Die Daten sind auf den Tag des LH-Gipfels (Tag 0) bezogen. M = Tage der Menstruationsblutung, FSH = Follikel-stimulierendes Hormon, LH = Luteinisierungshormon. (Aus Rebar, R. W.: Normal physiology of the reproductive system. Endocrinology and Metabolism Continuing Education Program, American Association for Clinical Chemistry, Nov. 1982. Genehmigter Nachdruck.)

nahme der LH-Konzentration im zirkulierenden Blut ein. Die ovarielle Sekretion von Östrogen und Progesteron bleibt ziemlich konstant auf niedrigem Niveau in dieser Zeit.

Ungefähr 7–8 Tage vor dem präovulatorischen Gipfel setzt eine langsame Zunahme der Produktion von Östrogenen (besonders **Östradiol, E_2**) in den Ovarien ein, die immer stärker wird und ein Maximum meistens am Tage des LH-Gipfels erreicht. Diese Östrogenvermehrung begleitet eine langsame, jedoch stetige Zunahme von LH und eine Abnahme der FSH-Spiegel. Die Ungleichheit der LH- und FSH-Konzentrationen könnte auf einer stärkeren Hemmung der Freisetzung von FSH als der von LH durch Östrogene beruhen. Möglicherweise beteiligt ist jedoch auch die Sekretion von **Inhibin.** Kurz vor dem LH-Gipfel setzt ein signifikanter Anstieg von **Progesteron** ebenfalls ein.

In der **ovulatorischen Phase** führt eine Kette komplexer endokriner Vorgänge zu einem Höhepunkt der massiven Freisetzung (dem präovulatorischen Gipfel) von LH aus der Hypophyse. Der Mechanismus der Ovulation selbst ist unklar, jedoch ist dieser LH-Gipfel unentbehrlich für die Freilassung des Eies aus dem reifen präovulatorischen (Graafschen) Follikel, die 16–32 h nach Beginn der starken LH-Vermehrung stattfindet. (Bei der Beschreibung der endokrinen Veränderungen während des mensuellen Zyklus wird der Tag der maximalen LH-Konzentration als Tag 0 bezeichnet. Die hormonellen Ereignisse werden auf den LH-Gipfel bezogen, wobei die Tage davor mit negativem Vorzeichen ab 0 und die Tage danach mit positivem Vorzeichen numeriert werden.) Selbst wenn ein Follikelsprung stattfindet, kann die darauf folgende Lutealphase verkürzt und insuffizient sein, so daß eine Schwangerschaft verhindert wird.

Der zur Ovulation führende LH-Gipfel beruht z.T. auf einem positiven Östrogen-Feedback und führt zur endgültigen Follikelreifung und zur Ovulation. Eine kleinere Zunahme der FSH-Sekretion findet gleichzeitig statt, deren Bedeutung man nicht kennt. Mit steigenden LH-Konzentrationen fallen die Östrogenspiegel ab, jedoch steigt Progesteron weiter an. Der LH-Gipfel dauert meist 36–48 h, er setzt sich aus mehreren großen, pulsatilen Sekretionsepisoden zusammen.

Die **postovulatorische Phase** oder **Lutealphase** ist die stabilere Zyklushälfte, sie dauert durchschnittlich 14 Tage, wenn keine Schwangerschaft eingetreten ist, und ist mit dem Beginn der Menstruation beendet. Die Bezeichnung und die Dauer dieser Phase leiten sich von der funktionellen Lebensdauer des ovariellen **Corpus luteum** (Gelbkörper) ab, welches das freigesetzte Ei durch Sekretion von Progesteron unterstützt. Nach dem Follikelsprung geschieht ein Umbau der Granulosa- und Thekazellen des Follikels, wobei das Corpus luteum entsteht. Das Corpus luteum produziert Progesteron in zunehmenden Mengen, mit einem Maximum von etwa 25 mg je 24-h-Zeitabschnitt 6–8 Tage nach dem LH-Gipfel. Die LH- und FSH-Spiegel im Blut nehmen ab und sind während des größten Teils der Lutealphase niedrig, steigen aber mit der Menstruation wieder an.

Zyklische Veränderungen am Ovar

Bis zur 6. Gestationswoche sind die Urkeimzellen, die jetzt als **Oogonien** bezeichnet werden, durch amöboide Bewegung von dem Ort ihrer Herkunft, dem Dottersack, in die Genitalleisten (d.h. die künftigen Ovarien) gewandert. Durch Mitose steigt ihre Zahl bis zur 20. Woche beträchtlich an. Dann setzt bei den Keimzellen die meiotische Teilung ein. Bis zum 7. Gestationsmonat haben alle Keimzellen das Diplotänstadium der meiotischen Prophase erreicht, wo sie zunächst verharren; nun heißen sie **Oozyten.** Zwischen dem 7. und 9. Monat wird das fetale Ovar organisiert; jede Oozyte wird Teil eines **Primordialfollikels,** das aus einer Basalmembran, einer einfachen Schicht plattenepithelialer Granulosazellen und einer in der Reduktionsteilung arretierten Oozyte besteht. Die Primordialfollikel stellen einen Vorrat nichtwachsender Follikel dar, aus dem alle reifen Follikel später hervorgehen. Bei der Geburt ist ein Mädchen also mit einer begrenzten Anzahl Keimzellen (Eier = Ova) ausgestattet. Diese werden aus dem Ovar durch Atresie, die 99,9% betrifft, und durch Ovulation eliminiert. Die geschätzte Anzahl in den Ovarien in verschiedenen Lebensabschnitten zeigt *Tab. 1.* Jede lebensfähige Oozyte verbleibt in der meiotischen Prophase bis nach dem mittzyklischen LH-Gipfel in dem Zyklus, in dem sie freigesetzt wird; Oozyten gehören also zu den langlebigsten

Tab. 1. Geschätztes Potential der menschlichen Ovarien an Eiern

Parameter	*geschätzte Anzahl*
Maximale Anzahl Oozyten in beiden Ovarien	$7-20\times10^6$
Oozytenzahl bei der Geburt	2×10^6
Oozytenzahl bei der Menarche	$2-4\times10^5$
Oozyten, die sich im Laufe der Geschlechtsreife weiterentwickeln	8000
Anzahl der ovulatorischen Zyklen im Laufe der Geschlechtsreife	300–400
Anzahl der Follikel, die pro Zyklus anfangen, sich weiter zu entwickeln	3–30
Anzahl der Eier, die pro Zyklus freigesetzt werden	1 (selten 2)

Modifiziert nach Rebar, R. W.: Normal physiology of the reproductive system. Endocrinology and Metabolism Continuing Education Program, American Association for Clinical Chemistry, Nov. 1982. Genehmigter Nachdruck.

Zellen des Körpers (von der Embryonalzeit bis etwa zum 50. Lebensjahr). Die lange Lebenszeit der Oozyten trägt möglicherweise zu der erhöhten Inzidenz genetisch abnormer Schwangerschaften mit zunehmendem Alter der Mutter bei.

Das Follikelwachstum geht mit der Umwandlung eines kleinen Primordialfollikels, dessen Durchmesser 50 μ beträgt, in ein reifes Graafsches Follikel mit einem Durchmesser von 1 bis 2,5 cm *(Abb. 5.)*. Zunächst nimmt die Oozyte an Größe von 15 auf 150 μm zu. Die gewachsene Oozyte wird nun von einer **Zona pellucida** umgeben, einer lichtbrechenden Glykoproteinhülle. Die ausgewachsene Oozyte mit der sie umgebenden einfachen Granulosazellschicht wird als **Primärfollikel** bezeichnet. Die Entwicklung eines **Sekundärfollikels** geht mit Mitose der Granulosazellen einher, die zur Ausbildung von 2 oder mehreren Schichten führt. Die Auslösung des Wachstums der Oozyten und Follikel wird nicht von Gonadotropinen gesteuert, der Mechanismus ist allerdings noch unklar.

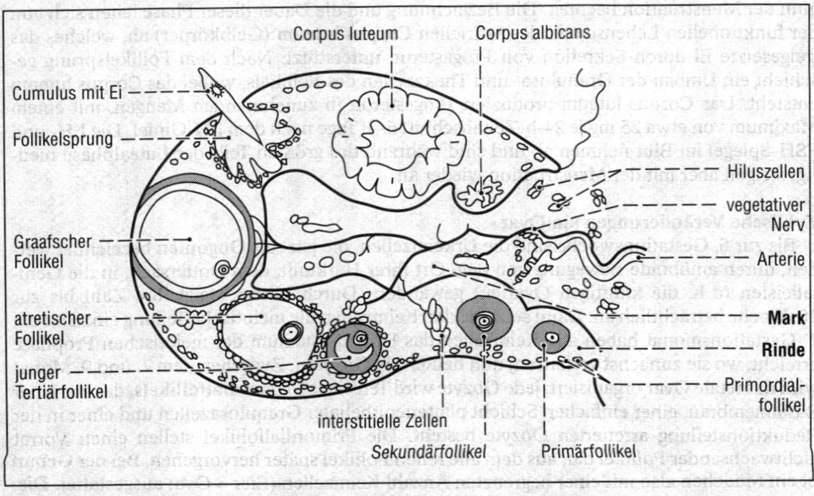

Abb. 5. **Morphologischer Aufbau und Histologie eines menschlichen Ovars.** Die Follikel, Corpora lutea und interstitiellen Zellen sind in der Rinde eingebettet, während sich die Hiluszellen, vegetativen Nerven und die Arterie im Mark befinden. (Aus Erickson, G. F., in Sciarra, J. D. [ed.]: Gynecology and Obstetrics. Lippincott, Philadelphia 1984, Nachdruck mit Genehmigung.)

Obwohl die Oozyte selbst schon früh im Laufe der Follikelentwicklung voll differenziert ist, kann sie aus dem Ovar erst dann herausbefördert werden, wenn die follikuläre Einheit ihren vollen Reifezustand als Graafsches Follikel erlangt hat, damit sie auf den mittzyklischen LH-Gipfel zu reagieren vermag. Diese Phase der Follikelreifung hängt völlig von den Gonadotropinen und Steroidhormonen ab und wird durch Veränderung der Art und Anzahl der Hormonrezeptorstellen auf den Granulosa- und Thekazellen des Follikels gesteuert.

FSH induziert die Entwicklung von FSH-Rezeptoren auf den Granulosazellen; sie sind zur Stimulierung des Aromatase-Enzyms erforderlich, welches zur Umsetzung der Androgene zu Östrogenen unentbehrlich ist. Steroidrezeptoren spezifisch für Östradiol und Testosteron erscheinen auf den Granulosazellen gleichzeitig mit den FSH-Rezeptoren. Die Östrogen-Rezeptor-Interaktion regt die Granulosazellen zur Teilung und somit den Follikel zum Wachstum an, während die Interaktion von Androgenen mit ihren Rezeptoren anscheinend an der Follikelatresie beteiligt ist. Darüber hinaus sind offenbar viele Faktoren, insbesondere der insulinähnliche Wachstumsfaktor I **(IGF-I),** auch Somatomedin-C genannt, für das Follikelwachstum und die Atresie wichtig.

Die Ausbildung der Thekazellen (Interstitialzellen) um die Basalmembran, die die Granulosazellen umgibt, setzt ein, kurz nachdem die Oozyte ihr Wachstum beendet hat. Die Thekazellen entwickeln spezifische Rezeptoren für LH, jedoch nicht für FSH. LH stimuliert die Thekazellen, Androgene zu produzieren, vorwiegend Androstendion und Testosteron. Die Androgene aus der Theka diffundieren über die Basalmembran zu den Granulosazellen, die sie in Östrogen umwandeln, welches während der ganzen Follikelphase ansteigt und in den systemischen Blutkreislauf gelangt. Von dort aus übt es einen Rückkoppelungseffekt auf die Hypothalamus-Hypophyse aus (siehe Neuroendokrine Steuerung des mensuellen Zyklus, unten).

Der reife tertiäre, präovulatorische **Graafsche Follikel** besteht aus einem Antrum, d.h. einem flüssigkeitsgefüllten Hohlraum, der aus der Sekretion von Flüssigkeit und Mukopolysacchariden durch die proliferierenden Granulosazellen resultiert. Die Zunahme im Durchmesser des Tertiärfollikels von 200 μm auf 1 bis 2,5 cm beruht hauptsächlich auf der Einlagerung von Follikelflüssigkeit unter dem Einfluß von FSH, das auch die Entwicklung der spezifischen LH-Rezeptoren auf den Granulosazellen induziert. Diese LH-Rezeptoren sind für die Auslösung der Progesteronsynthese vor der Ovulation und für die fortgesetzte Sekretion von Progesteron in der Lutealphase verantwortlich. Spezifische Membranrezeptoren für Prolaktin erscheinen ebenfalls auf den Granulosazellen der jungen Tertiärfollikel, jedoch nimmt ihre Zahl im Laufe der weiteren Reifung ab; ihre physiologische Bedeutung ist unklar. Ungefähr 2 Wochen verstreichen, bis ein künftiger präovulatorischer Follikel sein Wachstum beendet und eine reife Oozyte freigesetzt hat. Der Mechanismus der präovulatorischen Selektion aus einer Gruppe sich entwickelnder Follikel ist zwar unbekannt, aber intraovarielle Faktoren spielen wahrscheinlich eine wesentliche Rolle. Dafür spricht, daß die reife Oozyte aufgrund einer Interaktion mit den Granulosazellen ihre meiotische Reifeteilung erst nach dem Follikelsprung fortsetzt. Wenn die Oozyte den Follikel verlassen hat, fängt die meiotische Teilung an. Die Größenzunahme der präovulatorischen Follikel kann man mit Hilfe der Sonographie verfolgen; vor allem bei der Ovulationsinduktion bei anovulatorischen Patientinnen ist diese Methode nützlich.

Innerhalb von 36 h nach dem LH/FSH-Gipfel beendet die Oozyte die erste meiotische Teilung, womit jede Tochterzelle nur 23 der ursprünglichen 46 Chromosomen erhält und das erste Polkörperchen abgetrennt wird. Die 2. meiotische Teilung, bei der jedes Chromosom sich in Längsrichtung teilt, ergibt jeweils gleiche Paare. Sie wird – wenn überhaupt – erst dann beendet und das 2. Polkörperchen ausgestoßen, wenn das Ei von einem Spermatozoon befruchtet wird. Während des LH-Gipfels schwillt der präovulatorische Follikel an und überragt das Ovarepithel. Ein **Stigma,** d.h. ein gefäßloser Fleck, erscheint auf der Follikeloberfläche. Auf dem Stigma bildet sich ein Bläschen aus, das Bläschen platzt, und die Oozyte wird zusammen mit einigen Granulosazellen aus ihrer Umgebung, die den **Cumulus oophorus** bilden, hinausbefördert. Proteolytische Enzyme in den Granulosazellen und in den Epithelzellen, die dem präovulatorischen Follikel aufliegen, spielen anscheinend eine wichtige Rolle bei der Follikelruptur. Prostaglandinsynthese durch den Follikel selbst, möglicherweise unter dem Einfluß von LH und/oder FSH, scheint auch für den Vorgang der Ovulation erforderlich zu sein.

Das Corpus luteum stellt Progesteron und Östradiol etwa 14 Tage lang her und geht danach zugrunde, wenn keine Befruchtung stattfindet. Da Progesteron thermogenetisch wirkt, steigt die basale Körpertemperatur um wenigstens 0,33°C in der Lutealphase an und fällt erst ab, wenn die nächste Menstruation einsetzt. Möglicherweise sind Prostaglandine und IGF-I ebenfalls an der Regulierung der Lebensdauer des Corpus luteum beteiligt, jedoch weiß man wenig darüber. Wenn eine Befruchtung stattfindet, unterstützt **humanes Choriongonadotropin (HCG)** aus dem befruchteten Ei das Corpus luteum so lange, bis die fetoplazentare Einheit sich selbst ausreichend endokrinologisch versorgen kann. HCG ist der Struktur und der Funktion nach dem LH sehr ähnlich; bei den meisten Schwangerschaftstests allerdings werden Antikörper verwendet, die spezifisch mit der β-Untereinheit von HCG reagieren und wenig oder gar keine Kreuzreaktion mit LH aufweisen.

Zyklische Veränderungen an anderen Zielorganen des Reproduktionstrakts

Während des Menstrualzyklus macht das **Endometrium** bemerkenswerte histologische und zytologische Veränderungen durch, die ihren Abschluß in der Menstruationsblutung finden. Das Endometrium besteht aus drei Schichten: 1. der „funktionslosen" **Basalschicht,** die bei der Menstruation nicht abgeschilfert wird und von der aus die übrigen beiden Schichten im Laufe des Monatszyklus regeneriert werden, 2. der **oberflächlichen Schicht,** die aus dichtgedrängten Epithelzellen besteht und die Gebärmutterhöhle auskleidet, und 3. der dazwischengelegenen **Spongiosaschicht.** Die beiden letztgenannten Schichten bezeichnet man zusammen als „Funktionalis", da sie die größten Veränderungen während des Zyklus aufweisen und mit der Menstruation abgeschilfert werden. Nach der Menstruation, in der frühen Follikelphase, ist das Endometrium ziemlich dünn, es enthält Drüsen und Stroma. Die Endometriumdrüsen sind eng und gerade und mit einem flachen Zylinderepithel ausgekleidet, das Endometriumstroma ist dicht. Die ansteigenden Östrogenspiegel in der späten Follikelphase führen zur zunehmenden Zellproliferation und zu zahlreichen Mitosen (d.h. Regeneration aus der Basalschicht); die Mukosa wird höher; die röhrenförmigen Drüsen werden länger, bleiben jedoch gerade. Unter Progesteroneinfluß in der Lutealphase winden sich die Drüsen immer stärker, die Lumina sind sägezahnartig begrenzt, und das Epithel weist eine mit der Vermehrung der Gefäßdichte im Stroma zunehmende sekretorische Aktivität auf. Mit der Abnahme von Östrogen und Progesteron in der späten Lutealphase wird das Stroma ödematös, es kommt zur Nekrosenbildung im Bereich der Blutgefäße und des Endometriums, in deren Folge das Endometrium abblutet. Da die histologischen Veränderungen im mensuellen Zyklus charakteristisch sind, kann man eine Endometriumbiopsie zur genauen Bestimmung des Zyklusstadiums und zur Beurteilung der Gewebereaktion auf gonadale Steroide durchführen. Wenn auch der Mechanismus der Menstruation noch unklar ist, sprechen einige Befunde für eine Beteiligung der Prostaglandine an der Auslösung der Gefäßkonstriktion und der darauffolgenden Gewebsanoxie und Nekrose. Die Freisetzung von Prostaglandinen könnte auch die Kontraktionen der Uterusmuskulatur erklären, die die Menstruation häufig begleiten; somit ist der Einsatz von Prostaglandininhibitoren logisch und meist wirksam *(s. a. Kap. GYN, 5., Primäre Dysmenorrhö).* Die mittlere Menstruationsdauer beträgt 5 ± 2 Tage, der mittlere Blutverlust 130 ml (Streubreite 13–300 ml). Eine Binde oder ein Tampon kann 20 bis 30 ml aufnehmen. Menstrualblut gerinnt meistens nicht (es sei denn, die Blutung ist sehr stark), wahrscheinlich da es Fibrinolysin und andere gerinnungshemmende Stoffe enthält.

Darüber hinaus spielen sich zyklische Veränderungen der Weite des äußeren Muttermunds und des Zervikalkanals, in der Menge und den biophysikalischen Eigenschaften des Zervixschleims und in der Gewebedurchblutung ab. Während der Follikelphase nehmen Gefäßdichte und -füllung sowie Ödem der Zervix und Sekretion des Zervixschleims immer mehr zu. Der äußere Muttermund öffnet sich auf 3 mm zum Zeitpunkt der Ovulation und zieht sich danach auf 1 mm Durchmesser zusammen. Unter dem Einfluß der steigenden Östrogenkonzentrationen vermehrt sich die Menge des Zervixschleims um das 10- bis 30fache. Die Elastizität oder **Spinnbarkeit** nimmt zu. Das **Farnkrautphänomen** ist voll ausgebildet in Zervixschleim, der unmittelbar vor der Ovulation entnommen wird; dabei streicht man den Schleim auf einen Objektträger aus, läßt ihn trocknen und untersucht ihn mit dem Mikroskop. Das Farnkrautphänomen beruht auf einer östrogeninduzierten Erhöhung des NaCl-Gehalts im Zervixschleim. Unter dem Einfluß von Progesteron in der Lutealphase wird der Zervixschleim zähflüssiger, sein Wassergehalt nimmt ab, die Spinnbarkeit und das Farnkrautphänomen gehen verloren. Klinisch können die Eigenschaften des Zervixschleims zur Erkennung der Zyklusphase und zur Abschätzung des Hormonstatus einer Patientin herangezogen werden.

Zellproliferation und -reifung des Vaginalepithels reagieren ebenfalls auf Östrogen und Progesteron. Wenn in der frühen Follikelphase der Östrogenspiegel niedrig ist, erscheint das Vaginalepithel dünn und blaß. Mit dem Anstieg der Östrogenkonzentration in der Follikelphase baut sich das Vaginalepithel immer höher auf, die Plattenepithelzellen reifen und verhornen. In der Lutealphase erhöht sich der Anteil der noch nicht verhornten Intermediärzellen, die Zahl der Leukozyten und die Detritusmenge nehmen mit dem Ausmaß der Abschilferung von reifen Plattenepithelzellen zu. Die Veränderungen im Vaginalepithel können quantitativ-histologisch erfaßt werden, sie liefern nützliche Hinweise über die Östrogenstimulationslage. Die Scheide und die Zervix sind die empfindlichsten Indikatoren der Östrogenstimulierung im ganzen Körper.

Neuroendokrine Steuerung des mensuellen Zyklus

Die Freisetzung sowohl von LH als auch von FSH hängt offenbar von der Sekretion von GnRH aus dem Hypothalamus ab, wie in *Kap. END, 1.* beschrieben. Ein eigenes Releasing-Hormon für FSH ist nicht entdeckt worden. Vieles spricht jedoch dafür, daß LH und FSH manchmal in denselben Zellen vorkommen, also dürfte die differenzierte Abgabe von LH und FSH von dem Zusammenspiel verschiedener Faktoren abhängen (z. B. GnRH, Östradiol und Inhibin) und den unterschiedlichen Verweildauern von LH (Halbwertszeit 20–30 min) und FSH (Halbwertszeit 2–3 h) im zirkulierenden Blut. Wie praktisch alle Hormone werden LH und FSH pulsatil ausgeschüttet. Die Frequenz und Amplitude der Pulse werden von den Ovarialsteroiden moduliert, sie variieren im Verlauf des mensuellen Zyklus. Auch GnRH wird anscheinend pulsatil abgegeben, was für die pulsatile Gonadotropinfreisetzung verantwortlich ist.

Von den Ovarialsteroiden ist 17β-Östradiol der stärkste **Hemmer** der Gonadotropinsekretion und beeinflußt sowohl den Hypothalamus als auch die Hypophyse. Schon eine sehr kleine Zunahme des Östradiolspiegels genügt, um die negative Feedback-Wirkung in Gang zu setzen. Auch das von den ovariellen Granulosazellen produzierte Inhibin scheint bei der Unterdrückung der FSH-Freisetzung eine Rolle zu spielen. Chirurgische Entfernung der Ovarien führt zu einem rapiden Anstieg von LH und FSH, und die Verabreichung von Östradiol an Frauen mit Östrogenmangel zu einem schnellen Abfall der Gonadotropinspiegel im zirkulierenden Blut. Damit es zur Ovulation kommt, muß Östradiol auch einen **positiven** Einfluß auf die Gonadotropinfreisetzung ausüben. Die Feedback-Wirkungen von Östradiol sind offenbar zeit- und dosisabhängig. Hohe physiologische Östrogenkonzentrationen regen die Synthese und die Speicherung von Gonadotropinen an und ergänzen die GnRH-Wirkung auf die Gonadotropinabgabe. Beim normalen mensuellen Zyklus geht der positiven Feedback-Wirkung von Östradiol, die zum LH/FSH-Gipfel in Zyklusmitte führt, eine Zeit der niedrigen Konzentrationen mit negativem Feedback-Effekt voraus.

Somit wird die Freisetzung von LH und FSH direkt von der GnRH-Abgabe gesteuert, aber von den Feedback-Wirkungen der gonadalen Steroide moduliert. In der frühen Follikelphase ist die Menge an LH und FSH in den Gonadotrophen verhältnismäßig gering, es wird entsprechend wenig ausgeschüttet. Ansteigende Östradiolkonzentrationen fördern die Synthese von LH und FSH, hemmen jedoch ihre Freisetzung. Später, zur Zyklusmitte hin, löst der Östradiolanstieg schließlich das mittzyklische Freisetzungsmaximum von LH und FSH aus, unterstützt durch die niedrigen, jedoch zunehmenden Progesteronmengen im Blutkreislauf. Ob auch die pulsatile Abgabe von GnRH in Zyklusmitte verstärkt wird, ist unbekannt. Es ist denkbar, daß der Beginn des mittzyklischen Gipfels im wesentlichen einen starken zahlenmäßigen Anstieg der östrogeninduzierten GnRH-Rezeptoren auf den gonadotrophen Zellen widerspiegelt.

Menopause *(s. a. Kap. GYN, 5., Menopause)*

Der Zeitpunkt, zu dem die zyklische ovarielle Funktion mit Menstruation aufhört. Meist tritt die Menopause ein im 51. Lebensjahr, jedoch kann sie auch normal sein bei einer 40jährigen Frau. Die Symptomatik und Zeichen des **Menopausensyndroms** hängen in erster Linie mit verringerten Östrogenkonzentrationen im zirkulierenden Blut zusammen.

Die Symptome sind: Hitzewallungen, Schlafstörungen, Parästhesien, Herzklopfen, kalte Extremitäten, Kopfschmerzen, Schwindel, Angstgefühl, Reizbarkeit, Nervosität, Depression, Müdigkeit, Vergeßlichkeit, Konzentrationsstörungen und Gewichtszunahme. Die Hitzewallungen sind gründlich charakterisiert worden. Die Frau überkommt ein Wärme- oder Hitzegefühl, das von starkem Schwitzen begleitet sein kann und wenige Sekunden bis 3–5 min lang anhält. Die Haut, besonders am Kopf und Nacken, wird dabei warm und läuft rot an. Nach Abklingen der Hitzewallung kann ein Frostgefühl folgen. Hitzewallungen treten bei > 75% aller Frauen im Menopausenalter auf, und können sich über > 5 Jahre fortsetzen. Die vasomotorischen Symptome der Hitzewallungen treten gleichzeitig mit erneuten LH-Pulsen auf, jedoch geht nicht jede LH-Zunahme mit Hitzewallungen einher. Man nimmt daher an, daß Zentren im vorderen Hypothalamus die Hitzewallungen und die pulsatile Freisetzung von LH unabhängig voneinander regeln; für eine getrennte Kontrolle spricht auch, daß Hitzewallungen auch bei Frauen nach Hypophysektomie auftreten, die weder LH noch FSH produzieren.

Eine große Anzahl weiterer objektivierbarer Veränderungen findet mit der Menopause statt. Am offensichtlichsten ist das Aufhören der Menstrualblutungen. Jede genitale Blutung bei einer Frau, die seit 6 Monaten oder länger nicht geblutet hat, muß abgeklärt werden. Eine ausgeprägte Osteoporose wird bei ca. 25% der menopausalen Frauen gefunden, wobei schlanke Frauen der weißen Rasse besonders betroffen sind. Die Haut der Vulva und der Vagina wird dünn, und die kleinen Schamlippen, die Klitoris, der Uterus und die Ovarien nehmen an Größe ab.

Viele hormonale Veränderungen spielen sich in der „Perimenopause" ab *(s. Abb. 2.)*. Die Menstruation kann noch regelmäßig auftreten bis zur Menopause. Andererseits können die Zyklen verkürzt sein aufgrund einer verkürzten Follikelphase mit erhöhten FSH- und herabgesetzten Östrogenspiegeln, verglichen mit normalen, ovulatorischen Zyklen. Die Zykluslänge kann erheblich schwanken, wobei einige Zyklen mit einem Follikelsprung einhergehen können, während viele anovulatorisch verlaufen. Derartige Veränderungen dürften Ausdruck einer abnehmenden Tätigkeit des ovariellen Follikelapparats sein, jedoch sind einige anscheinend lebensfähigen Oozyten in den Ovarien postmenstrueller Frauen beobachtet worden.

Die LH- und FSH-Spiegel im Blut postmenopausaler Frauen sind stark erhöht, wobei der Quotient von FSH zu LH im typischen Fall > 1 beträgt (beide in mIU/ml) infolge einer verminderten negativen Rückkoppelung durch Östrogen. Offensichtlich sind die Östrogenspiegel stark erniedrigt. Auch die Androgenkonzentrationen nehmen ab, allerdings nur geringfügig, da das Stroma des Postmenopausenovars (und die Nebennieren ebenfalls) weiterhin beträchtliche Mengen produzieren. Diese Androgene werden in der Peripherie in Östrogene umgewandelt, besonders in den Fettzellen und in der Haut. Diese periphere Konversion der Androgene ist die Hauptquelle der zirkulierenden Östrogene bei postmenopausalen Frauen.

3. INFERTILITÄT

Ausbleiben einer Schwangerschaft bei einem Paar nach einem Jahr ungeschützten Geschlechtsverkehrs.

Infertilität betrifft schätzungsweise 1 von 5 Ehepaaren in den USA. Zum Teil spiegelt die zunehmende Inzidenz das spätere Heiratsalter und das Aufschieben der ersten Geburt nach der Eheschließung wider. Diagnose und Therapie erfordern eine gründliche Untersuchung beider Partner, wobei in Hinblick auf Ausmaß und Dauer individuell vorgegangen werden sollte (z. B. zügiger, wenn die Frau > 35 Jahre alt ist).

Die wichtigsten ätiologischen Faktoren sind Spermatozoonfaktoren beim Mann (40%), ovarielle Dysfunktion (20%), Tubenabnormitäten (30%) und Zervixfaktoren (5%); bei 10% läßt sich eine Ursache nicht eruieren.

Männliche Faktoren

Spermatogenese

Spermatogenese ist ein fortlaufender Vorgang; ca. 72–74 Tage dauert die Entwicklung von Spermatogonien zu Spermatozoen. Die optimale Reifungstemperatur beträgt 34 °C; deshalb kann die Einwirkung übermäßiger Wärme oder prolongiertes Fieber innerhalb von 2–3 Mo. vor der Untersuchung die Zahl, Motilität und Morphologie der Spermatozoen ungünstig beeinflussen. In den Samentubuli sind die Sertoli-Zellen für die Aufrechterhaltung und Steuerung der Reifung verantwortlich, während die Leydig-Zellen das Testosteron für die Aufrechterhaltung der Spermiogenese produzieren. Die endokrine Regulation des Hodens wird *in Kap. KIN, 16.* ausführlicher besprochen. Eine Azoospermie tritt im Zusammenhang mit Verlegung oder angeborenem Fehlen des Samenleiters oder mit einer primären Hodenkrankheit auf. Der Nachweis von Fruktose, die normalerweise von den Samenbläschen ausgeschieden wird, spricht für die Durchgängigkeit der Samenleiter.

Eine **Varikozele** ist die häufigste anatomische Abnormität bei infertilen Männern (25%, verglichen mit 10–15% in der Allgemeinbevölkerung); sie stellt eine krankhafte Dilatation der Venen im Plexus pampiniformis dar, durch welchen das Blut von den Hoden abfließt. Varikozelen sind häufiger links lokalisiert, wo die V. spermatica in die linke V. renalis einmündet. Der theoretischen Erklärung zufolge behindert die Varikozele den Blutabfluß aus dem Hoden, und der resultierende Blutstau verursacht höhere Temperaturen im Skrotum.

Seltener kommt die **Retrograde Ejakulation** in die Blase vor, insbesondere bei Diabetes mellitus, vorausgegangener Operation bei Morbus Hodgkin, Prostatektomie oder neurologischer Dysfunktion.

Diagnostik

Nach der Anamnese und körperlichen Untersuchung auf mögliche Ursachen der Infertilität ist die **Samenanalyse (Spermatogramm)** der wichtigste Screening-Test für die Beurteilung des männlichen Partners. Sie sollte erst nach einer 2- bis 3tägigen sexuellen Abstinenz durchgeführt werden. Es ist ratsam, mindestens 2 oder 3 Ejakulate zu untersuchen, da die Spermatozoenzahl erheblich variiert. Jede Probe wird durch Masturbieren gewonnen und in ein sauberes Glas aufgefangen, am besten in der Nähe des Labors. Männer, die dabei Schwierigkeiten haben, können spezielle Silastic-Kondome ohne spermatozoentoxische Gleitmittel oder Zusätze verwenden. Nach Verflüssigung bei Zimmertemperatur für 20–30 min werden die folgenden Parameter untersucht: Ejakulatvolumen (normal: 2–6 ml), Viskosität (normal:

Verflüssigung innerhalb 1 h), makro- und mikroskopisches Aussehen (normal: undurchsichtig, cremefarben, 1–3 weiße Blutkörperchen pro starkem Vergrößerungsfeld), pH (normal: 7–8), Spermatozoenzahl (normal: > 20 Mio/ml), Spermatozoenmotilität nach 1 und 3 h (normal > 50%) und Spermatozoenmorphologie (normal: > 60%). Weitere, computergestützte Methoden, die Spermatozoenmotilität zu beurteilen, sind jetzt verfügbar (z.B. lineare Spermatozoengeschwindigkeit); allerdings ist die Korrelation zwischen Geschwindigkeit und Fertilität noch unklar.

Nach einem pathologischen Ergebnis sollte man wegen normaler Schwankungen das Spermatogramm wiederholen. Bei der Anamnese des Mannes sollte man folgendes ausschließen: Mumpsorchitis; Kryptorchismus; Hodenverletzungen; Kontakt mit Industrie- oder Umweltgiften oder übermäßiger Hitze; akute Erkrankungen oder längere Fieberepisoden in den vorausgegangenen 3 Mo.; Gebrauch von Drogen, Alkohol, Diäthylstilböstrol oder anabolen Steroiden; unzureichende Abstinenzzeit vor dem Spermatogramm; die Möglichkeit, daß das Ejakulat nicht vollständig gesammelt wurde.

Bei der **körperlichen Untersuchung** steht die Suche nach anatomischen Abnormitäten im Vordergrund, z.B.: vermindertes Hodenvolumen (normal: 20–25 ml), Zeichen der Prostatitis, Hypospadie, Varikozelenbildung. Zur Beurteilung der Funktionstüchtigkeit der Samenkanälchen kann eine Hodenbiopsie erforderlich werden.

Hormonstörungen, die mit einer minderwertigen Spermatogenese einhergehen können, sind nicht häufig; dazu gehören: Hyperprolaktinämie, Hypothyreose, Krankheiten der Nebenniere, das Klinefelter-Syndrom, die Gonadendysgenesie, Abnormitäten der hypothalamisch-hypophysär-gonadalen Achse und Hypogonadismus *(s. Kap. KIN, 16., Hoden und Kap. KIN, 23.)*.

Spezialuntersuchungen der Spermatozoenfunktion und -qualität können in großen Infertilitätszentren durchgeführt werden; vor aufwendigen Therapien wie die In-vitro-Fertilisation **(IVF)** oder intratubarer Gametentransfer (gamete intrafallopian tube transfer, **GIFT** – Beschreibung unter *Methoden der assistierten Reproduktion, unten*). Der am häufigsten eingesetzte Test für Antispermatozoen-Antikörper verwendet kleine, antikörperbeschichtete Perlen, die gegebenenfalls IgG und IgA am Spermatozoenkopf, -mittelstück oder -schwanz binden können **(Immunobead-Test).** Beim **hypoosmolaren Schwelltest** zur Beurteilung der strukturellen Intaktheit der Spermatozoen-Plasmamembran werden die Spermatozoen in ein hypotones Kulturmedium gegeben; normalerweise fließt extrazelluläres Wasser in die Spermatozoenköpfe, die dann anschwellen.

Zur Beurteilung der Fähigkeit der Spermatozoen, ein Ei in vitro zu fertilisieren, gibt es 2 Verfahren. Der **Hemizona-Assay** mißt die Bindung der Spermatozoen an Eiweißrezeptoren auf der Oberfläche der isolierten Hüllen (Zona pellucida) menschlicher Oozyten. Beim **Spermatozoon-Penetrations-Assay** wird das Eindringen der Spermatozoen in Hamstereier nach Entfernung der Zona pellucida herangezogen.

Therapie

Es gibt keinen klaren Beweis dafür, daß die Behandlung von Männern mit verringerter Spermatozoenzahl, jedoch ohne Hormonstörungen eine Verbesserung der Konzeptionschancen bringt.

Varikozelen werden meistens behandelt. Unkontrollierte Studien ergaben zwar eine Schwangerschaftsrate von 30–50% nach Unterbindung der V. spermatica interna, jedoch sind kontrollierte, randomisierte Studien erforderlich, um diese Daten zu bestätigen.

Wenn endokrine Störungen ausgeschlossen werden können, spricht eine mittelschwere Oligospermie (10–20 Mio/ml) manchmal auf Clomifencitrat (25–50 mg/Tag für 25 Tage im Monat über 3–4 Monate) an. Leider kommt es offenbar zu keiner signifikanten Besserung der Motilität und Morphologie der Spermatozoen, und es gibt keine kontrollierten Studien, die eine Verbesserung der Fertilität aufzeigen.

Künstliche Befruchtung (artificial insemination, AI): Der Anwendungsschwerpunkt dieser Methode liegt bei der Spermatozoenselektion. Die Mehrzahl der Studien sprechen dafür, daß AI mit ganzen Ejakulaten, zugeführt über eine Portiokappe, die Schwangerschaftsrate nicht verbessert und daß AI mit einem Split-Ejakulat (der ersten Portion, da sie die größte Spermatozoendichte und -motilität aufweist) möglicherweise die Konzeptionschancen geringfügig erhöhen kann, wenn die Ejakulatmenge groß ist. In letzter Zeit wurde intrauterine Insemination mit gewaschenen Samenproben eingesetzt, um eine Infertilität bei niedriger Spermatozoenzahl, herabgesetzter Motilität, Antispermatozoen-Antikörpern oder Zervixschleimabnormität zu behandeln. Das Ejakulat wird mehrmals mit Gewebekulturmedium gewaschen; die beweglichen Spermatozoen schwimmen nach oben aus dem Spermatozoendepot und werden dadurch für die Insemination selektiert („Swim-up-Technik"). Diese Methode scheint am erfolgreichsten bei Männern mit erniedrigter Spermatozoenzahl und normaler Motilität oder bei Paaren, bei denen Zervixfaktoren eine Rolle spielen. Die meisten Schwangerschaften kommen innerhalb von 6 Behandlungszyklen zustande. Bei Azoospermie ist die therapeutische Insemination mit Spendersamen möglich. Ein kritischer Faktor ist die Bestimmung des Ovulationszeitpunktes, z. B. durch Messen der Basaltemperatur oder Feststellung des Anstiegs von LH (luteinisierendem Hormon) durch Messungen am Urin *(s. u., Ovulationsfaktoren).* Weil sexuell übertragbare Krankheiten, einschließlich AIDS, Sorgen bereiten, ist die Verwendung von frischem Spendersamen nicht ratsam. Gefrorene Samenproben können von geprüften Samenbanken bezogen werden. Bei Oligospermie, herabgesetzter Spermatozoenmotilität und Antispermatozoen-Antikörpern sind die IVF- und GIFT-Techniken ebenfalls möglich *(s. u., Methoden der assistierten Reproduktion).*

Ovarielle Faktoren

Frauen mit regelmäßigen Zyklen (26–35 Tage), die von prämenstruellen Beschwerden *(Brustschmerzen, Völlegefühl im Unterbauch, Stimmungsschwankungen)* begleitet werden, ovulieren meist normal. Für Frauen mit unregelmäßigen Zyklen oder Amenorrhö sollte eine Ursache ausgemacht werden, ehe mit einer Behandlung begonnen wird. Die Physiologie des mensuellen Zyklus wird in *Kap. GYN, 2.* und die Differenzierung der Amenorrhö in *Kap. GYN, 6.* besprochen.

Ovulationsbestimmung

Die tägliche Messung der basalen Körpertemperatur **(BT)** wurde oft herangezogen, um den Ovulationstermin zu bestimmen. Ein Tiefpunkt des BT-Verlaufs gibt einen Hinweis auf einen bevorstehenden Follikelsprung, während eine Zunahme von ≥ 0,5 °C für die postovulatorische Phase charakteristisch ist. Trotzdem ist der BT-Verlauf weder zuverlässig noch akkurat. Bestenfalls gestattet er eine Vorhersage der Ovulation innerhalb von 2 Tagen. Wesentlich aussagefähiger sind Ultraschalluntersuchungen des Follikeldurchmessers und Ovulations-Vorhersage-Kits zur Erfassung der Zunahme von luteinisierendem Hormon **(LH)** im Urin, die 24–36 h vor dem Follikelsprung einsetzt.

Mehrere andere biochemische Parameter können herangezogen werden, um nachzuweisen, daß eine Ovulation in einem bestimmten Zyklus stattgefunden hat, z. B.: erhöhte Progesteronspiegel im Serum (≥ 4 ng/ml) oder von dessen Abbauprodukt Pregnandiolglukuronid im Urin. Aufschlüsse über die Qualität der Ovulation kann man durch eine Endometriumbiopsie in der späten Lutealphase (10–12 Tage nach dem Follikelsprung) gewinnen. Ein histologisch nachweisbarer Entwicklungsrückstand von > 2 Tagen (auf den Anfang der darauffolgenden Menstrualblutung bezogen) spricht für eine unzureichende Produktion oder Wirksamkeit von Progesteron in der Lutealphase **(Lutealphasendefekt, LPD; Lutealinsuffizienz).** Diese Diagnose ist erst dann gerechtfertigt, wenn ein derartiger Rückstand in zwei Zyklen nachgewiesen wurde.

Therapie

Die Art der ovulationsinduzierenden Therapie muß sich nach dem Defekt richten; z. B. für Patientinnen mit Anovulation aufgrund einer **Hyperprolaktinämie** ist Bromocriptin das Mittel der Wahl. Für Patientinnen mit dem **Syndrom der polyzystischen Ovarien** oder **chronischer Anovulation** stellt Clomifencitrat (ein von Diäthylstilböstrol abgeleitetes orales Antiöstrogen) die günstigste Erstbehandlung dar. Wenn nötig, sollte zuerst eine uterine Blutung mit Medroxyprogesteronacetat (5–10 mg 1 × /Tag über 5–10 Tage) induziert werden. Ab dem 5. Tag nach Beginn der spontanen oder induzierten Blutung gibt man Clomifen (50 mg/Tag) für 5 Tage. Zu einem Follikelsprung kommt es meist 5–10 Tage (Mittelwert 7 Tage) nach dem ersten Tag der Clomifeneinnahme; in ovulatorischen Zyklen tritt eine Menstrualblutung innerhalb von 35 Tagen ein.

Bei **Frauen, die nach Clomifenbehandlung amenorrhoisch bleiben,** sind ein Schwangerschaftstest und eine bimanuelle Untersuchung erforderlich. Wenn die Ovarien nicht signifikant vergrößert sind, sollte eine Abbruchblutung wie oben beschrieben ausgelöst und Clomifen in der 50-mg-Dosierung wieder eingenommen werden. Bleibt eine Ovulation auch nach 2 Zyklen aus, wird die Dosierung auf 100 mg/Tag für 5 Tage und weiter in 50-mg-Schritten nach jeweils zwei Zyklen bis zu einer Höchstmenge von 200 mg/Tag für 5 Tage erhöht. (Obwohl Clomifen nur für eine Tagesdosis von ≤ 100 mg/Tag von der amerikanischen FDA zugelassen ist, sind die Wirksamkeit und Sicherheit solcher höheren Dosierungen durch zahlreiche Studien dokumentiert worden.) Wenn die Schwellendosis für Ovulation feststeht, sollte man die Behandlung für mindestens 6 Zyklen durchführen. Die maximale Konzeptionsrate wird bis zum 6. ovulatorischen Zyklus erreicht.

Nebenwirkungen von Clomifen sind: vasomotorisch bedingte Hitzewallungen (10%), Völlegefühl (6%), Brustempfindlichkeit (2%), Übelkeit (3%), Sehstörungen (1–2%), Kopfschmerzen (1–2%). Mehrlingsschwangerschaften (hauptsächlich Zwillinge) und ovarielle Überstimulierung (s. u.) kommen bei jeweils ca. 5% vor.

Bei **Frauen, bei denen unter Clomifenbehandlung keine Schwangerschaft eintritt,** kann man aus dem Urin postmenopausaler Frauen gewonnenes *humanes Menopausengonadotropin* **(HMG)** einsetzen. Zwei Formen stehen zur Verfügung: Menotropin (Pergonal®) enthält 75 IU LH und 75 IU follikelstimulierendes Hormon (FSH) pro Ampulle. Urofollitropin (Fertinorm®) enthält nur 75 IU FSH pro Ampulle. Beide Präparate werden in ähnlicher Weise eingesetzt. Sie sind ziemlich teuer und haben erhebliche Nebenwirkungen; deshalb müssen männliche Faktoren und Tubenfaktoren gut untersucht sein, ehe mit der Behandlung begonnen wird, und die Behandlungszyklen müssen von einem Arzt mit einschlägiger Erfahrung überwacht werden. HMG wird i. m. verabreicht, angefangen am 2. Tag nach einer Abbruchblutung oder spontaner Periodenblutung. Weil die Ovarien sehr unterschiedlich reagieren können, muß man die tägliche Dosierung (1–4 Amp.) individuell eruieren. Das Ziel besteht darin, 2–4 Follikel zum Wachsen und zur Reifung innerhalb von 7–14 Tagen zu stimulieren, überwacht durch Östradiolspiegel und Sonographie des kleinen Beckens. Nach der Follikelreifung gibt man humanes Choriongonadotropin (**HCG,** 10 000–20 000 IU i. m.), um eine Ovulation auszulösen. Die wichtigsten Risiken einer HMG-Therapie sind das **ovarielle Überstimulierungssyndrom** (10–20%) und Mehrlingsschwangerschaften (10–30%). *Das Überstimulierungssyndrom kann lebensgefährlich sein.* Es geht mit massiver Vergrößerung der Ovarien und Übertritt von Flüssigkeit aus dem intravasalen Raum in den Peritonealraum einher, woraus Hypovolämie, Oligurie, Hämokonzentration und massiver Aszites resultieren. Das Syndrom läßt sich meist durch engmaschige Überwachung und Verzicht auf HCG bei übermäßiger ovarieller Reaktion vermeiden.

Zur Behandlung der **hypothalamisch bedingten Amenorrhö** ist Gonadorelinacetat, ein synthetisches Gonadotropin-releasing-Hormon **(GnRH)** zur pulsatilen i.v. Infusion, seit neuerem zur Ovulationsauslösung erhältlich. GnRH wird entweder in 5-μ-Pulsen i. v. oder 20-μ-Pulsen s. c. alle 90 min mit Hilfe einer computergesteuerten peristaltischen Pumpe verabreicht. Da dieses Vorgehen die Freisetzung von LH und FSH aus der Hypophyse in physiologischer Weise bewirkt, reift meist nur ein dominanter Follikel bis zur Ovulation während einer 14tägigen Behandlung heran. Wegen des geringen Risikos der ovariellen Überstimulierung ist eine engmaschige Überwachung nicht notwendig. Nach der Ovulation kann die GnRH-Gabe während der Lutealphase fortgesetzt oder HCG (1500 IU) 4mal in 3tägigen Abständen verabreicht werden.

Bei **Störungen der Ovulation (z.B. Syndrom der polyzystischen Ovarien)** werden GnRH-Agonisten zur Unterdrückung der endogenen Gonadotropinsekretion und Verbesserung der Wirksamkeit einer darauffolgenden Behandlung mit HMG oder pulsatilen GnRH zunehmend eingesetzt. Eine abschließende Bewertung dieses Vorgehens steht noch aus. Eine **Lutealinsuffizienz (Lutealphasendefekt)** spricht meist auf Clomifencitrat (50–100 mg/Tag, 5 Tage lang, angefangen am 2.–3. Zyklustag) oder mit Progesteronzäpfchen (25 mg 2×/Tag 14 Tage lang nach der Ovulation; in Deutschland nicht kommerziell erhältlich; sie müssen vom Apotheker angefertigt werden). Bei Eintritt einer Schwangerschaft während eines Behandlungszyklus wird die Progesteronunterstützung ununterbrochen bis zur 10. Gestationswoche fortgesetzt.

Tubenfaktoren

Abnorme Tubenfunktion findet man in ca. 30% aller infertilen Paare. Häufig weist die Anamnese eine Adnexitis, IUP-Gebrauch, rupturierte Appendix, Unterbauchoperation oder Extrauteringravidität auf. Um die Durchgängigkeit der Tuben zu bestätigen, sollte man eine **Hysterosalpingographie (HSG)** und Durchleuchtung mit Hilfe eines Bildwandlers 2–5 Tage nach Aufhören der Menstrualblutung durchführen. Durch die HSG können uterine Anomalien, uterine Füllungsdefekte oder Verwachsungen **(Asherman-Syndrom)** und verschlossene Tuben erkannt und Hinweise auf pelvine Verwachsungen gewonnen werden. Da die Fertilität nach der HSG anscheinend etwas verbessert wird, können weitere diagnostische Tests der Tubenfunktion um einige Zyklen aufgeschoben werden.

Sollte die HSG Hinweise für eine intrauterine Abnormität ergeben, z.B. für das Asherman-Syndrom, kann eine **Hysteroskopie** durchgeführt werden. Die hysteroskopische Lösung von Verwachsungen ist eine hocheffektive Maßnahme zur Verbesserung der Konzeptionschancen. Weiterhin liefert die diagnostische Laparoskopie Hinweise zur Tubenfunktion; in einigen Fällen gestattet sie die Entfernung von Endometrioseherden durch Fulguration oder Abtragung oder die Beseitigung pelviner Verwachsungen.

Zervixfaktoren

Zervixschleim (Mukus) dient als biologischer Filter, der das Eindringen von Keimen aus der Scheide verhindert und das Überleben von Spermatozoen fördert. Während der Follikelphase des mensuellen Zyklus stimulieren ansteigende Östradiolspiegel die zunehmende Produktion von klarem, ausziehbarem Schleim. Der **Postkoitaltest** gibt grobe Hinweise sowohl auf die Empfänglichkeit des Schleims als auch auf die Lebensfähigkeit der Spermatozoen und deren Fähigkeit, den oberen Genitaltrakt zu erreichen. Obwohl dieser Test häufig durchgeführt wird, wurde seine Wertigkeit schon in Frage gestellt, weil einige Studien zwischen der An- oder Abwesenheit von lebendigen Spermatozoen im Schleim und nachfolgender Fertilität keinen Zusammenhang nachweisen konnten. Der Test sollte in Zyklusmitte durchgeführt werden, also wenn die Östradiolkonzentrationen ihr Maximum erreichen. Mit Hilfe einer Nasenpolypzange oder einer Tuberkulinspritze entnimmt man eine Schleimprobe 2–8 h nach dem Geschlechtsverkehr. Normalerweise ist der Schleim klar, spinnbar über 8–10 cm, enthält ≥ 5 bewegliche Spermatozoen pro Gesichtsfeld und trocknet im Farnkrautmuster.

Spermatozoenagglutination, erhöhte Schleimviskosität oder Abwesenheit von Spermatozoen sollte an folgende Möglichkeiten denken lassen: Antispermatozoen-Antikörper, falscher Testzeitpunkt, ungünstige Koitustechnik. Die Behandlung ist individualisiert und kann die intrauterine Insemination oder Anwendung von Mukolytika beinhalten.

Methoden der assistierten Reproduktion

Die **In-vitro-Fertilisierung (IVF)** wird zunehmend eingesetzt, z.B. bei Erkrankungen der Tube, Endometriose, Oligospermie, Nachweis von Antispermatozoen-Antikörper und ungeklärter Infertilität. Dieser Ansatz erfordert Überstimulierung der Ovarien, Gewinnen der Oozyten, Befruchtung und Embryoaufzucht und -transfer. Durch die ovarielle Überstimulierung mit Hilfe von Clomifencitrat und HMG, HMG allein oder eines GnRH-Agonisten plus HMG werden mehrere (3–10) Oozyten zum Wachstum angeregt. Wenn eine ausreichende Follikelgröße erreicht wird, wird HCG verabreicht, um die endgültige Reife herbeizuführen. Ca. 34 h nach der HCG-Gabe kann man die Oozyten durch direkte Nadelpunktion der Follikel, entweder transvaginal unter Ultraschallsicht oder durch Laparoskopie gewinnen. Die Oozyten werden mit gewaschenen Spermatozoen in vitro fertilisiert und die Embryonen ca. 40 h lang kultiviert; danach werden 3 oder 4 Embryonen in die Gebärmutterhöhle übertragen (in Deutschland verbietet das Embryonenschutzgesetz die Übertragung von ≥ 3 Embryonen, *Anm. d. Übers.*). Weitere Embryonen lassen sich tiefgefroren in flüssigem Stickstoff für den Transfer in einem nachfolgenden natürlichen Zyklus eingefroren aufheben. Obwohl meist mehrere Embryonen übertragen werden, beträgt die durchschnittliche Schwangerschaftsrate ca. 8–10% für ein Paar, bezogen auf jeden neuen IVF-Zyklus.

Eine weitere Möglichkeit für Frauen mit ungeklärter Infertilität, Endometriose und normaler Tubenfunktion ist die **intratubare Gametenübertragung** (gamete intrafallopian tube transfer, **GIFT**). Bei GIFT werden Spermatozoen und mehrere Oozyten wie für IVF gewonnen, jedoch werden sie in den distalen Tubenabschnitt eingesetzt, entweder transabdominal durch Laparoskopie oder transvaginal in die uterine Tubenmündung unter Ultraschallsicht; dort findet die Befruchtung statt. Die Erfolgsrate beträgt 20–30% in den meisten erfahrenen Zentren. Einige Varianten von IVF und GIFT sind: **intratubare Zygotenübertragung** (zygote intrafallopian tube transfer, **ZIFT**), Verwendung von Spenderoozyten und Übertragung eingefrorener Embryonen auf eine fremde Mutter.

Diese Möglichkeiten werfen weitere moralische und ethische Fragen auf, z.B. die Verfügung über gelagerte Embryonen (insbesondere in Fällen von Tod oder Scheidung), gesetzliche Elternschaft bei Fremdmutterschaft und selektive Eliminierung implantierter Embryonen bei Mehrlingsschwangerschaften.

Psychologische Aspekte

Das Ausbleiben einer Schwangerschaft erzeugt häufig Frustration, emotionalen Streß und Gefühle von Unzulänglichkeit, Schuld und Verdruß. Der Aufwand an Geld und Zeit für diagnostische und therapeutische Maßnahmen kann zu Ehestreit führen. Die Einbeziehung einer Einrichtung für Beratung und psychologische Unterstützung ist eine wichtige Ergänzung zur Therapie. In den USA haben infertile Paare Selbsthilfegruppen gebildet (z.B. Resolve), die örtlich und bundesweit organisiert sind. Trotz aller Bemühungen werden viele Paare keine Schwangerschaft erreichen. Man sollte sie beraten, ab welchem Punkt es besser wäre, die Behandlung abzubrechen und eine Adoption in Betracht zu ziehen.

4. FAMILIENPLANUNG

Ein oder beide Partner eines Paares können entweder **kontrazeptive Maßnahmen** anwenden, um eine Schwangerschaft vorübergehend auszuschließen, oder eine **Sterilisation** vornehmen lassen, um eine Schwangerschaft für immer zu verhindern. Die **Abruptio graviditatis** (elektive Beendigung einer Schwangerschaft) kann u.U. angewandt werden, um Versager der Kontrazeption zu korrigieren. Die Entscheidung eines Paares, eine Schwangerschaft anzustreben, zu verhindern oder abbrechen zu lassen, kann durch eine **pränatale Diagnose** oder durch eine **genetische Beratung** beeinflußt sein *(s. Kap. GYN, 12. und KIN, 23.)*. Die Infertilität wird in *Kap. GYN, 3.* besprochen.

Schwangerschaftsverhütung

Die am meisten verbreiteten Methoden der Schwangerschaftsverhütung in den USA (in Reihenfolge der Beliebtheit) sind: orale Steroide („Pille“, orale Kontrazeptiva), Kondome, spermatozoentötender Schaum, Coitus interruptus, Scheidendiaphragma, periodische Enthaltsamkeit und das Intrauterinpessar **(IUP).** Eine neue Methode, die subkutane Implantation von levonorgestrelhaltigen Kapseln aus Polysiloxon, kam 1991 erstmals auf den Markt in den USA. Die Vor- und Nachteile jeder Methode sollten der Patientin erklärt werden, damit sie für sich selbst und ihren Partner die günstigste auswählen kann. Viele Faktoren beeinflussen die Rate der kontrazeptiven Versager. Alter, Bildungsniveau und der Grad der Motivation stehen in umgekehrter Relation zu den Versagerquoten der Kontrazeption. Im allgemeinen sind Methoden, die zum Zeitpunkt des Koitus angewandt werden (Diaphragma, Kondom, Schaum, Schwamm, periodische Enthaltsamkeit, Coitus interruptus), in der Theorie viel wirksamer als in der Praxis. Bei Methoden ohne Bezug zum Koitus (z.B. orale Kontrazeptiva, IUP) ist die Diskrepanz zwischen der theoretischen und praktischen Effektivität der Methode viel kleiner und die Gesamteffektivität größer, da die Vorschriften für die Patientin einfacher sind. Über einen Zeitraum von mehreren Jahren beträgt die Schwangerschaftsrate bei Anwendung oraler Kontrazeptiva, IUP und subkutaner Implantate < 1%/Jahr und bei Methoden im Zusammenhang mit dem Koitus ca. 5%/Jahr.

Diaphragma und Zervixkappe

Das **Scheidendiaphragma,** eine halbkugelige Gummischale mit einem biegsamen Rand, die über die Zervix gestülpt wird, verhindert das Aufsteigen der Spermien. Das Diaphragma muß vom Arzt sorgfältig angepaßt werden, und die Frau muß wissen, wie sie es einsetzen muß, damit die Zervix bedeckt ist. Es sollte stets zusammen mit Creme oder Gel mit spermiziden Eigenschaften benutzt werden, um die schwangerschaftsverhütende Wirkung noch zu gewährleisten, sollte das Diaphragma während des Geschlechtsverkehrs verrutschen. Das Diaphragma darf keine Beschwerden verursachen, und keiner der Partner sollte es bemerken. Es muß vor dem Koitus eingesetzt und darf erst 8 h nach dem letzten Koitus entfernt werden. Die Sicherheit wird durch das zusätzliche Einführen eines spermiziden Mittels vor jedem Geschlechtsakt erhöht. Bei vorschriftsmäßiger Anwendung des Diaphragmas beträgt die Schwangerschaftsrate ungefähr 3%, die Gesamtversagerquote liegt jedoch bei etwa 14%.

Die **Zervixkappe** ähnelt dem Diaphragma. Sie ist in mehreren Größen erhältlich und muß von einem Arzt angepaßt werden. Man kann sie 48 h lang in situ belassen. Die Versagerquote entspricht der für das Diaphragma.

Schaumovula, Vaginalcreme, Vaginalzäpfchen und Schwämmchen

Diese Mittel müssen vor jedem Koitus in die Scheide eingeführt werden. Sie enthalten ein Spermizid, gewöhnlich Nonoxynol-9, das die Spermien durch Kontakt immobilisiert oder abtötet, und bilden außerdem für die Spermien eine mechanische Barriere. Kein Typ von Schaum oder Zäpfchen scheint wirksamer als die anderen zu sein, jedoch hat das kontrazeptive Schwämmchen als Träger den Vorteil, daß es 24 h lang wirksam bleibt. Die Versagerquote entspricht der für das Diaphragma. Die Zuverlässigkeit dieser Mittel nimmt mit dem Alter der Frau stark zu und ist bei Frauen über 30 ähnlich der des IUP.

Natürliche Familienplanung (periodische Enthaltsamkeit)

Diese Methode beruht auf Verzicht auf Geschlechtsverkehr während der empfänglichen Zeit. Die Ovulation findet meist ca. 14 Tage vor Beginn der nächsten Menstrualblutung statt. Obwohl die menschliche Eizelle wahrscheinlich nur ca. 24 h befruchtet werden kann, hat man bewegliche Spermien noch bis zu 7 Tage nach dem letzten Koitus gefunden, und von Befruchtung nach Koitus 3 Tage vor dem Follikelsprung ist berichtet worden. Die reine **Kalendermethode** ist die am wenigsten zuverlässige Art der natürlichen Familienplanung, selbst für Frauen mit regelmäßigen Menstrualzyklen. Um die Karenzzeit für diese Methode zu bestimmen, zieht man 18 Tage von der Länge des kürzesten der letzten 12 Zyklen und 11 Tage von der Länge des längsten der vorangegangenen 12 Zyklen ab. Variiert die Zykluslänge einer Frau zwischen 26 und 29 Tagen, muß das Paar auf Koitus verzichten von Tag 8 bis einschließlich Tag 18 von jedem Zyklus. Größere Schwankungen der Zykluslänge verlangen noch länger Enthaltsamkeitsphasen.

Andere, wirksamere Methoden erfordern eine ausgeprägte Motivation und eine gute Anleitung. Eine davon beruht auf Messung der **basalen Körpertemperatur** (**BT,** Basaltemperatur) der Frau jeden Morgen vor dem Aufstehen. Die BT steigt um ca. 0,5 °C von einem relativ niedrigen Niveau vor der Ovulation auf ein etwas höheres Niveau, meistens ca. 37 °C, nach dem Follikelsprung. Das Paar verzichtet auf Koitus bis mindestens 48–72 h nach dem Temperaturanstieg. Die Feststellung einer **vermehrten Zervixschleimmenge** (meist um die Zeit der Ovulation) wurde herangezogen, um die fruchtbare Zeit genauer zu bestimmen. Dabei wird Geschlechtsverkehr jeden 2. Tag nach Ende der Menstrualblutung gestattet, bis Zervixschleim (Mukus) bemerkt wird. Danach wird Enthaltsamkeit solange vorgeschrieben, bis 4 Tage nach dem Tag mit der größten Menge vergangen sind. Die **Symptothermalmethode** kombiniert die Veränderungen im Zervixschleim mit den Temperaturveränderungen und anderen Symptomen, die mit der Ovulation assoziiert sind. Sie stellt die genaueste Methode zur Bestimmung der notwendigen Dauer der periodischen Enthaltsamkeit dar. Allerdings beträgt die Versagerquote selbst mit dieser Erweiterung und nach Anleitung noch ca. 10%/Jahr.

Kondom

Das Kondom steht an dritter Stelle der antikonzeptiven Maßnahmen in den USA (nach Sterilisation des Mannes bzw. der Frau und nach Einnahme oraler Antikonzeptiva). Es ist die einzige wirksame reversible Methode für den Mann außer Coitus interruptus („Aufpassen"). Richtig angewandt schützt das Kondom vor sexuell übertragbaren Krankheiten; möglicherweise beugt es auch prämalignen Veränderungen an der Zervix vor. Das Kondom sollte nicht zu fest sitzen (die Spitze sollte etwa 1 cm überstehen, um das Ejakulat aufzufangen), und muß vorsichtig abgestreift werden, so daß nichts vom Inhalt verschüttet wird. Bei vorschriftsmäßigem Gebrauch beträgt die Versagerquote 3–4%. Die zusätzliche Anwendung eines Spermizids, entweder im Gleitmittel oder in der Scheide eingeführt, kann diese Rate noch weiter herabsetzen.

Orale Kontrazeptiva

Es gibt zwei große Klassen der oralen Kontrazeptiva: **Kombinationspräparate** und **reine Gestagenpräparate.** Die Kombinationspräparate enthalten sowohl ein synthetisches Östrogen als auch ein synthetisches Gestagen und werden kontinuierlich für 3 Wo. gegeben. Während der 4. Woche erfolgt keine Medikation, um eine Entzugsblutung zu ermöglichen.

Werden nur Gestagene angewandt, so wird täglich eine kleine Dosis eines synthetischen Gestagens gegeben. Diese Art der Verabreichung geht allerdings oft mit unregelmäßigen Blutungen einher und ist mit einer Schwangerschaftsrate von 2–8% im Jahr verbunden; sie ist nur dann zu empfehlen, wenn Östrogene kontraindiziert sind, z. B. in der Stillzeit.

Die Wirksamkeit der verschiedenen Kombinationspräparate unterscheidet sich nicht signifikant; wenn keine Tablette ausgelassen wird, werden weniger als 0,2% der Anwenderinnen nach Ablauf eines Jahres schwanger. Präparate mit über 50 μg Östrogen oder mehr sind jedoch von einer höheren Frequenz stärkerer Nebenwirkungen begleitet und sollten im allgemeinen nicht mehr verschrieben werden. Bei der Ersteinnahme von oralen Kontrazeptiva sollten nierigdosierte Präparate mit 30–35 μg Äthinylöstradiol gegeben werden. Solche Präparate sind ebenso wirksam wie die höher dosierten, aber Durchbruchsblutungen können in den ersten Anwendungsmonaten etwas häufiger auftreten.

Die Vorteile der oralen Kontrazeptiva müssen gegen die Risiken für die individuelle Patientin abgewogen werden. Der Verzicht auf orale Kontrazeptiva kann zu einer ungewünschten Schwangerschaft führen, und das Risiko, bei einer normalen Schwangerschaft bzw. bei einer Abruptio zu sterben, ist größer als das Risiko, in Zusammenhang mit der Einnahme von oralen Kontrazeptiva zu sterben.

Ersteinnahme von oralen Kontrazeptiva: Alle Frauen, die orale Kontrazeptiva erhalten, sollten vor der Ersteinnahme, nach 3 Mo. (um Blutdruckänderung zu erfassen) und mindestens einmal jährlich gynäkologisch untersucht werden. Wenn die Eigen- oder Familienanamnese Hinweise auf ein erhöhtes Risiko für Diabetes mellitus oder arteriosklerotisch bedingte kardiovaskuläre Erkrankungen enthält, sind folgende Laboruntersuchungen ratsam: Blutzuckerbestimmung 2 h postprandial, Serumlipidprofil einschließlich HDL-LDL-Cholesterin, Gesamtcholesterin und Triglyzeride. Bei auffälligen Glukose- oder Lipidspiegeln dürfen niedrigdosierte orale Kontrazeptiva zwar verschrieben werden, jedoch unter Kontrolle dieser Parameter und nur solange die Werte sich nicht weiter verschlechtern. Bei jedem Arztbesuch sollte eine gynäkologische Untersuchung einschließlich der Brust vorgenommen und die Leber sorgfältig palpiert werden. Weiter sollten jährlich Blutzucker und Gewicht gemessen und ein zytologischer Zervixabstrich entnommen werden.

Orale Kontrazeptiva nach Schwangerschaft: Eine Frau, die am Termin entbunden wurde, unterscheidet sich im Intervall zwischen Wiederauftreten der Ovulation bzw. Wiederauftreten der Menstruation von einer Frau post abortum. Der 1. Periodenblutung einer Frau post abortum geht gewöhnlich eine Ovulation voraus, die meist innerhalb von 2–4 Wo. erfolgt. Nach einer Entbindung am Termin verläuft der 1. Zyklus bei einer Frau, die nicht stillt, gewöhnlich anovulatorisch, jedoch ist eine Ovulation 4–5 Wo. nach der Entbindung möglich. Bei stillenden Frauen findet die erste Ovulation meistens erst 10–12 Wo. nach der Entbindung statt, manchmal schon vor der ersten Menstrualblutung. Nach spontanem oder induziertem Abort vor der 12. SSW sollte mit oralen Kontrazeptiva sofort begonnen werden. Nach Beendigung einer Schwangerschaft zwischen der 12. und 28. SSW sollten die oralen Kontrazeptiva erst nach einem Abstand von 1 Wo. wieder eingenommen werden. Da das Risiko einer Thromboembolie normalerweise post partum erhöht ist und durch orale Kontrazeptiva weiter ansteigen kann, sollten Patientinnen, die nach der 28. SSW geboren haben und nicht stillen, orale Kontrazeptiva erst 2. Wo. nach der Entbindung wieder einnehmen. Während der Stillzeit bewirken orale Kontrazeptiva eine Verringerung der Milchmenge und der Konzentrationen von Eiweiß und Fett in der Milch, darüber hinaus treten die Hormone in die Milch über. Deshalb werden kombinierte Ovulationshemmer **nicht** für stillende Frauen empfohlen, dagegen dürfen reine Gestagenpräparate („Minipille") eingesetzt werden. **Galaktorrhö** ist eine seltene Begleiterscheinung.

Keine Vorteile konnten durch zeitweiliges Absetzen der Therapie (Pillenpause) nachgewiesen werden. Orale Kontrazeptiva müssen überhaupt nicht abgesetzt werden, außer die Frau wünscht eine Schwangerschaft oder es treten Nebenwirkungen oder andere Kontraindikationen auf. Gesunde Nichtraucherinnen können niedrigdosierte orale Kontrazeptiva ununterbrochen bis zur Menopause oder einem Alter von 50 Jahren einnehmen. Dagegen wird für **Frauen über 35,** *die rauchen oder mit anderen Herzkreislaufrisiken belastet sind* (z.B. unbehandelter Bluthochdruck oder Hypercholesterinämie) *und orale Kontrazeptiva mit ≥ 50 µg Östrogen einnehmen, ein erhöhtes Risiko berichtet, an Kreislaufkrankheiten einschließlich Schlaganfall und Herzinfarkt zu sterben.*

Physiologie: Orale Kontrazeptiva bewirken eine negative Rückkoppelung am Hypothalamus, da sie das Gonadotropin-Releasing-Hormon hemmen; als Folge sezerniert die Hypophyse in Zyklusmitte keine Gonadotropine zur Auslösung der Ovulation. Das Endometrium des Uterus wird dünner und der zervikale Schleim dickflüssig und für Spermien nicht penetrierbar.

Nebenwirkungen und Kontraindikationen: Frauen, bei denen während der Einnahme von oralen Kontrazeptiva eine Durchbruchsblutung auftritt, sollten ein Präparat mit einem größeren Östrogenanteil, d.h. einer östrogenbetonten Zusammensetzung erhalten. Bei Frauen, die eine Amenorrhö entwickeln, sollte die Gestagenkomponente vermindert werden. Viele Nebenwirkungen, wie Übelkeit, Brustspannen, Wassereinlagerungen, erhöhter Blutdruck und Depressionen stehen in Beziehung zur Östrogendosis. Die Gestagene verursachen anabole Effekte wie Gewichtszunahme, Akne und ein Gefühl, das von einigen Frauen als Nervosität aufgefaßt wird. Auf das Gewicht bezogen ist Levonorgestrel 10- bis 20mal stärker wirksam als die anderen drei Gestagene, die in oralen Antikonzeptiva in den USA verwendet werden (Norethindron, Norethindronacetat und Ethinodioldiacetat; sie wirken etwa gleich stark).

Über die Wirkungen am weiblichen Genitaltrakt hinaus bewirken die synthetischen Hormonverbindungen der oralen Kontrazeptiva Stoffwechselveränderungen in fast jedem anderen Organsystem. Ernsthafte Komplikationen sind trotzdem relativ selten. **Absolute Kontraindikationen** gegen die Einnahme sind – außer Rauchen nach dem 35. Lebensjahr – **Schwangerschaft,** eine bestehende Leberkrankheit, Hyperlipidämie, nicht eingestellter Bluthochdruck, Diabetes mellitus mit Gefäßveränderungen, längere Immobilisierung einer unteren Extremität sowie ein thromboembolisches Geschehen, eine Thrombophlebitis, koronare Herzerkrankung, Sichelzellanämie, ein östrogenabhängiges Malignom, Leberadenom oder cholestatischer Schwangerschaftsikterus in der Anamnese. **Relative Kontraindikationen** sind Depressionen, migräneartige Kopfschmerzen, Oligomenorrhö, nicht abgeklärte Amenorrhö und starkes Rauchen vor dem 35. Lebensjahr.

Bei einigen Frauen bleibt die Ovulationshemmung nach Absetzen der Pille bestehen, jedoch verursachen orale Kontrazeptiva keine permanente Sterilität und haben keinerlei Auswirkungen auf Schwangerschaften, die nach dem Absetzen zustande kommen. Die Einnahme von oralen Kontrazeptiva in der Frühschwangerschaft hat keine nachteilige Wirkung auf den Fetus.

Die meisten **Veränderungen der Serumproteine,** die während der Einnahme von oralen Kontrazeptiva auftreten, stellen kein medizinisches Risiko dar, aber *die Ergebnisse von einigen klinischen Labortests werden verändert.* Die Serumspiegel von Kupfer und Eisen sind erhöht, während die Schilddrüsenfunktionstests im gleichen Ausmaß wie in der Schwangerschaft verändert sind; z.B. steigt die thyroxinbedingte Globulinkapazität an, während das freie Thyroxin normal bleibt. Nichts spricht dafür, daß die oralen Kontrazeptiva die Schilddrüsenfunktion selbst verändern. Allerdings kommt es zu einer Zunahme der Gerinnungsfaktoren, besonders der Faktoren VII und X, und damit zu einer Erhöhung der Gerinnungsbereitschaft.

Das Vorkommen von **tiefer Beinvenenthrombophlebitis** und **Thromboembolien** bei gesunden Frauen, die Präparate mit ≥ 50 µg Östrogen benutzen, wird 3- bis 4mal höher eingeschätzt als bei Nichtbenutzerinnen. Die Thrombenbildung scheint eine Beziehung zur Zunahme der Blutgerinnungsfaktoren und eventuell zur vermehrten Plättchenadhäsion zu haben, hervorgerufen durch die Östrogenkomponente. Die Inzidenz thromboembolischer Veränderungen wird durch die Östrogenverbindungen hervorgerufen, und die vermehrte Häufigkeit der Thromboembolie steht im Verhältnis zur Menge des verabreichten Östrogens. Die Inzidenz der genannten Komplikationen ist mit der Verringerung des Östrogengehalts deutlich zurückgegangen. Kein Anhalt besteht dafür, daß Thromboembolien bei Frauen mit Beinvarikosis häufiger auftreten. Wenn eine Frau Zeichen einer tiefen Beinvenenthrombophlebitis oder einer Lungenembolie unter Einnahme von oralen Kontrazeptiva entwickelt, sollte sie die Pille absetzen, und weitere diagnostische Untersuchungen sollten folgen. Wegen des erhöhten Risikos einer Thromboembolie sollten orale Kontrazeptiva 1 Monat vor einer geplanten Operation abgesetzt und mit der erneuten Einnahme erst 1 Mo. nach dem Eingriff wiederangefangen werden.

Im **ZNS** können Übelkeit, Erbrechen, Kopfschmerzen und Depressionen im Zusammenhang mit der Pilleneinnahme auftreten. Das Risiko eines Schlaganfalls wurde früher für Frauen, die orale Kontrazeptiva einnehmen, höher eingeschätzt, jedoch zeigen neuere epidemiologische Studien bei Präparaten mit geringerem Östrogenanteil die gleiche Inzidenz bei gesunden Anwenderinnen wie bei gesunden gleichaltrigen Nichtanwenderinnen. Frauen, die während der Einnahme von oralen Kontrazeptiva vermehrt Kopfschmerzen haben oder irgendwelche peripheren neurologischen Symptome entwickeln, ohnmächtig werden oder eine Aphasie entwickeln, sollten die Pille sofort absetzen, da diese Symptome Vorboten eines Schlaganfalls sein können. Depressionen und Schlafstörungen werden bei 1–2% der Frauen mit oralen Kontrazeptiva gefunden.

Östrogen steigert die Bildung von Angiotensin, so daß einige Frauen unter Pilleneinnahme einen **erhöhten Blutdruck** entwickeln. Unter Ovulationshemmern, die geringere Östrogenmengen enthalten, ist die Inzidenz von Hypertonie niedriger. Der Blutdruck sollte bei allen Frauen vor und während der Einnahme von oralen Kontrazeptiva überwacht werden. Im Fall eines Blutdruckanstiegs sollten orale Ovulationshemmer abgesetzt werden; dadurch kommt es meist zur Normalisierung.

Veränderungen des Zuckerstoffwechsels. Sowohl Störung der Glukosetoleranz als auch erhöhte Plasmainsulinspiegel aufgrund einer peripheren Insulinresistenz werden mit der Gestagenkomponente in Verbindung gebracht. Diese Veränderungen sind jedoch meist reversibel und kommen unter Präparaten mit geringer Gestagendosierung nur selten vor. Orale Kontrazeptiva dürfen solchen Patientinnen verschrieben werden, bei denen schon früher Blutglukoseerhöhungen aufgefallen waren, solange sie nicht aktuell diabetisch sind. Ein postprandialer 2-h-Blutglukosewert sollte jährlich bestimmt werden bei allen Pillenanwenderinnen mit einem erhöhten Risiko, einen Diabetes mellitus zu entwickeln, z. B. bei solchen, die in der Familienanamnese einen Diabetes mellitus angeben, deren Kinder bei Geburt groß waren oder bei denen ein ungeklärter intrauteriner Fruchttod vorgekommen ist. Bei auffälligen Werten sollte ein Glukosetoleranztest vorgenommen und die oralen Kontrazeptiva bei pathologischem Ergebnis abgesetzt werden. Für insulinpflichtige Diabetikerinnen mit Gefäßveränderungen werden orale Kontrazeptiva nicht empfohlen, da sie das Risiko, Gefäßerkrankungen zu entwickeln, erhöhen können.

Die Östrogene können zur **Natriumretention** führen; einige Frauen entwickeln **Ödeme** und können 1,5–2,5 kg an Gewicht zunehmen. Gestagene wirken anabol, und einige Frauen nehmen durch vermehrten Appetit an Gewicht zu. Wenn eine Frau mehr als 4–5 kg/Jahr zunimmt, sollte man ein Präparat mit einem weniger potenten Gestagen verordnen; Frauen, die erfolglos versuchen, Gewicht abzunehmen, sollten die Pille absetzen.

Die **Serumspiegel von einigen Vitaminen, Spurenelementen und Lipiden** können durch orale Kontrazeptiva verändert werden. Die Spiegel von Pyridoxin, Folsäure und der meisten anderen B-Vitamine sowie Ascorbinsäure, Calcium, Mangan und Zink sind erniedrigt, während die Vitamin-A-Spiegel erhöht sind. Soweit bekannt, sind diese Veränderungen klinisch bedeutungslos, und Frauen, die orale Kontrazeptiva einnehmen, benötigen keine zusätzlichen Vitamingaben. Die Spiegel der Serumlipide können sich unter Einnahme von Präparaten mit hoher Gestagendosierung etwas verändern, jedoch nicht unter geringdosierten Präparaten.

Wechselwirkungen mit anderen Medikamenten: Obwohl synthetische Sexualsteroide die Biotransformation von gewissen Medikamenten wie etwa Pethidin und Pyrazolabkömmlinge durch eine Substrathemmung verlangsamen können, ist eine solche Wechselwirkung klinisch nicht von Bedeutung. Eine Hemmung der Wirkungen anderer Medikamente durch orale Kontrazeptiva ist nicht bewiesen. Trotzdem können bestimmte Medikamente (z. B. Barbiturate, Sulfonamide, Cyclophosphamid, Rifampicin) die Wirkung der oralen Kontrazeptiva durch Induktion von Leberenzymen, die die Biotransformation beschleunigen, klinisch beeinträchtigen, indem die Steroide verstärkt in stärker polare und weniger biologisch aktive Metaboliten umgewandelt werden. Man hat eine relativ hohe Versagerquote der oralen Kontrazeptiva bei Frauen, die Rifampicin einnehmen, festgestellt; diese beiden Medikamente sollten nicht gleichzeitig gegeben werden. Die klinischen Daten, die das Versagen der oralen Kontrazeptiva bei gleichzeitiger Einnahme anderer Antibiotika (z. B. Penicillin, Ampicillin, Sulfonamide) und bei Anwendung anderer Medikamente (z. B. Phenytoin, Phenobarbital) betreffen, beruhen auf Einzelfällen und sind weniger klar. Bei Einnahme von Antibiotika in therapeutischer Dosierung ist es sinnvoll, eine Barrieremethode zusätzlich zu den oralen Kontrazeptiva zu empfehlen. Epileptikerinnen, die Phenobarbital einnehmen, benötigen ein Pillenpräparat, das 50 µg Östrogen enthält, da sie eine erhöhte Inzidenz von abnormen Blutungen unter den niedrigdosierten Präparaten aufweisen.

Die Inzidenz von **Cholelithiasis** bei Frauen, die orale Antikonzeptiva einnehmen, nimmt während der ersten paar Anwendungsjahre zu und danach ab. Somit begünstigt die Pille die Gallensteinbildung, jedoch verursacht sie nicht die Bildung neuer Steine. Frauen, die einen **idiopathischen rezidivierenden Schwangerschaftsikterus** (Schwangerschaftscholestase) entwickeln, können auch unter Ovulationshemmern eine Gelbsucht bekommen und sollten sie daher nicht einnehmen. Bei einer **bestehenden Lebererkrankung** ist die hormonelle Kontrazeption ebenfalls nicht angebracht, jedoch ist eine vollständig ausgeheilte Hepatitis keine absolute Kontraindikation. Bei einer Frau mit einer Leberkrankheit in der Anamnese müssen die Leberfunktionsparameter im Normbereich sein, ehe Ovulationshemmer erlaubt sind. In seltenen Fällen entwickeln sich **benigne Leberadenome** bei Frauen, die die Pille einnehmen; solche Adenome können spontan rupturieren. Ihre Inzidenz ist mit der Anwendungsdauer und Dosierung des Präparats korreliert und wird auf 1:30000–1:50000 geschätzt. Nach Absetzen der Ovulationshemmer bilden sie sich spontan zurück. Zwar ist eine **Lebervenenthrombose** mit Budd-Chiari-Syndrom vorgekommen, jedoch fehlt der Beweis für eine kausale Beziehung.

Chloasmen, ähnlich denen, die in der Schwangerschaft auftreten, kommen auch unter oralen Kontrazeptiva bei manchen Patientinnen vor. Diese Veränderungen werden durch Sonnenlichtexposition verstärkt und verschwinden langsam nach Absetzen der oralen Kontrazeptiva. Da die Behandlung schwierig ist *(s. Kap. HAU, 15., Hyperpigmentation)*, sollte man orale Kontrazeptiva absetzen, sobald sich Chloasmen entwickeln.

Das **Brustkrebsrisiko** ist weder bei der Gesamtheit der Frauen, die orale Kontrazeptiva benutzen, noch in Untergruppen mit hohem Risiko, wie z. B. Frauen mit einer positiven Familienanamnese, erhöht. Nach einem Anwendungszeitraum von > 30 Jahren beim Menschen sind riesige Mengen von epidemiologischen Daten über die neoplastischen Auswirkungen von oralen Kontrazeptiva zusammengetragen worden. Obwohl einige Studien ein erhöhtes Brustkrebsrisiko in gewissen Untergruppen von Anwenderinnen zeigten, konnten andere Untersuchungen einen derartigen Zusammenhang nicht bestätigen. Wegen der widersprüchlichen Studienergebnisse hat ein Beratungskomitee der amerikanischen Food and Drug Administration (FDA) vor kurzem beschlossen, keine Änderung in den Gebrauchsanleitungen oder Verschreibungsrichtlinien für orale Kontrazeptiva zu empfehlen. Mehrere andere epidemiologische Studien weisen ein erhöhtes Vorkommen von **Zervixneoplasien** bei Anwenderinnen nach, insbesondere bei Frauen, die orale Kontrazeptiva für > 5 Jahre einnahmen. Ein kausaler Zusammenhang ist nicht gesichert, jedoch sollte bei solchen Frauen mindestens jährlich eine zytologische Screening-Untersuchung durchgeführt werden. Zahlreiche Ergebnisse zeigen, daß der Gebrauch von oralen Kontrazeptiva das Risiko, an einem Endometrium- oder Ovarialkarzinom zu sterben, um ca. 50% verringert, und daß das Risiko nach Absetzen der Präparate weiterhin geringer bleibt.

Andere gesundheitliche Vorteile, die nicht mit der Schwangerschaftsverhütung zusammenhängen, sind: selteneres Vorkommen von Menorrhagien, Dysmenorrhöen, prämenstruellem Syndrom, Eisenmangelanämie, gutartigen Brusterkrankungen und funktionellen Ovarialzysten; die herabgesetzte Inzidenz von Extrauteringraviditäten und Salpingitis, die mit der Pilleneinnahme verbunden ist, dürfte das Risiko der Infertilität verringern. Insgesamt wirken sich diese Vorteile auf die Krankenhauseinweisungen mit einer geschätzten Reduktion von 50000/Jahr in den USA aus.

Subdermales Implantat

Levonorgestrelhaltige Kapseln aus Polysiloxon werden subkutan in den Oberarm implantiert. Wenn es freigesetzt wird, verhindert Levonorgestrel die Ovulation und das Eindringen der Spermatozoen in den zähen Zervixschleim. Der Eingriff ist ambulant durchführbar; in Lokalanästhesie wird ein kleiner Schnitt gemacht, und 6 Kapseln werden durch einen 10-gauge-Trokar in fächerförmiger Anordnung plaziert, um ausreichende Levonorgestrelspiegel für eine effektive Kontrazeption zu erreichen. Die Wunde wird ohne Naht verschlossen. Die Kapseln verbleiben und behalten ihre Wirksamkeit für 5 Jahre, wobei die kumulative Schwangerschaftsrate < 2% beträgt.

Die wichtigsten Nebenwirkungen sind Blutungsunregelmäßigkeiten und Amenorrhö. Auch Kopfschmerzen und Gewichtszunahme können die vorzeitige Entfernung der Kapseln veranlassen. Nach einer sachkundigen Beratung wollen viele Frauen diese Methode nach 5 Jahren weiterhin anwenden; in solchen Fällen müssen die Kapseln entfernt und ersetzt werden, da sie nicht biologisch abbaubar sind. Die Entfernung geschieht in gleicher Weise wie das Einsetzen, jedoch wird sie durch die Ausbildung einer Fibrose um die Kapseln erschwert. Normale Ovarialfunktion und Fertilität setzen sofort nach Entfernung des Implantats wieder ein.

Intrauterinpessare (IUP, Spirale)

Nur etwa 1 Mio. Frauen in den USA verwenden IUP zur Schwangerschaftsverhütung, obwohl sie sehr wirksam sind. Das IUP hat einige Vorteile gegenüber oralen Kontrazeptiva: Die Wirkungen sind auf den weiblichen Genitaltrakt begrenzt, und das Einlegen erfordert nur einmal eine Entscheidung durch die Patientin. Nur 2 IUP-Typen sind gegenwärtig in den USA erhältlich: ein progesteronfreisetzendes IUP (das jedes Jahr ausgetauscht werden muß) und ein kupferhaltiges Modell (T380A), das mindestens 6 Jahre lang wirksam bleibt. Schwangerschaftsraten nach Ablauf der 6 Jahre sind < 2%. Obwohl früher empfohlen wurde, das IUP während der Menses einzuführen, ist das Einführen zu jeder Zeit im Zyklus gestattet, solange die Frau nicht schwanger ist. Ein hoher Sitz im Fundus ist erforderlich für die richtige Funktion.

Die Absetzraten für das kupferhaltige Modell sind höher im ersten Jahr als in den Jahren danach, aber nur ca. 10–15% der sachkundig beratenen Patientinnen hören mit dem IUP im ersten Jahr auf. Es ist nicht nötig, ein reines Plastik-IUP auszuwechseln, außer die Patientin entwickelt nach einer Liegezeit von über 1 Jahr verstärkte Blutungen. Die Rauhheit der mit der Zeit auf dem Plastik abgelagerten Kalziumsalze kann jedoch Ulzerationen und Blutungen des Endometriums verursachen. Wenn sich nach 1 Jahr oder später eine verstärkte Blutung entwickelt, sollte das IUP entfernt und ein neues eingelegt werden.

Physiologie: Eine sterile Gewebsreaktion im Uterusvakum wird allgemein als Hauptgrund für die kontrazeptive Wirkung des IUP angenommen. 24 h lang nach Einlage eines IUP besteht eine bakterielle Kontamination; obwohl das Uterusvakum danach schnell und steril wird, bleibt die Entzündung nach Verschwinden der bakteriellen Infektionen bestehen. Abbauprodukte der intrauterinen Neutrophile sind für Spermien und Blastozyste toxisch; dies ist der wichtigste Mechanismus, wodurch ein IUP die Befruchtung verhindert. Die entzündliche Fremdkörperreaktion geht nach Entfernung des IUP zurück. Die monatliche Konzeptionshäufigkeit im 1. Jahr nach Entfernung eines IUP ist die gleiche wie nach Absetzen der Anwendung eines Kondoms bzw. eines Diaphragmas; am Ende eines Jahres haben 90% der Frauen, die schwanger werden wollen, konzipiert.

Nebenwirkungen und Komplikationen: Blutungen und Schmerzen sind die häufigsten medizinischen Gründe für die Entfernung eines IUP; sie werden von über 50% der Patientinnen angegeben, die das IUP vorzeitig entfernen lassen. Während des 1. Anwendungsjahres treten sie bei ungefähr 5% und während des 2. Jahres bei 7% der Patientinnen auf. Die Einlage während der Periodenblutung ist gewöhnlich weniger schmerzhaft als zu anderen Zeiten im Menstruationszyklus.

Die **Ausstoßungsrate** für die meisten IUP-Modelle ist am höchsten im 1. Jahr (ca. 10%); am häufigsten kommt es innerhalb der ersten Monate nach dem Einsetzen dazu. Die Rate ist höher bei jungen Frauen und bei solchen, die noch nie schwanger waren. Wenn ein anderes IUP eingelegt wird, besteht eine gute Chance, daß es in situ bleibt. *In ungefähr 20% der Fälle wird das Ausstoßen nicht bemerkt, woraus eine ungewollte Schwangerschaft resultieren kann.* Deshalb sollte ein Plastikfaden am IUP angebracht sein, so daß die Trägerin selbst nachprüfen kann, insbesondere nach der Periodenblutung, ob das Gerät noch liegt.

Die **Uterusperforation** ist ein potentiell ernstes, jedoch seltenes Problem; für die jetzt gebräuchlichen Modelle kommt sie bei ca. 1:1000 Einlagen vor. Die Perforation geschieht beim Legen des IUP. Manchmal dringt zum Zeitpunkt der Einlage nur der distale Anteil des IUP in die Uterusmuskulatur ein, dann bringen uterine Kontraktionen das IUP während der nächsten Monate in die Peritonealhöhle. Eine Perforation sollte immer dann ausgeschlossen werden, wenn die Patientin feststellt, daß sie die Fäden nicht mehr fühlen kann, aber kein Abgehen des IUP bemerkt hat. Wenn bei einer gynäkologischen Untersuchung das IUP oder die Fäden nicht gefunden werden können, sollte das Uteruskavum sondiert werden, solange keine Schwangerschaft vermutet wird. Wenn das IUP nicht mit der Uterussonde oder einem Biopsieinstrument getastet werden kann, sollte eine Ultraschall- oder Röntgenuntersuchung vorgenommen werden. Eine seitliche Röntgenaufnahme mit Kontrastmittel im Uteruskavum sollte angefordert werden, da ein im Douglas-Raum lokalisiertes IUP auf einem üblichen anteroposterioren Bild übersehen werden kann. Alle intraperitoneal gelegenen IUP sollten entfernt werden, da sie Darmverwachsungen verursachen können. Extrauterin gelegene, kupferhaltige IUP können schwerwiegende intraperitoneale Reaktionen verursachen und sollten bald entfernt werden, in der Regel durch Laparoskopie.

Eine **bakterielle Kontamination des Uteruskavums** erfolgt zum Zeitpunkt des Einlegens und verschwindet schnell nach 24 h. Die Rückholfäden des IUP ermöglichen keinen kontinuierlichen Zugang für Bakterien in das Uteruskavum. Bei einer Patientin mit klinischem Anhalt für eine Salpingitis sollte kein IUP gelegt werden, da zusätzlich Keime eingeschleppt würden. Die meisten Infektionen, die 30 oder mehr Tage nach Einlegen eines IUP auftreten, werden durch den Geschlechtsverkehr übertragen und nicht durch das IUP verursacht. Sie können ohne IUP-Entfernung behandelt werden, vorausgesetzt, daß die Infektion nicht schwer und die Patientin nicht schwanger ist. Obwohl die IUP-Trägerinnen einem 3fach höheren Risiko unterliegen, an einer Salpingitis zu erkranken, als Nichtanwenderinnen, besteht das erhöhte Risiko bei kupferhaltigen Modellen nur während der ersten 4 Mo. nach der Einlage und ist wahrscheinlich auf Bakterien, die bei der Einlage eingeschleppt werden, zurückzuführen. Die systemische Verabreichung von Antibiotika zur Prophylaxe ist jedoch unwirtschaftlich. Bei klinischen Zeichen einer Zervizitis sollte man kein IUP einsetzen. Da bei schildförmigen IUP, die mit einem Multifilamentfaden ausgestattet sind, ein erhöhtes Salpingitisrisiko besteht, sollten alle derartigen IUP gezogen werden. Frauen mit einem hohen Salpingitisrisiko, z. B. solche mit einer Adnexitis in der Anamnese, Nulliparae < 25 Jahren und Frauen mit wechselnden Sexualpartnern, sollten eine andere Methode der Kontrazeption wählen.

Die Häufigkeit angeborener Fehlbildungen bei Neugeborenen von Müttern mit IUP in situ ist nicht größer als bei der allgemeinen Bevölkerung. Der intrauterine Fruchttod tritt auch nicht öfter auf, aber die Inzidenz der **Spontanaborte** ist deutlich höher (ca. 55%). Wenn eine Frau mit IUP in situ schwanger wird und wünscht, die Schwangerschaft auszutragen, sollte das Gerät mit Hilfe des Rückholfadens – wenn einer zu sehen ist – entfernt werden, weil nach Entfernung des IUP die Abortrate niedriger ist. Das IUP liegt mit Sicherheit nicht in der Amnionhöhle, da die Nidation nicht unmittelbar neben dem IUP erfolgt. Wenn der Rückholfaden nicht sichtbar ist, sollten Versuche unterbleiben, den Uterus zwecks IUP-Entfernung zu sondieren. Eine Anzahl schwerer und sogar tödlich endender **systemischer Infektionen** wurde bei Frauen beobachtet, die mit IUP in situ schwanger wurden (besonders beim schildförmigen IUP mit Multifilamentfaden). Es wird deshalb empfohlen, alle IUP bei Eintritt einer Schwangerschaft zu entfernen, sofern die Fäden sichtbar sind. Wenn die Fäden nicht sichtbar sind, endet die Entfernung in einem Abort. *Wenn also eine Patientin die Entfer-*

nung verweigert und wünscht, daß die Schwangerschaft erhalten bleibt, muß sie vor der Möglichkeit einer Sepsis gewarnt werden und sollte bei eventuell auftretenden Infektionssymptomen den Arzt sofort aufsuchen. Im Falle von uteriner Infektion während der Schwangerschaft mit einem IUP in situ sollten geeignete Antibiotika gegeben und die Uterushöhle entleert werden.

Insgesamt betrachtet, werden Schwangerschaften effektiv durch ein IUP verhindert, jedoch unterliegt eine Frau, die mit einem IUP in situ schwanger wird, einem ca. 10fach höheren Risiko (3–9%) für eine **Extrauteringravidität** als sonst. Bei einer Abruptio graviditatis wegen Versagen des IUP sollte das gewonnene Gewebe histologisch untersucht werden, um zu sichern, daß die Schwangerschaft intrauterin war.

Mehrere Langzeitstudien haben keinerlei klinischen Anhalt dafür erbracht, daß IUP Korpus- oder Zervixkarzinome verursachen.

Sterilisation

Bei ungefähr einem Drittel aller verheirateten Paare in den USA, die irgendeine Methode der Familienplanung anwenden, ist ein Partner sterilisiert. Die Sterilisation ist die weitestverbreitete Methode zur Schwangerschaftsverhütung bei Paaren, in denen die Frau das 30. Lebensjahr überschritten hat. *Die Sterilisation muß immer als endgültig und dauerhaft angesehen werden.* Beide Partner sollte man über Risiken und über die Irreversibilität der Eingriffe aufklären. Die Wiederherstellungsoperation (Reanastomose) ist viel schwieriger nach Vasektomie als nach Eileiterunterbindung. Die Schwangerschaftsraten betragen 45–60% nach Reanastomose der Samenleiter und 50–80% nach Reanastomose des Eileiters.

Die **Sterilisation beim Mann** erfolgt durch Vasektomie, ein ambulanter Eingriff, der ungefähr 20 min dauert und nur eine Lokalanästhesie erfordert. Der Samenleiter wird dargestellt und durchtrennt, die Enden entweder durch Ligatur oder elektrische Verschorfung verschlossen und in den Skrotalsack reponiert und die Inzision verschlossen. Ungefähr 15–20 Ejakulationen sind gewöhnlich nach der Operation erforderlich, bevor eine Sterilität erreicht wird. Nach dem Eingriff sollten Spermiogramme angefertigt werden; *ein Mann ist erst dann als sterilisiert anzusehen, wenn zwei spermienfreie Ejakulate nachgewiesen worden sind.* Die Komplikationen der Vasektomie sind Hämatombildungen (in $\leq 5\%$), Spermiengranulome (entzündliche Reaktion auf Austritt von Spermien ins Gewebe) und spontane Reanastomosen, die meistens kurz nach dem Eingriff auftreten.

Die **Sterilisation der Frau** wird durch eine Tubenligatur erreicht, einen komplizierteren Eingriff, der eine intraperitoneale Inzision und eine Allgemeinnarkose oder Lokalanästhesie erfordert. Die Ligatur kann durch einen kleinen infraumbilikalen Schnitt entweder unmittelbar nach einer Entbindung im OP oder am folgenden Tag vorgenommen werden, ohne den Krankenhausaufenthalt zu verlängern. Dieselben operativen Techniken können zur Sterilisation zu anderer Zeit („Sterilisation im Intervall") angewandt werden. Die Eileiter können auch leicht und schnell von einem Unterbauchschnitt oder von einer hinteren Kolpozöliotomie aus ligiert werden. Nach einem kleinen, 2 cm langen suprapubischen Schnitt (sog. Minilaparotomie) kann die Patientin wie nach einem ambulanten chirurgischen Eingriff (z. B. Laparoskopie, s. unten) versorgt werden. Eine Minilaparotomie wird meist unter Vollnarkose durchgeführt, jedoch kann auch eine Lokalanästhesie ausreichen. Es kommen die gleichen Tubensterlisisationsverfahren wie bei der Laparoskopie zur Anwendung: Elektrokoagulation, Verschluß mit Banden oder Klips, Ligatur mit oder ohne partielle Exzision, z. B. nach Pomeroy.

Die **Laparoskopie** ist eine weit verbreitete gynäkologisch-operative Technik geworden. Mit Hilfe des Laparoskops können die Eileiter von einem oder zwei kleinen intraperitonealen Einstichen her elektrisch koaguliert und durchtrennt werden. Obwohl die laparoskopische Sterilisation gewöhnlich in Vollnarkose erfolgt, muß die Patientin nicht über Nacht stationär bleiben. Die Versagerrate nach laparoskopischer Elektrokoagulation wird mit nur

1:1000 Eingriffen angegeben, jedoch sind die Schwangerschaften zu einem hohen Prozentsatz extrauterin gelegen. Die Komplikationshäufigkeit nach laparoskopischer Elektrokoagulation beträgt 1–6%. Größere Komplikationen wie Blutung oder Stichverletzung bzw. Verbrennungen des Darms treten bei 0,6% auf. Darmverletzungen entstehen weniger häufig bei der bipolaren als bei der unipolaren Elektrokoagulationstechnik; aus diesem Grunde sollte nur die bipolare Methode benutzt werden.

Verschiedene mechanische Vorrichtungen (Silastic-Bänder und Clips mit Schnappverschluß) werden anstelle der Koagulation und Durchtrennung zum Verschluß der Eileiter angewandt, wobei gleichzeitig Probleme, die mit der Anwendung von elektrischem Strom verknüpft sind, vermieden werden. Da diese Methoden weniger Gewebe traumatisieren, dürften die mit ihnen durchgeführten Sterilisationseingriffe besser reversibel sein; aber selbst mit mikrochirurgischen Verfahren beträgt die Refertilisierungsrate nur ca. 75%.

Die **elektive vaginale Hysterektomie** allein zum Zweck der Sterilisation wird von einigen Gruppen akzeptiert. Wenn andere chronische Erkrankungen der Gebärmutter bestehen (wie etwa Menorrhagie, zervikale Dysplasie oder schwere Dysmenorrhö), kann die abdominale oder vaginale Hysterektomie die günstigste Methode zur Sterilisation sein. Obwohl die Morbidität, der Blutverlust und die Dauer des stationären Aufenthaltes nach Hysterektomie größer sind als nach einer Tubeninstillation, hat diese Methode auf lange Zeit gesehen Vorteile, z.B. die 100%ige Wirksamkeit, das Ausbleiben von Menstruationsstörungen und die Unmöglichkeit, noch Myome oder Karzinome der Gebärmutter zu entwickeln.

Schwangerschaftsunterbrechung

Durch die Geschichte hindurch haben Frauen ungewollte Schwangerschaften durch künstlichen Abbruch beendet. Die Gesetzesvorschriften darüber spannen den Bogen vom völligen Verbot bis hin zu elektivem Abbruch auf Wunsch. Weltweit haben etwa zwei Drittel der Frauen die Möglichkeit zur legalen Abtreibung; ungefähr ein Zwölftel aller Frauen wohnen in Ländern mit streng gehandhabten Verbotsvorschriften. In den USA ist die Schwangerschaftsunterbrechung auf Wunsch innerhalb des ersten Trimenons gestattet; nach der 12. SSW darf jeder Bundesstaat den Schwangerschaftsabbruch nach eigener Fassung regeln, solange die mütterliche Gesundheit dabei berücksichtigt wird.

Die Zahl der gemeldeten Schwangerschaftsabbrüche in den USA hat stetig zugenommen, besonders seit 1974, als die Gesetze liberalisiert wurden. 1963 betrug die **Rate** der Schwangerschaftsunterbrechungen 0,13:1000 Frauen im gebärfähigen Alter (15–44 Jahre) und 1984 betrug diese Rate 26,9:1000; somit brechen jährlich ca. 3% aller Frauen zwischen 15 und 44 Jahren eine Schwangerschaft ab. Die **Relation** von Unterbrechungen zu Lebendgeburten nahm noch deutlicher zu, d.h. von 13:1000 im Jahre 1963 auf 287:1000 im Jahre 1985. Somit wurden 1985 ca. 30% aller Schwangerschaften in den USA durch eine Abtreibung beendet. Die Schwangerschaftsunterbrechung ist eine der häufigsten chirurgischen Eingriffe in den USA; > 1,5 Mio. wurden 1980 gemeldet. Etwa 27% wurden bei Frauen < 20 Jahre durchgeführt, 35% waren 20–24% Jahre alt, und die restlichen 38% waren 25 oder älter; 19% der Frauen waren verheiratet. Im Jahre 1983 wurden > 90% der Abtreibungen im 1. Trimenon (12. SSW oder weniger) und > 50% in der 8. SSW oder darunter vorgenommen. Ca. 97% wurden durch Kürettage, 3% durch Instillation von NaCl-Lösung, Prostaglandinen oder Harnstoff und < 0,1% durch andere Methoden, einschließlich großer Operationen, durchgeführt.

Die heute gebräuchlichen Verfahren sind: 1. instrumentelle Ausräumung per vaginam; 2. Einleitung mit Pharmaka, die Kontraktionen des Uterusmuskels auslösen; 3. chirurgische Eingriffe am Uterus, z.B. Hysterotomie oder Hysterektomie. Das Vorgehen hängt von der Gestationsdauer ab. Die Schwangerschaftswoche (SSW) wird von der **letzten Menstruationsblutung** berechnet, unter der Annahme, daß die Ovulation etwa am 14. Zyklustag stattgefunden hat. Ca. 97% aller Abtreibungen werden durch instrumentelle Ausräumung durchgeführt. Vor der 12. SSW ist die Kürettage praktisch das einzige gebräuchliche Verfahren. Die **Saugkürettage** in der 4.–6. SSW (auch als „menstruelle Extraktion“ bezeichnet; der Ausdruck stammt aus der Zeit, als es keine empfindlichen Schwangerschaftstests gab) erfordert keine oder nur geringe Dilatation der Zervix. Meist wird ein kleiner, biegsamer Saugrohransatz mit einem Durchmesser von 4, 5 oder 6 mm als Kürette verwendet; auch ein steifer 6-mm-Saugrohransatz aus Kunststoff oder Metall findet zur Endometriumaspiration Anwendung. Der Rohransatz wird an eine Vakuumvorrichtung angeschlossen (in der Regel eine elektrische Saugpumpe, jedoch können auch Handpumpen und Vakuumspritzen verwendet werden) und durch die Zervix eingeführt; das Uteruskavum wird sorgfältig und gründlich damit kürettiert. Unvollständige Kürettage, wodurch der Fetus am Leben bleibt, kommt häufiger in den ersten SSW vor als später.

Nach der 7. SSW muß die Zervix meist dilatiert werden, damit eine Kürette mit einem Durchmesser, der die Entfernung des nun größeren Konzeptus gestattet, eingeführt werden kann. Der Zervikalkanal läßt sich durch Einführung leicht verjüngter Dilatatorstifte nacheinander in zunehmender Größe bis zum Durchmesser der gewünschten Kürette sanft erweitern. Der Durchmesser des Saugrohransatzes entspricht meist dem Schwangerschaftsalter, z.B. 8 mm für die 8. SSW, bis zur Maximalgröße von 10 mm für die 12. SSW. Um Zervixverletzungen durch die mechanische Dilatation zu reduzieren, können Stife aus getrockneter Laminaria (einer Seetangart) oder andere osmotische Dilatatoren eingesetzt werden. Nach Einführung durch den inneren Muttermund läßt man sie 4–5 h (meist über Nacht) im Zervikalkanal liegen; der Zervikalkanal wird durch die Quellung der Laminariastifte und/oder Anregung der Prostaglandinfreisetzung erweitert.

Für Schwangerschaften jenseits der 12. SSW ist die Dilatation plus instrumentelle Ausräumung die gebräuchlichste Methode; wegen der geringen Häufigkeit ernster Komplikationen verdrängt sie die medikamentöse Einleitung immer mehr. Vor 1979 mußten Schwangere in der 13.–15. SSW bis zur 16. SSW warten, denn die bis dahin üblichen medikamentösen Einleitungsmethoden schlugen bei jüngeren Schwangerschaften nicht an. Zur Zeit wird die Dilatation plus Ausräumung hauptsächlich in der 13.–15. SSW angewandt; in der 16.–20. SSW hat sie die Instillation in die Fruchthöhle als meist eingesetztes Verfahren weitgehend abgelöst. Bei der Dilatation plus instrumenteller Ausräumung nach der 12. SSW wird der Zervikalkanal dilatiert, meist mit einem oder mehreren Laminariastiften; dann wird der Fetus mit einer Zange zerkleinert und entfernt und schließlich Fruchtwasser, Plazenta und kleinere fetale Teile mit einem 14- bis 16-mm-Saugrohr abgezogen. In weiter fortgeschrittenen Schwangerschaften können gleich mehrere Laminariastifte zur schonenenden Dilatation der Zervix auf 3–4 cm eingeführt werden, um die Entleerung zu erleichtern und weniger gefährlich zu machen. Dieses Verfahren erfordert mehr Geschicklichkeit als die alleinige Saugkürettage.

Die Dilatation plus instrumentelle Ausräumung ist bis zur 20. SSW mit einer geringeren Frequenz leichterer Komplikationen belastet als die medikamentöse Einleitung. Trotzdem wird die medikamentöse Einleitung insbesondere nach der 18. SSW bevorzugt, da das Risiko, schwerwiegende Komplikationen herbeizuführen (z.B. Darmverletzungen und Uterusverletzungen, die eine chirurgische Intervention erforderlich machen), mit der Dilatation plus instrumentelle Ausräumung größer ist.

Im ersten Trimenon hat man Schwangerschaftsunterbrechungen ohne **Narkose** durchgeführt. Allerdings ist der Eingriff sehr schmerzhaft, so daß eine Anästhesie schon aus menschlichen Gründen anzuraten ist; außerdem wird der Operateur eher das gesamte Schwangerschaftsgewebe entfernen können, wenn die Patientin keine akute Schmerzen verspürt. Im ersten Trimenon wird die lokale Anästhesie bevorzugt, in erster Linie der Parazervikalblock. Dabei wird ein Lokalanästhetikum in das Parazervikalgewebe und in die vordere Muttermundslippe bei 4 und 8 h injiziert; nach einer Wartezeit von 6–8 min ist das Gewebe betäubt. Die Dilatation plus instrumentelle Ausräumung kann sowohl unter lokaler Betäubung als auch unter Vollnarkose durchgeführt werden.

Eine Schwangerschaftsunterbrechung kann auch durch die **medikamentöse Induktion** uteriner Kontraktionen eingeleitet werden, insbesondere im 2. Trimenon. In den USA wird sie meist durch transabdominale, transuterine Injektion hypertoner NaCl-Lösung über eine

Kanüle in die Fruchthöhle begonnen. Nach Abzug von 50 bis 200 ml Fruchtwasser werden 200 ml 20prozentiger NaCl-Lösung vorsichtig in die Amnionhöhle instilliert. In der Regel setzen Wehen innerhalb von 24 h danach ein, und Fet und Plazenta werden nach 36 h ausgestoßen. Um die Ausstoßung zu beschleunigen, werden zusätzliche Mittel, wie z.B. Laminariastifte, Oxytocin oder Prostaglandine, angewandt. Komplikationen sind: Hypernatriämie, Gerinnungsstörungen, Blutungen, Infektion und Zervixverletzungen.

Prostaglandine *(s. a. Kap. PHA, 10.)* lösen Uteruskontraktionen aus. Man kann entweder Prostaglandin-E_2 (Dinoproston) als Vaginalzäpfchen oder 15-Methylprostaglandin $F_{2\alpha}$ (Dinoprost-Trometamin) i.m. verabreichen. Nach diesem Vorgehen ist die Zeit zwischen Einleitung und Geburt verkürzt, jedoch kommt es häufiger zur Plazentaretention und zur Abtreibung eines noch lebenden Feten. Zusätzliche Applikation von Oxytocin i.v. beschleunigt den Vorgang, jedoch wird auch das Risiko von Rissen im unteren Uterinsegment und von Hypernatriämie dadurch höher. Zäpfchen werden meist zur Ergänzung anderer Methoden angewandt, besonders wenn es zum Blasensprung ohne aktive Kontraktionen gekommen ist. Der Einsatz von Laminariastiften oder anderen osmotischen Dilatatoren (einzelnen oder mehreren) vor der medikamentösen Einleitung im 2. Trimenon führt meist zur Verkürzung der Eröffnungszeit und zur verringerten Häufigkeit von Zervix- und Scheidenrissen. Nebenwirkungen von Prostaglandinen sind. u.a.: Übelkeit, Erbrechen, Durchfall, Hyperthermie, Gesichtsrötung, vasovagale Symptome, Bronchospasmus. Prostaglandine können Anfälle von Asthma bronchiale in dafür anfälligen Patientinnen auslösen; bei Patientinnen mit schwerer Beeinträchtigung der Nieren- und Leberfunktion kann die Aktivierung der Prostaglandine verringert sein; bei Epileptikerinnen können Anfälle auftreten.

Mifeproston (RU 486), ein Progesteron-Rezeptorenblocker, ist – in Kombination mit einem Prostaglandin – hochwirksam zur Beendigung von Schwangerschaften vor der 7. SSW. Zur Zeit ist diese Substanz nur in Frankreich zugelassen.

Eine große Operation, die **Hysterotomie,** die im wesentlichen einem Kaiserschnitt entspricht, ist nur selten indiziert. Die **Hysterektomie** sollte nur solchen Frauen vorbehalten bleiben, bei denen eine Indikation dazu schon vorher bestand; die Frau muß sich über die nachfolgende absolute Sterilität im klaren sein. Die Todesrate bei diesen Operationen ist 44mal höher als die der Kürettage im 1. Trimenon.

Komplikationen

Die Komplikationsrate ist mit der Schwangerschaftsdauer und der Abbruchmethode eindeutig korreliert. Sie nimmt mit fortschreitendem Schwangerschaftsalter zu. Bei jedem Zweifel am Schwangerschaftsalter ist eine sonographische Untersuchung erforderlich. Eine Blutung nach der Befruchtung kann als „letzte Menses" fehlgedeutet werden; die Größe eines retroflektierten Uterus und die des Uterus einer adipösen Patientin können schwer zu tasten sein. Ernsthafte Frühkomplikationen sind: Uterusperforation (0,1%) durch ein Instrument, wobei der Darm oder andere Organe auch verletzt werden können, und schwere Blutung (0,06%) nach Trauma oder Atonie des Uterus. Spätere Blutungen können von zurückbehaltener Plazenta oder Infektion herrühren. Zervixverletzungen (0,1%–1%) reichen von oberflächlichen Rissen bis zu zervikovaginalen Fisteln, die nach Instillationen im 2. Trimenon möglich sind. Auch die Vollnarkose und Lokalanästhesie können unerwünschte Nebenwirkungen haben. Weitere Komplikationen der medikamentösen Aborteinleitung wurden schon erwähnt.

Die häufigsten Spätkomplikationen sind: nachfolgende Blutungen von nicht ausgeräumten Plazentageweberesten, Infektion (0,1–2%), die von geringer Endometritis bis zur schweren Adnexitis, Peritonitis und Sepsis reichen kann, und Thrombophlebitis. Sterilität kann die *Folge einer Adnexitis* oder von Synechien in der Uterushöhle sein. Eine Rh-Sensibilisierung ist möglich, wenn eine anfällige rh-negative Frau kein Rh-Immunglobulin erhält *(s. Kap. HÄM, 2., Aufbereitung von Spender- und Empfängerblut und seinen Komponenten).* Die Auswirkungen der elektiven Abtreibung auf nachfolgende Schwangerschaften wird weiterhin kontrovers diskutiert. Bei neueren, breitangelegten Untersuchungen hat man kein erhöhtes Risiko gefunden. Die gewaltsame Dilatation der Zervix in fortgeschrittenen Schwangerschaften kann zur Zervixschlußinsuffizienz beitragen. Die Komplikationsrate, einschließlich der Mortalität, hat stetig abgenommen, insbesondere seit 1972. Die sicherste Methode ist die Saugkürettage; es folgen Dilatation plus Kürettage, Dilatation und instrumentelle Ausräumung, Prostaglandininstillation, Instillation von NaCl-Lösung, Hysterotomie und Hysterektomie.

Im allgemeinen hat die Schwangerschaftsverhütung eine weit geringere Komplikationsrate als die Unterbrechung, besonders bei jungen Frauen. Ernsthafte Komplikationen der Unterbrechung treten bei < 1% auf, und die Mortalität beträgt < 1 Todesfall auf 100000 Eingriffe. Die Morbidität der endgültigen Sterilisation durch Tubenligatur beträgt etwa 5%, die Mortalität < 4/100000 Fälle. Die mütterliche Mortalität im Jahre 1982 betrug 8,9/100000 Lebendgeborene; die Rate bei nichtweißen Frauen war 3mal höher als die für Weiße, und die für Frauen > 35 Jahren 3mal höher als die für jüngere Frauen. Folglich sollte Kontrazeption oder Sterilisation zur **Verhütung** ungewollter Schwangerschaften eingesetzt werden und die Abtreibung für Versager der sichereren Methoden vorbehalten bleiben.

Psychologische Gesichtspunkte

Für die meisten Frauen stellt die Schwangerschaftsunterbrechung keine Bedrohung ihres psychischen Wohlbefindens dar und hat keine nachteiligen psychischen Folgen. Ehe Abtreibungen leicht zugänglich und gesetzlich erlaubt waren, dürften psychische Schwierigkeiten vorwiegend aufgrund von Problemen und Streß der verzweifelten Frauen bei der Suche nach dem Eingriff entstanden sein. Die Frauen, die zu psychischen Folgen neigen, sind solche, die psychiatrische Symptome schon vor der Schwangerschaft aufwiesen, die eine gewollte Schwangerschaft aus medizinischer Indikation (mütterlich oder kindlich) unterbrechen mußten, deren Einstellung der Schwangerschaft gegenüber sehr ambivalent war, und Jugendliche oder Frauen, bei denen in der Spätschwangerschaft eine Unterbrechung vorgenommen wurde.

5. HÄUFIGE GYNÄKOLOGISCHE PROBLEME

(s. a. Kap. GYN, 6. und 7.)

Unterleibsschmerzen

Unterleibsschmerzen stellen ein häufiges Problem dar. Ihre Art und Intensität können schwanken, und ihre Ursache ist oft unklar. Unterleibsschmerzen können von genitalen oder extragenitalen Organen ausgehen; in einigen Fällen kann ein krankhafter Befund erhoben werden. Ursachen sind starke muskuläre Kontraktionen oder Krämpfe, Entzündung oder unmittelbare Reizung der Nerven sowie psychische Faktoren. Sowohl bei glatter als auch bei quergestreifter Muskulatur können starke und anhaltende Kontraktionen, die von einer Überdehnung oder Obstruktion eines Hohlorgans oder von einer Ischämie oder einer Tetanie herrühren, Schmerzen verursachen. Nerven können durch akute oder chronische Traumen, durch Fibrose, Druck oder intraperitoneale Irritation gereizt sein. Psychische Faktoren können Schmerzen verursachen oder verschlimmern. Oft sind Unterbauchbeschwerden durch eine Vielzahl von Ursachen mitbedingt.

Bei der Abkürzung akuter Unterbauchbeschwerden müssen chirurgische Notfälle schnell erkannt werden: z. B. stielgedrehte Ovarialzyste, Extrauteringravidität, rupturierter Tuboovarialabszeß, Appendizitis und Darmperforation. Geplatzte Corpus-luteum-Zysten und Salpingitiden werden meist konservativ behandelt.

Die Ursache der Unterbauchschmerzen läßt sich oft durch eine sorgfältige Anamnese ermitteln. Insbesondere sollte auf folgendes geachtet werden: die Art der Beschwerden, die

Verteilung und Ausstrahlung des Schmerzes, ob er plötzlich eingesetzt hat und wenn ja, die Uhrzeit, die Umstände bei Beginn der Schmerzen, die Dauer und die mit dem Schmerz verbundenen Symptome, die Beziehung zu verschiedenen Vorgängen wie Bewegung oder Stuhlgang, die Häufigkeit des Wiederauftretens und die Beziehung zu Zyklus, Schlaf, Geschlechtsverkehr, Essen und Wasserlassen. Klinische Untersuchung und Laborbefunde helfen bei der Diagnose.

Differentialdiagnose

Kolikartige Schmerzen werden durch Kontraktion eines verlegten Hohlorgans, z.B. Darm, Ureter, Gallenblase oder Appendix, verursacht. Ein **plötzlicher Beginn der Schmerzen** findet sich gewöhnlich bei Ischämie (z.B. stielgedrehte Ovarialzyste) oder bei einer plötzlichen Perforation mit Übertritt von Flüssigkeit in die Bauchhöhle. Ein schleichender Beginn über mehrere Stunden findet sich eher bei Entzündung oder Obstruktion (z.B. Salpingitis, Appendizitis, Ileus). **Umschriebener Schmerz** kann eine lokalisierte Entzündung oder einen Herd in einem Adnexum oder einem Teil des Uterus anzeigen. **Schmerzen im gesamten Abdomen** weisen auf eine generalisierte Reaktion hin (z.B. Blut, Eiter oder Darminhalt in der freien Bauchhöhle). Schmerzen infolge intraperitonealer Reizung nehmen meistens bei Bewegung des Abdomens, bei allgemeiner körperlicher Bewegung, bei Darm- oder Harnblasenentleerung oder bei der Untersuchung zu. Ein **schmerzhafter Adnextumor** läßt an eine Extrauteringravidität, eine Ovarialzyste oder einen entzündlichen Tumor denken. **Erbrechen** ist ein Frühsymptom der akuten Appendizitis oder Cholezystitis und kann u.U. auch bei einer Salpingitis oder Pyelonephritis vorkommen; bei einem Ileus tritt das Erbrechen erst später auf.

Schmerzen genitalen Ursprungs: Die Abklärung von plötzlich einsetzenden, heftigen Unterleibsschmerzen, die mit einer Resistenz im kleinen Becken einhergehen, ist gewöhnlich nicht schwierig. Bei leichteren und vor allem bei chronischen Schmerzen ist die Ursache weniger klar, besonders wenn Resistenzen fehlen. Trotzdem muß eine tastbare Resistenz nicht unbedingt der Grund für die Schmerzen darstellen. Eine **akute Salpingitis** tritt meistens beidseits auf und verursacht heftige Unterbauchschmerzen, insbesondere bei Bewegung der Zervix. Der Schmerz wird oft von mäßigem bis hohem Fieber, Leukozytose und einem eitrigen Ausfluß aus dem Zervikalkanal begleitet. In der Regel haben die Befunde kaum Beziehung zum Gastrointestinaltrakt, und ein Tumor ist während der ersten Tage der Beschwerden nicht vorhanden. Wenn Salpingitis einige Tage andauert, kann sich ein Abszeß entwickeln, dessen Spitze meistens auf die Scheide oder das Rektum gerichtet ist. Ein plötzliches Nachlassen der Symptome kann eine intraabdominale Ruptur bedeuten, die eine sofortige Laparotomie erforderlich macht.

Eine **Extrauteringravidität** zeigt sich sehr häufig durch Unterbauchschmerzen, durch Unregelmäßigkeiten der Periode und durch einen Adnextumor an *(s. Kap. GYN, 14.)*. Bei Schwangeren können plötzliche Unterbauchschmerzen auch durch Stieldrehung einer Ovarialzyste, akute Degeneration eines Myoms, Plazentaablösung, Uterusruptur oder, wenn Fieber besteht, durch eine Parametritis verursacht sein.

Ovarialzysten, einschließlich maligner Tumoren, sind häufig asymptomatisch, aber der Druck eines abdominalen Tumors kann diffuse Unterbauchbeschwerden, dumpfe Schmerzen oder ein Schweregefühl verursachen. Ein plötzlicher oder heftiger Schmerz kann eine Ruptur, eine akute Blutung oder eine Stieldrehung anzeigen; Druckdolenz, Fieber, Leukozytose und Schockzeichen können in unterschiedlichem Ausmaß vorhanden sein. Einbluten in eine Zyste ist häufig und schmerzhaft. Dünnwandige Follikelzysten oder Corpus-luteum-Zysten bluten nur geringfügig bei der Ruptur und werden konservativ behandelt. Zysten mit dickeren Wänden rupturieren selten. Eine schwere Peritonitis kann die Folge eines schicksalhaften intraabdominalen Ereignisses (z.B. rupturierte Dermoidzyste, Uterusperforation) sein. Eine intraabdominale Blutung kann folgen. Stielgedrehte Ovarialzysten verursachen intermittierende, kolikartige Schmerzen; die Zyste sollte ohne Detorsion der Stieldrehung entfernt werden, da sonst das Risiko einer Embolie besteht. Eine **Lageanomalie des Uterus** verursacht selten Unterbauchbeschwerden, außer es liegt eine Retropositio uteri mit Fixierung durch Verwachsungen oder durch Vernarbungen vor. Schmerzen können auch durch einen **invasiven Tumor** entstehen, als Ausdruck einer Invasion von Gewebe des kleinen Beckens bzw. der Nervenzellen in diesem Bereich.

Die **Endometriose** kann Schmerzen und Druckschmerzhaftigkeit durch direkte, lokale Einwirkung auf die Nervenendigungen oder durch Störung der Funktion der betroffenen oder benachbarten Organe verursachen. Typischerweise sind die Schmerzen wenige Tage vor der Periode und in den ersten Tagen der Regelblutung am schlimmsten. Gelegentlich gibt eine Patientin einen starken Schmerz im Hypogastrium an, der einige Stunden lang anhält, in Zyklusmitte auftritt **(Mittelschmerz)** und von Blutaustritt aus dem Ovar beim Follikelsprung herrührt; dieser Schmerz kann als Appendizits fehldiagnostiziert werden.

Die **Gefäßstauung im kleinen Becken,** die am häufigsten zwischen dem 30. und 50. Lebensjahr auftritt, kann 7–10 Tage vor der Periode unbestimmte Beschwerden verursachen. Sie treten beim Sitzen oder im Stehen auf, lassen im Liegen aber nach und gehen häufig mit Kreuzschmerzen und Schmerzen in den Beinen, vermehrtem Ausfluß und Kohabitationsbeschwerden einher. Der Zustand kann sich bei dem Streß und der Verstimmung verschlimmern, die die prämenstruellen Symptome wie Müdigkeit, Kopfschmerzen und Schlaflosigkeit oft begleiten. Der Uterus ist gewöhnlich druckempfindlich und kann retrovertiert sein. Möglicherweise beruht das Bild auf einer chronischen Hyperämie mit Gefäßstauung im Beckenbereich oder ist auf psychosomatische Momente zurückzuführen.

Schmerzen beim Geschlechtsverkehr (Dyspareunie) werden in *Kap. PSY, 7.* besprochen.

Schmerzen extragenitalen Ursprungs: Die meisten Unterbauchschmerzen extragenitalen Ursprungs stehen in Beziehung zum Harn- oder Gastrointestinaltrakt, zum Knochen- und Stützgewebe oder zu psychischen Faktoren. **Schmerzen urologischen Ursprungs** gehen oft mit Symptomen beim Wasserlassen wie Pollakisurie, Dysurie und Brennen sowie mit Fieber, Schüttelfrost, Hämaturie und Ureterkoliken einher. Gelegentlich ist der einzige Befund eine Druckdolenz oberhalb der Symphyse oder in der Gegend des Trigonum vesicae. Harnuntersuchung, Zystoskopie, Urographie und urodynamische Untersuchungen sind bei der Diagnostik meistens aufschlußreich.

Schmerzen, die von der Muskulatur bzw. den Knochen der Wirbelsäule oder des Beckens ausgehen, können entweder am Ursprungsort oder an typischen Ausstrahlungsorten empfunden werden. Schmerzen, die in die Beine ausstrahlen oder die durch Bewegung des betroffenen Teils mehr zunehmen als durch die abdominovaginale oder rektovaginale Untersuchung, lassen eine Ursache im Skelettsystem vermuten, wie auch Schmerzen oder Hyperästhesien in anderen Bereich des Beckens, z. B. der Haut oder der Bauchwand. Verschiedene Störungen im Stützgewebe des Beckenbodens wie Zystozele, Rektozele und Descensus uteri können Symptome wie Druck, Druckgefühl im Unterbauch und Unsicherheit („als ob alles herausfallen wollte") verursachen. Unterbauchtumoren und drohender Abort können ähnliche Bauchbeschwerden hervorrufen. Das langsame Fortschreiten oder die Heftigkeit der Symptome führt zu Reizbarkeit bei manchen Patientinnen, während andere sich daran gewöhnen und sich sogar der Symptome nicht bewußt sind, bis die anatomischen Veränderungen durch eine chirurgische Korrektur beseitigt werden. **Kreuzschmerzen** kommen häufig vor, sind aber selten auf gynäkologische Erkrankungen zurückzuführen, mit Ausnahme von fortgeschrittenen Tumoren. Sie können durch schlechte Körperhaltung, Bewegungsmangel, Überanstrengung oder andere Verletzungen oder durch eine primäre Krankheit des Skelettsystems, z. B. Osteoporose, Bandscheibenprolaps, Osteoarthritis oder Knochentumoren, bedingt sein. Bei manchen Frauen können sich die Knochenfugen im Bereich des kleinen Beckens in der Schwangerschaft so stark auflockern, daß Bewegung schmerzhaft wird. Diese Diagnose kann durch Beseitigung der Symptomatik nach Anlegen einer Bandage um den Beckengürtel zur Stabilisierung des knöchernen Beckens bestätigt werden.

Schmerzen, die vom Gastrointestinaltrakt und seinen Anhängern ausgehen, insbesondere Appendizitis oder Divertikulitis, werden oft mit Schmerzen gynäkologischen Ursprungs verwechselt. Bei gastrointestinalen Störungen sind die Druckdolenz und der begleitende Spasmus der Muskulatur gewöhnlich intensiver in einiger Entfernung von der Uterusgegend und der Adnexe; Übelkeit, Erbrechen und Störungen der Darmmotilität (Diarrhö oder Obstipation) sind ausgeprägter. Eine Peritonitis bei Adnexitis ist schwer von einer vom Darm ausgehenden Peritonitis zu differenzieren. In der Schwangerschaft sind die Schmerzen einer Appendizitis weniger heftig und schwanken mehr in der Intensität; nach dem 1. Trimenon können sie höher im Abdomen lokalisiert sein. Wenn die Unterbauchbeschwerden vorwiegend linksseitig und immer wieder auftreten, sollte an die Möglichkeit einer Divertikulitis gedacht werden. Funktionelle Darmstörungen (Colon irritabile oder spastisches Kolon) werden oft bei Patientinnen mit Unterbauchschmerzen festgestellt. Der Schmerz steht nicht in direkter Beziehung zur Nahrungsaufnahme. Das Kolon kann palpabel und druckschmerzhaft sein, und ein Abrollen des untersuchenden Fingers quer über das Kolon löst gewöhnlich den Schmerz aus. Immer wenn die Diagnose nicht klar ist und gastrointestinale Symptome vorherrschen, die Befunde aber keine sofortige chirurgische Intervention erfordern, ist eine weitere Abklärung der Ursache angezeigt. Ursachen, die ein sofortiges chirurigsches Eingreifen erfordern, müssen ausgeschlossen werden. Meistens können aber, wenn der Schmerz nicht zunimmt und kein Fieber oder Leukozytose nachweisbar sind, Röntgenuntersuchungen der Gallenblase und des Darms sowie die Endoskopie bis zum Abklingen der akuten Beschwerden aufgeschoben werden. Durch Sonographie kann man Steine in der Gallenblase oder im Harntrakt selbst während einer akuten Episode nachweisen. Wenn irgendwelche Zweifel im Hinblick auf den Ausschluß eines akuten Krankheitsbildes bestehen, ist die unverzügliche chirurgische Intervention in der Regel indiziert.

Bei **psychogenen Schmerzen** können zahlreiche Laboruntersuchungen notwendig sein, um andere Störungen nicht zu übersehen. Die Leukozytenzählung hilft bei Verdacht auf Entzündung, und andere hämatologische Untersuchungen können eine Porphyrie oder eine Blutdyskrasie ausschließen. Durch sonographische und radiologische Untersuchungen kann man Krankheiten der Gallenblase, des Gastrointestinal- und des Harntraktes ausschließen. Endoskopische Untersuchungen sowie psychiatrische oder orthopädische Abklärung indiziert sein. Chirurgische Maßnahmen, mit Ausnahme der diagnostischen Endoskopie, sind selten nötig, außer es ist eindeutig, daß die Ursache der Schmerzen chirurgisch behoben werden kann. Eine Explorationslaparotomie ist für eine solche Diagnose nur selten erforderlich. Diagnostische Laparoskopie des Unterbauchs (Pelviskopie) kann besonders zur Frühdiagnose einer Extrauteringravidität und zur Differenzierung einer Appendizitis von einer Salpingitis oder Endometriose beitragen.

Therapie

Die Behandlung von Unterbauchschmerzen sollte auf die spezifische Ursache ausgerichtet, kann aber u.U. nur symptomatisch möglich sein. Die gezielte Behandlung wird im Zusammenhang mit jedem Krankheitsbild an anderer Stelle in diesem MANUAL besprochen. Hypnose durch erfahrene Personen hat sich als hilfreich erwiesen bei Unterbauchbeschwerden infolge funktioneller Ursachen, die nicht chirurgisch angehbar sind. Eine präsakrale oder sakrouterine Nervenexstirpation kann bei bestimmten Patientinnen hilfreich sein, insbesondere bei Endometriose. Leitungsanästhesie oder Nervendurchtrennungen können Schmerzen bei inoperablen Malignomen lindern helfen, gewöhnlich hat sich aber die Krankheit bereits über den Bereich hinaus ausgebreitet, den die Leitungsanästhesie erreichen kann.

Vulvovaginitis

Ansteckende Krankheiten und andere Entzündungen, die die Vaginalhaut befallen und oft sekundär die Vulva einbeziehen; häufig mit vaginalem Fluor einhergehend.

Ätiologie

Sowohl Vulvovaginitis als auch symptomatischer vaginaler Ausfluß werden überwiegend durch Bakterien hervorgerufen, am häufigsten durch Gardnerella vaginalis in Kombination mit verschiedenen Anaerobiern. Protozoen (vorwiegend Trichomonas vaginalis) verursachen ein Drittel der Fälle; Candida-Infektion ist eine häufige Ursache bei Schwangeren und Diabetikerinnen, gelegentlich wird die Anfälligkeit durch orale Kontrazeptiva erhöht. Eine weitere wichtige Ursache ist der humane Papillomavirus **(HPV)**, bei dem zahlreiche Typen unterschieden werden. Typ 6 ist am häufigsten mit vaginaler Infektion assoziiert, wie auch die Typen 11, 16 und 18 im geringeren Ausmaß (die beiden letztgenannten sind auch mit Zervixdysplasie und Malignität assoziiert). Die Typen 31, 33, 35, 39, 41, 42, 43, 51, 52 und 56 findet man weniger oft. Andere seltenere Ursachen sind: andere Bakterienarten (z.B. *Neisseria gonorrhoeae,* Vertreter der Chlamydia- und Mykoplasmagruppen, Streptokokken, *Escherichia coli,* Staphylokokken), Fremdkörper, Virusinfekte (z.B. *Herpes simplex*), Oxyuren *(Enterobius vermicularis),* Fisteln, Bestrahlung, Tumoren der Geschlechtsorgane. Ausgedehnte Adenose der Vagina und Zervix, wie sie bei manchen Frauen vorkommt, die Diäthylstilböstrol **(DES)** ausgesetzt waren, kann zu erheblichem Ausfluß führen. Häufige Scheidenspülungen, besonders mit chemischen Zusätzen, können das Vaginalmilieu stören. Desodorierende Sprays, Waschmittel, Weichspüler und Badezusätze können die Vulva reizen. Engsitzende, feuchtigkeitsabweisende Unterwäsche, besonders solche aus Kunststoff, sowie mangelhafte Hygiene können das Wachstum von Bakterien und Pilzen begünstigen. Gelegentlich verursacht eine Überempfindlichkeit gegen Spermizide, Gleitmittel oder den Latex eines Scheidendiaphragmas oder Kondoms eine Irritation.

Auch die **Altersgruppe** sollte im Hinblick auf die Ätiologie berücksichtigt werden, da die Östrogenversorgung und sexuelle Aktivität unterschiedlich sind. In der Geschlechtsreife, wenn Östrogen reichlich vorhanden ist, entsteht eine Vulvitis meist als Folge einer Vaginalinfektion, dagegen kommt sie in der **Prämenarche** und **Postmenopause** oft ohne Infektion zustande.

Bei Neugeborenen tritt ein keimfreier, schleimiger Ausfluß infolge der mütterlichen Östrogeneinwirkung auf, der innerhalb von < 2 Wo. verschwindet. Eine geringe Blutung kann aufgrund dieses „Östrogenentzugs" ebenfalls entstehen.

Bei **Kindern** findet man meist E. coli bei der Vulvitis; weniger oft sind Streptokokken, Staphylokokken oder Candida beteiligt. Hin und wieder sind Oxyuren oder *N. gonorrhoeae* Ursache einer Infektion. Schaumbadlösungen und Seifen können auch Reizungen verursachen. Bei Fluor, besonders wenn er Blutbeimengungen enthält, müssen sowohl ein Fremdkörper als auch ein durch DES ausgelöster Tumor ausgeschlossen werden. Die unreife Anatomie und oft mangelhafte Hygiene leisten einer Infektion Vorschub. Bei Mädchen vor der Menarche sind die Labia minora noch klein, die Vaginalhaut dünn und das Zervixsekret spärlich. Die Ausflußmenge ist gering, der pH meist im alkalischen Bereich, und nur wenige Bakterien sind im Fluor vorhanden. Mit dem Östrogenanstieg ein Jahr oder mehr vor der Menarche nimmt die Sekretmenge zu.

Bei **geschlechtsreifen Frauen** ist ein milchig-weißer, wäßriger oder schleimiger Fluor charakteristisch, der aus der Zervix stammt oder durch Abschilferung vaginaler Zellen entsteht. Menge und Beschaffenheit des Fluors ändern sich mit den Phasen des Monatszyklus und bei sexueller Erregung von vaginaler Transsudation bis zu Absonderungen aus den Bartholin-Drüsen. Bakterien, hauptsächlich Laktobazillen und Korynebakterien, zusammen mit wenigen Pilzelementen, sind meist vorhanden. Der pH-Wert der Vagina beträgt 3,5–4,5. Die Azidität nimmt etwas ab unter dem Einfluß von Menstrualblut, infiziertem Zervixschleim, vaginalem Transsudat und Samenflüssigkeit. Der Glykogengehalt ist beträchtlich, die Vaginalhaut hoch aufgebaut und die Labien gut entwickelt. Erhöhte Hormonspiegel, wie sie in der Schwangerschaft und unter Einnahme von Ovulationshemmern vorkommen, können den Stoffwechsel in der Scheide beeinflussen. Vaginaler Fluor bei Infektionen wird unten besprochen.

Bei **postmenopausalen Frauen** sind Bakterien und Pilze die häufigsten Infektionskeime, während Trichomonaden seltener angetroffen werden. Östrogenmangel nach der Menopause, sei es aufgrund von Alterungsvorgängen, Ovarektomie, Bestrahlung des kleinen Beckens oder vorübergehendem Hypoöstrogenismus – ähnlich wie während der Stillzeit –, führt zur Rückbildung der Vulvastrukturen und Verdünnung der Vaginalhaut. Die Sekretmenge nimmt ab, und der pH-Wert steigt von 4,5 auf 5,5 an. Das atrophische Epithel der Vagina und der Vulva wird anfälliger für Trauma und Infektion. Dystrophien und Tumoren, mit und ohne

Symptome, treten mit zunehmendem Alter immer häufiger auf. Follikulitis und andere Hautkrankheiten können die Vulva betreffen. Fremdkörper, insbesondere vergessene Pessare, können auch die Ursache von Ausfluß sein.

Klinisches Bild und Diagnostik

Das Leitsymptom ist vaginaler Fluor, mit oder ohne Reizung der Vulva. Vaginaler Fluor gilt als pathologisch, wenn der Geruch störend wirkt, wenn er mit Pruritus, Hautreizung oder Schmerzen verbunden ist, oder wenn die Patientin sich durch die Menge gestört fühlt.

Bei der Erstvorstellung sind eine gründliche Allgemeinuntersuchung und Anamnese erforderlich, einschließlich Details über den Fluor (Farbe, Beschaffenheit, Geruch, Dauer, Symptome). Die Art des Fluors kann Hinweise auf die Ursache geben oder diese verschleiern. Man sollte die Patientin fragen, wann er im Zusammenhang mit dem Zyklus auftritt; ob er rezidiviert; Erfolg vorausgegangener Therapiemaßnahmen; ob Juckreiz, Brennen, Schmerzen oder Läsionen der Vulva aufgetreten sind; welche Aspekte des Problems die Patientin am meisten stören. Die Befragung sollte auch die folgenden Punkte berücksichtigen: sexuelle Aktivität; kontrazeptive Maßnahmen; ob der Partner etwaigen urethralen Ausfluß, Pruritis, Reizzustände nach dem Koitus oder Penisläsionen hat(te) oder eine Infektion behandelt wurde; Anwendung chemischer Lösungen im Bereich der Vulva oder Vagina; kürzliche Änderung der Wäscheseife; Geschlechtskrankheiten oder parasitäre Erkrankungen, in der Vorgeschichte oder gegenwärtig; und ob jemand in der Hausgemeinschaft Juckreiz in der Schamgegend gehabt hat.

Nach der allgemeinen körperlichen Untersuchung wird die Vulva auf Rötung, Ödem, Wundsein und sonstige pathologische Veränderungen hin inspiziert. Umschriebene Vulvaveränderungen sollten biopsiert werden; wenn ein Großteil der Vulva weißlich und verdickt (z. B. beim Lichen sclerosus) oder sonstwie abnorm erscheint, kann man die Biopsiestelle nach Anfärbung mit 1%iger Toluidinblaulösung und nachfolgender Entfärbung mit 2- bis 3%iger Essigsäure (Essig 1 : 1 mit Wasser verdünnt) auswählen. Nach Parasiten und vergrößerten Lymphknoten sollte gezielt gesucht, aus Ulzera Material für Viruskulturen entnommen und die Urethra und die Bartholin-Drüsen auf Sekretion geprüft werden. Bei **Kindern** kann man einen Kulturabstrich von der Vulva oder der hinteren Kommissur entnehmen, jedoch ist bei Fluor auch ein Abstrich aus der Vagina angebracht. Das Kind sollte man auf Fremdkörper und Madenwürmer hin untersuchen.

Physiologischer Ausfluß wird oft als störend empfunden aufgrund eines subjektiven Gefühls der Feuchtigkeit und Verunreinigung der Wäsche, jedoch ist er geruchsfrei und verursacht keine Vulvitis.

Die **bakterielle Vaginose** geht oft mit einem weißen, grauen oder gelblichen, trüben Fluor mit einem fauligen oder „fischigen" Geruch einher, der bei Alkalisierung zunimmt, z. B. nach dem Koitus oder nach Waschen mit Seife. Pruritus vulvae kann vorhanden sein, in der Regel sind aber Rötung und Ödem nicht ausgeprägt.

Candida-Infektion *(s. a. Kap. INF, 16., Candidiasis der Genitalorgane)* ist eine häufige Ursache von mäßig starkem Juckreiz und Brennen der Vulva, die mit Rötung und u.U. mit Hautdefekten einhergeht. Oft ist ein dickflüssiger, käsiger Fluor vorhanden, der dazu neigt, an den Vaginalwänden zu haften. Meist nehmen die Symptome in der Woche vor der Menstruation zu. Schlecht eingestellter Diabetes und Dauereinnahme von Tetrazyklinen (z. B. zur Aknebehandlung) erhöhen die Rezidivgefahr.

Trichomonaden-Infektion geht mit einem weißen, grau-grünlichen oder gelblichen Ausfluß einher, der schaumig sein kann. Häufig setzt er kurz nach der Menses ein, und hat oft einen unangenehmen Geruch aufgrund der vorhandenen Anaerobier. Der Juckreiz ist stark. Eine akute Entzündung der Vagina mit kleinen, an die Oberfläche einer Erdbeere erinnernden Flecken kann vorkommen.

Wäßriger Fluor, besonders wenn er Blutbeimengungen enthält, sollte den Verdacht auf einen **malignen Prozeß** der Scheide oder höher gelegener Teile des Genitaltraktes lenken. Bei **Zervixpolypen** oder **vaginaler Endometriose** kann der Ausfluß ähnlich sein, eventuell treten auch postkoitale Blutungen auf.

Ausfluß kann im Zusammenhang mit **atrophischer Vaginitis, Bestrahlungsfolgen** und **Fremdkörpern** vorkommen. Die atrophische Vagina ist leicht verletzlich, und blutende Stellen können erkennbar sein. Ein akut schmerzhafter Prozeß an der Vulva kann durch **Herpes-Infektion** oder einen **lokalen Abszeß** bedingt sein. Chronischer Juckreiz oder Mißempfindungen an der Vulva sprechen für **Lichen sclerosis** oder **Carcinoma in situ.** Bei chronischer Vulvitis sollten atypische Dystrophien und Malignität durch Biopsie ausgeschlossen werden.

Mit Hilfe eines mit Wasser angefeuchteten Spekulums wird die Scheide inspiziert; dann prüft man den pH-Wert und entnimmt einen Abstrich mit einem Watteträger. Das Material wird auf zwei Objektträgern verdünnt aufgetragen, auf dem einen mit physiologischer NaCl- und auf dem anderen mit 10%iger KOH-Lösung, wobei letztere auf Geruchsbildung geprüft wird. Unter dem Mikroskop sind Trichomonas vaginalis als bewegliche, begeißelte Einzeller erkennbar. Die Anwesenheit von Leukozyten, „clue cells" (körnig aussehende Epithelzellen) und reichlich Bakterien spricht für eine bakterielle Vaginose. In der KOH-Lösung fallen Myzelfäden und/oder Sporen von Candida auf. Kulturuntersuchungen auf N. gonorrhoeae und/oder Chlamydien können indiziert sein, jedoch sind Kulturen auf andere Mikroorganismen wenig nützlich.

Die Zervix wird inspiziert, ein **Papanicolaou-Abstrich** entnommen und die bimanuelle Palpation in üblicher Weise durchgeführt.

Therapie

Bei physiologischem Fluor muß man der Patientin lediglich klar machen, daß er normal sei; wenn er trotzdem als störend empfunden wird, lassen sich die Sekretmenge und schließlich der Ausfluß eventuell durch gelegentliche Scheidenspülungen mit klarem Wasser etwas reduzieren. Mädchen vor der Pubertät sollte man über hygienische Maßnahmen im Dammbereich informieren. Fremdkörper müssen entfernt werden.

Spezifische Ursachen von Fluor bedürfen einer gezielten Therapie. Lokale Applikation von Antiphlogistika, z.B. Hydrocortison 0,5%ig 3×/Tag ist so lange erlaubt, bis mit einer gezielten Therapie aufgrund von Kulturergebnissen begonnen werden kann. Schamlippenverklebungen infolge von vorausgegangenen Entzündungen lösen sich meist nach täglichem vaginalem Auftragen von östrogenhaltiger Creme über 7–10 Tage. Scheidenspülungen mit PVP-Jod-haltigen Lösungen (15–30 ml/l = 2 Eßlöffel/l Wasser) können Beschwerden lindern, bis die gezielten Maßnahmen wirksam werden, möglicherweise verringern sie auch Candida-Rezidive.

Candida spricht auf eine 7- bis 10tägige Lokalbehandlung mit Miconazol 2%ig oder Clotrimazol 1%ig als Creme oder Scheidenzäpfchen an. Ketoconazol ist nur selten indiziert, z.B. bei rezidivierenden, therapieresistenten Entzündungen. **Trichomonaden-Infektionen** behandelt man mit Metronidazol oral 3×250 mg oder 2×500 mg über 5 Tage; auch 1×2 g ist möglich. Ideal ist eine Partnerbehandlung. **Infektionen mit Gardnerella oder Anaerobiern** werden wie Trichomonaden mit Metronidazol behandelt. Etwa 25% der Patientinnen bekommen Rezidive und müssen in 2–3 Mo. erneut behandelt werden. Erniedrigung des vaginalen pH-Wertes mit propionsäurehaltigem Gel kann hilfreich sein. Bei **Chlamydieninfektionen** ist Doxycyclin 2×100 mg oder Erythromycin 4×500 mg oral über 7 Tage die Behandlung der Wahl. **Mykoplasmen** behandelt man mit Doxycyclin 2×100 mg oral 10 Tage lang. Bei allen derartigen Infektionen sollten die Sexualpartner wo immer möglich gleichzeitig behandelt werden.

Akute Vulvitis: Die Ursache sollte wie oben beschrieben behandelt und Maßnahmen zur Linderung akuter Entzündungen ergriffen werden: z.B. Tragen von locker sitzender, saugfähiger Unterwäsche, die einen Luftaustausch gestattet, und Sauberhalten der Vulva, wobei Seife nicht benutzt werden sollte. Intermittierende Anwendung von Eiskompressen lindert Schmerzen und Juckreiz; manchmal helfen auch warme Sitzbäder oder Kompressen. Lokale Applikation von Steroiden ist nützlich, ebenfalls orale Antihistaminika, besonders nachts, da die hypnotische Teilwirkung sinnvoll sein kann. Oral verabreichtes Aciclovir hilft manchmal, kann die Symptome verringern und den Verlauf abkürzen. Auch die symptomatische Behandlung mit Analgetika und blanden Schutzsalben, z. B. Vaseline oder anästhesierenden Salben, ist oft hilfreich.

Atrophische Vaginitis behandelt man mit Östrogensubstitution; viele Patientinnen sprechen auf orale Verabreichung von Östrogenen (z. B. konjugierte Östrogene, 0,625 mg, Äthinylöstradiol 0,05 mg oder Östradiol 1 mg) täglich für ≥ 25 Tage. Bei regelmäßigem Gebrauch von Östrogenen ist Medroxyprogesteronacetat erforderlich, um eine Endometriumhyperplasie zu verhindern. Symptome kehren zurück, wenn die Östrogenzufuhr beendet wird. Einige Patientinnen bevorzugen eine östrogenhaltige Vaginalcreme (1/2 Applikatorfüllung = 2,0 g jeden Abend 1 Mo. lang, danach 1/4 Applikatorfüllung 2–3mal/Wo.), um ein gesundes, verhorntes Vaginalepithel aufrechtzuerhalten. Bei manchen Patientinnen genügt die Hälfte dieser Dosierung.

Eine **chronische Vulvitis** führt oft zur chronischen Entzündung. Manchmal ist sie auf mangelhafte Hygiene zurückzuführen, besonders bei alten, inkontinenten, bettlägerigen Patientinnen, und bildet sich deutlich mit verbesserter Sauberkeit zurück. Hautkrankheiten, die eine chronische Vulvitis verursachen können, z. B. Psoriasis oder Tinea versicolor, bedürfen einer gezielten Behandlung; Infektionen werden mit entsprechenden Antibiotika behandelt. Alle Substanzen, die potentiell einen chronischen Reizzustand unterhalten könnten, sollten entfernt werden.

Vulvadystrophien können in jedem Alter auftreten, am häufigsten jedoch in der Postmenopause. Die **atrophische Vulvadystrophie** wird auch *Lichen sclerosus et atrophicus, Kraurosis vulvae* und atrophische Vulvitis genannt. Testosteronpropionat 2%ig in Petrolatum, aufgetragen in sehr kleinen Mengen 2mal täglich, wirkt oft günstig. Die **hyperplastische Dystrophie** geht meist mit einem weißen oder geröteten Bezirk in der Vulvahaut einher. Am Anfang lindert die Lokalbehandlung mit fluorierten Steroiden den Juckreiz; für die Dauerbehandlung eignet sich Hydrocortison-Creme 0,5%ig, um eine Vulvaatrophie und Hautschrumpfung zu verhindern. Chirurgische Exzision ist nicht indiziert. Wiederholte Untersuchungen mit konsequenter Suche nach progressiven Veränderungen und maligner Entartung sind unerläßlich. **Atypische Dystrophien** sollen entfernt werden. Jede Dystrophie sollte biopsiert werden, ehe mit einer Behandlung begonnen wird.

Salpingitis

Entzündung der Eileiter. Im englischsprachigen Schrifttum ist die Bezeichnung „pelvic inflammatory disease" **(PID)** geläufig, die bei manchen Autoren auch Entzündungen der Zervix (Zervizitis), des Uterus (Endometritis) und der Ovarien (Oophoritis) einschließt. Der Ausdruck sollte dennoch nicht als Sammelbegriff für Unterleibsschmerzen unbekannter Ätiologie gebraucht werden.

Ätiologie und Pathogenese

Die Salpingitis tritt hauptsächlich bei jungen Frauen unter 35 Jahren auf, die sexuell aktiv sind. Sie ist häufig die Folge einer durch Verkehr übertragenen Infektion, kommt aber weniger oft nach Geburten (Puerperalfieber) oder Abtreibungen vor. Trägerinnen von Intrauterinpessaren (IUP) sind besonders gefährdet, wahrscheinlich weil die transzervikal liegenden Rückholfäden die Aszension begünstigen. Die Salpingitis tritt selten vor der Menarche, nach der Menopause oder in der Schwangerschaft auf. Die Infektion kann durch eine einzige oder aber mehrere Keimarten bedingt sein. *Chlamydia trachomatis* hat Neisseria gonorrhoeae als die häufigste Ursache der Salpingitis abgelöst, jedoch können zahlreiche andere Aerobier und Anaerobier vorhanden sein. *C. trachomatis* kann den oberen oder unteren Genitaltrakt befallen; Infektionen des oberen Genitaltraktes fangen oft trügerisch leicht an und machen einen harmlosen Eindruck. Chlamydien können in der Tubenschleimhaut mehrere Monate lang verharren, ehe Zeichen einer akuten Krankheit manifest werden. Dagegen führt N. gonorrhoeae meist zu akuter, typischer Salpingitis mit raschem Auftreten und Entwicklung von Unterleibsschmerzen kurz nach Beginn einer Menstruation.

Salpingitis kann durch Aktinomykose, Schistosomiasis, Lepra, Oxyuriasis, Sarkoidose oder Fremdkörper (z. B. Röntgenkontrastmittel) bedingt sein.

Die Infektion beginnt meist in der Scheide. Die endozervikalen Drüsen bieten ein optimales Milieu für das Wachstum von Keimen, insbesondere von C. trachomatis und *N. gonorrhoeae,* bevor sie sich aufsteigend ausbreiten und eine oberflächliche Endometritis und Endosalpingitis verursachen. Wahrscheinlich werden beide Tuben betroffen, wenngleich die Symptomatik auf einer Seite überwiegen kann. Die Tubeninfektion führt zu einer profusen Exsudation, zu einer Verklebung der Schleimhautfalten, zu Adhäsionen und zum Tubenverschluß. Eine Peritonitis infolge der Ausbreitung des Exsudats auf das Peritoneum des kleinen Beckens ist häufig; die Ovarien widerstehen der Infektion eher, können jedoch auch miteinbezogen werden.

Symptomatik

Akute Salpingitis setzt meistens kurz nach Beginn einer Menstrualblutung mit starken, stetig zunehmenden Unberbauchschmerzen ein, die mit Schonhaltung, Abwehrspannung und Loslaßschmerz einhergehen und durch Bewegung der Portio (Schiebe- und Wackelschmerz) stärker werden. Gewöhnlich sind beide Seiten betroffen, wenn kein Zusammenhang mit einem IUP gegeben ist. Erbrechen kann auftreten; die Darmgeräusche sind zunächst normal, wenngleich ein paralytischer Ileus in der Folge auftreten kann. Hohes Fieber, Leukozytose und ein reichlicher purulenter Ausfluß aus der Zervix sind häufig, jedoch können auch leichtes Fieber, leichte bis mäßige Bauchschmerzen, unregelmäßige Blutungen und vaginaler Fluor wegweisend sein.

Eine **chronische Salpingitis** kann sich mit nachfolgender Vernarbung der Tube und mit Verwachsungen, chronischen Schmerzen, Menstruationsstörungen und möglicherweise mit Sterilität dem akuten Stadium anschließen. Eine verschlossene Tube kann erweitert und mit Flüssigkeit gefüllt sein **(Hydrosalpinx).** Bei der **chronischen interstitiellen Salpingitis** ist die Tube aufgrund einer verdickten Wand vergrößert. Erneute Schübe können auftreten, häufig nicht durch Gonokokken, sondern durch andere Keime bedingt.

Abszesse können sich während der akuten oder subakuten Phase in den Tuben, in den Ovarien und im kleinen Becken entwickeln. Eine kleine Perforation kann sich oft wieder verschließen, spricht aber noch auf Antibiotika an. Abszesse, die nicht ansprechen, müssen chirurgisch entfernt werden. Eine massive Perforation eines Tuboovarialabszesses ist ein **chirurgischer Notfall,** der rasch in ein charakteristisches Bild mit heftigen Unterbauchschmerzen, generalisierter Peritonitis, Übelkeit, Erbrechen und Schock durch Peritonitis und Endotoxinämie fortschreitet *(s. Kap. INF, 7., Septischer Schock).* Eine **Pyosalpinx,** d. h. eine oder beide Tuben sind mit Eiter gefüllt, kann steril sein, geht aber fast immer mit Entzündungszeichen einher. Wenn es mitbetroffen ist, wird das Ovar in den entzündlichen Tumor der Tube miteinbezogen, wodurch ein Tuboovarialabszeß entsteht. Eine **Hydrosalpinx** tritt als Folge des Verschlusses des tubaren Fimbrienendes bei später oder unvollständiger Therapie auf. Sie kann jahrelang ohne Symptome vorhanden sein. Die Zerstörung der Mukosa und der Tubenverschluß durch die Salpingitis verursachen häufig eine **Sterilität.**

Diagnostik

Bei der Anamneseerhebung sollte nach dem letzten Verkehr und nach dem Einlegen eines IUP, einer Entbindung oder Fehlgeburt gefragt werden. Temperatur und Leukozytenzahl können erhöht sein, die Blutsenkung ist meistens beschleunigt. Der auffälligste Befund bei der gynäkologischen Untersuchung ist die Auslösung von heftigen Schmerzen durch Bewegen der Zervix oder Palpieren der Adnexe. Die peritoneale Reizung führt oft zu einer ausgeprägten Druckempfindlichkeit des Bauches mit ausstrahlender Überempfindlichkeit und Abwehrspannung. Die Palpation muß mit besonderer Vorsicht durchgeführt werden, damit eine Resistenz im kleinen Becken überhaupt erkannt werden kann. Chirurgische Notfälle, insbesondere Appendizitis und Extrauteringravidität, müssen ausgeschlossen werden. Abstriche für Gram-Färbung und bakterielle Anzüchtung sollten von der Zervix und Urethra sowie vom

Rektum und Rachen entnommen werden. Eine Douglas-Punktion zur Gewinnung von Flüssigkeit für Analyse kann bei der Differentialdiagnose und Keimbestimmung hilfreich sein. Laparoskopie ist angezeigt, wenn die klinische Diagnose aus irgendeinem Grund fraglich erscheint; sie ist auch bei der Differentialdiagnose hilfreich.

Therapie

Eine **akute Salpingitis** erfordert eine sofortige und intensive Therapie, um die Infektion aufzuhalten und eine Sterilität zu verhindern. Mit Antibiotika sollte begonnen werden, sobald Abstriche für Kultur und Antibiogramm gemacht wurden, ohne auf die Ergebnisse dieser Untersuchungen zu warten. Wenn eine Patientin ambulant behandelt werden kann (d. h., wenn die Befunde minimal sind), besteht eine Therapiemöglichkeit in der Gabe von Cefoxitin 2 g i. m. plus Probenecid 1 g oral, danach Doxycyclin 2 × 100 mg oral über 10 Tage. Alternativ kann man Ceftriaxon 250 mg i. m. plus Probenecid 1 g oral, danach Doxycyclin 2 × 100 mg oral für 10 Tage geben. Eine klinische Kontrolle sollte innerhalb von 48 h stattfinden; wenn keine Besserung eingetreten ist, so ist die stationäre Aufnahme erforderlich.

Die derzeit optimale stationäre Behandlung wird mit einer Kombination von Antibiotika durchgeführt, um die Infektion so schnell und vollständig wie möglich zu beherrschen, da die Sterilitätsrate mit dem Ausmaß der Entzündung zunimmt. Die Centers for Disease Control empfehlen 2 Schemata: Das eine besteht aus Cefoxitin 4 × 2 g i. v. plus Doxycyclin 2 × 100 mg über 4 Tage oder bis 48 h nach Abklingen des Fiebers für eine Gesamtbehandlungszeit von 10 Tagen. Das andere ist Clindamycin 4 × 600 mg i. v. plus Gentamicin 2 mg/kg einmalig, danach Gentamicin 1,5 mg/kg i. v. alle 8 h 4 Tage lang oder bis 48 h nach Verschwinden des Fiebers, danach Clindamycin 4 × 450 mg oral für eine Gesamtbehandlungszeit von 10–14 Tagen.

Die adäquate Therapie von Frauen mit einer akuten Salpingitis umfaßt auch die Untersuchung und Behandlung der Partner, bei denen vielfach eine symptomfreie Urethritis gefunden werden kann.

Prämenstruelles Syndrom

Das Krankheitsbild ist durch Nervosität, Reizbarkeit, emotionale Labilität und Depression charakterisiert und kann mit Kopfschmerzen, Ödemen und Brustschmerzen einhergehen. Es tritt 7–10 Tage vor der Menstruation auf und sistiert wenige Stunden nach Beginn der Blutung.

Ätiologie

Das Syndrom steht anscheinend in Beziehung zu Schwankungen der Östrogen- und Progesteronspiegel. Östrogen fördert die Wasserretention, und für Symptome wie Gewichtszunahme, Ödem, Brustschmerzen und möglicherweise auch Völlegefühl bietet vorübergehende Flüssigkeitseinlagerung in verschiedenen Geweben eine plausible Erklärung. Andererseits korreliert die Intensität vieler Beschwerden keineswegs mit Flüssigkeitsanlagerung und Gewichtszunahme; z. B. Diuretika bessern trotz Vermehrung der Natrium- und Wasserausscheidung nicht alle Symptome; womöglich haben sie gar keinen Effekt auf den Symptomenkomplex.

Eine Dysbalance zwischen Östrogen und Progesteron, pathologisch hohe Aldosteron- oder ADH-Spiegel, Veränderungen im Kohlenhydratstoffwechsel, Hypoglykämie, Hyperprolaktinämie, Allergie gegen Progesteron, renalbedingte Retention von Natrium und Wasser sowie psychische Faktoren sind als mögliche Ursachen vorgebracht worden.

Symptomatik

Die meisten Frauen geben einige Beschwerden an, die sich im Laufe des Menstruationszyklus verändern; bei vielen sind die Symptome zwar ausgeprägt, jedoch von kurzer Dauer, so daß sie nicht hinderlich wirken. Andere Frauen klagen über eines oder mehrere von vielen Symptomen, die zeitweilig den normalen Tagesablauf erheblich stören. Die Symptome können wenige Stunden bis 10–12 Tage lang und mehr anhalten und sistieren meist mit Eintritt der Regelblutung; in der Perimenopause jedoch können sie während und nach der Menstruation bestehen bleiben. Die Art und Intensität der Beschwerden sind sehr unterschiedlich in der Gesamtbevölkerung, sie können auch bei derselben Frau variieren.

Wenn die Blutung einsetzt, wird das prämenstruelle Syndrom bei vielen Frauen von der **Dysmenorrhö** abgelöst. Ausgeprägte Dysmenorrhö tritt besonders bei Jugendlichen auf und nimmt meist mit zunehmender Reife an Intensität ab. Das prämenstruelle Syndrom kann umgekehrt im 3. Lebensjahrzehnt einsetzen und danach zunehmen.

Am häufigsten wird über **Stimmungsschwankungen und psychische Auswirkungen** geklagt: Reizbarkeit, Nervosität, Ungeduld, Unruhe, Aggressivität, Schlaflosigkeit, Konzentrationsschwäche, Trägheit, Depression und ausgeprägte Müdigkeit. Symptome, die auf **Flüssigkeitseinlagerung** beruhen können, sind: Ödem, vorübergehende Gewichtszunahme, Oligurie, Spannen und Schmerzen der Brüste. **Neurologische und angiologische Symptome** sind z. B.: Kopfschmerzen, Schwindel, Synkopen, Parästhesien in den Extremitäten, Neigung zu Hämatomen, Herzklopfen. Epilepsie kann ggf. leichter ausgelöst werden. **Gastrointestinale Symptome** sind z. B.: Völlegefühl, Obstipation, Übelkeit, Erbrechen und Appetitveränderungen. **Druckgefühl nach unten** und **Rückenschmerzen** treten mitunter auf. **Hautveränderungen,** z. B. Akne, Neurodermitis und Aufflackern anderer Hautkrankheiten sind möglich. **Erkrankungen der Luftwege,** v. a. Allergien und Infektionen, und der **Augen** (Sehstörungen und Konjunktivitis) können sich prämenstruell verschlimmern.

Therapie

Die Behandlung beruht auf Beseitigung der Symptome und, soweit möglich, Korrektur der Ursachen. **Flüssigkeitseinlagerung** wird oft günstig beeinflußt durch Einschränkung der Natriumzufuhr und Gabe eines Diuretikums (z. B. Hydrochlorothiazid 50–100 mg/Tag oral), kurz bevor die Symptome zu erwarten wären. **Beratung** über die Symptome kann der Patientin zu einem besseren Verständnis über sich selbst verhelfen und eine Modifikation des Tagesablaufes anregen, um **eine Streßminderung** zu erreichen. Im Hinblick auf die breite normale Variabilität der Störung hilft u. U. das Notieren der Symptome und Therapiemaßnahmen, die Wirksamkeit einer Behandlung einzuschätzen. Direkte oder indirekte **Einbeziehung des Partners** kann beiden helfen, mit dem prämenstruellen Syndrom fertig zu werden. **Hormonelle Maßnahmen** sind bei manchen Frauen von Nutzen. Einige Schemata sind: 1. orale Kontrazeptiva, 2. natürliches Progesteron als Vaginal-Supp. (200–400 mg/Tag; in der BRD nicht im Handel, Anm. d. Übers.) oder i. m. (Progesteron in öliger Lösung 5–10 mg/Tag i. m.) für 10–12 Tage vor der Menstruation oder 3. Langzeitgestagene (z. B. Medroxyprogesteronacetat 200 mg i. m. alle 2–3 Mo.), damit zyklische Veränderungen verhindert werden. **Tranquilizer** (z. B. Alprazolam 0,25 mg oral abends vor dem Schlafengehen) können bei gereizten, nervösen oder unbeherrschten Patientinnen eingesetzt werden, besonders wenn sie den Streß aus der Umgebung nicht beeinflussen können. **Diätetische Maßnahmen** im Sinne von mehr Protein und weniger Zucker sowie Zusatz von Vitamin-B-Komplex (insbesondere Pyridoxin und/oder Magnesium) können bei einigen Frauen hilfreich sein. Der therapeutische Nutzen von Spironolacton, Bromocriptin oder MAO-Hemmern ist nicht eindeutig bewiesen.

Primäre Dysmenorrhö

(Funktionelle Dysmenorrhö)

Zyklisch mit der Periode auftretender Schmerz bei ovulatorischen Zyklen ohne nachweisbare krankhafte Veränderung der Fortpflanzungsorgane.

Ätiologie und Vorkommen

Man nimmt an, daß der Schmerz von uterinen Kontraktionen und einer Ischämie ausgeht, wahrscheinlich vermittelt durch die Wirkung der Prostaglandine, die im sekretorischen Endometrium produziert werden. Daher tritt die primäre Dysmenorrhö fast stets im Zusammenhang mit ovulatorischen Zyklen auf. Weiter können folgende Faktoren mitbeteiligt sein: der Abgang von Gewebe durch die Zervix, ein enger Muttermund oder eine Lageanomalie des Uterus, Bewegungsarmut und Angst vor der Periode. Diese häufige Unpäßlichkeit, die ein oft angegebener Grund für Fehlzeiten bei Schule und Arbeit ist, fängt meistens schon im Jugendalter an, um dann mit dem Alter und nach einer Schwangerschaft eher abzunehmen.

Symptomatik

Die Unterbauchschmerzen sind gewöhnlich krampfartig bzw. kolikartig, können aber auch dumpf und gleichbleibend empfunden werden und in den Rücken oder in die Beine ausstrahlen. Der Schmerz kann vor oder mit der Periode beginnen, erreicht seinen Höhepunkt meist nach 24 h und läßt gewöhnlich nach 2 Tagen nach. Manchmal werden größere zusammenhängende Endometriumstücke **(Dysmenorrhoea membranacea)** oder Gerinnsel ausgestoßen. Kopfschmerzen, Übelkeit, Obstipation oder Diarrhö sowie häufiges Wasserlassen werden oft angegeben; Erbrechen tritt seltener auf. Symptome des prämenstruellen Syndroms (s. oben), z.B. Reizbarkeit, Nervosität, depressive Verstimmung und aufgetriebenes Abdomen, können am Anfang oder während der ganzen Regelblutung noch anhalten.

Therapie

Für eine Frau kann die Versicherung, daß ihre Genitalorgane normal sind, eine psychologische Stütze sein. Die wirksamsten Medikamente sind die Prostaglandinsynthesehemmer; Naproxen, Ibuprofen und Mefenaminsäure sind nützlich. Die Wirkung ist besser, wenn mit den Medikamenten 24–48 h vor Blutungsbeginn begonnen wird und diese während des Zyklus für 1–2 Tage weiter eingenommen werden. Wenn die Schmerzen fortwährend die übliche Aktivität beeinträchtigen, ist die Ovulationshemmung mit einem niedrig dosierten Kombinationspräparat ratsam. Antiemetika können zwar verabreicht werden, doch kann man davon ausgehen, daß Übelkeit und Erbrechen gewöhnlich mit den Krämpfen verschwinden. Die Frau sollte ausreichend Ruhe und Schlaf haben, und regelmäßige körperliche Bewegung kann von Vorteil sein.

Sekundäre Dysmenorrhö

(Erworbene Dysmenorrhö)

Schmerzen bei der Periode aufgrund von nachweisbaren pathologischen Veränderungen.

Ätiologie

Eine der häufigsten Ursachen ist die Endometriose; auch die Adenomyosis verursacht eine Dysmenorrhö. Einige Frauen haben einen extrem engen Muttermund, als Folge einer Konisation oder Kryo- bzw. Thermokauterisierung. Schmerzen können entstehen, wenn der Uterus versucht, Gewebe auszustoßen. Krampfartige Schmerzen treten gelegentlich auf, wenn ein gestieltes submuköses Myom oder ein Endometriumpolyp von der Gebärmutter ausgestoßen wird (obwohl dies auch schmerzlos erfolgen kann).

Chronische Salpingitis und Adhäsionen können diffuse, unbestimmte und anhaltende Unterbauchschmerzen verursachen. Sowohl akute als auch chronische Salpingitiden gehen mit zunehmenden Schmerzen bei der Periode einher. Akute Schmerzen während und unmittelbar nach der Periode können mit einer akuten Unterbauchentzündung, mit Fieber und einer diffusen abdominalen Symptomatik zusammenhängen.

Therapie

Die sekundäre Dysmenorrhö kann symptomatisch oder durch Korrektur der zugrundeliegenden Störung behoben werden. Die Dilatation eines engen Zervikalkanals kann für 3–6 Mo. eine Besserung bringen und ermöglicht auch die diagnostische Kürettage. Eine Unterbrechung der uterinen Nerven durch präsakrale Neurektomie und Durchtrennung der Sakrouterinbänder können bei ausgewählten Patientinnen helfen; auch die Hypnose hat sich als nützlich erwiesen.

Menopause

Das physiologische Aufhören der Menses aufgrund abnehmender ovarieller Funktion. Die Diagnose wird meist retrospektiv gestellt, d.h., wenn ein Jahr lang keine Menstruationsblutungen aufgetreten sind. Die Menopause kann natürlicherweise, künstlich oder vorzeitig eintreten.

Ätiologie

Die natürliche **Menopause** findet im durchschnittlichen Alter von 50–51 J. statt. Mit zunehmendem Alter der Ovarien verringert sich ihre Reaktion auf die hypophysären Gonadotropine (FSH und LH). Zunächst wird die Follikelphase kürzer (und damit auch die Zyklen), die Ovulationen weniger, die Progesteronproduktion geringer und die Zyklen unregelmäßiger. Schließlich bleibt die Follikelentwicklung aus; ohne Östrogen-Rückkopplung steigen die Gonadotropine beträchtlich an. Die Östrogen- und Progesteronspiegel im zirkulierenden Blut fallen merklich ab; Androstendion verringert sich um die Hälfte, Testosteron allerdings nur wenig. Die korrekte Bezeichnung für diese Übergangsphase, die vor der Menopause anfängt und danach fortgesetzt wird, ist **Klimakterium,** jedoch wird auch sie oft Menopause genannt. Unter vorzeitiger **Menopause (Climacterium praecox)** versteht man ovarielle Insuffizienz aus unbekannter Ursache vor dem 40. Lebensjahr. Rauchen ist mit vorzeitiger Menopause assoziiert. Bestrahlung, Chemotherapie und chirurgische Eingriffe, die die Blutzufuhr zum Ovar beeinträchtigen, können die Menopause ebenfalls vorverlegen. Künstliche (artifizielle) Menopause setzt nach Ovarektomie oder Bestrahlung des kleinen Beckens (einschließlich der Ovarien) ein.

Symptomatik

Die Menopause kann sich ohne Symptome oder mit starken Beschwerden vollziehen. Hitzewallungen und Schweißausbrüche infolge vasomotorischer Instabilität kommen bei 75% aller Frauen vor. Bei den meisten treten Hitzewallungen > 1 Jahr lang auf, und 25–50% haben sie 5 Jahre und länger. Psychische und emotionale Symptome, wie z.B. Ermüdbarkeit, Reizbarkeit, Schlaflosigkeit und Nervosität, können sowohl auf Östrogenmangel aus auch auf den Streß des Alterns und des Rollenwechsels zurückzuführen sein. Schlafmangel aufgrund der Störung durch wiederkehrende Hitzewallungen trägt zu Müdigkeit und Reizbarkeit bei. Schwindel, Parästhesien und kardiovaskuläre Symptome, wie etwa Herzklopfen oder Tachykardie, können zeitweilig auftreten; Herzkrankheiten werden häufiger. Dyspareunie, Beckenbodenschwäche, Harninkontinenz, Zystitis und Vaginitis nehmen zu. Übelkeit, Völlegefühl, Verstopfung, Durchfall, Gelenkschmerzen und Muskelschmerzen sind häufige Beschwerden.

Osteoporose stellt die wichtigste Folge für die Gesundheit dar *(s.a. Kap. BEW, 10., Osteoporose).* Das Risiko ist am größten bei schlanken Frauen der weißen Rasse, Raucherinnen, unter Steroideinnahme und bei Mangel an körperlicher Bewegung. Der Verlust an Knochensubstanz beträgt im Mittel 1–2% jährlich nach der Menopause, wobei Knochenbrüche deutlich häufiger werden. Die wichtigsten Lokalisationen sind die Wirbelkörper, wobei nach vorderen Deckplatteneinbrüchen eine Kyphose und Rückenschmerzen entstehen; der Schenkelhals (200000/Jahr in den USA); der Unterarm (Radiusfrakturen). Derartige Frakturen können nach nur geringem Trauma – bei alten Leuten sogar ohne Gewalteinwirkung – auftreten.

Diagnostik

Die Menopause ist meist eindeutig. Bei jüngeren Patientinnen kann der erhöhte FSH-Spiegel die Diagnose bestätigen. Endokrine Störungen, z.B. Schilddrüsenkrankheiten oder Diabetes mellitus, müssen ausgeschlossen werden. Bei Patientinnen mit symptomatischer Osteoporose sollten auch nichtmenopausale Ursachen (z.B. Hyperparathyroidismus) ausgeschlossen werden.

Therapie

Beratung über die physiologischen Ursachen und Sorgen, Befürchtungen und Streßfaktoren, die mit dieser Lebensphase verbunden sind, ist wichtig. Wenn psychische Momente im Vordergrund stehen, ist Psychotherapie indiziert, ggf. unter Zuhilfenahme von milden Beruhigungsmitteln bei Depression, Angstzuständen, Reizbarkeit und Schlaflosigkeit.

Östrogensubstitution ist die einzige logische und wirksame Therapie zur Aufrechterhaltung von Systemen, die von der ovariellen Hormonsekretion abhängen, und zur Behebung von **Hitzewallungen.** Auswahl der Patientinnen, Abwägen der potentiellen Risiken gegen Vorteile sowie Kontrollen während der Therapie sind erforderlich. Wenn Hitzewallungen und dadurch bedingte Durchschlafstörungen und Müdigkeit einmal beseitigt sind, fühlt sich die Patientin meistens wieder wohl. In Fällen, wo Östrogene kontraindiziert sind, ist die Behandlung gegen die Symptome der Hitzewallungen ausgerichtet, beispielsweise mit Sedativ-Hypnotika (z.B. Barbituraten oder Benzodiazepinen), Gestagenen (Medroxyprogesteronacetat 10 mg/Tag oral oder 100–150 mg/Mo. i.m.; Megestrolacetat 40 mg/Tag oral) oder Clonidin (0,1 mg transdermal).

Klinisch relevante **Vaginalatrophie** und **Kolpitis** sowie **atrophische Veränderungen der ableitenden Harnwege** (besonders der Urethra und des Blasendreiecks), z.B. Pollakisurie, Dysurie und manchmal Inkontinenz, sprechen auf eine Östrogentherapie gut an.

Die Vorbeugung gegen **Osteoporose** *(s. a. Kap. BEW, 8.)* erfordert eine Langzeitsubstitution mit Östrogen. Adäquate Nahrungszufuhr, einschließlich elementares Kalzium (1000 mg/Tag für Frauen in der Prämenopause, die keine Östrogene erhalten), und körperliche Bewegung mit Gewichtsbelastung sind ebenfalls nötig. Bei zu geringer täglicher Tageslichtexposition ist die Substitution mit Vitamin D (2mal 600 mg/Tag) indiziert. Für die Wirksamkeit und Unbedenklichkeit anderer Behandlungsansätze (z.B. Natriumfluorid, Calcitriol, Calcitonin, schwach androgenwirksame Steroidanabolika, Thiazide, Diphosphonate, 1–34 Parathormon) stehen die Beweise noch aus. Um Stürzen vorzubeugen, sollten die Wechselwirkungen mit anderer Medikation bedacht und Risikofaktoren für häusliche Unfälle reduziert werden.

Die therapeutische Wirksamkeit der Östrogensubstitution bei Herz-Kreislauf-Erkrankungen von postmenopausalen Frauen wird zunehmend klarer. Dokumentierte Besserung der Morbidität und Mortalität zeigt, daß die Mortalität um ca. ⅓ niedriger ist bei Frauen, die Östrogene einnehmen, als bei Nichtanwenderinnen, hauptsächlich aufgrund einer östrogeninduzierten Vermehrung der High-density-Lipoproteine. Obwohl eine Zunahme des arteriellen Blutdrucks bei einigen östrogensubstituierten Frauen berichtet wurde, bestand kein Zusammenhang mit einem erhöhten Schlaganfallrisiko.

Östrogene werden meist zyklisch verabreicht. Wenn die Patientin ihren Uterus noch hat, gibt man ein Gestagen zyklisch dazu. Östrogen (z.B. konjugierte Östrogene 0,3–1,25 mg/Tag oder Äthinylöstradiol 0,02–0,05 mg/Tag) wird einmal täglich vom 1.–25. Zyklustag und ein Gestagen (z.B. Medroxyprogesteronacetat 5–10 mg oder Norethindronacetat 2,5–5 mg/Tag oral) vom 15.–25. Zyklustag eingenommen. Blutungen dürfen nur nach dem Hormonentzug auftreten; Blutungen zu anderen Zeiten müssen durch Endometriumbiopsie abgeklärt werden. Einige Ärzte befürworten eine Endometriumbiopsie grundsätzlich vor Therapiebeginn und in jährlichen Abständen unter Östrogensubstitution; andere empfehlen sie nur bei entsprechender Symptomatik, da sie Schmerzen, Aufwand und Kosten verursacht und bei Frauen ohne Symptome wenig Information bringt. Die Östrogenzufuhr kann je nach Symptomatik erhöht oder erniedrigt werden. Wenn Hitzewallungen erst gegen Ende des Zyklus auftreten, kann man die Zahl der behandlungsfreien Tage um einen Tag jeden Monat kürzen, bis die Symptome nicht mehr auftreten. Andere Behandlungspläne sind z.B.: konjugierte Östrogene 0,3–0,625 mg/Tag oder Äthinylöstradiol 0,02–0,05 mg/Tag plus Medroxyprogesteronacetat 2,5 mg/Tag ununterbrochen (Durchbruchblutungen sind dabei minimal oder kommen nach einigen Monaten nicht mehr vor) oder transdermale Östrogenapplikation 2mal/Woche plus ein täglich oder zyklisch gegebenes Gestagen. Wenn der Uterus fehlt, darf Östrogen ohne Gestagen gegeben werden. Lokal aufgetragene Östrogene (z.B. konjugierte, natürliche oder synthetische Östrogene in Vaginalcreme) sind wirksam gegen atrophische Veränderungen der Vagina und Kohabitationsbeschwerden (1 Applikatorfüllung/Nacht für 5 Nächte, dann 1/2 Applikator/Nacht für 1 Mo. und schließlich 1/4 Applikator 2–3mal/Woche korrigiert die atrophischen Veränderungen und erhält ein gesundes, verhorntes Vaginalepithel. Östrogene werden durch die Vaginalhaut gut systemisch resorbiert. i.v. Applikation von Östrogen (z.B. Östradiolvalerat 10–20 mg i.m. alle 4 Wo.) ist nur selten erforderlich, außer unmittelbar nach Ovarektomie.

Kontraindikationen gegen Östrogentherapie sind östrogenabhängige Neoplasmen des Endometriums oder der Brüste in der Vorgeschichte sowie anamnestische Hinweise auf Thrombophlebitis, Thromboembolie oder schwere Lebererkrankungen. Es gibt auch relative Kontraindikationen.

Mammographie sollte im Postmenopausenalter ohnehin routinemäßig durchgeführt werden; Screening und Ausgangsbefunde sind besonders wichtig bei Patientinnen, die eine Östrogentherapie erhalten. Die meisten Ergebnisse sprechen dafür, daß das Brustkrebsrisiko durch Östrogenbehandlung nicht erhöht wird.

6. AMENORRHÖ UND GENITALE BLUTUNGSSTÖRUNGEN

Amenorrhö

Keine Menstruation, d.h. entweder keine Menarche oder Ausbleiben der Menstruation.

Normale Menstruation: Definitionsgemäß ist der 1. Tag der Periodenblutung der Tag 1 des Zyklus. Bei 65% der Frauen beträgt der Abstand 28 ± 3 Tage bei einer Schwankungsbreite von 18–40 Tagen. Hat sich ein Menstruationsrhythmus eingespielt, so überschreitet er normalerweise die Variationsbreite um nicht mehr als 5 Tage. Die mittlere Blutungsdauer beträgt 5 ± 2 Tage mit einem Blutverlust von durchschnittlich 130 ml (13–300 ml). Die Blutung ist am 2. Tag gewöhnlich etwas stärker.

Amenorrhö ist ein Hinweis auf die Unfähigkeit der hypothalamisch-hypophysär-gonadalen Achse, die für die Menstruation erforderlichen zyklischen Endometriumveränderungen zu bewirken. Somit kann sie eine Fehlfunktion in jeder Stufe des reproduktiven Systems anzeigen. Man soll sich stets bewußt sein, daß die Amenorrhö lediglich ein Symptom darstellt, das durch eine ganze Reihe von Störungen mehrerer großer Organsysteme hervorgerufen werden kann. Amenorrhö ist **physiologisch** *vor der Pubertät, während der Schwangerschaft und in der frühen Stillzeit sowie nach der Menopause.* Zu jeder anderen Zeit gilt sie als **pathologisch.** Üblicherweise wird die Amenorrhö als **primär** *(Ausbleiben der Menarche bis zum 16. Lebensjahr)* **oder sekundär** *(Ausbleiben der Menses für ≥ 3 Mon. bei Frauen, die schon menstruiert haben)* klassifiziert (s. oben). Da jedoch durch eine solche Einteilung eine wichtige diagnostische Information übersehen werden kann, sollte sie bei der Abklärung der Amenorrhö keine Berücksichtigung finden.

Die Menarche kann physiologischerweise noch bis zum 16. Lebensjahr ausbleiben. Die Diagnose **physiologische Verspätung** darf allerdings erst nach Ausschluß anderer möglicher Ursachen gestellt werden. Eine diagnostische Abklärung ist bei allen Mädchen indiziert, die bis zum Alter von 13 Jahren noch keine Pubertätszeichen entwickelt haben, oder bei denen die Menarche bis zum 16. Lebensjahr oder ≥ 5 Jahre nach dem Pubertätsbeginn noch nicht eingetreten ist. Mädchen, bei denen die nachfolgend beschriebene Durchuntersuchung normal ausfällt, sollte man beruhigen und in Abständen von 3 bis 6 Monaten auf Fortschreiten der Pubertät kontrollieren. Obwohl einige Ärzte die Verabfolgung exogener Gestagene und/oder Östrogene zur Induktion zyklischer Blutungen empfehlen, ist eine solche Behandlung bei gesicherter Normalität des unteren Genitaltrakts unnötig. Darüber hinaus kann die fortgesetzte Einnahme von Sexualsteroiden sowohl die echte Menarche als auch pathologische Prozesse verschleiern.

Diagnostik

Selbst geringe hormonale Veränderungen können Symptome verursachen. Im Mittelpunkt der diagnostischen Abklärung stehen die Anamnese und die körperliche Untersuchung, besonders im Hinblick auf den Einfluß veränderter hormonaler Sekretion auf die Pubertätsentwicklung und die sekundären Geschlechtsmerkmale. Bei der Befragung der Patientin sollten Hinweise auf psychische Störungen, Gewohnheiten bezüglich Diät und körperlicher Belastung, Lebensstil, genetische Anomalien in der Familie, äußerlich bedingte Streßfaktoren sowie Abnormitäten des Wachstums und der Entwicklung beachtet werden. Man sollte nach Zeichen übermäßiger Androgensekretion **(Hyperandrogenismus)** fragen, insbesondere **Hirsutismus,** der als eine *Vermehrung sexuell stimulierten Haarwachstums* definiert werden kann. **Virilismus** bezeichnet eine *Zunahme der männlichen sekundären Geschlechtsmerkmale* **(Vermännlichung),** einschließlich Hirsutismus, Geheimratsecken, Stimmvertiefung, Zunahme der Muskelmasse, Klitorisvergrößerung und verstärkte Libido sowie Verringerung der weiblichen sekundären Geschlechtsmerkmale **(Defeminisierung),** einschließlich der Brustdrüse und Scheidenatrophie. Darüber hinaus sollten anamnestische Hinweise auf **Galaktorrhö,** d.h. *Sekretion von Milch bzw. Laktation außerhalb des Wochenbetts,* gesucht werden.

Obwohl die ganze allgemeine körperliche Untersuchung wichtig ist, sollten besonders die folgenden Aspekte beachtet werden: 1. Körpermaße und Habitus, 2. Ausprägung und Verteilung der Körperbehaarung, 3. Brustentwicklung und -sekretion und 4. das Genitale. Normalerweise entspricht die Spannweite der Arme ungefähr der Körpergröße, während sie bei hypogonadalen Personen die Körpergröße um > 5 cm zu überschreiten pflegt. Die Verteilung und Ausprägung der Körperbehaarung sollte im Hinblick auf die Familienanamnese beurteilt werden. **Hypertrichose,** d.h. *übermäßiges Haarwachstum an Extremitäten, Kopf und Rücken,* darf nicht mit echtem Hirsutismus und Virilisierung verwechselt werden. Hypertrichose mäßiger Ausprägung kommt häufig bei Frauen südländischer Herkunft vor, während jegliches Gesichtshaarwachstum bei den spärlich behaarten, verhältnismäßig androgenunempfindlichen Ostasiatinnen eine gründliche Abklärung verlangen kann. Das Ausmaß des Hirsutismus sollte festgehalten werden, am besten photographisch. In der Praxis hat es sich bewährt, lediglich das Gesichtshaarwachstum (der häufigste Anlaß zur Hilfesuche) anhand einer Skala von 0 bis 4 zu beurteilen, wobei jeweils ein + für übermäßige Kinn-, Oberlippen- und Wangenbehaarung und 4+ für einen Vollbart erteilt wird.

Bei der Inspektion der Brüste wird die Entwicklung nach dem *Tanner-Schema* notiert *(Abb. 6.).* Durch Druck auf alle Teile der Mamma sucht man gezielt nach Brustsekretion, wobei die Brust der sitzenden Patientin von der Basis beginnend auf die Mamille zu ausgestrichen werden sollte. Das Sekret wird mikroskopisch auf dickwandige, kreisrunde, verschieden große Fetttröpfchen untersucht, die es als Milch kennzeichnen.

Schließlich wird das Genitale sorgfältig angesehen, da es einen empfindlichen Indikator des hormonalen Milieus darstellt. Das Stadium der Schamhaarentwicklung wird festgehalten

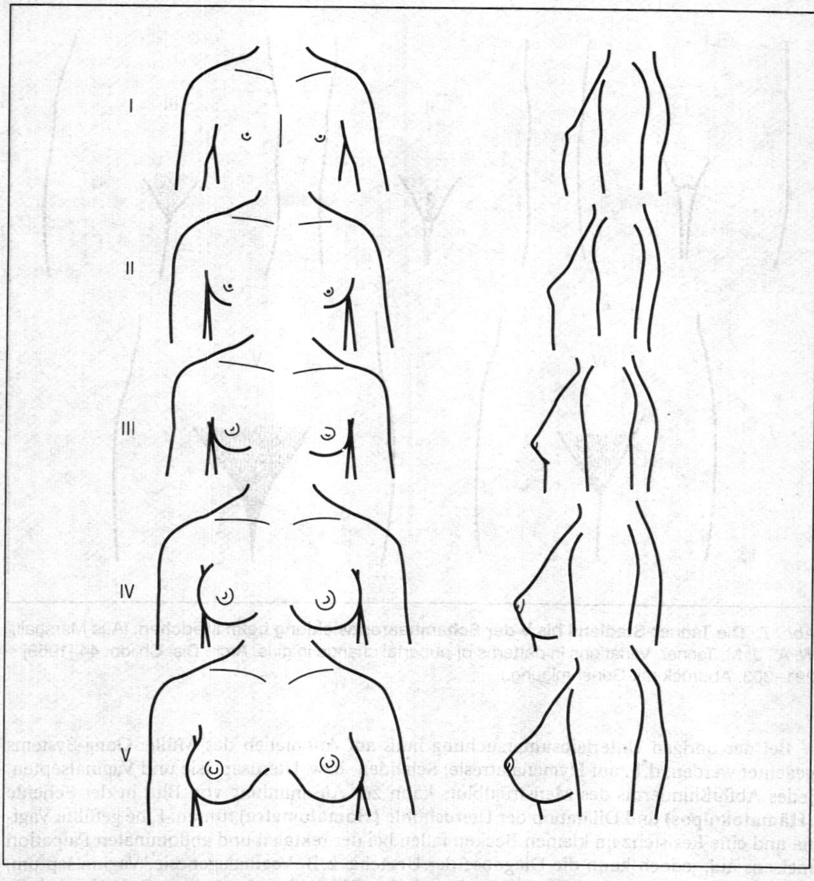

Abb. 6. **Die Tanner-Stadien I bis V der Brustentwicklung beim Menschen.** (Aus Marshall, W. A., J. M. Tanner; Variations in patterns of pubertal change in girls. Arch. Dis. Childh. 44 [1969] 291–303. Abdruck mit Genehmigung.)

(Abb. 7.). Im Hinblick darauf, daß die Ansprechbarkeit der Geschlechtsorgane auf Androgene mit der Zeit von den Frühstadien der Fetalentwicklung bis zum Erwachsenenalter abnimmt, ist auch das Ausmaß einer etwaigen Virilisierung wichtig. Die stärksten Veränderungen, d. h. Zusammenwachsen der Labien und Vergrößerung der Klitoris (mit oder ohne Ausbildung einer penilen Urethra) finden sich bei Patientinnen, die während der ersten 3 Monate der fetalen Entwicklung Androgenen ausgesetzt waren, und solchen mit angeborener Nebennierenrindenhyperplasie, Hermaphroditismus oder pharmakologisch induzierter Virilisierung *(s. Kap. END, 4. und Kap. KIN, 16., Kongenitale Nebennierenrindenhyperplasie).* Signifikante Entwicklung einer Klitoromegalie nach der Geburt setzt eine sehr starke hormonale Einwirkung voraus; ohne Einnahme exogener Steroide in der Anamnese ist sie ein wichtiger Hinweis auf einen androgenproduzierenden Tumor. Östrogeninduzierte Veränderungen machen sich mit der Entwicklung der kleinen Schamlippen in der Pubertät bemerkbar.

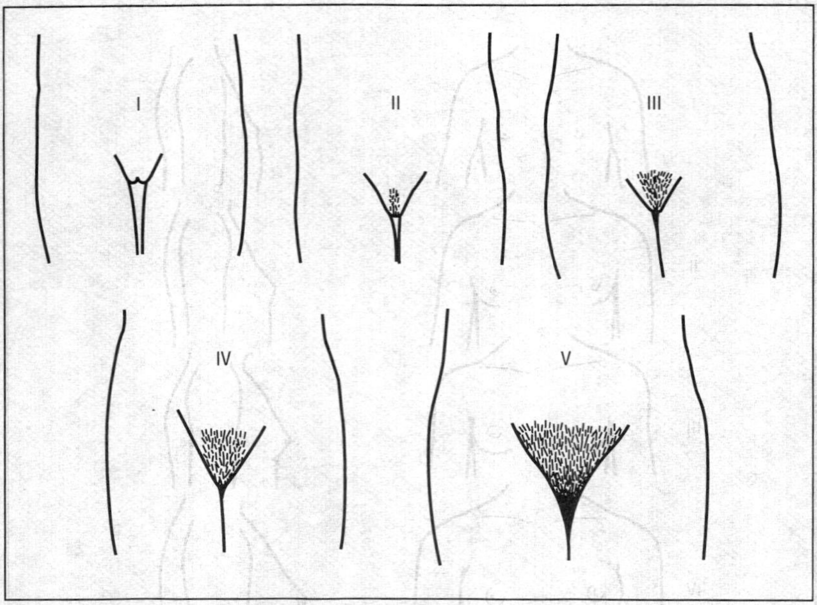

Abb. 7. **Die Tanner-Stadien I bis V der Schamhaarentwicklung beim Mädchen.** (Aus Marshall, W. A., J. M. Tanner: Variations in patterns of pubertal change in girls. Arch. Dis. Childh. 44 [1969] 291–303. Abdruck mit Genehmigung.)

Bei der übrigen Unterleibsuntersuchung muß auf Anomalien des Müller-Gang-Systems geachtet werden, d. h. auf Hymenalatresie, Scheiden- bzw. Uterusaplasie und Vaginalsepten. Jedes Abflußhindernis des Menstrualbluts kann zur Ansammlung von Blut in der Scheide **(Hämatokolpos)** und Dilatation der Uterushöhle **(Hämatometra)** führen. Eine gefüllte Vagina und eine Resistenz im kleinen Becken fallen bei der rektalen und abdominalen Palpation meisens auf, jedoch kann die Diagnose der Ursache, z. B. Vaginalagenesie, Vaginalseptum, verschlossenes Hymen, schwierig sein. In solchen Fällen sind das äußere Genitale und die übrigen sekundären Geschlechtsmerkmale normal entwickelt, da die Ovarien normal funktionieren, jedoch kommen Fehlbildungen der Harnwege und des Skelettsystems häufig (in etwa 15–40%) auch bei den beiden erstgenannten Anomalien vor. Bei der testikulären Feminisierung sind zwar die äußeren Geschlechtsorgane normal ausgebildet, jedoch ist die Scham- und Axillarbehaarung vermindert und die Brustentwicklung unvollständig; die Länge der Vagina ist unterschiedlich und eine Zervix bzw. ein Uterus unauffindbar. Durch die bimanuelle Palpation kann man pathologische Resistenzen im kleinen Becken feststellen, einschließlich Tumoren. Die visuelle Beurteilung der Scheidenmukosa und des Zervixschleims ist wegen ihrer ausgeprägten Reaktionsfähigkeit auf Östrogene relevant. Unter Östrogeneinfluß verwandelt sich die Vaginalhaut im Laufe der Sexualentwicklung von einem Gewebe mit glänzender, hellroter Oberfläche und spärlichen, dünnflüssigen Aussonderungen in ein solches mit mattem, graurosafarbenem fälteligem Aussehen und reichlichen, dickflüssigen Sekretionen.

Die Anamnese und die körperliche Untersuchung sollte eine Zuordnung jeder Patientin in die Kategorien der *Tab. 2.* ermöglichen. Die verschiedenen Störungen der Sexualentwicklung und die physiologischen bzw. pathologischen Endorganursachen können oft anhand der

Tab. 2. Klinische Einteilung der Amenorrhö

Physiologische Ursachen
Präpubertät
Schwangerschaft
Postmenopause
Chronische Anovulation und vorzeitige Ovarialinsuffizienz
aufgrund einer ZNS-hypothalamischen-hypophysären Dysfunktion
aufgrund eines Feedback-Fehlers (wie z. B. beim Syndrom der polyzystischen Ovarien)
aufgrund einer Schilddrüsen- oder Nebennierendysfunktion vorzeitige Ovarialinsuffizienz
Pathologisches Endorgan
Schwangerschaftsassoziierte Trophoblastenkrankheit (Chorionepitheliom, Chorionepitheliosis)
Asherman-Syndrom
Fehlerhafte sexuelle Differenzierung
Müller-Gang-Agenesie bzw. -Dysgenesie
Gonadendysgenesie
Pseudohermaphroditismus masculinus

Inspektion allein erkannt werden. Die Stigmata des **Turner-Syndroms,** z. B. Kleinwuchs (< 160 cm), schildförmiger Thorax, Pterygium colli, verkürzte 4. Metakarpal- und Metatarsalknochen, Nagelhypoplasie, multiple Pigmentnävi, angeborene Herzfehler, ermöglichen meistens die Diagnose, die durch Bestimmung des Karyotyps (45, X) bestätigt werden kann *(s. a. Kap. KIN, 23., Gonadendysgenesie).* Bei männlichen Pseudohermaphroditen und Frauen mit Fehlbildungen des Müller-Gang-Systems sollten die Abnormitäten des Genitales den entsprechenden Verdacht erwecken. Wenn Intersexualitätsstörungen vermutet werden, sollte man den Karyotyp bestimmen lassen *(s. a. Kap. KIN, 7., Intersexualität).* Ebenfalls läßt sich der Verdacht auf Schwangerschaft oder Trophoblastenkrankheit durch Messung des humanen Choriongonadotropins bestätigen. Bei Frauen mit Amenorrhö nach einer Kürettage oder akuter Endometritis muß die Möglichkeit intrauteriner Verwachsungen bzw. Synechien **(Asherman-Syndrom)** in Betracht gezogen werden. Ohne Laboruntersuchungen kann es unmöglich sein, Patientinnen mit chronischer Anovulation aus anderen Ursachen von jenen mit Ovarialinsuffizienz zu unterscheiden.

Mit Hilfe des **Gestagentests** kann man die Durchgängigkeit des ableitenden Genitaltraktes und die Höhe des endogenen Östrogenspiegels prüfen. Medroxyprogesteronacetat (5–10 mg/Tag oral für 5 Tage) oder Progesteron (100–200 mg in öliger Lösung einmalig parenteral) wird verabreicht. Innerhalb von 10 Tagen nach der letzten Medikation wird die Patientin bluten oder nicht. Jegliche Blutung schließt das Asherman-Syndrom weitgehend aus und ist ein wichtiger Hinweis auf Anovulation, wenn auch kein Beweis dafür. Darüber hinaus bestätigt der Test, daß Östrogen in ausreichenden Mengen vorhanden war, um eine Endometriumproliferation zu bewirken. Wenn keine Blutung stattfindet, kann sie bei normalem Uterus durch Gabe eines oral wirksamen Östrogenpräparats, z. B. konjugierte Östrogene (2,5 mg/Tag über 21 Tage), mit dem Zusatz von Medroxyprogesteronacetat (5–10 mg oral) während der letzten 5 Einnahmetage, hervorgerufen werden. Tuberkulöser Befall des Endometriums und das Asherman-Syndrom können die Blutung verhindern, die definitive Diagnosestellung kann jedoch oft erst nach Hysterosalpingographie und/oder Hysteroskopie erstellt werden, da einige betroffene Patientinnen weiterhin zyklisch bluten.

Laboruntersuchungen

Sofern möglich, sollten Ausgangswerte für follikelstimulierendes Hormon **(FSH)** und Prolaktin **(PRL)** im Serum **bei allen Frauen mit Amenorrhö** bestimmt werden, um eine ovarielle Insuffizienz (vorzeitige Menopause) und Hyperprolaktinämie auszuschließen. Schilddrüsenwerte sind ebenfalls erforderlich, damit Schilddrüsenstörungen als Ursache der Amenorrhö (oder Oligomenorrhö) ausgschlossen werden können. Die gleichzeitige Bestimmung von luteinisierendem Hormon **(LH)** kann bei der definitiven Diagnosestellung hilfreich sein. LH und FSH werden eines der folgenden vier Muster aufweisen:

1. Ein **hypogonadotropes Muster** (LH und FSH beide < 10 mIU/ml [2. International Reference Preparation of Human Menopausal Gonadotropin] findet sich bei Patientinnen mit globaler Hypophyseninsuffizienz, isoliertem Gonadotropinmangel (oft verbunden mit Anosmie, Farbblindheit, Lippenspalte oder anderen Mittelliniendefekten, wie z.B. beim Kallman-Syndrom), Anorexia nervosa, Amenorrhö-Galaktorrhö-Syndrom und ausgeprägter, hypothalamisch bedingter, chronischer Anovulation.

2. Ein **normogonadotropes Muster** (LH und FSH beide 7–20 mlU/ml, mindestens eins davon ≥ 10 mIU/ml) kommt auch bei Frauen mit hypothalamisch bedingter chronischer Anovulation oder (seltener) mit fehlerhafter Steroidrückkopplung (z.B. beim Syndrom der polyzystischen Ovarien) vor.

3. Eine krankhafte **Zunahme der LH/FSH-Relation** auf > 2 mit LH meist > 20 mIU/ml findet man z.B. bei Frauen mit chronischer Anovulation aufgrund eines fehlerhaften Feedbacks (ein typischer Befund beim Syndrom der polyzystischen Ovarien), seltener bei der testikulären Feminisierung. Ähnliche Werte können auch zur Zeit des mittzyklischen LH-Gipfels (in solchen Fällen wird die Menstruation 2 Wo. später einsetzen), in der Schwangerschaft und bei Trophoblastenwucherungen (weil Immunoassays von LH eine Kreuzreaktion mit HCG aufweisen), auftreten.

4. Ein **hypergonadotropes Muster** (LH > 20 und FSH > 40 mIU/ml) ist ein Hinweis auf „Ovarialinsuffizienz" im Sinne einer (vorzeitigen) Menopause. Wie unten geschildert, sind einige Fälle von „Ovarialinsuffizienz" reversibel. Bei erhöhtem FSH-Spiegel bei einer jungen, amenorrhoischen Frau ist eine Karyotypenbestimmung indiziert.

Die basalen PRL-Werte sind bei ca. 1/3 der amenorrhoischen Frauen erhöht (normal: 2–15 ng/l). Da der PRL-Spiegel durch unspezifischen Streß, Schlaf, Nahrungsaufnahme und Brustpalpationen ansteigt, sollte bei einem erhöhten Wert (im allgemeinen > 20–30 ng/ml, je nach Labor) die Bestimmung vor weiterführender Testung wiederholt werden. Darüber hinaus können viele Pharmaka eine PRL-Erhöhung verursachen, z.B. Phenothiazine, L-Dopa, Reserpin und orale Kontrazeptiva. Bei Galaktorrhö oder anhaltender Hyperprolaktinämie muß eine primäre Schilddrüsenunterfunktion ausgeschlossen werden, wobei ein erhöhter Thyreoidea-stimulierendes-Hormon-**(TSH-)**Spiegel pathognomonisch ist. Bei der primären Schilddrüsenunterfunktion löst die erhöhte Sekretion von Thyrotropin-releasing-Hormon **(TRH)** die vermehrte Abgabe sowohl von PRL als auch von TSH aus.

Röntgenuntersuchung der Sella turcica ist bei euthyreoten Frauen mit Hyperprolaktinämie < 100 ng/ml zum Ausschluß von Hypophysentumoren indiziert *(s. Kap. END, 2.)*. Aufnahmen der Sella erübrigen sich bei hypothyreoten Patientinnen mit geringgradiger Hyperprolaktinämie, da nach Substitutionsbehandlung mit Schilddrüsenhormon mit einer Normalisierung einer etwaigen Erweiterung der Sella turcica gerechnet werden darf. Andererseits ist die Röntgenuntersuchung der Sella bei erniedrigten Gonadotropinspiegeln zum Ausschluß eines malignen Hypophysentumors immer indiziert, unabhängig von der PRL-Konzentration.

Hypophysenfunktionstests, insbesondere mit Einbeziehung der Nebennieren- und Schilddrüsenfunktion, sind bei Verdacht auf globale Hypophyseninsuffizienz oder einen großen Tumor gerechtfertigt. Mit Hilfe von Computertomographie oder der Kernspintomographie der Sella kann die supraselläre Ausbreitung eines Hypophysenmalignoms oder das **Syndrom der leeren Sella** (empty sella syndrome), bei der die verbreiterte Sella größtenteils mit Liquor gefüllt ist, nachgewiesen werden. Bestimmung des Gesichtsfelds ist bei Hypophysentumoren von ≥ 10 mm Durchmesser im Röntgenbild und bei Hinweisen auf supraselläre Ausbreitung erforderlich *(s. Kap. END, 2.)*.

Anovulatorische Frauen mit Virilisierungszeichen (hyperandrogene Frauen) sollten untersucht werden, um ernste Störungen auszuschließen. Meistens ist dies aufgrund des klinischen Bildes möglich, die Diagnose kann durch Labortests bestätigt werden. Eine vermehrte Gonadotropinausschüttung mit erhöhten LH- und niedrigen bis normalen FSH-Werten findet sich häufig, jedoch können beide im Normbereich sein. Globale Androgenwerte im zirkulierenden Blut können erhöht sein, müssen jedoch nicht, wenn die Verstoffwechselung beschleunigt oder die Menge sexualhormonbindenden Globulins **(SHBG),** welches Androgene im Plasma bindet, herabgesetzt ist. **Hirsutismus** kann sich aufgrund einer erhöhten Empfindlichkeit der Haarbalg-Talgdrüsen-Einheit (Haarfollikel) gegenüber normaler Androgenspiegel entwickeln. Heute weiß man, daß der „idiopathische" Hirsutismus durch erhöhte Umwandlung von Testosteron in Dihydrotestosteron **(DHT)** im Haarfollikel zustande kommt.

Die ersten Laboruntersuchungen bei hirsuten Frauen müssen Konzentrationsbestimmung von Testosteron **(T)** und Dehydroepiandrosteron-Sulfat **(DHEAS)** umfassen. Bei T-Spiegeln > 200 ng/dl sollte die gezielte Suche nach einem androgenproduzierenden Tumor veranlaßt werden, der am ehesten im Ovar gelegen sein wird. DHEAS-Spiegel doppelt so hoch wie die obere Normgrenze für das jeweilige Labor sollten den Verdacht auf ein Neoplasma der Nebennierenrinde lenken. Weitere Tests sind nicht erforderlich, wenn T und DHEAS nicht stark erhöht sind, da eine schwerwiegende Ursache dadurch weitgehend ausgeschlossen ist. Bei Hirsutismus ist die Bestimmung des freien T-Spiegels nicht erforderlich. Zur Erkennung einer durch Androgene erhöhten Verstoffwechslung im Haarfollikel ist die Messung von 3-Androstandiol-Glukuronid vorgeschlagen worden. Da diese Substanz bei allen hirsuten Frauen vermehrt ist, trägt ihre Bestimmung allerdings wenig zur Diagnostik bei und wird nicht empfohlen.

Wenn T und DHEAS gemessen werden können, erübrigt sich die Bestimmung von 17-Ketosteroiden **(17-KS)** und 17-Hydroxykortikosteroiden **(17-OHCS)** im Urin. Es ist schwierig, eine vollständige 24-h-Urinsammlung zu bekommen, so daß die Ergebnisse wenig aufschlußreich sind. Die 17-KS sind ein unzuverlässiger Indikator für die T-Sekretion und ein schlechter Indikator für die ovarielle Androgenproduktion. Da die Nebennierenrinde die Hauptquelle der 17-KS im Urin darstellt, ist sie die wahrscheinlichste Ursache von erhöhter 17-KS-Ausscheidung > 20 mg/24 h. Die Messung der 17-OHCS-Ausscheidung trägt nichts zur Diagnostik des Hyperandrogenismus bei, obwohl sie beim Cushing-Syndrom (d.h. Nebennierenrindenüberfunktion) meistens erhöht ist. Auch Suppressionstests mit Dexamethason und Stimulation mit ACTH und HCG sind nicht zuverlässig bei der Abklärung des Hirsutismus der Frau. Bei Verdacht auf das Cushing-Syndrom sollte die Patientin auf Cortisolerhöhung untersucht werden, wie im *Kap. END, 4.* besprochen.

Bei hirsuten Frauen, deren Anamnese und Befund Hinweise auf eine **angeborene Nebennierenrindenhyperplasie** (kongenitale adrenale Hyperplasie, CAH) enthalten (am häufigsten aufgrund eines 21-Hydroxylasemangels), beruht die Diagnose auf einer Vermehrung des 17-Hydroxyprogesterons **(17-OHP)** im Serum oder des Pregnantriols im Urin *(s. Kap. KIN, 16., Kongenitale adrenale Hyperplasie).* Bei Patientinnen mit ausgeprägtem Hirsutismus schon im Jugendalter, hohen Konzentrationen von T und/oder DHEAS, ausgeprägtem Hirsutismus in der Blutsverwandtschaft oder Bluthochdruck sollte 17-OHP bestimmt werden, um einen nichtklassischen 21-Hydroxylasemangel auszuschließen. (Mädchen mit klassischem 21-Hydroxylasemangel suchen ärztliche Hilfe meist wegen einer heterosexuellen Pubertas praecox, eines Kleinwuchses, eines vermännlichten Körperbaus und Ausbleiben der weiblichen sekundären Geschlechtsmerkmale und Menstrualblutungen – *s. Kap. KIN, 16.*) Bei 17-OHP-Ausgangswerten von > 3, aber < 8 ng/l ist ein ACTH-Stimulationstest erforderlich, um zwischen einem CAH und anderen Störungen (z.B. Syndrom der polyzystischen Ovarien) differenzieren zu können *(s. Chronische Anovulation aufgrund gestörter Feedback-Signale, unten).* Werte > 8 ng/ml sind so gut wie pathognomonisch für CAH. Viele ACTH-Testschemata sind im Gebrauch; am häufigsten wird der 17-OHP-Serumspiegel 30 min nach i.v. Injektion von synthetischem ACTH 250 μg gemessen. Patientinnen mit klassischem Hydroxylasemangel haben Werte > 3000 ng/dl, solche mit nichtklassischem 21-Hydroxylasedefekt haben Werte ≥ 1500 ng/dl, während bei heterozygoten Trägern die Werte ≤ 100 ng/dl erreichen. Ein Anstieg von 17-OHP im Plasma auf > 3 ng/ml 15 min nach i.v. ACTH-Gabe (10 μg/m^2 Körperoberfläche) unter Dexamethasonsuppression (Einnahme von 2 mg oral um Mitternacht vor dem Test am Morgen) gilt als Beweis für einen 21-Hydroxylasemangel. Einige Kliniker empfehlen ACTH-Stimulationstests bei allen Frauen mit Hirsutismus, um nichtklassische Formen der CAH zu erkennen. Die Häufigkeit dieser Störung ist unterschiedlich in verschiedenen Populationen, jedoch ist sie in den meisten geographischen Regionen wahrscheinlich zu niedrig, um derartig aufwendige Tests zu rechtfertigen.

Sonographie, Computertomographie und selektive Angiographie der Nebennierenrinden- und Ovarialvenen mit Androgenmessungen sind zur Lokalisierung von androgenproduzierenden Tumoren vor deren chirurgischen Entfernung hilfreich. Selektive Blutentnahmen aus der Nebennieren- bzw. Ovarialvene sollten nur in darauf spezialisierten Zentren durchgeführt werden. Während der Operation sollte der Tumor biopsiert werden, um die Dignität zu beurteilen.

Chronische Anovulation

(S. a. Kap. END, 2., Galaktorrhö unter Vorderlappenerkrankungen)

Chronische Anovulation (im deutschen Sprachraum auch als **Ovarialinsuffizienz** bezeichnet, *Anm. d. Übers.)* kann als ein Funktions-Fließgleichgewicht aufgefaßt werden, bei dem der durch die Menstrualblutung gekennzeichnete Monatsrhythmus nicht mehr abläuft. Darüber hinaus impliziert die Bezeichnung „chronische Anovulation", daß die Ovarien funktionsfähige Follikel enthalten und daß es möglich ist, mit geeigneten Maßnahmen zyklische Ovulationen zu induzieren bzw. wieder in Gang zu bringen. Chronische Anovulation ist die häufigste Ursache der Amenorrhö bei Patientinnen ohne anatomische Abnormitäten der Zielorgane, die die Menstruation verhindern *(s Tab. 3.)*. Einige ausgewählte Syndrome werden in diesem Kapitel besprochen; die übrigen in *Tab. 3.* aufgeführten Störungen finden an anderen Stellen im **MSD-Manual** Berücksichtigung. Eine logische, gezielte Therapie setzt eine bekannte Ursache voraus. Bis wir eine klarere Vorstellung von den Mechanismen haben, die den verschiedenen Formen der chronischen Anovulation zugrunde liegen, kann man bei einem großen Prozentsatz der betroffenen Patientinnen leider nur eine Unterbrechung der Anovulation durch kurzfristige, unspezifische Ovulationsinduktion erreichen.

Hypothalamisch bedingte chronische Anovulation (HCA)

Die HCA umfaßt eine heterogene Gruppe von Störungen, die sich in ähnlicher Weise äußern. Emotionaler und körperlicher Streß, Diät, körperliche Konstitution und Bewegung, Umweltfaktoren und andere, unerkannte Einflüsse tragen in verschiedenem Ausmaß zur Anovulation bei. (Anorexia nervosa ist ein verwandtes, jedoch eigenständiges Krankheitsbild; sie wird unter **Eßstörungen** in *Kap. KIN, 22.* besprochen.) Mit diesen Störungen treten niedrige Gonadotropinspiegel und ein relativer Östrogenmangel auf. Psychologische Beratung und/oder Veränderung des Lebensstils der Patientin hat oft eine positive Auswirkung im Hinblick auf die Ovulation. Follikelsprünge können auch mit Hilfe von Clomifencitrat induziert werden. Sollten diese Maßnahmen versagen, kann eine Behandlung mit humanem Menopausengonadotropin und Choriongonadotropin **(HMG-HCG)** oder mit pulsatiler Verabreichung von Gonadotropin-Releasing-Hormon **(GnRH)** erforderlich sein. Die meisten Fachleute befürworten die Gabe exogener Östrogene mit zyklischem Gestagenzusatz zur Vorbeugung gegen Osteoporose bei Frauen mit niedrigem Östrogenspiegel und keinem Kinderwunsch. Die tägliche orale Einnahme von konjugierten Östrogenen (0,625–1,25 mg/Tag), Östronsulfat (1,25–2,5 mg), Äthinylöstradiol (20 µg/Tag) oder mikronisiertem 17β-Östradiol

Tab. 3. Einteilung der chronischen Anovulation

Suprahypophysär bedingte chronische Anovulation
Hypothalamisch bedingte chronische Anovulation
psychogen
mit körperlicher Anstrengung assoziiert
mit Unterernährung assoziiert
Ätiologie unbekannt oder gemischt
Anorexia nervosa
Pseudokyese (Scheinschwangerschaft)
Fehlen einzelner Gonadotropine

Hypophysär bedingte chronische Anovulation
Hypopituitarismus
Hypophysentumoren
isoliertes Fehlen einzelner Gonadotropine

Chronische Anovulation aufgrund eines Feedback-Fehlers (z.B. beim Syndrom der polyzystischen Ovarien)
übermäßige extraglanduläre Östrogenproduktion (z.B. bei Adipositas)
übermäßige Pufferung durch SHBG (z.B. bei Leberkrankheiten)
funktioneller Hyperandrogenismus (nebennieren- oder ovarbedingt)
östrogen- bzw. androgenproduzierende Neoplasmen
HCG-produzierende Neoplasmen

Chronische Anovulation aufgrund anderer endokriner bzw. metabolischer Dysfunktionen
Nebennierenüberfunktion
Cushing-Syndrom bzw. -Krankheit
angeborene Nebennierenrindenhyperplasie (angeborenes AGS, Pseudohermaphroditismus femininus)
Schilddrüsenfunktionsstörungen
Überfunktion
Unterfunktion
Hyperprolaktinämie bzw. Übermaß an Wachstumshormon
hypothalamische Dysfunktion
hypophysäre Dysfunktion (aufgrund von Mikro- bzw. Makroadenomen)
medikamenteninduziert
Fehlernährung, Unterernährung

Modifiziert nach Rebar, R. W.: The reproductive age chronic anovulation, in: Serra, G. B. [ed.]: The Ovary. Raven Press, New York 1983. Nachdruck mit Genehmigung.

(0,5–1,0 mg/Tag) mit einem Zusatz von Medroxyprogesteronacetat (5–10 mg) während der ersten 12–14 Tage des Monats ist möglich. Alternativ können betroffene Frauen, die sexuell aktiv sind, orale Kontrazeptiva einnehmen.

Chronische Anovulation aufgrund hypophysärer Funktionseinschränkung

Insuffizienz oder Tumoren der Hypophyse sowie Formen des isolierten Gonadotropinmangels werden in *Kap. END, 2.* besprochen. Bei Kinderwunsch kann nach gezielter Therapie der Hypophyseninsuffizienz die Ovulation ausgelöst werden. Sollte die Hypophyse keine Gonadotropine mehr produzieren, ist eine Stimulierung der Gonaden mit HMG/HCG erforderlich.

Chronische Anovulation aufgrund gestörter Feedback-Signale

Eine heterogene Gruppe von Störungen mit großer klinischer und biochemischer Variabilität, deren gemeinsames Merkmal die chronische Anovulation durch gestörte Rückkopplungssignale an der hypothalamisch-hypophysären Achse ist. Das herausragende Beispiel ist das **Syndrom der polyzystischen Ovarien** (**PCO** = polycystic ovary syndrome, Stein-Leventhal-Syndrom), das durch einen LH-abhängigen Hyperandrogenismus charakterisiert ist, bei dem Hirsutismus aber fehlen kann. Es kommt vor bei: Cushing-Syndrom, angeborener Nebennierenrindenhyperplasie schwacher Ausprägung, virilisierenden Tumoren der Nebennierenrinde oder des Ovars, Über- bzw. Unterfunktion der Schilddrüse, Fettsucht u.a. Alle diese Störungen werden an anderer Stelle im **MSD-Manual** im Detail besprochen.

Symptomatik

In der Regel weisen die Patientinnen Amenorrhö, Hirsutismus und Übergewicht auf, jedoch können sie statt dessen über unregelmäßige, starke uterine Blutungen klagen (aufgrund der Endometriumhyperplasie, die bei Östrogenstimulierung ohne sekretorische Umwandlung entsteht – *s. Regelwidrige genitale Blutungen, unten*), Hirsutismus kann fehlen und das Körpergewicht kann normal sein. Nach derzeitigem Kenntnisstand ist die hypothalamisch-hypophysäre Achse intakt, jedoch besteht eine Funktionsstörung, die eine erhöhte Gonadotropinsekretion verursacht. Ein Androgenüberschuß (aus welcher Quelle auch immer) oder vermehrte extraglanduläre Umsetzung der Androgene zu Östrogenen kann zu dieser Befundkonstellation führen. Bei allen solchen Störungen können die Ovarien vergrößert und die Kapsel glatt und verdickt, oder aber sie können auch normal groß sein. Typischerweise enthalten die Ovarien viele Follikelzysten mit einem Durchmesser von 2–6 mm; die Theka, die die Granulosazellen umgibt, ist hyperplastisch. Große Zysten mit atretischer Kammer können vorhanden sein.

Diagnostik

Bei der PCO fangen die unregelmäßigen Blutungen, die mäßiggradige Adipositas und der Hirsutismus in der Pubertät an und verstärken sich im Laufe der Zeit. Obwohl die Patientinnen den Arzt wegen primärer oder sekundärer Amenorhö (oder aber wegen uteriner Blutungen) aufsuchen, weisen sie immer Zeichen einer guten endogenen Östrogenproduktion auf; dementsprechend findet man reichlich Zervixschleim bei der Spekulumuntersuchung. Der LH-Spiegel ist meist hoch, der FSH-Spiegel niedrig und gleichbleibend, beide können aber im Normbereich liegen. Die Blutspiegel der meisten Androgene sind in der Regel etwas erhöht. Hirsutismus sollte, wie oben unter *Amenorrhö* geschildert, bewertet werden. Das Ziel der Diagnostik ist die Erkennung einer Ursache (z.B. ein Tumor); die einer definitiven Behandlung zugänglich ist. PCO ist eine gutartige Störung.

Therapie

Weder für PCO noch für Hirsutismus gibt es eine ideale Behandlung. Eine Therapie kann zur Ovulationsinduktion bei Kinderwunsch oder zur Vorbeugung gegen östrogeninduzierte Endometriumhyperplasie erforderlich sein. Die Behandlung richtet sich nach den individuellen Gegebenheiten und Wünschen der Patientin.

Für die **anovulatorische Patientin ohne Hirsutismus und ohne Kinderwunsch** empfiehlt sich die intermittierende Einnahme von Gestagenen (z.B. Medroxyprogesteronacetat 5 bis 10 mg/Tag oral für 10–14 Tage alle 1–2 Mo.) oder von oralen Kontrazeptiva (wenn sie prämenopausal ist, nicht raucht und keine weiteren Risikofaktoren aufweist; *s. Kap. GYN, 4., Orale Kontrazeptiva*), um dem erhöhten Risiko einer Endometriumhyperplasie und damit eines Karzinoms bei Frauen ohne sekretorische Umwandlung entgegenzuwirken. Eine Endometriumbiopsie sollte vor Beginn einer medikamentösen Therapie bei jeder Patientin entnommen werden, deren Anamnese auf langanhaltende anovulatorische Blutungen hinweist, und bei allen Betroffenen > 35 Jahre. Frauen, die Gestagene intermittierend einnehmen, sollten über die Notwendigkeit kontrazeptiver Maßnahmen aufgeklärt werden in Hinblick auf den möglichen – wenn auch unbewiesenen – Zusammenhang dieser Substanzen mit angeborenen Fehlbildungen bei Einnahme in der Frühschwangerschaft.

Für die **hirsute anovulatorische Patientin ohne Kinderwunsch** gibt es verschiedene Behandlungsmöglichkeiten, die aber der Therapie des Hirsutismus bei ovulierenden Frauen entsprechen. Der Einsatz kosmetischer Maßnahmen (z. B. Bleichen, Zupfen, Epilation mit Hilfe von Cremes, Wachs oder elektrischen Methoden, Rasieren) ist zu befürworten. Keine pharmakologische Substanz ist ideal oder völlig wirksam, ein direkter, kontrollierter Vergleich der verschiedenen Pharmaka steht noch aus. **Orale Kontrazeptiva** sind die Therapie erster Wahl bei Patientinnen mit mäßig ausgeprägtem Hirsutismus. Sie unterdrücken die Ausschüttung von Steroiden und Gonadotropinen und bewirken eine Zunahme des sexualhormonbindenden Globulins **(SHBG),** wodurch die Menge des biologisch aktiven, freien Testosterons herabgesetzt wird. Leider dauert es mehrere Monate, bis ein Effekt sichtbar wird, der dazu oft auch gering ist. Alle Präparate sind offenbar gleich wirksam. Sind orale Kontrazeptiva unerwünscht oder kontraindiziert, kann man eine kontinuierliche Suppression mit oral wirksamen Gestagenen (z. B. Medroxyprogesteronacetat 5–20 mg/Tag) versuchen. Häufige Nebenwirkungen der Gestagene sind Mastodynie, Blähungen und Depressionen.

Cyproteronacetat, ein hochwirksames Gestagen und Antiandrogen, vermindert den Hirsutismus bei 50–70% der betroffenen Frauen. Es wird zur Behandlung des Hirsutismus bei Frauen in der ganzen Welt eingesetzt, mit Ausnahme der USA: dort ist die Zulassung wegen einer Tendenz, Brustkrebs bei Beagle-Hündinnen zu verursachen und fetale Mißbildungen bei Ratten nach Verabreichung an die schwangeren Muttertiere hervorzurufen, nicht erteilt worden. Cyproteron wird meistens zyklisch gegeben mit Äthinylöstradiol, so daß eine periodische Abbruchblutung stattfindet. (In den deutschsprachigen Ländern sind derartige Kombinationspräparate als orale Ovulationshemmer mit antiandrogener Wirkung im Handel erhältlich. – *Anm. d. Übers.*) Als Nebenwirkungen können Herabsetzung der Libido und Depressionen auftreten.

Spironolacton, ein schwaches Diuretikum, welches sowohl in die Biosynthese der Androgene eingreift als auch mit den Androgenen um die Rezeptoren an den Zielgeweben konkurriert, z. B. in den Haarfollikeln, ist erfolgreich zur Behandlung des Hirsutismus in Dosen von 100–200 mg/Tag oral eingesetzt worden. Einige Nebenwirkungen sind initiale Diurese, orthostatische Symptome (z. B. Blutdruckabfall, Synkopen), Mastodynie und unregelmäßige uterine Blutungen. Diese Indikation für Spironolacton ist weder in den USA noch in der Bundesrepublik Deutschland zugelassen, und die Auswirkungen auf die fetale Entwicklung sind unbekannt. Daher sind orale Kontrazeptiva erforderlich. Die Langzeitauswirkungen von Spironolacton kennt man ebenfalls nicht.

Mit **Glukokortikoiden** kann zwar eine Suppression der Nebennierenrinde erreicht werden, zur Behandlung der meisten hirsuten Frauen gelten sie aber als ungeeignet: Man hat keinen Vorteil der adrenalen über die ovarielle Suppression beweisen können, außerdem stammt der Androgenüberschuß bei den meisten hirsuten Frauen überwiegend aus den Ovarien. Im Hinblick auf die potentiell gefährlichen Nebenwirkungen der Nebennierenrindensteroide scheint es ratsam, sie nur bei Patientinnen mit nachgewiesener Überfunktion der Nebennierenrinde oder mit Enzymdefekten in der Steroidbiosynthese einzusetzen.

Für die Zukunft bestehen Aussichten, daß sowohl GnRH-Agonisten als auch -Antagonisten Anwendung bei der Hirsutismusbehandlung finden werden. Durch Unterdrückung der Gonadotropine und somit der Produktion der gonadalen Steroide bewirken sie eine sog. „pharmakologische Oophorektomie". Nach wirksamen äußerlich anwendbaren Antiandrogenen wird gegenwärtig auch gesucht.

Bei PCO-Patientinnen **mit Kinderwunsch** ist die Gabe von Clomifencitrat (50–100 mg/Tag für 5 Tage) die Behandlung der Wahl zur Auslösung einer Ovulation, da sie einfach ist und gute Aussichten auf Erfolg hat (75% Ovulationsrate, 35–40% Schwangerschaften). Das Ausbleiben einer Ovulation unter Clomifenbehandlung in der Vorgeschichte verbietet die

Anwendung in der Zukunft nicht. Andere Ansätze zur Auslösung eines Follikelsprungs sind: die Verabreichung von HMG/HCG oder gereinigtem humanem FSH, die pulsatile Gabe von GnRH und ovarielle Keilexzision. Die **Keilresektion** sollte solchen Patientinnen vorbehalten bleiben, bei denen alle anderen Methoden versagen, oder wenn aufgrund der ovariellen Größe oder sehr hoher Androgenspiegel im Blut der Verdacht auf einen Ovarialtumor besteht, ferner wenn Kinderwunsch keine Rolle spielt, da Verwachsungen entstehen können. Die Entfernung von Ovarialzysten mit Hilfe von Laser oder Elektrokauter wird von manchen befürwortet, sollte aber noch als ein experimentelles Verfahren gelten. Wahrscheinlich werden auch diese Methoden zu Verwachsungen im kleinen Becken führen; außerdem ist die pharmakologische Therapie sehr effektiv bei der Ovulationsauslösung.

Vorzeitige ovarielle Insuffizienz

(Vorzeitige Menopause)

Ein Sammelbegriff für Störungen, bei denen Frauen < 40 die Symptomatik eines Östrogenmangels und erhöhte Konzentrationen von Gonadotropinen (insbesondere von FSH) und niedrige Östrogenspiegel im Blut aufweisen. Tab. 4. enthält eine Zusammenstellung der Störungen, die sich als Ovarialinsuffizienz manifestieren können.

Tab. 4. Mögliche Ursachen einer FSH-Erhöhung

- Menopause
- Somatische Ursachen
  - chirurgische Entfernung der Gonaden
  - Bestrahlung der Gonaden
  - Virusinfekte
  - Chemotherapie
- Gonadotropinproduzierende Neoplasmen (selten)
- Chromosomenanomalien
  - Gonadendysgenesie
    - mit Stigmata des Turner-Syndroms (45, XO)
    - rein (46, XX oder 46, XY)
    - gemischt
  - Trisomie-X mit oder ohne chromosomaler Mosaikbildung
- Gonadaler Gonadotropinrezeptordefekt oder Postrezeptordefekt (Syndrom der resistenten Ovarien = Savage-Syndrom)
- Fehlerhafter Aufbau der Gonadotropine
  - Freisetzung biologisch inaktiver Formen
  - Fehler in der α- oder β-Untereinheit
- Enzymdefekte
  - 17α-Hydroxylasemangel
  - Galaktosämie
- Autoimmunkrankheiten
  - polyglandulär mit Ovarialinsuffizienz und jeglicher Kombination von Thyreoiditis, Nebennierenrindeninsuffizienz, Hypoparathyreoidismus, Diabetes mellitus, perniziöser Anämie, Myasthenia gravis, Vitiligo, mukokutaner Kandidose
  - isolierte Ovarialinsuffizienz
- Angeborene Thymusaplasie
- Idiopathische primäre Ovarialinsuffizienz

Obwohl hohe Gonadotropinspiegel, wie sie bei Kastratinnen und postmenopausalen Frauen gefunden werden, meist mit dem Fehlen von Oozyten in den Ovarien einhergehen, gibt es einige seltene Störungen, bei denen hohe Gonadotropinspiegel bei Frauen vorkommen, deren Ovarien immer noch entwicklungsfähige Follikel enthalten. Vereinzelte Schwangerschaften sind berichtet worden während und nach Östrogenbehandlung bei sexuell aktiven Patientinnen mit hypergonadotropem Hypogonadismus. Andere Patientinnen haben wieder angefangen, regelmäßig zu menstruieren und wurden sogar schwanger, nachdem sie mehrere Jahre lang an einer hypogonadotropen Amenorrhö gelitten hatten.

Bei allen Patientinnen < 30 Jahre mit der Diagnose einer Ovarialinsuffizienz aufgrund einer Gonadotropinvermehrung sollte der Karyotyp bestimmt werden. Der Nachweis eines Y-Chromosoms macht eine Laparotomie mit Exstirpation der Gonaden erforderlich, da die Inzidenz einer malignen Entartung bei solchen Patientinnen 25% beträgt. Eine Karyotypbestimmung erübrigt sich bei Frauen, die erhöhte Gonadotropinspiegel nach dem 35. Lebensjahr entwickeln, da die Frequenz von Neoplasmen der Gonaden bei diesen älteren Frauen nicht erhöht ist. Bei ihnen ist die vorzeitige Menopause die erste Verdachtsdiagnose.

Mehrere Fälle einer Ovarialinsuffizienz im Zusammenhang mit Autoimmunstörungen, z.B. Thyreoiditis, Hypoparathyreoidismus, Nebennierenrindeninsuffizienz, Diabetes mellitus, primär-chronischer Polyarthritis, Myasthenia gravis und perniziöser Anämie, sind berichtet worden. Bei einigen dieser Patientinnen hat man zirkulierende Antikörper gefunden, die gegen Ovargewebe (vermutlich gegen die ovariellen FSH-Rezeptoren) gerichtet waren. Im Hinblick auf diese Beobachtungen sind Blutuntersuchungen auf mögliche Autoimmunkrankheiten bei jungen Frauen mit Kinderwunsch angebracht. Im Rahmen derartiger Tests können auch solche Patientinnen auffallen, bei denen mit erhöhter Wahrscheinlichkeit im Laufe der Zeit mit der Entwicklung anderer endokrinologischer Störungen gerechnet werden kann. Die Untersuchungen sollten die folgenden Tests umfassen: Serum-Calcium und -Phosphor, um Hypoparathyreoidismus auszuschließen; Schilddrüsenfunktionstest und -antikörper, um Thyreoiditis auszuschließen; mindestens eine morgendliche Cortisolbestimmung, um Nebennierenrindeninsuffizienz auszuschließen; ein komplettes Blutbild, Blutsenkungsgeschwindigkeit, Gesamtprotein, Albumin/Globulin-Quotient, Rheumafaktoren und antinukleäre Antikörperbestimmung sind ebenfalls indiziert. Gonadotropin- und Östradiolspiegel im Serum können 2- bis 4mal in 1wöchigen Abständen bestimmt werden. Sollte je dabei die LH-Konzentration höher sein als die des FSH oder der Östradiolwert 50 pg/ml übersteigen, sind Follikel wahrscheinlich im Ovar vorhanden.

Ovulationsinduktion mit Gonadotropinen kann erwogen werden, aber den Patientinnen, die diese Behandlung wünschen, muß klar gemacht werden, daß die Erfolgsaussichten im Hinblick auf eine Schwangerschaft sehr gering sind. Bei solchen Frauen ist eine Schwangerschaft mit Hilfe der Oozytenspende möglich; durch artifizielle Zyklen mit exogenen Östrogenen und Progesteron wird das Endometrium gut vorbereitet, damit die in vitro fertilisierten Embryonen in eine stimulierte Umgebung übertragen werden können.

Regelwidrige genitale Blutungen

Regelwidrige genitale Blutung bedeutet 1. übermäßige Dauer und/oder Stärke der Menstruationsblutung, oder beides **(Hypermenorrhö** bzw. **Menorrhagie),** *2. zu häufige Menstruationen* **(Polymenorrhö),** *3. nichtmensuelle oder intermenstruelle (azyklische) Blutungen* **(Metrorrhagie)** *und 4.* **Blutung in der Postmenopause,** *d.h. jegliche Blutung ≥ 6 Mo. nach der letzten normalen Menses.*

Regelwidrige genitale Blutungen haben organische Ursachen in ca. 25% der Fälle; bei den übrigen besteht eine funktionelle Abnormität entlang der hypothalamisch-hypophysär-ovariellen Achse **(dysfunktionelle genitale Blutung).** Bei der Beurteilung der einzelnen Patientin ist ihr Alter der wichtigste Faktor. Dysfunktionelle Blutung kommt viel häufiger in der frühen Geschlechtsreife vor, während organische Ursachen, einschließlich Neoplasien des Genitaltraktes, mit fortschreitendem Alter an Häufigkeit zunehmen (s. unten).

Neugeborenenzeit und Kindheit

Bei neugeborenen Mädchen können Schmierblutungen einige Tage lang aufgrund einer Stimulierung des Endometriums in utero durch plazentare Östrogene auftreten. Ansonsten ist Blutung aus dem Genitale während der Kindheit selten und muß abgeklärt werden. Unfallverletzungen der Vulva und Vagina kommen am häufigsten vor. Vaginitis (oft aufgrund eines Fremdkörpers), Prolaps der Urethralöffnung und Tumoren des Genitaltraktes können mit Blutungen einhergehen. Ovarialtumoren dagegen verursachen Blutungen nur, wenn sie endokrinologisch aktiv sind.

Pubertas praecox *(s. a. Kap. KIN, 22.)* muß stets in die differentialdiagnostische Bewertung von Blutungen während der Kindheit einbezogen werden und wird in den meisten Fällen anhand der Entwicklung sekundärer Geschlechtsmerkmale erkannt. Die Ursache der vorzeitigen Entwicklung läßt sich nicht immer feststellen, jedoch kommen Drogen- und Medikamenteneinnahme, ZNS-Prozesse, Schilddrüsenunterfunktion und Tumoren der Nebennierenrinde oder der Ovarien in Frage.

Blutungen und Fluor sind die auffälligsten Symptome bei > 80% aller Patientinnen mit **Scheidenadenose** oder **klarzelligen Adenokarzinomen der Scheide bzw. der Zervix,** die im Zusammenhang mit einer intrauterinen Exposition gegenüber Diäthylstilböstrol **(DES)** stehen. Die Diagnose solcher Veränderungen beruht auf der Abstrichzytologie und der kolposkopisch gezielten Biopsie suspekter Bezirke. Nichtmaligne Veränderungen dieser Art erfordern meist keine Behandlung; regelmäßige Untersuchungen genügen zur Kontrolle.

Frauen im geschlechtsreifen Alter

Hämatologisch bedingte Gerinnungsstörungen, seien sie primär (z. B. idiopathische thrombozytopenische Purpura, Leukämie, Knochenmarkaplasie, hämolytische Anämie) oder sekundäre Manifestationen systemischer Ursachen (z. B. Urämie, Leberkrankheiten, Antikoagulanzientherapie) können abnormale Blutungen während der Geschlechtsreife hervorrufen. Eine hämatologische Untersuchung ist angebracht bei Jugendlichen und anderen, deren Anamnese Hinweise auf eine mögliche Gerinnungsstörung enthält. Das von-Willebrand-Syndrom macht sich am häufigsten zuerst durch dysfunktionelle Blutungen bemerkbar.

Schwangerschaftsbedingte Komplikationen stellen die häufigste organische Ursache abnormer Blutungen bei geschlechtsreifen Frauen dar. Bei etwa der Hälfte der Patientinnen mit genitalen Blutungen, die Symptome einer Schwangerschaft aufweisen bzw. bei denen die Diagnose einer jungen Schwangerschaft bereits feststeht, kommt es zum spontanen Verlust der Schwangerschaft. Extrauteringravidität und schwangerschaftsassoziierte Trophoblastentumoren sind die wichtigsten Differentialdiagnosen *(s. Kap. GYN, 9. und 14.).* Endometritis und entzündete, zurückbehaltene Schwangerschaftsprodukte sind oft die Ursache von Blutungen kurz nach einer Entbindung oder einer Schwangerschaftsunterbrechung, in seltenen Fällen werden sie aber ≥ 2 Wo. danach nachgewiesen *(s. Kap. GYN, 18.).*

Endometriose *(s. Kap. GYN, 7.)* verursacht dysfunktionelle uterine Blutungen in 20–88% der betroffenen Frauen; der Mechanismus ist unbekannt.

Blutung aus der Vulva bei geschlechtsreifen Frauen ist fast immer traumatisch bedingt.

Vaginale Veränderungen sind sehr verschieden und können in dieser Lebensphase die Quelle von Blutungen sein. Vaginitis führt bei Kindern und postmenopausalen Frauen häufiger zu Blutungen aufgrund der dünnen Vaginalhaut in jenen Altersgruppen, jedoch in schweren Fällen kann es auch während der Geschlechtsreife zu Schmierblutungen kommen. Granulationsgewebe, das nach chirurgischen Eingriffen (insbesondere nach vaginaler Hysterektomie) häufig entsteht, kann ebenfalls bluten. Eine Biopsie kann erforderlich sein, um einen bösartigen Tumor auszuschließen. Meist hört die Blutung schon nach Verätzung mit Silbernitrat oder nach Kryotherapie auf, jedoch müssen größere Läsionen gelegentlich chirurgisch abgetragen werden. Bei der Scheidenadenose, die obenstehend als eine Ursache von Blutungen bei Kindern erwähnt wurde, können Blutungen ein Leitsymptom sein. Bösartige Vaginaltumoren, die auch bluten können, werden in *Kap. GYN, 9.* abgehandelt.

Zervixkarzinom *(s. Kap. GYN, 9.)* und viele **gutartige zervikale Veränderungen** gehen oft mit Blutungen einher. Zervizitis blutet nur selten, außer bei einem Ektropium (= Ektopie, d. h. die Ausdehnung des Zylinderepithels auf die Zervixoberfläche). Manchmal geben betroffene Patientinnen postkoitale Schmierblutungen an, meisens jedoch klagen sie über blutig tingierten Ausfluß. Diagnose und Behandlung werden im *Kap. GYN, 5.* besprochen. Zervixpolypen verursachen oft intermenstruelle oder postkoitale Blutungen; die meisten Polypen lassen sich einfach durch Abdrehen des Stiels entfernen. Endometriumpolypen und submuköse Myome müssen in die Differentialdiagnose einbezogen werden. Condylomata acuminata der Zervix können ebenfalls bluten und sollten mittels Kryotherapie, chirurgische Abtragung oder Lasertherapie, wie im *Kap. INF, 16.* beschrieben, behandelt werden.

Endometriumhyperplasie, eine häufige Ursache von Blutung aus der Gebärmutter, wird untenstehend unter *Dysfunktionelle uterine Blutung* diskutiert.

Adenomyosis, d. h. *gutartiges Eindringen von Endometrium in das Myometrium,* ist eine häufige Störung, die Symptome in nur einem kleinen Prozentsatz der betroffenen Patientinnen hervorruft, meist erst gegen Ende der Geschlechtsreife. Menorrhagien und intermenstruelle Blutung sind die häufigsten Beschwerden, aber auch über schlecht lokalisierbare Unterleibsschmerzen sowie Druckgefühl in der Blase und im Mastdarm wird manchmal geklagt. Bei der bimanuellen Palpation kann der Uterus sich vergrößert, runder und weicher als normal anfühlen; gleichzeitig können Leiomyome tastbar sein. Bei einigen Patientinnen kann die Hysterektomie zur Behebung der Symptome indiziert sein.

Uterine Leiomyome treten bei bis zu 40% aller Frauen vor dem 40. Lebnensjahr auf, jedoch verursachen sie nur selten Symptome. Jede Art von Blutungsanomalie kann durch Myome hervorgerufen werden. Für Frauen mit Symptomen wird Hysterektomie empfohlen, wenn Kinderwunsch nicht mehr besteht, ferner wenn der Uterus eine Größe erreicht, die > der 12.–14. Schwangerschaftswoche entspricht, wenn der Uterus schnell an Größe zunimmt, und wenn ein signifikanter Blutverlust auftritt, der durch konservative Maßnahmen nicht beherrscht werden kann. Als Alternative kommt die Myomektomie für symptomatische Frauen, die noch schwanger werden wollen, in Frage. Die Verwendung von GnRH-Analoga vor einer Operation, um die Größe der Myome zu verringern, kann den Eingriff erleichtern, jedoch ist die Erhaltung des Uterus nicht immer möglich, wenn viele große Myome vorhanden sind.

Funktionelle Ovarialzysten kommen häufig vor, wobei > 50% der Trägerinnen irgendeine menstruelle Unregelmäßigkeit von Amenorrhö bis Menorrhagie aufweisen. Bei jungen Frauen verschwinden zystische Adnextumoren oft spontan. Adnextumoren > 5 cm ø, die > 1 Mo. bestehen bleiben, verlangen eine chirurgische Abklärung, um einen malignen Prozeß auszuschließen. Zwar kann jeder Ovarialtumor regelwidrige Blutungen verursachen, jedoch sind sie nur bei endokrin aktiven Neoplasmen ein häufiges Symptom. Die Behandlung solcher Tumoren wird im *Kap. GYN, 9.* besprochen.

Schwangerschaftsverhütende Maßnahmen, einschließlich oraler Kontrazeptiva, IUP und Gestagene, können regelwidrige Blutungen verursachen. Es ist unklar, ob regelwidrige Blutungen nach Tubenligatur zunehmen. Dieser Problemkreis wird in *Kap. GYN, 4.* besprochen.

Schilddrüsenfunktionsstörungen können ebenfalls mit unregelmäßiger Menstruation einhergehen. Oligomenorrhö bzw. Amenorrhö sind zwar häufiger, jedoch kommen auch Menorrhagien vor.

Blutung in der Postmenopause

Bösartige gynäkologische Tumoren müssen bei jeder Frau ausgeschlossen werden, die in der Postmenopause blutet *(s. Kap. GYN, 9.)*. Von den benignen Störungen, die mit Blutung in der Postmenopause einhergehen können, sind die atrophische Vaginitis *(s. Kap. GYN, 5.)*, Atrophie des Endometriums, Endometriumpolypen und Endometriumhyperplasie am wichtigsten. Warum es bei einer Patientin mit atrophischem Endometrium zu Blutungen kommen kann, ist unklar. Endometriumpolypen bedürfen keiner weiteren Behandlung nach diagnostischer Abrasio, jedoch sollte die Patientin auf mögliche Rezidive hin beobachtet werden. Bei älteren Frauen, die hyperplastische Veränderungen des Endometriums aufweisen, ist die Hysterektomie in der Regel angebracht (s. unten).

Dysfunktionelle uterine Blutungen

Abnorme uterine Blutungen ohne Bezug zu Tumor, Entzündung oder Schwangerschaft.

Dysfunktionelle Blutungen sind die häufigste Art der abnormen Blutungen aus dem Uterus, sie lassen sich jedoch nur per exclusionem diagnostizieren. Sie treten bevorzugt am Anfang und gegen Ende der Geschlechtsreife auf; > 50% der Fälle werden bei Frauen > 45 J. und 20% bei Jugendlichen beobachtet. Obwohl dysfunktionelle Blutungen sowohl bei ovulatorischen als auch bei anovulatorischen Zyklen vorkommen können, stehen > 70% mit Anovulation in Zusammenhang. So sind sie bei Frauen mit dem Syndrom der polyzystischen Ovarien **(PCO-Syndrom)** ein häufiges Symptom. Die Blutung bei anovulatorischen Frauen beruht meist auf Überstimulation des Endometriums durch Östrogene und fehlender sekretorischer Umwandlung, wobei eine **Endometriumhyperplasie** entstehen kann. Ein derartiges Endometrium baut sich hoch auf und schilfert dann unvollständig und ungleichmäßig ab; unregelmäßige, verlängerte und mitunter sehr starke Blutungen können resultieren. Abnorme Blutungen können auch unter Einnahme exogener Östrogene entstehen. Bei ovulatorischen Zyklen kommen regelwidrige Blutungen meist im Zusammenhang mit einem Lutealphasendefekt vor.

Anamnese und körperlicher Untersuchungsbefund allein genügen nicht, um Patientinnen mit Endometriumhyperplasie sicher zu erkennen. Eine Endometriumbiopsie ist vor Einleitung einer medikamentösen Therapie bei Frauen > 35 J., solchen mit PCO und/oder einer längeren Anamnese von anovulatorischen Blutungen, bei Nulliparae sowie bei adipösen Frauen vor Einleitung einer medikamentösen Therapie indiziert, da sie einem erhöhten Risiko für Endometriumkarzinom unterliegen *(s. Kap. GYN, 9.)*. HB und Hkt sollten bei jeder Patientin mit regelwidrigen Blutungen durchgeführt werden, um die Langzeitauswirkungen der Blutungen abzuschätzen.

Therapie

Die Behandlung richtet sich nach dem Alter der Patientin, der Blutungsstärke, Endometriumpathologie und den Vorstellungen der Patientin. Bei anovulatorischen Frauen sprechen selbst akute Blutungsepisoden mit starkem Blutverlust auf 4 × 1 Tabl. eines kombinierten oralen Kontrazeptivums täglich über 5–7 Tage an. Die Blutung sollte innerhalb von 12–24 h sistieren, jedoch haben einzelne Patientinnen starke Blutungen, oft mit Unterleibskrämpfen verbunden, noch 2–4 Tage nach Absetzen der Medikation. Rezidive werden durch zyklische Einnahme eines kombinierten oralen Kontrazeptivums über mindestens 3 Mo. verhindert. Sollten zyklische Blutungen danach ausbleiben und eine Schwangerschaft nicht erwünscht oder orale Kontrazeptiva aus irgendeinem Grund kontraindiziert sein, ist die zyklische Verabreichung von Gestagenen (z. B. Medroxyprogesteronacetat 5–10 mg oral für 10–14 Tage in jedem Monat) angebracht. Patientinnen, bei denen eine nachfolgende Endometriumbiopsie ein mangelhaftes Ansprechen auf die Hormontherapie anzeigt, und solche, bei denen die Blutungsanomalien fortdauern, sollten kürettiert werden. Bei Kinderwunsch kann die Ovulation – wie obenstehend unter PCO besprochen – induziert werden.

Ein anderer Ansatz zur Behandlung einer akuten anovulatorischen Blutungsepisode ist die Gabe von konjugierten Östrogenen (25 mg i. v. alle 4 h, jedoch maximal 3mal, bis die Blutung nachläßt). Gleichzeitig sollte mit der Einnahme von Gestagenen angefangen werden (Medroxyprogesteronacetat 5–10 mg oral über 10 Tage). Eine Entzugsblutung erfolgt nach Absetzen der Therapie. Danach sollte die Patientin orale Kontrazeptiva für mindestens 3 Zyklen erhalten.

Bei anovulatorischen Frauen ohne stärkere Blutungsepisoden und ohne Kinderwunsch genügt die zyklische Einnahme von oralen Kontrakonzeptiva oder Gestagenen. Wenn Kinderwunsch besteht, kann man mit Clomifencitrat versuchen, eine Ovulation zu induzieren. Clomifencitrat ist auch zur Behandlung der Lutealinsuffizienz geeignet. HCG (2500–5000 IU i.m. alle 2–3 Tage ab Anfang der mittzyklischen Basaltemperaturzunahme) sowie Progesteron (12,5 mg in Öl oder 25 mg 2×/Tag als rektales oder vaginales Suppositorium – letzteres z.Zt. in der BRD nicht im Handel, Anm. d. Übers.) werden auch zur Behandlung der Lutealinsuffizienz eingesetzt.

Die Behandlung der **Endometriumhyperplasie** erfolgt individuell, je nach pathologischem Befund, Alter der Patientin und je nachdem, ob Kinderwunsch besteht oder nicht. Bei Frauen mit atypischer adenomatöser Hyperplasie stellt die Hysterektomie wegen des Risikos eines späteren Adenokarzinoms des Uterus die einfachste Behandlung dar, unabhängig vom Alter. Eine fraktionierte Abrasio ist vor Einleitung jeglicher Therapie bei einer Frau mit dem Biopsiebefund einer atypischen Hyperplasie indiziert, um ein gleichzeitig bestehendes Karzinom auszuschließen. Bei Frauen mit erhöhtem Operationsrisiko und bei solchen, die ihre Fortpflanzungsfähigkeit noch erhalten wollen, kann man Medroxyprogesteronacetat (20–40 mg/Tag oral) 3–6 Mo. lang vor einer erneuten Endometriumbiopsie geben. Ergibt die Biopsie danach eine Normalisierung der Hyperplasie, so ist die zyklische Gabe von Medroxyprogesteronacetat (5–10 mg/Tag oral für 10–14 Tage in jedem Monat) oder die Ovulationsinduktion mit Clomifencitrat bei Kinderwunsch statthaft. Die meisten Frauen mit einer eindeutig benignen zystischen oder adenomatösen Hyperplasie darf man zwar auch mit Medroxyprogesteronacetat zyklisch behandeln, jedoch ist eine Kontrollbiopsie nach ca. 3 Mo. zu empfehlen.

7. ENDOMETRIOSE

Eine gutartige Krankheit, die mit funktionierendem Endometriumgewebe außerhalb des Cavum uteri einhergeht.

Die Endometriose befällt meist die peritonealen oder serösen Flächen intraabdominaler Organe, in der Regel der Ovarien, Lig. latum posterior, hinterer Douglas-Raum und Ligg. sacrouterina. Weniger häufig sind die Serosaflächen des Dünn- oder Dickdarms, die Ureteren, die Blase, die Scheide, chirurgische Narben und die Pleurahöhle betroffen.

Ätiologie und Epidemiologie

Die Hypothese, daß Endometriumzellen aus dem Cavum uteri verschleppt werden, wo sie sich implantieren, findet die breiteste Anerkennung. Demnach könnte der retrograde Transport von Menstruationsgewebe durch die Tuben zu intraabdominaler Endometriose führen, während das Gewebe über die Lymph- und Blutgefäße weit entfernte Orte (z.B. die Pleurahöhle) erreichen könnte. Eine andere mögliche Erklärung wäre die Umwandlung von Zölomepithel in endometriumähnliche Drüsen (d.h. Zölommetaplasie).

Es gibt Anhaltspunkte für eine familiäre Vererbung, da die Endometriosehäufigkeit bei erstgradigen Verwandten von Endometriosepatientinnen um 6% erhöht ist. Weitere mit einer erhöhten Inzidenz assoziierten Faktoren sind: höheres Alter bei der Geburt des 1. Kindes, asiatische Abstammung, Anomalien des Müller-Gang-Systems.

Zwar variieren die Berichte, jedoch wird eine Endometriose in ca. 10–15% der aktiv menstruierenden Frauen im Alter von 25–44 Jahren gefunden. Durch den zunehmenden Einsatz der diagnostischen Laparoskopie hat man Endometriose sogar bei Jugendlichen gefunden.

Einigen Schätzungen zufolge haben 25–50% der infertilen Frauen eine Endometriose. Bei Patientinnen mit ausgeprägter Endometriose und schweren anatomischen Veränderungen im kleinen Becken ist eine Infertilität häufig, da das Auffangen des Eies und dessen Transport durch die Tube beeinträchtigt sein können. Allerdings sind einige Patientinnen mit geringgradiger Endometriose und normalen anatomischen Verhältnissen im kleinen Becken ebenfalls infertil, wobei die vermehrte Häufigkeit von Lutealinsuffizienz, Syndrom der luteinisierten unrupturierten Follikel (LUF-Syndrom, „trapped oocyte"), erhöhter intraperitonealer Prostaglandinproduktion und/oder erhöhter peritonealer Makrophagenaktivität als mögliche Erklärung in Frage kommt.

Symptomatik

Die klinischen Zeichen sind Schmerzen und Resistenzen im Unterleib, Menstruationsanomalien und Infertilität. Einige Frauen sind symptomfrei trotz ausgeprägter Endometriose, während andere mit minimalen Veränderungen vor Schmerzen zu jeder Anstrengung unfähig sind. Kohabitationsbeschwerden und in der Mittellinie lokalisierte Unterleibsschmerzen vor oder während der Periode, insbesondere wenn sie nach mehreren Jahren schmerzfreier Menses erstmals einsetzen, sind möglich. Derartige Dysmenorrhö ist ein wichtiger diagnostischer Hinweis. Herde im Dickdarm oder in der Harnblase können Schmerzen beim Stuhlgang, Völlegefühl im Abdomen, transrektale Blutungen während der Menses oder suprapubische Schmerzen beim Wasserlassen verursachen.

Endometrioseimplantate am Ovar bzw. an anderen Teilen der Adnexe können sich zu einem Endometriom (d.h. einem zystischen Endometriosetumor an einem Ovar) entwickeln resp. Verwachsungen der Adnexe mit Ausbildung eines Konglomerats im kleinen Becken verursachen. Seltener führt ein Leck oder Platzen eines Endometrioms zu akuten Schmerzen im Abdomen.

Diagnostik

Die Verdachtsdiagnose beruht auf den oben beschriebenen Symptomen und/oder dem körperlichen Untersuchungsbefund. Die Unterleibsuntersuchung kann einen unauffälligen Befund erbringen, jedoch können sichtbare Herde an der Vulva oder Zervix, in der Scheide, am Nabel oder in chirurgischen Narben auffallen. Der Uterus kann retrovertiert und fixiert, die Eierstöcke können vergrößert oder Knötchen im Douglas-Raum zu tasten sein.

Die Diagnose kann nur anhand von sichtbaren Herden bestätigt werden, meist durch Endoskopie des kleinen Beckens. Wenn keine sichtbaren Herde bei der körperlichen Untersuchung gefunden werden, konzentriert sich die Diagnostik auf direkte Visualisierung und/oder Biopsie der Herde durch Laparoskopie. Die Diagnose kann auch im Laufe einer Laparotomie, Sigmoidoskopie oder Zystoskopie gestellt werden. Mikroskopisch bestehen Endometrioseherde aus Endometriumdrüsen und -stroma, die strukturell von Endometrium nicht zu unterscheiden sind (die meisten Herde können während der Menstruation bluten). *Definitionsgemäß verlangt die Diagnose einer Endometriose, daß sowohl Drüsen als auch Stroma vorhanden sind.* Dieses Gewebe enthält Östrogen- und Progesteronrezeptoren, die Wachstum und Differenzierung infolge der sequentiellen Änderungen der ovariellen Steroide im Laufe des mensuellen Zyklus erlauben. Aus diesem Grund ist das makroskopische Aussehen (klar, rot, braun, schwarz) und die Größe der Herde variabel. Vermutlich lösen Blutungen aus intraperitoneal gelegenen Herden einen Entzündungsvorgang aus, die Fibrinauflagerungen und Ausbildung von Adhäsionen nach sich zieht und schließlich zu schwerer Schädigung der peritonealen Flächen und Verschiebungen der Anatomie des kleinen Beckens führt. Andere diagnostische Maßnahmen (z.B. Sonographie, Kontrasteinlauf, i.v. Urographie, Computer- bzw. Kernspintomographie) können nützlich sein, um die Ausdehnung und den Verlauf der Krankheit zu dokumentieren, jedoch sind sie nicht spezifisch genug oder adäquat für eine Diagnose. Noch experimentell sind Serummarker für Endometriose (z.B. CA-125- und Antiendometrium-Antikörper-Spiegel) zur Verlaufskontrolle der Endometriose; eine weitere Ausarbeitung ist erforderlich. Eine Infertilitätsdiagnostik kann angebracht sein *(s. Kap. GYN, 3.)*.

Die **Schweregradeinteilung** (Staging) ist wichtig für die Aufstellung eines Behandlungsplans und Bewertung der Therapieergebnisse. Die revidierten Kriterien der American Fertility Society berücksichtigen die Lokalisation der Herde, die Invasionstiefe (oberflächlich, tief) und die Art der Verwachsungen (zart, dicht). Dieses Klassifikationsschema sieht eine Stadiumeinteilung der Endometriose in die Kategorien: minimal, leicht, mäßiggradig, schwer. *Abb. 8.* zeigt ein Beispiel für eine Endometriose in Stadium III (mäßiggradig).

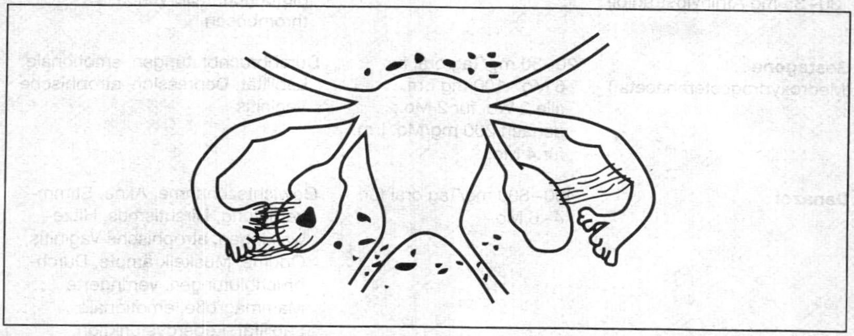

Abb. 8. **Stadium-III-(mäßiggradige)Endometriose.** Zarte Verwachsungen sind zwischen der rechten Tube und dem rechten Ovar vorhanden; dichte Verwachsungen verbinden Tube und Ovar auf der linken Seite. Das linke Ovar weist tiefe Endometrioseherde auf, während oberflächliche Herde dem Peritoneum aufliegen. (Modifiziert nach Revised American Fertility Society Classification of Endometriosis, Fertil. and Steril. 43 [1985] 351; Abdruck mit Genehmigung.)

Therapie

Die Behandlung muß individuell erfolgen, je nach Alter der Patientin, Symptomen, Kinderwunsch und Ausdehnung der Erkrankung. Grundsätzlich beruht sie auf der pharmakologischen Unterdrückung der Ovarialfunktion, um die Aktivität der Endometrioseherde zu supprimieren, der konservativ-chirurgischen Entfernung der Herde, einer Kombination dieser beiden Ansätze und chirurgischer Exstirpation (abdominale Hysterektomie mit oder ohne uni- oder bilaterale Salpingo-Oophorektomie).

Verschiedene Pharmaka stehen zur Verfügung, die die Funktion der Ovarien und/oder das Wachstum von Endometriumgewebe unterdrücken. Sie sind in *Tab. 5.* mit Dosierungsbeispielen und Nebenwirkungen aufgeführt. Kontinuierliche Einnahme von oralen Kontrazeptiva wird nicht mehr so häufig eingesetzt, seitdem andere Substanzen erhältlich sind, z.B. **Danazol** (ein Antigonadotropin, das die Ovulation verhindert) und **Gonadotropin-Releasing-Hormon-(GnRH-)Agonisten** (die einen Zustand der relativen, reversiblen Hypöstrogenämie herbeiführen). Schwangerschaftsraten nach medikamentöser Therapie betragen 40–60%. *Es ist nicht klar, ob die Fertilitätsraten durch* Behandlung von milder oder minimaler Endometriose gebessert werden. Es soll betont werden, daß pharmakologische Suppression oder konservative chirurgische Maßnahmen keine effektive Heilung der Endometriose bewirken; Rezidive werden in der Mehrzahl der Patientinnen beobachtet. *Nur die vollständige Ablation der ovariellen Funktion kann ein Rezidiv der Endometriose verhindern.* Die Einnahme von zyklischen oralen Kontrazeptiva nach pharmakologischer Therapie und/oder konservativer Chirurgie kann das Fortschreiten der Krankheit verlangsamen und ist sinnvoll bei Frauen, die eine Schwangerschaft lieber aufschieben wollen.

In mäßiggradigen bis schweren Fällen stellt die chirurgische Exzision so vieler Endometrioseherde wie möglich unter Erhaltung der Fortpflanzungsstrukturen die effektivste Therapie dar. Die Indikationen für einen chirurgischen Eingriff sind: Endometriome (> 2–3 cm), signifikante Verwachsungen im kleinen Becken, Tubenverschluß und Schmerzen, die auf

Tab. 5. Bei Endometriose häufig eingesetzte suppressive pharmakologische Therapien

Substanzen	*Dosierung*	*Nebenwirkungen*
Orale Östrogen-Gestagen-Kontrazeptiva* (Kombinationspräparate mit 30–35 mg Äthinylöstradiol)	1–2 Tabletten/Tag für 4–6 Monate	Völlegefühl im Abdomen, Brustschmerzen, Appetitzunahme, Ödeme, Übelkeit, Durchbruchblutungen, tiefe Venenthrombosen
Gestagene (Medroxyprogesteronacetat)	20–30 mg/Tag oral für 6 Mo.; 100 mg i.m. alle 2 Wo. für 2 Mo.; danach 200 mg/Mo. i.m. für 4 Mo.	Durchbruchblutungen, emotionale Labilität, Depression, atrophische Vaginitis
Danazol	400–800 mg/Tag oral für 4–6 Mo.	Gewichtszunahme, Akne, Stimmvertiefung, Hirsutismus, Hitzewallungen, atrophische Vaginitis, Ödeme, Muskelkrämpfe, Durchbruchblutungen, verringerte Mammagröße, emotionale Labilität, Leberdysfunktion, Karpaltunnelsyndrom, ungünstige Wirkung auf die Lipidkonstellation
GnRH-Agonisten		
Nafarelin	400–800 mg/Tag intranasal	Hitzewallungen, Trockenheit der Vagina, Knochendemineralisierung, emotionale Labilität
Leuprolide	1 mg/Tag s.c.	
Leuprolide depot	3,75 mg i.m. alle 30 Tage	

GnRH = Gonadotropin-Releasing-Hormon
* Einphasenpräparat

eine medikamentöse Therapie nicht ansprechen und die Patientin in ihrer Lebensführung erheblich behindern. Um Verwachsungen durch den Eingriff vorzubeugen, ist die Anwendung mikrochirurgischer Techniken zu empfehlen. In einigen Fällen gestatten die neueren laparoskopischen Techniken die Verschorfung peritonealer oder ovarieller Herde mit dem Elektrokauter oder deren Vaporisierung bzw. Exzision mit einem CO_2-, Argon- oder **Neodym-Yag-Laser.** Schwangerschaftsraten nach diesem konservativ-chirurgischen Eingriff sind dem Schweregrad der Endometriose etwa proportional und liegen um 40–70%. Bei manchen Patientinnen mit Unterleibsschmerzen in der Mittellinie kann laparoskopische Resektion der Ligg. sacrouterina mit dem Elektrokauter oder mittels Lasertherapie die Schmerzen etwas reduzieren. Für Patientinnen, bei denen im Rahmen einer konservativ-chirurgischen Behandlung das krankhafte Gewebe unvollständig entfernt wurde, kann eine adjuvante pharmakologische Therapie die Fertilitätschancen bessern.

Organ-exstirpative Therapie sollte Patientinnen mit unstillbaren Schmerzen und abgeschlossener Familienplanung vorbehalten bleiben. Nach Entfernung des Uterus und der Ovarien kann mit einer Östrogensubstitutionstherapie postoperativ begonnen werden, oder – falls bedeutende Mengen des endometriotisch veränderten Gewebes in situ belassen wurden – nach einer Wartezeit von 4–6 Mo. Adjuvante pharmakologische Suppression kann während dieses Intervalls erforderlich sein. Bei jüngeren Patientinnen sollte man die Möglichkeit in Betracht ziehen, die ovarielle Funktion zu erhalten, obwohl dabei Rezidivraten zwischen 3,5 und 85% berichtet worden sind.

8. BRUSTERKRANKUNGEN

Inzidenz und Epidemiologie

Brustkrebs ist die häufigste Krebserkrankung der Frau, und Symptome, die auf diese Erkrankung hinweisen können, kommen noch häufiger vor. Ca. 15 Mio Frauen in den USA suchen den Arzt aus Angst um Brustkrebs auf, und > 140000 neue Fälle werden jedes Jahr diagnostiziert. Auf jede Frau, bei der die Erkrankung festgestellt wird, kommen 5–10 weitere, bei denen eine Biopsie sich als gutartig herausgestellt hat, und 10 andere mit einer Resistenz in der Brust, um die sie sich Sorgen machen. Darüber hinaus suchen viele Frauen den Arzt wegen Brustschmerzen auf, entweder mit einer Zyste assoziiert oder ohne jeglichen pathologischen Brustbefund, und einige mit Mamillensekretion, die meist nichts mit Krebs zu tun hat.

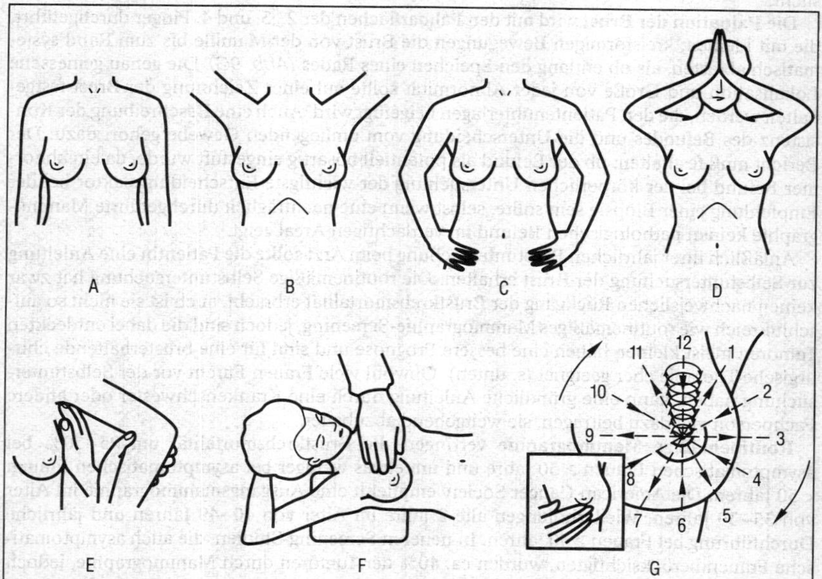

Abb. 9. **Körperpositionen für die Brustuntersuchung im Sitzen oder Stehen:** A. Arme seitlich hängend. B. Arme über den Kopf gehoben, wodurch die Pektoralisfaszie und die Brüste angehoben werden. C. Hände gegen die Hüfte gepreßt. D. Hände vor der Stirn gehalten mit Handflächen zusammengepreßt, wodurch die Pektoralismuskeln kontrahiert werden. E. Palpation der Axilla; Unterstützung des Armes wie abgebildet, wodurch die Pektoralismuskeln entspannt werden. **Brustuntersuchung im Liegen:** F. Kissen unter der Schulter, Arm über den Kopf gehalten auf der Seite, die untersucht wird. G. Palpation der Brust mit kreisförmigen Bewegungen von der Mamille in Richtung Peripherie.

Vorsorgeuntersuchungen und Diagnostik

Die **Brustuntersuchung** durch die Patientin oder den Arzt fängt mit der visuellen Inspektion an, bei der Asymmetrie der Brustgröße, Mamilleneinziehungen, Vorwölbungen und Hauteinziehungen berücksichtigt werden. *Abb. 9A und B* zeigen die üblichen Körperstellungen für die Inspektion. Eine etwas tiefer gelegene Krebsgeschwulst fällt manchmal auf, wenn man die Patientin beide Hände auf die Hüfte oder die Handfläche gegeneinander in Stirnhöhe pressen läßt *(Abb. 9C und D)*. Dadurch werden die Pektoralmuskeln kontrahiert, und eine diskrete Einziehung der Haut wird sichtbar, wenn ein Cooper-Ligament durch einen wachsenden Tumor festgehalten wurde. Die axillären und supraklavikulären Lymphknoten lassen sich am einfachsten an der sitzenden oder stehenden Patientin tasten *(Abb. 9E)*. Wenn man den Arm der Patientin während der Untersuchung unterstützt, entspannen sich die Brustmuskeln, wodurch die Palpation von Lymphknoten tief in der Axilla ermöglicht wird. Obwohl bei der Brustpalpation an der sitzenden Patientin ein Herd eventuell gefunden werden kann, der in keiner anderen Lage auffällt, sollte man eine systematische Untersuchung an der *liegenden* Patientin durchführen. Dabei hat sie ein Kissen unter der ipsilateralen Schulter (auf die zu untersuchende Brust bezogen) und hält den ipsilateralen Arm über den Kopf *(Abb. 9F)*. Diese Position nimmt die Patientin auch für die **Selbstuntersuchung der Brust** ein, wobei sie die Brust mit der jeweils kontralateralen Hand untersucht.

Die **Palpation der Brust** wird mit den Palmarflächen der 2., 3. und 4. Finger durchgeführt, die mit kleinen, kreisförmigen Bewegungen die Brust von der Mamille bis zum Rand systematisch abtasten, als ob entlang den Speichen eines Rades *(Abb. 9G)*. Die genau gemessene Lokalisation und Größe von jeder Abnormität sollte auf einer Zeichnung der Brust festgehalten werden, die den Patientenunterlagen beigefügt wird. Auch eine Beschreibung der Konsistenz des Befundes und die Unterscheidung vom umliegenden Gewebe gehört dazu. Der Bericht muß festhalten, ob der Befund als potentiell bösartig eingestuft wurde, da ein abnormer Befund bei der körperlichen Untersuchung der wichtigste Entscheidungsfaktor bei der Empfehlung einer Biopsie sein sollte, selbst wenn eine nachträglich durchgeführte Mammographie keinen pathologischen Befund im verdächtigen Areal zeigt.

Anläßlich ihrer jährlichen Brustuntersuchung beim Arzt sollte die Patientin eine Anleitung zur Selbstuntersuchung der Brust erhalten. Die routinemäßige Selbstuntersuchung hat zwar keinen nachweislichen Rückgang der Brustkrebsmortalität erbracht, auch ist sie nicht so aufschlußreich wie routinemäßiges Mammographie-Screening, jedoch sind die dabei entdeckten Tumoren meist kleiner, haben eine bessere Prognose und sind für eine brusterhaltende chirurgische Therapie eher geeignet (s. unten). Obwohl viele Frauen Furcht vor der Selbstuntersuchung haben, kann eine gründliche Anleitung durch eine Krankenschwester oder andere Fachperson viel dazu beitragen, sie weitgehend abzubauen.

Routinemäßige Mammographie verringert die Brustkrebsmortalität um 25–50% bei asymptomatischen Frauen ≥ 50 Jahre und um etwas weniger bei asymptomatischen Frauen < 50 Jahren. Die American Cancer Society empfiehlt eine Ausgangsmammographie im Alter von 35–39 Jahren, Wiederholungen alle 2 Jahre im Alter von 40–49 Jahren und jährliche Durchführung bei Frauen ≥ 50 Jahren. In neueren Screening-Studien, die auch asymptomatische Frauen berücksichtigten, wurden ca. 40% der Tumoren durch Mammographie, jedoch nicht durch die körperliche Untersuchung aufgedeckt.

Mammographische Zeichen eines beginnenden Karzinoms sind z.B.: Mikrokalk, subtile Verformungen der Brustarchitektur und Herde mit Ausläufern, die einer Palpation entgehen. Trotzdem sind solche Zeichen nicht immer nachzuweisen bei Patientinnen, die aufgrund einer tastbaren Resistenz oder anderer verdächtiger Symptome untersucht werden, und die Häufigkeit der falsch-negativen Mammographieergebnisse kann 15% überschreiten, je nach Technik und Erfahrung des durchführenden Arztes. Verdächtige Bezirke im Mammogramm, die bei der körperlichen Untersuchung nicht lokalisiert werden können, kann man mit Hilfe von 2 unter radiologischer Sicht plazierten Spicknadeln oder -drähten markieren, um das Aufsuchen der Veränderung bei der Biopsie zu erleichtern. Das exzidierte Gewebe sollte röntgenologisch untersucht und das Röntgenbild mit dem Mammogramm vor der Biopsie verglichen werden, um sicher zu sein, daß der verdächtige Bezirk entfernt wurde. Eine weitere Mammographie nach Abheilung (d.h. wenn die Brust nicht mehr druckempfindlich ist, meist nach 6–12 Wo.) bestätigt die Entfernung des verdächtigen Gewebes.

Sonographie ist eine wertvolle Hilfe zur Unterscheidung einer Zyste (die meist keine Behandlung erfordert, solange sie keine Beschwerden macht) von einem soliden Herd (der in der Regel biopsiert werden muß). Die Sonographie wird beim Screening auf Brustkrebs nicht eingesetzt. Wegen der sehr hohen falsch-positiven und falsch-negativen Befundraten der **Thermographie** und der **Diaphanographie** sind auch diese Methoden nicht sehr nützlich zur Entdeckung oder Kontrolle von Brusterkrankungen.

Gutartige Brusterkrankungen

Mastalgie (Mastodynie)

Brustschmerzen sind das am häufigsten gutartige Beschwerdebild. Bei prämenopausalen Frauen können solche Schmerzen im Zusammenhang mit dem Zyklus als eine intensivere Variante der prämenstruellen Beschwerden auftreten. In einigen Fällen gehen die Schmerzen mit leicht palpierbaren **Zysten** einher und verschwinden nach Entleerung der **Zyste** durch eine feine Punktionsnadel. Eine zytologische Untersuchung der Flüssigkeit ist nicht erforderlich, jedoch sollten Farbe und Menge sowie das Verschwinden oder Verharren der Zyste nach Abziehen der Flüssigkeit notiert werden. Krebs in einer Zystenwand ist zwar eine Seltenheit, jedoch sollte man daran denken, wenn die Flüssigkeit blutig ist oder die Zyste sich nach der Entleerung schnell (innerhalb von 12 Wo.) wieder füllt. Unter solchen Umständen sollte die Zyste in toto exzidiert werden.

Andere Ursachen der Mastalgie sind vermutlich in erster Linie hormonell bedingt. Methylxanthine wurden verdächtigt, jedoch haben kontrollierte Untersuchungen nicht beweisen können, daß eine Einschränkung der Zufuhr methylxanthinhaltiger Substanzen (z. B. Kaffee) wirksamer ist als Plazebo. Bei den meisten Patientinnen hört die Mastalgie spontan auf nach Monaten oder Jahren, so daß die Auswertung potentieller Therapieansätze erschwert wird. Nachweislich können Danazol, ein abgeschwächtes Androgen mit geringen androgenen Nebenwirkungen, gegeben in einer Dosierung von 100–400 mg/Tag oral für 3–6 Mio, und Tamoxifen, ein Antiöstrogen mit fast keinen Nebenwirkungen, gegeben in einer Dosierung von 2 × 10 mg für 3–6 Mo., die Schmerzen beheben. Da die Langzeitnebenwirkungen dieser Medikamente noch nicht bekannt sind, sollten sie nur für kurze Zeit und bei Patientinnen mit ungewöhnlich heftigen Symptomen eingesetzt werden, obwohl die Gabe von Tamoxifen für bis zu 5 Jahren wahrscheinlich unbedenklich ist, insbesondere bei älteren Frauen.

Die meisten Frauen haben Areale verhältnismäßig knotiger Konsistenz in der Brust, vornehmlich im oberen, äußeren Quadranten. Mastalgie, Brustzysten und unbestimmte knotige Beschaffenheit sind häufig und kommen oft miteinander vergesellschaftet vor. Die Kombination wird oft unter dem Sammelbegriff **fibrozystische Mastopathie** subsumiert, die hauptsächlich wegen eines möglichen Zusammenhangs mit der späteren Entwicklung von Brustkrebs wichtig ist (s. unten). Trotzdem gilt keiner dieser Befunde an sich als pathologisch. Nichts spricht dafür, daß eine darauf gerichtete Behandlung das Brustkrebsrisiko vermindert.

Fibroadenom

Fibroadenome kommen am häufigsten bei jungen Frauen und Jugendlichen vor und können leicht für Krebsgeschwülste gehalten werden. Allerdings sind sie in der Regel deutlicher umschrieben und beweglich und können sich wie eine kleine, glatte Murmel unter den untersuchenden Fingern anfühlen. Fibroadenome kann man meist in Lokalanästhesie exstirpieren, jedoch sind Rezidive häufig. Oft zieht eine Patientin, bei der mehrere solche Tumoren sich als gutartig herausgestellt haben, es vor, ein Fibroadenom zu belassen, anstatt es entfernen zu lassen. Andere gutartige, solide Brustresistenzen sind durch **Fettnekrose** oder **sklerosierende Adenose** bedingt, die nur durch Biopsie diagnostiziert werden können.

Mamillensekretion

Diese ist nicht notwendigerweise pathologisch, selbst bei postmenopausalen Frauen. In < 10% der Fälle ist ein Krebs an der Mamillensekretion beteiligt *(s. u., Paget-Krankheit unter Andere bösartige Brusterkrankungen).* Während das makroskopische Aussehen des Sekrets bei der Erkennung eines zugrundeliegenden Krebses wenig hilfreich ist, wurde in einer Studie ein Guajak-positives Sekret mit Krebs in Verbindung gebracht. Die häufigste Ursache einer Mamillensekretion ist ein **intraduktales Papillom.** In einigen Fällen kann man den Krebs oder gutartigen Tumor, der die Sekretion verursacht, palpieren. In anderen Fällen ist eine Mammographie mit Kontrastdarstellung der Milchgänge zur Lokalisierung der Herde hilfreich. Wenn diese Untersuchungen keinen Hinweis auf eine Krebserkrankung erbringen, ist die Ursache wahrscheinlich gutartig. Durch eine Mamillen-flap-Milchgangsresektion, die in Lokalanästhesie als ambulanter Eingriff durchführbar ist, kann das Symptom beseitigt und die Patientin beruhigt werden. Milchiges Sekret bei einer Frau, die nicht kürzlich geboren hat, sollte eine endokrinologische Abklärung veranlassen *(s. Kap. END, 2., Galaktorrhö unter Vorderlappenerkrankungen).*

Infektionen

Infektionen sind äußerst selten, außer im Wochenbett oder nach Trauma. Wenn sie unter anderen Bedingungen auftreten, sollten andere mögliche Erkrankungen in Betracht gezogen werden, die zugrundeliegen könnten, z. B. Krebs.

Gynäkomastie

Eine Vergrößerung der männlichen Brust ist normal und meist vorübergehend während der Pubertät. Ähnliche Veränderungen können im hohen Alter auftreten; bei verschiedenen Erkrankungen, v. a. der Leber; nach medikamentöser Behandlung (z. B. mit Östrogenen, Reserpin, Digitalis, Isoniazid, Spironolacton, Calciumantagonisten, Ketoconazol, Theophyllin, Cimetidin, Metronidazol, Methadon oder antineoplastischen Substanzen) oder bei Gebrauch von Marihuana. Endokrine Störungen sind eine seltenere Ursache. Sonographie ist zur Erkennung von östrogenproduzierenden Tumoren der Hoden und Computer- oder Magnetresonanztomographie des Abdomens für die Erkennung von östrogenproduzierenden Tumoren der Nebennieren wertvoll.

Die Gynäkomastie kann ein- oder beidseitig auftreten, und der größere Teil der Vergrößerung beruht auf Proliferation von Stromagewebe und nicht von Milchgängen. Druckempfindlichkeit wird von einigen Patienten angegeben; die Ursachen sind meist gutartig. Eine gezielte Behandlung erübrigt sich in den meisten Fällen, da die Gynäkomastie spontan zurückgeht oder verschwindet, wenn die Ursache beseitigt werden kann. Berichte über Besserung unter verschiedenen endokrinologischen Behandlungen sind widersprüchlich; chirurgische Entfernung von überschüssigem Brustgewebe ist immer noch der einzige Ansatz, der reproduzierbare Erfolge liefert. In letzter Zeit wurde die Fettabsauge-Technik, allein oder in Verbindung mit kosmetischer Chirurgie, mit zunehmendem Erfolg eingesetzt.

Mammakarzinom

(s. a. Kap. HÄM, 11.)

Risikofaktoren

In den USA beträgt das kumulative Risiko, Brustkrebs zu entwickeln, 10,2%, jedoch das Risiko, daran zu sterben, beträgt nur ca. 3,6%. Ein großer Teil dieses Risikos betrifft Personen, die > 75 Jahre alt sind *(s. Tab. 6.)*. Beispielsweise beruht das oft zitierte 10%ige Risiko, im Laufe des Lebens einen Brustkrebs zu entwickeln, auf einer versicherungsstatistischen Analyse und wird von der Geburt bis zu einem Alter von 110 Jahren berechnet. Das kumulative Risiko für die Krankheit in irgendeinem 20jährigen Lebensabschnitt ist beträchtlich geringer; kumulative Risikoraten > 40% sind selbst in den höchsten Risikogruppen selten.

Tab. 6. Brustkrebsrisiko bei weißen Frauen

Alter (Jahre)	*Risiko, Brustkrebs zu bekommen (%)*	*Risiko für invasiven Brustkrebs (%)*	*Risiko, an Brustkrebs zu sterben (%)*
Geburt–110	10,2	9,8	3,6
20–30	0,04	0,04	0,00
20–40	0,49	0,42	0,09
20–110	10,34	9,94	3,05
35–45	0,88	0,83	0,14
35–55	2,53	2,37	0,56
35–110	10,27	9,82	3,56
50–60	1,95	1,86	0,33
50–70	4,67	4,48	1,04
50–110	8,96	8,66	2,75
65–75	3,17	3,08	0,43
65–85	5,48	5,29	1,01
65–110	6,53	6,29	1,53

Aus: Seldman, H., et al.: Surveillance, Epidemiology, and End Results (SEER): Breast cancer: current trends in diagnosis and treatment. CA-A Cancer Journal for Clinicians 1985, p. 186. Genehmigter Nachdruck.

Eine **Familienanamnese** mit Brustkrebs bei Verwandten ersten Grades (Mutter, Schwester, Kind) erhöht das individuelle Risiko, die Krankheit zu entwickeln, um das Zwei- bis Dreifache, jedoch steigt es nur geringfügig an, wenn nur weiter entfernte Verwandte betroffen sind. Einige Untersuchungen zeigen, daß Verwandte von Frauen mit beidseitigem Brustkrebs oder bei denen Brustkrebs vor der Menopause diagnostiziert wurde, einem höheren Risiko unterliegen, jedoch haben andere Studien diese Beobachtungen nicht bestätigen können. Somit ist es unwahrscheinlich, daß irgendein Familienanamneseprofil mit einer Wahrscheinlichkeit von > 30%, einen Brustkrebs vor dem 75. Lebensjahr zu entwickeln, belegt ist.

Die Frauen mit dem höchsten Brustkrebsrisiko sind solche mit einem **Carcinoma in situ** oder **invasivem Karzinom** in der Vorgeschichte. Das Risiko, nach Mastektomie einen Krebs in der kontralateralen Brust zu entwickeln, beträgt ca.0,5–1%/Jahr danach.

Frauen mit **früher Menarche, später Menopause** und **später erster Schwangerschaft** unterliegen einem erhöhten Risiko. Frauen, die nach dem 30. Lebensjahr erstmals schwanger werden, haben eventuell ein höheres Risiko als Nulliparae. Obwohl **fibrozystische Mastopathie** nachweislich das Risiko erhöhen kann, handelt es sich um eine unpräzise histologische Diagnose, die oft auch für Biopsien ausgesprochen wird, die normales Brustgewebe oder sehr minimale Proliferation mit vereinzelten Zysten aufweist, und daher wenig bedeutet. Bei Frauen, die aufgrund von gutartigen Veränderungen biopsiert wurden, ist das erhöhte Risiko anscheinend auf solchen mit einer Milchgangsproliferation beschränkt; selbst dann ist das Risiko nur mäßig, außer bei Frauen mit atypischer Hyperplasie oder einer positiven Familienanamnese. Frauen mit zahlreichen Brustknoten, aber ohne histologische Bestätigung eines Hochrisikomusters sollten nicht als Hochrisikopatientinnen eingestuft werden; eine knotige Brust ist normal.

Die meisten Untersuchungen haben keinen Zusammenhang zwischen der Einnahme von **oralen Kontrazeptiva** und nachfolgender Entwicklung von Brustkrebs bestätigen können, jedoch ist nicht ausgeschlossen, daß langjähriger Gebrauch (d.h. > 4 Jahre lang) vor der ersten Schwangerschaft das Risiko erhöhen könnte. In ähnlicher Weise ist es möglich, daß eine postmenopausale **Östrogensubstitutionstherapie** das Risiko geringfügig ansteigen läßt, jedoch erst nach Einnahme über 10–20 Jahren. Ob der Einsatz von zyklischen Östrogen-Gestagen-Präparaten das Risiko beeinflußt, ist unbekannt.

Es gibt Anhaltspunkte dafür, daß Umweltfaktoren, wie z.B. Ernährung, eine Rolle bei der Entstehung oder Wachstumsbegünstigung von Brustkrebs spielen, jedoch fehlen Beweise, daß eine bestimmte Ernährung (z.B. eine fettreiche) mit größerer Wahrscheinlichkeit mit der Krankheit zusammenhängt. Übergewichtige Frauen in der Postmenopause unterliegen einem erhöhten Risiko, jedoch spricht nichts dafür, daß eine veränderte Kost das Risiko reduziert. Exposition gegenüber **ionisierenden Strahlen** vor dem 30. Lebensjahr erhöht das Risiko ebenfalls.

Symptomatik und Diagnostik

Über 80% der Mammakarzinome fallen als Knoten der Patientin selbst auf. Weniger häufig sucht eine Patientin den Arzt wegen Schmerzen ohne Resistenzen, einer Vergrößerung der Brust oder einer unbestimmten Dickenzunahme einer Brust auf. Ein typischer Befund bei der körperlichen Untersuchung ist ein **dominanter Knoten,** d.h. eine Resistenz, die sich von dem umgebenden Brustgewebe deutlich unterscheidet. Diffuse fibrotische Veränderungen in einem Quadranten der Brust, meist dem oberen, äußeren Quadranten, sind eher für gutartige Veränderungen typisch, jedoch kann eine Verdickung, die nur geringgradig fester ist als die in der kontralateralen Brust, ein Karzinom verraten. Weiter fortgeschrittene, meist inoperable Brustkarzinome sind charakterisiert durch: Verwachsungen mit der Brustwand oder der darüberliegenden Haut, Satellitenknötchen oder Ulzera in der Haut, starke Ausprägung des normalen Hautreliefs durch Lymphödem (Peau d'orange). Verbackene oder unbewegliche Lymphknoten in der Axilla und supra- oder infraklavikuläre Lymphadenopathie gelten auch als inoperabel. Ein **inflammatorisches Mammakarzinom** ist besonders bösartig; es zeichnet sich durch eine diffuse Entzündung und Vergrößerung der Brust aus, oft ohne eine umschriebene Resistenz.

Bei Verdacht auf ein Karzinom aufgrund des körperlichen Befunds sollte eine **Biopsie** geplant werden. Eine **Mammographie** vor der Biopsie kann eventuell auch andere verdächtige Areale aufzeigen, aus denen Gewebe entnommen werden sollte, und dient als ein Basisbefund für künftige Vergleiche. Trotzdem sollten die Mammographiebefunde den Arzt von der Biopsie nicht abhalten. Die **Feinnadelpunktion** und zytologische Auswertung können ausreichen, um das Vorliegen eines Karzinoms zu bestätigen, sie sollten jedoch nur von Ärzten durchgeführt werden, die damit einschlägige Erfahrung besitzen. Bei einem negativen Ergebnis ist ein Vorgehen erforderlich, das klare Erkenntnisse zu liefern vermag: eine Nadel- oder Schnittbiopsie oder Exzision des ganzen Tumors, wenn er klein ist. Die meisten Herde, einschließlich solcher, die eine mammographisch geleitete Spicknadelplazierung erfordern (s. unter Vorsorgeuntersuchungen und Diagnostik, oben), kann man in Lokalanästhesie biopsieren. Wenn das exzidierte Gewebe vor dem Schneiden in histologischen Schnitten in Tusche getaucht wird, lassen sich die Schnittränder um die Tumormasse besser identifizieren.

Ein Teil des entnommenen Gewebes sollte immer auf **Östrogen- und Progesteronrezeptoren** untersucht werden. Diese zytoplasmatischen Proteine können entweder durch ein steroidbindendes Verfahren, für das ca. 1 g frisches Gewebe zu einem groben Tumorzellhomogenat pulverisiert wird, oder durch immunochemischen Assay **(ERICA),** für den kleinere Mengen des frischen Gewebes ausreichen, gemessen werden. ERICA kann auch bei fixierten Gewebeproben durchgeführt werden, jedoch sind die Ergebnisse weniger zuverlässig. Ca. 2/3 der Patientinnen haben einen östrogen-positiven **(ER+)** Tumor; positive Tumoren sind häufiger bei post- als bei prämenopausalen Frauen. Patientinnen mit Rezeptoren haben eine etwas günstigere Prognose und eine bessere Chance, daß eine endokrine Therapie ihnen nutzen wird. Vermutlich spricht die Anwesenheit von Progesteronrezeptoren im Tumor auch für die Existenz funktionstüchtiger Östrogenrezeptoren, so daß der Nachweis beider Rezeptoren ein besseres Ansprechen erwarten läßt als der Nachweis von Östrogenrezeptoren allein, und ein viel besseres Ansprechen als erwartet werden könnte, wenn keiner der beiden Rezeptoren festgestellt werden kann. Kenntnisse des Rezeptorstatus zur Zeit der Diagnose kann bei der Auswahl sowohl einer adjuvanten Therapie (nach Mastektomie oder Radiatio) als auch einer palliativen Therapie, sollte die Patientin später Metastasen entwickeln, hilfreich sein.

Auswertung des Tumorgewebes im Hinblick auf Ploidie und S-Phasen-Zeitfraktion ist auch möglich. Die Prognose verschlechtert sich, wenn Aneuploidie und ein hoher Prozentsatz von Zellen in der S-Phase festgestellt werden. Selbst wenn diese Tests in vielen kommerziellen Labors durchgeführt werden können, gibt es keine standardisierten Werte, anhand derer die Identifizierung von Patienten mit einer schlechten Prognose möglich wäre, und organisierte Qualitätskontrollen, die einen Vergleich von Ergebnissen aus verschiedenen Laboratorien ermöglichen würden, fehlen ebenfalls. Auf lange Sicht verspricht man sich eine Hilfe bei der Prognosebeurteilung für Patientinnen, deren Axillarlymphknoten keine histologische Beteiligung aufweisen.

Carcinoma in situ war früher relativ selten, jedoch macht es jetzt > 10% der in den USA diagnostizierten Mammakarzinome aus. **Carcinoma lobulare in situ (CLIS),** auch lobuläre Neoplasie genannt, befällt überwiegend Frauen in der Prämenopause und wird meist zufällig gefunden, da es keinen tastbaren Tumor bildet. Von den Patientinnen mit CLIS entwickeln 25–35% später einen invasiven Brustkrebs nach einer Latenzzeit von bis zu 40 Jahren. Solche invasiven Karzinome entwickeln sich in der gleichen Häufigkeit bilateral. Viele Fachleute bringen CLIS in Verbindung mit atypischer Hyperplasie, die sie eher für einen Indikator für Brustkrebsanfälligkeit als für eine echte Vorstufe halten.

Duktales Carcinoma in situ (DCIS) kommt sowohl bei prä- als auch bei postmenopausalen Frauen vor, bildet einen tastbaren Tumor und ist häufiger in einem Quadranten der Brust lokalisiert. DCIS ist häufig die Ursache für Mikrokalkherde in Mammogrammen. Nach Biopsie ist die Wahrscheinlichkeit groß, daß ein invasiver Tumor sich entwickelt, wenn keine Behandlung angeschlossen wird. Trotzdem gilt DCIS immer noch als Vorstufe für einen invasiven Krebs; da es lokalisiert ist, ist eine vollständige chirurgische Entfernung möglich.

Invasive duktale und lobuläre Tumoren sind die häufigsten histologischen Typen; sie stellen ca. 90% aller Mammakarzinome dar. Patientinnen mit weniger geläufigen histologischen Typen, z. B. medullären und tubulären Karzinomen, haben eine etwas bessere Prognose.

Die meisten Patientinnen ziehen es vor, mit der Behandlung erst eine bis mehrere Wochen nach der Biopsie zu warten. Während dieses Intervalls sollten eingehende Untersuchungen durchgeführt werden, um eine Metastasierung auszuschließen. Ein Minimalprogramm muß die folgenden Maßnahmen einschließen: klinische Untersuchung auf Lymphadenopathie, Hautmetastasen und Hepatomegalie; Röntgen-Thoraxübersicht; Leberfunktionsparameter; komplettes Blutbild. Ausgangswerte für karzinoembryonales Antigen **(CEA)** und CA 15-3 sollten auch bestimmt werden, da diese Tumormarker in > 50% der Patientinnen mit metastasierendem Mammakarzinom erhöht sind. Eine Knochenszintigraphie sollte routinemäßig gefordert werden bei Patientinnen mit großen Tumoren oder Lymphadenopathie. Obwohl die Knochenszintigraphie nur selten positiv ausfällt bei Patientinnen ohne Lymphadenopathie, deren Tumoren < 2 cm Durchmesser haben, kann sie wertvolle Ausgangsdaten für den Vergleich mit künftigen Befunden liefern, sollten sich Zeichen einer Metastasierung (z. B. Schmerzen im Bewegungsapparat) entwickeln. Die Leberszintigraphie ist nur selten positiv bei Patientinnen mit normalen Leberwerten, einem normalen CEA und ohne klinische Zeichen einer Hepatomegalie.

Primäre Therapie

Die Überlebensraten von Patientinnen, die mit **Mastektomie** behandelt wurden, sind offenbar identisch mit denen von Patientinnen, die mit **brusterhaltenden chirurgischen Eingriffen** (Lumpektomie, Tylektomie, weiter Exzision, partieller Mastektomie, Quadrantektomie) **plus Bestrahlungstherapie** behandelt wurden, zumindest für die ersten 20 Jahre. Die Auswahl der Therapie hängt in erster Linie von den Wünschen der Patientin ab. Der Hauptvorteil der brusterhaltenden operativen Therapie plus Bestrahlung ist das kosmetische Ergebnis und das Gefühl, nicht verstümmelt worden zu sein. Allerdings kann das Ergebnis enttäuschen bei Tumoren, die im Verhältnis zur Brustgröße groß sind, da die restlose Entfernung des Tumors mit einem tumorfreien Rand aus normalem Gewebe für die Langzeitbeherrschung von Brustkrebs unabdingbar ist. Bei ca. 15% der Patientinnen, die mit einer brusterhaltenden Operation und Bestrahlung behandelt wurden, kann es schwierig sein festzustellen, welche Brust operiert wurde. Häufiger jedoch kommt es zu einer Schrumpfung der behandelten Brust und eventuell zu einer Verdickung oder Unregelmäßigkeit der Konturen in der Nähe des Operationsgebietes. Diese Veränderungen können durch Beachtung von kosmetischen Details bei der ersten Biopsie und eventuell erforderlichen Nachresektion minimiert werden. Andere nachteilige Wirkungen der Bestrahlungstherapie sind meist vorübergehend und gering; es sind z. B. Erythem oder schmerzlose Blasenbildung der Haut während der Behandlung, geringgradige Pneumonitis und asymptomatische Rippenfrakturen in < 5% der Patientinnen.

Obwohl die meisten invasiven Tumoren ein oder mehrere Areale mit intraduktalem Karzinom oder DCIS aufweisen, sprechen einige Untersuchungen dafür, daß Tumoren mit einer ausgedehnten (> 25%) intraduktalen Komponente (extensive intraductal component, **EIC+**) *sowohl innerhalb des invasiven Tumors als auch im benachbarten Gewebe* eine hohe Rezidivrate *innerhalb* der Brust nach brusterhaltender Operation und Bestrahlung aufweisen. Trotzdem wurde kein Unterschied in der Häufigkeit der Fernmetastasierung oder Überlebensrate zwischen EIC+- und EIC–-Tumoren mit dieser Behandlung festgestellt. Zur lokalen Beherrschung von EIC+-Tumoren sind sowohl die Mastektomie als auch die Nachresektion des ursprünglichen Tumorareals geeignet, um verbliebene multiple Tumorherde restlos zu entfernen.

Die **radikale Mastektomie nach Halsted** ist jetzt fast überall durch die **modifizierte radikale Mastektomie** abgelöst worden, bei der das ganze Brustgewebe entfernt, aber der Musculus pectoralis major belassen wird und Hauttransplantate nicht notwendig sind. Die **Bestrahlung** als adjuvante Therapie nach Mastektomie setzt die Häufigkeit von lokalen Brustwandrezidiven und in den regionalen Lymphknoten signifikant herab, jedoch wird die Überlebensrate nicht erhöht. Deshalb wird die adjuvante Bestrahlung weniger oft eingesetzt als früher. Die Überlebenszeit nach modifizierter radikaler Mastektomie ist die gleiche wie die nach radikaler Mastektomie, und die **Rekonstruktion der Brust** danach ist erheblich leichter. Methoden der Rekonstruktion sind z. B.: sofortiges Einsetzen eines submuskulären (oder, seltener, subkutanen) Silikonimplantats, Einsetzen eines Gewebeexpanders mit späterer Implantation einer Silikonprothese, die Versetzung der Muskel- und Blutversorgung entweder des Musculus latissimus dorsi oder der unteren Anteile des Musculus rectus abdominis in die Brustregion, oder die Herstellung eines freien Gewebelappens, indem man den Musculus gluteus maximus mit den Vasa mammarica interna anastomisiert. Die Wahl richtet sich nach dem Ausmaß der vorangegangenen Eingriffe und Radiotherapie, der Erfahrung des plastischen Chirurgen und der Bereitschaft der Patientin, sich einer ausgedehnten chirurgischen Therapie zu unterziehen. Die Patientin kann sich auch dafür entscheiden, die Rekonstruktion unmittelbar nach der Mastektomie durchführen zu lassen, jedoch ist dieses Vorgehen mit einer verlängerten Narkose verbunden und setzt eine Koordination zwischen Allgemeinchirurgen oder Gynäkologen und plastischen Chirurgen voraus.

Die **Lymphknotenentnahme** kann als Teil einer modifizierten radikalen Mastektomie oder durch einen getrennten axillären Schnitt bei brusterhaltenden Operationen durchgeführt werden. Die Morbidität nach dem Eingriff ist erheblich geringer, wenn die Entnahme auf die

Areale medial und unterhalb des Musculus subclavius beschränkt ist. Weitergehende Exploration ist wahrscheinlich nicht gerechtfertigt, da der Hauptvorteil der Lymphknotenentnahme ein diagnostischer und nicht therapeutischer ist. Kein anderer prognostischer Faktor ist so gut korreliert mit rezidivfreier und gesamter Überlebenszeit wie der Lymphknotenstatus. Den meisten Studien zufolge übersteigt die 10-Jahres-Überlebensrate ohne Rezidiv 70%, und die Gesamtüberlebenszeit beträgt > 80% für nodal-negative Patientinnen. Demgegenüber sind die Raten 25 resp. 40% für nodal-positive Patientinnen. Im Prinzip verschlechtert sich die Prognose mit jedem befallenen Lymphknoten, der entdeckt wird, aber 3 Lymphknotenkategorien werden üblicherweise unterschieden: nodal-negativ, 1–3 Lymphknoten befallen, ≥ 4 Lymphknoten befallen. Die rezidivfreie 10-Jahres-Überlebensrate und die Gesamtüberlebensrate für die letztgenannte Kategorie sind ca. 15 resp. 25%. Größere Tumoren gehen eher mit Lymphknoten-Positivität einher, jedoch ist auch die Tumorgröße, für sich allein betrachtet, von prognostischem Wert (d.h. mit jeder Größenzunahme um 1 cm verschlechtert sich die Prognose). Einige Fachleute glauben, daß eine Tumorgröße < 1 cm eine sehr günstige Prognose hat und keine adjuvante Therapie erfordert; andere meinen, daß eine Tumorgröße > 5 cm eine systemische adjuvante Therapie vor einer Mastektomie oder einer brusterhaltenden Operation verlangt. Obwohl Patientinnen mit schlecht differenzierten Tumoren eine ungünstigere Prognose aufweisen als Patientinnen mit hochdifferenzierten Tumoren, ist die Präzision dieser Beurteilung nicht gut; verschiedene Pathologen beurteilen dieselben Präparate oft unterschiedlich.

Carcinoma in situ: Nach der Diagnosestellung wird CLIS entweder engmaschig kontrolliert oder mit bilateraler Mastektomie behandelt. Für die meisten Patientinnen ist die einfache Mastektomie kurativ, die bislang die Standardtherapie für DCIS gewesen ist. Inzwischen werden aber immer mehr Patientinnen ausschließlich mit der weiten Exzision behandelt, insbesondere wenn der Herd < 2,5 cm mißt und der histologische Typ als günstig eingestuft werden kann, oder mit weiter Exzision plus Bestrahlung, wenn die Größe und die histologischen Merkmale weniger günstig erscheinen. Weite Exzision, allein und in Kombination mit Bestrahlungstherapie, wird z.Zt. für beide Patientinnengruppen in randomisierten Studien geprüft.

Inflammatorische Karzinome werden zuerst systemisch behandelt, meist mit Chemotherapie, dann bestrahlt. Obwohl ca. ⅔ der inflammatorischen Brustkrebse ER+ sind, ist die Rolle der Hormontherapie, allein oder mit Chemotherapie, noch nicht gut definiert für diese Tumoren.

Adjuvante systemische Therapie

Chemotherapie oder endokrine Therapie, die kurz nach Beendigung einer Primärtherapie begonnen und monate- oder jahrelang fortgesetzt wird, verlängert die rezidivfreie Zeit bei fast allen Patientinnen und die Überlebenszeit bei einigen weiteren. Es gibt keine Hinweise dafür, daß durch diesen Therapieansatz Heilungen zustandekommen, die nicht schon durch Mastektomie oder Bestrahlungstherapie erreicht wurden.

Adjuvante Chemotherapie bewirkt eine Zunahme der Überlebensrate von prämenopausalen Frauen um 25–30% während der ersten 10 Jahre nach Primärtherapie. Untersuchungen mit längerer Nachbeobachtungszeit deuten darauf hin, daß die Differenz der mittleren Überlebenszeit zwischen prämenopausalen, nodal-positiven Patientinnen, die eine adjuvante Chemotherapie erhielten, und solchen, die lediglich mastektomiert worden waren, > 5 Jahre betragen kann. Kombinierte Chemotherapieschemata, wie z.B. Cyclophosphamid, Methotrexat und 5-Fluorouracil **(CMF),** sind effektiver als jedes der Medikamente allein, aber die Gabe einer derartigen Kombination für 6–24 Mo. ist nicht wirksamer als für nur 4–6 Mo. Obwohl die adjuvante Chemotherapie die rezidivfreie Überlebenszeit bei postmenopausalen Frauen verlängert, bewirkt sie keine signifikante Verlängerung der gesamten Überlebenszeit. Akute Nebenwirkungen variieren mit dem Schema; am häufigsten treten Übelkeit, gelegentliches Erbrechen, Schleimhautentzündungen, leichte Ermüdbarkeit, leichte bis schwere Alopezie, Knochenmarksuppression und Thrombozytopenie auf. Bei den meisten Schemata sind keine Langzeitnebenwirkungen zu erwarten, und Todesfälle aufgrund von Infekten oder

Blutungen sind selten (< 0,2%). Allerdings gibt es Berichte, daß nach Behandlung mit L-Phenylalanin-Lost eine akute Leukämie mit > 10fach höherer Wahrscheinlichkeit auftritt, und die Inzidenz anderer Tumortypen nach längerer Nachuntersuchungszeit bei Patientinnen, die andere Zytostatika erzielten, könnte auch erhöht sein.

Adjuvante Therapie mit Tamoxifen verlängert die Überlebenszeit um ca. 20% bei Frauen ≥ 50 Jahre während der ersten 5 Jahre nach Diagnose. In einer Studie an postmenopausalen Frauen fand man einen Unterschied der mittleren Überlebenszeit von 2 Jahren zwischen Patientinnen, die mit Mastektomie plus 5 Jahre Tamoxifen behandelt wurden, und solchen, die nur mastektomiert worden waren. Obwohl adjuvantes Tamoxifen das Intervall bis zum Auftreten eines Rezidivs bei postmenopausalen Frauen ausdehnt, wird die Überlebenszeit nicht verlängert. Die optimale Dauer einer adjuvantenTherapie mit Tamoxifen ist unbekannt, jedoch wird eine Behandlung für > 5 Jahre nicht empfohlen, bis Beweise vorliegen, daß noch längere Einnahme Vorteile ohne zusätzliche Toxizität bringen können. Zwar hat Tamoxifen fast keine akuten Nebenwirkungen, insbesondere bei postmenopausalen Frauen, jedoch werden die antiöstrogenen Auswirkungen auf das Brustgewebe durch östrogene Effekte in anderen Teilen des Körpers ausgeglichen. Beispielsweise verringert Tamoxifen die Entwicklung von Krebs in der kontralateralen Brust (ein antiöstrogener Effekt) und reduziert gleichzeitig das Cholesterin im Serum (ein östrogener Effekt). Tamoxifentherapie kann der kardiovaskulären Mortalität und der Osteoporose entgegenwirken, aber das Risiko, ein Uteruskarzinom später zu entwickeln, ist möglicherweise erhöht. Bislang ist es nicht üblich gewesen, Patientinnen, deren axilläre Lymphknoten histologisch frei waren, adjuvant zu behandeln, da die meisten von ihnen durch die lokale Therapie geheilt wurden. Adjuvante Chemotherapie oder adjuvantes Tamoxifen schiebt auch bei diesen Patientinnen das Auftreten von eventuellen Rezidiven hinaus, aber Beweise für eine signifikante Verbesserung der Überlebensrate insgesamt liegen nicht vor.

Eine adjuvante Therapie in irgendeiner Form, z.B. CMF für 6 Mo., sollte nach Mastektomie oder Lumpektomie plus Bestrahlung bei allen prämenopausalen, nodal-positiven Patientinnen routinemäßig durchgeführt werden. Adjuvantes Tamoxifen sollte man allen postmenopausalen, nodal-positiven Frauen mit ER+-Tumoren routinemäßig für mindestens 2 Jahre, aber nicht > 5 Jahre geben. Da die Anwendung dieser Therapien bei anderen Patientinnen noch umstritten ist, erfordert der diesbezügliche Einsatz eine eingehende Aufklärung über die Ungewißheit in bezug auf Vorteile und Langzeit-Nebenwirkungen.

Therapie des metastasierenden Mammakarzinoms

Brustkrebs kann in fast jedes Organ des Körpers metastasieren. Am häufigsten werden die Lunge, Leber, Knochen, Lymphknoten und Haut befallen. Weil Metastasen bei Brustkrebspatientinnen oft erst Jahre oder Jahrzehnte nach der Erstdiagnose und Behandlung auftreten, sollten bei Symptomen eine körperliche Untersuchung sowie einschlägige Blut- und Röntgenuntersuchungen sofort durchgeführt werden. Das Mammakarzinom ist eine führende Ursache von Metastasen in das ZNS. Ca. 10% der Patientinnen mit Knochenmetastasen entwickeln im Laufe der Zeit eine Hyperkalzämie. Obwohl die meisten Hautmetastasen in der Nähe der Narbe auftreten, entwickeln sie sich oft auch in der Kopfhaut.

Die Behandlung von Metastasen wirkt sich auf die Überlebenszeit kaum aus, aber bei richtiger Anwendung können selbst ziemlich toxische Therapiemodalitäten (z.B. Chemotherapie) Symptome lindern und die Lebensqualität verbessern. Die Auswahl der Therapie hängt von folgenden Faktoren ab: 1. dem Östrogen- und Progesteronrezeptorstatus des Primärtumors oder der Biopsie eines Metastasenherdes; 2. dem Zeitraum zwischen Diagnose bis zur Entwicklung von Metastasen (rezidivfreies Intervall); 3. Anzahl der Metastasenlokalisationen und der betroffenen Organe; 4. Menopausenstatus der Patientin. Patientinnen mit einem Metastasenherd haben immer auch andere, selbst dann, wenn sie nicht sofort beim ersten Rezidiv erkennbar sind. Deshalb werden die meisten Patientinnen mit Metastasen **systemisch behandelt,** entweder mit Hormonen oder mit Chemotherapie. Allerdings gibt es einige Ausnahmen. Bei Patientinnen mit einem langen krankheitsfreien Intervall (z.B. ≥ 2 Jahre) und einem einzigen auffindbaren Metastasenherd kann es Monate oder Jahre dauern, bis Hinweise auf andere Metastasen zu erkennen sind; in solchen Fällen kann **Bestrahlungstherapie** allein sinnvoll sein, um isolierte, symptomatische Knochen- oder Hautmetastasen zu behandeln, die einer chirurgischen Resektion nicht zugänglich sind. Die Bestrahlungstherapie ist die effektivste Behandlung bei Hirnmetastasen, wobei in einigen Fällen eine Langzeitwirkung erreicht wird. Patientinnen mit multiplen Metastasen außerhalb des ZNS sollten zuerst eine systemische Therapie erhalten; die Bestrahlung wird meist in Reserve gehalten, bis es klar geworden ist, daß ein Herd auf systemische Therapie nicht ausreichend anspricht. Da keine Beweise dafür vorliegen, daß die Überlebenszeit von Patientinnen mit asymptomatischen Metastasen durch eine Therapie signifikant verlängert wird, kann man mit einer Therapie abwarten, insbesondere wenn sie toxisch wäre, entweder bis die Patientin Symptome entwickelt oder Zeichen einer rapiden Progression zu erkennen sind.

Eine **Hormontherapie** wird der Chemotherapie vorgezogen bei Patientinnen mit östrogenrezeptor-positiven **(ER+)** Tumoren, einem rezidivfreien Intervall von > 2 Jahren oder Manifestationen der Krankheit, die nicht lebensbedrohlich sind. Die Hormontherapien sind am wirksamsten bei prämenopausalen Frauen im 5. Lebensjahrzehnt und postmenopausalen Frauen > 5 Jahre nach der letzten Menstruation. Trotzdem sollte keiner dieser Faktoren als einziges Kriterium für eine Hormontherapie statt einer Chemotherapie herangezogen werden. Beispielsweise könnte man eine 70jährige Frau mit einem östrogenrezeptor-negativen (ER–) Tumor, einem rezidivfreien Intervall von > 5 Jahren und Metastasen, die auf mehrere Knochen beschränkt sind, sehr wohl mit einer Hormontherapie behandeln. Umgekehrt wäre eine 35jährige prämenopausale Frau mit einem ER+-Tumor und einem rezidivfreien Intervall von 6 Mo. und ausgedehnter Lebermetastasierung eher eine Kandidatin für eine Chemotherapie.

Die erste Hormontherapie besteht meistens in der Gabe von **Tamoxifen,** weil es als relativ wenig toxisch gilt. Für prämenopausale Frauen ist die chirurgische oder radiologische Kastration eine denkbare Alternative. Patientinnen, die zunächst auf eine Hormontherapie ansprechen, bei denen jedoch die Krankheit nach Monaten oder Jahren fortschreitet, sollten andere Formen einer endokrinen Therapie erhalten, bis keine weitere Besserung zu verzeichnen ist. Die **Gestagene,** entweder Medroxyprogesteronacetat oder Megestrolacetat, sind fast so nichttoxisch wie Tamoxifen und werden oft als sekundäre Hormontherapie eingesetzt.

Aminoglutethimid, ein Aromatasehemmer, der die Verfügbarkeit von Östrogenen, die für das Tumorwachstum erforderlich sind, einschränkt, kann ebenfalls als Mittel der 2. oder 3. Wahl bei der Hormontherapie gegeben werden. Eine Substitution mit Hydrocortison sollte gleichzeitig erfolgen, um die suppressive Wirkung auf die Nebennierenrinde auszugleichen. Diese Therapie ist besonders effektiv bei Knochenmetastasen. Obwohl **Östrogene** und **Androgene** ebenfalls wirksam sind, werden sie nicht häufig angewandt, weil sie mehr Nebenwirkungen haben als andere Formen der endokrinen Therapie. Aus dem gleichen Grund werden auch die Adrenalektomie und die Hypophysektomie kaum noch eingesetzt.

Die effektivsten **zytotoxischen Mittel** für die Behandlung des metastasierenden Mammakarzinoms sind Cyclophosphamid, Doxorubicin und Mitomycin-C. Die Ansprechrate auf eine Kombination aus mehreren Mitteln ist größer als auf ein Mittel allein, und die meisten Patientinnen, bei denen eine palliative Behandlung mit einer chemotherapeutischen Kombination erforderlich ist, erhalten zuerst entweder Cyclophosphamid, Methotrexat und 5-Fluorouracil **(CMF)** oder Cyclophosphamid, Doxorubicin und 5-Fluorouracil **(CAF).** Die Ansprechraten auf Schemata, die Doxorubicin enthalten, sind höher als die auf CMF-Schemata; jedoch sind dabei die Überlebensraten kaum besser, und Alopezie und Kardiotoxizität sind stärker ausgeprägt. Die Gabe von Prednison zum CMF-Schema erhöht die Ansprechrate und verringert die Knochenmarksuppression und die Magen-Darm-Toxizität, jedoch kommt es dabei häufiger zu Sekundärinfektion und thromboembolischen Komplikationen. Patientinnen, die auf Cyclophosphamid und Doxorubicin nicht mehr ansprechen, können manchmal noch von Mitomycin-C oder Vinblastin profitieren. Mit anderen Mitteln, auch mit solchen, die noch in Erprobung sind, sind längere Remissionen bei solchen Patientinnen kaum zu erreichen.

Der Einsatz von neueren pharmazeutischen Mitteln und Behandlungsstrategien, z. B. **biologische Response-Modifiers,** muß in der Frühphase der Krankheit erwogen werden, schon vor einer ausgedehnten Chemotherapie, wenn er Nutzen bringen soll. Die biologischen Response-Modifiers (inkl. der Interferone, Interleukin-2, lymphozytenaktivierten Killer-Zellen, Tumor-Nekrose-Faktoren, monoklonaler Antikörper) haben noch keinen etablierten Platz in der Behandlung von Brustkrebs.

Andere bösartige Brusterkrankungen

Die **Paget-Krankheit** der Mamille sieht aus wie eine verkrustete, schuppige Erosion oder Sekretion der Brustwarze; sie wird von der Patientin oft für harmlos gehalten, so daß die Diagnose um ein Jahr oder mehr hinausgezögert werden kann. Die endgültige Diagnose wird meist anhand einer Biopsie der Mamille gestellt, jedoch kann die zytologische Untersuchung des Sekretes in vielen Fällen eindeutige Hinweise liefern. Gut die Hälfte der Patientinnen haben einen palpablen Tumor, wenn die Diagnose gestellt wird. Der zugrundeliegende Krebs kann invasiv oder in situ sein. Die Standardbehandlung entspricht der für andere Brustkrebstypen, und die Prognose hängt von der Invasivität, der Tumorgröße und der An- bzw. Abwesenheit von histologisch befallenen Lymphknoten ab. In seltenen Fällen ist eine erfolgreiche Behandlung mit einer eingeschränkten Exzision der Mamille zusammen mit dem umliegenden Gewebe möglich.

Cystosarcoma phylloides (Phylloidestumor) hat viele klinische Merkmale eines Fibroadenoms, jedoch sollte es als ein Sarkom behandelt werden. Die übliche Therapie besteht in der weiten Exzision, jedoch kann eine einfache Mastektomie sinnvoller sein, wenn der Tumor groß ist im Verhältnis zum Brustvolumen. Lokalrezidive treten in 20–35% und Fernmetastasen in 10–20% auf.

Mammakarzinom des Mannes hat ca. 1% der Häufigkeit vom Mammakarzinom der Frau. Obwohl diese Tumoren häufiger ein fortgeschrittenes Stadium erreichen, weil weder Arzt noch Patient an die Diagnose denken, entspricht die Prognose bei Männern der von Frauen mit einem Tumor im gleichen Stadium. Auch die Behandlung ist fast gleich, bis auf die Tatsache, das brustkonservierende Operationsverfahren kaum eingesetzt werden und keine ausreichenden Daten über den Wert einer adjuvanten Therapie vorliegen. Metastasierende Tumoren sprechen auf alle endokrinen Therapiemodalitäten an, die bei Brustkrebs der Frau zum Einsatz kommen, sowie auf die Orchiektomie. Bei Männern mit Metastasen, die auf eine endokrine Therapie nicht ansprechen, kann eine Polychemotherapie noch einen guten palliativen Effekt haben.

9. BÖSARTIGE GYNÄKOLOGISCHE TUMOREN

Korpuskarzinom

(Endometriumkarzinom)

Unter den Malignomen, die Frauen betreffen, steht das Korpuskarzinom in der Häufigkeit an 4. Stelle nach den Karzinomen der Brust, des Dickdarms und Rektums und der Lunge. Das Adenokarzinom des Corpus uteri ist ein epithelialer Tumor und tritt in der Regel postmenopausal auf, mit einem Häufigkeitsgipfel zwischen dem 50. und 60. Lebensjahr.

Ätiologie und Pathologie

Das Korpuskarzinom tritt bei Frauen mit den folgenden Besonderheiten gehäuft auf: östrogenproduzierende Ovarialtumoren; über längere Zeit bestehende adenomatöse Hyperplasie (besonders wenn Zellatypien bestehen); verzögerte Menopause; Zyklusabnormitäten und Sterilität in der Vorgeschichte. Adipositas, Hypertonie, Diabetes mellitus, Mammakarzinom, Zustände, die eine ungehemmte Östrogenwirkung begünstigen (d.h. Ausbleiben der Ovulation und daher keine periodische Progesteronwirkung), und Mamma- oder Ovarialkarzinom in der Familienanamnese sind mögliche prädisponierende Faktoren.

Das Adenokarzinom des Endometriums breitet sich 1. über die Auskleidung der Uterushöhle zum Zervikalkanal, 2. durch das Myometrium zur Serosa und in die Peritonealhöhle, 3. durch das Tubenlumen zum Ovar, zu den Ligg. lata und zum Peritoneum, 4. über die Blutbahn, wodurch Fernmetastasen entstehen, und 5. über die Lymphgefäße aus. Die Ausbreitung nach unten kann zur Zervixstenose und zur Pyometra führen. Vaginalmetastasen können blutigschleimigen Ausfluß verursachen; die daraufhin veranlaßte Untersuchung führt zur Diagnose von Metastasen in fortgeschrittenem Stadium.

Symptomatik und Diagnostik

Das Kardinalsymptom ist die azyklische uterine Blutung, z.B. jede postmenopausale Blutung oder immer wieder auftretende Metrorrhagien bei einer prämenopausalen Patientin; *bis zu 1/3 aller postmenopausalen Blutungen sind durch ein Korpuskarzinom bedingt.* Der Nachweis von Myomen sollte keine falsche Sicherheit in bezug auf anomale Blutungen aufkommen lassen, insbesondere bei Risikopatientinnen (siehe Ätiologie, oben). Ein schleimiger oder wäßriger Ausfluß kann der Blutung um Wochen oder Monate vorausgehen.

In der **Diagnostik** ist der **zytologische Abstrich nach Papanicolaou** *(s. u. bei Zervixkarzinom)* hilfreich, aber unzuverlässig, da 30–40% der Abstriche falsch-negativ ausfallen. Werden Zellen durch Aspiration aus der Endozervix gewonnen, kann die Entdeckungsrate durch die Zytologie auf 70% ansteigen. Scheidenspülungen sollten mindestens 24 h vor der Untersuchung unterbleiben. Die Endometriumbiopsie kann positive Karzinombefunde in 92% der Fälle ergeben. Wenn die Krebsdiagnose nicht durch Biopsie gestellt und eine operative Stadiumzuordnung nicht durchgeführt wurde, ist die diagnostische Methode der Wahl die **fraktionierte Kürettage** (endozervikale Kürettage, Sondierung der Uteruslänge, Dilatation des Zervikalkanals und Kürettage des Endometriums). Diese Methode erlaubt die histologische Bestätigung und das Grading (Bestimmung des Malignitätsgrades) des Tumors sowie seine Ausdehnung auf die Zervix, die für die Therapieplanung wichtig sein kann. Vorsicht ist geboten bei der Biopsie, bei der Sondierung des Uterus und bei der Kürettage, da die Gefahr einer Perforation besteht.

Ein i.v. Urogramm, eine Zystoskopie, eine Proktosigmoidoskopie, ein Röntgenkontrasteinlauf und eine Thoraxübersicht sollten vor der Einleitung einer Therapie durchgeführt werden. Andere Untersuchungen wie Mammographie, Knochen- und Leberszintigramm, Arteriographie und Lymphographie können erwogen bzw., wenn angezeigt, durchgeführt werden, gehören aber nicht zu den Routinemaßnahmen beim Staging.

Die von der Internationalen Federation für Gynäkologie und Geburtshilfe **(FIGO)** entwickelte Staging-Einteilung für das Korpuskarzinom wurde kürzlich von einer klinischen in eine operativ orientierte Klassifikation geändert, die in *Tab. 7.* wiedergegeben ist.

Therapie und Prognose

In den USA besteht das chirurgische Vorgehen in einer extrafaszialen abdominalen totalen Hysterektomie unter Mitnahme einer langen Scheidenmanschette, kombiniert mit einer beidseitigen Salpingo-Oophorektomie und Exstirpation einzelner retroperitonealer Lymphknoten im pelvinen und paraaortalen Bereich. Die radikale Hysterektomie mit Entfernung der retroperitonealen Lymphknoten ist nicht erforderlich, wenn die Zervix nicht eindeutig befallen ist.

Die Gestagentherapie bei Patientinnen mit fortgeschrittenen oder rezidivierenden Karzinomen hat eine Remissionsrate von 35–40% erbracht. Man kann hohe Dosen nichtöstrogenaktiver Progesteronabkömmlinge ohne Einnahmepause verabreichen (Hydroxyprogesteron-

Tab. 7. Staging des Korpuskarzinoms als Grundlage für die Behandlung und Prognose*

Stadium	*Definition*
IA (G1, 2, 3)**	Tumor auf das Endometrium beschränkt
IB (G1, 2, 3)	Invasion bis < ½ Myometriumdicke
IC (G1, 2, 3)	Invasion bis > ½ Myometriumdicke
IIA (G1, 2, 3)	Tumor auf die Endozervikaldrüsen beschränkt
IIB (G1, 2, 3)	Invasion bis zum Zervixstroma
IIA (G1, 2, 3)	Invasion bis zur Serosa und/oder Adnexe und/oder Ergebnisse der peritonealen Zytologie sind positiv
IIIB (G1, 2, 3)	Scheidenmetastasen
IIIC (G1, 2, 3)	Metastasen in den pelvinen und/oder paraaortalen Lymphknoten
IVA (G1, 2, 3)	Invasion der Harnblase oder des Darmes
IVB	Fernmetastasen, inkl. intraabdominaler und/oder inguinaler Lymphknoten

* Stadieneinteilung (Staging) nach der Beschreibung der Internationalen Föderation für Gynäkologie und Geburtshilfe (FIGO), 1988. Da das Korpuskarzinom jetzt nach dem operativen Befund eingestuft wird, sind die Methoden, die früher zur Stadiendifferenzierung eingesetzt wurden, z.T. nicht mehr sinnvoll. Da es wahrscheinlich eine kleine Anzahl von Patientinnen geben wird, die eine Bestrahlung als Primärbehandlung erhalten werden, gilt allerdings die klinische Stadieneinteilung der FIGO von 1971 weiterhin, jedoch müssen solche Fälle ausdrücklich gekennzeichnet werden. Im Idealfall verlangt die neue Einteilung eine Messung der Myometriumdicke und der Invasionstiefe.

** G1 ≤ 5% nichtsquamöses oder nichtmorulares, solides Wachstumsmuster; G2 = 6–50% nichtsquamöses oder nichtmorulares, solides Wachstumsmuster; G3 ≥ 50% nichtsquamöses oder nichtmorulares, solides Wachstumsmuster. Kernatypien in einer Häufigkeit, die zum architektonischen Grad nicht paßt, erhöhen die Gradeinstufung eines Grad-1- oder Grad-2-Tumors um 1. Bei serösen Adenokarzinomen, Klarzellkarzinomen und Plattenepithelkarzinomen hat das Kern-Grading Vorrang. Adenokarzinome mit Plattenepitheldifferenzierung werden nach dem Kern-Grading der drüsigen Komponente eingestuft.

caproat, 1 g/Wo. i.m., Medroxyprogesteronacetat, 500 mg/Wo. i.m. oder Megestrolacetat, 4mal 20–40 mg/Tag oral). Bei einer günstigen Reaktion wird die Behandlung unbegrenzt weitergeführt. Diese Therapie hat zur Remission von pulmonalen, vaginalen und mediastinalen Metastasen geführt, und nur sehr selten treten Schwierigkeiten mit Natrium- oder Wasserretention auf. Die Remissionen halten 2–3 Jahre oder gelegentlich länger an.

In neuerer Zeit hat man die Kombination einer zytostatischen Chemotherapie mit Gestagenen bei metastasierendem Krebs angewandt. Monatliche zytostatische Kuren mit Cyclophosphamid 500 mg/m², Doxorubicin 50 mg/m² und Cisplatinum 50 mg/m², alle i.v., plus Megestrolacetat 120 mg/Tag oral haben die Gesamtreaktion bei 60% der Patientinnen verbessert. Häufige Kontrollen und umfassende Kenntnisse über die potentielle Toxizität sind Voraussetzung für eine derartige Therapie.

Die **Prognose** wird durch das histologische Bild und den Malignitätsgrad des Tumors, durch das Alter der Patientin (ältere Frauen haben eine schlechtere Prognose) und durch die Tumorausbreitung vor Therapiebeginn beeinflußt. Die 5-Jahres-Überlebensraten beim Korpuskarzinom sind ermutigend. Fast 63% der Patientinnen sind ≥ 5 Jahre nach der Behandlung ohne Zeichen der Krankheit am Leben; 28% sterben innerhalb von 5 Jahren; 9% leben mit noch nachweisbarem Karzinom. Im Stadium I beträgt die berichtete 5-Jahres-Überlebensrate zwischen 70 und 89%.

Selten entsteht aus anderen Gewebekomponenten des Uterus ein maligner Tumor: Sarkom, Karzinosarkom und mesodermaler Mischtumor. Die Ergebnisse der Therapie in solchen Fällen sind durchweg schlecht. Myome mit degenerativen Veränderungen entarten selten sarkomatös; bleibt dabei jedoch die Veränderung auf das Myom beschränkt, so betragen die Heilungsraten durch Hysterektomie fast 80%.

Zervixkarzinom

Das Zervixkarzinom, die zweithäufigste bösartige Erkrankung des weiblichen Genitaltrakts, befällt überwiegend Frauen im Alter zwischen 40 und 55 Jahren. Die Inzidenz ist höher bei niedrigen sozioökonomischen Gruppen und bei Frauen, die schon frühzeitig sexuell aktiv waren und mehrere Partner hatten. Seit kurzem wird die sexuelle Übertragung des menschlichen Papillomavirus **(HPV),** insbesondere die Typen 16, 18, 31, 33 und 35, als ein wichtiger Faktor in der Ätiologie der Zervixneoplasie angesehen.

Pathologie

Die früheste histologische Veränderung in dem Prozeß, der als ein vom Normalbefund zum invasiven Karzinom *(s. a. Kap. HÄM, 11., Diagnose u. Stadieneinteilung)* verlaufendes Kontinuum angesehen wird, ist die **leichte Dysplasie,** bei der eine abnorme Zellproliferation im unteren Drittel des Epithels auftritt. Die meisten Fälle von leichter Dysplasie sind selbstlimitierend und bilden sich zurück, aber die meisten Fälle von **schwerer Dysplasie** (wobei zwei Drittel des Epithels abnorme Proliferation aufweisen) schreiten zum **Carcinoma in situ** fort, bei dem die gesamte Epitheldicke abnorme Zellen enthält. Wenn Karzinomzellen die Basalmembran durchdringen und das Stroma infiltrieren **(„invasives Karzinom"),** können sie sich durch kontinuierliches Wachstum auf benachbarte Organe im kleinen Becken oder durch lymphogene Streuung ausbreiten.

Ca. 90% der Zervixkarzinome sind Plattenepithelkarzinome. Die Differenzierung variiert von hochdifferenzierten Zellen mit Verhornung bis zu völlig anaplastischen Spindelzellen. Adenokarzinome machen 10–15% der Zervixtumoren aus. Sarkome sind selten.

Diagnostik

Ein beginnendes, asymptomatisches Zervixkarzinom kann präklinisch durch zytologische Untersuchung eines Zervixabstriches entdeckt werden, der anläßlich der routinemäßigen jährlichen gynäkologischen Untersuchungen abgenommen wird. Der **zytologische Abstrich nach Papanicolaou (Pap-Test)** vermag ≥ 90% der frühen Zervixkarzinome aufzudecken, und seine Anwendung hat durch Erkennung und Behandlung der präinvasiven Stadien die Todesfälle durch Zervixkarzinom um > 50% reduziert. Das Zervixkarzinom könnte als Todesursache ausscheiden, wenn alle Frauen an der jährlichen Vorsorgeuntersuchung teilnähmen; leider nehmen aber weniger als 40% aller Frauen diese Möglichkeit wahr *(s. Kap. GYN, 1., Anleitung zur zytologischen Abstrichentnahme).*

Die Pap-Test-Befunde wurden früher in einem System der Zellklassifikation beschrieben. Inzwischen ziehen es die meisten Zytopathologen und viele Kliniker vor, Befundbeschreibungen (z.B.: der Abstrich ist mit Infektion, Dysplasie usw. vereinbar) anstelle einer Klassenzuordnung zu berichten. Das Bethesda-System faßt die Befunde in 6 Kategorien zusammen *(s. Tab. 8.).*

*Eine **Biopsie** ist erforderlich, wenn eine verdächtige Veränderung (eine mürbe Wucherung oder ein Geschwür) zu sehen ist.* Eine Dysplasie oder ein Karzinom, das durch einen Abstrich entdeckt wurde, kann man mit dem Kolposkop betrachten. In 85% der Fälle kann mit Hilfe der **Kolposkopie** eine geeignete Biopsiestelle identifiziert (und die Notwendigkeit einer Konisation umgangen) werden. Wenn kein Kolposkop zur Verfügung steht, können verdächtige Stellen für Biopsie durch Anfärben der Portio mit einer Jodlösung, wie etwa die Lugol-Lösung (hochprozentige Jodtinktur) oder die Schiller-Lösung (Kaliumjodid 2 g, Jod 1 g und Wasser 300 ml) kenntlich gemacht werden. Areale, die sich nicht anfärben, können maligne, dysplastisch oder atypisch veränderte oder drüsige Bezirke auf der Portio sein. Mit der ambulant durchgeführten **Stanzbiopsie der Zervix mit endozervikaler Kürettage** (um Veränderungen höher im Zervikalkanal aufzudecken) lassen sich 90% der Fälle mit einer Invasion bei auffälliger Zytologie erfassen. Die **Messerkonisation** (nicht Elektrokonisation) oder **Laserkonisation,** jeweils mit fraktionierter Kürettage in Lokalanästhesie oder Vollnarkose,

Tab. 8. Bethesda-System zur Mitteilung zervikaler und vaginaler zytologischer Befunddiagnosen

Kategorie	*Beschreibung*
Gruppe 1	Befunde innerhalb der Normgrenzen
Gruppe 2	Infektionen
Gruppe 3	Reaktive und reparative Veränderungen
Gruppe 4	Plattenepithelabnormitäten
	Plattenepithelatypien
	geringgradige intraepitheliale Plattenepithelveränderungen, einschl. HPV oder leichte Dysplasie
	hochgradige intraepitheliale Plattenepithelveränderungen, einschl. mäßiggradiger Dysplasie (CIN 2), schwerer Dysplasie und Carcinoma in situ (CIN 3)
	Plattenepithelkarzinom
Gruppe 5	Drüsenzellabnormitäten
	Atypie unbestimmter Bedeutung
	Adenokarzinom
Gruppe 6	Malignes Neoplasma nichtepithelialer Herkunft

HPV = humaner Papillomavirus; CIN = zervikale intraepitheliale Neoplasie

kommt nur zur Anwendung, wenn die einfache Biopsie nicht ausreicht, um nachzuweisen, ob eine Invasion vorliegt oder nicht, oder wenn die kolposkopische Untersuchung nicht schlüssig oder unbefriedigend ist.

Die **klinische Stadieneinteilung** (Staging) des Zervixkarzinoms aufgrund des pelvinen Untersuchungsbefundes liefert die Grundlage zur Abschätzung der Prognose und zur Therapieplanung *(s. Tab. 9.).* Zusätzlich muß immer nach Metastasen gesucht werden, wobei ein i.v. Pyelogramm und eine Röntgen-Thoraxübersicht erforderlich sind.

Therapie

Carcinoma in situ: Eine lokalisierte präinvasive Veränderung kann entweder vollständig durch Messer- oder Laserkonisation (mit sorgfältiger Nachkontrolle) oder durch totale Hysterektomie exzidiert werden. Die Wahl hängt vom Wunsch der Patientin, fortpflanzungsfähig zu bleiben, und von der Durchführbarkeit der Nachkontrolle ab. Nach einer Konisation sind zytologische Abstriche alle 3 Mo. im 1. Jahr und alle 6 Mo. danach erforderlich, um sicherzustellen, daß die Veränderung vollständig entfernt wurde und daß sie nicht rezidiviert. Die Kryotherapie und manchmal auch die Lasertherapie werden zur ambulanten Behandlung sorgfältig ausgewählter Patientinnen eingesetzt, wenn durch Kolposkopie und Biopsie die Veränderungen eindeutig identifiziert und wenn ein invasives Karzinom ausgeschlossen werden kann.

Das **invasive Plattenepithelkarzinom** bleibt ziemlich lange lokalisiert, und eine Fernmetastasierung ereignet sich erst im späteren Verlauf. Da sich der Tumor kontinuierlich und über die Lymphwege ausbreitet, muß eine wirksame Therapie sowohl die betroffenen Lymphknoten als auch den Primärtumor mit einschließen, ohne aber zu sehr oder irreversibel das umgebende normale Gewebe zu zerstören. Strahlentherapie und operative Therapie allein oder in Kombination sind ungefähr gleich wirksam.

Strahlentherapie: Eine übliche und wirksame Methode besteht in 2 Cäsiumeinlagen in die Zervix (17000–20000 r) für ungefähr jeweils 35 h, gefolgt von der perkutanen Bestrahlung *unter Einschluß der Lymphwege entlang* der Beckenwand. Die Cäsiumeinlagen sind ausreichend, um den Primärtumor zu zerstören, und die perkutane Therapie vervollständigt die tumorzerstörende Dosis in den kritischen Lymphknotenstationen. Die externe Bestrahlung kann den Cäsiumapplikationen vorausgehen, um einen sehr großen oder ausgedehnten Tumor zu verkleinern. Die schwerwiegendsten Komplikationen der Strahlentherapie bestehen in Strahlenproktitis und -zystitis und gelegentlich in der Bildung von rekto- und vesikovagi-

Tab. 9. Stadieneinteilung des Zervixkarzinoms als Behandlungsgrundlage und zur Einschätzung der Prognose*

Stadium	*Beschreibung*
0	Carcinoma in situ, intraepitheliales Karzinom
I	Karzinom auf die Zervix beschränkt (eine Ausdehnung auf den Korpus bleibt unberücksichtigt)
Ia	Präklinisches Karzinom (nur mikroskopisch diagnostizierbar)
Ia1	Minimale mikroskopische Zeichen der Stromainvasion
Ia2	Mikroskopische Herde, die ausgemessen werden können (Invasionstiefe ≤ 5 mm von der Basalmembran des Epithels; horizontale Ausdehnung ≤ 7 mm)
Ib	Herde, die die Größe der Herde in Ia2 überschreiten; Invasion vorgeformter Körperhöhlen sollte im Hinblick auf künftige Therapieentscheidung als Ausgangsbefund vermerkt werden
II	Das Karzinom reicht über die Zervix hinaus, jedoch nicht bis zur Beckenwand; das Karzinom geht auf die Scheide über, aber nicht bis zum unteren ⅓
IIa	Die Parametrien sind nicht nachweisbar infiltriert
IIb	Die Parametrien sind infiltriert
III	Das Karzinom reicht bis zur Beckenwand; bei der rektalen Untersuchung ist kein karzinomfreier Raum zwischen dem Tumor und der Beckenwand zu tasten; der Tumor hat sich bis zum unteren ⅓ der Vagina ausgebreitet; alle Fälle mit Hydronephrose oder funktionsloser Niere
IIIa	Ausdehnung bis zur Beckenwand
IIIb	Ausdehnung bis zur Beckenwand oder Hydronephrose oder funktionslose Niere oder beides
IV	Das Karzinom hat sich über das kleine Becken hinaus ausgedehnt oder hat klinisch die Schleimhaut der Blase oder des Rektums infiltriert (bullöses Ödem allein genügt nicht, den Tumor dem Stadium IV zuzuordnen)
IVa	Ausdehnung des Tumors auf benachbarte Organe
IVb	Fernmetastasen

*Stadiumeinteilung (Staging) nach der Definition der Internationalen Föderation für Gynäkologie und Geburtshilfe (FIGO), 1987.

nalen Fisteln. Bei primärer Strahlentherapie des invasiven Plattenepithelkarzinoms beträgt die 5-Jahres-Überlebensrate für alle Stadien zusammen 55%. Für die Stadien I und II liegen die 5-Jahres-Heilungsraten bei 75–90%.

Operative Therapie: Die primäre operative Behandlung ist auf Patientinnen beschränkt, bei denen die Ovarialfunktion erhalten werden kann, die Veränderung eine begrenzte lokale Ausbreitung zeigt und die Biopsie der paraaortalen Lymphknoten negativ ist. Junge Frauen mit Stadium Ib und IIa wird man vorzugsweise primär operativ behandeln. Die operative Therapie besteht in einer radialen Hysterektomie, einschließlich der Parametrien und einer beidseitigen Exstirpation der retroperitonealen Lymphknoten bis gerade oberhalb der Aortenbifurkation. 5-Jahres-Überlebensraten von 85–90% für Frauen mit Stadium Ib und IIa sind nach radikaler Hysterektomie berichtet worden. Die häufigste Komplikation der radikalen chirurgischen Therapie ist die Bildung von uretero- und vesikovaginalen Fisteln, die nach ungefähr 1–2% der Operationen auftreten. Wenn die Biopsie der paraaortalen Lymphknoten positiv ist oder der Tumor sich über das kleine Becken hinaus ausgebreitet hat, gilt die operative Therapie im allgemeinen als kontraindiziert. Wenn der Tumor auf das kleine

Becken beschränkt, aber in Rektum oder Blase eingebrochen ist, kann die Exenteration (Exstirpation aller pelvinen Organe) zur Therapie bei physisch und psychologisch geeigneten Patientinnen vorgenommen werden. Die Exenteration ist gewöhnlich die Behandlung der Wahl bei rezidivierendem oder persistierendem Karzinom in Beckenmitte nach üblicher Strahlentherapie; gelegentlich wird sie als primäre Therapie bei fortgeschrittenen Karzinomen angewandt. Sie ist in 25–45% der Fälle erfolgreich.

Chemotherapie: Die systemische Behandlung bringt meist nur vorübergehend Schmerzfreiheit. Wenn die Bestrahlung versagt, scheinen Fernmetastasen besser anzusprechen als der Primärtumor. Viele zytotoxische Verbindungen werden untersucht, aber nur ungefähr 25–30% der Tumoren zeigen eine objektive Remission.

Zervixkarzinom in der Schwangerschaft: Ungefähr 1% aller Zervixkarzinome sind durch Schwangerschaft kompliziert oder treten bei eben schwanger gewordenen Frauen auf. Bei Carcinoma in situ wird die Behandlung bis nach der Entbindung, die vaginal erfolgen kann, hinausgeschoben. Das invasive Karzinom wird wie bei nicht schwangeren Frauen behandelt: Im 1. Trimenon beendet die radikale Hysterektomie oder die therapeutische Bestrahlung die Schwangerschaft; im 2. Trimenon muß der Uterus durch Hysterotomie entleert werden, gefolgt von der Strahlentherapie oder der operativen Therapie bei frühen Stadien; im 3. Trimenon sollte man kurz abwarten, bis die Lebensfähigkeit des Kindes erreicht ist. Bei einem invasiven Zervixkarzinom ist die vaginale Entbindung kontraindiziert, weil sie die Heilungsrate unabhängig von der Behandlungsmethode senkt.

Ovarialkarzinom

Ovarialkarzinome stellen ca. 18% aller gynäkologischen Malignome dar und kommen hauptsächlich bei Frauen im 6. Lebensjahrzehnt vor. Da ein Ovarialtumor meistens okkult bleibt, bis er groß ist oder sich genug ausgebreitet hat, um Symptome zu verursachen, ist die Frühentdeckung schwierig *(s. a. Kap. HÄM, 11., Diagnose und Staging)*; bei 70–80% der Patientinnen wird die Diagnose erst gestellt, nachdem der Tumor sich innerhalb des kleinen Beckens oder darüber hinaus ausgebreitet hat. Wenn man also bei der routinemäßigen gynäkologischen Untersuchung ein auf > 5 cm vergrößertes Ovar tastet, so muß der Befund engmaschig nachkontrolliert werden. Bei jungen Frauen findet man funktionelle Zysten häufig; eine Kontrolluntersuchung nach 6 Wo. wird zeigen, ob sie sich spontan zurückgebildet hat oder nicht. Die Größe ist oft das einzige Kriterium für einen chirurgischen Eingriff, und einer von 4 Ovarialtumoren, die operativ entfernt werden, ist maligne. Dieses Verhältnis steigt mit dem Alter der Patientin an. In der Postmenopause sind die Ovarien klein und normalerweise nicht tastbar. *Jede Vergrößerung des Ovars bei einer postmenopausalen Frau sollte an einen malignen Tumor denken lassen, der umgehend chirurgisch entfernt werden muß.* Das seröse Zystadenokarzinom ist der häufigste Typ (50% der Fälle); bei 30–50% der Patientinnen tritt es beidseitig auf.

Pathologie

Ca. 80% der malignen Ovarialtumoren gehen vom Epithel des Ovars aus. Sie werden histologisch wie folgt eingeteilt: 1. seröses Zystadenokarzinom, 2. muzinöses Zystadenokarzinom, 3. endometrioides Karzinom (ähnlich dem Korpuskarzinom), 4. Zölioblastom (Brenner-Tumor), 5. klarzellige Karzinome und 6. unklassifizierte Karzinome. Tumoren, die von den Keimzellen oder vom Stroma ausgehen und nicht in dieses System passen, sind die Granulosa-Thekazell-Tumoren, Sertoli-Leydig-Zelltumoren, Dysgerminome und maligne Teratome.

Ovarialkarzinome können die pelvinen und paraortalen Lymphknotenstationen sowohl durch kontinuierliche Ausbreitung als auch über die Lymphwege erreichen. Sind die Lymphknoten einmal befallen, so breitet sich der Prozeß über das abdominale Bauchfell und das

Pelveoperitoneum aus. Wenn die abdominalen Organe befallen sind, kann die hämatogene Ausbreitung auf Leber und Lunge übergreifen.

Symptomatik und Diagnostik

Ein Ovar kann eine beträchtliche Größe erreichen, bevor klinische Symptome in Erscheinung treten. Die frühesten Symptome sind unbestimmte Unterbauchbeschwerden und geringe Darmbeschwerden. Irreguläre uterine Blutungen sind ungewöhnlich und vermutlich durch Hormonsekretion des Tumors bedingt. Spät im Verlauf der Erkrankung kommt es zu einer Zunahme des Leibesumfangs durch Vergrößerung der Ovarien oder durch Aszites, zu Schmerzen im Unterbauch, zu Anämie und Kachexie. Weitere klinische Zeichen sind u.a. funktionelle Auswirkungen hormonproduzierender Tumoren (z.B. Hyperthyreoidismus, Feminisierung, Virilisierung) oder – häufiger – ein höckriger, fixierter, solider Tumor mit knotigen Absiedlungen im Douglas-Raum. Ein zytologischer Abstrich aus dem hinteren Scheidengewölbe oder der Flüssigkeiten aus Pleura- oder Peritonealraum kann Zellen enthalten, die die Diagnose eines Ovarialmalignoms ermöglichen. Ggf. sind Fernmetastasen in der Lunge und in den Knochen im Röntgenbild nachweisbar.

Obwohl eine pelvine Resistenz plus Aszites meistens einen malignen Ovarialtumor signalisiert, gibt es seltene, gutartige Ovarialfibrome, die mit Aszites und rechtsseitigem Hydrothorax einhergehen können **(Meigs-Syndrom).**

Die klinische Stadieneinteilung für das Ovarialkarzinom ist in *Tab. 10.* aufgeführt.

Therapie und Prognose

Ein standardisiertes therapeutisches Vorgehen wird durch die Vielzahl der verschiedenen histologischen Tumortypen, die späte Diagnose und das Vorherrschen ausgedehnter Metastasen, bilateralen Befall und Übergreifen auf den Uterus und angrenzende Strukturen erschwert. Nicht alle Veränderungen erfordern eine komplizierte oder radikale Behandlung. Bei einer jungen Patientin mit einer einseitigen Veränderung von niedrigem Malignitätsgrad (wie etwa ein muzinöser Tumor) kann die Fortpflanzungsfähigkeit durch Beschränkung der Therapie auf die Exzision des betroffenen Ovars und der Tube erhalten werden. Bei fortgeschrittenen operablen Tumoren wird die abdominale totale Hysterektomie mit beiseitiger Salpingo-Oophorektomie und Netzresektion vorgenommen, aber es gibt bei jedem Fall eine beträchtliche Ermessensbreite. Komplettes operatives Staging sollte durchgeführt werden, einschließlich Biopsien aus dem Zwerchfell, dem Peritoneum parietalis und den retroperitonealen Lymphknoten. Radikale Operationen mit Lymphknotenentfernung oder Exenterationen bringen nichts, aber die Strahlentherapie und insbesondere die Chemotherapie gewinnen zunehmend an Bedeutung und werden ständig neu bewertet. Wenn die Ausdehnung des Tumors eine totale Exzision unmöglich macht, wird eine Probelaparotomie zur Diagnostik und zum Staging vorgenommen, wobei soviel Tumor wie möglich entfernt wird; darauf folgt dann die Chemotherapie oder Bestrahlung.

Ausgedehnte Tumoren und Tumoren des Stadiums IV müssen nach angemessener chirurgischer Exzision chemotherapeutisch behandelt werden. Die meisten Onkologen sind sich einig, daß Patientinnen mit fortgeschrittenen Tumoren im Stadium III oder IV mehr von einer Kombinationstherapie mit ≥ 2 Zytostatika profitieren als von einer Monotherapie. (Siehe die für das Korpuskarzinom angegebenen zytotoxischen Mittel und Dosierungsangaben, oben.)

Für Patientinnen mit einem der häufigeren epithelialen Tumoren beträgt die 5-Jahres-Überlebensrate ohne Anhalt für Rezidiv 15–45%. Die Prognose der seltenen Keimzell- und Stromatumoren variiert beträchtlich, je nach Stadium bei der Diagnosestellung. Bei Rezidiven ist die Zeit, die zwischen Diagnosestellung und Anfang der kombinierten zytostatischen Therapie verstreicht, der am stärksten mit der Überlebenszeit korrelierte Faktor. Mit aggressiver chirurgischer Verkleinerung des Tumors und einer kombinierten Chemotherapie scheint sich die Langzeitüberlebensrate bei allen Ovarialkarzinomen zu verbessern (67% bei Stadium III in einer Studie). Trotzdem übersteigt die Mortalitätsrate des Ovarialkarzinoms die zusammengezählten Todesfrequenzen des Zervix- und Korpuskarzinoms und ist die fünftwichtigste krebsbedingte Todesursache bei Frauen.

Tab. 10. Stadieneinteilung des Ovarialkarzinoms als Behandlungsgrundlage und zur Einschätzung der Prognose*

Stadium	*Beschreibung*
I	Tumor auf die Ovarien beschränkt
IA	Tumor auf ein Ovar beschränkt; kein Aszites; kein Tumor auf der Außenfläche; Kapsel intakt
IB	Tumoren auf beide Ovarien beschränkt; kein Aszites; kein Tumor auf den Außenflächen; Kapseln intakt
IC	Tumor entweder Stadium IA oder IB, auf der Außenfläche von einem oder beiden Ovarien vorhanden oder mit Kapseldurchbruch; oder Aszites mit malignen Zellen vorhanden; oder positive peritoneale Spülflüssigkeit**
II	Tumor in einem oder beiden Ovarien, mit Ausbreitung im kleinen Becken
IIA	Ausbreitung und/oder Metastasen auf den Uterus und/oder die Tuben
IIB	Ausbreitung auf andere Gewebe im kleinen Becken
IIC	Tumor entweder Stadium IIA oder IIB, auf der Außenfläche von einem oder beiden Ovarien vorhanden oder mit Kapseldurchbruch; oder Aszites mit malignen Zellen vorhanden; oder positive peritoneale Spülflüssigkeit**
III	Tumor auf einem oder beiden Ovarien mit peritonealer Aussaat außerhalb des kleinen Beckens und/oder positiven retroperitonealen oder inguinalen Lymphknoten. Tumor auf das kleine Becken beschränkt, aber mit histologisch nachweisbarem Übergreifen auf Dünndarm oder Netz
IIIA	Tumor makroskopisch auf das kleine Becken beschränkt; Lymphknoten negativ; histologisch nachgewiesene mikroskopische Aussaat des abdominalen Peritoneums
IIIB	Tumor eines oder beider Ovarien; histologisch nachgewiesene Aussaat des abdominalen Peritoneums mit Herden von > 2 cm Durchmesser; Lymphknoten negativ
IIIC	Abdominale Aussaat von > 2 cm Durchmesser und/oder positive retroperitoneale oder inguinale Lymphknoten
IV	Tumor in einem oder beiden Ovarien mit Fernmetastasen. Wenn ein Pleuraerguß vorliegt, erlaubt nur die positive Zytologie die Zuordnung zu Stadium IV; Leberparenchym-Metastasen entsprechen Stadium IV
nicht klassifizierbare Tumoren	Ungeklärte Fälle, von denen angenommen wird, daß es sich um ein Ovarialkarzinom handelt

* Stadiumeinteilung (Staging) nach der Definition der Internationalen Föderation für Gynäkologie und Geburtshilfe (FIGO), 1987.

** Um die Prognose für Fälle der Stadien IC und IIC besser abschätzen zu können, wäre es wertvoll zu wissen, ob die Kapselruptur spontan oder iatrogen intra operationem geschah und ob Aszites- oder Peritonealspülflüssigkeit die Quelle der nachgewiesenen malignen Zellen war.

Vulvakarzinom

Das Vulvakarzinom macht ungefähr 3–4% aller gynäkologischen Tumoren aus und kommt meist erst nach der Menopause vor. Obwohl die Patientinnen diese malignen Veränderungen leicht sehen und tasten können, schieben sie den Arztbesuch aus Angst oder Verlegenheit bis zu 3 Jahre hinaus. Ebenso kann der Arzt eine Verzögerung verursachen, indem er sich um eine symptomatische Besserung des Begleitpruritus bemüht, statt sofort eine Biopsie vorzunehmen.

Pathologie

Ca. 90% der Fälle sind Plattenepithelkarzinome und ca. 4% sind Basalzellkarzinome; der Rest entfällt auf intraepitheliale Karzinome, z. B. der Morbus Paget, das Adenokarzinom der

Bartholin-Drüse, das Fibrosarkom und das Melanom. Die intraepithelialen Veränderungen entstehen häufig multifokal. Das Wachstum ist zunächst oberflächlich, aber später dehnen sich die Tumoren auf die Vagina, die Urethra oder den Anus aus. Die oberflächlichen Inguinal- und Femorallymphknoten sind in bis zu 50% der Fälle befallen. Das Plattenepithelkarzinom kann hochdifferenziert oder anaplastisch sein.

Symptomatik

Epithelveränderungen, wie etwa die typische und die atypische hyperplastische Dystrophie, die bei ungefähr 40% der Patientinnen gleichzeitig bestehen, und Herde von Lichen sclerosus kommen mitunter in Verbindung mit einem Karzinom vor, sie gelten aber nicht notwendigerweise als präkanzerös. Die **Craurosis vulvae** ist eine makroskopisch durch Schrumpfung und Einengung des Vaginaleingangs charakterisierte klinische Diagnose; histopathologisch entspricht sie dem Lichen sclerosus. Bis die Veränderung einen Durchmesser von 1–2 cm oder mehr erreicht, ist sie oft asymptomatisch, wenngleich ein Carcinoma in situ doch oft mit einem Pruritus einhergeht. Bei nekrotischem, infiziertem Tumor entsprechen die Symptome denen eines Geschwürs mit Blutung und/oder Nässen.

Diagnostik

Die Diagnose wird meist durch eine einfache Biopsie gestellt. Die Biopsiestellen können hervorgehoben werden durch Anfärben der Vulva mit Toluidinblau (1%ig), Einwirkenlassen der Farbe für 3–5 min, und anschließend Entfärben mit verdünnter Essigsäure (2–3%). Abnorme Bereiche bleiben blau gefärbt. Die Differentialdiagnose umfaßt die verschiedenen Geschlechtskrankheiten (Granuloma inguinale, Ulcus molle, Lymphogranuloma venereum und Lues), das Basalzellkarzinom (Ulcus rodens), intraepitheliale (in situ) Karzinome, charakterisiert durch kleine rote, weiße oder pigmentierte leicht lädierbare Papeln, den Morbus Paget, der durch rote, feuchte, erhabene Flecke auffällt, und bowenoide Papulose, die meist als kleine erhabene Veränderungen auffällt und als Carcinoma in situ gilt. Melanome erscheinen häufig als blau-schwarze, pigmentierte oder papilläre Veränderungen; sie metastasieren über die Blutbahn und/oder die Lymphwege. Die Prognose hängt von der Tiefe der Invasion in die darunterliegende Epidermis ab.

Therapie

Da das **Plattenepithelkarzinom** der Vulva sich lokal und auch lymphogen ausbreitet, sollten alle nachgewiesenen und potentiellen Tumorlokalisationen in dieser Region entfernt werden. Die Lymphe der Tumoren fließt über die inguinalen Lymphknoten ab, doch breiten sich die Tumoren, die hoch in die Vagina hinaufgewachsen sind, auch über die retroperitonealen Lymphknoten aus. Eine Beziehung zwischen der Tumorgröße und der Lymphknotenbeteiligung wurde nachgewiesen.

Die Therapie der Wahl ist die radikale Vulvektomie und beidseitige Ausräumung der oberflächlichen inguinalen und femoralen Lymphknoten. Neuere Berichte betonen die Bedeutung der individualisierten Therapie unter bestimmten Umständen, z.B. bei einseitigen Veränderungen mit geringer Invasion. Eine Ausräumung der retroperitonealen Lymphknoten ist nur bei Befall der oberflächlichen Lymphknoten oder bei Ausbreitung des Tumors bis tief in die Scheide hinein erforderlich. Dennoch gibt es bei Befall der tiefen pelvinen Lymphknoten wenige oder überhaupt keine Überlebenden nach 5 Jahren; in solchen Fällen sollte die Strahlenbehandlung in Betracht gezogen werden. Bis zu ⅓ der distalen Urethra kann exzidiert werden, ohne eine Harninkontinenz hervorzurufen. Das Lymphödem ist ein häufiges Problem für ca. 1 Jahr, bis sich kollaterale Lymphwege gebildet haben.

Die präoperative perkutane Strahlenbehandlung kann zur Säuberung oder Verkleinerung von ausgedehnten Tumoren und eine Spickung mit Radiumnadeln bei inoperablen Tumoren angewandt werden.

Die Behandlung des **Basalzellkarzinoms** besteht in der lokalen Exzision. Der Morbus Paget erfordert eine totale Vulvektomie, da eine darunterliegende maligne Veränderung ausgeschlossen werden muß. Die Behandlung des **Carcinoma in situ** sollte individualisiert erfolgen, da ≥ 40% der Fälle bei Patientinnen < 40 Jahren gefunden werden, bei denen die Vulvektomie selten indiziert ist.

Vaginalkarzinom

Ungefähr 1% der gynäkologischen Tumoren sind Vaginalkarzinome; der Häufigkeitsgipfel liegt zwischen 45 und 65 Jahren.

Ätiologie und Pathologie

Mit Ausnahme des Klarzellkarzinoms, bei dem die Entwicklung des Tumors mit einer intrauterinen Diäthylstilböstrol-**(DES-)**Exposition in Verbindung gebracht werden konnte, ist die Ätiologie unbekannt. Neuere Erkenntnisse deuten darauf hin, daß – wie beim Zervixkarzinom – eine Exposition gegenüber dem humanen Papillomavirus (HPV) wichtig sein könnte.

95% der primär in der Vagina entstehenden Tumoren sind Plattenepithelkarzinome. Der Rest umfaßt primäre und sekundäre Adenokarzinome, sekundäre Plattenepithelkarzinome bei älteren Frauen, das Klarzelladenokarzinom bei jungen Frauen und das Sarcoma botroides (embryonales Rhabdomyosarkom) bei Säuglingen und Kleinkindern. Die Tumoren greifen häufig auf die Harnblase und das Rektum über.

Symptomatik und Diagnostik

Blutungen treten nach Verkehr oder Untersuchung auf. Eine Ulzeration des Tumors kann zu Blutungen und Infektion führen. Weitere Symptome sind: wäßriger Ausfluß, Dyspareunie und, bei Blasen- oder Rektumbefall, häufiges Wasserlassen und vermehrter Harndrang oder Schmerzen beim Stuhlgang. Der Tumor wird am häufigsten an der Hinterwand im oberen Drittel der Vagina gefunden.

Bei klinisch unverdächtigen Veränderungen kann ein zytologischer Abstrich Karzinomzellen aufdecken und die Schiller-Jodprobe den Bereich markieren, aus dem eine Biopsie entnommen werden sollte. Die Ausbreitung ist meist oberflächlich und in Zervixrichtung den Lymphgefäßen entlang. Jedes Mädchen, das pränatal DES ausgesetzt war oder ausgesetzt gewesen sein könnte, sollte zum Zeitpunkt der Menarche und in regelmäßigen, höchstens jährlichen Abständen danach unabhängig von Symptomen untersucht werden.

Therapie und Prognose

Die Behandlung hängt teils von der Lokalisation und von der Ausdehnung der Krankheit (sie wird bei Ausbreitung in Richtung Harnblase oder Rektum erschwert), teils vom Alter und dem Allgemeinzustand der Patientin ab. Ein Tumor im oberen Drittel der Vagina wird entweder durch radikale Hysterektomie mit oberer Kolpektomie und Ausräumung der pelvinen Lymphknoten oder mit Radium- oder perkutaner Strahlentherapie behandelt. Die Therapie primärer oder sekundärer Karzinome erfolgt gewöhnlich kombiniert und kann radiologisch oder radikal chirurgisch sein. Die 5-Jahres-Überlebensrate ohne Rezidiv beträgt ca. 30%.

Tubenkarzinom

Das primäre Karzinom des Eileiters ist selten; der Häufigkeitsgipfel liegt zwischen dem 50. und 60. Lebensjahr. Chronische Salpingitis und Tuberkulose wurden früher als mögliche ätiologische Faktoren angesehen, sie sind aber wahrscheinlich unerheblich. Sterilität liegt oft vor.

Pathologie, Symptomatik und Diagnostik

Dieser Tumor breitet sich entweder kontinuierlich oder lymphogen aus. Die lymphogene Ausbreitung geht hauptsächlich in Richtung der iliakalen, lumbalen und paraaortalen Lymphknoten. Der Tumor ist meistens einseitig im distalen Drittel der Tube lokalisiert. Wie bei jedem raumfordernden Prozeß im kleinen Becken bestehen die Symptome gewöhnlich aus diffusen Beschwerden aufgrund von Druck auf die Harnblase oder das Rektum. Gelegentlich tritt ein wäßriger oder blutig tingierter vaginaler Ausfluß auf. Da bei der klinischen Untersuchung eine Größenzunahme des Abdomens durch einen großen Beckentumor oder durch Aszites am ehesten auffällt, ist Ovarialkarzinom die übliche präoperative Verdachtsdiagnose. Der Tumor kann das Fimbrienende der Tube verschließen, die dann makroskopisch einer Hydrosalpinx ähnelt.

Therapie

Die Angaben über die 5-Jahres-Überlebensrate ohne Hinweis auf Rezidiv schwanken zwischen 5 und 48%. Die Therapie der Wahl deckt sich mit der der häufigeren Ovarialkarzinome: Abdominale totale Hysterektomie und beidseitige Salpingo-Oophorektomie mit Netzresektion und nachfolgender Polychemotherapie. Eine Strahlentherapie (begrenzt auf das Becken) kann in frühen Stadien von Nutzen sein.

Trophoblasttumor

Vom Trophoblastgewebe ausgehende Neubildungen, die sich im Anschluß an eine intra- oder extrauterine Schwangerschaft entwickeln können.

Eine **Blasenmole** ist das Endstadium einer degenerierten Schwangerschaft, bei der die Zotten hydropisch wurden und die trophoblastischen Elemente unterschiedlich stark proliferiert sind. Der persistierende Trophoblasttumor (**Chorioadenoma destruens, destruierende** bzw. **invasive Blasenmole**) oder lokal invasive Mole ist eine lokale Invasion des Endometriums durch Zotten der Blasenmole. Im Gegensatz dazu ist **der metastasierende Trophoblasttumor (Chorionkarzinom, Chorionepitheliom)** ein infiltierender, gewöhnlich ausgedehnt metastasierender Tumor, der ausschließlich Elemente des Synzytio- und Zytotrophoblasten enthält.

Die Blasenmole ist bei älteren Patientinnen häufiger. Sie tritt in den USA ca. 1:2000 Schwangerschaften auf, jedoch erreicht aus unbekannten Gründen die Inzidenz in asiatischen Ländern 1:200. Über 80% der Blasenmolen sind gutartig, aber bei 15% kommt es zu einer für die destruierende Mole charakteristischen lokalen Invasion; bei 2–3% folgt ein Chorionkarzinom. Die lokal invasive Variante kann eine Uterusperforation, eine Blutung und eine Sepsis verursachen. Eine Blasenmole geht einer destruierenden Mole immer, aber einem Chorionkarzinom nur in 50% voraus. Die Häufigkeit des Chorionkarzinoms beträgt ca. 1:25000–45000 Schwangerschaften.

Symptomatik und Diagnostik

Die Blasenmole verrät sich oft kurz nach der Befruchtung durch eine Größenzunahme des Uterus, der größer ist, als von der Zeit her zu erwarten wäre. Vaginale Blutung, Fehlen der fetalen Aktivität, fehlender Nachweis der fetalen Herztöne zum normalen Zeitpunkt (12. Wo. mit Doppler-Sonographie) und starke Übelkeit und Erbrechen lassen den klinischen Verdacht aufkommen. Der Abgang von typisch traubenförmigem Molengewebe läßt die Diagnose vermuten; sie wird durch die histologische Untersuchung bestätigt. Ohne einen solchen Beweis der Diagnose kann es schwierig sein, von anderen Schwangerschaftskomplikationen mit einem möglicherweise normalen Feten zu differenzieren. Sonographie, die beste diagnostische Methode, ist nicht unfehlbar, jedoch zeigt sie in den meisten Fällen, daß ein Fruchtsack mit Fetus nicht vorhanden ist.

HCG (human chorionic gonadotropin) wird vom proliferierenden Trophoblastgewebe gebildet, und die hohen HCG-Spiegel, die mittels Radioimmunoassay festgestellt werden können, sind für die Erfolgskontrolle nach Therapie wertvoll. Die HCG-Spiegel im Serum und Urin in den ersten 100 Tagen der Schwangerschaft sind ohnehin erhöht, besonders bei Mehrlingsschwangerschaften; daher ist die Aussagekraft in der Frühschwangerschaft eingeschränkt. Das Radioimmunoassay dient dem Nachweis des β-Anteils des HCG-Moleküls für die Diagnose und Überwachung von Trophoblastkrankheiten.

Die **Komplikationen** einer Blasenmole umfassen die intrauterine Infektion und Sepsis, Blutung, EPH-Gestose (der einzige Umstand, bei der eine echte EPH-Gestose in der 1. Schwangerschaftshälfte auftritt) und die Entwicklung eines Chorionkarzinoms. Die destruierende Mole verursacht leicht Blutungen, da sie intramural sitzt; sie kann benachbartes Gewebe infiltrieren und gelegentlich metastasieren. Das Chorionkarzinom streut früh und ausgedehnt über das venöse und lymphatische System und ist sehr maligne.

Therapie

Bei einer **Blasenmole** ist die vollständige Entleerung des Uterus unumgänglich. Die Therapie der Wahl ist die Saugkürettage mit anschließender Kürettage nach Kontraktion des Uterus durch Oxytocin. Die Hysterotomie zur Entleerung ist obsolet. Je nach Alter, Parität und Vorstellung der Patientin über weitere Familienplanung ist eine Hysterektomie eventuell sinnvoll. Nach der Uterusentleerung sollten wiederholte Röntgen-Thoraxübersichten und Bestimmungen der Serum-β-HCG-Titer durchgeführt werden. Die Titer sollten innerhalb von 8 Wo. auf normale Werte absinken. Wenn sie nicht abnehmen oder nach einem Abfall wieder ansteigen, sollten gezielte Untersuchungen erfolgen, um eine Progression zum Chorionkarzinom nicht zu übersehen. Die Patientin sollte für 1 Jahr kontrazeptiv geschützt sein, da die Entdeckung maligner Veränderungen durch eine Schwangerschaft erschwert wird.

Patientinnen mit persistierenden oder ansteigenden HCG-Spiegeln können entweder eine **destruierende Mole** oder ein **Chorionkarzinom** haben und sollten eine Chemotherapie mit Methotrexat, Dactinomycin oder einer Kombination erhalten, je nach den beteiligten Organen, β-HCG-Titern und der Zeit, die seit der Uterusentleerung verstrichen ist. Bei beiden Krankheitsbildern hat die Chemotherapie die Hysterektomie weitgehend ersetzt; die Ergebnisse sind gut, die Fortpflanzungsfähigkeit wird erhalten, und größere chirurgische Eingriffe werden vermieden. Allerdings kann die Hysterektomie bei > 40jährigen Patientinnen und solchen, die eine Sterilisation wünschen, erwogen werden und kann erforderlich sein, wenn eine Infektion, eine unbeherrschbare Blutung oder eine Invasion der gesamten Uteruswand vorliegt. Die Gesamtremissionsrate für Patientinnen mit bösartigen Trophoblasttumoren beträgt 75–85%.

10. UNTERSUCHUNGEN NACH EINER VERGEWALTIGUNG

Vergewaltigung ist *die illegale sexuelle Penetration einer Körperöffnung ohne Einwilligung.* Obwohl die Definition das Berühren ohne Penetration nicht einschließt, kann die Penetration einer Körperöffnung mit einem unbelebten Gegenstand in manchen Hoheitsgebieten ebenfalls als Vergewaltigung gelten. Mit Ausnahme der Verführung von Kindern durch *Zuneigung oder Bestechung* ist die Vergewaltigung ein sexueller Akt durch Androhung oder Ausübung von Gewalt. In den USA gibt es jährlich 75000 gemeldete Fälle weiblicher Opfer; nach Schätzungen dürfte die Zahl der nicht angezeigten Vergewaltigungen 2- bis 10mal so hoch liegen. Annähernd 90% aller Vergewaltiger überfallen Opfer ihrer eigenen Rasse; 50% sind ihren Opfern bekannt und gehören nicht selten zur erweiterten Familie. Dies spielt besonders bei Opfern unter 10 Jahren und bei Jugendlichen eine Rolle und hat für die Aufklärung und die Verhinderung von Kindesmißhandlung Bedeutung *(s. a. Kap. KIN, 10.).* Die meisten Vergewaltigungen sind geplant (resultieren also nicht aus einem plötzlichen Einfall), und über die Hälfte der Angriffe geschehen unter Bedrohung mit einer Waffe, am häufigsten mit einem Messer. Annähernd 50% der weiblichen Vergewaltigungsopfer weisen körperliche Verletzungsmale auf; über 10% benötigen eine Notfallbehandlung.

Obwohl eine Vergewaltigung meist nur in Zusammenhang mit weiblichen Opfern gebracht wird, gibt es eine wachsende Anzahl männlicher Vergewaltigungsopfer, die nicht unbedingt einer Gefängnis- oder homosexuellen Gemeinschaft angehören. Das männliche Opfer hat häufiger Körperverletzungen als das weibliche, wird öfter von mehreren Angreifern vergewaltigt und scheut sich häufiger, das Verbrechen anzuzeigen. Für Männer wie auch für Frauen ist der Überfall der sexuelle Ausdruck von Aggression, Wut oder dem Verlangen nach Macht. Es ist mehr ein gewaltsamer als ein sexueller Akt *(s. a. Kap. PSY, 6.).* In den letzten Jahren wurde über einige Vergewaltigungsfälle von Männern durch Frauen berichtet.

Untersuchung

Obwohl medizinische Versorgung und psychologische Unterstützung für das vergewaltigte Opfer vorrangig ist, ist der/die Patient/in das Opfer eines Verbrechens. Die Gerichtsmedizin benötigt deshalb bestimmte spezifische Details der medizinischen Befunde und Aufzeichnungen. *Tab. 11.* kann als Anleitung für den Untersuchungsablauf und die medizinische Dokumentation dienen, welche an örtliche Bedingungen angepaßt werden kann. Eine solche Unterlage wird gelegentlich bei einer Gerichtsverhandlung zugelassen und unterstützt die Erinnerung bei einer eventuellen Zeugenaussage. Diese Unterlage sollte nie, außer bei einer Vorladung durch das Gericht, ohne die schriftliche Einwilligung des/der Patienten/in offengelegt werden.

Wo immer möglich, sollte der/die Patient/in in einem besonderen Therapiezentrum für Vergewaltigungsopfer behandelt werden, welches abseits von der Routinenothilfestation liegt und von ausgebildetem, engagiertem Personal getragen wird.

Anamnese und medizinische Untersuchung: Eine kurze Beschreibung des Überfalls durch die Patientin erlaubt die Zuordnung für die medizinische Untersuchung und Behandlung. Das Berichten dieser Ereignisse ist oft so belastend für die Patientin, daß gegebenenfalls eine komplette Anamnese hinausgezögert werden sollte, bis die sofortigen Hilfsmaßnahmen getroffen sind. Die Gründe für die Fragen und für die Untersuchungsmethoden sind der Patientin nicht immer verständlich; z. B. muß erklärt werden, daß das Wissen über die letzte Menstruation oder der Gebrauch von empfängnisverhütenden Mitteln das Risiko einer Schwangerschaft beurteilen lassen, oder daß die Information über den letzten vorhergegangenen Geschlechtsverkehr wichtig ist zur Beurteilung der Spermienuntersuchung.

Da die Patienten eine Erfahrung gegen ihren Willen machen mußten, ist es wichtig, ihre Kooperation für die Untersuchung zu gewinnen. Der Ablauf der notwendigen Untersuchungen und die Ergebnisse sollten mit der Patientin genau besprochen und ihr erklärt werden. Da Vergewaltigungsopfer bei der Untersuchung durch einen Arzt des anderen Geschlechts Angstzustände bekommen können, ist die Anwesenheit einer Hilfsperson des gleichen Geschlechts erforderlich, um dem Opfer beizustehen und auch um das Verfahren zu bestätigen.

Die **Beweismittel,** die während der Untersuchung gesammelt wurden, und alle Laborproben werden individuell verpackt, sorgfältig gekennzeichnet, datiert und versiegelt. Quittungen über die Aushändigung an ein Labor oder an die Polizei sollten verlangt werden. Proben für die DNA-Analyse zur Identifizierung des Täters werden nicht routinemäßig entnommen. Die genaue Durchführung solcher Tests ist schwierig; manche Fachleute meinen, daß in den USA nur das Federal Bureau of Investigation (FBI) sie richtig macht, und nicht alle Vergewaltigungsfälle werden vom FBI untersucht. Darüber hinaus ist die forensische Anwendung der Ergebnisse solcher Tests umstritten.

Psychologische Auswertung: Eine Vergewaltigung bringt den Opfern sowohl psychologische als auch gesellschaftliche Probleme. Sie müssen mit ihren eigenen Gefühlen wie auch mit den oft ablehnenden Reaktionen von Freunden, Familienmitgliedern und Behörden fertig

Tab. 11. Untersuchung bei angeblicher Vergewaltigung

Name des/der Patient/in:
Adresse, Wohnort
Telefonnummer:
Alter:
Geschlecht:

Datum der Untersuchung:
Uhrzeit:
Ort:

Name des gesetzlichen Vertreters (bei minderjährigen Patienten):
Adresse, Wohnort:
Telefonnummer:

Name der Begleitperson:
Adresse:
Telefonnummer:

Name des Polizisten, Dienstnummer, Revier:

Anamnese:

Nähere Umstände des Überfalls:
Datum und Uhrzeit:
Örtlichkeit (dem/der Patienten/in bekannt?):
Angreifer:
Anzahl:
Name(n), wenn bekannt:
Beschreibung(en):
Waffen:
Art des sexuellen Kontaktes (vaginal, oral, rektal):
Kondom benützt?
Betätigungen des/der Patienten/in nach dem Überfall

Scheidenspülung:	Medikamente:
Bad:	Andere:
Kleiderwechsel:	

Letzte Periode:
Datum und Uhrzeit des letzten vorausgegangenen Geschlechtsverkehrs, falls erst vor kurzem:
Empfängnisverhütung (oral, Intrauterinpessar etc.):

Körperlicher Untersuchungsbefund:

Verletzungen (extragenital)

Kopf:	Brustkorb:	Arme:
Gesicht:	Bauch:	Beine:
Hals:	Rücken:	sonstige:

Genitalverletzungen:

Perineum:	Vulva:	Zervix:
Hymen:	Vagina:	Anus:

Fremdes Material am Körper (Schmutzflecken, Haare, Erde, Zweige etc.):
Hinweis auf Alkohol, Rauschgift oder Medikamente:
Hinweis auf bestehende Schwangerschaft:

Psychologische Auswertung:

Emotionale und geistige Verfassung des/der Patienten/in:

Tab. 11. Untersuchung bei angeblicher Vergewaltigung *(Forts.)*

Laborbefunde:

Kleidung: Zustand (beschädigt, befleckt, anhaftendes Fremdmaterial)
Entnahme kleiner Probestücke einschl. unbefleckter Stücke, oder die Kleidung der Polizei oder einem Labor aushändigen

Haarproben: lose Haare, die dem Patienten oder der Kleidung anhaften
mit Samenflüssigkeit verklebtes Schamhaar
abgeschnittene Schamhaare des Opfers – mindestens 10 (zum Vergleich)

Andere Proben, je nach Anamnese oder ärztlicher Untersuchung:

	Untersuchungen	*an Material aus*	*zur Feststellung von*
Spermien	zytologischer Abstrich	Vagina	Spermienmotilität bzw. fehlende Motilität
	Aufschwemmung in 0,9%iger Kochsalzlösung*	Zervix	Spermienmorphologie
	saure Phosphatase**	Rektum	Vorhandensein der Blutgruppensubstanzen A, B oder H***
	Anderes (z. B. bakteriologische Kulturen)	Mund Oberschenkel sonstige	Gonorrhö
	Ausgangswert VDRL und Kultur auf *N. gonorrhoeae*		
	Blut (einschließlich getrockneter Proben vom Körper oder der Kleidung des/der Patienten/in)		Blutgruppe Anwesenheit von Drogen, Alkohol
	Urin		Schwangerschaft Vorhandensein von Drogen, Alkohol, Schwangerschaft

Behandlung

Überweisung

Klinische Anmerkung des Arztes

Unterschrift Adresse des Arztes

Zeuge der Untersuchung

Unterschrift

Aufstellung des Beweismaterials

Überreicht durch Datum Zeit
Angenommen von Datum Zeit

* Sollte vom untersuchenden Arzt durchgeführt werden, solange der Zeitfaktor die Feststellung beweglicher Spermien noch erlaubt.

** Ein nützlicher Test, falls keine Spermien aufgrund einer Vasektomie oder Oligozoospermie des Angreifers gefunden werden, oder für den Fall, daß er ein Kondom gebraucht hat. Kann der Test nicht sofort durchgeführt werden, sollte die Probe tiefgefroren aufbewahrt werden.

*** In 80% aller Fälle werden Blutgruppensubstanzen im Ejakulat gefunden.

Nach I. Root, W. Oaden, and W. Scott, „The Medical Investigation of Alleged Rape", *Western J. Med.* 120 (4), 329–333, April 1974.

werden. Die Patienten durchlaufen eine **posttraumatische Schockphase** mit einem typischen *akuten Stadium,* das wenige Tage oder einige Wochen anhält, und einem *Langzeitprozeß* bis zur völligen Erholung.

Die Reaktionen der akuten Phase sind Angst und Wut, obwohl die Opfer nach außen ein Reaktionsspektrum zeigen können, das von Gesprächigkeit, Gespanntheit, Weinen und Zittern bis zu Schock und Unglaube reicht. Das nicht völlige Erfassen dieses Erlebnisses kann sich in Ruhe, Gelassenheit und Lächeln ausdrücken. Die letzteren Reaktionen sind kaum ein Zeichen für Gleichgültigkeit. Sie können ein Ausdruck dafür sein, das Erleben zu verdrängen oder mit der Situation durch Kontrolle von Emotionen fertig zu werden; oder die Patienten sind körperlich erschöpft. Gewöhnlich sind die Patienten hochgradig geängstigt und verlegen und fühlen sich erniedrigt. Die Wut vieler Vergewaltigungsopfer kann auf das Krankenhauspersonal übertragen werden, die solcher Reaktionen gewärtig sein müssen und sich dadurch nicht beunruhigen lassen.

Langzeitnachwirkungen einer Vergewaltigung umfassen Wiedererleben des Überfalls, Aversion gegen Sex, Angstgefühle, Phobien, Argwohn, Depression, Alpträume, Schlafstörungen, körperliche Symptome und Zurückgezogenheit.

Schuldgefühle kommen auf, wenn das Opfer (meist unbegründet) meint, den Überfall selbst provoziert zu haben, oder daß es ihn hätte verhindern können; oder es bildet sich ein, daß die Notzucht eine Bestrafung für irgendein Fehlverhalten darstelle.

Der **Arztbericht** sollte folgendes enthalten: eine kurze Beschreibung des Überfalls in den Worten des Patienten, eine ärztliche Aussage über die klinischen Befunde der Verletzungen und die Art des sexuellen Kontakts. Es ist keine Stellungnahme dazu notwendig, ob eine Vergewaltigung vorliegt, da dies eine rechtliche Abgrenzung ist, doch eine Diagnoseliste sollte alle wahrscheinlichen oder möglichen körperlichen und psychologischen Probleme beschreiben.

Therapie

Meist ist die körperliche Verletzung geringfügig und kann konservativ behandelt werden. Schwere körperliche Verletzungen können eine chirurgische Behandlung notwendig machen. Die psychosozialen Aspekte sind am schwersten zu werten und erfordern eine wohlüberlegte Behandlung. Es ist besonders wichtig, die Patienten mit Respekt zu behandeln, sie nicht allein zu lassen, ihnen ein Gefühl der Sicherheit zu vermitteln und Verständnis und Einfühlsamkeit spüren zu lassen und ihnen den Untersuchungsablauf genau zu erklären. Alle Untersuchungen müssen den Patienten genau erklärt werden.

Psychologisches Trauma: Ein ruhiges und vorurteilsfreies Handeln und die Bereitschaft des Untersuchers zuzuhören gehören bereits zur Therapie. Da sich die Patienten in einem traumatischen Stadium befinden und viele Details sie in Verlegenheit bringen, verschweigen sie oft wichtige Angaben. Deshalb müssen spezifische Einzelheiten über den Angriff, über Drohungen, das gewalttätige Verhalten und den Geschlechtsakt sehr vorsichtig erfragt werden. Die Einfühlsamkeit zeigt sich dadurch, daß der Untersucher erkennt, ob die Fragen die Patienten verwirren oder die Furcht verstärken. Eine vorsichtige, den Streß abbauende Unterhaltung kann den therapeutischen Prozeß einleiten. *Ein voller psychologischer Erfolg kann nicht durch die erste Untersuchung erreicht werden, weshalb weitere Besuche erforderlich sind.* Bei der ersten Unterhaltung sollten alle möglichen psychologischen und sozialen Folgen besprochen werden und die Zusammenkunft mit einer Person, die Erfahrung in der Überwindung von Krisen der Vergewaltigungsopfer besitzt, arrangiert werden. Wenn die akuten Streßreaktionen nicht nachlassen und psychologische Probleme für längere Zeit wahrscheinlich sind, sollte ein Psychiater hinzugezogen werden. *Vorsicht:* Manche Patienten *scheinen sich durch die* Verdrängung der Vergewaltigung sehr schnell zu erholen und zu einem normalen Verhalten zurückzufinden, aber später können sich Zeichen einer posttraumatischen Streßerkrankung einstellen.

Unterstützende Maßnahmen: Der Arzt hat sich oft mit den Reaktionen der Familienangehörigen und Freunde auseinanderzusetzen, die hilfreich sein, aber auch zu einer zusätzlichen Belastung führen können. In der akuten Situation muß der Arzt versuchen, ihre überschießenden Gefühle von Sorge, Ärger oder Schuld abzubauen, da diese gewöhnlich die emotionalen Reaktionen der Patienten verstärken. Den Angehörigen sollte klargemacht werden, wie sie in einer hilfreichen Weise dem Patienten zuhören und ihre eigenen Gefühle unterdrücken können, wenn sie mit dem Patienten zusammen sind. Eine hilfreiche Zusammenarbeit zwischen medizinischem Personal, Freunden und Familienangehörigen ist entscheidend für eine völlige Genesung.

Prophylaxe sexuell übertragbarer Krankheiten: Da das Risiko, mit einer sexuell übertragbaren Krankheit (z. B. Gonorrhö, Chlamydieninfektion, Syphilis) infiziert zu werden, fast immer Anlaß zu Sorgen gibt, sollten vorbeugende Maßnahmen ergriffen werden. In den meisten Versorgungsstationen für Vergewaltigungsopfer werden die Patienten über Penicillinüberempfindlichkeit gefragt, und Ceftriaxon 250 mg i. m. als Einzeldosis gegeben, um eine Gonorrhö zu verhindern. Tetracyclin 4 × 0,5 g oral für 7–14 Tage wird gegen Chlamydien oder für 15 Tage gegen Syphilis empfohlen. Manche Ärzte geben lieber Doxycyclin 200 mg/Tag oral (2 × 100 mg) für 7–10 Tage gegen Chlamydien oder 15 Tage gegen Syphilis. Auch die Übertragung des humanen Immunschwächevirus **(HIV)** ist eine Sorge, trotz der geringen Wahrscheinlichkeit einer Infektion bei einem einzigen Kontakt. Man sollte vorschlagen, Blutproben zur Untersuchung auf HIV z. Zt. der Erstuntersuchung und 30–60 Tage später entnehmen zu lassen. Sollte einer der Tests positiv ausfallen, sollte eine Therapie mit Zidovudin sofort eingeleitet werden.

Schwangerschaft: Fragen zum Ausschluß einer Schwangerschaft betreffen die menstruelle Zyklusphase der Patientin und die Einnahme von Kontrazeptiva. Ein HCG-Test erleichtert diese Feststellungen. Wenn auch eine Schwangerschaft durch eine Vergewaltigung sehr selten ist, sollte bei bestehender Möglichkeit ein orales Kontrazeptivum, z. B. 0,5 mg Norgestrel/0,05 mg Äthinylöstradiol gegeben werden. Die sofortige Einnahme von 2 Tbl. plus 2 Tbl. 12 h später löst eine Abbruchblutung aus, wenn sie innerhalb von 72 h erfolgt (99% wirksam). Übelkeit und Erbrechen werden mit einem Antiemetikum behandelt, z. B. Hydroxyzin oral. Besteht der Verdacht, daß die Patientin bereits zum Zeitpunkt der Vergewaltigung schwanger gewesen ist, dürfen bis zur Abklärung dieser Möglichkeit keine Östrogene verabreicht werden. Die Einstellung der Patientin gegenüber einer Schwangerschaftsunterbrechung sollte zunächst klargestellt werden.

Zusätzlich sollte bedacht werden: 1. Untersuchung und Gespräch in ungestörter Umgebung. 2. Zugängliche Waschgelegenheit und Toilette. Viele Patienten möchten sich waschen (auf einige wurde uriniert oder sie wurden im Freien vergewaltigt), einige werden sich den Mund ausspülen wollen. 3. Bereitstellung von Geld oder Transportmittel für den Heimweg. 4. Ist eine Hilfsorganisation für Vergewaltigungsopfer in der Gegend tätig, kann sie dem Opfer hilfreiche medizinische, psychologische und rechtliche Unterstützung bieten.

Nachuntersuchungen: Innerhalb von 6 Wo. müssen Untersuchungen auf HIV, Gonorrhö, Syphilis und Schwangerschaft vorgenommen werden. Tritt eine Schwangerschaft ein, sollte ihre Unterbrechung in Erwägung gezogen werden. Nach weiteren 6 Mo. muß durch erneute Untersuchung eine Syphilis ausgeschlossen werden *(s. a. Diskussion der Nachuntersuchungen bei Psychologisches Trauma, oben).*

11. KONZEPTION, NIDATION, PLAZENTATION UND EMBRYOLOGIE

Konzeption

Ovulation und Befruchtung finden ca. 14 Tage vor einer erwarteten Menstrualblutung statt. Bei unregelmäßigen Zyklen kann es schwierig sein, den Zeitpunkt der Konzeption und damit das Gestationsalter und den Geburtstermin zu bestimmen.

Zum Zeitpunkt der Ovulation nimmt die Viskosität des Zervixschleims ab und erleichtert den raschen Durchtritt von Spermien aus der Vagina zum Uteruscavum. Unter experimentellen Bedingungen hat man beobachtet, daß Spermien in 5 min von der Vagina bis zum Fimbrienende der Tuben wandern. Vor der Ovulation können Spermien in der Zervix für einige Tage gespeichert werden.

Die Konzeption oder Befruchtung ereignet sich in der Tube, gewöhnlich in der Nähe des Fimbrienendes. Die Funktion des Tubenepithels muß intakt sein, damit sich Spermium und Eizelle vereinigen können und damit während der Passage durch die Tube zum Uteruskavum die fortgesetzte Teilung und die Entwicklung der Zygote möglich ist. Die Zygote bewegt sich in 3–5 Tagen vom Fimbrienende der Tube zum Uteruskavum und in 1–2 weiteren Tagen zum Implantationsort. In dieser Zeit teilt sich der Konzeptus; zum Zeitpunkt der Implantation hat sich eine Blastozyste gebildet, d.h. eine einreihige Zellage, die eine zentrale Höhle umgibt. An einer Wand der Blastozyste kommt es zu einer Verdickung auf 3–4 Zellagen. Dies ist dann der embryonale Pol der Blastozyste; er wird bald als Embryo erkennbar.

Nidation

Die Nidation erfolgt meist fundusnah an der vorderen oder hinteren Wand des Uteruskavums. Die Trophoblastenzellen proliferieren von der Oberfläche der Blastozyste aus und dringen in das Endometrium vor, so daß die Blastozyste tief in den zentralen Schichten des Endometriums zu liegen kommt. Dieser Vorgang beginnt zwischen Tag 5 und 8 und ist um den 9. oder 10. Tag abgeschlossen.

Ab Tag 10 sind sowohl Synzytio- als auch Zytotrophoblastzellen als solche erkennbar. Beginnend um diese Zeit lassen sich in synzytialen Zellen choriale Gonadotropine mit Fluoreszenzfärbungen darstellen. Man nimmt an, daß relativ kurz danach alle anderen Hormone, die durch die Plazenta gebildet werden, in den synzytialen Zellen auftreten. Die Blastozystenwand wandelt sich in Chorion um und wird zur äußeren Schicht der Eihäute, die den Feten und die Amnionflüssigkeit umgeben.

Die Amnionhöhle entwickelt sich etwa vom 10.–12. Tag als Spalt in den embryonalen ektodermalen Zellagen; sie füllt sich mit Flüssigkeit und dehnt sich aus, bedeckt den Embryo und kleidet die innere Wand des künftigen Chorions aus. Die alte Blastozystenhöhle verschwindet dabei.

Der Embryo wächst weiter, aber die Schwangerschaft ist bis zur 12. Woche auf eine Uteruswand beschränkt. Zu dieser Zeit kommt das Endometrium oder die Dezidua, die über der Schwangerschaft liegt (Decidua capsularis), in so engen Kontakt mit der Dezidua der gegenüberliegenden Uteruswand (Decidua parietalis), daß sie verschmelzen und das Uteruskavum obliterieren. Nach diesem Zeitpunkt ist die Amnionhöhle die einzige Höhle in der Gebärmutter; sie enthält die Amnionflüssigkeit und den Feten.

Plazentation

Das erste Zeichen der Plazentabildung ist die Entwicklung von Trophoblastzellen am 10. Tag. Das Vordringen dieser Zellen in die mütterlichen Blutgefäße führt zu einem Bluteinstrom in den Raum zwischen den Zellen mit Ausbildung von Seen oder Lakunen, die später zum intervillösen Raum werden. Bis dahin erhält der Fetus seine Nahrung aus den Lakunen. Zunächst umgibt die Plazenta die gesamte Blastozyste und vermittelt Nährstoffe bzw. Abbauprodukte direkt über die Zellmembranen. Gefäße erscheinen in der Plazenta am 19. Tag, und von diesem Zeitpunkt an beginnt der Stoffaustausch von mütterlichem zum fetalen Blut über die Zotten. Die Zotten bilden sich auf der chorialen Oberfläche schon am 11.–12. Tag und sprossen über die gesamte Oberfläche des Chorion aus; sie verzweigen sich mehrfach in einem komplizierten, baumähnlichen Muster.

Beginnend ungefähr um die 12. Woche und anscheinend beeinflußt durch die Lokalisation der dichtesten mütterlichen Blutversorgung, beginnt sich am alten Embryonalpol der Blastozyste die eigentliche, d.h. die diskoide Plazenta abzugrenzen. Durch Verankerungszotten ist sie mit der Dezidua, die direkt über den mütterlichen Spiralarteriolen liegt, verbunden. Diese Arteriolen entleeren sich in die intervillösen Räume, so daß das mütterliche Blut durch und um das Netzwerk der Zotten fließt und über zwei oder drei venöse Sinusoide, die jeweils zu einer Spiralarteriole gehören, wieder abfließt. Die Zotten sind zu Gruppen, den sog. Kotyledonen, zusammengefaßt, die je von einer oder zwei Spiralarteriolen versorgt werden. Eine Plazenta am Termin enthält 10–20 Kotyledonen. Die Nährstoffe gelangen vom mütterlichen Blut in den intervillösen Raum und von dort in die Trophoblastzellen und weiter durch den bindegewebigen Kern der Zotte und durch die fetalen Kapillarendothelien zum fetalen Blut selbst. Die Stoffwechselprodukte bewegen sich in entgegengesetzter Richtung. Diese Anordnung bezeichnet man als hämochoriale Plazenta, da das mütterliche Blut in unmittelbarem Kontakt mit fetalem Chorion, d.h. Trophoblastgewebe, steht.

Die diskoide Plazenta erreicht ihre endgültige Form in der 18.–20. SSW. In der 12. Wo. beginnen die verbliebenen Zottenstrukturen, die die Chorionhöhle bedecken, zu atrophieren und verschwinden in der 16.–18. Wo. vollständig. Während der Schwangerschaft wächst die Plazenta weiter, bis sie bei der Entbindung ihr endgültiges Gewicht von ungefähr 500 g erreicht.

Embryologie

Das Konzeptionsprodukt wird erst ca. 10 Tage nach der Befruchtung als Embryo erkennbar, wenn das künstige Ektoderm sich spaltet und die Amnionhöhle daraus entsteht. Alle drei Keimblätter (Ektoderm, Mesoderm, Entoderm) sind vorhanden und können in der Regel unterschieden werden. Danach entwickelt sich der Primitivstreifen (das künftige Neuralrohr), und um den 16.–17. Tag verdickt sich das Mesoderm in der Nähe des kephalen Endes und bildet einen zentralen Kanal, aus dem schließlich das Herz und die großen Gefäße hervorgehen. Am 20. Tag beginnt das Herz, Plasma durch die Gefäße zu pumpen, und am 21. Tag erscheinen die fetalen roten Blutkörperchen. Zu dieser Zeit sind sie kernhaltig, da es sich um sehr unreife Formen handelt; die kernhaltigen roten Blutkörperchen verschwinden bald, um nur bei einer Erythroblastose wieder in Erscheinung zu treten. Kurz danach entwickeln sich im gesamten Körper fetale Gefäße. Einige nehmen ihren Ursprung im Körperstiel, der die Allantoishöhle mit dem fetalen Abdomen im Bereich des Nabels verbindet. Er enthält auch Blutgefäße und den Urachus, durch den Urin von der Harnblase in die Allantoishöhle abgeleitet wird.

Die Allantoishöhle atrophiert bald, und der Stiel wird zur Nabelschnur, die mit den Gefäßen in der Plazenta verbunden ist. Die Nabelschnurgefäße bringen Blut zur und von der Plazenta. Bis zur 12. SSW (70 Tage nach Konzeption) ist die Organentwicklung abgeschlossen, mit Ausnahme des ZNS, das sich während der gesamten Schwangerschaft weiterentwickelt. Die meisten Fehlbildungen entstehen während der ersten 12 Wo., in denen teratogene Einflüsse von außen, wie etwa Rötelnviren, am schädlichsten sind. Jede Medikamentengabe oder Impfung sollte bis nach der 12. SSW vermieden werden, außer sie sind dringend indiziert, um die Gesundheit der Mutter zu schützen; mit großer Sorgfalt sollte die Verabreichung teratogener Medikamente vermieden werden.

12. GENETISCHE UNTERSUCHUNGEN UND BERATUNG

(s. a. Kap. KIN, 23.)

Genetisches Screening

Eine genaue **Familienamnese** sollte immer erhoben werden und als Stammbaum zusammengefaßt werden (für eine Beschreibung der üblichen Symbole *s. Kap. KIN, 23.*). Die Minimalinformation für eine unkomplizierte Familienanamnese sollte 3 Generationen umfassen, wobei alle Verwandten 1. Grades (Eltern, Geschwister, Kinder) und 2. Grades (Tanten, Onkeln, Großeltern) des Probanden und ihr Gesundheitszustand erfaßt sein sollten. Eine komplizierte Familienanamnese erfordert einen erweiterten Stammbaum. Nach dem ethnischen Hintergrund sowie nach Ehen zwischen Blutsverwandten sollte grundsätzlich gefragt werden. Medizinische Befundberichte sollte angefordert werden, wenn genetische Diagnosen möglich erscheinen.

Viele genetische Diagnosen beruhen auf dem **körperlichen Erscheinungsbild (Phänotyp)** und nicht auf Symptomen. Eine detaillierte Beschreibung des körperlichen Befundes ist deshalb unerläßlich, insbesondere bei Totgeburten oder Kindern, die kurz nach der Geburt verstorben sind. Photographien und Ganzkörper-Röntgenaufnahmen sollten den bleibenden Unterlagen beigefügt werden, da sie bei einer künftigen Beratung von großem Wert sein können. Es wird auch empfohlen, fetale Gewebeproben (Fibroblasten, Leber) für spätere DNA- oder Enzymuntersuchungen tiefgefroren aufzuheben.

Unter **Carrier-Screening** versteht man *die Erkennung von Heterozygoten (Carrier, Überträger) für autosomale oder X-chromosomal, rezessiv vererbte Krankheiten.* Die häufigste Indikation für Carrier-Screening in der Geburtshilfe ist, den prospektiven Eltern reproduktive Alternativen aufzuzeigen, z. B. pränatale Diagnose mit der Möglichkeit einer Behandlung oder Abtreibung eines betroffenen Feten, künstliche Befruchtung oder Zurückstellung einer Schwangerschaft.

Screening aller Personen selbst für die häufigsten Krankheiten wäre unmöglich, so daß es meist auf Kriterien beruht wie z. B. die Verfügbarkeit eines einfachen, akkuraten, preiswerten Tests; ein ethnisch, rassisch oder geographisch bedingtes erhöhtes Risiko für eine bestimmte Erbkrankheit; Behandlungsmöglichkeiten oder reproduktive Wahlmöglichkeiten für identifizierte Merkmalsträger. In den USA erfüllen z. Zt. 3 Krankheiten diese Kriterien: die Tay-Sachs-Krankheit, die Sichelzell-Anämie und die Thalassämien. Für andere Krankheiten kann ein Screening aufgrund der Familiengeschichte aufschlußreich sein (z. B. für Hämophilie, Mukoviszidose oder die Huntington-Krankheit). **Molekularanalysen** *(s. a. Kap. KIN, 23.)* können das theoretische Risiko erheblich modifizieren, so daß u. U. invasive pränatale Diagnostikmaßnahmen sich erübrigen. Beispielsweise hat eine Schwangere, deren Bruder Hämophiliker ist, ein 50%iges Risiko, selbst das Hämophilie-Gen zu übertragen; wenn man herausfindet, daß sie das Gen gar nicht trägt, verkleinert sich das Risiko effektiv auf null. Die Einbeziehung von mehreren Familienmitgliedern (einschl. betroffener Personen) ist meist Voraussetzung für die akkurateste Risikobeurteilung.

Die **Sichelzellanämie** *(s. a. Kap. HÄM, 1.),* die häufigste nach den Mendel-Gesetzen vererbte Krankheit bei Afro-Amerikanern (ca. 1 : 400), ist autosomal-rezessiv. Personen mit der *Sichelzell-Krankheit* sind homozygot für das mutierte Gen, während das *Merkmal* autosomal-dominant ist (d. h. Heterozygoten manifestieren sowohl das normale als auch das Sichelzell-Gen). Der Ersatz eines einzigen Nukleotids (GAG zu GTG) im 6. Kodon des β-Globin-Gens führt zur Transkription der Aminosäure Valin (statt Glutaminsäure; das Ergebnis ist ein abnormes Hämoglobinmolekül. Ca. 10% der in den USA geborenen Patienten mit Sichelzellanämie sterben vor dem 10. Lebensjahr. **Überträger (Carrier)** können mittels mehrerer Tests erkannt werden; die Bestätigung beruht auf der Hb-Elektrophorese. Eine **pränatale Diagnostik** aufgrund der Analyse von DNA aus Chorionzottenzellen oder Zellen aus dem Fruchtwasser ist möglich *(s. u., Methoden der pränatalen Diagnostik)*. **Neugeborenen-Screening** für die Sichelzell-Krankheit wird empfohlen, weil durch eine Antibiotikaprophylaxe die Häufigkeit von Infektionen, die eine Sichelzellkrise oft einleiten, herabgesetzt werden kann.

Die **Tay-Sachs-Krankheit** (GM_2-Gangliosidase; *s. Kap. ERN, 7., unter Andere Lipidosen*) tritt bei ca. 1 : 3600 männlichen Neugeborenen aschkenasi-jüdischer oder franco-kanadischer Abstammung als eine autosomal-rezessive Erkrankung auf. Die biochemische Abnormität ist das Fehlen von Hexosaminidase A, die im Stoffwechsel der Gangliosiden (eine Lipidklasse des ZNS) eine Rolle spielt. **Identifikation der Überträger** beruht auf dem Nachweis einer *sofortigen* Reduktion der Hexosaminidase-A-Aktivität im Serum. Allerdings ist die Aktivität von Hexosaminidase A im Serum im Verhältnis zur gesamten Hexosaminidasemenge während der Schwangerschaft normalerweise erniedrigt, so daß falsch-positive Ergebnisse möglich sind. Hexosaminidasemessungen an Leukozyten sind auch in der Schwangerschaft nicht verändert, so daß sie für das Screening schwangerer Frauen empfohlen werden. Viele Nichtüberträgerinnen, die orale Kontrazeptiva einnehmen, können ebenfalls erniedrigte Hexosaminidase-A-Spiegel im Serum aufweisen (im unklaren oder Heterozygotenbereich), so daß auch bei solchen Frauen die Leukozytenmessungen vorzuziehen sind. Eine **pränatale Diagnose** ist durch die Messung von Hexosaminidase-A-Aktivität in Zellen aus Chorionzotten oder Fruchtwasser möglich.

Die **Thalassämien** *(s. a. Kap. HÄM, 1., Thalassämien unter Hämolyse aufgrund von Erythrozytendefekten)* sind eine heterogene Gruppe erblicher Anämien, bei denen die Synthese von Hämoglobin eingeschränkt ist. Bei den α-Thalassämien bewirken Mutationen die Deletion von 1–4 Genen an 2 verschiedenen Genorten, die die 2α-Ketten des Hämoglobinmoleküls kodieren, und kommen am häufigsten bei Personen aus Südostasien vor.

Die β-Thalassämien umfassen 2 große Gruppen mit fehlerhafter Synthese der β-Kette. In der β^+-Gruppe ist die Menge von mRNA aufgrund einer inkompletten Suppression des β-Gens herabgesetzt. In der β^0-Gruppe fehlt mRNA für die β-Kette ganz oder sie funktioniert nicht. Die β-Thalassämie kommt in allen Bevölkerungen vor, jedoch ist sie häufiger in den Mittelmeerländern, dem Nahen Osten und Teilen von Indien und Pakistan. **Screening für Überträger** sowohl der α- als auch der β-Thalassämie ist durch die Auswertung von Erythrozytenindizes möglich. Mittlere korpuskuläre Hämoglobinwerte von 20–22 pg und MCV-Werte von 50–70 fl sprechen für eine Thalassemia minor, die Diagnose wird durch den elektrophoretischen Nachweis von erhöhten Mengen $Hb\text{-}A_2$ bestätigt. Eine pränatale Diagnose der α- und der β-Thalassämie ist durch molekulare Techniken möglich, sofern der Hb-Defekt genau charakterisiert ist.

Indikationen für die pränatale Diagnostik

Chromosomenanomalien

Chromosomenanomalien kommen bei ca. 0,5% aller Lebendgeborenen vor. Das Down-Syndrom ist die häufigste und bekannteste chromosomalbedingte Krankheit, aber es gibt auch viele andere. Obwohl alle pränatal diagnostizierbar sind, sind invasive pränatale Tests nicht für jedes Elternpaar sinnvoll, da die Risiken gegenüber den potentiellen Vorteilen überwiegen können. Pränatale Diagnostik sollte allen Personen angeboten werden, die einem erhöhten Risiko für Chromosomenanomalien unterliegen.

Fortgeschrittenes Alter der Schwangeren ist die häufigste Indikation für pränatale zytogenetische Untersuchungen. Chromosomenanomalien kommen bei Kindern von Müttern in jeder Altersgruppe vor, aber die Inzidenz von Kindern mit Trisomien nimmt mit dem Alter zu und steigt nach dem 30. Lebensjahr exponentiell an. Die biologischen Gründe dafür sind unbekannt. *Tab. 12.* zeigt das Risiko, ein lebendgeborenes Kind mit einer Chromosomenanomalie zu gebären, im Verhältnis zum jährlich abgestuften Alter der Mutter. In der 16. bis 18. Schwangerschaftswoche ist die Prävalenz von Chromosomenanomalien 30% höher als bei lebendgeborenen Kindern, da solche Schwangerschaften eine hohe spontane Abortrate aufweisen.

Tab. 12. Risiko, ein lebendes Kind mit Down-Syndrom oder anderer chromosomaler Abnormität zu gebären

Alter der Mutter	*Risiko für Down-Syndrom*	*Gesamtrisiko für Chromosomenabnormitäten**
20	1:1667	1:526
21	1:1667	1:526
22	1:1429	1:500
23	1:1429	1:500
24	1:1250	1:476
25	1:1250	1:476
26	1:1176	1:476
27	1:1111	1:455
28	1:1053	1:435
29	1:1000	1:417
30	1:952	1:384
31	1:909	1:384
32	1:769	1:323
33	1:625	1:286
34	1:500	1:238
35	1:385	1:192
36	1:294	1:156
37	1:227	1:127
38	1:175	1:102
39	1:137	1:83
40	1:106	1:66
41	1:82	1:53
42	1:64	1:42
43	1:50	1:33
44	1:38	1:26
45	1:30	1:21
46	1:23	1:16
47	1:18	1:13
48	1:14	1:10
49	1:11	1:8

* ohne 47, XXX-Daten für die Altersgruppe 20–32 (nicht verfügbar)
Daten aus Hook, E. B.: Rates of chromosome abnormalities at different maternal ages. Obstet. and Gynec. 58 (1981) 282–285, und Hook, E. B., P. K. Cross, D. M. Schreinemachers: Chromosomal abnormality rates at amniocentesis and in liveborn infants. *J. Amer. med. Ass.* 249 (1983) 2034–2038.

Pränatale Diagnostik sollte allen Frauen angeboten werden, die ≥ 35 Jahre alt zum Zeitpunkt der Entbindung sein werden. Diese Altersgrenze ist etwas willkürlich, so daß die pränatale Diagnostik auch bei jüngeren Frauen in Betracht gezogen werden darf.

Erniedrigtes α-Fetoprotein im mütterlichen Serum (MSAFP): eine Amniozentese *(s. unter Methoden der pränatalen Diagnostik, unten)* sollte erwogen werden bei Frauen, die durch MSAFP-Screening als Risikofälle für einen Down-Fetus auffallen.

Familienanamnese mit einem belasteten Kind: Bei der Beratung sollte das Risiko einer Wiederholung für eine bestätigte Krankheit berücksichtigt werden. Wenn eine definitive Diagnose nicht gemacht wurde, muß man das Risiko aufgrund der wahrscheinlichsten Diagnose empirisch abschätzen.

Bekannte Chromosomenanomalien: Für ein Elternpaar, das ein lebendgeborenes Kind mit einer Trisomie 21 bereits hat, beträgt das Risiko, ein weiteres Kind mit einer Chromosomenanomalie zu bekommen, ca. 1% für Frauen, die < 30 Jahre alt sind bei der Entbindung. Für > 30jährige Frauen entspricht das Risiko dem allgemeinen Risiko aufgrund des mütterlichen Alters *(s. Tab. 12.)*. Diese Zahlen gelten unter der Annahme, daß bei den Eltern keine Robertson-Translokation vorliegt (s. unten). Die Information für andere Trisomien ist eingeschränkt, aber anscheinend erhöht sich das Wiederholungsrisiko für ein weiteres chromosomengeschädigtes Kind auf ca. 1%. Allen solchen Elternpaaren sollte eine pränatale Diagnostik angeboten werden. Selbst wenn das Risiko nicht erhöht sein sollte, können allein schon die Befürchtungen der Eltern die pränatale Diagnostik rechtfertigen.

Unbekannter Chromosomenstatus eines vorausgegangenen lebend- oder totgeborenen Kindes mit Fehlbildungen: Die Häufigkeit von Chromosomenanomalien bei fehlgebildeten Neugeborenen und bei äußerlich unauffälligen totgeborenen Kindern (5%) ist erhöht. Pränatale Diagnostik kann indiziert sein, wenn die vorausgegangenen Fehlbildungen aufgrund einer Chromosomenanomalie entstanden waren, da das Risiko für künftige Schwangerschaften dann erhöht wäre.

Chromosomenanomalien bei den Eltern: Überträger einer Chromosomenanomalie können phänotypisch normal sein und trotzdem ein erhöhtes Risiko haben, chromosomal anomale Kinder zu bekommen. Balancierte chromosomale Umstellungen umfassen **Translokationen (Robertson, reziprok)** und **Inversionen (parazentrisch, perizentrisch).** Betroffene Personen sollten an Fachleute für genetische Beratung überwiesen und eine pränatale Diagnostik in Betracht gezogen werden.

Aneuploidie für einen Autosom bei einem Elternteil ist ungewöhnlich. Eine Trisomie für ein Geschlechtschromosom (z.B. 47,XXX) ist häufiger, obwohl sie oft mit eingeschränkter Fertilität einhergeht. Theoretisch sollten 50% der Kinder eines aneuploiden Elternteils auch aneuploid sein. Allerdings weisen 1/3 der Kinder von Frauen mit Trisomie 21 eine Trisomie auf; Männer mit Trisomie 21 sind steril. Die Kinder von Eltern mit Trisomien der Geschlechtschromosomen sind nur selten aneuploid. Pränatal diagnostische Abklärung sollte immer angeboten werden, wenn ein Elternteil Träger eines aneuploiden Chromosomensatzes oder Mosaik-Chromosomenkomplements ist. Chromosomenanomalien bei den Eltern werden meist im Laufe von Untersuchungen nach der Ursache von wiederholten Aborten oder fehlgebildeten Kindern entdeckt.

Wiederholte Spontanaborte: Mindestens 50% der frühen Spontanaborte haben Chromosomenanomalien, wovon ca. 1/2 Trisomien sind. Wenn der erste Abort aneuploid war, sind nachfolgende Aborte mit hoher Wahrscheinlichkeit ebenfalls aneuploid, wenn auch nicht unbedingt für das gleiche Chromosom. Eine Trisomie in einer Schwangerschaft kann letal sein und eine Fehlgeburt verursachen (z.B. Trisomie 16), während eine spätere Schwangerschaft einen Chromosomenfehler aufweisen kann, der mit einer abnormen Lebendgeburt vereinbar ist (z.B. Trisomie 18). Die vorausgegangene Geburt eines *lebendgeborenen* Kindes mit einer Chromosomenanomalie erhöht das Risiko für ein weiteres lebendes aneuploides Kind (s. oben). Trotzdem ist es nicht klar, ob Aneuploidie in einem *Spontanabort* das Risiko ansteigen läßt, in Zukunft ein lebendgeborenes Kind mit einer Aneuploidie zu bekommen. Einige Genetiker akzeptieren wiederholte Spontanaborte als eine Indikation für die pränatale Diagnostik. Sicher bilden sie eine Indikation für die Untersuchung der Chromosomen der Eltern auf Umstellungen; wenn welche gefunden werden, sollte man die pränatale Diagnostik anbieten.

Einfach (nach den Mendel-Gesetzen) vererbbare Krankheiten: Nicht alle können pränatal festgestellt werden, jedoch steigt die Anzahl rapide an. Die Inzidenz und Vererbungsmuster einiger häufigen, einfach vererbbaren Krankheiten und die Verfügbarkeit einer pränatalen Diagnostik sind in *Tab. 13.* zusammengefaßt. Die Methodik der DNA-Analyse ist in *Kap. KIN, 23.* beschrieben. Bei Patientinnen mit einem erhöhten Risiko ist eine pränatale Diagnostik durch Chorionzottenbiopsie, Amniozentese, Entnahme einer fetalen Haut- oder Blutprobe oder Ultraschalluntersuchung oft möglich.

Tab. 13. Einige nach den Mendel-Gesetzen vererbbare Krankheiten, für die eine pränatale Diagnostik möglich ist*

Krankheit	*Inzidenz*	*Erbgang*	*Methode der pränatalen Diagnostik*
Mukoviszidose (zystische Fibrose)	1:1500 in der weißen Bevölkerung	autosomal-rezessiv	molekulare Analyse von FWZ oder CV; mikrovilläres intestinales Enzym aus Fruchtwasser
Angeborene Nebennierenrindenhyperplasie (kongenitale adrenale Hyperplasie, CAH)	1:10000	autosomal-rezessiv	molekulare Analyse von FWZ oder CV; pränatale Therapie möglich
Muskeldystrophie Typ Duchenne	1:3300 männlicher Neugeborener	X-gebunden-rezessiv	molekulare Analyse von FWZ oder CV; seltener Blutentnahme aus der Nabelschnur in utero
Hämophilie A	1:8500 männlicher Neugeborener	X-gebunden-rezessiv	molekulare Analyse von FWZ oder CV
Homozygote α- und β-Thalassämie	kommt in den meisten Bevölkerungen mit sehr unterschiedlicher Frequenz vor	autosomal-rezessiv	molekulare Analyse von FWZ oder CV
Huntington-Krankheit	4–7:100000	autosomal-dominant	molekulare Analyse von FWZ oder CV
Polyzystische Nieren (Erwachsenentyp)	1:3000 (klinisch diagnostiziert)	autosomal-dominant	molekulare Analyse von FWZ oder CV
Sichelzellenanämie	1:400 Afro-Amerikaner	autosomal-rezessiv	direkte DNA-Analyse der FWZ oder CV
Tay-Sachs-Krankheit (GM2-Gangliosidose)	1:3600 aschkenasische Juden bzw. Franco-Kanadier; 1:400000 in anderen Bevölkerungsgruppen	autosomal-rezessiv	Hexosaminidase-A-Spiegel in Kulturen von FWC oder CV

FWZ = Zellen aus dem Fruchtwasser; CV = Chorionzotten

*Das Fehlen einer Krankheit in dieser Tabelle bedeutet nicht, daß eine pränatale Diagnostikmethode jener Krankheit nicht verfügbar ist.

Modifiziert nach Simpson, J. L., S. Elias: Prenatal diagnosis of genetic disorders. In: Creasy, R. K., R. Resnick (eds.): Maternal-Fetal Medicine: Principles and Practice, 2. ed., pp. 99–102. Saunders, Philadelphia 1989. Abdruck mit Genehmigung.

Pränatales Screening bestimmter Bevölkerungen aufgrund der ethnischen, rassischen oder geographischen Herkunft kann die Träger bestimmter, einfach vererbbarer Krankheiten identifizieren, z.B. die Tay-Sachs-Krankheit, die Sichelzellkrankheit und die Thalassämien. Durch **Neugeborenen-Screening** können weitere Elternpaare als Überträger für bestimmte Stoffwechselkrankheiten identifiziert werden; in solchen Fällen ist die Familienanamnese meist unauffällig. Bei anderen Elternpaaren ist die **Familienanamnese** belastet, insbesondere wenn es sich um autosomal-dominante oder X-chromosomal gebundene, rezessive Merkmale handelt. Durch die **körperliche Untersuchung** des Paares können manche einfach vererbbaren Krankheiten diagnostiziert werden, z.B. eine Achondroplasie.

Die Risikoabschätzung in jeder dieser Situationen hängt von mehreren Faktoren ab. Der Vererbungsmodus (z.B. autosomal-rezessiv oder dominant, X-gebunden rezessiv oder dominant) ist der wichtigste Faktor bei der Beurteilung des Risikos *(s.a. Kap. KIN, 23.)*. Die Häufigkeit der Krankheit in der Allgemeinbevölkerung kann eine Rolle spielen (je häufiger die Krankheit, desto größer ist die Wahrscheinlichkeit, daß eine nichtselektierte Person das Gen haben wird). Die Feststellung eines Überträgerstatus kann die Risikoeinschätzung von einer theoretischen zu einer faktischen werden lassen.

Polygen vererbte Krankheiten

Neuralrohrdefekte kommen in den USA bei 1–2:1000 Geburten vor. Die meisten (Spina bifida, Anenzephalie) werden als polygen-multifaktoriell bedingte Krankheiten vererbt. Einige sind das Ergebnis einzelner Gendefekte, Chromosomenanomalien oder Teratogene (z.B. Valproinsäure), und das Wiederholungsrisiko hängt von der zugrundeliegenden Ätiologie ab. Wenn ein Proband einen Neuralrohrdefekt hat, beträgt das Risiko für Kinder erstgradiger Verwandter (Geschwister, Eltern, Kinder) ca. 1–2%. Für Kinder von Verwandten 2. Grades (Tanten, Onkeln, Nichten, Neffen) ist das Risiko ca. 1%. Wenn der Proband ein Vetter oder eine Kusine 1. Grades ist, ist das Risiko geringfügig erhöht gegenüber der Allgemeinbevölkerung. Paare mit 2 betroffenen Kindern haben ein 5%iges Wiederholungsrisiko. Das Wiederholungsrisiko variiert auch mit der Häufigkeit in der Allgemeinbevölkerung; z.B. sind in Großbritannien sowohl die Inzidenz als auch das Wiederholungsrisiko höher als in den USA. Die Amniozentese wird für Eltern mit einem Risiko von ≥ 1% empfohlen. Nur ca. 5% der Neuralrohrdefekte betreffen Familien mit einer belasteten Vorgeschichte, aber für Personen aus solchen Familien, die eine pränatale Diagnostik möchten, ist die Amniozentese indiziert. Bei geringerem Risiko sollte die Beratung die individuellen Begebenheiten berücksichtigen.

Methoden des pränatalen Screenings

α-Fetoprotein im Serum der Mutter (MSAFP)

MSAFP-Screening für **Neuralrohrdefekte** und andere fetale Abnormitäten (z.B. Down-Syndrom) sollte allen berechtigten Schwangeren angeboten werden. MSAFP-Screening wurde entwickelt, um diejenigen Schwangeren identifizieren zu können, bei denen das Risiko hoch genug ist, um eine Amniozentese zu rechtfertigen (ca. 1–2% der untersuchten Frauen). Allerdings kann die MSAFP nicht jeden Fetus mit einem Neuralrohrdefekt erkennen; ca. 80% der Fälle mit offener Spina bifida und 90% mit einer Anenzephalie werden erfaßt *(s.u.)*. Genaue Kenntnis des Schwangerschaftsalters zum Zeitpunkt der Blutentnahme ist unerläßlich. Wenn eine Beurteilung des Gestationsalters mit Ultraschall (US) vor der Blutentnahme durchgeführt wird, reduziert sich der Anteil der falsch-positiven Ergebnisse. Die besten Ergebnisse erhält man bei einer ersten Blutentnahme in der 16.–18. Schwangerschaftswoche. Medianwerte für den Test sind für die 15.–20. Schwangerschaftswoche verfügbar; außerhalb dieses Zeitraums kann der Test nicht interpretiert werden. Korrekturen für das Körpergewicht der Mutter und ggf. für Diabetes mellitus sind erforderlich, und die meisten Programme berücksichtigen auch die Rasse.

Erste Screening-Untersuchung: Vor der Untersuchung sollten die Eltern über die freiwillige Natur, Einschränkungen der Aussage und Implikationen des Tests und die mögliche Notwendigkeit von weiterführenden Tests informiert werden. Programme, die den verdächtigen Bereich als die 95.–98. Perzentile oder das 2–2,5fache des Medianwertes (MoM, multiple of the median) definieren, werden ca. 5–7% der getesteten Fälle als Risikofälle identifizieren. Je niedriger der kritische Wert definiert wird, desto höher ist die Sensitivität, aber die Spezifität ist geringer und die Empfehlung einer Amniozentese häufiger.

Zweite Screening-Untersuchung: Einige Programme empfehlen eine 2. Untersuchung, wenn eine erhöhte MSAFP gefunden wird. Die 2. Probe muß ≥ 7 Tage nach der 1. Probe entnommen werden. Ca. 4% der ursprünglich getesteten Frauen haben wiederholt erhöhte MSAFP-Spiegel und erfordern eine weitere Abklärung.

Ein **erhöhtes MSAFP** bedeutet ein vermehrtes Risiko für Neuralrohrdefekte. Der nächste Schritt ist eine US-Untersuchung. Einige andere, durch US identifizierbare Erklärungen für erhöhte MSAFP-Werte sind: Unterschätzung des Gestationsalters (20–30%), Mehrlinge (5–15%), drohende Fehlgeburt (10%), intrauteriner Fruchttod und andere seltene kongenitale Fehlbildungen. Hochauflösende US-Geräte können eventuell noch weitere Information liefern.

Bei ca. 2% des ursprünglich untersuchten Kollektivs liefert auch die US-Untersuchung keine Erklärung für die MSAFP-Erhöhung, so daß eine **Amniozentese** erforderlich wird. Wenn die US-Untersuchung die Diagnose nicht schon bestätigt hat, gilt die Bestimmung von **α-Fetoprotein im Fruchtwasser (AFAFP)** als die Standardmethode für die Erkennung von Neuralrohrdefekten. Durch Verunreinigung mit fetalem Blut können falsch-erhöhte AFAFP-Werte entstehen. Der Nachweis von Acetylcholinesterase **(AChE)** unterstützt die Diagnose eines Neuralrohrdefektes oder anderer fetaler Fehlbildung. Praktisch alle Fälle mit Anenzephalie und 90–95% von denen mit Spina bifida gehen mit einem positiven AChE-Befund einher. Ca. 5–10% der Spina-bifida-Spalten sind mit Haut bedeckt und können nicht durch die Fruchtwasseruntersuchungen erkannt werden. Wenn man fetales Blut nachweisen kann, aber kein AChE, ist der ggf. erhöhte α-Fetoprotein(AFP)-Wert auf die Blutkontamination oder auf eine andere fetale Fehlbildung zurückzuführen.

Eine Reihe von Fehlbildungen außer Neuralrohrdefekten können mit AFAFP-Erhöhungen einhergehen (z.B. Omphalozele, kongenitale Nephrose, zystisches Hygrom, Gastroschisis, Atresien im oberen Magen-Darm-Trakt). Bei solchen Defekten ist AChE manchmal erhöht, manchmal aber nicht. Mit hochauflösenden US-Untersuchungen sollte versucht werden, andere Abnormitäten zu identifizieren; ein negativer Befund schließt sie trotzdem nicht unbedingt aus. Wenn AFP erhöht und AChE vorhanden ist, liegt eine fetale Fehlbildung wahrscheinlich vor, unabhängig vom US-Befund.

Bei Frauen mit unerklärten MSAFP-Erhöhungen kann, ohne daß der Fetus einen Neuralrohrdefekt hat, immer noch ein vermehrtes Risiko für andere geburtshilfliche Komplikationen, intrauterine Mangelentwicklung des Feten, Plazentaablösung und intrauteriner Fruchttod bestehen.

Erniedrigtes MSAFP ist mit Down-Syndrom, Überschätzung des Schwangerschaftsalters, intrauterinem Fruchttod (kommt bei erhöhtem und erniedrigtem MSAFP vor) und Blasenmole assoziiert. Wenn US keine Erklärung liefert, sollte die Amniozentese angeboten werden. *Wiederholung der MSAFP-Bestimmung* wird nicht empfohlen und wirkt sich ungünstig auf den pränatalen Nachweis vom Down-Syndrom aus.

Zur Abschätzung des Risikos für ein Down-Syndrom kann man sowohl den MSAFP-Spiegel als auch das Alter der Mutter heranziehen. Beispielsweise hat eine 25jährige Frau allein aufgrund ihres Alters ein Risiko von 1:890, aber wenn sie einen MSAFP-Spiegel von 0,36 MoM in der 16. Schwangerschaftswoche hat, beträgt das Risiko 1:182. Mit einem derartigen Vorgehen bei Frauen < 35 Jahre ist es möglich, 1/4 bis 1/3 aller Feten mit Down-Syndrom durch Amniozentese bei 2–4% der Frauen zu identifizieren. Ärzte sollten die nächstgelegene genetische Beratungsklinik für nähere Information über MSAFP-Screening und Interpretation von erniedrigten Befunden konsultieren. Bis zum Vorliegen weiterer Daten sollte die pränatale Diagnostik nach den unter *Indikationen für pränatale Diagnostik, oben,* aufgeführten Richtlinien durchgeführt werden, ohne die MSAFP-Werte einzubeziehen. Außer erniedrigten MSAFP-Spiegeln hat man andere Serummarker vorgeschlagen, um die Diagnose eines Down-Syndroms bei Feten zu erleichtern, z. B. erhöhte Choriongonadotropin- (HCG-) und erniedrigte konjugierte Östriolkonzentrationen. Diese Parameter gelten noch als experimentell.

Andere kongenitale Anomalien, einschließlich angeborener Herzfehler, Hasenscharte und Wolfsrachen, Pylorusstenose und angeborener Hüftgelenksdysplasie, weisen ein Wiederholungsmuster auf, das mit einer polygen-multifaktoriellen Vererbung vereinbar ist. Eine pränatale Diagnose ist in einigen Fällen möglich, insbesondere mit Hilfe von hochauflösenden US-Untersuchungen *(s. u.),* wodurch eine optimale antepartale Führung ermöglicht und eine sofortige Behandlung des Neugeborenen eingeleitet werden kann. Die Bestätigung der Diagnose, um ein multiples Malformationssyndrom auszuschließen, ist unabdingbar.

Methoden der pränatalen Diagnostik

Amniozentese

Die am häufigsten durchgeführte Methode der pränatalen Diagnostik ist die Amniozentese im 2. Trimenon. Sie wird am besten in der 15.–17. Schwangerschaftswoche (SSW) nach der letzten Menstruation (p.m.) durchgeführt. Amniozentese zu einem früheren Zeitpunkt ist technisch möglich, jedoch kennt man die Risiken nicht.

Real-time-US-Untersuchungen auf fetale Herzaktionen, Beurteilung des Schwangerschaftsalters, des Plazentasitzes, Lokalisation von Fruchtwasserdepots und Zahl der Feten sollten unmittelbar vor der Amniozentese durchgeführt werden (s. u.). Das Abdomen wird mit einer antiseptischen Lösung gewaschen. Unter US-Sicht wird eine 20- oder 21-gauge-Spinalnadel durch die Bauchdecke hindurch in das Fruchtwasserdepot eingeführt. Die ersten 1–2 ml der entnommenen Flüssigkeit sollte man verwerfen, um die Möglichkeit einer Kontaminierung mit mütterlichen Zellen zu reduzieren. Insgesamt 20–30 ml Fruchtwasser werden entnommen und die Nadel herausgezogen. Fetale Herzaktionen sollten sofort nach dem Eingriff dokumentiert werden. Rh_0(D)-Immunglobulin 300 µg sollten Rh-negativen, unsensibilisierten Patienten nachher verabreicht werden, um die Möglichkeit einer Sensibilisierung zu minimieren.

Blutiges Fruchtwasser wird in ca. 2% der Amniozentesen gewonnen. Das Blut beeinflußt das Wachstum der Amnionzellen nicht und stammt meistens von der Mutter. Trotzdem kann es einen falsch-erhöhten AFAFP-Wert verursachen (s. o.). Umgekehrt ist dunkelrotes oder braunes Fruchtwasser mit einer erhöhten Inzidenz von ungünstigem Schwangerschaftsausgang assoziiert. Grünes Fruchtwasser ist anscheinend nicht mit einer schlechten Prognose für die Schwangerschaft belastet.

Die Amniozentese birgt Risiken sowohl für die Mutter als auch für den Feten. Signifikante mütterliche Morbidität ist selten; vorübergehende vaginale Schmierblutungen oder Fruchtwasserabgang kommen insgesamt bei 1–2% aller Fälle vor und vergehen von selbst.

Mehrere kollaborative Studien in den USA und in Europa haben die Inzidenz von **Fruchttod nach Amniozentese** untersucht. Einige haben keinen fetalen Verlust nachgewiesen, aber das wahrscheinliche Risiko beträgt ca. 0,5%. Nadelverletzungen des Feten wurden sehr selten berichtet. Kein Fruchtwasser zu gewinnen, das Nichtgedeihen von Zellkulturen und die Kontamination durch Zellen der Mutter sind ungewöhnlich.

Eine Amniozentese ist auch bei Zwillingsschwangerschaften meist möglich. Fruchtwasser wird aus dem ersten Fruchtsack gewonnen; ehe man die Nadel entfernt, werden 2–3 ml Indigotindisulfonat (Indigokarmin), verdünnt 1:10 in bakteriostatischem Wasser, in den ersten Fruchtsack injiziert. Dann wird der 2. Fruchtsack an einer Stelle punktiert, die nach Visualisierung der Trennmembran gewählt worden ist. Aspiration von klarer Flüssigkeit bestätigt, daß der 2. Fruchtsack anpunktiert wurde. Bei einem erfahrenen Untersucher gelingt die Amniozentese in > 95% der Zwillingsschwangerschaften. Amniozentese ist auch bei Drillings- und höheren Mehrlingsschwangerschaften möglich, wobei Indigokarmin nach Abzug von Fruchtwasser in jeden Fruchtsack injiziert wird.

Chorionzottenbiopsie

(Chorionic villus sampling, CVS)

CVS ist eine Technik, die erst in neuerer Zeit entwickelt und zur Diagnostik im 1. Trimenon eingesetzt wird. Die Indikationen sind die gleichen wie für die Amniozentese, mit einer Ausnahme. Tests, die auf die Analyse von Fruchtwasser und nicht von daraus gewonnenen Zellen beruhen (z.B. AFAFP-Spiegel für Tests auf Neuralrohrdefekte, s.o.) können nicht an Chorionzottengewebe durchgeführt werden.

CVS kann ambulant durchgeführt werden, vorausgesetzt, daß der Operationssaal aseptische Bedingungen gewährleistet und für die Behandlung von unmittelbaren geburtshilflichen Komplikationen ausgerüstet ist. Vor dem Eingriff sollten fetale Lebenszeichen und Schwangerschaftsalter durch US bestätigt werden. Z.Zt. wird CVS in der 9.–12. Schwangerschaftswoche durchgeführt. Rh-Sensibilisierung ist eine absolute Kontraindikation, weil sie durch den Eingriff gesteigert werden kann; in solchen Fällen bietet die Amniozentese im 2. Trimenon eine Alternative.

Der Hauptvorteil von CVS gegenüber der Amniozentese liegt darin, daß Ergebnisse viel früher in der Schwangerschaft vorliegen, wodurch einfachere und risikoärmere Methoden der Schwangerschaftsunterbrechung in Fällen mit abnormen Befunden ermöglicht werden. Wenn sie normal ausfallen, können die rechtzeitigen Ergebnisse die Befürchtungen der Eltern vermindern. Eine frühe Diagnose kann auch für die pränatale Behandlung erforderlich sein, z.B. zur Verhütung von Virilisierung einer weiblichen Frucht mit einem 21-Hydroxylase-Defekt durch Gabe von Dexamethason an die Mutter.

Es gibt 2 Zugangsmöglichkeiten bei der CVS: transzervikal und transabdominal. In den USA wird ein Portex®-Katheter oder ähnliches Instrument (1,5 mm Durchmesser) für die **transzervikale CVS** am häufigsten eingesetzt. Er besteht aus einer Plastikkanüle, die einen Mandrin aus Metall umgibt, der knapp über die Kanülenspitze hinaus ragt. Ein neuer Katheter ist für jeden Versuch erforderlich. Die Patientin wird in Steinschnittlage gelagert und die Scheide mit Povidon-Jod gewaschen. Durch sanften Zug an einer Kugelzange, die die vordere Muttermundslippe festhält, wird die Zervix stabilisiert und ein gebogener Zervikalkanal geradezogen. Unter US-Sicht wird der Katheter durch den Zervikalkanal in die Plazenta vorgeschoben, parallel zur Längsachse und weg von der Dezidua und der Fruchtblase *(s. Abb. 10.)*. Der Mandrin wird dann entfernt. Eine 10- oder 30-ml-Spritze mit 5 ml eines Kulturmediums wird an die Kanüle angeschlossen. Chorionzotten werden durch intermittierenden Sog am Stempel der Spritze angesaugt; dann wird die Kanüle bei angezogenem Stempel herausgezogen, um einen kontinuierlichen negativen Druck aufrechtzuerhalten. Kontraindikationen für CVS sind aktive Infektionen (z.B. Herpes genitalis, Gonorrhö, chronische Zervizitis) und Zervixpathologie.

Transabdominale CVS ist ebenfalls möglich. Nach sonographischer Bestimmung der Punktionsstelle wird die Haut mit einem Lokalanästhetikum infiltriert und eine mit einem Stilett armierte 18-gauge-Spinalnadel in die Längsachse der Plazenta längs eingeführt

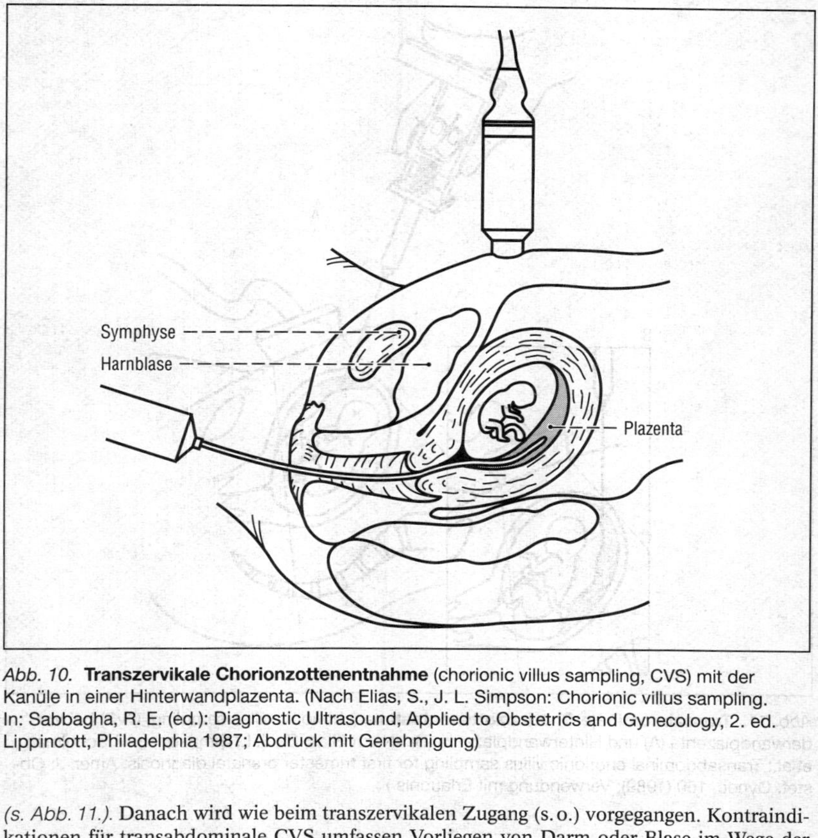

Abb. 10. **Transzervikale Chorionzottenentnahme** (chorionic villus sampling, CVS) mit der Kanüle in einer Hinterwandplazenta. (Nach Elias, S., J. L. Simpson: Chorionic villus sampling. In: Sabbagha, R. E. (ed.): Diagnostic Ultrasound, Applied to Obstetrics and Gynecology, 2. ed. Lippincott, Philadelphia 1987; Abdruck mit Genehmigung)

(s. Abb. 11.). Danach wird wie beim transzervikalen Zugang (s. o.) vorgegangen. Kontraindikationen für transabdominale CVS umfassen Vorliegen von Darm oder Blase im Wege der Nadel und aktive Hautinfektion in der Nähe des Nadelstichs.

Der Sitz der Plazenta ist der wichtigste Faktor bei der Auswahl des Zugangs für CVS. Eine tiefsitzende Plazenta oder Hinterwandplazenta ist meistens durch den transzervikalen Zugang leichter erreichbar. Bei einer Plazenta im Fundus oder einer Vorderwandplazenta in einem leicht anteflektierten Uterus ist der transabdominale Weg günstiger, wie auch bei Zervixmyomen oder einem langen, geknickten Zervikalkanal. Die transabdominale CVS kann auch später in der Schwangerschaft für die schnelle Karyotypisierung nützlich sein. In seltenen Fällen mit einem stark retroflektierten Uterus und einer Hinterwandplazenta hat man einen **transvaginalen Zugang** durch den Douglas-Raum benutzt. Bei einigen Patientinnen ist die CVS entweder aufgrund einer unzugänglichen Plazenta oder einer anderen Kontraindikation nicht durchführbar. Die Amniozentese kommt dann als Alternative in Frage.

Nach CVS müssen normale fetale Herzaktionen durch US verifiziert werden. Unsensibilisierte Rh-negative Frauen erhalten Rh_0(D)-Immunglobulin 300 μg. Die Brauchbarkeit aller Gewebeproben wird sofort unter dem Präpariermikroskop festgestellt. Mindestens 5 mg Chorionzotten sind für die Analyse erforderlich; 10–25 mg sind optimal. Nach Inkubation über Nacht werden Zytotrophoblastenzellen einer zytogenetischen Analyse zugeführt. In-situ-Kulturen aus mesenchymalen Zellen werden nach 5–8 Tagen untersucht. Die meisten Zentren führen beide Analysen durch. Später, in der 15.–18. Schwangerschaftswoche, wird eine

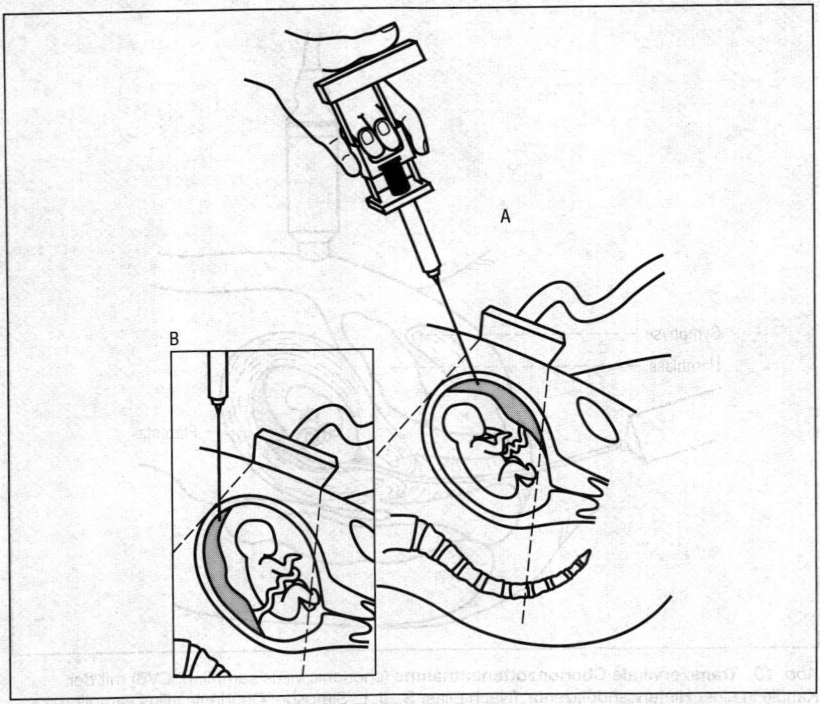

Abb. 11. **Transabdominale Chorionzottenentnahme** (chorionic villus sampling, CVS) bei Vorderwandplazenta (A) und Hinterwandplazenta (B). (Nach Elias, S., J. L. Simpson, L. P. Schulman et al.: Transabdominal chorionic villus sampling for first trimester prenatal diagnosis. Amer. J. Obstet. Gynec. 160 (1989); Verwendung mit Erlaubnis.)

Blutprobe der Mutter zur MSAFP-Untersuchung als Suchtest für Neuralrohrdefekte abgenommen (s. o.)

Die **Risiken der transzervikalen CVS** wurden mit denen der Amniozentese in mehreren Gemeinschaftsstudien verglichen. Bei einer solchen Studie betrug die Abortrate der CVS-Gruppe 0,6% mehr (einschließlich spontaner und induzierter Aborte und Fruchttod nach der 20. Schwangerschaftswoche); dieser Unterschied ist statistisch nicht signifikant. Eine andere Studie wies eine um 0,8% höhere Verlustrate bei der CVS-Gruppe nach, die ebenfalls nicht signifikant war. Vom praktischen Gesichtspunkt ist das Risiko, einen Abort zu provozieren, bei CVS und Amniozentese etwa gleich. Höhere Abortraten wurden bei Patientinnen gesehen, bei denen der Katheter > 1mal eingeführt werden mußte. Spätere Schwangerschaftskomplikationen traten nicht häufiger bei CVS-Patientinnen auf.

Ein diagnostischer Irrtum aufgrund einer Verunreinigung mit mütterlichen Zellen ist *grundsätzlich möglich, kommt* jedoch bei guter Technik nur sehr selten vor. Bei CVS muß der Nachweis bestimmter Chromosomenanomalien (z. B. Tetraploidie, letale Trisomien, Monosomie X) nicht unbedingt den wahren fetalen Status widerspiegeln, sie können auch eine lokale plazentare Abnormität sein. In Fällen mit unklarer Diagnose kann eine Amniozentese erforderlich werden, um eine definitive Diagnose stellen zu können. Meistens jedoch gilt die Aussagekraft von CVS als vergleichbar mit der der Fruchtwasseranalyse.

Sonographie (Ultraschall, US)

US ist ein häufig angewandtes Verfahren in der Schwangerschaft geworden. Es gibt keine bekannten Risiken, weder für die Mutter noch für den Fetus. Eine Untersuchungskommission der National Institutes of Health meinte 1984, daß vom routinemäßigen US-Screening aller Schwangeren kein Vorteil in Bezug auf den Schwangerschaftsausgang zu erwarten wäre; allerdings ist diese Aussage umstritten. Es gibt viele geburtshilfliche Indikationen für US während der ganzen Schwangerschaft. Eine Grunduntersuchung im 1. Trimenon sollte die Anzahl der Feten, Lebenszeichen, Plazentalokalisation, Schwangerschaftsalter, Fruchtwasservolumen und ggf. raumfordernde Prozesse im kleinen Becken der Mutter feststellen. Darüber hinaus sollte eine Untersuchung im 2. oder 3. Trimenon grobe Fehlbildungen und die Lage des Kindes sichtbar machen. Vor der Untersuchung sollte die Patientin über die Indikation für US und die zu gewinnende Auskunft informiert werden. Ein konsequenter Untersuchungsablauf innerhalb eines Zentrums ist wichtig.

Viele der Indikationen für pränatale Diagnostik verlangen eine gezielte US-Untersuchung auf fetale Anomalien, z.B. erhöhter MSAFP oder kongenitale Anomalien in der Familienvorgeschichte. Eine gezielte US-Untersuchung des Feten sollte folgendes umfassen: Beurteilung der intrakraniellen Strukturen (insbes. die Hirnventrikel und das Kleinhirn) und der Wirbelsäule in Längs- und Querschnitten; 4-Kammerblick des Herzens; Darstellung von Harnblase, Nieren, Magen, Nabelschnur und ihrer Ansatzstelle, langer Röhrenknochen. Die Feststellung des fetalen Geschlechts ist ab dem späten 2. Trimenon meist möglich, jedoch nicht unabdingbar, außer für die einschlägige Beratung bei einigen Erbkrankheiten. Obwohl erfahrene Untersucher grobe Anomalien (z.B. Anenzephalie) sicher erkennen werden, können die wenigsten Zentren Zahlenangaben machen zur Sensitivität und Spezifität der Methode beim Nachweis von bestimmten Anomalien. Die Patienten sollten wissen, daß es nicht möglich ist, Anomalien mit 100%iger Sicherheit zu identifizieren, und daß ein normaler US-Befund keine Garantie für ein phänotypisch normales Kind darstellen kann.

Perkutane Nabelschnurpunktion

(Funipunktur; percutaneous umbilical blood sampling, PUBS)

Fetale Blutproben können jetzt mittels Nabelschnurpunktion gewonnen werden, ohne Hilfe eines Fetoskops. Unter US-Sicht wird in der Regel eine 25- oder 23-gauge-Nadel in die V. umbilicalis in der Nähe der plazentaren Ansatzstelle eingeführt. Die Technik wurde ursprünglich für die Diagnostik und Behandlung der Erythroblastosis fetalis entwickelt, jedoch kann sie auch beim Nachweis von Erbkrankheiten von Nutzen sein. Die Abortrate nach Nabelschnurpunktion ist nicht bekannt; deshalb sollte sie nicht eingesetzt werden, wenn die gleiche Informationen durch Amniozentese erhalten werden kann.

Bis vor kurzem war fetales Blut für die pränatale Diagnostik einer Reihe von häufigen Erbkrankheiten erforderlich, v.a. der Hämoglobinopathien, der Thalassämien und der Hämophilie. Inzwischen hat der rasante Fortschritt in der molekularen Diagnostik dieser Krankheiten eine pränatale Diagnostik aufgrund von durch CVS oder Amniozentese gewonnenen Proben ermöglicht. Für die pränatale Diagnose einiger seltener Erbkrankheiten sind fetale Blutproben noch erforderlich, z.B. die chronische Granulomatose, hereditäre kongenitale Neutropenie und schwere, kombinierte Immunschwäche. Mit Ausweitung der Anwendungsmöglichkeiten für die molekularen Analysen wird diese Liste weiter schrumpfen.

Die Nabelschnurpunktion eignet sich sehr gut für die schnelle Chromosomenanalyse, insbesondere spät im 3. Trimenon bei fetalen Anomalien. Die Art der Geburtsleitung kann durch eine Chromosomenanomalie, die mit dem Leben unvereinbar ist, beeinflußt werden. Anhand von Kurzzeit-Lymphozytenkulturen kann man ein fetales Karyogramm in 48–72 h erstellen. Neuere Schnellmethoden ermöglichen zytogenetische Aussagen innerhalb von 24 h.

Fetale Hautbiopsie

Für mehrere schwere, erbliche Hautkrankheiten (Genodermatosen) ist eine pränatale Diagnose möglich. Eine fetale Hautbiopsie ist die einzige Methode, wodurch z. B. die Harlekin-Ichthyose, die **Epidermolysis bullosa letalis** (junktionaler Typ) und die epidermolytische Hyperkeratose pränatal festgestellt werden können. Nach direkter fetoskopischer Inspektion entnimmt man fetale Hautproben mit Hilfe von Instrumenten, die durch die Hülle des Fetoskops eingeführt werden. In letzter Zeit wurden Hautproben auch ohne direkte fetoskopische Visualisierung entnommen, indem eine Biopsiezange durch eine 14-gauge-Hülle unter gleichzeitiger sonographischer Kontrolle eingeführt wird. Der Rücken des Feten ist die günstigste Lokalisation für die Biopsie. Verlustraten nach der Entnahme fetaler Hautproben sind ca. 2–3% höher als sonst.

Grundlagen der genetischen Beratung

Bei der genetischen Beratung muß man allgemeinverständliche Worte verwenden, jedoch ohne herablassend zu wirken. Es kann nützlich sein, die wichtigsten Ursachen von Erbkrankheiten zu schildern (nach den Mendel-Gesetzen einfach vererbbare Einzelgenveränderungen). Oft ist es hilfreich, unbekannte Ausdrücke auszuschreiben oder Diagramme zu verwenden, um wichtige Begriffe zu vermitteln. Wiederholung ist unerläßlich. Genug Zeit sollte eingeplant werden, damit die Paare sowohl Fragen stellen als auch ihre Sorgen und Entscheidungen formulieren können.

Bei der pränatal-diagnostischen Beratung glauben manche Eltern, daß eine Beendigung der Schwangerschaft immer erforderlich sei, wenn eine Abnormität festgestellt wird; dieses Thema muß man ansprechen. Auch für Patientinnen, für die eine Abruptio außer Frage steht, gibt es gute Indikationen für die pränatale Diagnostik. Viele Elternpaare betrachten die pränatale Diagnose als beruhigend, wenn festgestellt werden kann, daß ein Fetus von einer bestimmten Krankheit nicht betroffen ist. Ohne diese Möglichkeit würden viele Paare auf eine Schwangerschaft verzichten oder sich gleich für eine Abtreibung entscheiden. Wenn Abnormitäten festgestellt werden, können realistische Erwartungen für den Ausgang der Schwangerschaft vor der Entbindung besprochen werden, d. h. die zu erwartenden Anomalien und den wahrscheinlichen neonatalen Verlauf. Die sinnvolle Einbeziehung von Fachleuten aus anderen Disziplinen kann man schon vor der Entbindung einleiten, um den Verlauf der Schwangerschaft und der Neonatalperiode optimal zu gestalten.

In polygen-multifaktoriellen („komplexen") Fällen dienen Arztbriefe als Dokumentation und zur Klärung von Mißverständnissen und erleichtern die Kommunikation mit Verwandten. Für verbreiterte Probleme (z. B. fortgeschrittenes Alter der Mutter, wiederholte Spontanaborte, vorausgegangenes Kind mit einem Neuralrohrdefekt oder einer Trisomie) stehen Broschüren und vorgedruckte Formulare zur Verfügung, durch die betont wird, daß das Problem der Eltern nicht einzigartig ist.

Der Berater sollte versuchen, objektive Information darzustellen, ohne auf eine bestimmte Entscheidung zu drängen. Trotzdem kommt die völlig ungelenkte Beratung wahrscheinlich kaum vor. Beispielsweise werden die unbeabsichtigte Mimik oder der Ausdruck der Stimme unweigerlich von den Patienten wahrgenommen. Schon das Anbieten von antenata*len Dienstleistungen impliziert* deren Genehmigung. Tatsächlich nehmen manche Eltern an, daß eine pränatale Diagnostik verlangt wird; diese Fehlvorstellung sollte angesprochen werden.

13. NORMALE SCHWANGERSCHAFT UND GEBURT

Schwangerschaftsdiagnostik

Das erste Zeichen einer Schwangerschaft und der erste Anlaß dafür, daß die meisten schwangeren Frauen einen Arzt aufsuchen, ist das Ausbleiben einer erwarteten Periodenblutung. Wenn die Zyklen einer Patientin gewöhnlich regelmäßig sind, deutet das Ausbleiben der Periode ≥ 1 Wo. stark auf eine Schwangerschaft hin. Brustspannen und Übelkeit mit gelegentlichem Erbrechen können ebenfalls auffallen. Eine Vergrößerung der Brust beruht auf erhöhten Spiegeln von Östrogen, aber auch von Progesteron und ist als eine Verstärkung des prämenstruellen Brustspannens aufzufassen. Übelkeit und Erbrechen werden möglicherweise durch **HCG** (humanes Choriongonadotropin) und Östrogene verursacht, die vom 10. Tag nach der Befruchtung an durch den Synzytiotrophoblasten der Plazenta in steigenden Mengen gebildet werden. HCG stimuliert das Corpus luteum im Ovar, weiter große Mengen an Östrogen und Progesteron zu sezernieren, um die Schwangerschaft aufrechtzuerhalten. Viele Frauen fühlen sich zu dieser Zeit müde, und gelegentlich kann eine Patientin sehr früh in der Schwangerschaft eine Vergrößerung des Abdomens (Aufgedunsenheit) bemerken.

Das Schwangerschaftsalter wird gewöhnlich in Wochen berechnet, beginnend mit dem 1. Tag der letzten Periode. Das heißt, wenn die Perioden der Patientin regelmäßig waren und die Ovulation am Tag 14 des Zyklus auftrat, dann ist die geburtshilfliche Datierung ca. 2 Wo. länger als die embroyologische. Bei unregelmäßigen Periodenblutungen wird die Differenzierung größer oder kleiner als 2 Wochen sein. Gewöhnlich geht man davon aus, daß eine Patientin 2 Wochen nach Ausbleiben der Periode in der 6. Wo. schwanger ist, und die Gebärmutter ist entsprechend vergrößert.

Eine Patientin, deren Zyklen regelmäßig waren und deren Blutung 2 Wochen überfällig ist, ist sich meistens sicher, schwanger zu sein. Die gynäkologische Untersuchung zeigt eine Vergrößerung der Gebärmutter, die mit einer Schwangerschaft vereinbar ist. Die Zervix ist weicher und der Uterus ungleichmäßig aufgelockert und vergrößert. Die Vagina und die Zervix sind durch eine Hyperämie livide verfärbt.

Ein Blut- oder Urintest fällt meist positiv aus. Die erst kürzlich entwickelten **ELISA**-Tests (enzymelinked immunosorbent assay) für HCG ermöglichen den schnellen und leichten Nachweis von selbst kleinen Mengen dieses Hormons im Urin. Einige der empfindlichsten Schwangerschaftstests, die auf diesem Ansatz beruhen, können positive Ergebnisse innerhalb von ca. 30 min bei HCG-Konzentrationen von 50 mIU (Erster internationaler Referenzstandard)/ml Urin, wie sie einige Tage vor der ausbleibenden termingerechten Menstruation oft gefunden werden. Die Radioimmunoassay **(RIA)** verwendet Antikörper, die spezifisch gegen die β-Untereinheit von HCG (β-HCG) gerichtet ist, und ermöglicht die Bestimmung von noch kleineren Mengen. Da die untere Nachweisgrenze bei 0,05 mIU/l Serum liegt, kann eine Schwangerschaft schon einige Tage nach der Befruchtung festgestellt werden.

Im Laufe der ersten 60 Tage einer normalen Einlingsgravidität verdoppelt sich die HCG-Konzentration ungefähr alle 2 Tage, entsprechend einem exponentiellen Anstieg. Obwohl in einer normalen Schwangerschaft die HCG-Spiegel mit dem Schwangerschaftsalter korreliert sind, verhindern mehrere Faktoren die Festlegung eines einzigen quantitativen HCG-Wertes zur Diagnose eines normalwachsenden Feten, z.B. die Verwendung verschiedener Standards bei der HCG-Bestimmung, die Variation zwischen Einzelbestimmungen und die immanente biologische Variabilität. Der beste Ansatz ist der Vergleich von 2 quantitativen Werten aus Serumproben, die im Abstand von 48 h entnommen und von demselben Labor bestimmt werden; das Verdoppeln der Werte sagt mit hoher Wahrscheinlichkeit normales Wachstum voraus. Bei einer gestörten Schwangerschaft, z.B. einem Spontanabort, Missed abortion oder Extrauteringravidität, fallen die HCG-Werte aus der Normalkurve heraus und verdoppeln sich innerhalb von 2 Tagen nicht.

Der Uterus kann gelegentlich in der 6. Schwangerschaftswoche (SSW) im Bereich des deutlich aufgelockerten Isthmus leicht reflektiert werden. In der 12. SSW ist die Gebärmutter größer als die Beckenhöhle und steigt aus dem kleinen Becken in das Abdomen auf; der Uterus kann oberhalb der Symphyse palpiert werden. In der 20. SSW steht der Fundus uteri auf Nabelhöhe (ungefähr 20 cm von der Symphyse bis zum Fundus uteri, gemessen mit dem Maßband) und in der 36. SSW am Rippenbogen.

Der letztendliche Beweis einer Schwangerschaft ist die Entbindung von einem Feten. Konventionsgemäß werden drei andere Zeichen als positiv akzeptiert: 1. kindliche Herztöne, entweder durch den Arzt gehört oder durch Phonokardiographie oder mit einem Doppler-Ultraschallgerät aufgezeichnet (fetale Herztöne kann man mit einem Stethoskop meist in der 18.–20. SSW, jedoch schon in der 10.–12. SSW mit einem Doppler-Ultraschallgerät nachweisen, vorausgesetzt, daß der Uterus nah an der Bauchwand liegt); 2. Kindsbewegungen, getastet oder gehört durch den untersuchenden Arzt; und 3. die Identifikation eines fetalen Skeletts auf einer Röntgenaufnahme, gewöhnlich erst nach der 16. SSW. Heutzutage allerdings gilt der Nachweis einer Verdopplung des HCG-Spiegels oder die sonographische Darstellung eines intrauterin gelegenen Hohlraums, der zu einer Schwangerschaft paßt und einen Fetus mit Herzaktionen enthält, als beweisend. Einen solchen schwangerschaftstypischen Hohlraum kann man schon in der 6. SSW im Ultraschallbild sehen. Zu dieser Zeit sind auch die fetalen Herzaktionen mit Real-time-Sonographie erkennbar; in der 8. SSW lassen sie sich in 95% der Fälle nachweisen. Kindsbewegungen werden von der Schwangeren gewöhnlich erstmals in der 16.–20. SSW verspürt.

Eine Schwangerschaft dauert 266 Tage, gerechnet vom Zeitpunkt der Konzeption, oder 280 Tage, gerechnet vom 1. Tag der letzten Periode, bei regelmäßigen 28tägigen Zyklen. Der **errechnete Geburtstermin** (ET) wird nach der **Naegele-Regel** bestimmt: 1. Tag der Periode + 7 Tage – 3 Kalendermonate. Diese Berechnung stimmt nur annähernd; ≤ 10% der Patientinnen werden am errechneten Termin entbunden, aber innerhalb 1 Wo. um den Termin werden 50% und innerhalb 2 Wo. um den Termin 74–88% entbunden. Den Patientinnen sollte gesagt werden, daß die Berechnung des Geburtstermins eine Genauigkeit von ± 2 Wo. hat und daß eine Entbindung 2 Wo. früher oder später als normal gilt.

Eine schwangere Frau bezeichnet man als eine **Gravida.** Mit jeder Schwangerschaft (Zwillinge zählen als eine Schwangerschaft) nimmt die Graviditätszahl zu, so daß z. B. eine Patientin mit zwei Schwangerschaften eine „Zweitgravida" genannt wird. **Parität** bezieht sich auf den Schwangerschaftsausgang und kann auf zweierlei Arten beschrieben werden: Jede Entbindung nach der 20. SSW wird als Para 1, 2, 3 usw. bezeichnet (Zwillinge zusammen zählen als 1 Para). Jede Fehlgeburt vor der 20. SSW wird als Abortus 1, 2, 3 usw. bezeichnet. Die Summe aus Parität und Aborten entspricht der Graviditätszahl. Ein neueres, weiter verbreitetes und informativeres System beschreibt die Parität anhand von vier Zahlen: Die erste bezeichnet die Anzahl der Entbindungen nach der 20. SSW, die zweite die Anzahl der Aborte, die dritte die Anzahl der Frühgeburten, die vierte der noch lebenden Kinder. Demnach beschreibt man eine Frau, die zum drittenmal schwanger ist, einmal Zwillinge in der 32. SSW geboren und eine Schwangerschaftsunterbrechung in der Vorgeschichte hat, als Gravida 3 (oder Drittgravida), Para 1-1-1-2.

Physiologie

Die Schwangerschaft verursacht in allen Organsystemen physiologische Veränderungen, *die sich nach der Entbindung* größtenteils zurückbilden.

Herz-Kreislauf-Veränderungen

Das **Herzminutenvolumen (HMV)** steigt um 30–50%, beginnend um die 6. SSW, und erreicht einen Gipfel in der 16.–28. SSW (meistens um die 24. SSW). Das HMV bleibt bis nach der 30. SSW erhöht, dann kann es leicht abnehmen, da der zunehmend größere Uterus die

Vena cava einengt. Während der Wehen steigt das HMV nochmals um 30% an. Nach der Entbindung kontrahiert der Uterus, das HMV fällt deutlich auf einen Wert von ca. 15–25% über normal und nimmt dann über die nächsten 3–4 Wo. langsam ab, bis etwa 6 Wo. post partum ein Wert wie vor der Schwangerschaft erreicht wird. Das erhöhte HMV wird von einem Pulsanstieg von 70 auf 80–90/min und von einem entsprechend größeren Schlagvolumen bewirkt. Durch die Ausdehnung des uteroplazentaren Kreislaufs im 2. Trimenon fällt der Blutdruck bei erweiterter Amplitude gewöhnlich ab, kann aber im 3. Trimenon auf normale Werte wieder ansteigen.

Der HMV-Anstieg ist wahrscheinlich durch Veränderungen im uteroplazentaren Kreislauf bedingt. Mit der zunehmenden Entwicklung von Plazenta und Fetus benötigt der Uterus eine zunehmende Blutversorgung. Am Termin beträgt die Durchblutung der Gebärmutter ca. 1 l/min oder 20% des normalen HMV. Da das Volumen der uteroplazierten Zirkulation ebenfalls deutlich erhöht ist, ist eine zusätzliche Blutmenge nötig. Zusätzlich wirkt die Zirkulation innerhalb des intervillösen Raumes teilweise als arteriovenöser Shunt und verursacht eine weitere Zunahme des Blutvolumens und des HMV.

Körperliche Aktivität verursacht einen größeren Anstieg des HMV, des Pulses, des O_2-Verbrauchs und des Atemminutenvolumens während der Schwangerschaft als post partum. Die hyperdyname Kreislaufsituation der Schwangerschaft erhöht die Häufigkeit von funktionellen Herzgeräuschen und verstärkt die Herztöne. Röntgenuntersuchungen und EKG zeigen oft eine horizontale Verlagerung des Herzens mit einer Linksrotation und einem vergrößerten Querdurchmesser. Spuraventrikuläre oder ventrikuläre Extrasystolen sind während der Schwangerschaft häufig. Diese Veränderungen sollten als normal erkannt werden, um eine Fehldiagnose einer Herzkrankheit zu vermeiden; gewöhnlich reicht eine Erklärung aus, um die Patientin zu beruhigen. Jedoch treten auch paroxysmale Vorhoftachykardien häufiger bei schwangeren Frauen auf, so daß eine prophylaktische Digitalisierung erforderlich sein kann.

Das **Blutvolumen** nimmt entsprechend dem HMV zu, aber der Anstieg des Plasmavolumens ist höher (nahe 50%) als der Anstieg der Masse der roten Blutkörperchen (ca. 25%). Durch Verdünnung kann jedoch das Hb von 13,3 auf 12,1 g/dl herabgesetzt sein.

Die **Leukozyten** steigen von 5000–7000 auf 9000–12000 leicht an. Auch die Gesamtmenge von Leukozyten muß zur Auffüllung des größeren Blutvolumens erhöht sein. Die Ursache für diesen Anstieg ist unbekannt. Eine deutliche Leukozytose (≥ 20000) tritt während der Wehen und in den ersten Tagen post partum auf.

Der **Eisenbedarf** steigt während der Schwangerschaft auf ca. 1 g an. Der Fetus und die Plazenta brauchen ca. 300 mg Eisen, und die erhöhte Menge der mütterlichen roten Blutkörperchen erfordert zusätzliche 500 mg. Der Verlust durch Ausscheidung beträgt 200 mg. Eine Substitutionstherapie mit Eisen ist notwendig, da die Frau durchschnittlich nur 0,3–0,5 g an gespeichertem Eisen hat. Die Eisenmenge, die aus der Nahrung und den Speichern zur Verfügung steht, deckt den Bedarf der Schwangeren meist nicht ab. Besonders in der 2. Schwangerschaftshälfte ist er mit 6–7 mg/d sehr groß; Eisenzusätze sind daher in der Schwangerschaft wertvoll. Eisensalze mit 30 mg Eisengehalt/Tag sind geeignet, jedoch sollte bei Anämie die Menge auf 60–90 mg/Tag erhöht werden.

Veränderungen der Nierenphysiologie

Die Veränderungen der Nierenfunktion laufen parallel zu den Veränderungen der Herzfunktion. Die glomeruläre Filtrationsrate nimmt um 30–50% zu, erreicht einen Gipfel in der 16.–24. SSW und bleibt fast bis zum Termin auf diesem Wert. Zuletzt kann sie durch lagebedingte Stase infolge der Kompression der Vena cava leicht abnehmen. Der renale Plasmafluß steigt entsprechend an. Umgekehrt sind die ableitenden Harnwege durch den Druck des schwangeren Uterus auf die Ureteren und durch hormonelle Einflüsse, hauptsächlich Progesteron, deutlich dilatiert. Diese gesteigerte Nierenfunktion verursacht einen Abfall des Serum-Harnstoffs, meist auf < 10 mg/100 ml, gleichzeitig fallen auch die Kreatininspiegel auf 0,7 mg/100 ml.

Die Nierenfunktion und die Herzfunktion reagieren stark auf wechselnde Körperlage in der Schwangerschaft. Normalerweise ist die Nierenfunktion im Liegen erhöht und im Stehen erniedrigt; dieser Unterschied ist in der Schwangerschaft verstärkt. Zusätzlich sind Nieren- und Herzfunktion auch deutlich erhöht in Seitenlage, da in Rückenlage der schwere, schwangere Uterus auf den großen Gefäßen ruht und zu einer Stase in den unteren Extremitäten führt. Diese Funktionsverbesserungen sind ein Grund, warum eine schwangere Frau einen häufigen Harndrang verspürt, wenn sie einzuschlafen versucht.

Veränderungen der Lungenfunktion

Die Veränderungen der Lungenfunktion während der Schwangerschaft sind teils Folge hormonaler Effekte des Progesterons und teils lagebedingt in Zusammenhang mit der Größenzunahme der Gebärmutter verursacht. Atemzugvolumen, -frequenz und -minutenvolumen, Plasma-pH und O_2-Verbrauch nehmen zu, während die inspiratorischen und exspiratorischen Reservevolumina, das Residualvolumen, die Residualkapazität und der Plasma-P_{CO2} erniedrigt sind. Vitalkapazität und Plasma-P_{O2} ändern sich nicht. Der Brustumfang nimmt um ungefähr 10 cm zu. Eine beachtliche Hyperämie und ein Ödem der Atemwege, gelegentlich eine symptomatische nasopharyngeale Obstruktion und eine verstopfte Nase, vorübergehender Verschluß der eustachischen Röhre und veränderte Lage und Qualität der Stimme sind die Folge. Bei Überanstrengung kann es entsprechend zu einer leichten Dyspnoe kommen, und die Häufigkeit tiefer Atemzüge ist erhöht.

Veränderungen im Gastrointestinaltrakt und im hepatobiliären System

Mit fortschreitender Schwangerschaft kann der Druck des sich vergrößerenden Uterus gegen das Rektum und den unteren Teil des Dickdarms eine Obstipation verursachen. Zusätzlich ist die Darmmotilität herabgesetzt, da erhöhte Progesteronspiegel die glatte Muskulatur relaxieren. Sodbrennen und Aufstoßen kommen häufig vor, möglicherweise verursacht durch eine verzögerte Magenentleerung und durch eine Relaxierung des Sphinkters am Übergang zwischen Ösophagus und Magen mit Reflux von Mageninhalt; die Erschlaffung des Zwerchfellhiatus trägt zu diesen Beschwerden bei. Magengeschwüre sind in der Schwangerschaft jedoch ungewöhnlich, und vorbestehende Ulzera bessern sich oft; die HCl-Produktion nimmt ab. Gallenblasenerkrankungen kommen etwas häufiger vor, und Frauen, die schwanger gewesen sind, haben Cholezystopathien öfter als Frauen, die nie schwanger waren. Physiologische Veränderungen der Leber werden *in Kap. GYN, 16.* besprochen.

Veränderungen der endokrinen Physiologie

Die Schwangerschaft verändert die Funktion der meisten endokrinen Drüsen, z.T. über die in der Schwangerschaft erhöhte Proteinbindung, da ja die meisten Hormone in proteingebundener Form zirkulieren und die Proteinbindung in der Schwangerschaft zunimmt. Die **Schilddrüsenfunktion** ist deutlich verändert; die Schilddrüsentests zeigen einen Anstieg der Funktion ähnlich wie beim Hyperthyreoidismus an. Zusätzlich sind die Symptome eines Hyperthyreoidismus – Tachykardie, Herzklopfen, vermehrtes Schwitzen, emotionale Labilität und eine vergrößerte Schilddrüse – häufig vorhanden. Ein echter Hyperthyreoidismus tritt jedoch bei nur 0,08% der Schwangerschaften auf. Die **Nebennierenrindenhormone** sind ver: ehrt; wahrscheinlich verursachen sie die rosafarbenen Hautstriae („Schwangerschaftsstreifen") und können zur Ödembildung beitragen.

Erhöhte Glukokortikoid-, Östrogen- und Progesteronspiegel wirken ebenso wie der Streß der Schwangerschaft und möglicherweise auch die erhöhten Werte von HPL (human placental lactogen) auf den **Zuckerstoffwechsel** ein, wodurch der Insulinbedarf erhöht wird. Auch die in der Plazenta gebildete Insulinase kann den Insulinbedarf beeinflussen. Deshalb entwickeln Patientinnen mit einem Prädiabetes häufig die manifeste Form dieser Krankheit. *Diabetes mellitus und Sch*wangerschaft werden in *Kap. GYN, 16.* behandelt.

Zu den **von der Plazenta gebildeten trophischen Hormonen** gehört das HCG. Ähnlich dem FSH und LH aus dem Hypophysenvorderlappen wirkt es bei der Erhaltung des Corpus luteum mit, wodurch eine Ovulation verhindert wird. Die Plazenta bildet auch ein TSH-ähnliches Hormon, das zu Änderungen der Schilddrüsenfunktion in der Schwangerschaft führt, und eine Art melanozytenstimulierendes Hormon, das eine Zunahme der Hautpigmentierungen verursacht. Die Plazenta kann auch eine Variante des ACTH bilden, die für die erhöhte Funktion der Nebennierenrinde verantwortlich ist.

Hautveränderungen

Das **Chloasma** oder **Melasma,** eine fleckig bräunliche Pigmentierung, tritt auf der Stirn und über den Backenknochen auf. Regelmäßig kommt es zu einer vermehrten Pigmentierung der Brustwarzen und der Haut über der Mittellinie des Abdomens. Spinnennävi (meist in der oberen Körperhälfte) und dünnwandige, erweiterte Kapillaren (besonders an den Unterschenkeln) kommen häufig vor.

Schwangerschaftsvorsorge

Im Idealfall sollten alle Patientinnen schon vor der Konzeption beraten und untersucht werden, damit der Arzt nach Grundkrankheiten fahnden, vom Rauchen, Medikamenten, Alkohol und anderen Substanzen abraten und ggf. körperliche Gesundheit bestätigen kann. Gesundheitsfördernde Maßnahmen wie Diät, körperliche Bewegung und Abstand der Schwangerschaften sollten angesprochen und ggf. die Patientin an entsprechende Facheinrichtungen überwiesen werden. Soziale oder medizinische Probleme muß man besonders beachten. Alle Patientinnen sollten in der 6.–8. SSW untersucht werden (d.h. wenn die Periode 2–4 Wo. überfällig ist), so daß das Alter der Schwangerschaft früh geschätzt und der errechnete Termin genauer bestimmt werden kann.

Die **Erstuntersuchung** sollte eine **vollständige klinische Untersuchung** einschließen, die Gewicht, Körpergröße und Blutdruck, Palpation des Halses und der Schilddrüse, Auskultation von Herz und Lunge, Untersuchung der Brust, des Abdomens und der Extremitäten und im Idealfall eine Untersuchung des Augenhintergrunds beinhaltet. Folgende **Labortests** sollten erfolgen: Blutbild, Lues-Suchreaktion, serologische Tests auf Hepatitis-B-Virus, eine Kultur auf Gonorrhö und Chlamydien, Blutgruppenbestimmung, Rh-Faktor, Antikörpersuche, Rötelntiter (außer ein vorausgegangener Titer war bereits positiv); ein vollständiger Urinstatus, ein Suchtest des Urins auf Bakterien; Zervixzytologie. Patientinnen afrikanischer Abstammung sollten auf Sichelzellkrankheit oder -merkmal untersucht werden. Genetische Untersuchungen sollten solchen Patienten empfohlen werden, die entsprechend hohe Risiken aufweisen *(s. Kap. GYN, 12., und KIN, 23.).* Bei Frauen aus Asien oder Ländern südlich der US-amerikanischen Staatsgrenze sollte ein Hauttest auf Tuberkulose durchgeführt werden. Eine röntgenologische Thoraxübersicht ist nur notwendig, wenn in der Anamnese ein Herz- oder Lungenleiden bekannt ist; ansonsten sollte während der Schwangerschaft jede Strahlenexposition vermieden werden, insbesondere in den ersten 3 Mo. Ist eine Röntgenaufnahme notwendig, sollte der Fetus abgedeckt werden.

In der 15.–16. SSW sollte die Bestimmung von α-Fetoprotein (AFP) vorgeschlagen werden *(s. a. Kap. KIN, 23., Diagnostische und Screening-Maßnahmen unter Prophylaxe genetischer Störungen).* Ein erhöhter AFP-Spiegel kann ein Hinweis auf einen Neuralrohrdefekt, Mehrlingsschwangerschaft oder eine falsche Datierung sein. Ein abnorm niedriger Wert kann mit Chromosomenanomalien assoziiert sein.

Ein Suchtest auf Störungen im Zuckerstoffwechsel sollte im frühen 2. Trimenon durchgeführt werden bei Frauen, die übergroße Kinder geboren haben, bei denen ein Fetus aus unklaren Gründen intrauterin abgestorben ist, eine Glukosurie fortdauert oder Diabetes mellitus in der nahen Blutsverwandtschaft bekannt ist. In der 28. SSW sollte bei allen Schwangeren ein einfacher Suchtest gemacht werden: Man läßt die Patientin, die nicht nüchtern sein muß, 50 g Glukose in Wasser oder Sprudel trinken und bestimmt den Blutzuckerspiegel **(BZ)** 1 h später. Patientinnen, die dabei einen BZ $\geq$ 135 mg/dl aufweisen, sollten sich dann einem konventionellen Glukosebelastungstest mit 100 g Glukose und BZ-Bestimmungen über 3 h unterziehen.

Die erste Untersuchung sollte auch eine **komplette gynäkologische Untersuchung** mit zytologischem Abstrich der Zervix und einer bimanuellen und rektovaginalen Untersuchung zur Beurteilung von Größe und Gestalt der Gebärmutter und der Adnexe umfassen. Die Beckenweite kann bestimmt werden, indem man versucht, das Promontorium mit dem Mittelfinger von der Vagina her zu erreichen; ist die Entfernung von Promontorium zur Unterkante der Symphyse > 11,5 cm, so ist der Beckenausgang fast sicher ausreichend groß. Die Entfernung zwischen den Spinae ischiadicae sollte ebenfalls geschätzt werden: ≥ 9 cm werden als normal angesehen. Um die Tiefe des Beckens zu beurteilen, sollte die Länge der sakrospinalen Bänder geschätzt werden; ≥ 4–5 cm gelten als normal. Der Schambeinwinkel mißt bei der normalen Frau ≥ 90°. Röntgen-Pelvimetrie ist nur selten indiziert. Die Kombination aus einer gründlichen bimanuellen Untersuchung auf Weite und Konfiguration des Beckenausgangs, sonographischer Untersuchung des Kindes auf Größe und Normalität und dem Geburtsfortschritt im Sinne von Dilatation des Muttermundes und Tiefertreten des Kindes genügt in der Regel sowohl bei Kopf- als auch bei Steißlagen.

Die **Sonographie** (Ultraschall, US) ist das nützlichste bildgebende Verfahren in der Geburtshilfe. Viele Geburtshelfer sind der Meinung, daß bei jeder Schwangerschaft mindestens eine US-Untersuchung gemacht werden sollte, um ein normales Wachstum zu bestätigen. Die Geräte sind transportabel, so daß sie sowohl in der Praxis als auch im Kreißsaal verwendet werden können. Die Flüssigkeitsfüllung des Uterus begünstigt die sonographische Darstellung des Feten und der Plazenta, und die rundlichen Konturen des schwangeren Abdomens tragen ebenfalls zur Effektivität der Methode bei. Vor der Untersuchung, vor allem in der Frühschwangerschaft, muß die Patientin viel Flüssigkeit trinken, da eine volle Blase den Uterus über das kleine Becken hinaushebt und dadurch die Darstellung erleichtert. Bei einer US-Untersuchung mit einer vaginalen Sonde ist eine volle Blase nicht notwendig; dabei kann ein Fruchtsack noch früher identifiziert werden als mit der transabdominalen US-Untersuchung. Eine Schwangerschaft kann schon in der 4.–5. SSW sonographisch erkannt und das fetale Wachstum bis zur Entbindung verfolgt werden. Anhand eines auf den biparietalen und/oder Thoraxdurchmesser des Feten basierenden Nomogramms kann auch das fetale Gewicht als Wachstumsparameter geschätzt werden. Dabei lassen sich kurzfristige Veränderungen im fetalen Wachstum erfassen, die Größe des Feten im Hinblick auf den errechneten Geburtstermin prüfen und den fetalen Wachstumsstand feststellen, z. B. wenn eine frühzeitige Entbindung aus mütterlicher Indikation erforderlich sein sollte. Ein biophysikalisches Profil wurde für Feten erarbeitet, bei denen eine intrauterine Hypoxie vermutet wird. Es basiert auf Schätzungen der Fruchtwassermenge, des fetalen Muskeltonus, der Kindsbewegungen und des Atembewegungsmusters. Die Aufzeichnung fetaler Herzaktionen mit der Doppler-Technik und die Registrierung der fetalen Atembewegungen werden zur Erkenntnis von Risikoschwangerschaften empfohlen. Die Sonographie wird auch zur Feststellung von Mehrlingsgraviditäten, Blasenmole, Polyhydramnion, Placenta praevia, Plazentalokalisation, Größe und Lage des Feten, Extrauteringravidität, zur Abklärung der Gründe, weshalb ein Uterus zu groß oder zu klein für die Gestationsdaten ist, sowie zur Lagekontrolle der Nadel bei der Amniozentese oder bei fetaler Bluttransfusion eingesetzt.

Die technischen Möglichkeiten, fetale Strukturanomalien (z. B. Anenzephalie, Hydrozephalie, Spina bifida, Meningomyelozele, angeborene Herzfehler, Darm- oder Harnwegsobstruktion und polyzystische Nieren) in utero zu diagnostizieren, werden immer besser. Mit Hilfe der Real-time-Geräte kann man fetale Bewegungen und Herzaktionen direkt beobachten. In den meisten Kliniken wird die Sonographie routinemäßig zur Kontrolle der Nadelführung bei der Amniozentese und fetaler Bluttransfusionen eingesetzt.

Kontrolluntersuchungen sollten bis zur 32. SSW alle 4 Wo. erfolgen, bis zur 36. SSW alle *2 Wo. und dann bis zur Entbindung* wöchentlich. Bei jeder Untersuchung sollten das Gewicht und der Blutdruck der Patientin dokumentiert und Größe und Gestalt der Gebärmutter gemessen werden, um zu beurteilen, ob der Wachstumsfortschritt der Schwangerschaftsdauer entspricht. Der Urin sollte auf Eiweiß und Glukose untersucht werden. Fetale Herztöne kann man in der 10.–12. SSW mit Hilfe der Doppler-Sonographie hören. Ab der 18. SSW können die Herztöne mit einem speziellen Stethoskop (nach De Lee-Hillis oder einem Holztrichter, *Anm. d. Übers.*) gehört und bei jeder Untersuchung dokumentiert werden. Die Knöchel der Patientin sollten auf Ödeme untersucht und der Hämatokrit in jedem Trimenon gemessen werden. Bei Patientinnen, die einem hohen Risiko für Gonorrhö oder Chlamydien unterliegen, sollten entsprechende Abstriche bei der Erstvorstellung und danach wieder in der 36. SSW entnommen werden. Ist die Schwangere Rh-negativ, so muß der Rh-Antiköpertiter in der 26.–27. SSW erneut bestimmt werden. Unter der Voraussetzung, daß der Antikörpertiter negativ und der Vater des Kindes *mit Sicherheit* nicht Rh-negativ ist, sollte die Schwangere Rh_0 (D)-Immunglobulin (300 µg) in der 28. SSW erhalten *(s.a. Kap. HÄM, 2., unter Zubereitung von Spender- und Empfängerblut und dessen Bestandteile).* Die gleiche Dosis sollte auch ggf. nach einer Amniozentese und bei signifikanten Blutungen verabreicht werden. Antikörper-Titer, die danach bestimmt werden, sind nicht aussagefähig und daher überflüssig. Nabelschnurblut kann schwach-positiv im Coombs-Test reagieren, ohne daß dies von Bedeutung ist. Bei einem Rh_0(D)-Feten sollte die Mutter eine größere Menge Anti-Rh_0-Immunglobulin erhalten.

Diese Kontrolluntersuchungen können durch die Helferin oder Hebamme vorgenommen werden und erfordern nicht die Anwesenheit eines Arztes, außer es werden auffällige Befunde erhoben. Ist der Termin unklar oder das Wachstum der Gebärmutter nicht zeitgerecht, so sollte das Alter der Schwangerschaft durch Ultraschall bestimmt werden. Die Präzision der Altersbestimmung ist innerhalb der ersten 12 SSW am größten. Die Genauigkeit der Terminbestimmung beträgt ± 4 Tage in der 8. SSW, ± 10 Tage in der 13. SSW und ± 3 Wo. im 3. Trimenon. Wenn die Uterusgröße nicht normal zunimmt, kann das fetale Wachstum sonographisch überwacht werden. Dies ist schon in der 18. SSW möglich und gelingt am genauesten zwischen der 28. und 32. SSW. Bei jeder Untersuchung sollte man sich Zeit nehmen, um Fragen zu beantworten und die Frau auf Geburt und Entbindung vorzubereiten; die Patientin und ihr Partner oder eine andere Bezugsperson sollten zum Besuch von geburtsvorbereitenden Kursen aufgefordert werden. Die Kombination der frühzeitigen gynäkologischen Untersuchung im 1. Trimenon, Sonographie im 1. oder am Anfang des 2. Trimenons und Auskultation der kindlichen Herztöne ab der 18. SSW (wöchentlich, bis sie gehört werden) reicht aus, um eine normale Schwangerschaft zu datieren, und sollte bei allen Schwangeren vorgenommen werden. In der Spätschwangerschaft können Entscheidungen bezüglich der Wiederholung einer Sectio caesarea und bei vorzeitigem Blasensprung oder drohender Frühgeburt aufgrund dieser Information erleichtert werden.

Die **Gewichtszunahme** während der Schwangerschaft sollte bei einer durchschnittlich großen Frau 11,2–13,5 kg betragen, d.h. ca. 0,9–1,4 kg pro Schwangerschaftsmonat. Eine Gewichtszunahme von mehr als 13,5–15,8 kg ist zuviel und bedeutet Fettansatz sowohl beim Kind als auch bei der Mutter. Die Patientin sollte darauf hingewiesen werden, daß es schwieriger ist, die Gewichtszunahme in der Spätschwangerschaft unter Kontrolle zu halten, und sie sollte nicht in den ersten Monaten den größten Anteil der Gesamtgewichtszunahme zulegen. Das Ausbleiben der Gewichtszunahme ist allerdings ein bedrohliches Zeichen, besonders wenn die Gewichtszunahme < 4,5 kg beträgt. Eine Flüssigkeitsretention in den Beinen durch Stase kann gelegentlich eine Gewichtszunahme verursachen, die aber durch Liegen auf der linken Seite (3- bis 4mal täglich 30–45 min) leicht behoben werden kann.

Ungefähr 250 kcal sollten täglich der **Nahrung** der Patientin zur Sicherung der Ernährung des Feten zugelegt werden. Obwohl den größten Anteil dieser Kalorien Proteine ausmachen sollten, sollte die Kost ausgeglichen sein, d.h., sie sollte auch frisches Obst und Gemüse enthalten. Faserreiches, zuckerfreies Getreide ist zu empfehlen. Salz (am liebsten jodiertes) kann in Maßen eingenommen werden, aber stark gesalzene Nahrungsmittel bzw. solche mit zugesetzten Konservierungsmitteln sollten gemieden werden. Abmagerungskuren während der Schwangerschaft sind nicht ratsam, auch nicht bei einer stark adipösen Patientin; eine gewisse Gewichtszunahme ist für eine ordentliche fetale Entwicklung wesentlich, und eine Abmagerungskur vermindert die Versorgung des Feten mit Nährstoffen. Zwar hat der Fetus die erste Wahl bei den Nährstoffen, aber er muß schon gewissermaßen etwas Hochwertiges wählen können. Der Wert einer nahrhaften, ausgeglichenen Kost sollte während der ganzen Schwangerschaft betont werden.

Von **Medikamenteneinnahme,** einschließlich der von Vitamin und Acetylsalilcylsäure, sollte man abraten. Kein Medikament sollte ohne eindeutige Indikation verschrieben werden *(s. a. Medikamente in der Schwangerschaft, unten).* Die meisten Frauen benötigen eine Eisensubstitution; 2mal täglich 300 mg Eisen-II-Sulfat oral reichen gewöhnlich aus. Eisenglukonat (450 mg oral, 2mal täglich) wird u.U. besser toleriert. Bei entsprechender Ernährung sind keine Vitamine oder Zusätze erforderlich.

Bei **Übelkeit oder Erbrechen** sollte die diätetische Behandlung einer Medikation vorausgehen. Die Patientin sollte angewiesen werden, häufig nur kleine Mengen zu trinken oder zu essen, um den Hunger gerade zu stillen, und sich auf leichte Nahrungsmittel wie Bouillon, Consommé, Reis, Nudeln und ähnliche Speisen zu beschränken. Allein schon Zwieback und leichte Getränke beseitigen oft die Übelkeit. Das Essen vor dem Aufstehen kann hilfreich sein. Gegen morgendliche Übelkeit sind z.Zt. von der amerikanischen Food and Drug Administration **(FDA)** keine Medikamente zugelassen. Wenn morgendliche Übelkeit und Erbrechen derartig ausgeprägt und anhaltend sind, daß sie zur Exsikkose, Ketose oder Gewichtsabnahme führen, so können eine Klinikaufnahme und die Gabe von Flüssigkeit i. v. erforderlich werden.

Ödeme, besonders der Beine, treten häufig auf. Auch Varikosis der Beine und der Vulva sind geläufig und können Beschwerden verursachen. Die Kleidung sollte Taille und Beine nicht einengen. Gummistrümpfe, häufigeres Ausruhen mit angehobenen Beinen oder – noch besser – in Seitenlage führen in der Regel zum Rückgang der Ödeme. **Hämorrhoiden** kommen ebenfalls oft vor; bei Beschwerden sollten Stuhlweichmacher, lokal aufgetragene Anästhetika und Sitzbäder zur Anwendung kommen. Über **Rückenschmerzen** in verschiedener Ausprägung klagen viele Schwangere; das Vermeiden exzessiver Belastung und das Tragen eines leichten Schwangerschaftsmieders können dagegen helfen. **Symphysenschmerzen** sind seltener. Sodbrennen wird von vielen Schwangeren angegeben und ist meist auf Reflux von Mageninhalt in die untere Speiseröhre zurückzuführen. Die Behandlung beruht auf kleineren Mahlzeiten, Flachliegen und Vermeiden von Bücken für mehrere Stunden nach den Mahlzeiten sowie die Einnahme von Antazida (außer Natron). **Müdigkeit** ist weit verbreitet, besonders im 1. Trimenon und wieder in der Spätschwangerschaft. Viele Schwangere entwickeln einen stärkeren **vaginalen Ausfluß,** der meist nicht krankhaft ist. Trichomonaden- und Candida-Befall sind zwar häufig, wahrscheinlich jedoch ist eine Behandlung nur bei Beschwerden erforderlich. **Pikazismus,** d. h. ein seltsames Verlangen nach abartigen Speisen oder zeitweilig nach Uneßbarem (z. B. Stärke oder Lehm), kann vorkommen. Bei einigen Schwangeren tritt eine **Hypersalivation** (Ptyalismus) auf, die belastend sein kann.

Normale und **gewohnte Sportübungen** dürfen während der gesamten Schwangerschaft fortgesetzt werden. Schwimmen und andere nicht zu anstrengende Sportarten sind erlaubt, und es gibt keinen Grund, weshalb eine schwangere Frau nicht reiten oder ähnliche kraftfordernde Aktivitäten betreiben sollte, wenn sie darin geübt und vorsichtig ist. Viele Frauen bemerken, daß ihr sexuelles Verlangen während der Schwangerschaft verändert ist (vermehrt oder vermindert). Verkehr ist während der gesamten Schwangerschaft erlaubt, sollte aber unterbleiben, wenn irgendeine vaginale Blutung, Schmerzen, Abgang von Fruchtwasser oder insbesondere Wehen auftreten. Es sind einige mütterliche Todesfälle durch Einblasen von Luft in die Scheide bei Kunnilingus berichtet worden.

Jedes der folgenden Warnsymptome sollte dem Arzt sofort gemeldet werden: anhaltende Kopfschmerzen, Fortdauer von Übelkeit und Erbrechen, Schwindel, Sehstörungen, Schmerzen oder Krämpfe im Unterbauch, Wehen, vaginale Blutung, Blasensprung, Anschwellen der Hände oder Füße, verminderte Harnausscheidung, jede Krankheit oder Infektion. Die Patientin sollte aufgefordert werden, ihren Arzt bei jedem Problem, das sie beunruhigt, zu konsultieren.

Schließlich sollten die ***Zeichen des Wehenbeginns*** mit der Patientin durchgesprochen werden. Das wichtigste Signal ist der Beginn von regelmäßig wiederkehrenden Schmerzen im Rücken oder im Unterbauch. Eine Mehrgebärende mit einer raschen Geburt in der Anamnese sollte den Arzt noch eher verständigen. Nach der 36. SSW, gegen Ende der Schwangerschaft, untersuchen viele Ärzte die Patientin vorzugsweise vaginal, um eine Voraussage über den Geburtstermin zu treffen. Die vaginale Untersuchung ist **kontraindiziert,** wenn der Kopf leicht beweglich über dem Beckeneingang liegt, sofern die Möglichkeit einer Placenta praevia nicht vorher durch den sonographischen Nachweis einer normalen Plazentalokalisation ausgeschlossen wurde.

Überwachung des Feten

Mehrere Methoden der Überwachung des Feten stehen zur Verfügung, die der althergebrachten intermittierenden Auskultation technisch überlegen sind, und Überwachung der fetalen Herzfrequenz von außen wird in allen Stadien der Schwangerschaft von den meisten Geburtshelfern routinemäßig vorgenommen. Allerdings gibt es zunehmende Beweise dafür, daß elektronisch überwachte Patientinnen eine höhere Kaiserschnittfrequenz aufweisen, als die, die nur durch Auskultation überwacht werden. Die zusätzliche pH-Bestimmung am Blut aus der fetalen Kopfschwarte als Kriterium für die Indikation zur Schnittentbindung wird diese Frequenz möglicherweise senken helfen, jedoch erfordert sie eine aufwendige Apparatur und die Anwesenheit von erfahrenem technischen Personal. Für die Überwachung von Patientinnen mit geringem Risiko bei einem normalen Geburtsverlauf ist die Auskultation mit einem Hörrohr alle 15 min während der Eröffnungsperiode zuverlässig. Bei derartiger intermittierender Auskultation kommen falsch-positive Befunde und nachfolgende Intervention seltener vor als bei der kontinuierlichen elektronischen Überwachung, und es gibt die Gelegenheit für einen intensiveren persönlichen Kontakt mit der kreißenden Frau. Die elektronische Überwachung des Feten kann für Risikopatientinnen und solche, bei denen die Auskultation erschwert ist oder Hinweise auf eine abnorme fetale Herzfrequenz erbringt, vorbehalten bleiben.

Die **elektronische Überwachung des Feten** mit Geräten, die dem Abdomen der Schwangeren äußerlich aufgelegt werden, ermöglicht das Erkennen und Registrieren von fetalen Herztönen und Kontraktionen des Uterus. Sonden können auch innerlich plaziert, z. B. eine Elektrode an der fetalen Kopfschwarte angebracht oder ein Katheter durch die Zervix in den Uterus geleitet werden, um den Wehendruck zu messen. Die äußerlichen Methoden werden meist bei normalen Schwangerschaften eingesetzt, während die invasiven Methoden den Risikoschwangerschaften oder Problemfällen vorbehalten sind.

Nichtinvasive fetale Überwachung kann als ein Nonstreßtest **(NST)** oder als ein Wehenbelastungstest, auch Oxytocin-Streßtest **(OST)** genannt, eingesetzt werden. Bei diesen Prüfungen wird die fetale Herzfrequenz registriert und mit den fetalen Bewegungen (im NST), mit oxytocininduzierten Wehen (im OST) oder mit spontanen Wehen bzw. solchen, die nach Reizung der Brust entstehen, in Beziehung gesetzt. Solche Tests werden gern zur Überwachung von Problemschwangerschaften benutzt.

Wenn ein Problem vorher bekannt war oder durch Auskultation oder nichtinvasive Überwachung entdeckt wird, so liefert die invasive Überwachung zuverläßigere Information über den Verlauf der fetalen Herzschlagfrequenz und über Wehenmuster. Nach der Entdeckung eines Problems durch elektronische Überwachung oder Auskultation und der nachfolgenden elektronischen Verifizierung kann die **Untersuchung am fetalen Kopfschwartenblut** eingesetzt werden, um die Notwendigkeit einer Intervention zu beurteilen. Ein pH-Wert von $\geq$ 7,25 ist beruhigend; 7,0–7,24 ist besorgniserregend, und eine erneute Bestimmung sollte nach Gabe von O_2 und Flüssigkeitsinfusionen und einer Änderung der mütterlichen Lage vorgenommen werden; ein Wert von < 7,0 zeigt die Notwendigkeit der sofortigen Entbindung an.

Medikamente in der Schwangerschaft

Die meisten Schwangeren nehmen Medikamente ein. Eine neuerliche Untersuchung der Centers for Disease Control zeigte, daß 90% von 492 befragten Schwangeren entweder rezeptpflichtige oder frei erhältliche Medikamente aus 48 Substanzklassen verwendeten. Am häufigsten wurden Antiemetika, Antazida, Antihistaminika, Analgetika, Antibiotika, Beruhigungsmittel, Schlafmittel, Diuretika und Genußdrogen genannt. Trotzdem gelten nur 2–3% aller angeborenen fetalen Fehlbildungen als durch Medikamente induziert; für die Mehrzahl sind die Ursachen genetisch, umweltbedingt oder unbekannt.

Die Anwendung von Arzneimitteln in der Schwangerschaft wird durch eine sich verändernde biochemische Dynamik zwischen Mutter und Fetus kompliziert. Medikamente wechseln zwischen mütterlichem und fetalem Kreislauf auf denselben Wegen, die den Fetus auch mit Substraten für Wachstum und Entwicklung versorgen und Abfallprodukte entfernen. Der Austausch findet in erster Linie in der Plazenta statt, wo mütterliches arterielles Blut in die Sinus (intervillösen Räume) schießt und dann über die Uterusvenen zurück in den allgemeinen Kreislauf gelangt. Mütterliches und fetales Blut mischen sich nicht. Der Austausch von gelösten Substanzen findet über fetale Kapillaren der Villi (Zotten) statt, die in den intervillösen Raum hineinragen. Die gelösten Substanzen müssen die Epithelzellen der Zotten und das Endothel der fetalen Kapillaren passieren, von wo aus sie über die fetalen Plazentavenen, die sich zur Nabelvene vereinigen, zum Fetus transportiert werden.

Medikamente, die während der Schwangerschaft gegeben werden, können auf den Fetus einwirken, indem sie 1. den Embryo direkt beeinflussen und dabei einen letalen, toxischen oder teratogenen Effekt auslösen, 2. auf die Plazenta einwirken (Gefäßverengung) und somit den Gas- und Nahrungsaustausch zwischen Fetus und Mutter beeinflussen, 3. die myometrane Aktivität steigern, wodurch schwere uterine Hypertonie und nachfolgende hypoxische Schädigung des Feten eintreten können, oder 4. biochemische Prozesse der Mutter verändern, die den Feten indirekt betreffen.

Das Ausmaß und die Stärke einer Medikamenteneinwirkung auf die Fetalentwicklung werden zum größten Teil durch **das Alter des Feten sowie die Potenz und Dosierung** des Medikaments bestimmt. Medikamente, die im Embryonal- oder Zygotenstadium (vor dem 20. Tag nach der Konzeption) gegeben werden, können nach einem Alles-oder-nichts-Gesetz wirken, d.h. entweder töten sie den Embryo oder sie schädigen ihn überhaupt nicht. In dieser Phase ist der Fetus gegenüber teratogenen Wirkungen weitgehend resistent. Der Zeitabschnitt der Organogenese (3.–8. Wo. nach der Befruchtung) ist die kritischste Zeit für teratogene Effekte von Medikamenten. Mittel, die den Embryo in diesem Stadium erreichen, können die folgenden Auswirkungen haben: 1. kein meßbarer Effekt, 2. ein Abort, 3. ein subletaler, grober anatomischer Defekt (echter teratogener Effekt) oder 4. ein bleibender, geringerer metabolischer oder funktioneller Defekt, der sich erst später im Leben bemerkbar macht (versteckte Embryopathie). Medikamente, die in der Zeit nach der Organogenese (z.B. im 2. oder 3. Trimenon) gegeben werden und wahrscheinlich kaum noch teratogen wirksam sind, können das Wachstum und die physiologischen und biochemischen Funktionen von normal entwickelten fetalen Organen und Geweben verändern.

Die Charakteristika der Medikamentendiffusion durch die Plazentarbarriere ähneln der Passage durch andere epitheliale Schranken *(s. Kap. PHA, 1., Resorption der Medikamente)*. Nach Verabreichung an die Schwangere ist die Medikamentenkonzentration im Plasma der Nabelvene höher als im Plasma der Nabelarterie. Die Einstellung eines Gleichgewichts zwischen mütterlichem Plasma und fetalem Gewebe nimmt etwa 40 Minuten in Anspruch. Um toxische Wirkungen zu vermeiden, sollten Medikamente, die die Plazenta passieren, sowie jene, die häufig während der Geburt benutzt werden (z.B. Lokalanästhetika, Narkotika) in der letzten Stunde vor der Entbindung nur noch vorsichtig gegeben werden; nach der Abnabelung muß das Neugeborene (dessen metabolisierende Enzymsysteme und Nieren noch nicht ausgereift sind) die Aufgabe übernehmen, übertragene Mittel aus seinem Körper zu entfernen.

Die FDA stuft Medikamente in 5 Kategorien ein, je nach Unbedenklichkeit der Einnahme *während der Schwangerschaft*. Für **Kategorie A** haben kontrollierte Studien am Menschen keine fetalen Risiken nachgewiesen (diese sind die unbedenklichsten Medikamente). Für **Kategorie B** zeigen Tierexperimente kein fetales Risiko, aber Untersuchungen am Menschen fehlen, oder tierexperimentelle Studien zeigen ein fetales Risiko, nicht aber gut kontrollierte Studien am Menschen. Für **Kategorie C** wurden keine adäquaten Studien an Tieren oder am Menschen durchgeführt, bzw. nachteilige Wirkungen auf Tierfeten wurden nachgewiesen, aber Daten über Menschen fehlen. Für **Kategorie D** liegen Beweise für ein Risiko bei menschlichen Feten vor, aber Vorteile unter bestimmten Umständen (z. B. bei lebensbedrohlichen Situationen oder ernsten Erkrankungen, für die weniger gefährliche Medikamente nicht eingesetzt werden können oder ineffektiv wären) können die Risiken aufwiegen. Für **Kategorie X** wiegen die bewiesenen fetalen Risiken jeden möglichen Vorteil auf. Diese Definitionen werden überall anerkannt und sind oft hilfreich beim Abwägen der Risiken gegenüber den Vorteilen bei der Verschreibung von Medikamenten in der Schwangerschaft. Einige Medikamente bzw. Medikamentenklassen und ihre potentiellen nachteiligen Wirkungen auf den Fetus werden nachfolgend besprochen.

Teratogene

Antineoplastische Substanzen stehen unter den Teratogenen in vorderster Reihe. Weil embryonale Gewebe einem raschen Wachstum bei einer hohen DNA-Stoffwechselrate unterworfen sind, ähneln sie neoplastischen Geweben und reagieren sehr empfindlich auf antineoplastisch wirkende Verbindungen. Aminopterin war das erste Medikament, das beim Menschen eine teratogene Wirkung zeigte. Viele Antimetabolite und alkylierende Stoffe (Methotrexat, 6-Mercaptopurin, Cyclophosphamid, Chlorambucil, Busulfan u. a.) können fetale Abnormitäten, z. B. intrauterine Wachstumsverzögerung, Kieferhypoplasien, Gaumenspalten, kraniale Dysostosen, Ohrdefekte und Klumpfüße, verursachen. Colchicin, Vinblastin, Vincristin und Aktinomycin D sind bei Tieren teratogen wirksam, jedoch wurde eine solche Wirkung beim Menschen bisher nicht bewiesen. Colchicin führt nachweislich zu einer Zunahme abnormer Chromosomen in Lymphozytenkulturen; dies läßt die Frage nach der Möglichkeit einer größeren Inzidenz des Down-Syndroms zu.

Thalidomid, eine weitere teratogene Substanz, kam 1956 als ein Mittel gegen Influenza auf den Markt und wurde auch als Sedativum empfohlen. In den frühen 60er Jahren wurde eine Thalidomid-Embryopathie beschrieben, die u. a. fetale Gliedmaßenverkürzung sowie gastrointestinale und kardiovaskuläre Fehlbildungen bei den Feten von Frauen, die das Medikament während der Organogenesephase eingenommen hatten.

Isotretinoin ist ebenfalls ein bedeutsames Teratogen für den Menschen. Mehr als 17 Fälle mit angeborenen Fehlbildungen und 20 Spontanaborte wurden bei Frauen berichtet, die Isotretinoin in der Frühschwangerschaft eingenommen hatten. Die wichtigsten Fehlbildungen waren Herzfehler, Mikrotie und Hydrozephalus. Das tatsächliche Risiko für Anomalien in exponierten Feten wird auf 25% geschätzt. Auch **Etretinate,** ein anderes synthetisches Retinoid, gilt als Teratogen bei Tieren und beim Menschen. Nach der oralen Einnahme wird die Substanz im subkutanen Fettgewebe gespeichert und langsam freigesetzt; das Abbauprodukt, Etretin, kann teratogene Effekte bis zu 6 Mo. nach Absetzen des Medikamentes verursachen.

Andere potentielle Teratogene umfassen **androgene Hormone** und synthetische **Gestagene;** in den ersten 12 SSW gegeben, rufen sie Vermännlichung der äußeren Geschlechtsorgane bei weiblichen Feten hervor. Eine Korrelation zwischen Adenokarzinomen der Vagina bei heranwachsenden Mädchen und dem Gebrauch von **Diäthylstilböstrol (DES),** einem synthetischen, nichtsteroidalen Östrogen, durch deren Mütter während der Schwangerschaft ist beschrieben worden. Außer dem klarzelligen Adenokarzinom bei Kindern, die DES in utero ausgesetzt waren, sind weitere Abnormitäten beim weiblichen Geschlecht beobachtet worden: schlechte präovulatorische Schleimbildung, Zervixverschlußinsuffizienz, Anomalien der Uterushöhle, menstruelle Störungen, Spontanaborte, erhöhte Inzidenz ektopischer Schwangerschaften und eine Zunahme von Frühgeburtsbestrebungen und perinataler Mortalität. Bei männlichen Kindern, die DES ausgesetzt waren, hat man Meatusstenosen und Hypospadie festgestellt. Es gibt andere Beispiele menschlicher Tumoren, die viele Jahre nach Exposition gegenüber Karzinogenen (Thymusbestrahlung, Anilin usf.) erschienen sind, aber diese DES-Auswirkungen liefern den ersten Anhalt für eine transplazentare Karzinogenese beim Menschen. **Meclizin,** ein Mittel, das häufig bei Reisekrankheit, Übelkeit und Erbrechen verordnet wird, ist bei Nagetieren teratogen, aber dies wurde beim Menschen nicht bestätigt.

Eine Assoziation zwischen fetalen Fehlbildungen und **Antikonvulsiva** erhält Unterstützung durch die zunehmende Anzahl von Berichten über Gaumenspalten, Herzfehlbildungen, Fehlbildungen des Gesichtsschädels, Hypoplasien der Nägel und Finger, Eingeweidefehlbildungen und geistige Defekte bei Nachkommen epileptischer Mütter, die Antikonvulsiva erhielten, unterstreichen die Verbindungen zwischen antikonvulsiv wirkenden Mitteln und fetalen Mißbildungen. Allerdings gehören zu den Risikofaktoren für Kindesfehlbildungen und fetale Fehlbildungen bei Epileptikerinnen nicht nur die teratogenen Eigenschaften der Antikonvulsiva, sondern auch die Häufigkeit und Schwere der epileptischen Anfälle sowie andere schwangerschaftsbedingte Komplikationen und sozioökonomische Faktoren. Die Antikonvulsiva **Trimethadion** und **Valproinsäure** wirken erwiesenermaßen stark teratogen und sind unter fast allen Umständen kontraindiziert. Die früher berichtete Assoziation des sog. **fetalen Hydantoinsyndroms** (Gesichtsschädelanomalien, Wachstumsretardierung, geistige Retardierung, Gliedmaßendefekte) mit Phenytoin wird jetzt in Frage gestellt, da bei anderen Untersuchungen ähnliche Defekte bei Kindern unbehandelter epileptischer Mütter gefunden wurden. Im Laufe des ersten Lebenstags haben Neugeborene, die in utero Phenytoin und Phenobarbital ausgesetzt waren, eine erhöhte Blutungsneigung, die auf einem pharmakologisch induzierten Vitamin-K-Mangel beruht. Die adäquate Vorbeugung besteht in der täglichen oralen Einnahme von Vitamin K durch die Mutter 1 Mo. lang vor der Entbindung oder einer i. m. Injektion beim Kind nach der Geburt. Neuerdings wurde auch Carbamazepin als potentiell teratogen impliziert. Um die Komplikationen zu minimieren, die aus häufigen epileptischen Anfällen während der Schwangerschaft auftreten können, sollte eine Epilepsie mit Phenytoin, Carbamazepin, Phenobarbital oder einer Kombination dieser Medikamente behandelt werden, wobei die kleinste effektive Dosierung unter engmaschiger Überwachung eingesetzt wird. **Impfungen mit lebendem Virus** sollten vermieden werden, wenn eine Schwangerschaft vermutet wird, z. B. besteht bei der Gabe von Röteln-Impfstoff das Risiko einer viralen Infektion von plazentarem und fetalem Gewebe. Impfungen gegen Cholera, Hepatitis A und B, Masern oder Mumps, Influenza, Pest, Poliomyelitis, Tollwut, Tetanus, Diphtherie, Typhus, Varizella und Gelbfieber dürfen in der Schwangerschaft durchgeführt werden, wenn das Infektionsrisiko wesentlich ist.

Schilddrüsenmedikamente: Radioaktives Jod (^{131}J), das zur Behandlung von Schilddrüsenerkrankungen benutzt wird, kann die Plazentabarriere passieren und die Schilddrüse des Fetus vollkommen zerstören oder eine schwere Hypothyreose hervorrufen. Trijodthyronin, Propylthiouracil und Methimazol durchdringen ebenfalls die Plazenta und können fetale Kropfbildung verursachen. Methimazol wurde mit Kopfhautdefekten (Aplasie cutis) bei Neugeborenen in Verbindung gebracht; deshalb ist Propylthiouracil die Substanz der Wahl bei Hyperthryreoidismus in der Schwangerschaft.

Orale Antidiabetika, die über längere Zeit von der Schwangeren eingenommen werden, können eine Entgleisung der Stoffwechsellage bei der Mutter und schwere Hypoglykämien beim Neugeborenen hervorrufen.

Narkotika, Sedativa und Analgetika *(s. a. Kap. PSY, 5., die Besprechungen von Schwangerschaft und Opiatsucht und Kap. PSY, 9., Pharmaka gegen Stimmungsschwankungen):* Narkotika, Barbiturate und Salizylate überwinden die Plazentabarriere und erreichen im Fetus signifikante Spiegel. Neugeborene opiatabhängiger Mütter können 6–8 Tage nach der Geburt Entzugserscheinungen zeigen. Verabreichung von Phenobarbital an die Mutter verändert den Ablauf des Icterus neonatorum beim Neugeborenen, vielleicht durch die Induktion der konjugierenden Enzyme in der Leber des Neugeborenen. Salizylate konkurrieren mit Bilirubin um die Bindungsstellen am Albumin und können auf diese Weise einen fetalen Kernikterus verursachen. Größere Mengen von Acetylsalicylsäure können den Geburtsbeginn hinauszögern und einen vorzeitigen Verschluß des fetalen Ductus arteriosus bewirken, die die Blutungsbereitschaft der Mutter während der Geburt oder postpartal erhöhen oder Blutungen beim Neugeborenen hervorrufen.

Das **fetale Alkoholsyndrom** wird bei Säuglingen gesehen, deren Mütter Alkohol konsumieren. Das Syndrom besteht aus einer pränatalen Wachstumsretardierung, Mikrozephalie, verkürzten Lidspalten, grenzwertigen geistigen Defekten; weniger häufig treten Gelenkanomalien, kardiovaskuläre Defekte, erhöhte perinatale Mortalität und postnatale Gedeihstörungen auf. Die kritische Menge Alkohol, die ausreicht, um das Syndrom zu verursachen, ist nicht bekannt. In einer Studie wurde eine erhöhte Anomaliefrequenz erst ab einer täglichen Einnahme von 45 ml reinen Alkohols gefunden.

Tranquillanzien und Antidepressiva: Phenothiazine werden während der Schwangerschaft häufig als Antiemetika oder wegen ihrer psychotropen Wirkung angewendet. Sie passieren die Plazentarbarriere leicht, als Substanzgruppe betrachtet, scheinen sie kein signifikantes Risiko zu beeinhalten. Allerdings wurde bei einigen Einzelsubstanzen eine Assoziation mit fetalen Abnormitäten festgestellt (z.B. zwischen Chlorpromazin und einem erhöhten Risiko für fetale Fehlbildungen).

Studien zur fetalen Exposition gegenüber Meprobamat und Chlordiazepoxid erbrachten keinen Hinweis für eine erhöhte Fehlbildungs- oder fetale Todesrate. Geistige und motorische Tests dieser Kinder im Alter von 8 Mo. und Intelligenztests im Alter von 4 Jahren ergaben keine Hinweise auf Hirnschäden. Wegen der Berichte, daß einige fetale Mißbildungen mit der Einnahme von Tranquillanzien assoziiert wurden, fordert die FDA, daß die Tranquillanzienetiketten einen Warnhinweis auf die Gefahr von angeborenen Fehlbildungen bei Einnahme im ersten Drittel der Schwangerschaft tragen müssen.

Trizyklische Antidepressiva sind nicht mit Sicherheit mit angeborenen Fehlbildungen assoziiert. Vereinzelte Berichte weisen darauf hin, daß die Neugeborenen von Müttern, die sie kurz vor der Entbindung bekamen, Tachykardie, Atemnotsyndrom und Harnverhaltung aufweisen können. Die Einnahme von Lithiumcarbonat im 1. Trimenon wird mit kongenitalen Fehlbildungen beim Feten in Verbindung gebracht; z.B. kam man in einem Bericht des Internationalen Registers für Lithiumbabies zu der Schlußfolgerung, daß nach Einnahme von Lithium im 1. Trimenon bis zu 11,5% der Feten Fehlbildungen hatten. Am häufigsten traten kardiovaskuläre Anomalien auf, einschließlich der Ebstein-Anomalie. Perinatale Auswirkungen von Lithium wurden ebenfalls berichtet, z.B. Lethargie, Muskelhypotonie, Trinkschwäche, Struma und nephrogener Diabetes insipidus beim Neugeborenen.

Antibakteriell wirkende Mittel: Tetrazykline passieren die Plazenta und werden in den fetalen Knochen und Zähnen konzentriert, wo sie mit Calcium Komplexe bilden; die Risikoperiode reicht von der Mitte bis zum Ende der Schwangerschaft. Bleibende Gelbfärbung der Zähne, Hypoplasien des Zahnschmelzes und verminderte Kariesresistenz wurden bei Kindern von Müttern beobachtet, die während der Schwangerschaft Tetrazykline bekamen. Das Knochenwachstum kann vermindert sein. Weil mehrere unbenkliche Alternativen zur Verfügung stehen, sollten Tetrazykline in der Schwangerschaft vermieden werden.

Streptomycin, Gentamicin, Kanamycin und andere ototoxische Mittel sollten während der Schwangerschaft vermieden werden, weil sie die Plazenta passieren und das fetale Labyrinth zerstören können. Trotzdem können ihre Vorteile bei der Behandlung von Infekten mit penicillin- oder cephalosporinresistenten Erregern die Risiken aufwiegen. Mit Ausnahme der Perinatalperiode ruft Chloramphenicol beim Feten keine Nebenwirkungen hervor, auch wenn es der Mutter in großen Dosen verabreicht wird. Das Neugeborene jedoch kann Chloramphenicol nicht adäquat metabolisieren, und die sich ergebenden hohen Blutspiegel können zum Kreislaufkollaps führen **(Gray-Syndrom).** Penzilline scheinen in der Schwangerschaft sicher zu sein, aber eine Sensibilisierung in utero kann eintreten.

Sulfonamide mit Langzeitwirkung passieren die Plazenta ebenfalls. Da sie stark in Proteine gebunden werden, können sie Bilirubin aus den Bindungsorten verdrängen. Wenn die Sulfonamide lang genug vor der Perinatalperiode gegeben werden, dient die Plazenta als wirkungsvoller Ausscheider des Bilirubins und minimiert das Risiko für das Kind. Wenn Sulfonamide kurz vor oder in der späten Perinatalperiode gegeben werden, kann das Neugeborene eine schwere Gelbsucht und Kernikterus entwickeln, da es aufgrund des noch fehlenden Konjugationssystems nicht in der Lage ist, das Bilirubin auszuscheiden. Sulfasalazin ist eine bemerkenswerte Ausnahme, weil sein aktives fetales Metabolit, Sulfapyridin, das Bilirubin nur schwach verdrängt, so daß das Risiko für den Fetus minimal ist.

Antikoagulanzien: Cumarine, die in der Schwangerschaft gegeben werden, können bis zum Fetus vordringen, der hochempfindlich für sie ist. Das **fetale Warfarin-Syndrom** kommt an bis zu 25% aller Feten vor, die im 1. Trimenon exponiert waren; die Abnormitäten umfassen Nasenhypoplasie, fleckige Knochenentkalkung (im Röntgenbild sichtbar), bilaterale Optikusatrophie und geistige Retardierung. Optikusatrophie, Katarakte, geistige Retardierung, Mikrozephalie und Mikrophthalmie wurden nach Exposition im 2. oder 3. Trimenon beschrieben. Fetale und mütterliche Blutungen unter Warfarin-Einnahme hat man ebenfalls gesehen. Heparin, ein großes, stark polares Molekül, das die Plazenta kaum passiert, ist die Substanz der Wahl zur Gerinnungshemmung in der Schwangerschaft. Die Langzeitanwendung in der Schwangerschaft kann Osteoporose oder Thrombozytopenie bei der Mutter hervorrufen.

Herz-Kreislauf-Medikamente: Herzglykoside durchdringen die Plazenta, aber Neugeborene (und Kinder) sind gegen ihre Toxizität relativ unempfindlich. Von einer Dosis von ^{14}C-Digitoxin, die der Mutter gegeben wird, erscheinen nur 1% im Fetus als unverändertes Digitoxin und 3% als Metaboliten. Höhere Digitoxinkonzentrationen wurden bei Feten meist im ersten Trimenon beobachtet. Neugeborene von Müttern, die Digoxin anwenden, zeigen Plasmakonzentrationen, die sich denen der Mütter annähern, ohne daß irgendein Zeichen einer krankmachenden Wirkung beim Fetus zu sehen ist. Unter den Müttern von Kindern mit angeborenen Herzfehlern gibt es eine hohe Inzidenz von Amphetamin-Anwendung, was auf eine mögliche teratogene Wirkung hinweist.

Antihypertensiva, die häufig bei Müttern mit Präeklampsie und Eklampsie angewendet werden, gehen ebenfalls durch die Plazenta und können sich negativ auf das Neugeborene auswirken. Magnesiumsulfat verursacht Atemdepressionen. Ganglienblocker können Wirkungen im autonomen Nervensystem hervorrufen, wie Hypotonie und paralytischen Ileus. Propranolol passiert die Plazentaschranke und kann eine Bradykardie und Hypoglykämie verursachen; möglicherweise führt es auch zu einer unterschiedlich ausgeprägten Wachstumsretardierung. Thiaziddiuretika sollten in der Schwangerschaft vermieden werden. Thiazide verringern das Plasmavolumen der Mutter und können die Versorgung des Feten mit Sauerstoff und Nährstoffen reduzieren. Sie können auch zur Hyponatriämie, Hypokaliämie und Thrombozytopenie beim Neugeborenen führen.

Oxidierende Medikamente, wie Primaquin, Nitrofurantoin, Naphthalin, Vitamin K, Sulfonamide und Chloramphenicol können bei Schwangeren und den Feten mit genetisch bedingten G6PDH-Mangel eine hämolysierende Anämie erzeugen.

Medikamente, die häufig während der Geburt benutzt werden: Der Plazentaübertritt von Lokalanästhetika (Mepivacain, Lidocain, Prilocain) aus verschiedenen Verabreichungsorten (epidermal, kaudal, parazervikal) wurde mit fetaler ZNS-Aktivitätsminderung und Bradykardie in Verbindung gebracht. Katecholamine und Oxytocin, die der Mutter gegeben werden, können durch ihre vasokonstriktorischen und myometrischen Effekte den Feten beeinflussen und möglicherweise Anoxie oder Asphyxie hervorrufen. Narkotika, Scopolamin, *Barbiturate, Ketamine und Analgetika* passieren alle die Plazentaschranke. Thiopental, das bei der Schnittentbindung unter Vollnarkose häufig benutzt wird, reichert sich in der fetalen Leber an und schirmt das ZNS vor hohen Konzentrationen ab. Nach Verabreichung von Diazepam i.v. in hoher Dosierung an Mütter vor der Entbindung werden Muskelhypotonie, Hypothermie, niedrige Apgar-Werte, eingeschränkte Stoffwechselreaktion auf Kältestreß und neurologische Verlangsamung bei den Neugeborenen berichtet.

Rausch- und Genußmittel

Zigarettenrauchen: Das durchschnittliche Geburtsgewicht der Kinder von Frauen, die während der Schwangerschaft rauchen, beträgt ca. 270 g weniger als das der Kinder von Nichtraucherinnen. Möglicherweise ist die Häufigkeit von Spontanaborten, Totgeburten, Frühgeburten und Syndrom des plötzlichen Kindstods bei den Neugeborenen nach Rauchen in der Schwangerschaft erhöht.

Koffein: Mehrere Studien deuteten an, daß das Trinken von > 7–8 Tassen Kaffee täglich mit einer erhöhten Inzidenz von Tot-, Früh- und Mangelgeburten sowie Spontanaborten in Verbindung steht. Allerdings wurde dabei der Konsum von Tabak und Alkohol nicht berücksichtigt. Eine neuere, kontrollierte Untersuchung von Frauen, die kleinere Kaffeemengen zu sich nahmen, erbrachte keinen Hinweis auf einen teratogenen Effekt. Die Berichte sind widersprüchlich in Bezug auf starken Koffeingenuß und vermehrte perinatale Komplikationen. Theoretisch dürfte von entkoffeinierten Getränken kaum eine Gefährdung des sich entwickelnden Feten zu erwarten sein.

Auf **Alkohol** als Ursache einer erhöhten Häufigkeit von perinataler Morbidität wird oben eingegangen. Der Gebrauch von **Kokain** während der Schwangerschaft ist mit einem gehäuften Vorkommen von Spontanaborten, Plazentaablösung, Fehlbildungen im fetalen ZNS und Urogenitalsystem und herabgesetzter Fähigkeit zur interaktiven Kommunikation bei den Neugeborenen assoziiert. Der Genuß von **Marijuana** während der Schwangerschaft ist häufiger. Obwohl keine speziellen Beweise für Teratogenität oder einen negativen Einfluß auf Wachstum und Entwicklung vorliegen, sprechen Untersuchungsergebnisse dafür, daß die ausgiebige Anwendung mit neurologischen Abnormitäten und Verhaltensstörungen bei den Neugeborenen in Verbindung steht.

Verlauf der normalen Geburt

Als Wehen wird eine Serie von rhythmischen, zunehmenden Kontraktionen der Gebärmutter bezeichnet, die zur Verkürzung und Eröffnung der Cervix uteri führen. Der Auslöser für die Wehen ist unbekannt. Es kann sein, daß zirkulierendes Oxytocin aus dem Hypophysenhinterlappen den Wehenbeginn auslöst, aber direkte Beweise für diese These fehlen. Mit den Wehen setzt die Geburt zumeist innerhalb von 2 Wo. vor oder nach dem errechneten Termin ein. Bei einer Erstgebärenden dauert die Geburt gewöhnlich maximale 12–14 h, bei Mehrgebärenden verkürzt sich diese Zeit auf 6–8 h im Durchschnitt.

Während der Geburt nehmen die Wehen an Dauer, Intensität und Frequenz zu. Gewöhnlich geht eine Latenzphase mit unregelmäßigen Kontraktionen unterschiedlicher Intensität, die offenbar zur Reifung oder Erweichung der Zervix führen, den rhythmischen Eröffnungswehen voraus. Die Latenzphase kann sich intermittierend über einige Tage erstrecken oder nur wenige Stunden dauern. Abgang von blutigem Schleim aus der Zervix (Zeichnen) kann dem Wehenbeginn bis zu 72 h vorausgehen.

Gelegentlich kommt es vor Wehenbeginn zum Blasensprung, und Fruchtwasser fließt durch Zervix und Vagina ab. Bei einem Blasensprung sollte die Frau sofort ihren Arzt benachrichtigen. Bei 80–90% dieser Patientinnen setzen die Eröffnungswehen innerhalb der nächsten 24 h ein. Bleiben Wehen aus, und ist das Kind am Termin, so wird gewöhnlich die Geburt wegen des Infektionsrisikos eingeleitet.

Bei der Aufnahme sollten Blutdruck, Puls, Atemfrequenz, Temperatur und Gewicht kontrolliert und dokumentiert und auf Ödeme geachtet werden. Eine Urinprobe zur Untersuchung auf Eiweiß und Glukose sowie eine Blutprobe für ein Blutbild und, falls unbekannt, zur Blutgruppenbestimmung sollten abgenommen werden. Eine klinische Untersuchung sollte erfolgen. Die Untersuchung des Abdomens besteht in der Abschätzung von Größe, Lage und Poleinstellung des Feten; dabei wird auch auf den Nachweis der kindlichen Herztöne geachtet. Eine erste Beurteilung der Qualität der Kontraktionen und ihrer Dauer und Häufigkeit sollte ebenfalls festgehalten werden.

Die **vaginale Untersuchung** sollte mit einem sauberen Handschuh nach Abwaschen der Vulva erfolgen. Die vaginale Untersuchung ist *kontraindiziert*, wenn irgendeine Blutung besteht, und *kann kontraindiziert* sein, wenn die Fruchtblase gesprungen ist und nicht durch einen Arzt gesprengt wurde. Wenn die Fruchtblase offen ist, sollte auf die Farbe des abfließenden Fruchtwassers geachtet werden; eine grünliche Verfärbung (durch Abgang von Mekonium in utero) ist als Zeichen einer fetalen Hypoxie zu deuten. Die **Weite des Muttermundes und die Verkürzung der Zervix** sollten beurteilt, der **Höhenstand** des vorangehenden Teils festgestellt und auf die Poleinstellung und Einstellung geachtet werden. Die **Poleinstellung** (Presentatio) bezeichnet den vorangehenden Teil des Feten, z. B. Schädel, Steiß oder Schulter. Die **Stellung** (Lage, Positio) der Frucht beschreibt die Beziehung zwischen dem vorangehenden Teil und dem mütterlichen Becken, z. B. Ia(linksanteriore)-Schädel- oder IIb(rechtsposteriore)-Lage. Die Muttermundweite wird als Durchmesser eines Kreises in Zentimetern angegeben. Die Verkürzung der Zervix bis zum vollständigen Aufbrauchen kann in Prozentsätzen von 0–100 geschätzt werden. Der Höhenstand des vorangehenden Teils kann in Zentimetern über oder unter der Interspinalebene angegeben werden. Gleichzeitig sollte der Arzt feststellen, ob die Fruchtblase noch steht oder nicht. Eine kurze Beschreibung der **Kräfte** (Wehenqualität, -frequenz und -dauer), des **Geburtskanals** (pelvine Meßdaten) und des **Kindes** (Größe, Lage, Herzfrequenzmuster usw.) sollte im Geburtsprotokoll festgehalten werden.

Die Patientin sollte zur Beobachtung bis zur Entbindung in den Kreißsaal aufgenommen werden. Ein Einlauf ist nicht erforderlich. Es ist nicht bewiesen, daß er Wehen anregt, ferner wird die Vulva vor und während der Geburt kontaminiert. Auch das Rasieren oder Kurzschneiden der Vulvahaare ist nicht indiziert; Rasieren wirkt irritierend auf die Haut und kann zur Infektion führen. Ein i. v. Zugang für eine Infusion mit Ringerlösung kann über einen großkalibrigen Verweilkatheter in einer Vene an der Hand oder am Unterarm angelegt werden. Während der 6–10stündigen Wehentätigkeit sollte die Patientin 500–1000 ml der Lösung erhalten. Dadurch werden einer Dehydrierung und nachfolgender Hämokonzentration vorgebeugt und ausreichendes zirkulierendes Blutvolumen aufrechterhalten. Die laufende Infusion gewährleistet auch den unmittelbaren Zugang für Medikamente oder Blut im Notfall bzw. zur Anregung der Uteruskontraktilität; die vorangehende Flüssigkeitsauffüllung ist auch von Wert, wenn eine Leitungsanästhesie vorgesehen ist.

Während der Eröffnungsperiode muß die Patientin in kurzen Abständen beobachtet werden. Sie sollte sehr wenig oral erhalten, um in der Austreibungsperiode die Möglichkeit von Erbrechen und Aspiration gering zu halten. Ein Antazidum kann bei der Aufnahme und danach alle 3 h oral gegeben werden, um die Magensäure zu neutralisieren. Puls und Blutdruck der Mutter sowie kindliche Herztöne sollten während der Eröffnungsperiode alle 15 min kontrolliert werden. Während der Austreibungsperiode sollte jemand ständig bei der Patientin sein und die kindlichen Herztöne nach jeder Wehe, jedoch spätestens alle 3 min kontrollieren. In vielen Kliniken werden bei allen Entbindungen die kindlichen Herztöne und Wehen elektronisch überwacht, da 30–50% der Kinder, die eine Asphyxie entwickeln oder unter der Geburt sterben, zunächst keine konkrete Indikation aufweisen. Durch die elektronische Überwachung (Kardiotokographie) können Neugeborene häufig gerettet und deren Lebensqualität verbessert werden *(s. a. Fetale Überwachung und Schwangerschaftsvorsorge, oben)*.

Für **Schmerzlinderung** sollte während der Geburt nach Bedarf gesorgt werden, aber *wegen der depressiven* Wirkungen auf den Feten sollte möglichst wenig an Medikamenten gegeben werden. Eine gute Geburtsvorbereitung kann viele Ängste mindern, so daß das Verlangen nach Analgetika merklich reduziert werden kann. Pethidin (bis zu 50 mg) oder Morphinsulfat (bis zu 5 mg) i. v. alle 60–90 min finden die breiteste Anwendung und gewährleistet eine gute Analgesie mit einer kleinen Gesamtmenge. Zwar passieren beide Narkotika die Plazenta und wirken auf den Fetus ein, doch kann dem Neugeborenen, wenn notwendig, Naloxon (0,01 mg/kg) i.m., i.v. oder s.c. als spezifischer Antagonist gegeben werden. „Synergistische" Medikamente (z.B. Promethazin) sind heute weit verbreitet, haben aber den Nachteil, daß sie bei Überdosierung oder anderen Schwierigkeiten nicht antagonisiert werden können. Diese Medikamente wirken auch mehr additiv als synergistisch; wenn mehr Analgesie erforderlich ist, sind weitere Gaben von Pethidin oder Morphin vorzuziehen, oder eine Epiduralanästhesie kann benutzt werden *(s. u. Entbindung)*.

Die **Eröffnungsperiode,** *d. h. die Zeit vom Wehenbeginn bis zur vollständigen Eröffnung des Muttermundes* (ca. 10 cm), kann in mehrere Phasen unterteilt werden. In der **Latenzphase** werden die Kontraktionen zunehmend besser koordiniert, es bestehen nur geringe Beschwerden, die Zervix verkürzt sich, der Muttermund öffnet sich aber nur wenig. Die Dauer der Latenzphase variiert, jedoch beträgt sie bei Erstgebärenden durchschnittlich 8,5 h und bei Mehrgebärenden ca. 5 h. Die **Aktivphase,** in der sich die Zervix von 2–3 cm auf vollständig eröffnet und der vorangehende Teil bis gut in die Beckenmitte herunterkommt, dauert bei Erstgebärenden ca. 5 h und bei Mehrgebärenden ca. 2 h. Die Patientin kann jetzt beim Tiefertreten des vorangehenden Teils im Becken erstmals Preßdrang verspüren. Sie sollte jedoch bis zur vollständigen Erweiterung des Muttermundes vom Pressen abgehalten werden, damit die Zervix möglichst nicht einreißt und um zu verhindern, daß vorzeitig Kraft verbraucht wird.

Die **Austreibungsperiode,** *d. h. die Zeit von der vollständigen Eröffnung des Muttermundes bis zur Entbindung des Neugeborenen,* dauert bei Erstgebärenden ca. 60 min und bei Mehrgebärenden 15 min. Zusätzlich zu den Uteruskontraktionen sind jetzt bei einer Spontangeburt austreibende, nach unten mitdrückende Kraftanstrengungen der Mutter erforderlich.

Verschiedene Regelwidrigkeiten sowohl in der Eröffnungs- als auch in der Austreibungsperiode (drohende intrauterine Asphyxie, regelwidrige Einstellungen, Mißverhältnis zwischen Kind und mütterlichem Becken, Blutungen, Infektion oder Frühgeburt) erfordern spezielle Untersuchungen, nach Möglichkeit die Korrektur der Probleme und u.U. die Entbindung mit Hilfe der Zange, des Vakuumextraktors oder des Kaiserschnitts *(s. Kap. GYN, 17.)*

Entbindung

Wenn die Geburt unmittelbar bevorsteht, wird die Patientin normalerweise mit einer noch laufenden i.v. Infusion mit Ringerlösung in den Entbindungsraum gebracht. Die Möglichkeit, bei der Geburt unmittelbar dabei zu sein, sollte dem Vater oder anderen Bezugspersonen angeboten werden. Im Entbindungsraum wird die Patientin gewaschen, abgedeckt und die Entbindung zu Ende geführt.

Zur **Anästhesie** werden bei der Entbindung der Pudendusblock, die regionale Leitungsanästhesie und die Allgemeinnarkose häufig angewandt. Bei allen Methoden sind Fertigkeit, *Übung und* einschlägige Erfahrung nötig, um eine sichere und wirksame Anästhesie zu erzielen. Beim **Pudendusblock** wird ein Lokalanästhetikum durch die Vaginalwand oder durch die Haut der Gesäßbacken lateral der Vagina nach oben injiziert, so daß das Anästhetikum den Nervus pudendus an der Stelle blockiert, wo er um die Spina ischiadica herum verläuft. Dabei werden aufgrund der Nervenversorgung der untere Teil der Vagina, der Damm und der hintere Teil der Vulva betäubt; die vordere Vulva erhält ihre Innervation von den lumbalen Dermatomen und ist nicht betroffen. Der Pudendusblock ist nützlich bei unkomplizierten Entbindungen, bei denen die Mutter zu pressen wünscht und keine Kontraindikationen gegeben sind. Der **Parazervikalblock** wird nicht mehr empfohlen, da er mit einer hohen Inzidenz (> 15%) von fetaler Bradykardie belastet ist. Die Infiltration des Dammes wird noch häufig praktiziert, obwohl die Betäubung nicht so gut ist wie nach einer richtig angelegten Pudendusblockade.

Mehrere **Methoden der regionalen Analgesie** stehen zur Verfügung. Am häufigsten wird die lumbale epidurale Injektion eines Lokalanästhetikums durchgeführt. Narkotika (z.B. Fentanyl, Sufentanil) können kontinuierlich in den Epiduralraum infundiert werden. Die Kaudalanästhesie wird nur noch selten angewandt. Die Spinalanästhesie kann bei der Sectio caesarea benutzt werden, jedoch wird sie wegen der Häufigkeit anschließender Spinalkopfschmerzen weniger eingesetzt. Ständige Überwachung und häufige Kontrollen der Vitalzeichen (alle 5 min) sind notwendig, um einen möglichen Blutdruckabfall zu erkennen und zu behandeln.

Die **Allgemeinanästhesie** mit stark wirksamen Narkosegasen wie Isofluran kann einen depressiven Effekt bei Mutter und Kind hinterlassen und wird deshalb nicht für unkomplizierte Entbindungen empfohlen. Eine Analgesie mit 40%igem Stickoxydul kann verwendet werden, solange verbaler Kontakt mit der Patientin aufrechterhalten wird. Das größere Interesse für die Geburtsvorbereitung hat den Einsatz solcher Mittel außer bei Beckenendlagen-, Zwillings- oder Kaiserschnittentbindungen zurückgedrängt. Für ihre sichere Anwendung ist eine beträchtliche Erfahrung erforderlich.

Bei der vaginalen Untersuchung werden die Einstellung und der Höhenstand des Kopfes beurteilt. Die Patientin wird angewiesen, mit jeder Wehe kräftig nach unten zu drücken, um den Kopf durch den Beckenausgang voranzuschieben und den Introitus vaginae allmählich zu erweitern, so daß immer mehr vom Kopf zum Vorschein kommt. Wenn 7–10 cm des Kopfes während einer Wehe bei einer Erstgebärenden sichtbar wird (etwas früher bei einer Mehrgebärenden), kann durch folgende Griffe **(Dammschutz)** die Entbindung erleichtert und die Gefahr eines Dammrisses vermindert werden: Während einer Wehe legt der rechtshändige Geburtshelfer die Fläche seiner linken Hand auf den Kopf des Kindes, um dessen Durchtritt zu kontrollieren und nötigenfalls etwas zu bremsen, während er die gekrümmten Finger der rechten Hand gegen das angespannte Perineum legt, wobei er die Stirn oder das Kinn des Kindes durchtasten kann. Anwendung von Druck mit dem gebogenen Finger gegen die Stirn oder das Kinn unterstützt die Vorwärtsbewegung des Kopfes. Der Geburtshelfer kontrolliert damit die Entwicklung des Kopfes, die nach Möglichkeit langsam erfolgen soll.

Die **Anwendung der Zange bei der Entbindung** ist oft eine willkürliche Entscheidung. Bei einer Epiduralanästhesie, die ein starkes Mitpressen ausschließt, kann eine instrumentelle Zughilfe erforderlich und sicher sein. Bei einer Lokalanästhesie jedoch, die das Mitpressen gestattet, ist eine Zange meist nicht notwendig, es sei denn, daß Komplikationen auftreten. Wenn eine protrahierte Austreibungsperiode wegen Unfähigkeit der Patientin mitzupressen vorauszusehen ist, sollte die Zange ebenfalls angewandt werden.

Eine **Episiotomie,** *die chirurgische Inzision des Perineums,* sollte bei Patientinnen angewendet werden, bei denen der Damm sich nicht leicht dehnt und zum Geburtshindernis wird. Dieser Eingriff ersetzt die Überdehnung und die drohende Zerreißung des Dammgewebes durch einen chirurgischen Schnitt. Die Inzision ist leichter zu versorgen als ein Riß, und es kommt weniger oft zu Rissen im vorderen Vulvabereich. Am häufigsten wird die mediane Episiotomie vorgenommen, die mit einer Schere von der hinteren Kommissur aus gerade nach hinten auf das Rektum zu geschnitten wird. Dabei besteht ein Risiko des Weiterrreißens in den Sphinkter ani oder in das Rektum; allerdings kann ein solcher Riß, wenn sofort erkannt, erfolgreich genäht werden und wird gut heilen. Die Episioproktotomie, d.h. ein absichtlicher Schnitt bis ins Rektum, kann wegen der unannehmbar hohen Inzidenz von Rektovaginalfisteln nicht empfohlen werden. Risse oder Weiterreißen ins Rektum lassen sich meist verhindern durch Aufrechterhalten der starken Kopfflexion, bis die Protuberantia occipitalis den Schambeinwinkel passiert hat. Eine andere Art der Schnittführung ist die mediolaterale Inzision, die mit der Schere von der hinteren Kommissur aus im 45°-Winkel nach rechts oder links lateral geführt wird. Obwohl bei dieser Schnittführung die Episiotomie nicht so leicht in Richtung Sphinkter oder Rektum weiterreißt, macht sie postoperativ mehr Beschwerden und heilt langsamer. Wenn keine Besonderheiten zu erwarten sind, ist die mediane Episiotomie deshalb vorzuziehen.

Nach der Entwicklung des Kopfes macht der Körper des Kindes eine Drehung, so daß sich die Schultern gerade einstellen; mit *sanftem,* nach unten gerichtetem Druck auf den Kopf kann nun die vordere Schulter unter der Symphyse entwickelt werden. Der Kopf wird dann *vorsichtig* angehoben, damit die hintere Schulter über den Damm hinweggleiten kann. Der übrige Körper des Kindes folgt ohne Schwierigkeit. Nase, Mund und Rachen des Neugeborenen werden mit einem Gummibalg abgesaugt, um Atemhindernisse (Schleim, Flüssigkeit) zu entfernen und Atemreflexe auszulösen. Die Nabelschnur wird 2fach abgeklemmt, zwischen den Klemmen durchtrennt und mit einem Kunststoff-Clip verschlossen. Das Neugeborene wird dann auf einen vorgewärmten Versorgungstisch gelegt. Die Versorgung des Neugeborenen wird in *Kap. KIN, 2.* beschrieben.

Die **Nachgeburtsperiode** *beginnt nach der Geburt des Kindes und endet mit der Geburt der Plazenta.* Nach einer Entbindung legt der Geburtshelfer vorsichtig seine Hand auf den Fundus uteri, um Nachgeburtswehen zu tasten; die Plazenta löst sich gewöhnlich während der 1. oder 2. Kontraktion und oft mit einem Schwall Blut, das von der Rückseite der sich ablösenden Plazenta kommt, ab. Die Mutter kann die Plazenta in der Regel selbst ausstoßen. Geschieht dies nicht oder tritt eine starke Blutung auf, so kann die Plazenta meistens durch festes, nach unten gerichtetes Drücken auf den Uterus gewonnen werden. Wenn dies nicht gelingt, wird die Nabelschnur angespannt und der Uterus gleichzeitig *nach oben,* weg von der Plazenta, gedrückt. (Wenn nötig, muß die manuelle Lösung der Plazenta erfolgen: Mit der ganzen Hand wird in die Uterushöhle eingegangen, die Plazenta aus ihren Verbindungen gelöst und schließlich extrahiert.) Die Plazenta muß auf Vollständigkeit untersucht werden, da in der Uterushöhle zurückbelassene Teile später bluten können. Wenn die Plazenta nicht vollständig ist, sollte die Uterushöhle manuell nachgetastet werden. Einige Geburtshelfer tasten das Uteruskavum routinemäßig nach jeder Entbindung manuell nach. Unmittelbar nach Entwicklung der Plazenta sollte Oxytozin gegeben werden (10 IE i.m. oder, wenn die i.v. Infusion läuft, in die Infusion), um eine gute Kontraktion der Gebärmutter zu erreichen. Oxytocin sollte *nicht* als größere Bolusinjektion verabreicht werden, da die Gefahr kardialer Arrhythmien besteht.

Nachdem man sich versichert hat, daß die Gebärmutter gut kontrahiert ist, und nachdem die Episiotomie und eventuelle Risse versorgt sind, kann die Patientin aus dem Entbindungsraum verlegt werden. Wenn alles in Ordnung ist, kann das Kind der Mutter gegeben werden, so daß sie zusammen ins Erholungszimmer gebracht werden können. Viele Mütter wünschen, mit dem Stillen bald nach der Geburt zu beginnen, und dieses Verlangen sollte unterstützt werden. Mutter, Kind und Vater sollten in einer warmen, privaten Atmosphäre für 1 h oder länger zusammenbleiben, damit sich allmählich eine emotionale Eltern-Kind-Beziehung (auch im Sinne einer psychologischen Prägung) ausbilden kann. Das Kind kann dann auf die Neugeborenenstation verlegt werden *(s. Kap. KIN, 2.)*. Bei der Mutter sollten für etwa 1 h Blutung, Blutdruck und Allgemeinbefinden überwacht werden. Die Zeit der Entwicklung der Plazenta ist wichtig; die meisten Komplikationen, insbesondere Blutungen, treten in dieser Zeit auf, so daß eine engmaschige Überwachung unerläßlich ist.

Psychologische Gesichtspunkte

Für viele Frauen ist es hilfreich, wenn der Kindesvater die Geburt miterlebt, und die Väter sollten ermuntert werden, dies zu tun. Seine moralische Unterstützung, sein Zuspruch und seine Zuneigungsäußerungen vermindern das Verlangen nach Analgesie und machen den Geburtsverlauf weniger erschreckend und unangenehm. Geburtsvorbereitungskurse werden angeboten, um Väter und Mütter auf eine normale Geburt und Entbindung vorzubereiten. Die Teilnahme an der Wehenarbeit, der Anblick ihres gemeinsamen Kindes und das Hören seines ersten Schreies bedeuten einen dramatischen Augenblick, der die Entwicklung einer festen Bindung zwischen den Eltern und dem Kind fördert. Das Ehepaar sollte über eventuell aufgetretene Komplikationen voll informiert werden.

Hausgeburt

Die Hausgeburt wird zwar von einigen Leuten befürwortet, ist aber wegen der Häufigkeit unerwarteter Komplikationen unter der Geburt (z. B. vorzeitige Lösung der Plazenta, intrauterine Asphyxie unter der Geburt, unerwartete Mehrlingsschwangerschaft) sowie wegen unerwarteter Komplikationen post partum (z. B. neonatale Störungen beim Kind, mütterliche Blutungen) nicht zu empfehlen. Kliniken kommen den Patientinnen mit wohnlicher Ausstattung der Geburtszimmer und durch Abbau von Formalitäten und starren Vorschriften, aber unter Bereitstellung von Einrichtung und Personal für den Notfall entgegen.

14. GESTÖRTE SCHWANGERSCHAFT UND SCHWANGERSCHAFTS-KOMPLIKATIONEN

Spontanabort

(Fehlgeburt)

Ein Abort wird meist als *Geburt oder Abgang des Schwangerschaftsprodukts vor der 20. Schwangerschaftswoche (SSW)* definiert, aber die Definitionen variieren. In dieser Darstellung wird die 20. SSW, der ein Gewicht des Feten von ungefähr 500 g entspricht, als Grenze für den Abort angegeben. *Eine Entbindung zwischen der 20. und 38 SSW wird als **Frühgeburt** betrachtet.*

Inzidenz und Ätiologie

Ca. 20–30% der Frauen bluten oder haben gelegentlich krampfartige Schmerzen im Laufe der ersten 20 SSW; 10–15% abortieren spontan. Da in 60% der Spontanaborte der Fetus entweder fehlt oder makroskopisch fehlgebildet ist und in 20–30% chromosomale Störungen gefunden werden, die mit dem Leben nicht vereinbar sind, kann man den Spontanabort als einen natürlichen Ausschluß fehlentwickelter Feten auffassen.

Ca. 85% der Spontanaborte treten im 1. Trimenon auf und haben eher eine Beziehung zu fetalen Ursachen; Aborte im 2. Trimenon haben meist mütterliche Ursachen. Als mütterliche Ursachen für einen Spontanabort werden genannt: eine insuffiziente, fehlende (nach Zervixamputation) oder eingerissene Zervix, angeborene oder erworbene Fehlbildungen des Uteruskavums, Hypothyreoidismus, Diabetes mellitus, chronische Nephritis, akute Infektion, Verwendung von Kokain und insbesondere von Crack und schwerer emotionaler Schock. Viele Viren, v. a. die Zytomegalie-, Herpes- und Rötelnviren, sollen ursächlich mitbeteiligt sein. Die Bedeutung von Myomen, der Retroversio uteri und der gestörten Corpus-luteum-Funktion scheint überschätzt worden zu sein. Ein Bezug zu körperlicher Verletzung konnte nicht nachgewiesen werden.

Einleitung

Eine Fehlgeburt wird entweder als **Frühabort** (< 12. SSW) oder als **Spätabort** (12.–20. SSW) bezeichnet. Diese Unterscheidung wird gemacht, weil bei der Behandlung der Spätaborte mehr Schwierigkeiten auftreten. Nach der 12. SSW ist die Gebärmutterhöhle obliteriert, und bei instrumentellen Eingriffen ist eine Perforation eher möglich. Da sich bereits eine definitive Plazenta mit einer ausgedehnten und größeren Blutversorgung gebildet hat, können Blutungen leichter auftreten. Darüber hinaus sind fetale Knochen bereits entstanden, und die langen Knochen der Extremitäten können bei der Ausräumung den Uterus perforieren. Außerdem ist der Fetus nach der 12. SSW bereits so groß, daß die Dilatation der Zervix auf eine Weite, die die Passage des Feten erlaubt, schwierig wird.

Ein Abort kann spontan oder induziert sein. **Spontanaborte** treten ohne jeden instrumentellen Eingriff ein. **Induzierte Aborte** werden aus nichtmedizinischen Gründen vorgenommen und sind in *Kap. GYN, 4.* dargestellt. Einen Abort bezeichnet man als **therapeutisch,** wenn damit das Leben oder die Gesundheit der Schwangeren gerettet werden soll.

Spontanaborte können drohend (Abortus imminens), fortschreitend (Abortus progrediens), unvollständig (Abortus incompletus) oder vollständig (Abortus completus) sein. Als **drohende Fehlgeburt** (A. imminens, A. incipiens) wird jede Blutung oder jeder krampfartige Schmerz der Gebärmutter in den ersten 20 SSW bezeichnet. Der **Abortus progrediens** ist durch starke Schmerzen und eine starke Blutung gekennzeichnet, die das Wohlbefinden der Schwangeren bedrohen. Bei einer **unvollständigen** Fehlgeburt werden nur Teile des Schwangerschaftsproduktes oder Fruchtwasser ausgestoßen. Eine Fehlgeburt mit Abgang des gesamten Schwangerschaftsproduktes und nachfolgender Kontraktion des Uterus auf normaler Größe mit geschlossener Zervix bezeichnet man als **kompletten (vollständigen) Abort.**

Bei ≥ 3 Spontanaborten hintereinander spricht man von **habituellen Aborten;** eine umfassende diagnostische Abklärung ist erforderlich, die humangenetische und chromosomale Untersuchungen umfassen sollte. Zu den endokrinologischen Störungen und den Stoffwechselkrankheiten, die ausgeschlossen werden müssen, gehören Hypo- und Hyperthyreoidismus, Diabetes mellitus und chronische Nierenerkrankungen. Nach immunologischen Ursachen, wie etwa dem Lupusantikoagulans, sollte gefahndet werden. Eine Lutealinsuffizienz ist immer möglich. Anatomische Fehlbildungen der Gebärmutter, z. B. Polypen, Myome oder angeborene Fehlbildungen, sollten durch Hysterogramm, Hysteroskopie oder Kürettage gesucht werden. Eine spezifische Behandlung, wie etwa Vereinigung eines Uterus duplex, die Exzision eines Septums oder eine Myomenukleation, kann erforderlich sein.

Von einer **verhaltenen Fehlgeburt (missed abortion)** wird gesprochen, wenn die Frucht abstirbt, aber für ≥ 4 Wo. in utero zurückbehalten wird. Nach 6 Wo. in utero kann sich das **Dead-fetus-Syndrom** entwickeln, das mit disseminierter intravasaler Gerinnung und fortschreitender Hypofibrinogenämie einhergeht und zu einer massiven Blutung führen kann, wenn der Abgang schließlich eintritt. Das Dead-fetus-Syndrom tritt fast nur im 2. Trimenon oder später auf. Der Verdacht auf eine Missed abortion besteht, wenn das Uteruswachstum ausbleibt, der fetale Herzschlag mit Doppler-Sonographie nicht zur angemesenen Zeit gehört werden kann oder wenn Herztöne fehlen, nachdem sie früher nachgewiesen worden waren. Ein β-HCG-spezifischer Urin- oder Serumtest wird früher negativ werden als erwartet. Herzaktionen sind auch sonographisch nicht sichtbar. Durch Sonographie wird die Diagnose bestätigt, so daß mit der Behandlung früh begonnen werden kann.

Ein **septischer Abort** entwickelt sich, wenn der Uterusinhalt vor, während oder nach der Fehlgeburt infiziert wird. Die Patientin ist akut krank mit Symptomen der Infektion und Zeichen der drohenden oder unvollständigen Fehlgeburt: Schüttelfrost, hohe Temperaturen, Sepsis und Peritonitis. Es besteht eine Leukozytose (16000–20000). Schwerkranke Patientinnen können das Bild eines bakteriellen Schocks bieten **(septischer Schock** oder **Endotoxinschock)** mit vasomotorischem Kollaps, Hypothermie, Blutdruckabfall, Oligurie oder Anurie und Ateminsuffizienz. Verursachende Keime sind *Escherichia coli, Enterobacter aerogenes, Proteus vulgaris,* hämolytische Streptokokken, Staphylokokken und einige Anaerobier (z. B. *Clostridium perfringens*). Entwickelt sich eine Clostridium-perfringens-Sepsis, können Anurie, Anämie, Ikterus und eine Thrombozytopenie mit flächenhaften Hautblutungen (Ekchymosen) folgen. In den USA kam es vor der Legalisierung der Abtreibung oft bei induzierten Aborten durch unbefugte Personen und unsteriles Vorgehen zu septischen Aborten, die gewöhnlich als **kriminelle Aborte** bezeichnet wurden. Die Häufigkeit der septischen Aborte ist in den USA drastisch zurückgegangen.

Therapie

Die Behandlung der **drohenden Fehlgeburt** ist konservativ; Bettruhe ist angebracht, da dadurch die Stärke der Blutung und die krampfartigen Schmerzen anscheinend vermindert werden. Die Diagnose sollte sonographisch bestätigt werden. Bei leerem Fruchtsack oder fehlenden Herzaktionen ist die Ausräumung des Uterus indiziert. Verkehr sollte unterlassen werden, obwohl es keinen Beweis dafür gibt, daß dieser nachteilig sei; doch sind Schuldgefühle, die bei der Fehlgeburt unmittelbar nach Verkehr auftreten können, oft stark genug, um eine Abstinenz zu rechtfertigen. Der Patientin sollte geraten werden, nicht zu arbeiten und sich zu Hause konsequent hinzulegen. Es gibt keinen Beweis dafür, daß Hormone Schwangerschaften retten können; sie können aber zu fetalen Fehlbildungen führen, insbesondere zur Transposition der großen Herzgefäße. Auch wurde das Auftreten von Vaginalkarzinomen oder anderen Anomalien im Genitaltrakt von weiblichen Nachkommen mit der Anwendung von Östrogen bei drohender Fehlgeburt in Verbindung gebracht. Ein **Abortus progrediens** oder **incompletus** muß durch eine Kürettage oder Absaugung vollständig ausgeräumt werden. Die Kürettage ist nach Meinung vieler Ärzte zur Sicherung der Vollständigkeit obligatorisch; andere ziehen es vor, die Patientin einige Tage lang zu beobachten, und unterlassen die Kürettage, wenn keine weitere Blutung eintritt.

Bei Spontanaborten wegen Insuffizienz des inneren Muttermundes scheint die Zervix den zunehmenden Druck der an Größe zunehmenden Schwangerschaft nicht aushalten zu können, so daß es zur Erweiterung des Zervikalkanals kommt. Eine Schwäche des zervikalen Bindegewebes kann angeboren (z. B. als Auswirkung einer DES-Exposition in utero) oder sekundär durch tiefe Einrisse oder vorausgegangene, zu kräftige operative Dilatation entstanden sein. Eine Cerclage der Zervix kann helfen, die Schwangerschaft bis zum Termin auszutragen.

Eine **missed abortion** sollte durch den Arzt ausgeräumt werden, sobald die Diagnose sicher ist; mit Ultraschall kann das Absterben des Feten in utero jetzt frühzeitig diagnostiziert werden. Bis zur 28. SSW gelingt es oft, Wehen beim missed abortion oder zurückbehaltenen toten Feten durch Einführen von Dinoproston (= Prostaglandin E_2) 20 mg als Scheidenzäpfchen alle 3–4 h auszulösen. Eine Vorbehandlung der Zervix mit Laminariastiften verringert die Komplikationsrate. In den USA ist Dinoproston nach der 28. SSW zur Abortauslösung nicht zugelassen. Hohe Dosen von Antibiotika und unverzügliches Entleeren der Gebärmutter sind beim **septischen Abort** obligatorisch, um das Leben der Mutter zu retten.

Bei späten Spontanaborten können mit Hilfe einer i. v. Infusion Uteruskontraktionen ausgelöst werden, die zur Ausstoßung des Schwangerschaftsproduktes führen. Wenn sich die Gebärmutter nach Abgang des Feten kontrahiert hat, kann eine Kürettage zur Entfernung der Plazentareste notwendig sein. Die Saugkürettage wird bis zur 18. SSW angewandt.

Psychische Probleme können bei Frauen auftreten, die bei ihrer 1. Schwangerschaft einen Spontanabort erleiden, und bei solchen, die einen 2. oder 3. aufeinanderfolgenden Spontanabort erleben. Einige psychische Schwierigkeiten treten wahrscheinlich bei allen Patientinnen mit einer Fehlgeburt auf, ob spontan, therapeutisch oder induziert. Gewöhnlich ist es möglich, das Elternpaar zu beruhigen und die Schwierigkeiten durch ein mitfühlendes und ermutigendes Beratungsgespräch zu vermindern. Vielerorts gibt es aktive Selbsthilfegruppen.

Extrauteringravidität (EU)

Schwangerschaft, bei der die Nidation außerhalb des Endometriums und der Uterushöhle erfolgt, d. h. in der Zervix, in der Tube, im Ovar oder in der Bauchhöhle. Die Häufigkeit beträgt etwa 1:100 bis 1:200 diagnostizierte Schwangerschaften; sie ist im Ansteigen begriffen und liegt bei nichtweißen Frauen höher. Die Wahrscheinlichkeit einer EU nimmt bei einer vorausgegangenen Eileitererkrankung, (EU 10–25%), DES-Exposition oder induziertem Abort zu. Intrauterinpessare verhindern die EU nicht.

Der häufigste Sitz einer ektopen Nidation ist irgendwo in der Tube. In vielen Fällen (50%) wird die tubare Implantation durch vorausgegangene Infektionen des Eileiters verursacht. Zervikal-, Ovarial- und Abdominalschwangerschaften sind selten und werden hier nicht besprochen.

Die mütterliche Sterblichkeit durch EU ist etwas geringer geworden, jedoch nicht im gleichen Ausmaß wie die mütterliche Mortalität insgesamt. In den USA wird sie auf 1:826 geschätzt. Eine unbehandelte EU verläuft meist tödlich.

Symptomatik und Diagnostik

Bei einer Extrauteringravidität setzen die Schmierblutungen und krampfartigen Schmerzen gewöhnlich kurz nach Ausbleiben der erwarteten Regel ein. Die Symptome sind ähnlich wie beim Abortus imminens. Eine langsam zunehmende Blutung aus der Tube verursacht Schmerzen und Druck, während eine plötzliche Blutung zu einem Blutdruckabfall oder Schock führt. Oft geht diesen Ereignissen eine uterine Blutung voraus, die mit den fallenden HCG-Mengen zusammenhängt. Bei der klinischen Untersuchung findet man Hinweise auf Blutung, Schock und eine peritoneale Reizung des Unterbauches, die seitenbetont sein kann. Bei der gynäkologischen Untersuchung ist der Uterus vergrößert, aber kleiner, als der Zeit entspricht. Ein Portioschiebeschmerz ist auslösbar, und eine druckschmerzhafte Resistenz in einem Adnexum kann tastbar sein. Der Douglas-Raum kann sich vorwölben. Wenn beim positiven Serum- oder Urintest auf β-HCG der Verdacht auf EU besteht, ist eine sonographische Untersuchung indiziert. Verlaufsbestimmungen der β-HCG-Konzentration können in Zweifelsfällen nützlich sein. Bei einer normalen Schwangerschaft verdoppelt sich die Konzentration alle 48 h; bei einer EU kann der HCG-Spiegel niedriger sein, als für die Zeit zu erwarten wäre, und zeigt meist keine normale Verdoppelungszeit. Darüber hinaus ist bei einem HCG-Spiegel von 6500 mIU/ml eine Fruchtblase durch transvaginale oder transabdominale Sonographie normalerweise nachweisbar. Ein leerer Uterus ist ein starker Hinweis auf eine EU. Der zusätzliche Nachweis eines einseitigen Adnextumors bestätigt die Diagnose. Die Douglas-Punktion kann zur Diagnose beitragen, da Blut aus dem Douglas-Raum bei einer EU meist nicht gerinnt. Bei der Diagnose kann die Sonographie (entweder transvaginal oder abdominal) eine große Hilfe und die Laparoskopie sehr aufschlußreich sein. Um die 6.–8. SSW können starke Unterbauchbeschwerden mit nachfolgender Ohnmacht plötzlich auftreten. Dies weist meist auf eine Tubarruptur mit intraabdomineller Blutung hin.

Interstitielle (kornuale) Schwangerschaften haben einen etwas längeren Verlauf, da die Uteruswand länger standhält und die Ruptur erst später erfolgt. Bei diesen Patientinnen fühlt sich die Gebärmutter in der Regel asymmetrisch und etwas druckschmerzhaft an. Die üblichen Symptome sind krampfartige Schmerzen und Schmierblutungen. Kornuale Schwangerschaften rupturieren zwischen der 12. und 16. SSW, und diese Ruptur ist in der Regel verhängnisvoll.

Therapie

Selbst wenn die EU vor der Ruptur erkannt wird, muß operativ behandelt werden. Allerdings sollte versucht werden, die Tube durch Salpingotomie, Entfernung der Schwangerschaft und nachfolgenden Wundverschluß zu erhalten. Mit Hilfe der Laparoskopie unter Verwendung eines Elektrokauters oder Lasers ist eine erfolgreiche Salpingostomie ohne Laparotomie mitunter möglich. Wenn ein beschädigter Teil reseziert werden muß, sollte soviel Tube wie möglich belassen werden. Eine spätere plastische Korrektur kann eventuell eine spätere Schwangerschaft doch noch ermöglichen. Nach einer kornualen Schwangerschaft können gewöhnlich die Tube und das betroffene Ovar reseziert und die Gebärmutter übernäht werden; in seltenen Fällen ist dieses Vorgehen nicht möglich, so daß eine Hysterektomie erfolgen muß.

Anämie

Eine Anämie während der Schwangerschaft ist definiert als *eine Hb-Konzentration von < 10 g/dl* und kann bis zu 80% der Schwangeren in manchen Kollektiven betreffen. Jede Patientin mit einem Hb von < 11–11,5 g/dl bei Beginn der Schwangerschaft muß auf Anämie behandelt werden, da die Hämodilution, die mit Fortschreiten der Schwangerschaft auftritt, den Hb-Wert in den anämischen Bereich bringen wird.

Ätiologie

Zumeist ist die Anämie während der Schwangerschaft auf zu wenig Eisenaufnahme mit der Ernährung (besonders bei jungen Mädchen), auf den normalen Eisenverlust mit dem Blut bei den Perioden (der ungefähr die Menge ausmacht, die normalerweise jeden Mo. aufgenommen wird, so daß die Eisenspeicher nie aufgefüllt werden) oder auf eine vorausgegangene Schwangerschaft zurückzuführen. Seltener beruht eine Anämie in der Schwangerschaft auf einem Folsäuremangel. Dieses Krankheitsbild wird manchmal als megaloblastäre Anämie bezeichnet, da in Extremfällen frühe Formen der roten Blutkörperchen im peripheren Blut gefunden werden. Beide Arten der Anämie werden in *Kap. HÄM, 1.* ausführlicher besprochen. Bei einigen ethnischen Gruppen kommen das Sichelzellmerkmal bzw. die Sichelzellanämie oder die Thalassämia minor bzw. major vor. Auch andere Hämoglobinopathien werden hin und wieder gesehen. Alle stellen besondere Probleme in der Schwangerschaft dar, die im *Kap. HÄM, 1.* näher erläutert werden.

Diagnostik

Die Eisenmangelanämie wird durch das Blutbild und durch Nachweis von charakteristischen mikrozytären Erythrozyten im peripheren Blutausstrich diagnostiziert. Sie kann durch Erythrozytenindizes und durch Messung des Serumeisens oder der Eisenbindungskapazität bestätigt werden. Wenn die Anämie auf eine Eisensubstitution nicht anspricht, sollte ein Folsäuremangel ausgeschlossen werden.

Therapie

Die **Eisenmangelanämie** wird durch Eisensubstitution behandelt, vorzugsweise mit Eisen-II-Sulfat (300 mg nicht öfter als 2mal/Tag). Die Nebenwirkungen der Eisengabe (Magenbeschwerden und Obstipation) nehmen bei Gabe von mehr als 2 Tabletten/Tag zu. Bei Einnahme von mehr als 2 Tabletten täglich blockiert außerdem die eine Dosis die Resorption der nachfolgenden und reduziert somit die Gesamtaufnahme. Die **megaloblastäre Anämie** bei Folsäuremangel wird durch Gabe von Folsäure (1 mg 2mal täglich) behandelt. Eine echte megaloblastäre Anämie kann einen stationären Aufenthalt zur Knochenmarksuntersuchung und zur weiteren Therapie erforderlich machen. Diese Anämieformen können so schwer sein (Hb ≤ 6 g/dl), daß Transfusionen erforderlich sind. Hartnäckige Eisenmangelanämien oder megaloblastäre Anämien erfordern eine fachärztliche Konsultation wegen einer definitiven Therapie. Eine Multivitamintherapie oder i. v. Gabe von Eisen können gelegentlich gerechtfertigt sein.

Es gibt widersprüchliche Angaben darüber, ob eine routinemäßige Eisensubstitutionstherapie in der Schwangerschaft notwendig ist. Allerdings sollten die meisten Schwangeren Eisen erhalten (Fe-II-Sulfat 300–600 mg/Tag), selbst wenn sie einen normalen Hb-Wert am Anfang der Schwangerschaft aufweisen. Diese Maßnahme beugt einer Erschöpfung der Eisenvorräte und der Anämie, die dann bei Blutungen oder einer erneuten Schwangerschaft entstehen kann, vor.

Die Behandlung der **Sichelzellanämie** ist umstritten. Eine Austauschtransfusion bei der Mutter wird von einigen Autoren empfohlen, von anderen abgelehnt. Beweise fehlen für alle Therapievorschläge, außer für die unterstützende Pflege.

Hyperemesis gravidarum

Starke Übelkeit und Erbrechen in einem solchen Ausmaß, daß die Schwangere eksikkiert und azidotisch wird. Gewöhnliches morgendliches Übelsein mit Übelkeit und Erbrechen ist in *Kap. GYN, 13.* besprochen; der Ausdruck *Hyperemesis gravidarum* sollte für solche Fälle reserviert bleiben, bei denen Hungern, Eksikkose und Azidose zum Syndrom des Erbrechens hinzukommen.

Pathologie

Anhaltende Hyperemesis gravidarum kann mit einem schweren Leberschaden einhergehen. Bei der Sektion solcher Fälle zeigt sich gewöhnlich eine ausgeprägte Nekrose in den zentralen Teilen der Leberläppchen oder eine ausgedehnte fettige Degeneration, ähnlich der, die man bei Verhungern sieht. Eine hämorrhagische Retinitis ist eine ernste Komplikation und ein prognostisch schlechtes Zeichen; die Mortalitätsrate bei solchen Patientinnen beträgt 50%.

Symptomatik und Diagnostik

Die Patientinnen nehmen nicht zu, sondern verlieren gewöhnlich an Gewicht. Gewichtsverlust, Exsikkose und Ketose bestätigen, daß das Erbrechen sehr stark sein muß. Viele schwangere Frauen mit morgendlichem Übelsein meinen, daß sie alles, was sie einnehmen, wieder erbrechen; wenn sie aber weiter an Gewicht zunehmen und nicht eksikkiert sind, besteht keine Hyperemesis gravidarum. Psychische Faktoren sind zwar bei diesem Syndrom von Bedeutung, vermindern jedoch nicht die Gefahr. Die folgenden Krankheitsbilder müssen ausgeschlossen werden, da sie Erbrechen verursachen können: eine unvermutete Leberkrankheit, Infektion der Nieren, Pankreatitis, Darmobstruktion, gastrointestinale oder intrakranielle Erkrankungen.

Therapie

Die Azidose und die Exsikkose werden durch i.v. Infusion von Wasser, Glukose und Elektrolyten korrigiert. Die Patientin sollte stationär aufgenommen werden und für 24 h nichts oral zu sich nehmen. Antiemetika und Sedativa sollten, soweit erforderlich, gegeben werden. Gelegentlich kann auch eine i.v. Therapie mit Vitaminen notwendig sein. Nach Ausgleich der Eksikkose und Sistieren des akuten Erbrechens kann mit leichter Kost in kleinen Mengen und kurzen Zeitabständen begonnen und nach Verträglichkeit gesteigert werden. Gewöhnlich hört das Erbrechen innerhalb weniger Tage auf, aber manchmal muß das Schema des Fastens, der i.v. Infusionen und kleinen Mahlzeiten 1- oder 2mal wiederholt werden.

Wiederholte Untersuchungen des Augenhintergrundes sind unbedingt nötig; tritt eine hämorrhagische Retinitis auf, so sollte die Schwangerschaft sofort beendet werden. Selbst bei Fehlen einer Retinitis sollte in den seltenen Fällen, die auf keine Therapie ansprechen (was sich durch fortgesetzten Gewichtsverlust, durch Ikterus und steigende Pulsfrequenz zeigt), die Beendigung der Schwangerschaft in Betracht gezogen werden.

EPH-Gestose und Eklampsie

EPH-Gestose (Präeklampsie): *Das Auftreten von Ödemen (engl.: **E**dema), **P**roteinurie oder **H**ypertonie zwischen der 20. SSW und dem Ende der 1. Woche post partum.* **Eklampsie:** *Koma und/oder Krampfanfälle im gleichen Zeitraum ohne sonstige Ursache.* Die Ätiologie der Eklampsie bzw. Spätgestose ist unbekannt. Eine EPH-Gestose entwickelt sich bei 5% aller schwangeren Frauen, insbesondere bei Erstgebärenden und Frauen mit vorbestehender Hypertonie oder vorbestehenden Gefäßerkrankungen **(Pfropfgestose)**. Meistens ist eine unbehandelte EPH-Gestose mehr oder weniger lang unterschwellig vorhanden, um sich dann ganz plötzlich zur Eklampsie zu entwickeln. Die Eklampsie tritt bei 1:200 Patientinnen mit einer EPH-Gestose auf und verläuft unbehandelt meistens tödlich. Eine der Hauptkomplikationen der Gestose ist die vorzeitige Plazentalösung *(s. u. Blutungen im 3. Trimenon)*, anscheinend aufgrund der Gefäßerkrankung. Acetylsalicylsäure in niedriger Dosierung wurde zur Vorbeugung bei hochgefährdeten Patientinnen eingesetzt, jedoch sind die Ergebnisse unterschiedlich, so daß diese Therapie wahrscheinlich noch als experimentell eingestuft werden sollte.

Symptomatik und Diagnostik

Jede Schwangere, die einen Blutdruck von 140/90, Gesichts- oder Handödeme oder eine Proteinurie entwickelt oder deren Blutdruck um 30 mmHg systolisch oder 15 mmHg diastolisch steigt (auch wenn er keine Werte von > 140/90 erreicht), muß als Gestose-Patientin betrachtet werden. Die leichte EPH-Gestose geht mit grenzwertigen Blutdruckwerten, hartnäckigen Ödemen oder mit Proteinurie einher. Patientinnen mit einem Blutdruck von 150/110 oder mit deutlichen Ödemen oder Proteinurie haben eine schwere Gestose. Alle Routinelaboruntersuchungen (Blutbild, Urinstatus, Elektrolytspiegel, Serum-Harnsäure, Prothrombinzeit, partielle Thromboplastinzeit) sollten gemacht und jede Abweichung ausgeglichen werden. Harnstoff und Kreatinin sollten ebenfalls bestimmt werden, um unvermutete Nierenerkrankungen auszuschließen.

Therapie

Die Behandlung ist auf die Erhaltung des Lebens und der Gesundheit der Schwangeren ausgerichtet; das Kind wird gewöhnlich auch überleben. Eine Patientin mit einer **leichten Gestose** kann manchmal bei Bettruhe zu Hause ambulant behandelt werden, sie sollte sich aber alle 2 Tage bei ihrem Arzt vorstellen. Wenn sich das Krankheitsbild nicht sofort bessert, sollte sie stationär aufgenommen werden. *Die primäre Behandlung der EPH-Gestose und der Eklampsie ist die Entbindung.* Es spricht nichts dafür, daß ein Aufschub der Entbindung sich auf die Überlebensrate der Neugeborenen positiv auswirkt; außer bei Patientinnen mit ausgesprochen leichter EPH-Gestose, die sofort auf die Therapie ansprechen. Daher sollte jede Patientin mit einer therapierefraktären EPH-Gestose oder einer mehr als sehr leichten Symptomatik stabilisiert und entbunden werden.

Diuretika haben nichts zu suchen bei der Behandlung einer EPH-Gestose, da sie das schon gestörte Elektrolytgleichgewicht weiter beeinträchtigen und sowohl die renale als auch die uteroplazentare Durchblutung herabsetzen. Eine salzarme Diät ist ebenfalls ohne Wert. Die Patientin benötigt eine normale Salzzufuhr und eine erhöhte Zufuhr an Wasser. Bei Bettruhe und Linksseitenlagerung nimmt die Harnausscheidung prompt zu, und der intravasale Wasserverlust und die Hämokonzentration gehen zurück. Da die Ätiologie unbekannt ist, ist die Behandlung vor der Entbindung auf eine Reduzierung der Symptome ausgerichtet; das wichtigste Medikament dafür ist Magnesiumsulfat **($MgSO_4$)**, wie nachfolgend beschrieben.

Bei der **schweren EPH-Gestose** ist eine intensive Therapie indiziert. Bei Aufnahme wird eine i. v. Infusion einer physiologischen Salzlösung (z. B. Ringer-Lösung) über einen großkalibrigen Venenkatheter angelegt. Anschließend werden 4 g $MgSO_4$ langsam i. v. über 15 min gegeben, bis die Hyperreflexie, mit der diese Krankheit meist einhergeht, vermindert ist; damit nimmt auch das Risiko der Krampfauslösung ab. Damit wird gleichzeitig auch eine Blutdrucksenkung erreicht. Mit einer Infusionsmenge von 3000–4000 ml einer physiologischen *Salzlösung in 24 h* kommt es zu einem Anstieg der Urinausscheidung und zu einer Verminderung der Ödeme. Ca. 1–3 g $MgSO_4$/h und, wenn notwendig, auch mehr sollten kontinuierlich mit Hilfe einer Infusionspumpe verabreicht werden. Gewöhnlich stabilisiert sich der Blutdruck innerhalb von 4–6 h auf einem niedrigeren Niveau, und die Hyperreflexie wird verringert. Zu diesem Zeitpunkt kann die Geburt eingeleitet werden. Wenn der Blutdruck nicht auf die $MgSO_4$-Therapie anspricht, kann eine i. v. Infusion von Hydralazin (40 mg/

1000 ml) mit einer Infusionsgeschwindigkeit, die nach den Blutdruckwerten eingestellt wird, begonnen werden. Der Blutdruck sollte in Fällen einer schweren EPH-Gestose oder Eklampsie nie unter 130/80 abgesenkt werden, da sonst die Perfusion des Uterus so drastisch vermindert wird, daß das Kind in Gefahr kommt. Kalziumglukonat, 1 g i.v., ist ein spezifisches Antidot gegen zuviel $MgSO_4$. Wenn die Urinausscheidung nicht zunimmt, wird die zusätzliche Gabe von Furosemid (10–20 mg) die Diurese in Gang bringen; ansonsten werden Diuretika nicht angewendet. Beruhigungsmittel sollten wegen Auswirkungen auf den Fetus nicht gegeben werden. Eine Stabilisierung kann in 6–8 h erreicht werden, und zu diesem Zeitpunkt ist dann die Entbindung indiziert. Steht der Entschluß fest, eine Präeklampsie anders als nur mit Bettruhe zu behandeln, sollte die Entbindung angestrebt werden.

Die Patientin, die mit einer echten **Eklampsie** aufgenommen wird, sollte in gleicher Weise behandelt werden. Mit einer sofortigen Gabe von $MgSO_4$ wird man gewöhnlich die Krampfanfälle beherrschen; wenn nicht, kann zusätzlich Diazepam (in Dosen von je 5 mg) i.v. bis zur Beherrschung der Anfälle gegeben werden. Eine ständige Überwachung ist erforderlich. Blutdruck, Puls, Atmung und Reflexe sollten alle 15 min und die Harnausscheidung und i.v. Zufuhr stündlich gemessen bzw. geprüft werden. Weiter muß alle 15 min auf Komplikationen wie Sehstörungen, Verwirrung, Schmerzen, vaginale Blutungen oder Fehlen der kindlichen Herztöne geachtet werden und die Befunde auch dokumentiert werden. Das Krankheitsbild sollte sich innerhalb von 4–6 h wieder stabilisiert haben, so daß die Geburt erfolgen kann. Das **HELLP-Syndrom** (**h**emolysis, **e**levated **l**iver enzymes, **l**ow **p**latelet count) ist eine der wichtigsten Komplikationen und ist mit einer verspäteten Therapie assoziiert. Die Behandlung erfolgt wie oben angegeben.

Die Entbindung sollte mit der wirskamsten Methode durchgeführt werden. Wenn die Zervix reif ist und eine vaginale Entbindung möglich erscheint, sollte die Geburt durch Sprengung der Fruchtblase und eine verdünnte Oxytocininfusion eingeleitet werden. Wenn die Zervix geburtsunreif und eine vaginale Entbindung nicht mit Sicherheit zu erwarten ist, sollte die Sectio caesarea vorgenommen werden.

Nach der Entbindung muß die Patientin ebenso sorgfältig und engmaschig überwacht werden wie unter der Geburt; 25% der Eklampsien treten im Wochenbett auf, gewöhnlich in den ersten 2–4 Tagen. Mit zunehmender Besserung der Patientin kann ein leichtes Sedativum, wie etwa Phenobarbital (30–60 mg 3mal/Tag) oral gegeben und die Patientin mobilisiert werden. Der stationäre Aufenthalt kann länger dauern und Medikamenteneinnahme auch nach der Entlassung erforderlich werden. Die Patientin sollte sich in der Zeit post partum alle 2 Wo. oder öfter vorstellen. Die Blutdruckerhöhung kann bis zu 6–8 Wo. lang bestehen bleiben; eine Erhöhung über diese Zeit hinaus spricht eher für das Vorliegen einer Hypertonie. In dieser Zeit müssen Blutbild, Urinbefunde, Harnstoff und Kreatinin regelmäßig kontrolliert werden.

Blutungen im 3. Trimenon

Abruptio placentae

(Vorzeitige Plazentaablösung)

Vorzeitige Lösung einer richtig sitzenden Plazenta vom Uterus. Alle Grade einer Plazentaablösung, von wenigen Millimetern bis zur vollständigen Trennung, können vorkommen. Die Ursache ist unbekannt. Die Abruptio placentae tritt bei 0,4–3,5% aller Entbindungen auf. Sie ist mit den verschiedenen hypertensiven, kardiovaskulären und rheumatoiden Erkrankungen in der Schwangerschaft und insbesondere mit der Verwendung von Kokain in jeder Form assoziiert.

Symptomatik

Es kommt zu einer retroplazentaren Blutung; das Blut kann hinter den Eihäuten und durch die Zervix **(äußere Blutung)** nach außen gelangen oder hinter der Plazenta zurückbehalten werden **(retroplazentare Blutung).** Die Symptomatik hängt vom Ausmaß der Ablösung und des Blutverlusts ab. In schweren Fällen kommen eine vaginale Blutung, ein druckschmerzhafter und bretthart kontrahierter Uterus, Zeichen der fetalen Asphyxie oder des intrauterinen Fruchttodes und Schocksymptomatik bei der Mutter vor. Die vorzeitige Plazentaablösung kann u.U. mit der Placenta praevia verwechselt werden (siehe unten). Die richtige Diagnose läßt sich meistens mit Hilfe der transabdominalen Sonographie stellen. Die schweren Komplikationen, v.a. bei vorstehender EPH-Gestose, sind Hypofibrinogenämie mit disseminierter intravasaler Gerinnung **(DIG),** akutes Nierenversagen und Apoplexia uteri **(Couvelaire-Uterus).**

Therapie

Wenn die Patientin nicht lebensbedrohlich blutet, wenn die kindlichen Herztöne normal sind und wenn die Schwangerschaft nicht nahe am Termin ist, sollte Bettruhe eingehalten werden, da die Blutung dadurch nachlassen kann. Wenn sich das Krankheitsbild bessert, kann eine Mobilisierung wieder erlaubt werden. Die Patientin kann sogar entlassen werden, wenn keine weitere Blutung auftritt und sie wieder leicht in die Klinik zurück kann. Wenn die Blutung fortbesteht oder stärker wird, ist die Entbindung aus kindlicher und mütterlicher Indikation angezeigt. Wenn die Entscheidung feststeht, die Entbindung in kurzer Zeit herbeizuführen, ist eine vaginale Untersuchung erforderlich. Bei dilatiertem Muttermund sollte die Fruchtblase geöffnet werden, weil dadurch die Inzidenz einer DIG anscheinend vermindert wird. Ist allerdings nicht mit einem schnellen Ablauf der vaginalen Entbindung zu rechnen, so ist die Kaiserschnittentbindung sowohl im Interesse der Mutter als auch des Kindes indiziert. Ein energisches, aktives Vorgehen vermindert die mütterliche, fetale und neonatale Morbidität und Mortalität deutlich.

Placenta praevia

Sitz der Plazenta über oder nahe dem inneren Muttermund. Die Plazenta kann den inneren Muttermund vollständig **(Placenta praevia totalis)** oder teilweise **(Placenta praevia partialis)** bedecken, oder sie kann bis an den inneren Muttermund hinreichen **(Placenta praevia marginalis, tiefer Sitz)**. Eine Placenta praevia tritt bei 1 : 200 Entbindungen auf, meistens bei Multiparae oder bei Patientinnen mit Hindernissen im Bereich der Gebärmutter, wie etwa Myome, die eine normale Implantation verhindern.

Symptomatik und Diagnostik

Eine plötzliche, schmerzlose Blutung setzt in der Spätschwangerschaft ein, wenn das untere Uterinsegment anfängt, dünner und länger zu werden, und geht in eine massive, schmerzlose, hellrote Blutung über. Die Placenta praevia kann oft von einer Abruptio placentae (siehe oben) aufgrund klinischer Befunde allein nicht unterschieden werden. Die vaginale Untersuchung ist so lange kontraindiziert, bis die Diagnose einer Abruptio placentae feststeht, da bei Placenta praevia die versehentliche vaginale Untersuchung noch stärkere Blutungen auslösen kann. Die beste Differenzierungsmöglichkeit bietet die transabdominale Sonographie.

Therapie

Ist die Blutung gering und die Patientin noch nicht nahe am Termin, so ist Bettruhe ratsam. Wenn die Blutung aufhört, darf die Patientin aufstehen. Die Patientin kann aus der Klinik entlassen werden, wenn die Blutung nicht wieder einsetzt, eine gute Transportmöglichkeit gegeben und die Entfernung zur Klinik kurz ist.

Wenn die Entbindung angestrebt wird, so ist die Sectio caesarea fast immer das Verfahren der Wahl; nur selten, d.h. bei tiefsitzender Vorderwandplazenta, darf die vaginale Entbindung versucht werden, vorausgesetzt, daß der Kopf die Plazenta wirskam tamponiert. Blutkonserven müssen in ausreichender Menge zur Verfügung stehen, sollte eine Transfusion erforderlich werden.

Blutgruppenunverträglichkeit

(Erythroblastosis fetalis)

Hämolytische Anämie des Feten oder des Neugeborenen, verursacht durch transplazentaren Übergang von mütterlichen Antikörpern, die gewöhnlich infolge mütterlicher und kindlicher Blutgruppeninkompatibilität entstanden sind.

Ätiologie und Pathophysiologie

Eine **Rh-Inkompatibilität** kann auftreten, wenn eine rhesusnegative Frau von einem rhesuspositiven Mann schwanger wird und das Kind rhesuspositiv ist. Erythrozyten des Kindes passieren die Plazentaschranke und gelangen während der Schwangerschaft in den Kreislauf der Mutter (der größte Übertritt findet zum Zeitpunkt der Entbindung statt) und stimulieren die mütterliche Bildung von Antikörpern gegen den Rh-Faktor. Die Antikörper erreichen über die Plazenta den Fetus und verursachen eine Lysis bzw. Zerstörung der fetalen Erythrozyten. Die daraus resultierende Anämie kann so schwer sein, daß das Kind in utero abstirbt. Um die Anämie zu überwinden, schüttet das fetale Knochenmark unreife Erythrozyten, d.h. Erythroblasten, in den peripheren Kreislauf des Feten aus.

Das Hämoglobin aus den aufgelösten Erythrozyten wird zu Bilirubin abgebaut, das vom Feten über die Plazentapassage in das Blut der Schwangeren gelangt. Nach der Geburt sammelt sich das Bilirubin im Blut des Neugeborenen jedoch an; bei hohen Werten kann es zur Ablagerung in den Basalganglien des Gehirns kommen **(Kernikterus),** *was zu einem klinischen Syndrom mit Trinkfaulheit, Muskelhypotonie, Opisthotonus, Krampfanfällen, Apnoe und schließlich zum Tod führen kann.* Überlebende können eine Choreoathetose, eine geistige Retardierung oder einen Gehörverlust haben.

Vorkommen

Die Häufigkeit und der Schweregrad der Sensibilisierung und der Reaktion sind 1. durch die unterschiedliche Potenz der verschiedenen Antigene (die zu unterschiedlichen Antikörperreaktionen führen), 2. durch die Verteilung der Antigene in der Bevölkerung (mit Auswirkung auf die Wahrscheinlichkeit, daß die Eltern antigenmäßig unterschiedliche Erythrozyten haben) und 3. durch die Zygotie des Vaters beeinflußt. Ist er Homozygot, so werden alle Nachkommen das betreffende Antigen haben; bei Heterozygotie werden es 50% sein. In den USA sind 85% der weißen Bevölkerung rhesuspositiv, und ungefähr 13% der Eheschließungen unter Weißen führen zu einer Rh-Konstellation, d.h. ein rhesuspositiver Mann und eine rhesusnegative Frau sind verheiratet. Nur 1 von 27 Kindern dieser Ehepaare wird eine Erythroblastose entwickeln.

Eine erste Schwangerschaft ist nur sehr selten betroffen, wenn die Mutter nicht schon durch eine vorausgegangene Transfusion sensibilisiert wurde. Das Risiko der Sensibilisierung steigt mit jeder folgenden Schwangerschaft. Bei Frauen, die eine Rh-Sensibilisierung entwickelt haben, ist das Kind der 2. Schwangerschaft oft nur leicht erkrankt, wenngleich ein Drittel der durch Erythroblastose bedingten Todesfälle in einer 1. sensibilisierten Schwangerschaft auftreten. Die Kinder nachfolgender Schwangerschaften erkranken immer schwerer, bis schließlich bei einer 3., 4. oder 5. Schwangerschaft das Kind in utero abstirbt.

Die fetomaternalen **Unverträglichkeiten im AB0-System** führen zur weniger schweren, wenn auch häufigeren Erythroblastose. In diesen Fällen wird die Bildung von mütterlichen Anti-A- oder Anti-B-Antikörpern durch fetale Erythrozyten, die diese Antigene tragen, ausgelöst. Die häufigste Kombination, die zu einer Sensibilisierung führt, ist die mütterliche Blutgruppe 0 und die fetale Blutgruppe A. Der Neugeborenenikterus erreicht selten bedrohliche Höhen, und der Coombs-Test des Neugeborenen kann negativ oder nur schwach positiv ausfallen.

Prophylaxe und Therapie

Da die Antikörperbildung bei einer nicht sensibilisierten Mutter gewöhnlich erst nach der Entbindung beginnt, kann die Erythroblastose durch Injektion einer hochtitrigen Zubereitung eines Anti-Rh-Gamma-Globulins (Anti-D) innerhalb von 72 h nach der Geburt verhindert werden. Das Anti-D muß nach jeder Schwangerschaft gegeben werden – ob sie nun in einer Entbindung, Extrauteringravidität oder einem Abort endet. Der Rh-Antikörper zerstört fetale Zellen, die die Plazenta passieren, ehe sie das Immunsystem der Mutter zur Bildung endogener Antikörper anregen können. Nach einer massiven Blutung können weitere Injektionen von Anti-D Antikörpern erforderlich werden. Dieses Verfahren hat eine Versagerquote von ca. 1–2%, die wahrscheinlich auf einer Sensibilisierung der Mutter während der Schwangerschaft anstatt bei der Entbindung beruht. Daher sollten alle rh-negativ Schwangeren ohne Hinweise einer Sensibilisierung (aufgrund der Fruchtwasseruntersuchung, *s. u.*) Anti-D-Antikörper in einer 300-µg-Standarddosis um die 28. SSW erhalten. Diese exogenen Antikörper werden während der nächsten 3–6 Mo. allmählich abgebaut, und die Mutter bleibt weiter unsensibilisiert.

Bei der 1. Schwangerschaftsvorsorgeuntersuchung sollten alle Patientinnen hinsichtlich ihrer Blutgruppe und ihres Rh-Faktors untersucht werden *(s. a. Kap. HÄM, 2., Die Diskussion der Immunhämatologie unter Zubereitung von Spender- und Empfängerblut und deren Bestandteile).* Wenn die Patientin rhesusnegativ ist, sollten auch Blutgruppe und Zygotie des Kindesvaters untersucht werden. Ist er rhesuspositiv und der Antikörpertiter der Mutter negativ, dann sollten antepartal die mütterlichen Rh-Antikörpertiter in der 26.–27. SSW bestimmt werden. Während die Titer bei Patientinnen, die bereits sensibilisiert sind, nur einen beschränkten Wert haben, sind sie bei Patientinnen mit Rh-Konstellation, die aber noch nicht sensibilisiert sind, sehr aufschlußreich.

Wenn der Titer 1:32 übersteigt, sollte alle 2 Wo. ab der 28. SSW eine **Amniozentese** mit einer photometrischen Bestimmung der Bilirubinkonzentration im Fruchtwasser vorgenommen werden. Bereits sensibilisierte Patientinnen sind Anwärterinnen für eine Amniozentese in der 26.–30. Wo. in Abhängigkeit vom geschätzten Schweregrad der Erkrankung. Die hochempfindliche photometrische Bestimmung des Bilirubinspiegels im Fruchtwasser *(s. Tab. 14.)* ist nützlich zur antepartalen Beurteilung der Erythroblastosis fetalis.

Bei normalen Bilirubinspiegeln im Fruchtwasser kann man die Schwangerschaft bis zum Termin und bis zur Spontangeburt weiterlaufen lassen. Wenn die Bilirubinspiegel erhöht sind und somit den drohenden intrauterinen Tod anzeigen, kann dem Feten in 10tägigem oder 2wöchigem Abstand bis etwa zur 32.–34. SSW eine **intrauterine Transfusion** verabreicht

Tab. 14. Bilirubinspiegel im Fruchtwasser

klinische Deutung	*photometrisch bestimmte korrigierte Absorption*	*Gesamt-bilirubin (mg/dl)*
normal oder möglicherweise erkrankt	< 0,20	< 0,28
erkrankt, aber nicht gefährdet	0,20–0,34	0,28–0,46
stark gefährdet u. wahrscheinlich verloren	0,35–0,70	0,47–0,95
unmittelbar bevorstehender intrauteriner Fruchttod	> 0,70	> 0,95

werden, dann sollte entbunden werden. Bei der intrauterinen Transfusion wird eine Kanüle durch die mütterliche Bauchdecke, die Uteruswand und die fetale Bauchdecke hindurch in die fetale Bauchhöhle eingeführt. Die Erythrozyten aus dem in die fetale Bauchhöhle transfundierten Blut werden intakt in den fetalen Kreislauf aufgenommen. Die perkutane Entnahme von Nabelschnurblut oder die Bluttransfusion kann zur antepartalen Beurteilung von Erythroblastosis fetalis nützlich sein. Dieser Eingriff muß an einer Klinik erfolgen, die für die Versorgung von Risikoschwangerschaften eingerichtet ist.

Die Entbindung sollte so atraumatisch wie möglich erfolgen. Die Plazenta sollte nicht manuell gelöst werden. Ein Kind, das mit einer Erythroblastose geboren wird, sollte sofort von einem Pädiater übernommen werden, der alles für eine sofortige **Austauschtransfusion,** wenn erforderlich, vorbereitet hat *(s. Kap. KIN, 6., Hämatologische Probleme).*

Herpes gestationis

Ein polymorpher, vesikulobullöser, nicht viralbedingter Hautausschlag, der während der Schwangerschaft oder im Wochenbett auftritt. Die Bezeichnung Herpes ist irreführend, da die Effloreszenzen weder mit Herpes noch mit anderen Viren in Zusammenhang stehen.

Ätiologie

Herpes gestationis ist eine seltene Krankheit, die meist im 2. oder 3. Trimenon oder unmittelbar post partum beginnt. Eine autoimmune Ätiologie wird vermutet, da Komplement und Immunoglobuline in der Basalmembranzone der Haut gefunden werden, dort, wo die frühesten histopathologischen Veränderungen auftreten und wo die Bläschen entstehen.

Klinisches Bild und Diagnostik

Die Effloreszenzen jucken stark und können polymorph sein; meist sind Vesikel und Bullae vorhanden. Oft entwickeln sie sich zuerst am Bauch der Schwangeren und breiten sich von dort aus, mitunter ringförmig mit Bläschen am äußeren Rand. Die Effloreszenzen können gruppiert auftreten, wie die von Herpes simplex oder beim Zoster. Eine Exazerbation kurz nach der Entbindung tritt häufig auf. Das Exanthem bildet sich meist innerhalb einiger Wo. oder Mo. post partum zurück, jedoch kann es bei erneuter Schwangerschaft oder unter Einnahme von oralen Kontrazeptiva wieder auftreten. Das Neugeborene kann erythematöse Plaques oder Bläschen aufweisen, die sich innerhalb weniger Wochen ohne Therapie zurückbilden.

Herpes gestationis kann mit mehreren anderen juckenden Exanthemen in der Schwangerschaft verwechselt werden, insbesondere mit den juckenden urtikariellen Papeln und Plaques **(PUPPP)** (s. unten). Die Diagnose eines Herpes gestationis kann gesichert werden mit Hilfe der direkten Immunfluoreszenzbeobachtung der umgebenden Haut: Komplement (C3) und manchmal auch IgG werden an der Basalmembran der Epidermis linear abgelagert.

Therapie

Ziel der Behandlung ist, die Entwicklung neuer Effloreszenzen zu unterdrücken und den ausgeprägten Juckreiz zu lindern. Einige Patientinnen mit leichtem Befall sprechen gut auf 0,1%ige Triamcinolonacetonid-Creme an, die 5- oder 6mal täglich aufgetragen wird. Bei ausgedehnten Effloreszenzen kann man Prednison, 40 mg jeden Morgen oder, wenn der Juckreiz trotzdem fortdauert, 10 mg 4mal/Tag über mehrere Tage geben; danach kann die Dosis soweit reduziert werden, daß nur vereinzelte Läsionen neu auftreten. Unter der Geburt kann eine Dosiserhöhung wegen akuter Verschlimmerung des Exanthems und Pruritus nötig sein. Die systemische Gabe von Kortikosteroiden in der Spätschwangerschaft hat offenbar keine nachteilige Wirkung auf den Fetus.

Juckende urtikarielle Papeln und Plaques

(Pruritic urticarial papules and plaques of pregnancy = PUPPP)

Ein häufig vorkommender, juckender Ausschlag in der Schwangerschaft. Die Ursache ist unbekannt.

Klinisches Bild und Diagnostik

Intensiv juckende, erythematöse, nesselsuchtähnliche Papeln und Plaques, oft mit winzigen Bläschen im Zentrum, befallen meistens zuerst den Bauch (oft auf den Striae distensae) und dehnen sich dann auf die Oberschenkel, das Gesäß und manchmal auch auf die Arme aus. Mitunter sind die Papeln von einem hellen Hof umgeben. Der Ausschlag setzt meist in den letzten 2–3 Wo. der Schwangerschaft ein (seltener in den letzten Tagen), jedoch kann er zu jeder Zeit im 3. Trimenon anfangen. In der Regel weisen die Patientinnen Hunderte von Effloreszenzen auf. Obwohl der Ausschlag stark genug juckt, um die Patientin nachts wach zu halten, werden tiefe Kratzeffekte nur selten beobachtet. Meist verschwindet der Ausschlag kurz nach der Entbindung, ohne sich in erneuten Schwangerschaften wieder auszubilden.

PUPPP muß von anderen juckenden Effloreszenzen in der Schwangerschaft abgegrenzt werden. Es gibt keine spezifischen Nachweisverfahren für PUPPP, im Gegensatz zu Herpes gestationis, so daß die klinische Differenzierung manchmal schwierig ist.

Therapie

Die Symptome und die Effloreszenzen können sich innerhalb von 2–4 Tagen unter dem häufigen (5- bis 6mal täglich) Auftragen von 0,1%iger Triamcinolonacetonid-Creme zurückbilden. Zeitweilig zwingen die Intensität der Symptome und das Ausbleiben einer Besserung unter lokal applizierten Kortikosteroiden zur Umsetzung auf Prednison oral, das in fraktionierten Dosen bis insgesamt 30–40 mg täglich gegeben werden sollte. Die Tagesdosis kann um 5 mg alle 3–4 Tage reduziert werden. Anscheinend schädigen systemisch verabreichte Kortikosteroide den Fetus nicht, besonders in der Spätschwangerschaft.

15. DIE RISIKOSCHWANGERSCHAFT

Eine Schwangerschaft, bei der die Mutter, der Fetus oder das Neugeborene ein erhöhtes Risiko für Morbidität oder Mortalität vor oder nach der Entbindung hat oder haben wird.

Alle Schwangerschaften sollten dahingehend geprüft werden, ob Risikofaktoren bestehen oder zu erwarten sind. Die Zuordnung einer Schwangerschaft als eine Risikoschwangerschaft ist eine effektive Methode, zusätzliche Aufmerksamkeit für Patientinnen zu garantieren, die medizinischen Beistand am nötigsten haben. Die Häufigkeit von Risikoschwangerschaften ist unterschiedlich in verschiedenen Populationen. Viele Faktoren sind beteiligt; die Gewichtung eines jeden Faktors als ein zusätzliches Risiko erfordert die Verwendung von einer systematischen Übersicht und einem Bewertungsschema. *Tab. 15.* zeigt ein solches System, in dem verschiedene ante- und intrapartale Ereignisse identifiziert und mit einem relativen Punktwert versehen sind, so daß die Risikoabschätzung quantifizierbar wird.

Außer der schnellen Identifikation von Patientinnen, die mit hoher Wahrscheinlichkeit einen ungünstigen perinatalen Verlauf erwarten können, bietet ein Programm zur Risikoeinschätzung andere Vorteile. Vor allem ermöglicht es die Überweisung von Patientinnen mit hohem Risiko in ein perinatales Zentrum schon vor der Geburt, wodurch neonatale Morbidität und Mortalität signifikant reduziert werden gegenüber den Ergebnissen für Neugeborenen von vergleichbarem Gestationsalter und Gewicht, die erst nach der Geburt in solche

Tab. 15. Einschätzung des Schwangerschaftsrisikos

Risikofaktoren	*Punktwert**
Ante partum	
Herz-Kreislauf- und Nierenerkrankungen	
Mäßige bis schwere EPH-Gestose	10
Chronische Hypertonie	10
Mäßige bis schwere Nierenerkrankungen	10
Schwere Herzinsuffizienz (Klassen I–IV nach Einteilung der New York Heart Association, NYHA)	10
Eklampsie in der Vorgeschichte	5
Pyelitis in der Vorgeschichte	5
Herzinsuffizienz der NYHA-Klasse I	5
Leichte EPH-Gestose	5
Akute Pyelonephritis	5
Zystitis in der Vorgeschichte	1
Akute Zystitis	1
EPH-Gestose in der Vorgeschichte	1
Stoffwechselkrankheiten	
Insulinabhängiger Diabetes	10
Vorausgegangene endokrine Ablation	10
Schilddrüsenerkrankungen	5
Prädiabetes (durch Diät beherrschbarer Schwangerschaftsdiabetes)	5
Diabetes in der Vorgeschichte	1
Schwangerschaftsanamnese	
Vorausgegangene fetale Austauschtransfusion wegen Rh-Inkompatibilität	10
Totgeburt in der Vorgeschichte	10
Übertragung > 42. Schwangerschaftswoche in der Vorgeschichte	10
Frühgeburt in der Vorgeschichte	10
Mangelgeburt in der Vorgeschichte	10
Neugeborenentodesfall in der Vorgeschichte	10
Schnittentbindung in der Vorgeschichte	5
Habituelle Aborte	5
Kind > 4500 g	5
Multiparität > 5	5
Epilepsie oder zerebrale Kinderlähmung	5
Fetale Anomalien	1
Anatomische Anomalien	
Uterine Fehlbildungen	10
Zervixverschluß-Insuffizienz	10
Fetale Lageanomalien	10
Polyhydramnion	10
Knöcherne Beckenverengung	5
Verschiedene Faktoren	
Abnormer zervikaler Zytologiebefund	10
Mehrlingsschwangerschaft	10
Sichelzellkrankheit	10
Alter ≥ 35 oder ≤ 15 Jahre	5
Virale Erkrankungen	5
Rh-Sensibilisierung allein	5
Positiver serologischer Befund	5
Schwere Anämie (Hb < 9 g/dl)	5
Drogenmißbrauch	5
Tuberkulose in der Vorgeschichte oder PPD-Injektionsstelle ≥ 10 mm	5
Körpergewicht < 45 oder > 90 kg	5
Lungenerkrankungen	5

Fortsetzung Tab. 15.

Risikofaktoren	*Punktwert**
Schweres Influenza-Syndrom	5
Vaginale Schmierblutungen	5
Leichte Anämie (Hb 9,0–10,9 g/dl)	1
Rauchen (≥ 1 Zigarettenpackung/Tag)	1
Alkohol (mäßiger Konsum)	1
Emotionale Probleme	1
Intra partum	
Von seiten der Mutter	
Mäßige bis schwere EPH-Gestose	10
Poly- oder Oligohydramnion	10
Amnionitis	10
Uterusruptur	10
Leichte EPH-Gestose	5
Vorzeitiger Blasensprung > 12 h	5
Vorzeitige Wehen	5
Primäre Wehendystokie	5
Sekundäre Muttermundsdystokie	5
Pethidin > 300 mg	5
Magnesiumsulfat > 25 g	5
Geburtsdauer > 20 h	5
Eröffnungsperiode > 2,5 h	5
Klinisch wirksame Beckenverengung	5
Medikamentöse Geburtseinleitung	5
Sehr kurze Geburtsdauer (< 3 h)	5
Primäre Schnittentbindung	5
Wiederholte Schnittentbindung	5
Elektive Geburtseinleitung	1
Verlängerte Latenzphase	1
Uterustetanie	1
Oxytocingabe	1
Von seiten der Plazenta	
Placenta praevia	10
Vorzeitige Plazentalösung	10
Übertragung > 42 Wo.	10
Grünes Fruchtwasser (dunkel)	10
Grünes Fruchtwasser (hell)	10
Plazentarandblutung	5
Von seiten des Feten	
Lageanomalien	10
Mehrlinge	10
Fetale Bradykardie für länger als 30 min	10
Entbindung aus Beckenendlage durch ganze Extraktion	10
Nabelschnurvorfall	10
Geburtsgewicht < 2500 g	10
Fetale Azidose pH ≤ 7,25 (Stadium I)	10
Fetale Tachykardie für länger als 30 min	10
Operative Zangen- oder Forzepsextraktion	5
Entbindung aus Beckenendlage (spontan oder assistiert)	5
Vollnarkose	5
Zangenentbindung aus Beckenboden	1
Schulterdystokie	1

* Ein Punktwert von > 10 bedeutet ein hohes Risiko.

Zentren transportiert werden. (Das perinatale Zentrum ist in der Regel mit einer geburtshilflichen Abteilung und einer Neugeborenen-Intensiveinheit verbunden, die über eine apparative und personelle Ausstattung verfügen, die die bestmögliche Pflege für die geburtshilfliche Patientin, den Fetus und das Neugeborene bietet). Überwiesene Patientinnen können vor oder unter der Geburt als Risikofälle identifiziert werden aufgrund von akuten Ereignissen, die den Risikostatus ändern. Der häufigste Grund für die Überweisung ist das Risiko einer Frühgeburt, die bei vorzeitigem Blasensprung oft besteht *(s. Kap. GYN, 17.)*.

Mütterliche Todesfälle ereignen sich bei ca. 6:100000 Geburten in den USA. Die führenden Ursachen sind Autounfälle, danach kommen thromboembolische Komplikationen, Narkosezwischenfälle, Blutungen und Komplikationen der Hypertonie.

Perinatale Todesfälle kommen in 17:1000 Entbindungen in den USA vor. Bei etwas mehr als 50% handelt es sich um totgeborene Kinder, und der Rest betrifft Neugeborene bis zum 28. Lebenstag. Die meisten perinatalen Todesfälle, die nicht auf angeborene Fehlbildungen zurückzuführen sind, sind mit Unreife assoziiert, oft in Verbindung mit regelwidriger Lage, vorzeitiger Plazentaablösung, Mehrlingsschwangerschaft, Präeklampsie und Eklampsie, Placenta praevia oder Polyhydramnion.

Risikofaktoren lassen sich einteilen in 1. vorbestehende Risiken, die schon vor der Konzeption vorhanden waren, und 2. antepartale Risiken, die sich erst nach der Konzeption entwickeln.

Vorbestehende Risikofaktoren

Demographische Faktoren

Alter der Mutter: Patientinnen, die ≤ 16 alt sind, unterliegen einem erhöhten Risiko für Präeklampsie und Eklampsie und für die Geburt von untergewichtigen bzw. mangelernährten Kindern. Bei Patientinnen, die ≥ 35 Jahre alt sind, ist das Risiko für assoziierte chronische oder aufgepfropfte schwangerschaftsinduzierte Hypertonie, Schwangerschaftsdiabetes, uterine Myome und Dystokie erhöht. Das Risiko für Chromosomenanomalien nimmt von 0,9% bei 35jährigen auf 7,8% bei 43jährigen Schwangeren zu. Eine Chorionzottenbiopsie oder eine Amniozentese zum Zweck der Chromosomenanalyse sollte Patientinnen in dieser Altersgruppe angeboten werden.

Ernährungszustand: Bei Frauen, die < 48 kg im nichtschwangeren Zustand wiegen, ist das Risiko erhöht, ein für das Gestationsalter zu kleines Kind (**SGA, s**mall for **g**estational **a**ge) zu bekommen. Wenn eine unzureichende Gewichtszunahme (< 15 kg) zu diesem Ausgangsrisiko hinzukommt, ist in 30% mit einem SGA-Neugeborenen zu rechnen. Umgekehrt ist Adipositas der Schwangeren ein Risikofaktor für fetale Makrosomie, Schwangerschaftsdiabetes und Hypertonie.

Körpergröße: Frauen mit einer Körpergröße ≤ 147 cm haben ein größeres Risiko für ein relatives kephalopelvines Mißverhältnis, Frühgeburtsbestrebungen und intrauterine Wachstumsretardierung.

Vorausgegangene Schwangerschaften

Habituelle Fehlgeburt: Das Risiko eines wiederholten Abortes nach 3 aufeinanderfolgenden Fehlgeburten in der Frühschwangerschaft beträgt ca. 35%. Es gibt auch eine Beziehung zwischen habituellen Aborten und Totgeburtlichkeit sowie Frühgeburtsbestrebungen im 2. und frühen 3. Trimenon. Balancierte Chromosomentranslokationen bei den Eltern, uterine bzw. zervikale Anomalien, Infektionen, Kollagenosen und hormonale Abnormitäten sollten vor einem erneuten Schwangerschaftsversuch ausgeschlossen werden.

Totgeburt oder neonataler Todesfall in der Vorgeschichte: Perinatale Todesfälle in der Anamnese können ein Hinweis auf eine fetale oder elterliche zytogenetische Abnormität, einen Diabetes der Mutter, eine chronische renovaskuläre Erkrankung, eine Hypertonie, eine Kollagenose oder auf Drogen- bzw. Medikamentenabusus sein.

Vorausgegangene Früh- oder Mangelgeburt: Je größer die Anzahl der vorzeitigen Entbindungen in der Vorgeschichte, desto größer ist das Risiko dafür in der gegenwärtigen Schwangerschaft. Eine Frau, deren einzige geburtshilfliche Erfahrung in der Entbindung eines ≤ 1500 g schweren Kindes gewesen ist, hat ein 50%iges Risiko einer Frühgeburt in der nächsten Schwangerschaft. Eine Frau mit einem wachstumsretardierten Neugeborenen in der Anamnese sollte im Hinblick auf Hypertonie, Nierenerkrankungen, unzureichende Gewichtszunahme, Infektionen, Rauchen und Alkoholabusus untersucht werden.

Vorausgegangenes übergroßes Kind: Die Geburt eines makrosomen Kindes (> 4500 g) in der Vorgeschichte kann ein Hinweis auf Diabetes der Mutter sein. Bei Patientinnen mit dieser Verdachtsdiagnose sollten 1-h-Glukosebelastungstests in der 20. und 28. SSW durchgeführt werden; abnorme Resultate sollten durch einen 3-h Glukosebelastungstest bestätigt werden.

Multiparität: Frauen mit ≥ 6 vorausgegangenen Schwangerschaften haben ein erhöhtes Risiko für Wehenschwäche unter der Geburt und für postpartale Blutungen aufgrund einer Uterusatonie. Mehrgebärende sind auch für überstürzte Geburten anfällig, bei denen die Gefahr von schweren Blutungen und Fruchtwasserembolie besteht. Placenta praevia kommt gehäuft bei hochgradigen Mehrgebärenden vor.

Vorausgegangenes Kind mit Isoimmunisierung: Signifikanter Morbus haemolyticus neonatorum in der Vorgeschichte erfordert die Blutgruppenbestimmung bei beiden Eltern und die Suche nach Blutgruppenantikörpern zum frühest möglichen Zeitpunkt. Es gibt klare, wirksame Protokolle für die Behandlung einer Schwangerschaft, die durch atypische Antikörper der Mutter kompliziert wird.

Vorausgegangene Eklampsie oder Präeklampsie: Eine Anamnese mit diesen Komplikationen läßt das Risiko für einen erhöhten Blutdruck in einer künftigen Schwangerschaft ansteigen, insbesondere wenn eine chronische hypertensive Gefäßerkrankung identifiziert werden kann.

Vorausgegangenes Kind mit einer Erbkrankheit oder angeborenen Anomalie: Untersuchungen sollten durchgeführt werden, um festzustellen, ob eine Krankheit mit hohem Wiederholungsrisiko vorliegt; die wichtigsten Untersuchungen sind: Sonographie, Chorionzottenbiopsie oder Amniozentese, DNA-Analyse.

Vorausgegangenes Kind mit Geburtstrauma: Eine schwierige Entbindung oder Intensivpflege eines Neugeborenen in der Anamnese kann ein Hinweis auf eine Schulterdystokie oder verlängerte Geburt sein, die ein erhöhtes Risiko für operative Entbindung aus Beckenmitte darstellen würde.

Erkrankungen des Genitaltraktes

Anomalien des Genitaltraktes: Hysteroskopie oder Hysterosalpingographie können indiziert sein, um einen Uterus septus oder bicornis zu diagnostizieren und können helfen, den Eindruck einer Zervixverschlußinsuffizienz zu bestätigen.

Uterus myomatosus: Uterine Leiomyome kommen häufiger bei älteren Frauen vor und können ein erhöhtes Risiko für Frühgeburtsbestrebungen, Wehenanomalien, Einstellungsanomalien, Placenta praevia, wiederholte Aborte und rote Degeneration des Myoms bedingen.

Bakterielle Zervikovaginitis: Bakterielle Infektionen in der Schwangerschaft können zu Frühgeburtsbestrebungen oder vorzeitigem Blasensprung führen. Die schädlichen Keime umfassen Streptokokken der Gruppe B, Chlamydien, Mykoplasmen und Ureaplasma. Gezielte antibiotische Therapie verringert die Häufigkeit von wiederkehrendem vorzeitigen Blasensprung und wirkt Frühgeburtsbestrebungen entgegen.

Innere Krankheiten

Einerseits kann eine Schwangerschaft bei vielen Erkrankungen eine Verschlechterung hervorrufen, andererseits können bestimmte Krankheiten nachteilige Auswirkungen auf den Schwangerschaftsausgang haben, sowohl für die Mutter als auch für das Kind. Die wichtigsten innermedizinischen Komplikationen der Schwangerschaft sind: chronische Hypertonie,

Nierenerkrankungen, Diabetes mellitus, zyanotische Herzfehler, Hämoglobinopathien, Schilddrüsenerkrankungen, Kollagenosen und Koagulopathien. Sie werden im *Kap. GYN, 16.* besprochen.

Familienanamnese

Jegliches Vorkommen von geistiger Retardierung, Zwillingen oder familiär gehäuften Krankheiten in der Familie eines Patienten erhöht das entsprechende Risiko; deshalb sollte eine detaillierte Familienanamnese eruiert werden.

Antepartale Risikofaktoren

Eine Schwangere kann zunächst nach Prüfung der oben erwähnten potentiellen Komplikationsgebiete als wenig risikobehaftet eingestuft werden, und trotzdem später Änderungen durchmachen, die sich signifikant auf den Risikostatus auswirken. Solche Änderungen umfassen die Exposition gegenüber Teratogenen sowie Komplikationen der Schwangerschaft selbst oder aufgrund einer Erkrankung.

Exposition gegenüber Teratogenen

Medikamente bzw. Genußmittel, von denen eine teratogene Wirkung bekannt ist, sind z. B. Äthanol, Phenytoin, Folsäureantagonisten, Lithium, Streptomycin, Tetracyclin, Thalidomid und Warfarin *(s. a. Kap. GYN, 13., Medikamente in der Schwangerschaft).* Potentiell teratogene Infektionen sind u. a.: Herpes simplex, Virushepatitis, Influenza, Mumps, Rubella, Varicella, Syphilis, Listeriose, Toxoplasmose und solche, die durch Coxsackie- und Cytomegalie-Virus verursacht werden. Eine genaue Anamnese bezüglich Einnahme von Medikamenten bzw. Genußmitteln und Exposition gegenüber Infektionskrankheiten sollte so früh wie möglich für jede Schwangere erstellt werden.

Von besonderem Interesse in der geburtshilflichen Praxis heutzutage sind die Auswirkungen von Zigarettenrauchen, Äthanolkonsum und Drogenmißbrauch auf den Fetus und seine spätere Entwicklung.

Zigarettenrauchen ist wahrscheinlich die häufigste Sucht bei Schwangeren in den USA. Trotz der zunehmenden öffentlichen Diskussion über die gesundheitliche Gefährdung durch Rauchen hat der Anteil der wachsenden Raucherinnen in den letzten 20 Jahren nur geringfügig abgenommen; der Prozentsatz der starken Raucherinnen hat sogar zugenommen. Rauchen bei jugendlichen Mädchen hat bedeutend zugenommen und übersteigt sogar die Häufigkeit bei den Jungen. Obwohl Rauchen nicht nur der Mutter, sondern auch dem Fetus schadet, geben nur ca. 20% der Raucherinnen das Rauchen auf, wenn sie schwanger werden. Die mit der größten Regelmäßigkeit beobachtete Auswirkung ist eine Herabsetzung des Geburtsgewichts bei Kindern von Raucherinnen; das Ausmaß ist direkt mit dem Tabakkonsum korreliert. Anscheinend ist der Effekt größer bei älteren Raucherinnen, deren Neugeborene mit noch größerer Wahrscheinlichkeit weniger wiegen und kleiner sein werden. Schwangere Raucherinnen haben eine höhere Inzidenz von Abruptio placentae, Placenta praevia, vorzeitigem Blasensprung und Amnionitis. Anenzephalie, angeborene Herzfehler und orofaziale Spalten werden häufiger berichtet bei Kindern von Raucherinnen als bei Kindern von Kontrollpersonen. Einige Untersuchungen berichten eine positive Assoziation zwischen Rauchen der Mütter und dem Syndrom des plötzlichen Kindstods, und Anzeichen sprechen dafür, daß Kinder, deren Mütter rauchen, geringgradig, aber meßbar in körperlichem Wachstum, intellektueller Entwicklung und Verhalten zurückbleiben. Man nimmt an, daß diese Auswirkungen ursächlich auf Kohlenmonoxyd, welches eine chronische Gewebshypoxie verursacht, und Nikotin, welches die Freisetzung von Katecholaminen und darauffolgende uteroplazentare Gefäßkonstriktionen auslösen kann, zurückzuführen sind.

Alkohol gilt z.Zt. als das wichtigste bekannte Teratogen. Die Inzidenz des fetalen Alkoholsyndroms **(FAS)**, eine der wichtigsten Folgen von Äthanolkonsum in der Schwangerschaft, beträgt ca. 2,2:1000 Lebendgeborenen. Äthanol kann ein breites Spektrum von Defekten verursachen, das von Spontanaborten bis zu schweren Verhaltensstörungen ohne körperliche Fehlbildungen reicht. FAS umfaßt Wachstumsretadierung vor oder nach der Geburt, Gesichtsanomalien und ZNS-Dysfunktionen einschließlich Mikrozephalie, unterschiedlich ausgeprägte geistige Retardierung und abnorme neurobehaviorale Entwicklung *(s. a. KIN, 6., Fetales Alkoholsyndrom unter Stoffwechselstörungen des Neugeborenen).*

Das Risiko für einen Spontanabort verdoppelt sich in etwa, wenn die Schwangere trinkt, insbesondere bei großen Mengen. Herabgesetztes Geburtsgewicht ist das zuverlässigste Kriterium für pränatale Äthanolexposition, wobei das durchschnittliche Geburtsgewicht der betroffenen Kinder auf ca. 2000 g geschätzt wird; das mediane Geburtsgewicht für alle Kinder beträgt ca. 3300 g. FAS ist die häufigste Ursache von geistiger Retardierung, noch vor Down-Syndrom und zerebraler Kinderlähmung. Im allgemeinen ist das Ausmaß der geistigen Retardierung zum Schweregrad der Dysmorphogenese positiv korreliert. Mikrozephalie, ein häufiges Merkmal von FAS, ist wahrscheinlich das Ergebnis eines insgesamt geringeren Gehirnwachstums.

Drogenabhängigkeit und Genußmittelmißbrauch während der Schwangerschaft eskalieren weiter. Von Frauen mit chronischer **Heroinabhängigkeit** abgesehen, experimentieren viele Jugendliche mit einer Vielfalt von Aufputschmitteln, Sedativa und stimmungsverändernden Drogen, wodurch ein komplexes Polytoxikomaniesyndrom entsteht. Der Konsum von Kokain und Kokainabkömmlingen (z. B. Crack) hat sich zu einer Endemie ausgeweitet, die alle sozialen Schichten betrifft. Schätzungsweise 25% der erwachsenen Bevölkerung hat Marijuana oder Kokain mindestens einmal probiert, und > 5 Mio. Leute sollen sie regelmäßig benutzen, darunter viele Frauen im fortpflanzungsfähigen Alter.

Obwohl 60–90% der heroinabhängigen Frauen Zyklusstörungen aufweisen, sind derartige Unregelmäßigkeiten nicht drogenspezifisch; sie hängen eher mit der Fehlernährung, der Hepatitis, den pelvinen Entzündungen und dem Distreß zusammen, die aus dem unsicheren, sozialen, wirtschaftlichen und emotionalen Umfeld dieser Frauen resultieren. Der Mißbrauch von Amphetaminen, Diazepam und Kokain wirkt sich wenig auf den mensuellen Zyklus aus, so daß viele Schwangerschaften gleichzeitig mit Drogenmißbrauch assoziiert sind.

Die Dünnschichtchromatographie ist eine praktische, wirtschaftliche und empfindliche Methode für den Nachweis von Drogen wie z. B. Heroin, Morphium, Amphetaminen, Barbituraten, Codein, Kokain, Methadon, Methaqualon und den Phenothiazinen im Urin. Wenn die Diagnose einer i.v. Drogensucht einmal feststeht, müssen deren vielschichtige Auswirkungen auf die Mutter und ihr Kind berücksichtigt werden. Beispielsweise unterliegen i.v. Drogensüchtige einem erhöhten Risiko für Anämie, Bakteriämie, Endokarditis, Zellulitis, akute und chronische Hepatitis, Phlebitis, Pneumonie, Tetanus, Geschlechtskrankheiten und AIDS. Etwa 75% der Säuglinge und Kinder, die AIDS bekommen, haben Mütter mit einem erhöhten Risiko für diese Krankheit, entweder durch i.v. Drogenmißbrauch oder durch heterosexuelle Transmission im Rahmen der Prostitution. Für Kinder dieser Frauen ist das Risiko für Hepatitis, intrauterine Wachstumsretardierung, andere sexuell übertragene Krankheiten, Frühgeburtlichkeit und Sepsis ebenfalls erhöht.

Ca. 14% aller Schwangeren benutzen Marijuana in irgendeiner Weise. Da Δ9-Tetrahydrocannabiol **(THC)** die Plazentaschranke passieren kann, besteht die Möglichkeit einer Schädigung des Schwangerschaftsprodukts. Trotzdem haben nur wenige Studien am Menschen *ein vermehrtes Risiko* für angeborene Anomalien, Wachstumsretardierung oder postnatale neurobehaviorale Auswirkungen aufgrund des Marijuanagebrauchs dokumentieren können.

Demgegenüber ist der Mißbrauch von **Kokain** während der Schwangerschaft mit verschiedenen mütterlichen und fetalen Problemen verbunden. Kokain, ein ZNS-Stimulans, hat sowohl lokalanästhetische als auch vasokonstriktorische Wirkungen. In der isolierten menschlichen Plazenta löst Kokain eine intensive Gefäßverengung aus, wodurch eine bradykinininduzierte Druckerhöhung potenziert wird. Deshalb erscheint es möglich, daß Kokain Episoden einer signifikanten Drosselung des Blutflusses zum Feten mit nachfolgenden Hypoxieperioden hervorruft. Darüber hinaus kann die Exposition des Feten gegenüber anderen chemischen Substanzen, die unter normalen Bedingungen harmlos wären, aber durch die reaktive Vasodilatation gefährlich werden können, erhöht sein. Da viele Kokainbenützer gleichzeitig viele andere Substanzen gebrauchen, ist eine derartige Exposition von besonderer Bedeutung. Bei Frauen, die Kokain während der gesamten Schwangerschaft benutzten, wurde eine Frühgeburtenrate von 31% berichtet, zusammen mit einer 19%igen Inzidenz von Wachstumsretardierung, und eine 15%ige Inzidenz von Abruptio placentae. Bei Frauen, die kein Kokain nach dem 1. Trimenon verwendeten, sind die Inzidenzen von Entbindung vor Termin und Abruptio placentae immer noch erhöht, jedoch ist das fetale Wachstum anscheinend normal.

Bei einer Schwangeren mit akuter nichtproteinurischer Hypertonie, Zeichen einer Abruptio placentae oder einer ungeklärten Totgeburt sollte der Urin immer auf Kokain untersucht werden. Dieser Symptomkomplex wird sowohl in Krankenhäusern, die ländliche Gebiete und Vororte versorgen, als auch in tertiären städtischen Einrichtungen häufig beobachtet. Bei den Kindern von Frauen, die Kokain regelmäßig während der Schwangerschaft benutzten, wurden zahlreiche Fehlbildungen berichtet, insbesondere in Körperregionen, wo eingeschränkte Durchblutung sich auf das Organwachstum auswirkt. In diesem Zusammenhang fallen Skelettdefekte und isolierte Atresien besonders auf. Schließlich gibt es Belege dafür, daß Neugeborene, die der chronischen Exposition der Mutter gegenüber Kokain in der Schwangerschaft ausgesetzt worden waren, Störungen der neurobehavioralen Aktivität im Sinne einer Hyperaktivität, Zittrigkeit und signifikante Lerndefizite aufweisen, die bis ins 4. und 5. Lebensjahr fortdauern können.

Medizinische Komplikationen

Hypertonie: Wenn eine Hypertonie in der Schwangerschaft erstmals diagnostiziert wird, sollte man nach Möglichkeit die genaue Ursache bestimmen. Die Notwendigkeit für eine Behandlung einer leichten bis mäßigen Hypertonie ist umstritten. Die Therapierichtlinien werden in Kap. 16 diskutiert.

Pyelonephritis: Bei Patientinnen mit Harnwegsinfekten in der Anamnese sollte in der Frühschwangerschaft aus einer Mittelstrahl-Urinprobe eine Kultur angelegt werden. Patientinnen mit Bakteriurie sollten Antibiotika erhalten, um das Risiko einer Pyelonephritis, die mit Frühgeburtsbestrebungen und vorzeitigem Blasensprung assoziiert ist, zu minimieren.

Fieber: Temperaturen von > 39,5°C im 1. Trimenon werden sowohl mit Verlust der Schwangerschaft als auch mit einem erhöhten Risiko für ZNS-Anomalien in Verbindung gebracht. Ähnliche Temperaturerhöhung in der Spätschwangerschaft sind mit Frühgeburtsbestrebungen assoziiert.

Akute chirurgische Probleme: Jeder akute chirurgische Eingriff in der Schwangerschaft ist mit einem Frühgeburtsrisiko behaftet. Da die einzelnen Erkrankungen (z. B. Appendizitis, Cholezystitis, Darmobstruktion) wegen der schwangerschaftsbedingten Veränderungen schwerer zu diagnostizieren sind, sind sie oft weit fortgeschritten, bis die Diagnose feststeht, so daß das Risiko der mütterlichen Morbidität erhöht wird.

Schwangerschaftskomplikationen

Isoimmunisierung: Am häufigsten ist die Sensibilisierung gegen das Rh_0(D)-Antigen. Wenn die Schwangere Rh-negatives Blut hat, sollte ihr Antikörperstatus alle 2 Mo. überprüft werden. Nichtsensibilisierte Patientinnen sollten Rh_0(D)-Immunglobulin nach jeder Blutungsepisode, nach Amniozentese oder Chorionzottenbiopsie, in der 28. SSW und im Wochenbett erhalten.

Blutungen im 3. Trimenon: Die häufigsten Ursachen sind Placenta praevia, Abruptio placentae und Erkrankungen des unteren Genitaltraktes. Alle Patientinnen, die im 3. Trimenon bluten, sollten als Risikofälle eingestuft und eingehend untersucht werden, einschließlich Sonographie, Inspektion der Zervixregion und Zervixzytologie.

Poly- bzw. Oligohydramnion: Ein Polyhydramnion kann schwere Dyspnö und Frühgeburtsbestrebungen bei der Schwangeren hervorrufen. Es kommt v.a. im Zusammenhang mit entgleistem Diabetes mellitus, fetalen Anomalien (Ösophagusatresie, Anenzephalie, Spina bifida), Mehrlingsschwangerschaft und Isoimmunisierung vor. Bei ca. 50% der Fälle ist die Ursache unklar. Ein Oligohydramnion ist mit kongenitalen Harnwegsanomalien, schwerer intrauteriner Wachstumsretardierung und intrauterinem Fruchttod assoziiert. Das Potter-Syndrom, das mit Lungenhypoplasie und oberflächlichen Kompressionsanomalien einhergeht, ist eine häufige Folge.

Frühgeburtsbestrebungen: Uterine Anomalien, Zervixverschlußinsuffizienz, vorausgegangene Operationen am Uterus, mütterlicher Streß, Mehrlingsschwangerschaft und antepartale Blutungen sind mit Frühgeburtsbestrebungen assoziiert. Infektionen bei der Schwangeren (Pneumonie, asymptomatische Bakteriurie, Appendizitis) können ebenfalls Frühgeburtsbestrebungen verursachen. Bei ca. 30% der Patientinnen mit Frühgeburtsbestrebungen kommt eine Amnionitis bei intakter Fruchtblase vor; die Rolle einer antibiotischen Therapie in solchen Fällen ist unklar.

Mehrlingsschwangerschaft: Neigung zu Frühgeburt, fetalen Fehlbildungen und Komplikationen unter der Geburt sind bei allen Formen der Mehrlingsschwangerschaften häufiger.

Übertragung: Eine Schwangerschaft, die über die 42. SSW hinaus dauert, gilt als übertragen. Die neonatale Mortalität und die Häufigkeit von Totgeburten sind dabei um das Dreifache erhöht. Mit Hilfe von Nonstreßtests und biophysikalischen Befunden aufgrund der Sonographie lassen sich gefährdete Feten identifizieren.

16. KOMPLIZIERENDE ERKRANKUNGEN IN DER SCHWANGERSCHAFT

Herzkrankheiten

Herzkrankheiten in der Schwangerschaft sind in den USA selten geworden, hauptsächlich wegen der deutlichen Abnahme der rheumatischen Herzerkrankungen; verbesserte Diagnose und Therapie ermöglichen Schwangerschaft und Entbindung auch bei immer mehr Patientinnen mit anderen Herzkrankheiten. Bei den Herzkrankheiten, die man jetzt in der Schwangerschaft sieht, handelt es sich hauptsächlich um angeborene Herzfehler, die häufig operativ korrigiert wurden.

Die Physiologie des kardiovaskulären Systems in der Schwangerschaft *(dargestellt in Kap. GYN, 13.)* ist die Grundlage für die Symptome und die Behandlung der Herzkrankheiten in der Schwangerschaft, weil die Schwangerschaft vorhersehbare zusätzliche Belastungen für das kardiovaskuläre System bringt. Die Kenntnis einer Herzkrankheit in der Anamnese ist hilfreich, weil die Erstdiagnose eines Herzleidens während der Schwangerschaft durch die Häufigkeit funktionell bedingter systolischer Geräusche sowie durch venöse Weitstellung, Tachykardie und schwangerschafts- und nicht krankheitsbedingte Verschiebungen auf einer Thoraxaufnahme erschwert sind. Andererseits erfordert der zufällige Befund eines diastolischen oder präsystolischen Geräusches in der Schwangerschaft weitergehende Untersuchungen. Etwa 25% der Schwangeren mit einer Mitralstenose entwickeln erstmals entsprechende Symptome.

Der klinische Schweregrad, entsprechend der Klassifikation der New York Heart Association, ist bei der Führung von Patientinnen mit einer Herzerkrankung und bei der Bewertung der Prognose in der Schwangerschaft nützlich. Fast alle Todesfälle durch Herzinsuffizienz in der Schwangerschaft betreffen Patientinnen mit dem Schweregrad III und IV. Bei Patientinnen mit Schweregrad I und II bei Mitralstenose findet gelegentlich eine rasche Verschlechterung zu höheren Schweregraden statt. Patientinnen mit dem Schweregrad III benötigen ab der 20. Schwangerschaftswoche (SSW) Digitalis und Bettruhe. Bei Patientinnen mit dem Schweregrad IV sollte ein früher therapeutischer Abbruch der Schwangerschaft erwogen werden.

Bei Frauen mit vorbestehender Herzerkrankung ist die Schwangerschaft mit einer mütterlichen Mortalität von ca. 1% verbunden, aber diese Todesfälle machen ca. 10% der gesamten mütterlichen Mortalität aus. Eine erfolgreich ausgetragene Schwangerschaft verkürzt weder das Leben noch mindert sie bleibend die funktionelle Leistungsfähigkeit von Müttern mit Herzerkrankung. Kongenitale Herzerkrankungen sind bei Kindern von Müttern mit einer angeborenen Herzerkrankung häufiger. Patientinnen mit Schweregrad I oder II haben kein erhöhtes Risiko, während der Schwangerschaft zu sterben, selbst wenn eine Mitralstenose die vorherrschende Veränderung ist. Bei Patientinnen, die nach geringer Anstrengung oder in Ruhe Symptome entwickeln (Schweregrad III oder IV), besteht dagegen ein erhöhtes Risiko für mütterliche oder kindliche Todesfälle, und diese Patientinnen sollten nicht schwanger werden, bis ihre Krankheit sorgfältig abgeklärt und eine maximale Besserung durch internistische und chirurgische Therapie erreicht ist.

Bei **Patientinnen mit rheumatischer Herzerkrankung** sind die Geräusche der Mitral- bzw. Aortenstenose lauter, während die der Mitral- bzw. Aorteninsuffizienz leiser werden. Patientinnen mit einer **Mitral- bzw. Aorteninsuffizienz,** die keine oder nur diskrete Symptome entwickeln, tolerieren die Schwangerschaft in der Regel ohne Probleme; bei Patientinnen mit einer ausgeprägten Symptomatik ist ein Ersatz der Klappe vor einer Schwangerschaft anzuraten. Relativ wenig Information liegt über **Aortenstenose** in der Schwangerschaft vor, jedoch soll die Sterblichkeit sowohl der Mütter als auch der Feten hoch sein; Patientinnen mit einer ausgeprägten Stenose sollte zu einer chirurgischen Korrektur vor einer Schwangerschaft geraten werden. Die Mitralstenose ist besonders gefährlich, da die Tachykardie, das erhöhte Blutvolumen und das erhöhte Herzzeitvolumen in der Schwangerschaft in Verbindung mit diesem Herzfehler den Druck im pulmonalen Kreislauf erhöhen; Vorhofflimmern tritt ebenfalls häufig auf. Die Interaktion dieser Faktoren erhöht das Risiko des Lungenödems, derjenigen Komplikation der Mitralstenose mit der höchsten Letalität. Die Mitralstenose führt oft schon vor der Menopause zur pulmonalen Hypertonie, aber ein Linksherzversagen durch Mitralinsuffizienz oder durch Erkrankung der Aortenklappen ist während der fortpflanzungsfähigen Jahre ungewöhnlich. Eine Mitralklappensprengung kann während der Schwangerschaft erfolgen, aber Operationen am offenen Herzen erhöhen das Risiko für eine Fehlgeburt bzw. für einen kindlichen Schaden.

Eine maximale Besserung der rheumatischen Herzerkrankung sollte vor der Konzeption durch operative und internistische Maßnahmen erreicht werden. Die Antibiotikaprophylaxe sollte bei Schwangeren mit dieser Krankheit während der Schwangerschaft fortgesetzt werden. Die internistische Therapie baisert auf einer Einschränkung der körperlichen Aktivität bzw. Übermüdung, im Abbau der Angst, auf der Prophylaxe und der unverzüglichen Behandlung einer Anämie bzw. einer Infektion. Alle Patientinnen mit Mitralstenose, bei denen ein Vorhofflimmern auftritt, sollten Digoxin (0,25 mg/Tag oral) zur Prophylaxe erhalten. Wehen und Entbindung werden am besten am Termin toleriert; dabei sollte besonders auf Schmerzfreiheit bzw. Abbau von Angst geachtet werden. Gelegentlich tritt eine Lungenstauung plötzlich post partum auf, aber im allgemeinen besteht die größte Gefahr zum Zeitpunkt des größten Herzminutenvolumens (20.–34. Woche). Antibiotika sollten grundsätzlich unmittelbar nach der Geburt und bei erhöhter Infektionsgefahr eingesetzt werden, z.B. beim vorzeitigen Blasensprung.

Die meisten asymptomatischen Patientinnen mit einer **angeborenen Herzerkrankung** unterliegen in der Schwangerschaft keinem erhöhten Risiko. Patientinnen mit **Eisenmenger-Syndrom** oder einer **primären pulmonalen Hypertonie** (u.U. auch solche mit einer isolierten Pulmonalstenose) neigen zu plötzlichem Kollaps und Tod bei der Geburt oder post partum; diese Gefahr besteht auch bei einer Abtreibung nach der 20. SSW. Die Todesursache ist bei diesen Patientinnen unklar, aber die Gefahr ist groß genug, um eine Schwangerschaft nicht ratsam erscheinen zu lassen. Wenn eine Schwangerschaft dennoch eintritt, sollte die

Entbindung unter den bestmöglichen Bedingungen durchgeführt werden, d.h. mit sorgfältiger Anästhesie, der Möglichkeit der kardialen Wiederbelebung und zur Vermeidung eines Rechts-Links-Shunts die Aufrechterhaltung des peripheren Gefäßwiderstandes bei einem möglichst niedrig gehaltenen Widerstand im Lungenkreislauf. Der venöse Rückfluß muß erhalten bleiben. Patientinnen mit **Marfan-Syndrom** haben in der Schwangerschaft ein erhöhtes Risiko einer Dissektion der Aorta und der Ruptur von Aortenaneurysmen; Schwangerschaften können nicht empfohlen werden.

Ein **Mitralsegelprolaps** kommt häufig bei jungen Frauen vor und hat eine Tendenz, familiär aufzutreten. Er ist meist eine isolierte Anomalie, jedoch kann er mit dem Marfan-Syndrom oder Vorhofseptumdefekt assoziiert sein. Frauen mit einem Mitralsegelprolaps vertragen die Schwangerschaft gewöhnlich gut. Die relative Zunahme der Kammergröße verringert die Diskrepanz zwischen der unverhältnismäßig großen Mitralklappe und der Kammer. Asymptomatische Patientinnen erfordern keine besondere Behandlung außer einer Antibiotikaprophylaxe während der Geburt, da zu dieser Zeit die bakterielle Endokarditis eine mögliche Komplikation ist. Bei Patientinnen mit rezidivierenden Arrhythmien sind Betablocker indiziert; bei den wenigen schwangeren Patientinnen, die systemische oder pulmonale Embolien entwickeln, ist eine Antikoagulation erforderlich. Ein Mitralsegelprolaps in der Schwangerschaft verhält sich meist gutartig; man sollte den Patientinnen versichern, daß diese geringfügige Entwicklungsanomalie keinen Grund zur Besorgnis darstellt.

Gelegentlich beginnt eine Kardiomyopathie um den Termin oder post partum. Dieses Syndrom wird als **peripartale Kardiomyopathie** bezeichnet und betrifft insbesondere Frauen über 30, Mehrgebärende, Zwillingsmütter und Schwangere mit Gestose. Dieses Syndrom hat innerhalb von 5 Jahren eine 50%ige Mortalität und rezidiviert mit hoher Wahrscheinlichkeit bei folgenden Schwangerschaften, die deshalb kontraindiziert sind.

In der Schwangerschaft kann sich der kardiale Status der Patientin trotz aller Vorsichtsmaßnahmen wie engmaschige Kontrolle durch den Arzt, weitgehende Schonung, Vermeidung von Streß und Anämie, prophylaktische Penicillingabe und Gewichtsbeschränkung verschlechtern. Jede Arrhythmie oder jedes Zeichen einer Lungenstauung erfordert eine stationäre Aufnahme und Bettruhe. Besonders gefährdete Zeiträume, in denen eine Digitalisierung erforderlich werden kann, bestehen in der 28.–34. SSW, während der Geburt und unmittelbar post partum, wenn das Herz maximalen physiologischen Belastungen ausgesetzt ist.

Das Kind hat Anteil am erhöhten Risiko durch die mütterliche Herzerkrankung. Es kann im Verlauf einer akuten mütterlichen Herzinsuffizienz absterben, oder das Neugeborene kann den Folgen der Unreife erliegen.

Geburt und Entbindung sind für eine herzkranke Patientin voller Gefahren, da die Wehentätigkeit, das Pressen in der Austreibungsperiode und der vermehrte venöse Rückfluß vom sich kontrahierenden Uterus zum Herzen sich ganz wesentlich auf die kardiale Hämodynamik auswirken. Das Herzzeitvolumen steigt in einer Wehe um ca. 20% an. Ein erfahrener Anästhesist sollte während der Geburt anwesend sein. Eine Leitungsanästhesie wird bei Patientinnen mit Mitralklappenfehler bevorzugt. Da Patientinnen mit einem Aortenklappenfehler die Stase und die gelegentlichen Blutdruckabfälle, die bei einer Leitungsanästhesie auftreten, nicht tolerieren, sollten sie lieber eine Lokalanästhesie oder, wenn nötig, eine Vollnarkose erhalten. Pressen in der Austreibungsperiode sollte nicht erlaubt werden, weil diese Anstrengung jede Oxygenierung verhindert und die Patientin innerhalb von Sekunden anoxisch werden kann. Die Entbindung sollte als Zangenentbindung durchgeführt werden, wenn möglich, oder, wenn indiziert, eine Sectio caesarea *(s. Kap. GYN, 17.)*. Die Zangenentbindung ist vorzuziehen, da das Risiko für die Patientin bei einer leichten Zangenentbindung geringer als bei einer Schnittentbindung ist.

***Post partum** muß die* Patientin engmaschig überwacht werden, da die Mobilisierung von Flüssigkeit mit großen Schwankungen in der Herzfunktion einhergeht. Diuretika dürfen nur vorsichtig eingesetzt werden, und eine geeignete Digitalistherapie sollte fortgesetzt werden. Erst einige Wochen nach der Entbindung sind die Patientinnen außer Gefahr.

Thromboembolische Erkrankungen

Thromboembolien sind die häufigste Ursache mütterlicher Mortalität durch internistische Erkrankungen in den USA geworden, nachdem sie in den letzten 10 Jahren Blutungen, Infektionen und Bluthochdruck überholt haben. Die erhöhte Inzidenz hängt sowohl mit der zunehmenden Häufigkeit von Schnittentbindungen als auch mit der verbesserten Diagnostik zusammen. Während der Schwangerschaft steigt das Thromboserisiko signifikant an aufgrund der vermehrten venösen Kapazität und erhöhtem venösen Druck in den unteren Extremitäten, die zu einem verlangsamten Blutfluß (Stase) führen. Obwohl das Blut der Schwangeren leichter gerinnt, ereignen sich die meisten thromboembolischen Ereignisse im Wochenbett, und zwar auf dem Boden von Gefäßverletzungen unter der Geburt. Während der Schwangerschaft sind die Symptome einer Thrombophlebitis schlecht mit dem Schweregrad der Krankheit und dem Embolierisiko korreliert; die unteren Extremitäten sind oft ödematös, und Wadenkrämpfe und Druckschmerzhaftigkeit (die in der Schwangerschaft physiologisch sein kann) können als das Homans-Zeichen fehlgedeutet werden.

Die **Diagnose** wird durch Sorgen um die strahlenassoziierten Risiken der Venographie erschwert. Die Doppler-Sonographie und die Plethysmographie der unteren Extremitäten sind nichtinvasive, nichtradiologische Verfahren, durch die ein Venenverschluß festgestellt werden kann. Besteht Zweifel an der Diagnose oder würde eine lange Antikoagulationstherapie das Risiko für die Schwangere und den Fetus steigern, ist eine Venographie allerdings angebracht. Im Wochenbett ist die Computertomographie mit Kontrastmittel zur Identifikation von iliakalen, ovariellen und anderen venösen Thrombosen im kleinen Becken nützlich.

Warfarintherapie in der Schwangerschaft wird mit fetalen Todes- und Anomaliefällen in Verbindung gebracht, und auch die niedrigmolekularen Dextrane und nichtsteroidale Antiphlogistika gelten nicht als unbedenklich; deshalb stellt **Heparin** das gerinnungshemmende Medikament der Wahl dar. Wegen seiner Größe passiert Heparin die Plazentaschranke nicht. Bei Patientinnen mit bestätigter tiefer Venenthrombose oder Lungenembolie wird mit einer Heparintherapie umgehend begonnen *(s. Kap. LUN, 9.)*.

Für Patientinnen, bei denen eine tiefe Venenthrombose oder eine Lungenembolie in einer vorausgegangenen Schwangerschaft oder vor der Schwangerschaft dokumentiert ist, sollte die Möglichkeit einer **prophylaktischen Antikoagulation** gegen Ende der Schwangerschaft, wenn das Rezidivrisiko am höchsten ist, geprüft werden. Das venöse System sollte mit Hilfe einer dopplersonographischen Untersuchung in der 20. und 28. SSW untersucht werden. Wenn Hinweise auf eine Blutflußbehinderung gefunden werden, sollte man mit einer prophylaktischen Therapie mit Heparin 5000 IU s.c alle 12 h unverzüglich beginnen. Wenn Zeichen einer venösen Blutflußhinderung fehlen und die Patientin kein erhöhtes Risiko für eine Frühgeburt hat, kann die prophylaktische Therapie bis zur 34. SSW aufgeschoben werden; sie wird fortgesetzt, bis die Patientin im Wochenbett vollmobilisiert ist.

Wenn eine Lungenembolie vermutet wird, gilt die Durchführung einer Lungenszintigraphie als unbedenklich, da die Strahlendosis, die den Fetus erreicht, < 0,002 rad beträgt. Perfusionsdefekte wurden bei 20% der Wöchnerinnen festgestellt, wahrscheinlich als Ergebnis von Trophoblastembolien, die unter der Geburt entstanden. Wenn die Diagnose einer Lungenembolie unsicher ist, ist eine Lungenangiographie erforderlich. Außer Heparin umfaßt die akute Behandlung die enzymatische Thrombolyse mit Urokinase oder Gewebethromboplastinaktivator **(tPA).** Rezidivierende Embolien trotz lege artis durchgeführter Antikoagulation erfordern eine chirurgische Behandlung, am besten durch perkutane Plazierung eines Kavafilters in die Höhe der Nierengefäße.

Hypertonie

Das Vorgehen bei chronischer Hypertonie während der Schwangerschaft gehört zu den kontroversesten Themen in der geburtshilflichen Praxis, trotz der verhältnismäßig großen Häufigkeit (1,5–2,0%). Die Verbindung zwischen chronischer Hypertonie und erhöhtem Morbiditäts- und Mortalitätsrisiko sowohl für die Mutter als auch für das Kind ist unbestritten: ZNS-, Herz- und Nierenkomplikationen treten oft bei der Mutter auf, und intrauteriner Fruchttod, vorzeitige Plazentaablösung, intrauterine Wachtumsretardierung und hypoxische Auswirkungen einer aufgepfropften schwangerschaftsinduzierten Hypertonie sind beim Kind häufig. Im Mittelpunkt der Diskussion steht die Frage, ob die Behandlung einer leichten bis mittelschweren Hypertonie das Risiko und das Ausmaß dieser Komplikationen reduzieren kann, und, wenn ja, ob ein direktes oder indirektes Risiko für den Fetus durch die pharmakologischen Wirkungen der zur Behandlung verwendeten Medikamente besteht.

Während die Einstellung eines Blutdrucks auf einem für die Schwangerschaft normalen Niveau letztendlich vom Zusammenspiel zwischen Herzzeitvolumen und systemischem Gefäßwiderstand abhängt, sind beide Faktoren signifikant verändert. Das Herzzeitvolumen nimmt aufgrund einer Zunahme sowohl der Herzfrequenz als auch des Schlagvolumens allmählich um 40% zu. Trotz des signifikanten Anstiegs der Angiotensin- und Reninkonzentrationen im zirkulierenden Blut fällt der Blutdruck im 2. Trimenon eher etwas ab. Dies ist ein Hinweis für eine Abnahme des systemischen Gefäßwiderstands, die auf eine durch vasodilatierende Prostaglandine bedingte Abnahme der Blutviskosität und Empfindlichkeit der Gefäße gegenüber Angiotensin zurückzuführen ist.

Die Abklärung einer neuen Hypertonie, die vor der 28. SSW festgestellt wird und nicht im Zusammenhang mit einer Mehrlingsschwangerschaft oder einer Trophoblastenkrankheit aufgetreten ist, sollte Untersuchungen zum Ausschluß einer Nierenarteriostenose, Aortenkoarktation, Cushing-Syndrom, SLE und Phäochromozytom umfassen.

Da die Hypertonie bei den meisten Patientinnen leicht und die Prognose für Mutter und Kind im allgemeinen recht gut ist, gilt eine Hypertonie an sich nicht als Kontraindikation gegen eine Schwangerschaft. Allerdings ist die Mortalität möglicherweise erhöht bei Patientinnen, die im 1. Trimenon Meßwerte > 180/100 oder eine Kreatinin-Clearance < 60 ml/min bzw. einen Plasma-Kreatininspiegel < 2 mg/dl oder beides aufweisen. Todesfälle sind durch hypertensive Enzephalopathie oder Hirnblutung aufgrund einer schweren Pfropfgestose mit Eklampsie, Nierenversagen, linksventrikulärem Herzversagen oder mikroangiopathischem hämolytisch-urämischem Syndrom bedingt. Ca. 45% Todesfälle durch Eklampsie betreffen ältere Mehrgebärende mit vorbestehender Hypertonie, obwohl > 80% der Frauen mit Eklampsie junge Erstgebärende sind.

Der Ausgang für den Fetus hängt unmittelbar von dem eingeschränkten effektiven Blutfluß zum uteroplazentaren Kreislauf ab. Der fetale Tod geschieht meist durch Hypoxie, die oft akut und sekundär nach einer vorzeitigen Plazentaablösung oder Gefäßspasmus auftritt und der eine intrauterine Wachstumsretardierung meist vorausgeht.

Antihypertensive Medikamente, die für eine nichtschwangere Patientin wirksam und geeignet wären, können bei einer Schwangeren den Fetus direkt oder indirekt schädigen. Da das plazentare Gefäßsystem maximal dilatiert und zur Autoregulation unfähig ist, kann eine Reduktion des maternalen Blutdrucks in den hypotensiven Bereich den Fetus unmittelbar gefährden. Diuretika schränken das effektive zirkulierende Blutvolumen der Schwangeren ein, jedoch erhöht eine konsequente Reduktion des Plasmavolumens das fetale Risiko, da das fetale Wachstum vom Plasmavolumen direkt abhängt.

Die Medikamente der Wahl gegen Hypertonie in der Schwangerschaft sind Methyldopa 0,75–3,0 g/Tag und Hydralazin 100–200 mg/Tag. Als Medikamente 2. Wahl kommen kombinierte Alpha- und Betablocker in Betracht, die anscheinend als Begleittherapie für die Medikamente 1. Wahl wirksam sind und viele der nachteiligen Nebenwirkungen einer hochdosierten Therapie verringern.

Patientinnen mit **leichter Hypertonie** (140/190–150/100 mmHg) sollten mit der Einnahme von Antihypertensiva vor der Konzeption oder sobald eine Schwangerschaft bestätigt wird aufhören. Einschränkung der Kochsalzaufnahme und drastische Reduktion der körperlichen Aktivität scheinen sich auf das fetale Wachstum günstig auszuwirken. Wegen der Abnahme des systemischen Gefäßwiderstands ist es bei den meisten Patientinnen nicht nötig, mit der antihypertensiven Therapie wieder anzufangen. Die 15% der Fälle, die durch eine Pfropfgestose verursacht werden, können und müssen aggressiv behandelt werden. Eine Hypertonie, die im 2. Trimenon nicht zurückgeht, ist ein ominöses Zeichen.

Bei Patientinnen mit einer vorbestehenden **mäßiggradigen Hypertonie** (150/90 bis 180/110 mmHg) sollten Diuretika zugunsten von Methyldopa abgesetzt werden. Die Dosierung kann auf ≥ 2 g/Tag erhöht werden, wenn die Patientin auf Zeichen von übermäßiger Somnolenz oder symptomatischer orthostatischer Hypotonie kontrolliert wird. Wenn nötig, wird Hydrazalin zusätzlich gegeben, um den antihypertensiven Effekt zu verstärken. Solchen Patientinnen sollte man beibringen, den Blutdruck und den Eiweißgehalt im Urin selbst zu kontrollieren; monatliche Nierenfunktionstests und sonographische Kontrollen des fetalen Wachstums sind ebenfalls erforderlich. Frühzeitige fetale Lungenreifenuntersuchungen sind sinnvoll, und die Geburt sollte in der 38. SSW oder früher stattfinden.

Bei Patientinnen mit einer **schweren Hypertonie** (≥ 180/110 mmHg) muß der Status der Schwangeren sofort untersucht werden. Laboruntersuchungen (Harnstoff und Kreatinin, Kreatinin-Clearance, Gesamteiweiß im Urin) und eine photographisch dokumentierte Augenspiegelung sollten als Basis für das weitere Vorgehen durchgeführt werden. Die Prognose sowohl für die Mutter als auch für das Kind ist schlecht. Wenn die Fortsetzung der Schwangerschaft sinnvoll erscheint und erwünscht wird, muß ein 2.-Wahl-Antihypertensivum (Alpha- and Betablocker) oft eingesetzt werden. Derartig labile Patientinnen mit hochgefährdeten Feten benötigen eine stationäre Behandlung für den Großteil der Spätschwangerschaft. Eine weitere Verschlechterung des Zustandes der Mutter erfordert die Beendigung der Schwangerschaft.

Nierenerkrankungen

Gelegentlich werden Schwangerschaften durch eine wesentliche Verminderung der Nierenfunktion aufgrund von angeborenen Anomalien oder erworbenen Nierenerkrankungen kompliziert. In der Regel kann eine Patientin mit einer deutlich eingeschränkten Nierenfunktion (Serum-Kreatinin > 3 mg/dl oder Harnstoff < 30 mg/dl) vor der Schwangerschaft diese nicht bis zum Termin austragen. Dennoch haben einige Frauen mit noch schwereren Nierenfunktionsstörungen lebensfähige Kinder geboren. Ähnliche Erfolge gibt es gelegentlich bei Dialysepatientinnen und bei Frauen mit einer Nierentransplantation in der Vorgeschichte. Eine Schwangerschaft scheint sich nicht wesentlich auf den Verlauf einer nichtinfektiösen Nierenerkrankung auszuwirken, solange keine Hypertonie besteht bzw. solange sie beherrscht wird.

Die **Behandlung** erfordert eine enge Zusammenarbeit mit dem Nephrologen. Häufige ambulante Untersuchungen zur Überwachung der Nierenfunktion sind notwendig. Harnstoff und Kreatinin sollten mindestens monatlich, Blutdruck und Gewicht alle 2 Wo. gemessen werden. Eine Einschränkung der Natriumzufuhr ist indiziert, und Diuretika werden nur zur Beherrschung des Blutdrucks oder massiver Ödeme verordnet; in manchen Fällen können weitere Medikamente erforderlich sein, um den Blutdruck zu beherrschen. Eine EPH-Gestose tritt häufig auf. Die stationäre Aufnahme nach der 28. SSW sollte in Erwägung gezogen werden, da eine Entbindung vor dem Termin notwendig sein kann, um das Kind zu retten. Ein Oxytocin-Belastungstest **(OST)** und ein Nonstress-Test **(NST)** sollten gemacht werden *(s. Kap. GYN, 13., Fetale Überwachung)*; wenn das Ergebnis normal ausfällt, darf die Schwangerschaft weitergehen. Der Lezithin-Sphingomyelin-**(L/S-)**Quotient sollte bestimmt werden. Bei Werten > 2:1, insbesondere bei abnehmender Kreatinin-Clearance oder pathologischem OCT bzw. NST sollte entbunden werden. Ist die Zervix geburtsreif und bestehen gute Aussichten auf eine leichte vaginale Entbindung, so ist dieser Modus auch statthaft; meistens ist jedoch eine Schnittentbindung erforderlich.

Harnwegsinfekt

Harnwegsinfekte kommen in der Schwangerschaft häufig vor, anscheinend weil die hormonbedingte Dilatation und Hypoperistaltik der Ureteren und der Druck der schwangeren Gebärmutter gegen die Ureteren zu einer Harnstase führen. Eine asymptomatische Bakteriurie tritt in ca. 15% der Schwangerschaften auf und schreitet manchmal zu einer symptomatischen Zystitis oder Pyelonephritis fort. Einem symptomatischen Harnwegsinfekt geht nicht immer eine asymptomatische Bakteriurie voraus. Diagnostik und Therapie eines Harnwegsinfektes bei einer Schwangeren sind wie bei nichtschwangeren Patientinnen, mit Ausnahme der Vermeidung von Medikamenten, die das Kind schädigen können, und sind in *Kap. NIE, 8.* dargestellt.

Sowohl die asymptomatische Bakteriurie als auch die Pyelonephritis sind mit einer erhöhten Inzidenz von Frühgeburtsbestrebungen und vorzeitigem Blasensprung verbunden. Bei Patientinnen mit einem vorzeitigen Blasensprung oder einer Frühgeburt in der Vorgeschichte sollten Urinkulturen 1mal/Mo. gemacht werden; eine Behandlung sollte gezielt nach Antibiogramm erfolgen. Eine Heilung muß durch negative Kulturen bewiesen werden; eine Reinfektion läßt sich am besten durch eine suppressive Therapie über einen langen Zeitraum verhindern. Jede Patientin, die eine Pyelonephritis in der Schwangerschaft entwickelt, sollte eine suppressive Therapie für den Rest der Schwangerschaft erhalten.

Diabetes mellitus

(s. a. Kap. END, 7., Diabetes mellitus)

Diabetes mellitus ist ein Sammelbegriff für eine Gruppe genetisch und klinisch heterogener Krankheitsbilder, die eine Kohlenhydratintoleranz als gemeinsames Merkmal aufweisen. Bei Schwangeren ist es wichtig, das Syndrom möglichst genau zu definieren und klassifizieren, weil die komplexen Stoffwechseländerungen einer normalen Schwangerschaft die Einstellung des Diabetes mellitus und so den Fetus gefährden können. Daher sollten Behandlungsrichtlinien für Frauen mit verschiedenen Diabetestypen eine individuelle angepaßte Therapie erfahren. In modernen perinatalen und neonatalen Zentren, die präkonzeptionelle Beratung und früheinsetzende Schwangerschaftsvorsorge bieten, übersteigt das Risiko für diabetische Mütter und ihre Kinder das für Frauen ohne Diabetes nicht mehr. Eine erfolgreiche Schwangerschaft bei einer Diabetikerin setzt folgendes voraus: 1. Beratung vor der Schwangerschaft; optimale Einstellung des Diabetes vor, während und nach der Schwangerschaft; peinlich genaue Überwachung durch einen Diabetologen oder einen Geburtshelfer, Internisten oder Hausarzt, der besondere Erfahrung mit Diabetes in der Schwangerschaft hat, und durch einen Kinderarzt; 2. sofortige Diagnose und Behandlung von sowohl ernsten als auch trivialen Komplikationen der Schwangerschaft; 3. sorgfältige Wahl des Entbindungszeitpunktes und -modus; 4. Anwesenheit eines in der Diagnostik und Therapie von Kindern *diabetischer Mütter* erfahrenen Pädiaters bei der Entbindung; 5. eine Intensivpflegeeinheit für Neugeborene in der Nähe.

Einteilung

Eine Nomenklatur, die auf der von der National Diabetes Data Group und der WHO beruht, ist in *Tab. 16.* zusammengefaßt. Die ältere Einteilung von Diabetes in der Schwanger-

Tab. 16. Klassifikation der Glukoseintoleranz bei Schwangeren

Bezeichnung	*frühere Bezeichnungen*	*klinische Merkmale während der Schwangerschaft*
Typ I, insulinabhängiger Diabetes mellitus (IDDM)	jugendlicher Diabetes, juveniler Diabetes, ketoazidoseanfälliger Diabetes, „brittle diabetes"	Ketoazidose tritt leicht auf. Insulinmangel durch Inselzellverlust. Oft mit bestimmten HLA-Typen assoziiert; Prädisposition für virusbedingte Insulitis Autoimmunprozesse *(Inselzellantikörper)*. Kann alle Altersgruppen betreffen; häufig bei Jugendlichen. Frauen meist normalgewichtig, können aber adipös sein.
Typ II, nicht insulinabhängiger Diabetes mellitus (NIDDM) ohne Übergewicht mit Übergewicht MODY	Erwachsenendiabetes, ketoazidoseresistenter Diabetes, stabiler Diabetes, Erwachsenendiabetes bei Jugendlichen	Ketoazidoseresistent. Häufiger bei Erwachsenen, kann jedoch in jedem Alter auftreten. Die meisten Patienten sind adipös. Kann familiär gehäuft als autosomal-dominant vererbtes Merkmal auftreten. *Insulinpflichtig bei Hyperglykämie in der Schwangerschaft.* In der Vorgeschichte „grenzwertiger Diabetes", herabgesetzte Glukosetoleranz oder Behandlung mit oralen Antidiabetika. Hb A_{1c} schon vor der 20. SSW erhöht*.
Typ III, Gestationsbedingte Kohlenhydratintoleranz (GCI)** ohne Übergewicht mit Übergewicht	Gestationsdiabetes (GDM), Schwangerschaftsdiabetes	Screening-Untersuchungen bei allen Schwangeren: 50 g orale Glukosebelastung (ohne daß die Patientin nüchtern sein muß) in der 24.–28. SSW. Plasmaglukose nach 1 h ≥ 140 mg/dl (7,8 mmol/l) ist eine Indikation zum 3-h oralen Glukosetoleranztest (OGTT) mit 100 g Glukose.
Typ IV, sekundärer Diabetes	Krankheiten und Syndrome, die die Glukosetoleranz herabsetzen	Mukoviszidose Endokrinopathien, z. B. Akromegalie, Hyperprolaktinämie, Cushing-Syndrom; Pharmaka, Chemikalien Hämodialyse Organübertragungen einige genetische Syndrome

MODY = maturity onset diabetes of the youth

* Labormethoden und Normwerte variieren. Frauen mit gestationsbedingter Kohlenhydratintoleranz haben normale Hb A_{1c}-Konzentrationen in der 1. Hälfte der Schwangerschaft.

** Bei allen Schwangeren mit einem erhöhten Risiko, eine GCI zu entwickeln, sollte ein Screening-Test schon bei der ersten Schwangerschaftsvorsorgeuntersuchung durchgeführt werden. Risikofaktoren sind: Glukosurie, Diabetes bei Verwandten 1. Grades, Totgeburt oder unerklärter intrauteriner Fruchttod in der Anamnese, Geburt eines übergewichtigen Kindes nach einer früheren Schwangerschaft, Adipositas der Schwangeren (Körpermasseindex [kg/m²] > 30), Alter der Schwangeren > 35 Jahre, Parität von ≥ 5.

Die Diagnose der GCI beruht auf Kriterien der National Diabetes Data Group (mit einer 100-g-Glukosebelastung), wobei ≥ 2 der folgenden Plasmaglukosewerte erreicht oder übertroffen werden müssen: nüchtern, 105 mg/dl (5,8 mmol/l); nach 1 h, 190 mg/dl (10,5 mmol/l); nach 2 h, 165 mg/dl (9,1 mmol/l); nach 3 h, 145 mg/dl (8,0 mmol/l).

Die Diagnose der GCI aufgrund der WHO-Kriterien von 1985 für eingeschränkte Glukosetoleranz (für schwangere und nichtschwangere Frauen) beruht auf einem Belastungstest mit 75 g Glukose; die normalen venösen Plasma-Glukosespiegel sind: nüchtern, < 140 mg/dl (7,8 mmol/l); nach 2 h, 140–200 mg/dl (7,8–11,1 mmol/l). Bei Diabetes sind die Werte: nüchtern, ≥ 140 mg/dl (7,8 mmol/l); nach 2 h, ≥ 200 mg/dl (11,1 mmol/l).

Modifiziert nach Hollingsworth, D. L.: Pregnancy, Diabetes, and Birth, 2. ed. Williams & Wilkins, Baltimore 1992. Abdruck mit Genehmigung.

schaft beruhte auf dem Manifestationsalter, der Krankheitsdauer und der Komplikationen. **Gestationsdiabetes (GDM)** wird definiert als *eine Kohlenhydratintoleranz variabler Ausprägung, die in der gegenwärtigen Schwangerschaft einsetzt oder erstmals festgestellt wird.* Alle Schwangeren sollten auf GDM hin untersucht werden, da unerkannte oder unbehandelte Kohlenhydratintoleranz in der Schwangerschaft mit einer erhöhten fetalen und neonatalen Mortalität und einer erhöhten neonatalen und maternalen Morbidität verbunden ist *(s. a. Kap. GYN, 13.)*. GDM tritt in 1–3% aller Schwangerschaften auf, obwohl die Inzidenz in bestimmten Bevölkerungsgruppen viel höher sein kann (z. B. bei Personen mexikanischer, indianischer, ostasiatischer, polynesischer oder indischer Abstammung). Die Schwangerschaft stellt einen metabolischen Streßtest für Diabetes dar; Frauen, die bei diesem Test auffallen, d. h. GDM entwickeln, können adipös sein und eine Hyperinsulinämie und Insulinresistenz aufweisen oder schlank sein und einen relativen Insulinmangel haben. GDM ist also ein heterogenes Syndrom.

Führung der schwangeren Diabetikerin

Eine gute Einstellung des Diabetes schon zur Zeit der Befruchtung und während der gesamten Schwangerschaft ist für einen optimalen Verlauf für Mutter und Kind ausschlaggebend. Die meisten Zentren haben eine Team-Betreuung, die die Erfahrungen und Kenntnisse von Ärzten, Krankenschwestern, Diätassistenten und Sozialarbeitern kombiniert. Zusätzlich haben die regionalen Perinatologiezentren Fachleute in Augenheilkunde, Nephrologie, Kardiologie, Anästhesiologie, Perinatologie und Neonatologie gleich zur Hand.

Beratung schon in der Schwangerschaft ist wichtig, da angeborene Fehlbildungen in Schwangerschaften, die durch Diabetes kompliziert werden, möglicherweise mit Störungen im Stoffwechsel der Mütter während der Embryogenese zusammenhängen. Die Organogenese ist in der 6.–7. Gestationswoche bereits abgeschlossen.

Tab. 17. ist ein vereinfachter Leitfaden für die Überwachung von Schwangeren mit Typ-I-Diabetes (insulinabhängiger Diabetes mellitus = IDDM), Typ-II-Diabetes (nicht insulinabhängiger Diabetes mellitus = NIDDM, der jedoch in der Schwangerschaft immer **Insulin erfordert**) und gestationsbedingte Kohlenhydratintoleranz (GCI). Einzelheiten der Behandlung unterscheiden sich von einem Zentrum zum anderen und müssen für jede Patientin individuell angepaßt werden.

Bei Typ-I-Diabetikerinnen ist die **übermäßige Gabe von Insulin** stets ein Risiko der strengen metabolischen Einstellung, unabhängig vom Verabreichungsmodus. Bei einigen Typ-I-Patientinnen bleibt die normale Freisetzung gegenregulatorischer Hormone (Katecholamine, Glukagon, Cortisol, Wachstumshormon) bei der Hypoglykämie aus. Solche Personen können in ein hypoglykämisches Koma *ohne vorwarnende Symptome* verfallen. Alle Typ-I-Schwangere sollten Glukagon-Fertigspritzen mit sich führen. Sie und ihre Familien sollten Unterricht darin erhalten, wie man Glukagon s.c. bei schwerer Hypoglykämie injiziert (bei Bewußtlosigkeit, Verwirrung oder Plasma-Glukosespiegel < 40 mg/dl). In der Schwangerschaft bedeutet eine gute Diabeteseinstellung folgendes: *Ausbleiben* breiter Schwankungen des Glukosespiegels mit ausgeprägter Hyper- oder Hypoglykämie, eine HbA_{1c}-Konzentration < 8%, quantitativer Glukoseverlust durch den Urin < 1 g/Tag. Während der Schwangerschaft liegt der normale Nüchternblutzuckerspiegel bei ca. 76 mg/dl (4,2 mmol/l) und der postprandiale Blutzucker bei ≤ 120 mg/dl (6,6 mmol/l). Gereinigtes Insulin vom Schwein und Humaninsulin *(im Gegensatz zum Insulin vom Rind)* werden in der Schwangerschaft empfohlen, um die Antikörperbildung auf einem Minimum zu halten. Gegen Insulin gerichtete Antikörper können die Plazentabarriere passieren, jedoch ist ihre Wirkung auf den Feten (wenn überhaupt) unbekannt.

Komplikationen bei schwangeren Diabetikerinnen

Internistische und geburtshilfliche Komplikationen, wie etwa Infektion, diabetische Ketoazidose, Frühgeburtsbestrebungen oder schwangerschaftsinduzierte Hypertonie werden nach den geltenden perinatalen Vorschriften behandelt. Keine Unterschiede wurden festgestellt in der Häufigkeit und Ausprägung der Retinopathie, Nephropathie und Neuropathie bei

Tab. 17. Diabetestherapie in der Schwangerschaft und unter der Geburt

Typ	*Maßnahmen vor der Schwangerschaft*	*Schwangerschaftsvorsorge*	*Geburtsleitung*
I[1]	Diabetes gut einstellen HbA_{1c}-Spiegel von ≤ 8% bei der Konzeption anstreben[2] Untersuchung der Nieren, des Augenhintergrundes u. des Herzens auf Komplikationen	Überwachung nach Ausbleiben der Periode beginnen wöchentliche Schwangerschaftsvorsorge empfehlen individualisierter Diätplan nach den ADA-Richtlinien von 1979; Insulingabe anpassen 3 Hauptmahlzeiten u. 3 Imbisse/Tag empfehlen; Regelmäßigkeit betonen Menge u. Typ des Insulins individuell anpassen: morgens ⅔ der Gesamttagesdosis (60% Depot-, 40% Altinsulin), nachmittags ⅓[3] Einweisung in die Selbstbestimmung des Blutzuckers zu Hause HbA_{1c}-Spiegel alle 4–6 Wo. kontrollieren Besprechung der Hypoglykämiegefahr bei Anstrengung u. nachts Einweisung der Patientin u. ihrer Familie in Spritzen von Glukagon Fetale Überwachung mit Nonstreßtests, biophysikalischem Parameter und Protokollieren der Kindsbewegungen ab 35. SSW (oder früher, wenn indiziert) bis zum Termin	Vaginal entbinden am Termin, wenn die Datierung der Schwangerschaft sicher u. der Diabetes gut eingestellt ist; Amniozentese ist nicht unbedingt notwendig. Schnittentbindung ist indiziert bei perinatalen Komplikationen, unsicheren Kriterien für das Schwangerschaftsalter, unzureichender Schwangerschaftsvorsorge oder schlechter Einstellung des Diabetes; Amniozentese für Lungenreifebestimmung (L/S-Quotient ≥ 2, Phosphatidylglycerol ≥ 3). Bei der Entbindung kontinuierliche Insulininfusion langsam laufen lassen oder die übliche Depotinsulindosis am Nachmittag geben u. die morgendliche Dosis bei der Einleitung weglassen. Altinsulin s.c. nach Bedarf unter der Geburt geben. Vorkehrungen treffen für die postpartale Umstellung der Diabetesbehandlung
II[1]	Zur Gewichtsabnahme bei Adipositas raten (BMI > 27) Hyperglykämie vermeiden[4] HbA_{1c} bei der Konzeption ≤ 8% anstreben[2] Diätempfehlung: wenig Fett, reichlich komplexe Kohlenhydrate, hoher Fasergehalt Zur körperlichen Bewegung raten	Menge u. Typ des Insulins *individuell* bestimmen. Bei Adipositas: Altinsulin vor jeder Mahlzeit. Bei normalem Gewicht: morgens ⅔ der Insulin-Tagesdosis (60%-Depot, 40% Alt); nachmittags ⅓ (50% Depot, 50% Alt). Hochgereinigtes Insulin vom Schwein oder Humaninsulin verwenden. Kalorienkonsum *individuell* anpassen, um übermäßige Gewichtszunahme (> 9 kg) bei übergewichtigen Patientinnen zu vermeiden. Übergewichtigen Patientinnen vom Naschen tagsüber abraten Mäßige Bewegung (Spaziergänge) nach den Mahlzeiten empfehlen Einweisung in die Selbstbestimmung von Blutzucker zu Hause Wöchentliche Kontrolle bei der Vorsorge: Blutzucker 2 h nach dem Frühstück HbA_{1c}-Spiegel alle 4–6 Wo. kontrollieren	Wie bei Typ I

Fortsetzung Tab. 17.

Typ	*Maßnahmen vor der Schwangerschaft*	*Schwangerschaftsvorsorge*	*Geburtsleitung*
Gestationsbedingt	Keine besonderen Maßnahmen, wenn kein GDM in der Vorgeschichte Bei GDM in der Vorgeschichte normales Gewicht anstreben, zu mäßiger körperlicher Bewegung ermuntern, Kontrolle von Nüchternblutzucker u. HbA_{1c}	Diät anpassen; konzentrierte Süßigkeiten weglassen, Kalorienzufuhr überwachen, um übermäßige Gewichtszunahme (> 9 kg) zu vermeiden Übergewichtigen Patientinnen vom Naschen tagsüber abraten Mäßige Bewegung nach den Mahlzeiten empfehlen Bei postprandialem Blutzucker > 120 mg/dl: kleine Mengen gereinigtes Insulin vom Schwein oder schnellwirkendes Humaninsulin vor den Mahlzeiten verschreiben Wöchentliche Kontrolle bei der Vorsorge: Blutzucker 2 h nach dem Frühstück	Am Termin entbinden; Übertragung (> 42 Wo.) vermeiden

ADA = American Diabetes Association; BMI = Körpermasseindex (body mass index, kg/m^2); GDM = Gestationsdiabetes; L/S-Quotient = Lecithin/Sphingomyelin-Quotient.

[1] Nur als Empfehlungen aufzufassen; erhebliche individuelle Abweichungen erfordern eine entsprechende Anpassung.

[2] Normwerte können abweichen, je nach der Technik und dem Labor.

[3] Einige Klinikprogramme empfehlen bis zu 4 Insulininjektionen täglich. Die kontinuierliche s.c. Insulingabe durch Infusionspumpe, die noch erprobt wird, bietet eine mögliche Alternative. Sie ist sehr arbeitsintensiv und darf nur unter besonderen Bedingungen und im Rahmen einer diabetischen Schwerpunktabteilung eingesetzt werden.

[4] Frauen, die orale Antidiabetika einnehmen, sollten sie absetzen und den Blutzucker mit Insulin einstellen, da die Möglichkeit nachteiliger Auswirkungen der oralen Präparate auf den Fetus nicht ausgeschlossen werden kann.

Frauen, die schwanger gewesen sind, gegenüber Diabetikerinnen, die nie schwanger waren. Diabetische Retinopathie bzw. Nephropathie stellt keine Kontraindikation gegen eine Konzeption oder Gründe für die Unterbrechung einer Schwangerschaft dar, jedoch sind sie Gründe für Beratung vor und sorgfältige Überwachung vor und während einer Schwangerschaft. Eine Augenspiegelung am Anfang und monatlich darauf wird empfohlen. Wenn eine proliferative Retinopathie bei der ersten Schwangerschaftsvorsorgeuntersuchung festgestellt wird, sollte die Patientin sobald wie möglich eine Lichtkoagulationsbehandlung erhalten, um einer fortschreitenden Verschlechterung entgegenzuwirken. Frauen mit vorbestehender Retinopathie werden abwartend überwacht.

Nichts spricht dafür, daß die diabetische Nephropathie sich durch die Schwangerschaft verschlechtert, und renale Komplikationen während der Schwangerschaft sind selten. Bei Frauen, die aufgrund eines chronischen Nierenversagens dialysiert werden, sind erfolgreiche Schwangerschaften zwar selten, jedoch gibt es Berichte von überlebenden Kindern. Eine von 50 Frauen mit einer funktionierenden Transplantatniere wird schwanger. Eine schwangerschaftsinduzierte Hypertonie entwickelt sich in 25% solcher Fälle; auch andere Komplikationen treten gehäuft auf. Die Inzidenz von Frühgeburten hängt von der mütterlichen Nierenfunktion und dem Zeitabstand seit der Transplantation ab; die beste Prognose für Entbindungen am Termin mit normalem Geburtsgewicht ist ≥ 2 Jahre nach der Transplantation.

Bei Kindern von Schwangeren mit Typ-I- und Typ-II-Diabetes sind angeborene Fehlbildungen, die mit dem Leben nicht vereinbar sind, die wichtigste Ursache der Neugeborenensterblichkeit. Aus diesem Grund werden die α-Fetoproteinbestimmung aus mütterlichem Serum in der 16.–18. SSW und eine sorgfältige Ultraschalluntersuchung in der 20.–22. SSW (mit Bestimmung des α-Fetoproteins im Fruchtwasser, wenn der Wert im mütterlichen Serum pathologisch war) empfohlen. Abnorme Ergebnisse der Tests am mütterlichen Serum bzw. Fruchtwasser können auf Neuralrohrdefekte oder andere Entwicklungsstörungen hinweisen. Fetale Echokardiographie sollte durchgeführt werden, wenn der HbA_{1c}-Wert im 1. Trimenon bzw. bei der 1. Schwangerschaftsvorsorge-Untersuchung abnorm erhöht war. Angeborene Deformitäten wichtiger Organe sind mit erhöhten HbA_{1c}-Spiegeln zum Zeitpunkt der Befruchtung und der Embryogenese (d.h. in den ersten 8 Wo.) korreliert. Bei Schwangeren mit Typ-II-Diabetes wurde eine Assoziation zwischen Einnahme von oralen Antidiabetika im 1. Trimenon und Herzfehlern, Fehlbildungen der Ohren und der VATER-Konstellation beim Kind gefunden.

Wehentätigkeit und Geburt

Im 3. Trimenon sind die 3 wichtigsten Aspekte der Überwachung einer diabetischen Schwangeren die Einstellung der Plasma-Glukosekonzentrationen bei der Mutter, die Überwachung des Feten und die Bestimmung der fetalen Lungenreife.

Die meisten Frauen mit **GDM** bekommen spontane Wehen am Termin und werden vaginal entbunden. Wenn erforderlich, kann die Geburt mit Hilfe von Oxytocin i.v. und Sprengung der Fruchtblase eingeleitet werden. Sollte man eine solche Schwangerschaft bis über den Termin bestehen lassen (> 42. SSW), so besteht das Risiko des intrauterinen Fruchttods. Selbst wenn der Blutzuckerspiegel der Mutter mit GDM während der ganzen Schwangerschaft normal oder nahezu normal gewesen ist, besteht das Risiko der Makrosomie bei den Neugeborenen. Daher kann die Schnittentbindung erforderlich werden bei dysfunktionellen Wehen oder einem relativen Mißverhältnis, oder um eine Schulterdystokie, Verletzung des Kindes und des Geburtskanals zu vermeiden.

Beim **Diabetes Typ I und Typ II** sollte der Geburtshelfer den Gesundheitszustand des Feten in der 35. SSW anhand der äußeren Kardiotokographie (Nonstress-Test) und biophysikalischer Profile prüfen. Darüber hinaus sollte die Patientin dazu angehaltenen werden, die fetalen Bewegungen 30 min lang jeden Tag zu zählen. Jede plötzliche Abnahme sollte sie sofort dem Geburtshelfer berichten. Mit Nonstress-Tests sollte man bei Frauen mit Komplikationen wie Hypertonie, Hydramnion, vorzeitigem Blasensprung, fetaler Wachstumsretardierung, Frühgeburtsbestrebungen, Infektionen oder Fehlbildungen schon früher beginnen.

Die meisten Diabetologen und Perinatologen sehen von der Bestimmung der Östriolspiegel im mütterlichen Serum oder Urin ab, da diese teuren Tests nicht besonders praktisch oder nützlich bei der Einschätzung des fetalen Wohlbefindens sind.

Die Amniozentese zur Bestimmung der fetalen Lungenreife wird nicht routinemäßig durchgeführt bei Schwangeren, deren Diabetes gut eingestellt und bei denen das Schwangerschaftsalter gut dokumentiert ist. Bei solchen Patientinnen ist die spontane vaginale Entbindung am Termin die Regel. Eine vaginale Entbindung wird zunächst vorgesehen, es sei denn, der Geburtsfortschritt bleibt aus, eine ausgeprägte Makrosomie liegt vor oder aufgrund einer vorausgegangenen Sectio caesarea der Versuch einer vaginalen Entbindung unangemessen erscheint oder von der Patientin abgelehnt wird. Allerdings ist bei Frauen mit geburtshilflichen Komplikationen, mangelhafter Schwangerschaftsvorsorge oder schlecht eingestelltem Diabetes eine Amniozentese zur Beurteilung der fetalen Lungenreife oft nötig. Bei solchen Patientinnen beträgt die Sectiorate ≥ 50%.

Die Einstellung des mütterlichen Blutzuckers während der Entbindung ist leichter, wenn Insulin in Form einer kontinuierlichen, niedrig dosierten Infusion während der peripartalen Zeit verabreicht wird *(s. Tab. 18. u. 19.)*. Die Patientin wird am Tag vor der vorgesehenen Entbindung stationär aufgenommen und bekommt ihre übliche Diätkost und Insulindosis. Am nächsten Morgen bekommt die Patientin weder Frühstück noch Insulin, sondern eine Infusion mit 5%iger D-Glukose in 0,5%iger NaCl-Lösung, die zunächst mit einer Geschwindig-

Tab. 18. Therapie des Diabetes mellitus während der Geburt[1]

Am Tag vor der Geburtseinleitung
Insulin in der üblichen Dosierung geben und die Patientin essen lassen, um eine Euglykämie aufrechtzuerhalten

Am Morgen der Geburtseinleitung[2]
Kein Insulin, kein Frühstück geben
Nüchternblutzucker-Ausgangswert bestimmen
Beobachtungsbogen anlegen
Mit der i. v. Infusion von 5%iger D-Glukose in 0,5%iger NaCl-Lösung beginnen; Geschwindigkeit 125 ml/h (Infusionspumpe)

Unter der Geburt
Blutzucker stündlich messen mit Meßgerät im Kreißsaal[3]
Bei Blutglukosespiegeln > 110 mg/dl (6,1 mmol/l): 10 IU Altinsulin auf 1000 ml 5%ige D-Glukose in 0,5%ige NaCl-Lösung geben und die Infusion in der gleichen Geschwindigkeit (125 ml/h entsprechend 1,25 IU Insulin/h) fortsetzen; *die Infusionsgeschwindigkeit konstant halten!*
Die Insulinzufuhr stündlich neu einstellen, wenn nötig, durch Verdoppelung oder Halbierung der Insulinkonzentration, so daß der Blutglukosespiegel bei 70–120 mg/dl (3,8–6,6 mmol/l) annähernd konstant bleibt.

[1] Dieses Protokoll für Frauen mit insulinabhängigem und nicht-insulinabhängigem Diabetes mellitus wurde nach Coustan (1988) adaptiert.
[2] Bei Spontanwehen bleibt das Vorgehen gleich. Weniger Insulin wird erforderlich sein, wenn die Patientin ein Intermediärinsulin innerhalb der letzten 12 h bekommen hat. Patientinnen mit Fieber oder Infektion benötigen höhere Dosierungen (s. Tab. 19).
[3] Adipöse Patientinnen mit nicht-insulinabhängigem Diabetes mellitus, die präpartal > 100 IU Insulin/Tag benötigten, und Patientinnen mit Fieber, Infektion oder anderen Komplikationen erfordern eine höhere Insulindosierung.

Modifiziert nach Hollingsworth, D. L.: Pregnancy, Diabetes, and Birth, 2. ed. Williams & Wilkins, Baltimore 1992. Abdruck mit Genehmigung.

Tab. 19. Richtlinien für die Verabreichung von Insulin- und Glukoseinfusionen während der Geburt*

Durch Infusionspumpe verabreichte Flüssigkeit	Blutglukose (Kapillarblut) (mg/dl)	(mmol/l)	Insulin (IU/h)
5%ige D-Glukose in 0,5%iger NaCl-Lösung in konstanter Geschwindigkeit: 125 ml/h	< 80	4,4	0,0
	80–100	4,4–5,5	0,5
	101–140	5,6–7,7	1,0
	141–180	7,8–10,0	1,5
	181–220	10,1–12,2	2,0
	> 220	> 12,2	2,5

*Diese Richtlinien für Frauen mit insulinabhängigem und nicht-insulinabhängigem Diabetes mellitus sollten für jede Patientin individuell angepaßt werden.
Modifiziert nach Hollingsworth, D. L.: Pregnancy, Diabetes, and Birth, 2. ed. Williams & Wilkins, Baltimore 1992. Abdruck mit Genehmigung.

keit von 125 ml/h über eine Infusionspumpe läuft. Blutglukosespiegel werden stündlich gemessen und die Insulindosis sorgfältig so eingestellt, daß der Blutzucker normal bleibt (70–120 mg/dl, entspr. 3,8–6,6 mmol/l). Ein Kinderarzt sollte bei der Geburt anwesend sein, um das Kind zu untersuchen und zu versorgen.

Postpartale Diabeteseins… g

Die plötzliche Verri… des Insulinbedarfs der Mutter nach der Entbindung hängt mit dem abrupten Verl… azenta, die Peptide und Steroidhormone in großen Mengen während der Sch… t produziert hat, zusammen. Unmittelbar nach der Geburt brau-chen Frauen … viele mit Typ-II-Diabetes überhaupt kein Insulin. Bei Typ-I-Pa-tientinnen … edarf dramatisch ab, steigt jedoch nach 72 h allmählich wieder an. … Wo. nach der Entbindung muß das Insulinschema bei Frauen mit … s sorgfältig wieder angepaßt werden, um eine straffe Blutzucker- … Blutglukose sollte vor den Mahlzeiten und vor dem Schlafengehen … n ist nicht kontraindiziert, jedoch ist bei Typ-I-Diabetikerinnen eine … klykämie möglich. Für Typ-II-Diabetikerinnen wird empfohlen, wäh-… sulintherapie fortzusetzen, anstatt auf orale Antidiabetika zu wechseln. … nen GDM hatten, ist ein oraler 2-h-Belastungstest mit 75 g Glukose … Entbindung erforderlich, um festzustellen, ob der Zuckerstoffwechsel … t, ein eindeutiger Diabetes besteht oder die Glukosetoleranz (aufgrund …) eingeschränkt ist.

… abetischer Mütter erfordern eine eingehende neonatale Untersuchung und … g. Bei diesen Kindern besteht ein Risiko für das Atemnotsyndrom, Hypoglyk- … ypokalzämie, Hyperbilirubinämie, Polyzythämie und erhöhte Blutviskosität.

Schilddrüsenerkrankungen

Funktionsstörungen der Schilddrüse sind in der Schwangerschaft nicht selten. Die Symptome des Hypo- und Hyperthyreoidismus bei Schwangeren sind die gleichen wie bei nichtschwangeren Patientinnen. Die Normwerte für Schilddrüsenfunktionsparameter variieren in verschiedenen Labors, jedoch sind die T_4-Werte im Serum um 2–4 µg/dl und die T_3-Werte um 20–50 ng/dl in der Schwangerschaft erhöht, während die Werte für freies T_4 und Thyreoidea-stimulierendes Hormon **(TSH)** normal sind. Orale Kontrazeptiva können ähnliche Veränderungen hervorrufen. Frauen mit leichtem bis mäßiggradigem **Hypothyreoidismus** können schwanger werden, da sie häufig normale Zyklen haben. Wenn die Diagnose vor der Schwangerschaft gestellt wurde, wird die bisherige Substitutionsdosis mit L-Thyroxin fortgesetzt. Geringe Anpassungen der L-Thyroxin-Dosierung können im Lauf der Schwangerschaft erforderlich werden. Wird der Hypothyreoidismus erst während der Schwangerschaft festgestellt, so wird eine orale Substitutionstherapie mit L-Thyroxin (0,1 mg/Tag) begonnen, sobald die Diagnose bestätigt ist. Das Ansprechen auf die Therapie wird durch wiederholte Serum-T_4- und empfindlichen TSH-Bestimmungen nach mehreren Wo. kontrolliert und die Substitution ggf. entsprechend geändert.

Die Behandlung des **Morbus Basedow** in der Schwangerschaft wird an den verschiedenen medizinischen Zentren unterschiedlich gehandhabt. Im allgemeinen ist die niedrigste mögliche Dosis von Propylthiouracil (500–100 mg oral alle 8 h) die Therapie der Wahl. *Vorsicht ist geboten,* da dieses Medikament die Plazenta passieren und eine Struma bzw. einen Hypothyreoidismus beim Feten verursachen kann. Das Ansprechen auf eine Therapie erfolgt nach und nach über 3–4 Wo., und die Dosis muß gewöhnlich nicht innerhalb kürzerer Zeiträume angepaßt werden. Die gleichzeitige Gabe von L-Thyroxin oder L-Trijodothyronin ist *kontraindiziert,* da diese Medikamente die Wirkungen hoher Dosen von Propylthiouracil bei der Mutter maskieren und einen fetalen Hypothyreoidismus verursachen können. Der Funktionszustand der mütterlichen Schilddrüse wird durch klinische Untersuchung und Messung von T_4 und/oder freiem T_4 überwacht. Eine Besserung der Basedow-Krankheit im 3. Trimenon kommt häufig vor, und Propylthiouracil kann oft auf 25–50 ng/Tag reduziert oder abgesetzt werden. In einigen Zentren mit erfahrenen Schilddrüsenchirurgen kann eine Thyreoidektomie im 2. Trimenon in Betracht gezogen werden, wenn die Mutter euthryreot ist. Wird diese Behandlung gewählt, so sollte die Mutter die …titutionsdosis von L-Thyroxin (0,15–0,2 mg/Tag) erhalten, und es sollte damit 24 h …ation begonnen werden. Radioaktives Jod (diagnostisch oder therapeutisch) … während der Schwangerschaft wegen der Nebenwirkungen auf die … *traindiziert.* Eine Behandlung mit Betablockern (z. B. Propranolol) ist … Nebenwirkungen wie möglicherweise intrauteriner Wachstumsretardi… Schlaffheit und schwerer Hypoglykämie *nicht* empfehlenswert (außer es …en sind … träglichkeit von Propylthiouracil oder Methimazol, einer ähnlich wirkende…

Bei der Basedow-Krankheit korreliert der mütterliche Schilddrüsenstatus n… talen Schilddrüsenfunktion. Frauen mit einer Basedow-Krankheit oder mit dies… in der Anamnese können klinisch euthyreot, hyperthyreot oder hypothyreot … gleich, welcher dieser Zustände überwiegt, die schilddrüsenstimulierende Immun… **(TSI)** passieren die Plazenta und können mit einem **fetalen Hyperthyreoidismus** … einhergehen. Auch etwa vorhandene, gegen die Schilddrüse gerichtete Antikörper pas… die Plazenta; die Schilddrüsenfunktion des Fetus hängt von den relativen Mengen der st… lierenden bzw. blockierenden Immunglobuline ab, die den Feten erreichen. TSI-Bestimmu… gen können in kommerziellen Labors durchgeführt werden und sollten bei Schwangeren mi… Morbus Basedow oder einer entsprechenden Anamnese durchgeführt werden, ohne Berücksichtigung des gegenwärtigen klinischen Status. Bei gefährdeten Kindern können eine fetale Tachykardie (> 160/min) und eine durch Ultraschall erkennbare intrauterine Wachstumsretardierung einen fetalen Hypermetabolismus anzeigen. Bei Kindern von Frauen, die Propylthiouracil erhalten, kann sich ein kongenitaler Morbus Basedow u.U. erst 7–10 Tage nach der Geburt manifestieren, wenn die Wirkung des Medikaments nachläßt. Mütter und Kinder sollten post partum sorgfältig nachuntersucht werden, um ihren metabolischen Status zu kontrollieren.

Die **Hashimoto-Thyreoiditis** *(s. Kap. END, 3., Thyreoiditis)* und eine vorausgegangene Behandlung einer Basedow-Krankheit sind die häufigsten Ursachen der Schilddrüsenunterfunktion. Oft mitigiert eine schwangerschafts-assoziierte Suppression der mütterlichen Immunanlage den Verlauf der chronischen Thyreoiditis. Bei einigen Frauen allerdings entwickelt sich ein Hypo- oder Hyperthyreoidismus, der eventuell therapiert werden muß, um einen euthyreoten Status der Mutter aufrechtzuerhalten.

Die **akute (subakute) Thyreoiditis** *(s. Kap. END, 3.)*, ein häufiges Problem in der Schwangerschaft, wird manchmal als Morbus Basedow fehlgedeutet. Eine druckempfindliche Struma zusammen mit oder nach einem Atemwegsinfekt ist auffällig. *Passagere* Symptome eines Hyperthyreoidismus treten zusammen mit Serum-T_4-Spiegeln auf, die die Normalwerte für die Schwangerschaft übersteigen. In der Regel ist eine Behandlung nicht erforderlich.

Postpartale maternale Schilddrüsendysfunktion wurde bei 4–7% von Frauen in den ersten 6 Mo. nach einer Entbindung berichtet. Schwangere mit Struma, Hashimoto-Thyreoiditis, einer starken Familienbelastung mit autoimmunbedingten Schilddrüsenkrankheiten oder Typ-I-(insulinabhängigem)Diabetes mellitus sind besonders anfällig für diese Art der Dysfunktion. Im 1. Trimenon sollten die mikrosomalen Antikörper **(MSA)** der Schilddrüse gemessen werden. Frauen mit einem Hämagglutinationstiter für MSA von ≤ 1:100 entwickeln eine postpartale Schilddrüsendysfunktion nur selten, diejenigen mit Titern ≥ 1:6400 dagegen häufig. Bei Titern, die dazwischen liegen, ist die Aussage unsicher. Ein postpartaler Hypo- oder Hyperthyreoidismus ist meist vorübergehend, jedoch kann eine Therapie erforderlich sein. Auch bei Frauen mit Morbus Basedow kann ein Hyperthyreoidismus nach der Entbindung kurz aufflackern oder persistieren.

Die **schmerzlose Thyreoiditis mit passagerer Schilddrüsenüberfunktion** wurde erst in *letzter Zeit* als eine Erkrankung des Wochenbetts anerkannt; wahrscheinlich handelt es sich um eine Autoimmunerkrankung. Sie entwickelt sich plötzlich in den ersten Wochen nach der Entbindung, geht mit einer niedrigen radioaktiven Jodaufnahme einher und weist histologisch eine lymphozytäre Infiltration auf. Im Gegensatz zur subakuten Thyreoiditis kann diese Erkrankung persistieren oder fortschreiten; Berichte über rezidivierende, vorübergehende Hyperthyreoidismusepisoden liegen vor.

Lebererkrankungen

Eine normale Schwangerschaft wirkt sich in subtiler Weise auf die Leberfunktion aus, insbesondere auf den Gallentransport, obwohl die üblichen Laborparameter normal ausfallen. Die Konzentration der alkalischen Phosphatase nimmt fortlaufend im Laufe des 3. Trimenon zu und kann das 2- oder 3fache der Normalwerte am Termin erreichen; dies ist auf die Plazentaaktivität zurückzuführen, nicht auf eine Funktionsstörung der Leber. Ikterus kann auf den üblichen Lebererkrankungen oder auf schwangerschaftsspezifischen Faktoren beruhen.

Nicht schwangerschaftsspezifische Lebererkrankungen

Ikterus kann durch **Medikamente** *(s. Kap. LEB, 8.)* bedingt sein, die gegen morgendliche Übelkeit verschrieben werden. Die akute Cholecystitis und die Gallenwegsobstruktion durch **Gallensteine** treten offenbar in der Schwangerschaft auf, wahrscheinlich aufgrund erhöhter Lithogenizität der Galle und eingeschränkter Kontraktilität der Gallenblase.

Virushepatitis ist die häufigste Ursache von Ikterus in der Schwangerschaft. Der Verlauf ist meist ohne Besonderheiten, jedoch kann insbesondere die epidemische Form der Non-A-non-B-Hepatitis bei Patientinnen in unterentwickelten Ländern ungewöhnlich schwer verlaufen, möglicherweise aufgrund einer Fehlernährung. Es spricht nichts dafür, daß Hepatitis im 1. Trimenon teratogen wirkt. Das Hepatitis-B-Virus **(HBV)** kann bei der Geburt oder – weniger oft – transplazentar auf das Kind übertragen werden. Die Übertragung ist um so wahrscheinlicher, wenn die Mutter e-Antigen-positiv und entweder chronische Hepatitis-B-Oberflächenantigen**(HBsAg)**-Trägerin ist oder Hepatitis im 3. Trimenon bekommen hat. Die betroffenen Kinder werden oft HBV-Träger und weisen eine subklinische Leberfunktionsstörung auf, jedoch entwickeln sie nur selten eine klinisch apparente neonatale Hepatitis. Um derartige vertikale Infektion zu reduzieren, findet die routinemäßige Testung aller Schwangeren auf HBsAg immer mehr Verbreitung. Die pränatale Prophylaxe und die Vorbeugung mit Immunglobulin und Impfung für Neugeborene, die HBV ausgesetzt waren, werden in *Kap. KIN, 6., Neonatale Infektionen,* besprochen.

Schwangerschaftsspezifische Lebererkrankungen

Geringgradige unspezifische Leberfunktionsstörungen können bei der **Hyperemesis gravidarum** entstehen. Ikterus beim septischen Abort hat komplexe Ursachen, die aus septisch bedingter hepatozellulärer Schädigung, Hämolyse und Hypoxie resultieren.

Eine schwere EPH-Gestose kann mit Fibrinablagerungen, Nekrose und Blutungen in der Leber einhergehen und sich durch Bauchschmerzen, Übelkeit und Erbrechen und leichten Ikterus manifestieren. Die seltene **spontane Leberruptur** auf dem Boden eines subkapsulären Hämatoms mit intraabdominaler Blutung ist ein lebensbedrohliches Ereignis, das im Zusammenhang mit der Schwangerschaft auftreten kann; die Pathogenese ist zwar unbekannt, aber eine derartige Leberruptur kommt meist bei der EPH-Gestose vor und beruht möglicherweise auf einer hochgradigen Gefäßkomplikation. Gelegentlich entwickeln Frauen mit einer ansonsten eher leichten EPH-Gestose ein bemerkenswertes Krankheitsbild, das mit **H**ämolyse, **e**rhöhten **L**eberenzymwerten und einer *Thrombozytopenie* (**l**ow **p**latelet count) **(HELLP-Syndrom)** und variablen Bauchbeschwerden und allgemeinen Symptomen einhergeht; die Ursache ist unbekannt. Neuere Ergebnisse sprechen dafür, daß die EPH-Gestose auch mit der Schwangerschaftsfettleber assoziiert ist (s. unten).

Die **Schwangerschaftscholestase (-pruritus)** ist eine relativ häufige Störung; sie beruht wahrscheinlich auf einer idiosynkratischen Verstärkung hormoneller Auswirkungen auf den Gallentransport. Ein starker Juckreiz, das früheste Symptom der Cholestase, entwickelt sich im 2. oder 3. Trimenon; dunkler Urin und Ikterus kommen manchmal hinzu. Es besteht keine Entzündung der Leber, und allgemeine Krankheitszeichen fehlen. Die Störung ist gutartig und bildet sich nach der Entbindung zurück; sie neigt jedoch zum Rezidivieren in jeder Schwangerschaft, und die betroffenen Fraun können die gleichen Symptome unter oralen

Kontrazeptiva entwickeln *(s. Kap. LEB, 8.).* Bei sehr starkem Pruritus kann man mit Colestyramin (8–12 g/Tag, verteilt auf 2–3 Gaben) den Juckreiz meist lindern. Blutungen aufgrund einer Hypoprothrombinämie kommen manchmal vor; unter Vitamin-K-Therapie (Phytoadion 5–10 mg/Tag i.m. für 2–3 Tage) sistieren sie.

Die **Schwangerschaftsfettleber** („obstetric yellow atrophy") ist eine seltene, unklare Erkrankung, die nahe am Termin auftritt, manchmal im Zusammenhang mit einer EPH-Gestose. Die Symptome sind akute Übelkeit und Erbrechen, Bauchbeschwerden und Gelbsucht; oft kommt eine schnell fortschreitende Leberzellinsuffizienz hinzu. Die klinischen Befunde und Laborwerte sind denen einer fulminanten Virushepatitis zum Verwechseln ähnlich, obwohl Aminotransferasewerte von < 500 IU/l und eine Hyperurikämie richtige Hinweise geben können. Die Ursache ist unbekannt. In voll ausgeprägten Fällen ist die Mortalität für Mutter und Kind hoch, jedoch werden weniger schwere Fälle immer häufiger beschrieben. Es ist zweifelhaft, daß die sofortige Beendigung der Schwangerschaft den Verlauf beeinflußt, obwohl diese Maßnahme meist empfohlen wird. Die Leberbiopsie zeigt eine diffuse, feintropfige Verfettung der Leberzellen, meist mit einer minimalen Nekrose, obwohl in einigen Fällen das Bild mit dem einer Virushepatitis sich überlappen kann. Bei den überlebenden Patientinnen ist eine Restitutio ad integrum ohne Rezidiv in nachfolgenden Schwangerschaften zu erwarten. Ein anscheinend ähnliches Krankheitsbild kann sich zu jedem Zeitpunkt in der Schwangerschaft unter der hochdosierten i.v. Gabe von Tetrazyklinen ausbilden.

Chronische Lebererkrankungen in der Schwangerschaft

Bei Frauen mit einer chronisch-aktiven Hepatitis oder Zirrhose ist die Fruchtbarkeit eingeschränkt; bei schweren Leberprozessen kommt es selten zu einer Schwangerschaft. Tritt sie ein, ist die fetale Verlustrate durch Spontanaborte und Frühgeburten hoch; ein erfolgreicher Schwangerschaftsverlauf läßt sich nicht vorhersagen. Andererseits ist die Prognose für die Mutter meist gut; die maternale Mortalität ist nicht wesentlich erhöht. Obwohl die Cholestase bei der primären biliären Zirrhose und anderen Erkrankungen, die mit einer Cholestase einhergehen, sich vorübergehend in der Schwangerschaft verschlechtert, ist die Schwangerschaft an sich nicht nachteilig für Patientinnen mit chronischen Lebererkrankungen. Das vermehrte Plasmavolumen im 3. Trimenon erhöht das Risiko von Varixblutungen bei Schwangeren mit Zirrhose, ein ziemlich seltenes Ereignis. Von den meisten Patientinnen wird die Schnittentbindung toleriert.

Die Gabe von Kortikosteroiden bei chronisch-aktiver Hepatitis kann in der Schwangerschaft fortgesetzt werden, da ein Risiko für den Fetus nicht bewiesen wurde. Die Notwendigkeit, Azathioprin und andere Immunsuppressiva zu geben, muß gegen die möglichen Nebenwirkungen abgewogen werden.

Infektionskrankheiten

Abgesehen von Harnwegsinfekten und landläufigen Virusinfekten komplizieren Infektionskrankheiten selten die Schwangerschaft und sind gewöhnlich kein Problem. Allerdings können bestimmte Viruskrankheiten spezifische Auswirkungen auf den Fetus haben. Diese Krankheiten werden hier sehr kurz im Zusammenhang mit der Schwangerschaft besprochen; detaillierte Erläuterungen darüber finden sich an anderer Stelle im MSD-Manual.

Die **Röteln** *(Rubella)* sind eine Hauptursache kongenitaler Fehlbildungen, insbesondere des kardiovaskulären Systems und des Innenohrs. **Zytomegalieviren** können die Plazenta passieren und die fetale Leber schädigen. Die **Toxoplasmose** kann das fetale Gehirn betreffen. Die Patientinnen sollten angehalten werden, Katzen während der Schwangerschaft zu meiden, außer es sind echte Hauskatzen ohne Kontakt mit streunenden Tieren. Die **infektiöse Hepatitis** *(s. oben, Lebererkrankungen)* verläuft klinisch meist wie bei Nichtschwangeren, jedoch kann sie sich in der Schwangerschaft verheerend auswirken, besonders bei unterernährten Frauen. In der Spätschwangerschaft kann der Fetus infiziert werden; auch die Frühgeburtlichkeit ist erhöht.

Sexuell übertragbare Krankheiten

Chlamydieninfektion in der Schwangerschaft steht mit vorzeitigem Blasensprung und Frühgeburtsbestrebungen in Verbindung. Wenn eine mukopurulente Zervizitis oder eine rezidivierende, kultur-negative Urethritis besteht, ist ein Test auf *Chlamydia* erforderlich. Keim- und Resistenzbestimmung, obwohl kompliziert und teuer, ist das beste diagnostische Mittel bei Risikopatientinnen. Die Behandlung der Wahl ist Erythromycin.

Infektion mit dem **humanen Immunschwächevirus (HIV)** in der Schwangerschaft ist ein wichtiges geburtshilfliches Problem geworden, da sowohl die heterosexuelle Übertragung der Krankheit als auch der i.v. Drogenmißbrauch bei Frauen zunehmende Inzidenzen zeigen. Eine vertikale Übertragung zum Feten findet bei fast der Hälfte der betroffenen Schwangeren statt und verursacht beim Kind eine aggressive, verkürzte Form der Krankheit, die meist vor einem Alter von 2 Jahren mit dem Tod endet. Im Hinblick auf Berichte, daß eine frühzeitige Behandlung mit Pentamidin und/oder Zidovudin den Ausbruch von AIDS bei asymptomatischen HIV-positiven Personen hinauszögern kann, wäre ein großangelegtes pränatales Testprogramm für diesen Virus möglicherweise sinnvoll. Anscheinend wird die Infektion mit HIV durch die Schwangerschaft nicht begünstigt. Wegen des großen Risikos der Übertragung auf den Fetus wird eine Schwangerschaftsunterbrechung gewöhnlich befürwortet, wenn die Diagnose feststeht. In den meisten Krankenhäusern sind prophlykatische Maßnahmen gegen HIV-Übertragung für das ganze geburtshilfliche Personal obligatorisch, da eine Exposition gegenüber Blut und Körperflüssigkeiten gegeben ist.

Eine **Herpesvirusinfektion** in der Schwangerschaft hat große perinatologische Bedeutung im Hinblick auf die fetale Ansteckung unter der Geburt. Schwangere und ihre Partner sollte man gezielt nach rezidivierenden Herpesinfektionen fragen. Die Entnahme und Kultur wiederholter Proben von asymptomatischen Patientinnen vor der Geburt, um Mütter zu identifizieren, die Herpes an ihr Kind weitergeben könnten, sind wertlos. Eine Mutter mit rezidivierenden Infektionen, die jedoch keine sichtbaren Effloreszenzen aufweist, hat ein extrem geringes Risiko, ihr Kind zu infizieren. Wenn keine Herpeseffloreszenzen oder Prodromi vorhanden sind, ist keine Schnittentbindung erforderlich (es sei denn, die üblichen geburtshilflichen Indikationen sind gegeben). Eventuell bilden Schwangere, die eine primäre Erstepisode spät im 3. Trimenon durchmachen und nachweislich Herpesviren im Zervixsekret am Termin ausscheiden, eine Ausnahme von dieser Regel. Patientinnen mit floriden Effloreszenzen oder eindeutigen Prodromi am Termin sollte man zu einer Schnittentbindung raten, egal wie lange ein ggf. passierter Blasensprung zurückliegt. Bei einer Patientin, die bekanntlich unter rezidivierenden Herpesinfektionen leidet, aber zum Zeitpunkt der Entbindung keine Effloreszenzen oder Prodromi aufweist, darf eine vaginale Entbindung angestrebt werden. Vorsichtshalber sollten aber Kulturen von der Mutter und vom Kind angelegt werden, für den Fall, daß der Befund bei der Pflege des Neugeborenen in den ersten Lebenswochen relevant werden sollte. Bei Patientinnen mit rezidivierenden Herpesinfektionen in der Schwangerschaft sollte die Entbindung in einem risikofreien Intervall um den Termin gelegt werden; dazu wird u.U. eine Geburtseinleitung erforderlich sein.

Anämie

Der Hämatokrit bei nichtschwangeren Frauen beträgt normalerweise 38–45%, aber bei Schwangeren können die Werte erheblich niedriger liegen (z.B. um 34% in einer Einlings- und 30% in einer Mehrlingsgravidität), selbst wenn die Eisen-, Folsäure- und Vitamin-B_{12}-

Depots ausreichend gefüllt sind. Dieser niedrige Bereich stellt die **„physiologische Schwangerschaftshydrämie"** dar und bedeutet keineswegs eine Abnahme der O_2-Transportkapazität oder eine echte Anämie. Normalerweise hat die Schwangere eine erythroide Hyperplasie des Knochenmarks und eine meßbare Zunahme der Erythrozyten-Gesamtmasse. Eine unverhältnismäßig große Zunahme des Plasmavolumens bewirkt die „Hydrämie". Wenn kein übermäßiger Blutverlust unter der Geburt eintritt, steigt der Hämatokrit in der unmittelbaren Postpartalzeit wieder an. In der Spätschwangerschaft kann das Ausbleiben dieses Verdünnungseffektes eine inadäquate Expansion des Blutvolumens bedeuten, die mit intrauteriner Wachstumsretardierung, schwangerschaftsinduzierter Hypertonie und intrauterinem Fruchttod assoziiert ist.

Da die Schwangerschaft mit einer negativen Eisenbilanz einhergeht, sind 95% der Anämien in der Schwangerschaft auf einen **Eisenmangel** zurückzuführen. Wenn die normale Eisenzufuhr mit der Nahrung in der Schwangerschaft nicht aufgestockt wird, wird die Schwangere am Termin ein Defizit an gespeichertem Eisen haben. Diagnostische Kriterien für eine Eisenmangelanämie sind: Hämatokrit $\leq$ 33%, MCV < 70 μm^3 oder Serum-Eisenspiegel < 60 $\mu g/dl$. Ein Eisenmangel in der Schwangerschaft spricht gut auf orale Eisenpräparate mit insgesamt 180 mg/Tag an. Eine 325-mg-Tablette mit Eisen-II-Sulfat am späten Vormittag, eine 2. mitten am Nachmittag und eine Multivitamintablette (Schwangerschaftsmischung) mit Zitrussaft vor dem Schlafengehen enthalten eine ausreichende Menge. Ca. 20% der Schwangeren können genug Eisen nicht einnehmen bzw. resorbieren, so daß eine parenterale Therapie nötig werden kann (Eisendextran i.m. jeden 2. Tag für 3 Wo. in geteilten Dosen, bis eine Gesamtdosis von $\geq$ 1000 mg erreicht wird). Eine rasche Bessserung, erkennbar anhand der ansteigenden Retikulozytenzahlen, tritt meist ein.

Weil dem Feten über die Plazenta bevorzugt Eisen zugeführt wird, ist der Hämatokrit des Neugeborenen meist normal, selbst wenn die Mutter anämisch ist. Allerdings sind die Eisenspeicher solcher Kinder in der Regel reduziert, so daß eine Eisenzufuhr mit der Nahrung frühzeitig erfolgen sollte.

Ein **Folsäuremangel** mit schwerer Anämie, megaloblastären Knochenmarkveränderungen und Glossitis ist verhältnismäßig selten, aber Labordaten, die für einen Folsäuremangel sprechen, finden sich bei 0,5–1,5% aller Schwangeren. Das früheste Zeichen eines Folsäuremangels ist das Auftreten von Makrozyten im peripheren Blut. Die Diagnose wird durch erniedrigte Folsäurespiegel im Serum oder Erythrozyten bestätigt.

Ein Folsäuremangel ist wahrscheinlich bei: hämolytischen Schwangerschaftskomplikationen, z.B. bei den Hämoglobinopathien; Resorptionsdefekten bei chronisch-granulomatösen Darmerkrankungen oder nach jejunoilealem Bypass; bei Mehrlingsschwangerschaften, durch den erhöhten Bedarf; und bei Einnahme von Genußmitteln oder Medikamenten (z.B. Äthanol, Phenytoin), die die Resorption von Folsäure beeinträchtigen. Der Folsäuremangel ist möglicherweise der ausschlaggebende Faktor beim fetalen Alkoholsyndrom und fetalen Hydantoinsyndrom, der mit Antikonvulsivatherapie mit Phenytoin assoziiert ist. Eine tägliche Prophylaxe mit 1 mg Folsäure wird für alle Schwangerschaften empfohlen.

Hämoglobinopathien

Hämoglobinopathien in der Schwangerschaft, v.a. die **SS-Krankheit (Sichelzellkrankheit), SC-Krankheit (Hb-S-C-Krankheit), Sichelzell-Thalassämie und α-Thalassämie,** haben signifikante Auswirkungen auf die mütterliche Morbidität und die perinatale Morbidität und Mortalität. Routinemäßige antenatale Tests auf Hb-Status werden für alle Frauen empfohlen, die aufgrund ihrer ethnischen Zugehörigkeit, geographischen Herkunft oder Familienanamnese ein erhöhtes Risiko haben. Alle diese Hämoglobinopathien sind mit Hilfe der Restriktionsendonuklease-Analyse von DNA aus nativen Plazentazellen, Chorionzottenbiopsien oder Zellen, die durch Amniozentese gewonnen wurden, diagnostizierbar.

Schwangere mit der **SS-Krankheit** sind besonders anfällig für Infektionen, wobei Lungenentzündung, Harnwegsinfekte und Endometritis am häufigsten auftreten. Mit Fortschreiten der Schwangerschaft nimmt die Anämie fast immer zu. Ca. 1/3 dieser Patientinnen haben eine schwangerschaftsinduzierte Hypertonie. Sichelzellkrisen kommen häufig vor, ebenfalls Herzinsuffizienz und Lungeninfarkte. Je komplizierter die Vorgeschichte, desto größer ist das Risiko für Morbidität und Mortalität. Die Schwangerschaftsverlustrate ist deutlich erhöht; die perinatale Mortalität beträgt bis zu 25%. Der Großteil dieser Zunahme wird durch intrauterine Wachstumsretardierung und Fruchttod erklärt, obwohl große Schwäche der Mutter und die hohe Inzidenz von EPH-Gestose dazu beitragen.

Die Behandlung der SS-Krankheit in der Schwangerschaft wird z.Zt. neu überdacht. Durch prophylaktische Austauschtransfusionen, die den HbA-Anteil um ≥ 60% aufrechterhalten sollten, läßt sich die Inzidenz von hämolytischen Krisen und Lungenkomplikationen reduzieren, aber diese Vorteile müssen gegen die Risiken einer Transfusionsreaktion, Hepatitis- und HIV-Übertragung und Blutgruppen-Isoimmunisierung abgewogen werden.

Die **SC-Krankheit** wird oftmals manifest im Laufe einer Schwangerschaft bei sonst asymptomatischen Patientinnen. Sie ist zwar seltener als die SS-Krankheit, ist aber möglicherweise mit einem höheren Vorkommen von Lungeninfarkten nach Embolisierung mit kleinen Knochenfragmenten belastet. Die Geburtsleitung beinhaltet eine energische Behandlung der schmerzhaften Krise mit Flüssigkeitsinfusionen, O_2-Gabe und Schmerzmitteln. Die **Sichelzell-Thalassämie** ist relativ selten und gutartiger. Obwohl die **α-Thalassämie** zur mütterlichen Morbidität keine Beziehng aufweist, ist die homozygote Form für den Fetus letal; der intrauterine Fruchttod aufgrund von Hydrops geschieht im 2. oder frühen 3. Trimenon.

Asthma

Die Inzidenz von Asthma bei Schwangeren beträgt 1% und die von schweren asthmatischen Anfällen und Status asthmaticus < 1/10 der entsprechenden Risikopatientinnen. Die Schwangerschaft hat keine regelmäßige Auswirkung auf Asthma, obwohl eine Verschlechterung häufiger eintritt als eine Besserung. In ähnlicher Weise hat das Asthma keine regelmäßige Auswirkung auf die Schwangerschaft, obwohl es mit Frühgeburtlichkeit und intrauteriner Wachstumsretardierung assoziiert ist. Die Behandlung von Asthma in der Schwangerschaft richtet sich nach dem Schweregrad und der Chronizität der Anfälle *(s. a. Kap. LUN, 6., Asthma).* Leichte Anfälle kann man mit vernebeltem Isoprotorenol 1:200 alle 3 h behandeln. Bei schweren Anfällen ist Theophyllin i.v. angebracht, und Status asthmaticus erfordert großzügige Gabe von Flüssigkeiten und Kortikosteroiden i.v. Antibiotika sollten eingesetzt werden, wenn eine Infektion vorhanden ist. Als Dauertherapie nach Kupierung eines akuten Anfalls wird H_2O-freies Theophyllin in Retard-Tabletten 2mal 300 mg/Tag unter Kontrolle der Theophyllinspiegel empfohlen. Eine höhere Dosierung ist in der Schwangerschaft u.U. erforderlich, um den therapeutischen Spiegel von ≥ 10 μg/ml zu erreichen. Vernebelte Bronchospasmolytika und Kortikosteroid-Sprays (z.B. Beclomethasondipropionat) haben breite Anwendung gefunden und sind sowohl wirksam als auch unbedenklich.

Autoimmunkrankheiten

Autoimmunkrankheiten kommen 5mal so oft bei Frauen wie bei Männern vor und erreichen ihren Häufigkeitsgipfel während der Geschlechtsreife. Deshalb ist die Assoziation mit Schwangerschaft häufig anzutreffen.

Systemischer Lupus erythematodes (SLE) kann erstmals im Laufe einer Schwangerschaft in Erscheinung treten, oder das Risiko seiner Reaktivierung, falls er schon vor der Schwangerschaft vorhanden war, kann erhöht sein. Wenn die Krankheit zur Zeit der Befürchtung aktiv war, ist eine Remission während der Schwangerschaft wenig wahrscheinlich. Vorbestehende Nieren- oder Herzbeteiligung von signifikantem Ausmaß geht mit schwerer mütterlicher Morbidität und dem Risiko der Mortalität einher. Der Verlauf von SLE in einer bestimmten Schwangerschaft läßt sich nicht aufgrund von vorausgegangenen Schwangerschaften oder der Remissionsdauer vorhersagen. Die anfälligste Zeit für eine Verschlechterung ist im frühen Wochenbett.

Die Auswirkungen von SLE auf die Schwangerschaft sind feststellbar, noch bevor die Krankheit klinisch in Erscheinung tritt. Rezidivierende Fehlgeburten, Totgeburten im 2. Trimenon, intrauterine Wachstumsretardierung und Frühgeburten werden oft bei der geburtshilflichen Anamnese von Frauen angegeben, bei denen später ein SLE bestätigt wird. Eine weitere Zunahme der perinatalen Mortalität steht mit diffuser Nephritis, Hypertonie oder der Anwesenheit von zirkulierenden Antiphospholipid-Antikörpern im Zusammenhang. Die Therapie der Wahl ist Prednison; Immunsuppressiva sind therapierefraktären klinischen Situationen vorbehalten. Peripartale Prophylaxe mit Kortikosteroiden reduziert die Häufigkeit einer Verschlechterung im Wochenbett. Das Neugeborene kann eine Thrombozytopenie, hämolytische Anämie oder Leukopenie aufweisen, und Tests auf antinukleäre Antikörper können positiv ausfallen. Diese serologische SLE-Stigmata sind vorübergehend; sie resultieren von einer passiven Immunisierung nach transplazentarer Passage von IgG. Ein spezifischer Effekt von SLE ist ein kongenitaler Herzblock, der aus einer direkten Beeinträchtigung des septalen Reizleitungssystems durch einen gegen Geweberibonukleoproteine gerichteten Antikörper entsteht.

Das **Lupusantikoagulans** wird in ca. 5–15% der Patientinnen gefunden und ist mit einem signifikant erhöhten Risiko für einen Abort, Totgeburt und thromboembolische Komplikationen bei der Mutter verbunden. Das Lupusantikoagulans reagiert mit den Phospholipiden in den Thrombozytenmembranen und reduziert dadurch die Produktion von Prostacyclin. Darüber hinaus hat es offenbar einen unmittelbaren Effekt auf das Gefäßendothel, der zu Thrombosen in der Plazenta und in mütterlichen Organen führt. Hochdosierte Kortikosteroide (50 mg/Tag Prednison) und niedrig dosierte Acetylsalicylsäure (80 mg/Tag), die in die Thromboxansynthese durch die Plättchen eingreift, kann das Lupusantikoagulans unterdrücken.

Die **primär-chronische Polyarthritis (rheumatoide Arthritis)** kann während der Schwangerschaft und insbesondere im Wochenbett einsetzen. Der klinische Verlauf bessert sich gewöhnlich in der Schwangerschaft, möglicherweise aufgrund der großen Mengen zirkulierenden Cortisols. Der Fetus ist nicht direkt betroffen, jedoch kann die Entbindung erschwert sein, wenn die Hüfte oder die Wirbelsäule der Mutter betroffen sind.

Die **Myasthenia gravis** hat einen variablen Verlauf in der Schwangerschaft. Häufige akute myasthenische Episoden können die Gabe von Cholinesterasehemmern (z.B. Neostigmin) in steigenden Mengen nötig machen, wodurch das Risiko von cholinergischen Zeichen einer Überdosierung besteht (z.B. Bauchschmerzen, Durchfall, Erbrechen), die Atropin als Antidot erfordern können. Bei einigen Patientinnen wird die Myasthenie gegenüber der Standardtherapie resistent, so daß Kortikosteroide oder Immunsuppressiva nötig sind, um die Symptome zu beherrschen *(s. Kap. NEU, 15., Myasthenia gravis)*. Während der Geburt können diese Patientinnen eine assistierte Beatmung benötigen; sie reagieren hochempfindlich auf Beruhigungs-, Schlaf- und Schmerzmittel sowie auf $MgSO_4$. Weil IgG die Plazentaschranke passiert, kann eine Myasthenie bei 20% der Neugeborenen betroffener Mütter vorkommen; *die Frequenz ist* noch höher, wenn die Mutter nicht vorher thymektomiert wurde.

Die **immunthrombozytopenische Purpura (ITP)** wird gewöhnlich vor dem 30. Lebensjahr manifest und betrifft vorwiegend Frauen (3:1). Ohne Behandlung verstärken sich die Symptome in der Schwangerschaft, und es gibt einen Zusammenhang mit einer erhöhten mütterlichen Morbidität. Ein besonderes Problem ist der Übertritt des Antithrombozyten-Antikörpers auf den Fetus, der zu einer intrauterinen und neonatalen Thrombozytopenie führt. Es besteht ein Risiko für fetale intrakranielle Blutungen während der Geburt, die in einer erhöhten neonatalen Mortalität und Langzeitmorbidität resultieren. Untersuchungen von mütterlichem Blut auf Antithrombozyten-Antikörper lassen keine Vorhersage über die fetale Beteiligung zu, die Beseitigung einer Thrombozytopenie bei der Mutter nach Kortikosteroidtherapie ebenfalls nicht. Seit kurzem kann man aber fetales Blut durch perkutane Punktion der Nabelschnur gewinnen, wodurch die Identifikation betroffener Feten möglich geworden ist. Darauf basiert die Auswahl der Fälle, die von einer Schnittentbindung zur Prävention von intrakraniellen Blutungen profitieren können; nichtbetroffene Feten können vaginal entbunden werden.

Kortikosteroide führen zu einer vorübergehenden Remission bei den meisten Patientinnen mit ITP, jedoch zu einer Langzeitremission in nur 50%. Immunosuppression und Plasmaphere verringern den IgG-Antikörpertiter weiter. Ein neuer Therapieansatz sieht die Infusion von hochdosiertem IgG vor, die in einem kurzfristigen, aber signifikanten Anstieg der Thrombozyten resultiert, der wiederum eine Geburtseinleitung und vaginale Entbindung ermöglicht. Thrombozytentransfusionen sind nur dann indiziert, wenn eine Schnittentbindung aus geburtshilflichen Gründen indiziert ist und die Schwangere < 50 000 Thrombozyten/µl hat. In seltenen Fällen kann eine Splenektomie in therapierefraktären klinischen Situationen erforderlich werden; am besten wird sie im 2. Trimenon durchgeführt, da sie eine Langzeitremission in ca. 80% der Patientinnen bewirkt.

Bösartige Erkrankungen

Malignome jeder Art werden im allgemeinen behandelt, als ob die Patientin nicht schwanger wäre. Malignome des Oberbauchs, der Lunge oder der Extremitäten sind in der Schwangerschaft selten und sollten wie üblich behandelt werden *(s. a. Kap. HAU, 18., Malignes Melanom)*. Das **Mammakarzinom** ist ein größeres Problem, da die Brustvergrößerung, die während der Schwangerschaft auftritt, die Erkennung eines neuen Knotens erschwert. Jeder solide oder zystische Knoten in der Brust muß abgeklärt werden. Meist gelingt dies mit Hilfe der sonographisch geführten Feinnadelaspiration oder -biopsie. Chirurgische Exzision ist seltener indiziert. Eine Verzögerung kann für die Patientin tödlich sein.

Malignome des Unterbauchs, die nicht vom Genitaltrakt ausgehen, sollten wie bei nichtschwangeren Frauen behandelt werden. Beim **Rektumkarzinom** kann jedoch die Hysterektomie erforderlich sein, um das Karzinom im Gesunden zu entfernen. Ein Hinausschieben ist nicht statthaft; nach der 28. SSW sollte in einem Versuch, das Kind zu retten, durch Schnitt entbunden werden. Vor der 28. SSW sollte das Kind lieber geopfert werden, wenn die Patientin dies nicht verweigert.

Malignome des Genitaltraktes erfordern ein etwas anderes Vorgehen. Ein Ovarialkarzinom sollte durch beidseitige Ovarektomie behandelt werden, sobald es festgestellt wird. Vor der 12. SSW sind die Ovarien gewöhnlich leicht palpabel, aber nach dieser Zeit steigen sie zusammen mit dem Uterus aus dem kleinen Becken heraus, so daß ein Karzinom übersehen werden kann. Die Überlebensraten für solche Patientinnen sind sehr gering. **Korpuskarzinome** und **Tubenkarzinome** kommen während der Schwangerschaft selten vor.

Das **Zervixkarzinom** ist seltener geworden, da zytologische Abstriche eine Frühdiagnose der präinvasiven Formen ermöglichen. Ein Zervixkarzinom kann sich jedoch in der Schwangerschaft entwickeln, und ein auffälliger zytologischer Abstrich sollte nicht der Schwangerschaft zugeschrieben, sondern muß durch kolposkopisch gezielt entnommene Biopsien abgeklärt werden. Die Konisation kann meist vermieden werden. Wenn die Biopsie eine **leichte Dysplasie** aufweist, kann die Patientin ganz normal entbinden, und entsprechende Nachuntersuchungen durch zytologische Abstriche und Biopsien können bei der Nachkontrolle nach 6 Wo. beginnen. Eine **schwere Dysplasie** oder ein **Carcinoma in situ (CIS)** erfordern weitere Untersuchungen in der Schwangerschaft. Eine sehr oberflächliche Konisation der

Zervix kann zur vollständigen Diagnostik und zum Ausschluß einer Invasion erforderlich sein, obwohl die Kolposkopie gewöhnlich genau ist. Beim Vorliegen einer echten schweren Dysplasie oder eines CIS kann die Hysterektomie zum Zeitpunkt der Entbindung vorgeschlagen werden. Einige Fachleute meinen, daß die Hysterektomie bei zervikaler intraepithelialer Neoplasie III. Grades (CIN III) überhaupt nicht erforderlich sei, das Operationsrisiko zum Zeitpunkt der Entbindung viel höher sei und die Erholungszeit sich nachteilig auf die Pflege des Neugeborenen auswirken werde. Deshalb könne eine weitere Abklärung auch bis zur Nachuntersuchung nach 6. Wo. post partum hinausgeschoben werden, wenn eine definitive Behandlung durchgeführt werden kann. Wenn ein **invasives Zervixkarzinom** vor der 20. SSW diagnostiziert wird, sind entweder die Hysterotomie und radikale Hysterektomie mit Ausräumung der pelvinen Lymphknoten oder die Bestrahlung des gesamten Beckens, gefolgt von einer intravaginalen Radiumtherapie, erforderlich. Es gibt zunehmend Hinweise, daß während der Schwangerschaft die radikale operative Therapie erfolgreicher ist als die Bestrahlung. Die Behandlung eines mikroinvasiven Karzinoms darf bis nach der Entbindung aufgeschoben werden, da ein etwas konservativer Eingriff eventuell möglich sein wird. Wird das Karzinom nach der 20. SSW diagnostiziert, so werden es einige Patientinnen vorziehen, mit der Behandlung bis zu 32. SSW zu warten, wenn der Fetus eine gewisse Überlebenschance haben wird; wenn aber der Schwangerschaftsabbruch akzeptiert wird, sollte die Behandlung sofort begonnen werden. In Terminnähe bevorzugt man die Schnittentbindung, kombiniert mit radikaler Hysterektomie und Lymphknotenentfernung.

Leukämie und **Morbus Hodgkin** sind in der Schwangerschaft selten. Wenn sie früh in der Schwangerschaft festgestellt werden, sollten sie mit der Kooperation und unter der Führung eines Hämatologen oder Onkologen entsprechend behandelt werden. In vielen Fällen haben sich die Kinder unter antileukämisch wirkender Medikation der Mutter normal entwickelt, obwohl die Anwendung dieser Medikamente auch mit dem Verlust der Schwangerschaft und fetalen Fehlbildungen assoziiert ist. Da Leukämien schnell zum Tode führen, sollte kein Versuch gemacht werden, die Schwangerschaft zu retten; die Therapie muß unverzüglich eingeleitet werden. Der Morbus Hodgkin ist nicht so schnell tödlich, und Heilung ist möglich. Ist der Morbus Hodgkin im Bereich oberhalb des Zwerchfells beschränkt, darf eine schwangere Patientin die entsprechende Strahlenbehandlung unter Abdecken des Abdomens erhalten. Ist die Krankheit unterhalb des Zwerchfells lokalisiert, so kann der Schwangerschaftsabbruch erforderlich sein, um eine ausreichende Behandlung zu ermöglichen.

Chirurgische Eingriffe

Die meisten chirurgisch zu behandelnden Krankheiten bei jungen Frauen finden sich im Abdomen und können während der Schwangerschaft Schwierigkeiten machen, da die Schwangerschaft die Diagnose verschleiern und die notwendigen chirurgischen Eingriffe beeinflussen kann. Wenn eine Operation unumgänglich ist, wird sie von seiten der Mutter und des Kindes gut toleriert, sofern die fachliche Betreuung vor und während des Eingriffs gut ist und die Narkose so durchgeführt wird, daß ein Blutdruckabfall oder eine Hypoxie vermieden werden kann. Gewisse Krankheitsbilder stellen in der Schwangerschaft besondere diagnostische Probleme dar.

Die **Appendizitis** kann allgemeine krampfartige Schmerzen verursachen, die denen ähnlich sind, die viele Patientinnen während der Schwangerschaft ohnehin verspüren, und die Leukozyten sind bei schwangeren Patientinnen normalerweise etwas erhöht. Da zudem die Appendix mit fortschreitender Schwangerschaft im Abdomen aufsteigt, ist auch aufgrund von Schmerzen im rechten Unterbauch die Diagnose nicht zuverlässig zu stellen. Bei Verdacht auf Appendizitis sollte **unverzüglich** laparotomiert werden (da die Mortalität einer perforierten Appendizitis ingraviditate hoch ist) oder im frühen Wochenbett (dann ist die Inzidenz von Appendizitis höher).

Gutartige Ovarialzysten können sich in der Schwangerschaft entwickeln. Wenn kein eindeutiger Anhalt für Malignität besteht, sollte chirurgisches Eingreifen im 1. Trimenon aufgeschoben werden, da es sich bei der Zyste um ein Corpus luteum handeln kann. Eine Operation sollte nach Möglichkeit erst nach der 12. SSW vorgenommen werden, jedoch erfordert eine weitere Größenzunahme oder Druckdolenz des Tumors die Exploration. Nach der 12. SSW sind Ovarialtumoren schwer zu diagnostizieren, da die Ovarien mit der Gebärmutter aus dem kleinen Becken aufsteigen und schwer auffindbar sind. Stieldrehung oder Infarzierung können eine Appendizitis vortäuschen und werden bei der Laparotomie erkannt.

Erkrankungen der Gallenblase treten gelegentlich auf und sollten möglichst abwartend behandelt werden; wenn aber keine Besserung eintritt, ist die sofortige Operation notwendig. Ein **Ileus** in der Schwangerschaft kann sich verheerend auswirken. Verlust der Schwangerschaft kann eintreten, wenn Gangrän des Darmes mit Begleitperitonitis einsetzt. Eine sofortige chirurgische Abklärung ist bei jeder Schwangeren gerechtfertigt, die das klinische Bild eines Dünn- oder Dickdarmileus bietet und in der Anamnese vorausgegangene Operationen oder intraabdominale Infektionen angibt, die zu einem Darmverschluß prädisponieren könnten.

17. STÖRUNGEN UND KOMPLIKATIONEN UNTER DER GEBURT

Geburtseinleitung und Wehenstimulation

Die elektive Geburtseinleitung wird selten praktiziert und meist nur bei Patientinnen, die weit entfernt von der Klinik wohnen oder Schwierigkeiten hätten, die Klinik rechtzeitig zur Entbindung zu erreichen. Manche dieser Patientinnen sollten lieber kurz vor dem Termin stationär aufgenommen werden. Die Terminberechnung muß genau sein, und Amniozentese zur Bestimmung des Lecithin-Sphingomyelin- **(L/S-)** Quotienten kann sinnvoll sein.

Wenn die Geburtseinleitung wegen einer geburtshilflichen oder internistischen Erkrankung indiziert ist, sollte die Erkrankung stabilisiert und die Gründe für die Einleitung präzise formuliert und schriftlich festgelegt sein. Die erfolgreichste und sicherste Methode der Geburtseinleitung besteht in der i.v. Gabe von verdünnter Oxytocinlösung mit Hilfe einer Infusionspumpe, um die Geschwindigkeit zuverlässig regeln zu können. Wehen setzen meist bei 0,5–2 mIU/min ein; wenn die Wehen zu schwach sind, kann die Dosierung in Abständen von 20–30 min gesteigert werden. Äußerliche kardiotokographische Überwachung des Fetus ist erforderlich. Innerliche Ableitungen sind wünschenswert, sobald die Fruchtblase ohne Gefahr geöffnet werden kann. Es sollten nicht mehr als 40 mIU/min verabreicht werden, da sonst die Gefahr der Wasserretention besteht. Nur selten gibt man > 10–12 mIU/min.

Wehenstimulation bzw. Augmentation mit Oxytocin ist dann indiziert, wenn die Wehen ein ungünstiges Muster aufweisen; ehe entsprechende Maßnahmen eingeleitet werden, muß die Diagnose einigermaßen präzise sein. Bei einer Patientin in der frühen Eröffnungsphase der Geburt (d.h. bei der die Zervix kaum verkürzt und der Muttermund nur minimal dilatiert ist und die Wehen unregelmäßig auftreten) sind Ruhe, Spazierengehen und allgemeine Unterstützung besser als Oxytocin. Wenn echte Eröffnungswehen schon eingesetzt haben (d.h. bei einer Muttermundsweite von ≥ 4 cm und fast verstrichener Zervix), sollte die Dilatation um > 1 cm/h zunehmen. Bleiben die echten Eröffnungswehen aus, spricht man von einer **hypotonen Wehenschwäche.** Die beste Behandlung ist Stimulation mit verdünnter Oxytocinlösung, bis die Wehentätigkeit normaler wird.

Einige Kreißende weisen eine **hypertone Wehenstörung** auf, bei der die Wehen zu stark sind oder zu dicht aufeinanderfolgen oder beides. Eine solche Wehenstörung ist nicht leicht zu beheben. Die Gabe jeglicher Substanzen mit wehensteigernder Wirkung, insbesondere Oxytocin, muß sofort eingestellt werden. Eine Lageveränderung und die Gabe von schmerzstillenden Mitteln kann helfen. Tokolytische Substanzen, z. B. Ritodrin, können wirksam sein.

Vorzeitige Wehen

Wehenbeginn vor der 37. SSW mit Verkürzung und Dilatation der Zervix.

Vorzeitige Wehen mit einer vaginalen Blutung oder einem Blasensprung sind schwer aufzuhalten. Bettruhe hilft manchmal, jedoch wenn sich die Zervix zu öffnen und zu verkürzen beginnt, schreitet der Vorgang gewöhnlich bis zur Entbindung fort. Vorzeitige Wehentätigkeit ohne Blutung oder Abgang von Fruchtwasser kann bei 50% der Patientinnen mit Bettruhe und Gabe von Flüssigkeit aufgehalten werden. Äthylalkohol und Barbiturate sollten wegen der mütterlichen und fetalen Nebenwirkungen nicht angewandt werden. **Ritodrin,** ein beta-adrenerges Sympathomimetikum, hat eine Erfolgsrate von 70–80%, aber mit Nebenwirkungen in Form von mütterlicher Tachykardie und Hypotonie sowie fetaler Tachykardie. Falls Ritodrin nicht vertragen wird, ist die Infusion von $MgSO_4$ (wie bei der Eklampsie: *s. Kap. GYN, 14.*) oft wirksam. Terbutalin hat man mit dem gleichen Erfolg wie mit Ritodrin eingesetzt. Haben die vorzeitigen Wehen aufgehört, so scheint die Behandlung der Mutter mit Dexamethason, 5 mg 4mal alle 12 h vor der Entbindung (Betamethason und Hydrocortison werden ebenso gegeben) die fetale Lungenreifung zu beschleunigen und das Risiko eines Atemnotsyndroms (RDS = **r**espiratory **d**istress **s**yndrome) beim Neugeborenen zu vermindern *(s. Kap. KIN, 6., Atemstörungen).* Die Schwierigkeiten, mit denen man bei unreifen Frühgeborenen zu rechnen hat, werden in *Kap. KIN, 6., Schwangerschaftsdauer und Geburtsgewicht,* besprochen.

Vorzeitiger Blasensprung

Blasensprung 1 h oder mehr vor Wehenbeginn. Früher war man bestrebt, alle betroffenen Patientinnen aufgrund des neonatalen Infektionsrisikos möglichst bald zu entbinden, jedoch ist dies nicht mehr der Fall. Patientinnen mit vorzeitigem Blasensprung sollte man *nicht vaginal untersuchen.* Statt dessen wird eine Spiegeleinstellung zur Bestätigung des Blasensprungs, Einschätzung der Muttermundsweite und zum Auffangen von Fruchtwasser für Lungenreifetests durchgeführt. Die Diagnose ist eindeutig, wenn man den Austritt von Flüssigkeit aus dem Muttermund beobachtet oder Vernix caseosa oder Mekonium feststellt; weniger zuverlässige Tests sind die pH-Bestimmung mit Nitrazinpapier (Fruchtwasser ist alkalisch und ergibt eine Blaufärbung) und ein mikroskopisch feststellbares Farnkrautmuster nach Trocknung des Fruchtwassers auf einem Objektträger. Wenn der L/S-Quotient im Fruchtwasser oder andere Tests ergeben, daß die fetalen Lungen noch nicht reif sind, sollte versucht werden, die Entbindung bis zur Lungenreifung aufzuschieben. Bettruhe genügt bei einigen Patientinnen. Ritodrin wird bei vielen erforderlich sein. Wenn keine vaginale Tastuntersuchung durchgeführt und die Spiegeleinstellung nicht wiederholt wird, ist das Infektionsrisiko mimimal. Die Patientin sollte im Bett bleiben und ihre Temperatur und ihr Puls mindestens 2mal/Tag kontrolliert werden. Bei Verdacht auf Infektion oder wenn Fruchtwasseruntersuchungen für eingetretene Lungenreife sprechen, sollte die Patientin entbunden werden.

Nabelschnurvorfall

Diese seltene Komplikation kann okkult oder apparent verlaufen. Ein **okkulter Nabelschnurvorfall = Nabelschnurvorliegen** findet bei intakter Fruchtblase statt, indem die Nabelschnur vor dem vorangehenden Teil austritt oder von einer Schulter eingeklemmt wird. Die Diagnose kann meist anhand eines charakteristischen Musters im Kardiotokogramm gestellt werden. Die **Behandlung** besteht in Umlagerung der Patientin oder Hochschieben des Feten, um die Kompression der Nabelschnur zu entlasten. Manchmal ist die Sectio caesarea erforderlich.

Bei einem **apparenten Nabelschnurvorfall** liegt die Nabelschnur vor dem vorangehenden Kindsteil bei offener Fruchtblase. Am häufigsten tritt dies spontan bei Beckenendlagen auf. Er kann auch bei Kopflagen auftreten, besonders wenn der Blasensprung stattfindet, ehe der Kopf tief und fest im kleinen Becken steht. Ein Nabelschnurvorfall kann iatrogen eintreten und ist ein Grund, weshalb die Fruchtblase nicht geöffnet werden sollte, wenn der Kopf nicht tief und fest im kleinen Becken steht. Die **Behandlung** ist die sofortige Entbindung, meist durch Sectio caesarea, um den Fetus nicht zu schädigen. Ein Assistent oder der Geburtshelfer muß das vorangehende Teil weg von der Nabelschnur hochschieben und halten, um weitere oder anhaltende Kompression der Nabelschnur zu verhindern.

Fruchtwasserembolie

Dieses extrem seltene Ereignis kann in jeder Phase der Schwangerschaft eintreten, am häufigsten jedoch bei stürmischen Wehen und gesprungener Fruchtblase. Fruchtwasser wird in den Lungenkreislauf aufgenommen, und die Patientin reagiert so, als ob ein Blutgerinnsel in die Lungengefäße geraten wäre, d. h. mit Kollaps, Schock, Tachykardie, Herzrhythmusstörungen, Herzstillstand und Exitus letalis. Bei der Autopsie werden fetale Plattenepithelzellen und Haare in den Lungengefäßen gefunden. Bei überlebenden Patientinnen ist die disseminierte intravasale Gerinnung eine geläufige Komplikation *(s. Kap. HÄM, 4.)*.

Übertragung und Überreife

Übertragung: *Fortsetzung der Schwangerschaft bis nach der 42. SSW.* **Überreife:** *Ein seltenes Syndrom mit Versagen der Plazentafunktion und der Gefährdung des Kindes, das nach der 42. Woche auftritt.*

Da die Berechnung des erwarteten Geburtstermins Irrtümern unterliegen kann, kann die Diagnose der Übertragung auch unsicher sein. Wenn die Zyklen der Mutter ≥ 35 Tage lang waren, kann die Entbindung definitionsgemäß überfällig sein, obwohl das Kind in Wirklichkeit erst am Termin ist. Die **Zeichen der Überreife** sind Abnahme der Uterusgröße und Nachlassen der Kindsbewegungen bei einer Schwangerschaft, die rechnerisch über der 42. SSW ist. Eine Überreife kann bei der Amniozentese durch den Befund einer Gelbfärbung des Fruchtwassers, die nach einer Verfärbung durch Mekonium entsteht, bestätigt werden. Häufig ist jedoch die Fruchtwassermenge bei überreifen Schwangerschaften deutlich vermindert, wodurch die Amniozentese erschwert wird.

Die Übertragung kann so lange abwartend behandelt werden, bis sich Zeichen der Überreife zeigen. Zuverlässige Daten zur Schwangerschaftsdauer sollten so früh wie möglich erhoben werden. Wenn dies wegen unklarer oder fehlender Periodenanamnese nicht möglich ist, so sollte das Schwangerschaftsalter durch Sonographie in der Frühschwangerschaft bestimmt werden. Später, jedoch vor der 32. SSW, können Folgemessungen des biparietalen Schädeldurchmessers das Schwangerschaftsalter bestätigen helfen; nach der 32. SSW ist die Datierung mit Ultraschall ± 3 Wo. Besteht die Schwangerschaft über die 42. Wo. hinaus, so sollten ein Oxytocin-Belastungstest oder ein Nonstress-Test oder ein Kontraktions-Streßtest angesetzt werden, um das Befinden des Kindes zu beurteilen. Einige Ärzte empfehlen, daß man in der 41. SSW zu testen anfängt und das **biophysikalische Profil** berücksichtigt, d.h.: Fruchtwassermenge, Kindsbewegungen, Lungenreife, Kopf-/Bauch-Quotient. Fallen die Ergebnisse pathologisch aus, so sollte entbunden werden. Bei geburtsunreifem Zervixbefund ist die Schnittentbindung indiziert. Die Schwierigkeiten, die bei einem überreifen Kind auftreten können, sind in *Kap. KIN, 6., Schwangerschaftsdauer und Geburtsgewicht,* dargestellt.

Gefahrenzeichen unter der Geburt

Eröffnungs- und Austreibungsperiode

Die meisten Probleme, die unter der Geburt aufreten, kann und muß man voraussehen. Gefahrenzeichen während der Eröffnungsperiode sind **vaginale Blutungen** *(s. Kap. GYN, 14., Blutungen im dritten Trimenon)* oder **auffällige kindliche Herzfrequenzen.** Andere Schwierigkeiten können in einer **regelwidrigen Einstellung** oder **Lage** des Kindes bestehen. Alle diese Probleme müssen in der frühen Eröffnungsperiode zutreffend diagnostiziert werden, so daß die entsprechende Therapie rechtzeitig einsetzen kann. Werden bei der Erstuntersuchung potentielle Schwierigkeiten nicht vorausgesehen, so sind sowohl die Mutter als auch das Kind gefährdet.

Gelegentlich, aus verschiedenen Gründen, ist ein Kind bei der Geburt apnoisch, obwohl keine Probleme vor der Entbindung erkennbar waren. Mit sachgerechten Wiederbelebungsmaßnahmen muß unverzüglich begonnen werden *(s. Kap. KIN, 6., Asphyxie und Wiederbelebung).* Deshalb sollte, wenn immer möglich, außer dem Geburtshelfer jemand im Kreißsaal anwesend sein, der in Wiederbelebungsmaßnahmen geübt ist und von der Anästhesie oder der Pflege der Mutter freigestellt werden kann.

Der wichtigste Vorgang der Austreibungsperiode ist das Tiefertreten des vorangehenden Teils. Als Faustregel sollten sowohl die Zerixdilatation als auch das Tiefertreten des Kopfes um > 1 cm/h fortschreiten; wenn nicht, besteht der Verdacht auf ein **relatives Mißverhältnis,** das ein gezieltes Vorgehen erfordert. Wenn die Geburt nicht normal mit Tiefertreten des Kindes vorangeht, obwohl kein Mißverhältnis vorliegt, sollte eine Oxytocininfusion *(s. Geburtseinleitung und Wehenstimulation oben)* versucht werden. Bleibt der Erfolg aus, so ist eine Schnittentbindung indiziert. Die fetale Herzfrequenz muß sorgfältig überwacht werden; bei jeder deutlich pathologischen Frequenzänderung ist die sofortige Entbindung mit Forzeps oder durch Sectio angezeigt *(s. unten).*

Bei einem relativem Mißverhältnis muß man eine Forzepsentbindung oder einen Kaiserschnitt durchführen. Sollte sich die Forzepsentbindung bei einem Versuch als zu schwierig erweisen, oder sollte der Geburtshelfer bemerken, daß der verstärkte Zug eventuell zu stark ist, um sicher zu sein, sollte er die Schnittentbindung vorziehen.

***Regelwidrige Einstellung* und Lage**

Zeigt das **fetale Hinterhaupt zum Rücken der Mutter** anstatt nach vorne (die häufigste regelwidrige Lage), ist der kindliche Kopf gewöhnlich mehr oder weniger deflektiert, und ein größerer Kopfdurchmesser stellt sich zum Durchtreten durch das mütterliche Becken ein. Jedes Mißverhältnis kann die Geburt protrahieren und die Entbindung erschweren. Der Geburtshelfer muß die Situation abschätzen und zwischen einer Zangenentbindung und einer

Schnittentbindung entscheiden *(s. unten)*. Bei der Gesichtslage ist der Kopf überstreckt, und das Kinn führt; ist das Kinn nach hinten gerichtet und bleibt so, so ist eine vaginale Entbindung unmöglich. Eine **Stirnlage** bleibt nur selten bestehen; eine vaginale Entbindung ist nicht möglich.

Bei der **Beckenendlage,** der nächsthäufigsten regelwidrigen Einstellung, geht der kindliche Steiß anstelle des Kopfes voran. Die perinatale Mortalität bei Beckenendlage ist 4mal höher als bei Schädellagen; dazu trägt die Frühgeburtlichkeit wesentlich bei. Komplikationen lassen sich nur vermeiden, indem man das Problem vor der Geburt diagnostiziert (z.B. kann der Fetus durch eine äußere Drehung vor der Geburt in Kopflage gebracht werden, meist in der 37. oder 38. SSW). Es gibt mehrere Arten der Beckenendlage: Bei der **einfachen Steißlage** sind die kindlichen Schenkel gebeugt, aber die Knie gestreckt. Bei der **vollständigen Steiß-Fuß-Lage** scheint das Kind mit gebeugten Schenkeln und Knien zu hocken. Eine unvollkommene oder vollkommene **Fußlage** liegt vor, wenn ein oder beide Beine vollständig gestreckt und in Führung sind. *Das größte Problem bei der Beckenendlage besteht darin, daß sich die weichen Teile des unteren Körperabschnitts und der Rumpf beim Durchtritt durch das Becken leicht durch Verformung anpassen, daß aber der kindliche Kopf keine Möglichkeit hat, sich ausreichend zu konfigurieren.* Das heißt, ein Mißverhältnis wird erst aufgedeckt, wenn der Körper entwickelt worden ist und der Kopf festhängt. Darauf hin können diese Kinder sterben. Die Häufigkeit von Nervenschäden durch Dehnung des Armplexus oder des Rückenmarks und von Hirnschäden durch Anoxie ist bei Beckenendlagen erhöht. Wenn der Nabel des Kindes im Introitus sichtbar wird, wird die Nabelschnur durch den kindlichen Kopf gegen das mütterliche Becken gedrückt und die O_2-Zufuhr zum Kind unterbunden, so daß eine Anoxie entsteht. Diese Probleme sind bei Erstgebärenden verstärkt, da das Beckengewebe durch vorausgegangene Entbindungen nicht vorgedehnt ist. Viele Geburtshelfer befürworten die Entbindung durch Kaiserschnitt für die meisten Beckenendlagen bei Erstgebärenden und für alle Frühgeborenen in Beckenendlage.

Auch andere regelwidrige Einstellungen sind möglich. Gelegentlich führt bei einer Querlage die kindliche Schulter, d.h. die Längsachse des Kindes verläuft nicht parallel, sondern schräg oder quer zur Längsachse der Mutter; diese Kinder, ausgenommen zweite Zwillinge, sollten durch Kaiserschnitt entbunden werden.

Zwillinge finden sich bei 1:70 bis 1:80 Entbindungen und können vor der Geburt durch Ultraschall, Röntgen oder durch Aufzeichnen zweier verschiedener Herztonmuster im fetalen EKG diagnostiziert werden. **Komplikationen der Zwillingsgeburt:** Zwillinge sind oft klein und unreif, weil der überdehnte Uterus schon vor dem Termin zu Wehen neigt. Sie sind unterschiedlich eingestellt, und regelwidrige Lagen können die Entbindung komplizieren. Weil sich der Uterus nach der Entbindung des ersten Zwillings kontrahiert, wobei sich die Plazenta des zweiten Zwillings u.U. ablösen kann, sind die Morbidität und Mortalität für die zweiten Zwillinge höher. In einigen Fällen kontrahiert sich der überdehnte Uterus nach der Entbindung nicht ausreichend, was zu mütterlichen Blutungen führt. Der Geburtshelfer muß entscheiden, ob die Entbindung vaginal oder durch Kaiserschnitt gemacht wird.

Schulterdystokie

Ein seltenes Problem, wobei die vordere Schulter bei einer Kopflage sich gegen die Symphyse verkeilt. Der schon entwickelte Kopf wird scheinbar fest in die Vulva zurückgezogen. Das Kritische ist, daß das Kind nicht durchatmen kann, weil der Thorax durch den Geburtskanal komprimiert und der Mund durch Druck gegen die Vulva geschlossen gehalten wird, so daß der Geburtshelfer keinen Beatmungstubus einführen kann. Ein Sauerstoffmangelzustand stellt sich innerhalb von 4–5 min ein. Am häufigsten tritt die Schulterdyskopie bei großen Feten auf, jedoch ist das einzige regelmäßig wiederkehrende Kriterium die Notwendigkeit einer operativen Entbindung aus Beckenmitte. Große Kinder können nicht immer als solche vorher erkannt werden; auch kommt es nicht immer bei ihnen zu einer Schulterdystokie.

In dieser Situation besteht der erste Schritt in der Befreiung der Schulter durch Druck oberhalb des Schambeins bei gleichzeitiger Druckanwendung am Fundus, um die Schulter abrutschen zu lassen und dem Kind das Tiefertreten durch das Becken zu ermöglichen. Durch Hyperflexion des mütterlichen Beckens kann die Lendenwirbelsäule abgeflacht und der Geburtskanal etwas gerade gestreckt werden. Versagt diese Maßnahme, so sollte man die Hand in die hintere Scheide einführen und durch Druck auf entweder den vorderen oder den hinteren Teil der hinteren Schulter das Kind in die Richtung drehen, in die es sich leicht drehen läßt. Bei der Drehung sollte die vordere Schulter sich vom Schambein lösen.

Wenn beide Möglichkeiten versagen, wird die hintere Schulter in die Kreuzbeinhöhle hochgedrückt, der Geburtshelfer führt seine Hand in die fetale Ellenbeuge und beugt sie, um dann die fetale Hand zu fassen und nach außen zu ziehen, wodurch der fetale Arm geboren wird. Der Arm wird dann wie eine Kurbel benutzt, um das ganze Kind zu drehen und die vordere Schulter zu befreien. Wenn alle Handgriffe versagen, wird der Kopf des Kindes nach vorn flektiert und in die Vagina zurückgeschoben; dann wird ein Kaiserschnitt durchgeführt.

Zangenentbindung (Forzepsentbindung)

Die Zangenentbindung gilt als **elektiv,** wenn sie zur Erleichterung der Geburt oder um eine bessere Kontrolle des Kopfes zu erreichen eingesetzt wird. Sie ist **indiziert** bei Problemen mit fetaler Asphyxie oder bei fetalen Einstellungsanomalien, oder wenn die Austreibungsperiode gekürzt werden muß, ohne daß geburtshilfliche Komplikationen vorhanden sind, aber eine protrahierte vaginale Entbindung abzusehen ist. Manchmal schreitet die Geburt in der Austreibungsperiode nicht voran, wenn eine Leitungsanästhesie das willkürliche Pressen durch die Patientin behindert. Die Entscheidung, die Zange einzusetzen, muß von einem Geburtshelfer getroffen werden, da die Schnittentbindung die bessere Alternative in jeder dieser Situationen darstellen kann.

Kontraindikationen für die vaginale Forzepsentbindung sind: relatives Mißverhältnis, unvollständiger Muttermund, hochstehendes vorangehendes Teil, indifferente Lage oder Einstellung und mangelndes Können des Geburtshelfers. Eine Alternative zur Zangenentbindung ist die Vakuumextraktion, jedoch muß der Geburtshelfer eine spezifische, ausreichende Ausbildung in der Anwendung eines Vakuumextraktors gehabt haben.

Die schwerwiegendsten Komplikationen bei sowohl Forzepsentbindung als auch Vakuumextraktion sind Verletzungen des Fetus und der Mutter. Nur durch gezielte Ausbildung, geschickten Einsatz und Erfahrung können sie vermieden werden.

Kaiserschnitt (Sectio caesarea, Schnittentbindung)

Ein Kaiserschnitt *(Entbindung durch chirurgische Inzision des Corpus uteri durch die Bauchwand)* ist immer dann indiziert, wenn dies für die Mutter oder das Kind sicherer als eine vaginale Entbindung ist. In den USA machen Kaiserschnitte ca. 20% aller Entbindungen aus (in Deutschland ca. 15–16%, *Anm. d. Übers.*). Die Entscheidung und die Durchführung sind Aufgabe des Geburtshelfers, und Narkose und Reanimation des Neugeborenen erfordern einen Anästhesisten und einen Neonatologen oder jemanden, der in der Wiederbelebung Neugeborener erfahren ist. Die Schnittentbindung ist ungefährlich geworden durch die modernen Anästhesiemöglichkeiten, i.v. Therapie, Antibiotika, Bluttransfusionen und Frühmobilisation.

Zwei Arten der Inzision werden angewandt: die klassische und die im unteren Uterinsegment. Die klassische Inzision verläuft längs in der Vorderwand der Gebärmutter, beginnend im Fundusbereich. Diese Inzision ist gewöhnlich für Patientinnen mit Placenta praevia oder mit Querlage des Kindes reserviert. Die Gefäßversorgung der Uteruswand ist in diesem Gebiet besser, der Blutverlust ist größer und die Narbe weniger widerstandsfähig als bei der Inzision im unteren Uterinsegment. Die Inzision im unteren Uterinsegment erfolgt hinter der Blasenumschlagsfalte im dünn ausgezogenen unteren Anteil des Gebärmutterkörpers. Sie kann entweder quer oder längs erfolgen. Eine Längsinzision ist bei allen regelwidrigen Lagen und bei extrem großen Kindern günstiger, um ein seitliches Weiterreißen einer queren Inzision in Richtung der Arteriae uterinae zu vermeiden. Der Blutverlust ist geringer, ebenso die Verwachsungen. Die vaginale Entbindung nach Kaiserschnitt gelingt in > 75% der Fälle und sollte allen Schwangeren angeboten werden, bei denen ein Kaiserschnitt mit Inzision im unteren Uterinsegment vorausgegangen ist. Die beste Behandlung einer wiederholten Schnittentbindung ist die optimale Leitung der vorausgegangenen Geburt.

Nachgeburtsperiode

Mütterliche Blutungen während der Nachgeburtsperiode müssen verhindert werden. Normalerweise verliert die Mutter während der Entbindung 400–500 ml Blut; bei einem größeren Blutverlust müssen die Ursachen gesucht werden. Mögliche Ursachen der Blutung sind eine Uterusatonie, Scheiden- oder Zervixrisse oder zurückgebliebene Plazentareste. Wenn sich die Gebärmutter nicht kontrahiert, wird es bluten, da der wichtigste Mechanismus zur Blutstillung im Uterus in der Kontraktion des Myometriums besteht. Wenn die Plazenta in das untere Uterinsegment heruntergekommen ist und sich in der Zervix befindet, darf man das Corpus uteri durch die Bauchdecke nach unten drücken, um die Plazenta in die Vagina zu schieben. Der Uterus kann jedoch bei unsachgemäßer Durchführung dieses Handgriffs umgestülpt werden. Die Untersuchung des Uteruskavums und des Geburtskanals auf Risse oder zurückgebliebene Plazentaanteile wurde in *Kap. GYN, 13.* besprochen. In dieser Zeit muß eine ausgebildete Person, vorzugsweise ein Anästhesist, das Befinden der Mutter überwachen, d.h. Blutdruck, Herzfrequenz, Atmung und Bewußtsein der Mutter kontrollieren.

18. WOCHENBETTPFLEGE

Das normale Wochenbett

Die klinischen Erscheinungen des **Wochenbetts** (Puerperium), *der 6wöchige Zeitraum nach der Geburt,* sind zahlreich und sehr verschieden. Sie spiegeln im allgemeinen die Rückbildung der physiologischen Veränderungen wider, die in der Schwangerschaft aufgetreten waren. Die Symptome sind leicht und vorübergehend und sollten nicht mit denen ernsterer Krankheitsbilder verwechselt werden. Während der ersten 24 h fällt die Pulsfrequenz der Mutter ab, und die Temperatur kann leicht erhöht sein. Da unter der Geburt die Leukozytenzahl ansteigt, findet man in den ersten 24 h post partum eine deutliche Leukozytose (bis 20000). Zunächst ist der Ausfluß 3–4 Tage lang deutlich blutig **(Lochia rubra),** aber in den nächsten 10–12 Tagen wird die Farbe bräunlich **(Lochia fusca)** und schließlich gelblich-weiß **(Lochia alba).** Die Gesamtmenge beträgt ungefähr 250 ml; intravaginale Tampons (häufig gewechselt) oder Binden können getragen werden, um den Wochenfluß aufzufangen. Das Urinvolumen ist vorübergehend erhöht, und der Urin kann Eiweiß und Zucker enthalten. Der Flüssigkeitsverlust führt einige Tage lang zu erhöhten Werten des Hämatokrits bzw. der BKS. Der Uterus bildet sich nach und nach zurück; nach 5–7 Tagen ist er fest und nicht druckempfindlich, und der Fundus steht zwischen Nabel und Symphyse. Nach 2 Wo. ist er nicht mehr durch die Bauchdecke zu palpieren. Die Kontraktionen des sich zurückbildenden Uterus (Nachwehen) sind oft schmerzhaft und können die Gabe von Analgetika erforderlich machen.

Pflege in der Klinik

Die Möglichkeit, daß bei der Mutter eine Infektion, eine Blutung oder Schmerzen auftreten, muß klein gehalten werden. Unmittelbar nach der Entwicklung der Plazenta muß für 1 h die Gebärmutter kontrolliert und ggf. immer wieder massiert werden; mit einem Oxytocin-Dauertropf (oder einer Oxytocin-Spritze i.m.) sollte dafür gesorgt werden, daß sich die Gebärmutter kontrahiert und kontrahiert bleibt, um eine übermäßige Blutung zu verhindern. Wenn eine Allgemeinnarkose bei der Geburt durchgeführt wurde, so muß für 2–3 h nach der Geburt eine zusätzliche Überwachung (vorzugsweise in einem Aufwachraum, der mit einer Saugvorrichtung und einer O_2-Versorgung ausgestattet ist) verfügbar sein; eine fertig gekreuzte oder 0-negative Blutkonserve und Infusionslösungen sollten 2–3 h lang nach der Entbindung verfügbar sein.

Nach den ersten 24 h erfolgt die postpartale Erholung sehr rasch. Eine normale Kost sollte angeboten werden, sobald die Patientin danach verlangt, manchmal schon kurz nach der Entbindung. Volle Mobilisierung sollte so schnell wie möglich gefördert werden. Mit Gymnastik zur Kräftigung der Bauchmuskulatur kann man nach einem Tag beginnen; bei Aufrichtungsübungen im Bett mit angehobenen Knien werden nur die Bauchmuskeln angespannt, ohne Rückenschmerzen zu verursachen. Das Perineum sollte 2- bis 3mal täglich mit warmem Wasser gespült werden, Duschbäder sind zu empfehlen, aber Vaginalspülungen sind im frühen Wochenbett verboten. Beschwerden durch eine schmerzhafte Episiotomie können mit heißen Sitzbädern mehrmals täglich, solange erforderlich, gelindert werden; u.U. muß man Kodein, 30 mg, und Acetylsalicylsäure, 650 mg, alle 4 h verordnen (stillenden Frauen sollte man Acetaminophen 650 mg ohne Kodein anstelle von Acetylsalicylsäure geben).

Die Überwachung der Harnblasenfunktion ist wichtig. Harnretention, Überdehnung der Harnblase und Katheterisierung sollten möglichst vermieden werden. Eine überschießende Diurese kann vorkommen, besonders nach Absetzen von Oxytocin. Wesentlich sind Aufstehen und Herumlaufen, Auffordern zum Blasenentleeren und Überwachung, um eine symptomlose Überfüllung der Harnblase zu verhindern. Vor der Entlassung aus der Klinik sollte die Patientin zum Stuhlgang aufgefordert werden. Sehr früh entlassene Patientinnen verlassen das Krankenhaus oft, ohne den Stuhlgang abzuwarten; bei Obstipation können Abführmittel nötig sein. Wenn die Patientin seit 3 Tagen keinen Stuhlgang gehabt hat, kann ein mildes Abführmittel gegeben werden. Hämorrhoiden können durch Aufrechterhaltung einer guten Darmfunktion verhindert und mit heißen Sitzbädern behandelt werden. Vor Entlassung sollte ein komplettes Blutbild der Mutter gemacht werden, um eine Anämie auszuschließen. Seronegative Frauen sollten am Entlassungstag gegen Röteln geimpft werden. Ist die Mutter rhesusnegativ und nicht sensibilisiert, hat aber ein rhesuspositives Kind geboren, sollten ihr innerhalb von 72 h nach der Geburt 300 µg Gammaglobulin mit einem hohen Anti-D-Titer gegeben werden, um eine Sensibilisierung zu verhindern (Anti-D-Prophylaxe).

Der **Milcheinschuß** kann in der frühen Stillzeit sehr schmerzhaft sein, wenn die Menge der Milch allmählich zunimmt. Das Vorgehen bei Milcheinschuß bei der stillenden Mutter ist in *Kap. KIN, 2. unter Pflege des normalen Neugeborenen* dargestellt. Wenn die Mutter *nicht* stillen will oder soll, kann die Laktation durch die Gabe von Bromocriptin (14 Tage 2mal 2,5 mg zu den Mahlzeiten) unterdrückt werden; Rebound-Symptome kommen häufig vor. Ein festsitzender Büstenhalter ist hilfreich, da Pendeln der Brüste den Milchejektionsreflex auslöst und den Milchfluß fördert. Viele Frauen finden, daß Hochbinden der Brüste, Einschränkung der oralen Flüssigkeitszufuhr und Einnahme von Acetylsalicylsäure bei Bedarf ausreichen; die Symptome halten nur 3–5 Tage an.

Die **postpartale Depression** („Heultag") erscheint meist innerhalb von 24 h nach der Geburt, ist gewöhnlich auf 72 h begrenzt und kommt häufig vor. Hält diese Verstimmung länger als 72 h an oder geht sie mit Interesselosigkeit am Kind, mit Mord- oder Selbstmordgedanken, Halluzinationen oder psychotischem Verhalten einher, so ist sie pathologisch. Eine echte Psychose ist wahrscheinlich der Ausbruch einer präexistenten Geisteskrankheit als Reaktion auf den physischen und psychischen Streß von Schwangerschaft und Geburt; eine Psychotherapie ist erforderlich.

Pflege zu Hause

Mutter und Kind können schon 24 h nach der Entbindung entlassen werden, wenn die Befunde bei beiden normal sind. Schlaf- oder Schmerzmittel können im Bedarfsfall angeboten werden, sollten aber bei der stillenden Mutter eingeschränkt werden, da die meisten Medikamente in die Muttermilch übergehen *(s. a. Kap. KIN, 2., Medikamente in der Stillzeit).* Normale Betätigungen können nach Belieben wieder aufgenommen werden. Einige familienorientierte geburtshilfliche Abteilungen entlassen Patientinnen schon 6 h nach der Entbindung, wenn keine Vollnarkose verwendet wurde und der Verlauf komplikationslos war. Große Probleme treten selten auf, allerdings sind Hausbesuche und engmaschige Überwachung durch eine Hebamme erforderlich.

Verkehr darf sobald gewünscht und als angenehm empfunden wieder aufgenommen werden. Kontrazeptive Maßnahmen sind jedoch erforderlich, da eine erneute Schwangerschaft möglich ist. Mit oralen Kontrazeptiva sollten nach der 1. Periode wieder begonnen werden, aber nur bei Frauen, die nicht stillen. Einige Fachleute befürworten bei nicht stillenden Müttern den Beginn mit oralen Kontrazeptiva in der 1. Woche post partum. Ein Scheidendiaphragma sollte erst nach der vollständigen Rückbildung der Gebärmutter, d. h. nach 6–8 Wo., angepaßt werden. Bei nicht stillenden Frauen kommt es meist frühestens um den 42. Tag post partum zur Ovulation, gewöhnlich nach der 1. Periode, die nach ungefähr 6 Wo. auftritt. Allerdings haben Empfängnisse schon 2 Wo. nach der Entbindung stattgefunden; offensichtlich kann es früher zur Ovulation kommen. Bei stillenden Müttern ist es eher so, daß sie zunächst ovulieren und *dann* menstruieren, meist 10–12 Wo. post partum. Gelegentlich kann eine stillende Mutter so bald wie eine nicht stillende Frau ovulieren und menstruieren (und schwanger werden). Es ist im Interesse der Frau, eine Schwangerschaft einige Monate lang zu verhüten, um eine vollständige Erholung zu ermöglichen. *Nach einer Rötelnimpfung darf eine Frau mindestens 3 Mo. lang nicht schwanger werden.*

Infektionen im Wochenbett

Wochenbettfieber

Das Vorliegen eines Wochenbettfiebers wird angenommen, wenn die Temperatur auf 38° C oder höher an 2 aufeinanderfolgenden Tagen nach den ersten 24 h post partum ansteigt und andere Ursachen ausgeschlossen sind. Infektionen, die unmittelbar in Zusammenhang mit der Geburt stehen, betreffen gewöhnlich den Genitaltrakt, d. h., sie treten meist in der Vagina, im Uterus oder in den Parametrien auf. Auch Harnwegsinfekte kommen häufig schon früh nach der Geburt vor. Andere Fieberursachen, wie etwa Femoralthrombophlebitis oder Mastitis, werden eher nach dem 3. postpartalen Tag manifest.

Ätiologie

Ein Amnioninfektionssyndrom unter der Geburt kann eine sekundäre Endometritis, Myometritis, Parametritis und ein Wochenbettfieber zur Folge haben. Gewisse Bedingungen prädisponieren normale Keime der Vagina (z. B. anaerobe Streptokokken und Staphylokokken), im Wochenbett pathogen zu werden; dazu gehören Anämie, die EPH-Gestose, ein länger zurückliegender vorzeitiger Blasensprung, ein protrahierter Geburtsverlauf, traumatische Entbindungen, wiederholte Untersuchungen, Retention von Plazentaresten in der Gebärmutter und postpartale Blutungen. Dieselben Faktoren begünstigen im Uterus und in der Vagina die Vermehrung exogen eingebrachter Keime *(Escherichia coli,* β-hämolysierende Streptokokken, *Streptococcus faecalis,* anaerobe Keime und sogar *Clostridium perfringens).*

Symptomatik und Diagnostik

Ein signifikanter Temperaturanstieg muß auch in den ersten 12 h durch Untersuchung der Lunge, der Gebärmutter und durch Kulturen des Urins bzw. der Lochien abgeklärt werden. Nach 2 oder 3 Tagen geringen Fiebers steigen die Temperaturen an. Fieber im frühen Wochenbett ist meistens durch die Dehydratation verursacht, das Puerperalfieber aber beginnt typischerweise mit Zeichen einer uterinen Infektion.

Frösteln, Kopfschmerzen, allgemeines Krankheitsgefühl und Appetitlosigkeit sind häufige Symptome. Blässe, Tachykardie und Leukozytose sind fast immer vorhanden. Der Uterus ist weich, groß und druckschmerzhaft. Die Lochien können vermindert oder profus und übelriechend sein; die Prognose ist bei vermindertem Wochenfluß bedrohlicher. Sind die Parametrien mitbetroffen, so bestehen starke Schmerzen und hohes Fieber; der große, druckschmerzhafte Uterus ist durch eine derbe, schmerzhafte und bis zur Beckenwand reichende Induration im Bereich des Ansatzes der Ligamenta lata fixiert. Peritonitis und/oder Beckenvenenthrombophlebitis (mit dem Risiko einer Lungenembolie) können das Krankheitsbild komplizieren. Endotoxinämie, Endotoxinschock und tubuläre oder kortikale Nierennekrosen können bei einer durch anaerobe Streptokokken oder andere Anaerober und durch Escherichia coli bedingten virulenten Puerperalsepsis auftreten, die tödlich ausgehen kann.

Therapie

Oberstes Ziel ist es, infektionsbegünstigende Faktoren zu vermeiden oder zu vermindern. Obwohl eine vaginale Entbindung nicht steril erfolgen kann, sind postpartale Infektionen heutzutage wegen der besseren Asepsis selten. Am häufigsten findet man Escherichia coli; koagulase-negative Staphylokokken, Enterokokken, anaerobe Kokken und Bacteroides werden auch oft isoliert.

Ein Antibiotikum (z.B. Ampicillin/Sulbactam 1,5–3,0 alle 6 h oder Ticarcillin/Clavulanat-Kalium 3,1 g alle 6 h) sollte i.v. verabreicht werden, bis die Patientin für 48 h fieberfrei ist. Eine orale Behandlung ist nicht erforderlich.

Pyelonephritis

Eine Pyelonephritis kann im Wochenbett durch Keimaszension aus der Harnblase verursacht werden. Die Infektion kann als asymptomatische Bakteriurie während der Schwangerschaft beginnen und ist manchmal mit einer Katheterisierung der Harnblase assoziiert, die bei Harnverhaltungen während oder nach der Geburt erfolgt. Die Symptome sind hohes Fieber, Flankenschmerzen, allgemeines Krankheitsgefühl, Obstipation und gelegentlich Schmerzen beim Wasserlassen. Verursachende Keime sind gewöhnlich Colibakterien, und die **Therapie** besteht zunächst aus Cefazolin 3mal 1 g i.v., bis die Patientin für 48 h fieberfrei ist. Nach den Keim- und Resistenzbestimmungen sollte eine Behandlung noch 2 Wo. lang nach der Entlassung fortgeführt werden. Die Patientin sollte aufgefordert werden, viel zu trinken, um eine gute Nierenfunktion aufrechtzuerhalten. Eine erneute Urinkultur 6–8 Wo. nach Entbindung ist zum Nachweis des Heilerfolgs erforderlich.

Weitere Infektionen im Wochenbett

Fieber zwischen dem 4. und 10. Tag post partum kann auf eine beginnende Femoralthrombophlebitis hinweisen; sie sollte mit den üblichen Methoden behandelt werden *(s. Kap. HKR, 7.)*. Eine latente Lungentuberkulose kann durch das Absinken des Zwerchfells nach der Geburt aktiviert werden und sollte ebenfalls mit den üblichen Methoden behandelt werden *(s. Kap. INF, 10.)*. Spät im Wochenbett auftretende fieberhafte Reaktionen sind häufig durch eine Mastitis bedingt, aber auch die Zystitis ist nicht selten. Mammaabszesse kommen extrem selten vor und werden mit Antibiotika, die gegen *Staphylococcus aureus* wirksam sind, behandelt. Wenn sich die Infektion bessert, ist Abstillen nicht notwendig. Bei einem Abszeß sind Inzision und Drainage erforderlich.

Blutungen post partum

Blutverlust von > 500 ml während oder nach der Nachgeburtsperiode. Nach Infektionen sind postpartale Blutungen der häufigste Grund für mütterliche Todesfälle. Die Ursachen sind verschieden und zumeist vermeidbar. Sie bestehen in Blutungen aus der Haftstelle der Plazenta, verbunden mit einer Atonie des Uterus (bei Überdehnung, protrahierter Geburt, Wehenschwäche, bei Vielgebärenden oder bei relaxierender Narkose), und aus zurückgelassenen Plazentaresten und Rissen oder infolge einer Hypofibrinogenämie. Schwere Blutverluste treten gewöhnlich früh auf, können aber bis zu 1 Mo. nach der Geburt vorkommen.

Die **Therapie** beginnt wie bei der Infektion mit Vorbeugung. Ausgleich einer Anämie ante partum, Erkennung eines Hydramnions oder einer Mehrlingsschwangerschaft, Aufdeckung einer ungewöhnlichen Blutgruppe oder Blutverluste bei vorangegangener Geburt können wichtig sein. Eine vorsichtige, ruhige Entbindung mit einem Minimum an aktivem Eingreifen ist immer gut. Nach der Plazentalösung sichern 10 IU Oxytocin i. m. oder ein Oxytocin-Dauertropf (10 IU/1000 ml) im allgemeinen die Kontraktion der Gebärmutter und vermindern den unvermeidlichen Blutverlust. Die Plazenta muß sorgfältig auf Vollständigkeit untersucht werden. Ist sie unvollständig, müssen der Uterus manuell nachgetastet und die fehlenden Teile entfernt werden. Wenn sich die Plazenta nicht innerhalb 30 min nach der Entbindung spontan löst, ist die manuelle Lösung ratsam. Selten ist die Kürettage zur Entfernung infizierter Plazenta- oder Deziduareste erforderlich. Nach der Geburt müssen der Kontraktionszustand des Uterus und die Menge der vaginalen Blutung 1 h lang beobachtet werden.

Bei starker Blutung wird der Uterus mit beiden Händen massiert und eine Oxytocin-Infusion i. v. angelegt. Blutet es weiter, so muß Blut transfundiert und die Gebärmutter auf Risse und Plazentareste untersucht werden. Die Zervix und die Vagina werden ebenfalls untersucht. Die Injektion von Prostaglandin $F_{2\alpha}$ direkt ins Myometrium hat man mit Erfolg praktiziert. Wenn bei einem refraktären, atonischen Uterus keine Kontraktion erzielt werden kann, können Unterbindung der Ateria iliaca interna oder Hysterektomie erforderlich werden.

Uterusinversion

Ein kritischer Zwischenfall, der durch Umstülpung des Corpus uteri und Austritt des Corpus durch die Zervix hindurch in die Scheide oder vor den Introitus entsteht. Am häufigsten kommt sie zustande, wenn ein meist unerfahrener Geburtshelfer zuviel Druck auf den Fundus uteri ausübt oder wenn zu stark an der Nabelschnur einer adhärenten Plazenta gezogen wird.

Die leichteste und einfachste Methode, den Uterus zu reponieren, besteht darin, den Corpus in den Vaginalkanal hochzuschieben, einen Katheter in die Vagina einzuführen und den Introitus mit der Hand zu verschließen. Physiologische NaCl-Lösung instilliert man dann durch einen Irrigator aus einer Höhe von 100–130 cm in die Scheide, die dadurch entfaltet wird; auch der Uterus wird dann in seine ursprüngliche Form zurückgepreßt.

Der Versuch, den Uterus mit den Fingern umzustülpen, kann zur versehentlichen Perforation führen. Eine chirurgische Exploration kann in seltenen Fällen notwendig werden, wobei der Schnürring zwischen den Ligg. sacrouterinae durchtrennt und der Uterus aufgerichtet wird.

HÄMATOLOGIE UND ONKOLOGIE

1. ANÄMIEN

Verminderung der Erythrozytenzahl (RBC) oder des Hämoglobingehaltes (Hb) als Folge von Blutverlust, verminderter Produktion, verstärktem Erythrozytenabbau oder einer Kombination dieser Veränderungen.

Allgemeine Betrachtungen

Die Verwendung des Begriffes Anämie zur Bezeichnung einer Diagnose ist inkorrekt. Eigentlich bezeichnet das Wort Anämie einen Komplex von klinischen Zeichen und Symptomen. Um die Natur der zugrundeliegenden Erkrankung zu verstehen und um einen geeigneten Therapieplan entwickeln zu können, muß der pathophysiologische Mechanismus genauer definiert werden. Man begeht einen schweren Fehler, wenn man es unterläßt, auch bei einer milden Anämie eine genaue Diagnostik zu betreiben. Die Anämie ist das Zeichen einer Grunderkrankung, und ihr Schweregrad läßt wenig Rückschlüsse zu auf die Art der Entstehung oder die wirkliche klinische Bedeutung.

Eine Gewebehypoxie ist die Ursache der klinischen Manifestationen der Anämie. Die spezifischen Symptome und klinischen Zeichen sind Ausdruck der kardiovaskulär-pulmonalen kompensatorischen Antworten entsprechend dem Schweregrad und der Dauer dieser Hypoxie. Eine schwere Anämie kann assoziiert sein mit Schwäche, Schwindel, Kopfschmerzen, Ohrensausen, Augenflimmern, leichter Ermüdbarkeit, Benommenheit und Reizbarkeit bis hin zu unkontrollierten Verhaltensweisen. Amenorrhö, Libidoverlust und gastrointestinale Beschwerden sowie manchmal ein Ikterus oder eine Splenomegalie können auftreten. Schließlich kann es zum Herzversagen oder zum Schock kommen *(s. Tab. 1.)*.

Einige allgemeindiagnostische Schemata können zur Verkürzung der Differentialdiagnose beitragen. Anämien entstehen durch einen oder die Kombination mehrerer der drei grundlegenden Mechanismen: Blutverlust, verminderte Produktion oder vermehrter Abbau (Hämolyse) von Erythrozyten. An erster Stelle sollte an eine Blutung gedacht werden. Wenn diese ausgeschlossen ist, kommen nur noch die zwei anderen Mechanismen in Betracht. Da die Erythrozytenüberlebenszeit 120 Tage beträgt, muß zur Konstanterhaltung $^{1}/_{120}$ der Gesamterythrozyten täglich erneuert werden. Ein vollständiger Stopp der Erythrozyten-Neubildung führt daher zu einem Abfall von annähernd 10% der Normalwerte pro Woche (oder ca. 1% pro Tag). Darüber hinaus führt eine defekte Neubildung zu einer relativen oder absoluten Retikulozytopenie. Beträgt der Erythrozytenabfall ohne erkennbare Blutung mehr als 10% pro Woche (d.h. über 500000 Erythrozyten/μl), so muß eine Hämolyse als Ursache angenommen werden.

Für die Einteilung der durch Neubildungsstörungen bedingten Anämien ist die Untersuchung der Erythrozytengröße und -form wichtig. Dabei liefert der Nachweis mikrozytär-hypochromer Erythrozyten *(s. Laboruntersuchungen, unten)* Hinweise, daß die Bildungsstörung durch Defekte der Häm- und/oder der Globinsynthese bedingt ist (z.B. Eisenmangel, Thalassämie und andere Hämoglobinsynthesestörungen sowie Anämien bei chronischen Erkrankungen). Dagegen weisen mit gestörter Neubildung einhergehende normochrome normozytäre Anämien auf hypoproliferative oder hypoplastische Mechanismen hin. Bei einigen Anämien findet man große Erythrozyten oder Makrozyten, die eine Störung der DNS-Synthese vermuten lassen. Diese wird in erster Linie durch einen defekten Vitamin-B_{12}- oder Folsäurestoffwechsel, jedoch auch durch eine Interferenz von Zytostatika mit dem DNS-Stoffwechsel hervorgerufen. Bei einer adäquaten Antwort des Knochenmarkes auf eine Anämie findet sich im peripheren Blut eine Retikulozytose oder eine Polychromasie der Erythrozyten.

Differentialdiagnostisch sollte man bei einer gesteigerten Erythrozytenzerstörung z.B. an eine Sequestration durch die Milz, eine durch Antikörper bedingte Zerstörung, eine defekte Erythrozytenmembranfunktion oder ein abnormes Hämoglobin denken.

Eine kritische Forderung bei der Behandlung von Anämien ist, daß die *Therapie spezifisch sein muß,* und dies wiederum setzt voraus, daß eine spezielle Diagnostik betrieben

Tab. 1. Charakteristische Merkmale häufiger Anämieformen

Ätiologie oder Typus	*Morphologische Veränderungen*	*Besondere Merkmale*
Akuter Blutverlust	normochrom, normozytär, Polychromasie, Markhyperplasie	bei schwerer Blutung evtl. kernhaltige Ery und Linksverschiebung der weißen Blutkörperchen, auch Leukozytose und Thrombozytose
Chronischer Blutverlust	s. Eisenmangel, kann Zeichen eines akuten Blutverlustes aufweisen, wenn kurz zuvor eine schwere Blutung stattgefunden hat	
Eisenmangel	hypochrom, mikrozytär; Aniso-, Poikilozytose; Retikulozytopenie, Markhyperplasie, verzögerte Hb-Einlagerung	evtl. Anazidität, glatte Zunge und Koilonychie; Mark: Berlinerblau-Reaktion fehlt; Serum-Fe niedrig, totale Fe-Bindungskapazität erhöht. Niedriges Serum-Ferritin; niedriges Erythrozyten-Ferritin; fehlendes Knochenmark-Eisen
Vitamin-B_{12}-Mangel	ovale Megalozyten; Anisozytose; Retikulozytopenie; Megaloblastenmark; Übersegmentation der Neutrophilen	Serum-B_{12}-Spiegel < 180 pg/ml; meist Magen-Darm- u. ZNS-Beteiligung; positiver Schilling-Test; indirektes Bilirubin vermehrt; LDH erhöht; häufig humorale Antikörper gegen Intrinsic-Faktor, fehlende Sekretion von Intrinsic-Faktor im Magen
Folsäuremangel	wie Vitamin-B_{12}-Mangel (s. oben)	Serum-Folsäure < 5 ng/ml; Erythrozytenfolat < 225 ng/ml; Ernährungs- und Resorptionsstörung (bei Sprue, Gravidität, im Säuglingsalter, bei Alkoholismus)
Markinsuffizienz	normochrom, normozytär; Retikulozytopenie; Markpunktion oft erfolglos oder zeigt Hypoplasie der Erythropoese oder aller Markelemente	entweder idiopathisch (50%) oder sekundär nach Exposition gegenüber toxischen Medikamenten oder Chemikalien (z. B. Chloramphenicol, Quinacrin, Hydantoine, Insektizide)
Sideroblastische (sideroachrestische) Anämien	meist hypochrom, aber auch gemischte Populationen (z. B. Normozyten und Megalozyten); Markhyperplasie, verzögerte Hämoglobinisation, Ringsideroblasten	angeborener oder erworbener Stoffwechseldefekt; im Knochenmark reichlich Eisenablagerungen; in seltenen Fällen Ansprechen auf Vitamin B_6, wird den myelodysplastischen Syndromen zugeordnet
Akute Hämolyse	normochrom, normozytär; Retikulozytose, Normoblastenmark-Hyperplasie	erhöhtes Serumbilirubin (indirekt), erhöhte LDH und erhöhtes Stuhl- und Urinurobilinogen; bei heftiger Hämolyse Hämoglobinurie; Hämosiderinurie

Fortsetzung Tab. 1.

Ätiologie oder Typus	*Morphologische Veränderungen*	*Besondere Merkmale*
Chronische Hämolyse	normochrom, normozytär; Retikulozytose, Normoblastenmark-Hyperplasie; basophile Tüpfelung (besonders bei Bleivergiftungen)	erhöhtes Serumbilirubin (indirekt) und erhöhte LDH; herabgesetzte Lebensdauer der Ery; erhöhter Radioeisen-Umsatz; Hämosiderinurie
Kongenitaler hämolytischer Ikterus (hereditäre Sphärozytose)	Sphärozyten (Kugelzellen) im Ausstrich, normoblastäre Hyperplasie der Erythropoese	erhöhte Hämoglobinkonzentration (MCHC) in den Erythrozyten; herabgesetzte Resistenz der Ery; verkürzte Lebensdauer der markierten Ery; die Anreicherung radioaktiv markierter Erythrozyten nimmt in der Milz stetig zu und übersteigt die in der Leber
Paroxysmale nächtliche Hämoglobinurie	normozytär (kann infolge Eisenmangels hypochrom sein); das Knochenmark kann hyper- oder hypozellulär sein	dunkler Morgenharn; Hämosiderin vorhanden; positiver Säure-Hämolysetest (Harn-Test) und positiver Sukrosetest
Paroxysmale Kältehämoglobinurie	normozytär, normochrom	tritt nach Kälteexposition auf; Ursache ist ein Kälteagglutinin oder Hämolysin; oft bestehen gleichzeitig eine Syphilis oder andere Infektionen
Sichelzellanämie	Aniso-, Poikilozytose; einige Sichelzellen mit Ausstrich; nach Präparation unter Hypoxie oder Exposition gegenüber hyperosmolaren Lösungen bilden sich 100% Sichelzellen	vorwiegend bei Schwarzen; isosthenurischer Urin; Hb S in Elektrophorese; manchmal schmerzhafte Krisen mit Gefäßverschlüssen und Beinulzera; Röntgen: Knochenveränderungen
Thalassämie	hypochrom, mikrozytär, dünne Zellen, Targetzellen, basophile Tüpfelung, Aniso- und Poikilozytose, bei Homozygoten Normoblasten	erhöhte osmotische Resistenz; Hb A_2 und Hb F vermehrt; meist Vorfahren aus Mittelmeerregion; bei Homozygoten Anämie seit Kindheit; Splenomegalie; Röntgen; Knochenveränderungen
Infektion oder chronische Entzündung	anfangs normochrom und normozytär, dann hypochrom und mikrozytär; Normoblastenmark; Eisenspeicher normal	Serumeisen erniedrigt; totale Eisenbindungskapazität erniedrigt; normales Serum-Ferritin; normales Erythrozyten-Ferritin; normaler *Eisengehalt im Knochenmark*
Knochenmarkverdrängung (Myelophthise)	Aniso- und Poikilozytose, kernhaltige Ery; frühe Granulozytenvorstufen; Markpunktion kann erfolglos sein oder zeigt Leukämie, Myelom oder Tumormetastasen	Knochenmarkinfiltration mit entzündlichen Granulomen, Tumorzellen, Fibrose oder Histiozyten mit Fettspeicherung; Leber und Milz können vergrößert sein; Knochenveränderungen können nachweisbar sein; Radio-Eisentest; im Vergleich zur Kreuzbeinregion Aktivität vermehrt über Leber und Milz

wurde. Das Ansprechen auf die Behandlung bestätigt dann die Diagnose. Eine polypragmatische Behandlung mit verschiedenen Medikamenten, die auch zu vorübergehender Besserung führen kann, ist jedoch nicht zu rechtfertigen, da sie das Risiko von Nebenwirkungen birgt.

Die Transfusion von Erythrozyten ermöglicht eine „Soforthilfe", doch sollte diese nur Patienten mit akuter, unkontrollierbarer Blutung, mit kardiovaskulären Vorschäden oder mit Zeichen hypoxisch geschädigter Endorgane vorbehalten bleiben. Auf das Vorgehen bei Bluttransfusionen sowie über die Verwendung von Blutersatzmitteln wird in *Kap. HÄM, 2.* näher eingegangen.

Die genaue Besprechung der einzelnen Anämieformen folgt im Anschluß an das Kapitel über die Labordiagnostik und die Übersicht über die Klassifikation entsprechend der Ätiologie *(s. Tab. 2.)*.

Laboruntersuchungen

Die Laboruntersuchungen führen einmal zur quantitativen Bestimmung des Schweregrades der Anämie, zum anderen liefern sie Hinweise zur Erkennung der Ursachen. Als Basisuntersuchung ist ein komplettes Blutbild erforderlich, das die Erythrozytenindizes, die Retikulozytenzahl, die Schätzung der Polychromasie, die Thrombozytenzahl und die morphologische Beurteilung eines peripheren Blutausstrichs beinhaltet.

Blutentnahme: Das Blut wird bevorzugt durch Venenpunktion gewonnen, obwohl die Punktion der Fingerspitze mit einer sterilen Lanzette manchmal auch genügt. Je nachdem, welche Tests durchgeführt werden sollen, muß ein bestimmtes Antikoagulans verwendet werden. Durch die Verwendung von speziellen evakuierten Teströhrchen kann die Probengewinnung erleichtert werden. In diesen Röhrchen sind auch die für die meisten hämatologischen Routinetests erforderlichen Antikoagulansmengen vorgegeben. Jedoch sind die meisten kommerziell erhältlichen Vakuum-Teströhrchen nicht steril, wodurch bei einem Rückfluß von Blut aus dem gefüllten Teströhrchen in die Vene Bakterien übertragen werden können. Durch folgendes Vorgehen kann eine solche Infektion weitgehend vermieden werden: 1. Entfernung der Staubinde schon bevor der Blutfluß in das Röhrchen aufhört. 2. Die Bewegung des Armes des Patienten sollte während der Blutentnahme vermieden werden; wenn das Teströhrchen gefüllt ist, kann schon das Anheben des Armes um wenige Zentimeter zu einer Erniedrigung des Venendruckes und damit zu einem Blutrückfluß aus dem Teströhrchen führen. 3. Kein Druck darf auf das mit dem Gummistopfen verschlossene Ende des Röhrchens ausgeübt werden. Nach Möglichkeit sollten immer sterile Röhrchen und Nadeln oder fertige Sets benutzt werden, die mit einem Ventil ausgerüstet sind, das den Blutrückfluß verhindert.

EDTA (Ethylendiamintetraazetat) ist das bevorzugte Antikogulans bei der Blutzellzählung, da es die Morphologie wenig verändert und die Thrombozyten besser konserviert. Es kann entweder in leere Teströhrchen gegeben werden, oder man benutzt kommerziell erhältliche Vakuumröhrchen, die bereits EDTA enthalten. Ausstriche sollten innerhalb von 2–3 Stunden nach der Blutentnahme angefertigt werden, Thrombozytenzählungen innerhalb 1–2 Stunden.

Wenn nur kleine Blutmengen benötigt werden oder wenn eine Venenpunktion nicht möglich ist, erfolgt ersatzweise eine schnelle Punktion mit einer sterilen Einmallanzette am Finger, Ohrläppchen oder bei Kindern an der Fußsohle der Ferse. Es muß tief genug gestochen werden, damit ein spontaner Blutfluß erreicht wird. Ein übermäßiges Drücken, das zur Verdünnung des Blutes durch Gewebsflüssigkeit führt, sollte vermieden werden.

Komplettes Blutbild: Das komplette Blutbild ist eine Basisuntersuchung und beinhaltet *normalerweise Hämoglobin*, Hämatokrit, Leukozytenzahl, Differentialblutbild, Thrombozytenzahl und die Beschreibung des Blutausstriches mit Angaben über die Erythrozytenmorphologie, die Polychromasie und die Thrombozytenverteilung und -form. Häufig gehört auch die Erythrozytenzahl dazu, besonders dann, wenn die Berechnung der Erythrozytenindizes gewünscht wird. So können Anämien, Polyglobulien, Entzündungsreaktionen, Leukämien, Knochenmarkaplasien und Medikamentenreaktionen aufgedeckt werden.

Tab. 2. Klassifikation der Anämien nach ätiologischen Gesichtspunkten

I. Anämien durch Blutverlust
   A. Akute Blutungsanämie
   B. Chronische Blutungsanämie

II. Anämien infolge verminderter Erythropoese
   A. Hypochrome mikrozytäre Anämien
      1. Eisenmangelanämie
      2. Anämie bei Atransferrinämie (Eisentransportstörungen)
      3. Anämien bei Eiseneinbaustörungen (sideroblastische Anämien)
      4. Anämien bei Eisenreutilisationsstörungen (Anämien bei chronischen Krankheiten)
      5. Thalassämien (s. unter III B)
   B. Normochrome normozytäre Anämien
      1. Hypoproliferative Anämien
         a) Anämie bei Nierenkrankheiten
         b) Anämie bei Endokrinopathien (Myxödem, Hypophysenunterfunktion)
         c) Anämie bei Eiweißmangel
      2. Hypoplastische (aplastische) Anämien
      3. Myelophthise
      4. Myelodysplastische Syndrome (s. Kap. HÄM; 7.)
   C. Megaloblastische Anämien
      1. Anämien durch Vitamin-B_{12}-Mangel
      2. Anämien durch Folsäuremangel
      3. Anämien durch Kupfermangel
      4. Anämien durch Vitamin-C-Mangel

III. Hämolytische Anämien (vermehrter Erythrozytenabbau)
   A. Extraerythrozytäre Störungen
      1. Hyperaktivität der Phagozytose durch mononukleäre Zellen mit Hypersplenismus
      2. Immunhämolytische Anämien
         a) Isoimmun-(Isohämagglutinin-)hämolytische Anämie
         b) Autoimmunhämolytische Erkrankungen
            (1) Wärmeantikörper-Hämolyse (Coombs-positiv)
            (2) Kälteantikörper-Hämolyse
               (a) Kälteagglutininkrankheit
               (b) Paroxysmale Kältehämoglobinurie
         c) Paroxysmale nächtliche Hämoglobinurie
      3. Anämien infolge mechanischer Schädigungen
         a) Trauma (mit mikroangiopathischer Hämolyse)
         b) Infektion
   B. Intraerythrozytäre Defekte
      1. Membranveränderungen
         a) Angeboren
            (1) Kongenitale erythropoetische Porphyrie
            (2) Hereditäre Elliptozytose
            (3) Hereditäre Sphärozytose
         b) Erworben
            (1) Stomatozytose
            (2) Hypophosphatämie
      2. Stoffwechselstörungen (angeborene Enzymdefekte)
         a) Defekte im Embden-Meyerhoff-Zyklus
         b) Hexose-Monophosphat-Shunt-Defekte (Glukose-6-Phosphat-Dehydrogenase-Mangel)
      3. Hämoglobinopathien
         a) Sichelzellanämie
         b) Hämoglobin-C-, -S-C- und -E-Krankheit
         c) Thalassämien (β, β–δ, α)
         d) Hämoglobin-S-β-Thalassämie

Blutausstriche können zur Aufdeckung anderer Anomalitäten beitragen (z. B. Thrombozytopenie, Malariaparasiten, Erythrozyten-Rollenbildung, kernhaltige Erythrozytenvorstufen oder unreife Granulozyten), die auch bei normalen Zellzahlen vorhanden sein können. Der Ausstrich ist wichtig zur Beurteilung der Erythrozytenmorphologie und anomaler weißer Blutzellen.

Blutzellen werden meist gezählt, indem man ein bestimmtes Blutvolumen mit einer geeigneten, bei Bedarf lysierenden Flüssigkeit mischt und in einer Zählkammer unter dem Mikroskop auszählt. Nach einer Behandlung mit verdünnter Salzsäure kann das Hämoglobin kolorimetrisch gemessen werden. Die quantitative Bestimmung erfolgt durch kolorimetrische oder spektrophotometrische Vergleiche mit Hämatin- oder Zyanmethämoglobin-Standards. Der Hämatokrit wird durch Zentrifugieren des Blutes gemessen. Er bestimmt den Prozentanteil der Erythrozyten, bezogen auf das Gesamtvolumen. Das Differentialblutbild der Leukozyten ergibt sich nach dem Ausstreichen eines kleinen Bluttropfens auf einem Objektträger und metachromatischer Färbung (z. B. nach Wright). Der Ausstrich wird unter Ölimmersion im Mikroskop ausgewertet, wobei der Typ jeder einzelnen weißen Blutzelle festgehalten wird. Mindestens 100 Zellen werden ausgezählt, und der Prozentsatz jedes einzelnen Zelltyps wird angegeben. Inzwischen stehen auch computergesteuerte Automaten zur Zellerkennung für das Differentialblutbild zur Verfügung. Am Blutausstrich kann die Thrombozytenzahl/μl geschätzt werden, indem jeder in einem Gesichtsfeld (90×, Ölimmersion) gesehene Thrombozyt mit 20000 multipliziert wird. Die Indikation zur Anfertigung eines kompletten Blutbildes besteht bei Verdacht auf eine hämatologische oder infektbedingte Erkrankung, zum Screening bei Kindern im ersten Lebensjahr, bei Schwangeren, bei hospitalisierten alten Menschen und bei Patienten mit Ernährungsstörungen. Die Wertigkeit als Routineuntersuchung bei einer Krankenhausaufnahme ist umstritten.

Die Normalwerte der Gesamtleukozytenzahl liegen zwischen 4300 und 10800/μl; die Normalwerte für das **Differentialblutbild** sind segmentkernige Neutrophile 34–75%, stabkernige Neutrophile 0–8%, Lymphozyten 12–50%, Monozyten 3–15%, Eosinophile 0–5% und Basophile 0–3%.

Erythrozyten: Die Normwerte auf Meereshöhe betragen 5,4 Mio/μl (± 0,8) für Männer und 4,8 Mio/μl (± 0,6) für Frauen. Bei der Geburt sind die Werte gering höher; im 3. Lebensmonat fallen sie auf ungefähr 4,5 Mio/μl (± 0,7) ab und steigen ab dem 4. Lebensjahr bis zur Pubertät wieder langsam an.

Das normale Hb ist für Männer 16 (± 2) g/dl und 14 (± 2) g/dl für Frauen. Der Hämatokrit, der das Volumen der abzentrifugierten Erythrozyten darstellt, ist 47% (± 5) für Männer und 42% (± 5) für Frauen.

Die Kriterien für die Diagnose einer Anämie sind bei Männern eine Erythrozytenzahl < 4,5 Mio/μl, ein Hb < 14 g/dl oder ein Hämatokrit < 42%; für Frauen sind diese Kriterien eine Erythrozytenzahl < 4 Mio/μl, Hb < 12 g/dl oder ein Hämatokrit < 37%.

Die normale Lebensdauer eines Erythrozyten beträgt ungefähr 120 Tage; deshalb müssen täglich 1/120 aller Erythrozyten ersetzt werden. Diese neu freigesetzte Population (40000 bis 50000/μl) beträgt 0,5–1,5% der Gesamterythrozytenzahl und kann als **polychromatische Zellen** in Routinefärbungen (z. B. nach Wright oder Giemsa, wobei Überreste der RNS angefärbt werden) oder als „Retikulozyten" mit Hilfe von Supravitalfärbungen, die das endoplasmatische Retikulum anfärben, identifiziert werden. Da die Retikulozyten eine junge Zellpopulation repräsentieren, stellen sie ein wichtiges Kriterium der Knochenmarkaktivität dar und können so als Antwort auf den Bedarf für eine Erythrozytenerneuerung angesehen werden; über die Norm erhöhte Retikulozytenzahlen sind ein Hinweis auf die gesteigerte Erythrozytenproduktion nach einem akuten Blutverlust oder nach einer spezifischen Therapie von Anämien mit verminderter Produktion (z. B. Vitamin-B_{12}-, Folsäure- oder Eisen-**[Fe]**-Mangelanämien). Eine Retikulozytose tritt besonders hervor bei hämolytischen Anämien und bei akuten schweren Blutungen. Sie kann auch den Beginn einer Remission bei aplastischen Anämien oder Leukämien anzeigen. Eine „normale" Retikulozytenzahl bei Anämien weist auf eine ungenügende Reaktionsfähigkeit des Knochenmarkes hin. Eine solche Retikulozytopenie beruht meist auf einem nutritiven oder hormonellen Defizit, das zu einer verminderten Blutproduktion führt. Als eine auslösende Ursache für schwere, aber vorübergehende Erythrozyten-Produktionsstörungen wurden kürzlich Virusinfektionen (insbesondere humanes Parvovirus B19) identifiziert.

Retikulozytenzählung: Wenige Tropfen Blut werden zuerst mit frischem Methylenblau gefärbt und dann nach Wright gegengefärbt. Die Zählung erfolgt im Mikroskop unter Ölimmersion. 1000 Erythrozyten werden ausgezählt, und die Zahl derjenigen mit blaugefärbtem Retikulum wird in Prozent angegeben. Der Normalbereich liegt zwischen 0,5% und 1,5%. Retikulozyten können auch mit automatischen Geräten gezählt werden.

Andere Eigenschaften der zirkulierenden Erythrozyten helfen bei der Differentialdiagnose einer Anämie. Die **Erythrozytenindizes** (mittleres korpuskuläres Volumen **[MCV]**, mittleres korpuskuläres Hb **[MCH]** und mittlere korpuskuläre Hb-Konzentration **[MCHC]**) werden von den quantitativen Bestimmungen abgeleitet. Sie beschreiben das Erythrozytenvolumen und charakterisieren den Hämoglobingehalt. So sind Erythrozytenpopulationen mit einem MCV < 80 fl (femtoliter = μm^3) **mikrozytär** und solche mit einem MCV > 95 fl **makrozytär.** Als **hypochrom** werden Zellpopulationen mit einem MCH < 27 pg/Erythrozyt oder einem MCHC < 30% bezeichnet. Diese quantitativen Zusammenhänge können gewöhnlich auch am Blutausstrich festgestellt werden und *erlauben zusammen mit den Indizes eine Klassifikation der Anämien, die gut mit der ätiologischen Klassifizierung (s. Tab. 1.) übereinstimmt, was diagnostisch sehr hilfreich ist.*

Automatisierte Verfahren messen elektronisch das Hb, die Erythrozytenzahl und das MCV. Der Hämatokrit, das MCH und das MCHC dagegen werden aus den elektronisch gemessenen Daten berechnet. Deshalb wurde das MCV zum wichtigsten Erythrozyten-Index bei der Differentialdiagnose der Anämien. Die Bedeutung der weniger verläßlichen abgeleiteten Werte wurde dadurch zurückgedrängt. Automatisierte durchflußzytometrische Methoden liefern einen neuen Parameter für die Differentialdiagnose: ein Histogramm, d.h. ein Bild über die Variation der Zellgröße (üblicherweise als Anisozytose bezeichnet). Es drückt den *Variationskoeffizienten des Bereiches der Erythrozytenvolumenverteilung* aus (red blood cell distribution width = RDW – *s. Tab. 4.).*

Neben der Variation in der Größe **(Anisozytose)** können Variationen in der Form **(Poikilozytose)** beobachtet werden. Als Beweis für eine Zerstörung von Erythrozyten können Erythrozytenfragmente **(Schistozyten)** gefunden werden. Bei signifikanten Membranveränderungen treten oval geformte Zellen **(Ovalozyten)** oder kugelförmige Zellen **(Sphärozyten)** auf. **„Target"-Zellen** (dünne Erythrozyten mit einem zentralen Hämoglobin-Punkt = Schießscheibenzellen), haben entweder zu wenig Hämoglobin oder zu viele Membrananteile haben.

Knochenmarkaspiration und -biopsie ermöglichen die direkte Beobachtung der Aktivität der Erythropoese, Zustand und die Eigenschaften der Reifung der roten Vorstufen sowie Abnormitäten dieser Zellen (Dyspoiese) und eine semiquantitative Angabe über den Eisengehalt und die Eisenverteilung in den Zellen. Die Knochenmarkuntersuchung ist wichtig bei Anämien, anderen Zytopenien, unklaren Leukozytosen, Thrombozytosen oder, wenn eine Leukämie oder eine Panmyelopathie vermutet wird. Bei Patienten mit Fieber unbekannter Ursache (FUO = fever of unknown origin) ist die mikrobiologische Kultur des Knochenmarkaspirates ein gutes diagnostisches Hilfsmittel. Außerdem kann das Aspirat für zytogenetische Analysen bei hämatologischen oder anderen Neoplasien sowie bei vermuteten kongenitalen chromosomalen Defekten verwendet werden.

Eine Knochenmarkaspiration oder -biopsie ist nicht schwierig durchzuführen und sollte deshalb schon früh beim Verdacht auf eine hämatologische Erkrankung gemacht werden. Meist werden Knochenmarkaspiration und -biopsie gleichzeitig während eines einzigen Eingriffes gemacht. Da bei der Biopsie tief in den Knochen vorgegangen wird, wird sie gewöhnlich am hinteren Beckenkamm (seltener am vorderen) durchgeführt. Nachdem die Biopsienadel eingeführt ist, wird eine kleine Menge Knochenmark (bevorzugt weniger als 0,5 ml) in eine Spritze aspiriert. Wenige Tropfen werden sofort auf Objektträgern ausgestrichen und metachromatisch gefärbt (z.B. nach May-Grünwald, Giemsa, Wright) und unter dem Mikroskop untersucht. Für weitere Untersuchungen (z.B. zytogenetische Analysen) kann der Rest entweder mit Heparin versetzt oder nach dem Gerinnen wie ein Gewebestückchen behandelt werden. Wenn eine mikrobiologische Kultur angelegt werden soll, wird nach der Gewinnung des Materials für die Zytologie ein weiterer Milliliter durch die Nadel aspiriert. Anschließend wird die Biopsie aus dem Knocheninneren mit derselben Nadel gewonnen, indem man die Nadel mit einer rotierenden Bewegung 1 cm vorschiebt. Diese Probe wird entkalkt und dann wie eine Gewebebiopsie behandelt. Wenn nur eine Aspiration gemacht werden soll, kann das Sternum oder ein Dornfortsatz im Lendenwirbelbereich punktiert werden. Man sollte es vermeiden, mehr als 2 ml Knochenmark zu aspirieren, da durch Verdünnung mit peripherem Blut die Interpretation erschwert wird.

Osmotische Resistenz (Erythrozyten-Fragilität). Eine Reihe von 12 kleinen Teströhrchen mit Natriumchlorid(**NaCl**)-Lösungen in steigender Konzentration von 0,28–0,5% in (Schritten von je 0,02%) wird vorbereitet. In jedes Röhrchen wird 1 Tropfen Patientenblut gegeben, und 1 Tropfen normales Kontrollblut wird in einer parallelen Serie angesetzt. Die NaCl-Konzentrationen, bei denen die Hämolyse anfängt, und das 1. Röhrchen, in dem die Hämolyse vollständig ist, werden notiert. Normales Blut fängt bei ≤ 0,44% NaCl an zu hämolysieren. Normalerweise ist die Hämolyse bei ungefähr 0,32% NaCl komplett. Die Normalwerte haben einen Schwankungsbereich von ± 0,04%. Wenn viele Sphärozyten vorliegen, wie z.B. beim familiären hämolytischen Ikterus, tritt die Hämolyse wegen der erhöhten Fragilität der Zellen bereits bei höheren Konzentrationen auf. Wenn die vorherrschenden Zellen abnormal flach sind, wie z.B. bei der Thalassaemia major, treten die ersten Zeichen der Hämolyse erst bei niedrigerer Konzentration auf, und in manchen Fällen wird die Hämolyse nie komplett.

Andere Tests werden weiter unten bei der Beschreibung der speziellen Anämieformen und der Blutungskrankheiten besprochen. Betreffend die Blutgerinnung (z.B. **Blutungszeit, die Gerinnselretraktion und -observation, Fibrin-/Fibrinogen-Spaltprodukte sowie partielle Thromboplastinzeit und Prothrombinzeit)** *s. Kap. HÄM, 4., Labortests.*

Klassifikation *(s. Tab. 2.)*

Anämien durch Blutverlust

Akute Blutungsanämie

Anämien, bedingt durch schnellen, massiven Blutverlust.

Ätiologie und Pathogenese

Da die Knochenmarkreserven begrenzt sind, kann eine Anämie durch jede massive Blutung hervorgerufen werden, die durch spontane oder traumatische Ruptur oder durch Inzision eines großen Blutgefäßes, durch Arrosion einer großen Arterie, etwa durch ein peptisches Ulkus oder einen neoplastischen Prozeß oder durch eine hämorrhagische Diathese entstanden ist. Die unmittelbaren Folgen einer Blutung hängen von der Dauer und dem Volumen des Blutverlustes ab. Der plötzliche Verlust von einem Drittel des Blutvolumens kann letal sein, während ein sich über 24 h hinziehender Verlust von zwei Dritteln des Blutvolumens überlebt werden kann. Die Symptome sind zum einen bedingt durch die plötzliche *Abnahme des Blutvolumens*, zum anderen durch die daraufhin erfolgende Blutverdünnung sowie die Verminderung der Sauerstoffkapazität des Blutes.

Symptomatik

Die Geschwindigkeit der Blutung bestimmt die klinische Symptomatik. So können Ohnmacht und Schwindel, Durst, Schweißausbrüche, kleiner und schneller Puls und eine rasche, zunächst tiefe, dann oberflächliche Atmung auftreten. Häufig bestehen Orthostasezeichen. Der Blutdruck kann zunächst infolge einer reflektorischen Konstriktion der Arteriolen leicht ansteigen und dann abfallen. Bei anhaltender Blutung fällt er dann bis in Schockbereiche, so daß der Tod eintreten kann *(s. a. Kap. HKR, 3., Schock).*

Laborbefunde

Während und unmittelbar nach dem Blutverlust sind die Erythrozytenzahl, der Hämoglobin- und Hämatokritwert wegen der Vasokonstriktion irreführend hoch. Innerhalb weniger Stunden tritt Flüssigkeit aus den Geweben in die Blutbahn über, das Blut wird verdünnt, so daß jetzt Erythrozytenzahl und Hämoglobinwert entsprechend der Schwere des Blutverlustes abfallen. Die entstehende Anämie ist normozytär. Innerhalb der ersten Stunden kann eine polymorphkernige Granulozytose und Thrombozytose auftreten. Einige Tage nach dem Blutungsereignis sieht man Zeichen der Regeneration: Retikulozytose, im Blutausstrich eventuell eine Polychromasie und eine geringe Makrozytose. Im Anschluß an eine akute massive Blutung werden gelegentlich auch Normoblasten und unreife weiße Zellen im peripheren Blut angetroffen.

Therapie

Die Sofortmaßnahmen sind Blutstillung, Ersatz des Blutvolumens und Schockbehandlung *(s. a. Kap. HKR, 3., Schock).* Bluttransfusionen sind die einzigen verläßlichen Maßnahmen zum raschen Ersatz des Blutvolumens. Sie sind bei schweren Blutungen mit drohendem vaskulärem Kollaps indiziert. Plasma ist das beste Blutersatzmittel. Versuche mit chemischen Ersatzstoffen (vor allem auf der Basis von Perfluorochromen), die Sauerstoff transportieren können, sind vielversprechend; zumindest ein solcher Stoff (Fluosol®) befindet sich in der klinischen Prüfung und kann für einen Zeitraum bis zu 72 Stunden eine ausreichende Sauerstofftransportkapazität zur Verfügung stellen. Kochsalz- und Dextroseinfusionen wirken nur vorübergehend günstig. Absolute Bettruhe, ausreichende orale Flüssigkeitszufuhr soweit möglich und andere Standardmaßnahmen zur Schockbekämpfung sind angezeigt. Im Anschluß an eine größere Blutung ist häufig eine Eisensubstitution erforderlich.

Chronische Blutungsanämie

Hypochrome, mikrozytäre Anämie, hervorgerufen durch mäßige Blutverluste über einen längeren Zeitraum, beispielsweise bei chronisch blutenden Läsionen des Magen-Darm-Traktes (chronisches Ulcus pepticum, Hämorrhoidalblutung), des Uro- und Genitaltraktes (Meno- und Metrorrhagien). Das klinische Bild und die Therapie werden weiter unten im Abschnitt „Eisenmangelanämien“ besprochen.

Anämien durch verminderte Erythropoese

Hypochrome mikrozytäre Anämien

Eine verminderte oder defekte Häm- oder Globinsynthese führt zu hypochrom-mikrozytären Erythrozytenpopulationen. Frühe Veränderungen sind jedoch nur gering ausgeprägt. Die Differentialdiagnose umschließt Eisenmangelanämien, Eisentransportdefekte (Atransferrinämie), Eisen-Utilisationsstörungen und Eisen-Reutilisationsstörungen (z.B. Anämien bei chronischen Erkrankungen), die nachfolgend besprochen werden. Außerdem gehören hierzu die Thalassämien, die später unter den Anämien bei Hämoglobin-Synthesestörungen abgehandelt werden.

Laboruntersuchungen

Eisen und Eisenbindungskapazität: Es sollten immer beide Tests durchgeführt werden, da der Bezug ihrer Meßergebnisse zueinander wichtig ist. Es gibt unterschiedliche Testmethoden, und der Normalbereich ist von der jeweils verwendeten Methode abhängig. Gewöhnlich liegen die normalen Serumspiegel bei Männern zwischen 75 und 150 μg/dl und bei Frauen zwischen 60 und 140 μg/dl. Die totale Eisenbindungskapazität beträgt zwischen 250 und 450 μg/dl. Der Serumeisenspiegel schwankt im Tagesverlauf. Er ist erniedrigt bei Eisenmangel und bei Anämien im Rahmen chronischer Erkrankungen. Er ist erhöht bei Hämolyse und bei Syndromen mit Eisenüberladung (z.B. Hämochromatose oder Hämosiderose). Patienten, die unter einer oralen Eisenmedikation stehen, können normale Eisen-Serumspiegel haben, obwohl eigentlich ein Eisenmangel bei ihnen vorliegt. In solchen Fällen muß zur Ermittlung des wahren Eisenspiegels die Eisenmedikation für 24–48 Stunden abgesetzt werden. Die Eisenbindungskapazität (= Transferrin) ist erhöht beim Eisenmangel, dagegen aber erniedrigt bei Anämien im Verlauf von chronischen Erkrankungen.

Ferritin im Serum: Ferritin ist ein eisenspeicherndes Glykoprotein, von dem gewebetypische Isoferritine existieren und das im Serum radioimmunologisch bestimmt werden kann. (Radioimmunoassay = RIA). Der Ferritinwert ist ein Maß für die Eisenspeicherung im Gewebe. In den meisten Laboratorien liegt der Normalbereich zwischen 30 und 300 ng/ml, und der geometrische Mittelwert beträgt 88 bei Männern und 49 bei Frauen. Die Serum-Ferritinwerte stehen in enger Beziehung zum Eisengesamtvorrat des Körpers. Deshalb findet man erniedrigte Serum-Ferritinspiegel nur beim Eisenmangel. Erhöhte Spiegel findet man bei Eisenüberladung. Ebenfalls erhöhte Serum-Ferritinspiegel findet man bei Leberschäden (z.B. Hepatitis) oder in Assoziation mit manchen Neoplasien (besonders akute Leukämien, Morbus Hodgkin, Karzinome des Gastrointestinaltraktes), wo Ferritine auch an Akute-Phase-Proteine gebunden sein können. Auch der Serumtransferrin-Rezeptor kann durch einen enzymverstärkten Immunabsorptionstest (enzyme-linked immunosorbent assay = ELISA) bestimmt werden. Dabei wird ein monoklonaler Antikörper gegen den löslichen Rezeptor verwendet. Der Referenzbereich liegt zwischen 2,8 und 8,5 mg/l. Der Spiegel ist erhöht bei geringem Mangel in den Eisenspeichern. Die Konzentrationen spezifischer Erythrozyten-Ferritine können bestimmt werden, um die Eisenspeicher zu charakterisieren, besonders dann, wenn das Serum-Ferritin bei Gewebeverletzungen oder durch Akute-Phase-Proteine nicht verwertbar ist.

Erythrozyten-Ferritin: In heparinisiertem Blut werden die Erythrozyten von den Leukozyten und Thrombozyten (die ebenfalls Ferritin enthalten) mittels Zentrifugation durch Hypaque® getrennt. Es folgen die Lyse der Erythrozyten und die Bestimmung des gespeicherten Ferritins (RIA). Das Erythrozyten-Ferritin spiegelt den Status der Eisenspeicher während der zurückliegenden 3 Monate wider (d.h. während der Lebenszeit eines Erythrozyten). Die Normalwerte sind in Abhängigkeit von der verwendeten Methode etwas unterschiedlich, liegen im allgemeinen aber zwischen 5 und 48 Attogramm (ag) pro Erythrozyt. Werte < 5 findet man bei Eisenmangelanämien, erhöhte Werte (oft > 100) bei Eisenüberladung (z.B. Hämochromatose). Die Werte werden nicht beeinflußt durch Lebererkrankungen oder andere akute Erkrankungen.

Freies Erythrozyten-Protoporphyrin (FEP): FEP ist meßbar erhöht bei gestörter Häm-Synthese (z.B. Eisenmangel, Bleivergiftung). Seine Bestimmung ist aber nur von eingeschränktem Nutzen, da sie nicht unterscheiden kann zwischen Eisenmangel und der häufigen Differentialdiagnose im Verlauf einer chronischen Erkrankung. Diese Methode wurde weitgehend durch die Ferritin-Bestimmung abgelöst.

Physiologie und Pathophysiologie des Eisenstoffwechsels

Das Gesamtkörpereisen beträgt bei erwachsenen gesunden Männern ca. 3,5 g, bei Frauen 2,5 g. Der Unterschied beruht auf der Körpergröße und dem Fehlen eines signifikanten Eisenspeichers bei Frauen. Eisen befindet sich im aktiven Metabolismus und in Speicherkompartimenten. Im aktiven Pool befinden sich bei einem Mann durchschnittlich 2100 mg im Hämoglobin, 200 mg im Myoglobin, 150 mg in Enzymen der Gewebe (Häm und Nicht-Häm) und 3 mg im Eisentransport-Kompartiment. Eisen wird im Gewebe intrazellulär als Ferritin (700 mg) und als Hämosiderin (300 mg) gespeichert.

Eisenabsorption: Im Durchschnitt enthält die (amerikanische) Nahrung 6 mg Eisen pro kcal. Dies ist für die Eisenhomöostase ausreichend. Jedoch beeinflußt eine unterschiedliche Bioverfügbarkeit in den Nahrungsmitteln die Resorption. Die Aufnahme ist am besten, wenn die Nahrung (z.B. Fleisch) Häm-Eisen enthält. Die Absorption von Nicht-Häm-Eisen wird durch verschiedene andere Nahrungsbestandteile vermindert (z.B. Phytate und Polyphenole aus Gemüse, Tannine aus Tee, Phosphoproteine z.B. aus Kleie). Viele Interaktionen mit Nahrungsbestandteilen führen so zu einer verminderten Bioverfügbarkeit des Eisens.

Vitamin C ist der einzige allgemein vorkommende Nahrungsbestandteil, der die Bioverfügbarkeit von Eisen steigern kann.

Von den etwa 10 mg, die täglich mit der Nahrung verfügbar werden, resorbiert ein Erwachsener nur ca. 1 mg. Diese Menge entspricht dem täglichen Verlust durch Zelldesquamation an Haut und Darm. Bei Eisenmangel steigt die Resorption, jedoch selten über 5–6 mg, wenn nicht zusätzliches Eisen zugeführt wird. Während der Kindheit besteht ein deutlich höherer Eisenbedarf, der durch eine positive Eisenbilanz bei Kindern gedeckt wird.

Das Duodenum und das obere Jejunum sind die eigentlichen Orte der Eisenresorption. Andere Vorgänge im Gastrointestinaltrakt beeinflussen jedoch die Resorption. So wird z.B. Non-Häm-Eisen durch Magensekret zum 2wertigen Eisen reduziert und aus den Trägermolekülen freigesetzt. Der genaue Resorptionsmechanismus für Eisen ist nicht geklärt. Die Regulation erfolgt in entscheidender Weise durch die Dünndarm-Mukosazellen. Das entscheidende Signal für die Mukosa scheint der Gesamteisengehalt des Körpers zu sein. Es wurde gezeigt, daß die Serum-Ferritinkonzentration invers korreliert mit der Menge des aufgenommenen Eisens. Damit könnte Ferritin (oder Transferrin) der Signalgeber sein.

Eine gesteigerte Erythropoese (z.B. bei kongenitaler hämolytischer Anämie) kann ebenfalls die Regulation der Eisenaufnahme und -retention durch die Mukosazellen beeinflussen.

Eisenstoffwechsel: Das Eisen wird von den intestinalen Mukosazellen an das Transferrin übergeben. Dieses Eisentransportprotein hat 2 Eisenbindungsstellen. Es wird in der Leber synthetisiert. Damit existiert ein Mechanismus, durch den Eisen von Zellen (z.B. Dünndarmmukosa, Makrophagen) übernommen und an spezifische Membranenrezeptoren von Erythroblasten, Plazentazellen oder Leberzellen abgegeben werden kann. Der Transferrin-Eisen-Rezeptor-Komplex gelangt durch Endozytose in die Erythrozyten-Vorläuferzellen, wo das Eisen an die Mitochondrien weitergegeben wird. Dort wird aus Eisen und Protoporphyrin Häm gebildet. Das Transferrin (Halbwertszeit 8 Tage) wird zur Reutilisation wieder aus den Zellen ausgeschleust.

Nicht für die Erythropoese benötigtes Eisen wird mittels Transferrin in 2 Arten des Speicherpools verlagert. Der wichtigste Speicher ist das **Ferritin** (eigentlich eine heterogene Familie von Proteinen, die einen Eisenkern umschließen). Es ist löslich und stellt die aktive Speicherform in Leber (Hepatozyten), Knochenmark, Milz (Makrophagen), Erythrozyten und im Serum (ca. 100 ng/ml) dar. Der Gewebeferritinpool ist sehr labil und rasch verfügbar, wenn Eisen benötigt wird. Das zirkulierende (Serum-)Ferritin stammt wahrscheinlich aus dem mononukleären phagozytierenden („retikuloendothelialen") System, und seine zirkulierende Konzentration geht parallel mit dem Gesamtkörpereisen (jedes ng/ml entspricht 8 mg Eisenvorrat). Der zweite Speicher ist das **Hämosiderin,** ein relativ wenig löslicher Pool mit Speicherung vor allem in der Leber (Kupffersche Sternzellen) und im Knochenmark (Makrophagen).

Da die Eisenabsorption kritisch ist, hat der Körper hochentwickelte Mechanismen, um den täglichen Bedarf sicherzustellen. Gealterte Erythrozyten werden durch mononukleäre Zellen phagozytiert. Durch Verdauung wird Eisen freigesetzt, das zur Reutilisation von Transferrin aufgenommen wird. Dieses System der Eisenreutilisation ist so effizient, daß ca. 97% des täglichen Eisenbedarfs (ca. 25 mg) aus der Eisenwiederverwertung stammen. Nur 1 mg kommt zusätzlich aus der intestinalen Resorption.

Eisenüberladung

(Hämosiderose, Hämochromatose)

Bezüglich der akuten Eisenvergiftung siehe *Kap. TOX, Tab.4.* Eine chronische Eisenüberladung ist charakterisiert durch eine vermehrte fokale oder generalisierte Ablagerung von Eisen in Körpergeweben (Hämosiderose). Wenn diese Ablagerungen mit Leberveränderungen einhergehen und das Gesamtkörpereisen mehr als 15 g beträgt, wird dies als Hämochromatose bezeichnet. Die *Tab. 3.* zeigt eine Klassifikation dieser Veränderungen. Die Differentialdiagnose ist schwierig und muß frühere Eisenbehandlungen, die Familienanamnese, den Grad der Eisenüberladung und eventuelle bestimmte Lokalisationen der Ablagerungen mit einbeziehen.

Tab. 3. Klassifikation der Hämochromatose und Hämosiderose

I. Primäre Hämochromatose
Genetisch bestimmter Defekt mit vermehrter Eisenresorption aus der normalen Nahrung; meist autosomal-rezessiv vererbt; aber auch bei Atransferrinämie, Thalassaemia major und Y-Chromosom-gebundener hypochromer Anämie

II. Sekundäre Hämosiderose oder Hämochromatose
- A. Vermehrte parenterale Eisengabe, wiederholte Bluttransfusionen
- B. i.m. Gabe von Eisen-Dextran
- C. Vermehrte Eisenresorption
  - 1. Vermehrte Aufnahme mit der Nahrung
    - a) bei afrikanischen Bantu (alkoholische Getränke)
    - b) äthiopische Hämosiderose mit Hämochromatose (besondere Getreidearten)
    - c) orale Eisentherapie mit Hämosiderose oder Hämochromatose
    - d) Kashin-Beck-Erkrankung mit Hämosiderose
  - 2. Normale Aufnahme mit der Nahrung
    - a) Anämie mit erythrozytärer Hyperplasie
    - b) eventuell Megadosen von Vitamin C

III. Fokale Hämosiderose
- A. Idiopathische pulmonale Hämosiderose
- B. Renale Hämosiderose
- C. Porphyria cutanea tarda mit hepatischer Hämosiderose

Die **primäre Hämochromatose** ist die häufigste Form (3–8/1000 Personen). Sie wird autosomal-rezessiv vererbt in Verbindung mit dem Histokompatibilitätslokus auf dem kurzen Arm von Chromosom 6 (6p). Weder die genaue Ursache noch der pathophysiologische Mechanismus der vermehrten Eisenabsorption sind bekannt.

Symptome, Befunde und Diagnose

Im jüngeren Alter ist die Hämochromatose selten. Die typischen Manifestationen sind eine Leberzirrhose, bronzefarbene Hautpigmentationen, Diabetes mellitus (manifest bei 50–60% der Patienten) und eine Kardiomyopathie, die sich in einer Kardiomegalie, Herzinsuffizienz und Arrhythmien oder Reizleitungsstörungen äußert. Häufig ist auch eine hypophysäre Insuffizienz, die wahrscheinlich die Ursache für die oft beobachtete Hodenatrophie und den Lividoverlust ist. Abdominale Schmerzen, Arthritis und Chrondrokalzinose sind weniger häufig. Man nimmt an, daß alle diese Veränderungen auf parenchymale Eisenablagerungen zurückzuführen sind. Eine familiäre Häufung von Diabetes mellitus weist jedoch auch auf andere Faktoren als die Pankreassiderose hin. Lebertumoren kommen bei langer Anamnese einer Hämochromatose vor. Das Serumeisen ist höher als 200 µg/dl, und das Transferrin ist zu mehr als 70% gesättigt. Das Serumferritin ist gewöhnlich über 2000 ng/ml und das Erythrozytenferritin über 400 Attogramm (ag) pro Erythrozyt. Nach i. m. Gabe von 500–1000 mg Desferrioxamin ist die Eisenausscheidung im Urin deutlich erhöht (mehr als 2 mg/Tag).

Die Diagnose wird durch eine Leberbiopsie mit Nachweis der Siderose und Zirrhose bestätigt. Familienuntersuchungen mit HLA-Typisierung und Laboruntersuchungen zum Eisenstoffwechsel sollten durchgeführt werden. Eine Homozygotie für Hämochromatose kann leicht durch die Bestimmung von Eisen, totaler Eisenbindungskapazität oder Serumferritin gesichert werden.

Behandlung

Durch Aderlässe kann überschüssiges Eisen aus dem Körper entfernt und die Überlebenszeit verlängert werden. Jedoch wird dadurch die Häufigkeit von Lebertumoren nicht vermindert. Mit den Aderlässen sollte begonnen werden, bevor sich eine schwere Leberschädigung entwickelt. Ca. 500 ml Blut (ca. 250 mg Eisen) werden wöchentlich entnommen, bis das Serumeisen in den Normalbereich abgefallen ist, danach je nach Bedarf alle 3–4 Monate, um den Eisenspiegel unter 150 µg/dl zu halten. Während der Phase der Eisendepletion und der folgenden Wiederakkumulation ist das Serumferritin ein weniger aussagekräftiger Parameter. Wiederholte Leberbiopsien sind eher verläßlich, um den Verlauf der Eisendepots im Gewebe zu verfolgen. Während der Aderlaßbehandlung kommt es gelegentlich zur Anämisierung. In diesen Fällen kann mit Desferrioxamin (20–40 mg/kg/24 h als langsame s. c. oder i. v. Infusion über Nacht mittels einer kleinen tragbaren Pumpe) ohne zusätzliche Anämisierung eine weitere Reduktion der Eisenspeicher erreicht werden. In manchen Ländern stehen effektive, oral verabreichbare, eisenchelatbildende Medikamente zur Verfügung.

Diabetes mellitus, kardiale Erkrankungen und andere sekundäre Manifestationen werden wie üblich behandelt.

Eine fokale Hämosiderose findet man vor allem in Lungen und Nieren. Die Lungenhämosiderose infolge von wiederholten Lungenblutungen kommt entweder als idiopathische Entität, als Teil des Goodpasture-Syndroms oder bei Mitralstenose vor. Manchmal ist der Eisenverlust in die Lunge so groß, daß es zu einer Eisenmangelanämie kommt. Die renale Hämosiderose ist Folge einer massiven intravasalen Hämolyse nach mechanischer Schädigung (z. B. Fragmentation von Erythrozyten bei alloplastischer Aortenklappe) oder bei paroxysmaler nächtlicher Hämoglobinurie.

Freies Hämoglobin wird in den Glomerula gefiltert, und die Eisenablagerung erfolgt, wenn das Haptoglobin gesättigt ist. Das Nierenparenchym wird dabei nicht geschädigt. Eine ausgeprägte Hämosiderinurie kann jedoch zum Eisenmangel führen.

Die **Behandlung** der pulmonalen Hämosiderose ist im wesentlichen symptomatisch. In akuten Episoden können Bluttransfusionen notwendig werden. Ansonsten spricht die Anämie aber auf eine orale Eisentherapie an. Es gibt Berichte über die Wirksamkeit von Splenektomie, Kortikosteroiden oder medikamentöser Immunsuppression.

Eisenmangelanämien

(Anämie durch chronischen Blutverlust; hypochrome, mikrozytäre Anämie; Chlorose; hypochrome Anämie in der Schwangerschaft, im Säuglings- und Kleinkindalter)

Chronische, durch kleine, blasse Erythrozyten und eine Verarmung der Eisendepots gekennzeichnete Anämien.

Ätiologie

Als Hauptursache für einen Eisenmangel – den häufigsten Grund für eine Anämie – muß immer ein Blutverlust in Erwägung gezogen werden. Bei Erwachsenen ist das praktisch der einzig mögliche Mechanismus. Bei Männern ist die häufigste Ursache eine okkulte Blutung, meist aus dem Gastrointestinaltrakt. Bei Frauen kann die Ursache der Blutverlust durch die Menstruation sein, aber andere Blutungsquellen müssen immer in Betracht gezogen werden.

Obwohl man annehmen könnte, daß das Sistieren der Menses während einer Schwangerschaft die Mutter vor einem Eisenmangel schützen könnte, ist trotzdem eine Eisensubstitution erforderlich, da es bei der Frau zu einem Nettoverlust an Eisen kommt zugunsten des sich entwickelnden Fetus (s. *Kap. GYN, 16., Anämien*).

Ein Eisenmangel kann auch bei erhöhtem Bedarf, verminderter Resorption oder beidem entstehen. Mit einem Eisenmangel muß man rechnen, wenn in den ersten beiden Lebensjahren das Angebot aus der Nahrung nicht dem Bedarf beim raschen Wachstum entspricht. Bei jugendlichen Mädchen kann die Kombination von inadäquater Ernährung und menstruellem Blutverlust zum Eisenmangel führen. Der Wachstumsschub bei adoleszenten Jungen kann bei einem signifikant erhöhten Eisenbedarf auch zu Eisenmangelerscheinungen in der Erythropoese führen.

Andere, vergleichsweise seltene Ursachen sind eine verminderte Eisenresorption nach Gastrektomie, Malabsorptionssyndrome des oberen Dünndarms und gelegentlich auch ungewöhnliche Eßgelüste (z. B. nach Lehm = Picasyndrom), die aber im Vergleich zu Blutungen selten sind. Die meisten Formen von Picasyndrom (Stärke, Eis usw.) gehen mit einer verminderten Eisenaufnahme und nicht mit einer verminderten Eisenabsorption einher, da der Kalorienbedarf im wesentlichen durch eisenarme Nahrungsmittel gedeckt wird. Bei chronischer intravasaler Hämolyse (z. B. paroxysmale nächtliche Hämoglobinurie, chronische Verbrauchskoagulopathie usw.) kommt es zu einer (im peripheren Blutausstrich sichtbaren) Erythrozytenfragmentation, die zu einer chronischen Hämoglobinurie und Hämosiderinurie und damit zum Eisenverlust führt.

Pathophysiologie

Da Eisen nur schwer resorbiert wird, decken die meisten Menschen ihren Tagesbedarf nur knapp. Zusätzliche Verluste durch Menstruation (im Mittel 0,5 mg/Tag), Schwangerschaft (0,5–0,8 mg/Tag), Laktation (0,4 mg/Tag) und Blutverluste durch Krankheiten oder Unfälle führen leicht zum Eisenmangel. Die Eisenverarmung geht sequentiell über verschiedene Stadien.

Im **ersten Stadium** einer Eisenmangelanämie erfolgt eine Entleerung der Eisenspeicher: Der Eisenverlust überwiegt (negative Eisenbilanz), das gespeicherte Eisen (erkennbar im Knochenmark) nimmt ab, während Hämoglobin und Serumeisen noch im Normbereich bleiben. Die Serumferritin-Konzentration nimmt ebenfalls ab (< 20 ng/ml). Kompensatorisch folgt eine Steigerung der Nahrungseisenresorption und der Transferrinkonzentration (erkennbar an einem Anstieg der Eisenbindungskapazität). Im **zweiten Stadium** können die entleerten Speicher nicht mehr den Eisenbedarf des Knochenmarkes decken. Während der Plasmatransferrinwert ansteigt, nimmt das Serumeisen ab, was zu einem verminderten Angebot für die Erythrozytenneubildung führt. Unterschreitet das Serumeisen einen Wert von 50 µg/100 ml und liegt die Transferrinsättigung < 16%, so tritt eine Störung der Erythropoese ein. Die Serum-Ferritinrezeptor-Konzentration steigt auf über 8,5 mg/l an. Im **dritten Stadium** wird eine Anämie bei morphologisch noch normalen Erythrozyten und Erythrozyten-Indizes angetroffen. Im **vierten Stadium** geht die Mikrozytose der Hypochromasie voraus. Im **fünften Stadium** treten schließlich die Symptome eines Gewebseisenmangels auf.

Symptomatik

Zusätzlich zu den allgemeinen Anämiezeichen sind einige Symptome spezifisch für Eisenmangel. Bei schweren Eisenmangelanämien werden abnorme Essensgelüste nach Erde oder Farbe **(Pikazismus, Picasyndrom)** oder Eis **(Pagophagie)** angetroffen. Die Patienten können eine **Glossitis, Cheilosis und Koilonychie** haben und in seltenen, fortgeschrittenen Fällen eine Dysphagie, kombiniert mit einer postkrikoidal gelegenen Falte im Ösophagus **(Plummer-Vinson-Syndrom)** (*s. in Kap. MDA, 2.*). Glossitis und Cheilosis, die nicht spezifisch für eine Eisenmangelanämie sind, entwickeln sich nur bei einer schweren Anämie. Schließlich können sich Müdigkeit und Kräfteverlust durch zusätzliche Auswirkungen auf den Gewebestoffwechsel (vielleicht durch Störung zellulärer eisenabhängiger Enzymreaktionen entwickeln.

Diagnostik

Obwohl der Nachweis einer Pica, vor allem auch einer Papophagie, stets an einen Eisenmangel als Ursache einer hypochromen mikrozytären Anämie denken lassen sollte, gibt es keine spezifischen Symptome. Entscheidend können daher nur die Laborveränderungen zur Diagnosestellung beitragen *(s. Tab. 4.)*. Die typischen Kriterien sind Farbstoffmangelzeichen der Erythropoese in Gegenwart entleerter Knochenmarkeisenspeicher. Die verschiedenen pathophysiologischen Mechanismen können durch die entsprechenden Laborbefunde festgestellt werden. Die Serumferritin-Konzentration ist ein wichtiger Parameter zur Abschätzung des Gesamtkörpereisens. Erniedrigtes Serumferritin (< 12 ng/ml) deckt einen Eisenmangel auf. Leider wird auch bei Leberverletzungen und verschiedenen Tumoren ein erhöhtes Serumferritin beobachtet, so daß diese Befunde dann kritisch interpretiert werden müssen. Das Erythrozytenferritin wird nicht entsprechend beeinflußt. Ein erniedrigtes Erythrozytenferritin (< 5 ag/ml) ist ein guter Parameter zur nichtinvasiven Evaluation des Eisenstatus.

Therapie

Eine Eisentherapie ohne vorherige diagnostische Klärung des Eisenmangels ist eine schlechte Behandlung. Daß eine Anämie nur gering ausgeprägt ist, kann nie eine Entschuldigung dafür sein, daß nicht nach einer Blutungsquelle gesucht wurde.

Tab. 4. Differentialdiagnose hypochromer mikrozytärer Anämien

	Eisenmangel	*Transferrindefekt*	*Eiseneinbaustörung*	*Eisenverwertungsstörung*
Peripheres Blut				
Mikrozytose (M) vs. Hypochromasie (H)	M > H	M > H	M > H	M > H
polychromatische Targetzellen	fehlen	fehlen	vorhanden	fehlen
getüpfelte Erythrozyten	fehlen	fehlen	vorhanden	fehlen
RDW*	verbreitert	verbreitert	verbreitert	normal
Serumeisen				
Serumeisen : Eisenbindungskapazität	↓ : ↑	↓ : ↓	↑ :normal	↓ : ↓
Transferrinsättigung	< 10%	0	> 50%	> 10%
Serumferritin (normal 30–300 ng/ml)	< 12	(unbekannt)	> 400	30–400
Erythrozytenferritin (normal 5–48 ag** pro Erythrozyt)	< 5	nicht bekannt	> 50	5–45
Knochenmark				
Erythro-/granulopoetisches Verhältnis (normal 1:3–1:5)	1:1–1:2	1:1–1:2	1:1–5:1	1:1–1:2
Speichereisen	fehlt	vorhanden	vermehrt	vorhanden
Ringsideroblasten	fehlen	fehlen	vorhanden	fehlen

* RDW = Erythrozytenvolumenverteilungskurve (red blood cell volume distribution), die den Grad der Anisozytose (d.h. die Variation der Zellgröße) wiedergibt.

** Attogramm (10^{-18} g)

Eisen kann in Form von verschiedenen Eisensalzen (z.B. Eisensulfat oder Eisenglukonat) substituiert werden. Am besten wird es zwischen den Mahlzeiten oral verabreicht, da Nahrungsmittel oder Antazida die Absorption vermindern können. Die zusätzliche Gabe von Vitamin C (500 mg) verbessert die Eisenresorption, ohne den Magen zu belasten. Eisen in dünndarmlöslichen Kapseln wird schlecht resorbiert und hat keinen Platz in der Therapie. Die orale Eisengabe ist risikoloser als die parenterale, wobei aber auf beiden Wegen der gleiche Therapieeffekt erzielt wird. Eine parenterale Eisentherapie sollte daher nur dann erwogen werden, wenn die Patienten die orale Zufuhr nicht tolerieren oder ablehnen, ferner bei Patienten, die infolge von Kapillaranomalien oder Gefäßschäden (z.B. hereditäre hämorrhagische Teleangiektasien) ständig größere Blutmengen verlieren.

Bei entsprechender Dosierung ist in der Regel ein maximaler Retikulozytenanstieg vom 7. bis 10. Tag nach Behandlungsbeginn zu beobachten. Das Ausmaß der Retikulozytose ist (unabhängig vom initialen Hämoglobinwert) geringer als nach Vitamin-B_{12}- oder Folsäuresubstitution bei megaloblastären Anämien. Verglichen mit der Retikulozytenzahl, erlaubt die im Blutausstrich auftretende Polychromasie eine kostengünstigere und einfachere Dokumentation der Blutregeneration. Während der ersten beiden Wochen ändert sich der Hämoglobinwert zunächst nur unwesentlich; bei einer schweren Anämie sollte danach ein wöchentlicher Anstieg des Hämoglobinwertes um 0,7–1 g/100 ml erfolgen. Im Falle eines suboptimalen Anstieges muß an das Fortbestehen einer Blutung, an eine zugrundeliegende Infektion, an einen malignen Tumor, an eine ungenügende Tabletteneinnahme und, in seltenen Fällen, auch an eine Resorptionsstörung für orales Eisen gedacht werden. Mit zunehmender Normalisierung des Hämoglobins flacht die Regenerationskurve ab. Die Anämie sollte in einem Zeitraum von 2 Mo. korrigiert sein. Zur Auffüllung der Eisenspeicher ist danach noch eine Substitution über mindestens 6 Mo. erforderlich.

Anämie bei Eisentransportstörung

(Atransferrinämie)

Diese äußerst seltene Anämieform liegt dann vor, wenn das Eisen nicht von den Gewebespeichern (Mukosazellen, Leber usw.) zum Erythron (Erythrozytenvorstufen im Knochenmark) gelangen kann. Als ursächlich wird entweder ein Fehlen des eisentransportierenden Proteins Transferrin oder ein defektes Transferrinmolekül angenommen. Zusätzlich zur Anämie wird eine Hämosiderose des lymphatischen Gewebes, vor allem entlang dem Gastrointestinaltrakt, beobachtet.

Anämien bei Eiseneinbaustörungen

(Sideroblastische Anämien)

Diese Anämien sind Folge eines inadäquaten oder abnormen Einbaues des intrazellulären Eisens in das Hämoglobin trotz ausreichender oder gesteigerter Eisenkonzentrationen in den Mitochondrien der erythropoetischen Vorstufen. Dieser Defekt wird bei zwei klinisch unterschiedlichen Krankheitsformen beobachtet. 1. Bei den Hämoglobinopathien, in erster Linie den Thalassämien, und 2. bei den sideroblastischen (mit Eisenübertragung einhergehenden) Anämien. Da die Diagnose der Thalassämien anhand typischer und labortechnischer Charakteristika gestellt werden kann, wird die Bezeichnung „sideroblastisch" allgemein für die 2. Untergruppe verwendet.

Obwohl sideroblastische Anämien gewöhnlich mikrozytär und hypochrom sind, findet man als Ausdruck einer dimorphen Zellpopulation (sowohl große als auch kleine Zellen im peripheren Blut) eine verbreiterte Erythrozytenvolumenverteilungskurve. Die zelluläre Heterogenität kann auch im Ausstrich des peripheren Blutes festgestellt werden. Den entscheidenden Hinweis für eine gestörte Hämoglobinsynthese liefern polychromatisch getüpfelte Erythrozyten, insbesondere auch in Form von Targetzellen im peripheren Blut. Andere charakteristische Laborbefunde sind ein erhöhtes Serumeisen und -ferritin und Transferrinsättigung. Im Knochenmark wird eine Hyperplasie der Erythropoese angetroffen. Die Eisenfärbung deckt die pathognomonischen Veränderungen in Form von eiseninkrustierten paranukleären Mitochrondrien in der sich entwickelnden Erythropoese auf, die sog. Ringsideroblasten.

Diese Anämien sind besonders charakterisiert durch die Zeichen der ineffektiven Erythropoese, die klinisch definiert sind als *Anämie mit relativer oder absoluter Retikulozytopenie bei gleichzeitiger erythropoetischer Hyperplasie im Knochenmark.*

Radioaktiv markiertes Eisen tritt rasch vom Plasmatransferrin ins Knochenmark über, aber es erscheint nicht nach dem normalen Zeitintervall und nicht in normaler Menge in den zirkulierenden Erythrozyten. Solche ferrokinetische Studien mit radioaktiv markiertem Eisen liefern den Beweis für eine ineffektive Erythropoese und zeigen, daß die gestörte Erythrozytenreifung zu einem vermehrten intramedullären Absterben von Erythrozyten führt.

Ätiologie und Pathophysiologie

Für einige Formen von sideroblastischen Anämien bestehen klinische Korrelate *(Tab. 5.)*; die zugrundeliegende Ätiologie und Pathogenese ist jedoch unbekannt. Die Liste der Erkrankungen, die gelegentlich mit sideroblastischen Veränderungen einhergehen können, ist groß und praktisch alle weisen eher typischere Defekte der Erythrozytenneubildung auf.

Zeichen sideroblastischer Veränderungen findet man auch bei einigen myelodysplastischen Syndromen. Von einigen Autoren werden die idiopathischen sideroblastischen Anämien definitiv den myelodysplastischen Syndromen zugeordnet.

Tab. 5. Verschiedene Formen von Eiseneinbaustörungen

Störungen der Hämoglobinsynthese
- Thalassämien
- Andere verwandte Hämoglobinopathien

Sideroblastische Anämien
- Angeboren
  - Geschlechtsgebunden
    - Pyridoxinsensibel
    - Nichtpyridoxinsensibel
  - Autosomal
- Erworben
  - Primär (idiopathisch)
  - Sekundär
    - Medikamente (z. B. Tuberkulostatika, Chloramphenicol)
    - Alkohol
  - Gelegentliches Auftreten (z. B. bei granulomatösen Erkrankungen, Neoplasien, rheumatoider Arthritis)

Therapie und Prognose

Die besten Behandlungsergebnisse treten nach Erkennung und Ausschaltung der auslösenden Ursachen (beispielsweise *Alkohol) auf. Obwohl seltene* angeborene Fälle auf Vitamin B_6 (Pyridoxin 50 mg 2 × täglich oral) angesprochen haben, kommt es zu keiner vollständigen Korrektur der Anämie. Bei den erworbenen Formen von sideroachrestischer Anämie führt eine Pyridoxinsubstitution selten zum Ansprechen. Vereinzelt wurden auch Besserungen mit Androgenen erzielt. Im allgemeinen müssen die idiopathischen Formen mit unterstützenden Maßnahmen behandelt werden (evtl. mit Transfusionen). Treten infolge der Anämie kardiopulmonale Symptome auf, so ist die Transfusion von Erythrozytenkonzentraten indiziert. Allerdings fördern diese die bereits vorhandene Hämosiderose zusätzlich, so daß bei klinischen Zeichen einer Hämosiderose eine eisendepletierende Therapie erwogen werden muß.

Eine Untergruppe der idiopathischen Form geht in eine akute (in der Regel myeloische) Leukämie über. Der Übergang in eine Leukämie kann bis zu 10 Jahren dauern. Diese Fälle zeigen auch ein Knochenmarkbild und zytogenetische Befunde wie die myelodysplastischen Syndrome.

Tritt früh eine Leukozytopenie und Thrombozytopenie auf, kann dies ein Hinweis auf den Übergang in eine Leukämie sein. Da eine frühe Therapie (mit den derzeit zur Verfügung stehenden Zytostatika) der myelodysplastischen Syndrome in der präleukämischen Phase die Überlebenschancen nicht verbessert, ist eine solche Behandlung nicht indiziert.

Anämien durch Eisenreutilisationsstörungen

(Anämie bei chronischen Krankheiten)

Die Anämie bei chronischen Krankheiten ist weltweit die zweithäufigste Anämieform. Im Frühstadium sind die Erythrozyten normozytär, später werden sie mikrozytär *(s. Tab. 4.)*. Die wichtigste Feststellung ist, daß die Erythropoese im Knochenmark als Antwort auf die Anämie nicht entsprechend gesteigert wird.

Ätiologie und Pathogenese

Dieser Anämietyp tritt vorzugsweise bei chronischen Erkrankungen auf, in erster Linie bei Infektionen, Entzündungen (besonders bei rheumatoider Arthritis) und Neoplasien. Allerdings muß die zugrundeliegende Erkrankung nicht immer chronisch verlaufen, da die gleichen pathophysiologischen Vorgänge bei fast allen Infektionen und Entzündungen ablaufen. Im Vordergrund steht eine verminderte Erythrozytenneuproduktion. Bei einem täglichen Rückgang der Erythrozytenneubildung um 1% wird die Anämie erst nach 1–3 Wochen klinisch erkennbar. Der tägliche Eisenbedarf für eine normale Erythropoese beträgt 25 mg. Davon stammt nur ca. 1 mg aus der Nahrung, der Hauptbedarf wird normalerweise durch Reutilisation des Hämoglobineisens nach dem Abbau gealterter Erythrozyten im RES gedeckt. Bei chronischen Krankheiten ist die Eisenabgabe aus den Retikulumzellen stark vermindert. Das Eisen wird im retikuloendothelialen System festgehalten und steht nicht mehr für die Erythropoese zur Verfügung. Man spricht daher auch von einem „inneren Eisenmangel", bei dem die Auslösung normaler Kompensationsmechanismen unvollständig erfolgt. Typisch sind eine Retikulozytopenie sowie das Fehlen einer zur Kompensation der Anämie erforderlichen Hyperplasie der Erythropoese. Eine verminderte Erythropoetinsekretion oder -aktivität kann ein zusätzlicher pathogenetischer Faktor sein. Die Veränderungen des Eisenstoffwechsels sind in *Tab. 4.* aufgeführt; hervorzuheben ist das Fehlen einer kompensatorisch vermehrten Transferrinbildung. Die Grundstörung liegt also in der fehlenden Abgabe des Eisens aus den Eisenspeichern (in den retikuloendothelialen Zellen) in das Plasma (somit auch in das Erythron), wodurch die normalen Kompensationsmechanismen nicht ausgelöst werden. Nachdem bei dieser Anämieform eine zusätzliche Blutung oder Hypoxie immer noch zu einer gesteigerten Erythrozytenneubildung führen kann, ist anzunehmen, daß die physiologische Stimulation durch eine vermehrte Erythropoetinsekretion weitgehend intakt ist. Die Gabe von rekombinantem Erythropoetin kann auch zu einem signifikanten Anstieg der Erythrozytenzahl führen.

Symptomatik und Laborbefunde

Die klinischen Symptome werden weitgehend von der Grundkrankheit geprägt (z.B. Infektionen, Entzündungen und Neoplasien). Die Laborbefunde sind in *Tab. 4.* aufgeführt. Meist ist die Anämie nur mäßig ausgeprägt, Hämoglobinwerte von 8 g/100 ml werden selten und dann meist nur bei zusätzlichen Komplikationen unterschritten. Das Serumferritin hilft bei der Unterscheidung zwischen äußerem und innerem Eisenmangel. Tritt zusätzlich zur *Anämie der chronischen* Krankheiten ein echter Eisenmangel auf, so steigt das Ferritin nicht an (meist bleibt es unter 90–95 ng/ml). So weist ein solcher Wert bei gleichzeitigen klinischen Zeichen von Infektion, Entzündung oder maligner Erkrankung auf eine Kombination von Eisenmangel und Anämie in Begleitung einer chronischen Erkrankung hin. Da das Serumferritin bei diesen Erkrankungen auch im Sinne eines Akute-Phase-Proteins reagieren kann, kann das Erythrozytenferritin besser diagnostisch verwertet werden. Bei Anämien im Rahmen chronischer Erkrankungen ist dieser Wert normal und kann so vom echten Eisenmangel unterscheiden.

Therapie

Die Behandlung entspricht der der Grundkrankheit. Blutungsfördernde Medikamente sind im Prinzip wirkungslos, jedoch führt bei manchen Fällen eine Erythropoetingabe zu einem mäßigen Erythrozytenanstieg. Da die Anämie meist gering ist und in der Regel nicht fortschreitet, sind selten Bluttransfusionen erforderlich. Rekombinantes Erythropoetin kann insbesondere bei Patienten mit kardiopulmonalen Symptomen versucht werden.

Normochrome normozytäre Anämien

(s. a. Kap. END. 3., Anämien durch endokrine Dysfunktionen unter Hypothyreoidismus)

Eine verminderte Erythrozytenneubildung infolge eines Knochenmarkversagens führt zu einer normochromen normozytären Anämie. Die daran beteiligten Mechanismen sind: eine **Hypoproliferation,** wenn der normale humorale Stimulus (Erythropoetin) fehlt; eine **Hypoplasie,** wenn erythropoetische Vorstufen infolge einer Störung des Stammzellverbandes oder einer Schädigung des zur Blutbildung erforderlichen Mikroenvironments vermindert sind; eine **Myelophthise,** wenn das blutbildende Knochenmark von abnormen oder nicht hämopoetischen Zellen infiltriert oder verdrängt ist.

Hypoproliferative Anämien

Diese normochrom-normozytären Anämien sind charakterisiert durch eine normale Erythrozytenvolumenverteilungskurve, eine Retikulozytopenie (verminderte Zellfreisetzung) und durch ein Unvermögen, auf eine Anämie mit einer verstärkten Erythrozytenneubildung zu reagieren. Ferrokinetische Untersuchungen zeigen eine verminderte und verlangsamte Erythrozytenneubildung. Pathophysiologisch wird eine relativ oder absolut verminderte Erythropoetinbildung oder eine unzureichende Reaktion auf Erythropoetin, bedingt durch eine hypometabole Stoffwechsellage, angenommen. Wie bereits erwähnt, sind Anämien bei äußerem und innerem Eisenmangel ebenfalls hypoproliferativ, da sie mit einer eingeschränkten rötlichen Hyperplasie und einer verminderten Erythropoetinämie einhergehen; ursächlich liegt hier eine primäre Störung des Eisenstoffwechsels vor, die eingeschränkte Proliferation ist als Epiphänomen mit bisher noch ungeklärter Basis anzusehen. Eine Hypoproliferation wird in erster Linie bei Nierenkrankheiten, bei hypometabolen Stoffwechselzuständen (z. B. Myxödem) und bei Eiweißmangelzuständen angetroffen, die zum Erythropoetinmangel führen.

Anämie bei Nierenkrankheiten

Der Schweregrad einer Anämie, die bei Niereninsuffizienz auftritt, korreliert einigermaßen mit dem Ausmaß der Nierenfunktionsstörung. Die sekretorische Funktion der Niere bei der Produktion des Hormons Erythropoetin geht parallel mit der exkretorischen Funktion; eine Anämie tritt bei einer Kreatinin-Clearance unter 45 ml/min auf. Eine verminderte Erythropoetinneubildung führt zur ungenügenden hormonellen Stimulation der Erythropoese. Diese hat eine Retikulozytopenie im peripheren Blut sowie eine unzureichende Knochenmarkreaktion (erkennbar an einer fehlenden Hyperplasie der Erythropoese in Relation zum Grad der Anämie) zur Folge. Die schwersten Anämien treten bei Schädigung der Glomerula (Amyloidose, diabetische Nephropathie etc.) auf.

Andere Mechanismen können den Schweregrad der Anämie verstärken. Bei der Urämie findet man meist eine geringgradige zusätzliche Hämolyse (verkürzte Erythrozytenüberlebenszeit), deren Ursache unbekannt ist. Möglicherweise handelt es sich um eine toxische Schädigung der roten Blutkörperchen durch retinierte „urämische Stoffwechselprodukte". Wesentlich seltener, jedoch klinisch leichter erkennbar ist eine Anämie, die auf einer mechanischen Erythrozytenzerstörung beruht. Diese mikroangiopathische hämolytische Anämie tritt bei Schädigungen des renalen Gefäßendothels auf (z. B. bei maligner Hypertonie, Periarthritis nodosa oder akuter Nierenrindennekrose). Bei Kindern verläuft sie als hämolytisch-urämisches Syndrom *(s. Kap. HÄM, 4., bei Thrombozytopenie)* häufig akut und tödlich. Die Aufdeckung der zur Hämolyse führenden Mechanismen trägt gleichermaßen zum klinischen Verständnis der Nierenschädigung wie der Anämieentstehung bei. Die Bezeichnung *Anämie bei Niereninsuffizienz* sollte nur für hypoproliferative, hypoerythropoetinämische Störungen verwendet werden.

Laborbefunde

Kennzeichnend für diese Formen von hypoproliferativen Anämien ist das Fehlen spezifischer Laborveränderungen. Eine aufgepfropfte mikroangiopathische Hämolyse kann anhand der Erythrozytenfragmentation im peripheren Blutausstrich und meist einer Thrombozytopenie erkannt werden.

Therapie

Die Behandlung richtet sich nach der zugrundeliegenden Nierenkrankheit. Sofern eine adäquate Nierenfunktion wiederhergestellt werden kann, verschwindet die Anämie. Bei Patienten mit Langzeitdialyse findet man eine gesteigerte Erythropoese, die sich selten normalisiert. Die heutigen Erfahrungen mit rekombinantem Erythropoetin sprechen dafür, daß dieses das Medikament der Wahl ist. Man beginnt mit 50–100 I.E./kg i. v. oder s. c. dreimal pro Woche. Innerhalb von 8–12 Wochen sprechen fast alle Patienten mit einer Erythrozytenvermehrung bis auf Normalwerte oder zumindest bis an die untere Grenze des Normalbereiches an.

Die Erhaltungstherapie erfolgt dann mit reduzierter Dosis alle 1–3 Wochen. Transfusionen sind selten und nur bei kardiopulmonalen Symptomen erforderlich.

Anämie bei Eiweißmangel

Die klinischen und Laborbefunde bei Eiweißmangel entsprechen denen bei katabolen Stoffwechselstörungen bzw. bei Erythropoetinmangel. Als Ursache wurde eine allgemeine Stoffwechselunterfunktion angenommen, ohne daß es dafür eindeutige Beweise gibt. Bei Tieren führt der Eiweißmangel zu einer verminderten Erythropoetinproduktion. Beim Menschen ist die exakte Rolle von Eiweiß bei der Hämatopoese unbekannt.

Hypoplastische (aplastische) Anämien

Anämien mit verminderter Knochenmarkmasse, oft mit grenzwertig erhöhtem Erythrozytenvolumen (MCV). Der häufig benutzte Ausdruck „hypoplastische (aplastische) Anämie“ definiert eine Panhypoplasie des Knochenmarkes, die auch mit einer Leukozytopenie und einer Thrombozytopenie einhergeht. Bei der *isolierten aplastischen Anämie* liegt dagegen eine selektive Verminderung oder ein völliges Fehlen der erythropoetischen Vorstufen vor.

Ätiologie und Pathogenese

Echte aplastische Anämien sind selten. Ungefähr die Hälfte davon ist idiopathisch. Am häufigsten sind sie bei Jugendlichen und im frühen Erwachsenenalter. Für die andere Hälfte können die auslösende Ursache eine bestimmte chemische Substanz (z. B. Benzol, anorganisches Arsen), ionisierende Strahlen oder Medikamente (z. B. antineoplastische Substanzen) sein. In Einzelfällen ist auch das Auftreten einer aplastischen Anämie nach Gabe von z. B. Antibiotika, Antiphlogistika, Antikonvulsia etc. beobachtet worden. Die zugrundeliegenden *Mechanismen sind unbekannt*, doch scheint hier eine individuelle (vielleicht genetische) Prädisposition vorzuliegen. Das **Fanconi-Syndrom** (familiäre aplastische Anämie mit Osteopathie, Mikrozephalie, Hypogenitalismus, braune Hautpigmentation) tritt bei Kleinkindern auf und ist mit Chromosomenaberrationen assoziiert. Schließlich soll auch erwähnt werden, daß eine Knochenmarkhypoplasie bei älteren Menschen auftritt. Obwohl immer wieder vermutet wurde, daß das Alter die alleinige Ursache dieser Hypoplasie sei, konnte dies nicht bestätigt werden. Bei alten Menschen können Streßsituationen (akute Infektionen oder Entzündungen) zu peripheren Zytopenien führen, da die Knochenmarksreserve eingeschränkt ist. Nach der Beseitigung des Streßereignisses kehren die peripheren Blutwerte in den Normalbereich zurück, obwohl die Knochenmarkmasse nach wie vor erniedrigt ist.

Der **isolierten aplastischen Anämie** (Erythroblastophthise, pure red cell anaemia) liegt dagegen eine selektive Störung der roten Vorstufen zugrunde, die anderen Zelltypen sind nicht betroffen. Für einige Fälle besteht eine klinische Kovariation; doch sind auch hier die zugrundeliegenden Störungen weitgehend unbekannt. Die akute Erythroblastophthise ist gekennzeichnet durch ein kurzfristiges reversibles Verschwinden der erythropoetischen Vorstufen im Knochenmark im Ablauf von verschiedenen Virusinfektionen, bevorzugt im Kindesalter. Infektionen mit humanem Parvovirus sind wohl die häufigsten Ursachen. Häufig wird die Diagnose nur zufällig gestellt, da die Entwicklung der Aplasie (d. h. der Anämie) häufig länger dauert als die akute Krankheitsepisode. Eine **chronische Erythroblastophthise** kann bei Thymomen und immunologischen Erkrankungen auftreten, seltener auch bei Medikamenten (Tranquilizer, Antikonvulsiva), Toxinen (organische Phosphate), Riboflavinmangel sowie bei chronischer lymphatischer Leukämie. Auch eine seltene kongenitale Form (Blackfan-Diamond-Syndrom) ist beschrieben worden. Früher nahm man an, daß dies nur eine Erkrankung des Kindesalters sei, inzwischen kennt man aber auch Fälle bei Erwachsenen. Der Verdacht auf diese Erkrankung besteht insbesondere, wenn Knochendeformitäten am Daumen und an den Fingern und ein Minderwuchs vorliegen. Eine vorübergehende aplastische Störung der roten Zellen kann während verschiedener Infektionen und hämolytischer Krankheitsbilder (aregeneratorische Krise, akute Erythroblastophthise) sowie bei Thymustumoren vorkommen.

Symptomatik

Der Beginn ist meist schleichend und manifestiert sich oft Wochen oder Monate nach Einwirkung der Noxe; gelegentlich kann die Erkrankung jedoch auch fulminant verlaufen. Die klinischen Erscheinungen wechseln mit dem Schweregrad der Panzytopenie. Die Allgemeinsymptome der Anämie sind gewöhnlich schwer. Typisch ist die wachsbleiche Farbe von Haut und Schleimhäuten. Bei chronischen Fällen zeigt die Haut eine teilweise beträchtliche braune Pigmentierung.

Bei schweren Thrombozytopenien können Blutungen der Haut und Schleimhäute, oft auch in den Augenfundus auftreten. Eine Agranulozytose mit lebensbedrohlichen Komplikationen ist häufig. Außer bei transfusionsbedingter Hämosiderose ist die Milz in der Regel nicht vergrößert.

Die Erythroblastophthise verläuft klinisch milder. Die Symptome werden hier von der Anämie sowie von der Grundkrankheit geprägt.

Laborbefunde

Die Anämie ist normochrom und normozytär (selten makrozytär). Ein Leukozytenwert von 1500/µl oder weniger ist nicht ungewöhnlich, in erster Linie sind die Granulozyten betroffen. Die Thrombozyten sind häufig erblich vermindert. Die Retikulozyten sind vermindert, sogar bei gleichzeitig bestehender Hämolyse. Der Knochenmarkausstrich ist azellulär. Das Serumeisen ist erhöht. Bei der isolierten aplastischen Anämie sind der Knochenmarkzellaufbau und die -ausreifung bis auf die Erythropoese normal; kennzeichnend ist hier das fast vollständige Fehlen aller erythropoetischen Vorstufen.

Therapie

Eine gesicherte Behandlungsmethode für die aplastische Anämie, insbesondere bei Patienten unter 30 Jahren, ist die Knochenmarktransplantation von einem eineiigen Zwilling oder einem HLA-kompatiblen Geschwister. Deshalb sollten schon bei der Diagnosestellung die Geschwister auf ihre HLA-Kompatibilität hin untersucht werden. Da wiederholte Bluttransfusionen eine spätere erfolgreiche Knochenmarktransplantation gefährden, sollten Blutprodukte nur dann eingesetzt werden, wenn sie unbedingt erforderlich sind.

Neue Erfahrungen mit Antithymozytenglobulin **(ATG)** (15 mg/kg aufgelöst in 500 ml 0,9%iger Kochsalzlösung und infundiert über 6–8 Stunden an 10 aufeinanderfolgenden Tagen) ergaben ein Ansprechen bei ungefähr 60% der Patienten. ATG wurde die Behandlung der ersten Wahl bei älteren Patienten oder bei solchen ohne einen kompatiblen Spender. Als Nebenwirkung auf das biologische Produkt ATG können allergische Reaktionen oder auch eine Serumkrankheit auftreten. Bei allen Patienten ist eine Begleitmedikation mit Kortikosteroiden erforderlich (Prednison 40 mg/m^2/Tag, beginnend am Tag 7 für die Dauer von 10 Tagen oder bis zum Verschwinden der Symptome). Cyclosporin (5–10 mg/kg täglich p.o.) hat eine ähnliche Effektivität wie ATG. Es ist auch noch bei ca. 50% der Patienten wirksam, die nicht auf ATG ansprechen. Dies läßt vermuten, daß die Wirkungsmechanismen der beiden Therapien unterschiedlich sind. Auch Androgene wurden bei der Behandlung der aplastischen Anämie eingesetzt, jedoch ist die Ansprechrate sehr gering. Nach Versagen von ATG oder Cyclosporin wurde in einigen Fällen auch ein Ansprechen auf Wachstumsfaktoren beobachtet (Granulozyten- oder Granulozyten-Makrophagen-Kolonien-stimulierende Faktoren, G-CSF, GM-CSF).

Die rein erythrozytäre Aplasie („pure red cell aplasia“) wurde erfolgreich mit Immunsuppressiva (Prednison und Cyclophosphamid) behandelt, insbesondere dann, wenn der Erkrankung ein immunologischer Mechanismus zugrunde lag. In neueren Studien zeigte auch Cyclosporin einen signifikanten Effekt (z. B. bei reiner hypoplastischer Anämie). Da Patienten mit einer thymomassoziierten reinen Erythrozytenaplasie auf eine Thymektomie ansprechen, sollte mittels Computertomographie nach einer Thymusvergrößerung gesucht und gegebenenfalls eine Operation durchgeführt werden.

Anämien durch Knochenmarkverdrängung

(Myelophthise)

Die Leitbefunde dieser Anämie sind Normochromie, Anisozytose, Poikilozytose sowie das Auftreten kernhaltiger roter Vorstufen im peripheren Blut. Auch eine pathologische Linksverschiebung in der Granulopoese kann vorkommen. Diese Veränderungen werden angetroffen, wenn das Knochenmark durch neoplastische Gewebe, durch granulomatöse Erkrankungen, durch (Fett-)Speicherkrankheiten oder Fibrose verdrängt werden.

Ätiologie und Pathogenese

Eine attraktive, aber unbewiesene Hypothese ist, daß diese Form der Anämie eine logische Folge einer Verminderung der Menge von funktionierendem Knochenmark darstellt. Auch ein durch die Grundkrankheit bedingter Stoffwechseldefekt und in manchen Fällen eine Erythrozytenphagozytose wurden als pathogenetische Faktoren in Erwägung gezogen, aber nie sicher nachgewiesen.

Die häufigste Ursache sind Knochenmetastasen von Primärtumoren, die meist in der Mamma, Prostata, Niere, Lunge, Nebenniere und Schilddrüse lokalisiert sind. Im Rahmen myeloproliferativer Erkrankungen (z. B. Polycythaemia vera, chronische myeloische Leukämie) kann eine Myelofibrose auftreten. Diese geht dann mit einer myelopathischen Anämie einher. Früher nahm man an, daß die Myelofibrose eine mechanische Ursache habe. Heute weiß man, daß sie eine Reaktion auf die gesteigerte intramedulläre Hämatopoese ist. Bei Kindern muß an die seltene Marmorknochenkrankheit (Albers-Schönberg) gedacht werden.

Bedauerlicherweise ist eine so vielfältige Terminologie oft verwirrend. Die Bezeichnung **Markmetaplasie** (myeloide Metaplasie) weist auf eine extramedulläre Blutbildung in Leber, Milz oder Lymphknoten hin, die jede Art von Myelophthise begleitet. Unter **Osteomyelofibrose** versteht man einen idiopathischen oder sekundären Ersatz der Markzellen durch fibröse Bindegewebsstränge. Die alte Bezeichnung **agnostische myeloische Metaplasie** umfaßt eine primäre Myelofibrose mit extramedullärer Blutbildung; eine Myelofibrose kann jedoch auch bei geringer oder fehlender extramedullärer Blutbildung vorhanden sein. Gelegentlich tritt auch eine **Osteomyelosklerose** (Knochenneubildung) zusammen mit der Myelofibrose auf.

Symptomatik

In schweren Fällen sind die allgemeinen Symptome der Anämie sowie die Symptome der Grundkrankheit vorhanden. Symptome der Raumforderung durch die Splenomegalie können die Beschwerden sein, die den Patienten zum Arzt führen. Manchmal tritt eine massive Splenomegalie auf, die üblicherweise von einer Hepatomegalie begleitet ist.

Laborbefunde

Die Anämie ist meist nur mäßig ausgeprägt und in charakteristischer Weise normozytär, kann jedoch auch leicht makrozytär sein. Die Erythrozytenproduktionsrate ist normal oder in manchen Fällen erhöht. Die Erythrozytenüberlebenszeit ist oft verkürzt. Die Erythrozytenmorphologie zeigt extreme Veränderungen von die Größe und Form. Auffallende Befunde sind auch kernhaltige Erythrozyten (meist Normoblasten) und unreife Granulozyten im peripheren Blut. Dieses Zellbild, das entweder durch ein Aufbrechen der Knochenmark-Sinusoide und den Übertritt reifer Zellen in das Interstitium oder durch eine extramedulläre Hämatopoese bedingt ist, nennt man **leukoerythroblastisch.** Häufig treten Polychromasie und Retikulozytose auf. Die Retikulozytose ist durch die vorzeitige Freisetzung von Retikulozyten aus dem Knochenmark oder aus extramedullären Blutbildungsstätten bedingt; sie ist kein Maßstab für eine gesteigerte Blutneubildung. Die Leukozytenzahl kann normal, erniedrigt oder erhöht sein. Die Thrombozytenzahl ist oft vermindert, häufig werden auch bizarre Riesenformen angetroffen. Ferrokinetische Untersuchungen zeigen eine extramedulläre Blutbildung in Milz und Leber. Eine Knochenmarkaspiration ist häufig schwierig; in der Regel muß eine Knochenmarkbiopsie zur Sicherung der Diagnose durchgeführt werden. Die Knochenmarkbefunde werden durch die Grundkrankheit bestimmt.

Im Röntgenbild zeigen die Knochen die für die Grundkrankheit typischen Veränderungen (z.B. myelosklerotische oder osteolytische Veränderungen).

Therapie

Die Behandlung richtet sich nach der Grundkrankheit. Bei idiopathischen Fällen besteht die Behandlung in supportiven Maßnahmen. Bluttransfusionen sind indiziert, wenn die Anämie kardiovaskuläre Symptome hervorruft. Bei primärer Myelofibrose wurden Androgene und/oder Kortikosteroide mit dem Ziel, die Erythrozytenneubildung zu steigern und den -abbau zu bremsen, eingesetzt, was aber nur mäßige Erfolge erbrachte.

Myelodysplasien

Im Rahmen von Myelodysplasien *(s. Kap. HÄM, 7.)* ist die Anämie häufig ein führendes Symptom. Dabei ist die Anämie normochrom, normozytär und geht mit einer verminderten Aktivität der Erythropoese im Knochenmark einher. Diese zeigt megaloblastäre und dysplastische Veränderungen und manchmal eine vermehrte Anzahl von Ringsideroblasten.

Megaloblastäre Anämien

Megaloblastäre Anämien sind das Ergebnis einer gestörten DNS-Synthese. Bei weiterbestehender RNS-Synthese führt dies zu einer Zunahme der Zytoplasmamasse und -reifung. An das zirkulierende Blut werden makroovalozytäre Erythrozyten abgegeben, und alle Zellen haben eine gestörte Reifung (Dyspoese), wobei die Zytoplasmareife weiter fortgeschritten ist als die Kernreife. Im Knochenmark treten diese reifungsgestörten Zellen als Megaloblasten in Erscheinung. Die Interferenz mit der normalen Zellreifung führt zu einem gesteigerten intramedullären Zelltod (ineffektive Erythropoese), die zur Hyperbilirubinämie und Hyperurikämie führt. Da alle Zellreihen betroffen sind, können zusammen mit der Anämie auch eine Leukozytopenie und eine Thrombozytopenie auftreten. Ein anderes Leitsymptom ist die Retikulozytopenie in Folge der gestörten Erythrozytenproduktion. Regelmäßig findet man bei megaloblastären Veränderungen auch eine Hypersegmentierung der polymorphkernigen Neutrophilen, wobei der Mechanismus für diese Entstehung unbekannt ist. Neben der morphologischen Charakterisierung der megaloblastären Veränderungen kann der „Deoxyuridinsuppressionstest" eingesetzt werden, um die Störung der DNS-Synthese auf biochemischer Ebene zu demonstrieren.

Die Mechanismen, die zur megaloblastären Transformation führen, beruhen oft auf einem Mangel oder einer Stoffwechselstörung von Vitamin B_{12} oder Folsäure. Auch interferieren zytotoxische (antineoplastische oder immunsuppressive) Medikamente mit der DNS-Synthese, und außerdem gibt es die seltene autonome Form, das **Di-Guglielmo-Syndrom.** Es ist wichtig, bei jedem Patienten die Ätiologie und die pathophysiologischen Mechanismen der megaloblastären Anämie zu identifizieren.

Anämien durch Vitamin-B_{12}-Mangel

Perniziöse Anämie (PA)

(s. a. Kap. MDA, 5., verschiedene Formen der Gastritis)

Chemisch besteht Vitamin B_{12} aus dem Nukleotid 5,6-Dimethylbenzimidazol, rechtwinklig verbunden mit einem aus 4 Pyrrolen bestehenden Ring, der in seinem Zentrum das Cobaltatom trägt (Struktur der Corrinoide). In der Natur kommen verschiedene Cobalamine vor, die sich lediglich durch den am Cobaltatom angehefteten Liganden unterscheiden. (*s. Kap. ERN, Tab. 1. und 2.* mit den Quellen und den empfohlenen Tagesdosen.) Strenge Vegetarier können ihren Vitamin-B_{12}-Bedarf über Knollenfrüchte decken, an deren Wurzeln es durch Mikroorganismen synthetisiert wird.

Im physiologischen Stoffwechsel des Menschen kommen zwei Cobalaminkoenzyme vor (Methylcobalamin [MeCb] und Adenosylcobalamin [AdoCb]. Für alle Vitamin-B_{12}-abhängigen Reaktionen sind beim Menschen nur diese zwei Koenzymformen erforderlich. MeCb ist Kofaktor im Nukleinsäurestoffwechsel. Bei einer Mangelsituation resultiert eine defekte DNS-Synthese. AdoCb hat eine regulierende Funktion im Abbau von Methylmalonyl-Koenzym A zu Propionsäure. Ein Mangel dieses Kofaktors führt wahrscheinlich zu Veränderungen in der Myelinsynthese und -reparatur.

Vitamin B_{12} (Cobalamin) ist in Fleisch und anderen eiweißhaltigen Nahrungsmitteln tierischer Herkunft sowie in Gemüsen enthalten. Für die Resorption des Vitamins durch die Dünndarmschleimhaut (im terminalen Ileum) wird *Intrinsic-Faktor* benötigt, der *von den Parietalzellen der Magenschleimhaut sezerniert wird*.

Die Intrinsic-Faktor-vermittelte Resorption von Vitamin B_{12} ist ein komplexer Vorgang. Zunächst bindet das Cobalamin B_{12} an Bindungsproteine im Speichel. Dies dient wahrscheinlich dazu, um B_{12} vor dem sauren Milieu des Magens zu schützen. Wenn dieser B_{12}-Komplex in den Dünndarm übertritt, wird er von Pankreasenzymen gespalten und dann bindet das Cobalamin an den aus dem Magen stammenden Intrinsic-Faktor. Die letztere Bindung ist erforderlich, um die Resorption im Ileum zu ermöglichen.

Vitamin B_{12} kommt im Plasma als MeCb, 5'-Deoxy-AdoCb und Hydroxycobalamin vor. Diese Formen sind an spezifische Transportproteine, die Transcobalamine TC-I und TC-II, gebunden. TC-I ist die eigentliche Speicherform, und TC-II ist das physiologische Transportprotein für Vitamin B_{12}. Der Normbereich für Vitamin B_{12} im Plasma liegt zwischen 200 und 750 pg/ml. Das Vitamin B_{12} im Plasma repräsentiert nur ca. 0,1% des Gesamtkörper-Vitamins B_{12}, das sich vorwiegend in der Leber befindet. Die Ausscheidung erfolgt vorwiegend über die Galle und zu einem kleineren Teil auch über die Nieren. Der tägliche Verlust liegt zwischen 2 und 5 μg. Es besteht ein enterohepatischer Kreislauf.

Wegen der relativ geringen Verlustrate und der ziemlich großen Vitamin-B_{12}-Speicher dauert es gewöhnlich viele Monate bis einige Jahre, bis sich ein Vitamin-B_{12}-Mangel manifestiert (*Abfall* des Gesamtkörpergehaltes unter 0,1 mg und des Serumspiegels unter 150 pg/ml). Hämatologische und neurologische Veränderungen wurden bei Kleinkindern festgestellt, die mit der Milch ihrer vegetarischen Mütter ernährt wurden. Die Vitamin-B_{12}-Vorräte in der Leber reichen normalerweise für den physiologischen Bedarf von 3–5 Jahren aus, auch wenn kein Intrinsic-Faktor mehr vorhanden ist. Wenn keine enterohepatische Reabsorption mehr stattfindet, reichen die Vorräte jedoch nur für eine deutlich kürzere Zeit (wenige Monate bis 1 Jahr).

Ätiologie und Pathophysiologie

Der pathogenetisch wichtigste Faktor ist die verminderte Vitamin-B_{12}-Resorption. Hierfür können verschiedene Ursachen verantwortlich gemacht werden: *s. Tab. 6. (s. Kap. MDA, 10., Vitamin-B_{12}-Mangel* und *Kap. MDA, 5., Spezielle Formen der Gastritis).* Bei bei perniziösen Anämie, der häufigsten Folge des Vitamin-B_{12}-Mangels, fehlt die ausreichende Intrinsic-Faktor-Sekretion infolge einer atrophischen Magenschleimhaut. Eine ähnliche verminderte Sekretion findet sich auch nach Gastrektomie, bei chronisch atrophischer Gastritis und bei Myxödem. Selten ist sie auch kongenital. Wenn endokrine Defekte, speziell der Schilddrüse und der Nebennierenrinden, mit einer perniziösen Anämie vergesellschaftet sind, liegt möglicherweise eine autoimmune Genese zugrunde, die auch zur Atrophie der Magenschleimhaut führt. Zusammen mit der perniziösen Anämie kann auch eine Hypogammaglobulinämie vorkommen. Ein erhöhter Vitamin-B_{12}- und Intrinsic-Faktor-Bedarf besteht beim Blind-loop-Syndrom (infolge bakterieller Utilisation des Vitamins B_{12}) bzw. bei der Fischbandwurminfektion. Die Resorptionsstellen im Ileum können entweder seit Geburt fehlen oder durch Entzündungsvorgänge bei der regionalen Enteritis zerstört bzw. durch chirurgische Resektion entfernt worden sein. Seltenere Ursachen einer verminderten Vitamin-B_{12}-Resorption sind die chronische Pankreatitis, Malabsorptionssyndrome sowie bestimmte Medikamente (z. B. oral verabreichte calciumbindende Substanzen, Aminosalizylsäure und Biguanide). Auch eine unzureichende Vitamin-B_{12}-Zufuhr bei Vegetariern oder einem allerdings recht selten gesteigertem Vitamin-B_{12}-Metabolismus bei lange bestehender Hyperthyreose können ebenfalls die Ursachen sein.

Symptomatik

Bei den meisten Patienten entwickelt sich die Anämie schleichend und langsam, wenn die großen Vitamin-B_{12}-Speicher entleert sind. Infolge dieser langsamen Entwicklung entsteht eine Adaptation, so daß die Anämie oft wesentlich gravierender ist, als aufgrund des klinischen Beschwerdebildes angenommen werden kann. Gelegentlich kommen eine Milz- und

Tab. 6. Ursachen des Vitamin-B_{12}-Mangels*

inadäquate Ernährung:	Vegetarismus, von vegetarisch lebenden Müttern gestillte Kinder chronischer Alkoholismus (selten) besondere, einseitige Ernährungsgewohnheiten
inadäquate Resorption:	Mangel an Intrinsic-Faktor (perniziöse Anämie, Atrophie der Magenschleimhaut, Endokrinopathie) Hemmung der Aktivität des Intrinsic-Faktors Erkrankungen des Dünndarms (Zöliakie, Sprue, maligne Erkrankungen, Arzneimittel, spezifische Vitamin-B_{12}-Malabsorption) konkurrierender Vitamin-B_{12}-Verbrauch (Fischbandwurm, Syndrom der blinden Schlinge)
inadäquate Bioverfügbarkeit:	Antagonisten, Enzymdefekte Organerkrankungen (Leber, Niere, maligne Erkrankungen, Mangelernährung) defekte Transportproteine
erhöhter Bedarf:	Schilddrüsenüberfunktion, Kindheit, Parasitenbefall, α-Thalassämie
vermehrte Ausscheidung:	inadäquate Bindung an Serumproteine Lebererkrankungen, Nierenerkrankungen

*Bei den meisten Patienten mit Vitamin-B_{12}-Mangel ist die Ursache eine unzureichende Resorption. Modifiziert nach Herbert, V. D., Kollmann, N.: „Folic acid and vitamin B_{12}." In: Modern Nutrition in Health and Disease, ed. 7, edited by M. E. Shills and V. R. Young. Philadelphia, Lea and Febiger, 1988, pp. 388–416; mit Genehmigung der Autoren.

eine Lebervergrößerung vor. An gastrointestinalen Symptomen treten Appetitlosigkeit, intermittierende Durchfälle, Verstopfung und schwer lokalisierbare Bauchschmerzen auf. Häufiges Frühsymptom ist das durch eine Glossitis verursachte Zungenbrennen. In der Regel wird ein beträchtlicher Gewichtsverlust beobachtet. Ein seltenes Zeichen ist Fieber unbekannter Ursache (FUO), das prompt auf eine Vitamin-B_{12}-Substitution anspricht.

Neurologische Symptome können auch *in Anwesenheit einer Anämie* vorkommen. Am häufigsten treten Veränderungen des peripheren Nervensystems auf. Die nächsthäufigste Manifestation ist die Beteiligung des Rückenmarks, und es entwickelt sich die für Vitamin-B_{12}-Mangel charakteristische Veränderung, die sogenannte funikuläre Myelose oder funikuläre Spinalerkrankung. Die Ausfallserscheinungen beginnen an den Hintersträngen – klinisch erkennbar an dem Verlust der Vibrationsempfindung an den unteren Extremitäten, der Tiefensensibilität und einer Ataxie. Durch Beteiligung der Seitenstränge treten dann Spastik, gesteigerte Reflexe und ein positiver Babinski auf. Erregbarkeit, leichte Depression oder sogar paranoide Zustände sind Zeichen einer Großhirnbeteiligung. Eine Gelb-Blau-Blindheit kann auftreten.

Subakute kombinierte Degeneration des Spinalmarks

(funikuläre Myelose, funikuläre Spinalerkrankung, combined system disease)

Pathologie

Diese Erkrankung ist charakterisiert durch degenerative Veränderungen in den Hintersträngen des Rückenmarks. Diese Veränderungen, die man auch in der weißen Substanz des Gehirns und in den peripheren Nerven findet, betreffen sowohl die Axone wie auch die Myelinscheiden. Die periphere Neuropathie geht meist den Veränderungen im Rückenmark voraus. Es kann auch zur Degeneration von kortikalen Neuronen kommen, jedoch sind die neuronalen Veränderungen weniger ausgeprägt als die der Nervenscheiden. Manchmal sind auch die Sehnerven beteiligt.

Symptomatik

Die neurologischen Symptome gehen gelegentlich den hämatologischen Veränderungen voraus (oder sie treten alleine auf, insbesondere dann, wenn Folsäure eingenommen wurde). Die Symptomatik entwickelt sich schrittweise mit peripheren Nadelstichparästhesien und Schwäche, zunehmender Steifigkeit der Beine, Unsicherheit des Gangs wegen gestörter Eigenempfindung des Körpers über die Propriorezeptoren, Lethargie und Müdigkeit. Bei fortgeschrittenen Fällen findet man delirante und Verwirrtheitszustände, spastische Ataxie und manchmal eine hypotone Kreislaufregulation im Stehen.

In frühen Stadien findet man einen Verlust der Tiefensensibilität und des Vibrationsempfindens an den Extremitäten sowie eine gewisse Schwäche und Reflexverluste. Im weiteren Verlauf kommt es zur Spastik, zu positivem Babinski-Reflex, weiterer Störung der Propriorezeptoren und des Vibrationsempfindens an den unteren Extremitäten sowie zur Manifestation der Ataxie. Das Berührungsempfinden kann gestört sein. Eine Beteiligung von Schmerz- und Temperaturempfindung findet man meistens nicht, oder sie ist nur schwach augesprägt. Die oberen Extremitäten werden erst später und weniger stark betroffen.

Diagnostik

Diese Erkrankung muß differentialdiagnostisch von einer Rückenmarkkompression und von der multiplen Sklerose abgegrenzt werden. Eine frühzeitige Diagnose ist deshalb wichtig, weil die neurologischen Defekte irreversibel werden, wenn sie über Monate oder Jahre *bestehen.*

Laborbefunde

Die Anämie ist makrozytär, der MCV > 100. Im peripheren Blutausstrich findet man ovale Megalozyten, Aniso- und Poikilozytose, basophil getüpfelte Erythrozyten, häufig auch Howell-Jolly-Körperchen (residuelle Kernreste). Wie zu erwarten, ist die Erythrozytenvolumenverteilungskurve nach rechts verschoben. Typisch ist die Retikulozytenverminderung beim unbehandelten Patienten. Übersegmentierte Granulozyten sind ein Frühbefund, die Leukozytopenie entwickelt sich erst später. Bei der Hälfte der Patienten wird eine Thrombozytopenie angetroffen, wobei die Plättchen oft bizarre Form- und Größenanomalien aufweisen. Im Knochenmark findet man eine gesteigerte Erythropoese und megaloblastäre Veränderungen. Infolge der ineffektiven Erythropoese entwickelt sich eine Hyperbilirubinämie. Die Aktivität der Laktatdehydrogenase (LDH) im Serum ist meist stark erhöht, was ebenfalls die ineffektive Hämatopoese widerspiegelt.

Die übliche Methode der Aufdeckung eines Vitamin-B_{12}-Mangels als Ursache einer megaloblastischen Anämie ist die Bestimmung des Vitamin-B_{12}-Serumspiegels. Die verschiedenen Bestimmungsmethoden sind nicht immer ganz spezifisch. Im allgemeinen sind jedoch niedrige Werte (< 150 pg/ml) verläßliche Indikatoren für einen Vitamin B_{12}-Mangel. Für die Beurteilung von Grenzwerten (150–250 pg/ml) müssen klinische Kriterien und andere Untersuchungsmethoden zusätzlich eingesetzt werden. Ein Vitamin-B_{12}-Mangel der Gewebe führt zur Methylmalonsäure-(und Propionsäure-)Ausscheidung im Urin.

Diese Bestimmungen im Urin und/oder Serum können den aktuellen Grad des Vitamin-B_{12}-Mangels beschreiben. Da Transcobalamin II (TC-II) das physiologische Transportprotein für Vitamin B_{12} ist, kann durch die Bestimmung von TC-II-B_{12} auch ein frühes Stadium des Mangels diagnostiziert werden, wenn die Meßwerte im Serum an der unteren Normgrenze liegen. Ein TC-II-B_{12} < 40 pg/ml signalisiert eine negative B_{12}-Bilanz.

Wenn ein Vitamin-B_{12}-Mangel vorliegt, muß der zugrundeliegende pathophysiologische Mechanismus geklärt werden. Autoantikörper gegen Parietalzellen des Magens können bei 80–90% der Patienten mit perniziöser Anämie identifiziert werden. Wichtiger für den pathogenetischen Mechanismus sind jedoch Antikörper gegen Intrinsic-Faktor, die man im Serum der meisten Patienten mit perniziöser Anämie finden kann. Diese Bestimmungsmethode ist leicht durchzuführen, jedoch muß sie gemacht werden, solange der Patient nicht mit Vitamin B_{12} behandelt wird, oder nach einer Therapiepause von mindestens 120 Std. nach der letzten Gabe. Eine Achlorhydrie findet sich bei den meisten Patienten mit perniziöser Anämie. Bei der Magensaftanalyse findet man nur ein geringes Sekretionsvolumen (Achylia gastrica) mit einem pH-Wert > 6,5. Die Achlorhydrie wird bestätigt, wenn nach Histamingabe der pH-Wert auf 6,8–7,2 ansteigt. Die fehlende Sekretion von Intrinsic-Faktor ist die hauptsächliche Basis der typischen perniziösen Anämie. Unabhängig vom pH-Wert sollte Intrinsic-Faktor im Magensaft untersucht werden, da es diskordante Befunde zwischen Säuresekretion und Intrinsic-Faktor-Produktion gibt.

Die beste diagnostische Methode ist die Resorptionsprüfung radioaktiv markierten Vitamins B_{12} mit und ohne Intrinsic-Faktor **(Schilling-Test).** Sie ist besonders nützlich zur Diagnosesicherung, wenn im Anschluß an eine Behandlung eine Remission eingetreten ist, z. B. wenn Zweifel an der Richtigkeit der Diagnose bestehen. Zur Durchführung des Tests wird radioaktiv markiertes Vitamin B_{12} oral gegeben. Nach 1–6 Stunden folgt eine parenterale „flushing"-Dosis von 1000 µg Vitamin B_{12}, um die Speicherung in der Leber zu verhindern. Der Prozentsatz an Radioaktivität wird bestimmt, der im 24-Stunden-Urin ausgeschieden wird. Eine reduzierte Urinexkretion (eine normale Nierenfunktion vorausgesetzt) spricht für eine verminderte Resorption von Vitamin B_{12}. Dieser sogenannte Schilling-Test I kann wiederholt werden, indem das radioaktive Vitamin B_{12} an Intrinsic-Faktor (vom Schwein) gebunden verabreicht wird. Wenn dann in diesem Schilling-Test II eine normale Urinexkretion gefunden wird, spricht dies für das Fehlen von Intrinsic-Faktor als physiologischem Mechanismus für einen Vitamin-B_{12}-Mangel. Wenn aber keine Korrektur stattfindet, liegt wahrscheinlich ein gastrointestinaler Mechanismus mit einer Malabsorption vor. Der Schilling-Test III kann auch nach einer 2wöchigen Behandlung mit oralem Tetrazyklin durchgeführt werden. Normalerweise enthält der 24-Stunden-Urin mehr als 9% der oral verabreichten Radioaktivität. Bei der echten Perniziosa erfolgt eine verminderte Ausscheidung des freien B_{12} (< 5%) bei normaler Exkretion des an Intrinsic-Faktor gebundenen B_{12}. Eine durch Intrinsic-Faktor unbeeinflußte suboptimale Resorption von Vitamin B_{12} findet man bei der Sprue und anderen Malabsorptionssyndromen. Da der Test zu einem Vitamin-B_{12}-Überangebot führt, sollte er erst nach Abschluß aller anderen Untersuchungen durchgeführt werden.

Wegen des gehäuften Vorkommens von Magenkarzinomen bei perniziöser Anämie sollte bei jedem Patienten eine Röntgenuntersuchung des Magen-Darm-Traktes durchgeführt werden. Dabei können auch andere Ursachen, wie beispielsweise Divertikel, Blind-loop-Syndrom und die für die Sprue typischen morphologischen Veränderungen, aufgedeckt werden. Eine Wiederholung der Röntgendiagnostik sollte dann stattfinden, wenn klinische Hinweise (z. B. Symptome, positiver Nachweis von okkultem Blut im Stuhl usw.) den Verdacht für eine Veränderung am Magen ergeben.

Therapie

Die vom Organismus zurückgehaltene Vitamin-B_{12}-Menge korreliert mit der Zufuhr. Eine exakte Berechnung der erforderlichen Menge ist schwierig, da bei der Substitution auch die Speicher in der Leber (normal 3000–10000 µg) gefüllt werden müssen, wobei mit zunehmender Speicherung die Vitamin-B_{12}-Retention abnimmt. Zunächst werden 1000 µg Vitamin B_{12} 2- bis 4mal/Wo. i. m. bis zur Normalisierung der Blutwerte verabreicht, anschließend einmal monatlich. Die Normalisierung der Blutwerte erfolgt nach 6 Wochen, eine Besserung der neurologischen Symptome kann bis zu 18 Monaten dauern. Eine Folsäuresubstitution (anstelle von Vitamin B_{12}) bei Patienten mit Vitamin-B_{12}-Mangel ist *kontraindiziert,* da sich dadurch die neurologischen Symptome fulminant verschlechtern können. Falls eine Eisenfärbung im Knochenmark oder andere Parameter vor der Vitamin-B_{12}-Behandlung einen Eisenmangel anzeigten, sollte eine orale Eisensubstitution durchgeführt werden.

Die Vitamin-B_{12}-Erhaltungstherapie muß lebenslang erfolgen, sofern die zum Vitamin-B_{12}-Mangel führenden Ursachen nicht beseitigt werden konnten.

Vitamin-B_{12}-Abhängigkeit

Verschiedene spezielle angeborene Erkrankungen des cobalaminabhängigen Stoffwechsels sind beschrieben worden. Es handelt sich entweder 1. um einen Defekt der zellulären Aufnahme oder 2. um einen Defekt der Konversion von Vitamin B_{12} zu seinen Koenzymformen oder 3. um eine fehlerhafte Koenzym-Apoenzym-Interaktion. Der Stoffwechsel der Methylmalonsäure ist meist gestört, und sie wird in großen Mengen im Urin ausgeschieden. Die Patienten (meist Kinder) haben eine unerklärte schwere metabolische Azidose. Diese Erkrankungen sprechen oft auf massive Dosen von Vitamin B_{12} an (1000 µg/Tag i. m.).

Anämie durch Folsäuremangel

Viele pflanzliche und tierische Gewebe enthalten Folsäure (Pteroylglutaminsäure, Folazin) als reduzierte Methyl- oder Formylpolyglutamate. (*S. Kap. ERN, Tab. 1. und 2.* betreffend die Quellen und die empfohlenen Tagesdosen). In ihrer Tetrahydroform sind die Folate Koenzyme bei Reaktionen, die Einkohlenstoffeinheiten übertragen (z. B. in der Purin- und Pyrimidinnukleotid-Biosynthese), Aminosäuren konvertieren (z. B. Histidin über Formiminoglutaminsäure zu Glutaminsäure) oder Formiat generieren und verstoffwechseln.

Die Resorption erfolgt im Dünndarm. In den Zellen des Dünndarmepithels werden Polyglutamate zu Dihydro- und Tetrahydrofolaten reduziert. Als Methyltetrahydrofolat werden sie an Protein gebunden und transportiert. Die Serumspiegel schwanken zwischen 2 und 21 ng/ml und gehen parallel mit der Aufnahme durch die Nahrung. Das Erythrozytenfolat ist ein besserer Indikator für den Folsäurestatus (normal 160–640 ng/ml im Vollblut, korrigiert auf einen Hämatokrit von 45%). Das Gesamtkörperfolat beträgt etwa 70 mg. Ein Drittel davon findet sich in der Leber. Etwa 20% des mit der Nahrung aufgenommenen Folats wird unabsorbiert ausgeschieden zusammen mit 60–90 µg täglich, die nicht aus der Gallenflüssigkeit rückresorbiert werden.

Ätiologie und Pathophysiologie

Zum Metabolismus, einigen pathophysiologischen Mechanismen und Ursachen des Folatmangels *s. Tab. 7.*

Tab. 7. Ursachen des Folsäuremangels*

inadäquate Aufnahme:	Ernährung ohne frische, nur wenig gekochte Nahrungsmittel chronischer Alkoholismus vollständig parenterale Ernährung
inadäquate Resorption:	Malabsorptionssyndrome (speziell Zöliakie, Sprue) Medikamente (Phenytoin, Primidon, Barbiturate, Cycloserin, orale Kontrazeptiva?) spezifische Folsäure-Malabsorption (kongenital, erworben) Syndrom der blinden Schlinge
inadäquate Bioverfügbarkeit:	Folsäureantagonisten (Methotrexat, Pyrimethamin, Triamteren, Diamidinverbindungen, Trimethoprim), Antiepileptika? Enzymdefekte (kongenital, erworben) Vitamin-B_{12}-Mangel, Alkohol, Skorbut
vermehrter Bedarf:	Schwangerschaft, Kindheit maligne Erkrankungen (insbesondere myeloproliferative Erkrankungen) gesteigerte Hämatopoese (insbesondere bei Thalassaemia major) gesteigerter Metabolismus
vermehrte Ausscheidung:	chronische Dialyse (peritoneal oder Hämodialyse) Vitamin-B_{12}-Abhängigkeit? Lebererkrankungen?

*Die häufigsten Ursachen für einen Folsäuremangel sind die inadäquate Aufnahme und die inadäquate Resorption.

Modifiziert nach Herbert, V. D., Kolmann, N.: „Folic acid and vitamin B_{12}." In: Modern Nutrition in Health and Disease, ed. 7, edited by M. E. Shills and V. R. Young, Philadelphia, Lea und Febiger, 1988, pp. 388–416; mit Genehmigung der Autoren.

Längeres Erhitzen zerstört die Folsäure. Sie ist reichlich in Blattgemüsen, Hefe, Leber und Pilzen enthalten. Die Resorption erfolgt im Duodenum und im oberen Jejunum. Die Speicherkapazität in der Leber ist begrenzt und reicht nur für 2–4 Monate. Die nahrungsbedingte Zufuhr ist meistens gerade noch ausreichend. Alkohol stört den intermediären Stoffwechsel und vermutlich die Folsäureresorption. Deshalb entwickeln Menschen, die eine Mangeldiät zu sich nehmen („tea-and-toasters" und chronische Alkoholiker) häufig eine makrozytäre Anämie infolge von Folsäuremangel. Dasselbe gilt für Patienten mit chronischen Lebererkrankungen. Säuglinge mit einem Vitamin-C-Mangel können die „megaloblastische Anämie der Säuglinge" haben. Da der Fetus die Folsäure aus dem mütterlichen Stoffwechsel bezieht, neigen auch Schwangere zur Entwicklung megaloblastischer Anämien.

Eine weitere häufige Ursache eines Folsäuremangels ist Dünndarmmalabsorption *(s. Kap. MDA, 10.)*. Diese ist bei der tropischen Sprue die Folge der Darmschleimhautatrophie, die sich infolge des Folsäuremangels entwickelt. Hier können meist schon sehr kleine Mengen von Folsäure sowohl die Anämie als auch die Steatorrhö beseitigen.

Antikonvulsiva und orale Kontrazeptiva interferieren mit der Folsäureresorption, Antimetaboliten (Methotrexat) und antimikrobielle Medikamente (z.B. Trimethoprim-Sulfamethoxazol) mit dem intermediären Stoffwechsel und verursachen dadurch einen Folsäuremangel.

Schließlich besteht ein erhöhter Folsäurebedarf in der Schwangerschaft und Laktation, bei Langzeitdialyse, chronischen hämolytischen Anämien und bei Psoriasis.

Diagnostik

Es bestehen die klinischen Zeichen der Anämie. Folsäuremangel und Vitamin-B_{12}-Mangel können anhand der Befunde im peripheren Blut und im Knochenmark nicht unterschieden werden. Jedoch entwickeln sich beim Folsäuremangel keine neurologischen Defekte, wie sie beim Vitamin-B_{12}-Mangel auftreten. Der wichtigste Laborbefund, der die Folsäuremangelanämie von anderen megaloblastären Anämien unterscheidet, ist der meßbare Folsäuremangel. Serum-Folsäurespiegel unter 5 ng/ml sprechen für einen Folsäuremangel. Erniedrigte Erythrozyten-Folatspiegel beweisen die Diagnose (Normalwert: 225–600 ng/ml; die Normwerte variieren bei den verschiedenen Bestimmungsmethoden).

Therapie

Zur Auffüllung der Gewebespeicher wird täglich 1 mg Folsäure oral verabreicht. Der normale Tagesbedarf an Folsäure beträgt ungefähr 50 μg und bei Schwangeren oder in der Kindheit das 2–3fache. (CAVE: *Bei megaloblastären Anämien muß unbedingt ein Vitamin-B_{12}-Mangel [eine perniziöse Anämie] ausgeschlossen werden, bevor eine Behandlung mit Folsäure durchgeführt wird, da diese Therapie wohl die Anämie verbessern kann, aber die neurologischen Schäden weiter fortschreiten läßt.*)

Anämien durch Vitamin-C-Mangel (Ascorbinsäure)

(s. a. Kap. ERN, 3., Vitamin-C-Mangel)

Ein Vitamin-C-Mangel ist oft mit einer Anämie verknüpft, die hypochrom ist, aber auch normochrom oder mikrozytär sein kann (bei zusätzlichem chronischem Blutverlust). Gelegentlich ist die Anämie aber auch makrozytär. In diesem Fall zeigen dann aber weitere Untersuchungen einen zusätzlichen Folsäuremangel, und für die Behandlung werden sowohl Vitamin C (500 mg/Tag) als auch Folsäure (Dosierung siehe oben) benötigt.

Anämien bei gesteigerter Hämolyse

Die normale Lebensdauer der Erythrozyten beträgt 120 Tage. Nach Ablauf dieser Zeit werden sie in den Geweben des retikuloendothelialen Systems, insbesondere der Milz, abgebaut. Hier findet dann der Hämoglobinabbau statt. Eine Verkürzung der Überlebenszeit der Erythrozyten ist das wesentliche Merkmal der hämolytischen Anämien. Wenn die verkürzte Lebensdauer nicht mehr durch eine vermehrte Erythrozytenneuproduktion kompensiert werden kann, entsteht eine Anämie. Zunächst werden die allgemeinen Gesichtspunkte bei hämolytischen Anämien abgehandelt, anschließend die einzelnen Krankheitsbilder dargestellt.

Pathogenese

Die Hämolyse erfolgt **extravasal,** d.h. in den Phagozyten der Milz, Leber und des Knochenmarks. Die häufigsten Ursachen der Hämolyse sind 1. Abnormitäten des Erythrozyteninhaltes (Hämoglobin oder Enzyme) oder der Erythrozytenmembran (Permeabilität, Struktur oder Lipidgehalt) oder 2. Veränderungen des äußeren Milieus der Erythrozyten (Serumantikörper, Traumatisierung in der Zirkulation oder Infektionen). Hauptsächlich ist die Milz beteiligt. Wenn sich eine Milzvergrößerung entwickelt, werden auch nur gering veränderte Erythrozyten oder von Wärmeantikörpern überzogene Zellen zerstört. Stärker veränderte Erythrozyten und Zellen, die mit Kälteantikörpern und Komplement bedeckt sind, werden bereits in der Zirkulation oder in der Leber abgebaut, die infolge ihrer starken Durchblutung zur wirksamen Entfernung geschädigter Zellen befähigt ist.

Eine **intravasale Hämolyse** tritt selten auf. *Sie führt zu einer* Hämoglobinurie, wenn das *freiwerdende Hämoglobin die* Hämoglobin-Bindefähigkeit des Haptoglobins im Plasma überschreitet. In den Tubuluszellen der Nieren erfolgt eine Rückresorption des Hämoglobins, anschließend eine Umwandlung des Eisens in Hämosiderin. Dieses wird dann teilweise reutilisiert, teilweise in abgelösten Tubuluszellen in den Urin ausgeschieden. Der Hämosiderinnachweis in einer frischen Urinprobe ist ein klarer Beweis für einen intravasalen hämolytischen Prozeß.

Symptomatik

Die allgemeinen klinischen Zeichen sind ähnlich wie bei den anderen Anämien. Die Hämolyse kann akut, chronisch oder in Schüben auftreten. Eine akute schwere Hämolyse **(hämolytische Krise)** ist eher selten. Sie kann mit Schüttelfrost, Fieber, Rücken- und Bauchschmerzen, Schwäche und Schock einhergehen. Dann finden sich Zeichen eines gesteigerten Erythrozytenabbaus (Ikterus, Splenomegalie und bei bestimmten Formen Hämoglobinurie und Hämosiderinurie) zusammen mit Zeichen einer verstärkten Neubildung (Retikulozytose und erythropoetische Hyperplasie im Knochenmark). Im Ablauf von chronischen Hämolysen kann sich die Anämie akut durch eine vorübergehende Störung der Erythrozytenneubildung **(aplastische Krise)** verschlechtern, in der Regel als Folge einer Infektion, oft mit Parvovirus.

Laboruntersuchungen

Eine Gelbsucht entwickelt sich, wenn die infolge des verstärkten Hämoglobinabbaus gesteigerte Bilirubinneubildung die Kapazität der Leber zur Umwandlung in gallengängiges Bilirubinglukoronid überschreitet *(s. a. Kap. LEB, 2., Ikterus)*. Das unkonjugierte (indirekte) Bilirubin steigt an. Als Folge des vermehrten Pigmentabbaus kommt es zur vermehrten Sterkobilinausscheidung im Stuhl und Urobilinogenuriepigment. Gallensteine komplizieren häufig chronische Hämolysen. Eine Hämolyse kann normalerweise anhand der beschriebenen Symptome leicht diagnostiziert werden. Das diagnostisch wichtigste Merkmal ist die Bestimmung einer Erythrozyten-Überlebenszeit, am besten nachgewiesen mit einem nicht reutilisierbaren Isotop wie Radiochrom (^{51}Cr). Diese Untersuchung sichert nicht nur den Nachweis eines beschleunigten Abbaus, sondern ermöglicht auch durch die Oberflächenmessung die Lokalisation des Abbauortes, was sowohl diagnostische als auch therapeutische Konsequenzen nach sich ziehen kann.

Eine Halbwertszeit für ^{51}Cr-markierte Erythrozyten von 18 und mehr Tagen (normal 28–32 Tage) spricht für eine milde Hämolyse, die von einem normal aktiven Knochenmark kompensiert werden kann, so daß die peripheren Erythrozytenwerte normal bleiben. Wenn das Knochenmark in dieser Weise adäquat reagiert und annähernd normale Erythrozytenwerte im peripheren Blut aufrechterhält, spricht man von einer **„kompensierten" hämolytischen Anämie.** Ein selektiver Abbau in der Milz, der durch die Splenektomie aufgehoben werden kann, liegt vor, wenn die Oberflächenmessung einen Milz/Leber-Quotienten von mehr als 3:1 (normal 1:1) ergibt.

Andere Tests zum Nachweis einer Erythrozytenzerstörung (erhöhtes indirektes Serumbilirubin, erhöhtes fäkales Urobilinogen oder Kohlenmonoxidproduktion) oder einer verstärkten -neubildung (Retikulozytose) unterstützen, sichern jedoch nicht die Diagnose einer Hämolyse. Bei Hämolysen ist die LDH meist erhöht.

Die morphologische Betrachtung der Erythrozyten kann Hinweise für die Zellzerstörung (Fragmentation, Kugelzellen etc.) oder für eine Erythrophagozytose geben. Dies erleichtert die Diagnosestellung und die Sicherung der Entstehungsmechanismen (z. B. intravasale Hämolyse).

Weitere Untersuchungsmethoden helfen bei der Abklärung der ursächlichen Störungen. *Dazu gehören* Hämoglobinelektrophorese, Erythrozytenenzymtests, osmotische Resistenz, Coombs-Test, Kälteagglutinine und Säurehämolyse- und Zuckerwassertest.

Diagnostik und Differentialdiagnose

Im Gegensatz zu den meisten anderen Anämieformen fehlen bei vielen hämolytischen Anämien morphologische Anhaltspunkte. Falls Sphärozyten identifiziert werden können, sind sie ein guter Hinweis auf eine Hämolyse, da diese Zellen bereits an Membranmasse verloren haben. Sphärozyten werden häufig gefunden nach Bluttransfusionen, bei Wärmeantikörperhämolyse und bei der seltenen kongenitalen Sphärozytose. Ein erhöhtes MCHC kann auf das Vorhandensein von Sphärozyten hinweisen. Ein hohes MCHC (und MCV) wird auch bei der Kälteantikörperhämolyse beobachtet. Diese erhöhten Werte normalisieren sich, wenn das Blut angewärmt wird.

Häufig ist die Unterscheidung, ob die Störung auf einem extra- oder intrazellulären Defekt beruht, nur schwer und mit Hilfe zahlreicher Laboruntersuchungen zu lösen, weil sich die Phänomene überlappen. Eine Alternative für die Differentialdiagnose ist die Abklärung der zugrundeliegenden Störungen entsprechend der Wahrscheinlichkeit (z. B. geographisch, genetisch, Grundkrankheit etc.). Im allgemeinen kann dies folgendermaßen unterteilt werden: 1. Erythrozytensequestration infolge Änderungen des Gefäßsystems (z. B. Hypersplenismus), 2. immunologische Schädigungen (durch Wärme- oder Kälteantikörper) 3. mechanische Schädigungen (Erythrozytenfragmentation), 4. Struktur (Membrananomalien) oder Stoffwechseländerungen (Enzymopathien) und 5. Hämoglobinopathien.

Therapie

Die individuelle **Therapie** erfolgt entsprechend dem jeweiligen Mechanismus für die Hämolyse. Eine Hämoglobinurie und eine Hämosiderinämie können eine Eisensubstitution erforderlich machen. Die Splenektomie ist dann indiziert, wenn die Krankheit mit einem vorwiegend lienalen Abbau einhergeht.

Hämolyse durch extraerythrozytäre Störungen

Transfundierte Fremderythrozyten werden hier wie autologe Erythrozyten abgebaut. Als Ursache des verstärkten Abbaus können keine intraerythrozytären Anomalien nachgewiesen werden.

Anämien durch Hyperaktivität des RES

Hypersplenismus-kongestive Splenomegalie

(s.a. Kap. HÄM, 10., Hypersplenismus)

Die dem Hypersplenismus zugrundeliegende Störung führt zu einer Milzvergrößerung mit gesteigerter Filter- und Phagozytosefunktion des RES. Häufig sind auch andere Zellreihen betroffen (Leukozytopenie, Thrombozytopenie). Die Grundstörung führt, einem mechanischen Sieb vergleichbar, zum vermehrten Erythrozytenabbau. Zusätzlich wird die Anämie durch den Verdünnungseffekt der mit der Splenomegalie einhergehenden Vergrößerung des Plasmavolumens verstärkt. Bei manchen autoimmunhämolytischen Anämien findet in der Milz neben der Erythrozytensequestration auch eine Antikörperproduktion statt, so daß sich auf die Stase noch ein immunologischer Prozeß aufpfropft.

Ätiologie und Pathogenese

Erkrankungen, die mit einer RES-Hyperplasie und einer Splenomegalie einhergehen, sind zur Entwicklung eines Hypersplenismus prädestiniert; doch kann sich bei jeder Krankheit mit Milzvergrößerung ein Hypersplenismus entwickeln. Als Hypersplenismus werden Zustände mit einer peripheren Zytopenie und einer kompensatorischen Knochenmarkhyperplasie als Folge einer Überfunktion der Milz bezeichnet. Die Störung kann durch Splenektomie behoben werden. Die Anämie entwickelt sich primär als Folge eines verstärkten lienalen Abbaus. Sie wird zusätzlich durch einen Verdünnungseffekt verstärkt. Isotopenmarkierte autologe und Fremderythrozyten werden bevorzugt in der Milz abgebaut.

Symptomatik und Diagnostik

Der Grad der Anämie korreliert mit der Milzgröße. Man kann davon ausgehen, daß die Milz pro Hämoglobinabfall von 1 g/dl um 2 zusätzliche Zentimeter unter den Rippenbogen hervortritt. Das klinische Beschwerdebild wird im wesentlichen durch die zur Milzvergrößerung führende Grundkrankheit bestimmt. Sofern sich keine weiteren Störungen überlagern, sind die Anämie und die anderen Zytopenien meist gering und asymptomatisch. Leitsymptom des Hypersplenismus ist die Splenomegalie, wobei Milzgröße und Anämie direkt korrelieren.

Da die Anämie durch Milzsequestration entsteht, gibt es keine speziellen Veränderungen der Erythrozytenmorphologie. In Gegenwart anderer Zytopenien (Thrombozytopenie zwischen 50000 und 100000/ml, Leukozytopenie zwischen 2500 und 4000/mm³ bei normalem Differentialblutbild) kann die Diagnose eines Hypersplenismus vermutet werden. Beweisend sind Überlebenszeitbestimmungen mit ^{51}Cr-markierten Erythrozyten, die einen beschleunigten selektiven Milzabbau aufdecken. Ferner besteht häufig ein meßbar vergrößertes Plasmavolumen.

Therapie

Die Behandlung richtet sich nach der den Milztumor verursachenden Grundkrankheit. Selten ist die Anämie so ausgeprägt, daß eine Splenektomie erforderlich wird.

Anämien durch immunologische Störungen

(s. a. Kap. HÄM, 2., Isoimmun-[Isoagglutinin-]hämolytische Anämie bei Hämolytische Reaktionen unter Komplikationen bei Bluttransfusionen)

Autoimmunhämolytische Anämien (AIHA)

AIHA werden identifiziert durch den Nachweis von (Auto-)Antikörpern (Abs), die mit Erythrozyten reagieren. Diese Abs auf den Erythrozyten findet man mit Hilfe des Coombs-Tests (direkter Antiglobulintest). Bei ihm werden heterologe Abs (Antiglobulinreagens) mit Immunglobulin (Ig) und Komponenten des Komplementsystems sowie den Patientenerythrozyten zur Reaktion gebracht (direkter Coombs-Test). Andererseits kann man die Präsenz solcher (freier) Abs im Plasma entdecken, wenn man das Patientenplasma mit normalen Erythrozyten inkubiert (indirekter Coombs-Test). Gewöhnlich geht die Intensität der Reaktion im direkten Antiglobulintest parallel mit der Zahl der IgG-Moleküle und/oder der Komplementkomponenten, die an die Erythrozyten gebunden werden. Wenn auch diese Korrelation nicht immer besteht, so zeigt die Intensität des Testergebnisses doch die Geschwindigkeit der Erythrozytenzerstörung an. Ein positiver indirekter Antiglobulintest (z. B. bei freien Anti-Erythrozyten-Abs) bei fehlendem positivem direktem Test ist kein Hinweis auf eine Immunhämolyse. Meist liegt hier ein Alloantikörper bei Schwangerschaft, früheren Transfusionen oder einer Lektin-Kreuzreaktion vor. Auch durch die Identifikation eines Wärme-Antikörpers kann noch nicht eine Hämolyse definiert werden, da normale Blutspender auch positive Testergebnisse zeigen (1/10000).

Hämolytische Anämien durch Wärmeantikörper: Dies ist die häufigste Form der AIHA. Sie kommt häufiger bei Frauen als bei Männern vor. Da der Beginn meist abrupt ist, kommen die Patienten mit Anämiesymptomen zum Arzt. Die Anämie ist oft schwer und kann fatal verlaufen. Charakteristisch sind Sphärozyten und Polychromasie im peripheren Blutausstrich und ein hohes MCHC. Diagnostisch für diese Erkrankung ist ein „wärmereaktiver" positiver direkter Antiglobulintest; d.h., IgG und/oder Komplement (C3) binden bei 37 °C an die Erythrozytenoberfläche. Diese Antikörper entstehen spontan oder in Zusammenhang mit verschiedenen Krankheiten (SLE = systemischer Lupus erythematodes, Lymphome, chronische lymphatische Leukämie) und bei Medikamentenexposition (α-Methyldopa, L-Dopa etc.). Sie können auch Ausdruck eines vorübergehenden Haptenmechanismus sein, der z. B. unter einer Behandlung mit hochdosiertem Penizillin oder Cephalosporinen auftreten kann. Dabei richtet sich der Ab gegen den Komplex aus Antibiotikum und Erythrozytenmembran. Nach Absetzen der Medikamente normalisiert sich der beschleunigte Erythrozytenabbau wieder.

Es gibt drei verschiedene Muster der direkten Antiglobulin(DAG)-Reaktion. Bei der ersten ist DAG positiv mit Anti-IgG und negativ mit Anti-C3. Hier findet keine Komplementfixation statt. Dieses Muster sieht man bei idiopathischen AIHA und bei α-Methyldopa- und penicillininduzierten Fällen. Beim zweiten Muster ist DAG positiv sowohl mit Anti-IgG als auch mit Anti-C3. Es werden Komplement und Ab fixiert. Diese Reaktion findet man bei SLE und auch bei idiopathischen AIHA. Hier besteht keine Assoziation mit Medikamenten. Beim dritten Muster ist DAG positiv mit Anti-C3 und negativ mit Anti-IgG. Dies sieht man bei idiopathischen AIHA, wenn der IgG-Antikörper eine niedrige Affinität hat, und bei einigen medikamenteninduzierten Fällen. Ebenfalls sieht man dieses Muster bei kälteausgelösten Formen (Kälteagglutininkrankheit und paroxysmale Kältehämoglobinurie).

Bei wärmeantikörperabhängigen AIHA werden die Erythrozyten vorwiegend in der Milz zerstört. Deshalb sind Hämoglobinurie und Hämosiderinurie sehr selten. Obwohl die Abs eine gewisse Spezifität gegen das Rhesusantigen haben können, sind sie doch meist Panagglutinine, die zu Schwierigkeiten bei Kreuzproben führen. Bei einigen klinisch typischen Fällen ist DAG negativ, da die Zahl der Moleküle auf der Erythrozytenoberfläche zu klein ist oder weil das Immunglobulin auf der Oberfläche ein IgA oder IgM ist.

Therapie: Bei allen medikamenteninduzierten hämolytischen Anämien ist der wichtigste Schritt das Absetzen des Medikamentes, was zu einer Verminderung der Hämolyse führt. Bei α-Methyldopa und verwandten Substanzen verschwindet die Hämolyse innerhalb von 3 Wochen, doch kann der positive Coombs-Test noch über 1 Jahr nachweisbar bleiben. Bei schwerer Hämolyse sind gelegentlich Kortikosteroide erforderlich. Bei Penicillin und verwandten Medikamenten sistiert die Hämolyse, sobald die Medikamente aus dem Plasma verschwunden sind.

Bei idiopathischen AIHA sind Kortikosteroide die Behandlung der Wahl. Bei ca. 1/3 der Fälle findet man ein langdauerndes Ansprechen. Bei Patienten, die nach dem Absetzen der Steroide ein Rezidiv erleiden, oder die nicht auf Steroide ansprechen, wird eine Splenektomie durchgeführt. (Nach Möglichkeit sollte mindestens 2 Wochen vorher eine Pneumokokkenimpfung erfolgen.) Etwa 1/3 der Patienten zeigt einen langdauernden Therapieerfolg durch die Splenektomie. Bei Fällen mit fulminanter Hämolyse kann ein Plasmaaustausch wirksam sein. Bei geringerer, jedoch unbeherrschbarer Hämolyse können Immunglobulininfusionen zu einem vorübergehenden Erfolg führen. Nach Versagen von Kortikosteroiden und Splenektomie kann eine langfristige Behandlung mit Immunsuppressiva (einschließlich Cyclosporin) effektiv sein.

Bluttransfusionen sollten vermieden werden oder nur als kleine Volumina verabreicht werden, um kardiopulmonale Nebenwirkungen zu vermeiden. Transfusionen induzieren zu den bereits bestehenden Auto-Abs zusätzlich noch Allo-Abs, wodurch die Hämolyse verstärkt werden kann.

Kälteantikörperanämie (Kälteagglutininkrankheit): *Eine hämolytische Anämie infolge von Auto-Abs, die bei Temperaturen unter 37 °C, am besten jedoch unter 30 °C reagieren.* Das klinische Bild ist das einer akuten (oft assoziiert mit einer Infektion) oder chronischen (meist idiopathischen) hämolytischen Anämie. Die Patienten können kälteabhängige Symptome haben (z. B. Akrozyanose, kälteinduzierte Ischämien). Die Erkrankung kann mit Infektionen (insbesondere Mykoplasmenpneumonien oder infektiöser Mononukleose) oder mit lymphoproliferativen Erkrankungen assoziiert sein. Die idiopathische Form macht ca. die Hälfte der Fälle aus und ist die im Erwachsenenalter überwiegende Form.

Die Laborparameter sind wie bei extravasaler Hämolyse. Nur selten findet man schwere, fulminante Verläufe mit Hämoglobinämie und Hämosiderinurie. Ein spezielles Zeichen ist die starke Verklumpung der Erythrozyten im Blutausstrich. Die Autoagglutination führt oft zu einem erhöhten MCV und zu einem falsch niedrigen Hämoglobinwert, wenn automatische Zählgeräte benutzt werden. Wenn man die Proben handwarm hält und die Analyse wiederholt, bekommt man Werte, die im oder nahe am Referenzbereich liegen. Die Anämie ist meist weniger stark ausgeprägt, und das Hb ist gewöhnlich über 7,5 g/dl. Kälteantikörper *sind oft vom IgM-Typ, sie* reagieren mit Glykoproteinen der Erythrozytenmembran. Diese Glykoproteine werden mit dem Buchstaben „i" belegt, wenn es sich um Charakteristika von fetalen Erythrozyten handelt, bzw. mit „I", wenn sie dem Membranmuster von adulten Erythrozyten entsprechen. Anti-i-Kälteagglutinine sieht man am häufigsten bei infektiöser Mononukleose und maligenen Lymphomen vom großzelligen Typ. Anti-I-Kälteagglutinine sieht man bei den idiopathischen Formen. In beiden Fällen wird durch das IgM-Komplement gebunden und aktiviert, wodurch das Ausmaß der Hämolyse und die Temperatur, bei der dieser Effekt auftritt, bestimmt werden. Die „thermische Amplitude" beschreibt die Aktivität der Abs bei relativ hohen Temperaturen (nahe der Körpertemperatur). Je höher diese Amplitude, um so ausgeprägter ist die Hämolyse. Da das IgM leicht von den Zellen weggewaschen werden kann, wird durch den direkten Antiglobulintest (Coombs-Test) meistens nur das zellgebundene Komplement identifiziert. Wie zu erwarten, findet die Hämolyse hauptsächlich im mononukleären phagozytierenden System der Leber statt.

Die **Therapie** ist meist nur begrenzt wirksam. Vermeiden einer Kälteexposition kann hilfreich sein. Eine Splenektomie ist wirkungslos. Häufig haben sich Immunsuppressiva als effektiv erwiesen. Als Vorsichtsmaßnahme ist bei Bluttransfusionen ein Durchflußwärmer erforderlich. Die Überlebenszeit der autologen Erythrozyten ist länger als die von Fremderythrozyten, da die transfundierten Erythrozyten mit den Antikörpern reagieren. Die autologen Zellen haben den Effekt der Antikörper „überlebt". An der Membran abgelagerte Komplementfragmente (C3d) beeinflussen das Überleben nicht.

Paroxysmale Kältehämoglobinurie (Donath-Landsteiner-Syndrom): Bei dieser seltenen Krankheit tritt die Hämolyse Minuten oder Stunden nach einer Kälteexposition auf. Diese kann lokalisiert sein (z. B. Trinken von kaltem Wasser, Händewaschen in kaltem Wasser). Die intravasale Hämolyse wird durch ein Autohämolysin hervorgerufen, das sich bei Kälte an die Erythrozyten bindet, diese jedoch erst in der Wärme lysiert. Das Kältehämolysin ist ein 7-S-Immunglobulin. Es kommt vor bei Patienten mit angeborener oder erworbener Syphilis: Hier kann eine antisyphilitische Therapie die PCH heilen. Meist erkranken jedoch Patienten im Anschluß an eine unspezifische Virusinfektion oder aus voller Gesundheit heraus.

Zu den Symptomen zählen Schmerzen im Rücken und in den Beinen, Kopfschmerzen, Erbrechen, Durchfälle und die Ausscheidung eines dunkelbraunen Urins. Laborchemisch findet man eine Hämoglobinurie, leichte Anämie und mäßige Retikulozytose. Auch eine vorübergehende Hepatosplenomegalie kann vorkommen. Einer Attacke folgt oft eine geringgradige Hyperbilirubinämie. Während der Attacken ist der direkte Antiglobulintest positiv, in den dazwischenliegenden Perioden jedoch negativ. Der Donath-Landsteiner(D-L)-Test weist sogenannte D-L-Antikörper nach, die spezifisch mit dem P-Blutgruppenantigen reagieren.

Die **Therapie** besteht in der strikten Vermeidung einer Kälteexposition. Eine Splenektomie ist unwirksam. Immunsuppressive Medikamente können effektiv sein, doch sollte ihr Einsatz nur den unlimitierten und idiopathischen Formen vorbehalten bleiben.

Komplementabhängige Anämien

Paroxysmale nächtliche Hämoglobinurie (PNH, Marchiafava-Micheli-Syndrom): Diese seltene Erkrankung ist charakterisiert durch Episoden der Hämolyse und Hämoglobinurie, wobei letztere vor allem während Schlafperioden auftritt. Die Ursache ist unbekannt. Jedoch wird ein erworbener Membrandefekt mit einer ungewöhnlichen Komplementsensitivität diskutiert. Am häufigsten tritt die PNH bei Männern unter 20 Jahren auf, kann aber auch jedes andere Lebensalter betreffen. Krisen können durch Infektionen, Behandlung mit Eisen, Impfungen oder Menstruation ausgelöst werden.

Als Symptome können Bauch- und Kreuzschmerzen, Splenomegalie, Hämoglobinämie und Hämoglobinurie sowie Zeichen einer schweren Anämie auftreten. Diese ist normozytär und normochrom. Der ständige Verlust von Hämoglobin in den Urin kann zu einem Eisenmangel führen, obwohl einige Organe, insbesondere die Nieren, mit Hämosiderin gesättigt sind. Häufig sind auch Leukozytopenie und Thrombozytopenie. Während einer hämolytischen Krise kann es zu Hämoglobinurie und Hämosiderinurie kommen. Es besteht eine Prädisposition für arterielle und venöse Thrombosen, die häufig die Todesursache sind.

Zu den **diagnostischen Tests** gehört der Säurehämolyse-Test, bei dem eine vermehrte Hämolyse eintritt, wenn mit HCl angesäuertes Blut 1 h inkubiert und dann zentrifugiert wird. Eine ebenfalls verwendete Methode ist der Zuckerwasser-Test nach Hartman, der in komplementabhängigen Systemen eine vermehrte Hämolyse in isotonen Lösungen mit niedriger Ionenstärke zeigt. Das Knochenmark kann hypoplastisch sein.

Die **Therapie** ist symptomatisch. Ein empirischer Einsatz von Kortikosteroiden (z. B. Prednison 20–40 mg/Tag) kann bei mehr als 50% der Patienten die Symptomatik unter Kontrolle bringen und die Erythrozytenzahl stabilisieren. Plasma-(Komplement-)haltige Bluttransfusionen sollten vermieden werden. Während der Krisen können gewaschene Erythrozyten transfundiert werden. Heparin sollte vorsichtig eingesetzt werden, da es die Hämolyseneigung verstärken kann; allerdings können die Thrombosen eine Heparinbehandlung erforderlich machen. Bei länger bestehender Krankheit kann eine orale Eisenmedikation erforderlich werden. Bei den meisten Patienten ist die Behandlung mit diesen supportiven Maßnahmen über Jahre erfolgreich. Manchmal kommt es zu fortschreitender Knochenmarkhypoplasie mit all den Komplikationen wie bei Patienten mit aplastischer Anämie. In neuerer Zeit stellt die Knochenmarktransplantation eine effektive Therapiemöglichkeit dar.

Anämien durch mechanische Schäden

Traumatische hämolytische Anämien

(Mikroangiopathische hämolytische Anämien)

Erythrozyten fragmentieren nach Exposition von stärkeren Scherkräften und Turbulenzen in der Zirkulation. Irregulär konfigurierte Erythrozytenfragmente (Dreiecke, Helmformen usw.) erscheinen im peripheren Blut und führen zur Diagnose. Aufgrund dieser Fragmente ist das MCV erniedrigt, und die Erythrozytenvolumenverteilungskurve ist aufgrund der Anisozytose verbreitert. Die Schädigung kann erfolgen: 1. extravasal – wie bei der Marschhämoglobinämie, Karate oder Bongospiel –, 2. innerhalb des Herzens bei verkalkten Aortenstenosen und fehlerhaften Aortenklappen, 3. in den Arteriolen bei malignem Hypertonus und einigen malignen Tumoren und 4. in den Endarteriolen bei der thrombotischen thrombopenischen Purpura und bei der disseminierten intravasalen Koagulopathie (DIC, Verbrauchskoagulopathie). Bei der DIC entwickelt sich ein Mangel an Gerinnungsfaktoren *(s. Kap. HÄM, 4.)*.

Die **Therapie** richtet sich nach der Grundkrankheit. Als Folge einer chronischen Hämosiderinurie kann eine Eisenmangelanämie die Hämolyse überlagern. Hier ist dann die Eisensubstitution sinnvoll.

Hämolyse durch Infektionserreger

Mikroben können eine hämolytische Anämie hervorrufen a) durch direkte Einwirkung von Toxinen (z. B. *Chlostridium perfringens*, α- oder β-hämolysierende Streptokokken, Meningokokken) oder b) durch Invasion und Zerstörung der Erythrozyten (z. B. *Plasmodien* und *Bartonellen*).

Hämolyse durch intraerythrozytäre Störungen

Anämien bei Erythrozytenmembrandefekten

Untersuchungen der Erythrozytenmembran und des Zytoskeletts haben gezeigt, daß die meisten vererbten und erworbenen strukturellen Veränderungen auf Defekte in den Membranproteinen zurückgehen. Diese Zytoskelettproteine (Alpha- und Beta-Spectrin, Protein 4.1, F-Actin, Ankysin) zeigen bei diesen hämolytischen Anämien quantitative und funktionelle Abnormitäten. Bei den kongenitalen Fällen finden sich die Erkrankungen oft im Stammbaum wieder. Der genaue Mechanismus, der bei diesen strukturellen Proteinveränderungen zur Hämolyse führt, ist unbekannt.

Kongenitale Erythrozytenmembrandefekte

(s. a. Kap. ERN, 7., Kongenitale erythropoetische Porphyrie unter Anomalien des Pigmentstoffwechsels.)

Hereditäre Elliptozytose (Ovalozytose): *Eine seltene Erkrankung (autosomal-dominant vererbt), bei der die Erythrozyten eine ovale bzw. elliptische Form haben. Eine Hämolyse* *bzw. Anämie liegt meist nicht vor oder ist nur schwach ausgeprägt. Oft findet man eine Splenomegalie.* Ursache des Erythrozytendefektes scheint eine Veränderung der Membranproteine zu sein. Nach einer Splenektomie verschwinden die Symptome der Hämolyse. Die Splenektomie ist aber nur erforderlich bei Patienten mit einer Anämie oder einem Symptomenkomplex, wie man ihn bei der hereditären Sphärozytose sieht. Die klinische Symptomatik ist ähnlich der bei der häufigeren hereditären Sphärozytose.

Hereditäre Sphärozytose (chronischer familiärer Ikterus; kongenitaler hämolytischer Ikterus; chronischer acholurischer Ikterus; familiäre Sphärozytose; Kugelzellenanämie): *Eine chronische Erkrankung mit dominanter Vererbung. Sie ist charakterisiert durch Hämolyse der kugelzellförmigen Erythrozyten, Anämie, Ikterus und Splenomegalie.* Obwohl meist ein oder mehrere Familienmitglieder die Symptome des Ikterus, der Anämie oder der Splenomegalie zeigen, können eine oder mehr Generationen übersprungen werden, da die Penetranz des pathologischen Gens unterschiedlich ausgeprägt sein kann.

Ätiologie und Pathogenese

Bei der hereditären Sphärozytose ist die Zelloberfläche im Vergleich zum Zellinhalt vermindert. Mehrere verschiedene Anomalitäten der Erythrozyten-Membranproteine führen zur Kugelzellbildung. Die Verkleinerung der Zelloberfläche führt zur Einschränkung der Flexibilität, die notwendig ist, um die Mikrozirkulation in der Milz zu passieren. Die defekten Erythrozyten werden in der Milz festgehalten und zerstört.

Symptomatik

Die klinischen Symptome sind in der Regel mild. Bei den schweren Fällen findet man einen mäßigen Ikterus und die üblichen Anämiesymptome. Aplastische Krisen infolge interkurrenter Infekte können die Anämie verstärken. Die Splenomegalie ist obligat und kann selten Bauchschmerzen verursachen. Auch die Leber kann vergrößert sein. Cholelithiasis kommt häufig vor. Angeborene Skelettanomalien wie Turmschädel und Polydaktylie werden gelegentlich beobachtet.

Laborbefunde

Der Grad der Anämie schwankt stark. Die Erythrozytenzahl liegt gewöhnlich zwischen 3 und 4 Mio./µl, kann aber in einer Krise unter 1 Mio./µl abfallen. Das Hämoglobin sinkt proportional mit der Erythrozytenzahl. Da die Erythrozyten kugelförmig sind und der MCV normal ist, liegt der mittlere Zelldurchmesser etwas unter dem Normbereich, die Zellen ähneln Kugeln. Häufig wird eine Retikulozytose von 15–30% und eine Leukozytose angetroffen. Die osmotische Resistenz der Erythrozyten ist charakteristischerweise erhöht, in leichten Fällen ist sie jedoch normal, es sei denn, daß man steriles defribiniertes Blut vorher 24 h lang bei 37 °C inkubiert. Der direkte Antiglobulintest (Coombs-Test) ist negativ. Glukose kann die verstärkte Autohämolyse aufheben.

Prognose und Therapie

Splenektomie, die einzige Therapie, ist bei Patienten unter 45 Jahren (besonders wenn eine Anämie vorhanden ist) mit Episoden von Ikterus und Gallenkoliken und bei Patienten mit hämolytischen Krisen (Erythroblastophthise) indiziert. Steingallenblasen sollten entfernt werden. Im Anschluß an die Splenektomie gehen die Symptome zurück, die Erythrozytenwerte steigen, und die Retikulozyten normalisieren sich. Da die Sphärozytose aber weiterhin besteht, ist die osmotische Resistenz der Erythrozyten immer noch erhöht. Trotzdem bessert sich die Anämie, da der Filter für die abnormen Zellen (Milz) nicht mehr vorhanden ist.

Erworbene Erythrozytenmembrandefekte

Stomatozytose: *Eine Krankheit, bei der der zentrale helle Hof der Erythrozyten mund- oder schlitzförmig verändert ist.* Diese Zellen werden bei angeborenen und erworbenen hämolytischen Anämien angetroffen.

Die seltene angeborene Form ist genauer untersucht worden und dient dem Verständnis der erworbenen Anämieform. Der Erbgang ist autosomal. Die Membran der Erythrozyten ist durchlässig, es besteht eine erhöhte Permeabilität für monovalente Kationen, während sie für divalente Kationen und Anionen normal ist. 20–30% der zirkulierenden Erythrozyten sind Stomatozyten, die osmotische Resistenz ist erhöht, ebenso die Autohämolyse. Eine Splenektomie kann gelegentlich zur Besserung der Anämie führen.

Die erworbene Stomatozytose mit hämolytischer Anämie tritt nach schwerer Alkoholintoxikation auf. Nach einem Alkoholentzug verschwinden innerhalb von 2 Wochen die Stomatozyten, und der beschleunigte Erythrozytenabbau normalisiert sich.

Anämie bei Hypophosphatämie: Die Verformbarkeit der Erythrozyten hängt vom intrazellulären Gehalt an ATP, Calcium und Phosphor ab. Da der ATP-Gehalt der Erythrozyten mit der Serumphosphorkonzentration direkt korreliert, führt eine Hypophosphatämie (Serumspiegel <0,5 mg/100 ml) zu einer ATP-Verarmung. Die komplexen metabolischen Folgen der Hypophosphatämie schließen auch einen Mangel an 2,3-DPG, eine Linksverschiebung der Sauerstoffdissoziationskurve, eine verminderte Glukoseutilisation und eine vermehrte Laktatproduktion ein. Die daraus resultierenden rigiden, nichtelastischen Erythrozyten werden leicht im Kapillarbett geschädigt. Membranveränderungen führen zur Mikrosphärozytose und zur hämolytischen Anämie.

Eine schwere Hypophosphatämie kommt vor beim Alkoholentzug, Diabetes mellitus, in der (diuretischen) Erholungsphase nach schweren Verbrennungen, bei Hyperalimentation, schwerer respiratorischer Alkalose und bei dialysierten Urämiepatienten, die mit Antazida behandelt werden.

Diese Veränderungen können verhindert oder aufgehoben werden, wenn der intrazelluläre ATP-Gehalt durch Substitution von Phosphor hochgehalten wird. Daher muß bei den entsprechenden Krankheiten die Entwicklung einer Hypophosphatämie verhindert bzw. diese, sobald sie erkannt ist, durch Phosphorsubstitution behandelt werden.

Anämien bei Störungen des Erythrozytenstoffwechsels

(Hereditäre Enzymdefekte)

Glukose ist der Hauptenergielieferant der Erythrozyten. Nach der Aufnahme in die Erythrozyten wird die Glukose entweder durch die anaerobe Glykolyse (Emden-Meyerhof-Zyklus) oder über den Glukose-6-phosphat-Zyklus in Laktat umgesetzt. Angeborene Defekte im Enzymsystem dieser Stoffwechselwege des Glukoseabbaus können hämolytische Anämien verursachen.

Störungen im Enzymmuster des Emden-Meyerhof-Zyklus

Diese relativ seltenen Krankheitsbilder haben folgende Charakteristika gemeinsam: Das Merkmal ist autosomal-rezessiv; hämolytische Anämien treten nur bei Homozygoten auf; Kugelzellen fehlen, dafür findet man vereinzelt geschrumpfte Erythrozyten. Anämie wie auch Hämolyse bleiben nach einer Splenektomie bestehen, auch wenn sich Zeichen einer Besserung einstellen können. Am häufigsten ist der angeborene Pyruvatkinase-Mangel. Doch führt nahezu jeder Defekt der Enzymreaktionen dieser Stoffwechselkette zu einer angeborenen hämolytischen Anämie. Der zur Erythrozytenzerstörung führende Vorgang ist unbekannt. Die Bestimmung von ATP und Diphosphoglyzerat hilft primär bei der Aufdeckung eines Stoffwechseldefektes; genauere biochemische Untersuchungen sind zur exakten Abklärung der Störung nötig.

Störungen im Hexose-Monophosphat-Shunt

Der einzige wichtige Enzymdefekt der Erythrozyten in diesem Stoffwechsel ist der Glukose-6-phosphat-dehydrogenase-Mangel. In manchen Fällen besteht eine Abnormität des Enzyms in Form einer genetischen Polymorphie. Klinisch am wichtigsten ist der medikamentensensitive Typ.

Glukose-6-phosphat-dehydrogenase(G6PD)-Mangel – medikamentensensitiver Typ: Dieses X-chromosomale Krankheitsbild *(s. a. Kap. PHA, 5., Pharmakogenetik)* ist bei Männern und homozygoten Frauen voll ausgeprägt und manifestiert sich unterschiedlich bei heterozygoten Frauen. Es betrifft etwa 10% der amerikanischen männlichen schwarzen Bevölkerung, etwas seltener die schwarzen Frauen und wird außerdem in geringer Häufigkeit bei Bewohnern des Mittelmeerraumes (Italienern, Griechen, Arabern und hebräischen Juden) beobachtet.

Bei den betroffenen Schwarzen und den meisten betroffenen Weißen tritt die Hämolyse erst bei älteren Erythrozyten und nach Einwirkung von Medikamenten und anderen Substanzen auf, die Peroxid bilden und dadurch eine Oxidation des Hämoglobins und der Erythrozytenmembran verursachen. Zu diesen zählen Primaquin, Acetylsalicylsäure, Sulfonamide, Nitrofurantoin, Phenazetin, Naphthalin, einige Vitamin-K-Derivate und bei manchen Weißen die Favabohne. In der täglichen klinischen Praxis sind Fieber, akute virale und bakterielle Infektionen sowie eine diabetische Azidose die häufigsten auslösenden Ursachen. Es entwickeln sich eine Anämie, ein Ikterus und eine Retikulozytose. Heinzsche Innenkörper können frühzeitig gesehen werden; sie persistieren aber nicht, da sie von der Milz zerstört werden, solange diese funktionell intakt ist. Häufig ist der Nachweis von **„Bite-Zellen"** im peripheren Blut der wichtigste diagnostische Hinweis. Hierbei handelt es sich um Erythrozyten, bei denen an der Membran eine oder mehrere (1µm große) „Biß"stellen vorkommen, deren Entstehung möglicherweise mit der Entfernung der Heinz-Körper in der Milz zusammenhängt. Da bei Schwarzen fast ausschließlich nur gealterte Erythrozyten zerstört werden, ist die hämolytische Krise meist von selbst limitiert. Dabei können bis zu 25% der Erythrozyten zerstört werden. Bei Weißen ist der Enzymmangel stärker ausgeprägt. Hier kann eine akute Hämolyse auch intravasal ablaufen mit nachfolgender Hämoglobinurie bis zum kompletten Nierenversagen. Ob bei einem Patienten bei Weitergabe des Medikaments eine kompensierte chronische oder eine akut tödliche Hämolyse auftritt, hängt von dem Ausmaß des G6PD-Mangels und von dem Oxidationspotential des Medikamentes ab. Manche Weiße leiden an einer chronischen Hämolyse ohne Medikamenteneinnahme.

Zur Bestimmung der G6PD gibt es zahlreiche Suchmethoden. Unmittelbar anschließend an eine Hämolyse können falsch-negative Ergebnisse erhalten werden, da hier ältere, enzymopenischere Erythrozyten durch Retikulozyten mit hohem G6PD-Gehalt ersetzt worden waren. Am zuverlässigsten sind spezifische Enzymuntersuchungen. Betroffene Patienten müssen angehalten werden, die für die Auslösung der Erkrankung verantwortlichen Medikamente und Substanzen zu meiden.

Anämien durch gestörte Hämoglobinsynthese

(Hämoglobinopathien)

(s. a. Kap. GYN, 16., Hämoglobinopathien in der Schwangerschaft)

Genetisch bedingte Anomalien im Hämoglobinmolekül, die sich in Veränderungen der chemischen Charakteristika, der elektrophoretischen Wanderungsgeschwindigkeit oder der physikalischen Eigenschaften manifestieren.

Das normale Hb-A-Molekül des Erwachsenen besteht aus zwei Paaren von Polypeptidketten, die Alpha und Beta genannt werden. Fetales Hämoglobin (Hb-F, bei dem Gamma-Ketten die Beta-Ketten ersetzen) liegt bei der Geburt vor. In den folgenden Monaten nimmt es immer mehr ab, bis es nur noch weniger als 2% des Gesamthämoglobins bei Erwachsenen ausmacht. Bei bestimmten pathologischen Störungen der Hämoglobinsynthese, bei aplastischer Anämie und myeloproliferativen Erkrankungen kann Hb-F vermehrt auftreten. Normalblut enthält überdies bis zu 2,5% Hb-A_2, welches aus Alpha- und Delta-Ketten besteht.

Der Typ der Ketten und die chemische Struktur der einzelnen Peptide der Ketten werden genetisch gesteuert. Infolge genetischer Schäden kann ein Hb-Molekül mit abnormen physikalischen und chemischen Eigenschaften entstehen, und hieraus kann eine Anämie resultieren. Solche Anämien zeigen bei Homozygoten eine schwere Verlaufsform, bei Heterozygoten eine leichte. Es ist nicht ungewöhnlich, daß ein Individuum doppelt heterozygot, also Träger zweier derartiger Anomalien zugleich, ist; die Anämie, die dann auftritt, trägt Merkmale beider Störungen.

Die pathologischen Hämoglobine werden nach ihrer elektrophoretischen Wanderungsgeschwindigkeit mit Buchstaben bezeichnet. Das erste, das beschrieben wurde, war das Sichelzell-Hb, das den Buchstaben S erhielt. Seither folgten die Bezeichnungen in der Reihenfolge ihrer Entdeckung dem Alphabet, also C, D, E, G, H usw. Strukturell differente Hämoglobine mit derselben elektrophoretischen Wanderungsgeschwindigkeit wurden auch nach den Städten, in denen sie gefunden wurden, bezeichnet (z. B. Hb-$_{\text{Harlem}}$, Hb-S$_{\text{Memphis}}$).

In den Vereinigten Staaten sind die Hämoglobinpathien S und C sowie die Thalassämien die wichtigsten Hämoglobinpathien. In der letzten Zeit ist durch Einwanderungen aus Südostasien auch das Hb-E zu einer in der klinischen Praxis relevanten Diagnose geworden. Üblicherweise wird bei der Beurteilung der Hämoglobinelektrophorese die Bande mit der höchsten Konzentration zuerst genannt (z. B. AS bei Sichelzellanämie, SA bei Sichelzellanämie mit Beta-Thalassämie usw.)

Sichelzellanämie

(Hb-S-Erkrankung; Drepanozytose, Meniskozytose)

Eine chronische hämolytische Anämie, die fast ausschließlich bei Schwarzen vorkommt und durch sichelförmige rote Blutkörperchen gekennzeichnet ist. Zugrunde liegt eine homozygot vererbte Hämoglobinanomalie.

Ätiologie, Häufigkeit und Pathogenese

Homozygote Merkmalsträger haben eine Sichelzellanämie (ca. 0,3% der schwarzen Bevölkerung der USA), während Heterozygote (8–13% der schwarzen Bevölkerung) nicht anämisch sind, aber das Sichelzellphänomen in vitro aufweisen.

Im Hb-S steht anstelle der Glutaminsäure, der sechsten Aminosäure der β-Kette, Valin. Dadurch ändert sich die elektrische Ladung, das Hb-S wandert in der Elektrophorese langsamer zur Anode als das Hb-A. Im Vergleich zu reduziertem Hb-A ist reduziertes Hb-S viel weniger löslich. Es bildet ein semisolides Gel aus stäbchenförmigen Strukturen, was zur „Sichelung" der Erythrozyten bei niedrigem Sauerstoffpartialdruck führt. Die verformten und inflexiblen Erythrozyten verschließen kleine Arteriolen und Kapillaren, was zur Okklusion und Infarzierung führt. Da die Sichelzellen so fragil sind, daß sie der mechanischen Beanspruchung in der Zirkulation nicht standhalten, hämolysieren sie, wenn sie in den Blutkreislauf gelangen.

Symptomatik

Bei Homozygoten wird das klinische Erscheinungsbild durch die Anämie und vasookklusive Ereignisse geprägt, die zur Gewebeischämie und Infarzierung führen. Meist ist die Anämie erheblich, von Patient zu Patient aber unterschiedlich ausgeprägt. Viele Patienten weisen einen Ikterus auf mit Bilirubinwerten zwischen 2 und 4 mg/dl. Bei Kindern kann eine akute Sequestration der Sichelzellen in der Milz zu einer akuten Verschlechterung der Anämie führen. Akute **aplastische Krisen,** bei denen die Erythrozytenneubildung im Knochenmark während eines akuten Infektes (speziell Virusinfekte) verzögert ist, werden bei Kindern und Erwachsenen häufiger angetroffen. Wahrscheinlich wegen der abnormalen Erythrozytenmembranen kommt es zu Veränderungen der Gefäßintima mit der Folge von zellulären Ablagerungen und Obstruktion. Häufig klagen die Patienten über Schmerzen in den langen Röhrenknochen (z. B. prätibial). Häufig und typisch sind bei Kindern Schmerzen in Händen und Füßen (sog. Hand-Fuß-Syndrom). Arthritische Schübe mit Fieber können auftreten; aseptische Schenkelhalsnekrosen sind nicht ungewöhnlich. Chronisch ausgestanzte Ulzera im Bereich der Knöchel sind ein immer wieder auftretendes Problem. Anfälle von schweren Bauchschmerzen mit Erbrechen können ein akutes Abdomen vortäuschen. Diese **Schmerzkrisen** gehen mit Rücken- und Gelenkschmerzen einher. Ausgelöst durch Verschlüsse größerer intrakranieller Gefäße kann es zu Halbseitenlähmungen, Hirnnervenlähmungen oder anderen neurologischen Störungen kommen. Infektionen, insbesondere durch Pneumokokken, sind häufig. Diese verlaufen speziell im frühen Kindesalter oft tödlich. Bei älteren Patienten verschlechtern sich Lungen- und Nierenfunktionen fortschreitend. Vor allem bei jungen Männern ist der Priapismus eine schwere Komplikation.

Die Patienten sind gewöhnlich körperlich unterentwickelt und haben oft einen relativ kurzen Rumpf mit langen Extremitäten und einen Turmschädel. Wegen der chronischen Hyperaktivität des Knochenmarks sieht man röntgenologisch typische Veränderungen der Knochen. Am charakteristischsten sind die Erweiterungen der Diploeräume des Schädels und das Bild des Bürstenschädels aufgrund der Trabekelveränderungen in den Diploeräumen. An den langen Röhrenknochen treten häufig Kortikalisverdickungen, unregelmäßige Verdichtungszonen und Zeichen einer Knochensubstanzneubildung im Markraum auf. Hepatosplenomegalie ist bei Kindern häufig, bei Erwachsenen ist die Milz jedoch wegen häufiger Infarkte mit anschließender Fibrosierung nur selten tastbar. Das Herz ist gewöhnlich verbreitert, der Pulmonalisbogen vorspringend. Gelegentlich täuschen Herzgeräusche ein rheumatisches oder angeborenes Vitium vor. Cholelithiasis wird häufig beobachtet.

Bei Heterozygoten treten keine Wachstumsstörungen, Hämolyse, Schmerzattacken und thrombotische Komplikationen auf. Nach ausdauernder, intensiver körperlicher Anstrengung besteht wahrscheinlich eine erhöhte Inzidenz von Rhabdomyolyse und plötzlichem Herztod. Häufig kann eine Hyposthenurie nachgewiesen werden. Gelegentlich tritt eine vorübergehende einseitige Hämaturie auf, meist aus der linken Niere, aus unbekannter Ursache. Die rechtzeitige Erkennung eines heterozygoten Sichelzellträgers kann bei richtig interpretierter einseitiger Nierenblutung eine nicht angebrachte Nephrektomie vermeiden. Eine Papillennekrose der Nieren ist ebenfalls typisch bei Patienten mit Sichelzellanämie.

Laborbefunde und Diagnostik

Die Anämie ist normozytär mit einer Erythrozytenzahl zwischen 2 und 3 Mio. bei entsprechend vermindertem Hb. In luftgetrockneten Blutausstrichen werden nur wenige gesichelte Erythrozyten beobachtet. Der pathognomonische Laborbefund ist das Sichelzellphänomen („Sichelung") in einem ungefärbten Blutausstrich (Halbmondform der roten Blutkörperchen, oft mit lang ausgezogenen oder spitz zulaufenden Enden); das Blut muß dabei vor Austrocknung geschützt oder mit einer reduzierenden Substanz wie Natriumbisulfit behandelt werden. Es kann auch bei Sauerstoffunterdruck erzeugt werden. Durch luftdichten Abschluß eines Bluttropfens unter einem Deckglas mit Vaseline kann ein derartiges Milieu erzeugt werden, das eine mikroskopische Untersuchung zuläßt. Als Suchmethode ist ein Schnelltest, der die unterschiedliche Löslichkeit von Hb-S aufdeckt, weit verbreitet.

Normoblasten im peripheren Blut und eine Retikulozytose von 10–40% oder mehr werden häufig gesehen. Eine Leukozytose bis zu $35\,000/mm^3$ mit einer Linksverschiebung kann während einer Krise oder einer bakteriellen Infektion auftreten. Die Thrombozytenzahlen sind gewöhnlich erhöht. Das Knochenmark ist hyperplastisch, wobei die Normoblasten vorherrschen. Während einer Sichelzellkrise oder im Rahmen schwerer Infekte kann es aplastisch werden. Das Serumbilirubin ist vermehrt, ebenso Urobilinogen im Stuhl und Urin. Die BSG ist niedrig.

In der Elektrophorese werden beim Homozygoten nur Hb-S und eine variable Menge von Hb-F festgestellt. Der Heterozygote weist dagegen beide Hämoglobine, Hb-A und Hb-S auf (mit mehr A als S). Das Hb-S muß stets von anderen Hämoglobinen, die mit der gleichen Geschwindigkeit in der Elektrophorese wandern, differenziert werden. Das kann durch das Sichelzellphänomen erfolgen, das bei den anderen Hämoglobinen fehlt. Diese Unterscheidung ist im Rahmen einer genetischen Beratung von größter Bedeutung. Aktuell ist ein pränatales Screening mit rekombinanter DNS-Technologie. Hier konnte vor allem durch die Polymerasekettenreaktion (PCR) die Sensitivität der pränatalen Diagnostik deutlich verbessert werden.

Prognose und Therapie

Die Überlebenszeit homozygoter Patienten hat sich in den letzten Jahren ständig verbessert und liegt jetzt über 40 Jahren. Häufige Todesursachen sind interkurrente Infekte, multiple Lungenembolien, der Verschluß eines lebenswichtigen Gefäßes oder Nierenversagen.

Die Therapie ist symptomatisch, da es kein Medikament gibt, das die Sichelzellbildung in vivo effektiv verhindern könnte. Splenektomie und Hämotopoetika sind wertlos. Transfusionen sollten nur gegeben werden, wenn die Anämie ungewöhnlich schwer ist (z. B. während aplastischer Krisen im Rahmen von schweren Infektionen). Es gibt keinen Grund, Transfusionen bei den Schmerzkrisen einzusetzen. Im allgemeinen sollten die Krisen durch forcierte orale oder intravenöse Flüssigkeitsgabe und Analgetika einschließlich Narkotika, wenn diese zur ausreichenden Schmerzdämpfung benötigt werden, behandelt werden. Anerkannte Indikationen für Bluttransfusionen sind kardiopulmonale Symptome (insbesondere wenn das Hb unter 5 g/dl abgefallen ist) oder andere klinische Zeichen (z. B. Herzinsuffizienz bei stark erhöhtem Herzminutenvolumen oder Hypoxie mit einem Sauerstoffpartialdruck unter 65 mmHg) oder andere lebensbedrohliche Situationen, wenn eine verbesserte Sauerstoffzufuhr keine Besserung bringt (z. B. Sepsis, schwere Infektionen, zerebrovaskuläre Ereignisse, Organversagen). Auch vor einer Allgemeinnarkose und vor chirurgischen Eingriffen werden Bluttransfusionen oder ein Erythrozytenaustausch empfohlen. Wenn dadurch das Hb-A über 50% gehalten wird, ist die durch Chirurgie bedingte Morbidität geringer.

Schließlich scheinen wiederholte Bluttransfusionen die Rezidivgefahr bei zerebrovaskulären Blutungen zu vermindern. Deshalb wird diese Therapie bei unter 18jährigen nach einem Schlaganfall für die Dauer von mindestens 3 Jahren empfohlen. Sie wird auch empfohlen bei Patienten mit chronischem Ulcus cruris und wahrscheinlich auch während der Schwangerschaft. Da das Ziel dieser Behandlung ein Sichelzellanteil unter 30% und ein Hämatokrit nicht über 46% sind, ist auch ein partieller Blutaustausch eine bewährte Methode. Ein teilweiser Blutaustausch oder eine Übertransfusion kann eine Schmerzkrise durchbrechen. Weder Harnstoff- noch Cyanatderivate haben sich als wirksam erwiesen.

Die Mortalität, besonders bei Kindern, kann reduziert werden durch die prophylaktische Gabe von Antibiotika, Impfung mit Pneumokokkenantigen *(s. Kap. INF, 10., Pneumokokkeninfektionen),* frühe Diagnostik und Behandlung von schweren bakteriellen Infektionen und generelle Infektionsprophylaxe. Eine neuere Studie zeigte eine deutlich verminderte Häufigkeit von Pneumokokkenseptikämien bei Kindern, denen prophylaktisch ab dem 4. Lebensmonat Penicillin gegeben wurde. Es wurde vorgeschlagen, daß diese Penicillinprophylaxe eine Standardtherapie sein sollte.

Neuere Versuche mit einer Hydroxyharnstoff-Behandlung machen es wahrscheinlich, daß eine Zunahme des Hämoglobingehaltes und eine Abnahme der Häufigkeit der Schmerzkrisen erreicht werden können.

Hämoglobin-C-Krankheit

Der Grad der Anämie ist unterschiedlich, kann aber ziemlich schwer sein. 2–3% der schwarzen amerikanischen Bevölkerung weist diese Anlage auf. Bei Heterozygoten besteht keine Anämie, bei Homozygoten sind deutliche Anämiesymptome vorhanden. Die Milz ist meist vergrößert, häufig bestehen auch Gelenkbeschwerden. Bauchschmerzen können auftreten, doch nicht krisenhaft wie bei der Sichelzellanämie. Die Skleren können leicht ikterisch sein. Episoden mit abruptem Abfall der Erythrozytenwerte durch Sequestration in der Milz können auftreten. Sie gehen mit Schmerzen im linken Oberbauch einher. Schwere Krisen dieser Art können eine Splenektomie erforderlich machen.

Bei Homozygoten ist die Anämie normozytär; im Blutausstrich finden sich 30–100% Targetzellen, ferner Kugelzellen und selten auch intraerythrozytäre Kristalle. Die Retikulozyten sind leicht vermehrt, auch Normoblasten können vorkommen. Die Erythrozyten zeigen kein Sichelzellphänomen. Das Hämoglobin besteht elektrophoretisch ausschließlich aus Hb-C. Das Serumbilirubin ist gering erhöht, das Urobilinogen im Stuhl und Blut leicht vermehrt. Es gibt keine spezifische Therapie. Die Anämie ist in der Regel nicht transfusionsbedürftig. Bei Heterozygoten ist der Nachweis von normochromen Targetzellen häufig der einzige Befund.

Hämoglobin-S-C-Krankheit

Da 10% der Schwarzen Träger der S-Eigenschaft sind, ist die Häufigkeit der heterozygoten Kombination Hb-S/Hb-C viel größer als die der homozygoten Hb-C-Krankheit. Möglicherweise liegen vielen Anämiefällen bei Patienten mit Sichelzellen tatsächlich unerkannte Hb-S/Hb-C-Kombinationen zugrunde. Die Anämie der Hb-S-C-Krankheit ist ähnlich der der Hb-C-Krankheit, jedoch nicht so ausgeprägt. Manche Patienten haben sogar normale Hämoglobinspiegel. Die meisten Beschwerden entsprechen denen bei Sichelzellanämie, gewöhnlich sind sie weniger stark ausgeprägt. Schwere Hämaturie, Netzhautblutungen und aseptische Schenkelhalsnekrosen sind relativ häufig. Gefärbte Blutausstriche zeigen Targetzellen und einige Sichelzellen. In einem speziell angefertigten Präparat bilden alle Zellen Sichelformen.

Hämoglobin-E-Krankheit

Hb-E ($\alpha_2\beta_2^{26glu\rightarrow lys}$) ist weltweit das dritthäufigste Hämoglobin (nach A und S). Es kommt vorwiegend in Südostasien vor (> 15%) und in der schwarzen Bevölkerung, jedoch selten bei Chinesen.

Bei Heterozygoten (Hb-AE) findet man keine Veränderungen im peripheren Blut. Die Hb-Elektrophorese ergibt ungefähr 30% E (eine Bande in der Gegend, wo auch A_2, C und O_{Arab} liegen) und 70% A. In der Agargel-Elektrophorese bei saurem pH wandert E zusammen mit A und wird dadurch von C und O_{Arab} getrennt. Der relative Anteil von E nimmt ab, wenn gleichzeitig eine α-Thalassämie oder ein Eisenmangel vorliegt. Bei Homozygoten liegt eine milde hypochrom-mikrozytäre Anämie vor mit vorherrschenden Schießscheibenzellen (sogenannte Targetzellen). Doppelt Heterozygote für E und β-Thalassämie haben eine schwerere hämolytische Anämie als die mit S-β-Thalassämie.

Thalassämien

(Mittelmeeranämien, Thalassaemia major und minor)

Eine Gruppe von chronischen, vererbten, mikrozytären Anämien, die charakterisiert sind durch eine defekte Hb-Synthese und eine ineffektive Erythropoese. Sie kommen vor allem vor bei Personen, die aus Mittelmeerländern, aus Afrika oder aus Südostasien stammen. Sie zählen überhaupt zu den häufigsten Erbkrankheiten bei Menschen. Heute ist die pränatale Diagnostik mittels rekombinanter DNS-Methoden zur Gentypisierung Standard.

Ätiologie und Pathogenese

Thalassämien sind das Ergebnis einer Dysregulation der Hb-Synthese aufgrund einer Minderproduktion einer oder mehrerer der normalen Globinpolypeptidketten (α, β, γ, δ). Bei einer verminderten Synthese der β-Polypeptid-Kette liegt eine β-Thalassämie vor, die autosomal-dominant vererbt wird. Heterozygote Merkmalsträger (Thalassaemia minor) haben eine asymptomatische, milde bis mäßige mikrozytäre Anämie, die typischen Symptome treten bei Homozygoten (Thalassaemia major) auf. Da für die genetische Kontrolle der α-Ketten-Synthese zwei Strukturgene verantwortlich sind, ist das Vererbungsmuster der α-Thalassämien, denen eine verminderte α-Ketten-Synthese zugrunde liegt, komplexer. Heterozygote mit einem Einzelgendefekt sind meist symptomfrei („α-Thalassämie 2"). Dagegen weisen Heterozygote mit einem Doppelgendefekt und Homozygote mit einem Einzelgendefekt („α-Thalassämie 1") ein ähnliches klinisches Bild auf wie Heterozygote mit β-Thalassämie. Die Vererbung sowohl des Einzelgendefektes wie des Doppelgendefektes führt zu einer deutlicher ausgeprägten Verminderung der α-Ketten-Synthese. Der Mangel an α-Ketten führt zur Bildung von Tetrameren der β-Kette (Hb-H) oder bei Kindern zu γ-Ketten

(Hb-Barts). Eine Homozygotie des Doppelgendefektes ist letal, da das Hämoglobin ohne α-Ketten keinen Sauerstoff transportieren kann. Bei Afroamerikanern findet man das Gen für die α-Thalassämie bei ungefähr 25% und die phänotypische (klinische) Expression bei 10%.

Symptomatik

Das klinische Bild aller Thalassämien ist ähnlich, zeigt jedoch unterschiedliche Schweregrade. Bei der **β-Thalassaemia major (Cooley-Anämie)** zeigen sich die üblichen Symptome einer schweren Anämie. Die klinischen Auffälligkeiten sind Folge der Anämie, der Hypertrophie des Knochenmarkes sowie der transfusionsbedingten und resorptionsbedingten Eisenüberladung. Es finden sich zusätzlich Ikterus, Unterschenkelulzera und Cholelithiasis wie bei der Sichelzellanämie, gewöhnlich auch eine Splenomegalie, die beträchtliche Ausmaße erreichen kann. Wenn sich ein vermehrter lienaler Abbau entwickelt, ist die Überlebenszeit transfundierter normaler Erythrozyten verkürzt. Die Hyperaktivität des Knochenmarkes führt zu einer Verdickung der Schädel- und Backenknochen, was zu dem sogenannten Mongolengesicht (Facies haemolytica) führt. Wegen der Beteiligung der langen Röhrenknochen sind Frakturen häufig. Das Körperwachstum ist verzögert, und die Pubertät tritt deutlich verspätet oder gar nicht ein. Eisenablagerungen im Herzmuskel können zu Funktionseinschränkungen und letztlich zur Herzinsuffizienz führen. In typischer Weise kommt es auch zu einer Siderose der Leber mit Funktionseinschränkungen und schließlich zur Zirrhose. Patienten mit Hb-H-Erkrankung haben häufig eine symptomatische hämolytische Anämie und eine Splenomegalie.

Laborbefunde *(s. Tab. 8.)*

Bei der Thalassaemia major ist die Anämie oft schwer, mit Hb-Werten von 6 d/dl oder weniger. Die Erythrozytenzahl ist erhöht. *Der Ausstrich des peripheren Blutes ergibt die Diagnose:* Eine große Anzahl von Normoblasten, Targetzellen, kleine, blasse Erythrozyten und basophil getüpfelte oder diffus basophile Erythrozyten. Das Serumbilirubin ist erhöht, und die Serum-Eisen- und -Ferritin-Spiegel sind deutlich erhöht. Im Knochenmark findet sich eine ausgeprägte erythropoetische Hyperplasie. Bei der Thalassaemia minor (β oder α) findet sich meist nur eine milde bis mäßig ausgeprägte mikrozytäre Anämie. Serum-Eisen- und -Ferritin-Bestimmungen bestätigen, daß kein Eisenmangel vorliegt.

Tab. 8. Charakteristika der Thalassämien

Kategorie	*Anämie*	*MCV*	*% Hb-A_2*	*% Hb-F*
β-Thalassämie				
heterozygot	mild	↓	↑	variabel
homozygot	schwer	↓	variabel	↑ bis zu 90%
δ-α-Thalassämie				
heterozygot	mild	↓	N oder	> 5%
homozygot	mäßig–schwer	↓	fehlt	100%
α-Thalassämie				
Einzelgendefekt	keine	N–↓	N	N
Doppelgendefekt	*mild*	↓	N–↓	< 5%
Dreifachgendefekt	mäßig	↓	N–↓ (Hb-H oder Barts vorhanden)	variabel

N = Normal; ↑ = erhöht; ↓ = vermindert; MCV = mittleres korpuskuläres Volumen der Erythrozyten.

Diagnostik

Für die Diagnose sind quantitative Untersuchung der Hämoglobine erforderlich. Der Grad der Veränderung ist abhängig von dem Typ der Thalassämie. Bei homozygoter β-Thalassämie ist das Hb-F vermehrt, manchmal bis zu 90%; Hb-A_2 ist auch über 3% vermehrt. Der Test zur Diagnose einer heterozygoten β-Thalassämie ist ein erhöhter Anteil von Hb-A_2. Bei den α-Thalassämien sind die Prozentanteile von Hb-A_2 und Hb-F meist normal, und es handelt sich oft um eine Ausschlußdiagnose, wenn keine anderen Ursachen für eine mikrozytäre Anämie gefunden werden. Die Hb-H-Erkrankung wird diagnostiziert durch das schnell wandernde Hb-H oder die Bart-Fraktion in der Hb-Elektrophorese. Heute kann man den spezifischen Moleküldefekt genau charakterisieren, jedoch haben die Ergebnisse dieser Untersuchungen bisher keinen Einfluß auf die Art der Behandlung. Für die pränatale Diagnostik und die genetische Beratung ist inzwischen die Technologie mit rekombinanter DNS wichtig geworden (insbesondere die Polymerasekettenreaktion, PCR).

Bei homozygoter β-Thalassämie zeigen Röntgenbefunde des Skelettes charakteristische Merkmale der erhöhten Knochenmarkaktivität.

Die Kortikalis des Schädels und der langen Röhrenknochen sind verschmälert, die Markräume sind erweitert. Die Diploeräume der Schädeldecke können durch Trabekelbildung betont sein, wobei es zur Ausbildung eines „Bürstenschädels" kommen kann. In den Röhrenknochen können osteoporotische Bezirke vorkommen; die Wirbelkörper und der Schädel können granuliert oder „milchglasähnlich" aussehen, die Phalangen ihre normale Gestalt verlieren und rechteckig oder bikonvex erscheinen.

Prognose

Die Prognose ist unterschiedlich. Einige Patienten mit β-Thalassaemia major können bis ins Pubertätsalter oder länger am Leben erhalten werden. Die Lebenserwartung der Patienten mit Thalassaemia minor ist normal.

Therapie

Kinder mit Thalassaemia major sollten so wenig wie möglich Bluttransfusionen erhalten, da eine Eisenüberladung droht. Jedoch kann die Suppression der anomalen Hämatopoese durch chronische Erythrozyten-Hypertransfusion bei schweren Krankheitsverläufen nützlich sein. Um die Ausbildung einer Hämosiderose zu verhindern oder zu verzögern, muß überschüssiges (transfusionsbedingtes) Eisen entfernt werden (z. B. durch die chronische Anwendung von Eisenchelatbildnern). Wenn man zur Transfusion Fraktionen mit relativ jungen Erythrozyten verwendet, hat man einen zusätzlichen Vorteil, was die Verminderung der Eisenüberladung angeht. Bei Patienten mit Splenomegalie, bei denen eine zusätzliche Hämolyse in der Milz stattfindet, kann eine Splenektomie zur Verminderung der Transfusionshäufigkeit beitragen. Die Thalassaemia minor erfordert keine Therapie.

Hämoglobin-S-β-Thalassämie-Krankheit

Wegen der erhöhten Häufigkeit von Hb-S und β-Thalassämie-Genen in den gleichen Bevölkerungsgruppen ist die Vererbung beider Defekte relativ häufig. Klinisch bestehen eine leichte Anämie und zahlreiche Zeichen einer Sichelzellanämie, allerdings schwacher ausgeprägt.

Die Laborbefunde sind eine milde bis mittelgradige mikrozytäre Anämie, im Ausstrich finden sich einige Sichelzellen sowie eine Retikulozytose. Das Hb-A_2 ist über 3% erhöht, in der Elektrophorese herrscht Hb-S vor, Hb-A ist vermindert oder fehlt. Das Hb-F ist unterschiedlich erhöht.

Die Behandlung entspricht der der Sichelzellanämie, allerdings zeigt die Mehrzahl der Patienten einen milderen klinischen Verlauf.

2. TRANSFUSIONSMEDIZIN

Blut ist ein lebendes Gewebe; die Transfusion von Blut oder einzelnen zellulären Bestandteilen von einem Spender in einen Empfänger ist eine Form von Transplantation. In den USA werden jährlich ungefähr 15 Mio. Transfusionen verabreicht. Die Entscheidung zur Transfusion beruht auf einer *klinischen* Beurteilung, die den möglichen Nutzen und die bekannten Nebenwirkungen gegenüber anderen Behandlungsmöglichkeiten abwägen muß. Eine Transfusion, für die keine spezielle Indikation besteht, ist kontraindiziert. Obwohl Bluttransfusionen heute wahrscheinlich sicherer sind als jemals früher, besteht in der Öffentlichkeit die Furcht vor einem Risiko und vor der Übertragung von Krankheiten, so daß vor jeder Tranfusion eine intensive Aufklärung („informed consent“) notwendig ist.

Präparation von Spender- und Empfängerblut und seinen Komponenten

Gewinnung und Konservierung von Blut und seinen Komponenten

In den USA bestehen für die Entnahme, Konservierung und den Transport von Blut und Blutkomponenten Vorschriften, die von staatlichen und örtlichen Gesundheitsbehörden ausgearbeitet sind. Auch das amerikanische Rote Kreuz und die amerikanische Gesellschaft der Blutbanken haben ihre Richtlinien ausgearbeitet. Das Suchprogramm für einen Spender umfaßt die Erhebung der Vorgeschichte, die Bestimmung des Hb sowie die Überprüfung von Körpertemperatur, Puls und Blutdruck. **Ausschlußgründe** sind 1. eine durchgemachte oder bestehende Hepatitis, 2. Herzkrankheiten, 3. Karzinome mit Ausnahme bestimmter Formen relativ ungefährlicher und behandelbarer Tumoren wie kleiner Hautkrebse, 4. schweres Asthma, 5. Blutungsübel, 6. Krampfleiden und 7. das erworbene Immundefektsyndrom **(AIDS)** oder Zugehörigkeit zu einer AIDS-Risikogruppe *(s. Kap. INF, 9.)*. Gründe für eine **vorübergehende Zurückstellung** sind 1. Malaria, 2. Ansteckungsgefahr von Malaria, 3. Ansteckungsgefahr von Hepatitis. 4. Schwangerschaft, 5. größere Operationen, 6. Hypertonie, 7. Hypotonie, 8. Anämie und 9. die Einnahme bestimmter Medikamente. Einige dieser Ausschlußkriterien schützen den Spender vor einer möglichen Schädigung durch die Blutspende, andere den Empfänger. Eine Blutspende darf erst nach 2 Monaten wiederholt werden. Fast alle Spenden werden freiwillig und ohne Bezahlung gegeben.

Bei einer gewöhnlichen Blutspende werden 450 ml in Kunststoffbeutel gefüllt, die adeninsupplementierte Citrat-Phosphat-Dextrose-Lösung **(CPDA-1)** enthalten. CPDA-1-Blut kann 35 Tage aufbewahrt werden. Frischblut und Konservenblut unterscheiden sich in vielfacher Hinsicht. Die während der Lagerung im gekühlten Zustand auftretenden Änderungen werden auch als **„Konservierungsschäden“** zusammengefaßt. Einige davon *(s. Tab. 9.)* können sich auch auf bestimmte Empfänger auswirken.

Vor der Transfusion muß die Kompatibilität mit dem Empfänger festgestellt werden. Dazu gehören die AB0- und die Rh-Typisierung (s. unten), der Antikörpersuchtest, die Luesserologie, Tests auf Hepatitis-B-Oberflächenantigen (HBs) und Antikörper gegen das Virus-Core *(Anti-HBc), normale* Transaminasen (GOT) und Tests zur Bestimmung von Antikörpern gegen humane T-Zell-lymphotrope Viren (HTLV-I und -II), gegen Hepatitis-C-Virus und humane Immundefektviren (HIV-I und -II). Die erhobenen Befunde müssen auf dem Etikett der Konserve und dem rechtlich vorgeschriebenen Begleitschreiben (Informationsrundschreiben) aufgeführt werden. Letzteres enthält wichtige Informations- und Vorsichtsmaßnahmen und sollte von dem Arzt vor der Transfusion gelesen werden.

Tab. 9. Aufbewahrung von Erythrozytenkonzentraten und Vollblut in CPDA-1 als Antikoagulans

Wochen der Aufbewahrung		0		5	
		Erythrozyten-konzentrat	Voll-blut	Erythrozyten-konzentrat	Voll-blut
Erythrozytenüberleben 24 Std. nach Transfusion (%)		100	100	71	79
ATP (% des Anfangswertes)		100	100	49	57
2,3-Diphosphoglycerat (% des Anfangswertes)		100	100	3	5
Plasma-Kalium	(mÄq/Einheit)*	0,4	1,3	5,5	8,2
Plasma-Natrium	(mÄq/Einheit)*	11,8	50,1	7,8	46,5
Plasma-Hämoglobin	(mg/Einheit)*	5,5	24,6	461	138,3
Gesamt-Citrat	(g/Einheit)*	0,43	1,86	–	
pH		7,55	7,6	6,71	6,98

*Eine Bluttransfusions-Einheit enthält bei Verwendung von Vollblut 300 ml Plasma und bei Verwendung von Erythrozytenkonzentraten 70 ml Plasma.
CPDA-1 = Adeninsupplementierte Citrat-Phosphat-Dextrose-Lösung
(Daten teilweise von G. L. Moore et al.: „Some properties of blood stored in anticoagulant CPDA-1 solution. A brief summary," in Transfusion Vol. 21, Nr. 2, März/April 1981.

Wenn immer es die Umstände erlauben, ist die Transfusion des patienteneigenen Blutes das sicherste Vorgehen: **Autologe Transfusion.** Einige Wochen vor einer geplanten Operation können von einem Patienten leicht 3–4 Einheiten Blut gewonnen werden, die dann zum Blutersatz während der Operation zur Verfügung stehen. Ein solcher Service steht bei den meisten größeren Krankenhäusern und bei vielen Blutspendediensten zur Verfügung. Außerdem gibt es spezielle Verfahren zur Autotransfusion von Blut, das nach Traumen und während chirurgischer Eingriffe in geeigneten Apparaturen gesammelt wird. Die Benutzung von autologem Blut bzw. von Autotransfusionen hat in der letzten Zeit stark zugenommen, insbesondere auch als Antwort auf die Furcht vor einer AIDS-Übertragung.

Für eine gezielte Substitution entsprechend den Bedürfnissen des Patienten können verschiedene **Blutkomponenten** separiert, konzentriert und aufbewahrt werden. Die *Tab. 10.* zeigt einige Eigenschaften von Blut und Blutkomponenten, wie sie gewöhnlich in der Blutbank präpariert werden. Diese Tabelle enthält nicht die industriell hergestellten gereinigten Derivate, die mehr Pharmazeutika als Blutbankprodukten entsprechen.

Antikoagulanzien, die zum Schutz der Erythrozyten bei der Aufbewahrung von Vollblut benutzt werden, sind nicht optimal für andere Blutkomponenten. Labile Blutbestandteile werden am besten aufbewahrt, nachdem sie vom Vollblut abgetrennt wurden. Da der Bedarf an Blutkomponenten, wie z.B. Thrombozyten, antihämophilem Faktor **(AHF)** und Frischplasma, sehr hoch ist, sind die Blutbanken gezwungen, praktisch alle Blutspenden in ihre Fraktionen aufzuarbeiten. Deshalb wird Vollblut heute mehr als ein Ausgangsmaterial betrachtet und nur noch in speziellen Fällen (s. unten) ohne weitere Aufarbeitung transfundiert. Um für jeden einzelnen Patienten die optimale Wahl bei der Transfusion zu treffen, sollte – abgesehen von einfachen Erythrozytentransfusionen – der Arzt der Blutbank konsultiert werden.

Indikationen für den klinischen Einsatz von Blut und Blutkomponenten

Erythrozytenkonzentrate werden zur Anhebung des Hb und der Sauerstofftransportkapazität transfundiert, beispielsweise zum Ersatz eines operativ bedingten Blutverlustes oder zur Vorbereitung eines extrakorporalen Kreislaufs. Die Indikation zur Transfusion von

Tab. 10. Blutkomponenten, aus Vollblut nach CPDA-1*-Zusatz gewonnen

Komponente	*Konservierungsdauer*	*Lagerungstemperatur (°C)*	*Hkt (%)***	*Vol/Einheit (ml)***	*Bemerkungen*
Erythrozyten	35 Tage**	4–6	70	300	
gefrorene Erythrozyten in Glycerin	10 Jahre	–85 (hoch Glycerin) –190 (niedr. Glycerin)	n. b.* n. b.	n. b. n. b.	unterschiedliche Präparationsmethoden
Aufgetaute Erythrozyten nach Deglyzerinisierung	24 h	4–6	70–90	200–300	
gewaschene Erythrozyten	24 h	4–6	70–90	200–300	
Vollblut	35 Tage	4–6	40	513	
Thrombozytenkonzentrate	5 Tage	20–24	n. b.	30–50	Möglichst frisch übertragen. Muß beim Lagern ständig leicht durchmischt werden
kryopräzipitiertes AHF*	1 Jahr	unter –18	0	10	Enthält pro Präparation rund 100 E AHF und 250 mg Fibrinogen
Gefrierplasma (freshfrozen plasma = FFP)	1 Jahr	unter –18	0	220	Enthält unkonzentriert alle Gerinnungsfaktoren außer Thrombozyten
Cytapheres-Produkte					
Thrombozyten	24 h (bei einigen Systemen 5 Tage)	20–24	10–20	200–450	verschiedene Methoden ergeben Konzentrate mit unterschiedlichen Qualitäten
Granulozyten	24 h	20–24	10–20	200–450	

* CPDA-1 = Adenin-supplementierte Citrat-Phosphat-Dextrose-Lösung; AHF = antihämophiler Faktor; n. b. = nicht bestimmbar;
** ungefähr.

Erythrozytenkonzentraten wird immer kritischer beurteilt. Wenn man beachtet, daß isovolämische Patienten auch mit einem bis auf 7 g/dl erniedrigten Hämoglobinwert eine ausreichende Sauerstofftransportkapazität haben, muß der Arzt beim Entschluß zur Erythrozytentransfusion das Alter des Patienten, die Ursache und das Ausmaß der Anämie, die Kreislaufstabilität sowie die Leistungsfähigkeit von Herz, Lungen und Blutgefäßen beachten. Steht der Volumenersatz im Vordergrund, können andere Flüssigkeiten gleichzeitig oder getrennt verabreicht werden (s. Kap. HKR, 3., Schock).

Gefrorene und wiederaufgetaute Erythrozyten sind teuer und werden hauptsächlich benötigt für Patienten mit multiplen Blutgruppenantikörpern oder Antikörpern gegen häufig vorkommende Antigene. Auch der vermehrte Gebrauch von autologen Transfusionen bedingt eine Zunahme der Gabe von gefrorenen und wieder aufgetauten Erythrozytenkonzentraten.

Gewaschene Erythrozyten (z.B. in einer Durchflußzentrifuge gewaschen) sind fast frei von allen Plasmaspuren sowie den meisten Leukozyten und Thrombozyten. Sie werden benötigt für Patienten mit schweren Reaktionen gegen Plasmabestandteile (z.B. schwere Allergien oder IgA-Immunisierung) oder für Patienten mit Leukozytenantikörpern und wiederholten fieberhaften Transfusionsreaktionen. Weniger intensiv müssen die Erythrozyten gewaschen werden für Patienten mit Herzinsuffizienz und Hypervolämie oder für herzchirurgische Eingriffe bei Kindern (um die Citratüberladung zu verhindern). Heute benutzt man zur Entfernung der Leukozyten spezielle Filtermethoden. So können febrile Reaktionen und die Alloimmunisierung gegen Leukozytenantigene vermindert werden, jedoch schützt diese Methode nicht vor allergischen Reaktionen. Anstelle von durch Umkehrzentrifugation gewonnenen **leukozytenarmen Erythrozytenkonzentraten** werden heute meist gewaschene Erythrozytenkonzentrate gegeben.

Thrombozytenkonzentrate sind bei schweren Thrombozytopenien indiziert (Thrombozytenwerte < 10000/mm^3) oder bei bestehender Blutungsneigung bei einer Thrombozytopenie (z.B. Werte zwischen 10 und 50000/mm^3). Gelegentlich sind sie auch zur Blutstillung bei operierten Patienten notwendig, bei denen im Anschluß an massive Transfusionen oder bei längerwährendem extrakorporalem Kreislauf eine Blutungsneigung aufgetreten ist. Da ein frisch präpariertes Thrombozytenkonzentrat beim Erwachsenen zu einem Anstieg der Thrombozytenwerte um ungefähr 5000–10000/mm^3 führt, werden dann meist 6–8 Konzentrate benötigt. Bei bestehender Purpura erfolgt häufig kein Anstieg der peripheren Thrombozytenwerte, da die Plättchen sofort verbraucht werden. Patientinnen nach mehreren Schwangerschaften und/oder vorausgegangenen Transfusionen sprechen oft nicht auf Thrombozytentransfusionen an, da sie gegen Thrombozytenantigene alloimmunisiert sein können. Diese Patientinnen können aber auf Zellseparatorthrombozyten von Blutsverwandten oder von HLA-identischen Spendern ansprechen. Ähnlich wie die Erythrozytenkonzentrate können auch Thrombozytenpräparationen über spezielle Filter von den Leukozyten befreit werden, um eine Alloimmunisierung zu vermindern.

Zunehmend werden Thrombozyten in automatisierten Geräten gewonnen, die die Thrombozyten (oder auch andere Zellen) sammeln und die nicht benötigten Komponenten (z.B. Erythrozyten und Plasma) dem Spender zurückgeben (Cytapherese). Diese Methoden beanspruchen relativ viel Zeit, stellen aber von einem Einzelspender genügend Thrombozyten zur Verfügung, um einen Erwachsenen ausreichend zu substituieren.

Über solche Zellseparatoren können auch Lymphozyten gesammelt werden, um sie zur Immunmodulation bei experimentellen Krebstherapien zu verwenden (adoptive Immuntherapie). Auch können periphere Blutstammzellen für die autologe Rekonstitution des Knochenmarks gewonnen werden. Sie stellen eine Alternative zur autologen Knochenmarktransplantation dar.

Kryopräzipitierter antihämophiler Faktor (AHF, Faktor VIII) wird als Konzentrat aus frischem Plasma gewonnen. Es wird eingesetzt bei Hämophilie, von-Willebrand-Syndrom, disseminierter intravasaler Gerinnung (DIC), Blutungen bei Urämie und auch für die Herstellung von Fibrinkleber, den man z.B. in der Herz- und Thoraxchirurgie benutzt. Jedes Konzentrat enthält ca. 100 E AHF und 250 mg **Fibrinogen** und kann somit auch zur Fibrinogensubstitution verwendet werden, wenn andere Fibrinogenkonzentrate nicht zur Verfügung stehen.

Frischplasma (fresh frozen plasma = FFP) enthält unkonzentriert alle Gerinnungsfaktoren, ausgenommen die Thrombozyten. Es kann daher bei Blutungsneigung unklarer Genese sowie bei Leberversagen verwendet werden. Steht für Austauschtransfusionen kein Vollblut zur Verfügung, so kann dieses durch die Kombination von Erythrozytenkonzentraten und Frischplasma ersetzt werden. Normalerweise benutzt man Plasma nicht zur Volumensubstitution, es sei denn, es ist zuvor autolog gewonnen worden.

Granulozytenkonzentrate können eingesetzt werden, wenn im Rahmen einer zytostatischen Chemotherapie eine ausgeprägte Neutropenie (Leukozyten < 500/µl) aufgetreten ist und der Patient eine Sepsis mit einem Keim hat, der nicht auf Antibiotika anspricht. Granulozytenkonzentrate werden durch Cytapherese gewonnen und müssen innerhalb von 24 h transfundiert werden. Da in den letzten Jahren die Effektivität der antibiotischen Therapie deutlich verbessert werden konnte, besteht heute nur noch selten die Indikation zur Granulozytentransfusion.

Vollblut wird bei massivem Blutverlust, zu Austauschtransfusionen und bei Fehlen spezieller Blutkomponenten benötigt. Anstelle von Vollblut können auch Erythrozytenkonzentrate zusammen mit entsprechender Flüssigkeitssubstitution verwendet werden.

Immunhämatologie

Die Menschen haben unterschiedliche Erythrozytenantigene und entsprechend unterschiedliche Plasmaantikörper. Die Muster dieser Antigene und Antikörper definieren die Blutgruppe. Normalerweise bestimmt man die zwei wichtigsten Systeme der Blutgruppenantigene: AB0 und Rh. Die *Tab. 11.* faßt die Charakteristika der vier Hauptblutgruppen des AB0-Systems zusammen. Um inkompatible Transfusionen zu vermeiden, müssen Spender und Empfänger entsprechend ihren AB0-Typen klassifiziert werden. Hierzu stehen sehr sorgfältig zu kontrollierende Labormethoden zur Verfügung.

In der Regel müssen für eine Bluttransfusion die AB0-Gruppen des Spenders und Empfängers übereinstimmen. In Notfällen ist eine Übertragung von 0-Erythrozyten-Konzentrate (nicht Vollblut) auf Patienten mit anderen Blutgruppen bzw. *entweder* A- oder B-Erythrozyten (*nie* beide zusammen) auf Empfänger der Blutgruppe AB zulässig.

Die **Rh-Typisierung** muß routinemäßig durchgeführt werden, um zu bestimmen, ob auf der Erythrozytenoberfläche der Rhesusfaktor Rh_0 (D) vorhanden ist (Rh-positiv) oder fehlt (rh-negativ).

Tab. 11. Charakteristika und Reaktionen der vier AB0-Blutgruppen

	Erythrozyten				*Serum*		
AB0 Typ	vorhandenes Antigen	Reaktion mit Reagenzien *Anti-A*	*Anti-B*	*Anti-AB*	vorhandene(r) Antikörper	Reaktion mit *A-Zellen*	*B-Zellen*
0	keines	–	–	–	Anti-A und Anti-B	+	+
A	A	+	–	+	Anti-B	–	+
B	B	–	+	+	Anti-A	+	–
AB	A und B	+	+	+	keine	–	–

Rh_0-(D^u-)Variante: Gelegentlich besitzen die Erythrozyten einen schwach reagierenden Rh-Faktor, Rh_0-(D^u-)Variante genannt, der nicht mit den üblichen Methoden, sondern nur mit der sensitiveren indirekten Antiglobulinmethode nachgewiesen werden kann. D^u-positive Personen werden als rh-positive betrachtet. Bei im Routinetest rh-negativen Blutspendern, Schwangeren und deren Partner sollte diese Untersuchung stets durchgeführt werden, nicht dagegen bei rh-negativen Empfängern.

Rh-negative Patienten sollten immer, ausgenommen bei lebensbedrohlichen Notfallsituationen, in denen kein entsprechendes Blut zur Verfügung steht, rh-negatives Blut übertragen bekommen. Dagegen können Rh-positive Empfänger sowohl Rh-positives wie rh-negatives Blut erhalten.

Antikörpersuchtest: Bei jeder Blutgruppenuntersuchung wird routinemäßig ein Suchtest zum Nachweis irregulärer Antikörper durchgeführt. Dieser ist auf andere Erythrozytenantigene als A und B gerichtet, wie Rh_0 (D), Kell (K), Duffy (Fy^a) und hr' (c). Eine Früherkennung solcher Antikörper ist wichtig, da sie den hämolytischen Ikterus bei Neugeborenen und schwere Transfusionsreaktionen verursachen können. Darüber hinaus erschweren und verzögern sie die Durchführung der Kreuzprobe.

Antikörperidentifizierung: Wird im Suchtest ein irregulärer Antikörper nachgewiesen, so muß dessen Identität durch weitere Tests abgeklärt werden, wenn ein solcher irregulärer Antikörper bei einer schwangeren Frau gefunden wird. Die Kenntnis der Identität von irregulären Erythrozytenantikörpern ist hilfreich für die weitere Transfusionsplanung sowie für die Behandlung und die Prognose eines Neugeborenenikterus.

Antikörperquantifizierung: Wird im Serum einer schwangeren Frau ein irregulärer Antikörper, besonders der Rh-Spezifität, ermittelt, so sollte dessen Stärke durch Titration bestimmt werden, selbst wenn nur eine geringe Korrelation zwischen dem mütterlichen Antikörpertiter und dem Schweregrad der hämolytischen Erkrankung im inkompatiblen Fetus besteht.

Antiglobulintest: Der **direkte Antiglobulin-(Coombs-)Test** weist Antikörper nach, die an die Erythrozyten gebunden sind. Dabei werden gewaschene Erythrozyten mit Antihumanglobulin inkubiert und die Agglutination abgewartet. Der Test wird stets mit Nabelschnurblut von Neugeborenen bei rh-negativer Mutter sowie bei jedem Kind, bei dem der Verdacht eines Neugeborenenikterus durch mütterliche Antikörper besteht, durchgeführt. Auch bei einer Anämieabklärung erweist sich die Durchführung des Coombs-Tests häufig als sinnvoll. Bei positivem Ausfall muß eine autoimmunhämolytische Anämie angenommen werden *(s. Kap. HÄM, 1.)*.

Der **indirekte Antiglobulin-(Coombs-)Test** dient dem Nachweis freier Antikörper im Serum. Hier werden normale Erythrozyten mit Patientenserum inkubiert; nach dem Waschen mit Kochsalz wird das Antihumanserum zugesetzt. Im Falle einer Agglutination liegen im Patientenserum Antikörper vor, die sich an die Testerythrozyten adsorbiert haben. Dieser Test kann positiv ausfallen bei dem Vorliegen irregulärer Blutgruppenantikörper, oder wenn bei autoimmunhämolytischen Anämien freie (nicht an Erythrozyten gebundene) Antikörper vorliegen.

Kreuzprobe: Nach Feststellung der AB0-Gruppe und des Rh-Merkmals sowie den Antikörpersuchtests im Spender- und Empfängerblut muß die Kreuzprobe durchgeführt werden. Dadurch wird sichergestellt, daß das Empfängerserum keine klinisch relevanten Antikörper enthält, die mit den transfundierten Erythrozyten reagieren. Mit der Kreuzprobe werden Antikörper sowohl der IgG- wie der IgM-Klasse nachgewiesen. Nach klinisch signifikanten IgG-Antikörpern wird nach wie vor im Antikörpersuchtest gefahndet. IgM-Antikörper (speziell gegen AB0) werden in einem verkürzten Testverfahren (ohne die Antiglobulinphase) ermittelt. Der letztere Test ist der wichtigste. Bei der Durchführung dieser Tests ist sehr genau auf die Kontrollansätze zu achten. Solche verkürzte Testverfahren sind jedoch nicht geeignet für Patienten, bei denen irreguläre Blutgruppenantikörper bereits bekannt sind. Beim positiven Ausfall des Suchtests beim Empfänger muß der Antikörper identifiziert werden. Wenn klinisch signifikante Antikörper vorliegen, sollte das prospektive Spenderblut mit den korrespondierenden Testantiseren (sofern vorhanden und genug Zeit bleibt) vorgetestet werden, damit geeignete Erythrozytenspender gefunden werden, an deren roten Blutkörperchen das verantwortliche Antigen fehlt. In Notfällen kann vor Abschluß dieser Untersuchungen bei kompatibler Kreuzprobe transfundiert werden.

Bis auf die seltenen Ausnahmen von Patienten mit Autoantikörpern darf eine Blutübertragung nur bei negativem Ausfall der Kreuzprobe erfolgen.

Modifizierte Kreuzproben: Um die Tests vor der Transfusion billiger und einfacher zu gestalten, wurden mehrere Modifikationen der traditionellen Kreuzprobe eingeführt. **Type and Screen** wird gemacht, wenn die Transfusion wahrscheinlich nicht benötigt wird: Die Blutgruppe des Patienten wird festgestellt, und der Antikörpersuchtest wird durchgeführt. Wenn der Antikörpersuchtest negativ ist und der Patient Blut braucht, können Erythrozytenkonzentrate ohne weitere Kreuzprobe freigegeben werden. Wenn jedoch der Antikörpersuchtest positiv ist, muß das Transfusionsblut durch weitere Untersuchungen ausgewählt werden.

Ein ähnliches Verfahren stellt das **chirurgische Blut-Bestell-Verfahren** (surgical blood order schedule) dar: Der Chirurg und die Blutbank bestimmen gemeinsam die Zahl der Erythrozytenkonzentrateinheiten, die routinemäßig für einen bestimmten chirurgischen Eingriff vorrätig gehalten werden müssen. Mit beiden Methoden spart man Zeit und Material, ohne ein unnötiges Risiko einzugehen.

Rh-Immunglobulin: Rh_0-(D-)Immunglobulin muß jeder rh-negativen Mutter unmittelbar im Anschluß an einen Abort oder an eine Geburt (Lebend- oder Totgeburt) verabreicht werden. Ausnahmen sind Rh^0, (D-) und D^u-negative Kinder, ferner, wenn das mütterliche Serum bereits Anti-Rh_0 (D) enthält, oder wenn die Mutter die Immunglobulingabe verweigert.

Genotypisierung der Partner: Bei jeder rh-negativen Frau sollte der Rh-Faktor des Partners festgestellt werden. Ist dieser ebenfalls negativ, so ist das Auftreten eines Neugeborenenikterus höchst unwahrscheinlich. Doch sollte bedacht werden, daß sehr selten auch andere Antigene ursächlich in Frage kommen. Ist der Vater des Kindes rh-positiv, so sollte der Rh-Genotyp bestimmt werden. Diese Untersuchung ist gleichermaßen für die genetische Beratung, für die Einschätzung der Prognose und für die Therapieplanung bei mütterlicher Sensibilisierung während der Schwangerschaft von Bedeutung.

Transfusionstechnik

Achtung: *Vor Beginn jeder Transfusion müssen Etikett und Bericht der Kreuzprobe kontrolliert werden, um sicherzugehen, daß das Blut für den entsprechenden Empfänger vorgesehen ist, daß es kompatibel ist und daß die Untergruppen übereinstimmen.*

Blut sollte stets mit mindestens einer 18er Nadel oder einer größeren Injektionskanüle transfundiert werden. Ausgenommen davon sind jüngere Patienten, bei denen notfalls dünnere Nadeln verwendet werden müssen. Allerdings kann es hier bei zu hohem Druck zur Hämolyse kommen. Geeignet sind Y-förmige Transfusionsbestecke mit einem Filter, bei denen die Erythrozyten an den einen, isotonisches Kochsalz an den anderen Schenkel angeschlossen werden.

Da Erythrozytenpräparationen visköser als Vollblut sind, ist es erlaubt, diesen vor Transfusionsbeginn 50–100 ml Kochsalz zuzusetzen. *Außer isotonem Kochsalz darf keine i. v. Lösung in den Blutbehälter oder an das Transfusionssystem angeschlossen werden, da viele Lösungen schädliche Effekte auslösen,* beispielsweise zu Verklumpungen und damit zur Verkürzung der Erythrozytenüberlebenszeit führen oder wie im Falle von Ringer-Lösungen eine Gerinnung auslösen.

Die Transfusion eines Erythrozytenkonzentrats sollte nicht länger als 2 h dauern. Während der ersten 15 min ist eine genaue Überwachung erforderlich, da in dieser Zeit die schwersten Zwischenfälle auftreten. Die Patienten sollten stets warm angezogen und zugedeckt sein, da sonst ein Frösteln mit einer Reaktion verwechselt werden kann. Nicht lebensnotwendige Transfusionen sollten wegen der schlechteren Überwachbarkeit und der für den Patienten resultierenden Schlafstörung nicht nachts erfolgen.

Bei jedem Verdacht einer möglichen Reaktion muß die Transfusion sofort abgebrochen und die Blutbank benachrichtigt werden, damit eine exakte Abklärung umgehend begonnen werden kann. *Die verantwortliche Konserve darf nicht weiter übertragen werden.* Sofern klinisch keine dringende Notwendigkeit besteht, sollten vor Abklärung der die Reaktion auslösenden Ursachen keine weiteren Transfusionen erfolgen.

Langdauernde Transfusionen sollten vermieden werden, da das Risiko einer bakteriellen Kontamination besteht. Bei drohendem Herzversagen oder Hypervolämie kann die Transfusion mittels eines neu entwickelten sterilen Schlauchsystems auf mehrere Beutel in kleinere Portionen aufgeteilt werden. Es können auch gewaschene Erythrozytenkonzentrate (ohne Plasma) verwendet werden, die besser vertragen werden. Selten muß eine während der Blutübertragung sich anbahnende Kreislaufüberladung durch einen Aderlaß bekämpft werden. Für kleinere Transfusionen in der Pädiatrie stellt die Blutbank Blut oder Erythrozyten in multiplen, untereinander in Verbindung stehenden Behältern zur Verfügung, die mit Vorsicht leicht aufgeteilt werden können. Es kann auch das oben genannte sterile Schlauchsystem verwendet werden, um eine Blutkonserve in kleinere Untereinheiten aufzuteilen.

Komplikationen bei Bluttransfusionen

Reaktionen, die während und nach einer intravenösen Zufuhr von Blut und Blutkomponenten auftreten. Die schwerwiegendsten Komplikationen entwickeln sich während einer Transfusion.

Allen Transfusionsreaktionen, auch solchen, die nicht eindeutig sind, sollte weiter nachgegangen werden, und sie sollten in einem Bericht festgehalten werden. Bei weniger schwerwiegenden Reaktionen (z. B. Allergien) kann sich die weitere Nachforschung auf ein Mindestmaß beschränken. Bei schweren Komplikationen, wie z. B. hämolytischen Krisen, müssen alle zur Verfügung stehenden Kontrolluntersuchungen durchgeführt werden.

Hämolytische Reaktionen

Reaktionen durch Hämolyse der Empfänger – in der Regel jedoch der Spendererythrozyten – während oder im Anschluß an die Zufuhr von Lösungen, Plasma, Blut oder Blutkomponenten. Die schwersten Reaktionen entwickeln sich bei Hämolyse der transfundierten Erythrozyten durch Antikörper im Empfängerplasma.

Ätiologie

Für das Auftreten einer Hämolyse im Zusammenhang mit einer Bluttransfusion können verschiedene Ursachen verantwortlich gemacht werden: Inkompatibilität der Erythrozyten (Blutgruppe), inkompatibles Plasma und Serum, Übertragung von hämolysierten oder fragilen Erythrozyten (z. B. durch Überwärmung des konservierten Blutes oder durch i. v. Lösungen), durch Injektion von destilliertem Wasser und nichtisotonen Lösungen sowie durch Instillation von Wasser in die Blase während transurethraler Prostataresektion oder Blasenoperationen.

Trotz der Fortschritte auf dem Gebiet der Blutgruppenserologie ist die **Inkompatibilität** die häufigste Hämolyseursache. Meist ist menschliches Versagen (z. B. Fehletikettierung oder Vertauschen von Blutproben oder Blutkonserven) dafür verantwortlich zu machen. Seltenere Ursachen sind labortechnische Gründe wie inadäquate Kreuzproben sowie Fehler der AB0- und Rh-Bestimmungen.

Antikörper gegen Blutgruppenantigene, die nicht dem AB0- oder Rh-System angehören, können hämolytische Transfusionsreaktionen oder eine fetale Erythroblastose auslösen. Empfänger, die irgendeinen klinisch signifikanten Blutgruppenantikörper haben, dürfen *immer* nur Blut erhalten, das das entsprechende Antigen nicht aufweist. Obwohl solche Antikörper durch eine korrekt durchgeführte Kreuzprobe meist aufgedeckt werden, sind gelegentlich hämolytische Reaktionen trotz negativer Vortestung möglich.

Das Vollblut der Blutgruppe 0 enthält im Plasma Anti-A- und Anti-B-Antikörper mit hämolytischen oder inkompletten (IgG) Eigenschaften. Dies kann bei Übertragung auf Empfänger mit anderen Blutgruppen in Notfallsituationen gefährlich werden. Das Plasma, das den größten Teil der Antikörper enthält, sollte entfernt werden. Dies bedeutet, daß *Erythrozytenkonzentrate der Gruppe 0 und nicht Vollblut verwendet werden sollten.*

Symptomatik und Diagnostik

Der Schweregrad der Hämolyse hängt ab vom Ausmaß der Inkompatibilität, der Menge und der Geschwindigkeit des transfundierten Blutes sowie von der Leber-, Nieren- und Herzfunktion des Empfängers. Der hämolytische Zwischenfall beginnt meist akut, während oder unmittelbar im Anschluß an die Transfusion, selten später. Die Patienten klagen über Beklemmungsgefühl und Angst, Atemnot, präkordiale Sensationen, Druckgefühl im Kopf, aufschießende Rötung im Gesicht und starke Nacken-, Brust- und Kreuzschmerzen. Es können sich zunehmend Schocksymptome entwickeln, wie schneller, flacher Puls, kaltschweißige Haut, Atemnot, Blutdruckabfall, Übelkeit und Erbrechen. Das akute Krankheitsbild entwickelt sich meist innerhalb einer Stunde. Zuerst wird freies Hämoglobin im Plasma und Urin beobachtet, später entwickeln sich eine Hyperbilirubinämie und ein sichtbarer Ikterus.

Der weitere Verlauf ist unterschiedlich: 1. Es können weitere Symptome ausbleiben, 2. es entwickelt sich eine temporäre Oligurie mit leichter Retention harnpflichtiger Substanzen und nachfolgender völliger Normalisierung, und 3. bildet sich eine schwere, länger andauernde Oligurie aus, die in eine Anurie und Urämie übergehen kann, wobei dann der Tod nach 5–14 Tagen eintritt, wenn nicht schon sehr früh mit einer adäquaten Behandlung begonnen wird (siehe unten). Das Auftreten einer anhaltenden Oligurie gilt als prognostisch ungünstiges Zeichen. Im Falle einer sich anbahnenden Besserung tritt eine beträchtliche Diurese auf, durch welche die retinierten harnpflichtigen Substanzen ausgeschwemmt werden.

Besonders gefährlich sind hämolytische Zwischenfälle während einer Allgemeinnarkose, da dabei die Symptome maskiert sind. Häufig sind dann unkontrollierbare Blutungen aus Inzisionsstellen und Schleimhäuten, die auf eine disseminierte intravasale Koagulopathie zurückzuführen sind, der einzige Hinweis.

Ein hämolytischer Zwischenfall kann auf einfache Weise rasch erkannt werden. Bei Verdacht wird dem Patienten sofort Blut entnommen, in dem nach Zentrifugation das freie Hämoglobin sichtbar wird. Bei einer stärkeren Hämolyse ist das Serum rötlich bis dunkelrot gefärbt.

Aus forensischen Gründen müssen die vor der Transfusion verwendeten Blutproben und nach der Transfusion gewonnene Blutproben des Spenders und des Patienten nochmals typisiert und auf ihre Übereinstimmung hin getestet werden, um mögliche technisch oder menschlich bedingte Fehler oder eine Fehletikettierung der ersten Proben auszuschließen.

Prognose

Die Prognose hängt in erster Linie von der Menge des transfundierten Blutes, der Stärke der Unverträglichkeit und vom klinischen Zustand des Patienten ab. Ein sich zum Zeitpunkt der Reaktion entwickelnder Schock ist prognostisch ungünstig, eine erhaltene Diurese günstig. Bleibende Nierenschäden sind dann selten.

Prophylaxe

Hämolytische Reaktionen können durch eine sorgfältige Identifizierung und durch gleich am Bett des Patienten angebrachte nichtentfernbare Etiketten auf den Kreuzproben-

Blutproben vermieden werden. Dazu gehören auch eine gleichermaßen sorgfältige Identifizierung von Patient und Spenderblut bei der Transfusion sowie die genaue Beobachtung des Patienten während der Gabe der ersten 50 ml Transfusionsblut in den ersten 15 Minuten. Die in *Kap. Transfusionstechnik* gegebenen Anweisungen müssen genau beachtet werden.

Therapie

Beim Auftreten der ersten Symptome muß die Transfusion umgehend abgebrochen werden. Anfänglich reichen symptomatische Maßnahmen. Bei Schüttelfrost muß der Patient mit einer Decke zugedeckt werden. Zur Einleitung einer osmotischen Diurese werden zunächst 20 g Mannitol (100 ml einer 20%igen Lösung) rasch infundiert, anschließend 10–15 ml/min bis zu einer Gesamtmenge von 1000 ml (200 g). So früh wie möglich sollte ein Nephrologe konsiliarisch zugezogen werden.

Kann damit die Ausscheidung gestartet werden, sollte die Mannitol-Infusion bis zu einem Maximum von 100 g/Tag fortgeführt werden. Es können auch andere Infusionslösungen bis zum Verschwinden der Hämoglobinämie und Hämoglobinurie verwendet werden. Anstelle von Mannitol empfehlen einige Autoren auch Furosemid (als Anfangsdosis 80–120 mg, dann weitere Dosen, wenn die Urinausscheidung unter 30 ml/h abfällt). Ein anurischer Patient sollte wie bei akutem Nierenversagen behandelt werden *(s. Kap. NIE, 2.)*.

Febrile Reaktionen

Reaktionen mit Schüttelfrost, Fieber bei einem Temperaturanstieg von mindestens 1 °C, manchmal Kopf- und Rückenschmerzen, bei denen sich selten eine Zyanose und Schock ausbilden.

Nach Polytransfusionen und Mehrfachschwangerschaften können Leukozytenantikörper durch Sensibilisierung mit transfundierten oder fetalen Leukozyten auftreten. Diese reagieren bei weiteren Transfusionen mit den weißen Blutzellen. Wenn solche Symptome bei nachfolgenden Bluttransfusionen wieder auftreten, obwohl dieses Blut in der Kreuzprobe kompatibel ist, sollten für weitere Transfusionen Erythrozytenkonzentrate verwendet werden, die zur Elimination der Leukozyten entweder gewaschen oder speziell gefiltert wurden.

Allergische Reaktionen

Überempfindlichkeitsreaktionen auf unbekannte Allergene im Spenderblut. Verantwortlich sind meist Allergene im Spenderplasma, seltener Antikörper eines allergischen Spenders. Besonders gefürchtet ist die gefährliche Anaphylaxie von sensibilisierten Patienten mit IgA-Mangel auf das im Spenderplasma enthaltene IgA.

Symptomatik

Die allergischen Reaktionen sind meist mild mit Urtikaria, Ödem, gelegentlich auch Benommenheit und Kopfschmerzen, die während oder unmittelbar nach der Transfusion auftreten. Seltenere Symptome wie Dyspnoe, asthmatisches Atmen oder Inkontinenz weisen auf einen allgemeinen Spasmus der glatten Muskulatur hin. Ein anaphylaktischer Schock tritt selten auf.

Prophylaxe und Behandlung

Einem Patienten mit bekannter Allergie oder allergischen Reaktionen bei vorausgegangener Bluttransfusion kann vor oder mit Transfusionsbeginn ein Antihistaminikum (z.B. Diuphenhydramin, 50 mg oral oder i.m.) prophylaktisch verabreicht werden. *Es darf jedoch nie dem zu transfundierenden Blutprodukt beigemischt werden.*

Sofortiger Abbruch der Transfusion. Bei geringen Symptomen reichen Antihistaminika aus (z.B. 50 mg Diphenhydramin i.m.). Schwere Reaktionen können den Einsatz von Noradrenalin 0,5–1 ml einer 1:1000-Lösung s.c. (bei lebensbedrohlichen Zwischenfällen 0,05–0,2 ml verdünnt langsam i.v.) erforderlich machen. Manchmal sind auch Kortikosteroide (z.B. Dexamethason, 4–20 mg i.v.) notwendig.

Kreislaufüberladung

Wenn bei einer Anämie gleichzeitig eine Herzerkrankung mit vermuteter verminderter kardialer Leistungsreserve vorliegt, können Transfusionen zu einer Erhöhung des zentralen Venendruckes und zum kongestiven Herzversagen führen.

Prophylaxe
Bei diesen Patienten ist *die Übertragung von Vollblut kontraindiziert.* Die Zunahme des Venendruckes kann durch langsame Zufuhr von Erythrozythenkonzentraten vermieden werden. Während der Transfusion ist ein besonderes Augenmerk auf die Zeichen eines erhöhten Venendruckes und einer Lungenstauung zu richten. Sofern möglich, sollte der zentrale Venendruck überwacht werden. Bei der verlängerten Transfusionszeit ist die Gefahr des Bakterienwachstums groß, da sich das Blut schnell auf Zimmertemperatur erwärmt.

Therapie
Die Transfusion muß sofort abgebrochen und die entsprechende kardiale Behandlung eingeleitet werden *(s. Kap. HKR, 4., Behandlung des akuten Lungenödems, Herzinsuffizienz).*

Luftembolie

Die Übertragung einer größeren Luftmenge in die Vene ist potentiell gefährlich. Die dadurch hervorgerufene Aufschäumung des Blutes im Herz führt infolge einer verminderten Pumpleistung zum Herzversagen. Sie entsteht meist als Komplikation einer Überdrucktransfusion bei Verwendung von starren Glasflaschen, seltener bei Schlauchwechsel oder durch irrtümlich durchgeführte Belüftung von Plastik-Blutbehältern.

Die **Prophylaxe** besteht in der sorgfältigen Vermeidung einer Luftzufuhr beim Systemwechsel und exakter Überwachung einer Überdrucktransfusion. **Therapeutisch** führt die Linkslagerung des Patienten in Kopftieflage zum allmählichen Verschwinden der Luft aus dem rechten Vorhof.

Mikroaggregate

Die Standardtransfusionsbestecke enthalten einen Filter, der die wenigen sichtbaren Gerinnsel und Fibrinfäden aus den Blutkonserven abfängt. Abhängig von der Lagerungsdauer bilden sich auch aus Thrombozyten, Leukozyten und Fibrin bestehende Mikroaggregate. Nach Massentransfusionen können sie in der Lunge nachgewiesen werden und für die Auslösung des posttraumatischen Lungeninsuffizienz-Syndroms verantwortlich sein. Der eindeutige Beweis hierfür steht noch aus.

*Durch Verwendung speziell*er Mikroaggregatfilter, welche 20–40 μm große Partikel zurückhalten, kann diese Gefahr vermieden werden. Sie sollten allerdings nur bei Patienten eingesetzt werden, bei denen größere Blutmengen, die älter als 5–6 Tage sind, transfundiert werden müssen. Viele Typen solcher Filter stehen für Erythrozytenkonzentrate und Thrombozytentransfusionen zur Verfügung. (Vorsicht: Die Gebrauchsanweisungen der jeweiligen Hersteller sind zu beachten.)

Kälteeffekte

Die rasche Übertragung von gekühltem Blut kann zu Herzrhythmusstörungen bis zum Herzstillstand führen. Diese Gefährdung kann durch Benutzung eines speziellen Bestecks umgangen werden, das mit einem Wärmeaustauscher eine vorsichtige Erwärmung des Blutes ermöglicht. Allerdings darf dieses nie über 37°C erwärmt werden. Wärmevorrichtungen, wie beispielsweise Mikrowellenerwärmer, bei denen die Konserve direkt erwärmt wird, sind kontraindiziert, da hierbei häufig Hämolysen ausgelöst werden. Jede Verzögerung der Übertragung von erwärmtem Blut begünstigt das Bakterienwachstum. Häufig wird bei einer eventuellen Rückgabe die Blutbank nicht informiert, daß das Blut erwärmt wurde.

Komplikationen bei Massentransfusionen

Unterschiede zwischen Blut aus der Blutbank und physiologischem Blut können ins Gewicht fallen, wenn ein Patient an einem Tag eine Menge von Blutkonserven erhält, die sein eigenes Blutvolumen übersteigt, so daß das patienteneigene Blut praktisch herausverdünnt wird. So kann sich dann eine **Blutungsneigung** als abnorme und anhaltende Sickerblutung an rauhen und glatten Oberflächen entwickeln, bedingt durch den Thrombozytenverlust des Blutempfängers, da gewöhnliche Blutkonserven keine funktionsfähigen Thrombozyten enthalten. Eine ähnliche Komplikation, die durch eine Thrombozytendysfunktion bedingt ist, kann bei Patienten auftreten, bei denen länger als 2 Stunden ein extrakorporaler Kreislauf aufrechterhalten wurde. Da meist kein gleichzeitiger Mangel an plasmatischen Gerinnungsfaktoren vorliegt, ist die Substitution von Thrombozyten effektiv. Beim Erwachsenen reichen in der Regel 4–6 Konzentrate aus. Bei Patienten an einem extrakorporalen Kreislauf dürfen Thrombozytenkonzentrate jedoch erst nach Abschalten der Pumpe transfundiert werden.

Citrat und Kalium: Patienten mit Leberfunktionsstörungen können Citrat nur unzureichend metabolisieren; bei Patienten mit eingeschränkter Nierenfunktion besteht die Gefahr einer Hyperkaliämie. Beide Komplikationen können durch Verwendung plasmaarmer Blutfraktionen weitgehend vermieden werden. Ist die Blutkonserve nicht älter als 1 Woche, so ist die Gefahr einer Kaliumüberladung minimal *(s. Tab. 9.)*.

Sauerstoffaffinität

Länger aufbewahrtes Blut hat eine erhöhte Affinität für Sauerstoff, bedingt durch die Abnahme des 2,3-Diphosphoglycerats **(DPG)** in den Erythrozyten, was zu einer langsameren Abgabe von Sauerstoff an das Gewebe führt. Von wenigen Ausnahmen abgesehen, wie der Austauschtransfusion bei Neugeborenen oder bei Patienten mit schwerer Herzinsuffizienz, hat der DPG-Mangel wahrscheinlich keinen klinisch signifikanten Effekt. Nach der Transfusion regenerieren die Erythrozyten in vivo das DPG sehr rasch. Während der ersten 2 Wochen der Konservierung enthalten in CPDA-1 aufbewahrte Erythrozyten ausreichend DPG.

Graft-versus-host-Krankheit (GVHD)

(Spender-gegen-Empfänger-Reaktion oder -Krankheit)

Meistens wird die GVH-Krankheit ausgelöst durch das Anwachsen immunkompetenter Lymphozyten aus einem Knochenmarktransplantat in einem immunsupprimierten Patienten *(s. Kap. IMM, 4.)*. Jedoch ist auch die kleine Zahl funktionsfähiger Lymphozyten aus

Transfusionen von Blut oder Blutkomponenten imstande, sich spontan zu teilen und die GVH-Krankheit auszulösen. Ein solches Risiko besteht bei immunsupprimierten Empfängern. Eine effektive Prävention besteht in der Bestrahlung aller Blutprodukte, die solchen Patienten transfundiert werden sollen. Eine Dosis von 15–30 Gy scheint für klinische Zwecke auszureichen. Es werden nur die Lymphozyten und keine anderen Blutbestandteile zerstört.

Eine GVHD kann auch manchmal bei immunkompetenten Patienten auftreten, wenn sie Blut von einem nahen Verwandten erhalten, der für einen HLA-Haplotyp homozygot, der Patient jedoch heterozygot ist. Deshalb wird die Bestrahlung von Blutspenden von Verwandten ersten Grades empfohlen, auch dann, wenn die HLA-Typen nicht bekannt sind.

Übertragung von Infektionskrankheiten durch Bluttransfusionen

Genaue Vorschriften zur Vermeidung unnötiger Transfusionen, vermehrter Einsatz von Eigenblutspenden und intraoperative Rücktransfusionen sind wichtige Maßnahmen zur Verminderung transfusionsassoziierter Infektionen.

Virushepatitis: Im Anschluß an eine Übertragung von Vollblut, Plasma und anderen aus dem menschlichen Blut gewonnenen Produkten, insbesondere antihämophilem Faktor (AHF) und Faktor-IX-Konzentrat, kann eine Virushepatitis auftreten. Dagegen sind Serumalbumin und Plasmafraktionen, die während der Herstellung 10 h lang auf 60 °C erhitzt wurden, von wenigen Ausnahmen abgesehen, nicht infektiös.

Durch Labortests auf Hepatitis-B-Oberflächenantigen (HBsAg), die an jedem Spenderblut durchgeführt werden müssen, können 30–60% der Virusträger festgestellt werden. Der Rest bleibt mit den derzeitigen Methoden unentdeckt. Diese Tests entdecken auch nicht die **(infektiöse) Hepatitis A** oder die Non-A-Non-B-Virus-Hepatitis (NANB), die heute für die meisten Fälle der Posttransfusionshepatitis verantwortlich ist.

Um die Häufigkeit der NANB-Hepatitis zu reduzieren, werden bei den Blutbanken die Spender auch auf Hepatitis-B-Core-Antikörper und auf erhöhte Transaminasen (SGPT) untersucht. Diese unspezifischen Marker sind statistisch mit Trägern des NANB-Hepatitis-Virus assoziiert. Kürzlich wurde auch ein Test der Spender auf Antikörper gegen Hepatitis-C-Virus (HCV) eingeführt, da man annimmt, daß HCV für die meisten NANB-Hepatitis-Fälle verantwortlich ist. Auch wenn durch den Anti-HCV-Test die Häufigkeit der Posttransfusionshepatitis deutlich gesenkt wird, werden die unspezifischen Tests weiterhin durchgeführt.

Erworbenes Immundefektsyndrom (AIDS): Als auslösendes Agens wurde das humane Immundefektvirus **(HIV)** identifiziert. 2–3% der AIDS-Fälle bei Erwachsenen und 13% bei Kindern sind wahrscheinlich transfusionsbedingt. Man schätzt das Risiko für einen transfundierten Patienten derzeit auf 1:40000 bis 1:200000. Die meisten AIDS-Fälle bei Hämophilen sind durch Blutprodukte bedingt. Blutspender werden nach AIDS befragt bzw. nach Verhaltensweisen, die sie einer Risikogruppe zuordnen könnten. Männliche Blutspender mit homosexuellen Kontakten, Kontakten mit heterosexuellen Prostituierten und Männer oder Frauen mit i.v. Drogenabusus haben die Möglichkeit, unauffällig und vertraulich anzuzeigen, daß ihr Blut nicht für Transfusionszwecke benutzt werden sollte. Seit März 1985 testen die Blutbanken in den USA alle Spenden auf HIV-Antikörper. Diese Screening-Tests und die Nichtverwendung von positivem Blut haben zu einer wesentlichen Verminderung der möglicherweise AIDS-übertragenden Blutpräparationen geführt (s. Kap. INF, 9.). Jedoch konnten transfusionsbedingte AIDS-Fälle nicht vollständig verhindert werden. Einige Fälle wurden durch Spender übertragen, die sich in einer sehr frühen, seronegativen Infektionsphase befanden.

Zytomegalie-Virus-Infektion: Zytomegalie-Virus (CMV) kann durch Leukozyten im transfundierten Blut übertragen werden. Die Auswirkungen einer solchen Infektion treten entweder gar nicht in Erscheinung oder sind nur wenig ausgeprägt und bedürfen keiner besonderen Beachtung. Bei immunsupprimierten Patienten kann CMV jedoch eine schwere oder sogar letale Erkrankung auslösen, wenn keine CMV-Antikörper gebildet werden können (z.B. Transplantatempfänger, Neugeborene mit einem Gewicht von weniger als 1250 g). In verschiedenen geographischen Regionen ist das CMV-Risiko unterschiedlich groß. Dort, wo ein solches CMV-Infektionsrisiko offensichtlich ist, sollten die o.g. Patienten, wenn sie CMV-seronegativ sind, am besten nur CMV-seronegative Blutprodukte erhalten. Zur Zeit können aber nur einige Blutbanken solche Konserven liefern, da der CMV-Test nicht allgemein gesetzlich vorgeschrieben ist.

Infektion durch humanes T-Zell-lymphotropes Virus Typ I (HTLV-I): Dieses Virus ist verantwortlich für T-Zell-Lymphome bzw. Leukämien bei Erwachsenen und der HTLV-I-assoziierten Myelopathie bzw. tropischen, spastischen Paraparese. Gelegentlich kommt es zur Serokonversion von Empfängern nach Transfusionen, jedoch ist eine transfusionsassoziierte Erkrankung nicht bewiesen. Dieses Virus und das nahe verwandte HTLV-II sind endemisch in Japan und in der Karibik. Sie werden wahrscheinlich über sexuelle Kontakte, durch i.v. Drogenabusus und einige andere Wege einschließlich Bluttransfusionen übertragen. In den USA ist der Hauptinfektionsweg der i.v. Drogenabusus. Wegen der langen Inkubationszeit (10–20 Jahre) und der Ungewißheit über die mögliche Bedeutung dieser Infektionen haben die Blutbanken damit begonnen, alle Spender auf HTLV-I- und HTLV-II-Antikörper zu testen. Positive Präparate werden verworfen.

Bakterielle Infektionen: Auch in gekühlten Blutkonserven können sich wenige kontaminierende Bakterien (insbesondere gramnegative) so stark vermehren, daß sie nach der Transfusion zu schweren Reaktionen und zu Sepsis führen können. Daher müssen alle Maßnahmen, die ein vermehrtes Bakterienwachstum begünstigen, vor allem sich auf Zimmertemperatur erwärmendes Blut (zu langsame Übertragung von aufgewärmtem Blut), tunlichst vermieden werden.

Malaria ist durch infiziertes Spenderblut leicht übertragbar. Viele Spender wissen nicht, daß sie an Malaria erkrankt sind, zumal Infektionen mit bestimmten Unterformen vorkommen, die latent verlaufen und auch noch nach 10–15 Jahren übertragen werden können. Daher müssen alle Spender gefragt werden, ob sie an Malaria erkrankt waren oder sich in Gebieten aufgehalten haben, in denen Malaria vorkommt. Blutspender mit durchgemachter Malaria oder prophylaktischer Malariatherapie müssen für 3 Jahre, solche mit einer Exposition ohne Antimalariatherapie für mindestens 6 Monate von weiteren Blutspenden ausgenommen werden. Die Lagerung des Blutes verringert nicht die Infektiosität. Ein ähnlicher Parasit, Babesia, ist durch Bluttransfusionen übertragbar und in dieser Weise für wenige Krankheitsfälle verantwortlich.

Syphilis kann durch frisches Blut eines an Lues erkrankten Spenders übertragen werden. Allerdings kommt dies selten vor. Eine Aufbewahrung des Blutes über 96 h bei 4–10 °C zerstört die Spirochäten. Luessuchreaktionen sind bei sämtlichen Blutspenden durchzuführen, allerdings befinden sich infektiöse Spender häufig in der seronegativen Phase.

Therapeutische Hämapherese

Entfernung einer krankhaften Komponente aus dem Blut von Patienten. **Plasmaaustausch** oder therapeutische Plasmapherese bedeutet die Entfernung von krankheitsauslösenden Plasmakomponenten. Die **Zytapherese** oder Zytoreduktion bedeutet die Entfernung einer zu großen Anzahl bestimmter Blutzellen.

Eine therapeutische Hämapherese kommt bei schwerkranken Patienten mit Erkrankungen in Frage, die auf eine aggressive konventionelle Therapie nicht ansprechen. Ärzte, die die Indikation zur Hämapherese stellen, müssen genau ihre Grenzen bei den verschiedenen Erkrankungen und ihre Komplikationen kennen (s. unten). Selten gibt es sogar tödliche Komplikationen.

Plasmaaustausch

Plasma wird aus dem Patientenblut entfernt, indem dieses kontinuierlich oder in einzelnen Portionen in einem Blutzellseparator bearbeitet wird. Gleichzeitig wird etwa das gleiche Volumen 5%iges Albumin oder Normalplasma substituiert: Zusammen mit der Substitutionsflüssigkeit werden dem Patienten seine Erythrozyten zurückgeführt. So können die unterschiedlichsten pathologischen Komponenten aus dem Plasma entfernt werden. Die Entfernung gelingt jedoch nicht komplett. Sie ist etwa proportional der Menge an ausgetauschtem Plasma.

Meistens wird der Effekt einer Plasmapherese durch die gleichzeitige medikamentöse Verminderung der Produktion der pathologischen Substanzen verbessert. So wird z. B. bei autoimmunen Prozessen mit Immunsuppressiva oder Zytostatika kombiniert. Der Plasmaaustausch erfolgt meistens in mehreren Sitzungen hintereinander. Der durchführende Arzt legt gemeinsam mit dem Arzt der Blutbank fest, wie groß das zu entfernende Volumen sein soll, wie oft die Plasmapherese durchgeführt werden soll und mit welcher Flüssigkeit substituiert werden soll. Da die Methode teuer und risikoreich ist, muß die Indikation klar begründet sein und der Patient intensiv aufgeklärt werden.

Indikationen für einen Plasmaaustausch *(s. Tab. 12.)*

Ein Plasmaaustausch ist nur indiziert, wenn die pathologische Substanz im Plasma bekannt ist, die zur Erkrankung führt. Außerdem muß durch den Plasmaaustausch eine raschere Elimination als durch körpereigene Mechanismen erreicht werden. Insofern ist die therapeutische Plasmapherese ähnlich der Dialyse, jedoch kann man mit ihr im Gegensatz zur Dialyse auch proteingebundene toxische Substanzen entfernen. Dort, wo die Indikation

Tab. 12. Indikationen zum Plasmaaustausch bei bestimmten Erkrankungen

Gesicherte Indikationen mit signifikanter Verbesserung des Krankheitsverlaufes
Hyperviskositätssyndrom
Goodpasture-Syndrom
Hemmkörperhämophilie
Posttransfusionspurpura
thrombotisch-thrombozytopenische Purpura
Myasthenia gravis
Kryoglobulinämie
Guillain-Barré-Syndrom
Refsum-Krankheit
Nichtgesicherte Indikationen (Auswahl)*
fulminant progrediente Glomerulonephritis
multiple Sklerose
Morbus haemolyticus neonatorum
hämolytische Anämie bei Kälteantikörpern
familiäre Hypercholesterinämie
systemischer Lupus erythematodes
rheumatoide Arthritis
AB0-inkompatible Knochenmarktransplantation
Abstoßungskrise nach Nierentransplantation

*keine ausreichenden kontrollierten Studien vorhanden
Modifiziert nach: Practical Blood Transfusion, ed. 4, by D. W. Huestis, J. R. Bove, and J. Case. Boston, Little, Brown and Company 1988, pp. 380, 383; mit Genehmigung des Verlags.

gegeben ist, insbesondere bei thrombotisch-thrombozytopenischer Purpura, können im Rahmen eines Plasmaaustausches große Mengen an Normalplasma substituiert werden, ohne das Kreislaufsystem mit Volumen zu überladen.

In vielen Fallberichten und unkontrollierten Studien wurde eine klinische Effektivität eines Plasmaaustausches vermutet. Diese Mitteilungen können aber häufig nicht als beweisend anerkannt werden. Man muß unterstellen, daß es auch negativ verlaufene Studien gibt, die aber nicht publiziert wurden. Die derzeitigen klinischen Indikationen für einen Plasmaaustausch sind in *Tab. 12.* zusammengefaßt. Hier wird der Plasmaaustausch meistens mit einer medikamentösen Behandlung kombiniert. Außerdem zeigt *Tab. 12.* die umstrittenen Indikationen.

Therapeutische Zytapherese (Zytoreduktion)

Eine therapeutische Zytapherese wird oft eingesetzt, um bei einer schweren Thrombozytose oder Leukozytose im Rahmen akuter bzw. chronischer Leukämien die Zellzahl zu vermindern, vor allem dann, wenn das Risiko einer Blutung, einer Thrombose oder einer pulmonalen bzw. zerebralen Leukostase besteht. Das Ziel ist es, die im gesamten Körper vorhandene Masse dieser Zellen während der Anfangsphase der gleichzeitig beginnenden gezielten Chemotherapie zu reduzieren. Die generellen Richtlinien gibt *Tab. 13.* Besonders effektiv ist die Behandlung bei einer Thrombozytose, da Thrombozyten nicht so schnell nachgebildet werden wie Leukozyten. In 1 oder 2 Sitzungen kann die Thrombozytenzahl auf sichere Werte gesenkt werden. Obwohl durch eine Leukapherese die Leukozytenzahlen nur temporär gesenkt werden können, ist es möglich, mehrere Kilogramm („buffy coat") in wenigen Sitzungen zu entfernen. Dies führt oft zu einer Beseitigung der Leukostase und zu einer Verkleinerung der Milz. Durch eine therapeutische Erythrozytenapherese können defekte Erythrozyten entfernt und durch gesunde ersetzt werden. Man macht dies insbesondere bei Patienten mit Sichelzellanämie während der Schwangerschaft oder vor einem chirurgischen Eingriff.

Tab. 13. Indikationen zur therapeutischen Zytapherese (Zytoreduktion)

Methode	*Indikationen*	*Zellzahlen*
Leukapherese	Nachweis von Durchblutungsstörungen (Leukostase), insbesondere in den pulmonalen und zerebralen Gefäßgebieten	Leukozyten > 100 000/µl: selten erforderlich, 100 000–200 000: gelegentl. erforderlich, > 200 000: oft akut notwendig*
Thrombozytenapherese	Thrombose oder Blutungsneigung	Thrombozytenzahl > 1,5 Mio./µl: bei vorhandener Milz (aber nicht bei reaktiver Thrombozytose)

*vor allem bei einem hohen Anteil an Blasten, jedoch nicht bei chronischer lymphatischer Leukämie
Modifiziert nach: Practical Blood Transfusion: ed. 4,1 by D. W. Huestis, J. R. Bove, and J. Case. Boston, Little, Brown and Company, 1988, p. 383; mit Genehmigung des Verlags.

Komplikationen der Hämapherese

Die Komplikationen sind bei Plasmaaustausch und therapeutischer Zytapherese ähnlich. Ein falscher Eindruck der Sicherheit könnte entstehen, da Hämapheresen von gesunden Spendern gut toleriert werden. Obwohl ein Plasmaaustausch prinzipiell eine relativ sichere Methode ist, müssen kleinere und größere Risiken in Betracht gezogen werden:

1. Da bei der Hämapherese ein extrakorporaler Kreislauf aufgebaut wird, bedeutet sie bei kranken Patienten einen großen Eingriff.

2. Immer ist ein guter Gefäßzugang erforderlich. Dazu ist die Implantation von venösen Kathetern erforderlich (meist Entnahme und Rückgabe über denselben Katheter, Dualkatheter). Manchmal benötigt man auch einen Shunt oder eine arterielle Fistel.
3. Wenn man Citrat als Antikoagulans verwendet, kann es zum Abfall des ionisierten Serumcalciums kommen.
4. Wenn man das Plasma durch eine andere Lösung ersetzt, kommt es unvermeidbar zu Veränderungen der Flüssigkeitsbilanz.
5. Wegen der geringen Nebenwirkungsrate benutzt man bevorzugt andere Lösungen als Plasma zur Substitution. Dies führt zur Verdünnung der Immunglobuline und der Gerinnungsfaktoren.

Die meisten Komplikationen können vermieden werden, wenn der Patient aufmerksam beobachtet und die Methode gut beherrscht wird. Dennoch wird über schwere Nebenwirkungen und einige Todesfälle berichtet, die auf das Verfahren selbst zurückzuführen sind.

3. MYELOPROLIFERATIVE ERKRANKUNGEN

Eine Gruppe von Erkrankungen, charakterisiert durch die abnorme Proliferation einer oder mehrerer hämatopoetischer Zellinien oder von Bindegewebselementen. Die Gruppe umfaßt vier verschiedene Erkrankungen: 1. Polycythaemia vera, 2. Myelofibrose, 3. chronische myeloische Leukämie und 4. essentielle (primäre) Thrombozythämie. Manche Hämatologen schließen auch die akuten Leukämien, speziell die Erythroleukämie, und die paroxysmale nächtliche Hämoglobinurie mit ein. Die meisten gehen aber davon aus, daß diese klonalen Erkrankungen sich deutlich von den vier oben genannten unterscheiden, so daß sie nicht zu den myeloproliferativen Erkrankungen gerechnet werden sollten.

Die einzelnen Erkrankungen werden anhand der jeweils vorherrschenden Proliferation identifiziert *(s. Tab. 14.).* Obwohl sich die Krankheitsbilder überlappen, hat jedes eine einigermaßen typische Konstellation der klinischen Erscheinungen, der Laborparameter und des Verlaufes. Obwohl im klinischen Bild meist die Proliferation einer einzelnen Zellreihe dominiert, kann durch zytogenetische Marker und Isoenzymuntersuchungen gezeigt werden, daß die Erkrankungen eine klonale Proliferation auf der Ebene der pluripotenten Stammzellen sind. Daraus entstehen dann verschiedene Ausprägungen der anomalen Proliferation der erythrozytären, myeloischen und megakaryozytären Vorläuferzellen im Knochenmark. Die peripheren Erythrozyten, Granulozyten und Thrombozyten stammen von diesem anomalen Klon. Die Knochenmarkfibroblasten gehören nicht zu diesem anomalen Klon. Alle myeloproliferativen Erkrankungen haben die Tendenz, im Verlauf in eine akute Leukämie überzugehen.

Tab. 14. Klassifikation der myeloproliferativen Syndrome

Vorherrschender Befund	*Diagnose*
Erythrozytose	Polycythaemia vera (Vaquez-Erkrankung)
Granulozytose	chronische myeloische (granulozytäre) Leukämie
Thrombozytose	essentielle Thrombozythämie (hämorrhagische Thrombozythämie)
Knochenmarkfibrose mit extramedullärer Blutbildung	Myelofibrose (und/oder Myelosklerose) mit myeloischer Metaplasie

Polycythaemia vera (PV)

(Primäre Polyzythämie, Vaquez-Erkrankung)

Eine chronische myeloproliferative Erkrankung unbekannter Ursache, charakterisiert durch eine Zunahme der Hämoglobinkonzentration und der Erythrozytenmasse (Erythrozytose).

Ätiologie, Inzidenz und Pathophysiologie

Das Vorkommen der PV beträgt ungefähr 5 pro 1 Mio. Menschen. Häufiger betroffen sind Personen jüdischer Abstammung und Männer (ungefähr 1,4 : 1). Zum Zeitpunkt der Diagnose beträgt das mittlere Alter 60 Jahre, wobei das individuelle Erkrankungsalter zwischen 15 und 90 Jahren liegt. 5% der Patienten sind bei Krankheitsbeginn jünger als 40 Jahre. In der Kindheit ist die PV sehr selten.

Das Knochenmark ist gewöhnlich hyperzellulär, manchmal erscheint es aber auch normal. Die Hyperplasie betrifft alle Zellreihen des Knochenmarks, und sie verdrängt das Markfett. Die Produktion und der Umsatz von Erythrozyten, neutrophilen Granulozyten und Thrombozyten sind gesteigert. In Knochenmarkbröckeln finden sich vermehrt Megakaryozyten. Bei mehr als 90% der Patienten findet sich keine Eisenspeicherung im Knochenmark, auch dann, wenn keine Aderlässe durchgeführt worden sind.

Der klonale Ursprung dieser Erkrankung auf der Ebene der pluripotenten Stammzelle konnte durch die Untersuchung von Frauen mit PV bewiesen werden, die heterozygot im X-Chromosom-Lokus der G6PD sind. Es konnte gezeigt werden, daß sowohl Erythrozyten als auch Granulozyten und Thrombozyten die gleichen G6PD-Isoenzyme haben. Die die Proliferation auslösende Ursache ist nicht bekannt.

Ungefähr bei 25% der Patienten mit PV ist die Erythrozyten-Überlebenszeit verkürzt, und das Knochenmark kann die Erythropoese nicht adäquat steigern, was zur Anämie und Myelofibrose führt. Dann tritt eine extramedulläre Hämatopoese in Milz, Leber und anderen Organen auf, um die Hämatopoese aufrechtzuerhalten.

Symptomatik

Ursächlich für das Beschwerdebild, das sich als Schwäche, Kopfschmerzen, Vergeßlichkeit, Sehstörungen, Müdigkeit oder Atemnot manifestiert, sind das vermehrte Blutvolumen und die Hyperviskosität. Häufig besteht auch eine Blutungsneigung. Viele Patienten klagen über einen Juckreiz an der Haut, besonders nach einem warmen Bad. Das Gesicht kann gerötet sein, und in den Venen der Retina kann eine Stase festgestellt werden. Häufig besteht auch eine Hepatomegalie, und mehr als 75% der Patienten haben eine Splenomegalie mit gelegentlich massiv vergrößerter Milz, die bis zum Beckenkamm reichen kann. Nach einem Milzinfarkt kann man ein perisplenitisches Reiben hören. Eines oder mehrere medizinische Probleme, die häufig mit der PV assoziiert sind, wie z.B. peptische Ulzera, Thrombosen, Budd-Chiari-Syndrom oder Knochenschmerzen, führen die Patienten zum Arzt. Erst im späteren Verlauf einer PV treten die Komplikationen der Hyperurikämie auf (z.B. Gicht und Nierensteine). Manche Patienten sind auch asymptomatisch, und der Verdacht auf eine PV ergibt sich aus einer Routineblutuntersuchung.

Im Verlauf nimmt die Erythropoeseaktivität im Knochenmark ab. Unreife Vorstufen der Granulopoese und der Erythropoese treten im peripheren Blut auf. Man findet eine deutliche Aniso- und Poikilozytose sowie Mikrozyten, Elliptozyten und tränenförmige Erythrozyten. Eine zunehmende Leukozytose und Thrombozytose werden beobachtet. Im Knochenmark findet man vermehrt Retikulinfasern, und als Ursache der extramedullären Hämatopoese kommt es zu einer fortschreitenden Splenomegalie. Dann nehmen auch die unreifen Zellen der Granulopoese und der Erythropoese sowie die tränenförmigen Erythrozyten im peripheren Blut zu. Während dieser „Erschöpfungsphase" entwickeln sich schließlich eine Anämie und eine Thrombozytopenie.

Eine Thrombozytenfunktionsstörung führt häufig zu Problemen in der Hämostase. Da chirurgische Eingriffe risikoreich sind, sollten elektive Operationen hinausgeschoben werden, bis die Krankheit unter Kontrolle ist (Hämatokrit < 42%, Thrombozyten < 600000/µl).

Diagnostik und Differentialdiagnose

Bei Männern mit einem Hämatokrit > 54% und bei Frauen mit einem Hämatokrit > 49% muß immer an eine PV gedacht werden. Da die PV die gesamte Hämatopoese betrifft, ist die Diagnose klar, wenn bei Patienten die Zellen aller drei Hämatopoesereihen im peripheren Blut vermehrt sind, wenn keine Anzeichen für eine sekundäre Polyglobulie vorliegen und wenn eine Splenomegalie besteht. Die diagnostischen Richtlinien gibt die *Tab. 15.*

Tab. 15. Diagnostische Kriterien bei Polycythaemia vera. Die Diagnose Polycythaemia vera ist gesichert, wenn bei einem Patienten alle drei Hauptkriterien *oder* die ersten beiden Hauptkriterien und zwei beliebige Nebenkriterien vorliegen

Hauptkriterien	*Nebenkriterien*
Vergrößerte Erythrozytenmasse ≥ 36 ml/kg bei Männern ≥ 32 ml/kg bei Frauen	Thrombozytose > 400×10^3/µl Leukozytose > 12×10^3/µl Alkalische Leukozytenphosphatase Index > 100 (ohne Fieber oder Infektion)
Arterielle Sauerstoffsättigung ≥ 92%	Serum-Vitamin B_{12}-Spiegel > 900 pg/ml oder ungesättigte B_{12}-Bindungskapazität > 2200 pg/ml
Splenomegalie	

(Nach „The Management of Polycythaemia vera". L. R. Wassermann, British Journal of Haematology, 21, 1971. Mit Erlaubnis des Autors und der Blackwell Scientific Publications Ltd.)

Da der Hämatokrit angibt, wie groß der relative Anteil von Erythrozyten pro Volumeneinheit des peripheren Blutes ist, kann ein erhöhter Hämatokrit auch durch eine Abnahme des Plasmavolumens bedingt sein. Die Diagnose einer echten Erythrozytose beruht auf dem Nachweis der vermehrten Erythrozytenmasse. Diese kann mit Hilfe von radioaktiv markierten (^{51}**Cr**)-Erythrozyten bestimmt werden. Als erhöht gilt eine Erythrozytenmasse von >36 ml/kg bei Männern (normal 28,3 ± 2,8 ml/kg) und von > 32 ml/kg bei Frauen (normal 25,4 ± 2,6 ml/kg). Bei der relativen Erythrozytose („Schein-Erythrozytose" = Pseudopolyglobulie) ist die Erythrozytenmasse normal, und der erhöhte Hämatokrit ist Ursache eines verminderten Plasmavolumens *(s. Tab. 16.).* Dies trifft auch zu für die sogenannte Streßpolyzythämie **(Gaisböck-Syndrom).**

Wenn eine vermehrte Erythrozytenmasse nachgewiesen ist, muß nach anderen Ursachen für eine Erythrozytose gesucht werden; es gibt viele Möglichkeiten (s. *Tab. 16.* und weiter unten bei Sekundärer Erythrozytose). Am häufigsten findet man sekundäre Polyglobulien als Folge von Lungenerkrankungen, die Raucherpolyglobulie als Folge von erhöhtem Kohlenmonoxydhämoglobin **(HbCO)** oder bei Tumoren, die erythropoetisch wirksame Substanzen bilden. Die Laboruntersuchungen zur Differentialdiagnose zeigt *Tab. 17.* Das schrittweise Vorgehen bei der Abklärung einer Erythrozytose zeigt *Abb. 1.*

Wenn die arterielle Sauerstoffsättigung weniger als 92% beträgt, kann eine Hypoxie die Ursache der Polyglobulie sein. Die zytochemische Färbung der alkalischen Leukozytenphosphatase **(ALP),** eines Enzyms in den neutrophilen Granulozyten, ergibt bei 75% der Patien-

Tab. 16. Klassifikation der Erythrozytose

Typ	*Ätiologie*
Primär	Polycythaemia vera
Sekundär	Bei verminderter Oxygenierung: z.B. Lungenerkrankungen, große Höhe, intrakardiale Shunts, Hypoventilations-Syndrome, Hämoglobinanomalien einschließlich Kohlenmonoxid-Hämoglobinämie Abnorme Erythropoetin-Produktion: z.B. bei Tumoren, Zysten
Relativ („Schein-Erythrozytose“, Pseudopolyglobulie)	Hämokonzentration: z.B. nach Diuretika, Verbrennungen, Durchfällen, „Streß“ (Gaisböck-Syndrom)

ten mit PV einen erhöhten Index. Bei Patienten mit Erythrozyten anderer Ursache ist der Index meist normal. Da aber Fieber, Infektionen oder entzündliche Erkrankungen den Index der ALP erhöhen, ist dieser nur zuverlässig, wenn solche Stimuli nicht vorliegen. Eine Mikrohämaturie sowie Untersuchungsbefunde der Nierensonographie, des i.v. Pyelogramms oder einer Computertomographie können auf Prozesse im Bereich der Nieren hinweisen, die mit einer sekundären Polyglobulie einhergehen. Der P_{50}-Wert *(Sauerstoffpartialdruck, bei welchem das Hämoglobin zu 50% gesättigt ist)* ist ein Maß für die Affinität des Hämoglobins zum Sauerstoff. Durch die P_{50}-Bestimmung können Hämoglobinvarianten mit hoher Sauerstoffaffinität als Ursache für eine Polyglobulie ausgeschlossen werden.

Patienten mit PV haben ein erniedrigtes oder nicht nachweisbares Erythropoetin im Serum. Bei hypoxieinduzierter Polyglobulie sind diese Spiegel erhöht. Patienten mit tumorassoziierter Polyglobulie haben normale oder erhöhte Erythropoetinspiegel. Knochenmarkzellen von Patienten mit PV haben die autonome Fähigkeit, ohne Stimulation Erythrozytenkolonien in Kultur zu bilden, d.h., sie brauchen keinen Erythropoetinzusatz. Dagegen benötigt das Knochenmark von gesunden Probanden oder von Patienten mit sekundärer Polyglobulie einen Erythropoetinzusatz, um in Kultur Kolonien zu bilden.

Bei der PV finden sich auch Veränderungen von Laborparametern: Hyperuikämie und Hyperurikosurie bei mehr als 30% der Patienten. Thrombozytenfunktionsstörungen können auftreten. Vitamin-B_{12}-Spiegel und B_{12}-Bindungskapazität sind häufig erhöht.

Prognose

Ohne Behandlung sterben 50% der Patienten innerhalb von 18 Monaten nach Diagnosestellung. Mit gezielter Therapie liegt die Überlebenserwartung zwischen 7 und 15 Jahren. Die häufigsten Todesursachen sind Thrombosen, gefolgt von den Komplikationen der extramedullären Hämatopoese, Blutungen und dem Übergang in eine Leukämie.

Tab. 17. Labordiagnostik bei Patienten mit absoluter Erythrozytose

Thrombozytenzahl	Vitamin-B_{12}-Spiegel und B_{12}-Bindungskapazität
Leukozytenzahl und Differentialblutbild	Urinstatus
Arterielle Blutgase	Nierensonographie, i.v. Pyelogramm oder Computertomographie
Kohlenmonoxid-Hämoglobin	P_{50} (Sauerstoffpartialdruck, bei dem das Hämoglobin zu 50% gesättigt ist)
Alkalische Leukozytenphosphatase	

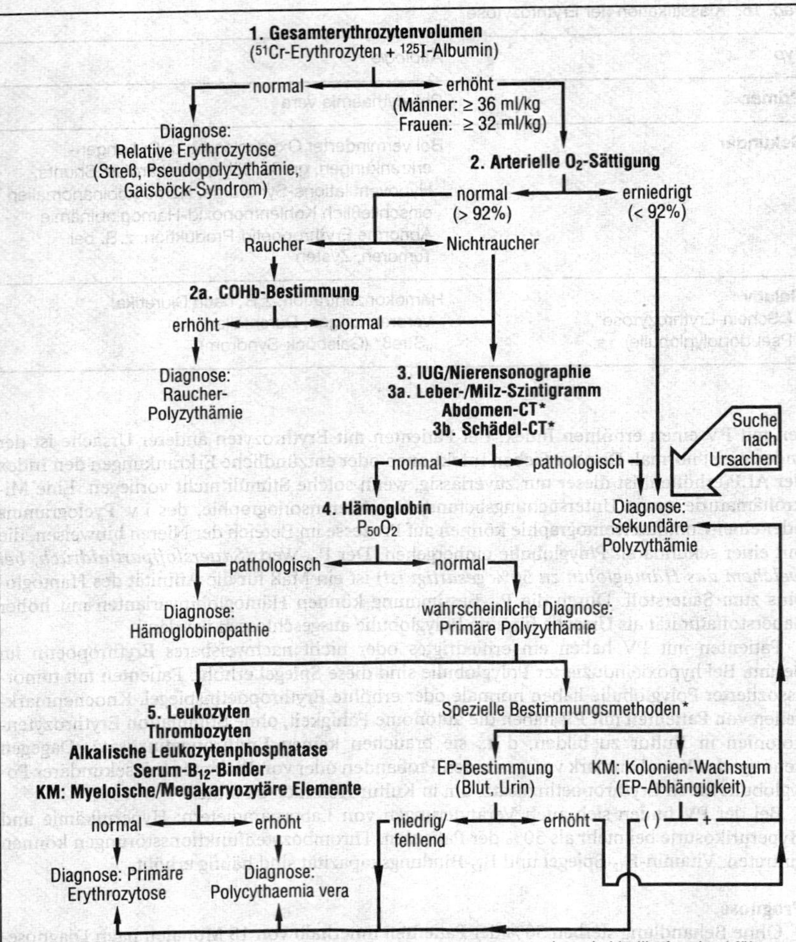

Abb. 1. **Schrittweises Vorgehen bei der Abklärung eines erhöhten Hämatokrit-Wertes.** KM = Knochenmark; COHb = Carboxy-Hämoglobin; EP = Erythropoetin; ^{51}Cr = radioaktiv markiertes Chrom; ^{125}I = radioaktiv markiertes Jod; IUG = i.v. Urogramm. (Nach Berk P. D. et al.: „Therapeutic Recommendation in Polycythaemia Vera Study Group Protocols": Seminars in Haematology 23 (2): 132–143, 1986; mit Genehmigung der Autoren.)

Den Übergang in eine akute Leukämie findet man häufiger bei Patienten, die mit radioaktivem Phosphor (^{32}P) oder mit alkylierenden Zytostatika behandelt wurden, als bei solchen, bei denen nur Aderlässe durchgeführt wurden. Durch eine Induktionstherapie werden bei diesen sekundären Leukämien weniger Remissionen erzielt als bei primären Leukämien.

Behandlung

Die PV ist die einzige Form der Erythrozytose, bei der eine Behandlung mit myelosuppressiven Medikamenten indiziert sein kann. Deshalb ist eine genaue Differentialdiagnose erforderlich. Entsprechend dem Alter, dem Geschlecht, dem Allgemeinzustand, den klinischen Zeichen und den hämatologischen Parametern muß die Behandlung individuell durchgeführt werden.

Aderlässe können die einzige erforderliche Form der Behandlung sein, oder sie sind integraler Bestandteil aller anderen Therapieverfahren. Sie sind die Behandlung der Wahl für Frauen im gebärfähigen Alter und für Patienten unter 40 Jahren, da sie nicht mit einer mutagenen Wirkung einhergehen, aber die Symptome der Hypervolämie zuverlässig beseitigen. Anfänglich sollten jeden zweiten Tag Aderlässe von 300–500 ml durchgeführt werden, bis der Hämatokrit unter 45% abgefallen ist. Bei älteren Patienten und bei solchen mit kardio- oder zerebrovaskulären Erkrankungen sollte man etwas vorsichtiger sein (200–300 ml 2×wöchentlich). Wenn einmal ein normaler Hämatokritwert erreicht ist, sollte der Patient monatlich nachuntersucht werden, und wenn der Hämatokrit wieder über 45% ansteigt, sollten erneut Aderlässe durchgeführt werden. Vor einem notfallmäßigen chirurgischen Eingriff sollte durch Aderlässe das Erythrozytenvolumen auf einen Normalwert reduziert werden. Falls notwendig, kann das intravasale Volumen durch Salzlösungen oder durch kolloidale Lösungen aufgefüllt werden.

Eine **myelosuppressive Therapie** kann bei folgenden Befunden indiziert sein: Thrombozytenzahl $> 1 \times 10^6/\mu l$, Beeinträchtigung durch die Organomegalie, Thrombosen, Symptome des Hypermetabolismus, unkontrollierbarer Juckreiz, ältere Patienten oder Patienten mit kardiovaskulären Erkrankungen mit Kontraindikationen gegen Aderlässe.

^{32}**P** wird seit mehr als 30 Jahren in der Behandlung der PV verwendet und ist bei 80–90% der Patienten erfolgreich. Remissionen dauern zwischen 6 Monaten und einigen Jahren. Diese Behandlung wird gut toleriert und erfordert weniger Nachuntersuchungen, wenn die Krankheit einmal unter Kontrolle ist. Jedoch geht ^{32}P mit einer erhöhten Rate an akuten Leukämien einher. Deshalb muß die Patientenauswahl für diese Behandlung sehr sorgfältig getroffen werden (z. B. nur Patienten im Alter über 60–70 Jahren).

Zunächst wird der Patient durch Aderlässe auf einen normalen Hämatokrit (40–45%) eingestellt. Dann wird ^{32}P in einer Dosis von 2,7 mCi/m^2 Körperoberfläche i. v. gegeben. Die Gesamtdosis darf 5 mCi nicht überschreiten. Nach dieser Dosis werden meist nach 4–8 Wochen die Thrombozytenzahlen und der Hämatokrit normal. Wenn nach 3 Monaten keine ausreichende Kontrolle der Erkrankung erreicht worden ist und die Thrombozytenzahlen über 100 000/µl und die Leukozytenzahlen über 3500/µl liegen, kann ^{32}P wiederholt werden. Dabei wird die Dosis über 25% gesteigert, wobei die Gesamtdosis 7 mCi nicht übersteigen darf. Wenn nach weiteren 3 Monaten auch noch keine Remission erreicht ist, kann eine weitere Dosis mit maximal 7 mCi gegeben werden. Wenn der Patient auf 3 Injektionen nicht ausreichend anspricht, sollte er mit Aderlässen oder mit Hydroxyharnstoff weiterbehandelt werden.

Da alkylierende Zytostatika leukämogen sind, sollten sie vermieden werden. Dagegen kann **Hydroxyharnstoff,** der das Enzym Ribonukleosiddiphosphat-Reduktase hemmt, erfolgreich bei jüngeren Patienten eingesetzt werden, wenn eine myelosuppressive Behandlung indiziert ist. Eine leukämogene Wirkung von Hydroxyharnstoff ist derzeit nicht bekannt. Zuerst werden die Patienten durch Aderlässe auf einen normalen Hämoglobinwert gebracht (40–45%). Dann erfolgt die Hydroxyharnstoffgabe oral in einer Dosis von 10–15 mg/kg/Tag. Die Blutbildwerte des Patienten werden wöchentlich kontrolliert. Wenn eine Stabilisierung der Erkrankung erreicht wurde, kann das Intervall zwischen den Kontrollen auf 2–4 Wochen verlängert werden. Falls die Leukozyten unter 4000/µl oder die Thrombozyten unter 100 000/µl abfallen, wird der Hydroxyharnstoff abgesetzt. Nach Wiederanstieg der Blutbildwerte wird die Hydroxyharnstoffbehandlung mit 50% der ursprünglichen Dosis fortgeführt. Bei schlecht ansprechenden Patienten, die noch häufig Aderlässe benötigen oder thrombozythämisch sind (Thrombozyten über 600 000/µl), kann die Dosis in einmonatigen Intervallen um 5 mg/kg/Tag gesteigert werden. Dabei sind häufige Blutbildkontrollen erforderlich. Die akute Toxizität von Hydroxyharnstoff ist minimal. Manchmal entwickeln die Patienten ein Exanthem, gastrointestinale Beschwerden oder Fieber, Langzeitnebenwirkungen sind unbekannt.

Eine Hyperurikämie kann mit Allopurinol (300 mg/Tag p.o.) behandelt werden. Bei Juckreiz helfen gelegentlich Antihistamine, er ist jedoch häufig schwierig zu beherrschen. Nach dem Baden sollte die Haut vorsichtig abgetrocknet werden. Orale Gaben von Colestyramin (4 g 3×täglich), Cyproheptadin (4–16 mg 4×täglich) oder Cimetidin (300 mg 4×täglich) können auch erfolgreich eingesetzt werden. Bei einer Erythromegalie (schmerzempfindliche, entzündliche Zehen) ist Acetylsalicylsäure symptomatisch wirksam.

Sekundäre Polyglobulie

(Sekundäre Polyzythämie)

Rauchen kann zu einer reversiblen Polyglobulie führen. Kohlenmonoxid(Carboxy)-Hämoglobin **(HbCO)** entsteht als Folge der Inhalation von Tabakrauch. Die Polyglobulie hat zwei Ursachen: 1. Gewebehypoxie (da mit Kohlenmonoxid beladenes Hämoglobin keinen Sauerstoff transportieren kann) und 2. verringerte Abgabe von Sauerstoff an das Gewebe, was durch eine Linksverschiebung der HbO_2-Dissoziationskurve bedingt ist.

Arterielle Hypoxie: Patienten mit chronischer Lungenerkrankung oder intrakardialem Rechts-links-Shunt mit Hypoxämie entwickeln eine Polyglobulie. Auch bei längerem Aufenthalt in größerer Höhe *(s. Kap. PHY, 11.)* oder bei zentral bedingter Hypoventilation nimmt die Erythrozytenmasse zu. Bei Patienten mit Lungenerkrankung hat die **Behandlung** die Verbesserung der Lungenfunktion zum Ziel. Eine Sauerstoffbehandlung kann erforderlich sein. Bei sorgfältig gestellter Indikation kann durch Aderlässe die Blutviskosität vermindert werden, was zu einer subjektiven Besserung bei den Patienten führt.

Hämoglobinvarianten mit hoher Sauerstoffaffinität: Eine solche Diagnose wird vermutet, wenn in einer Familie bereits Mitglieder mit Polyglobulie bekannt sind. Die Diagnose erfolgt durch die Messung des P_{50} (s. oben) und, falls möglich, durch die Bestimmung einer vollständigen HbO_2-Dissoziationskurve. Bei der Standard-Hb-Elektrophorese findet sich oft keine anomale Hämoglobinbande. Diese Methode ist also bei der Suche nach einer Ursache für eine Polyglobulie unzuverlässig.

Tumorassoziierte Polyglobulie: Nierentumoren und -zysten, die vermehrt Erythropoetin freisetzen, können mit einer Polyglobulie einhergehen. Die Entfernung der entsprechenden Veränderungen kann eine kurative Behandlung sein. Auch Hepatome, zerebelläre Hämangioblastome und Uterusleiomyosarkome können Ursache einer paraneoplastischen Polyglobulie sein.

Myelofibrose

(Myeloische Metaplasie)

Eine chronische, meist idiopathische Erkrankung, die durch Knochenmarkfibrose, Splenomegalie und leukoerythroblastische Anämie mit tränenförmigen Erythrozyten charakterisiert ist.

Ätiologie und Pathogenese

Die Ursache der Myelofibrose ist unbekannt. Sie kann komplizierend bei der chronischen myeloischen Leukämie vorkommen und bei 15–30% der Patienten mit Polycythaemia vera

Tab. 18. Myelofibrose-assoziierte Veränderungen

Maligne Erkrankungen: Leukämien, Polycythaemia vera, multiples Myelom (Plasmozytom), Morbus Hodgkin, Non-Hodgkin-Lymphome, Karzinome
Infektionen: Tuberkulose, Osteomyelitis
Toxine: Energiereiche Bestrahlung (Röntgen, Gamma-Strahlen), Benzol

(PV), wenn diese lange genug überleben. Der idiopathischen Myelofibrose **(IMF)** ähnliche Syndrome wurden beobachtet in Verbindung mit einer Vielzahl von Neoplasien und Infektionen und auch nach Exposition gegenüber gewissen Toxinen *(s. Tab. 18.)*. Die maligne oder akute Myelofibrose, eine seltene Variante, hat einen rascheren Verlauf und ist prognostisch ungünstig.

Der Altersgipfel der typischen IMF liegt zwischen 50 und 70 Jahren. Ab Diagnosedatum beträgt das mittlere Überleben 10 Jahre. Untersuchungen der G6PD-Isoenzyme und von Chromosomenanomalien weisen auf eine klonale Proliferation anomaler myeloischer Stammzellen hin. Wie durch Untersuchung von Knochenmarkfibroblasten nach Knochenmarktransplantation gezeigt werden konnte, stammen die Knochenmarkfibroblasten nicht von diesen hämatopoetischen Klonen ab. Deshalb vermutet man, daß die Hauptsymptomatik der Erkrankung, nämlich die Myelofibrose, eine komplizierende Reaktion auf die Grunderkrankung darstellt.

Symptomatik

In frühen Stadien können die Patienten asymptomatisch sein. Gelegentlich werden Splenomegalie und veränderte Blutbildbefunde bei einer Routineuntersuchung festgestellt. Im Verlauf kommt es zu einem allgemeinen Krankheitsgefühl, zu Gewichtsverlust und zu Symptomen von seiten der Milzvergrößerung oder -infarzierung. Eine Hepatomegalie findet sich bei 50% der Patienten. Lymphknotenvergrößerungen sind nicht typisch, kommen jedoch vor.

Diagnostik

Die Veränderungen in der Blutzytologie sind unterschiedlich. Eine Anämie liegt praktisch immer vor und nimmt im Verlauf zu. Die Erythrozyten sind normochrom und normozytär mit geringer Poikilozytose und Polychromasie. Eine Retikulozytose und kernhaltige Erythrozyten können im peripheren Blut gefunden werden. Bei fortgeschrittenen Fällen sind die Erythrozyten in ihrer Form stark verändert bzw. tränenförmig. Diese deutlichen Erythrozytenanomalien weisen direkt auf die Diagnose hin.

Die Leukozytenzahlen sind sehr unterschiedlich, entweder normal, niedrig oder, wie am häufigsten, hoch. Fast immer findet man unreife Zellen der Granulozytopoese. Myeloblasten im Blut weisen nicht zwangsläufig auf den Übergang in eine akute Leukämie hin. Die Thrombozytenzahlen können anfangs ebenfalls hoch, normal oder niedrig sein. Bei fortschreitender Erkrankung liegt aber meist eine Thrombozytopenie vor. Bei der Knochenmarkpunktion erreicht man oft nur eine „Punctio sicca". Die Myelofibrose kann nur in der Knochenmarkbiopsie diagnostiziert werden. Da die Fibrose aber nicht gleichmäßig verteilt ist, sollten wiederholte Biopsien von unterschiedlichen Knochenpartien gewonnen werden, wenn bei Patienten der Verdacht auf eine IMF besteht und die erste Biopsie diese Diagnose nicht bestätigt.

Behandlung

Es gibt keine kausale Behandlung für den zugrundeliegenden pathologischen Prozeß. Die Therapie zielt vielmehr auf die Beherrschung der Komplikationen. Zur Palliation kommen Androgene, eine Splenektomie, Chemotherapie und Bestrahlung in Betracht. Ein Versuch mit Androgenen kann bei einer schweren Anämie gemacht werden (Oxymetholon p.o. 2–4 mg/kg/Tag). Wenn es aber innerhalb von 3–6 Monaten nicht zu einer Besserung kommt, sollte diese Therapie wieder abgebrochen werden. Bei schwerer Anämie ist die Transfusion von Erythrozytenkonzentraten ein wichtiger Aspekt der Behandlung.

Primäre Thrombozythämie

(Essentielle Thrombozythämie, idiopathische Thrombozytose)

Eine Erkrankung, die charakterisiert ist durch erhöhte Thrombozytenzahlen, megakaryozytäre Hyperplasie im Knochenmark und Neigung zu Blutungen oder Thrombosen.

Ätiologie und Pathologie

Wie auch bei den anderen myeloproliferativen Erkrankungen liegt bei der primären Thrombozythämie eine klonale Anomalität multipotenter hämatopoetischer Stammzellen vor. Sie tritt gewöhnlich zwischen dem 50. und 70. Lebensjahr auf und betrifft Frauen und Männer gleichermaßen. Als Folge einer vermehrten Thrombozytenproduktion finden sich im Blut deutlich erhöhte Thrombozytenzahlen. Die Thrombozytenüberlebenszeit ist meist normal, kann aber auch durch vermehrte Sequestration in der Milz verkürzt sein. In Kombination mit degenerativen Gefäßerkrankungen kann die erhöhte Thrombozytenzahl bei älteren Patienten zu schweren Blutungen oder Thrombosen führen.

Eine Thrombozythämie kann auch ein reaktiver Prozeß sein. Mögliche Ursachen für sekundäre Thrombozytosen sind in *Tab. 19.* zusammengestellt.

Tab. 19. Ursachen sekundärer Thrombozythämien

Chronische entzündliche Erkrankungen: Rheumatoide Arthritis, entzündliche Dickdarmerkrankungen, Tuberkulose, Sarkoidose, Wegener-Granulomatose
Akute Infektionen
Blutungen
Eisenmangel
Hämolyse
Neoplasien: Karzinome, Morbus Hodgkin, Non-Hodgkin-Lymphome
Postoperativ: Nach Splenektomie

Symptomatik

Die häufigsten Symptome sind Schwäche, Blutungen, unspezifische Kopfschmerzen, Parästhesien und Schwindel. Meist handelt es sich um leichte Blutungen im Sinne von Nasenbluten, Neigung zu blauen Flecken oder gastrointestinalen Blutungen. Man sieht Parästhesien im Bereich der Hände und Füße sowie Ischämien an den Fingern. 60% der Patienten haben eine Splenomegalie, wobei die Milz meist nicht mehr als 3 cm unter den linken Rippenbogen reicht. Es kann auch eine Hepatomegalie vorliegen.

Diagnostik und Differentialdiagnose

Meist sind die Thrombozytenzahlen größer als $1 \times 10^6/\mu l$, manchmal liegen sie zwischen $750\,000/\mu l$ und $1 \times 10^6/\mu l$.

Im peripheren Blutausstrich findet man Thrombozytenaggregate, Riesenthrombozyten und Megakaryozytenfragmente. Das Knochenmark zeigt eine megakaryozytäre Hyperplasie mit sehr vielen Thrombozytenabschnürungen. Die Eisenfärbung im Knochenmark fällt meist positiv aus.

Die primäre Thrombozythämie muß von anderen myeloproliferativen Erkrankungen mit erhöhter Thrombozytenzahl abgegrenzt werden. Bei der Diagnose primäre Thrombozythämie muß die Erythrozytenmasse normal sein (dagegen vermehrt bei Polycythaemia vera, ein Philadelphia-Chromosom darf nicht vorliegen (es wird dagegen gefunden bei der chronischen myeloischen Leukämie), es fehlen tränenförmige Erythrozyten oder eine signifikante Knochenmarkfibrose (wie sie bei der idiopathischen Myelofibrose vorkommt).

Bei der sekundären Thrombozytose liegen die Thrombozytenzahlen unter $1 \times 10^6/\mu l$. Anamnese und klinische Untersuchung können zur Ursache führen. Thrombozytenfunktionstests sind meist normal. Dagegen ist bei ungefähr 50% der Patienten mit myeloproliferativen Erkrankungen mit einer anomalen Thrombozytenaggregation zu rechnen.

Behandlung

Bei sekundären Thrombozytosen wird die Grunderkrankung behandelt. Wenn diese Behandlung erfolgreich ist, kehren die Thrombozytenzahlen in den Normbereich zurück. Bei der primären Thrombozythämie ist die Indikation zur Therapie nicht klar. Dennoch glauben die meisten Autoren, daß bei Thrombozytenzahlen über $1 \times 10^6/\mu l$ und bei Blutungsneigung und thrombotischen Komplikationen eine Therapie sicher indiziert ist.

Zur myelosuppressiven Therapie wird Hydroxyharnstoff 10–15 mg/kg/Tag verwendet. Anfänglich sind wöchentliche Blutkontrollen erforderlich. Die Dosisangleichung erfolgt so, wie es oben bei der PV beschrieben ist. ^{32}P wurde ebenfalls erfolgreich bei der Behandlung der primären Thrombozythämie eingesetzt (2,7 mCi/m^2 i.v., maximale Dosis 7 mCi). Durch die Therapie sollte eine Thrombozytenzahl < 600000/µl angestrebt werden, ohne daß es zu signifikanter klinischer Toxizität oder zur Suppression anderer Knochenmarkelemente kommt.

Wenn bei Patienten mit refraktärer Thrombozythämie eine Behandlung notwendig wird, kann Anagrelid, eine Imidazol-Chinazolin-Verbindung, versucht werden. Man beginnt mit 0,5 mg p.o. alle 6 Stunden, d.h. einer täglichen Gesamtdosis von 2 mg. Wenn nach 7 Tagen kein Abfall der Thrombozytenzahlen (Abnahme um < 15%) eingetreten ist, kann bei guter Verträglichkeit die Einzeldosis um 0,5 mg bis zu einer Tagesdosis von 4 mg gesteigert werden. Wenn die Thrombozytenzahl weiterhin über 600000/µl bleibt und das Medikament weiterhin gut toleriert wird, kann die Anagreliddosis langsam wöchentlich oder 2wöchentlich gesteigert werden, bis die Thrombozytenzahlen ausreichend reagieren (unter 600000/µl abfallen). Die maximale Tagesdosis ist dann 12 mg. Während der Anfangsphase der Behandlung und der Dosisfindung für das Anagrelid sollten die Thrombozytenzahlen mindestens 2mal wöchentlich bestimmt werden. Nebenwirkungen können ein Blutdruckabfall, orthostatische Hypotension, Niereninsuffizienz und Magenbeschwerden sein. Über das Risiko von Langzeitnebenwirkungen ist nichts bekannt.

Da es sowohl unter Hydroxyharnstoff als auch unter ^{32}P 2–6 Wochen dauert, bis ein therapeutischer Effekt eintritt, kann dort, wo es möglich ist, eine Thrombozytopherese durchgeführt werden, um bei Bedarf die Thrombozytenzahlen rasch zu senken. Dies kann z.B. erforderlich sein bei einer schweren Blutung oder Thrombose sowie vor dringenden chirurgischen Eingriffen.

4. HÄMORRHAGISCHE DIATHESEN

Durch vermehrte Blutungsneigung gekennzeichnete Krankheitsbilder.

Physiologie der Hämostase

Die **Hämostase** *ist der Prozeß, durch den eine Blutung aus einem verletzten Blutgefäß gestoppt wird.* Sie erfordert das Zusammenspiel von Gefäßfaktoren, Thrombozyten und Plasmafaktoren sowie von gegensteuernden Mechanismen, um die Anreicherung von Thrombozyten und Fibrin an der verletzten Gefäßwand in Grenzen zu halten. Veränderungen der Hämostase können zu schweren Blutungen oder zu Thrombosen führen.

Gefäßfaktoren reduzieren den Blutfluß in einer traumatisierten Region 1. durch lokale Vasokonstriktion (Sofortreaktion nach der Verletzung) und 2. durch Kompression der verletzten Gefäße durch in das umgebende Gewebe ausgetretenes Blut.

Plättchenthrombus: *Thrombozyten, die sich an einer verletzten Gefäßwand ansammeln, bilden ein Schlüsselelement der Blutstillung.* Die Thrombozyten setzen auch Faktoren frei, die die Vasokonstriktion steigern (Serotonin, Thromboxan A_2) und die den Beginn der Gefäßwandreparatur veranlassen (von Thrombozyten gebildeter Wachstumsfaktor = platelet-derived growth factor = PDGF). Gleichzeitig liefern sie die Membranoberflächen und andere Komponenten, die zur Bildung der Enzym-Kofaktor-Komplexe der Blutgerinnungskaskade erforderlich sind.

Die **Thrombozytenadhäsion** ist der erste Schritt bei der Bildung eines hämostatischen Thrombus. Zirkulierende Thrombozyten werden an normalem Gefäßendothel nicht adhärent und aggregieren auch nicht miteinander, solange die endotheliale Auskleidung eines Gefäßes intakt ist und das subendotheliale Kollagen nicht freiliegt. Für die Thrombozytenadhäsion wird ein von Endothelzellen produziertes Protein benötigt, der von-Willebrand-Faktor **(VWF)**. Diesen Faktor findet man sowohl in der Gefäßwand als auch im Plasma. Bei der Thrombozytenadhäsion bindet sich der VWF an einen Glykoprotein**(GP)**-Rezeptor an der Thrombozytenoberfläche (GP Ib).

Im nächsten Schritt werden durch Kollagen und das an der verletzten Stelle gebildete Thrombin die Thrombozyten aktiviert. Diese Stimuli aktivieren die Phospholipase C, ein Enzym, das spezifische Membranphospholipide (Inositol-Phospholipide) hydrolysiert. Die Produkte dieser Reaktion aktivieren die Proteinkinase C und erhöhen auch die Calciumkonzentration im Thrombozyten-Zytoplasma. Darauf folgt eine fortschreitende Serie ineinander übergreifender Ereignisse:

1. Die Thrombozyten ändern ihre Form und entwickeln lange Pseudopodien.
2. Rezeptoren für GP IIb und GP IIIa treten an die Thrombozytenoberfläche. Fibrinogen und andere zur Adhäsion befähigte Proteine binden an diese Rezeptoren und verbinden die Thrombozyten untereinander **(Plättchenaggregation).**
3. Arachidonsäure wird von Membranphospholipiden freigesetzt und oxydiert. Es entstehen unter anderem folgende Reaktionsprodukte: a. Prostaglandin H_2 **(PGH_2)**, ein wichtiger Kofaktor für die kollageninduzierte Thrombozytenaktivierung, und b. Thromboxan A_2, das selbst auch Thrombozyten aktiviert *(s. Kap. PHA, 10., Hämatologische Effekte).*
4. Plättcheninhaltsstoffe werden freigesetzt. Einer dieser Stoffe, ADP, kann ebenfalls die Thrombozytenaktivierung stimulieren und neue Thrombozyten in den wachsenden Thrombus einbringen.
5. Die Thrombozytenoberfläche wird reorganisiert und exprimiert. Phospholipide, die erforderlich sind, damit sich die Enzym-Kofaktor-Komplexe der Blutgerinnung bilden können. Ein weiterer entscheidender Schritt für die Bildung eines der Enzym-Kofaktor-Komplexe ist die Sekretion von Plättchenfaktor V aus den α-Granula der Thrombozyten. Als Folge davon wird auf der Thrombozytenoberfläche mehr und mehr Thrombin freigesetzt, das Fibrinogen zur Gerinnung bringt. Es bilden sich Fibrinfäden, die die aggregierten Thrombozyten verbinden und so den Plättchenthrombus an der Stelle der Verletzung festigen.
6. In den Thrombozyten wird ein Mechanismus aktiviert, der die Kontraktion des Plättchenaktinomyosins bewirkt. Dieses komprimiert und festigt den Plättchenthrombus, was die verletzte Stelle weiter absichert.

Blutgerinnungsreaktionen, die zum Fibrinthrombus führen *(s. Abb. 2.)*, sind das zweite Hauptelement für einen hämostatischen Gefäßverschluß. Ausgehend von dem ursprünglichen Plättchenthrombus breitet sich der Fibrinthrombus aus und liefert die Masse, die zum Gefäßverschluß notwendig ist. Die Nomenklatur für die einzelnen Komponenten der Blutgerinnungskaskade benutzt römische Zahlen, Buchstaben und Eponyme *(s. Tab. 20.)*.

Man kann sich die Blutgerinnung als einen stufenweisen Ablauf vorstellen: 1. Zumindest *zwei verschiedene* Reaktionssequenzen (s. unten) aktivieren Proenzyme von Serinproteasen, was schließlich zur Bildung eines Prothrombinaktivators führt. Dieser Aktivator ist ein Komplex aus einem Enzym, Faktor Xa und zwei Kofaktoren (Faktor Va und prokoagulatorisches Phospholipid). Es ist auf der Oberfläche von aktivierten Thrombozyten oder Gewebezellen lokalisiert. 2. Der Prothrombinaktivator spaltet Prothrombin in zwei Bruchstücke, wobei eines das Enzym Thrombin ist. 3. Thrombin spaltet kleine Peptide von den α-(Fibri-

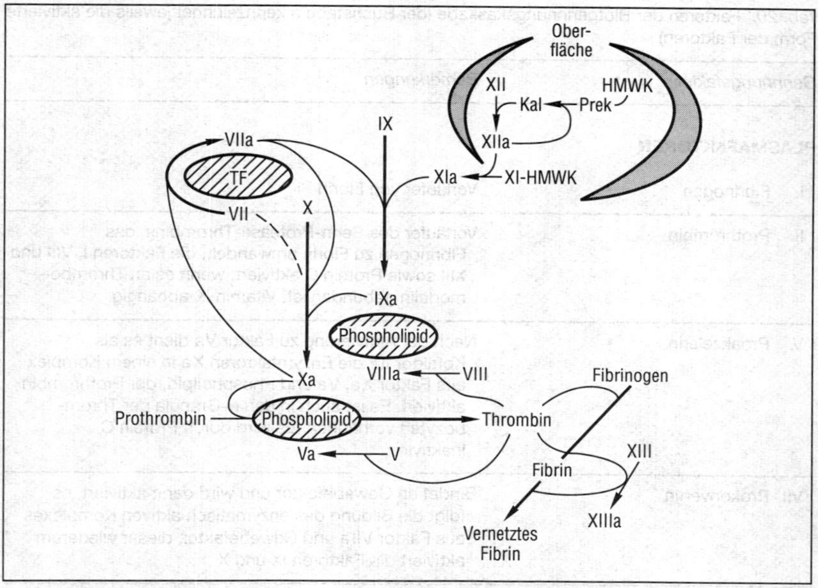

Abb. 2. **Schema der Blutgerinnung.** Die Abbildung zeigt oben rechts die Reaktionen, die ablaufen, wenn Blut gegenüber einer negativ geladenen Oberfläche exponiert wird. Oben links zeigt die Abbildung die Reaktionen, die nach Exposition gegenüber Gewebefaktor (einem Lipoprotein auf der Oberfläche mancher Zellen) entstehen. Um das Schema relativ einfach zu halten, ist die Beteiligung von Calciumionen bei der Bildung der verschiedenen Komplexe, der Aktivierung von Faktor IXa durch Faktor XIa und der Aktivierung von Faktor XIII nicht gezeigt.
HMWK = Hochmolekulares Kininogen; **Kal** = Kallikrein; **Prek** = Präkallikrein; **TF**= Gewebefaktor (tissue factor).
(Aus S. I. Rapaport in *Physiologica Basis of Medical Practice.* 12. Auflage, 1989, herausgegeben von J. B. West. Mit Genehmigung des Verlags The Williams and Williams Co., Baltimore, 1985.)

nopeptid-A)- und den β-(Fibrinopeptid-B)-Ketten des Fibrinogens ab. Dadurch erzeugt es ein verändertes Molekül (Fibrinmonomer), das dann polymerisiert und unlösliches Fibrin bildet (Fibrinpolymer). Thrombin aktiviert auch Faktor VIII, ein Enzym, das die Ausbildung kovalenter Bindungen zwischen Fibrinmolekülen katalysiert, damit die Moleküle vernetzt werden und einen gegen Auflösung resistenten Thrombus bilden.

Für die meisten zur Thrombinbildung führenden Reaktionen werden Calciumionen benötigt. Deshalb werden Calcium-Chelat-Bildner (z. B. Citrat oder EDTA) in vitro als Antikoagulanzien verwendet. Eine ganze Reihe der Proenzyme oder Serinproteasen enthalten Reste der ungewöhnlichen Aminosäure γ-Karboxyglutaminsäure, die nicht eine, sondern zwei Karboxy-Gruppen am γ-Kohlenstoff der Glutaminsäure enthält. Diese zusätzliche Karboxy-Gruppe schafft Bindungsplätze für Calcium. Um diese Karboxy-Gruppe an die Glutaminsäure anzufügen, ist Vitamin K notwendig. Deshalb werden die Proteine, die γ-Karboxyglutaminsäurereste enthalten, Vitamin-K-abhängige Gerinnungsfaktoren genannt. Wenn Vitamin K fehlt, können diese Proteine das Calcium nicht regelrecht binden und nicht entsprechend bei der Blutgerinnung funktionieren.

Die Reaktionen, die zur Bildung von Prothrombinaktivatorkomplex führen, können in vitro auf zwei Wegen ablaufen: 1. durch Exposition von Plasma gegenüber negativ geladenen

Tab. 20. Faktoren der Blutgerinnungskaskade (der Buchstabe a kennzeichnet jeweils die aktivierte Form der Faktoren)

Gerinnungsfaktor	*Bemerkungen*
PLASMAFAKTOREN	
I. Fibrinogen	Vorläufer von Fibrin
II. Prothrombin	Vorläufer des Serin-Protease-Thrombins, das Fibrinogen zu Fibrin umwandelt, die Faktoren I, VIII und XIII sowie Protein C aktiviert, wenn es an Thrombomodulin gebunden ist. Vitamin-K-abhängig
V. Proakzelerin	Nach der Aktivierung zu Faktor Va dient es als Kofaktor für die Enzymfaktoren Xa in einem Komplex aus Faktor Xa, Va und Phospholipid, der Prothrombin aktiviert. Es ist auch in den α-Granula der Thrombozyten vorhanden. Es wird durch Protein C inaktiviert
VII. Prokonvertin	Bindet an Gewebefaktor und wird dann aktiviert, es folgt die Bildung des enzymatisch aktiven Komplexes aus Faktor VIIa und Gewebefaktor, dieser wiederum aktiviert die Faktoren IX und X
VIII. Antihämophiles Globulin, AHG	Nach der Aktivierung zu Faktor VIIIa dient es als Kofaktor für die Enzymfaktoren IXa in dem Komplex aus Faktor IXa, VIIIa und Phospholipid, der den Faktor X aktiviert. Inaktivierung durch inaktiviertes Protein C. Hat gemeinsame Eigenschaften mit Faktor V. Im Plasma liegt es gebunden an den von-Willebrand-Faktor vor
IX. Christmas-Faktor	Nach der Aktivierung zu Faktor IXa hat er enzymatische Aktivität in einem Komplex, bestehend aus Faktor IXa, VIIIa und Phospholipid, der den Faktor X aktiviert. Vitamin-K-abhängig
X. Stuart-Prower-Faktor	Nach der Aktivierung zu Faktor Xa hat er enzymatische Aktivität in einem Komplex, bestehend aus Faktor Xa, Va und Phospholipid, der Prothrombin aktiviert. Vitamin-K-abhängig
XI. Plasma-Thromboplastin antezedent, PTA	Nach der Aktivierung zu Faktor XIa aktiviert es Faktor IX in einer Reaktion, die außer Calciumionen keinen weiteren Kofaktor benötigt. Zirkuliert als Doppelmolekül-Komplex mit hochmolekularem Kininogen
Präkallikrein; Fletcher-Faktor	*Nimmt teil an einer* zur Kontaktaktivierung reziproken Reaktion, in der es durch Faktor XIIa zu Kallikrein aktiviert wird. Kallikrein katalysiert dann die Aktivierung von Faktor XII zu Faktor XIIa. Zirkuliert als Doppelmolekül-Komplex zusammen mit hochmolekularem Kininogen

Fortsetzung Tab. 20.

	Hochmolekulares Kininogen	Zirkuliert als Doppelmolekül-Komplex entweder mit Faktor XI oder Präkallikrein. Wenn es an eine negativ geladene Oberfläche absorbiert wird, bindet es Faktor XI und Präkallikrein an die Oberfläche
XII.	Hagemann-Faktor, Kontakt-Faktor	Nach der Aktivierung zu Faktor XIIa durch negativ geladene Oberflächen oder durch Kallikrein aktiviert er Präkallikrein und Faktor XI bei der Kontaktaktivierungsreaktion, die die Blutgerinnung in vitro startet
XIII.	Fibrin-stabilisierender Faktor	Nach seiner Aktivierung durch Thrombin katalysiert er die Ausbildung von Peptid-Bindungen zwischen Fibrin-Monomeren und hilft so, den Fibrinthrombus zu stabilisieren
	Protein C	Nach Aktivierung durch Thrombin wird es an Thrombomodulin gebunden. Es hemmt durch Proteolyse die Kofaktoraktivität der Faktoren VIIIa und Va in einer Reaktion, die Protein S und Phospholipide als Kofaktor benötigt. Vitamin-K-abhängig
	Protein S	Es liegt im Plasma als freies Protein S vor oder gebunden an die C4b-Komponente des Komplementsystems. Die freie Form ist ein Kofaktor für aktiviertes Protein C. Vitamin-K-abhängig
ZELLOBERFLÄCHENFAKTOREN		
	Gewebefaktor: Gewebsthromboplastin	Ein Lipoprotein als physiologischer Bestandteil der Membran gewisser Zellen, einschließlich der perivaskulären Fibroblasten, Epithelzellen an inneren oder äußeren Körperoberflächen (z. B. Haut, Amnion, Gastrointestinal- und Urogenitaltrakt) und Gliazellen des Nervensystems. Unter gewissen pathologischen Bedingungen kann Gewebefaktor auch an aktivierten Monozyten und Makrophagen und wahrscheinlich auch an aktiviertem Gefäßendothel entstehen. Man findet ihn zum Teil auch auf Tumorzellen. Die Bindung von Faktor VII an den Gewebefaktor ist die Schlüsselreaktion am Beginn der Gerinnungskaskade
	Prokoagulatorisches Phospholipid	Saures Phospholipid (insbesondere Phosphatidyl-Serin) auf der Oberfläche von aktivierten Thrombozyten oder Gewebezellen. Ist ein Bestandteil des aus Faktor IX, VIIIa und Phospholipid bestehenden Aktivators von Faktor X und des aus Faktor Xa, Va und Phospholipid bestehenden Aktivators von Prothrombin. Es kann auch den Lipidanteil des Lipoprotein-Gewebefaktors ersetzen
	Thrombomodulin	Bindungsstelle für Thrombin an der Oberfläche von Endothelzellen. An Thrombomodulin gebundenes Protein C wird rasch durch Thrombin aktiviert

Oberflächen wie z. B. Glas oder bestimmten kieselsäurehaltigen Pulvern oder 2. durch Zugabe von Gewebslipoprotein, dem sogenannten Gewebefaktor. Beim ersteren Vorgang setzen sich Faktor XII, hochmolekulares Kininogen **(HMWK)**, Präkallikrein und Faktor XI auf der negativ geladenen Oberfläche fest, wo sie miteinander reagieren (Kontaktaktivierungsreaktion) und zur Bildung von aktiviertem Faktor XI führen. Der Faktor XIa aktiviert dann den Faktor IX. Nach seiner Aktivierung bildet der enzymatisch wirksame Faktor X einen Komplex mit Faktor IXa und zwei Kofaktoren, nämlich Faktor VIIIa und prokoagulatorischem Phospholipid, wobei sich letzterer auf der Oberfläche aktivierter Thrombozyten und von Gewebezellen findet.

Menschen mit einem erblichen Defekt an Faktor XII, HMWK oder Präkallikrein haben keine abnorme Blutungsneigung. Dagegen haben solche mit einem vererbten Faktor-XI-Defekt eine leichte Bluterkrankheit. Folglich muß es in vivo einen bisher unbekannten Mechanismus zur Aktivierung von Faktor XI geben, der unabhängig ist von Faktor XII, Präkallikrein und HMWK. Patienten mit fehlendem Faktor IX (Hämophilie B) oder Faktor VIII (Hämophilie A) haben eine schwere Bluterkrankheit. Daraus kann geschlossen werden, daß die Bildung des Aktivatorkomplexes aus Faktor IXa, VIIIa, Phospholipid und Faktor X essentiell für eine normale Blutgerinnung ist.

Wenn eine Präparation von Gewebefaktor und Calciumionen in vitro zu Plasma zugefügt wird, bindet der Plasmafaktor VII sehr rasch an den Gewebefaktor. Wenn bei einem chirurgischen Eingriff kleine Blutgefäße verletzt oder durchtrennt werden, kommt Blut in Kontakt mit dem Gewebefaktor auf den Membranen von Zellen in der Gefäßwand und der Umgebung. Dann wird (wahrscheinlich wie im Reagenzglas) rasch ein Komplex aus Faktor VII und Gewebefaktor gebildet, was zwei Konsequenzen hat: 1. Durch die Bindung an den Gewebefaktor wird es schon durch sehr geringe Konzentrationen von Faktor Xa möglich, gezielt und schnell den gebundenen Zymogenfaktor VII zu Faktor VIIa zu aktivieren. 2. Der Gewebefaktor dient als Kofaktor für Faktor VIIa und gibt dadurch dem Komplex aus Faktor VIIa und Gewebefaktor die Möglichkeit, seine 2 physiologischen Substrate zu aktivieren, nämlich Faktor IX und X. Es ist noch nicht klar, wie die ersten Moleküle von Faktor Xa entstehen, die zur Aktivierung des im Wundbereich an Gewebefaktor gebundenen Faktors VII führen. Vielleicht enthält Plasma normalerweise eine ganz geringe Konzentration an zirkulierendem Faktor VIIa, der nach Bindung an Gewebefaktor die Bildung der ersten Moleküle von Faktor Xa katalysiert? Oder gibt es bisher nicht bekannte proteolytische Gewebsenzyme, die den Faktor Xa ersetzen können?

Da die Rolle von Faktor IXa bei der Gerinnung die Aktivierung von Faktor X ist *(s. Abb. 2.)*, bewirkt die Exposition von Plasma gegenüber Gewebefaktor direkt die Aktivierung von Faktor X durch den Komplex aus Faktor VIIa und Gewebefaktor und indirekt durch den Komplex aus Faktor IXa, Faktor VIIa und Phospholipid. Für eine normale Hämostase werden beide Wege zur Aktivierung von Faktor X benötigt, und zwar wahrscheinlich deshalb, weil die katalytische Aktivität des Komplexes aus Faktor VIIa und Gewebefaktor während des Gerinnungsvorganges durch einen erst kürzlich beschriebenen Faktor-Xa-abhängigen Mechanismus gehemmt wird. So reguliert der Faktor Xa in zwei Richtungen die gewebefaktorabhängige Blutgerinnung. Am Beginn startet er die Reaktionen durch die Umwandlung von gewebefaktorgebundenem Faktor VII in Faktor VIIa. Da jedoch mehr Faktor Xa entsteht, bindet dieser immer mehr an einen (kürzlich charakterisierten) Plasmainhibitor. Diese Protease wird entweder als Inhibitor der extrinsischen Gerinnung (EPI = extrinsic pathway inhibitor) oder als Lipoprotein-assoziierter Inhibitor der Blutgerinnung (LACI = lipoprotein-associated coagulation inhibitor) bezeichnet. Die resultierenden Komplexe aus EPI/Xa (LACI/Xa) binden dann an den Komplex aus Faktor VIIa und Gewebefaktor, was zu einem *quarternären Komplex aus Faktor VIIa, Gewebefaktor, EPI* (LACI) und Faktor Xa führt. Dieser Komplex hat keine enzymatische Aktivität mehr. Durch diesen Hemmechanismus kann möglicherweise die Blutungsneigung bei Hämophilen erklärt werden, und zwar weil die direkte Aktivierung von Faktor X durch den Komplex aus Faktor VIIa und Gewebefaktor, durch die der Bedarf an Faktor VIII und Faktor IX umgangen werden kann, für eine normale Hämostase nicht ausreicht.

Bei der klinisch wichtigen Bestimmung der Prothrombinzeit (PT, Thromboplastinzeit, Quick-Test) wird Plasma mit unphysiologisch hohen Konzentrationen von Gewebefaktor zur Gerinnung gebracht. Hier wird der Faktor X direkt durch den Komplex aus Faktor VIIa und Gewebefaktor so schnell aktiviert, daß seine indirekte Aktivierung über den Weg der Aktivierung von Faktor IX durch den Komplex aus Faktor VIIa und Gewebefaktor keinen Einfluß auf diese Bestimmung hat. Deshalb findet man sowohl bei Patienten mit Hämophilie A (Faktor-VIII-Mangel) als auch solchen mit Hämophilie B (Faktor-IX-Mangel) einen normalen Quick-Wert. Neben der Aktivierung von Faktor VII durch Faktor Xa gibt es andere wichtige Regulationsmechanismen: 1. die Aktivierung von Faktor VIII durch sehr geringe Konzentrationen von Thrombin oder durch höhere Konzentrationen von Faktor Xa und 2. die Aktivierung von Faktor V durch geringe Konzentrationen von Thrombin. Diese Aktivierungen sind wichtig für die Entfaltung der Effekte der Faktoren VIII und V als Kofaktoren der Blutgerinnung.

Regulationsmechanismen verhindern normalerweise, daß einmal aktivierte Blutgerinnungsreaktionen unkontrolliert fortschreiten und entweder lokale Thrombosen oder eine disseminierte intravasale Koagulation **(DIC)** hervorrufen. Diese Regulationsmechanismen schließen ein 1. die Elimination von aktivierten Gerinnungsfaktoren durch Zellen, speziell beim Blutfluß durch die Leber, und 2. Mechanismen im Blut selbst, die die Enzyme und die aktivierten Kofaktoren der Blutgerinnung neutralisieren.

Zusätzlich zu EPI (LACI) können andere Proteaseinhibitoren im Plasma Blutgerinnungsenzyme neutralisieren. Hierzu gehören z. B. Antithrombin III, α_2-Makroglobulin, Heparin-Kofaktor II und α_1-Antiprotease. Am wichtigsten ist das **Antithrombin III,** das Hauptinhibitor für die Schlüsselenzyme Thrombin, Faktor Xa und Faktor IXa ist. Wenn man zu Blut in vitro Heparin zugibt, wird das Antithrombin III von einem langsam wirksamen in einen schnell wirksamen Inhibitor dieser Enzyme umgewandelt. (Dies ist der Mechanismus der therapeutischen Wirksamkeit von Heparin.) Inzwischen weiß man auch, daß heparinähnliche Moleküle (an der inneren Oberfläche von Gefäßendothelien) die Funktion von Antithrombin III in vivo verstärken. Patienten mit heterozygot vererbtem Antithrombin-III-Mangel, mit nur 50% der normalen Antithrombin-III-Spiegel, haben ein erhöhtes Risiko für Thrombosen. Diese Tatsache bestätigt die Bedeutung dieses Proteaseinhibitors bei der Regulation der Blutgerinnung. Homozygote Erkrankte kennt man nicht, da hier der Verlauf wahrscheinlich schon in utero letal ist.

Bei der Hemmung der Faktoren VIII und Va sind zwei Vitamin-K-abhängige Proteine, nämlich Protein C und Protein S, beteiligt. Thrombin, das an einen **Thrombomodulin** genannten Rezeptor von Endothelzellen gebunden ist, kann kleine Peptide vom Protein C abspalten und es somit aktivieren. Aktiviertes Protein C (APC) ist eine Serinprotease, die Protein S und prokoagulatorisches Phospholipid als Kofaktoren benötigt. Es katalysiert die Proteolyse der Faktoren VIIIa und Va und zerstört damit deren Kofaktorfunktion. Patienten mit einem heterozygot vererbten Mangel an Protein C oder Protein S mit einem im Vergleich zu Gesunden auf 50% erniedrigten Spiegel dieser Faktoren haben ein erhöhtes Thromboserisiko. Kinder, die mit einem homozygoten Protein-C-Defekt geboren werden, sterben oft in der Neugeborenenperiode an Thrombosen **(fulminante Purpura neonatorum).** Diese klinischen Beobachtungen beweisen die wichtige physiologische Rolle von Protein C und Protein S in der Regulation der Blutgerinnung.

Das **Fibrinolysesystem** wird durch Fibrinablagerungen aktiviert. Indem es Fibrin auflöst, hilft dieses System, das Lumen eines verletzten Gefäßes offen zu halten. Ein Gleichgewicht zwischen Fibrinablagerung und Fibrinolyse gewährleistet die hämostatische Abdichtung über die Tage, die benötigt werden, um eine Verletzung der Gefäßwand zu reparieren.

Das Enzym Plasmin katalysiert die Auflösung von Fibrin. Plasmin entsteht aus inaktivem Plasminogen im Plasma. Dabei wird eine einzige Arginin-Valin-Peptid-Bindung im Plasminogen gespalten. Substanzen, die diese Spaltung katalysieren, werden Plasminogenaktivatoren genannt. Plasmin ist ein effektives proteolytisches Enzym, das Fibrin abbaut. Dabei entstehen zuerst große (X und Y) und dann kleinere Fragmente (D und E). Diese Fragmente werden alle zusammen als Fibrinogenabbauprodukte bezeichnet. Sie werden mit der Blutzirkulation abgeschwemmt.

Bei der Umwandlung von Fibrin in Fibrinogen treten Lysinmoleküle an die Oberfläche, an die Plasminogen fest binden kann. Das Plasminogen besitzt spezielle Regionen, die mit diesen Lysinbindungsstellen reagieren. Zur Lyse von intraval abgelagertem Fibrin werden Plasminogenaktivatoren aus den Gefäßendothelien freigesetzt. Es gibt zwei Arten solcher Aktivatoren. Der Typ 1 ist der Gewebeplasminogenaktivator (tPA = tissue plasminogen activator). In Lösung ist er nur ein schwacher Aktivator, er wird jedoch sehr effizient, wenn er zusammen mit Plasminogen in nächster Nachbarschaft an das Fibrin bindet.

Der zweite Typ ist die Urokinase. Sie existiert in einzel- oder doppelsträngiger Form mit verschiedenen funktionellen Eigenschaften. Die einzelsträngige Form wird von den Endothelzellen abgegeben (single-chain urokinase plasminogen activator = scuPA). Diese kann ähnlich wie tPA freies Plasminogen nicht aktivieren, jedoch aktiviert sie schnell an Fibrin gebundenes Plasminogen. Spuren von Plasmin spalten scuPA in zweikettige Urokinase (tcuPA). Diese kann sowohl gelöstes Plasminogen als auch an Fibrin gebundenes Plasminogen sehr effektiv aktivieren. Epithelzellen entlang den Exkretionswegen des Körpers (z. B. Nierentubuli, Ductuli der Mamma) sezernieren auch Urokinase. Man nimmt an, daß dies der physiologische Aktivator für eine Lyse von eventuellen Fibrinablagerungen entlang diesen Ausführungsgängen ist. Ein anderer potenter Plasminogenaktivator ist Streptokinase, ein normalerweise im Körper nicht vorkommendes Produkt von Bakterien. Es wird zur therapeutischen Fibrinolyse bei Patienten mit akuten Thrombosen eingesetzt.

Plasma enthält auch Inhibitoren für Plasminogenaktivator (PAI) und Plasmin. Sie können die Fibrinolysereaktion bremsen. Der wichtigste PAI ist PAI-1, der aus Gefäßendothelien und aktivierten Thrombozyten freigesetzt wird. Der wichtigste Plasmininhibitor ist α_2-Antiplasmin. Er kann Plasmin, das aus einem Fibringerinnsel frei wird, sehr rasch inaktivieren. Eine gewisse Menge α_2-Antiplasmin wird unter Einwirkung von aktiviertem Faktor XIII während der Gerinnselbildung mit dem Fibrin vernetzt. Es reguliert die Aktivität des aus Plasminogen freigesetzten Plasmins auf das Fibrin. Das Plasma enthält auch ein sogenanntes histidinreiches Glykoprotein, das kompetitiv mit den Lysinbindungsstellen am Plasminogen reagiert und so die Anzahl der Plasminogenmoleküle mit freien Lysinbindungsstellen im Plasma vermindert. Das histidinreiche Glykoprotein ist selbst kein Serinprotease-Inhibitor.

Offensichtlich gibt es mehrere Faktoren, die ein Überschießen der Fibrinolyse verhindern. Von den Gefäßendothelien freigesetztes tPA und Urokinase haben kurze intravasale Halbwertszeiten, da sie rasch durch PAI-1 inaktivert werden und beim Blutfluß durch die Leber einer raschen Clearance unterliegen *(Abb. 3.)*. Gegenüber dem an Fibrin gebundenen Plasminogen haben tPA und scuPA eine deutlich höhere Aktivität. Dadurch wird die physiologische Fibrinolyse auf das Fibrin begrenzt, ohne gleichzeitig zirkulierendes Fibrinogen abzubauen. Darüber hinaus wird praktisch alles Plasmin, das sich von der Fibrinoberfläche ablöst, sofort durch α_2-Antiplasmin neutralisiert.

Wenn diese Mechanismen versagen, können Patienten wegen der überschießenden Fibrinolyse bluten. Selten gibt es auch Patienten mit einem essentiellen, vollständigen, hereditären α_2-Antiplasmin-Mangel. Diese bluten schwer nach trivialen Verletzungen, was die Schlüsselrolle des α_2-Antiplasmins als Regulator der normalen Fibrinolyseaktivität bestätigt. Gelegentlich kann es auch bei Patienten mit chronischer dekompensierter Lebererkrankung zu unkontrollierten Blutungen kommen, da ein erworbener schwerer α_2-Antiplasmin-Mangel eine überschießende Fibrinolyse bedingt. Dieser Mangel ist einerseits durch eine verminderte hepatozelluläre Synthese und andererseits durch einen vermehrten Verbrauch bei verstärkter Plasminogenaktivatoraktivität bedingt.

Ein erworbener α_2-Antiplasmin-Mangel kann auch im Rahmen einer disseminierten intravasalen Gerinnung (DIC) als Folge des Inhibitorverbrauchs bei der begleitenden Fibrinolyse *entstehen. Dies trägt mit zur Blut*ungsneigung bei Patienten mit DIC bei, z. B. als Komplikation bei Prostatakarzinom oder akuter Promyelozytenleukämie.

Lysinanaloge (z. B. ε-Aminokapronsäure [EACA] oder Tranexamsäure) können die Bindung von Plasminogen an Fibrin verhindern, indem sie selbst an die Lysinbindungsstellen des Plasminogens binden. So wird die Aktivierung des fibringebundenen Plasminogens zu Plasmin verhindert. In bestimmten Fällen werden diese Substanzen therapeutisch eingesetzt, um

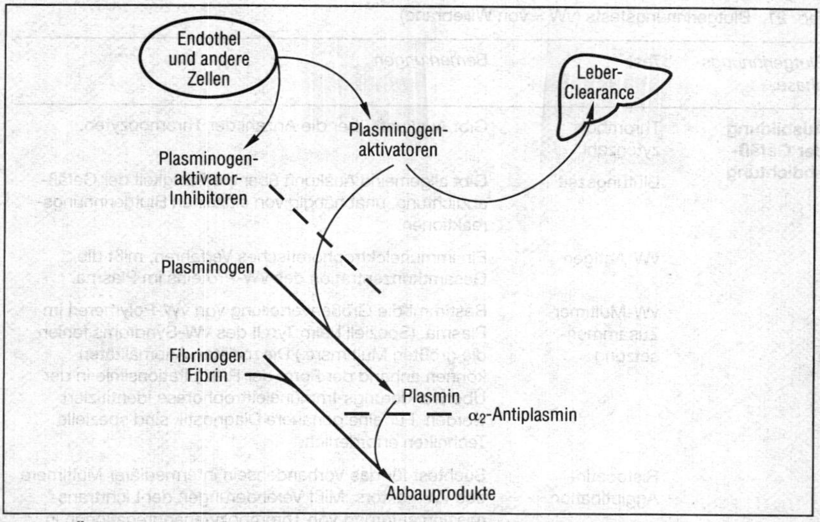

Abb. 3. **Übersicht über die Fibrinolyse-Reaktionen.** (Modifiziert nach Rappaport, S. I.: „Normal haemostasis". In: Text Book of Internal Medicine, edited by W. N. Kelley, Philadelphia, J. B. Lippincott Company, 1989. Mit Genehmigung des Verlags.)

die Fibrinolyse zu hemmen. Wenn sie in besonderen Fällen (s. unten) zur Hemmung einer exzessiven sekundären Fibrinolyse bei Patienten mit DIC gegeben werden, muß mit Heparin kombiniert werden.

Laboruntersuchungen

1. **Suchtests** spiegeln die kombinierte Wirkung verschiedener Faktoren auf bestimmte Phasen des Gerinnungsprozesses wider (z.B. Blutungszeit). 2. **Spezifische Tests** messen die Spiegel oder die Funktion einzelner Gerinnungsfaktoren (z.B. Faktor VIII). 3. **Tests zur Bestimmung eines Produktes oder Effektes** einer pathologischen In-vivo-Aktivierung von Thrombozyten, Blutgerinnung oder Fibrinolyse (z.B. FDP-Spiegel). In der Praxis benutzt man die Ergebnisse der verschiedenen Suchtests zusammen mit dem klinischen Erscheinungsbild bei dem Patienten als Hinweise für die Auswahl der spezifischen Tests. Die heute hauptsächlich benutzten Testverfahren sind in *Tab. 21.* zusammengefaßt.

Jede Phase der Hämostase kann untersucht werden: 1. die Bildung von Plättchenthromben (z.B. Thrombozytenzahl, Anzahl der Thrombozyten im Blutausstrich, Blutungszeit); 2. die Bildung von Thrombin (z. B. partielle Thromboplastinzeit **(PTT)** und die Prothrombinzeit; 3. die Thrombin-Fibrinogen-Reaktion und die Fibrinstabilität (z.B. Thrombinzeit, Stabilität von geronnenem Plasma in physiologischer Kochsalzlösung mit 5M-Harnstoff).

Bei bestimmten Patienten sind zusätzliche Suchtests erforderlich, z.B. die Euglobulin-Lysezeit bei vermuteter überschießender Fibrinolyse und die Bestimmung von Fibrinbruchstücken oder D-Dimer bei Verdacht auf Verbrauchskoagulopathie (disseminated intravascular coagulation = DIC).

Die **Blutungszeit** sollte mit einer am Oberarm liegenden Blutdruckmanschette, die auf 40 mmHg aufgepumpt ist, durchgeführt werden. Dadurch muß der hämostatische Verschluß einen gewissen Druck Widerstand leisten. Leicht anwendbare Einmalsets von Federlanzetten sind kommerziell erhältlich. Mit ihnen wird eine 9 mm lange und 1 mm tiefe Inzision an der

Tab. 21. Blutgerinnungstests (vW = von Willebrand)

Blutgerinnungsphase	*Test*	*Bemerkungen*
Ausbildung der Gefäßabdichtung	Thrombozytenzahl	Gibt Auskunft über die Anzahl der Thrombozyten.
	Blutungszeit	Gibt allgemeine Auskunft über die Fähigkeit der Gefäßabdichtung, unabhängig von einzelnen Blutgerinnungsreaktionen.
	vW-Antigen	Ein immunelektrophoretisches Verfahren, mißt die Gesamtkonzentration des vW-Proteins im Plasma.
	vW-Multimer-Zusammensetzung	Bestimmt die Größenverteilung von vW-Polymeren im Plasma. (Speziell beim Typ II des vW-Syndroms fehlen die größten Multimere.) Die meisten Anomalitäten können anhand der Form der Präzipitationslinie in der Überwanderungs-Immunelektrophorese identifiziert werden. Für eine genauere Diagnostik sind spezielle Techniken erforderlich.
	Ristocetin-Agglutination	Suchtest für das Vorhandensein intermediärer Multimere des vW-Faktors. Mißt Veränderungen der Lichttransmission aufgrund von Thrombozytenaggregationen in thrombozytenreichem Plasma, nachdem Ristocetin zugegeben wurde.
	Ristocetin-Kofaktor-Aktivität	Quantitative Bestimmung von intermediären Multimeren des vW-Faktors. Mißt die Geschwindigkeit der Änderung der Lichttransmission nach Zugabe von Ristocetin zu einer Standard-Thrombozytenpräparation in Anwesenheit verschiedener Verdünnungen eines Testplasmas mit bekannter vW-Faktor-Konzentration.
	Thrombozytenaggregation	Testet die adäquate Antwort von Thrombozyten auf physiologische thrombozytenstimulierende Aktivitäten. Mißt die Veränderung der Lichttransmission, die durch eine Thrombozytenaggregation hervorgerufen wird (z. B. nach Stimulation mit Kollagen, ADP, Epinephrin oder dem Natriumsalz der Arachidonsäure). Veränderte Reaktionen findet man bei vererbten oder erworbenen Thrombozytenfunktionsstörungen.
Fibrinbildung	Partielle Thromboplastinzeit (PTT)	Suchtest für die Faktoren, die bei der durch Oberflächenkontakt aktivierten Blutgerinnung beteiligt sind (Fibrinogen, Prothrombin, Faktoren V, VIII, IX, X, XI, XII, Präkallikrein und hochmolekulares Kininogen).
	Prothrombinzeit (PT = Quick-Test)	Suchtest für die Faktoren, die bei der durch hohe Konzentrationen von Gewebefaktor aktivierten Gerinnung beteiligt sind (Fibrinogen, Prothrombin, Faktoren V, VII, X).
	Thrombinzeit (TZ)	*Suchtest für* den letzten Schritt der Gerinnung, die Thrombin-Fibrinogen-Reaktion. Verlängert, wenn das Plasma vermehrt Antithrombin-Aktivität oder Heparin enthält. Ebenfalls verlängert bei qualitativen Veränderungen des Fibrinogens oder bei Hypofibrinogenämie.

Fortsetzung Tab. 21.

Blutgerinnungs-phase	*Test*	*Bemerkungen*
Fibrinbildung	Reptilase-Zeit (Batroxobin-Zeit)	Das Schlangengift Batroxobin (= Reptilase®) spaltet direkt Fibrinopeptid A von Fibrinogen ab; wenn man es zu Citratblut zufügt, kommt es zur Gerinnung. Batroxobin wird nicht durch Antithrombin inaktiviert, und deshalb ist die Reptilase-Zeit unter Heparin nicht verlängert. Eine verlängerte Thrombin-Zeit und eine normale Reptilase-Zeit sind ein Hinweis auf eine Heparin enthaltende Probe.
	Spezifische Funktions-teste für Prothrombin und die Faktoren V bis XII	Die Aktivität eines spezifischen Faktors wird in Prozent der normalen Aktivität angegeben. Patientenplasma und Verdünnungen eines normalen Referenzplasmas werden einem Substratplasma zugesetzt, das einen bestimmten Gerinnungsfaktor nicht enthält. Aus der Verkürzung der Gerinnungszeit in diesem Substratplasma wird auf die Aktivität im Patientenplasma geschlossen (gemessen durch PTT oder PT).
	Fibrinogenspiegel	Angegeben in mg/dl. Meist wird er bestimmt durch die Messung der Gerinnungszeit nach Zugabe eines großen Überschusses von Thrombin zum Plasma.
Fibrinstabilität und Fibrinolyse-Aktivität	Gerinnselstabilität nach 24 Std. Inkubation in physiologischer Kochsalzlösung mit 5M-Harnstoff	Bei überschießender Fibrinolyse-Aktivität löst sich das Gerinnsel auf, ebenso wie bei Faktor-XIII-Mangel.
	Euglobulin-Lysezeit	Verkürzt, wenn das Blut vermehrt Plasminogenaktivator oder Plasminaktivität enthält.
	Plasminogen-aktivität	Mißt mit Hilfe eines chromogenen Substrates die Plasminaktivität nach Zugabe eines Plasminogen-aktivators zum Plasma.
	α_2-Antiplasmin	Mißt die Restaktivität von Plasmin, nachdem dieses kurzzeitig mit dem Patientenplasma inkubiert wurde.
Regulation der Blutgerinnung	Antithrombin III	Kann als Antigen immunologisch bestimmt werden oder als Aktivität durch die Messung der Inaktivierungsrate von Thrombin, das dem Plasma in Gegenwart von Heparin zugesetzt wurde.
	Protein C, Protein S	Die Antigene werden quantitativ in der Immunelektro-phorese bestimmt. Aktivitätsbestimmungen setzen sich immer mehr durch.
Aktivierung der Blut-gerinnung in vivo	Bestimmung von Plättchenfaktor 4 (PF4)	Zeigt die Freisetzung des Inhalts der Alpha-Granula der Thrombozyten in das Plasma nach einer Thrombozyten-Aktivierung in vivo.
	Plasma-Protamin-Parakoagulations-Test	Ist positiv, wenn das Plasma Fibrinmonomere enthält, d.h., wenn Thrombin in vivo gebildet wurde. Geringe Sensitivität.

Fortsetzung Tab. 21.

Blutgerinnungsphase	*Test*	*Bemerkungen*
Aktivierung der Blutgerinnung in vivo	Serum-Fibrinogen/Fibrin-Spaltprodukte (FDP = fibrin degradation products)	Immunologischer Test mit Antikörpern gegen Fibrinbruchstücke. Reagiert mit nicht gerinnbarem Material im Serum. Erhöhte Spiegel, wenn Fibrinogen oder Fibrin in vivo einer Plasminogenaktivität ausgesetzt war.
	Plasma-D-Dimer	Immunologischer Test mit monoklonalen Antikörpern gegen bestimmte D-Dimer-haltige Epitope auf Plasmin-induzierten Derivaten aus vernetztem Fibrin. Ein positiver Test bedeutet, daß in vivo zunächst Thrombin entstanden ist, mit der Folge der Fibrinablagerung und Aktivierung des vernetzenden Enzyms (Faktor XIII). Eine sekundäre Fibrinolyse führt zu den Abbauprodukten. Der Test hat den praktischen Vorteil, daß er mit Plasma durchgeführt wird und so (anders als bei der Bestimmung der Fibrinbruchstücke im Serum) keine vorherige Gerinnung in vitro zur Gewinnung fibrinogenfreien Serums notwendig ist.

Beugeseite des Unterarmes gemacht. Bis die Blutung sistiert, wird alle 30 Sekunden das Blut mit der Ecke eines Filterpapiers aufgesaugt. Mit dieser Methode liegt die obere Grenze der normalen Blutungszeit bei 7½ Minuten.

Bei gesunden Personen kann Aspirin die Blutungszeit bis auf 12 Minuten verlängern, indem es irreversibel das Plättchenenzym Cyclooxygenase hemmt, das für die Oxydation von Arachidonsäure zu Endoperoxiden und Thromboxan A_2 benötigt wird. Da dieser Effekt für mehrere Tage anhält, muß man zur Interpretation des Ergebnisses der Blutungszeitbestimmung wissen, ob ein Patient während der zurückliegenden 5–7 Tage ein Aspirin enthaltendes Medikament eingenommen hat. Um eine geringe Störung bei der Bildung des Plättchenthrombus festzustellen, die noch nicht zu einer Verlängerung der Blutungszeit führt, kann 2 Stunden vor der Bestimmung der Blutungszeit 0,6 g Aspirin verabreicht werden. *Jedoch darf diese durch Aspirin sensibler gemachte Blutungszeitbestimmung nicht durchgeführt werden bei Patienten, die manifest bluten, oder wenn in den nächsten Tagen ein chirurgischer Eingriff durchgeführt werden soll.* Bei Thrombozytopenie, Thrombozytenfunktionsstörungen und vW-Syndrom ist die Blutungszeit verändert. Bei Störungen der plasmatischen Gerinnung ist sie nicht verlängert.

Die **partielle Thromboplastinzeit (PTT)** ist ein Suchtest für Störungen in der plasmatischen Gerinnung. Die Reaktion wird durch den Kontakt des Plasmas mit negativ geladenen Oberflächen ausgelöst. Das Plasma wird 3 Minuten lang mit prokoagulatorischem Phospholipid und oberflächenaktivem Pulver (z. B. mikronisiertes Kaolin) inkubiert. Dann wird Calcium zugefügt, und die Gerinnungszeit wird protokolliert. Da die Reagenzien und Instrumente sich stark unterscheiden, muß jedes Labor seinen eigenen Normalbereich festlegen (meist 28–34 Sekunden). **Die aktivierte PTT (APTT)** kann Defekte mit weniger als 30–40% der *normalen Gerinnungsaktivität feststellen, ausgenommen* die Faktoren VII und XIII. Von wenigen Ausnahmen abgesehen, schließt ein normales Testergebnis eine Hämophilie aus. Eine verlängerte Testzeit kann bedingt sein durch einen Mangel an einem oder mehreren Blutgerinnungsfaktoren oder durch Inhibitoren von Plasmagerinnungsfaktoren, z. B. Antikörper gegen Faktor VIII oder durch einen Hemmstoff von prokoagulatorischem Phospholipid (Lupusinhibitor). Bei Anwesenheit eines Inhibitors wird beim Vermischen von Patientenplasma mit normalem Plasma im Verhältnis 1:1 keine Verkürzung der PTT erreicht, die höchstens 5 sec von dem Wert abweicht, der mit normalem Plasma allein erreicht wird. Um die Ursache für eine verlängerte PTT zu definieren, sind Analysen der einzelnen Gerinnungsfaktoren erforderlich, falls nicht andere klinische Zeichen die verlängerte PTT leicht erklären lassen. Die PTT wird häufig zur Kontrolle einer Heparintherapie benutzt.

Bei der **Prothrombinzeit (PT = Quick-Test)** wird Plasma in Gegenwart hoher Konzentrationen von Gewebeaktivator (Gewebsthromboplastin) rekalzifiziert. Sie ist ein Suchtest für Veränderungen von Faktoren der exogenen Gerinnungskaskade (Faktoren V, VII, X, Prothrombin und Fibrinogen). Der Normalbereich für die PT variiert zwischen 10 und 12 Sekunden (= 80–100%) und ist abhängig von dem jeweils verwendeten Gewebeaktivator und von anderen technischen Gegebenheiten. Eine PT, die 2 Sekunden länger ist als die obere Normgrenze des jeweiligen Labors, muß als verlängert angesehen werden und erfordert eine weitere Abklärung. Die PT ist ein wertvoller Suchtest bei verschiedensten erworbenen Gerinnungsstörungen (z.B. Vitamin-K-Mangel, Lebererkrankungen, Verbrauchskoagulopathie). Die PT wird auch zur Kontrolle der Antikoagulansbehandlung mit Kumarinen benützt.

Thrombinzeit (TZ): Ein vom Rind gewonnenes Thrombinreagens wird so verdünnt, daß es normales Kontrollplasma innerhalb von 15 Sekunden zur Gerinnung bringt. Diese Zeit wird mit der Gerinnungszeit des Patientenplasmas verglichen. Dieser Test ist unabhängig von den Reaktionen, die zur Thrombinbildung führen. Er ist deshalb ein Suchtest speziell für Veränderungen in der Thrombin-Fibrinogen-Reaktion: Heparin, große Fibrinspaltprodukte (FDP). Er eignet sich besonders bei der Suche nach Heparinaktivität in einer Plasmaprobe (z.B. noch vorhandenes nichtneutralisiertes Heparin nach extrakorporalem Kreislauf oder Heparinkontamination im Plasma, das aus Blut stammt, das aus einem heparingespülten Katheter abgezogen wurde). In heparinhaltigem Plasma ist die Thrombinzeit verlängert. Der Test wird normal, wenn man bei einer Wiederholung anstelle von Thrombin Reptilase (Batroxobin) einsetzt, ein Enzym aus Schlangengift, das insensitiv gegenüber Heparin ist und Fibrinogen direkt in Fibrin umwandelt.

Die **Fibringerinnselstabilität** wird geprüft, indem 0,2 ml Plasma mit 0,2 ml Calciumchlorid zur Gerinnung gebracht werden und dann in 3 ml physiologischer Kochsalzlösung bzw. in 3 ml 5M-Harnstoff für 24 Stunden bei 37 °C inkubiert werden. Wenn sich das Gerinnsel im Harnstoff auflöst, weist dies auf einen Faktor-XIII-Mangel hin. Die Lyse des Gerinnsels in Kochsalzlösung weist auf eine überschießende Fibrinolyse hin. Jedoch schließt ein normales Testergebnis eine mildere, aber möglicherweise klinisch relevante Veränderung der Fibrinolyse nicht aus (z.B. ein vermindertes Plasma-α_2-Antiplasmin mit einem Spiegel von 10–20% des Normalwertes).

Der **Plasma-Protamin-Parakoagulations-Test (3P)** kann zur Suche nach löslichen Fibrinmonomeren im Plasma von Patienten mit vermuteter Verbrauchskoagulopathie dienen. Ein Zehntel Volumen 1%igen Protaminsulfats wird mit Plasma vermischt. Nach einer kurzen Inkubation bei 37 °C wird auf präzipitierte Fibrinfäden geprüft. Ein positiver Test unterstützt die Diagnose Verbrauchskoagulopathie, ein negativer Test schließt diese aber nicht aus. Ursachen für falsch-positive Tests können Schwierigkeiten bei der Venenpunktion oder eine unvollständige Antikoagulation der Blutprobe sein.

Bei Erkrankungen mit Ablagerungen und folgender Lyse von Fibrin (z.B. DIC, diffuse Vaskulitiden, Thrombus in einem großen arteriellen Aneurysma) kann das Blut vermehrt Fibrinbruchstücke enthalten. Fibrinbruchstücke können mit zwei verschiedenen Testverfahren bestimmt werden. Beim **D-Dimer-Test** wird unverdünntes Testplasma (oder evtl. notwendige Verdünnungen) mit Latexpartikeln vermischt, die monoklonale Antikörper tragen, welche spezifisch mit D-Dimer enthaltenden Fibrinbruchstücken reagieren. (D-Dimere entstehen, wenn Plasmin vernetztes Fibrin abbaut.) Man beobachtet die Agglutination der Latexpartikel. Da die Antikörper nicht mit Fibrinogen selbst reagieren, kann der Test mit Plasma durchgeführt werden. Die Antikörper reagieren auch nicht mit **Fibrinogen**abbauprodukten, da diese nicht vernetzt sind. Deshalb ist der Test spezifisch für **Fibrin**abbauprodukte. Mit Plasma von Normalpersonen ist der Test negativ (D-Dimer 0,25 µg/ml). Das zweite, ältere Testverfahren bestimmt **nicht gerinnende Abbauprodukte von Fibrinogen oder Fibrin.** Dabei wird mit Hilfe von Thrombin und Reptilase (Batroxobin) residuelles nichtgeronnenes Fibrinogen aus dem Serum entfernt, und zusätzlich wird der Plasmininhibitor Aprotinin zugegeben, um die Entstehung von Fibrinbruchstücken in vitro zu verhindern. Eine Verdünnung des Patientenserums wird mit Latexpartikeln vermischt, die mit einem Antiserum gegen humane Fibrinogenfragmente beladen sind. Die Agglutination der Latexpartikel wird beobachtet. Normalserum enthält geringe Mengen residueller Fibrinabbauprodukte (< 10 µg/ml). Wenn ein 1:20 verdünntes Serum noch zur Agglutination führt, liegt eine erhöhte Konzentration von Fibrinogenbruchstücken vor (≥ 40 µg/ml).

Die **Euglobulin-Lysezeit** ist oft Bestandteil der Suchtests, wenn eine vermehrte Fibrinolyseaktivität vermutet wird. Euglobuline fallen aus, wenn man Plasma verdünnt und ansäuert. Diese Euglobulinfraktion, die praktisch frei von Inhibitoren der Fibrinolyse ist, wird dann mit Thrombin zur Gerinnung gebracht, und die dann folgende Wiederauflösungszeit für das Gerinnsel wird gemessen. Die normale Lysezeit beträgt mehr als 90 Minuten. Eine verkürzte Lyse spricht für eine vermehrte Aktivität von Plasmaplasminogenaktivator (z. B. bei manchen Patienten mit fortgeschrittener Lebererkrankung). Bei einer verminderten Plasmafibrinogenkonzentration ist das aufzulösende Gerinnsel kleiner, was zu einer verkürzten Lysezeit führen kann.

Vaskuläre Blutungsübel

Vaskulär bedingte Blutungsübel gehen mit Petechien, Purpura und Neigung zu blauen Flecken einher. Nur selten kommt es zum schweren Blutverlust. Die Blutgerinnungstests sind meist normal. Die Diagnose wird aufgrund der klinischen Zeichen gestellt.

Purpura simplex

(Familiäre Purpura)

Häufigstes vaskulär bedingtes Blutungsübel, das sich in vermehrter Neigung zu blauen Flecken manifestiert, was die Folge einer erhöhten Gefäßfragilität ist. Die Patienten sind meist weiblich und klagen über blaue Flecken, die sich ohne vorausgehendes Trauma an den Oberschenkeln, am Gesäß und an den Oberarmen entwickeln. Aus der Anamnese ergeben sich meist keine anderen anomalen Blutungen. Andere Familienmitglieder können ebenfalls betroffen sein. Thrombozytenzahl, Thrombozytenfunktionstests, Blutgerinnungstests und Fibrinolysetests sind alle normal. Es gibt keine medikamentöse Therapie, um das Auftreten der blauen Flecken zu verhindern. Oft empfiehlt man den Patienten, Aspirin und Aspirin-enthaltende Medikamente zu vermeiden, obwohl es keinen Beweis gibt, daß diese Medikamente in einem Zusammenhang mit der Blutungsneigung stehen. Man muß den Patienten davon überzeugen, daß es sich nicht um eine gefährliche Erkrankung handelt.

Purpura senilis

Eine Erkrankung älterer Patienten, speziell solcher, die häufig sonnenexponiert sind. Oft bestehen über lange Zeit dunkelrote Ekchymosen, besonders an den Streckseiten der Hände und Unterarme, die durch Hämosiderinablagerungen auch eine bräunliche Farbe annehmen können. Neue Läsionen treten ohne ein bekanntes Trauma auf. Die Haut und das subkutane Gewebe der betroffenen Areale sind oft atrophisch. Es gibt keine kausale Behandlung. Außer kosmetischen Nachteilen hat die Erkrankung keine ernsthaften Konsequenzen.

Hereditäre hämorrhagische Teleangiektasie

(Morbus Rendu-Osler-Weber)

Eine autosomal-dominant vererbte Erkrankung mit Gefäßfehlbildungen, die sowohl Männer als auch Frauen betrifft. Man stellt die **Diagnose** bei der klinischen Untersuchung. Es finden sich charakteristische, kleine, rote bis violette Teleangiektasien im Gesicht, an den Lippen, an der Mund- und Nasenschleimhaut sowie an den Finger- und Zehenspitzen. Ähnliche Veränderungen können sich auch an den Schleimhäuten des gesamten Gastrointestinaltraktes befinden und führen manchmal zu schweren gastrointestinalen Blutungen. Auch tritt wiederholt schweres Nasenbluten auf. Manche Patienten haben arteriovenöse Fisteln in der Lunge. Bei den meisten Patienten findet sich eine Eisenmangelanämie. Alle anderen **Labortests** sind gewöhnlich normal.

Die **Behandlung** ist symptomatisch. An leicht zugänglichen Läsionen kann die Blutstillung durch Druck oder durch lokale Hämostyptika erfolgen. Bei akuten Blutungen können Bluttransfusionen erforderlich sein. Viele Patienten benötigen kontinuierlich eine Eisensubstitution, um den Eisenverlust im Rahmen der Schleimhautblutungen auszugleichen *(s. Kap. HÄM, 1., Behandlung der Eisenmangelanämie).*

Ehlers-Danlos-Syndrom und andere hereditäre Bindegewebserkrankungen

Beim Ehlers-Danlos-Syndrom und bei anderen seltenen vererbten Erkrankungen des Bindegewebes (z. B. Pseudoxanthoma elasticum, Osteogenesis imperfecta, Marfan-Syndrom) kann es wegen Defekten im Bindegewebe der Gefäße und der Adventitia zur Blutungsneigung kommen *(s. Kap. KIN, 17., Erbkrankheiten des Bindegewebes).*

Allergische Purpura

(Morbus Schoenlein-Henoch oder anaphylaktoide Purpura)

Eine akute oder chronische Vaskulitis, die vor allem die kleinen Gefäße der Haut, der Gelenke, des Gastrointestinaltraktes und der Nieren betrifft. Die Erkrankung betrifft vorwiegend kleine Kinder, wird aber auch bei älteren Kindern und bei Erwachsenen gesehen. Bei vielen der betroffenen kleinen Kinder geht der Purpura eine akute Infektion im Respirationstrakt voraus. Weniger häufig scheint ein Medikament die auslösende Ursache zu sein, weshalb immer eine sorgfältige Medikamentenanamnese erhoben werden muß.

Pathologie und Pathogenese

Das Serum enthält häufig Immunkomplexe, in welchen die Immunglobulinkomponente IgA ist. In Hautbiopsien findet man eine akute, aseptische Vaskulitis mit fibrinoider Nekrose der Gefäßwand sowie perivaskulärer Infiltration mit polymorphkernigen Leukozyten. Durch Immunfluoreszenzuntersuchungen können granuläre Niederschläge von Immunglobulin (IgA) und von Komplement nachgewiesen werden. Als pathogenetischen Mechanismus für die Vaskulitis nimmt man deshalb Niederschläge von IgA-enthaltenden Immunkomplexen mit nachfolgender Komplementaktivierung an. In den Nieren ist eine fokale, segmentale, proliferative Glomerulonephritis typisch.

Symptomatik und Verlauf

Die Erkrankung beginnt abrupt mit dem plötzlichen Auftreten einer Purpura der Haut mit Betonung der Streckseiten an Füßen und Beinen, eines Streifens über der Gesäßgegend und der Streckseiten der Arme. Die Veränderungen können anfangs klein und urtikariell sein, werden dann aber zu indurierten, tastbaren, rotblauen Flecken. Gruppenweise können über mehrere Tage oder Wochen neue Veränderungen auftreten. Die meisten Patienten haben Fieber und Gelenkschmerzen mit besonderer Empfindlichkeit und Schwellung der Fußgelenke, Knie, Hüftgelenke, Handgelenke und Ellenbogen. Viele Patienten entwickeln auch Ödeme an den Händen und Füßen. Gastrointestinale Symptome, wie z. B. kolikartige Bauchschmerzen, Druckempfindlichkeit des Abdomens, Melaena, oder ein positiver Test auf Blut im Stuhl sind häufig. Zwischen 25 und 50% der Patienten entwickeln eine Hämaturie und Proteinurie. Die Erkrankung verschwindet gewöhnlich spontan nach ungefähr 4 Wochen, rezidiviert aber oft einmal oder mehrere Male nach einem freien Intervall von einigen Wochen. Bei den meisten Patienten verschwindet die Erkrankung dann gänzlich, ohne ernsthafte Residuen zu hinterlassen. Bei einigen Patienten jedoch kommt es zur Progression der Nierenveränderungen und zum chronischen Nierenversagen.

Diagnostik, Prognose und Behandlung

Die Diagnose basiert im wesentlichen auf dem klinischen Bild. **Prognose:** Betreffend die Nierenveränderungen kann die Prognose aus einer Nierenbiopsie abgeschätzt werden. Wenn die Glomerula diffus befallen sind oder wenn mondsichelförmige Proliferationen bei der Mehrzahl der Glomerula auftreten, muß eine progrediente Niereninsuffizienz angenommen werden.

Behandlung: Ein möglicherweise auslösendes Medikament muß abgesetzt werden. Sonst ist die Behandlung vorwiegend symptomatisch. Kortikosteroide (z. B. Prednison 2 mg/kg, Maximaldosis 50 mg/Tag) können Ödeme, Gelenkschmerzen und Bauchschmerzen unter Kontrolle halten, haben jedoch keinen Einfluß auf den Verlauf der akuten Nierenbeteiligung. Bei Patienten mit chronischer Nierenerkrankung wurde eine immunsuppressive Therapie mit Azathioprin oder Cyclophosphamid mit zweifelhaftem Erfolg durchgeführt.

Vaskuläre Purpura bei Dysproteinämien

Hyper(gamma)globulinämische Purpura: *Ein Syndrom, das vorwiegend Frauen betrifft und charakterisiert ist durch eine polyklonale Vermehrung von IgG (breitbasige oder diffuse Hypergammaglobulinämie in der Serum-Proteinelektrophorese) und durch rezidivierende, gruppenförmig angeordnete, kleine, palpable Purpura-Effloreszenzen an den Unterschenkeln.* Diese hinterlassen kleine braune Flecken. In Biopsien sieht man eine Vaskulitis. Bei vielen Patienten liegt eine immunologische Erkrankung zugrunde (z. B. Sjögren-Syndrom oder systemischer Lupus erythematodes = SLE).

Kryoglobulinämie: *Immunglobuline, die bei Abkühlung des Plasmas geleeartig werden.* Kryoglobuline sind z. B. monoklonale Immunglobuline bei Makroglobulinämie (Morbus Waldenström), bei Plasmozytomen oder auch gemischte IgM-IgG-Immunkomplexe, wie sie bei einigen chronischen Infektionen oder Kollagenosen entstehen. Wenn das Blut durch die kühleren Stellen der Haut und des subkutanen Gewebes der Extremitäten fließt, können Kryoglobuline präzipitieren und zum Verschluß kleiner Gefäße führen, was in einer Purpura resultiert. Eine Kryoglobulinämie wird diagnostiziert, indem man Blut bei 37 °C gerinnen läßt, das abgetrennte Serum bei 4 °C für 24 h inkubiert und dann prüft, ob das Serum geliert ist oder ob Präzipitate entstanden sind.

Hyperviskositätssyndrom: Es ist Folge einer starken Erhöhung von IgM im Plasma von Patienten mit Makroglobulinämie (Morbus Waldenström). Es führt zur Purpura und zu anderen Formen der Blutungsneigung (z. B. profuses Nasenbluten).

Amyloidose: Amyloidablagerungen in den Gefäßen der Haut und der Subkutis bewirken eine erhöhte Gefäßfragilität und führen zur Purpura. An eine Amyloidose sollte gedacht werden, wenn eine periorbitale Purpura vorliegt oder wenn sich bei einem nicht thrombozytopenischen Patienten nach einer leichten Traumatisierung der Haut eine Purpura entwickelt.

Autoerythrozytäre Sensibilisierung

(Gardner-Diamond-Syndrom)

Eine seltene Erkrankung bei Frauen. Sie ist charakterisiert durch lokale Schmerzen und Brennen, denen schmerzhafte Ekchymosen vorausgehen, die man vorwiegend an den Extremitäten findet. Eine intradermale Injektion von 0,1 ml autologer Erythrozyten oder Erythrozytenstromata kann Schmerzen, Schwellungen und eine Induration an der Injektionsstelle auslösen. Dies läßt vermuten, daß der Austritt von Erythrozyten in das Gewebe eine pathogenetische Rolle bei dieser Erkrankung spielt. Jedoch haben viele Patienten aber auch schwere psychoneurotische Symptome, und psychogene Faktoren scheinen irgendwie an der Pathogenese dieses Syndroms beteiligt zu sein.

Skorbut

Blutungen können das Hauptsymptom bei Skorbut sein. Perifollikuläre Petechien an den Oberschenkeln und am Gesäß sind charakteristische Befunde. Es treten auch große Muskelblutungen auf und bei Kindern periostale Blutungen. Die Einzelheiten dieser Blutungsneigung und die Behandlung sind unter *Vitamin-C-Mangel* in *Kap. ERN, 3.* beschrieben.

Thrombozytäre Blutungsübel

Thrombozytenerkrankungen können zu Fehlern bei der hämostatischen Blutstillung und zu Blutungen führen. Entweder sind zu wenige Thrombozyten vorhanden **(Thrombozytopenie)**, oder bei normalen Thrombozytenzahlen ist die Thrombozytenfunktion gestört **(Thrombozytendysfunktion)**.

Thrombozytopenie

Ursachen der Thrombozytopenie sind verminderte Plättchenproduktion, Sequestration der Thrombozyten in der Milz, vermehrter Thrombozytenabbau, vermehrter Thrombozytenverbrauch oder Verdünnung des Thrombozytenpools *(s. Tab. 22.)*. Gleich welcher Ätiologie, führt eine schwere Thrombozytopenie zu Hautblutungen in Form von multiplen Petechien, die meist an den Unterschenkeln am deutlichsten hervortreten, sowie zu verstreuten kleinen Ekchymosen nach Bagatelltraumen. Es treten auch Schleimhautblutungen (Nasenbluten, Blutungen im Gastrointestinaltrakt, im Urogenitaltrakt und in der Vagina) sowie Blutungen nach chirurgischen Eingriffen auf. Schwere gastrointestinale Blutungen sowie Blutungen in das Zentralnervensystem können lebensbedrohliche Folgen einer Thrombozytopenie sein. Jedoch blutet es bei Thrombozytopenien nicht in die Gewebe oder in die Gelenke, wie man es bei Mangel an Blutgerinnungsfaktoren sieht (z. B. bei Hämophilie).

Eine genaue Anamnese muß aufgenommen werden, um eine Exposition gegenüber Medikamenten auszuschließen, die zum vermehrten Thrombozytenverbrauch bei entsprechend sensitiven Personen führen. Ungefähr 5% der mit Heparin behandelten Patienten entwickeln eine Thrombozytopenie *(s. Kap. HÄM, 4., Heparininduzierte Thrombozytopenie)*. Deshalb ist es wichtig zu wissen, ob ein Patient Heparin bekommt. Da die heparininduzierte Thrombo-

Tab. 22. Klassifikation der thrombozytopenischen Erkrankungen

Ursache der Thrombozytopenie	*Vorkommen*
Verminderte Produktion	
Verminderte oder fehlende Megakaryozyten im Knochenmark	Leukämie, aplastische Anämie, bei manchen Patienten mit paroxysmaler nächtlicher Hämoglobinurie
Verminderte Produktion, obwohl Megakaryozyten im Knochenmark vorhanden sind (ineffektive Thrombozytopoese)	Alkoholinduzierte Thrombozytopenie, Thrombozytopenie bei megaloblastären Anämien, bei manchen myelodysplastischen Syndromen (Präleukämien)
Thrombozytensequestration in einer vergrößerten Milz und Abbau durch Milzmakrophagen	Leberzirrhose mit Stauungsmilz, Myelofibrose mit extramedullärer Blutbildung, Morbus Gaucher
Vermehrter Thrombozytenabbau und/oder -verbrauch	
Entfernung von antikörperbeladenen Thrombozyten durch mononukleäre Phagozyten	Idiopathische thrombozytopenische Purpura, HIV-assoziierte Thrombozytopenie, Posttransfusionspurpura, medikamenteninduzierte Thrombozytopenie, neonatale Thrombozytopenie, sekundäre Thrombozytopenie bei chronischen Leukämien, malignen Lymphomen und systemischem Lupus erythematodes (SLE)
Thrombininduzierter Thrombozytenverbrauch	Bei intravaskulärer Gerinnung, z. B. bei geburtshilflichen Komplikationen, metastasierten Malignomen, gramnegativer Sepsis, Schädel-Hirn-Trauma
Unterschiedliche, komplexe und ungeklärte Mechanismen	Thrombotisch-thrombozytopenische Purpura, hämolytisch-urämisches Syndrom, beim Atemnotsyndrom des Erwachsenen (ARDS = adult respiratory distress syndrom), bei schweren Infektionen mit Sepsis
Verdünnungseffekte	Massentransfusionen oder Austauschtransfusion (da konserviertes Blut praktisch keine funktionsfähigen Thrombozyten enthält), Operationen mit Herz-Lungen-Maschine

zytopenie weder von der Dosis noch von der Verabreichungsart abhängt, kann sie sowohl bei niedrigdosierter Gabe als auch bei der Anwendung zum Offenhalten arterieller Zugänge auftreten. Andere Medikamente induzieren seltener eine Thrombozytopenie (z. B. Chinidin, Sulfonamide, orale Antidiabetika, Goldsalze, Rifampicin).

Infektionen mit humanem Immundefektvirus (HIV) können mit einer schweren isolierten Thrombozytopenie vergesellschaftet sein, die klinisch nicht von der idiopathischen Thrombozytopenie (ITP, s. u.) unterscheidbar ist. Deswegen sollten gegebenenfalls Risikofaktoren, anamnestische Daten und andere Symptome einer HIV-Infektion beachtet werden. Andere wichtige Informationen aus der Anamnese können Bluttransfusionen innerhalb der letzten 10 Tage (mögliche Posttransfusionspurpura), reichliche Alkoholaufnahme (mögliche alkoholinduzierte Thrombozytopenie) und auf eine immunologisch bedingte Grundkrankheit hinweisende Symptome sein (z. B. Arthralgien, Raynaud-Phänomen, unklares Fieber).

Wichtig für die Differentialdiagnose ist, ob Fieber besteht oder nicht: Fieber besteht meist bei infektionsbedingten Thrombozytopenien oder beim systemischen Lupus erythematodes (SLE) sowie bei der thrombotisch-thrombozytopenischen Purpura **(TTP),** Fieber besteht jedoch nicht bei der ITP und bei medikamenteninduzierten Thrombozytopenien. Ein weiterer wichtiger Punkt in der Diagnostik ist die Milzgröße. Bei den meisten Thrombozytopenien, die durch einen vermehrten Thrombozytenabbau bedingt sind, findet man keine tastbar vergrößerte Milz (z. B. bei ITP, medikamenteninduzierten Immunthrombozytopenien, TTP). Die Milz ist jedoch tastbar vergrößert bei Patienten mit sekundären Thrombozytopenien aufgrund vermehrter Sequestration in der Milz und auch bei Thrombozytopenien im Rahmen von malignen Lymphomen oder myeloproliferativen Erkrankungen.

Laborergebnisse: Die Bestimmung der **Zellzahlen im peripheren Blutbild** ist die wesentlichste Untersuchung, einmal, um das Ausmaß der Thrombozytopenie festzustellen, aber auch um nach deren Ursachen zu suchen *(s. Tab. 23.)*. Auch die Größe der Thrombozyten muß beachtet werden. Ein vermehrter Anteil großer Thrombozyten (bestimmt anhand des Blutausstriches oder durch Messung des mittleren Thrombozytenvolumens [MPV = mean platelet volume] in einem elektronischen Blutzellanalysegerät) weist auf eine kompensatorisch erhöhte Thrombozytenproduktion hin. Diese findet man oft bei sekundären Thrombozytopenien aufgrund eines erhöhten Abbaus oder Verbrauchs der Thrombozyten. Da die **Blutungszeit** bei schweren Thrombozytopenien jeglicher Ursache verlängert ist, gibt sie hier keine zusätzliche Information. Eine wertvolle Information kann sie aber bei Patienten mit nur mäßiger Thrombozytopenie (z. B. 50 000/µl Thrombozyten) geben. Eine stark verlängerte Blutungszeit weist darauf hin, daß die Ursache, die zur Thrombozytopenie führt (z. B. Beladung der Thrombozyten mit Antikörpern), auch zu einer Funktionsstörung der zirkulierenden Thrombozyten geführt hat. Alle anderen Suchtests der Gerinnung (s. oben) sind normal, es sei denn, die Thrombozytopenie besteht im Rahmen einer anderen Erkrankung, die die Blutgerinnung beeinflußt (z. B. Lebererkrankungen oder Verbrauchskoagulopathie).

Tab. 23. Blutbildbefunde bei thrombozytopenischen Erkrankungen

Normale Erythrozyten und Leukozyten	Idiopathische thrombozytopenische Purpura HIV-assoziierte thrombozytopenische Purpura Medikamenteninduzierte thrombozytopenische Purpura Posttransfusionspurpura
Erythrozytenfragmentation (Fragmentozyten)	Thrombotisch-thrombozytopenische Purpura Hämolytisch-urämische Syndrome Metastasierende Tumoren
Veränderungen im weißen Blutbild	Unreife Zellen bei Leukämien Deutlich verminderte Granulozyten bei aplastischer Anämie Hypersegmentierte Granulozyten bei megaloblastären Anämien

Um die Anzahl und das Erscheinungsbild der Megakaryozyten zu untersuchen, wird eine **Knochenmarkpunktion** durchgeführt. Gegebenenfalls kann auch ein bereits vom peripheren Blutbild her geäußerter Verdacht auf eine Knochenmarkerkrankung erhärtet werden (z. B. Leukämie). Bei manchen Patienten kann es auch wichtig sein, an Thrombozyten absorbiertes IgG zu bestimmen.

Unabhängig davon, ob der Patient einer bestimmten Risikogruppe zugehört, sollten die serologischen Tests auf eine HIV-Infektion mit Einverständnis des Patienten durchgeführt werden. Wenn ein Patient unter Heparin eine Thrombozytopenie entwickelt, sollte auf eine heparininduzierte Thrombozytenaggregation oder heparinabhängige Freisetzung von Serotonin oder ATP untersucht werden.

Behandlung: Bei den unterschiedlichen auslösenden Ursachen müssen diese zunächst rasch identifiziert und wenn möglich korrigiert werden (z. B. Absetzen von Heparin bei einer heparinassoziierten Thrombozytopenie, Erkennung und Behandlung einer Infektion mit endotoxinbildenden gramnegativen Keimen, Behandlung zur Remissionsinduktion bei Patienten mit akuter Leukämie). Wenn die Thrombozytopenie Folge einer verminderten

Produktion ist, kann durch Thrombozytenkonzentrate die Thrombozytenzahl meist für die Dauer von 2–3 Tagen angehoben werden. Prophylaktisch sollten Thrombozytenkonzentrate mit Zurückhaltung eingesetzt werden, da wegen der Entwicklung von Thrombozyten-Alloantikörpern ihre Effektivität bei wiederholter Anwendung nachlassen kann. Wenn eine rasche Regeneration der Knochenmarkfunktion nicht erwartet wird, wird die Indikation zur Thrombozytentransfusion meist nur für die Behandlung einer klinisch manifesten Blutungsneigung gesehen. Bei Thrombozytopenien infolge vermehrten Plättchenverbrauchs (z.B. ITP) sollten Thrombozytentransfusionen nur in Ausnahmefällen prophylaktisch gegeben werden, da bei diesen Erkrankungen die Thrombozyten innerhalb einer bis weniger Stunden wieder aus dem Kreislauf eliminiert werden. Erleidet ein Patient mit ITP jedoch schwere Schleimhautblutungen oder Blutungen im ZNS, dann ist in solchen Notfallsituationen die i.v. Gabe von hochdosiertem Immunglobulin, gefolgt von Thrombozytentransfusionen, indiziert. Thrombozytenkonzentrate können entweder kontinuierlich gegeben werden (1 bis 2 Einheiten pro Stunde) oder in größeren Mengen im Abstand von einigen Stunden (z.B. 6 bis 8 Einheiten alle 4 bis 6 Stunden). Außer wenn eine tödliche Blutungskomplikation befürchtet werden muß, sollten Thrombozytenkonzentrate bei den folgenden zwei Erkrankungen mit Thrombozytopenie infolge vermehrten Thrombozytenverbrauchs nicht gegeben werden: heparininduzierte Thrombozytopenie und TTP. Bei diesen Erkrankungen können transfundierte Thrombozyten zur Bildung von Thrombozyten-Fibrin-Thromben und so zu einer schweren Thromboseneigung führen.

Idiopathische (immunologische) thrombozytopenische Purpura (ITP)

(Morbus Werlhof)

Bei Kindern eine meist selbst limitierte Erkrankung nach Virusinfektionen; bei Erwachsenen eine chronische Erkrankung ohne erkennbare auslösende Ursache. Bei der kindlichen ITP nimmt man an, daß Virusantigene die Synthese von Antikörpern bewirken, die mit den an der Thrombozytenoberfläche absorbierten Viren reagieren oder die sich als Antigen-Antikörper-Immunkomplexe auf den Thrombozyten niederschlagen. Dagegen handelt es sich bei der ITP des Erwachsenen um Antikörper (Autoantikörper), die sich direkt gegen Thrombozyten-Strukturantigene richten. Abgesehen von Petechien, Purpura und Schleimhautblutungen, die entweder nur minimal oder auch sehr ausgeprägt sein können, findet man bei der klinischen Untersuchung keine Auffälligkeiten. Außer der verminderten Thrombozytenzahl mit einem erhöhten Anteil großer Formen ist das periphere Blutbild unauffällig. Bei sonst normalem Knochenmarkbefund findet man gewöhnlich eine erhöhte Anzahl von Megakaryozyten.

Bei Erwachsenen beginnt die **Behandlung** meist mit hochdosierten oralen Gaben von Kortikosteroiden (z.B. Prednison 40 mg 2×täglich). Wenn die Patienten ansprechen, steigt die Thrombozytenzahl normalerweise innerhalb von 2 bis höchstens 6 Wochen an. Dann wird die Kortikosteroiddosis langsam schrittweise reduziert. Jedoch sprechen viele Patienten nicht ausreichend auf diese Therapie an, oder es kommt bei der Reduktion der Steroide zum Rezidiv. Bei 50–60% dieser Patienten kann durch die Splenektomie eine Remission erzielt werden. Bei Patienten, die durch Kortikosteroide oder Splenektomie nicht in eine Remission kommen, wurden das synthetische Androgen Danazol sowie eine immunsuppressive Therapie mit Azathioprin, Vincristin, Cyclophosphamid oder Cyclosporin mit sehr unterschiedlichem Erfolg eingesetzt. Bei Patienten mit ITP und lebensbedrohlicher Blutung kann versucht werden, die Phagozytose der antikörperbeladenen Thrombozyten durch mononukleäre Zellen rasch zu unterdrücken, indem man i.v. hochdosiertes Immunglobulin verabreicht (IGIV). *Die Dosierung beträgt 1 g/kg Körpergewicht*, verteilt auf 2 aufeinanderfolgende Tage. Dies führt bei den meisten Patienten zu einem raschen Anstieg der Thrombozytenzahlen, der jedoch nur kurz dauert (z.B. 2–4 Wochen). Ein Nachteil ist, daß hochdosiertes IGIV sehr kostenintensiv ist. Kürzlich wurde berichtet (jedoch noch nicht bestätigt), daß hochdosiertes Methylprednisolon 1 g/Tag i.v. für 3 Tage ähnlich effektiv wie IGIV einen raschen Anstieg der Thrombozytenzahlen bewirkt und dabei deutlich kostengünstiger ist. Wie schon gesagt, sollte Patienten mit ITP und lebensbedrohlicher Blutung Thrombozytenkonzentrate transfundiert werden.

Andere Formen der Immunthrombozytopenien

Patienten mit HIV-Infektion können ein klinisches Bild wie bei ITP zeigen, sie unterscheiden sich nur durch den positiven HIV-Test. Diese Patienten können ansprechen auf Glukokortikosteroide, Danazol oder eine Kombination aus beiden. Diese Medikamente werden aber meist erst gegeben, wenn die Thrombozytenzahl unter 30 000/µl abgefallen ist, da die Gefahr einer zusätzlichen immunsuppressiven Wirkung besteht. Neu wird berichtet, daß Thrombozytenzahlen nach einer Behandlung mit Zidovudin (Azidothymidin = AZT) ansteigen können.

Immunthrombozytopenien bei Kollagenosen (z. B. systemischer Lupus erythematodes = SLE) oder lymphoproliferativen Erkrankungen können ein der ITP ähnliches Krankheitsbild hervorrufen. Bei diesen Formen der Thrombozytopenie sind Steroide und Splenektomie oft erfolgreich. Auch das Bild der Posttransfusionspurpura ähnelt sehr dem der ITP. In der Anamnese liegt eine Bluttransfusion 7–10 Tage zurück. Die Patienten sind gewöhnlich weiblich, und es fehlt bei ihnen meist ein Thrombozytenantigen (PLA-1). Durch Transfusion von PLA-1-positiven Thrombozyten wird die Bildung von Anti-PLA-1-Antikörpern stimuliert. Aus bisher unbekannten Gründen reagieren diese Antikörper auch mit den PLA-1-negativen Thrombozyten des Patienten. Das Ergebnis ist eine schwere, 2–6 Wochen dauernde Thrombozytopenie. Auch medikamentenassoziierte Immunthrombozytopenien (z. B. chinidininduzierte Thrombozytopenie) haben eine klinische Symptomatik wie die ITP. Wenn die Medikamenteneinnahme bekannt ist und das wahrscheinlich verantwortliche Medikament abgesetzt wird, steigen die Thrombozytenzahlen nach 7–10 Tagen wieder an. Eine Ausnahme ist die goldinduzierte Thrombozytopenie, da Goldsalze für viele Wochen im Körper persistieren.

Heparininduzierte Thrombozytopenie

Die wichtigste durch medikamentenassoziierte Antikörper hervorgerufene Thrombozytopenie ist die heparininduzierte: 1. Sie tritt bei bis zu 5% der mit Rinderheparin und in 1% der mit Schweineheparin behandelten Patienten auf. 2. Einzelne Patienten mit heparininduzierter Thrombozytopenie entwickeln lebensbedrohliche arterielle Thrombosen (z. B. thromboembolische Verschlüsse von Extremitätenarterien, Schlaganfälle, akuter Myokardinfarkt). Die Bindung von Heparin-Antikörper-Komplexen an den Fc-Rezeptor an der Thrombozytenoberfläche führt zur Thrombozytopenie. Warum manche Patienten dabei arterielle Verschlüsse entwickeln, ist unklar. Der Thrombus, der den Verschluß bedingt, ist ein „weißer" Thrombus, der vorwiegend aus aggregierten Massen von Thrombozyten und wenig Fibrin besteht.

Wenn ein Patient unter Heparin thrombozytopenisch wird, sollte auf eine heparinassoziierte Thrombozytenaggregation bzw. auf eine heparininduzierte Freisetzung von Plättchenfaktoren getestet werden. Wenn einer dieser Tests positiv ist, sollte das Heparin abgesetzt und mit einer oralen Antikoagulation begonnen werden. Bei Patienten mit Oberschenkelvenenthrombosen und einem hohen Risiko für eine Lungenembolie sollten zusätzliche Maßnahmen (z. B. Implantation eines Greenfield-Filters in die V. cava) in Betracht gezogen werden, die den Patienten während der Tage schützen, die für den Aufbau einer effektiven oralen Antikoagulation benötigt werden.

Andere Formen der Thrombozytopenie

Bei einer ganzen Reihe von Erkrankungen, die mit einer Splenomegalie einhergehen *(s. Kap. HÄM, 10., unten)* kann es durch Sequestration der Thrombozyten in der vergrößerten Milz **(Hypersplenismus)** zu einer sekundären Thrombozytopenie kommen. Diese findet man häufig bei Patienten mit einer Stauungsmilz im Rahmen einer fortgeschrittenen Leberzirrhose. Im Gegensatz zu den Immunthrombozytopenien fallen hier die Thrombozytenzahlen gewöhnlich nicht unter 50 000/µl ab, es sei denn, die zur Splenomegalie führende Erkrankung bewirkt auch eine verminderte Thrombozytenproduktion im Knochenmark (wie z. B. Myelofibrose mit extramedullärer Blutbildung). Durch eine Splenektomie können die

Thrombozytenzahlen normalisiert werden. Bei der meist nur mäßigen Thrombozytopenie ist die Splenektomie aber fast nie indiziert. Patienten mit **gramnegativer Sepsis** entwickeln oft eine Thrombozytopenie, deren Schweregrad häufig parallel mit der Schwere der Infektion geht. Diese Thrombozytopenien haben mehrere Ursachen: Verbrauchskoagulopathie, Ablagerung von Immunkomplexen an Thrombozyten, Komplementaktivierung und Thrombozytenablagerungen an zerstörtem Gefäßendothel. Beim **Atemnotsyndrom des Erwachsenen (ARDS = adult respiratory distress syndrome)** kann es auch zu einer Thrombozytopenie kommen. Hier ist die Ursache wahrscheinlich die Ablagerung der Thrombozyten in den Kapillaren der Lunge.

Erkrankungen mit Thrombozytopenie, Fragmentozyten und Hämolyse

Erkrankungen, bei denen es zu multiplen Ablagerungen von nicht vernetzten Fibrinfäden in den kleinen Gefäßen kommt. Hierzu gehören die thrombotisch-thrombozytopenische Purpura (TTP) und die hämolytisch-urämischen Syndrome. Wenn das Blut an den Fibrinfäden vorbeifließt, werden Thrombozyten und Erythrozyten zerstört. Folgen sind eine mikroangiopathische hämolytische Anämie und Thrombozytopenie. Es entstehen viele kleine Thromben, die ebenfalls zum Thrombozytenverbrauch führen.

Thrombotisch-thrombozytopenische Purpura (TTP)

(Moschcowitz-Syndrom)

Ein akutes, potentiell letales Krankheitsbild, charakterisiert durch 1. schwere Thrombozytopenie, 2. fragmentierte Erythrozyten im Blutausstrich (helmförmige Zellen, dreiecksförmige Erythrozyten, verdreht erscheinende Erythrozyten), 3. Hämolysezeichen (Hämoglobinabfall, Polychromasie der Erythrozyten, erhöhte Retikulozytenzahl, erhöhte LDH), 4. Fieber und 5. wechselnde Ausprägung der Zeichen der Ischämie verschiedener Organe. Dazu gehören wechselnde und zum Teil schwere Symptome von seiten des Zentralnervensystems, ein unterschiedlich ausgeprägter Ikterus (mit erhöhtem direktem und indirektem Bilirubin, da neben der Hämolyse auch ein Leberzellschaden besteht) sowie Proteinurie, Hämaturie und ein geringer Anstieg der Retentionswerte als Zeichen einer Nierenschädigung. Eine abdominelle Schmerzsymptomatik sowie Herzrhythmusstörungen als Zeichen einer Myokardschädigung können auftreten. Zu diesem Krankheitsbild gehören charakteristische pathologische Veränderungen an den Gefäßen verschiedener Organe: Thrombozyten-Fibrin-Thromben (ohne die für eine Vaskulitis charakteristischen Infiltrationen von Granulozyten in und um die Gefäßwand) finden sich vor allem an den arteriokapillären Übergängen.

Die Ätiologie der TTP ist nicht bekannt. Bei vielen dieser Patienten wurde im Plasma ein Faktor nachgewiesen, der normale Thrombozyten in vitro aggregiert. Die Zugabe einer normalen IgG-Fraktion zu TTP-Plasma hemmt die thrombozytenaggregierende Aktivität des TTP-Plasmas.

Unbehandelt verläuft die TTP meist tödlich. Die Behandlung besteht in der wiederholten Gabe von großen Mengen normalen Plasmas. Um eine Remission zu erzielen und aufrechtzuerhalten, kann eine wiederholte Plasmapherese mit Plasmaaustausch notwendig sein (z. B. 5 l/Tag Austausch für viele Tage). Die Plasmagaben werden so lange fortgeführt, bis alle Zeichen der Krankheitsaktivität verschwunden sind. Fraglich ist die Wirksamkeit von Kortikosteroiden, die meist gegeben werden, ebenso die Wirkung von Thrombozytenaggregationshemmern (z. B. Dipyridamol in großen Dosen und Aspirin). Die Patienten müssen über mehrere Jahre sorgfältig nachbeobachtet werden. Manche Patienten machen nur eine Episode der TTP durch, bei vielen wird die Erkrankung aber chronisch mit plötzlichen Rückfällen, die eine erneute Plasmatherapie notwendig machen.

Metastatische Emboli durch Tumorzellen

Bei manchen Patienten mit schleimbildenden Adenokarzinomen, meist Magenkarzinomen, kann plötzlich ein Syndrom mit schwerer mikroangiopathischer hämolytischer Anämie und Thrombozytopenie auftreten, dessen hämatologische Parameter der TTP sehr ähnlich sind. Diese Patienten sterben meist innerhalb von wenigen Wochen. Bei der Autopsie findet man Tumorenboli in kleinen Blutgefäßen der verschiedensten Organe, insbesondere der Lunge.

Hämolytisch-urämische Syndrome (HUS)

Erkrankungen mit plötzlich auftretender Thrombozytopenie und Hämolyse mit Fragmentozyten sowie mit akutem Nierenversagen.

Ein HUS betrifft meist Säuglinge oder kleine Kinder sowie Frauen in der Schwangerschaft oder post partum. Sehr selten findet man es auch bei älteren Kindern oder bei nichtschwangeren Erwachsenen. Seine Pathogenese steht nach wie vor zur Diskussion. Bei manchen Patienten scheint eine gramnegative Infektion die auslösende Ursache zu sein (z. B. eine Durchfallerkrankung durch gramnegative Organismen [z. B. Escherichia coli 0157:H7]). Damit könnte dieses Syndrom ein Äquivalent der generalisierten **Shwartzman-Reaktion** sein, bei der eine Endotoxinämie eine Verbrauchskoagulopathie auslöst, in deren Rahmen Fibrin an den Kapillaren der Glomerula angelagert wird, was zum akuten Nierenversagen führt. Ein dem HUS ähnliches Syndrom kann auch bei mit zytotoxischen Medikamenten behandelten Patienten auftreten, insbesondere im Zusammenhang mit Mitomycin oder Cyclosporin. Seine Pathogenese ist unklar, jedoch vermutet man, daß eine medikamenteninduzierte Schädigung des Endothels der Nierengefäße beteiligt ist.

Pathogenese: Obwohl ähnliche Mechanismen zugrunde liegen, ist bei HUS im Gegensatz zu TTP die Niere primär beteiligt, und es kommt rasch zur Anurie. In der Niere finden sich charakteristische fokale Veränderungen, die hauptsächlich aus Fibrinthromben in den glomerulären Arteriolen und Kapillaren bestehen. Dies kann zur fibrinoiden Nekrose der afferenten glomerulären Arteriolen und zur Nierenrindennekrose führen. Wenn die Veränderungen länger bestehen, kommt es zur Fibrose der glomerulären Arteriolen. Fibrinthromben in Gefäßen anderer Organe sind selten. Da die anfänglich bestehende Verbrauchskoagulopathie rasch verschwindet, kann sie meist durch Blutgerinnungstests nicht mehr nachgewiesen werden, wenn der Patient zum Arzt kommt. Dieses pathogenetische Konzept schließt nicht aus, daß lokale Faktoren beim Fortschreiten des HUS eine Rolle spielen (z. B. durch Fibrinablagerungen hervorgerufene Schädigungen der glomerulären Endothelzellen).

Prognose: Bei den meisten Säuglingen und Kindern heilt ein HUS unter konservativer Therapie einschließlich Dialyse aus. (Da einige Symptome des HUS denen bei TTP ähnlich sind, wurden auch Plasmapherese und Plasmaaustausch versucht, allerdings ohne klar erwiesene Effektivität.) Bei Erwachsenen ist die Prognose weniger gut. Bei einem HUS post partum erholt sich die Nierenfunktion oft nicht. Die meisten Patienten mit einem Mitomycininduzierten HUS sterben an den Komplikationen des HUS innerhalb weniger Monate.

Thrombozytenfunktionsstörungen

Bei bestimmten Erkrankungen können die Thrombozyten in normaler Anzahl vorliegen, ohne jedoch in normaler Weise Gerinnsel zu bilden. Dabei ist die Blutungszeit verlängert. Thrombozytenfunktionsstörungen können entweder durch einen *endogenen Thrombozytendefekt* oder durch einen *exogenen Faktor*, der die Funktion sonst normaler Thrombozyten stört, bedingt sein. Die Defekte können angeboren oder erworben sein. Erworbene Störungen gibt es bei einigen häufig verwendeten Arzneimitteln. Die Tests der plasmatischen Gerinnung (z. B. partielle Thromboplastinzeit [PTT] und Prothrombinzeit [PT] = Quick-Test) sind meistens (aber nicht immer) normal (z. B. s. unten bei von-Willebrand-Syndrom).

Hereditäre Thrombozytenfunktionsstörungen

Der Verdacht auf eine hereditäre Thrombozytenfunktionsstörung liegt dann vor, wenn sich aus der Kindheitsanamnese eines Patienten die Neigung zu blauen Flecken und Blutungen nach Zahnextraktionen, Tonsillektomie oder anderen chirurgischen Eingriffen ergeben und wenn bei normalen Thrombozytenzahlen eine verlängerte Blutungszeit festgestellt wird. Ursachen sind dann entweder 1. ein von-Willebrand(**vW-**)Syndrom, die häufigste vererbte hämorrhagische Diathese (siehe weiter unten), oder 2. eine hereditäre endogene thrombozytäre Erkrankung, die viel weniger häufig ist. Um die Diagnose zu sichern, sind Spezialuntersuchungen notwendig (z. B. Bestimmung des vW-Antigens, Untersuchung der Thrombozytenaggregation). Die Differentialdiagnose ist aber wichtig, da die Behandlung unterschiedlich ist. Eine Blutung beim vW-Syndrom wird mit einer Infusion von Vasopressin-Analogen (Desmopressin, als Analog des Vasopressins stimuliert es die Freisetzung des in den Endothelzellen gespeicherten vW-Faktors) und mit Kryopräzipitaten (vW-Faktor-reiches Plasmakonzentrat) behandelt. Bei einer schweren Blutung bei einem Patienten mit einem endogenen Thrombozytendefekt kann die Transfusion von Thrombozytenkonzentraten erforderlich sein. Bei jeder Art von Thrombozytenfunktionsstörung sollten Medikamente vermieden werden, die zu einer zusätzlichen Thrombozytenfunktionsstörung führen können, speziell Aspirin und andere nichtsteroidale antientzündliche Medikamente (NSAID), wie sie bei Gelenkerkrankungen verwendet werden. Als Schmerzmittel kann Paracetamol verwendet werden, da es die Thrombozytenfunktion nicht hemmt.

von-Willebrand-Syndrom

Autosomal-dominant vererbte Blutungskrankheit aufgrund eines quantitativ (Typ I) oder qualitativ (Typ II) veränderten vW-Faktors. Der vW-Faktor ist ein Plasmaprotein, das von Endothelzellen sezerniert wird und das im Plasma in multimerer Form mit einem Molekulargewicht von bis zu 20 Mio. Dalton zirkuliert. Er hat zwei bekannte hämostatische Funktionen: 1. Die sehr großen Multimere sind erforderlich, damit die Thrombozyten am Subendothel in verletzten Gefäßwänden adhärent werden können (siehe oben unter Physiologie der Blutgerinnung). 2. Multimere aller Größen bilden im Plasma einen Komplex mit Faktor VIII. Diese Komplexbildung ist erforderlich, um normale Faktor-VIII-Spiegel im Plasma aufrechtzuerhalten. (Hier ist es wichtig, zu bemerken, daß zwei verschiedene vererbte Erkrankungen zum Faktor-VIII-Mangel führen können: Hämophilie A [s. unten], bei der die Faktor-VIII-Moleküle nicht ausreichend oder nicht regelrecht synthetisiert werden, und vW-Syndrom, bei dem die vW-Faktor-Moleküle nicht in normaler Menge oder nicht regelrecht synthetisiert werden.)

Symptomatik

Das vW-Syndrom kommt bei Frauen und Männern vor. Typischerweise findet sich die Symptomatik auch bei der Mutter oder bei anderen Vorfahren. Die Blutungsneigung ist leicht bis mäßig und äußert sich in Neigung zu blauen Flecken, Blutungen aus kleinen Hautverletzungen, die im Verlauf mehrerer Stunden aufhören und immer wieder anfangen, verstärkten Menstruationsblutungen bei manchen Frauen und abnormen Blutungen nach chirurgischen Eingriffen (z. B. Zahnextraktionen oder Tonsillektomie). Bei den Suchtests der Blutgerinnung findet man eine verlängerte Blutungszeit und manchmal eine gering verlängerte PTT, was für einen gering erniedrigten Spiegel von Faktor VIII spricht.

Durch vasoaktive Stimuli wie z. B. Streß oder körperliche Anstrengung kann von-Willebrand-Faktor aus den endothelialen Speichern freigesetzt werden, was zu einem vorübergehenden Anstieg des Plasmaspiegels führt. Während hormoneller Veränderungen, wie z. B. bei Streß oder Schwangerschaft, und während akuter Entzündungen oder Infektionen wird von-Willebrand-Faktor vermehrt synthetisiert, was ebenfalls zu einem Anstieg der Plasmaspiegel führt. Bei gering ausgeprägtem vW-Syndrom können diese Veränderungen der Plasmaspiegel dazu führen, daß die Suchtests manchmal normal und bei anderer Gelegenheit pathologisch sind. Dies erschwert die Diagnostik. Eine durch Aspirin sensibilisierte Blutungszeit kann unter diesen Umständen die Blutungsneigung aufdecken.

Diagnostik

Um die Diagnose zu sichern, werden folgende Untersuchungen gemacht: 1. Quantitative Bestimmung von vW-Antigen in der Immunelektrophorese (das Plasma wandert dabei durch eine vW-Antikörper-enthaltende Agaroseschicht); 2. die Fähigkeit des Plasmas, normale

Thrombozyten unter Ristocetin-Zusatz zu agglutinieren (Ristocetin-Kofaktor-Aktivität); dieses Phänomen ist abhängig von den mittelgroßen Multimeren des vW-Faktors; 3. Bestimmung des Faktor-VIII-Spiegels im Plasma. Bei Patienten mit dem häufigen Typ I des vW-Syndroms zeigen *übereinstimmende* Testergebnisse, d.h., vW-Antigen, Ristocetin-Kofaktor-Aktivität und Faktor VIII sind im gleichen Ausmaß erniedrigt, Das Ausmaß der Verminderung variiert bei verschiedenen Patienten zwischen 15 und 60% des Normwertes und bestimmt die Schwere der Blutungsneigung. Kürzlich wurde bekannt, daß sich unter normalen Blutspendern mit der Blutgruppe 0 eine ganze Reihe mit von-Willebrand-Faktor-Antigenspiegeln zwischen 40 und 60% befinden. Weitere Beobachtungen müssen zeigen, ob diese Personen als solche mit einer milden Form des von-Willebrand-Syndroms angesehen werden müssen.

Patienten mit Typ II des vW-Syndroms synthetisieren anomale vW-Moleküle, was zu einem Mangel nur der sehr großen Multimere des vW-Faktors führt. Ein Typ II muß vermutet werden, wenn die vW-Antigen-Bestimmung nicht mit der Ristocetin-Kofaktor-Aktivität unter Verwendung verschiedener Ristocetin-Konzentrationen übereinstimmt. Die Diagnose kann bestätigt werden durch eine Überwanderungselektrophorese , wenn eine veränderte Präzipitationslinie für einen isolierten Mangel der großen Multimere spricht, oder durch eine verminderte Konzentration der großen Multimere in der Agarosegel-Elektrophorese.

Behandlung

Durch Infusion von Kryopräzipitat kann vW-Faktor ersetzt werden (s. unten). Damit kann sowohl beim Typ I als auch beim Typ II eine Blutung behandelt bzw. verhindert werden. Die Dosis wird empirisch gewählt (z.B. 1 Beutel/10 kg Körpergewicht alle 8–12 Stunden über mehrere Tage zur Verhinderung von starken Blutungen nach chirurgischen Eingriffen). Ein „pasteurisiertes“, teilweise angereichertes Faktor-VIII-Konzentrat (Humate-P® = Haemate®HS) enthält große Multimere des von-Willebrand-Faktors, und es wurde gezeigt, daß durch diese Präparation keine HIV- oder Hepatitisinfektionen übertragen werden. Deshalb stellt es eine sichere Alternative zum Kryopräzipitat dar. Wenn Haemate®HS nicht zur Verfügung steht, können andere teilangereichterte Faktor-VIII-Konzentrate eingesetzt werden, die aber eine weniger zuverlässige Quelle für von-Willebrand-Faktor sind. (Hochgereinigte Faktor-VIII-Konzentrate, die durch Immunaffinitätschromatographie gewonnen wurden, enthalten keinen von-Willebrand-Faktor und können deshalb nicht für die Substitution bei von-Willebrand-Syndrom verwendet werden.)

Desmopressin hat seinen Platz bei der Behandlung des Typs I, aber nicht bei den meisten Patienten mit Typ II (bei Patienten mit der Variante Typ IIb kann es sogar einen paradoxen, gefährlichen Effekt haben). Nach einer Gabe von 0,3 µg/kg Desmopressin (Minirin®) in 50 ml physiologischer Kochsalzlösung, i.v. über 15–30 Minuten, können bei einem leicht ausgeprägten Typ I die Plasmaspiegel von vW-Faktor und von Faktor VIII genügend ansteigen, so daß bei den Patienten ohne weitere Substitutionstherapie Zahnextraktionen oder kleinere chirurgische Eingriffe durchgeführt werden können. Entsprechend der Halbwertszeit von 8–12 Stunden kehren die Spiegel von vW-Faktor und von Faktor VIII zu den Ausgangswerten zurück. Um eine Fibrinolyse zu unterdrücken, sollte ε-Aminokapronsäure **(EACA)** in einer Dosis von 75 mg/kg 4mal täglich oder Tranexamsäure 25 mg/kg 3mal täglich oral gegeben werden. Damit eine Wiederholungsinjektion des Vasopressin-Analogs wieder effektiv sein kann, müssen mindestens 48 Std. vergehen, bis die vW-Faktor-Speicher der Endothelzellen wieder aufgefüllt sind. Wenn die Verabreichung von Kryopräzipitat mit Vasopressin-Analog kombiniert wird, kann ein Teil der zur Blutstillung notwendigen Menge an Kryopräzipität eingespart werden.

Autosomal-rezessives von-Willebrand-Syndrom

Eine seltene, autosomal-rezessive Form des von-Willebrand-Syndroms ***(Typ III)****. Homozygote (oder doppelt heterozygote) Merkmalsträger haben eine schwere hämorrhagische Diathese und kaum meßbare (< 1% vom Normalwert) Plasmaspiegel des von-Willebrand-Faktors* ***(VWF)*** *und von Faktor VIII.* Die Eltern dieser Patienten haben meistens keine vermehrte Blutungsneigung, wenn überhaupt lassen sich bei den Tests auf das Vorliegen eines von-Willebrand-Syndroms nur minimale Abweichungen von der Norm feststellen. Patienten mit dieser Typ-III-Variante entwickeln nach einer Substitutionstherapie häufig Antikörper gegen von-Willebrand-Faktor, wodurch die weitere Behandlung kompliziert wird.

Angeborene Thrombozytenerkrankungen

Die häufigsten angeborenen Thrombozytenerkrankungen sind eine Gruppe von leichten Blutungskrankheiten, die man als *Störungen der Amplifikation der Plättchenaktivierung* bezeichnet. Ursachen sind ein verminderter ADP-Gehalt der dichten Plättchengranula (Speicherdefekt), die Unfähigkeit stimulierter Thrombozyten, aus Arachidonsäure, die von den Membranen freigesetzt wird, Thromboxan A_2 zu bilden, oder die Unfähigkeit von Plättchen, normal auf Thromboxan A_2 zu reagieren. Man findet ein spezielles Muster bei den Ergebnissen der Thrombozytenaggregationstests: 1. verminderte oder fehlende Thrombozytenaggregation nach Exposition gegenüber Kollagen, Epinephrin oder niedrigen ADP-Konzentrationen und 2. eine normale Thrombozytenaggregation nach Exposition gegenüber hohen ADP-Konzentrationen. Bei gesunden Personen werden die gleichen Veränderungen der Thrombozytenaggregation durch Aspirin oder andere nichtsteroidale antiinflammatorische Medikamente (NSAID) hervorgerufen. Um nicht die Fehldiagnose einer „angeborenen Thrombozytenerkrankung“ zu stellen, muß sicher sein, daß der Patient einige Tage vor der Untersuchung kein Aspirin eingenommen hat, da die Aspirin-Effekte auf die Thrombozyten mehrere Tage wirken.

Andere, seltene, aber wichtige angeborene Thrombozytendefekte sind die Thrombasthenie und das Bernard-Soulier-Syndrom, bei denen Membranglykoproteine an der Thrombozytenoberfläche verändert sind. Patienten mit **Thrombasthenie** neigen zu schweren Schleimhautblutungen (z. B. Nasenbluten, das nur durch Tamponade und durch Thrombozytentransfusionen beherrscht werden kann). Die Thrombozyten, denen die zwei Oberflächenmembranglykoproteine **(GP IIb und GP IIIa)** fehlen, können während der Thrombozytenaktivierung kein Fibrinogen binden und deshalb nicht aggregieren. Typisch sind folgende Laborbefunde: 1. Die Thrombozyten können mit keinem physiologisch aggregierenden Stoff reagieren, einschließlich hochdosierten ADP, 2. Gerinnselretraktion fehlt, und 3. in einem Ausstrich aus Kapillarblut finden sich nur einzeln liegende Thrombozyten und keine kleinen Thrombozytenaggregate.

Bernard-Soulier-Syndrom: *Eine Erkrankung mit ungewöhnlich großen Thrombozyten, die nicht mit Ristocetin agglutinieren, jedoch mit den physiologischen Aggregatoren ADP, Kollagen und Epinephrin normal reagieren.* Bei dieser Erkrankung fehlt in der Oberfläche der Thrombozytenmembran ein Glykoprotein (GP Ib), das einen Rezeptor für vW-Faktor enthält. Deshalb können die Thrombozyten nicht normal mit dem Subendothel reagieren, obwohl der vW-Faktor im Plasma normal ist. Große Thrombozyten mit Funktionsstörungen können auch bei der **May-Hegglin-Anomalität**, einer thrombozytopenischen Erkrankung mit anomalen Leukozyten, und beim **Chediak-Higashi**-Syndrom gefunden werden.

Erworbene Thrombozytenfunktionsstörungen

Erworbene Störungen der Thrombozytenfunktion sind relativ häufig. Man findet sie bei einer Vielzahl von Erkrankungen (z. B. myeloproliferative und myelodysplastische Syndrome, Urämie, Makroglobulinämie, Plasmozytom, Leberzirrhose und systemischer Lupus erythematodes = SLE). Auch Medikamente können eine Thrombozytenfunktionsstörung induzieren. Die Belegung der Thrombozytenoberfläche mit Penicillin-Derivaten oder neueren Cephalosporin-Antibiotika kann die Bildung des Plättchenthrombus stören und somit zu einer verlängerten Blutungszeit und zu einer erhöhten Blutungsneigung führen. Aspirin, das bei Gesunden die Blutungszeit nur mäßig verlängert, kann auch eine starke Verlängerung der Blutungszeit bedingen, wenn zusätzlich eine andere Thrombozytenfunktionsstörung oder eine schwere Blutgerinnungsstörung vorliegt (z. B. bei Patienten unter therapeutischen Dosen von Heparin oder mit schwerer Hämophilie). Wenn das Blut durch eine Herz-Lungen-

Maschine gepumpt wird, kann es zu einer Thrombozytendysfunktion mit folgender verlängerter Blutungszeit kommen. Deshalb sollten bei stärkeren Blutungen und bei einer verlängerten Blutungszeit nach herzchirurgischen Eingriffen unabhängig von der Thrombozytenzahl Thrombozytenkonzentrate transfundiert werden. Die Ursache der Thrombozytendysfunktion ist wahrscheinlich zunächst eine Aktivierung der Fibrinolyse mit folgendem Verlust des Rezeptors für von-Willebrand-Faktor im GP Ib an der Thrombozytenoberfläche. Wenn man während des extrakorporalen Kreislaufs Aprotinin (einen Proteaseinhibitor, der die Plasminaktivität neutralisiert) gibt, kann die Verlängerung der Blutungszeit verhindert und der Bedarf an Bluttransfusionen vermindert werden.

Patienten mit Urämie bei chronischem Nierenversagen haben aus unbekannten Gründen eine lange Blutungszeit. Durch forcierte Dialyse, die Anwendung von Kryopräzipitat oder Desmopressin (DDAVP) kann die Blutungszeit vorübergehend kürzer werden. Auch nach einer Anhebung der Erythrozytenzahl entweder durch Transfusion oder mittels Erythropoetin kann die Blutungszeit kürzer werden.

Bei vielen Erkrankungen, die zur Thrombozytenfunktionsstörung führen, liegt auch eine mehr oder weniger ausgeprägte Thrombozytopenie vor. Die Thrombozytenfunktionsstörung kann erkannt werden, wenn die Blutungszeit im Vergleich zur Thrombozytenzahl unproportional stark verlängert ist.

Angeborene Koagulopathien

Hämophilien

Die häufigsten Blutungskrankheiten beruhen auf einen vererbten Mangel an Gerinnungsfaktoren. Hämophilie A (Faktor-VIII-Mangel), die bei ca. 80% der Hämophilen vorliegt, und Hämophilie B (Faktor-IX-Mangel), haben identische klinische Manifestationen. Beide zeigen dieselben Veränderungen in den Blutgerinnungstests und werden geschlechtsgebunden vererbt. Zu ihrer Unterscheidung sind spezielle Faktorenanalysen erforderlich.

Genetik *(s. a. Kap. KIN, 23.)*

Ursache einer Hämophilie können viele unterschiedliche Mutationen der Gene für Faktor VIII (Hämophilie A) und Faktor IX (Hämophilie B) sein: Punktmutationen an einzelnen Nukleotiden, Deletionen von Teilen der Gene und Mutationen, die die Genregulation beeinflussen. Da die beiden Gene für Faktor VIII und Faktor IX auf dem X-Chromosom lokalisiert sind, betreffen die Hämophilien fast ausschließlich Männer. Alle Töchter von Hämophilen sind obligate Genträgerinnen, wogegen es alle Söhne nicht sind. Jeder Sohn einer Genträgerin hat eine 50%ige Chance, entweder gesund oder Bluter zu sein, jede Tochter hat eine 50%ige Chance, entweder Genträgerin oder Nicht-Genträgerin zu sein. Wenn man den Faktor VIII bestimmt und mit dem von-Willebrand-Faktor-Antigen vergleicht, kann man oft (aber nicht immer) herausfinden, ob ein weiblicher Nachkomme in einer betroffenen Familie tatsächlich eine Genträgerin für Hämophilie A ist. Entsprechendes gilt für die Bestimmung des Faktors IX bei Genträgern für Hämophilie B. Bei Frauen kann es in der frühen Embryonalphase selten zu einer Inaktivierung eines der beiden X-Chromosomen kommen. Dann haben auch Genträgerinnen so stark erniedrigte Spiegel von Faktor VIII oder IX, daß die Blutungsneigung manifest wird. An einigen spezialisierten Zentren besteht heute die Möglichkeit der DNS-Analyse des Faktor-VIII-Gens. Für diesen Test wird das Gen mit Hilfe der Polymerasekettenreaktion (PCR) aus Lymphozyten amplifiziert. Damit können Hämophilie-A-Genträger mit größerer Genauigkeit identifiziert werden. Dabei kann entweder der spezifische Genomdefekt identifiziert werden, falls dieser in der Familie bekannt ist, oder es kann indirekt aus dem Polymorphismus der Länge der Restriktionsfragmente (RFLP = restriction fragment length polymorphism) auf einen Defekt im Faktor-VIII-Gen geschlossen werden. Diese Techniken können auch für die pränatale Diagnose einer Hämophilie A bei 8–11 Wochen alten Feten eingesetzt werden. Sie werden an Biopsiematerial von Chorionzotten durchgeführt.

Symptomatik

Verschiedene anomale Allele des Hämophiliegens führen zum unterschiedlich stark ausgeprägten Mangel an Faktor VIII oder IX. Patienten mit einem Faktor VIII oder IX von weniger als 1% der Norm haben lebenslang ein hohes Blutungsrisiko. Die ersten Blutungen treten meist schon vor einem Alter von 18 Monaten auf. Bagatelltraumen können zu ausgedehnten Blutungen in die Gewebe und die Gelenke führen. Bei unzureichender Behandlung kann dies zu muskuloskelettalen Verkrüppelungen führen. Eine Blutung im Bereich des Zungengrundes kann zur lebensbedrohlichen Kompression der Atemwege führen. Sie erfordert eine rasche und intensive Substitutionstherapie. Auch ein minimales Schädeltrauma erfordert bereits eine prophylaktische Substitution, um eine intrakranielle Blutung zu verhindern.

Patienten mit Faktor-VIII- oder -IX-Spiegeln von 5% der Norm haben eine milde Hämophilie. Sie haben selten „spontane" Blutungen. Trotzdem können bei ihnen bei unzureichender Behandlung nach chirurgischen Eingriffen schwere (manchmal tödliche) Blutungen auftreten. Manchmal haben auch Patienten mit einem Faktor-VIII- oder -IX-Spiegel zwischen 10 und 25% eine leichte Hämophilie. Auch diese Patienten können nach chirurgischen Eingriffen oder Zahnextraktionen sehr stark bluten.

Laborbefunde

Die Suchtests ergeben bei der Hämophilie in typischer Weise eine verlängerte partielle Thromboplastinzeit (PTT), eine normale Blutungszeit und einen normalen Quick-Wert (Prothrombinzeit = PT). Der Typ und der Sehweregrad der Hämophilie ergeben sich aus der Analyse der Faktoren VIII und IX. Da der Faktor VIII auch beim vW-Syndrom (siehe oben) erniedrigt sein kann, muß das vW-Antigen bei Patienten mit neu diagnostizierter Hämophilie A ebenfalls bestimmt werden. Dies gilt insbesondere für Patienten mit leichter Hämophilie A, bei denen die Familienanamnese keinen Hinweis auf eine geschlechtsgebundene Vererbung ergibt.

Während der Substitutionsbehandlung bilden etwa 15% der Patienten mit Hämophilie A Antikörper gegen Faktor VIII. Diese wirken antikoagulatorisch, indem sie die Aktivität von weitertransfundierendem Faktor VIII hemmen. Speziell vor elektiven chirurgischen Eingriffen, die eine Substitutionstherapie erforderlich machen, sollten die Patienten auf Faktor-VIII-Hemmkörper untersucht werden (z. B. durch Messung der Verkürzung der PTT gleich nach Mischen des Patientenplasmas mit gleichen Teilen Normalplasma und nach 1 Stunde Inkubation bei Raumtemperatur).

Behandlung

Eine Liste spezieller Behandlungszentren sowie Informationen über Hämophiliebehandlung können bei der National Hemophilia Foundation, 110 Greene Street, New York, NY 10012, erhalten werden.

Patienten mit Hämophilie sollten Aspirin vermeiden. Zur Schmerzbehandlung wird Paracetamol empfohlen. Bei einigen Patienten mit starken Schmerzen von seiten der muskuloskelettalen Komplikationen kann der gezielte Einsatz des nichtsteroidalen antientzündlichen Wirkstoffes Ibuprofen erforderlich sein. Im Vergleich zu Aspirin hat dieses einen weniger ausgeprägten und nur vorübergehenden Effekt auf die Thrombozytenfunktion. Regelmäßige, prophylaktische Zahnpflege ist wichtig, um Zahnextraktionen oder andere zahnärztliche chirurgische Eingriffe zu vermeiden. Alle Medikamente müssen entweder oral oder intravenös gegeben werden. Intramuskuläre Injektionen können zu großen Hämatomen führen. Patienten mit neu entdeckter Hämophilie sollten gegen Hepatitis B geimpft werden.

Wie schon oben beim vW-Syndrom beschrieben, kann das Vasopressin-Analog Desmopressin auch bei Patienten mit leichter Hämophilie A (Faktor VIII zwischen 5 und 10%) den Faktor-VIII-Spiegel temporär anheben. Deshalb sollte bei diesen Patienten ausgetestet werden, ob ihre Faktor-VIII-Spiegel nach Desmopressin ansteigen. Seine Anwendung kann bei ansprechenden Patienten nach einem Bagatelltrauma oder vor zahnärztlichen Eingriffen eine Substitutionstherapie überflüssig machen oder reduzieren. Bei schwerer Hämophilie A ist Desmopressin immer ineffektiv.

Präparate für die Substitutionsbehandlung: Frischplasma (FFP = fresh frozen plasma) enthält sowohl Faktor VIII als auch Faktor IX. Um bei Patienten mit schwerer Hämophilie die Faktoren VIII oder IX auf Konzentrationen zu bringen, die effektiv Blutungen verhindern oder stoppen, muß ein Plasmaaustausch durchgeführt werden, weil sonst nicht genügend Frischplasma zugeführt werden kann. Verschiedene Plasmakonzentrate stehen zur Verfügung: Für die Hämophilie A Kryopräzipitat und lyophylisiertes Faktor-VIII-Konzentrat, für die Hämophilie B steht zur Zeit allein Prothrombin-Komplex-Konzentrat (PPSB) zur Verfügung, das neben Faktor IX auch alle anderen Vitamin-K-abhängigen Gerinnungsfaktoren enthält. Wahrscheinlich steht aber bald auch ein reines Faktor-IX-Konzentrat zur Verfügung.

Kryopräzipitate werden von Einzelspendern präpariert. Bei einer speziellen Einfrier- und Auftautechnik wird der aufgetaute Plasmaanteil entfernt, bevor sich die letzten Eiskristalle (die Faktor VIII, VWF und Fibrinogen enthalten) auflösen. Die Kryopräzipitate werden eingefroren aufbewahrt und vor Gebrauch in 10 ml physiologischer Kochsalzlösung aufgelöst. Die Faktor-VIII-Aktivität wird in Einheiten angegeben, wobei 1 E der Menge Faktor VIII in 1 ml Normalplasma entspricht. Obwohl die Konzentration von Faktor VIII in den einzelnen Präparationen schwankt, kann man annehmen, daß 1 Beutel ungefähr 80 E Faktor VIII enthält. Daraus berechnet sich die für eine Substitutionstherapie erforderliche Anzahl von Beuteln. Für Säuglinge und kleine Kinder ist Kryopräzipitat meist das Mittel der Wahl in der Substitutionstherapie.

Lyophylisiertes Faktor-VIII-Konzentrat wird aus einem Plasmapool von mehreren Tausend Spendern präpariert. Es stehen entweder teilgereinigte oder durch Affinitätschromatographie mit monoklonalen Antikörpern hochgereinigte Präparationen zur Verfügung. Die Lösungen sind zur Inaktivierung von Viren mit Hitze oder Detergenzien behandelt. Durch so behandelte Konzentrate wird kein HIV übertragen. Wahrscheinlich wird auch keine Hepatitis übertragen, obwohl prospektive Studien an größeren Patientengruppen dies erst noch bestätigen müssen. Auf der Flaschenbeschriftung ist die enthaltene Menge an Einheiten von Faktor VIII angegeben. Entsprechend den Angaben der Hersteller wird das lyophylisierte Material mit sterilem Lösungsmittel rekonstituiert und gewöhnlich über 5–10 Minuten i.v. appliziert. Lyophylisierte Faktor-VIII-Konzentrate eignen sich besonders für die häusliche Anwendung. Bei ersten Anzeichen einer Blutung können die Patienten diese Präparate selbst anwenden. Rekombinanter Faktor VIII wird zur Zeit getestet und steht wahrscheinlich in Zukunft allgemein zur Verfügung. Falls die Kosten es erlauben, könnte dadurch der Plasmafaktor VIII bei der Behandlung der Hämophilie A weitgehend ersetzt werden.

Dosisberechnung für die Substitutionstherapie bei Hämophilie A: Faktor VIII sollte vorübergehend auf 0,3 E/ml (30%) angehoben werden, wenn eine Zahnextraktion geplant ist oder wenn sich eine Gelenkblutung anbahnt. Wenn eine Muskel- oder Gelenkblutung bereits manifest ist, sind 0,5 E/ml (50%) erforderlich und 1,0 E/ml (100%) bei lebensbedrohlichen Blutungen oder vor größeren chirurgischen Eingriffen. Alle 8–12 Stunden müssen Infusionen mit 50% der anfangs berechneten Dosierung wiederholt werden, um die Spiegel über 0,5 E/ml (50%) über mehrere Tage nach lebensbedrohlichen Blutungen oder 10 Tage nach größeren chirurgischen Eingriffen aufrechtzuerhalten.

Die Dosis für Faktor VIII errechnet sich aus der Multiplikation des Körpergewichtes des Patienten (in kg) mit 44 und mit der erwünschten Plasmakonzentration in E/ml (z.B. zur Anhebung von Faktor VIII bei einem Mann mit 68 kg Körpergewicht von 0 auf 1 E/ml ist die erforderliche Dosis $68 \times 44 \times 1$, also ungefähr 3000 E). Um den Spiegel auf 0,33 E/ml anzuheben, würde man $68 \times 44 \times 0{,}33$, also ca. 1000 E von Faktor VIII benötigen.

Dosisberechnung für die Substitutionstherapie bei Hämophilie B: Wenn man die Dosis für Faktor IX für die Substitutionstherapie so berechnet wie oben beschrieben und ihn als Prothrombinkomplexkonzentrat verabreicht, steigt der Spiegel von Faktor IX im Plasma nur halb so hoch an, als man entsprechend der verabreichten Einheiten erwarten würde. Dieser Effekt beruht wahrscheinlich auf der Bindung von transfundiertem Faktor IX an das Gefäßendothel. Da das Prothrombinkomplexkonzentrat unterschiedliche Mengen an aktivierten Gerinnungsfaktoren enthalten kann, haben Patienten nach wiederholten Dosen von Faktor-IX-Konzentrat paradoxerweise ein erhöhtes Thromboserisiko. Deshalb hebt man vor chirurgischen Eingriffen den Spiegel meist nicht auf 100% an, sondern läßt ihn zwischen 60 und 30%, bezogen auf den Normalwert. Rekonstituiertes Prothrombinkomplexkonzentrat wird gewöhnlicherweise mit 5–10 Einheiten Heparin/ml versetzt. Wenn ein Patient nach einem chirurgischen Eingriff über mehrere Tage eine Substitutionstherapie benötigt, wird der Bedarf an Konzentraten reduziert, indem man als zusätzliche Quelle für Faktor IX Frischplasma (FFP) gibt.

Um nach Zahnextraktionen oder anderen Traumatisierungen der oropharyngealen Schleimhaut (z.B. Zungenbiß) Nachblutungen zu verhindern, wird als Antifibrinolytikum ε-Aminokapronsäure in einer Dosis von 2,5 g 4× täglich oder Tranexamsäure 1,0–1,5 g 3–4× über 1 Woche gegeben. Da jedoch PPSB aktivierte Gerinnungsfaktoren enthalten kann, sollten Antifibrinolytika nicht sofort danach gegeben werden, sondern erst nach 10 Stunden. Antifibrinolytika können auch bei Patienten mit speziellen anderen Blutungen indiziert sein, sollten aber bei Patienten mit Hämaturie nicht gegeben werden, da das Risiko der Entstehung von nicht wieder auflösbaren Thromben im Urogenitaltrakt besteht.

Schwierig ist die **Behandlung von Hämophilen, die einen Faktor-VIII-Inhibitor entwickelt haben.** Die Therapie bei diesen Patienten sollte nur in Zusammenarbeit mit jemandem erfolgen, der Erfahrung damit hat. Wenn die Patienten niedrige Antikörpertiter haben, kann durch hohe Dosen von Faktor VIII ein temporärer Anstieg der Konzentration von Faktor VIII im Plasma erreicht werden. Die Dosis muß höher sein als der Anteil, der durch den Inhibitor neutralisiert werden kann. Wenn dadurch eine Blutung nicht kontrolliert werden kann, sind weitere Infusionen von Faktor VIII meist nutzlos, da es nach der ersten Infusion bei den meisten Patienten zu einem raschen Anstieg der Antikörpertiter kommt. Die für die Inhibitoraktivität verantwortlichen Faktor-VIII-Antikörper sind heterogen, und sie hemmen vom Schwein stammenden Faktor VIII bei einigen Patienten gar nicht oder nur minimal. Bei solchen Patienten kann mit einer hochgereinigten Faktor-VIII-Präparation vom Schwein eine Blutung zum Stillstand gebracht werden. Auch Prothrombinkomplexkonzentrat, das unterschiedliche Mengen einer Aktivität enthält, die die Rolle von Faktor VIII bei der Blutgerinnung ersetzt (factor eight inhibitor bypassing activity = FEIBA), kann bei schweren Blutungen bei Patienten mit hochtitrigen Inhibitoren eingesetzt werden. Jedoch besteht hier wiederum das Risiko, daß eine Hyperkoagulabilität und eine paradoxe Thromboseneigung induziert werden. Die Faktor-VIII-Inhibitor umgehende Aktivität im Prothrombinkomplexkonzentrat ist möglicherweise Faktor VIIa. Kürzlich wurde gezeigt, daß mit wiederholten hohen Dosen von Faktor VIIa (z.B. 50–75 E/kg) bei einigen Patienten mit Faktor-VIII-Inhibitoren eine Blutung zum Stillstand gebracht werden kann, ohne eine Hyperkoagulabilität zu induzieren. Wenn sich bei einer größeren Anzahl von Patienten diese Ergebnisse bestätigen lassen, kann rekombinanter Faktor VIIa die Behandlung der Wahl werden.

HIV-Infektionen bei Hämophilen: Die meisten Hämophilen, die in den frühen 80er Jahren mit Plasmakonzentraten behandelt wurden, sind mit HIV infiziert. Sie sollten auf sichere Sexualpraktiken hingewiesen werden, um eine Übertragung von HIV auf die Partner möglichst zu vermeiden. Durch die HIV-Infektion werden einige Patienten thrombozytopenisch, was die Behandlung von Blutungen zusätzlich erschwert. Viele Patienten mit positiver HIV-Serologie und reduzierter Zahl von T_4-Lymphozyten nehmen Zidovudin, um dadurch die Krankheitsprogression aufzuhalten. Insbesondere von den älteren seropositiven Hämophilen entwickelt eine zunehmende Anzahl AIDS *(s. Kap. INF, 9.)*.

Seltene angeborene Gerinnungsstörungen

Angeborene Mängel anderer Gerinnungsfaktoren sind in *Tab. 24.* zusammengefaßt. Die meisten sind selten, werden autosomal-rezessiv vererbt, und die Erkrankung wird nur bei Homozygoten manifest. Hierher gehört auch eine wichtige Erkrankung, deren Ursache ein Mangel an Plasmaproteaseinhibitor, α_2-Antiplasmin (wichtigster physiologischer Inhibitor des Plasmins), ist. Nach einem Trauma oder einer Operation blutet ein Homozygoter mit **angeborenem α_2-Antiplasmin-Mangel** genauso schwer wie ein Hämophiler. Der einzige pathologische Screening-Test ist die Lyse eines Plasmagerinnsels bei Inkubation über Nacht in physiologischer Kochsalzlösung. Die Euglobulin-Lysezeit ist normal. Ein spezieller Test für α_2-Antiplasmin ergibt Werte zwischen 1 und 3% der Norm. Durch eine prophylaktische Gabe von ε-Aminokapronsäure oder Tranexamsäure kann die Blutungsneigung korrigiert werden.

Tab. 24. Angeborene Gerinnungsfaktormangelerkrankungen

Faktormangel	*Ergebnisse der Suchtests*	*Bemerkungen*
Faktor XII **HNWK** **PK**	PTT verlängert Quick normal	Nur Veränderungen der Labortests ohne klinische Blutungsneigung. Muß durch spezielle Untersuchungen von Faktor-XI-Mangel unterschieden werden, bei dem es postoperativ zu Blutungen kommen kann.
Faktor XI	PTT verlängert Quick normal	Autosomal-rezessiv. Keine vermehrte Blutung nach Trauma. In der Anamnese manchmal ohne Blutungsneigung nach chirurgischen Eingriffen. Kann aber bei folgenden chirurgischen Eingriffen sehr stark bluten. Diagnose durch speziellen Test. Therapie bei Blutung: Anheben von Faktor XI über 30% mit Frischplasma (5–10 ml/kg/Tag).
Faktor VIII **Faktor IX**	PTT verlängert Quick normal	Faktor-VIII-Mangel = Hämophilie A, Faktor-IX-Mangel = Hämophilie B. Geschlechtsgebundene Vererbung. Schwere Blutungen. Therapie s. Text.
Faktor VII	PTT normal Quick erniedrigt	Autosomal-rezessiv, selten. Ein schwerer Mangel (< 2%) geht mit schweren Blutungen, auch ins Zentralnervensystem, einher. Bei Spiegeln > 5% ist die Blutungsneigung gering oder fehlt. Therapie: Frischplasma 3–5 ml/kg; wenn rekombinanter Faktor VIIa verfügbar wird, ist dies in Zukunft die Therapie der Wahl.
Faktor V, X, Prothrombin	PTT verlängert Quick erniedrigt	Autosomal-rezessiv, selten. Die Blutung kann mäßig bis schwer sein. Verstärkte Menstruationsblutung bei Frauen. Diagnose durch spezifische Tests. Therapie bei Faktor-V-Mangel: Frischplasma, Thrombozytenkonzentrate (liefern Plättchenfaktor V). Therapie bei Faktor-X- oder Prothrombin-Mangel: Frischplasma oder Prothrombin-Komplex-Konzentrat (PPSB) bei lebensbedrohlichen Erkrankungen.

Fortsetzung Tab. 24.

Faktormangel	*Ergebnisse der Suchtests*	*Bemerkungen*
Fibrinogen	Bei Afibrinogenämie (Fibrinogen < 10 mg/dl) keine Gerinnung bei PT oder Quick-Test, da im Gerät kein Endpunkt zur Messung erreicht wird Bei Hypofibrinogenämie (Fibrinogen 70–100 mg/dl) Quick-Test oft erniedrigt, PTT normal, Thrombinzeit verlängert	Schwere Blutungen bei Afibrinogenämie (bei Homozygoten), bei Hypofibrinogenämie (Heterozygote) geringe frühe Blutungen bei chirurgischen Eingriffen. Therapie: Kryopräzipitate (4 g Fibrinogen entsprechen 16 Beuteln Kryopräzipitat).
Dysfibrinogenämie	Thrombinzeit verlängert PTT meist normal Quick leicht erniedrigt	Verschiedene klinische Zeichen: z. B. starke Blutungen, Thromboseneigung, Wundheilungsstörungen. Im Gerinnungstest ist das Fibrinogen erniedrigt, im immunologischen Test aber normal.
Faktor XIII	PTT normal Quick normal Thrombinzeit normal Gerinnselauflösung in 5M Harnstoff	Autosomal-rezessiv, selten. Schwere Blutungen mit Gelenksblutungen. Vermehrte Blutung und Wundheilungsstörungen nach chirurgischen Eingriffen. Spontanaborte bei Frauen. Therapie: Frischplasma (wegen der langen Halbwertszeit von Faktor XIII ist eine Einheit ausreichend).
Protein C **Protein S**	PTT normal Quick normal Thrombinzeit normal	Heterozygote (ca. 50%) mit vermehrter venöser Thromboseneigung. Neonatale Purpura fulminans bei homozygotem Protein-C-Mangel. Diagnostik: Immunologische Bestimmung der Plasmaspiegel. Methoden zur Aktivitätsbestimmung stehen bald zur Verfügung.

HMWK = hoch molekulares Kininogen (= high molecular weight kininogen); PK = Präkallikrein;
PTT = partielle Thromboplastinzeit; Quick-Test = PT = Prothrombinzeit.

Auch Heterozygote mit einem α_2-Antiplasmin-Spiegel zwischen 30 und 40% der Norm können bei chirurgischen Eingriffen sehr stark bluten, wenn ein unvorhergesehenes Ereignis (z. B. ein Blutdruckabfall) die Fibrinolyse ungewöhnlich verstärkt.

Erworbene Gerinnungsstörungen

(s. Kap. ERN, 3., Vitamin-K-Mangel)

Die Hauptursachen erworbener Gerinnungsstörungen sind 1. Vitamin-K-Mangel, 2. Lebererkrankungen, 3. Verbrauchskoagulopathie (DIC, s. unten) und 4. Entwicklung zirkulierender Antikoagulanzien (= Hemmkörper), die meist Antikörper gegen Gerinnungsfaktoren sind.

Lebererkrankungen können die Blutgerinnung beeinflussen durch verminderte Synthese von Gerinnungsfaktoren, gesteigerte Fibrinolyse, sekundäre Thrombozytopenie und bei Patienten mit fulminanter Hepatitis oder akuter Fettleber in der Schwangerschaft durch eine Verbrauchskoagulopathie. Diese Erkrankungen werden an anderer Stelle in diesem *Manual* diskutiert.

Verbrauchskoagulopathie

Disseminated intravascular coagulation (DIC)

Fibrinbildung im zirkulierenden Blut. Ausgelöst wird die DIC meist durch Material mit Gewebe-Faktor-Aktivität (tissue factor activity = TFA), das entweder in der Blutbahn entsteht oder dorthin eingeschwemmt wird. Dadurch wird die Blutgerinnung initiiert *(s. Abb. 2.)*. Der DIC liegt meist eines der folgenden drei klinischen Bilder zugrunde: 1. Geburtshilfliche Komplikationen, Material mit Gewebe-Faktor-Aktivität aus dem Uterus tritt in den mütterlichen Blutkreislauf über (z. B. vorzeitige Lösung der Plazenta, durch Salzlösung induzierter therapeutischer Abort, intrauteriner Fruchttod, frühe Phase der Fruchtwasserembolie). 2. Infektionen, insbesondere mit gramnegativen Bakterien. Wenn man Endotoxin von gramnegativen Keimen in die Blutbahn gibt, führt dies zur Freisetzung von Gewebe-Faktor-Aktivität aus der Membran von Monozyten. Dies stellt wahrscheinlich den auslösenden Mechanismus der Endotoxin-induzierten DIC dar, da z. B. Kaninchen nach Reduktion der Monozytenzahl mit einem alkylierenden Zytostatikum, z. B. Nitrogen-Mustard, vor der DIC nach Endotoxin-Injektion geschützt werden können. 3. Bei malignen Erkrankungen, insbesondere schleimbildenden Adenokarzinomen des Pankreas und der Prostata sowie einer bestimmten Form der akuten Leukämien, der akuten Promyelozytenleukämie, bei der man annimmt, daß aus den Granula der hypergranulierten leukämischen Zellen Material mit Gewebe-Faktor-Aktivität freigesetzt wird. Weniger häufige Ursachen der DIC sind z. B. schwere Schädel-Hirn-Traumen, bei denen die Blut-Hirn-Schranke zerstört wird, was zum Kontakt zwischen Blut und Hirngewebe mit hoher Gewebe-Faktor-Aktivität führt, oder Komplikationen der Prostatachirurgie, bei denen Prostatagewebe mit hoher Gewebe-Faktor-Aktivität in den Kreislauf gelangt, oder Giftschlangenbisse, durch die Enzyme in den Kreislauf gelangen können, die Faktor X und Prothrombin aktivieren oder direkt Fibrinogen in Fibrin umwandeln.

Symptomatik

Eine **subakute Verbrauchskoagulopathie** kann bei thromboembolischen Komplikationen bei Hyperkoagulabilität entstehen, z. B. bei Venenthrombosen, thrombotischen Vegetationen an der Aortenklappe und arteriellen Embolien, die von solchen Vegetationen ausgehen. Eine verstärkte Blutungsneigung ist selten.

Akute Verbrauchskoagulopathie: Im Gegensatz zur subakuten DIC entsteht bei der akuten, massiven DIC durch Thrombozytopenie und Verbrauch von Gerinnungsfaktoren eine schwere Blutungsneigung, die durch eine sekundäre Hyperfibrinolyse noch verstärkt wird. Es entstehen große Mengen von Fibrinspaltprodukten, die wiederum die Thrombozytenfunktion und die normale Fibrinpolymerisation stören. Wenn die sekundäre Fibrinolyse so stark ist, daß sie zum Mangel an α_2-Antiplasmin führt, kommt es zur unkontrollierten Fibrinolyse, die die Blutungsneigung verstärkt. Wenn eine massive DIC im Rahmen von chirurgischen Eingriffen mit großen offenen Flächen (z. B. Prostatektomie) oder während einer Geburt eintritt, kommt es zu schweren Blutungen. Invasive Eingriffe (z. B. arterielle Punktion zur Blutgasanalyse) führen zu lang dauernden Blutungen aus den Punktionsstellen. Nach intravenösen Injektionen kommt es zu Ekchymosen. Aus Erosionen der Magenschleimhaut kann es zu einer schweren gastrointestinalen Blutung kommen.

Bei der akuten DIC kann es auch zu multiplen Fibrinablagerungen in kleinen Blutgefäßen kommen. Wenn diese nicht rasch durch sekundäre Fibrinolyse abgebaut werden, bilden sich hämorrhagische Gewebsnekrosen. Das kritischste Organ ist die Niere, wo die Fibrinablagerungen in den Glomerulus-Kapillaren zum akuten Nierenversagen führen können. Dieses ist reversibel, wenn sich die Nekrose auf die Nierentubuli beschränkt (akute Tubulusnekrose), jedoch irreversibel, wenn die Glomerula auch zerstört sind (Nierenrindennekrose). Die Fibrinablagerungen können auch zur mechanischen Zerstörung von Erythrozyten und Hämolyse führen (s. oben bei der Besprechung des hämolytisch-urämischen Syndroms, HUS). Gelegentlich führen Fibrinablagerungen in den kleinen Gefäßen der Finger oder Zehen zur Gangrän und zum Verlust der Akren.

Laboruntersuchungen

Veränderungen in Laboruntersuchungen sind abhängig von der Schwere der DIC. **Eine subakute Form** der DIC sieht man bei Patienten mit malignen Erkrankungen und in der Geburtshilfe manchmal auch bei intrauterinem Fruchttod oder retinierten Plazentaresten. Bei dieser langsam und oft chronisch verlaufenden Form der DIC findet man eine Thrombozytopenie, einen normalen oder gering erniedrigten Quick-Test, eine *kurze partielle Thromboplastinzeit (PTT),* ein normales oder mäßig erniedrigtes Fibrinogen und erhöhte Fibrinbruchstücke. (Da viele Erkrankungen die Fibrinogensynthese stimulieren, ist ein Fibrinogenspiegel im unteren Normbereich [z.B. 175 mg/dl] nicht normal für einen Patienten mit einer solchen Erkrankung. Daraus ergibt sich die Differentialdiagnose einer verminderten Produktion z.B. bei einer Lebererkrankung, oder eines vermehrten Verbrauches bei DIC.)

Die **akute, massive DIC** führt zu weitgehenden, „globalen" Veränderungen bei den Suchtests der Blutgerinnung: 1. Thrombozytopenie, 2. wenn man Blut in einem Glasröhrchen gerinnen läßt, kann man nur ein sehr kleines (manchmal überhaupt nicht sichtbares) Gerinnsel beobachten, 3. deutliche Erniedrigung des Quick-Wertes und Verlängerung der PTT (das Plasma enthält nicht genügend Fibrinogen, um zu einem Endpunkt im Meßinstrument zu führen, deswegen werden die Werte häufig als über einer bestimmten Obergrenze liegend angegeben [z.B. > 200 Sekunden], die dem Intervall entspricht, nach dem das Gerät automatisch zur Messung auf die nächst folgende Probe übergeht), 4. deutlich vermindertes Fibrinogen im Plasma, 5. positiver Nachweis von Fibrinmonomeren im Plasma durch den Protamin-Prokoagulations-Test und 6. sehr hohe Spiegel von D-Dimer im Plasma und von Fibrinabbauprodukten im Serum. Durch spezielle Gerinnungsfaktorentests kann die Erniedrigung mehrerer Gerinnungsfaktoren, speziell Faktor V und VIII (die während der DIC durch aktiviertes Protein C inaktiviert werden), nachgewiesen werden.

In anderen Fällen kann eine massive Lebernekrose ähnliche Laborveränderungen bewirken wie die akute DIC. Hier kann eine massive Messung von Faktor VIII differentialdiagnostisch verwertet werden. Während er bei der DIC vermindert ist, ist er bei der Lebernekrose erhöht, da Faktor VIII ein Akute-Phase-Protein ist, das nicht nur in Leberzellen, sondern auch in Zellen der Milz und der Nieren synthetisiert wird.

Diagnostik

Eine DIC wird vermutet, wenn bei prädisponierenden Erkrankungen (s. oben) Blutungen auftreten. Die Diagnose wird durch die o.g. Laboruntersuchungen abgesichert. Eine okkulte DIC kann am besten durch die regelmäßige Bestimmung von Fibrinogen, Thrombozyten und Fibrinbruchstücken erkannt werden. Bei einem entsprechenden klinischen Bild, das mit der Kombination einer unerklärten milden Thrombozytopenie und niedrigen oder grenzwertigen Fibrinogenspiegeln einhergeht, muß eine okkulte DIC vermutet werden.

Behandlung

Als grundsätzliche Regel für die Behandlung der DIC gilt, die zugrundeliegende Ursache zu identifizieren und so schnell wie möglich zu korrigieren (z.B. Breitspektrum-Antibiotika bei vermuteter gramnegativer Sepsis, Geburtseinleitung bei vorzeitiger Lösung der Plazenta). Wenn man dies erreicht, kommt die DIC rasch zum Stillstand. Wenn der Patient schwer blutet, ist eine Substitutionsbehandlung indiziert. Thrombozytenkonzentrate korrigieren die Thrombozytopenie und sind auch eine Quelle für Plättchenfaktor V. Fibrinogen und Faktor VIII werden durch Kryopräzipitate ersetzt. Faktor V und andere Gerinnungsfaktoren sowie Antithrombin III, das bei DIC auch vermindert sein kann, werden mit Frischplasma (FFP) substituiert.

Wenn die Grundkrankheit rasch unter Kontrolle gebracht werden kann, ist Heparin zur Beendigung der DIC meist nicht indiziert. Wenn es klinische Hinweise auf thrombotische Komplikationen gibt, kann Heparin jedoch notwendig werden (z. B. bei progressiver Oligurie trotz adäquaten Blutdrucks und Flüssigkeitsangebots, was auf eine zunehmende Fibrinablagerung in den Kapillaren der Glomerula hinweist, oder bei zunehmender Zyanose und Kälte an Fingern und Zehen, was auf eine beginnende Gangrän der Akren hinweist). Bei Patienten mit DIC bei malignen Erkrankungen ist eine rasche Beseitigung des auslösenden Prozesses nicht möglich. Zur Vorbeugung gegen eine DIC können Antikoagulanzien indiziert sein, speziell bei Patienten mit malignen Erkrankungen, bei denen durch die Therapie eine Remission erzielt werden kann (z. B. vorher unbehandeltes metastasiertes Prostatakarzinom, akute Promyelozytenleukämie). Um bei einem metastasierten Prostatakarzinom die durch eine Kombination von DIC und sekundärer Fibrinolyse bedingten Blutungen unter Kontrolle zu bringen, können Heparin und ε-Aminokapronsäure **(EACA)** zusammen verabreicht werden (z. B. beginnend mit 500 IE Heparin und 1 g EACA pro Stunde kontinuierlich i. v., wobei deren Effektivität durch die klinische Beobachtung der Blutungsneigung, die Thrombozytenzahlen und Fibrinogenbestimmungen kontrolliert wird). Heparin darf nie eingesetzt werden im Rahmen einer DIC bei Schädel-Hirn-Trauma oder bei zerebralen Blutungen anderer Genese.

Hemmkörper-Hämophilie

(Zirkulierende Antikoagulanzien)

Endogene Substanzen, die die Blutgerinnung hemmen. Meist sind es Antikörper, die die Aktivität von Gerinnungsfaktoren neutralisieren (z. B. ein Antikörper gegen Faktor VIII oder Faktor V), oder sie hemmen die Aktivität des prokoagulatorischen Phospholipids (des sogenannten Lupusantikoagulans), das in einigen Blutgerinnungstests verwendet wird. Selten sind diese zirkulierenden Antikoagulanzien keine Antikörper, sondern Glykosaminoglykane mit heparinähnlicher gerinnungshemmender Aktivität, die auf ihrer Fähigkeit zur Steigerung der Antithrombin-III-Reaktivität beruht. Diese heparinähnlichen Antikoagulanzien findet man hauptsächlich bei Patienten mit Plasmozytom oder anderen hämatologischen malignen Erkrankungen. Manchmal gibt es Antikörper, die nicht im eigentlichen Sinne zirkulierende Antikoagulanzien sind, da sie nicht die Aktivität von Gerinnungsfaktoren neutralisieren. Der Mechanismus, der zur Blutungsneigung führt, ist bei diesen Antikörpern oft die Bindung von Prothrombin. Obwohl der Prothrombin-Antiprothrombin-Komplex in vitro eine normale Gerinnungsaktivität entwickelt, wird er in vivo rasch aus dem Blut eliminiert, was zur Hypoprothrombinämie führt.

Faktor-VIII-Hemmkörper

Wenn Plasma Antikörper gegen Faktor VIII enthält, ergeben sich die gleichen Veränderungen wie bei einem Patienten mit Hämophilie A (s. o.). Wenn man jedoch Normalplasma oder eine andere Quelle für Faktor VIII zum Plasma dieser Patienten hinzufügt, kommt es nicht zur Korrektur der Gerinnungsstörung, sondern der Antikörper aus dem Patientenplasma neutralisiert die Gerinnungsaktivität des hinzugefügten Faktors VIII.

Bei etwa 15% der Patienten mit Hämophilie A entwickeln sich als Komplikation der Substitutionstherapie Antikörper gegen Faktor VIII. Transfundierter Faktor VIII ist ein Fremdantigen und führt zur Antikörperbildung. Antikörper gegen Faktor VIII können auch bei nicht hämophilen Patienten entstehen: 1. manchmal bei Frauen nach der Geburt, 2. im Rahmen einer systemischen autoimmunologischen Erkrankung oder einer Hypersensitivitätsreaktion gegenüber Arzneimitteln oder 3. als ein isoliertes Phänomen ohne Nachweis einer Grundkrankheit. Bei Patienten mit Faktor-VIII-Hemmkörpern besteht das Risiko für lebensbedrohliche Blutungen. Bei einer Anzahl von Nicht-Hämophilen kann durch eine immunsuppressive Therapie mit Cyclophosphamid oder Kortikosteroiden die Antikörperproduktion unterdrückt werden. Bei allen Nicht-Hämophilen sollte eine solche Immunsuppression angestrebt werden. Eine Ausnahme sind die Faktor-VIII-Hemmkörper post partum, die spontan verschwinden. Da die Immunsuppressiva bei Hämophilen die Antikörperproduktion nicht zu unterdrücken scheinen, werden sie hier nicht empfohlen. Andere Möglichkeiten der Behandlung sind weiter oben besprochen *(s. unter Hämophilien)*.

Das Lupusantikoagulans

Es handelt sich um einen häufig vorkommenden Hemmkörper, der zuerst bei Patienten mit systemischem Lupus erythematodes (SLE) beschrieben wurde und deshalb Lupusantikoagulans genannt wird. Später wurde dieser Hemmkörper aber auch bei vielen anderen Erkrankungen gefunden. Das Phänomen der Antikoagulation beruht auf Antikörpern, die mit Epitopen auf anionischen Phospholipiden reagieren, einschließlich der Phospholipide, die in der PTT und bei den speziellen Faktorbestimmungen, die auf der PTT-Technik beruhen, benutzt werden. Man findet folgende Konstellation von Laborergebnissen: Eine verlängerte PTT, die in einer 1:1-Mischung von Patientenplasma und Normalplasma auch nicht normal ausfällt, einen normalen oder ganz gering erniedrigten Quick-Wert und eine unspezifische Verminderung der Gerinnungsfaktoren, die mit der PTT-Technik gemessen werden (Faktoren XII, XI, IX und VIII). Manche Patienten haben auch eine falsch-positive Lues-Reaktion (VDRL-Test = venereal disease research laboratory test), bei der das Phospholipid Cardiolipin als Antigen benutzt wird. Durch sensitivere radioimmunologische Methoden kann bei den meisten dieser Patienten ein Antikörper gegen Cardiolipin nachgewiesen werden.

Obwohl der Hemmkörper bei Gerinnungstests in vitro mit der Funktion des prokoagulatorischen Phospholipids interferiert, führt das Lupusantikoagulans alleine bei den Patienten nicht zu starken Blutungen. Offensichtlich interferiert das Antikoagulans in vivo nicht mit der Funktion der prokoagulatorischen Phospholipids auf den Zelloberflächen. Paradoxerweise neigen Patienten mit Lupusantikoagulans aus unbekannten Gründen zu venösen oder arteriellen Thrombosen. Nach einem thrombotischen Geschehen sollte bei Patienten mit Lupusantikoagulans eine Langzeitprophylaxe mit einer Antikoagulanzientherapie ernsthaft in Betracht gezogen werden. Über wiederholte Aborte im ersten Schwangerschaftstrimester wurde bei Einzelfällen berichtet. Diese sind wahrscheinlich auf Thrombosen in den Plazentagefäßen zurückzuführen.

Einige Patienten mit Lupusantikoagulans bilden auch einen zweiten Antikörper, den oben beschriebenen nicht neutralisierenden Antikörper gegen Prothrombin, der bei diesen Patienten zur Hypoprothrombinämie und zu verstärkter Blutungsneigung führt. Bei erniedrigtem Quick-Wert und verlängerter PTT besteht der Verdacht auf eine Hypoprothrombinämie, die durch spezielle Tests bewiesen werden kann. Eine Behandlung mit Kortikosteroiden ist indiziert und führt oft zu einer raschen Normalisierung des Quick-Wertes.

5. LEUKOZYTOPENIE – LYMPHOZYTOPENIE

Leukopenie

Eine Verminderung der zirkulierenden weißen Blutzellen auf weniger als 4000/µl. Meist ist die Leukozytopenie durch eine verminderte Anzahl von Neutrophilen bedingt, obwohl auch verminderte Lymphozyten-, Monozyten-, Eosinophilen- oder Basophilenzahlen zu einer reduzierten Gesamtzellzahl führen können. **Neutropenie (Granulozytopenie; Agranulozytose):** *Eine Verminderung der Neutrophilen-(Granulozyten-)Zahl im Blut, die oft zu einer erhöhten Anfälligkeit gegenüber Infektionen durch Bakterien und Pilze führt.*

Eine Einteilung der Neutropenie erfolgt aufgrund der Granulozytenzahlen (Gesamtleukozytenzahl × % Granulozyten) und des daraus folgenden Infektionsrisikos: mild (1000 bis 2000/µl), mäßig (500–1000/µl) oder schwer (< 500/µl). Eine akute, schwere Neutropenie aufgrund verminderter Granulozytenproduktion ist oft lebensbedrohlich.

Ätiologie *(s. a. Kap. INF, 8.)*

Ursache der Neutropenie ist eine verminderte Zellproduktion, eine vermehrte Ablagerung in den marginalen Speichern mit späterer Rückverteilung in das Blut, ein erhöhter Verbrauch oder ein beschleunigter Zellumsatz. Die Neutropenie kann akut (einige Tage dauernd) oder chronisch (Monate oder Jahre dauernd) sein. Manchmal stellt sie die einzige hämatologische Veränderung dar (z. B. chronische idiopathische Neutropenie), oder sie ist Bestandteil einer umfassenderen hämatologischen Erkrankung (z. B. aplastische Anämie).

Die häufigste Ursache der Neutropenie ist eine medikamenteninduzierte Minderproduktion (z. B. Zytostatika, thyreostatische Medikamente, Phenothiazine, Antikonvulsiva, Penicillin, Sulfonamide und Chloramphenicol). Bei einigen Zytostatika (z. B. Alkylanzien und Antimetaboliten) ist die Neutropenie eine vorhersehbare Nebenwirkung. Bei anderen Medikamenten ist die Neutropenie durch eine Idiosynkrasie bedingt und somit nicht vorhersehbar sowie dosis- und dauerunabhängig.

Auch bei seltenen hereditären und kongenitalen Erkrankungen ist die Neutrophilenproduktion vermindert (z. B. genetisch bedingte infantile Agranulozytose, familiäre Neutropenie, zyklische Neutropenie, Pankreasinsuffizienz mit Neutropenie und verschiedene Erkrankungen mit verminderter Neutrophilenproduktion und schweren Immundefekten). Ebenfalls vermindert ist die Produktion bei Befall oder Verdrängung des Knochenmarkes durch knochenmarkfremde Zellen (z. B. maligne oder granulomatöse Erkrankungen, Myelofibrose). Häufig ist sie auch bei einem schweren Vitamin-B_{12}- oder Folsäure-Mangel.

Im Vergleich zur Neutropenie bei verminderter Produktion ist eine Neutropenie aufgrund vermehrter Speicherung im marginalen Pool oder beschleunigten Zellumsatzes in der Klinik eher selten. Eine vermehrte Ablagerung im marginalen Pool findet sich in der akuten Phase mancher Infektionen, bei manchen Autoimmunerkrankungen (z. B. systemischer Lupus erythematodes = SLE, rheumatoide Arthritis = RA) sowie bei Erkrankungen mit Splenomegalie (z. B. Felty-Syndrom, Malaria, Sarkoidose). Ein gesteigerter Neutrophilen-Verbrauch oder -Umsatz kommt bei akuten bakteriellen Infektionen vor und ist die Ursache der durch Isoantikörper bedingten Neutropenie des Neugeborenen sowie der medikamenteninduzierten Immunneutropenien unter Aminopyrin, Penicillinen und wahrscheinlich auch Diphenylhydantoin, Goldsalzen und Sulfonamiden.

Bei vielen Patienten mit Neutropenie spielt wahrscheinlich eine Kombination der genannten Mechanismen eine Rolle. Bei einem Teil der Patienten sind Ätiologie und Mechanismus unbekannt.

Pathogenese

Die Neutrophilen stammen genauso wie die Erythrozyten, die Megakaryozyten und andere Leukozyten von pluripotenten hämatopoetischen Stammzellen ab. Etliche Schritte der Proliferation und Reifung werden durchlaufen, bevor die reifen Zellen das Knochenmark verlassen und ins Blut übertreten. Medikamente und andere zytotoxische Stoffe können die Proliferation im Knochenmark stören. Während des Reifungsprozesses im Knochenmark oder in der peripheren Zirkulation können immunologische Attacken gegen die Neutrophilen ablaufen. Die Neutrophilen tragen bestimmte Zelloberflächenantigene, die mit Autoantikörpern reagieren können, was zu einer immunologisch bestimmten Zellzerstörung mit ähnlichem Mechanismus wie bei der autoimmunhämolytischen Anämie führt *(s. Kap. HÄM, 1.)*

Die vermehrte Ablagerung der Neutrophilen im marginalen Pool ist bedingt durch die erhöhte Adhäsivität der Zellen, was zum Anheften am Gefäßendothel und zum Abfangen der Zellen in der Lunge und der Milz führt. Diese erhöhte Adhäsivität ist teilweise durch die Aktivierung des Komplementsystems, wie sie bei vielen entzündlichen Erkrankungen auftritt, bedingt. Auch bei einem extrakorporalen Blutkreislauf, wie z.B. bei Hämodialyse, kommt es durch die Exposition des Blutes gegenüber fremden Oberflächen zu einer Komplementaktivierung, was zum vermehrten Festhalten der Neutrophilen im marginalen Pool führt. Wenn bei bakteriellen Infektionen die Neutrophilen einmal vom Blut und Knochenmark in das Gewebe übergetreten sind, um dort zu phagozytieren, kommen sie nicht mehr in den Blutkreislauf zurück. Bei schweren Infektionen können so viel Neutrophile verbraucht werden, daß es zur Neutropenie kommt, insbesondere bei Patienten mit schon gestörter Neutrophilenproduktion.

Symptomatik

Die Neutropenie alleine macht keine Symptome. Klinische Zeichen sind die der Infektionen, die wiederum mit dem Ausmaß, der Dauer und der Ursache der Neutropenie zusammenhängen. Bei einer akuten Neutropenie sind Fieber, schmerzhafte Schleimhautulzerationen im Mund und in der Analregion sowie bakterielle Pneumonien häufig. Bei unbehandelten Patienten kann es zur Bakteriämie und zum septischen Schock kommen. Die chronische Neutropenie hat eine bessere Prognose. Dies gilt besonders dann, wenn sie nur mild oder mäßig ausgeprägt ist, die Monozytenzahl normal ist und andere immunologische Funktionen intakt sind (z.B. Immunglobuline, Komplement, Lymphozytenfunktion).

Diagnostik

Eine Neutropenie muß vermutet werden, wenn ein Patient mit Fieber, Schüttelfrost, Schleimhautulzerationen oder anderen Hinweisen auf eine schwere Infektion zum Arzt kommt. Wenn die Leukozytenzahl erniedrigt ist, müssen die Gesamtleukozytenzahl und das Differentialblutbild wiederholt untersucht werden, um herauszufinden, ob die Neutropenie akut oder chronisch ist. Nach einer schweren akuten Neutropenie regenerieren die Patienten oft überschießend, bevor die Leukozytenzahlen wieder zur Norm zurückkehren. Selten gibt es Patienten mit regelmäßig wiederkehrender Symptomatik. Hier findet man bei wiederholten Untersuchungen zyklische Schwankungen der Leukozytenzahl, was zur Diagnose **zyklische Neutropenie** führt.

Knochenmarkaspiration und -biopsie sind die wichtigsten Laboruntersuchungen. Eine Knochenmarkbeteiligung bei Leukämie oder anderen infiltrierenden Erkrankungen kann diagnostiziert werden. Wenn die frühen Vorstufen der Granulozytopoese morphologisch normal, aber in ihrer Zahl deutlich reduziert sind, bleibt die Neutrophilenproduktion noch für mehrere Tage vermindert. Wenn sich im Knochenmark viele Vorläuferzellen, aber wenige reife Zellen finden, handelt es sich möglicherweise um die Regeneration nach einer akuten Unterbrechung der Zellproduktion, nach einem abrupten Ausschleusen der reifen Zellen in den Kreislauf, oder die reiferen Zellen werden bereits intramedullär zerstört. Wiederholte Blutbilder und eine neue Knochenmarkpunktion nach 5–7 Tagen klären den zugrundeliegenden Mechanismus.

Es ist oft schwierig, die genaue Ursache für eine Neutropenie herauszufinden. Auf eine medikamentenbedingte Ätiologie wird meist nur indirekt geschlossen. Antikörper gegen Neutrophile können in spezialisierten Laboratorien identifiziert werden. In einigen wissenschaftlichen Zentren können Leukozytenverteilung und -umsatz mit Hilfe radioaktiv markierter Zellen gemessen werden. Die weitere Diagnostik dient dazu, die Grundkrankheit oder assoziierte Erkrankungen (s. oben) zu klären.

Behandlung

Akute Neutropenie *(s. a. Kap. HÄM, 11., Antineoplastische Chemotherapie):* Patienten mit *akuter, schwerer Neutropenie* (< 500/µl) und Infektionen sollten ins Krankenhaus eingewiesen werden und sofort mit Breitspektrum-Antibiotika behandelt werden (z.B. Cephoperazon, Imipenem/Cilastin, einem penicillinaseresistenten Penicillin oder einem Cephalosporin in Kombination mit Mezlocillin, Piperacillin, Gentamicin, Tobramycin oder Amikacin). Wenn irgendein Verdacht besteht, daß die Neutropenie medikamenteninduziert ist, müssen alle möglichen auslösenden Stoffe sofort abgesetzt werden. Bakterien- und Pilzkulturen müssen von entzündlichen Regionen und aus Blut angesetzt werden. Wenn diese Kulturen positiv sind, muß die antibiotische Therapie entsprechend der Empfindlichkeit der Organismen angeglichen werden. Sie wird meist über 7–10 Tage durchgeführt. Wenn die Kulturen negativ sind, wird bei weiterhin schwer neutropenischen und fiebernden Patienten die antibiotische Therapie so lange fortgeführt, bis der Patient 24 oder 48 Std. lang fieberfrei ist oder bis Diagnose und Prognose geklärt sind.

Meist ist die antibiotische Therapie ausreichend. Jedoch kann bei Patienten mit akuter nichtlymphatischer Leukämie und ausgeprägter Neutropenie, die wahrscheinlich noch 7–10 oder mehr Tage andauern wird, durch Granulozytentransfusionen die Prognose verbessert werden. In anderen Fällen ist ihr Einsatz fraglich. Es ist schwierig, übereinstimmende Spender und Empfänger zu finden, es kommt rasch zur Sensibilisierung, und außerdem sind Granulozytentransfusionen sehr teuer. Prophylaktische Transfusionen sind nicht gerechtfertigt. Die weiteren Einzelheiten zur Behandlung von Tumorpatienten, die eine Neutropenie und Fieber entwickeln, sind bei den Nebenwirkungen der Behandlung in *Kap. HÄM, 7. und 11.* beschrieben.

Die Anregung des Knochenmarkes zur Neutrophilenproduktion durch Glukokortikoide, androgene Steroide und Vitamine ist gewöhnlich nicht erfolgreich. Die Regeneration der Neutrophilenzahl nach Chemotherapie kann durch Lithiumkarbonat (300 mg p.o. 2×täglich) beschleunigt werden, jedoch hat das nur wenig Einfluß auf den Verlauf. (Einen besseren Effekt verspricht der Einsatz von rekombinanten humanen koloniestimulierenden Faktoren [G-CSF oder GM-CSF]. Der für die spezifische Stimulation der Granulozytopoese verantwortliche Wachstumsfaktor [G-CSF = Neupogen®] steht kommerziell zur Verfügung.).

Beschwerden durch oropharyngeale Ulzerationen können durch Gurgeln mit Salzlösung oder Wasserstoffsuperoxid im Abstand von einigen Stunden, mit anästhetischen Lutschtabletten (Benzocain 15 mg alle 3–4 Stunden) oder mit Chlorheximid-Mundspülungen (1%ige Lösung) gemildert werden. Ein Mund-Soor *(s. Kap. ZMK, 3., Stomatitis)* wird mit Nystatin-Mundspülungen behandelt (400000–600000 E 4×täglich). Bei akuter Mukositis kann eine halbflüssige oder flüssige Kost erforderlich sein.

Chronische Neutropenie: Viele Patienten mit einer mäßig erniedrigten Granulozytenzahl (> 500/µl) haben wenige oder überhaupt keine Symptome durch die Neutropenie. Hier ist keine Therapie indiziert. Bei Patienten mit häufigen symptomatischen Infektionen kann eine Therapie mit koloniestimulierenden Faktoren versucht werden. Manchmal sind auch prophylaktische Antibiotikagaben hilfreich. Wenn die einzige hämatologische Veränderung eine milde bis mäßige Neutropenie ist, entwickeln die Patienten selten eine schwerwiegende hämatologische Erkrankung. Die Behandlung sollte abwartend sein. Den Patienten muß geraten werden, sofort ihren Arzt aufzusuchen, wenn Fieber oder Zeichen von Infektionen auftreten. Dann müssen sie sofort mit Antibiotika behandelt werden, die so gut wie möglich auf die spezielle Infektion zielen. Bei Patienten mit beschleunigtem Neutrophilenumsatz bei Autoimmunerkrankungen können durch Kortikosteroide (meist Prednison 0,5–1,0 mg/kg/Tag p.o.) die Granulozytenzahlen angehoben werden. Diese Verbesserung kann oft auch aufrechterhalten werden, wenn man die Therapie nur jeden 2. Tag gibt. Bei Patienten mit Splenomegalie und Sequestration von Leukozyten in der Milz (z.B. Felty-Syndrom, Haarzellenleukämie) steigt nach Splenektomie die Neutrophilenzahl meist an. Diese Art der Behandlung sollte aber nur bei Patienten mit schwerer Neutropenie (< 500/µl) und Episoden mit schweren Infektionen durchgeführt werden.

Lymphozytopenie

Akute oder chronische Verminderung der Lymphozyten im Blut aufgrund einer Fehlentwicklung des lymphoretikulären Systems, einer Suppression der Lymphozytopoese oder eines erhöhten Lymphozytenumsatzes.

Ätiologie

Eine chronisch verminderte Lymphozytenproduktion kommt bei verschiedenen seltenen primären immunologischen Erkrankungen vor, z. B. Schweizer Typ der Agammaglobulinämie = Alymphoplasia thymica, Di-George-Syndrom, Wiskott-Aldrich-Syndrom, Bruton-Typ der Agammaglobulinämie, Thymom, Ataxia teleangiectatica und schwerem kombiniertem Immundefektsyndrom *(s. Kap. IMM, 2.)*. Eine akute oder chronische Minderproduktion kann auch bei verschiedenen erworbenen Erkrankungen auftreten, z. B. akute Neutropenie oder Agranulozytose, aplastische Anämie, Sarkoidose, Nierenversagen, systemischer Lupus erythematodes, Leukämie, Karzinomatose, Morbus Hodgkin, Lymphosarkom, Plasmozytom). Bei AIDS findet man häufig eine Lymphozytopenie. Außerdem sieht man sie bei akutem Streß, Behandlung mit Kortikosteroiden und alkylierenden Zytostatika, Bestrahlung und Cushing-Syndrom. Zu einem ganz erheblichen Verlust von Lymphozyten kommt es bei einer Drainage des Ductus thoracicus oder intestinaler Lymphgefäße, bei intestinaler Lymphangiektasie und bei einigen anderen Erkrankungen, die mit schwerem Ödem und Exsudation im Bereich des Darmes einhergehen.

Pathologie und Pathogenese

Die meisten Patienten mit thymusabhängigen (T-Zell-)Immundefekten weisen unterentwickelte zentrale Gebiete in den Lymphknoten, eine schwere Lymphozytopenie der größeren Lymphozyten und gestörte zellvermittelte Immunreaktionen auf *(s. Kap. IMM, 1. und 2.)*. Bei B-Zell-Defekten sind die Keimzentren der Lymphknoten und die Plasmazellen des Knochenmarkes betroffen. Es liegt eine mäßige Verminderung der kleinen Lymphozyten vor, und die humorale Antikörperantwort ist gestört. Bei diesen Erkrankungen besteht die Lymphozytopenie meistens dauernd und ist progredient. Die durch Medikamente, Hormone oder Bestrahlung hervorgerufene Lymphozytopenie betrifft gewöhnlich sowohl das Blut als auch die lymphatischen Gewebe und vermindert die Funktion sowohl der T- als auch der B-Zellen.

Eine Störung auf der Ebene der Stammzellproliferation und der Lymphozytenreifung führt zu einer malignen Transformation der Lymphozyten und somit zur Lymphozytopenie (z. B. bei einigen Fällen von akuter und chronischer lymphatischer Leukämie und bei malignen Lymphomen). Ein exzessiver Lymphozytenverlust über eine externe Drainage oder ein Leck im Lymphgefäßsystem kann zu einer sekundären Hyperplasie der lymphatischen Gewebe führen.

Bei chronischer Lymphozytopenie kommt es oft zu einer Verminderung der Serum-Immunglobuline, zu einer anomalen, verzögerten Hypersensitivitätsreaktion und/oder zur verminderten Lymphozytenproliferation in In-vitro-Kultursystemen. Diese Veränderungen führen zu einer vermehrten Anfälligkeit gegenüber Infektionen durch Bakterien, Viren, Pilze und Parasiten und zur Entwicklung von Autoimmunerkrankungen, bösartigen Erkrankungen und verminderter Transplantatabstoßung.

Symptomatik und Diagnostik

Eine Lymphozytopenie für sich alleine führt meist nicht zu einer Symptomatik. Oft wird sie im Rahmen der Diagnostik einer anderen Erkrankung aufgedeckt. Sie sollte bei Patienten mit rezidivierenden Virus-, Pilz- oder Parasiteninfektionen vermutet werden.

Man spricht von einer Lymphozytopenie, wenn die absolute Lymphozytenzahl bei Erwachsenen < 1500/µl und bei Kindern < 3000/µl ist. Mit Hilfe von Fluoreszin-markierten monoklonalen Antikörpern und speziellen Zählmethoden können Lymphozytenpopulationen bestimmt werden (z. B. B, T, T4, T8 und Null-Zellen). Die genauen Definitionen der Immunmangelkrankheiten finden sich in *Kap. IMM, 2.*

Behandlung

Die durch Streß, Kortikosteroid-Medikation, zytostatische Chemotherapie oder Bestrahlung hervorgerufene Lymphozytopenie normalisiert sich nach Beendigung der auslösenden Faktoren. Nach einer effektiven Behandlung einer mit Lymphozytopenie einhergehenden Erkrankung (z.B. Infektionen, entzündliche oder maligne Erkrankung) steigen die Lymphozytenzahlen meist wieder an. Bei Patienten mit einem B-Zell-Defekt und Hypogammaglobulinämie ist eine Behandlung mit IgG oft erforderlich *(s. Kap. INF, 8., Prophylaxe).* Manche Formen der primären Immundefekte können durch Knochenmarktransplantation geheilt werden. Generell ist eine Lymphozytopenie mit T- oder Null-Zell-Defekten schwieriger zu behandeln als ein B-Zell-Defekt *(s. Kap. IMM, 2.).*

6. ERKRANKUNGEN MIT EOSINOPHILIE

Eosinophilie: *periphere Eosinophilenzahl > 300/µl.* **Hypereosinophilie:** *periphere Eosinophilenzahl > 1500/µl.*

Physiologie

Eosinophile Granulozyten stammen von der gleichen Vorläuferzelle wie Monozyten, Makrophagen, Neutrophile und Basophile. Die normale Eosinophilenzahl im peripheren Blut ist < 350/µl. Entsprechend dem Plasmakortisolspiegel finden sich deutliche Tagesschwankungen. Die höchsten Werte finden sich nachts und am Vormittag. Die Halbwertszeit der zirkulierenden Eosinophilen liegt zwischen 6 und 12 Stunden. Die größte Zahl der Eosinophilen findet sich in den Geweben (z.B. oberer Respirations- und Gastrointestinaltrakt, Haut, Uterus). Auf jeden im Blut zirkulierenden Eosinophilen kommen ungefähr 300 im Knochenmark und 100 bis 300 in anderen Geweben.

Die Proliferation und Differenzierung hämatopoetischer Stammzellen zu Eosinophilen wird wahrscheinlich durch T-Lymphozyten reguliert. Diese sezernieren hämatopoetische Wachstumsfaktoren, wie z.B. Granulozyten-Makrophagen-stimulierenden Faktor (GM-CSF), Interleukin-3 (IL-3) und Interleukin-5 (IL-5). Während GM-CSF und IL-3 auch die Produktion anderer myeloischer Zellen anregen, stimuliert IL-5 exklusiv die Produktion von Eosinophilen.

Die Eosinophilie zeigt ein ähnliches Verhalten wie die Immunantwort: Wiederholte Exposition gegenüber Trichinella spiralis führt zu einer vermehrten oder „sekundären" Antwort mit einer Eosinophilie. Dagegen führt eine Zweitexposition mit einem anderen Keim (z.B. Schistosoma mansoni) nur zu einer „primären" Antwort mit relativ niedrigen Eosinophilenzahlen. β-adrenerge Substanzen, Kortikosteroide, Streß und (manchmal) bakterielle oder virale Infektionen führen zu einem Abfall der Eosinophilenzahl.

Mastzellen und Basophile enthalten einige Substanzen, die chemotaktisch auf Eosinophile wirken: z.B. anaphylaxieauslösender eosinophiler chemotaktischer Faktor, Histamin, Leukotrien B4 und trimolekularer Komplementkomplex (C567). Die Koppelung von IgE-Molekülen an Antigene auf der Oberfläche von Mastzellen oder Basophilen bewirkt die Freisetzung dieser eosinophilen chemotaktischen Faktoren und konzentriert so Eosinophile am Antigenort.

Inhaltstoffe der eosinophilen Granula: Hauptsächlich enthalten sie ein basisches Protein (major basic protein = MBP) und ein kationisches Protein (eosinophile cationic protein = ECP). Diese Proteine wirken toxisch auf verschiedene Parasiten und auf Säugetierzellen. Von Eosinophilen stammende Neurotoxine können die Myelinscheide von Neuronen schwer schädigen. ECP und MBP binden Heparin und neutralisieren dessen antikoagulatorische Aktivität. Die Eosinophilen-Peroxidase generiert in Gegenwart von H_2O_2 und Halogeniden oxydierende Radikale. Bei Krankheiten, die mit einer Eosinophilie einhergehen (z.B. Asthma oder eosinophile Pneumonie), können sich im Sputum, in Geweben und in den Fäzes aus Phospholipase B bestehende Charcot-Leyden-Kristalle finden.

Funktion der Eosinophilen: Die genauen Funktionen sind unbekannt. Sie haben eine Phagozytoseaktivität, die aber in bezug auf das Abtöten intrazellulärer Bakterien weniger effektiv ist als die der neutrophilen Granulozyten. Es gibt keine direkten Hinweise, daß Eosinophile in vivo Parasiten abtöten können. In vitro wirken sie jedoch toxisch auf parasitäre Würmer, und die Infektionen mit diesen begleitet meist eine Eosinophilie. Eosinophile können eine hypersensitive Sofortreaktion modulieren, indem sie von den Mastzellen freigesetzte Mediatoren abbauen oder inaktivieren (z. B. Histamin, Leukotriene, Lysophospholipide, Heparin). Eine chronische Eosinophilie kann aufgrund bisher ungeklärter Mechanismen zu Gewebezerstörungen führen. Leukotriene können eine Vasokonstriktion und Bronchokonstriktion auslösen. Das basische Protein der Eosinophilen ist zytotoxisch gegenüber einer Reihe kultivierter Säugetierzellen.

Mit Eosinophilie assoziierte Erkrankungen *(Tab. 25.)*

In den USA sind allergische/atopische Erkrankungen die häufigste Ursache für eine Eosinophilie, wobei Erkrankungen des Respirationstraktes und der Haut im Vordergrund stehen. Medikamentenbedingte Eosinophilien sind entweder symptomlos, oder sie gehen mit der unterschiedlichsten Symptomatik einher: z. B. interstitielle Nephritis, Serumkrankheit, cholestatischer Ikterus, Hypersensitivitätsvaskulitis, immunoblastische Lymphadenopathie. Kürzlich wurde über einige hundert Fälle eines epidemisch auftretenden Eosinophilie-Myalgie-Syndroms berichtet, und zwar bei Patienten, die zur Sedierung oder wegen Depressionen hohe Dosen von L-Tryptophan erhalten hatten. Der Symptomenkomplex (schwere Muskelschmerzen, Tendosynovitis, Muskelschwellungen und Hauterythem) dauert über Wochen bis Monate. Es wurde auch über einige Todesfälle berichtet. Man vermutet, daß der auslösende Faktor nicht das L-Tryptophan selbst ist, sondern eine bisher nicht identifizierte Verunreinigung. Bei fast allen parasitären Erkrankungen mit Invasion des Gewebes kann eine Eosinophilie auftreten, jedoch meistens nicht bei Infektionen mit Protozoen oder nichtinvasiven Metazoen. Auch andere Infektionen können mit einer Eosinophilie einhergehen (z. B. Katzenkratzkrankheit, infektiöse Lymphozytose, Chlamydienpneumonien in der Kindheit, infektiöse Mononukleose, akute Kokzidioidomykose). Bei neoplastischen Erkrankungen (z. B. Morbus Hodgkin) kann eine deutliche Eosinophilie vorkommen. Weniger häufig findet man sie bei Non-Hodgkin-Lymphomen, chronischer myeloischer Leukämie oder akuter lymphatischer Leukämie. Von den soliden Tumoren geht das Ovarialkarzinom am häufigsten mit einer Eosinophilie einher. Bindegewebserkrankungen mit erhöhten zirkulierenden Immunkomplexen und Vaskulitis gehen oft mit einer Eosinophilie einher. Ursachen für eine Eosinophilie sind auch erworbene und angeborene Immundefekte, die oft auch mit einem Ekzem einhergehen (z. B. Wiskott-Aldrich-Syndrom, Hyperimmunoglobulinämie E, selektiver IgA-Mangel, Graft-versus-host-Erkrankung). Unter dem Begriff pulmonale Infiltrate mit Eosinophilie (PIE-Syndrome) wird ein Spektrum verschiedener Erkrankungen zusammengefaßt; trotz unterschiedlicher auslösender Ursachen haben sie als gemeinsames Charakteristikum eine Eosinophilie im peripheren Blut und eosinophile Infiltrate in der Lunge.

Diagnostik

Eine Eosinophilie kann entweder primär sein oder sekundär bei einer anderen zugrundeliegenden Erkrankung. Bei der Anamnese sollte speziell nach Reisen, Allergien und Medikamenteneinnahme gefragt werden. Durch klinische Untersuchung, Röntgen-Thorax, EKG, Urinstatus sowie Leber- und Nierenfunktionstests kann man evtl. die Ätiologie der Erkrankung aufdecken und Organschäden feststellen. Entsprechend der klinischen Symptomatik werden spezifische Tests durchgeführt, die auch die Stuhluntersuchung auf Wurmeier und Parasiten sowie serologische Tests auf parasitäre Erkrankungen und Bindegewebserkrankungen einschließen. Eine negative Stuhluntersuchung schließt eine Parasiteninfektion als Ursache der Eosinophilie (z. B. Trichinose, viszerale Larva migrans, Filariasis) nicht aus, da bestimmte Stadien des Reproduktionszyklus von Würmern nicht im Stuhl auftreten. Zum Ausschluß bestimmter Parasiten (z. B. Strongyloidesarten) ist die Untersuchung des Duo-

Tab. 25. Wichtige Ursachen der Eosinophilie

primäre/idiopathische hypereosinophile Syndrome

allergische/atopische Erkrankungen
Asthma, allergische Rhinitis, allergische bronchopulmonale Aspergillose, durch Belastungen am Arbeitsplatz bedingte Lungenerkrankungen, Urtikaria, Ekzem, atopische Dermatitis, Allergie gegen Milchprotein, episodisches Angioödem mit Eosinophilie, durch Medikamente induzierte Reaktionen

parasitäre Infektionen (insbesondere durch gewebeinvasive Metazoen)
Trichinose, viszerale Larva migrans, Trichuriasis, Askariasis, Strongyloidiasis, Hakenwurm, Klonorchiasis, Paragonimiasis, Fascioliasis, Cysticerkosis (Taenia solium), Echinococcosis, Filariasis, Schistosomiasis, Pneumocystis-carinii-Infektion

nicht-parasitäre Infektionen
Aspergillose, Brucellose, Katzenkratzkrankheit, Chlamydienpneumonie, Kokzidioidomykose, infektiöse Mononukleose, Mykobakterieninfektionen, Scharlach

Neoplasien
Karzinome und Sarkome (Lunge, Pankreas, Kolon, Zervix, Ovar), Morbus Hodgkin, Non-Hodgkin-Lymphome, immunoblastische Lymphadenopathie

Leukämien und myeloproliferative Syndrome
(hierzu gehört auch das idiopathische hypereosinophile Syndrom)

Syndrome mit pulmonalen eosinophilen Infiltraten
eosinophiles Lungeninfiltrat (Löffler-Syndrom), chronische eosinophile Pneumonie, tropische pulmonale Eosinophilie, allergische bronchopulmonale Aspergillose, Churg-Strauss-Syndrom

Hauterkrankungen
exfoliative Dermatitis, Dermatitis herpetiformis, Psoriasis, Pemphigus

Bindegewebserkrankungen/Vaskulitis/granulomatöse Erkrankungen (speziell mit Lungenbeteiligung)
Polyarteriitis nodosa, rheumatoide Arthritis, Sarkoidose, entzündliche Dickdarmerkrankungen, Churg-Strauss-Syndrom, systemischer Lupus erythematodes, Sklerodermie, eosinophile Fasziitis, Dressler-Syndrom

immunologische Erkrankungen
Graft-versus-host-Erkrankung, kongenitale Immundefektsyndrome (z. B. IgA-Mangel, Wiskott-Aldrich-Syndrom)

ndokrine Erkrankungen
Nebennierenunterfunktion

verschiedene Ursachen
*Leberzirr*hose, Strahlentherapie, Peritonealdialyse, familiäre Eosinophilie, L-Tryptophan

denalsaftes erforderlich. Ein erhöhter Vitamin-B_{12}-Spiegel im Serum oder eine erniedrigte alkalische Leukozytenphosphatase können Hinweise auf eine myeloproliferative Erkrankung sein. Insbesondere wenn unreife Zellen im peripheren Blut gefunden werden, muß eine Knochenmarkaspiration und -biopsie durchgeführt werden, evtl. in Kombination mit zytogenetischen Untersuchungen. Wenn keine auslösende Erkrankung diagnostiziert werden kann, sollte der Patient wegen möglicher Komplikationen engmaschig kontrolliert und ansonsten so behandelt werden, wie bei idiopathischem hypereosinophilem Syndrom, das nachfolgend beschrieben wird.

Idiopathisches hypereosinophiles Syndrom

(Disseminierte eosinophile Kollagenerkrankung, Eosinophilenleukämie, Endocarditis parietalis fibroplastica Löffler)

Charakterisiert durch folgende Kriterien: 1. Eosinophilenzahl im peripheren Blut >1500/μl über mehr als 6 Monate; 2. Ausschluß parasitärer, allergischer oder anderer Erkrankungen mit Eosinophilie; 3. Zeichen der Organbeteiligung oder Organdysfunktion entweder direkt im Zusammenhang mit der Eosinophilie oder aus ungeklärter Ursache.

Pathophysiologie

Obwohl prinzipiell alle Organe beteiligt sein können, werden in typischer Weise Herz, Lungen, Leber, Milz, Haut und Nervensystem befallen *(s. Tab. 26.)*. Die Herzbeteiligung verursacht eine Morbidität und Mortalität, indem die Eosinophilen das Endokard und das Kapillarsystem infiltrieren. In der Folge entstehen Thrombosen, eine Endokardfibrose und eine restriktive Kardiomyopathie. Beim Befall der Papillarmuskeln und der Sehnenfäden kommt es zur Mitral- und/oder Trikuspidalinsuffizienz. Wandständige Thromben sind eine Quelle für Emboli im großen Kreislauf oder in der Lunge.

Tab. 26. Veränderungen bei Patienten mit hypereosinophilem Syndrom

System	*Prozent der Pat.*	*Symptome*
allgemein	ca. 50%	Schwäche, Müdigkeit, Anorexie, Fieber, Gewichtsverlust, Myalgien
kardiopulmonal	> 70%	Husten, Dyspnoe, Herzinsuffizienz, Arrhythmien, Endomyokardfibrose, Lungeninfiltrate, Pleuraergüsse, Embolien
hämatologisch	> 50%	Thromboembolien, Anämie, Thrombozytopenie, Lymphadenopathie, Splenomegalie
neurologisch	> 50%	Verhaltensstörungen, Wahrnehmungsstörungen, Spastik, periphere Neuropathie, fokale zerebrale Läsionen
dermatologisch	> 50%	Dermographismus, Angioödem, Hautausschläge, Pruritus
gastrointestinal	> 40%	Durchfälle, Übelkeit, Abdominalkrämpfe
immunologisch	ca. 40%	erhöhte Immunglobuline (speziell IgE), zirkulierende Immunkomplexe

***Symptomatik* und Prognose**

Es lassen sich 2 Muster der klinischen Manifestation unterscheiden: 1. im Sinne einer myeloproliferativen Erkrankung mit Splenomegalie, Thrombozytopenie, erhöhten Vitamin-B_{12}-Serumspiegeln und hypogranulären bzw. vakuolisierten Eosinophilen. Bei diesen Patienten besteht das Risiko einer endomyokardialen Fibrose oder (seltener) des Übergangs in eine Leukämie. 2. im Sinne einer hypersensitiven Reaktion mit Angioödem, Hypergammaglobulinämie, erhöhtem IgE im Serum und zirkulierenden Immunkomplexen. Diese Patienten haben weniger häufig eine Herzbeteiligung. Sie benötigen meist keine spezielle Therapie, sprechen im Bedarfsfall jedoch gut auf Steroide an.

Neurologische Manifestationen sind unterschiedlich häufig. Sie sind entweder durch eine direkte Nervenschädigung bedingt, oder es handelt sich um fokale Ausfälle infolge von Embolisationen.

Bei der Erstdiagnose hat etwa 1/3 der Patienten eine Thrombozytopenie. Früher hatte die Erkrankung eine schlechte Prognose. Weniger als 20% der Patienten überlebten 2 Jahre, die mediane Überlebenszeit betrug weniger als 1 Jahr. Todesursache waren Organschädigungen. Durch die heute zur Verfügung stehende Therapie konnte die Prognose verbessert werden. Nur wenige Patienten benötigen keine spezielle Behandlung. Bei den meisten ist eine Therapie erforderlich. Die Hälfte der Patienten spricht gut auf Prednison an, insbesondere diejenigen mit dem Typ der Hypersensitivitätsreaktion. Bei einem weiteren Drittel können durch zytostatische Chemotherapie eine normale Leukozytenzahl im peripheren Blut und eine Stabilisierung des klinischen Bildes erreicht werden. Unter diesen Therapien überleben mehr als 80% der Patienten.

Behandlung

Da man annimmt, daß die Symptome der Erkrankung durch die Infiltration der Eosinophilen und das Freisetzen ihrer Inhaltsstoffe bedingt sind, ist der therapeutische Ansatz die Senkung der Eosinophilenzahlen. Die Komplikationen in den einzelnen Organen müssen intensiv symptomatisch behandelt werden.

Kortikosteroide und Hydroxyharnstoff stellen die Basis der Behandlung dar. Jedoch wird eine Behandlung erst dann erforderlich, wenn progrediente Organdysfunktionen diagnostiziert werden. Ansonsten können die Patienten in 3–6monatigen Abständen kontrolliert werden. Bei Symptomen und Funktionseinschränkungen der beteiligten Organe beginnt die Therapie mit Prednison p.o. (1 mg/kg/Tag). Diese Therapie wird so lange fortgeführt, bis eine klinische Besserung eintritt und die Eosinophilenzahl in den Normbereich abfällt. Zur endgültigen Beurteilung der Effektivität sollte die Prednisontherapie mindestens über 2 Monate durchgeführt werden. Im Falle einer Remission sollte die Dosis im Verlauf der nächsten 2 Monate langsam auf 0,5 mg/kg/Tag reduziert werden. Im weiteren Verlauf kann diese Dosis dann nur noch jeden 2. Tag notwendig sein. Danach sollte die Dosis langsam auf die niedrigst mögliche zur Kontrolle der Erkrankung reduziert werden. Wenn durch Prednison die Symptome der Krankheit und die Eosinophilie nicht unter Kontrolle gebracht werden können oder die erforderliche Dosis unakzeptabel hoch ist, sollte Hydroxyharnstoff p.o. 0,5–1,5 g/Tag hinzugefügtt werden. Das therapeutische Ziel ist eine Leukozytenzahl im peripheren Blut zwischen 4000 und 10000/μl. In den seltenen Fällen mit einer Eosinophilenzahl von mehr als 100000/μl sollte parallel zur Induktion mit Hydroxyharnstoff eine Leukapherese in Betracht gezogen werden. α-Interferon hat bei einigen Patienten einen guten Effekt gezeigt.

Komplikationen: medikamentöse und operative Therapiemaßnahmen können bei einer Herzbeteiligung notwendig werden (z.B. bei infiltrativer Kardiomyopathie, Klappendefekt, Herzinsuffizienz). Bei thrombotischen Komplikationen sind Thrombozytenaggregationshemmer (z.B. Aspirin, Dipyridamol) erforderlich. Bei Thromben an der Herzwand oder bei transienten ischämischen Attacken trotz Aspirin sind orale Antikoagulanzien (z.B. Phenprocoumon oder Warfarin) indiziert. Patienten mit endokardialen (Herzklappen-)Schäden sollten prophylaktisch Antibiotika erhalten, wenn zahnärztliche oder andere Eingriffe notwendig sind.

7. LEUKÄMIEN

Maligne Erkrankungen des blutbildenden Gewebes.

Ätiologie und Pathogenese

Bei manchen Tieren können Viren Leukämien auslösen, jedoch ist die Ursache der Leukämien beim Menschen unklar. Nur zwei Erkrankungen sind mit einer Virusinfektion assoziiert: Das Epstein-Barr-Virus, ein DNS-Virus, ist mit dem Burkitt-Lymphom assoziiert *(s. Kap. HÄM, 8.)*, und das lymphotrophe humane T-Zell-Virus (HTLV-I), auch humanes akute Leukämie/Lymphom-Virus genannt, ein RNS-Retrovirus, wird im Zusammenhang mit manchen T-Zell-Leukämien und malignen Lymphomen gesehen. Es besteht auch eine Assoziation zwischen dem Leukämierisiko und der Exposition gegenüber ionisierenden Strahlen und gewissen chemischen Stoffen (z. B. Benzol und einige antineoplastische Medikamente). Einige genetische Defekte (z. B. Down-Syndrom) oder familiäre Erkrankungen (z. B. Fanconi-Anämie) prädisponieren zu einer Leukämie.

Unabhängig von der auslösenden Ursache im einzelnen geschieht die maligne Transformation wahrscheinlich in einer einzelnen Zelle und führt über zwei oder mehr Transformationsschritte zur Proliferation und klonalen Expansion. Bei einigen speziellen Leukämien wurden spezifische Chromosomentranslokationen (t) identifiziert *(s. Tab. 27.)*. Meist geschieht die Transformation auf der Ebene der pluripotenten Stammzellen, jedoch auch manchmal in determinierten Stammzellen, die schon etwas weiter differenziert sind. Die Klone haben eine Tendenz zur genetischen Instabilität, die zur Heterogenität und phenotypischen Änderung in den Zellpopulationen führen kann. Im Vergleich zu normalen Knochenmarkzellpopulationen haben leukämische Zellpopulationen gewöhnlich einen längeren Zellteilungszyklus und eine kleinere Wachstumsfraktion. Der Wachstumsvorteil des leukämischen Klons beruht auf der Akkumulation von Zellen mit Differenzierungs- und Reifungsdefekten. Klinische Symptomatik und Laborergebnisse bei Leukämie-Patienten sind Ausdruck der Verdrängung der normalen Hämatopoese und der Organinfiltration. Von den Leukämiezellen produzierte inhibierende Faktoren oder die Verdrängung des Knochenmarks hemmen die normale Hämatopoese, was zu Anämie, Thrombozytopenie und Granulozytopenie führt. Die Organinfiltration bedingt Hepatomegalie, Splenomegalie, Lymphknotenvergrößerungen und betrifft manchmal auch die Nieren und die Gonaden. Eine Beteiligung der Meningen führt zur Hirndrucksymptomatik.

Tab. 27. Charakteristische und klinisch wichtige Chromosomenveränderungen bei akuten Leukämien

Karyotyp	Leukämieform/Prognose
akute myeloische Leukämien	
t (15;18)	M3
t (8;21)	M2, günstigere Prognose
inv 16 (p13q22)	M4 mit Eosinophilie
– 7	schlechte Prognose
– 5	schlechte Prognose
akute lymphatische Leukämien	
t (1;19)	Prä-B
t (8;14)	L3, schlechte Prognose
t (9;22)	schlechte Prognose

Klassifikation

Primär war die Grundlage für die Unterscheidung in akute oder chronische Verlaufsformen die Lebenserwartung der Patienten. Heute wird diese Unterscheidung aber aufgrund der Ausreifung der Zellen getroffen. So sind die Zellpopulationen bei akuten Leukämien vorwiegend undifferenziert, und bei den chronischen Leukämien findet man die reiferen Zellformen.

Bei den **akuten Leukämien** unterscheidet man **lymphoblastische (ALL)** und **myeloische (AML)** Typen. Nach der French-American-British**(FAB-)**-Klassifikation können sie entsprechend ihrer Morphologie und Zytochemie weiter unterteilt werden. Hierbei spielen Zelltyp und -differenzierung eine Rolle *(s. Tab. 28.).* Sehr hilfreich für die Klassifikation ist eine ganze Serie inzwischen zur Verfügung stehender monoklonaler Antikörper gegen spezifische Antigene von B-, T- und myeloischen Zellen. Diese Analysen sind besonders aussagekräftig, wenn eine durchflußzytophotometrische Methode zur Verfügung steht. Bei manchen Patienten kommt es zu einer zunehmenden Knochenmarkfehlfunktion, bei der nur ein relativ

Tab. 28. Klassifikation der akuten Leukämien

Zellinie	*Beschreibung*
Akute lymphoblastische Leukämie (ALL)	
Funktionelle Klassifikation	
B-Zellen	Immunglobulin-Genrearrangements
undifferenziert	CALLA*-negativ
Common	CALLA*-positiv
Prä-B	CALLA*-positiv, zytoplasmatisches Immunglobulin (CIg)
B	Oberflächenimmunglobulin (SIg), FAB**: L3-Morphologie
T-Zellen	Antigen-Rezeptor-Genrearrangements
Prä-T	T-Antigen-positiv, Schlaferythrozyten-Rezeptor-negativ
T	T-Antigen- und Schlaferythrozyten-Rezeptor-positiv
FAB**-Klassifikation	
L1	Lymphoblasten mit uniformen, runden Kernen und schmalem Zytoplasmasaum
L2	Mehr unterschiedliche Lymphoblasten; die Kerne können irregulär geformt sein, und der Zytoplasmasaum ist breiter als bei L1
L3	Die Lymphoblasten haben ein feineres Kernchromatin und ein blaues bis dunkelblaues Zytoplasma mit Zytoplasmavakuolen
Akute myeloische Leukämie (AML)	
FAB**-Klassifikation	
M1	Undifferenzierte Myeloblasten, keine Granulation im Zytoplasma
M2	Differenzierte Myeloblasten, einige Zellen können eine gering ausgeprägte Granulation haben
M3	Promyelozyten-Leukämie, zeigt typische Promyelozytengranula
M4	Myelomonoblasten-Leukämie, gemischte Morphologie mit myeloblastischen und monozytoiden Elementen
M5	Monoblasten-Leukämie, reine Monoblasten-Morphologie
M6	Erythro-Leukämie, vorwiegend unreife Erythroblasten, die manchmal megaloblastär aussehen
M7	Megakaryoblasten-Leukämie, Zellen mit zottiger Oberfläche, an der Thrombozytenabschnürungen erkennbar sein können

* Common akutes lymphoblastisches Leukämie-Antigen
** French-American-British

kleiner Anteil von Blasten vorliegt, der nicht ausreicht, um die Diagnose einer AML zu stellen. Hier heißt die Diagnose dann myelodysplastisches Syndrom (s.u.) oder refraktäre Anämie mit einem Überschuß an Blasten. Im Verlauf kann sich das volle Bild einer Leukämie entwickeln.

Bei den **chronischen Leukämien** unterscheidet man ebenfalls **lymphatische (CLL)** und **myeloische (CML).** Die CLL ist charakterisiert durch reife Lymphozyten in Blut, Knochenmark und lymphatischen Organen. Bei den meisten CLL-Patienten handelt es sich um die Expansion eines Lymphozyten-Klons mit B-Zell-Charakteristik. Selten ist die CLL auch vom T-Zell-Typ. Bei der CML finden sich vorwiegend alle Reifungsstadien der Zellen der Granulopoese in Blut, Knochenmark, Leber, Milz und anderen Organen. Obwohl die Zellen der Granulopoese das Erscheinungsbild dieser Leukämie beherrschen, wurde nachgewiesen, daß auch Erythrozyten, Thrombozyten, Monozyten und sogar auch manche Lymphozyten von der gleichen Stammzelle abstammen. In der Anfangsphase der CML findet man eine Ausreifung aller Stufen der Granulopoese. Diese klonale Entwicklung geht aber später in eine akzelerierte Phase und dann in eine blastäre Transformation über.

Die richtige Diagnose und Klassifikation einer Leukämie ist meist einfach. Die allgemeinen Befunde bei den vier häufigsten Formen der Leukämien sind in *Tab. 29.* zusammengefaßt (die Details der Klinik- und der Laborbefunde sind weiter unten bei den speziellen Leukämieformen genannt).

Tab. 29. Diagnostische Leitbefunde bei den vier häufigsten Leukämieformen

Leukämie	*Akute lymphoblastische*	*Akute myeloische*	*Chronische myeloische*	*Chronische lymphatische*
Altersgipfel	Kindheit	jedes Alter	mittleres Alter	mittleres und höheres Alter
Leukozytenwerte	H* in 50%; N* und E* in 50%	H* in 60%; N oder E in 40%	H in 100%	H in 98%; N oder E in 2%
Weißes Differentialblutbild	viele Lymphoblasten	viele Myeloblasten	ganze myeloische Reihe	kleine Lymphozyten
Anämie	bei > 90%, schwer	bei > 90%, schwer	bei 80%, meist mild	bei 50%, meist mild
Thrombozyten	E in > 80%	E in > 90%	H in 60%, E in 10%	E in 20–30%
Lymphknotenvergrößerungen	häufig	seltener	ungewöhnlich	häufig
Splenomegalie	60%	50%	meist und massiv	gelegentlich, dann meist mäßig
Andere Befunde	bei 50% ZNS-Befall nach *1 Jahr*	selten ZNS-Befall, evtl. Auer-Stäbchen in den Myeloblasten	ALP niedrig, Ph[1]**-Chromosom bei 85%	gelegentlich hämolytische Anämien und Hypogammaglobulinämie

* E = erniedrigt, N = normal, H = erhöht
** Ph[1] = Philadelphia

Behandlungsprinzip

Bei den sehr unreifen hämatopoetischen Malignomen steht die systemische Chemotherapie an allererster Stelle. Je nach der Empfindlichkeit der einzelnen Leukämien werden die Zytostatika ausgewählt und gewöhnlich als Kombination gegeben. Eine Strahlentherapie kann zusätzlich durchgeführt werden, um lokale Anhäufungen von Leukämiezellen zu behandeln. Operationen sind im Rahmen der Primärbehandlung nur sehr selten indiziert, können aber bei Komplikationen erforderlich werden. Manchmal ist eine Knochenmarktransplantation von einem HLA-identischen Geschwister indiziert. Bei bestimmten Voraussetzungen ist die autologe Knochenmarktransplantation (mit Entfernung der residuellen Leukämiezellen = „purging") bereits über das experimentelle Stadium hinaus in den klinischen Gebrauch gerückt. Die Einzelheiten werden weiter unten beschrieben *(s. a. Kap. IMM, 4.)*.

Das Ziel der Behandlung der akuten Leukämien ist es, die leukämische Zellpopulation zu vernichten und wieder eine normale Hämatopoese zu etablieren. Bei chronischen Leukämien ist es gefährlich, eine sehr intensive Induktionstherapie zur Elimination der leukämischen Zellpopulation durchzuführen. Sie bringt keinen Überlebensvorteil. Deshalb ist das Behandlungsziel bei den chronischen Leukämien die Reduktion der Größe des leukämischen Zellklons mit möglichst langer Symptomfreiheit bei den Patienten. In neuerer Zeit wurde bei Patienten mit CML die Knochenmarktransplantation erprobt. Wahrscheinlich wird sie Eingang in das Gesamtbehandlungskonzept bei CML finden.

Akute Leukämien

(Akute lymphoblastische Leukämie [ALL], akute myeloische Leukämie [AML])

Meist rasch progrediente Formen der akuten Leukämie, charakterisiert durch die Verdrängung des normalen Knochenmarkes durch einen Blasten-Klon, der durch maligne Transformation einer hämatopoetischen Stammzelle entstanden ist. Je nach Zelltyp ist die Unterscheidung zwischen ALL und AML wichtig, da Behandlungsplan und Prognose unterschiedlich sind. Eine andere Nomenklatur wird gelegentlich benutzt: z. B. akute lymphozytische Leukämie für ALL oder akute myelozytäre, myeloische, myeloblastische, myelomonoblastische Leukämie für AML.

Inzidenz

Die ALL ist vorwiegend eine Erkrankung des Kindesalters mit einem Häufigkeitsgipfel zwischen 3 und 5 Jahren. Sie kommt aber auch bei Jugendlichen und seltener bei Erwachsenen vor.

Die AML kommt in allen Altersstufen vor und ist die häufigere Leukämie bei Erwachsenen. Diese Form tritt auch selten nach Bestrahlung oder als Zweitmalignom nach zytostatischer Chemotherapie auf.

Pathologie

Leukämiezellen *akkumulieren im Knochenmark*, verdrängen die normale Hämatopoese und infiltrieren Leber, Milz, Lymphknoten, ZNS, Nieren und Gonaden. *Da die Zellen aus* dem Blut stammen, können sie an jeder Stelle und in jedem Organ akkumulieren und die Funktion beeinträchtigen. Bei speziellen Leukämietypen ist diese Akkumulation oft unterschiedlich (z. B. ist bei T-Zell-ALL oft das ZNS beteiligt, bei akuter Monoblasten-Leukämie das Zahnfleisch infiltriert, bei akuter myeloischer Leukämie finden sich lokalisierte Zellansammlungen in der Haut der Kopf-Hals-Region **[Chlorome]**). Die leukämischen Infiltrationen finden sich als Ansammlungen von undifferenzierten runden Zellen, die mit Ausnahme des ZNS und des Knochenmarkes die Organfunktion meist nur wenig beeinträchtigen. Die Infiltration der Meningen führt zu Hirndruckzeichen. Folge der Verdrängung der normalen Hämatopoese sind Anämie, Thrombozytopenie und Granulozytopenie.

Symptomatik

Blutungen, Blässe und Fieber sind die Folgen des Versagens der normalen Hämatopoese und führen den Patienten zum Arzt. Die Blutung äußerst sich meist in Petechien, Neigung zu blauen Flecken und Schleimhautblutungen (z.B. Nasenbluten). Hämaturie und gastrointestinale Blutungen sind selten. Eine initiale Beteiligung des ZNS führt zu Kopfschmerzen, Erbrechen und Erregbarkeit. Manchmal sind Knochen- und Gelenkschmerzen die Hauptbeschwerden. Bei Granulozytopenie kommt es zu nachweisbaren bakteriellen Infektionen, häufiger jedoch handelt es sich um Fieber unbekannter Ursache. Manchmal beginnt die Erkrankung schleichend, mit zunehmender Schwäche, Lethargie und Blässe.

Diagnostik

Laboruntersuchungen bestätigen die Diagnose. Eine gewisse Anämie und Thrombozytopenie werden praktisch immer festgestellt. Die Gesamtleukozytenzahl kann vermindert, normal oder erhöht sein. Im Blutausstrich findet man leukämische Blasten. Dieser Befund kann bei sehr niedrigen Gesamtleukozytenzahlen fehlen. Obwohl die Diagnose oft aus dem Ausstrich des peripheren Blutes gestellt werden kann, ist eine Knochenmarkuntersuchung zur Bestätigung der Diagnose unerläßlich. Die Knochenmarkaspiration ergibt manchmal so zellarmes Material, daß eine Biopsie erforderlich ist. Von einer Biopsie sollten Tupfpräparate für die Zytologie und histologische Schnitte zur Bestimmung der Zelldichte angefertigt werden. Bei einer ausgeprägten Panzytopenie muß differentialdiagnostisch eine aplastische Anämie in Erwägung gezogen werden. Hier klärt die Knochenmarkbiopsie die Diagnose. Eine Verwechslung mit den atypischen Lymphozyten bei infektiöser Mononukleose sollte bei einem erfahrenen Untersucher ausgeschlossen sein. Es ist wichtig, die Blasten der ALL von denen der AML zu unterscheiden. Zusätzlich zu den Routinefärbungen sind zytochemische Färbungen häufig erforderlich: Perjodsäure-Schiff-Reaktion (= PAS = periodic acid Schiff reaction), Myeloperoxidase, Sudanschwarz B sowie spezifische und unspezifische Esterase.

Prognose

Als es noch keine effektive Therapie gab, war die mittlere Überlebenszeit nach Diagnosestellung ungefähr 4 Monate. Dagegen ist heute das erreichbare Ziel der Behandlung sowohl bei der ALL als auch bei der AML die Heilung.

Bei der ALL gibt es einige prognostische Kriterien. Günstige Faktoren sind ein Alter zwischen 3 und 7 Jahren, Gesamtleukozytenzahlen < 25000/µl, FAB-Typ L1, ein Karyotyp mit mehr als 50 Chromosomen in den Leukämiezellen und eine fehlende ZNS-Beteiligung bei der Diagnosestellung. Ungünstige Faktoren sind Gesamtleukozytenzahlen > 25000/µl, ein Karyotyp mit normaler Chromosomenanzahl, aber anomaler Chromosomenmorphologie (Pseudodiploid), ein Alter über 20 Jahren und leukämische Blasten mit zytoplasmatischem Immunglobulin (B-Zellen).

Bei Patienten mit ALL ist unabhängig von Risikofaktoren die Wahrscheinlichkeit, initial eine Remission zu erreichen, ≥ 90%. 50% der Kinder überleben 5 Jahre kontinuierlich ohne Krankheitszeichen. Je nach den o.g. Risikofaktoren ist die Prognose besser oder schlechter. In vielen Behandlungsplänen werden Patienten mit schlechten Prognosefaktoren für eine intensivere Therapie ausgewählt. Dabei geht man davon aus, daß das größere Therapierisiko gegenüber dem hohen Risiko der Ineffektivität einer Behandlung in Kauf genommen wird.

Bei Patienten mit AML schwanken die mitgeteilten Remissionsraten zwischen 50 und 85%. Wenn keine Remission erreicht wird, beruht das entweder auf einer Resistenz gegen die verwendeten Medikamente oder auf einem frühen Tod durch Infektion oder Blutung während der Phase der Knochenmarkhypoplasie. Die FAB-Klassifikation ist nicht geeignet, das Risiko eines Therapieversagens vorauszusagen. Das wichtigste prognostische Kriterium ist das Alter. Patienten über 50 Jahre erreichen seltener eine Remission.

Ein längeres krankheitsfreies Überleben erreicht man heute bei 20 bis 40% der Patienten. Nach Knochenmarktransplantationen (KMT) überleben 40 bis 50% der Patienten längere Zeit ohne Krankheitszeichen. Die schlechteste Prognose haben Patienten, bei denen eine AML nach Chemotherapie oder Bestrahlung entsteht. Heute weiß man, daß einige Patienten mit AML lange Zeit ohne Krankheitszeichen überleben und damit wahrscheinlich geheilt sind. Die Heilung sollte das therapeutische Ziel für alle diese Patienten sein.

Behandlung

Das erste Therapieziel ist es, eine Vollremission zu erreichen, in der alle pathologischen klinischen Zeichen verschwinden, die Blutbildwerte normal werden und der Blastenanteil im Knochenmark unter 5% liegt. In der Remission verschwindet der leukämische Klon, und es kommt zur Regeneration der normalen polyklonalen hämatopoetischen Proliferation. Hier sollen nur die generellen Behandlungsrichtlinien angegeben werden, mit denen eine Remission erreicht und erhalten werden kann. Die spezifischen und supportiven Behandlungsprogramme werden laufend überarbeitet und verbessert. Da die klinischen Erfordernisse und die Behandlungsprogramme kompliziert sind, ist für ein optimales Therapieergebnis ein erfahrenes Team zur Betreuung der Patienten erforderlich. Der verantwortliche Arzt muß die aktuellen Behandlungsmöglichkeiten kennen und auch anwenden. Immer sollten die Patienten nach Möglichkeit vor allem während der kritischen Phasen in spezialisierten Zentren behandelt werden.

Zur Charakterisierung der Leukämiezellen muß eine ganze Reihe von Labormethoden zur Verfügung stehen, einschließlich Zytogenetik und Immunphänotypisierung. Zusätzlich zu den o.g. zytochemischen Färbungen unterscheiden diese Methoden zwischen ALL und AML. Durch die Subklassifizierung der ALL je nach Zelltyp und die Bestimmung des Karyotyps der Leukämiezellen kann man die Patienten verschiedenen Risikoklassen zuordnen. Bei Hochrisiko-Patienten werden meist intensivere Behandlungsprotokolle eingesetzt.

Obwohl die Grundprinzipien bei der Behandlung von ALL und AML ähnlich sind, sind die Einzelheiten, was den zeitlichen Ablauf und die Auswahl der Medikamente angeht, verschieden. Patienten mit AML machen anfangs eine ausgeprägtere und länger dauernde Knochenmarkhypoplasie durch, bis es zur Regeneration der normalen Hämatopoese kommt. Deshalb ist hier ein größerer Einsatz supportiver Maßnahmen erforderlich.

Als **supportive Einrichtungen** braucht man eine Blutbank, eine Apotheke, ein Labor und Pflegepersonal. Da Blutungen häufig die Folge von Thrombozytopenien sind, sprechen sie auf Thrombozytentransfusionen an. Da bei der akuten Promyelozyten-Leukämie durch die Freisetzung von Gewebeaktivator aus zerfallenden Zellen eine disseminierte intravasale Gerinnung **(DIC)** ausgelöst werden kann, wird in manchen Zentren in der ersten Behandlungsphase routinemäßig Heparin gegeben. Wie schon erwähnt, muß Fieber bei neutropenischen Patienten sofort mit einer Kombination von Antibiotika behandelt werden, nachdem entsprechende Kulturen zur Keimerfassung durchgeführt wurden. Eine Anämie wird mit der Transfusion von Erythrozytenkonzentraten behandelt, es sei denn, eine massive Blutung erfordert Vollblut zur Substitution des intravasalen Volumens. Bei neutropenischen Patienten mit einer gramnegativen Sepsis können eventuell Granulozytentransfusionen hilfreich sein. Prophylaktische Granulozytentransfusionen sind nicht sinnvoll. Bei den durch Chemotherapie immunsupprimierten Leukämiepatienten besteht auch das Risiko für opportunistische Infektionen. Zur Prophylaxe einer Pneumocystis-carinii-Pneumonie sollte Trimethoprim/Sulfamethoxazol (TMP/SMX [5/25 mg/kg/Tag] für die Dauer eines Monats) gegeben werden.

Bei neutropenischen, immunsupprimierten Patienten sind Infektionen bedrohlich. Entsprechend der klinischen Situation muß bei fiebernden, neutropenischen Patienten an geeigneten Stellen Material zur Keimbestimmung gewonnen werden. Bei Patienten mit weniger als 500/μl Neutrophilen muß die antibiotische Kombinationsbehandlung sofort begonnen werden, wenn die Kulturen abgenommen sind, auch dann, wenn klinisch kein Beweis für eine Infektion vorliegt, da immer eine nicht faßbare bakterielle Sepsis wahrscheinlich ist. Die Antibiotikakombination besteht meist aus einem semisynthetischen Penicillin und einem Aminoglykosid. Die Diagnose einer Pilzinfektion kan schwierig sein, so daß manchmal der empirische Einsatz von Antimykotika indiziert ist. Bei Patienten mit Pneumonie muß die Diagnose einer Infektion mit *Pneumocystis carinii* vermutet und gegebenenfalls bestätigt werden. Sie wird dann mit Trimethoprim/Sulfamethoxazol behandelt (TMP/SMX

[20/100 mg/kg/Tag], verteilt auf vier tägliche Dosen p.o. oder gegebenenfalls i.v.). Über die neueren Virostatika liegen bisher zu geringe Erfahrungen vor, um ihren genauen Wert hier zu definieren.

Wenn es bei Patienten am Therapiebeginn zu einer raschen Lyse der Leukämiezellen kommt, kann es zu Stoffwechselentgleisungen wie Hyperurikämie, Hyperphosphatämie und Hyperkaliämie kommen (= Tumorlye-Syndrom). Wenn ein solcher rascher Zellverfall vorherzusehen ist, müssen besonders eine ausreichende Hydratation, eine Alkalisierung des Urins und der Elektrolytausgleich beachtet werden, um Komplikationen von seiten einer Harnsäurenephropathie zu vermeiden. Wenn man schon vor Beginn der Chemotherapie den Xanthin-Oxidase-Inhibitor Allopurinol gibt, der die Umwandlung von Xanthin in Harnsäure hemmt, ist die Gefahr einer Hyperurikämie nur minimal.

ALL: Es gibt verschiedene Protokolle, deren gemeinsames Ziel es ist, frühzeitig intensiv mit mehreren Medikamenten zu behandeln. Mit täglichen oralen Gaben von Prednison, wöchentlichen intravenösen Vincristin-Gaben und zusätzlich einem dritten Medikament, entweder einem Anthrazyklin oder L-Asparaginase, können Remissionen induziert werden. Andere Medikamentenkombinationen, die ebenfalls in der frühen Behandlungsphase eingesetzt werden, sind Cytarabin (ARA-C) und Etoposid, Cyclophosphamid und Doxorubicin bzw. Asparaginase. In manchen Protokollen wird intravenös mittelhoch dosiertes Methotrexat gegeben mit anschließendem Leucovorin-Rescue. Die Medikamentenkombination und ihre Dosierung wird ungünstigen Prognosefaktoren entsprechend modifiziert. Eine zu beachtende Organkomplikation ist die Infiltration der Meningen *(s. Kap. NEU, 9., Subakute und chronische Meningitis)*. Sie wird mit intrathekalen Methotrexat-Gaben plus Schädelbestrahlung oder mit mittelhoch dosiertem intravenösem Methotrexat behandelt. Eine ZNS-Prophylaxe wird meist im Anschluß an die Remissionsinduktion durchgeführt.

Bei den meisten Protokollen wird eine Erhaltungstherapie angeschlossen, um die leukämische Zellpopulation dauerhaft zu supprimieren bzw. so weit zu reduzieren, daß man von einer Heilung sprechen kann. Die Behandlung dauert meist 2½ bis 3 Jahre. Manche Protokolle sind in der Anfangsphase intensiver und dauern dann insgesamt nicht so lange. Wenn ein Patient 2½ Jahre in andauernder Vollremission war und dann die Therapie abgesetzt wird, beträgt das Rezidivrisiko ungefähr 20% während des folgenden Jahres. Wenn die gesamte Therapie durchlaufen ist und dann abgesetzt wird, kann man also annehmen, daß die meisten Patienten geheilt sind.

Rezidive treten meist im Knochenmark auf. Selten findet man sie aber auch im ZNS oder in den Hoden. Ein Knochenmarkrezidiv ist ein schlechtes Zeichen. Bei 80–90% dieser Patienten kann nochmals eine Remission erreicht werden, allerdings sind diese Remissionen kurz, und die Patienten sind vorher schon mit den effektivsten Medikamenten behandelt worden. Wenn ein HLA-identisches Geschwister zur Verfügung steht, sollte in der zweiten Remission eine Knochenmarktransplantation (KMT) durchgeführt werden *(s. Kap. IMM, 4.)*. Jedoch kommt ein kleiner Teil der Patienten mit Knochenmarkrezidiv auch durch Chemotherapie in eine langdauernde zweite Remission und kann eventuell geheilt werden. Auch bei den Patienten, bei denen eine effektive ZNS-Prophylaxe betrieben wurde, kann sich ein Rezidiv zuerst im ZNS manifestieren. Die Behandlung besteht in intrathekalen Injektionen von Methotrexat (mit oder ohne Cytarabin) 1–2mal wöchentlich, bis alle Symptome verschwunden sind. Meist wird gleichzeitig auch eine systemische Chemotherapie in Form einer Reinduktionsbehandlung durchgeführt, da eine systemische Ausschwemmung von Blasten angenommen wird. Der Wert einer intrathekalen Erhaltungstherapie oder einer ZNS-Bestrahlung ist nicht klar. Ein Hodenrezidiv tritt entweder klinisch in Erscheinung durch eine schmerzlose, derbe Schwellung, oder es wird bei einer Routinebiopsie festgestellt. Wenn klinisch nur ein Hoden befallen erscheint, muß der anscheinend nicht befallene andere Hoden biopsiert werden. Ebenso wie oben beim ZNS-Rezidiv erwähnt, besteht die Behandlung aus einer Bestrahlung und der zusätzlichen systemischen Reinduktionstherapie.

AML: Genauso wie bei der ALL ist das erste Ziel der Therapie die prompte Remissionsinduktion. Während die ALL auf ein größeres Spektrum von Medikamenten anspricht, von denen manche nicht sehr myelosuppressiv wirken, kommt es bei der AML gewöhnlich zu einer signifikanten Myelosuppression, wodurch die Patienten zuerst eine Phase der Verschlechterung durchmachen, bevor es ihnen schließlich besser geht. Bis das Knochenmark nach der Phase der Myelosuppression regeneriert, sind sehr sorgfältige prophylaktische und supportive Therapiemaßnahmen erforderlich. Das vielen Schemata zugrundeliegende Protokoll besteht aus einer kontinuierlichen Infusion oder einer 12stündlichen subkutanen Gabe von Cytarabin über 5–7 Tage. Zusätzlich wird in dieser Zeit an 3 Tagen Daunorubicin intravenös gegeben. Einige Protokolle enthalten zusätzlich 6-Tioguanin oder Vincristin und Prednison, wobei deren therapeutischer Wert unklar ist. Wenn einmal eine Remission erreicht ist, verlangen viele Protokolle eine Intensivierungsbehandlung mit denselben oder anderen Medikamenten. Eine ZNS-Prophylaxe wird gewöhnlich nicht durchgeführt, da sie keinen Einfluß auf die Remissionsdauer oder das Überleben hat. Je besser die systemische Erkrankung unter Kontrolle gebracht werden kann, um so mehr tritt der ZNS-Befall als Komplikation in Erscheinung. Der Wert einer Erhaltungstherapie konnte bei der AML nie schlüssig bewiesen werden. Nur selten gibt es isolierte extramedulläre Rezidive. Bei jüngeren Patienten mit HLA-identischen Geschwistern wird schon bald, nachdem die erste Remission erreicht ist, die Knochenmarktransplantation (KMT) empfohlen. Wie schon oben erwähnt, sollte bei der promyelozytären Form der AML sorgfältig auf eine DIC geachtet werden. Hier wird von den meisten Zentren schon vor Beginn der Behandlung die prophylaktische Heparinisierung empfohlen.

Chronische myeloische Leukämie (CML)

(Chronische Myelose, chronische myelozytäre oder chronische granulozytäre Leukämie)

Eine klonale Myeloproliferation, hervorgerufen durch die maligne Transformation einer pluripotenten Stammzelle und klinisch charakterisiert durch eine starke Überproduktion von Granulozyten. Diese Erkrankung kann in jedem Lebensalter und bei jedem Geschlecht auftreten. Im Alter unter 10 Jahren ist sie sehr selten. Am häufigsten ist sie bei Erwachsenen mit einem medianen Alter von 45 Jahren.

Pathologie

Vor allem im Knochenmark, aber auch extramedullär (z. B. Milz und Leber) werden exzessiv viel Granulozyten produziert. Wenn auch die Granulozytenproduktion überwiegt, betrifft der neoplastische Klon auch die Erythrozyten-, Megakaryozyten-, Monozyten- und zum Teil auch die T- und B-Zell-Bildung. Die normalen Stammzellen sind unterdrückt und können nach medikamentöser Suppression des CML-Klons ihre Funktion wiederaufnehmen. Das Knochenmark ist hyperzellulär, jedoch findet man bei 40% der Patienten im Verlauf auch eine Myelofibrose. Der CML-Klon ist genetisch instabil, bei den meisten Patienten kommt es zu einer akzelerierten Phase und schließlich zur Blastenkrise. Dann können sich auch extramedulläre Myeloblastentumoren (Chlorome) bilden (z. B. in Knochen, ZNS, Lymphknoten und Haut).

Symptomatik

Bei manchen asymptomatischen Patienten wird die Diagnose in einem zufällig angefertigten Blutbild entdeckt. Andere Patienten führt der schleichende Beginn unspezifischer Symptome zum Arzt (z. B. Müdigkeit, Schwäche, Appetitlosigkeit, Gewichtsverlust, Fieber, Nachtschweiß oder ein Völlegefühl im Bauch). Blässe, Blutungen und Neigung zu blauen Flecken sind bei der Erstdiagnose eher ungewöhnlich. Bei der Untersuchung findet man meist eine mäßige Splenomegalie, manchmal aber auch eine Riesenmilz. Gelegentlich sind auch Lymphknoten vergrößert. Beim Fortschreiten der Erkrankung kann die Splenomegalie extrem werden, Blässe und Blutungen treten auf, und Fieber, deutliche Lymphknotenschwellungen sowie Hautbeteiligungen sind ominöse Zeichen.

Laborbefunde

Bei symptomatischen Patienten liegt bei der Erstdiagnose die Leukozytenzahl meist bei 200000/µl, kann aber auch bis zu 1 Mio./µl betragen. Bei asymptomatischen Patienten sind die Leukozyten auch erhöht, aber meist unter 50000/µl. Die Thrombozytenzahl ist normal oder gering vermehrt, das Hb meist > 10 g/dl. Im Blutausstrich sieht man alle Differenzierungsstufen der Granulozytopoese. Allerdings sind bei Patienten mit Leukozyten unter 50000/µl die unreifen Formen eher selten. Die absolute Eosinophilen- und Basophilenzahlen sind deutlich vermehrt, die absoluten Zahlen der Lymphozyten und Monozyten sind meist normal. Man kann auch wenige kernhaltige Erythrozyten finden. Die Morphologie der Blutzellen ist nicht verändert. Sowohl im Aspirat als auch in der Biopsie ist das Knochenmark hyperzellulär. Schon bei der Erstdiagnose haben einige Patienten Zeichen der Myelofibrose. Der Index der alkalischen Leukozytenphosphatase ist niedrig.

Bei fast allen Patienten ergibt die Chromosomenanalyse ein **Philadelphia-Chromosom (Ph,** früher auch als Ph^1 bezeichnet). Wenn auch das Chromosom 22 oft als das Ph-Chromosom bezeichnet wird, handelt es sich doch eigentlich um die Translokation (t) eines Teils von Chromosom 9, das das Onkogen c-abl enthält, auf das Chromosom 22, wo es zur Fusion mit einem anderen Gen und zu dem Fusionsprodukt bcr kommt. (Diese Translokation ist reziprok: t [22; 9].) Die veränderte Umgebung für das c-abl auf dem Chromosom 22 führt zu einer anomalen Expression dieses Gens. Die speziellen Genabschnitte, an denen es zu Abbrüchen kommt, spielen wahrscheinlich eine entscheidende Rolle in der Pathogenese und Expression dieser Erkrankung. Einige Patienten, bei denen das Ph-Chromosom nicht nachgewiesen werden kann, zeigen jedoch ein bcr-Gen-Rearrangement. Wenn die Erkrankung in die akzelerierte Phase übergeht, entwickeln sich eine Anämie und eine Thrombozytopenie. Es kommt auch zu einer Zunahme der Basophilen und zu einer pathologischen Granulozytensegmentierung (Pseudo-Pelger-Huët-Zellen). Der Anteil unreifer Zellen und der Index der alkalischen Leukozytenphosphatase steigen ebenfalls an. Im Knochenmark kann sich eine Myelofibrose entwickeln, und Sideroblasten können auftreten. Diese Entwicklung des neoplastischen Klons kann mit der zusätzlichen Ausbildung von Chromosomenanomalien einhergehen.

Im weiteren Verlauf kommt es zur Blastenkrise, die am häufigsten myeloblastisch (60%) ist, aber auch lymphoblastisch (30%) oder megakaryoblastisch (10%) sein kann. Selten beherrschen auch andere Blastenformen das Bild. Bei 80% dieser Patienten treten zusätzliche Chromosomenanomalien auf.

Diagnostik

Folgender Symptomenkomplex macht die Diagnose der CML relativ einfach: Splenomegalie, Leukozytose mit unreifen Granulozyten und erhöhte absolute Basophilen- und Eosinophilenzahlen, niedriger Index der alkalischen Leukozytenphosphatase und Nachweis des Ph-Chromosoms. Kernhaltige und tränenförmige Erythrozyten sowie Anämie und Thrombopenie erlauben die differentialdiagnostische Unterscheidung der Leukozytose bei Myelofibrose. Myeloische leukämische Reaktionen im Rahmen von malignen Erkrankungen oder Infektionen zeigen keine absolute Eosinophilie oder Basophilie und haben einen erhöhten Index der alkalischen Leukozytenphosphatase. In Zweifelsfällen führt ein Ph-Chromosom zur Entscheidung.

Prognose

Nach dem klinischen Beginn der Erkrankung ist die mediane Überlebenszeit 3–4 Jahre. Ungefähr 10% der Patienten sterben an anderen Ursachen, der Rest stirbt entweder in der Blastenkrise oder während der akzelerierten Phase. Abgesehen von wenigen Patienten mit

Knochenmarktransplantation (KMT) sind die derzeitigen Behandlungsmethoden nicht kurativ. 5–10% der Patienten sterben im ersten Jahr, 15–20% im zweiten Jahr und ungefähr 25% im dritten Jahr nach Diagnosestellung. Die mittlere Überlebenszeit in der Blastenkrise beträgt ungefähr 2 Monate, kann aber auf 8–12 Monate gesteigert werden, wenn eine Remission erreicht wird.

Behandlung

Das Ziel der Behandlung ist die Palliation, nicht die Heilung. Unter Chemotherapie bleiben die Patienten oft für einen langen Zeitraum asymptomatisch, wenn ihre Gesamtleukozytenzahl unter 50000/µl gehalten wird. Eine echte Remission wird nicht erreicht, da der Ph-positive Klon im Knochenmark persistiert. Versuche, diese Zellpopulation durch intensive Chemotherapie zu eliminieren oder zu reduzieren, führten nicht zur Heilung und nur zu einer geringen Verbesserung der Überlebenszeit. Wenn in der frühen Krankheitsphase Knochenmark von einem HLA-identischen Geschwister transplantiert wird, können die Patienten lange Zeit krankheitsfrei überleben, und möglicherweise verschwindet der Ph-positive Klon für immer. Während der Akzeleration oder der Blastenkrise ist die Knochenmarktransplantation weniger erfolgreich *(s.a. Kap. IMM, 4.)*. α-Interferon kann hämatologische Remissionen mit dem Verschwinden der Ph-Chromosom-positiven Zellen im Knochenmark induzieren. Letzteres trifft jedoch nur bei einigen Patienten zu, und die Langzeitergebnisse sind noch nicht bekannt.

Zytostatische Medikamente: Allgemein gilt, daß die subjektiven Symptome und das klinische Bild direkt mit der Anzahl der Leukozyten im peripheren Blut korrelieren. Wenn man diese Leukozytenzahl unter 50000/µl hält, bleibt der Patient im allgemeinen asymptomatisch.

Hydroxyharnstoff ist zur Zeit unter den Zytostatika das Mittel der ersten Wahl. Die Substanz zeigt keine kumulative Toxizität, muß jedoch wegen ihrer kurzen Halbwertszeit kontinuierlich gegeben werden. Nach Absetzen des Medikamentes steigt die Leukozytenzahl gewöhnlich bald wieder an. Die Anfangsdosis beträgt 20–30 mg/kg p.o. als tägliche Einzeldosis. Entsprechend dem Ergebnis wöchentlicher Blutbildkontrollen muß die Dosis angeglichen werden.

Busulfan wurde früher häufig für die Behandlung der chronischen Phase verwendet. Bei Erwachsenen beginnt man mit einer oralen Dosis von 4–6 mg/Tag, die im weiteren Verlauf individuell variiert wird. Meistens nach 2–3 Wochen fällt die Leukozytenzahl ab. Die Busulfan-Medikation wird so lange fortgesetzt, bis die Leukozyten auf 20000/µl abgefallen sind. Dann wird die Therapie abgesetzt. Die Leukozyten fallen über einen Zeitraum von 1 Monat oder länger noch weiter ab. Eine Erhaltungstherapie mit Busulfan beinhaltet das Risiko der Hyperpigmentierung, Knochenmarkaplasie und Lungenfibrose.

Andere myelosuppressive Medikamente sind zur Behandlung der chronischen Phase der CML eingesetzt worden, einschließlich 6-Mercaptopurin, 6-Tioguanin, Melphalan und Cyclophosphamid. Da deren Überlegenheit aber nie gezeigt werden konnte, wird nicht empfohlen, sie anstelle von Hydroxyharnstoff oder Busulfan einzusetzen.

Die **Milzbestrahlung** spielt nur eine zweitrangige Rolle in der Behandlung. Es wird eine Gesamtdosis zwischen 6 und 10 Gy mit einer täglichen Fraktionierung zwischen 0,25 und 2,0 Gy verabreicht. Die Behandlung muß mit sehr niedrigen Dosen unter sorgfältiger Kontrolle der Leukozytenzahlen beginnen. Die Bestrahlung kann die Leukozytose und die Splenomegalie für einige Monate unter Kontrolle halten. Nach wiederholter Bestrahlung wird die Erkrankung jedoch resistent. Sie kann bei refraktären Fällen der CML oder in der terminalen Phase bei Patienten mit ausgeprägter Splenomegalie eingesetzt werden.

Wenn eine Splenomegalie durch Chemotherapie oder Bestrahlung nicht ausreichend behandelbar ist, kann eine **Splenektomie** die abdominellen Beschwerden erleichtern sowie eine Thrombozytopenie verbessern und die Transfusionsbedürftigkeit vermindern. Es gibt keine Beweise, daß eine Splenomegalie während der chronischen Phase den Verlauf der Erkrankung signifikant beeinflußt.

Behandlung der Blastenkrise (Phase der blastären Transformation): Bei 80% der CML-Patienten kommt es zur akzelerierten Phase und zur Blastenkrise (Blastentransformation). Patienten mit lymphoblastischer Transformation sprechen zu ungefähr 50% auf Chemotherapie an. Der Versuch der Remissionsinduktion wird mit Vincristin und Prednison gemacht, wie es für die ALL weiter oben beschrieben wurde. Remissions- und Überlebenszeiten sind aber nur kurz. Bei Patienten mit myeloblastischer Transformation führt eine Behandlung mit Cytarabin und Hydroxyharnstoff oder mit Protokollen wie bei der AML zu Remissionen. Das Überleben ist aber im allgemeinen kurz.

Chronische lymphatische Leukämie (CLL)

(Chronische lymphozytische Leukämie)

Klonale Expansion von reif erscheinenden Lymphozyten in Lymphknoten und anderen lymphatischen Geweben mit zunehmender Infiltration des Knochenmarkes und Übertritt ins zirkulierende Blut. Diese Leukämie ist eine Erkrankung älterer Menschen, wobei 75% um das Alter von 60 Jahren diagnostiziert werden. Sie ist bei Männern 2–3mal häufiger als bei Frauen. Die Ätiologie ist unbekannt, jedoch kommt sie manchmal familiär vor. Die Erkrankung ist in Japan und China selten. Sie ist bei in die USA ausgewanderten Japanern nicht häufiger, was die Bedeutung genetischer Faktoren vermuten läßt.

Pathologie

Wahrscheinlich beginnt die Akkumulation von Lymphozyten in den Lymphknoten und breitet sich von hier auf die anderen lymphatischen Organe aus. Leber und Milz werden mäßig vergrößert, und es kommt zu einer zunehmenden Lymphozyteninfiltration im Knochenmark. Die gestörte Hämatopoese führt zur Anämie, Granulozytopenie und Thrombozytopenie. Es kommt zur immunologischen Dysregulation, was besonders die Immunglobulinproduktion betrifft. Die meisten Patienten entwickeln eine Hypogammaglobulinämie und haben eine gestörte Antikörperantwort. Bei manchen Patienten scheint dies im Zusammenhang mit einer erhöhten Aktivität von T-Suppressor-Zellen zu stehen. Außerdem führt die immunologische Regulationsstörung zu einer Anfälligkeit für Autoimmunerkrankungen, wie z. B. immunhämolytische Anämien, Immunthrombozytopenien, Vaskulitis, und klinische Syndrome, wie rheumatoide Arthritis und Thyreoiditis. Das Versagen der Immunüberwachung beinhaltet ein erhöhtes Risiko für Zweit- oder auch Drittmalignome.

Die am häufigsten vorkommende Form der CLL ist der Subtyp mit den Charakteristika der B-Zell-Differenzierung, der ungefähr 70% aller Fälle ausmacht. Bei ca. 5% der Fälle ist die klonale Expansion vom T-Zell-Typ, bei dem es noch eine spezielle Untergruppe gibt: große granulierte Lymphozyten (large granular lymphocyte = LGL) mit Agranulozytose, die möglicherweise ein präleukämisches Stadium darstellen. Auch andere chronische Leukämien werden zum Teil der CLL zugeordnet: Prolymphozytenleukämie, leukämische Phasen von kutanen T-Zell-Lymphomen (z. B. Sézary-Syndrom), Haarzellenleukämie, leukämische Ausbreitung von Lymphomen (z. B. bei fortgeschrittenen Stadien maligner Lymphome).

Symptomatik

Der *Beginn ist meist schleichend*, und erste Zeichen können asymptomatische Lymphknotenschwellungen sein. Wenn Symptome auftreten, sind diese meist unspezifisch, wie z. B. Müdigkeit, Appetitlosigkeit, Gewichtsverlust, Belastungsdyspnoe und ein Völlegefühl im Abdomen bei vergrößerter Milz. Bei der Diagnosestellung findet man meistens eine generalisierte Lymphknotenschwellung und eine geringe bis mäßige Hepatosplenomegalie. Bei fortschreitender Erkrankung können Blässe und Petechien hinzukommen. Hautinfiltrationen findet man bei Patienten mit T-Zell-CLL. Wegen der Hypogammaglobulinämie und der Granulozytopenie besteht eine Neigung zu bakteriellen Infekten. Infektionen durch Bakterien, Viren und Pilze begleiten das Bild der weiter fortgeschrittenen CLL.

Laborbefunde

Die wesentlichen Befunde der Erkrankung sind eine dauernd bestehende absolute Lymphozytose (mehr als 5000/µl) und ein erhöhter Anteil von Lymphozyten im Knochenmark. Aufgrund der Knochenmarkinfiltration und der gestörten Hämatopoese können bei der Diagnosestellung eine mäßige Anämie und Thrombozytopenie bestehen. Ein beschleunigter Abbau von Blutzellen kann bedingt sein durch die Splenomegalie oder durch eine immunhämolytische Anämie bzw. Thrombozytopenie. Die meisten Patienten haben eine Hypogammaglobulinämie, und manchmal findet sich im Serum ein monoklonales Immunglobulin, das dem gleichen Typ entspricht, den man auch auf der Oberfläche der Leukämiezellen findet.

Diagnostik

Bei sonst asymptomatischen Patienten wird die Diagnose anhand der veränderten Blutbildwerte gestellt. Sonst muß man an eine CLL denken, wenn Patienten über einen schleichenden Beginn der o.g. unspezifischen Beschwerden klagen und wenn eine generalisierte Lymphknotenschwellung vorliegt. Bestätigt wird die Diagnose dann durch die Untersuchung von Blutbild und Knochenmark. Im Unterschied zur CLL findet man bei reaktiven Lymphozytosen im Rahmen von Viruserkrankungen ein anderes klinisches Bild, und im peripheren Blut tauchen atypische Lymphozyten auf. Bei leukämischen Phasen im Rahmen von lymphozytischen Lymphomen sind die ins Blut ausgeschwemmten Zellen größer als bei der CLL und haben typischerweise gekerbte Kerne. Anders sehen auch die Zellen bei **Sézary-Syndrom** und bei **Haarzellenleukämie** aus. Erstere haben zerebriforme Kerne, und die letzteren zeigen Zytoplasmaausläufer.

Für die Therapieentscheidung und zur Abschätzung der Prognose ist eine **klinische Stadieneinteilung** nützlich: Im Stadium 0 haben die Patienten eine absolute Lymphozytose von > 100000/µl im Blut und < 40% Lymphozyten im Knochenmark; im Stadium I werden zusätzlich Lymphknotenvergrößerungen gefunden; im Stadium II kommen Vergrößerungen von Leber und Milz hinzu; im Stadium III werden diese Befunde von einer Anämie mit einem Hb < 11 g/dl begleitet; im Stadium IV haben die Patienten auch eine Thrombozytopenie mit weniger als 100000/µl Thrombozyten.

Prognose

Wenn man nur die Patienten betrachtet, die an der B-CLL oder ihren Komplikationen sterben, beträgt die mittlere Überlebenszeit ungefähr 10 Jahre. Wenn bei der Diagnosestellung die Stadien 0–II vorliegen, können die Patienten 5–20 Jahre ohne Behandlung überleben. Bei Patienten der Stadien III und IV ist es eher wahrscheinlich, daß sie innerhalb von wenigen Jahren versterben. Ein frühes Fortschreiten mit Knochenmarkversagen führt gewöhnlich bald zum Tod. Bei Patienten mit CLL ist es auch eher wahrscheinlich, daß sie Zweitmalignome entwickeln und daran sterben.

Behandlung

Obwohl die CLL fortschreitet, können Patienten über Jahre asymptomatisch bleiben. Eine Behandlung ist *erst* indiziert, wenn eine deutliche Progression oder Symptome festgestellt werden. Zu den supportiven Therapiemaßnahmen gehören Transfusionen von Erythrozytenkonzentraten bei einer Anämie, Thrombozytentransfusionen bei thrombozytopeniebedingter Blutung und Antibiotika bei bakteriellen Infektionen. Letztere treten vor allem auf, wenn auch eine Neutropenie und eine Hypogammaglobulinämie vorliegen. Deshalb muß die Behandlung mit bakteriziden Antibiotika durchgeführt werden, z.B. einem semisynthetischen Penicillin und einem Aminoglykosid. Als spezifische Therapiemaßnahmen kommen Bestrahlung, Zytostatika und Kortikosteroide in Betracht. Diese Behandlungen verlängern nicht die Überlebenszeit, und sie können mit beträchtlichen Nebenwirkungen einhergehen. *Eine Überbehandlung ist gefährlicher als zuwenig Behandlung.*

Zytostatika: Alkylierende Zytostatika sind entweder als Einzelsubstanzen oder in Kombination mit Kortikosteroiden die Therapie der ersten Wahl bei B-CLL. Bei der Haarzellenleukämie sind sowohl α-Interferon wie auch Desoxycoformycin sehr effektiv. Bei Patienten mit Prolymphozytenleukämie oder leukämisch verlaufenden Lymphomen ist meist eine Polychemotherapie erforderlich.

Kortikosteroidbehandlung: Eine immunologisch bedingte hämolytische Anämie und Thrombozytopenie sind Indikationen für die Kortikosteroidbehandlung. Prednison in einer Dosis von 1 mg/kg/Tag kann zur eindrucksvollen und raschen Besserung bei Patienten mit fortgeschrittener CLL führen. Die Dauer des Ansprechens ist meist kurz. Prednison hat den Vorteil, daß es nicht knochenmarktoxisch ist. Bei längerer Anwendung ist aber Vorsicht geboten, da metabolische Komplikationen und häufigere und schwerere Infektionen auftreten.

Bestrahlung: Zur Erleichterung der Symptomatik können vergrößerte Lymphknoten sowie Leber und Milz bestrahlt werden. Eine exakte Dosierung kann nicht gegeben werden, da die Strahlenempfindlichkeit der Lymphozyten sehr verschieden ist. Schon auf eine geringe Dosis von 1 bis 2 Gy kann ein Tumor ansprechen. Die Ganzkörperbestrahlung mit kleinen Dosen wurde auch erfolgreich eingesetzt.

Myelodysplastische Syndrome (MDS)

(Präleukämie, refraktäre Anämie, Philadelphia-Chromosom-negative chronische myeloische Leukämie, chronische myelomonozytäre Leukämie, myeloische Metaplasie)

Eine Erkrankung mit klonaler Proliferation mit normo- oder hyperzellulärem Knochenmark und ineffektiver Hämatopoese oder Dysmyelopoese. In neuerer Zeit wird unter dem Begriff MDS eine Gruppe verschiedener Syndrome (s. obengenannte Liste der Synonyme) zusammengefaßt. Das Alter der Patienten liegt meist über 50 Jahren. Die genaue Häufigkeit der Erkrankungen ist unbekannt, jedoch besteht der klinische Eindruck, daß sie zunehmen. Dabei besteht möglicherweise ein Zusammenhang mit der zunehmenden Lebenserwartung der Bevölkerung und häufigeren behandlungsassoziierten Leukämien.

Pathologie

Charakteristisch für MDS ist die klonale Proliferation hämatopoetischer Zellen, was die Erythropoese, die Granulozytopoese und die Megakaryozyten betrifft. Das Knochenmark ist normo- oder hyperzellulär. Folge der ineffektiven Hämatopoese sind Zytopenien verschiedenen Ausmaßes, wobei eine Anämie am häufigsten auftritt. Aufgrund der gestörten Zellproduktion sieht man im Knochenmark und im peripheren Blut morphologische Veränderungen in allen Zellreihen. Eine extramedulläre Hämatopoese kann in der Milz und der Leber vorliegen, was zur Vergrößerung dieser Organe führt. Schon bei der Primärdiagnose kann eine Myelofibrose vorliegen, oder sie entwickelt sich im weiteren Verlauf des MDS. Die Klassifikation entsprechend dem French-American-British(FAB)-System zeigt die *Tab. 30*. Der MDS-Klon ist instabil, und es besteht die Tendenz zum Übergang in eine prognostisch ungünstigere Form und schließlich in eine AML.

Symptomatik

Je nach dem Subtyp des MDS und dem Ausmaß der Störung der Hämatopoese manifestieren sich bei den Patienten verschiedene klinische Symptome. Initial findet man als Zeichen der Anämie oft nur eine Schwäche und Ermüdbarkeit. In Abhängigkeit von dem Ausmaß der funktionellen und quantitativen Veränderungen bei Thrombozyten und Leukozyten

Tab. 30. Myelodysplastische Syndrome: Knochenmarkbefunde entsprechend der FAB-Klassifikation

refraktäre Anämie (RA)
Anämie mit Retikulozytopenie, normo- oder hyperzelluläres Knochenmark mit Hyperplasie der Erythropoese und Dyserythropoese, Blasten ≤ 5%

RA mit Sideroblasten (RA-S)
Befunde wie bei RA, jedoch mit Ringsideroblasten, die mehr als 15% der kernhaltigen Knochenmarkzellen ausmachen

RA mit Blastenexzeß (RAEB)
Zytopenie in 2 oder mehr Zellreihen mit morphologischen Veränderungen der Blutzellen, hyperzelluläres Knochenmark mit Dyserythropoese und Dysgranulopoese, Blasten zwischen 5 und 20% der kernhaltigen Knochenmarkzellen

chronische myelomonozytäre Leukämie (CMML)
wie bei RAEB, jedoch mit einer absoluten Monozytose im peripheren Blut, signifikante Vermehrung der Monozytenvorläuferzellen im Knochenmark

RAEB in Transformation (RAEB-T)
Befunde wie bei RAEB, jedoch mit einem oder mehreren der folgenden Kriterien:
≥ 5% Blasten im peripheren Blut
20–30 % Blasten im Knochenmark
Auer-Stäbchen in den Granulozytenvorläufern

FAB = French-American-British

kommt es auch zu Blutungen und Infektionen mit Fieber. Unspezifische Zeichen sind z.B. Anorexie, Gewichtsverlust und ein Völlegefühl im Abdomen bei Splenomegalie.

Laborbefunde

Eine Anämie ist der häufigste Befund. Dabei sind die Erythrozyten makrozytär und von unterschiedlicher Größe und Form. In automatischen Zellanalysegeräten findet man aufgrund dieser Veränderungen ein erhöhtes mittleres korpuskuläres Erythrozytenvolumen (MCV) und eine breite Streuung der Erythrozytengröße. Meist liegt auch eine geringfügige Thrombozytopenie vor, und im Blutausstrich sieht man unterschiedlich große Thrombozyten und einige Riesenthrombozyten. Manche Thrombozyten zeigen eine verminderte Granulierung. Die Leukozytenzahl kann normal, erhöht oder vermindert sein. Die Neutrophilen zeigen eine pathologische Granulierung mit unterschiedlicher Größe und Zahl der Granula. Auch die Eosinophilen können Defekte in der Granulierung haben. Pseudo-Pelger-Huët-Zellen können auftreten. Eine Monozytose ist charakteristisch für die chronische myelomonozytäre Leukämie, und unreife myeloische Zellen sieht man bei den weniger differenzierten MDS-Formen. Die zytogenetischen Befunde sind entweder normal, oder man findet 1 oder 2 klonale zytogenetische Aberrationen, die speziell bei Krankheitsprogression auftreten.

Diagnostik

Bei jedem Patienten mit einer unklaren refraktären Anämie muß ein MDS in Betracht gezogen werden. Bei normo- oder hyperzellulärem Knochenmark und gleichzeitig morphologischen Kriterien der Dysmyelopoese ist die Diagnose eines MDS ziemlich sicher. Bei manchen Patienten finden sich auch megaloblastäre Veränderungen, die eine Indikation zur Bestimmung der Folat- und Vitamin-B_{12}-Spiegel im Blut sind. Durch eine klonale zytogenetische Aberration kann die Diagnose weiter abgesichert werden. Eine sorgfältige Beurteilung der Blut- und Knochenmarkausstriche ist notwendig, um die Subgruppen entsprechend der FAB-Klassifikation festzulegen.

Prognose

Entscheidend für die Prognose ist die FAB-Klassifikation. Vor allem bei älteren Patienten spielen auch Begleiterkrankungen eine Rolle. Patienten mit refraktärer Anämie (RA) oder RA mit Sideroblasten (RA-S) können einige Jahre überleben und haben eine mediane Lebenserwartung von 2–3 Jahren. Patienten mit RA und Blastenexzeß (RAEB) und RAEB in Transformation (RAEB-T) haben eine mittlere Lebenserwartung von 1½ bzw. ½ Jahr. Die Prognose der chronischen myelomonozytären Leukämie (CMML) ist ähnlich wie bei RAEB. Bei Patienten mit RA oder RA-S ist das Risiko der Progression in eine aggressive Form eher klein, und sie sterben evtl. aus anderer Ursache.

Behandlung

Bisher gibt es nur experimentelle Behandlungsansätze, und diese sind nur gelegentlich effektiv. Wesentlich sind deshalb supportive Maßnahmen wie z.B. Erythrozytentransfusionen entsprechend dem Bedarf, Thrombozytentransfusionen bei Blutungsneigung und Antibiotika bei Infektionen. Eine allogene Knochenmarktransplantation (KMT) kann für die älteren Patienten nicht empfohlen werden.

8. LYMPHOME

Eine heterogene Gruppe maligner Tumoren, die von dem retikuloendothelialen System und den lymphatischen Systemen ausgeht. Zu diesen Tumoren gehören der M. Hodgkin (Lymphogranulomatose) und die Non-Hodgkin-Lymphome. Seltene Formen sind das Burkitt-Lymphom und die Mycosis fungoides.

Morbus Hodgkin

(Lymphogranulomatose)

Eine chronische Krankheit, bei der eine lymphoretikuläre Proliferation unbekannter Ursache vorliegt, die sich in lokalisierter oder disseminierter Form präsentieren kann. Die zu wählende Behandlung richtet sich nach den genauen Untersuchungsergebnissen und der genauen Stadieneinteilung (siehe unten).

Häufigkeit und Ätiologie

Jährlich erkranken in den USA 6000–7000 Patienten an M. Hodgkin, Männer etwas häufiger als Frauen (1,4:1). Die Krankheit tritt selten unter 10 Jahren auf; es besteht eine zweigipfelige Altersverteilung mit einem Gipfel zwischen 15 und 34 Jahren sowie einem 2. Gipfel jenseits des 54. Lebensjahres. Epidemiologische Studien haben keinen Beweis für eine horizontale Ausbreitung erbracht. Der Morbus Hodgkin ähnelt stark einer schwach ablaufenden „graft versus host"-(Transplantat-gegen-Wirt-)Reaktion. Mit dieser Vorstellung ist der kürzlich erbrachte Nachweis von tumorassoziierten Antigenen in Einklang zu bringen. Zahlreiche infektiöse Agenzien, einschließlich Viren, wurden als mögliche Ursache verantwortlich gemacht.

Pathologie

Die Diagnose hängt vom Nachweis großer mehrkerniger Riesenzellen **(Reed-Sternberg-Riesenzellen)** in Lymphknotengeweben und anderen Organen ab. Die Hodgkin-Infiltrate sind sehr heterogen zusammengesetzt und bestehen aus abnormen Retikulumzellen, Histiozyten, Lymphozyten, Monozyten, Plasmazellen und Eosinophilen. Histopathologisch werden 4 Subtypen unterschieden: 1. **lymphozytenreicher Typ** – wenige Sternberg-Riesenzellen mit vielen Lymphozyten (3% der Fälle), 2. **gemischte Zellularität** – gehäufte Sternberg-Riesenzellen in einem gemischten Infiltrat (25% der Fälle), 3. **noduläre Sklerose** – in der Regel dem gemischten Typ sehr ähnlich, jedoch mit dichtem fibrösem Gewebe, im polarisierten Licht doppelbrechend, das das Hodgkin-Gewebe knötchenförmig umgibt (67% der Fälle), und 4. **lymphozytenarmer Typ** – mit wenigen Lymphozyten, zahlreichen Sternberg-Riesenzellen und ausgeprägter Fibrose (5% der Fälle). Bei der Immunphänotypisierung kann festgestellt werden, daß einige Hodgkin-Erkrankungen vom lymphozytenreichen Typ von B-Zellen abstammen und somit Non-Hodgkin-Lymphomen entsprechen. In ähnlicher Weise können auch einige lymphozytenarme Formen von B- oder T-Zellen abstammen.

Symptomatik

Die meisten Patienten zeigen primär eine Vergrößerung der Hals- und mediastinalen Lymphknoten ohne Allgemeinbeschwerden. Obwohl hier der Eindruck einer lokalisierten oder regionalen Manifestation entsteht (klinisches Stadium), sind zur Aufdeckung der tatsächlichen Krankheitsausbreitung (pathologisches Stadium) weiterführende Untersuchungen erforderlich. Die folgende Abhandlung zählt mögliche Symptome auf, ohne daß diese jedoch gleichzeitig bei einem Patienten vorkommen müssen.

Während der meist kontinuierlichen Krankheitsausbreitung im retikuloendothelialen System können zahlreiche Symptome auftreten. Die Geschwindigkeit der Progression schwankt stark: 1. relativ langsam oder „ruhend" (lymphozytenreicher Typ oder gelegentlich auch bei nodulärer Sklerose); 2. intermediäre oder mäßige Progression (noduläre Sklerose und gemischtzelliger Typ); 3. aggressiv (gemischtzelliger oder lymphozytenarmer Typ). Schon frühzeitig kann sich ein generalisierter Pruritus einstellen. Fieber, Nachtschweiß und Gewichtsverlust werden gehäuft beobachtet, wenn innere Lymphknoten (mediastinal oder retroperitoneal), Organe (Leber) oder das Knochenmark beteiligt sind. Manchmal tritt das **Pel-Ebstein-Fieber** auf, bei dem sich mehrere Tage mit hohem Fieber regelmäßig mit ein paar Tagen bis Wochen mit Normaltemperaturen oder Untertemperatur abwechseln. Ein ungeklärtes Symptom, das ein früher diagnostischer Hinweis sein kann, ist der sofortige Schmerz im erkrankten Gewebe nach der Zufuhr alkoholischer Getränke.

Bei Knochenbeteiligung können durch vertebrale osteoblastische Läsionen Schmerzen, durch Osteolysen Kompressionsfrakturen entstehen. Die Panzytopenie ist häufig auf einen Knochenmarkbefall zurückzuführen, besonders beim lymphozytenarmen Typ. Epidurale Infiltrate können zur Kompression des Rückenmarks mit Paraplegien führen. Hornersches Syndrom und Kehlkopflähmung können durch Druck der vergrößerten Lymphknoten auf den zervikalen Sympathikus bzw. den Nervus recurrens ausgelöst werden. Neuralgiforme Schmerzen entstehen durch Druck auf die Nervenwurzeln. Ein Befall von ZNS, Magen und Haut kann vorkommen.

Intra- oder extrahepatischer Stau der Gallenwege durch Tumorkompression führt zum Ikterus. Zyanose und Ödeme von Gesicht und Hals können durch Kompression der Vena cava superior verursacht werden (Vena-cava-superior-Syndrom). Ödeme der unteren Extremität sind Folgen einer Kompression der Vena cava inferior. Druck auf die Trachea und die großen Bronchien führt zu Atemnot und asthmatischem Atmen. Infiltrationen des Lungenparenchyms können lobuläre Verdichtungen oder Bronchopneumonien vortäuschen und zu Kavernen und Abszeßbildungen führen. Bei Ummauerung der Ureteren werden der Harnabfluß gestört und sekundär die Nieren geschädigt.

Die meisten Patienten weisen einen langsam zunehmenden Defekt der zellgebundenen Immunität auf (T-Zell-Funktion), der in fortgeschrittenen Stadien für die besondere Anfälligkeit gegenüber Bakterien, Pilzen, Viren und Protozoen mitverantwortlich ist *(s. Kap. INF, 7.)*. In Endstadien ist auch die humorale Immunität (Antikörperbildung) oder B-Zell-Funktion herabgesetzt. Es bildet sich eine allgemeine Kachexie aus, die Patienten sterben häufig an einer Sepsis.

Laborbefunde

Häufig ist eine leichte bis mäßige Vermehrung der Neutrophilen nachweisbar. Eine Lymphozytopenie kann schon im Frühstadium vorkommen und nimmt im weiteren Verlauf an Intensität zu. Bei 20% der Patienten besteht eine Eosinophilie. Auch eine Thrombozytose kann vorkommen. Eine oft hypochrome und mikrozytäre Anämie entwickelt sich im fortgeschrittenen Stadium. Dabei liegt eine gestörte Eisenreutilisation vor, erkennbar an einem niedrigen Serumeisen, erniedrigter Eisenbindungskapazität und gefüllten Eisenspeichern im Knochenmark. Vor allem bei Patienten mit stark vergrößerter Milz kann sich ein Hypersplenismus ausbilden. Eine erhöhte alkalische Phosphatase im Serum weist auf einen Befall des Knochenmarks, der Leber oder beider Organe hin. Eine erhöhte alkalische Leukozytenphosphatase, Serumhaptoglobin, Serumkupfer sowie eine beschleunigte Blutsenkung und Akute-Phase-Proteine zeigen einen aktiven Krankheitsprozeß an.

Diagnostik

Bei einem Symptomenkomplex von Lymphknotenvergrößerung (zervikal) und Vergrößerung des Mediastinums, mit oder ohne Fieber, Nachtschweiß und Gewichtsverlust muß immer an die Lymphogranulomatose gedacht werden. Die Diagnose kann nur durch Biopsie und den Nachweis der Sternberg-Riesenzellen verifiziert werden. Bei fehlenden Lymphknotenvergrößerungen kann die Diagnose manchmal auch durch Biopsie von Knochenmark, Leber und anderen Organen gestellt werden. Zur Unterscheidung von Non-Hodgkin-Lymphomen können monoklonale Antikörper gegen Antigene auf Reed-Sternberg-Zellen (z.B. Leu-M1 [CD15]) eingesetzt werden.

Die Differentialdiagnose eines Morbus Hodgkin gegenüber Lymphknotenerkrankungen anderer Ursachen, wie infektiöser Mononukleose, Toxoplasmose und Zytomegalie, Leukämie und Non-Hodgkin-Lymphomen (s.u.), kann sich manchmal als schwierig erweisen. Ein ähnliches klinisches Bild wird auch bei Bronchialkarzinomen, Sarkoidose und Tuberkulose angetroffen. Wenn eine Splenomegalie im Vordergrund steht, müssen auch andere hierfür in Frage kommende Ursachen ausgeschlossen werden *(s. Kap. HÄM, 10.)*.

Stadieneinteilung des Morbus Hodgkin

Radiotherapie, Chemotherapie und die Kombination dieser beiden Behandlungsformen sind kurativ. Um dieses Ziel zu erreichen, muß die Krankheitsausdehnung oder das „pathologische Stadium“ genau festgelegt werden. Voraussetzung für eine erfolgreiche Behandlung ist die genaue Dokumentation der Krankheitsausdehnung, die bei etwa 50% der Patienten anfangs lokalisiert ist (Stadium I oder II). Die Stadieneinteilung erfolgt gewöhnlich nach der Ann-Arbor-Klassifikation:

Stadium I: Krankheit ist begrenzt auf eine anatomische Lymphknotenregion

Stadium II: Beteiligung von zwei oder mehreren anatomischen Lymphknotenregionen auf derselben Seite des Zwerchfells

Stadium III: Krankheitsausbreitung innerhalb des lymphatischen Systems einschließlich der Milz auf beiden Seiten des Zwerchfells

Stadium III_1: Krankheitsausbreitung oberhalb der Nierengefäße (z.B. Milz oder Lymphknoten an der Milz, am Leberhilus, am Truncus coeliacus, entlang der Pfortader)

Stadium III_2: Krankheitsausdehnung ins untere Abdomen (Lymphknoten paraaortal, pelvin oder inguinal)

Stadium IV: extranodale Beteiligung z.B. in Knochenmark, Lunge oder Leber.

Subklassifikation E: extranodale Manifestation per continuitatem, von einem befallenen Lymphknoten ausgehend. So wird zum Beispiel ein Patient mit zervikalem und hilärem Lymphknotenbefall mit benachbarter Lungeninfiltration als Stadium IIE und nicht als Stadium IV klassifiziert.

Diese Stadien werden klassifiziert als klinisch (**CS**) oder pathologisch (**PS**, wenn z.B. durch explorative Laparotomie Gewebe gewonnen wurde); sie werden zusätzlich definiert durch Abwesenheit **(A)** oder Vorkommen **(B)** von Allgemeinsymptomen (Gewichtsverlust,

Fieber oder Nachtschweiß); bei B-Symptomatik liegt meist auch eine größere Tumormasse vor (20–30% der Patienten).

Zur korrekten Stadieneinteilung sind eine Vielzahl von Untersuchungen erforderlich. Die klinische Stadieneinteilung mit Hilfe von nichtinvasiven Maßnahmen erfordert die Computertomographie des Abdomens, des Beckens und in manchen Fällen auch ein Galliumszintigramm und eine Knochenszintigraphie. Kernspintomographische Untersuchungen sind meist nicht erforderlich. Eine bipedale Lymphangiographie kann bei den Patienten durchgeführt werden, bei denen in der Computertomographie des Abdomens und des Beckens keine vergrößerten Lymphknoten gefunden werden. Bei 25–33% führen klinische Untersuchungen zu einer falsch-positiven oder falsch-negativen Beurteilung der Krankheitsausbreitung unterhalb des Zwerchfells. Daher muß bei den meisten Patienten – es sei denn, es ist bereits ein Stadium III_2, IIIB oder IV gesichert – eine explorative Laparotomie durchgeführt werden. Dabei werden neben der Splenektomie Biopsien der mesenterialen und retroperitonealen Lymphknoten (speziell der in der Computertomographie oder Lymphographie vergrößerten) durchgeführt. Ebenso muß bei allen diesen Patienten für die definitive pathologische Stadieneinteilung die Ergebnisse der Knochenmarkbiopsie und der Leberpunktion vorliegen. Die Laparotomie ist dann indiziert, wenn ihr Ergebnis die Therapieentscheidung wesentlich beeinflussen könnte.

Therapie

Für die Mehrzahl der Patienten besteht heute die Möglichkeit einer kurativen Strahlen- oder Chemotherapie. Bei befallenen Lymphknoten zerstören 40–44 Gy, innerhalb von 4–4½ Wochen verabreicht, das Hodgkin-Gewebe mit einer Wahrscheinlichkeit von mehr als 95%. Da sich bei 2 von 3 Patienten die Krankheit kontinuierlich auf die nächstliegenden Lymphknotenstationen ausbreitet, werden benachbarte Lymphknotenstationen mit 36 Gy bestrahlt (extended field). Patienten mit E-Stadien sprechen auch auf eine Strahlentherapie an. Der folgende Behandlungsvorschlag gilt nur für Patienten, deren Stadieneinteilung hauptsächlich operativ erfolgte **(PS).**

Die **Stadien I, IIA und IIB** können mit Bestrahlung alleine behandelt werden. Hier wird das extended field zu einem Mantelfeld ausgedehnt (alle Lymphknotenstationen oberhalb des Zwerchfells), und in den meisten Fällen werden auch die paraaortal und an der Aortenbifurkation gelegenen Lymphknoten mitbestrahlt. Durch diese Behandlung werden ungefähr 90% der Patienten geheilt. Patienten mit großen mediastinalen Tumormassen (> ⅓ des Thoraxinnendurchmessers) haben nach alleiniger Strahlentherapie ein hohes Rezidivrisiko. Deshalb wird heute zunächst eine Chemotherapie und daran anschließend die Bestrahlung durchgeführt, was zu einem langen krankheitsfreien Überleben bei 80 bis 85% der Patienten führt. Für Patienten mit pathologisch gesichertem Stadium IA sowie einer nodulären Sklerose oder einem lymphozytenarmen Typ kann eine Mantelfeldbestrahlung alleine ausreichend sein.

Im **Stadium $IIIA_1$** erreicht man mit einer total nodalen Bestrahlung (Mantelfeld, paraaortal und umgekehrtes „Y") ein Gesamtüberleben von 85 bis 90% und ein krankheitsfreies Überleben von 65 bis 75%. In bestimmten Fällen (z. B. bei nur minimalem Milzbefall) ist eine weniger ausgedehnte Radiotherapie (Weglassen des umgekehrten „Y") genauso effektiv. Im **Stadium $IIIA_2$** wird die Chemotherapie (s. u.) mit oder ohne Bestrahlung von stark vergrößerten (> 7–10 cm, „bulky") Lymphknotenregionen eingesetzt. So kann man 75 bis 80% der Patienten heilen.

Da das **Stadium IIIB** des Morbus Hodgkin durch Radiotherapie alleine nicht geheilt werden kann, ist eine Polychemotherapie entweder alleine oder in Kombination mit Strahlentherapie erforderlich. Das Überleben beträgt hier 70 bis 80%.

Bei extranodalem Befall **(Stadium IVA und IVB)** hat die Polychemotherapie, insbesondere mit Mechlorethamin, Vincristin, Procarbazin und Prednison („MOPP-Schema"), bei 70–80% der Patienten zu kompletten Remissionen (CR) geführt. Mehr als 50% bleiben über die Dauer von 10–15 Jahren krankheitsfrei und sind wahrscheinlich geheilt. Ein anderes Polychemotherapie-Protokoll mit gleicher Effektivität, aber einem anderen Nebenwirkungsspektrum ist ABVD (Adriamycin, Bleomycin, Vinblastin und Dacarbazin). Randomisierte Studien untersuchen zur Zeit die alternierende Gabe von MOPP und ABVD oder anderen sequentiellen Kombinationen, um die Heilungsrate zu verbessern. Andere wirksame Zytostatika sind z.B. Nitrosoharnstoffe, Streptozocin, Cisplatin und Epipodophyllotoxin (VP-16).

Eine schlechte Prognose haben Patienten, die keine CR erreichen oder innerhalb von 6–9 Monaten ein Rezidiv erleiden. Da sekundäre Therapieprotokolle wenig effektiv sind, wird bei ausgewählten Patienten eine Knochenmarktransplantation (KMT) durchgeführt. Diese KMT kann entweder syngen (identische Zwillinge), allogen (HLA-identisch) oder autolog erfolgen. Die KMT ist immer noch ein experimenteller und hochtoxischer Behandlungsansatz. 20–40% der transplantierten Patienten erreichen ein krankheitsfreies Überleben von mehr als 3 Jahren und sind vielleicht geheilt. Die besten Ergebnisse sieht man bei Patienten im Alter unter 55 Jahren, die vor der Transplantation nochmals auf eine sekundäre Therapie angesprochen hatten („responsive relapse").

Maligne Lymphome – Non-Hodgkin-Lymphome (NHL)

Heterogene Gruppe von Krankheiten mit neoplastischer Proliferation lymphatischer Zellelemente, die sich im ganzen Körper ausbreiten. Die alten Bezeichnungen Lymphosarkom und Retikulumzellsarkom sind durch eine neuere Nomenklatur ersetzt worden, die sich mehr auf die Abstammung und die biologischen Eigenschaften der Zellen bezieht (s. unten). Das klinische Bild und der Verlauf variieren stark, von rasch progredienten, letal verlaufenden bis zu relativ indolenten Verlaufsformen. Bei bestimmten Unterformen von Non-Hodgkin-Lymphomen tritt eine leukämische Generalisation bei Kindern bis zu 50% und bei Erwachsenen bis zu 20% auf.

Häufigkeit und Ätiologie

Non-Hodgkin-Lymphome (NHL) sind häufiger als der M. Hodgkin; in den USA jährlich 8000–10000 Neuerkrankungen. NHL treten in allen Altersstufen auf, die Häufigkeit nimmt mit dem Alter zu. Die Ätiologie ist unbekannt. Doch gibt es hier wie bei den Leukämien gewisse experimentelle Hinweise für eine mögliche Virusätiologie. Eine enge Assoziation mit einem humanen **C-Typ-Retrovirus** wurde in der letzten Zeit für einige T-Zell-Leukämien und -Lymphome bei Erwachsenen gezeigt. Das Virus, das sogenannte **HTLV-1** (human T-cell leukemia-lymphoma virus) wurde isoliert und scheint im südlichen Japan, in der Karibik, in Südamerika und in südöstlichen Regionen der USA endemisch zu sein.

Die akute Erkrankung ist durch einen fulminanten klinischen Verlauf mit Hautinfiltraten, Lymphadenopathie, Hepatosplenomegalie und Leukämie gekennzeichnet. Die leukämischen Zellen sind oft unreif und vom lymphoiden Typ, viele mit eingekerbten (convoluted) Kernen. Oft entwickelt sich eine Hyperkalzämie, die meist durch humorale Faktoren und weniger durch direkte Knocheninvasion bedingt ist. Bei Patienten mit AIDS findet man eine erhöhte Rate von Lymphomen, insbesondere immunoblastischen und undifferenzierten sowie solchen vom Burkitt-Typ. Manchmal ist die Erkrankung schon primär disseminiert, und/oder es liegt eine Beteiligung des ZNS vor. Bei ca. 30% der AIDS-Patienten geht dem Lymphom eine generalisierte Lymphadenopathie voraus. *Wahrscheinlich* führt hier eine polyklonale *Stimulation der B-Zellen* zunächst zu immortalisierten, aber noch nicht vollständig transformierten B-Zell-Klonen. Rearrangements des c-myc-Gens sind charakteristisch für die AIDS-assoziierten Lymphome. Die modernen Therapieverfahren können auch bei den AIDS-assoziierten Lymphomen eingesetzt werden, jedoch ist ihre Toxizität beträchtlich, und es kommt immer wieder zu opportunistischen Infektionen. Die Lebenserwartung ist nur kurz.

Mit neuen molekularbiologischen Methoden kann man die Sequenz der DNS an bestimmten Translokationsstellen genau analysieren. Bestimmte zytogenetische Aberrationen sind mit einem speziellen klinischen Bild und Immunphänotyp der malignen Zellen assoziiert *(s. Tab. 31.)*.

Tab. 31. Chromosomale Veränderungen bei Lymphomen

histologischer Typ	*Immunphänotyp*	*Zytogenetik*
nodulär (follikulär)	B-Zellen	t (14;18)
diffus	B-Zellen	Abnormalität 17
hochmaligne	B-Zellen (selten T-Zellen)	Trisomie 3
Burkitt-Typ	B-Zellen	t (8;14)

Mit folgenden Veränderungen geht ein kürzeres Überleben einher: Abnormalitäten an Chromosom 5, Abbruch an 14q11–12, +5, +6, +18, Abbrüche im Bereich 6q11–16 (dabei auch vermehrt B-Symptome) und bei 3q21–25, Abbruch bei 13q21–14 (hier insbesondere große Lymphknotenpakete = „bulky disease").

Pathologie

Aktuelle histopathologische Klassifikationssysteme, auch wenn sie komplex sind, liefern die Grundlage, um klinische Subgruppen mit verschiedener Prognose zu unterscheiden, und geben die Richtlinien für die Behandlung. Grob vereinfacht kann eine längere Überlebenszeit einer follikulären oder nodulären Anordnung von meist kleinen lymphatischen Zellen in den Lymphknoten zugeordnet werden. Größere Zellen oder weniger differenzierte Zellen sind meist diffus verbreitet; diese Lymphome haben eine schlechtere Prognose, was allerdings bei Anwendung moderner intensiver Chemotherapieverfahren so nicht mehr gilt.

Die in den USA gebräuchliche **Rappaport-Klassifikation** der Non-Hodgkin-Lymphome berücksichtigt histopathologisch den Differenzierungsgrad und das entweder diffuse oder noduläre Wachstumsverhalten. Große unreife Zellen werden hier als „Histiozyten", kleinere als „Lymphozyten" oder „undifferenzierte Zellen" bezeichnet. Die Non-Hodgkin-Lymphome werden wie folgt eingeteilt: 1. maligne Lymphome (undifferenzierter Burkitt- oder Nicht-Burkitt-Typ, pleomorpher Typ); 2. maligne Lymphome vom histiozytären Typ; 3. maligne Lymphome vom gemischten lymphozytär-histiozytären Typ; 4. maligne Lymphome vom lymphozytären Typ (gut oder schlecht differenziert) und 5. maligne Lymphome vom lymphoblastischen Typ. Bei allen Gruppen werden ein nodulärer und ein diffuser Subtyp unterschieden, mit Ausnahme von 1. und 5., bei denen nur eine diffuse Ausbreitung vorkommt. Der noduläre Befall ist charakterisiert durch Bindegewebsstränge, die die Lymphominfiltrate in Knötchen unterteilen.

Die **Lukes- und Collins-Klassifikation** berücksichtigt die Abstammung der neoplastischen Zellen und unterteilt die malignen Non-Hodgkin-Lymphome in T-Zell-Proliferationen (thymusabhängig), zu denen die immunoblastischen Sarkome und die Lymphome vom „convoluted" Zelltyp (vergleichbar dem lymphoblastischen Lymphom) gezählt werden (ungefähr 15% der Fälle), und in B-Zell-Lymphome (knochenmarkabhängig). Zu diesen werden die gut differenzierten lymphozytären, plasmazellulären follikulären Lymphome (kleine und große, gekerbte und nichtgekerbte) sowie das immunoblastische Sarkom vom B-Zell-Typ gerechnet (ungefähr 75% der Fälle). Eine 3. Gruppe berücksichtigt die sehr seltenen Fälle einer „echten" histiozytären (oder monozytären) Proliferation (5%), eine 4. Gruppe nichtklassifizierbare Fälle (5%).

Die neue **International Panel Working Formulation** (des National Cancer Institute = NCI) teilt die Non-Hodgkin-Lymphome in verschiedene Kategorien ein, wobei die o.g. Klassifikation hier integriert und therapeutische Konsequenzen abgeleitet werden. Die Klassifikation wird nachfolgend genannt. (Bemerkung: *Die Angaben zur Prognose beruhen auf dem spontanen, unbehandelten Krankheitsverlauf und repräsentieren nicht genau die Ergebnisse der modernen Therapieverfahren,* s. hierzu weiter unten unter „Behandlung"):

I. Niedrig maligne Lymphome mit günstiger Prognose (38%): Diffus, gut differenziert; nodulär, wenig differenziert, lymphozytisch; gemischt noduläre Typen.

II. Lymphome vom intermediären Malignitätsgrad mit mittlerer Prognose (40%): Nodulär histiozytär; diffus, wenig differenziert, lymphozytisch; gemischt-diffuse Typen.

III. Hochmaligne Lymphome mit schlechter Prognose (20%): Diffuse histiozytische Lymphome (diffus großzellig, cleaved, non-cleaved und immunoblastisch); diffus undifferenziert (Burkitt- und Nicht-Burkitt-Typen); lymphoblastische T-Zell-Lymphome.

IV. Andere Lymphome (2%): Mischformen der Lymphome, Mycosis fungoides, „echte" histiozytäre und andere unklassifizierbare Typen.

Mit den modernen Methoden der Immunphänotypisierung an frischem Tumormaterial können 80 bis 85% der NHL dem Typ der B-Lymphozyten zugeordnet werden. 15% stammen von T-Lymphozyten und weniger als 5% von Histiozyten (Monozyten – Makrophagen) oder undifferenzierten Null-Zellen ab. Es konnte auch gezeigt werden, daß die Lymphome von verschiedenen Differenzierungs- und Aktivierungsstadien der normalen Lymphozyten abstammen. Abgesehen von bestimmten T-Zell-Lymphomen hat jedoch die immunologische Klassifikation bisher keine wesentliche Rolle für die Behandlungsstrategie gespielt.

Die Verknüpfungen zwischen den verschiedenen Lymphomtypen, ihrem zellulären Ursprung und zytogenetischen Veränderungen zeigt *Tab. 31.*

Symptomatik

Das klinische Erscheinungsbild ist vielschichtig. Bei vielen Patienten besteht eine asymptomatische Vergrößerung der zervikalen oder inguinalen, häufig auch beider Lymphknotenstationen. Diese sind anfänglich weich und gut abgrenzbar, später meist verbacken. Einige Patienten weisen einen lokalen Befall, die Mehrzahl jedoch multiple Herde auf. Der Krankheitsverlauf ist sehr unterschiedlich. Gelegentlich ist der Waldeyer-Ring (insbesondere die Tonsillen) mitbeteiligt. Mediastinale und retroperitoneale Lymphome führen zur Kompression verschiedener Organe. Extranodale Manifestationen sind häufig, sie können u.U. isoliert vorkommen und das klinische Bild beherrschen. Beispielsweise kann ein Magenbefall ein Karzinom vortäuschen, intestinale Lymphome zu Malabsorptionssyndromen führen. Beim großzelligen (histiozytären) Lymphom weisen 15% der Patienten einen primären Haut- und Knochenbefall auf, beim lymphozytären Lymphom 7%. Histiozytäre Lymphome können sich auch einmal selten als isolierter Knochenbefall manifestieren. Das Knochenmark ist bei ungefähr 50% der Patienten infiltriert. Bei ausgedehnten Lymphomen im Abdomen oder Thorax tritt bei etwa einem Drittel der Patienten ein chylöser Aszites bzw. Pleuraerguß durch Kompression der Lymphwege auf *(s. Kap. LUN, 17.).* Gewichtsverlust, Nachtschweiß, Fieber und Verfall sprechen für eine disseminierte Erkrankung.

Initial besteht bei 33% der Patienten, später bei den meisten eine Anämie. Dies ist die Folge von Blutungen aus dem Gastrointestinaltrakt, einer Thrombozytopenie, Hämolyse aufgrund eines Hypersplenismus oder einer Coombs-positiven hämolytischen Anämie, Knochenmarkinfiltrationen oder einer durch Strahlen oder Medikamente bedingten Knochenmarkhemmung. Bei 20–40% der lymphozytären Lymphome und 10% der histiozytären Lymphome entwickelt sich eine leukämische Phase. Eine Hypogammaglobulinämie als Folge einer zunehmend verminderten Immunglobulinproduktion findet sich bei 15% der Patienten. Dies begünstigt das Auftreten schwerer bakterieller Infektionen. Durch den Nachweis des Ki-1(CD30)-Antigens auf den malignen Zellen konnte in letzter Zeit eine Untergruppe der hochmalignen *Lymphome definiert werden.* Dieses sogenannte Ki-1-positive großzellige *Lymphom* kann sowohl bei Kindern wie auch bei Erwachsenen vorkommen. Das Ki-1-Antigen wird auf Reed-Sternberg-Zellen und auf aktivierten B- und T-Zellen exprimiert. Immunphänotypische Untersuchungen zeigen eine Heterogenität dieses Lymphoms. 75% der Zellen stammen von T-Zellen, 15% von B-Zellen, und 10% der Zellen sind nicht klassifizierbar. Bei diesen Patienten sind Hautinfiltrate, Adenopathie und viszerale Infiltrationen rasch progredient. Es besteht die Möglichkeit der Verwechslung mit einem Morbus Hodgkin oder einem metastasierenden Karzinom.

Bei **Kindern** sind die Non-Hodgkin-Lymphome vorwiegend vom undifferenzierten, diffus histiozytären oder lymphoblastischen Typ. Diese unterscheiden sich wesentlich von den Erwachsenenlymphomen (z.B. Befall des Gastrointestinaltraktes) und erfordern eine unterschiedliche Therapie. Der lymphoblastische Typ stellt eine Sonderform der akuten lymphoblastischen Leukämie (T-Zell-Typ) dar, da beide eine Prädilektion für Knochenmark, peripheres Blut, Haut und ZNS aufweisen und die Patienten häufig einen Mediastinaltumor (Sternberg-Sarkom) und eine obere Einflußstauung zeigen. Noduläre Lymphome sind im Kindesalter selten.

Diagnostik

Non-Hodgkin-Lymphome müssen differentialdiagnostisch abgegrenzt werden von M. Hodgkin, akuter und chronischer Leukämie, metastasierenden Karzinomen, infektiöser Mononukleose, Tuberkulose (besonders primärer Hiluslymphknoten-Tbc, und anderen zu Lymphknotenvergrößerungen führenden Ursachen, einschließlich der Phenylhydantoin-induzierten Pseudolymphome. Eine exakte Diagnose kann nur aus dem histologischen Schnitt gestellt werden. Typische histologische Kriterien sind dabei die Zerstörung der normalen Lymphknotenstruktur zusammen mit einer neoplastischen Infiltration der Kapsel und des umgebenden Fettgewebes. Weiterführende immunologische Untersuchungen der Oberflächenantigene zur Abklärung der Herkunft der Zellen identifizieren die spezifischen Subtypen und sind gleichermaßen für die Prognose wie für den Behandlungsentscheid von Bedeutung (s. unten). Durch den Nachweis des allgemeinen Leukozytenantigens (leukocyte common antigen = LCA = CD45) mittels einer Peroxidasereaktion können Karzinommetastasen ausgeschlossen werden. Dies ist oft zur Differentialdiagnose „undifferenzierte" Malignome erforderlich. Im Gegensatz zu den meisten anderen Oberflächenmarkern, die nur an frischem Material analysiert werden können, kann der LCA-Test auch an fixiertem Gewebe gemacht werden.

Stadieneinteilung

Lokalisierter Befall kommt selten bei Non-Hodgkin-Lymphomen vor. In der Regel ist die Krankheit bei der Diagnosestellung bereits disseminiert, bei 90% mit nodulärer Histologie und 70% mit diffuser Histologie. Die zur Stadieneinteilung erforderlichen Untersuchungen sind ähnlich wie beim Morbus Hodgkin (s.o.). Jedoch ist die explorative Laparotomie mit Splenektomie nur selten erforderlich. Zur Stadieneinteilung und für Verlaufskontrollen werden meist Computertomographien des Abdomens und des Beckens angefertigt. Dadurch wurde die Lymphographie weitgehend verdrängt. Im Gegensatz zum Morbus Hodgkin, wo das pathologische Stadium für die Behandlung entscheidend ist, beruht bei den Non-Hodgkin-Lymphomen die Stadieneinteilung meist nur auf klinischen Untersuchungen.

Am Anfang der Erkrankung sind Allgemeinsymptome bei den Non-Hodgkin-Lymphomen seltener als beim Morbus Hodgkin und haben bei den meisten Patienten keinen Einfluß auf die Prognose. Ein Organbefall ist verbreiteter, wobei hauptsächlich das Knochenmark und das Blut beteiligt sind. Zur Erkennung des Knochenmarkbefalls ist bei allen Patienten eine Knochenmarkbiopsie erforderlich.

Behandlung und Prognose

Die Prognose und das Ansprechen auf die Behandlung werden in erster Linie durch den histopathologischen Befund, das Krankheitsstadium und in manchen Studien auch durch die Zell-Oberflächenmarker bestimmt. Patienten mit T-Zell-Lymphomen haben meist eine schlechtere Prognose als solche mit B-Zell-Typen. Jedoch wird dieser Unterschied durch die neueren intensiven Behandlungsprotokolle verringert. Andere prognostisch ungünstige Faktoren sind ein Alter über 70 Jahren, erhöhte LDH-Spiegel, große („bulky") Tumormassen mit mehr als 10 cm Durchmesser und extranodaler Befall an mehr als zwei Stellen.

Behandlung der frühen Stadien I und II: Patienten mit niedrig- oder intermediär malignen Lymphomen (Typen mit „günstiger" Prognose) haben nur sehr selten eine lokalisierte Erkrankung. Bei solchen Fällen kann aber durch eine regionale Radiotherapie eine langdauernde Kontrolle und manchmal eine Heilung der Krankheit erreicht werden. Bei ihnen beträgt die mediane Überlebenszeit mehr als 5–7½ Jahre. Trotzdem sterben die meisten Patienten an den Folgen der Erkrankung. Bei Lymphomen mit „intermediärer" Prognose haben die Patienten eine mediane Lebenserwartung von 2–5 Jahren. Wenn Patienten mit hochmalignen Lymphomen (mit „ungünstiger" Prognose) nicht behandelt werden, sterben sie innerhalb von 6–12 Monaten. Mit einer intensiven Polychemotherapie (und regionaler Bestrahlung) kann eine Heilungsrate von mehr als 50% erreicht werden.

Behandlung der fortgeschrittenen Stadien III und IV: Bei Patienten mit niedrigmalignen Histologien mit guter Prognose wird sehr unterschiedlich behandelt. In Frage kommen eine abwartende Haltung, die Monotherapie mit Alkylanzien oder eine Polychemotherapie mit zwei oder drei Zytostatika. Interferon oder andere „biologic response modifiers" versprechen bei einigen Fällen Erfolg. Obwohl durch die Behandlung die Überlebenszeit verlängert werden kann, beträgt die Heilungsrate nur weniger als 20 bis 25%, und es treten immer wieder Rezidive auf. So ist paradoxerweise die Langzeitprognose bei den „niedrigmalignen" Lymphomen eher ungünstig. Jedoch konnte durch die intensiven Polychemotherapien die Prognose sehr deutlich von „ungünstig" zu „günstig" geändert werden.

Patienten mit Lymphomen vom intermediären Malignitätsgrad kommen zu 50 bis 70% in eine komplette Remission, wenn sie mit Kombinationen von Cyclophosphamid, Vincristin und Prednison mit oder ohne Adriamycin behandelt werden (COP, CVP, CHOP, C-MOPP). Auch spät kommt es im Verlauf immer wieder zu Rezidiven, so daß nur 20 bis 30% der Patienten geheilt werden können.

Patienten mit prognostisch ungünstiger Histologie (diffus histiozytärer oder großzelliger Typ) haben meist rasch wachsende Tumoren (hochmaligne). Die früher sehr schlechte Heilungsrate von weniger als 10% konnte aber durch die modernen intensiven Kombinationschemotherapien dramatisch verbessert werden. Programme mit 4, 5 oder 6 verschiedenen Medikamenten führen bei 50 bis 75% der Patienten zur Vollremission, und ungefähr 40 bis 60% der Patienten können geheilt werden. Diese Therapieschemata (z.B. BACOP, CHOP-Bleo, M-BACOD, COMLA, PROMACE-MOPP, PROMACE-CYTABOM, COP-BLAM, MACOP-B) benutzen neben den o.g. Zytostatika auch noch andere (Bleomycin, Methotrexat mit Leucovorin-Rescue, Cytarabin, Procarbazin). Cisplatin, Epipodophyllotoxin (Etoposid = VP-16) und hochdosiertes Cytarabin sind auch wirksam und werden in neuere Behandlungsprotokolle integriert.

Seit es hochspezifische monoklonale Antikörper gegen Lymphomzellen und verbesserte Techniken zur Knochenmarkkonservierung gibt, werden bei bestimmten Patienten, die unter Standard-Behandlungsprogramm rezidivieren, neue intensive Behandlungsverfahren studiert. So können z.B. nach hochdosierter Chemotherapie und Ganzkörperbestrahlung (mit dem Ziel, ein rezidivierendes Lymphom zu eliminieren) autologe (vom Patienten selbst) oder allogene (von einem HLA-identischen Geschwister oder Spender) Knochenmarktransplantationen durchgeführt werden. Bei den autologen Verfahren erfolgt eine spezielle Behandlung zur Elimination residueller Tumorzellen („purging"). Die besten Resultate erzielt man bei Patienten im Alter unter 55 Jahren, die zum Zeitpunkt der Knochenmarktransplantation nur eine geringe Tumorlast haben. (30–60% dieser Patienten können wahrscheinlich geheilt werden, jedoch kommt es bei 10–30% zu toxizitätsbedingten Todesfällen).

Das lymphoblastische Lymphom vom T-Zell-Typ wird entsprechend der kindlichen T-Zell-Leukämie mit intensiver Chemotherapie einschließlich ZNS-Prophylaxe behandelt, wodurch ermutigende *Ergebnisse – bis zu 50%* Heilungen – möglich geworden sind.

Burkitt-Lymphom

Undifferenziertes B-Zell-Lymphom, das bevorzugt andere Bereiche als die Lymphknoten und das retikuloendotheliale System betrifft.

Ätiologie

Im Gegensatz zu den anderen Lymphomen weist das Burkitt-Lymphom eine typische geographische Verbreitung auf. Während es in den USA selten vorkommt, wird es gehäuft in Zentralafrika angetroffen. Diese Verteilung ist abhängig von klimatischen Faktoren und bisher nicht identifizierten Insekten als Überträger eines infektiösen Agens. Vieles spricht für das Herpes-ähnliche Epstein-Barr-Virus, obwohl hier der Beweis noch aussteht *(s. a. Kap. KIN, 22., Infektiöse Mononukleose)*.

Symptomatik

Das Burkitt-Lymphom kommt in allen Altersgruppen vor, ist bei Erwachsenen aber selten. Es ist häufiger bei Kindern und Jugendlichen, insbesondere beim männlichen Geschlecht. Die meisten Patienten haben große abdominale Tumormassen, ausgehend vom Darm oder vom Retroperitoneum. Andere Manifestationen sind Lymphknotenschwellungen, eine schmerzhafte Tumormasse im Kieferbereich (insbesondere bei Patienten in Afrika) oder eine Anämie als Folge der Knochenmarkinfiltration. Ohne Behandlung schreitet die Erkrankung rasch fort.

Diagnostik

Die Biopsie aus Lymphknoten oder anderem Gewebe zeigt eine diffuse Verdrängung durch charakteristische kleine bis mittelgroße Zellen mit nicht gekerbten (non-cleaved) Kernen. Sie haben eine hohe Kern/Plasma-Relation und zeigen viele Mitosen. Die Kerne sind unreif und enthalten prominente Nukleoli, während das Plasma basophil ist und mehrere auffällige Vakuolen enthält. Durch dazwischenliegende reaktive, phagozytierende Histiozyten sieht man bei fast allen Fällen unter schwacher Vergrößerung im Mikroskop den sogenannten Sternenhimmel. Immunologisch findet man B-Zell-Marker an der Zelloberfläche (meist IgM, κ- oder λ-Leichtketten), und die Zytogenetik zeigt eine Translokation t (8;14) oder weniger häufig t (8;2) oder t (8;22).

Stadieneinteilung und Therapie

Die Stadien A und B bezeichnen einzelne bzw. multiple Krankheitsmanifestationen außerhalb des Abdomens, das Stadium C den intraabdominellen Befall einschließlich dem der Nieren und Gonaden. Das Stadium D entspricht dem Stadium C zusätzlich einem Befall des Knochenmarks und ZNS. Durch operative Resektion großer abdomineller Herde bessert sich die Prognose.

Eine intermittierende intensive Chemotherapie (hochdosiertes Cyclophosphamid in Kombination mit Methotrexat, Vincristin und oft auch Adriamycin oder Cytarabin) führt in den Stadien A und B bei 70–80%, in den Stadien C und D bei 30–40% zu krankheitsfreiem Langzeitüberleben. Im Stadium der Erprobung finden sich auch hochdosierte Chemotherapieprotokolle mit anschließender Knochenmarktransplantation.

Mycosis fungoides

Seltenes, chronisch verlaufendes T-Zell-Lymphom, das primär die Haut, seltener innere Organe befällt.

Verglichen mit der Lymphogranulomatose ist die Mycosis fungoides eine seltene Krankheit. Im Gegensatz zu den meisten Lymphomen beginnt sie schleichend, manchmal als chronisch stark juckender Ausschlag, der schwierig zu diagnostizieren ist. Anfänglich plaqueartig, breitet sie sich über die gesamte Haut aus, wird dann nodulär und kann sich systemisch ausbreiten. Die Läsionen ulzerieren häufig. Die histologische Diagnose erfolgt oft erst spät, da sich nur sehr langsam größere Mengen von Lymphomzellen in der Haut ansammeln. Immunphänotypische Untersuchungen zeigen, daß es sich bei den malignen Zellen um reife T-Zellen handelt (T4+, T11+, T12+). In der Epidermis findet man charakteristische Pautriersche Mikroabszesse. Zum Zeitpunkt der Diagnose sind die meisten Patienten über 50 Jahre alt. Auch unbehandelt ist die Lebenserwartung ab Diagnosestellung durchschnittlich 7–10 Jahre. Bei einigen Patienten erfolgt eine leukämische Phase – als **Sézary-Syndrom** bezeichnet, wobei kleine T-Lymphozyten mit charakteristischen zerebriformen Kernen im peripheren Blut nachweisbar sind.

Therapeutisch werden eine Bestrahlung mit Elektronen, bei denen die meiste Energie in den ersten 5–10 mm der Gewebe absorbiert wird, sowie die topische Verabreichung von Nitrogen-Mustard erfolgreich eingesetzt. Plaques können ebenfalls durch Sonnenlicht oder örtliche Steroidverabreichung behandelt werden. In fortgeschrittenen Stadien führen alkylierende Substanzen und Folsäureantagonisten zu vorübergehenden Besserungen.

9. ERKRANKUNGEN DER PLASMAZELLEN

(Monoklonale Gammopathien; Plasmazelldyskrasien, PCD)

Eine klinisch und biochemisch heterogene Gruppe von Krankheiten, charakterisiert durch eine ungehemmte Vermehrung eines normalerweise an der Immunsynthese beteiligten Zellkons. Die Anwesenheit eines strukturell und elektrophoretisch homogenen monoklonalen Immunglobulins oder einer Polypeptid-Untereinheit im Serum und Urin ist ebenfalls vorhanden. Die klinischen Manifestationsformen sind sehr unterschiedlich, von asymptomatischen, relativ stabilen bis zu rasch progressiven, eindeutig neoplastischen Erkrankungen, wie dem multiplen Myelom, reichend. Die Klassifikation der Plasmazelldyskrasien ist in *Tab. 32.* zusammengefaßt. Zur Diagnose dieser Krankheiten sind sowohl klinische wie immunbiochemische Kriterien erforderlich.

Der normale Aufbau der Immunglobulinmoleküle und die Entwicklung der verschiedenen Immunglobulinklassen sind in *Kap. IMM, 1.* zusammengefaßt. Die Immunglobulinbildung erfolgt beim Gesunden durch individuelle Klone von Plasmazellen, die die verschiedenen Immunglobuline bilden (IgG, IgM, IgA, IgD oder IgE). Während seiner gesamten Lebenszeit sezerniert jeder Plasmazellklon nur eine Klasse von schweren Ketten (γ, μ, α, δ oder ε) und eine Klasse von *leichten Ketten* (κ oder λ). Normalerweise werden *Leichtketten etwas im Überschuß* produziert. Daher können kleine Mengen von *freien* polyklonalen κ- oder λ-Ketten (bis zu 40 mg/Tag) bei Gesunden im Urin nachgewiesen werden.

Eine unregulierte Proliferation eines Zellklons führt zu dem korrespondierenden Anstieg seines Sekretionsproduktes im Serum. Dieses monoklonale Immunglobulin (M-Gradient) kann als auffallende, schmalbasige, symmetrische Spitze leicht in der α_2-, β- oder γ-Globulin-

Tab. 32. Klassifikation der Plasmazelldyskrasien (PCD)

Verlauf	*Krankheit*	*Bemerkungen und Beispiele*
Maligne PCD symptomatisch, progressiv	Plasmozytom	IgG, IgA, nur Leichtketten (Bence-Jones), IgD, IgE, nicht sezernierend
	M. Waldenström	IgM
	Nicht erbliche primäre systemische Amyloidose	Gelegentlich nur Leichtketten (Bence-Jones), manchmal intakte Immunglobulin-Moleküle (IgG, IgA, IgM, IgD)
	Schwerkettenkrankheiten	IgG-Schwerketten-(γ-Ketten-)Krankheit A-Schwerketten-(α-Ketten-)Krankheit IgM-Schwerketten-(μ-Ketten-)Krankheit IgD-Schwerketten-(δ-Ketten-)Krankheit
Plasmazelldyskrasien mit unbekannter Signifikanz (PCDUS)	Assoziiert mit nicht-lymphoretikulären Neoplasien	Insbesondere bei Karzinomen von Kolon, Gallengängen und Mamma
asymptomatisch, meist nicht progressiv	Bei chronisch-entzündlichen und infektiösen Prozessen	Besonders bei chronischer Cholezystitis, Osteomyelitis, Tuberkulose, Pyelonephritis, rheumatoider Arthritis
	Bei verschiedenen anderen Krankheiten	Lichen myxoedematosus, Diabetes mellitus, perniziöse Anämie, chronische obstruktive Lungenerkrankungen, M. Gaucher, Lebererkrankungen; Myasthenia gravis, familiäre Hypercholesterinämie, Kaposi-Sarkom
	Bei klinisch gesunden Personen; altersabhängig	
transiente PCD		Assoziiert mit Hypersensitivität gegenüber Medikamenten, Virusinfektionen und herzchirurgischen Eingriffen

Fraktion der Elektrophorese im Serum oder Urin nachgewiesen werden. Zur Identifizierung seiner schweren und leichten Ketten ist jedoch immer eine Immunelektrophorese oder Immunfixation erforderlich. Die Höhe des M-Gradienten korreliert mit der Zahl der dieser Protein produzierenden Zellen. Daher sind diese Proteine geeignete Marker zur Diagnose und Verlaufsüberwachung von Patienten mit Plasmazelldyskrasien.

Die Ätiologie der Plasmazelldyskrasien ist unbekannt. Die meisten monoklonalen Immunglobuline (M-Gradienten), die von den Plasmazellen synthetisiert und sezerniert werden, sind qualitativ nicht verändert. Sie scheinen die normalen Produkte eines einzigen Klons zu sein, der in eine starke Proliferation übergegangen ist. Eine Ausnahme ist die „Schwerkettenkrankheit", die später beschrieben wird. Einige dieser monoklonalen Proteine haben Antikörperwirkung, am häufigsten gegen Autoantigene und bakterielle Antigene. Der Serumspiegel der normalen Immunglobuline sind meist erniedrigt.

Am häufigsten werden M-Gradienten im Serum von Patienten mit malignen Erkrankungen des plasmazellulären Serums angetroffen (multiples Myelom, Makroglobulinämie [Waldenström-Krankheit], nicht-erbliche primäre systemische Amyloidose und verschiedene

Formen von Schwerkettenkrankheiten). Sehr selten wird ein M-Gradient auch bei asymptomatischen, offensichtlich gesunden Menschen gefunden, wobei für das Auftreten eine Altersabhängigkeit besteht: 1% bei Gesunden über 25 Jahre, bis 4% über 70 Jahre. Viele dieser asymptomatischen Formen bleiben über viele Jahre unverändert und werden daher auch als **benigne Paraproteinämien** bezeichnet. Bei einigen anderen (10–15%) handelt es sich jedoch um ein zufällig bei der Elektrophorese entdecktes **„Prämyelom"**. Eine für den Einzelfall zutreffende prognostische Aussage ist nicht möglich, da sich auch nach einem Zeitraum von 20 Jahren aus einer harmlosen Paraproteinämie ein multiples Myelom entwickeln kann. Für asymptomatische Fälle mit monoklonalen Serum-M-Komponenten wird daher die Bezeichnung **„Plasmazelldyskrasie mit unbekannter Signifikanz" (PCDUS)** bevorzugt. Patienten mit PCDUS haben gewöhnlich relativ geringe M-Gradienten-Konzentrationen im Serum (< 3,0 g/dl), die lange Zeit stabil bleiben. Bei ihnen wird eine mäßige Plasmazellvermehrung im Knochenmark gefunden. Die Konzentration der anderen Immunglobuline im Serum ist normal, es fehlen Osteolysen im Skelett und eine Bence-Jones-Ausscheidung im Urin. Eine PDCUS tritt auch in Assoziation mit verschiedenen anderen Krankheiten auf *(s. Tab. 32.)*. Dabei sind die M-Gradienten wahrscheinlich Folge einer ungewöhnlichen Antikörperantwort gegenüber protrahierten Antigenstimuli. Bei diesen Fällen besteht keine Therapienotwendigkeit, jedoch sind klinische und immunchemische Befunde in Abständen von 4–6 Monaten kontrollbedürftig. Selten sind transiente PCD bei Patienten mit einer Hypersensitivität gegenüber Medikamenten (Sulfonamid, Phenytoin, Penicillin) beschrieben worden, ebenso wie bei Virusinfektionen und nach herzchirurgischen Eingriffen.

Multiples Myelom

(Plasmozytom, plasmazelluläres Myelom, Myelomatose)

Eine progredient verlaufende, stets zum Tode führende neoplastische Erkrankung, gekennzeichnet durch Plasmazelltumoren mit einer Überproduktion eines intakten monoklonalen Immunglobulins (IgG, IgA, IgD oder IgE) oder eines **Bence-Jones-Proteins** *(freie monoklonale κ- oder λ-Leichtketten) und häufig kombiniert mit zahlreichen osteolytischen Läsionen, Hyperkalzämie, Anämie, Nierenschäden und einer zunehmenden Anfälligkeit gegenüber bakteriellen Infekten.* Die beim Plasmozytom beobachtete abgeschwächte Bildung normaler Immunglobuline wird möglicherweise durch Monozyten oder Makrophagen verursacht, welche die Reifung normaler B-Zellen in Antikörper-sezernierende Plasmazellen hemmen. Die Häufigkeit des multiplen Myeloms wird auf 2–3/100000 Personen geschätzt. Männer und Frauen sind gleichermaßen betroffen. Die meisten Patienten sind älter als 40 Jahre.

Pathologie

Die am häufigsten befallenen Knochen sind Becken, Wirbelsäule, Rippen und Schädel. Röntgenologisch werden entweder eine diffuse Osteoporose oder umschriebene osteolytische Herde gesehen, die durch Druck der expandierenden Plasmazelltumoren oder durch einen von den malignen Plasmazellen sezernierten Faktor (Osteoblasten-aktivierender Faktor) hervorgerufen werden. Meist sind die Läsionen multipel, jedoch kommen gelegentlich auch solitäre intramedulläre Herde vor. Extraossäre Plasmozytome sind selten. Sie können in jedem Organ, insbesondere im Respirationstrakt, vorkommen. Ausgedehnte Ausfällungen in den Nierentubuli, die über eine Atrophie der Tubuluszellen und einer interstitiellen Fibrose zum Nierenversagen führen, kennzeichnen das Bild der **Myelom-Niere.** Bei 10% der Myelompatienten kommt es zur Amyloidausfällung *(s. Kap. ERN, 8.)*, bevorzugt bei Bence-Jones-Proteinurie (Amyloid vom Leichtkettentyp = AL).

Bei ungefähr 55% der Patienten mit Plasmozytom produzieren die Plasmazelltumoren ein IgG, bei rund 20% ein IgA; 40% dieser IgG- und IgA-Patienten haben eine zusätzliche Bence-Jones-Proteinurie. Rund 20% der Patienten haben ein **„Leichtketten-Myelom"**; ihre Plasmazellen sezernieren *nur* freie monoklonale Leichtketten (κ- oder λ-Bence-Jones-Protein), und in der Elektrophorese des Serums findet man meist keinen M-Gradienten. Die Leichtketten-Paraproteinämien gehen mit einer höheren Inzidenz an lytischen Knochenherden, Hyperkalzämie, Niereninsuffizienz und Amyloidose einher. Der Anteil an IgD-Plasmozytomen beträgt rund 1%, wobei die Serumkonzentrationen meist relativ gering sind, die massive Bence-Jones-Proteinurie (80–90% vom γ-Typ) ist charakteristisch für die Form. Das IgE-Plasmozytom ist sehr selten. Auch nichtsezernierende Plasmozytome (ohne erkennbaren M-Gradienten in Serum und Urin) sind äußerst selten (< 1% der Fälle).

Symptomatik

Persistierende, unerklärbare Knochenschmerzen (insbesondere im Rücken- und Thoraxbereich), Nierenschäden und rezidivierende bakterielle Infektionen, insbesondere Pneumokokkeninfektionen, sind die häufigsten Frühsymptome. Bei manchen Patienten herrscht eine Anämie vor, die zu Müdigkeit und Schwäche führt. Gelegentlich bestehen die Zeichen eines Hyperviskositätssyndroms (s. bei Makroglobulinämie, unten). Häufig sind auch pathologische Frakturen und Wirbelkörperkompressionen, die zur Rückenmarkkompression und zu Paraplegien führen können. Vergrößerte Lymphknoten und eine Hepatosplenomegalie sind dagegen vergleichsweise selten.

Diagnostik

Sofern nicht Knochenschmerzen oder eine Blässe bestehen, trägt die körperliche Untersuchung wenig zur Diagnosestellung bei. Wichtige Laborbefunde sind eine normochrome, normozytäre Anämie. Im Blutausstrich eine auffallende Geldrollenbildung. Die Leukozyten und Thrombozyten sind anfänglich meist normal, die Blutsenkung hochgradig beschleunigt (über 100 mm/h Westergren) und die Werte für Harnstoff, Kreatinin und Harnsäure im Serum häufig erhöht. Bei einigen Patienten findet man eine niedrige „Anionenlücke", die wertvolle diagnostische Hinweise geben kann. Eine Hyperkalzämie wird bei einem Drittel der Patienten beobachtet. Häufig ist der Serumspiegel von β_2-Mikroglobulin in Abhängigkeit von der vorhandenen Masse der Plasmazellen erhöht.

Wegen der überschießenden Synthese und Sekretion freier monoklonaler Leichtketten (Bence-Jones-Protein) wird häufig eine Proteinurie nachgewiesen. Dagegen ist eine Albuminurie selten. Wenn sie vorliegt, weist sie auf eine begleitende Amyloidose bzw. die Ablagerung von Leichtketten hin. Eine signifikante Proteinurie wird am besten durch quantitative Bestimmung der 24-Stunden-Gesamteiweißausscheidung erfaßt. Präparierte Sticks sind zum Nachweis einer Bence-Jones-Proteinurie ungeeignet, auch der Wärmetest führt häufig zu falschen Ergebnissen. Dagegen eignet sich der Suchtest mit Sulfosalizylsäure, und bei 80% wird in der Serumelektrophorese ein hoher, spitzer M-Gradient (spike) nachgewiesen, der sich zwischen den α_2- und γ-Globulinen bewegen kann. Die restlichen 20% synthetisieren nur freie monoklonale Leichtketten (Bence-Jones-Protein), wobei dann in der Serumelektrophorese meist eine Hypogammaglobulinämie ohne M-Gradient gefunden wird. Allerdings kann bei praktisch allen Patienten mit Leichtkettenplasmozytom ein homogener M-Gradient in der Urinelektrophorese nachgewiesen werden. Bei Verwendung monospezifischer Antiseren deckt die Immunelektrophorese oder die Immunfixation die Immunglobulinklasse des M-Gradienten im Serum und Urin auf.

Durch die Röntgenuntersuchung lassen sich die typischen, gut abgegrenzten, ausgestanzten osteolytischen Herde oder auch eine einfache diffuse Osteoporose nachweisen. Osteoblastische Herde sind selten, deshalb ergibt ein Skelettszintigramm meist keine verläßliche Information. Das Knochenmark zeigt eine erhöhte Zahl an Plasmazellen in allen Reifungsstadien, selten ist der Plasmazellanteil normal. Die Morphologie der Plasmazellen korreliert nicht mit der Klasse des gebildeten Immunglobulins. Obwohl Plasmazellnester und diffuse Plasmazellinfiltrationen für die Diagnose eines Plasmozytoms typisch sind, muß bedacht werden, daß das Myelom eine herdförmige Erkrankung ist, so daß im Anfangsstadium häufig nur eine unspezifische Plasmazellvermehrung beobachtet wird.

Mindestens eines der drei nachfolgenden Kriterien ist notwendig, um bei einem Patienten mit einem M-Gradienten im Serum die Diagnose eines Myeloms zu stellen: Nester oder diffuse Infiltration von Plasmazellen im Knochenmark, Osteolysen (ohne den Nachweis eines metastasierenden Karzinoms oder einer granulomatösen Erkrankung) oder eine Bence-Jones-Proteinurie > 300 mg/24 h.

Prognose

Die Krankheit verläuft progressiv; dennoch kann eine optimale Therapie die Lebensqualität verbessern und wahrscheinlich auch das Überleben verlängern. Die Lebenserwartung hängt ab von der Krankheitsausbreitung zum Zeitpunkt der Diagnose, der Angemessenheit supportiver Maßnahmen und dem Ansprechen auf eine medikamentöse Behandlung. Letztere führt bei rund 60% zu einem objektiven Ansprechen, bei diesen beträgt die mittlere Überlebenszeit 2–3 Jahre. Prognostisch ungünstige Zeichen sind ein hoher M-Gradient im Serum oder Urin, ein erhöhtes β_2-Mikroglobulin im Serum, multiple Knochenherde, Hyperkalzämie, Panzytopenie und die Entwicklung eines Nierenversagens.

Therapie

Allgemeine Maßnahmen: Die Erhaltung der Gehfähigkeit ist entscheidend. Analgetika sowie die palliative Bestrahlung (18–24 Gy) auf lokale, schmerzverursachende Knochenherde lindern beträchtlich die Schmerzen. Wichtig ist zudem eine ausreichende Flüssigkeitszufuhr. *(Die Dehydratation vor einem i. v. Pyelogramm kann zu einem akuten Nierenversagen bei Patienten mit Bence-Jones-Proteinurie führen).* Auch Patienten mit einer starken Ausscheidung von Bence-Jones-Protein (≥ 10–30 g/Tag) zeigen nur wenige Hinweise für eine Nierenfunktionsstörung, wenn für eine ausreichende Flüssigkeitszufuhr gesorgt wird (Urinausscheidung > 2000 ml/Tag). Zur Behandlung einer Hyperkalzämie eignet sich Prednison in einer Dosierung von 60–80 mg/Tag oral, intravenös oder oral gegebene Diphosphonate wirken auch bei refraktären Patienten. Eine Hyperurikämie sollte mit Allopurinol 300 mg/Tag p.o. verhindert oder behandelt werden. Bei einer nachgewiesenen Infektion müssen Antibiotika eingesetzt werden, von einer prophylaktischen Verabreichung wird jedoch abgeraten. Wenn eine Anämie Symptome macht, besteht die Indikation zur Transfusion von Erythrozytenkonzentraten. Zur Prophylaxe gegen bakterielle Infektionen und zur Behandlung einer Anämie können intravenöse Immunglobuline und rekombinantes Erythropoetin bei bestimmten Patienten indiziert sein.

Chemotherapie: Oral verabreichte Alkylanzien (Melphalan oder Lydophosphamid) können zu objektiven Remissionen führen, definiert als ein mehr als 50%iger Rückgang des M-Gradienten in Serum oder Urin. Dadurch kann die mediane Lebenserwartung um das 3–7fache verlängert werden. Melphalan (Alkeran®) wird entweder intermittierend (0,25 mg/kg/Tag über 4 Tage alle 4–6 Wochen) oder kontinuierlich verabreicht (0,09–0,14 mg/kg/Tag für 8–10 Tage, dann 0,03 mg/kg/Tag als Dauertherapie). Die intermittierende Gabe von Prednison (1 mg/kg/Tag über 4 Tage alle 4–6 Wochen) kann das Ansprechen auf Melphalan verbessern. Cyclophosphamid (200 mg täglich über 5–7 Tage, anschließend 50–100 mg/Tag als Erhaltung) scheint gleich wirksam zu sein wie Melphalan. Da beide Substanzen zu einer Leukozyto- und Thrombozytopenie führen, muß die erforderliche Dosis individuell ermittelt werden. Die Leukozyten sollten dabei nicht unter 2500/mm^3, die Thrombozyten nicht unter 90 000/mm^3 abfallen. Bei manchen Patienten, die auf die Therapie ansprechen, kommt es zum Übergang in eine akute nicht lymphatische Leukämie oder in ein myelodysplastisches Syndrom. Diese Entwicklungen sind möglicherweise durch die Exposition gegenüber mutagenen Stoffen bedingt (z. B. alkylierende Zytostatika oder Bestrahlung). Im Falle eines Nichtansprechens oder eines Rezidivs können verschiedene Zytostatika-Kombinationen versucht werden, die gelegentlich zu einem Ansprechen führen. Uneinigkeit besteht darüber, ob diese Kombinationen bei der Primärtherapie eingesetzt werden sollen und wie lange die Therapie durchgeführt werden soll. Interferon ist möglicherweise für die Behandlung von multiplen

Myelomen eine vielversprechende Substanz, jedoch ist sein optimaler Einsatz noch nicht klar. An einigen Zentren werden auch die Möglichkeiten der hochdosierten Chemotherapie und der Ganzkörperbestrahlung mit folgender autologer Knochenmarktransplantation untersucht. Bei jungen Patienten (Alter unter 45 Jahre) sollte eine allogene oder syngene Knochenmarktransplantation in Erwägung gezogen werden, falls ein geeigneter Spender zur Verfügung steht.

Makroglobulinämie

(Waldenström-Krankheit, primäre Makroglobulinämie)

Eine neoplastische Paraproteinämie, bei der normalerweise das IgM-Makroglobulin synthetisierende und sezernierende Zellen beteiligt sind. Die Makroglobulinämie unterscheidet sich klinisch vom Plasmozytom und von den anderen Plasmazelldyskrasien und in vielerlei Hinsicht einer lymphatischen Systemerkrankung. Zahlreiche Symptome sind direkt auf das in hoher Konzentration im Plasma zirkulierende hochmolekulare Makroglobulin zu beziehen. Einige dieser monoklonalen IgM-Moleküle besitzen Antikörpereigenschaften gegen autologes IgG (Rheumafaktoren) oder das I-Antigen der Erythrozyten (Kälteagglutinine). Gelegentlich besteht eine Kryoglobulinämie. Die Ätiologie ist unbekannt. Männer sind häufiger betroffen als Frauen. Das mediane Erkrankungsalter ist 65 Jahre.

Bei ungefähr 12% aller Personen mit einer monoklonalen Gammopathie liegt eine Makroglobulinämie vor. Bei vielen der Betroffenen handelt es sich um eine monoklonale Gammopathie vom IgM-Typ, im Sinne einer stabilen asymptomatischen Plasmazelldyskrasie. Kleine monoklonale IgM-Gradienten werden im Serum von ungefähr 5% der Patienten mit Non-Hodgkin-Lymphomen vom B-Zell-Typ gefunden. Man spricht dann auch von einem **„makroglobulinämischen Lymphom“.** M-Gradienten vom IgM-Typ findet man gelegentlich auch bei Patienten mit chronischer lymphatischer Leukämie oder anderen lymphoproliferativen Erkrankungen.

Symptomatik

Bei vielen Patienten manifestiert sich die Erkrankung mit Beschwerden, die auf ein **Hyperviskositätssyndrom** zurückzuführen sind: Müdigkeit, Schwäche, Haut- und Schleimhautblutungen, Sehstörungen, Kopfschmerzen und verschiedene neurologische Symptome. Stehen kardiopulmonale Beschwerden im Vordergrund, so sind diese auf das erhöhte Plasmavolumen zurückzuführen, was für die Verschlechterung der Kreislaufsituation mitverantwortlich ist. Angaben einer länger bestehenden Kälteempfindlichkeit oder einer Raynaud-Symptomatik in der Vorgeschichte sollten an das Vorkommen eines Kryoglobulins oder eines Kälteagglutinins denken lassen. Häufig stehen rezidivierende bakterielle Infektionen im Vordergrund. Bei der Untersuchung bestehen meist eine mäßige Lymphknotenvergrößerung, Purpura, Hepatosplenomegalie und eine auffällige Erweiterung der Netzhautvenen (Fundus paraproteinaemicus; s. Diagnose unten). Eine Amyloidose kommt bei 5% der Patienten vor.

Laborbefunde

Typisch sind eine stark erhöhte Blutsenkung und eine mäßige Anämie mit ausgeprägter Geldrollenbildung im Blutausstrich. Gelegentlich existieren eine Leukozytopenie mit relativer Lymphozytose und eine Thrombozytopenie. Es können Kryoglobuline, Rheumafaktoren und Kälteagglutinine vorkommen; bei den letzteren in der Regel mit einem positiven direkten Coombs-Test. Es bestehen verschiedene Gerinnungsanomalien, und die Thrombozytenfunktion kann gestört sein. Die Laborbefunde können in Gegenwart eines Kryoglobulins oder einer stärkeren Viskositätserhöhung verfälscht werden. Bei einer relativen Serumviskosität über 4,0 (normal 1,4–1,8) liegt ein Hyperviskositätssyndrom vor.

Diagnostik

Ein durch Immunelektrophorese oder Immunfixation als monoklonales IgM identifizierter M-Gradient sichert die Diagnose. Im konzentrierten Urin werden immunelektrophoretisch häufig monoklonale Leichtketten (meist vom κ-Typ) nachgewiesen, eine typische Bence-Jones-Proteinurie ist dagegen selten. Röntgenologisch besteht meist eine diffuse Osteoporose, selten dagegen sind Osteolysen. Im Knochenmark finden sich vermehrt Plasmazellen, Lymphozyten und Zwischenformen (plasmazytoide Lymphozyten). In lymphoiden Zellen kann man Perjodsäure-Schiff(PAS)-positives Material nachweisen, und die Anzahl der Mastzellen kann vermehrt sein. Lymphknotenbiopsien werden meist als diffuses, gut differenziertes oder plasmozytoides lymphozytisches Lymphom klassifiziert. Das **Hyperviskositätssyndrom** kann am Augenhintergrund durch den Nachweis einer ausgeprägten venösen Hyperämie und von umschriebenen Einkerbungen diagnostiziert werden, wodurch die Venen ein Bratwurst-ähnliches Aussehen bekommen. Das Auftreten von retinalen Blutungen, Exsudaten, Mikroaneurysmen und eines Papillenödems spricht für ein fortgeschrittenes Krankheitsstadium.

Prognose und Therapie

Der Verlauf ist variabel, im Vergleich zum Plasmozytom meist etwas benigner. Viele Patienten leben länger als 5 Jahre. Steht ein Hyperviskositätssyndrom im Vordergrund, so muß primär die Serumviskosität durch Plasmapherese gesenkt werden. Danach bilden sich rasch die durch das stark erhöhte IgM bedingten Blutungskomplikationen und neurologischen Störungen zurück. Zur Beherrschung der Hyperviskosität können wiederholt Plasmapheresen durchgeführt werden.

Bei manchen Patienten ist eine Langzeitbehandlung mit alkylierenden Zytostatika notwendig. Chlorambucil (Leukeran) in einer Dosierung von 0,03–0,09 mg/kg/Tag ist dabei das Mittel der Wahl. Auch Melphalan und Cyclophosphamid haben sich als wirksam erwiesen. Verschiedene Polychemotherapieprotokolle und Interferon werden zur Zeit in Studien untersucht.

Schwerkettenkrankheiten

Neoplastische Plasmazelldyskrasien, die durch eine Überproduktion von homogenen γ-, α-, μ- oder δ-Schwerketten der Immunglobuline gekennzeichnet sind. Die meisten dieser monoklonalen Proteine sind strukturell normalen Antikörpermolekülen ähnlich. Dagegen bilden die Schwerkettenkrankheiten eine Ausnahme, weil hier inkomplette monoklonale Immunglobuline gebildet werden (echte **„Paraproteine"**). Anomale Lymphozyten oder Plasmazellen sezernieren die verschiedenen schweren Ketten. Das klinische Bild ähnelt eher dem bei Lymphomen als dem beim multiplen Myelom. Die meisten Schwerketten-Paraproteine sind Fragmente normaler Schwerketten, bei denen verschieden lange Teile fehlen. Dies scheint das Ergebnis struktureller Mutationen zu sein. Eine ε-Schwerketten-Krankheit ist bisher noch nicht beschrieben.

IgG-Schwerketten-Krankheit (γ-Ketten-Krankheit)

Mehr als 60 Fälle sind bisher beschrieben, vor allem bei älteren Männern, aber auch wenige Fälle bei Kindern. Oft liegen gleichzeitig chronische Erkrankungen vor, wie z. B. rheumatoide Arthritis, Sjögren-Syndrom, systemischer Lupus erythematodes, Tuberkulose, Myasthenia gravis, hypereosinophiles Syndrom, autoimmunhämolytische Anämie und Thyreoiditis. Das klinische Bild ähnelt dem eines malignen Lymphoms. Häufig findet man Lymphknotenschwellungen und eine Hepatosplenomegalie, ebenso wie Anämie, Leukopenie, Thrombozytopenie, Eosinophilie und atypische Lymphozyten oder Plasmazellen im Blut. Auch beobachtet man Fieber, rezidivierende Infektionen und eine Verminderung der normalen Immunglobulinspiegel. Ein Viertel der Patienten hat ein Ödem am Gaumen. Der Verlauf ist unterschiedlich und geht von einigen Monaten bis zu mehr als 5 Jahren. Todesursachen sind meist bakterielle Infektionen oder die fortschreitende Erkrankung.

Die **Diagnose** basiert auf dem durch Immunelektrophorese oder Immunfixation geführten Nachweis freier, homogener Schwerkettenfragmente von IgG im Serum und Urin, wobei monoklonale Leichtketten fehlen. 50% der Patienten haben monoklonale Gradienten im Serum (oft breit und heterogen erscheinend) von mehr als 1 g/dl, und ebenfalls 50% haben eine Proteinurie von mehr als 1 g/Tag. Die Schwerketten aller vier IgG-Subklassen kommen vor, wobei die G3-Subklasse am häufigsten ist. Knochenmarkbefunde und Histopathologie der Lymphknoten sind variabel. Auf den Röntgenaufnahmen der meisten Patienten findet man keine Osteolysen. Bei der Autopsie findet man selten Amyloidablagerungen. Eine **Behandlung** mit alkylierenden Zytostatika oder Kortikosteroiden und Strahlentherapie führt zu vorübergehenden Remissionen.

IgA-Schwerketten-Krankheit (α-Ketten-Krankheit)

Dies ist die häufigste Schwerkettenkrankheit und tritt vorwiegend im jüngeren Alter, meist zwischen dem 10. und 30. Lebensjahr, auf. Sie kommt vor allem im Mittleren Osten vor und hat eine enge Beziehung zum „Mittelmeer-Lymphom" oder zur „immunproliferativen Dünndarmerkrankung". Selten kommt die Erkrankung auch in der westlichen Hemisphäre vor. Das klinische Bild ist sehr uniform. Fast alle Patienten haben einen diffusen Lymphombefall im Abdomen mit Malabsorptionssyndrom. Bei der histopathologischen Untersuchung findet man eine Zottenatrophie mit massiver Infiltration der Lamina propria des Dünndarms mit Lymphozyten, Plasmazellen und/oder Immunoblasten. Diese zellulären Infiltrate können pleomorph sein, aber nach histologischen Kriterien nicht unbedingt maligne. Auch die mesenterialen Lymphknoten können eine ähnliche lymphoplasmozytische Infiltration aufweisen, jedoch sind periphere Lymphknoten, Knochenmark, Leber und Milz gewöhnlich nicht betroffen. Auf Röntgenbildern sieht man keine Osteolysen. In der Serumprotein-Elektrophorese findet man keinen M-Gradienten, jedoch ergibt die Immunelektrophorese bzw. Immunselektion freie α-Ketten. Das anomale Protein findet sich meist im intestinalen Sekret und kann auch im Urin konzentriert werden. Eine Bence-Jones-Proteinurie fehlt.

Nach einer Behandlung mit Kortikosteroiden, Zytostatika und Breitspektrum-Antibiotika sind gelegentlich langanhaltende Remissionen beschrieben worden. Das Ansprechen auf Antibiotika und die spezielle geographische Verteilung dieser Erkrankung könnten darauf hinweisen, daß es sich bei der α-Ketten-Krankheit um eine abnorme Immunantwort auf einen Parasiten oder einen anderen Mikroorganismus handelt. Damit ist diese Krankheit nicht immer eine Neoplasie. Eine seltene Form dieser Erkrankung befällt den Respirationstrakt.

IgM-Schwerketten-Krankheit (μ-Ketten-Krankheit)

Das klinische Bild dieser seltenen Erkrankung ist sehr ähnlich einer lange bestehenden chronischen lymphatischen Leukämie oder anderen lymphoproliferativen Erkrankungen. Vorwiegend sind die viszeralen Organe befallen (Milz, Leber, abdominelle Lymphknoten), und periphere Lymphknotenschwellungen sind nur wenig ausgeprägt. Bei zwei Drittel der Patienten findet man Plasmazellen mit Vakuolen im Knochenmark. Auch eine Bence-Jones-Proteinurie (Typ κ), pathologische Faktoren und eine Amyloidose kommen vor. Eine routinemäßig durchgeführte Serumprotein-Elektrophorese ist meist normal oder zeigt eine Hypogammaglobulinämie.

Die **Diagnose** ergibt sich aus der Immunelektrophorese, bei der man ein rasch wanderndes Serumprotein findet, das mit Antiserum gegen μ-Ketten, aber nicht mit Antiseren gegen Leichtketten reagiert. Nur selten findet man freie μ-Ketten im Urin. Wie schon erwähnt, findet man jedoch eine κ-Bence-Jones-Proteinurie häufig (bei 10 von 15 Patienten). Die monoklonalen κ-Leichtketten haben keine strukturelle Verbindung zu den μ-Ketten, auch wenn sie wahrscheinlich von den gleichen Zellen synthetisiert werden. Der Grund für die Unfähigkeit, sich miteinander zu verbinden, ist unklar, kann aber durch fehlende Teile in den anomalen schweren Ketten bedingt sein.

IgD-Schwerketten-Krankheit (δ-Ketten-Krankheit)

Bisher gibt es nur eine Fallbeschreibung. Dabei handelt es sich um einen älteren Mann, der ein Plasmozytom-ähnliches Bild zeigte. Es bestanden eine erhebliche plasmazelluläre Knochenmarkinfiltration und osteolytische Herde im Schädel. In der Serumelektrophorese war eine kleine M-Komponente nachweisbar, der nur mit einem monospezifischen Anti-IgD-Antiserum, nicht jedoch mit anderen Antiseren gegen schwere und leichte Ketten reagierte. Es fehlte eine Proteinurie. Der Tod trat aufgrund eines Nierenversagens ein. Der pathohistologische Hauptbefund war eine Verdickung der glomerulären Basalmembran, wahrscheinlich bedingt durch eine Ablagerung des anomalen Proteins.

10. ERKRANKUNGEN DER MILZ

(s. a. Kap. IMM, 2., Spezifische Immundefekte, durch fehlende Milzfunktion induzierte Syndrome)

Bei der Betrachtung der Struktur und der Funktion der Milz ergibt sich, daß diese praktisch aus zwei Organen besteht, einem immunologischen Organ, der **„weißen Pulpa"**, aus periarteriellen lymphatischen Scheiden und den Keimzentren, und einem phagozytierenden Organ, der **„roten Pulpa"**, in der phagozytierende Makrophagen und Granulozyten die Markräume und Sinusoide auskleiden.

Die Funktionen der weißen Milzpulpa bestehen 1. in der Bildung humoraler Antikörper, unter bestimmten Bedingungen werden hier auch unerwünschte Antikörper gegen zirkulierende Blutzellen synthetisiert, wie bei der immunologisch bedingten thrombozytopenischen Purpura (ITP) oder bei der Coombs-positiven immunhämolytischen Anämie, und 2. wie in den anderen lymphatischen Organen in der Bildung und Reifung von B- und T-Lymphozyten und Plasmazellen.

Die Funktionen der roten Milzpulpa bestehen 1. in der Entfernung unerwünschter Partikel, wie Bakterien oder gealterten Blutzellen; beispielsweise führt bei Immunzytopenien (ITP, Coombs-positive hämolytische Anämie und einige immunologisch bedingte Neutropenien) die Phagozytose von Antikörper-beladenen Zellen durch Makrophagen und Granulozyten der roten Pulpa zu deren Zerstörung; 2. in der Speicherfunktion für Blutzellen, insbesondere für Leukozyten und Thrombozyten; 3. in der Auslese und Ausschälung von Erythrozyten-Einschlüssen (z. B. Heinz-Körper = Präzipitate von unlöslichem Globin, Howell-Jolly-Körper = Kernfragmente und ganze Kerne aus Erythrozyten): Nach der Splenektomie werden deshalb gehäuft kernhaltige Erythrozyten oder Erythrozyten mit Kernresten (Howell-Jolly-Körperchen) angetroffen; und 4. in der Blutbildung: Die Hämatopoese spielt sich normalerweise nur während der Fetalperiode in der Milz ab. Nach der Fetalperiode können bei einer Verletzung der Sinusoide im Knochenmark (z. B. durch Fibrose oder Tumoren) hämatopoetische Stammzellen in den Kreislauf gelangen und auch im Erwachsenenalter die Milz und die Leber repopulieren (myeloische Metaplasie).

Hyperspleniismus

Syndrome mit einer Verminderung peripherer *Blutzellen und Splenomegalie.* Die Leitsymptome dieses Syndroms sind 1. Milzvergrößerung; 2. Verminderung einer oder mehrerer Blutzellengruppen, was zu einer Anämie, Leukozytopenie, Thrombozytopenie oder zu einer Kombination dieser Möglichkeiten führt, zusammen mit einer Hyperplasie der Vorstufen der fehlenden Zellen im Knochenmark, und 3. die Beseitigung der Zytopenie durch Splenektomie.

Ätiologie

Die Störungen der Milz entwickeln sich nahezu ausschließlich sekundär bei anderen Grundkrankheiten. Einige Ursachen für den Hypersplenismus sind in *Tab. 33.* zusammengefaßt. Eine Leberzirrhose oder eine Portalvenen- bzw. Milzvenenthrombose mit einer portalen Hypertension können Ursache einer Splenomegalie und des Hypersplenismus sein. In gemäßigten Klimazonen sind lymphoproliferative und myeloproliferative Erkrankungen sowie Speicherkrankheiten (z. B. Morbus Gaucher) und Kollagenkrankheiten die Hauptursachen, in den Tropen sind es vor allem Infektionskrankheiten wie Malaria und Kala-Azar.

Pathogenese

Die Hauptursache für die Zytopenie bei einem Hypersplenismus ist die vermehrte Sequestration von Blut in der großen Milz. Diese Schlußfolgerung ergibt sich aus folgenden Hinweisen: 1. Im Vergleich zum arteriellen Blut finden sich im venösen Blut der Milz deutlich weniger Leukozyten und Thrombozyten. 2. Als Zeichen eines vermehrten Abfangens von Zellen in einer vergrößerten Milz findet sich eine übermäßige Anreicherung von Radiochrom(^{51}**Cr**)-markierten Erythrozyten oder Thrombozyten. 3. Wenn man splenektomierten Tieren Diffusionskammern mit lebendem Milzgewebe in die Peritonealhöhle implantiert, hat dieses keinen Effekt auf die Blutzellenzahlen. Dies spricht sehr deutlich gegen die Existenz eines humoralen Milzfaktors beim Hypersplenismus. 4. Wenn man Versuchstieren Adrenalin

Tab. 33. Häufige Ursachen des Hypersplenismus

Krankheitsgruppen	*Krankheiten*
Kongestive Splenomegalie	Leberzirrhose Kompression oder Thrombosen der Pfortader und Milzvenen
Infektiöse und entzündliche Krankheiten	Akute Infektionen – z. B. infektiöse Mononukleose, infektiöse Hepatitis, subakute bakterielle Endokarditis (SBE), Psittakose Chronische Infektionen – z. B. Miliar-TBC, Malaria, Brucellose, Kala-Azar, Syphilis Sarkoidose Amyloidose Bindegewebskrankheiten – einschließlich SLE und Felty-Syndrom
Lympho- und myelo proliferative Erkrankungen	Lymphome – z. B. M. Hodgkin Leukämien – besonders bei chronischer lymphatischer und chronischer myeloischer Leukämie Polycythaemia vera Myelofibrose
Chronische, meist angeborene, hämolytische Anämien	Mit Anomalien der Erythrozytenmorphologie – z. B. hereditäre Sphärozytose, hereditäre Elliptozytose Hämoglobinopathien – einschließlich Thalassämien, Sichelzellanämien (z. B. HbS-C), angeborene hämolytische Anämien mit Heinzschen Innenkörpern Erythrozytenenzymdefekte – z. B. Pyruvatkinasemangel
Speicherkrankheiten	Lipoidosen – z. B. M. Gaucher, Niemann-Pick und Hand-Schüller-Christian-Krankheit Nicht-Lipoidosen: Abt-Letterer-Siwe-Syndrom
Milzzysten	Meist als Resorptionsfolge primärer intralienaler Hämatome

Modifiziert nach: ‚*Hematology*', W. J. Williams et al., 1976, McGraw-Hill Inc. Mit Genehmigung des Verlags.

spritzt, kommt es zur Milzverkleinerung und gleichzeitig zu einem Anstieg der peripheren Leukozyten- und Thrombozytenzahlen. Bei Menschen mit Hypersplenismus ist eine solche Reaktion sehr ausgeprägt, was dafür spricht, daß durch diese Manipulation in der Milz gespeicherte Blutkörperchen freigesetzt werden können.

Die Tatsache, daß bei den meisten hämolytischen Anämien eine Splenomegalie auftritt, läßt vermuten, daß ein Wachstum der Milz durch ein gesteigertes „Arbeitsangebot" stimuliert werden kann, in diesem Falle die Aufgabe des Abfangens und der Zerstörung abnormer Erythrozyten. Bei vielen Zuständen mit chronischer Hämolyse (z. B. hereditärer Sphärozytose oder Thalassämie) beobachtet man einen Circulus vitiosus durch diese „Arbeitshypertrophie". In diesen Fällen kann durch die Splenektomie eine deutliche klinische Besserung erreicht werden. Hat eine chronische Hämolyse zur Hyperplasie des Milzgewebes geführt, so erfüllt dieses seine Funktionen weitgehend unselektiv – dadurch erklärt sich das häufige Auftreten von Thrombozytopenie bei vielen chronischen hämolytischen Erkrankungen. Auf einen vergleichbaren Mechanismus ist der häufige, vorübergehende und unspezifische Abfall peripherer Blutzellen bei Patienten zurückzuführen, bei denen zirkulierende Mikroorganismen zu einer akuten Milzvergrößerung geführt haben, z. B. subakute bakterielle Endokarditis, Miliartuberkulose, infektiöse Hepatitis, Psittakose und infektiöse Mononukleose.

Symptomatik

Die klinische Symptomatik wird weitgehend von der Grundkrankheit geprägt. Neben einer tastbaren Milzvergrößerung können folgende Symptome auftreten: 1. Ein vorzeitiges Sättigungsgefühl wird durch Einengung des Magens durch den Milztumor hervorgerufen. 2. Schmerzen im linken Oberbauch und/oder ein perisplenitisches Reiben sprechen für einen Milzinfarkt. 3. Strömungsgeräusche im Epigastrium und über der Milz, die als Folge eines gestörten Rückflusses von Blut aus einer massiv vergrößerten Milz auftreten, können die Entwicklung blutender Ösophagusvarizen ankünden. 4. Die Zytopenien können verschiedene Folgen haben: Infektionen beim Abfall der absoluten Granulozytenzahl unter 1000/µl, Purpura oder Schleimhautblutungen bei niedrigen Thrombozytenzahlen oder Symptome der Anämie.

Diagnostik

Da einem Hypersplenismus eine ganze Reihe von Erkrankungen zugrunde liegen kann *(s. Tab. 33.)*, bestimmen Vorgeschichte und klinische Untersuchungen den zeitlichen Ablauf der Untersuchungsverfahren.

1. Peripherer Blutausstrich. Da viele hämatologische Erkrankungen mit einer Splenomegalie assoziiert sind, kann evtl. aus dem peripheren Blutbild die Diagnose gestellt werden (z. B. Lymphozytose bei chronischer lymphatischer Leukämie, Sphärozytose bei hereditärer Sphärozytose). Die Thrombozytenzahl liegt selten unter 50000/µl. Das mittlere Thrombozytenvolumen ist klein. Außer bei den Leukämien sind die Leukozyten vermindert. Eine deutliche Basophilie, Eosinophilie oder kernhaltige bzw. tränenförmige Erythrozyten weisen auf ein myeloproliferatives Syndrom hin.

2. Knochenmarkuntersuchung. (a) Zelluläre Hyperplasie der Zellinie bzw. Zellinien, die im peripheren Blut vermindert sind. (b) Lymphozytäre Infiltrationen bei lymphatischen Systemerkrankungen. (c) Hyperplasie der Myelopoese bei myeloproliferativen Erkrankungen. (d) Unreife Blasten bei akuten Leukämien. (e) Fibrose bei myeloischer Metaplasie. (f) Schollige Ablagerungen PAS-positiver Substanzen bei Amyloidose. (g) Fettspeichernde Makrophagen bei der Gaucher- und anderen Speicherkrankheiten.

3. Erfassung der Milzgröße: Ein Milzszintigramm mit Technetium-markiertem Kolloid ist eine verläßliche nichtinvasive Methode, um einen Tumor im linken Oberbauch als Milz zu identifizieren. Manchmal sieht man auch pathologische Areale innerhalb der Milz. Mit einer Computertomographie kann die Milzgröße bestimmt werden. Sie dient auch zur Diagnostik von Veränderungen in der Milz und in der Nachbarschaft der Milz. Mit weniger Aufwand können diese Befunde bei den meisten Fällen auch mittels Ultraschalluntersuchungen erhoben werden. Vergleichbare Ergebnisse erbringt auch die Kernspintomographie, mit der jedoch auch der Blutfluß durch die Milz erfaßt werden kann. Damit eignet sich diese Methode insbesondere auch zur Diagnostik von Thrombosen in der Vena portae und der Milzvene.

4. Spezielle Untersuchungen: ^{51}Cr-markierte Erythrozyten- und Thrombozyten-Überlebenszeit und Bestimmung der Aufnahme von Radioaktivität durch die Milz sind wichtig zur Bestimmung einer Hypersequestration. Dies insbesondere dann, wenn eine Splenektomie in Erwägung gezogen wird.

5. Spezielle Laborbefunde können zur Differentialdiagnose der vielen mit einer Splenomegalie einhergehenden Erkrankungen beitragen. (a) **Serumelektrophorese:** Eine monoklonale Gammopathie oder eine Hypogammaglobulinämie sprechen für lymphoproliferative Erkrankungen oder Amyloidose, eine heterogene Hypergammaglobulinämie für chronische Infektionen (z.B. Malaria, Kala-Azar, Brucellose, Tuberkulose oder Zirrhose bei Banti-Syndrom, Sarkoidose und Kollagenkrankheiten). (b) **Harnsäure:** Eine Hyperurikämie tritt bei myeloproliferativen, selten bei lymphoproliferativen Syndromen auf. (c) **Alkalische Leukozytenphosphatase** ist bei myeloproliferativen Erkrankungen erhöht, nur bei der chronischen myeloischen Leukämie ist sie niedrig. (d) **Leberfunktionstests:** Pathologisch bei Banti-Syndrom infolge Zirrhose; eine isolierte Erhöhung der alkalischen Phosphatase spricht für eine Leberinfiltration bei myeloproliferativen und lymphoproliferativen Erkrankungen und Miliartuberkulose. Das Serum-Vitamin B_{12} kann bei myeloproliferativen Syndromen, insbesondere bei chronischer myeloischer Leukämie und Polycythaemia vera, erhöht sein, was durch einen Anstieg des von den polymorphzelligen Granulozyten sezernierten B_{12}-Bindungsproteins bedingt ist.

Therapie

Bei den meisten Patienten mit Splenomegalie ist nicht die Splenektomie, sondern die Behandlung der Grundkrankheit indiziert. Da nach Splenektomie eine erhöhte Infektanfälligkeit besteht (Haemophilus influenzae, Pneumokokken), ist die Indikation zur Splenektomie oder Milzbestrahlung streng zu stellen. Dazu gehören: 1. Hämolytische Syndrome, bei denen die verkürzte Überlebenszeit abnormer Erythrozyten durch eine additive Wirkung der Splenomegalie zusätzlich verkürzt wird, wie beispielsweise bei Kugelzellanämie und Thalassämien; 2. schwere Panzytopenien bei massiver Milzvergrößerung, die bei Fettspeicherkrankheiten bis auf das 30fache der Norm vergrößert sein kann; 3. Gefäßstörungen mit Milzbeteiligung – wie rezidivierende Infarkte oder blutende Ösophagusvarizen mit ausgeprägten lienalen Kollateralen; 4. mechanische Einengung anderer Organe (z.B. Magen bei frühem Sättigungsgefühl oder Obstruktion des linken Nierenbeckens) und 5. nicht tolerable Blutungsneigung, sofern die Thrombozytopenie eindeutig auf den Hypersplenismus bezogen werden kann.

Sonstige Krankheiten mit Splenomegalie

Myeloproliferative Syndrome: Dazu gehören Polycythaemia vera, Myelofibrose mit myeloischer Metaplasie, chronische myeloische Leukämie und essentielle Thrombozytose *(s. Kap. HÄM, 3.). Die Milz vergrößert* sich zunehmend, am stärksten bei Myelofibrose, wenn das Knochenmark obliteriert und die Milz die *Blutbildung übernimmt.* Die Milzvergrößerung kann erheblich sein. Wenn die oben beschriebenen Indikationen zutreffen, kann eine *Splen*ektomie günstig sein.

Lymphoproliferative Erkrankungen: Die Milz ist bei chronischer lymphatischer Leukämie und bei den Lymphomen (einschließlich des M. Hodgkin) vergrößert; *s. Kap. HÄM, 7. und 8.* Zusammen mit der Splenomegalie sind Lymphknotenvergrößerungen, Störungen der Immunglobulinbildung und Lymphozytenfunktion (z.B. Anergie) vorhanden. Der Nachweis einer lymphatischen Knochenmarkinfiltration hilft bei der Diagnosestellung.

Lipidspeicherkrankheiten: Glukozerebroside (bei **Gaucher**-Krankheit) oder Sphingomyelin (bei **Niemann-Pick**-Erkrankung) können in der Milz gespeichert werden. Bei der

Gaucher-Krankheit kann der Milztumor der einzige auffallende pathologische Befund sein. Die Splenektomie kann hier hilfreich sein, allerdings verschlechtert sich die Glykolipidspeicherung in der Leber und den Knochen nach Splenektomie *(s. a. Kap. ERN, 7., Anomalien im Lipidstoffwechsel)*.

Kollagenkrankheiten: Sowohl bei SLE als auch bei rheumatoider Arthritis können Splenomegalie und Leukozytopenie vorkommen. Bei letzterer, auch **Felty-Syndrom** genannt, kann die Leukozytopenie ausgeprägt sein, wodurch rezidivierende Infektionen auftreten. Die zur Milzvergrößerung führenden Mechanismen sind unbekannt. Die Splenektomie führt nur bei ca. der Hälfte der Patienten zum Erfolg, wahrscheinlich weil ein Überschuß an Immunkomplexen (z. B. Rheumafaktor oder IgG) auch entlang allen übrigen Gefäßen des Kreislaufs zum Auswandern von neutrophilen Granulozyten führt (Margination). Bei rheumatoider Arthritis mit Splenomegalie sollte auch an eine Amyloidose der Milz gedacht werden.

Banti-Syndrom: Eine chronische Druckerhöhung in den Milzvenen kann durch Zirrhose, Pfortader- oder Milzvenenthrombose und bestimmte angeborene Pfortaderanomalien hervorgerufen werden. Eine darauf zurückzuführende Ösophagusvarizenblutung kann durch eine zusätzliche Thrombozytopenie als Folge der Splenomegalie verstärkt werden. Die Diagnose wird durch die Splenographie oder Kernspintomographie erleichtert, welche den Nachweis oder das Fehlen einer extrahepatischen portalen Obstruktion ermöglicht. Die Behandlung erfolgt entsprechend der auslösenden Grundkrankheit.

11. ONKOLOGIE

Bösartige Erkrankungen: *eine zelluläre Malignität, deren besondere Charakteristik – der Verlust der normalen Kontrolle – zu ungeregeltem Wachstum, fehlender Differenzierung und lokaler Invasion sowie Metastasierung führt.*

Bösartige Erkrankungen können sich in jedem Alter in jedem Gewebe oder Organ entwickeln. Wenn sie früh entdeckt werden, sind sie möglicherweise heilbar. Deshalb müssen die Ärzte sehr auf prädisponierende vererbte oder umweltbedingte Faktoren achten. Eine vollständige Anamnese und die klinische Untersuchung sind Grundvoraussetzungen für eine Frühdiagnose und erlauben auch, das Stadium der Erkrankung festzulegen (s. unten). Spezielle Fragen betreffend eine familiäre Krebsbelastung, eine Umweltbelastung oder frühere Erkrankungen (z. B. Autoimmunerkrankungen, vorausgegangene immunsuppressive Therapie, AIDS) müssen gestellt werden. Es ist wichtig, Symptome aller Organsysteme abzufragen, insbesondere Müdigkeit, Gewichtsverlust, Fieber oder Nachtschweiß, Husten, blutiger Auswurf, Bluterbrechen oder Blut im Stuhl, Veränderung der Stuhlgewohnheiten, anhaltende Schmerzen. Bei der Untersuchung müssen Lymphknotenregionen, Lungen, Mammae, Abdomen sowie die rektale und vaginale Untersuchung besonders beachtet werden. Der Patient sollte sich selbst beobachten, um frühe Zeichen einer bösartigen Erkrankung zu erkennen. Eine Kooperation durch Selbstuntersuchung und durch Akzeptanz von diagnostischen Untersuchungen und Therapieverfahren ist unerläßlich, um gute Ergebnisse zu erzielen.

Die Ärzte haben auch die Pflicht, therapiebedingte Komplikationen bei ihren Krebspatienten zu behandeln. Unterstützende Maßnahmen und die optimale Behandlung therapiebedingter Komplikationen („supportive care") sind notwendig, um bei einem Patienten eine Heilung und nicht nur eine Palliation zu erreichen. (Über Komplikationen bei malignen Erkrankungen und Behandlung therapiebedingter Nebenwirkungen siehe weiter unten). Die psychologische Unterstützung durch den Arzt und andere Personen des Gesundheitsdienstes (z. B. Psychiater und Sozialarbeiter) hilft dem Patienten, die Therapie zu ertragen. Der Arzt muß dem Patienten gegenüber ehrlich sein, ihn aber mit einem gewissen Optimismus unterstützen. Der Patient muß sicher sein, daß alle an der Betreuung Beteiligten bereit sind, Fragen zu beantworten.

Patienten mit weit fortgeschrittenen Krebserkrankungen greifen oft nach einem Strohhalm. Man muß sie informieren und vor denen warnen, die fälschlicherweise eine rasche Heilung versprechen. Die American Cancer Society oder das National Cancer Institute stellen Listen mit erfahrenen Ärzten zur Verfügung.

Epidemiologie

Das **Alter** hat den deutlichsten Einfluß auf die Inzidenz maligner Erkrankungen und die Krebssterblichkeit. In den USA verdoppelt sich ab dem 25. Lebensjahr die Inzidenz alle 5 Jahre. Bestimmte maligne Erkrankungen (z. B. der Prostata, des Magens, des Kolons) haben ihren Häufigkeitsgipfel zwischen 60 und 80 Jahren. Andere (z. B. akute lymphatische Leukämien) haben ihren Häufigkeitsgipfel zwischen der Geburt und dem 10. Lebensjahr.

Geographische Unterschiede bei der Krebshäufigkeit geben Hinweise auf die Ätiologie und führten dazu, Gruppen von Auswanderern zu untersuchen. Seit 1930 ist in den USA die Häufigkeit der Magenkarzinome um den Faktor 4 zurückgegangen. In Japan ist die Inzidenz von Kolonkarzinomen und Mammakarzinomen niedrig. Bei den in die USA ausgewanderten Japanern nimmt die Häufigkeit aber zu und erreicht die der Amerikaner. Wahrscheinlich spielen hier Veränderungen der Ernährungsgewohnheiten eine Rolle. Die Bronchialkarzinome nahmen in den USA von 5/100000 im Jahre 1930 auf 114/100000 im Jahr 1990 zu, was sicherlich in Zusammenhang mit den Rauchgewohnheiten steht.

Familiäre Belastung: In manchen Familien findet man eine erhöhte Krebshäufigkeit, die entsprechend den Mendelschen Gesetzen wie ein einzelnes Gen vererbt wird *(s. Tab. 34.)*.

Tab. 34. Familiäre Neoplasien und Präneoplasien

	Neoplasien
Retinoblastom	
MEN*, Typ I	(Hypophysenadenom, Nebenschilddrüsenadenom, Inselzelltumor des Pankreas)
MEN, Typ II a	(medulläres Schilddrüsenkarzinom, Phäochromozytom, Nebenschilddrüsenhyperplasie)
MEN, Typ II b	(Typ II a + Schleimhaut-Neurinome)
Gardner-Syndrom	
Familiäre Kolonpolypose	
Basalzellnävus-Syndrom	
Trichoepitheliom	
	Präneoplasien
Hamartome	Neurofibromatose, *tuberöse* Sklerose, Peutz-Jeghers-Syndrom, von-Hippel-Lindau-Erkrankung, *multiple Exostosen*
Genodermatosen	Xeroderma pigmentosum, Albinismus, polydysplastische Epidermolysis bullosa
Immundefektsyndrome	Ataxia teleangiectatica, Wiskott-Aldrich-Syndrom, X-Chromosom-abhängige Agammaglobulinämie
Chromosomenbrüche oder Polyploidie	Bloom-Syndrom, Fanconi-Syndrom, Down-Syndrom

*MEN = Multiple endokrine Neoplasie

Einige dieser Erkrankungen werden im Manual an anderer Stelle beschrieben: **Retinoblastom** *(s. Kap. KIN, 12.)*, **multiple endokrine Neoplasie** *(s. Kap. END, 5.)*, MEN, Typ I mit dem Verlust eines Allels auf dem Chromosom 11 [11q13], Typ IIA und Typ IIB, familiäre Polypose *(s. Kap. MDA, 15.)*, **Gardner-Syndrom, Lynch-Syndrom** *(s. Kap. MDA, 15.)*, und **Immundefektsyndrome** *(s. Kap. IMM, 2.)*.

Ätiologie und Pathophysiologie

Zellkinetik

Alle menschlichen Zellen, die zur Replikation fähig sind (z.B. Knochenmark und Gastrointestinaltrakt) durchlaufen den **Zellteilungszyklus** *(s. Abb. 4.)*. Tochterzellen gehen entweder in eine unterschiedlich lange Ruhephase über, oder sie treten wieder in den Zellteilungszyklus ein. Bei malignen Zellen dauert der Zellteilungszyklus meist viele Tage. Als **Generationszeit** bezeichnet man *die Zeit, die maligne Zellen brauchen, um den Zellteilungszyklus zu durchlaufen und zwei Tochterzellen zu bilden.* Viele Zytostatika wirken nur auf Zellen im Zellteilungszyklus und einige hier wiederum nur während spezieller Phasen des Zellteilungszyklus.

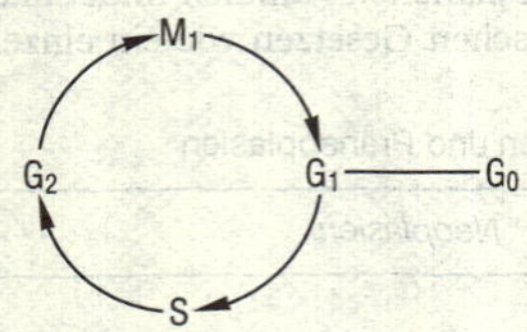

Abb. 4. **Zellteilungszyklus**
G_0 = Ruhepause (nichtproliferierende Zellen)
G_1 = Variable Prä-DNS-Synthese-Phase (12 Stunden bis einige Tage)
S = DNS-Synthese-Phase (meist 2–4 Stunden)
G_2 = Post-DNS-Synthese-Phase (2–4 Stunden; der DNS-Gehalt der Zellen ist jetzt tetraploid)
M_1 = Mitosephase (1–2 Stunden)
(Modifiziert nach *Radiobiology for the Radiologist,* ed. 2, E. J. Hall [ed.] Philadelphia, J. B. Lippincott Company, 1978, Seite 114; mit Erlaubnis des Verlags.)

Man geht davon aus, daß in einem Tumor verschiedene Zellkompartimente vorliegen *(s. Abb. 5.)*. Während jeder Phase des Tumorwachstums können die Zellen entweder im Zellteilungszyklus sein, ruhen oder aus einem ruhenden Stadium in den Zellteilungszyklus übergehen oder umgekehrt. Die Haupttumormasse besteht aus Zellen in einem nichtproliferierenden Kompartiment. Bei kleinen Tumoren ist der Prozentsatz der Zellen im Zellteilungszyklus größer und damit auch das Proliferations*potential* größer. Dagegen ist bei großen Tumoren *der Anteil der Zellen* im Zellteilungszyklus kleiner und somit die Proliferations*aktivität* viel geringer. Das Tumorwachstum hält sich an die Gompertz-Funktion, d.h., anfangs ist das Wachstum exponentiell, und es geht später in eine Plateauphase über, wenn die Absterberate der Zellneubildung entspricht.

Da die Wirkung vieler Zytostatika zellzyklusabhängig ist, ist die Zellkinetik eine wichtige Grundlage für die Zusammenstellung von Polychemotherapieprotokollen. Außerdem wer-

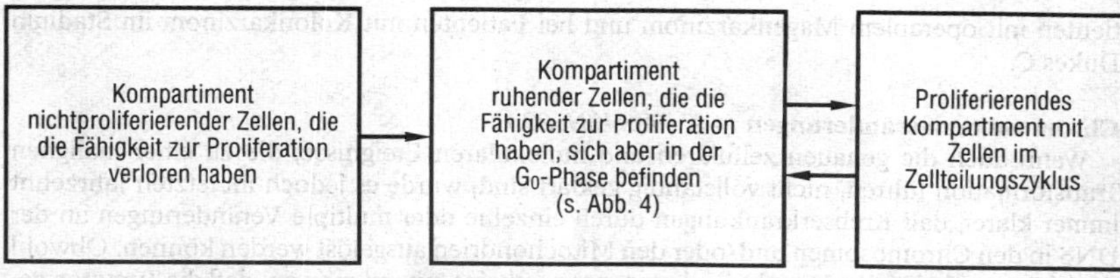

Abb. 5. **Schematische Darstellung der Zellkompartimente in einem malignen Tumor**

den die Dosierung und der zeitliche Ablauf durch zellkinetische Parameter beeinflußt. Wenn die zellzyklusabhängigen Zytostatika nicht optimal eingesetzt werden, kann sich die Resistenz der Tumorzellen entwickeln.

Metastasenwachstum: Eine lokale Invasion kann das Ergebnis der Interaktion des Tumors mit dem Normalgewebe sein. Sie führt zur Entzündung, oder der Tumor setzt enzymatisch wirksame, destruierende Substanzen frei (z. B. Kollagenase). Schon vom Anfang seiner Entstehung an gibt ein Tumor Zellen an den Kreislauf ab. Aufgrund von Modelluntersuchungen an Tieren nimmt man an, daß ein 1 cm großer Tumor mehr als 1 Mio. Zellen pro Tag an die venöse Zirkulation abgibt. Beim Menschen wurden in frühen Stadien von Mammakarzinom und Kolonkarzinom zirkulierende Tumorzellen nachgewiesen. Jedoch kann durch den Nachweis von zirkulierenden Tumorzellen bei menschlichen Malignomen nicht auf frühe Rezidive oder kürzeres Überleben geschlossen werden. Man schätzt die Wahrscheinlichkeit, daß aus einer zirkulierenden Tumorzelle eine Metastase wird, auf ca. 1 Mio. : 1. Bei Tieren sterben die zirkulierenden Tumorzellen aufgrund der Traumatisierung in der arteriellen oder venösen Zirkulation ab. Je länger sich eine Tumorzelle im Blutkreislauf aufhält, um so größer ist die Chance, daß sie abstirbt.

Metastasen entwickeln sich aus Tumorzellen, die am Gefäßendothel adhärent sind. Die für ein Tumorwachstum notwendigen Nährstoffe werden direkt durch Diffusion aus dem Kreislauf geliefert. Lokale Expansion und Kollagenase führen zur Zerstörung von normalem Gewebe. Im weiteren Verlauf wird Tumorangiogenese-Faktor synthetisiert, der zur Bildung eines unabhängigen Gefäßsystems für den Tumorknoten führt. Während des gesamten Tumorwachstums werden Zellen in den efferenten Schenkel der Zirkulation abgegeben. Ein kleiner Teil dieser Zellen überlebt die Scherkräfte und andere Traumen im Blutkreislauf und kann damit der Ursprung für *einen neuen, unabhängigen Tumorknoten,* eine Metastase, sein. Diese Sequenz der Tumorausbreitung wiederholt sich fortlaufend.

Von einem individuellen Tumor haben manche Zellen eine Affinität zu bestimmten Geweben und andere nicht. Mit wachsender Zahl von Metastasen können diese wieder Ursprung für weitere Metastasen sein. Experimentelle Daten geben Hinweise, daß die Metastasierung *nicht* ein rein zufälliges Ereignis ist und daß der Primärtumor einen hemmenden Effekt auf das Wachstum von Metastasen haben kann (z. B. ist beim Hypernephrom die Wachstumsrate, gemessen am Markierungsindex, in den Metastasen ähnlich wie im Primärtumor, jedoch kann ggf. die Entfernung des Primärtumors ein rasches Metastasenwachstum zur Folge haben).

Da die Fähigkeit zur Metastasierung schon in sehr frühen Tumorstadien vorhanden ist, ist es klar, daß eine Krebserkrankung meist eine systemische Krankheit ist. Bei Mäusen führt die Operation eines implantierten Tumors alleine selten zur Heilung. Wenn man jedoch die Operation (lokale Therapie) mit einem Zytostatikum (zur Behandlung systemischer Mikrometastasen) kombiniert, bleiben eine ganze Anzahl von Tieren rezidivfrei oder sind geheilt. Je kürzer das Intervall zwischen Operation und „adjuvanter Chemotherapie" ist, um so höher ist die Heilungsrate. Klinische Studien zeigen klar den Wert der adjuvanten Chemotherapie bei prämenopausalen Patientinnen mit Mammakarzinom im Stadium II, bei Patienten mit operablem Magenkarzinom und bei Patienten mit Kolonkarzinom im Stadium Dukes C.

Chromosomenveränderungen *(s. a. Kap. KIN, 23.)*

Wenn auch die genauen zellulären und molekularen Ereignisse, die zu einer malignen Transformation führen, nicht vollständig geklärt sind, wurde es jedoch im letzten Jahrzehnt immer klarer, daß Krebserkrankungen durch einzelne oder multiple Veränderungen an der DNS in den Chromosomen und/oder den Mitochondrien ausgelöst werden können. Obwohl der Phänotyp bei vielen Neoplasien heterogen erscheint, nimmt man an, daß die Tumoren genotypisch von einem einzigen Klon transformierter Zellen abstammen. Aus bisher nicht abschließend geklärten Ursachen führt eine Deletion, Translokation oder Duplikation wichtiger Gene zu einem Wachstumsvorteil der betroffenen Zellen gegenüber normalen Zellen. Ein Tumor entwickelt sich. Charakteristische Chromosomenveränderungen finden sich bei Patienten mit bestimmten Krebserkrankungen: Z. B. findet man bei ca. 80% der Patienten mit chronischer myeloischer Leukämie (CML) ein Philadelphia-Chromosom *(s. Kap. HÄM, 7., Chronische myeloische Leukämie)*. Ein Beweis für die Klonalität der CML ergibt sich daraus, daß sowohl in den Erythrozyten wie auch in den Leukozyten dieser Patienten nur ein einziger Isoenzym-Typ der Glukose-6-phosphat-dehydrogenase (G6PD) vorliegt: Dagegen enthalten Fibroblasten von diesen Patienten beide Isoenzyme. Der Verlust bestimmter Allele auf den Chromosomen 17p und 18q scheint ein wichtiger Faktor bei der Entstehung kolorektaler Karzinome zu sein.

Ein klinisches Modell ist die familiäre Kolonpolypose. Hier gibt es Hinweise auf eine Sequenz von Veränderungen, die zur Konversion von normalen Zellen zu Karzinomzellen führen. Zuerst wird das Epithel hyperproliferativ durch den Verlust eines Suppressorgens auf Chromosom 5. Eine veränderte Methylierung der DNS führt zu einem frühen Adenom, das durch das RAS-Onkogen (siehe unten) zu einem intermediären Adenom verändert wird. Der weitere Verlust eines Suppressorgens auf Chromosom 18 führt zu einem späten Adenom. Schließlich führt der Verlust eines Gens auf Chromosom 17 zum Karzinom. Wahrscheinlich sind weitere genetische Veränderungen nötig, um der Neoplasie das Potential zur Metastasierung zu geben.

Den Verlust von Allelen auf Chromosom 17p findet man auch bei Mammakarzinomen, Gliomen, Bronchialkarzinomen und Osteosarkomen. Die zwei Bereiche 17p und 18q tragen wahrscheinlich Tumorsuppressorgene. Der Verlust dieser Suppressorgene bewirkt den Proliferationsvorteil dieser Zellen.

Obwohl die Tumoren klonalen Ursprungs sind, haben die Tumorzellen doch verschiedene Eigenschaften: z. B. haben manche Zellen des B-16-Melanoms eine Affinität zur Lunge und andere nicht (siehe oben bei der Diskussion über das Metastasenwachstum). Zellsuspensionen aus einem menschlichen Karzinomknoten zeigen charakteristischerweise Zellpopulationen, die gegenüber Zytostatika sensitiv sind, wie auch solche, die resistent sind.

Die Assoziation anderer typischer Chromosomenveränderungen mit bestimmten malignen Erkrankungen zeigt die *Tab. 35.* Das Ergebnis von Chromosomenanalysen ist auch wichtig für die Abschätzung der Prognose und die Wahl der Therapie: Z. B. haben Patienten mit akuter myeloischer Leukämie mit normalem Chromosomensatz eine bessere Prognose als die mit Chromosomenveränderungen. Wenn bei einer Leukämie die Translokation t(15;17) gefunden wird, handelt es sich immer um eine akute Promyelozytenleukämie (APL). Die Identifikation dieser Patienten ist wichtig, da bei ihnen eine Blutungsneigung besteht (disseminierte intravasale Gerinnung) und eine Heparintherapie erforderlich ist. Patienten mit APL sind potentiell heilbar, wenn sie aggressiv behandelt werden und eine optimale supportive Therapie erhalten. Bei APL kann auch mit Transretinsäure das klinische Bild einer Remission erreicht werden. In diesen Fällen induziert die Transretinsäure wahrscheinlich eine Reifung des leukämischen Klons.

Erkrankungen mit Chromosomenbrüchen: Kinder mit den folgenden kongenitalen Erkrankungen haben ein erhöhtes Risiko für akute Leukämien, da sie zu Chromosomenbrüchen neigen. Das autosomal-rezessiv vererbte **Bloom-Syndrom** geht mit Zwergwuchs,

Tab. 35. Chromosomenveränderungen bei malignen Erkrankungen

maligne Erkrankung	*Chromosomenveränderung*
myeloische Leukämien	
chronische myeloische Leukämie	t (9; 22)
akute myeloische Leukämie	t (8; 21)
akute Promyelozytenleukämie	t (15; 17)
akute nichtlymphatische Leukämie mit Basophilie	t (6; 9)
akute Monozytenleukämie	11q−
akute myelomonozytäre Leukämie mit Eosinophilie	inv16
maligne Lymphome	
Burkitt-Lymphom	t (8; 14)
Non-Hodgkin-Lymphome	+6, +8, +14
lymphatische Leukämien	
akute lymphoblastische Leukämie	+6
chronische lymphatische Leukämie	+12
myeloproliferative Syndrome	+1
solide Tumoren	
benigne	
Meningiome	−22 oder 22q−
Speicheldrüsen-Mischtumoren	t (3; 8), T (9; 12)
Kolonadenome	+8
Adenokarzinome	
kleinzellige Bronchialkarzinome	3p−
Nierenzellkarzinome	3p−
Uteruskarzinome	1q−
Prostatakarzinome	10q−
Harnblasenkarzinome	−9, −11, −5 inv 9, 11, 5
Ovarialkarzinome	t (6; 14)
Kolonkarzinome	17q−, 18p−
Sarkome	
Liposarkome (myxoid)	t (12; 16)
Synovialsarkome	t (X; 8)
Rhabdomyosarkome (alveolär)	t (2; 13)
extraskelettale myxoide Chondrosarkome	t (9; 22)
Ewing-Sarkome	t (11; 22)
verschiedene Tumoren	
Dysgerminome der Hoden und der Ovarien	inv12
Retinoblastom	13q−
Wilms-Tumoren	11p−
Neuroblastome	1p−
maligne Melanome	6q− oder inv6
Mesotheliome	3p−

t = Translokation; p = kurzer Arm eines Chromosoms; q = langer Arm eines Chromosoms; − = Deletion; + = Extrachromosom; inv = Inversion photosensitivem teleangiektatischem Gesichtserythem und einem charakteristischen Gesichtsausdruck einher. Bei Patienten unter 30 Jahren findet man eine erhöhte Inzidenz von akuten Leukämien und soliden Tumoren. Das **Fanconi-Syndrom** geht einher mit einer konstitutionellen aplastischen Anämie (mit Übergang in eine nichtlymphatische Leukämie), Wachstumsverzögerung, Hyperpigmentation, Mißbildungen im Urogenitalbereich sowie Deformitäten an Ohren und Knochen. Patienten mit **Down-Syndrom** *(s. Kap. KIN, 23.)* haben ein 12–20fach erhöhtes Risiko für eine akute Leukämie. Auch bei unabhängig vom Down-Syndrom entstandenen akuten myeloischen Leukämien findet man Veränderungen am Chromosom 21.

Onkogene und Protoonkogene: Bei Vögeln und Säugetieren können akut transformierende Retroviren innerhalb weniger Wochen Tumoren induzieren. Dazu benötigen die Retroviren normale zelluläre Gene des Wirts **(Protoonkogene).** Wenn diese Gensequenzen durch die Viren kontrolliert werden, nennt man sie **virale Onkogene** (v-onc). Protoonkogene haben ihre normale Funktion in den biologischen Prozessen der Zellteilung und Zellreifung. Ihre Produkte können sein: Zellmembran-assoziierte Thyrosinkinasen, Membran-assoziierte Serin- oder Threoninkinasen, Glutamyltranspeptidasen (GTPasen) oder Wachstumsfaktoren. In menschlichen Tumoren hat man Amplifikationen dieser Onkogene gefunden (z.B. C-myc und N-myc bei kleinzelligen Bronchialkarzinomen, N-myc bei Neuroblastomen und C-erbB$_2$ bei Mammakarzinomen). Zelluläre Onkogene können durch Rearrangements chromosomaler DNS aktiviert werden. Bei Patienten mit Burkitt-Lymphom findet man die Translokation t(8;14), bei der die C-myc-Region von Chromosom 8 auf Chromosom 14 übertragen wird und zwar an eine Position distal des für die Synthese schwerer Immunglobulinketten verantwortlichen Lokus. Daraus resultiert eine vermehrte Synthese von Immunglobulinen. Die Translokation t(9; 22) bei CML resultiert in einem chimeren Protein als Folge der Fusion des N-terminalen Anteils von bcr und des C-terminalen Anteils von abl.

Infektiöse Ursachen

Viren: RNS-Viren der Onkovirinae-Gruppe können bei Tieren maligne Erkrankungen auslösen: z.B. Leukämien bei Mäusen und Katzen sowie die Vogelleukose. Mit Viren im Zusammenhang stehende maligne Erkrankungen finden sich auch beim Menschen: z.B. Zervixkarzinom (Papillomaviren), Kaposi-Sarkom (Zytomegalievirus), Burkitt-Lymphom bzw. immunoblastisches Lymphom oder Nasopharynxkarzinom (Epstein-Barr-Virus), hepatozelluläres Karzinom (Hepatitis-B-Virus). Humane Retroviren stehen im Zusammenhang mit T-Zell-Lymphomen (HTLV-1). Diese Lymphome manifestieren sich vor allem in der Haut und mit einer Hyperkalzämie. Häufig verlaufen sie leukämisch. Der Mechanismus der neoplastischen Transformation durch HTLV-1 beruht auf einer Integration des Provirus in das zelluläre Genom (nach Anfertigung einer doppelsträngigen DNS-Kopie des viralen RNS-Genoms). HTLV-2 findet man bei einer besonderen, von T-Zellen abstammenden Haarzellenleukämie. HIV Typ I und Typ II spielen eine Rolle bei der Pathogenese von AIDS *(s. Kap. INF, 9.)*. Patienten mit AIDS sind prädisponiert für die Entwicklung von Kaposi-Sarkomen und Lymphomen.

Parasiten (z.B. Schistosoma haematobium) können nach einem Stadium der chronischen Entzündung und Fibrose Harnblasenkarzinome induzieren. Karzinome des Pankreas und der Gallenwege können im Zusammenhang mit einer Infektion durch Clonorchis sinensis stehen.

Umwelteinflüsse

Die **chemische Karzinogenese** ist ein mehrstufiger Prozeß. Bei der Initiation kommt es in einer einzelnen Zelle zu einem karzinogenen Ereignis, was möglicherweise zur Entwicklung eines neoplastischen Klons führt. In der (noch reversiblen) Phase der Promotion wird die klonale neoplastische Proliferation durch chemische Stoffe mit wenig karzinogener Potenz aufrechterhalten. Schließlich folgt die Progression mit irreversiblem Wachstum der veränderten (neoplastischen) Zellen. Dieser mehrstufige Prozeß setzt voraus, daß nach der Exposition gegenüber dem Karzinogen ein weiterer Stoff die Promotion bewirkt. Im Gegensatz dazu wirken bei der Kokarzinogenese simultan ein Karzinogen und ein Stoff mit weniger oder fehlender Karzinogenität, der den karzinogenen Effekt jedoch verstärkt. Das Lebensalter, der endokrine Status, die Ernährung, andere exogene Stoffe (Kokarzinogene und/oder Promotoren) und der immunologische Status beeinflussen die chemische Karzinogenese.

Folgende chemische Karzinogene findet man bei beruflichen Expositionen: Arsen (Bronchialkarzinome), Asbest (Bronchialkarzinome und Mesotheliome), aromatische Amine (Blasenkarzinome), Benzol (Leukämien), Chromsalze (Bronchialkarzinome), Nickel (Bronchialkarzinome und Karzinome der Nasennebenhöhlen), Vinylchlorid (hepatozelluläre Karzinome). Auch in Abhängigkeit von Lebensgewohnheiten gibt es Expositionen gegenüber chemischen Karzinogenen: Alkohol (Ösophagus- und Oropharynxkarzinome), Betelnüsse (Oropharynxkarzinome), Tabak (Karzinome im HNO-Bereich, Bronchialkarzinome, Ösophaguskarzinome, Blasenkarzinome). Medikamente mit karzinogenem Potential sind: alkylierende Zytostatika (Leukämien), Diäthylstilböstrol (Leberzelladenome, Vaginalkarzinome nach Exposition weiblicher Feten), Oxymetholon (Leberzellkarzinome), Thorotrast (Angiosarkome). Durch den Umgang mit zytostatisch wirksamen Medikamenten ergibt sich bei medizinischem Personal das Risiko nachteiliger Wirkungen auf die Keimbahn.

Es wurden auch Zusammenhänge zwischen chemischer Karzinogenese und spezifischen chromosomalen Veränderungen herausgearbeitet: Z.B. zeigen akute Leukämien nach vorhergehender Exposition gegenüber Zytostatika oder Strahlentherapie häufig Veränderungen an den Chromosomen 5 und 7 im Sinne von Translokationen und Deletionen.

Ultraviolette Strahlen sind ein wichtiger Faktor bei der Entstehung von Hautkrebsen (Basaliome und Spinaliome, maligne Melanome; insbesondere gefährdet sind Patienten mit Xeroderma pigmentosum *(s. Kap. KIN, 23.).*

Eine **Exposition gegenüber ionisierenden Strahlen** wirkt karzinogen. So findet man bei Überlebenden von Hiroshima und Nagasaki eine erhöhte Inzidenz von Leukämien. In ähnlicher Weise findet man eine erhöhte Inzidenz von Krebserkrankungen, wenn nichtmaligne Erkrankungen (Akne, Thymusvergrößerung, ankylosierende Spondylitis = Morbus Bechterew) mit ionisierenden Strahlen, z.B. γ-Strahlen, behandelt wurden. So induzierte Malignome sind z.B. akute und chronische Leukämien, Hodgkin- und Non-Hodgkin-Lymphome, multiple Myelome, aplastische Anämien mit Übergang in akute nichtlymphatische Leukämien, Myelofibrose, Melanome, Schilddrüsenkarzinome. 15 bis 20 Jahre nach industrieller Exposition (z.B. gegenüber Uran bei Bergarbeitern) können sich Bronchialkarzinome entwickeln. Eine langdauernde berufliche Exposition gegenüber Strahlen oder Thoriumdioxid-Depots im Körper sind prädisponierend für die Entwicklung von akuten nichtlymphatischen Leukämien oder Angiosarkomen.

Chronische Traumatisierungen der Haut können zu einer chronischen Dermatitis und gelegentlich auch zu spinozellulären Karzinomen führen.

Immunologische Erkrankungen *(s.a. Kap. IMM, 2.)*

Patienten mit immunologischen Erkrankungen neigen zur Entwicklung lymphoretikulärer Neoplasien und sollten deshalb regelmäßig überwacht werden. Beim Auftreten neuer verdächtiger vergrößerter Lymphknoten sollten diese exzidiert werden. Bei Patienten mit Ataxia teleangiectatica findet man eine erhöhte Inzidenz von akuten lymphatischen Leukämien, Hirntumoren und Magenkarzinomen. Patienten mit **Wiskott-Aldrich-Syndrom** und X-chromosomaler Agammaglobulinämie haben ebenfalls ein erhöhtes Risiko für Lymphome und akute lymphatische Leukämien.

Durch eine immunsuppressive Behandlung (z.B. nach Transplantationen oder bei rheumatischen und neurologischen Erkrankungen) oder eine HIV-Infektion kommt es zu erworbenen Immundefektsyndromen. Diese Patienten haben ein erhöhtes Risiko für die Entwicklung von malignen Erkrankungen, insbesondere großzelligen Lymphomen. In ähnlicher Weise entwickeln auch Patienten mit systemischem Lupus erythematodes, rheumatoider Arthritis oder Sjögren-Syndrom vermutlich wegen ihres beeinträchtigten immunologischen Status vermehrt Lymphome, insbesondere vom B-Zell-Typ.

Diagnostik und Stadieneinteilung

Suchtests für Krebserkrankungen („Screening")

Die 3 Hauptziele von Screening-Untersuchungen und früher Diagnosestellung sind: 1. eine Senkung der Krebsmortalität, 2. eine weniger eingreifende Therapie, 3. Senkung der Kosten. Diese Ziele sind lobenswert, jedoch führt ein allgemeines Screening außer den Kosten zu zusätzlichen Belastungen: physische und psychische Belastungen durch falsch-positive Testresultate, falsche Sicherheit bei denjenigen mit falsch-negativen Resultaten, kürzer oder länger dauernde Morbidität durch die Screening-Prozeduren. Durch einige Screening-Untersuchungen konnte die Krebsmortalität gesenkt werden: Papanicolaou-Abstrich (Pap, Verminderung der Mortalität an Zervixkarzinom), Brustselbstuntersuchung und Screening-Mammographie. Vorläufige Daten zeigen, daß durch Screening-Mammographien die Mortalität durch Brustkrebs um etwa 30% gesenkt werden kann. Die Früherkennungsuntersuchungen, die die American Cancer Society empfiehlt, finden sich in *Tab. 36*.

Tab. 36. Krebs – Früherkennungsuntersuchungen (Empfehlungen der American Cancer Society)

Untersuchungsmethode	*Indikationen*
Bei Frauen und Männern jeden Alters	
Röntgen-Thorax Sputumzytologie	Nicht routinemäßig empfohlen
Bei Frauen und Männern	
Stuhl auf okkultes Blut	Jährlich ab 50 Jahren
Rektale Untersuchung	Jährlich ab 40 Jahren
Proktoskopie	Alle 3 Jahre ab 50 Jahren
Bei Frauen	
Gynäkologische Untersuchung	Alle 3 Jahre vom 20. bis 40. Lebensjahr, dann jährlich
Papanicolaou(PAP-)Abstrich	Alle 3 Jahre vom 20. bis 65. Lebensjahr
Brust-Selbstuntersuchung	Monatlich ab 20 Jahren
Ärztliche Untersuchung der Brust	Alle 3 Jahre zwischen dem 20. und 40. Lebensjahr, dann jährlich
Mammographie	Initiale Basisuntersuchung zwischen dem 35. und 40., alle 1–2 Jahre vom 40. bis 49. Lebensjahr, jährlich ab dem 50. Lebensjahr

(Modifiziert nach CA – A Cancer Journal for Clinicians 40 (2): 79, März/April 1990 und Professional Education Publication Nr. 3347.01. Mit Erlaubnis der American Cancer Society, Inc.)

Untersuchungen *zur Diagnostik* und zur Erfassung der Tumorausdehnung (Staging)

Unter keinen Umständen darf eine Tumortherapie ohne eindeutige histopathologische Diagnose einer malignen Erkrankung durchgeführt werden (z. B. Exzisionsbiopsie, Aspirationszytologie oder Nadelbiopsie, endoskopische Biopsie oder Knochenmarkbiopsie). Durch ein pathologisches Staging mit Untersuchung weiterer Gewebeproben kann die Ausdehnung der Erkrankung genauer erfaßt werden.

Wenn die Tumordiagnose einmal feststeht, ist eine Stadieneinteilung erforderlich, um über die geeignete Therapie zu entscheiden und die Prognose abzuschätzen. Es gibt keine Stadieneinteilung, die für alle malignen Erkrankungen anwendbar ist. Die zur Zeit für die klinische Stadieneinteilung benutzten Klassifikationen beruhen auf Kenntnissen über den natürlichen Krankheitsverlauf und die Pathophysiologie der einzelnen Tumoren sowie auf anamnestischen Daten, klinischen und anderen nichtinvasiven Untersuchungen. Die Stadieneinteilungen für einzelne maligne Erkrankungen sind in den jeweiligen Kapiteln in diesem Manual angegeben.

Untersuchungsmethoden zur Stadieneinteilung sind in *Tab. 37.* zusammengefaßt. Einige allgemeine Untersuchungen (wie z.B. Leber-, Milz- und Knochenszintigramme) sind bei praktisch allen Malignomen indiziert. Andere (z.B. Gallium-67-Szintigramme) werden selektiv zur Stadieneinteilung bei Bronchialkarzinomen und Lymphomen herangezogen, spielen aber bei der Stadieneinteilung der gastrointestinalen Karzinome keine Rolle.

Chirurgische diagnostische Eingriffe: Die **Mediastinoskopie** *(s. Kap. LUN, 3.)* hat ihren Platz bei der Stadieneinteilung von nicht-kleinzelligen Bronchialkarzinomen. Sie identifiziert Patienten mit Befall der kontralateralen mediastinalen Lymphknoten, die wahrscheinlich keinen Nutzen aus einer Thorakotomie oder Lungenresektion ziehen.

Eine **Knochenmarkbiopsie** wird gemacht, um Knochenmarkmetastasen von einem Befall bei malignem Lymphom oder kleinzelligem Bronchialkarzinom zu unterscheiden. Bei 50 bis 70% der Patienten mit malignen Lymphomen (wenig differenziert lymphozytär, nodulär oder diffus) ist die Knochenmarkbiopsie positiv. Bei Patienten mit metastasiertem kleinzelligem Bronchialkarzinom zeigt sie einen Knochenmarkbefall in 15 bis 18%.

Bei einer **modifizierten radikalen Mastektomie** werden die axillären **Lymphknoten** mitentfernt und histologisch untersucht. Ein Befall der axillären Lymphknoten spricht für ein hohes Rezidivrisiko und einen wahrscheinlichen Gewinn durch eine adjuvante Chemotherapie.

Bei Kolonkarzinomen ist die **Laparotomie** ein therapeutischer Schritt, der gleichzeitig die operative Stadieneinteilung mit Informationen zur Prognose und für die Therapieentscheidung gibt. Diese pathologische Stadieneinteilung identifiziert jene Patienten, die ein hohes Rezidivrisiko haben, nämlich die mit Tumorpenetration in die Serosa (Stadium B_2) oder mit Lymphknotenbeteiligung (Stadium C). Ebenfalls kann man den mikroskopischen Befall der Leber (Stadium D) diagnostizieren.

Die **„staging"-Laparotomie mit Splenektomie** ist ein integraler Bestandteil der Untersuchungen zur Stadieneinteilung bei manchen Patienten mit Morbus Hodgkin, wenn vom Ergebnis der Therapieplan abhängig gemacht werden muß *(s. Kap. HÄM, 8.)*.

Serumchemie und Enzymaktivitäten: Bei erhöhten Leberenzymen, z.B. alkalische Phosphatase, LDH und Alanin-Aminotransferase (ALT = SGPT), besteht der Verdacht auf Lebermetastasen, der entweder durch ein Leber-Milz-Szintigramm oder durch abdominelle Computertomographie bestätigt werden kann. Die Erhöhung von alkalischer Phosphatase und Serum-Kalzium kann der erste Hinweis auf Knochenmetastasen sein. Eine erhöhte (Tartrathemmbare) saure Phosphatase läßt eine extrakapsuläre Ausdehnung eines Prostatakarzinoms vermuten. Eine Hypoglykämie (spezifischer ist eine Hunger-Hypoglykämie) findet man bei Insulinomen, primären Leberzellkarzinomen oder retroperitonealen Sarkomen. Erhöhungen von Harnstoff-Stickstoff oder Kreatinin sind Hinweise auf eine Obstruktion der ableitenden Harnwege bei einem Tumor im Becken oder auf eine intrarenale Obstruktion bei tubulärer Ausfällung von Paraproteinen oder auf eine Harnsäurenephropathie bei Lymphomen oder anderen Malignomen. Erhöhte Harnsäurespiegel findet man oft bei myeloproliferativen und lymphoproliferativen Erkrankungen. Bei bestimmten Erkrankungen sind spezielle Tests sinnvoll, z.B. α-Fetoprotein (Leberzellkarzinome, Teratokarzinome), Serum-CEA (Kolonkarzinom), β-HCG (humanes Choriongonadotropin bei Chorionkarzinomen und Teratokarzinomen) und Serum-Immunglobuline (Plasmozytom). Spezifische DNS-Sonden können zur Identifikation chromosomaler Veränderungen herangezogen werden (z.B. eine bcr-Sonde für die Veränderungen auf Chromosom 22 bei der chronischen myeloischen Leukämie).

Tab. 37. Untersuchungen zur Stadieneinteilung bei organspezifischen Neoplasien

Organ-System	*Art des Befalls*	*Klinische Untersuchungen*	*Histologie Zytologie*	*Spezielle Untersuchungen*	*Weitere Untersuchungen*
Lunge	solitärer Knoten	Anamnese und klinische Untersuchung Röntgen-Thorax in zwei Ebenen, Computertomographie	Sputumzytologie Bronchoskopie + Biopsie, perkutane Nadelaspirationszytologie	Lungenbiopsie Pleurabiopsie (wenn ein Pleuraerguß vorliegt)	Galliumszintigramm Mediastinoskopie
	multiple Tumormassen	Anamnese und klinische Untersuchung einschließlich rektaler Untersuchung Anamnese und klinische Untersuchung sowie Mammographie bei palpablem Knoten in der Mamma	perkutane Nadelaspirationszytologie	Lungenbiopsie	bei Metastasierung sind keine weiteren Untersuchungen zur Stadieneinteilung erforderlich
Mamma	solitärer Knoten	Anamnese und klinische Untersuchung Mammographie Xerographie	Feinnadelaspiration Exzisionsbiopsie	Östrogen-Rezeptoren Gestagen-Rezeptoren Onkogene (Her-2-[neu]) Kathepsin D	Leberszintigramm Skelettszintigramm Gehirn-Computertomographie
Lymphatisch	Lymphknotenschwellungen	Anamnese und klinische Untersuchung Röntgen-Thorax in zwei Ebenen (hiläre/mediastinale Lymphknoten) Abdomen-Leeraufnahme (Splenomegalie)	Exzisionsbiopsie	Phänotypisierung der Lymphozyten-Immunglobuline Immunglobulin-Genrearrangements Zytogenetik	Ultraschall Galliumszintigramm i.v. Urogramm Abdomen-CT Leber-Milz-Szintigramm Knochenszintigramm Knochenmarkbiopsien **und** -aspiration Laparoskopie Laparotomie mit Splenektomie
	Splenomegalie	Anamnese und klinische Untersuchung *Blutbild*	Knochenmarkaspiration + *-biopsien*		Vorgehen wie oben B- + T-Lymphozyten im peripheren Blut Gesamteiweiß Serumeiweiß Serumeiweiß-Eletrophorese

Fortsetzung Tab. 37.

Organ-System	*Art des Befalls*	*Klinische Untersuchungen*	*Histologie Zytologie*	*Spezielle Untersuchungen*	*Weitere Untersuchungen*
Gastro-intestinal	Ösophagus-tumor oder -striktur	Röntgen-Thorax in zwei Ebenen Bariumbreischluck	Ösophago-skopie mit Bürstenabstrich, Zytologie und Biopsie		Computer-tomographie Bronchoskopie Mediastinoskopie
	Magen-tumor	Magen-Darm-Passage (Doppelkontrast)	Gastroskopie mit Bürsten-abstrich, Zytologie und Biopsie		Leberszintigramm Röntgen-Thorax in zwei Ebenen
	Pankreas-tumor	Ultraschall Computer-tomographie	Zytologie im Duodenalsaft Kanülierung der Ampulla Vateri und Zytologie	perkutane transhepatische Cholangiographie (PTC) endoskopische retrograde Cholangio-pankreatiko-graphie (ERCP)	Leberszintigramm Arteriogramm Laparotomie + Biopsie
	Leber-tumor	Leberszinti-gramm α-Fetoprotein	perkutane Biopsie	Laparoskopie und Biopsie	Arteriogramm Laparotomie
	multiple Herde in der Leber	Leberszinti-gramm Röntgen-Thorax in zwei Ebenen Mammographie bei palpablem Knoten in der Mamma Ultraschall der Pankreasregion	perkutane Biopsie	Laparoskopie und Biopsie	Laparotomie
Hoden	Tumor	Röntgen-Thorax in zwei Ebenen i. v. Urogramm α-Fetoprotein humanes Chorion-gonadotropin (β-HCG)	hohe inguinale Orchiektomie	α-Fetoprotein humanes Chorion-gonadotropin (β-HCG)	i. v. Urogramm Lymphographie Abdomen-Computer-tomographie, Laparotomie
Becken (Zervix, Endo-metrium, Ovarien)	Tumor	gynäkologische Untersuchung in Narkose Becken-Ultraschall Kontrasteinlauf Computer-tomographie	Laparotomie	CEA CA-125 bei Ovarialkarzinom	Laparotomie Abdomen-Chomputer-tomographie

Die **Ultraschalluntersuchung (US)** ist eine nichtinvasive, leicht anzuwendende Methode, um die Orbita, die Schilddrüse, das Herz, das Perikard, die Leber, das Pankreas, die Nieren und den Retroperitonealraum zu untersuchen. Es ist leicht möglich, ultraschallgeführte perkutane Biopsien durchzuführen. Die Nierensonographie und -arteriographie kann eine benigne Nierenzyste von einem Nierenzellkarzinom unterscheiden.

Radiologische Untersuchungen: Die Computertomographie entdeckt Metastasen in Gehirn, Lunge, Abdominalorganen einschließlich Nebennieren, retroperitonealen Lympknoten und Milz. Für die Diagnostik von Hirnmetastasen ist die im Vergleich zur Arteriographie nebenwirkungsärmere Computertomographie die Methode der Wahl.

Durch eine **Lymphangiographie** können vergrößerte pelvine und tiefe lumbale Lymphknoten entdeckt werden. Sie kann bei der klinischen Stadieneinteilung von Patienten mit Morbus Hodgkin und Teratokarzinomen eingesetzt werden.

Szintigramme: Mit Leber-Milz-Szintigrammen können Lebermetastasen identifiziert werden, ebenso wie eine Splenomegalie. Die Skelettszintigraphie ist sehr sensitiv und kann Metastasen zeigen, bevor sie im Röntgenbild sichtbar werden. Da ein Skelettszintigramm nur an den Stellen positiv wird, wo neuer Knochen gebildet wird, nützt diese Untersuchung wenig, wenn rein lytische Metastasen vorliegen (z. B. bei multiplem Myelom). Bei solchen Erkrankungen sind Röntgenaufnahmen die Methode der Wahl. Bei einigen Patienten mit lymphatischen Neoplasien kann das Stadium mit Hilfe eines Gallium-Szintigramms erfaßt werden. Radioaktiv markierte monoklonale Antikörper (z. B. gegen CEA oder gegen Zellen kleinzelliger Bronchialkarzinome) können wichtige Informationen zur Tumorausbreitung liefern (z. B. bei Kolonkarzinomen, kleinzelligen Bronchialkarzinomen).

Karzinommetastasen bei unbekanntem Primärtumor (CUP)

(s. a. Kap. HNO, 9., Unbekannter Primärtumor und Halslymphknotenmetastasen)

Ein durch Biopsie gesichertes metastasierendes Karzinom, für das kein Primärtumor gefunden werden kann. Diese Konstellation findet man bei 0,5–7% aller Krebspatienten. Abgesehen von solchen Patienten, deren Erkrankung wahrscheinlich den Keimzelltumoren oder den hochmalignen Lymphomen zuzurechnen ist, ist die Lebenserwartung schlecht (2 bis 4 Monate). Bei Patienten mit CUP muß eine sorgfältige Anamnese erhoben und eine detaillierte klinische Untersuchung durchgeführt werden. Bei Frauen muß dabei besonders auf die Mammae und die Untersuchung des Beckens, bei Männern auf die Prostata und bei beiden Geschlechtern auf das Rektum geachtet werden. Es sollten ein komplettes Blutbild, ein Urinstatus, eine Stuhluntersuchung auf okkultes Blut und Serumchemieuntersuchungen durchgeführt werden (einschließlich der sauren Phosphatase bei Männern). Röntgenologisch sollte routinemäßig der Thorax untersucht werden. Außerdem sollten eine abdominelle Computertomographie und eine Mammographie angefertigt werden. Eine Röntgenkontrastuntersuchung des oberen Gastrointestinaltraktes sollte nur gemacht werden, wenn eine entsprechende Symptomatik vorliegt.

Bei undifferenzierten Malignomen müssen differentialdiagnostisch metastasierte undifferenzierte Karzinome, undifferenzierte Sarkome, großzellige Lymphome und metastasierte maligne Melanome in Betracht gezogen werden. Metastasierte undifferenzierte Karzinome und maligne Melanome könne zur Zeit nicht geheilt werden. Dagegen besteht bei großzelligen Lymphomen und extragonadalen Keimzelltumoren die Chance der Heilung oder zumindest der Palliation. Deshalb ist eine spezielle Differentialdiagnose wichtig. Großzellige Lymphome können durch Immunperoxidasefärbung auf Immunglobuline, Untersuchungen von Gen-Rearrangements und Elektronenmikroskopie erfaßt werden; Keimzelltumoren durch Immunperoxidasefärbung auf α-Fetoprotein oder die β-Untereinheit des humanen Choriongonadotropins.

Auch wenn keine endgültige histologische Diagnose vorliegt, sollten bei Patienten mit wenig differenzierten Karzinomen in den zentralen Körperregionen (z. B. Mediastinum, Retroperitoneum) zwei Zyklen einer Cisplatin-haltigen Chemotherapie durchgeführt werden. Wenn sie darauf ansprechen, sollten 3–4 weitere Zyklen verabreicht werden. Dadurch können bei fast 50% der Patienten lange krankheitsfreie Intervalle erreicht werden.

Bei einem Teil der Patienten mit CUP sind in der letzten Zeit neuroendokrine Marker gefunden worden, z. B. typische elektronendichte Granula in der Elektronenmikroskopie. Diese Patienten sind meist jung und sprechen oft auf Doxorubicin-haltige Zytostatikakombinationen an. Manche von ihnen erleben so ein langes krankheitsfreies Intervall.

Bei Patienten mit metastasiertem Adenokarzinom und unbekanntem Primärtumor sollte nur eine limitierte Diagnostik durchgeführt werden, da diese Neoplasien nur palliativ angegangen werden können. Falls diese Erkrankungen evtl. vom Ovar, der Mamma oder der Prostata ausgehen, kann eine effektive Palliation mit Zytostatika (Ovar, Mamma) oder Hormonen (Mamma, Prostata) erreicht werden. Deshalb sollte das Tumorgewebe auf Rezeptoren für Östrogene und Progesterone sowie mit der Immunperoxidasefärbung auf saure Phosphatase untersucht werden. Wenn kein Primärtumor gefunden wird, versuchen viele Ärzte eine Chemotherapie, die Doxorubicin oder Mitomycin enthält. Damit kann man höchstens aber ein sehr kurzes Ansprechen erreichen.

Komplikationen bei malignen Erkrankungen

Onkologische Notfälle

Akut kann es zu einer **Herzbeuteltamponade** kommen *(s. Kap. HKR, 4., Perikarderkrankungen).* Am häufigsten liegen Mammakarzinome, Bronchialkarzinome oder maligne Lymphome zugrunde. Da der Perikardtamponade ein maligner Perikarderguß vorausgeht, haben die Patienten vorher Krankheitssymptome, wie z. B. einen retrosternalen Druck, der in Rückenlage besonders stark ist und beim Aufsitzen nachläßt. Mit der Ausbildung einer Tamponade kommt es zu schwerer Atemnot. Die physikalischen Zeichen sind die Halsvenenstauung bei Inspiration **(Kussmaul-Zeichen)** und manchmal Bronchialatmen über dem linken Lungenoberfeld **(Ewart-Zeichen).** Im Thorax-Röntgenbild sieht man einen vergrößerten Herzschatten, im EKG eine allgemeine Niedervoltage. Das Echokardiogramm bestätigt die Flüssigkeitsansammlung im Perikard. Zur Diagnostik und Therapie muß eine Perikardpunktion gemacht werden, und ein perikardio-pulmonales Fenster sollte angelegt werden.

Wenn **Pleuraergüsse** vorhanden sind, sollten diese abpunktiert werden, und es sollte beobachtet werden, ob sie nachlaufen. Wenn dies rasch geschieht, sollte eine Thoraxdrainage angelegt werden, und Sklerosierungsmittel sollten instilliert werden *(s. Kap. LUN, 3.).* Eine **Kompression des Spinalkanals** erfordert ein rasches Eingreifen, wenn schwerwiegende Folgen verhindert werden sollen *(s. Kap. Neu, 14.).* Die durch maligne Tumoren hervorgerufene **Hyperkalzämie** wird in *Kap. ERN, 6., Hyperkalzämie* beschrieben. Das **Vena-cava-superior-Syndrom** ist eine dramatische klinische Situation und muß dringend, aber nicht überstürzt behandelt werden *(s. Kap. LUN, 18.).* **Schmerzen** sind bei Patienten mit metastasierten Malignomen häufig bedingt durch Knochenmetastasen, Nervenplexus-Infiltrationen sowie Druck durch den Tumor oder durch Ergüsse. Die Behandlung dieser Schmerzen wird in *Kap. NEU, 3.* beschrieben.

Paraneoplastische Syndrome *(s. Kap. LUN, 18., Extrapulmonale Manifestationen; Kap. ERN, 6., Hyperkalzämie und Kap. NEU, 10.)*

Ursachen für paraneoplastische Syndrome können überschießend *vom Tumor* produzierte bzw. ektope biologisch aktive Proteine (Hormone), Immunkomplexe, ektope Rezeptorproduktion, Freisetzung von physiologisch aktiven Substanzen sein, oder die Ursache ist unbekannt. Paraneoplastische Syndrome, die durch eine exzessive Produktion biologisch aktiver Peptide durch den Tumor bedingt sind, sind z. B. eine ausgeprägte Hypoglykämie beim Fasten (Insulin-bildende Inselzelltumoren), Durchfälle (vasoaktives intestinales Polypeptid bildende Inselzelltumoren) und Hypertonie (Adrenalin- oder Noradrenalin-bildende Phäochromozytome). Als ektope, unerwarteterweise von einem Tumor produzierte biologisch aktive Peptide findet man ektopes ACTH und ADH (bei kleinzelligen und nicht-kleinzelligen Bronchialkarzinomen), ektope Parathormon(PTH)-Produktion (bei Plattenepithelkarzinomen der

Lunge, Blasenkarzinom), ektope Kalzitonin-Produktion (bei Mammakarzinomen und kleinzelligen Bronchialkarzinomen), ektope Produktion von Thyreoidea-stimulierendem Hormon (bei medullären Schilddrüsenkarzinomen). Die Symptomatik ist von dem Typ des ektop produzierten Polypeptids abhängig, z. B. cushingoider Gesichtsausdruck, mentale Veränderungen (ektopes ADH oder Glucagon), Hyperkalzämie oder Gynäkomastie.

Die erfolgreiche Behandlung besteht in der Kontrolle der zugrundeliegenden malignen Erkrankung. Wenn der Tumor nicht behandelbar ist, können die Symptome palliativ mit Medikamenten behandelt werden, z. B. Minocyclin (bei ektopem ADH), Cyproheptadin (beim Karzinoid-Syndrom) oder Mithramycin und Kortikosteroide (bei Hyperkalzämie).

Andererseits können Tumoren auch Proteine synthetisieren, die keine klinischen Symptome hervorrufen (z. B. β-HCG bei Hodentumoren oder Dysgerminomen, α-Fetoprotein bei Leberzellkarzinomen oder Hodentumoren, CEA bei gastrointestinalen Tumoren, Mammakarzinomen, Zervixkarzinomen, Endometriumkarzinomen und Bronchialkarzinomen, CA125 bei Ovarialkarzinomen, CA153 bei Mammakarzinomen). Diese Proteine können als Tumormarker benutzt werden, um im Verlauf ein Rezidiv oder das Ansprechen auf die Therapie zu erfassen.

Es gibt klinisch manifeste paraneoplastische Syndrome, die die verschiedensten Organsysteme betreffen, wobei jedoch keine auslösenden Stoffe identifizierbar sind.

Die Ursachen für **neurologische paraneoplastische Syndrome** *(s. Kap. NEU, 10.)* sind unbekannt. Zu ihnen gehören subakute zerebellare Degeneration, amyotrophe Lateralsklerose, sensible oder motorisch-sensible periphere Neuropathie, Guillain-Barré-Syndrom, Dermatomyositis, Polymyositis, Myasthenia gravis und das **Eaton-Lambert-Syndrom.** Die Ursache der anderen tumorbedingten Polyneuropathien ist unbekannt. Abgesehen von der Myasthenia gravis, die mit Neostigmin oder Prednison behandelt werden kann, gibt es keine spezifische Therapie.

Hämatologische paraneoplastische Syndrome sind hypoproliferative Anämie, Leukozytose, Thrombozytose, Eosinophilie, Basophilie und Verbrauchskoagulopathie. Bei Patienten mit chronischer lymphatischer Leukämie oder Morbus Hodgkin können zusätzlich idiopathische thrombozytopenische Purpura und Coombs-positive hämolytische Anämien den Verlauf komplizieren.

Renale paraneoplastische Syndrome (membranöse Glomerulonephritis) wurden beschrieben, z. B. bei Patienten mit Kolonkarzinom, Ovarialkarzinom oder Lymphomen. Ursache sind zirkulierende Immunkomplexe.

Pigmentstörungen oder Hyperkeratosen können mit malignen Erkrankungen assoziiert sein. Zu ihnen gehören Acanthosis nigricans (gastrointestinale Malignome), generalisierte Melanosis (Lymphome, Melanome, primäre Leberzellkarzinome), Morbus Bowen (Malignome der Lunge, des Gastrointestinal- und des Urogenitaltraktes) und große multiple seborrhoische Keratosen (Leser-Trélat, bei Lymphomen und gastrointestinalen Malignomen).

Andere, verschiedene paraneoplastische Syndrome sind Fieber, Laktatazidose (Leukämien, Lymphome), Hyperlipidämie (Plasmozytom), hypertrophe pulmonale Osteoarthropathie (Lungenkarzinome oder Lungenmetastasen von Nierenzellkarzinomen, Thymome, Sarkome und Morbus Hodgkin).

Onkologische Behandlung und Prognose

Eine erfolgreiche Krebsbehandlung muß sich gegen den Primärtumor richten und gegen die Metastasen, die entweder klinisch apparent oder nur mikroskopisch nachweisbar sind. Deshalb müssen Operation oder Radiotherapie als lokale und regionale Maßnahmen in eine systemische Therapie (z. B. Chemotherapie) integriert werden. Wenn keine Heilung erreicht werden kann, muß das Ziel die Palliation von Symptomen und die Verbesserung der Lebensqualität und die Verlängerung der Lebenszeit sein.

Der erste Schritt auf dem Weg zur Heilung ist eine **komplette Remission oder ein komplettes Ansprechen** (**CR** – *Verschwinden aller klinischen Krankheitszeichen*). Eine partielle Remission (PR – *mehr als 50% Reduktion aller nachweisbaren Tumormassen)* führt zu einer signifikanten Palliation und oft auch zu einer Lebensverlängerung, jedoch ist ein späteres erneutes Tumorwachstum nicht zu vermeiden. Leider zeigen manche Patienten überhaupt kein Ansprechen **(non-responder = NR).** Wenn es bei einem Patienten nach kompletter Remission zu einem Rezidiv kommt, bezeichnet man *das Intervall zwischen dem vollständigen Verschwinden der Krebserkrankung bis zum Zeitpunkt des Rezidivs* als **krankheitsfreies Überleben (disease-free survival).** Die **Überlebenszeit** ist *die Zeit von der Diagnose der Vollremission bis zum Tod.* In ähnlicher Weise wird bei Patienten, bei denen eine Palliation durch eine PR erreicht wurde, die **Dauer des Ansprechens** angegeben *als die Zeit vom Eintritt der PR bis zum Zeitpunkt der Progression.*

Chirurgie

(s.a. Kap. GYN, 8., Diskussion über Operationen bei Mammakarzinom)

Operationen sind die ältesten und effektivsten Möglichkeiten der Krebsbehandlung. Im Jahre 1988 erkrankten in den USA ca. 1,5 Mio. Menschen an einer malignen Erkrankung. Ungefähr 515000 von ihnen hatten Karzinome der Haut oder der Zervix, und ungefähr 985000 hatten andere Krebserkrankungen oder maligne Systemerkrankungen. Bei 64% lag ein operabler Befund mit einer Heilungschance von ca. 62% vor.

Diejenigen Karzinome, die in frühen Stadien durch Operation alleine geheilt werden können, sind in der *Tab. 38.* zusammengefaßt. In allen Fällen wird das Prinzip der En-bloc-Resektion angewendet. So schließt z.B. die radikale Nephrektomie beim Nierenzellkarzinom neben der Entfernung der Niere auch das perinephritische Fettgewebe und eine unterschiedliche Länge des Ureters mit ein. Bei Nierenzellkarzinomen, die die Nierenkapsel (Gerota-Faszie) nicht durchbrochen haben, erreicht man eine Heilungsrate von 67%.

Beim Kolonkarzinom kann die Stadieneinteilung am besten intraoperativ gemacht werden (s. oben). Je nach Lokalisation des Tumors wird eine rechte oder linke Hemikolektomie durchgeführt. Bei beschränkter Ausbreitung der Kolonkarzinome (Stadium A oder B) ist die Heilungsrate ausgezeichnet.

Radiotherapie

Bei der Heilung folgender Erkrankungen spielt die Radiotherapie eine entscheidende Rolle: Morbus Hodgkin, frühe Stadien der Non-Hodgkin-Lymphome, Plattenepithelkarzinome im HNO-Bereich, mediastinale Keimzelltumoren, Seminome, Prostatakarzinom, frühe Stadien des Mammakarzinoms, frühe Stadien der nicht-kleinzelligen Bronchialkarzinome, Medulloblastom und als Zusatzbehandlung bei der Chemotherapie der akuten lymphoblastischen Leukämien. Mit dem Ziel der Palliation wird die Radiotherapie eingesetzt bei Knochenmetastasen von Prostata- und Mammakarzinomen, bei Plasmozytom, bei fortgeschrittenen Stadien von Lungen- und Ösophaguskarzinomen, Magenkarzinomen und Sarkomen sowie bei Hirnmetastasen. **Diejenigen malignen Erkrankungen, die durch Strahlentherapie alleine heilbar sind, sind in der** *Tab. 38.* **zusammengestellt.** Wie aus dieser Tabelle hervorgeht, sind die Heilungsraten bei *frühen* Tumorstadien im Larynx und in der Prostata mit Bestrahlung und Operation identisch.

Energiereiche **ionisierende Strahlung** wird im Gewebe absorbiert und generiert dort freie Elektronen, die direkt Zellinhaltsstoffe angreifen. Bei der Interaktion mit Wasser können kurzlebige freie Radikale entstehen, die wiederum die DNS schädigen. Die Lebensspanne dieser reagiblen freien Radikale wird durch Sauerstoff verlängert, durch Sulfhydryl-Verbindungen jedoch verkürzt, indem sie reduziert werden. Die Effekte der ionisierenden Strahlung

Tab. 38. 5 Jahre krankheitsfreies Überleben bei malignen Erkrankungen, die durch eine einzige Art der Therapie geheilt werden können

Therapie	*Lokalisation*	*Stadium*	*5 Jahre krankheitsfreies Überleben (%)*
Operation	Zervix	I	94
	Mamma	I	82
	Blase	0 + A	81
		B_1	66
	Kolon	A	81
		B	64
		C	27
	Prostata	A + B	80
	Larynx	I + II	76
	Endometrium	I	74
	Ovar	I	72
	Mundhöhle	I + II	67–76
	Niere	I + II	67
	Hoden (nicht seminomatös)	I	65
	Lunge (nicht kleinzellig)	I	50–70
		II	37
Radiotherapie	Non-Hodgkin-Lymphome (nodulär)	Pathologisches Stadium I	60
	Non-Hodgkin-Lymphome (diffus)	Pathologisches Stadium I	90
	Mobus Hodgkin	Path. Stad. IA	88
		Path. Stad. IIA	83
		Path. Stad. IIIA	71
	Hoden (Seminome)	II + III	84
	Prostata	A + B	80
		C	67
	Larynx	I + II	76
	Zervix	II + III	60
	Nasopharynx	I, II, III	35
	Nasennebenhöhlen	I, II, III	35
	Mamma	III	29
	Ösophagus	III	10
	Lunge	III_{M0} (außer Pancoast-Tumor)	9
Chemotherapie	Chorionkarzinom	Alle Stadien	95
	Hoden (nicht seminomatös)	III	88
	Morbus Hodgkin	III B + IVA + B	74
	Diffuse großzellige Lymphome	I, III, IV	64
	Burkitt-Lymphom	I, II, III	44–74
	Leukämien (bei Kindern, ANLL)		54
	Leukämie (<40 Jahre, ANLL)		40
	(>40 Jahre, ANLL)		16
	Lunge (kleinzellig)	„limited"	16

ANLL = akute nicht lymphatische Leukämie

verteilen sich zufällig: Es kommt zum Zelltod, zu ungewöhnlich veränderten Zellformen, zu nicht mehr teilungsfähigen Zellen, und manche Zellen werden überhaupt nicht verändert.

Als **Reparatur eines Strahlenschadens (repair)** bezeichnet man *die Fähigkeit einer Zelle, ihre normale Funktion wieder aufzunehmen, obwohl sie einer subletalen Strahlendosis ausgesetzt war.* Aufgrund dieser Repair-Mechanismen entsteht die „Schulter" bei den Dosis-Wirkungs-Kurven (Überlebensraten nach verschiedenen Strahlendosen). Einen verstärkten Strahleneffekt sieht man bei gut mit Sauerstoff versorgten Zellen. Dagegen sind Zellen in hypoxischen oder anoxischen Arealen eines Tumors resistent gegen die Einwirkungen ionisierender Strahlen. Nach einer letalen Einzeldosis überleben die hypoxischen Zellen. Wenn ein Tumor wieder ausreichend mit Sauerstoff versorgt wird, werden die früher hypoxischen Zellen wieder strahlensensibel. Deshalb benutzt man bei der Strahlentherapie maligner Erkrankungen das Prinzip der fraktionierten Dosierung, wobei es in den Intervallen zur stufenweisen Reoxygenierung kommt.

Bei der Radiotherapie werden meist Megavoltgeräte mit einer radioaktiven Kobaltquelle benützt. Die Energie der hier entstehenden Röntgenstrahlen liegt zwischen 2 und 35 Mio. Elektronenvolt (MeV). Mit Megavoltgeräten ist eine bessere Konzentration auf das Zielvolumen möglich. Die Nebenwirkungen der Bestrahlung sind abhängig von der bestrahlten Region und der Toleranz des im Strahlenfeld liegenden normalen Gewebes, z. B. führt die Strahlentherapie in der Kopf-Hals-Region oft zu einer oropharyngealen Mukositis, und eine Bestrahlung des Abdomens führt zur Gastritis (oberes Abdomen) und zur Enteritis mit Durchfall.

Antineoplastische Chemotherapie

Das ideale antineoplastische Medikament würde Krebszellen zerstören ohne Nebenwirkungen oder Toxizitäten gegenüber normalen Zellen. Solche Medikamente kennt man jedoch nicht. Trotzdem ist aber auch bei der geringen therapeutischen Breite vieler Zytostatika eine Behandlung und sogar eine Heilung von Patienten möglich. Es folgt eine Übersicht über die Pharmakologie der antineoplastisch wirksamen Medikamente *(s. Tab. 39.).*

Hormontherapie

Durch additive oder ablative endokrine Maßnahmen kann der Verlauf bestimmter Krebserkrankungen beeinflußt werden. Z. B. kann mit Diäthylstilböstrol (DES) bei Patienten mit Prostatakarzinom eine Palliation erreicht und der Verlauf modifiziert werden. Steroidrezeptoren an der Oberfläche von Tumorzellen begünstigen die physiologischen Effekte der Steroide. Auf Mammakarzinomzellen findet man Östrogen- und Progesteronrezeptoren. Östrogenrezeptoren können auch Adenokarzinome des Ovars, des Endometriums und der Fallopschen Tube sowie maligne Melanome tragen. Bei akuter lymphatischer Leukämie (ALL) und chronischer lymphatischer Leukämie (CLL) haben die Zellen Glukokortikoidrezeptoren. Wenn solche Rezeptoren vorhanden sind, können Hormone therapeutisch eingesetzt werden (z. B. Kortikosteroide bei ALL und CLL; DES, Megestrolacetat, Tamoxifen und Fluoxymesteron bei disseminierten Brustkrebserkrankungen und Megestrolacetat oder DES bei Prostatakarzinomen).

Mitotan (o, p'-DDD) kann eine effektive palliative Therapie bei inoperablen Nebennierenrindenkarzinomen sein. Es hat einen spezifischen zytotoxischen Effekt auf Zellen der Nebennierenrinde. Neuere hormonaktive Substanzen sind Leuprorelin und Flutamid.

Leuprorelin ist ein synthetisches Nonapeptid-Analog des natürlich vorkommenden Gonadotropin-Releasing-Hormons (Gn-RH oder LH-RH). Bei kontinuierlicher Gabe ist es ein effektiver Inhibitor der Gonadotropinsekretion. Nach Absetzen des Medikaments ist dieser Effekt reversibel. Durch die Senkung der Spiegel von luteinisierenden und follikelstimulierenden Hormonen wird die Produktion der Sexualsteroide in Ovarien und Hoden unter-

Tab. 39. Antineoplastische Medikamente

Substanzklasse	*andere Bezeichnung Kurzform*	*Dosierung Anwendung*	*Wirkungsmechanismus*	*Zellzyklusabhängigkeit*	*Indikationen*	*Nebenwirkungen Bemerkungen*
Alkylanzien						
Mechlormethamin	Nitrogen-Mustard	6 mg/m² i.v.	Alkylierung der DNS mit Hemmung der Strangauffaltung und der Replikation	nicht spezifisch	M. Hodgkin, maligne Lymphome, kleinzellige Bronchialkarzinome, Mammakarzinome, Hodentumoren, CLL	Alopezie bei hochdosierter i.v. Gabe; Übelkeit, Erbrechen; Myelosuppression; hämorrhagische Zystitis (insb. bei Ifosfamid) kann mit Mesna vermindert werden; mutagen, leukämogen; Aspermie, permanente Sterilität möglich
Chlorambucil	CBL	10–20 mg pro Tag p.o.				
Cyclophosphamid	CPM, CTX	600 mg/m² i.v. 20–200 mg/m² p.o.				
Melphalan	MEL	1 mg/kg p.o. alle 4 Wochen				
Ifosfamid	IFO, IFX	1000 mg/m² i.v.				
Antimetaboliten						
Folsäureantagonist						
Methotrexat	Amethopterin MTX	2,5–5,0 mg pro Tag p.o. 25–50 mg pro Dosis wöchentl. 100 bis 10000 mg/m² i.v. (mit Rescue)	bindet als Folsäureantagonist an die Dihydrofolat-Reduktase, interferiert dadurch mit der (Pyrimidin-) Thymidylat-Synthese	S-Phasen-spezifisch	Chorionkarzinom (bei Frauen), HNO-Karzinome, ALL, Ovarialkarzinome, maligne Lymphome, Osteosarkome	Schleimhautulzerationen; Knochenmarksuppression; erhöhte Toxizität bei Nierenfunktionsstörung oder Aszites (mit vermehrter Retention der Substanz); mit Leucovorin (Rescue) kann die Wirkung antagonisiert werden (z. B. nach 24 h 10–20 mg alle 6 h, insgesamt 10 Dosen)
Purinantagonist						
6-Mercaptopurin	6-MP	100 mg/m² p.o. pro Tag	hemmt die Purin-De-novo-Synthese	S-Phasen-spezifisch	akute Leukämien	Myelosuppression; Alopezie
Pyrimidinantagonist						
5-Fluorouracil	5-FU	300 bis 1000 mg/m² i.v. oder als Dauerinfusion	bindet an die Thymidylat-Synthase, vermindert die Thymidin-Produktion	S-Phasen-spezifisch	gastrointestinale Karzinome, Mammakarzinome	Mukositis, Alopezie, Myelosuppression, Durchfall, Erbrechen, Hyperpigmentation. Wenn nach MTX gegeben, signifikanter Synergismus

Fortsetzung Tab. 39.

Substanzklasse	*andere Bezeichnung Kurzform*	*Dosierung Anwendung*	*Wirkungsmechanismus*	*Zellzyklusabhängigkeit*	*Indikationen*	*Nebenwirkungen Bemerkungen*
Pyrimidinantagonist						
Cytarabin (Cytosin-Arabinosid)	ARA-C ARAC	100 mg/m² i. v. als Dauerinfusion	hemmt die DNS-Polymerase	S-Phasen-spezifisch	akute Leukämien (insbes. nichtlymphatische), maligne Lymphome	Myelosuppression, Übelkeit, Erbrechen, zerebellare und konjunktivale Toxizität bei hoher Dosierung, Hauterythem
Pflanzenalkaloide						
Vincaalkaloide						
Vinblastin	VBL	0,1–0,2 mg/kg i. v., alle 7–10 Tage	hemmt die Mitose durch Veränderung der Tubulus-Proteine	Metaphase	Lymphome, Leukämien, Mammakarzinome, Ewing-Sarkome, Hodentumoren	Alopezie, Myelosuppression, periphere Neuropathie, Ileus
Vincristin	VCR	1,4 mg/m² i. v.	wie oben	Metaphase	wie oben	periphere Neuropathie, inadäquate ADH-Sekretion (SIADH), bei Erwachsenen meist Begrenzung der Einzeldosis auf 2 mg
Epipodophyllotoxin						
Etoposid	VP-16	100 mg/m² pro Tag i. v. für 3–5 Tage 100 mg pro Tag p. o. für 14 Tage im Monat	hemmt die Mitose durch unbekannte Mechanismen	Metaphase	Lymphome, M. Hodgkin, Hodenkarzinome, Lungenkarzinome (insbes. kleinzellige Bronchialkarzinome), akute Leukämien	Übelkeit, Erbrechen, Myelosuppression, periphere Neuropathie. Clearance hauptsächlich durch die Leber, erhöhte Toxizität bei Leber- und Niereninsuffizienz

Fortsetzung Tab. 39.

Substanzklasse	*andere Bezeichnung Kurzform*	*Dosierung Anwendung*	*Wirkungsmechanismus*	*Zellzyklusabhängigkeit*	*Indikationen*	*Nebenwirkungen Bemerkungen*
Antibiotika						
Doxorubicin (Daunorubicin, s. bei Bemerkungen)	Adriamycin ADM DOX DNR	40–75 mg/m² rasch i.v. oder 30 mg/m² pro Tag über 3 Tage als Dauerinfusion	interkaliert zwischen die DNS-Stränge und hemmt die Auftrennung der DNS	nicht spezifisch	akute Leukämien, M. Hodgkin, andere Lymphome, Mammakarzinome, Bronchialkarzinome	Übelkeit, Erbrechen, Myelosuppression, Alopezie, Kardiotoxizität bei kumulativer Dosis >500 mg/m², bei Anwendung als Dauerinfusion werden höhere Gesamtdosen toleriert. Daunomycin ist verwandt, mit größerer Kardiotoxizität, wird nur bei Leukämien verwendet
Bleomycin	BLEO	6–15 mg/m² s.c. oder i.v.	macht Inzisionen in DNS-Strängen	nicht spezifisch	Plattenepithelkarzinome, Lymphome, Hodenkarzinome, Bronchialkarzinome	Anaphylaxie, Schüttelfrost, Fieber, Hauterythem, Lungenfibrose bei Gesamtdosis >200 mg/m², wird renal eliminiert
Mitomycin C	MMC	langsam i.v.	hemmt als bifunktionelles Alkylans die DNS-Synthese	nicht phasenspezifisch, max. Effekt aber in später G1- und früher S-Phase	Karzinome in Magen, Kolon, Mamma, Lunge, Transitionalzellkarzinome der Harnblase	Gewebenekrosen bei Extravasation, Myelosuppression (mit 4–6 Wochen Verzögerung), Alopezie, Lethargie, Fieber, hämolytisch-urämisches Syndrom
Nitrosoharnstoffe						
Carmustin	BCNU	150–200 mg/m² i.v. alle 6 Wochen	Alkylierung der DNS mit Hemmung der Strangauffaltung und der Replikation	nicht spezifisch	Hirntumoren, Lymphome	Myelosuppression, Lungentoxizität (Fibrose), Nierentoxizität
Lomustin	CCNU	100–130 mg/m² p.o. alle 6 Wochen	Carbamoylierung von Aminosäuren und Proteinen	nicht spezifisch	wie oben	wie oben

Fortsetzung Tab. 39.

Substanzklasse	*andere Bezeichnung Kurzform*	*Dosierung Anwendung*	*Wirkungsmechanismus*	*Zellzyklusabhängigkeit*	*Indikationen*	*Nebenwirkungen Bemerkungen*
Anorganische Ionen						
Cisplatin	DDP	60–100 mg/m² i.v. oder 20 mg/m² i.v. pro Tag für 5 Tage	Interkalation und Intrakalation in DNS-Strängen, hemmt die Strangauffaltung	nicht spezifisch	Bronchialkarzinome (insbesondere kleinzellige), Hodenkarzinome, Mammakarzinome, Magenkarzinome, Lymphome	Anämie, Ototoxizität, Nephrotoxizität, periphere Neuropathie, Myelosuppression
Biological Response Modifier						
Interferon	IFN	3–25 Mio. Einheiten pro m² 3mal pro Woche	antiproliferativer Effekt	?	Haarzellenleukämie, CML, Lymphome, Kaposi-Sarkome (bei AIDS), Nierenzellkarzinome, Melanome	Müdigkeit, Fieber, Myalgien, Arthralgien, Myelosuppression, selten nephrotisches Syndrom
Enzyme						
Asparaginase	ASP	1000 bis 6000 Einheiten pro m² i.v. oder i.m.	Abbau von Asparagin, das essentiell für ALL-Zellen ist	zyklusspezifisch	ALL	akute Anaphylaxie, Hyperthermie, Pankreatitis, Hyperglykämie, Fibrinogenmangel
Hormone			bringen Zellen in die Ruhe-Phase	nicht spezifisch		
Tamoxifen	TAM	10 mg 2mal tägl. p.o.	bindet an Östrogenrezeptor		Mammakarzinome	Hitzewallungen, Hyperkalzämie, Thrombosen tiefer Venen
Flutamid		250 mg p.o. alle 8 h	bindet an Androgenrezeptor		Prostatakarzinome	Libidoverlust, Hitzewallungen, Gynäkomastie

drückt. Dieser Effekt wird 2–4 Wochen nach Therapiebeginn manifest. Leuprorelin wird zur Behandlung fortgeschrittener Stadien (D_2) bei Prostatakarzinom eingesetzt. In prospektiv randomisierten Studien hat es sich als gleich effektiv wie orales Diäthylstilböstrol erwiesen. Die Dosierung ist 1 mg/Tag s.c. Als Nebenwirkungen beobachtet man eine Abnahme der Hodengröße, Gynäkomastie, Hitzewallungen, Impotenz und seltener Anämie, Knochenschmerzen, Kopfschmerzen und Schlaflosigkeit.

Flutamid ist ein nichtsteroidales, oral verabreichtes Antiandrogen. Seine antiandrogenen Effekte entstehen durch die Hemmung der Androgenaufnahme und/oder die Hemmung der Bindung von Androgen an die Zellkerne. Die Substanz wird schnell und komplett resorbiert. Das hauptsächliche Abbauprodukt ist ein α-hydroxyliertes Derivat. Flutamid wird zum großen Teil an Plasmaproteine gebunden. Bei der üblichen Dosierung von 250 mg 2× täglich liegen die Plasmaspiegel zwischen 24 und 78 ng/ml. Bei Prostatakarzinomen im Stadium D_2 ergibt die Kombination von Flutamid und Leuprorelin im Vergleich zur Leuprorelin-Behandlung alleine eine um 7 Monate verlängerte Überlebenszeit. Nebenwirkungen sind Hitzewallungen, Libidoverlust, Impotenz, Durchfälle, Gynäkomastie, Übelkeit und Erbrechen.

Behandlung therapiebedingter Nebenwirkungen

Übelkeit und Erbrechen

Antiemetika: Medikamente zur Prophylaxe oder Behandlung von Übelkeit und Erbrechen. Auslösende Mechanismen für Übelkeit und Erbrechen können entweder funktionell sein (ohne eine zugrundeliegende somatische Erkrankung) bzw. durch psychosoziale Faktoren ausgelöst werden *(s. Kap. MDA, 3., Funktionelle Übelkeit und Erbrechen).* Andererseits können Übelkeit und Erbrechen Symptome einer Grundkrankheit sein (z. B. ausgelöst durch Bakterientoxine) bzw. durch externe Stimuli wie z. B. Medikamente (antineoplastisch wirkende Substanzen), Bestrahlung oder bestimmte Bewegungsabläufe. Nach Möglichkeit sollte die Ursache genau abgeklärt werden, da entsprechend der Ursachen verschiedene Antiemetika zur optimalen symptomatischen Behandlung eingesetzt werden. Wenn Übelkeit und Erbrechen durch Nicht-Zytostatika bedingt sind (z. B. Digitalis, Östrogene, Eisenpräparate), sollte die Dosis reduziert, die Applikationsart geändert oder auf ein anderes Präparat übergegangen werden.

Die Stimulation des Brechzentrums in der Medulla kann auf verschiedene Weise erfolgen: über die Chemorezeptortriggerzone **(CTZ),** die Gehirnrinde, den Vestibularapparat oder direkt von der Peripherie (z. B. Magenschleimhaut). Obwohl der Wirkmechanismus der Antiemetika nicht genau geklärt ist, nimmt man einen Einfluß auf die CTZ, die Hirnrinde, den Vestibularapparat oder das Brechzentrum an.

Manchmal, wie z. B. oft im ersten Trimester der Schwangerschaft, sind Übelkeit und Erbrechen mild und selbstlimitierend. Hier ist eine medikamentöse Therapie nicht erforderlich. Während des ersten Trimesters einer Schwangerschaft sollten Medikamente vermieden werden, wenn eine Behandlung unbedingt erforderlich ist. Nach chirurgischen Eingriffen kann durch das Erbrechen die Wundheilung gestört werden. Es kann auch zum Flüssigkeits- und Elektrolytverlust kommen, wodurch Übelkeit und Erbrechen weiter aufrechterhalten werden. Bei anhaltendem Erbrechen ist eine orale Medikation nicht möglich. Allgemein ist die medikamentöse Prophylaxe erfolgreicher als die Behandlung des bereits eingetretenen Erbrechens. Dies gilt insbesondere, wenn die auslösenden Ursachen Reisekrankheit (Kinetosen), Bestrahlung oder Krebsmedikamente sind.

Die meisten der nachfolgend erwähnten Medikamente *(s. a. Tab. 40.)* werden an anderer Stelle in diesem Manual näher beschrieben. Hier beschränkt sich die Besprechung auf ihren antiemetischen Effekt.

Zu den **Dopaminantagonisten** gehören die Phenothiazine (z. B. Prochlorperazin, Fluphenazin) und die Butyrophenone (Haloperidol und Droperidol). Diese Stoffe wirken wahrscheinlich durch selektive Hemmung der CTZ und weniger am Brechzentrum. Sie wirken gut bei Übelkeit und Erbrechen postoperativ, bei Strahlen- oder Medikamentenwirkung sowie

Tab. 40. Antiemetika (Auswahl)

Substanz	*Dosis bei Erwachsenen (mg)*	*Anwendungsart*	*Anwendungszeiten*
Dopaminantagonisten			
Chlorpromazin	10–25	oral	alle 4–6 Std.
	50–100	rektal	alle 6–8 Std.
	25	i.m.	alle 3–4 Std.
Droperidol	2,5–10	i.m.	einmal als Prämedikation
	1,25–5	i.v.	einmal
Fluphenazin	1,25	oral	alle 6–8 Std.
	1,25	i.v.	alle 6–8 Std.
Haloperidol	1–5	oral	alle 12 Std.
	1–5	i.m.	alle 12 Std.
Metoclopramid	10	oral	alle 6 Std., ½ Std. vor den Mahlzeiten und vor der Nachtruhe
	10	i.v.	einmal
Perphenazin	8–10	oral	täglich mehrere Dosen
	5	i.m. oder i.v.	nur wenn erforderlich
Prochlorperazin	5–10	oral	alle 6–8 Std.
	25	rektal	alle 12 Std.
	5–10	i.m.	alle 3–4 Std.
Thiethylperazin	10	oral	alle 12–24 Std.
	10	rektal	alle 12–24 Std.
	10	i.m.	alle 12–24 Std.
Triflupromazin	20–30	oral	täglich
	5–15	i.m.	alle 4 Std.
	1–3	i.v.	täglich
Ondansetron	8–12	i.v.	alle 4 Std. (3 Dosen)
Antihistaminika			
Buclizin	50	oral	alle 12 Std.
Cyclizin	50	oral	alle 12 Std.
	50	i.m.	alle 4–6 Std.
Dimenhydrinat	50	oral	alle 4 Std.
	50	i.m. oder i.v.	alle 6 Std.
Hydroxyzin	25–100	oral	alle 8–12 Std.
	25–100	i.m,	alle 4–6 Std.
Meclozin	25–50	oral	einmal täglich
Promethazin	10–25	oral	alle 12 Std.
	12,5–50	rektal	alle 12 Std.
	12,5–25	i.m.	alle 4–8 Std.
Anticholinergika			
Scopolamin	0,3–1,0	oral	vor Reiseantritt
	1 Membranpflaster	topisch	vor Reiseantritt
Verschiedene			
Benzquinamid	50	i.m.	alle 3–4 Std.
	25	i.v.	nur erste Dosis
Dronabinol	5–15 mg/m²	oral	alle 2–4 Std., ab 1–12 Std.vor Chemotherapie bis 8–24 Std. nach Chemotherapie
Diphenidol	25–50	oral	alle 4 Std.
Trimethobenzamid	250	oral	alle 6–8 Std.
	200	rektal	alle 6–8 Std.
	200	i.m.	alle 6–8 Std.

bei Assoziation mit Gastroenteritis, Schwangerschaft, Karzinomen oder Urämie. Abgesehen von Promethazin eignen sich die Phenothiazine nicht zur Behandlung von Kinetosen. Außer Thioridazin und Mesoridazin sind die meisten Phenothiazine in ihrer antiemetischen Wirkung gleichwertig, wenn man sie in ausreichender Dosierung gibt. Bei der Wahl des Medikaments spielen deshalb die Nebenwirkungen eine besondere Rolle *(s. Kap. PSY, 15.)*.

Haloperidol ist ähnlich effektiv wie die Phenothiazine. Man kann damit Übelkeit und Erbrechen im Zusammehang mit Anästhesie und Operationen, Strahlentherapie, zytostatischer Therapie, Narkotika und gastrointestinalen Erkrankungen behandeln. Droperidol wird als parenterales Sedativum als Prämedikation vor Narkosen verwendet, manchmal auch bei intrathekaler Übelkeit und Erbrechen im Zusammenhang mit Zytostatika.

Metoclopramid stimuliert die Motilität im oberen Gastrointestinaltrakt, ohne jedoch die gastrale, biliäre oder pankreatische Sekretion anzuregen. Es erhöht den Tonus und die Amplitude gastraler Kontraktionen, löst den Sphinkter im Pylorus und den Bulbus duodeni und erhöht die Peristaltik in Duodenum und Jejunum. So kommt es zu einer schnelleren Magenentleerung und zu einer Beschleunigung der Darmpassage. Orales oder parenterales Metoclopramid vermindert die Symptomatik bei akuter und rezidivierender diabetischer Gastroparese sowie bei verlangsamter Magenentleerung (z. B. Übelkeit, Erbrechen, Anorexie und Völlegefühl nach Mahlzeiten).

Metoclopramid wird bei verschiedenen mit Übelkeit und Erbrechen einhergehenden Zuständen eingesetzt (emetogene Zytostatika, Strahlentherapie, Operationen, Schwangerschaft, Magenulzera). Seine antiemetische Wirkung beruht neben seinen gastrokinetischen Effekten wahrscheinlich auch auf seinem zentralen Dopaminantagonismus. Es hemmt die zentralen und peripheren Wirkungen des Emetogens Apomorphin. Um die Übelkeit bei Behandlung mit stark emetogenen Substanzen (z. B. Cisplatin oder Dacarbazin) zu unterdrücken, sind initial 2 Dosen von je 2 mg/kg erforderlich. Für weniger emetogene Substanzen reicht 1 mg/kg. Die jeweilige Dosis wird in 50 ml Volumen 30 Minuten vor Beginn der Chemotherapie langsam infundiert. Es folgen 2 weitere Dosen in Abständen von 2 Stunden und dann 3 weitere Dosen in Abständen von 3 Stunden. Nebenwirkungen manifestieren sich vor allem im ZNS (Unruhe, Mattigkeit, Apathie, Müdigkeit) und im Gastrointestinaltrakt (Übelkeit, Durchfälle). Bei 0,2–1% der Patienten treten extrapyramidale Symptome auf, häufiger bei Kindern als bei Erwachsenen, und bei höheren Dosierungen so, wie man sie zur Prophylaxe des Erbrechens bei Chemotherapie einsetzt. Metoclopramid ist kontraindiziert, wenn die Stimulation der gastrointestinalen Motilität Gefahren birgt (mechanische Obstruktion, Perforation), sowie bei Phäochromozytom, bei Epileptikern und bei Patienten unter Behandlung mit Medikamenten, die extrapyramidale Reaktionen auslösen können.

Ondansetron ist ein kürzlich entwickelter spezifischer 5-HT_3-Rezeptor-Antagonist. Es ist ein sehr effektives Antiemetikum bei Chemotherapie. In vergleichenden Studien zeigte sich Ondasetron effektiver als Placebo oder Metoclopramid und hatte weniger Nebenwirkungen als Metoclopramid. Man gibt 0,15 mg/kg 30 Minuten vor Beginn der Chemotherapie und wiederholt diese Dosis nach 4 und 8 Stunden. Nebenwirkungen sind Kopfschmerzen und selten Blutdruckabfall.

Domperidon ist ähnlich wie Haloperidol und Metoclopramid ein Dopaminantagonist. Jedoch hat es nur periphere Angriffspunkte, da es die Blut-Hirn-Schranke nicht überschreitet. Es ist wirksam bei der Behandlung von Übelkeit und Erbrechen im Zusammenhang mit Operationen und einigen Zytostatika. Bei einer Dosierung von 40 mg i. v. oder 100 mg p.o. beobachtet man Gesichtsröte, Kopfschmerzen, geringe Schläfrigkeit und Mundtrockenheit als Nebenwirkungen. In den USA befindet sich Domperidon zur Zeit noch in Erprobung, in Europa ist es allgemein verfügbar. Ein optimales Dosierungsschema für die antiemetische Behandlung ist noch nicht eingeführt.

Antihistaminika wirken wahrscheinlich auf die aus dem Labyrinth kommenden Nervenfasern. Manche (z. B. Promethazin, Diphenhydramin, Buclizin, Cyclizin, Meclizin) wirken bei Kinetosen (Reisekrankheit) und Schwindel bei Menière-Syndrom. Brauchbar, aber weniger effektiv, sind sie auch bei postoperativer Übelkeit und Erbrechen sowie bei Schwangerschaftserbrechen.

In präklinischen Studien wurde gezeigt, daß die Piperazin-Derivate (Buclizin, Cyclizin, Hydroxyzin und Meclizin) teratogene Effekte haben. Auch wenn die Food and Drug Administration (FDA in den USA) daraus keine Schlüsse im Sinne einer Zulassungsrestriktion für Cyclizin oder Meclizin gezogen noch eine Warnung vor Einnahme in der Schwangerschaft ausgesprochen hat, sollten diese Substanzen dennoch nur mit Vorsicht in der Schwangerschaft eingesetzt werden. Dann sollten Dosierung und Behandlungsdauer so kurz wie möglich gehalten werden *(s. a. Kap. GYN, 13.)*.

Anticholinergika: Für die Prophylaxe gegen Reisekrankheit ist **Scopolamin** effektiver als die Antihistaminika. Jedoch ist seine klinische Anwendbarkeit durch die kurze Wirkdauer und Nebenwirkungen beschränkt (verschwommenes Sehen, Mundtrockenheit, Apathie, Müdigkeit und evtl. erhöhter Augendruck bei Patienten mit Glaukom). Membranpflaster (TTS) mit Scopolamin stehen zur Anheftung hinter dem Ohr zur Verfügung. Daraus wird konstant so viel Substanz abgegeben, die ausreicht, um eine Reisekrankheit zu bekämpfen. Dabei ist die Substanzabgabe so gering, daß die meisten Nebenwirkungen zu vernachlässigen sind und eine Anwendung über mehrere Tage möglich ist. Mundtrockenheit und Müdigkeit können aber trotzdem auftreten. Die transdermale Scopolaminanwendung ist kontraindiziert bei Glaukom und bei Hypersensitivität gegenüber der Substanz oder dem Material in den Pflastern.

Verschiedene Substanzen: Benzquinamid ist als Antiemetikum wahrscheinlich genauso effektiv wie die Phenothiazine. Die Substanz erhöht das Herzschlagvolumen und den Blutdruck und ist deshalb auch bei mit zentral wirksamen Sedativa und Analgetika behandelten Patienten einsetzbar (z. B. postoperativ). Schläfrigkeit ist die am häufigsten berichtete Nebenwirkung. Kältegefühl, Schüttelfrost und Reaktionen ähnlich wie bei den Phenothiazinen werden ebenfalls berichtet. Benzquinamid kann i. m. oder i. v. gegeben werden. In den USA steht keine orale Applikationsform zur Verfügung.

Dronabinol, δ-9-Tetrahydrocannabinol (THC) ist in den USA zur Behandlung von Übelkeit und Erbrechen bei Patienten unter Chemotherapie zugelassen, falls diese auf eine konventionelle antiemetische Therapie nicht ansprechen. THC ist der hauptsächliche psychoaktive Stoff aus Marihuana. Der Mechanismus der antiemetischen Wirkung ist nicht bekannt, jedoch bindet es an Opioidrezeptoren im Hirnstamm und kann dadurch indirekt das Brechzentrum hemmen. Bei Anwendung bestimmter Zytostatika ist THC sehr effektiv zur Prophylaxe der Übelkeit und des Erbrechens, insbesondere bei jüngeren Patienten und bei Behandlung mit Cisplatin. Nach oraler Gabe ist die Resorption individuell verschieden, wodurch die Wirksamkeit beeinflußt werden kann. Sukzessive Dosissteigerungen können erforderlich sein. Die häufigste Nebenwirkung ist eine Apathie, jedoch können auch orthostatische Kreislaufdysregulationen und Mundtrockenheit auftreten. Stimmungsschwankungen und Störungen der visuellen und zeitlichen Wahrnehmung können bei einigen Patienten unerträglich sein. Manchmal haben die Patienten auch Stimmungsschwankungen oder Halluzinationen. Insbesondere bei älteren Patienten kann THC zu Angst, Tachykardie, Depression, Paranoia und manischen Psychosen führen. Eine physische und psychische Abhängigkeit von THC kann leicht zum Abusus führen.

Diphenidol wirkt am Vestibularapparat des Ohres. Oral oder parenteral gegeben, wirkt es bei Übelkeit und Erbrechen im Zusammenhang mit malignen Erkrankungen, Strahlenkrankheit, Narkosen und Zytostatika. Es wirkt auch beim Schwindel im Rahmen von Reisekrankheit und Ménière-Syndrom. Diphenidol sollte nur eingesetzt werden, wenn andere, nebenwirkungsärmere Medikamente versagt haben. Die Patienten müssen sorgfältig überwacht werden, und die Behandlung muß abgebrochen werden, wenn auditive oder visuelle Halluzinationen, Desorientiertheit oder Verwirrtheitszustände auftreten. Weitere Nebenwirkungen sind Apathie, Benommenheit und Mundtrockenheit. Da Diphenidol fast ausschließlich über die Nieren eliminiert wird, ist es bei Patienten mit schwerer Niereninsuffizienz kontraindiziert.

Mit **Trimethobenzamid** kann der Übelkeit nach Narkosen vorgebeugt werden. Es eignet sich auch zur Behandlung von Schwangerschaftserbrechen. Es hat wenige Nebenwirkungen. Apathie, Durchfälle, extrapyramidale Symptome, Hypersensitivitätsreaktionen sowie

Schmerzen an der Injektionsstelle oder eine lokale Irritation bei rektaler Gabe können auftreten.

Knochenmarkdepression

Eine Anämie, Leukozytopenie und Thrombozytopenie können sich während der Behandlung maligner Erkrankungen entwickeln. Um eine adäquate Sauerstoffversorgung der Gewebe sicherzustellen, sollte durch **Transfusion von Erythrozytenkonzentraten** der Hämatokrit bei mindestens 30% gehalten werden. **Thrombozytentransfusionen** sollten gegeben werden, wenn die Thrombozytenzahl < 20000/µl ist oder wenn bei einer Thrombozytenzahl < 50000/µl eine Blutungsneigung besteht. Thrombozytenkonzentrate sind am effektivsten, wenn sie möglichst bald nach ihrer Präparation verabreicht werden. Die Halbwertszeit der von randomisierten Spendern transfundierten Thrombozyten ist 5–6 Tage. Bei mehrfach transfundierten Empfängern bilden sich Antikörper gegen Thrombozyten. In diesen Fällen ist die Thrombozytenüberlebenszeit verkürzt. Dieses Problem kann durch die Verwendung HLA-übereinstimmender Thrombozyten umgangen werden. Durch eine zytostatische Chemotherapie oder durch Bestrahlung kann bei der Behandlung von Lymphomen oder soliden Tumoren eine ausgeprägte Leukozytopenie mit weniger als 500 Granulozyten/µl ausgelöst werden. Diese Granulozytopenie dauert jedoch selten länger als 1 Woche.

Leukozytopenie und Granulozytopenie *(s. Kap. HÄM, 5.)*: Wenn die Granulozytenzahl unter 1000/µl abfällt, wächst das Infektionsrisiko. Wenn bei einem granulozytopenischen Patienten die Körpertemperatur über 38 °C ansteigt, muß der Patient sofort notfallmäßig behandelt werden. Er sollte stationär aufgenommen werden. Nach der Abnahme von Kulturen aus Blut, Sputum, Urin und evtl. verdächtigen Hautläsionen muß die Behandlung mit Breitspektrumantibiotika begonnen werden. Wenn Lungeninfiltrate vorliegen, muß differentialdiagnostisch auch eine Pneumocystis-carinii-Pneumonie in Betracht gezogen und entsprechend empirisch behandelt werden. Das trifft besonders bei Patienten mit Leukämien oder Lymphomen zu. Bei der Untersuchung neutropenischer Patienten muß besonders auf das Rektum, die Trommelfelle und die Retina geachtet werden. Bei diffusen Lungeninfiltraten sollte die Antibiotikakombination aus Trimethoprim-Sulfamethoxazol, Aminoglykosid und Cephalosporin bestehen. Bei Patienten ohne Lungeninfiltrate sollte mit der Kombination eines Aminoglykosids mit einem Cephalosporin begonnen werden. Wenn der Patient nach 24 Stunden immer noch Fieber hat, sollte ein halbsynthetisches Penicillin (z. B. Ticarcillin) zugelegt werden. Bei Patienten mit Lungeninfiltraten sollte eine transbronchiale Biopsie oder (bei Thrombozytopenie) eine offene Lungenbiopsie durchgeführt werden. Wenn das Fieber nach 72 Stunden immer noch andauert, sollte zusätzlich Amphotericin B gegeben werden. Patienten mit Haarzellenleukämie haben ein vermehrtes Risiko für Infektionen mit atypischen Mykobakterien. Bei diesen Fällen ist eine offene Lungenbiopsie mit Entnahme von Hiluslymphknoten erforderlich.

Früher wurden auch **Granulozytentransfusionen** verabreicht. Wegen ihrer Toxizität und geringen Effektivität werden diese Transfusionen heute praktisch nicht mehr gegeben. Jedoch kann durch Zytokine (Granulozyten-Kolonien-stimulierender Faktor [G-CSF] oder Granulozyten-Makrophagen-Kolonien-stimulierender Faktor [GM-CSF]) die Dauer der neutropenischen Periode verkürzt werden. Diese Zytokine stimulieren die Amplifikation des Kompartiments der Granulozytenvorläuferzellen (determinierte Stammzellen) und sind heute Mittel der Wahl.

Multidrug-Resistenz

Eine Resistenz gegenüber zytoreduktiver Chemotherapie kann in Zellpopulationen bei malignen Erkrankungen entweder primär vorliegen (z. B. bei Melanom, Nierenzellkarzinom, Pankreaskarzinom, Hirntumoren) oder nach wiederholten Behandlungen erworben sein (z. B. Mammakarzinom, kleinzelliges Bronchialkarzinom, Leukämie). Für die in *Tab. 41.* genannten Medikamente sind verschiedene biochemische Mechanismen der Resistenzentwicklung identifiziert worden. Ein Phänomen, das mehrere Substanzen gleichzeitig be-

Tab. 41. 5 Jahre krankheitsfreies Überleben bei malignen Erkrankungen, die mit kombinierten Therapieverfahren behandelt werden

Therapieverfahren	*Lokalisation*	*Stadium*	*5 Jahre krankheitsfreies Überleben (%)*
Operation und Bestrahlung	Hoden (Seminom)	I	94
	Endometrium	II	62
	Harnblase	B2 + C	54
	Mundhöhle	III	36
	Hypopharynx	II + III	33
	Lunge	III_{M0} Pancoast	32
Operation und Chemotherapie	Mamma	II	62
	Magen		54
	Prostata	C	50–68
	Ovar (Karzinom)	III	28–40
Bestrahlung und Chemotherapie	ZNS (Medulloblastom)		71–80
	Ewing-Sarkom	alle Stadien	70
	Rektum (Plattenepithelkarzinom)		40
	Lunge (kleinzelliges Karzinom)	„limited"	16–20
Operation, Bestrahlung und Chemotherapie	Niere (Wilms-Tumor)	alle Stadien	80
	embryonales Rhabdomyosarkom	alle Stadien	80
	Lunge	III_{M0} Pancoast	32
	Mundhöhle, Hypopharynx	III + IV	20–40

trifft, ist in der letzten Zeit identifiziert worden. Durch die Exposition gegenüber einer bestimmten Substanz kann eine Resistenz gegen mehrere Substanzen gleichzeitig induziert werden, obwohl diese biochemisch und pharmakologisch nicht verwandt sind. Es wurde eine ganze Familie von „Multidrug-Resistenz-Genen" **(MDR)** identifiziert, die man sowohl in normalen wie auch in neoplastischen Zellen finden kann. Wahrscheinlich dienen die Produkte dieser Gene normalerweise dazu, um schädliche Substanzen aus den Zellen zu eliminieren. Das Ergebnis ist, daß auch Zytostatika auf diesem Weg aus der Zelle „herausgepumpt" werden können, was die Therapie ineffektiv macht. Eine vermehrte Expression des MDR-Gens findet sich bei einigen Karzinomen mit primärer Resistenz gegenüber Zytostatika ebenso wie in solchen Tumoren, die während einer Behandlung zunehmend resistent werden, nachdem sie zunächst auf diese Chemotherapie angesprochen hatten.

Die neuere Forschung konzentriert sich jetzt auf Substanzen, die die Expression des MDR-Gens unterdrücken können. Hier haben sich in experimentellen Systemen Calciumkanalblocker als vielversprechende Substanzen erwiesen. Jedoch muß betont werden, daß der Mechanismus der MDR-Wirkung wahrscheinlich nicht direkt über diese Kanäle geht.

Andere häufige Nebenwirkungen von Zytostatika und Bestrahlungen

Übelkeit und Erbrechen sind häufige Nebenwirkungen, die durch gezielten Einsatz von Antiemetika verhindert oder abgemildert werden können (s. oben). Bei einer durch abdominelle Bestrahlung induzierten Enteritis helfen Antidiarrhoika. Eine strahleninduzierte Mukositis kann zu einer wesentlichen Einschränkung der Nahrungsaufnahme und zu Mangelernährung und Gewichtsverlust führen. Durch einfache Maßnahmen kann erreicht werden, daß der Patient genügend essen und somit sein Gewicht halten kann: z. B. Gabe von Analgetika und topische Anwendung von Lidocain vor den Mahlzeiten, milde Diät ohne Zitrusfrüchte und Säfte, keine zu heißen Speisen. Wenn diese Maßnahmen nicht ausreichen, kann die enterale Ernährung über eine Kunststoffsonde (Dobhoff) in Betracht gezogen werden, so lange der Dünndarm normal arbeitet. Bei ausgeprägter Mukositis und Diarrhö bzw. unzureichender Darmfunktion muß parenteral ernährt werden.

Ansprechen der Tumorerkrankung auf die Therapie

Ansprechen auf Medikamente *(s. Tab. 38.)*: **Akute lymphatische Leukämien (ALL)** und **akute nichtlymphatische Leukämien (ANLL)** sind potentiell kurabel *(s. Kap. HÄM, 7.)*. **Morbus Hodgkin** und bestimmte **Non-Hodgkin-Lymphome** sind sowohl bei Kindern wie auch bei Erwachsenen heilbar. Voraussetzung für die Abschätzung der Prognose ist jedoch eine exakte pathologische Stadieneinteilung *(s. Kap. HÄM, 8.)*. Diffuse großzellige Lymphome (diffuse histiozytäre Lymphome [DHL]), Burkitt-Lymphome und lymphoblastische Lymphome sind ebenfalls heilbar. Polychemotherapien, die Cyclophosphamid, Doxorubicin und Vincristin (mit oder ohne Methotrexat, Cytarabin, Bleomycin) enthalten, ergeben eine Ansprechrate von ca. 80% und ein 5-Jahres-Überleben von ungefähr 50%.

Fortgeschrittene Teratokarzinome der Hoden im Stadium III können mit einer Dreierkombination aus Cisplatin, Vinblastin und Bleomycin (PVB) geheilt werden. Komplette Remissionen erreicht man bei mehr als 90% der Patienten. Prognostisch ungünstige Faktoren sind jedoch eine hohe LDH, endodermale Sinustumoren, große retroperitoneale Tumorknoten („bulky disease"). Mediastinale Keimzelltumoren werden entweder ebenfalls mit PVB oder mit einer Kombination aus Cisplatin, Etoposid und Bleomycin (PEB) behandelt. Hier wird die Behandlung mit einer Strahlentherapie kombiniert und ggf. mit operativer Entfernung von Resttumoren nach der Chemotherapie.

Tumoren, die mit kombinierten Therapiemodalitäten und adjuvanten Maßnahmen geheilt werden können, zeigt *Tab. 41.* Adjuvante Maßnahmen können Bestrahlungen oder Medikamente sein. Bei Patientinnen mit **Mammakarzinom** und Tumorbefall der axillären Lymphknoten hat die adjuvante medikamentöse Therapie einen festen Stellenwert. Wenn man eine ausreichende Dosis verabreicht (mindestens 75% der vorgeschriebenen Dosis), erreicht man sowohl bei prä- wie auch bei postmenopausalen Frauen eine Verbesserung der Überlebenschancen. In ähnlicher Weise verbessert die adjuvante Chemotherapie mit 5-Fluorouracil und Lomustin das Überleben bei Patienten mit **Magenkarzinom.**

Bei **fortgeschrittenen Harnblasenkarzinomen** hat die präoperative Bestrahlung ihren Stellenwert. Eine niedrigdosierte Bestrahlung des kleinen Beckens erhöht die Heilungschancen für Patienten mit Harnblasenkarzinomen im Stadium B_2 und C. Wenn man bei fortgeschrittenen Harnblasenkarzinomen die Operation mit einer Polychemotherapie aus Methotrexat, Vinblastin, Doxorubicin und Cisplatin kombiniert, kann man ein längeres krankheitsfreies Überleben erreichen.

Patientinnen mit serösem oder papillärem **Ovarialkarzinom** können im Stadium II und III mit der Kombination von Operation und Chemotherapie geheilt werden *(s. Kap. GYN, 9.)*.

Früher war das **kleinzellige Bronchialkarzinom** die aggressivste und meist letal verlaufende Form der Lungenkarzinome. Heute kann ein Patient mit einem kleinzelligen Bronchialkarzinom im limitierten Stadium (III_{M0}) mit Chemotherapie geheilt werden. Übliche Kombinationen bestehen aus Cyclophosphamid, Doxorubicin und Vincristin bzw. Cisplatin und Etoposid. Mit diesen kann entweder alleine oder in Kombination mit Bestrahlung bei 16 bis 20% der Patienten langfristig eine Krankheitsfreiheit erreicht werden. Bei Patienten mit limitiertem Stadium bei kleinzelligem Bronchialkarzinom kann durch eine Ganzhirnbestrahlung ein Rezidiv im Gehirn vermieden werden.

Mit neuen Protokollen, die eine Chemotherapie mit Mitomycin und 5-Fluorouracil sowie eine Bestrahlung des kleinen Beckens vorsehen, können **Plattenepithelkarzinome des Rektums** erfolgreich behandelt werden.

Wie *Tab. 41.* zeigt, sind auch **fortgeschrittene Plattenepithelkarzinome** im Kopf-Hals-Bereich im Stadium III und IV potentiell heilbar. Wird eine Heilung nicht erreicht, können zumindest gute palliative Effekte erzielt werden. Die Behandlung besteht aus hochdosiertem Cisplatin und kontinuierlicher Infusion von 5-Fluorouracil. Nach 3 Kursen von Cisplatin/5-FU folgt ggf. eine Bestrahlung oder die Tumorresektion. 20–40% der Patienten können geheilt werden.

Bei der Behandlung von **Wilms-Tumoren** und **embryonalen Rhabdomyosarkomen** spielen Operation, Bestrahlung und Chemotherapie eine wichtige Rolle. Beim Wilms-Tumor (Nephroblastom, Nierentumor bei Kindern) ist das Ziel die chirurgische Entfernung des Primärtumors, auch wenn bereits Fernmetastasen vorliegen. Bei der Operation muß darauf geachtet werden, daß der Tumor nicht rupturiert und daß ein langes Segment des Ureters mit entfernt wird. Die retroperitonealen Lymphknoten sollten biopsiert und die kontralaterale Niere sollte inspiziert werden. Sobald sich postoperativ die Darmfunktion normalisiert hat, wird mit der Chemotherapie begonnen: Dactinomycin täglich, über 6 Tage, und Vincristin wöchentlich, über 12 Wochen; das Dactinomycin wird alle 6–8 Wochen für einen Zeitraum von insgesamt 24 Wochen fortgeführt. Eine Bestrahlung erfolgt auf das Abdomen oder die Region der betroffenen Niere. Die Dosierung liegt zwischen 24 und 26 Gy in $2^1/_2$ bis 3 Wochen. Dort, wo postoperativ noch große Tumormassen übriggeblieben sind, kann die Bestrahlung auf höhere Dosen gesättigt werden („boost").

Neoplasien, für die keine effektive konventionelle Chemo- oder Radiotherapie zur Verfügung steht: Bis heute gibt es keine Beweise, daß Chemotherapie alleine oder in Kombination mit Bestrahlung das Überleben von Patienten mit folgenden Erkrankungen verlängern könnte: nicht-kleinzellige Bronchialkarzinome, Ösophaguskarzinome, Magenkarzinome, Pankreaskarzinome, Dünndarmkarzinome, Weichteilsarkome, primäre Hirntumoren, Hirnmetastasen, maligne Melanome. Jedoch ist die Bestrahlung ein effektiver Ansatz zur Palliation bei schmerzhaften Knochenmetastasen, Hirnmetastasen oder retroperitonealen Massen bei allen möglichen Tumoren.

Bis vor kurzem fanden sich auch Kolonkarzinome (Stadium Dukes B_2 und C) in dieser Gruppe. In neuerer Zeit konnte jedoch gezeigt werden, daß das krankheitsfreie Überleben nach einer Resektion mit der Kombination von 5-Fluorouracil und Laevamisol verlängert werden kann.

Erforschung neuer Therapiemodalitäten

Durch **Chemoprävention** kann der Effekt von chemischen und anderen Karzinogenen unterdrückt werden. Es konnte gezeigt werden, daß mit Retinoiden (Vitamin-A-Derivate) die Rezidivrate bei Oropharynxkarzinomen vermindert werden kann. Sie hemmen auch die Progression einer bestimmten Leukämieform (Promyelozytenleukämie). Obwohl ähnliches auch für β-Karotin und eine Reihe anderer Substanzen diskutiert wird, gibt es bisher keine Beweise für ihre Effektivität. Hier öffnet sich aber sicher ein wichtiges Feld für zukünftige therapeutische und prophylaktische Möglichkeiten der Medizin.

Hyperthermie: Im Gegensatz zu normalen Zellen sind Krebszellen schon gegenüber einer Temperaturerhöhung bis auf 41°C empfindlich. In klinischen Studien wird der Effekt von regionaler Tumorhyperthermie und Ganzkörperhyperthermie untersucht.

Neutronenbestrahlung: Sie benötigt keinen Sauerstoff, um ihren Effekt zu entwickeln, und kann deshalb auch hypoxische und anoxische Zellen abtöten. Bei fortgeschrittenen Zervixkarzinomen und bei Plattenepithelkarzinomen im HNO-Bereich ist die Neutronenbestrahlung der konventionellen Photonenbestrahlung überlegen.

Biologic Response Modifiers: Interferone (IFNs), Interleukin-2 (IL-2) und Tumornekrosefaktor (TNF) sind biologische Proteine, die von Leukozyten synthetisiert werden, wenn diese von Viren infiziert sind. Diese Proteine spielen eine wichtige Rolle bei der Immunantwort. IFNs können unterteilt werden in α(Leukozyten)-IFN, β(Fibroblasten)-IFN und γ(Lymphozyten)-IFN. Die Möglichkeiten ihres therapeutischen Einsatzes werden derzeit untersucht. Eine Aktivität konnte bisher bei Mammakarzinomen, multiplen Myelomen, Non-Hodgkin-Lymphomen, Haarzellenleukämien, CML, essentieller Thrombozytämie und

Nierenzellkarzinomen beobachtet werden. Nebenwirkungen sind z. B. Übelkeit, Alopezie, Leukozytopenie, Schüttelfrost, Fieber und Myalgien. IL-2 ist ein von aktivierten T-Zellen produziertes Lymphokin. Es stimuliert das Wachstum von aktivierten T-Zellen, wenn diese einen IL-2-Rezeptor tragen. Wenn man Lymphozyten mit IL-2 inkubiert, entwickeln diese die Fähigkeit zur Lyse von frischen Tumorzellen und werden dann **lymphokinaktivierte Killerzellen (LAK)** genannt. Die Produktion solcher LAK-Zellen ist die Basis für die Entwicklung adoptiver Immuntherapien gegen Krebserkrankungen. In klinischen Studien konnte gezeigt werden, daß IL-2 eine effektive Behandlungsart für Patienten mit disseminierten malignen Melanomen oder Nierenzellkarzinomen sein kann. Nebenwirkungen sind z. B. Fieber, Schüttelfrost, Myalgien, Müdigkeit, Schwäche, Lethargie, Gewichtsverlust, Neutropenie und erhöhte Transaminasen. Mit TNF laufen zur Zeit gerade die ersten Studien an.

Tumorimmunologie

Bei Versuchstieren wurde eine Immunantwort auf spontan auftretende Tumoren, karzinogen- oder vireninduzierte Tumoren sowie transplantierte Tumoren nachgewiesen. Angeregt durch diese Ergebnisse, wurde auch bei Menschen nach ähnlichen Immunantworten gesucht. An syngenen Stämmen von Versuchstieren kann unterschieden werden, ob es sich bei der Immunantwort um eine Reaktion direkt gegen tumorassoziierte Antigene **(TAA)** handelt oder um eine Reaktion gegen normale Histokompatibilitätsantigene, die ebenfalls auf Tumorzellen präsent sind.

Abgesehen von dem Ausnahmefall bei identischen Zwillingen ist bei der genetischen Heterogenität der Menschen die Erforschung der Immunantwort auf einen Tumor sehr komplex. Trotzdem konnte es jetzt wahrscheinlich gemacht werden, daß sowohl immunkompetente Zellen wie auch humorale Antikörper des Patienten immunogene Strukturen auf der Oberfläche neoplastischer Zellen erkennen und mit diesen reagieren können. Die Bedeutung dieser Prozesse bei der Pathogenese von Tumoren sowie die Möglichkeit der Verstärkung dieser Reaktionen und damit einer besseren Tumorabwehr werden zur Zeit intensiv erforscht.

Tumorassoziierte Antigene (TAA)

Mit Tumorzellen assoziierte Antigene, die auf normalen Zellen nicht vorkommen.

Die meisten in Versuchstieren induzierten oder transplantierten Tumoren immunisieren syngene Empfänger gegenüber einer zweiten Exposition mit demselben Tumor, jedoch nicht gegen Transplantate von normalem Gewebe oder anderen Tumoren. Insbesondere bei durch chemische Karzinogene induzierten Tumoren können TAA gut demonstriert werden. Diese Tumoren können individuell spezifische, von Tumor zu Tumor verschiedene Antigene tragen, selbst wenn sie durch das gleiche Karzinogen induziert sind. Bei virusinduzierten Tumoren findet man Kreuzreaktionen zwischen verschiedenen Tumoren, wenn sie durch das gleiche Virus induziert sind. Durch Virusinfektionen kann die Individualität der Zellen modifiziert werden, d. h., neben den normalen Oberflächenantigenen (Major-Histocompatibility-Komplex) können auch neue Antigene exprimiert werden.

Für die **Entstehung solcher Antigene** werden verschiedene Mechanismen diskutiert: 1. Induktion neuer genetischer Informationen durch ein Virus. 2. Veränderung genetischer Funktionen durch Karzinogene, möglicherweise durch Aktivierung von Protoonkogenen, wodurch normalerweise inaktives (evtl. nur während der Embryonalperiode aktives) genetisches Material aktiviert wird. So können Onkogene entstehen, die zur Expression eines malignen Phänotyps der Zellen führen. 3. Freilegung von Antigenen, die normalerweise in der Zellwand verborgen sind, insbesondere bei neoplastischen Zellen, die die Fähigkeit zur Synthese von Membranmaterial (z. B. Sialinsäure) verloren haben. 4. Beim Absterben neoplastischer Zellen können Antigene frei werden, die normalerweise in der Zelle oder in den Zellorganellen abgebaut werden.

Zum **Nachweis von TAA** in tierischen Tumoren stehen folgende Techniken zur Verfügung: die üblichen Gewebetransplantationsmethoden, Immunofluoreszenz, Farbstoffaufnahme oder Radioisotopenfreisetzung als Zytotoxizitätstests, Hemmung von Tumorwachstum in vitro und in vivo durch Exposition des Tumors gegenüber lymphoiden Zellen oder Seren von immunisierten Spendern, Hauttests zur Erfassung der verzögerten Hypersensitivitätsreaktion, Lymphozytentransformation in vitro.

Auch bei verschiedenen menschlichen Tumoren, z. B. Burkitt-Lymphom, Neuroblastom, malignen Melanom, Osteosarkom und einigen gastrointestinalen Karzinomen, konnten TAA nachgewiesen werden. Auf Chorionkarzinomen von Frauen findet man Histokompatibilitätsantigene, die vom Vater stammen. Diese könnte man als „tumorspezifische" Antigene betrachten, die eine Immunantwort hervorrufen. So spielt bei der Heilung der Chorionkarzinome neben der Chemotherapie zumindest teilweise auch eine solche Immunantwort eine Rolle. Auch wenn sie TAA tragen, induzieren jedoch nicht alle menschlichen Tumoren eine Immunantwort im Patienten.

Reaktionen des Tumorträgers gegen den Tumor

Zelluläre Immunität

In experimentellen Tumorsystemen bei Versuchstieren konnte wiederholt die wichtige Rolle lymphoider Zellen bei der Tumorabwehr demonstriert werden. Der Mechanismus der immunologischen Überwachung (surveillance) ist analog dem Vorgang bei der Abstoßung transplantierten Gewebes von einem nicht-identischen Spender. Durch mit einer verzögerten Hypersensitivität einhergehende zelluläre Mechanismen (T-Zellen) werden TAA auf neu transformierten Tumorzellen erkannt und diese Zellen zerstört. Bei Menschen konnte das Wachstum von Tumorknoten in vivo inhibiert werden, wenn mit Zellsuspensionen von autologen Lymphozyten behandelt wurde, die vorher mit Tumorzellen inkubiert worden waren. Dies läßt eine zelluläre Reaktion gegen das Tumorgewebe vermuten. In vitro konnte gezeigt werden, daß lymphoide Zellen von Patienten mit bestimmten Neoplasien eine Toxizität gegen Zellkulturen des jeweiligen Tumors entwickeln. Solche zytotoxische Zellen (meist T-Lymphozyten) fand man bei Neuroblastomen, malignen Melanomen, Sarkomen sowie Karzinomen von Kolon, Mamma, Zervix, Endometrium, Ovar, Hoden, Nasopharynx und Niere. Die Bedeutung dieser Vorgänge zur Kontrolle des Tumorwachstums ist noch nicht ganz klar. Jedoch scheint es wahrscheinlich, daß verschiedene Typen von Lymphozyten, die vorwiegend aus der T-Zell-Reihe stammen, in vivo Tumorzellen zerstören können. Solche Zellen findet man auch bei Individuen, die keinen Tumor tragen. Man nennt sie **natürliche Killerzellen (NK),** die eine besondere Effektivität gegen zirkulierende, potentiell metastasierende Tumorzellen haben. Um zelluläre Interaktionen zu initiieren, die Tumorzellen oder andere Zielzellen abtöten, benötigen einige lymphoide Zellen *die gleichzeitige* Anwesenheit von humoralen Antikörpern gegen die Tumorzellen (Antikörper-abhängige zelluläre Zytotoxizität = ADCC). Auch **Makrophagen** können in der Anwesenheit von TAA durch Lymphokine (lösliche, von T-Zellen produzierte Faktoren) oder Interferone aktiviert werden. Dann zeigen sie auch einen meßbaren und spezifischen Tumorabtötenden Effekt, der jedoch weniger effektiv ist als die durch T-Zellen bewirkten Mechanismen. Andere T-Lymphozyten, sog. **Suppressor-Lymphozyten,** unterdrücken eine Immunantwort gegen den Tumor. Dies konnte sowohl bei Versuchstieren und bei Menschen gezeigt werden. Wenn diese grundsätzlichen biologischen Mechanismen für die Tumorbehandlung nutzbar gemacht werden sollen, braucht man zusätzlich zu den verschiedenen zellulären Elementen lösliche Mediatoren, die das Wachstum dieser Zellen stimulieren, insbesondere Interleukin-2 (IL-2), welches auch alt T-Zell-Wachstumsfaktor bezeichnet wird.

Humorale Immunität

Eine Reihe durch chemische Karzinogene oder Viren bei Versuchstieren hervorgerufener Tumoren induzierten humorale Antikörper, die in vitro mit Tumorzellen reagieren. Mit Hilfe der Hybridomtechnologie kann in vitro die Produktion monoklonaler Antikörper nachgewiesen werden, die gegen verschiedene Neoplasien von Versuchstieren oder Menschen gerichtet sind. Eine antikörperabhängige Hemmung des Tumorwachstums kann in vivo jedoch nur bei einigen Leukämien und Lymphomen bei Tieren demonstriert werden. Die lymphozytenabhängige Hemmung des Tumorwachstums findet man jedoch bei einer Vielzahl von Tiertumoren.

Bei **Antitumorantikörpern** können folgende Typen unterschieden werden: Zytostatische Antikörper binden im allgemeinen Komplement und richten sich gegen in hoher Dichte vorliegende Oberflächenantigene. In Transplantationssystemen sind IgM-Antikörper meist ausgeprägter zytotoxisch als IgG-Antikörper.

Verstärkende (enhancing) oder blockierende Antikörper sind meist vom IgG-Typ und liegen evtl. als Komplex mit löslichen Antigenen vor. Manche begünstigen das Tumorwachstum eher als daß sie es hemmen. Die Mechanismen und die Bedeutung einer solchen immunologischen Verstärkung (enhancement) sind nicht genau bekannt, jedoch sind wahrscheinlich lösliche Immunkomplexe und Suppressor-T-Zellen beteiligt. Ein Zusammenhang zwischen zytotoxischen und blockierenden Antikörpern ist ebenfalls nicht ganz klar. Es ist nicht bekannt, ob die beteiligten Antikörper evtl. dieselben sind. Humorale Antikörper gegen menschliche Tumorzellen oder ihre Inhaltsstoffe konnten in vitro in Seren von Patienten mit Burkitt-Lymphom, malignem Melanom, Osteosarkom, Neuroblastom und gastrointestinalen Karzinomen nachgewiesen werden. Antikörper gegen Melanomzellen und gegen karzinoembryonales Antigen (siehe unten) findet man meistens bei Patienten mit nicht-metastasierenden Krankheitsstadien. Die Gründe hierfür sind unbekannt. Vielleicht ist eine mangelnde Antikörperbildung eine Ursache für die Manifestation von Metastasen oder die Antikörper werden zwar gebildet jedoch rasch von großen Tumormassen absorbiert.

Die komplizierte und vielleicht entscheidende Balance zwischen möglicherweise günstigen und möglicherweise ungünstigen immunologischen Reaktionen muß weiter aufgeklärt werden. Wenn man Studien zur immunologischen Behandlung durchführen will, muß man beachten, daß diese Balance evtl. auch zugunsten eines vermehrten Tumorwachstums verschoben werden kann.

Veränderungen der Reaktionen des Tumorträgers

Tumoren können in vivo wachsen, obwohl sie TAA tragen. Dies läßt eine defekte Immunantwort des Tumorträgers gegen TAA vermuten. Folgende Mechanismen sind möglich: 1. Entwicklung einer spezifischen Immuntoleranz gegen TAA (evtl. durch pränatale Exposition gegenüber dem Antigen, das möglicherweise viralen Ursprungs ist). Dabei sind wahrscheinlich Suppressor-T-Zellen auf eine bisher nicht genau bekannte Art und Weise beteiligt. 2. Chemische, physikalische oder virale Mechanismen könnten die Immunantwort unterdrücken. Ein eindrucksvolles Beispiel hierfür findet sich bei Patienten mit virusinduziertem AIDS mit selektiver Zerstörung der T-Helfer-Zellen *(s. Kap. INF, 9)*. 3. Die Immunantwort könnte durch Zytostatika und Bestrahlung unterdrückt sein. Aus einer mehr als 100 mal häufigeren Inzidenz maligner Tumoren bei immunsupprimierten Patienten nach Nierentransplantation könnte auf eine Störung der postulierten Immunüberwachung (surveillance) geschlossen werden. Hier findet man vorwiegend Malignome des lymphatischen Systems und nicht so sehr die häufigen Tumoren (z. B. der Lunge, der Mamma, des Kolons und der Prostata). In einigen Fällen sind unabsichtlich Tumoren auf Patienten transplantiert worden, die nach einer Nierentransplantation unter immunosuppressiver Therapie standen. Nach Absetzen der immunosuppressiven Therapie bildeten sich diese Tumoren wieder zurück. Im Gegensatz zu diesen nachteiligen Effekten von Immunosuppressiva oder Bestrahlung konnte kürzlich gezeigt werden, daß niedrige Dosen von Cyclophosphamid zu einer Hemmung der Suppressor-T-Zellantwort führen können. Wenn Krebspatienten so vorbehandelt werden, findet man eine verminderte Reaktion der Suppressor-T-Zellen gegenüber Tumorzellvakzinen oder -antigenen, was wahrscheinlich mit einer Steigerung der Immunreaktionen gegen den Tumor einhergeht. Dies wiederum spricht für die wichtige Rolle der richtigen Balance bei diesen Immunprozessen. 4. Der Tumor selbst könnte die Immunantwort unterdrücken. Ein Rezidiv oder eine Metastasierung der Tumorerkrankung kann mit einer gestörten zellulären Immunität einhergehen. Jedoch sind die Ursachen und die Effekte dieser Störungen schwer zu fassen. Solche Störungen wurden wiederholt bei verschiedenen menschlichen Tumoren gezeigt. Am deutlichsten fand man sie bei Morbus Hodgkin, der wahrscheinlich mit unterschiedlichen Defekten der T-Zellfunktion einhergeht. Wahrscheinlich begleitet diesen Defekt eine verminderte Produktion von IL-2, ein Ansteigen der zirkulierenden gelösten IL-2-Rezeptoren und vielleicht ein Immunglobulin das mit den Lymphozyten des Patienten reagiert. Defekte in der humoralen Abwehr findet man bei Neoplasien der B-Zellreihe (z. B. multiple Myelome, chronische lymphatische Leukämie). Kürzlich wurde wahrscheinlich gemacht, daß der humorale Immundefekt bei multiplen Myelomen auf Makrophagen-abhängigen Suppressorzellen beruht.

Immundiagnostik bei Tumorerkrankungen

Charakteristisch für einen idealen Tumormarker sind: 1. Vorhandensein und Freisetzung nur in bzw. aus Tumorgewebe und nicht im normalen Gewebe (z. B. bei anderen Erkrankungen). 2. Spezifität für ein bestimmtes Organ. 3. Nachweisbarkeit auc bei geringer Tumorlast. 4. Direkte Korrelation zwischen der Tumormasse und der Markerkonzentration im Blut oder in anderen Körperflüssigkeiten. 5. Nachweis bei allen Patienten mit der betreffenden Tumorart. Viele Tumoren geben antigen wirkende Makromoleküle an den Blutkreislauf ab. Sie können an Immunoassays nachgewiesen werden. Sie eignen sich für die Verlaufskontrolle und die Rezidivdiagnose, jedoch hat keiner dieser Marker eine ausreichende Spezifität und Sensitivität, so daß er sich für eine Frühdiagnose oder ein generelles Screeningprogramm eignen würde.

Das **karzinoembryonale Antigen (CEA)** ist ein Protein-Polysaccharidkomplex. Man findet es bei Kolonkarzinomen und in normalem foetalem Darm-, Pankreas- und Lebergewebe. Mit einem sensitiven Radioimmunoassay können im Blut von Patienten mit Kolonkarzinom erhöhte Spiegel nachgewiesen werden. Jedoch ist die Spezifität dieses Testes relativ niedrig, da man erhöhte Werte auch bei starken Zigarettenrauchern, Leberzirrhose, Colitis ulcerosa und anderen Karzinomen findet (Mammakarzinom, Pankreaskarzinom, Harnblasenkarzinom, Ovarialkarzinom, Zervixkarzinom). Wenn die primäre Tumorerkrankung mit einem erhöhten CEA-Spiegel einherging, eignet sich die Verlaufskontrolle von CEA zur Rezidiverkennung.

Alpha-Fetoprotein (AFP) ist ein normales Produkt foetaler Leberzellen. Man findet es auch im Serum von Patienten mit primärem Leberzellkarzinom, Dottersack-Tumoren und häufig bei Ovarialkarzinomen oder embryonalen Teratokarzinomen.

Die Beta-Kette des humanen Choriongonadotropins (Beta-HCG) kann in einem Immunoassay bestimmt werden. Sie ist der hauptsächliche Marker bei Frauen mit schwangerschaftsbedingten Trophoblastentumoren (hier eingeschlossen sind Blasenmole, metastasierte und nicht metastasierte Chorionkarzinome; siehe auch Trophoblastenerkrankungen im *Kap. GYN, 9.* Die Beta-Kette wird bestimmt, da sie spezifisch für HCG ist (während die Alpha-Kette des HCG kreuzreagiert mit humanem luteinisierendem, follikelstimulierendem und thyreoideastimulierendem Hormon). Beta-HCG ist auch bei ungefähr ²/₃ der Männer mit embryonalem Teratokarzinom oder Chorionkarzinom erhöht.

Das Prostata-spezifische Antigen (PSA) ist ein Glykoprotein in der duktalen Epithelzellen in der Prostata. Im Serum gesunder Männer kann es in niedrigen Konzentrationen nachgewiesen werden. Wenn die Obergrenze des Normbereiches richtig gewählt wird, kann in einem Test mit monoklonalen Antikörpern bei ca. 90% der Patienten mit Prostatakarzinom ein erhöhter Serumspiegel nachgewiesen werden. Dies trifft auch für das nicht metastasierte Krankheitsstadium zu. PSA ist sensitiver als die sauere Prostataphosphatase. Da PSA jedoch auch bei benigner Prostatahypertrophie erhöht sein kann, ist es weniger spezifisch. Im Verlauf kann ein PSA-Anstieg das Rezidiv einer Prostatakarzinomerkrankung anzeigen.

Szintigraphische Verfahren mit radioaktiv markierten monoklonalen Antitumorantikörpern zur Tumorlokalisation werden zur Zeit erprobt. Kein Verfahren ist aber bisher in die tägliche klinische Routine eingegangen.

Immuntherapie maligner Erkrankungen

Die Immuntherapie von Krebserkrankungen ist am besten unter dem allgemeinen Begriff der **biologischen Therapie** oder der Anwendung voin die biologische Antwort modifizierenden Substanzen **(Biologic Response Modifiers = BRM)** einzuordnen. Diese Prinzipien wirken über einen oder mehrere verschiedene Mechanismen: 1. Stimulation der Antitumorantwort des Tumorträgers durch Erhöhung der Zahl von Effektorzellen oder durch Produktion eines oder mehrerer löslicher Mediatoren (z. B. Lymphokine). 2. Sie können selbst Effektoren oder Mediatoren sein. 3. Verminderung der Suppressormechanismen im Tumorträger. 4. Veränderung der Tumorzellen zur Steigerung derer Immunogenität und dadurch leichteren Zerstörung durch immunologische Prozesse. 5. Verbesserung der Toleranz des Tumorträgers gegenüber Zytostatika oder Strahlen (z. B. durch Stimulation der Knochenmarkfunktion mit Granulozytenkolonien-stimulierendem Faktor [G-CSF] oder anderen hämatopoetischen Faktoren). Die ersten 4 Mechanismen beinhalten eine Manipulation immunologischer Prozesse und werden deshalb im engeren Sinne als Immuntherapie bezeichnet. Bestimmte BRM können sowohl immunologische wie auch nicht immunologische Effekte zeigen. z. B. steigert Interferon-Alpha sowohl die Expression von TAA auf Tumorzellen wie auch die Aktivität natürlicher Killerzellen (NK). Außerdem hemmt es über nicht immunologische Mechanismen die Tumorzellproliferation.

Zelluläre Therapie

Eine ermutigende Entwicklung in der Immuntherapie maligner Erkrankungen ist die Reinfusion patienteneigener Lymphozyten nach deren Expansion in vitro durch Zugabe von IL-2 (T-Zell-Wachstumsfaktor). Diese Zellen nennt man **Lymphokin-aktivierte Killerzellen (LAK-Zellen).** Manchmal wird zuerst ein Lymphozytenmitogen (Phythämagglutinin) eingesetzt, um ein breites Spektrum peripherer Lymphozyten zu vermehren. Diese Ansätze sind eine Weiterführung der Untersuchungen, bei denen Patienten mit Tumorgewebe immunisiert wurden und dann die Lymphozyten wechselweise (allogen) zwischen den Patienten transfundiert wurden. Seit gereinigtes rekombinantes IL-2 in großen Mengen zur Verfügung steht, ist die kombinierte Anwendung von LAK + IL-2 möglich. Unter dieser Therapie sieht man bei etwa 25–50% der Patienten mit malignen Melanomen oder Nierenzellkarzinomen ein positives Ansprechen. Da aber die Infusion von IL-2 im Anschluß an die Gabe der LAK-Zellen mit einer erheblichen Toxizität verbunden ist, wird an Modifikationen der Methode gearbeitet. Eine Möglichkeit ist die Isolation und Expandierung von Lymphozytenpopulationen die in vivo die Tumoren infiltriert haben, sog. Tumor-infiltrierende Lymphozyten (TIL). In Kombination mit TIL werden geringere Dosen von IL-2 verwendet, wobei man aber den gleichen oder sogar einen größeren Antitumoreffekt erzielt. Eine weitere Möglichkeit ist die gleichzeitige Anwendung von **Interferon,** wodurch die Expression von Histokompatibilitätsantigenen (MHC) und TAA auf Tumorzellen gesteigert wrid. Diese Tumorzellen können durch transfundierte Effektorzellen besser abgetötet werden. Remissionen mit dieser Therapie sind mitgeteilt worden, jedoch befindet sich dieser vielversprechende Ansatz noch in einem experimentellen Stadium.

Humorale Therapie

Bereits mehr als 1 Jahrhundert alt sind Versuche, Antitumorantikörper bei der Behandlung maligner Erkrankungen einzusetzen. Im Gegensatz zu der aktiven Stimulation des körpereigenen Immunsystems handelt es sich hier um eine passive Immuntherapie. Durch die jetzt zur Verfügung stehende Hybridom-Technologie sind die Möglichkeiten dieses Ansatzes zur Immuntherapie beim Menschen besser geworden, da große Mengen monoklonaler Antikörper mit einer definierten Spezifität produziert werden können. Bei chronischen lymphatischen Leukämien und bei T-Zell- oder B-Zell-Lymphomen konnte mit Antilymphozytenserum eine temporäre Reduktion der Lymphozytenzahlen bzw. der Lymphknotengröße erreicht werden. Auch monoklonale Antikörper von Mäusen gegen eine ganze Reihe von Antigenen bei malignen Melanomen wurden in mehreren Studien eingesetzt. Bei ca. 10% der Patienten sah man eine Tumorrückbildung. Die Patienten entwickeln dabei jedoch eine Immunreaktion gegen Maus-Immunglobulin. Deshalb wird versucht, menschliche monoklonale Antikörper zu entwickeln und man hofft dadurch die Behandlungsergebnisse zu verbessern. Eine Möglichkeit ist auch die Konjugation monoklonaler Antitumorantikörper mit Toxinen (z.B. Rizin oder Diphtherie-Toxin) bzw. mit Radioisotopen. Aus diesen Verbindungen werden die toxisch wirkenden Substanzen spezifisch an die Tumorzellen abgegeben. Ein neuer Ansatz benützt eine Kombination aus zellulären und humoralen Mechanismen. Man verwendet Hybrid-Antikörper, die mit einem Teil mit der Tumorzelle reagieren und mit dem anderen Teil zytotoxische Effektorzellen binden. So wird die Effektivität der zytotoxischen Zellen spezifisch auf die Tumorzellen gelenkt.

Aktive Immunisierung mit Tumorzellen: Hierzu werden **autochtone Tumorzellen** (vom Tumor des Patienten stammend) benützt, nachdem sie zuvor bestrahlt, mit Neuraminidase behandelt, mit Hapten konjugiert oder mit Zellinien in vitro hybridisiert wurden. Bei Patienten mit Nierenzellenkarzinomen, malignen Melanomen und einigen anderen Tumoren wurden vereinzelt klinische Besserungen erzielt. Die komplexen Vorgänge bei einer solchen Therapie werden derzeit näher untersucht.

Allogene Tumorzellen (von einem anderen Patienten stammend) wurden bestrahlt und dann bei Patienten mit akuter lymphatischer Leukämie oder akuter myeloischer Leukämie in Verbindung mit BCG oder anderen Adjuvantien (siehe unten) in der Remission nach intensiver Chemo- und Radiotherapie eingesetzt. Bei einer Minderheit der durchgeführten Studien wurde über Remissionsverlängerung oder eine höhere Remissonsrate berichtet. Als Vakzine benutzen einige Studiengruppen auch Tumorzellextrakte und gereinigte TAA, die manchmal auch als Tumorregressionsepitope bezeichnet werden.

Unspezifische Immuntherapie: Interferone (IFN) sind Glykoproteine mit Antitumor- und auch Antiviren-Aktivität. Diese Aktivität ist Teil eines immunologisch gesteuerten Mechanismus. IFN-Alpha und IFN-Gamma stammen von Leukozyten und die verschiedenen Formen des IFN-Beta stammen von Fibroblasten bzw. werden sie unter Verwendung der Rekombinanten-Gentechnologie in Bakterien synthetisiert. In Abhängigkeit von der Dosis können Interferone humorale und zelluläre Funktionen entweder verstärken oder hemmen. Sie beeinflussen auch die Aktivität der Makrophagen und der natürlichen Killerzellen (NK). Interferone hemmen auch die Teilung und gewisse Syntheseprozesse verschiedenster Zellen. Studien mit Interferonen haben bei folgenden menschlichen Erkrankungen eine Antitumoreffekt gezeigt: Haarzellenleukämie, chronische myeloische Leukämie, AIDS-assoziiertes Kaposi-Sarkom. Ein gewisses Ansprechen wurde auch bei Non-Hodgkin-Lymphomen, multiplen Myelomen und Ovarialkarzinomen berichtet. Wichtige Nebenwirkungen können Fieber, allgemeines Krankheitsgefühl, Leukozytopenie, Allopezie und Myalgien sein. Mit Thymosin, einem Extrakt aus Rinderthymus, kann evtl. die Reifung einiger früher Stadien der T-Zellentwicklung stimuliert werden. Vielleicht begünstigt es auch die Reaktion reifer T-Zellen gegenüber Antigenen. **Tumornekrosefaktor (TNF)** und **Lymphotoxine (LT)** sind zytolysierende Effektormoleküle. Sie wurden an Modellen von Tiertumoren untersucht. Ein Wirkungsmechanismus dieser Moleküle ist die vermehrte Infiltration von Entzündungszellen sowie die Modifikation der Blutversorgung des Tumors. Ihre Einsatzmöglichkeiten bei Patienten werden derzeit untersucht.

Bei Hauttumoren sah man eine Rückbildung nach Induktion einer verzögerten Hypersensitivität gegenüber **Dinitrochlorbenzol (DNCB)** und die nachfolgende direkte Applikation von DNCB auf den Tumor. **Bakterielle Adjuvantien** (z.B. attenuierte Tuberkelbazillen **[BCG]),** Extrakte aus BCG (z.B. Methanol-extrahiertes Residuum **[MER])** oder abgetötete

Suspensionen von Corynebacterium parvum sind mit oder ohne zusätzliche Gabe von Tumorantigen in randomisierten Studien untersucht worden. In diese Studien ging eine große Anzahl von Patienten mit den unterschiedlichsten Tumoren ein. Die meisten erhielten gleichzeitig eine intensive Chemotherapie bzw. Bestrahlung. Bei Melanomknoten führt die direkte Injektion von BCG fast regelmäßig zu einer Regression des jeweiligen Knotens. Manchmal bilden sich auch entfernte, nicht injizierte Knoten zurück. Wahrscheinlich aufgrund immunologischer Mechanismen führt die intravesikale Instillation von BCB bei Patienten mit oberflächlichen Harnblasenkarzinomen zu einer Verlängerung des krankheitsfreien Intervalls. Aus einigen Studien kann man vermuten, daß durch MER bei Patienten mit akuter myeloischer Leukämie die Remissionsdauer verlängert werden kann. Bei Ovarialkarzinomen und vielleicht auch Non-Hodgkin-Lymphomen kann durch die Zugabe von BCG zu einer Chemotherapie die Überlebenszeit verlängert werden. Andererseits haben viele Studien mit diesen Immunoadjuvantien keinen positiven Effekt gezeigt.

Andere chemische Immunmodulatoren (z. B. **Laevamisol,** ein der Veterinärmedizin verwendetes Antihelminthikum) werden zur Zeit untersucht. Kürzlich konnte gezeigt werden, daß bei Patienten mit Kolonkarzinom (insbesondere Stadium Dukes C) mit der Kombination von Laevamisol und Fluorouracil (5-FU) als postoperative adjuvante Therapie der Verlauf günstig beeinflußt werden kann. Ein spezifischer immunologischer Effekt für die Wirkung von Laevamisol ist nicht bekannt. Möglicherweise übt es einen modifizierenden Effekt auf den biochemischen Metabolismus von 5-FU aus.

HALS-NASEN-OHREN-HEILKUNDE

1. OHRBESCHWERDEN UND IHRE KLINISCHE BEWERTUNG

Hörverlust, Tinnitus, Schwindel, Ohrenschmerzen und Otorrhö sind Symptome, die direkt dem Ohr zugeordnet werden können.

Stets sollten eine gründliche Anamnese und eine ausführliche klinische Untersuchung von Ohr, Nase und Nasopharynx sowie gegebenenfalls die röntgenologische Darstellung der Nasennebenhöhlen durchgeführt werden. Zusätzlich sollten Zähne, Kiefergelenk, Mundhöhle, Oropharynx, Hypopharynx, Kehlkopf und Speicheldrüsen untersucht werden, da Ohrenschmerzen oft ihren Ursprung außerhalb des Ohrs haben. Röntgenaufnahmen der Felsenbeine sind in der Regel indiziert bei Ohrverletzungen, Verdacht auf Schädelbasisfrakturen, bleibenden Trommelfelldefekten, unklarem Hörverlust, Schwindel, Fazialisparese und Ohrenschmerzen unbekannter Genese. Bei Patienten mit Beschwerden im Bereich der Ohren sind die Hörprüfung und die Prüfung der Vestibularisfunktionen von großer diagnostischer Bedeutung.

Hörverlust

Eine Hörminderung, die auf eine Störung im äußeren Gehörgang oder im Mittelohrbereich zurückzuführen ist, nennt man eine **Schalleitungsschwerhörigkeit,** eine Hörminderung hingegen, die durch eine Störung im Bereich des Innenohrs oder des VIII. Hirnnervs hervorgerufen wird, eine **cochleoneurale Schwerhörigkeit** (Schallempfindungsschwerhörigkeit). Beide können durch einen Vergleich der Hörschwelle bei Luft- oder bei Knochenleitung unterschieden werden; *s. a. Differenzierung von sensorisch (cochleär) und neural (VIII. Hirnnerv) bedingten Hörstörungen, unten.*

Hörprüfung

(s. a. Kap. KIN, 2., Klinische Behandlung von kindlichen Hörstörungen unter Screening-Methoden für Kinder)

Die **Luftleitung** wird überprüft, indem man dem Untersuchten einen akustischen Reiz vor dem Ohr anbietet. Ein auf diese Weise festgestellter Hörverlust oder eine Schwellenanhebung kann durch eine Störung in einem beliebigen Teil des Hörorgans hervorgerufen sein: äußerer Gehörgang, Mittelohr, Innenohr, VIII. Hirnnerv oder aber im Bereich der zentralen Hörbahnen.

Die **Knochenleitung** prüft man durch direkten Kontakt einer Tonquelle (z. B. einem Oszillator von einem Audiometergerät oder einer Stimmgabel) mit dem Schädel. Diese erzeugt eine Vibration der Schädelknochen einschließlich der knöchernen Cochleawandung und stimuliert das Innenohr somit direkt. Da die Empfindlichkeit der Cochlea von pathologischen Prozessen im Außen- und Mittelohr klinisch nicht beeinträchtigt wird, umgeht das Hörvermögen bei der Knochenleitung diese Gehöranteile. Es ist somit ein Maß für die Funktionstüchtigkeit von Innenohr, VIII. Hirnnerv und zentralen Hörbahnen.

Ist die Hörschwelle bei Luftleitung erhöht, bei Knochenleitung aber normal, so handelt es sich um eine *Schalleitungsschwerhörigkeit.* Sind beide gleichermaßen angehoben, handelt es sich um eine *Schallempfindungsschwerhörigkeit* (cochleoneural). Gelegentlich tritt eine **zusammengesetzte** oder **kombinierte** Schwerhörigkeit auf, die beide Komponenten enthält. In einem solchen Fall ist sowohl die Luftleitungs- als auch die Knochenleitungsschwelle erhöht; erstere allerdings in höheren Maße.

Die Stimmgabelprüfungen nach Weber und Rinne werden benutzt, um beide Typen der Hörstörungen voneinander zu unterschieden. Für diese Tests werden Stimmgabeln mit Frequenzen von 256, 512, 1024 und 2048 Hz verwendet. Beim **Weber-Versuch** prüft man die Knochenleitung, indem der Griff einer schwingenden Stimmgabel auf die Kopfmitte des Patienten gesetzt wird und dieser angibt, in welchem Ohr er einen Ton wahrnimmt. Der Patient mit einer einseitigen *Schalleitungs*schwerhörigkeit hört ihn aus noch nicht völlig geklärten Gründen auf der betroffenen Seite lauter. Beim einseitigen *cochleoneuralen* Hörverlust dagegen wird der Ton mit dem gesunden Ohr wahrgenommen, da die Stimmgabel beide Innenohren erregt und der Patient den Reiz mit dem empfindlicheren, ungeschädigten Organ bzw. Nerv aufnimmt.

Beim **Rinne-Versuch** vergleicht man Luftleitung und Knochenleitung des gleichen Ohres. Man hält eine schwingende Stimmgabel nahe an die Ohrmuschel des Patienten (Luftleitung) und setzt anschließend den Griff der noch schwingenden Stimmgabel auf den Warzenfortsatz (Knochenleitung), wobei der Patient angeben soll, welcher der beiden Stimuli lauter ist. Der Normalhörige wird den Ton über Luftleitung länger und lauter wahrnehmen als bei der Knochenleitung, z.B. im Verhältnis 40:20 Sekunden (LL > KL). Bei einer Luftleitungsschwerhörigkeit ist das Verhältnis umgekehrt: Die Knochenleitung hält länger an und wird lauter empfunden als die Luftleitung (KL > LL). Im Fall einer cochleoneuralen Hörstörung ist die Wahrnehmungsintensität bei beiden Leitungstypen verringert, ihr Verhältnis bleibt aber normal (LL > KL).

Mit dem **Audiometer** wird das Ausmaß einer Schwerhörigkeit bestimmt. Dieses elektronische Gerät liefert akustische Signale verschiedener Frequenzen (reine Töne) in verschiedenen Lautstärken, um somit die Hörschwelle des Patienten für jede Einzelfrequenz zu messen. Das Hörvermögen jedes Ohres wird zwischen 125 bzw. 250 und 8000 Hz gemessen; die Luftleitung mittels Kopfhörer, die Knochenleitung, indem man einen Oszillator in direktem Kontakt mit dem Schädel bringt. Als Maßeinheit findet das Dezibel **(dB)** Verwendung, der zehnfache Logarithmus der Mindestlautstärke beim Patienten im Verhältnis zu einem Normalhörenden. Die aus den Testergebnissen erstellte Grafik nennt man Audiogramm *(Abb. 1.)*. Bietet man einem Ohr sehr laute Töne an, so können diese auch im anderen Ohr wahrgenommen werden. Der Rinne-Test und die Audiometrie erfordern deshalb eine **Vertäubung,** um exakte Ergebnisse zu erhalten. Unter Vertäubung versteht man die Ausschaltung des nicht untersuchten Ohres durch Geräusche, um sicherzustellen, daß sich die Reaktion des Patienten nur auf das Hörvermögen des untersuchten Ohres stützt.

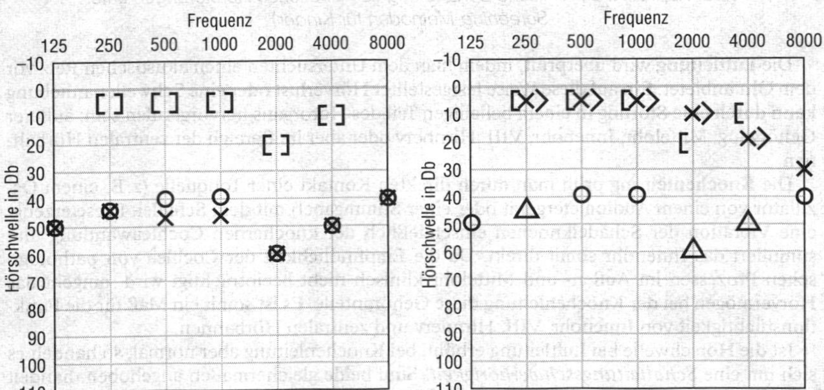

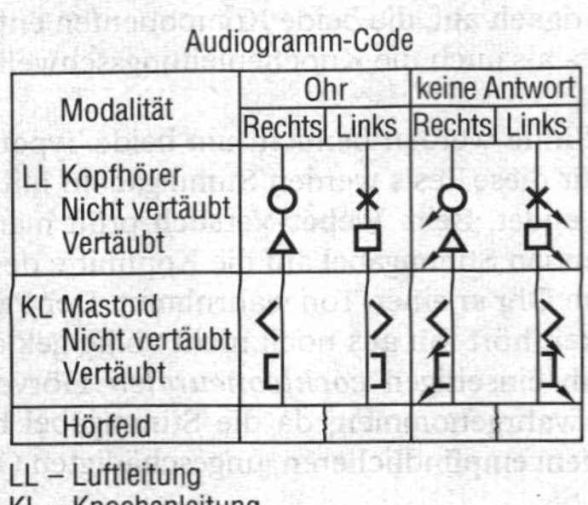

LL – Luftleitung
KL – Knochenleitung

Abb. 1. **Audiogramm eines Patienten mit Otosklerose:** ***(links)*** vor und ***(rechts)*** nach Stapedektomie.
Das präoperative Audiogramm zeigt eine beidseitige Schalleitungsschwerhörigkeit (40 dB). Außerdem sensorineurale Hörminderung bei 2 kHz (Cahart-Senke). Diese verschwindet mit der Leitungsschwerhörigkeit nach Stapedektomie auf dem linken Ohr. Auffallend die sensorineurale Schwerhörigkeit im postoperativen Audiogramm bei 4 und 8 kHz, die sich oft nach einer Stapedektomie entwickelt.

Sprachaudiometrie: Die **Sprachverständlichkeitsschwelle (SVS)** ist die Lautstärke, ab der die Verständlichkeit der Sprache erkannt wird. Sie ermittelt man, indem man dem Patienten eine Anzahl von gleichbetonten, zweisilbigen Testwörtern in bestimmten Lautstärken vorgibt und die Schwelle mißt, bei der er 50% der Begriffe richtig nachspricht. Die SVS nähert sich im Normalfall der durchschnittlichen Hörschwelle bei Sprachfrequenzen von 500, 1000 und 2000 Hz.

Die Fähigkeit zur Unterscheidung der verschiedenen Sprachelemente oder Phoneme wird ermittelt, indem eine Liste von 50 phonetisch ähnlich klingenden Wörtern, die ihre Phoneme im selben Frequenzverhältnis wie im Umgangsdeutsch enthalten, bei einer Lautstärke von 25 bis 40 dB über der SVS vorgegeben wird. Den Prozentsatz an Wörtern, die vom Patienten richtig nachgesprochen werden, bezeichnet man als **Diskriminationsindex;** er liegt im Normalfall bei 90–100%. Der Diskriminationsindex bleibt bei der Schalleitungsschwerhörigkeit im Normalbereich, ist aber bei cochleoneuralen Hörminderungen erniedrigt, da die Analyse der Sprachlaute durch Innenohr und VIII. Hirnnerv gestört ist; dabei neigen neurale Störungen zu stärker erniedrigten Werten als cochleäre.

Die Impedanz des Mittelohrs für Schallenergie wird mit Hilfe der **Tympanometrie** ohne aktive Mitarbeit des Patienten gemessen; er muß sich während der Untersuchung lediglich ruhig verhalten. Schallquelle und Mikrofon werden im äußeren Gehörgang befestigt und messen die Schallenergie, die vom Mittelohr absorbiert (durchgelassen) oder reflektiert wird. Bei einer Schalleitungsschwerhörigkeit werden vergleichsweise mehr Schallwellen reflektiert als absorbiert. Normalerweise ist die Compliance des Mittelohrs dann maximal, wenn der Druck im äußeren Gehörgang gleich dem atmosphärischen Druck ist. Anhebung oder Senkung des Drucks im äußeren Gehörgang ergibt unterschiedliche Compliancewerte. Bei einem relativen Unterdruck im Mittelohr, wie er bei einer Tubenventilationsstörung oder einem Mittelohrerguß vorliegt, entsteht die maximale Compliance bei einem Unterdruck im äußeren Gehörgang. Bei einer Unterbrechung der Gehörknöchelchenkette, z. B. bei Nekrose oder Dislokation des langen Amboßschenkels, kann kein Compliancemaximum ermittelt werden. Liegt dagegen eine Fixierung der Gehörknöchelchenkette wie bei der otosklerotischen Ankylose der Steigbügelfußplatte vor, kann die Compliance sowohl normal als auch verringert sein. Die Tympanometrie wird bei Kindern angewendet, um eine seröse oder sekretorische Otitis media festzustellen oder um diagnostische Hinweise auf die Art der Störung bei Patienten mit Schalleitungsschwerhörigkeit zu geben bzw. einen Verdacht zu bestätigen.

Mittels dieser Technik können auch Impedanzveränderungen festgestellt werden, die durch eine reflektorische Kontraktion des Musculus stapedius hervorgerufen werden. Der akustische Reflex wird dadurch ausgelöst, daß dem gleichen oder gegenseitigen Ohr ein Ton von etwa 80 dB über der Hörschwelle angeboten wird. Die Auslösbarkeit oder aber der Ausfall dieses Reflexes ist wichtig für die topographische Diagnose einer Fazialisparese. Er bleibt aus bei retrocochleärer Schallempfindungsschwerhörigkeit, ein Effekt, der speziell unter 2000 Hz hilfreich bei der Differentialdiagnose von retrocochleären Schwerhörigkeiten ist. Mit diesem Reflex lassen sich auch subjektive Schwellenantworten bestätigen.

Eine aussagekräftige audiologische Untersuchung beinhaltet zumindest die Bestimmung der Luft- und Knochenleitungshörschwelle, der Sprachverständlichkeitsschwelle und der Diskriminierung für phonetisch ausgewählte Wörter, der Tympanometrie und des Stapediusreflexes mit der Bestimmung der Reflexermüdung. Die Ergebnisse einer solchen Untersuchung ermöglichen die definitive Unterscheidung zwischen sensorischem und neuralem Hörverlust, wie das später beschrieben ist.

Ist der Patient nicht willens oder in der Lage, auf akustische Reize zu reagieren, so haben sich die Messung cochleärer Reaktionen auf Schallsignale per Mikrofon und die Bestimmung von Aktionspotentialen des VIII. Hirnnervs **(Elektrocochleographie)** sowie von evozierten Potentialen aus dem Hirnstamm und der Hörrinde **(Hirnstamm-Audiometrie, ABR)** bewährt *(s. a. Differenzierung von sensorischem und neuralem Hörverlust)*. Dies trifft insbesondere bei der Untersuchung von Säuglingen und Kindern mit Verdacht auf Schwerhörigkeit *(s. a. Kap. KIN, 2., Hörprüfung bei Kindern unter Screening-Methoden für Kinder)*, bei Verdacht auf Simulation oder Aggravation (psychogene Hypakusis) und cochleoneural bedingten Hörstörungen unklarer Ätiologie zu. Sieben aufeinanderfolgende Wellentypen konnten identifiziert werden, die ihren Ursprung im VIII. Hirnnerven und in den zentralen Hörbahnen als Reaktion auf akustische Reize haben. Durch Läsionen dieses Nervs und der Hörbahnen des Hirnstamms treten Änderungen von Amplitude und Latenzzeit dieser Wellenformen auf; insbesondere die Latenzzeitänderung ist von diagnostischem Wert. Mit der Hirnstamm-Audiometrie kann auch die Restfunktionsfähigkeit des Hirnstammes in Komafällen ermittelt und bei intrakranialen Operationen die Funktion des VIII. Hirnnervs und der Hörbahnen überwacht werden.

Differenzierung von sensorisch (cochleär) und neural (VIII. Hirnnerv) bedingten Hörstörungen

Die Begriffe sensoneural oder cochleoneural lassen erkennen, daß man nicht genau weiß, ob der Hörverlust auf eine Läsion am Innenohr oder am VIII. Hirnnerv zurückzuführen ist. Eine solche Unterscheidung ist aber klinisch wichtig. **Cochleäre Hörschäden** entstehen durch Krankheiten des Endorgans (akustisches Trauma, virale Labyrinthitis, ototoxische Medikamente, Morbus Ménière), die in der Regel nicht lebensbedrohlich sind. Retrocochleär oder **neural bedingte Schwerhörigkeiten** andererseits werden oft durch Tumoren im Kleinhirnbrückenwinkel oder durch verschiedene andere neurologische Erkrankungen verursacht; diese Erkrankung des VIII. Hirnnervs und dessen Umgebung sind unter Umständen tödlich *(s. Kap. NEU, 3., Hörverlust)*.

Eine Unterscheidung von sensorisch und neural bedingten Hörstörungen kann durch retrocochleäre Tests wie Diskriminationsverlust, maximale Verständlichkeit, Rekruitment, Stapediusreflexermüdung, Empfindlichkeit für kleine Lautstärkeerhöhungen (SISI-Test), pathologische Adaptation und Veränderungen in der Hirnstammaudiometrie, wie zuvor besprochen, erfolgen *(s. Tab. 1.)*.

Tab. 1. Unterscheidung zwischen sensorisch und neural bedingten Hörstörungen

Untersuchungstest	**Art des Hörverlustes** sensorisch	neural
Sprachdiskriminierung	mäßig	erheblich
Sprachdiskriminierung mit höheren Schallpegeln	verbessert	verschlechtert
Rekruitment	positiv	negativ
Stapediusreflexermüdung	nicht vorhanden	vorhanden
Empfindlichkeit für kleine Lautstärkeerhöhungen	gut	schlecht
Tonschwellenschwund	gering	deutlich
Hirnstammaudiometrie	normale Wellenbildung, normale Latenzzeiten	gestörte oder fehlende Wellenbildung, verlängerte Latenzzeiten

Eine ***sensorisch bedingte*** **Hörstörung** mit einem Haarzellschaden ist charakterisiert durch einen mäßigen Diskriminationsverlust für Sprache, eine verbesserte Diskrimination mit höheren Schallpegeln, ein positives Rekruitment, eine fehlende Ermüdung des Stapediusreflexes, eine erhöhte Empfindlichkeit für kleine Lautstärkeerhöhungen, einen geringen Tonschwellenschwund und normal figurierte Wellen mit normalen Latenzzeiten in der Hirnstammaudiometrie.

Eine **neural** (retrocochleär) **bedingte Hörstörung** zeichnet sich durch einen erheblichen Diskriminationsverlust für Sprache insbesondere bei höheren Schallpegeln, ein negatives Rekruitment, eine Stapediusreflexermüdung, eine geringe Empfindlichkeit für kleine Lautstärkeerhöhungen (SISI-Test), einen deutlichen Tonschwellenschwund und eine abnorm verlängerte Latenzzeit oder Fehlen von Wellen in der Hirnstammaudiometrie aus.

Mit den folgenden diagnostischen Untersuchungen können sensorische und neural bedingte Hörstörungen unterschieden werden:

Diskrimination für phonetisch ausgewählte Wörter wie oben beschrieben.

Die maximale Verständlichkeit von verschiedenen phonetisch ausgewählten Wörtern wie oben dargestellt wird bei 25–40 dB über der **Sprachverständlichkeitsschwelle** getestet. Ist die Diskrimination bestimmt, kann sie mit der bei höheren Schallpegeln verglichen werden. Bei den sensorisch bedingten Hörstörungen verbessert sich die Diskrimination mit größeren Schallpegeln, während bei den neural bedingten Hörstörungen bei größeren Schallpegeln keine Diskrimination mehr möglich ist. Bei der Darstellung der Diskrimination als Funktion der Lautstärke zeigt sich eine Abnahme der Diskrimination mit zunehmender Anzahl von Patienten mit Läsionen des VIII. Hirnervs.

Ein **Rekruitment** (abnormaler Anstieg der Lautstärkewahrnehmung oder die Fähigkeit, laute Geräusche trotz Schwerhörigkeit normal zu hören) zeigt sich beim Vergleich der Lautheit eines Tons im erkrankten Ohr mit dem im gesunden Ohr. Das Rekruitment fehlt bei neural bedingten Schwerhörigkeiten im Gegensatz zu cochleär bedingten. Es wird bestimmt, indem man dem Patienten die Lautstärke von Tönen im betroffenen Ohr mit der im gesunden vergleichen läßt. Bei cochleär bedingten Hörstörungen steigt die Lautstärkeempfindung mit jeder objektiven Lautstärkeerhöhung im betroffenen Ohr stärker als im gesunden. Bei der neural bedingten Schwerhörigkeit findet sich das Gegenteil, so daß sich mit jeder Erhöhung der Lautstärke eine Abnahme der Lautstärkeempfindung als Dekruitment findet.

Stapediusreflexermüdung: Wie oben bereits erwähnt, adaptiert oder vermindert sich diese Reflexantwort bei gleichbleibender Tonbeschallung, insbesondere unter 2000 Hz, mit der Zeit nur gering bei sensorisch und erheblich bei neural bedingten Hörstörungen.

Die **Empfindlichkeit für kleine Lautstärkeerhöhungen** kann getestet werden, indem man einen Dauerton von 20 dB über der Hörschwelle vorgibt und dessen Lautstärke in unregelmäßigen Abständen kurzzeitig um 1 dB erhöht. Der Prozentsatz kleiner Lautstärkeerhöhungen, die der Patient einwandfrei erkennen kann, ergibt den **short increment sensitivity index (SISI).** Ein hoher SISI-Test (60–100%) ist für einen cochleär bedingten Hörverlust charakteristisch, während der Patient mit einer neuralen Hörstörung – wie auch der Gesunde – solch kleine Veränderungen der Lautstärke (< 30%) nicht wahrnehmen kann.

Von **pathologischer Adaptation** spricht man, wenn der Patient einen konstanten Ton oberhalb der Hörschwelle nicht auf Dauer wahrnehmen kann **(Tonschwellenschwund).** Der Schwellenschwund bei pathologischer Adaptation ist bei sensorisch bedingten Erkrankungen nur gering, bei neural bedingten dagegen stark ausgeprägt.

Verschiedene dieser Erscheinungen können mit der **Békésy-Audiometrie** nachgewiesen werden, bei der die Lautstärke des Reizes vom Patienten kontrolliert werden kann. Er wird angewiesen, sobald er ein Signal wahrnimmt, einen Knopf zu drücken, der die Lautstärke verringert. Wenn er nichts mehr hören kann, läßt er den Knopf los, und die Lautstärke steigt wieder an. Auf diese Weise pendelt der Patient ständig um seine Hörschwelle. Über einen Zeitraum von 6½ min. steigert man die Frequenz des Testsignals allmählich von 100 auf 1000 Hz. Liegt eine pathologische Adaptation vor, so kann diese durch die Minderung der Patientenreaktion auf den Dauerreiz nachgewiesen werden. Der Reaktionsschwund kann verringert oder beseitigt werden, indem man den Dauerton jede Sekunde für eine halbe Sekunde unterbricht. Durch die Untersuchung mit Dauer- und Intervalltönen erhält man 5 Kurvenmuster. Beim Typ I überlagern sich die Kurven für Intervall- und Dauertonbeschallung. Dieses Muster findet man beim Gesunden und bei schalleitungsbedingten Hörstörungen. Beim Typ II überlagern sich die Kurven bis hinauf zu 1000 Hz. Darüber liegt die Dauertonkurve, ca. 20 dB von der Intervallkurve getrennt; auch werden in den höheren Frequenzbereichen die Pendelbewegungen um den Dauerton kleiner. Dieses Muster ist typisch für eine cochleäre Hörstörung, wie sie beim Morbus Ménière auftritt, und zeigt eine geringe pathologische Adaptation. Typ III trennt die Dauertonkurve dagegen bei tiefen Frequenzen deutlich von der Intervalltonkurve, und die Pendelexkursionen um den Dauerton nehmen nicht ab. Hier handelt es sich charakteristischerweise um eine neurale Schädigung, z. B. ein Akustikusneurinom, bei ausgeprägter pathologischer Adaptation. Beim Typ IV verlaufen die beiden Kurven in allen Frequenzen getrennt; die Exkursionen um den Dauerton können sowohl gleichbleibend als auch abnehmend sein. Dieses Muster deutet entweder auf einen aktiven cochleären Prozeß (wie z. B. ein frischer Anfall beim Morbus Ménière) oder auf eine neurale Schädigung im Frühstadium hin. Beim Typ V schließlich liegen die Kurven getrennt, jedoch scheint die Schwelle für den Intervallton höher zu liegen als die für den Dauerton. Dies ist typisch für eine psychogene oder simulierte Schwerhörigkeit.

Hirnstammaudiometrie (ABR) ist die beste Technik, um eine sensorische von einer neural bedingten Hörstörung zu unterscheiden. Die fünf elektrischen Wellen, die im VIII. Hirnnerv, im Hirnstamm und in den anderen zentralen Regionen als Antwort auf die akustische Stimulation gebildet werden und die nach Jewett in I–V eingeteilt wurden, können über einen Computer als mittlere Antworten registriert werden. Noch nicht ganz geklärt ist, ob jede Welle von einer bestimmten Struktur der Höhrbahn wie dem VIII. Hirnnerv, dem Nucleus cochlearis, dem Komplex der oberen Olive, dem lateralen Lemniscus und dem Colliculus inferior abstammt. Bei Läsionen des VIII. Hirnnervs mögen eine oder mehrere Wellen verlorengehen, und die Latenzzeit kann von Beginn des Stimulus bis zur entsprechenden Welle und zwischen den Kurven verlängert sein. Bei cochleären Schäden sind die Wellen leicht zu erkennen, und die Latenzzeiten liegen im Normbereich.

Patienten, deren Beschwerden auf eine Hirnnervenerkrankung (z. B. des VIII. Hirnnervs) zurückzuführen sind, müssen einer gründlichen neurologischen Untersuchung unterzogen werden. In diesem Kapitel ist der Schwerpunkt auf die Untersuchung des Höranteils des VIII. Hirnnervs und seines Endorgans gelegt worden. Weitere Untersuchungen sind Vestibularisprüfung (s. unten) sowie Lumbalpunktion, gelegentlich Computertomographie mit Darstellung der inneren Gehörgänge und Kernspintomographie des inneren Gehörgangs mit Gadolinium als Kontrastmittel zur Darstellung von Läsionen des VII. und insbesondere des VIII. Hirnnervs.

Prüfung der zentralen Hörwahrnehmung

Läsionen der zentralen Hörbahn, wie Nuclei cochleares, die Mittellinien kreuzenden Bahnen im Hirnstamm (Trapezoidkörper, dorsale Stria von Held und Stria von Monakow), obere Olive, Lemniscus lateralis, Colliculus inferior, Corpus geniculatum mediale und die Hörbahn bis zur Hörrinde führten typischerweise nicht zu einer Erhöhung der Hör- und Sprachverständlichkeitsschwelle und zur verminderten Diskrimination für Einzelworte. Es sind deshalb spezielle Tests zur Aufklärung von zentralen Hörstörungen nötig. Als Tests stehen dazu zur Verfügung:

1. Die Messung der Diskrimination von degradierter oder unzusammenhängender Sprache (binauraler Summationstest).
2. Die Messung der Diskrimination bei gleichzeitiger Beschallung des anderen Ohres (dichotisches Sprachverstehen, monaural-binauraler Vergleich).
3. Die Bestimmung der Fähigkeit, inkomplette und partielle Infusionen zu jedem Ohr zu einer verständnisvollen Information zusammenzufügen (binaurale alternierende Sprache).
4. *Die Lokalisation von Geräuschen im Raum* bei gleichzeitiger akustischer Stimulation zu beiden Ohren.

Die Sprache mag mit niedrigen oder hohen Frequenzfiltern, durch periodische Unterbrechung oder durch eine zeitliche Kompression unverständlich gemacht werden. Es besteht eine verminderte Diskrimination dieser unverständlichen zusammenhängenden Sprache im kontralateral zur kortikalen Läsion befindlichen Ohr. Ebenso führt eine ähnliche Information zum ipsilateralen Ohr zu einem Diskriminationsverlust in dem Ohr, welches kontralateral zur kortikalen Läsion gelegen ist. Hirnstammläsionen erlauben keine Fusion von inkompletten Informationen zu einer verständlichen Aussage und ermöglichen keine genaue Lokalisation von Geräuschen im Raum.

Ohrgeräusche (Tinnitus)

Geräuschwahrnehmung bei fehlendem akustischem Reiz. Tinnitus, eine subjektive Wahrnehmung des Patienten, muß unterschieden werden von einem Geräusch, das von Untersucher und Patient gehört werden kann.

Der Tinnitus kann summenden, klingenden, rauschenden, pfeifenden oder zischenden Klangcharakter haben oder auch aus komplexeren Geräuschen zusammengesetzt sein, die sich im zeitlichen Ablauf ändern. Die Ohrgeräusche können vorübergehend auftreten, anhaltend oder pulsierend synchron mit dem Herzschlag sein. In der Regel geht er mit einem Hörverlust einher.

Die Tinnitusentstehung ist ungeklärt. Ein Ohrgeräusch kann nahezu alle Erkrankungen des Ohres als Symptom begleiten; hierzu zählen Verlegungen des äußeren Gehörganges durch Zerumen und Fremdkörper, infektiöse Prozesse (Otitis externa, Myringitis, Otitis media, Labyrinthitis, Petrositis, Syphilis, Meningitis), Tubenbelüftungsstörungen, Otosklerose, Mittelohrneoplasien wie Glomus-tympanicum- und Glomus-jugulare-Tumoren, Morbus Ménière, Arachnoiditis, Kleinhirnbrückenwinkeltumoren, ototoxische Substanzen, (Salizylate, Chinin und seine synthetischen Analoge, Aminoglykoside, bestimmte Diuretika, Kohlenmonoxid, Schwermetalle, Alkohol usw.), Herz-Kreislauf-Erkrankungen (Hypertonie, Arteriosklerose, Aneurysmen usw.), Anämie, Schilddrüsenunterfunktion, erbliche cochleoneurale Hörschäden, Lärmschwerhörigkeit, akustische Traumen (Knalltrauma) und Schädeltraumen.

In der Diagnose bei Patienten mit Tinnitus ist als mindestes eine ausführliche audiologische Untersuchung, wie oben beschrieben, eine Computertomographie des Felsenbeines oder eine Kernspintomographie der inneren Gehörgänge vonnöten. Bei einer Schallempfindungsschwerhörigkeit sind weitere Tests zur Differenzierung zwischen sensorisch und neural bedingten Hörstörungen, wie oben beschrieben, angezeigt. Bei pulsierenden Ohrgeräuschen ist eine Untersuchung des Gefäßsystems, insbesondere eine Arteriographie der Arteria carotis und der Arteriae vertebrales indiziert, um eine arterielle Obstruktion, ein Aneurysma oder einen Gefäßtumor auszuschließen.

Therapie

Die individuelle Toleranz der Patienten für ein Ohrgeräusch variiert sehr stark. Die Behandlung sollte sich nach der Grunderkrankung richten, da deren Besserung auch eine Minderung des Tinnitus bewirken kann. Eine Verbesserung des Hörverlustes bewirkt meistens auch eine Besserung des Tinnitus. Wenn es auch keine spezifische medizinische oder chirurgische Therapie gibt, so empfinden es viele Patienten als erleichternd, den Tinnitus mit Hintergrundmusik zu überlagern und selbst beim Einschlafen das Radio laufen zu lassen. Ein Hörgerät zur Korrektur des Hörverlustes führt oft zu einer deutlichen Unterdrückung des Ohrtones. Einige Patienten ziehen auch den „Tinnitus-Masker" vor, ein Gerät, das wie ein Hörgerät getragen wird und einen Ton produziert, der angenehmer ist als das eigene Ohrgeräusch. Elektrische Stimulationen des Innenohres wie beim Cochlea-Implantat können gelegentlich auch den Ohrton vermindern, jedoch ist diese Methode nur bei tauben Patienten angezeigt.

Vestibularisprüfung

Bei Patienten mit Schwindel, Gleichgewichtsstörungen oder einer cochleoneuralen Hörminderung unbekannter Ätiologie sollte man eine Vestibularisprüfung durchführen. Die Bestimmung der vestibulären Funktionen besteht aus der ausführlichen Anamnese und der Untersuchung von schnellen, wechselnden Bewegungen, dem Finger-Nasen-, dem Fersen-Schienbein-, dem Romberg- und Unterberger-Versuch, dem Blind- und Strichgang und der Elektronystagmographie einschließlich der kalorischen Prüfung. Die thermische Prüfung ist klinisch sinnvoller als die Stimulation durch Beschleunigung, Abbremsen oder Rotation oder im Pendeltest, da die Ergebnisse für jedes Ohr miteinander verglichen werden können.

Künstliche Reizung des Vestibularapparates erzeugt einen Nystagmus, Vorbeizeigen, Falltendenz und vegetative Reaktionen wie Schwitzen, Erbrechen, Blutdruckabfall und Bradykardie. Der **Nystagmus** *(s.a. Kap. NEU, 3.)* ist die am besten zu verwertende Reaktion; er kann optisch oder noch besser durch Aufzeichnung der corneoretinalen Potentialänderungen aufgezeichnet werden (Elektronystagmographie). Der vestibuläre Nystagmus ist eine rhythmische Augenbewegung. Sie hat eine schnelle und eine langsame Komponente und kann kreisförmig, vertikal und horizontal verlaufen. Die Richtung des Nystagmus wird durch den schnellen Anteil festgelegt, weil dieser leichter zu beobachten ist. Die wesentlichere Reaktion auf eine vestibuläre Stimulation ist aber die langsame Komponente, während die schnelle die kompensatorische Komponente ist. Die langsame Komponente bewegt sich in dieselbe Richtung wie die Endolymphe. Vorbeizeigen und Falltendenz geschehen ebenfalls in diese Richtung. Die scheinbare Umgebungsbewegung verläuft ebenfalls in Richtung des Endolymphstromes, die der Subjektbewegung allerdings in die Gegenrichtung.

Im ENG werden elektronisch spontaner Blick oder sonstige Nystagmen registriert, die visuell nicht erkennbar sind. Die Blickfolge auf ein bewegendes Objekt und die Antwort auf optokinetische Reize werden zur gleichen Zeit wie die kalorische Testung am besten mit einer rotierenden, gestreiften Trommel elektronisch registriert.

Die thermische Stimulation wird durch eine Spülung des äußeren Gehörgangs mit warmem oder kaltem Wasser hervorgerufen, was zu Konvektionsströmungen in der Endolymphe führt. Diese Strömungen bewirken eine Bewegung bzw. Druckerhöhung auf die Cupula in der horizontalen Bogengangsampulle, die bei Abkühlung in die eine und bei Erwärmung in die Gegenrichtung verläuft.

Die **kalorische Prüfung nach Hallpike,** eine genaue Messung für die Vestibularempfindlichkeit, wird am liegenden Patienten, den Kopf um 30 Grad zur Brust geneigt, vorgenommen, um den horizontalen Bogengang in eine vertikale Position zu bringen. Jedes Ohr wird 30 Sekunden mit etwa 240 ml Wasser gespült, zunächst bei 4 °C, dann bei 30 °C. Der resultierende Nystagmus wird gemessen, während der Patient geradeausblickt. Die Ohrspülung mit kaltem Wasser erzeugt einen Nystagmus zur kontralateralen Seite, die Spülung mit warmem Wasser einen zur gleichen Seite (als Merkregel gilt: k**a**lt zur **a**nderen Seite).

Es werden die Dauer des Nystagmus, die Geschwindigkeit der langsamen Phase und die Nystagmusfrequenz gemessen. Damit können eine **Untererregbarkeit des Vestibularorgans,** eine einseitige Empfindlichkeitsminderung oder -verlust, ein Richtungsüberwiegen und eine verstärkte Reaktion in eine Richtung gemessen werden. Gemischte Reaktionen können auftreten. Sie alle zeigen eine organische Schädigung vom Endorgan, VIII. Hirnnerv, *Hirnstamm oder Kleinhirn* an. Es ist jedoch nicht sicher, auf welcher Seite diese Schädigung liegt. Die thermische Prüfung ist von differentialdiagnostischer Bedeutung, da beispielsweise Akustikusneurinome häufig eine Untererregbarkeit des Vestibularorgans oder einen totalen Ausfall auf der betroffenen Seite zeigen. Eine normale Reaktion auf die thermische Reizung läßt deshalb die Diagnose eines größeren Akustikusneurinoms zweifelhaft erscheinen.

Patienten mit Schwindel sollten mindestens einer ausführlichen audiologischen Untersuchung unterzogen werden. Zusätzlich sollten eine Kernspintomographie der inneren Gehörgänge mit Gadolinium als Kontrastmittel und eine Analyse der Gleichgewichtsfunktionen durchgeführt werden.

Ohrenschmerzen

Schmerzen entstehen bei Infektionen und Tumoren des äußeren und Mittelohres; sie können jedoch auch von nicht otogenen Krankheitsprozessen dorthin übertragen werden. Bereits eine leichte Entzündung des äußeren Gehörgangs erzeugt starke Schmerzen. Eine Ohrmuschelperichondritis verursacht starke Schmerzen und Berührungsempfindlichkeit. Bei einer Verlegung der Eustachischen Röhre (Tubenventilationsstörung) können plötzliche Änderungen des Mittelohrdrucks im Vergleich zum atmosphärischen Druck eine schmerzhafte Retraktion des Trommelfells hervorrufen. Bei Mittelohrinfektionen liegt eine schmerzhafte Entzündung der Mukosa vor; dies verursacht einen Schmerz, der durch die Trommelfellvorwölbung aufgrund des erhöhten Mittelohrdrucks entsteht. Die häufigste Ursache für Ohrenschmerzen bei Kindern ist die akute Mittelohrentzündung; sie erfordert schnelle Behandlung (unter Umständen Antibiotikagabe), um ernsthafte Folgeerscheinungen zu verhindern. Bei fehlendem pathologischem Ohrbefund sollte man die Ursache einer vermeintlichen Otalgie in den Gebieten suchen, die von den Hirnnerven sensibel versorgt werden, die auch Anteile für äußeres und Mittelohr führen, d.h. N. trigeminus, N. glossopharyngeus und N. vagus. Insbesondere muß die Ursache für eine unklare Otalgie in Erkrankungen der Nase, Nasennebenhöhlen, Nasopharynx, Zähne, Zahnfleisch, Kiefergelenke, Unterkiefer, Glandula parotis, Zunge, Rachenmandeln, Pharynx, Hypopharynx, Larynx, Trachea und des Ösophagus gesucht werden. So sind Ohrenschmerzen häufig das Erstsymptom von okkulten Tumoren in diesen Regionen.

Die **Behandlung** hängt vornehmlich von der Ursache ab, die zu den Ohrenschmerzen führte. Nach gesicherter Diagnose erfolgt die Therapie des Grundleidens.

Schwindel

Schwindel, abnormale Empfindung von Drehbewegungen, verbunden mit Störungen des Gleichgewichts, des Gangs und der Orientierung. Die Empfindungen mögen einerseits subjektiv sein, so daß der Patient glaubt, daß er sich im Vergleich zur Umgebung bewegt; andererseits mögen sie objektiv sein, so daß der Patient glaubt, daß die Umgebung im Vergleich zu ihm selber sich bewegt. Schwindel findet sich vornehmlich bei Schädigungen im Innenohr, des VIII. *Hirnnervs*, der Gleichgewichtskerne und ihrer Hirnbahnen in den Hirnstamm und zum Kleinhirn.

2. ÄUSSERES OHR

Zerumen und Fremdkörper

Zerumen (Ohrenschmalz) kann den Gehörgang verlegen und Juckreiz, Schmerzen sowie eine zeitlich begrenzte Schalleitungsschwerhörigkeit verursachen. Es kann durch Spülung entfernt werden, die Ausräumung mit einer stumpfen Kürette, Schlinge oder mit dem Sauger ist jedoch schneller, sauberer und für den Patienten angenehmer. Die Spülung ist kontraindiziert bei bekanntem Ohrausfluß, einer Trommelfellperforation oder einer wiederholten Otitis externa. Gelangt Wasser in das Mittelohr durch eine Perforation, kann sich eine chronische Otitis media verschlimmern. Zerumenlösende Mittel sind nicht zu empfehlen, da sie in der Regel wirkungslos sind, dafür aber häufig eine Mazeration der Gehörgangshaut oder allergische Reaktionen verursachen.

Kinder stecken sich allzu gerne Gegenstände in den Gehörgang, z. B. Perlen, Radiergummis oder Bohnen. Ein **Fremdkörper** im Ohr wird am besten mit einem stumpfen Haken herausmanipuliert. Zangen haben die Neigung, glatte Gegenstände nur noch tiefer zu schieben. Liegt der Fremdkörper medial des Isthmus, ist er schwer, ihn zu entfernen, ohne Trommelfell oder Gehörknöchelchen zu verletzen. Perlen aus Metall oder Glas können in der Regel mittels Spülung entfernt werden. Hygroskopische Fremdkörper (z. B. Bohnen) werden jedoch bei Wasserzufuhr anschwellen und die Extraktion erschweren. Eine Vollnarkose ist beim unkooperativen Kind oder bei einer schwierigen mechanischen Entfernung angezeigt, insbesondere wenn die Gefahr einer Schädigung des Trommelfells oder gar der Gehörknöchelchen besteht.

Lebende **Insekten** im Gehörgang sind besonders lästig. Die Füllung des Gehörgangs mit Öl tötet das Tier, schafft sofortige Erleichterung und vereinfacht die Entfernung mit einer Zange.

Otitis externa

Eine Infektion des Gehörgangs kann örtlich begrenzt **(Furunkel)** oder diffus sei und den gesamten Gehörgang miteinbeziehen **(generalisierte, diffuse Otitis externa).** Sie tritt während der sommerlichen Badesaison häufiger auf, wird daher auch gelegentlich **Badeotitis** genannt.

Ätiologie

Die Otitis externa kann durch gramnegative Stäbchen wie *E. coli, Pseudomonas aeruginosa* oder *Proteus vulgaris,* durch *Staphylococcus aureus* oder, seltener, durch einen Pilz hervorgerufen werden. Furunkel entstehen in der Regel durch Staphylococcus aureus. Bestimmte Patienten mit Allergien, einer Psoriasis, Hautekzemen oder einer seborrhoischen Dermatitis neigen vermehrt zur Otitis externa. Prädisponierende Faktoren sind Feuchtigkeit, Reizungen durch Haarspray oder -töner und Verletzungen bei der Gehörgangsreinigung. Der äußere Gehörgang reinigt sich vom Trommelfell ab selber durch Bewegungen des Epithels wie ein Förderband. Versuche, den Gehörgang mit einem Wattestäbchen zu reinigen, stören den Selbstreinigungsmechanismus und fördern die Ansammlung von Zelldetritus, insbesondere durch das Hineinschieben in entgegengesetzter Richtung zu den Bewegungen des Epithels. Detritus und Ohrenschmalz halten das Wasser zurück, das in den Gehörgang gelangt; die resultierende Mazeration der Haut bildet dann einen idealen Nährboden für pathogene Keime.

Symptomatik

Die Patienten mit einer Otitis externa klagen über Juckreiz, Schmerzen, übelriechenden Ausfluß und Schwerhörigkeit, wenn der Gehörgang anschwillt oder sich mit Eiter anfüllt. Zugschmerzhaftigkeit der Ohrmuschel und Tragusdruckschmerz dienen zur Unterscheidung von einer Otitis media. Die Haut des äußeren Gehörgangs ist gerötet, geschwollen und mit eitrigem Detritus verlegt.

Furunkel verursachen starke Schmerzen und bei der Spontanentleerung kurzzeitig blutig-eitrigen Ausfluß.

Therapie

Eine systematische Antibiotikagabe ist selten nötig, außer es handelt sich um eine fortschreitende Entzündung. Bei der diffusen Otitis externa sind Lokalantibiotika und Kortikosteroide äußerst wirksam. Der infektiöse Detritus wird vorsichtig mittels Sog oder Watteträger entfernt. Eine Lösung aus 0,5%igem Neomycinsulfat und 1000 E/ml Polymyxin-B-Sulfat wirkt gegen die üblichen gramnegativen Stäbchen, während ein lokales Kortikosteroid wie Hydrocortison (1%ig) abschwellend wirkt und dem Antibiotikum ein Vordringen in die Tiefe des Gehörganges ermöglicht; man verabreicht 1 Wo. lang täglich 5 Tropfen. Die Otitis externa spricht auch auf pH-Änderungen im Gehörgang mittels 2%iger Essigsäure an (1 Wo. lang täglich 5 Tropfen). Der Zusatz von 1%igem Hydrocortison vermindert weiterhin eine Anschwellung und erhöht die Wirksamkeit von Essigsäure. Ein Analgetikum wie Codein (30 mg oral alle 4 h) wird in der Regel in den ersten 24 bis 48 h notwendig sein. Findet sich zusätzlich eine ausgedehnte Zellulitis außerhalb des äußeren Gehörganges, sind Penicillingaben (Penicillin G, 250 mg oral, alle 6 h für 7 Tage) indiziert.

Bei **Furunkeln** sollte man eine Spontanentleerung abwarten, da die Inzision zu einer fortschreitenden Perichondritis der Ohrmuschel führen kann. Lokalantibiotika sind wirkungslos. Analgetika wie Codein (30 mg alle 4 h oral) sind zur Schmerzlinderung nötig. Trockene Wärme trägt ebenfalls zur Schmerzlinderung bei und beschleunigt den Heilungsprozeß.

Perichondritis

Verletzungen, Insektenstiche und Inzisionen oberflächlicher Entzündungen der Ohrmuschel können eine Perichondritis verursachen. Hierbei kommt es zu einer Eiteransammlung zwischen Knorpel und Perichondrium. Da die Blutzufuhr über das Perichondrium erfolgt, kommt es hierdurch zu einer Unterbrechung der Blutzufuhr zum Knorpel, so daß eine avaskuläre Nekrose entsteht. Eine septische Nekrose spielt ebenfalls eine Rolle. Die Infektion verläuft schmerzlos, langdauernd und destruierend; sie wird oft durch gramnegative Stäbchen verursacht.

Therapie

Breite Inzision zur Drainage, Anlegen eines Verbandes, um die Blutversorgung dem Knorpel wieder zuzuführen. Nach Kultur und entsprechender Resistenzprüfung sollte ein Antibiotikum verabreicht werden. Sehr häufig ist eine intravenöse Behandlung mit einem Aminoglykosid oder einem synthetischen Penicillin nötig.

Ohrmuschelekzem

Das Ekzem wird durch Juckreiz, Rötung, Ausfluß, Schuppen- und Rhagadenbildung charakterisiert. Dies führt häufig zu einer Sekundärinfektion, die Ohrmuschel sowie Gehörgang miteinbezieht. Rückfälle sind häufig.

Therapie

Eine verdünnte Aluminiumazetat-Lösung (Burowsche Lösung) soll so oft wie möglich aufgetragen werden. Juckreiz und Entzündung können mit lokalen Kortikosteroidgaben gebessert werden. Eine lokale antibiotische Behandlung ist wie bei der diffusen Otitis externa gegebenenfalls indiziert.

Otitis externa maligna

Osteomyelitis des Os temporale durch Pseudomonas. Die Otitis externa maligna findet sich vorwiegend bei älteren Diabetikern. Sie beginnt meist als eine Otitis externa, verursacht durch *Pseudomonas aeruginosa,* und breitet sich dann weiter in Form der Osteomyelitis des Os temporale fort. Dies ist charakterisiert durch anhaltende starke Ohrenschmerzen, eine schlecht riechende purulente Otorrhö und Granulationsgewebe im äußeren Gehörgang. Gelegentlich findet sich eine Schalleitungsschwerhörigkeit. Andererseits finden sich sehr häufig eine Fazialisparese und eine erhöhte Strahlendichte im Zellsystem des Felsenbeins. Später entwickelt sich eine Aufhellung im Zellsystem. Eine Biopsie des Gewebes im äußeren Gehörgang ist dann notwendig, um sie von malignen Neoplasien zu unterscheiden. Die Osteomyelitis mag sich entlang der Schädelbasis ausbreiten und die Mittellinie überschreiten. Eine chirurgische Therapie ist meistens nicht erforderlich. Eine sorgfältige Einstellung des Blutzuckers und eine längere (acht Wochen dauernde) intravenöse Gabe von Aminoglykosiden und synthetischen Penicillinen bewirken in den meisten Fällen eine komplette Heilung.

Verletzungen

Othämatom

Aus einer stumpfen Verletzung der Ohrmuschel kann ein subperichondrales Hämatom entstehen. Die Ohrmuschel wird zu einer unförmigen, rötlich-violetten Masse, sobald sich Blut zwischen Perichondrium und Knorpel ansammelt. Da das Perichondrium den Knorpel mit Blut versorgt, kann sich unter Umständen daraus eine avaskuläre Nekrose entwickeln. Die bei Ringern und Boxern häufigen „blumenkohlartigen Ohren" sind die Folge eines organisierten und verkalkten Hämatoms.

Therapie: Entleerung durch Inzision und Antamponade von Haut und Perichondrium an den Knorpel mittels Drainage oder einem Öl-Watte-Kompressionsverband, um die Blutversorgung des Knorpels zu gewährleisten.

Schnittverletzungen

Bei perforierenden Schnittverletzungen werden die Hautränder vernäht und der Knorpel mit einer Benzoin-imprägnierten Gaze geschient, worüber ein schützender Verband gelegt wird. Die Nähte sollten nicht bis in den Knorpel reichen.

Frakturen

Starke Schläge auf den Unterkiefer können auf die Gehörgangsvorderwand (hinterer Rand der Fossa retromandibularis) übertragen werden. Dislozierte Knochenfragmente von der vorderen Gehörgangswand können eine Stenose des Gehörgangs bewirken und müssen in Allgemeinnekrose entfernt werden.

Tumoren

Im Gehörgang können **Atherome, Osteome** und **Keloide** entstehen und ihn verlegen, wobei eine Retention von Zerumen und eine Schalleitungsschwerhörigkeit verursacht werden können. Die operative Entfernung ist hier die Therapie der Wahl.

Zeruminome entstehen im äußeren Drittel des Gehörgangs. Obwohl diese Tumoren histologisch gutartig erscheinen, verhalten sie sich maligne und sollten großzügig exzidiert werden.

Basaliome und **Plattenepithelkarzinome** entwickeln sich im äußeren Ohr nicht selten nach häufiger Sonnenexposition. Sehr kleine Frühstadien werden durch Elektrokoagulation und Kürettage oder Bestrahlung erfolgreich behandelt; im fortgeschrittenen Stadium mit Infiltration des Knorpels wird der Tumor durch Keilexzision oder ausgedehntere Tumorresektionen entfernt. Nicht sinnvoll ist die Strahlenbehandlung bei Infiltration des Knorpels; hier sollte die chirurgische Therapie vorgezogen werden. Die Tumoren können auch im äußeren Gehörgang entstehen oder aber sekundär dorthin infiltrieren. Rezidivierende Entzündungen bei chronischer Otitis media können für die Entstehung eines Plattenepithelkarzinoms prädisponierend wirken. Die großzügige operative Exzision und postoperative Bestrahlung sind angezeigt. Wenn das Karzinom auf dieses Gebiet beschränkt ist und das Mittelohr noch nicht erreicht hat, wird die En-bloc-Resektion des äußeren Gehörgangs unter Erhaltung des Nervus facialis durchgeführt.

3. TROMMELFELL UND MITTELOHR

Patienten mit einer Mittelohrerkrankung können eine oder mehrere der folgenden Beschwerden aufweisen: Verstopfungs- oder Druckgefühl im Ohr, intermittierende leichte bis heftigste Schmerzen, Otorrhö, Schwerhörigkeit, Ohrgeräusch und Schwindel. Bei der akuten Otitis media kommen häufig noch systemische Beschwerden (z.B. Fieber) hinzu. Als Erstsymptom kann ein dumpfes Druckgefühl auftreten, andere Symptome können folgen. Besonders bei Säuglingen und Kindern können Fieber und andere Allgemeinerscheinungen (Anorexie, Erbrechen, Durchfall, Lethargie usw.) im Vordergrund stehen.

Die Symptome können durch eine Infektion, eine Verletzung oder durch eine Belüftungsstörung der Tuba Eustachii hervorgerufen werden. Bei der Feststellung der Krankheitsursache sollte der Arzt versuchen, vorausgegangene oder Begleitsymptome zu erfassen (z.B. Rhinitis, Halsschmerzen, Infektionen der oberen Atemwege, Allergien, Kopfschmerzen oder Zeichen einer meningealen Reizung, Allgemeinsymptome). Diagnostische Hinweise gibt die Inspektion von äußerem Gehörgang und Trommelfell *(Abb. 2.)*; die Nase, der Naso- und Oropharynx sollten ebenfalls untersucht und Infektionen, Allergien oder Tumoren des Nasopharynx ausgeschlossen werden.

Die Funktion des Mittelohrs sollte mit Hilfe der pneumatischen Ohrlupe, Weber- und Rinne-Versuch, Tympanometrie und Audiometrie *(s. Kap. HNO, 1.)* geprüft werden.

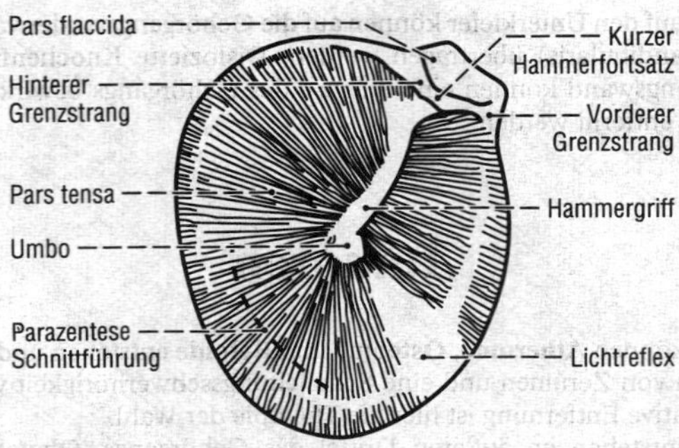

Abb. 2. **Das Trommelfell** (rechtes Ohr)

Verletzungen

Trommelfellperforationen und Paukenhöhleneröffnung können durch Gegenstände entstehen, die entweder absichtlich (z. B. Wattestäbchen) oder aber versehentlich (Zweige, Bleistifte oder heiße Schlacke) in den Gehörgang gelangen. Ein plötzlicher Überdruck, z. B. bei einer Explosion (akustisches Trauma), einem Schlag oder Schwimm- und Tauchunfall, bzw. ein plötzlicher Unterdruck, wie bei einem Kuß auf das Ohr, können ebenfalls zur Trommelfellruptur führen. Die Verletzung der Paukenhöhle kann eine Gehörknöchelchenluxation, eine Fraktur der Stapesfußplatte, eine Verschiebung von Gehörknöchelchenfragmenten in das Innenohr, eine Perilymphfistel vom ovalen oder runden Fenster oder eine Faszialisparese nach sich ziehen.

Symptomatik

Eine traumatische Perforation des Trommelfells erzeugt einen plötzlichen starken Schmerz, dem eine Blutung aus dem Ohr folgt. Hörminderung und Tinnitus treten auf. Der Hörverlust ist ausgeprägter, wenn eine Unterbrechung der Gehörknöchelchenkette oder ein Trauma des Innenohrs erfolgt ist. Schwindel deutet darauf hin, daß eine gleichzeitige Innenohrverletzung vorliegt, da unter Umständen ein Teil des Steigbügels oder ein Fremdkörper bis ins Innenohr geschoben worden ist. Binnen 24–48 h kann eine eitrige Otorrhö auftreten, insbesondere wenn Wasser in die Pauke gelangt.

Therapie

Bei einer Perforation sollte Penicillin G oder V, 250 mg 6stündlich, über 7 Tage zur Infektionsprophylaxe gegeben werden. Bei der Untersuchung sollte man auf Sterilität achten. Die dislozierten Trommelfellappen sollten in Lokalanästhesie und unter mikroskopischer Kontrolle in ihre ursprüngliche Lage zurückgebracht und mit Plastikfolie geschient werden, um den Heilungsprozeß zu beschleunigen. Das Ohr wird trocken gehalten; im Falle einer Infektion kann das Ohr lokal mit 2%iger Essigsäure, 5 Tropfen/Tag, behandelt werden – nicht jedoch zur Prophylaxe! Meist erfolgt eine Spontanheilung der Perforation; verschließt sich das Trommelfell nicht innerhalb von 2 Mo., ist eine Tympanoplastik erforderlich. Eine fortdauernde Schalleitungsschwerhörigkeit weist auf eine Unterbrechung der Gehörknöchelchenkette hin. Hier muß das Mittelohr chirurgisch revidiert werden. Eine Schallempfindungsschwerhörigkeit oder Schwindel, der nach einer Verletzung Stunden oder länger anhält, spricht für eine Innenohrbeteiligung und erfordert eine rasche explorative Tympanoskopie.

Barootitis media

(Aerotitis)

Mittelohrverletzungen nach plötzlichen Luftdruckänderungen. Bei einer plötzlichen Luftdruckänderung, wie bei Flugzeuglandung oder Tiefseetauchen *(s. a. Kap. PHY, entsprechenden Abschnitt)*, muß Luft aus dem Nasopharynx in das Mittelohr gebracht werden, um auf beiden Seiten des Trommelfells für gleiche Druckverhältnisse zu sorgen. Ist die Funktion der Eustachischen Röhre eingeschränkt, z. B. bei Infektionen der oberen Luftwege oder Allergien, so entsteht ein Unterdruck im Mittelohr. Dieser relative Unterdruck bewirkt eine Transsudation aus den Gefäßen der Lamina propria mucosae im Mittelohr sowie eine Retraktion des Trommelfells. Übersteigt die Druckdifferenz einen bestimmten Wert, entwickeln sich Mikroekchymosen und subepitheliale Hämatome in der Mukosa des Mittelohrs und im Trommelfell. Extreme Druckgradienten führen zu Blutungen in das Mittelohr und zu Trommelfelleinrissen. Eine Perilymphfistel des ovalen oder runden Fensters mag eintreten. Druckunterschiede erzeugen in der Regel heftige Schmerzen und eine Schalleitungsschwerhörigkeit. Eine Schallempfindungsschwerhörigkeit oder Schwindel während eines Luftdruckabfalls läßt die Möglichkeit einer Perilymphfistel vermuten, während dieselben Symptome bei einem Aufstieg nach einem Tauchvorgang die Bildung von Blasen im Innenohr vermuten lassen.

Personen mit akuten Infektionen der oberen Luftwege oder allergischen Reaktionen sollte man vom Fliegen oder Tauchen abraten. Läßt sich jedoch ein Flug nicht vermeiden, so ist die lokale Anwendung eines schleimhautabschwellenden Medikaments (vor allem Imidazolinabkömmlinge) 30 min. vor der Höhenänderung zu empfehlen.

Infektiöse Myringitis

(Bullöse Myringitis)

Entzündung des Trommelfells nach viralen oder bakteriellen Infekten. Im Trommelfell entstehen Bläschen bei Virus-, Bakterien- und Mykoplasmeninfektionen des Mittelohrs (bevorzugter Erreger ist Streptococcus [Diplococcus] pneumoniae). Schmerzen treten plötzlich auf und bestehen 24–48 h. Bei Hörminderung und Fieber besteht der Verdacht einer bakteriellen Otitis media.

Therapie: Da virale, bakterielle und Mykoplasmeninfektionen schwierig zu unterscheiden sind, ist eine Antibiotikatherapie bei der akuten Otitis media angezeigt. Die Schmerzen können durch Eröffnung der Bläschen mit einem Parazentesemesser oder durch entsprechende Analgetikaverabreichung, wie z.B Kodein 30–60 mg oral (bei Bedarf alle 4 h), gelindert werden.

Akute Otitis media

Bakterien- oder Virusinfektion des Mittelohrs, in der Regel nach einer Erkrankung der oberen Atemwege. Während die Erkrankung in jedem Alter auftreten kann, ist sie besonders häufig bei Kindern, besonders im Alter von 3 Mo. bis 3 Jahren. Keime können vom Nasopharynx über die Oberfläche der Schleimhaut der Tuba Eustachii und durch infektiöse Ausbreitung in der Lamina propria des Trommelfells oder über eine Thrombophlebitis in das Mittelohr gelangen.

Ätiologie

Bei Neugeborenen verursachen gramnegative Enterobakterien, besonders *E. coli* und Staphylococcus aureus, eine eitrige Mittelohrentzündung. Bei älteren Säuglingen und Kleinkindern (bis zu 14 Jahren) *sind Streptococcus [Diplococcus] pneumoniae, Haemophilus influenzae, β-hämolisierende Streptokokken der Gruppe A, Branhamella catarrhalis und Staphylococcus aureus* die Erreger dieser Erkrankung. Eine virale Otitis media wird in der Regel von einem dieser Keime superinfiziert. Sind die Kinder älter als 14 Jahren, wird *Haemophilus influenzae* seltener beobachtet, dafür treten β-hämolisierende Streptokokken der Gruppe A und *Staphylococcus aureus* vermehrt in Erscheinung. Die relative Häufigkeit dieser Keime richtet sich danach, welche Erreger in einer Gemeinschaft zu einem gegebenen Zeitpunkt gerade epidemisch sind. Nach der Neonatalperiode verursacht *E. coli* nur noch selten eine akute Otitis media. Auch *Klebsiella pneumonia* und die *Bacteroides*-Gruppe gehören zu den seltenen Erregern.

Symptomatik und Komplikationen

Das erste Anzeichen sind im Regelfall länger anhaltende, starke Ohrenschmerzen. Es kann Schwerhörigkeit auftreten. Bei Kleinkindern kommen unter Umständen Fieber bis 40,5 °C, Übelkeit, Erbrechen und Durchfall hinzu. Das Trommelfell ist gerötet und kann vorgewölbt sein; die topographischen Bezugspunkte verwischen sich, und der Lichtreflex verändert seine Lage. Blutiger, dann serös-blutiger und schließlich eitriger Ohrausfluß kann nach einer Spontanperforation des Trommelfells auftreten.

Ernste Komplikationen sind die akute Mastoiditis, Petrositis, Labyrinthitis, Fazialisparese, Schalleitungs- ud Schallempfindungsschwerhörigkeit, Epiduralabszeß, Meningitis (die häufigste intrakranielle Komplikation), Hirnabszeß, Sinusvenenthrombose, subdurales Empyem und otitischer Hydrozephalus. Die Symptome einer drohenden Komplikation sind starke Kopfschmerzen, plötzlicher Hörverlust, Schwindel, Schüttelfrost und Fieber.

Diagnostik und Therapie

Die Diagnose erfolgt nach dem klinischen Bild. Aus dem Exsudat nach einer Parazentese oder dem spontanen Ohrfluß sollte eine Kultur angelegt werden. Kulturen aus dem Nasensekret können nur gelegentlich von Nutzen sein, da keine befriedigende Korrelation mit den ursächlichen Erregern besteht.

Um die Beschwerden zu bessern, die Infektheilung zu beschleunigen, die Gefahr labyrinthischer und intrakranieller infektiöser Komplikationen zu verringern und einen bleibenden Gehörschaden zu verhindern, ist eine systemische Antibiotikatherapie erforderlich.

Penicillin G oder V 250 mg, oral 6stündlich über 12 Tage, ist das Mittel der Wahl bei Patienten, die älter als 14 Jahre sind. Bei jüngeren Kindern zieht man Amoxycillin, 35–70 mg/kg pro Tag oral in drei gleichen Dosen alle 8 h über 12 Tage, wegen der Häufigkeit von *Haemophilus-influenzae*-Infektionen vor. Die Behandlung erstreckt sich über 12–14 Tage, um eine Ausheilung sicherzustellen und Folgeerscheinungen zu verhindern. Die weitere Therapie ist abhängig von Kultur, Resistenztestung und klinischem Verlauf. Bei Penicillinallergien kann älteren Kindern und Erwachsenen Erythromycin, 30–50 mg/kg pro Tag oral in gleichen Dosen alle 6 h, und Sulfisoxazol, 150 mg/kg pro Tag oral in gleichen Dosen alle 6 h, bei Kindern bis zu 14 Jahren über 12–14 Tage gegeben werden. Sulfonamide sind bei Kindern unter 2 Monaten kontraindiziert. Alternativ kann eine Kombination aus Trimethoprim und Sulfamethoxazol (TMP/SMX) zur Behandlung einer akuten Otitis media verwendet werden: TMP 8 mg/kg/Tag und SMX 40 mg/kg/Tag in 2 Dosen alle 12 h für 10 Tage. Bei Erwachsenen werden TMP 160 mg und SMX 800 mg alle 12 h über 12 Tage gegeben. Bei resistenten Fällen kann ein Cephalosporin wie z.B. Cefaclor (bei Kindern 20 mg/kg/Tag in geteilten Dosen alle 8 h für 12 Tage und bei Erwachsenen 250 mg alle 8 h für 12 Tage), Cefuroxim (bei Kindern unter 2 Jahren: 125 mg alle 12 h für 12 Tage, bei Kindern im Alter von 2–12 Jahren: 250 mg alle 12 h für 12 Tage, und bei Erwachsenen: 500 mg alle 12 Stunden für 12 Tage), Cefalexin (bei Kindern 75 mg/kg/Tag in 4 geteilten Dosen für 12 Tage und bei Erwachsenen 500 mg alle 6 h für 12 Tage) oder Cefixim (bei Kindern 8 mg/kg/Tag in 2 geteilten Dosen für 12 Tage und bei Erwachsenen 200 mg alle 12 h für 12 Tage) gegeben werden.

Um die Funktion der Tuba Eustachii zu verbessern, werden lokale schleimhautabschwellende Substanzen wie Imidazolabkömmlinge, 3 Tropfen alle 3 h, dem liegenden Patienten bei überstrecktem Kopf in jede Nasenhöhle geträufelt. Diese Behandlung sollte aber nicht länger als 5–7 Tage durchgeführt werden. Systemische Gaben von Sympathomimetika wie Ephedrinsulfat, Pseudoephedrin oder Phenylpropanol, 30 mg oral (für Erwachsene) alle 4–6 h über 7–10 Tage, können nützlich sein. Antihistaminika (Chlorphenamin, 4 mg oral, für Erwachsene), alle 4–6 h für 7–10 Tage, können die Funktion der Tube bei Allergiepatienten verbessern, sind sonst jedoch nicht angezeigt.

Eine Parazentese (Myringotomie) sollte durchgeführt werden, wenn sich das Trommelfell vorwölbt oder wenn Schmerzen, Fieber, Erbrechen oder Durchfall über längere Zeit andauern. Das Hörvermögen des Patienten, die Tympanometrie sowie Aussehen und Beweglichkeit des Trommelfells sollten bis zur vollständigen Ausheilung regelmäßig geprüft werden.

Exsudative Otitis media

(Seröse Otitis media)

Ausfluß aus dem Mittelohr als Folge einer unvollständig ausgeheilten akuten Otitis media oder einer Verlegung der Eustachischen Röhre. Der Ausfluß ist meist steril, kann aber auch pathogene Keime enthalten. Die Erkrankung ist bei Kindern häufig. Die Verlegung der Tuba Eustachii kann auf entzündliche Prozesse im Nasopharynx, Allergien, Rachenmandelhyperplasie sowie benigne oder maligne Tumoren zurückzuführen sein. Das Mittelohr wird normalerweise 3–4mal/min belüftet, da sich die Eustachische Röhre während des Schluckaktes öffnet. Sauerstoff wird von den Mukosagefäßen des Mittelohres aufgenommen; wenn die Durchgängigkeit der Tube gestört ist, entsteht im Mittelohr ein Unterdruck.

Symptomatik

Erst imponiert eine leichte Retraktion des Trommelfells mit Verschiebung des Lichtreflexes und Betonung der topographischen Bezugspunkte. Dann bildet sich ein Transsudat aus den Mukosagefäßen im Mittelohr, kenntlich an der bernsteingelben oder grauen Verfärbung und Beweglichkeitseinschränkung des Trommelfells. Unter Umständen sind ein Flüssigkeitsspiegel oder Luftblasen durch das Trommelfell hindurch erkennbar; es kommt zur Schalleitungsschwerhörigkeit. Die Tympanometrie ergibt eine maximale Compliance bei negativem Druck im äußeren Gehörgang.

Therapie

Wegen der Gefährlichkeit der pathogenen Keime bei einem Mittelohrerguß sollte wie bei der akuten Otitis media die Behandlung mit Antibiotika an erster Stelle stehen. Die bakteriell entstandene Tubenbelüftungsstörung geht zurück, und das Mittelohr wird keimfrei.

Systemisch gegebene Sympathomimetika, wie Ephedrinsulfat, Pseudoephedrin oder Phenylpropanolamin, 30 mg oral/Tag (für Erwachsene), bessern die Tubenfunktion durch ihren vasokonstriktorischen Effekt. Gleichen Effekt hat bei Allergikern die Verabreichung eines Antihistaminikums wie Chlorphenamin, 4 mg oral alle 4–6 h. Eine Parazentese kann erforderlich sein, um Flüssigkeit abzusaugen oder ein Paukenröhrchen einzusetzen, das für eine Belüftung des Mittelohrs sorgt und die Tubenfunktionsstörung unabhängig von ihrer Ursache bessert. Das Mittelohr kann mit Hilfe des Valsalva-Preßversuches oder der Politzer-Luftdusche belüftet werden. Schließlich sollte auch der Nasen-Rachen-Raum saniert werden. Bei Kindern kann eine Adenotomie mit Entfernung des lymphatischen Gewebes in der Rosenmüllerschen Grube und am Rachendach notwendig sein, um eine rezidivierende Otitis media auszuheilen. Ein Antibiotikum sollte bei einer bakteriellen Rhinitis oder Sinusitis verabreicht werden. Manchmal ist auch eine immunologische Abklärung hilfreich *(s. Kap. IMM, 2. und 3.)*. Ein festgestelltes Allergen sollte gemieden und eine Immuntherapie versucht werden *(s. Kap. IMM, 3.)*.

Akute Mastoiditis

Bakterielle Infektion des Mastoids, bei der es zur Einschmelzung der lufthaltigen Zellen kommt. Bei der akuten, eitrigen Otitis media greift die Infektion immer auch auf Antrum und Zellen des Mastoids über. Die fortschreitende Destruktion der knöchernen Anteile des Processus mastoideus kann durch eine geeignete Antibiotikatherapie verhindert werden. Die verantwortlichen Keime sind identisch mit den Erregern der akuten Otitis media. In der Regel geht der **Streptokokkenmastoiditis** eine frühere Trommelfellperforation mit starkem Ohrfluß voraus, während die **Pneumokokkenmastoiditis** bei gleichen Schäden eher symptomarm ist; eine Einschmelzung der Mastoidzellen kann hier der Trommelfellperforation vorangehen.

Symptomatik

Klinisch manifest wird die akute Mastoiditis zwei oder mehr Wochen nach Ausbruch einer unbehandelten akuten Otitis media, sobald einer der Randbezirke des Proceccus mastoideus zerstört wird. Es kann sich ein subperiostaler, retroaurikulärer Abszeß bilden, wenn der laterale Rand des Mastoids angegriffen ist. Rötung, Schwellung, Druckschmerz und Fluktuation über dem Mastoid sind deutliche Zeichen; die Ohrmuschel steht ab. Dies geht in der Regel mit einer Verschlimmerung von Ohrenschmerzen, Fieber und Ohrfluß einher. Charakteristisch sind ein ständiger pochender Schmerz, reichlich dickflüssiger Ausfluß und zunehmende Schwerhörigkeit.

Bei der akuten Otitis media ist die Röntgendichte der Mastoidzellen wegen der Schleimhautschwellung und der Füllung mit eitriger Flüssigkeit erhöht. Bei der einschmelzenden Mastoiditis werden die Zelltrennwände unscharf, und die Röntgendichte sinkt. Verschmelzen die Zellen, so können die Einzelsepten nicht mehr unterschieden werden.

Therapie

Das Antibiotikum der Wahl ist Penicillin. Nach Anlegen einer Kultur aus dem Sekret und entsprechender Resistenzprüfung gibt man Penicillin G 1 Mio. E i.v. alle 6 h. Die Folgebehandlung der intravenösen Therapie richtet sich nach Kultur, Resistenz und klinischem Verlauf. Die Antibiotikatherapie sollte mindestens 2 Wo. lang durchgeführt werden.

Ein subperiostaler Abszeß erfordert sofort die vollständige chirurgische Ausräumung der Mastoidzellen als Mastoidektomie.

Chronische Otitis media

Bleibender Trommelfelldefekt. Die chronische Otitis media kann sich aus einer akuten Otitis media, einer Verlegung der Tuba Eustachii, einem mechanischen Trauma, einer thermischen oder chemischen Verletzung oder durch ein Explosionstrauma entwickeln. Man unterscheidet nach dem Sitz des Trommelfelldefektes zwei Perforationsformen: 1. Die benigne, zentrale Perforation der Pars tensa und 2. die gefährlichere Attikusperforation der Pars flaccida sowie randständige Perforationen der Pars tensa.

Trommelfellreste bleiben bei der **zentralen Perforation** zwischen dem Perforationsrand und dem Anulus fibrosus bestehen *(s. Abb. 3a).* Diese Perforation erzeugt eine Schalleitungsschwerhörigkeit. Exazerbationen werden ausgelöst durch Infekte der oberen Atemwege oder eindringendes Badewasser. Sie werden häufig durch gramnegative Stäbchen und *Staphylococcus aureus* verursacht und äußern sich in schmerzlosem, eitrigem Ohrfluß, der fötide sein kann. Rezidivierende Exazerbationen können **Ohrpolypen** verursachen (Granulationsgewebe, das vom Mittelohr durch die Perforation in den äußeren Gehörgang prolabiert) und destruierende Veränderungen wie eine Nekrose des langen Amboßschenkels nach sich ziehen.

Pars-flaccida-(Attikus-)Perforationen eröffnen den Recessus epitympanicus *(s. Abb. 3b).* **Randständige Perforationen** finden sich üblicherweise im hinteren oberen Teil der Pars tensa, es befinden sich keine Trommelfellreste zwischen Perforationsrand und dem Anulus fibrosus *(s. Abb. 3c).* Randperforationen entstehen aus einer akuten, nekrotisierenden Otitis media, die große Teile des Trommelfells inklusive des Anulus fibrosus und der Mittelohrschleimhaut zerstört. Sie sind mit einer Schalleitungsschwerhörigkeit vergesellschaftet und verursachen denselben verstärkten Ohrfluß wie die zentrale Perforation; es entwickeln sich jedoch häufiger Komplikationen wie Labyrinthitis, Fazialisparese und intrakranielle Abszesse. Hinter einem Pars-flaccida-Defekt und randständigen Perforationen verbirgt sich häufig ein **Cholesteatom.**

Während des Heilungsprozesses der akuten, nekrotisierenden Otitis media wandert das verbleibende Schleimhautepithel zusammen mit dem Plattenepithel des Gehörganges über die entstandenen Defekte. Das Plattenepithel beginnt sich im Mittelohr auszuschilfern und anzulagern; das Ergebnis ist ein Cholesteatom. Cholesteatome können sich auch aus einer Hyperplasie der Basalmembran des Plattenepithels der Pars flaccida, aus einer progressiven Retraktion der Pars flaccida oder tensa und aus einer Plattenepithelmetaplasie im Mittelohr nach langer Infektion entwickeln. Das abgeschilferte Epithel lagert sich in konzentrischen Schichten an und zerstört den anliegenden Knochen durch Kollagenosen.

Man erkennt Cholesteatome otoskopisch am weißen Detritus im Mittelohr und an den Knochendestruktionen im äußeren Gehörgang oberhalb der Perforation. Die durch ein unerkanntes Cholesteatom entstandenen Knochendestruktionen können mittels CT festgestellt werden.

Cholesteatome bergen die Gefahr ernster Komplikationen (eitrige Labyrinthis, Fazialisparese, intrakranieller Abszeß), insbesondere bei einer Pars-flaccida-Perforation. Cholesteatome sind häufig mit Ohrpolypen vergesellschaftet.

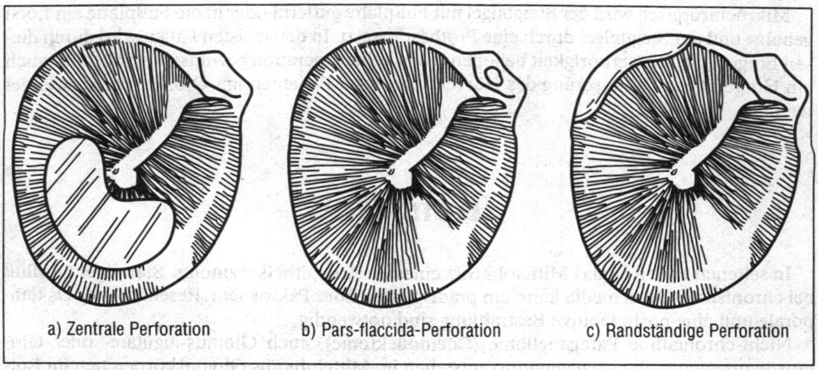

Abb. 3. **Trommelfellperforationen** (rechtes Ohr)

Therapie

Bei einer Exazerbation einer chronischen Otitis media wird das Ohr zunächst mit Sog und Watteträger gründlich gereinigt; dann wird das Ohr etwa 1 Wo. lang mit einer Lösung aus Essigsäure (2%) und Hydrocortison (1%) behandelt (5–10 Tropfen/Tag über 7–10 Tage). Schwere Eiterungen erfordern die systemische Therapie mit einem Breitbandantibiotikum wie Ampicillin, 250–500 mg oral alle 6 h über 10 Tage, oder Tetracyclin, 250 mg oral 6stündlich. Die Folgebehandlung richtet sich nach dem klinischen Verlauf und dem Ergebnis der Kultur.

Nach einer chronischen Otitis media kann die Mittelohrfunktion in der Regel wiederhergestellt werden. Durch die Tympanoplastik werden die beiden Hauptfunktionen des Trommelfells, nämlich die Schallisolierung des runden und die Schalldruckübertragung auf das ovale Fenster, wiederhergestellt. Ist die Gehörknöchelchenkette unterbrochen, kann sie ebenfalls wiederhergestellt werden. Bei einem Cholesteatom mit randständigem oder Attikusdefekt muß chirurgisch vorgegangen werden, das Cholesteatom muß ausgeräumt werden. In diesen Fällen haben Erhaltung und Wiederherstellung der Mittelohrfunktion eine ungünstigere Prognose.

Otosklerose

Erkrankung der knöchernen Labyrinthkapsel und die häufigste Ursache für eine progrediente Schalleitungsschwerhörigkeit beim Erwachsenen mit normalem Trommelfell. Eine Otosklerose mag auch eine Schallempfindungsstörung hervorrufen, insbesondere bei otosklerotischen Herden in einer Nähe der Scala vestibuli. Histologisch zeigen Otoskleroseherde irregulär angeordnetes, junges, unausgereiftes Knochengewebe, das von zahlreichen Gefäßkanälchen durchzogen ist. Diese Herde dehnen sich aus und bewirken eine Ankylose der Steigbügelfußplatte und damit eine Schalleitungsschwerhörigkeit.

Die Otosklerose tritt familiär gehäuft auf. Bei etwa 10% der erwachsenen weißen Bevölkerung findet man Otoskleroseherde, aber nur etwa 10% der Betroffenen entwickeln eine Schwerhörigkeit. Die klinische Manifestation erfolgt in der ausklingenden Adoleszenten- und frühen Erwachsenenperiode. Eine Schwangerschaft kann eine Progredienz hervorrufen. Durch eine mikrochirurgische Behandlung wird der Steigbügel mit Fußplatte entfernt und durch eine Prothese ersetzt.

Therapie

Mikrochirurgisch wird der Steigbügel mit Fußplatte entfernt oder in die Fußplatte ein Loch gebohrt und der Steigbügel durch eine Prothese ersetzt. In den meisten Fällen wird durch diesen Eingriff die Schwerhörigkeit behoben. Falls keine Operation gewünscht wird, kann auch ein Hörgerät zur Verbesserung des Hörvermögens bei Patienten mit Otosklerose verwendet werden.

Tumoren

In seltenen Fällen ist das Mittelohr Sitz eines Plattenepithelkarzinoms. Ständiger Ohrfluß bei chronischer Otitis media kann ein prädisponierender Faktor sein. Resektion des Os temporale und eine postoperative Bestrahlung sind notwendig.

Nicht-chromaffine Paragangliome (Chemodektome), auch Glomus-jugulare- oder Glomus-tympanicum-Tumoren genannt, entstehen im Mittelohr aus Glomuskörperchen im Bulbus jugularis oder im medialen Rand des Mittelohres. Sie imponieren als pulsierende rote

Masse im Mittelohr. Erstsymptome sind häufig ein pulssynchrones Ohrgeräusch, Schwerhörigkeit und etwas später Schwindel. Therapie der Wahl ist die operative Resektion. Sind die Tumoren zu groß für eine Resektion, so läßt sich eine palliative Strahlenbehandlung durchführen.

4. INNENOHR

(s. a. Kap. NEU, 3. und HNO, 1., Schwindel, und Kap. KIN, 6., Angeborener sensoneuraler Hörverlust)

Morbus Ménière

Erkrankung, die durch schwerste rezidivierende Schwindelanfälle, cochleoneurale Hörstörungen und Ohrensausen gekennzeichnet ist. Die Beschwerden sind mit einer generalisierten Ausweitung des membranösen Labyrinths ***(endolymphatischer Hydrops)*** *vergesellschaftet.*

Die Ätiologie des Morbus Ménière ist unbekannt, die genaue Pathophysiologie noch unklar. Die Schwindelattacken treten schlagartig auf, dauern wenige oder bis zu 24 h und verschwinden dann allmählich. Begleitet werden sie von Übelkeit und Erbrechen. Der Patient kann ein wechselndes Verstopfungs- und Druckgefühl im betroffenen Ohr haben. Das Hörvermögen des erkrankten Ohres schwankt, neigt aber im Laufe der Jahre zu fortschreitender Verschlechterung. Das Ohrgeräusch kann konstant oder intermittierend sein und sich vor, nach oder während eines Schwindelanfalls verschlimmern. Obwohl meist nur ein Ohr betroffen ist, erkranken 10–15% der Patienten auf beiden Ohren.

Beim sogenannten **Lermoyez-Syndrom** gehen Hörverlust und Tinnitus dem ersten Schwindelanfall um Monate oder Jahre voraus; das Hörvermögen kann sich mit dem Einsetzen des Schwindels verbessern.

Therapie

Sie erfolgt empirisch. Eine Anzahl von Operationen, unter ihnen Saccotomie, Einsetzen eines Drahtes durch die Steigbügelfußplatte, Ultraschallbestrahlungen, endolymphatisch-subarachnoidaler Shunt und Kryochirurgie, wurden bei Patienten angewendet, die durch die Häufigkeit der Schwindelanfälle bis zur völligen Invalidität beeinträchtigt waren. Die Neurektomie des Nervus vestibularis bessert den Schwindel; das Gehör bleibt im Normalfall erhalten. Die Labyrinthektomie kann durchgeführt werden, wenn der Patient schwer beeinträchtigt und das Hörvermögen auf ein nutzloses Maß abgesunken ist.

Symptomatische Besserung des Schwindels wird mit Anticholinergika (Atropin 1–2 mg oder Scopolamin 0,6 mg oral i.m. alle 4–6 h oder transdermal) erreicht. Hierdurch werden die vagal verursachten gastrointestinalen Störungen gebessert; Antihistaminika (Diphenhydramin, Meclozin 50 mg oral oder i.m. 6stündlich) führen zur Sedierung des Vestibularapparats; mit Barbituraten (Pentobarbital, 100 mg oral oder i.m. alle 8 h) wird eine allgemeine Sedierung erreicht. Diazepam (2–5 mg oral oder i.m. alle 6–8 h) lindert besonders effektiv schweren Schwindel durch Sedierung des vestibulären Systems.

Neuronitis vestibularis

Erkrankung, die durch plötzliche Schwindelattacken, zunächst anhaltend, dann anfallsartig, gekennzeichnet ist.

Zunächst sind die Attacken recht häufig, werden dann seltener und schwächer, verschwinden nach 18 Mo. schließlich ganz. Man nimmt an, daß es sich um eine Neuronitis des Vestibularanteils des VIII. Hirnnervs handelt, die viralen Ursprungs ist, da sie besonders bei Heranwachsenden und jungen Erwachsenen häufig epidemisch auftritt. Hörminderung oder Ohrgeräusch fehlen.

Die Krankheit heilt spontan aus, kann aber auch nur als einzelne Episode auftreten. Die Schwindelattacken können symptomatisch wie beim Morbus Ménière behandelt werden. Die ersten Schwindelattacken sind oft mit Erbrechen und Schwindel über 7–10 Tage verbunden. Es findet sich ein anhaltender Nystagmus zur kranken Seite. Die Erkrankung mag entweder nur kurz selbstlimitierend oder nur ein einziger Anfall sein oder in mehreren Anfällen über 12–18 Mo. verlaufen; jede folgende Attacke ist schwächer und von kürzerer Dauer. Hörminderung oder ein Ohrgeräusch fehlen.

Diagnostik

Zur Untersuchung sollten eine Audiometrie, Elektronystagmographie mit kalorischer Testung und eine Kernspintomographie der inneren Gehörgänge mit Gadolinium als Kontrastmittel durchgeführt werden, um andere diagnostische Möglichkeiten wie einen Kleinhirnbrückenwinkeltumor oder eine Hämorrhagie bzw. einen Infarkt im Bereich des Hirnstammes auszuschließen.

Therapie

Die Schwindelattacken können symptomatisch wie beim Morbus Ménière behandelt werden (s. oben). Bei fortdauerndem Erbrechen ist gelegentlich eine intravenöse Substitution mit Flüssigkeit und Elektrolyten nötig.

Benigner paroxysmaler Lagerungsschwindel

(Cupulolithiasis)

Schwere Schwindelattacken von weniger als 30 sec. Dauer, die durch bestimmte Kopfhaltungen ausgelöst werden. Der Schwindel tritt ein, wenn der Patient entweder auf dem einen oder auf dem anderen Ohr liegt. Er tritt auch auf, wenn der Patient seinen Kopf in den Nacken legt, um nach oben zu schauen. Der Schwindel ist begleitet von Nystagmus, jedoch ohne Schwerhörigkeit und Tinnitus. Der benigne paroxysmale Lagerungsschwindel verschwindet gewöhnlich in mehreren Wochen oder Monaten, mag jedoch nach Monaten oder Jahren wieder auftreten.

Ätiologie

Es wurden basophile Granulome in der Cupula des hinteren Bogenganges nachgewiesen. Es wird diskutiert, daß die Ablagerungen Kalziumkarbonat aus den Otolithen darstellen. Als ätiologische Faktoren kommen möglicherweise eine spontane Degeneration der utrikulären otolithischen Membranen, Labyrintherschütterungen, Otitis media, chirurgische Eingriffe am Ohr oder Stenosen der Arteria vestibularis anterior in Frage.

Diagnostik

Es kann ein **entsprechender Provokationstest** für den lageabhängigen Nystagmus durchgeführt werden. Der Patient setzt sich zunächst auf den Untersuchungstisch und nimmt dann eine liegende Position ein, wobei sein Kopf über die Tischkante nach unten hängt und so gedreht wird, daß ein Ohr nach unten zeigt. Nach einer Latenzzeit von mehreren Sekunden wird eine schwere Schwindelattacke auftreten, die wahrscheinlich 15–20 sec. dauert und von einem Rotationsnystagmus begleitet ist. Ist das linke Ohr erkrankt, verläuft der Nystagmus in Richtung des Uhrzeigersinns, ist das rechte Ohr betroffen, gegen den Uhrzeigersinn. Setzt sich der Patient auf, wiederholt sich die Reaktion; der Nystagmus ist jedoch schwächer und seine Richtung umgekehrt. Die Reaktion ist ermüdbar und bei unmittelbarer Wiederholung schwächer.

Ein lageabhängiger Nystagmus kann auch bei Endorgan- oder bei zentralen Störungen auftreten. Die Latenzzeit der Reaktionen, die schweren subjektiven Empfindungen, die Ermüdbarkeit, die begrenzte Dauer und Rotationsrichtung unterscheiden die lageabhängigen Schwindelanfälle von einer zentralen Störung. Bei letzteren fehlen Latenzzeit, Ermüdbarkeit und schwere subjektive Empfindungen.

Der Nystagmus hält an, solange die auslösende Lage eingenommen wird. Der zentrale Lagerungsnystagmus kann vertikal oder richtungswechselnd sein, ein Rotationsnystagmus neigt zu paradoxem Richtungsverlauf. Zur Differentialdiagnose sollten Audiometrie, Elektronystagmographie mit kalorischer Testung und Kernspintomographie der inneren Gerhörgänge mit Gadolinium als Kontrastmittel herangezogen werden, um andere Erkrankungen wie z. B. ein Akustikusneurinom auszuschließen.

Therapie

Eine wirksame Therapie besteht nicht. Der Patient wird angewiesen, Bewegungsübungen durchzuführen. Dauert der benigne paroxsymale Lagerungsschwindel länger als 1 Jahr, kann er meistens durch eine Durchtrennung der Nervenfasern zum hinteren Bogengang des betroffenen Ohres im Rahmen einer Tympanotomie beseitigt werden.

Herpes zoster oticus

(Ramsay-Hunt-Syndrom, virale Neuronitis und Ganglionitis, Herpes geniculatum)

Ganglion-Infektion des VIII. Hirnnervs und des Corpus geniculatum des Nervus facialis durch Zosterviren, gekennzeichnet durch starke Ohrenschmerzen, Hörminderung, Schwindel und Fazialisparese.

Auf der Ohrmuschel und im äußeren Gehörgang kann man Bläschen erkennen, die in Richtung der sensiblen Äste des Gesichtsnervs verlaufen. Auch andere Hirnnerven sind häufig in Mitleidenschaft gezogen; gelegentlich kommt es auch zu meningitischen Zeichen. Im Liquor besteht eine Lymphozytose, oft ist auch der Proteingehalt erhöht. Bei vielen Patienten findet man Zeichen einer leichten Enzephalitis. Der Hörverlust kann irreversibel sein; es kommt jedoch auch zu teilweisen oder vollständigen Remissionen. Der Schwindel dauert Tage bis Wochen; die Fazialisparese kann vorübergehend oder aber irreversibel sein.

Therapie

Kortikosteroide sind das Mittel der Wahl; z. B. Prednison, 40 mg oral täglich über 2 Tage, dann 30 mg täglich 7–10 Tage, dann allmähliches Ausschleichen. Aciclovir 1 mg oral in 5 Gaben pro Tag über 10 Tage mag ebenso den klinischen Verlauf abkürzen. Schmerzlinderung mittels Kodein, 30–60 mg oral alle 3–4 h. Der Schwindel kann wirkungsvoll mit Diazepam, 2–5 mg oral oder i. m. alle 4–6 h, behandelt werden. Nimmt in der Elektroneuropathie die

Nervenerregbarkeit ab, so ist eine Druckentlastung des Fazialiskanals erforderlich; die Fazialisparese wird hierdurch aber nur gelegentlich gebessert.

Eitrige Labyrinthitis

(Purulente Labyrinthitis)

Bakterielle Invasion des Innenohrs. Eine eitrige Labyrinthitis kann nach einer akuten Otitis media oder einer Meningitis entstehen. Bei der akuten Otitis media gelangen die Erreger über das ovale und runde Fenster in das Innenohr, bei der Meningitis über den Ductus endolymphaticus (Aquaeductus vestibularis). Die Labyrinthitis entsteht häufig auch aus einer Meningitis, wenn die Keime durch den Ductus endolymphaticus Zugang zum Subarachnoidalraum haben.

Die Erkrankung ist durch schweren Schwindel und Nystagmus gekennzeichnet. Es kommt immer zum irreversiblen völligen Hörverlust, bei chronischer Otitis media und Cholesteatomen auch gelegentlich zur Fazialisparese. Die **Therapie** besteht aus Labyrinthektomie, Innenohrdrainage, radikaler Mastoidektomie und hochdosierter intravenöser Antibiotikagabe.

Hörsturz

Schwerer cochleoneuraler Hörverlust, der in der Regel einseitig ist und sich innerhalb weniger Stunden oder noch kürzerer Zeit entwickelt.

Der Hörsturz hat eine Morbidität von 1:5000 pro Jahr. Obwohl die schlagartige Entstehung eine vaskuläre Ätiologie (z.B. Embolie, Thrombose oder Hämorrhagie) analog zu ähnlichen Geschehen im ZNS nahelegt, deuten die Hinweise in den meisten Fällen auf eine Viruserkrankung. Der Hörsturz ereignet sich bevorzugt bei Kindern und jungen bis mittelalten Erwachsenen ohne Zeichen einer Gefäßerkrankung. Die histopathologischen Befunde des Os temporale unterscheiden sich von den Bildern, die man bei tierexperimentellen Gefäßverengungen oder -embolien sieht; sie ähneln aber denen, die man bei menschlichen Virusinfektionen des Innenohres mit plötzlicher Ertaubung, z.B. Mumps und Masern **(virale endolympathische Labyrinthitis),** vorfindet. Grippe-, Windpocken-, Mononukleose-, Adeno- und andere Viren verursachen ebenfalls einen Hörsturz.

Die meisten pathologischen Befunde bei Patienten mit Hörsturz nach viraler endolymphatischer Labyrinthitis gleichen sich, unabhängig vom ursächlichen Virus: das Corti-Organ im unteren Bogengang fehlt, ebenso einzelne Haarzellen der Lamina basilaris. Die Ganglionzellzahl auf der unteren Schneckenwindung ist reduziert, die Stria vascularis atrophiert. Die Tektorialmembran ist häufig eingerollt und in ein Synzytium gehüllt. Die Reissnersche Membran kann zusammengefallen sein und der Basilarmembran anhaften.

Plötzliche Druckschwankungen oder plötzliche, starke körperliche Belastungen (z.B. Gewichtheben) können gelegentlich zu Perilymphfisteln zwischen Innen- und Mittelohr führen. Fisteln im ovalen und runden Fenster verursachen einen plötzlichen oder fluktuierenden cochleoneuralen Hörverlust mit Schwindel. Gelegentlich kann der Patient auf dem erkrankten Ohr bei der Fistelentstehung das Platzen hören. Eine solche Fistel kann durch eine Druckveränderung bei der Tympanometrie im äußeren Gehörgang mit einer Elektronystagmographie nachgewiesen werden. Der so ausgelöste Nystagmus bestätigt den Verdacht auf eine Perilymphfistel.

Symptomatik

Es handelt sich meist um einen hochgradigen Hörverlust; erfreulicherweise normalisiert sich das Hörvermögen in den meisten Fällen spontan. Ohrgeräusch und Schwindel können in der Anfangsphase auftreten. Der Schwindel verschwindet meist nach einigen Tagen. Kehrt das Hörvermögen spontan zurück, dann innerhalb von 10–14 Tagen.

Therapie

Obwohl Vasodilatatoren, Antikoagulanzien, niedermolekulares Dextran, Kortikosteroide und neurotrope Vitamine im Gespräch waren, hat sich keine Therapie als wirksam erwiesen. Hinsichtlich der häufigen Mikropetechien und interstitiellen Blutaustritte bei virusinduzierten Entzündungsreaktionen erscheinen Vasodilatation und Antikoagulation nicht sinnvoll. Darüber hinaus ist bei einer Entzündung der cochleäre Blutfluß ohnehin maximal erhöht. Obwohl die Wirksamkeit von Kortikosteroiden hier nicht erwiesen ist, scheint ihr Einsatz vernünftig – z. B. Prednison, 60 mg oral täglich über 2 Tage, dann 40 mg oral täglich über 5–7 Tage und allmähliches Ausschleichen. Bettruhe ist ratsam.

Bei Verdacht auf eine Perilymphfistel sollte das Mittelohr chirurgisch exploriert werden. Die Abdeckung der Fistel erfolgt mit einem autologen Gewebstransplantat wie Fettgewebe oder Faszie.

Lärmschwerhörigkeit

Jede laute Geräuschquelle wie Holzbearbeitungsmaschinen, Kettensägen, Verbrennungsmotoren, große Maschinen, der Mündungsknall von Schußwaffen oder Flugzeuglärm kann einen Innenohrschaden verursachen. Hohe Lautstärken führen zu einem Verlust der Haarzellen im Cortischen Organ. Die individuelle Empfindlichkeit für solche Auslöser variiert stark, aber praktisch jeder erleidet einen Hörverlust, wenn er längere Zeit starkem Lärm ausgesetzt ist. Jeder Lärm über 85 dB ist schädlich. Der Hörverlust wird üblicherweise von einem hochfrequenten Ohrgeräusch begleitet. Die Schädigung manifestiert sich zuerst bei 4 kHz und greift bei fortdauernder Lärmbelastung allmählich auf tiefere Frequenzen über. Anders als bei den meisten cochleoneuralen Hörstörungen ist der 8-kHz-Bereich weniger betroffen als der 4-kHz-Bereich. Eine Explosion als akustisches Trauma führt zu der gleichen Schallempfindungsschwerhörigkeit.

Die **Vorsorge** ist abhängig von der Begrenzung der Lärmexposition, der Lärmminderung an der Geräuschquelle und der Isolierung des Betroffenen von der Schallquelle. In dem Maße, in dem der Lärmpegel steigt, muß die Exposition zur Vermeidung von Innenohrschwerhörigkeiten verkürzt werden. Der Lärm kann durch das Tragen von Ohrschützern wie Plastikstöpseln oder glyzeringefüllter Ohrenschale gemindert werden. Bei schweren lärminduzierten Hörverlusten ist in der Regel ein Hörgerät hilfreich.

Altersschwerhörigkeit (Presbyakusis)

Cochleoneurale Schwerhörigkeit als Teil des normalen Alterungsprozesses. Sie beginnt jenseits des 20. Lebensjahres in den hohen Frequenzen (18–20 kHz) und greift allmählich auf die tieferen Bereiche über. Im Normalfall beeinträchtigt sie im Alter von 55–65 Jahren den 4–8-kHz-Bereich; hierbei ist die Variationsbreite allerdings beträchtlich. Einzelne Personen sind mit 60 Jahren schwer geschädigt, andere hören mit 90 praktisch noch unbeeinträchtigt. Männer sind häufiger und schwerer betroffen als Frauen. Eine Verhärtung der Basilarmembran und ein Verfall von Haarzellen, Stria vascularis, Ganglienzellen und cochleären Kernen können bei der Pathogenese ebenso eine Rolle spielen wie eine Lärmexposition.

Das Erlernen von Lippenlesen, Hörtraining, Verwerten hörunabhängiger Informationen und die Verstärkung mit einem Hörgerät sind sinnvoll.

Ototoxische Medikamente

Aminoglykoside, Salizylate, Chinin und seine synthetischen Derivate sowie Diuretika, z. B. Etacrynsäure und Furosemid, können ototoxisch wirken. Obwohl cochleäre wie auch vestibuläre Anteile des Innenohres betroffen sind, wirken diese Stoffe auf das Corti-Organ besonders toxisch (cortitoxisch). Nahezu alle diese Substanzen werden renal eliminiert, und eine Niereninsuffizienz beschleunigt die Akkumulation des Toxizitätsspiegels. Die lokale Anwendung solcher Stoffe am Ohr sollte bei perforiertem Trommelfell unterbleiben, da sie durch die Sekundärmembran im runden Fenster in die Innenohrflüssigkeit absorbiert werden können.

Streptomycin schädigt den vestibulären Anteil des Innenohres eher als den cochleären. Schwindel und Gleichgewichtsstörungen sind nur vorübergehend und werden schließlich vollständig kompensiert. Bei schweren Dauerschäden kann der Verlust der Vestibularisfunktion jedoch bestehenbleiben und Störungen beim Gehen im Dunkeln sowie ein Dandy-Syndrom (Schwanken der Umgebung bei jedem Schritt) verursachen. 4–15% der Patienten, die 1 g/Tag länger als 1 Wo. einnehmen, entwickeln einen meßbaren Gehörverlust, der sich nach einer kurzen Latenzzeit von 7–10 Tagen zeigt und sich bei fortgesetzter Behandlung langsam verschlimmert. Vollständige irreversible Taubheit kann die Folge sein.

Neomycin hat den stärksten cortitoxischen Effekt aller Antibiotika. Bei hohen oralen Dosen oder einem Koloneinlauf zur Darmsterilisation kann genügend resorbiert werden, um das Gehör zu beeinträchtigen; dies vor allem, wenn gleichzeitig ein Ulkus oder andere Schleimhautläsionen vorliegen. Neomycin sollte daher nicht zur Wundspülung oder Pleura- und Peritonealdialyse verwendet werden, da hohe, zur Ertaubung führende Dosen retiniert und absorbiert werden können. **Kanamycin** und **Amikacin** stehen dem Neomycin hinsichtlich seines cortitoxischen Potentials nahe.

Viomycin ist sowohl cochlearis- als auch vestibularisschädigend. **Vancomycin** erzeugt vor allem beim Vorliegen einer Niereninsuffizienz einen Hörschaden, **Gentamicin** und **Tobramycin** haben vornehmlich vestibularische Eigenschaften bei Menschen und sind cochlearis- und vestibularisschädigend bei Versuchstieren.

Die intravenösen Gabe von **Etacrynsäure** hat bei Schwerkranken mit Niereninsuffizienz und gleichzeitiger Behandlung mit Aminoglykosiden schwere und dauernde Hörschäden hervorgerufen. Ein reversibler, aber auch permanenter Hörverlust ist nach i.v. Gabe von Furosemid bei Patienten mit Niereninsuffizienz berichtet worden, die gleichzeitig Aminoglykoside erhielten.

Salizylate lösen Schwerhörigkeit und Tinnitus aus, beide sind in der Regel reversibel. **Chinin** und synthetische Analoga erzeugen einen Dauerschaden.

Vorsichtsmaßnahmen

Ototoxische Medikamente sollen während der Schwangerschaft **vermieden** werden. Älteren Menschen und solchen mit einem *zu erwartenden Hörverlust* sollten solche Substanzen *nicht verabreicht werden*, wenn sie durch andere Stoffe ersetzbar sind. In der Regel sollte vor der Behandlung mit ototoxischen Medikamenten (vor allem bei Antibiotika) eine Hörprüfung vorgenommen werden, um einen eventuell schon vorher bestehenden Hörverlust zu dokumentieren. Das Hörvermögen sollte möglichst täglich während der Dauer der Behandlung audiometrisch kontrolliert werden. Die hohen Frequenzen sind bei einer Schädigung zuerst betroffen, wobei sich auch ein hochfrequenter Tinnitus oder Schwindel entwickeln kann, so daß diese nicht als Warnzeichen angesehen werden können. Bei eingeschränkter Nierenfunktion muß die Dosis renal eliminierter ototoxischer Medikamente reduziert werden, so daß therapeutische Serumspiegel nicht überschritten werden. Um dies festzustellen, müssen die Serumspiegel kontrolliert werden. Obwohl es individuelle Unterschiede in der Empfindlichkeit gibt, bleibt das Gehör bei Einhaltung der empfohlenen Blutspiegel meist erhalten.

Schläfenbeinfrakturen

Retroaurikuläre Hämatome („Schlägerei-Zeichen") deuten auf eine Schläfenbeinfraktur hin. Blutungen aus dem Ohr nach einer Schädelverletzung sind pathognomonisch. Die Blutung kann medial eines intakten Trommelfells, aus dem Mittelohr durch eine Trommelfellperforation oder aus einer Frakturlinie im Gehörgang kommen. Ein Hämatotympanon verleiht dem Trommelfell eine blauschwarze Farbe. Liquorfluß aus dem Ohr bedeutet eine Verbindung zwischen Mittelohr und Subarachnoidalraum. Felsenbeinlängsfrakturen verlaufen durch das Mittelohr (Häufigkeit: 80%) und zerreißen das Trommelfell; sie verursachen in 15% der Fälle eine Fazialisparese und in 35% einen schweren cochleoneuralen Hörverlust. Die Mittelohrschädigung kann eine Unterbrechung der Gehörknöchelchenkette miteinschließen. Querfrakturen (20%) verletzen den Fazialiskanal und die Cochlea. Sie sind fast immer kombiniert mit einer Fazialisparese und einem irreversiblen Hörverlust. Das Hörvermögen kann zunächst mit dem Stimmgabelversuch nach Weber und Rinne, später audiometrisch untersucht werden. Im Computertomogramm des Felsenbeins kann im allgemeinen eine Fraktur erkannt werden.

Therapie

Intravenöse Gabe von Penicillin G, 1,6 Mio. E i.v. alle 6 h über 7–10 Tage, um einer Meningitis vorzubeugen. Bei einer persistierenden Fazialisparese wird die operative Dekompression des Nervs erforderlich. Eine Unterbrechung der Gehörknöchelchenkette wird erst Wochen oder Monate später chirurgisch korrigiert.

Akustikusneurinom

(Vestibularis-Schwannom, Tumor des VIII. Hirnnervs)

Akustikusneurinome entwickeln sich aus den Schwannschen Zellen. Sie stammen doppelt so häufig aus dem Vestibularisanteil des VIII. Hirnnervs als aus dem cochleären Ast und bilden etwa 7% aller intrakraniellen Tumoren. Nimmt der Tumor an Größe zu, wächst er vom *inneren* Gehörgang in den Kleinhirnbrückenwinkel vor und komprimiert Kleinhirn und Hirnstamm. Der V. *und später der* VII. Hirnnerv werden in Mitleidenschaft gezogen.

Symptomatik und Diagnostik

Hörminderung und Ohrgeräusch sind die Frühsymptome. Obwohl der Patient über Benommenheit und Gangunsicherheit klagt, fehlt meist ein echter Schwindel. Der cochleoneurale Hörverlust *(s. Kap. HNO, 1.)* äußert sich in einer deutlicheren Beeinträchtigung der Spracherkennung, als man bei einer cochleären Läsion vermuten würde. Ein Rekruitment wird nicht beobachtet, der **SISI** ist erniedrigt. Der Tonschwellenschwund ist beachtlich. Die Békésy-Audiometrie zeigt ein Muster vom Typ III oder IV. Der Stapediusreflexausfall, das Fehlen von Wellen und eine verlängerte Latenzzeit der V. Welle bei der Messung der evozierten Hirnstammpotentiale geben weitere Hinweise auf eine neurale Schädigung. In der Regel zeigt der thermische Test eine erhebliche Untererregbarkeit des Vestibularorgans. Die Frühdiagnose besteht in der eingehenden audiologischen Untersuchung, insbesondere der Hirnstammaudiometrie, und der Kernspintomographie mit Gadolinium als Kontrastmittelverstärkung.

Therapie

Kleine Tumoren können mikrochirurgisch entfernt werden, hierdurch wird der Nervus facialis geschont. Man wählt einen Zugang über die mittlere Schädelgrube, will man das Restgehör erhalten, einen translabyrinthären bei bereits erfolgter Taubheit. Große Tumoren werden über einen kombinierten subokzipitalen-translabyrinthären Zugang reseziert.

Hörgeräte

Die Verstärkung der Hörwahrnehmungen mit Hörgeräten ist für Patienten mit Schallleitungs- und Schallempfindungsschwerhörigkeiten indiziert, die einen größeren Hörverlust als 30 dB im Sprachfrequenzbereich aufweisen. Patienten mit vorwiegender Hochtoninnenohrschwerhörigkeit oder solchen mit deutlich einseitigem Hörverlust kann durch Hörgeräte geholfen werden.

Luftleitungshörgeräte werden in den äußeren Gehörgang eingebracht und dort entweder mit einem luftdichten oder einem offenen Ohrpaßstück fixiert. Sie sind den Knochenleitungshörgeräten generell überlegen, mit Ausnahme der Situationen, wo eine Kontraindikation zum Tragen eines Ohrpaßstücks besteht, wie bei einer Atresie des äußeren Gehörgangs oder einer persistierenden Otorrhö. **Taschengeräte** sind die leistungsfähigsten. Sie werden in der Brusttasche oder einem speziellen Halfter getragen und sind über ein Kabel mit dem Ohrpaßstück oder Empfänger verbunden, welcher am Ohr mit einem plastischen Einsatz oder Ohrpaßstück befestigt ist. Die Verstärkung aus dem Taschengerät wird über ein Y-Stück zu beiden Ohren bei Kindern mit hochgradiger Schwerhörigkeit geleitet, da nicht immer sicher zu bestimmen ist, welches der beiden Ohren mehr Hörreste aufweist. Für mittel- bis schwergradige Schwerhörigkeiten ist ein **HdO(„Hinter dem Ohr“)-Gerät** angezeigt, welches hinter der Ohrmuschel liegt und mit dem Ohrpaßstück über einen kleinen Plastikschlauch verbunden ist. **Hörbrillen** sind am ehesten für Patienten geeignet, die auch sonst eine Brille tragen. Hierbei liegt die Geräteeinheit im Brillenbügel, und die Schallzuführung erfolgt über einen Schallschlauch zum Ohrpaßstück. Die schwächsten Geräte sind die **IdO(„In dem Ohr“)-Geräte,** die völlig in das Ohrpaßstück eingearbeitet sind und somit etwas weniger auffällig in der Cochlea und im äußeren Gehörgang liegen; sie sind jedoch nur bei gering- bis mittelgradigen Schwerhörigkeiten indiziert. Sie verschwinden völlig im äußeren Gehörgang, so daß sie kosmetisch für viele Patienten akzeptabel werden, die sonst eine Hörhilfe ablehnen würden. Die **CROS-Versorgung** (contralateral rooting of signals) eignet sich für Patienten mit einseitigem Hörvermögen; das Mikrophon des Hörgerätes wird im schwerhörigen Ohr angebracht und der Ton über eine Schnur oder einen kleinen Radioüberträger zum gesunden Ohr geleitet, so daß der Patient Geräusche vom nicht funktionierenden Ohr mit der Möglichkeit von räumlichem Hören im gesunden Ohr wahrnimmt. Falls das bessere Ohr auch schwerhörig ist, können die Geräusche von der schlechteren Seite mit einer entsprechenden Verstärkung zur besseren Seite mit einer sogenannten **Bi-CROS**-Hörhilfe verstärkt werden.

*Ein Knochenleitungs***hörgerät** wird gelegentlich dann verschrieben, wenn ein Ohrpaßstück wie z.B. bei einer Atresie des äußeren Gehörgangs oder einer persistierenden Otorrhö nicht verwendet werden kann. Der Oszillator wird mit einem Haarreif über dem Mastoid angebracht, so daß der Schall über den Schädelknochen zur Cochlea weitergeleitet wird. Knochenleitungshörgeräte benötigen mehr Verstärkung; sie sind mit mehr Verzerrungen als Luftleitungshörgeräte verbunden und unkomfortabler zu tragen. Einige Knochenleitungshörgeräte können auch im Mastoid implantiert werden, so daß hierdurch Unbehaglichkeiten vermieden werden.

Die Versorgung mit einem Hörgerät bedarf einer äußerst professionellen Anpassung. Die Geräte werden nach den elektroakustischen Charakteristika und nach der Art der Schwerhörigkeit, je nach Verstärkung, Schalldruck und Frequenzabhängigkeit ausgewählt. Die **Verstärkung** oder Signalausbeute bezieht sich auf die Differenz zwischen Eingangs- bzw. Ausgangsschalldruck der Hörhilfe. Je stärker die Schwerhörigkeit ist, um so höher muß im allgemeinen die Verstärkung sein. Die **Unbehaglichkeitsschwelle** ist die maximale Ausgangsleistung des Hörgeräts ohne Rücksicht auf die Eingangsspannung; sie ist ein besonderer Faktor bei Patienten mit reduzierter Schalltoleranz, also beim Rekruitment. In diesen Fällen werden besonders gesteuerte Systeme in Form eingangs- und ausgangsschalldruckgesteuerter Systeme (automatic gain control, AGC) verwendet, die die Ausgangsleistung der Hörhilfe für den Patienten ständig tolerabel gestalten. Die **Frequenzsteuerung** ist abhängig von der Verstärkung. Im allgemeinen soll die Frequenz der Hörhilfe nach der audiometrischen Konfiguration des Patienten ausgewählt werden. Eine Verstärkung der hohen Frequenzen kann mit durchbohrten Ohrpaßstückchen erreicht werden, so daß diese Patienten mit Schallempfindungsschwerhörigkeiten eine größere Verstärkung der hohen als der niedrigen Frequenzen erhalten.

Cochleäre Implantate

Tauben Patienten, denen nicht durch ein Hörgerät geholfen werden kann, kann durch ein cochleäres Implantat geholfen werden, so daß die Sprachverständlichkeit, insbesondere beim Lippenablesen, oder das Hören von Umweltgeräuschen wie Tür- und Telefonklingeln oder Alarm verbessert werden. Die elektrischen Geräte bestehen aus einem batteriegetriebenen Prozessor, der Geräusche in elektrischen Strom umwandelt, aus einer inneren und einer äußeren Spule, die die elektrischen Impulse über die Haut übertragen, und einer Elektrode (einige Implantate haben mehr als eine Elektrode), die mit der inneren Spule verbunden ist und die restlichen Fasern der Pars cochlearis des VIII. Hirnnervs stimulieren soll. Im Rahmen einer Mastoidektomie wird die Mehrkanalelektrode in die Scala tympani der unteren Schneckenwindung eingebracht. Die innere Spule wird im Knochen hinter und über dem Ohr implantiert; die äußere Spule wird auf der Haut mit Magneten zwischen den beiden Spulen am richtigen Platz gehalten.

Cochleäre Implantate helfen dem tauben Patienten bei der Unterscheidung von Wortanfang und -ende, bei der Intonation von Wörtern, beim Sprachrhythmus und ermöglichen geringe Sprachempfindungen. Einige cochleäre Implantate erlauben sogar minimale Unterscheidungen zwischen Wörtern ohne visuelle Hilfen. Sie ermöglichen dem tauben Patienten, Umgebungsgeräusche von Warnsignalen zu unterscheiden. Zusätzlich sind sie für den tauben Patienten hilfreich bei der Modulation der eigenen Stimme, so daß die Sprache verständlicher wird.

5. NASE UND NASENNEBENHÖHLEN

(s. a. Kap. KIN, 19., Fremdkörper)

Frakturen der Nase

Die Nasenbeinfraktur ist die häufigste Fraktur des Gesichtsschädels. Häufig sind bei dieser Fraktur die aufsteigenden Fortsätze der Maxilla und oft auch das Septum mitbeteiligt. Aus der verletzten Schleimhaut kommt es zu Blutungen. Es entwickelt sich rasch eine Weichteilschwellung, die den Bruch verschleiern kann. Gelegentlich kommt es zu Septumhämatomen zwischen Perichondrium und dem Vierecksknorpel, die sich infizieren können; ein Abszeß führt zu einer avaskulären und septischen Knorpelnekrose mit Knorpeleinschmelzung und Entstehung einer Sattelnase.

Diagnostik

Bei einem stumpfen Trauma mit Nasenbluten besteht der Verdacht auf eine Fraktur. Die Diagnose kann in der Regel durch vorsichtige Palpation des Nasenrückens auf Deformierung, Instabilität, Crepitatio und Druckempfindlichkeit gestellt und durch eine Röntgenaufnahme bestätigt werden. Die häufigste Verformung ist die Deviation des Nasenrückens nach der einen Seite und die Vertiefung von Nasenbein und aufsteigendem Fortsatz der Maxilla auf der Gegenseite.

Therapie

Nasenbeinfrakturen beim Erwachsenen können in örtlicher Betäubung reponiert werden, bei Kindern ist eine Vollnarkose erforderlich. Die Fraktur wird durch Druck von innen und außen in die normale Position gebracht. Ein stumpfes Elevatorium wird unter das eingedrückte Nasenbein gebracht und nach oben und lateral gehoben, während auf der Gegenseite Druck ausgeübt wird, um den Nasenrücken wieder in die Mittellinie zu bringen. Die Stellung der Nase wird durch Tamponade und Außenschiene fixiert. Septumhämatome müssen sofort inzidiert und entleert werden, um Infektionen und eine Knorpelnekrose zu verhindern. Septumfrakturen sind schwer zu stabilisieren und erfordern häufig eine spätere Septumkorrektur.

Septumdeviation und -perforation

Septumdeviationen, bedingt durch Entwicklungsstörungen oder Traumen, sind zwar häufig, aber in der Regel symptomlos und nicht behandlungsbedürftig. Sie können verschiedene Schweregrade einer Nasenatmungsbehinderung verursachen, zu Sinusitiden (besonders wenn die Deviation ein Ostium der Nasennebenhöhlen verlegt) und zu Nasenbluten als Folge austrocknender Luftströmungen prädisponieren. Die **Therapie** besteht in einer Septumkorrektur als submuköse Resektion.

Septumulzera und **-perforationen** können auf nasenchirurgische Eingriffe oder auf wiederholte Traumen (Nasenbohren, granulomatöse Entzündungen wie Tbc und Syphilis) zurückzuführen sein. Krustenbildung um die Nasenlöcher und wiederholtes Nasenbluten können die Folge sein. Kleine Perforationen können pfeifende Geräusche erzeugen. Lokale Applikation von Bacitracin, 500 E/g auf Vaselingrundlage, verringern die Krustenbildung. Septumperforationen können mit bukkalen oder septalen Schleimhautlappen gedeckt werden. Gelegentlich können auch Silastikknöpfe zum Verschluß einer Septumperforation zur Anwendung kommen.

Epistaxis

(Nasenbluten)

Nasenbluten ist eine Folgeerscheinung von lokalen Infektionen (wie Vestibulitis, Rhinitis und Sinusitis), systemischen Infektionen (wie Scharlach, Malaria und Typhus), Austrocknung der Nasenschleimhaut, Verletzungen (digital, wie beim Nasenbohren, und stumpf, wie bei Nasenbeinbruch). Arteriosklerose, Bluthochdruck und Blutungsneigung bei aplastischer Anämie, Leukämie, Thrombozytopenie, Lebererkrankungen, hereditären Koagulopathien und Osler-Weber-Rendu-Syndrom (erbliche hämorrhagische Teleangiektasen – *s. Kap. HÄM, 4.*).

Therapie

Die meisten Nasenblutungen entstehen aus einem Gefäßplexus am vorderen unteren Septumanteil (Locus Kiesselbachii). Die **Blutung kann gestoppt werden, indem man die Nasenflügel 5–10 min lang zusammendrückt.** Wenn diese Maßnahme versagt, muß die Blutung lokalisiert werden. Die Blutungsstelle kann gelegentlich koaguliert werden; die Blutung kann auch zeitweilig unter Kontrolle gebracht werden, indem man mit einer vasokonstriktorischen Substanz wie z. B. Phenylephrin 0,25% und einem lokalanästhetikumgetränkten Gazetupfer (z. B. 2%iges Lidocain) auf die Blutungsquelle Druck ausübt. Obwohl man die Elektrokoagulation anwenden kann, ist es besser, in diesen seltenen Fällen die Blutung mit einem Tropfen 75%igem Silbernitrat zu stillen, ohne eine allzu tiefe Verätzung der Schleimhaut zu verursachen.

Bei Nasenblutungen aufgrund einer hämorrhagischen Diathese verwendet man einen Vaselintupfer, um so atraumatisch wie möglich Druck auf die Blutungsstelle auszuüben. Elektrokoagulation ist nicht angezeigt, daß die Peripherie eines koagulierten Gebietes wiederum bluten kann. Im Vordergrund stehen die Ursache und Behandlung der hämorrhagischen Diathese.

Bei Arteriosklerose und Hypertonus liegt die Blutungsquelle häufig weit hinten im unteren Nasengang und kann nur schwer unter Kontrolle gebracht werden. Hierzu ist eine Tamponade des hinteren Nasenabschnittes oder die Unterbindung der Arteria maxillaris und ihrer Äste erforderlich. Die Arterien können unter dem Mikroskop über einen Zugang durch die Kieferhöhle unterbunden werden. Bei der hinteren Nasentamponade werden die Choanen mit einer Gazekompresse verstopft. Hierzu rollt man 4×4 cm große Gazekompressen zu einem Bündel, das man mit zwei Fäden aus dickem, seidenem Nahtmaterial zusammenbindet. Der eine Faden wird an einem Katheter befestigt, den man durch die Nasenhöhle auf der blutenden Seite ein- und durch den Mund wieder herausführt. Der Katheter wird durch die Nase zurückgezogen, wobei die Tamponade hinter den weichen Gaumen in den Nasopharynx plaziert wird. Der zweite Faden wird unterhalb der Ebene des weichen Gaumens abgeschnitten, so daß man ihn zum Entfernen der Packung benutzen kann. Die Nasenhöhle, vor allem der hintere Abschnitt des unteren Nasenganges, wird mit Vaselingaze austamponiert, wonach man den ersten Faden aus einem Nasenloch heraus um einen Tupfer wickelt, um den Sitz der Nasen-Rachen-Tamponade zu sichern. Die Tamponade bleibt 4–5 Tage liegen (als Alternative kann der Ballon eines Foley-Katheters oder noch besser eines Reuther-Katheters im Nasopharynx zur Verlegung der Choanen aufgeblasen werden). Antibiotikaschutz mit Ampicillin, 250 mg oral 6stündlich, um einer Sinusitis oder Otitis media vorzubeugen. Die Nasen-Rachen-Tamponade verringert den arteriellen PO_2; während der liegenden Tamponade sollte ergänzend Sauerstoff gegeben werden.

Beim Osler-Weber-Rendu-Syndrom kann es zu schweren Nasenblutungen aus arteriovenösen Aneurysmen in der Schleimhaut kommen, was zu einer schweren und therapieresistenten Anämie führt, die mit Eisengaben nur schwer zu beheben ist. Ein Spalthauttransplantat (septale Dermoplastik) verringert die Blutungshäufigkeit und führt zu einer Besserung der Anämie.

Schweres Nasenbluten tritt häufig bei Lebererkrankungen auf. Oft werden große Blutmengen verschluckt. Das Blut sollte so rasch wie möglich mit Einläufen und Emetika entfernt werden; der Darm sollte vorsichtig (Ototoxizität) mit nichtresorbierbaren Antibiotika (Neomycin, 1 g oral täglich) sterilisiert werden, um eine Zersetzung des Blutes und die Resorption von Ammoniumverbindungen zu verhindern. Der Bedarf an Blutersatz richtet sich nach dem Hb-Gehalt, den vitalen Zeichen und dem zentralen Venendruck.

Naseneingangsentzündungen

Infektion des Vestibulum nasi. **Leichte Infekte und Follikulitis** erzeugen lästige Krusten, die beim Abfallen zu Blutungen führen. Bacitracin-Salben, 500 E/g, 14 Tage lang lokal aufgetragen, sind wirksam.

Furunkel der Nasenhöhle werden oft durch Staphylokokken verursacht; die Entzündung kann sich im Bereich der Nasenspitze ausbreiten. Systemische Antibiotikagabe sollte zusammen mit heißen Umschlägen erfolgen; Penicillin G oder V ist das Mittel der Wahl. Furunkel im mittleren Gesichtsbereich sollten sich spontan entleeren. Inzision und Drainage bergen die Gefahr einer retrograden Thrombophlebitis mit folgender Thrombose des Sinus cavernosus; sie sind daher **kontraindiziert.**

Rhinitis

(s. a. Kap. IMM, 3., Allergische Rhinitis)

Häufigste Infektion der oberen Atemwege, charakterisiert durch Ödem und Schleimhautschwellung der Nase, vermehrte Sekretion und behinderte Nasenatmung.

Die **akute Rhinitis** ist die meistverbreitetste Manifestation eines banalen Schnupfens *(s. Kap. INF, 14.)*; sie kann durch Streptokokken-, Pneumokokken- und Staphylokokkeninfekte hervorgerufen werden. Eine **chronische Rhinitis** tritt auf bei Syphilis, Tuberkulose, Rhinosklerom, Rhinosporidiose, Leishmaniose, Blastomykose, Histoplasmose und Lepra. Allen diesen Erkrankungen gemeinsam sind eine Granulombildung sowie die Zerstörung von Weich-, Knorpel- und Knochengewebe der Nase. Das Rhinosklerom erzeugt zudem eine progressive Obstruktion durch induriertes Entzündungsgewebe in der Lamina propria. Allen Erkrankungen gemeinsam sind die Verstopfung der Nase, der eitrige Ausfluß und häufiges Nasenbluten. Charakteristisch für die Rhinosporidiose sind blutende Polypen.

Diagnostik und Therapie

Diagnose und Behandlung der akuten bakteriellen Rhinitis basieren auf einer Keim- und Resistenzbestimmung. Die lokale Anwendung von Sympathomimetika (z.B. Phenylephrin 0,25%) bringt Erleichterung; bei 3- bis 4stündlicher Applikation sollten sie jedoch nicht länger als 7 Tage gegeben werden. Zur systemischen Behandlung sollten Sympathomimetika wie Pseudoephedrin, 30 mg oral, alle 4–6 h, zur Schleimhautabschwellung gegeben werden.

Zur Behandlung der ***chronischen Rhinitis*** werden die Erreger durch Kultur oder Biopsie bestimmt. Die Behandlung erfolgt mit entsprechenden Antibiotika.

Rhinitis atrophicans

Chronische Rhinitis mit atrophischer, sklerotischer Schleimhaut, anomaler Weite der Nasenhöhlen, Krustenbildung und Fötor. Die Schleimhaut verändert sich von zilienbesetztem, pseudostratifiziertem Zylinderepithel zu Plattenepithel, die Lamina propria wird dünner und geringer vaskularisiert. Es kommt zu Anosmie und häufigem, schwerem Nasenbluten. Die Ätiologie ist unbekannt, obwohl bakterielle Infektionen eine Rolle spielen dürften. Eine atrophische Rhinitis kann von anderen Formen einer chronischen Rhinitis durch die abnorme Blässe der Nasenschleimhaut unterschieden werden, die durch eine Atrophie der Blutgefäße und der seromuzinösen Sekretdrüsen in der Lamina propria hervorgerufen wird.

Ziele der **Therapie** sind die Verminderung der Krusten und Hemmung der Geruchsbildung. Ein Lokalantibiotikum wie Bacitracin, 500 U/g auf Vaselingrundlage, örtlich und systemisch angewandte Östrogene sowie Vitamin A und D können sich als wirksam erweisen. Chirurgische Verkleinerung der erweiterten Nasenhöhlen verringert die Krustenbildung aufgrund des austrocknenden Effekts der Luftströmung über der atrophischen Schleimhaut.

Vasomotorische Rhinopathie

Chronische Rhinopathie mit intermittierender, vaskulär bedingter Schwellung der Nasenschleimhaut, Niesanfällen und wäßrigem Ausfluß. Die Färbung der geschwollenen Schleimhaut variiert von hellrot bis purpur. Die Krankheit zeichnet sich durch wechselnde Phasen der Remission und der Exazerbation aus. Sie wird offensichtlich durch trockene Luft verstärkt. Die Ätiologie ist unklar, eine Allergie nicht nachweisbar. Eine vasomotorische Rhinopathie kann von anderen spezifischen viralen oder bakteriellen Infektionen der Nase durch das Fehlen von purulentem Exsudat und Krusten unterschieden werden. Die differentialdiagnostische Abgrenzung zur allergischen Rhinopathie ist durch das Fehlen eines Allergens möglich.

Die **Therapie** ist empirisch und nicht immer zufriedenstellend. Symptomatisch wirken systemische Gaben von Sympathomimetika, z. B. Pseudoephedrin, 30 mg oral (für Erwachsene) alle 4–6 h. Dies ist jedoch keine Langzeittherapie. Lokale, vasokonstriktorische Substanzen sollten vermieden werden, da die Gefäße der Nasenschleimhaut hierdurch ihre Sensibilität für exogene Stimuli wie Temperatur und Feuchtigkeit der Atemluft, die zur Vasokonstriktion führen, verlieren. Eine Vasodilatation erfolgt nur nach starken Stimuli wie lokale Gaben von Sympathomimetika.

Polypen

Die allergische Rhinopathie prädisponiert zur Polypenbildung; Polypen können aber auch nach akuten oder chronischen Infekten entstehen. Sie bilden sich an den Stellen massiver herabhängender Ödeme in der Lamina propria der Schleimhaut, in der Regel um die Ostien der Kieferhöhlen herum. Vergrößert sich ein Polyp, so wird er tropfenförmig; ausgereift ähnelt er einer geschälten, kernlosen Traube. Im akuten Infektstadium können sich die Polypen zurückbilden, bis die Infektion ausgeheilt ist. Blutende Polypen sieht man bei der Rhinosporidiose. Einseitige Polypen treten insbesondere bei gutartigen oder bösartigen Tumoren der Nasen- oder Nasennebenhöhlen auf.

Therapie: Durch Kortikosteroide, wie Beclomethason-diproprionat (42 μg pro Spray) oder Flunisolid (25 μg pro Spray), als Aerosol 2mal täglich in jedes Nasenloch gesprüht, lassen sich die Polypen verkleinern oder gelegentlich zur Rückbildung bringen; eine chirurgische Resektion ist jedoch meist unumgänglich. In jedem Fall sollten sie entfernt werden, wenn die Atemwege verlegt werden, die Entstehung von Sinusitiden gefördert wird oder bei einseitigen Polypen der Verdacht auf einen gutartigen oder bösartigen Tumor besteht. Immer sollte eine zugrundeliegende Allergie oder Infektion mitbehandelt werden, da sie sonst zu Rezidiven neigen. Nach der operativen Entfernung sollte lokal Beclomethason oder Flunisolid zur Vermeidung eines Rezidivs gegeben werden. In schweren und rezidivierenden Fällen ist eine endoskopische Kieferhöhlenoperation und Siebbeinausräumung indiziert.

Wegener-Granulomatose

Diese Erkrankung mit Entzündung der Gefäße, deren Ätiologie unbekannt ist und die sich durch Granulombildung in Nase und Lunge sowie eine Glomerulonephritis auszeichnet, wird in *Kap. BEW, 5.* näher besprochen. Die meisten destruierenden Prozesse in Knochen, Knorpeln und Weichteilen von Nase und Nasennebenhöhlen stellen sich nach genauer histologischer Untersuchung als maligne Tumoren wie Lymphome oder Karzinome heraus.

Anosmie

Verlust des Geruchssinns. Obwohl häufig idiopathischer Genese, erfordert die Anosmie eine sorgfältige Suche nach intranasalen und intrakraniellen Grunderkrankungen. Eine Anosmie tritt auf, wenn 1. eine intranasale Schwellung oder eine andere Obstruktion das Aufsteigen von Riechstoffen zur Regio olfactoria verhindert, 2. das olfaktorische Neuroepithel zerstört ist (z.B. nach viralen Infekten, atrophischer Rhinitis, chronischer Rhinitis bei granulomatösen Erkrankungen und Tumoren) oder 3. die olfaktorischen Nervenfasern, der Bulbus und der Tractus olfactorius oder deren zentrale Verbindungen zerstört sind, z.B. nach Schädel-Hirn-Traumen, intrakraniellen Operationen, Infektionen oder bei Tumoren. Ein Schädel-Hirn-Trauma ist die häufigste Ursache für eine Anosmie bei Jugendlichen; eine virale Infektion ist die Hauptursache bei älteren Erwachsenen. Eine angeborene Anosmie findet sich bei männlichem Hypogonadismus (Kallmann-Syndrom). Die Patienten mit einer Anosmie haben eine normale Empfindung für salzige, süße, saure und bittere Substanzen, jedoch fehlt ihnen eine darüber hinausgehende Unterscheidung, da diese überwiegend vom Riechvermögen abhängig ist. Die Patienten beklagen deshalb auch oft einen Verlust des Geschmackssinns.

Die Diagnose beinhaltet die Untersuchung der Hirnnerven und des oberen Respirationstrakts (insbesondere der Nase und des Nasopharynx), eine psychophysische Geruchsprüfung und eine hochauflösende Computertomographie des Schädels, um Neoplasien oder unerkannte Frakturen der Frontobasis auszuschließen.

Die Behandlung einer allergischen Rhinopathie oder bakteriellen Rhinitis bzw. Sinusitis, die Abtragung von Nasenpolypen und benignen Tumoren führt häufig zu einer Normalisierung des Geruchssinns. In den Fällen, wo das Riechepithel oder die zentralen Riechbahnen zerstört sind, ist keine therapeutische Maßnahme möglich; gelegentlich findet sich jedoch auch in diesen Fällen eine spontane Regeneration.

Sinusitis

Entzündung der Nasennebenhöhlen aufgrund von Virus-, Bakterien- und Pilzinfektionen oder allergischen Reaktionen.

Ätiologie und Pathogenese

Die akute Sinusitis wird durch Streptokokken, Pneumokokken, Haemophilus influenzae oder Staphylokokken verursacht, denen meist ein akuter Virusinfekt der oberen Luftwege vorangeht. Verschlimmerung einer chronischen Sinusitis kann durch gramnegative Stäbchen oder Anaerobier ausgelöst werden. In 25% der Fälle entsteht eine chronische Sinusitis maxillaris nach einer Zahnerkrankung.

Bei einem Infekt verlegt die geschwollene Nasenschleimhaut die Ostien der Nasennebenhöhlen, und der O_2 des Sinus wird in die Blutgefäße der Schleimhaut resorbiert. Der resultierende relative Unterdruck im Sinus **(Vakuumsinusitis)** ist schmerzhaft. Bleibt das Vakuum bestehen, sezerniert die Schleimhaut. Das Transsudat im Sinus dient als Nährboden für Bakterien, die durch das Ostium oder über eine fortschreitende Entzündung der Schleimhaut bzw. eine Thrombophlebitis eindringen. Durch den Zustrom von Serum und Leukozyten kommt es zu einem schmerzhaften positiven Druck in dem verlegten Sinus. Die Schleimhaut wird hyperämisch und ödematös.

Symptomatik und Diagnostik

Sie sind für die akute und die chronische Sinusitis ähnlich. Das Areal über der betroffenen Nebenhöhle ist druckempfindlich und geschwollen. Die Sinusitis maxillaris verursacht Schmerzen im Bereich des Oberkiefers, der Zähne und der Stirn. Die Sinusitis frontalis verursacht Schmerzen im Bereich der Stirnhöhle und einen entsprechenden Stirn-Kopfschmerz. Die Sinusitis ethmoidalis ist durch Schmerzen hinter und zwischen den Augen und einen frontalen Kopfschmerz, der oft als „schädelspaltend" beschrieben wird, gekennzeichnet. Die Schmerzen bei einer Keilbeinhöhlenentzündung sind weniger genau lokalisiert und werden häufig auf die Frontal- oder Okzipitalregion bezogen. Es kann ein ausgeprägtes Krankheitsgefühl bestehen. Fieber und Schüttelfrost sind Zeichen, daß die Infektion die Nebenhöhlen überschritten hat.

Die Nasenschleimhaut ist rot und geschwollen, es kann zu gelb- oder grünlich-eitrigem Ausfluß kommen. Das sero- oder mukopurulente Exsudat kann bei der Sinusitis maxillaris, ethmoidalis anterior und frontalis im mittleren Gang, bei der Sinusitis ethmoidalis posterior und sphenoidalis medial der mittleren Muschel beobachtet werden.

Bei akuten oder chronischen Sinusitiden verursachen die geschwollene Schleimhaut und das retinierte Exsudat im betroffenen Sinus eine röntgenologische Verschattung. Eine zuverlässigere Aussage über die Ausdehnung und den Grad der Sinusitis kann durch ein CT erhalten werden. Bei einer chronischen Sinusitis maxillaris sollten die Zähne geröntgt werden, damit ein apikaler Abszeß ausgeschlossen werden kann.

Therapie

Ziele der Behandlung sind die Drainage und die *Infektbekämpfung.* Dampfinhalationen sorgen für eine wirksame nasale Vasokonstriktion und fördern den Sekretabfluß. Lokale vasoaktive Substanzen wie Phenylephedrin, 0,25%-Spray alle 3 h, sind wirksam, sollten aber maximal 7 Tage lang angewendet werden. Systemische vasoaktive Substanzen wie Pseudoephedrin, 30 mg oral (Erwachsene) alle 4–6 h, sind weniger effektvoll.

Sowohl bei akuter als auch bei der chronischen Sinusitis sollte wenigstens 10–13 Tage ein Antibiotikum gegeben werden. Penicillin G oder V, 250 mg oral, alle 6 h, ist das Anfangstherapeutikum erster, Erythromycin, 250 mg oral, alle 6 h, das Mittel zweiter Wahl. Bei Exazerbationen wird ein Breitbandantibiotikum wie Ampicillin, 250 oder 500 mg, oder Tetracyclin, 250 mg oral, alle 6 h, vorgezogen. Bei der chronischen Verlaufsform wird durch eine verlängerte antibiotische Therapie über 4–6 Wo. gelegentlich eine Vollremission erzielt. Die weitere Behandlung hängt von der Erregerempfindlichkeit und vom Krankheitsverlauf ab. Eine Entzündung der Nasennebenhöhlen, die sich auf eine antibiotische Behandlung nicht bessert, muß operiert werden (Kieferhöhlenfensterung, selten Caldwell-Luc-Operation der Kieferhöhle, Siebbein- oder Keilbeinhöhlenoperation), um Belüftung und Drainage zu verbessern und um eingetrocknetes, mukopurulentes Material, epithelialen Detritus und hyperplastische Schleimhaut zu entfernen. Bei einer chronischen Sinusitis frontalis wird über einen osteoplastischen Zugang die chronisch entzündlich veränderte Schleimhaut operativ entfernt.

Sinusitis bei Patienten mit metabolischer oder immunologischer Suppression

Bei Patienten mit schlecht eingestelltem Diabetes oder einer Immundefizienz kann eine aggressive oder sogar fatale Pilzinfektion der Nasennebenhöhlen auftreten. Eine Mukormykose (Phykomykose) – eine Mykose durch Pilze der Familie Mucorales (spp. *Mucor, Absidia* und *Rhizopus*) – kann sich bei schlecht eingestellten Diabetikern entwickeln. Sie ist charakterisiert durch schwarzes, devitalisiertes Gewebe in der Nasenhaupthöhle und neurologische Ausfälle, die sekundär durch eine retrograde Thromboarteriitis im Stromgebiet der Karotis auftreten. Die Diagnose wird gesichert durch den histopathologischen Nachweis von Myzel im vaskularisierten Gewebe. Die Behandlung beinhaltet die Einstellung des Blutzuckers und die i. v. Gabe von Amphotericin B.

Eine Aspergillose und Candiasis der Nasennebenhöhlen kann bei immunologisch geschwächten Patienten auftreten, z. B. im Rahmen einer zytotoxischen Therapie bei Leukämie, Lymphom, multiplem Myelom, bei AIDS oder anderen immunsuppressiven Erkrankungen. Die Aspergillose ist gekennzeichnet durch polypöses Gewebe in der Nase und den Nasennebenhöhlen. Sowohl eine Biopsie aus dem polypösen Gewebe wie eine Kultivierung ist für die exakte Diagnose notwendig. Eine aggressive Ausräumung der Nasennebenhöhlen sowie eine i. v. Gabe von Amphotericin B werden empfohlen, um diese oft fatalen Infektionen zu beherrschen.

Tumoren

Eine einseitige, blutige, vermehrte Sekretion, behinderte Nasenatmung, Gesichtsschwellung und Gefühllosigkeit sind für ein Karzinom der Nase oder der Nasennebenhöhlen verdächtig, solange dies nicht ausgeschlossen wurde. **Exophytische Papillome** sind Plattenepithelpapillome mit einem sich verzweigenden, vaskularisierten Bindegewebsfortsatz, der an der Oberfläche fingerähnliche Wucherungen zeigt. In der Nasenhöhle erfordern sie häufig eine wiederholte Exzision, haben jedoch einen gutartigen Verlauf. **Invertierte Papillome** sind Plattenepithelpapillome, bei denen das Epithel in das vaskularisierte Bindegewebsstroma invaginiert ist. Sie wachsen infiltrierend und verhalten sich lokal bösartig; die Exzision muß daher weit im Gesunden mit Entfernung der lateralen knöchernen Nasenwand über eine laterale Rhinotomie erfolgen.

Weitere gutartige Tumoren der Nasenhöhle sind Fibrome, Hämangiome und Neurofibrome. In den Nasennebenhöhlen können Fibrome, Neurolemmome und ossifizierende Fibrome auftreten.

Plattenepithelkarzinome sind die häufigsten bösartigen Tumoren im Bereich von Nase und Nasennebenhöhlen. Hinzu kommen adenoidzystische und mukoepidermoide Karzinome, maligne Mischtumoren, Adenokarzinome, Lymphome, Fibrosarkome, Osteosarkome,

Chondrosarkome und Melanome. Das Hypernephrom ist der häufigste in die Nasennebenhöhlen metastasierende Tumor. Die günstigste Überlebensquote für die primären Nasennebenhöhlentumoren wird bei einer Kombination aus radikaler Resektion und postoperativer Bestrahlung erzielt.

6. NASOPHARYNX

(s. a. Kap. KIN, 11., Adenoide Hypertrophie unter Bakterielle Infektionen, und Kap. Kin, 19., Juveniles Angiofibrom)

Tornwaldt-Zyste

(Nasopharyngeale Zyste)

Eine häufig infizierte Zyste in der Mittelfurche des Pharynxdaches. Die Zyste liegt oberflächlich vom oberen M. constrictor pharyngis und wird von der Nasopharynxschleimhaut bedeckt. Ist sie infiziert, kann sie einen dauernden eitrigen Ausfluß mit schlechtem Geschmack und Fötor, eine Verlegung der Tube und Halsschmerzen verursachen. Der **Austritt** des eitrigen Exsudats aus der Zystenöffnung kann beobachtet werden. Die **Therapie** ist operativ und besteht in einer sogenannten Marsupialisation oder Exzision.

Nasopharynxkarzinom

Plattenepithelkarzinome des Nasopharynx treten bei Kindern und jungen Erwachsenen auf, überdurchschnittlich häufig betroffen sind Chinesen. Nicht selten ist das Erstsymptom die Verlegung der Nasenhöhle oder einer Eustachischen Röhre; letzteres kann zu einem Mittelohrfluß führen. Weitere Symptome sind eitrig-blutige Rhinorrhö, plötzliches Nasenbluten, eine Hirnnervenlähmung durch Tumorinvasion in den Parapharyngealraum und die Schädelhöhle sowie Schwellungen der zervikalen Lymphknoten aufgrund von Metastasen. Die **Diagnose** erfolgt durch die Biopsie des Primärtumors. Eine Probebiopsie der Halsmetastasen sollte so lange vermieden werden, bis der Nasopharynx inspiziert, palpiert und eine verdächtige Veränderung dort bioptisch untersucht worden ist. Die **Therapie** der Wahl ist die Hochvoltbestrahlung. Eine radikale Ausräumung der Halslymphknoten ist notwendig bei großen, d. h. im Durchmesser größer als 2 cm, oder bei persistierenden regionären Halslymphknotenmetastasen. Die 5-Jahres-Überlebensrate liegt bei 35%.

7. OROPHARYNX

Retropharyngeale Abszesse sind bei den bakteriellen Infektionen im *Kap. KIN, 11.*, und das Zenker-(Hypopharynx-)Divertikel ist im *Kap. MDA, 2.* besprochen.

Pharyngitis

Akute Entzündung des Pharynx. Üblicherweise viralen Ursprungs, kann sie auch durch beta-hämolysierende Streptokokken der Gruppe A, *Mycoplasma pneumoniae, Chlamydia pneumoniae* oder andere Bakterien hervorgerufen werden. Typisch sind Halsschmerzen und Dysphagie. Die virale Pharyngitis von der bakteriellen Form aufgrund der klinischen Untersuchung zu unterscheiden ist schwierig. In beiden Fällen kann die Rachenschleimhaut leicht gerötet bis schwer entzündet und mit eitrigem Exsudat belegt sein. Sowohl bei der Virus- als auch bei der Streptokokkenpharyngitis kommt es zu Fieber, Halslymphknotenschwellung und Leukozytose; die Symptome können aber bei letzterer ausgeprägter sein. (Über Pharyngitis bei Gonorrhö und anderen Geschlechtskrankheiten *s. Kap. INF, 16.*)

Die **Therapie** besteht in der Verabreichung von Azetylsalizylsäure zur Linderung der Schmerzen und Bettruhe. Mit einer antibiotischen Therapie sollte in der Regel bis zum Kulturnachweis gewartet werden. Penicillin G oder V, 250 mg oral, 6stündlich über 10 Tage, ist bei der Streptokokkenpharyngitis indiziert, vor allem um einem rheumatischen Fieber vorzubeugen. Alternativ kann parenteral Benzathin-Penicillin G, Erythromycin oder ein Cephalosporin der 1. Generation gegeben werden.

Tonsillitis

Akute Entzündung der Gaumenmandeln nach einer Streptokokken- oder, seltener, einer Virusinfektion. Epidemische Virustonsillitiden treten z.B. bei Rekruten auf. Kennzeichnend sind Halsschmerzen und ausgeprägte Dysphagie. Die Beschwerden werden häufig auf die Ohren bezogen. Kleinkinder klagen oft nicht über Halsschmerzen, sondern verweigern die Nahrungsaufnahme. Häufig sind hohes Fieber, Mattigkeit, Kopfschmerzen und Erbrechen.

Diagnostik

Die Tonsillen sind ödematös und hyperämisch. Es kann zu eitrigem Exsudat aus den Krypten und weißen, dünnen, nicht konfluierenden, auf die Tonsillen beschränkten Belägen kommen, die sich ohne Bluten abziehen lassen. **Differentialdiagnostisch** kommen Diphtherie, Angina Plaut-Vincent und infektiöse Mononukleose in Frage. Bei der Diphtherie finden sich schmutzig-graue, dicke, zähe Beläge. Zieht man sie ab, so kommt es zu Blutungen. Im Abstrich findet sich das Corynebacterium diphtheriae. Die Angina Plaut-Vincent, charakterisiert durch oberflächliche schmerzhafte Ulzera mit erythematösen Rändern, wird durch Fusobakterien und Spirochäten verursacht, die im Austausch nachgewiesen werden können. Bei der Mononukleose kommt es typischerweise zu Mikropetechien des weichen Gaumens; atypische Lymphozyten im Ausstrich und ein positiver heterophiler Agglutinationstest bestätigen die Verdachtsdiagnose.

Therapie

Bei der Virustonsillitis behandelt man symptomatisch wie bei einer Pharyngitis. Die Therapie der Wahl bei Streptokokken-Tonsillitis ist Penicillin G, 250 mg oral 6stündlich, oder Penicillin V, 125 mg oral alle 8 h, bei Kindern unter 6 Jahren; sie sollte über 10 Tage durchgeführt werden. Möglichst sollte nach 5–6 Tagen eine neue Kultur angelegt werden. Auch von den Familienangehörigen sollten Halsabstriche entnommen werden, um alle Keimträger gleichzeitig behandeln zu können. Die Tonsillektomie sollte neben diesen Vorsichtsmaßnahmen in Betracht gezogen werden, wenn akute Tonsillitiden trotz adäquater Behandlung rezidivieren, wenn eine chronische Tonsillitis und eine Rachenreizung persistieren oder durch antibiotische Therapie nur kurzzeitig gebessert werden.

Peritonsillitis und Peritonsillarabszeß

Akute Infektion zwischen Gaumenmandel und Musculus constrictor pharyngis. Peritonsillarabszesse sind bei Kindern selten, bei jungen Erwachsenen dagegen recht häufig. Obwohl in der Regel durch beta-hämolysierende Streptokokken der Gruppe A hervorgerufen, kommen auch anaerobe Erreger wie Bacteroides vor. Die Erkrankung ist gekennzeichnet durch starke Schluckschmerzen; der Patient fiebert, hält den Kopf zur Seite des Abszesses hin geneigt, es besteht eine ausgeprägte Kieferklemme. Die Tonsille ist von der Entzündung bzw. dem Abszeß nach medial verdrängt; der weiche Gaumen ist gerötet und nach vorne verlagert, die Uvula geschwollen und zur Gegenseite hin verdrängt.

Therapie

Eine Entzündung ohne Abszedierung spricht auf Penicillin innerhalb 24–48 h an. Initial wird Penicillin G, 1 Mega, alle 4 h i. v. gegeben. Kommt es zur Eiterbildung ohne Spontanabfluß, so sind Inzision und Drainage erforderlich. Die antibiotische Therapie sollte mit Penicillin G oder V, 250 mg, 6stündlich, über 12 Tage fortgesetzt werden. Peritonsillarabszesse neigen zu Rezidiven, deshalb ist eine Tonsillektomie (gewöhnlich 6 Wo. nach Abklingen der akuten Infektion) angezeigt. Unter antibiotischem Schutz kann die Operation auch während der akuten Infektion durchgeführt werden.

Parapharyngealabszeß

Eiterung eines Parapharyngeallymphknotens mit nachfolgender Abszeßbildung tritt in der Regel nach einer Pharyngitis oder Tonsillitis auf und betrifft alle Altersgruppen. Der Abszeß liegt lateral vom Musculus constrictor pharyngis und nahe der Gefäßscheide der Arteria carotis. Eine Pharyngitis muß nicht existent sein. Das vordere Halsdreieck ist erheblich geschwollen. Penicillin G, 150 000 E/kg/Tag sollte i. v. in 4 gleichen Dosen (für Kinder) gegeben und der Abszeß durch eine zervikale – nicht pharyngeale – Inzision drainiert werden. Nachfolgend wird bis zum Ende der 12tägigen Therapie Penicillin G oder V, 250 mg oral, 6stündlich verabreicht.

Velopharyngeale Insuffizienz

Inkompletter Verschluß des velopharyngealen Sphinkters zwischen Oropharynx und Nasopharynx mit Behinderung von Sprache und Schluckakt.

Die Sprache ist gekennzeichnet durch das Entweichen von Luft durch die Nase und die schwache Artikulation von Verschluß- und Reibelauten. Der normale Verschluß durch die Sphinkterfunktion von weichem Gaumen und Musculus constrictor pharyngis ist bei Patienten mit unbehandelten oder operierten Gaumenspalten, kongenitalen Gaumenhypoplasien, submukösen Gaumenspalten, ungewöhnlich großen Nasopharyngealräumen und Gaumensegellähmung behindert.

Diagnostik und Therapie

Regurgitation fester und flüssiger Speisen durch die Nase deutet auf eine schwere velopharyngeale Insuffizienz hin, aber die Sprache ist ein genaueres Maß für die Funktionsfähigkeit. Die Inspektion des Gaumens während der Lautbildung macht die Lähmung sichtbar. Bei der Palpation der Mittellinie des weichen Gaumens und der Durchleuchtung mit einem flexiblen Nasopharyngolaryngoskop ist eine submuköse Spalte sichtbar. Eine seitliche Röntgenaufnahme während der Phonation gibt einen Hinweis über den Grad der Insuffizienz, aber eine Kinefluoroskopie bei zusammenhängender Sprache kann erforderlich sein, um eine velopharyngeale Insuffizienz zu verifizieren.

Die **Behandlung** erfordert eine Sprachtherapie und eine chirurgische Korrektur mit einer Zurückversetzung des weichen Gaumens, eines pharyngealen Lappens, einer Velopharyngoplastik oder einer Tefloninjektion in die hintere Rachenwand.

Tonsillenkarzinom

Plattenepithelkarzinome der Tonsillen sind nach den Larynxkarziomen die zweithäufigsten Malignome der oberen Luftwege. Sie treten vorwiegend bei Männern in Verbindung mit Tabakrauch und erhöhter Alkoholaufnahme auf. Halsschmerzen sind häufig das erste Symptom, ebenso wie Schmerzen, die oft zum Ohr der gleichen Seite ausstrahlen. Auch Lymphknotenmetastasen am Hals gehören zu den Erstsymptomen. Die **Diagnose** ergibt sich durch die Biopsie. Zum Ausschluß eines gleichzeitigen Zweittumors werden eine direkte Laryngoskopie, eine Bronchoskopie und eine Ösophagoskopie durchgeführt. Die **Behandlung** besteht aus einer chirurgischen Resektion der Tonsillenloge, gelegentlich Hemimandibelektomie und immer einer neck dissection (meist radikal) und einer postoperativen Bestrahlung. Die 5-Jahres-Überlebensquote liegt bei 50%.

8. LARYNX

Zur Diskussion der akuten Laryngotracheobronchitis *s. Kap. KIN, 11., Akute Epiglottitis unter Bakterielle Infektionen und Krupp unter Virale Infektionen.*

Stimmlippenpolypen

Stimmlippenpolypen entstehen durch Überbeanspruchung der Stimme, chronisch allergische Reaktionen im Kehlkopf und chronische Inhalationen von Reizstoffen wie Industrieabgasen und Zigarettenrauch. Sie bestehen aus einem chronischen Ödem der Lamina propria der Stimmlippen und verursachen Heiserkeit oder eine rauhe Stimme. Pathologische Veränderungen sollten bioptisch untersucht werden, um ein Karzinom auszuschließen. Die **Therapie** erfordert unter einer direkten Laryngoskopie die Polypenresektion zur Wiederherstellung der Stimme und Ausschaltung der grundlegenden *Ursachen mit* einer Stimmtherapie, um Rezidive *zu vermeiden.*

Stimmlippenknötchen

(Sänger-, Lehrer- oder Schreiknötchen)

Sie entstehen bei chronischer Überbeanspruchung der Stimme wie Schreien oder lautem Sprechen oder dem Gebrauch einer unnatürlich tiefen Grundfrequenz. Die Knötchen sind Ansammlungen von hyalinem Bindegewebe in der Lamina propria an der Grenze zwischen vorderem Drittel und den hinteren zwei Dritteln der freien Ränder der Stimmlippen. Sie verursachen Heiserkeit und eine rauhe Stimme. Ein Karzinom sollte bioptisch ausgeschlossen werden. Die **Therapie** besteht aus der chirurgischen Resektion der Knötchen in einer direkten Laryngoskopie und dem Vermeiden des zugrundeliegenden Stimm-Mißbrauchs. Bei Kindern erzielt man in der Regel mit der Stimmtherapie alleine eine Remission.

Kontaktulzera

Ein- oder beidseitige Schleimhautulzera über dem Processus vocalis des Aryknorpels nach Überanstrengung der Stimme. Kontaktulzera entstehen meist bei schlechter Stimmtechnik, insbesondere bei hartem Stimmeinsatz. Seltener mag auch der Reflux von Mageninhalt als ätiologische Ursache in Frage kommen. Es bestehen leichte Beschwerden beim Sprechen und Schlucken sowie verschiedene Grade von Heiserkeit. Eine Biopsie zum Ausschluß eines Karzinoms ist wichtig. Eine fortdauernde Ulzeration führt zur Bildung unspezifischer Granulome, die für die Heiserkeit verantwortlich sind.

Die **Therapie** besteht aus einer langfristigen Stimmschonung (minimal 6 Wo.), um die Ulzera abheilen zu lassen. Die Patienten müssen die Grenzen ihrer Stimme erkennen und ihre vokalen Aktivitäten anpassen, um rezidivierende Ulzera zu vermeiden. Granulome neigen nach der chirurgischen Entfernung zu Rezidiven, sprechen aber gut auf langdauernde Stimmtherapie an. Falls ein gastroösophagealer Reflux röntgenologisch festgestellt wurde, helfen Antazida, Vermeiden des Abendessens 2 h vor der Nachtruhe und Anheben des Kopfes im Bett.

Laryngitis

Entzündung des Larynx.

Ätiologie

Virale Infektionen der oberen Atemwege sind die häufigsten Ursachen für eine akute Laryngitis. Eine Laryngitis kann sich auch im Laufe einer Bronchitis, Pneumonie, Grippe, von Keuchhusten, Masern und Diphtherie entwickeln. Überbeanspruchung der Stimme, allergische Reaktionen und die Inhalation von Reizstoffen wie Zigarettenrauch können ebenfalls auslösend sein.

Symptomatik

Eine unnatürliche Veränderung der Stimme ist das häufigste Symptom. Hinzu können Heiserkeit bis zur Aphonie, Kitzeln oder Kratzen im Hals und ein ständiger Räusperzwang kommen. Die Erscheinungen variieren je nach Schweregrad der Entzündung. Fieber, Mattigkeit, Schluckbeschwerden und Halsschmerzen kommen bei schweren Infektionen vor; zu Dyspnoe kann es beim Larynxödem kommen. Bei der indirekten Laryngoskopie findet man eine leichte bis ausgeprägte Rötung der Schleimhaut, die auch ödematös geschwollen sein kann. Sind Beläge vorhanden, so liegt der Verdacht auf eine Diphtherie nahe *(s. Kap. KIN, 11., Diphtherie)*.

Therapie

Eine spezifische Therapie bei der viralen Laryngitis besteht nicht. Stimmschonung und Dampfinhalationen schaffen Erleichterung und fördern die Ausheilung einer akuten Laryngitis. Die Behandlung der akuten oder chronischen Bronchitis kann eine Laryngitis verbessern. Die Behandlung einer chronischen Bronchitis kann ein Breitbandantibiotikum wie Ampicillin, 250–500 mg, oder Tetracyclin, 250 mg oral, 6stündlich über 10–14 Tage, erforderlich machen.

Stimmlippenlähmung

Ätiologie

Stimmlippenlähmungen können von Läsionen des Nucleus ambiguus, seiner supranukleären Bahnen, des Vagus-Hauptstammes und des Nervus recurrens ausgehen. Intrakranielle Tumoren, vaskuläre Insulte und demyelinisierende Erkrankungen verursachen eine Lähmung, ausgehend vom Nucleus ambiguus; Schädelbasistumoren und Halstraumen verursachen eine Vaguslähmung. Die Rekurrensparese wird von Hals- oder intrathorakalen Erkrankungen wie Aortenaneurysma, Mitralstenose, Schilddrüsen-, Ösophagus-, Lungen- und Mediastinaltumoren, Traumen, Thyreoidektomie, Neurotoxinen (Blei), neurotoxischen Infektionen (Diphtherie) oder Viruserkrankungen ausgelöst. Viral bedingte Stimmlippenlähmungen werden meist als idiopathische diagnostiziert.

Symptomatik

Die Stimmlippenlähmung verursacht einen Verlust der Stimmlippenabduktion oder der Kombination aus Adduktion und Abduktion; dies kann Stimme, Atmung und Schluckakt beeinträchtigen und zur Aspiration von Speisen und Flüssigkeiten in die Trachea führen.

Die gelähmte Stimmlippe steht gewöhnlich 2–3 mm paramedian und kann sich bei Rekurrensparese zwar beim Sprechen, aber nicht beim Atmen bewegen. Bei **einseitigen Lähmungen** ist die Stimme heiser und rauh. Es kommt in der Regel zu keiner Verlegung der Atemwege, da die gesunde Stimmlippe ausreichend abduziert. Bei der **beidseitigen Lähmung** stehen die Stimmlippen im allgemeinen 2–3 mm paramedian, die Stimme ist nun von eingeschränkter Lautstärke, aber normalem Klang. Die Luftwege sind jedoch nicht ausreichend weit, was zu Stridor und Dyspnoe bereits bei mäßiger Anstrengung führt.

Diagnostik

In jedem Fall muß nach der Ursache gesucht werden. Die Untersuchung schließt eine Laryngoskopie, Bronchoskopie und Ösophagoskopie mit ein. Eine neurologische Untersuchung, ein CT des Schädels und des Thorax, Schilddrüsenszintigraphie sowie Serienaufnahmen des oberen Verdauungstraktes sind ebenfalls angezeigt. Eine Arthritis der Articulatio cricoarytenoidea kann zu einer Fixierung der Aryknorpel führen und muß differentialdiagnostisch in Betracht gezogen werden.

Therapie

Bei der einseitigen Lähmung kann die Vergrößerung der gelähmten Stimmlippe durch Injektion einer Teflonsuspension eine ausreichende Annäherung bewirken, um die Stimmqualität zu bessern und eine Aspiration zu verhindern. Bei der beidseitigen Parese besteht das Problem in der Aufrechterhaltung ausreichend weiter Atemwege. Die Tracheotomie kann auf Dauer oder während einer Infektion der oberen Atemwege erforderlich sein. Eine Arytenoidektomie mit Lateralfixation der Stimmlippe öffnet die Glottis und erweitert die Atemwege, beeinträchtigt jedoch die Stimmqualität.

Laryngozelen

Schleimhautausstülpungen im Larynxraum. Innere Laryngozelen dislozieren und vergrößern die Taschenfalten und bewirken Heiserkeit sowie eine Verlegung der Luftwege. Äußere Laryngozelen erstrecken sich durch die thyreohyoidale Membran hindurch und verursachen eine diskrete Verdickung am Hals. Sie sind luftgefüllt und dehnen sich beim Valsalva-Versuch aus. Sie treten bevorzugt bei Musikern auf, die Blasinstrumente spielen. Sie erscheinen auf dem Computertomogramm als glattrandige, eiförmige, röntgendurchlässige Massen. Sie können sich in Form von Laryngopyozelen infizieren oder mit einer mukösen Flüssigkeit füllen.

Exzision ist die **Therapie** der Wahl.

Tumoren

Gutartige Tumoren

Juvenile Papillome sind im *Kap. KIN, 19.* besprochen.

Zu den gutartigen Larynxtumoren zählen auch Hämangiome, Fibrome, Chondrome, Myxome und Neurofibrome. Jeder Teil des Larynx kann dabei befallen sein. Die operative Entfernung stellt die Stimme, die Funktionsfähigkeit des laryngealen Sphinkters und ausreichend freie Atemwege wieder her.

Bösartige Tumoren

Das **Plattenepithelkarzinom** ist der häufigste bösartige Kehlkopftumor und auch der häufigste maligne Tumor im Halsbereich. Man findet ihn öfter bei Männern, insbesondere bei starken Rauchern und bei hohem Alkoholkonsum. Prädilektionsstellen sind die Stimmlippen (vor allem der vordere Anteil), Epiglottis und die Postkrikoidregion. Eine Heiserkeit ist insbesondere beim Glottiskarzinom das Frühsymptom; alle Patienten mit einer Heiserkeit, die länger als 2 Wo. andauert, sollten deshalb indirekt laryngoskopiert werden. Pathologische Veränderungen der Kehlkopfschleimhaut sollten in einer direkten Laryngoskopie biopsiert werden. Supraglottische Karzinome (Epiglottis), Postkrikoidkarzinome, ebenso wie Karzinome im Hypopharynx verursachen Schmerzen und Schluckbeschwerden. Bei supraglottischen und Hypopharynxkarzinomen ist die regionale Halsmetastasierung häufig das erste Symptom.

Das verruköse Karzinom ist seltener und tritt vorwiegend im Stimmlippenbereich auf. Die genaue Diagnose mag mehrere Biopsien erfordern.

Therapie

Bei **Frühstadien des Stimmlippenkarzinoms** wird mit einer primären Strahlentherapie oder einer Chordektomie eine 5-Jahres-Überlebenszeit von 85–95% erreicht. In diesen Fällen wird vielerorts eine Bestrahlung vorgezogen, da sie eine normale Stimme nach sich zieht. Bei **fortgeschrittenen Karzinomen** mit Infiltration der vorderen Kommissur, eingeschränkter Stimmlippenbeweglichkeit, Invasion des Schildknorpels oder einer subglottischen Ausdehnung muß unbedingt operiert werden. Eine Hemilaryngektomie oder andere Teilresektionen des Kehlkopfes mit Erhaltung der Stimm- und Sphinkterfunktion können möglich sein. Fortgeschrittene Glottiskarzinome erfordern jedoch häufig eine Laryngektomie. Sehr kleine **Frühstadien des supraglottischen Karzinoms** können mit einer primären Bestrahlung behandelt werden. **Fortgeschrittene supraglottische Karzinome,** die nicht die Stimmlippenebene erreichen, können durch eine horizontale Laryngektomie oder, bei streng einseitigem Befund, mit einer frontolateralen Teilresektion mit Erhaltung von Stimm- und Sphinkterfunktion entfernt werden. **Postkrikoidkarzinome** erfordern eine totale Laryngektomie mit partieller Pharyngektomie. **Kleine Hypopharynxkarzinome** werden über eine partielle Pharyngektomie, fortgeschrittene Hypopharynxkarzinome meist mit totaler Laryngopharyngektomie und Ersatz des Hypopharynx und möglicherweise des angrenzenden zervikalen Ösophagus entweder mit einem freien, mikrovaskulär anastomosierten Jejunumtransplantat, einem hochgezogenen Magen oder einem myokutanen Pectoralis-major-Lappen rekonstruiert. Bei Halslymphknotenmetastasen wird die Operation mit einer modifizierten oder radikalen neck dissection verbunden. Bei den fortgeschrittenen Kehlkopf- und Hypopharynxkarzinomen ist die Kombinationstherapie aus Operation und postoperativer Bestrahlung erfolgreicher als die Operation allein. **Verruköse Karzinome** werden lediglich chirurgisch entfernt.

Zur **Stimmrehabilitation** nach einer Laryngektomie muß der Patient die Ösophagussprache erlernen, oder es wird eine tracheo-ösophageale Fistel angelegt. Bei der **Ösophagusstimme** wird Luft durch den negativen intrathorakalen Druck bei der Inspiration in den Ösophagus geschluckt und anschließend langsam über das pharyngo-ösophageale Verbindungsstück ausgestoßen, so daß die Luftsäule in Schwingungen versetzt wird, die mit Pharynx, Gaumen, Zunge, Zähnen und Lippen als Sprache artikuliert werden kann. Bei der **tracheo-ösophagealen Fistel** wird eine Einwegventilprothese zwischen Trachea und Ösophagus eingesetzt, so daß bei der Exspiration die Luft über die Prothese in den Ösophagus gelangt und dort Vibrationen erzeugt, die zur Sprache umgewandelt werden können. Falls die tracheo-ösophageale Klappe undicht wird, können jedoch Flüssigkeiten und Nahrungsmittel in das tracheobronchiale System mit der Gefahr der Aspiration gelangen. Eine alternative Methode ist der Elektrolarynx. Dieser Apparat muß von außen an die Halswand gehalten werden, während er elektronisch einen Summ- oder Brummton erzeugt; diese Vibrationen können dann als Sprache artikuliert werden.

9. TUMOREN IM KOPF-HALS-BEREICH

Prämaligne Läsionen sind bereits im *Kap. ZMK, 7.* und Tumoren der einzelnen Organe in den entsprechenden Kapiteln besprochen worden. Hier sollen wichtige Grundprinzipien bei Kopf-Hals-Tumoren und die Situation mit einer Halslymphknotenmetastasierung bei unbekanntem Primärtumor besprochen werden.

Ätiologie und Pathogenese

Bei 85% der Patienten mit Kopf-Hals-Karzinomen findet sich ein vermehrter Alkohol- und Tabakverbrauch. Der häufigste maligne Tumor der oberen Luft- und Speisewege ist das Plattenepithelkarzinom des Kehlkopfs, gefolgt von dem der Tonsillen und des Hypopharynx. Patienten mit schlechter Mundhygiene, schlecht sitzenden Zahnprothesen, Tabakschnupfer oder solche, die Tabak kauen, entwickeln besonders häufig Mundhöhlenkarzinome. In Indien ist das Lutschen der Betelnuß eine der Hauptursachen.

Das Epstein-Barr-Virus spielt eine besondere Rolle in der Pathogenese des Nasopharynxkarzinoms. Auch Patienten, die vor mehr als 20 Jahren geringe Strahlendosen erhielten (bei Akne, vermehrtem Gesichtshaarwuchs, vergrößertem Thymus, vergrößerten Tonsillen und

Adenoiden), entwickeln vermehrt Schilddrüsen- und Speicheldrüsenkrebs. Kopf-Hals-Karzinome breiten sich nach bestimmten Gesetzmäßigkeiten fort und bleiben lange auf den Kopf-Hals-Bereich begrenzt. Die lokale Gewebsinfiltration ist gefolgt von einer regionalen Metastasierung, und erst später finden sich Fernmetastasen. Eine hämatogene Metastasierung findet sich vorwiegend bei großen oder persistierenden Tumoren und bei immunsupprimierten Patienten.

Epidemiologie

90% der Kopf-Hals-Karzinome sind Plattenepithelkarzinome; weitere 5% machen Melanome, Lymphome und Sarkome aus. Patienten mit Karzinomen der Speicheldrüsen, Schilddrüse, Nasennebenhöhlen und Sarkome sind meist unter 59 Jahre alt, während Patienten mit Plattenepithelkarzinomen der Mundhöhle, des Pharynx und Kehlkopfes meist über 59 Jahre sind; dieses letzte Alter ist auch das mittlere Alter für alle Patienten mit Kopf-Hals-Karzinomen. Nasopharynxkarzinome finden sich vorwiegend bei eingewanderten Chinesen und etwas geringer bei den ersten Nachkommen von Amerikanern chinesischer Herkunft. Patienten mit weißer Hautfarbe haben häufiger Kopf-Hals-Karzinome als die mit schwarzer Hautfarbe.

Stadieneinteilung und Prognose

Halskarzinome werden eingeteilt je nach Größe und Ort des Primärtumors **(T),** der Zahl und der Größe der Halslymphknotenmetastasen **(N)** und je nach Vorliegen von Fernmetastasen **(M). Stadium I:** Der Primärtumor ist $\leq$ 2 cm im größten Durchmesser, ist auf eine anatomische Region lokalisiert und ohne regionäre und Fernmetastasierung ($T_1N_0M_0$). **Stadium II:** Der Primärtumor mißt 2–4 cm im größten Durchmesser oder befällt zwei Gebiete eines Organs ohne regionäre und Fernmetastasierung ($T_2N_0M_0$). **Stadium III:** Der Primärtumor ist größer als 4 cm im größten Durchmesser, befällt drei benachbarte Gebiete einer spezifischen Region und/oder hat eine isolierte Halslymphknotenmetastase $\leq$ 3 cm im größten Durchmesser (T_3N_0 oder jedes $T_{1-3}N_1M_0$). **Stadium IV:** Die Karzinomausdehnung ist weit fortgeschritten, infiltriert Knochen mit Knorpel und überschreitet die Grenzen der ursprünglichen Region (z.B. Mundhöhle in den Oropharynx); die Halslymphknotenmetastasen sind größer als 3 cm, es finden sich mehrere ipsilaterale, kontralaterale oder bilaterale Halslymphknoten. Sie sind fixiert mit dem umgebenden Gewebe, und/oder es findet sich eine Fernmetastase ($T_4N_{1-3}M_{0-1}$).

Mit einer entsprechenden Behandlung werden durchschnittliche Überlebensraten im Stadium I von 90%, im Stadium II von 75%, im Stadium III vo 45–75% und im Stadium IV von kleiner als 35% erreicht. Die allgemeine 5-Jahres-Überlebenszeit für alle Patienten mit Plattenepithelkarzinomen im Kopf-Hals-Bereich im Stadium I und II beträgt 65%. Die Rate fällt auf $\leq$ 30% bei Patienten mit regionären Halslymphknotenmetastasen (Stadium III). Patienten mit einem Alter von über 70 Jahren haben ein längeres krankheitsfreies Intervall und eine bessere Überlebensrate als junge Patienten.

Exophytisch oder verrukös erscheinende Tumoren antworten auf eine Behandlung besser als infiltrierend und ulzerativ wachsende, verhärtete Läsionen. Regionäre oder Fernmetastasen führen zu einer begrenzten Überlebenszeit. Bei gering differenzierten Karzinomen finden sich mehr regionäre und Fernmetastasen. Infiltration von Muskeln, Knochen oder Knorpel vermindert die Heilungsraten. Eine perineurale Ausdehnung mit Schmerzen, Lähmung und Empfindungsstörungen findet sich bei aggressivem Wachstum mit hoher Wahrscheinlichkeit für das Auftreten eines Rezidivs.

Behandlung

Kleine Tumoren (Stadium I) im oberen Respirations- oder Verdauungstrakt mit einem Durchmesser von kleiner als 2 cm antworten fast gleich auf eine chirurgische oder strahlentherapeutische Behandlung. Die 5-Jahres-Überlebenszeit beträgt 90%. Bei einigen Tumoren mag jedoch neben der Strahlentherapie auch eine Operation nötig sein, um eine 90%ige Überlebensrate zu erreichen. Läsionen von einer Größe von mehr als 2 cm mit Knochen-

oder Knorpelinvasionen (mit oder ohne regionärer Halslymphknotenmetastasierung) erfordern immer eine Operation. Bei einer Lymphknotenmetastasierung ist immer eine postoperative Bestrahlung notwendig. Nur geringe Überlebensraten werden mit einer primären Strahlentherapie mit und ohne Chemotherapie erreicht. Bei einem Rezidiv muß erneut eine Operation erfolgen. Bei fortgeschrittenen Plattenepithelkarzinomen (bei den meisten Stadien II und bei allen Stadien III und IV) wird die beste Heilungschance mit einer Kombinationstherapie aus Operation und postoperativer Bestrahlung im Vergleich zur Monotherapie erreicht.

Die Chirurgie hat ihre Domäne bei großen Primärtumoren, während die Strahlentherapie zur Kontrolle von mikroskopischen oder nicht tastbaren Lymphknotenmetastasen besonders geeignet ist. Die Chemotherapie tötet Tumorzellen im Bereich des Primärtumors, der regionären Halslymphknotenmetastasen und der Fernmetastasen ab. Es ist jedoch noch nicht eindeutig geklärt, ob eine adjuvante Chemotherapie (in Kombination mit der Chirurgie oder der Bestrahlung) die Überlebensraten erhöht. Es hat sich jedoch gezeigt, daß eine kombinierte Behandlung das Intervall zwischen Verschwinden und Wiederauftreten von Krebs verlängert. Mit verschiedenen Medikamenten wie Cisplatin, Fluorouracil, Bleomycin und Methotrexat wird eine Erleichterung in bezug auf Schmerzen und Tumorverkleinerung bei den Patienten erreicht, die nicht operiert und bestrahlt werden können. Der Nachteil der Operation ist die notwendige Rehabilitation des Schluckens und der Sprache. Die Nebenwirkungen der Strahlentherapie sind Hautveränderungen, Fibrosen, Geschmacksverlust, Mundtrockenheit und gelegentlich Osteoradionekrosen. Die toxischen Wirkungen der Chemotherapie beinhalten schweren Schwindel mit Erbrechen, vorübergehenden Haarverlust, Gastroenteritis, hämatologische Störungen und immunologische Defizienzen. Auch nach einer anterioren Chemotherapie oder präoperativen Bestrahlung muß die Operation außerhalb der prätherapeutischen Tumorgrenzen erfolgen.

Tumorrezidiv oder Residualtumor: *Eine tastbare Geschwulst oder ulzerierte Läsion mit Ödem und Schmerzen in der primären Lokalisation nach Therapie.* Der Nachweis eines Rezidivs nach Chemo- oder Strahlentherapie ist schwieriger als nach einer Operation; jedoch ist ein Rezidiv nach einem chirurgischen Eingriff sehr schwierig zu bekämpfen, ebenso wie nach Bestrahlung und/oder Chemotherapie. Galliumszintigraphie, CT mit Kontrastmitteldarstellung oder Kernspintomographie können gelegentlich für den Nachweis eines Tumorrezidivs oder eines Residualtumors in einer Größe von ≥ 2 cm geeignet sein.

Für eine adäquate lokale Tumorkontrolle nach einer Operation müssen alle Narben und rekonstruktiven Lappen mit dem Tumor exzidiert werden. Die Strahlen- und/oder Chemotherapie nach einem operativen Fehlschlag ist weniger effektiv, als wenn sie vor oder mit der Operation gleichzeitig angewendet wird.

Unbekannter Primärtumor und Halslymphknotenmetastasen

Eine palpable Gewebsvermehrung im Bereich des Halses kann durch eine Infektion, eine kongenitale Veränderung oder eine Neoplasie hervorgerufen sein. Bei den malignen Tumoren finden sich als häufigste Metastasen von Karzinomen des oberen Respirations- und Verdauungstrakts, Lymphomen, Metastasen von Schilddrüsen- oder Speicheldrüsenkarzinomen und letztlich auch Metastasen von entfernten Primärtumoren der Lunge, der Prostata, der Brust, des Magens, des Kolons oder der Nieren. Etwa 60% der vergrößerten supraklavikulären Lymphknoten sind Metastasen von entfernten Primärtumoren. Die übrigen Patienten mit Halslymphknotenmetastasen haben zu 80% einen Primärtumor im oberen Respirations- und Verdauungstrakt. Vorzugsweise sind sie lokalisiert im Nasopharynx, in den Tonsillen, dem Zungengrund, der laryngealen Epiglottisfläche und dem Hypopharynx, insbesondere im Sinus piriformis.

Diagnose: Zur Abklärung eines Patienten mit einem vergrößerten Halslymphknoten muß eine genaue Inspektion der Ohren, der Nasennebenhöhlen, des Nasopharynx, des Oropharynx, des Hypopharynx und des Kehlkopfes wie auch die Palpation der Gaumenmandeln, des Zungengrundes, der Schilddrüse und der Speicheldrüsen durchgeführt werden. Gelegentlich kann ein Breischluck, eine Schilddrüsenszintigraphie oder ein CT von Kopf und Hals sowie der Brust erforderlich sein. Für verdächtige Bezirke ist eine direkte Laryngoskopie, Bronchoskopie und Ösophagoskopie mit entsprechender Biopsie indiziert. Falls der Primärtumor nicht identifiziert werden kann, muß gegebenenfalls eine randomisierte Biopsierung des Nasopharynx, der Tonsillen und des Zungengrundes durchgeführt werden. Heute kann hier allerdings mit einer Kernspintomographie eine größere diagnostische Sicherheit erreicht werden. Falls der Primärtumor nicht gefunden wird, wird von einigen Autoren empfohlen, eine Feinnadelaspiration zur zytologischen Untersuchung aus dem vergrößerten Lymphknoten durchzuführen. Auf jeden Fall sollte eine Biopsie durchgeführt werden, wobei eine Exzisionsbiopsie einer Inzisionsbiopsie vorgezogen wird, da hierdurch eine höhere diagnostische Sicherheit erreicht wird.

Therapie: Tastbare maligne Halslymphknotenmetastasen müssen chirurgisch entfernt werden; eine Bestrahlung des Nasopharynx, der Tonsillen, des Zungengrundes und beider Halsseiten wird angeschlossen. Nicht tastbare Halslymphknoten von einem Plattenepithelkarzinom im Kopf-Hals-Bereich reagieren gleich auf eine Operation und Bestrahlung.

ERKRANKUNGEN DER HAUT

1. DIAGNOSTIK VON HAUTERKRANKUNGEN

Zahlreiche Hauterkrankungen können allein durch die ärztliche Untersuchung diagnostiziert werden, sofern man mit den primären und sekundären Effloreszenzen, ihrer Anordnung und den für sie typischen Lokalisationen vertraut ist. Es sollte – mit Ausnahme offensichtlich umschriebener Erkrankungen wie Plantarwarzen – der entkleidete Patient untersucht werden, um keine Effloreszenzen an bedeckten Körperstellen zu übersehen. Auch Mundschleimhaut, Anal- und Genitalbereich, Kopfhaut und Nägel liefern häufig Anhaltspunkte für die Diagnose. Gutes Licht – vorzugsweise Tageslicht – ist unerläßlich. Die Anamnese kann wichtige Erkenntnisse für die Diagnose beisteuern.

Einteilung der Effloreszenzen

Primäreffloreszenzen

Diese ersten sichtbar werdenden Veränderungen sind für die *Diagnose* am wichtigsten und sollten, wenn erforderlich, einer Biopsie unterzogen werden.

Macula (Fleck): *Eine flache, verfärbte Stelle, < 10 mm groß und von unterschiedlicher Form.* Beispielhaft für Maculae sind Sommersprossen, flache Muttermale, Tätowierungen, Feuermale und die Hauterscheinungen bei Rickettsiosen und Röteln.

Papula (Knötchen): *Eine derbe, erhabene Effloreszenz, in der Regel < 10 mm.* **Plaque:** *Eine plateauartige Effloreszenz > 10 mm oder eine Gruppe konfluierender Knötchen.* Viele Hauterkrankungen beginnen mit Knötchen – Warzen, Psoriasis, Syphilis, Lichen ruber planus, Arzneimittelexantheme, Insektenstiche, seborrhoische und aktinische Keratosen, einige Akneformen, Hautkarzinom.

Nodulus (Knoten): *Eine derbe, tastbare Effloreszenz mit einem Durchmesser von > 5 oder 10 mm,* flach oder erhaben, z. B. Milien, kleine Lipome, einige Lymphomarten, Erythema nodosum und eine Vielfalt von Neoplasmen. Größere Knoten (20 mm und größer) werden als Tumoren bezeichnet, ungeachtet dessen, ob sie bös- oder gutartig sind.

Vesicula (Bläschen): *Eine umschriebene, erhabene, mit Flüssigkeit gefüllte Effloreszenz mit einem Durchmesser < 5 mm.*

Bulla (Blase): *Ein größeres Bläschen* (> 5 mm). Bläschen oder Blasen entstehen in der Regel durch Primärreize, allergische Kontaktdermatitis, physikalische Traumen, Sonnenbrand, Insektenstiche oder Virusinfektionen (Herpes simplex, Varizellen, Zoster); andere *Ursachen* sind Medikamente, Pemphigus, Dermatitis herpetiformis, Erythema exsudativum multiforme, Epidermolysis bullosa oder Pemphigoid.

Pustula (Eiterbläschen): *Eine oberflächliche, erhabene, mit Eiter gefüllte Effloreszenz.* Eiterbläschen können durch Infektionen oder eine seropurulente Umwandlung von Bläschen oder Blasen entstehen. Sie können auftreten bei Impetigo, Akne, Furunkeln, Karbunkeln, bestimmten tiefen Pilzinfektionen, Hidradenitis suppurativa, Kerion celsi, Miliaria und pustulöser Psoriasis auf Handtellern und Fußsohlen.

Urtica (Quaddel): *Eine flüchtige, durch ein lokales Ödem hervorgerufene erhabene Effloreszenz.* Bei Quaddeln handelt es sich häufig um eine allergische Reaktion auf Medikamente, Insektenstiche oder -bisse, Kälte, Hitze, Druck oder Sonnenlicht.

Teleangiektasien: *Aufgeweitete oberflächliche Blutgefäße,* Dilatation oberflächlicher Blutgefäße, wie sie bei Rosazea oder bestimmten Systemerkrankungen (Ataxia teleangiectatica, Sklerodermie) gesehen werden. Sie können auch hervorgerufen werden durch eine Langzeittherapie mit topischen fluorierten Kortikosteroiden, überwiegend ist die Ätiologie jedoch unbekannt.

Sekundäreffloreszenzen

Sekundäreffloreszenzen entwickeln sich entweder aus einer Primäreffloreszenz (ein Bläschen beispielsweise platzt und hinterläßt eine erodierte Stelle) oder dann, wenn der Patient an Primäreffloreszenzen manipuliert (z. B. wird durch Aufkratzen ein Bläschen zu einer erodierten oder ulzerierten Fläche).

Squama (Schuppe): *Abgeschilferte Teile der Hornschicht* (es kann sich sowohl um eine primäre als auch um eine sekundäre Veränderung handeln). Die häufigsten mit Schuppenbildung einhergehenden Hautkrankheiten sind Psoriasis, seborrhoische Dermatitis, oberflächliche Pilzinfektionen, Tinea versicolor, Pityriasis rosea und verschiedene chronische Dermatitiden.

Crusta (Kruste): *Eingetrocknetes Serum, Blut oder eingetrockneter Eiter.* Krusten bilden sich bei einer Vielzahl von inflammatorischen und infektiösen Krankheiten.

Erosion: *Verlust eines Teiles oder der gesamten Epidermis,* oft festzustellen bei Infektionen, hervorgerufen durch Viren der Herpesgruppe und bei Pemphigus.

Ulcus (Geschwür): *Verlust der Oberhaut und zumindest eines Teiles der Lederhaut.* Augenscheinlich ist die Herkunft der Geschwüre bei physikalischen Verletzungen oder akuten bakteriellen Infektionen. Weniger klar ist sie bei chronischen bakteriellen und Pilzinfektionen, artefiziellen Geschwüren, verschiedenen peripheren Gefäßerkrankungen und Neuropathien, systemischer Sklerodermie und Neoplasmen.

Exkoriation: *Ein strichförmiger oder vertiefter verkrusteter Bezirk, entstanden durch Kratzen, Reiben oder Schürfen.*

Lichenifikation: *Verdickung der Haut mit vergröberter Hautfelderung.* Typisch ist Lichenifikation bei Dermatitis atopica und Lichen simplex chronicus.

Atrophie: Verdünnte und gefältete Haut, ähnlich Zigarettenpapier, vor allem im Alter und beim diskoiden Erythematodes sowie nach langzeitiger Kortikosteroid-Anwendung.

Cicatrix: *Eine Narbe ist das Ergebnis der Heilung nach der Zerstörung von Hautteilen.* Narben können, wie auch Geschwüre, leicht erkennbare Ursachen haben, sie können aber auch, wie beim diskoiden Erythematodes, ein fortgeschrittenes Erkrankungsstadium darstellen.

Anordnung und Lokalisation der Effloreszenzen

Die Effloreszenzen bestimmter Hauterkrankungen bilden charakteristische Erscheinungsformen. Die **Gruppierung** praller Bläschen beim Herpes simplex und beim Zoster sowie dessen lineare Anordnung bestimmen die Diagnose. **Ringformen** (oder die Tendenz zur Ringbildung) sind typisch für Granuloma anulare, Erythema exsudativum multiforme, Pilzinfektionen und sekundäre Syphilis. **Linear** angeordnete Effloreszenzen sind hin und wieder zu finden bei epidermalen Nävi, linearer Sklerodermie und Kontaktekzemen, Effloreszenzen bei Psoriasis, Lichen ruber planus und flachen Warzen können die Form einer Hautverletzung nachahmen **(Köbner-Phänomen; isomorpher Reizeffekt).**

Lokalisation der Effloreszenzen: Obwohl eine Erkrankung gelegentlich nicht in der herkömmlichen Form verläuft, gibt es doch häufig typische Hautbefallsmuster.

Nachstehend einige Beispiele für übliche Lokalisationen:

Akne: Gesicht, Nacken, Brustbereich, oberer Rücken. Bei der Acne tropicalis kann der ganze Stamm befallen sein.

Dermatitis atopica: Bevorzugt befallen sind die großen Gelenkbeugen (Ellenbeuge und Kniekehle), Gesicht, Nacken und Hände. Bei kleinen Kindern ist die Verteilung nicht charakteristisch.

Erythema exsudativum multiforme: In erster Linie Handteller, Fußsohlen und Schleimhäute, kann sich aber auch weiter ausbreiten.

Erythema nodosum: An den unteren Extremitäten, grundsätzlich im prätibialen Bereich.

Lichen ruber planus: Mundschleimhäute, Beugeseiten der Handgelenke, Stamm, Genitalien; weitere Streuung möglich.

Erythematodes chronicus discoides: Primär Gesicht, Kopfhaut, Ohren und Nacken.

Lichtdermatosen: Alle natürlichem oder künstlichem Licht ausgesetzten Körperteile wie Halsausschnitt, Arme unterhalb der Ärmel und Gesicht (insbesondere Wangen und Nase). Diese charakteristische Lokalisation wird häufig nicht erkannt und mit Kontaktdermatosen verwechselt.

Pityriasis rosea: Vorwiegend Stamm und obere Extremitäten mit der Längsachse der ovalen Effloreszenz parallel zu den Hautspaltlinien. Gelegentlich befällt die Pityriasis rosea nur die Gliedmaßen und nicht den Stamm.

Psoriasis: Meist an der Streckseite von Ellenbogen oder Knie, an der Kopfhaut, am Rücken, im anogenitalen Bereich und an Nägeln; kann aber auch auf den Beugeseiten, sogar an der Penisspitze oder im Handteller auftreten.

Spezielle diagnostische Methoden

Eine **Biopsie** ist empfehlenswert zur Bestimmung jeder unklaren Dermatose, insbesondere einer chronischen, und unerläßlich bei Verdacht auf ein Neoplasma. Für die Biopsie sollte eine voll ausgeprägte typische Effloreszenz ausgewählt werden. Bei bläschen-, blasen- oder pustelartigen Veränderungen sind Effloreszenzen im Frühstadium am geeignetsten. Am einfachsten ist eine Stanzbiopsie von 3 mm Durchmesser oder mehr durch alle Hautanteile, wobei der Stanzzylinder an der Basis abgetrennt wird. Zur Biopsie relativ bröckeliger Effloreszenzen (z. B. seborrhoische Keratosen) kann eine scharfe Kürette benutzt werden. Werden größere Gewebeproben benötigt oder handelt es sich um tiefe oder unter der Haut liegende Effloreszenzen, so wird ein keilförmiges Stück herausgeschnitten und der Schnitt vernäht. Bei den meisten kleinen Knoten genügt das Exzisat gleichzeitig für die mikroskopische Diagnose und die Behandlung. Alle pigmentierten Hautveränderungen, einschließlich Nävi, sollten tief genug exzidiert werden, so daß auch der tiefe Bereich der Läsion histologisch beurteilt werden kann. Oberflächliche Biopsien sind oft unzureichend für die histologische Diagnose. Bei Verdacht auf Mykobakterien oder tiefe Pilzinfektionen sollten von dem unteren Teil des Biopsiematerials entsprechende Kulturen angelegt werden.

Untersuchung von Hautschuppen auf Pilze: Liegt die Vermutung nahe, daß es sich um Pilzinfektionen der Hautoberfläche handelt, können diese nachgewiesen werden durch eine mikroskopische Untersuchung der von den Effloreszenzen abgenommenen Schuppen; nach Zugabe von 20%iger Kalilauge werden diese leicht erwärmt. Abgebrochene und verformte Haare müssen untersucht werden, da gesunde Haare bei einer Tinea capitis nicht betroffen sind. Bei einer Dermatophyteninfektion sind unter dem Mikroskop nur Hyphen auszumachen, während bei Tinea versicolor und bei Candidainfektionen sowohl Hefen als auch Hyphen sichtbar werden; dieses Unterscheidungsmerkmal kann wichtig sein für die Auswahl einer spezifischen Chemotherapie.

Bakterien- und Pilzkulturen: Bei akuten bakteriellen Hautinfektionen empfehlen sich Kulturen und antibakterielle Empfindlichkeitstests; die Behandlung sollte jedoch unverzüglich einsetzen. Ausreichende Materialentnahme ist unerläßlich. Bei eindeutigen Pusteln genügt ein Abstrich; er ist sofort in einem entsprechenden Kulturmedium anzusetzen und darf nicht erst austrocknen. Chronische Infektionen (z. B. Tuberkulose oder tiefe Pilzinfektion) mit gemischter und relativ spärlicher Flora erfordern mehr Material, evtl. sogar tiefe Biopsieproben und spezielle Kulturmedien. Kulturen oberflächlicher Pilzinfektionen sind gelegentlich positiv, obwohl das Nativpräparat negativ ist.

Betrachtung unter dem Wood-Licht: Betrachtet man die Haut in einem verdunkelten Raum unter violettem Licht, welches mit einem speziellen Filter nach Wood ausgefiltert ist (dem sogenannten black light), so fluoresziert Tinea versicolor golden und Erythrasma orange-rot; Kopfhaare bei durch *Microsporum canis* oder *M. audouinii* verursachter Tinea capitis erscheinen leuchtend hellgrün. Meist ist Tinea capitis durch Trichophyton-Arten hervorgerufen, die selten fluoreszieren. Den ersten Hinweis auf eine Pseudomonasinfektion, besonders in Brandwunden, kann eine grüne Fluoreszenz unter dem Wood-Licht liefern. Depigmentierte Flecken bei Vitiligo unterscheiden sich bei Betrachtung unter dem Wood-Licht von hypopigmentierten Läsionen durch ihre elfenbeinweiße Farbe.

Zytologische Untersuchungen: Der **Tzanck-Test** ist schnell gemacht und liefert zuverlässige Ergebnisse in der Diagnostik bläschenartiger Hautveränderungen. Färbt man ein Abstrichpräparat vom Blasengrund nach Wright oder Giemsa, so zeigen sich multinukleäre Riesenzellen bei Herpes simplex, Zoster und Varizellen, nicht aber bei Impfpocken. **Viruskulturen** sind empfindlicher und inzwichen schneller durchführbar – ein Fortschritt gegenüber dem schwierig zu beurteilenden Tzanck-Test. Falls eine Virus- oder Chlamydieninfektion frühzeitig vermutet wird, kann Bläscheninhalt oder Abstrichmaterial von Zervix und Urethra in spezielle Transportmedien eingebracht und den Kulturverfahren zugeführt werden, die in den meisten medizinischen Zentren verfügbar sind. Akantholytische Zellen, die sehr große Kerne und spärliches Zytoplasma aufweisen und die Verbindung untereinander verloren haben, sprechen für Pemphigus.

Immunfluoreszenz-Test (IF): Die Fluoreszenzmikroskopie *(s. Kap. IMM, 3., Überempfindlichkeitsreaktionen Typ II)* ist eine große Hilfe bei der Diagnostik und der Behandlung bestimmter Hauterkrankungen. Der indirekte IF-Test verdeutlicht, daß das Serum des Patienten mit Pemphigus oder bullösem Pemphigoid spezifische Antikörper enthält, die sich in unterschiedlichen Zonen des Epithels binden. Beim Pemphigus kann die Höhe des Antikörpertiters übereinstimmen mit der Schwere der Krankheit. Beim direkten IF-Test weist die Hautbiopsie von Patienten mit Pemphigus, Pemphigoid, Dermatitis herpetiformis, Herpes gestationis, systemischem und diskoidem Erythematodes typische diagnostische Muster auf. Bei den meisten dieser Erkrankungen ermöglicht der direkte IF-Test eine bessere diagnostische Aussage.

Andere spezielle diagnostische Methoden bestehen aus Pflastertests bei allergischen Kontaktdermatosen *(s. Kap. IMM, 3., Überempfindlichkeitsreaktionen Typ IV, und Kap. INF, 16., Dunkelfeldmikroskopie bei Syphilis).*

2. ALLGEMEINE GRUNDLAGEN DERMATOLOGISCHER THERAPIE

Zahlreiche Substanzen werden bei der topischen Behandlung angewandt: Absorptionsmittel, Desinfektionsmittel, antiinflammatorische Wirkstoffe, Adstringenzien (austrocknende Stoffe, welche durch Präzipitation von Eiweiß zur Schrumpfung und Kontraktion der Haut führen), Reinigungsmittel, Weichmacher und Keratolytika (erweichende, lösende und die Entschuppung fördernde Mittel). Diese lokal wirkenden Stoffe werden für die folgenden Wirkungen eingesetzt: **1. Die Haut wird gesäubert und geschützt,** und Rückstände werden beseitigt. **2. Auslösende Noxen** (Bakterien, Pilze und Protozoen) **werden zerstört.** *Das Entfernen der spezifischen Ursachen* für Hauterkrankungen wird in einem entsprechenden Abschnitt weiter unten besprochen. Topisch angewandte Antibiotika sind bei Akne wirksam, und einige neuere Mittel (z.B. Mupirocin) sind bei einigen oberflächlichen Hautinfektionen von Wert. Mittel gegen Pilze, Krätze und Läuse werden topisch verabreicht. **3. Symptome wie Juckreiz, Brennen und Schmerzen werden gelindert.** Zusätzlich zu Analgetika können Kampfer (0,5- bis 3%ig) oder Menthol (0,1- bis 0,2%ig) allein oder zusammen mit Salben oder Cremes eingesetzt werden. Lokalanästhetika (Lidocain und Dibucain) erweisen sich auf der Haut in der Regel als wirkungslos, auf Schleimhäuten können sie gelegentlich von Nutzen sein. **4. Die Entzündung wird eingedämmt** und die Heilung beschleunigt.

Zubereitungen für die topische Behandlung

Der **Grundstoff** für eine Arzneimittelzubereitung muß sorgfältig ausgewählt werden, da er die Effektivität des Wirkstoffes verändern kann. Allergische ud irritierende Reaktionen (z.B. Kontaktdermatitis) können sowohl durch Bestandteile des Grundstoffes als auch durch Bestandteile des Wirkstoffes ausgelöst werden.

Salben sind ölig und enthalten wenig oder gar kein Wasser; sie fühlen sich fettig an, sind aber in der Regel gut verträglich. Sie sind am geeignetsten zum Einfetten, besonders bei Anwendung auf feuchter Haut; sie schützen Hautschäden mit dickem Schorf, Lichenifikation oder Schuppenkrusten und irritieren bei einigen erodierten oder offenen Läsionen, wie z.B. einem Stauungsulkus, weniger als eine Creme. Um einen Wirkstoff auf die Haut aufzubringen, sind Salben gewöhnlich besser als Cremes.

Cremes, halbfeste Öl/Wasser- oder Wasser/Öl-Emulsionen, bilden die Hauptstütze der dermatologischen Therapie. Sie lassen sich leicht auftragen und ziehen nach dem Einreiben in die Haut ein.

Bei **Lotionen** (Schüttelmixturen) handelte es sich ursprünglich um fein pulverisierte Stoffe in Wasser und/oder Alkohol. Die meisten der heute verwendeten Lotionen (z.B. einige kortikosteroidhaltige Lotionen) sind ölige Emulsionen. Sie sind einfach aufzutragen, kühlen und trocknen akut entzündete und nässende Effloreszenzen aus. Ihre pudrigen Bestandteile können jedoch irritierend wirken, wenn sie die Haut zu sehr austrocknen. Lotionen sind in der Regel vor Gebrauch zu schütteln.

Lösungen, homogene Mischungen aus zwei oder mehreren Bestandteilen, lassen sich besonders einfach auf der Kopfhaut anwenden. Sie haben eine austrocknende Wirkung wie Lotionen. Die am häufigsten verwendeten Lösungsmittel sind Äthylalkohol, Propylenglykol, Polyäthylenglykol und Wasser.

Reinigungs- und Schutzmittel

Die Haupt**reinigungsmittel** sind Wasch- und Lösungsmittel. Zwar ist Seife das populärste Waschmittel, es werden jedoch auch synthetische Detergenzien benutzt. Baby-Shampoos werden nicht nur in den Augen, sondern auch in Wunden und Abschürfungen gut vertragen *und unterstützen bei* Psoriasis, Ekzemen und anderen Dermatosen das Ablösen von Krusten und Schuppen. Stark irritierte, nässende oder sekretabsondernde Hautveränderungen sollten jedoch nur mit Wasser gereinigt werden.

Oft werden Waschmitteln oder anderen dermatologischen Präparaten unterschiedliche Zutaten beigemischt, um bestimmte Eigenschaften hinzuzufügen oder vorhandene zu verstärken. Gegen Schuppen kann ein Shampoo mit Zink-Dipyrithion, Selendisulfid oder Teerextrakten angereichert werden.

Das Hauptreinigungsmittel ist Wasser. **Umschläge, Bäder oder Kompressen** aus Gaze oder Leinenlappen unter Verwendung von Leitungswasser für 48–72 Stunden bei 1- bis 2stündlichem Wechseln lindern und kühlen in der Regel akute nässende oder feuchte Hautveränderungen und trocknen sie aus. Feuchte Umschläge mit Aluminiumazetat, Magnesiumsulfat u.a. zeigen selten eine bessere Wirkung als klares Leitungswasser. Äthylalkohol, das gebräuchlichste organische Lösungsmittel zur lokalen Anwendung, ist gewöhnlich gut mit Wasser verdünnbar.

Topische **Schutzmittel** bedecken die Haut und schützen sie gegen schädliche Einwirkungen. **Puder** wird häufig als Schutzmittel in intertriginösen Hautpartien benutzt, z.B. zwischen den Zehen, in der Gesäßspalte, den Achseln, in der Leistengegend und unter den Brüsten. Puder trocknet mazerierte Haut und vermindert die Reibung durch Absorption der Feuchtigkeit und bringt dadurch Erleichterung. Puder tendiert jedoch zum Verklumpen und kann in feuchtem Zustand irritierend wirken. Puder kann Schutzcremes, Lotionen und Salben beigemischt werden. Kollodium und andere Schutzfilme sind **mechanische Schutzmittel,** die die Haut mit einem flexiblen oder halbstarren kontinuierlichen Film überziehen. Moderne feuchte Verbände (hydrophile Polymere), wie z.B. Vigilon, können mit einem Gazeüberzug fixiert werden. Zinkpaste schützt die Haut wie ein fest schließender Verband; **Sonnenschutzmittel,** die die Haut vor ultraviolettem Licht abschirmen, zählen auch zu den Schutzmitteln *(s. Kap. PHY, 1.)*.

Topische Kortikosteroide

Kortikosteroide, die wirkungsvollsten topischen Stoffe, sind bemerkenswert frei von bedeutenden Nebenwirkungen *(s. Tab. 1.)* und für viele Zubereitungen verfügbar. Juckende und inflammatorische Dermatosen reagieren in der Regel günstig auf richtig eingesetzte Kortikosteroide, jedoch können hierdurch Talgdrüsenerkrankungen, wie Akne oder Rosazea, verschlimmert werden. Topische Kortikosteroide und andere Präparate sind normalerweise als Cremes, Lotionen, Salben oder Lösungen, seltener als Spray oder Folien erhältlich.

Zur Behandlung von Gesichtsdermatosen sollte 1%iges Hydrocortison, eine nicht fluorierte Präparation, gegenüber synthetischen Kortikoiden bevorzugt werden, da hierdurch keine Teleangiektasien, keine periorale Dermatitis, Atrophien oder Striae hervorgerufen werden. Obwohl einige Präparate in höherer oder niedrigerer Konzentration erhältlich sind, sollte zu Beginn der Behandlung ein stark wirkendes Mittel verschrieben werden. Die Präparate sollten dreimal täglich, bei einigen Dermatosen auch häufiger, sparsam aufgetragen werden. Cremes wirken am besten, wenn sie leicht bis zum Verschwinden in die Haut eingerieben werden. Verschiedene 0,5% Hydrocortison enthaltende Präparate sind jetzt auch frei erhältlich, helfen jedoch – wenn überhaupt – nur wenig.

Um einer chronischen oder auf topische Kortikosteroide nicht ansprechenden Läsion ein Kortikosteroid in hoher Konzentration zuzuführen, hat sich die Methode der direkten **intraläsionalen Injektion** einer Kortikoidsuspension als nützlich erwiesen. Das Hauptproblem bei dieser intrafokalen Kortikoidbehandlung ist eine Hautatrophie, die normalerweise reversibel ist. Bei schwarzer Haut kann die Injektion eine Hypopigmentierung zur Folge haben. Für die intraläsionale Injektion wird meist Triamcinolonacetonid als Kortikosteroidsuspension angewandt. Um das Risiko einer lokalen Atrophie oder Hypopigmentation zu verringern, wird die Substanz gewöhnlich in steriler physiologischer Kochsalzlösung verdünnt (2,5–10 mg/ml). Höhere Konzentrationen sollten nur zur Behandlung des Keloids genommen werden.

Undurchlässige Okklusivverbände steigern Absorption und Wirkung topischer Kortikosteroide. Diese **Okklusivbehandlung** ist angebracht bei Psoriasis, Dermatitis atopica, beim Erythematodes und bei chronischem Handekzem. In der Regel wird eine aufgetragene *Creme- oder Salben*präparation über Nacht mit einem Polyäthylenfilm, z.B. mit einer einfachen Haushaltsfolie, abgedeckt, denn Cremes und Salben irritieren bei einer Okklusivtherapie weniger als Lotionen. Eine mit Flurandrenolid imprägnierte Plastikfolie ist besonders geeignet zur Behandlung vereinzelter oder hartnäckiger Läsionen. Als Folge einer Okklusivbehandlung können Miliaria, Striae distensae oder bakterielle Infektionen auftreten; bei Kindern und seltener bei Erwachsenen kann nach einer langzeitigen Okklusiv-

Tab. 1. Relative Wirkungsstärke ausgewählter topischer Kortikosteroide

*Wirkungsstärke**	*Substanz*	*Präparation*	*Konzentration*
I	Betamethasondipropionat	Creme, Salbe	0,05%
	Clobetasolpropionat	Creme, Salbe	0,05%
	Diflorasondiacetat	Salbe	0,05%
II	Amcinonid	Salbe	0,1%
	Betamethasondipropionat	Salbe	0,05%
	Desoximetason	Creme, Salbe	0,25%
		Gel	0,05%
	Diflorasondiacetat	Salbe	0,05%
	Fluocinonid	Creme, Gel, Salbe	0,05%
	Halcinonid	Creme	0,1%
III	Betamethasondipropionat	Creme	0,05%
	Betamethasonvalerat	Salbe	0,1%
	Diflorasondiacetat	Creme	0,05%
	Triamcinolonacetonid	Salbe	0,1%
IV	Desoximetason	Creme	0,05%
	Fluocinolonacetonid	Salbe	0,025%
	Flurandrenolid	Salbe	0,05%
	Hydrocortisonvalerat	Salbe	0,2%
	Triamcinolonacetonid	Creme	0,1%
V	Betamethasondipropionat	Lotion	0,02%
	Betamethasonvalerat	Creme	0,1%
	Fluocinolonacetonid	Creme	0,025%
	Flurandrenolid	Creme	0,05%
	Hydrocortisonbutyrat	Creme	0,1%
	Hydrocortisonvalerat	Creme	0,2%
	Triamcinolonacetonid	Lotion	0,1%
VI	Betamethasonvalerat	Lotion	0,05%
	Desonid	Creme	0,05%
	Fluocinolonacetonid	Lösung	0,01%
VII	Hydrocortisonacetat	Lotion, Creme, Salbe	1,0%

*Die Wirkungsstärke hängt von vielen Faktoren ab, einschließlich der Arzneimittelcharakteristika und -konzentration und des Grundstoffs für die Zubereitung.

Nach Stoughton, R. B., R. C. Cornell: Review of super-potent topical corticosteroids. Seminars in *Dermatology* 6: 72–76, 1987 (mit Abdruckgenehmigung von W. B. Saunders); und aus „Drug Facts and Comparisons", 1991, pp. 2150 (mit Abdruckgenehmigung von „Facts and Comparisons", einer Abteilung von J. B. Lippincott, St. Louis).

behandlung größerer Hautpartien eine Hypopyhsen- oder Nebennierenrindensuppression auftreten.

Die Anwendung topischer Antibiotika allein oder kombiniert mit topischen Kortikosteroiden ist kaum gerechtfertigt. Die Kombinationen haben keine stärkere Wirkung als ein Kortikosteroid allein; häufig wird eine allergische Kontaktdermatitis durch topische Antibiotika, besonders durch Neomycin, hervorgerufen und kompliziert dann das ursprüngliche Hautproblem.

3. PRURITUS

(Juckreiz)

Es ist auffällig, daß der Patient instinktiv versucht, sich durch Kratzen Erleichterung zu verschaffen.

Ätiologie und Symptomatik

Juckreiz kann im Zusammenhang mit einer primären Hauterkrankung auftreten oder Symptom einer Systemerkrankung sein – manchmal das einzige. Hauterkrankungen mit heftigem Juckreiz sind Skabies, Pediculosis, Insektenstiche, Urtikaria, Dermatitis atopica, Kontaktdermatitis, Lichen ruber planus, Miliaria und Dermatitis herpetiformis. Trockene Haut, besonders bei älteren Personen, verursacht oft heftigen generalisierten Juckreiz.

Systemerkrankungen, die in offensichtlichem Zusammenhang mit einem generalisierten Hautjucken stehen und gewöhnlich keine Hautläsionen aufweisen, sind Krankheiten mit einem Anstieg der Gallenfarbstoffe im Serum, Urämie (häufig assoziiert mit einem Hyperparathyreoidismus), Lymphome, Leukämie und Polycythaemia rubra vera. In den letzten Schwangerschaftsmonaten kann ein Juckreiz auftreten, ohne daß primäre Hautläsionen vorhanden sind. Viele Medikamente, insbesondere Barbiturate und Salizylanilide, können Hautjucken auslösen. Andere Erkrankungen, von denen man annimmt, daß sie ein allgemeines Hautjucken auslösen, was jedoch noch nicht eindeutig bewiesen ist, sind Hyperthyreoidismus, Diabetes mellitus und viele Arten von Karzinomen innerer Organe. Nur mit Vorsicht sollte man einem allgemeinen Hautjucken eine psychogene Ätiologie unterstellen, obwohl gelegentlich ein Pruritus rein psychogen ausgelöst werden kann.

Ständiges Kratzen kann eine Rötung der Haut, urtikarielle Papeln, exkoriierte Papeln, Fissuren sowie verkrustete lange Kratzstriche verursachen. Lichenifikation und Pigmentierung können ebenfalls Folgen ständigen Kratzens und Reibens sein.

Gelegentlich weist jedoch die Haut eines über heftigen generalisierten Juckreiz klagenden Patienten keinerlei Kratz- oder Reibespuren auf.

Therapie

Zuallererst sollte die Ursache des generalisierten Juckreizes gefunden und behoben werden. Sofern keine Hauterkrankung vorliegt, ist nach einer Systemerkrankung oder einer auf Medikamenteneinnahme zurückzuführenden Ursache zu forschen.

Wenn möglich, sollte alle medikamentöse Behandlung gestoppt oder durch chemisch nicht verwandte Medikamente ersetzt werden. Die Haut reizende Bekleidung, z.B. Wolle, ist zu vermeiden. Bäder sollten eingeschränkt werden, da sich dadurch der Juckreiz, besonders bei trockener Haut, verschlimmern kann. Weiße Vaseline, Eucerin oder hydriertes pflanzliches Öl (d.h. ein zum Kochen verwendbares Öl) sind als Feuchtigkeitsspender gut geeignet, wenn sie aufgetragen werden, solange die Haut noch feucht ist. Die Haut sollte dann trockengetupft werden, um Wasser und überschüssiges Öl zu entfernen. Anästhetika sind zu vermeiden. Bestrahlungen der Haut mit UV B und orales Colestyramin können hilfreich bei Urämie, Cholestase und gelegentlich sogar dann sein, wenn sich keine zugrundeliegenden Störungen finden lassen. Topische Kortikosteroide mildern in den seltensten Fällen den Juckreiz ohne zugrundeliegende Dermatitis, können jedoch gelegentlich zur Besserung eines essentiellen Pruritus bei älteren Patienten beitragen.

Wenn feststeht, daß ein Medikament den Juckreiz ausgelöst hat, können ein Tranquilizer verschrieben werden, z.B. Hydroxyzin, oder in schweren Fällen niedrige und allmählich steigende Dosen von Chlorpromazin oder Doxepin. Antihistaminika helfen, wenn überhaupt, lediglich infolge ihrer sedierenden Wirkung.

4. DERMATITIS

Oberflächliche Entzündung der Haut, charakterisiert durch Bläschen (im akuten Stadium), Rötung, Ödem, Sekret absondernd, verkrustend, schuppend und in der Regel juckend. Kratzen oder Reiben kann zur Lichenifikation führen.

Die Begriffe *Dermatitis* und *Ekzem* werden in diesem Kapitel synonym gebraucht. Unter den Fachleuten herrscht keine Einigung hinsichtlich der Unterscheidung. Oft wird der Begriff *ekzematisierte Dermatitis* benutzt, wenn eine Dermatitis mit Bläschen einhergeht, und einige Fachleute begrenzen den Begriff *Ekzem* auf chronische Dermatitiden.

Kontaktdermatitis

Eine akute oder chronische Entzündung, oft scharf abgegrenzt, hervorgerufen durch Substanzen, die mit der Haut in Kontakt kommen.

Ätiologie

Kontaktdermatitis kann durch einen primären chemischen Reiz entstehen oder eine verzögerte allergische Reaktion vom Typ IV sein *(s. Kap. IMM, 3.)*.

Direkte Reize können die gesunde Haut schädigen oder eine vorhandene Dermatitis irritieren. Handelt es sich um schwach irritierende Substanzen, wie Seife, Azeton oder sogar Wasser, können einige Tage vergehen, bevor klinisch nachweisbare Hautveränderungen auftreten. Starke Reizmittel, wie Säuren, Laugen oder Phenol, verursachen sichtbare Hautveränderungen innerhalb weniger Minuten. Der Mechanismus dieser Schädigungen ist ungeklärt.

Eine **allergische Kontaktdermatitis** beruht auf einer verzögerten Überempfindlichkeit. Zwischen dem ersten Kontakt und erneutem Kontakt, welcher die Dermatitis hervorruft, kann eine Latenz von 6–10 Tagen (bei starken Allergenen, wie Giftefeu) bis zu Jahren liegen. Durch eine Reexposition können u. U. Jucken und Dermatitis innerhalb von 4–12 h auftreten. Neuere Studien deuten darauf hin, daß Langerhans-Zellen (eine zahlenmäßig geringe Subpopulation epidermaler Zellen) wesentlich für die Präsentation von Allergenen gegenüber T-Lymphozyten sind, die hierdurch sensibilisiert werden. Aus Keratinozyten und Langerhans-Zellen freigesetzte chemische Mediatoren können ebenfalls zur Auslösung einer Sensibilisierung beitragen. Patienten erscheint es oft unglaubwürdig, daß sie plötzlich auf Substanzen, die sie jahrelang benutzt haben, oder auf Medikamente gegen ihre Dermatitis allergisch reagieren sollen, aber die **Bestandteile topischer Medikamente** bilden eine der Hauptursachen für eine allergische Kontaktdermatitis: Antibiotika (Penicillin, Sulfonamide, Neomycin), Antihistaminika (Diphenhydramin, Promethazin), Anästhetika (Benzocain), Antiseptika (Thiomersal, Hexachlorophen) und Stabilisatoren (Äthylendiamin und Abkömmlinge). Andere auslösende Noxen sind enthalten in **Pflanzen** (Giftefeu, Eiche und Sumach, Ambrosien, Primeln); zahlreiche potentielle Reizstoffe, die in der **Schuh-** und **Bekleidungs**industrie verwendet werden (Gerbstoffe in Schuhen, freies Formaldehyd in Appreturen, Gummi-Akzeleratoren und Antioxidanzien in Handschuhen, Schuhen, Unterhosen, Büstenhaltern und anderen Kleidungsstücken); **Metallverbindungen** (Nickel, Chrom, Quecksilber); *p*-Phenylendiamin oder andere **Farbstoffe;** und **Kosmetika** (Enthaarungsmittel, Nagellack, Desodorantien). Die **Industriestoffe,** die Berufsdermatosen auslösen können, sind kaum zu zählen.

Photoallergische und **phototoxische Kontaktdermatitiden** werden nach der topischen Anwendung bestimmter Chemikalien unter Lichteinwirkung sichtbar. Sie sind der Beweis einer überschießenden Reaktion auf Sonnenlicht (polymorphe Lichtdermatosen, *s. Kap. PHY, 1.*). Für eine photoallergische Kontaktdermatitis verantwortliche Stoffe sind häufig enthalten in Rasierwässern, Sonnenschutzmitteln und topischen Sulfonamiden. Eine phototoxische Kontaktdermatitis wird in der Regel ausgelöst durch bestimmte Duftstoffe, Steinkohlenteer, Psoralen und Schmieröle. Photoallergische und phototoxische Kontaktdermatitiden müssen abgegrenzt werden von lichtsensbilisierenden Reaktionen auf systemisch verabreichte Medikamente.

Symptomatik

Das Bild einer Kontaktdermatitis reicht von flüchtiger Rötung bis zu starker Schwellung mit Blasen, gewöhnlich mit Juckreiz und Bläschenbildung einhergehend. Eine Kontaktdermatitis kann jede Stelle der Haut betreffen, die mit einer allergierenden oder irritierenden Substanz in Berührung kommt. Eine in der Luft befindliche Noxe kann auf unbedeckter Haut eine Dermatitis auslösen (z. B. Gräserpollen, Insektenspray). Bezeichnenderweise ist die Dermatitis zunächst scharf auf die Kontaktstelle begrenzt; später kann sie sich auf andere Bereiche ausdehnen.

Der Verlauf wechselt. Sobald die ursächliche Noxe beseitigt ist, verschwindet ein einfaches Erythem in wenigen Tagen, und Blasen trocknen ein. Bläschen und Blasen können platzen, nässen und verkrusten. Mit dem Abklingen der Entzündung schuppt sich die Haut, und manchmal ist eine vorübergehende Verdickung festzustellen. Weiterer Kontakt mit dem auslösenden Agens oder Komplikationen, wie eine Irritation durch oder eine Allergie gegen eine topische Medikation, Kratzen oder eine Infektion können die Dermatitis unterhalten.

Diagnostik

Da eine Kontaktdermatitis anderen Hauterkrankungen ähneln kann, sollte bei jeder unklaren schwierigen Dermatitis als Ursache oder verstärkender Faktor ein Allergen oder ein Reizstoff verdächtigt werden. Typische Hautveränderungen und eine Anamnese ihres Auftretens erleichtern die Diagnose; die Erkennung des verantwortlichen Allergens kann jedoch eine mühsame Befragung und umfassende Pflastertests erfordern. Der Beruf des Patienten, seine Hobbys, seine Tätigkeiten im Haushalt, Urlaubsgewohnheiten, seine Kleidung, topische Arzneimittel, die von ihm benutzt werden. Die Kenntnis der Eigenschaften topischer Allergene und Reizstoffe einschließlich der typischen Anordnung von Effloreszenzen bedeutet eine große Hilfe. Der Ausgangspunkt der ursprünglichen Läsion gibt oft einen wichtigen Hinweis auf die Ursache.

Pflastertests *(s. Kap. IMM, 3., Allergische Reaktion vom Typ IV)* mit einer Standardreihe von Allergenen sind nützlich, wenn die Befragung ergebnislos blieb. Ein Fachmann sollte die Testkonzentration auswählen (das gilt besonders für Industriestoffe und Kosmetika. Hier sollte ein Spezialist aus der Industrie um Rat gefragt werden.) Pflastertests sollten während des akuten Stadiums einer Dermatitis unterbleiben, da das Allergen bei sensibilisierten Patienten die Hautveränderungen verstärken kann. Eine positive Reaktion auf einen Pflastertest beweist nicht unbedingt den die Kontaktdermatitis auslösenden Stoff. Hierzu ist ein anamnestischer Bezug des Ansprechens auf das Prüfallergen in den Bereichen, in denen die Dermatitis ursprünglich auftrat, erforderlich, bevor die endgültige Diagnose gestellt wird. Ferner schließt ein negativer Pflastertest nicht aus, daß es sich um eine Kontaktdermatitis handelt; es könnte auch sein, daß sich die auslösende Noxe nicht unter den Prüfallergenen befand.

Therapie

Solange die auslösende Ursache nicht ausgeschaltet ist, kann sich die Behandlung als unwirksam erweisen, oder die Erkrankung kann ständig rezidivieren. Patienten mit photoallergischer oder phototoxischer Kontaktdermatitis sollten möglichst eine Lichtexposition meiden. Während der akuten Phase einer beispielsweise durch Giftefeu ausgelösten Dermatitis wirken Umschläge mit Gaze oder dünne Tücher lindernd und kühlend; sie sollten 4- bis 6mal täglich für jeweils 30 Minuten aufgelegt werden. Blaseninhalt kann dreimal täglich abgezogen werden, doch die Blasendecke sollte nicht entfernt werden. Bei schweren oder großflächigen Erkrankungen oder auch bei besonders schweren Entzündungen im Gesicht sollte 12–16 Tage lang ein Kortikosteroid eingenommen werden (z. B. Prednison, 60 mg/Tag). Diese Dosis kann auf 10–20 mg alle 3–4 Tage herabgesetzt werden. Topische Kortikoide helfen nicht in der akuten Phase; sobald die Dermatitis jedoch weniger akut ist, sollte Kortikosteroidcreme oder bei sehr trockenem Zustand eine Salbe *(s. Kap. HAU, 2.)* 3mal täglich vorsichtig eingerieben werden. Antihistaminika (abgesehen von ihrer beruhigenden Wirkung) und Desensibilisierung sind bei Kontaktdermatitis wirkungslos.

Atopische Dermatitis

Eine chronische, juckende, oberflächliche Entzündung der Haut, meistens bei Menschen mit allergischen Erkrankungen in der eigenen oder in der Familienanamnese (z. B. Heuschnupfen, Asthma).

Ätiologie

Die Ursache ist unbekannt. Die Patienten weisen hohe Spiegel an zyklischer AMP-Phosphodiesterase in ihren weißen Blutkörperchen auf, ein Befund, dessen Beziehung zur Dermatitis jedoch unklar ist. Zahlreiche Inhalationsstoffe und Nahrungsmittel verursachen häufig Reaktionen mit Rötung und Quaddelbildung im Kratz- und Intrakutantest, aber diese Reaktionen sind normalerweise unspezifisch. Neuere Studien weisen allerdings darauf hin, daß gewisse Nahrungsmittel Rötung und Juckreiz bei einzelnen jugendlichen Patienten hervorrufen können. Patienten mit atopischer Dermatitis haben in der Regel einen hohen Serumspiegel von IgE-spezifischen Antikörpern und eine periphere Eosinophilie, aber die ätiologische Bedeutung dieser Feststellung ist nicht bekannt. Verschiedene Studien haben über einen Defekt der T-Zell-Regulation berichtet, der mit einer gesteigerten IgE-Immunantwort verknüpft sein kann.

Symptomatik und Verlauf

Eine atopische Dermatitis kann in den ersten Lebensmonaten mit geröteten, nässenden, krustösen Läsionen im Gesicht, auf der Kopfhaut und an den Extremitäten beginnen. Bei älteren Kindern oder Erwachsenen tritt sie in einer mehr örtlich begrenzten chronischen Form auf. Der Verlauf kann nicht vorausgesagt werden. Obwohl die Erkrankung in der Regel zwischen dem 3. und 4. Lebensjahr abklingt, wechseln sich Verschlimmerungen und Remissionen während der Kindheit, in der Jugend und im Erwachsenenalter ab.

Juckreiz ist ein regelmäßiges Merkmal. Das ständige Kratzen und Reiben führt zu einem Juck-Kratz-Ausschlag-Juck-Zyklus. Bei älteren Kindern und Erwachsenen tritt die atopische Dermatitis bezeichnenderweise als Erythem und Lichenifikation in den großen Gelenkbeugen, auf den Lidern, im Nacken und an den Handgelenken auf. Bei einer generalisierten Ausbreitung sind sekundäre bakterielle Infektionen und regionäre Lymphknotenschwellungen häufig. Die häufige Einnahme von Medikamenten, vorhandenen oder verschriebenen, setzt den atopischen Patienten zahlreichen topischen Allergenen aus; eine Kontaktdermatitis kann die atopische Dermatitis verschlimmern und komplizieren, ebenso wie die generell trockene Haut dieser Patienten. Intoleranz gegenüber Primärreizen ist häufig anzutreffen; emotionaler Streß, Umwelttemperaturen oder Veränderungen der Luftfeuchtigkeit, bakterielle Hautinfektionen und wollene Kleidungsstücke verursachen oft eine Verschlimmerung.

Komplikationen

Patienten mit langwieriger atopischer Dermatitis können im Alter zwischen 20 und 30 Jahren einen grauen Star entwickeln. Herpes simplex kann bei atopischen Patienten eine ernste fieberhafte Erkrankung (Ekzema herpeticum) verursachen. Deshalb darf ein an atopischer

Dermatitis Erkrankter nicht mit Patienten, die eine akute Herpes-simplex-Infektion haben, in Berührung kommen.

Diagnostik

Die Diagnostik erfolgt ausschließlich klinisch; sie basiert auf der Verteilung der Läsion, der langen Erkrankungsdauer und häufig auf einer atopischen Allergie in der Familienanamnese. Da es oft schwer ist, eine atopische Dermatitis von einer seborrhoischen Dermatitis beim Kleinkind oder von einer Dermatitis irritans in jedem Alter zu unterscheiden, sollte der Patient vor einer definitiven Diagnose mehrere Male untersucht werden. Der Arzt muß sich davor hüten, alle späteren Hautprobleme einer atopischen Diathese anzulasten.

Therapie

Folgende Maßnahmen sind zu empfehlen:

1. Der Patient sollte möglichst viele Reizstoffe meiden und vor komplexer topischer Medikation gewarnt werden.
2. Kortikosteroidhaltige Cremes oder Salben helfen am besten. Da sie teuer sind, ist die ersatzweise Anwendung von weißer Vaseline, hydriertem pflanzlichem Öl (wie es zum Kochen verwendet wird) oder Wollwachsalkoholsalbe (wenn der Patient hierauf nicht allergisch ist) und Wasser zu empfehlen. Diese Emulsionen werden abwechselnd mit dem Kortikosteroid aufgetragen und tragen dazu bei, die Haut zu hydratisieren, was für die Behandlung wichtig ist. Eine langzeitige großflächige Anwendung stark wirkender kortikosteroidhaltiger Cremes oder Salben sollte bei Kleinkindern vermieden werden, da hierdurch eine (reversible) Nebennierenrindensuppression ausgelöst werden kann. Das allmähliche Unwirksamwerden topischer Steroide infolge ständiger Anwendung läßt sich durch den Einsatz einfacher erweichender Mittel für eine Woche oder länger vermeiden. Danach pflegen die Steroide erneut wirksam zu sein.
3. Bäder sollten auf ein Minimum beschränkt werden, falls der Patient hierdurch eine Verschlechterung erfährt, die Benutzung von Seife im Bereich der Dermatitis ist zu vermeiden, da Wasser und Seife austrocknend und irritierend wirken können. Badeöle fetten die Haut, und die angeführten kortikosteroidhaltigen oder emulgierenden Salben sollten nach einem Bad innerhalb von 3 Minuten auf die noch feuchte Haut aufgebracht werden. Die Haut kann dann trockengetupft werden.
4. Die Verabreichung eines Antihistaminikums (z.B. Diphenhydramin-Elixier 25–50 mg) vor dem Einschlafen kann bei Kindern stärksten Juckreiz wirkungsvoll lindern. Doxepin, ein trizyklisches Dibenzoxepin, ist ein sehr aktives Antihistaminikum und hat außerdem eine nützliche psychosedierende Wirkung bei Patienten mit Juckreiz. Man sollte die Behandlung versuchsweise mit 10-mg-Kapseln oder auch 5 mg aus einer geeichten Tropfflasche beginnen und die Dosis nach Bedarf und Verträglichkeit langsam steigern. Hydroxyzinkhydrochlorid 3- bis 4mal täglich 25 mg (für Kinder 2 mg/kg KG/Tag als Einzeldosis oder 6stündlich in geteilten Dosen) kann sich ebenfalls als nützlich erweisen.
5. Die Fingernägel sind kurz zu halten, um Exkoriationen und Sekundärinfektionen möglichst zu vermeiden.
6. Gegen Sekundärinfektionen wird ein orales Penicillinase-resistentes Penicillin oder ein Cephalosporin in der Dosierung von 250 mg 4mal täglich bei Erwachsenen und 25–50 mg/kg/Tag, in geteilten Dosen, bei Kindern empfohlen.
7. Wenn eine Hausbehandlung nicht hilft, kann die stationäre Behandlung aufgrund der intensiveren psychologischen und dermatologischen Therapie und durch den Wechsel der Umgebung in vielen Fällen die Besserung beschleunigen.
8. Auf orale Kortikosteroide sollte zuallerletzt zurückgegriffen werden. Wachstumsstörungen, Osteoporose und andere Nebenwirkungen einer langzeitigen Kortikoidtherapie sind gefährliche Risiken für Atopiker, die das Medikament über Jahre hinweg einnehmen. Verstärkte Rückfälle nach Beendigung der Therapie kommen häufig vor. Die Gabe von Kortikosteroiden an jedem zweiten Tag kann helfen (z.B. bei Erwachsenen 40–60 mg Prednison an jedem zweiten Morgen). Die Anfangsdosis sollte mehrere Wochen lang beibehalten

und dann langsam reduziert werden, während der Patient den Gebrauch topischer Medikamente lernt. Ein Problem ist, daß Patienten, die mit oralen Kortikosteroiden anfangen, von diesen abhängig werden.

9. Bei älteren Erwachsenen kann eine Besserung auch durch Psoralen und UV A (PUVA), beschrieben unter Psoriasis in *Kap. HAU, 10.*, zu erzielen sein. Wegen ihrer möglichen Langzeitnebenwirkungen empfiehlt sich diese Behandlungsform nur ausnahmsweise bei Kindern oder jungen Erwachsenen.

Seborrhoische Dermatitis

Eine entzündliche, schuppende Erkrankung der Kopfhaut, des Gesichts und gelegentlich anderer Körperpartien. Trotz der Bezeichnung sind Zusammensetzung und Absonderung des Talges normal.

Symptomatik

Bei Erwachsenen schreitet die Erkrankung langsam fort; die Dermatitis zeigt sich in der Regel nur in Form trockener oder fettiger Schuppen auf der Kopfhaut mit unterschiedlichem Juckreiz. In schweren Fällen bilden sich gelbrote schuppende Knötchen entlang der Haarlinie, hinter den Ohren, in den äußeren Gehörgängen, in den Augenbrauen, auf dem Nasensteg, in den Nasen-Lippen-Falten und über dem Brustbein. Es kann zu einer Entzündung der Lidränder mit trockenen gelben Krusten und einer Konjunktivitis kommen. Eine seborrhoische Dermatitis verursacht keinen Haarausfall.

Bei Neugeborenen (< 1 Monat) kann sich eine seborrhoische Dermatitis mit dicken gelben Schuppen auf dem behaarten Kopf, Fissuren und gelben Schuppen hinter den Ohren und roten Knötchen im Gesicht entwickeln. Bei Neugeborenen kann sich in diesem Zusammenhang auch eine hartnäckige Windeldermatitis entwickeln. Bei älteren Kindern können dicke, festhaftende, asbestartige, schuppende Plaques mit einem Durchmesser von 1–2 cm auf der Kopfhaut auftreten.

Genetische und klimatische Faktoren scheinen Auftreten und Schwere der Erkrankung zu beeinflussen; sie verschlimmert sich in der Regel im Winter. Die Prognose ist günstiger als bei atopischer Dermatitis. Patienten mit einer neurologischen Erkrankung können eine schwere seborrhoische Dermatitis haben. Sehr selten kommt es, sowohl bei Kindern als auch bei Erwachsenen, zu einer Generalisierung.

Therapie

Die Behandlung hängt davon ab, an welcher Stelle die seborrhoische Dermatitis auftritt und wie schwer sie ist. Bei **Erwachsenen** sollten Zinkpyrithion, Selensulfid, Salizylsäure oder ein teerhaltiges Shampoo täglich oder auch jeden 2. Tag so lange benutzt werden, bis die Kopfschuppung unter Kontrolle ist; anschließend genügt eine Anwendung zweimal wöchentlich. Eine kortikosteroidhaltige Lotion (z.B. 0,01%iges Fluocinolonacetonid oder 0,025%iges Triamcinolonacetonid) sollte 2mal täglich in die Kopfhaut oder andere behaarte Bereiche eingerieben werden, bis die Schuppung und Rötung vorbei sind. 1%ige Hydrocortisoncreme, 2- oder 3mal täglich, trägt zur schnellen Besserung der seborrhoischen Dermatitis hinter den Ohren, in den Nasolabialfalten, an den Lidrändern und auf dem Nasensteg bei; später ist sie bei Bedarf einmal täglich anzuwenden. Hydrocortisoncreme ist am geeignetsten bei seborrhoischer Dermatitis im Gesicht, da fluorierte Kortikosteroide Nebenwirkungen, wie Teleangiektasien, Atrophie und periorale Dermatitis, hervorrufen können. Bei manchen Patienten kann man durch 2%ige Ketoconazolcreme (2mal tgl. für 1–2 Wochen) Remissionen erreichen, die Monate anhalten. **Seborrhoische Ekzeme bei Kleinstkindern** werden täglich mit einem milden Babyshampoo und 2mal täglich mit einer kortikosteroidhaltigen Creme behandelt. Auf die dicken asbestartigen Läsionen auf dem behaarten Kopf jüngerer Kinder wird abends 10%ige Salizylsäure in Mineralöl oder ein kortikosteroidhaltiges Gel aufgetragen und mit einer Zahnbürste eingerieben. Die Kopfhaut ist täglich zu shampoonieren, bis die Schuppen verschwunden sind.

Aus Studien geht hervor, daß die äußerliche Anwendung von Imidazolen (pilzwirksame Substanzen) bei einigen Patienten mit seborrhoischer Dermatitis wirksam sein kann, und haben damit die Aufmerksamkeit auf die mögliche Bedeutung von *Pityrosporum ovale* (eine normalerweise in der Follikelmündung vorkommende Pilzspezies) als Ursache für diese Erkrankung gelenkt.

Nummuläre Dermatitis

Eine chronische Dermatitis, charakterisiert durch entzündete, münzförmige, bläschenartige, verkrustete, schuppende und normalerweise juckende Läsionen.

Die Ätiologie der nummulären Dermatitis ist nicht bekannt. Sie befällt häufig Patienten im mittleren Alter, die unter emotionalem Streß stehen; sie ist häufig assoziiert mit trockener Haut, tritt besonders im Winter auf. Verschlimmerungen und Remissionen kommen vor.

Symptomatik

Die diskoiden Läsionen beginnen mit juckenden Flecken mit konfluierenden Bläschen und Papeln, die später nässen und dann verkrusten. Die Läsionen sind weit verstreut; häufig sind sie am ausgeprägtesten auf den Streckseiten der Extremitäten und am Gesäß, sie treten aber auch am Stamm auf.

Therapie

Es gibt keine einheitliche Behandlung. Erfahrungsgemäß können Antibiotika eingenommen werden, da viele Bakterienarten kultiviert werden können; diese Therapie hat sich zur Eindämmung der Läsionen als wirkungsvoll erwiesen. Die Einnahme von Cloxacillin oder einem Cephalosporin 4mal/Tag 250 mg sowie Leitungswasserkompressen helfen bei starkem Nässen und Eitern. Weniger infizierte Läsionen können sich auch unter der Einnahme von Tetracyclinen (wenn auch nicht unbedingt aufgrund ihrer antibakteriellen Eigenschaften) 4mal/Tag 250 mg bessern. Nachdem die Herde ausgetrocknet sind, sollten sie mit einer kortikosteroidhaltigen Creme oder Salbe eingerieben werden; über Nacht sollte ein Okklusivverband mit einer kortikosteroidhaltigen Creme unter einem Polyäthylenfilm oder einer mit Flurandrenolid getränkten Folie angelegt werden. Wenn es sich um wenige Läsionen handelt, die auf die obige Therapie nicht ansprechen, können intraläsionale Steroidinjektionen wirksam sein. Bei ausgedehnteren resistenten Fällen kann UVB-Bestrahlung allein oder UVA-Bestrahlung mit oralem Psoralen helfen. Gelegentlich ist die Einnahme von Kortikosteroiden angezeigt; um die Nebenwirkungen herabzusetzen, sind 40 mg Prednison an jedem zweiten Tag als Anfangsdosis angemessen. Eine langzeitige systemische Kortikosteroidtherapie ist zu vermeiden.

Chronische Dermatitis der Hände und Füße

An Händen und Füßen treten häufig inflammatorische Hautveränderungen auf – an den Händen, weil diese mechanischen und chemischen Traumen ausgesetzt sind, an den Füßen bedingt durch Wärme und Feuchtigkeit in den Schuhen. Die Hautveränderung wird in der Regel chronisch und kann zu Hause oder im Beruf zur Arbeitsunfähigkeit führen.

Die folgenden primären Dermatosen können Hände und Füße befallen:

1. Eine **Kontaktdermatitis** (s. oben) ist häufig. Viele Allergene oder Irritanzien – Ätzmittel, scharfe Seifen, Reinigungsmittel, organische Lösungsmittel, Staubsaugerstaub, topische Medikamente – können die Dermatitis verursachen oder verlängern. Bei jeder Dermatitis der Füße sollte unbedingt durch ein Pflastertest Klarheit über eine bestehende Überempfindlichkeit gegen einen Bestandteil des Schuhs geschaffen werden, da eine Allergie die Wahl der Schuhwerks limitiert.
2. Das **„Hausfrauen-Ekzem"**, eine Handdermatitis, unter der häufig Hausfrauen leiden, kann viele Ursachen haben. Sie verschlimmert sich fraglos durch das Waschen von Geschirr, Wäsche und Kleinkindern, denn das wiederholte Exponieren gegen sogar milde Reinigungsmittel und Wasser oder ein anhaltendes Schwitzen der Hände in Gummihandschuhen kann die Haut irritieren oder sogar zu einer marginalen Dermatitis irritans führen. Gelegentlich tritt eine Kontaktdermatitis mit urtikariellem Aspekt 10–20 Minuten nach der Berührung frischer Nahrungsmittel auf.
3. **Pompholyx** ist eine chronische Erkrankung, charakterisiert durch tiefsitzende, juckende Bläschen in den Handtellern, an den Seiten der Finger und an den Fußsohlen. Schuppung, Rötung und Nässen folgen oft der Bläschenbildung. Die Erkrankung ist auch unter dem Namen **Dyshidrosis** bekannt – eine irreführende Bezeichnung, da es sich um reduziertes, normales oder übermäßiges Schwitzen handeln kann. Obwohl die Ursache in den meisten Fällen unbekannt ist, sollte immer nach einer auslösenden Ursache, wie eine Pilzerkrankung oder einem Kontaktallergen, geforscht werden.
4. **Psoriasis** an den Händen zeigt sich auf dem Handrücken mit den typischen dicken, silberweißen, schuppenden Papeln oder Plaques, doch die palmaren Läsionen sind nicht immer charakteristisch. Obwohl vertiefte Tüpfel in den Nägeln oft auf Psoriasis hinweisen, können sie auch bei anderen Dermatosen der Finger auftreten.
5. **Hartnäckige Pusteleruptionen an Handtellern und Fußsohlen** sind charakteristische Zeichen für tiefsitzende sterile Pusteln unbekannter Ätiologie, die der Behandlung widerstehen. Die Zugehörigkeit zur Psoriasis wird diskutiert.
6. Eine **Pilzinfektion** an den Füßen ist alltäglich, an den Händen ist sie ungewöhnlich. Patienten mit einer Handdermatitis sollten auf eine Pilzinfektion an den Füßen untersucht werden, denn diese kann eine unspezifische Dermatitis an den Händen hervorrufen (**Dermatophytid;** *s. Kap. HAU, 6.*).

Therapie

Die Behandlung sollte auf die Beseitigung der Ursache ausgerichtet sein. Die folgenden allgemeinen Grundregeln sind nützlich, wenn keine spezifische Ursache festgestellt wird:

1. Eine topische kortikosteroidhaltige Creme oder Salbe, dreimal täglich aufgetragen, kann den Juckreiz lindern, zur Beseitigung der Dermatitis jedoch kann eine Okklusivtherapie während der Nacht erforderlich sein, mit Polyäthylen-Handschuhen (oder undurchlässigen Plastiktüten an den Füßen), die an den Handgelenken (bzw. den Knöcheln) mit Pflaster abgeklebt werden, nachdem die Creme zum vierten Mal aufgetragen wurde.
2. Beim Auftreten von Anzeichen einer Sekundärinfektion sollte Cloxacillin oder Erythromycin, 250 mg 4mal/Tag, gegeben werden.
3. Feuchte Hausarbeiten sollten nur kurzzeitig erledigt werden. Es empfiehlt sich, unter Gummihandschuhen weiße Baumwollhandschuhe zu tragen.
4. Gelegentlich ist die 14tägige Einnahme von Prednison erforderlich, beginnend mit 40 mg/Tag und dann langsam abfallende Dosierungen, während der Patient mit den o.a. Grundregeln vertraut gemacht und dabei unterstützt wird, sie zu befolgen, um die Verschlimmerung der Erkrankung, die sich bei Wegfall der Kortikosteroideinnahme ergeben kann, zu vermindern.
5. Handelt es sich um eine schon lange Zeit andauernde Dermatitis, welche zur Arbeitsunfähigkeit geführt hat, oder hält die Wirkung des Kortikosteroids nicht an, so kann ein kurzer Krankenhausaufenthalt helfen. Er löst den Patienten aus seiner gewohnten Umgebung,

gewährleistet eine intensive Therapie und ermöglicht detaillierte Pflastertests, Kulturen und andere diagnostische Maßnahmen.
6. PUVA-Behandlung ist gerade bei Anwendung an Händen und Füßen sehr wirksam, unabhängig von der Ursache der Dermatitis.
7. Orale Retinoide (Isoretinoin) in einer Dosierung von 40mg täglich können bei schwerer Psoriasis oder idiopathischen pustulösen Eruptionen an den Händen die therapeutische Ultima ratio darstellen und, wenn sie mit der angemessenen Vorsicht eingesetzt werden, für die erheblich beeinträchtigten Patienten eine wesentliche Hilfe bedeuten.

Generalisierte exfoliative Dermatitis

Ein schweres, ausgedehntes Erythem mit Hautschuppung.

Ätiologie

In den meisten Fällen kann die Ursache der Dermatitis nicht ermittelt werden. In anderen Fällen tritt die Erkrankung sekundär bei bestimmten Dermatosen auf (z.B. atopische Dermatitis, Psoriasis, Pityriasis rubra pilaris, Kontaktdermatitis); oder sie wird hervorgerufen durch ein systemisch verabreichtes Medikament (z.B. Penicillin, Sulfonamide, Isoniazid, Phenytoin oder Barbiturate) oder durch einen irritierend wirkenden topischen Stoff. Exfoliative Dermatitis kann zusammen mit Mycosis fungoides oder anderen Lymphomen auftreten.

Symptomatik

Die Erkrankung kann schleichend oder stürmisch ausbrechen. Die gesamte Hautoberfläche rötet, schuppt, verdickt sich und verkrustet gelegentlich. Der Juckreiz kann heftig sein, aber auch völlig fehlen. In der Regel zeigen sich keine der typischen Erscheinungsformen einer primären Dermatitis. Örtlich begrenzte nichtbefallene Areale werden gesehen, wenn die exfoliative Dermatitis durch eine Psoriasis, Mycosis fungoides oder Pityriasis rubra pilaris ausgelöst wurde. Häufig kommt es zu einer generalisierten oberflächlichen Lymphadenopathie und in der Biopsie zeigt sich in der Regel eine gutartige Lymphadenitis.

Der Patient kann erhöhte Temperatur haben oder aufgrund des übermäßigen Wärmeverlustes infolge der erhöhten Durchblutung der Haut und der Abschuppung frieren. Dies kann zu Gewichtsverlust, Hypoproteinämie oder Eisenmangel führen oder gar (bei Patienten mit grenzwertig kompensierter Herzinsuffizienz) zu kongestiver Kardiomyopathie.

Diagnostik und Therapie

Die Erkrankung kann lebensbedrohend sein. Es muß unter allen Umständen versucht werden, die Ursache auszuschalten. Anamnestische Hinweise oder klinische Zeichen einer primären Dermatitis können dabei helfen. Eine Biopsie bringt in der Regel nichts, doch können durch eine Hautbiopsie ein Pemphigus foliaceus oder eine Mycosis fungoides, durch eine Lymphknotenbiopsie Lymphome ausgeschlossen werden. Ein Sézary-Syndrom kann durch ein Blutbild festgestellt werden.

Häufig ist die Einweisung in ein Krankenhaus erforderlich. Da Arzneimittelexantheme und eine Kontaktdermatitis nicht durch die Anamnese allein geheilt werden können, sind alle in Frage kommenden systemischen und topischen Medikamente abzusetzen. Unentbehrliche systemische Arzneimittel sollten möglichst gegen Mittel einer anderen chemischen Stoffklasse ausgetauscht werden. Eine vorübergehende Erleichterung bringt Vaseline nach Bädern mit Leitungswasser. Die folgende lokale Behandlung ist die gleiche wie bei einer Kontaktdermatitis (s. oben).

Orale Kortikosteroide sollten nur dann gegeben werden, wenn topische Maßnahmen keinen Erfolg zeigten. Prednisongaben sind sinnvoll, und zwar 40–60 mg täglich für etwa

10 Tage, dann an jedem zweiten Tag. In der Regel kann die Dosis weiter verringert werden, das Medikament muß jedoch über eine lange Zeit hinweg genommen werden, wenn die zugrundeliegende Ursache nicht gefunden und ausgeschaltet werden kann.

Stauungsdermatitis

Eine hartnäckige Hautentzündung an den Unterschenkeln mit Neigung zur Braunfärbung, gewöhnlich in Verbindung mit einer venösen Insuffizienz (s. Kap. HKR, 7., Erkrankungen der Venen).

Symptomatik

Der Hautausschlag zeigt sich normalerweise in der Knöchelgegend; er geht mit Hautrötung, leichten Schuppen und einer bräunlichen Verfärbung einher. Ödeme und Krampfadern sind häufig, aber keineswegs immer vorhanden. Aufgrund des relativen Mangels an Symptomen wird die Erkrankung leicht übersehen. So kommt es zu immer stärkerem Ödem, sekundären bakteriellen Infektionen und schließlich zur Bildung von Ulzerationen. Neuere Untersuchungen haben perivaskuläre Fibrinablagerungen und abnorme Vasokonstriktionsreflexe an den kleinen Gefäßen nachgewiesen, welche die eigentliche Ursache darstellen können und nicht die Stauung als solche.

Therapie

Sowohl Hochlagerung der Beine zur Verbesserung des venösen Rückstroms und zur Vermeidung von Ödemen, Stützstrümpfe als auch äußerliche Behandlung sind erforderlich. Die topische Behandlung richtet sich nach dem Stadium der Erkrankung. Bei akuter Dermatitis sollten zunächst kontinuierlich und dann mit Unterbrechungen Leitungswasserumschläge oder die neuen „feuchten" Hydrokolloid-Verbände angewandt werden. Falls es sich um eitrige Läsionen handelt, kann ein stärker absorbierender Hydrokolloid-Verband die beste Behandlungsmöglichkeit sein. Sobald die Dermatitis abklingt, sollte eine kortikosteroidhaltige Creme oder Salbe entweder 3mal täglich oder vermischt mit Zinkpaste aufgetragen werden. Ulzerationen werden am besten mit Kompressionsverbänden und blanden Externa, wie Zinkoxidpaste, behandelt. Neuere Untersuchungen deuten auf eine erhöhte Wirksamkeit verschiedener Heilmittel, wie z. B. von DuoDerm, hin. Bei entzündlichen Begleiterscheinungen helfen orale Antibiotika; topische Antibiotika dagegen bleiben wirkungslos und verursachen häufig eine Kontaktdermatitis. Nachdem Ödem und Entzündung beseitigt sind, kann sich das Aufbringen von Spalthauttransplantaten als nützlich erweisen. Beim Gehen sollten die Patienten gut passende Stützstrümpfe tragen, um Ödemen vorzubeugen oder diese zu vermindern.

In bestimmten Fällen können Geschwüre bei ambulanten Patienten mit einem Zinkleimverband zur Abheilung gebracht werden. Auch einer der neueren kolloidalen Verbandstoffe kann angewandt werden. Der Unnasche Zinkleimverband wird damit abgelöst durch die wirksameren neuen, absorbierenden, kolloidalen Materialien, die unter einem elastischen Stützverband angewendet werden. Zunächst kann es erforderlich sein, den Verband jeden 2. oder 3. Tag zu wechseln, wenn aber das Ödem schwindet und das Geschwür zu heilen beginnt, genügt ein Wechsel ein- oder zweimal wöchentlich. Auch nach Abheilung des Geschwürs sollte der Patient vor dem morgendlichen Aufstehen einen Kompressionsverband mit elastischen Binden oder Stützstrümpfen anlegen.

Mischsalben oder nichtverordnete Arzneien sollten weggelassen werden, da die Haut bei einer Stauungsdermatitis anfällig ist für direkte Reizstoffe und potentiell sensibilisierende topische Mittel (Antibiotika, Anästhetika sowie Salbengrundlagen wie Lanolin oder Wollwachsalkohole).

Zirkumskripte Neurodermitis

(Lichen simplex chronicus vidal)

Eine chronische, oberflächliche, juckende Entzündung der Haut, charakterisiert durch trockene, schuppende, scharf abgegrenzte, hyperpigmentierte und lichenifizierte Plaques von ovaler, irregulärer oder eckiger Form.

Ätiologie und Symptomatik

Die Erkrankung hat eine starke psychogene Komponente. Eine Allergie scheint keine Rolle zu spielen, Frauen werden öfter befallen als Männer, meist zwischen dem 20. und dem 50. Lebensjahr. Diese Hautläsionen sind bei Asiaten und Indianern häufig. Der Verlauf ist normalerweise chronisch. Eine voll entwickelte Läsion besteht aus einer äußeren Zone mit bräunlichen, isoliert stehenden Papeln und einem Zentrum aus konfluierten, mit Schuppen bedeckten Papeln.

Pruritus ani und Pruritus vulvae sind beispielhaft für eine zirkumskripte Neurodermitis. Die befallene Haut kann lediglich gerötet, feucht und hyperpigmentiert sein oder sogar ein gesundes Aussehen haben.

Eine Hautstelle beginnt wiederholt zu jucken, entweder als Folge eines vorangegangenen Reizes oder auch ohne sichtbaren Grund. Der Hauptsitz befindet sich am Hinterkopf, aber oft sind auch Arme und Beine, besonders die Fußknöchel, befallen. Heftiges Kratzen bringt vorübergehend Erleichterung, aber der Juckreiz kehrt wieder. Streß und Anspannung erhöhen das Hautjucken, und das Kratzen erfolgt unbewußt.

Diagnostik

Die Diagnose kann gewöhnlich durch klinische Inspektion gestellt werden, jedoch sollten möglicherweise zugrundeliegende Erkrankungen ausgeschlossen werden. Generalisiertes Jucken ohne sichtbare Hautveränderungen kann bei Patienten mit bestimmten Systemerkrankungen auftreten *(s. Kap. HAU, 3.)*. Meist ist der Juckreiz in der Anal- und Vulvaregion idiopathisch, kann aber auch auf Würmer, Trichomonaden, Hämorrhoiden, Analfisteln oder Fissuren, eine Candidosis, Warzen, Kontaktdermatitis oder gelegentlich Psoriasis zurückzuführen sein. Unübliche, aber wesentliche Ursachen für eine Anal- oder Vulvadermatitis sind extramammärer Morbus Paget, Morbus Bowen sowie Lichen sclerosus et atrophicus.

Therapie

Der Patient muß wissen, daß die Hautveränderungen durch Kratzen und Reiben ausgelöst werden. Der Juckreiz kann durch eine medikamentöse Behandlung unter Kontrolle gebracht werden; topische Kortikosteroide sind am wirkungsvollsten. Eine Creme kann eingerieben werden, am geeignetsten aber dürfte – da es gleichzeitig Kratzen unmöglich macht – ein mit Flurandrenolid imprägniertes Pflaster sein, das morgens aufgelegt und abends wieder abgelöst wird. Kleine Bereiche können mit einem Langzeitkortikosteroid, wie Triaminolonacetonid 2,5 mg/ml (verdünnt mit physiologischer Kochsalzlösung), 0,3 ml/cm^2 der Läsion, infiltriert werden; diese Behandlung kann alle 3–4 Wochen wiederholt werden. Die orale Verabreichung von Chlorpromazin oder Doxepin (10 mg) vor dem Schlafengehen, gegebenenfalls bei guter Verträglichkeit gesteigert auf 25–50 mg täglich, kann sich als nützlich erweisen.

Pruritus ani oder vulvae wird am besten 3mal täglich mit einer kortikosteroidhaltigen Creme behandelt. Als Schutz kann Zinkpaste über die Creme gestrichen werden; sie läßt sich wieder leicht mit Mineralöl entfernen. Die Patienten sollten bei der Benutzung von Toilettenpapier vorsichtig sein. Würmer sind auszurotten und Warzen zu behandeln. Hämorrhoiden oder Marisken sind zu entfernen. Analfisteln oder Fissuren sind bei chronischem Verlauf chirurgisch zu korrigieren, doch dadurch wird nicht immer der Juckreiz beseitigt, vor allem weil die Ursache des Juckreizes häufig nicht zu klären ist.

5. BAKTERIELL BEDINGTE HAUTINFEKTIONEN

(s. a. Kap. IMM, 2., Chronische Granulomatose, und Kap. INF, 10., Erysipeloid)

Die spezifische Ursache einer bakteriell bedingten Hautinfektion sollte herausgefunden werden *(s. Kap. HAU, 1., Bakterien- und Pilzkulturen)*. Die Kenntnis der gesunden Hautflora hilft bei der Interpretation der Kulturergebnisse, denn in der Regel findet sich auf der Haut eine Vielzahl von Bakterien einschließlich Mikrokoken, *Korynebakterien und Propionibacterium acnes*.

Eine Infektion kann die Ursache einer Hautläsion sein, oder sie kann eine andere Hauterkrankung überlagern. Primärinfektionen, wie Impetigo oder Erysipel, reagieren meist prompt auf systemische Antibiotika, während das Ansprechen von Sekundärinfektionen längere Zeit in Anspruch nimmt. *Topische* Antibiotika sind bei den meisten bakteriell bedingten Infektionen wirkungslos und können eine allergische Kontaktdermatitis hervorrufen. Ein neues Antibiotikum, Mupirocin-Salbe, hat sich zur Behandlung einiger Hautinfektionen, besonders bei Staphylokokken- und Streptokokken-bedingter Impetigo, als sehr wirksam erwiesen. Treten die Infektionen wiederholt auf, so sollte der Arzt eine mögliche Systemerkrankung in Betracht ziehen (z. B. Diabetes mellitus).

Staphylokokkeninfektionen der Haut

(s. a. Kap. KIN, 11., Impetigo und Ekthyma, s. unter Bakterielle Infektionen)

Bei den folgenden Syndromen, die sorgfältig unterschieden werden müssen, da einige von ihnen lebensbedrohlich sein können, bilden Staphyloccocus-aureus-Stämme entweder die Ursache der Syndrome oder sind zumindestens von Bedeutung in ihrer Entwicklung: Das **toxische Schocksyndrom** *(s. Kap. INF, 10.)*, tiefe Staphylokokkeninfektionen wie **Zellulitis** *(s. Kap. INF, 5.)* oder **nekrotisierende Faszitis** *(s. Kap. INF, 5.)*, **Septikämien durch Staphylococcus epidermidis** (normalerweise apathogen) und das **Syndrom der verbrühten Haut,** welches nachstehend beschrieben wird und unterschieden werden muß von der **toxischen epidermalen Nekrolyse** *(s. Kap. HAU, 11.)*.

Staphylogenes Syndrom der verbrühten Haut

(Staphylococcal scalded skin syndrome [SSSS]; Ritter-Lyell-Syndrom)

Akuter, ausgedehnter, entzündlicher Hautprozeß mit Rötung und flächiger Ablösung der Epidermis. Vorkommen gewöhnlich bei Kleinkindern und jüngeren Kindern oder abwehrgeschwächten Patienten.

Ätiologie

Koagulasepositive Staphylokokken vom Phagentyp 71 der Gruppe II und häufig penicillinresistent produzieren ein epidermolytisches Toxin, das den oberen Anteil der Epidermis unmittelbar unterhalb des Stratum granulosum aufspaltet. Das Toxin geht in den Blutkreislauf über und wirkt, ähnlich dem Scharlachtoxin, auf das gesamte Integument ein. Das staphylogene Lyell-Syndrom kann epidemisch in Kinderstationen und -gärten auftreten, wobei die Übertragung von Kind zu Kind durch die Hände des Personals erfolgt. Am häufigsten ist die Infektionsquelle bei kindlichen Keimträgern zu suchen, obwohl auch das Pflegepersonal S. aureus auf der Nasenschleimhaut beherbergen kann. Gelegentlich tritt die Erkrankung auch sporadisch bei Kindern unter 6 Jahren sowie bei immunsupprimierten Erwachsenen auf.

Symptomatik

Die Erkrankung beginnt mit einer umschriebenen verkrusteten Läsion (häufig Impetigo-artig), meist lokalisiert am Nabelstumpf oder in der Windelregion während der ersten Lebenstage. Wenn sie sporadisch bei Kindern im Alter zwischen 1 und 6 Jahren auftritt, beginnt sie mit einer oberflächlich verkrusteten Läsion im Bereich von Nase oder Ohrmuschel. Innerhalb von 24 Stunden treten hochrote empfindliche Areale rund um den verkrusteten Bezirk auf. Diese roten Areale können schmerzhaft werden, sich über die gesamte Hautoberfläche ausdehnen und sich sehr rasch zu großen, schlaffen Blasen entwickeln, die leicht aufplatzen und Erosionen hinterlassen. Die Oberhaut schält sich leicht, oft in großen Flächen ab, wenn die geröteten Partien versehentlich berührt oder vom Finger des untersuchenden Arztes gedrückt werden. Die Erkrankung schreitet rasch innerhalb von 36–72 Stunden mit großflächiger Hautablösung fort, und die Patienten können dann schwere systemische Krankheitsmanifestationen entwickeln mit ausgeprägtem Krankheitsgefühl, Schüttelfrösten und Fieber. Der Verlust der schützenden Hautbarriere setzt den Patienten der Gefahr einer Sepsis und Störungen des Wasser- und Elektrolythaushaltes aus. Wenn die Diagnose rasch gestellt und eine geeignete Behandlung (s. unten) eingeleitet wird, ist ein tödlicher Verlauf selten.

Diagnostik

Eine rasche und akkurate Differentialdiagnose ist entscheidend, da sich die angemessenen therapeutischen Maßnahmen bei staphylogenem Lyell-Syndrom drastisch unterscheiden von der toxischen epidermalen Nekrolyse (TEN). Alter und Milieu des Patienten erleichtern die Differentialdiagnose. So tritt das staphylogene Lyell-Syndrom so gut wie ausschließlich bei Neugeborenen, Kleinkindern und immundefizienten Erwachsenen auf und beginnt mit einer Staphylokokkeninfektion, die allerdings möglicherweise unbeachtet bleibt. Kulturen sollten aus Abstrichen von Haut und Nasen-Rachen-Raum angelegt werden. Wenn eine toxische epidermale Nekrolyse bei älteren Patienten auftritt, so ist sie gewöhnlich auf ein Arzneimittel zurückzuführen, jedoch kann, ebenso wie bei Kindern, auch eine Staphylokokkeninfektion die Ursache sein. Das akute Einsetzen einer symmetrischen Hautrötung, begleitet von Anzeichen einer systemischen Erkrankung, lassen an ein arzneimittelallergisches Exanthem, an ein Virusexanthem oder an Scharlach denken, jedoch ruft keine dieser Erkrankungen einen schmerzhaften Ausschlag hervor. Blasen, Erosionen und Neigung zur Ablösung der Epidermis kommen bei verschiedenen Erkrankungen vor, die mit einer schweren Schädigung der Epidermis einhergehen, so z. B. bei Brandverletzungen, genetisch angelegten blasenbildenden Krankheiten, wie einigen Formen der Epidermolysis bullosa, sowie bei erworbenen blasenbildenden Krankheiten, insbesondere Pemphigus vulgaris und bullösem Pemphigoid *(s. Kap. HAU, 12.)*.

Für die Differentialdiagnose zwischen staphylogenem Lyell-Syndrom und toxischer epidermaler Nekrolyse ist es wesentlich, festzustellen, welche Schicht der Epidermis von der Spaltbildung betroffen ist *(s. a. Kap. HAU, 11.)*. Ein Stück von der Blasendecke wird gewöhnlich auf die Lokalisation der Blasenbildung schließen lassen *(s. a. Kap. HAU, 1., Tzanck-Test)*. Eine Biopsie zeigt Spalt- und Blasenbildung im äußeren Stratum granulosum bei staphylogenem Lyell-Syndrom, jedoch subepidermal (zwischen Epidermis und Korium) oder auf der Höhe der Basalzellen bei TEN.

Therapie

Eine systemische Behandlung mit einem gegen penicillinresistente Staphylokokken wirksamen Antibiotikum (z. B. Cloxacillin, Dicloxacillin oder Cefalexin) muß eingeleitet werden, sobald die Diagnose feststeht und Proben für Kulturen entnommen wurden, ohne jedoch die

Kulturergebnisse abzuwarten. In frühen Stadien kann orales Cloxacillin, 12,5 mg/kg KG alle 6 h für Kinder bis zu 20 kg und für ältere Kinder 250–500 mg alle 6 h, verabfolgt werden, in schweren Fällen sollte jedoch Methicillin 25–50 mg/kg i.v. oder i.m. alle 6 h gegeben werden, bis eine Besserung festzustellen ist; anschließend sollte orales Cloxacillin 25 mg 4mal täglich für mindestens 10 Tage verabreicht werden. Kortikosteroide sind kontraindiziert. Äußerliche Therapie und Umlagern des Patienten sollten auf ein Minimum reduziert werden. Wenn die Hautveränderungen ausgedehnt sind und die Läsionen nässen, sollte die Haut wie nach Verbrennungen behandelt werden. Ein Abdecken der Haut mit einem hydrolysierten polymeren Gel kann sehr nützlich sein und zur Vermeidung eines häufigen Verbandwechsels beitragen. Da die Spaltbildung in höheren Epidermisschichten auftritt, regeneriert sich das Stratum corneum sehr schnell, und gewöhnlich tritt eine rasche Abheilung, 5–7 Tage nach Behandlungsbeginn, ein.

Die erforderlichen Schritte, Keimträger zu entdecken sowie Epidemien auf Kinderstationen zu verhindern oder zu bekämpfen, werden in *Kap. KIN, 6.* unter Nosokomiale Infektionen beim Neugeborenen beschrieben.

Erysipel

Eine oberflächliche Gewebsentzündung, verursacht durch ß-hämolysierende Streptokokken der Gruppe A. Meistens wird das Gesicht (oft beidseitig), ein Arm oder ein Bein befallen. Die Hautveränderung ist scharf abgegrenzt, glänzend, gerötet, ödematös und weich; oft entwickeln sich Bläschen und Blasen. Gelegentlich treten Flecken mit geröteten Rändern sowie regionäre Lymphknotenschwellung auf; hohes Fieber, Schüttelfrost und Krankheitsgefühl sind üblich. Ein Erysipel kann immer wieder auftreten und ein chronisches Lymphödem hervorrufen. Als Eintrittspforte kommt unter anderem eine interdigitale Pilzinfektion des Fußes in Frage, die eine Langzeitbehandlung mit Griseofulvin erforderlich machen kann, um rezidivierende Erysipele zu verhindern.

Diagnostik

Die Diagnostik anhand der typischen Erscheinungsform ist im allgemeinen einfach. Der Erreger kann nur schwer aus der Läsion kultiviert werden, gelegentlich jedoch aus dem Blut. Durch einen direkten Immunfluoreszenz-Test kann der Erreger ebenfalls diagnostiziert werden. Ein Gesichtserysipel muß unterschieden werden vom Herpes zoster; am Arm oder an der Hand von dem seltenen Erysipeloid *(s. Kap. INF, 10., Erkrankungen durch grampositive Stäbchen)*. Eine Kontaktdermatitis und ein angioneurotisches Ödem können irrtümlich für ein Erysipel gehalten werden.

Therapie

Penicillin V oder Erythromycin, 4mal täglich 500 mg, sollten mindestens 2 Wochen lang eingenommen werden. In akuten Fällen zeigt Penicillin G, 1,2 Mio. E i.v. alle 6 h, eine schnelle Wirkung; nach 36–48 h sollte es durch eine orale Therapie ersetzt werden. In kürzlich beschriebenen Erkrankungsfällen, die Resistenz gegen diese Antibiotika zeigten, wurden Cloxacillin oder Cefalexin eingesetzt. Lokale Beschwerden können mit kalten Packungen erleichtert werden; gegen Schmerzen können 600 mg Aspirin, wenn erforderlich mit 30 mg Codein, verabreicht werden.

Follikulitis; Furunkel; Karbunkel

Follikulitis: *Eine oberflächliche oder tiefe bakteriell bedingte Infektion und Irritierung der Haarfollikel,* in der Regel verursacht durch *Staphylococcus aureus.* Die akute Hauterscheinung besteht aus einer oberflächlichen Pustel oder einem entzündeten Knötchen, welches das Haar umgibt. Die Erkrankung kann anderen Pyodermien folgen oder gleichzeitig mit ihnen auftreten. Infizierte Haare sind leicht zu entfernen, es besteht jedoch die Tendenz zur Entwicklung neuer Papeln. Eine Follikulitis kann dort chronisch werden, wo die Haarfollikel tief in der Haut liegen, wie im Bartbereich **(Sycosis barbae).** Hier können Haare aus dem Follikel heraustreten, sich einwärtsbiegen und wieder in die Haut eindringen, wo sie eine leichte chronische Irritation ohne signifikante Entzündung verursachen **(Pseudofolliculitis barbae,** s. Kap. HAU, 9.).

Furunkel: *Akute, weiche, perifollikuläre, entzündete Knötchen, hervorgerufen durch eine Staphylokokkeninfektion.* Furunkel treten meist im Nacken, auf der Brust, im Gesicht und am Gesäß auf, schmerzen jedoch am heftigsten dort, wo die Haut mit den darunterliegenden Strukturen eng verbunden ist (z. B. auf der Nase, am Ohr oder an den Fingern). Das anfängliche Knötchen wird zu einer Pustel mit einem Durchmesser von 5–30 mm mit einer zentralen Nekrose, die einen Pfropfen nekrotischen Gewebes mit blutig-eitrigem Exsudat entleert. Die Erkrankung kann einen rezidivierenden und unangenehmen Verlauf nehmen **(Furunkulose)** und befällt häufig junge, gesunde Menschen. Über kleinere Epidemien bzw. gehäuftes Auftreten unter Teenagern, die in überfüllten Quartieren mit unzureichenden hygienischen Bedingungen lebten, wurde berichtet.

Karbunkel: *Eine Gruppe von Furunkeln mit einer subkutan sich ausbreitenden Infektion, die eine tiefe Eiterung mit erheblichen Schmerzen zur Folge hat, langsam heilt und große Narben hinterläßt.* Karbunkel entwickeln sich langsamer als einzelne Furunkel und gehen mit Fieber und starker Abgeschlagenheit einher. Hauptsächlich werden Männer befallen. Karbunkel treten bevorzugt im Nacken auf. Diabetes mellitus, schwächende Erkrankungen und hohes Alter wirken begünstigend, obwohl auch gesunde Personen unter Karbunkeln leiden können.

Therapie

Eine akute Follikulitis wird ähnlich wie eine Impetigo behandelt. Eine sofort einsetzende Therapie kann die Entwicklung einer chronischen Entzündung verhindern.

Ein einzelnes Furunkel wird feucht-warm behandelt, damit die Läsion reift und sich von selbst entleeren kann, da sich die Infektion durch einen extensiven Einschnitt ausbreiten könnte. Ein Furunkel in der Nase oder in der Gesichtsmitte sollte mit systemischen Antibiotika behandelt werden, deren Auswahl von den Kulturergebnissen und den Sensibilitätstests abhängt. Multiple Furunkel und Karbunkel verlangen Kulturen und Sensibilitätsuntersuchungen. Im Normalfall ist ein Penicillinase-stabiles Penicillin angezeigt, wie die orale Gabe von Cloxacillin 4mal täglich 250 mg oder ein Cephalosporin in der gleichen Dosierung. Bei rezidivierenden Furunkeln ist eine 1- bis 2monatige Therapie mit Antibiotika empfehlenswert.

Die Fälle häufen sich – das unterstreicht die Notwendigkeit, Familienangehörige und Freunde, die für den Patienten eine Quelle der erneuten Infizierung darstellen, ausfindig zu machen und zu behandeln. Eine Immunisierung mit Staphylokokken-Vakzine ist wirkungslos. Zur Hautreinigung kann eine flüssige Seife, die Chlorhexidinglukonat mit Isopropylalkohol oder 2–3%iges Chlorxylenol enthält, für die Prophylaxe genommen werden, genügt jedoch nicht zur Behandlung.

Hidradenitis suppurativa

Eine Infektion der apokrinen Drüsen, hervorgerufen durch Verschluß und Ruptur der Drüsenausführungsgänge und schmerzhafter lokaler Entzündung. Die meisten Abszesse treten in den Axillen oder in der Leistengegend auf, sie sind aber auch an den Brustwarzen oder am Anus zu finden. Sie können mit Furunkeln verwechselt werden, sind jedoch hartnäckiger und werden in erster Linie diagnostiziert durch ihre Lokalisation und den klinischen Verlauf der Erkrankung. Typisch sind Schmerz, Fluktuation und Spontandurchbruch der erkrankten Schweißdrüsen. In chronischen Fällen kann das Verschmelzen von entzündeten Knoten tastbare, bandartige Infiltrate in den Axillen hervorrufen. Die Erkrankung kann sich ausdehnen und erheblich behindern; sind Schamhaar- und Genitalbereich schwer betroffen, wird das Gehen erschwert.

Therapie

Empfindliche Patienten sollten Antitranspirantia oder andere Reizmittel meiden. Die Erkrankung wird im Frühstadium mit Ruhe, feuchter Wärme und langzeitig mit systemischen Antibiotika behandelt, wie bei Furunkulose. Bei persistierender Erkrankung können eine chirurgische Exzision und die plastische Wiederherstellung der befallenen Bereiche erforderlich werden. Oral verabfolgtes Isoretinoin (Roaccutan®) hat sich bei einigen Patienten als wirksam erwiesen. Eine höhere Dosierung (2 mg/kg/Tag) als bei Akne ist erforderlich, und Rezidive sind häufiger. Etretinat (Tigason®) in einer etwas niedrigeren Dosierung kann ebenfalls wirksam sein. Diese Medikamente dürfen nur mit entsprechender Vorsicht eingesetzt werden *(s. Kap. HAU, 9., Behandlung der Akne)*.

Paronychien

Eine akute oder chronische Entzündung des periungualen Gewebes.

Bei einer akuten Paronychie dringen die Erreger – im allgemeinen Mikrokokken, *Pseudomonas* oder *Proteus,* manchmal auch *Candida* *(s. Kap. HAU, 6.)* – infolge eines Niednagels, einer Verletzung (z.B. entstanden beim Maniküren) oder eines chronischen Reizes (z.B. durch Wasser oder Reinigungsmittel) in die Haut ein. Die Infektion kann sich entlang dem Nagelrand hinziehen („Umlauf") oder unter den Nagel dringen und eitern. In den seltenen Fällen, wo sie tiefer in den Finger eindringt, kann sie eine Sehnennekrose, ein weiteres Vordringen in den Sehnenscheiden, verursachen. Unter Umständen wird der chronisch entzündete Nagel geschädigt.

Therapie

Die akute Entzündung wird mit heißen Umschlägen oder Seife und, wenn sie bakteriell bedingt ist, mit einem entsprechenden systemischen Antibiotikum behandelt. Das gestaute Sekret ist schmerzhaft und sollte drainiert werden. Eine eitrige Tasche sollte vorsichtig mit der Spitze eines Skalpells eröffnet werden. Eine Entzündung entlang den Sehnenscheiden muß sofort aufgeschnitten und drainiert werden.

Bei einer chronisch rezidivierenden Entzündung muß auf trockene Hände geachtet werden. Der subunguale Detritus sollte kulturell untersucht werden. Bei Abwesenheit von Candida auf mehreren Kulturen muß der Nagel bis zum Beginn der Ablösung von der darunter liegenden Struktur gekürzt werden. Das Auftragen einer Jodtinktur, 2mal 2 Tropfen täglich, trägt dazu bei, die subungualen und paronychialen Bereiche trocken und frei von Infektionen zu halten. Bei *Candida*-Nachweis sollte nach Zurückschneiden des Nagels 3mal täglich eine antimyzetische Lotion (z.B. Ciplopirox, Miconazol oder eine Ketoconazol-Creme) auf die paronychialen und subungualen Bereiche aufgetragen werden. Da der Gastrointestinaltrakt eine der wahrscheinlichen Ursachen für die Infizierung mit *Candida* ist, wird die Einnahme von 4mal täglich 500000 E Nystatin empfohlen. Frauen sollten auf Candida-Vaginitis untersucht und gegebenenfalls behandelt werden. Erheblich geschädigte Nagelplatten sollten entfernt werden.

Erythrasma

Eine oberflächliche Hautinfektion durch das Corynebacterium minutissimum, *die sich in der Regel bei Erwachsenen zeigt.* Die Inzidenz ist in den Tropen und bei Diabetikern höher.

Erythrasma ähnelt einer chronischen Pilzinfektion oder einer Intertrigo. Zwischen den Zehen, meistens im 3. und 4. Zwischenraum, schuppt sich die Haut, reißt ein, und eine leichte Mazeration tritt auf. In der Leistenbeuge, besonders dort, wo die Oberschenkel das Skrotum berühren, zeigen sich unregelmäßige blaurote Flecken, die sich später bräunlich färben und eine zarte Schuppung aufweisen. Erythrasma kann auch die Axillen, den Stamm und die Inguinalgegend befallen, insbesondere bei fettleibigen Frauen oder Patienten mit Diabetes mellitus.

Erythrasma darf nicht mit Pilzerkrankungen verwechselt werden. Die Infektion ist mit dem Wood-Licht nachzuweisen, in dem das Erythrasma eine typische korallenrote Fluoreszenz zeigt.

Durch eine 14tägige Behandlung mit 4mal täglich 250 mg Erythromycin oder Tetracyclin wird eine prompte Heilung erzielt, doch ist ein Rezidiv 6–12 Monate später nicht ungewöhnlich. Durch Seifen mit antibakterieller Wirksamkeit läßt sich die Infektion ebenfalls beherrschen.

6. OBERFLÄCHLICHE PILZINFEKTIONEN

Epidermophytien

Superfizielle Infektionen, hervorgerufen durch Dermatophyten-Pilze, die sich nur auf „totem" Gewebe der Haut und ihren Anhangsgebilden (Hornschicht, Nägel, Haare) ansiedeln. Microsporum, Trichophyton und *Epidermophyton* sind die häufigsten Arten. Infizierte Gegenstände kommen für eine Übertragung nicht in Frage. Einige Dermatophyten lösen lediglich eine leichte oder gar keine Entzündung aus; in diesen Fällen kann der Erreger unbegrenzt weiterexistieren und nur zeitweise Remissionen und Verschlimmerungen in Form sich allmählich vergrößernder Läsionen mit einem schuppenden, leicht erhabenen Rand hervorbringen. In anderen Fällen kann eine akute Infektion auftreten mit der typischen plötzlichen vesikulären und bullösen Hautveränderung an den Füßen; oder es kann sich eine entzündete, wabenartige Läsion auf der Kopfhaut zeigen **(Kerion),** die auf eine starke Immunreaktion auf den Pilz zurückzuführen ist und häufig zur Remission oder Heilung führt.

Klinische Einteilung und Diagnostik

Da die Unterscheidung der einzelnen Dermatophyten schwierig ist, werden diese Infektionen zweckdienlicherweise nach ihrer Lokalisation behandelt. Die Diagnose wird bestätigt durch den Nachweis des Erregers in abgenommenen Schuppen entweder durch direkte mikroskopische Untersuchung im Kalilauge-Präparat oder kulturell *(s. a. Kap. HAU, 1., Spezielle diagnostische Methoden).*

Tinea corporis (Körperpilz) wird im allgemeinen durch ein *Trichophyton* verursacht. Charakteristisch sind rötliche papulosquamöse ringförmige Hautveränderungen mit erhabenen Rändern; sie dehnen sich peripherwärts aus und neigen dazu, im Zentrum abzuheilen. Die Differentialdiagnose schließt Pityriasis rosea, Arzneimittelexantheme, nummuläre Dermatitis, Erythema exsudativum multiforme, Tinea versicolor, Erythrasma, Psoriasis und sekundäre Syphilis ein.

Tinea pedis (Fußpilz, Athletenfuß) tritt besonders häufig auf. Die durch *Trichophyton mentagrophytes* ausgelösten Infektionen beginnen im 3. und 4. Interdigitalraum und befallen später die Fußsohlen. Oft weisen die Veränderungen Mazeration und eine randständige Schuppung auf; es können sich auch Bläschen bilden. Bei warmem Wetter erfolgt häufig ein heftiges Aufflackern mit Bläschen- und Blasenbildung. Infizierte Zehennägel verdicken sich und werden zerstört. Bei Trichophyton rubrum schuppen und verdicken sich die Fußsohlen, oftmals auch schuhförmig über die Fußsohlen hinaus. Jucken, Schmerzen, Entzündung oder Bläschenbildung mit gleichzeitigem Jucken oder mit Schmerzen können leicht oder heftig sein. Tinea pedis kann durch Sekundärinfektion, Zellulitis oder Lymphangitis, manchmal rezidivierend, kompliziert sein. Tinea pedis kann verwechselt werden mit Mazeration aufgrund übermäßigen Schwitzens und undurchlässigen Schuhwerks, mit Kontaktdermatitis bei Allergie gegenüber verschiedenen Schuhmaterialien, insbesondere gegen Chrom, mit Ekzemen oder mit Psoriasis.

Tinea unguium (Nagelpilz), eine Form der Onychomykose, wird in der Regel durch eine *Trichophytonart* hervorgerufen. Eine lang andauernde Tinea pedis dehnt sich häufig auf die Fußnägel aus; seltener werden die Fingernägel befallen. Die Nägel verdicken sich, werden glanzlos, und Abschilferungen sammeln sich unter dem freien Nagelrand. Die Nagelplatte löst sich von der Unterlage, und der Nagel kann zerstört werden. Besonders wichtig ist es, eine *Trichophyton*-Infektion von einer *Candida*-Infektion und von einer Psoriasis zu unterscheiden, denn sie fordert eine spezifische Chemotherapie und eine langzeitige Behandlung.

Tinea capitis (Pilzerkrankung der Kopfhaut) befällt hauptsächlich Kinder. Sie ist ansteckend und kann epidemisch auftreten. Infektionen durch Trichophyton tonsurans haben sich zur häufigsten Ursache in den USA entwickelt; in anderen Regionen der Welt herrschen andere Trichophyton-Arten, wie z. B. T. violaceum, vor. Eine Infektion der Kopfhaut durch T. tonsurans ist im Beginn diskret und uncharakteristisch. Die Entzündung ist gering ausgeprägt und anhaltend; die Läsionen sind nicht ringförmig oder scharf begrenzt, und die Haare fluoreszieren nicht im Wood-Licht. Die befallenen Partien der Kopfhaut weisen charakteristische schwarze Punkte auf, bei denen es sich um abgebrochene Haare handelt. Der endotrich wachsende Pilz bildet eine Kette von Arthrosporen, welche mikroskopisch im Haarinneren zu erkennen sind.

Pilze der Spezies Trichophyton können auch bei Erwachsenen noch anzutreffen sein. Microsporum audouini und M. canis, die früher vorherrschten, sind heute weit weniger häufig. Durch *M. audouini* hervorgerufene Läsionen sind kleine, schilferige, fast kahle gräuliche Flecken mit abgebrochenen glanzlosen Haaren. Die Infektion ist entweder auf einen kleinen Bereich begrenzt, oder die Läsionen dehnen sich konfluierend auf die gesamte Kopfhaut aus; manchmal gehen kreisförmige Flecken über die Haargrenze hinaus. *M. canis* und *M. gypseum* verursachen häufig eine stärkere Entzündung, bei der die infizierten Haare ausfallen. Es kann sich auch ein erhabenes entzündetes wabenartiges Granulom **(Kerion)** bilden, das bald abheilt. Die Diagnostik einer *Mikrosporuminfektion* wird erleichtert durch die Untersuchung der Kopfhaut im Wood-Licht; infizierte Haare fluoreszieren leuchtend hellgrün. Der Erreger produziert Sporen, die sich, wie unter dem Mikroskop zu sehen ist, wie eine Hülle um das Haar legen. Pilzkulturen sind besonders wichtig zur Bestätigung der Diagnose.

Tinea cruris (Ekzema marginatum), weit häufiger beim männlichen Geschlecht, kann durch verschiedene Fadenpilze verursacht werden. Typisch dafür ist eine kreisförmige Läsion, die sich von der Leistenbeuge über die Innenseite des angrenzenden Oberschenkels ausdehnt und beidseitig auftreten kann. Oft zeigen sich Kratzspuren und Lichenifikation. Die Hauterscheinungen können sich verschlimmern durch Mazeration, Miliaria, sekundäre bakterielle oder Candida-Infektionen sowie Reaktionen auf die Behandlung. Rezidive sind häufig, denn Pilze können sich unbegrenzt lange auf der Haut halten oder anfällige Patienten wiederholt infizieren. Im Sommer ist ein häufiges Aufflackern der Erkrankung zu beobachten. Enge Kleidung oder Fettleibigkeit begünstigen das Wachstum des Erregers. Die Infektion kann verwechselt werden mit einer Kontaktdermatitis, einer Psoriasis, einem Erythrasma oder einer Candidosis. Bei candidabedingter Intertrigo ist häufig das Skrotum entzündet, während es bei einer durch Dermaphyten hervorgerufenen Infektion meist nicht oder nur leicht befallen ist.

Tinea barbae ist eine seltene mykotische Infektion im Bartbereich. Entzündungen in dieser Region sind in der Regel bakteriell bedingt *(s. Kap. HAU, 5., Follikulitis),* können aber auch durch Pilze hervorgerufen werden, insbesondere bei Landarbeitern. Die auslösende Noxe wird durch eine mikrobiologische Untersuchung bestimmt.

Dermatophytide oder „id"-Reaktionen sind pilzfreie Hautläsionen unterschiedlicher Form, die an anderen Körperstellen während einer akuten vesikulösen oder inflammatorischen Pilzinfektion auftreten können; sie werden auf eine Überempfindlichkeit gegen die Pilze zurückgeführt. Vesikulöse Dermatitiden der Hände haben im allgemeinen eine andere Ursache *(s. Kap. HAU, 4., Chronische Dermatitis der Hände und Füße).*

Therapie

Die meisten Hautinfektionen (mit Ausnahme von Tinea capitis oder Onychomykose) sprechen sehr gut auf topische Antimykotika wie Imidazol (Miconazol, Clotrimazol, Econazol, Ketoconazol) an. Genauso gut wirken Ciclopiroxolamin- und Naftifinhydrochlorid-Creme. Bei resistenten Fällen oder Patienten mit ausgedehntem Befall ist eine systemische Therapie indiziert.

Griseofulvin, das meistgebrauchte systemische Antimykotikum, ist wirksam bei der Behandlung von Tinea capitis, T. corporis, T. pedis und T. unguium (Onychomykose), wenn diese von *Trichophyton rubrum, T. schoenleini, T. mentagrophytes, T. sulfureum, T. verrucosum, T. interdigitalis, Epidermophyton floccosum, Microsporum audouini, M. canis* oder *M. gypseum* ausgelöst wurden; als wertlos erweist sich eine Behandlung mit Griseofulvin bei Candidosis oder Tinea versicolor und tiefsitzenden Mykosen (z. B. Histoplasmose, Kokzidioidomykose). Erwachsene sollten 2–4mal täglich 250 mg mikrofeines Griseofulvin einnehmen, am besten mit einem sehr fetten Essen. Die mikrofeine Form wird besser resorbiert als die Normalform und sollte als Einzel- oder geteilte Dosis von insgesamt 250–330 mg bei Tinea corporis, cruris oder capitis und von insgesamt 500–660 mg bei Tinea pedis gegeben werden. Einige Infektionen, besonders solche, die die Nägel befallen haben, müssen mit höheren Dosen und länger behandelt werden. Kopfschmerzen sind die häufigste Nebenwirkung. Gelegentlich treten Magen-Darm-Störungen, Hautausschläge, Leukopenie, Angioödeme und Schwindel auf. In seltenen Fällen kann es zu einer vorübergehenden Hörschwäche kommen. Die Kombination lokal angewendeter Imidazolpräparate mit oraler Griseofulvinbehandlung erhöht die Heilungsrate. Eine Reihe von Imidazolderivaten (Miconazol, Clotrimazol, Ticonazol, Econazol, Ketoconazol), Ciclopiroxolamin- und Naftifinhydrochlorid-Creme haben eine Wirkung bei Onychomykose gezeigt. **Ketoconazol,** ein oral anwendbares Imidazolderivat, ist ein wirksames Breitspektrumpräparat zur systemischen Therapie der Candidiasis und einiger tiefer Pilzinfektionen. Obwohl es ebenfalls sehr wirksam in der oralen Therapie von Dermatophyteninfektionen ist, wird seine Verwendbarkeit eingeschränkt durch gelegentlich auftretende Lebertoxizität mit schweren oder sogar tödlichen Folgen. Der Gebrauch bleibt daher auf die Fälle beschränkt, wo risikoärmere therapeutische Maßnahmen versagen *(s. a. Kap. INF, 11., Allgemeine therapeutische Prinzipien).*

Tinea corporis: Kleine oder mäßig ausgedehnte Läsionen sollten 2mal täglich mit einer der Imidazol- oder Ciclopirox- oder Naftifin-Creme oder -Lotionen bis mindestens 7–10 Tage nach ihrer Abheilung eingerieben werden. Eine ausgedehnte oder hartnäckige Tinea corporis wird am besten mit Griseofulvin oder Ketoconazol oral behandelt. T. corporis spricht im allgemeinen schnell auf spezifische fungizide Medikamente an, sofern es sich nicht um Patienten handelt, deren Abwehrlage durch Systemerkrankungen geschwächt ist.

Tinea pedis: Eine Griseofulvinbehandlung ist am wirksamsten bei mykologisch bestätigter Tinea pedis, und sie sollte auch erfolgen, obwohl sie die akut entzündete Infektion nur wenig beeinflußt. Sie hilft bei chronischen Infektionen und trägt zur Vermeidung einer akuten Exazerbation bei. Für die Heilung ist eine mehrmonatige Therapie notwendig. Besonders schwierig ist die Behandlung der mitbefallenen Zehennägel. Gleichzeitige Lokaltherapie mit Imidazolen oder Ciclopirox kann zur Rezidivverhütung beitragen.

Gewissenhafte Fußhygiene ist unerläßlich. Die Interdigitalräume sind nach dem Bad abzutrocknen, mazerierte Haut ist zu entfernen und ein milder austrocknender Puder (z. B. Miconazol) aufzutragen. Leichtes, luftdurchlässiges Schuhwerk wird empfohlen, insbesondere bei warmem Wetter; für viele Patienten ist Barfußgehen vorteilhaft. Während eines vesikulösen Aufflackerns können die Blasenränder eröffnet werden, die Blasendecke sollte jedoch nicht entfernt werden. Feuchte Aufschläge 2mal täglich wirken austrocknend.

Whitfield-Tinktur (3%ige Salizylsäure und 6% Benzoesäure in 70%igem Alkohol gelöst), Whitfield-Salbe oder eines der für die Behandlung von Tinea corporis verwendeten topischen Medikamente können in subakuten oder chronischen Phasen helfen. Die Ausheilung durch topische Behandlung ist schwierig, kann aber mit einer Langzeittherapie erreicht werden. Rückfälle nach Therapieunterbrechung sind häufig.

Tinea cruris: Hier hilft eine topische Behandlung mit 2%iger Miconazolcreme oder 1%iger Clotrimazolcreme, wie bei T. corporis. In bestimmten Fällen kann eine 3–4wöchige Einnahme von Griseofulvin erforderlich sein.

Tinea unguium kann auf Griseofulvin ansprechen, wenn die Behandlung so lange fortgesetzt wird, bis der Nagel vollständig nachgewachsen ist und das gesamte infizierte Material abgestoßen ist. Bei den Fingernägeln kann das 6–12 Monate dauern. Von der Behandlung der Fußnägel wird abgeraten, da sie sich über 1–2 Jahre hinziehen kann, häufig Rezidive auftreten und eine völlige Ausheilung unwahrscheinlich ist. Vorläufige Untersuchungsergebnisse deuten darauf hin, daß lokal appliziertes Ciclopirox, das eine einmalige Wasserlöslichkeit aufweist, wirksam sein kann, und zwar bei ausschließlich lokaler Behandlung über viele Monate hin bei der Hälfte der Patienten mit chronischer Nagelmykose.

Tinea capitis: Kindern mit einer *Trichophyton*-Infektion sollte mit den Mahlzeiten oder mit Milch 2mal täglich 125 mg oder 250 mg mikrofeines Griseofulvin gegeben werden, und zwar mindestens 4 Wochen lang oder so lange, bis alle Anzeichen der Infektion verschwunden sind.

Bis zur Ausheilung der T. capitis sollte eine Imidazol- oder Ciclopirox-Creme in die Kopfhaut des Kindes eingerieben werden, um eine Übertragung der Erkrankung auf andere Kinder zu vermeiden.

Tinea barbae: Hier wird am besten mit Griseofulvin behandelt. Sind die Läsionen stark entzündet, sollte zusätzlich eine kurzzeitige Therapie mit Prednison erfolgen, beginnend mit 40 mg/Tag (Erwachsene) und dann 2 Wochen lang in einer immer schwächer werdenden Dosierung.

Hefepilzinfektionen

Candidosis

(Moniliasis)

Eine Candida befällt in der Regel nur die Haut und die Schleimhäute; selten kann es zu einer systemischen Infektion kommen, die lebensgefährliche Läsionen an den inneren Organen hervorruft. Die systemische Candidosis ist in *Kap. INF, 11.* behandelt.

Ätiologie

Candida albicans ist ein ubiquitär verbreiteter, in der Regel saprophytärer Hefepilz, der in einer seine Vermehrung begünstigenden Umgebung oder bei Resistenzschwäche des Kranken pathogen werden kann. Die Wechselbeziehungen zwischen diesen Faktoren und dem Mechanismus, der die Anfälligkeit für Infektionen erhöht, sind in *Kap. INF, 8.* behandelt. Speziell die intertriginösen und mukokutanen Bereiche, wo Wärme und Mazeration eine begünstigende Umgebung schaffen, sind am anfälligsten für eine Candidosis; eine Behandlung mit systemischen Antibiotika, Kortikosteroiden oder Immunsuppressiva, Schwangerschaft, Fettleibigkeit, Diabetes mellitus oder andere Endokrinopathien, schwächende Erkrankungen, fehlerhafte Blutzusammensetzung und immunologische Defekte erhöhen diese Anfälligkeit.

Symptomatik

Die Symptome variieren je nach dem Sitz der Infektion. **Intertriginöse Infektionen,** die häufigste Art, rufen scharf abgegrenzte, erythematöse, manchmal juckende, nässende, verschieden große und unterschiedlich geformte Flecken hervor. Die Hautveränderungen sind oft umrandet von kleinen Pusteln auf gerötetem Grund; sie treten in den Axillen, submammär, am Nabel, in den Leisten und den Glutealfalten (z. B. Windeldermatitis), zwischen den Zehen und zwischen den Fingern auf. Eine **perianale Candidosis** verursacht Juckreiz in der Analregion bei weißlicher Mazeration.

Eine **Vulvovaginitis** tritt relativ häufig auf, besonders während der Schwangerschaft oder bei Diabetes mellitus, mit weißem oder gelblichem Ausfluß und einer Entzündung der Vaginalhaut und der Vulva. Brennen, Jucken und Fluor unterschiedlicher Stärke sind vorhanden. Eine **Infektion der Glans penis** und des inneren Präputialblattes ist seltener, kann aber vorkommen bei Männern, deren Sexualpartner unter Vulvovaginitis leiden, oder bei Männern mit Diabetes mellitus. Eine solche Infektion der Eichel kann sich durch leicht schuppende Läsionen und/oder durch Brennen der Eichel nach dem Koitus manifestieren.

Eine **orale Candidosis (Soor)** bildet weißliche Beläge, die von der entzündeten Zunge oder der Wangenschleimhaut abgekratzt werden können *(s. Kap. ZMK, 3.)*. Obwohl oraler Soor bei Kindern häufig und harmlos ist, kann er bei jungen Erwachsenen das erste Anzeichen von AIDS sein. **Perlèche** befällt die Mundwinkel und ist charakterisiert durch eine Entzündung mit Erosionen und Fissuren. Sie kann auf persistierender Feuchtigkeit, verursacht durch ein schlecht sitzendes Gebiß oder durch eine Candidainfektion bzw. beides, beruhen.

Eine **Candida-bedingte Paronychie** beginnt mit einer schmerzhaften roten Schwellung des Nagelwalles, der später vereitert. Typisch für **subunguale Infektionen** ist die distale Ablösung eines oder mehrerer Fingernägel **(Onycholysis),** wobei sich der subunguale Bereich weiß oder gelb verfärbt.

Defekte der zellvermittelten Immunantwort (die bei Kindern manchmal angeboren sind), können zu einer **chronischen mukokutanen Candidosis (Candida-Granulome)** führen *(s. a. Kap. IMM, 2.)*, bei der sich speziell auf der Nase und auf der Stirn rote, pustulöse, verkrustete und infiltrierte Herde zeigen. Bei Patienten mit einem Immundefekt werden typischerweise Candidaläsionen oder eine systemische Candidosis gesehen.

Diagnostik

Um *Candida* handelt es sich, wenn sich im gramgefärbten Ausstrichpräparat oder im in Kalilauge eingebrachten Geschabsel vom erkrankten Bereich sowohl Hefen als auch Pseudohyphen zeigen. Da *Candida* ein Kommensale des Menschen ist, müssen die Kulturen der von der Haut, dem Mund, der Vagina, dem Urin, dem Speichel oder dem Stuhl entnommenen Proben sorgfältig interpretiert werden. Zur Bestätigung der Diagnose sind das Vorhandensein einer typischen klinischen Läsion, der Ausschluß anderer Erreger und in besonderen Fällen der histologische Hefenachweis im Gewebe erforderlich.

Therapie

Sowohl topisch eingesetztes Nystatin als auch Imidazole, Ciclopirox und Naftifin sind wirksame Medikamente bei Infektionen der Haut und der Vagina. Sie wirken gegen Dermatophyten- und Candida-Infektionen der Haut (bei Infektionen der Genitalien *s. a. Kap. INF, 16., Genitale Candidosis*). Eine dem Sitz der Infektion angemessene Salbengrundlage ist auszuwählen: Die Häufigkeit der Anwendung sollte 3- oder 4mal täglich sein. Zur Erzielung antiinflammatorischer und antipruriginöser Wirkungen kann eine fungizide Creme zu gleichen Teilen mit einer Creme gemischt werden, die ein schwach wirksames Kortikosteroid (z. B. Hydrocortison) enthält. In hartnäckigen oder rezidivierenden Fällen, insbesondere bei oraler oder anogenitaler Candidosis, helfen die orale Gabe von 4mal täglich 500 000 E Nystatin-Suspension oder Tabletten oder Clotrimazol.

Erleidet einer der Partner einen Candidosis-Rückfall, sollten beide Partner topisch oder oral mit Nystatin behandelt werden. Bei durch Candida verursachter Windeldermatitis ist die Haut trockenzuhalten durch häufiges Wechseln der Windeln und großzügiges Einpudern mit Talkumpuder, der Nystatin enthält; in schweren Fällen sollten keine Gummihöschen und plastifizierte Windeln verwendet werden. Oral verabfolgtes Ketoconazol ist bei vielen Formen wirksam (einschließlich vaginalen), der akuten wie der chronischen mukokutanen Candidiasis. Falls eine Abwehrschwäche vorliegt, kann Ketoconazol, gefolgt von Cimetidin, einen Rückfall hinauszögern. Die mögliche Lebertoxizität oral verabfolgten Ketoconazols sollte berücksichtigt und darauf hingewiesen werden. Die Behandlung von Infektionen des Paronychiums wird in *Kap. HAU, 5.* erörtert.

Pityriasis versicolor

Eine Infektion, bei der sich die Läsionen als multiple, gewöhnlich asymptomatische, in der Farbe zwischen weiß und braun variierende Flecken zeigen; sie werden durch den Pityrosporon orbiculare (*früher* Malassezia furfur) hervorgerufen. Häufig werden jüngere Erwachsene befallen. Lohfarbene, braune, oder weiße, nur sehr gering schuppende Hautherde mit Neigung zur Konfluenz zeigen sich auf der Brust, im Nacken, am Abdomen und gelegentlich im Gesicht. Die Schuppung kann ganz fehlen, solange nicht an der Läsion gekratzt wird. Es kann sein, daß der Patient die Erkrankung nur im Sommer bemerkt, denn die Läsionen bräunen sich nicht, sondern sie erscheinen als unterschiedlich große, weiße „Sonnenflecken". Ein Juckreiz tritt selten und in der Regel nur dann auf, wenn der Patient übermäßig schwitzt. Die Diagnostik erfolgt anhand des klinischen Bildes und des mikroskopischen Nachweises von Hefen und kurzen, rundlichen Hyphen im vom Hautherd entnommenen Material. Das Ausmaß der Erkrankung kann durch die goldene Fluoreszenz oder die Farbveränderungen im Wood-Licht bestimmt werden. Der kulturelle Nachweis des Erregers ist ohne den Einsatz von Spezialmedien schwierig und für die Diagnose nicht notwendig.

Therapie

Zur Behandlung von Pityriasis versicolor gibt es eine Reihe wirksamer topischer Mittel, einschließlich Selensulfid, Imidazol, Pyrithion-Zink und Schwefel-Salizylsäure-Kombinationen. Selensulfid in Form eines Shampoos (Achtung: *Nicht in Reichweite von Kindern aufbewahren*) wird unverdünnt 3–4 Tage lang abends auf alle befallenen Bereiche, einschließlich der Kopfhaut, mit Ausnahme des Skrotums aufgetragen und morgens wieder abgewaschen. Treten Irritationen der Haut auf, so ist das Präparat bereits nach 20–60 Minuten wieder abzuwaschen oder mit der Behandlung für einige Tage auszusetzen. Bei sehr heftiger Irritation können die Läsionen 2 Wochen lang abends mit 2%igem Pyrithion-Zink oder 2%igem mikropulverisiertem Schwefel und 2%iger Salizylsäure in einer Shampoogrundlage eingerieben werden, oder Imidazol wird 2 Wochen lang 2mal täglich aufgetragen. Orales Ketoconazol ist ebenfalls wirksam, jedoch erscheint eine Langzeitbehandlung für diese Bagatellerkrankung wegen der möglichen Toxizität kaum je indiziert. Einige Studien haben gezeigt, daß bereits eine 200-mg-Tablette Ketoconazol, 1–5 Tage lang gegeben, die Pityriasis versicolor für einige Monate beseitigen kann. Die Pigmentierung der Läsionen kann ausbleiben, bis der Pilz verschwunden ist und der Patient sich erneut dem Sonnenlicht ausgesetzt hat. Ein Rezidiv kann nach jeder Behandlungsart auftreten, weil der Pilz normalerweise auf der Haut vorkommt. Ein Reservoir für eine Reinfektion kann die Kopfhaut sein.

7. PARASITÄRE HAUTINFEKTIONEN

Skabies

(Krätze)

Eine übertragbare, von Parasiten hervorgerufene Infektion der Haut, charakterisiert durch oberflächliche Gänge in der Haut, intensiven Juckreiz und Sekundärinfektionen.

Ätiologie und Verbreitung

Skabies wird hervorgerufen durch die Krätzemilbe *Sarcoptes scabiei.* Die befruchtete weibliche Milbe bohrt sich in die Hornschicht und legt ihre Eier in den Gängen ab. Die Larven schlüpfen innerhalb weniger Tage und sammeln sich an den Haarfollikeln. Läsionen resultieren wahrscheinlich aus einer Hypersensibilität gegen die Parasiten.

Skabies ist leicht übertragbar und befällt oft die ganze Familie durch direkten Hautkontakt mit einer infizierten Person. Die Ansteckung erfolgt häufig durch direkten Hautkontakt mit einer infizierten Person, insbesondere wenn gemeinsame Betten benutzt werden. Gelegentlich kommt es zur Übertragung durch Kleidung und Bettwäsche. Intensive Reinigungs- und Entwesungsmaßnahmen sind jedoch nicht erforderlich, da die Milben ohne Kontakt zum menschlichen Körper nicht lange überleben können. Einfaches Waschen von Kleidern, Betttüchern und Handtüchern einer befallenen Person in einer Waschmaschine sind als ausreichend anzusehen.

Symptomatik und Diagnostik

Der ausgeprägte Juckreiz tritt am intensivsten in der Bettwärme auf. Die typischen Anfangserscheinungen sind Gänge, die als feine, gewellte, wenige Millimeter bis zu 1 cm lange dunkle Linien mit einem winzigen Knötchen am offenen Ende sichtbar werden. Die entzündeten Hautveränderungen treten vorwiegend zwischen den Fingern, an der Beugeseite der Handgelenke, an den Ellenbogen und in den Achselfalten, bei Frauen in der Umgebung der Brustwarzen und bei Männern an den Genitalien, an der Gürtellinie und am unteren Gesäß auf. Zahlreiche nichtspezifische Papeln und Exkoriationen können am Stamm und an den Extremitäten vorkommen. Bei Kindern, jedoch nicht bei Erwachsenen kann auch das Gesicht befallen sein. Patienten, die an neurologischen Störungen oder verschiedenen Formen von Abwehrschwäche leiden, können durch die Infektion bedingte Schuppenauflagerungen mit Myriaden von Milben, besonders an Handtellern und Fußsohlen, entwickeln. Die Gänge sind, besonders wenn die Krankheit bereits mehrere Wochen besteht, schwer zu finden, denn sie werden schnell verdeckt von Kratzspuren oder Sekundäreffloreszenzen (z.B. Urtikaria, Neurodermitis circumscripta, Ekzemen oder bakteriell bedingten Sekundärinfektionen). Die Diagnose wird bestätigt durch den Milbennachweis in abgenommenen Schuppen, die mit einer lichtdurchlässigen Lösung (z.B. Mineralöl, Kalilauge oder sogar Wasser) vermischt und unter dem Mikroskop untersucht werden.

Therapie

Die Behandlung bewirkt Heilung und kann in unklaren Fällen als „therapeutischer Test" dienen. Der Patient sollte 5%ige Permethrin-Creme auf den gesamten Körper auftragen. Die Creme soll 12–24 Stunden einwirken. Ebenso wirksam ist 1%iges Lindan (Gamma-HCH) als Creme oder Lotion, ist aber mitunter hautreizend. Es wird vom Hals abwärts über den ganzen Körper verteilt. Bei Kindern < 2 Jahren wird Permethrin oder 5–10%ige Schwefelsalbe vorgezogen, weil resobiertes Lindan eine neurotoxische Wirkung entfalten kann. Kontaktpersonen, und zwar sowohl Erwachsene als auch Kinder, d.h. eine ganze Familie, sollten gleichzeitig einer Behandlung unterzogen werden.

Eine Wiederholung der Behandlung ist selten erforderlich, es sei denn, die Infektion wird erneut erworben. Gegen den Juckreiz, der noch 1–2 Wochen andauern kann, kann eine 0,1%ige fluorierte kortikosteroidhaltige Salbe *(s. Kap. HAU, 2.)* 2mal täglich aufgetragen werden. Gleichzeitig bestehende bakteriell bedingte Infektionen können systemische Antibiotikagaben erforderlich machen, heilen jedoch auch häufig spontan ab, sobald die Skabies auskuriert ist.

Pediculosis

Läuse können den **Kopf** *(Pediculus humanus capitis)*, den **Körper** *(P. humanus corporis)* oder den **Genitalbereich** *(Phthirus pubis)* befallen. Die Kopflaus und die Filzlaus leben direkt auf dem Wirt, die Kleiderlaus siedelt sich in der Unterwäsche an. Der Läusebefall ist weitverbreitet in engen Wohngemeinschaften oder dort, wo persönliche Hygiene oder saubere Kleidung nur unzureichend möglich ist. Die Kleiderlaus ist ein wesentlicher Bakterienüberträger und kann Fleckfieber, Wolhynisches Fieber und Rückfallfieber auslösen.

Symptomatik und Diagnostik

Pediculosis capitis wird durch direkten Kontakt und durch Kämme und Hüte übertragen. Häufig leiden Schulkinder aller sozialen Schichten darunter, jedoch schwarze Kinder weniger häufig. Der Befall erfolgt vorzugsweise am Kopf, manchmal sind aber auch Augenbrauen, Augenwimpern und Barthaare mitbefallen. Der Juckreiz ist heftig, und auf der Kopfhaut können sich Exkoriationen zeigen, gelegentlich mit einer bakteriell bedingten Sekundärinfektion. Häufig bleibt eine mäßige zervikale Adenopathie zurück. Bei Kindern wird durch Läuse, *die nur die Kopfhaut* befallen, hin und wieder eine generalisierte, nicht spezifizierte Dermatitis ausgelöst. Die Diagnostik ist einfach und erfolgt durch eine Untersuchung der Kopfhaut, vorzugsweise mit einer Lupe. Kleine, eiförmige grau-weiße Nissen sitzen fest an den Haarschäften, gelegentlich in großer Zahl. Im Gegensatz zu Schuppen lassen sie sich nicht abstreifen. Die Nissen reifen in 3–14 Tagen. Seltener sind neben den Nissen auch Läuse am Hinterkopf und hinter den Ohren zu finden.

Pediculosis corporis ist unter guten hygienischen Verhältnissen ungewöhnlich. An den Körperhaaren können zwar Nissen beobachtet werden, leicht sind jedoch sowohl Läuse als auch Nissen in der Unterwäsche zu finden, da sich die Körperlaus in erster Linie in den Nähten der dicht am Körper anliegenden Kleidungsstücke ansiedelt. Juckreiz ist konstant vorhanden. Hauterscheinungen treten besonders häufig auf den Schultern, am Gesäß und am Bauch auf. Bei der Untersuchung zeigen sich kleine, rote, durch Läusebisse hervorgerufene

Pünktchen, in der Regel begleitet von strichförmigen Kratzspuren, Urtikaria oder einer oberflächlichen, bakteriell bedingten Infektion. Furunkulose bildet eine gelegentliche Komplikation.

Pediculosis pubis wird normalerweise durch Geschlechtsverkehr übertragen. Die Filzlaus befällt in der Regel die Schamhaare, kann jedoch auch andere Bereiche mitbefallen, besonders bei stark behaarten Personen: Alle juckenden Dermatosen im anogenitalen Bereich müssen sehr sorgfältig auf Parasiten untersucht werden, da es sein kann, daß diese nur sehr spärlich vorkommen. Die Läuse sind zwar groß, aber ohne gewissenhafte Suche schwer zu entdecken; sie ähneln den kleinen Krusten einer zirkumskripten Neurodermitis. Die Nissen sitzen normalerweise am Haar direkt über der Haut. Ein Anzeichen für den Befall mit Läusen sind winzige dunkelbraune Tüpfelchen (Läusekot) an den Stellen der Unterwäsche, die mit dem anogenitalen Bereich in Berührung kommen. Exkoriation und Sekundärdermatitis, letztere oft durch Selbstbehandlung hervorgerufen, können sich leicht entwickeln. Gelegentlich sind die Läuse als kleine bläuliche Punkte auf der Haut zu sehen, und zwar gewöhnlich am Stamm.

Therapie und Prophylaxe

Eine schnelle Heilung wird mit 1%igem Lindan (Gamma-HCH) erzielt, das an zwei aufeinanderfolgenden Tagen jeweils einmal in einem Shampoo, einer Creme oder einer Lotion oder kombiniert angewendet wird: zuerst das Shampoo und dann die Creme oder Lotion. Auch Pyrethrin-Präparate oder 0,5%ige Malathion-Lotionen können wirksam sein, aber Lindan wirkt neurotoxisch, und all diese Präparate können hautreizend und brennbar sein. Um überlebende Nissen zu zerstören, sollte die Behandlung nach 10 Tagen wiederholt werden. Eine längere Behandlung mit Insektiziden sollte jedoch vermieden werden. 1%ige Permethrin-Waschcreme ist ein sichereres, wirksameres und angenehmes Mittel und jetzt im Handel erhältlich.

Von Läusen befallene Augenlider und Augenwimpern sind schwieriger zu behandeln; die Parasiten müssen in der Regel mit einer Pinzette entfernt werden. Einfache Öl-Anwendung kann Läuse an den Augenlidern abtöten oder zumindest schwächen. Infektionsquellen, wie Kämme, Hüte, Kleidung oder Bettwäsche, sollten durch Vakuumbehandlung, sorgfältiges Waschen und Dampfbügeln oder Trockenreinigung entwest werden. Rezidive treten häufig auf.

Creeping Eruption

(Larva migrans cutanea)

Diese Erkrankung wird hauptsächlich durch *Ancylostoma brasiliense,* dem Hakenwurm eines Hundes oder einer Katze, hervorgerufen. Die Parasiten legen ihre Eier in Hunde- oder Katzenkot ab. Die Larve überlebt in warmem, feuchtem Erdreich oder Sand und dringt in ungeschützte Haut ein, wenn diese den Erdboden berührt. Am häufigsten werden die Füße, die Beine, das Gesäß oder der Rücken befallen. Das zufällige Einbohren des Parasiten in die Haut führt zu gewundenen, fadenförmigen und entzündeten Gängen. Der heftige Juckreiz löst häufig eine zirkumskripte Neurodermitis oder eine bakteriell bedingte Infektion mit bizarrem Muster aus.

Therapie

Untersuchungen haben gezeigt, daß ein schneller Erfolg erzielt wird, wenn alle befallenen Bereiche 7–10 Tage lang 4mal täglich mit 10%iger Thiobendazol-Suspension topisch behandelt werden. Lokal angewandte Mebendazol-Creme soll ebenfalls wirksam sein, aber darüber besteht noch keine ausreichende Erfahrung.

8. VIRUSKRANKHEITEN DER HAUT

Herpes simplex und Zoster werden, obwohl sie als Virusinfektionen der Haut anzusehen sind, an anderer Stelle dieses Buches besprochen.

Warzen

(Verrucae, *s. a. Kap. INF, 16.*)

Häufig vorkommende, ansteckende, gutartige epitheliale Tumoren, hervorgerufen durch mindestens 60 Typen des menschlichen Papillomavirus (HPV), von denen einige bösartig werden können *(s. Tab. 2.).* Virusbedingte Warzen können in jedem Alter auftreten, vorwiegend sind sie jedoch bei älteren Kindern und am seltensten bei alten Leuten zu finden. Aussehen und Größe hängen von ihrer Lokalisation und dem Grad der Irritation und dem Trauma ab, zu welchem sie in Beziehung gebracht werden. Die Krankheit verläuft unberechenbar. Die Infektion kann persistieren in Form solitärer oder multipler Herde; neue Warzen können sich durch Autoinokulation entwickeln. Gewöhnlich bilden sich die Warzen mit und auch ohne Behandlung nach einigen Monaten völlig zurück, sie können aber auch jahrelang bestehenbleiben und an derselben oder an einer anderen Stelle wiederkommen. Die Bedeutung humoraler oder zellvermittelter Immunreaktionen ist bis jetzt nicht klar. Einige Autoren nehmen an, daß die Partikel der Warzenviren, die ausschließlich in den äußeren Epithelbereichen zu finden sind (Körnerschicht und darunter), nicht tief genug eindringen können, um als Antigen zu wirken. Andererseits fehlt Patienten mit Immunsuppression nach Organtransplantationen oder anderen Ursachen Immunität gegenüber dem Virus, und sie entwickeln generalisierte Hautinfektionen, verursacht durch zahlreiche Virustypen. Dies deutet darauf hin, daß gewisse Immunmechanismen von Bedeutung sind. Außerdem bedarf die spontane Abheilung vieler Warzen bei Normalpersonen und eine sich offensichtlich anschließende lebenslange Immunität der Erklärung.

Differentialdiagnose

Die Warzenviren sind ringförmig, mit doppelsträngiger DNS und etwa 8000 Basenpaaren. Zur Einstufung als separater Virustyp muß weniger als 50% der DNS kreuzhybridisierbar sein; bei Subtypen sind es über 50%. Jeder Typ wird mit einer Nummer gekennzeichnet und ruft im allgmeinen bestimmte klinische Läsionen hervor. Obwohl jede DNS unterschiedlich zusammengesetzt ist, besitzen die meisten Papillome, einschließlich derjenigen von Kindern, ein gemeinsames Protein-Antigen, das histologisch an fixiertem Gewebe mit einem Test nachgewiesen werden kann, der bei allen Papillomtypen positiv ausfällt und für die Diagnose sehr nützlich ist. Wenn Papillome bösartig werden, liefern sie jedoch kein positives Färbeergebnis mehr, auch können deutlich unterscheidbare Papillomviruspartikel im Elektronenmikroskop nicht mehr nachgewiesen werden. Onkogene Papillom-DNS kann dann im Krebsgewebe durch moderne Verfahren der DNS-Hybridisierung nachgewiesen werden. Die DNS-Typisierung kann derzeit nur in wenigen speziellen Forschungslaboratorien durchgeführt werden, ist jedoch für die Prognose und Entwicklung genitaler Warzen von Bedeutung.

Gewöhnliche Warzen (Verrucae vulgares) sind allgemein in der Bevölkerung verbreitet. Die meisten von ihnen werden nicht bösartig. Sie sind scharf abgegrenzte, mit einer rauhen Oberfläche versehene, runde oder unregelmäßig geformte, harte, hellgraue, gelbe, braune oder grauschwarze Tumoren mit einem Durchmesser zwischen 2 und 10 mm. Sie sind am häufigsten an Stellen zu finden, die Traumen ausgesetzt sind (z. B. Finger, Ellenbogen, Knie,

Tab. 2. Typen des Warzenvirus und klinische Korrelate

Klinische Erscheinungsform	*Typen*	*Klinisches Verhalten*
Gewöhnliche Warzen (einschl. palmare, plantare und periunguale)	1, 2, 4, 7	gutartig
Flache Warzen	3, 10	gutartig
Genitalwarzen (*s. Kap. INF, 16.*), auch zu finden an der Mundschleimhaut, in der Perianalregion, an der Blasenschleimhaut und in der Lunge	6, 11	28% der Frauen haben eine assoziierte Zervikaldysplasie mit koilozytischen Zellen
	16, 18, 33	nachgewiesen bei mehr als 50% der Tumoren von Frauen mit invasivem Zervixkarzinom; Typ 16 wurde bei 80% der Männer und Frauen mit bowenoider Papulose der äußeren Genitalien gefunden. Die Läsionen verschwinden gewöhnlich spontan, können aber Vorläufer für ein späteres Karzinom sein.
	6a, b, c, d, e	Riesenkondylome vom Typ Bushke-Löwenstein, häufig bösartig; auch bei Zervikaldysplasien und Kehlkopftumoren
	34–58	meistens assoziiert mit einer zervikalen-intraepithelialen Neoplasie (*s. Kap. GYN, 9.*)
Fleischerwarzen	7, 10	gewöhnliche Warzen, normalerweise gutartig
Maligne Epidermodysplasia verruciformis	5a, b, 8	häufig maligne; Sonnenlicht und Röntgentherapie als Kofaktoren, besonders bei Typ 5
Epidermodysplasia verruciformis	1, 2, 3, 4, 7, 9, 10, 12, 14, 17, 18, 19, 20, 23, 24, 25	anscheinend meist gutartig; mögliche Ausnahmen: 14, 17, 20
Hautwarzen bei immunsupprimierten Patienten und Transplantatempfängern	8 oder andere	häufig bösartig, Sonnenlicht als Kofaktor
Kehlkopfpapillome	6, 11, 16, 30	beide Typen können bösartig werden; alle Typen können sowohl bei Kleinkindern auftreten, bedingt durch die Passage durch den Vaginalkanal, als auch bei Erwachsenen als Folge orogenitalen Verkehrs. Kann als Karzinom auf die Lungen übergehen.
Orale Papillomatose	13	gutartig

Gesicht, Kopfhaut), können sich aber auch in anderen Bereichen entwickeln. **Periunguale Warzen** sind vulgäre Warzen, die um die Nagelplatte herum auftreten.

Plantarwarzen sind vulgäre Warzen an den Fußsohlen; sie sind infolge des Druckes, welcher auf ihnen lastet, flach und von Hornhaut umgeben. Sie können außerordentlich empfindlich sein und lassen sich von Hühneraugen und Schwielen unterscheiden durch ihre Neigung zu nadelstichartigen Blutungen, wenn ihre Oberfläche geschält wird. **Mosaikwarzen** sind Plaques aus unzähligen kleinen, dicht nebeneinandersitzenden Plantarwarzen.

Filiforme Warzen sind lange, schmale und kleine Gewächse, die vor allem an den Augenlidern, im Gesicht, im Nacken oder an den Lippen sitzen. **Flache Warzen** bestehen aus glatten, flachen, gelbbraunen Läsionen und sind normalerweise bei Kindern und Jugendlichen zu finden, meistens im Gesicht und in Kratzlinien durch Autoinokulation. **Ungewöhnlich geformte Warzen** – z.B. gestielt oder blumenkohlartig – sitzen überwiegend am Kopf und am Hals, speziell auf der Kopfhaut und im Bartbereich.

Feigwarzen oder **„venerische" Warzen (Condylomata acuminata)** sind in *Kap. INF, 16.* behandelt.

Therapie

Die Therapie hängt ab von der Lage, vom Typ, von der Ausdehnung und der Zeitdauer des Bestehens der Läsion. Weiter sind wichtig das Alter, der Immunstatus und die Behandlungsbereitschaft des Patienten.

Die meisten **gewöhnlichen Warzen (Verrucae vulgares)** verschwinden spontan oder durch eine einfache, keine Narben hinterlassende Behandlung, wie beispielsweise eine elastische Kollodium-Lösung mit 17%iger Salicylsäure und 17%iger Milchsäure, die täglich nach vorsichtiger Schälbehandlung durch den Patienten oder seine Eltern aufgetragen wird. Der Arzt kann auch unter Schonung der umgebenden Haut die Warze für 15–30 Sekunden mit flüssigem Stickstoff vereisen. Dieses Vorgehen führt häufig zur Abheilung, jedoch kann eine Wiederholung nach 2–3 Wochen erforderlich sein. Elektrodesikkation mit anschließender Kürettage kann bei einer solitären Läsion oder einigen wenigen zu einem befriedigenden Ergebnis führen, kann aber zur Narbenbildung führen. Auch eine Laserbehandlung kann sich als nützlich erweisen, ebenfalls mit der Gefahr einer Narbenbildung. Rezidive oder neue Warzen treten bei 35% der Patienten innerhalb eines Jahres unabhängig von der Behandlungsmethode auf. Deshalb sollten Behandlungsverfahren, die Narben hinterlassen, möglichst vermieden werden.

Plantarwarzen (Dornwarzen) erfordern gewöhnlich eine nachhaltigere Aufweichung der Hornhaut mit einem 40%igen Salicylsäurepflaster, das für mehrere Tage belassen wird. Der Arzt trägt anschließend das Warzengewebe ab, solange es noch feucht und aufgeweicht ist. Der Abtragung schließt sich die Zerstörung der Restwarze durch Vereisung oder durch Verätzung mit 30–70%iger Trichloressigsäure an.

Bei **gewöhnlichen** oder sogar **periungualen Warzen** bewährt sich auch 0,7%iges Kanthariden in Collodium elasticum. Der Arzt trägt das Präparat 2–3mal (nach jeweiligem Antrocknen) in einer Sitzung mittels eines fein zugespitzten Applikators und unter Schonung der gesunden Haut auf und bedeckt dann, 5–10 Minuten später, die Warze mit einem Okklusivpflaster, das für 7 Stunden belassen wird. Falls notwendig, kann die Prozedur nach 1–2 Wochen wiederholt werden. (Kanthariden sollte den Patienten nicht zur Eigenbehandlung mitgegeben werden.) Ein Nachteil dieser Behandlung ist, daß in der Peripherie der behandelten Warze neue Warzen entstehen können.

Andere, das Warzengewebe zerstörende Behandlungsmethoden, wie der CO_2-Laser oder verschiedene Säuren, sind in vielen Fällen ebenfalls erfolgreich; bei **filiformen (langen, einzelstehenden) Warzen** kann auch die Entfernung durch Scherenschlag ausreichend sein.

Eine Röntgenbehandlung zur Warzentherapie empfiehlt sich nicht wegen der Gefahr, daß hierdurch ein invasiveres Wachstum der Warzen gefördert wird. Ultraviolettstrahlen stellen ebenfalls ein sehr wirksames Kokarzinogen bei Patienten mit **Epidermodysplasia verruciformis** (EDV) oder bei immunsupprimierten Patienten dar.

Plane Warzen lassen sich häufig erfolgreich durch tägliches Auftragen von Tretinoin (Vitamin-A-Säure 0,05%) behandeln, wie es sonst in der Akne-Therapie verwendet wird. Wenn sich hierdurch keine für die Warzenentfernung hinreichende Schälung erzielen läßt, können nachfolgend andere Schälmittel, wie 5%iges Benzoylperoxid oder 5%ige Salicylsäure-Salbe, zur Entfernung der Läsionen verwendet werden. Zu einer spontanen Rückbildung kann es auch nach nicht absichtlich herbeigeführten Entzündungsprozessen kommen.

Darüber hinaus gibt es verschiedene neue Behandlungsmethoden, deren Langzeiteffekte und Risiken noch nicht ausreichend bekannt sind. Eine davon, die intraläsionale Injektion kleiner Mengen einer 0,1%igen Lösung von Bleomycin in Kochsalzlösung, löst häufig Nekrosen aus, kann jedoch zur Abheilung auch sehr hartnäckiger Plantarwarzen führen. Jedoch mahnen Berichte über Sklerodermie von Fingern, an denen Warzen mit Bleomycin unterspritzt wurden, zur Vorsicht, ungeachtet der Beliebtheit und Wirksamkeit dieses Verfahrens.

Ausgedehnte Warzenbeete, sogar bei der bislang unbehandelbaren Epidermodysplasia verruciformis, zeigten Besserung oder Abheilung durch orale Isotretinoin- oder Etretinatbehandlung. Diese Medikamente sollten jedoch nur von Ärzten eingesetzt werden, die mit ihren Wirkungen und möglichen Nebenwirkungen vertraut sind, insbesondere auch, was fetale Fehlbildungen bei einem Einsatz in der Schwangerschaft angeht.

Interferone, besonders Alpha-Interferon, intraläsional oder i. m. verabfolgt (3mal wöchentlich für 3–5 Wochen), haben ebenfalls zu einer Abheilung bislang schwer behandelbarer Warzen an Haut und Genitalien geführt.

Molluscum contagiosum

Eine Pockenvirusinfektion, gekennzeichnet durch hautfarbene, glatte, weiche, wachsartige Knötchen mit nabelförmig eingedellter Kuppe von 2–10 mm Durchmesser. Ein Riesenmolluscum kann 2–3mal so groß werden. Die Übertragung erfolgt durch direkten Kontakt, oft durch Geschlechtsverkehr. Die Kontagiosität ist unterschiedlich. Die Papeln können überall auf der Haut auftreten. Häufig finden sich zahlreiche kleine Knötchen im Genital- und Schambeinbereich. Die Läsionen sind in der Regel asymptomatisch, mit Ausnahme bei einer Sekundärinfektion. Unter Umständen werden sie dann entdeckt, wenn der Patient auf eine andere durch Geschlechtsverkehr erworbene Erkrankung untersucht wird. Die Diagnostik ist aufgrund der typischen zentralen Eindellung einfach. Ein Molluscum ist mit einer zähen Masse gefüllt, die nach Giemsa-Färbung unter dem Mikroskop viele großen Zellen mit Einschlußkörperchen zeigt, manchmal auch nur diese Einschlußkörperchen. Die Erkrankung kann sich durch Autoinokulation ausdehnen, aber auch nach Monaten spontan verschwinden. Einige Mollusca können von ekzemartig entzündeter Haut umgeben sein, speziell bei kleinen Kindern; die Ursache der Dermatitis ist nicht bekannt.

Eine erfolgversprechende **Therapie** erfordert die Zerstörung jedes Herdes durch Kanthariden (wie bei gewöhnlichen Warzen, s. oben), durch Einfrieren oder durch das Entfernen des Papelinhaltes mit einer Nadel oder einem Komedonenquetscher.

9. ERKRANKUNGEN DER HAAR-FOLLIKEL UND DER TALGDRÜSEN

Akne

Eine häufig auftretende entzündliche Talgdrüsenerkrankung, charakterisiert durch Komedonen, Papeln, Pusteln, entzündete Knoten, oberflächliche eitergefüllte Zysten und, in extremen Fällen, fistelnde und entzündliche Infiltrate oder Abszesse.

Pathogenese

Die Pathogenese ist komplex. Eine Wechselbeziehung zwischen Hormonen, Verhornung, Talg und Bakterien ist entscheidend für den Verlauf und die Schwere der Erkrankung. Die Akne beginnt in der Pubertät, in der infolge der Zunahme von Androgenen die Talgdrüsen größer und aktiver werden. Man geht davon aus, daß die erste unter dem Mikroskop sichtbare Veränderung eine intrafollikuläre Hyperkeratose ist, die zu einer Blockade der Talgdrüsenfollikel führt und damit zur Bildung eines Komedos, der aus Talg, Keratin und Mikroorganismen, speziell dem *Propionibacterium (Corynebacterium) acnes,* besteht. Lipasen des *P. acnes* spalten Triglyzeride im Talg und bilden so freie Fettsäuren, die eine Entzündung der Follikelwand hervorrufen. Die Talgretention und die Aufweitung des Follikels können zur Bildung von Zysten führen. Durch das Platzen der Talgdrüsen mit Entleerung von freien Fettsäuren, Bakterien und Keratinsubstanzen in das Gewebe wird eine entzündliche Reaktion in Gang gesetzt, die in einen Abszeß übergeht und in schweren Fällen narbig abheilt.

Symptomatik

Für Therapie und Prognose wird die Akne am besten gemäß den vorherrschenden Effloreszenzen als oberflächliche Akne oder als tiefe Akne eingestuft. Eine spontane Besserung ist die Regel. Wann diese jedoch einsetzen wird, läßt sich nicht vorhersagen. Eine **oberflächliche Akne** ist gekennzeichnet durch entweder offene (schwarze) oder geschlossene (weiße) Komedonen, entzündete Papeln, oberflächliche Zysten und Pusteln. Gelegentlich kommen große Zysten vor, manchmal als Folge einer Manipulation oder eines Traumas an einem sonst nicht entzündeten offenen Komedo. Eine **tiefe Akne** ruft darüber hinaus tiefe entzündete Knoten und vereiterte Zysten hervor; manche von ihnen öffnen und entleeren sich an der Hautoberfläche. Häufig bilden sich Narben. Die Prognose für eine narbenlose Heilung ist bei oberflächlicher Akne gut; ungeschickte Versuche, offene Komedonen oder oberflächliche Zysten auszudrücken, und Kratzen an rupturierten Herden führen zu verstärkter Narbenbildung.

Akneläsionen finden sich überwiegend im Gesicht, aber häufig auch im Nacken, auf der Brust, am oberen Rücken und auf den Schultern. Gelegentlich zeigen sich große Knoten und Zysten am Rücken und auf den Schultern und nur wenige Effloreszenzen im Gesicht. Diese Form wird als **A. tropicalis** bezeichnet, obwohl ihr Auftreten nicht auf warmes und feuchtes Klima beschränkt ist.

Akne verschlimmert sich häufig im Winter und bessert sich im Sommer, wahrscheinlich aufgrund der heilenden Wirkung der Sonne. Eine Diät zeigt, wenn überhaupt, nur geringe Wirkung. Wenn jedoch die Unverträglichkeit eines bestimmten Nahrungsmittels vermutet wird, so sollte dieses für mehrere Wochen weggelassen und anschließend in ausreichenden Mengen verzehrt werden, um so einen möglichen Unterschied feststellen zu können. Die meisten derartigen Versuche zeigen, daß Akne nicht ernährungsbedingt ist. Akne kann bei Frauen im gleichen Zyklus wie die Regelblutungen auftreten und sich bessern oder verschlimmern während einer Schwangerschaft. Bei vielen Frauen, die erstmals zwischen dem

20. und dem 40. Lebensjahr Akneerscheinungen haben, scheint es sich um eine Folge der Anwendung von Kosmetika (speziell von Feuchtigkeitsspendern), die komedogenes Öl enthalten, zu handeln.

Diagnostik

Die Diagnose der Akne ist im allgemeinen einfach. Komedonen sind fast immer vorhanden, und gleichzeitig sind Effloreszenzen in verschiedenen Entwicklungsstadien nebeneinander zu sehen. Rosazea kann für Akne gehalten werden, bei ihr fehlen jedoch die Komedonen. Akneähnliche Läsionen, die durch Kortikosteroide hervorgerufen wurden, bestehen in der Regel aus follikulären Pusteln im gleichen Entwicklungsstadium; Komedonen fehlen ebenfalls.

Therapie

Obwohl die Erkrankung fast überall anzutreffen ist, kann eine entstellende oder sogar schon eine leichte Akne psychische Probleme mit sich bringen. Manche Patienten ziehen sich zurück und benutzen ihre Akne als Entschuldigung dafür, schwierigen persönlichen Entwicklunsprozessen aus dem Wege zu gehen. Eine zusätzliche Beratung hilft sowohl den Patienten als auch den Eltern. Häufig bestehen falsche Ansichten über den Zusammenhang zwischen Akne und Diät, Sport und Sex, die korrigiert werden müssen. Einige Kosmetika verschlimmern Akne, insbesondere solche mit komedogenen Inhaltsstoffen wie Isopropylmyristat, und speziell fettige Produkte sollten nicht benutzt werden.

Andere therapeutische Maßnahmen richten sich nach der Schwere der Erkrankung.

Oberflächliche Akne: Fettige Gesichtshaut sollte mehrmals täglich gewaschen werden (obwohl dadurch die Effloreszenzen nur wenig beeinflußt werden). Jede gute Toilettenseife ist geeignet. Antibakterielle Seifen zeigen keine bessere Wirkung, und Schmirgelseifen wirken hautreizend, wodurch die Anwendung spezifisch auf den Follikel zielender Wirkstoffe, wie Tretinoin und Benzoylperoxid, erschwert wird (s. unten).

Große Komedonen können ein- bis zweimal wöchentlich vorsichtig entfernt werden, möglichst mit einem Komedonenquetscher nach Applikation von Heißwasserkompressen. Die richtige Handhabung sollte einem verantwortlichen Familienmitglied erklärt werden. Viele Dermatologen zweifeln den Wert solcher Manipulationen an. Entzündete Läsionen sollten erst dann geöffnet werden, wenn sie sich zu einer Pustel entwickelt haben. Das Abkratzen der Kruste von einer offenen Läsion kann die Heilung um mehrere Wochen verzögern und eine wurmstichartige Narbe verursachen.

Topische Clindamycin-Lösung, allein oder zusammen mit einem irritierenden Medikament, stellt die beste Therapie bei oberflächlichen Läsionen dar. Ebenso helfen Sonnenlicht und irritierende topische Mittel. Die Sonne hat einen milden Austrocknungs- und einen leichte Schäleffekt; leider scheint sie nicht immer, und ihre wohltuende Wirkung läßt sich mit einer Höhensonne nur unzureichend erzielen. 0,025-, 0,05- oder 1%ige Tretinoincreme oder -liquidum (Vitamin-A-Säure) oder 0,01%iges (oder 0,025%iges) Gel bewirken häufig eine Besserung. Sie sind jedoch mit Vorsicht anzuwenden; die Flüssigkeit sollte mit einem Wattestäbchen aufgetupft werden. Tretinoin sollte abends aufgetragen werden (oder bei zu starker Reizwirkung jeden zweiten Abend), wobei der gesamte befallene Bereich *nur einmal* zu bestreichen ist. Augen, Nasolabialfalten und Mundfalten sind auszusparen. Um schwere Reize auszuschalten, sollten die Sonnenbestrahlung und die Einnahme anderer Medikamente eingeschränkt werden. Bis zur Besserung vergehen 3–4 Wochen; die Erkrankung kann sich zunächst verschlimmern. Nach einer einmonatigen Behandlung lassen sich die offenen Komedonen leicht entfernen. Andere geeignete topische Medikamente enthalten 5–10%iges Benzoylperoxid und verschiedene Schwefel-Resorcinpräparate; diese Mittel werden in der Regel 2mal täglich aufgetragen oder das eine abends und das andere morgens. Orale Tetracycline (s. unten) können ebenfalls bei oberflächlicher pustulöser Akne helfen.

Tiefe Akne: Bleibende Narben sind nur mit einer energischen Behandlung zu vermeiden. Eine Therapie mit topischen Mitteln ist bei schweren, tiefen Läsionen unbefriedigend. Patienten mit wenigen tiefen Läsionen werden gewöhnlich mit einem Breitspektrum-Antibiotikum behandelt; der Effekt ist wahrscheinlich auf die Reduzierung der Bakterien zurückzuführen. Tetracycline sind am effektivsten und haben die wenigsten unerwünschten Wirkungen. Vier Wochen lang sollten täglich 4mal 250mg oder täglich 2mal 500 mg eingenommen werden (zwischen den Mahlzeiten und vor dem Schlafengehen); anschließend ist auf die schwächste Dosis zu reduzieren, die gerade noch gute Erfolge zeigt. Gelegentlich muß die Dosis auf 4mal täglich 500 mg erhöht werden. Bei Patienten, die auf Tetracyclin nicht ansprechen, kann Minocyclin (100 mg 2mal täglich) versucht werden. Da bei einer nur kurzen Behandlung gewöhnlich ein Rückfall eintritt, ist die Behandlung, bei der 250 g oder 500 mg/Tag meistens ausreichen, über Monate und sogar Jahre hinweg fortzusetzen. Liegt eine Schwangerschaft vor, kann Erythromycin in der gleichen Dosierung gegeben werden. Als häufigste Nebenwirkung einer langdauernden Anwendung von Antibiotika tritt eine candidabedingte Vaginitis auf. Wenn diese Komplikation nicht durch eine lokale und systemische Behandlung *(s. Kap. HAU, 6., Candidosis)* ausgeschaltet werden kann, muß die antibiotische Behandlung der Akne abgebrochen werden. Eine Langzeittherapie mit Antibiotika kann auch eine gramnegative pustulöse Follikulitis um die Nase herum und in der Gesichtsmitte hervorrufen. Diese seltene Superinfektion ist nur schwer zu heilen. Am besten wird diese Komplikation mit Isotretinoin oral behandelt.

Orales Isotretinoin ist die beste Therapie bei Patienten, die auf eine antibiotische Behandlung nicht angesprochen haben, oder bei Patienten mit schwerer, tiefer Akne. Diese Behandlungsart hat die Aknetherapie revolutioniert, sollte jedoch nur von Ärzten angewandt werden, die mit den Nebenwirkungen gut vertraut sind. Da Isotretinoin teratogen wirkt, müssen Frauen nicht nur 1 Monat vor und während der Einnahme, sondern auch für mindestens 1 Monat nach Beendigung der Therapie eine strenge Kontrazeption betreiben. Wichtig sind auch Schwangerschaftstests vor Beginn der Therapie und in monatlichen Abständen. Ein Warnhinweis gegen eine Schwangerschaft ist im Beipackzettel enthalten. Falls unter der Behandlung eine Schwangerschaft eintritt, muß ein Schwangerschaftsabbruch erörtert werden, da schwere Fehlbildungen am Fetus aufzutreten pflegen. Die Dosierung von Isotretinoin beträgt gewöhnlich 1–1,5 mg/kg/Tag für 20 Wochen. Falls der Patient aufgrund von Nebenwirkungen diese Dosierung nicht verträgt, kann die tägliche Dosis auf 0,5 mg/kg reduziert werden. Die häufigste, bei über 90% der Patienten auftretende Nebenwirkung ist Austrocknung der Bindehäute und der Genitalschleimhaut sowie rissige Lippen. Im allgemeinen ist Vaseline gut geeignet, die mit der Trockenheit verbundenen Symptome zu mildern. Muskuloskelettale Beschwerden, Schmerzen oder Steifigkeit der großen Gelenke oder in den unteren Rückenpartien können bei ungefähr 15% der Patienten vorkommen. Häufig verschwinden solche Symptome bei Dosisreduzierung. Gelegentlich muß das Medikament abgesetzt werden. Blutbild, Leberfunktionsproben, Triglyzerid- und Cholesterinspiegel sollten vor Behandlungsbeginn bestimmt werden. Diese Werte werden mit Ausnahme des Blutbildes nach 2 Wochen und dann monatlich während der Behandlung kontrolliert. Die Triglyzeridspiegel können derart ansteigen, daß die Therapie gegebenenfalls abgesetzt werden sollte. Gelegentlich ist die Leberfunktion beeinträchtigt. Auch nach Beendigung einer 20wöchigen Therapie kann die weitere Besserung der Akne anhalten. Die meisten Patienten benötigen keinen zweiten Behandlungszyklus; falls notwendig, sollte ein solcher erst nach einer 4monatigen Behandlungspause eingeleitet werden. Eine erneute Behandlung wird häufiger dann notwendig, wenn die initiale Dosierung niedrig war (0,5 mg/kg/Tag). Bei dieser Dosierung treten weniger Narbenwirkungen auf, aber die Therapiedauer muß gewöhnlich verlängert werden. Bei harten Läsionen hilft die Injektion von 0,1 ml Triamcinolonacetonid-Suspension (2,5 mg/ml; die 10-mg/ml-Suspension muß daher verdünnt werden!) in das Zystenlumen oder den Abszeß. Gewöhnlich kommt es zu einer vorübergehenden lokalen Atrophie durch das Kortikosteroid oder aufgrund einer Gewebszerstörung durch die Zyste. Bei isolierten Läsionen kann eine Inzision und Drainage von Vorteil sein, was aber zur Narbenbildung führen kann.

Bei kleinen Narben kann Dermabrasio angezeigt sein, es ist jedoch umstritten, ob die Wirkung lange anhält.

Eine Röntgentherapie ist nicht gerechtfertigt. Topische Kortikosteroide, speziell fluorierte, können eine Akne verschlimmern. Wenn andere Maßnahmen fehlschlagen und die Akne im zeitlichen Zusammenhang mit der Menses aufzutreten scheint, sollte ein Versuch mit einer oralen Östrogen-Progesteron-Kombination in der üblichen empfängnisverhütenden Dosierung gemacht werden; um die Wirkung beurteilen zu können, muß sich die Behandlung über mindestens 6 Monate erstrecken.

Rosazea

Eine chronische inflammatorische Erkrankung, die im mittleren Alter oder später beginnt, durch Teleangiektasien, Erytheme, Papeln und Pusteln charakterisiert ist und speziell in der Gesichtsmitte auftritt. Als Folge kann eine Gewebshypertrophie, besonders an der Nase **(Rhinophym)**, auftreten. Gelegentlich tritt die Rosazea auch an Rumpf und Extremitäten auf.

Die Ursache ist ungeklärt, es erkranken jedoch überwiegend hellhäutige Menschen. Die Ernährung spielt in der Pathogenese wahrscheinlich keine Rolle. Rosazea kann einer Akne ähneln, es bilden sich jedoch niemals Komedonen; die Differentialdiagnose schließt auch Arzneimittelexantheme (speziell durch Jod und Brom ausgelöst), Hautgranulome, kutanen Erythematodes und periorale Dermatitis ein.

Therapie

Topische Behandlung mit Metronidazol-Creme oder orale Behandlung mit Breitspektrumantibiotika sind gewöhnlich wirksam. Wegen der guten Wirksamkeit und der geringen Nebenwirkungen bei langdauernder Anwendung werden Tetracycline bevorzugt! Die Anfangsdosis von 4mal täglich 250 mg (zwischen den Mahlzeiten) sollte reduziert werden, sobald eine zufriedenstellende Reaktion erreicht ist. Häufig kann die Erkrankung mit 250 mg/Tag oder an jedem zweiten Tag unter Kontrolle gehalten werden. In hartnäckigen Fällen bewährt sich häufig, wie bei Akne, Isotretinoin (s. oben). Fluorierte Kortikosteroide verschlimmern eine Rosazea und sind kontraindiziert. Eine Rhinophym, d. h. eine rote Knollennase als Endstadium einer vernachlässigten Rosazea, kann eine operative Korrektur erforderlich machen.

Periorale Dermatitis

Eine rote papulöse Eruption unbekannter Ätiologie, die um den Mund und am Kinn auftritt. Überwiegend werden Frauen zwischen dem 20. und dem 60. Lebensjahr befallen. Auf den ersten Blick ähnelt die Erkrankung einer Akne oder Rosazea. Auffallend ist eine freie Zone zwischen den Hauterscheinungen und dem Lippenrot. Einige fettende Kosmetika, insbesondere „Feuchtigkeitscremes", können ebenso wie topische Kortikosteroide zu einer Verschlimmerung führen.

Die besten Resultate werden durch eine **Behandlung** mit 4mal täglich 250 mg Tetracyclin (zwischen den Mahlzeiten) erzielt. Nach einem Monat sollte die Dosis nach und nach bis auf die kleinste Erhaltungsdosis reduziert werden. In hartnäckigen, kosmetisch entstellenden Fällen kann eine orale Isotretinoinbehandlung ebenso wie bei Akne zur Abheilung führen (s. oben).

Hypertrichosis

(Hirsutismus)

Übermäßiger Haarwuchs in normalerweise nicht behaarten Bereichen (s.a. Kap. END, 4. und GYN, 6., Adrenaler Virilismus). Gewöhnlich liegt eine familiäre Disposition vor; auch bei Personen aus Mittelmeerländern ist die Hypertrichose häufiger. Bei Frauen und Kindern kann eine endokrine Erkrankung zugrunde liegen – meist Nebennierenrindentumoren, basophile Adenome der Hypophyse, androgenbildende Ovarialtumoren oder ein Stein-Leventhal-Syndrom. Hirsutismus wird häufig in der Menopause, bei systemischer Therapie mit Androgenen oder Kortikosteroiden und bei Behandlung mit bestimmten Antihypertonika beobachtet. Er kann auch bei Porphyria cutanea tarda auftreten.

Therapie

Jede zugrundeliegende Erkrankung sollte behandelt werden. Die einzige Maßnahme, die einen dauerhaften Erfolg bringt, ist die Zerstörung jedes einzelnen Haarfollikels durch Elektrokoagulation – ein mühsames Vorgehen. Eine weitverbreitete, vorübergehend wirksame Maßnahme besteht im Auszupfen, Rasieren oder in der Verwendung von Wachs zur Epilierung. Chemische Enthaarungsmittel sind akzeptabel, wenn die Gebrauchsanweisung genau beachtet wird, sie können jedoch die Haut reizen. Bei feinem Haar kann die Erkrankung durch Bleichen der Haare maskiert werden. Bei Frauen mit endokrinologischen Störungen kann ein Versuch mit Antiandrogenen gemacht werden. Ein Endokrinologe sollte dabei zu Rate gezogen werden.

Alopezie

Teilweiser oder vollständiger Haarausfall, der von genetischen Faktoren, vom Alter oder von einer lokalen oder systemischen Erkrankung ausgelöst werden kann (seborrhoische Dermatitis und Psoriasis, die beiden Dermatosen, welche die Kopfhaut am häufigsten befallen, verursachen sehr selten eine Alopezie). **Narbenlose Alopezie** tritt ohne vorausgegangene Narbenbildung oder schwere atrophische Veränderungen auf. Eine **narbige (zikatrisierende) Alopezie** entsteht als Folge einer Vernarbung, die durch Entzündung und Zerstörung des Gewebes hervorgerufen wurde.

Narbenlose Alopezie

Haarausfall vom männlichen Typ ist überaus häufig anzutreffen. Er ist familiär bedingt und setzt das Vorhandensein von Androgenen voraus, während andere ätiologische Faktoren nicht bekannt sind. Der Haarausfall beginnt an den seitlichen Frontpartien oder über dem Scheitel. Setzt er bereits im jugendlichen Alter ein, führt dies gewöhnlich zu ausgedehnter Glatzenbildung. **Haarausfall vom weiblichen Typ** ist bei Frauen nicht selten anzutreffen. In der Regel tritt lediglich ein Ausdünnen der Haare im Front- und Scheitelbereich auf; ausgeprägte Glatzenbildung ist selten.

Eine **toxische Alopezie** ist in den meisten Fällen temporär und kann 2–4 Monate nach einer schweren, oft fieberhaften Krankheit (z.B. Scharlach) auftreten. Darüber hinaus kann ein Haarausfall sich einstellen bei Myxödem, Hypopituitarismus oder Syphilis im Stadium II, nach einer Schwangerschaft oder in Verbindung mit der Einnahme bestimmter Medikamente – insbesondere Zytostatika, Thalliumverbindungen und Vitamin A oder Retinoide in Überdosis.

Alopecia areata, ein plötzlich auftretender Haarverlust in umschriebenen Bereichen, befällt Menschen, die an keiner augenfälligen Haut- oder Systemerkrankung leiden. Jeder behaarte Bereich kann befallen sein, meist jedoch die Kopfhaut und der Bart. Seltener fallen sämtliche Körperhaare aus **(Alopecia universalis).** Die Prognose ist schlecht, wenn sich die Alopezie sehr ausbreitet, während sich eine Alopezie, die auf wenige Stellen begrenzt ist, häufig nach wenigen Monaten wieder zurückbildet; ein Wiederauftreten ist nicht selten. Im Serum können Antikörper gegen Thyreoglobulin, Belegzellen des Magens, Nebenniere und Schilddrüse vorhanden sein.

Trichotillomanie ist eine neurotische Angewohnheit, die häufig bei Kindern zu sehen ist und lange Zeit unbeachtet bleiben kann. Die Haare werden abgebrochen oder ausgerissen; sie können borstig nachwachsen. Es ist jedoch oft schwierig, die Erkrankung von einer Alopecia areata zu unterscheiden. Eine Biopsie kann die Diagnose erleichtern.

Narbige Alopezie

Wenn der Haarverlust auf eine Atrophie oder Narbenbildung zurückzuführen ist, kann ein Nachwachsen der Haare nicht erwartet werden. Bei Verletzungen (z. B. Verbrennungen, physikalischen Traumen, Röntgenatrophie) liegen die Ursachen für die Narbenbildung in der Regel auf der Hand; sind sie nicht so offensichtlich, müssen sie erforscht werden. Ein narbiger Haarausfall kann ausgelöst werden durch Erythematodes integumentalis, chronische tiefe bakterielle oder mykotische Infektionen, tiefe artefizielle Ulzerationen, granulomatöse Hauterkrankungen wie Sarkoidose, syphilitische Gummen oder Tuberkulose; auch eine entzündete Tinea capitis (Kerion oder Favus) kann eine narbige Alopezie hervorrufen. Bestimmte langsam wachsende Tumoren können sich nach und nach bis in die Kopfhaut ausdehnen und eine Narbenbildung verursachen. In einigen Fällen vernarbender Alopezie bleibt die Ursache unbekannt.

Es müssen die gesamte Hautoberfläche und die Schleimhäute untersucht werden, da hier oft gleichartige Hautveränderungen zu finden sind. Eine Biopsie sollte an einer Stelle erfolgen, die eine aktive entzündliche Veränderung aufweist, normalerweise am Rand einer kahlen Stelle. Bakterielle und mykologische Kulturen können angezeigt sein.

Diagnostik

Bei der Betrachtung ausgerissener Haare unter dem Mikroskop lassen sich einige Arten der narbenlosen Alopezie unterscheiden. In der Regel befinden sich 80–90% aller Haare in der Wachstums-(Anagen-)Phase, der Rest in der Ruhe-(Telogen-)Phase. Von einer bestimmten Stelle der Kopfhaut sind mit einem starken Instrument 40–60 Haare auszureißen und in anagene und telogene Haare zu trennen. Anagenhaare weisen an ihren Wurzeln Schäfte auf, während bei Telogenhaaren diese Schäfte fehlen und dafür winzige Kolben an den Haarwurzeln zu sehen sind. Alopezien, die nach einer Geburt oder einer Krankheit auftreten, haben einen erhöhten Anteil an Telogenhaaren, während dieser Anteil bei Alopezien, die durch Thallium oder mitosehemmende Medikamente hervorgerufen werden, normal ist. Die Anagenhaare bei der letztgenannten Erscheinungsform brechen infolge des dünner werdenden Haarschaftes leicht ab. Alopecia areata ist gekennzeichnet durch Haare, die wie ein Ausrufungszeichen aussehen. Durch eine Biopsie der Kopfhaut können verschiedene Formen der Alopezie (z. B. Alopecia areata, Trichotillomanie) differenziert werden. Durch histologische oder immunhistologische Untersuchungen werden Erythematodes, Lichen planopilaris (Lichen ruber planus der Kopfhaut) und Sklerodermie unterschieden. Metastasen, die ihrerseits eine lokale narbige Alopezie verursachen können, werden durch eine Biopsie diagnostiziert.

Therapie

Gegen einen genetisch bedingten Haarausfall vom männlichen Typ gibt es kein anderes Mittel als eine operative Haarverpflanzung. Minoxidil, ein Antihypertensivum, wird topisch in 2%iger Lösung angewandt, obwohl der Wert dieser Behandlung fraglich ist, da ein signifikantes Haarwachstum sehr selten ist.

Bei Alopecia areata kann verdünnte Triamcinolonacetonid-Suspension intradermal injiziert werden, wenn es sich um kleine Läsionen handelt, jedoch ist der Behandlungserfolg

u. U. nicht von Dauer. Die experimentelle Erzeugung einer milden allergischen Kontaktdermatitis hat ebenso wie die topische Anwendung sonstiger Reizstoffe eine günstige Wirkung gezeigt. Obwohl Clomipramin bei Patienten mit Trichotillomanie einen kurzzeitigen Erfolg gezeigt hat, kann ein langfristiger Erfolg oder eine Heilung nur durch eine Verhaltensänderung erreicht werden.

Bei der narbigen Alopezie ist die Behandlung ausgerichtet auf die Ausschaltung der Grundkrankheit.

Pseudofolliculitis barbae

Die Pseudofollikulitis des Bartes **(eingewachsene Haare)** zeigt sich besonders häufig bei Schwarzen. Die steifen Haarspitzen durchstoßen die Haut, bevor oder während sie aus dem Follikel austreten, biegen sich und dringen in die benachbarte Haut wieder ein. Sie provozieren kleine Pusteln, die mehr eine Reaktion auf den Fremdkörper als eine Entzündung darstellen. Die einzige logische Schlußfolgerung besteht darin, den Bart wachsen zu lassen. Spezielle Rasierapparate wurden mit unterschiedlichen Resultaten eingesetzt. Ein thioglycolhaltiges Enthaarungsmittel kann zwar an jedem 2. oder 3. Tag benutzt werden, die Haut wird dadurch aber häufig gereizt. 0,05%ige Tretinoin-Lösung oder -Creme bzw. 10%iges Benzoylperoxid-Gel kann bei leichtem oder mittelschwerem Verlauf täglich oder an jeden 2. Tag aufgetragen werden; die Anwendung bewirkt zunächst eine Reizung und sollte zu Beginn jeden 2. Tag und dann täglich erfolgen.

Keratinzysten

(Grützbeutel, Talgzysten, Steatome)

Ein langsam wachsender, gutartiger Hauttumor, der mit einer hornigen und talgigen Masse gefüllt ist und häufig auf der Kopfhaut, an den Ohren, im Gesicht, auf dem Rücken oder am Skrotum zu finden ist. Beim Betasten erweist der Tumor sich als derb, kugelig, verschiebbar und unempfindlich; er verursacht selten Beschwerden, es sei denn bei einer Infektion. Öffnet man die Zyste, so entleert sich der für sie typische käseartige, häufig übelriechende Inhalt, der aus Zelltrümmern und talgartigem Material besteht; oft überwiegt weiches Keratin, und manchmal sind Kalziumablagerungen zu finden. Eine bakterielle Sekundärinfektion mit Abszeßbildung ist möglich. Ein **Milium** ist eine winzige Hornzyste, die in der Regel im Gesicht oder am Skrotum sitzt.

Therapie

Der Inhalt von Milien wird durch eine winzige Stichinzision exprimiert. Bei größeren Zysten wird durch einen kleinen Einschnitt der Inhalt entleert, die verbleibende Zystenwand mit einer Kürette entfernt. Die Zyste kann auch exzidiert werden. Entzündete Zysten werden zuerst inzidiert und dann drainiert; ein Gazestreifen wird eingelegt und über 7–10 Tage allmählich zurückgezogen. Jede Zyste kann sich erneut entwickeln, wenn die Zystenwand nicht vollständig entfernt ist. Eine antibiotische Behandlung mit Cloxacillin oder Erythromycin kann erforderlich sein.

10. PAPULO-SQUAMÖSE ERKRANKUNGEN

Psoriasis

Eine häufig auftretende und immer wiederkehrende Erkrankung, charakterisiert durch trockene, umschriebene, silberweiß schuppende Papeln und Plaques von unterschiedlichen Größen.

Die Schwere der Erkrankung variiert von 1 oder 2 Läsionen bis hin zu einem mehr oder minder generalisierten, schuppenden entzündlichen Erythem, unter Umständen mit einer schweren, entstellenden Arthritis einhergehend. Die Ursache ist unbekannt, aber die massive Schuppung beruht wahrscheinlich auf einer gesteigerten Vermehrung der Epidermiszellen. Etwa 2–4% der weißen Bevölkerung erkranken an Schuppenflechte, Schwarze weitaus seltener.

Der Erkankungsbeginn liegt meist zwischen dem 10. und dem 40. Lebensjahr, doch kann die Psoriasis in jedem Alter auftreten. Familiäres Vorkommen ist häufig und ist in der Regel durch genetische Faktoren bedingt. Abgesehen von dem psychologischen Stigma einer unschönen Hauterkrankung ist die allgemeine Gesundheit nicht beeinträchtigt, solange sich keine schwere Arthritis, schwer zu beeinflussende Erythrodermie oder schwere, ausgedehnte Pustelbildung entwickelt.

Symptomatik

Der Befall erfolgt in der Regel in Schüben. Der typische Verlauf besteht aus chronischen Remissionen und Rezidiven (oder gelegentlich akuten Verschlimmerungen), bei denen Häufigkeit und Dauer variieren. Zu den Faktoren, die psoriatische Eruptionen herbeiführen, gehören lokale Traumen (durch die das **Köbner-Phänomen** mit Läsionen am Ort der Verletzung verursacht wird) und gelegentlich Irritationen durch einen Sonnenbrand, topische Medikamente, eine Antimalaria-Behandlung mit Chloroquin, Lithium, Betablocker, Alpha-Interferon und der Entzug systemischer Kortikosteroide. Bei manchen Patienten (besonders bei Kindern) zeigen sich explosive psoriatische Eruptionen nach einem akuten Infekt der oberen Luftwege.

Die Psoriasis befällt typischerweise den behaarten Kopf (einschließlich der retroaurikulären Region), die Streckseiten der Extremitäten (besonders an den Ellenbogen und Knien), den Rücken und das Gesäß. Nägel, Augenbrauen, Axillen, die Nabelgegend oder der anogenitale Bereich können ebenfalls befallen sein. Gelegentlich ist die Erkrankung generalisiert.

Die Herde zeigen sich als scharf umschriebene, normalerweise nicht juckende gerötete Papeln oder Plaques, bedeckt mit überlappenden, silbrigen oder leicht opalisierenden glänzenden Schuppen. Die Hauterscheinungen heilen ohne Narbenbildung ab; auch der Haarwuchs verändert sich nicht. Die Papeln vergrößern sich manchmal und verschmelzen miteinander zu großen, bizarr geringelten und gewundenen Plaques. Die befallenen Nägel sind, ähnlich wie bei einer Pilzinfektion, gekennzeichnet durch Tüpfel, Abhebung oder Abtrennung des feinen Nagelrandes, Verdickung, Verfärbung und Zerkrümelung unter der Nagelplatte.

Die **Psoriasis arthropathica** *(s. Kap. BEW, 4.)* ähnelt oft sehr einer rheumatischen Arthritis und kann genauso verkrüppeln; im Blut des Patienten sind jedoch keine Rheumafaktoren enthalten. Eine **erythrodermatische Psoriasis** ist schwer zu behandeln und kann zu einer allgemeinen Erkrankung führen. Die gesamte Haut ist gerötet und mit feinen Schuppen bedeckt; typische psoriatische Herde können zunächst kaum entdeckt werden. Eine **Psoriasis pustulosa** ist gekennzeichnet durch sterile Pusteln, die an den Handtellern und Fußsohlen sitzen oder generalisiert sind; nicht immer treten typische psoriatische Hauterscheinungen auf.

Diagnostik

Die Diagnose kann meist aufgrund einer körperlichen Inspektion gestellt werden. Bei einer Psoriasis der Kopfhaut sind die scharf begrenzten, trockenen, erhabenen, mit großen silbrigen Schuppen bedeckten Herde gewöhnlich unschwer zu unterscheiden von den diffusen, schmierigen, gelblichen Schuppen einer seborrhoischen Dermatitis. Trotzdem kann Psoriasis mit einer seborrhoischen Dermatitis, einem Morbus Bowen (am Stamm), einer sekundären Syphilis, Pilzinfektionen, einem integumentalen Erythematodes, mit Ekzem, Lichen ruber planus oder zirkumskripter Neurodermitis verwechselt werden. Bei Psoriasis zeigen sich bei Entfernung der oberflächlichen Schuppen feine punktförmige Blutaustritte (Auspitz-Phänomen).

Die Ergebnisse einer Biopsie können typisch für Psoriasis sein, aber auch zahlreiche andere Hauterkrankungen weisen der Psoriasis ähnelnde histologische Merkmale auf, was die Unterscheidung erschwert.

Prognose und Therapie

Die Prognose hängt von der Ausdehnung und der Schwere des Erstbefalls ab. Im allgemeinen verläuft die Erkrankung um so schwerer, je früher sie im Leben beginnt. Akute Krankheitsschübe heilen meist schnell ab, während eine völlige und dauerhafte Remission selten ist. Keine therapeutische Maßnahme bürgt für eine Heilung, aber die meisten Fälle können gut unter Kontrolle gehalten werden.

Die einfachsten Behandlungsmethoden – erweichende und keratolytische Externa und topische Kortikosteroide – sollten bei einer begrenzten Anzahl von Herden zunächst versucht werden, denn die Anzahl der effektiv wirkenden Heilmittel ist begrenzt. Sonnenbäder sind empfehlenswert, obwohl gelegentlich eine Verschlimmerung durch Sonnenbrand eintreten kann. Systemische Antimetaboliten (z.B. Methotrexat, s. unten) sollten nur bei schwerem Haut- und Gelenkbefall eingesetzt werden. Systemische Kortikosteroide sollten wegen der Nebenwirkungen, die schwere Exazerbationen oder pustulöse Effloreszenzen einschließen, wie sie während der Behandlung (besonders bei steigernder Dosierung) auftreten können oder auch nach Abschluß der Behandlung, nicht verschrieben werden.

Feuchtigkeitscremes, hydrogenierte pflanzliche Öle oder weiße Vaseline werden – rein oder unter Zugabe von Kortikosteroiden, Salizylsäure, Steinkohlenteer oder Anthralin (Dithranol) – 2mal täglich auf die nach dem Bad noch feuchte Haut aufgetragen. Alternativ kann Teersalbe oder -creme abends aufgetragen und morgens wieder abgewaschen und die Haut anschließend natürlichem oder künstlichem (280–320 nm) ultraviolettem Licht ausgesetzt werden; die Dosierung wird langsam an der jeweils unteren Erythemschwelle erhöht.

Anthralin kann in einer Creme- oder Salbenzubereitung, beginnend mit 0,1% und gesteigert bis 1%, wirksam eingesetzt werden. Wegen seiner Reizwirkung sollte Anthralin nicht in intertriginösen Bereichen angewendet werden. Es verfärbt sowohl die Bettwäsche und die Kleidung als auch die Haut. Durch eine neue Kurzzeittherapie mit Anthralin werden viele seiner Nachteile vermieden; 20–30 Minuten nach dem Auftragen wird das Mittel durch Baden oder Duschen gründlich abgewaschen.

Topische Kortikosteroide können alternativ oder zusätzlich zu einer Anthralin- oder einer Teerbehandlung verordnet werden. Als Zusatzmittel werden sie 2–3mal täglich tagsüber angewendet, während Anthralin oder Teer nachts zur Anwendung kommen. Kortikosteroide wirken am besten unter einem undurchlässigen Polyäthylenfilm oder eingearbeitet in eine selbsthaftende Folie. Diese Behandlungsart ist für die Nacht geeignet, während das Kortikosteroid tagsüber 2–3mal lediglich in die Hand eingerieben wird. Die Stärke des Medikaments zu Beginn der Behandlung richtet sich im allgemeinen nach dem Ausmaß des Befalls. Im gleichen Maße, wie sich die Hauterscheinungen bessern, sollte das Kortikosteroid weniger oft oder in niedrigerer Konzentration angewendet werden, damit lokale Nebenwirkungen (Atrophie, Teleangiektasien) vermieden werden. Nach etwa 3wöchiger Behandlung sollte für 1–2 Wochen statt des Kortikosteroids lediglich eine blande Salbengrundlage angewendet werden, um ein Nachlassen der Wirksamkeit des Kortikosteroids (Tachyphylaxie) zu vermeiden. 0,1%iges Triamcinolonacetonid (oder Gleichwertiges – *s. Kap. HAU, 2.*) ist am wirkungsvollsten, kann aber teuer werden; zum Einreiben des ganzen Körpers werden in der Regel 30 g Creme benötigt. Ein handelsübliches Präparat kann mit einem entsprechenden Grundstoff verdünnt werden: Die Salbe mit Vaseline, die Creme mit einer Tagescreme; handelsübliche Mittel in geringerer Konzentration sind ebenfalls erhältlich. Werden stark wirkende fluorierte topische Kortikosteroide auf große Körperbereiche aufgetragen, speziell unter Okklusivbedingungen, können Resorptionseffekte beobachtet werden, wodurch sich die Psoriasis – wie bei der Behandlung mit systemischen Kortikosteroiden – verschlimmern kann. Bei kleinen lokalisierten Herden hilft ein hochwirksames Kortikosteroid oder eine mit Flurandrenolid imprägnierte Folie, die abends aufgelegt und am Morgen gewechselt wird. Rückfälle treten nach einer Behandlung mit Kortikosteroiden häufig schneller auf als nach einer Therapie mit anderen Mitteln. Behandlungspausen können, wie oben empfohlen, Rückfälle und eine Therapieresistenz verhindern.

Dicke Plaques auf der Kopfhaut lassen sich schlecht behandeln. Ein 10% Salicylsäure enthaltendes Mineralöl oder einfache weiche Kernseife (Sapo mollis, keine flüssige grüne Seife) können vor dem Schlafengehen mit einer Zahnbürste eingerieben und am nächsten Morgen mit einem kosmetisch akzeptablen Teer-Shampoo wieder ausgewaschen werden. Zur Steigerung der Tiefenwirkung und zur Vermeidung von Verschmutzung empfiehlt sich im Bett das Tragen einer Duschhaube. Tagsüber können alkoholische Kortikosteroidlösungen, die keine Rückstände auf der Kopfhaut hinterlassen, aufgetragen werden.

Resistente Herde auf der Haut oder der Kopfhaut können auf die lokale Injektion von Triamcinolonacetonid-Suspension, verdünnt mit Kochsalzlösung auf 2,5 mg/ml, ansprechen; die Menge hängt von der Größe der Läsion ab. Injektionen sollten nicht öfter als alle 3 Wochen erfolgen; sie können eine lokale Atrophie verursachen. Die systemische Gabe von Kortikosteroiden ist gewöhnlich kontraindiziert.

Psoralen und hochintensive UVA-Therapie **(PUVA)** zeigt gewöhnlich hohe Wirksamkeit bei der Behandlung ausgedehnter Psoriasis. Nach Einnahme von Methoxsalen (durchschnittlich 40 mg) wird die Haut in einem bestimmten Intervall langwelligem UVA-Licht (330–360 nm) ausgesetzt. Die Dosierung sowohl des Methoxsalens als auch der UVA-Bestrahlung muß auf den jeweiligen Patienten zugeschnitten sein. Obwohl die Behandlung zur Erscheinungsfreiheit führt und monatelange Remission bewirken kann, können wiederholte Lichtbestrahlungen das Risiko UV-induzierten Hautkrebses erhöhen (insbesondere bei solchen Patienten mit vorangehender Arsen- oder Röntgentherapie oder Hautkrebs in der Vorgeschichte). Bei entsprechenden Vorsichtsmaßnahmen scheinen nachteilige Auswirkungen auf die Augen und das Blutbild geringfügig zu sein. Eine Kombination oraler Retinoide mit PUVA trägt zu einer Verminderung der UV-Dosis bei, die benötigt wird, um eine Besserung einzuleiten.

Etretinat oder Isotretinoin können bei pustulöser Psoriasis besonders wirksam sein. Wegen der teratogenen Wirkung und der langen Verweildauer im Körper sollten Frauen vor einer Schwangerschaft während der Retinoid-Einnahme gewarnt werden. Dies gilt bei Etretinat auch für einen Zeitraum von mindestens 2 Jahren nach Abschluß der Therapie. Cyclosporin hat sich in verschiedenen klinischen Studien für die Behandlung der Psoriasis als sehr wirksam erwiesen. Es ist aber für die Psoriasis-Behandlung wegen der vielen, sehr schweren Nebenwirkungen nicht zugelassen. Die Wirkung von topisch und systemisch angewendetem Vitamin D_3 wird z.Zt. untersucht.

Pityriasis rosea

Eine selbstheilende, mild verlaufende Hauterkrankung, charakterisiert durch schuppende Hautveränderungen, möglicherweise hervorgerufen durch einen nicht bekannten Infektionserreger. Pityriasis rosea kann in jedem Lebensalter auftreten, vorzugsweise jedoch bei jungen Erwachsenen. In gemäßigtem Klima ist das Vorkommen im Frühjahr und im Herbst am höchsten.

Symptomatik

Ein „Herold"- oder „Mutter"-Fleck, meist am Stamm sitzend, leitet die 5–10 Tage später erfolgende generalisierte Eruption ein. Die Herde sind leicht gerötet, rosa- oder rehfarben, rundlich oder oval, mit einem schwach schuppenden Rand und ähneln einer oberflächlichen Pilzinfektion. Zahlreiche sich gleichende Herde mit Durchmessern von 0,5–2 cm pflegen dem Primärplaque zu folgen und treten gelegentlich noch über Wochen hin neu auf. Normalerweise erscheinen sie am Stamm. Auf dem Rücken liegen die Läsionen mit den Längsachsen parallel zu den Hauptspaltlinien von der Wirbelsäule in einem „Christbaum"-Muster aus. Bei Schwarzen kann die Eruption in erster Linie papulös und nur wenig schuppend auftreten.

Gelegentlich befällt die Krankheit nur die Arme und kaum den Stamm. Hin und wieder ist auch das Gesicht betroffen. Selten erfolgt eine Generalisierung mit manchmal scharlachähnlichem Aussehen. Systemische Symptome fehlen normalerweise, aber es können eine leichte Unpäßlichkeit und Kopfschmerzen sowie ein unangenehmer Juckreiz auftreten. Eine spontane Remission innerhalb von 4–5 Wochen ist die Regel, obwohl der Hautausschlag 2 Monate oder länger bestehen bleiben kann. Rückfälle sind selten.

Differentialdiagnose

Pityriasis rosea muß unterschieden werden von Tinea corporis, Pityriasis (Tinea) versicolor, Arzneimittelexanthemen, Psoriasis und in erster Linie von sekundärer Syphilis. Ein serologischer Test zum Ausschluß einer Syphilis sollte routinemäßig durchgeführt werden.

Therapie

Es gibt keine spezifische Behandlung; sie ist in der Regel auch nicht erforderlich. Dem Patienten sollte versichert werden, daß die Hauterscheinungen wieder verschwinden. Künstliches oder natürliches Sonnenlicht kann die Rückbildung beschleunigen. Bei entzündeten und juckenden Herden kann 0,25%iges Menthol in einer Tagescreme lindernd wirken. Prednison – 10 mg oral 4mal täglich, bis das Jucken nachläßt, und dann 14 Tage lang in geringerer Dosierung – sollte nur bei heftigem Juckreiz verschrieben werden.

Lichen ruber planus

Ein immer wiederkommender, juckender entzündlicher Hautausschlag, gekennzeichnet durch kleine, polygonal begrenzte Papeln, die zu rauhen, schuppenden Flecken konfluieren können, oft mit Läsionen an der Mundschleimhaut. Kinder werden selten befallen.

Ätiologie

Die Ursache ist nicht bekannt. Einige Arzneimittel (z.B. Arsen, Wismut, Gold) oder bestimmte Farbfilmentwickler können einen Hautausschlag hervorrufen, der von Lichen ruber planus nicht zu unterscheiden ist. Über lange Zeit hinweg eingenommenes Quinacrin oder Chinidin kann zu hypertrophischem Lichen ruber planus an den Unterschenkeln führen, desgleichen andere Dermatosen oder Systemerkrankungen.

Symptomatik

Die Erkrankung kann plötzlich oder langsam sich verstärkend auftreten. Der erste Schub hält wochen- oder monatelang an; manchmal können jahrelang Rückfälle beobachtet werden.

Die primären Papeln haben einen Durchmesser von 2–4 mm, polygonal begrenzte Ränder, eine rötlich-livide Farbe und weisen unter schräg auffallendem Licht einen deutlichen Glanz auf. In seltenen Fällen können sich Blasen bilden. Mäßiger bis heftiger hartnäckiger Juckreiz kann vorhanden sein. Die Hauterscheinungen sind in der Regel symmetrisch angeordnet, meistens an den Beugeseiten der Handgelenke, an den Beinen, am Stamm, an der Glans penis, in der Mundschleimhaut und in der Vagina. Sie sind gelegentlich generalisiert, befallen jedoch selten das Gesicht. Besonders an den Unterschenkeln können sich große, schuppende und verruköse Herde ausbilden **(Lichen ruber verrucosus).**

In der akuten Phase können neue Papeln an der Stelle einer winzigen Hautverletzung – wie einem oberflächlichen Kratzer – entstehen **(Köbner-Phänomen).** Bleiben die Läsionen lange bestehen, kann sich Hyperpigmentation (und manchmal Atrophie) entwickeln. Selten tritt eine fleckförmige narbige Alopezie der Kopfhaut auf.

Bei etwa der Hälfte der Patienten ist die Mundschleimhaut mitbefallen, häufig schon bevor sich auf der Haut Veränderungen entwickeln. In der Wangenschleimhaut, an den Rändern der Zunge und an der Schleimhaut zahnloser Bereiche zeigen sich asymptomatische blauweiße Streifen, die zunächst netzförmig angeordnet sind und sich später vergrößern zu scharf begrenzten Herden. Bei der erosiven Form klagt der Patient über oberflächliche, oft schmerzhafte und rezidivierende Geschwüre im Mund. Über lange Zeit bestehende Ulzerationen können zu Karzinomen der Mundschleimhaut führen. Verschlimmerungen und Remissionen wechseln häufig.

Diagnostik

Lichen ruber planus ist histologisch eindeutig zu diagnostizieren. Ein hartnäckiger Lichen ruber des Mundes oder der Vagina kann manchmal klinisch nur schwer von einer Leukoplakie unterschieden werden. Eine Biopsie aus einer alten Läsion muß keine spezifischen Befunde liefern, ist jedoch immer angezeigt.

Ausgedehnte Erosionen im Mund müssen von denen unterschieden werden, die durch eine Candidosis, Leukoplakie, ein Karzinom, Aphthen, Herpes stomatitis und Erythema multiforme hervorgerufen werden. Die Ränder dieser Stellen sollten auf das Vorhandensein kurzer dendritischer Ausläufer und typischer zarter, bläulichweißer Streifchen untersucht werden.

Therapie

Asymptomatischer Lichen ruber planus erfordert keine Behandlung. Wird ein Medikament oder eine Chemikalie als auslösende Noxe angenommen, sollte die weitere Anwendung unterbleiben. Ein Antihistaminikum (z.B. 25 mg Hydroxazin oder 4 mg Chlorpheniramin 4mal täglich peroral) kann mäßigen Juckreiz durch seinen sedierenden Effekt lindern. Lokalisierte juckende oder hypertrophische Bezirke können behandelt werden durch intrafokale Injektion mit Triamcinolonacetonid-Suspension, verdünnt mit physiologischer Kochsalzlösung bis zu 2,5–5 mg/ml, so daß der Herd leicht angehoben wird (nicht öfter als alle 3 Wochen), oder mit einer Kortikosteroid-Okklusivtherapie (z.B. 0,1%ige Triamcinolonacetonid-Salbe oder ähnliches unter einer Polyäthylenverpackung über Nacht oder eine mit Flurandrenolid getränkte Folie). Die Behandlung von Lichen ruber planus auf unbehaarter Haut kann durch 0,1%ige Tretinoinlösung zusammen mit Kortikosteroiden wirkungsvoll unterstützt werden. Die Flüssigkeit sollte abends mit einem Wattestäbchen aufgetupft werden; tagsüber ist 3mal eine stark wirkende kortikosteroidhaltige Creme aufzutragen *(s. Kap. HAU, 2.).* Bei Erosionen im Mund sollten Mundspülungen mit viskösem Lidocain vor den Mahlzeiten versucht werden.

Erosionen im Mund und ausgedehnte, heftig juckende Hauterscheinungen erfordern häufig die Behandlung mit einem systemischen Kortikosteroid, z.B. an jedem Morgen Prednison, anfänglich 40–60 mg, und dann in einer jede Woche um ein Drittel herabgesetzten Dosierung. Leider kann der Juckreiz nach dem Absetzen des systemischen Kortikosteroids wiederkommen; ist dies der Fall, sollte ein systemisches Kortikosteroid in gleichbleibend niedriger Dosierung jeden zweiten Morgen versucht werden. Retinoide sollen sich ebenfalls als wirksam erwiesen haben (s. Vorsichtsmaßnahmen unter Psoriasis).

Die Erkrankung neigt zur Spontanheilung, kann jedoch nach Jahren rezidivieren.

11. ENTZÜNDUNGSREAKTIONEN DER HAUT

(s. a. Kap. GYN, 14., Juckende urtikarielle Papeln und Plaques in der Schwangerschaft)

Arzneimittelexantheme

Eine Erkrankung der Haut oder der Schleimhäute als Folge einer oralen oder parenteralen Gabe eines Medikamentes *(s. a. Kap. IMM, 3., Arzneimittelallergien, und Kap. PHA. 6., Nebenreaktionen von Medikamenten).*

Ätiologie

Obwohl die meisten Arzneimittelexantheme auf einem unbekannten Mechanismus beruhen, sind doch viele allergischen Ursprungs. Innerhalb von 4–5 Tagen nach der Aufnahme des Medikamentes können sich spezifische Antikörper oder spezifisch sensibilisierte Lymphozyten entwickeln. Ein späterer Kontakt mit dem gleichen Medikament löst innerhalb weniger Minuten oder auch erst nach Stunden oder Tagen eine Eruption aus. Andere Reaktionen können durch die Akkumulation einer Arznei (z. B. Pigmentierung durch Silber), durch die pharmakologische Wirkung eines Medikamentes (z. B. Striae oder Akne durch systemische Kortikosteroide, Purpura durch übermäßige Antikoagulation) oder durch eine Wechselwirkung mit genetischen Faktoren (z. B. Porphyria cutanea tarda durch Östrogene, die ein Enzym anregen, das am Porphyrinmetabolismus beteiligt ist) hervorgerufen werden.

Symptomatik

Die Schwere von Arzneimittelexanthemen variiert von einem leichten Ausschlag bis zu einer toxischen epidermalen Nekrolyse. Der Ausbruch kann plötzlich erfolgen (z. B. bei Urtikaria oder bei der anaphylaktischen Reaktion auf Penicillin) oder sich um Stunden und Tage (morbilliforme oder makulo-papulöse Hautausschläge nach Penicillin- oder Sulfonamidgaben) oder sogar um Jahre (Schuppung oder Pigmentierung durch Arsen) verzögern. Die Läsionen können lokalisiert sein (fixe Arzneimittelexantheme, Ulzerationen im Mund oder eine Dermatitis in lichtexponierten Arealen), viele sind jedoch generalisiert.

Einige Medikamente lösen charakteristische Hautausschläge aus, während andere Reaktionen den Merkmalen praktisch jeder Dermatose ähneln können. Die häufigsten Erscheinungsformen mit einigen typischen auslösenden Ursachen sind nachstehend aufgeführt. Neu hinzukommende Medikamente werden gewöhnlich als auslösende Noxe angeschuldigt, aber auch Medikamente, die schon über lange Zeit hinweg eingenommen werden, müssen verdächtigt werden.

Urtikaria *(Penicillin*, Aspirin, Tartrazin [die Farbe FD & C gelb Nr. 5]) ist leicht zu erkennen an den typischen, gut umschriebenen ödematösen Quaddeln.

Morbilliforme oder makulo-papulöse Hautausschläge (fast jedes Medikament, insbesondere Barbiturate, Sulfonamide, Ampicillin und andere Antibiotika) rangieren in ihrem Aussehen von masernähnlich bis zu einem Ausschlag, der dem bei Pityriasis rosea gleicht.

Schleimhautbefall (Penicillin, Barbiturate, Sulfonamide einschließlich deren Derivate gegen Hypertonie und Diabetes mellitus) kann auftreten in Form von nur wenigen kleinen Bläschen im Mund bis hin zu ausgedehnten schmerzhaften Geschwüren mit zusätzlichen bullösen Hautläsionen (s. u. Erythema exsudativum multiforme und das Stevens-Johnson-Syndrom).

Akneähnliche Hautausschläge (Kortikosteroide, Jod, Brom, Hydantoin) ähneln der Akne, jedoch ohne Komedonen; sie beginnen im allgemeinen plötzlich.

Eine **toxische epidermale Nekrolyse** (Barbiturate, Hydantoin, Penicillin, Sulfonamide) ist gekennzeichnet durch flächenhafte Ablösung der Epidermis, wodurch die Haut wie verbrüht aussieht. Tödlicher Verlauf ist häufig. Bei Kindern wird ein ähnlicher Zustand verursacht durch eine spezifische Staphylokokkeninfektion (toxische epidermale Nekrolyse *s. unten und Kap. HAU, 5., Syndrom der verbrühten Haut).*

Dermatitis exfoliativa (Penicillin, Sulfonamide) imponiert mit Rötung, Schuppung und Verdickung der gesamten Hautoberfläche; auch diese Erkrankung kann tödlich verlaufen *(s. Kap. HAU, 4.).*

Photoallergische Dermatosen (Phenothiazine, Tetracycline, Sulfonamide, Chlorothiazide, künstliche Süßstoffe) sind gekennzeichnet durch eine Dermatitis oder durch blau-graue Hyperpigmentation (Phenothiazine) an den Stellen der Haut, die dem Sonnenlicht ausgesetzt sind.

Fixe Arzneimittelexantheme (Phenolphthalein, Tetracycline, Sulfonamide) bestehen aus gut umschriebenen, meist einzelnen dunkel- oder purpurroten Herden auf der Haut oder an den Schleimhäuten, besonders der Genitalien, die bei jedem Kontakt mit dem Medikament immer wieder an der gleichen Stelle erscheinen.

Lichenifizierte oder dem Lichen ruber planus ähnelnde Hautausschläge (Antimalariamittel, Gold, Chlorpromazin, Thiazide) sind polygonal begrenzte Papeln, die zu schuppenden Herden konfluieren können *(s. Kap. HAU, 10., Lichen ruber planus).*

Hämorrhagische Arzneimittelexantheme (Chlorothiazide, Carbromal, Meprobamat, Antikoagulanzien, Apronalid) weisen nicht wegdrückbare purpuriforme Flecken in verschiedener Größe auf, sind jedoch im allgemeinen winzig. Sie sitzen meist an den unteren Extremitäten, können aber überall auftreten und auf eine ernstzunehmende hämorrhagische Vasculitis hinweisen.

Erythema nodosum (Sulfonamide, orale Kontrazeptiva, Jod, Brom) ist unten in diesem Kapitel beschrieben.

Diagnostik und Therapie

Die auslösende Noxe ist unbedingt festzustellen. Oft ist eine detaillierte Anamnese mit hartnäckigen Fragen nach *allen* eingenommenen Medikamenten einschließlich nichtverschreibungspflichtiger Mittel gegen Schlaflosigkeit, Schmerzen, Erkältungskrankheiten, Verstopfung und Kopfweh erforderlich, außerdem auch nach Verwendung von Augentropfen, Nasentropfen und Suppositorien. Es ist wichtig, zu wissen, daß einige Arzneimittelexantheme erst beginnen, nachdem das Medikament (z.B. Ampicillin) abgesetzt wurde, und daß sie dann für Wochen oder Monate weiterbestehen können. Auch winzige Mengen bestimmter Medikamente können eine Reaktion hervorrufen.

Die meisten Reaktionen auf Arzneimittel verschwinden jedoch nach dem Absetzen des auslösenden Medikaments und brauchen nicht mehr behandelt zu werden. Oft ist es erforderlich, besonders bei Patienten, die im Krankenhaus liegen und viele Medikamente einnehmen, erst einmal alle bis auf die lebensnotwendigen Arzneimittel abzusetzen und sie in einwöchigen Intervallen in der Reihenfolge ihrer Wichtigkeit wieder anzusetzen. Ein auf dem Gebiet der Arzneimittelexantheme und ihrem Auftreten versierter Arzt ist in der Regel in der Lage, die wahrscheinliche Noxe auszuschalten und die übrigen Medikamente beizubehalten. Sofern Arzneimittel für die Erhaltung der Gesundheit des Patienten unerläßlich sind, sollten nach Möglichkeit chemisch nicht verwandte Stoffgruppen zur Behandlung herangezogen werden.

Bisher gibt es keine Labortests zur Untermauerung der Diagnose, insbesondere der Lymphozyten-Transformationstest und Intrakutantests mit Penicillin befinden sich noch im Versuchsstadium. Der Beweis einer Allergie gegenüber einem bestimmten Medikament ist nur durch eine Reexposition mit diesem Medikament zu erbringen, was gefährlich werden kann.

Ein Pflegemittel (z.B. weiße Vaseline) kann bei einem trockenen, juckenden, makulopapulösen Hautausschlag verschrieben werden. Eine Salbe, die ein fluoriertes Kortikosteroid enthält *(s. Kap. HAU, 2.),* sollte 4mal täglich an einer kleinen Stelle ausprobiert und bei Erfolg auf die gesamten Hautveränderungen aufgetragen werden. Eine massive akute Urtikaria kann die Behandlung mit Adrenalin (1:1000), 0,2 ml s. c. oder i. m., notwendig machen oder auch die intravenöse Injektion von 100 mg des langsamer, aber nachhaltiger wirkenden löslichen Hydrocortisons, dem eine kurzzeitige orale Kortikosteroidtherapie folgen kann. Die Behandlung einer schwerwiegenden Arzneimittelreaktion, wie eines schweren Erythema multiforme oder eines Stevens-Johnson-Syndroms, wird weiter unten erörtert.

Toxische epidermale Nekrolyse (TEN)

Eine lebensbedrohliche Hauterkrankung, bei der durch großflächige Ablösung der Epidermis ausgedehnte offene Flächen entstehen. Sie tritt überwiegend bei Erwachsenen auf und wird gewöhnlich durch Arzneimittelreaktionen ausgelöst oder ist idiopathisch.

Ätiologie

In etwa einem Drittel der Fälle ist ein Medikament ursächlich beteiligt; Sulfonamide, Barbiturate, nichtsteroidale Antiphlogistika, Phenytoin, Allopurinol und Penicillin wurden mit vielen Fällen in Verbindung gebracht. In einzelnen Fällen wurden zahlreiche andere Medikamente angeschuldigt. In etwa einem Drittel der Fälle bleibt die Ursache wegen einer gleichzeitig bestehenden anderen schweren Erkrankung (z. B. einer Graft-versus-host-Reaktion) und ihrer medikamentösen Behandlung unklar. In der Mehrzahl der restlichen Erkrankungsfälle bleibt die Ätiologie unbekannt.

Symptomatik

TEN beginnt typischerweise mit einem schmerzhaften, umschriebenen Erythem, das sich rasch ausbreitet. An den geröteten Hautpartien treten schlaffe Blasen auf, oder die Epidermis löst sich ab. Sie kann sich bereits auf leichte Berührung oder Druck großflächig ablösen. Schweres Krankheitsgefühl, Schüttelfröste, Myalgien und Fieber begleiten die Hautablösung. Ausgedehnte erosive Areale, einschließlich aller Schleimhäute (Augen, Mund, Genitalien), treten innerhalb von 24–72 Stunden auf. Die betroffenen Hautpartien ähneln häufig Brandwunden zweiten Grades. Die Mortalität ist bedingt durch die Störung des Flüssigkeits- und Elektrolythaushaltes, durch die Beteiligung vieler Organe (z. B. Pneumonien, Blutungen im Magen-Darm-Trakt) und durch sekundäre Infektionen.

Diagnostik

Eine rasche Diagnose ist wesentlich, so daß ein möglicherweise auslösendes Medikament abgesetzt werden kann. Vor Auftreten des ausgedehnten Erythems und der Epidermisablösung kann es schwierig sein, TEN von anderen morbilliformen Arzneimittelexanthemen, von Erythema multiforme oder vom Stevens-Johnson-Syndrom zu unterscheiden. Es wird häufig angenommen, daß TEN eine Folgeerscheinung der letztgenannten Erkrankungen sei. Obwohl TEN dem staphylokokkenbedingten Syndrom der verbrühten Haut (SSSS) sehr ähnelt, wird die Unterscheidung vom SSSS erleichtert durch das Alter des Patienten, den klinischen Verlauf und vor allem durch eine Biopsie, mit der die Höhe der Spaltbildung in der Epidermis bestimmt werden kann *(s. Kap. HAU, 5., Staphylogenes Syndrom der verbrühten Haut)*.

Therapie

Die Patienten sollten hospitalisiert werden, da intensive Pflege und Überwachung sehr wichtig sind. Möglicherweise für die Auslösung verantwortliche oder zumindest verdächtige Medikamente müssen sofort abgesetzt werden. Die Patienten sollten isoliert, um das Risiko exogener Infektionen zu mindern, und wie bei schwerer Verbrennungskrankheit *(s. a. Kap. PHY, 2.)* behandelt werden. Haut und offene Wundflächen müssen vor Verletzungen und gegen Infektionen geschützt und Flüssigkeits- und Elektrolytverluste ersetzt werden.

Obwohl der Einsatz systemischer Kortikosteroide unterschiedlich beurteilt wird, wurden diese bei Arzneimittelallergien, besonders im frühen Stadium der Erkrankung, mit Erfolg verwandt. Einige schwere Fälle benötigen zwischen 0,5 und 1,0 g Methylprednisolon i. v. für mehrere Tage, um den Krankheitsprozeß aufzuhalten. Diese Art der Steroidtherapie ist mit vielen Nebenwirkungen verbunden und bedarf einer sorgfältigen Kontrolle. Kortikosteroide scheinen häufig eine Sepsis durch gramnegative oder andere Bakterien zu fördern, ohne gleichzeitig den Hautzustand zu bessern, und führen zu einer erhöhten Mortalitätsrate. Eine Septikämie, die häufig im Zusammenhang mit Lungeninfektionen auftritt, muß rasch erkannt und behandelt werden, da sie die häufigste Todesursache darstellt. Oft muß ophthalmologischer Rat eingeholt werden, da es zu beträchtlichen Verkrustungen der Augenbindehaut kommen kann. Auch kann es notwendig sein, einen Urologen hinzuziehen, um eine Phimose zu verhindern.

Erythema exsudativum multiforme

Eine entzündliche Hauterkrankung, charakterisiert durch symmetrisch angeordnete, erythematöse, ödematöse oder bullöse Läsionen auf der Haut oder den Schleimhäuten.

Ätiologie

Bei mehr als 50% der Fälle kann die Ursache nicht gefunden werden. Die übrigen Erkrankungen stehen bei Erwachsenen in der Regel im Zusammenhang mit Medikamenten, Infektionskrankheiten einschließlich Herpes simplex (wahrscheinlich der am häufigsten gefundene ätiologische Faktor), Coxsackie- und ECHO-Virus, *Myoplasma pneumoniae*, Psittakose und Histoplasmose. Auch durch Vaccinia-, BCG- und Poliomyelitis-Vakzine wurde Erythema exsudativum multiforme (E.e.m.) ausgelöst. Fast jedes Medikament kann ein E.e.m. hervorrufen; Penicillin, Sulfonamide und Barbiturate sind die häufigsten Auslöser. Auf welche Weise infektiöse Wirkstoffe oder Medikamente die Erkrankung bewirken, ist nicht bekannt. Offensichtlich handelt es sich aber um eine Überempfindlichkeitsreaktion.

Symptomatik und Diagnostik

Der Ausbruch erfolgt normalerweise plötzlich mit erythematösen Flecken oder Papeln oder Quaddeln, Bläschen und manchmal Blasen, vorwiegend an den distalen Abschnitten der Extremitäten, einschließlich der Handteller und Fußsohlen, und im Gesicht; hämorrhagische Läsionen an den Lippen und an der Mundschleimhaut können ebenfalls auftreten *(s. unten Kap. ZMK, 3., Orales Erythema multiforme).* Die Hautveränderungen (kokardenförmig) sind symmetrisch angeordnet und häufig kreisrund mit konzentrischen Ringen und einer zentralen Purpura – eine bläuliche Verfärbung der Epidermis – oder Bläschen. Der Juckreiz ist unterschiedlich stark. Die systemischen Symptome variieren; Krankheitsgefühl, Gelenkschmerzen und Fieber kommen häufig vor. Gelegentlich sind Krankheitsschübe zu beobachten, die 2–4 Wochen andauern und sich mehrere Jahre lang im Herbst und im Frühjahr wiederholen.

Das **Stevens-Johnson-Syndrom** ist eine schwere Form des E.e.m., gekennzeichnet durch Blasen in der Mundschleimhaut, im Rachen, in der anogenitalen Region und an der Bindehaut. Für E.e.m. typische Veränderungen an anderen Stellen der Haut können vorhanden sein oder auch fehlen. Es ist möglich, daß der Patient nicht essen und den Mund nicht fest schließen kann und unter ständigem Speichelfluß leidet. Die Augen können heftig schmerzen, und infolge der geschwollenen und vereiterten Bindehäute kann der Kranke die Augen nicht öffnen. Die Bindehautbeteiligung kann bleibende Hornhautnarben hinterlassen. Gelegentlich verläuft die Erkrankung tödlich.

Die Hautveränderungen des E.e.m. sind zu unterscheiden von denen eines bullösen Pemphigoids und einer Dermatitis herpetiformis, die oralen Veränderungen von denen einer allergischen Stomatitis, eines Pemphigus und einer herpetischen Stomatitis aphthosa.

Therapie

Wenn die auslösende Ursache gefunden werden kann, ist diese zu behandeln, auszuschalten oder zu vermeiden. Einige Fälle von Erythema multifome sind assoziiert mit einer Pneumonie durch Mykoplasmen und sollten mit Tetracyclin behandelt werden. Die lokale Behandlung hängt von der Art der Erkrankung ab. Ein einfaches Erythem bedarf oft gar keiner Behandlung. Bläschen und Blasen oder Erosionen können intermittierend mit Leitungswasserumschlägen behandelt werden. Eine Cheilitis und eine Stomatitis können, wenn sie durch ein E.e.m. hervorgerufen wurden, eine Spezialbehandlung erforderlich machen *(s. Kap. ZMK, 3., Orales Erythema multiforme)*. Systemische Kortikosteroide *(s. oben, Arzneimittelexantheme und Therapie in Kap. ZMK, 3., Orales Erythema multiforme)* werden nicht routinemäßig eingesetzt; sie haben sich jedoch bei schwerem und bei chronisch verlaufendem Erythema multiforme als hilfreich erwiesen. Ihr Einsatz ist umstritten. Andere Patienten, insbesondere solche mit schweren Läsionen in Mund und Rachen, scheinen leichter fatalen Infektionen des Respirationstraktes zu unterliegen, wenn sie mit systemischen Kortikosteroiden behandelt werden. Eine intensive Behandlung mit systemischen Antibiotika unter Berücksichtigung von Kulturergebnis und Antibiogramm, Flüssigkeitsersatz und Elektrolyten kann Patienten mit ausgedehnten Läsionen der Schleimhäute das Leben zu retten. Wenn einem häufig rezidivierenden oder auch schwer verlaufenden Erythema multiforme ein Herpes simplex vorausgeht, dann kann Aciclovir, 3- bis 5mal 200 mg täglich peroral, die meisten Attacken verhindern, jedoch sind die Langzeitwirkungen unbekannt.

Erythema nodosum

Eine entzündliche Erkrankung der Haut und des subkutanen Gewebes, charakterisiert durch weiche rote Knoten, überwiegend prätibial, gelegentlich auch an den Armen oder an anderen Stellen.

Die Knoten verändern ihre Farbe allmählich von rosa über bläulich zu braun und erinnern an eine Quetschverletzung. Fieber und Arthralgien sind häufig, eine Hilus-Lymphknotenschwellung seltener. Die Erkrankung befällt überwiegend junge Erwachsene und kann nach Monaten oder Jahren erneut auftreten.

Bei Kindern wird Erythema nodosum meist durch eine Infektion der oberen Luftwege hervorgerufen, insbesondere durch Streptokokken; bei Erwachsenen sind Streptokokkeninfektionen und Sarkoidose die häufigsten Ursachen. Zu den selteneren Erregern (mit Ausnahme der Regionen, wo diese Erkrankungen endemisch sind) gehören Lepra, Kokzidioidomykose, Histoplasmose, primäre Tuberkulose, Psittakose, Lymphogranuloma venereum und Colitis ulcerosa. Bei der Erkrankung kann es sich um eine Reaktion auf Medikamente handeln (Sulfonamide, Jod, Brom, orale Kontrazeptiva). Eine ausgedehnte Suche nach einem infektiösen Fokus oder nach dem auslösenden Medikament wird gefordert, doch in vielen Fällen kann die Ursache nicht ermittelt werden. Der häufigste Laborbefund ist eine erhöhte Blutkörperchensenkungsgeschwindigkeit.

Therapie

Bettruhe ist eine wichtige Unterstützung bei schmerzhaften Knoten. Eine zusätzliche Therapie mit Antibiotika – z. B. langzeitig (mindestens 1 Jahr lang) Penicillin, wenn eine zugrundeliegende Streptokokkeninfektion vermutet wird – fördert die Heilung. Wenn die Symptome schwer sind und kein Verdacht auf eine zugrundeliegende Infektion oder eine Arzneimittelbedingtheit besteht, kann Aspirin helfen, obwohl die Knoten häufig wiederkommen. Wenn nur wenige Läsionen bestehen, kann die intraläsionale Anwendung von Triamcinolonacetonid (2,5–5 mg/ml) Linderung bringen. Systemische Kortikosteroide, häufig die einzige Möglichkeit, die Läsionen zu beherrschen, verringern die Anzahl der Läsionen, können aber eine zugrundeliegende Systemerkrankung verschleiern.

Granuloma anulare

Eine gutartige chronische Hauterkrankung mit unbekannter Ätiologie, gekennzeichnet durch Papeln oder Knoten, die sich peripheriewärts ausdehnen und einen Ring um ein Zentrum mit normaler oder leicht eingesunkener Haut formen. Die Hautveränderungen sind gelblich oder hautfarben. Ein oder mehrere Granulome können vorhanden sein. Sie treten normalerweise asymptomatisch an den Füßen, den Beinen, den Händen oder den Fingern auf. Die Erkrankung kann sowohl Kinder als auch Erwachsene befallen. Sie steht in keinem Zusammenhang mit Systemerkrankungen, abgesehen davon, daß unter den Erwachsenen mit vielen Läsionen Diabetes mellitus statistisch gehäuft vorkommt. In etwa 5% der Fälle ist es durch Einwirkung von Sonnenlicht zu einer Aussaat von Läsionen gekommen. Spontanheilungen sind häufig. Neben der Beruhigung des Patienten und dessen Aufklärung über die Gutartigkeit der Erkrankung können Okklusivverbände mit hochpotenten topischen Kortikosteroiden, jeden Abend angelegt, kortikosteroidhaltige Folienpflaster oder intrafokal injizierte Kortikosteroide *(s. Kap. HAU, 2.)* die Rückbildung der Erkrankung beschleunigen.

12. BLASENBILDENDE ERKRANKUNGEN

(s. a. Kap. GYN, 14., Herpes gestationis)

Pemphigus

Eine seltene und unter Umständen tödlich verlaufende Hauterkrankung, charakterisiert durch intraepidermale Blasenbildung auf scheinbar gesunder Haut und Schleimhaut.

Ätiologie und Vorkommen

Phemigus befällt in der Regel Personen im mittleren und höheren Erwachsenenalter, Kinder fast niemals. Es ist eine Autoimmunerkrankung, denn das Serum und die Haut von Pemphiguspatienten im aktiven Stadium enthalten leicht nachweisbare IgG-Antikörper, die sich an der Stelle des Hautschadens binden. Diese Antikörper können den gleichen pathologischen Prozeß in vivo und in vito auslösen. Die Pemphigus-Häufigkeit ist in Südamerika, speziell in Brasilien, besonders hoch.

Symptomatik

Weiche oder schlaffe Blasen in verschiedenen Größen bilden die Primäreffloreszenzen. Sie beginnen häufig zuerst im Mund, wo sie bald platzen und chronische, oft schmerzhafte Erosionen hinterlassen, die verschieden lange bestehen, bevor die Hauterscheinungen auftreten. Auf der Haut schießen die Blasen auf gesund aussehender Haut auf und hinterlassen nach deren Platzen rauhe, erodierte, später verkrustete Stellen. Das Ausmaß des Haut- und Schleimhautbefalls ist unterschiedlich (z. B. können Blasen im Rachen und in der oberen Speiseröhre auftreten). Juckreiz ist in der Regel nicht vorhanden.

Bei einigen oberflächlichen Varianten des Pemphigus (z. B. Pemphigus foliaceus) treten die Blasen weniger hervor und finden sich gewöhnlich nicht an der Mundschleimhaut. Der Krankheitsprozeß kann dann einer exfoliativen Dermatitis, einer Psoriasis, einem Arzneimittelexanthem oder vielen anderen Dermatitisformen ähneln. Diese Veränderungen können im Gesicht sitzen und auf eine Kombination aus seborrhoischer Dermatitis und kutanem Erythematodes schließen lassen.

Diagnostik

Hinter jeder blasenbildenden Erkrankung oder chronischen Geschwürbildung in der Mundschleimhaut sollte Pemphigus vermutet werden. Er muß unterschieden werden von allen anderen chronischen ulzerösen oralen Läsionen und von anderen bullösen Dermatosen wie bullösem Pemphigoid, benignem Schleimhaut-Pemphigoid, Arzneimittelexanthemen, toxischer epidermaler Nekrolyse, Erythema exsudativum multiforme, Dermatitis herpetiformis und bullöser Kontaktdermatitis. Beim Pemphigus läßt sich die Epidermis leicht von der darunterliegenden Haut abheben **(Nikolski-Zeichen);** eine Biopsie zeigt die typische epidermale suprabasale Blasenbildung. Beim Pemphigus foliaceus findet die Spaltbildung in den oberflächlichen Anteilen der Epidermis statt. Der Tzanck-Test *(s. Kap. HAU, 1., Spezielle diagnostische Methoden)* ist häufig diagnostisch wertvoll. Man entnimmt vom Blasengrund ein Abstrichpräparat und färbt dieses nach May-Grünwald. Die für Pemphigus typischen akantholytischen Zellen sind nicht untereinander verbunden und basalzellartig, mit großen, zentral gelegenen Kernen und verdichtetem Zytoplasma. Direkte Immunfluoreszenztests (IF) mit periläsionaler Haut oder Mundschleimhaut sind diagnostisch am zuverlässigsten und zeigen ausnahmslos IgG in der Oberfläche der epidermalen oder epithelialen Zellen. Indirekte IF-Tests zeigen in der Regel Pemphigusantikörper im Serum des Patienten, auch wenn die Läsionen an der Mundschleimhaut sind. Der Antikörpertiter kann der Schwere der Erkrankung entsprechen.

Therapie

Die Therapie hängt von der Ausdehnung und Schwere der Erkrankung ab. Hauptstütze der Behandlung sind systemische Kortikosteroide. Einige Patienten mit wenigen Läsionen können auf niedrige Dosen Prednison (z. B. 20–30 mg täglich) ansprechen, jedoch benötigen die meisten Patienten höhere Dosen. Patienten mit weniger ausgedehntem Hautbefall können ambulant behandelt werden mit einer initialen Dosierung von 60–80 mg täglich peroral.

Stationäre Aufnahme und hohe Kortikosteroiddosen sind indiziert für Patienten mit ausgedehnter Erkrankung, da diese bei unzureichender Behandlung tödlich verlaufen kann. Zweck sowohl der unverzüglich einsetzenden als auch der anschließenden Behandlung ist es, die Bildung neuer Blasen zu verhindern. Die initiale Dosierung von 2mal täglich 30–40 mg oralem Prednison sollte verdoppelt werden, wenn neue Läsionen auch nach 5–7 Tagen weiterhin auftreten. Hautinfektionen sollten mit geeigneten systemischen Antibiotika behandelt werden. Maßnahmen zur Umkehrisolation *(s. Kap. INF, 3.)* können erforderlich sein. Das großzügige Pudern des Patienten und der Bettwäsche mit Talkum kann mit dazu beitragen, das Ankleben von nässender Haut an den Laken zu verhindern; auch die modernen Hydrokolloidverbände können von Nutzen sein. Zur Vermeidung von Sekundärinfektionen kann Silbersulfadiazin-Creme auf die Hautveränderungen aufgetragen werden.

Die Kortikosteroiddosierung kann allmählich verringert werden, wenn 7–10 Tage lang keine neuen Blasen aufgetreten sind, wobei die gesamte Tagesmenge anfangs täglich morgens, später nur noch an jedem zweiten Morgen eingenommen wird. Die Erhaltungsdosis sollte so niedrig wie möglich sein. Die Erhaltungstherapie kann gegebenenfalls nach Monaten oder Jahren unterbrochen werden, wenn sich versuchsweise während eines behandlungsfreien Intervalls keine neuen Blasen zeigen. Methrotrexat, Cyclophosphamid, Azathioprin und Gold i. m., entweder allein oder zusammen mit Kortikosteroiden, haben sich bereits als erfolgreich erwiesen, um die unerwünschten Effekte einer Langzeitanwendung von Kortikosteroiden zu vermeiden, doch diese Medikamente sind selbst mit ernsten Risiken belastet. Einige Autoren befürworten es, eine der obengenannten Therapieformen gleichzeitig mit den Kortikosteroiden einzusetzen, da sie als „steroidsparend“ gelten. Plasmapherese in Kombination mit Immunsuppressiva hat sich bei einigen Patienten als wirksame Therapie zur Reduzierung der Antikörper erwiesen.

Bullöses Pemphigoid

Eine chronische, gutartige, blasenbildende Erkrankung, die in erster Linie bei älteren Menschen zu beobachten ist. Sie wird als Autoimmunerkrankung angesehen, da gewöhnlich im Serum und in der Haut Antikörper gefunden werden, die gegen die Basalmembran (die Stelle der histologischen Schädigung) gerichtet sind.

Symptomatik

Die charakteristischen schlaffen Blasen entwickeln sich auf scheinbar normaler oder geröteter Haut und sind bisweilen begleitet von ringförmigen, düsterroten ödematösen Herden mit oder ohne winzigen Bläschen in der Peripherie. Gelegentlich wird auch rasch heilender Mundschleimhautbefall gesehen. Abgesehen von Juckreiz finden sich gewöhnlich keine anderen Symptome. Histologisch findet man – wie bei anderen bullösen Erkrankungen auch – subepidermale Blasenbildung.

Diagnostik

Die Erkrankung muß gegenüber Pemphigus, Erythema exsudativum multiforme, Arzneimittelexanthemen, benignem Schleimhaut-Pemphigoid, Dermatitis herpetiformis und erworbener Epidermolysis bullosa abgegrenzt werden. Der Nachweis von Antikörpern gegen die Basalmembran im Serum beim indirekten IF-Test ist beweisend; Antikörper oder Komplement oder beide finden sich im direkten Immunfluoreszenztest an die Basalmembranzone der periläsionalen Haut gebunden.

Therapie

Die Hautveränderungen bessern sich in der Regel durch die morgendliche Einnahme von 40–60 mg Prednison. Nach einigen Wochen kann die Dosis langsam auf eine Erhaltungsstufe gesenkt werden. Anstatt wie beim Pemphigus die Prednisongaben und damit die belastenden Nebenwirkungen zu erhöhen, sollten bei älteren Patienten gelegentlich neu auftretende Blasen ignoriert werden. Versuchsweise kann die Kortikosteroiddosis reduziert und dafür zusätzlich Azathioprin verschrieben werden.

Dermatitis herpetiformis

Eine chronische Hauterkrankung, charakterisiert durch gruppenförmige Anordnung von intensiv juckenden Bläschen, Papeln und urtikariaähnlichen Hautveränderungen.

Diese Erkrankung befällt vorzugsweise Patienten zwischen dem 15. und dem 60. Lebensjahr und ist bei Schwarzen und Orientalen selten. Verschiedene immunologische Abnormitäten konnten nachgewiesen werden, einschließlich IgA-Ablagerungen fast überall in der gesund aussehenden und perifokalen Haut. Eine asymptomatisch verlaufende Glutensensitive Enteropathie wurde bei 75–90% der Patienten und bei einigen ihrer Verwandten festgestellt. Ebenso gibt es eine steigende Zahl von Schilddrüsenerkrankungen. Gerade wenn die Erkrankung unter Sulfontherapie gut unter Kontrolle ist, kann es durch nichtsteroidale *Antiphlogistika* zu einer Exazerbation kommen.

Symptomatik und Diagnostik

Der Krankheitsbefall erfolgt gewöhnlich in Schüben. Es zeigen sich winzige Bläschen, Papeln und urtikariaähnliche Veränderungen, die in der Regel symmetrisch an den Streckseiten (Ellenbogen, Knie, Kreuzbein, Gesäß, Hinterkopf) verteilt sind. Bläschen und Papeln im Gesicht und Nacken sind nicht selten (bei etwa 1/3 der Patienten). Schwerer Juckreiz und Brennen treten auf; durch Kratzspuren werden die primären Hautveränderungen schwer identifizierbar.

Das typische histopathologische Bild zeigt sich nur bei Läsionen im Frühstadium: kleinste Bläschen in den dermalen Papillenspitzen, gefüllt mit neutrophilen Leukozyten. Direkte IF-Tests auf IgA-Ablagerungen in den dermalen Papillarspitzen in gesund scheinender und in periläsionaler Haut sind immer positiv und ein wichtiges Hilfsmittel für die Diagnose.

Therapie

Die orale Gabe von 50 mg Dapson 3- oder 4mal täglich mildert in der Regel die Symptome innerhalb von 1–2 Tagen und bessert den Hautausschlag; der Juckreiz läßt in 1–3 Tagen dramatisch nach. Bis zu 4mal täglich 100 mg kann durch die Steigerung der Dosis in einwöchigen Abständen verschrieben werden, falls keine Besserung eintritt. Bei den meisten Patienten kann eine Dosis von 50–150 mg/Tag beibehalten werden. Alternativ kann Sulfapyridin, wenn auch weniger wirksam, verordnet werden; die Anfangsdosis beträgt oral 2–4 g/Tag und die Erhaltungsdosis oral 1–2 g/Tag. Durch strenge Einhaltung einer glutenfreien Diät über längere Zeit hinweg läßt sich die Erkrankung bei einigen Patienten sehr wirksam beherrschen, wodurch sich die medikamentöse Behandlung erübrigen oder zumindest die Dosis reduziert werden kann.

Bei Patienten, die Dapson oder Sulfapyridin erhalten, sollte ein kompletter Blutstatus durchgeführt werden, und zwar in den ersten 4 Wochen wöchentlich, in den nächsten 8 Wochen alle 2–3 Wochen und dann alle 12–16 Wochen, da als häufigste Nebenwirkung hämatologische Veränderungen auftreten. Toxische Auswirkungen auf ZNS oder Leber sind selten. Falls es zu erheblicher Hämolyse kommen sollte oder der Patient aufgrund der Dapson-Therapie wesentliche Störungen der Herz-Kreislauf- und Lungenfunktion zeigt, sollte die Behandlung mit Sulfapyridin fortgesetzt werden, das gewöhnlich nicht zu ausgeprägter Hämolyse führt.

13. VERHORNUNGSSTÖRUNGEN

Ichthyosis

(Xerodermie)

Die Hauttextur ist genetisch bestimmt; viele ichthyosiforme Hauterkrankungen sind angeboren. Ichthyosis ist ein Symptom bei mehreren seltenen Erbkrankheiten und kommt bei verschiedenen Systemerkrankungen vor.

1. **Xerodermie,** die leichteste Form, ist weder angeboren noch in Abhängigkeit von Systemerkrankungen. Sie tritt normalerweise an den Unterschenkeln von Patienten im mittleren oder höheren Alter auf, meistens bei kaltem Wetter, und bei Patienten, die häufig baden. Ein leichter bis mäßiger Juckreiz kann vorhanden sein sowie eine zusätzliche, durch Reinigungsmittel oder andere Reizstoffe hervorgerufene Dermatitis.
2. Die **angeborenen Ichthyosen,** die alle durch eine übermäßige Schuppenbildung auf der Haut gekennzeichnet sind, werden nach klinischen, genetischen und histologischen Kriterien eingestuft. *(s. Tab. 3.).*
3. Ichthyosis ist ein charakteristisches Merkmal des **Refsum-Syndroms** (eine angeborene Ataxie mit polyneuritischen Veränderungen und Taubheit) und des **Sjögren-Larsson-Syndroms** (angeborener Schwachsinn und spastische Paralyse); beide Syndrome werden autosomal-rezessiv vererbt.

Tab. 3. Klinische und genetische Besonderheiten einiger angeborener Ichthyosen

Krankheit	*Vererbungsmuster und Prävalenz*	*Alter beim 1. Auftreten*	*Schuppung*	*Verteilung*	*Begleitkrankheiten*	*Histologie*
Ichthyosis vulgaris	autosomal-dominant 1:300	Kindheit	feinlamellär	meist Rücken, Streckseiten der Extremitäten	Atopie, Keratosis pilaris	kann beweisend sein*
X-chromosomal gebundene Ichthyosis	X-gebunden 1:6000 (Männer)	angeboren oder als Kleinkind	groß und dunkel	vorwiegend Nacken und Stamm	Hornhauttrübung	kann beweisend sein*
Lamelläre Ichthyosis (nicht-bullöse Erythrodermia ichthyosiformis congenita oder Erythrodermia ichthyosiformis congenita nonbullosa; Erythrodermia ichthyosiformis congenitalis, „Kollodium-Baby")	autosomal-rezessiv 1:300 000	angeboren	groß, grob	fast gesamter Körper, Verdickung der Handflächen und Fußsohlen	Ektropion	beweisend
Epidermolytische Hyperkeratose (Erythrodermia ichthyosiformis congenita bullosa)	autosomal-dominant 1:300 000	angeboren	dick, warzenartig	fast gesamter Körper, warzenartig, besonders in den Beugen	Blasen	beweisend

* Diese Patienten leiden an einem Steroidsulfatasemangel

4. Eine asymptomatisch verlaufende Ichthyosis kommt bei einigen Systemerkrankungen vor (z. B. Lepra, Hypothyreoidismus, Lymphome, AIDS); dabei kann es sich um eine frühe Manifestation handeln. Die trockene Schuppung kann fein sein und am Stamm und an den Beinen auffallen oder stark und generalisiert. Bei der Sarkoidose kann eine dicke Schuppung an den Beinen auffallen; histologisch finden sich in der Regel die typischen Granulome. Bei anderen Systemerkrankungen ist die Biopsie ichthyotischer Haut nicht beweisend.

Therapie

Bei jeder Ichthyose sollte eine erweichene Salbe – vorzugsweise Vaseline – 2mal täglich aufgetragen werden, und zwar speziell nach einem Bad (für 10 Minuten zur Rehydrierung des Stratum corneum), wenn die Haut noch feucht ist. Durch anschließendes Abtrocknen mit einem Handtuch kann überschüssiges Fett entfernt werden. Ein zur Einfettung der Schuppen bei Ichthyosis vulgaris, lamellärer Ichthyose und X-chromosomal gebundener Ichthyose besonders wirksames Mittel enthält 6% Salizylsäure in einem Gel aus Propylenglykol, Äthylalkohol, Hydroxypropylenzellulose und Wasser. Das Gel sollte 2mal täglich nach Anfeuchten der Haut aufgetragen sowie über Nacht mit einem Okklusivverband abgedeckt werden. Bei Kindern sollte nur 2mal täglich die Einreibung erfolgen und kein Okklusivverband angelegt werden. Nachdem die Schuppung abgenommen hat, sind nur noch gelegentliche Anwendungen erforderlich. Ebenfalls wirksam ist 50%iges Propylenglykol in Wasser, eine hydrophile Salbenzubereitung (Vaseline und Wasser zu gleichen Teilen), Cold Cream und die α-hydroxylierten Säuren (z. B. Milchsäure und Brenztraubensäure) in verschiedenen Grundlagen. Bei lamellärer Ichthyose wirkt eine 0,1%ige Tretinoin-Creme (Vitamin-A-Säure).

Seife sollte nur in intertriginösen Bereichen benutzt werden. Die Anwendung von Hexachlorophenprodukten sollte unterbleiben, da Absorption und Toxizität erhöht sind.

Patienten mit epidermolytischer Hyperkeratose (bullöse Ichthyose) können langzeitig Cloxacillin (3–4mal täglich 250 mg peroral) oder Erythromycin (peroral in der gleichen Dosierung) benötigen, und zwar so lange, wie die dicke intertriginöse Schuppung vorhanden ist, um die Entwicklung schmerzhafter und übelriechender Pusteln zu verhindern. Regelmäßiger Gebrauch von Chlorhexidin-enthaltenden Seifen kann die bakterielle Besiedelung ebenfalls reduzieren. Durch Einfetten kann sich eine Ichthyose, die auf einer Systemerkrankung beruht, leicht bessern; eine bemerkenswerte Besserung tritt jedoch erst ein, wenn die Primärerkrankung geheilt werden kann. Am wirkungsvollsten bei den meisten Ichthyosen ist die orale Einnahme synthetischer Retinoide. Etretinat *(s. Kap. HAU, 10., Vorsichtsmaßnahmen unter Psoriasis)* ist bei epidermolytischer Hyperkeratose, Ichthyosis vulgaris und X-chromosomal gebundener Ichthyose wirksam. Bei Ichthyosis lamellosa ist Isotretinoin wirksamer als Etretinat. Die niedrigste noch wirksame Dosis sollte gegeben werden. Langzeitbehandlungen (über 1 Jahr oder mehr) mit Isotretinoin haben zu knöchernen Exostosen bei einigen Patienten geführt, daneben ist auch mit anderen Langzeitnebenwirkungen zu rechnen. (Vorsicht: Die Behandlung mit oralen Retinoiden ist in der Schwangerschaft absolut kontraindiziert.)

Keratosis pilaris

(Keratosis follicularis)

Eine häufige Verhornungsstörung, bei der die Öffnungen der Haarfollikel mit verhornten Pfropfen gefüllt sind. Multiple kleine, spitze, verhornte Papeln zeigen sich vorwiegend an den Streckseiten der Oberarme, an der Hüfte und am Gesäß. Besonders bei Kindern kommen auch Läsionen im Gesicht vor. Sie sind am ausgeprägtesten bei kaltem Wetter, mit einer Besserung im Sommer. Die Ursache der Erkrankung ist unbekannt, das Problem ist hauptsächlich ein kosmetisches, und eine **Therapie** ist normalerweise nicht erforderlich; aber hydrophiles Salbensystem, Cold Cream oder Vaseline können hilfreich sein und mit einem Zusatz von 3%iger Salizylsäure dazu beitragen, die Läsionen abzuflachen. Das oben für die Behandlung von Ichthyose beschriebene 6%ige Salizylsäuregel oder die gepufferten Milchsäurelotionen oder 0,1%ige Tretinoincreme können auch bei dieser Erkrankung sehr gut wirken.

Callus; Clavus

(Tyloma)

Callus (Schwiele): *ein oberflächlicher, umschriebener, hyperkeratotischer Bereich an der Stelle eines wiederholten Traumas.* **Clavus** (Hühnerauge): *eine schmerzhafte kegelförmige Hyperkeratose, hauptsächlich über den Zehen und zwischen den Zehengelenken.*

Schwielen und Hühneraugen werden durch Druck oder Reibung hervorgerufen, in der Regel über einem vorstehenden Knochen. **Schwielen** finden sich normalerweise an den Händen oder an den Füßen, können sich aber überall bilden, insbesondere bei Personen, deren Beruf wiederholte Traumen an einer bestimmten Stelle mit sich bringt (z. B. Unterkiefer und Schlüsselbein bei einem Geiger). **Hühneraugen** sind erbsgroß oder etwas größer und treten an den Füßen auf. „Harte" Clavi sitzen über Protuberanzen, insbesondere an den Füßen; „weiche" Clavi bilden sich zwischen den Zehen. Clavi können schmerzen oder empfindlich auf Druck reagieren.

Diagnostik

Schwielen können von Plantarwarzen unterschieden werden, wenn man die Hornhaut entfernt. Eine Warze *(s. a. Kap. HAU, 8.)* zeigt sich scharf umschrieben, manchmal mit leicht mazeriertem Gewebe oder mit zentralen schwarzen Punkten als Folge thrombosierter Kapillargefäße. Bei Kürettage kommt es zu einer punktförmigen Blutung. Eine Schwiele besteht nur aus einer Hyperkeratose, wobei die Hautlinien erhalten sind. Bei der Entfernung eines Clavus zeigt sich ein scharf umrissener, durchsichtiger Kern, der die normalen Papillarlinien unterbricht.

Prophylaxe und Therapie

Vorbeugende Maßnahmen sind wichtig. Eine völlige Ausschaltung des übermäßigen Druckes auf die befallene Stelle ist nicht immer möglich, aber der Druck kann weitgehend vermindert und verteilt werden. Treten die Veränderungen an den Füßen auf, ist das Tragen weicher, gut passender Schuhe wichtig. Auch in Form und Größe angemessene Polster oder Ringe, Schutzbandagen aus Moleskin oder Schaumgummi, Senk- oder Spreizfußeinlagen können dazu beitragen, den Druck zu verteilen.

Die Hyperkeratosen können mit keratolytischen Mitteln entfernt werden, wie mit 17%iger Salizylsäure in Kollodium oder mit Salizylsäurepflastern (Achtung: nicht auf gesunde Haut auflegen) oder mit einer Nagelfeile. Ein Bimsstein, während des Badens angewendet, bewährt sich häufig am besten. Salizylsäurepflaster können gegen alle Schwielen angewendet werden.

Patienten mit Neigung zur Callus- und Clavusbildung brauchen die regelmäßige Betreuung durch einen Fußspezialisten. Patienten mit peripheren Durchblutungsstörungen, besonders bei Diabetes mellitus, bedürfen spezieller Aufmerksamkeit *(s. Kap. HKR, 7, Arterielle Verschlußkrankheiten)*.

14. DEKUBITUS

(trophisches Ulkus)

Eine ischämische Nekrose und Ulzeration des Gewebes über einem vorstehenden Knochen, das langzeitig einem Druck gegen ein externes Objekt (z. B. Bett, Rollstuhl, Gipsverband, Schiene) ausgesetzt war.

Ein Dekubitus bildet sich am häufigsten bei Patienten mit vermindertem oder nicht vorhandenem Wahrnehmungsvermögen oder bei geschwächten, ausgezehrten, paralysierten (z. B. bei Rückenmarksverletzungen oder bei degenerativen neurologischen Erkrankungen) oder aus anderen Gründen lange Zeit bettlägrigen Patienten. Das Gewebe über dem Steißbein, dem Sitzbein, den großen Trochanteren, den Außenknöcheln und den Fersen ist besonders anfällig, aber je nach Lagerung des Patienten können auch andere Stellen betroffen sein. Ein Dekubitus kann nicht nur Oberflächengewebe, sondern auch Muskeln und Knochen angreifen.

Ätiologie

Sowohl innere als auch äußere Faktoren führen einen Dekubitus herbei. **Innere Faktoren** schließen den Verlust des Schmerzempfindens und der Druckwahrnehmung, wodurch der Patient normalerweise zu einer den Druck vermindernden Veränderung seiner Lage veranlaßt wird, sowie die Abnahme des Fett- und Muskelpolsters zwischen den Knochen, die das Gewicht tragen, und der Haut ein. Inaktivitäts-Atrophie, Mangelernährung, Anämie und Infektionen spielen dabei eine Rolle. Bei Lähmungen einer Extremität führt der Verlust der vasomotorischen Kontrolle zu einem Absinken des Tonus in den Blutgefäßen und zu einer verlangsamten Blutzirkulation. Eine Spastik kann, besonders bei Patienten mit Rückenmarksverletzungen, wie Schwerkraft auf die Blutgefäße wirken und die Blutzirkulation weiter beeinträchtigen.

Druck ist der wichtigste **äußere Faktor.** Von seiner Stärke und Wirkungsdauer wird die Ausdehnung des Geschwürs unmittelbar bestimmt. Ein Druck, der stark genug ist, um die Blutzirkulation am Ort seines Einwirkens zu schädigen, kann bei einem bewegungsunfähigen Patienten innerhalb von Stunden einen lokalen Sauerstoffmangel im Gewebe hervorrufen, der, wenn er nicht beseitigt wird, zu einer Nekrose der Haut und des subkutanen Gewebes führt. Der Druck entsteht durch die nur selten erfolgende Lageänderung des Patienten; Reibung und Reizung durch schlecht angepaßte Unterlagen oder durch Falten werfende Bettwäsche oder Bekleidung kann dazu beisteuern. Feuchtigkeit, die zu einer Mazeration des Gewebes führt, bewirkt schnell einen Dekubitus. Dies kann durch Schwitzen oder durch Harn- oder Stuhlinkontinenz hervorgerufen werden.

Symptomatik und Verlauf

Die Stadien des Dekubitus entsprechen den Gewebsschichten. Das **1. Stadium** besteht aus einer Rötung der Haut, die bei Druck verschwindet; die Haut und das darunterliegende Gewebe sind noch weich. Im **2. Stadium** zeigen sich Rötung, Ödeme und eine Verhärtung der Haut, manchmal mit epidermaler Blasenbildung oder Schuppung. Im **3. Stadium** wird die Haut nekrotisch bis zum Unterhautfettgewebe. Im **4.Stadium** dehnt sich die Nekrose durch die Haut und das Fettgewebe bis zum Muskel aus. Das **5. Stadium** ist gekennzeichnet durch Fett- und Muskelnekrosen. Im **6. Stadium** beginnt die Zerstörung des Knochens mit Periostitis und Ostitis und entwickelt sich schließlich weiter zur Osteomyelitis mit der Möglichkeit einer septischen Arthritis, pathologischer Frakturen und einer Septikämie.

Prophylaxe

Die beste Behandlung gegen Druckschäden ist deren Vermeidung. *Der Druck auf empfindliche Stellen muß vermindert werden.* Solange kein Wasserbett benutzt wird, das die gleichmäßige Verteilung des Gewichtes des Patienten durch seine hydrostatische Tragkraft garantiert, muß die Lage des bettlägrigen Patienten mindestens alle 2 Stunden verändert werden, bis sich keine Rötung mehr zeigt. Dann können längere Intervalle toleriert werden. Luftgefüllte druckverteilende Matratzen, Schwammgummi-Matratzen und Silikongel- oder Wassermatratzen mindern zwar den Druck auf empfindliche Bereiche, machen aber die zweistündliche Lageveränderung nicht überflüssig. Ein Dreh- und Kippbett erleichtert das Drehen von Patienten mit Rückenmarkverletzungen. Knochenvorsprünge unter Bandagen oder Gipsverbänden sollten vorsorglich durch Polster (z.B. aus Schaffell oder einem synthetischen Äquivalent) geschützt werden. An potentiellen Druckstellen sollte ein Fenster aus dem Gipsverband herausgeschnitten werden. Ein an den Rollstuhl gefesselter Patient muß seine Lage alle 5–10 Minuten ändern können, selbst dann, wenn er ein druckminderndes Kissen benutzt. Patienten, die im Stuhl sitzen, neigen mehr zu Druckschäden als bettlägrige Patienten. Wichtig ist die **Inspektion der Haut.** Druckstellen sollten mindestens einmal täglich bei gutem Licht auf ein Erythem oder ein Trauma untersucht werden. Allen dazu fähigen Patienten, ob sie sich bewegen können oder nicht, und ihren Familienangehörigen müssen die tägliche routinemäßige Überprüfung und das Abtasten der Stellen, an denen sich möglicherweise Geschwüre bilden können, beigebracht werden. Bei Nervenschäden erfordern die abhängigen Hautbezirke äußerste Aufmerksamkeit, um Mazeration und eine Sekundärinfektion zu vermeiden. Ein Schaffell als Unterlage trägt dazu bei, die Haut des Patienten in einem guten Zustand zu halten und das Entstehen von Dekubitalulzera auf ein Minimum zu reduzieren.

Die Aufrechterhaltung von **Sauberkeit und Trockenheit** trägt zur Vermeidung einer Mazeration bei. Die Bettwäsche sollte häufig gewechselt werden, die Laken sollten weich, sauber und frei von Falten und sich ablösendem Material sein. Zu den erforderlichen hygienischen Maßnahmen gehören das Abwaschen der Haut mit einem Schwamm bei Hitze und das sorgfältige Abtrocknen nach einem Bad. Besondere Maßnahmen sind bei Patienten mit Urin- oder Stuhlinkontinenz erforderlich.

Übermäßige Ruhigstellung sollte vermieden und **Aktivität** sollte gefördert werden. Eine Physiotherapie mit passiven und aktiven Übungen kann, wenn möglich, durchgeführt werden. Auch eine Hydrotherapie ist von Nutzen. Die speziellen, oben erwähnten Aktiv-Matratzen oder auch mit kleinen Kügelchen gefüllte Matratzen sind sehr nützlich, aber auch sehr kostspielig.

Wichtig ist eine geeignete Diät mit einem hohen Proteinanteil. Die behandelten Druckschäden der Stadien 1 und 2 erfordern alle notwendigen Maßnahmen, um eine Nekrose zu verhindern. Das Gebiet muß von jedem Druck frei und trocken gehalten werden. Eine leichte Massage, um die Durchblutung anzuregen, kann die Heilung fördern.

Therapie

Das Hauptproblem bei der Behandlung eines Dekubitus besteht darin, daß das Geschwür einem Eisberg gleicht, mit einer kleinen sichtbaren Oberfläche und einem ausgedehnten unbekannten Untergrund. Es existiert keine brauchbare Methode zur Bestimmung des Ausmaßes des Gewebeschadens. Geschwüre, die noch nicht über das 3. Stadium hinausgekommen sind, können spontan heilen, wenn sie keinem Druck mehr ausgesetzt sind und es sich um eine kleine Stelle handelt. Neue hydrophile Gele und Verbände beschleunigen die Heilung.

Geschwüre im 4. Stadium erfordern eine Wundtoilette, einige sogar eine tiefergehende operative Ausräumung. Wenn das Geschwür mit Eiter und nekrotischem Gewebe gefüllt ist, können hydrophile Dextranomer-Kügelchen die Wundsäuberung ohne Operation beschleunigen. Das konservative Entfernen des nekrotischen Gewebes mit Pinzette und Schere sollte nicht vergessen werden. Eine Teilsäuberung der Wunde kann mit 1,5%igem Wasserstoffsuperoxid erzielt werden. Feuchte Umschläge mit Leitungswasser, insbesondere auch Sprudelbäder, tragen ebenfalls zur Wundsäuberung bei. Die Granulation, die nach der Entfernung des nekrotischen Gewebes eintritt, kann genügen, um das Angehen von Hauttransplantationen zur Abdeckung kleiner Areale zu ermöglichen.

Tiefere Geschwüre, die Fettgewebe und Muskulatur in Mitleidenschaft gezogen haben, bedürfen der operativen Wundausschneidung und des Wundverschlusses. Befallenes Knochengewebe muß operativ entfernt werden; die operative Entfernung eines Gelenkes kann notwendig werden. Die letzte Möglichkeit besteht in einer Vollhaut-Verschiebelappenplastik, insbesondere über großen Knochenvorsprüngen wie den Trochanteren, dem Sitzbein und dem Kreuzbein, da Narbengewebe nicht in der Lage ist, die erforderliche Widerstandsfähigkeit gegen Druck zu entwickeln.

Zur Behandlung einer sich ausbreitenden Phlegmone ist ein penicillinaseresistentes Penicillin oder ein Cephalosporin eroforderlich.

Viele neue Verbandmaterialien und topische Wirkstoffe wurden getestet und stehen kommerziell zur Verfügung. Kein Puder, Gel oder Verbandmaterial kann als überlegen betrachtet werden. Die Materie ist komplex; so führen z.B. einige feuchte Lokaltherapeutika bei langdauernder Anwendung zur Pseudomonasinfektionen, andere lösen Schmerzen aus, alle sind kostspielig, und einige davon sind von geringem Nutzen. Bei der Behandlung von Hautgeschwüren muß der Arzt behutsam vorgehen und sich Kenntnisse über die spezifischen Eigenschaften und die präzise Anwendungsweise solcher Wirkstoffe aneignen.

15. PIGMENTSTÖRUNGEN

Hypopigmentierung

Eine angeborene oder erworbene verminderte Melaninbildung.

Albinismus: *eine seltene autosomal-rezessiv vererbte Störung, bei der Melanozyten zwar vorhanden sind, aber kein Melanin bilden.* Das Haar ist weiß, die Haut blaß, die Augen sind rosa; Nystagmus und Brechungsfehler der Augen sind üblich. Albinos bekommen leicht Sonnenbrand und entwickeln häufig Hautkrebs. Sie sollten das Sonnenlicht meiden, eine Sonnenbrille tragen und tagsüber auf die unbedeckte Haut ein Lichtschutzmittel mit einem Lichtschutzfaktor von 15 (LSF 15) auftragen.

Vitiligo: *ein erworbenes Fehlen von Melanozyten, wodurch hypopigmentierte Bereiche entstehen, die in der Regel scharf begrenzt und häufig symmetrisch angeordnet sind, einen oder zwei Flecke bilden oder fast die ganze Haut erfassen.* Das Haar in hypopigmentierten Bezirken ist normalerweise weiß und erscheint auch im Wood-Licht weiß. Die Betroffenen sind anfällig gegen Sonnenbrand. Die Ursache der Erkrankung ist unbekannt. Obwohl die Vitiligo als eine im Laufe des Lebens erworbene Krankheit gilt, findet sich gelegentlich eine familiäre Häufung (autosomal-dominant, mit inkompletter Penetranz und variabler Ausprägung). Sie kann auch einem ungewöhnlichen physischen Trauma, insbesondere einer Schädelverletzung, folgen. Die Assoziation von Vitiligo mit einem Morbus Addison, Diabetes mellitus, perniziöser Anämie oder Schilddrüsendysfunktion wie auch das gehäufte Vorkommen von Antikörpern gegen Thyreoglobulin, Zellen der Nebenniere und Belegzellen des Magens im Serum haben dazu geführt, eine immunologische oder neurochemische Ursache zu vermuten. Antikörper gegen Melanin wurden bei einigen Patienten gefunden. Die **Therapie** zielt auf eine Verminderung der kosmetischen Entstellung. Kleine Herde können mit kosmetischer Schminke oder den neuentwickelten Gerblösungen abgedeckt werden. Letztere färben nicht auf die Kleidung ab wie andere Kosmetika und können für mehrere Tage vorhalten (Dy-O-Derm ist ein weithin akzeptiertes Präparat). Lichtschutzmittel mit LSF 15 schützen gegen Sonnenbrand. Orale und topische Psoralene in Kombination mit Ultraviolett A (PUVA) wurden therapeutisch eingesetzt, aber die Behandlung dauert lange, und die Ergebnisse sind unterschiedlich. Für die meisten Patienten sind in Anbetracht eines zweifelhaften Therapieerfolges Kosmetika zur Abdeckung sehr viel befriedigender.

Eine **postinflammatorische Hypopigmentierung** tritt nach dem Abheilen von bestimmten entzündlichen Erkrankungen (insbesondere von bullösen Dermatosen), von Verbrennungen und Hautinfektionen auf und zeigt sich in Narben auf atrophischer Haut. Die Haut muß keine elfenbeinweiße Farbe wie bei Vitiligo aufweisen, und unter Umständen kann eine spontane Repigmentierung erfolgen. Schminken oder Lösungen zum Abdecken liefern auch hier die befriedigendsten Ergebnisse.

Hyperpigmentierung

Eine durch Melaninablagerungen hervorgerufene Hyperpigmentierung kann ein Anzeichen sein für hormonelle Veränderungen, wie sie bei der Addisonschen Krankheit, in der Schwangerschaft oder bei der Einnahme von Kontrazeptiva eintreten. Eine Dunklerfärbung kann auch durch eine gesteigerte Melanogenese hervorgerufen werden, wie sie bei einer Hämochromatose zu beobachten ist, oder durch Silberablagerungen bei Argyrie.

Melasma (Chloasma), gekennzeichnet durch dunkelbraune, scharf begrenzte, unregelmäßig geformte Pigmentflecken im Gesicht (normalerweise auf der Stirn, an den Schläfen, auf den Backenknochen), tritt meist während der Schwangerschaft **(Melasma gravidarum, die „Schwangerschaftsmaske“)** und bei Frauen auf, die Kontrazeptiva einnehmen. Selten kann sich ein Chloasma idiopathisch bei nichtschwangeren Frauen und bei dunkelhäutigen Männern zeigen. Sonnenlicht betont die Pigmentierung. Nach der Geburt oder bei der Wiederherstellung der hormonellen Ausgangsphase verblaßt bei Frauen die Dunkelfärbung einige Zeit nach der Niederkunft. Die **Therapie** mit 2%igem Hydrochinon in einer alkoholischen Glykolgrundlage oder als Creme, 2mal täglich aufgetragen, kann die Pigmentierung verringern. Hydrochinon sollte vor der Anwendung im Gesicht eine Woche lang hinter dem Ohr getestet werden, denn es kann eine Dermatitis auslösen oder die Haut zu stark bleichen. Die anschließende Anwendung von 0,1%igem topischem Tretinoin erhöht die Wirkung von Hydrochinon. Beim Aufenthalt im Freien sollte der Patient ein Lichtschutzmittel mit LSF 15 auf die hyperpigmentierten Bereiche auftragen und übermäßige Sonneneinwirkung meiden, wenn eine Bleichwirkung eintreten soll. Nur eine Melanose kann aufgehellt werden. Hämosiderinablagerungen in der Haut bleiben unbeeinflußt. Langzeitapplikationen (über Jahre) von Hydrochinonen haben in seltenen Fällen eine lokale Gelbfärbung verursacht.

16. STÖRUNGEN DER SCHWEISS-PRODUKTION

Miliaria

Eine akute, entzündliche, juckende Hautkrankheit, hervorgerufen durch Schweißretention. Infolge einer Verstopfung und Entzündung der Poren kann der Schweiß nicht an die Hautoberfläche dringen, verbleibt in der Epidermis oder Dermis und ruft eine Reizung (Prickeln) und häufig einen schweren Juckreiz hervor. Die charakteristischen winzigen Läsionen imponieren vesikulös bei einer oberflächlichen Entzündung **(Miliaria cristallina)** oder rot bei einer tieferen Inflammation **(Miliaria rubra).** Miliaria tritt in der Regel bei feucht-warmem Wetter auf, kann sich aber auch bei Kälte zeigen, wenn der Patient zu warm angezogen ist. Die Behandlung erfolgt symptomatisch und prophylaktisch und umfaßt das Kühlen und Trocknen der befallenen Bereiche und die Vermeidung von Situationen, die zum Schwitzen führen können. Eine Klimaanlage ist ideal. Kortikosteroidhaltige Lotionen, zuweilen unter Zugabe von 0,25%igem Menthol, werden oft verschrieben, doch keine topische Behandlung ist so erfolgreich wie ein Wechsel des Milieus und der Kleidung.

Hyperhidrosis

Übermäßiges Schwitzen infolge einer Überaktivität der Schweißdrüsen, generalisiert auftretend oder auf die Handflächen, die Fußsohlen, die Axillen, die Inframammärregion oder die Leistengegend beschränkt. Die Haut in den befallenen Bezirken ist häufig rosa oder bläulich-weiß gefärbt. In schweren Fällen kann sie, besonders an den Füßen, mazeriert und rissig sein und sich schuppen. Die Schweißabsonderung kann übel riechen **(Bromhidrosis);** der fötide Geruch wird durch die Zersetzung des Schweißes und die Zellabschilferung durch Bakterien und Hefen verursacht.

Eine vermehrte Feuchtigkeit der Haut kan bei verschiedenen Hauterkrankungen ein zusätzlicher Faktor sein (Pilz- oder bakterielle Infektionen; Kontaktdermatitis). Eine generalisierte Hyperhidrosis tritt häufig bei Fieber auf. Eine endokrine Dysfunktion (z. B. Schilddrüsenfunktion) oder gelegentlich eine Erkrankung des Zentralnervensystems kann ebenfalls ein generalisiertes Schwitzen hervorrufen. Die Ursache einer lokalen Hyperhidrosis ist unbekannt; sie befällt in der Regel gesunde Menschen. Übermäßiges Schwitzen an Handtellern und Fußsohlen kann psychogen bedingt sein.

Therapie

Bei einer **generalisierten Hyperhidrosis** muß die zugrundeliegende Systemerkrankung behandelt werden. Die Hyperhidrosis kann hartnäckig sein. Nebenwirkungen machen die Anwendung parasympathikolytischer Mittel unmöglich; eine Sympathektomie wirkt unter Umständen nur vorübergehend.

Bei einer **lokalen Hyperhidrosis** hilft gewöhnlich Aluminiumchlorid als 20%ige Lösung von Aluminiumhexahydrat in absolutem Äthanol, zur Nacht auf die trockenen Achselhöhlen, Handflächen oder Fußsohlen aufgetragen und fest mit einem dünnen Polyäthylenfilm bedeckt. Morgens muß der Polyäthylenfilm entfernt und das Salz abgewaschen werden. Normalerweise sind zwei Anwendungen pro Woche ausreichend. Wenn das Aluminiumchlorid unter dem Polyäthylenfilm zu Reizungen führt, sollte das Mittel ohne diese Abdeckung verwandt werden. Eine 5%ige Lösung von Methenamin, wie sie in einigen Ländern erhältlich ist, kann ebenfalls wirksam sein. Wenn die Behandlung mit Aiuminiumchlorid keinen Erfolg zeigt, kann in extremen Fällen die chirurgische Entfernung von Schweißdrüsen in den Achselhöhlen Besserung bringen.

Eine **Bromhidrosis** spricht häufig sehr leicht auf die Behandlung an. Auf Sauberkeit ist peinlich zu achten. Ein tägliches Bad mit einer Chlorhexidin enthaltenden flüssigen Seife und das anschließende Auftragen eines Präparates, das einen Aluminiumchlorhydroxyd-Komplex enthält, ist in der Regel angemessen. Die topische Anwendung einer antibakteriellen Creme oder Lösung kann u. U. erforderlich sein. Wichtig ist das Ausrasieren der Achselhaare.

17. BENIGNE TUMOREN

(s. a. Kap. INF, 16., und HAU, 8., Warzen, und Kap. HAU, 9., Keratinzysten)

Nävi

(Naevus pigmentosus, melanozytische Nävi, Nävuszellnävus)

Umschriebene, pigmentierte Flecke, Papeln oder Knoten, die aus Nestern von Melanozyten oder Nävuszellen bestehen.

Nävi können klein oder groß sein, hautfarben, gelbbraun oder schwarz, plan oder erhaben, mit glatter, behaarter oder warziger Oberfläche, breitbasig aufsitzend oder gestielt. Fast jeder Mensch hat einige Nävi. Die meisten erscheinen in der Kindheit oder im Erwachsenenalter. Im Erwachsenenalter und während einer Schwangerschaft können Nävi vermehrt auftreten und bereits vorhandene größer und dunkler werden.

Etwa 40–50% der malignen Melanome *(s. a. Kap. HAU, 18.)* entstehen aus Melanozyten in Nävuszellnävi; der Rest entwickelt sich aus Melanozyten in gesunder Haut. Das sehr seltene maligne Melanom in der Kindheit entsteht aus bereits bei der Geburt vorhandenen großen pigmentierten Nävi. Halo-Nävi bilden sich in der Regel spontan zurück, nur sehr selten handelt es sich um Melanome.

Klassifikation

Eine **Lentigo** ist ein flacher, gleichmäßig pigmentierter, brauner bis schwarzer Fleck, hervorgerufen durch eine Vermehrung der Melanozyten in der dermoepidermalen Junktionszone. Lentigines sind dunkler, treten spärlicher und verstreuter auf als Sommersprossen, dunkeln nicht nach und vemehren sich nicht im Sonnenlicht.

Nävuszellnävi sind normalerweise flach, können jedoch auch leicht erhaben sein. Sie sind hellbraun bis fast schwarz, haben eine Größe zwischen 1 mm und 1 cm und resultieren aus der Anhäufung von Melanozyten in der dermoepidermalen Junktionszone. Nävi an den Handtellern, den Fußsohlen und den Genitalien sind in der Regel Nävuszellnävi.

Für einzelne klinische Bilder eines Nävuszellnävus verwendet man folgende Bezeichnungen: **Naevus pigmentosus et papillomatosus, Naevus pigmentosus et pilosus.** Diese Nävi sind im allgemeinen dunkel und können wenig oder beträchtlich erhaben sein. Nester von Melanozyten zeigen sich in der dermoepidermalen Junktionszone und im Korium.

Dermale melanozytische Nävi sind erhaben, hautfarben oder schwarz, mit glatter, behaarter oder warziger Oberfläche. Sie weisen sowohl Melanozyten als auch Nävuszellen auf und sind fast ausnahmslos auf das Korium beschränkt.

Halo-Nävi sind pigmentierte Nävuszellnävi, die von einem Ring pigmentarmer Haut umgeben sind.

Dysplastische Nävi sind unregelmäßige, pigmentierte Hautveränderungen mit einem lohfarbenen bis dunkelbraunen Farbton auf rötlichem Untergrund.

Therapie

Da Nävi sehr häufig und Melanome nur selten auftreten, ist eine prophylaktische Entfernung der Nävi nicht gerechtfertigt. Dennoch sollte ein Nävus exzidiert und histologisch untersucht werden, wenn er sich plötzlich vergrößert (insbesondere unregelmäßige Ausläufer entwickelt), dunkler wird oder punktförmige Farbveränderungen aufweist, zu bluten beginnt oder ulzeriert, sich entzündet, schmerzt oder juckt. Wenn der Nävus für eine einfache Exzision zu groß ist, sollte eine Biopsie erfolgen, die tief genug ist, um eine genaue mikroskopische Diagnose zu ermöglichen. Die Durchführung einer umfassenden operativen Maßnahme – z. B. eine Exzision weit im Gesunden – vor einer genauen histologischen Diagnose ist unangebracht, denn viele Veränderungen werden klinisch irrtümlich als Melanome diagnostiziert. Eine einfache Exzision oder eine Biopsie erhöhen nicht die Gefahr einer Metastasenbildung, wenn sich der Tumor als bösartig erweisen sollte, sie vermeiden aber viele unnötige entstellende Operationen bei gutartigen Prozessen.

Aus kosmetischen Gründen können Nävi entfernt werden, ohne daß bösartige Veränderungen befürchtet werden müssen. Ein behaarter Nävi sollte vollständig exzidiert werden, um das Nachwachsen der Haare zu verhindern. Alle entfernten Nävi sollten unbedingt histologisch untersucht werden.

Dysplastische Nävi

Erworbene pigmentierte Hautveränderungen mit bizarr konfigurierter und unscharfer Begrenzung. Die makulösen und papulösen Anteile sind flach oder ganz leicht erhaben.

Ätiologie

Dysplastische Nävi können sowohl erblich auf autosomal-dominanter Basis angelegt sein als auch sporadisch auftreten, ohne daß dysplastische Nävi bei anderen Familienmitgliedern entdeckt werden können. Das Vorhandensein von zahlreichen dysplastischen Nävi bei 2 oder mehr Familienmitgliedern wurde als hereditäres dysplastisches **Nävuszellnävus-Syndrom** bezeichnet.

Symptomatik

Dysplastische Nävi, die zuerst wegen ihres ungewöhnlichen Erscheinungsbildes und gehäuften Vorkommens in bestimmten Familien auffielen, haben typischerweise eine Größe zwischen 5 und 12 mm und sind damit größer als gewöhnliche Nävi (s. oben). Die Färbung ist unterschiedlich von lohfarben bis dunkelbraun und rosafarbenem Grund. Obwohl sie an jeder Stelle des Körpers auftreten können, unterscheidet sie ihr relativ häufiges Vorkommen an bedeckten Hautpartien, wie an Hüften, Brust und behaarter Kopfhaut, von dem Verteilungsmuster gewöhnlicher Nävi. Die meisten Personen haben ungefähr 10 gewöhnliche Nävuszellnävi, Personen mit dysplastischen Nävi haben jedoch über 100 solcher Läsionen. Gewöhnliche Nävi sind meist im frühen Erwachsenenalter bereits vorhanden, dysplastische Nävi jedoch pflegen sogar auch noch nach dem 35. Lebensjahr neu zu entstehen.

Diagnostik

Wenn bei einem Patienten der Verdacht auf einen oder mehrere dysplastische Nävi besteht, sollte das gesamte Integument, einschließlich der Kopfhaut, inspiziert und eine oder mehrere atypisch erscheinende Veränderungen biopsiert werden. Eine eingehende Familienanamnese sollte insbesondere im Hinblick auf Nävi und Melanome sowie andere Formen von Hautkrebs erhoben werden. Falls diese Anamnese auf das Vorkommen von Melanomen hindeutet, sollten auch die Verwandten ersten Grades auf Melanome und dysplastische Nävi untersucht werden. Bei Personen mit dysplastischen Nävi, die aus Familien mit Neigung zu Melanomen stammen, d.h. Familien mit 2 oder mehr Verwandten ersten Grades, die Melanome entwickelten, besteht ein lebenslanges Risiko der Melanombildung aus dysplastischen Nävi (es gibt deutliche Hinweise, daß Melanome direkt aus dysplastischen Nävi entstehen können) sowie auch der Melanombildung in anscheinend normaler Haut. Es ist dagegen nicht bekannt, ob auch bei Personen mit dysplastischen Nävi, die keine auf Melanom hinweisende Familienanamnese haben, das Melanomrisiko erhöht ist.

Die korrekte Diagnose eines dysplastischen Nävus hängt von der histologischen Bestätigung durch eine Biopsie ab, die genügend weit in die Tiefe der Läsion reicht.

Therapie

Hautveränderungen, die den Verdacht auf einen dysplastischen Nävus oder ein beginnendes Melanom erwecken, sollten exzidiert werden. Die Entscheidung, solche Läsionen zu exzidieren, wird beeinflußt durch deren Farbton und die Neigung zur Progredienz (s. Nävuszellnävi, oben). Patienten mit dysplastischen Nävi sollten vermehrte Sonnenexposition vermeiden und Lichtschutzmittel mit dem LSF 15 *(s. Kap. HAU, 15.)* verwenden. Sie sollten zur Selbstbeobachtung angehalten werden, um Veränderungen an bereits bestehenden Nävi feststellen zu können. Möglichst gute Farbaufnahmen sollten von den meisten Hautpartien des Patienten angefertigt werden, um zum Vergleich bei regelmäßigen Ganzkörperuntersuchungen herangezogen zu werden und Veränderungen der einzelnen Pigmentläsionen feststellen zu können.

Fibroma pendulans

Häufig vorkommende, glatte, kleine, hautfarbene oder hyperpigmentierte Tumoren, in der Regel multipel und vorwiegend im Nacken, den Axillen und der Leistengegend auftretend. Sie sind normalerweise asymptomatisch, können aber auch irritierend wirken. **Therapeutisch** können die Fibrome mit flüssigen Stickstoff vereist werden. Das Abschneiden mit einem Skalpell oder einer Schere kann dann erfolgen, wenn die Anhängsel irritieren oder aus kosmetischen Gründen stören.

Lipome

Weiche, verschiebliche, subkutane Knoten bei unveränderter bedeckender Haut. Die Patienten können eine oder mehrere solcher Läsionen aufweisen. Sie kommen häufiger bei Frauen als bei Männern vor und treten vorzugsweise an der Rumpfhaut, an der Nackenhaut und an den Unterarmen auf. Sie verursachen selten Beschwerden, können jedoch auch schmerzhaft sein.

Die **Diagnose** wird gewöhnlich klinisch gestellt, eine Biopsie sollte jedoch vorgenommen werden, wenn sich ein Knoten rasch vergrößert. In seltenen Fällen können Lipome maligne entarten.

Eine **Therapie** ist gewöhnlich nicht notwendig, jedoch können die Knoten operativ entfernt oder durch Fettabsaugung beseitigt werden, wenn sie für den Patienten lästig sind.

Angiome

(Hämangiome, Lmphangiome, Gefäßnävi)

Lokalisierte Gefäßveränderungen in der Haut und im subkutanen Gewebe, selten im Zentralnervensystem, die aus einer Hyperplasie der Blut- oder Lymphgefäße resultieren.

Angiome sind normalerweise entweder angeboren oder zeigen sich kurz nach der Geburt und treten bei etwa einem Drittel aller Neugeborenen auf. Die meisten von ihnen bilden sich spontan zurück, andere bleiben jedoch bestehen und schaffen kosmetische Probleme. Komplikationen können eintreten durch zu forsche Behandlung, durch eine posttraumatische Ulzeration oder durch eine lokalisierte Gewebshypertrophie durch ein persistierendes Angiom im ZNS *(s. Kap. NEU, 14., Gefäßschäden)*, im Gesicht oder einer Extremität.

Klassifikation und Behandlung

Angeborene Hämangiome können wie folgt klassifiziert werden:

1. Ein **Naevus flammeus (Feuermal)** ist ein flacher rosafarbener, roter oder purpurner Hautbezirk, der bereits bei der Geburt vorhanden ist und auf einer Gefäßaufweitung beruht. Die Veränderungen treten vorwiegend im Nackenbereich auf. Bei einem Naevus flammeus im Trigeminusbereich kann es sich um eine Komponente des **Sturge-Weber-Syndroms** (leptomeningeale Angiomatose mit interkranialer Verkalkung) handeln. Ein Feuermal verblaßt im allgemeinen nicht, dennoch können fleckförmige kleine rote Herde auf der Nase und auf den Lidern innerhalb weniger Monate verschwinden. Zur **Therapie** werden CO_2-, Argon- und andere Laser sowie Infrarotstrahlen mit in einigen Fällen recht guten Resultaten eingesetzt. Ein Feuermal kann in der Regel unter einer deckenden Schminke, die von einer Kosmetikerin hergestellt wird, damit sie der Hautfarbe des Patienten entspricht, verborgen werden.

2. Das **kapilläre Hämangiom** ist eine erhabene hellrote Läsion, die sich kurz nach der Geburt entwickelt und auf einer Proliferation der Endothelzellen beruht. Die Hauterscheinung tendiert dazu, sich in den ersten Lebensmonaten langsam zu vergrößern; sie bildet sich bei 75–95% der Patienten normalerweise innerhalb von 2–5 Jahren spontan zurück. Meistens erfolgt eine völlige Regression, hin und wieder bleiben jedoch eine bräunliche Pigmentierung und Narben oder Runzeln auf der Haut zurück. Da die spontane Rückbildung die Regel darstellt, ist eine **Therapie** nicht angezeigt, es sei denn, ein Hämangiom am Auge oder in der Nähe des Auges oder einer Körperöffnung (z.B. Harnröhre, Anus) behindert deren Funktion. Ist eine Behandlung erforderlich, sollte so bald wie möglich und mindestens 2 Wochen lang 10 mg Prednison oral 2- oder 3mal täglich gegeben werden. Beginnt die Rückbildung, sollten die Prednisongaben langsam herabgesetzt werden; zeigt sich kein Resultat, ist Prednison abzusetzen. Wenn nicht lebensbedrohliche Komplikationen auftreten oder lebenswichtige Organe beteiligt sind, sollten eine chirurgische Exzision oder andere das Hämangiom beseitigende Methoden vermieden werden, weil dadurch eher Narbenbildungen entstehen als durch die spontane Rückbildung.

3. Ein **kavernöses Hämangiom** ist ein erhabener roter oder blauroter Tumor, der aus großen vaskulären Hohlräumen besteht. Die Blutgefäße und oft auch die Lymphgefäße sind häufig ausgereift. In diesen Fällen können die Hämangiome unzählige arteriovenöse Shunts und vaskuläre Mißbildungen enthalten. Kavernöse Hämangiome bilden sich selten spontan zurück. Eine teilweise Involution kann nach einer Ulzeration, einem Trauma oder einer Blutung eintreten. Die **Therapie** muß dem Typ des Angioms entsprechen. Bei Kindern kann systemisches Prednison (wie für ein kapilläres Hämangiom) gelegentlich eine spontane Rückbildung einleiten. Eine operative Exzision kann erwogen werden, insbesondere wenn das Hämangiom zu gesteigertem Wachstum einer Extremität führt. Kleine Knoten an der Hautoberfläche können individuell exzidiert oder durch Elektrokoagulation zerstört werden.

Ein **Spider-Nävus (Spider-Angiom)** ist eine hellrote, schwach pulsierende Hauterscheinung. Sie besteht aus einer zentralen Arteriole mit feinen Ästen, die sich wie Spinnenbeine nach außen erstrecken. Ein Druck auf das Zentralgefäß läßt die Läsion vorübergehend verschwinden. Spider-Nävi sind nicht angeboren. Einzelne oder mehrere dieser Herde können sich bei Kindern oder Erwachsenen zeigen und stehen in keinem Zusammenhang mit einer inneren Erkrankung. Bei den meisten Patienten mit einer Leberzirrhose entwickeln sich viele vaskuläre Spider, die sehr prominent werden können. Bei vielen Frauen entstehen diese Veränderungen während der Schwangerschaft oder der Einnahme von Kontrazeptiva. Da sie sich asymptomatisch verhalten und in der Regel 6–9 Monate nach der Geburt oder nach dem Absetzen der Kontrazeptiva spontan verschwinden, ist im allgemeinen keine **Therapie** nötig. Wenn sich die Spider-Nävi nicht spontan zurückbilden oder eine Behandlung aus kosmetischen Gründen erforderlich ist, kann das Zentralgefäß mit einer feinen Diathermienadel verödet werden. Daß eine Laserbehandlung bessere kosmetische Resultate erzielte, ist nicht bewiesen.

Lymphangiome sind erhabene Veränderungen aus dilatierten und zystisch aufgeweiteten Lymphgefäßen, in der Regel gelblich, gelegentlich aber auch rötlich, wenn kleine Blutgefäße daruntergemischt sind. Beim Punktieren eines Lymphangioms erhält man eine farblose Flüssigkeit. **Therapeutisch** kommt nur eine tiefe Exzision in Frage.

Granuloma pyogenicum

(Granuloma teleangiectaticum)

Ein hellroter, brauner oder blauschwarzer Knoten, der aus proliferierenden Kapillaren in ödematösem Stroma besteht. Die Bezeichnung „Granuloma pyogenicum" ist falsch, denn die Läsion ist weder bakteriellen Ursprungs, noch besteht sie aus einem echten Granulom, sondern eher aus Granulationsgewebe. Sie entwickelt sich sehr schnell, häufig an der Stelle einer kurz zurückliegenden Verletzung, und stellt vermutlich eine vaskuläre und bindegewebige Reaktion auf die Verletzung dar. Sie muß differenziert werden gegenüber einem Melanom oder einem anderen malignen Tumor, dem sie häufig ähnelt. Es wird weder ein Geschlecht noch ein Alter bevorzugt. Die über der Veränderung liegende Epidermis ist dünn. Die Läsion bekommt leicht Einrisse und blutet dann; sie blaßt nicht ab unter Druck. Die Basis kann gestielt und colorettartig von Epidermis umgeben sein. Während der Schwangerschaft können Granulomata teleangiectatica größer und üppiger werden – z.B. Gingivatumoren **(Epulis teleangiectatica).** Ein Granuloma pyogenicum bildet sich gelegentlich spontan zurück; wenn nicht, sollte eine Biopsie gemacht werden. Die **Therapie** erfolgt durch Totalexzision oder Elektrodesikkation. Rezidive sind möglich.

Verruca seborrhoica

(seborrhoische Keratose, Verruca senilis)

Pigmentierte, oberflächliche Hautveränderungen mit in der Regel warziger Oberfläche, aber auch als glatte Papeln vorkommend. Die Ursache der Erkrankung ist unbekannt. Die Veränderungen entwickeln sich häufig bei Patienten im mittleren oder höheren Lebensalter und meist am Stamm oder an den Schläfen, doch können sie bei Schwarzen, speziell bei Frauen, auch oft über den Wangenknochen auftreten **(Dermatosis papulosa nigra).** Seborrhoische Keratosen sind unterschiedlich groß und wachsen langsam. Sie sind rund oder oval, hautfarben, braun oder schwarz, sehen normalerweise wie aufgeklebt aus und können eine wachsartige, schuppende oder verkrustete Oberfläche haben. Sie entarten nicht und müssen nicht behandelt werden, es sei denn, sie werden irritiert, jucken oder stören aus kosmetischer Sicht. Eine Kürettage mit oder ohne Elektrokoagulation nach einer Lokalanästhesie mit 1%igem Lidocain oder dem Vereisen mit flüssigem Stickstoff oder CO_2-Schnee entfernt die Läsion ohne oder mit nur geringer Narbenbildung.

Histiozytom

(Dermatofibrom)

Derbe rote bis braune kleine Papeln oder Knötchen, die aus Fibroblasten bestehen und meist an den Unterschenkeln zu finden sind. Dermatofibrome sind häufig und kommen in der Regel einzeln und asyptomatisch vor, aber auch multipel und können mitunter jucken. Die Ursache der Erkrankung ist unbekannt. Eine **Therapie** in Form einer Exzision unter Lokalanästhesie ist nicht nötig, es sei denn, es zeigen sich Symptome – Irritation, Erosion, plötzliche Vergrößerung oder andere Veränderungen der Oberfäche.

Keratoakanthom

Eine runde, derbe, normalerweise hautfarbene Veränderung mit einem charakteristischen zentralen Krater, der verhorntes Material enthält. Die Entwicklung vollzieht sich schnell; innerhalb von 1–2 Monaten erreicht der Tumor seine volle Größe, die 10 cm übersteigen kann. Ein Keratoakanthom sitzt meist im Gesicht, am Unterarm oder auf dem Handrücken. Eine spontane Involution beginnt häufig innerhalb weniger Monate. Klinisch und histologisch ist dieser Tumor oft schwer von einem spinozellulären Karzinom zu unterscheiden. Wenn die Diagnose sicher ist, sollte eine Biopsie der Länge nach durch den ganzen Knoten oder eine totale Exzision vorgenommen werden, weil eine spontane Rückbildung Narben hinterläßt. Intraläsionale Injektionen mit Fluorouracil oder Kortikosteroiden oder eine chirurgische Behandlung bringen bessere kosmetische Resultate.

Keloid

Eine glatte Wucherung aus Fibroblasten am Ort einer Verletzung, gelegentlich auch spontan entstehend. Keloide sind glänzend, glatt, oft gewölbt und leicht gerötet. Sie neigen dazu, am oberen Rücken, auf der Brust und über den Deltamuskeln aufzutreten, und können als Folge einer schweren Akne an diesen Stellen angesehen werden. Keloide sind häufiger bei Schwarzen anzutreffen. Die **Therapie** mit einem Kortikosteroid (z.B. 20 mg/ml Triamcinolonacetonid in Mengen bis zu 10 mg pro Herd), das einmal im Monat mit einer Luer-Lok-Spitze oder mit einem Dermojet in die Basis der Läsion gespritzt wird, kann das Keloid abflachen, ist aber oft wirkungslos. Auch eine chirurgische oder Laser-Exzision mit anschließender intraläsionaler Injektion eines Kortikosteroids kann versucht werden.

18. MALIGNE TUMOREN

(s.a. Kap. HÄM, 8., Mycosis fungoides)

Hautkrebse epidermalen Ursprungs (Basalzell- und spinozelluläre Karzinome) zählen zu den häufigsten malignen Tumoren beim Menschen und sind in der Regel heilbar. Die Mehrzahl dieser Tumoren entsteht auf sonnenexponierter Haut. Sie sind am meisten verbreitet unter den im Freien Arbeitenden (Bauern, Seeleuten, Fischern), Sportlern und Sonnenbadenden und hängen mit dem Melaningehalt der Haut zusammen; hellhäutige Personen sind am anfälligsten. Derartige Tumoren können sich auch Jahre nach einer Verbrennung durch Röntgenstrahlen oder Radium und nach Arseneinnahme entwickeln.

Zu den selteneren malignen Tumoren zählen das maligne Melanom, der Morbus Paget der Brustwarze oder auch der extramammäre Morbus Paget (gewöhnlich im Perianalbereich), das Sarcoma haemorrhagicum Kaposi und kutane T-Zell-Lymphome *(s. Kap. HÄM, 8., Mycosis fungoides).* Aus verschiedenen Gründen ist bei einigen dieser bösartigen Erkrankungen eine alarmierende Zunahme zu verzeichnen.

Basaliom

(Ulcus rodens, Epithelioma basocellulare)

Basaliome sind in ihrem klinischen Erscheinungsbild und in ihrem Verhalten sehr unterschiedlich. Sie können auftreten als kleine glänzende, derbe Knötchen, als ulzerierte verkrustete Läsionen, als flache, narbenähnlich verhärtete Plaques oder als Läsionen, die nur schwer von Psoriasis oder einer lokalisierten Dermatitis zu unterscheiden sind. Am häufigsten beginnt das Karzinom als kleine glänzende Papel, wird langsam größer und weist nach einigen Monaten einen glänzenden, perlenartigen Rand mit Teleangiektasien und eine zentrale Eindellung oder ein Ulkus auf. Wiederholtes Verkrusten oder Bluten ist nicht ungewöhnlich; der Tumor wächst langsam weiter. Basalzellkarzinome metastasieren selten, können aber störend wirken und in Extremfällen durch ein Übergreifen auf darunterliegende lebenswichtige Strukturen oder Körperöffnungen (Augen, Ohren, Mund, Knochen, Hirnhaut) zum Tode führen. Wegen des sehr unterschiedlichen Erscheinungsbildes der Basalzellkarzinome ist die Differentialdiagnose sehr umfangreich.

Die **Therapie** sollte nach der obligatorischen Biopsie und der histologischen Untersuchung von einem Spezialisten durchgeführt werden. Das klinische Bild, Größe, Sitz und der histologische Befund bestimmen die Wahl der Behandlung – Elektrokoagulation und Kürettage, operative Exzision oder gelegentlich Röntgentherapie. Rezidive (fast 5%) werden chemochirurgisch (mikroskopisch kontrollierte Exzision nach chemischer Fixierung des Gewebes) behandelt. Da die topische Anwendung von Fluorouracil zu einer ausgedehnten Ausbreitung unter der verheilten Epidermis führt, sollte sie nicht zur lokalen Behandlung eines Hautkrebses eingesetzt werden.

Spinozelluläres Karzinom

Diese Tumoren entstehen aus Zellen des Rete Malpighi der Epidermis. Die meisten Spinaliome findet man an lichtexponierter Haut; sie können jedoch am ganzen Körper auftreten. Ein spinozelluläres Karzinom kann sich in gesundem Gewebe, in einer bereits bestehenden **aktinischen Keratose,** auf einer Leukoplakie oder in Verbrennungsnarben entwickeln. Das Erscheinungsbild ist sehr unterschiedlich. Der Tumor beginnt als rote Papel oder Plaque mit schuppender oder verkrusteter Oberfläche. Er kann zu einem Knoten mit einer manchmal warzigen Oberfläche werden. Bei einigen Tumoren liegt der größte Anteil des Tumors tiefer als die ihn umgebende Haut. Die Geschwulst kann schließlich ulzerieren und in das darunterliegende Gewebe eindringen. Der Prozentsatz der metastasierenden spinozellulären Hautkarzinome ist unbekannt, aber wahrscheinlich niedrig. Etwa ein Drittel der spinozellulären Karzinome der Zunge oder der Schleimhäute metastasieren, bevor sie diagnostiziert werden. Die Differentialdiagnose schließt viele Arten gutartiger und maligner Läsionen ein, einschließlich Basalzellkarzinom, Keratoakanthom, aktinische Keratose und Verruca seborrhoica. Elektrodesikkation und Kürettage zerstören u. U. nicht ausreichend alle Läsionen. Es kann zu einer Ausbreitung in die Haarfollikel kommen.

Eine Biopsie ist unerläßlich. Die **Therapie** ist die gleiche wie beim Basalzellkarzinom: Spinaliome an der Lippe oder an anderen Schleimhaut-Hautgrenzen sollten exzidiert werden; die Heilung erweist sich manchmal als schwierig, aber im allgemeinen ist die Prognose bei kleinen, rechtzeitig und adäquat entfernten Tumoren ausgezeichnet. Rezidive sollten chemochirurgisch entsprechend dem Vorgehen bei Basaliomen behandelt werden.

Beim **Morbus Bowen** handelt es sich um ein oberflächliches spinozelluläres Carcinoma in situ. Die Veränderung kommt einzeln oder multipel vor und erinnert an lokalisierte Herde einer Psoriasis, Dermatitis oder Pilzinfektion. Die Läsion ist rotbraun, schuppend oder verkrustet mit geringer Induration. Die **Therapie** entspricht der beim Basaliom. Die topische Anwendung von Fluorouracil bringt selten Heilung mit Ausnahme oberflächlicher Schleimhautläsionen am Penis.

Ein papulöses Bowenoid, durch menschliche Papillomaviren hervorgerufen und als einzelne oder häufiger als multiple Läsionen in der Genitalregion auftretend, muß vom Morbus Bowen unterschieden werden.

Malignes Melanom

Ein maligner Tumor melanozytären Ursprungs an den Stellen der Haut, der Schleimhäute, des Auges und des Zentralnervensystems, wo Pigmentzellen vorhanden sind. Sie zeigen sich in unterschiedlicher Größe, Form und Farbschattierung (am häufigsten pigmentiert) und besitzen eine unterschiedliche Neigung zur Invasion und Metastasenbildung. So kann sich das Melanom so schnell ausbreiten, daß es innerhalb von Monaten nach seiner Entdeckung bereits zum Tode führt, während bei anderen, sehr oberflächlichen Formen die 5-Jahres-Heilungsquote fast 100% beträgt. Der frühzeitige klinische Verdacht und eine angemessene Biopsie zum Zwecke der histologischen Feststellung der Eindringtiefe sind wichtig für eine wirkungsvolle Behandlung und die Prognose.

Frühe Diagnosestellung und Heilung hängen von der frühen Beratung durch einen Arzt ab. Da die Häufigkeit der Melanome ansteigt, werden in verschiedenen Teilen der Welt energische Aufklärungskampagnen gestartet, um die Öffentlichkeit aufmerksam zu machen.

Die meisten malignen Melanome entstehen aus Melanozyten in gesunder Haut; ungefähr 40–50% entstehen aus pigmentierten Nävuszellnävi *(s. a. Kap. HAU, 17., Nävi und dysplastische Nävi).* Anzeichen, die die Gefahr der Verwandlung von Pigmentnävi in maligne Melanome signalisieren, sind Veränderungen in der Größe und in der Farbe, insbesondere die Ausbreitung der Pigmentierung auf die umliegende gesunde Haut sowie rote, weiße oder blaue Verfärbung, Veränderungen im Oberflächencharakter, in der Konsistenz und Form oder in der umliegenden Haut, speziell mit Anzeichen einer Entzündung. Obwohl Melanome häufiger bei schwangeren als bei nichtschwangeren Frauen auftreten, erhöht eine Schwangerschaft nicht die Wahrscheinlichkeit, daß sich ein Nävus zu einem Melanom entwickelt. Maligne Melanome sind bei Kindern äußerst selten anzutreffen, sie können sich aber aus großen pigmentierten Nävuszellnävi (kongenitale Riesennävi), die von Geburt an vorhanden waren, entwickeln.

Klassifikation und Symptomatik

Vier Haupttypen von Melanomen werden beschrieben. Die Prognose eines jeden Typs hängt weitgehend von der histologisch ermittelten Invasionstiefe des Melanoms ab *(s. Tab. 4.).*

1. Lentigo-maligna-Melanome entstehen aus einer Lentigo maligna. Sie treten bei älteren Patienten im Gesicht oder an anderen lichtexponierten Stellen auf als asymptomatische, große (2–6 cm), flache, bräunliche oder braune Flecke mit dunkelbrauneren oder schwarzen, irregulär auf der Oberfläche verteilten Flecken. Bei einer Lentigo maligna (malignes Melanom in situ) sind sowohl gesunde als auch maligne Melanozyten in die Epidermis eingelagert, während beim Lentigo-maligna-Melanom die malignen Melanozyten in das Korium eindringen. Nach unterschiedlich langen Zeiträumen entwickeln etwa ein Drittel der Lentigenes malignae einen fortschreitenden bösartigen Herd mit Zellen, die in das Korium eindringen. Daher wird eine möglichst frühzeitige Exzision, bevor der Herd sehr groß geworden ist, empfohlen. Die meisten anderen Behandlungsmethoden schließen gewöhnlich die tiefen Anteile der Follikel, die betroffen sind und behandelt werden müssen, nicht ein.

2. Bei zwei Dritteln aller Melanome handelt es sich um ein **superfiziell spreitendes Melanom.** Es ist am Anfang viel kleiner als ein Lentigo-maligna-Melanom, ist üblicherweise asymptomatisch und tritt bei Frauen am häufigsten an den Beinen oder bei Männern am Rumpf auf. Der Patient sucht einen Arzt auf, weil er eine Vergrößerung oder eine unregelmäßige Verfärbung des Herdes feststellt. Dieser erscheint normalerweise als Plaque mit erhabenen indurierten Rändern, der häufig rote, weiße und blaue Einlagerungen oder kleine, manchmal hervorstehende blauschwarze Knoten aufweist. Auf der Oberfläche können kleine Einkerbungen zu erkennen sein. Histologisch ist die Läsion charakterisiert durch atypische Melanozyten, die in das Korium und die Epidermis eindringen.

Tab. 4. Malignes Melanom: 5-Jahres-Überlebensrate in Abhängigkeit von der Tumordicke

*Invasionstiefe (mm)**	*5-Jahres-Überlebensrate (%)*
< 0,76	98–100
0,76–1,5	90– 94
1,51–2,25	83– 84
2,26–3,0	72– 77
> 3,0	46

*Die Bewertung der Tumordicke ist bei histologischen Anzeichen einer Rückbildung sehr schwierig.

3. Bei 10–15% aller Melanome handelt es sich um ein **knotiges Melanom.** Es kann überall am Körper auftreten und verhält sich ebenfalls asymptomatisch, sofern es nicht ulzeriert. Eine Konsultation findet in der Regel deshalb statt, weil sich dunkle, hervorstehende Papeln oder Plaques schnell vergrößern, häufig ohne wesentliche radiale Ausdehnung. Die Farben variieren zwischen perlfarben über grau bis schwarz. Gelegentlich enthält ein noduläres Melanom nur wenig oder gar kein Pigment.

4. Das **akrolentiginöse Melanom** ist selten. Es bildet sich an der Haut der Handteller, der Fußsohlen und des Nagelbetts und weist ein charakteristisches histologisches Bild ähnlich dem Lentigo-maligna-Melanom auf. Es ist die häufigste Form bei Schwarzen.

Differentialdiagnose

Viele durch Melanin oder Blut gefärbte Läsionen können für maligne Melanome gehalten werden. Pigmentierte Basaliome, seborrhoische Warzen, dysplastische Nävuszellnävi *(s. Kap. HAU, 17.)*, blaue Nävi, Dermatofibrome, alle Arten von Nävi, Hämatome (speziell an Händen oder Füßen), Venenerweiterungen, Granuloma teleangiectaticum und Warzen werden am häufigsten mit Melanomen verwechselt. Im Zweifelsfall sollte eine Totalexzision (oder, wenn dies wegen der Größe oder der Lage der Läsion nicht möglich ist, eine Teilbiopsie) durchgeführt werden. Die Exzisionsbiopsie sollte das Korium bis in die Tiefe erfassen und etwa mit einem Sicherheitsabstand von mindestens 1 cm in gesunder Haut vorgenommen werden. Dadurch ist der Pathologe in der Lage, in Serienschnitten den Typ und die Ausdehnung des Melanoms festzustellen. Eine endgültige radikale Operation sollte nicht erfolgen, bevor die histologische Diagnose vorliegt.

Diagnostische Kriterien

Leitlinien für die Auswahl der pigmentierten Läsionen, die exzidiert oder einer Biopsie unterzogen werden sollen, sind eine kürzlich erfolgte Vergrößerung, ein Dunklerwerden, eine Blutung oder eine Ulzeration. Diese Merkmale setzen allerdings in der Regel voraus, daß das Melanom schon tief in die Haut eingedrungen ist. Eine frühere Diagnose ist möglich durch eine Biopsie von Läsionen, die 1. vielfarbig sind, z. B. braun oder schwarz mit roten, weißen oder blauen Schatten, 2. unregelmäßige, sichtbare oder tastbare Erhöhungen aufweisen und 3. unregelmäßige Ränder mit eckigen Einschnitten oder Kerben haben.

Histologische Einstufung

Therapie und Prognose hängen weitgehend von histologischen Maßstäben ab, welche die größte Ausdehnung des Melanoms bei Messung mit einem optischen Mikrometer festlegen. Entsprechendes Biopsiematerial ist für eine histologische Einstufung erforderlich – die Biopsie sollte bei kleinen Herden als Totalexzision und bei größeren als Teilexzision durchgeführt werden. Melanome im Zentralnervensystem und subunguale Melanome können mit diesen Verfahren nicht eingestuft werden.

Der Grad der Lymphozyteninfiltration, der das immunologische Abwehrsystem des Patienten repräsentiert, kann mit der Eindringtiefe korrelieren. Die Lymphozyteninfiltration ist am stärksten ausgeprägt bei den oberflächlichen Herden; sie nimmt ab, je größer die Eindringtiefe der Tumorzellen ist.

Prognose und Therapie

Das klinische Erscheinungsbild ist für die Überlebenschance weniger von Bedeutung als die Tumordicke zum Zeitpunkt der Diagnosestellung. Die Tumordicke wird bestimmt, indem die Invasionstiefe der Melanomzellen, ausgehend von der Körperzellschicht, gemessen wird. *Wie in Tab. 4.* gezeigt, ist die Überlebenschance am größten bei einer Tumordicke unter 0,76 mm und wenn histologisch keine Zeichen einer Regression zu sehen sind.

Maligne Melanome metastasieren sowohl lymphogen als auch hämatogen. Eine lokale Metastasierung zeigt sich in pigmentierten oder nicht-pigmentierten Satellitenpapeln oder -knoten. Eine direkte Metastasierung der Haut oder der inneren Organe kann vorkommen. Gelegentlich werden metastasierte Knoten entdeckt, bevor der Primärtumor identifiziert ist.

Die Prognose für Melanome in den Schleimhäuten ist schlecht, obwohl diese bei ihrer Entdeckung gut abgegrenzt zu sein scheinen.

Die Therapie besteht in der Exzision der Melanome. Es wird noch darüber diskutiert, wie weit ins gesunde Gewebe hinein exzidiert werden muß. Die meisten Experten befürworten, daß bei Läsionen von < 1 mm Dicke ein tumorfreier Rand von 1 cm mit dem Melanom exzidiert wird. Die Behandlung eines **Lentigo-maligna-Melanoms** und seiner präkanzerösen Vorstufe, der Lentigo maligna, besteht in der Regel in einer großzügigen lokalen Exzision und, wenn nötig, einer Hauttransplantation. Intensive Röntgenbestrahlung ist bei weitem weniger wirksam als die operative Entfernung. **Knotige oder oberflächlich spreitende Melanome** werden üblicherweise durch großzügige Exzision, die sich bis hinunter auf die Faszie erstreckt, entfernt. Die Lymphknotenausräumung wird gewöhnlich nur dann empfohlen, wenn sich eine Lymphknotenvergrößerung feststellen läßt.

Bei Patienten mit Melanomen von großem Durchmesser oder solchen mit regionalen (Stadium II) oder Fernmetastasen (Stadium III) kann es vorteilhaft sein, Experten in neueren Therapieformen hinzuziehen. Chemotherapie mit Dacarbazin (DTIC) oder den Nitrosoharnstoffverbindungen (BCNU, CCNU) wurden mit begrenztem Erfolg eingesetzt. Cisplatin und andere Wirkstoffe werden zur Zeit geprüft. Die Behandlungsergebnisse mit BCG-Vakzine, die zur Steigerung der Immunantwort des Patienten verabfolgt wurde, waren enttäuschend, aber es gibt neue verheißungsvolle Ansätze einer Immuntherapie (Interleukin 2 und Lymphokin-aktivierte Killerzellen). Geprüft werden Vakzinen, die Melanomantigene enthalten, im Hinblick auf die Antikörperantwort des Patienten und einen möglichen therapeutischen Einsatz.

Morbus Paget der Brustwarze und extramammärer Morbus Paget

Eine seltene Art eines Karzinoms, das als einseitige Dermatitis der Brustwarze imponiert und die Ausbreitung eines darunterliegenden Milchgangkarzinoms bis in die Epidermis repräsentiert. Rötung, Nässen und Verkrustung sehen aus wie bei einer Dermatitis, doch der Arzt sollte immer dann ein Karzinom vermuten, wenn die Läsion sich einseitig entwickelt. Eine Biopsie der Brustwarze ergibt typische histologische Veränderungen. Der Morbus Paget tritt auch an anderen Stellen auf, am häufigsten in der Leistengegend oder im perianalen Bereich (extramammärer Morbus Paget). In allen diese Fällen sollte nach einem Karzinom der inneren Organe geforscht werden. Man ist heute der Ansicht, daß die meisten Fälle von extramammärem Morbus Paget von den apokrinen Schweißdrüsen ausgehen. Die **Therapie** bestimmt der Chirurg. Eine Mastektomie ist bei derartigen Veränderungen der Brustwarze üblich.

Sarcoma haemorrhagicum Kaposi

(Sarcoma idiopathicum multiplex haemorrhagicum Kaposi; Kaposi-Syndrom [KS])

Ein Neoplasma, charakterisiert durch vaskuläre Hauttumoren, die in drei verschiedenen Formen auftreten können. KS-Läsionen haben ihren Ursprung in multifokalen Gebieten in der mittleren Dermis, von denen sie sich in die Epidermis ausdehnen. Bei der histologischen Untersuchung zeigen sich Spindelzellen und vaskuläre Strukturen, die in unterschiedlichem Maß verquickt erscheinen. Die Ursprungszelle ist die Endothelzelle, die bei einer speziellen Färbung erscheint, die auf einer chemischen Reaktion mit Faktor VIII beruht; die Tumorzellen ähneln glatten Muskelzellen, Fibroblasten und Myofibroblasten. Eine **indolente Form** des KS zeigt knoten- oder plaqueförmige Hautläsionen. Eine **lymphadenopathische Form** erscheint disseminiert und aggressiv unter Einbezug der Lymphknoten, der inneren Organe und manchmal des Verdauungstrakts. Bei einer Art des KS, die **mit dem erworbenen Immunmangelsyndrom** *(s. Kap. INF, 9., AIDS)* **assoziiert** ist, treten die Herde weit disseminiert in der Haut, den Schleimhäuten, Lymphknoten und inneren Organen auf.

Häufigkeit

Obwohl insgesamt selten, wurde das KS früher am häufigsten in Osteuropa, Italien und den USA beobachtet und trat hauptsächlich in seiner schmerzlosen Form bei Männern italienischer und jüdischer Abstammung und einem Lebensalter von mehr als 60 Jahren auf. KS ist jedoch in Äquatorialafrika endemisch; hier ist es aggressiver, wird meist bei Kindern und jungen Männern angetroffen und stellt fast 10% aller Malignome in Zaire und Uganda dar.

Seit 1981 ist die aggressive Form des KS bei wenigstens einem Drittel der Patienten mit AIDS aufgetreten. Seine Verbreitung hat in den USA und vielen anderen Ländern epidemische Ausmaße angenommen *(s. Kap. INF, 9.)*.

Klinische Manifestationen

Bei älteren Männern erscheint das KS gewöhnlich zuerst als dunkle, blaurote oder braune Papeln oder Knoten an den Zehen oder Beinen, die schwammartig das weiche Gewebe überziehen oder in dieses eindringen und dann Knochen erfassen. Disseminiertes Einbeziehen der Lymphknoten und der inneren Organe folgt in 5–10% der Fälle. Die mit AIDS assoziierten KS-Herde können die erste wahrnehmbare AIDS-Manifestation sein. Sie treten zunächst am Oberkörper oder an der Schleimhaut als kaum erhabene rosafarbene oder rote, runde bis ovale Knötchen oder Plaques auf. In der Folge kommt es jedoch zu ausgedehnter Aussaat an der Haut, verbunden mit viszeralen Herden und disseminiertem Lymphknotenbefall.

Therapie und Prognose

Bei indolenten oberflächlichen Läsionen werden Vereisung, Elektrokoagulation oder eine Strahlentherapie mit schnellen Elektronen eingesetzt, während tieferreichende oder therapieresistente Hautveränderungen mit Lymphödem mit einer Röntgentherapie (10–20 Gy = 1000–2000 rad) behandelt werden. Die aggressivere und disseminierte Form bei AIDS wurde mit Chemotherapeutika (einzeln oder in Kombination; z. B. Etoposid, Vincristin, Vinblastin, Bleomycin und Doxorubicin) behandelt. Interferon α verlangsamt die Progression von Läsionen im Frühstadium und heilt andere. Wirksam ist auch die intraläsionale Injektion von Vincristin. Der Verlauf des KS bei HIV-Infektionen hängt vom Grad der Immunsuppression ab. Die Behandlung des KS kann das Leben der meisten Patienten nicht verlängern, weil die Infektion den klinischen Verlauf bestimmt.

ERKRANKUNGEN DES HERZ-KREISLAUF-SYSTEMS

1. UNTERSUCHUNG DES HERZKRANKEN

Die Diagnose kardiovaskulärer Erkrankungen kann bei den meisten Patienten mit einer sorgfältigen Anamnese und körperlichen Untersuchung gestellt werden. Die gestellte Diagnose sollte durch quantifizierende, nichtinvasive und invasive technische Untersuchungen bestätigt werden.

Anamnese des Herzkranken

Für die meisten Herzkranken gibt es wenige Symptome (Schmerzen, Atemnot, Ermüdbarkeit, Schwäche, Herzklopfen, Synkopen und allgemeine Symptome, die durch die Herzkrankheit hervorgerufen sind oder sie begleiten). Hohe Aufmerksamkeit muß ihren feinen Variationen gewidmet werden.

Schmerzen bei Herzpatienten

Es gibt den **ischämischen Schmerz,** den **Perikardialschmerz** und ein **atypisches Schmerzsyndrom,** das man bei einer Reihe von kardialen Störungen, z.B. Mitralklappenprolaps, Dissektion oder Ruptur großer Gefäße und der Lungenembolie beobachten kann. **Perikardiale Schmerzen** werden durch eine Entzündung des parietalen Perikards, **ischämische Schmerzen** durch eine Akkumulation von Metaboliten im Myokard hervorgerufen. Herzschmerzen *werden über autonome Nervenfasern zum* zerebralen Kortex fortgeleitet und dann auf unterschiedliche Zonen, die sich vom Ohr bis zum Nabel erstrecken können, übertragen.

Während Herzschmerzen manchmal charakteristisch für die Grunderkrankung sind, überlappen sie sich doch öfter mit verschiedenen anderen Erkrankungen in Charakter, Qualität, Ausstrahlungsmuster, Lokalisation, Schwere und Dauer. In diesen Fällen muß nach anderen Begleitumständen der zugrundeliegenden Krankheit gesucht werden. Risikofaktoren für die koronare Herzerkrankung (KHK) – einschließlich Lipidstatus, Hypertonie und Raucheranamnese sowie Familienanamnese – bestärken den Verdacht auf Brustschmerzen ischämischen Ursprungs. Bei Verdacht auf eine Lungenembolie fragt man nach einseitiger Schwellung oder Schmerzen in den Beinen, vorangegangenen Operationen oder einer Erkrankung, die längere Bettruhe erforderte. Werden perikarditische Schmerzen vermutet, fragt man nach Infektionsmöglichkeiten, Kollagen- und Immunkrankheiten und Neoplasien.

Ischämischer Herzschmerz

Der ischämische Herzschmerz wird üblicherweise als Druck beschrieben, der Patient fühlt sich wie in einem Schraubstock eingespannt oder hat das Empfinden eines auf der Brust liegenden Gewichts. Ungünstigerweise ahmen nichtkardiale Störungen wie Pleuritis, die peptische Geschwürskrankheit, Gastritis, Cholezystitis, Ösophagusspasmus und muskuloskelettale Störungen den Herzschmerz nach. Wenn jedoch der Schmerz durch körperliche Belastung ausgelöst und durch Ruhe und Nitroglyzerin gebessert wird, ist die Wahrscheinlichkeit eines myokardial-ischämischen Schmerzes (hervorgerufen durch das Ungleichgewicht zwischen myokardialer Sauerstoffversorgung und -verbrauch) größer. In den industrialisierten Ländern ist die häufigste Ursache des myokardialen Schmerzes die koronare Arteriosklerose: Im Anfang ist dieser Schmerz üblicherweise belastungsabhängig. In manchen Teilen der Welt ist die dynamische Verengung der Koronarien, hervorgerufen durch arterielle Spasmen, häufiger; Schmerz ist ebenso ischämisch und tendiert dazu, in Ruhe oder während der Nacht aufzutreten.

Der myokardial-ischämische Schmerz ist üblicherweise am stärksten in der Mitte der Brust und wird vom Patienten durch die geballte Faust über dem Zentrum des Sternums dargestellt. Ein abnormales EKG während des Schmerzes oder eines Belastungstestes verstärkt den Verdacht der ischämischen Ätiologie, während ein negatives EKG in diesen Situationen den ischämischen Schmerz unwahrscheinlich macht.

Der myokardiale Schmerz strahlt häufig in das Versorgungsgebiet der unteren Zervikalnerven aus und kann deshalb im Hals, im Unterkiefer, in den Schultern oder den Armen empfunden werden. Dennoch sind davon am häufigsten die linke Schulter und der linke Arm betroffen. Wenn der Arm und die Hand beteiligt sind, ist der Schmerz meist an der ulnaren Seite. Der myokardiale Schmerz induziert häufig eine autonome Reaktion wie Übelkeit oder Erbrechen und Schweißausbruch. Das Gefühl eines hereinbrechenden Verhängnisses ist vorhanden.

Perikardschmerz

Der perikardiale Schmerz ist weniger variabel in seinem Charakter, seiner Lokalisation und der übertragenen Zone als der myokardial-ischämische Schmerz. Er ist stechend, brennend oder schneidend und wird durch Husten, Schlucken, tiefes Atmen und Hinlegen verschlimmert. Er wird durch Vorbeugen und Stillhalten vermindert. Der perikardiale Schmerz kann Stunden oder Tage anhalten, während der myokardial-ischämische Schmerz üblicherweise auf Minuten begrenzt ist. Nitroglyzerin verbessert den perikardialen Schmerz nicht, während er durch Aspirin oder andere antientzündliche Medikamente gelindert wird.

Mitralklappenprolaps und atypische Brustschmerzen

Wenige Menschen mit körperlichen Anzeichen oder EKG-Befunden eines Mitralklappenprolapses haben atypische Brustschmerzen. Ob der Schmerz mit dem Mitralklappenprolaps zusammenhängt oder ein Epiphänomen ist, ist umstritten, zumal solche Brustschmerzen häufig auch beim Fehlen eines solchen Prolapses vorkommen. Atypische Brustschmerzen haben meist brennenden oder stechenden Schmerzcharakter und sind oft sehr variabel in der Lokalisation von einer Episode zur nächsten. Sie variieren in ihrer Intensität, sind unabhängig von körperlicher Belastung und reagieren nicht auf Nitroglyzerin. Die Dauer kann kurz (gemessen in Sekunden) oder anhaltend über viele Stunden oder Tage sein, was für einen myokardial-ischämischen Schmerz absolut atypisch ist. Während atypische Schmerzen den Patienten behindern können, finden sich doch keine objektiven Anzeichen, die eine schwere Herzerkrankung anzeigen.

Schmerzen im Bereich der großen Gefäße

Schmerzen, die von einer Dissektion der Aorta (oder selten der Pulmonalarterie) ausgehen, sind meist sehr stark und von reißendem Charakter. Mit dem Beginn der Dissektion tritt üblicherweise der Initialschmerz auf, gefolgt von einem freien Intervall von Stunden oder Tagen, bevor der Schmerz, bei fortschreitender Dissektion, wiederkehrt. Er ist in der Mitte der Brust, strahlt zum Rücken hin aus und ist unabhängig von der Position, es sei denn, die Fortsetzung der Dissektion ins Perikard mit Hämoperikard führt zu einer Perikarditis. Wenn die Ostien von den Koronararterien mitbetroffen werden, kann ein myokardial-ischämischer Schmerz den Schmerz der Dissektion überlagern.

Schmerz bei Lungenembolie

Patienten mit Lungenembolien haben Schmerzen, wenn ein Lungeninfarkt eine Pleuritis hervorruft oder wenn als plötzliche Folge einer pulmonalen Hypertension eine rechtsventrikuläre Ischämie vorkommt.

Kardiale Dyspnoe

Dyspnoe ist die Wahrnehmung einer zunehmenden Atemarbeit. Sie kommt durch eine Versteifung der Lunge, durch ein parenchymatöses oder alveoläres Ödem oder ein Ödem der Bronchialwand, die den Luftstrom behindern, vor. Zur Dyspnoe kommt es auch dann, wenn das kardiale Pumpvolumen für die metabolischen Erfordernisse der Peripherie unzureichend ist. Ein Lungenödem kann dann auch fehlen. Kardiale Dyspnoe wird immer durch körperliche Belastung verschlechtert und teilweise oder gänzlich durch Ruhe gebessert. Wenn sie aufgrund eines erhöhten pulmonalvenösen Druckes und eines Lungenödems auftritt, wird sie durch Liegen verstärkt und nimmt im Sitzen und Stehen ab. Diese Orthopnoe kann die Ursache für nächtliches Erwachen sein und wird durch Aufsitzen gebessert (paroxysmale nächtliche Dyspnoe). Bei Bronchialödem ist die Dyspnoe wegen der Obstruktion des Luftstromes mit Keuchen assoziiert. Schaumiges und manchmal blutig tingiertes Sputum wird expektoriert. Eine häufige Manifestation des Bronchialödems und der Lungenversteifung, hervorgerufen durch ein Herzversagen, ist ein trockener Husten, der von dem Husten unterschieden werden muß, der bei 5% der Patienten mit ACE-Hemmer-Therapie auftritt (jetzt eine der Hauptstütze der Therapie des Herzversagens). Die Dyspnoe, die ausschließlich durch eine unzureichende Förderleistung des Herzens auftritt, ist durch die Position nicht zu beeinflussen, variiert aber mit der körperlichen Belastung und kann mit Schwäche und Müdigkeit assoziiert sein. Bei vielen Herzkrankheiten wird die Dyspnoe durch eine verminderte und fixierte Pumpleistung oder durch eine Lungenstauung oder beides hervorgerufen, z. B. bei der Mitralstenose. Das Auftreten einer Dyspnoe bei einer Herzkrankheit kündigt meist eine schlechte Prognose an.

Die Dyspnoe bei einer KHK kann mit einer anderen Herzkrankheit verbunden sein. Orthopnoe und nächtliches Asthma cardiale sind bei pulmonalen Erkrankungen unüblich, mit Ausnahme einer sehr fortgeschrittenen Phase, wobei die Atemarbeit bei aufrechter Position erleichtert wird.

Schwäche und Müdigkeit

Schwäche und Müdigkeit sind das Ergebnis einer inadäquaten Herzleistung für den metabolischen Bedarf des Körpers, zunächst bei körperlicher Belastung und später auch in Ruhe. Sie kommen bei Störungen, die die Pumpleistung limitieren, vor und werden nicht durch angemessene Ruhe und Schlaf gebessert.

Es ist häufig bei Patienten mit kongenitalen Herzkrankheiten, daß sie Müdigkeit und Schwäche verleugnen, da sie ihre begrenzte Leistungsfähigkeit als „normal" empfinden, aber sie bemerken sie retrospektiv im Anschluß an eine operative Korrektur.

Palpitationen

Palpitationen sind Wahrnehmungen der Herzaktionen durch den Patienten. Da die Herztätigkeit unter der Kontrolle des autonomen Nervensystems steht, dringt normalerweise die Herzfunktion nicht ins Bewußtsein, ausgenommen bei Individuen mit einer abnormalen Steigerung ihrer Aufmerksamkeit auf ihre Körperfunktionen, z. B. bei Angstzuständen. Palpitationen kommen auch bei erhöhtem Schlagvolumen oder erhöhter Herzfrequenz bei normalen Personen während körperlicher Belastung oder bei Störungen wie Aortenklappeninsuffizienz oder Thyreotoxikose vor. Störungen des Herzrhythmus sind die häufigste Ursache von Palpitationen.

Sorgfältiges Fragen nach Frequenz und Rhythmus der Palpitationen hilft sehr bei der Differenzierung pathologischer von physiologischen Palpitationen. Supraventrikuläre oder ventrikuläre Extrasystolen werden häufig als Aussetzen des Herzschlages beschrieben, dagegen wird das Vorhofflimmern als Irregularität identifiziert. Die supraventrikuläre oder die ventrikuläre Tachykardie werden häufig durch einen plötzlichen Beginn und ebenso plötzliche Beendigung wahrgenommen und sind schnell und regelmäßig. Wenn sie durch eine Arrhythmie hervorgerufen sind, können Palpitationen von Schwäche, Dyspnoe und Schwindel begleitet sein. Der Beginn einer absoluten Tachyarrhythmie bei Vorhofflimmern ist wegen einer Zunahme der Inkretion von atrial-natriuretischem Hormon häufig mit dem Drang zu urinieren assoziiert. Schwindel und Bewußtlosigkeit in Verbindung mit Palpitationen zeigen eine plötzliche Abnahme der Pumpleistung an und kennzeichnen schwere Arrhythmien oder schwere zugrundeliegende organische Herzerkrankungen. Brustschmerzen vom myokardial-ischämischen Typ, die von Herzklopfen begleitet sind, weisen auf eine koronare Herzerkrankung hin, bei der die Abnahme des diastolisch-koronaren Flusses und die Ischämie Folgen der Tachykardie sind. Dennoch sind atypische Brustschmerzen häufig bei den Patienten mit isolierter, supraventrikulärer Tachykardie ohne einer zugrundeliegenden, eindeutigen Herzkrankheit.

Schwindel, Präsynkopen und Synkopen

(s. a. Kap. HKR, 3., Synkope)

Schwere Herzkrankheiten oder Arrhythmien, die die Pumpleistung eindeutig limitieren, verursachen diese Symptome. Eine Synkope unter körperlicher Belastung beobachtet man bei Aortenstenose oder hypertropher Kardiomyopathie, welche beide den Anstieg der Pumpleistung bei Arbeit limitieren. Ventrikuläre Tachykardien, Kammerflimmern, schwere Bradykardie oder Asystolie verursachen diese Symptome in Form von Morgagni-Adams-Stokes-Anfällen. Das Auftreten einer Synkope kennzeichnet eine schlechte Prognose von Patienten mit koronarer Herzerkrankung, Myokarditis, Kardiomyopathie und bekannten ventrikulären Arrhythmien. Intrakardiale Tumoren oder kugelventilartige Thromben können intermittierend den Blutfluß durch das Herz unterbrechen und rufen so eine Präsynkope oder Synkope hervor.

Die **Orthostase und die vasovagale Synkope** sind die häufigsten gutartigen Störungen, die von anderen Ursachen der Synkope unterschieden werden müssen. Sie kommen häufig in aufrechter Position vor und werden von einer Vorahnung von Luftnot, Übelkeit, Mißempfindungen, Schwitzen und dem zunehmenden Verdämmern des Bewußtseins bis hin zur Synkope begleitet. Die Orthostase kommt bei älteren oder bei bettlägrigen Patienten vor, man beoabchtet sie ebenso nach langem Stehen durch eine Verminderung des venösen Rückflusses. Unangenehme emotionale Situationen oder ein plötzlicher heftiger Schmerz können eine vagovasale Synkope hervorrufen.

Synkopen müssen von **epileptischen Anfällen** unterschieden werden. Diese Anfälle sind durch eine Aura und den postiktalen Dämmerschlaf gekennzeichnet, Blässe und Schwitzen sind ungewöhnlich, Bewußtlosigkeit und Desorientiertheit dauern längern als bei der Synkope. Dennoch können epileptische Anfälle auch bei synkopalen Episoden durch eine Hirnhypoxie auftreten.

Weitere kardiale und nicht-kardiale Symptome

Die Anamnese einer Infektion (z. B. ein Streptokokken-Infekt mit oder ohne rheumatisches Fieber, virale, syphilitische oder parasitäre Infekte) lenkt den Verdacht auf eine Herzerkrankung nach aktiver Infektion oder Fernwirkung der infektiösen Erreger. An eine Endokarditis muß bei jedem Patienten mit unklarem Fieber und Herzgeräusch gedacht werden. Nach einer kardialen Ursache sollte bei peripheren und zerebralen Embolien gesucht werden, die bei einem kürzlich zurückliegenden Myokardinfarkt, einem Herzklappenfehler (speziell der Mitralstenose mit Vorhofflimmern) oder einer Kardiomyopathie entstehen können. Die Anamnese einer zerebrovaskulären oder peripheren arteriellen Verschlußkrankheit geht mit einer erhöhten Wahrscheinlichkeit für eine begleitende koronare Herzerkrankung einher. Eine zentrale Zyanose läßt an einen kongenitalen Herzfehler denken.

Die **Familienanamnese** sollte sorgfältig erhoben werden, zumal zahlreiche Herzkrankheiten, z.B. die koronare Herzerkrankung, der arterielle Hypertonus, die Bikuspidalklappe, die hypertrophe Kardiomyopathie und der Mitralklappenprolaps, auch ererbt werden. Eine angemessene Anamnese bleibt also die Grundlage für eine richtige Diagnose und kann nicht durch routinemäßige oder zufällige, nicht-invasive oder invasive Tests ersetzt werden, welche teuer und ineffektiv sind.

Körperliche Untersuchung des Herzkranken

Die körperliche Untersuchung des Herzkranken beginnt bereits während der Anamneseerhebung durch Beobachtung des Patienten hinsichtlich seines Auftretens, seiner Stimmung, während er seine Geschichte erzählt, und seiner Betonung bestimmter Symptome. Eine komplette Untersuchung aller Organe ist notwendig, um periphere und systemische Auswirkungen der Herzkrankheit und um andere Erkrankungen, die eine Auswirkung auf das Herz haben, zu entdecken.

Blutdruck, Atemfrequenz und Temperatur

Der Blutdruck und die Pulse werden an beiden Armen gemessen, bei kongenitalen Herzkrankheiten oder peripherer Verschlußkrankheit an beiden Beinen. Die Blutdruckmanschette muß mehr als 20% des Durchmessers des Gliedes betragen. Der erste hörbare Ton bei Absinken der Quecksilbersäule entspricht dem systolischen Druck und der letzte dem diastolischen Druck (Korotkoff-Phase 5). Bei normalen Personen kann bis zu 20 mmHg Druckdifferenz zwischen rechtem und linkem Arm vorkommen. Der Blutdruck an den Beinen ist üblicherweise 20 mmHg höher als der Druck an den Armen. Wenn eine Orthostase vermutet wird, sollte der Blutdruck am liegenden, sitzenden und stehenden Patienten gemessen werden. Wird ein hoher Blutdruck festgestellt, sollte eine sorgfältige Untersuchung durchgeführt werden, um eine **Coarctatio aortae** auszuschließen (dabei findet man schwache oder fehlende Pulse an den Beinen, eine Verspätung des Femoral- gegenüber dem Radialpuls, ein niedriger Druck an den Beinen, verglichen mit den Armen, manchmal ist eine abnormale Pulsation des periskapulären arteriellen Plexus tastbar, und man hört ein systolisches Geräusch über dem Rücken oder über dem Präkordium). Bei der Thyreotoxikose und hypermetabolischen Zuständen ist der Puls schnell und hüpfend. Beim Myxödem ist er langsam und schleppend.

Die Atemfrequenz weist auf das Bestehen einer **Herzdekompensation** oder einer **primären Lungenerkrankung** hin, nimmt auch beim ängstlichen Patienten zu und beim moribunden Patienten ab. Eine flache und schnelle Atmung weist auf pleuritische Schmerzen hin.

Eine Temperaturerhöhung läßt **rheumatisches Fieber** oder eine kardiale Infektion sowie eine **Endokarditis** vermuten. Subfebrile Temperaturen nach einem Myokardinfarkt sind sehr häufig und erfordern keine unmittelbare Suche nach anderen Ursachen, es sei denn, die Temperaturerhöhung dauert länger als 3 Tage.

Periphere Pulse

Die Untersuchung der Pulse großer Gefäße der oberen und unteren Extremitäten ist notwendig, um kongenitale oder erworbene arterielle Erkrankungen oder vom Herzen ausgehende systemische Embolien zu erkennen.

Wenn die peripheren Pulse getastet werden, sollte auf ihre Symmetrie und die Elastizität der Gefäßwand geachtet werden. Bei Erkrankungen mit raschem Blutfluß des arteriellen Blutes, z.B. arterio-venöse (a.v.) Verbindung oder aortale Regurgitation, hat der Puls eine rasch ansteigende und wieder abfallende Pulswelle. Findet sich eine Asymmetrie der Pulse, kann bei Auskultation der peripheren Gefäße ein Geräusch registriert werden, das durch turbulenten Blutfluß bei einer Stenose hervorgerufen wird.

Bei der Untersuchung der Pulse können auch die peripheren Venen in Hinblick auf Veränderungen wie Varikosis, arterio-venöse Fehlbildungen und Shunts, oberflächliche Entzündungen oder Spannungen durch eine Thrombophlebitis beobachtet werden. Besteht der Verdacht auf arterio-venöse Fehlbildung oder Shunt, ist bei der Auskultation ein kontinuierliches Geräusch zu hören. Der Widerstand ist in der Vene immer niedriger als in der Arterie, sowohl in der Systole als auch in der Diastole.

Karotispulse

Inspektion, Palpation und Auskultation beider Karotispulse erbringen oft viel mehr Information über das Herz, als es die Untersuchung der weiter peripher gelegenen Pulse tut. Der Karotispuls ist hüpfend und hoch bei hohem Blutdruck, hypermetabolischem Zustand und Krankheiten mit rapider Zu- und Abnahme des Druckes, z. B. bei Patienten mit Ductus arteriosus oder Aortenklappenregurgitation **(Corrigan- oder Wasserhammerpuls).**

Bei Obstruktion des linksventrikulären Ausflußtraktes, hervorgerufen durch eine Aortenstenose, ist die Karotispulsamplitude oft niedriger und zeigt einen verspäteten Gipfel. Ein doppelgipfliger Karotispuls mit raschem Anstieg kommt bei hypertropher, obstruktiver Kardiomyopathie bei Anlegung des vorderen Segels des Mitralklappenapparates gegen das markant und asymmetrisch hypertrophierte Septum in der frühen Systole vor. Der Karotidenpuls ist doppelgipflig (Pulsus bifidus) bei der kombinierten Aortenstenose und -insuffizienz. Die ein- oder beidseitige Verminderung der Karotispulsamplitude läßt Stenosen der extrazerebralen Karotis durch atheromatöse Plaques vermuten, ein systolisches Geräusch ist häufig vorhanden.

Beim Auskultieren der Karotiden muß man zwischen fortgeleiteten Geräuschen und Stenosegeräuschen unterscheiden. Fortgeleitete Geräusche sind üblicherweise über dem Präkordium lauter und nehmen halswärts ab. Stenosegeräusche sind höherfrequent, werden nur über den Arterien wahrgenommen und erscheinen oberflächennäher. Arterielle Geräusche müssen vom venösen Summen (Nonnensausen) unterschieden werden. Das letztere ist üblicherweise kontinuierlich, wird am besten am sitzenden oder stehenden Patienten gehört und wird durch Kompression der ipsilateralen Vena jugularis interna beseitigt.

Keines dieser Merkmale trifft auf das Stenosegeräusch der Karotis zu.

Bei der Interpretation der Karotispulse beim älteren Menschen muß man vorsichtig sein, insbesondere wenn ein hoher Blutdruck besteht. Die Arteriosklerose führt zur Gefäßrigidität, was mit dem Altern der Gefäßwand dazu führt, daß die oben beschriebenen charakteristischen Befunde verschwinden. In vielen Fällen ist die Interpretation der Karotisuntersuchung sehr schwierig oder unmöglich. Ähnlich ist es bei sehr jungen Kindern, bei denen der Karotispuls normal sein kann, auch wenn eine schwere Aortenstenose vorliegt.

Untersuchung der Halsvenen

Die sorgfältige Untersuchung der Halsvenen ist sehr wichtig. Während die V. jugularis externa eine genaue Vorstellung über die Höhe des venösen Druckes gibt, ist die V. jugularis interna zur Analyse des venösen Druckes und der venösen Wellenform geeignet, weil sie als eine offen-venöse Verbindung zum rechten Vorhof dient (ausgenommen in den Fällen mit Obstruktion der V. cava superior).

Die Jugularvenen werden üblicherweise untersucht, indem der Patient in einer 45°-Position ruht, wobei die venöse Blutsäule bei Normalpersonen gerade unterhalb der Klavikulä gelegen ist. Die venöse Blutsäule kann durch Druck der Hand auf das Abdomen (der **hepatojuguläre Reflux**) kurz über die Klavikula erhöht werden, aber sie fällt bei Gesunden nach ein paar Sekunden wieder unter die Klavikulä, selbst wenn der abdominelle Druck aufrechterhalten wird, bedingt durch eine Zunahme der Compliance des rechten Ventrikels und seines Schlagvolumens nach dem **Frank-Starling-Mechanismus.** Bei der Obstruktion der V. cava superior, bei konstriktiver Perikarditis und restriktiver Kardiomyopathie oder bei schwerer Herzinsuffizienz kann der jugularvenöse Druck so erhöht sein, daß der Gipfel der venösen Blutsäule nicht mehr bestimmt werden kann. Unter diesen Umständen sollte der Patient sitzend oder stehend untersucht werden.

Wechselt die Höhe der venösen Welle als Antwort auf die abdominelle Kompression, erhält man eine aussagekräftige Information über die rechte Seite des Herzens. Die venöse Blutsäule nimmt zu und bleibt erhöht, während der abdominelle Druck aufrechterhalten wird, bei dilatiertem rechtem Ventrikel mit schlechter Compliance, konstriktiver Perikarditis oder Perikardtamponade und Obstruktion der rechtsventrikulären Füllung durch eine Trikuspidalstenose oder einen rechtsatrialen Tumor.

Man sollte auch auf das **Kussmaul-Zeichen** achten, bei welchem die venöse Blutsäule am Hals während der Einatmung eher steigt als fällt. Es tritt unter den gleichen Umständen auf wie die Abnormalität des hepato-jugulären Refluxes. Bei der normalen Inspiration zieht der erniedrigte intrathorakale Druck Blut aus der Peripherie in die Vena cava. Der normal-elastische rechte Ventrikel paßt sich an und wirft das Blut nach dem Frank-Starling-Gesetz aus. Das Kussmaul-Zeichen ist ebenso bei chronischer obstruktiver Bronchialerkrankung vorhanden.

Schließlich sollten **Art und Höhe der venösen Wellen** analysiert werden *(Abb. 1. und 9.).* Bei Gesunden sind 3 Wellen feststellbar. Die erste, die **A-Welle,** ist hervorgerufen durch die Vorhofkontraktion. Dieser folgt die **V-Welle** als Zeichen der Vorhoffüllung, während die Trikuspidalklappe geschlossen ist. Das Tal zwischen der A- und V-Welle ist der X-Abfall, während der Abfall zwischen V und A als Y bezeichnet wird. Der **X-Abfall** wird hervorgerufen durch die Abwärtsbewegung der Trikuspidalklappe während der ventrikulären Systole und der **Y-Abfall** durch die rapide Füllung des rechten Ventrikels während der ventrikulären Diastole. Die **C-Welle,** die zwischen A-Welle und X-Abfall liegt, wird durch die Übertragung des Karotispulses hervorgerufen, ist aber klinisch selten erkennbar.

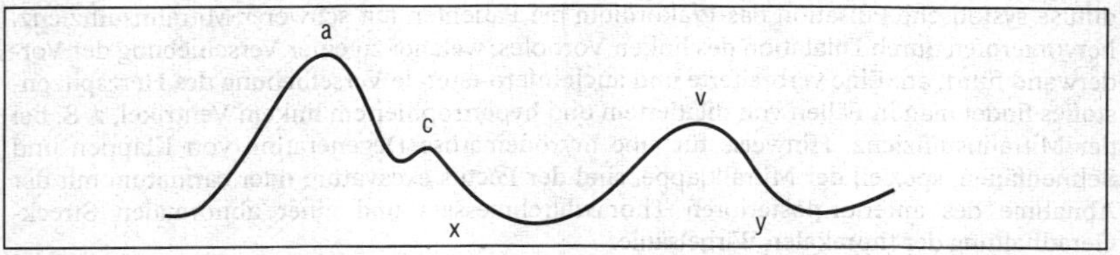

Abb. 1. Jugularvenenpuls bei normalen Patienten, die C-Welle ist die Übertragung des Karotispulses, welche klinisch selten wahrgenommen werden kann.

Die A- und V-Wellen sind bei pulmonaler Hypertonie erhöht. Eine gigantische A-Welle sieht man bei der atrioventrikulären Dissoziation **(Cannon-Welle).** Die A-Welle verschwindet bei Vorhofflimmern und ist akzentuiert bei Zuständen geringer rechtsventrikulärer Compliance, z.B. bei pulmonaler Hypertension oder Pulmonalklappenstenose. Die V-Welle wird sehr prominent, wenn eine Trikuspidalinsuffizienz vorliegt.

Die Trikuspidalinsuffizienz führt häufig zu Hepatomegalie mit leicht tastbarer systolischer Pulsation der Leber, weil sie während der rechtsventrikulären Systole durch die Regurgitation der V-Welle anschwillt. Diese Bedingung führt manchmal zu einer Cirrhose cardiaque und Aszites. Bei einer Herztamponade ist der X-Abfall steil, und bei Zuständen mit schlechter rechtsventrikulärer Compliance ist der Y-Abfall, der einer ventrikulären Systole folgt, sehr abrupt, weil die erhöhte venöse Blutsäule nach Öffnung der Trikuspidalklappe rasch in den rechten Ventrikel fließt, stoppt aber dann abrupt, da die rigide rechtsventrikuläre Wandung oder das Perikard den weiteren Einstrom unterbindet (ebenso bei restriktiver Kardiomyopathie oder konstriktiver Perikarditis).

Pulsus paradoxus

Wenn die Anamnese und die körperliche Untersuchung eine konstriktive Perikarditis, eine Herztamponade oder eine restriktive Kardiomyopathie vermuten lassen, sollte nach einem Pulsus paradoxus gesucht werden. Bei Gesunden kann die Höhe des systolischen arteriellen Blutdruckes bei normaler Inspiration um 10 mmHg abnehmen. Bei Krankheiten mit Abnahme der rechtsventrikulären Compliance (z. B. der Herztamponade) ist der Abfall des systolischen Druckes bei der Inspiration größer als normal, weil das intraventrikuläre Septum sich in den linken Ventrikel vorbeult als Folge des erhöhten rechtsventrikulären Druckes. Gleichzeitig fällt der pulmonalvenöse Druck stärker als üblich ab, weil der negative intrathorakale Druck nicht ausgleichend durch Erhöhung des rechtsventrikulären Starling-Mechanismus wirkt. Diese beiden Phänomene vermindern das linksventrikuläre Füllungsvolumen bei der Inspiration und auch den arteriellen systolischen Druck um mehr als 10 mmHg. Diese Situation kommt nicht bei restriktiver Kardiomyopathie oder konstriktiver Perikarditis vor, ist aber charakteristisch, wenn auch nicht pathognomonisch für die Tamponade. Sie kann ebenso bei obstruktiver Bronchialerkrankung vorkommen.

Inspektion und Palpation des Thorax

Zunächst sollten Thorax und Präkordium untersucht werden. Patienten mit schwerer **rechtsventrikulärer Hypertrophie (RVH)** haben eine anhebende Pulsation, die man als Anhebung in der Mitte des Sternums und der vorderen Thoraxwand links vom Sternum sehen und fühlen kann. Gelegentlich rufen kongenitale Erkrankungen eine schwere rechtsventrikuläre Hypertrophie hervor, die das Präkordium asymmetrisch verformen können und zu einer Ausbeulung links vom Sternum führen.

Die **linksventrikuläre Hypertrophie (LVH)** führt zu einem erweiterten Herzspitzenstoß, der leicht von der präkordialen Anhebung durch die RVH unterschieden werden kann. Abnormale umschriebene systolische Pulse findet man bei der präkordialen Palpation manchmal bei Patienten mit Ventrikeldyskinesie durch Aneurysmen. Selten hebt eine abnormale diffuse systolische Pulsation das Präkordium bei Patienten mit schwerer Mitralinsuffizienz, hervorgerufen durch Dilatation des linken Vorhofes, welcher zu einer Verschiebung der Vorderwand führt, an. Eine verbreiterte und auch infero-laterale Verschiebung des Herzspitzenstoßes findet man in Fällen von dilatiertem und hypertrophiertem linkem Ventrikel, z. B. bei der Mitralinsuffizienz. Hinweise für eine myxödematöse Degeneration von Klappen und Sehnenfäden, speziell der Mitralklappe, sind der Pectus excavatum oder carinatum mit der Abnahme des anterior-posterioren Thoraxdurchmessers und einer abnormalen Streck-Geradhaltung der thorakalen Wirbelsäule.

Kaum mehr sieht man thorakale Vorwölbungen, die durch Aneurysmen der Aorta bei Syphilis entstehen. Brustdeformitäten kommen dagegen eher häufiger bei vererbten Erkrankungen vor, die mit kongenitalen Herzfehlern assoziiert sind, z. B. dem Turner-Syndrom.

Bei der Palpation des Thorax ist auf ein Schwirren zu achten. Man fühlt es besonders bei der Aortenklappenstenose, üblicherweise über der Herzbasis im zweiten Interkostalraum rechts neben dem Sternum während der Systole. Bei der Mitralinsuffizienz fühlt man es eher an der Herzspitze in der Systole. Ein systolisches Schwirren links vom Sternum im zweiten Interkostalraum läßt eine Pulmonalklappenstenose vermuten, wenn man es jedoch im vierten Interkostalraum fühlt, läßt es am ehesten eine **Maladie du Roger,** einen schmalen Ventrikelseptumdefekt, vermuten.

Bei pulmonaler Hypertension kann der Pulmonalklappenschluß als ein spitzer Stoß über dem zweiten Interkostalraum links des Sternums getastet werden. Der Mitralklappenschluß bei Mitralstenose produziert eine ähnliche Pulsation zu Beginn der Systole an der Herzspitze. Das Öffnen der stenotischen Klappe fühlt man dagegen am Ende der Systole.

Perkussion und Auskultation des Thorax

Obwohl der Einsatz der Thoraxröntgenuntersuchung die Fähigkeiten vieler Ärzte abgestumpft hat, erlaubt dennoch eine sorgfältige Perkussion und Auskultation des Thorax fast immer eine Unterscheidung zwischen Pleuraerguß (Abnahme des Stimmfremitus) und einer pulmonalen Infiltration (Zunahme des Stimmfremitus). Darüber hinaus sind bezeichnend für das Vorhandensein von Rasselgeräuschen eine Lungenstauung oder Bronchospasmen. Sie ergeben Hinweise entweder für ein Herzversagen mit pulmonalvenöser Hypertension oder für eine zugrundeliegende primäre Lungenerkrankung. Ein pleurales Reiben legt den Verdacht auf einen Lungeninfarkt oder eine Pneumonie mit Pleuritis nahe.

Herzauskultation

Von allen Fähigkeiten eines Diagnostikers ist keine schwieriger und stellt keine höhere Anforderungen als die Auskultation des Herzens, weil sie sowohl exzellentes Hören als auch die Fähigkeit, geringe Variationen in Tonhöhe und zeitlicher Zuordnung zu unterscheiden, voraussetzt.

Bei der Auskultation sollte man versuchen, die Herztöne, die diastolisch-ventrikulären Muskeltöne, die systolischen, die nicht von den Klappen herrühren, die diastolischen Mitralklappentöne und die systolisch-diastolischen Geräusche zu unterscheiden.

Um zwischen Tönen bei komplexen Fällen zu unterscheiden, muß man sich zunächst auf eine Phase der Herzrevolution und auf jeden Ton einzeln konzentrieren. Sobald man die Töne unterschieden hat, muß man ihre Intensität, Tonhöhe, Dauer, ihren zeitlichen Zusammenhang und ihre Intervalle zu einer abschließenden auskultatorischen Analyse zusammensetzen, welche sehr oft eine exzellente diagnostische Genauigkeit erbringt. Niedrigfrequente Töne kann man am besten mit der Glocke des Stethoskopes hören, während hochfrequente Töne am besten mit dem Diaphragma gehört werden. Wenn man die Glocke benutzt, muß man darauf achten, nur einen leichten Druck auszuüben. Ein zu starker Druck verändert die darunterliegende Haut zu einem Diaphragma und eliminiert dann die niedrigfrequenten Töne.

Es ist von unschätzbarem Wert, wenn man routinemäßig ein Diagramm zeichnet, das die hauptsächlichen auskultatorischen und palpatorischen physikalischen Befunde über dem Präkordium wiedergibt und diese im handschriftlichen Befund jedesmal, wenn der Patient bezüglich seines kardiovaskulären Systems untersucht wird, einträgt *(s. Abb. 2.).* Dieses Vorgehen erlaubt den Vergleich zwischen den körperlichen Untersuchungen und ergibt eine quantitative und qualitative Dokumentation der Befunde.

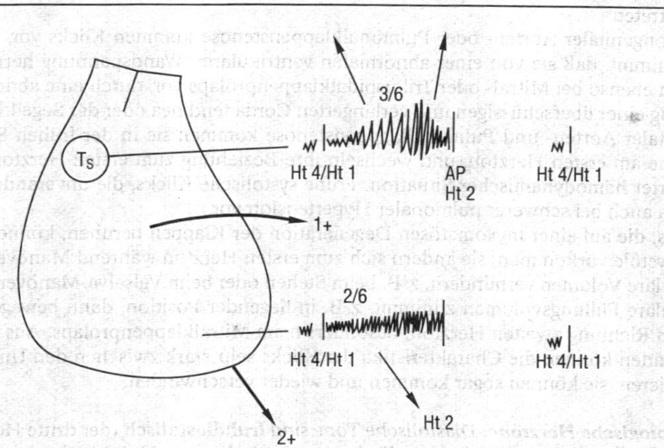

Abb. 2. **Diagramm der physikalischen Befunde bei Patienten mit Aortenstenose und Mitralinsuffizienz:** Geräuschcharakter, Stärke und Ausbreitung sind abgebildet. Der Pulmonalklappenschlußton ist gegenüber dem Aortenklappenverschluß verspätet. Der linksventrikuläre Stoß und die rechtsventrikuläre Hebung sind identifiziert. Ein vierter Herzton (Ht4) und ein systolisches Schwirren (Ts) sind vorhanden. Ht1 ist der erste Herzton, Ht2 ist der zweite Herzton, A ist der Aortenklappenschlußton, und P ist der Pulmonalklappenschlußton. 3/6 ist die Graduierung des spindelförmigen Geräusches (es strahlt in beide Halsseiten aus). 2/6 ist die Graduierung des pansystolischen apikalen Crescendogeräusches. 1+ = die geringe präkordiale Anhebung durch die rechtsventrikuläre Hypertrophie (der Pfeil zeigt die Richtung der Hebung an). 2+ = der mäßige linksventrikuläre Stoß (der Pfeil zeigt die Richtung des Stoßes an).

Der **erste Herzton (Ht1)** ist bei der Mitralstenose laut. Bei der Mitralinsuffizienz durch Klappenringsklerose und Rigidität ist er oft leise oder er fehlt. Bei anderen Formen der Mitralinsuffizienz, hervorgerufen durch eine myxomatöse Degeneration des Mitralapparates oder durch ventrikuläre myokardiale Abnormalitäten, z. B. Papillarmuskeldysfunktion oder ventrikuläre Dilatation mit relativer Insuffizienz, ist er oft gut zu hören. Der erste Herzton ist häufig gespalten und hat einen hohen Ton.

Der **zweite Herzton (Ht2)** besteht normalerweise aus zwei Komponenten: Der erste ist hervorgerufen durch den Aortenklappenschluß, der zweite durch den Pulmonalklappenschluß. Der Aortenklappenschluß geht normalerweise dem Pulmonalklappenschluß voraus, außer der erstere ist verspätet oder der zweite beschleunigt. Der verspätete Aortenklappenschluß kommt bei Linksschenkelblock oder Aortenstenose vor, während ein früher Pulmonalklappenschluß bei manchen Formen von Präexzitationsphänomenen vorkommt. Ein verspäteter Pulmonalklappenverschluß tritt auf, wenn eine Zunahme des Volumenflusses durch den rechten Ventrikel auftritt, z. B. bei Vorhofseptumdefekt, gewöhnlich ein Sekundumdefekt. Dies beseitigt auch die normale Verspätung des Pulmonalklappenschlusses, da bei zunehmendem rechtsventrikulärem Volumen während der Inspiration das linksventrikuläre Volumen abnimmt (fixiert-gespaltener zweiter Herzton). Links-rechts-Shunts mit normalem rechtsventrikulärem Volumenfluß sind nicht mit einer fixierten Spaltung der pulmonalen Komponente bei Inspiration verbunden. Ein einzelner zweiter Herzton kommt bei Aortenklappeninsuffizienz, schwerer Stenose oder Atresie vor (bei Truncus arteriosus mit gemeinsamer Klappe).

KLICKS: Ähnlich dem ersten und zweiten Herzton sind Klicks hochfrequente Töne kurzer Dauer und kommen nur in der Systole vor. Sie sind vom ersten und zweiten Herzton zu unterscheiden durch ihre höhere Frequenz und kürzere Dauer, ebenso durch ihre Variabilität in der Systole als Ergebnis hämodynamischer Änderungen. Klicks können einzeln oder multipel auftreten.

Bei kongenitaler Aorten- oder Pulmonalklappenstenose kommen Klicks vor, von denen man annimmt, daß sie von einer abnormalen ventrikulären Wandspannung herrühren. Sie kommen ebenso bei Mitral- oder Trikuspidalklappenprolaps vor, durch eine abnormale Anspannung einer überschüssigen und verlängerten Corda tendinea oder der Segelklappen. Bei kongenitaler Aorten- und Pulmonalklappenstenose kommen sie in der frühen Systole vor, sehr nahe am ersten Herzton, und wechseln ihre Beziehung zum ersten Herzton nicht bei veränderter hämodynamischer Situation. Frühe systolische Klicks, die unveränderlich sind, kommen auch bei schwerer pulmonaler Hypertension vor.

Klicks, die auf einer myxomatösen Degeneration der Klappen beruhen, können jederzeit in der Systole vorkommen, sie ändern sich zum ersten Herzton während Manövern, die das ventrikuläre Volumen vermindern, z. B. beim Stehen oder beim Valsalva-Manöver. Wenn das ventrikuläre Füllungsvolumen zunimmt, z. B. in liegender Position, dann bewegen sich die Klicks in Richtung zweiten Herzton, besonders beim Mitralklappenprolaps. Aus unbekannten Gründen können die Charakteristika der Klicks sehr stark zwischen den Untersuchungen variieren; sie können sogar kommen und wieder verschwinden.

Pathologische Herztöne: Diastolische Töne sind **frühdiastolisch** (der dritte Herzton, Ht3 oder der Perikardton) und **spätdiastolisch** (der vierte Herzton, Ht4). Anders als bei den systolischen Tönen sind sie niederfrequent, weicher in ihrer Intensität und von längerer Dauer. Der dritte Herzton kommt in der frühen Diastole vor, wenn der Ventrikel dilatiert und die Compliance vermindert ist. Der Ton kommt während der passiven diastolischen ventrikulären Füllungsphase vor und zeigt eine schwere ventrikuläre Dysfunktion an, außer bei Kindern, bei denen er physiologischerweise auftreten kann. Der rechtsventrikuläre dritte Herzton nimmt während der Inspiration durch Vermehrung des rechtsventrikulären Füllungsvolumens zu und ist am besten beim aufrechten Patienten zu hören. Der linksventrikuläre dritte Herzton ist am besten während der Exspiration (da dann das Herz näher an der Brustwand ist), wenn der Patient auf der linken Seite liegt, zu hören. Der vierte Herzton entsteht durch eine verstärkte diastolisch-ventrikuläre Füllung am Ende der Diastole, hervorgerufen durch die Vorhofkontraktionen. Ähnlich dem dritten Herzton ist er niederfrequent und wird nur oder am besten mit der Glocke des Stethoskops gehört. Der rechtsventrikuläre vierte Herzton nimmt mit der Inspiration zu, während der linksventrikuläre vierte Herzton abnimmt. Der vierte Herzton ist sehr viel häufiger als der dritte Herzton zu hören und zeigt einen geringeren Grad ventrikulärer Dysfunktion. Er fehlt beim Vorhofflimmern und ist so gut wie immer bei einer akuten myokardialen Ischämie oder einem frühen Stadium nach Myokardinfarkt vorhanden.

Ein **Summationsgalopp** kommt bei Patienten mit Tachykardie vor, wenn beide, der dritte und vierte Herzton, vorhanden sind. Wenn die Diastole verkürzt ist, dann mischen sich die beiden Töne. Wenn beide Herztöne relativ laut sind, können sie an der Herzspitze getastet werden, wenn der Patient auf der linken Seite liegt.

Ein **frühdiastolischer Extraton** kommt an derselben Stelle in der frühen Diastole vor wie ein dritter Herzton, wird aber nicht von einem vierten Herzton begleitet und ist jener, der eine plötzliche Unterbrechung der ventrikulären Füllung bei verminderter Compliance durch konstriktives Perikard anzeigt.

Der **Mitralöffnungston:** Dieser zweite in der Diastole vorkommende Ton, ist der Mitralöffnungston bei Mitralklappenstenose oder seltener bei Trikuspidalstenose. Der Mitralöffnungston ist ein hochfrequenter, kurzer Ton, der am besten mit dem Diaphragma des Stethoskops zu hören ist. Seine Nähe zur pulmonalen Komponente des zweiten Herztons ist direkt proportional zur Schwere der Mitralstenose. Seine Stärke bezieht sich auf die Elastizität der Klappensegel, wobei die Tonstärke der verbliebenen Elastizität entspricht und graduell weicher wird, schließlich verschwindet, wenn eine Sklerose, Fibrose und Kalzifikation der Klappe auftritt. Der Mitralöffnungston ist meistens über der Herzspitze zu hören. Manchmal kann er besser oder ausschließlich am linken Sternalrand gehört werden.

Geräusche

Die letzten auskultatorischen Befunde während der Herzauskultation, die analysiert werden müssen, sind die Herzgeräusche. Sie können systolisch, diastolisch oder kontinuierlich sein. Die Tonhöhe des Geräusches wird registriert. Hochfrequente Geräusche hört man am besten, manchmal überhaupt nur mit dem Diaphragma, während sehr tieffrequente Geräusche am besten oder nur mit der Glocke des Stethoskops zu hören sind. Die Geräusche werden nach ihrer Lautstärke eingeteilt ($^1/_6$: an der Schwelle der Hörbarkeit bei äußerster Konzentration; $^2/_6$: sehr leise, aber leicht zu hören; $^3/_6$: laut ohne Schwirren; $^4/_6$: laut mit Schwirren; $^5/_6$: laut, wobei fast kein Kontakt zwischen Stethoskop und Thoraxwand besteht; $^6/_6$: laut zu hören, wobei das Stethoskop keinen Kontakt mit der Brust hat).

Die **systolischen Geräusche** werden in Austreibungsgeräusche (hervorgerufen durch einen turbulenten Fluß durch die verengten oder irregulären Klappen oder die Ausflußtrakte) und holosystolische Geräusche (hervorgerufen durch Regurgitation oder Shunts in die Kammern, die während der ganzen Systole einen niedrigeren Widerstand bieten), unterteilt. Austreibungsgeräusche werden üblicherweise *lauter* und länger, je stärker die Behinderung des Flusses ist. Im Gegensatz dazu tendieren holosystolische Geräusche bei hoher Geschwindigkeit und niedrigem Regurgitationsvolumen und Shunts dazu, *lauter* zu werden und *leiser* mit hohem Shuntvolumen oder Regurgitationsvolumen. Austreibungsgeräusche haben einen „Crescendo-Diminuendo"-Charakter. Je höhergradig die Stenose und Turbulenz, um so mehr dehnt sich das Crescendo auf Kosten der Decrescendophase aus. Austreibungsgeräusche bei **Aortenstenose** hört man am besten im zweiten Interkostalraum, rechts neben dem Sternum. Das Geräusch breitet sich zur rechten Klavikula in beide Seiten des Halses aus und kann mit einem systolischen Schwirren verbunden sein. Das Geräusch der Aortenstenose bei älteren Patienten findet man manchmal nur an der Herzspitze und am Hals, während es über dem aortalen Areal schwach oder fast gar nicht hörbar ist. Der Mechanismus dieser Ausbreitung des Geräusches ist nicht bekannt. Das Austreibungsgeräusch der **hypertrophen obstruktiven Kardiomyopathie** hört man üblicherweise am besten am unteren linken Sternalrand, es nimmt während eines Valsalva-Manövers oder im Stehen zu. Es wird durch ein abnehmendes linksventrikuläres Füllungsvolumen und daher größere Annäherung des anterioren Segels der Mitralklappe an das hypertrophierte Septum hervorgerufen. Dieses Geräusch wird, anders als bei der Aortenstenose üblich, nicht zum Hals hin fortgeleitet. Das Austreibungsgeräusch der Pulmonalstenose hört man am besten links vom Sternum im zweiten Interkostalraum. Es wird üblicherweise nicht so weit fortgeleitet wie das Aortengeräusch.

Das Regurgitationsgeräusch bei **Mitralklappeninsuffizienz** hört man am besten über der Herzspitze, am auf der linken Seite liegenden Patienten. Es wird zur linken Axilla hin fortgeleitet und, wenn es in der Lautstärke variiert, kann während der Systole bis zum zweiten Herzton zunehmen. Es beginnt mit dem ersten Herzton, wenn die Segel während der Systole wegen der Fibrose oder Destruktion verschlußunfähig sind. Es beginnt nach dem Einsatz der Systole, wenn die Regurgitation in der Systole später anfängt (wie in manchen Fällen geometrischer Verdrehung des Klappenapparates bei einer Kammerdilatation oder bei gestörten Bewegungen durch eine Ischämie oder ein fibrosiertes Myokard).

Die **Regurgitation durch die Trikuspidalklappe** hört man am besten an der linken unteren Sternalkante, über dem Xyphoid, und manchmal über der Mitte des linken Leberlappens. Es ist ein leiseres Geräusch als das der Mitralklappeninsuffizienz und nimmt anders als letzteres mit zunehmendem rechtsventrikulärem Füllungsvolumen während der Inspiration zu. Es ist mit einem positiven Venenpuls, der V-Welle der Halsvenen und manchmal mit einer systolischen Pulsation der Leber verbunden.

Der **Ventrikelseptumdefekt** ruft ein holosystolisches Geräusch am linken Sternalrand im vierten Interkostalraum hervor und ist um so lauter, je höher der Druckgradient ist. Wenn der Shunt zwischen linkem und rechtem Ventrikel dann geringer ist, nimmt es an Lautstärke bei zunehmender pulmonaler Hypertension durch Abnahme des Gradienten und Größe des Shuntflusses ab. Systolische Austreibungsgeräusche können ohne hämodynamisch wirksame Verengung des Ausflußtraktes auftreten. Normale Kleinkinder und Kinder haben oft eine geringe Turbulenz des Flusses, die ein leises Ejektionsgeräusch hervorruft. Ältere Menschen haben oft ein Austreibungsgeräusch durch eine Klappen- und Gefäßsklerose. Bei diesen älteren Patienten, mit einem lauten Ejektionsgeräusch, rigiden Karotiden und hohem Blutdruck (der eine linksventrikuläre Hypertrophie verursacht), hat der Arzt mit der Einführung der nichtinvasiven Untersuchungstechniken, wie Doppler-Echokardiographie, das bis dahin bestehende schwierige Problem, eine kalzifizierende Aortenstenose auszuschließen, gelöst. Ähnlich bei Kindern, bei denen die typischen Zeichen einer Aortenstenose fehlen, mit Ausnahme eines systolischen Geräusches. Auch bei der Unterscheidung von schwerer oder leichter Obstruktion des Ausflußtraktes ist die Doppler-Echokardiographie von unschätzbarem Wert.

Diastolische Geräusche werden durch die Stenose der Mitral- oder Trikuspidalklappe oder durch Insuffizienz der Aorten- oder Pulmonalklappe verursacht. Die **Mitralstenose** ruft ein niedrigfrequentes, apikales, diastolisches Geräusch hervor, das man am besten nach einer leichten körperlichen Belastung hört, wenn der Patient sich dann auf die linke Seite legt. Dieses Geräusch ist oft ausschließlich an der Stelle des Herzspitzenstoßes und ist von längerer Dauer als der dritte Herzton. Wenn der Patient einen Sinusrhythmus hat, wird es mit der Vorhofkontraktion akzentuiert, welche den Gradienten erhöht und damit das präsystolische Geräusch betont. Das Geräusch der **Trikuspidalstenose** ist im vierten und fünften Interkostalraum links des Sternums lokalisiert und nimmt in Dauer und Intensität mit körperlicher Belastung, Inspiration und vorwärtsgebeugtem Sitzen, das die Vorderseite des Herzens der Brustwand nähert, zu.

Wenn das Mitral- oder Trikuspidalgeräusch durch einen Vorhoftumor oder -thrombus hervorgerufen wird, kann es verschwinden oder mit der Position von einer zur nächsten Untersuchung aufgrund einer veränderten Lage der intrakardialen Masse sich verändern.

Die **Aorteninsuffizienz** führt zu einem blasenden, hochfrequenten Decrescendogeräusch entlang dem linken Sternumrand bis zur Herzspitze. Das Geräusch ist kürzer, wenn der linksventrikuläre diastolische Druck sehr hoch ist, weil sich Aorten- und linksventrikulärer diastolischer Druck einander in der frühen Diastole angleichen. Wenn der Rückflußstrom bei der Aorteninsuffizienz an das vordere Mitralsegel stößt, kann ein niederfrequentes leises diastolisches Geräusch hervorgerufen werden, das man über der Herzspitze hört, das **Austin-Flint-Geräusch.** Dieses Geräusch ist üblicherweise ein meso-diastolisches Geräusch und muß vom länger dauernden diastolischen Geräusch der Mitralstenose mit präsystolischer Betonung differenziert werden.

Die **Pulmonalklappeninsuffizienz** ruft ein oberflächlich klingendes, hochfrequentes diastolisches Decrescendogeräusch hervor, das zur Mitte des rechten Sternalrandes fortgeleitet wird und am lautesten über dem zweiten Interkostalraum am Sternalrand ist. Es ist ein enger umschriebenes, lokalisiertes Geräusch als das der Aorteninsuffizienz. Wenn es durch eine relative Pulmonalinsuffizienz hervorgerufen wird, wegen einer Ausweitung des Pulmonalklappenringes als Folge einer schweren pulmonalen Hypertension bei Fehlen einer anatomischen Pulmonalklappenverformung, spricht man von einem **Graham-Steel-Geräusch.**

Ein kontinuierliches Geräusch zeigt einen konstanten Shuntfluß durch die Systole und Diastole an und kann von einem offenen Ductus arteriosus, von einer Aortenisthmusstenose oder Pulmonalarterienstenose, der Stenose eines Pulmonalarterienastes, einem aortopulmonalen Fenster, einer systemischen oder pulmonalen arteriovenösen Fistel oder Mißbildungen, koronarer Herzkammerfisteln oder von aorto-rechtsventrikulären oder aorto-rechtsatrialen Fisteln herrühren. Manche von diesen rufen ein Schwirren hervor und können mit den Zeichen der rechts- oder linksventrikulären Hypertrophie einhergehen.

Während der Pulmonalarterienwiderstand bei Shuntläsionen zunimmt, so nimmt graduell die diastolische Komponente ab. Wenn der Pulmonalwiderstand und der systemische Widerstand gleich werden, kann das Geräusch während Diastole und Systole vollständig verschwinden. Die Geräusche des offenen Ductus arteriosus sind am lautesten über dem zweiten Interkostalraum, gerade unterhalb des medialen Endes der linken Klavikula, während die Aortengeräusche des offenen aortopulmonalen Fensters zentral und in der Höhe des dritten Interkostalraumes sind. Kontinuierliche Geräusche bei systemischen arteriovenösen Verbindungen hört man am besten über diesen Läsionen, während die pulmonalen arteriovenösen Verbindungen und die Aststenosen der Pulmonalarterien diffuser über die Brust verteilt sind.

Perikardreiben

Der letzte mögliche auskultatorische Befund ist das perikardiale Reiben. Es ist ein oberflächliches, hochfrequentes und kratzendes Geräusch, kann in der Systole, in der Diastole und Systole oder triphasisch (hervorgerufen durch eine Betonung der diastolischen Komponente in der späten Diastole als Ergebnis der Vorhofkontraktion) sein. Das Reiben hört man am besten, wenn der Patient nach vorne gebeugt ist oder auf Händen und Knien in Exspiration die Luft anhält. Das Geräusch hört sich an wie das Quietschen von Lederstücken, die aneinander gerieben werden.

2. SPEZIELLE DIAGNOSTIK

Nichtinvasive kardiovaskuläre diagnostische Methoden

Röntgen

Bei den wesentlichen radiologischen Methoden, die für die Diagnose und die Behandlung von Herzkrankheiten wichtig sind, handelt es sich um: 1. die **einfache Röntgenthoraxaufnahme** (gewöhnlich p.a. und seitlich; gelegentlich schräg, bei In- und Exspiration, liegend oder andere Einstellungen), 2. **Durchleuchtung,** 3. **nuklearmedizinische Darstellungs-**

methoden, 4. **Positronen-Emissions-Tomographie;** und 5. die **Angiokardiographie** (einschließlich der Koronarangiographie, welche im Abschnitt *Invasive kardiovaskuläre diagnostische Methoden* weiter unten diskutiert wird); und 6. die **Ultraschalluntersuchung** des Herzens **(Echokardiographie),** s. weiter unten.

Einfache Röntgenthoraxaufnahme

Die Auswertung der p.a. und seitlichen Thoraxbilder erfolgt hinsichtlich der Möglichkeit einer Herzkrankheit unter drei Hauptgesichtspunkten: 1. Herzgröße, 2. Herzkonfiguration und 3. die Lungen – insbesondere die Lungengefäßstruktur.

Herzgröße

Bei der konventionellen posteroanterioren (p.a.) Thoraxübersichtsaufnahme steht der Patient nahe an und mit dem Gesicht zu der Filmkassette, die Röntgenröhre befindet sich in mindestens 2 m Abstand hinter dem Patienten. Bei dieser Anordnung werden die Herzumrisse nur geringgradig vergrößert (gewöhnlich unter 10%). Obwohl sich die globale Herzgröße von der Thoraxaufnahme her genau bestimmen läßt, überschneiden sich die Bereiche für normale und abnorme Herzgrößen weit, bedingt durch die Herzfrequenz, die Phasen des Herzzyklus, Respirationsphase und -tiefe, Blutvolumen sowie Körpergewicht und Körperbau. Die globale Herzgröße ist oft trotz schwerer Herzkrankheit völlig normal, insbesondere bei der koronaren Herzkrankheit und bei erhöhtem Afterload (z.B. bei der Aortenstenose). Aus diesem Grunde ist eine direkte Bestimmung der Herzgröße auf der einfachen Röntgen-Übersichtsaufnahme hauptsächlich für statistische Zwecke sowie bei Verlaufsuntersuchungen bei ein und derselben Person von Nutzen. Dennoch sind gewisse Beurteilungen wertvoll, und entsprechend sollte mit dem Thoraxbild die Herzgröße folgendermaßen eingeteilt werden: 1. **normal** (wodurch eine ernsthafte Herzkrankheit nicht notwendigerweise ausgeschlossen wird), 2. **eindeutig pathologisch** (gleichbedeutend mit Vorliegen einer Herzkrankheit) und 3. **grenzwertig** (zwangsläufig eine große Gruppe). Manche Ärzte beurteilen die Herzgröße, indem sie den Transversaldurchmesser des Herzens mit dem des inneren knöchernen Thorax vergleichen (das Verhältnis ist gewöhnlich kleiner als 1:2). Andere schätzen zur Beurteilung der Herzgröße die Fläche des Herzschattens (oder in Kombination mit der Seitenaufnahme das totale Herzvolumen). Bei ein und demselben Patienten lassen sich durch Vergleich der Herzgröße in den Verlaufsbildern die Probleme der normalen Variabilität vermeiden und wichtige Informationen über den Verlauf einer Herzkrankheit gewinnen.

Beim Säugling und Kleinkind ist das Herz im Verhältnis zum Umfang des Brustkorbes größer als beim Erwachsenen. Im allgemeinen ist es unmöglich, von der p.a. Aufnahme zu entnehmen, wieviel des Mediastinums vom Herzen und wieviel vom Thymus eingenommen wird. Die Standardwerte für Herzgröße- und -konfiguration in dieser Altersgruppe sind noch breiter gestreut und unsicherer als die bei Erwachsenen.

Beurteilung der Herzform und der einzelnen Herzhöhlen

Auch wenn sich auf der Thoraxübersichtsaufnahme eine abnorme Herzform zeigt, kann es schwierig sein, die Ursache hierfür zu bestimmen (Mediastinaltumoren und perikardiale Tumoren oder Defekte können gelegentlich mit abnormaler Herzkammervergrößerung verwechselt werden). Die Beurteilung der Größe der einzelnen Herzhöhlen ist von einer Thoraxübersichtsaufnahme her schwierig und eine genaue Abgrenzung der Herzhöhlen im allgemeinen unmöglich, da sie aufs engste miteinander zusammenhängen und durch andere Strukturen, z.B. das Perikard, mediastinales Fettgewebe und das Zwerchfell, bedeckt sind. Konventionelle Zeichen für die Vergrößerung einer bestimmten Herzhöhle, wie dies oft dogmatisch in den Lehrbüchern beschrieben wird, sind oft nur schwer zu erkennen und in einigen Fällen schlicht und einfach irreführend. Trotz dieser Einschränkungen ist das genaue Studium der Herzform lohnend.

Bei der Analyse der Herzsilhouette im p.a.-Bild sind folgende vier Abschnitte im Bereich der **linken Mediastinalbegrenzung** bzw. **Herzkontur** zu beachten *(s. Abb. 3.).*

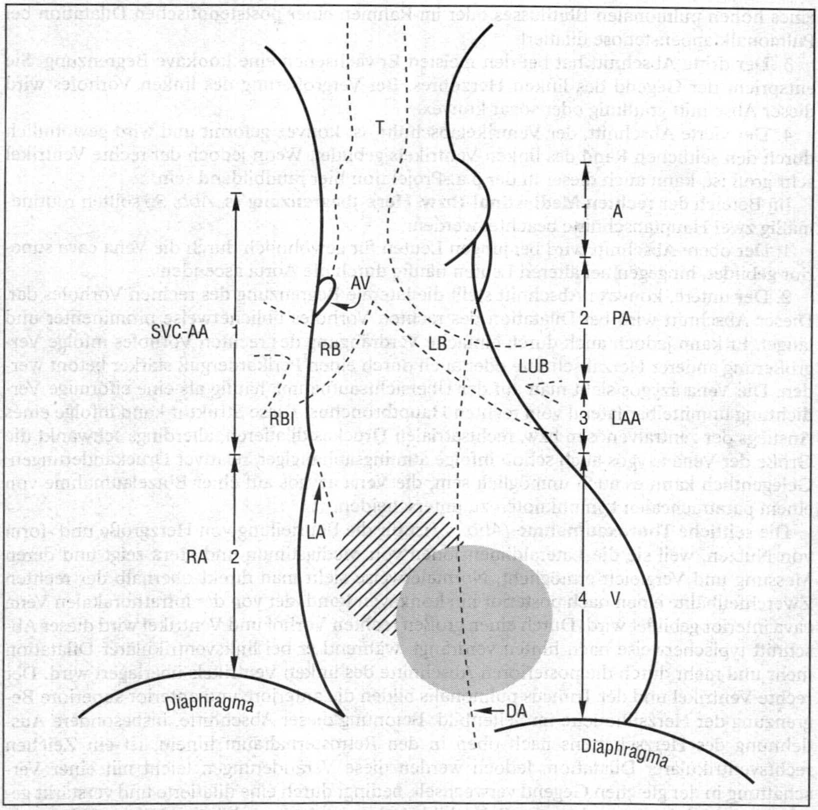

Abb. 3. **Diagramm des normalen Herzens des Erwachsenen in der p.a. Röntgenthoraxaufnahme.** Die linke Mediastinalbegrenzung ist in vier Abschnitte unterteil: 1. distaler Aortenbogen (A), 2. Arteria pulmonalis (PA), 3. linkes Herzohr (LAA), 4. Ventrikel (V). Die rechte Begrenzung ist in zwei Abschnitte unterteilt: 1. Die Vena cava superior (SVC) oder die Aorta ascendens (AA), 2. der rechte Vorhof (RA). LA = rechter Rand des linken Vorhofes, der bei einer Normalperson oft in diesem Bereich zu sehen ist. T = Trachea, AV = Vena azygos, RB = rechter Hauptbronchus, RBI = rechter Intermediärbronchus, LB = linker Hauptbronchus, LUB = linker Oberlappenbronchus. DA = linker Rand der Aorta descendens. Der schräg schraffierte Bereich entspricht der üblichen Position der Aortenklappe, während der graue Bereich der normalen Mitralklappenposition entspricht. Die Trachea und die Hauptbronchien sind in ihren Umrissen gezeigt. (Modifiziert aus: *Nomenclature and Criteria for Diagnosis of Diseases of the Heart and Great Vessels,* 8. Auflage, New York Heart Association, 1979, mit Genehmigung.)

1. Der obere oder erste Abschnitt wird durch die Konvexität des seitlichen Profils des distalen Aortenbogens gebildet. Mit zunehmendem Alter wird sie infolge Aortenelongation und -dilatation üblicherweise mehr betont. In der Thoraxaufnahme bildet dieser Abschnitt charakteristischerweise eine Kontinuität mit dem Rand der deszendierenden Aorta.

2. Der zweite Abschnitt wird durch den Truncus pulmonalis gebildet. Dementsprechend springt er stärker hervor, wenn der Truncus pulmonalis infolge einer pulmonalen Hypertonie,

eines hohen pulmonalen Blutflusses oder im Rahmen einer poststenotischen Dilatation bei Pulmonalklappenstenose dilatiert.

3. Der dritte Abschnitt hat bei den meisten Erwachsenen eine konkave Begrenzung. Sie entspricht der Gegend des linken Herzohres. Bei Vergrößerung des linken Vorhofes wird dieser Abschnitt gradlinig oder sogar konvex.

4. Der vierte Abschnitt, der Ventrikelabschnitt, ist konvex geformt und wird gewöhnlich durch den seitlichen Rand des linken Ventrikels gebildet. Wenn jedoch der rechte Ventrikel sehr groß ist, kann auch dieser in der p.a.-Projektion hier randbildend sein.

Im Bereich der **rechten Mediastinal-(bzw. Herz-)begrenzung** *(s. Abb. 3.)* sollten routinemäßig zwei Hauptabschnitte beachtet werden:

1. Der obere Abschnitt wird bei jungen Leuten für gewöhnlich durch die Vena cava superior gebildet, hingegen bei älteren Leuten häufig durch die Aorta ascendens.

2. Der untere, konvexe Abschnitt stellt die laterale Begrenzung des rechten Vorhofes dar. Dieser Abschnitt wird bei Dilatation des rechten Vorhofes üblicherweise prominenter und länger. Er kann jedoch auch durch einfache Verdrängung des rechten Vorhofes infolge Vergrößerung anderer Herzabschnitte oder auch durch einen Perikarderguß stärker betont werden. Die Vena azygos sieht man auf der Übersichtsaufnahme häufig als eine eiförmige Verdichtung unmittelbar lateral vom rechten Hauptbronchus. Diese Struktur kann infolge eines Anstiegs der zentralvenösen bzw. rechtsatrialen Druckes dilatieren; allerdings schwankt die Größe der Vena azygos auch schon infolge atmungsabhängiger, relativer Druckänderungen. Gelegentlich kann es auch unmöglich sein, die Vena azygos auf einer Einzelaufnahme von einem paratrachealen Lymphknoten zu unterscheiden.

Die **seitliche Thoraxaufnahme** *(Abb. 4.)* ist für die Beurteilung von Herzgröße und -form von Nutzen, weil sie die Lateraldimensionen von Mediastinum und Herz zeigt und deren Messung und Vergleich ermöglicht. Normalerweise sieht man direkt oberhalb der rechten Zwerchfellhälfte einen nach posterior hin konkaven Rand, der von der intrathorakalen Vena cava inferior gebildet wird. Durch einen großen rechten Vorhof und Ventrikel wird dieser Abschnitt typischerweise nach hinten verdrängt, während er bei linksventrikulärer Dilatation mehr und mehr durch die posterioren Abschnitte des linken Ventrikels überlagert wird. Der rechte Ventrikel und der Truncus pulmonalis bilden die anteriore und anterior-superiore Begrenzung der Herzsilhouette im Seitenbild. Betonung dieser Abschnitte, insbesondere Ausdehnung des Herzschattens nach oben in den Retrosternalraum hinein, ist ein Zeichen rechtsventrikulärer Dilatation. Jedoch werden diese Veränderungen leicht mit einer Verschattung in der gleichen Gegend verwechselt, bedingt durch eine dilatierte und verstärkt geschwungene Aorta ascendens. Im Seitenbild sind die rechten und linken Hilusgefäße sowie die Hauptbronchien oft gut zu erkennen. Der posteriore obere Abschnitt der Herzsilhouette (in dem von der Wirbelsäule überlagerten Bereich) wird typischerweise durch den linken Vorhof gebildet. Da normalerweise der Ösophagus unmittelbar hinter dem linken Vorhof verläuft, läßt sich hier die Herzbegrenzung durch einen Ösophagusbreischluck besser darstellen. Eine Prominenz des Herzschattens in diesem Abschnitt mit sekundärer Verlagerung des Ösophagus ist typisch für eine Dilatation des linken Vorhofes.

Eine sinnvolle Analyse der Herzform wird durch die Beachtung von zwei wichtigen Punkten erleichtert:

1. Der linke Vorhof ist von entscheidender Bedeutung für die Beurteilung der Herzkammern, da seine Ränder normalerweise auf der p.a. Aufnahme abgrenzbar sind. Die maximale Ausdehnung des linken Vorhofes kann durch Beachtung der Lage folgender Strukturen abgeschätzt werden: 1. die Luftschatten von rechtem Haupt- und Intermediär- und linkem Hauptbronchus, 2. die zweite (oder doppelte) Kontur, die durch den linken Vorhof erzeugt wird und normalerweise nahe der rechten Herzschattenbegrenzung zu sehen ist, 3. die linke Herzkontur im Bereich des linken Herzohrs (Abschnitt 3), 4. die generelle Dichtezunahme des Herzschattens im Bereich des linken Vorhofes, wenn dieser eine starke posteriore Auswölbung aufweist, und 5. Mitralklappen- oder Klappenringverkalkung, falls vorhanden.

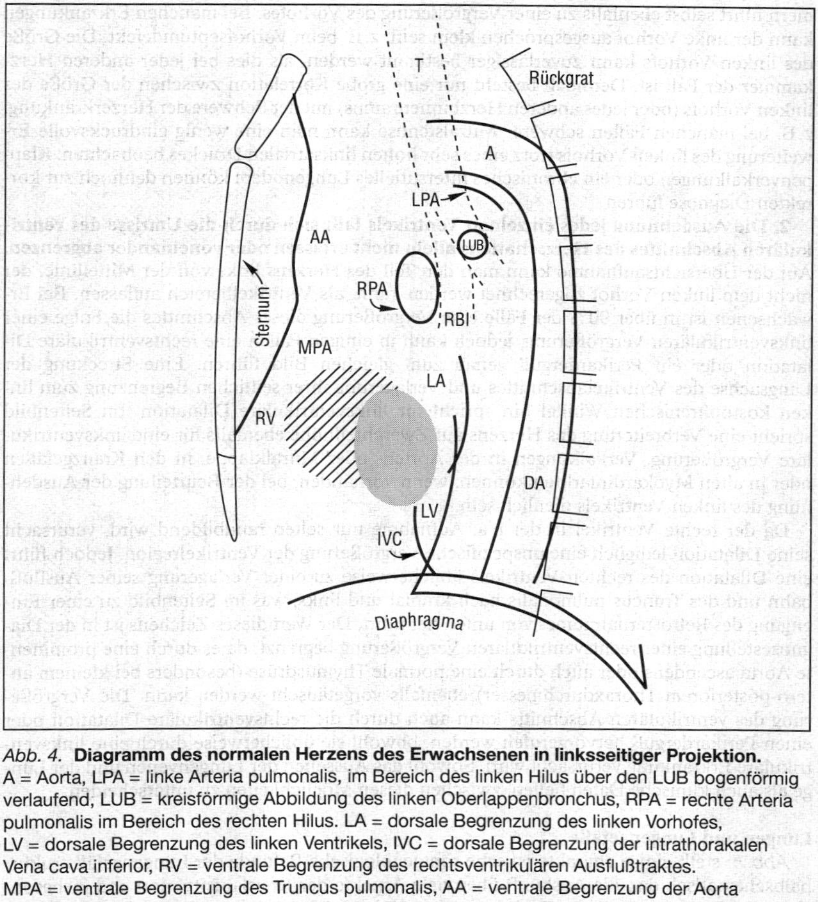

Abb. 4. **Diagramm des normalen Herzens des Erwachsenen in linksseitiger Projektion.**
A = Aorta, LPA = linke Arteria pulmonalis, im Bereich des linken Hilus über den LUB bogenförmig verlaufend, LUB = kreisförmige Abbildung des linken Oberlappenbronchus, RPA = rechte Arteria pulmonalis im Bereich des rechten Hilus. LA = dorsale Begrenzung des linken Vorhofes, LV = dorsale Begrenzung des linken Ventrikels, IVC = dorsale Begrenzung der intrathorakalen Vena cava inferior, RV = ventrale Begrenzung des rechtsventrikulären Ausflußtraktes. MPA = ventrale Begrenzung des Truncus pulmonalis, AA = ventrale Begrenzung der Aorta ascendens, RBI = rechter Intermediärbronchus, DA = Aorta thoracica descendens, T = Trachea. Der schräg schraffierte Bereich entspricht der normalen Aortenklappenposition, während der graue Bereich der üblichen Mitralklappenposition entspricht.
(Quellennachweis wie Abb. 3.)

Das Seitenbild, insbesondere in Kombination mit bariumkontrastierendem Ösophagus, ist für die Lokalisierung des hinteren Abschnittes des linken Vorhofes sehr hilfreich, da sich vor allem eine nur geringgradige Vergrößerung des linken Vorhofes am deutlichsten entlang seiner dorsalen Begrenzung zeigt. Ein unproportioniert vergrößerter linker Vorhof führt zu einer Deformierung des Herzschattens mit beachtlicher Bronchialverdrängung, einem Verstreichen der Herztaille oder gar Ausbildung einer Konvexität im Bereich der linken Herzschattenbegrenzung oder einer ungewöhnlich starken Doppelkontur auf der rechten Seite. In den meisten Fällen einer chronischen linksventrikulären Erkrankung entspricht die Vergrößerung des linken Vorhofes der des linken Ventrikels. Bei akuter linksventrikulärer Dilatation vergrößert sich der linke Vorhof typischerweise nicht so stark wie der Ventrikel. Vorhofflimmern führt selbst ebenfalls zu einer Vergrößerung des Vorhofes. Bei manchen Erkrankungen kann der linke Vorhof ausgesprochen klein sein, z.B. beim Vorhofseptumdefekt. Die Größe des linken Vorhofs kann zuverlässiger bestimmt werden, als dies bei jeder anderen Herzkammer der Fall ist. Dennoch besteht nur eine grobe Korrelation zwischen der Größe des linken Vorhofs (oder jedes anderen Herzbinnenraums) mit der Schwere der Herzerkrankung; z.B. bei manchen Fällen schwerer Mitralstenose kann man eine wenig eindrucksvolle Erweiterung des linken Vorhofs trotz eines sehr hohen linksatrialen Druckes beobachten. Klappenverkalkungen oder ein chronisches interstitielles Lungenödem können dennoch zur korrekten Diagnose führen.

2. Die Ausdehnung jedes einzelnen Ventrikels läßt sich durch die Umrisse des ventrikulären Abschnittes des Herzschattens allein nicht erfassen oder voneinander abgrenzen. Auf der Übersichtsaufnahme kann man den Teil des Herzens links von der Mittellinie, der nicht dem linken Vorhof zugerechnet werden kann, als Ventrikelbereich auffassen. Bei Erwachsenen ist in über 90% der Fälle eine Vergrößerung dieses Abschnittes die Folge einer linksventrikulären Vergrößerung, jedoch kann in einigen Fällen eine rechtsventrikuläre Dilatation oder ein Perikarderguß genau zum gleichen Bild führen. Eine Streckung der Längsachse des Ventrikelabschnittes und Verlagerung ihrer seitlichen Begrenzung zum linken kostophrenischen Winkel hin spricht für linksventrikuläre Dilatation. Im Seitenbild spricht eine Verbreiterung des Herzens auf Zwerchfellhöhe ebenfalls für eine linksventrikuläre Vergrößerung. Verkalkungen in der Aorten- oder Mitralklappe, in den Kranzgefäßen oder in alten Myokardinfarkten können, wenn vorhanden, bei der Beurteilung der Ausdehnung des linken Ventrikels dienlich sein.

Da der rechte Ventrikel in der p.a. Aufnahme nur selten randbildend wird, verursacht seine Dilatation lediglich eine unspezifische Vergrößerung der Ventrikelregion. Jedoch führt eine Dilatation des rechten Ventrikels üblicherweise zu einer Verlagerung seiner Ausflußbahn und des Truncus pulmonalis nach kranial und links, was im Seitenbild zu einer Einengung des Retrosternalraumes von unten her führt. Der Wert dieses Zeichens ist in der Diagnosestellung einer rechtsventrikulären Vergrößerung begrenzt, da es durch eine prominente Aorta ascendens oder auch durch eine normale Thymusdrüse (besonders bei kleinem antero-posteriorem Thoraxdurchmesser) ebenfalls vorgetäuscht werden kann. Die Vergrößerung des ventrikulären Abschnitts kann auch durch die rechtsventrikuläre Dilatation oder einen Perikarderguß hervorgerufen werden, obwohl sie üblicherweise durch eine linksventrikuläre Erkrankung verursacht wird. Sowohl das Aussehen der Lungenvenen und der Lunge als auch klinische Daten helfen, zwischen diesen Möglichkeiten zu unterscheiden.

Lungen und Lungengefäße

Abb. 5. stellt einige charakteristische röntgenologische Befunde der Lungengefäßstruktur halbschematisch dar, die Auskunft über viele Aspekte der Kreislaufsituation und insbesondere der linksventrikulären Funktion geben. Die Größe der zentralen Pulmonalarterien (Truncus pulmonalis und seine Hilusäste) gibt einen Hinweis auf den Druck in der Arteria pulmonalis. Die Größe der weiter peripher gelegenen Lungengefäße spiegelt das pulmonale Blutvolumen wider und gibt den Lungengefäßdruck und -fluß grob an. Prominenz der rechtsventrikulären Ausflußbahn und insbesondere Dilatation der zentralen Pulmonalarterien sind die wichtigsten Hinweise für das Vorliegen einer Vergrößerung des rechten Ventrikels. Dilatation der Hauptgefäße im Bereich der Lungenarterien (unter Berücksichtigung altersbedingter Veränderungen und von Normvarianten) zeigt einen pulmonalen Hochdruck, eine poststenotische Dilatation oder einen vermehrten Blutfluß durch das pulmonale Stromgebiet an. Rechtsventrikulärer Hochdruck ist in derartigen Fällen anzunehmen, und rechtsventrikuläre Hypertrophie und/oder Dilatation liegen mit größter Sicherheit ebenfalls vor.

Ein hoher Pulmonalkapillardruck (über 22 mmHg) als Folge einer Linksherzdysfunktion führt zum Lungenödem. Ein interstitielles Ödem zeigt sich als lineares Muster mit verstärktem Hervortreten der interstitiellen Lungenstruktur, inklusive der Interlobulärsepten. Ein alveoläres Lungenödem zeigt sich als eine mehr homogene Lungenverschattung, oft fleckförmig verteilt, als Folge einer Flüssigkeitsanschoppung in den peripheren Lufträumen. Das al-

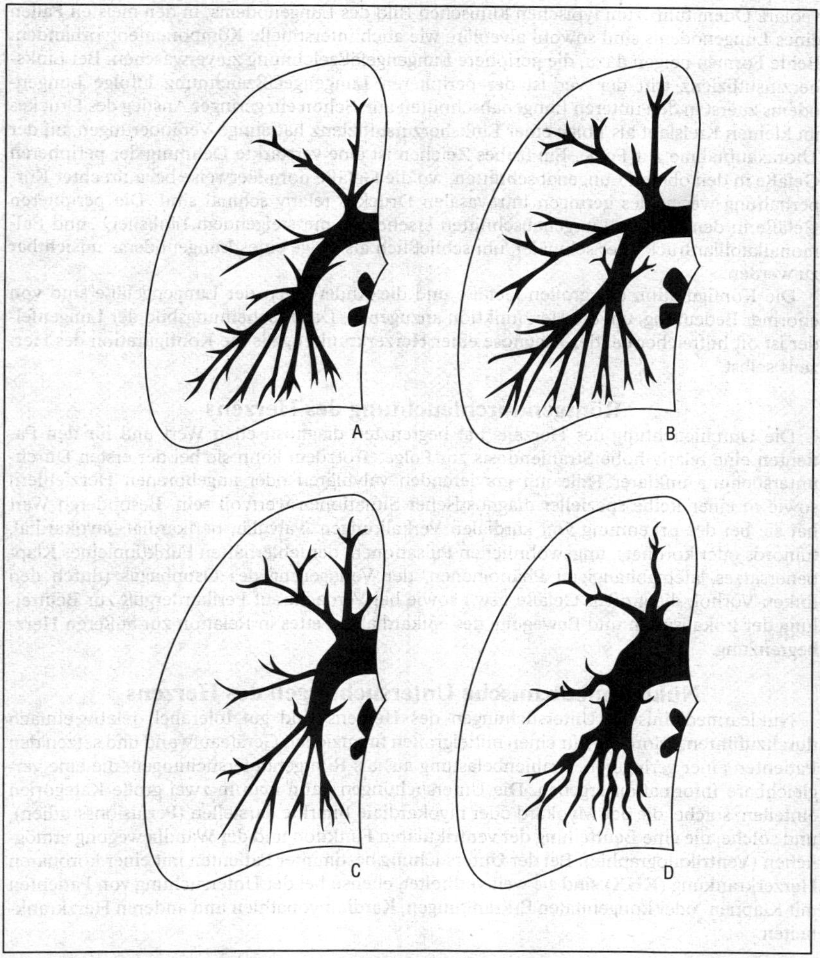

Abb. 5. **Diagramme der Lungengefäßstruktur in der p.a.-Thoraxaufnahme beim aufrechtstehenden Erwachsenen (rechte Lunge).**

A. *Normale Lungengefäßstruktur.* Zu beachten ist, daß die größeren peripheren Gefäße im unteren Lungenabschnitt vorliegen.

B. *Allgemeine Betonung der Lungengefäßaufzeichnung.* Typisch für große Links-Rechts-Shunts bei angeborenen Herzfehlern und für Zustände mit erhöhtem Blutvolumen – Hyperzirkulation, z.B. Anämie, Schwangerschaft, Überwässerung.

C. *Erweiterte Lungenoberfeldgefäße und relativ kleine Lungenunterfeldgefäße* (die bei Vorliegen eines Ödems nicht sichtbar sein müssen, typisch für chronische Linksherzinsuffizienz, z.B. schwerer Mitralstenose.

D. *Dilatierte, gewundene, zentrale Pulmonalarterien mit relativ kleinen (engen) peripheren Pulmonalarterien,* typisch für eine erworbene chronische, schwere, pulmonale Hypertonie infolge eines hohen peripheren Lungengefäßwiderstandes).

(Quellennachweis siehe Abb. 3.)

veoläre Ödem führt zum typischen klinischen Bild des Lungenödems; in den meisten Fällen eines Lungenödems sind sowohl alveoläre wie auch interstitielle Komponenten vorhanden. Beide Formen neigen dazu, die periphere Lungengefäßzeichnung zu verwaschen. Bei Linksherzinsuffizienz tritt der Verlust der peripheren Lungengefäßzeichnung infolge Lungenödems zuerst in den unteren Lungenabschnitten auf. Schon ein geringer Anstieg des Druckes im kleinen Kreislauf als Folge einer Linksherzinsuffizienz hat einige Veränderungen auf der Thoraxaufnahme zur Folge. Ein frühes Zeichen ist eine verstärkte Dehnung der peripheren Gefäße in den oberen Lungenabschnitten, wo die Gefäße normalerweise bei aufrechter Körperhaltung wegen des geringen intravasalen Druckes relativ schmal sind. Die peripheren Gefäße in den unteren Lungenabschnitten erscheinen mit steigendem Linksherz- und Pulmonalkapillardruck eher schmäler, um schließlich als Folge eines Lungenödems unsichtbar zu werden.

Die Konfiguration der großen Gefäße und die Änderungen der Lungengefäße sind von enormer Bedeutung, um die Herzfunktion anzugeben. Das Erscheinungsbild der Lungenfelder ist oft hilfreicher bei der Diagnose einer Herzerkrankung als die Konfiguration des Herzens selbst.

Röntgendurchleuchtung des Herzens

Die Durchleuchtung des Herzens hat begrenzten diagnostischen Wert und für den Patienten eine relativ hohe Strahlendosis zur Folge. Trotzdem kann sie bei der ersten Durchuntersuchung unklarer Fälle mit gravierenden valvulären oder angeborenen Herzfehlern sowie in einer Reihe spezieller diagnostischer Situationen wertvoll sein. Besonderen Wert hat sie bei der Erkennung von kardialen Verkalkungen (valvulär, perikardial, myokardial, tumorös oder koronar), ungewöhnlichen Pulsationen, der fehlerhaften Funktion eines Klappenersatzes, atemabhängigen Phänomenen, der Verlagerung des Ösophagus (durch den linken Vorhof, die großen Gefäße usw.) sowie bei Verdacht auf Perikarderguß zur Beurteilung der Lokalisation und Bewegung des epikardialen Fettes in Relation zur äußeren Herzbegrenzung.

Nuklearmedizinische Untersuchungen des Herzens

Nuklearmedizinische Untersuchungen des Herzens sind gut tolerabel, relativ einfach durchzuführen, erfordern nur einen mittelgroßen finanziellen Geräteaufwand und setzen den Patienten einer geringeren Strahlenbelastung aus als Röntgenuntersuchungen, die eine vergleichbare Information ergeben. Die Untersuchungen kann man in zwei große Kategorien einteilen: solche, die das Myokard oder myokardiale Infarkte darstellen (Perfusionsstudien), und solche, die eine Beurteilung der ventrikulären Funktion und der Wandbewegung ermöglichen (Ventrikulographie). Bei der Untersuchung bestimmter Patienten mit einer koronaren Herzerkrankung **(KHK)** sind sie weit verbreitet, ebenso bei der Untersuchung von Patienten mit Klappen- oder kongenitalen Erkrankungen, Kardiomyopathien und anderen Herzkrankheiten.

Bei der **Myokardszintigraphie** wird normalerweise ^{201}Thallium (^{201}Tl) verwandt, ein radioaktives Kation, das deswegen geeignet ist, weil es sich wie Kalium verhält. Nach der i. v. Gabe von ^{201}Thallium verläßt dieses rasch die Gefäßstrombahn und wird proportional zum anfänglichen Blutfluß in die Zellen aufgenommen. Etwa 4% der verabreichten Dosis wird vorübergehend im Myokard angereichert; diese kleine Menge stellt das Herz silhouettenartig gegen die geringere Hintergrundaktivität der Lunge dar. Nach der initialen Verteilung von ^{201}Thallium entwickelt sich ein Gleichgewicht zwischen Myokard, Blut und anderen Strukturen (d. h. Skelettmuskel, Leber, Nieren etc.). Während dieser Äquilibrierungsphase paßt sich die ^{201}Tl-Konzentration im vitalen Myokard dem regionalen Blutfluß bei konstanten Bedingungen an. Injiziert man also ^{201}Thallium in einen Patienten während einer körperlichen Belastung, so kommt es zu einem Defekt in der myokardialen Verteilung in den abgestorbenen Bezirken (d. h. Infarkt, Narbe) und in den noch lebensfähigen Abschnitten mit einem reduzierten Blutzufluß (d. h. in der ischämischen Zone distal einer hämodynamisch signifikanten Koronarstenose). Hat der Patient dann mehrere myokardiale Speicherdefekte verursacht durch eine nicht perfundierte Narbe, so tritt hier keine Änderung ein. Handelte es sich jedoch um einen ischämischen Bezirk, so zeigt die Spätaufnahme ein Verschwinden bzw. eine Verminderung des initialen Speicherdefektes. Das ist das Prinzip, mit dem mit sequentiellen Aufnahmen nach einer Thalliuminjektion belastungsabhängige Ischämieregionen entdeckt werden können. Unmittelbar nachdem ^{201}Thallium während der Belastung injiziert worden ist, wird das Herz in mehreren Projektionen mit einer konventionellen Szintillationskamera unter Verwendung von Videokontrastverstärkung aufgezeichnet, einige Stunden später werden diese Aufnahmen zum Vergleich wiederholt.

Der **Belastungstest** wird gewöhnlich auf einem konventionellen Ergometer unter Verwendung des Bruce-Protokolls oder eines ähnlichen Belastungsprotokolls unter kontinuierlicher Überwachung des Patienten durchgeführt. Ergeben sich keine Kontraindikationen, sollte die Belastung mindestens 85% der auf das Alter bezogenen Maximalbelastung erreichen, und die Injektion von ^{201}Thalliumchlorid (etwa 2–3,5 mCi) wird während der maximalen Belastung des Patienten injiziert. Der Patient wird dann aufgefordert, in dieser Belastungsstufe für weitere 30–60 sec weiterzutreten, um so eine Verteilung der Radioaktivität entsprechend der belastungsbezogenen Perfusion zu erreichen.

Eine Alternative zum Belastungstest stellt der Einsatz des Koronardilatators **Dipyridamol** dar. Diese Substanz steigert den myokardialen Blutfluß in normalen Koronararterien, nicht aber in Arterien distal einer Stenose, was zu einer Zunahme der ^{201}Tl-Aufnahme bei normaler Verteilung oder einer relativen Abnahme der Aktivität bei einer durch eine Stenose behinderten Verteilung führt. Das resultierende Bild erscheint ähnlich dem des folgenden Testes. Die ^{201}Tl-Darstellung 3–5 Minuten nach i. v. Gabe von Dipyridamol in einer Dosis von 0,56 mg/kg KG hat eine Sensitivität für die KHK, die dem Belastungstest vergleichbar ist. Intravenös verabreichbares Dipyridamol ist jetzt in den USA zum klinischen Gebrauch zugelassen. Die orale Einnahme von Dipyridamol wurde ebenfalls genutzt, ist aber weniger verläßlich aufgrund der Variabilität der Absorption des Medikaments. Die durch Dipyridamol verursachte Ischämie kann durch i. v. verabreichtes Aminophyllin aufgehoben werden.

Die Darstellung der ^{201}Tl-Verteilung im Herzen kann als Serie planarer Bilder unter Benutzung einer konventionellen Szintillationskamera oder als tomographische Rekonstruktion nach Beschaffung eines rotierenden Kamerasystems mit Single-Photon-Emissionscomputertomographie (SPECT) durchgeführt werden. Die digitale Bildverarbeitung mit oder ohne Quantifizierung wird üblicherweise vor der Befundung der Untersuchung durchgeführt.

Im Vergleich mit der Koronarangiographie als Standard zeigt sich, daß die konventionelle ^{201}Thallium-Szintigraphie eine Sensitivität für die KHK von 80–85% in diesem Kollektiv und eine Spezifität von > 90% aufweist. Die belastungsabhängige Redistribution von ^{201}Thallium ist sensitiver und spezifischer zur Aufdeckung einer signifikanten koronaren Ischämie als das Belastungs-EKG; kombiniert man die ^{201}Thallium-Szintigraphie mit dem Belastungs-EKG, so steigt die Sensitivität für eine KHK auf über 90%. Deshalb ist die ^{201}Thallium-Szintigraphie für die initiale Untersuchung von bestimmten Patienten mit Thoraxschmerzen (d. h. im wesentlichen solchen mit einem ätiologisch unklaren Schmerz) geeignet. Außerdem lassen sich damit die funktionelle Wirksamkeit einer bei der Koronarangiographie festgestellten Koro*narstenose und* die Effektivität von Kollateralgefäßen zeigen, sie ist zur Nachuntersuchung nach Bypass-Operationen, der transluminalen Angioplastie und einer Thrombolysebehandlung geeignet. Eine andere wichtige Anwendung von ^{201}Thallium ist die Abschätzung der Prognose nach einem akuten Herzinfarkt, da hier nicht nur der Perfusionsausfall, der zum akuten Infarkt geführt hat, darstellbar ist, sondern auch die Ausdehnung der Narben von früheren Infarkten. ^{201}Tl ist besonders nützlich bei Patienten unter Digitalistherapie, solchen mit Schenkelblock oder bei Frauen, bei denen eine ST-Segmentanalyse mit dem Standard-Belastungstest nicht durchgeführt werden kann. Der Dipyridamoltest mit ^{201}Thallium wird bei Patienten durchgeführt, die sich nicht belasten können, z. B. aufgrund von Adipositas, Arthritis oder wegen fortgeschrittenen Alters.

Tomographische Bilder erlauben eine bessere Sichtbarmachung der Größe und Lokalisation von Defekten als planare Bilder. SPECT verbessert die Gesamtsensitivität für die koronare Herzerkrankung auf mindestens 90%, wobei der größte Gewinn bei der Aufdeckung von Abnormalitäten im inferioren und posterioren Bereich, die auf konventionellen Bildern nicht gut zu sehen sind, erzielt wird. Die Identifikation des für den Defekt verantwortlichen Gefäßes wird ebenso verbessert. Kleine Infarktbereiche, die auf planaren Bildern nicht als persistierende Perfusionsdefekte identifiziert werden können, kann man auf tomographischen Schnitten sehen. Zusätzlich kann das Volumen von infarziertem und vitalem Myokard quantifiziert werden, was für die Bestimmung der Prognose von Wert ist.

Die komplexen und deshalb relativ ungünstigen Bildgebungscharakteristika von ^{201}Thallium haben die Entwicklung verschiedener Klassen von ^{99m}Technetium **(^{99m}Tc)** ergänzend zur Myokardperfusion veranlaßt, besonders solche des Isonitrils (jetzt in den USA erhältlich) und die Borsäurederivate von der Technetiumoximgruppe **(BATO).** Anders als Thallium zeigen diese Substanzen keine signifikante myokardiale Redistribution und erfordern separate Injektionen bei Ruhe und bei Belastung. Es ist möglich, höhere Dosen (> 30 mCi) zu verabreichen, welche die Untersuchung der Funktion des ersten Durchflusses erlauben (s.u.) in Kombination mit der Perfusionsauswertung.

Die **Nekrosemarkierung** hängt von der Anreicherung eines radioaktiven Tracers im geschädigten Myokard ab. ^{99m}Tc-Pyrophosphatkomplexe, die in der Knochenszintigraphie verwendet werden, werden in diesen Bezirken gespeichert, wahrscheinlich infolge eines Zusammenbrechens der Zellmembranen und einer Mikrokalzifikation. 12 bis 24 Stunden nach einem akuten Herzinfarkt kommt es für die Dauer von etwa einer Woche hier zu positiven Anreicherungen. In Patienten, in denen nach dem Herzinfarkt die myokardiale Nekrose weiter fortschreitet, und bei Patienten, die ein Aneurysma entwickeln, kann es zu einer persistierenden positiven Infarktmarkierung kommen. Diese Untersuchungen, die mit konventionellen nuklearmedizinischen Darstellungsmethoden bei dem ruhenden Patienten durchgeführt werden, haben mit wesentlich höherer Wahrscheinlichkeit eine positive Aussage, wenn es sich um einen transmuralen statt um einen subendokardialen Infarkt handelt.

Die myokardiale Region wird in verschiedenen Projektionsebenen etwa eine Stunde nach der i.v. Injektion von etwa 20 mCi ^{99m}Tc-Pyrophosphat aufgezeichnet. Oft sind Aufnahmen zwei bis vier Stunden später nötig, um die myokardiale Aktivität von der Aktivität im Gefäßsystem zu unterscheiden. Aus diesem Grund hat eine Aufnahme, die eine fokale und intensive ^{99m}Tc-Pyrophosphat-Anreicherung zeigt (d.h. intensiver oder vergleichbar der Aktivität in den Rippen) eine wesentlich höhere diagnostische Treffsicherheit als eine Aufnahme, die nur schwache und diffuse Anreicherungen zeigt. Die diagnostische Aussage scheint verbesserbar, wenn man, wie auch mit den ^{201}Thallium-Bildern, eine Computerspeicherung und eine nachfolgende Bildverstärkung durchführt. Im allgemeinen wird die ^{99m}Tc-Pyrophosphat-Nekrosemarkierung weniger als die ^{201}Thallium-Myokardszintigraphie verwandt, sie ist jedoch nützlich, um akute Herzinfarkte, die sich in untypischer Weise präsentieren, bei den Patienten zu entdecken und zum Nachweis von perioperativen Herzinfarkten bei der koronaren Bypass-Chirurgie oder anderen Herzoperationen. Die Verwendbarkeit dieser Untersuchung zum Bestimmen der Infarktgröße ist nicht so gut gesichert, kann aber wohl durch die Einzelphotonen-Tomographie verbessert werden. Diese Emissions-Tomographie-Untersuchungen können auch die Aufdeckung von subendokardialen Infarkten mit ^{99m}Tc-Pyrophosphat verbessern.

Studien mit Indium-111-markierten Antikörpern gegen Herzmyosin wurden kürzlich durchgeführt. Die Bilder werden 24–48 Stunden nach Injektion aufgenommen, um eine Auswaschung der Aktivität des Blutpools zu erlauben. Antimyosin-Antikörper ist ein spezifischerer Indikator für eine akute Infarzierung als ^{99m}Tc-Pyrophosphat für die Knochenszintigraphie. Er wird auch nicht in Sternum oder Rippen aufgenommen, wodurch die Herzregion überdeckt wurde. Eine kombinierte Antimyosin-Thallium-Darstellung kann bei der Beurteilung von Patienten mit akutem Myokardinfarkt nützlich sein, um zwischen Infarkt und Gewebe mit schwerer Ischämie zu unterscheiden. Antimyosin kann ebenso eine Rolle bei der Untersuchung von Herztransplantaten spielen, um fleckförmige Bereiche von Nekrosen, die durch eine Abstoßungsreaktion hervorgerufen werden, zu entdecken. Sie sind bereits in Europa in klinischem Gebrauch, und man erwartet eine Zulassung durch die FDA in den USA.

Die **Radionuklidventrikulographie** der myokardialen Funktion, die sowohl die linksventrikuläre (LV) als auch die rechtsventrikuläre (RV) Funktion deutlich macht, kann mit drei Methoden durchgeführt werden. Erste-Passage-Methoden (eine Schlag-zu-Schlag-Beurteilung), EKG-synchronisierte (d.h. getriggerte Aufzeichnungsverfahren, die über mehrere Minuten durchgeführt werden) und synchronisierte Aufzeichnungen mit einem Detektor, der nicht zu Bildern führt.

Obwohl Erste-Passage-Methoden schnell und relativ leicht durchzuführen sind, insbesondere wenn es um eine Beurteilung der ventrikulären Funktion sowohl in Ruhe als unter Belastung geht, so führen doch die getriggerten Aufzeichnungsverfahren zu einer besseren Abgrenzung des Herzbinnenraumes und einer besseren Beurteilung der Wandbeweglichkeit und sind weiter verbreitet.

Die getriggerte Ventrikulographie synchronisiert Aufzeichnungen des Herzbinnenraumes, der durch mit ^{99m}Tc beladenen Erythrozyten sichtbar gemacht wird, mit den R-Wellen des Patienten-EKG. Zahlreiche Bilder (gewöhnlich 14 bis 28) von kurzen, aufeinanderfolgenden Abschnitten jedes Herzzyklus werden 5 bis 10 Minuten von einem Computer aufgenommen und gespeichert. Später führen dann Summationsbilder zu einer repräsentativen Darstellung für jeden untersuchten Zeitabschnitt des Herzzyklus. Der Computer kann sie als kontinuierliche kinematische Schleife darstellen, die einem schlagenden Herzen ähnelt, ein Bildverfahren, das die regionale Wandbeweglichkeit mit großer Genauigkeit analysieren läßt.

Zahlreiche **quantitative Angaben über die Ventrikelfunktion** können aus der getriggerten Ventrikulographie gewonnen werden: Die Austreibungsfraktion (**EF;** *das Verhältnis von Schlagvolumen zu enddiastolischem Volumen*), die Austreibungs- und Füllungsgeschwindigkeiten, das linksventrikuläre Volumen und Angaben über eine relative Volumenüberlastung, wie das Verhältnis des links- zum rechtsventrikulären Schlagvolumens.

Die EF ist der am meisten verwandte Parameter. Aufgrund von Differenzen in der Untersuchungstechnik schwanken die Normalwerte für die EF, aber die normale Auswurffraktion in Ruhe ist gewöhnlich 55 bis 75% des enddiastolischen Volumens. EF und Wandbeweglichkeit werden in Ruhe gemessen, und Veränderungen während der Belastung können beurteilt werden, indem getriggerte Bilder aufgezeichnet werden, während der kontinuierlich überwachte Patient ein Fahrradergometer tritt.

Die Belastungs-EF ist normalerweise mindestens 5% größer als die EF in Ruhe (z.B. 55% in Ruhe; ≥ 60% unter Belastung). Eine ventrikuläre Funktionsstörung aus einer ganzen Reihe von Gründen (z.B. eine Herzklappenerkrankung, eine Kardiomyopathie, eine KHK), kann in einer Verminderung der Belastungs-EF resultieren. Die Reproduzierbarkeit dieser Ruhe- und Belastungsmessungen und anderer Indizes der ventrikulären Funktion ist durch eine semiautomatische Computer-Analyse verbessert worden, die die Variabilität einer subjektiven Analyse durch den Bediener vermindert.

Die getriggerte Ventrikulographie ist auch zur **Diagnostik von linksventrikulären Aneurysmen** geeignet. Ihre Sensitivität und Spezifität bei dem Sichern von typischen anterioren oder antero-apikalen, echten Aneurysmen des linken Ventrikels ist größer als 90%. Inferoposteriore Aneurysmen sind schwieriger zu entdecken, weil diese Abschnitte des linken Ventrikels bei der konventionellen Ventrikulographie weniger gut gesehen werden als seine anterioren und lateralen Anteile. Deshalb sollen stark schräge, laterale oder posterior-schräge, getriggerte Bilder des linken Ventrikels gemacht werden, wenn ein inferiores oder posteriores Aneurysma vermutet wird. Tatsächlich ist es so, daß die meisten Fachleute auf diesem Gebiet die Aufzeichnung einer dieser zusätzlichen Projektionen routinemäßig bei allen getriggerten Ventrikulographien empfehlen.

Da praktisch mit der getriggerten Herzbinnenraumszintigraphie in Ruhe kein Risiko verbunden ist, ist diese Methode häufig für eine serielle Beurteilung der rechts- und linksventrikulären Funktion bei einer ganzen Reihe von Krankheiten verwendet worden: bei

Herzklappenerkrankungen, zur Überwachung von Patienten, die potentiell kardiotoxische Medikamente, wie Doxirubicin, erhalten und bei Patienten mit einer KHK oder mit einem Herzinfarkt, um hier die Veränderungen durch eine Angioplastie, eine koronare Bypass-Operation oder den Erfolg einer Thrombolyse etc. zu beurteilen.

Bei **Patienten mit Klappenerkrankungen** sind vergleichende Untersuchungen in Ruhe und bei Belastung am häufigsten bei den Patienten durchgeführt worden, bei denen die Erkrankung zu einer linksventrikulären Volumenüberlastung führt. Bei der Aorteninsuffizienz ist ein Absinken der Ruhe-EF zu subnormalen Werten oder die Unfähigkeit, die EF mit der Belastung zu steigern, ein Zeichen für die sich verschlechternde Herzfunktion und kann eine Indikation zum Klappenersatz darstellen. Die Radionuklid-Darstellung kann außerdem dazu benutzt werden, die Regurgitationsfraktion bei Patienten mit einer Klappeninsuffizienz zu berechnen. Normalerweise ist das Schlagvolumen beider Ventrikel gleich. Bei Patienten mit einer linksseitigen Klappeninsuffizienz jedoch übersteigt das linksventrikuläre Schlagvolumen das des rechten Ventrikels um eine Menge, die proportional der Regurgitationsfraktion ist. Ist die Funktion des rechten Ventrikels normal, dann kann diese Regurgitationsfraktion des linken Ventrikels aus dem Verhältnis des links- zum rechtsventrikulären Schlagvolumen berechnet werden.

Das **Ausmaß eines kongenitalen Shunts** kann durch das Schlagvolumenverhältnis quantifiziert werden oder während der ersten Passage des Radionuklids, in dem man das Verhältnis der abnormalen frühen pulmonalen Rezirkulation der Radioaktivität zur totalen pulmonalen Radioaktivität in Beziehung setzt. Dies kann mit kommerziell erhältlichen Computerprogrammen durchgeführt werden.

Der **rechte Ventrikel** kann beurteilt werden, indem man die erste Passage benutzt, oder mit einer getriggerten Herzbinnenraumszintigraphie. Die rechtsventrikuläre Funktion ist von besonderem Interesse bei Patienten mit Lungenkrankheiten und bei Patienten mit einem inferioren, linksventrikulären Infarkt, der auf die rechte Seite des Herzens übergegriffen haben kann. Die halbautomatischen Programme, die bei der Beurteilung des linken Ventrikels benutzt werden, können jedoch nicht zur rechtsventikulären Analyse verwandt werden, so daß hier die interessierenden Abschnitte gewöhnlich mit der Hand bestimmt werden müssen. Die normale rechtsventrikuläre Auswurffraktion ist niedriger als die linksventrikuläre EF, sie liegt bei den meisten Verfahren zwischen 40 und 55%. Diese EF-Werte fallen auf subnormale Werte bei vielen Patienten mit einer pulmonalen Hypertonie und bei Patienten, die einen rechtsventrikulären Infarkt gehabt haben oder eine rechtsventrikuläre Beteiligung bei einer Kardiomyopathie aufweisen. Die idiopathische Kardiomyopathie ist gewöhnlich durch eine biventrikuläre Funktionsstörung gekennzeichnet, anders als die typische KHK, die häufiger eine Störung des linken als des rechten Ventrikels zeigt.

Andere Radionuklide werden weniger häufig benutzt. Da ^{67}Galliumzitrat in Abschnitten einer aktiven Entzündung gespeichert wird, hat man es dazu benutzt, das Vorhandensein und den Schweregrad entzündlicher Kardiomyopathien zu bestimmen. Die Akkumulation während der aktiven Phase der Myokarditis läßt nach, wenn die Entzündung zurückgeht. Während einer Kortikosteroid-Therapie dürfte ^{67}Gallium jedoch kein genauer Verlaufsparameter sein, und es ist weniger aussagefähig als die zweidimensionale Echokardiographie bei der Diagnose einer subakuten bakteriellen Endokarditis.

Fluorin 18 in Form der ^{18}F-Fludeoxiglukose wurde benutzt, um das Vorhandensein der anaeroben Glykolyse im ischämischen Myokard nachzuweisen. Es scheint, daß man damit möglicherweise reparable Regionen mit einer größeren Sensitivität als mit Thallium-201-Belastungstest und Redistribution erkennen kann, und deswegen war es nützlich zur Selektion von Patienten, die von einer Revaskularisationsoperation profitieren können, z.B. einer Gefäßdilatation oder koronaren Bypass-Operation. Leider haben aber nur wenige medizinische Zentren die hochspezialisierten Kameras (Positronenemissionstomographie[PET]-Geräte), die notwendig sind, um wirkungsvoll mit ^{18}F und ähnlichen Strahlern darzustellen, so daß diese Untersuchungsmöglichkeit nicht weit verbreitet ist (s. Positronenemissionstomographie, unten).

Positronenemissionstomographie (PET)

PET ist in der Lage, die regionale myokardiale metabolische Aktivität in situ zu zeigen, z. B. mit Karbon-11-markiertem Palmitat und Azetat den Fettsäurenstoffwechsel nachzuweisen, während ^{18}F-Fludeoxiglukose erlaubt, Messungen des regionalen, myokardialen Glukoseverbrauches zu messen. Der regionale Blutfluß kann entweder mit Rubidium-82- oder Nitrogen-13-markiertem Ammoniak dargestellt werden. Die PET erscheint als die genaueste und verläßlichste Methode, um vitales Myokard zu identifizieren, wird klinisch aber nur in wenigen Zentren genutzt, auch bleibt es zunächst der Forschung vorbehalten. Der PET-Scanner ist sehr teuer, und viele der am häufigsten gebrauchten Radionuklide haben eine sehr kurze Halbwertszeit und benötigen generell ein Zyklotron in der Nachbarschaft.

Magnetresonanztomographie (MR)

Die Magnetresonanztomographie offeriert eine nicht-invasive Untersuchung kardialer Strukturen und Funktionen. Die Bilder sind im allgemeinen planar und mit dem EKG getriggert, sie können jedoch in beliebigen Winkeln durch das Herz hergestellt werden. Bilder derselben Ebene zu verschiedenen Phasen des Herzzyklus können auf dem Bildschirm als Film in einer geschlossenen Schleife dargestellt werden; dies erlaubt, Wandbewegungen sichtbar zu machen und zu analysieren. Die Bilder nacheinander aufgenommener Ebenen durch das Herz in jeder Phase des Herzzyklus erlauben die Berechnung der Herzmasse und der Änderungen im Kammervolumen. Der regionale Blutfluß kann gemessen werden, indem man **paramagnetische Kontrastmittel** einsetzt. Die Wirkung von Ischämie, Infarkt, infiltrativen Prozessen, Neoplasien usw. auf das Myokard kann untersucht werden. Bestimmte Typen kongenitaler Herzerkrankungen, z. B. die Aortenisthmusstenose oder andere unklare Prozesse, die das Herz betreffen, das Perikard und/oder das benachbarte Mediastinum können ebenso untersucht werden.

Da das fließende Blut üblicherweise kein Signal gibt, können intraluminale Raumforderungen (Tumor oder Gerinnsel) gut dargestellt werden. Indem man spezielle MR-Techniken nutzt, kann auch das fließende Blut ein positives Signal abgeben, was eine MR-Angiographie und die Unterschung des abnormalen Flußverhaltens erlaubt (z. B. kann die Klappeninsuffizienz erkannt und quantifiziert werden).

Während der klinische Gebrauch des MR zur Untersuchung des Herzens begrenzt war, ist es zur Diagnose- und Verlaufsbeobachtung der pathologischen Veränderungen großer Gefäße bereits üblich, z. B. bei Aneurysmen (einschließlich der Dissektionen) und Obstruktionen.

Hauptnachteile der MR sind die hohen Kosten der Einrichtung, die relativ lange Dauer der Datenakquisition, die eine EKG-Triggerung erforderlich macht, und die schlechtere Auflösung gegenüber der konventionellen Angiographie und dem CT. Manche Patienten können aufgrund ihrer Klaustrophobie nicht komplett untersucht werden. Für bestimmte Leute ist die Exposition in einem starken Magnetfeld gefährlich (z. B. bei Patienten mit Herzschrittmachern).

Jetzt ist bereits eine schnellere Datenakquisition möglich, so daß gelegentlich die Triggerung entfallen kann. Die MR-Angiographie, neue Kontrastmedien, die Geschwindigkeitsprofile des Blutflusses und andere Innovationen werden erhältlich sein. Die MR-Spektroskopie des Herzens befindet sich noch im Erforschungsstadium. Sie bietet eine nicht-invasive Technik zur Identifizierung und Lokalisierung wichtiger kardialer Metaboliten an.

Echokardiographie

Den Hauptanwendungsbereich für Ultraschall **(US)** in der Diagnostik der Herz-Kreislauf-Erkrankungen stellt die **Echokardiographie** dar. Diese wird unterteilt in die M-mode- und die zweidimensionale **(2-DE) Echokardiographie,** den Doppler, farbkodierten Doppler, Kontrastmittel- und Ösophagusechokardiographie.

Die M-mode-Echokardiographie bedient sich gepulsten, reflektierten Ultraschalls zur Sichtbarmachung interner Herzstrukturen. Die farbkodierten Doppler-Untersuchungen zeichnen Ultraschallsignale des sich durch das kardiovaskuläre System bewegenden Blutes auf. Die Kontrastechokardiographie erhält man durch die Injektion einer Flüssigkeit, in die kleine Mikroblasten emulgiert sind, die eine Wolke von Echos oder Kontrasten zwischen den Bluträumen hervorrufen. Außer bei der Ösophagusechokardiographie (bei welcher der Schallkopf an der Spitze eines Endoskops plaziert ist und das Herz von der Speiseröhre aus sichtbar gemacht wird) wird der Schallkopf üblicherweise über den Thorax entlang dem linken und rechten Sternalrand oder an der Herzspitze oder im Jugulum oder über der subkostalen Region aufgesetzt.

Das **M-mode-Echokardiogramm** erhält man, indem man einen stationären Ultraschallstrahl auf einen bestimmten Teil des Herzens richtet. Die *Abb. 6.* zeigt ein M-mode-Echokardiogramm, bei dem der Ultraschall von der Herzspitze (Position 1) schrittweise zur Basis des Herzens (Position 4) geschwenkt wird. Während der Strahl durch das Herz verläuft, kann man die Strukturen, die den rechten und linken Ventrikel begrenzen, sehen, die Mitral- und die Aortenklappen, die Aorta und den linken Vorhof. Durch weitere Richtungsänderungen des Ultraschallstrahls lassen sich auch Echos von der Trikuspidalklappe und der Pulmonalklappe aufzeichnen.

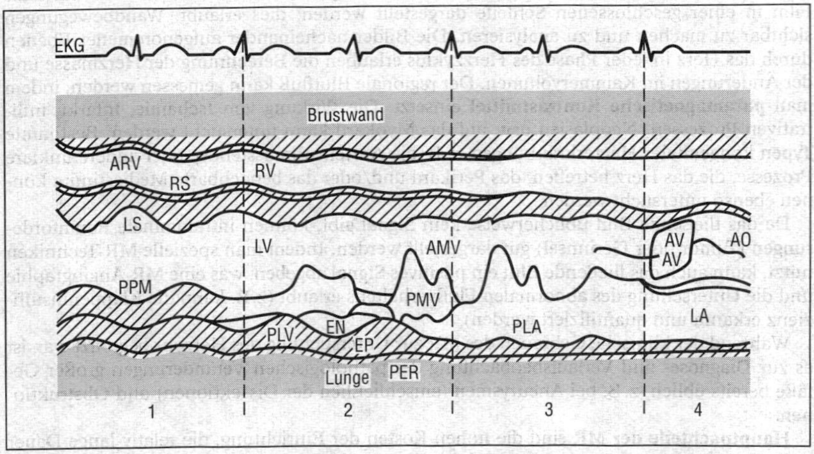

Abb. 6. **Diagramm eines M-mode-Echoscans des Herzens vom Apex (1) bis zur Herzbasis (4).** ARV = anteriore rechtsventrikuläre Wand, RV = rechtsventrikuläres Cavum, RS = rechte Seite des Septum interventriculare, LS = linke Seite des Septum interventriculare, LV = linksventrikuläres Cavum, PPM = posteriorer Papillarmuskel, PLV = posteriore linksventrikuläre Wand, EN = posteriores linksventrikuläres Endokard, EP = posteriores linksventrikuläres Epikard, PER = Perikard, AMV = anteriores Mitralklappensegel, PMV = posteriores Mitralklappensegel, PLA = posteriore linksatriale Wand, AV = Aortenklappe, AO = Aorta, LA = linksatriales Cavum. (Aus: H. Feigenbaum: „Clinical Applications of Echocardiography", in *Progr. Cardiovasc. Diseases* 14. 531–558, 1972, mit Genehmigung von W. B. Saunders Co.)

Die zweidimensionale (oder Schnittbild-)Echokardiographie (2-DE) liefert räumlich getreue Bilder des Herzens und ist die vorherrschende Echokardiographie-Methode geworden. Zwei dieser Momentaufnahmen sind in der *Abb. 7.* dargestellt. Mit dem 2-DE kann man verschiedene tomographische Schnitte des Herzens und der großen Gefäße erhalten.

Die Dopplerechokardiographie hat an Bedeutung zugenommen. Diese Technik benutzt den Ultraschall, um den Blutfluß im kardiovaskulären System aufzuzeichnen. Das Dopplersignal wird auf einem Papierstreifen dargestellt und enthält Informationen über die Ge-

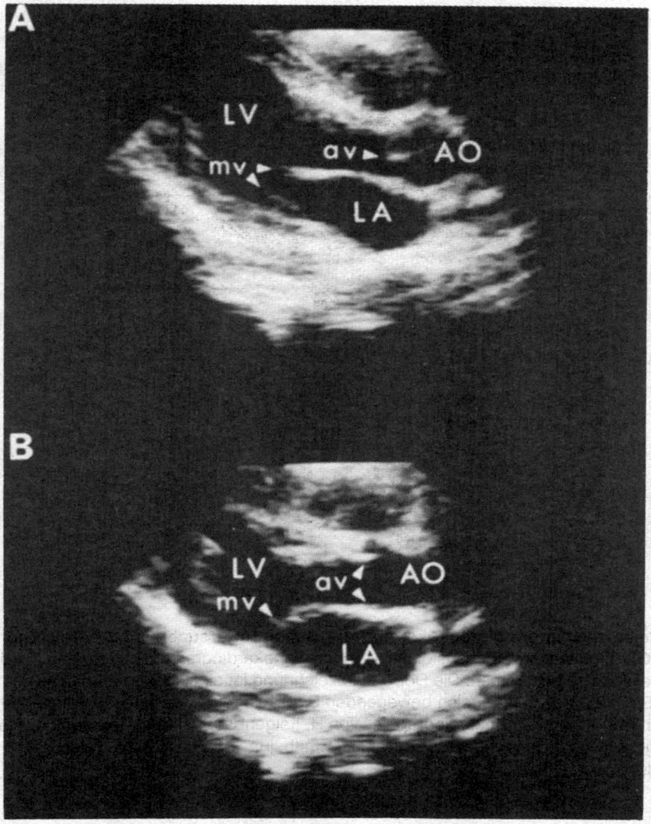

Abb. 7. **Zweidimensionales Echokardiogramm des normalen Herzens.** Während der Diastole (A) ist die Mitralklappe (mv) geöffnet, und die Aortenklappe (av) ist geschlossen. Während der ventrikulären Systole (B) ist die Mitralklappe geschlossen und die Aortenklappe offen. Die linke Herzkammer (LV) ist während der Systole (B) kleiner als in der Diastole (A). AO = Aorta; LA = linker Vorhof. (Aus „Echokardiographie" von H. Feigenbaum in Cecil Textbook of Medicine, herausgegeben von J. B. Wyngaarden und L. H. Smith, jun., Philadelphia, W. B. Saunders Co., 1985, mit Genehmigung.)

schwindigkeit, die Richtung und die Art der Strömung im untersuchten Abschnitt. *Abb. 8.* zeigt eine Aufzeichnung des Dopplersignals vom Fluß in der Aortenwurzel zusammen mit dem 2-DE- und dem M-mode-Echokardiogramm. Die farbkodierte Doppler-Echokardiographie ist ein wichtiger zweidimensionaler Doppler, welcher das Signal farblich markiert, um die Richtung des Flusses anzuzeigen.

Die Kontrastechokardiographie ist eine M-mode- oder 2-DE-Untersuchung, bei der ein Kontrastmedium in den Kreislauf gespritzt wird. Praktisch jede Flüssigkeit, die rasch in das Gefäßsystem injiziert wird, entwickelt in der Suspension kleinste Bläschen, und dieser Bläschen-Bolus produziert eine Echowolke in den Herzkammern. Diese Mikroblasten passieren das Kapillarbett normalerweise nicht, dennoch werden solche Kontrastmittel bereits entwickelt.

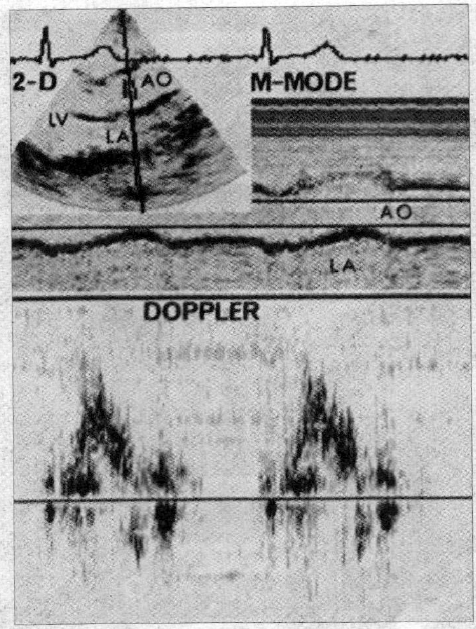

Abb. 8. **Beispiel einer dopplerechokardiographischen Untersuchung im Bereich der Aortenwurzel (AO).** Simultane zweidimensionale M-mode-Echokardiogramme helfen, den Ort der Dopplermessung zu bestimmen. Die Doppleraufzeichnung ist eine spektrale Analyse des hörbaren Signales, das von der sich bewegenden Blutsäule reflektiert wird. LV = linker Ventrikel; LA = linker Vorhof. (Aus „Echokardiographie" von H. Feigenbaum in Cecil Textbook of Medicine, herausgegeben von J. B. Wyngaarden und L. H. Smith, jun., 1985, W. B. Saunders, mit Genehmigung.)

Klinische Anwendungen

Erkrankungen der Herzklappen: Die Echokardiographie ist besonders bei der Beurteilung von Herzklappenerkrankungen nützlich, da alle Klappenveränderungen entdeckt werden können. Sowohl M-mode als auch 2-DE ermöglichen eine direkte Darstellung der erkrankten Klappen. Man kann die 2-DE benutzen, um direkt die Klappenöffnungsfläche der Mitralstenose zu messen. Die Dopplerechokardiographie ist wertvoll bei der Feststellung der Klappeninsuffizienz und hämodynamischer Druckgradienten über stenotischen Klappen, insbesondere bei der Bestimmung des Druckgradienten und der Berechnung der Klappenfläche bei Patienten mit Aortenstenose. Der farbkodierte Doppler verbessert die Möglichkeit der Bestimmung der Klappeninsuffizienz durch Abbildung der Lokalisation, der Konfiguration, der Richtung und der Größe des Rückflußstrahls. Die transösophageale Echokardiographie ist besonders hilfreich, um Klappenprothesen zu betrachten, speziell in der Mitralposition, und hilft Vegetationen durch bakterielle Endokarditis und Thromben im linken Vorhof festzustellen.

Beurteilung der Herzkammern: Die Echokardiographie bietet eine exzellente Möglichkeit, alle Herzkammern zu beurteilen. Durch die einzigartige Möglichkeit, sowohl die Wanddicke des linken Ventrikels als auch die Dimensionen des Hohlraumes zu messen, ist eine Bestimmung der Ventrikelmasse und des Volumens wie auch der systolischen globalen und regionalen Funktion gegeben. Doppler-Untersuchungen bieten hämodynamische Information wie das Schlagvolumen, den intrakardialen Druck und das Verhalten des Blutflusses.

Kongenitale Herzerkrankung: Die echokardiographische Untersuchung ist unschätzbar bei der Diagnose und dem Management von Patienten mit kongenitalen Herzerkrankungen. Die 2-DE erlaubt eine exzellente Definition von anatomischen Abweichungen. Die Doppleruntersuchung erlaubt die Bestimmung von intrakardialen Shunts. Der farbkodierte Doppler ist besonders geeignet, die Shunts darzustellen. Die Kontrastechokardiographie ist hochsensitiv für Rechts-links-Shunts.

Koronare Herzerkrankung (KHK): Die 2-DE ist ein ausgezeichnetes Hilfsmittel, um sowohl im linken als auch im rechten Ventrikel die regionale Wandbeweglichkeit zu beurteilen, damit hilft sie, das Vorhandensein und den Schweregrad einer KHK zu beurteilen. Sie kann mit verschiedenen Belastungstests durchgeführt werden und hilft bei der Diagnose der latenten KHK und ist besonders wertvoll bei der Feststellung eines akuten Herzinfarktes, um die Entwicklung der myokardialen Schädigung zu verfolgen, zur Auswertung der Effektivität einer Reperfusionstherapie und zur Diagnose jeglicher Komplikationen.

Kardiomyopathie: Die hypertrophische Kardiomyopathie mit oder ohne Obstruktion ist sowohl mit M-mode als auch mit der 2-DE leicht zu entdecken. Die Dopplertechniken helfen, die hämodynamische Bedeutung der Ausflußobstruktion zu beurteilen. Die Echokardiographie ist ebenso hilfreich, das Vorhandensein und den Schweregrad einer dilativen, kongestiven Kardiomyopathie und verschiedener infiltrativer Myopathien zu identifizieren.

Kardiale Massen: Die 2-DE ist die Methode der Wahl, um kardiale Massen zu beurteilen (entzündlicher, neoplastischer oder thrombotischer Natur); die meisten von ihnen liegen intrakavitär. Aber auch extrakardiale Massen sind mit der 2-DE entdeckt worden.

Erkrankungen des Perikards: Die Echokardiographie ist die Methode der Wahl zur Identifizierung eines Perikardergusses. Diese Methode ist empfindlich und sehr zuverlässig. Kriterien für eine Herztamponade sind festgelegt worden. Zwar ist die Methode beim Entdecken einer konstriktiven Perikarditis ebenfalls nützlich, hier ist jedoch die Zuverlässigkeit der Ultraschalluntersuchung nicht so groß wie bei dem Perikarderguß.

Erkrankungen der Aorta: Die ganze Aorta kann mit der 2-DE untersucht werden. Eine Reihe von Krankheiten, einschließlich der Aortendissektion, eines Aneurysmas des Sinus Valsalvae und einer Isthmusstenose, können erkannt werden. Der farbkodierte Doppler und die Echokardiographie verbessern die Untersuchungen sehr.

Invasive kardiovaskuläre diagnostische Methoden

Periphere Venenpunktion

Trauma, Dehydratation, gastrointestinale Dysfunktion, operative Eingriffe erfordern sehr häufig intravenöse Infusionen großer Flüssigkeitsvolumina, um intravasales Volumen zu ersetzen oder zu erhalten. Bei zahlreichen Krankheiten wie Asthma bronchiale, Hypertension, Infektionen, Arrhythmien und malignen Krankheiten ist ein dauerhafter venöser Zugang erforderlich, um eine optimale Arzneiversorgung zu gewährleisten.

Die Auswahl von Länge und Durchmesser des Katheters erfolgt nach dem Poiseuilleschen Gesetz (der Fluß von Flüssigkeiten durch ein Rohr ist direkt proportional der 4. Potenz des Rohrradius und umgekehrt proportional seiner Länge). Deshalb sind Patienten, die an einem Polytrauma mit Blutverlusten leiden, am besten versorgt mit 2 oder mehr kurzen großlumigen Kathetern (mindestens 16 Gauge Durchmesser) zur raschen Volumenzufuhr. Wenn andererseits ein Patient eine langdauernde parenterale Gabe von Antibiotika oder Chemotherapie benötigt, ist er besser mit einer langen, kleinlumigen Kanüle versorgt, da hohe Flußraten nicht notwendig sind und es weniger Möglichkeiten einer versehentlichen Entfernung gibt.

Die **perkutane Punktion** benötigt im allgemeinen einen Plastikkatheter, der sich eng an eine Metallnadel anschmiegt, die einige Millimeter über die Katheterspitze hinausragt. Eine Staubinde wird proximal an der Extremität angelegt, und die Haut über der Punktionsstelle wird mit Jodlösung abgetupft. Mit der einen Hand spannt man die Haut distal, Katheter und Nadel werden in die Vene eingeführt. Der Blutrückfluß wird am Katheterende festgestellt und die Kanüle noch weitere 1–2 mm vorgeschoben, um sicher zu sein, daß die Spitze des Katheters in der Vene liegt. Der Katheter wird dann weiter vorgeführt, nachdem die Nadel entfernt wurde. Desinfektionslösung oder Jodtinktur wird dann auf die Punktionsstelle aufgetragen, der Katheter sicher mit Pflaster befestigt und fest verbunden. Das Katheterende wird an das Infusionsbesteck angeschlossen oder verschlossen und intermittierend gespült oder mit einer Heparinplombe versehen, um den Zugang offen zu halten. Datum und Zeit der Katheterplazierung werden auf dem Verband notiert. Um das Risiko einer lokalen Entzündung zu vermindern, sollte der Katheter routinemäßig nach 3 Tagen ersetzt werden.

Die **Venae sectio** wird durchgeführt, wenn eine perkutane Technik nicht möglich ist (z.B. bei Patienten mit Volumenverlust, Vasokonstriktion, kleinen Gefäßen [wie bei Kindern] oder bei krankhaft Übergewichtigen). Nach der Hautinzision werden anatomisch wohldefinierte Venen (z.B. die Vena cephalica am Arm und die Vena saphena am Bein) präpariert und kanüliert. Diese Gefäße werden sehr leicht distal gefunden, dann kann die Venaesectio in der Fossa anticubitalis oder in der Deltapektoralfurche oder in der Leiste durchgeführt werden. Die Vena cephalica liegt dorsal des Processus styloideus am Handgelenk. Die Vena saphena liegt anterior und superior des medialen Malleolus am Sprunggelenk. Steriles Vorgehen ist notwendig, ein 1–2 cm (etwa ½–1 inch) langer Hautschnitt senkrecht zum Verlauf der Vene wird bis in die subkutanen Gewebe hinein gelegt. Die Vene wird mit einer stumpfen Präparation sichtbar gemacht. Proximal und distal werden Haltefäden mit 4-0-Seide angelegt und zwischen ihnen wird mittels Skalpell eine Venotomie durchgeführt, wobei darauf zu achten ist, daß man die Vene nicht durchschneidet. Eine dicklumige Plastikkanüle wird dann eingeführt. Das Gefäß wird distal ligiert und der Katheter in der Vene gesichert mit einer proximalen Seidenschlinge. Die Inzision wird mit Nähten verschlossen, ein Desinfektionsmittel aufgetragen. In Situationen, die große Volumina erfordern, z.B. zur Wiederbelebung, kann eine intravenöse Kanüle direkt durch die Venotomie eingeführt werden, so daß der Katheter nicht den flußlimitierenden Faktor darstellt. Die unter Notbedingungen gelegten Venaesectio-Kanülen sollten binnen 24 Stunden entfernt werden. Die unter besser kontrollierten Umständen plazierten können so lange wie notwendig liegen, es sei denn, Anzeichen einer Entzündung sind erkennbar.

Komplikationen

Die häufigsten Komplikationen sind lokale Infektionen, die venöse Thrombose und die Thrombophlebitis. Sie sind weniger häufig, wenn die Katheter nach 3 Tagen entfernt werden. Extravasale Infusionen toxischer Medikamente können Hautnekrosen hervorrufen und werden am besten durch eine sorgfältige Beobachtung der Punktionsstelle und Kontrolle der Durchgängigkeit des Katheters vermieden. Der venöse Verschluß kann den Katheterfluß reduzieren und Ursache einer Extravasation an der Punktionsstelle sein.

Zentralvenöse Zugänge (ZV)

Die Einführung zentralvenöser Katheter in die Vena cava superior und weniger häufig in die Vena cava inferior erlaubt sichere und dauerhafte venöse Zugänge, die Überwachung des zentralvenösen Drucks **(ZVD)** und das Einführen einer Vielzahl von diagnostischen, therapeutischen und zur Überwachung geeigneten Instrumenten.

Bei hospitalisierten Patienten ohne erreichbare periphere Venen ist die Standardmethode, einen vaskulären Zugang zu erhalten, die Anlage eines zentralvenösen Katheters **(ZVK)**. Zentralvenöse Katheter werden ebenso wie langdauernde Gefäßzugänge genutzt, z. B. bei bestimmten chemotherapeutischen und antibiotischen Therapien. Diese Anwendung nimmt mit dem Anstieg AIDS-bezogener Erkrankungen zu. Patienten, die eine **total-parenterale Ernährung** erhalten, brauchen einen zentralvenösen Zugang wegen der Thrombogenität osmolarer Lösungen in peripheren Venen. Die Infusion von isoosmolaren Lösungen oder die partielle parenterale Ernährung über einen zentralvenösen Zugang ist unnötig, verbessert aber die Patientenbequemlichkeit, insbesondere bei ambulanter Versorgung. Venenwandirritierende und vasoaktive Medikamente werden besser über eine zentrale Vene verabreicht. Zentral plazierte Katheter können ebenso für die **Gewinnung wiederholter Blutproben** benutzt werden. Wenn eine akute Dialyse oder Ultrafiltration erforderlich ist, werden weitlumige Katheter zentral plaziert, um einen unmittelbaren Zugang zu erhalten. Periphere Venensektionen werden deshalb nicht mehr routinemäßig gebraucht.

Um eine **verlängerte Liegedauer des Katheters** zu gewährleisten, besonders bei der Behandlung von ambulanten Patienten, können zentralvenöse Katheter (Silastic [Hickman]) über einen Hautschnitt plaziert werden, wobei der Katheter für eine kurze Strecke subkutan verläuft und nahe der 4. Rippe medial der Medioklavikularlinie herausgeführt wird. Alternativ kann eine kleine Kammer an den Katheter gekoppelt und das ganze System subkutan plaziert werden (Port). Eine Seite der Kammer hat eine flexible Membran, die durch die Haut wiederholt durchstochen werden kann, um Flüssigkeit und Medikamente einzubringen. Die Systeme geben dem Patienten eine zusätzliche Unabhängigkeit (z. B. die Möglichkeit zum Duschen) und funktionieren für Monate. Perkutan plazierte zentralvenöse Katheter und Silastic-Katheter sind mit einer variablen Zahl von Ports erhältlich. Sie erlauben die gleichzeitige Infusion von inkompatiblen Medikamenten, oder eines der Lumina ist für die parenterale Ernährung bestimmt.

Zentralvenöse Zugänge erlauben die Implantation von temporären Herzschrittmachern und Pulmonalarterienkathetern, welche früher mittels einer Venaesectio eingeführt werden mußten. Eine weitlumige Schleuse wird in die Vena cava superior plaziert, und durch diese können dann Sonden und Katheter leicht eingeführt und durch ein Ventil am distalen Ende wieder entfernt werden. Flüssigkeit kann rasch zugeführt werden durch die weitlumige Schleuse, die ebenso als zentralvenöser Druckmonitor fungieren kann, obwohl sie nicht so genau ist wie die längeren zentralvenösen Katheter.

Der zentralvenöse Druck (ZVD) gibt den enddiastolischen Druck **(RVEDP)** oder die Preload des rechten Ventrikels wieder. Der zentralvenöse Druck ist ein extrem schlechter Indi*kator der links*ventrikulären Funktion, ist aber gut brauchbar beim Monitoring der initialen Volumenzufuhr bei Notfällen mit Hypovolämie und der rechtsventrikulären Funktion nach rechtsventrikulärem Infarkt. Ein zentralvenöser Katheter kann ebenso Daten zur Beurteilung von Herztamponade und Pulmonalembolie liefern (nach deren Diagnose z. B. durch Echokardiographie oder Lungenperfusionsszintigraphie). Die Interpretation der Meßwerte des zentralvenösen Druckes erfordert extreme Vorsicht, wenn die Reaktionen des Herzens auf Blutvolumenänderung sich ändern, besonders wenn eine Herzinsuffizienz behandelt wird. Im allgemeinen kann einem hypotensiven Patienten mit einem zentralvenösen Druck unter 5 mmHg sicher Flüssigkeit gegeben werden. *Die Flüssigkeitszufuhr muß mit besonderer Vorsicht erfolgen, wenn der zentralvenöse Druck über 15 mmHg ist.* Da der zentralvenöse Druck ein unzuverlässiger Anzeiger des Volumenstatus oder der linksventrikulären Funktion ist, sollte die Anlage eines Pulmonalarterienkatheters (s. unten) überlegt werden, wenn die kardiovaskuläre Instabilität nach einer Behandlung mit einer Flüssigkeitsinfusion anhält.

Durchführung

Die obere Vena cava muß perkutan oder durch eine Venaesectio über die Vena cephalica, die Vena subclavia, die Vena jugularis interna oder externa erreicht werden. Die perkutane Katheterisierung der Vena jugularis interna und subclavia wird häufig genutzt. Die Vena cava inferior kann perkutan über die Femoralvene oder über die Venaesectio der Vena saphena sondiert werden.

Die **Seldinger-Technik** wird am häufigsten benutzt. Die Katheterisierung der Vena subclavia wird als Beispiel beschrieben. Während der Patient in der Trendelenburg-Position liegt, wird ein aufgerolltes Handtuch längs zwischen die Schultern in das obere Kreuz gelegt, um den kostoklavikulären Raum zu erweitern. Es wird steril vorgegangen. 1%iges Xylocain wird in die Haut infiltriert, in das subkutane Gewebe und in die klostoklavikuläre Faszie, indem man 2 cm lateral und inferior des Medioklavikularpunktes beginnt. An eine 18-Gauge-Nadel wird eine kleine Spritze gesteckt und die Nadel durch die anästhesierte Haut zwischen Klavikula und 1. Rippe, aufs Jugulum gerichtet, eingeführt und so die Vena subclavia erreicht. Nachdem Blut aspiriert wurde, wird die Spritze entfernt. Wenn das venöse Blut erscheint (dunkelrot und ohne pulsatilen Fluß), wird ein flexibler Draht durch das Ende der Nadel, ohne zu zögern, eingeführt, um das Risiko einer Luftembolie zu minimalisieren. Die Nadel wird dann entfernt, wobei der Draht zurückbleibt. Ein rigider Katheter wird über den Draht geführt (und wieder entfernt), um das Gewebe zu erweitern. Der zentralvenöse Katheter wird dann über das Ende des Drahtes geführt und in die Vene vorgeschoben. Der Draht wird entfernt. Es wird Blut (von allen Ports) aspiriert und der Katheter mit einer Naht fixiert. Dann wird ein Desinfektionsmittel aufgetragen und das Gebiet mit einem sterilen Okklusionsverband abgedeckt.

Die Technik für das Einführen eines zentralvenösen Katheters über die Femoralvene, die Vena jugularis interna oder externa ist ähnlich. Mit einer guten Pflege können die zentralvenösen Katheter so lange wie nötig liegen bleiben, wenn keine Infektion vorhanden ist. Eine Röntgen-Thoraxaufnahme wird gemacht, um die Spitze des Katheters zu lokalisieren und einen Pneumothorax auszuschließen (s. unten). Katheter im rechten Atrium oder Ventrikel sollen in die obere Hohlvene zurückgezogen werden, um Arrhythmien zu vermeiden. Diejenigen, die nur mit der Spitze in der Vena jugularis interna liegen, sollen vorgeschoben werden oder über einen Draht neu plaziert werden, so daß sie in der Vena cava superior liegen.

Die flexiblen zentralvenösen Silastic-Katheter werden üblicherweise unter Röntgendurchleuchtung plaziert, so daß eine sichere Plazierung der Katheterspitze in der Vena cava superior gewährleistet ist. Sie werden über eine Venensektion der Vena cephalica, der Vena jugularis oder Vena saphena und über eine Seldinger-Technik über die Vena subclavia gelegt.

Komplikationen

Ein **Pneumothorax** wird in 2% der Patienten nach einem zentralvenösen Katheterismus festgestellt. Nach Venenkathetereinführung sollte zum Ausschluß eine Thoraxaufnahme im Stehen und in Exspiration durchgeführt werden. Ein Pneumothorax ist häufiger bei Venasubclavia-Punktionen und bei Patienten mit Thoraxtraumen oder bei Patienten mit steifen und wenig dehnbaren Lungen. Subclavia-Punktionen unmittelbar vor einer Narkose und dem Einsatz einer Beatmung mit positivem Druck verstärken das Risiko oft unvermeidlich. *Vena-jugularis-interna*-Punktionen sollten vorzugsweise perioperativ durchgeführt werden, weil hier das Risiko eines Pneumothorax reduziert ist. Dennoch ist die Plazierung eines Katheters am wachen Patienten unangenehm.

Schlecht plazierte Katheter können zu **Vorhof- oder Ventrikelarrhythmien** führen, wenn sie in das rechte Herz vorgeführt sind, oder einen **Hydrothorax** bzw. ein **Hydromediastinum** hervorrufen, wenn sie extravasal positioniert sind. Ein zentralvenöser Katheter kann eine

verspätete Perforation der Vena cava superior ergeben, wenn das distale Segment nicht parallel zum Gefäß liegt und der Katheterspitze so Kontakt mit der Gefäßwand erlaubt und diese aufschürft. Die Katheterposition kann durch weiteres Vorschieben oder durch Insertion eines längeren zentralvenösen Katheters korrigiert werden. Katheter, deren Spitze in der Vena jugularis interna liegen, sind strenggenommen keine zentralvenösen Katheter und geben deshalb den zentralvenösen Druck nicht wieder. Weiterhin sollten hyperosmolare Lösungen und gefäßwandirritierende Medikamente nicht durch solche Katheter infundiert werden.

Die berichtete Häufigkeit von **Infektionskomplikationen** hängt von der Definition der Sepsis ab. Deshalb kann die Häufigkeit der Katheterkolonisationen ohne Infektion die Höhe von 35% erreichen, während die einer echten Infektion von 2–8% reicht. Bakteriämien gehen oft von infizierten Thrombozyten-Fibrinablagerungen an der Katheterspitze aus oder von einer lokalen Entzündung an der Einführungsstelle. Die Komplikationen können durch Sorgfalt beim Legen des Katheters und durch aseptische Technik gemindert werden. Die Inzidenz einer **Thrombophlebitis** wird vermindert durch Katheterisierung der Vena jugularis interna und Vena subclavia. Eine **Katheterverletzung der Trikuspidalklappe** und eine **bakterielle Endokarditis** kommen selten vor, speziell jedoch bei Verbrennungspatienten.

Arterielle Punktion

Die arterielle Punktion erlaubt die kontinuierliche Messung des Blutdruckes bei hämodynamisch instabilen Patienten. Die Indikationen schließen die maligne Hypertonie, komplizierte Herzinfarkte, Polytrauma und Herz-Kreislauf-Operationen ein. Der intraarterielle Katheter liefert die Möglichkeit für häufige arterielle Blutentnahmen zur Blutgasbestimmung, z. B. bei intubierten Patienten oder solchen mit Lungenödemen, Pneumonien oder anderen Erkrankungen, die die Oxygenierung oder Ventilation verschlechtern.

Durchführung

Katheter werden routinemäßig in die Arteria femoralis, radialis, brachialis, axillaris, dorsalis pedis und (bei Kindern) temporalis eingeführt. Bei der Gefäßauswahl läßt man sich durch die erwartete Dauer der Katheterisierung und das Vorhandensein peripherer vaskulärer Erkrankungen leiten. Die weitlumigere Arteria femoralis hat weniger katheterbezogene Komplikationen als die mehr periphere Arteria radialis, aber die erstere sollte nicht nach einer vaskulären Bypass-Operation punktiert werden – es ist gefährlich, eine Gefäßprothese zu katheterisieren – oder bei Vorliegen peripherer arterieller Verschlußerkrankungen.

Die Katheter werden perkutan in die Femoralarterien unter Nutzung der Seldinger-Technik (s. *Zentralvenöse Punktion,* oben) eingeführt. An den anderen Stellen wird die Methode, die für die perkutane periphere Venenpunktion beschrieben ist (s. *Periphere Venenpunktion,* oben) benutzt. Wenn die perkutane Einführung nicht erfolgreich ist, wird eine operative Freilegung durchgeführt.

Die arterielle Katheterisierung der Radialarterie soll als Beispiel genutzt werden: Das Vorhandensein eines ausreichenden ulnaren Kollateralflusses, um die Hand zu durchbluten, ist im Fall einer Arteria-radialis-Okklusion mit dem **Allen-Test** festzustellen (die digitale Kompression von Ulnar- und Radialarterien verursacht eine palmare Abblassung, die von einer Hyperämie gefolgt wird, wenn eine der beiden Arterien freigegeben wird). Wenn die Reperfusion nicht innerhalb von 8 Sekunden eintritt, ist der Palmarbogen, der den kollateralen Fluß zwischen Arteria radialis und ulnaris bewirkt, nicht ausreichend, und eine arterielle Katheterisierung sollte nicht durchgeführt werden *(s. a. Kap. HKR, 7., Diskussion des Allen-Tests bei Raynaud-Phänomen und Raynaud-Krankheit).* Um die Radialarterienkatheterisierung durchzuführen, wird das Handgelenk gestreckt, immobilisiert und mit einer jodhaltigen Desinfektionslösung abgewaschen. Ein Blutverlust während der Katheterisierung ist unvermeidbar, und eine angemessene Schutzkleidung sollte getragen werden, um die Übertragung von blutbedingten Infektionen zu vermeiden. 1%iges Xylocain wird in die Haut über den Radialispuls infiltriert, in die Mitte zwischen dem lateralen Processus styloideus und der Sehne des medialen Flexor carpi radialis. Eine 18–20-Gauge-Plastikkanüle mit einer inneren Metallnadel wird in einem 45°-Winkel zur Haut gehalten, parallel zur Arterie und nach proximal gerichtet. Während der Puls palpiert wird, wird der Katheter in Richtung zur Arterie eingestochen. Wenn am Nadelende das Blut erscheint, werden Katheter und Nadel noch einige Millimeter vorgeschoben, so daß die Spitze der Plastikkanüle komplett in der Arterie liegt. Die Nadel wird dann zurückgezogen und der Katheter unter Beobachtung des pulsatilen Flusses am Ende positioniert. Der Katheter wird dann proximal mit einem Faden an das arterielle Lumen angeschlungen und mit einer Naht befestigt. Der Drucktransducer wird mit dem Katheter verbunden, um die arterielle Pulsdruckkurve zu registrieren.

Befundinterpretation

Der Blutdruckmeßwert eines Arterienkatheters ist häufig unterschiedlich von dem durch eine Manometrie erhaltenen Wert, welcher im allgemeinen niedriger ist. Zahlreiche mechanische Faktoren beeinflussen den Monitordruck eines Arterienkatheters, einschließlich der Compliance der Schläuche von dem arteriellen Katheter und dem druckübertragenden Diaphragma, an welches er angeschlossen wird. Darüber hinaus ist die Pulsdruckwelle unterschiedlich, wenn man sie an verschiedenen Punkten des arteriellen Verzweigungsbaumes mißt. Der initiale Druckanstieg, das Maximum des systolischen Druckes und der Pulsdruck nehmen zu, wenn der Puls distal übertragen wird, während der diastolische Druck und der arterielle Mitteldruck abnehmen. Diese Befunde sind einerseits durch ein Rebound-Phänomen (bei welchem das distale Blutgefäß die Druckwelle rückwärts zum Kopf reflektiert) und andererseits durch eine Abnahme des elastischen Gewebes im Verhältnis zur glatten Muskulatur im Bereich der peripheren Arterien bedingt.

Eine sich nach distal fortbewegende Druckwelle summiert sich zu einer reflektierten Druckwelle, die sich nach proximal bewegt. Da der reflektierte Druck, je weiter er wieder zurück in den arteriellen Raum reflektiert wird, abnimmt, ist das Ergebnis eine graduelle Zunahme des systolischen und eine Abnahme des diastolischen Druckes mit zunehmender Distanz vom Kopf. Die therapeutischen Entscheidungen, die auf Druckmessungen basieren, die mit einer arteriellen Kanüle erhalten werden, benötigen einer Bestätigung der Meßwertgenauigkeit durch ein Sphygmograph-Manometer.

S. Herzkatheterisierung, unten, und *Kapitel LUN, 2.*, für die Diskussion der Blutgasanalyse.

Komplikationen

Die häufigste, wichtigste Komplikation, die während der Arteria-radialis-Katheterisierung vorkommt, ist die ischämische Nekrose der Hand und des Unterarmes. Sie resultiert von einer Thrombose, einer Intima-Dissektion oder von Spasmen an der Stelle der Katheterisierung oder von distaler Embolisierung. Die Häufigkeit der Thrombose hat mit dem Gebrauch einer kontinuierlichen Heparinisierung und der Einführung von niedrigthrombogenen Teflonkathetern abgenommen. Das Risiko der Thrombose ist umgekehrt proportional zur Größe der kanülierten Arterie (was die größere Häufigkeit bei Frauen als bei Männern erklärt) und direkt proportional zur Dauer der Katheterisierung. Die Gefäße, die nach der Katheterentfernung verschlossen sind, werden nahezu immer rekanalisiert. Arteriovenöse Fisteln und Pseudoaneurysmenbildungen sind ungewöhnlich.

Die Arteria-femoralis-Katheterisierung ist häufig verbunden mit Blutungen an der Einstichstelle und arteriellen Embolien während der Einführung des Führungsdrahtes. Jedoch ist die Häufigkeit von Thrombosen und distaler Ischämie der A. femoralis viel niedriger als die der Arteria radialis. Die Hämatombildung nach Katheterisierung der Arteria axillaris ist selten, verlangt allerdings sofortige Versorgung, da die Kompression des Plexus brachialis *eine dauerhafte* periphere Neuropathie hervorrufen kann. Die Spülung der Arteria-axillaris-Kanüle kann zum Einbringen von Luft oder Gerinnseln führen. Um neurologische Folgen dieser Embolien zu vermeiden, sollte die linke Arteria axillaris bevorzugt werden (die linke Arteria axillaris zweigt distal von der Aorta nach Abgang der Karotisgefäße ab). Die Katheter sollten enfernt werden, wenn Zeichen von lokaler oder systemischer Infektion auftreten.

Pulmonalarterienkatheterisierung

Die Einführung eines Ballonkatheters, welcher mit dem Blutfluß in die Pulmonalarterie einschwemmt, kann bei akut kranken Patienten indiziert sein, z.B. mit therapieresistenter Hypotonie als Komplikation eines akuten Myokardinfarktes, einer refraktären Herzinsuffizienz, einer Herzbeuteltamponade, eines Lungenödems, einer plötzlichen oder sich verschlimmernden pulmonalen Insuffizienz, einer großen Pulmonalarterienembolie oder dem Versagen von 2 und mehr Organsystemen, welche als Komplikation von Hypoxie und Hypotension vorkommen. Patienten mit einem hohen Risiko für irgendeine der oben genannten Erkrankungen (z.B. die sich einer Operation unterziehen müssen), können ebenso davon profitieren.

Durchführung

Ein vierlumiger 7-French-Katheter wird für Erwachsene genutzt. Die Lumina sind 1) distal zur Messung des Pulmonalarteriendruckes und des Pulmonalarterienverschlußdruckes (PAP, PAWP) und für die Blutentnahme, 2) der Ballon zum Aufblasen mit 1 ml Luft, welcher hilft, den Katheter einzuschwemmen, und zur Messung des Pulmonalarterienverschlußdruckes, 3) proximal zur Messung des rechtsatrialen Druckes (RAP) oder des ZVD oder zur Injektion von eisgekühlter Glukoselösung und Wasser und 4) der Thermistor zur Messung des Herzzeitvolumens (HZV), mit dem Temperaturfühler, der eine Temperaturzeitkurve nach Injektion der eisgekühlten Glukoselösung liefert. Der Katheter wird üblicherweise durch das Ventil einer perkutan plazierten Schleuse eingeführt. Die Schleuse wird unter Benutzung der Seldinger-Technik eingeführt, welche unter der Zentralvenenpunktion oben diskutiert ist. Die Vena subclavia und Vena jugularis interna bilden den einfachsten Weg, um den Katheter zur Pulmonalarterie zu führen, obwohl die Vena cephalica und die Vena femoralis ebenso genutzt werden können. Der Ballon sollte vorher aufgeblasen und auf Undichtigkeit geprüft werden. Das proximale und das distale Lumen werden mit Kochsalzlösung gespült, und der Transducer wird vor dem Einführen des Katheters kalibriert. Eine strikt aseptische Technik ist notwendig.

Nachdem der Katheter 20 cm durch das Einführungsbesteck geschoben wurde, befindet sich die Spitze in der Vena cava superior. Ein teilweises Aufblasen des Ballons erlaubt dann dem Blutfluß, den Katheter zu führen, wenn er vorgeschoben wird. Die Position der Katheterspitze kann mit der Druckmessung festgestellt werden, indem man einen Druckdom bzw. den Transducer an das distale Lumen anschließt. Eine Weiterführung unter Röntgendurchleuchtung kann nötig sein. Der Eintritt in den rechten Ventrikel wird durch einen plötzlichen Anstieg des systolischen Druckes bis zu 30 mmHg angezeigt. Die diastolische Druck ist ähnlich dem Druck im rechten Vorhof oder in der Vena cava. Wenn der Katheter in die Pulmonalarterie eintritt, zeigt der Transducer den systolischen Druck in gleicher Höhe wie im rechten Ventrikel, doch ist der diastolische Druck höher als der rechtsventrikuläre enddiastolische Druck oder der zentralvenöse Druck, d.h., der Abstand zwischen den Drücken wird verringert. Bei weiterer Einführung des Katheters verschließt der Ballon eine distale Pulmonalarterie. Wenn die Luft aus dem Ballon gelassen wird, erhält man wieder die Kurve des Pulmonalarteriendruckes. Eine Thoraxröntgenaufnahme sollte nach der Katheterpassage durchgeführt werden, um die korrekte Lage zu dokumentieren. Die endgültige Position ist üblicherweise der rechte Unterlappen. Die Durchgängigkeit der proximalen und distalen Lumina wird mit einer langsamen Infusion (4 ml/h) einer verdünnten, heparinisierten, 0,9%igen Natriumchloridlösung (1000 E/l) durch einen Filter mit hohem Widerstand gewährleistet. Eine Heparinsensitivität, die sich durch eine Thrombozytopenie manifestiert, kann nach 1–2 Tagen vorkommen, auch wenn nur kleine Dosen gegeben werden, und erfordert ein Absetzen des Heparins. Die Untersuchung auf heparininduzierte Thrombozytenantikörper ist indiziert.

Meßwerte und ihre Interpretation

Die Pulmonalarterienkatheter erlauben eine hämodynamische Registrierung des rechten Vorhofdruckes, des Pulmonalarteriendruckes (PAP) und des Pulmonalarterienverschlußdruckes (PAWP), die Berechung des Herzzeitvolumens mit der Thermodilutionsmethode, und wenn der Ballon entbläht ist, die Gewinnung von Blutproben, um den pO_2- und die O_2-Sättigung des gemischt-venösen Blutes zu bestimmen. Werden die Blutproben bei aufgeblähtem Ballon in Verschlußposition entnommen, wird hochoxygeniertes Blut wie bei Blutproben aus peripheren Arterien gewonnen. Da dieses Gefäßsegment nicht mehr länger von Blut durchflossen wird, gibt es keinen Verlust von kinetischer Energie oder einen Druckabfall entlang dem pulmonalen Kapillarbett, die Kurven des pulmonalkapillären Verschlußdruckes geben nun den Druck in den Pulmonalvenen wieder. Dieser Druck entspricht dem linksventrikulären enddiastolischen Druck **(LVEDP),** ausgenommen es liegt 1. eine Mitralstenose vor, 2. es wird ein hoher (über 10 cmH_2O) positiv endexspiratorischer Druck **(PEEP)** benutzt, 3. der Pulmonalarterienballon ist übermäßig aufgeblasen, 4. der Katheter ist schlecht positioniert, 5. der Alveolardruck übersteigt den pulmonalvenösen Druck, oder 6. es besteht eine schwere pulmonale Hypertension, die es unmöglich macht, den Ballon in Verschlußposition zu bringen. Im allgemeinen ist der Pulmonalarterienverschlußdruck ein annehmbar genauer Indikator der linksventrikulären Funktion, wenn der Pulmonalarterienverschlußdruck verläßlich den linksventrikulären enddiastolischen Druck wiedergibt und die linksventrikuläre Compliance als konstant bleibend angenommen werden kann. Dennoch wechselt bei Änderungen der linkventrikulären Compliance (z. B. bei Myokardischämie, Perikarderguß, zunehmender Afterload und bei schwerkranken Patienten) die Beziehung zwischen linksventrikulärem enddiastolischem Volumen (LVEDV) und linksventrikulärem enddiastolischem Druck **(LVEDP)** erheblich. In dieser Situation geben weder LVEDP noch PAWP eine verläßliche Wiedergabe des LVEDV. Je größer der Unterschied in der linksventrikulären Compliance, um so weniger verläßlich ist der PAWP bei der Vorhersage der linksventrikulären Funktion. Unglücklicherweise können Messungen des linkventrikulären enddiastolischen Volumens nur mit Schwierigkeiten am Krankenbett unter Nutzung von Radionuklidventrikulographien durchgeführt werden.

Beim Messen des Herzminutenvolumens durch Thermodilution muß der Pulmonalarterienkatheter nicht in der Verschlußposition sein. Werden 10 ml von 5%iger Glukose bei 0 °C (32 °F) rasch in das proximale Lumen gespritzt, wird die Temperaturzeitkurve vom Thermistor, der am Ende des Katheters gelegen ist, aufgezeichnet. Die 5%ige Glukoselösung bei Zimmertemperatur kann ersatzweise genutzt werden, mit geringerer Genauigkeit. Das Thermistorsignal wird elektronisch errechnet, und die Messung des Flusses wird in weniger als einer Minute erhalten. Eine umständlichere Berechung des HZV kann von der Sauerstoffsättigung des arteriellen und des gemischt-venösen Blutes unter Benutzung des Fickschen Prinzips erhalten werden (s. unten).

Die Zusammensetzung des gemischt-venösen Blutes, besonders des gemischt-venösen O_2-Partialdruckes (PVO_2) wird typischerweise bestimmt aus Blutproben vom distalen Ende des Pulmonalarterienkatheters.

Wenn der PVO_2 unter 30 mmHg abnimmt, ist das ein Zeichen für eine inadäquate Sauerstoffversorgung und prognostisch schlecht. Eine kontinuierliche Überwachung der gemischtvenösen Sauerstoffsättigung (SVO_2) ist möglich, wenn der Pulmonalarterienkatheter mit einem Lumen für die Reflexions-Spektrophotometrie versehen ist. Die zusätzlichen Meßwerte erlauben eine frühere Diagnose des Abfalls der SVO_2, der üblicherweise eine Abnahme des HZV anzeigt. Die Therapie kann früher begonnen und genauer dosiert werden. Jedoch sind diese Katheter teuer, und es gibt wenige harte Daten, um ihren Einsatz zu rechtfertigen, der selektiv sein sollte.

Der Pulmonalarterienverschlußdruck ist nützlich zur Differenzierung zwischen hydrostatischem Druck und zunehmender Permeabilität oder dem Lungenödem bei normalem Plasmaeiweiß. Er ist ebenso hilfreich bei der Therapiekontrolle unter Flüssigkeitsinfusionen oder der Beatmungstherapie. Die maschinelle Beatmung kann das HZV vermindern, besonders wenn sie mit hohem positivem endexspiratorischem Druck (10 cmH_2O) kombiniert wird. Um eine exakte Respiratoreinstellung beim Patienten mit instabiler Herzfunktion zu erhalten, sind Thermodilutionsmessungen des HZV in Kombination mit Messung des arteriellen O_2-Gehaltes ($pCaO_2$) durchzuführen, um die O_2-Versorgung zu berechnen ($HZV \times CaO_2$). Wenn eine Spontanatmung möglich ist, sollte die Beatmung mit kontinuierlichem positivem Luftdruck **(CPAP)** genutzt werden, um den intrathorakalen Druckanstieg zu verringern und das HZV zu steigern. Bei schwerstkranken Patienten werden die maschinelle Beatmung und der Sauerstoffgehalt der Inspirationsluft so hoch eingestellt, um eine arterielle Oxygenierung von über 50 mmHg zu erreichen. Die Infusionsflüssigkeit ist so zu geben, bis der Cardiac-Index (CI = SV: Körperoberfläche) normal oder leicht erhöht ist. Der Herzindex sollte 2,5 $l/min/m^2$ überschreiten, sonst ist die Prognose schlecht. Wenn der Herzindex unbefriedigend und der Pulmonalarterienverschlußdruck unter 12 mmHg ist, wird die Flüssigkeitszufuhr fortgesetzt. Wenn der Pulmonalarteriendruck über 12 mmHg ist, kann der Herzindex durch Beta-Agonisten (z. B. Dopamin, Dobutamin) und durch die Korrektur von pH und Hämatokrit gesteigert werden.

Andere abgeleitete Variablen – wie der systemische und pulmonale Gefäßwiderstand **(SUR, PVR)** und der rechts- und linksventrikulären Schlagarbeit **(RVSW, LVSW)** haben klinische und Forschungsanwendungen. Der Starling-Typ der Herzmuskelfunktionskurven wurde von Messungen des linksventrikulären Schlagvolumens und des Pulmonalarterienverschlußdruckes während und nach einer raschen Flüssigkeitszufuhr abgeleitet. Diese Kurven können die Herzfunktion bei verschiedenen Füllungsdrücken wiedergeben, obwohl ihre Interpretation häufig durch unbekannte Veränderungen der Compliance erschwert wird. Deshalb erlaubt die Bestimmung des linksventrikulären enddiastolischen Druckes, wie oben schon festgestellt, oft nicht die Berechnung des linksventrikulären enddiastolischen Volumens. Dennoch erlaubt der Pulmonalarterienverschlußdruck eine gültige Schätzung des Druckes in dem pulmonalen Kapillargebiet.

Die Ruptur oder die Funktionsstörung des pulmonalen arteriellen Ballons kann dazu führen, daß der enddiastolische Pulmonalarteriendruck als Ersatz für den Pulmonalarterienverschlußdruck benutzt wird. Das tut man, wenn der pulmonale Gefäßwiderstand normal ist und die Herzfrequenz niedrig. Sonst ist der enddiastolische Pulmonalarteriendruck in Relation zum Pulmonalarterienverschlußdruck erhöht und ist ein ungenauer Anzeiger des linksventrikulären enddiastolischen Druckes. Bei funktionierendem Ballon am Ende des Katheters ist das Verhältnis von enddiastolischem Pulmonalarteriendruck zu Pulmonalarterienverschlußdruck als Index für den pulmonalen Gefäßwiderstand nutzbar.

Die Benutzung der Meßwerte des Pulmonalarterienkatheters ist umstritten. Obwohl zahlreiche physiologische Annahmen erforderlich sind, um die Daten zu interpretieren, berichten mehrere Studien über Alterationen in einer Häufigkeit von 50%. Trotz Meldung über signifikant reduzierte Morbidität und Mortalität gibt es keine befriedigenden Studien.

Komplikationen und Vorsichtsmaßnahmen

Die üblichen Komplikationen von Pulmonalkathetern (z. B. Pneumothorax, Sepsis) wurden unter zentralvenöser Punktion oben diskutiert. Die Wichtigkeit einer streng aseptischen Technik kann nicht oft genug betont werden, besonders während des Katheterlegens, Blutentnahmen und Messungen des HZV. Der Katheter sollte in der Pulmonalarterie nicht länger als 3 Tage verweilen. Ein Temperaturanstieg erfordert das Entfernen des Katheters und das Anlegen einer Kultur. Die tiefe Venenthrombose einer oberen Extremität ist gelegentlich bei Vena-subclavia-Katheterisierung beobachtet worden.

Ventrikuläre Arrhythmien werden beim Legen des Katheters häufig beobachtet und sind üblicherweise nach weiterer Passage der Katheterspitze in die Pulmonalarterie beseitigt. Wenn der Katheter in den rechten Ventrikel eintritt, muß ein EKG-Monitoring durchgeführt werden und Xylocain bereitliegen. Wenn die ventrikuläre Irritabilität trotz einer angemessenen Plazierung fortbesteht, muß der Katheter entfernt werden. Der Katheter darf in der Verschlußposition nicht für mehr als einige Minuten verbleiben, da dies zu einem Pulmonalinfarkt führen kann. Die Ruptur des Ballons kommt vor, wenn er mit mehr als 1 ml Luft aufgeblasen wird. Luftembolien sind theoretisch möglich, haben jedoch keine Probleme bereitet. Pulmonalarterienruptur und eine Knotenbildung im Katheter wurden berichtet, sind aber ungewöhnlich.

Herzkatheterismus

Die Katheterisierung der Herzhöhlen und der angrenzenden Gefäße wird benutzt, um diagnostische Daten zu erhalten und eine zunehmende Zahl therapeutischer Methoden durchzuführen. Die Indikationen werden nach Notwendigkeit, den technischen Möglichkeiten des Arztes, dem Vorhandensein der Untersuchungsanlagen und der Erreichbarkeit eines Kardiochirurgen gestellt.

Indikationen

Die **Indikationen für die diagnostische Herzkatheterisierung** sind Situationen, bei denen nichtinvasive Studien zu keiner Diagnose geführt haben, um die präzisere Bestimmung der Ausdehnung und Schwere von Herzläsionen zu erhalten, oder wenn bestimmte operative Eingriffe erwogen werden.

Die Katheterisierung führt zu einer exakten Klärung kongenitaler und erworbener Fehlbildungen der Koronararterien, der Klappen, des Myokards, der großen Gefäße, um eine operative Korrektur zu planen. Arrhythmien können elektrophysiologisch untersucht werden, um eine spezifische pharmakologische Therapie zu überwachen oder um myokardiale Foci vor deren chirurgischen Ablation zu lokalisieren. Das Myokard kann zur Diagnose bei Patienten mit Kardiomyopathien, zur Routineüberwachung wegen Abstoßungsreaktionen nach Herztransplantationen biopsiert werden. Bei Brustschmerzen unklarer Ätiologie und bei mangelndem Ansprechen gegenüber der medikamentösen Behandlung kann die zugrundeliegende kardiovaskuläre Erkrankung eruiert werden. Die Messungen der Blutgase aus verschiedenen Bereichen befähigen zur Lokalisation und Quantifizierung von intrakardialen Shunts. Druckmessungen an verschiedenen Punkten im Herzen und in den großen Gefäßen erlauben die Berechnung von Druckgradienten über den Klappen, die Bestimmungen von Herzminutenvolumen und des Gefäßwiderstands, führen zu einer brauchbaren Information bei der Beurteilung der Krankheit. Die Indikationen für die Pulmonalarterienkatheterisierung wurden bereits oben diskutiert.

Die **Indikation für eine notfallmäßige Katheterisierung:** Die **Tamponade** kann diagnostiziert werden, wenn eine Angleichung der Herzfüllungsdrücke gesehen wird und ein Perikarderguß nachgewiesen wird. Ein **Thoraxtrauma** mit Mediastinalvergrößerung und Verschwinden des Aortenknopfes, Abschneiden der Herzspitze oder Fraktur der 1. oder 2. Rippe sind Indikationen für eine Notfallaortographie, um eine mögliche Aortenruptur darzustellen. Eine **Pulmonalarterienembolie** mit hämodynamischer Verschlechterung kann durch eine Pulmonalarterienangiographie sehr rasch diagnostiziert werden. Die Katheterisierung bei Patienten mit **instabiler Angina pectoris** oder **akutem Myokardinfarkt** wird häufig durchgeführt, um die Lokalisation der Koronarstenose darzustellen, die einen aortokoronaren Venenbypass erfordert. Während der Zeit der Katheterisierung kann lokal als Thrombolytikum Streptokinase oder rtPA (rekombinanter Gewebsplasminogenaktivator) infundiert werden, was zur Wiedereröffnung akut verschlossener Koronararterien führen kann. Andererseits hat die Wirksamkeit peripherer intravenöser Infusionen dieser Thrombolytika auf der Intensivstation die Notwendigkeit selektiver Thrombolyse eindeutig reduziert. Darüber hinaus wird die perkutane transluminale koronare Angioplastie **(PTCA)** bei Patienten mit akutem Myokardinfarkt durchgeführt, um die Perfusion des stenosierten arteriosklerotischen Gefäßes zu verbessern. Vorläufige Studien zeigen, daß, wenn die PTCA innerhalb von 48 Stunden bei einem akuten Moykardinfarkt durchgeführt wird, keine Vorteile bezüglich der Reinfarktrate oder der Mortalität gegenüber den Patienten bringt, die thrombolytische Medikamente, Heparin und anschließend Aspirin erhielten.

Die Indikationen für eine therapeutische Katheterisierung dehnen sich zunehmend aus. Katheter können benutzt werden: 1) zum Verschluß eines Vorhofseptumdefektes oder eines offenen Ductus arteriosus, 2) um eine atriale Septostomie mittels Ballon durchzuführen, 3) um eine stenotische Herzklappe zu eröffnen, 4) um Obstruktionen systemischer oder pulmonaler Arterien (einschließlich der Aortenisthmusstenose) zu dilatieren, Koronararterien (unter Nutzung der PTCA) oder aortokoronare Venenbypasses zu dilatieren, 5) um

Teile des Reizleitungssystems oder akzessorische Leitungsbündel abzutragen. Von diesen Techniken wird die PTCA am häufigsten durchgeführt. In erfahrener Hand ist die Erfolgsrate 95%. Die Indikationen für die PTCA beinhalten: einzelne oder multiple Koronararterienläsionen bei Patienten mit stabiler oder instabiler Angina pectoris, kardiogenem Schock nach einem akuten Myokardinfarkt, Wiederauftreten der Angina pectoris nach dem aorto-koronaren Bypass, akute ischämische Papillarmuskeldysfunktion und Situationen, bei denen eine thrombolytische Therapie kontraindiziert ist, bei Patienten mit Ischämie, die auf eine maximale medikamentöse Therapie nicht ansprechen. Ältere Menschen und Patienten mit einer schlechten linksventrikulären Funktion (linksventrikuläre Ejektionsfraktion < 50%) sind gute Kandidaten für die PTCA, weil bei ihnen eine zunehmende Morbidität und Mortalität mit der Bypass-Operation verbunden ist. Unglücklicherweise nimmt das Risiko der PTCA bei dieser Population auch zu. Die Angioplastie des linken Hauptstammes wird üblicherweise nicht durchgeführt, ausgenommen bei inoperablen Patienten.

Kontraindikationen

Die PTCA sollte vermieden werden bei schwerer Herzinsuffizienz, außer man überlegt einen wiederherstellenden chirurgischen Eingriff. Dieser sollte nicht ohne ein im Hintergrund operationsbereites chirurgisches Team durchgeführt werden, da 6% der PTCA-Maßnahmen eine notfallmäßige Intervention wegen Komplikationen erfordern. Die thrombolytische Therapie sollte bei Patienten vermieden werden, die aktive Blutungen haben, die vor weniger als 2 Monaten einen zerebrovaskulären Insult hatten, die eine größere Operation oder ein Trauma im Zeitraum von 10 Tagen hatten oder die eine unkontrollierte Hypertonie (über 200/140 mmHg) haben. Eine relative Kontraindikation besteht in bestimmten begleitenden Erkrankungen, die andere Organsysteme betreffen (z.B. eine komplizierende Infektion oder ein irreversibler Hirnschaden).

Meßdaten

Die bei einer Herzkatheterisation normalerweise durchgeführten Messungen umfassen die Registrierung intrakardialer Drücke, Druck-Pulskurven, Sauerstoffsättigungswerte des Blutes und HMV. Gefäßwiderstände können errechnet werden. Intrakardiale elektrophysiologische Untersuchungen können sehr genaue Daten über die Reizleitungssysteme auf atrialer, junktionaler, AV-Knoten-, His-Bündel-, und Kammerebene liefern. Metaboliten (z.B. Pyruvate, Laktate und Citrate) können im arteriellen und koronarvenösen Blut bestimmt werden, um Information über den Myokardstoffwechsel zu liefern.

Die **Darstellung** mit röntgendichten Kontrastmitteln und mit Isotopen wird weiter unten unter *Angiographie,* und die *nuklearmedizinischen Bildverfahren* werden weiter oben besprochen.

Intrakardiale und arterielle Drücke: Während der Katheterpassage können die Drücke beider Vorhöfe, beider Ventrikel, der Arteria pulmonalis und in den peripheren Arterien gemessen werden *(s. Tab. 1. für Normalwerte).* „Druckgradienten", *Druckdifferenzen an einer Klappe,* sind das genaueste Mittel zur Beurteilung der Klappenfunktion. Normale Druckkurvenverläufe sind in *Abb. 1. und 9.* dargestellt. Die normale Vorhofdruckkurve zeigt 1. einen kleinen Anstieg infolge der Vorhofkontraktion (a-Welle), gefolgt von einem Abfall (z-Abfall), 2. einen kurzen Anstieg infolge Klappenschlusses und früher ventrikulärer Systole (c-Welle), 3. einen Abfall mit der Ventrikelsystole und mit der Abwärtsbewegung der Herzbasis (wobei sich der „Boden" des Vorhofes als Teil der Ventilebene nach abwärts bewegt), 4. einen gleichmäßigen Anstieg mit dem Einstrom des Blutes aus den großen Körpervenen bei fortdauernder Ventrikelkontraktion (v-Welle), 5. einen plötzlichen Abfall mit Öffnung der Atrioventrikularklappen (y-Abfall) und 6. einen zweiten gleichmäßigen Anstieg, wenn das Blut aus den großen Venen einfließt und die atrioventrikulären Klappen dabei offenbleiben – „Diastase".

Mitral- oder Trikuspidalstenose hat einen hohen Vorhofdruck zur Folge, mit verlangsamtem Abfall in der frühen Diastole. Bei Vorliegen einer Mitral- oder Trikuspidalinsuffizienz verursacht die Ventrikelsystole eine betonte systolische v-Welle im Vorhof. In den arteriellen

Tab. 1. Normale Drücke im Herzen und in den großen Gefäßen

Drücke (mmHg)	*Mittelwert*	*Bereich*
Rechter Vorhof	2,8	0–8
Rechter Ventrikel		
spitzensystolisch	25	15–30
enddiastolisch	4	0–8
Arteria pulmonalis		
Mitteldruck	15	9–16
spitzensystolisch	25	15–30
enddiastolisch	9	4–12
Pulmonalkapillardruck		
Mitteldruck	9	2–12
Linker Vorhof		
Mitteldruck	7,9	2–12
A-Welle	10,4	4–16
V-Welle	12,8	6–21
Linker Ventrikel		
spitzensystolisch	130	90–140
enddiastolisch	8,7	5–12
Arteria brachialis		
Mitteldruck	85	70–105
spitzensystolisch	130	90–140
enddiastolisch	70	60–90

Modifiziert nach N. O. Fowler, *Cardiac Diagnosis and Treatment,* 3. Auflage, Lippincott, 1980, S. 11; mit Genehmigung.

Druckkurven sind der langsam ansteigende „anakrote" Aortenpuls bei der Aortenstenose und der „kollabierende" Puls bei der Aorteninsuffizienz gut zu sehen.

Bei ungenügender Pumpleistung des Herzens kann ein Anstieg des enddiastolischen Ventrikeldruckes über 12 mmHg auf der linken bzw. über 8 mmHg auf der rechten Seite eines der ersten Anzeichen der Myokardinsuffizienz sein. Bei anhaltend erhöhtem enddiastolischem Druck kommt es schließlich zur Herzdilatation. Wenn die Dehnbarkeit der Ventrikel beeinträchtigt ist (z. B. bei Pericarditis constrictiva oder bei versteiftem Endo- oder Myokard), weist die Vorhofdruckkurve eine W-Form auf: Ein frühdiastolischer Abfall („Aufspring"-Effekt) ist von einem zweiten, steilen Abfall, der durch die Abwärtsbewegung der Herzbasis verursacht wird, gefolgt, an den sich dann ein Plateau anschließt. Bei eingeschränkter Ventrikelfüllung, wie es bei Pericarditis constrictiva, Perikardtamponade, bei infiltrativen Kardiomyopathien und gelegentlich auch bei biventrikulärer Insuffizienz vorkommen kann, ähnelt der frühdiastolische Anteil der Ventrikeldruckkurve dem Quadratwurzelzeichen („square root"): Einem plötzlichen, kurzen Druckabfall folgt ein Druckplateau.

Normalerweise ist der systolische Druck im rechten Vorhof geringer als im rechten Ventrikel, während die diastolischen Drücke ähnlich sind. Jedoch ist der systolische Vorhofdruck bei Trikuspidalinsuffizienz erhöht, und die Druckkurve ist ähnlich der des Ventrikels. Normalerweise findet sich während der Systole kein Gradient zwischen linkem Ventrikel und Aorta; jedoch sind die Druckkurven in der Aorta und in den peripheren Arterien eindeutig verschieden. Die peripheren Arterien weisen gegenüber der Aorta einen 30–40% höheren Pulsdruck auf. Diese Unterschiede sind auf das Rebound-Phänomen zurückzuführen, bei welchem die Drücke in den distalen Arteriolen zum Kopf zurückreflektiert werden (siehe Arterielle Punktion, oben).

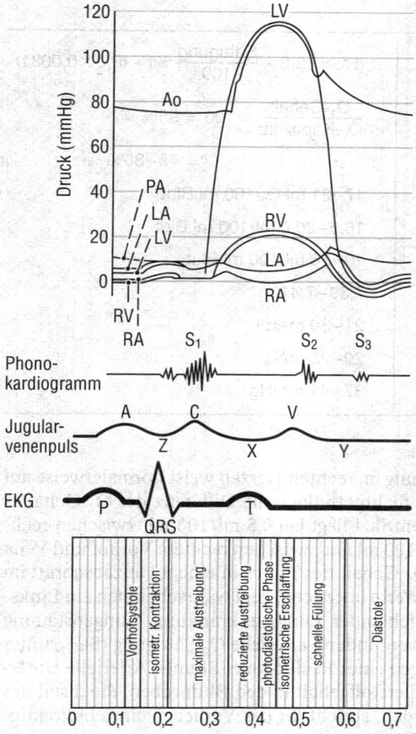

Abb. 9. **Diagramm des Herzzyklus mit Druckkurven der großen Gefäße und Herzhöhlen, Herztönen, Jugularvenenpuls und EKG.** Ao = Aorta, PA = Arteria pulmonalis, LA = linker Vorhof, LV = linker Ventrikel, RA = rechter Vorhof, RV = rechter Ventrikel. Aus Gründen der Darstellung wurden die Zeitintervalle zwischen den Ereignissen an den Klappen modifiziert und dabei der Z-Punkt verlängert. (Aus: *The Heart,* 5. Auflage, J. W. Hurst et al., New York, McGraw-Hill, Inc. 1982 und *A Primer of Cardiology*, 4. Auflage, G. E. Burch, Philadelphia, Lea & Febiger, 1971; mit Genehmigung.)

Die linksventrikulären diastolischen Drücke mit den exakten Daten des linksventrikulären Füllungsvolumens können bei der Berechnung der linksventrikulären Compliance hilfreich sein. Ohne die Daten des linksventrikulären Volumens ist die Ursache von Druckfluktuationen unbestimmt.

Blutgase: Normalwerte sind *in Tab. 2.* angegeben. Da auf Meereshöhe 1 g Hämoglobin 1,36 ml Sauerstoff bindet, läßt sich Sauerstoffgehalt aus der gemessenen O_2-Sättigung und dem Hämoglobinwert errechnen und kann zur Berechnung von Shunts benutzt werden. Ein zentraler Kreislauf-Shunt ist eine abnorme Verbindung zwischen kleinem (pulmonalem) und großem (*systemischem*) Kreislauf, wobei die Querverbindung im Bereich der Herzhöhlen oder der großen Gefäße vorliegen kann. Dabei kann Blut von *links nach rechts*, *von rechts nach links* oder in beiden Richtungen übertreten. Bestimmung des Sauerstoffgehaltes des Blutes in verschiedenen Abschnitten des Herzens und der großen Gefäße erlaubt, das Vorhandensein, die Richtung und die Größe des zentralen Shunts zu bestimmen. Links-rechts-Shunts unter 15% können normalerweise nicht durch die Blut-Sauerstoff-Bestimmung nachgewiesen werden.

Die **O_2-Sättigung des Blutes** ist in der Vena cava superior niedriger als in der Pulmonalarterie, aber höher in der Vena cava inferior, weil das gut oxygenierte renale Blut beigemischt ist. Eine weitere Desaturierung des Vena-cava-Blutes erfolgt durch die Beimischung des Blutes des Sinus coronarius, welches eine Sättigung von etwa 50% aufweist. Eine komplette Durchmischung des koronarvenösen Blutes kommt im rechten Ventrikel nicht vor, so daß gemischt-venöses Blut von den Pulmonalarterien erhalten wird.

Tab. 2. Blut und Blutgase

O_2-Gehalt	$(Hb \times 13{,}6 \times \frac{\text{Sättigung}}{100}\,\%) + (P_{O_2} \times 0{,}0031)$
Arterielle O_2-Sättigung	$\frac{O_2\text{-Gehalt}}{O_2\text{-Kapazität}} \times 100 = 95\%$
Pulmonalarterielle O_2-Sättigung	= 75–80%
O_2-Kapazität des Gesamtblutes	17–21 ml O_2/100 ml Blut
Arterieller O_2-Gehalt	16,5–20,0 ml/100 ml Blut
Gemischt-venöser O_2-Gehalt	10–16 ml/100 ml Blut
pH (arterielles Plasma)	7,39–7,41
CO_2-Bindungsvermögen (venöses Plasma)	21–30 mÄq/l
Arterieller CO_2-Gehalt (Gesamtblut)	20–25 mÄq/l
Arterielle und alveoläre CO_2-Spannung (Pa_{CO_2})	37–41 mmHg

Eine 10%ige Zunahme der Sauerstoffsättigung im rechten Herzen weist normalerweise auf einen Links-rechts-Shunt hin. Die maximale nichtpathologische Differenz des O_2-Gehaltes zwischen Arteria pulmonalis und rechtem Ventrikel liegt bei 0,5 ml/100 ml, zwischen rechtem Ventrikel und rechtem Vorhof bei 0,9 ml/100 ml und zwischen rechtem Vorhof und Vena cava superior bei 1,9 ml/100 ml. Wenn der O_2-Gehalt des Blutes in einem Herzabschnitt im Vergleich zum proximaleren Abschnitt diese Werte übersteigt, liegt wahrscheinlich ein Links-rechts-Shunt in diesem Abschnitt vor. Bei fehlender Lungenerkrankung, Lungenstauung oder alveolärer Hypoventilation spricht eine verminderte arterielle O_2-Sättigung (Sa_{O_2}; unter dem Normwert von 95%) sehr für das Vorliegen eines Rechts-links-Shunts. Arterielle Untersättigung, kombiniert mit einem erhöhten Sauerstoffgehalt in den Blutproben, die distal des Shunts im kleinen Kreislauf entnommen werden, spricht für das Vorliegen eines bidirektionalen (gekreuzten) Shunts. *S. Tab. 3. für die Shuntberechnung.*

Tab. 3. Herzzeitvolumen (HZV) und Shuntberechnung

Ficksches Prinzip	$HZV = \frac{O_2\text{-Aufnahme (ml/min)}}{(1{,}36 \times Hb)\ (Sao_2 - Svo_2)}$
Indikatorverdünnungs-Methode	$HZV = \frac{\text{injizierte Menge (mg)}}{S \infty C\ (t)\ dt}$ Der Nenner repräsentiert die Summe der Farbkonzentrationen (C) zu jedem Zeitintervall (t)
Thermodilutionsmethode	$HZV = \frac{(T_B - T_I) \times \text{Inj.-Vol. (ml)}}{S \infty T_B C\ (t)\ dt} \times 53{,}5$ $T_B - T_I$ entspricht der Differenz zwischen Blut und Injektattemperatur; der Nenner repräsentiert das Integral der Temperaturkurve
Shuntdiagnostik	$\frac{Qs}{Qt}(\%) = \frac{Cco_2 - Cao_2}{Cco_2 - Cvo_2} \times 100$ Qs und Qt sind Shunt und totaler Blutfluß, Cco_2 ist der Sauerstoffgehalt des Kapillarblutes. Cao_2 und Cvo_2 sind die O_2-Gehalte der Arterien bzw. des gemischt-venösen Blutes.

Herzzeitvolumen: Die vom Herzen pro Minute geförderte Blutmenge stellt das Herzminutenvolumen dar und liegt in Ruhe normalerweise zwischen 4 und 8 l/min. Normalerweise wird das Herzzeitvolumen, bezogen auf die Körperoberfläche (KOF), als Herzindex (HI) in $l/min/m^2$ angegeben, d.h. HI = HZV KOF. Die KOF wird nach DuBois aus Körpergröße und -gewicht errechnet:

$$\text{KOF in } m^2 = (\text{Gewicht in kg})^{0{,}425} \times (\text{Körpergröße in cm})^{0{,}725} \times 0{,}007184.$$

Zahlreiche Nomogramme für die Bestimmung der KOF sind, auf dieser Gleichung basierend, erstellt worden. Andererseits ist die Annahme, daß das absolute Herzzeitvolumen mit der individuellen Körpergröße korreliert, nicht unwidersprochen geblieben (in *Tab. 4.* sind die Normalwerte für Herzindex und verwandte Größe aufgeführt).

Tab. 4. Normalwerte für Herzindex und verwandte Größen

Messungen	*Einheiten*	± SD
O_2-Aufnahme	143 ml/min/m^2	14,3
Arteriovenöse O_2-Differenz	4,1 ml/100 ml	0,6
Herzindex	3,5 l/min/m^2	0,7
Schlagvolumen	46 ml/Schlag/m^2	8,1
Gefäßwiderstand im großen Kreislauf	1130 dyn sec cm^{-5}	178
Totaler Lungenwiderstand	205 dyn sec cm^{-5}	51
Lungenarteriolenwiderstand	67 dyn sec cm^{-5}	23

SD = Standardabweichung
Aus B. G. Barratt-Boyes und E. H. Wood, „Cardiac output and related measurements and pressure values in the right heart and associated vessels, together with an analysis of the hemodynamic response to the inhalation of high oxygen mixtures in healthy subjects". *Journal of Laboratory and Clinical Medicine 51:* 72–90, 1958, mit Genehmigung.

Es gibt verschiedene Methoden zur Errechnung des Herzzeitvolumens: Das Ficksche Prinzip und die Indikatorverdünnungsmethode sind die am häufigsten benutzten Verfahren. *(s. Tab. 3.).* Das **Ficksche Prinzip** besagt, daß der Unterschied zwischen dem O_2-Gehalt im arteriellen und im gemischt-venösen Blut die Menge an O_2 wiedergibt, die pro Einheit Blut bei der Lungenpassage aufgenommen wird. Infolgedessen läßt sich das Herzzeitvolumen aus der O_2-Aufnahme eines Patienten während eines bestimmten Zeitabschnittes und den Sauerstoffsättigungswerten des gemischt-venösen und des arteriellen Blutes errechnen. Eine genaue Messung des Herzzeitvolumens mit dieser Methode setzt voraus, daß die Herzfrequenz, die Atemfrequenz, der Sauerstoffverbrauch und der respiratorische Gasaustausch in der Meßperiode, d.h. über 6–8 min, stabil bleiben.

Die **Indikatorverdünnungsmethode** basiert auf dem Prinzip, daß die Stärke der Verdünnung eines als Bolus in den Kreislauf injizierten Indikators in umgekehrter Beziehung zum Fluß steht. Eine definierte Menge an Indikator wird in eine zentrale Vene injiziert und seine Konzentration nach der Vermischung mit dem strömenden Blut aufgezeichnet. Die Konzentrations-Zeit-Kurve für einen Farbindikator wird normalerweise über eine periphere Arterie registriert und in drei Abschnitte unterteilt: 1. Passagezeit (Zeit von der Injektion bis zum ersten Erscheinen des Indikators in der Arterie), 2. die Anstiegszeit („Build-up", vom Zeitpunkt des ersten Erscheinens bis zum Erreichen der Maximalkonzentration) und 3. die Abklingzeit (vom Zeitpunkt der Maximalkonzentration bis zum Erreichen des Konzentrationsminimums). Veränderungen dieser Zeitabschnitte sind für den Nachweis von Shunts und zur Beurteilung von Klappenregurgitation und Herzinsuffizienz von Bedeutung. Die Thermodilutionsmethode benutzt die gleichen Prinzipien. In diesem Fall wird eine bekannte Menge Kalorien injiziert in Form einer 5%igen Glukose in Wasserlösung von 0 °C oder (weniger genau bei Zimmertemperatur). Nach Vermischung mit dem Blut des rechten Ventrikels wird die Temperatur-Zeit-Kurve stromabwärts mit einem Termistor im Pulmonalarterienkatheter registriert. Der große Vorteil der Thermodilutionsmethode besteht in der Möglichkeit, Temperatur-Zeit-Kurven ohne Blutproben aufzunehmen bei Fehlen einer signifikanten Rezirkulation, was eine einfache Integration der Temperatur-Zeit-Kurve erlaubt (die Rezirkulation des Indikators bei der Indikatorverdünnungstechnik kompliziert die Berechnung).

Änderungen des Flusses sind häufige homöostatische Reaktionen. Deshalb wird ein erhöhter Sauerstoffbedarf des Gewebes sowohl durch eine Erhöhung des Herzzeitvolumens als auch durch eine erhöhte O_2-Ausschöpfung gedeckt. Beim Gesunden wird eine Belastung, die den O_2-Verbrauch in Ruhe verdoppelt, zu einer Erhöhung der arteriovenösen Sauerstoffdifferenz um maximal 3 ml/100 ml führen. Das Herzzeitvolumen erhöht sich bei Belastung pro Steigerung des O_2-Verbrauchs um 100 ml normalerweise um 800–1500 ml/min. Patienten mit Herzinsuffizienz oder eingeschränkter kardialer Reserve müssen einen gesteigerten O_2-Bedarf in erster Linie durch eine Zunahme der Sauerstoffausschöpfung in den Geweben decken, was zu einer Vergrößerung der arteriovenösen Sauerstoffdifferenz führt. Ein niedriges Herzzeitvolumen in Ruhe mit inadäquater Steigerung unter Belastung kann von unzureichender Ventrikelfüllung (wie bei Mitral- oder Trikuspidalstenose oder Pericarditis constrictiva) oder von inadäquater Ventrikelentleerung (wie bei beeinträchtigter Myokardkontraktilität) herrühren. Ein erhöhtes Herzzeitvolumen findet man bei Angst, Fieber, Sepsis, schwerer Anämie, Thyreotoxikose, Beriberi und arteriovenösen Fisteln.

Gefäßwiderstand und Klappenöffnungsflächen: Unter Gefäßwiderstand versteht man die dem Blutfluß in einem Kreislaufabschnitt entgegenwirkende Impedanz. Er ist eine abgeleitete Größe und wird häufig als Druckabfall entlang dem Gefäßabschnitt, dividiert durch die Flußrate (Stromstärke), ausgedrückt. Es ist schwierig, den Widerstand adäquat mit dynamischen Kreislaufgrößen zu definieren. Eine Widerstandsänderung in einem vorgegebenen Kreislaufabschnitt sagt außerdem nichts aus über die Ursache dieser Änderung. Der Widerstand wird entweder in absoluten Einheiten (1 dyn/cm^2 bei einem Fluß von 1 cm^3/sec oder 1 dyn sec cm^{-5}) oder in Widerstandseinheiten (ein Druck von 1 mmHg bei einem Fluß von 1 l/min oder in mmHg/l/min) angegeben. Die Widerstandseinheiten können durch Multiplikation mit 80 annähernd in absolute Einheiten umgerechnet werden. Manchmal wird der Widerstand unter Benutzung des Herzindex berechnet; die sich dabei ergebenden Widerstandsindizes sollen interindividuell besser vergleichbar sein (in *Tab. 4.* sind normale Widerstandswerte angegeben). Der pulmonalarterioläre (oder vaskuläre) Widerstand ist eine Schätzung des Widerstandes zwischen dem Truncus pulmonalis und dem Lungenvenenbett. Er errechnet sich aus dem mittleren pulmonalarteriellen Druck (PAP) und dem mittleren Pulmonalkapillardruck und ist erhöht bei Vorliegen einer pulmonalen Hypertonie, beim Cor pulmonale, bei einigen Fällen mit Mitralstenose, Linksherzinsuffizienz und bei einigen Links-rechts-Shunts. Der totale Lungenwiderstand, der aus dem mittleren pulmonalarteriellen Druck und dem mittleren linksventrikulären diastolischen Druck berechnet wird, umfaßt den pulmonalarteriolären Widerstand, den Lungenvenenwiderstand und den Widerstand der Mitralklappe.

Der totale systemische Widerstand (Widerstand im großen Kreislauf) ist eine Abschätzung des Widerstandes zwischen den systemischen Arterien und der Vena cava. Da der Druck in der Vena cava stark niedrig ist, errechnet sich dieser Widerstand durch Teilung des mittleren Arteriendruckes durch das Herzzeitvolumen. Er liegt normalerweise unter 20 Widerstandseinheiten (mmHg/l/min) und ist am häufigsten beim systemischen Bluthochdruck erhöht. Der Widerstand ist eine Funktion des Querschnittes. Die Mitral- und Aortenklappenöffnungsflächen lassen sich aus den Druckgradienten der betreffenden Klappe und dem Herzzeitvolumen abschätzen (s. *Tab. 5.*, für normale Klappenöffnungsflächen). Eine klinisch-manifeste Beeinträchtigung findet sich bei einer Mitralöffnungsfläche von ≤ 1 cm^2 und im allgemeinen bei einer Aortenklappenöffnungsfläche von $\leq 0{,}75$ cm^2 (und immer bei einem Wert von $\leq 0{,}5$ cm^2). Trikuspidal- und Pulmonalklappenöffnungsflächen kann man auch berechnen, doch werden diese Daten in der klinischen Praxis nur selten genutzt. Ähnliche Formeln

Tab. 5. Klappenöffnungsflächen und Klappendurchfluß

Messungen	*Einheiten*
Aortenöffnungsfläche	2,6–3,5 cm^2
Aortenklappenfluß	250 ml/SEP/sec
Mitralöffnungsfläche	4–6 cm^2
Mitralklappenfluß	150 ml/DFP/sec

SEP = systolische Auswurfperiode, DFP = diastolische Füllungsperiode

können die Größe eines offenen Ductus arteriosus oder die Größe eines Vorhof- oder Ventrikelseptumdefektes berechnen.

Myokardialer Energiehaushalt: Verminderte myokardiale O_2-Verfügbarkeit (Myokardhypoxie) und die dadurch bedingte anaerobe Stoffwechselverschiebung läßt sich durch ein erhöhtes Laktat/Pyruvat-Konzentrationsverhältnis im Koronarsinusblut nachweisen. Bei koronarer Herzkrankheit ist die myokardiale Citratextraktion signifikant vermindert. Diese Substratanalysen sollten allerdings nicht überbewertet werden, da die klinischen Probleme mit dem Koronarfluß sich nicht auf eine generelle Reduktion beziehen, sondern vielmehr auf eine lokale Abnahme des Flusses segmentaler Gebiete, die am besten durch die Angiographie festgestellt werden.

Durchführung der Herzkatheterisation und der Angioplastie

Ausrüstung: Die Durchleuchtung wird mit einem Bildverstärker und einem Videorecorder durchgeführt. Angiographien können sofort wiedergegeben werden, und der Arzt kann dann entscheiden, ob zusätzliche Aufnahmen notwendig sind. Die Katheter müssen röntgendichte und nichtthrombogene Eigenschaft aufweisen, dabei ausreichend biegsam sein, ohne aber bei Körpertemperatur weich und unmanipulierbar zu werden. Einschwemmkatheter haben einen kleinen Ballon an der Katheterspitze. Dadurch kann der venöse Fluß sie von einer peripheren Vene bis in die Arteria pulmonalis führen.

Die PTCA wird mit Führungsdrähten zur Manipulation der mit einer Ballonspitze versehenen Katheter in den ausgewählten Koronararterien durchgeführt. Oxymetrieinstrumente zur Bestimmung der Sauerstoffsättigung und Elektroden zur Messung von O_2- und CO_2-Gehalt der Blutproben, die durch diesen Katheter erhalten wurden, gehören dazu.

Ein EKG-Monitoring ist notwendig und sollte auf einem Bildschirm dargestellt werden, um Arrhythmien unmittelbar zu sehen und für elektrophysiologische Untersuchungen. Ein Gleichstromdefibrillator und transvenöse Schrittmachersonden sollten für den Fall refraktärer ventrikulärer Arrhythmien zur Verfügung stehen. Endotracheale Intubation, Absaugung, Sauerstoffversorgung und Medikamente zur kardialen Reanimation, einschließlich Epinephrin, Atropin, Isoproterenol und Lidocain, müssen sofort verfügbar sein.

Die Rechtsherzkatheterisierung: Bei einem Erwachsenen werden die Vena femoralis, die Vena subclavia, die Vena jugularis interna oder die Unterarmvenen benutzt, um das rechte Herz zu sondieren. Die Katheter werden am häufigsten durch eine Einführungsschleuse, die perkutan unter Benutzung der Seldinger-Technik plaziert wurde, eingeführt (s. zentralvenöse Punktion oben). Wenn eine Venaesectio am Arm durchgeführt wird, ist eine mediale Vene am günstigsten (die laterale Venenzirkulation tritt in die Vena subclavia in einem rechten Winkel ein, so daß das Kathetervorschieben schwierig werden kann). Der Katheter gleitet üblicherweise ohne Schwierigkeiten in den rechten Vorhof, durch die Trikuspidalklappe in den rechten Ventrikel und durch die Pulmonalklappe in die eine oder andere Pulmonalarterie (s. Pulmonalarterienkatheterisierung, oben). Für eine selektive Sondierung des Sinus coronarius sollte der Katheter zur Trikuspidalklappe vorgeschoben und dann etwas nach hinten gedreht werden, um so in den Sinus zu gelangen.

Linksherzkatheterisierung: Die Methoden für die linke Seite des Kreislaufes umfassen 1. Die retrograde arterielle Katheterisierung über die perkutane Punktion der Arteria femoralis oder über eine Arteriotomie der rechten Arteria brachialis und 2. transseptale Techniken. In der retrograden Technik kann der Katheter ohne Schwierigkeiten durch die Aortenklappe in den linken Ventrikel vorgeschoben werden, selbst wenn die Aortenklappe stenosiert ist. Bei der transseptalen Katheterisierung wird ein Katheter von der rechten Femoralvene zum rechten Vorhof vorgeschoben, dann durch das Vorhofseptum in den linken Vorhof und dann durch die Mitralklappe in den linken Ventrikel. Diese Methode wird nicht häufig benutzt. Selten kann der linke Ventrikel weder retrograd noch mit der transseptalen Technik sondiert werden, so daß hier eine direkte perkutane Punktion benötigt wird. Dabei sollte der Druck kontinuierlich überwacht werden und die Nadel so kurze Zeit wie möglich im linken Ventrikel verweilen. Diese Maßnahme ist relativ frei von Komplikationen und trotz ihrer dramatischen Aspekte nützlich.

Die perkutane transluminale koronare Angioplastie (PTCA): Die Methode der PTCA ist technisch aufwendig. Eine erfolgreiche Dilatation von distalen und multiplen Stenosen und solche an Gefäßverzweigungen und an Venenbypasses erfordern Erfahrung. Der Ort des arteriellen Zuganges wird nach der Lokalisation der Läsion gewählt; die rechten Koronararterienstenosen werden am besten über die Arteria brachialis, die Läsionen der Arteria circumflexa über die Arteria femoralis und die Plaques im Ramus interventricularis anterior (LAD) über beide Gefäße erreicht.

Prophylaktisch werden Schrittmachersonden zuerst transvenös in den rechten Ventrikel plaziert. Die Koronarographie wird dann durchgeführt, um Ort und Ausprägung der koronaren Erkrankung des Patienten darzustellen. In das entsprechende Koronarostium wird zunächst ein Führungsdraht eingelegt, der die Passage des Ballonkatheters distal in die Koronararterie erlaubt. Der Ballon wird dann auf die Stenose ausgerichtet und aufgeblasen, um das Gefäß zu dilatieren. Wenn die Stenose nicht eröffnet wird, was durch Angiographie festgestellt wird, oder der Druckgradient über der Stenose nicht ausreichend reduziert wurde, wird der Ballon wieder für eine längere Zeit oder unter einem höheren Druck aufgeblasen. Eine Angiographie sollte nach Beendigung dieses Vorganges wiederholt werden, um die Veränderung zu dokumentieren.

Dextran und Heparin werden häufig während der Angioplastie verabreicht, um die Häufigkeit von Thrombosen an der Stelle der Ballondilatation zu reduzieren. Kalziumantagonisten und Nitrate werden auch benutzt, um die Chancen für einen Erfolg durch Reduktion von Koronarspasmen zu verbessern. Obwohl keine spezifische Therapie zur Reduktion der Häufigkeit von Restenosen als gesichert angesehen werden kann, werden Aspirin, Dipyridamol und Kalziumantagonisten häufig zusätzlich verschrieben. Die Häufigkeit von Restenosierungen beträgt zwischen 25 und 34% in 5 Jahren. Die meisten Restenosen (75–90%) kommen im ersten Jahr vor. Von diesen werden 60–70% erfolgreich wieder dilatiert.

Komplikationen

Die Mortalität und Komplikationsraten bei der Herzkatheterisation variieren mit den verschiedenen Techniken und der Erfahrung des Teams. Es sollte nicht mehr als ein Todesfall pro 1000 Herzkatheterisationen vorkommen, einschließlich der Ventrikulographie und der selektiven Koronarangiographie. Die Mortalität der PTCA erreicht 1%. Andere erhebliche Komplikationen bestehen aus Schlaganfall und Herzinfarkt.

Arrhythmien – ventrikuläre Tachykardie, Kammerflimmern und Asystolie – sind die ernsthaftesten Rhythmusstörungen bei der Herzkatheterisation. Isolierte ventrikuläre Extrasystolen, Vorhofflimmern oder supraventrikuläre Rhythmusstörungen lassen sich relativ leicht beherrschen, sind für gewöhnlich von kurzer Dauer und haben selten physiologische Bedeutung. Ventrikuläre Rhythmusstörungen treten am häufigsten während der Ventrikelkatheterisierung, aber ebenso während der Koronarangiographie auf. Durch Zurückziehen des Katheters und/oder Kardioversion kann man gewöhnlich einen Sinusrhythmus wiederherstellen. Der Abschluß einer begonnenen Untersuchung muß durch sie nicht in Frage gestellt sein. Kammerflimmern während Koronarangiographie tritt bei männlichen Patienten in weniger als 0,4% und bei Frauen etwas häufiger auf. Vor angiographischen Therapien wie geplanter PTCA und bei Patienten mit anamnestisch bekannten Leitungsstörungen wird routinemäßig eine transvenöse temporäre Schrittmachersonde gelegt.

Die **Perikardtamponade** während der Katheterisierung ist die häufigste Komplikation bei den transseptalen Techniken. In ca. 25% der Patienten, bei denen während der Katheterisierung die Herzwand perforiert wurde, ein insgesamt sehr seltenes Ereignis, kann ein gewisser Grad an Perikardtamponierung erwartet werden.

Arterielle Verletzungen schließen Dissektion der Intima, Thrombose, Ausbildung arteriovenöser Fisteln oder falsche Aneurysmen, Blutungen und Embolien ein. Diese treten etwas häufiger mit der Seldinger-Technik auf, ebenso bei Patienten mit Erkrankungen, die mit einer großen Blutdruckamplitude einhergehen, wie Hyperzirkulationszuständen und Aorteninsuffizienz. Die Häufigkeit der Verletzung der Arteria brachialis und der Arteria femoralis ist etwa gleich häufig. Die Entfernung intraarterieller Gerinnsel mit dem Fogarty-Katheter zum Zeitpunkt des Arterienverschlusses hat die Häufigkeit einer Thrombose im Bereich der Arteria brachialis auf 1–4% reduziert. Bei fehlendem distalem Puls nach Vernähen der Arterie sollte ein Gefäßchirurg die Arterie revidieren und reparieren.

Blutdruckabfall: Zu einem ausgeprägten Blutdruckabfall kommt es gewöhnlich bei einer allergischen Reaktion oder bei der Perforation einer Herzhöhle. Gelegentlich kann eine vagale Reaktion eine vorübergehende, aber ausgeprägte Hypotonie verursachen, die sich durch Gabe geringer Mengen Atropin korrigieren läßt. Die empfohlene i. v. Dosis beträgt 0,5 mg alle 5 Minuten (Maximaldosis 2 mg), bis die Herzfrequenz wieder auf 50 bis 60 Schläge/Minute angestiegen ist. Allergische Reaktionen sind für gewöhnlich auf das Kontrastmittel oder das Kathetermaterial zurückzuführen. Bei anamnestisch bekannter Allergie auf jodhaltige Lösungen sollten während der Angiographie entsprechende Vorsichtsmaßnahmen getroffen werden, obwohl die neuen nicht-ionischen Kontrastmittel dieses Problem fast beseitigt haben. Eine fehlende Unverträglichkeitsreaktion auf eine Testdosis schließt eine Reaktion auf die volle Dosis nicht aus. Medikamente und Geräte für die Wiederbelebung sollten immer verfügbar sein.

Infektion: Bakterielle Endokarditis, Sepsis und lokale Infektion sind nach einer Herzkatheterisierung extrem selten.

Embolien sind für gewöhnlich Folge von Gerinnselbildungen am Ende des Katheters, die in den systemischen Kreislauf gespült werden. Myokardinfarkte, zerebrovaskuläre Zwischenfälle und andere systemische Komplikationen sind beschrieben worden. Um Gerinnselbildung zu vermeiden, muß der Katheter gut durchgespült werden und frei von Thromben sein (*s.* Arterielles Trauma, mit der Diskussion der Entfernung intraluminaler Thromben). Thrombophlebitiden, die selten einmal an der venösen Katheterisierungsstelle auftreten, können zu Lungenembolie und Lungeninfarkt führen. Auch sind Katheterknotungen und Katheterbrüche aufgetreten. Das Katheterlumen kann thrombosieren und der Katheter nutzlos und sogar gefährlich werden, wenn er längere Zeit ohne adäquate Durchspülung im Gefäßsystem verweilt.

Eine **Blutung** kann im Bereich der Eintrittsstelle in die Vene vorkommen, ist aber im Bereich der arteriellen Eintrittsstelle häufiger. Heparin, das während der Herzkatheterisierung zur Vermeidung von Thrombenbildung benutzt wird, erhöht das Risiko ernsthafter Blutungen. Nach der Katheterisierung sollte die arterielle Punktionsstelle manuell mindestens 15 Minuten komprimiert werden.

Komplikationen der PTCA: Die bei der Dilatation stenotischer Koronararterien eingesetzte physikalische Kraft ist verantwortlich für die Zahl der Komplikationen, die während der Herzkatheterisierung normalerweise nicht beobachtet werden. Intimadissektionen und akute Koronarokklusionen sind die bedeutendsten Risiken, während arterielle Perforation, Tamponade und Embolien weniger häufig vorkommen. 9% der Patienten leiden an schwereren Komplikationen, die eine Notfalloperation erfordern oder zum Tode oder zu einem nicht-tödlichen Myokardinfarkt führen können. Die Gesamtmortalität beträgt 1%.

Diese Zahl sollte sich mit der zunehmenden Erfahrung des Untersuchers verbessern. Bei 25% kommt es zu Restenosen, was sich nicht wesentlich verbessert hat, trotz Veränderungen im Vorgehen und medikamentöser Therapie. Eine Wiederholung der PTCA ist bei den meisten dieser Fälle erfolgreich.

Angiokardiographie

Die röntgenologische Darstellung der Arterien, Venen oder Herzhöhlen durch Injektion von Kontrastmittel dient der Bestimmung der Anatomie, Erkrankung oder Richtung des Blutflusses.

Technik

Indem man die oben beschriebene Technik für die Katheterisierung des Herzens benutzt, kann Kontrastmaterial (gewöhnlich jodhaltige Präparate) injiziert werden, um jede Herzkammer, die großen Gefäße oder Koronararterien darzustellen.

Bei Verdacht auf einen Herzfehler (z.B. einen Septumdefekt) und eingeengter Ausstrombahn wird das Kontrastmittel proximal der Läsion oder in die Höhle mit dem höheren Druck injiziert (s. auch unter Herzkatheterisierung, weiter oben). Bei undichtem Klappenverschluß injiziert man das Kontrastmittel in den Abschnitt mit höherem Druck distal der Klappe. Wenn wegen technischer Schwierigkeiten die optimale Plazierung des Katheters nicht möglich ist, sollte die Injektion an der nächstgelegenen geeigneten Stelle erfolgen und die Kontrastmittelzirkulation gefilmt werden.

Meist werden Röntgenaufnahmen mit einer Frequenz zwischen 3 oder 6/sec gemacht. **Biplane Angiokardiographie** (laterale und frontale Aufnahmen) ergeben eine dreidimensionale Darstellung der Herzhöhlen und der großen Gefäße. Im Gegensatz zu den Einzelbildaufnahmen ist bei den Kinekardiogrammen eine Monitorüberwachung während der Injektion möglich, wobei der Injektionsablauf gleichzeitig auf Videoband aufgenommen wird und sofort wiedergegeben werden kann. Obwohl das Auflösungsvermögen von Kinebildern nur etwa einem Drittel der konventionellen Röntgenaufnahmen entspricht, ergibt die Bewegung eine natürlichere Darstellung des Herzens; dadurch werden Details offenkundig, die auf den Einzelaufnahmen nicht beachtet werden. **Digitale Subtraktionsmethoden** haben sich bis jetzt bei der Koronarangiographie nicht als hilfreich erwiesen (die Bewegung der Koronararterien führt zu Interferenzen bei der Computeranalyse). Für sich nicht bewegende Arterien und die Kineangiographie der Kammern wird die digitale Subtraktionsangiographie verwendet.

Physiologische Wirkungen und Komplikationen

Sämtliche Kontrastmittel sind hypertone Lösungen und werden über die Nieren ausgeschieden. Die durch sie ausgelöste Reaktion des Herz-Kreislauf-Systems umfaßt Tachykardie, leichten Abfall des systemarteriellen Druckes und Anstieg des Herzzeitvolumens. Ein vorübergehendes Wärmegefühl, insbesondere in Kopf und Gesicht, tritt nach Kontrastmittel*injektion* durchweg auf. Übelkeit, Erbrechen und Hustenreiz sind unbedeutende Nebenwirkungen. Hauptkomplikationen wie Herzstillstand, anaphylaktische Reaktion, Schock, Krämpfe, Zyanose und Nierentoxizität sind selten. Patienten mit hohem Hämatokrit neigen zu Gerinnselbildung, daher sollte der Hämatokrit unter 65% liegen, bevor man eine Angiographie durchführt. Unter die allergischen Reaktionen fallen Urtikaria und Konjunktivitis, welche auf Diphenhydramin, 50 mg i.v., ansprechen. Bronchospasmus, Glottisödem und

Dyspnoe sind potentiell mögliche, jedoch seltene Reaktionen, sie werden mit Salbutamol oder Epinephrin behandelt. Ventrikuläre Rhythmusstörungen sind häufig, Kammerflimmern ist selten. EKG-Überwachung und eine Reanimationsausrüstung, wie sie oben bei der Rechtsherzkatheterisierung beschrieben worden ist, müssen verfügbar sein.

Auswertbare Strukturen

Rechter Ventrikel und Pulmonalklappe: Durch Injektion von Kontrastmittel in die Spitze des rechten Ventrikels kann man die Dichtigkeit der Trikuspidalklappe prüfen und die Pulmonalklappe, das Infundibulum und die proximalen Abschnitte der Pulmonalarterien darstellen. Der rechtsventrikuläre Ausflußtrakt wird am besten sichtbar, wenn der Patient steil seitlich gelagert wird, wodurch auch das Verhältnis der Arteria pulmonalis zur Aorta aufgezeigt wird. Gelegentlich kann das Vorhandensein eines Ventrikelseptumdefektes oder eine Kommunikation zwischen dem rechten Ventrikel und der Aorta gezeigt werden.

Arteria pulmonalis: Die Pulmonalisangiographie ist für die Diagnose der akuten Lungenembolie entscheidend, wobei intraluminale Füllungsdefekte oder Gefäßabbrüche charakteristisch sind. Normalerweise wird das Kontrastmittel in den Truncus oder in die rechtsventrikuläre Ausflußbahn injiziert, jedoch kann auch einmal eine gezielte Injektion in eine oder in beide Pulmonalarterien indiziert sein um eine bessere Darstellung zu erreichen und eine kleinere Menge an Kontrastmittel zu verbrauchen.

Linker Vorhof: Raumfordernde Strukturen, wie ein Myxom oder ein Thrombus, sind übliche Anlässe zur Kontrastdarstellung des linken Vorhofes, obwohl die Echokardiographie hier die Methode der Wahl zur Stellung der Diagnose dieser Läsionen ist. Da die direkte Injektion zur Kontrastierung in den linken Vorhof in solchen Fällen gefährlich sein kann, kann dagegen die venöse Phase des Pulmonalangiogramms sicher benutzt werden (z. B. das Kontrastmittel füllt den linken Vorhof von den Pulmonal-Venen aus auf).

Linker Ventrikel: Die Längsachse des linken Ventrikels sieht man am besten bei Projektion im ersten schrägen Durchmesser in einem Winkel von 30–45°, außerdem kommen auch Ventrikelaneurysmen oder Asynergien im Bereich der Vorderwand so am besten zur Darstellung. In dieser Projektion ergeben sich auch eine Seitenansicht der Atrioventrikulärklappen und die Trennung des linken Vorhofs vom linken Ventrikel, so daß man einen eventuellen Reflux an der Mitralklappe sehen kann. Die Projektion im zweiten schrägen Durchmesser wird zur Beurteilung des linksventrikulären Ausflußtraktes, des subvalvulären Aortenbereichs sowie der Bewegung des Septum interventriculare und der linksventrikulären Hinterwand benutzt. Die Kineangiographie ist für die Untersuchung des linksventrikulären Volumens, der Wandbewegung und der Leistung von großem Wert.

Nach Bestimmung von linksventrikulärer Muskelmasse und Volumen aus mono- oder biplanen Angiokardiogrammen lassen sich die endsystolischen und -diastolischen Volumina sowie die Auswurffraktion errechnen. Das Schlagvolumen ist die Differenz zwischen enddiastolischem und endsystolischem Volumen, die Auswurffraktion ist das Verhältnis von Schlagvolumen zu enddiastolischem Volumen. Das normale Herz wirft unter Ruhebedingungen 50–60% seines enddiastolischen Volumens mit jeder Systole aus.

Aorta: Eine Aortenregurgitation wird am besten durch eine Kontrastmittelinjektion in die Aorta ascendens in 60° LAO- oder linkslateraler Projektion dargestellt. Aortopulmonale Fenster, Koarktationen der Aorta, offener Ductus arteriosus und Aortendissektion werden ebenfalls mit Hilfe des Aortenangiokardiogramms diagnostiziert.

Koronararterien: Indikationen für Durchführung einer Koronarangiographie umfassen 1. instabile Angina pectoris (einschließlich der Postinfarktangina, die entweder nicht oder nur teilweise durch eine geeignete medikamentöse Therapie gebessert werden kann),

2. atypische Brustschmerzen, 3. Aortenstenosen, für die ein Aortenklappenersatz in Frage kommt, insbesondere bei Patienten mit Angina pectoris oder Synkope in der Vorgeschichte und 4. Herzinsuffizienz unklarer Ursache, möglicherweise durch ein linksventrikuläres Aneurysma verursacht. S. Herzkatheterisierung, oben, zur weiteren Diskussion.

3. GENERALISIERTE HERZ-KREISLAUF-KRANKHEITEN

Arteriosklerose; Atherosklerose

Arteriosklerose ist eine allgemeine Bezeichung für eine Reihe von Blutgefäßkrankheiten, *bei denen die arterielle Wand verdickt ist und an Elastizität verliert.* Hier ist die Atherosklerose die wichtigste Erkrankung; auch die **Mönckeberg-Arteriosklerose** und die **Arteriolosklerose** gehören dazu.

Prävalenz und Epidemiologie

In den USA und den meisten westlichen Ländern sind Gefäßkrankheiten die Hauptursache für die Morbidität und Mortalität, weil sie Auswirkungen auf Gehirn, Herz, Nieren, Extremitäten und andere wichtige Organe haben, mit fast einer Million Todesfälle in den USA 1986 (doppelt so viele wie vom Krebs verursacht und zehnfach so viele wie durch Unfälle verursacht). Trotz des Fortschrittes bei der Prävention und Behandlung der koronaren Herzerkrankung, die zu einer Reduktion von 23,3% der altersangepaßten Todesrate zwischen 1977 und 1987 geführt hat, verbleiben die arteriosklerotische Herzerkrankung und der Schlaganfall als die häufigsten Todesursachen. Die Mortalität durch die koronare Herzerkrankung bei weißen Männern im Alter zwischen 25 und 34 Jahren beträgt 1:10000, in der Altersgruppe 55 bis 64 Jahre ist sie nahezu 1:100. Diese Altersabhängigkeit kann eine Folge der Zeit, die für die Entstehung der Gefäßläsionen erforderlich ist, oder eine Folge der Dauer der Exposition gegenüber den Risikofaktoren sein. Im Alter zwischen 35 und 44 Jahren ist die Todesrate infolge der koronaren Herzerkrankung unter den weißen Männern 6,1mal größer als unter den Frauen. Bei Nichtweißen ist dieser Geschlechtsunterschied aus ungeklärten Gründen weniger deutlich.

Die Hauptrisikofaktoren der Atherosklerose sind:

1. **Hypertonie** (siehe weiter unten), 2. erhöhte **Serum-Lipide** (erhöhte Lipoproteine niedriger Dichte [LDL] und reduzierte Spiegel von Lipoproteinen hoher Dichte [HDL] *(s. Kap. ERN, 7., Anomalien im Fettstoffwechsel)*, 3. **Zigarettenrauchen,** 4. **Diabetes mellitus,** 5. **Übergewicht** *(s. Kap. ERN, 5.,)* und 6. **männliches Geschlecht** und 7. eine **Familienanamnese mit Vorkommen von Arteriosklerose.** Weitere Risikofaktoren sind vermutlich unter anderem körperliche Inaktivität und höheres Alter. Die Prävalenz der klinischen Manifestationen der Arteriosklerose nimmt bei **Frauen nach der Menopause** zu und nähert sich der der altersgleichen Männer. Obwohl **Persönlichkeitsstruktur** als Risikofaktor vorgeschlagen worden ist, ist ihre Bedeutung noch kontrovers.

Pathologie und Pathogenese

Die **Arteriosklerose** tritt generalisiert auf. Kleine muskuläre Arterien oder Arteriolen (Arteriolosklerose) genauso wie große Gefäße entwickeln eine Hypertrophie der Media und eine subintimale Fibrose mit hyaliner Degeneration. Diese Veränderungen können Arterien und Arteriolen der Mikrozirkulation betreffen. Während des Alterungsprozesses entwickeln sich eine Fibrose und eine Verdickung der Intima zusammen mit einem Schwächerwerden und einer Unterbrechung der elastischen Lamellen in den Wänden der großen Arterien (z.B. der

Aorta und ihrer großen Äste). Die Media (eine glatte Muskulaturschicht) atrophiert bis zu einem gewissen Grad, und dadurch kommt es zu einer Erweiterung des Lumens der Aorta oder einer oder mehrerer ihrer Äste **(Ektasie)** Es mehren sich die Hinweise, daß dieser Ermüdungsprozeß und die nachfolgende Formation von Ektasien und Aneurysmen eine genetische Basis haben. Es findet eine diffuse leichte Verkalkung statt, die zu einem generalisierten Elastizitätsverlust im Bereich der Gefäßwand führt. Hämodynamisch kommt es zu einer Vergrößerung der Blutdruckamplitude, und der systolische Druck steigt. In den späteren Jahren kommt es zu einer fleckigen Degeneration im Bereich der glatten Muskulatur der Media, in einigen Gebieten entwickeln sich perlenartige verkalkte Läsionen, und eine schwere Verkalkung entwickelt sich **(Mönckeberg-Sklerose).**

Das Lumen der Arteria ist häufig normal oder größer als normal. Es können sich jedoch Verletzungen der Intima oder Ulzerationen entwickeln, denen eine Thrombusbildung, eine Embolie oder ein kompletter Verschluß folgen. Die Arteriosklerose befällt mittlere und große Arterien und ist durch fleckförmige, intramurale Verdickung des Gewebes unter der Intima charakterisiert, welche in das arterielle Lumen vordringt und in ihrer schwersten Form Obstruktionen verursacht. Die atherosklerotische Plaque besteht aus einer Ansammlung von intrazellulären und extrazellulären Lipiden, glatten Muskelzellen, Bindegewebe und Glykosaminoglykanen. Die früheste Läsion der Atherosklerose ist der **Fettstreifen** (bestehend aus fettbeladenen Schaumzellen, welche Makrophagen entsprechen, die als Monozyten aus der Zirkulation in die subepitheliale Schicht der Intima eingewandert sind), welche sich zur **fibrösen Plaque** entwickelt (bestehend aus intimalen glatten Muskelzellen, die von Bindegewebe und intrazellulärem und extrazellulärem Fett umgeben sind).

Atherosklerotische Gefäße haben eine reduzierte systolische Dehnbarkeit und eine abnorm beschleunigte Pulswellenfortleitung. Arteriosklerotische Arterien bei hypertensiven Patienten haben auch eine reduzierte Elastizität, die noch weiter zurückgeht, wenn sich die Atherosklerose entwickelt. Der Diabetes mellitus ist mit einer verfrühten und ausgedehnten Entwicklung der Atherosklerose zum Teil durch eine generalisierte metabolische Störung, die die Dyslipidämie und Glykosylierung des Bindegewebes einschließt, verbunden *(s. Diabetische atherosklerotische Erkrankung, unten).* Hauptsächlich zwei Hypothesen wurden vorgeschlagen, um die Pathogenese der Atherosklerose zu erklären: die Lipidhypothese und die Hypothese des chronischen Endothelschadens.

Die **Lipidhypothese** postuliert, daß eine Erhöhung der Plasma-LDL eine Penetration der LDL in die Gefäßwand ergibt, was zu einer Lipidansammlung in glatten Muskelzellen und in Makrophagen (Schaumzellen) führt. Die LDL erhöht die Hyperplasie der glatten Muskelzellen als Ergebnis von Wachstumsfaktoren. In der Gegenwart von Epithelzellen werden LDL oxidiert und erwerben so Eigenschaften, die ihre Atherogenität erhöhen. So sind oxidierte LDL chemotaktisch für Monozyten und sind damit verantwortlich für deren frühes Erscheinen in den Fettstreifen und ihre Retention im subintimalen Kompartiment als Makrophagen. Oxidierte LDL sind ebenso zytotoxisch für Endothelzellen und könnten damit für deren Verlust bei fortgeschritten Läsionen verantwortlich sein.

An Affen, die cholesterinreich ernährt wurden, wurde ein Atherosklerosemodell studiert. Innerhalb von 2 Wochen wurde eine Hypercholesterinämie herbeigeführt, die Monozyten lagerten sich auf der Oberfläche der arteriellen Endothelien an, wanderten unter die Endothelien und häuften Fett an (deswegen Schaumzellen). Proliferierende glatte Muskelzellen sammelten ebenfalls Fett an. Mit Vergrößerung der fibrösen Plaques und Verlust von Endothelien wird das subendotheliale Gewebe dem Blut ausgesetzt, Blutplättchen aggregieren, und wandständige Thromben bilden sich. An Stellen der Plättchenablagerungen kommt es zu einer weiteren Proliferation glatter Muskelzellen in der Intima.

Die **Hypothese des chronischen Endothelschadens** postuliert, daß eine Schädigung des Endothels zu einem Verlust von Endothelien, der Adhäsion von Plättchen auf den freigelegten Subendothelien mit Plättchenaggregation, Chemotaxis von Monozyten und T-Lymphozyten und der Freisetzung von Plättchen und monozytären Wachstumsfaktoren führt. Letztere führt zu einer Migration glatter Muskelzellen aus der Media in die Intima, wo sie sich vermehren, Bindegewebe und Proteoglykane synthetisieren und die fibrösen Plaques bilden. Andere Zellen, darunter Makrophagen, Endothelzellen und glatte Muskelzellen, bilden ebenso Wachstumsfaktoren, die zu einer Hyperplasie der glatten Muskelzellen beitragen können.

Beide Hypothesen sind miteinander verbunden und schließen sich nicht gegenseitig aus. Modifiziertes LDL ist zytotoxisch gegenüber kultivierten Endothelzellen und kann einen Epithelschaden hervorrufen, der Makrophagen anlockt und das Wachstum glatter Muskelzellen stimuliert. Modifizierte LDL hemmen die Beweglichkeit von Makrophagen stark, so daß sie gefangen werden können, sobald sie als Schaumzellen den subepithelialen Raum erreichen. Regenerierende Endothelien (nach deren Schädigung) erhöhen die Aufnahme von LDL aus dem Plasma.

Das Wachstum der arteriosklerotischen Plaques und die Auflagerung von Thromben: Die arteriosklerotische Plaque kann langsam, über Jahre größer werden und eine hochgradige Stenose oder totalen Verschluß hervorrufen. Mit der Zeit wird die Plaque kalzifiziert und kann auch letztlich einreißen oder geschwürig aufbrechen. Damit wird sein Inhalt dem fließenden Blut ausgesetzt. Die rupturierte Plaque stimuliert die Thrombose, die Thromben können embolisieren, das Lumen rasch verschließen, oder sie werden in die Plaque aufgenommen und führen dadurch zu einer Verdickung und zum Verschluß.

Symptomatik und Diagnostik

Charakteristischerweise verläuft die Atherosklerose bis zum Auftreten einer kritischen Stenose, Thrombose, eines Aneurysmas oder bis zum Auftreten einer Embolie stumm. Anfangs geben die Symptome und die klinischen Zeichen den unzureichenden Blutfluß zum versorgten Gewebe bei zunehmendem Blutbedarf wieder (z.B. bei Belastung Angina pectoris, Claudicatio intermittens). Die Symptome können sich allmählich entwickeln, wenn das Atherom langsam das Gefäßvolumen einengt. Wenn eine Hauptarterie jedoch akut durch eine Thrombose, eine Embolie, ein Aneurysma dissecans oder ein Trauma verschlossen wird, können die Symptome dramatisch sein. Die klinischen Befunde treten distal der Obstruktion in vom betroffenen Gefäß versorgten Gewebsbezirken auf. Spezifische ischämische Krankheitsbilder in Abhängigkeit von der Verschlußstelle werden in *Kap. HKR, 4., 6., 7. und NEU, 7.* beschrieben.

Hyperlipidämie *(s. Kap. ERN, 7., Störungen des Lipid-Stoffwechsels).* Häufiger Grund zur klinischen Untersuchung sind die Symptome einer vorzeitigen, obliterierenden, atheromatösen Erkrankung der Arterien, die das Gehirn (transitorische ischämische Attacken oder Schlaganfall), das Herz (Angina pectoris oder Myokardinfarkt), den Darm oder die unteren Extremitäten (Claudicatio intermittens bei Männern oder Frauen unter 45 Jahren) befällt.

Xanthome im Bereich der Hautfalten an Händen, Ellenbogen oder Sehnenscheiden und Xanthelasmen sind manchmal mit der Hyperlipidämie vergesellschaftet und sollten den Arzt zu weiteren Untersuchungen veranlassen. Rezidivierende Anfälle von akuter Pankreatitis, mit oder ohne Alkoholismus, lassen an eine Hypertriglyzeridämie denken. Bei Hyperlipidämie in der Familienanamnese oder bei kardiovaskulärer Erkrankung unter dem 60. Lebensjahr besteht eine Indikation zur Untersuchung.

Prävention und Epidemiologie der Arteriosklerose

Der effektivste Weg, um kardiovaskuläre und zerebrovaskuläre Komplikationen einer arteriellen Thrombose zu vermeiden, ist, der Arteriosklerose vorzubeugen. Reversible Risikofaktoren für die Atherosklerose sind Hypercholesterinämie, Hypertonie, Zigarettenrauchen, Fettsucht und Bewegungsmangel.

Cholesterin und Fette: Der Zusammenhang des Gesamt-Cholesterins und des LDL-Cholesterins mit dem Risiko einer koronaren Herzerkrankung (KHK) ist direkt und von seiner

Höhe abhängig. Die HDL sind mit der KHK in umgekehrter Beziehung korreliert. Die tatsächlichen Gründe für ein reduziertes HDL sind Zigarettenrauchen, Fettsucht, Bewegungsmangel, Androgene und ähnliche Steroide (einschließlich der Anabolika), Beta-Blocker, Hypertriglyzeridämie und genetische Faktoren. Eine Gewichtsreduktion und zunehmende körperliche Betätigung erhöhen die HDL-Spiegel.

Der Cholesterinspiegel und die Prävalenz der KHK werden von Umweltfaktoren beeinflußt (einschließlich der Diät), deshalb weisen Einwanderer aus einem Land mit einer niedrigen KHK-Prävalenz und niedrigem Serum-Cholesterinspiegel, die in ein Land mit hoher KHK-Prävalenz kommen und sich in ihren Eßgewohnheiten anpassen, eine Erhöhung von Serum-Cholesterinspiegel und den Raten von KHK auf. Über 20 randomisierte Studien beweisen, daß die Verminderung des LDL-Cholesterins zu einer Verlangsamung oder Umkehrung des Fortschreitens der KHK und einer Verminderung koronarer Ereignisse führt. Die Verminderung des Gesamt-Cholesterins verlangsamt das Fortschreiten der KHK ebenfalls (durch Angiographien nachgewiesen) bei Patienten mit arteriellen Bypasses und bei Patienten mit erhöhtem LDL-Cholesterin. Der Nutzen des verminderten LDL-Cholesterins ist am höchsten bei Patienten mit anderen Risikofaktoren, z.B. Rauchern und Hypertonikern. Näheres zum Screening und zur Behandlung von milder, mäßiger oder starker Hypercholesterinämie wird unter dem *Kap. ERN, 7., Anomalien des Fettstoffwechsels*, diskutiert.

Zigarettenrauchen erhöht das Risiko peripherer arterieller Verschlußerkrankung, koronarer Herzerkrankung, zerebrovaskulärer Erkrankung und des Verschlusses von Gefäßprothesen nach rekonstruktiven arteriellen Operationen. Rauchen ist besonders gefährlich bei Personen mit schlechtem kardiovaskulärem Risikoprofil. Es besteht eine Dosisabhängigkeit zwischen dem Risiko der KHK und der Zahl der täglich gerauchten Zigaretten. Personen, die mit dem Rauchen aufhören, haben nur das halbe Risiko von Personen, die mit dem Rauchen fortfahren, gleichgültig wie lange sie geraucht haben. Das Aufgeben des Rauchens reduziert auch die Mortalität nach einer aorto-koronaren Bypass-Operation, reduziert die Morbidität und Mortalität bei Patienten mit peripherer vaskulärer Verschlußerkrankung und vermindert die Mortalität bei Patienten nach einem Myokardinfarkt.

Zigarettenrauchen vermindert die HDL, erhöht die LDL, steigert den Kohlenmonoxidgehalt (und könnte so zu einer endothelialen Hypoxie führen), es erhöht die Plättchenadhäsivität und erhöht die Plasmafibrinogenkonzentration und den Hämatokrit, was zu einer Viskositätszunahme des Blutes führt. Ein **hoher Blutdruck** ist ein Risikofaktor für einen Schlaganfall, einen Myokardinfarkt und Herz- und Niereninsuffizienz. Die Behandlung von Patienten mit erhöhtem Blutdruck reduziert die Häufigkeit von Schlaganfall und die Gesamtmortalität, der Effekt auf koronare Ereignisse ist weniger geklärt. Metaanalysen aller Studien mit Blutdruckerniedrigung zeigen eine Reduktion des Risikos von Schlaganfällen von 40%, des Myokardinfarktes von 8% und kardiovaskulärer Mortalität von 10%. Regelmäßige körperliche Bewegung führt zu einer niedrigeren Inzidenz von Myokardinfarkt und Todesfällen, aber es ist ungewiß, ob der Zusammenhang kausal ist oder nur darauf hinweist, daß gesunde Personen sich eher regelmäßig körperlich bewegen. Regelmäßige körperliche Bewegung erhöht die HDL und kann den Blutdruck senken. In manchen, aber nicht allen Studien fand man, daß die **Fettsucht,** und zwar speziell die Stammfettsucht bei Männern, ein unabhängiger Risikofaktor für die koronare Herzerkrankung ist.

Bewegungsarmut: Eine Anzahl randomisierter Studien zeigte, daß eine regelmäßige körperliche Bewegung die klinische Manifestation der koronaren Herzerkrankung bei Hochrisikopatienten vermindert.

Behandlung

Die Behandlung der Atherosklerose richtet sich nach ihren Komplikationen, wie Angina pectoris, Herzinfarkt, Herzrhythmusstörungen, Herzinsuffizienz, Nierenversagen, Apoplex und peripheren Gefäßverschlüssen. Im einzelnen werden sie in den entsprechend bezeichneten Abschnitten besprochen.

Diabetische Arteriosklerose

(s. a. Kap. END, 7.)

Beim Diabetes mellitus werden drei verschiedene Formen vaskulärer Erkrankungen beobachtet: 1. die **diabetische Mikroangiopathie;** sie ist durch eine diffuse Verdickung der Basalmembran im Bereich der Kapillargefäße sowie durch Mikroaneurysmen gekennzeichnet; 2. die **Erkrankung der Arteriolen,** häufig mit der Hypertonie auftretend, und 3. die **Atherosklerose,** die hauptsächlich die großen und größeren Arterien betrifft. Die Diskussion in diesem Abschnitt beschränkt sich auf die Atherosklerose. Die Erkrankung der kleinen Gefäße und andere Gesichtspunkte werden in *Kap. END, 7. Diabetes mellitus,* besprochen. Histopathologisch läßt sich kein Unterschied zwischen diabetischen und nichtdiabetischen atherosklerotischen Veränderungen nachweisen, jedoch findet sich die Atherosklerose bei Diabetikern häufiger (zwischen 2- und 6fach) und kommt bei Männern und Frauen vor. Man schätzt, daß statistisch gesehen bei Diabetikern periphere Gefäßkrankheiten 11mal häufiger und 10 Jahre früher auftreten als bei Nichtdiabetikern. Zu einer Gangrän kommt es etwa 50mal häufiger bei diabetischen Männern über 40 Jahre im Vergleich zu Nichtdiabetikern und 70mal häufiger bei den Frauen in dieser Altersgruppe. Bei diabetischen Frauen ist die koronare Herzkrankheit häufiger und die Lebenserwartung geringer, verglichen mit Nichtdiabetikerinnen. Bei nichtdiabetischen Patienten sind meist die größeren Gefäße, wie die aortoiliakalen oder femoropoplitealen Arterien, betroffen, wobei die Beingefäße relativ verschont bleiben. Im Gegensatz dazu sind bei den diabetischen Patienten die Unterschenkelarterien und die Arterien der Zehen häufiger betroffen.

Bei den diabetischen Gefäßkrankheiten bestehen ungeklärte geographische Unterschiede. Manche Gruppen von Diabetikern in Israel, Nordafrika und im Mittleren Osten weisen ein niedrigeres Vorkommen der koronaren Herzkrankheit auf. Ähnlich haben japanische Diabetiker ein niedriges Vorkommen der Arteriosklerose, einschließlich der peripheren arteriellen Verschlußkrankheit.

Etwa 37% der Männer und 42% der Frauen mit koronarer Herzkrankheit, bei denen kein Diabetes mellitus bekannt war, zeigen einen pathologischen Glukosetoleranztest. Die Ursache der häufigen Atherosklerose beim Diabetes mellitus ist ungeklärt, und die Beziehung zum Blutzuckerspiegel scheint unabhängig von gleichzeitig bestehender Hypercholesterinämie und Hypertonie zu sein. In einigen Untersuchungen hat man eine Korrelation zwischen Hyperglykämie und Hypertriglyzeridämie gefunden, jedoch stehen dem die Ergebnisse anderer Studien entgegen.

Insulinpflichtiger und nichtinsulinpflichtiger Diabetes mellitus zeigt ein erhöhtes Risiko von arteriosklerotischen und kardiovaskulären Krankheiten. Der genaue Mechanismus ist unbekannt. Ein möglicher Grund der Arteriosklerose bei Diabetikern umfaßt die Hyperglykämie und ihre Effekte auf die Glykosylierung von Proteinen, die Hyperinsulinämie (welche einen epidemiologischen Zusammenhang mit der Atherosklerose aufweist) und die Dyslipoproteinämie. Darüber hinaus sind eine zunehmende Plättchenaggregation und eine Verminderung der Plasminogenaktivatoraktivität bei hypoglykämischen Zuständen nachgewiesen. Darüber hinaus gibt es Hinweise, daß die Hyperinsulinämie zu einer erhöhten Cholesterinsynthese der arteriellen glatten Muskelzellen führt und ihre Proliferation anregt.

Symptomatik

Die periphere arterielle Verschlußkrankheit des Diabetikers manifestiert sich normalerweise durch die **Ischämie,** die oft durch eine **Neuropathie** und eine **Infektion** kompliziert ist. Der Fuß des Diabetikers ist für jede Art von Traumatisierung anfällig, dabei sind die Ferse und die knöchernen Vorsprünge ganz besonders vulnerabel. Häufig sind Infektion und Gangrän die Folge. Die spezifischen Symptome entsprechen denen der arteriellen Verschlußkrankheit *(s. weiter unten sowie Kap. HKR, 7.)*, mit dem Unterschied jedoch, daß häufig der Schmerz fehlt.

Die klinische Manifestation der diabetischen **Neuropathie,** welche wie erwähnt die arterielle Verschlußkrankheit komplizieren kann, umfaßt Sensibilitätsstörungen, Fußsohlengeschwüre, trophische Hautschädigungen und Geschwüre, Beteiligung des autonomen Nervensystems (Anhidrose, Gefäßdilatation, Ödem, Erythem, Atrophie der Haut und des subkutanen Gewebes) sowie die neuropathische oder Charcot-Arthropathie, eine schmerzlose, degenerative Gelenkerkrankung, bei der hauptsächlich die tarsometatarsalen und metatarsophalangealen Gelenke betroffen sind. Bei **Infektionen** kommt es häufig zu einem gleichzeitigen Auftreten von pyogenen Keimen und Pilzbefall. Häufig liegt primär eine mykotische Infektion vor, die zu feuchten Interdigitalläsionen, Rissen, Spalten und Ulzerationen führt, die dann eine sekundäre bakterielle Invasion begünstigen. Häufig kommt es auch durch Manipulation an einem eingewachsenen Zehennagel, einer Fußsohlenverhornung oder einem Hühnerauge zur Infektion. Daraus kann sich eine Gewebsentzündung, eine Lymphangiitis und ein Übergreifen auf tieferes Weichteilgewebe mit Abszeßbildung, Osteomyelitis und Gangrän entwickeln. Beim Diabetiker sind Infektionen und Gangrän infolge der Neuropathie relativ schmerzlos. Eine Osteomyelitis der kleinen Knochen heilt jedoch meist nicht mehr.

Hypertonie

Arterielle Hypertonie

Erhöhung des systolischen und/oder diastolischen Blutdrucks, entweder primär (essentielle Hypertonie) oder sekundär.

Ätiologie und Pathogenese

Die Ätiologie der primären oder essentiellen Hypertonie ist nicht bekannt, und es erscheint unwahrscheinlich, daß eine einzelne Ursache die verschiedenen hämodynamischen und pathophysiologischen Veränderungen, die unter der Rubrik „essentielle" Hypertonie zusammengefaßt werden, erklären kann. Unzweifelhaft prädisponiert die Vererbung bestimmte Patienten zum Hochdruck, aber der exakte Mechanismus ist nicht klar. Isolierte, perfundierte Nieren von salzempfindlichen Dahl-Ratten können Wasser oder Salz nicht so rasch ausscheiden wie die von salzunempfindlichen Dahl-Ratten, und dies ist bereits der Fall, bevor sich ein Hochdruck entwickelt hat. Umweltfaktoren wie das mit der Nahrung aufgenommene Salz, Übergewicht und Streß scheinen nur bei dazu genetisch disponierten Individuen wirksam zu sein.

Was immer die verantwortlichen pathogenetischen Mechanismen sein mögen, müssen sie entweder über eine Vasokonstriktion zu einem erhöhten, peripheren Gesamtgefäßwiderstand oder zu einem erhöhten Herzzeitvolumen oder zu beidem führen, weil sich der Blutdruck aus dem Herzzeitvolumen, multipliziert mit dem Widerstand, ergibt. Obwohl allgemein behauptet wird, daß eine Vermehrung des intra- und extravaskulären Flüssigkeitsvolumens manchmal eine Rolle spielt, so kann dies doch nur zu einem erhöhten Blutdruck führen, indem entweder das Herzzeitvolumen (durch einen erhöhten venösen Rückfluß zum Herzen) erhöht wird oder indem über eine Vasokonstriktion der periphere Gefäßwiderstand ansteigt. Beide Mechanismen können eine Rolle spielen, häufig wird jedoch ein solcher Effekt nicht beobachtet. Das sympathische Nervensystem und das Renin-Angiotensin-Aldosteron-System haben im Zentrum der Aufmerksamkeit bei der Erforschung der Pathophysiologie der Hypertonie gestanden, denn beide können sowohl das Herzzeitvolumen als auch den peripheren Gefäßwiderstand steigern.

Das sympathische Nervensystem: Maßnahmen, die das sympathische Nervensystem stimulieren, wie z.B. Kältetests, das Valsalva-Manöver und Rechenaufgaben, erhöhen den Blutdruck, wobei diese Steigerung normalerweise bei bereits an Hochdruck erkrankten Patienten bzw. prähypertensiven Patienten deutlicher ausfällt als an normotensiven Personen. Ob diese Überempfindlichkeit im sympathischen Nervensystem lokalisiert ist oder im Myokard und in der glatten Gefäßmuskulatur, die von ihm innerviert wird, ist nicht bekannt, sie kann jedoch häufig bereits entdeckt werden, bevor sich ein manifester Hypertonus entwickelt. Es ist gut bekannt, daß eine erhöhte Ruhepulsfrequenz, die ein Ausdruck einer erhöhten Aktivität im sympathischen Nervensystem ist, auf eine sich in der Folge entwickelnde Hypertonie hinweist. Einige, keinesfalls jedoch alle Hypertoniker haben in Ruhe erhöhte Plasmakatecholaminspiegel.

Zur Behandlung der primären Hypertonie werden häufig Medikamente eingesetzt, die die Aktivität des sympathischen Nervensystems dämpfen. Dies kann jedoch nicht als wirklicher Beweis dafür genommen werden, daß das sympathische Nervensystem tatsächlich ein ursächlicher Faktor bei der primären Hypertonie ist. Bei hochdruckkranken Patienten unterstützen die Baro-Reflexe eher den Hochdruck, als daß sie ihm entgegenarbeiten, ein Phänomen, das als „Sollwertverstellung des Baro-Reflexes" bekannt ist; dies könnte jedoch durchaus eine Folge und nicht die Ursache des Hochdrucks sein. Eine Hypertonie kann in Tieren durch eine Stimulation der vasomotorischen Zentren erzeugt werden. Einige hypertensive Patienten haben eine gestörte Speicherung von Noradrenalin, was zu erhöhten Spiegeln im Kreislauf führt.

Das Renin-Angiotensin-Aldosteron-System: Der juxtaglomeruläre Apparat ist an der Steuerung des Blutvolumens und Blutdruckes beteiligt. Renin, ein proteolytisches Enzym, das in den Granula der Zellen des juxtaglomerulären Apparates synthetisiert wird, katalysiert die Umwandlung von Angiotensinogen (ein Plasmaprotein) zu Angiotensin I, einem Dekapeptid. Dieses inaktive Produkt wird durch ein Konversionsenzym, das sich vor allem in der Lunge, aber auch in der Niere und im Hirn findet, zu Angiotensin II, einem Oktapeptid, gespalten, das dann einen potenten Vasokonstriktor darstellt und außerdem die Freisetzung von Aldosteron stimuliert. Im Blutkreislauf findet man außerdem das des-ASP-Heptapeptid (Angiotensin III). Dieser Stoff ist bezüglich der Freisetzung von Aldosteron genauso wirksam wie das Angiotensin II, hat jedoch viel weniger blutdrucksteigernde Wirkung. Die Renin-Sekretion wird mindestens von vier Mechanismen kontrolliert, die sich jedoch gegenseitig nicht ausschließen: 1. ein Rezeptor im Nierengefäßbett, der offensichtlich auf Wandspannungsänderungen der afferenten Arteriole reagiert; 2. ein Rezeptor in der Macula densa, der offensichtlich Änderungen im Fluß oder in der Konzentration von Kochsalz im Bereich des distalen Tubulus wahrnimmt; 3. es besteht ein negativer Feedback-Mechanismus des zirkulierenden Angiotensins auf die Renin-Sekretion; 4. stimuliert das sympathische Nervensystem mittels Beta-Rezeptoren über die Nierennerven die Renin-Sekretion.

Die Plasma-Renin-Aktivität **(PRA)** ist bei Patienten mit primärer Hypertonie gewöhnlich normal, kann aber bei etwa 25% supprimiert sein und bei anderen (etwa 15%) erhöht. Die Hypertension geht bei Schwarzen und älteren Personen mit höherer Wahrscheinlichkeit als bei Weißen und jungen Patienten mit erniedrigten Renin-Spiegeln einher. Die fortgeschrittene (maligne) Phase der Hochdruckkrankheit wird gewöhnlich von einer erhöhten PRA begleitet. Während allgemein akzeptiert wird, daß das Angiotensin für den renovaskulären Hochdruck verantwortlich ist, zumindest in der frühen Phase, so herrscht keine Übereinstimmung darüber, inwieweit das Renin-Angiotensin-Aldosteron-System eine Rolle bei Patienten mit einer primären Hypertonie spielt, selbst nicht bei denen mit einer hohen PRA.

Die **Mosaik-Theorie** behauptet, daß die Verstärkung durch zahlreiche Faktoren einen erhöhten Blutdruck unterhält, obwohl ursprünglich nur die Abweichung eines einzelnen dafür verantwortlich war, z.B. die Interaktion zwischen dem sympathischen Nervensystem und dem Renin-Angiotensin-Aldosteron-System. Die sympathische Innervation des juxtaglomerulären Apparates in der Niere setzt Renin frei, zum anderen stimuliert Angiotensin autonome Zentren im Gehirn, die dann zu einer erhöhten sympathischen Aktivität führen. Angiotensin stimuliert auch die Produktion von Aldosteron, das zu einer Natrium-Retention führt, und ein Überschuß an intrazellulärem Natrium verstärkt die Reaktivität der glatten Gefäßmuskulatur auf Reize des sympathischen Nervensystems. Dies ist der Grund, warum es so schwierig ist, die relativen Anteile des autonomen Nervensystems und des Renin-Angiotensin-Aldosteron-Systems bei der Entstehung des primären Hochdruckes zu trennen.

Hochdruck erzeugt Hochdruck. Wenn eine Hypertonie für längere Zeit aus einem klar erkennbaren Grund bestanden hat (z. B. die Katecholamin-Freisetzung von einem Phäochromozytom, erhöhte Renin- und Angiotensin-Spiegel durch eine Nierenarterienstenose oder die Freisetzung von Aldosteron aus einem Nebennierenrinden-Adenom), dann kommt es oft zu einer Beteiligung anderer Mechanismen. Strukturelle Änderungen in den Arteriolen, verursacht durch einen länger bestehenden Hypertonus, verändern das Kaliber und das Lumen dieser Gefäße, und so kommt es zu einem erhöhten peripheren Gefäßwiderstand. Ist das Lumen eines Gefäßes bereits durch eine hypertrophierte glatte Muskulatur in der verdickten Wand eingeengt, so kann eine auch nur geringe Anspannung dieser Muskulatur das bereits eingeengte Lumen in einem viel größeren Ausmaß verkleinern, als wenn der Muskel und das Lumen noch normal wären. Das kann der Grund sein, warum nach einer länger bestehenden Hypertonie eine Operation der den Hochdruck ursprünglich auslösenden Ursache diesen nicht unbedingt wieder beseitigt.

Verschiedene Faktoren: Bei einigen Formen des Hochdruckes beim Menschen und auch in einigen Tiermodellen ist ein gestörter Natriumtransport durch die Zellmembran beschrieben worden. Hier handelt es sich um einen Defekt oder eine Hemmung der Natrium-Kalium-Pumpe (Na^+-K^+-ATPase) oder um eine erhöhte Permeabilität für Natrium. Dies führt zu einem erhöhten intrazellulären Natriumbestand, der die Zelle für eine sympathische Stimulation empfindlicher macht. Da Kalzium dem Natrium folgt, wird angenommen, daß die Ansammlung von intrazellulärem Kalzium und nicht des Natriums selber für eine erhöhte Empfindlichkeit gegenüber einer sympathischen Stimulation ist. Die Na^+-K^+-ATPase könnte für ein Zurückpumpen des Noradrenalins zurück in die Neuronen des Sympathikus verantwortlich sein, das zu einer Inaktivierung dieser Substanz führt. So ist es vorstellbar, daß eine Inhibition dieses Mechanismus den Effekt von Noradrenalin verstärkt. Ein gestörter Natriumtransport ist bei normotensiven Kindern von hypertensiven Eltern beschrieben worden.

Statt des Zuviels eines Vasokonstriktors (z. B. Angiotensin oder Noradrenalin) könnte auch ein Zuwenig eines Vasodilatators für den Hochdruck verantwortlich sein. Man hat jetzt begonnen, das Kallikrein-System, das den potenten Vasodilatator Bradykinin produziert, zu untersuchen. Man hat erkannt, daß Extrakte aus dem Nierenmark gefäßerweiternde Substanzen enthalten einschließlich eines neutralen Lipids und eines Prostaglandins; ihr Fehlen aufgrund einer Nierenparenchymerkrankung oder einer bilateralen Nephrektomie würde einen Blutdruckanstieg erlauben. Ein auf die Natrium- und Wasserbilanz reagierender mäßiger Hochdruck ist für anephrische Tiere und Menschen charakteristisch (renoprive Hypertonie). Die Rolle der Prostaglandine bei der Blutdruckregulation und bei der Entwicklung des Hochdruckes wird im *Kap. PHA, 10.*, diskutiert.

Sekundäre Hypertonie ist mit bilateralen Nierenparenchymerkrankungen (z. B. chronischer Glomerulonephritis oder Pyelonephritis, polyzystischer Nierenerkrankung, Kollagenkrankheit der Nieren oder obstruktive Harnleiden) oder mit potentiell heilbaren Störungen, wie Phäochromozytom, Cushing-Syndrom, primärem Aldosteronismus, Hyperthyreoidismus, Myxödem, Koarktation der Aorta, Nierengefäßerkrankung und einseitiger Nierenerkrankung, vergesellschaftet. Sie kann auch mit der Einnahme oraler Kontrazeptiva und exzessivem Alkoholgenuß zusammenhängen.

Die mit einer chronischen Nierenparenchymerkrankung vergesellschaftete Hypertonie ist auf verschiedene Kombinationen zweier Mechanismen zurückzuführen, von denen der eine offenbar reninabhängig und der andere volumenabhängig ist. Bei den meisten Patienten mit Nierenparenchymerkrankung und Hypertonie läßt sich eine erhöhte Reninaktivität im peripheren Blut nicht nachweisen; bei diesen Patienten läßt sich durch eine gewissenhafte Beachtung der Flüssigkeitsbilanz der Blutdruck leicht kontrollieren.

Renovaskuläre Hypertonie (verursacht durch Verschluß einer Nierenarterie oder ihrer Äste) wird weiter unten besprochen, die **maligne Hypertonie (maligne Nephroangiosklerose)** in *Kap. NIE, 9.*

Vorkommen

Man schätzt, daß es in den USA mehr als 50 Mio. Hochdruckkranke gibt (systolischer Blutdruck ≥ 140 mmHg und/oder diastolischer ≥ 90 mmHg oder Einnahme von Antihypertonika). Die Hypertonie kommt bei den Schwarzen häufiger vor (38% der Erwachsenen) als bei den Weißen (29%) *(s. Tab. 6.)*, und die Morbidität und Mortalität ist bei den Schwarzen größer. Das Vorkommen der diastolischen Hypertonie nimmt mit dem Alter zu, mindestens bis zum 55. oder 60. Lebensjahr. Das Vorkommen einer isolierten systolischen Hypertonie (> 160 mmHg systolisch, < 90 mmHg diastolisch) nimmt mit dem Alter mindestens bis zum 80. Lebensjahr zu. Schließt man alle Personen mit einer isolierten diastolischen oder isolierten systolischen Druckerhöhung in das Kollektiv ein, so haben mehr als 50% aller schwarzen und weißen Personen über 65 Jahre einen Bluthochdruck. Die isolierte systolische Druckerhöhung ist sowohl bei den Weißen als auch bei den Schwarzen bei den Frauen häufiger als bei den Männern. Die Angaben über die Häufigkeit stammen überwiegend von großen Screening-Programmen und beruhen auf einer oder mehreren Blutdruckmessungen bei derselben Untersuchung. Daraus resultiert, daß diese Zahlen größer sind als die, die man gewinnt, wenn man den Blutdruck zu verschiedenen Zeitpunkten über eine gewisse Zeitperiode (mit Rückgang des Mitteldruckes) mißt. In 85–90% der Fälle handelt es sich um eine essentielle Hypertonie. In 5 oder 10% ist die Hypertonie Folge einer bilateralen Nierenparenchymerkrankung, und nur 1–2% der Fälle sind auf potentiell heilbare Erkrankungen zurückzuführen.

Tab. 6. Hypertonie[1]-Häufigkeit nach Geschlecht, Rasse und Alter (18–74 J.) in der zivilen, nichtausgesuchten Bevölkerung 1976–1980[2]

Alter	*Männer*			*Frauen*			*beide Geschlechter*		
	Weiße	*Schwarze*	*alle*	*Weiße*	*Schwarze*	*alle*	*Weiße*	*Schwarze*	*alle*
(J)	*(%)*	*(%)*	*(%)*	*(%)*	*(%)*	*(%)*	*(%)*	*(%)*	*(%)*
18–74	32,6	37,9	33,0	25,3	38,6	26,8	28,8	38,2	29,8
18–24	16,2	10,9	15,2	2,3	9,6	3,5	9,1	10,2	9,2
25–34	21,1	23,2	20,9	5,7	15,3	6,9	13,3	18,8	13,7
35–44	26.4	44,2	28,4	16,6	37,0	19,3	21,3	40,1	23,7
45–54	42,6	55,2	43,7	36,3	67,4	39,1	39,4	61,7	41,3
55–64	51,4	66,3	52,6	50,0	74,3	52,6	50,6	70,7	52,6
65–74	59,2	67,1	60,2	66,2	82,9	67,5	63,1	76,1	64,3

[1] definiert als der Mittelwert von 3 Blutdruckmessungen ≥ 140 mmHg systolisch und/oder ≥ 90 mmHg diastolisch bei einer Gelegenheitsmessung oder bei Personen, die berichten, daß sie antihypertensive Medikamente einnehmen.

[2] Die Daten wurden von 1976–1980 im Rahmen des National Health and Nutrition Examination Survey erhalten („Hypertension – Vorkommen und Kenntnis, Behandlung und Kontrolle in den Vereinigten Staaten. Joint National Committee"). Hypertension 7: 457–468 (1985) mit Erlaubnis der American Heart Association Inc.

Pathologie

Im frühen Stadium der essentiellen Hypertonie finden sich keine pathologischen Veränderungen. Im Endstadium besteht eine generalisierte Sklerose im Bereich der Arteriolen. Dies zeigt sich besonders deutlich in den Nieren und wird durch Mediahypertrophie und Hyalinisation charakterisiert. Die Nephrosklerose ist das Kennzeichen der primären Hypertonie. Allmählich kommt es zur Ausbildung einer linksventrikulären Hypertrophie und eventuell zu einer

Dilatation. Atherosklerose im Bereich der Herzkranzgefäße, der Aorta, der Nieren-, Hirn- und peripheren Gefäße ist bei Hypertonikern häufiger und stärker ausgeprägt, da die Hypertonie die Atherogenese beschleunigt. Die Hypertonie ist ein bedeutenderer Faktor für den Schlaganfall als für die arteriosklerotische Herzkrankheit. Häufig findet man bei den Hypertonikern kleine Charcot-Bouchard-Aneurysmen an den durchtretenden Gefäßen, insbesondere im Bereich der Basalganglien, welche die Ursache für eine intrazerebrale Blutung sein können.

Die **maligne Hypertonie** wird durch ausgedehnte nekrotisierende Arteriolitis mit fibrinoiden Veränderungen und proliferative Endarteriitis, vor allem, jedoch nicht ausschließlich im Bereich der Nieren, charakterisiert *(s. Kap. NIE, 9.)*.

Hämodynamik

Nicht alle Patienten mit essentieller Hypertonie haben ein normales Herzzeitvolumen und einen erhöhten peripheren Widerstand. In der frühen labilen Phase der essentiellen Hypertonie finden sich ein erhöhtes Herzzeitvolumen und ein relativ dazu inadäquat normaler peripherer Widerstand. Nach einer gewissen Zeit steigt dann der periphere Widerstand an, und das Herzzeitvolumen wird wieder normal, vermutlich als Folge einer Autoregulation. Patienten mit hohen, fixierten diastolischen Drücken haben oft ein erniedrigtes Herzzeitvolumen. Die Rolle der großen Venen ist in der Pathophysiologie der primären Hypertonie weitgehend vernachlässigt worden, aber eine Venokonstriktion in der frühen Phase der Erkrankung kann zu einem gesteigerten Herzzeitvolumen beitragen.

Mit Anstieg des Blutdrucks fällt das Plasmavolumen in der Regel ab, obwohl einige Patienten mit essentieller Hypertonie ein erhöhtes Plasmavolumen haben. Unterschiedliche Änderungen der Hämodynamik, des Plasmavolumens und der PRA sind Hinweise dafür, daß die Entstehung der primären Hypertonie uneinheitlich ist oder daß in verschiedenen Stadien der Erkrankungen unterschiedliche Mechanismen eine Rolle spielen.

Die Nierendurchblutung nimmt allmählich ab, wenn der diastolische Blutdruck ansteigt und die Sklerose im Bereich der Arteriolen in Erscheinung tritt. Der Blutfluß in den Kranzgefäßen, in den Zerebralgefäßen und in der Muskulatur wird aufrechterhalten, wenn nicht gleichzeitig eine schwere Atherosklerose in diesen Gefäßabschnitten vorliegt. Die glomeruläre Filtrationsrate **(GFR)** bleibt bis ins späte Stadium der Erkrankung normal, infolgedessen steigt die Filtrationsfraktion an.

Bei der Hypertonie im Rahmen eines Phäochromozytoms, beim primären Hyperaldosteronismus, bei renovaskulären und Nierenparenchymerkrankungen ist, soweit keine Herzinsuffizienz vorliegt, das Herzzeitvolumen normal oder vermehrt und der periphere Widerstand normalerweise erhöht. Das Plasmavolumen ist bei der Hypertonie infolge eines primären Aldosteronismus oder einer Nierenparenchymerkrankung meist erhöht, bei Patienten mit Phäochromozytom ist es erniedrigt.

Die **systolische Hypertonie** (mit normalem diastolischem Druck) stellt keine einheitliche Erkrankung dar. Sie ist oft das Ergebnis eines gesteigerten Herzzeitvolumens oder Schlagvolumens (z. B. labile Phase der primären Hypertonie, Thyreotoxikose, AV-Fistel oder Aorteninsuffizienz). Beim älteren Menschen mit normalem oder erniedrigtem Herzzeitvolumen zeigt sie meist einen Elastizitätsverlust der Aorta und ihrer Hauptäste an („arteriosklerotische Hypertonie").

Symptomatik

Die primäre Hypertonie verläuft bis zum Auftreten von Komplikationen asymptomatisch. Auch dann sind die Symptome unspezifisch und ergeben sich als Folgeerscheinungen in den betroffenen Organen. Sie sind nicht pathognomonisch für die Hypertonie, da identische Symptome auch bei normotonen Personen auftreten können. Schwindel, Gesichtsrötung, Kopfschmerzen, Müdigkeit, Nasenbluten und Nervosität werden durch unkomplizierte Hypertonie nicht verursacht. Die Komplikationen umfassen Linksherzinsuffizienz, atherosklerotische Herzerkrankung, Blutungen, Exsudationen, Papillenödem und vaskuläre Komplikationen am Augenhintergrund, zerebrovaskuläre Insuffizienz, mit oder ohne Schlaganfall, sowie Nierenversagen. Die hypertensive Enzephalopathie infolge schwerer Hypertonie und Hirnödem findet man nur bei Patienten mit Hypertonie *(s. a. Kap. NEU, 7.)*.

Auf der Basis der Retinaveränderungen haben Keith, Wagener und Barker die Hypertonie in vier Gruppen unterteilt, die wichtige prognostische Bedeutung haben: Gruppe 1 – lediglich Konstriktion der Netzhautarteriolen; Gruppe 2 – Konstriktion und Sklerose der Netzhautarteriolen; Gruppe 3 – neben den vaskulären Veränderungen auch Hämorrhagien und Exsudationen; Gruppe 4 (maligne Hypertonie) – Papillenödem. Ein vierter Herzton und breite, gekerbte P-Wellenveränderungen im EKG gehören zu den frühesten Zeichen des hypertensiven Herzleidens. Echokardiographische und röntgenologische Zeichen einer linksventrikulären Hypertrophie können später sichtbar werden. Eine Aortendissektion oder ein blutendes Aortenaneurysma kann das erste Zeichen einer Hypertonie sein oder eine unbehandelte Hypertonie komplizieren. Polyurie, Nykturie, eingeschränkte Nierenkonzentrationsfähigkeit, Proteinurie, Mikrohämaturie, Zylindrurie und Stickstoffretention sind späte Manifestationszeichen der arteriolären Nephrosklerose.

Diagnostik

Die Diagnose der primären Hypertonie verlangt, daß man 1. nachweist, daß der systolische und diastolische Blutdruck für gewöhnlich, aber nicht notwendigerweise ständig höher als normal sind und 2. sekundäre Ursachen ausschließt. Mindestens jeweils zwei Blutdruckmessungen an drei verschiedenen Tagen sollten erfolgt sein, bevor man einen Patienten als hochdruckkrank deklariert. Bei Patienten mit geringfügig hypertonen Werten und insbesondere bei Patienten mit ausgeprägt labilem Blutdruck ist mehr als diese Mindestzahl an Blutdruckmessungen wünschenswert. Die obere Normgrenze des Blutdruckes liegt beim Erwachsenen bei 140/90 mmHg. Er liegt weit niedriger bei Säuglingen und Kindern *(s. Tab. 7.)*. Eine etwas höher gelegene Grenze, insbesondere für den systolischen Druck, ist bei Patienten jenseits des 60. Lebensjahres akzeptabel (wenngleich wahrscheinlich nicht normal). Sporadisch höhere Werte bei Patienten, die sich mehr als 5 Minuten ausgeruht haben, sprechen für eine Labilität des Blutdruckes, die einer fixierten Hypertonie vorausgehen kann. Der in der Praxis gemessene Blutdruck ist oft höher als der, der zu Hause oder bei anderer Gelegenheit ge-

Tab. 7. Klassifizierung der Hypertonie bei Kindern und Jugendlichen nach Altersgruppen

Altersgruppe		*≥ 95. Perzentile (mmHg)*		*≥ 99. Perzentile (mmHg)*
Neugeborene				
7 Tage	SBD	96	SBD	106
8–30 Tage	SBD	104	SBD	110
Kleinkinder	SBD	112	SBD	118
(2 J)	DBD	74	DBD	82
Kinder	SBD	116	SBD	124
(3–5 J)	DBD	76	DBD	84
Kinder	SBD	122	SBD	130
(6–9 J)	DBD	78	DBD	86
Kinder	SBD	126	SBD	134
(10–12 J)	DBD	82	DBD	90
Jugendliche	SBD	136	SBD	144
(13–15 J)	DBD	86	DBD	92
Jugendliche	SBD	142	SBD	150
(16–18 J)	DBD	92	DBD	98

SBD = Systolischer Blutdruck; DBD = Diastolischer Blutdruck
Aus: „Report of the Second Task Force on Blood Pressure Control in Children 1987." *Pediatrics* 79 (1); 1–25, 1987; kopiert mit Genehmigung von *Pediatrics*.

messen wird. Die Praxis- oder „white coat"-Hypertonie bezieht sich auf den Blutdruck, der unter Praxisbedingungen dauernd erhöht, aber sonst völlig normal ist.

Tab. 8. enthält das empfohlene Grund- und Minimalprogramm zur Beurteilung von Patienten mit leichter Hypertonie. Je schwerer die Hypertonie und je jünger der Patient, desto ausführlicher sollte die Durchuntersuchung sein. Ausscheidungsurogramm mit Frühaufnahmen, Nierenszintigraphie, Röntgenthoraxbild, EKG, Tests auf ein Phäochromozytom und die Erstellung eines Renin-Natrium-Profils sind für die Routine nicht notwendig. Die Bestimmung der Plasmareninaktivität (PRA) hat sich als nicht besonders hilfreich für Diagnosestellung oder Medikamentenauswahl erwiesen. Es gibt jedoch einen Hinweis, daß die PRA ein unabhängiger Risikofaktor für die KHK ist (nicht aber für den Schlaganfall oder die gesamte kardiovaskuläre Mortalität).

Tab. 8. Diagnostisches Minimalprogramm bei Patienten mit leichter und mittelschwerer Hypertonie (140–180/90–115 mmHg)

Anamnese und klinische Befunderhebung
Großes Blutbild
Routinemäßiger Urinstatus (einschließlich mikroskopischer Untersuchung)
Wichtige Serumwerte: Harnstoff-Stickstoff und/oder Kreatinin, Kalium, Kalzium, Harnsäure, Glukose, HDL- und LDL-Lipoprotein und Gesamtcholesterin
EKG

Phäochromozytome sezernieren Katecholamine, die neben einer Erhöhung des Blutdrucks häufig auch Symptome verursachen (verschiedene Kopfschmerzformen, Palpitationen, Tachykardie, exzessives Schwitzen, Tremor und Blässe), die den Arzt an diese Krankheit denken lassen sollten. Die Diagnose hängt vom Nachweis erhöhter Katecholaminkonzentrationen im Urin oder im Plasma oder einer erhöhten Urinkonzentration an den Metaboliten Metanephrine und Vanillin-Mandelsäure ab (die Katecholamine, wie z. B. Adrenalin und Noradrenalin, werden im Körper zu einem gemeinsamen Produkt – 3-methoxy-4-hydroxy-Mandelsäure – metabolisiert, die häufig auch Vanillin-Mandelsäure genannt wird). In *Kap. END., 5.* wird das Phäochromozytom ausführlich besprochen.

Eine Hypokaliämie, die nicht auf Diuretika zurückzuführen ist, sollte an einen **primären Aldosteronismus** denken lassen. Die Proteinurie, Zylindrurie oder Mikrohämaturie mit oder ohne Stickstoffretention, die frühzeitig im Verlauf der Hypertonie nachgewiesen werden, sprechen sehr stark für eine zugrundeliegende **primäre Nierenerkrankung.** Fehlende oder deutlich abgeschwächte und verspätete Femoralispulse an einem hypertonen Patienten unter 30 Jahre sind ein Indiz für das Vorliegen einer **Aortenkoarktation.** Die **renovaskuläre Hypertonie** wird weiter unten besprochen. Das Cushing-Syndrom, das Kollagenkrankheiten, die Schwangerschaftstoxikose, die akute Porphyrie, der Hyperthyreoidismus, das Myxödem, Akromegalie sowie einige Erkrankungen des Zentralnervensystems, die ebenfalls ausgeschlossen werden müssen, werden wie der Aldosteronismus an anderer Stelle im Detail besprochen.

Prognose

Bei einem unbehandelten Hypertoniepatienten besteht die große Gefahr, bereits in jungen Jahren an einer Linksherzinsuffizienz, einem Myokardinfarkt, einer zerebralen Blutung, einem Hirninfarkt oder an einer Niereninsuffizienz zu erkranken oder zu sterben. Die Hypertonie ist der wichtigste Risikofaktor für den Schlaganfall. Sie ist eine der drei wichtigsten Risikofaktoren, die zur Koronararteriosklerose prädisponieren, die anderen beiden sind Zigarettenrauchen und Hypercholesterinämie. Je höher der Blutdruck und je ausgeprägter die Veränderungen in der Retina, desto schlechter ist die Prognose. Weniger als 5% der Patienten mit Stadium-IV-Veränderungen oder maligner Hypertonie, die durch Papillenödem charakterisiert ist, und weniger als 10% der Patienten, die Veränderungen des Stadiums III am Fundus aufweisen, überleben ohne Behandlung das erste Jahr. Eine adäquate medikamentöse Kontrolle der Hypertonie vermeidet die meisten Komplikationen und wirkt bei Patienten mit einem diastolischen Blutdruck > 90 mmHg lebensverlängernd. Die koronare Herzkrankheit ist die häufigste Todesursache unter den behandelten Hypertoniepatienten. Der systolische Blutdruck ist der wichtigere Vorhersagewert für tödliche und nichttödliche kardiovaskuläre Ereignisse als der diastolische Blutdruck. In einer Verlaufsstudie von Männern, die auf das Vorliegen multipler Risikofaktoren getestet und behandelt wurden, war die Gesamtmortalität mit den systolischen Blutdruckwerten korreliert, die diastolischen Blutdruckwerte spielten dagegen keine Rolle.

Therapie

Für die primäre Hypertonie gibt es keine Heilung, jedoch kann eine Therapie ihren Verlauf modifizieren. Man schätzt, daß mindestens 35% der 58 Mio. Hypertoniepatienten in den USA ihren Blutdruck adäquat unter Kontrolle haben. Weniger als 20% wissen nichts von ihrem Hochdruck.

Allgemeinmaßnahmen: Sedierung, zusätzliche Ruhepausen, verlängerte Ferien, Empfehlungen, sich nicht aufzuregen, halbherzige Versuche einer Gewichtsreduktion und Einschränkung der Natriumzufuhr sind alle ein schlechter Ersatz für eine effektive antihypertensive medikamentöse Therapie. Patienten mit unkomplizierter Hypertonie sollten ihre körperliche Bewegung nicht einschränken, solange sie ihren Blutdruck unter Kontrolle haben. Diätetische Auflagen sollten bei Diabetes mellitus, Übergewichtigkeit oder pathologischen Blutfetten gemacht werden. Bei leichter Hypertonie kann Gewichtsreduktion auf das Idealgewicht und mäßige Einschränkung der Natriumaufnahme mit der Nahrung eine medikamentöse Therapie überflüssig machen. Wenn antihypertensive Medikamente verschrieben werden, dann können eine salzarme Diät (unter 2 g Natrium pro Tag) und die Reduktion des Alkoholkonsums unter 28 g Alkohol täglich die Medikamentendosen minimieren. Vorsichtige körperliche Aktivität sollte gefördert werden. Vom Zigarettenrauchen sollte abgeraten werden.

Herzinsuffizienz, symptomatische Koronarsklerose oder zerebrovaskuläre Erkrankungen sowie Niereninsuffizienz sollten in der üblichen Weise behandelt werden und stellen keine Kontraindikation für eine vernünftige antihypertensive Behandlung dar. Bei einer Schwangerschaft erhöht die Hypertonie sowohl die Gefahren für die Mutter als auch die Mortalitätsrate für den Fetus. Eine genaue pränatale Überwachung und der richtige Gebrauch von geeigneten Antihypertensiva kann die mütterliche und die fetale Mortalität senken. Es gibt keinen Hinweis darauf, daß die Behandlung der Hypertonie der Eklampsie vorbeugt, obwohl sie die mütterlichen anderen Komplikationen reduziert. Die beste Behandlung für die Präeklampsie ist die Beendigung der Schwangerschaft *(s. Kap. GYN, 16., Hypertonie)*.

Medikamentöse antihypertensive Therapie: Nicht alle Fachleute sind sich darüber einig, daß Patienten mit einem diastolischen Blutdruck von > 90 mmHg antihypertensive Medikamente erhalten sollten, wenn Allgemeinmaßnahmen ohne Medikamente zu keiner Normalisierung des Blutdruckes führen, jedoch glauben viele, daß eine medikamentöse Therapie bei Patienten mit einer milden Hypertonie einen eindeutig demonstrierbaren positiven Effekt haben. Bei vorliegenden oder drohenden Komplikationen oder bei einem diastolischen Blutdruck von über 95 mmHg sollte man die medikamentöse Therapie nicht verzögern, um die unsicheren Ergebnisse einer diätetischen Therapie abzuwarten. Es gibt keine Daten über die Wirksamkeit einer antihypertensiven Therapie bei der Grenzwerthypertonie. Bei systolischer („arteriosklerotischer“) Hypertonie bei Älteren (isolierte systolische Hypertonie = ISH) hat eine neuere große Studie einen eindeutigen Vorteil für die antihypertensiv Behandelten ergeben. Bei Patienten ≥ 60 Jahre mit systolischem Blutdruck ≥ 160 mmHg und diastolischem Blutdruck unter 90 mmHg reduziert Chlorthalidon (plus Atenolol, wenn nötig) die Häufigkeit des Schlaganfalles (um 36%) und anderer schwerer kardiovaskulärer Ereignisse. Der Vorteil wurde sowohl bei Jüngeren als auch bei hochbetagten Alten gefunden. Das Ziel bestand darin, den systolischen Blutdruck unter 160 mmHg zu senken. Außer bei Patienten über 65 Jahre sollte das Therapieziel eine Senkung des Blutdruckes auf Normalwerte (d.h. unter 140/90 mmHg) sein. Zumindest sollte er so weit an die Norm herangeführt werden, wie es der Patient kardial und kreislaufmäßig tolerieren kann. Bei einer retrospektiven Studie gibt es den Nachweis, daß die Koronarmortalität ansteigt, wenn der diastolische Blutdruck unter 85 mmHg gesenkt wird, besonders bei Patienten, die klinische Anzeichen einer bereits bestehenden arteriosklerotischen Herzerkrankung haben. Andere Beobachtungen haben das nicht bestätigt. Für gewöhnlich ist es vorteilhaft, wenn der Patient zu Hause selbst seinen Blutdruck mißt, vorausgesetzt, daß der Patient und/oder ein Familienmitglied sorgfältig unterrichtet und überwacht wird und das Blutdruckmeßgerät sorgfältig nach regelmäßigen Intervallen geeicht wird.

Medikamente der 1. Stufe: Der Bericht des 4. Joint National Committee zur Entdeckung, Auswertung und Behandlung des hohen Blutdruckes schlug vor, daß die medikamentöse Therapie mit einem Diuretikum, einem Beta-Blocker, einem Kalziumantagonisten (Kalziumkanalblocker) oder einem Angiotensin-Konversions-Enzym(ACE)-)Hemmer begonnen wird. Die Selektion für das geeignete Medikament der 1. Stufe sollte vom Alter, von der Rasse des Patienten sowie von koexistierenden Erkrankungen und Umständen, die entweder eine Kontraindikation für bestimmte Medikamente (z.B. chronisch obstruktive Lungenerkrankung [COPD] und Beta-Blocker) oder eine Spezialindikation für bestimmte Medikamente (z.B. Angina pectoris und Beta-Blocker oder Kalziumantagonisten, *s. Tab. 9.*) bedeuten, abgeleitet

Tab. 9. Spezialindikation für antihypertensive Medikamente der 1. Stufe

Medikamente	*Indikationen*
Diuretika	Schwarze alte Patienten Adipositas Herzinsuffizienz chronische Niereninsuffizienz
Beta-Blocker	Jugend Weiße hyperkinetische Zirkulation Angina pectoris nach Myokardinfarkt (kardioprotektiver Effekt) Migräne seniler Tremor
Kalzium-Antagonisten	Alter Schwarze Angina pectoris paroxysmale supraventrikuläre Tachykardie Migräne
Angiotensin-Konversions-Enzym-Hemmer	Junge Weiße Herzinsuffizienz ausgeprägte Proteinurie bei chronischer Nierenerkrankung bei diabetischer Glomerulosklerose Impotenz durch andere Medikamente

Modifiziert von Gifford R. W. jr.: „Mild hypertension: Critical analysis of different therapeutic approaches." *Cleveland Clinic Journal of Medicine*, 56, 337–345, 1989 mit Genehmigung.

werden. Im allgemeinen sprechen schwarze Patienten und ältere Menschen gut auf Diuretika und Kalziumantagonisten an, während weiße und junge Patienten besser auf Beta-Blocker und ACE-Hemmer anzusprechen scheinen. Jedoch sind das nur grobe Richtlinien, von welchen es zahlreiche Ausnahmen gibt.

Wenn das Medikamente der 1. Stufe ineffektiv ist oder nicht tolerabel unerwünschte Wirkungen verursacht, kann ein anderes Medikament der 1. Stufe dieses ersetzen. Wenn aber das ursprüngliche Medikament nur teilweise wirksam ist, aber gut vertragen wird, kann alternativ ein zweites Medikament zugefügt werden, welches von einer unterschiedlichen Klasse sein kann, aber ebenfalls zur 1. Stufe gehört, oder es kann ein peripherer oder zentral wirkender adrenerger Blocker sein *(s. Abb. 10.)*. Um die Verträglichkeitsreaktionen zu minimalisieren, ist es vorzuziehen, ein anderes Medikament der Stufe 1 zuzugeben, statt eines nicht β-blockierenden adrenergen Inhibitors. Wenn eine Hypertonie schwer oder therapieresistent ist, kann es erforderlich werden, drei oder vier Medikamente miteinander zu kombinieren. Alle vier Medikamente können von den Stufe-1-Medikamenten ausgewählt werden, auch kann ein direkter Vasodilatator (z. B. Hydralazin oder Minoxidil) benutzt werden als Medikament der Stufe 3 mit einem Diuretikum, um eine Flüssigkeitsretention zu verhindern, und einem Beta-Blocker, um eine Reflextachykardie zu vermeiden.

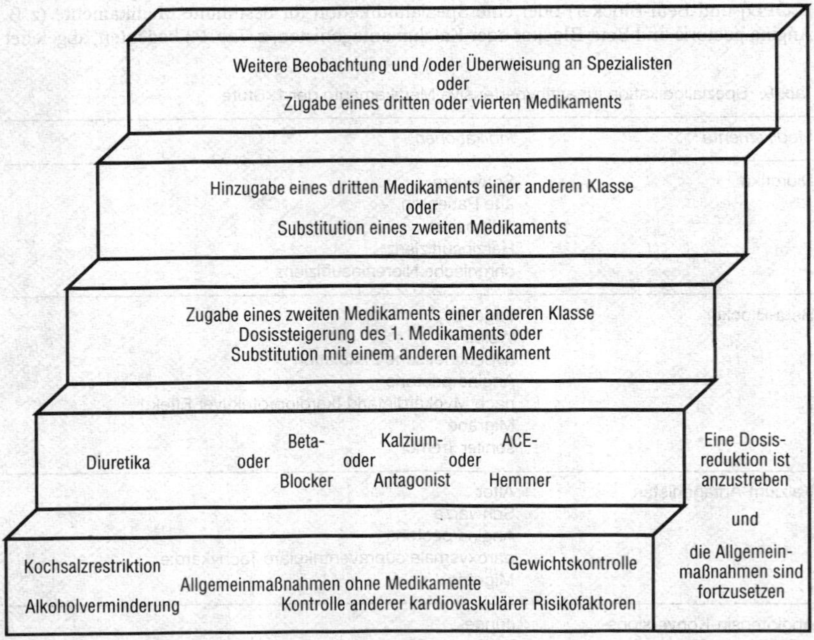

Abb. 10. Individualisierte Stufentherapie für die Hypertonie (übernommen von „1988 Report of the Joint National Committee on Detection, Evaluation, and Treatment of High Blood Pressure". *Archives of Internal Medicine,* 148; 1023–1038, 1988)

Alle Thiazidabkömmlinge und ihre Derivate sind gleich wirksam in äquivalenten Dosen *(s. Tab. 10.)*. Metolazon, Indapamid und die Schleifendiuretika Furosemid, Bumetanid und Etacrynsäure sind nicht effektiver als Thiazide bei der Behandlung der Hypertonie, aber anders als Thiazide sind sie noch effektiv, wenn die Nierenfunktion vermindert ist, und werden

Tab. 10. Dosierung, Nebenwirkungen und Vorsichtsmaßnahmen für orale Diuretika

Diuretikum	*Handelsname (ausgewählt)*	*Tagesdosis[1] mittlere (mg)*	*Nebenwirkungen[2] (ausgewählt)*	*Vorsichtsmaßnahmen Spezielle Empfehlungen*
Thiazide und diuretische Sulfonamid-Derivate			Hypokaliämie Hyperurikämie Glukoseintoleranz Hypercholesterinämie Hypertriglyzeridämie Sexualstörung Müdigkeit Exantheme	kann bei Niereninsuffizienz unwirksam sein Hypokaliämie Erhöhung der Digitalistoxizität Lithiumspiegelerhöhung möglich
Bendroflumethiazid	Naturetin	2,5–5		
Benzthiazid	–	12,5–50		
Chlorthiazid	–	125–500		
Chlorthalidon	Hygroton	12,5–50		
Cyclothiazid	–	1–2		
Hydrochlorothiazid	Esidrix diu-Melusin	12,5–50		
Hydroflumethiazid	–	12,5–50		
Indapamid	Natrilix	2,5–5		
Methylclothiazid	–	2,5–5		
Metolazon	Zaroxolyn	1,25–10		
Polythiazide	Drenusil	2–4		
Quinethazone	–	25–100		
Trichlormethiazid	Esmarin	1–4		
Schleifendiuretika[3]			entsprechend den Thiaziddiuretika	bei chronischer Niereninsuffizienz wirksam
Bumetamid[4]	–	0,5–5		
Etacrynsäure[4]	Hydromedin	25–100		
Furosemid[4]	Lasix	20–320		
Kalium-sparende Diuretika			Hyperkaliämie	Hyperkaliämiegefahr bei Patienten mit Niereninsuffizienz oder bei Patienten mit ACE-Hemmern oder NSAR Lithiumspiegelerhöhung möglich
Amilorid	Esmalorid Diaphal Moducrin	5–10		
Spironolacton	Aldactone	25–100		
Triamteren	Iatropur	50–100		

[1] Das Dosisintervall kann leicht von den empfohlenen Dosen der *Physicians' Desk Reference* oder den der Beipackzettel abweichen. Die Medikamente werden 1mal täglich gegeben, falls nicht anders verordnet.
[2] Die Auflistung der Nebenwirkungen ist nicht vollständig, und um genauere Erklärung zu erhalten, muß der Beipackzettel gelesen werden.
[3] Größere Dosen von Schleifendiuretika können bei Patienten mit Niereninsuffizienz benötigt werden.
[4] Dieses Medikament wird auf zwei Dosen pro Tag gegeben.
Aus „1988 Report of the Joint National Comittee on Detection, Evaluation, and Treatment of High Blood Pressure". *Archives of Internal Medicine* 148: 1023–1038. 1988.

deshalb bevorzugt bei der Hypertonie, die mit einer chronischen Niereninsuffizienz vergesellschaftet ist. Eine Kaliumsubstitution oder der zusätzliche Einsatz von kaliumsparenden Diuretika wird bei kaliuretischen Diuretika für die Patienten, die zusätzlich Digitalis erhalten, die eine bekannte Herzerkrankung haben, die ein pathologisches EKG aufweisen mit Extrasystolie oder Arrhythmien oder die Extrasystolien oder Arrhythmien unter den Diuretika entwickeln, vorgenommen. An die 100 Milliäquivalent pro Tag Kaliumchlorid können benötigt werden, um die Hypokaliämie zu vermeiden. Die meisten Patienten wollen jedoch so viel nicht schlucken. Die Diuretika mit Angriff am distalen Tubulus (Spironolacton, Triamteren und Amilorid) verursachen keine Hypokaliämie, Hyperurikämie oder Hyperglykämie, aber sie sind nicht effektiv wie die Thiazide, um den Hochdruck unter Kontrolle zu halten.

Spironolacton in einer Dosis von 25–100 mg/Tag, Triamteren von 50–150 mg/Tag oder Amilorid von 5–10 mg einmal täglich kann dazugegeben werden anstatt des Regimes der Kaliumsubstitution.

Die Nachteile der Diuretika schließen sexuelle Dysfunktionen bei Männern ein, was weit häufiger vorkommt als bei anderen Medikamenten, die für die 1. Stufe vorgeschlagen wurden. Die metabolischen Nebenwirkungen der Diuretika (Hypokaliämie, Hypomagnesiämie, Hyperurikämie, Hyperglykämie, Hyperlipidämie) sind weitere Nachteile. Wenn man aber sorgfältig vorgeht, läßt sich eine diuretische Behandlung normalerweise nicht umgehen. Die Diuretika können einen klinischen Diabetes manifest werden lassen oder einen bereits manifesten Diabetes bei empfindlichen Personen verschlimmern, allerdings nicht häufig. Die meisten Diabetiker können Thiazid-Diuretika mit geringem oder keinem Effekt auf die Einstellung ihres Diabetes tolerieren, es kann die Hyperinsulinämie verstärkt werden. Thiazide und die verwandten Diuretika verursachen einen Anstieg des Serumcholesterins (am meisten die LDL-Fraktion) und der Triglyzeride. Die meisten Langzeitstudien haben keine unerwünschten Wirkungen auf die Serumlipidkonzentrationen über 1 Jahr hin gezeigt. Darüber hinaus scheint es nur bei empfindlichen Patienten vorzukommen und zeigt sich dann innerhalb der ersten 4 Wochen der Behandlung und kann durch eine Diät mit einem niedrigen Fettgehalt günstig beeinflußt werden. Erhöhte Konzentrationen des Serum-Cholesterins und/oder der Triglyzeride ist nicht a priori eine Kontraindikation für den Gebrauch von Diuretika bei der Behandlung der Hypertonie, weil der Effekt auf den Blutfettgehalt wahrscheinlicher bei Patienten mit normalem Serumcholesterin und/oder Triglyzeriden vorkommt, als bei jenen mit einer Hyperlipidämie.

Die Diuretika-induzierte Hyperurikämie führt sehr selten zu klinischer Gicht, eine hereditäre Prädisposition erklärt möglicherweise die wenigen Fälle, wenn dies vorkam. Bei dem Hypertonie-Diagnose- und Verlaufsprogramm (HDFP) werden nur 15 Fälle von Gicht in 5 Jahren bei 3693 Teilnehmern mit einem Risiko registriert. Die Diuretika-induzierte Hyperurikämie ohne Gicht ist weder eine Indikation für eine antiurikämische Therapie noch eine Kontraindikation, die Diuretika fortzusetzen.

Die antihypertensive Wirkung der Diuretika scheint durch eine mäßige Reduktion des Plasmavolumens und eine Abnahme der Gefäßreaktion zu bestehen, möglicherweise vermittelt durch eine Verschiebung des Natriums von Intrazellulärraum zum Extrazellulärraum. Die Diuretika sind weniger teuer als die Alternativen der ersten Stufe.

Beta-Blocker *(s. Tab. 11.):* Alle Beta-Blocker sind mehr oder weniger gleichwertig bezüglich der antihypertensiven Wirkung. Wenn der Patient aber einen Diabetes mellitus, eine chronisch-periphere arterielle Verschlußerkrankung oder eine chronisch-obstruktive Lungenerkrankung (COPD) hat, ist es vorzuziehen, einen kardioselektiven Beta-Blocker (Metoprolol, Betaxolol oder Acebutolol) zu benutzen. Jedoch ist die Kardioselektivität nur relativ und wird geringer, je höher die Dosis des Beta-Blockers ansteigt. Sogar kardioselektive Beta-Blocker sind beim Vorliegen eines schweren Asthmas oder chronisch-obstruktiver Lungenerkrankung mit einer überwiegend bronchospastischen Komponente kontraindiziert. Beim Fehlen einer der oben aufgelisteten Indikationen für kardioselektive Beta-Blocker ist es kein Vorteil, einen solchen zu benutzen, weil kein Unterschied in der antihypertensiven Wirksamkeit selektiver und nicht-selektiver Beta-Blocker besteht.

Beta-Blocker mit einer intrinsischen sympathikomimetischen Aktivität (ISA), wie Pindolol, Penbutolol, Carteolol oder Acebutolol, haben einen ungünstigen Effekt auf die Serumlipidämie. Sie rufen aber weniger wahrscheinlich eine schwere Bradykardie hervor als Beta-Blocker ohne diese Eigenschaft, jedoch ist eine asymptomatische Sinusbradykardie, sogar mit einer Herzfrequenz um 40 Schläge/min, nicht gefährlich.

Beta-Blocker ohne ISA und ohne alpha-blockierende Eigenschaften haben einen kardioprotektiven Effekt für Patienten, die einen Myokardinfarkt durchgemacht haben, und sind deshalb besonders für solche hypertensiven Patienten indiziert.

Der Nachteil der Beta-Blocker besteht in einer ziemlich hohen Inzidenz von zentralnervösen Nebenwirkungen (Schlafstörungen, Müdigkeit, Abgeschlagenheit) und Kontraindikationen (am häufigsten AV-Block I, Asthma, Sick-Sinus-Syndrom und Herzinsuffizienz). Ähn-

Tab. 11. Dosierung, Nebenwirkungen und Vorsichtsmaßnahmen für β-Blocker

Substanz[1]	*Handelsname (ausgewählt)*	*Tagesdosis*[2] *(mg)*	*Nebenwirkungen*[3] *(ausgewählt)*	*Vorsichtsmaßnahmen Spezielle Empfehlungen*
Acebutolol	Prent	200–1200	Bronchospasmus, Müdigkeit, Schlaflosigkeit, Potenzstörung, Auslösung von Herzschwäche, Maskierung der Symptome der Hypoglykämie, Hypertriglyzeridämie, Abnahme von HDL (außer Pindolol, Acebutolol, Penbutolol, Carteolol und Labetalol)	Sollte bei Patienten mit Asthma, chronisch obstruktiver Lungenerkrankung, Herzinsuffizienz, Herzblock (1. Grades), Sick-Sinus-Syndrom nicht gegeben werden. Vorsicht bei mit Insulin behandelten Diabetikern und Patienten mit peripherer AVK. Sollte nicht plötzlich bei Patienten mit KHK abgesetzt werden.
Atenolol	Tenormin	25–100		
Betaxolol	Kerlone	10–20		
Carteolol	Endak	2,5–10		
Esmolol[4]	Brevibloc	–		
Labetalol[5, 6]	–	200–1800		
Metoprolol	Beloc Lopresor	50–200		
Nadolol	Solgol	40–240		
Penbutolol	Betapressin	20–80		
Pindolol[5]	Visken	10–60		
Propranolol[5]	Dociton	60–320		
Propranolol retard	Dociton retard			
Timolol[5]	Temserin	20–60		

[1] Atenolol, Metropolol, Betaxolol und Acebutolol sind kardioselektiv; Pindolol, Carteolol, Penbutolol und Acebutolol haben eine teilweise agonistische ISA (intrinsische sympathikomimetische Aktivität).
[2] Das Dosisintervall kann leicht von den empfohlenen Dosen der *Physicians' Desk Reference* oder den der Beipackzettel abweichen. Die Medikamente werden 1mal täglich gegeben, falls nicht anders verordnet.
[3] Die Auflistung der Nebenwirkungen ist nicht vollständig, und um genauere Erklärung zu erhalten, muß der Beipackzettel gelesen werden.
[4] Esmolol ist nur zur Infusion erhältlich. Seine Wirkungsdauer ist sehr kurz, und seine Dosierung sehr unterschiedlich.
[5] Dieses Medikament wird auf zwei Dosen pro Tag gegeben.
[6] Kombinierter α- und β-Blocker.
Aus „1988 Report of the Joint National Comittee on Detection, Evaluation, and Treatment of High Blood Pressure". *Archives of Internal Medicine* 148: 1023, 1988.

liches den Diuretika können Beta-Blocker sexuelle Störungen bei Männern und metabolische Nebenwirkungen, einschließlich einer Verschlechterung der Glukosetoleranz, einer Abnahme des HDL-Cholesterins und einer Zunahme des Gesamt-Cholesterins oder der Triglyzeride, verursachen. Ähnlich wie die Beta-Blocker mit ISA vermindern kombinierte beta- und alpha-blockierende Substanzen wie Labetalol die Ruhepulsfrequenz nicht so stark wie die Beta-Blocker ohne ISA, sie scheinen auch keine unerwünschten Wirkungen auf die Serumlipide zu haben.

Angiotensin-Converting-Enzym(ACE)-Hemmer (*s. Tab. 12.*): Diese Substanzen sind Vasodilatatoren, die den Blutdruck durch Abnahme des peripheren Gefäßwiderstandes senken, ohne eine Reflextachykardie auszulösen. Sie können den Blutdruck bei einem breiten Spektrum von hypertensiven Patienten senken, ohne Rücksicht auf die Plasmareninaktivität.

Einer der Vorteile der ACE-Hemmung bei der Behandlung der Hypertonie ist das geringe Vorkommen von unerwünschten Nebenwirkungen. Sie verursachen mit geringerer Wahrscheinlichkeit als andere Substanzen sexuelle Funktionsstörungen bei Männern. Ein trockener Reizhusten ist vielleicht die häufigste unerwünschte Wirkung der ACE-Hemmung. Die ACE-Hemmer haben keinen nachteiligen Effekt auf die Serumlipide, die Plasmaglukose oder die Harnsäure. Sie neigen dazu, das Serum-Kalium zu erhöhen bei Patienten mit chronischer Niereninsuffizienz oder Patienten, die zusätzlich kaliumsparende Diuretika oder Kaliumsubstitution erhalten.

Tab. 12. Dosierung, Nebenwirkungen und Vorsichtsmaßnahmen für ACE-Hemmer

Substanz	*Handelsname (ausgewählt)*	*Tagesdosis[1] (mittlere) (mg)*	*Nebenwirkungen[2] (ausgewählt)*	*Vorsichtsmaßnahmen Spezielle Empfehlungen*
Captopril[3]	Lopirin Tensobon	25–300	Exanthem, Husten, angioneurotisches Ödem, Hyperkaliämie, Geschmacksstörung	Kann ein vorübergehendes, akutes Nierenversagen bei Patienten mit bilateraler Nierenarterienstenose oder unilateraler Stenose bei Solitärniere verursachen. Proteinurie kann vorkommen (selten bei den empfohlenen Dosen). Hyperkaliämie kann sich besonders bei Pat. mit Niereninsuffizienz entwickeln. Selten kann eine Neutropenie herbeigeführt werden. Blutdruckabfall kann zu Beginn der Therapie mit ACE-Hemmern beobachtet werden, besonders bei Pat. mit hohen Plasma-Reninspiegeln oder bei Pat., die Diuretika erhalten.
Enalapril	Xanef Pres	2,5–40		
Fosinopril	Dynacil Fosinorm	10–60		
Lisinopril	Acerbon Coric	5–40		
Ramipril	Delix Vesdil	2,5–10		

[1] Das Dosisintervall kann leicht von den empfohlenen Dosen der *Physicians' Desk Reference* oder dem der Beipackzettel abweichen. Die Medikamente werden 1mal täglich gegeben, falls nicht anders verordnet.
[2] Die Auflistung der Nebenwirkungen ist nicht vollständig, und um genauere Erklärung zu erhalten, muß der Beipackzettel gelesen werden.
[3] Dieses Medikament wird auf zwei Dosen pro Tag gegeben.
Aus „1988 Report of the Joint National Comittee on Detection, Evaluation and Treatment of High Blood Pressure." *Archives of Internal Medicine* 148: 1023–1038, 1988.

Von herausragender Bedeutung, meist aufgrund von tierexperimentellen Studien, aber auch von kurzfristigen Beobachtungen an Menschen, ist, daß die ACE-Hemmung die Proteinurie bei Patienten mit diabetischer Nephropathie reduziert und die Glomerulosklerose verzögert durch die selektive Erweiterung des Vas efferens (postglomerulär), was den glomerulären Kapillardruck reduziert, ohne den Blutfluß zu behindern. Wenn ACE-Hemmer für Patienten mit chronischer Nierenerkrankung verschrieben werden, besonders wenn eine Azotämie besteht, sollten Serum-Kreatinin und -Kalium häufig kontrolliert werden. ACE-Hemmer können ein akutes Nierenversagen bei Patienten mit beiderseitiger schwerer Nierenarterienstenose oder schwerer Stenose der inneren Arterie einer Einzelniere verursachen, vermutlich weil unter diesen Umständen das Glomerulusfiltrat von der Angiotensin-II-abhängigen Konstriktion des Vas efferens bestimmt wird, welche durch die ACE-Hemmung aufgehoben wird. Diuretika verstärken durchwegs den antihypertensiven Effekt der ACE-Hemmer so sehr, wie sie es mit keiner anderen Klasse von antihypertensiven Substanzen tun.

Der Nachteil der Behandlung mit ACE-Hemmern sind die Kosten. In hoher Dosis können ACE-Hemmer auch ein nephrotisches Syndrom, eine Glomerulonephritis, eine Nephritis *und Leuko*penie hervorrufen. Ein Angioödem, das manchmal lebensbedrohlich ist, ist vorgekommen.

Kalziumantagonisten: *(s. Tab. 13.):* Alle Kalziumantagonisten sind potente periphere Vasodilatatoren und reduzieren den Blutdruck durch Abnahme des peripheren Gesamtwiderstandes. Der Diphenylalkylamin-Abkömmling Verapamil verlangsamt die Herzfrequenz,

Tab. 13. Dosierung, Nebenwirkungen und Vorsichtsmaßnahmen für Kalziumantagonisten

Substanz	*Handelsname (ausgewählt)*	*Tagesdosis[1] (mittlere) (mg)*	*Nebenwirkungen[2] (ausgewählt)*	*Vorsichtsmaßnahmen Spezielle Empfehlungen*
Benzothiazepin Derivate			Kopfschmerzen, Schwindel, Schwäche, Flush, Ödeme, negative inotrope Wirkung	Relative Kontraindikation bei Herzinsuffizienz, Sick-Sinus-Syndrom oder höherer Herzblock ab 1. Grads, kann Leberfunktionsstörungen verursachen
Diltiazem[3]	Dilzem	120–360		
Diltiazem retard[4]	Dilzem retard			
Diphenylalkylamine Derivate			siehe oben, zusätzlich Obstipation	siehe oben
Verapamil[3]	Isoptin	120–480		
Verapamil retard	Isoptin-KHK retard	120		
	RR retard	240		
Dihydropyridine			Schwindel, Flush, Müdigkeit, Übelkeit, Sodbrennen, Knöchelödeme, Tachykardie	
Nifedipin[3]	Adalat, Pidilat	30–180		
Nifedipin retard	Adalat retard, Pidilat retard	30–90		
Nicardipin[3]	Antagonil	60–120		
Isradipin[4]	Lomir, Vascal	5–20		
Nimodipin[5]	Nimotop	–		

[1] Das Dosisintervall kann leicht von den empfohlenen Dosen der *Physicians' Desk Reference* oder den der Beipackzettel abweichen. Die Medikamente werden 1mal täglich gegeben, falls nicht anders verordnet.
[2] Die Auflistung der Nebenwirkungen ist nicht vollständig, und um genauere Erklärung zu erhalten, muß der Beipackzettel gelesen werden.
[3] Dieses Medikament wird in drei oder vier Dosen pro Tag verabreicht.
[4] Dieses Medikament wird auf zwei Dosen pro Tag gegeben.
[5] Nimodipin ist nicht zur Behandlung der Hypertonie indiziert; es wird in Dosen von 60 mg 4stündlich nach einer Subarachnoidalblutung gegeben.
Aus „1988 Report of the Joint National Comittee on Detection, Evaluation, and Treatment of High Blood Pressure". *Archives of Internal Medicine* 148: 1023–1038, 1988.

verlängert die AV-Überleitung und hat einen negativ-inotropen Effekt auf die myokardiale Kontraktilität, ähnlich den Beta-Blockern. Folglich sollte Verapamil nicht für Patienten verschrieben werden, die einen höhergradigen AV-Block als den AV-Block I. Grades oder eine linksventrikuläre Insuffizienz haben. Im allgemeinen sollten Beta-Blocker und Verapamil nicht in Kombination für Patienten mit linksventrikulärer Dysfunktion verschrieben werden.

Andererseits haben die Dihydropyridin-Abkömmlinge (Nifedipin, Nikardipin und Isradipin) nur eine geringe direkte Wirkung am Myokardium und können tatsächlich eine Reflextachykardie bei manchen Patienten auslösen. Diese Gruppe von Substanzen scheint die stärksten peripheren Vasodilatatoren zu umfassen, die damit auch die effektivsten antihypertensiven Mittel sind. Besonders Nifedipin hat eine sehr rasch einsetzende blutdrucksenkende Wirkung und kann bei der Behandlung einiger hypertensiver Notfälle genutzt werden, weil es den Blutdruck in 10–15 Minuten nach einer oralen oder sublingualen Einzeldosis senkt. Jedoch ist es bei einer Langzeitbehandlung des hohen Blutdruckes nicht stärker wirksam als andere Kalziumantagonisten.

Der Benzodiazepin-Abkömmling Diltiazem hat eine Wirkung auf das Myokard, die deutlich geringer als die des Verapamils ist, aber stärker als die der Dihydropyridine. In retardierter Galenik kann Verapamil und Nifedipin 1×täglich verabreicht werden, eine ziemlich neue Retardform des Diltiazems muß 2×täglich gegeben werden. Ein Kalziumantagonist wird einem Beta-Blocker für die Hypertoniepatienten vorgezogen, die Angina pectoris und auch eine bronchospastische Erkrankung, einen Morbus Raynaud oder eine Claudicatio intermittens haben. Kalziumantagonisten haben keine unerwünschten Wirkungen auf den Stoffwechsel, aber sie sind ebenso teuer wie ACE-Hemmer.

Sympathikolytika *(s. Tab. 14.)*: Medikamente wie Alpha-Methyldopa, Reserpin, Clonidin, Guanabenz und Guanalhacin, die eine zentrale Wirkung haben, rufen eher Schwindel, Müdigkeit und manchmal Depression hervor als andere. Methyldopa, Clonidin, Guanabenz und Guanfacin vermindern die Aktivität des sympathischen Nervensystems durch Stimulation der alpha-2-adrenergen Rezeptoren im Hirnstamm. Clonidin gibt es zur transdermalen Applikation in dem transdermalen Therapiesystem (TTS), das einmal pro Woche gewechselt wird. Die Pflaster enthalten 2,5, 5 oder 7,5 mg Clonidin und geben dementsprechend 0,1, 0,2 oder 0,3 mg pro Tag ab. Die einmalige Dosierungsform scheint ebenso effektiv zu sein wie die orale Gabe mit geringeren unerwünschten Wirkungen. Leider entwickeln ungefähr 20% der Patienten Hautreaktionen an der Stelle der Applikation, die eine Unterbrechung der Medikation in dieser Form erforderlich macht. Reserpin reduziert den Gehalt des Gehirns an den Neurotransmittern Norepinephrin und Serotonin und vermindert die Konzentration von Norepinephrin in den sympathischen Nervenendigungen. Prazosin, Terazosin und Doxazosin sind postsynaptische Alpha-1-Blocker, die auf Venen und Arteriolen wirken.

Guanitidin und Guanadrel blockieren die Übertragung der Sympathikuserregung an der postganglionären Synapse und vermindern ähnlich wie Reserpin den Gehalt an Norepinephrin in den Gewebsspeichern. Guanitidin ist besonders gut wirksam, aber so schwierig zu dosieren, daß es mit der Ankunft neuer Substanzen weitgehend außer Gebrauch geraten ist. Guanadrel ist ein kürzer wirkendes Medikament als Guanitidin und ruft weniger unerwünschte Wirkungen hervor.

Die sympathikolytischen Substanzen werden nicht zur Initialtherapie verwendet, weil sie Flüssigkeitsansammlung verursachen können und so zu einer Wirkungslosigkeit führen und auch ein größeres Nebenwirkungsprofil aufweisen als die Medikamente, die in Stufe 1 verwendet werden. Jedoch sind diese Substanzen ausgezeichnete Medikamente der Stufe 2, besonders wenn sie mit Diuretika kombiniert werden.

Direkte Vasodilatatoren *(s. Tab. 15.)*: Diese Substanzen wirken als direkte Vasodilatatoren (unabhängig vom autonomen Nervensystem) mit einem Mechanismus, der sich von den Kalziumantagonisten und ACE-Hemmern unterscheidet. Minoxidil ist stärker wirksam als Hydralazin, aber auch mit mehr Nebenwirkungen verbunden, einschließlich Natrium- und Wasserretention und Hirsutismus, der besonders Frauen stört; es sollte der schweren und therapieresistenten Hypertonie vorbehalten bleiben. Hydralazin wurde (und dabei bleibt es) lange Zeit als Medikament der dritten Stufe eingesetzt, weil sein antihypertensiver Effekt zu anderen Vasodilatanzien additiv eintritt.

Hypertensive Notfälle

Eine sofortige Blutdrucksenkung mit parenteralen Substanzen ist bei Patienten mit einer hypertensiven Enzephalopathie, akutem Linksversagen, einer schweren Hypertonie in Zusammenhang mit einer instabilen Angina oder einem akuten Herzinfarkt oder anderen hypertensiven Notfällen indiziert. Zu diesem Zweck wird gewöhnlich **Diazoxid,** Glycerol-Trinitrat, Labetalol oder Nitroprussid-Natrium verwandt. Diese sehr stark wirkenden Vasodilatanzien werden intravenös gegeben. Da Diazoxid ein nichtdiuretisch wirksames Thiazidderivat ist, das zu Flüssigkeitsretention führen kann, wenn es ohne ein Diuretikum verabfolgt wird, gibt man es normalerweise zusammen mit Furosemid 40 oder 80 mg i.v. Früher war die übliche Dosis für Diazoxid 300 mg als i.v. Bolus, was zu einer Blutdrucknormalisierung in-

Tab. 14. Dosierung, Nebenwirkungen und Vorsichtsmaßnahmen für Sympathikolytika

Substanz	*Handelsname (ausgewählt)*	*Tagesdosis*[1] *(mittlere) (mg)*	*Nebenwirkungen*[2] *(ausgewählt)*	*Vorsichtsmaßnahmen Spezielle Empfehlungen*
Zentral wirkende Rezeptoren-agonisten				
Clonidin[3]	Catapressan	0,1–1,2	Schläfrigkeit, Sedierung, Mundtrocken-heit, Müdigkeit, Sexual-störungen	Bei abruptem Absetzen kann es zu einer Rebound-Blutdruck-steigerung kommen, besonders wenn vorher höhere Dosen gegeben wurden oder wenn eine begleitende β-Blocker-Therapie fortgesetzt wird.
Clonidin Depot-Perlongetten[4]				
Guanabenz[3]	Wytensin	4–64		
Guanfazin	Estulic-Wander	1–3		
Methyldopa[3]	Presinol Sembrina	250–2000	wie oben	Kann Leberschäden und Coombs-positive hämolytische Anämie verursachen; bei Älteren wegen Orthostase-syndrom vorsichtig zu verwenden; interferiert mit Urin; Katecholamin-bestimmung mit fluori-metrischen Methoden
adrenerge Rezep-torenblocker				
Prazosin[3]	Minipress	1–20	Synkope nach der ersten Dosis, Orthostase-Syn-drom, Schwä-che, Herzklopfen, Kopfschmerz	bei Älteren wegen Orthostase-Syndrom vorsichtig zu ver-wenden
Terazosin	Heitrin	1–20		
Doxazosin	Cardura Diblocin	1–16		
Peripher wirkende Sympathikolytika				
Guanadrel sulfat[3]	–	10–100	Diarrhoe, Sexual-störung, Ortho-stase-Syndrom	wegen Orthostase-Syndrom vorsichtig zu verwenden;
Guanethidine	Esimil	10–150		
Rauwolfia-Alkaloide Gesamtextrakt			Lethargie, Nasen-schleimhaut-schwellungen, Depressionen	kontraindiziert bei Pat. mit Depressionen in der Anamnese; bei Pat. mit Ulkus-anamnese mit Vorsicht verwenden
Reserpin	Reserpin Saar	0,1–0,25		

[1] Die Auflistung der Nebenwirkungen ist nicht vollständig, und um genauere Erklärung zu erhalten, muß der Beipackzettel gelesen werden.
[2] Dieses Medikament wird auf zwei Dosen pro Tag gegeben.
[3] Dieses Medikament wird auf zwei Dosen pro Tag gegeben.
[4] Dieses Medikament wird mittels Pflaster 1mal/Woche gegeben.
Aus „1988 Report of the Joint National Comittee on Detection, Evaluation and Treatment of High Blood Pressure". *Archives of Internal Medicine* 148: 1023–1038, 1988.

Tab. 15. Dosierung, Nebenwirkungen und Vorsichtsmaßnahmen für Vasodilatatoren

Substanz	*Handelsname (ausgewählt)*	*Tagesdosis[1] (mittlere) (mg)*	*Nebenwirkungen[2] (ausgewählt)*	*Vorsichtsmaßnahmen Spezielle Empfehlungen*
Vasodilatatoren (allgemein)			Kopfschmerz, Tachykardie, Wasserretention	kann Angina pectoris bei Pat. mit KHK hervorrufen
Vasodilatatoren (spezial)				
Hydralazin[3] Dihydralazin	in Kombinationen Nepressol	50–300	Antinukleäre Faktoren positiv	Symptome von Lupus erythematodes können auftreten (selten bei den empfohlenen Dosen)
Minoxidil[3]	Lonolox	2,5–80	Hypertrichose	kann Pleuraergüsse hervorrufen oder auslösen
Diazoxid[4]	Hypertonalum		Übelkeit, Erbrechen, Hyperglykämie, Blutdruckabfall, Hyperurikämie	Wirkung hält 12 Std. an
Gyceroltrinitrat[5]	Nitrolingual Ampullen		Übelkeit, Erbrechen, Besorgnis, Ruhelosigkeit, Zuckungen, Herzklopfen	
Nitroprussid-Natrium[6]	Nipruss-Infusion		Übelkeit, Erbrechen, Aufregung, Muskelzuckungen, Gänsehaut, Thiocyanat- und Cyanidtoxizität	engmaschige Überwachung erforderlich wegen raschen Wirkungseintritts, Substanzzersetzung durch Lichtexposition, Überwachung der Thiozyanat-Blutspiegel, besonders bei Leber und Nierenerkrankungen

[1] Das Dosisintervall kann leicht von den empfohlenen Dosen der *Physicians' Desk Reference* oder den der Beipackzettel abweichen. Die Medikamente werden 1mal täglich gegeben, falls nicht anders verordnet.

[2] Die Auflistung der Nebenwirkungen ist nicht vollständig, und um genauere Erklärung zu erhalten, muß der Beipackzettel gelesen werden.

[3] Dieses Medikament wird auf zwei Dosen pro Tag gegeben.

[4] *100 mg werden* rasch intravenös injiziert und alle 5–10 min wiederholt.

[5] Wird 5–100 ng/min oder noch mehr gegeben.

[6] Wird intravenös, 0,5–10 ng/kg/mg/min gegeben, jedoch in einer Dauerinfusion nicht länger als zehn Minuten bei Dauerüberwachung.

Aus „1988 Report of the Joint National Comittee on Detection, Evaluation and Treatment of High Blood Pressure". *Archives of Internal Medicine* 148: 1023–1038, 1988.

nerhalb von 3 bis 5 Minuten führte, dabei hielt der Effekt 12 oder mehr Stunden an. Es ist besser und sicherer, Diazoxid als rasche i.v. Injektionen von 50–100 mg (1–1,5 mg/kg, nicht mehr als 100 mg pro Einzeldosis) alle 5 bis 10 Minuten zu geben, bis der Blutdruck den optimalen Wert erreicht hat. Zu den Nebenwirkungen zählen Übelkeit, Erbrechen, Hyperglykämie, Tachykardie und, allerdings nur gelegentlich, Hypotonie (ohne Schocksymptomatik).

Nitroprussid-Natrium kann als intravenöse Dauerinfusion (0,5 bis 10 μg/kg/Minute in 5%iger Glukoselösung; in höherer Dosis nicht länger als 10 Min.) zuverlässig und sofort den Blutdruck in einer hypertensiven Krise senken, jedoch ist wegen seiner sehr kurzen Wirkungsdauer und seiner Wirkungsstärke eine fast kontinuierliche Blutdrucküberwachung auf einer Intensivstation erforderlich. Anders als Diazoxid führt es sowohl zu venöser Dilatation als auch zu einer Dilatation der Arteriolen und senkt somit sowohl Vor- und Nachlast, wodurch es insbesondere bei der Behandlung hypertoner Patienten mit Herzinsuffizienz von Nutzen ist. Zu den Nebenwirkungen sind Übelkeit, Erbrechen, Unruhe, Muskelzuckungen und Gänsehautbildung zu rechnen, wenn der Blutdruck zu schnell gesenkt wird. Bei längerdauernder Therapie kann es zu einer akuten Psychose infolge einer Thiocyanatintoxikation kommen, insbesondere bei Patienten mit einer Niereninsuffizienz. Man sollte das Medikament absetzen, wenn die Thiocyanatkonzentration im Serum über 12 mg/100 ml ansteigt. Um das Risiko der Cyanidtoxizität zu minimalisieren, hat die FDA empfohlen, daß die Maximaldosis von 10 μg/kg/Min nicht länger als zehn Minuten gegeben wird.

Glycerol-Trinitrat führt ähnlich wie Nitroprussid-Natrium zu einer Entspannung der Widerstandsgefäße und der großen venösen Kapazitätsgefäße. Im Vergleich zu Nitroprussid-Natrium hat es einen größeren Effekt auf die Venen als auf die Arteriolen. I.v. Infusionen von Glycerol-Trinitrat sind benutzt worden, um die Hypertonie während und nach einer koronaren Bypaßoperation, bei der Herzinsuffizienz, beim akuten Herzinfarkt, bei der therapierefraktären Angina pectoris und im akuten Lungenödem zu behandeln (es ist wahrscheinlich auch geeignet, um eine akute hypertensive Krise bei einer instabilen Angina pectoris zu therapieren). Hämodynamische Studien zeigen, daß die i.v. Anwendung von Glycerol-Trinitrat bei der Behandlung der Hypertonie, bei der schweren koronaren Herzkrankheit dem Nitroprussid-Natrium vorzuziehen ist, weil es den koronaren Blutdurchfluß steigert, während Nitroprussid-Natrium diesen in ischämischen Bereichen eher vermindert, möglicherweise aufgrund eines „steal"-Mechanismus. Die häufigste Nebenwirkung sind Kopfschmerzen, die etwa bei 2% aller Patienten auftreten, außerdem sind Tachykardie, Übelkeit, Erbrechen, Angstgefühle, Ruhelosigkeit, Muskelzittern und Herzklopfen beobachtet worden.

Labetalol, intermittierend in Dosen von 20 bis 40 mg alle 10 Minuten i.v. oder als Infusion angewandt, hat sich als genauso effektiv wie Nitroprussid, Diazoxid oder Glycerol-Trinitrat bei der Behandlung der hypertensiven Krise erwiesen. Ein schwergradiger Blutdruckabfall ist nicht beobachtet worden, wenn Labetalol in dieser Weise angewandt wird, die Nebenwirkungen werden als minimal beschrieben. Aufgrund seiner Betablocker-Aktivität sollte Labetalol wahrscheinlich nicht bei hypertensiven Notfällen, die mit einem linksventrikulären Versagen einhergehen, angewandt werden. Eine einfache Art, bei der hypertensiven Krise zu intervenieren, ist die Gabe von **Nifedipin sublingual oder oral.** Dies setzt keine enge Überwachung auf einer Intensivstation voraus. Nachdem man den Inhalt einer 10-mg-Nifedipin-Kapsel unter die Zunge gegeben oder geschluckt hat, beginnt der Blutdruck innerhalb von 5 Minuten zu sinken.

Prostaglandine *(s. Kap. PHA, 10.)* eröffnen neue Möglichkeiten der Hochdruckbehandlung.

Renale Hypertonie

Akute oder chronische Erhöhung des systemischen arteriellen Blutdrucks als Folge eines partiellen oder vollständigen Verschlusses einer oder mehrerer Nierenarterien oder ihrer Äste, oft chirurgisch korrigierbar.

Ätiologie und Pathophysiologie

Stenose oder Verschluß einer oder beider Hauptnierenarterien oder ihrer Äste oder einer akzessorischen Nierenarterie oder ihrer Äste kann dadurch eine Hypertonie verursachen, daß das Enzym Renin aus den juxtaglomerulären Zellen der betroffenen Niere freigesetzt wird. Der Querschnitt des Gefäßlumens muß um mindestens 60% abgenommen haben, bevor die Einengung hämodynamisch wirksam wird.

Bei Patienten über 50 Jahre (meist Männern) ist die häufigste Ursache einer Nierenarterienstenose die Atherosklerose. Bei den jüngeren Patienten (für gewöhnlich Frauen) ist es eine der fibrösen Dysplasien. Unter die selteneren Ursachen einer Arterienstenose oder Obstruktion fallen Embolie, Traumen, unbeabsichtigte Unterbindung während chirurgischer Eingriffe und externe Kompression des Nierenstiels durch Tumoren. Obwohl die renovaskuläre Hypertonie die häufigste Ursache eines heilbaren Hypertonus ist (vielleicht mit der Ausnahme der oralen Kontrazeptiva-Therapie bei Frauen und bei Alkoholabusus), so stellt sie doch weniger als 2% aller Fälle von Hypertonie dar.

Symptomatik und Diagnostik

An eine renovaskuläre Hypertonie sollte man denken, wenn sich eine Hypertonie an einem Patienten unter 30 oder über 55 Jahre erstmals manifestiert oder wenn sich eine zuvor stabile Hypertonie plötzlich verschlechtert. Schnelles Fortschreiten zu maligner Hypertonie innerhalb von 6 Monaten spricht für eine Erkrankung der Nierengefäße. Ein systolisch-diastolisches Geräusch im Epigastrium, das normalerweise zu einem oder zu beiden oberen Quadranten fortgeleitet wird, ist das wichtigste klinische Zeichen, leider fehlt es bei 50% der Patienten. Rücken- oder Flankenverletzungen oder plötzlich auftretender Schmerz in dieser Region mit oder ohne Begleithämaturie sollten den Arzt an die Möglichkeit einer renovaskulären Hypertonie denken lassen, jedoch sind diese anamnestischen Hinweise selten. Die renovaskuläre Hypertonie ist sowohl durch ein erhöhtes Herzzeitvolumen als auch durch einen erhöhten peripheren Widerstand charakterisiert.

Sowohl die renovaskuläre wie auch die primäre Hypertonie sind für gewöhnlich asymptomatisch und lassen sich klinisch nur durch Unterschiede in der Anamnese, dem Vorhandensein eines epigastrischen Geräusches oder Auffälligkeiten im i.v. Urogramm oder ^{99}Tc-DTPA-Szintigramm unterscheiden. Die entscheidende Begründung für eine diagnostische Abklärung ist eine chirurgisch angehbare Ursache.

Keiner der verfügbaren Tests zum Nachweis einer renovaskulären Hypertonie ist ideal. Alle liefern falsch-positive und falsch-negative Ergebnisse. Alle sind teuer und manche gefährlich. Der am weitesten verbreitete Screeningtest ist das Frühurogramm, aber bei beinahe 20% der Patienten mit renovaskulärer Hypertonie ist dies normal. ^{99}Tc-DTPA kann anstelle der Urographie zum Screening genutzt werden, aber die Information über anatomische Strukturen ist geringer. Ein positives Ergebnis der Ausscheidungsurographie ergibt sich aus einem Längenunterschied von über 1,5 cm in der Längsachse beider Nieren (unter Berücksichtigung der Tatsache, daß die linke Niere normalerweise 0,5 cm länger als die rechte ist) und aus einer verzögerten Kontrastmittelausscheidung über die ischämische Niere. Eine Verzögerung in der Perfusion und/oder eine Abnahme der Funktion einer Niere, verglichen mit der anderen, ist ein Hinweis auf eine Ischämie bei der ^{99}Tc-DTPA-Szintigraphie. Sensitivität und Spezifität der ^{99}Tc-DTPA-Szintigraphie können gesteigert werden, wenn man ein Szintigramm vor und nach oraler Gabe von Captopril vergleicht.

Die digitale Subtraktionsangiographie oder die über Seldinger-Technik durchgeführte **Arteriographie** mit selektiver Injektion in die Nierenarterien können die Diagnose einer renovaskulären Erkrankung sichern und sind für die Beurteilung der Operabilität und des besten chirurgischen Vorgehens nützlich. Die intravenöse, digitale Subtraktionsangiographie ist bei der Identifizierung von Läsionen am Hauptgefäß oder an Gefäßästen nicht so verläßlich wie die Angiographie. Ein normales Frühurogramm oder Tc-DTPA-Szintigramm schließt die Notwendigkeit einer Arteriographie nicht aus, wenn andere Hinweise dies rechtfertigen. Jedoch muß ein Befund bei der Arteriographie nicht unbedingt für die Hypertonie verantwortlich sein. Weitere Untersuchungen sind notwendig, um die wahrscheinliche Bedeutung der nachgewiesenen Läsionen und die Erfolgsaussichten einer chirurgischen Therapie zu bestimmen (siehe weiter unten).

Prognose und Therapie

Ohne Behandlung ist die Prognose der renovaskulären Hypertonie der der unbehandelten primären Hypertonie ähnlich. Die meisten Untersuchungen haben ergeben, daß eine geeignete chirurgische Intervention die Hypertonie beseitigt, wenn das Verhältnis der Reninaktivität im Nierenvenenblut der betroffenen zur unbetroffenen Seite größer als 1,5:1 ist. Jedoch sind auch viele Patienten mit einem kleineren Verhältnis durch Revaskularisationsmaßnahmen oder Entfernung der ischämischen Niere von ihrer Hypertonie geheilt worden. Es gibt Hinweise dafür, daß ein kurzes Bestehen der Hypertonie (weniger als 5 Jahre) oder entsprechende pathologische Veränderungen im Frühurogramm zusammengenommen das chirurgische Ergebnis genauso zuverlässig voraussagen können wie die Bestimmung der seitengetrennten Reninaktivität. Um die Zuverlässigkeit der Reninbestimmung zu verbessern, sollte man das Nierenvenenblut im Zustand der Natriumverarmung abnehmen, um auf diese Weise die Reninfreisetzung zu stimulieren. Man kann dies erreichen durch 1. Eine Diät mit 0,5 g Natrium plus oralen Diuretika über 24 h oder 2. durch Injektion von 40–80 mg Furosemid i.v. und 30 min später erfolgende Blutentnahme. Bei bilateralen Läsionen, die mindestens in 35% der Fälle vorkommen, sind sowohl das Frühurogramm, das ^{99}Tc-DTPA-Szintigramm wie auch die seitengetrennte Reninaktivitätsbestimmung weniger aussagekräftig. Die unstimulierte peripher-venöse Reninaktivität ist bei der renovaskulären Hypertonie oft normal. Ein steiler Anstieg der Reninaktivität erfolgt 60 Minuten nach der oralen Gabe von 50 mg Captopril bis ≥ 150% des basalen Spiegels. Dies ist verdächtig für eine renovaskuläre Hypertonie und kann sowohl zum Screening als auch als prognostischer Test bezüglich der Operabilität genutzt werden. Eine orale Dosis von Captopril kann die Reninproduktion der ischämischen Niere ebenso stimulieren und steigert die Aussagefähigkeit der seitengetrennten Reninaktivitätsbestimmung.

Bei jüngeren Patienten mit fibröser Dysplasie der Nierenarterie wird eine Revaskularisation der betroffenen Niere mit einem Vena-saphena-Bypass empfohlen. Bei richtiger Auswahl liegt die Heilungsrate bei 90% und die Operationsmortalität unter 1%. Wenn die Erkrankung im Bereich der Gefäßaufzweigungen eine adäquate Revaskularisation nicht zuläßt, kann eine Nephrektomie erwogen werden, jedoch ist eine medikamentöse Behandlung vorzuziehen, sofern der Blutdruck damit kontrolliert werden kann.

Bei einigen Patienten mit einer Nierenarterienstenose und minimalem Risiko ist die perkutane transluminale Angioplastie (PTA), die einen Ballonkatheter zum Dilatieren der stenotischen Nierenarterien verwendet, erfolgreich gewesen. Das Wiederauftreten der Stenose ist bei den arteriosklerotischen Läsionen wahrscheinlicher als bei den fibrösen Dysplasien.

Verglichen mit rein fibrotischen Läsionen, sprechen arteriosklerotische Schäden schlechter auf eine Operation an, vermutlich, weil die Patienten selber älter sind und bei ihnen eine ausgedehntere Gefäßerkrankung innerhalb der Nieren und im ganzen Gefäßsystem vorliegt. Bei ihnen kann die Hypertonie persistieren, und chirurgische Komplikationen treten häufiger auf. Die Operationsmortalität ist höher im Vergleich zu den jungen Patienten mit fibröser Dysplasie der Nierenarterien. Da die renovaskuläre Hypertonie gewöhnlich genauso wie die primäre Hypertonie auf antihypertensive Medikamente anspricht (s. Arterielle Hypertonie, *weiter oben*), ist die medikamentöse Behandlung oder die PTA den chirurgischen Maßnahmen bei älteren Patienten mit arteriosklerotischen Läsionen vorzuziehen, es sei denn, der Blutdruck ließe sich nicht beherrschen oder bilaterale Beteiligung oder ein Prozeß im Bereich der Arterie einer Solitärniere würden für die Nierenfunktion bedrohlich. Die Entscheidung zum chirurgischen Vorgehen muß individuell im Hinblick auf den Allgemeinzustand des Patienten, das Alter, den Typ der Nierenarterienerkrankung und die Bedrohung der Nierenfunktion und auf das vorangegangene Ansprechen auf medikamentöse Therapie getroffen werden. Wenn immer möglich, sollte bei den chirurgischen Maßnahmen Gefäßersatz und Revaskularisation an Stelle einer Nephrektomie angestrebt werden.

Synkope

Ein plötzlicher, kurzdauernder Bewußtseinsverlust.

Ätiologie und Pathophysiologie

Die Synkope kann das Ergebnis verschiedener kardiovaskulärer und nicht-kardiovaskulärer Ursachen sein. Die häufigste pathophysiologische Grundlage für eine Synkope ist ein verminderter Blutfluß zum Gehirn (mit folgender zerebraler Hypoxie) infolge einer Einschränkung des Herzzeitvolumens und Arrhythmien einschließlich der Leitungsstörungen. Herzfrequenzen unter 30 bis 35 pro Minute und über 150 bis 180 pro Minute können eine Synkope verursachen; besteht bereits eine kardiovaskuläre Erkrankung, so können auch weniger extreme Änderungen der Herzfrequenz ursächlich sein. Bradyarrhythmien (speziell solche mit plötzlichem Beginn), die eine Synkope auslösen können, umfassen das Syndrom des kranken Sinusknotens mit oder ohne Tachyarrhythmien und einen höhergradigen atrioventrikulären Block. Obwohl Bradyarrhythmien in allen Altersstufen vorkommen, so sind sie doch am häufigsten bei älteren Menschen, gewöhnlich verursacht durch eine Ischämie oder eine Fibrose des Reizleitungssystems. Digitalis, Betablocker, Kalziumantagonisten und andere Medikamente können ebenso Bradyarrhythmien auslösen. Eine Ischämie, eine akute Herzinsuffizienz, Medikamentennebenwirkungen (hier ist die Chinidin-Synkope am besten bekannt), Elektrolytabnormalitäten, das Präexzitationssyndrom usw. können supraventrikuläre oder ventrikuläre Tachyarrhythmien auslösen, die dann zu einer Synkope führen. Eine Synkope, die zusammen mit den Thoraxschmerzen einer Myokardischämie auftritt, steht meist mit einer Arrhythmie in Beziehung, kann aber auch einmal Ausdruck einer massiven myokardialen Schädigung mit einem reduzierten Herzzeitvolumen sein.

Zahlreiche andere Mechanismen, häufig miteinander kombiniert, können das Herzzeitvolumen limitieren, wie z. B. eine Abnahme des systemischen Blutdruckes durch (1.) eine periphere Vasodilatation, (2.) Abnahme des venösen Rückflusses zum Herzen, (3.) Hypovolämie, und (4.) Obstruktion der kardialen Ausflußbahn. Eine verminderte zerebrale Perfusion kann auch durch eine zerebrale Vasokonstriktion verursacht werden, z. B. ausgelöst durch Hypokapnie.

Die Anstrengungssynkope deutet auf eine Obstruktion im Ausflußtrakt des Herzens hin, hauptsächlich bedingt durch eine Aortenstenose. Die Synkope spiegelt eine zerebrale Ischämie wieder, die durch die Unfähigkeit, das Herzzeitvolumen zu steigern, in Verbindung mit einer durch die Belastung ausgelösten peripheren Vasodilatation entsteht. Bei einer prolongierten Synkope kann es zu Krämpfen kommen. Eine Hypovolämie und positiv inotrope Substanzen (wie z. B. Digitalis) können die Obstruktion bei einer hypertrophischen Kardiomyopathie akzentuieren und so eine Synkope auslösen. Eine Synkope tritt oft unmittelbar nach einer Anstrengung auf, weil der Rückstrom, der Druck im linken Vorhof und die Füllung des linken Ventrikels abnehmen. Ebenso können Arrhythmien hierzu beitragen. Die Funktionsstörung einer künstlichen Herzklappe kann auch einmal die Ursache darstellen.

Eine Anstrengungssynkope kann aber auch durch andere Ursachen einer kardialen Ausflußbehinderung bedingt sein, wie z. B. (1.) eine Verminderung des Lungenquerschnittes aufgrund von Lungenembolien oder pulmonaler Hypertension, (2.) eine Verminderung der diastolischen Füllung durch eine Abnahme der linksventrikulären Compliance oder Herztamponade oder (3.) Behinderung des venösen Rückstroms (z. B. durch schwere Pulmonal- oder Trikuspidalklappenstenose oder intrakardiales Myxom). Ein Myxom kann eine Synkope im Stehen verursachen, z. B. indem ein gestieltes Vorhofmyxom die Mitralöffnung verschließt. **Die Husten- und Miktionssynkope** und eine durch das Valsalva-Manöver ausgelöste Synkope werden durch eine Verminderung des venösen Rückstromes verursacht, hierbei kommt es durch den intrathorakalen Druckanstieg zu einer Begrenzung des venösen Rückflusses, die dann in einem verminderten Herzzeitvolumen und einem Absinken des arteriellen Mitteldruckes resultiert.

Eine Verminderung des systemischen arteriellen Druckes aufgrund einer peripheren Vasodilatation ist die Erklärung für die **Karotis-Sinus-Synkope** (häufig begleitet von einer Herzfrequenz-Verlangsamung), die **lageabhängige Hypotonie** (einschließlich der verminderten Barorezeptoren-vermittelten Herzfrequenzbeschleunigung und Vasokonstriktion im Alter) und der Synkope nach **Sympathektomie** oder bei einer Vielfalt von **peripheren Neuropathien,** die durch ein Versagen der kompensatorischen Vasokonstriktion gekennzeichnet sind. Auch der initiale Mechanismus der **einfachen Ohnmacht (vaso-depressorische Synkope)** beruht hierauf, teleologisch soll die Vasodilatation auf die Flucht nach einem Erschrecken vorbereiten. Wenn diese Vasodilatation statt der erwarteten Tachykardie bei der Fluchtreaktion von einer Verlangsamung der Herzfrequenz gefolgt wird, so führt das inadäquate Herzzeitvolumen zur Synkope. Die der Synkope vorausgehende Ängstlichkeit kann mit einer Hyperventilation einhergehen, die daraus resultierende Hypokapnie verursacht eine zerebrovaskuläre Konstriktion, die die zerebrale Perfusion weiter verringert *(s. Hyperventilationssynkope, unten, und a. Kap. LUN, 1., Dyspnoe).* **Die Synkope beim Schlucken** bei Patienten mit einer Erkrankung des Ösophagus beruht normalerweise auf vasovagalen Reflexmechanismen. Besonders bei älteren Menschen kann eine Synkope auch Folge einer **Hypovolämie** (oft ausgelöst durch ein Diuretikum, einen Vasodilatator oder einen Blutverlust) sein. Charakteristischerweise kommt es zu einer kompletten Erholung des Patienten nach einer hypovolämischen Synkope, sobald er in eine horizontale Lage gebracht wird.

Die respiratorische Alkalose trägt zum Eintritt einer Hyperventilationssynkope bei, da die Hypokapnie-bedingte Vasokonstriktion den zerebralen Blutfluß vermindert. Eine andere harmlose Ursache findet sich bei der **Synkope des Gewichthebers;** hier führt die Hyperventilation vor dem Anheben zu einer Hyperkapnie, einer zerebralen Vasokonstriktion und einer peripheren Vasodilatation, das Valsalva-Manöver beim Anheben führt dann zu einem verminderten venösen Rückstrom und reduzierten Herzzeitvolumen, und die hockende Position verstärkt die systemische Vasodilatation und Blutdrucksenkung. Selten kann eine Synkope Teil einer transienten ischämischen Attacke (TIA) sein, die das vertebrobasilare System betrifft. Aber sie ist typischerweise nur vorübergehend mit sensorischer oder motorischer Lähmung verbunden. Die Synkope kommt bei Takayasu-Arteriitis und gelegentlich auch bei Migraine accompagnée vor. Sie kann durch Armarbeit ausgelöst werden, wenn ein Subclavian-steal-Syndrom die Zirkulation der hinteren Schädelgrube beeinträchtigt.

Häufige nichtkardiale Ursachen für eine Synkope können neurologischer oder metabolischer Natur sein. Eine Synkope kann während Episoden von Krampfanfällen oder im postiktalen Stadium aufheben. Periphere Neuropathien der verschiedensten Ursachen kann eine orthostatische Hypotension hervorrufen, eine Hypoglykämie kann eine Synkope durch Störung des zerebralen Stoffwechsels verursachen, Stoffwechselstörungen bei Hyperventilation werden oben abgehandelt. Eine Hypotonie in Verbindung mit einer anaphylaktischen Medikamentenreaktion kann auch zu einer Synkope führen.

Symptomatik

Der Patient hört plötzlich auf zu reagieren, und es kommt zu einem Tonusverlust. Ein Schwächegefühl, Schwindel oder das Verschwommensehen und Schwarzwerden vor den Augen können manchmal auf den bevorstehenden Bewußtseinsverlust hinweisen und verschlimmern sich meist, wenn der Patient sich in einer aufrechten Position befindet.

Eine Synkope aus kardialer Ursache tritt typischerweise plötzlich auf und endet abrupt und spontan, sie ist meistens durch eine Arrhythmie bedingt. Eine Adams-Stokes-Synkope tritt typischerweise ohne Warnung auch beim sitzenden Patienten auf, eine Synkope als Folge anderer Arrhythmien steht häufig im zeitlichen Zusammenhang mit Herzklopfen (s. auch Anstrengungssynkope, oben). **Eine vasovagale Synkope** wird gewöhnlich durch körperliche oder emotionale Stimuli verursacht (z. B. Schmerzen, ein Schreck oder das Sehen von Blut) und kommt üblicherweise im Stehen vor. Ihr gehen häufig vagal bedingte Warnsymptome voraus: Übelkeit, Schwäche, Gähnen, Verschwommensehen und plötzliches Schwitzen.

Eine orthostatische Synkope (siehe weiter unten), die durch zugrundeliegende Hypovolämie oder venöse Blutansammlung hervorgerufen wird, wird am häufigsten nach einem verlängerten Bettaufenthalt bei alten Patienten mit schwerer Varikosis oder als Nebenwirkung einer ganzen Reihe von Medikamenten gesehen. Sie tritt beim Einnehmen der aufrechten Körperhaltung ein. Auch wenn die Körperhaltung nicht geändert wird, gibt es ähnliche Mechanismen, die eine Synkope bei einer gesunden Person, die für eine lange Zeit aufrecht, ohne sich zu bewegen, gestanden ist, hervorrufen können, z.B. bei Paraden.

Eine Synkope als Folge von Krämpfen tritt plötzlich und in Verbindung mit muskulären Zuckungen, Konvulsionen, Inkontinenz und Zungenbiß (Verletzungen können die Folge sein) auf. Eine postiktale Verwirrtheit kann sich anschließen, und die Synkope kann auch im postiktischen Zustand auftreten.

Eine Synkope infolge einer Lungenembolie weist üblicherweise auf eine massive Lungengefäßobstruktion hin und wird meist begleitet von einer Dyspnoe, Tachypnoe, Brustschmerzen, Zyanose und Hypotonie.

Eine Synkope mit langsamem Beginn (also mit Warnsymptomen) und langsamer Erholung lenkt den Verdacht auf eine metabolische Veränderung, z.B. Hypoglykämie oder die Hypokapnie bei Hyperventilation, wobei die letztere häufig mit Parästhesien und Beschwerden in der Brust einhergeht.

Diagnostik

Die Anamnese und die körperliche Untersuchung, wobei besonders nach krankhaften Befunden am Herz-Kreislauf-System und am Nervensystem gesucht werden sollte, bestimmen das weitere diagnostische Vorgehen. Es ist wichtig, Synkopen aus kardiovaskulärer Ursache von nicht-kardiovaskulären Synkopen oder solchen aus unbekannter Ursache zu unterscheiden, die erstere weist eine deutlich höhere Mortalität, besonders plötzlicher Herztod, auf, und ihre Ursache sollte präzise festgestellt werden.

Folgende Punkte in der **Anamnese** können Hinweise auf die Ätiologie geben: Das Alter beim ersten Auftreten, eine Beziehung zu Körperposition oder Aktivität, begleitende Krankheiten, vorangegangene Symptome und auslösende oder lindernde Umstände. Synkopen finden jedoch häufig unbeobachtet statt, und es kann schwierig sein, diese Hauptcharakteristika sicher festzustellen. Die Kenntnis einer vorangegangenen Medikamententherapie ist von Wert (insbesondere Antihypertonika, Diuretika oder Vasodilatatoren oder Antiarrhythmika mit proarrhythmischer Wirkung oder Beeinträchtigung der AV-Überleitung).

Die körperliche Untersuchung kann wertvolle Hinweise liefern. Der Patient wird häufig als blaß, bewegungslos und schwitzend beschrieben, mit einem schwachen oder fehlenden Puls, niedrigem Blutdruck und flacher Atmung. Die Herzfrequenz und der Blutdruck sollten im Liegen und auch in unterschiedlicher Körperhaltung gemessen werden **(bei der hysterischen Ohnmacht** findet sich keine Veränderung der Herzfrequenz oder des Blutdruckes, es besteht keine Blässe oder Schwitzen). Geräusche, Klicks und Gefäßgeräusche bieten wertvolle Hinweise. Das rauhe Geräusch einer Aortenstenose, das spät den Amplitudengipfel erreicht und bis zu den Halsschlagadern fortgeleitet wird, oder das systolische Geräusch einer hypertrophischen obstruktiven Kardiomyopathie, das mit dem Valsalva-Manöver zunimmt und in der hockenden Position verschwindet, weist auf eine Behinderung im Ausflußtrakt des Herzens hin, aber auch die damit vergesellschafteten Arrhythmien können eine Synkope bedingen.

Der Klick oder das Geräusch eines Mitralklappenprolapses (die frühdiastolisch und deutlicher im Stehen gehört werden) deutet ebenfalls auf eine Arrhythmieursache. Besteht der Verdacht auf eine Blutung oder andere Formen einer Hypovolämie oder läßt sich ein fokales neurologisches Defizit nachweisen, so muß hier eine weitere Untersuchung stattfinden.

Das klinische Bild kann nachgeahmt werden, indem man den Patienten bittet zu hyperventilieren oder indem man den Karotissinusdruck anwendet *(der immer nur unter EKG-Überwachung und niemals gleichzeitig beidseitig durchgeführt werden sollte);* dies erbringt manchmal den Nachweis eines hypersensitiven Karotissinus.

Laboruntersuchungen: Eine 12kanalige EKG-Ableitung kann eine Arrhythmie, einen Reizleitungsdefekt, eine ventrikuläre Hypertrophie, Präexzitation, QT-Verlängerung oder myokardiale Ischämie oder einen Herzinfarkt aufweisen. Gibt es keinerlei klinische richtungweisende Anhaltspunkte, so ist ein Langzeit-EKG über mindestens 24 Stunden eine kluge Maßnahme. Um ätiologisch angeschuldigt werden zu können, sollte eine dabei entdeckte Arrhythmie jedoch mit einer Änderung der Bewußtseinslage einhergehen, die meisten Patienten haben jedoch keine erneute Synkope während der Aufzeichnung. Eine Belastungsuntersuchung ist weniger hilfreich, es sei denn, eine körperliche Aktivität hat die Synkope ausgelöst. Außer bei unerklärten, sich wiederholenden Synkopen bleibt die Rolle der elektrophysiologischen Untersuchung kontrovers. Die Untergruppe mit niedrigem Risiko, mit einem hohen Prozentsatz der Remission von Synkopen ist nicht stimulierbar. Eine Echokardiographie kann eine vermutete Herzerkrankung oder eine Dysfunktion einer künstlichen Herzklappe bestätigen, wobei Röntgendurchleuchtung mit Bildverstärker auch für das letztere wichtig ist. Die Echokardiographie kann auch einen Perikarderguß bestätigen und den Verdacht auf eine Herztamponade nahelegen.
Die routinemäßigen Laboruntersuchungen sind von begrenztem Wert, und zusätzliche Untersuchungen sollten gezielt eingesetzt werden. Ein Nüchtern-Blutzucker kann eine Hypoglykämie nachweisen, und der Hämatokrit deckt eine Anämie auf. Eine Erhöhung der Herzenzyme kann den ungewöhnlichen Fall eines Herzinfarktes, der sich als Synkope präsentiert, identifizieren. Bei einer Lungenembolie ist der P_{O_2} vermindert, und im EKG können sich Hinweise auf ein akutes Cor pulmonale finden. Hier ist eine Perfusions-/Ventilationsszintigraphie eine ausgezeichnete Screening-Methode. Ein EEG ist indiziert, wenn ein Krampfleiden vermutet wird, ein Computertomogramm des Kopfes (CT, MR) ist angezeigt, wenn ein fokales neurologisches Defizit besteht oder wenn ein intrakranieller Prozeß vermutet wird.

Prognose und Therapie

Charakteristischerweise endet eine Synkope, wenn die horizontale Lage eingenommen wird, und eine sofortige weitere Behandlung ist nicht nötig, es sei denn, die zugrundeliegenden Ursachen erfordern es. Das Anheben der Beine stellt die zerebrale Durchblutung schneller her. Wenn man den Patienten zu früh erlaubt, sich aufzusetzen, kann es erneut zur Synkope kommen. Gutmeinende, aber schlecht informierte Zuschauer verschlimmern manchmal den Zustand dadurch, daß sie den Patienten aufrichten oder in einer aufrechten Körperhaltung tragen. Bei jungen Leuten ohne eine Herz-Kreislauf-Erkrankung hat eine Synkope aus ungeklärter Ursache eine günstige Prognose, und eine aufwendige Abklärung ist selten nötig. Anders kann bei Älteren die Synkope auf das Zusammentreffen mehrerer gleichzeitiger Probleme zurückzuführen sein, die die kardiovaskulären Regulationsmechanismen beeinträchtigen. Bradyarrhythmien werden durch das Implantieren eines Schrittmachers und Tachyarrhythmien durch eine spezifische Medikamentenbehandlung gebessert. Ein hypersensitiver Karotissinus kann wegen der damit verbundenen Bradyarrhythmien die Einlage eines Schrittmachers nötig machen. Auch eine Bestrahlung des Karotissinus kann die vasopressorische Komponente lindern. Die Behandlung eines Volumenverlustes, der Hypoglykämie, der Anämie, von Elektrolytstörungen oder der Nebenwirkungen von Medikamenten ist bekannt. Das Alter stellt keine Kontraindikation für eine Operation der Aortenklappe dar, dies ist die häufigste Herzklappenoperation beim älteren Menschen. Beta-Blocker und Kalziumantagonisten werden zur Therapie hypertropher Kardiomyopathien mit Obstruktion eingesetzt; die vergesellschafteten Arrhythmien sprechen auf diese Medikamente und Amiodaron an.

Wie bereits oben festgestellt, beruht eine spezifische Therapie auf einer exakten Diagnose der zugrundeliegenden Ursache. Eine ausführlichere Diskussion aller Krankheiten und weitere Einzelheiten bei der Therapie können an anderer Stelle im MANUAL gefunden werden.

Orthostatische Hypotonie

Ein exzessiver Abfall des Blutdruckes bei Einnehmen der aufrechten Körperhaltung, normalerweise mehr als 20/10 mmHg. Dieser Zustand ist keine Krankheit per se, sondern Ausdruck einer Störung der normalen Blutdruckregulation aus verschiedenen Ursachen.

Ätiologie und Pathophysiologie

Aufgrund der Belastung durch die Schwerkraft kommt es beim plötzlichen Aufrichten normalerweise zu einem Versacken des Blutes in den venösen Kapazitätsgefäßen der Beine und im Rumpf. Der anschließende vorübergehende Abfall des venösen Rückstromes und der Herzförderleistung führt zu einem Blutdruckabfall. Über die Barorezeptoren im Aortenbogen und in den Karotissinus kommt es dann zu einer Aktivierung autonomer Reflexe, die den Blutdruck rasch wieder normalisieren und eine vorübergehende Tachykardie auslösen. Diese Veränderungen beruhen primär auf der Sympathikus-vermittelten Zunahme der Katecholamin-Spiegel, die zu einer Steigerung der Vasomotoren-Tonus in den Kapazitätsgefäßen führt und die Frequenz des Herzens und die myokardiale Kontraktilität steigern und so das Herzzeitvolumen erhöhen. Die arterielle Vasokonstriktion wird über ähnliche Mechanismen vermittelt. Die Hemmung des Vagus steigert die Herzfrequenz ebenso. Bei langem Stehen verursachen die Sekretion des anti-diuretischen Hormons und die Aktivierung des Renin-Angiotensin-Aldosteron-Systems eine Natrium- und Wasser-Retention und eine Zunahme des zirkulierenden Blutvolumens.

Wenn die afferenten, zentralen oder efferenten Abschnitte des Reflexbogens durch einen Krankheitsprozeß oder die Wirkung eines Medikaments beeinträchtigt sind oder bei einer Hypovolämie oder wenn die myokardiale Kontraktilität oder eine vaskuläre Regulation vermindert ist oder wenn die Hormonwirkung fehlerhaft ist, können diese Mechanismen der Homöostase unzureichend sein, um den Druckabfall voll zu kompensieren.

Die Wirkungen eines verminderten zerebralen Blutflusses sind die ersten Auswirkungen einer abnehmenden Gewebsperfusion; die Veränderungen des Blutdrucks im Stehen geben jedoch nicht die zerebrale Minderdurchblutung wieder.

Die häufigsten Ursachen einer symptomatischen orthostatischen Hypotonie sind die **Hypovolämie** als Folge eines exzessiven Gebrauches von Diuretika (z.B. Schleifendiuretika, wie Furosemid, Bumetanid und Etacrynsäure) und die relative Hypovolämie aufgrund einer Vasodilatator-Therapie mit Nitrat-Präparaten und Kalziumantagonisten (Verapamil, Nifedipin oder Diltiazem) oder mit ACE-Hemmern. Auch die Hypovolämie, die durch eine lange Bettruhe ausgelöst wird, spielt bei der Ätiologie eine Rolle.

Die orthostatische Hypotonie kommt als Folge der Vasodilatation während der febrilen Phase der Malaria tropica ebenso vor.

Eine abnehmbare Barorezeptorempfindlichkeit, verbunden mit abnehmender arterieller Dehnbarkeit, erklärt den häufigen orthostatischen Kollaps bei älteren Menschen. Obwohl die Orthostase bei etwa 20% unselektierter älterer Menschen beschrieben ist, ist ihre Prävalenz bei der gesunden älteren Allgemeinbevölkerung viel geringer. Die Multimorbidität der in Heimen untergebrachten Menschen beeinträchtigt häufig die kardiovaskuläre Regulationsfähigkeit.

Auch Medikamente, die die autonomen Reflexe beeinträchtigen, z.B. hohe Dosen von Antihypertensiva (Methyl-Dopa, Clonidin, Reserpin und Ganglien-Blocker), und der Gebrauch vieler Medikamente können häufige Ursachen darstellen. Eine orthostatische Hypo*tonie ist selten* die Folge einer Beta-Blocker-Behandlung, aber Alpha-Blocker, wie Prazosin, können verantwortlich sein, insbesondere beim Therapiebeginn („Erste-Dosis-Effekt"). Medikamente, die dafür bekannt sind, daß sie eine Orthostasereaktion hervorrufen, sollten am Anfang in kleinen Dosen verabreicht werden.

Mehrere Stoffgruppen von Medikamenten, die bei psychiatrischen Erkrankungen eingesetzt werden, weisen als wichtige Nebenwirkung eine reversible Störung der autonomen

Reflexe, die zu einem orthostatischen Blutdruckabfall führt, auf. Hierzu gehören: Monoaminooxidase-Hemmer (Isocarboxazid, Phenelzin und Tranylcypromin), die zur Behandlung von Depressionen benutzt werden, die trizyklischen Antidepressiva (Nortriptylin, Amitryptilin, Despiramin, Imipramin und Protriptylin) oder tetrazyklische Antidepressiva und die Antipsychotika aus der Reihe der Phenothiazine (Chlorpromazin, Promazin und Thioridazin). Weitere Medikamente, die Ursache einer orthostatischen Hypotonie sein können, sind Chinidin, L-Dopa, Barbiturate und Alkohol. Das antineoplastische Medikamente Vincristin kann eine schwere, langanhaltende orthostatische Hypotonie als Folge seiner neurotoxischen Nebenwirkungen hervorrufen.

Eine akute oder subakute schwere, **krankheitsbedingte Hypovolämie** kann eine orthostatische Hypotonie aufgrund einer Verminderung des Herzzeitvolumens auslösen, obwohl die autonomen Reflexe intakt sind. Akuter Blutverlust, starkes Erbrechen oder Diarrhö, protrahiertes Schwitzen oder osmotische Diurese (wie beim unkontrollierten Diabetes mellitus) können alle zu einer ausgeprägten Volumenabnahme, Dehydratation und orthostatischer Hypotonie führen, falls Flüssigkeit und Elektrolyte nicht ausreichend ersetzt werden. Die Hypokaliämie verhindert die Reaktivität der glatten Muskulatur der Gefäße und kann die Zunahme des peripheren Gefäßwiderstandes im Stehen begrenzen. Ähnlich kann es bei Nebennierenrindeninsuffizienz (Addisonsche Erkrankung) und ungenügender Salzzufuhr zu einer hypovolämischen orthostatischen Hypotonie kommen. Die Folgen von Diuretika und Vasodilatanzien sind oben diskutiert.

Neurologische Erkrankungen, die das autonome Nervensystem befallen, können den sympathischen Reflexbogen unterbrechen und so die normalen adrenergen Reaktionen beim Stehen beeinträchtigen. Erkrankungen, die mit orthostatischer Hypotonie einhergehen, sind die diabetische Polyneuropathie, Amyloidose, Porphyrie, Tabes dorsalis, Syringomyelie, die Durchtrennung des Rückenmarkes, perniziöse Anämie, alkoholische Neuropathie, das Guillain-Barré-Syndrom (postinfektiöse Polyneuropathie) und das Riley-Day-Syndrom (familiäre Dysautonomie). Chirurgische Sympathektomie vasospastischer Leiden oder peripherer Gefäßinsuffizienz (insbesondere bei schwerer Varikosis) kann ebenfalls zu einem Blutdruckabfall im Stehen führen. Bei einer ganzen Reihe von Ursachen der sekundären arteriellen Hypertonie, bei denen der Blutdruck nicht mehr mit den ursprünglichen homöostatischen Mechanismen kontrolliert wird, kann ein Aufrichten eine Orthostase verursachen. Dies ist bei den meisten Patienten mit einem Phäochromozytom sehr deutlich, wird aber auch bei dem primären Hyperaldosteronismus beobachtet; diese Patienten haben paradoxerweise beim Liegen eine Hypertonie und gleichzeitig eine orthostatische Hypotonie. Der Blutdruckabfall im Stehen bei M. Parkinson kann durch die Behandlung mit L-Dopa verstärkt werden. *(S. a. Kap. NEU, 12., Idiopathische orthostatische Hypotonie.).*

Zwei möglicherweise miteinander verwandte primäre Neuropathien sind häufig mit schwerer orthostatischer Hypotonie verbunden: das **Shy-Drager-Syndrom** und die **idiopathische orthostatische Hypotonie.**

Ein plötzlich beginnender Blutdruckabfall im Stehen sollte an einen Myokardinfarkt oder eine kardiale Arrhythmie denken lassen. Andere kardiale Ursachen des Orthostase-Syndroms sind auf die Unfähigkeit der Zunahme des Herzzeitvolumens, einschließlich der schweren *Kardiomyopathie*, Aortenstenose, konstriktiver Perikarditis und fortgeschrittener Herzinsuffizienz, zu beziehen.

Bei Patienten mit dem Shy-Drager-Syndrom kommt es beim Stehen nicht zu einer Zunahme des Noradrenalins im Plasma, und bei der idiopathischen orthostatischen Hypotonie scheint eine Erschöpfung des Noradrenalins in den Nervenendigungen des Sympathikus vorzuliegen. Diese Erkrankungen sind durch ausgedehnte Läsionen nicht nur im Bereich des sympathischen, sondern auch des parasympathischen Nervensystems, der Basalganglien und der spinalen Leitungsbahnen charakterisiert. Zusätzlich zu einem Versagen der Vasokonstriktion in den Arteriolen und Venen bestehen hier ausgedehnte autonome Funktionsstörungen: Verlust des Schwitzens, Atonie des Magens, Darmes und der Blase, Impotenz, verminderte Speichel- und Tränensekretion, Mydriasis und eine gestörte Akkommodation. Paradoxerweise kann bei diesen Patienten der Blutdruck im Liegen trotz schwerer orthostatischer

Veränderungen etwas erhöht sein, was durch einen Verlust sowohl der parasympathischen wie auch der sympathischen Regulation des Herz-Kreislauf-Systems zu erklären ist. Körperliche Bewegung oder eine schwere Mahlzeit können die Symptome verstärken.

Symptomatik und Diagnostik

Ohnmachtsgefühle, Benommenheit, Schwindel, Denkstörungen oder verschwommenes Sehen sind Hinweise für eine leichte oder mäßige Verminderung des zerebralen Blutflusses. Bei stärkerer Abnahme der Durchblutung können eine plötzliche Synkope oder gar ein generalisierter Krampfanfall dazukommen (s. Synkope, weiter oben).

Andere Phänomene, die in Verbindung mit einer orthostatischen Hypotonie auftreten, stehen meist mit der zugrundeliegenden Ursache im Zusammenhang. Die Diagnose wird anhand der subjektiven Symptome, die auf eine Hypotonie hinweisen, sowie durch den Nachweis eines ausgeprägten Blutdruckabfalles im Stehen, der sich durch Hinlegen bessert, gestellt. Eine spezifische ätiologische Abklärung muß bei jedem einzelnen Patienten aus den jeweiligen Umständen heraus erarbeitet werden (z.B. wie oben für das Shy-Drager-Syndrom beschrieben ist).

Prognose und Therapie

Die Prognose hängt von der zugrundeliegenden Ursache ab. Eine Hypovolämie oder medikamentös bedingte orthostatische Hypotonie wird für gewöhnlich durch entsprechende Maßnahmen behoben. Eine Anämie und Elektrolytstörungen können spezifisch behandelt werden. Die orthostatischen Störungen, die durch eine lange Bettruhe ausgelöst werden, können vermindert werden, indem man den Patienten jeden Tag erlaubt, aufzusitzen. Eine ausreichende Flüssigkeitszufuhr sollte bei älteren Patienten gewährleistet, sein und alkoholische Getränke sollten begrenzt oder vermieden werden.

Die Prognose der Patienten mit einer dem Leiden zugrundeliegenden Erkrankung wird durch die Therapie derselben bestimmt, z.B. scheint der Blutdruckabfall im Stehen bei hypertensiven Diabetikern eine schlechte Prognose anzuzeigen. Kann die zugrundeliegende Erkrankung nicht gebessert werden, so wird die Therapie darauf gerichtet, eine periphere Vasokonstriktion und/oder ein erhöhtes Herzzeitvolumen zu erreichen. Oft erlaubt dies, den Blutdruck beim Stehen in einem zwar erniedrigten, aber doch asymptomatischen Bereich zu halten. Bei fortgeschrittenen Fällen des Shy-Drager-Syndroms oder der idiopathischen orthostatischen Hypotonie kann eine medikamentöse Therapie oft nicht ausreichend sein, und Stützstrümpfe zum Erzeugen eines Gegendruckes oder ein Apparat zur Gegenpulsation können notwendig werden: Beruht die orthostatische Hypotonie auf einem venösen Pooling in den Beinen, kann eine genau angepaßte elastische Strumpfhose das Herzzeitvolumen und den Blutdruck beim Stehen verbessern. Bei weiter fortgeschrittenen Fällen kann die Verwendung von aufblasbaren Antischwerkraftanzügen, wie sie Piloten tragen, nötig werden, um einen ausreichenden Gegendruck im Bereich der Beine und des Bauches zu erreichen, werden allerdings häufig schlecht vertragen.

Älteren Patienten sollte geraten werden, sich nicht plötzlich zu erheben, mit erhobenem Kopfteil zu schlafen lindert die Symptome der Na-Retention und vermindert die nächtliche Diurese. Längeres Stehen sollte vermieden werden. In leichteren Fällen kann die peripher angreifende adrenerge Substanz Ephedrin (25–50 mg oral alle 3–4 h während des Tages) den Blutdruck in einem tolerablen Bereich halten. Phenylephrin kann auch eingesetzt werden. Eine alternative oder zusätzliche Therapie ist die Volumenexpansion, initial durch eine Erhöhung der Salzaufnahme und dann durch die Verabreichung von salzretinierenden Hormonen. Wenn keine Herzinsuffizienz besteht, genügt es meist, durch großzügiges Salzen der Speisen die tägliche Aufnahme von Natriumchlorid um 5–10 g zu erhöhen. Patienten, die dies nicht schmackhaft finden, können Natriumchlorid-Tabletten einnehmen. Die Gabe von Fludrocortison (0,1 bis 0,5 mg/Tag oral) verbessert die periphere Vasokonstriktion auf Sympathikusreize, aber ist nur in Verbindung mit einer adäquaten Salzaufnahme wirksam und wenn es zu einer Gewichtszunahme von 1,3 bis 2,2 kg aufgrund der vermehrten Salzretention und der Expansion des intravaskulären Flüssigkeitsvolumens kommt. Bei älteren Patienten oder solchen mit eingeschränkter Myokardfunktion ist die Entwicklung einer Herzinsuffizienz eine mögliche Gefahr dieser Therapie. Das Auftreten von Ödemen in abhängigen Körperteilen ist beim Fehlen einer Stauungsherzinsuffizienz keine Kontraindikation für die Fortsetzung der Therapie. Eine wichtige Komplikation ist die Hypokaliämie aufgrund des Kaliumverlustes durch die Gabe des Mineralokortikoids zusammen mit einer hohen Natriumdosis; eine Kaliumsubstitution kann hier nötig sein. Eine Hypertonie im Liegen ist ein zusätzliches Risiko. In letzter Zeit wurde berichtet, daß Propranolol die günstigen Wirkungen der Salz- und Steroidtherapie weiter verstärken kann. Die Beta-Rezeptoren-Blockade mit Propranolol führt zur gegenläufigen adrenergen peripheren Vasokonstriktion, verhindert die Vasodilatation, die bei manchen Patienten mit orthostatischer Hypotension als Reaktion auf das Stehen vorkommt. Das Risiko besteht in der Reduktion der Natriumausscheidung mit Entwicklung einer Herzinsuffizienz.

Für Dihydroergotamin, einen selektiven Konstriktor der peripheren Kapazitätsgefäße, hat man nur einen Kurzzeitnutzen nachgewiesen, der das Risiko einer Hypertonie im Liegen und Extremitätengangrän mit sich bringt.

Eine Anzahl nicht-steroidaler Antiphlogistika können zu einer Salzretention und zu einer durch Prostaglandin induzierten Vasodilatation führen, Indometacin in der Dosis 25 bis 50 mg 3 × täglich ist als günstig durch Zunahme des peripheren Gefäßwiderstandes beschrieben worden. Es kann jedoch bei der Verwendung dieser Medikamente zu Nebenwirkungen im Gastrointestinaltrakt kommen und zu ungewollten Blutdruckanstiegen. (Dies ist bei Patienten, die Indometacin und Sympathikomimetika gleichzeitig nahmen, beschrieben worden.) Metoclopramid kann die natriuretischen und vasodilatatorischen Effekte eines Dopaminüberschusses hemmen (eine seltene Ursache einer orthostatischen Hypotension), aber die Parkinsonsche Erkrankung verschlimmern. Eine schnelle Vorhofstimulation hat einen begrenzten Erfolg bei Patienten mit langsamer Herzfrequenz.

Schock

(s. a. Kap. INF, 7., Septischer Schock)

Ein Zustand, bei welchem der Blutfluß und die Perfusion der peripheren Gefäße zur Aufrechterhaltung des Lebens unzureichend sind, der durch ein unzureichendes Herzzeitvolumen oder eine Fehlverteilung des peripheren Blutflusses verursacht wird und im allgemeinen mit Hypotonie und Oligurie einhergeht.

Ätiologie und Pathophysiologie

Schock kann die Folge eines unzureichenden intravaskulären Volumens **(hypovolämischer Schock),** einer unzureichenden Herzfunktion **(kardiogener Schock),** eines verminderten Vasomotorentonus **(Vasodilatation)** oder einer Kombination dieser Faktoren sein. Der zugrundeliegende Defekt ist eine Verminderung der Perfusion der lebenswichtigen Organe, so daß die Anlieferung des Sauerstoffes für die Bedürfnisse eines aeroben Stoffwechsels nicht adäquat ist, das resultiert in einem Wechsel zur anaeroben Stoffwechsellage, und daraus resultierend eine erhöhte Produktion und Anhäufung von Milchsäure. Wenn der Schock persistiert, kommt es zu einer gestörten Organfunktion, dieser folgt ein irreversibler Zellschaden und der Tod.

Hypovolämischer Schock: Absolut oder relativ unzureichendes intravasales Volumen führt zu einer verminderten ventrikulären Füllung und damit zu einer Abnahme des Schlagvolumens bzw. des Herzzeitvolumens, sofern dies nicht durch eine erhöhte Herzfrequenz kompensiert wird. Akuter Blutverlust nach einem Trauma ist eine häufige Ursache des hypovolämischen Schocks. Blutungen können auch im Rahmen einer vorbestehenden (oft nicht erkannten) Erkrankung auftreten, wie beim peptischen Ulkus, bei Ösophagusvarizen oder bei einem Aortenaneurysma. Eine Blutung kann nicht nur offenkundig (Hämatemesis oder Meläna), sondern auch versteckt (z.B. im Rahmen einer extrauterinen Gravidität) sein, woran man bei Patienten im Schock stets denken sollte. Da sich ein Schock nach einem akuten Blutverlust innerhalb von Minuten entwickeln kann (vor Einsetzen der homöostatischen Hämodilution), können Hb und Hämatokrit noch normal sein, so daß dieser Befund eine Blutung als Schockursache nicht ausschließt.

Ohne daß eine Blutung besteht, kann es zu einem hypovolämischen Schock nach größeren Verlusten von Körperflüssigkeiten kommen. Meistens entwickelt sich das Bild dann über mehrere Stunden und geht häufig mit einem Anstieg von Hb und Hämatokrit einher, häufig durch eine Hämokonzentration als Ausdruck einer Flüssigkeitsumverteilung. Flüssigkeit kann über die Körperoberfläche nach einer thermischen oder chemischen Schädigung verlorengehen; sie kann nach einer Perforation im Bereich des Gastrointestinaltraktes oder bei Pankreatitis im Rahmen der entstehenden Peritonitis in den Peritonealraum abgeschieden werden. Flüssigkeitsansammlungen innerhalb des Gastrointestinaltraktes oder Verluste aus dem Gastrointestinaltrakt bei Erbrechen oder Diarrhö sind für eine Reihe von Erkrankungen bekannt, z.B. einen mechanischen Verschluß im Bereich des Dünndarms oder Dickdarms, einen paralytischen Ileus oder eine Gastroenteritis. Exzessiver Flüssigkeitsverlust über die Nieren kann beim Diabetes mellitus oder insipidus, bei der Nebenniereninsuffizienz, bei der Salzverlustnephritis, in der polyurischen Phase akuter Nierenerkrankungen sowie nach Gabe stark wirkender Diuretika auftreten. Zu einem hypovolämischen Schock kann es auch bei einer Flüssigkeitsverschiebung von intra- nach extravasal infolge erhöhter Kapillarpermeabilität bei Anoxie oder Herzstillstand oder im Rahmen einer akuten Hypersensitivitätsreaktion kommen **(anaphylaktischer Schock),** der auch zu einer Dilatation der Arteriolen führt *(s. Kap. IMM, 3., Anaphylaxie).*

Neben dem übermäßigen Flüssigkeitsverlust kann auch eine unzureichende Flüssigkeitszufuhr zu einem hypovolämischen Schock führen, was häufig auch mit einem mäßig erhöhten Flüssigkeitsverlust vergesellschaftet ist. Häufig können diese Patienten wegen neurologischer Erkrankungen oder körperlicher Gebrechen auf Durst nicht mit erhöhter Flüssigkeitsaufnahme reagieren. Bei hospitalisierten Patienten kann sich eine Hypovolämie ergeben oder verschlimmern, wenn frühe Zeichen einer Kreislaufinsuffizienz fälschlicherweise als Herzinsuffizienz gedeutet werden und die Flüssigkeitszufuhr aus Angst, ein Lungenödem verursachen zu können, gedrosselt wird oder zusätzlich Diuretika gegeben werden.

Kardiogener Schock: Der kardiogene Schock kann als ein Ergebnis einer relativen oder absoluten Verminderung des Herzzeitvolumens definiert werden, durch andere Faktoren als ein unzureichendes intravaskuläres Volumen verursacht. Eine ausschließliche Flüssigkeitszufuhr normalisiert die hämodynamische Störung deshalb selten. In bestimmten Situationen jedoch (z.B. Rechtsherzinfarkt) kann es sinnvoll sein, Flüssigkeitsgabe mit anderen Maßnahmen zu kombinieren. Eine Vielzahl von Mechanismen allein oder zusammen mit anderen kann die Ursache sein, diese umfassen mechanische Störungen der Ventrikelfüllung oder der Vorlast (z.B. Spannungspneumothorax, Herzbeuteltamponade), Störungen der Ventrikelentleerung oder der Nachlast (z.B. Lungenembolien, Störungen von Herzklappenprothesen), überschießende Konstriktion von Lungen- oder systemischen Arteriolen, behinderte myokardiale Kontraktilität (z.B. Myokardischämie oder -infarkt, Myokarditis oder Medikamente), Störungen des Herzrhythmus (Tachykardie oder Bradykardie) und übersteigerter Volumenbedarf (z.B. akute Mitral- oder Aorteninsuffizienz, rupturiertes intraventrikuläres Septum).

Vasodilatation: Zu einem *relativen* hypovolämischen Schock kann es dann kommen, *wenn die zirkuli*erende Blutmenge zwar normal ist, aber für eine adäquate kardiale Füllung nicht ausreicht. Bei einer Reihe von Umständen kommt es zu einer ausgedehnten venösen und/oder arteriolären Dilatation. Wenn das Herzzeitvolumen bei erniedrigtem Gefäßwiderstand nicht entsprechend ansteigt, kommt es zur arteriellen Hypotonie, und wenn der arterielle Druck unter einen kritischen Wert abfällt, werden lebenswichtige Organe unzureichend durchblutet. Das Ausmaß der Hypotonie, das zur Schockentstehung führen kann, ist unterschiedlich und hängt häufig von vorbestehenden Gefäßerkrankungen ab; so kann eine mittelschwere Hypotonie, die von einem jungen, relativ gesunden Menschen gut toleriert wird, bei einem anderen Menschen zu schweren zerebralen, kardialen oder renalen Funktionsstörungen führen, wenn er eine nennenswerte Arteriosklerose in den entsprechenden versorgenden Gefäßen aufweist. Generalisierte Vasodilatation gibt es auch nach Schädel-Hirn-Traumen oder zerebralen Blutungen **(neurogener Schock),** beim Leberversagen oder nach bestimmten Medikamenten oder Giften. Der bei einer bakteriellen Infektion auftretende Schock **(septischer Schock)** kann teilweise auf eine Wirkung von Endotoxinen oder anderen Stoffen auf die Widerstandsgefäße zurückgeführt werden, woraus dann eine Gefäßerweiterung und Abnahme des Gefäßwiderstandes resultiert *(s. Kap. INF, 7.).* Darüber hinaus scheinen einige Patienten mit akutem Myokardinfarkt und Schockentwicklung auf das verminderte Herzzeitvolumen eine unzureichende kompensatorische Vasokonstriktion zu entwickeln.

Symptomatik

Die mit dem Schock einhergehenden Erscheinungen können entweder durch den Schockzustand selbst oder durch den zugrundeliegenden Krankheitsprozeß entstehen. Die Befunde bei Patienten mit **hypovolämischem** oder **kardiogenem Schock** sind einander ähnlich. Das Bewußtsein kann erhalten sein, jedoch sind Lethargie, Verwirrtheit und Schläfrigkeit häufig. Hände und Füße sind kalt, feucht und oft zyanotisch und blaß. Die Kapillarfüllung ist verzögert, und im Extremfall kann es zur Ausbildung eines bläulich retikulären Musters über große Areale hinweg kommen. Der Puls ist schwach und schnell, wenn nicht zusätzlich ein Herzblock oder eine terminale Bradykardie vorliegt. Manchmal sind nur die Femoralis- oder Carotispulse tastbar. Es bestehen Tachypnoe und Hyperventilation, jedoch kann sich terminal auch eine Apnoe infolge Versagens des Atemzentrums bei unzureichender Hirndurchblutung entwickeln. Sphygmomanometrisch ist der Blutdruck meist niedrig oder nicht meßbar, während die direkte Messung über eine intraarterielle Nadel oft deutlich höhere Werte ergibt.

Die Befunde beim **septischen Schock** *(s.a. Kap. INF, 7.)* können denen beim hypovolämischen und kardiogenen Schock ähneln, jedoch bestehen einige wesentliche Unterschiede. Im allgemeinen besteht Fieber, dem in der Regel Schüttelfrost vorausgeht. Das Herzzeitvolumen ist *erhöht* und gleichzeitig der totale periphere Gefäßwiderstand erniedrigt, möglicherweise begleitet von Hyperventilation und respiratorischer Alkalose. Somit gehören zu den frühen Symptomen ein Beginn mit Schüttelfrost, ein rascher Temperaturanstieg, eine warme, gerötete Haut, eine große Pulsamplitude und ein abfallender und ansteigender Blutdruck **(hyperdynamisches Syndrom).** Trotz erhöhten Herzzeitvolumens ist die Urinausscheidung vermindert. Die Bewußtseinslage ist im allgemeinen deutlich beeinträchtigt, und ein Verwirrtheitszustand kann sogar ein Warnzeichen sein, das der Entwicklung einer Hypertonie um 24 h oder mehr vorausgeht. Jedoch sind diese Befunde variabel und müssen nicht einmal bei Patienten vorliegen, bei denen ein deutlich erhöhtes Herzzeitvolumen und ein erniedrigter peripherer Gefäßwiderstand durch direkte hämodynamische Messungen nachgewiesen sind. Das Vorhandensein von Fieber und Hypotonie spricht für einen bestehenden septischen Schock, in späteren Stadien entwickelt sich häufig eine Hypothermie.

Zeichen des zugrundeliegenden Krankheitsprozesses können wichtige diagnostische Hinweise geben. Ein plötzlicher Blut- oder Flüssigkeitsverlust aus einer Aortenruptur, Milzruptur, bei einer Eileiterschwangerschaft oder bei einer Peritonitis kann aufgrund der klinischen Befunde vermutet werden. Zeichen einer allgemeinen Dehydratation sind hilfreiche Hinweise auf eine Hypovolämie bei Patienten mit neurologischen, gastrointestinalen, renalen oder metabolischen Erkrankungen. Ein kardiogener Schock ist bei gestauten Halsvenen, Zeichen der Lungenstauung und Galopprhythmus wahrscheinlich. Diese Zeichen können jedoch bei einer beachtlichen Anzahl von Patienten mit kardiogenem Schock fehlen. Ein systolisches Geräusch kann Hinweis auf eine Ventrikelseptumruptur oder Mitralinsuffizienz sein, die beide nach einem akuten Myokardinfarkt zum Schock führen können. Bei gestauten Halsvenen, gedämpften Herztönen, einem Perikardreiben und einem paradoxen Pulsverhalten muß man an eine Perikardtamponade denken.

Bei Patienten mit einer parasternalen Hebung, einem lauten vierten Herzton am linken Sternalrand, der bei Inspiration zunimmt, und einem betonten, breit gespalteten Pulmonalton liegt der Verdacht auf eine massive Lungenembolie nahe. Ein septischer Schock entwickelt sich häufig im hohen Alter und bei Männern öfter als bei Frauen. Es können die Zeichen einer vorbestehenden pulmonalen, gastrointestinalen oder einer Harnwegsinfektion vorliegen, ebenso Zeichen eines zugrundeliegenden Malignoms oder einer konsumierenden Erkrankung mit dadurch bedingter Schwächung der Immunabwehr. Bei Frauen im gebärfähigen Alter kann das Toxic-Shock-Syndrom durch den Gebrauch von Tampons vorkommen. Der septische Abort stellt, insbesondere wenn er illegal durchgeführt wurde, eine Ursache des septischen Schocks dar.

Diagnostik

Zur Diagnose eines Schocks muß eine unzureichende Gewebedurchblutung nachgewiesen werden, die entweder durch ein reduziertes Herzzeitvolumen oder durch einen unzureichenden peripheren Vasomotorentonus verursacht sein kann. Liegen Bedingungen vor, die bekanntermaßen zum Schock führen, wird meistens ein Schock angenommen, wenn es bei einem Patienten zu einem starken Blutdruckabfall, einer Urinausscheidung von unter 30 ml pro Stunde und einem progressiven Anstieg der Laktatkonzentration oder einer vergrößerten Anionenlücke im arteriellen Blut bei gleichzeitig erniedrigtem arteriellem P_{CO2} und erniedrigtem Bikarbonatspiegel kommt. Die Diagnose wird gestützt durch Zeichen, die sich aus der Hypoperfusion bestimmter Organe ergeben (Bewußtseinseintrübung, EKG-Veränderungen, periphere Zyanose) oder die aus Kompensationsmechanismen resultieren (Tachykardie, Tachypnoe, Schweißausbruch). Im Frühstadium des Schocks, insbesondere beim septischen Schock, können viele der genannten Zeichen fehlen oder unentdeckt bleiben, wenn nicht speziell danach gesucht wird. Dadurch kann sich der Behandlungsbeginn so lange verzögern, bis es zum irreversiblen Schock gekommen ist. Keiner der genannten Befunde ist für sich *allein* für das Syndrom des Schocks spezifisch. Jedes Zeichen muß im Zusammenhang mit dem klinischen Gesamtbild beurteilt werden. Insbesondere kann bei manchen Patienten, die sonst keine Zeichen einer unzureichenden Gewebedurchblutung bieten, der arterielle Blutdruck auf Werte erniedrigt sein, die sonst normalerweise mit Schock einhergehen. Bei solchen Patienten kann unter Umständen eine Behandlung der Hypotonie mit vasopressorischen Substanzen mehr schädigen als nutzen.

Ein hypovolämischer Schock wird durch den Nachweis einer normalen oder reduzierten Ventrikelfüllung bei erniedrigtem Herzzeitvolumen und Schocksymptomatik diagnostiziert. Ein rechtsventrikulärer Füllungsdruck oder zentralvenöser Druck von unter 7 cmH_2O (5 mmHg) spricht für Hypovolämie. Jedoch kann der ZVD auch über diesem Wert liegen, wenn es sich um einen hypovolämischen Schock bei vorbestehender pulmonaler Hypertonie oder Rechtsherzinfarkt, Trikuspidalstenose, Tumor des rechten Vorhofes oder Perikardtamponade etc. handelt. Ein besseres Maß für die linksventrikuläre Füllung erhält man durch Einführung eines Einschwemmkatheters und Messung des enddiastolischen pulmonalarteriellen oder des Pulmonalkapillardruckes, die beide in der Regel in enger Beziehung zum jeweiligen diastolischen Druck im linken Ventrikel stehen. Ein unter 12 mmHg erniedrigter pulmonalenddiastolischer oder Pulmonalkapillardruck (oder unter 18 mmHg bei einem Patienten mit einem akuten Herzinfarkt oder einer vorbestehenden linksventrikulären Erkrankung) spricht dafür, daß die Hypovolämie das Schockbild verursacht oder dazu beiträgt. Bei Verdacht auf Hypovolämie kann man auch durch einen therapeutischen Versuch mit Volu*mensubstitution die D*iagnose bestätigen. Vom Vorliegen einer Hypovolämie darf man ausgehen, wenn nach einer raschen Infusion (100 ml/10 min) einer kolloidalen Lösung (z.B. 6%igc HAES in 0,9%igen Natriumchlorid, Plasma oder Serumalbumin) arterieller Druck und Urinproduktion ansteigen und die klinischen Zeichen des Schocks rückläufig sind, bei gleichzeitig nur geringem Anstieg des ZVD oder des Pulmonalkapillardruckes. Ein rechtsventrikulärer Infarkt kann gelegentlich zu einem klinischen Schockbild führen, das manchmal gut auf eine rasche Volumenexpansion anspricht. Hieran sollte man bei Patienten, die nach einem inferioren Herzinfarkt einen Schock entwickeln, denken, wenn der ZVD deutlich erhöht ist, während der linksventrikuläre Füllungsdruck (enddiastolischer Pulmonalarteriendruck oder Pulmonalkapillardruck) nicht wesentlich zu hoch gemessen wird. Ein hypovolämischer Schock, der durch eine Blutung hervorgerufen wird, geht mit einem Abfall von Hb und Hkt einher, allerdings entwickelt sich der Schock innerhalb von Minuten bei einem akuten Blutverlust, während Hb und Hkt noch normal bleiben (bevor es zu einer homöostatischen Hämodilution kommt), so daß in einem solchen Falle eine Blutung nicht ausgeschlossen werden kann. Ein Anstieg von Hämatokrit und Hb bei einem hypovolämischen Schock legt den Gedanken an eine Hämokonzentration durch Verlust weiterer Körperflüssigkeit nahe.

Der kardiogene Schock wird normalerweise durch ein vermindertes Herzzeitvolumen bei gleichzeitig erhöhtem ventrikulärem Füllungsdruck nachgewiesen. Da eine Hypovolämie auch bei einem akuten Myokardinfarkt oder bei einer vorbestehenden Herzerkrankung auftreten kann, sollte man nicht von vornherein davon ausgehen, daß der Schock ausschließlich durch die Myokardschädigung hervorgerufen worden ist. Eine Perikardtamponade, ein Spannungspneumothorax oder eine massive Lungenembolie lassen sich für gewöhnlich diagnostizieren, sofern man daran denkt und die entsprechenden diagnostischen Notfallmethoden, wie Echokardiographie und Perfusionsszintigraphie, nutzt. Wenn der Myokardschaden nach einem Myokardinfarkt ausgedehnt genug ist, um einen Schock zu verursachen, ist das EKG eindeutig diagnostisch *(s. Kap. HKR, 4., Myokardinfarkt)*, jedoch können ein vorangegangener Infarkt, ein Linksschenkelblock oder ein AV-Block mit einem idioventrikulären oder Schrittmacherrhythmus eine EKG-Diagnose ausschließen. Durch das EKG lassen sich auch Arrhythmien identifizieren, die per se einen Schock auslösen oder auch dazu beitragen können.

Schock als Folge einer Vasodilatation ist bei Patienten mit schwerem Hirntrauma, Sepsis oder Medikamentenintoxikation oder bei einem Hitzschlag mit Dehydratation und Versagen der Gefäßregulation anzunehmen, jedoch muß eine Hypovolämie, die häufig ebenfalls vorliegt, ausgeschlossen werden. Eine gestörte Myokardfunktion infolge unzureichender Koronarperfusion oder anderer Mechanismen, wie zum Beispiel die Freisetzung des myocardial depressant factor oder anderer toxischer Substanzen, kann ebenfalls das durch Vasodilatation verursachte Schockbild komplizieren.

Prognose

Unbehandelt ist der Schock in der Regel tödlich. Die Prognose hängt von dessen Ursache, vorbestehenden oder komplizierenden Erkrankungen, der Zeitspanne zwischen Schockbeginn und Diagnosestellung sowie der richtigen Therapie ab. Die Mortalität beim kardiogenen Schock infolge eines ausgedehnten Myokardinfarktes und bei älteren Patienten mit septischem Schock ist weiterhin extrem hoch.

Therapie

Erste Hilfe: Der Patient sollte warmgehalten, und die Beine sollten zur Verbesserung des venösen Rückstromes leicht angehoben werden. Eine Blutung sollte gestillt, Atemwege und Lungenbelüftung sollten überprüft und Beatmungshilfe, falls notwendig, gegeben werden. Nichts sollte peroral zugeführt werden und der Kopf des Patienten zur Seite gedreht werden, um eine Aspiration bei eventuellem Erbrechen zu verhindern. Narkotika sollten im allgemeinen vermieden werden, jedoch kann man zur Behandlung schwerer Schmerzzustände 3–5 mg Morphin i.v. verabreichen und bei Bedarf nach 10 Minuten wiederholen. Angstgefühle können Zeichen einer zerebralen Minderdurchblutung sein, daher sollten Sedativa und Tranquilizer *nicht* verabreicht werden. Da eine Gewebshypoperfusion die Medikamentenaufnahme nicht garantiert, sollten alle Medikamente i.v. verabreicht werden.

Definitive Behandlung: Gegebenenfalls sind die Vitalfunktionen vor der Durchführung diagnostischer Maßnahmen zu stabilisieren. Die Anwendung von Norepinephrin oder Dopamin *(s. Tab. 16.)* kann nötig sein, um eine schwere Hypotonie zu beheben, die zu einer Hemmung der Atemfunktion führen kann, wodurch ein schnell zu einer Hypoventilation mit zunehmender Azidose, Hypoxämie und schließlich Tod kommt. Daher sollte sofort eine assistierte Beatmung mit hoher Sauerstoffkonzentration begonnen werden. Eine Verlegung der Atemwege durch Sekrete oder Mageninhalt ist zu beseitigen. Bei Verdacht auf eine Blutung sollte ein großlumiger Katheter (Stärke 16–18) durch direkte Punktion in eine periphere Vene (Vena femoralis oder Vena jugularis interna) eingeführt werden, um so Blut oder andere Flüssigkeiten zu infundieren und Medikamente zu verabreichen *(s. a. Kap. HKR, 2., Invasive kardiovaskuläre Methoden)*. Direkte Infusion von Flüssigkeiten in das Knochenmark stellt einen alternativen, sehr brauchbaren Notfallzugang zur Zirkulation dar, wenn die Venen kollabiert sind. Dieser Zugang wird besonders bei Kindern benutzt *(s. a. Kap. KIN, 9., Kardiopulmonale Wiederbelebung)*. Blutgasanalysen und Bestimmung des arteriellen pH können hilfreich sein. Die Gabe von 50 bis 100 ml 8,4%iger Natriumbikarbonat-Lösung i. v. (1 mÄq/ml) kann helfen, die metabolische Azidose auszugleichen, hierbei sollte jedoch Vorsicht geübt werden, um ein Lungenödem als Folge der Natriumüberladung im kardiogenen Schock zu vermeiden.

Tab. 16. Inotrop wirkende Katecholamine

Substanz	*Verabreichungsform und Dosierung*	*hämodynamische Wirkungen*
Norepinephrin	4 mg/1000 ml 5%ige Glukoselösung als kontinuierliche i. v. Infusion mit anfangs 8–12 µg/min, dann 2–4 µg/min als Erhaltungsdosis mit individueller Variationsbreite	alpha-adrenerg: Vasokonstriktion beta-adrenerg: positiv-inotrop und positiv-chronotrop[1]
Dopamin	400 mg/500 ml 5%ige Glukoselösung als kontinuierliche Infusion mit 0,3 ml (0,25 mg) bis 1,25 ml (1 mg)/Minute, 2 bis 10 µg/kg/Minute als niedrige Dosis, 20 bis 50 µg/kg/Minute als hohe Dosis	alpha-adrenerg: Vasokonstriktion[2] beta-adrenerg: positiv-inotrop und chronotrop und Vasodilatation[2] nicht-adrenerg: renale und viszerale Vasodilatation
Dobutamin	250 mg/250 ml 5%ige Glukoselösung als i. v. Infusion mit 2,5 bis 10 µg/kg/Minute	beta-adrenerg: positiv-inotrop[3]

[1] Wirkung nicht erkennbar, wenn der arterielle Druck zu stark angehoben wird.
[2] Die Wirkungen hängen von der gegebenen Dosis und der zugrundeliegenden Pathophysiologie ab.
[3] Chronotrope, arrhythmogene und direkte vaskuläre Wirkungen sind bei niederen Dosierungen minimal.

Überwachung *(s. a. Kap. HKR, 2., Invasive kardiovaskuläre Methoden)*: Patienten, bei denen der Schock sich nicht sofort beheben läßt, sind als schwerstkrank zu betrachten, und ihre weitere Behandlung sollte auf einer Spezialabteilung (z. B. Pflegestation oder intensive Überwachungsstation) fortgesetzt werden. Zu einer sorgfältigen Überwachung gehören 1. EKG, 2. arterieller Blutdruck – vorzugsweise durch direkte Messung über eine intraarteriell liegende Nadel, 3. ventrikulärer Füllungsdruck (zentraler Venendruck oder besser noch enddiastolischer Pulmonalarteriendruck oder Pulmonalkapillardruck), 4. Atemfrequenz und -tiefe, 5. Urinausscheidung (meist über *einen liegenden B*lasenkatheter), 6. pH des arteriellen Blu*tes, P_{O_2} und P_{CO_2}*, 7. Körpertemperatur sowie 8. der klinische Befund mit Beurteilung des Sensoriums, der Pulsqualität, der Hauttemperatur und -farbe. Die Messung des Herzzeitvolumens nach der Thermodilutionsmethode ist bei Patienten, die eine längere Behandlung benötigen, ebenfalls sehr hilfreich. Ein gut überschaubarer Verlaufsbogen ist äußerst wertvoll. Auch die fortlaufende Messung des Blutvolumens, des Laktats, des onkotischen Druckes des Plasmas, des Hämatokrits sowie EEG-Kontrolle können hilfreich sein.

Hypovolämischer Schock: Außerhalb des Krankenhauses oder im Notfallraum kann ein vorübergehendes Anheben des Blutdruckes durch die Verwendung des militärischen Anti-Schock-Anzuges erreicht werden. Jedoch setzt der Umgang mit diesem Apparat Erfahrung voraus, wenn Komplikationen vermieden werden sollen. Die definitive Behandlung eines hypovolämischen Schockes besteht in der Wiederherstellung des intravasalen Volumens und der Beseitigung der auslösenden Ursache. Bei älteren Patienten kann eine rasche Flüssigkeitsinfusion ein Lungenödem auslösen. Daher ist die Überwachung des ZVD, des enddiastolischen pulmonalarteriellen Druckes und des Pulmonalkapillardruckes während der Behandlung nützlich, selbst wenn die Diagnose einer Hypovolämie feststeht. Der Blutdruck und die Urinausscheidung sollten ebenso überwacht werden. Im allgemeinen sollte man den enddiastolischen pulmonalarteriellen Druck und den Pulmonalkapillardruck durch Flüssigkeitszufuhr nicht über 18–20 mmHg anheben. Die wichtigsten auch weiter zu kontrollierenden Meßwerte sind der Blutdruck, der enddiastolische pulmonalarterielle oder Pulmonalkapillardruck sowie die Urinausscheidung. Die ZVD-Überwachung ist in den Fällen von Nutzen, in denen enddiastolischer pulmonalarterieller Druck oder Pulmonalkapillardruck nicht erfaßt werden können. Der ZVD kann jedoch bei Patienten mit einer bedeutsamen vorbestehenden Erkrankung des Herzens oder der Lungengefäße irreführend sein. Außerdem sollte man Vorsicht walten lassen, wenn man die Füllungsdrücke bei Patienten beurteilt, die künstlich beatmet sind, insbesondere wenn dabei hohe positive endexspiratorische Drücke (> 10 cmH_2O) verwandt werden. Die Art und Weise der Flüssigkeitsgabe wird durch die jeweiligen Umstände bestimmt und durch häufige Bestimmung des Hämatokrits und der Serumelektrolyte gelenkt. Physiologische Kochsalzlösung erfüllt den gleichen Zweck wie irgendeine andere Lösung, jedoch können größere Mengen zum Lungenödem führen. Wenn etwa 40–50% des errechneten Blutvolumens ersetzt worden sind, soll man Vollblut oder eine kolloidale Lösung verabreichen. Vollblut sollte gekreuzt sein, aber in einer dringenden oder verzweifelten Situation kann man alternativ auch eine bis zwei Einheiten Blut der Gruppe 0 rh-negativ geben. Zu den kolloidalen Lösungen zählen 6%ige HAES in 0,9%igem Natriumchlorid, Plasma oder 5%ige Humanalbuminlösungen, die alle eine Herabsetzung des Hämatokrits zur Folge haben, da sie keine Erythrozyten enthalten. Serumalbumin ist am physiologischsten und am sichersten, jedoch teuer und nicht immer verfügbar. Frisch gefrorenes Plasma ist mit dem Risiko einer Infektionsübertragung behaftet. 6%iges HAES in 0,9%igem NaCl ist ein osmotischer Plasmaexpander, der gut vertragen wird, aber die Blutungszeit verlängern kann. Die übliche Maximaldosis ist 20 ml/kg/24 Stunden, jedoch wurden auch größere Dosen angewandt. Über allergische Reaktionen wurde berichtet.

Ein fehlendes Ansprechen des Schockzustands auf eine Volumensubstitution kann entweder Folge einer ungenügenden Volumengabe bei fortgesetztem Blut- oder Flüssigkeitsverlust sein oder durch komplizierende Faktoren wie Myokardschädigung oder gleichzeitig bestehenden septischen Schock bedingt sein. Wenn eine Hypovolämie nicht die wahrscheinliche Ursache ist oder wenn der Blutdruck nicht sofort auf eine Volumengabe anspricht, sollte man die Gabe einer pressorischen Substanz (Noradrenalin oder Dopamin in Form einer kontrollierten i.v. Infusion – s. dazu *Tab. 16.)* zur Anhebung des systolischen Drucks auf Werte zwischen 90 und 100 mmHg erwägen. Medikamente zur Anhebung des Blutdruckes sollten primär bei schwerer Hypotonie mit unzureichender zerebraler und/oder koronarer Durchblutung verwandt werden. Sobald der Blutdruck stabilisiert ist, sollten Anstrengungen unternommen werden, die vergesellschafteten Störungen (z.B. Hypoxämie, Azidose, Hypovolämie, Sepsis) zu korrigieren, um die Gabe der pressorisch wirksamen Medikamente vermindern oder beenden zu können. Eine längere Vasokonstriktion durch eine Alpha-Rezeptoren-Stimulation kann zu einer weiteren Verschlechterung der viszeralen Mikrozirkulation und einer erhöhten myokardialen Arbeitsbelastung und einem erhöhten Sauerstoffverbrauch führen. Zusätzlich zu ihren vasokonstriktorischen Wirkungen haben Norepinephrin, Dopamin und Dobutamin positiv inotrope und chronotrope Effekte, die bei einer Herzinsuffizienz und/oder Bradykardie das Herzminutenvolumen erhöhen und die systemische Perfusion verbessern können. Bei einigen Patienten kann die zusätzliche Gabe eines Vasodilatators (z.B. Nitroprussid-Natrium oder Phenoxybenzamin) die hämodynamische Situation weiter verbessern. Wenn keine Nebennierenrindeninsuffizienz vorliegt, ist der Nutzen von massiven Kortikosteroiddosen (wie 2 bis 10 g Hydrocortison i.v.) nicht bewiesen, die Anwendung wird jedoch von einigen Fachleuten, insbesondere wenn der Verdacht auf eine Sepsis besteht, empfohlen. Neuerliche Studien haben jedoch gezeigt, daß eine solche Behandlung mit einer zunehmenden Häufigkeit von Sekundärinfektionen verbunden ist und nicht zu einer Verbesserung der Überlebensrate beiträgt. Bezüglich der Behandlung von Patienten mit einer Nebennierenrindeninsuffizienz *s. Kap. END, 4.*

Eine Bradykardie und andere Rhythmusstörungen sprechen oft auf die oben genannten Maßnahmen an, sofern sie durch Hypoxämie, Azidose oder Hypotonie verursacht sind, jedoch können spezielle Antiarrhythmika, eine Kardioversion oder eine temporäre Herzschrittmacherstimulation notwendig sein *(s. Kap. HKR, 4., Herzrhythmusstörungen).*

Der **kardiogene Schock** *(s. a. Kap. HKR, 4., Komplikationen des Herzinfarktes)* wird durch eine Verbesserung der Herzfunktion behandelt. Der Schock infolge eines **akuten Myokardinfarktes** sollte mit O_2-Atmung, Stabilisierung von Herzfrequenz und Herzrhythmus sowie Volumenexpansion behandelt werden, sofern ZVD, enddiastolischer Pulmonalarteriendruck oder Pulmonalkapillardruck im Normalbereich liegen. Die intravenöse Gabe von 3–5 mg Morphin über einen Zeitraum von 2 min kann schwere Brustschmerzen beheben und den Blutdruck wiederherstellen helfen. Die Reaktion darauf muß eng überwacht werden, da Morphin eine Atemdepression auslöst und als Venodilatator wirkt und dadurch eine Blutdrucksenkung auslösen kann. Die Initialdosis kann nach 10 Minuten wiederholt werden, wenn keine Atemdepression und keine ungünstige Blutdruckwirkung eintritt. Durch die Gabe von 1 mg Atropin i.v. lassen sich oft Bradykardie und Hypotonie beheben, die häufig sehr früh nach Symptombeginn auftreten, insbesondere bei den inferoposterioren Myokardinfarkten. Atropin beugt auch den unerwünschten vagalen Nebenwirkungen des Morphins vor. Norepinephrin oder Dopamin werden zur Aufrechterhaltung des arteriell-systolischen Druckes über 90 mmHg (aber nicht höher als 110 mmHg) eingesetzt. Isoproterenol ist wegen der mit ihm verbundenen starken Steigerung des O_2-Bedarfes bei Schockpatienten nach einem akuten Myokardinfarkt *kontraindiziert.* Wenn der Schock durch eine Bradykardie oder eine höhergradige AV-Blockierung kompliziert wird, führen eine Wiederherstellung des Blutdruckes mittels Norepinephrin oder Dopamin und eine Korrektur der Azidose gewöhnlich wieder zu einer adäquaten Herzfrequenz. Bei Patienten mit einer persistierenden hochgradigen AV-Blockierung oder einer schwergradigen Sinusknoten-Funktionsstörung kann es nötig sein, vorübergehend eine transvenöse Schrittmachersonde einzulegen.

Eine kurzfristige Anwendung von Isoproterenol (2 mg/500 ml 5%ige Glucoselösung mit 1–4 µg/Minute [0,25–1 ml/min]) kann gelegentlich bei Patienten mit stark verlängerten asystolischen Pausen oder rezidivierenden ventrikulären Tachykardien oder Kammerflimmern in Verbindung mit einer schweren Bradykardie vor dem Einlegen des Schrittmachers nötig sein. Digitalis wird im Schock nicht routinemäßig gegeben, kann jedoch bei Patienten mit supraventrikulärer Tachykardie oder Zeichen einer Lungenstauung von Nutzen sein. Bei fehlender schwerer Hypotonie kann man durch Dobutamininfusion oder Gabe von Amrinon (0,75 mg/kg i.v. über 2 bis 3 Minuten und eine nachfolgende Infusion von 5 bis 10 µg/kg/Minute) die Herzförderleistung verbessern und den linksventrikulären Füllungsdruck senken. Während der Gabe von Dobutamin, insbesondere bei höheren Dosen, kann es gelegentlich zu Tachykardie und Rhythmusstörungen kommen. Da Amrinon nicht nur positiv inotrop, sondern auch ein Vasodilatator ist, können Arrhythmien und eine Hypotonie während der Anwendung vorkommen. Amrinon kann auch eine Thrombozytopenie verursachen, deswegen sollte die Plättchenzahl kontrolliert werden. Vasodilatatoren wie Nitroprussidnatrium und Nitroglyzerin, die über eine Zunahme der venösen Kapazität und/oder eine Absenkung des systemarteriellen Gefäßwiderstandes wirken, reduzieren die Arbeitslast des geschädigten Myokards und können dadurch auch bei Patienten ohne schwere Hypotonie therapeutisch wertvoll sein. Eine Kombination z.B. von Dopamin oder Dobutamin und Nitroprussidnatrium oder Nitroglyzerin kann besonders nützlich sein, macht aber eine strenge elektrokardiographische und hämodynamische Überwachung der Infusionsgeschwindigkeit und der klinischen und hämodynamischen Veränderungen erforderlich. Der frühe Einsatz der intraaortalen Ballongegenpulsation scheint äußerst wertvoll bei der zeitweiligen Beherrschung der Schocksituation bei Patienten mit einem akuten Herzinfarkt zu sein. Diese Methode sollte in Erwägung gezogen werden bei Patienten, die für mehr als 30 Minuten einer medikamentösen Druckunterstützung bedürfen (Norepinephrin oder Dopamin) und bei denen, deren akuter Herzinfarkt durch eine Ruptur des intraventrikulären Septums oder eine schwere Mitralinsuffizienz kompliziert ist. Die Entwicklung von perkutanen Einführungstechniken am Krankenbett macht die Ballongegenpulsation auch in kleineren Krankenhäusern zur frühen Stabilisierung von Patienten mit einem akuten Herzinfarkt verfügbar. Ob der frühe Einsatz der Ballonpumpe die Häufigkeit des kardiogenen Schocks auch bei den nichtschockierten Patienten vermindert, deren ausgedehnter akuter Herzinfarkt durch persistierende Thoraxschmerzen, eine frühzeitige linksventrikuläre Insuffizienz oder wiederholte Arrhythmien kompliziert ist, bleibt abzuwarten. Die notfallmäßige aorto-koronare Bypass-Operation hat sich als effektiv erwiesen und kann die Überlebenschance bei bestimmten Patienten mit einem kardiogenen Schock nach einem akuten Herzinfarkt verbessern, insbesondere wenn die Operation in den ersten 6 Stunden nach Beginn der Symptome durchgeführt wird. Vor der diagnostischen Angiographie und der Operation bedürfen diese Patienten häufig der Unterstützung durch die Ballonpumpe. Eine operative Korrektur von mechanischen Defekten (wie einem rupturierten intraventrikulären Septum, einem Pseudoaneurysma, einer schweren Mitralinsuffizienz oder einem großen dyskinetischen Segment) kann ebenfalls nötig sein. Durch neue Studien und Berichte wurde darauf hingewiesen, daß eine notfallmäßige perkutane transluminale Koronarangioplastie (PTCA), die eine verschlossene Koronararterie wiedereröffnet, einen kardiogenen Schock bei einem akuten Myokardinfarkt dann beseitigt, wenn sie wenige Stunden nach Beginn des Infarktgeschehens durchgeführt wird. Wie und ob diese Patienten eine thrombolytische intravenöse Therapie vor der Notfall-PTCA erhalten sollten, bleibt umstritten. Wenn eine Notfall-PTCA oder ein koronarchirurgisches Vorgehen jedoch nicht möglich ist, sollte eine thrombolytische Therapie so rasch als möglich durchgeführt werden, es sei denn, sie ist kontraindiziert.

Die Behandlung des **Schocks infolge einer Vasodilatation** ist primär unterstützend bei gleichzeitiger Behandlung der zugrundeliegenden Ursache. Isoproterenol ist gelegentlich nützlich, aber Norepinephrin kann notwendig sein. Dopamin ist eine inotrope Substanz, die in niedriger Dosierung im Vergleich zu Noradrenalin weniger vasokonstriktiv wirkt und im Vergleich zu Isoproterenol eine geringere Vasodilatation aufweist, jedoch selektiv die Mesenterial- und Nierendurchblutung verbessert. Bei bestimmten Patienten kann es im Vergleich zu den anderen vasopressorischen Substanzen Vorteile haben. Dobutamin, ein mehr selektiver Betaagonist, erhöht das Herzzeitvolumen ohne Vasokonstriktion und ist deshalb bei diesen Patienten nicht geeignet. Der Schock infolge einer Sepsis wird im *Kap. INF, 7.* diskutiert. Wenig kann getan werden, wenn sich ein Schock nach einer massiven, irreversiblen schweren Hirnschädigung entwickelt.

Andere Überlegungen: Eine **Perikardtamponade** erfordert die Durchführung einer Perikardiozentese, und in lebensbedrohlichen Situationen muß man gegebenenfalls Perikardflüssigkeit am Krankenbett entfernen. Unter weniger dringlichen Umständen ist eine chirurgische Perikardfensterung oder eine Perikardektomie zur Vermeidung eines Rezidivs gegebenenfalls anzuraten. Eine **massive Lungenembolie** mit Schock wird zur Verbesserung der Herzfunktion unterstützend (mit Noradrenalin und Digitalis) und mit intravenösem Heparin zur Vermeidung von Rezidivthrombosen behandelt. Bei Patienten, die sich hierdurch nicht stabilisieren lassen, ist an eine Notfallpulmonalisangiographie und eine chirurgische Embolektomie zu denken. Der Einsatz von Urokinase oder Streptokinase zur Auflösung bereits gebildeter Gerinnsel scheint von Nutzen zu sein und sollte einem Versuch der Embolektomie vorgezogen werden, wenn ein komplettes Team für den OP und die Herz-Lungen-Maschine nicht über 24 Stunden ständig verfügbar sind.

Pulmonale Komplikationen, die bei Patienten mit Schock häufig vorliegen oder sich entwickeln, sollten nicht übersehen werden. Die Gabe hoher Kortikosteroiddosen (z.B. 2–10 g Hydrocortison i.v.) ist bei Patienten mit Schock, insbesondere septischem Schock, empfohlen worden, aber ihr Gebrauch ist umstritten (siehe Behandlung des hypovolämischen Schocks, oben). Eine Wiederholung der Dosis sollte selten mehr als einmal oder zweimal in 24 Stunden nötig sein. Wenn sie zusammen mit Noradrenalin oder ähnlichen Stoffen gegeben werden, können Kortikosteroide die nachteilige Wirkung auf die periphere oder viszerale Mikrozirkulation ohne Beeinträchtigung der intotropen Wirkung auf das Herz blockieren. Durch die Gabe von Mannitol (15 g in 100 ml H_2O i.v.) oder Furosemid (40–80 mg i.v.) kann man einen renalen Tubulusschaden infolge einer verminderten Nierendurchblutung verhindern.

Syphilis des Kreislaufsystems

Ätiologie und Pathologie

Zu einer Invasion von Treponema pallidum in den Blutstrom und in das Lymphabflußgebiet kommt es in den ersten 2–3 Tagen nach der primären Infektion, kardiovaskuläre Symptome treten normalerweise in der Spätphase dieser Erkrankung auf, 10–20 Jahre nach der Primärinfektion. Die Erreger befallen die perivaskulären Lymphspalten der Vasa vasorum großer Blutgefäße, speziell der Aorta und besonders des Mediastinums, nachdem sie die Lungen passiert haben. Das Ergebnis ist eine entzündliche Reaktion, die zu einer obliterativen Endarteriitis der Vasa vasorum mit Vernarbung dieser Schichten der Aorta führt. Bei kongenitaler Syphilis ist eine kardiovaskuläre Beteiligung selten, bei unbehandelten Patienten kann sie nach 10–20 Jahren nach der Geburt auftreten, die Läsionen entsprechen dann denen der erworbenen Syphilis.

Während des zweiten Stadiums der Syphilis kann eine **akute Myokarditis** vorkommen, die selten in dem Spätstadium (drittes Stadium) **myokardiale Gummen** zur Folge hat, am häufigsten in dem oberen Teil des Septum interventriculare und manchmal in der freien Wand des linken Ventrikels vorkommen. An erster Stelle sind sie Ursache verschiedener Grade atrioventrikulärer Leitungsstörungen, einschließlich des kompletten oder inkompletten Herzblockes. Gummen der freien Myokardwand führen zu Vernarbungen und Aneurysmenbildung mit nachfolgender Ruptur und plötzlichem Tod.

Die **Aortitis** kommt bei etwa 70–80 Patienten, die eine unbehandelte Syphilis haben, vor, ist normalerweise asymptomatisch und wird nur bei der Obduktion entdeckt. Die häufigste Beteiligung entspricht der dichtesten lymphatischen Versorgung der Aorta ascendens im supraalveolären Anteil, und die geringste erfolgt in der schwächsten lymphatischen Versorgung der Aorta descendens. Die Komplikationen der Aorteninsuffizienz, des Aneurysmas und der Stenose der Koronarostien entwickeln sich in etwa 10% der Patienten mit syphilitischer Aortitis. Die **Aorteninsuffizienz** ist dabei die häufigste Komplikation, die aus einer allmählichen Dilatation der Aortenwurzel resultiert. Bei Narbenbildung, die die Kommissuren der Aortentaschenklappen befällt, kommt es zu einer Verkürzung der freien Kanten der Klappen. Die Klappensegel ziehen sich zurück, so daß die Ventilsegel unzureichend schließen. Die Aorteninsuffizienz kann aber auch durch eine Beteiligung der Aorta ascendens mit Vernarbung und aneurysmatischer Dilatation des Sinus Valsalvae verursacht werden. **Aortenaneurysmen** sind die zweithäufigste Läsion. Die Vernarbung der Aortenwand, speziell der Aorta ascendens und des Aortenbogens, kann zum Aneurysma sacciforme oder häufiger zu fusiformen Dilatationen der Aorta führen. Die syphilitische Aortitis der Region oberhalb der Klappen kann die Koronarostien einbeziehen und eine narbige Stenose herbeiführen. Die Stenose kann zu Angina pectoris führen, aber selten resultiert dann ein Myokardinfarkt daraus, vielleicht weil ein protrahierter Verlauf die Entwicklung eines Kollateral-Kreislaufes erlaubt.

Symptome und Diagnostik

Mehrere klinische Symptome, Befunde und Laboratoriumsergebnisse, einschließlich der serologischen Tests, lassen die Diagnose vermuten, wie auch die Anamnese einer behandelten oder unbehandelten Syphilis, die Röntgenveränderungen, die Aorteninsuffizienz, Kardiomegalie und die Brustschmerzen. Als Test ist der veneral diseases research laboratory test (VDRL) (oder der vergleichbare Cardiolipintest) in 75% der floriden Fälle syphilitischer kardiovaskulärer Erkrankung positiv, und die CSF-Serologie ist bei fast 50% positiv. Immunfluoreszenz-Treponema-Antikörper-Test ist ein empfindlicher Indikator für das Vorhandensein einer aktiven oder vorangegangenen syphilitischen Erkrankung. Die serologischen Labortests werden in *Kap. INF, 16.* weiter diskutiert. Eine Röntgenuntersuchung, einschließlich der Thoraxaufnahme mit Barium-Breischluck, des CT und der Angiokardiographie kann zur Sicherung der Diagnose benötigt werden.

Die Diagnose der **syphilitischen Aortitis** liegt nahe bei Erweiterung der Aortenwurzel und einem Muster linearer Kalzifikation auf der seitlichen und vorderen Wand der Aorta ascendens auf Thoraxaufnahmen; bei zunehmender retrosternaler Dämpfung bei der Perkussion und einem lauten, an einen Trommelschlag erinnernden, zweiten Herzton der Aorta bei der körperlichen Untersuchung; bei Beeinträchtigung der Zirkulation oder Herzschwäche; bei Brustschmerzen und bei paroxysmaler nächtlicher Dyspnoe. Bei Patienten unter 40 Jahren, die diese klinischen Befunde bieten, ist die syphilitische Aortitis eher wahrscheinlich, insbesondere wenn sie keine Hypertonie oder rheumatische Herzerkrankungen haben und positive serologische Tests aufweisen. Da die syphilitische Aorteninsuffizienz durch das Fehlen jeglicher Aortenstenose gekennzeichnet ist, kann man sie von der rheumatischen Herzerkrankung oder einer angeborenen bikuspiden Aortenklappe, bei welcher eine eindeutige Stenose vorkommen kann, unterscheiden. Das Geräusch der syphilitischen Aorteninsuffizienz wird im Unterschied zum Geräusch der rheumatischen Aorteninsuffizienz oft auf die rechte Seite des Sternums fortgeleitet und ist am besten im dritten oder vierten Interkostalraum des rechten Sternalrandes zu hören. Die Symptome und Befunde der syphilitischen Aorteninsuffizienz sind andererseits aber den anderen Formen der Aorteninsuffizienz ähnlich *(s. a. Kap. HKR, 4., Erkrankung der Herzklappen).*

Die **syphilitischen Aneurysmen** können sich ausweiten und Symptome durch Druck oder Erosionen benachbarter Strukturen des Mediastinums oder der Brustwand hervorrufen. Symptomenkombinationen, die auf die Aneurysmabildung zurückgehen, umfassen einen trockenen Husten oder Stridor durch die Kompression der Trachea, Bronchialstenose und in der Folge Lungenatelektase oder Infektionen, Dysphagie durch Ösophaguskompression, Heiserkeit durch Kompression des Nervus recurrens und schmerzhafte Arosion von Sternum und Rippen oder Wirbelsäule durch die immer wieder anschlagenden Pulsationen der dilatierten Aorta. Selten lassen sich Aneurysmen direkt bei der Palpation als pulsierende Struktur durch die Brustwand tasten, häufiger verursachen sie eine Dämpfung bei der Perkussion rechts vom Sternum, vor allem wenn sie dazu neigen, sich nach vorne und lateral auszubeulen, dazu tritt ein lautes systolisches Geräusch auf. Ein Aneurysma kann rupturieren und damit zum plötzlichen Tod führen, sacculäre Aneurysmen sind oft vor einer Ruptur durch geschichtete Thromben in ihren Lumina geschützt. Thromben verhüten jedoch nicht die kontinuierliche Erweiterung des Aneurysmas. Die Erweiterung der intrakardialen Teile der Aorta ascendens kann echokardiographisch oder angiographisch gefunden werden. Die Aneurysmen der Aorta descendens sind gewöhnlich asymptomatisch und werden durch die Röntgenuntersuchung festgestellt. Die abdominellen Aneurysmen werden üblicherweise nicht durch die Syphilis hervorgerufen, die syphilitischen Aneurysmen deszendieren selten.

Patienten mit **Stenose der Koronarostien** leiden an Angina pectoris bei Belastung und Erregung, in der Nacht ist der Schmerz häufig sehr stark. Ein kompletter Verschluß eines Koronarostiums ist ungewöhnlich, plötzliche Todesfälle kommen vor. Das EKG weist eine ST-Strecken-Senkung und negative T-Wellen in den linkspräkordialen Ableitungen auf, jedoch können diese Veränderungen erst nach Belastungen in Erscheinung treten.

Prognose

Eine unkomplizierte syphilitische Aortitis kann einen langen Verlauf haben. Asymptomatische Patienten haben eine gute Prognose, es sei denn, sie entwickeln Komplikationen, und haben eine normale Lebenserwartung. Der Grad der kardiovaskulären Beteiligung bei der späten Syphilis ist wahrscheinlich der determinierende Faktor bezüglich der prognostischen Lebenserwartung.

Die Aorteninsuffizienz ist oft bis zu 15–20 Jahre asymptomatisch, kann aber eine Koronarinsuffizienz oder eine Herzinsuffizienz hervorrufen. Weniger als 20% der Patienten, die eine Herzinsuffizienz aufweisen, wenn die syphilitische Aorteninsuffizienz festgestellt wird, überleben 5 Jahre oder länger, und weniger als 6% überleben 10 Jahre. Die mittlere Lebenserwartung nach Einsetzen der Herzinsuffizienz ist etwa 3 Jahre. Die syphilitischen Aortenaneurysmen haben eine ernste Prognose, die mittlere Lebenserwartung nach Beginn der Symptome beträgt etwa 6 Monate.

Therapie

Die Behandlung der syphilitischen Aortitis und ihrer Komplikationen umfaßt auch die Behandlung der Infektion selbst *(s. Kap. 16, Behandlung der kardiovaskulären Syphilis).* Die Herzinsuffizienz infolge einer Aorteninsuffizienz wird wie üblich behandelt *(s. Kap. HKR, 4., Herzinsuffizienz).* Die Angina pectoris durch eine Stenose der Koronarostien kann durch die Koronarangiographie dargestellt werden und wird durch eine Endarteriektomie der Koronarostien mit Beseitigung des stenotischen Segmentes behandelt. Dieses Vorgehen ist nicht ohne Risiko. Die Aorteninsuffizienz in Verbindung mit der Aortitis oder einem Aneurysma kann durch einen prothetischen Ersatz der Aorta ascendens und der Aortenklappe behandelt werden. Die Aneurysmen der Aorta ascendens und des Aortenbogens werden gewöhnlich durch eine chirurgische Resektion und prothetischen Ersatz der betroffenen Aortenteile behandelt, manchmal einschließlich der Aortenklappe.

4. KRANKHEITEN DES HERZENS UND DES PERIKARDS

Herzinsuffizienz

(Dekompensierte Herzinsuffizienz [DHI])

(s. a. Kap. KIN, 7., Herzinsuffizienz bei Säuglingen)

Die Herzinsuffizienz ist ein klinisches Syndrom mit vielen unterschiedlichen Ursachen, die die grundlegende Störung der mechanischen Pumpfunktion des Herzens wiedergibt und zu einer Verminderung des Herzzeitvolumens führt, so daß der Körper bezüglich seiner Bedürfnisse unzureichend versorgt ist. Die verminderte Herzfunktion kann zu Beginn nur während einer körperlichen Belastung manifest werden, aber mit Voranschreiten der Krankheit verringern sich die kontraktilen Eigenschaften des Herzens. Es treten dann zunehmend Symptome der Stauungsinsuffizienz und vermehrte Ermüdbarkeit schon während der Ruhe auf, bedingt durch das niedrige Herzzeitvolumen.

Physiologie

Die klinischen Befunde und die Behandlung der Herzinsuffizienz lassen sich am besten verstehen, wenn man zunächst die normale Herzfunktion und die Krankheitsfolgen rekapituliert. In Ruhe und unter Belastung sind Umfang des venösen Rückstroms, Herzzeitvolumen sowie Verteilung von Blutfluß mit Sauerstofftransport zu den Geweben durch neurohumorale und herzinterne Faktoren dem Körperbedarf in komplizierter Weise angepaßt. Faktoren, die die Kontraktion des isolierten Papillarmuskels beeinflussen und die Funktion des linken Ventrikels und den myokardialen Sauerstoffbedarf bestimmen, umfassen Preload, Kontraktilität, Afterload, Kontraktionsgeschwindigkeit, Substratverfügbarkeit und das Ausmaß der Gewebsschädigung *(s. Tab. 17.)*. Die Kraft der Herzmuskelkontraktion und die sich daraus ergebende systolische Herzfunktion sind abhängig vom Grad der Dehnung der Myokardfasern in der Enddiastole (Frank-Starling-Kurve s. unten und *Abb. 11.*).

Tab. 17. Determinanten der Myokardfunktion

Determinante	*physiologisches Maß*	*klinisches Maß*
Vorlast	enddiastolische Wandspannung	enddiastolischer Pulmonalarteriendruck
Kontraktilität	Stärke und Geschwindigkeit der Kontraktion	Ejektionsfraktion
Nachlast	maximale systolische Wandspannung	systemischer systolischer Druck
Herzfrequenz und Rhythmus	Frequenz der Erregungsbildung	Herzfrequenz und Rhythmus
Substratverfügbarkeit	respiratorischer Quotient: CO_2-Bildung + O_2-Verbrauch	Myocard- und Perfusionsszintigraphie, Glukose, freie Fettsäuren, Laktat
Gewebsschädigung	histologische Untersuchung	Wandbewegungsstörungen

Die **Vorlast** oder die Kraft, die die erschlafften Myokardfasern dehnt, wird durch das enddiastolische Volumen und den Druck und den Durchmesser der Myokardwand beeinflußt. Die sich daraus ergebende Kraft pro Querschnittsfläche der Myokardfasern entspricht der **enddiastolischen Belastung.** Da das enddiastolische Volumen und der Wanddurchmesser häufig kurzfristig unverändert bleiben, gibt der **enddiastolische Druck** die Vorlast angemessen wieder. Langfristig verändert die linksventrikuläre Dilatation und Hypertrophie die enddiastolische Belastung. Veränderungen der myokardialen Dehnbarkeit oder Compliance beeinflussen die Vorlast ebenso. Die kontraktile Funktion beim isolierten Muskel kann durch die Kraft und die Geschwindigkeit der Kontraktion beschrieben werden. Die gesamte **kontraktile Funktion** wird klinisch häufig als Ejektionsfraktion bezeichnet (linksventrikuläres Schlagvolumen/enddiastolisches Volumen). Die Nachlast oder die Widerstandskraft der Myokardfaserverkürzung aus dem erschlafften Zustand heraus, nach der Erregung, wird durch den Kammerdruck, das Volumen und die Wandstärke zur Zeit der Aortenklappenöffnung bestimmt. Klinisch wird die Nachlast dem systemischen Blutdruck zum Zeitpunkt der Aortenklappenöffnung oder wenig später als Wandbelastung bei systolischem Gipfeldruck gleichgesetzt. Die Herzfrequenz und der Rhythmus beeinflussen sowohl die mechanischen Eigenschaften des Papillarmuskels als auch den intakten linken Ventrikel.

Die Substratverfügbarkeit und die Gewebsschädigung haben zusätzliche Einflüsse auf die myokardiale Funktion, sowohl am isolierten Muskel als auch am gesamten linken Ventrikel. Eine Verminderung der Sauerstoffverfügbarkeit und Veränderungen der Verfügbarkeit der hauptsächlichen Substrate (z. B. Fettsäuren und Glukose) können die Kraft der Herzkontraktion und -funktion behindern und reduzieren. Eine Gewebsschädigung, die entweder akut durch einen Myokardinfarkt oder chronisch durch eine Fibrosierung auftritt, kann nicht nur die lokale myokardiale Funktion behindern, sondern fügt dem vitalen Myokard eine zusätzliche Last zu.

Aus der Sicht des Physiologen kann die Herzfunktion in Begriffen der Ventrikelfunktionskurve und des **Frank-Starling-Mechanismus** beschrieben werden *(s. Abb. 11.)*, der besagt, daß der Grad der enddiastolischen Faserspannung über einen physiologischen Bereich der

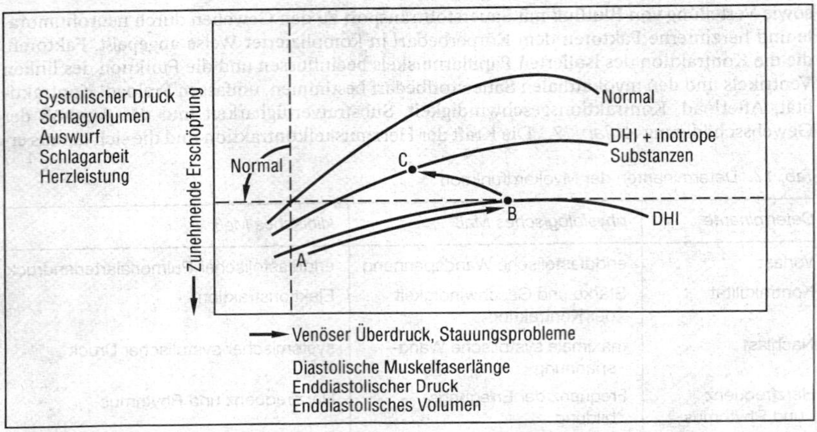

Abb. 11. **Frank-Starling-Beziehung.** Die *Ordinate* (systolischer Blutdruck, Schlagvolumen, Herzzeitvolumen, Schlagarbeit, Herzarbeit) stellt die Pumpfunktionsfähigkeit des Ventrikels dar. Die *Abszisse* (diastolische Muskellänge, enddiastolischer Druck, enddiastolisches Volumen) gibt direkte oder indirekte Messungen der Länge oder Dehnung der Myokardfaser wieder. Die gestrichelten Linien geben die normalen Ruhewerte an, die normale Kurve verläuft durch den Kreuzungspunkt der gestrichtelten Linien. Unter normalen Bedingungen steigen linksventrikulärer systolischer Druck, Schlagvolumen und Herzarbeit mit enddiastolischer Myokardfaserdehnung rasch an. Eine Schar von Ventrikelfunktionskurven beschreibt die Herzfunktion für unterschiedliche, normale sowie abnorme Bedingungen. Bei der Herzinsuffizienz infolge einer verminderten Kontraktilität fällt die Ventrikelfunktion stark ab (Punkt A). Das verminderte Schlagvolumen führt zu einer Zunahme des enddiastolischen Volumens und dadurch zu einer Dehnung der diastolischen Muskelfaserlänge. Die Ventrikelfunktion bewegt sich auf einer relativ flachen Ventrikelfunktionskurve nach rechts, um dadurch eine relativ normale Ruheherzleistung zu erzielen (Punkt B). Somit wird zur Aufrechterhaltung einer adäquaten Ruheherzfunktion eine Kompensation über eine Zunahme des diastolischen Ventrikelvolumens und -druckes erzielt. Die Behandlung des insuffizienten Ventrikels mit inotropen Medikamenten verbessert die Ventrikelfunktionskurve (Punkt C), die aber abnorm bleibt. Eine Verminderung der Nachlast kann ähnliche Effekt haben. Dieses Diagramm unterstellt eine direkte Beziehung zwischen diastolischer Muskelfaserlänge, enddiastolischem Druck und enddiastolischem Volumen, eine Beziehung, die in der Regel zutrifft, wenn die Kontraktilität des Ventrikels vermindert ist. Diese Beziehung stimmt jedoch nicht bei der Herzinsuffizienz, die durch eine erhöhte diastolische Steifigkeit des Myokards entsteht, hier ist das Herzzeitvolumen noch in der Regel normal, der enddiastolische Druck hoch, aber die diastolische Muskelfaserlänge kann dabei normal sein. Das Problem der Krankheiten, die eine erhöhte diastolische Steifigkeit erzeugen, ist die deutlich reduzierte myokardiale Dehnbarkeit, woraus der pathologisch erhöhte ventrikuläre Füllungsdruck und die Stauung resultieren, während eine adäquate Entleerung des Ventrikels vorliegt. (Aus J. F. Spann, D. T. Mason, R. Zelis: „Recent Advances in the Understanding of Congestive Heart Failur (II)", in *Modern Concepts of Cardiovascular Disease*, Band 39, Seite 79 bis 84, 1970, mit Genehmigung der American Heart Association und der Autoren.)

systolischen mechanischen Arbeit proportional ist, die während der folgenden Kontraktion verwendet wird. Wenn der linksventrikuläre Füllungsdruck zunimmt, so kommt es zu einer *vergleichbaren Zunahme* des Herzzeitvolumens. Schließlich wird ein Gipfel erreicht, über den hinaus keine weitere Zunahme des Herzzeitvolumens vorkommt, und schließlich resultiert eine Abnahme des Herzzeitvolumens bei extremer Erhöhung des Füllungsdruckes. Wenn der linksventrikuläre Füllungsdruck ansteigt und den onkotischen Druck der Plasmaproteine überschreitet, kommt es zur Lungenstauung, Dyspnoe, und schließlich entwickelt sich ein Lungenödem.

Man glaubt, von einer Vielzahl von Faktoren (z.B. Katecholamin-Spiegel, kontraktile Funktion und metabolische Einflüsse), daß sie die Frank-Starling-Kurven beeinflussen. Diese Faktoren sprechen als kurzfristige Kompensationsmechanismen bei Abnahme der mechanischen Funktion des Ventrikels an. Über längere Zeit dienten die Dilatation des linken Ventrikels und die Hypertrophie des Myokards als wichtige chronische Kompensationsmechanismen, die darüber hinaus die Herzfunktion in Ruhe und während Belastung beeinflussen. Durch Dilatation und Hypertrophie können Veränderungen der diastolischen Steifheit des Ventrikels auftreten.

1. Ein weiterer wichtiger Gesichtspunkt der Herzfunktion sind die kardiale Reserve und körperliche Belastung. Die **kardiale Reserve** kann definiert werden als die *ungenutzte Fähigkeit des unter Ruhebedingungen schlagenden Herzens, die Gewebe mit O_2 zu versorgen.* Zu diesen Reservemechanismen zählt eine Erhöhung der Herzfrequenz, des Schlagvolumens und der Sauerstoffextraktion im Gewebe. Bei gut durchtrainierten jungen Erwachsenen kann das Herzzeitvolumen während maximaler Belastung von einem normalen Ruhewert um 6 l/min auf 25 l/min oder mehr gesteigert werden. Der O_2-Verbrauch kann von 250 bis auf 1500 ml/min oder mehr ansteigen. Die Herzfrequenz kann von in Ruhe 72 bis auf 180 Schläge/min gesteigert werden. Der wegen des erhöhten Stoffwechsels vermehrte O_2-Bedarf des Körpers wird durch eine starke Zunahme des Herzzeitvolumens (Schlagvolumen mal Herzfrequenz) und durch eine vermehrte Sauerstoffausschöpfung aus dem Kapillarblut in den Geweben gedeckt. Beim normalen jungen Erwachsenen enthält das arterielle Blut unter Ruhebedingungen etwa 18 ml O_2/100 ml Blut, das gemischt-venöse oder pulmonalarterielle Blut etwa 14 ml/100 ml. Die arteriovenöse Sauerstoffdifferenz ($AVDO_2$) liegt bei 4,0 ± 0,4 ml O_2/100 ml Blut. Bei Belastung kann selbst die maximal mögliche Zunahme des Herzzeitvolumens die Stoffwechselbedürfnisse im Gewebe nicht voll decken. Infolgedessen kommt es zu einer verstärkten Sauerstoffausschöpfung in den Geweben, und der gemischtvenöse Sauerstoffgehalt fällt beträchtlich ab. Die $AVDO_2$ kann sich auf etwa 12 bis 14 ml/100 ml vergrößern.

Die **Oxyhämoglobindissoziation:** Die Sauerstoffverfügbarkeit im Gewebe ist von der Oxyhämoglobindissoziationskurve abhängig *(Abb. 12.).* Die Lage der Kurve wird häufig durch den Wert P_{50} ausgedrückt, den O_2-Partialdruck im Blut bei 50%iger Oxyhämoglobinsättigung.

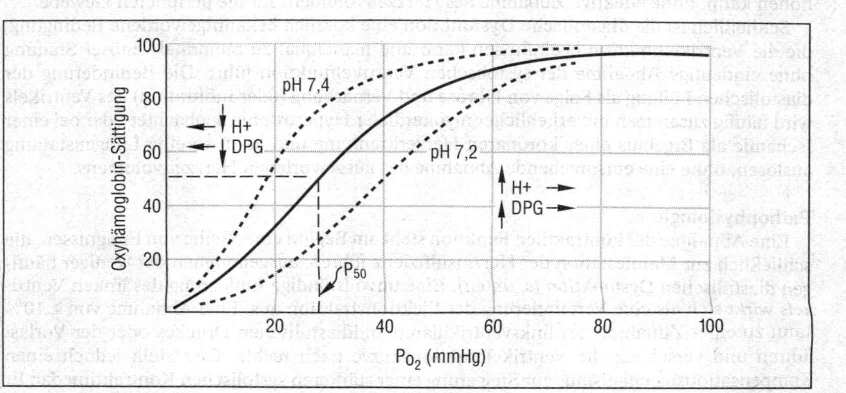

Abb. 12. **Oxyhämoglobin-Dissoziationskurve.** Die arterielle Oxyhämoglobin-Sättigung *(Ordinate)* steht in Beziehung zum O_2-Partialdruck *(Abszisse).* P_{O_2} bei 50%iger Sättigung, P_{50}, liegt normalerweise bei 27 mmHg. Die Dissoziationskurve ist bei erhöhter H^+-Konzentration und erhöhtem Gehalt an Diphosphoglycerat in den Erythrozyten (DPG) nach rechts verschoben. Die Kurve wird nach links verschoben bei erniedrigter H^+-Konzentration (erhöhtem pH) und herabgesetzten DPG. Ein durch eine Rechtsverschiebung der Kurve charakterisiertes Hb weist eine verminderte O_2-Affinität auf, ein durch eine Linksverschiebung der Kurve charakterisierte Hb hat eine erhöhte O_2-Affinität.

Der normale Wert für P_{50} liegt bei 27 ± 2 mmHg. Eine Zunahme dieses Wertes zeigt eine Verschiebung der Kurve nach rechts an (erniedrigte Affinität des Hämoglobins für O_2). Eine Veränderung des Kurvenverlaufes ermöglicht bei der Herzinsuffizienz einen weiteren Reservemechanismus. Verschiebung der Kurve nach rechts und Verlagerung nach unten bedeutet, daß für einen bestimmten P_{O_2} weniger O_2 an Hb gebunden wird und damit die Sättigung niedriger liegt. Somit wird in den Kapillaren mehr O_2 freigesetzt, das im Gewebe zur Verfügung steht. Eine höhere Wasserstoffionenkonzentration (niedrigeres pH) hat eine Verschiebung der Oxyhämoglobindissoziationskurve nach rechts zur Folge (Bohr-Effekt). Einen besonderen Einfluß auf den Verlauf der Kurve hat die 2,3-Diphosphoglycerat(**DPG**)-Konzentration im Erythrozyten. Eine Erhöhung des DPG führt zu einer Veränderung der räumlichen Struktur im Hb-Molekül, was die O_2-Affinität verringert und die Kurve nach rechts verschiebt. Eine DPG-Erhöhung und eine günstige Rechtsverschiebung verbessern die O_2-Verfügbarkeit im Gewebe bei Anämie, Hypoxämie und Herzinsuffizienz.

Ätiologie

Eine Herzinsuffizienz kann durch Erkrankungen der Klappen, der Koronararterien oder des Myokards verursacht werden. Arrhythmien können auch eine Herzinsuffizienz hervorrufen oder sie verschlimmern. Eine **Herzklappenerkrankung,** entweder durch Stenose oder Insuffizienz, vermehrt die myokardiale Arbeitsbelastung und führt schließlich zu einer Verschlechterung der kontraktilen Funktion. Die **koronare Herzerkrankung** führt durch Reduktion des myokardialen Blutflusses zur Ischämie und zum Infarkt mit Verlust an kontraktilem Myokard. **Myokarderkrankungen** umfassen eine Vielzahl von Bedingungen, die die Myokardfunktion behindern.

Einige Krankheiten verursachen ein hohes Herzzeitvolumen, einschließlich der Anämie, Beri-Beri, Thyreotoxikose, Schwangerschaft, Leberkrankheiten, Morbus Paget und arteriovenöse Fisteln. Das Ausmaß der Zunahme des Herzzeitvolumens kann schließlich, besonders wenn eine Herzerkrankung durch eine andere Sache zugrundeliegt, zu Herzinsuffizienz und Stauung führen. Aus physiologischer Sicht kann eine Klappenerkrankung ein Herzversagen mit hohem Minutenvolumen verursachen, da die Insuffizienz der Aorta oder Mitralklappe das linksventrikuläre Schlagvolumen stark vermehren und die mechanische Herzarbeit erhöhen kann, ohne effektive Zunahme des Herzzeitvolumens für die peripheren Gewebe.

Schließlich ist die **diastolische Dysfunktion** eine kürzlich bekanntgewordene Bedingung, die die Ventrikelfunktion beeinflussen kann und manchmal zu pulmonal-venöser Stauung ohne eindeutige Abnahme der systolischen Ventrikelfunktion führt. Die Behinderung der diastolischen Füllung als Folge von Fibrose und Vernarbung (oder Infiltration) des Ventrikels wird häufig zusammen mit erheblicher myokardialer Hypertrophie beobachtet oder bei einer Ischämie als Ergebnis einer koronaren Herzerkrankung und kann so eine Lungenstauung auslösen, ohne eine entsprechende Abnahme des ausgeworfenen Herzzeitvolumens.

Pathophysiologie

Eine Abnahme der kontraktilen Funktion steht am Beginn einer Reihe von Ereignissen, die schließlich zur Manifestation der Herzinsuffizienz führen, ausgenommen der weniger häufigen diastolischen Dysfunktion (s. unten). Eine unvollständige Entleerung des linken Ventrikels wirkt sich als eine Verminderung der Ejektionsfraktion aus. Eine Abnahme von ≥ 10% kann zu einer Zunahme des linksventrikulären enddiastolischen Druckes oder der Vorlast führen und verschiebt die Ventrikelfunktionskurve nach rechts. Dies stellt jedoch einen Kompensationsmechanismus zur Steigerung einer stärkeren systolischen Kontraktion dar. Er führt schließlich zu einer Erhöhung des venösen und kapillären Drucks in den Lungen und führt zur Stauung, während das Herzzeitvolumen abnehmen wird und die arterio-venöse Sauerstoffdifferenz vergrößert wird. Der systemische Blutdruck wird durch eine kompensatorische Zunahme des peripheren Gefäßwiderstandes aufrechterhalten, aber dieses wird die Nachlast weiter erhöhen und ist der mechanischen Funktion des Ventrikels entgegengerichtet. Damit ist ein Punkt auf der Frank-Starling-Ventrikelfunktionskurve erreicht, bei der eine weitere Erhöhung des Füllungsdruckes oder der Vorlast mit einer Abnahme der Herzfunktion und des Herzzeitvolumens verbunden ist. Die neurohumorale Stimulation (mit Katecholaminen) durch das sympathische Nervensystem kann die Ventrikelfunktionskurve nach oben verschieben, aber dieser Mechanismus ist bei fortgeschrittener Herzerkrankung nicht hilfreich. Eine Zunahme des systemischen Widerstandes und der Nachlast kann den systemischen Blutdruck aufrechterhalten, aber behindert die mechanische Funktion des Ventrikels weiter. Auf diese Art und Weise führt die verminderte Kontraktilität zu einer Verminderung des Herzminutenvolumens und zur pulmonalen Stauung, diese Veränderungen werden durch Belastung weiter verstärkt.

Die Vorhofkontraktion führt zu einer kleinen Zunahme des enddiastolischen Volumens und zu einer Erhöhung des enddiastolischen Druckes. Dieser „Vorhof-Kick" kann die Vorlast vermehren und die Herzkontraktion durch eine Optimierung der diastolischen Vordehnung maximieren. Der Verlust dieses kompensatorischen Mechanismus durch Vorhofflimmern kann das Herzzeitvolumen vermindern, der linksatriale Druck kann den venösen und kapillären Druck in den Lungen erhöhen. Bei diastolischer Dysfunktion kann die Behinderung der diastolischen Füllung eine ähnliche Zunahme des Drucks der Lungenvenen verursachen, obwohl die systolische mechanische Funktion erhalten ist.

Akute Veränderungen der Myokardkontraktilität können durch das sympathische Nervensystem in einem weiteren Bereich moduliert werden. Die sympathische Innervation des Herzens und die zirkulierenden Katecholamine wirken auf die Beta-Rezeptoren durch das Adenylatzyklasesystem, um die Kontraktilität zu verstärken. Die Beta-Rezeptoren jedoch werden „down"-reguliert, mit einer Abnahme der Rezeptorreaktion auf sympathischen Reiz und einer Reduktion der Rezeptorzahl. Eine Verminderung der Nachlast im Stehen oder durch Gefäßerweiterung im Zusammenhang mit einer Anstrengung kann eine stärkere Ventrikelentleerung herbeiführen und so die Ejektionsfraktion erhöhen, während eine akute Zunahme der Nachlast den gegenteiligen Effekt haben kann. Wenn man sich aus sitzender oder liegenden Position erhebt, nimmt der venöse Rückfluß momentan ab, zusammen mit dem Schlagvolumen und dem systolischen Druck, währen die Herzfrequenz zunimmt. Das Herzzeitvolumen nimmt jedoch nicht ab, da die Schlagvolumenreduktion durch eine Zunahme der Herzfrequenz kompensiert wird. Diese Veränderungen zeigen eine reflektorische Anpassung, die zum größten Teil durch die Baro-Rezeptormechanismen vermittelt wird, um eine ausreichende Herzfunktion aufrechtzuerhalten. Die Reaktion und Kontrolle der Baro-Rezeptoren werden jedoch durch eine chronische Herzinsuffizienz behindert und führen so zu einer weiteren Möglichkeit für die Reduktion des Herzeitvolumens.

Somit ist die häufigste gemeinsame Grundlage einer Herzinsuffizienz die Abnahme der kontraktilen Funktion. Die anderen Determinanten der myokardialen Kontraktion und der Ventrikelfunktion werden modifiziert, um das ventrikuläre Schlagvolumen durch Veränderungen der Preload, Afterload, der Herzfrequenz und des Rhythmus zu erhöhen. Akut werden die Determinanten durch den Frank-Starling-Mechanismus und das sympathische Nervensystem übermittelt, während chronisch die linksventrikuläre Dilatation und Hypertrophie einen zusätzlichen Kompensationsmechanismus liefert. Die diastolische Dysfunktion kann eine Stauung der Lungenvenen verursachen, bevor eine meßbare Abnahme der systolischen Funktion eintritt.

Bei den meisten Herzerkrankungen kann die klinische Manifestation der Herzinsuffizienz die Behinderung des linken oder rechten Ventrikels darstellen. Bei der **Linksherzinsuffizienz** nimmt das HZV ab, und der Lungenvenendruck steigt. Die Symptome sind Belastungsdyspnoe und rasche Ermüdung. Eine Erhöhung des Lungenkapillardrucks, der den Bereich des onkotischen Drucks der Plasmaproteine überschreitet (etwa 24 mmHg), führt zu einer vermehrten Bildung von pulmonalem Exsudat, reduzierter Lungendehnbarkeit und einer Zunahme des O_2-Verbrauches bzw. der Atemarbeit. Charakteristischerweise kommt es zu einer Linksherzinsuffizienz bei Aortenklappenerkrankungen, bei der koronaren Herzerkrankung, bei Hypertonie und bei angeborenen Defekten wie zum Beispiel einem Ventrikelseptumdefekt oder einem offenen Ductus arteriosus mit erhöhter ventrikulärer Arbeitsbelastung.

Das **Rechtsherzversagen** wird gewöhnlich durch ein vorangehendes linksventrikuläres Versagen (welches zu einer Zunahme des Lungenvenendruckes und schließlich zu einem pulmonalen Hochdruck führt), durch eine Mitralstenose, durch primäre pulmonale Hypertension, durch multiple Lungenembolien, Pulmonalstenose, Trikuspidalinsuffizienz, rechtsventrikulären Infarkt und Vorhofseptumdefekt verursacht. Eine Volumenüberladung und ein zunehmender Venendruck können z. B. bei Polyzythämie oder Transfusion bei akutem Nierenversagen mit Überwässerung und bei Obstruktionen im Bereich der Vena cava auftreten. Unter diesen Bedingungen kann die Myokardfunktion erhalten sein. Bei Rechtsherzinsuffizienz sind Müdigkeit, unzureichendes Herzzeitvolumen, venöse Stauung mit Erweiterung der Halsvenen, Lebervergrößerung und periphere Ödeme vorhanden.

Pulmonale Auswirkungen: Pulmonalvenöse Hypertonie und Ödem, infolge einer Linksherzinsuffizienz, verändern die Lungenmechanik schwerwiegend und dadurch auch das Ventilations-/Perfusions-Verhältnis. Die Dyspnoe ist mit dem erhöhten pulmonalvenösen Druck und der daraus resultierenden vermehrten Atemarbeit korreliert, auch wenn die genaue Ursache für das subjektive Symptom immer noch strittig ist. Bei erhöhtem pulmonalvenösem hydrostatischem Druck, der den Bereich des onkotischen Drucks der Plasmaproteine überschreitet, tritt Flüssigkeit aus den Lungenkapillaren in das Interstitium und in die Alveolen ein. Pleuraergüsse im Rahmen einer Herzinsuffizienz treten charakteristischerweise erst im rechten Hemithorax und später bilateral auf. Obwohl der Lymphabfluß stark gesteigert ist, kann er die Zunahme der pulmonalen Wasserabscheidung nicht kompensieren. Nichtoxygeniertes pulmonalarterielles Blut wird an nichtbelüfteten Alveolen vorbeigeleitet, was den P_{O_2} im gemischten Pulmonalkapillarblut entsprechend absinken läßt. Eine Kombination von alveolärer Hyperventilation infolge erhöhter Lungensteifheit und ein erniedrigter arterieller P_{O_2} sind für die linksventrikuläre Insuffizienz charakteristisch. Entsprechend zeigt sich bei der arteriellen Blutgasanalyse ein erhöhter pH und ein erniedrigter Pa_{O_2} (respiratorische Alkalose) mit einer erniedrigten Sättigung, die einen erhöhten intrapulmonalen Shunt widerspiegelt.

Nierenfunktion: Nierendurchblutung und glomeruläre Filtrationsrate sind bei der Herzinsuffizienz erniedrigt, und es kommt zu einer intrarenalen Umverteilung der Durchblutung. Die Filtratfraktion sinkt, und die filtrierte Natriummenge wird geringer, die tubuläre Natriumabsorption ist jedoch verstärkt. Der verminderte renale Blutfluß führt zu einer erhöhten Freisetzung von Renin aus dem juxtaglomerulären Apparat, das zu einer Konversion von Angiotensin I zu Angiotensin II führt.

Angiotensin II, ein potenter Vasokonstriktor, fördert außerdem die Aldosteron-Sekretion aus den Nebennieren. Wenn das Plasmavolumen vermindert ist, kann antidiuretisches Hormon (ADH) freigesetzt werden. Als eine Folge dieser komplexen endokrinen und renalen Veränderungen steigen die Nachlast, das Blutvolumen und der Gesamtgehalt des Körpers an Natrium und Wasser. Diese Veränderungen haben kompensatorische Bedeutung, da sie die myokardiale Faserdehnung durch Zunahme des Ventrikelvolumens vermehren; aber sie führen auch direkt zu den klinischen Stauungszeichen der Herzinsuffizienz.

Leberfunktion: Eine verminderte Durchblutung im Splanchnicusgebiet sowie die bei der Herzinsuffizienz charakteristische Zunahme des Venendruckes führen zu einer Verminderung der Leberdurchblutung und zu Leberstauung. Eine mäßige Störung der Leberfunktion ist bei venöser Hypertonie (systemisch und portal) infolge der Rechtsinsuffizienz häufig. Sie manifestiert sich in einem etwa gleich starken Anstieg des konjugierten und des nichtkonjugierten Bilirubins, in einer Verlängerung der Prothrombinzeit und einem Anstieg der Leberenzyme, z. B. der alkalischen Phosphatase, der AST (GOT) und der ALT (GPT). Meist sind diese Enzymanstiege nur mäßig stark, jedoch können bei schwer beeinträchtigter Kreislaufsituation mit starkem Abfall des Herzzeitvolumens und Hypotonie zentrale Lebernekrosen und die Zeichen eines Leberversagens ausgeprägt genug sein, um eine Hepatitis mit akutem Leberversagen vorzutäuschen. Ein verzögerter Aldosteronabbau in der Leber trägt weiter zu einer Flüssigkeitsretention bei.

Andere Organe: Schwere chronische venöse Hypertonie kann mit einer Eiweißverlustenteropathie einhergehen, die durch eine ausgeprägte Hypalbuminämie, Infarkte und akute oder chronische Blutungen im Magen-Darm-Trakt sowie Malabsorptions-Syndrome charakterisiert ist. Das Auftreten einer peripheren Gangrän ohne Verschluß der entsprechenden großen Gefäße ist bei Patienten mit chronisch stark erniedrigtem Herzzeitvolumen beobachtet worden. Chronische Reizbarkeit und Abnahme der intellektuellen Leistungsfähigkeit können Anzeichen einer erheblich eingeschränkten Hirndurchblutung und Hypoxie bei Zuständen mit chronisch erniedrigter Herzförderleistung sein.

Symptomatik

Die Herzinsuffizienz kann eine systemische oder pulmonale venöse Stauung verursachen (die klinische Symptomatik ist dann die einer vorwiegend rechts- oder linksseitigen Herzinsuffizienz), kann sich langsam entwickeln oder plötzlich unter dem Bild eines akuten Lungenödems auftreten.

Eine Linksherzinsuffizienz kann sich frühzeitig als übermäßige Tachykardie, leichte Ermüdbarkeit bei Anstrengungen, Atemnot bei relativ geringer Belastung und Kälteintoleranz bemerkbar machen. Paroxysmale nächtliche Dyspnoe und Husten zeigen eine Verlagerung überschüssiger Flüssigkeit in der liegenden Position an. Gelegentlich machen sich eine pulmonalvenöse Hypertonie und eine Zunahme der Lungenflüssigkeit in erster Linie als Bronchospasmus und Keuchen bemerkbar. Der Husten kann im Vordergrund stehen, und das Sputum kann rostrot tingiert oder bräunlich durch Blutbeimengungen sein, und das Vorhandensein von Herzfehlerzellen ist häufig. Eine offene Hämoptyse infolge rupturierter pulmonaler Varizen ist selten, aber kann mit hohem Blutverlust vorkommen. Zeichen der chronischen Linksherzinsuffizienz umfassen einen seitlich verlagerten Herzspitzenstoß, einen palpablen und hörbaren 3. Herzton (Ht3) und einen atrialen Galoppton (Ht4), einen betonten zweiten Pulmonalton und inspiratorische basale feuchte Rasselgeräusche. Ein rechtsseitiger Pleuraerguß ist häufig.

Ein akutes Lungenödem ist ein lebensbedrohliches Zeichen der akuten Linksherzinsuffizienz, die zu einer plötzlichen Lungenvenenstauung führt. Der plötzliche Anstieg des linksventrikulären Füllungsdruckes führt zu einer raschen Verschiebung von Plasmaflüssigkeit durch die Lungenkapillaren ins Interstitium und in die Alveolen. Der Patient zeigt extreme Dyspnoe, Zyanose, Tachypnoe, Hyperpnoe, Unruhe und Angst, mit dem Gefühl zu ersticken. Häufig bestehen Blässe und Schweißausbruch. Der Puls kann fadenförmig erscheinen und der Blutdruck kaum meßbar sein. Die Atmung ist erschwert, und die Rasselgeräusche sind vorne und hinten über beiden Lungenfeldern verbreitet. Bei einigen Patienten ist die Hauptmanifestation ein ausgeprägter Bronchospasmus oder ein Keuchen, das als **Asthma cardiale** bezeichnet wird.

Keuchende Atemanstrengungen erschweren oft eine sorgfältige auskultatorische Untersuchung des Herzens, aber ein Summationsgalopp mit der Kombination eines Ventrikel- und Vorhoftones kann in der Diastole gehört werden. Es besteht eine ausgeprägte Hypoxie mit tiefer Zyanose. CO_2-Retention ist ein spätes und ominöses Zeichen der sich in der Folge entwickelnden Hypoventilation.

Rechtsherzinsuffizienz (mit oder ohne erhöhtem pulmonalem Venendruck): Zu den Hauptsymptomen zählen Mattigkeit, Völlegefühl im Hals und im Abdomen, gelegentlich Spannungen im rechten oberen Quadranten des Abdomens (über der Leber), geschwollene Knöchel und in fortgeschrittenen Stadien Schwellung des Abdomens infolge Aszites. Zu den einschlägigen Zeichen zählen Hinweise auf eine venöse Drucksteigerung, abnorm große a- oder v-Wellen im Jugularvenenpuls, eine vergrößerte und gespannte Leber, ein Trikuspidalinsuffizienzgeräusch entlang des linken Sternalrandes, rechts-ventrikulärer Ht3 und Ht4 und ein eindrückbares Ödem der abhängigen Körperpartien. Eine Zyanose kann sowohl bei der Links- wie bei der Rechtsherzinsuffizienz auftreten. Die Ursache kann zentral liegen und kann dann eine Hypoxämie widerspiegeln. Es kann aber auch eine periphere Komponente aufgrund einer kapillären Stase mit einer erhöhten AVD_{O_2} und einer daraus resultierenden erheblichen venösen Sauerstoffuntersättigung vorliegen. Eine Verbesserung der Farbe des Nagelbettes durch kräftige Massage spricht für eine periphere Zyanose. Eine zentrale Zyanose läßt sich durch lokale Durchblutungssteigerung nicht beeinflussen.

Es gibt keine *spezifischen* **EKG**-Veränderungen bei der Herzinsuffizienz. Zeichen im EKG, die auf einer Ventrikelhypertrophie, einem akuten Myokardinfarkt oder Schenkelblock beruhen, können Hinweise auf die Ätiologie liefern. Neu aufgetretenes Vorhofflimmern kann eine akute Rechts- oder Linksinsuffizienz auslösen. Andererseits können häufige vorzeitige ventrikuläre Kontraktionen sekundärer Art sein und bei Behandlung der Herzinsuffizienz verschwinden.

Röntgenthoraxaufnahmen. Kerley-B-Linien sind Ausdruck einer chronischen Erhöhung des linken Vorhofdruckes und beruhen auf einer durch das Ödem ausgelösten chronischen Verdickung der intralobulären Septen. Die venöse Umverteilung des Blutes in die Oberlappen ist auch vorhanden. Eine sorgfältige Untersuchung der Herzsilhouette, Beurteilung einer Vergrößerung der Herzhöhlen und die Suche nach kardialen Verkalkungen können wichtige röntgenologische Hinweise auf die Ätiologie der primären Herzerkrankung geben.

Durch die Echokardiographie kann man die Ausmaße sowohl des linken Ventrikels als auch der anderen Kammern, die Ejektionsfraktion und Wandbewegungsstörungen bestimmen. Der Charakter der linksventrikulären Dilatation und Hypertrophie kann ebenso festgestellt werden wie Störungen der Herzklappen. Ein Perikarderguß, intrakardiale Thromben oder Tumoren können mit dem Doppler und dem Farbdoppler erkannt werden. Das Vorhandensein und die Schwere der Insuffizienz und Stenose der Aorten-, Mitral-, Pulmonal- und Trikuspidalklappe können bestimmt werden. Kardiale Verkalkungen sowohl im Bereich der Herzklappen als auch im Mitralring und in der Aortenwand kann man erkennen. Eine zugrundeliegende Gefäßerkrankung kann indirekt durch segmentale Wandbewegungsstörungen festgestellt werden.

Therapie

Die Behandlung der Herzinsuffizienz basiert auf der Physiologie, der oben beschriebenen Pathophysiologie und der spezifischen Ätiologie. Zur Therapie gehören Ruhe, Sauerstoffgabe, die Beseitigung der Arrhythmien (s. Herzarrhythmien, unten), Maßnahmen zur Verbesserung der myokardialen Kontraktilität, Diurese und eine Reduktion der Vor- und Nachlast (es sei denn, eine diastolische Dysfunktion ist die Ursache – s. Behandlung der vermehrten diastolischen Steifigkeit, unten). Selbst in der dringendsten Situation muß die Ursache der Herzinsuffizienz festgestellt, nach behebbaren Ursachen gesucht und müssen verschlimmernde Faktoren ausgeschaltet werden.

Zusätzliche Faktoren (zur Herzinsuffizienz), die erkannt und behandelt werden müssen, umfassen Fieber, Thyreotoxikose, Arrhythmien, Anämie, übermäßige Salzzufuhr, übermäßiger Alkoholkonsum, Hypertonie, erhöhte Umgebungstemperaturen, Lungenembolie und unzuverlässige Einnahme von Herzmedikamenten.

Ruhe: Senkung der Herzfrequenz und der Herzarbeit durch Bettruhe und Sedierung stellen einen wesentlichen Beitrag zur Behandlung dar. Das Ausmaß der Restriktionen hängt vom Schweregrad der Herzinsuffizienz ab. Das Kopfende des Bettes sollte hochgestellt werden, und die Patienten sollten aufgefordert werden, soweit sie es vertragen, zu sitzen. Eine Sedierung mit 5–10 mg Diazepam oral nach Bedarf und 15–30 mg Flurazepam oral vor dem Schlafen kann lindernd sein.

Rhythmus: Primär oder sekundär entstandene Arrhythmien sollten entsprechend abgeklärt werden. Herzrhythmusstörungen infolge der Herzinsuffizienz (z. B. häufige ventrikuläre Extrasystolen oder supraventrikuläre Extrasystolen) bessern sich im allgemeinen mit Verschwinden der Stauung. Vorhofflimmern kann jedoch eine spezifische Behandlung mit Kardioversion erfordern, um die Herzinsuffizienz zu beseitigen. Eine anhaltende „Sinustachykardie" kann eigentlich einem Vorhofflattern mit 2 : 1 atrioventrikulärem Block entsprechen.

Diuretika: Diuretika und Natriumrestriktion sind für die langfristige Behandlung der Herzinsuffizienz hilfreich. Sowohl bei der akuten wie bei der chronischen Herzinsuffizienz ist eine verläßliche tägliche Gewichtsmessung für die Beurteilung von Therapie und Dosierung der Diuretika wichtig. Ambulante Patienten sollten ein Tagebuch führen über ihr Gewicht, das sie morgens nach dem Aufstehen messen.

Tab. 18. enthält Einzelheiten über die verschiedenen Diuretika. Bei leichter Herzinsuffizienz sind Thiaziddiuretika, wie Hydrochlorothiazid 50 mg/die oder Chlorothiazid 500 mg/

Tab. 18. Klinische und pharmakologische Eigenschaften von Diuretika

Präparate-gruppe	*Präparat*	*relative Wirk-samkeit*	*Wirkungs-art*	*Wirkungs-eintritt*	*Vorteile*	*nachteilige Wirkungen*
Thiazid-diuretika	Chlorothiazid oral: 500–2000 mg/Tag Hydrochlorothiazid oral: 50–200 mg/Tag Metolazon oral: 2,5–10 mg/Tag	mäßig	Exkretion in den proximalen Tubulus, Behinderung der Natrium- und Chloridresorption im distalen Abschnitt	1–2 h	mild, relativ ungiftig, orale Verabreichung, antihypertensiv	Kaliumverlust, Hyperglykämie, Thrombozytenverminderung, bei einer GFR unter 20 ml/min unwirksam
Schleifen-diuretika	Furosemid oral: 40–200 mg 1- bis 3mal/Tag i.v.: initial 40 mg, Dosissteigerung auf 200–400 mg abhängig vom Ansprechen möglich Ethacrynsäure i.v.: initial 50 mg, Steigerung abhängig vom Ansprechen möglich Bumetanid oral: 0,5–2 mg i.v.: 0,5–1 mg	hoch	Inhibition des Cl-Transportes im aufsteigenden Schenkel d. Henle-schleife	oral: 1 h i.v.: 10–20 Min.	rascher Wirkungseintritt, hohe Wirksamkeit, unabhängig vom Säure-Basen-Haushalt, wirksam auch bei reduz. Glomerulusfiltrat	exzessive Diurese, Hypovolämie, Kaliumverlust und Hypokaliämie, Hyperurikämie, passagere oder irreversible Taubheit bei i.v. Gabe, insbesondere bei gleichzeitiger Gabe eines Aminoglykosid-Antibiotikums
Kalium-sparende Diuretika	Spironolacton oral: 25–50 mg 2- bis 4mal/Tag	mäßig bis niedrig	Aldosteron-homolog, kompetitive Hemmung am Rezeptor im distalen Tubulus. Sekundär: Hemmung der Aldosteron-biosynthese	2–3 Tage bis zur Maximalwirkung	nützlich in Kombin. mit weiter proximal im Tubulus wirkenden Diuretika, um Kalium einzusparen	Hyperkaliämie bei gleichzeitiger Verabreichung von Kaliumsalzen oder bei deutlich eingeschränkter Nierenfunktion
	Triamteren oral: 100 mg 2- bis 3mal/Tag Amilorid oral: 5–10 mg/Tag	mäßig	Hemmung der Natriumresorption im distalen Tubulus	1–2 h	nützlich bei Kombin. mit weiter proximal wirkenden Diuretika, um Kalium zu sparen	Hyperkaliämie bei gleichzeitiger Verabreichung von Kaliumsalzen oder bei deutl. eingeschränkter Nierenfunktion oder in Verbindung mit ACE-Hemmern

Tag, zu empfehlen. Eine Dosissteigerung führt nicht unbedingt zu einer wesentlichen Zunahme der diuretischen Wirkung. Im allgemeinen ist auch eine Kaliumchloridsubstitution erforderlich, da die chronische Diurese zu einer hypokaliämischen Alkalose führt. Der Einsatz kaliumsparender Diuretika, wie Triamteren, 100 mg 2×täglich nach den Mahlzeiten, oder Amilorid, 5–10 mg einmal täglich, mag günstig sein. Eine zusätzliche Behandlung mit kaliuretischen Diuretika, Spironolacton 25–50 mg dreimal täglich, kann bei schwerer Herzinsuffizienz und Hypokaliämie hilfreich sein. Es scheint die höchste Wirksamkeit bei Hyperaldosteronismus zu haben, der abgesehen von schwerer und therapierefraktärer Herzinsuffizienz ungewöhnlich ist. Schleifendiuretika wie Furosemid oder Etacrynsäure sind besonders wirksam, sowohl i.v. als auch oral. Bei i.v. Gabe hat Furosemid eine potente vasodilatorische Wirkung, bevor die Diurese einsetzt, und kann deshalb früh in der Behandlung den venösen Rückfluß vermindern. Bei Überdosierung können Schleifendiuretika Hypovolämie, Hyponatriämie und ausgeprägte Hypokaliämie verursachen, und sie sollten deshalb mit Vorsicht eingesetzt werden. Bei einer oralen Gabe von Furosemid sollte man mit 40 mg beginnen und diese Dosis je nach Wirkung auf 80–160 mg täglich steigern. Sogar höhere Dosierungen können erforderlich werden. Intravenös kann man anfänglich 20–40 mg geben und nach Bedarf steigern.

Natriumrestriktion: Die Einschränkung der Salzaufnahme ist ein wichtiger, häufig aber wenig beachteter Punkt bei der Behandlung der Herzinsuffizienz. Nichtbeachtung dieses Faktors ist eine Hauptursache bei therapierefraktären Fällen. Der Umfang des gewohnheitsmäßigen Salzgebrauchs in der Küche und am Tisch variiert stark und sollte bei jedem einzelnen Patienten genau geklärt werden. Bei vielen Patienten ist es nur notwendig, bei Tisch nicht zusätzlich zu salzen und gesalzene Nahrungsmittel zu vermeiden (Schinken, Speck, Erdnüsse, Pommes frites etc.). In schweren Fällen kann eine Einschränkung auf weniger als 2 g Natrium (87 mÄq entsprechend etwa 5 g Natriumchlorid) notwendig sein. Eine fortgeschrittene Herzinsuffizienz kann eine Kombination aus stark wirksamen Diuretika und strenger Natriumrestriktion auf 0,5–1,5 g pro Tag notwendig werden lassen.

Das akute Lungenödem stellt einen Notfall dar, der sofortige und wirksame Behandlung verlangt. Die Hauptziele der Behandlung sind, eine Verminderung der Vorlast zu erreichen und die Oxygenierung aufrechtzuerhalten. Sauerstoff sollte in hoher Konzentration über eine Maske oder eine Nasensonde zugeführt werden. Morphinsulfat in einer Dosierung von 4–6 mg i.v. oder 10–15 mg i.m. kann die Erregung dämpfen, kann eine vorübergehende Dilatation der Arterien und Venen verringern, die Atemfrequenz vermindern und kann die Herzfrequenz senken und dadurch Atem- und Herzarbeit reduzieren.

Sublinguales Nitroglyzerin kann eine hochwirksame Venendilatation und eine Umverteilung des Blutvolumens vom Thorax weg einleiten. Intravenöse Nitroglyzeringaben können bei der Notfallbehandlung anfangs eingesetzt werden, wechselnde Staubinden, die an drei Gliedern als Blutdruckmanschetten angelegt werden, können effektiv sein (mit Ausnahme der Extremität, an der die intravenöse Infusion läuft). Es wird zwischen diastolischem und systolischem Druck aufgeblasen und alle 10–20 Minuten abgelassen und gewechselt. Ein rascher Aderlaß von 300–500 ml kann einen dramatischen Effekt haben. Die intravenöse Gabe von rasch wirkenden Diuretika (z.B. Furosemid 40 mg intravenös und Etacrynsäure 50 mg intravenös) kann eine mittelbare Diurese innerhalb von 15–20 Minuten herbeiführen, dabei ist der venendilatorische Effekt rascher als der diuretische Effekt.

Die meisten Patienten mit akutem Lungenödem können ohne Digitalis erfolgreich behandelt werden, aber das Medikament kann später notwendig werden, um Rückfälle zu vermeiden. Wenn man Digitalis gibt, sollten wegen der sich oft schnell ändernden klinischen Situation, einschließlich der aggressiven Diurese, unbedingt niedrige Dosierungen gewählt werden. Anfangs *sollten nicht mehr* als 50% der sonst zur Digitalisierung üblichen Dosis verabreicht werden. Dopamin und/oder Dobutamin kann man intravenös, um die Herzfunktion zu verbessern, geben, besonders wenn ein niedriges Herzzeitvolumen eine Hypotension hervorruft.

Man sollte sorgfältig nach der Ursache des Lungenödems suchen. Bei valvulären Herzerkrankungen kann das plötzliche Auftreten einer schnellen Rhythmusstörung, wie Vorhofflattern oder Vorhofflimmern, ein Lungenödem auslösen, welches dann auf eine Kardioversion anspricht. Ein Lungenödem im Rahmen einer hypertensiven Krise oder bei erheblicher systolischer Hypertonie kann auf einen Vasodilatator wie Hydralazin oder Nitroprussidnatrium ansprechen. Auch kann eine überlegte Nachlastsenkung mit Nitroprussidnatrium in sonst refraktären Fällen trotz fehlender Hypertonie von Nutzen sein.

Behandlung der erhöhten diastolischen Steifigkeit (niedrige diastolische Compliance)
Die Symptome der Herzinsuffizienz bei Patienten mit Zunahme der diastolischen Steifheit entspricht einem hohen ventrikulären Füllungsdruck, der durch eine abnormale myokardiale Erschlaffung hervorgerufen wird. Diese wird verursacht durch eine Myokardhypertrophie, durch Myokardfibrose oder myokardiale Infiltrationen (z. B. Amyloidose). Solche Bedingungen sind manchmal bei der Hypertonie, der Aortenstenose oder der KHK inbegriffen. Die myokardiale Kontraktilität kann erhalten sein oder bei hypertropher Kardiomyopathie akut zunehmen, aber die Flüssigkeitsretention unter diesen Umständen mit einem erhöhten Körperwasser kann nicht das übliche Problem sein. Ein reduziertes Blutvolumen und ein verminderter venöser Rückfluß können die Symptome verschlimmern. Dann sind Diuretika normalerweise kontraindiziert. Die Verminderung der Nachlast ist ebenso kontraindiziert, weil die begleitende Dilatation der venösen Kapazitätsgefäße die ventrikuläre Füllung vermindert, die durch die Steifheit beeinträchtigt ist, mit den sich möglicherweise ergebenden Schwierigkeiten. Kalziumantagonisten (Kalziumkanalblocker) und manchmal Beta-Blocker können nützlich sein.

Der primäre Effekt von **Digitalis** bei der Behandlung der Herzinsuffizienz ist die Zunahme der myokardialen Kontraktionskraft, dabei ist dieser Effekt eher mäßig. Digitalis kann ventrikuläre Arrhythmien unterdrücken, den Venentonus und den renalen Blutfluß erhöhen, die Kammerfrequenz verlangsamen, die atrioventrikuläre Überleitung verlängern und in toxischen Dosen oder bei Vorhandensein einer Hypokaliämie ventrikuläre Extrasystolen auslösen. Es ist hocheffektiv bei der Behandlung des Vorhofflimmerns, durch die zusätzliche Verlangsamung der Herzfrequenz kann es den Rhythmus zu einem normalen Sinusrhythmus konvertieren.

Die Eigenschaften und die Dosierung von Digitalis-Präparaten werden in der *Tab. 19.* dargestellt. In den meisten klinischen Situationen genügt es, mit der Anwendungsweise von Digoxin vertraut zu sein.

Digitalisintoxikation kann eine Herzinsuffizienz begleiten oder sich im Verlauf durch Überdosierung, Hypokaliämie, fortschreitende degenerative Herzerkrankung oder durch eine Kombination dieser Faktoren entwickeln. Stets ist auf die Möglichkeit eines diuresebedingten Kalium- und Magnesiumverlustes zu achten und zur Vermeidung einer Intoxikation für eine ausreichende Substitution zu sorgen. Da Digoxin überwiegend über die Nieren ausgeschieden wird, ist bei Patienten mit bekannter oder vermuteter Nierenfunktionsstörung die Gabe von Digitoxin vorzuziehen, und obwohl Digitoxin überwiegend über die Leber ausgeschieden wird, scheint sogar eine fortgeschrittene Leberinsuffizienz nur eine geringe Auswirkung auf den Blutspiegel zu haben.

Zu den systemischen toxischen Wirkungen von Digitalis zählen Übelkeit, Erbrechen, Anorexie, Diarrhö, Verwirrtheit, Amblyopie und selten Xerophthalmie. Die wichtigsten toxischen Wirkungen des Medikaments sind lebensbedrohliche Arrhythmien durch direkte Wirkung auf den AV-Knoten, die sich in einer Verlängerung des P-R-Intervalls, einem Wenckebach-Block und schließlich einem kompletten Herzblock manifestieren. Eine nichtparoxysmale Tachykardie, die sich bei Vorhofflimmern entwickelt, ist ein häufig übersehenes, aber sehr ernst zu nehmendes Zeichen einer Digitalisvergiftung. Digitalis steigert die Automatie der Purkinje-Fasern und kann einen Reentry-Mechanismus verstärken, was gekoppelte Extrasystolen (z. B. Bigeminus), ventrikuläre Tachykardie oder Kammerflimmern zur Folge haben kann. Eine nicht-paroxysmale junktionale Tachykardie, die sich bei Vorliegen von Vorhofflimmern entwickelt, wird häufig übersehen, ist aber ein gravierendes Zeichen einer Digitalisintoxikation. Eine bidirektionale ventrikuläre Tachykardie ist ein pathognomonisches Zeichen einer Digitalisintoxikation.

Tab. 19. Digitalispräparate – Verabreichungsformen, Pharmakokinetik, Dosierungen

	Digoxin	*Digitoxin*	*Strophanthin*
Bevorzugte Verabreichungsart[1]	oral, i. v.	oral, i. v.	i. v.
Prozentuale enterale Absorption	85%	100%	
Wirkungseintritt i. v.	15–30 min	½–2 h	5–10 min
Wirkungsmaximum i. v.	4–6 h	6–12 h	½–2 h
Plasmahalbwertszeit	30–36 h	5–7 Tage	18–25 h
Ausscheidung, Metabolismus	renal	hepatisch, gastrointestinal	renal, gastrointestinal
Plasmaspiegel			
therapeutisch	1,0–1,4 ng/ml	20–30 ng/ml	
toxisch	über 2 ng/ml	über 40 ng/ml	
Digitalisierungsschema[2]			
oral, 24 h	Beginn: 0,5 mg, nach 8 h: 0,25 mg, nach 16 h: 0,25 mg, nach 24 h: 0,25 mg, danach tägliche Erhaltungsdosis[3]	Beginn: 0,6 mg, nach 8 h: 0,3 mg, nach 16 h: 0,2 mg, nach 24 h: 0,1 mg, danach tägliche Erhaltungsdosis	
oral, 48 h	0,25 mg 6 × in 8-h-Intervallen, danach tägl. Erhaltungsdosis[3]	0,2 mg 6 × in 8stündigen Abständen, danach tägliche Erhaltungsdosis	
oral, allmählich	0,25 mg/Tag (Digitalisierung nach 5–7 Tagen erreicht)[3]	0,1 mg/Tag (Digitalisierung nach 10 bis 14 Tagen erreicht)	
intravenös, 24 h	Beginn: 0,5 mg, nach 6 h: 0,25 mg, nach 12 h: 0,125 mg, nach 18 h: 0,125 mg, danach tägl. Erhaltungsdosis[3]	Beginn: 0,5 mg, nach 8 h: 0,3 mg, n. 16 h: 0,2 mg, n. 24 h: 0,1 mg, danach tägl. Erhaltungsdosis	Beginn: 0,3 mg, nach 4 h: 0,2 mg, nach 8 h: 0,1 mg, nach 12 h: 0,1 mg[3]
tägliche orale Erhaltungsdosis	0,25–0,375 mg/Tag	0,07–0,1 mg/Tag	

[1] *i. m. Injektionen* sind *nicht* zu empfehlen, da sie schmerzhaft sind und die Resorption unzuverlässig ist.

[2] Die Dosierungen sollen wirksame, jedoch langsam erreichte Plasma- und Gewebekonzentrationen herbeiführen (Einzelheiten im Text).

[3] Eine abnorme Nierenfunktion verlängert die Plasmahalbwertszeit, so daß eine *Reduktion* der empfohlenen Dosierung erforderlich wird.

Der erste Schritt bei der Behandlung der Digitalisintoxikation ist das Absetzen des Medikamentes. Die EKG-Überwachung sollte während der gesamten Behandlung durchgeführt werden. Bei erniedrigtem Serumkalium sollten 80 mÄq Kaliumchlorid in 1 Liter 5%iger Glukoselösung mit einer Infusionsgeschwindigkeit von 6 ml/min (0,5 mÄq/min) i.v. gegeben werden. Die Gabe spezifischer Antikörperfragmente (Digitalis Antidot BM®) ist besser (wenn erhältlich) als andere Antiarrhythmika zu verabreichen. Ventrikuläre Rhythmusstörungen werden mit einem Bolus von 50–100 mg Lidocain i.v. behandelt. Dies wird in 3- bis 5minütigen Abständen wiederholt, bis eine therapeutische Wirkung erzielt oder eine Gesamtmenge von 300 mg gegeben ist oder zentralnervöse Intoxikationszeichen auftreten. Wenn die Rhythmusstörung unter Kontrolle ist, sollte man mit einer Dauerinfusion von 2–4 mg/min fortfahren. Alternativ können 100 mg Phenytoin (Diphenylhydantoin) in 3- bis 5minütigen Abständen langsam intravenös bis zu einer Gesamtdosis von 1000 mg gegeben werden. Ein Herzblock wird am besten mit einer temporären transvenösen Schrittmachersonde behandelt. Isoproterenol ist bei Vorliegen einer Digitalisintoxikation wegen Gefahr einer Auslösung ventrikulärer Rhythmusstörungen kontraindiziert.

Therapie mit Vasodilatatoren: Bei Patienten mit einer Herzinsuffizienz kann infolge von vasokonstriktorischen Reflexen ein unangemessen hoher Tonus im Bereich der Arterien und Venen bestehen. Vasodilatatoren können primär auf die arteriolären oder venösen Sphinktern wirken, die meisten Substanzen haben einen kombinierten Effekt. Venodilatatoren wirken auf das Herz wie Diuretika: Sie senken die Vorlast und den ventrikulären Füllungsdruck und vermindern so Stauungssymptome. Venendilatatoren können nicht wirksam sein und schwere Nebenwirkungen bei Patienten mit niedrigem Füllungsdruck oder mit rechtsventrikulärer Dysfunktion oder Infarkten haben, da sie eine weitere Reduktion des venösen Rückstroms und der Vorlast bewirken und so eine Hypotonie hervorrufen und die kontraktile Funktion behindern. Medikamente, die auf Arterien dilatierend wirken, sind bei einigen Patienten mit einer verminderten Kontraktilität und einer Klappeninsuffizienz wirksam, da die Verminderung der Nachlast die ventrikuläre Entleerung verbessern kann. Dadurch steigt das Herzminutenvolumen, während der Blutdruck normalerweise gleich bleibt, da der erhöhte Vorwärtsfluß das Sinken des peripheren Widerstandes kompensiert. In klinischen Situationen, bei denen eine erhöhte diastolische Steifigkeit oder eine normale oder vermehrte Kontraktilität besteht, wie bei der hypertrophischen obstruktiven Kardiomyopathie, sind Vasodilatatoren nicht hilfreich und können ernste Folgen haben. Angiotensin-Konversions-Enzym-(ACE)-Hemmer (s. unten) sind die einzigen Substanzen zusammen mit Isosorbiden und Hydralazin, die bei der Herzinsuffizienz das Leben verlängert haben und häufig als erste Therapie eingesetzt werden.

Vasodilatorische Medikamente *(s. Tab. 20.):* **Nitroprussid-Natrium,** das intravenös angewendet wird, führt zu einer Entspannung der glatten Muskulatur sowohl der Arterien als auch der Venen. Seine Wirksamkeit muß mit einem Pulmonalarterienkatheter überwacht werden, um so die hämodynamischen Auswirkungen zu kontrollieren. Diese treten normalerweise innerhalb von 5 Minuten auf und verschwinden innerhalb von 10 Minuten nach Infusionsende. Die initiale Infusionsgeschwindigkeit ist 10 μg/Minute, die in Schritten von 5 μg/Minute gesteigert wird, bis der gewünschte Effekt oder eine Hypotonie eintritt. Die Maximaldosis ist 500 μg/Minute. Das Abbauprodukt Thiocyanat kann bei einer Niereninsuffizienz oder bei großen Dosen akkumulieren und dann zu toxischen Wirkungen führen.

Nitrate, als intravenöse, orale oder topische Medikamente gegeben, sind primär Venendilatatoren mit einem geringeren weitstellenden Effekt auf die Arteriolen. Die Nebenwirkungen aller Nitrate sind gleich: Kopfschmerzen, orthostatische Hypotonie und selten eine Methämoglobinämie bei hohen Dosen. **Sublinguales Glycerol-Trinitrat** in der Dosis von 0,3–0,6 mg ist innerhalb von 1 bis 2 Minuten wirksam, maximaler Effekt in 10 Minuten, der für 15 bis 30 Minuten anhält. **Intravenöses Glycerol-Trinitrat** wird initial in einer Dosis von 5 μg/Minute gegeben und alle 5 Minuten um 5–10 μg/Minute erhöht, begrenzt durch die Herzfrequenz über 110/Min. oder den systolischen Blutdruck > 110 mmHg. Topisch anzu-

Tab. 20. Klinische und pharmakologische Eigenschaften von Vasodilatatoren

Präparat-gruppe	*Präparat*	*Wirkungs-art*	*Wirkungs-eintritt*	*Vorteile*	*nachteilige Wirkungen*
Nitrate	Nitroglycerin Sublingual: 0,4 mg Spray: 0,4 mg i.v.: 10–100 ng/min Salbe: 1–10 cm alle 8 Stunden Pflaster: 2,5–120 mg täglich Isosorbid-Dinitrate Sublingual: 2,5–10 mg alle 2–4 h oral: 20–60 mg alle 4–6 h	Nitrat-Rezeptoren	 sofort sofort sofort 30–60 min 30–60 min 2–5 min 20–40 min	schneller Wirkungseintritt, verschiedene Applikations-weisen, für Notfälle geeignet	Kopfschmerzen, Blutdruckabfall, Methämoglobinämie, Toleranzentwicklung bei ununterbrochener Gabe
Arterien-dilatatoren	Hydralazin 25–100 mg alle 6 h Nitroprussid-Natrium 10–500 ng/min	glatte Muskulatur	30–45 min sofort	spezifischer arteriolärer Vasodilatator erweitert Arterien und Venen	Tachykardie, Lupus-phänomen; Langzeitvorteil erfordert die Kombination mit Nitraten Hypotonie, Thiocyanat-akkumulation
neuro-humorale Vaso-dilatatoren	Captopril: 6,25 mg täglich, bis zu 200 mg/Tag Enalapril 2,5–40 mg/Tag Lisonopril 10–40 mg/Tag	ACE-Hemmung	60–90 min 60 min 60 min	bewiesene symptomatische Verbesserung und Verlängerung des Überlebens	Nierenfunktions-behinderung, Protein-urie, Geschmacks-störungen, Glomerulo-nephritis, Leukopenie, Husten

wendende Glycerol-Trinitrat-Salbe: Ein 1 bis 10 cm langer Salbenstreifen auf der Brust hat eine Wirkungsdauer von mindestens 3 Stunden.

Transdermale Pflaster enthalten verschiedene Mengen, und die Wirkung hält für viele Stunden an. Neuere Ergebnisse lassen eine Toleranzentwicklung bei der kontinuierlichen 24-Stunden-Anwendung vermuten. Die Gabe von Nitraten sollten für 4 bis 6 Stunden täglich unterbrochen werden. Isosorbid-Dinitrat wird in der Dosis 2,5 bis 10 mg sublingual alle 2 bis 4 Stunden gegeben, oral 20 bis 60 mg alle 4 bis 6 Stunden. Allerdings wird eine Toleranz entwickelt, die Medikamentenzufuhr sollte dann unterbrochen werden.

Hydralazin kann, oral oder i.v. gegeben, die Arteriolen erweitern. Die Wirkung beginnt innerhalb von 30 Minuten und hält bis zu 6 Stunden an. In Dosen von über 400 mg/Tag kann es einen LE auslösen. Eine Reflex*tachykardie kann* vorkommen, seine Anwendung ist be*sonders wirksam bei P*atienten mit großem Herzen und einem sehr hohen peripheren Widerstand, aber seine Langzeitwirksamkeit wird am besten durch eine Kombination mit Isosorbid-Dinitraten erreicht. Die Langzeitwirksamkeit ist nicht sicher.

Ein **Angiotensin-converting-enzyme(ACE)-Hemmer** (wie Captopril, Enalapril und Lisinopril) scheint bei vielen Patienten hochwirksam zu sein, wenn eine fortgeschrittene Herzinsuffizienz mit einem erhöhten Füllungsdruck, einem verminderten Herzzeitvolumen und einer erhöhten Nachlast vorliegt und wenn das zirkulierende Angiotensin II erhöht ist. Mit wirksamen Dosen sinken die Füllungsdrücke ab, steigt das Herzzeitvolumen an, und der Blutdruck wird ohne Tachykardie gehalten. Vergleichende Studien zeigen die Verbesserung der Überlebensraten bei Patienten mit einer fortgeschrittenen Kardiomyopathie und bei Patienten, die mit leichter oder mäßig schwerer Herzinsuffizienz mit ACE-Hemmern behandelt werden. Hier handelt es sich wahrscheinlich um die effektivste Neuerung bei der Behandlung der Herzinsuffizienz seit vielen Jahren. Die toxischen Nebenwirkungen bestehen in einer verminderten Nierenfunktion mit der Möglichkeit der Hyperkaliämie, einem nephrotischen Syndrom, Geschmacksstörungen, einer membranösen Glomerulonephritis, Nephritis und Leukopenie. Ein angioneurotisches Ödem ist in manchmal lebensbedrohlicher Form aufgetreten. Ein trockener, nichtproduktiver, aber störender Husten kann bei manchen Patienten ein lästiges Problem sein.

Refraktäre Herzinsuffizienz: Bei einigen Patienten mit chronischer oder akuter Herzinsuffizienz bleibt diese trotz geeigneter Therapie bestehen. Es empfiehlt sich ein systematisches Vorgehen. Ist die Ätiologie geklärt? Sind eine Mitralstenose, eine Aortenstenose, ein exzessiver Alkoholkonsum, eine Thyreotoxikose, eine Lungenembolie, eine Anämie oder andere beteiligte Faktoren übersehen worden? Ist die Dosierung der Medikamente optimal? (Einige Patienten brauchen sehr große Mengen an Schleifendiuretika für eine wirksame Diurese). Wird das oral verabreichte Digitalispräparat resorbiert? (Dünndarmerkrankungen und Wechselwirkungen mit anderen Medikamenten wie Neomycin oder Antazida, die Magnesiumtrisilikat enthalten, hemmen die Resorption von Digoxin.) Hält sich der Patient streng an eine salzarme Diät? Hyponatriämie bei gleichzeitig erhöhtem Venendruck und Ödem zeigt eher eine exzessive Wasseraufnahme als einen erniedrigten Gehalt des Körpers an Natrium an und ist ein wertvoller Hinweis für eine unzureichende Flüssigkeits- und Natriumrestriktion. Wenn ein exzessives Ödem sich auch bei einer intensiven Therapie refraktär erweist, so ist das folgende Vorgehen manchmal effektiv: Metolazon und eine halbe bis eine Stunde später die i. v. Gabe eines Schleifendiuretikums. Natürlich müssen selbst die besten medizinischen Bemühungen bei einer weit fortgeschrittenen Myokarderkrankung irgendwann einmal versagen, und die Herz-Transplantation läßt sich dann als Ausweichmöglichkeit in Erwägung ziehen.

Cor pulmonale

Vergrößerung des rechten Ventrikels infolge einer krankhaften Lungenfunktion, die durch einen Überdruck in der A. pulmonalis durch eine primär pulmonale Erkrankung, einen abnormen Respirationstrakt oder einen herabgesetzten Atmungsantrieb gestört sein kann. Der Begriff beinhaltet nicht die rechtsventrikuläre Vergrößerung als Folge einer Linksherzinsuffizienz, eines angeborenen Herzfehlers oder einer erworbenen Herzklappenerkrankung. Das Cor pulmonale ist meist eine chronische Erkrankung, kann jedoch auch akut auftreten und reversibel sein.

Ätiologie

Eine Reihe von verschiedenen Krankheitsprozessen kann zum Cor pulmonale führen. Die häufigsten Ursachen des chronischen Cor pulmonale sind **chronisch-obstruktive Lungenerkrankungen** – chronische Bronchitis und Emphysen. Zu den anderen Ursachen zählen ein ausgedehnter Verlust an Lungengewebe infolge Operation oder Trauma, chronisch rezidivierende Lungenembolien, primäre pulmonale Hypertonie, pulmonalvenöse Verschlußkrankheit, Sklerodermie, Erkrankungen, die zu diffuser interstitieller Fibrose führen, Kyphoskoliose, Fettsucht mit alveolärer Hypoventilation, neuromuskuläre Erkrankungen im Bereich der Atemmuskulatur und die idiopathische alveoläre Hypoventilation. Das **akute Cor**

pulmonale ist in der Regel die Folge einer massiven Lungenembolie. Eine akute, reversible Verschlechterung des chronischen Cor pulmonale ist aber auch bei Patienten mit COPD häufig, meist während eines akuten Atemwegsinfektes.

Pathogenese

Das Cor pulmonale wird unmittelbar durch Veränderungen im Lungenkreislauf verursacht, die zur pulmonalarteriellen Hypertonie führen und dadurch eine größere mechanische Belastung für die rechtsventrikuläre Entleerung (Nachlast) darstellen. Die **pulmonale Hypertonie** (s. a. primäre pulmonale Hypertonie, weiter unten) kann Folge einer irreversiblen Reduktion der Größe des Gefäßbettes sein, wie bei Erkrankungen, die primär die Lungengefäße betreffen (z. B. Embolisationen *[s. Kap. LUN, 9.]* oder Sklerodermie), oder wie bei massivem Verlust von Lungengewebe (z. B. infolge Emphysem oder Operation). Den wichtigsten Faktor, der zur Entstehung der pulmonalen Hypertonie führt, stellt jedoch die alveoläre Hypoxie dar, entweder als Folge einer lokalen unzureichenden Ventilation gut perfundierter Alveolen oder einer generalisierten Abnahme der Alveolarventilation. Die alveoläre Hypoxie, ob akut oder chronisch, ist ein starker Stimulus für die pulmonale Vasokonstriktion, zusätzlich fördert die chronisch alveoläre Hypoxie die Hypertrophie glatter Muskelzellen in den Pulmonalarteriolen. Diese hypertrophierten Gefäße reagieren dann stark auf eine akute Hypoxie. Eine hyperkapnische Azidose und die Hypoxie steigern synergistisch die pulmonale Vasokonstriktion. Während der chronischen Hypoxie wird eine pulmonale Hypertonie sowohl durch eine erhöhte Blutviskosität, die aus einer sekundären Polyzythämie folgt, als auch durch das erhöhte Herzzeitvolumen verschlimmert. Obwohl ein erhöhter Pulmonalkapillardruck per se nicht zur Pathogenese der pulmonalen Hypertonie beim Cor pulmonale beiträgt, wird eine davon unabhängige Erkrankung des linken Ventrikels oft durch Hypoxie und Azidose verschlimmert, und umgekehrt wird eine respiratorische Insuffizienz verstärkt, wenn die Linksherzinsuffizienz zum Lungenödem führt.

Symptomatik und Diagnostik

Verdacht auf ein Cor pulmonale sollte bei allen oben unter Ätiologie erwähnten Erkrankungen aufkommen. Zeichen einer Rechtsherzvergrößerung treten früh auf und sind beim akuten Cor pulmonale leicht zu erkennen. Die Belastungsdyspnoe ist das häufigste Symptom der pulmonalen Hypertonie. Bei chronischem Cor pulmonale infolge einer pulmonalvaskulären Erkrankung kann in Ruhe lediglich eine leichte Dyspnoe vorliegen oder ganz fehlen, selbst bei Vorliegen einer offenkundigen Rechtsherzinsuffizienz. Einige Patienten leiden unter Belastungssynkopen, und substernale pektanginöse Beschwerden treten häufig auf. Zu den klinischen Zeichen gehören ein systolisches Heben linksparasternal und ein lauter Pulmonalanteil des zweiten Herztones (S_2P) sowie eine rasche Ermüdbarkeit bei Belastung. Es kann zum Auftreten von Geräuschen infolge einer funktionellen Trikuspidal- und Pulmonalinsuffizienz kommen. Thoraxaufnahmen zeigen eine Vergrößerung des rechten Ventrikels und der Pulmonalarterien. Elektrokardiographische Zeichen einer rechtsventrikulären Hypertrophie korrelieren gut mit dem Ausmaß der pulmonalen Hypertonie. Bei Patienten mit rechtsventrikulärer Insuffizienz sind Galopprhythmus (S3 und S4), gestaute Jugularvenen mit einer dominierenden A-Welle, falls keine Trikuspidalinsuffizienz vorliegt, Hepatomegalie und Ödembildung festzustellen.

Beim Cor pulmonale infolge einer Lungenparenchymerkrankung können die klinischen Zeichen der Primärerkrankung häufig diejenigen des Cor pulmonale überschatten. Die Hauptsymptome (Dyspnoe, Husten, Zyanose und spastische Atmung) werden auch bei der Linksherzinsuffizienz gesehen, so daß eine Differenzierung Schwierigkeiten bereiten kann. *Eine Beurteilung* der linksventrikulären Funktion mittels Echokardiographie oder nuklearmedizinischen Verfahrens ist ein wichtiger Schritt bei der Feststellung des Cor pulmonale. Die Bestimmung der arteriellen Blutgase ist in solchen Fällen nützlich, da eine wesentliche Hypoxie, Hyperkapnie und Azidose bei der Linksherzinsuffizienz ungewöhnlich sind, es sei denn, es liegt gleichzeitig ein voll ausgebildetes Lungenödem vor. Lungenüberblähung und Emphysemblasen können bei diesen Patienten zu einer Herzverlagerung führen, durch die der klinische Untersuchungsbefund, die Röntgenbilder und das EKG zu relativ unempfindlichen Indikatoren für das Vorliegen einer rechtsventrikulären Vergrößerung werden können.

Therapie

Die Therapie der primären Lungenerkrankungen wird in *Kap. LUN* besprochen. Die Therapie der Rechtsherzinsuffizienz wurde bereits oben unter *Herzinsuffizienz* besprochen. Man hat auch eine Aderlaßtherapie bei hypoxischem Cor pulmonale vorgeschlagen, jedoch ist es nicht wahrscheinlich, daß die Vorteile einer herabgesetzten Blutviskosität die damit verbundene Reduktion der Sauerstofftransportkapazität des Blutes aufwiegen. Außerdem ist eine ausgeprägte Polyzythämie beim hypoxischen Cor pulmonale ungewöhnlich. Beim hypoxischen Cor pulmonale ist Digitalis nicht wirksam. Es kann jedoch eine klinisch nicht erkennbare linksventrikuläre Funktionsstörung vorliegen. Viele Patienten, die sich unter einer Therapie mit Digitalis und Vasodilatatoren bessern, leiden wahrscheinlich an einer linksventrikulären Funktionsstörung. Diuretika können zu einer Verbesserung des pulmonalen Gasaustausches beim hypoxischen Cor pulmonale führen, vermutlich durch Reduktion von extravasalen Flüssigkeitsansammlungen in den Lungen. Allerdings kann der starke Einsatz von Diuretika zu metabolischer Azidose führen, wodurch die Wirksamkeit von CO_2 als Atemstimulus vermindert wird. Werden Diuretika gegeben, müssen Kalium- und Chloridverluste sorgfältig substituiert werden. Die kontinuierliche Gabe von O_2 bewirkt eine Absenkung der pulmonalen Hypertonie, bei hypoxischen Patienten die Entstehung einer Polyzythämie und kann nachweislich die Mortalität reduzieren. Die Verordnung von pulmonalen Vasodilatatoren (Hydralazin, Kalzium-Blockern etc.) ist kontrovers. Bevor man hier eine Dauerbehandlung mit diesen Medikamenten beginnt, sollten die individuellen Reaktionen auf das Medikament während einer Herzkatheter-Untersuchung überprüft werden, weil die Möglichkeit besteht, hierbei eine systemische Hypotonie und eine Verschlimmerung der Hypoxämie auszulösen. Patienten mit einem Cor pulmonale haben ein erhöhtes Risiko einer venösen Thromboembolie. Sollte eine solche auftreten, ist eine langfristige Antikoagulation nötig.

Primäre pulmonale Hypertonie

Eine sehr seltene, obliterierende Erkrankung unbekannter Ätiologie, die die mittleren und kleinen Pulmonalarterien befällt und zu einem rechtsventrikulären Versagen oder einer tödlichen Synkope 2 bis 5 Jahre nach ihrer Entdeckung führt. Immer liegen eine Hyperplasie der Intima und nachfolgend eine Verengung des Gefäßlumens vor. Abschnitte mit einer Hypertrophie und Hyperplasie der Media, „plexiforme Läsionen“ und eine nekrotisierende Arteriitis werden in den weiter fortgeschrittenen Fällen beobachtet. Die beiden letztgenannten Veränderungen sind mit einer Irreversibilität des Krankheitsbildes vergesellschaftet.

Frauen sind fünfmal häufiger als Männer befallen. Das mittlere Alter bei Diagnosestellung ist 35 Jahre. Eine fortschreitende Belastungsdyspnoe tritt in 95% aller Fälle auf. Präkordiale Schmerzen und eine Anstrengungssynkope sind weniger häufig. Ein Raynaud-Phänomen und Arthralgien kommen bei vielen Patienten vor und gehen häufig dem offensichtlichen Krankheitsbeginn der primären pulmonalen Hypertonie um viele Jahre voraus. Die körperliche Untersuchung zeigt in wechselndem Ausmaß die Manifestationen eines Cor pulmonale (s. oben).

Diagnostik und Behandlung

Die Diagnose kann aufgrund der klinischen Manifestationen vermutet werden, es bedarf jedoch des Ausschlusses aller bekannten Ursachen eines Cor pulmonale (s. oben), insbesondere solcher, die durch eine Therapie beeinflußt werden können, wie z. B. die Lungenembolie. Ein Echokardiogramm, Ventilations- und Perfusionsszintigramme, eine Lungenfunktions-Untersuchung und eine Herzkatheter-Untersuchung sind normalerweise notwendig, um andere Ursachen für eine pulmonale Hypertonie auszuschließen. Eine Pulmonalisangiographie ist gefährlich, weil hierbei plötzliche Todesfälle vorgekommen sind, sie sollte jedoch durchgeführt werden, wenn Ventilations-Perfusionsszintigramme nicht miteinander korrelierende, segmentale oder größere Perfusionsdefekte zeigen, die auf einen chronischen thrombotischen Verschluß von Pulmonalarterien aufgrund von nicht lysierten Lungenembolien hinweisen, der durch eine Thrombendarterieektomie geheilt werden kann. Die Notwendigkeit einer offenen Lungenbiopsie bei der primären pulmonalen Hypertonie wird kontrovers diskutiert. Die Angioskopie der Pulmonalarterien kann chronische, wandständige Thromben aufdecken, auch wenn die Angiographie unauffällig ist. Einige Patienten können auf eine Therapie mit Vasodilatatoren, wie Hydralazin oder Nifedipin, mit einer drastischen Absenkung des Pulmonalarteriendruckes ansprechen. Bevor man Vasodilatatoren verordnet, sollte der Effekt dieser Medikamente zuvor im Herzkatheter-Labor dokumentiert werden. Der unkritische Gebrauch dieser Medikamente kann zu einer deutlichen Verschlechterung oder zu tödlichen Zwischenfällen führen.

Herzrhythmusstörungen

Anatomie

Eine kleine Fraktion der kardialen Muskelmasse bildet ein spezifisches elektrisches System von Zellen. An der Verbindung der oberen Hohlvene mit dem rechten Vorhof bildet eine Ansammlung von Zellen den sino-atrialen (SA-) oder Sinusknoten, der der erste elektrische Impulsgenerator **(Schrittmacher)** des normalen Herzens ist *(s. Abb. 13.)*. Diese Zellen führen zu einer rhythmischen Entladung, die durch das autonome Nervensystem und durch die zirkulierenden Katecholamine modelliert wird. Die Sinusknotenaktivität ist auf dem Oberflächen-EKG nicht zu sehen. Sie tritt 80–120 msec vor dem Erscheinen der P-Welle, die die Depolarisation der Vorhofmyokardzellen repräsentiert, auf. Die Überleitung des Impulses vom Sinusknoten über den Vorhof zum Atrioventrikular(AV-)knoten scheint durch normale und spezialisierte Myokardzellen zu geschehen. Dennoch wird ein bevorzugter Weg der Leitung durch die Anordnung der Muskelbündel, die den Vorhof bilden, bestimmt.

Die Vorhöfe sind elektrisch von den Ventrikeln isoliert, ausgenommen der Atrioventrikularknoten. Die gewundene Leitungsführung durch den AV-Knoten verzögert die Impulsübertragung. Die Refraktärzeit des AV-Knotens dauert im allgemeinen länger als die des übrigen Herzmuskelgewebes. Sie ist herzfrequenzabhängig und wird durch den Tonus des autonomen Nervensystemes und die Katecholamine beeinflußt, welche zusammen die elektrische und mechanische Aktivität der Ventrikel gegenüber den Vorhöfen optimieren, um ein maximales Herzzeitvolumen für jede vorgegebene Herzfrequenz zu erreichen.

Der AV-Knoten findet sich an der atrialen Seite des Anulus fibrosus *(Abb. 13.)*, die Fortsetzung des spezifischen Leitungsgewebes des **His-Bündels** läuft entlang des Klappenrings der Trikuspidalklappe zum Klappendreieck und durchdringt dort den Anulus fibrosus, um sich dann in das membranöse intraventrikuläre Septum fortzusetzen. Am Übergang des membranösen Septums in das muskuläre Septum teilt sich das Hissche Bündel. Der rechte Schenkel läuft nach unten in den rechten Ventrikel bis zur endokardialen Oberfläche, wo er die anterioren und apikalen Muskeln des rechten Ventrikels erreicht. Die Impulse laufen über den Schenkel bis in die letzten Aufzweigungen. Der *linke* Schenkel überkreuzt den Gipfel des *muskulären intraventrikulären* Septums, um auf der linken Seite des Herzens unter der Aortenklappentasche, die keinen Koronarabgang aufweist, aufzutauchen. Das linke Bündel teilt sich in unterschiedlicher Weise, funktionell ergibt die Teilung einen links-posterioren Faszikel (welcher das Septum innerviert) und einen links-anterioren Faszikel. Erkrankungen, die diese Faszikel mitbeteiligen, können charakteristische EKG-Veränderungen hervorrufen (s. Hemiblockbilder, unten).

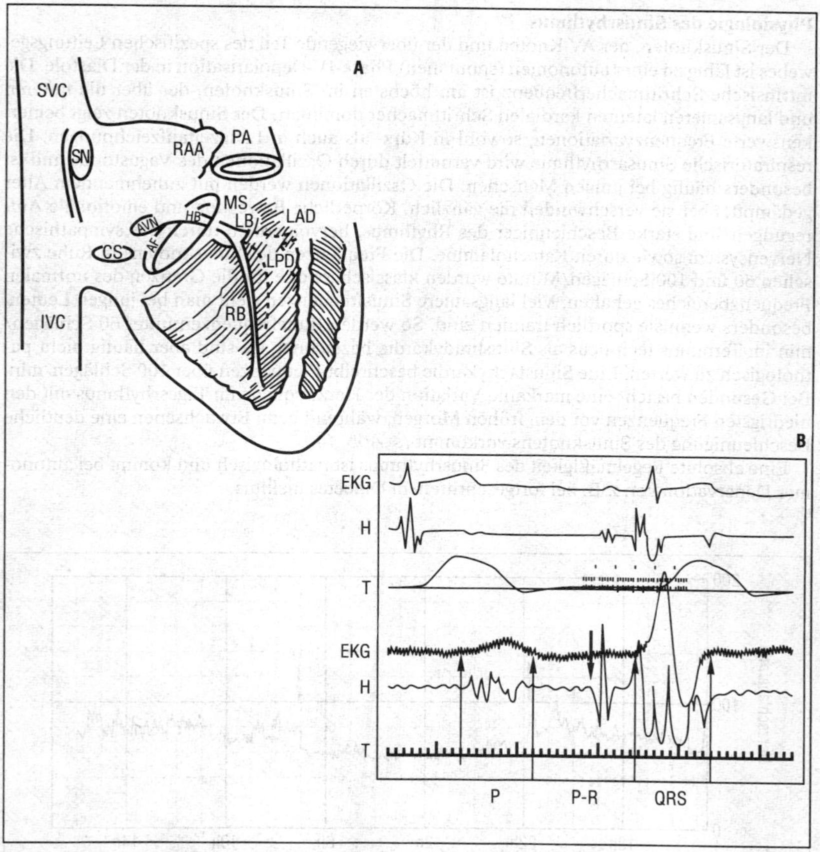

Abb. 13. **Beziehung zwischen Erregungsleitungssystem des Herzens und EKG.**

A. Schematisches Diagramm des menschlichen Herzens. Abkürzungen: SVC = Vena cava superior, IVC = Vena cava inferior, SN = Sinusknoten, CS = Koronarsinus, RAA = rechtes Herzohr, PA = Arteria pulmonalis, AF = Anulus fibrosus, AVN = Atrioventrikularknoten, HB = His-Bündel., MS = Septum membranaceum, RB = rechter Tawara-Schenkel, LB = linker Tawara-Schenkel, LAD = linksanteriorer Faszikel, LPD = linksposteriorer Faszikel.

B. Elektrische Vorgänge bei der Herzerregung. Die oberen und unteren Abschnitte (beide identisch, nur ist der untere Abschnitt zeitlich gedehnt), umfassen ein EKG, ein His-Bündel-Elektrokardiogramm (H) und Zeitmarkierungen *(T) in* 10- und 100-msec-Intervallen. Im oberen Abschnitt zeigt eine zusätzliche Druckregistrierung bei T, daß *die* Aufnahme des His-Bündel-Elektrogramms innerhalb des rechten Ventrikels erfolgte. Im unteren Abschnitt ist eine 90 msec dauernde P-Welle zwischen zwei senkrecht nach oben zeigenden Pfeilen abgebildet (links). Ein 95 msec dauernder QRS-Komplex schließt sich an. Während des dazwischenliegenden isoelektrischen P-R-Intervalls im Oberflächen-EKG kommt es zur Depolarisation des His-Bündels, was durch den nach unten zeigenden kräftigen Pfeil markiert wird. Die Erregungsleitungszeit von Beginn der P-Welle bis zur His-Bündel-Depolarisation (AH-Intervall) ist mit 150 msec normal. Die Erregungsleitungszeit der infranodalen Strukturen (HV-Interval) ist im gezeigten Beispiel mit 55 msec geringgradiv verlängert (normal = 40–50 msec).

Physiologie des Sinusrhythmus

Der Sinusknoten, der AV-Knoten und der überwiegende Teil des spezifischen Leitungsgewebes ist fähig zu einer autonomen (spontanen) Phase-IV-Depolarisation in der Diastole. Die intrinsische Schrittmacherfrequenz ist am höchsten im Sinusknoten, der über die unteren und langsameren latenten kardialen Schrittmacher dominiert. Der Sinusknoten zeigt bemerkenswerte Frequenzvariationen, sowohl in Kurz- als auch in Langzeitaufzeichnungen. Die respiratorische Sinusarrhythmie wird vermittelt durch Oszillationen des Vagustonus und ist besonders häufig bei jungen Menschen. Die Oszillationen werden mit zunehmendem Alter gedämpft, aber sie verschwinden nie gänzlich. Körperliche Bewegung und emotionale Aufregungen sind starke Beschleuniger des Rhythmus, hervorgerufen durch das sympathische Nervensystem sowie durch Katecholamine. Die Frequenzen des Sinusknotens in Ruhe zwischen 60 und 100 Schlägen/Minute wurden klassischerweise für die Grenzen des normalen Frequenzbereiches gehalten. Viel langsamere Sinusfrequenzen sieht man bei jungen Leuten, besonders wenn sie sportlich trainiert sind. So werden Ruhefrequenzen unter 60 Schlägen/min im Terminus technicus als Sinusbradykardie bezeichnet, sie sind aber häufig nicht pathologisch zu werten. Eine Sinustachykardie beschreibt Frequenzen über 100 Schlägen/min. Bei Gesunden besteht eine markante Variation der Herzfrequenz im Tagesrhythmus mit den niedrigsten Frequenzen vor dem frühen Morgen, während beim Erwachsenen eine deutliche Beschleunigung des Sinusknotens vorkommt *(s. Abb. 14.)*.

Eine absolute Regelmäßigkeit des Sinusrhythmus ist pathologisch und kommt bei autonomer Denervation vor, z. B. bei fortgeschrittenem Diabetes mellitus.

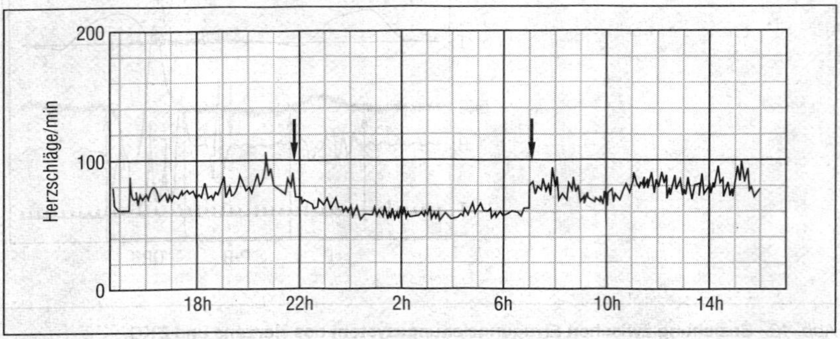

Abb. 14. **Aufzeichnung der Herzfrequenz von einem ambulanten 24-Stunden-EKG** (Holter-Monitoring). Die typische Veränderung der Herzfrequenz mit Verlangsamung im Schlaf und Anstieg beim Erwachen sind zu beachten (Pfeile).

Allgemeine Feststellungen zu Herzrhythmusstörungen

Symptomatik

Es gibt bei den Patienten große Unterschiede bei der Wahrnehmung von Arrhythmien, entweder als Palpitationen oder mehr durch die schwereren Symptome der hämodynamischen Störungen.

Palpitationen (die Wahrnehmung des Herzschlages) sind oft unangenehm und werden sowohl durch die zunehmende Kraft der Kontraktionen als auch durch Rhythmusstörungen hervorgerufen. Man sollte ihnen nachgehen, wenn auch nur, um die Ursache zu klären und die Angst zu vermindern.

Hämodynamische Störungen: Arrhythmien, die hämodynamische Störungen verursachen, sind üblicherweise anhaltende Bradykardien oder Tachykardien, sie können lebensbedrohlich sein. Schwindel und Synkope sind häufig und hindern den Patienten, Auto zu fahren oder einen bestimmten Beruf auszuüben (z.B. Flugpilot, Lokomotivführer). Solche Arrhythmien erfordern eine notfallmäßige Klärung und häufig eine stationäre Aufnahme.

Prognose

Manche Arrhythmien verursachen wenige oder keine Symptome, aber sind mit einer schlechten Prognose verbunden. Viele Hinweise lassen vermuten, daß die Prognose nicht notwendigerweise durch Unterdrückung der Rhythmusstörungen verbessert wird. Andere sind gutartig, obwohl symptomatisch. Die Natur und Schwere der zugrundeliegenden Herzerkrankung hat oft größere prognostische Bedeutung als die Arrhythmie selbst.

Mechanismen

Bradyarrhythmien entstehen durch Abnormalitäten der herzeigenen, automatischen Erregungsbildung oder durch Leitungsstörungen, hauptsächlich im AV-Knoten und in der His-Purkinje-Verzweigung. Tachyarrhythmien können durch 3 mögliche Reentry-Mechanismen entstehen: eine gestörte autonome Reizbildung, ein Reentry-Mechanismus oder eine getriggerte Autonomie. Alle 3 sind elektrophysiologisch identifiziert worden, aber klinisch ist die Differenzierung dieser Subtypen nur selten möglich. Die überwiegende Mehrzahl der Tachyarrhythmien von klinischem Interesse werden möglicherweise durch Reentry-Mechanismen hervorgerufen.

Diagnostik

Die **Anamnese** bringt üblicherweise ausreichende Informationen, um eine Arbeitsdiagnose zu stellen. Die Patienten sind relativ zuverlässig bei der Feststellung der schnellen, komplett irregulären Palpitationen des paroxysmalen Vorhofflimmerns und können ihren Puls bei regelmäßigen Tachyarrhythmien bis zu ± 10 Schlägen/min. ertasten. Die Anamnese sollte kurze arrhythmische Episoden (z.B. Extrasystolen und den AV-Block II. Grades) auch unterscheiden von anhaltenden Ereignissen. Besonders sollten die Symptome bei Beginn und bei Beendigung der Rhythmusstörung erfragt werden. Es ist eine weit verbreitete, aber irrtümliche Meinung, daß gut ertragene Tachyarrhythmien eher supraventrikuläre Tachykardien sein müßten als ventrikuläre Tachykardien (VT) und umgekehrt.

Körperliche Untersuchung: Wenn man während einer Arrhythmie untersucht, sind die peripheren Pulse (reflektieren die Ventrikelaktivität) und der Jugularvenenpuls (JVP – er gibt die Vorhof- und Ventrikelaktivität wieder) von großer diagnostischer Bedeutung und können eine positive Identifikation einer ventrikulären Tachykardie ergeben (wenn eine AV-Dissoziation vorliegt) und somit andere regelmäßige Tachykardien, Vorhofflimmern, Vorhofflattern, Vorhof- und Ventrikelextrasystolen (SVES und VES) und den AV-Block II. und III. Grades. Während die Anamnese eine Arbeitsdiagnose ergibt, können Puls- und Jugularvenenpulsuntersuchung während einer Arrhythmie eine exakte Diagnose ergeben. Das EKG bleibt aber die hauptsächliche diagnostische Methode. Das Oberflächen-EKG gibt das Summenpotential der myokardialen Depolarisation wieder. Obwohl jede einzelne Herzzelle über eine Membranpotentialdifferenz von 90–100 mV schwingt, hat das EKG-Signal an der Körperoberfläche typischerweise nur eine Amplitude von 1 mV. Die Aktivität kleinerer Stukturen (z.B. des Sinusknotens, des Atrioventrikularknotens und des His-Bündels) kann man nicht sehen. Das Standard-EKG mit 12 Ableitungen ist für die Charakterisierung und die Diagnose von verschiedenen Typen anhaltender Tachykardien von entscheidendem Wert. Obwohl der Terminus „supraventrikulär" weit verbreitet im Gebrauch ist, hat er doch eine begrenzte Bedeutung. Eine der häufigsten supraventrikulären Tachykardien ist die Reentry-Tachykardie des Wolff-Parkinson-White(WPW-)Syndroms (s.u.), welches nicht nur supraventrikuläre Strukturen (die Vorhöfe, AV-Knoten und akzessorische Bündel), sondern ebenso auch die Ventrikel einbezieht. Das EKG ist exakt und eindeutig in seiner Darstellung und hat eher einen klinischen Wert, als daß es auf eine anatomische Diagnose schließen lassen kann. Deshalb ist die Tachykardie mit schmalem QRS-Komplex (QRS-Dauer < 120 msec) und breitem QRS-Komplex (QRS-Dauer > 120 msec) eben zweideutig zu interpretieren.

Die Charakteristika, klinische Bedeutung und die Behandlungsstrategie für diese Arrhythmien werden weiter unten abgehandelt.

Das Standard-EKG mit 12 Ableitungen erbringt jedoch nur eine sehr kurze Wiedergabe des Herzrhythmus, besonders wenn es durch einen Mehrkanalschreiber gleichzeitig aufgezeichnet wird. Ein Holter-24-h-EKG ist die beste Methode, um arrhythmische Ereignisse zu erfassen, sein Wert wird durch das Führen eines Tagebuches zu den begleitenden Symptomen gesteigert. EKG-Schreiber gibt es in verschiedenen Ausführungen, z. B. solche, die einen kontinuierlichen 24stündigen Ausschrieb, oder solche, die entweder durch den Patienten oder durch automatische Detektion von arrhythmischen Episoden aktiviert werden. Festspeicheraufzeichnungen können Unregelmäßigkeiten des mechanischen Bandtransportsystemes vermeiden. Ambulantes EKG-Monitoring ist weniger gebräuchlich, wenn die Arrhythmien selten sind. Patienten mit dem Verdacht auf lebensbedrohliche Rhythmusstörungen sollten zum Monitoring stationär aufgenommen werden, um fatale Ereignisse außerhalb des Krankenhauses zu vermeiden.

Invasive elektrophysiologische Untersuchungen sind dann notwendig, wenn die spontanen Arrhythmien selten sind und wenn schwere, anhaltende Arrhythmien vermutet werden. Wenn man die Technik mit programmierter Stimulation benutzt, können Reentryarrhythmien verläßlich ausgelöst und beendet werden *(s. Abb. 15.)*. Arrhythmien aus Automatiezentren

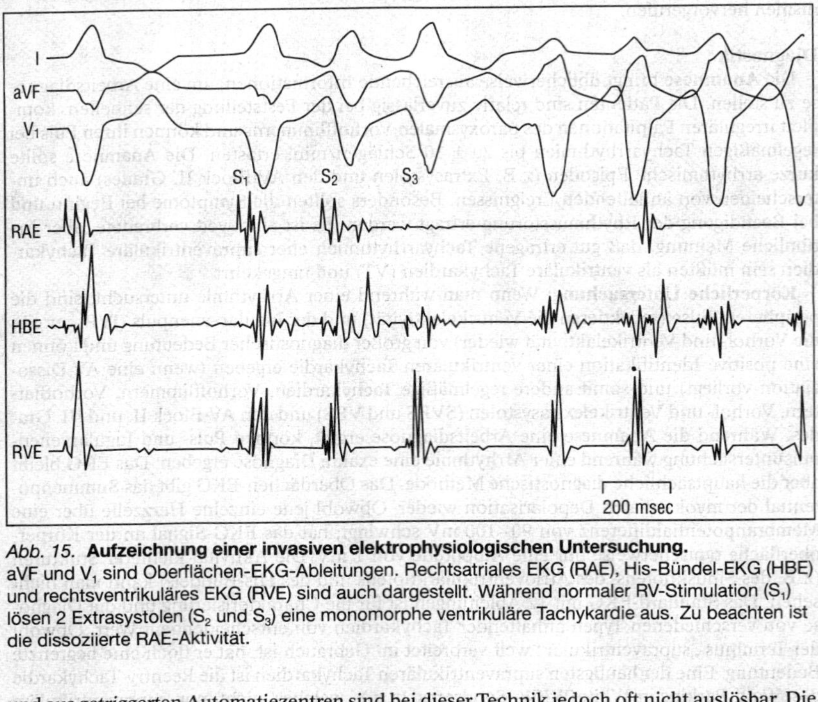

Abb. 15. **Aufzeichnung einer invasiven elektrophysiologischen Untersuchung.**
aVF und V_1 sind Oberflächen-EKG-Ableitungen. Rechtsatriales EKG (RAE), His-Bündel-EKG (HBE) und rechtsventrikuläres EKG (RVE) sind auch dargestellt. Während normaler RV-Stimulation (S_1) lösen 2 Extrasystolen (S_2 und S_3) eine monomorphe ventrikuläre Tachykardie aus. Zu beachten ist die dissoziierte RAE-Aktivität.

und aus getriggerten Automatiezentren sind bei dieser Technik jedoch oft nicht auslösbar. Die meisten klinisch wichtigen Arrhythmien (ventrikuläre Tachykardie = VT, Reentry-Tachykardien innerhalb des AV-Knotens und die Wiedereintritts-Tachykardien der Praäexzitationssyndrome) sind glücklicherweise Reentry-Erregungen. Das Signalmittlungs-Oberflächenverstärker-EKG ist eine nichtinvasive Methode, um Bereiche mit verzögerter Leitung zu entdecken, die eine Grundlage für eine ventrikuläre Tachykardie sind. Diese werden durch QRS-

Spätpotentiale von niedriger Amplitude wiedergegeben. Sie werden normalerweise durch das Grundrauschen unterdrückt, können aber durch die Mittelung und Verstärkung herausgehoben werden. Die Signalmittelung von Spätpotentialen bei Patienten, die einen Herzinfarkt erlebt haben, ist mit einem erhöhten Risiko des plötzlichen Herztodes und einer Neigung zur ventrikulären Tachykardie korreliert *(s. Abb. 16.)*. Signalmittelung hilft aber nicht, Patienten für eine geeignete Therapie auszuwählen, aber man kann Patienten, bei denen man weitere

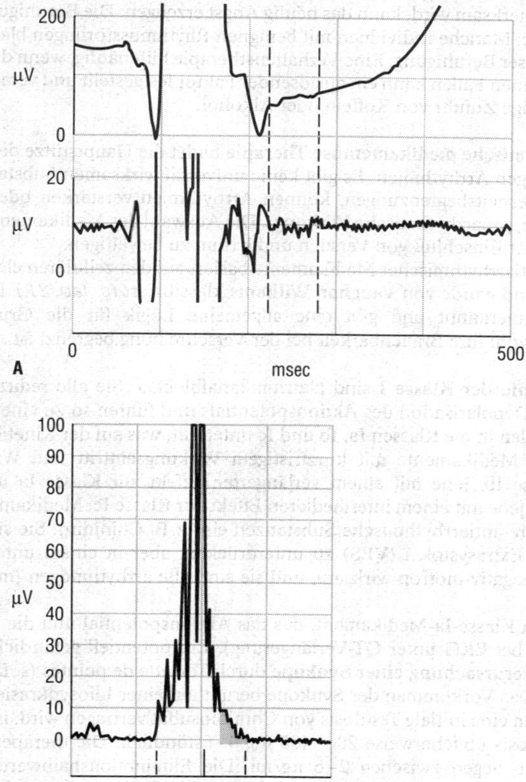

Abb. 16. **Signalmittelung.** A Analoge Zeit-Spannungsdarstellung zweier EKG-Ableitungen; zwischen den senkrechten gestrichelten Linien sieht man eine elektrische Aktivität niedriger Spannung, die über das Grundrauschen hinausgeht. Diese stellt Spätpotentiale dar und wurde bei einem Patienten mit wiederholter monomorpher VT nach einem Myokardinfarkt gefunden. Man sieht es am besten in der unteren Aufzeichnung, die bei diesem Patienten der Ableitung III entspricht.

B QRS-Komplexe, die durch die Vektorgrößenbestimmung analysiert werden. Diese Technik erfordert Informationen dreier orthogonaler EKG-Ableitungen und summiert sie digital. Die gestrichelten senkrechten Linien markieren den Anfang und das Ende des QRS-Komplexes. Auf der Grundlage der Definition der Endenergie des QRS-Komplexes in Beziehung zur Zeit stellt der graue Teil die Spätpotentialaktivität dar und ist abnormal.

Untersuchungen durchführen sollte, herausfinden. Es hat keinen Platz bei der Untersuchung von Tachykardien mit schmalem QRS-Komplex (echte Vorhoftachykardien, Tachykardieentstehung neben oder innerhalb des AV-Knotens, Reentry-Tachykardien, verbunden mit akzessorischem Bündel, Vorhofflattern und Vorhofflimmern).

Behandlung

Beruhigung: Die meisten Herzrhythmusstörungen verursachen keine Symptome, haben keine hämodynamischen Folgen und auch keine prognostische Bedeutung. Wenn aber der Patient auf sie aufmerksam wird, kann das häufig Angst erzeugen. Die Beruhigung ist deshalb wirksame Therapie. Manche Individuen mit benignen Rhythmusstörungen bleiben aber verunsichert, trotz dieser Beruhigung. Eine Verhaltenstherapie hilft häufig, wenn die Beruhigung versagt hat. In seltenen Fällen kann ein auslösender Faktor festgestellt und verändert werden, z.B. eine übermäßige Zufuhr von Koffein oder Alkohol.

Die **antiarrhythmische medikamentöse Therapie** bildet die Hauptstütze der Behandlung der meisten wichtigen Arrhythmien. Es gibt keine universal wirksamen Substanzen, alle haben wichtige Sicherheitsbegrenzungen, können Arrhythmien verstärken oder hervorrufen (Arrhythmiegenese, proarrhythmische Wirkung). Die Auswahl des Medikamentes ist schwierig und oft nur unter Einschluß von Versuch und Irrtum zu bewältigen.

Die Wirkung antiarrhythmischer Medikamente basiert auf den zellulären elektrophysiologischen Effekten und wurde von **Vaughan Williams** klassifiziert *(s. Tab. 21.)*. Die Einteilung ist international anerkannt und gibt eine allgemeine Logik für die Gruppierung der Medikamente, obwohl ihre Brauchbarkeit bei der Verschreibung begrenzt ist.

Die **Medikamente der Klasse I** sind Natriumkanalblocker. Sie alle reduzieren die Anstiegssteilheit der Depolarisation des Aktionspotentials und führen so zu einer Leitungsverzögerung. Sie werden in die Klassen Ia, Ib und Ic unterteilt, was auf der Kinetik ihrer Rezeptoreffekte basiert. Medikamente mit kurzfristigem Wirkungseintritt und Wirkungsverlust gehören zur Klasse Ib. Jene mit einem verlängerten Effekt zur Klasse Ia und (vielleicht unlogischerweise) jene mit einem intermediären Effekt zur Klasse Ic. Medikamente der Klasse I schließen ältere antiarrhythmische Substanzen ein (z.B. Chinidin). Sie sind sehr wirksam, ventrikuläre Extrasystolen (VES) zu unterdrücken, aber in einem unterschiedlichen Ausmaß sind sie negativ-inotrop wirksam, und sie sind alle arrhythmogen (mit proarrhythmischen Effekten).

Chinidin ist ein Klasse-Ia-Medikament, das das Aktionspotential und die Refraktärperiode verlängert (s. bei EKG unter QT-Verlängerung). Ein potentiell gefährlicher Effekt des Chinidins ist die **Verursachung einer Synkope** durch Torsade de pointes (s. Diskussion der letzteren unten). Das Vorkommen der Synkope beruht auf einer Idiosynkrasie und ist nicht vorhersagbar. Wenn eine initiale Testdosis von Chinidinsulfat vertragen wird, ist die folgende orale Erhaltungsdosis üblicherweise 200–400 mg 4–6stündlich. Die therapeutischen Plasmakonzentrationen liegen zwischen 2–6 μg/ml. Die Eliminationshalbwertszeit ($T^{1/2}$) ist 6–7 h. Etwa 30% der Patienten entwickeln unerwünschte Reaktionen. Am häufigsten sind die gastrointestinalen Nebenwirkungen (Diarrhö, kolikartige Schmerzen, Flatulenz), Fieber, Thrombozytopenie, Leberfunktionsstörungen kommen ebenso vor.

Die Dosis sollte so eingestellt werden, daß die QRS-Dauer ≤ 140 msec beträgt (es sei denn, es wäre ein vorbestehender Schenkelblock vorhanden) oder die QT-Dauer ≤ 550 msec. Chinidin ist ein Breitspektrummedikament, es ist wirksam für die Unterdrückung von VES, ventrikulären Tachykardien und zur Kontrolle von Tachykardien mit schmalem QRS-Komplex, einschließlich des Vorhofflatterns und des Vorhofflimmerns. Es ist eines der wenigen Medikamente, die Vorhofflimmern in einen Sinusrhythmus überführen kann.

Procainamid, ein anderes Medikament der Klasse Ia, hat eine viel geringere Wirkung als Chinidin auf die Refraktärzeit. Es kann vorsichtig intravenös in Dosen von 100 mg über 1–2 Minuten, wiederholt alle 5 Minuten bis zu einer üblichen Maximaldosis von 600 mg (selten bis zu 1 g), verabreicht werden, während der Blutdruck und das EKG überwacht wer-

Tab. 21. Vaughan-William-Klassifikation der Antiarrhythmika: elektrophysiologische Wirkung und klinische Hauptindikationen

Gruppe	*I*			*II*	*III*	*IV*
	a	*b*	*c*			
Pharmakologische Wirkung	Na-Kanal-Blockade			β-Rezeptoren-Blockade	K-Kanal-Blockade	Ca-Kanal-Blockade
Repräsentative Substanzen	Chinidin Procainamid Disopyramid	Lidocain Mexiletin Tocainid Ethmozin Phenytoin	Flecainid Encainid Propafenon	Atenolol Propranolol Metoprolol	Amiodaron Sotalol Bretylium tosylate	Verapamil Diltiazem
Elektrophysiologische Wirkung auf:						
AH	↑↓	0	↑	(↑)	↑	↑
HV	↑	0	↑↑	0	↑	0
QRS	↑	0	↑↑	0	0	0
QT	↑	0	↑	0	↑↑	0
Akzessorisches Bündel	↑	↑ oder 0	↑	0	↑	0
Atriale ERP	↑	0	↑ oder 0	0	↑	0
Klinische Hauptindikationen	ventrikuläre Arrhythmien, Tachykardien mit schmalem QRS-Komplex, Vorhofflimmern	ventrikuläre Arrhythmien	ventrikuläre Arrhythmien, Tachykardien mit schmalem QRS-Komplex, Vorhofflimmern	ventrikuläre Arrhythmien, Vorhofflimmern	ventrikuläre Arrhythmien, Tachykardien mit schmalem QRS-Komplex, Vorhofflimmern	Tachykardien mit schmalem QRS-Komplex

AH = A-zu-H-Intervall, HV = H-zu-V-Intervall, QRS = QRS-Komplex, QT = QT-Intervall, ERP = effektive Refraktärperiode
↑ = verlängert, ↓ = verkürzt, 0 = ohne Wirkung, ↑↑ = stark verlängert.

den. Oral verabreicht hat Procainamid mite eine kurze Eliminationshalbwertszeit (weniger als 4 Stunden), was eine häufige Einnahme oder die Anwendung von Retardpräparaten erforderlich macht. Eine übliche orale Verabreichung sind 250–625 mg (selten bis zu 1 g) alle 3–4 Stunden. Die angestrebten Plasmakonzentrationen sind 4–8 μg/ml. Die Verbreiterung des QRS-Komplexes bis 25% und die QT-Verlängerung über 550 msec lassen eine toxische Wirkung vermuten. Beinahe alle Patienten unter einer Dauertherapie (mehr als 12 Monate) können serologische Abnormalitäten entwickeln (bemerkenswert ein positiver antinukleärer Antikörpertest), bis zu 40% haben Anzeichen und Symptome von Hypersensitivität (Gelenkschmerzen, Fieber, Pleuraergüsse). Der Hauptmetabolit, N-Acetylprocainamid (NAPA), hat ebenso antiarrhythmische Effekte und ist an der Wirkung und Toxizität des Procainamids beteiligt.

Disopyramid ist ebenso eine Klasse-Ia-Substanz, sie ruft nur geringe Änderungen der Refraktärperiode hervor, hat aber einen starken anticholinergen Effekt, der bei der Behandlung von Arrhythmien eine untergeordnete Rolle spielt, aber verantwortlich für Blasenentleerungsstörungen und Glaukom ist. Geringere Nebenwirkungen (z.B. Trockenheit des Mundes, Akkommodationsstörungen, Darmentleerungsstörungen) können zur Non-Compliance beitragen. Disopyramid hat einen negativ-inotropen Effekt, besonders wenn es parenteral eingesetzt wird. Es sollte vorsichtig (wenn überhaupt) bei Patienten mit eindeutiger Verschlechterung der linksventrikulären Funktion benutzt werden. Bei oraler Dosierung gibt man 100–150 mg alle 6 Stunden, eine parenterale Anwendung ist in den USA nicht erhältlich. Sie umfaßt eine intravenöse Initialdosis von 1,5 mg/kg, die durch intravenöse Infusion von 0,4 mg/kg/Std. fortgesetzt wird. Disopyramid hat eine Eliminationshalbwertszeit von 5–7 Stunden. Die therapeutischen Plasmakonzentrationen liegen zwischen 3 und 6 μg/ml.

Lidocain ist ein Klasse-Ib-Medikament mit einem erheblichen First-pass-Metabolismus in der Leber und wird nur parenteral eingesetzt. Es hat einen minimalen negativ-inotropen Effekt und eine geringe Wirkung auf den Sinusknoten, den Vorhof oder den AV-Knoten, wirkt aber stark auf das His-Bündel, die Purkinje-Fasern und das ventrikuläre Myokardgewebe. Es unterdrückt ventrikuläre Arrhythmien, die einen Myokardinfarkt komplizieren (VES und ventrikuläre Tachykardie) und kann die Häufigkeit des primären Kammerflimmerns, wenn es prophylaktisch bei einem akuten Myokardinfarkt in der Frühphase gegeben wird, reduzieren. Asystolien nehmen jedoch zu, was den Verdacht auf ungewollte Wirkungen auf den Sinusknoten und AV-Knoten vermuten läßt. Die übliche Dosis ist 100 mg intravenös innerhalb von 2 Minuten, dann weitere 50 mg intravenös 5 Minuten später, wenn die Arrhythmie nicht beseitigt ist. Eine Infusion von 4 mg/min (2 mg/min bei Patienten über 65 Jahren) sollte dann begonnen werden. Wenn dies über 12 Stunden fortgesetzt wird, werden toxische Spiegel erreicht. Eine begleitende Beta-Blocker-Therapie steigert das Risiko der Toxizität, und die Lidocain-Dosis sollte deshalb halbiert werden. Eliminationshalbwertszeit des Lidocains beträgt 30–60 min. Therapeutische Plasmaspiegel liegen bei 2–5 μg/l. Die neurologischen Nebenwirkungen (Tremor und Krämpfe) sind seltener als die kardialen. Schwindel, delirante Zustände und Parästhesien kommen bei einer zu raschen Gabe vor.

Mexiletin ist ein Klasse-Ib-Medikament ein Lidocain-Analog mit ähnlichen elektrophysiologischen Wirkungen, hat aber nur einen kleinen oder keinen First-pass-Effekt im hepatischen Stoffwechsel. Die oralen Dosen liegen bei 200–250 mg alle 8 Stunden. Eine Retardgalenik (in den USA nicht erhältlich) kann in einer Dosierung von 360 mg alle 12 Stunden gegeben werden. Eine intravenöse Zufuhr (ebenso in den USA nicht erhältlich) ist schwierig, da Mexiletin ein großes Verteilungsvolumen hat. Eine Dosis von 2 mg/kg Körpergewicht wird als Initialdosis intravenös in einer Rate von 25 mg/min verabreicht, eine Infusion mit 250 mg über 1 Stunde und eine weitere Infusion mit 225 mg über die nächsten 2 Stunden schließen sich an, danach eine Erhaltungsdosis von 0,5 mg/min.

Die Eliminationshalbwertszeit von Mexiletin beträgt 6–12 Stunden, und die therapeutischen Plasmakonzentrationen liegen zwischen 1 und 2 μg/ml. Ähnlich wie Lidocain hat Mexiletin nur wenige kardiovaskuläre unerwünschte Wirkungen, aber gastrointestinale (Nausea und Erbrechen) und zentralnervöse (Tremor und Krämpfe) Wirkungen, die die Akzeptanz begrenzen. Die Retardpräparation (wenn erhältlich) wird besser vertragen als die konventionellen Kapseln. Mexiletin kann symptomatische ventrikuläre Arrhythmien, einschließlich der ventrikulären Tachykardie, unterdrücken, spielt aber nur eine kleine oder keine Rolle bei der Behandlung der Arrhythmien mit schmalem QRS-Komplex (supraventrikulär).

Tocainid ist ein anderes Klasse-Ib-Medikament, dem Lidocain ähnlich mit kleinem oder keinem First-pass-Effekt im Leberstoffwechsel. Die orale Dosis beträgt 400 mg alle 8 Stunden. Die Eliminationshalbwertszeit ist 11–15 Stunden, und der therapeutische Plasmaspiegel liegt zwischen 4 und 10 μg/ml. Als Infusion wird es in einer Dosis von 750 mg über 30 Minuten intravenös verabreicht, was aber in den USA nicht möglich ist. Eine fortgesetzte intravenöse Gabe ist möglich (1200 mg über 24 Stunden), ein frühzeitiges Umsetzen auf eine orale Therapie ist empfehlenswert.

Die Kinetik des Tocainids, seine Indikationen und die unerwünschten Wirkungen sind ähnlich denen des Mexiletins, aber seine Nebenwirkungen, einschließlich der Agranulozytose, sind wahrscheinlicher.

Das **Phenytoin** wird unterschiedlich klassifiziert, aber wahrscheinlich gehört es zur Klasse Ib. Es wurde ausgiebig eingesetzt für die Behandlung von Arrhythmien, besonders, um ventrikuläre Arrhythmien durch die Digitalistoxizität zu unterdrücken. Es hat eine lange Eliminationshalbwertszeit (22 Stunden). Mit der Einführung neuer Substanzen und einer Abnahme der Digoxintoxizität (die besser mit einem Digoxin-FAB-Antikörper [Digitalis-Antidot-BM®] behandelt werden kann) hat es nur noch eine geringe antiarrhythmische Bedeutung. Die Nebenwirkungen umfassen auch Gingivahyperplasien und Blutbildveränderungen.

Die **Medikamente der Klasse Ic** erfordern vor ihrem Einsatz eine sorgfältige Überlegung ihres Nutzen-Risiko-Verhältnisses. Sie gehören zu den stärksten Antiarrhythmika, aber sind mit einem eindeutigen Risiko proarrhythmischer Wirkung und negativ-inotroper Wirkung verbunden. Diese Nebenwirkungen sind bei Patienten mit normal kardialer Hämodynamik ungewöhnlich (z.B. Wolff-Parkinson-White[WPW]-Syndrom). Sie sind aber wichtig, wenn man Patienten mit ausgedehnter Herzschädigung, die durch lebensbedrohliche ventrikuläre Tachyarrhythmien gefährdet sind, behandeln will. Zum gegenwärtigen Zeitpunkt werden Ic-Medikamente bei den zuletzt genannten Patienten nur benutzt, wenn die Arrhythmie unter einer anderen Therapie nicht angesprochen hat.

Flecainid, ein wirksames Klasse-Ic-Antiarrhythmikum: Durch einen bedeutsamen Effekt auf den Natriumkanal wird die Erregungsleitung markant verlangsamt, aber die Refraktärphase nur gering beeinflußt. Die linksventrikuläre Kontraktilität kann vermindert werden, Flecainid kann symptomatische ventrikuläre Extrasystolen, ventrikuläre Tachykardien und die Reentry-Tachykardien des WPW-Syndroms unter Kontrolle halten. Das proarrhythmische Risiko der Ic-Substanzen ist hoch. Flecainid und Encainid sind mit einer erhöhten Mortalität (bei der Annahme arrhythmogener Wirkung) bei der Behandlung asymptomatischer oder minimal symptomatischer VES nach einem akuten Myokardinfarkt verbunden. Flecainid wird oral in Dosen von 100 mg alle 8 oder 12 Stunden verabreicht, eine parenterale Präparation, in den USA nicht erhältlich, wird mit einer Initialdosis von 150 mg intravenös über 10 Minuten verabreicht. Die Eliminationshalbwertszeit beträgt 12–27 Stunden. Die therapeutischen Plasmaspiegel liegen bei 0,2–1,0 μg/ml. Üblicherweise wird es gut vertragen, aber gelegentlich wird über Verschwommensehen und Parästhesien berichtet. Eine QRS-Verlängerung über 25% weist auf eine toxische Wirkung hin.

Encainid (Klasse Ic), das in den USA nicht mehr vertrieben wird, hat eine ähnliche Wirkung und Toxizität wie Flecainid (einschließlich der Zunahme der Mortalität, s.o.). Anders als Flecainid weist Encainid mindestens 3 aktive Metaboliten auf, die unterschiedlich gebildet werden, abhängig von den genetisch vererbten Abbauwegen. Die orale Erhaltungsdosis beträgt 75–175 mg/Tag in geteilten Dosen. Die lange biologische Halbwertszeit beruht auf den aktiven Metaboliten, so daß Plasmakonzentrationen der Ausgangssubstanz (Eliminationshalbwertszeit beträgt etwa 3 Stunden) nur von begrenztem klinischem Wert sind.

Propafenon (Klasse Ic) hat ähnliche Wirkungen wie Flecainid und ist ähnlich proarrhythmisch, währenddessen keine Zunahme der Mortalität in großen randomisierten Studien festgestellt wurde. Trotz einer geringen und unterschiedlichen Bioverfügbarkeit, eines First-pass-Stoffwechsels und unterschiedlicher Proteinbindung ist die Dosierung einfach (450–900 mg/Tag, in geteilten Dosen). Die Initialdosis sollte ≤ 150 mg 3×täglich sein und bei der Dosiserhöhung 50% der vorangegangenen Dosis nicht überschreiten. Es hat eine Eliminationshalbwertszeit von 6–7 Stunden. Die therapeutischen Plasmaspiegel liegen zwischen 5 und 8 μg/ml.

Klasse-II-Medikamente: Die antiarrhythmischen Wirkungen der **Beta-Blocker** (Klasse II) werden oft übersehen, wobei diese die am geringsten toxischen und wirkungsvollsten erhältlichen Substanzen sind. Obwohl relativ wenige Arrhythmien primär durch die Überaktivität des Sympathikus verursacht werden, werden die meisten doch durch den Tonus des autonomen Nervensystemes beeinflußt. Bei konventionellen antiarrhythmischen Untersuchungen (z.B. die Unterdrückung von VES) haben Beta-Blocker nur eine geringe Effektivität, aber sie erhöhen die Schwelle des Kammerflimmerns und sind erwiesenermaßen wirkungsvoll bei der

Verhütung von Kammerflimmern. Es gibt beta-1-selektive oder nicht-selektive Beta-Blocker, die eine intrinsische sympathikomimetische Aktivität (ISA) haben können, lipophil oder hydrophil sind. Diese Unterschiede scheinen von geringer antiarrhythmischer Bedeutung zu sein, obwohl die ISA die antiarrhythmische Wirkungsfähigkeit reduziert. Im allgemeinen werden Beta-Blocker gut vertragen, doch sie können die linksventrikuläre Funktion vermindern, besonders in antiarrhythmischen Dosen. Sie sind kontraindiziert bei obstruktiven Erkrankungen der Luftwege und sollten vorsichtig bei anderen Lungenerkrankungen benutzt werden. Magen-Darm-Störungen, Schlaflosigkeit und Alpträume können vorkommen. Eine Mattigkeit bei Beginn der Therapie ist häufig, persistiert aber selten.

Klasse-III-Medikamente: Sie wirken auf den Kaliumkanal ein, verändern die Plateauphase des Aktionspotentials und erhöhen die Refraktärität. Die Leitungsgeschwindigkeit wird wenig beeinträchtigt, aber theoretisch ist die Entladungsfrequenz automatischer Foci reduziert. Selten können sie proarrhythmisch wirken.

Amiodaron ist ein wirkungsvolles Antiarrhythmikum der Klasse III. Es hat nur wenige kardiovaskuläre unerwünschte Wirkungen und ruft nur eine leichte oder keine Reduktion der linksventrikulären Funktion hervor, vielleicht aufgrund einer mäßigen vasodilatorischen Wirkung. Die Aktivität des Sinusknotens wird nur gering beeinflußt. Durch eine Verlängerung der Refraktärzeit führt Amiodaron zu gleichmäßigen Bedingungen der Depolarisation im gesamten Herzen. Das QT-Intervall im EKG wird verlängert, und überraschenderweise wurden keine Sicherheitsgrenzen für diesen Effekt angegeben. Amiodaron hat eine lange Eliminationshalbwertszeit (über 50 Tage). Der Wirkungsbeginn tritt mit bedeutender Verspätung ein. Eine initiale orale Sättigungsdosis von 600–1000 mg/Tag für die Dauer von 7–10 Tagen wurde befürwortet, aber mit nur geringer Auswirkung auf eine Beschleunigung des Wirkungseintritts. Die orale Erhaltungsdosis sollte mit der minimalen Dosis, die die Arrhythmie unter Kontrolle hält, geführt werden, idealerweise ≤ 200 mg/Tag. Eine kardiovaskuläre Toxizität ist selten. Amiodaron ist aber zu toxisch für einen Langzeiteinsatz, ausgenommen schwere Rhythmusstörungen, z. B. bei Arrhythmien mit schmalem QRS-Komplex, die auf eine andere Therapie nicht ansprechen und eine eindeutige Morbidität verursachen. Die Lungenfibrose kann fatal sein und kommt bei 5% der Patienten vor, die über 5 Jahre behandelt wurden. Kontinuierliche Lungenfunktionsuntersuchungen können diese frühzeitig aufdecken und ein Absetzen erlauben. Andere Schwierigkeiten betreffen die Lichtdermatitis, Leberveränderungen, periphere Polyneuropathie, Kornealablagerungen (welche bei fast allen behandelten Patienten vorkommen, aber das Sehvermögen nicht ernsthaft beeinträchtigen und nach Absetzen der Therapie reversibel sind), Hypothyreose (ist normalerweise kein ernstes Problem; Schilddrüsenhormon kann unter fortgesetzter Amiodarongabe substituiert werden) und Hyperthyreose (die schwieriger zu behandeln ist und üblicherweise ein Absetzen von Amiodaron erforderlich macht). Phosphat-Amiodaron führt selten zu Torsade de pointes. Auch wenn es keine Alternative gibt, sollte Kindern Amiodaron nicht gegeben werden.

Das Racemat (D-L) von **Sotalol** hat antiarrhythmische Wirkungen der Klassen II und III, aber obwohl meßbare Klasse-III-Effekte (QT-Verlängerung und Änderung der Refraktärzeit) beim klinischen Gebrauch nachweisbar sind, werden sie durch beta-blockierende Eigenschaften zum größten Teil maskiert. Die Klasse-III-Aktivität wird hauptsächlich dem d-Isomer zugeschrieben, das sich in klinischer Erprobung befindet. Sotalol wird oral in Dosen von 80–160 mg 12stündlich verabreicht. Es ist negativ-inotrop wirksam und arrhythmogen. Die üblichen Kontraindikationen für Beta-Blocker treffen auch auf seinen Einsatz zu.

Bretylium besitzt sympathikusblockierende *Wirkungen der* Klasse II und Klasse III. Es kann *eine deutliche Hypotension* hervorrufen und ist nur für die Behandlung der potentiell *tödlichen* refraktären ventrikulären Tachyarrhythmien angezeigt (unbehandelbare ventrikuläre Tachykardie, wiederholtes Kammerflimmern). Die Initialdosis beträgt 5 mg/kg i. v., man fährt mit 1–2 mg/min als Dauerinfusion fort. Sein ventrikulärer Effekt kann 10–20 Minuten verspätet eintreten. Bei intramuskulärer Injektion beträgt die Initialdosis 5–10 mg/kg, welche wiederholt bis zu einer Gesamtdosis von 30 mg/kg gegeben werden kann. Die Erhaltungsdosis beträgt 5 mg/kg i.m. 6–8stündlich. Bretylium wirkt bei einer intramuskulären Injektion erst nach 30 Minuten. Die therapeutischen Plasmaspiegel sind 1–1,5 μg/ml.

Klasse-IV-Medikamente sind Kalziumantagonisten (Kalzium-Einstrom-Antagonisten). Wie andere Dihydropyridine hat Nifedipin fast keine elektrophysiologischen Wirkungen, aber Verapamil und Diltiazem beeinflussen die Elektrophysiologie des AV-Knotens und können die der Kalzium-abhängigen ischämischen Zellen verändern.

Verapamil wirkt primär am AV-Knoten durch Verlangsamung der Überleitung. Wenn man es intravenös benutzt, ist es besonders gut, um Tachykardien mit schmalem QRS-Komplex zu behandeln, die den AV-Knoten einbeziehen. Es wurde berichtet, daß bei einer Dosis von 5 bis 15 mg/i.v. über 10 min die Erfolgsquote 100% erreicht. Wird es jedoch Patienten mit einer ventrikulären Tachykardie gegeben, können schwere unerwünschte Wirkungen wie Kammerflimmern, nicht-behandelbare Hypotonien und Tod vorkommen. Deshalb ist Verapamil für Tachykardien mit breitem QRS-Komplex kontraindiziert. Häufig wird Verapamil in Dosen von 40–120 mg 3 × pro Tag per os zur Prophylaxe von Arrhythmien verschrieben, aber ein deutlicher First-pass-Effekt des hepatischen Stoffwechsels begrenzt seine klinische Brauchbarkeit.

Diltiazem hat ein ähnliches elektrophysiologisches Wirkungsprofil wie Verapamil, hat eine lange Halbwertszeit (das macht es weniger geeignet für die intravenöse Therapie von Tachykardien mit schmalem QRS-Komplex), dabei jedoch einen kleinen oder überhaupt keinen First-pass-Effekt im Leberstoffwechsel, so daß es sich zur Prophylaxe chronischer Arrhythmien besser eignet.

Die **Digoxin**wirkungen sind durch die Klassifikation von Vaughan Williams nicht abgedeckt. Es verkürzt die atriale und ventrikuläre Refraktärzeit und verlängert die Überleitung im AV-Knoten. Die Digitalisdosis von 1 mg kann in einer Dosis oder aufgeteilt verabreicht werden. Die intravenöse Gabe sollte langsam und unter EKG-Kontrolle erfolgen. Dabei sollten die technischen Möglichkeiten der Wiederbelebung unmittelbar zur Verfügung stehen. Die orale Erhaltungsdosis beträgt 0,125–0,25 mg/Tag, abhängig vom Körpergewicht und von der Nierenfunktion. Die therapeutischen Plasmakonzentrationen liegen zwischen 0,8 und 1,6 ng/ml. Die Digoxintoxizität zeigt sich durch Appetitlosigkeit, Übelkeit, Erbrechen und häufige Arrhythmien (ventrikuläre Extrasystolen, supraventrikuläre Extrasystolen und gelegentlich paroxysmale Vorhoftachykardie mit Block). Die Digoxintoxizität ist nicht ungewöhnlich, sie ist häufig mit schweren Rhythmusstörungen verbunden. Die Behandlung der Nebenwirkungen des Digoxins mit Digoxin-FAB-Antikörper (Digitalis Antidot BM®) ist sicherer und logischer, als antiarrhythmische Medikamente zu verschreiben. Digoxin ist bei Patienten mit antegrader Leitung über ein akzessorisches Bündel (ein manifestes WPW-Syndrom) kontraindiziert, weil das Auftreten von Vorhofflimmern eine exzessive ventrikuläre Tachykardie zur Folge haben kann durch die Leitungsbeschleunigung des akzessorischen Bündels (Digoxin kann prophylaktisch bei Säuglingen und Kindern unter 10 Jahren mit WPW-Syndrom genutzt werden, s. unten).

Adenosin ist ein Purinnukleosid, welches sich an extrazelluläre Adenosinrezeptoren bindet und die AV-Knoten-Überleitung verlangsamt oder blockiert. Es wird nach Gabe sehr rasch metabolisiert. Die Initialdosis beträgt 6 mg, danach bis zu 12 mg in einer Bolusinjektion. Es kann Arrhythmien, die den AV-Knoten einbeziehen, beenden. Durch seine extrem kurze Wirkungsdauer kann Adenosin für diesen Zweck sicherer als Verapamil sein, aber unerwünschte Nebenwirkungen (Dyspnoe, Thoraxschmerzen und Flush) kommen bei 30–40% der Patienten vor. Adenosin kann Bronchospasmen hervorrufen und sollte bei Asthmatikern nicht eingesetzt werden.

Schrittmacher

Der technische Fortschritt ist dramatisch gewesen. Ausgeklügelte Pacing-Modalitäten und Programmierbarkeit sind allgemein verbreitet. Ein niedriger Stromverbrauch und neue Arten von Batterien haben die Langlebigkeit der Systeme stark erhöht. Eine Überprüfung der Geräte und die von Störungen unabhängigen Stromkreise haben das Risiko durch Autoverteiler,

Radarantennen, Mikrowellenherde und Flughafensicherungsgeräte, die die Schrittmacherfunktion unterdrückt hatten, beseitigt. Magnetresonsanztomographische Untersuchung und Behandlung mit Diathermie bei Operationen sollten jedoch vermieden werden, da sie den Schrittmacher stören könnten. Die Schrittmacher und die implantierten Geräte werden durch einen international festgelegten 5-Buchstaben-Code beschrieben *(s. Tab. 22.)*.

Tab. 22. Internationaler Code zur Kennzeichnung von Schrittmachern und implantierbaren Systemen

1. Buchstabe *stimulierte Kammer*	*2. Buchstabe* *wahrnehmende Kammer*	*3. Buchstabe* *Reaktion des Systems auf wahrgenommenes Ereignis*	*4. Buchstabe (Option)* *Programmierbarkeit*	*5. Buchstabe (für implantierte Systeme)* *andere Funktion außer antibradykarde Wirkung*
A = Vorhof	A = Vorhof	I = System gehemmt	O = nicht programmierbar	O = keine
V = Ventrikel	V = Ventrikel	T = System stimuliert	P = einfach (z. B. Frequenz + Leistung)	P = antitachykarde Stimulation
D = beide Vorhöfe und Ventrikel	D = beide Vorhöfe und Ventrikel	D = ventrikulär wahrgenommenes Ereignis-System inhibiert, atrial wahrgenommenes Ereignis-System stimuliert den Ventrikel	M = vielfach/komplex	S = Defibrillator
			C = telemetrisch	D = antitachykarde Stimulation und Defibrillation
			R = frequenzadaptiert	
		O = System ohne Reaktion		

Antibradykarde Schrittmacher: Symptomatische Bradyarrhythmien können durch einen AV-Block, durch eine Abnahme der Sinusknotenaktivität, durch einen SA-Leitungsblock oder durch einen Block unterhalb des His-Bündels hervorgerufen werden. Die Schwere hängt von der Frequenz und dem Eintritt des Ersatzschrittmachers ab. Gefährliche Bradyarrhythmien werden optimal mit Schrittmachern behandelt. Wenn die Bradyarrhythmie vorübergehend und selten auftritt, kann ein einfacher VVI-Schrittmacher ausreichend sein. Wenn sie häufig und anhaltend vorkommt, besteht eine engere Abhängigkeit von der ventrikulären Schrittmacherstimulation, und es kann den Einsatz entweder eines frequenzadaptierten Schrittmachersystems (VVIR oder DDDR), oder, wenn keine Vorhof- oder Sinusknotenabnormalität vorliegt, ein 2-Kammersystem (DDD) gerechtfertigt sein.

Antitachykarde Schrittmacher: Antitachykarde Schrittmacher eröffnen die Möglichkeit, Arrhythmien durch eine programmierte Stimulation zu beenden. Diese implantierbaren Geräte sind nicht größer als konventionelle Schrittmacher. Sie geben eine Serie von vorher programmierten Schrittmacherstimuli ab, wenn eine Arrhythmie auftritt. Gegenwärtig sollten antitachykarde Schrittmacher nicht für ventrikuläre Tachykardien eingesetzt werden (obwohl sie darauf ansprechen können), weil sie Kammerflimmern auslösen können. Geräte mit unterstützender Möglichkeit der Defibrillation können diese Empfehlung verändern. Die *gegenwärtigen Indikationen* betreffen bevorzugt die Reentry-Tachykardien des WPW-Syndroms 1. wenn eine oder nur eine langsame antegrade Leitung über das akzessorische Bündel vorliegt (damit kein Vorhofflimmern auftritt und zu dem Ventrikel übergeleitet wird) und 2. sogenannte AV-Knoten-Reentry-Tachykardien innerhalb des AV-Knotens. Diese beiden Arrhythmiearten sind in über 90% aller regulären Tachykardien mit schmalem QRS-Komplex vorhanden.

Implantierbare Defibrillatoren

Elektroschocks mit relativ niedriger Energie (unter 35 Wattsekunden), die direkt am Herzen abgegeben werden, können Kammerflimmern beenden. Bereits käufliche Systeme können automatisch über 200 Elektroschocks abgeben und bieten eine Arrhythmieüberwachung über mehr als 5 Jahre. Zur Implantation benötigt man eine kleine Thorakotomie. Der Elektroschock wird zwischen 2 epikardialen Netzelektroden, die auf der Herzoberfläche aufgenäht werden, abgegeben oder zwischen epikardialer und subkutaner Elektrode. Ein komplett transvenös implantierbares System wird derzeit klinisch geprüft. Eine unterstützende antibradykarde Stimulation und Möglichkeiten der Telemetrie sind erhältlich. Die gegenwärtigen Indikationen betreffen erfolgreich Wiederbelebte, die sonst an einem plötzlichen Herztod verstorben wären (abgesehen von den ersten wenigen Stunden nach dem Myokardinfarkt), und solche Patienten mit medikamentös nicht behandelbarer, auslösbarer lebensbedrohlicher ventrikulärer Tachykardie. Die Defibrillatoren können symptomatische Arrhythmien nicht verhüten, sollten daher mit einer zusätzlichen suppressiven antiarrhythmischen Therapie kombiniert werden.

Arrhythmiechirurgie

Die anatomische Grundlage des **WPW-Syndroms** und seiner Arrhythmien ist gut bekannt. Nach einer exakten Lokalisation durch Katheter oder epikardiales Mapping kann das akzessorische Leitungsbündel chirurgisch zerstört werden (duch epikardialen oder endokardialen Zugang), oder bei ausgewählten Bündeln ist eine Katheterablation möglich. Die chirurgische Erfolgsrate liegt bei über 95% mit einer operativen Mortalität unter 0,1%. Das operative Vorgehen ist besonders bei jungen Patienten mit schnelleitenden akzessorischen Bündeln zweckmäßig, die sonst mit einer lebenslangen antiarrhythmischen Therapie konfrontiert werden können. Ventrikuläre Tachykardien nach einem Myokardinfarkt entstehen häufig im Subendokard und können durch ein intraoperatives Mapping lokalisiert werden. Die Ursprungsstellen können durch Maßnahmen wie eine Endokardresektion beseitigt werden. Die Operation hat eine Operationsmortalität von 5–25%, abhängig vom präoperativen Zustand, Überlebende haben ein > 90%iges arrhythmiefreies Leben über ein Jahr.

Spezielle Arrhythmien

Tab. 23. zeigt Therapiemöglichkeiten der 1. und 2. Wahl für eine Anzahl unterschiedlicher, klinisch beobachteter Arrhythmien.

Supraventrikuläre Extrasystolen

Extrasystolen sind häufig bei Gesunden und verursachen selten Symptome *(s. Abb. 17.)*. Wenn auslösende Faktoren nicht festgestellt werden können (z. B. Kaffee, Tee, Alkohol, Sympathikomimetika als Erkältungsmittel) und eine Behandlung notwendig ist, sind Beta-Blocker üblicherweise effektiv, sicher und gut verträglich.

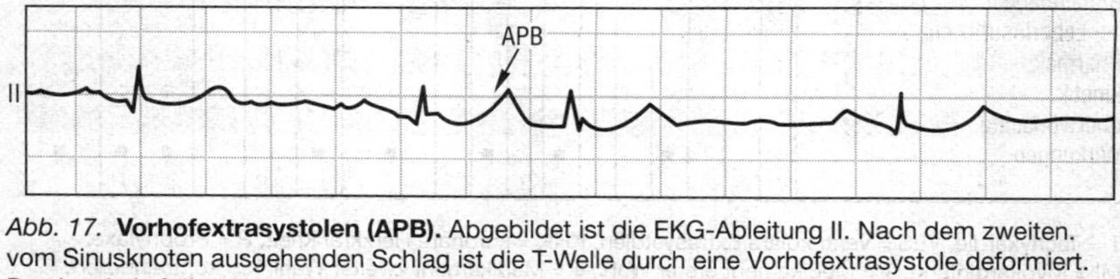

Abb. 17. **Vorhofextrasystolen (APB).** Abgebildet ist die EKG-Ableitung II. Nach dem zweiten. vom Sinusknoten ausgehenden Schlag ist die T-Welle durch eine Vorhofextrasystole deformiert. Da sie relativ früh während des Sinuszyklus auftritt, wird der Sinusknoten-Schrittmacher zurückgestellt, und eine nicht voll kompensatorische Pause geht dem nächsten Sinusschlag voraus.

Tab. 23. Erste und zweite Wahl von Antiarrhythmika zur Behandlung einzelner Arrhythmien

	Gruppe 1a			*Gruppe 1b*			*Gruppe 1c*			*Gruppe II*	*Gruppe III*		*Gruppe IV*		*Verschiedenes*	
Antiarrhythmische Wirkung	Procainamid	Quinidin	Disopyramid	Lidocain	Mexiletin	Tocainid	Moncizin	Flecainid	Propafenon	Encainid	β-Blocker	Sotalol	Amiodaron	Verapamil	Diltiazem	Digoxin	Magnesium
Vorhofflimmern (dauerhafte Herzfrequenz)											●	●	●	●	●	×	
Vorhofflattern (dauerhafte Herzfrequenz)	×	×	×					×		×	●	●	●	●	●	×	
T mit schmalem QRS-Komplex (Akutbehandlung)														×			
T mit schmalem QRS-Komplex (Vorhof)	★	★	★								×	×	●	×	×	×	
T mit schmalem QRS-Komplex (Intra-/Para-AV-Knoten)	●	●	★								×	×	●	×	×	×	
T mit schmalem QRS-Komplex (Akzessorisches Bündel)	★	★	★				●	×	×	×	●	●	●	●	●	×	
VES-KHK (akut symptomatisch)	●	●	●	★	★						●	●					
VES-KHK (chronisch symptomatisch)	★	★	★		×	●	●	×	×	×	×	×					
VES-Mitralklappenprolaps (symptomatisch)	●	●	●		●	●	●	●	●	●	×	×					
ventrikuläre Tachykardie (akute Behandlung)	●		●	★	●	●		●	●	●				×	×		
ventrikuläre Tachykardie (dauerhafte Kontrolle)	★	★	★		★	●	●	×	×	×	●	●	●	×	×		
Kammerflimmern (Prophylaxe bei akutem MI				★													●
ventrikuläre Arrhythmie bei Kardiomyopathie	●	●	●		★	●	●	●	●	●			×				
P. des plötzlichen Herztodes (kongenitales QT-Syndrom)											×	×					
P. des plötzlichen Herztodes (nach MI)					×	×	×	×		×	×	×					
andere Eigenschaften																	
Brauchbarkeit bei Niereninsuffizienz		√		√	√	√	√	√	√				√	√	√		
Brauchbarkeit bei Leberinsuffizienz			√								√	√				√	
Pharmakokinetik		□		□	□			□							□	□	
unerwünschte *Wirkungen*				■			■		■		■	■			■	■	■

T = Tachykardie, VES = ventrikuläre Extrasystolen, KHK = koronare Herzkrankheit, P = Prophylaxe, MI = Myokardinfarkt, ★ = Medikament erster Wahl, ● = Medikament zweiter Wahl, × = kontraindiziert, √ = annehmbar, □ = einfach, ■ = niedrige Inzidenz

Hochfrequente Vorhofextrasystolen können ein Vorhofflimmern ankündigen, aber sie sind weder spezifisch noch sensitiv als Vorhersagewerte, so daß eine prophylaktische Therapie nicht angezeigt ist. Mit Lungenerkrankungen sind Vorhofextrasystolen oft verbunden, besonders beim Vorhandensein einer pulmonalen Hypertension.

Vorhofflattern

Vorhofflattern ist weniger häufig als Vorhofflimmern, aber die hämodynamischen Konsequenzen und die Behandlung sind ähnlich. Es wird hervorgerufen durch einen großen Reentry-Kreis (mehrere Zentimeter), der den unteren lateralen Vorhofbereich einbezieht.

Symptome, Befunde und Diagnostik

Die Symptome sind prinzipiell abhängig von der resultierenden ventrikulären Herzfrequenz. Wenn sie mäßig (unter 120 Schlägen/min) und regelmäßig (z.B. bei einer stabilen 2:1-AV-Überleitung) ist, kommt es nicht zu Symptomen. Höhere Herzfrequenzen und eine variable AV-Überleitung führen zu Palpitationen, das Herzzeitvolumen kann beeinträchtigt sein und damit Schwindel und Synkopen hervorrufen (die letzteren besonders bei Phasen von 1:1-Überleitung, die sowohl bei Neugeborenen als auch bei Patienten mit Leitungen, die den AV-Knoten überbrücken, vorkommen). Eine sorgfältige Inspektion des Jugularvenenpulses kann die Flatterwellen aufdecken. Die Diagnose wird jedoch üblicherweise mittels EKG gestellt, das die typischen Flatterwellen zeigt, welche (abhängig von der Herzfrequenz) auch als diskrete P-Wellen erscheinen können oder in Form des klassischen Sägezahnmusters auftauchen. Die QRS-Komplexe sind üblicherweise normal. Die Vorhoffrequenz liegt zwischen 250 und 350 Schlägen/min *(s. Abb. 18. und 19.).* Die Ventrikelfrequenz hängt von der AV-Knotenüberleitung ab und liegt charakteristischerweise zwischen 150 und 220 Schlägen/min. Ein AV-Block kann bestehen (2:1, 4:1, selten 3:1 oder 5:1) oder kann variieren. Eine Massage des Karotissinus erhöht die AV-Blockierung und führt damit zu einer besseren Darstellung der EKG-Veränderungen.

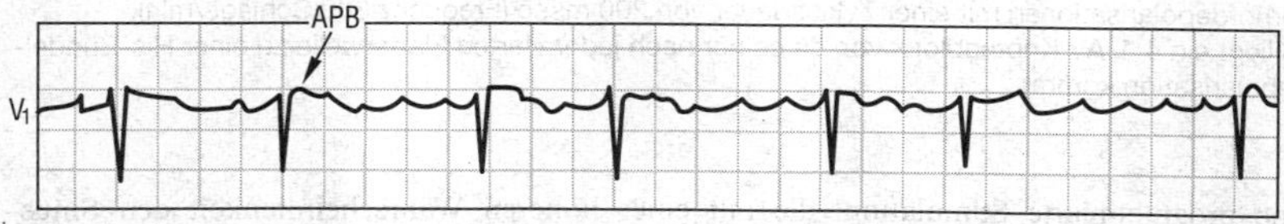

Abb. 18. **Beginnendes Vorhofflattern.** Die EKG-Ableitung I ist aufgezeichnet. Nach dem zweiten normalen Sinusschlag führt eine Vorhofextrasystole mit einem Kopplungsintervall von 140 msec zu einem anhaltenden Vorhofrhythmus mit einer Zykluslänge von 200 msec (Frequenz von 300 Schlägen/min) und variablem AV-Block.

Behandlung

Die medikamentöse Therapie ist eher darauf gerichtet, die Ventrikelfrequenz zu reduzieren, als den Sinusrhythmus wieder herzustellen. So werden Digoxin, Verapamil und die Beta-Blocker gebraucht wegen ihrer Wirkung auf den AV-Knoten. Die Digoxintherapie entspricht dem klassischen Vorgehen, aber ihre Wirkung kann, auch wenn Digoxin intravenös verabreicht wird, nur langsam auftreten. Verapamil wirkt sehr schnell, beinhaltet aber das Risiko einer Blutdruckverminderung. Es wird nur selten als Monotherapie zur Kontrolle der Frequenz genutzt, da es eine unterschiedliche Pharmakokinetik, z.T. beim selben Patienten, hat und zu Problemen mit der Verläßlichkeit führt. Beta-Blocker dienen als Zusatztherapie, um die Herzfrequenz zu kontrollieren, üblicherweise in Verbindung mit Digoxin. Wenn eine 1:1-Überleitung zu einer lebensbedrohlich schnellen ventrikulären Herzfrequenz führt (über 220 Schläge/min, dabei hängt die kritische Frequenz von der Herzfunktion ab), ist eine unmittelbare elektrische Kardioversion indiziert. Bei weniger kritischen Situationen ist eine Elektrokonversion mit niedriger Energie (über 50 Wattsekunden) selektiv anwendbar oder

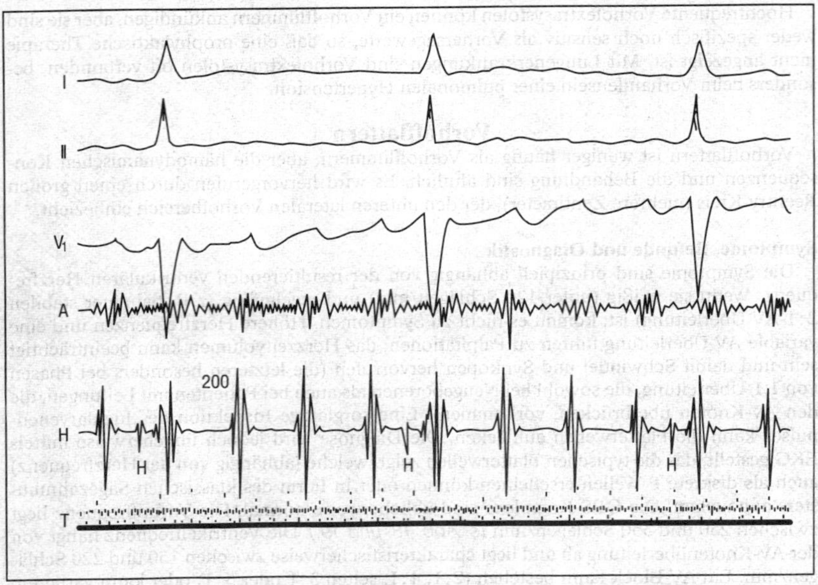

Abb. 19. **Registrierung während Vorhofflattern.** Aufgezeichnet sind die EKG-Ableitungen I, II und V_1, ein Vorhofelektrogramm (A), ein His-Bündel-Elektrogramm (H) und Zeitmarkierungen in 10- und 100-msec-Intervallen. Zu beachten sind die breiten, gekerbten, aber regelmäßigen Vorhofdepolarisationen mit einer Zyklusdauer von 200 msec (Frequenz 300 Schläge/min). Es liegt ein 4:1-AV-Knotenblock vor, da es nur nach jeder vierten Flatterwelle zu einer His-Bündel-Depolarisation kommt.

eine programmierte Stimulation, die mit einer höheren Wahrscheinlichkeit den Sinusrhythmus wiederherstellt als eine medikamentöse Therapie. Digoxin kann die Ventrikelfrequenz üblicherweise verlangsamen, aber nur selten stellt es den Sinusrhythmus wieder her. Natriumkanalblockierende Medikamente wie Chinidin, Procainamid und Flecainid beseitigen mit größerer Wahrscheinlichkeit das Vorhofflattern, aber ihr Einsatz schließt keineswegs die Notwendigkeit einer gleichzeitigen AV-Knoten-Bremsung während der Arrhythmie aus.

Alle Medikamente der Klasse I (besonders Disopyramid, möglicherweise durch den eigenen anticholinergen Effekt) verschlimmern die Situation, wenn sie als Monotherapie eingesetzt werden, durch Verlangsamung der Flatterfrequenz und Aufhebung des AV-Blockes und erlauben so eine 1:1-Überleitung. Wenn sie eingesetzt werden, ist eine Vorbehandlung mit Digoxin angezeigt.

Vorhofflimmern – anhaltend

Während des Vorhofflimmerns befinden sich die Vorhöfe in scheinbar chaotisch raschem Rhythmus, was durch vielfältig verflochtene kleine Wellen von Reentry-Mechanismen hervorgerufen wird. Intraatriale Ableitungen zeigen Frequenzen über 350/min (s. Abb. 20.). Vorhofflimmern kann beim Fehlen jeglicher Herzerkrankung vorkommen (lone AF), aber häufiger bestehen zugrundeliegende kardiovaskuläre Probleme (z.B. eine rheumatische Herzerkrankung, koronare Herzerkrankung, Hypertonie) oder eine Hyperthyreose. Die Behandlung dieser primären Erkrankungen kann das Vorhofflimmern beseitigen, aber mit der Ausnahme der Hyperthyreose ist dies selten.

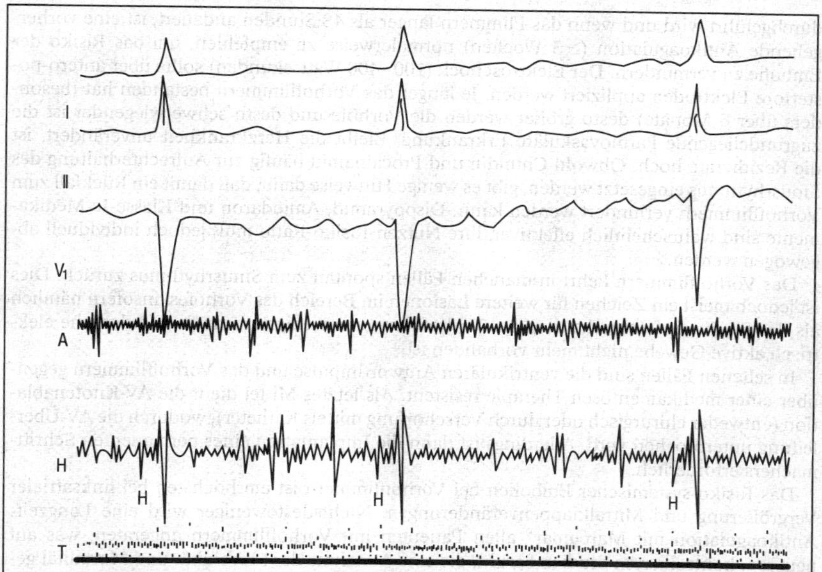

Abb. 20. **Aufzeichnung während des Vorhofflimmerns.** Aufgezeichnet sind die EKG-Ableitungen I, II und V_1. Ein Vorhof-EKG (A), ein His-Bündel-EKG (H) und Zeitmarkierungen in 10- und 100-msec-Intervallen. Die elektrische Aktivität des Vorhof-EKG zeigt keine Regelmäßigkeit. Eine chaotische Folge von Wellen läuft über dem Vorhof ab, welche das Vorhofflimmern darstellen. Jeder QRS-Komplex wird durch eine vorangehende Depolarisation des His-Bündels ausgelöst, der den supraventrikulären Ursprung jedes QRS-Komplexes anzeigt.

Symptome und Befunde

Vorhofflimmern verursacht üblicherweise Symptome. Die Patienten können den schnellen, unregelmäßigen Rhythmus als unangenehme Palpitationen oder Mißempfindungen in der Brust wahrnehmen. Die hämodynamischen Folgen des Vorhofflimmerns können als Schwäche, Schwindel oder Atemnot erfahren werden. Vorhofflimmern kann auch mit Symptomen und Befunden systemischer Embolien in Erscheinung treten (z. B. Schlaganfall durch eine Thrombusbildung im flimmernden Vorhof), besonders wenn eine Mitralstenose besteht.

Behandlung

Die Behandlung des Vorhofflimmerns erfordert 1. eine Behandlung jeglicher zugrundeliegender (ursächlicher) Störungen, z. B. Hyperthyreose; 2. die Einstellung der ventrikulären Herzfrequenz; 3. die Wiederherstellung des Sinusrhythmus; 4. die Verhütung von Embolien. Die **Einstellung der ventrikulären Frequenz** wird mit Digoxin im allgemeinen erreicht, das die AV-Leitungsverzögerung erhöht und blockiert. Wenn Digoxin alleine nicht ausreicht, ist die Kombination mit einem Beta-Blocker oder Kalzium-Antagonisten (Diltiazem, Verapamil) mit höherer Wahrscheinlichkeit wirksam. Eine kurzfristige Einstellung der Herzfrequenz zur Vorbereitung der Kardioversion wird normalerweise mit einem Beta-Blocker und Verapamil durchgeführt, um Postkonversionsarrhythmien durch Digoxin zu vermeiden.

Die Konversion des Vorhofflimmerns zum Sinusrhythmus kann bei einer Minderzahl von Patienten mit Klasse-Ia- und -Ic-Medikamenten und mit Amiodaron erreicht werden, eine optimale Strategie verspricht die elektrische Defibrillation. Wenn dieses Vorgehen selektiv durchgeführt wird und wenn das Flimmern länger als 48 Stunden andauert, ist eine vorhergehende Antikoagulation (≥ 3 Wochen) normalerweise zu empfehlen, um das Risiko der Embolie zu vermindern. Der Elektroschock (100–400 Wattsekunden) sollte über antero-posteriore Elektroden appliziert werden. Je länger das Vorhofflimmern bestanden hat (besonders über 6 Monate) desto größer werden die Vorhöfe und desto schwerwiegender ist die zugrundeliegende kardiovaskuläre Erkrankung. Bleibt die Herzkrankheit unverändert, ist die Rezidivrate hoch. Obwohl Chinidin und Procainamid häufig zur Aufrechterhaltung des Sinusrhythmus eingesetzt werden, gibt es wenige Hinweise dafür, daß damit ein Rückfall zum Vorhofflimmern verhindert werden kann. Disopyramid, Amiodaron und Klasse-Ic-Medikamente sind wahrscheinlich effektiver, ihre Nutzen-Risiko-Ratio muß jedoch individuell abgewogen werden.

Das Vorhofflimmern kehrt in manchen Fällen spontan zum Sinusrhythmus zurück. Dies ist jedoch meist ein Zeichen für weitere Läsionen im Bereich des Vorhofes, insofern nämlich als das für die Aufrechterhaltung des Vorhofflimmerns wenigstens noch erforderliche elektrisch aktive Gewebe nicht mehr vorhanden ist.

In seltenen Fällen sind die ventrikulären Antwortimpulse und das Vorhofflimmern gegenüber einer medikamentösen Therapie resistent. Als letztes Mittel dient die AV-Knotenablation (entweder chirurgisch oder durch Verschorfung mittels Katheter), wodurch die AV-Überleitung unterbrochen wird. Allerdings ist dann die Implantation eines permanenten Schrittmachers erforderlich.

Das Risiko systemischer Embolien bei Vorhofflimmern ist am höchsten bei linksatrialer Vergrößerung und Mitralklappenveränderungen. Nichtsdestoweniger wird eine Langzeit-Antikoagulation mit Marcumar® allen Patienten mit Vorhofflimmern angeraten, was auf neueren, kontrollierten Studien beruht, die eine Abnahme der Morbidität und Mortalität gezeigt haben (das international normale Verhältnis **[INR]** sollte zwischen 2,0 und 3,0 liegen, für die weitere Abhandlung der INR siehe Standardisierung von Prothrombinzeit bei myokardialen ischämischen Krankheiten, unten). Die Wirksamkeit von Aspirin und niedrig dosiertem Marcumar® zur Vermeidung systemischer Embolien beim Vorhofflimmern wird gegenwärtig untersucht.

Vorhofflimmern – paroxysmal

Paroxysmales Vorhofflimmern *(s. Abb. 21.)* ist ein ernstes Problem. Die Symptome sind oft verheerend während des sporadischen dramatischen Wechsels von Herzfrequenz und Regularität. Obwohl zugrundeliegende Herzerkrankungen häufig sind, haben mehr Patienten mit paroxysmalem Vorhofflimmern normale Herzen als die Patienten mit chronischem Vorhofflimmern. Die Arrhythmie kann ein Teil des Spektrums von Brady-/Tachykardie-Syndromen (Sick-Sinus [s.u.]) sein.

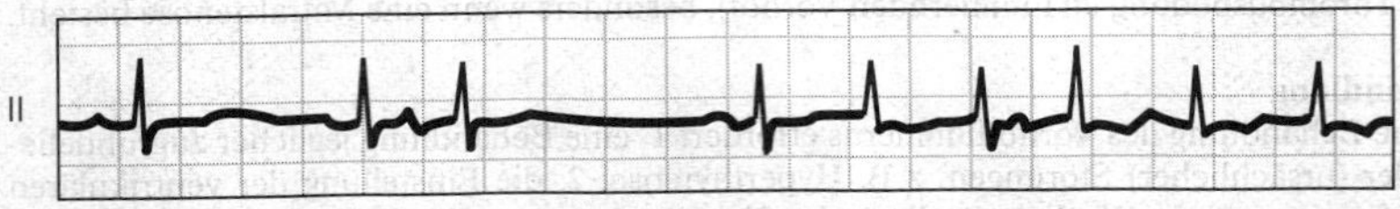

Abb. 21. **Beginn des Vorhofflimmerns.** In EKG-Ableitung II folgt auf die ersten beiden vom Sinusknoten ausgehenden Schläge eine einzelne Vorhofextrasystole. Der Sinusrhythmus setzt erneut ein, um dann von einer noch früheren Vorhofextrasystole gefolgt zu sein, die dann eine Episode mit Vorhofflimmern einleitet.

Behandlung

Die medikamentöse Prophylaxe solcher Attacken hat sich als enttäuschend erwiesen. Amiodaron ist vielleicht die wirkungsvollste Substanz, aber ihre Toxizität begrenzt ihren Einsatz. Bei wenigen Patienten kann ein erhöhter Vagus-Tonus zu den Paroxysmen beitragen, z. B.

wenn sie in Ruhe oder während des Schlafes vorkommen. Bei diesen Patienten kann man eine vagolytische Therapie (z. B. Disopyramid) versuchen, aber sie ist selten wirksam. Durch den Sympathikus beeinflußte Paroxysmen von Vorhofflimmern sind häufiger (bei Bewegung und Zunahme der Herzfrequenz vor dem Ereignis, *s. Abb. 22.*) und mit mehr Aussicht auf Erfolg durch Beta-Blocker zu behandeln. Digoxin spielt nur eine untergeordnete Rolle; abgesehen von chronischer Behandlung beseitigt es nur selten Paroxysmen, und diese (wenn sie vorkommen) haben immer zu Beginn erhöhte Herzfrequenzen. Bei einer Attacke wird die Wirksamkeit des Digoxins auf die Verlangsamung der AV-Knotenüberleitung erst nach einigen Stunden deutlich. Eine Erklärung dafür ist nicht bekannt, aber hohe endogene Katecholaminspiegel überdecken jeden beginnenden negativ-dromotropen Effekt auf den AV-Knoten durch das Digoxin.

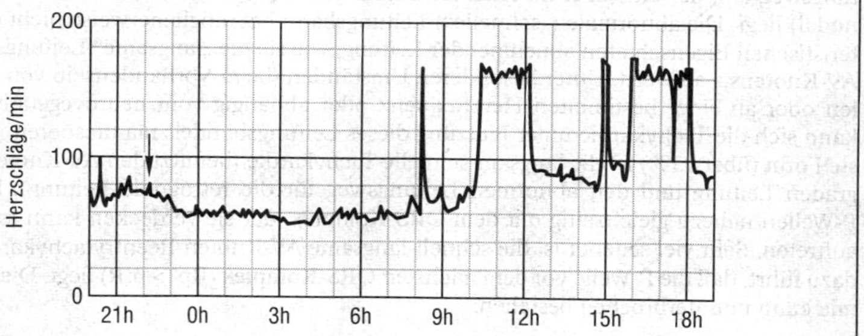

Abb. 22. **24-Stunden-Herzfrequenz bei einem Patienten mit paroxysmalem Vorhofflimmern.** Der Pfeil zeigt das Einschlafen des Patienten an. Beachten Sie, wie die Herzfrequenzvariabilität und die Herzfrequenz abnehmen. Beim Aufwachen stehen die 4 Anfälle von Tachykardien im Zusammenhang mit Vorhofflimmern. Vor dem zweiten Anfall kommt es zur Zunahme der Herzfrequenz, die auf eine Veränderung der Sympathikusaktivität zurückzuführen sein könnte. Die Symptome von Palpitationen bei dem Patienten wurden mit einem Beta-Blocker beseitigt.

Neuere Hinweise zeigen, daß Klasse-Ic-Substanzen bei der Prophylaxe paroxysmalen Vorhofflimmerns eine Rolle spielen können, aber solange keine Hinweise auf eine höhere Sicherheit vorliegen, sollten sie nicht routinemäßig in dieser Indikation eingesetzt werden. Die Risiken für eine Embolie sind möglicherweise höher als bei anhaltendem hohem Vorhofflimmern (unabhängig von Vorhandensein oder Fehlen einer strukturellen Herzerkrankung). Eine prophylaktische Antikoagulanzienbehandlung sollte allen Patienten angeraten werden. Klinische Studien haben jedoch nicht die Wirksamkeit der Marcumar®-Therapie beim paroxysmalen Vorhofflimmern erwiesen, wie sie das für das anhaltende Vorhofflimmern getan haben.

Chaotische und multifokale Vorhoftachykardie

Chaotische und multifokale Vorhoftachykardien ähneln dem Vorhofflimmern, aber sie kommen nicht durch eine multiple Vernetzung von kleinen Wellen von Reentry (wie bei Vorhofflimmern) zustande, sondern als Störung fokaler Schrittmacher. Rasche, abnorme P-Wellen gehen den QRS-Komplexen voran. Diese Arrhythmie kann die meisten Herzerkrankungen komplizieren, aber ist ebenso ein Merkmal schwerer chronischer Lungenkrankheiten und kann durch Theophyllin ausgelöst werden. Die Behandlung sollte sich nach den abgrenzbaren Ursachen richten, sonst entspricht die Therapie der des Vorhofflimmerns, ausgenommen, daß Beta-Blocker kontraindiziert sind, wenn eine Lungenerkrankung vorliegt. Die elektrische Kardioversion ist wahrscheinlich nicht erfolgreich, wenn ein zugrundeliegender (irritierender) Krankheitsprozeß bestehenbleibt.

Normale Tachykardie mit schmalem QRS-Komplex

Ein System mit normaler QRS-Breite, anhaltenden Tachyarrhythmien, bei denen die QRS-Komplexe normal erscheinen und eine Dauer von weniger als 120 msec haben, wird bevorzugt mit dem Begriff schmaler QRS-Komplex oder supraventrikulär belegt, obwohl diese Arrhythmien ventrikuläres Myokard mitbetreffen. Es werden 3 Arten beschrieben: 1. eine Tachykardie mit intra- und paraatrioventrikulärer Knoten-Reentry, 2. Reentry-Tachykardien, verbunden mit akzessorischen Bündeln, und 3. die echte Vorhoftachykardie.

Tachykardien mit Intra- und Paraatrioventrikularknoten-Reentry

Diese Tachykardien mit schmalem QRS-Komplex beziehen einen abnormalen Ausbreitungsweg ein, der entweder im Atrioventrikularknoten (intranodal) oder neben ihm (paranodal) liegt. Die abnormale („schnelle") Leitungsbahn hat möglicherweise nicht die charakteristischen Eigenschaften abnehmender Leitung, wie sie die „langsame" Leitungsbahn – des AV-Knotens – aufweist. Unter besonderen Umständen (beim Vorhandensein von Extrasystolen oder ab einer bestimmten Herzfrequenz oder abhängig vom neurovegetativen Tonus) kann sich die Tachykardie unter Nutzung dieses Leitungsbündels manifestieren. Die häufigste Form (über 95%) ist die langsam-schnelle Tachykardie (benutzt den AV-Knoten zur antegraden Leitung und den abnormen Leitungsweg für die retrograde Leitung), bei der die P-Wellen nahezu gleichzeitig mit dem QRS-Komplex, der sie verdecken kann *(s. Abb. 23.)*, auftreten. Sehr viel seltener ist die schnell-langsame AV-Knoten-Reentrytachykardie, welche dazu führt, daß die P-Welle vor dem nächsten QRS-Komplex (Rp' > p'R) liegt. Diese Arrhythmie kann ununterbrochen bestehen.

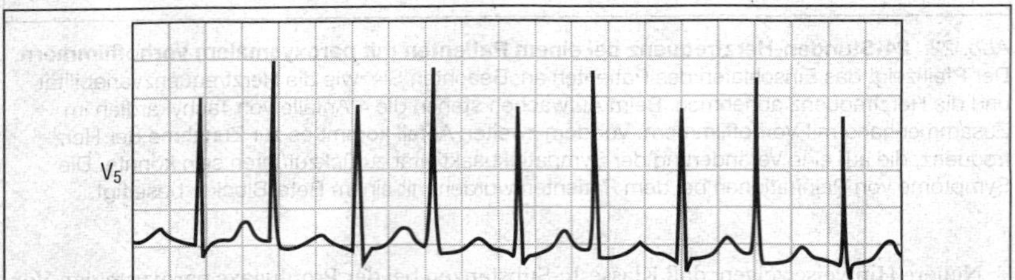

Abb. 23. **Tachykardie mit schmalem QRS-Komplex.** P-Wellen sind nicht sichtbar, da sie im QRS-Komplex liegen. Dieser Patient hat einen Reentry-Mechanismus im AV-Knoten. Beachten Sie den QRS-Alternans (eine alternierende QRS-Amplitude; andere Eigenschaften, z. B. Konfiguration oder Zeitablauf können ebenso alternieren). Dieses wurde früher als spezifisch für eine Tachykardie, die ein akzessorisches Bündel nutzt, eingeschätzt (Reentry-Tachykardien), aber der QRS-Alternans kann bei jeder Art der Tachykardie mit schmalem QRS-Komplex vorkommen.

Symptome, Befunde und Diagnostik

Im allgemeinen ist eine Tachykardie anfallartig mit plötzlichem Beginn, plötzlich ausgelöst durch eine Vorhofextrasystole mit einem kritischen PR-Intervall *(Abb. 24.)*. Die Frequenz der Tachykardie beträgt üblicherweise zwischen 160 und 200 Schlägen/min, Palpitationen kommen als Symptome immer vor mit unterschiedlicher Erträglichkeit.

Behandlung

Versuche, den Vagotonus zu steigern, können den Anfall beenden (der Valsalva-Versuch, die Karotis-Sinus-Massage, der Tauchreflex im Eiswasser, das Trinken eiskalten Wassers), be-

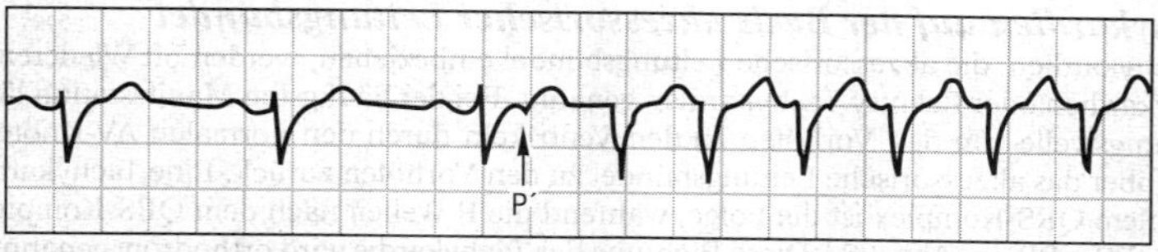

Abb. 24. **Auslösung einer Intra-AV-Knoten-Reentry-Tachykardie.** Beachten Sie die abnormale P-Welle (P′) und die AV-Knoten-Verzögerung (langes P′R-Intervall).

sonders wenn sie frühzeitig, bevor die Arrhythmien sich stabilisiert haben, eingesetzt werden *(s. Abb. 25.).* Wenn diese Methoden ohne Wirkung bleiben, endet die Attacke häufig während des Schlafes, aber die meisten Patienten fühlen sich derart unwohl, daß sie medizinische Hilfe aufsuchen. Die akute Attacke spricht dramatisch auf die intravenöse Verabreichung von Verapamil oder Adenosin an, und wenn dies versagt, ist eine elektrische Kardioversion zu überlegen (Schrittmacher und Elektroschock mit niedriger Energie). Wenn nicht eine Notfallsituation besteht, um die Arrhythmie zu beenden, ist natürlicher Schlaf häufig effektiv. Die Vorbeugung ist schwieriger, aber Digoxin (oft in einer hohen Dosis – z. B. 0,375–0,5 mg pro Tag), mit entweder Beta-Blocker oder Kalziumantagonisten kombiniert, oder diese Substanzen allein können effektiv sein. Operative Eingriffe paranodal am AV-Knoten (scharfe Dissektion, Kryokoagulation) und/oder kontrollierte Kurzwellenschädigung haben eine Zahl von ansonsten unbehandelbaren Fällen geheilt, ohne einen AV-Block hervorzurufen. Trotz anfänglich vielversprechender Resultate sollte dieses Vorgehen immer noch als experimentell angesehen werden. Stellt sich Unbehandelbarkeit heraus, dann erfordert das eine komplette Zerstörung des AV-Knotens. Als Ergebnis dessen besteht eine Notwendigkeit für eine Schrittmacher-Implantation.

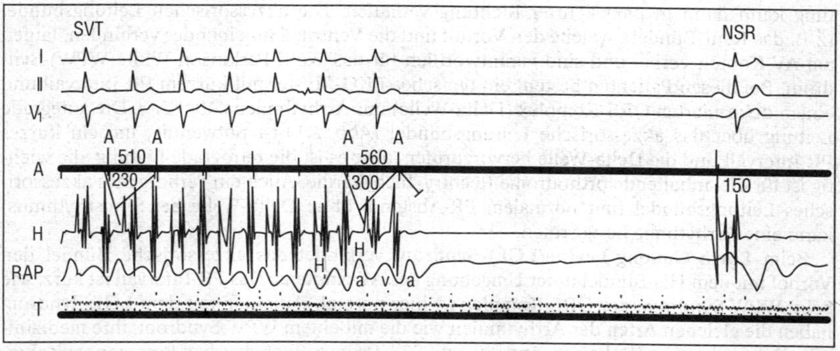

Abb. 25. **Tachykardie mit schmalem QRS-Komplex und Terminierung durch Valsalva-Manöver.** Aufgenommen sind die EKG-Ableitungen *I, II,* V_1, ein Vorhofelektrogramm (A), ein His-Bündel-Elektrogramm (H), eine Druckkurve aus dem rechten Vorhof (RAP) und Zeitmarkierungen in 10-, 100- und 1000-msec-Intervallen. Während der SVT und einer Zyklusdauer von 510 msec liegt die AV-Knoten-Überleitung (AH-Intervall) bei 230 msec. Während des Valsalva-Manövers führt eine Freisetzung von Acetylcholin im AV-Knoten zu einer Verlängerung der AV-Knoten-Überleitung auf 300 msec und einer Verlangsamung des SVT-Zyklus auf 560 msec, wodurch es zu einer Terminierung der Arrhythmie kommt. Die Aktivierungssequenz ist geeignet, um die zunehmende AH-Überleitungszeit zu demonstrieren, welche die Rückkehr des Vorhofzyklus verlängert und zu einem Leitungsblock führt. Es entsteht eine 1,5 sec lange Pause, bevor der normale Sinusrhythmus (NSR) wieder einsetzt. Diese Sequenz ist typisch für den Mechanismus, durch welchen vagale Manöver eine Terminierung der SVT bewirken.

Tachykardien auf der Basis akzessorischer Leitungsbündel

Tachykardien, die akzessorische Leitungsbündel einbeziehen, werden oft Wiedereintritts-Tachykardien oder Reentry-Tachykardien genannt. Bei der häufigsten Manifestation läuft die Erregungswelle von den Vorhöfen zu den Ventrikeln durch den normalen AV-Knoten und kehrt über das akzessorische Leitungsbündel zu den Vorhöfen zurück. Eine Tachykardie mit schmalem QRS-Komplex ist die Folge, während die P-Wellen nach dem QRS-Komplex auftreten (PR > RP – *s. Abb. 26.).* Diese Richtung der Tachykardie wird orthodrom genannt. Sehr

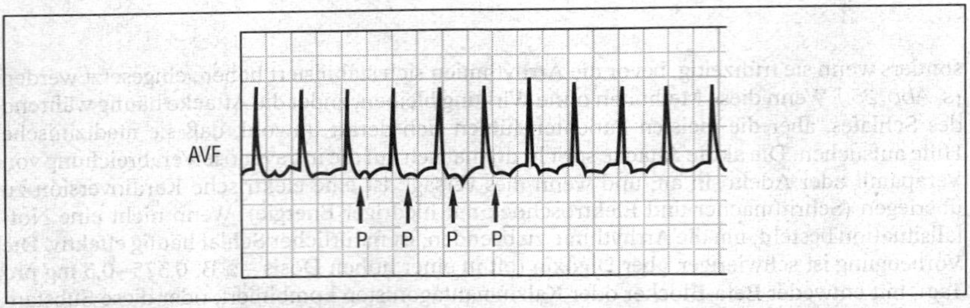

Abb. 26. **Tachykardie mit schmalem QRS-Komplex:** Eine orthodrome Tachykardie, Reentry-Tachykardie unter Nutzung eines akzessorischen Bündels bei einem Patienten mit WPW-Syndrom. Die Aktivierung geschieht folgendermaßen: AV-Knoten, His-Purkinje-System, Ventrikel, akzessorisches Bündel, Vorhöfe. Beachten Sie die P-Welle, welche dem QRS-Komplex dicht folgt, so daß PR > RP.

selten besteht eine antidrome Reentry-Tachykardie mit einem breiten QRS-Komplex, die Leitung kann dann in umgekehrter Richtung verlaufen. Die akzessorischen Leitungsbündel (z. B. das Kent-Bündel), welche den Vorhof und die Ventrikel miteinander verbinden, laufen am AV-Knoten vorbei und sind verantwortlich für das Wolff-Parkinson-White(WPW)-Syndrom. Bei diesen Patienten besteht ein typisches EKG-Muster mit kurzem PR-Intervall und einem deformierten QRS-Komplex (Delta-Welle) mit Arrhythmien *(Abb. 27.).* Die antegrade Leitung über das akzessorische Leitungsbündel *(Abb. 28.)* ist notwendig, um ein kurzes PR-Intervall und die Delta-Welle hervorzurufen, aber es ist die retrograde Leitung, die wichtig ist für die anhaltende orthodrome Reentry-Tachykardie. Auch ein verborgenes akzessorisches Leitungsbündel (mit normalem PR-Abstand, ohne Delta-Welle bei Sinusrhythmus) kann eine Arrhythmie hervorrufen.

Beim **Lown-Ganong-Levine(LGL)-Syndrom** verbindet das akzessorische Bündel den Vorhof mit dem His-Bündel unter Umgehung des AV-Knotens. Das PR-Intervall ist kurz, wie beim WPW-Syndrom, der QRS-Komplex ist hier normal. Patienten mit dem LGL-Syndrom haben die gleichen Arten der Arrhythmien wie die mit einem WPW-Syndrom, ihre medizinische Behandlung ist ähnlich *(s. Abb. 28. und 29.).* Reentry-Tachykardien kommen typischerweise nur in einer von drei Altersstufen vor: während des ersten Lebensjahres, in den Jahren zwischen 10 und 30 oder bei Patienten mittleren Alters (45–60 Jahre).

Kinder im ersten Lebensjahr können ein Herzversagen bekommen, wenn die Attacke länger andauert. Ansonsten werden Episoden von Atemlosigkeit, Müdigkeit, Ernährungsproblemen oder Zeichen schneller präkordialer Pulsationen festgestellt. Reentry-Tachykardien können auch zum ersten Mal zwischen dem 10. LJ und den frühen 20er Jahren vorkommen. Typische Attacken beginnen plötzlich und sind häufig bei körperlicher Aktivität. Die Attacken dauern nur wenige Sekunden oder persistieren für mehrere Stunden (selten über 12 Stunden). Bei jungen, sonst gesunden Menschen wird die Reentry-Tachykardie bemerkenswert gut vertragen und kann fast asymptomatisch sein. Die Wiedereintritts-Tachykardie, die zu einem Vorhofflimmern führt, ist problematisch, weil es bemerkenswert schnelle und

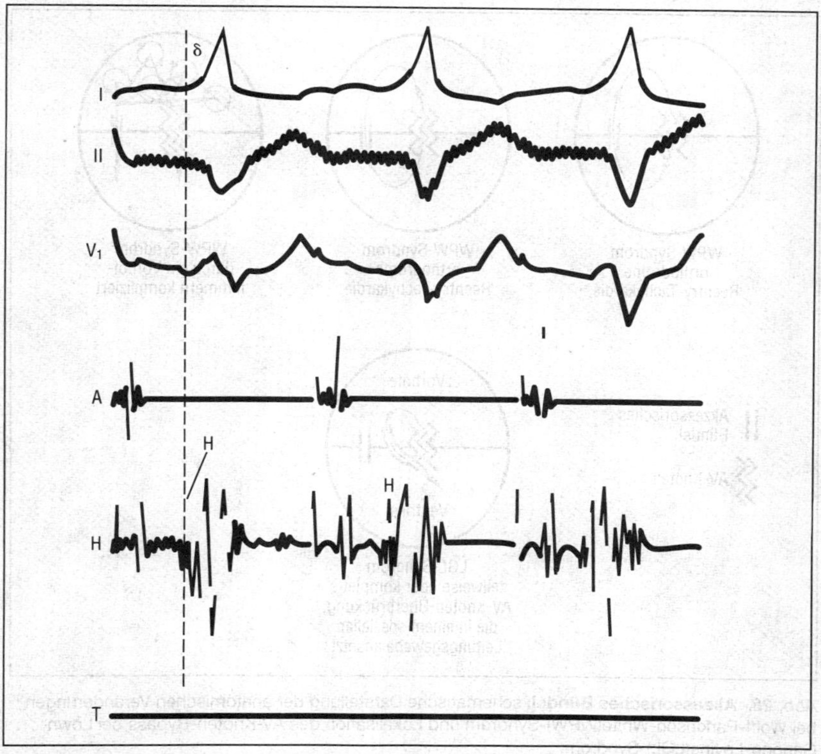

Abb. 27. **Wolff-Parkinson-White-Syndrom (WPW).** Aufgenommen sind die EKG-Ableitungen I, II und V_1, ein Vorhofelektrogramm (A), ein His-Bündel-Elektrogramm (H) und Zeitmarkierungen in 10- und 100-msec-Intervallen. Die Depolarisation des His-Bündels (H) tritt während der charakteristischen Delta-Welle (δ) auf. Die QRS-Morphologie ist das Ergebnis der ventrikulären Exzitation über zwei unabhängige Leitungsbahnen.

möglicherweise lebensbedrohliche ventrikuläre Schlagfolgen nach sich zieht (mit Frequenzen über 250 Schlägen pro Minute). Bei Menschen im mittleren Lebensalter erscheint die Erstmanifestation der Arrhythmie, die akzessorisch angeborene Leitungswege benutzt, überraschend. Ungeachtet dessen haben viele Patienten keine vorangegangenen Ereignisse in der Anamnese. Über die Langzeitveränderungen der Funktion des akzessorischen Leitungsbündels ist wenig bekannt. Man sieht in dieser Altersgruppe unidirektionale Leitungswege häufiger (nur ventrikuloatriale Leitung) als bei symptomatischen Jugendlichen. Deshalb ist eine zunehmende Manifestation der Reentry-Tachykardien eher mit unidirektionaler als mit bidirektionaler Leitung zu erwarten. Andererseits besteht auch eine altersbezogene Zunahme von supraventrikulären und ventrikulären Extrasystolen.

Behandlung

Eine neu aufgetretene Attacke kann häufig auf ein Vagusmanöver reagieren (z. B. der Valsalva-Versuch und das Eintauchen des Gesichts in Eiswasser), durch eine Verlangsamung der AV-Knotenüberleitung und die Stabilisierung des Reentrykreises.

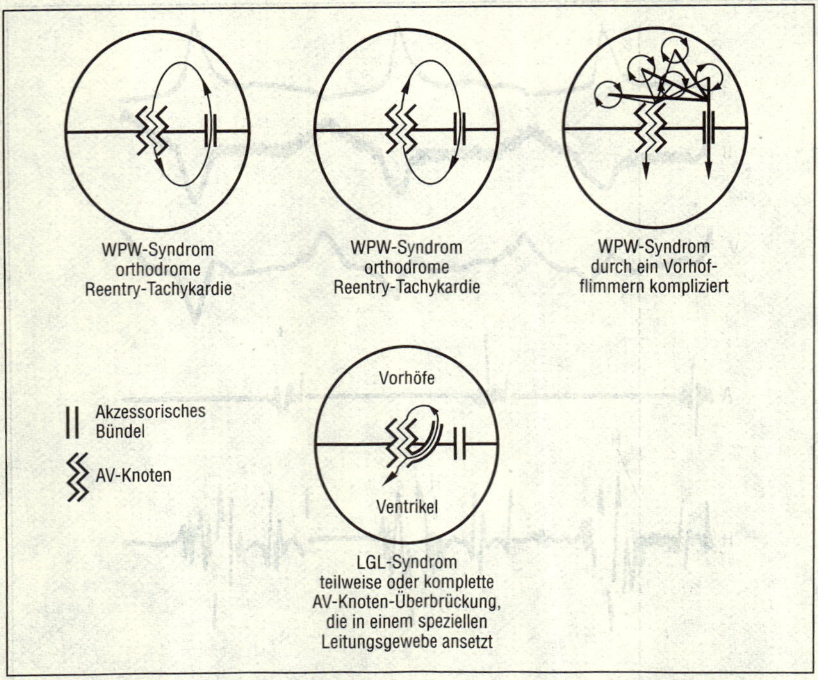

Abb. 28. **Akzessorisches Bündel:** schematische Darstellung der anatomischen Veränderungen bei Wolff-Parkinson-White(WPW)-Syndrom und Lokalisation des AV-Knoten-Bypass bei Lown-Ganong-Levine(LGL)-Syndrom.

Bei **Kleinkindern und Kindern** (< 10 Jahren) ist Vorhofflimmern eine seltene Komplikation. Digoxin ist für die Prophylaxe gebräuchlich, sollte aber nicht bis in die Pubertät hinein fortgesetzt gegeben werden, wobei bedacht werden muß, daß Digoxin mit zunehmendem Alter des Kindes ein Risiko durch seine leitungsbeschleunigende Wirkung auf die akzessorische Leitungsbahn darstellt. *In allen anderen Fällen ist Digoxin kontraindiziert,* weil es die Refraktärperiode des Vorhofes und der akzessorischen Leitungsbahn verkürzt und so die Entwicklung eines Kammerflimmerns hervorrufen kann. Anhaltende Attacken können auf Vagusmanöver reagieren, besonders wenn sie früh nach Einsetzen des Symptomes benutzt werden. Andererseits ist Verapamil oder Adenosin wahrscheinlich wirkungsvoll genug, um die AV-Knotenleitung so zu verlangsamen, daß die Reentry-Aktivität beendet wird. Eine andere Strategie ist es, die Überleitung im akzessorischen Bündel zu verlangsamen, was das möglicherweise schwächste Glied im Reentry-Kreis ist. Klasse-Ia- und -Ic-Substanzen verlangsamen die Leitung im akzessorischen Leitungsbündel. Trotz der Probleme der proarrhythmischen Wirkung, die man bei den Substanzen der Klasse Ic bei der Behandlung ventrikulärer Arrhythmien sieht, gibt es keinen Hinweis, daß die Medikamente ähnliche Effekte bei sonst gesunden Personen bei Arrhythmien mit akzessorischem Bündel verursachen. Flecainid, Procainamid und Disopyramid zeigen Wirkung und Sicherheit für die akute Behandlung der Attacken, man gibt sie intravenös oder oral. In der Praxis erhalten die meisten Patienten, bei denen man eine Tachykardie mit schmalem QRS-Komplex feststellt, intravenös Verapamil, welches die Arrhythmien beendet, nicht aber durch Wirkungen auf das akzesso-

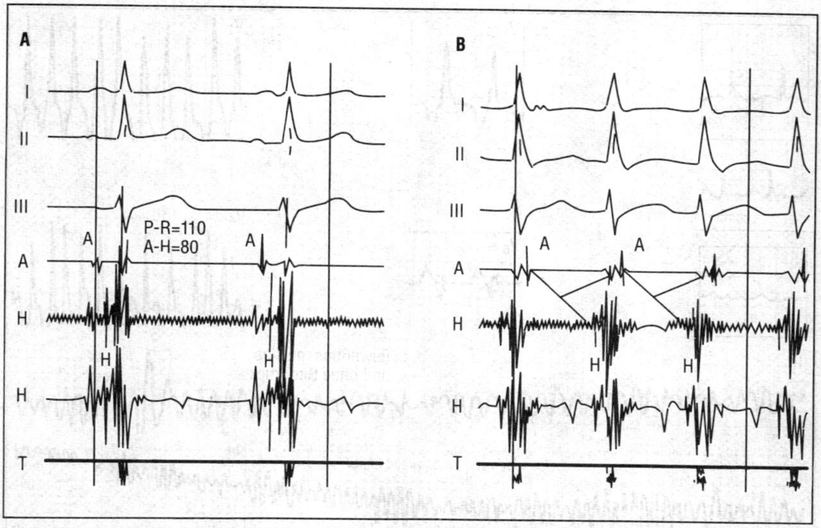

Abb. 29. **Lown-Ganong-Levine-Syndrom. A.** EKG-Ableitungen I, II und III, Vorhofelektrogramm (A), His-Bündel-Elektrogramm (H) und Zeitmarkierungen in 10- und 100-msec-Intervallen bei *normalem Sinusrhythmus*. Das verkürzte PR-Intervall von 110 msec ist eine Funktion der kurzen AV-Knoten-Überleitungszeit (AH-Intervall 80 msec). **B.** Trotz des kurzen PR-Intervalls während des Sinusrhythmus ist eine verlängerte AV-Knoten-Überleitung (ein langes AH-Intervall) für die anhaltende Reentry-Tachykardie während der *Tachykardie* mit schmalem QRS-Komplex verantwortlich.

rische Leitungsbündel, sondern durch eine vorübergehende Blockade oder Verlangsamung der Leitung im AV-Knoten. Eine Langzeitprophylaxe erfordert Substanzen mit niedriger Toxizität, trotz besonderer Wirksamkeit. Flecainid, Encainid, Propafenon und Disopyramid erfüllen diese Kriterien. Procainamid und Chinidin werden in Europa selten eingesetzt, sie sind zur chronischen Prophylaxe in Nordamerika weit verbreitet. Amiodaron zeigt eine Wirkung, aber sein toxisches Risiko erfordert, daß es nur unter besonderen Umständen eingesetzt wird (z. B. wenn alles andere versagt).

Vorhofflimmern und Wolff-Parkinson-White(WPW)-Syndrom

Vorhofflimmern ist potentiell gefährlich, wenn es die antegrade Überleitung über ein akzessorisches Leitungsbündel in Gang setzt, weil der eine Herzfrequenz-begrenzende Effekt des AV-Knotens umgangen wird und exzessive Ventrikelfrequenzen zum Kammerflimmern führen können *(s. Abb. 30.)*. Diese Situation sollte als ein medizinischer Notfall angesehen werden. Die Elektrokardioversion ist die Behandlung der Wahl. Die medikamentöse Therapie muß sehr vorsichtig eingesetzt werden, da eine Zunahme der Herzfrequenz vorkommen kann. Der Mechanismus, daß Medikamente die AV-Überleitung blockieren können, kann zu folgendem führen:

1) zur Leitung über das akzessorische Bündel,
2) zur Reduktion der verborgenen retrograden Leitung über das akzessorische Bündel und
3) eine weitere Verstärkung oder Verminderung der Leitungskapazität des akzessorischen Bündels.

Deshalb sind Verapamil und die anderen Kalziumantagonisten kontraindiziert bei der Behandlung des WPW-komplizierenden Vorhofflimmerns. Klasse-Ic-Substanzen und Procain-

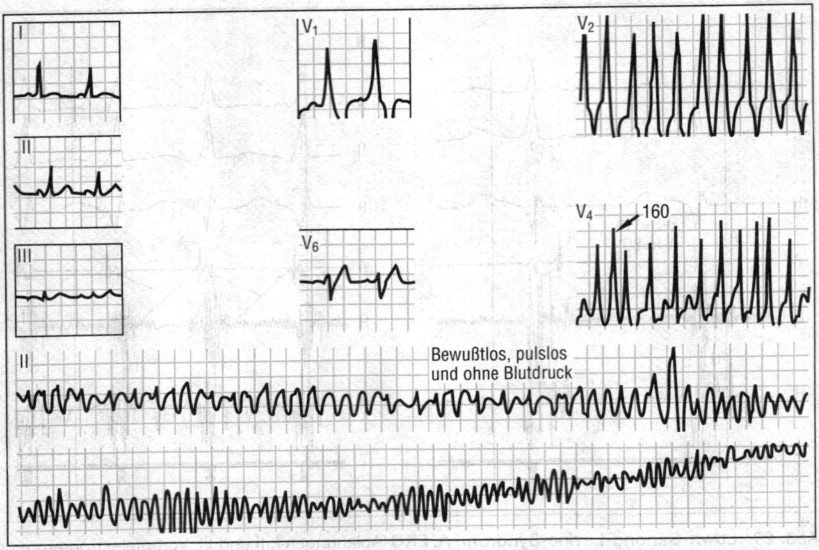

Abb. 30. **Wolff-Parkinson-White(WPW)-Syndrom:** Ableitungen I, II, III, V_1 und V_6 (oben links und Mitte) zeigen die klassischen Formen des WPW-Syndroms mit kurzem PR-Intervall und einer δ(Delta)-Welle. Es besteht Sinusrhythmus. Während der EKG-Aufzeichnung entwickelt der Patient Vorhofflimmern (Ableitungen V_2 und V_4, rechts oben), mit sehr schneller Ventrikelüberleitung (kurze PR-Intervalle von 160 msec sind aufgezeichnet). Kurz danach entwickelt sich Kammerflimmern (Ableitung II und Rhythmusstreifen unten).

amid sind am besten erprobt in der Wirksamkeit bei intravenöser Anwendung, können aber eine Blutdrucksenkung hervorrufen oder verstärken durch ihren negativ-inotropen Effekt.

Langzeitbehandlung des WPW-Syndroms

Die oralen Antiarrhythmika zur Dauertherapie werden empirisch ausgewählt. Besonders bei Patienten, die therapieresistente Symptome haben, hervorgerufen entweder durch die Reentry-Tachykardie oder durch Vorhofflimmern, ist eine elektrophysiologische Untersuchung angezeigt, um das Risiko zu bestimmen (es ist grob korreliert mit der antegraden Refraktärzeit des akzessorischen Leitungsbündels und wird bevorzugt nach körperlicher Arbeit oder Gabe von Isoproterenol gemessen), um die Wirksamkeit der Medikamente zu testen und um das akzessorische Leitungsbündel zu lokalisieren, im Falle daß man eine chirurgische Intervention plant.

Operative Therapie und Ablation: Beim WPW-Syndrom hängen die Reentry-Tachykardie und das Vorhofflimmern von anatomischen Veränderungen ab, die chirurgisch beseitigt werden können. Das akzessorische Leitungsbündel ist für das bloße Auge nicht sichtbar, kann aber durch elektrophysiologisches Mapping exakt lokalisiert werden, sowohl präoperativ durch das Kathetermapping als auch intraoperativ. Die akzessorischen Bündel können in der *AV-Ebene sein und* werden als rechtslateral, linkslateral und septal beschrieben. Um alle Lokalisationen angehen zu können, wurde das entsprechende chirurgische Verfahren entwickelt. Die Katheterablation ist eine relativ neue Möglichkeit. Sie hat eine sehr gute Erfolgsrate mit einer niedrigen Morbidität und Mortalität, wie berichtet wurde. Die septalen Variationen erfordern jedoch beträchtlich mehr technisches Geschick als die lateralen Leitungsbündel.

Echte Vorhoftachykardie

Die seltenste Form der Tachykardie mit schmalem QRS-Komplex (5%) wird entweder durch intraatriales Reentry oder durch abnorme Automatie in atrialen Zentren hervorgerufen.

Ätiologie

Vorhofreizungen, z.B. durch Tumor, Perikarditis, Medikamente (z.B. Digoxin) oder chemische (z.B. Alkohol, Inhalation toxischer Gase) toxische Stoffe sind die häufigsten Ursachen. Die Digoxintoxizität ist relativ selten aufgrund günstigerer pharmakologischer Darreichungsformen und besserer Indikationsstellung bei Verschreibung.

Diagnostik

Charakteristischerweise geht die P-Welle dem QRS-Komplex voraus (PR < RP – *s. Abb. 31.*). Die Arrhythmiequelle kann also irgendwo im Vorhof gelegen sein. Der P-Wellenvektor stimmt mit dem normalen nicht überein. Die Massage des Karotissinus kann die AV-Knotenüberleitung verlangsamen oder blockieren und die zugrundeliegende Vorhofar-

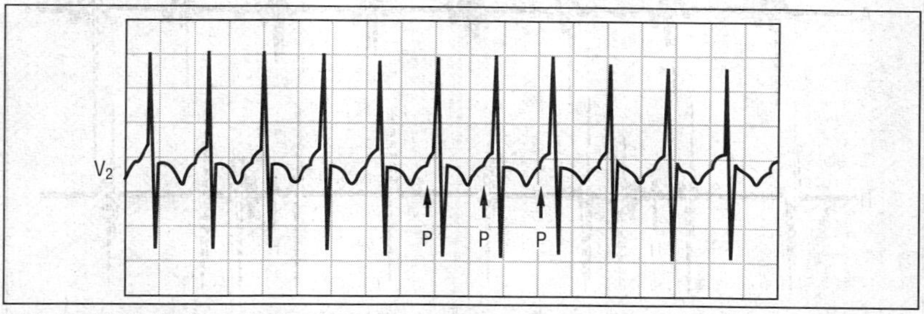

Abb. 31. **Echte Vorhoftachykardie:** Dies ist eine der seltensten Tachykardien mit schmalem QRS-Komplex. Sie stammt entweder von einem abnormalen Automatiezentrum oder von einem umschriebenen intraatrialen Reentry-Mechanismus. Die P-Wellen gehen den QRS-Komplexen voran. PR < RP.

rhythmie herausheben und damit deutlich machen, daß der AV-Knoten nicht ein Bestandteil des arrhythmischen Kreises ist. Die Vorhoftachykardie mit Block *(s. Abb. 32.)* kann als fast sichere Diagnose der Digoxintoxizität angesehen werden, aber in Abhängigkeit von der Frequenz der Vorhofarrhythmie und der Kapazität der Überleitung des AV-Knotens kann jede Vorhoftachykardie mit einem Block verbunden sein.

Behandlung

Die Massage des Karotissinus ist normalerweise ohne Wirkung. Die Behandlung umfaßt die Kontrolle der ventrikulären Frequenz (Digoxin ist angezeigt, wenn es nicht verursachend war, ansonsten sollten Beta-Blocker oder Verapamil in Erwägung gezogen werden) und die Suche nach der zugrundeliegenden Ursache. Wenn die Arrhythmie Folge einer Digoxintoxizität ist, ist die unterstützende Maßnahme, wie die Normalisierung der Elektrolyte und die Gabe – so erhältlich – von Digoxin-FAB-Antikörpern (Digitalis Antidot BM®) besser, als andere Antiarrhythmika zu geben. Behauptungen, daß Antiarrhythmika besonders zur Behandlung digitalisinduzierter atrialer Tachykardien geeignet wären, haben einen geringen wissenschaftlichen Hintergrund.

Arrhythmien mit breitem QRS-Komplex

Breiter QRS-Komplex ist willkürlich definiert als ≥ 120 msec. Arrhythmien mit breitem QRS-Komplex sind ventrikuläre Extrasystolen, ventrikuläre Tachykardie und Torsade de

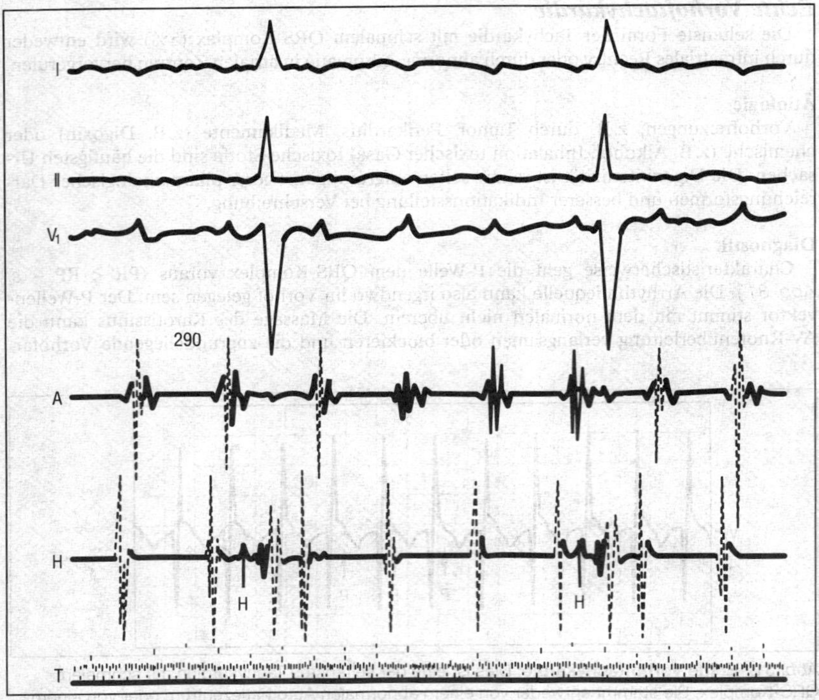

Abb. 32. **Vorhoftachykardie mit Block.** Aufgenommen sind die EKG-Ableitungen I, II und V_1, ein Vorhofelektrogramm (A), ein His-Bündel-Elektrogramm (H) und Zeitmarkierungen in 10- und 100-msec-Intervallen. Die Vorhofzyklusdauer beträgt 290 msec (entsprechend einer Frequenz von etwas über 200 Schlägen/min). Es liegt ein 4:1-AV-Knoten-Block, da es nur nach jedem vierten Vorhofschlag zu einer His-Bündel-Depolarisation kommt.

pointes. So können Arrhythmien, die ihren Ursprung nicht im Ventrikel haben, aberrant geleitet werden und so einen breiten QRS-Komplex hervorrufen. Das sich so ergebende Erscheinungsbild kann diagnostische Schwierigkeiten machen. Es gibt normalerweise Merkmale, die eine exakte Diagnose zu stellen erlauben (P-Wellen, vorherbestehende Zeichen der Erkrankung des Leitungssystemes usw.). Die aberrierende Leitung verändert das therapeutische Vorgehen bei Arrhythmien nicht. Es bleibt das gleiche wie für die häufigere, üblicherweise normal übergeleitete Form. Die antidrome Reentry-Tachykardie ist eine Tachykardie mit breitem QRS-Komplex, bei welcher die Leitung von den Vorhöfen zu den Ventrikeln über ein akzessorisches Leitungsbündel erfolgt, mit Rückkehr zu den Vorhöfen retrograd über den AV-Knoten. Sie wird auch diskutiert bei orthodromer Reentry-Tachykardie und den Tachykardien, die akzessorische Leitungsbündel einbeziehen (s. oben).

Ventrikuläre Extrasystolen (VES)

VES *(s. Abb. 33.)* können Symptome hervorrufen oder nicht, können von diagnostischer Bedeutung sein oder nicht. Obwohl sie früher immer als pathologisch angesehen worden sind, haben 24-Stunden-EKG-Untersuchungen nachgewiesen, daß sie auch bei normalen Personen vorkommen. Wenn man sie beim Fehlen einer kardiovaskulären Erkrankung fin-

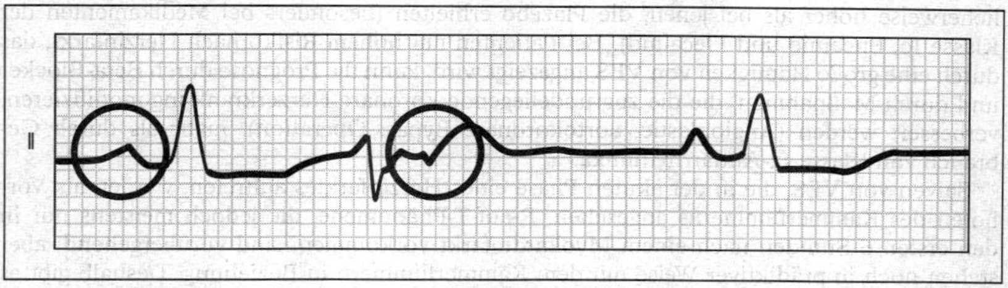

Abb. 33. **Ventrikuläre Extrasystole (VES).** Die EKG-Ableitung II zeigt einen normalen Sinusrhythmus mit aufrechter P-Welle (1. Kreis), gefolgt von einer vorzeitigen Ventrikeldepolarisation. Die vorzeitige, invertierte P-Welle (2. Kreis), welche der VES folgt, ist das Ergebnis einer ventrikulo-atrialen Überleitung. Nach der VES kommt es zu einer Fortsetzung des Sinusrhythmus.

det, haben sie keine prognostische Bedeutung, aber wenn man sie nach einem Infarkt bei Herzschwäche und bei Aortenstenose findet, haben sie prognostische Bedeutung in Abhängigkeit von ihrer Häufigkeit. VES können eine Behandlung rechtfertigen, wenn sie Symptome verursachen. Zur Zeit gibt es jedoch keinen Hinweis, daß ihre Behandlung die Prognose verbessert (bei jeglicher Krankheitskonstellation), am wenigsten nach einem Myokardinfarkt. Klasse-I-Medikamente haben die Prognose verschlechtert (s. unter Prognose und Behandlung, unten).

Symptome und Befunde

Abgesehen von extremer Häufigkeit verursachen vereinzelte VES nur geringe hämodynamische Auswirkungen und sind üblicherweise asymptomatisch. Symptomatische VES werden als Aussetzer eines Herzschlages wahrgenommen, obwohl dies möglicherweise mehr in Beziehung zu dem nachfolgenden verstärkten Sinusschlag als zur VES selber steht.

Prognose und Therapie

Wenn VES mit Ängstlichkeit, Streß, Alkohol, Koffein (Colagetränke, Kaffee, Tee, Erkältungsmittel) verbunden sind, sollte man mit Vermeidung von Auslösern und Beruhigung reagieren. Eine antiarrhythmische Therapie sollte nur dann verordnet werden, wenn die Symptome unerträglich sind, mit besonderer Berücksichtigung ihrer Nebenwirkungen. Nach Beachtung der Kontraindikation sollten bei den Patienten, die behandelt werden müssen, zunächst Beta-Blocker eingesetzt werden. Eine 24-Stunden-Aufzeichnung, die eine positive Beziehung zwischen Herzfrequenz und VES beweist, läßt die Vorhersage zu, welche Patienten am wahrscheinlichsten von Beta-Blockern profitieren, ist aber nicht spezifisch genug, um eine Behandlung gegenüber den anderen Antiarrhythmika abzulehnen. Danach rangieren oder werden bevorzugt gegeben Mexiletin und Disopyramid. Chinidin, Procainamid und Amiodaron haben eine Langzeittoxizität und sind üblicherweise unangebracht. Die Klasse-Ic-Medikamente (Flecainid, Encainid) sind sehr wirksam bei der Unterdrückung von VES, aber sie haben eine Verschlechterung der Überlebensrate bei Patienten nach Myokardinfarkten, bei denen die VES normalerweise asymptomatisch sind, gezeigt. Ihr Stellenwert bei solchen mit Symptomatik verbundenen VES muß noch bewiesen werden.

Es gibt keinen überzeugenden Hinweis darauf, daß gehäufte VES mit einer eingeschränkten Prognose einhergehen, wenn eine Herzerkrankung fehlt. VES sind jedoch von prognostischer Bedeutung, wenn sie eine Aortenstenose, eine Herzinsuffizienz und Z. n. Myokardinfarkt komplizieren. Die prognostischen Überlegungen hängen ab von der Häufigkeit der VES, und eine Grenze wurde bei Patienten nach Myokardinfarkt mit mehr als 10/Stunde festgelegt. Eine ähnliche Schwelle gehört möglicherweise auch zu anderen Situationen. Abgesehen davon zeigte keine Studie einen Vorteil für die Unterdrückung der VES. Bei Patienten nach Myokardinfarkt, die antiarrhythmische Medikamente bekamen, ist die Mortalität üblicherweise höher als bei jenen, die Plazebo erhielten (besonders bei Medikamenten der Klasse Ic, Encainid und Flecainid). Bei Patienten mit hohem Risiko nach Herzinfarkt, das durch eine große Häufigkeit von VES angezeigt wird, kann die Prognose durch Beta-Blocker und durch Maßnahmen, die die zugrundeliegende koronare Herzerkrankung modifizieren, verbessert werden (Angioplastie, aortokoronare Bypass-Operation), mehr als durch Gebrauch von Klasse-Ia-Antiarrhythmika.

Salven von VES, die in der akuten Phase eines Herzinfarktes auftreten, werden als Vorboten des Kammerflimmerns angesehen. R-auf-T-Phänomene, die jedoch meistens nur in den ersten 6 Stunden nach einem Myokardinfarkt vorkommen, sind vorübergehend, aber stehen noch in prädiktiver Weise mit dem Kammerflimmern in Beziehung. Deshalb gibt es keine rationale Basis für eine selektive Behandlung von VES bei einem frühen Myokardinfarkt.

Ventrikuläre Tachykardien

Eine Salve konsekutiver ventrikulärer Schläge mit einer Frequenz ≥ 120 Schlägen/min *(s. Abb. 34. und 35.)*. Ventrikuläre Salven geringerer Frequenz werden beschleunigter idioventrikulärer Rhythmus genannt (eine andere Trennung nach der Frequenz bei ≥ 100 Schlägen/min wird manchmal gebraucht). Idioventrikuläre Rhythmen werden als gutartig angesehen

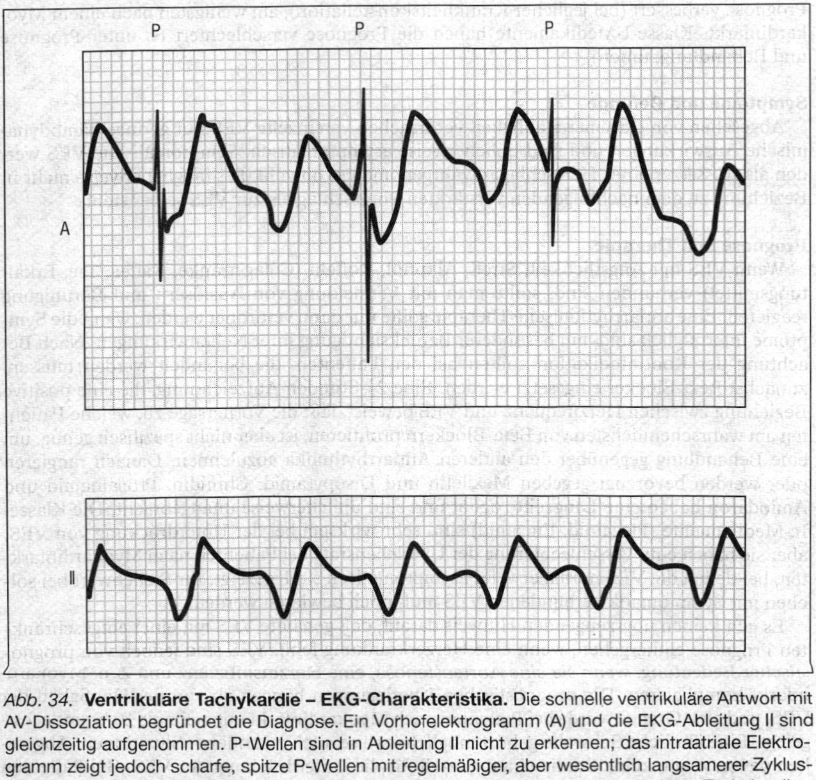

Abb. 34. **Ventrikuläre Tachykardie – EKG-Charakteristika.** Die schnelle ventrikuläre Antwort mit AV-Dissoziation begründet die Diagnose. Ein Vorhofelektrogramm (A) und die EKG-Ableitung II sind gleichzeitig aufgenommen. P-Wellen sind in Ableitung II nicht zu erkennen; das intraatriale Elektrogramm zeigt jedoch scharfe, spitze P-Wellen mit regelmäßiger, aber wesentlich langsamerer Zykluslänge als die der QRS-Komplexe. Dies ist Zeichen für das Vorliegen einer ventrikulären Tachykardie.

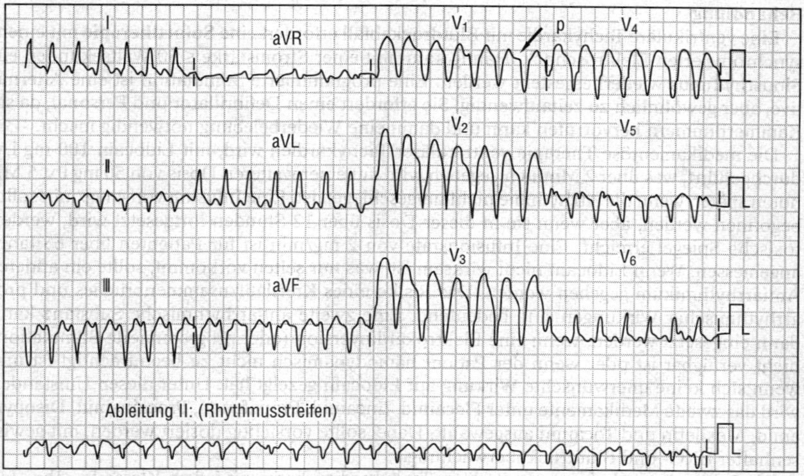

Abb. 35. **Ventrikuläre Tachykardie mit breitem QRS-Komplex.** Die QRS-Dauer beträgt 160 msec. Eine unabhängige P-Welle sieht man in V_1 (Pfeil). Es besteht eine extreme Auslenkung der frontalen Achse.

und werden, wenn sie keine hämodynamische Auswirkungen hervorrufen, üblicherweise nicht behandelt. Sie kommen besonders bei Patienten mit Reperfusion nach einer thrombolytischen Therapie vor, eine Situation, deren Bedeutung nur wenig bekannt ist und möglicherweise eine Therapie erforderlich macht. Ventrikuläre Tachykardien können mono- oder polymorph, vorübergehend oder anhaltend sein (üblicherweise ≥ 30 Sekunden Dauer oder Wiederbelebungsmaßnahmen erforderlich machen). Kurze Salven nicht anhaltender ventrikulärer Tachykardien sind beim akuten Myokardinfarkt häufig, haben aber keine unmittelbare oder spätere prognostische Bedeutung und sollten nicht behandelt werden, wenn sie asymptomatisch sind. Anhaltende ventrikuläre Tachykardien komplizieren eine Vielzahl von Herzerkrankungen, am häufigsten die Spätphase des Myokardinfarktes (oft in Zusammenhang mit einem Aneurysma des linken Ventrikels), linksventrikuläre Kardiomyopathie (z. B. idiopathische, hypertrophische, alkoholische) und rechtsventrikuläre Fehlbildung. Das Auftreten ventrikulärer Tachykardien in Zusammenhang mit strukturellen und üblicherweise schweren zugrundeliegenden Herzerkrankungen erklärt die ernste Prognose.

Diagnostik

Jede Tachykardie mit breitem QRS-Komplex (QRS über 120 msec.) sollte als ventrikuläre Tachykardie angesehen werden, bis das Gegenteil bewiesen ist. Das Vorhandensein von unabhängiger P-Wellenaktivität im EKG *(s. Abb. 35.),* Fusions- oder „capture"-Komplexe, Einheitlichkeit des QRS-Vektors in den präkordialen Ableitungen (Konkordant) und in den Standardableitungen, eine negative elektrische Achse über –30° unterstützen die Diagnose. Eine Tachykardie, die nicht ventrikulären Ursprungs ist (z. B. eine echte Vorhoftachykardie, eine Intra- oder Post-AV-Knoten-Tachykardie und die Reentry-Tachykardien, die ein akzessorisches Leitungsbündel benutzen), kann aberrierend geleitet werden und so eine Tachykardie mit breitem QRS-Komplex herbeiführen. Dies ist sehr selten, jedoch wird die Diagnose wiederholt und irrtümlich bei Patienten mit ventrikulärer Tachykardie gestellt. Eine intravenöse Testdosis eines Kalziumantagonisten (z. B. Verapamil) muß noch untersucht werden, da Kreislaufzusammenbrüche und Todesfälle berichtet worden sind.

Behandlung

Eine ventrikuläre Tachykardie mit Blutdruckabfall erfordert eine **Soforttherapie** mit einem synchronisierten Elektroschock. Häufig kann mit einer Stromstärke ≤ 50 Wattsekunden ein Sinusrhythmus wiederhergestellt werden. Eine programmierte Stimulation ist eine Alternative, aber gewöhnlich zu zeitaufwendig. Sie erfordert einen Defibrillator und Personal, da sie Kammerflimmern hervorrufen kann und damit eine Wiederbelebung notwendig macht.

Die medikamentöse Therapie ventrikulärer Tachykardien wird, mit Lidocain 100 mg i.v. durchgeführt, was über 2 Minuten gegeben wird mit einer weiteren Dosis von 50 mg i.v. 5 Minuten später, wenn die Arrhythmie nicht umgeschlagen ist. Eine Infusion von 4 mg/min sollte begonnen werden, aber wenn sie in dieser Dosis über 12 Stunden fortgesetzt wird, werden toxische Spiegel erreicht. Eine Infusionsrate von 2 mg/min ist für Patienten über 65 Jahre angemessen. Wenn Lidocain nicht wirksam ist, was nur selten vorkommt, sollte ein anderes Antiarrhythmikum gegeben werden. Das Risiko eines Kreislaufzusammenbruches und proarrhythmischer Wirkungen sind bedeutend. Eine zweite antiarrhythmische Substanz kann dann eingesetzt werden, wenn eine Elektrokardioversion (oder programmierte Stimulation) nicht verfügbar ist oder wenn der Patient hämodynamisch nicht zu beeinträchtigt ist und wenn sich keine unerwünschte Wirkung auf Lidocain gezeigt hat. Unter diesen Umständen wird das zweite Medikamente unter Flecainid, Encainid, Propafenon, Procainamid, Disopyramid, Mexiletin und Tocainid ausgewählt. Dabei sollte vorsichtig dosiert werden, mit gewissenhafter EKG- und Blutdrucküberwachung.

Die **Langzeitprophylaxe** ventrikulärer Tachykardien kann mit jedem Klasse-Ia, -Ib-, -Ic-, Klasse-II- oder -III-Medikament erreicht werden. Zum gegenwärtigen Zeitpunkt gibt es im Hinblick auf das Nutzen-Risiko-Verhältnis der Klasse-Ic-Medikamente Besorgnis, können aber sicher und effektiv sein, wenn die Wirksamkeit durch ein 24-Stunden-Langzeit-EKG oder besser durch Ventrikelstimulation nachgewiesen wurde. In der Regel kontraindiziert, außer in seltenen Ausnahmen, sind Klasse-IV-Antiarrhythmika wie Kalziumantagonisten mit elektrophysiologischer Wirkung (Verapamil, Diltiazem), auch wenn sie z. B. eine Ischämie reduzieren. Im Idealfall sollten alle Patienten mit ventrikulären Tachykardien durch invasive elektrische Stimulation untersucht werden und die Therapie dementsprechend ausgewählt werden.

Da eine anhaltende ventrikuläre Tachykardie gewöhnlich von einem umschriebenen anatomischen Substrat mit Reentry-Mechanismus im Ventrikel abhängt, welches elektrophysiologisch identifizierbar ist, kann eine antiarrhythmische Operation wertvoll sein, besonders nach einem Myokardinfarkt. Die Katheterablation hat eine geringe Erfolgsquote und ist nur bei hochselektiven Patienten gut anwendbar. Antitachykarde Schrittmacher können die meisten anhaltenden ventrikulären Tachykardien beendigen, aber sie beinhalten das Risiko der Entstehung von Kammerflimmern und sind kontraindiziert, außer es besteht die Möglichkeit der Defibrillation (s. Schrittmacher, oben).

Torsade de pointes

Torsade de pointes ist eine ventrikuläre Tachykardie, die durch einen ständigen QRS-Wechsel charakterisiert wird *(s. Abb. 36.)*. Sie verursacht Symptome und führt bei Patienten mit seltenem kongenitalem QT-Syndrom zum Tode. Seine Bedeutung in der täglichen Praxis besteht darin, daß es durch Medikamente induziert wird (speziell Antiarrhythmika, die zur weiteren Behandlung kontraindiziert sind). Das Vorgehen besteht darin, alle kardioaktiven Medikamente abzusetzen (z. B. Antidepressiva, Phenothiazide), die Elektrolyte zu normalisieren (besonders Kalium und Magnesium) und besonders das Herz elektrophysiologisch zu stabilisieren, wenn nötig durch eine Kammerstimulation mit Overdrive-Effekt.

Eine Vielzahl von kongenitalen QT-Syndromen sind bekannt. Die beiden wichtigsten sind das Jervell-Lange-Nielsen-Syndrom (autosomal-rezessiv mit begleitender Taubheit) und das Romano-Ward-Syndrom (autosomal-dominant ohne Taubheit). Betroffene Patienten haben beeindruckende QT-Veränderungen (Dauer und Form) und beinhalten das Risiko von Torsade de pointes, die tödlich sein können. Beta-Blocker und/oder Ausschaltung des Ganglion stellatum verbessern die Prognose.

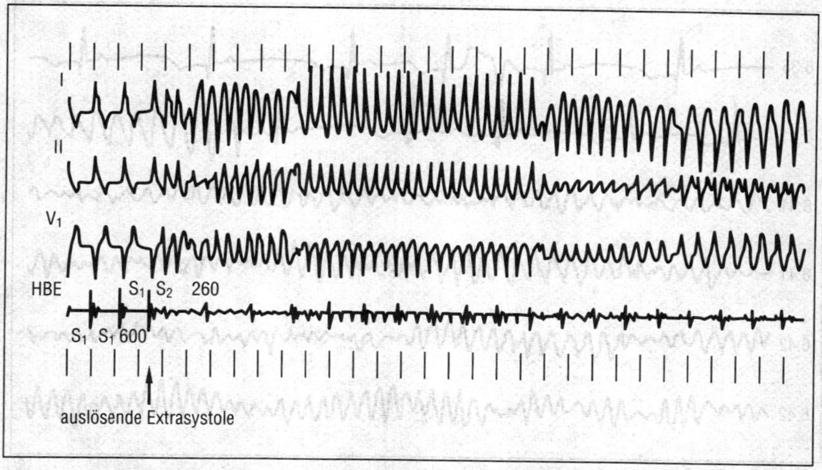

Abb. 36. **Torsade de pointes.** Nach der Gabe von Procainamid löst eine einzelne Extrasystole (S_2) eine Torsade aus, welche eine typische Vektoränderung zeigt.

Kammerflimmern

(S. auch Herzstillstand und kardiopulmonale Wiederbelebung, unten)

Kammerflimmern ist tödlich, es sei denn, es wird durch einen Elektroschock behoben (die Defibrillation durch einen Schlag auf die Brust oder Antiarrhythmika ist sehr selten). Kammerflimmern wird durch zahlreiche, vernetzte, kleine Reentry-Wellen elektrischer Aktivität hervorgerufen und zeigt sich im EKG als eine unregelmäßige Aufzeichnung (keine stabile Zykluslänge, Aktivierungszeit oder Vektor – *s. Abb. 37.*). Auf zellulärer Ebene kann die elektrische Aktivität geordnet ablaufen, eine globale Auswirkung besteht darin, daß auch keine mechanische Kontraktion mehr vorkommt und das Herzzeitvolumen auf 0 abfällt. Kammerflimmern kann nach klinischen Gesichtspunkten eingeteilt werden, aber das EKG ist jedesmal identisch. Kammerflimmern, das den akuten Myokardinfarkt beim Fehlen eines Blocks oder Herzversagens kompliziert und üblicherweise in den ersten Stunden nach Beginn des Myokardinfarktes auftritt, wird als primäres „Kammerflimmern" bezeichnet. Die Erfolgsquoten für die Defibrillation betragen 95%, und sowohl die Kurz- als auch die Langzeitprognose sind ausgezeichnet. Primäres Kammerflimmern, das einen akuten Myokardinfarkt kompliziert, kann nicht vorausgesagt werden. Für Lidocain, Magnesium und Beta-Blocker wurde gezeigt, daß sie für dieses Ereignis einen gewissen Schutz bieten, allerdings besteht bei Lidocain ein erhöhtes Risiko der Asystolie. Verwirrenderweise wurde der Begriff „primäres Kammerflimmern" ebenso für ein Kammerflimmern, was in Abwesenheit eines Myokardinfarktes vorkommt, angewandt (z. B. bei dem plötzlichen Herztod außerhalb des Krankenhauses). Diese Situation steht im allgemeinen in Beziehung zu einer schweren zugrundeliegenden koronaren Herzerkrankung, und bei denen, die überleben, ist es wahrscheinlich, daß es sich wiederholt. Solche Patienten benötigen eine exakte Untersuchung, einschließlich einer Ergometrie, einer Koronarangiographie und einer invasiven Elektrostimulation. Ein akuter Herzinfarkt mit Schock, mit oder ohne Herzversagen, ist der Rahmen für das sekundäre Kammerflimmern, eine Rhythmusstörung, die mit einer schweren zugrundeliegenden ventrikulären Schädigung verbunden ist. Die Erfolgsquote von 30% für die Wiederbelebung und eine Krankenhausmortalität für die erfolgreich Wiederbelebten von 70% weist auf den Ernst der Situation hin.

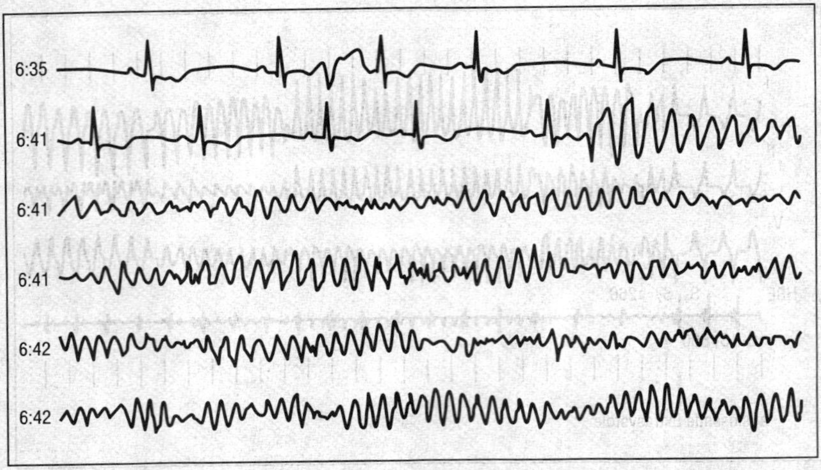

Abb. 37. **Auslösung von Kammerflimmern.** Bei dieser kontinuierlichen Aufzeichnung weisen die ersten wenigen ventrikulären Reaktionen einen gewissen Zusammenhalt auf, der aber bei weiterer Aufzeichnung bald degeneriert. Die Tageszeit (morgens) ist am linken Rand verzeichnet.

Als Komplikation bei myokardialer Reperfusion zufolge thrombolytischer Therapie kann sowohl Kammerflimmern als auch ein idioventrikulärer Rhythmus auftreten. Die Wahrscheinlichkeit nimmt um so mehr zu, je früher die Reperfusion auftritt. Die Erfolgsquote für ihre Behandlung ist in dieser Situation hoch.

Zur Behandlung von Kammerflimmern s. Herzstillstand und kardiopulmonale Wiederbelebung, unten.

HIS-Bündel-Arrhythmien

His-Bündel-Arrhythmien entstehen möglicherweise durch Automatie und können bei den meisten Arten von Herzerkrankungen als Folge einer Digitalisintoxikation vorkommen. Echte His-Bündel-Depolarisationen führen zu normal ausgebildeten QRS-Komplexen ohne vorangehende P-Wellen. Depolarisationen, die tiefer im spezialisierten Leitungssystem entstehen, rufen QRS-Komplexe mit unterschiedlichen Schenkelblockbildern hervor. Die Unterscheidung ersterer von AV-Knotenextrasystolen und letzterer von ventrikulären Extrasystolen kann schwierig oder unmöglich sein. Selten kommen anhaltende His-Bündel-Tachykardien vor. Man weiß weniger über eine optimale Behandlungsstrategie, aber Antiarrhythmika der Klasse I bieten eine angemessene Wirksamkeit.

Atrioventrikulärer Block

AV-Block I. Grades

Das EKG zeigt QRS-Komplexe für jede P-Welle, aber das PR-Intervall ist größer als normal (normalerweiswe über 0,22 sec. *– (s. Abb. 38.A) und ist frequenzabhängig.* Der AV-Block *I. Grades ist* asymptomatisch und kann physiologisch sein. Man beobachtet ihn oft bei gut trainierten Sportlern, bei jungen Personen und bei solchen Menschen mit hohem Vagotonus. Sogar wenn er im Zusammenhang mit einer Krankheit vorkommt, ist seine Behandlung nicht geboten, aber eine weitere Untersuchung kann nötig sein. Die PR-Verlängerung kommt bei akutem rheumatischem Fieber und bei Herzsarkoidose vor und kann medizinrechtliche Bedeutung haben bei der Personaleinstellung und bei Versicherungsabschluß.

AV-Block II. Grades

Die P-Wellen sind nicht immer von einem QRS-Komplex gefolgt *(s. Abb. 38.B)*. Drei unterschiedliche Erscheinungsformen sind bekannt: der **Wenckebach-(Mobitz-I-)Block,** der eine progressive PR-Verlängerung zeigt, bis ein QRS-Komplex ausfällt, was zu einer Erholung der AV-Knotenleitung führt und zu einer Wiederholung dieser Sequenz, der **Mobitz-II-Block,** bei dem das PR-Intervall konstant bleibt, aber bei dem ein QRS-Komplex unerwartet fehlt, und der **hochgradige Block,** bei dem eine mathematische Beziehung zwischen den P-Wellen und den QRS-Komplexen besteht, z.B. 2:1-, 3:1-Block. Symptome sind selten. Seine Bedeutung besteht im Risiko der Entwicklung eines kompletten Herzblockes. Hochgradiger Block und Mobitz-II-Block werden traditionellerweise als ernster angesehen als die Wenckebach-Blockierung. Bei Patienten mit chronischer kardiovaskulärer Erkrankung jedoch sollte eine prophylaktische dauerhafte Schrittmacherversorgung bei allen AV-Blockierung II. Grades überlegt werden.

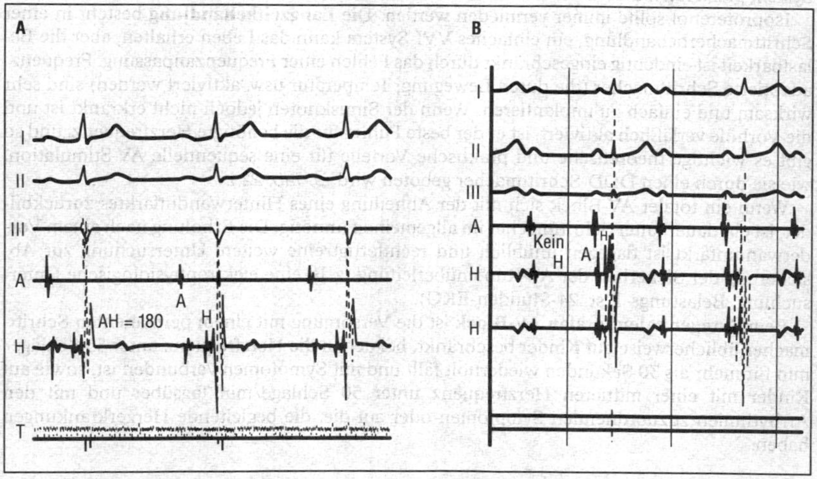

Abb. 38. **AV-Knoten-Block. A.** Verlängerte AV-Knoten-Überleitung (AV-Block 1. Grades). Aufgezeichnet sind die EKG-Ableitungen I, II und III, ein Vorhofelektrogramm (A), ein His-Bündel-Elektrogramm (H) und Zeitmarkierungen in 10- und 100-msec-Intervallen. Das PR-Intervall ist verlängert, da die Überleitung vom Vorhof zum His-Bündel (AH-Intervall abnorm verlängert ist (180 msec). Eine Verlängerung des PR-Intervalls ist im allgemeinen das Ergebnis einer AV-Knoten-Leitungsverzögerung. **B.** 2:1-AV-Knoten-Überleitung. Jede zweite vom Sinusknoten ausgehende Vorhofdepolarisation kann den AV-Knoten nicht durchdringen und das His-Bündel erregen, was zu einem 2:1-Block innerhalb des AV-Knotens führt.

AV-Block III. Grades

Beim AV-Block III. Grades besteht keine elektrische Verbindung zwischen Vorhöfen und den Ventrikeln mehr (kompletter Herzblock). Das Leben wird durch ein Ausweichen auf einen junktionalen (AV-Knoten oder His) oder ventrikulären Schrittmacher aufrechterhalten. Je „höher" der Schrittmacher, desto schmäler der QRS-Komplex. „Hohe" Schrittmacher sind relativ schnell (40 Schläge pro Minute), führen zu einem schmalen QRS-Komplex und sind relativ verläßlich. „Tiefe" Schrittmacher sind langsam, führen zu breiten QRS-Komplexen und sind unzuverläßlich. P-Wellen sieht man auf dem EKG, aber ohne Beziehung zu den QRS-Komplexen.

Der Herzblock III. Grades ist eine schwere Arrhythmie mit bedeutenden hämodynamischen Konsequenzen (über kongenitalen Herzblock, s. unten). Synkopen, Schwindel und akutes Herzversagen sind häufig. Wenn die Frequenz des Ersatzschrittmachers über 40 Schläge pro Minute beträgt, sind Symptome weniger akut, sie führen zu Leistungsminderung, Absinken des Blutdruckes im Stehen und Atemnot. Die Asystolie ist eine dauernde Bedrohung.

Behandlung: Wenn ein Herzblock III. Grades einen Hinterwandinfarkt kompliziert, kann er auf Atropin ansprechen. Wenn er mit einem Vorderwandinfarkt verbunden ist, zeigt er einen ausgedehnten Infarkt mit einer ernsten Akut- und Spätprognose an. Das Herzzeitvolumen wird normalerweise durch den ventrikulären Herzschrittmacher aufrechterhalten, dessen Eigenfrequenz sehr niedrig und Rhythmik nicht zuverlässig sein kann. Die Behandlung besteht in der notfallmäßigen Versorgung mit einer passageren transvenösen Schrittmacherelektrode. Eine externe Stimulation ist möglich, indem man permanente elektrische Impulse über breite Hebeelektroden abgibt. Er kann einen brauchbaren Ersatz, bis ein endokardiales System plaziert ist, darstellen.

Isoproterenol sollte immer vermieden werden. Die **Langzeitbehandlung** besteht in einer Schrittmacherbehandlung, ein einfaches VVI-System kann das Leben erhalten, aber die Belastbarkeit ist eindeutig eingeschränkt durch das Fehlen einer Frequenzanpassung. Frequenzadaptierte Schrittmacher (die durch Bewegung, Temperatur usw. aktiviert werden) sind sehr wirksam und einfach zu implantieren. Wenn der Sinusknoten jedoch nicht erkrankt ist und die Vorhöfe verläßlich aktiviert, ist er der beste Fühler für die benötigte Herzfrequenz, und so gibt es wichtige theoretische und praktische Vorteile für eine sequentielle AV-Stimulation, wie sie durch einen DDD-Schrittmacher geboten wird *(s. Tab. 22.)*.

Wenn ein totaler AV-Block sich mit der Abheilung eines Hinterwandinfarktes zurückbildet, ist ein dauerhafter Schrittmacher im allgemeinen unnötig. Die Erholung nach einem Vorderwandinfarkt ist dagegen unüblich und rechtfertigt eine weitere Untersuchung zur Absicherung der Sicherheit der AV-Knotenüberleitung (z.B. eine elektrophysiologische Untersuchung, Belastungs-Test, 24-Stunden-EKG).

Beim **kongenitalen totalen AV-Block** ist die Versorgung mit einem permanenten Schrittmacher üblicherweise auf Kinder beschränkt, bei denen die Herzfrequenz unter 55 Schläge/min für mehr als 30 Sekunden wiederholt fällt und mit Symptomen verbunden ist, sowie auf Kinder mit einer mittleren Herzfrequenz unter 50 Schläge/min tagsüber und mit den Arrhythmien zuzuordnenden Symptomen oder auf die, die begleitende Herzerkrankungen haben.

Schenkelblock

Änderungen des infranodalen spezialisierten Leitungssystems können von jedem Krankheitsprozeß ausgelöst werden, einschließlich einer intrinsischen Degeneration mit oder ohne andere begleitende Herzerkrankungen. Ein Schenkelblock oder die Hemiblockierungen und nichtspezifische intraventrikuläre Leitungsstörungen sind keine Arrhythmien per se, sie verursachen üblicherweise keine Symptome und erfordern keine direkte Behandlung, aber sind oft von ungünstiger prognostischer Bedeutung. Ein Rechtsschenkelblock (RSB – *s. Abb. 39.*) kann auch bei normal erscheinenden Personen auftreten. Seine wichtigste Beziehung besteht im Zusammenhang mit einem Vorderwand-Infarkt, da er eine bedeutsame Schädigung anzeigt. Das erstmalige Auftreten eines Rechtsschenkelblockes läßt eine fortschreitende Verschlechterung des Herzens vermuten (bei Sarkoidose etc.), während eine Deformierung des QRS-Komplexes kein ernster Vorbote bei der EKG-Diagnose eines Myokardinfarktes ist.

Der Linksschenkelblock (LSB – *s. Abb. 40.*) ist immer pathologisch und führt zu schlechter Prognose. Die Stellung einer anderen Diagnose durch das EKG schließt er so gut wie aus. Es ist keine spezifische Behandlung indiziert. Ein totaler AV-Block muß jedoch befürchtet werden. Es gibt jedoch keinen Hinweis auf den Vorteil einer prophylaktischen Schrittmacherversorgung, es sei denn, der Linksschenkelblock ist mit einer PR-Verlängerung verbunden.

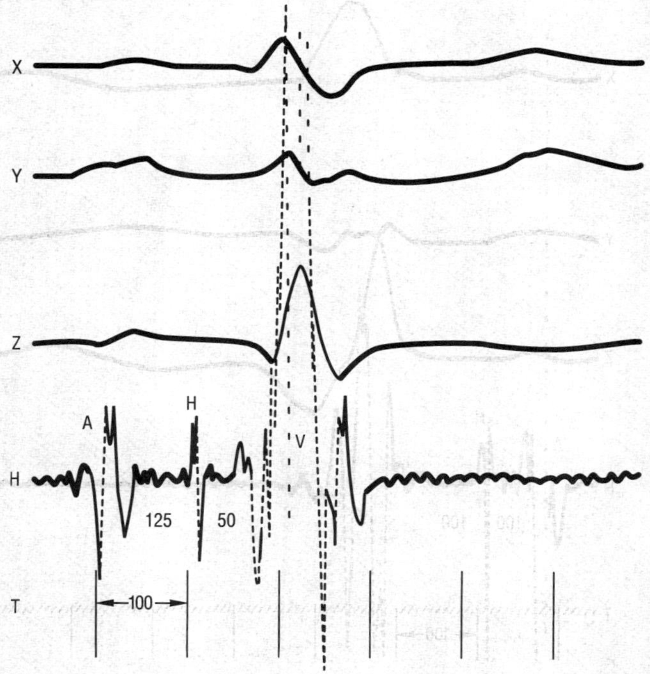

Abb. 39. **Rechtsschenkelblock (RSB).** Aufgenommen sind die orthogonalen Vektorableitungen X, Y und Z (Frank-System), ein His-Bündel-Elektrogramm (H) und Zeitmarkierungen in 100-msec-Intervallen. Es besteht eine terminale QRS-Verlangsamung nach rechts und vorne mit normalem HV-Intervall, was anzeigt, daß der Rest des intraventrikulären Reizleitungssystems normal ist.

Hemi(-faszikuläre) Blockierungen und nicht-spezifische atrioventrikuläre Leitungsstörungen

Die Schenkel des linken Bündels – in einem anterioren und posterioren Faszikel – können getrennt durch eine Erkrankung erfaßt werden. Die Unterbrechung des links anterioren Faszikels ruft den **links anterioren Hemiblock** hervor, der durch eine mäßige QRS-Verbreiterung (120 msec.) und in den Standardableitungen einen QRS-Vektor von −30° (obere Achse) charakterisiert ist. Der links posteriore Hemiblock ist in den Standardableitungen mit einem QRS-Vektor von über +120° verbunden. Rechtsschenkelblock und linker Hemiblock können zusammen vorkommen, die Kombination gibt oft eine ausgedehnte kardiale Schädigung wieder und wird besonders als Folge eines akuten Myokardinfarktes beobachtet. Patienten, die an einem Anteroseptalinfarkt leiden, tragen ein hohes Risiko von Kammerflimmern in den ersten 6 Wochen nach dem Infarkt, danach ist das Risiko gering. Ein Rechtsschenkelblock mit einem Hemiblock und einer abnormalen AV-Knotenfunktion (eine Blockierung I. oder II. Grades) läßt eine ausgedehnte Schädigung des Leitungssystems vermuten, mit dem drohenden Risiko eines AV-Blockes III. Grades. Der Vorteil eines prophylaktischen passageren Schrittmachers ist jedoch nicht gesichert. Üblicherweise wird aber ein solcher gelegt.

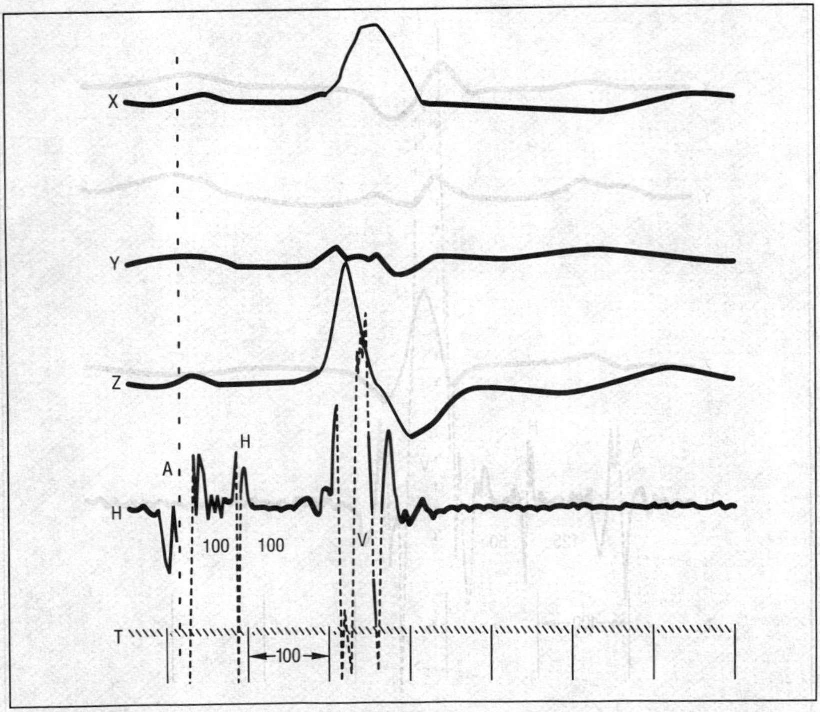

Abb. 40. **Klassischer Linksschenkelblock (LSB).** Aufgenommen sind die Vektorableitungen X, Y und Z (Frank-System), ein His-Bündel-Elektrogramm (H) und Zeitmarkierungen in 100-msec-Intervallen. In Ableitung X sieht man eine typische, mittlere bis späte linksseitige QRS-Verlangsamung. Die normale mittlere QRS-Achse in der Frontalebene (Y) und das verlängerte HV-Intervall (100 msec) sind für diese Form des LSB charakteristisch und zeigen eine trifaszikuläre Erkrankung des Reizleitungssystems an.

Sick-Sinus-Syndrom

Dieser Begriff wird auf ein breites Spektrum von Störungen der Sinusknotendysfunktion angewandt, einschließlich der persistierenden Sinusbradykardie, des sinoatrialen (SA-) Blocks, der sich als Wenckebach-Block manifestiert, und des kompletten S-A-Blocks – „Sinusarrest" – (die Sinusimpulse fehlen, um die Vorhöfe zu aktivieren). Wenn beim letzteren kein Ersatzschrittmacher aktiv wird, folgen hämodynamischer Kollaps und Synkope. Bei vielen Patienten gibt es Hinweise, die nahelegen, daß die Veränderungen nicht nur auf den Sinusknoten beschränkt sind. Gleichzeitig bestehende AV-Knotenstörungen sind häufig. Eine wichtige Variante des Sick-Sinus-Snydroms ist das Bradykardie-Tachykardie-Syndrom, bei dem Vorhofflattern und -flimmern mit ausgedehnten asystolischen Perioden abwechseln.

Symptome und Befunde

Viele Arten des Sick-Sinus-Syndroms verursachen keine Symptome, aber wenn die Herzfrequenz dauerhaft und unangemessen niedrig ist, sind Abgeschlagenheit und Müdigkeit häufig. Lang anhaltende asystolische Perioden verursachen Synkopen. Tachykarde Phasen werden häufig als Herzklopfen wahrgenommen.

Diagnostik

Ein langsamer Puls, insbesondere wenn er irregulär ist, kann die Diagnose vermuten lassen. Durch eine 24-Std-LZ-EKG-Aufzeichnung mit Einschluß von Symptomen kann sich die Diagnose ergeben *(s. Abb. 41.)*. Elektrophysiologische Tests sind nicht mehr für diagnostische Zwecke erforderlich, zumal ihre Spezifität und Sensitivität schlecht sind.

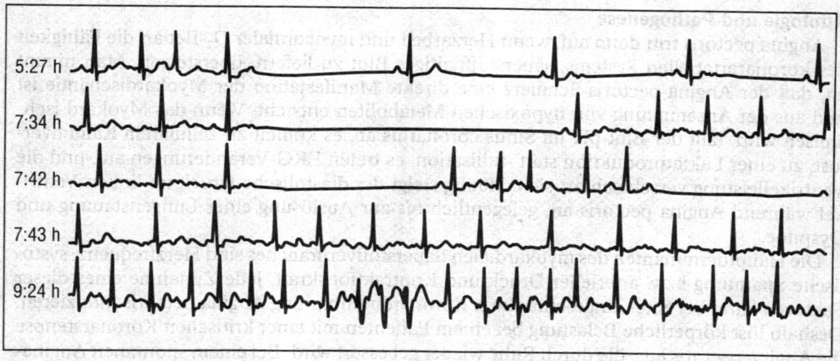

Abb. 41. **Symptomatisches Sick-Sinus-Syndrom.** Dargestellt sind Beispiele eines 24-Stunden-EKG (Bradykardie-Tachykardie-Variante). Beachten Sie die asystolische Episode, Vorhofflattern-/flimmern und VES. Die Tageszeit (morgens) ist am linken Rand angegeben.

Behandlung

Zum gegenwärtigen Zeitpunkt erfordern symptomatische Patienten einen dauerhaften Schrittmacher. Neue Hinweise legen nahe, daß ein 2-Kammer-System (DDI, DDDR, DDIR – *s. Tab. 22.*) das Auftreten von Vorhofflimmern hinauszögern oder verhüten kann, es sollte bei all diesen Patienten in Erwägung gezogen werden.

Wenn Vorhofflimmern manifest vorhanden ist, ist ein VVI- oder VVIR-Schrittmacher angebracht. Eine antiarrhythmische Therapie kann indiziert sein, um paroxysmale Tachyarrhythmien zu verhüten.

Ischämische Herzmuskelkrankheiten

Koronare Herzkrankheit (KHK)

Überwiegend ist die KHK die Folge von subintimalen Atheromen in den großen und mittelkalibrigen Arterien des Herzens. Risikofaktoren und die Pathogenese der atherosklerotischen Läsionen und der KHK sind unter *Arteriosklerose, Atherosklerose* in *Kap. HKR, 3.*, und unter *Hyperlipoproteinämie* in *Kap. ERN, 7.* besprochen. Charakteristischerweise beginnt dieser Prozeß schleichend, oft unregelmäßig auf verschiedene Gefäße verteilt, und ist in der Lage, plötzlich mit der Blutversorgung eines Myokardabschnittes zu interferieren, am häufigsten durch Ruptur einer exzentrischen atheromatösen Plaque mit nachfolgender intraluminaler Thrombose. Die Hauptkomplikationen der KHK sind Angina pectoris, Myokardinfarkt und plötzlicher Herztod. 35% der Todesfälle bei Männern im Alter zwischen 35 und 50 Jahren sind in den USA durch einen akuten Myokardinfarkt verursacht.

Angina pectoris

Ein klinisches Syndrom infolge einer myokardialen Ischämie, das durch zeitweilig präkordiale Beschwerden oder präkordialen Druck charakterisiert ist, typischerweise durch körperliche Anstrengungen ausgelöst wird und in Ruhe oder bei Verabreichung von Nitroglyzerin sublingual verschwindet.

Ätiologie und Pathogenese

Angina pectoris tritt dann auf, wenn Herzarbeit und myokardialer O_2-Bedarf die Fähigkeit des koronararteriellen Systems, sauerstoffhaltiges Blut zu liefern, übersteigen. Man nimmt an, daß der Angina-pectoris-Schmerz eine direkte Manifestation der Myokardischämie ist und aus der Ansammlung von hypoxischen Metaboliten entsteht. Wenn das Myokard ischämisch wird, fällt der Blut-pH im Sinus coronarius ab, es kommt zu zellulärem Kaliumverlust, zu einer Laktatproduktion statt -utilisation, es treten EKG-Veränderungen auf, und die Ventrikelleistung verschlechtert sich. Häufig steigt der diastolische Druck im linken Ventrikel während Angina pectoris an, gelegentlich bis zur Auslösung einer Lungenstauung und Dyspnoe.

Die Hauptderminanten des myokardialen Sauerstoffverbrauches sind Herzfrequenz, systolische Spannung bzw. arterieller Druck und Kontraktionskraft. Jede Zunahme eines dieser Faktoren kann bei einer eingeschränkten Koronardurchblutung Angina pectoris induzieren. Deshalb löst körperliche Belastung bei einem Patienten mit einer kritischen Koronarstenose die Angina pectoris aus, die durch Ruhe wieder gebessert wird. Bei einem spontanen Anginaanfall bei Ruhe wird das subjektive Bewußtswerden des Schmerzes in der Regel von einer mäßigen Steigerung der Herzfrequenz und einem manchmal ausgeprägten Blutdruckanstieg begleitet. Wenn die Angina pectoris nicht behoben wird, können diese Veränderungen ein verheerend wirkendes, positives Rückkoppelungssystem (positiver Biofeeback) darstellen: Je höher der Blutdruck und je schneller die Herzfrequenz, desto größer wird der ungedeckte myokardiale O_2-Bedarf. Bei den meisten Patienten wird die Angina pectoris durch eine kritische Koronararterienobstruktion auf dem Boden einer Atherosklerose verursacht.

Patienten, die an einer seit langem bestehenden Angina pectoris sterben, haben fast ausnahmslos eine ausgedehnte Koronaratherosklerose und fleckförmig verteilte Myokardfibrose. Zeichen eines alten Myokardinfarktes können ebenfalls vorliegen. Gelegentlich findet man nichtatherosklerotische Grundkrankheiten, wie etwa eine verkalkte Aortenstenose, eine Aorteninsuffizienz oder eine hypertrophische Subaortenstenose. Sie können allein oder zusammen mit einer KHK vorkommen. In diesen Fällen ist die Myokardarbeit stark erhöht. Gelegentlich gibt es Patienten mit tödlichem Herzinfarkt und anatomisch normalen Koronararterien. Hierbei kann man entweder eine Koronarembolie oder einen Spasmus als Ursache postulieren (s. Myokardinfarkt, unten).

Symptomatik

Die sehr variablen Beschwerden bei Angina pectoris werden am häufigsten hinter dem Sternum empfunden. Dabei kann es sich um ein vages, kaum störendes Ziehen handeln, oder es kann schnell ein schweres, intensives, erdrückendes präkordiales Schmerzgefühl werden. Häufig registrieren die Patienten das Unbehagen nicht als Schmerz. Der Schmerz kann zur linken Schulter und entlang der Innenseite des linken Arms ausstrahlen, selbst bis in die Finger hinein. Er kann geradewegs in den Rücken, in den Hals, die Kiefer, die Zähne und gelegentlich auch den rechten Arm hinunter ausstrahlen. Anginöse Beschwerden können ebenfalls im Ober- oder Unterbauch zu spüren sein. Da sie insgesamt nur selten in der Gegend der Herzspitze gefühlt werden, hat der Patient, der genau auf diese Stelle zeigt oder der fließende, scharfe oder heiße Empfindungen beschreibt, in der Regel keine Angina pectoris.

Charakteristischerweise wird die Angina pectoris durch körperliche Aktivität ausgelöst, hält in der Regel nur wenige Minuten an und klingt in Ruhe ab. Im allgemeinen ist die Reaktion auf eine körperliche Belastung vorhersagbar. Bei manchen Patienten kann allerdings die gleiche Anstrengung an einem Tag toleriert werden und am nächsten Tag eine Angina pectoris auslösen. Die Angina pectoris wird verstärkt, wenn die Anstrengung auf eine Mahlzeit folgt. Sie ist ebenfalls bei kaltem Wetter ausgeprägter, so daß symptomfreie Anstrengungen eines bestimmten Grades während des Sommers im Winter zu Angina pectoris führen können. Ein Laufen gegen den Wind oder erster Kontakt mit kalter Luft beim Verlassen eines warmen Raumes kann ebenfalls einen Anfall auslösen. Die Beschwerden können in der Nacht auftreten **(nächtliche Angina pectoris)** oder wenn der Patient ruht und scheinbar keiner Stimulation ausgesetzt ist **(Angina decubitus).** Einem nächtlichen Angina-pectoris-Anfall kann häufig ein Traum vorausgehen, der mit deutlichen Veränderungen der Atmung, der Pulsfrequenz und des Blutdrucks einhergeht. Eine nächtliche Angina kann außerdem ein Zeichen einer wiederholt auftretenden linksventrikulären Insuffizienz sein, die einer nächtlichen Dyspnoe entspricht.

Die Anfallshäufigkeit variiert von mehrmals täglich bis zu gelegentlichen Anfällen, die durch symptomfreie Intervalle von Wochen, Monaten oder Jahren getrennt sind. Sie können an Häufigkeit zunehmen (Crescendo-Angina), bis es zu einem tödlichen Ende kommt. Sie können auch allmählich abnehmen oder völlig verschwinden, wenn sich ein adäquater koronarer Kollateralkreislauf entwickelt, das ischämische Areal infarziert oder eine Herzinsuffizienz entsteht und die körperliche Aktivität beeinträchtigt.

Da die Charakteristika der Angina für eine Einzelperson im allgemeinen gleichbleiben, sollte jeder Wechsel im Erscheinungsbild – Zunahme der Anfälle, verminderte Auslöseschwelle, längere Dauer oder Auftreten in Ruhe oder beim Erwachen aus dem Schlaf – ernst genommen werden. Ein sich derart wandelndes Bild wird auch als **instabile Angina pectoris, akute Koronarinsuffizienz, Präinfarkt-Angina** oder **Intermediärsyndrom** bezeichnet. Instabile Angina ist der bevorzugte Terminus, da er hinsichtlich der Prognose kein qualitatives Urteil impliziert. Eine instabile Angina kann prodromal vor einem akuten Herzinfarkt auftreten; ein plötzlicher Tod ist weniger häufig. Statistische Untersuchungen sprechen dafür, daß etwa 30% der Patienten mit instabiler Angina innerhalb der ersten drei Monate nach Auftreten der Symptomatik einen Infarkt erleiden werden.

Die **Prinzmetal-Angina (Variant-Angina)** entsteht gewöhnlich aufgrund des Spasmus eines großen Kranzgefäßes und zeichnet sich durch Schmerzen *in Ruhe* und durch eine Anhebung (und keine Senkung) der ST-Strecke im Anfall aus. Zwischen den Anfällen kann das EKG normal aussehen oder ein stabiles abnormales Kontrollbild zeigen. Ventrikuläre Arrythmien sind häufig, und die Anfälle haben die Tendenz, regelmäßig zu bestimmten Tageszeiten aufzutreten. Eine intravenöse Injektion von Ergonovin ist als Provokationstest zur Auslösung eines Spasmus benutzt worden, sollte jedoch nur von erfahrenem Personal in einem Angiographie-Labor eingesetzt werden. Die Beschwerden verschwinden in der Regel prompt nach Verabreichung von Nitroglyzerin sublingual. Die Prognose ist unterschiedlich. Kalziumantagonisten (Kalziumkanal-Blocker) scheinen hoch wirksam zu sein.

Klinischer Befund: Zwischen den Anfällen und selbst während eines Anfalls müssen nicht unbedingt Zeichen einer organischen Herzerkrankung vorliegen. Jedoch steigt während eines Anfalls die Herzfrequenz in der Regel an, der Blutdruck ist häufig erhöht, die Herztöne schwächen sich ab, und der Herzspitzenstoß wird unschärfer. Palpation des Präkordiums kann ein umschriebenes systolisches Vorwölben oder eine paradoxe Bewegung aufdecken, welche eine segmentale Myokardischämie und regionale Dykinesie signalisiert. Es kann zu einer paradoxen *Spaltung des zweiten Herztones* kommen, weil sich die linksventrikuläre Austreibungsphase während der Ischämiephase verlängert. Häufig ist ein *vierter Herzton* vorhanden. Bei einigen Personen ist auch ein mittel- oder spätsystolisches Geräusch im Bereich der Herzspitze zu hören, welches eher schrill, jedoch nicht besonders laut ist. Dieses Geräusch ist einer lokalisierten Dysfunktion des Papillarmuskels infolge Ischämie zugeschrieben worden.

Elektrokardiogramm: Eine kontinuierliche EKG-Aufzeichnung während eines Schmerzanfalls ist äußerst hilfreich. Eine Vielzahl von EKG-Veränderungen ist möglich: Charakteristische ST-Strecken-Senkung, ST-Strecken-Hebung, Abnahme der R-Wellen-Amplitude, intraventrikuläre oder schenkelblockartige Leitungs- und Rhythmusstörungen (meist ventrikuläre Extrasystolen). Zwischen den Anfällen ist das EKG bei etwa 30% der Patienten mit anamnestisch typischer Angina pectoris (und meist LV-Funktion) in Ruhe vollkommen normal, selbst bei einer ausgeprägten Dreigefäß-Erkrankung.

Diagnostik

Die *Diagnose* einer Angina pectoris wird *klinisch* gestellt und basiert auf charakteristischen Brustbeschwerden, welche durch Belastung herbeigeführt werden und in Ruhe abklingen. Eine Bestätigung kann man erhalten, wenn man reversible ischämische EKG-Veränderungen während eines spontanen Anfalles beobachtet oder auch durch eine sublinguale Testdosis Nitroglyzerin, die charakteristischerweise die Angina pectoris innerhalb von 1½ bis 3 Minuten behebt. Wenn hierdurch eine prompte Besserung nicht erreicht wird, muß die Diagnose einer Angina pectoris angezweifelt werden. Ein pathologisches Ruhe-EKG alleine kann die Diagnose einer Angina pectoris weder bestätigen noch ausschließen, diese Diagnose muß durch charakteristische Symptome gestellt werden.

Verschiedene diagnostische Tests sind verfügbar. Der Ergometer-Belastungstest oder Radionukliddarstellungen während Belastung und nach Ruhe können das Vorliegen von Ischämie nachweisen, dabei kommen falsch positive oder negative Ergebnisse vor. Die Belastungsechokardiographie ist auch manchmal nützlich. Die Koronarangiographie dokumentiert die Koronarobstruktion in den epikardialen Gefäßen, die durch die KHK hervorgerufen wird.

Belastungstests: Die Bestimmung der kardiovaskulären Reaktion auf eine Belastung hin ist ein wichtiges Hilfsmittel für die Diagnosestellung und Beurteilung von Patienten mit möglicher koronarer Herzkrankheit. Da die Diagnose einer Angina im wesentlichen auf der Anamnese des Patienten beruht, sind die Belastungstests mit typischen Symptomen im allgemeinen dafür geeignet, die funktionelle Reaktion auf der jeweiligen Stufe der Belastung zu bestimmen. Aus diesem Grund wird von vielen Experten ein *symptomlimitierter* Test vorgezogen. Bei dieser Art von Tests soll der Patient bis zu einem vorbestimmten Ziel belastet werden, z. B. auf 80–90% seiner maximalen Herzfrequenz, es sei denn, daß besorgniserregende kardiovaskuläre Symptome auftreten. Bei Patienten mit atypischen Symptomen kann der Belastungstest jedoch diagnostisch hilfreich sein, wenn er negativ ist. Ein negativer maximaler Belastungstest schließt im allgemeinen eine Angina pectoris und die koronare Herzerkrankung aus. Ein positiver Test kann eine belastungsinduzierte Ischämie anzeigen, dabei kann er die nichttypischen Symptome erklären oder aber auch nicht, und so können weitere Untersuchungen erforderlich erscheinen.

Die maximale Herzfrequenz während Belastung steht in direkter Beziehung zum maximalen O_2-Verbrauch, es besteht eine lineare Beziehung zwischen Herzfrequenz und O_2-Aufnahme des Körpers. Die Angemessenheit eines Belastungstests ergibt sich daher aus der im Test erreichten Herzfrequenz (die maximale Herzfrequenz unter Belastung nimmt mit dem Lebensalter ab; es gibt Tabellen mit der zu erwartenden maximalen Herzfrequenz während Belastung, bezogen auf Alter und Geschlecht – eine grobe Schätzung der maximalen Herzfrequenz besteht darin, von 220 das Alter des Patienten abzuziehen). Die Belastung kann durch Dyspnoe, eingeschränkte Kondition, Müdigkeit, Hypotonie oder Brustschmerzen limitiert sein.

Die ischämische EKG-Veränderung während oder nach Belastung zeichnet sich durch eine flache oder deszendierende ST-Strecken-Senkung von mehr als 0,1 mV und einer Dauer von 0,08 s. oder mehr aus. Eine junktionale Absenkung mit aufwärtsverlaufender ST-Strecke ist schwer zu interpretieren. Sie geht mit einer hohen Zahl falsch-positiver Befunde einher. Die Aussagekraft eines diagnostischen Tests wird durch seine Sensitivität und Spezifität angegeben, eine exakte Interpretation muß die Prävalenz der Erkrankung bei den Patienten, die untersucht werden, in Erwägung ziehen *(s. Kap. SPS, 7.* für die weitere Diskussion der Sensitivität und Spezifität). Die Interpretation des Belastungstestes wird durch die Zunahme der Inzidenz der koronaren Herzerkrankung mit dem Alter kompliziert. Daher sind Testergebnisse bei Patienten unter 40 Jahren in 20% oder mehr Fällen falsch-positiv, wohingegen jenseits des 60. Lebensjahres dieser Wert auf unter 10% abnimmt. Die Häufigkeit positiver Tests nimmt mit der Zahl der stenosierten Kranzgefäße zu. Ebenso sind stärker ausgeprägte Senkungen der ST-Strecke im allgemeinen mit einer ausgedehnteren Erkrankung korreliert. Der Test ist am wertvollsten bei Männern mit Brustschmerzen, als deren Ursache man eine Angina pectoris annimmt; in diesen Fällen hat er eine Spezifität von 70% und eine Sensitivität von 90%. Belastungstests sind bei Frauen unter 55 schwerer zu beurteilen. Eine hohe Zahl falsch-positiver Ergebnisse schränkt die Spezifität ein. Zunehmend häufiger werden Belastungstests auch in asymptomatischen Personen als Screening-Test oder um die Fitness für hohe Belastungen, wie Jogging, zu bestimmen, durchgeführt. Fehlen jedoch Symptome, ist die Wahrscheinlichkeit der KHK vor dem Test niedrig, besonders bei jungen, gesunden Personen, und so sind viele Tests falsch-positiv, können aber erhebliche Unruhe und Kosten nach sich ziehen. Zusätzlich zur EKG-Veränderung sind die Blutdruckveränderungen und die erreichte maximale Herzfrequenz oder die Herzfrequenz beim Auftreten des ersten positiven EKG-Zeichens hilfreich, um die Belastungstoleranz zu bestimmen.

Bei richtiger Indikation und genauer Patientenüberwachung im Test ist ein Belastungstest bei einem Patienten mit Ischämie mit einem geringen Risiko verbunden. Patienten mit instabiler Angina pectoris oder solche, bei denen man einen kürzlich durchgemachten Infarkt vermutet, sollten nicht belastet werden. Häufig wird jedoch bei Patienten, die in der Postinfarktperiode stabil sind und sich wohl fühlen, ein submaximaler Belastungstest (70% des Maximums) durchgeführt. Die Reaktion des Patienten auf diesen Belastungstest liefert wertvolle prognostische Information und hilft bei der Entscheidung, ob eine Notwendigkeit für eine Angiographie und eine mögliche Bypassoperation bei denen mit maximaler medikamentöser Therapie besteht. *Eine vollständige Reanimationsausrüstung inklusive Notfallmedikamente, Intubationsbesteck und Defibrillator sollte immer unmittelbar verfügbar sein, wenn ein Patient einem Belastungstest unterzogen wird.*

Eine **Radionukliddarstellung** unter maximaler Belastung und danach in Ruhe, die im allgemeinen mit Thallium 201 als radioaktivem Marker durchgeführt wird, kann das Vorliegen einer Myokardnarbe oder einer reversiblen Ischämie dokumentieren. Sowohl die Ejektionsfraktion als auch die Wandbewegung in Ruhe und unter Belastung kann auch gemessen werden, indem man Technetium-99-Pyrophosphat-markierte Erythrozyten benutzt. Neue Substanzen, die unter Auswertung des first pass die Ventrikelfunktion zusammen mit der myokardialen Perfusion auszuwerten erlauben, werden gerade entwickelt. Die Strahlendosis entspricht 30 üblichen Thoraxaufnahmen (s.a. *Nuklearmedizinische Untersuchung des Herzens,* oben). Die Zunahme des Myokardblutflusses im Zusammenhang mit Belastung kann durch die intravenöse Injektion von Dipyridamol oder Adenosin nachgeahmt werden. Bei Patienten, die nicht belastet werden können, kann die Myokardradionukliddarstellung während und nach Belastung unter Einsatz dieser Substanzen erreicht werden. Der Blutdruck und der Herzrhythmus sollen dabei engmaschig überwacht werden, schwere unerwünschte Reaktionen sind selten.

Die gegenwärtigen technischen Fortschritte der digitalen Verarbeitung, die eine Side-by-side-Darstellung eines einzelnen Herzzyklus in Ruhe und unmittelbar nach Belastung darzustellen erlauben, haben den Einsatz der Echokardiographie zur vergleichenden Analyse der Wandbewegung erleichtert (Ergo-Echokardiographie). Wenn ausreichende Darstellungen erhalten werden, hat der echokardiographische Nachweis von Wandbewegungsstörungen unter Belastung eine Sensitivität von über 90%, mit einer hohen positiven und negativen Vorhersagewahrscheinlichkeit für eine eindeutige koronare Herzerkrankung (Lumeneinengung über 50%) und die Identifikation von Patienten mit Mehrgefäßerkrankungen oder Hauptstammerkrankung. Wenn die ersten Berichte bestätigt werden, scheint die Ergo-Echokardiographie wahrscheinlich eine sehr nützliche, kosteneffektive Methode zur Bestimmung und Bewertung von Patienten mit vermuteter oder bekannter koronarer Herzerkrankung zu sein.

Koronarangiographie *(s. a. Kap. HKR, 2., unter Herzkatheteruntersuchung)* wird eingesetzt, um das Ausmaß einer anatomischen Stenose der Koronararterien festzustellen. Sie ist dann indiziert, wenn eine Ballondilatation oder eine Bypassoperation in Erwägung gezogen wird, und zum Bestimmen des exakten Ausmaßes der Erkrankung in schwierigen klinischen Situationen (z. B. atypische Schmerzen bei Überlebenden eines plötzlichen Herzstillstandes, instabiler Angina und bei ausgewählten Patienten in der Postinfarktperiode).

Das Koronarangiogramm korreliert mit den postmortalen Befunden, wenngleich das Ausmaß und der Schweregrad der Erkrankung in der Regel dabei unterschätzt werden. Bei Verwendung hochqualitativer Bildwiedergabetechniken können Gefäße bis zu 1 mm Durchmesser sichtbar gemacht werden. Eine koronare Herzkrankheit erkennt man an Stenosierungen, perlschnurartigen Veränderungen oder vollständigem Verschluß von Gefäßen. Man nimmt an, daß eine Stenose dann funktionell relevant wird, wenn der luminale Durchmesser um über 70% eingeengt ist. Derartige Befunde korrelieren gut mit dem Vorhandensein von Angina pectoris, während weniger ausgeprägte Stenosen wahrscheinlich keine Ischämie zur Folge haben, außer ein Spasmus und eine Thrombose kommt hinzu. Die Auswertung der Wandbewegung durch eine Lävokardiographie ist ein wesentlicher Teil der Untersuchung, wenn sie nicht aufgrund möglicher unerwünschter Wirkungen durch die zusätzliche Volumenbelastung des Kontrastmittels der Nieren oder Herzfunktion kontraindiziert ist. Die Wandbewegung kann auch durch Radionukliduntersuchungstechniken oder die Echokardiographie beurteilt werden *(s. Kap. HKR, 2.)*. Aufgrund der wichtigen Beziehung zwischen ventrikulärer Funktion und Prognose stellt die Analyse der Auswurffraktion eine entscheidende Information dar. Patienten mit einer schlechten ventrikulären Funktion haben eine verminderte Lebenserwartung, paradoxerweise profitieren sie jedoch am meisten von einer koronaren Bypassoperation, wenn sie die Operation überleben.

Die Hauptkomplikationen der Koronarangiographie sind Thrombose im Bereich der arteriellen Kathetereinführungsstelle, Myokardinfarkt infolge Kathetertrauma, systemische Embolie und Tod. Viele Laboratorien haben Mortalitätsraten von unter 1:1000 angegeben.

Differentialdiagnose

Viele Zustände können Brustschmerzen verursachen und müssen daher differentialdiagnostisch berücksichtigt werden (z. B. Veränderungen der Hals- und Brustwirbelsäule, kostochondrale Trennung und unspezifische Brustwandschmerzen). Jedoch ähneln nur wenige einer echten Angina pectoris, die bei den meisten Personen derart charakteristisch ist, daß Fehldiagnosen für gewöhnlich das Ergebnis einer nicht sorgfältigen Anamneseerhebung sind. Zu Schwierigkeiten kommt es, wenn der Patient atypische Symptome hat oder eine Oberbauchsymptomatik assoziiert ist (wie Blähungen, Aufstoßen und ein abdominales Druckgefühl). Manchmal bringt Aufstoßen Erleichterung. Oft werden diese Symptome Verdauungsbeschwerden zugeschrieben. In den Ober- oder Unterbauch projizierte anginöse Beschwerden können als solche schwer zu erkennen sein. Andererseits können ein Ulcus pepticum, eine Hiatushernie und eine Erkrankung der Gallenblase Symptome verursachen, die denen einer Angina pectoris ähnlich sind, sie können aber bei Patienten mit koronarer Herzkrankheit Angina-pectoris-Anfälle auslösen. Daher muß man auch daran denken, daß gastrointestinale Störungen und Angina pectoris gleichzeitig vorliegen können. Es sind unspezifische T-Wellen und ST-Strecken-Veränderungen bei der Ösophagitis, der Ulkuskrankheit und der Cholezystitis mitgeteilt worden, was die Abklärung der Beschwerden des Patienten weiter kompliziert.

Gelegentlich kann eine Angina pectoris mit Dyspnoe verwechselt werden. Zum Teil erklärt sich dies durch die auffallende Veränderung der Ventrikelfunktion mit einem steilen und reversiblen Anstieg des linksventrikulären Füllungsdruckes, der einen ischämischen Anfall oft begleitet. Die Angaben des Patienten können ungenau sein, und es mag schwierig sein, zu entscheiden, ob er unter Angina pectoris, Dyspnoe oder unter beidem leidet. Das Auftreten wiederholter Atemnot bei leichter Belastung kann den erhöhten linksventrikulären Füllungsdruck, infolge einer Ischämie, mit oder ohne Schmerz widerspiegeln.

Das **Syndrom X:** Bei einigen wenigen Patienten mit typischen Symptomen einer Angina, die durch Ruhe oder Nitroglyzerin gebessert wird, ist der Belastungstest pathologisch, und es kommt zu einer myokardialen Laktatbildung während der Ischämie, bei diesen findet sich ein normales Koronarangiogramm. Ein reflektorischer Koronarvasospasmus wurde nachgewiesen, und die koronare Flußreserve ist vermindert. Vasospasmen der kleinen Koronargefäße, so wurde gefordert, spielten als Ursache eine hauptsächliche Rolle. Die verfügbaren Ergebnisse lassen auf eine gute Prognose schließen, obwohl wiederholt Symptome der Ischämie über Jahre bestehen können. Viele Patienten sprechen auf Nitrate oder Beta-Blocker mit einer Verbesserung der Symptomatik an. Dieses Krankheitsbild sollte nicht mit dem Syndrom der Prinzmetal-Angina verwechselt werden, die durch epikardiale Koronarspasmen hervorgerufen wird (s. oben).

Symptomlose Ischämie: 24-Stunden-EKG-Ableitungen haben eine erstaunliche Häufigkeit von T-Wellen und ST-Segmentstörungen ohne einen parallel auftretenden Angina-pectoris-Schmerz bei Patienten mit einer koronaren Herzerkrankung aufgedeckt. Diese Veränderungen sind bei Normalpersonen selten. Nuklearmedizinische Untersuchungen haben eine myokardiale Ischämie bei einigen Patienten während geistiger Anspannung (Rechenaufgaben) und während spontaner EKG-Veränderungen dokumentiert. Eine beschwerdefreie Ischämie und eine klassische Angina können im selben Patienten koexistieren. Ob nach einer stummen Ischämie gesucht und dann aggressiv behandelt werden sollte, ist umstritten. Ihre Prognose wird am sichersten durch die Schwere der Koronarerkrankung definiert.

Prognose

Die Hauptrisiken sind instabile Angina pectoris, Myokardinfarkt, rezidivierender Myokardinfarkt und plötzlicher Tod. Die Prognose wird durch vier Hauptfaktoren beeinflußt: Alter, Ausmaß der Koronarerkrankung (angiographisch bestimmt), Schweregrad der Symptome und Ventrikelfunktion. Klinisch ist bei Männern mit Angina pectoris ohne Infarkt in der Vorgeschichte, normalem Ruhe-EKG und normalem Blutdruck eine jährliche Sterbequote von 1,4% ermittelt worden. Bei Vorliegen einer systolischen Hypertonie steigt sie auf etwa 7,5%, bei Vorliegen eines pathologischen EKG auf 8,4% und schließlich auf 12%, wenn beide Risikofaktoren vorliegen. Signifikante Stenosen des Hauptstammes der linken Kranzarterie oder proximale Stenosen des Ramus interventricularis anterior sind mit einem besonders hohen Risiko verbunden.

Obwohl die Prognose mit der Zahl der befallenen Koronargefäße und dem Schweregrad korreliert, so ist doch die Prognose auch in stabilen Patienten mit einer Dreigefäß-Erkrankung erstaunlich gut, wenn die ventrikuläre Funktion normal ist. Eine verminderte ventrikuläre Funktion, oft durch die Analyse der Ejektionsfraktion gemessen, ist ein starker Risikofaktor, der die Prognose insbesondere bei Patienten mit einer Dreigefäß-Erkrankung negativ beeinflußt. Die Prognose korreliert außerdem mit den Symptomen: Patienten mit einer leichten oder mäßigen Angina (Klasse I oder II) haben eine bessere Prognose als die mit einer ausgeprägten Belastungsangina (Klasse III).

Therapie

Die zugrundeliegende Erkrankung, im allgemeinen die Atherosklerose, muß klar umrissen und behandelt werden, und die primären Risikofaktoren müssen soweit als möglich reduziert werden *(s. Kap. HKR, 3. Arteriosklerose; Atherosklerose)*. Jede Anstrengung sollte unternommen werden, Raucher soll man dazu bringen, mit dem Rauchen aufzuhören. Das Aufgeben des Rauchens für 2 Jahre und mehr reduziert das Risiko eines Herzinfarktes auf das derjenigen Personen, die nie geraucht haben. Gewichtsabnahme bei Übergewicht fördert das Wohlbefinden und reduziert die Anforderungen an das Herz. Eine Hypertonie sollte sorgfältig behandelt werden, da selbst eine leichte diastolische Hypertonie (im Bereich von 90–100 mmHg) die Herzarbeit erhöht. Die Behandlung einer leichten linksventrikulären Insuffizienz führt manchmal zu einer ausgeprägten Verbesserung der anginösen Beschwerden. Paradoxerweise intensiviert Digitalis gelegentlich die Beschwerden, da vermutlich die Zunahme der Kontraktilität den myokardialen Sauerstoffbedarf bei Vorliegen einer fixierten Koronardurchblutung in kritischer Weise steigert. Neue Hinweise haben gezeigt, daß eine radikale Verminderung des Gesamt- und LDL-Cholesterins bei Risikopatienten die Progression der koronaren Herzerkrankung verlangsamt und eine Regression einzelner Läsionen herbeiführen kann. Eine Änderung der Gewohnheiten der Nahrungsaufnahme, unterstützt durch Medikamente, falls erforderlich, scheint geeignet, das Blutcholesterin auf Normalwerte zu vermindern *(s. Kap. ERN, 7., Störungen des Fettstoffwechsels).* Ein Programm zur körperlichen Betätigung mit Bevorzugung des Spazierengehens verbessert oft das Wohlbefinden.

Bei der **stabilen Angina pectoris** ist das Hauptziel der Behandlung, Ischämien zu verhindern oder zu reduzieren und Symptome zu minimieren. Drei Arten von Medikamenten sind im allgemeinen wirksam, um die Symptome zu verbessern: Beta-Blocker, Nitrate und Kalziumantagonisten. Für Beta-Blocker und Nitrate wurde gezeigt, daß sie Koronarereignisse (Myokardinfarkt und plötzlicher Herztod) vermindern und die Prognose, in Studien der Sekundärprävention, verbessern. Im allgemeinen beginnt man eine Behandlung mit einem Beta-Blocker und einem lang wirksamen Nitrat (s. dazu die Diskussion über die Nitrattoleranz, unten). Die Kalziumantagonisten können dazugegeben werden, besonders wenn eine Hypertonie vorliegt. Die Patienten sollten dazu ermutigt werden, Nitroglyzerinspray oder -kapseln immer bei sich zu haben und sie sofort bei Beginn einer Angina-pectoris-Attacke zu benutzen.

Wenn der Patient die Medikation nicht verträgt oder wenn die Symptome unerträglich trotz Behandlung oder fortschreitend sind, kann eine Koronarangiographie indiziert sein, um die Möglichkeit einer Revaskularisation mit einer Ballondilatation oder einer aorto-koronaren Bypassoperation zu klären.

Nitrate: Für den **akuten Anfall** oder zum prophylaktischen Gebrauch vor einer Anstrengung ist die sublinguale Verabreichung von 0,3–0,6 mg Nitroglyzerin am wirksamsten. Innerhalb von 1½–3 min kommt es in der Regel zu einer dramatischen Abnahme der Beschwerden, die nach etwa 5 min dann vollständig verschwunden sind. Die Wirkung hält bis zu 30 Minuten an. Die Dosis kann in 4–5-Minuten-Intervallen bis zu dreimal wiederholt werden, falls es nicht zu einem kompletten Verschwinden der Beschwerden kommt. Patienten sollten jederzeit Nitroglyzerin-Tabletten mit sich führen. Nitroglyzerin kann seine Wirksamkeit verlieren, wenn es nicht in einem dicht verschlossenen, lichtgeschützten Glasbehälter aufbewahrt wird. Deswegen sollte es in kleinen Mengen öfter gekauft werden. Nitroglyzerin ist ein stark wirksames Relaxans der glatten Muskulatur und ein Vasodilatator. Seine hauptsächlichen Wirkungsorte sind das periphere Gefäßbett, besonders die venösen oder Kapazitätsgefäße und die koronaren Blutgefäße. Sogar bei schwer artherosklerotischen Gefäßen können sich die Anteile ohne Atherome erweitern. Außerdem senkt es den systolischen Blutdruck und vermindert so die myokardiale Wandspannung, die eine der Hauptdeterminanten des myokardialen Sauerstoffbedarfes darstellt. Insgesamt gleicht das Medikament myokardiale O_2-Versorgung und -Bedarf einander an.

Amylnitrit, ein äußerst potenter Vasodilatator, kann in Fällen von schwerer Angina pectoris, die auf Nitroglyzerin nicht anspricht und durch Hypertonie kompliziert ist, wirksam sein. Eine Ampulle mit 0,18 oder 0,3 ml wird zerbrochen, und die dabei frei werdenden Dämpfe werden kurz inhaliert. Wegen der starken Wirksamkeit sind nur 2–3 Inhalationen nötig. Dabei sollte der Patient in einem gut belüfteten Raum liegen.

Langwirksame Nitrate sind in oralen und perkutanen Zubereitungen erhältlich. Bei Patienten mit einer Angina führen sie zu einer Verbesserung der Belastungstoleranz für einige Stunden (s.a. die Diskussion der Nitrattoleranz, unten). 1. **Isosorbid-Dinitrat** ist oral innerhalb von 1 bis 2 Stunden wirksam, Wirkdauer 4 bis 6 Stunden. Initiale Dosis 10 bis 20 mg 4×täglich oder 6stündlich, kann in Abhängigkeit von der Reaktion auf zu 40 mg 4×täglich gesteigert werden. *Retard-Präparate sind auch erhältlich.* 2. **Pentaerythritoltetranitrat** ist eine orale Zubereitung, die für etwa 6 Stunden wirkt. Die initiale Dosierung beträgt 10 bis 20 mg 4×täglich oder alle 6 Stunden und kann abhängig von der Reaktion bis zu 40 mg 4×täglich gesteigert werden. 3. **Hautpflaster** gibt es in verschiedenen Größen, jedes mit einem unterschiedlichen Gehalt an Nitroglyzerin; sie alle werden hergestellt, um einen lang anhaltenden therapeutischen Effekt durch ein langsames Freisetzen des Medikamentes zu erzielen. Die Belastbarkeit ist bei Patienten mit einer Angina pectoris 4 Stunden nach Aufbringen des Pflasters erhöht, die meisten Studien können jedoch nach 18 bis 24 Stunden keine anhaltende Verbesserung nachweisen. Die Reaktion steht in Beziehung zur Größe des Pflasters und der Konzentration des Medikamentes. Es wird empfohlen, die Pflaster nach 14–18 h zu entfernen, da sich sonst eine Toleranz entwickeln kann. Die Hinweise des Herstellers sollten für jede entsprechende Zubereitung konsultiert werden. 4. **Nitroglyzerinsalbe:** Das Medikament wird durch die Haut gut resorbiert, insbesondere auf feuchten Stellen. Vertrieben wird eine 2%ige Zubereitung (15 mg/2,5 cm), sie wird am Oberkörper oder an den Armen in 6- bis 8stündigen Intervallen aufgebracht. Die Anfangsdosis ist 1,25 cm und kann bis zu 7,5 cm je nach Reaktion gesteigert werden. Die Salbe sollte gleichmäßig an der Hautoberfläche aufgebracht und mit einer Folie abgedeckt werden.

Nitrattoleranz: Wenn die Plasmakonzentration konstant gehalten wird, entwickelt sich eine Toleranz gegenüber Nitraten innerhalb von 24 Stunden. Die Stärke ist individuell verschieden. Es scheint, daß die Toleranz durch eine Verarmung durch Sulfhydrylgruppen in den glatten Muskelzellen entsteht, daraus folgt eine verminderte Aktivierung des zyklischen GMP. Da epidemiologische Untersuchungen ein im Tagesablauf unterschiedliches Risiko eines Myokardinfarktes gezeigt haben, mit der Höchstinzidenz in den frühen Morgenstunden, ist es vernünftig, für eine Nitratpause am Nachmittag oder frühen Abend zu sorgen, wenn die klinischen Umstände das erlauben. Für Nitroglyzerin scheinen 8 Stunden ausreichend zu sein. Isosorbide können eine 12-Stunden-Pause erfordern. Wegen der kontinuierlichen Resorption ist das Entfernen von Pflastern oder der Salbe besonders wichtig.

Betablockierende Substanzen blockieren die sympathische Stimulation des Herzens, reduzieren den systolischen Druck, die Herzfrequenz, die Kontraktilität und das Herzzeitvolumen und vermindern so den myokardialen Sauerstoffbedarf und steigern die Belastungstoleranz. Da der Sauerstoffbedarf des Gewebes durch eine höhere Sauerstoffextraktion im Kapillarblut gedeckt wird, kommt es zu einer Vergrößerung der systemischen arteriovenösen Sauerstoffdifferenz. Betablockierende Substanzen sind besonders nützlich, um Symptome zu vermindern, und werden von den meisten Patienten gut vertragen. Eine Anzahl von Präparaten steht zur Verfügung.

Kalziumantagonisten stellen die wichtige dritte Säule in der dreigleisigen Therapie der Angina pectoris und der koronaren Herzerkrankung dar. Sie sind wirksame Vasodilatatoren und können einen Koronarspasmus, falls ein solcher vorliegt, beheben. Sie sind häufig außerordentlich wirksam bei der Variant- oder Prinzmetal-Angina.

Antithrombozytenmedikamente: Experimentelle Untersuchungen und klinische Beobachtungen lassen stark vermuten, daß die Plättchenaggregation eine Schlüsselrolle beim Entstehen des Herzinfarktes und der instabilen Angina spielt. Für Aspirin, das irreversibel an die Plättchen gebunden wird, die Zyklooxygenase und die Plättchenaggregation in vitro hemmt, wurde in epidemiologischen Studien eine Verminderung von Koronarereignissen (Herzinfarkt, plötzlicher Herztod) bei Patienten mit KHK nachgewiesen. Deshalb empfehlen viele Fachleute, daß Patienten mit einer koronaren Herzerkrankung prophylaktisch Aspirin in Dosen von 80 bis 325 mg täglich gegeben werden sollte.

Die **instabile Angina** wird auch als Koronarinsuffizienz oder Präinfarkt-Angina bezeichnet. Sie ist charakterisiert durch eine Zunahme der Stärke und Häufigkeit der Anfälle. Der Schmerz oder die Mißempfindungen der Angina können von stärkerer Intensität, längerer Dauer sein, ihre Auslösung bei geringerer Anstrengung oder plötzlich in Ruhe **(Angina decubitus)** oder in jeglicher Kombination dieser Veränderungen vorkommen.

Das Risiko der instabilen Angina pectoris besteht im plötzlichen Herztod oder Myokardinfarkt, die in etwa einem Drittel der Patienten innerhalb von 3 Monaten nach Beginn vorkommen. *Die instabile Angina ist ein medizinischer Notfall, der auf einer Intensivstation behandelt werden muß.* **Pathogenese:** Es gibt gegenwärtig Hinweise, daß die instabile Angina mit einer akuten Zunahme der Koronarobstruktion verbunden ist. Die Ursache ist die Ruptur einer fibrösen Plaque, die ein exzentrisches Atherom bedeckt, mit der Folge der Plättchenadhäsion. Angioskopisch wurde das häufige Vorkommen eines partiell okkludierenden Thrombus bei Patienten mit stabiler Angina oder das Fehlen von Gerinnseln bei solchen mit stabiler Angina bestätigt. **Therapie:** Sowohl für Heparin als auch für Aspirin wurde die Abnahme der Inzidenz eines nachfolgenden Myokardinfarktes bei instabiler Angina pectoris gezeigt. Deshalb sollte die Behandlung mit Verminderung intrakoronarer Gerinnung mit oral verabreichtem Aspirin, 325 mg, und intravenösem Heparin sofort begonnen werden. Sind Hypertonie oder Anämie am Geschehen beteiligt, sollten sie energisch behandelt werden. Bettruhe, nasale Sauerstoffzufuhr, Nitrate, Beta-Blocker und Kalziumantagonisten sind hilfreich. Das Ziel der Behandlung ist, die Herzarbeit zu reduzieren durch eine Verminderung der Herzfrequenz und den Blutdruck mit Beta-Blockern und intravenösem Nitroglyzerin zu senken. Das stellt das Gewicht zwischen kardialem Sauerstoffbedarf und koronarem Blutfluß wieder her. Kalziumantagonisten können nützlich bei einer Behandlung der Hypertonie und möglichen Koronararterienspasmen sein. Thrombolytische Wirkstoffe, wie Streptokinase oder Alteplase (rekombinanter Gewebsplasminogenaktivator – rtPA) haben sich als nicht wirksam gezeigt. Die Symptome des Patienten sollten innerhalb weniger Stunden durch intensive Behandlung unter Kontrolle gebracht werden. Nach 24–48 h ist ein aggressiveres Vorgehen notwendig, wenn die Therapie bis dahin nicht effektiv war. Die intraaortale Ballongegenpulsation vermindert die systolische Nachlast und steigert den diastolischen Druck, die treibende Kraft für den koronaren Blutfluß. Sie bessert häufig den anhaltenden Anginaschmerz und kann zur Unterstützung des Kreislaufes bei der diagnostischen Herzkatheterisierung vor Durchführung der Revaskularisation mittels aortokoronarer Bypassoperation oder Ballondilatation eingesetzt werden. Die Angiographie kann bei Patienten, die auf die medikamentöse Therapie nur unzureichend ansprechen, indiziert sein, um die verantwortliche Läsion zu identifizieren und das Ausmaß der koronaren Herzerkrankung und die linksventrikuläre Funktion zu bestimmen.

Eine **koronare Bypassoperation** ist außerordentlich effektiv bei ausgewählten Patienten mit Angina pectoris. Der „ideale" Kandidat hat eine schwere Angina pectoris, ein normal großes Herz, keine Herzinfarktanamnese, lokalisierte Krankheitsbefunde, die für einen Bypass geeignet sind, eine normale Ventrikelfunktion und keine nachteiligen Risikofaktoren. Bei solchen Patienten hat eine elektive Operation ein ≤ 5%iges Risiko eines perioperativen Infarktes und eine Mortalität von ≤ 1,5%. Bei etwa 85% dieser Patienten kommt es zu einem kompletten Verschwinden oder einer dramatischen Besserung der Symptome. Ein Jahr nach der Operation sind 85% der Bypasses offen. Belastungsuntersuchungen zeigen eine positive Korrelation zwischen dem Offenbleiben des Bypass und der Verbesserung der Belastungstoleranz, bei einigen Patienten kommt es zu einer signifikanten Verbesserung trotz verschlossenen Bypass. Das operative Risiko ist bei Patienten mit schlechter linksventrikulärer Funktion oder begleitendem Mitral- oder Aortenklappenvitium höher. Die operative Mortalität für eine zweite Bypassoperation ist 3- bis 5mal höher als bei der ersten Operation. Deshalb ist die Wichtigkeit der Selektion des optimalen Zeitpunktes im Verlauf der koronaren Herzerkrankung für die erste operative Revaskularisation zu betonen. Eine koronare Herzerkrankung kann trotz einer Bypassoperation weiterschreiten. Die Rate von proximalen Verschlüssen der operierten Gefäße ist erhöht. Der Verschluß von eingesetzten Venen geschieht in zwei Phasen: frühe Thrombusbildung und (einige Jahre) später eine langsame arteriosklerotische Degeneration der Media. Neuere Untersuchungen lassen vermuten, daß eine Behandlung mit Aspirin das Offenbleiben der transplantierten Venen verlängert. Die Arteriae thoracicae internae werden zunehmend häufiger benutzt, weil sie meistens offen bleiben, nach 10 Jahren funktionieren noch 97%, und die Arterie kann hypertrophieren, um sich dem erhöhten Blutfluß zum Myokard anzupassen.

Patienten mit einer linken Hauptstammstenose oder mit einer Dreigefäßerkrankung und einer schlechten linksventrikulären Funktion zeigen eine bessere Überlebensrate nach Bypassoperation. Dies kann auch für einige Patienten mit einer Zweigefäßerkrankung zutreffen. Patienten mit einer leichten oder mittelschweren Angina (Klasse I oder II), einer Dreigefäßerkrankung und einer guten Ventrikelfunktion haben jedoch offensichtlich bei medikamentöser Therapie oder chirurgischer Therapie eine gleich gute Prognose. Die Bypassoperation verbessert die Prognose von Patienten mit einer Eingefäßerkrankung nicht. Die Langzeiteffekte der Bypassoperation sind Gegenstand einer weiteren Untersuchung.

Angioplastie: Die Einlage eines an der Spitze mit einem Ballon versehenen Katheters in eine Arterie an der Stelle der partiell verschlossenen arteriosklerotischen Läsion und das Aufblasen dieses Ballons können die Intima und die Media aufreißen und die Stenose drastisch aufdehnen. Etwa 20–30% restenosieren in einigen Tagen oder Wochen, die meisten können jedoch erfolgreich wieder aufgedehnt werden. Eine nach einem Jahr wiederholte Angiographie hat ein offensichtlich normales Lumen in 30% der Gefäße gezeigt, bei denen dieser Eingriff durchgeführt wurde. Die Angioplastie stellt eine Alternative zur Bypassoperation bei einem Patienten mit geeigneten anatomischen Läsionen dar. Das Risiko ist derzeit einer Operation vergleichbar: Die Mortalität beträgt 1 bis 3%, die Herzinfarktrate 3 bis 5%, eine notfallmäßige Bypassoperation wegen Intimaeinrisses und erneuter Obstruktion ist in weniger als 5% erforderlich, und bei entsprechend großer Erfahrung liegt die Erfolgsrate bei 85 bis 93%.

Myokardinfarkt

Eine ischämische Myokardnekrose, in der Regel Folge einer abrupten Abnahme der Koronardurchblutung eines Myokardabschnittes.

Ätiologie und Pathogenese

Bei über 90% der Patienten mit akutem Myokardinfarkt verschließt ein frischer Thrombus, oft mit gleichzeitiger Plaqueruptur, die verantwortliche Arterie (die vorher teilweise schon durch eine arteriosklerotische Plaque verschlossen war). Eine endotheliale Veränderung in der arteriosklerotischen Plaque löst eine veränderte Thrombozytenfunktion aus und trägt so zum Entstehen des Thrombus bei. Eine spontane Thrombolyse tritt in etwa zwei Drittel aller Fälle ein, so daß 24 Stunden später nur noch in 30% ein thrombotischer Verschluß gefunden wird. Beim Vorliegen einer instabilen Angina findet sich bei einem Drittel oder mehr aller Patienten, die angiographisch untersucht wurden, partiell okkludierende Thromben in dem Gefäß, das in den rezidivierend ischämischen Bezirk zieht. Da das Erkennen eines Thrombus bei der Angiographie schwierig sein kann, wird die Inzidenz wahrscheinlich zu gering angegeben. Selten ist ein Herzinfarkt das Resultat einer arteriellen Embolie (z.B. bei der Mitral- oder Aortenstenose, bei der bakteriellen Endokarditis und der marantischen Endokarditis). Ein Herzinfarkt bei Patienten mit Koronarspasmen und ansonsten normalen Koronararterien ist berichtet worden. Kokain verursacht enorme Koronararterienspasmen. Personen, die diese Droge gebrauchen, können eine Kokain-induzierte Angina oder einen Herzinfarkt aufweisen. Autoptische Studien und die Koronarangiographie haben Kokain-induzierte Koronarthrombosen gezeigt, die bei normalen Koronararterien vorkommen können oder bei vorbestehenden Atheromen.

Der Myokardinfarkt ist ganz überwiegend eine Erkrankung des linken Ventrikels, jedoch kann sich das geschädigte Gebiet auf den rechten Ventrikel oder die Vorhöfe ausdehnen. Ein rechtsventrikulärer Infarkt resultiert normalerweise aus einem Verschluß der rechten Koronararterie oder einer dominanten linken Arteria circumflexa, ist durch hohe rechtsventrikuläre Füllungsdrücke gekennzeichnet und geht oft mit einer schweren Trikuspidalinsuffizienz und geringerem Herzzeitvolumen einher und sollte bei jedem Patienten mit einem inferioren oder posterioren Infarkt mit zusätzlicher Hypotonie und Schock und erhöhtem Jugularvenendruck vermutet werden. **Transmurale Infarkte** betreffen die gesamte Dicke des Myokards vom Epikard zum Endokard und sind im EKG durch abnorme Q-Wellen gekennzeichnet. **Nicht-transmurale oder subendokardiale Infarkte** erstrecken sich nicht über den gesamten Querschnitt der Ventrikelwand und rufen nur Veränderungen der ST-Strecke und der T-Welle hervor. **Subendokardiale Infarkte** betreffen in der Regel das innere Drittel des Myokards, wo die Wandspannung am höchsten ist und die Myokarddurchblutung auf Kreislaufveränderungen am empfindlichsten reagiert. Sie können auch nach einer prolongierten Hypotonie jeglicher Ätiologie auftreten. Da die anatomische Ausdehnung der Nekrose klinisch nicht bestimmt werden kann, werden Infarkte besser elektrokardiographisch als Q-Welle und Nicht-Q-Welle klassifiziert. Das Volumen des zerstörten Myokards kann durch die Höhe und Dauer der CK-Erhöhung geschätzt werden. Die Fähigkeit des Herzens, seine Pumpfunktion weiter aufrechtzuerhalten, ist wahrscheinlich direkt von der Ausdehnung des

Myokardschadens abhängig. Entsprechend haben pathologische Untersuchungen gezeigt, daß Patienten, die im kardiogenen Schock versterben, einen Infarkt oder eine Kombination aus Narbe und neuem Infarkt in einer Ausdehnung von 50% oder mehr der linksventrikulären Masse haben, des weiteren sind Vorderwandinfarkte gewöhnlich größer und haben eine schlechtere Prognose als Hinterwandinfarkte. Vorderwandinfarkte sind normalerweise Folge des Verschlusses des linken Koronarbaumes, insbesondere der Arteria anterior descendens. Hinterwandinfarkte spiegeln einen Verschluß der rechten Koronararterie oder der dominierenden linken Arteria circumflexa wider.

Symptomatik

Etwa zwei Drittel der Patienten erleben vorangehende Symptome Tage bis Wochen vor dem Ereignis in Form der Crescendo-Angina, Kurzatmigkeit oder Müdigkeit. Das erste Symptom eines akuten Infarktes ist für gewöhnlich das Auftreten eines tiefen, retrosternalen, viszeralen Schmerzes, welcher auch als Druck oder Brennen beschrieben wird und oft zum Rücken, zum Kiefer oder zum linken Arm hin ausstrahlt. Der Schmerzcharakter ist ähnlich dem der Angina pectoris, aber in der Regel stärker ausgeprägt, länger andauernd und läßt sich durch Ruhe oder Nitroglyzerin nur wenig oder nur vorübergehend bessern. Die Beschwerden können aber auch sehr geringfügig sein, und signifikanter Prozentsatz von akuten Infarkten (vielleicht 20%) verläuft klinisch stumm oder wird vom Patienten nicht als Krankheit erkannt. In schweren Fällen wird der Patient unruhig und kann Todesängste entwickeln. Es können sich Zeichen der Linksinsuffizienz, von Lungenödem, Schock oder ernste Rhythmusstörungen entwickeln und das klinische Bild beherrschen.

Bei der Untersuchung ist der Patient im allgemeinen unruhig, ängstlich, blaß, kalt-schweißig und von schweren Schmerzen geprägt. Es kann eine periphere oder zentrale Zyanose

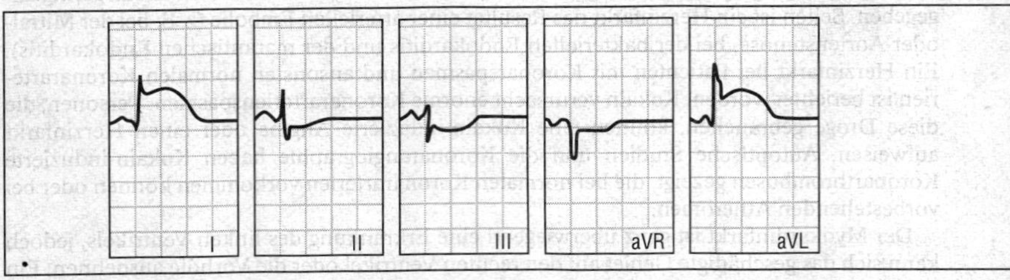

Abb. 42. **Akuter linksventrikulärer Vorderwandinfarkt** – Aufzeichung innerhalb der ersten Stunden nach Infarktbeginn. Beachte die starke hyperakute Anhebung der ST-Strecke

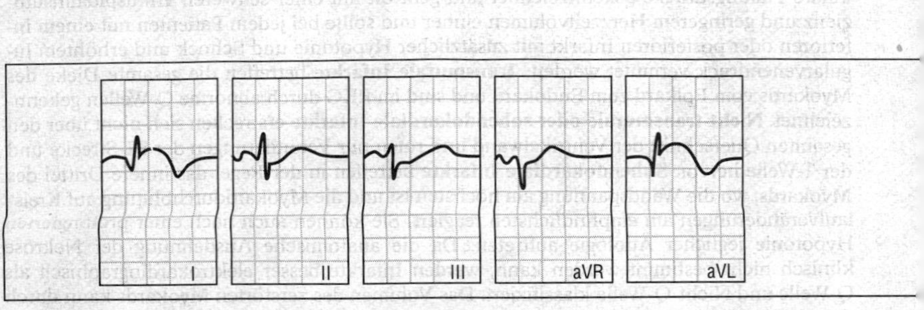

Abb. 43. **Akuter linksventrikulärer Vorderwandinfarkt nach 24 Stunden.** Die ST-Strecken sind weniger stark angehoben.

vorliegen, die Haut ist meist kühl. Der Puls kann fadenförmig sein, der Blutdruck wechselt, obgleich die meisten Patienten initial mehr oder weniger hypertone Werte aufweisen, sofern sich kein kardiogener Schock entwickelt. Rhythmusstörungen sind häufig. In der frühen Phase des Myokardinfarktes kommen Bradykardie oder Extrasystolen vor; von denen, die sterben, sterben 60% infolge eines primären Kammerflimmerns, bevor sie das Krankenhaus erreichen. Die Herztöne sind meist etwas abgeschwächt, und ein vierter Herzton ist fast immer vorhanden. Im Bereich der Herzspitze kann ein weiches, blasendes Systolikum vorhanden sein, das eine Papillarmuskeldysfunktion anzeigt. Das Vorhandensein eines Reibegeräusches oder auffälliger Geräusche bei der ersten Untersuchung lassen an die Möglichkeit einer Vorerkrankung des Herzens denken oder legen eine andere Diagnose nahe. Die Feststellung eines Reibegeräusches innerhalb weniger Stunden nach Beginn der Symptome eines akuten Herzinfarktes ist jedenfalls sehr ungewöhnlich und sollte die Diagnose einer akuten Perikarditis mehr als die eines Herzinfarktes nahelegen. Ein für gewöhnlich vorübergehendes Perikardreiben tritt häufig am zweiten und dritten Tag nach einem transmuralen Infarkt auf.

Laborbefunde

Die wichtigste Untersuchung bei einem Patienten, bei dem der Verdacht auf einen akuten Herzinfarkt (Q-Wellen-Infarkt) besteht, ist die Durchführung eines EKG. **Beim akuten transmuralen Herzinfarkt** kann das initiale EKG richtungweisend sein, indem es abnormal tiefe Q-Wellen und erhöhte ST-Segmente in den Ableitungen zeigt, die über dem Gebiet der Schädigung liegen. Das EKG kann aber auch hochpathologisch sein, mit gehobenen oder gesenkten ST-Strecken und tief negativen T-Wellen ohne pathologische Q-Wellen *(s. Abb. 42. bis 47.).* Wiederholte Aufzeichnungen, die eine allmähliche Entwicklung zu einem stabilen,

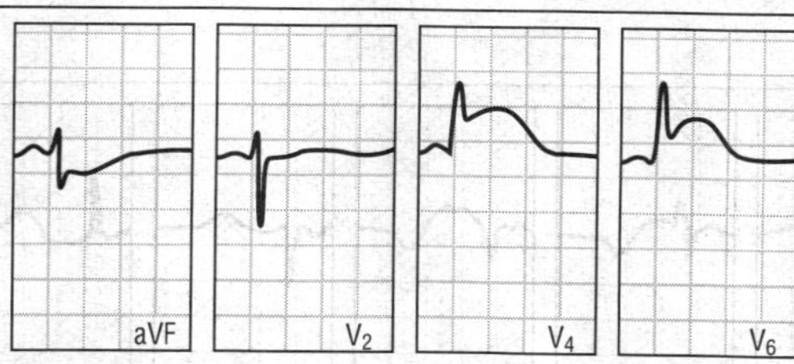

in Ableitung I, aVL, V_4 und V_6 und die reziproke Senkung in den anderen Ableitungen.

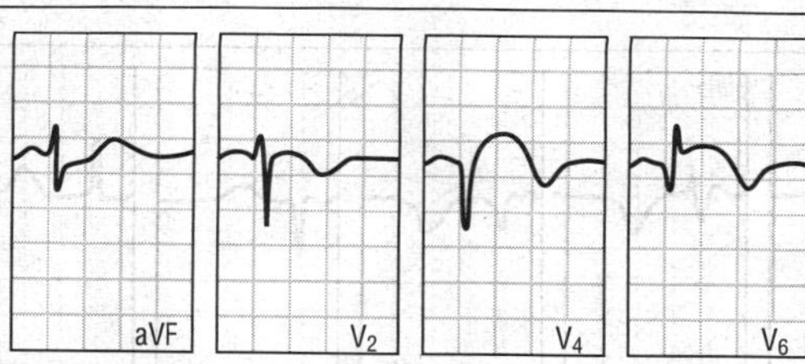

Es ist zur Ausbildung von deutlichen Q-Zacken und zu einem Verlust der R-Zacke in den Ableitungen I, aVL, V_4 und V_6 gekommen.

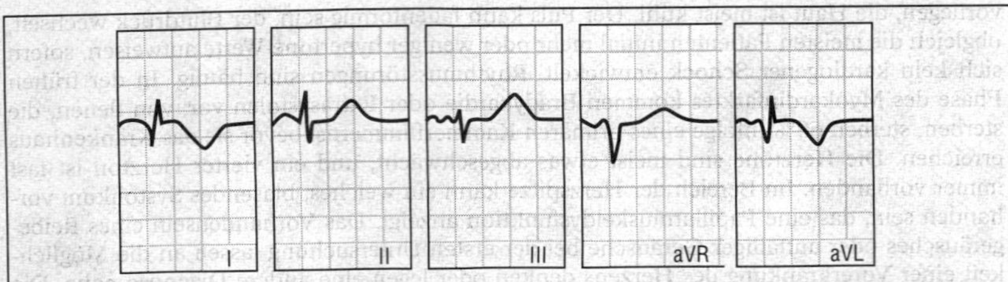

Abb. 44. **Akuter linksventrikulärer Vorderwandinfarkt, mehrere Tage später.** Signifikante Q-Zacken und R-Verlust persistieren.

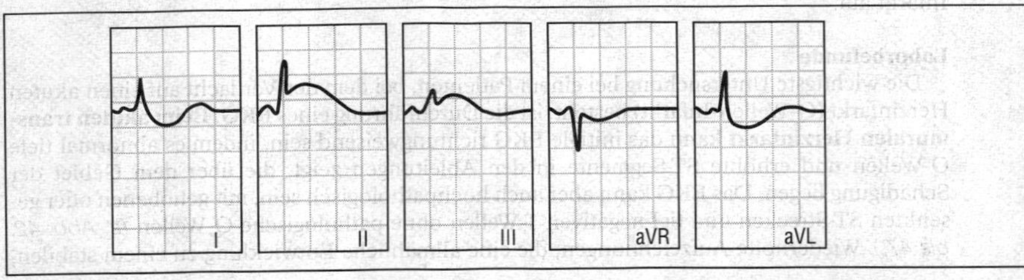

Abb. 45. **Akuter diaphragmaler Hinterwandinfarkt.** – Aufzeichnung innerhalb der ersten Stunden nach Infarktbeginn. Anhebung der ST-Strecke in Ableitung II, III und aVF und reziproke

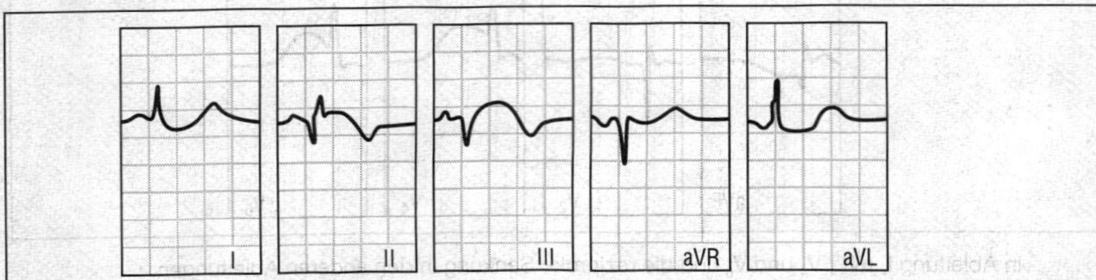

Abb. 46. **Gleicher Infarkt nach 24 Stunden.** Ausbildung signifikanter Q-Zacken in den

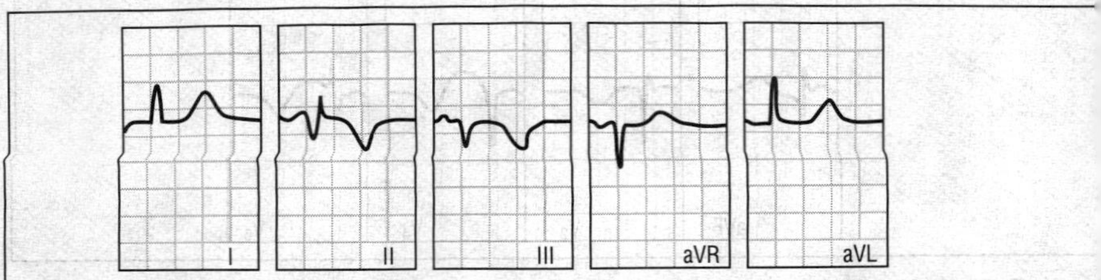

Abb. 47. **Gleicher Infarkt mehrere Tage später.** Die ST-Strecken sind nun isoelektrisch, die

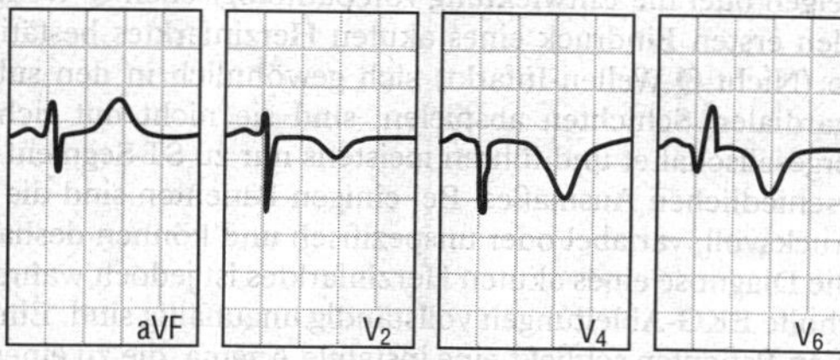

Die ST-Strecken sind nunmehr im wesentlichen isoelektrisch. Das EKG wird sich wahrscheinlich während der nächsten paar Monate nur langsam verändern.

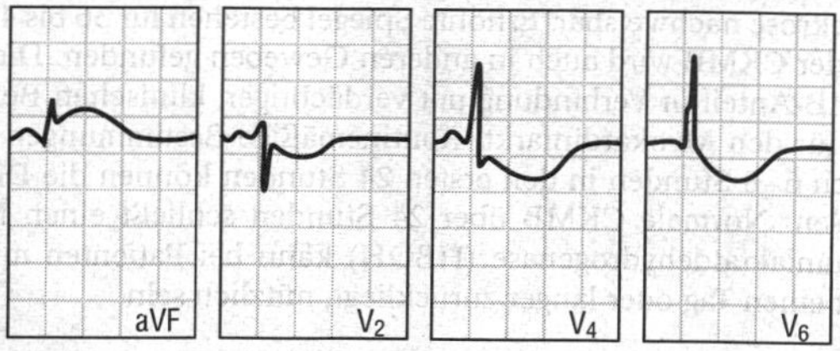

Senkung in den anderen Ableitungen.

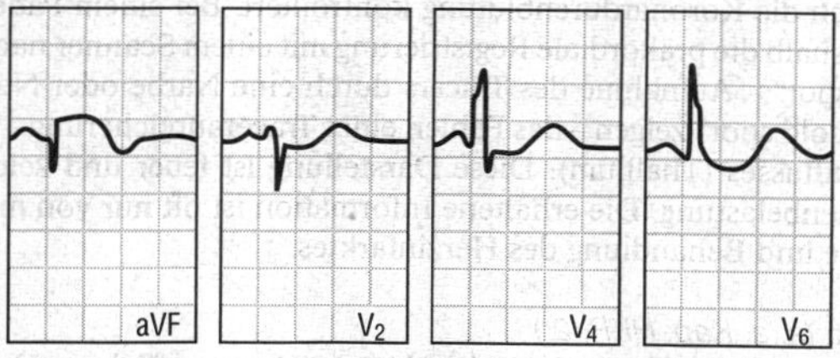

Ableitungen II, III und aVF und rückläufige ST-Strecken-Hebung in denselben Ableitungen.

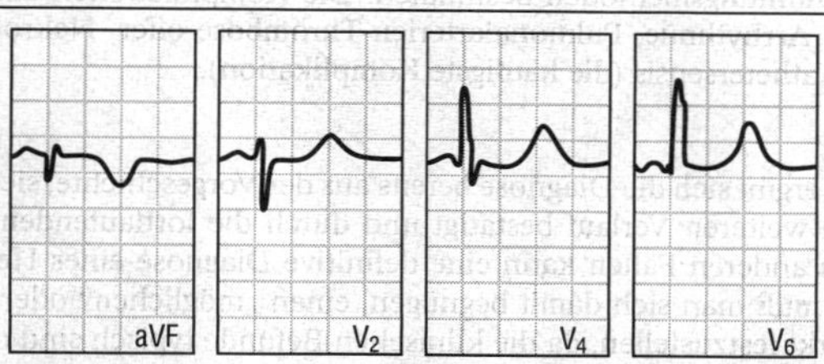

abnormen Q-Zacken in Ableitung II, III und aVF zeigen eine persistierende Myokardnarbe an.

normaleren Muster zeigen oder die Entwicklung von pathologischen Q-Wellen in den nächsten Tagen können den ersten Eindruck eines akuten Herzinfarktes bestätigen. **Da nichttransmurale Infarkte** (Nicht-Q-Wellen-Infarkt) sich gewöhnlich in den subendokardialen oder mittleren myokardialen Schichten abspielen, sind sie nicht mit richtungweisenden Q-Wellen im EKG vergesellschaftet und führen meistens nur zu ST-Segment- und T-Wellenveränderungen unterschiedlichen Ausmaßes. Bei einigen Patienten sind die EKG-Veränderungen weniger eindrucksvoll, variabel oder unspezifisch und können deshalb schwierig zu interpretieren sein. Die Diagnose eines akuten Herzinfarktes ist jedoch wahrscheinlich nicht haltbar, wenn wiederholte EKG-Ableitungen vollständig unauffällig sind. Ein normales EKG bei einem schmerzfreien Patienten schließt eine instabile Angina, die zu einem akuten Herzinfarkt führen kann, nicht aus.

Die routinemäßigen Laboruntersuchungen zeigen Veränderungen, die zu einer Gewebenekrose passen. Entsprechend ist nach ca. 12 Std. die BKS erhöht, es besteht in der Regel eine Leukozytose, und im Differentialblutbild sieht man eine Linksverschiebung. Myokardenzyme: Die CKMB ist das myokardiale Isoenzym der Kreatinkinase, sie ist im Blut 6 Stunden nach der Myokardnekrose nachweisbar. Erhöhte Spiegel bestehen für 36 bis 48 Stunden. Geringes Vorkommen der CKMB wird auch in anderen Geweben gefunden. Die Erhöhung der CK mit über 40% MB-Anteil in Verbindung mit verdächtigen klinischen Befunden, ist diagnostisch eindeutig für den Myokardinfarkt. Routinemäßige Bestimmungen der CKMB bei der Einlieferung nach 6–8 Stunden in den ersten 24 Stunden können die Diagnose bestätigen oder ausschließen. Normale CKMB über 24 Stunden schließt einen Myokardinfarkt sicher aus. Die Serumlaktatdehydrogenase (HBDH) kann bei Patienten mit Verdacht auf Myokardinfarkt, der einen Tag oder länger zurückliegt, nützlich sein.

Radionukliduntersuchungen des Herzens

(s. Kap. HKR, 2., Nuklearmedizinische Untersuchungen des Herzens)

Zur Darstellung des Herzinfarktes stehen zwei Techniken zur Verfügung. ^{99m}Tc-Technetium-Pyrophosphat akkumuliert in kürzlich infarziertem (zwischen 3–4 Tagen) Myokard. Im Gegensatz dazu verteilt sich Thallium (^{201}Tl) intrazellulär entsprechend dem Kalium. Seine Verteilung wird durch die Koronardurchblutung kontrolliert. Bei einem Patienten mit Myokardinfarkt kann deshalb die präkordiale Registrierung mit einem Scanner nach Injektion des Tracers einen „hot spot" – Aufnahme des Tracers durch eine Narbe oder Nekrose (Technetium) – oder einen „cold spot" zeigen – das Fehlen einer Traceranreicherung – auf dem Boden eines fehlenden Blutflusses (Thallium). Diese Darstellung ist teuer und zeitaufwendig und bedeutet eine Strahlenbelastung. Die erhaltene Information ist oft nur von marginalem Nutzen bei der Diagnose und Behandlung des Herzinfarktes.

Herzkatheterisation *(s. a. Kap. HKR, 2.)*

Die Handhabung von Komplikationen, wie schwerer Herzinsuffizienz, Hypoxie oder Hypotonie, kann durch die Messung des Druckes im rechten Herzen, in der Pulmonalarterie und im Pulmonalkapillarbereich erleichtert werden, indem man einen mit einem Ballon versehenen Katheter einschwemmt (Swan-Ganz-Katheter). Das Herzzeitvolumen läßt sich durch Indikatorverdünnungsmethoden bestimmen. Die Komplikationen umfassen die mechanisch ausgelöste Arrhythmie, Pulmonalarterien-Thrombose oder -Nekrose, Verknotung des Katheters und Kathetersepsis (die häufigste Komplikation).

Diagnostik

Im typischen Fall ergibt sich die Diagnose bereits aus der Vorgeschichte; sie wird durch das erste EKG und den weiteren Verlauf bestätigt und durch die fortlaufenden Enzymbestimmungen gestützt. In anderen Fällen kann eine definitive Diagnose eines Herzinfarktes unmöglich sein, dann muß man sich damit begnügen, einen „möglichen" oder „wahrscheinlichen" Myokardinfarkt festzustellen, da die klinischen Befunde typisch sind oder stark dafür sprechen, eine objektive Bestätigung durch das EKG oder die Enzymuntersuchungen aber nicht vorliegt. Wenn jedoch der klinische Verdacht stark auf einer charakteristischen Vorgeschichte basierte, werden von diesen Patienten die meisten einen kleinen Infarkt durchgemacht haben.

Ein akuter Myokardinfarkt ist in der westlichen Welt so häufig, daß es vernünftig ist, ihn bei jedem Mann jenseits des 35. Lebensjahres und bei jeder Frau jenseits des 50. Lebensjahres gezielt auszuschließen, wenn die Hauptbeschwerden in Brustschmerzen bestehen. Differentialdiagnostisch kommen hauptsächlich in Betracht: Schmerzen bei einer Pneumonie, Lungenembolie, Perikarditis, Rippenfraktur, Lockerung der Knochen-Knorpel-Grenze der Rippen, Ösophagospasmus oder Brustmuskelverspannung nach Trauma oder körperlicher Anstrengung. Nicht selten interpretiert der Patient den Infarktschmerz als eine Verdauungsstörung, und eine genaue Beurteilung kann schwierig sein, da viele Patienten gleichzeitig eine Hiatushernie, ein Ulcus pepticum oder eine Erkrankung der Gallenblase haben. Eine gewisse Erleichterung auch beim Infarktschmerz durch Aufstoßen oder nach Einnahme von Antazida ist nicht selten, wenngleich eine derartige Linderung in der Regel nur kurzdauernd und unvollständig ist. Weitere Erkrankungen, die differentialdiagnostisch in Frage kommen, sind eine akute Aorta dissecans, ein Nierenstein, ein Milzinfarkt sowie eine große Zahl abdomineller Störungen.

Therapie

Ziele der Behandlung sind 1. Beseitigung der Schmerzen, 2. Begrenzung der Infarktgröße, 3. Senkung der Herzarbeit, 4. Vorbeugung von Komplikationen und die Behandlung von Komplikationen (die Komplikationen werden weiter unten getrennt besprochen). Der Myokardinfarkt ist ein akuter medizinischer Notfall, der eine sofortige Diagnostik und Behandlung erfordert.

Therapie vor Krankenhausaufnahme. *Da sich 50% aller Todesfälle im Rahmen eines akuten Myokardinfarktes innerhalb der ersten 3 bis 4 Stunden nach Auftreten der ersten Symptome ereignen, ist die Behandlung während der ersten Stunden von ausschlaggebender Bedeutung.* Der Hauptgrund für eine Behandlungsverzögerung ist die Weigerung des Patienten, einzusehen, daß die Symptome Zeichen einer ernsten und potentiell lebensbedrohlichen Erkrankung sind. Die unmittelbare Lebensgefahr beruht auf dem primären Kammerflimmern (Flimmern mit einem vorangegangenen vorzeitigen ventrikulären Schlag) oder gelegentlich einem Herzblock oder einer schweren Bradykardie mit nachfolgender Hypotonie, die einen Herzstillstand auslöst. Zur optimalen Frühbehandlung gehören eine schnelle Diagnosestellung, Bekämpfung von Schmerz und Unruhe, Stabilisierung von Herzrhythmus und Blutdruck, wenn möglich Gabe eines thrombolytischen Medikamentes und Veranlassung eines Transportes zum nächsten Krankenhaus mit einer Wachstation.

Morphin 2–4 mg i.v., bei Bedarf wiederholt, ist für die Schmerzbekämpfung beim Myokardinfarkt hochwirksam, aber es reduziert die Atemtätigkeit, senkt die myokardiale Kontraktilität und ist ein wirksamer Vasodilatator. Eine morphinbedingte Hypotonie und Bradykardie können in der Regel durch sofortige Anhebung der unteren Extremitäten behoben werden. Ein fortbestehender Schmerz kann bei einigen Patienten auch durch die Gabe von Nitroglyzerin, zuerst sublingual, dann in kontinuierlicher Infusion, behoben werden.

Extreme Bradykardie mit Hypotonie kann auf 0,5–1 mg Atropin-Sulfat i.v. ansprechen. Wenn die Reaktion hierauf unzureichend ist, kann diese Dosis nach mehreren Minuten nochmals gegeben werden. Es ist besser, mehrere kleine Dosierungen zu verabreichen, da sonst die Gefahr besteht, durch Überdosierung eine Tachykardie zu erzeugen. Gelegentlich muß ein Schrittmacher eingelegt werden. Seltene ventrikuläre Extrasystolen werden abwartend behandelt. Häufige ventrikuläre Extrasystolen oder kurze Salven ventrikulärer Tachykardie können anfangs mit Procainamid oder Lidocain i.v. behandelt werden. Beta-Blocker vermindern die Häufigkeit von Kammerflimmern und werden beim Fehlen von Kontraindikationen empfohlen (Dosierung s. unten).

Die meisten Patienten haben bei Ankunft in der Notaufnahmeabteilung einen mäßig erhöhten Blutdruck, der dann während der nächsten Stunden allmählich abfällt. Eine ausgeprägte Hypotonie oder Schocksymptome sind äußerst schlechte Anzeichen und können vor der Ankunft im Krankenhaus mit Vasopressoren behandelt werden. Eine anhaltende Hypertonie bedarf einer aggressiven Behandlung mit Vasodilatatoren, vorzugsweise intravenös, um den Blutdruck und die Herzarbeit zu vermindern.

Therapie im Krankenhaus: Ein Patient mit Verdacht auf einen akuten Moykardinfarkt sollte so schnell wie möglich in ein Krankenhaus mit einer kardiologischen Wachstation eingewiesen werden, die mit Notfallbehandlungsraum ausgerüstet ist, um akute kardiale Probleme zu behandeln. Durch ein gut organisiertes Rettungssystem ist es möglich, schnell die Diagnose und Therapie vor Erreichen des Krankenhauses zu beginnen. Eine 12-Kanal-EKG-Ableitung sollte angefertigt werden, und der Patient sollte sofort nach der Ankunft im Notaufnahmeraum an einen Monitor angeschlossen werden, ein sicherer intravenöser Zugang sollte gelegt und Blut für die Enzymbestimmung abgenommen werden. Wenn die Diagnose gestellt ist und keine Kontraindikationen bestehen, sollte eine Tablette Aspirin (325 mg) unverzüglich gekaut werden, die Initialdosis eines Thrombolytikums und nach übereinstimmender Meinung vieler Autoritäten ein β-Blocker intravenös verabreicht werden. Die Verlegung auf die Intensivstation sollte ohne Verzögerung durch weitere diagnostische Maßnahmen erfolgen, sobald der Patient stabilisiert ist. Es existiert eine große Vielfalt elektronischer Monitorgeräte. Trotzdem sind die einzigen Körperfunktionen, deren zuverlässige Überwachung wesentlich ist, Herzfrequenzen und -rhythmus im EKG. Qualifiziertes Intensivpflegepersonal kann Rhythmusstörungen im EKG interpretieren und sollte Protokolle zur Behandlung anlegen. Das gesamte Pflegepersonal sollte geschult sein, eine kardiopulmonale Reanimation jederzeit durchzuführen (s. weiter unten, unter Herzstillstand und kardiopulmonale Reanimation). Die Echokardiographie ist zur Bestimmung von Wandbewegung, Darstellung ventrikulärer Thromben, Papillarmuskelabriß, Ventrikelseptumruptur, Ventrikelfunktion und Vorhandensein wandständiger Thromben bei Patienten mit anteriorem Q-Wellen-Infarkt nützlich.

Die primären therapeutischen Ziele sind, den Verlust an Myokardgewebe zu limitieren und Komplikationen oder einen erneuten Herzinfarkt zu vermeiden. Folgende Maßnahmen sind dazu nötig: Schmerzreduktion, Angstbeseitigung, das Aufrechterhalten eines adäquaten arteriellen P_{O_2}, initial strenge Bettruhe, eine enge Arrhythmie-Überwachung, um so eine Arrhythmie zu vermeiden und bei einem plötzlichen Auftreten zu behandeln, eine Minimierung der Herzarbeit, um eine weitere Ischämie zu vermeiden, ein frühzeitiges Aufdecken einer Herzinsuffizienz, um eine vorsichtige Behandlung mit Diuretika einzuleiten und um eine Hypotonie oder einen Schock mit Vasopressoren oder inotropischen Medikamenten zu behandeln, falls eine geeignete Infusionstherapie nicht zu einem Ansprechen führt.

Begrenzung der Herzarbeit: Die Herzleistung nach der Erholungsphase hängt im wesentlichen von der nach dem akuten Ereignis noch funktionsfähigen Muskelmasse ab. Narben von vorangegangenen Infarkten addieren sich zu dem akuten Schaden hinzu. Wenn die Menge des geschädigten Myokards 50% der linksventrikulären Masse überschreitet, ist ein Überleben eher unwahrscheinlich. Eine Reduktion des myokardialen Sauerstoffverbrauches durch ein Senken der Nachlast mit Vasodilatatoren oder eine Herzfrequenzsenkung und ein Vermindern der Kontraktilität mit Betablockern können den Infarktbezirk begrenzen.

Vasodilatatoren: Es ist eine übliche Praxis, die Nachlast im akuten Stadium eines Herzinfarktes mit Vasodilatatoren vorsichtig zu senken. Ein kurz wirksames, intravenös verabreichtes Medikament mit einem raschen Wirkungseintritt und -ende ist vorzuziehen. In den ersten 24–48 Stunden wird Nitroglyzerin intravenös verabreicht, um den systemischen Blutdruck um 10–20 mmHg, aber nicht unter 80–90 mmHg systolisch zu senken. Die Infusion sollte mit 5 μg/min begonnen werden, dann sollte die Dosis um 2,5–5 μg innerhalb weniger Minuten gesteigert werden, bis die notwendige Wirkung erreicht ist. **Beta-Blocker:** Einige Experten verschreiben Beta-Blocker intravenös während des akuten Myokardinfarktes, um die Herzfrequenz, die Herzarbeit, den myokardialen Sauerstoffbedarf und möglicherweise Arrhythmien zu vermindern, besonders bei Patienten mit länger anhaltendem ischämischem Schmerz oder übermäßiger Tachykardie, die nicht durch eine Herzinsuffizienz, Fieber oder eine andere Komplikation bedingt ist. Es wurde gezeigt, daß der Einsatz von Beta-Blockern die Mortalität des akuten Myokardinfarktes vermindert. Sie werden am besten intravenös während der akuten Phase verabreicht, um einen raschen Wirkungseintritt und eine entsprechende Dosiswirkung sicherzustellen. Bei **Atenolol** wird mit 5 mg intravenös über eine 5minütige Gabe begonnen, danach in 10minütigen Abständen weitere 5 mg über 5 Minuten. Wenn es gut vertragen wird, werden 50 mg oral 10 Minuten später verabreicht und wieder 12 Stunden später 50 mg 2×täglich oder 100 mg 1×täglich oral, anschließend fortgefahren. Bei **Metoprolol** wird mit 5 mg intravenös alle 2 Minuten in 3 Dosen begonnen, wenn es vertragen wird, werden 50 mg oral alle 12 Stunden gegeben. Man beginnt damit 15 Minuten nach der letzten intravenösen Dosis. Dies sollte für 48 Stunden fortgesetzt werden, dann auf 100 mg als tägliche Einmaldosis gewechselt werden. Die Herzfrequenz und der Blutdruck müssen während der intravenösen Gabe sorgfältig überwacht werden, und dementsprechend muß bei Entwicklung einer Bradykardie oder Hypotension die Dosis reduziert werden. **Thrombolytische Therapie:** Mehrere große, randomisierte Studien haben schlüssig gezeigt, daß thrombolytische Substanzen, die während der Akutphase des Herzinfarktes gegeben werden, die Hospitalmortalität um 30–70% reduzieren und die Ventrikelfunktion verbessern. Eine verminderte Mortalität sah man, wenn das Medikamente mindestens 6 Stunden nach dem klinischen Beginn des Myokardinfarktes gegeben wurde. Ob die thrombolytische Therapie, die 6 Stunden nach Beginn der Symptomatik eingesetzt wird, noch wirksam ist, bleibt umstritten. Therapeutische Wirksamkeit korreliert mit der Reperfusion der verschlossenen Koronararterien. Die Verbesserung der Überlebensrate ist am höchsten bei Patienten mit anteriorem Q-Wellen-Infarkt, die früh behandelt wurden. Verschiedene Substanzen sind jetzt erhältlich, aber Streptokinase und Alteplase (der rekombinante Gewebsplasminogenaktivator – rtPA) sind am intensivsten untersucht worden. Streptokinase muß über 1 Stunde mit einer Gesamtdosis von üblicherweise 1,5 Millionen Einheiten infundiert werden. Sie kann allergische Reaktionen auslösen (besonders wenn sie ein zweites Mal gegeben wird), auf die Gerinnungsfaktoren hat sie eine starke Wirkung, ist aber relativ billig. rtPA wird über 90 Minuten in einer üblichen Maximaldosis von 100 mg infundiert (eine Anfangsdosis von 15 mg wird intravenös über 2 Minuten gegeben), danach eine intravenöse Infusion von 0,75 mg/kg (nicht über 50 mg), die über 30 Minuten gegeben werden, danach eine intravenöse Infusion von 0,75 mg/kg (nicht über 35 mg), die über eine Dauer von 60 Minuten gegeben werden. Sie verursacht eine geringe Störung der Gerinnungsfaktoren, ist 10×teurer als Streptokinase und nicht besser in Hinsicht auf die Überlebensrate. Bei einer frühen Behandlung wurden für Streptokinase mit Eröffnungsraten von über 60%, für rtPA von 80% berichtet. Nach 24 Stunden jedoch sind aufgrund von Reokklusion und spontaner Lyse die Wiedereröffnungsraten ungefähr gleich. Eine begleitende Gabe von dünndarmlöslichem Aspirin (325 mg/Tag) reduziert die Mortalität um nochmals 50%. Ob die Behandlung mit intravenös oder subkutan verabreichtem Heparin (12500 Einheiten s.c. alle 12 Stunden) während der akuten Phase die Eröffnung der Koronargefäße verbessern kann, bleibt umstritten. Andere Substanzen, die derzeit untersucht werden, umfassen anisolierten Plasminogen-Streptokinase-Aktivatorkomplex (APSAC), Urokinase und Prourokinase. Zur Zeit haben die vergleichenden Studien keine Unterschiede, in der Reduktion der Letalität für die verschiedenen thrombolytischen Substanzen gezeigt.

Indikationen: Beim Fehlen von Kontraindikationen sollten alle Vorderwand-Q-Wellen-Infarkte mit thrombolytischen Substanzen behandelt werden, wenn sie weniger als 6 Stunden, möglicherweise bis zu 12 Stunden, alt sind. Bei inferioren Infarkten ist der Rettungseffekt geringer, aber jene mit eindeutigen Q-Wellen, wenn sie frühzeitig auftreten, sollten behandelt werden. Nicht-Q-Wellen-Infarkte mit ST-Streckensenkung haben im allgemeinen keinen totalen Verschlußthrombus und werden gewöhnlich nicht mittels Thrombolyse therapiert. Eine sorgfältige EKG-Analyse ist wichtig, da der Verschluß der Arteria circumflexa eine ST-Senkung und eine schmale R-Zacke in den anterioren Brustwandableitungen bei eindeutigem Hinterwand-Q-Wellen-Infarkt bieten kann. Nach der Thrombolyse wird eine intravenöse Erhaltungsdosis mit Heparin auf die Dauer von 48–72 Stunden fortgesetzt, die tägliche Gabe von Aspirin wird fortgesetzt (dünndarmlöslich 325 mg), einige Autoritäten führen eine Antikoagulation mit Marcumar für 1–3 Monate durch.

Komplikationen und Kontraindikationen: Das höchste Risiko der thrombolytischen Therapie ist die Blutung. Die Kontraindikationen umfassen Herz- und Abdominaleingriffe innerhalb des letzten Monats, aktive gastrointestinale- oder urogenitale Blutungen (ausgenommen die Menstruation), Kopfverletzungen, kürzlich zurückliegenden Schlaganfall oder transitorische ischämische Attacke und systolische Hypertonie über 180 mmHg, es sollten keine Verdachtsmomente für eine Aortendissektion oder Pankreatitis vorliegen. Manche Studien haben eine Altergrenze von 65 Jahre gehabt, aber ein eindeutiger Vorteil besteht auch für alte Patienten.

Antikoagulanzien: Heparin in einer Dosis von 5000–10000 Einheiten wird rasch intravenös gegeben, danach eine konstante Infusion von 1000–2000 Einheiten/Stunde, um die partiale Thromboplastinzeit (PTT) auf das Doppelte der Norm anzuheben (oder Heparin 12500 Einheiten subkutan alle 12 Stunden). Viele Experten empfehlen zur Unterstützung der Thrombolysen bei Q-Wellen- und Nicht-Q-Wellen-Infarkten und instabiler Angina pectoris dieses Vorgehen. Heparin in einer Dosis von 5000 Einheiten subkutan alle 8 oder 12 Stunden verabreicht, ist hilfreich bei Patienten mit länger dauernder Bettruhe, um das Risiko einer venösen Thrombose und Lungenembolie zu vermindern. Eine Studie hat gezeigt, daß 12500 Einheiten, subkutan alle 12 Stunden gegeben, wirksamer zur Verhinderung linksventrikulärer Thromben ist, aber mit einem höheren Risiko von Blutungen einhergehen.

Antiarrhythmika: Obwohl die prophylaktische Infusion von Lidocain durch manche Autoren empfohlen wird, hat eine kürzliche Metaanalyse von randomisierten Studien von Medikamenten, die früh beim akuten Herzinfarkt gegeben wurden, die Reduktion der Häufigkeit des Kammerflimmerns dokumentiert, jedoch keine Zunahme der Überlebensraten. Tatsächlich deuten die Daten auf eine mäßige Häufigkeit von Nebenwirkungen hin. Für Einzelheiten zum Gebrauch s. unten und Herzarrhythmien, oben.

Angioplastie nach der Thrombolyse: Drei randomisierte Studien haben keinen Vorteil und möglicherweise Schäden gezeigt, wenn die Ballondilatation des verantwortlichen Gefäßes in den ersten wenigen Tagen nach Thrombolyse durchgeführt wurde. Unkontrollierte Studien weisen auf die Möglichkeit für eine Rettung oder Wiederbelebung durch die Angioplastie im kardiogenen Schock hin, ohne Berücksichtigung der üblichen Therapie

Allgemeinmaßnahmen umfassen die Aufrechterhaltung der normalen Darmfunktion und die Vermeidung von Anstrengungen beim Stuhlgang. Magnesium in 30 ml Milch 2×täglich ist ein wirksames Abführmittel, Bisacodyl 5 mg 2×täglich kann, falls notwendig, zugegeben werden. Eine Blasenentleerungsstörung ist bei alten Patienten häufig, aber im allgemeinen behebbar, wenn der Patient zur Entleerung der Blase stehen oder sitzen kann.

Die kardiologische Intensivstation sollte ein ruhiger Bereich sein, Einzelzimmer sind vorzuziehen, und eine Privatsphäre mit Überwachungsfunktion sollte gesichert sein. Besuche sollten während der ersten Tage der Erkrankung reduziert werden und äußere Einflüsse, z.B. Radio oder Zeitungen, auf ein Minimum beschränkt werden. Eine Wanduhr, ein Kalender und ein Außenfenster sind für die Orientierung des Patienten hilfreich und verhüten das Gefühl der Isolation.

Morphium wird zur Schmerzbehandlung, wie oben ausgeführt, verabreicht. Um die Sauerstoffsättigung zu optimieren, erhalten die Patienten nasal Sauerstoff in einer Menge von 3–5 Liter/Minute während der ersten Tage. Angst, Stimmungsschwankungen und Krankheitsverleugnung sind bei Patienten mit akutem Myokardinfarkt häufig. Ein leichtes Beruhigungsmittel kann hilfreich sein (z.B. Diazepam 2,5–5 mg, oral, 3–4×täglich). Die Depression ist häufig nach dem dritten Tag der Erkrankung und im allgemeinen jederzeit während der Erholungsphase. Nach der akuten Phase der Erkrankung sind die wichtigsten Probleme *häufig die Behandlung* der Depression, Rehabilitation und der Aufbau eines Programmes für die Sekundärprophylaxe. Eine Überbetonung der Bettruhe, Inaktivität und Schwere der Erkrankung verstärkt den Hang zur Depressivität. Eine gründliche Erklärung der Erkrankung und Ausführungen über ein positives Rehabilitationsprogramm sind von größter Wichtigkeit, um die Lebenssituation des Patienten abzustecken und eine zwischenmenschliche Beziehung aufzubauen.

Rauchen sollte verboten werden. Ein Aufenthalt in einer kardiologischen Intensivstation ist ein starker Beweggrund, mit dem Rauchen aufzuhören; der Arzt sollte dies verstärken.

Akut kranke Patienten haben wenig Appetit zum Essen, kleine Mahlzeiten wohlschmeckender Speisen sind jedoch für die Hebung der Stimmung gut. Patienten wird eine Schonkost angeboten, kalorienreduziert (1500–1800 Kalorien/Tag) unter Minderung der Natriumzufuhr (2–3 g [87–130 mÄq]). Eine Salzrestriktion ist nach Ablauf der ersten 2–3 Tage für die Patienten, die keine Hinweise auf Herzinsuffizienz haben, nicht erforderlich.

Komplikationen des Myokardinfarktes

Rhythmusstörungen: Eine Herzrhythmusstörung mit ventrikulären Extrasystolen tritt in irgendeiner Form bei über 90% der Patienten mit akutem Myokardinfarkt auf. Erregungsleitungsstörungen zeigen eine Schädigung des Sinusknotens, des AV-Knotens oder des spezifischen Erregungsleitungssystems an. Erkennung und Behandlung der Rhythmusstörungen basieren auf einer fundierten Kenntnis von Elektrophysiologie, Elektrokardiographie und Pharmakologie (s. auch Arrhythmien des Herzens, oben).

Störungen der Sinusknotenfunktion hängen vom Ursprung der den Sinusknoten versorgenden Arterie ab (ob sie von der linken oder rechten Kranzarterie abgeht), von der Lokalisation des Verschlusses und von der Möglichkeit einer vorbestehenden Erkrankung des Sinusknotens (Sinusknotensyndrom), besonders in den höheren Altersgruppen. Bei einer Sinusbradykardie kann man sich in den meisten Fällen abwartend verhalten. Wenn jedoch die Herzfrequenz unter 50 absinkt, ist in der Regel eine Behandlung mit Atropin i. v. oder eine temporäre, transvenöse Schrittmachersonde indiziert. Es ist wichtig, Atropin nicht überzudosieren, da es eine unerwünschte Tachykardie auslösen kann, die die Herzarbeit vermehrt und eine Infarktausdehnung möglich macht.

Lebensbedrohliche Arrhythmien sind die wesentlichen Todesursachen in den ersten 72 h nach einem Myokardinfarkt. Hierunter fallen Tachykardien (gleich welchen Ursprungs, sofern sie hochfrequent genug sind, um das Herzzeitvolumen und den Blutdruck abfallen zu lassen), häufige ventrikuläre Extrasystolen, ein Mobitz-II-Block, ventrikuläre Tachykardie und Kammerflimmern. Ein kompletter Herzblock, bei dem die Vorhoferregung nicht mehr die Ventrikel depolarisiert, mit langsamer Kammerfrequenz ist ungewöhnlich und zeigt meist einen massiven Vorderwandinfarkt an. Eine Asystolie ist nicht häufig, außer als terminale Erscheinung bei progressiver linksventrikulärer Insuffizienz und Schock.

Persistierende Sinustachykardie ist im allgemeinen ein ominöses Zeichen, welches oft eine linksventrikuläre Insuffizienz und ein erniedrigtes Herzzeitvolumen anzeigt. Andere Ursachen, wie Sepsis oder Schilddrüsenüberfunktion, sollten gesucht werden. Eine nicht anhaltende Sinustachykardie ohne Herzinsuffizienz oder andere erkennbare Ursache kann auf einen schnell wirksamen β-Blocker, Esmolol, ansprechen. **Vorhofextrasystolen, Vorhofflimmern und -flattern** treten bei etwa 10% der Patienten mit Myokardinfarkt auf und können Hinweis auf eine linksventrikuläre Insuffizienz oder eine Infarzierung des rechten Vorhofes sein. Da Vorhofextrasystolen oft Vorboten einer anhaltenden Vorhofrhythmusstörung sind, ist meist eine prompte Behandlung gerechtfertigt. Häufige Vorhofextrasystolen sprechen in der Regel gut auf Digitalis an. Ein Betablocker oder der Kalzium-Antagonist Verapamil können ebenfalls wirksam sein. Bei Vorhofflattern und Vorhofflimmern kann mit Digitalis oder mit einem Betablocker die Kammerfrequenz herabgesetzt werden. Eine Dauerinfusion von Esmolol (Sättigungsdosis 500 ng/kg/Min/in 1 Min., Erhaltungsdosis 50 ng/kg/Min., kann, wenn nötig, gesteigert werden, mittlere Dosis 100 ng/kg/Min.) ist häufig wirksam. Wenn der Rhythmus bestehenbleibt und der Patient eine Herzinsuffizienz oder eine Hypotonie entwickelt, kann ein präkordialer Elektroschock indiziert sein. Dieser ist nicht als eine erstrangige Therapieform zu wählen, da deartige Rhythmusstörungen häufig während der ersten paar Tage der akuten Erkrankung wiederkehren können. Das Ziel der Behandlungen mit Medikamenten ist es, die Kammerfrequenz auf ein akzeptables Niveau zu reduzieren. Nach einigen Tagen schlagen Vorhofflattern oder Vorhofflimmern meist spontan wieder in Sinusrhythmus um, anderenfalls kann dann eine elektrische Kardioversion durchgeführt werden.

Eine **paroxysmale Vorhoftachykardie** tritt selten auf und findet sich meist bei Patienten, bei denen sie früher schon aufgetreten war.

Es ist wichtig, eine exakte elektrokardiographische Diagnose zum Entstehungsmechanismus eines **AV**-Blockes zu stellen. Reversible Veränderungen der AV-Überleitung, Mobitz-I-Leitungsstörungen mit verlängertem PR-Intervall oder Wenckebach-Periodik sind relativ häufig, insbesondere bei den diaphragmalen Hinterwandinfarkten, bei denen die Blutversorgung zur Hinterwand des linken Ventrikels mit Ästen zum AV-Knoten betroffen ist. Diese Störungen sind meist vorübergehender Natur und bedürfen keiner Behandlung. Ein Fortschreiten zum AV-Block 3. Grades ist ungewöhnlich. Ein echter Mobitz-II-Block mit ausfallenden Komplexen oder ein AV-Block mit langsamen, verbreiterten QRS-Komplexen ist in der Regel eine sehr ernst zu nehmende Komplikation bei massivem Vorderwandinfarkt. Rhythmus und Frequenz können vorübergehend durch eine Isoproterenol-Infusion wiederhergestellt werden, jedoch ist ein temporärer transvenöser Schrittmacher die Therapie der Wahl.

Bei den meisten Patienten mit akutem Myokardinfarkt kommt es zu **ventrikulären Extrasystolen.** Diese Komplikation ist bedeutsam, insbesondere wenn die Extrasystolen eng gekoppelt, multifokal oder in Salven auftreten, weil sie eine anhaltende ventrikuläre Rhythmusstörung, Tachykardie oder Flimmern auslösen können. Eine Behandlung ist notwendig, wenn die ventrikulären Extrasystolen häufig oder multifokal auftreten oder in die vulnerable Phase der diastolischen Repolarisation des Herzzyklus (während des aufsteigenden Schenkels der T-Welle) fallen. In den meisten kardiologischen Wachstationen werden die VES abwartend beobachtet, es sei denn, es entwickeln sich kurze Salven einer ventrikulären Tachykardie (VT). Sehr häufige VES oder wiederholte VT können mit Lidocain oder Procainamid behandelt werden. Sättigungsdosen sind erforderlich. Bei Lidocain sollte die Behandlung mit einer raschen Bolusinjektion von 1 mg/kg und Wiederholung nach 5 Minuten begonnen werden. Dann wird eine Infusion von 2–4 mg/min beibehalten. Wiederauftreten von ventrikulären Extrasystolen macht zusätzliche Bolusgaben von Lidocain notwendig sowie eine Steigerung der Infusionsgeschwindigkeit. Bei Procainamid beträgt die Initialdosis 100 mg alle 5 Min. i. v. (nicht über 50 mg pro Min.), bis die Arrhythmie unterdrückt oder eine Gesamtdosis von 500 mg verabreicht ist. Dann folgt eine intravenöse Infusion von 2 mg/Min. mit einer Dosissteigerung auf maximal 4 mg/Min., wenn die Arrhythmie wieder auftritt. Procainamid kann einen schweren Blutdruckabfall verursachen, deshalb sollten Blutdruck, Herzfrequenz und Rhythmus kontinuierlich überwacht werden. Wenn die Behandlung wirksam ist, kann die i. v.-Therapie abgesetzt werden und die orale Therapie 3–4 Std. (eine Halbwertszeit) später begonnen werden. Wenn die ventrikuläre Arrhythmie jedoch anhält, sind andere Antiarrhythmika angezeigt (siehe Herzarrhythmien, oben). Falls hohe Dosen erforderlich sind, ist eine Bestimmung der Blutspiegel zur Vermeidung einer Intoxikation hilfreich. Nach Ursachen der anhaltenden Arrhythmie (z. B. Hypoxämie, Hpokaliämie, Ventrikelaneurysma oder Digitalisintoxikation) sollte sorgfältig gesucht werden.

Ein **Herzstillstand** wird, wenn er die Folge einer Kammertachykardie oder eines Kammerflimmerns ist, mit sofortiger Defibrillation behandelt. Wenn die Ausrüstung erst geholt werden muß, erfolgt eine kardiopulmonale Reanimation, an die sich dann die Defibrillation anschließt. Eine zuverlässig funktionierende Ausrüstung sollte im Notaufnahmeraum und auf der kardiologischen Wachstation unmittelbar greifbar sein. Nach der Reanimation werden meist prophylaktisch Antiarrhythmika gegeben.

Eine **Herzinsuffizienz** tritt bei etwa zwei Drittel der stationär aufgenommenen Patienten mit akutem Myokardinfarkt auf. Meist überwiegt die linksventrikuläre Dysfunktion; daher gehören zu den Befunden Dyspnoe, basale inspiratorische Rasselgeräusche und Hypoxie. Die klinischen Zeichen hängen von der Größe des Infarktes, dem Anstieg des linksventrikulären Füllungsdruckes und der Einschränkung des Herzzeitvolumens ab. Die Mortalitätsrate variiert direkt mit dem Schweregrad der Linksinsuffizienz. Es ist von Nutzen, die Patienten entsprechend dem Vorhandensein oder Nichtvorhandensein klinischer Zeichen einer linksventrikulären Insuffizienz zu unterteilen *(s. Tab. 24.)*. Patienten der Klasse I haben eine Kran-

Tab. 24. Klinische Klassifikation des akuten Myokardinfarkts mit Linksinsuffizienz

Klasse	*Beschreibung*
1	Kein klinischer Anhalt für eine Linksinsuffizienz
2	Leichte bis mittelschwere Linksinsuffizienz
3	Schwere Linksinsuffizienz, Lungenödem
4	Kardiogener Schock, Hypotonie, Tachykardie, geistige Eintrübung, kalte Extremitäten, Oligurie, Hypoxie

Modifiziert nach T. Killip und J. T. Kimball, „Treatment of Myocardial Infarction in a Coronary Care Unit. A Two-Year Experience with 250 Patients", in *The American Journal of Cardiology.* Band 20, Seiten 457–464, Oktober 1977, mit Genehmigung.

kenhausmortalitätsrate von 3–5%, diejenigen der Klasse II eine Rate von 6–10%. Bei Patienten der Klasse III liegt die Rate bei etwa 20–30% und bei Patienten der Klasse IV bei über 80% (s. weiter oben unter *Herzinsuffizienz* für eine weitere Besprechung dieses Themas). Die Behandlung hängt vom Schweregrad ab. In leichten Fällen sollte vorsichtig verfahren werden. Digitalis ist in den ersten Stunden nach einem Herzinfarkt nicht wirksam. Der Gebrauch eines Schleifendiuretikums, wie 20 bis 40 mg Furosemid i.v. 1- oder 2 × täglich ist häufig ausreichend, um den ventrikulären Füllungsdruck durch eine Diurese zu vermindern. In schweren Fällen, die eine Behandlung mit Vasodilatatoren zur Nachlastsenkung benötigen, wird häufig der pulmonale Verschlußdruck über einen Rechtsherzkatheter (Swan-Ganz) gemessen. Die Behandlung des Lungenödems ist in Einzelheiten weiter oben unter *Herzinsuffizienz* diskutiert.

Die **Hypoxämie** ist eine häufige Begleiterscheinung eines akuten Myokardinfarkts und meist Folge einer Erhöhung des linksatrialen Druckes und dadurch bedingter Alteration des pulmonalen Ventilations-Perfusions-Verhältnisses, von interstitiellem Lungenödem, Alveolarkollaps und Zunahme des physiologischen Shunts. Der Pa_{O_2} ist, wenn der Patient Zimmerluft atmet, in Klasse I im wesentlichen normal, in Klasse II geringgradig vermindert und bei den Klassen III und IV hochgradig pathologisch verändert. Bei Patienten im Alter von 50–70 Jahren liegt der normale Pa_{O_2} während Bettruhe bei etwa 82 ± 5 mmHg. Es empfiehlt sich, O_2 über eine Nasensonde zu verabreichen mit dem Ziel, den Pa_{O_2} bei etwa 100 mmHg zu halten. Dies kann für die Oxygenierung des Myokards von Nutzen sein und die Infarktausdehnung oder die ischämische Zone begrenzen. Bei der linksventrikulären Insuffizienz ist der Pa_{O_2} ausnahmslos erniedrigt, wenn der Patient Zimmerluft atmet. Bestimmung des Pa_{O_2} vor und nach einem schnell wirkenden Diuretikum (wie z. B. 40 mg Furosemid i.v.) kann für die Diagnosestellung einer linksventrikulären Insuffizienz hilfreich sein: In diesem Fall sollte der reduzierte Pa_{O_2} nach der Diurese ansteigen.

Eine **Hypotonie** beim akuten Herzinfarkt kann Folge einer verminderten ventrikulären Füllung oder durch ein Pumpversagen (Verlust an Kontraktionskraft) im Rahmen eines massiven Myokardinfarktes bedingt sein. Eine verminderte linksventrikuläre Füllung wird meistens durch einen verminderten venösen Rückfluß infolge eines niedrigen Blutvolumens ausgelöst, insbesondere bei Patienten, die eine intensive Behandlung mit Schleifendiuretika erhalten, kann sie jedoch auch einen rechtsventrikulären Infarkt widerspiegeln, der durch einen hohen Druck im rechten, aber nicht im linken Vorhof durch niedriges Herzzeitvolumen und Hypotonie gekennzeichnet ist. Wenn man die Ursache der Hypotonie bestimmen will, ist manchmal die Messung der intrakardialen Drücke mit einem perkutan eingeführten Swan-Ganz-Einschwemmkatheter nötig. Ist der linke Vorhofdruck beim Vorliegen einer systemischen Hypotonie niedrig, sollte eine Flüssigkeitsbelastung mit Kristalloiden (0,9%ige oder 0,45%ige Kochsalzlösung) gegeben werden: 200 bis 400 ml können über 30 Minuten infundiert werden, während der systemische Blutdruck und der Druck im linken Vorhof kontrolliert werden. Steigt der Blutdruck an, während der Druck im linken Vorhof nur leicht zunimmt, so ist die Diagnose einer Hypovolämie wahrscheinlich, und ein Flüssigkeitsersatz sollte ohne eine Überladung des linken Herzens (exzessives Ansteigen des linken Vorhofdruckes) möglich sein. Bei einigen hypovolämischen Patienten kann die linksventrikuläre Funktion so beeinträchtigt sein, daß ein angemessener Flüssigkeitsersatz extrem schwierig ist, weil er von einem steilen Ansteigen des Pulmonalkapillardruckes begleitet wird, der zu Werten ansteigen kann (> 25 mmHg), die zu einem Lungenödem führen, wenn die Plasmaproteine normal sind. Eine Flüssigkeitsbelastung kann ohne die Messung der intrakardialen Drücke durchgeführt werden, wenn eine Hypovolämie stark zu vermuten ist. Ein Ansteigen des Blutdruckes mit einer klinischen Besserung des Patienten und ohne die Zeichen einer Lungenstauung legt nahe, daß eine Hypovolämie vorgelegen hat. Wenn der linksatriale Druck hoch ist, ist die Hypotonie wahrscheinlich Folge einer linksventrikulären Insuffizienz, eine intotrope Therapie kann dann notwendig sein, wenn Diuretika nicht wirksam sind.

Der **kardiogene Schock** ist durch eine Hypotonie, Tachykardie, eine verminderte Urinproduktion, Verwirrtheit, Schwitzen und kalte Extremitäten charakterisiert, er hat eine schlechte Prognose. Die Mortalität ist ≥ 65%. Meistens ist der kardiogene Schock mit einem massiven Vorderwandinfarkt und dem Verlust von mehr als 50% des funktionierenden linksventrikulären Myokards vergesellschaftet. Eine medikamentöse Therapie mit Beta- oder Alphaagonisten kann vorübergehend effektiv sein. Dopamin, ein Katecholamin mit Beta- und Alphawirkung, wird in der Dosis von 0,5 bis 1 μg/kg/Minute gegeben, und die Dosis kann erhöht werden, bis es zu einem befriedigenden Ansprechen kommt oder die Maximaldosis von etwa 10 μg/kg/Minute erreicht ist. Höhere Dosen führen zu einer Vasokonstriktion. Dobutamin, ein Betaagonist, kann intravenös mit 2,5 bis 10 μg/kg/Minute oder in höheren Dosen gegeben werden. Dobutamin scheint dann am effektivsten zu sein, wenn die Hypotonie Folge eines niedrigen Herzzeitvolumens ist. Dopamin kann dann effektiver sein, wenn auch ein pressorischer Effekt nötig ist. Bei therapierefraktären Fällen können die beiden Medikamente miteinander kombiniert werden. Der intraaortale Gegenpulsationsballon kann häufig den Patienten zeitweilig unterstützen. Eine intrakoronare Injektion einer thrombolytischen Substanz und die Lyse des verursachenden Koronararterienthrombus oder die Angioplastie des verursachenden Gefäßes hat eine bemerkenswerte Erholung der Ventrikel zur Folge. Die Ergebnisse waren bei ausgewählten Fällen so aufsehenerregend, daß manche erfahrene Beobachter dringend die Notfallangiographie und Angioplastie bei schlecht auf die Therapie ansprechenden Patienten empfohlen haben. Die Ergebnisse der Notfallbypassoperation haben allgemein enttäuscht.

Rezidivierende Ischämie: Der Brustschmerz eines Herzinfarktes verschwindet normalerweise innerhalb von 12 bis 24 Stunden. Brustschmerzen nach dem ersten Tag können eine Perikarditis, eine Lungenembolie oder andere Komplikationen, wie Pneumonie oder rezidivierende Ischämie, bedeuten. Normalerweise wird eine rezidivierende Ischämie durch reversible EKG-Veränderungen bei der T-Welle und dem ST-Segment begleitet. Sie kann auch mit einem erhöhten Blutdruck vergesellschaftet sein. Neuere Daten ergeben, daß eine stumme Ischämie (EKG-Veränderungen ohne Schmerzen) in bis zu einem Drittel aller Patienten mit rezidivierenden Schmerzen vorkommen können. Der wiederholte Nachweis einer Ischämie nach einem Herzinfarkt bedeutet eine weitere Gefährdung des Myokards und wird wie eine instabile Angina behandelt. Die Behandlung mit sublingualem oder intravenösem Nitroglyzerin ist normalerweise wirksam. Nach dieser vasodilatorischen Therapie sollten eine Koronarangiographie und die Möglichkeit einer Ballondilatation oder einer Bypassoperation zur Rettung des ischämischen Myokards in Erwägung gezogen werden.

Eine **funktionelle Papillarmuskelinsuffizienz** tritt beim Myokardinfarkt häufig auf, einer publizierten Studie zufolge in etwa 35% der Fälle. Durch häufige Auskultation während der ersten Stunden nach Infarktbeginn kann oft ein vorübergehendes, spätes, apikales Systolikum erkannt werden, bei dem man annimmt, daß es durch einen unvollständigen Verschluß der Mitralklappe infolge einer Papillarmuskelischämie verursacht wird. Bei einigen Patienten kommt es zu einer Mitralinsuffizienz als dauerhafter Folge einer Narbe im Papillarmuskelgebiet.

Eine **Myokardruptur** kommt in drei Formen vor: 1. als **Papillarmuskelabriß,** eine seltene Komplikation, die meistens mit einem Hinterwandinfarkt infolge des Verschlusses der rechten Koronararterie vergesellschaftet ist. Hierdurch kommt es zu einer akuten schweren Mitralinsuffizienz, die durch das plötzliche Auftreten eines lauten, apikalen systolischen Geräusches und Schwirrens gekennzeichnet ist und in der Regel auch von einem Lungenödem begleitet wird. Über eine erfolgreiche notfallmäßige Mitralklappenersatzoperation ist berichtet worden. 2. Eine **Ruptur des Septum interventriculare** ist zwar ebenfalls selten, jedoch 8- bis 10mal häufiger als ein Papillarmuskelabriß. Plötzliches Auftreten eines lauten systolischen Geräusches und Schwirrens medial von der Herzspitze im Bereich des linken Sternalrandes im dritten oder vierten ICR, einhergehend mit Hypotonie mit oder ohne Zeichen einer Linksherzinsuffizienz, ist hierfür charakteristisch. Die Diagnose kann mit einem Ballonkatheter und Messung der O_2-Sättigung oder des P_{O_2} im rechten Vorhof, rechten Ventrikel und in der Arteria pulmonalis bestätigt werden. Ein signifikanter Sättigungssprung im Bereich des rechten Ventrikels ist diagnostisch entscheidend. Dopplerechokardiographie ist zur Sicherung der Diagnose geeignet. Trotz hoher Mortalität kann ein operativer Verschluß des Defektes notwendig sein. Nach einem Myokardinfarkt ist es vorzuziehen, mit einer Operation so lange wie möglich zu warten, um dem infarzierten Myokard die maximale natürliche Wiederherstellung zu ermöglichen. 3. Eine **externe Ruptur** ist durch einen plötzlichen arteriellen Druckverlust bei kurze Zeit fortbestehendem Sinusrhythmus und oft durch die Zeichen einer Herztamponade charakterisiert und endet ausnahmslos tödlich. Ihr Vorkommen erhöht sich mit zunehmendem Alter und ist höher bei Frauen.

Ventrikuläre Asynergie: Das typische Kennzeichen der koronaren Herzkrankheit ist eine ungleichmäßige, linksventrikuläre Schädigung infolge Ischämie oder Infarkt. Daher überlappen sich normale und krankhafte Myokardabschnitte. Ein lokalisierter, sich nicht kontrahierender Abschnitt des linken Ventrikels ohne systolische Einwärtsbewegung bei der Angiographie wird als **akinetisch** bezeichnet. Ein **hypokinetisches** Myokard weist eine reduzierte Kontraktionsamplitude mit partieller Beeinträchtigung der Einwärtsbewegungen auf. Bei vereinzelten Patienten liegt eine diffuse myokardiale Hypokinesie vor, und man benutzt den Ausdruck **ischämische Kardiomyopathie,** wenn die dabei bestehenden Symptome überwiegend ein erniedrigtes Herzzeitvolumen und ein Linksherzversagen mit Lungenstauung widerspiegeln. Ein **dyskinetisches** Areal weist eine systolische Expansion oder Vorwölbung (paradoxe Bewegung) auf. Diese Veränderungen können im zweidimensionalen Echokardiogramm, beim nuklearmedizinischen Ventrikulogramm oder bei der Angiographie erkannt werden und können zu einer verminderten ventrikulären Funktion und einer langfristigen Behinderung beitragen.

Ein **Ventrikelaneurysma** stellt eine nicht seltene Komplikation dar. Seine Entstehung wird durch das Vorhandensein eines großen transmuralen Infarktes bei gutem Restmyokard begünstigt. Aneurysmen können innerhalb weniger Tage oder im Verlauf von Wochen oder Monaten nach dem akuten Ereignis entstehen. Sie sind häufig mit großen Vorderwandinfarkten infolge eines Verschlusses des Ramus interventricularis anterior vergesellschaftet. Sie rupturieren nicht, sondern können mit rezidivierenden ventrikulären Rhythmusstörungen und einem niedrigen Herzzeitvolumen kombiniert sein. Wandständige Thromben (s. oben) und systemische Embolien stellen besondere Gefahren dar. Ein Aneurysma kann bei einer sichtbaren oder fühlbaren paradoxen präkordialen Bewegung, die von einer persistierenden Anhebung der ST-Strecke im EKG oder einer charakteristischen Vorwölbung des Herzschattens im Röntgenbild begleitet wird, vermutet werden. Ventrikulographisch hat sich ein häufiges Vorkommen nichtvermuteter linksventrikulärer Aneurysmen herausgestellt. Eine chirurgische Exzision kann dann indiziert sein, wenn eine persistierende Linksherzinsuffizienz oder

Rhythmusstörungen die Behandlung eines funktionell signifikanten Aneurysmas komplizieren.

Eine **wandständige Thrombose** tritt in etwa 20% eines akuten Myokardinfarktes auf. Bei großen Vorderwandinfarkten steigt die Inzidenz bis 60%. Die Echokardiographie ist am hilfreichsten, um die Diagnose zu stellen. Systemische Embolien kommen in etwa 10% der Fälle von linksventrikulären Thromben vor. Das Risiko ist am höchsten in den ersten 10 Tagen, dauert aber mindestens 3 Monate an. Antikoagulanzien vermindern das Risiko der Embolie, daher sollte beim Fehlen von Kontraindikationen, die Behandlung mit intravenös gegebenem Heparin begonnen werden (s. oben zur Dosierung). Danach folgt eine Antikoagulation mit Marcumar® für 3 Monate, es sollte die Prothrombinzeit (PTT) 1,3–1,5 × über den Normwerten liegen (international normalisiertes Verhältnis [INR] zwischen 1,5 und 2,5, s. unten). Aspirin kann, um einen zusätzlichen Effekt zu erzielen, gegeben werden. Die Antikoagulation wird bei Vorliegen eines diffus dilatierten hypokinetischen linken Ventrikels oder chronischen Vorhofflimmerns unbegrenzt fortgesetzt.

Perikarditis: Ein Perikardreiben läßt sich bei etwa einem Drittel der Patienten mit akutem transmuralem Myokardinfarkt feststellen, wenn häufig auskultiert wird. Man hört es im allgemeinen zwischen 24 und 96 h nach Infarktbeginn. Ein früher im Verlauf des akuten Infarktes auftretendes Reibegeräusch ist ungewöhnlich und spricht für die Möglichkeit anderer Diagnosen, wie z.B. einer akuten Perikarditis. Gelegentlich kann eine hämorrhagische Perikarditis auch die frühe Phase eines Infarkts komplizieren. Eine akute Tamponade ist selten. Antikoagulanzien sind im allgemeinen kontraindiziert, wenn bei einem akuten Infarkt eine Perikarditis vorliegt. Die infarktbedingte Perikarditis klingt in der Regel nach 3–5 Tagen ab. Aspirin oder ein anderes NSAR führt normalerweise zu einer Besserung der Symptome. Ein Postperikardiotomiesyndrom, charakterisiert durch eine rezidivierende Perikarditis, entwikkelt sich bei einzelnen Patienten.

Postinfarktsyndrom (Dressler-Syndrom): Bei einigen wenigen Patienten bildet sich mehrere Tage bis mehrere Wochen oder sogar Monate nach dem akuten Infarkt ein Syndrom aus, das durch Fieber, Perikarditis mit Perikardreiben, Perikarderguß, Pleuraschmerzen, Pleuraerguß und Gelenkschmerzen charakterisiert ist. Dieses Syndrom ist dem **Postperikardiotomiesyndrom** analog und scheint eine Autoimmunstörung als Folge einer Schädigung des Myokards und des Perikards zu sein. Eine Abgrenzung gegenüber einer Ausweitung des Infarkts oder einer erneuten Infarzierung kann schwierig sein, jedoch kommt es nicht zu einem signifikanten Anstieg der Herzenzyme. Die Patienten sprechen im allgemeinen zufriedenstellend auf eine intensive Therapie mit Aspirin, 600–900 mg alle 4–6 h, an. Mehrere Symptome sind möglich. In schweren Fällen kann eine kurzdauernde, hochdosierte Steroidtherapie oder eine Behandlung mit einem nichtsteroidalen Entzündungshemmer erforderlich sein.

Behandlung und Prognose nach der Entlassung aus der Klinik

Im ersten Jahr nach einem akuten Herzinfarkt beträgt die Mortalität 8 bis 10%. Die meisten Todesfälle treten in den ersten 3 bis 4 Monaten auf. Eine klinische Beurteilung erlaubt die Stratifikation in eine Niedrig- und eine Hochrisikogruppe. Ein hohes Risiko ist mit weiterbestehenden ventrikulären Arrhythmien, einer Herzinsuffizienz oder einer schlechten ventrikulären Funktion und möglicherweise mit rezidivierenden ischämischen Schmerzen assoziiert. Eine 24stündige ambulante EKG-Ableitung kann bedeutsame, persistierende ventrikuläre Arrhythmien aufdecken. Die Behandlung mit antiarrhythmischen Medikamenten ist beim Vorliegen von wiederholten ventrikulären Tachykardien indiziert. Vorliegen von häufigen VES ist ebenso ein Risikofaktor nach einem Myokardinfarkt. Eine exakte Therapie ist ungewiß wegen der Nebenwirkungen von vielen antiarrhythmischen Medikamenten. Neuere Hinweise zeigen, daß eine programmierte endokardiale Stimulation als Hilfe für die Selektion der effektivsten antiarrhythmischen Medikamente die Ergebnisse bei Patienten mit wiederholter, anhaltender (≥ 30 Sekunden) ventrikulärer Tachykardie verbessern kann. Zum Zeitpunkt der Krankenhausentlassung oder innerhalb von 6 Wochen nach der akuten Erkrankung empfehlen viele Fachleute die Durchführung eines symptomlimitierten Belastungstests (s. Diagnose der Angina pectoris, oben). Eine gute körperliche Belastbarkeit ohne EKG-Veränderungen kennzeichnet Patienten mit einer guten Prognose. Eine weitere Abklärung ist hier meist nicht indiziert. Eine verminderte Belastungsfähigkeit ist mit einer schlechten Prognose vergesellschaftet. Die Koronarangiographie zur Beurteilung für eine mögliche Angioplastie oder einen koronaren Bypass kann bei Patienten mit rezidivierender Postinfarkt-Angina-pectoris oder mit einem pathologischen Belastungstest mit Ischämie indiziert sein.

Sekundärprävention eines Spätrezidivs eines Myokardinfarktes und des tödlichen Ausgangs: Aspirin vermindert die Mortalität und die Reinfarkthäufigkeit bei Patienten nach einem Myokardinfarkt um 15–30%. Dünndarmlösliches Aspirin wird in einer Dosis von 160–325 mg/Tag als Langzeitbehandlung nach Myokardinfarkt empfohlen. Marcumar vermindert die Häufigkeit eines Wiederauftretens eines Myokardinfarktrezidives ebenso, aber wird gegenwärtig weniger häufig als Aspirin eingesetzt.

Betablocker in der Postinfarktperiode: Die Mortalität nach einem Herzinfarkt wird durch die Therapie mit Timolol, Propanolol oder Metoprolol um etwa 25% reduziert. Dieser Effekt scheint für bis zu 7 Jahren anzuhalten. Die mit einem höheren Risiko sollten behandelt werden. Ob die Patienten mit einem niedrigen Risiko behandelt werden sollen, wird derzeit noch heftig diskutiert. Da diese Medikamente im allgemeinen gut vertragen werden, scheint es vernünftig, alle Patienten, die nur minimale Nebenwirkungen verspüren und bereit sind, eine Langzeittherapie durchzuführen, zu behandeln.

Rehabilitation: Es ist sicher klug, den Patienten für die ersten 2 oder 3 Tage ruhig im Bett zu halten, bis der weitere Verlauf der Erkrankung einigermaßen klar wird. Längere Bettruhe führt zu einer raschen körperlichen Dekonditionierung mit Entwicklung von orthostatischer Hypotonie, verminderter Arbeitsfähigkeit und erhöhter Herzfrequenz während Anstrengung. Gefühle der Depression und der Hilflosigkeit werden so intensiviert. Patienten ohne Komplikationen sollten im Stuhl sitzen dürfen, passiv durchbewegt werden und einen Bettstuhl bekommen. Das Gehen zur Toilette und eine nicht belastende Schreibarbeit oder das Lesen kann kurz darauf erlaubt werden. Eine Entlassung vom Krankenhaus nach 7 Tagen ist vernünftig und ohne wesentliches Risiko, wenn keine Komplikationen bestehen. Die körperliche Aktivität sollte während der nächsten 3 bis 6 Wochen langsam gesteigert werden. Faktoren wie das Alter, das Ausmaß der Schädigung, Arrhythmien, Herzinsuffizienz, Beruf und persönliche Vorstellungen sollten das Rehabilitationsprogramm beeinflussen. Die Wiederaufnahme von sexueller Aktivität ist häufig von großer Bedeutung und sollte parallel mit anderen mäßig körperlich belastenden Aktivitäten empfohlen werden. Ist die Herzfunktion 6 Wochen nach einem akuten Infarkt gut erhalten, können die meisten Patienten wieder zu einer völlig normalen Aktivität zurückkehren. Ein regelmäßiges Übungsprogramm, das an Lebensstil, Alter und Herzstatus angepaßt ist, kann protektiv wirken und führt sicherlich zu einer Verbesserung des allgemeinen Wohlbefindens. Die Folgen der akuten Erkrankung und der Behandlung in einer kardiologischen Intensivstation bedeuten sowohl für den Arzt als auch den Patienten eine starke Motivation, die vorliegenden Risikofaktoren zu analysieren und möglichst zu vermindern. Eine offene Diskussion und eine gründliche Untersuchung des physischen und psychischen Status des Patienten in Verbindung mit einer gründlichen Beratung über Rauchen, Diät, Arbeit und Freizeitgewohnheiten und über körperliche Belastung zusammen mit einer effektiven Behandlung der bekannten Risikofaktoren können die Langzeitprognose des Patienten verbessern und sind wichtige Aufgaben des Arztes, der die weitere medizinische Betreuung übernimmt. Neuere Hinweise zeigen eine langsamere Progression und sogar eine Regression arteriosklerotischer Läsionen bei der Behandlung der Hypercholesterinämie. Sie sollten eine aggressive therapeutische Einstellung anregen, um normale Blutcholesterinspiegel zu erhalten *(s. a. Kap. HKR, 3., Arteriosklerose, und Kap. ERN, 7., Hyperlipoproteinämie)*.

Standardisierung der Prothrombinzeit

Der therapeutische Bereich der Prothrombinzeit (PT) in Sekunden ist erheblich abhängig vom Thromboplastin, das in jeglichem Laboratorium benutzt wird. Der international normalisierte Quotient (INR) wurde durch die Weltgesundheitsorganisation eingeführt, um die Kontrolle der Antikoagulanzientherapie international zu standardisieren. Der INR ist der Quotient der Patientenprothrombinzeit durch die Kontrollprothrombinzeit, multipliziert mit dem internationalen Sensitivitätsindex (ISI), der durch Vergleich eines jeden Reagens mit dem WHO-Thromboplastin bestimmt wird:

$$\text{INR} = \left[\frac{\text{Patienten-PT (sec)}}{\text{Kontroll-PT (sec)}}\right]^{\text{ISI}}$$

Die Kontrolle der oralen Antikoagulation durch den INR nimmt weltweit zu, obwohl er in den USA gegenwärtig nur selten gebraucht wird, und sollte möglicherweise die stärker variierende Prothrombinzeit ersetzen.

Plötzlicher Herztod

Der plötzliche Herztod besteht in einem raschen, unerwarteten Tod, der durch primäre kardiale Ursachen oder Mechanismen hervorgerufen wird. Der Gebrauch des Begriffes plötzlicher Herztod ist jedoch variabel. Manchmal wird er lediglich für den beobachteten Tod, der innerhalb von Sekunden nach Beginn akuter Symptome eintritt, benutzt. Häufiger wird der plötzliche Herztod innerhalb einer oder mehrerer Stunden oder (manchmal) bis zu 24 Stunden eingeschlossen, oder man kann ihn als „operativen Tod" definieren, z. B. prähospitaler Tod. Manchmal wird er einschränkend definiert als Tod, der einen befällt, der frei von Herzerkrankungen ist, zum Teil werden milde oder soeben deutliche Herzerkrankungen ohne akute Symptomatologie eingeschlossen. Ausführliche Definition mit den dabei beschriebenen Ausnahmen, s. unten.

Ätiologie und Pathophysiologie

Bei Erreichen eines mittleren Alters (40–50 Jahre) sind die überwiegende Mehrzahl der plötzlichen Herztodesfälle durch koronare Herzerkrankungen (KHK) verursacht. Etwa 20% davon entwickeln Symptome der koronaren Herzerkrankung (besonders die mit fortgeschrittener koronarer Herzerkrankung). Die Wahrscheinlichkeit des plötzlichen Herztodes steht in Beziehung zur Schwere der KHK. Gelegentlich kann eine koronare Eingefäßerkrankung einen plötzlichen Herztod hervorrufen. Ein akuter Koronarverschluß, der durch einen Thrombus oder eine rupturierte Plaque verursacht wird, findet man bei einer Minderzahl von rasch eintretendem, plötzlichen Herztod. Die histologischen Veränderungen eines akuten Myokardinfarktes findet man nur bei einer kleinen Gruppe der Fälle, da diese ein Minimum von 6–12 Stunden des Überlebens nach Beginn des Myokardinfarktes zu ihrer Ausbildung erfordern. Bei 5–10% der plötzlichen Todesfälle kann jedoch ein frischer Infarkt mit einem histologischen Alter, der den vorangehenden Symptomen entspricht, die von Verwandten oder Freunden beschrieben werden, vorliegen. Der Befund eines alten Myokardinfarktes und kleiner (≤ 1 cm) fibröser Narben im Myokard sind oft vorhanden.

Kammerflimmern ist die häufigste Herzrhythmusstörung, die unmittelbar bei oder kurz nach dem Herz-Kreislauf-Kollaps beobachtet wird (sie erstreckt sich auf gelegentliche Beispiele, wenn das Opfer eines plötzlichen Herztodes gerade ein Langzeit-EKG-Gerät trägt). Ein Herzstillstand ist ein dem Kollaps häufiger nachfolgendes Ereignis. Unmittelbar vorangehende Herzrhythmusstörungen umfassen schwere ventrikuläre Tachykardien, obwohl Kammerflimmern auch ohne vorangehende Rhythmusstörung auftreten kann. Der plötzliche Herztod kann auch ohne einen akuten Moykardinfarkt vorkommen. Nur etwa ¼ der Patienten, die von einem Kammerflimmern außerhalb des Krankenhauses wiederbelebt wurden (was nicht unbedingt einer repräsentativen Untergruppe entspricht) haben EKG-Veränderungen eines Myokardinfarktes.

Zu den Rhythmusstörungen können zusätzlich, andere pathophysiologische Mechanismen bestehen, die einen plötzlichen Herztod hervorrufen können, einschließlich der Koronararterienspasmen (im allgemeinen mit koronarer Arteriosklerose verbunden), die zu einer katastrophalen Ischämie und Arrhythmien führen: ein Aussetzen der Erregungsbildung oder -leitung, ein extrinsisches Pumpversagen durch den Verlust von Herzmuskel oder Abnahme der myokardialen Kontraktilität (die elektromechanische Entkoppelung), der Verlust einer Klappenfunktion durch die Perforation eines Klappensegels oder Ruptur oder Unzulänglichkeit eines Papillarmuskels, durch die Perforation des Ventrikelseptums mit Entwicklung eines Shunts, der Herzruptur mit oder ohne Tamponade oder Embolien.

Ursächliche Erkrankungen außer der KHK sind Myokarditis, hypertrophe und andere Kardiomyopathien (besonders bei jungen Erwachsenen), fibrotische, infiltrative oder degenerative Prozesse, die das Myokard, den Sinusknoten oder das Leitungssystem befallen, Aortenstenose jeglicher Ätiologie, eine kongenitale Herzerkrankung (besonders die Herzfehler mit Zyanose und Anomalien der koronaren Zirkulation), die rheumatische Herzerkrankung, das Hypertonieherz, das Cor pulmonale, Kugelventilthromben oder Myxome, die den Fluß in den linken Ventrikel verlegen, bakterielle Endokarditis mit Klappensegelperforation, Klappenruptur durch myxomatöse Degeneration oder Trauma, Aneurysmen mit Dissektion oder Ruptur und Embolien in koronare oder periphere Gefäße. Kammerflimmern und plötzlicher Herztod können durch ein QT-Syndrom mit verlängerter QT-Dauer verursacht werden (welche mit Taubheit assoziiert auftritt). Der Mitralklappenprolaps kann mit fatalen Arrhythmien einhergehen, allerdings sehr selten, bedenkt man die hohe Prävalenz des Mitralklappenprolapses. Gelegentlich scheint der plötzliche Herztod emotional ausgelöst und neural vermittelt zu sein. Der plötzliche Herztod kann das Ergebnis einer toxischen Medikation, die für eine kardiovaskuläre Behandlung oder für eine andere Erkrankung verschrieben wurde, oder durch Aufputschmittel, besonders Kokain, hervorgerufen werden.

Risikofaktoren

Da die meisten plötzlichen Herztode infolge der koronaren Herzerkrankung entstehen, sind die diesbezüglichen Risikofaktoren im Prinzip die gleichen wie für die Arteriosklerose (s. oben in *Arteriosklerose, Atherosklerose*), jedoch ist der bedeutsamste Risikofaktor die Anamnese eines Herzinfarktes und der Schweregrad, wie er sich in akuten Arrhythmien und einer Herzinsuffizienz manifestiert hat, und besonders die verbleibende Herzinsuffizienz, Kardiomegalie, Arrhythmien und die ST-Streckenveränderungen im Ruhe-EKG. Wenn sie im Rahmen einer Herzerkrankung auftreten, stellen auch ventrikuläre Rhythmusstörungen mit zunehmender Häufigkeit und zunehmendem Schweregrad – z.B. mehr als 10 pro Stunde oder 2 pro Minute, multifokale oder gekoppelte ventrikuläre Extrasystolen sowie ventrikuläre Tachykardie – zunehmende Risikofaktoren dar. *Wenn jedoch die ventrikulären Rhythmusstörungen nicht mit einer klar erkennbaren Herzerkrankung einhergehen, tragen sie kaum oder kein zusätzliches Risiko für einen plötzlichen Herztod.* Bei einer anderen Ätiologie des plötzlichen Herztodes bestimmt der Schweregrad der vorbestehenden Erkrankung das Risiko.

Symptomatik und klinischer Verlauf

Durch retrospektives Befragen der Familie deckt man bei etwa zwei Drittel der plötzlichen Todesfälle neue oder fortgeschrittene Symptome einer kardiovaskulären Erkrankung auf (sie können mehrere Tage oder manchmal nur Stunden oder Minuten bestanden haben). Dabei kann es sich um neue Brustbeschwerden, Palpitationen, eine Zunahme der pektanginösen Beschwerden, Atemlosigkeit ohne erkennbaren Grund, auf den Bewegungsapparat oder den Verdauungstrakt bezogene Symptome, unüberwindliche Müdigkeit oder depressive Verstimmung handeln. Derartige Symptome sind für einen drohenden plötzlichen Herztod nicht spezifisch, und die Häufigkeit, mit der ihnen ein plötzlicher Herztod folgt, ist nicht bekannt.

Es ist nicht möglich, den Beginn der akuten Erkrankung genau festzusetzen. Symptomverleugnung und die geringe Spezifität mancher Symptome sind die Haupthindernisse zur frühen Erkennung der Erkrankung und somit einer adäquaten medizinischen Versorgung der Patienten, die ohne den plötzlichen Herztod bedroht sind. Die Symptome können sich oft im Bereich der für den Betroffenen normalen Beschwerden bewegen und stellen nur retrospektiv Warnsignale dar. In anderen Fällen können die typischen Symptome eines akuten Myokardinfarktes schnell bis zum Tod fortschreiten. Die Hälfte derjenigen, die an einer ischämischen Herzerkrankung sterben, tun dies innerhalb der ersten Stunde nach Beginn der akuten Erkrankung; dazu zählen auch die 25–33%, die einen Sekundenherztod erleiden oder tot aufgefunden werden.

Diagnostik

Die Diagnose des plötzlichen Herztodes wird am zuverlässigsten anhand der klinischen Befunde zusammen mit der autoptischen Bestätigung einer koronaren oder kardialen Erkrankung gestellt. Dabei sind andere Erkrankungen, die kurz nach ihrem Beginn zum Tode führen können, auszuschließen, z. B. Lungenembolien, Tod durch Drogen, akutes Leberversagen (speziell beim Alkoholismus), Apoplex, perakut verlaufende Infektionen (insbesondere Pneumonien und Infektionen des Zentralnervensystems) und schließlich gastrointestinale Blutungen oder Perforationen. Wenn der Tod unbeachtet eintrat oder die Anamnese unzuverlässig ist, sollte sorgfältig nach nichtkardialen Ursachen gesucht werden. Das Fehlen infarkttypischer EKG-Veränderungen sollte die Diagnose eines plötzlichen Herztodes nicht ausschließen (noch sollte dadurch die geeignete Behandlung der Patienten mit Symptomen einer akuten kardiovaskulären Erkrankung beeinträchtigt werden).

Prävention

Maßnahmen im Zusammenhang mit plötzlichem Herztod umfassen die primäre Prophylaxe gegen KHK, Sekundärprävention bei denen mit nachgewiesener KHK, die sorfortige Therapie von akuten kardiovaskulären Symptomen und die kardiale Reanimation der Patienten, die einen Herzstillstand entwickeln (s. Herzstillstand und Reanimation, unten). Die effektivste Prävention des plötzlichen Herztodes ist die Prävention einer Herzkrankheit (z. B. durch das Vermeiden des Zigarettenrauchens, Fettleibigkeit und Bewegungsmangel) und die Behandlung des hohen Cholesterinspiegels und des Hochdrucks.

Nach einem akuten Herzinfarkt vermindert die Langzeitanwendung von bestimmten Betablockern bei Patienten, die keine Kontraindikation gegen eine solche Therapie aufweisen, die Gesamtmortalität um etwa ein Viertel (etwa von 10 auf 7,5%) während des 1. und 2. Therapiejahres. Günstige Auswirkungen sind auch für den nicht plötzlichen Herztod und den nicht tödlichen Myokardinfarkt beobachtet worden; die günstigen Folgen sind jedoch in bezug auf den plötzlichen Herztod am deutlichsten, dieser wird etwa um ein Drittel reduziert. Diese Behandlung hat die wichtigsten Erfolge bei Patienten, deren akuter Herzinfarkt durch Arrhythmien und/oder eine Herzinsuffizienz kompliziert war, obwohl auch günstige Auswirkungen bei den Patienten bestehen, die einen unkomplizierten Herzinfarkt hatten.

Die positiven Auswirkungen sind statistisch bei Timolol und Propanolol am überzeugendsten; ob andere Betablocker denselben Effekt haben, ist nicht bewiesen. Einige Betablocker mit einer intrinsischen sympathikomimetischen Aktivität (Pindolol und Oxprenolol) haben nur einen minimalen oder keinen nachweisbaren positiven Effekt. Bei Patienten, die keine Kontraindikation gegen eine Betablocker-Therapie (wie z. B. unbehandelte Herzinsuffizienz, Bronchialasthma, AV-Block 2. oder 3. Grades ohne Herzschrittmacher) aufweisen, kann die Therapie als Teil der Behandlung des akuten Myokardinfarkts (wie unter Myokardinfarkt ab*gehandelt*, s. *oben*) sofort begonnen werden oder später, wenn sie dann als angemessen erachtet wird. Die Therapie sollte für 12 bis 18 Monate und vielleicht sogar länger fortgeführt werden. In den durchgeführten Studien war die Medikamentendosierung für Timolol 10 mg 2 × täglich und für Propanolol 60 mg 3 × täglich bzw. bei einigen Patienten 80 mg 3 × täglich.

Antiarrhythmika sind keine angemessene prophylaktische Therapie gegen den plötzlichen Herztod, mit der Ausnahme weniger Patienten, bei denen schwere Arrhythmien nachgewiesen sind, wie anhaltende Kammertachykardien oder Kammerflimmern (wie unter Herzarrhythmien abgehandelt, s. oben). Es wurde angenommen, daß antiarrhythmische Medikamente in der Unterdrückung geringerer Grade von ventrikulären Rhythmusstörungen (z. B. VES-Couplets und kurze Salven von ventrikulärer Tachykardie) bei der Prophylaxe eines plötzlichen Herztodes wirksam sind. In der einzigen groß angelegten klinischen Studie, die diese Hypothese testete, hatten jedoch 2 von 3 Medikamenten, die dabei eingesetzt wurden, einen gegenteiligen Effekt (das heißt, sie waren mit einer dreifach höheren Rate an plötzlichem Herztod und allen Todesursachen beteiligt), für das 3. Medikament wird die Studie fortgesetzt (s. auch Herzarrhythmien, oben). Die einzig sichere Schlußfolgerung ist zur Zeit, daß ein effektiver Behandlungserfolg spontaner ventrikulärer Rhythmusstörungen keinen Hinweis auf die Wirksamkeit bei der Unterdrückung des plötzlichen Herztodes gegeben hat.

Der plötzliche Herztod kann gelegentlich einmal die Folge einer Reizleitungsstörung sein (oder einer gestörten Impulsbildung – das Syndrom des kranken Sinusknotens), dies wird unter Arrhythmien des Herzens weiter oben diskutiert. Auf die Therapie bei anderen Ätiologien, die unter den entsprechenden Krankheitsüberschriften besprochen werden, wird hingewiesen. Diejenigen, die außerhalb des Krankenhauses nach einem „plötzlichen Herztod" wiederbelebt worden sind (s. Herzstillstand und Reanimation, unten), haben meistens eine ausgedehnte koronare Herzerkrankung, obwohl auch andere der diskutierten Ursachen in Frage kommen. Diejenigen, die wiederbelebt wurden und bei denen die Diagnose eines Herzinfarktes gestellt wird, haben eine Prognose entsprechend dem akuten Herzinfarkt und dem Schweregrad seiner Residuen. Diejenigen, bei denen ein begleitender Herzinfarkt nicht nachgewiesen werden kann, haben eine extrem hohe Wahrscheinlichkeit eines erneuten Herzstillstandes. Diesen Patienten sollte ein implantierbarer Defibrillator und/oder eine antiarrhythmische Therapie, wie sie unter Herzarrhythmien, oben, diskutiert wurde, angeraten werden.

Herzstillstand und Reanimation

(Die Wiederbelebung von Kindern wird auch in *Kap. KIN, 6., Asphyxie und Reanimation* und in *Kap. KIN, 9.* unter *kardiopulmonaler Reanimation* diskutiert)

Herzstillstand *(fehlende oder inadäquate Kontraktion des Ventrikels, die zu einem sofortigen systemischen Kreislaufstillstand führt).* Die wesentlichen klinischen Befunde sind Bewußtlosigkeit, rasche, flache Atmung, die schnell in eine Apnoe übergeht, eine schwere arterielle Hypotonie, begleitet von nicht palpablen Pulsen über den großen Gefäßen, und fehlende Herztöne. Innerhalb weniger Minuten resultiert die arterielle Hypoxämie in einer progredienten Zyanose und einem Verlust des Lichtreflexes der Pupillen (dilatierte Pupillen). Der Herzstillstand ist ein medizinischer Notfall, der vor allen anderen Notfallsituationen Vorrang hat, mit Ausnahme einer schweren externen Blutung oder eines Atemwegsverschlusses, die gleichzeitig behandelt werden sollten. Ein Herzstillstand kann aus kardialen Ursachen (elektrische Funktionsstörung oder mechanisches Versagen), Kreislaufschock oder Veränderungen der Atmung entstehen, die zu einer schweren respiratorischen Azidose führen (Herz-Atemstillstand). Obwohl entweder das Herz oder die Lungen zuerst versagen können, sind diese beiden Ereignisse normalerweise miteinander eng korreliert.

Ätiologie und Pathophysiologie

Die elektrische Funktionsstörung ist der häufigste Mechanismus des plötzlichen Herztodes (80%), mit Kammerflimmern stellt sie die Hauptrhythmusstörung des Herzstillstandes außerhalb des Krankenhauses dar (70%). Obwohl der plötzliche Tod normalerweise mit dem Myokardinfarkt, infolge der KHK, in Zusammenhang gebracht wird, fehlt doch bei etwa 50% der Opfer eines durch Kammerflimmern ausgelösten plötzlichen Herztodes der Nachweis eines Herzinfarktes in den nachfolgenden EKG oder Enzymuntersuchungen. Beim Kammerflimmern kommt es durch den Verlust einer koordinierten ganzheitlichen Kontraktion des Ventrikelmyokards zu einem sofortigen Verlust eines effektiven Herzzeitvolumens, das zum Kreislaufschock führt. Während eine fokale Ischämie und Anoxie aufgrund eines akuten Spasmus oder eines Verschlusses einer Koronararterie häufig sind, so kann doch auch ein Kammerflimmern in den folgenden Situationen auftreten: 1. primäres Kammerflimmern infolge der Verschlechterung einer chronisch ventrikulären Arrhythmie, 2. elektrischer Stromschlag durch einen Stromstoß von 110–220 Volt für 2–3 Sekunden, 3. durch ein Elektrolyt-Ungleichgewicht (insbesondere Kalium und Kalzium), 4. infolge einer Hämolyse beim Beinahe-Ertrinken in Süßwasser, 5. durch eine schwere Hypothermie (< 29 °C) und 6. durch eine exzessive sympathische Stimulation des Kammermyokards, das durch eine Hypoxie oder gefäßaktive Substanzen sensibilisiert worden ist (z. B. Dopamin, Theophyllin, Epinephrin). Eine anhaltende **ventrikuläre Tachykardie** ist als Ursache des plötzlichen Herztodes relativ ungewöhnlich (etwa 10%), hat aber die beste Prognose bezüglich der Erfolgsrate der Wiederbelebung und der Überlebensrate. Alle beitragenden Faktoren umfassen 1. die koronare Herzerkrankung, 2. die Kardiomyopathie, 3. die Hyperkaliämie und 4. die Digitalisintoxikation. *Torsade de pointes* ist die einzige Form ventrikulärer Tachykardie mit verlängertem QT-Intervall, die bei Patienten, die Klasse-I-, und -III-Antiarrhythmika, Antidepressiva oder Phenothiazine erhalten, und die bei Hypokaliämie oder Hypomagnesiämie vorkommt (*s. a. Abb. 36.* und Diskussion in Herzarrhythmien, s. oben).

Die **Asystolie** ist *das komplette Fehlen einer elektrischen Aktivität im EKG und Fehlen von Zirkulation, Blutdruck und Puls.* Die Ursachen bestehen in einer schweren generalisierten Ischämie des Myokards und in einer vermehrten Polarisation der Herzzellmembranen, wie sie bei einer schweren Hyperkaliämie (Serum-Kalium über 7 mmol/l) oder einer Hypomagnesiämie gesehen wird oder bei einer Ventrikelruptur. Die **elektromechanische Entkoppelung (das primäre Myokardversagen)** beträgt etwa 20% der plötzlichen Herztodesfälle. Die hauptsächlichen Ursachen sind die Herzruptur, die akute Tamponade, die globale Ischämie, der akute Myokardinfarkt und die chronische Herzinsuffizienz.

Ein **Kreislaufschock** kann viele Gründe haben. Jedoch führt immer als letzter gemeinsamer Schritt eine diastolische Hypotonie zu einer Verminderung des koronaren Blutdurchflusses, einer elektrischen Instabilität des Myokards und dann zu einem Herz- und Atemstillstand. Ein Kreislaufschock kann bedingt sein durch ein vermindertes effektives zirkulierendes Blutvolumen (z. B. Hypovolämie infolge einer massiven Blutung oder eines massiven Flüssigkeitsverlustes in den „dritten Raum" [schwere Verbrennungen, Pankreatitis]), Verlust des peripheren Vasomotorentonus, der zu einer Verminderung des venösen Rückflusses führt (z. B. Sepsis, Anaphylaxie, schwere Hypothermie oder eine ZNS-Schädigung infolge einer Medikamenten- oder Anästhetikaüberdosierung), eine Obstruktion der Ventrikelfüllung oder der ventrikulären Blutausflußbahn (z. B. Herztamponade, massive Lungenembolie, Aortendissektion).

Ein **Atemstillstand** kann *primär* verursacht sein durch eine Verlegung der Atemwege, einen verminderten Atemantrieb oder eine Schwäche der Atemmuskulatur oder *sekundär* als Folge des Herzstillstandes selbst. Ein kompletter Atemstillstand manifestiert sich klinisch als Fehlen einer spontanen Atembewegung bei einer bewußtlosen Person und ist oft mit einer Zyanose vergesellschaftet, kann sich aber auch akut bei einem Bewußtlosen infolge einer Fremdkörperverlegung entwickeln. Handelt es sich um einen längeren Atemstillstand, folgt rasch ein Herzstillstand, da die progrediente Hypoxämie die Herzfunktion beeinträchtigt. Ein drohender Atemstillstand ist durch ein getrübtes Sensorium und schwache schnappende *oder unregelmäßige* Atemzüge gekennzeichnet und oft von einer Tachykardie, Schwitzen und einer relativen Hypertonie begleitet, die sich aufgrund einer Agitation und CO_2-Retention entwickelt. Eine Verlegung der Luftwege kann partiell oder komplett sein; die häufigste Ursache bei einer bewußtlosen und kollabierten Person ist die Verlegung der oberen Atemwege aufgrund der Verlagerung der Zunge nach hinten in den Oropharynx als Folge eines muskulären Tonusverlustes. Andere Ursachen einer oberen Atemwegsobstruktion bestehen in: Blut, Schleim, Erbrochenem und Fremdkörpern, einem Spasmus oder einem Ödem der Stimmbänder und pharyngolaryngealen Entzündungsprozessen oder neoplastischen oder traumatischen Veränderungen. Eine Verlegung der unteren Atemwege kann durch Aspiration von festen Mageninhaltsstoffen, einem ausgedehnten, schweren Bronchospasmus oder infolge von die Atemfläche ausfüllenden Krankheiten (z.B. Pneumonie, Lungenembolie oder schwere Lungenblutung) resultieren.

Eine **Atemdepression** bedeutet eine inadäquate Ventilation. Der Verdacht darauf erfordert die Bestimmung von arteriellen Blutgasen, um so Hypoxämie und Hyperkapnie zu bestätigen, da die klinische Beurteilung, ob eine adäquate Ventilation vorliegt, alleine nicht zuverlässig ist. Wenn sie nicht korrigiert werden, so resultieren eine progrediente CO_2-Retention und Hypoxämie in einer systemischen Azidose, die, wenn sie schwer ist (pH < 7,2), die Herzfunktion beeinträchtigen und zu einem Herzstillstand führen kann. Eine Atemdepression kann als Folge einer Störung auf verschiedenen Ebenen des Atemsystems durch mehrere Faktoren entstehen: 1. **ZNS** (z.B. Medikamentenüberdosierung, Gefäßläsionen, intrakranielle Drucksteigerung infolge von Massenläsionen oder einem Schädel-Hirn-Trauma), 2. **obere und untere Atemwege** (z.B. ein Beinahe-Ertrinken, Tumorblutung, Strangulation, Asphyxie oder Aspiration), 3. im Bereich des **Alveolarraums** oder der **Brustwand** mit Behinderung der normalen physiologischen Abläufe der Atmung (z.B. Lungenödem, ausgedehnte entzündliche Prozesse der Lungen, Pneumothorax, instabile Brustwand), oder 4. im Bereich des **Blutes** und **Kreislaufsystems** (z.B. Kohlenmonoxid- oder Zyanatvergiftung, schwere Anämie oder Herz-Kreislauf-Störungen).

Techniken der Reanimation

(Die Technik der kardiopulmonalen Reanimation bei Neugeborenen und Kindern wird auch unter *Asphyxie* in *Kap. KIN, 6.* und *kardiopulmonaler Wiederbelebung* in *Kap. KIN, 9.* abgehandelt).

Bei einer kollabierten oder bewußtlosen Person sollte der Zustand der Atmung und des Kreislaufes beurteilt werden. Ein sofortiges systematisches Vorgehen sollte sicherstellen, daß nur Sekunden zwischen dem Feststellen eines Stillstandes und der Intervention verstreichen. Geschwindigkeit, Effizienz und die richtige Durchführung einer Reanimation stehen in direkter Beziehung zu ihrem Erfolg. Zwar kann die Gewebsanoxie für mehr als vier bis sechs Minuten zu einem irreversiblen Gehirnschaden oder zum Tod führen, es besteht jedoch eine große Variabilität der Prognose in Abhängigkeit von Alter, Ursache des Herz-Kreislauf-Stillstandes und den klinischen Umständen. Aus diesem Grund sollte eine Reanimation so lange weitergeführt werden, bis das kardiopulmonale System wieder stabil ist, der Patient als tot erklärt wird oder die Wiederbelebungsmaßnahmen aufgrund einer Erschöpfung der wiederbelebten Person nicht mehr weiter fortgeführt werden können. Kommt es infolge einer schweren Hypothermie oder einem längeren Untertauchen in kaltem Wasser zum Herz-Kreislauf-Stillstand, dann sollte die Reanimation so lange fortgesetzt werden, bis der gesam*te Kernbereich* des Körpers wieder vollständig erwärmt ist, da sich auch Patienten wieder erholt haben, die einer Reanimation von *bis zu drei Stunden bedurften.* Die Reanimationsbemühungen können eingeteilt werden in die einfachen Wiederbelebungsmaßnahmen, die sofort durchgeführt werden können, und die nachfolgenden Wiederbelebungsmaßnahmen, die eine Medikamententherapie, eine Monitorüberwachung der Herzfunktion und andere Techniken und Geräte voraussetzen. Das Ziel der einfachen Wiederbelebungsmaßnahmen ist, eine notfallmäßige Ventilation und systemische Perfusion wieder herzustellen. Nachdem die fehlende Reaktion des Betroffenen festgestellt ist (ein Schlag, Rütteln oder Anrufen), sollte der Retter um Hilfe rufen, sich die exakte Uhrzeit merken und den Betroffenen flach auf eine harte Oberfläche legen. Dann sollten die drei Schritte des mnemotechnischen A-B-C (*s. Tab. 25.*, die die Grundschritte der primären Wiederbelebung beschreiben, rasch und nacheinander ausgeführt werden. Wenn der Herzrhythmus des Patienten überwacht wird und sich ein Kammerflimmern entwickelt, sollte ein präkordialer Schlag gegeben werden (die geballte Faust 10–30 cm über das Sternum angehoben und mit einem festen Schlag). Mit den primären Wiederbelebungsschritten und der nachfolgenden weiteren Therapie sollte dann sofort begonnen werden. Kommt es zu einem Herz-Kreislauf-Stillstand bei einem Patienten, der nicht an einer Monitorüberwachung liegt, sollte die primäre Reanimation durchgeführt werden, bis eine weitere Therapie mit Medikamenten etc. zur Verfügung steht.

Tab. 25. Das A-B-C der kardiopulmonalen Reanimation

Bei einem Atem- oder Herzstillstand	
Atemwegsverschluß	Asystolie
Atemdepression	Kammerflimmern
Herzstillstand	Schock
Sollte nach diesen Zeichen gesucht werden	
Fehlende Reaktion	
Fehlende Atmung	
Atemwege frei	
Fehlende Pulse	
Diese Wiederbelebungsmaßnahmen sollten durchgeführt werden	
A – Atenmweg geöffnet B – Belüftung (Atmung) wiederhergestellt C – Circulation (Blutkreislauf) wiederhergestellt	primäre Wiederbelebungsmaßnahmen
D – Definitive Maßnahmen Defibrillation Medikamente Diagnose (EKG)	weiterführende Behandlungsmaßnahmen

A – Atemwege geöffnet

Die Öffnung der Atemwege – (A) – ist von höchster Priorität bei einer inadäquaten Atmung (angestrengtes, geräuschvolles Atmen) und bei den Wiederbelebungsmaßnahmen beim Atem- oder Herzstillstand. Manchmal ist (A) alles, was zur Wiederherstellung einer spontanen Atmung (B) und des Kreislaufs (C) nötig ist, in diesen Fällen ist eine Herzmassage unnötig.

Bei einer bewußtlosen Person kommt es infolge einer muskulären Erschlaffung der Zunge und des Halses zu einem Zurücksinken der Zunge an die hintere Pharynxwand und so zu einer Blockade der hypopharyngealen Luftwege. Dieser Effekt wird noch durch ein Beugen des Halses verstärkt. Im Gegensatz dazu führt ein Strecken des Kopfes nach hinten zu einer Dehnung der vorderen Halsstrukturen und so zu einem Heben und Vorwärtsziehen der Zunge, weg von der Rachenhinterwand. Da normalerweise das Strecken des Kopfes alleine nicht ausreichend ist, um die Atemwege zu öffnen, ist eine der folgenden zusätzlichen Maßnahmen nötig: 1. Ein **Überstrecken des Kopfes und ein Vorziehen des Kinns** wird dadurch ausgeführt, daß man den Kopf nach hinten überstreckt und einen Finger der zweiten Hand unter den Rand des Unterkiefers legt und dann das Kinn nach vorne (vertikal nach oben) schiebt, bis die Zähne sich praktisch gegenüberstehen, ohne daß der Mund jedoch geschlossen ist *(s. Abb. 48.a)*. Ein ***Überstrecken des Kopfes und Anheben des Nackens*** wird durchgeführt, *indem man* eine Hand auf die Stirn des Patienten legt und mit der anderen den Hals streckt, während man den Kopf nach hinten überstreckt. Entweder 1. oder 2. kann die Atemwege rasch eröffnen, ist 1. nicht erfolgreich, sollte 2. benutzt werden. 3. Ist keine der beiden Methoden erfolgreich oder atmet der Patient spontan mit hörbaren Atemzügen durch eine partielle Verlegung der Atemwege, führt ein **Vorziehen des Unterkiefers** zu einer zusätzlichen Vorwärtsverlagerung der Zunge und der Halsstrukturen. Diese **dreifache Manipulation der**

Atemwege besteht in einem Überstrecken des Kopfes nach hinten, einem Vorziehen des Unterkiefers und einem Öffnen des Mundes. Indem man die Hände von hinten an beide Seiten des Kopfes des Patienten legt und indem die Ellenbogen des Retters auf derselben Oberfläche ruhen, auf dem das Opfer liegt, wird der Kopf nach hinten gekippt, während die Daumen den Unterkiefer von beiden Mundwinkeln her öffnen. Die übrigen Finger der beiden Hände umfassen den hinteren Unterkieferwinkel und heben den Unterkiefer vorwärts. Das Entfernen des Gebisses kann ein dichtes Schließen bei der Atemspende durch Mund-zu-Mund-Beatmung erschweren. Aus diesem Grunde sollte es nicht herausgenommen werden, es sei denn, die vorangehenden Versuche, die Atemwege freizubekommen, sind mit den oben genannten Methoden nicht erfolgreich. *Ein Überstrecken des Kopfes beim Vorliegen einer Halswirbelsäulenverletzung ist absolut kontraindiziert;* besteht die Möglichkeit einer Verletzung der Halswirbelsäule (z.B. bei einem Unfallopfer), kann ein modifiziertes Vorziehen des Unterkiefers angewandt werden. Dazu werden der Kopf und der Hals in einer neutralen Position gehalten, während der Unterkiefer nach vorne geschoben wird. Dies kann bei Bedarf mit einem Vorziehen des Kinns alleine kombiniert werden. Nachdem die Atemwege frei sind, sollte nach Hinweisen auf eine Spontanatmung gesucht werden, indem man auf ein Heben und Senken der Brust des Opfers achtet, während man auf ein Atemgeräusch am Mund hört und die ausgeatmete Luft auf der eigenen Wange zu spüren versucht. Besteht während des Offenhaltens der Atemwege weiter Atemnot, wird mit der Atemspende ohne Verzögerung begonnen.

B – Belüftung (Atmung) wiederhergestellt

Die **Atemspende** (Mund-zu-Mund-Wiederbelebung) wird begonnen, indem man die Handfläche einer Hand gegen die Stirn des Betroffenen legt, um so den Kopf in einer überstreckten Lage zu halten, während die Nasenlöcher mit dem Daumen und Zeigefinger derselben Hand vorsichtig zugehalten werden, um so ein Entweichen der Luft zu verhindern *(Abb. 48.b).* Der Retter öffnet dann seinen eigenen Mund weit, atmet tief ein und legt seinen Mund über den des Opfers (dabei ist auf einen dichten Verschluß zu achten) und atmet zweimal voll aus (jeder Atemzug 1 bis 1,5 sec lang) und beginnt so die Beatmung, wobei jedoch ein Aufblasen des Magens vermieden werden muß. Man kann die Qualität dieser Beatmungsform beurteilen, indem man die Brust des Opfers sich heben und senken sieht und auf die passive Ausatmung hört und diese fühlt. Bei der HIV-Übertragung spielt Speichel keine Rolle. Um jedoch die Notwendigkeit für eine notfallmäßige Mund-zu-Mund-Beatmung zu minimalisieren, sind Mundstück, Wiederbelebungsbeutel oder andere Beatmungssysteme dort vorzuhalten, wo die Notwendigkeit für eine Wiederbelebung vorhersehbar ist (s. auch die medizinischen Wiederbelebungssysteme). Wird eine **kardiopulmonale Reanimation** durch **eine Person** durchgeführt, so werden bei Erwachsenen zwei Atemzüge (jeder 1 bis 1,5 sec lang) nach jedem Zyklus von 15 Herzkompressionen mit einer Frequenz von 80–100/min (s. C – Kreislauf wiederhergestellt, weiter unten) gegeben. Dies addiert sich zu etwa 12–15 Atemzügen/Minute beim Erwachsenen. Bei der **kardiopulmonalen Reanimation mit zwei Rettern** sollte ein Atemzug (1–1,5 sec) nach je fünf Herzkompressionen gegeben werden. Der zweite Retter sollte versuchen festzustellen, ob es wieder zu einem spontanen Kreislauf gekommen ist, indem er den ersten Retter zum Unterbrechen der Herzmassage für nicht länger als fünf Sekunden auffordert. Ist kein Puls fühlbar, so wird die kardiopulmonale Reanimation mit zwei Rettern fortgeführt, wobei sich die helfenden Personen auf den jeweils gegenüberliegenden Seiten des Opfers befinden. Bei Kindern und Säuglingen werden zwei Atemzüge (1–1,5 sec) nach jeweils fünf Kompressionen sowohl bei der Ein-Retter- als auch bei der Zwei-Retter-Methode gegeben.

Bei Erwachsenen sind Atemzüge von etwa 1 l, d.h. etwa das Doppelte des normalen Atemzugvolumens, ausreichend, um eine normale Blutsauerstoffsättigung (> 90%) und eine adäquate Elimination des CO_2 (Pa_{CO_2} = 20–40 mmHg) aufrechtzuerhalten.

Kleinere Atemstöße sind bei Kindern nötig und nur ganz kleine Stöße aus den Backen des Retters für kleine Babys. Eingeatmete Luft enthält etwa 21% O_2 und eine Spur CO_2. Ausgeatmete Luft, die etwa 16% O_2 und bis 5% CO_2 enthält, ist voll ausreichend, um O_2 und CO_2

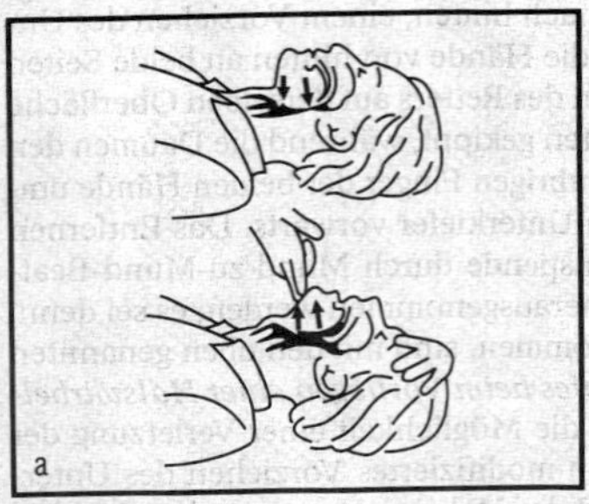

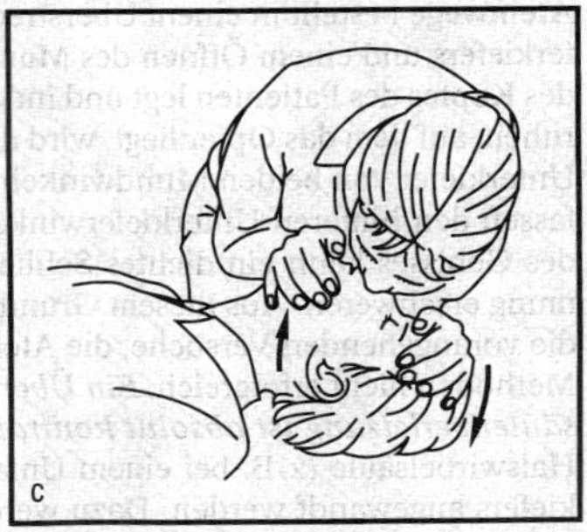

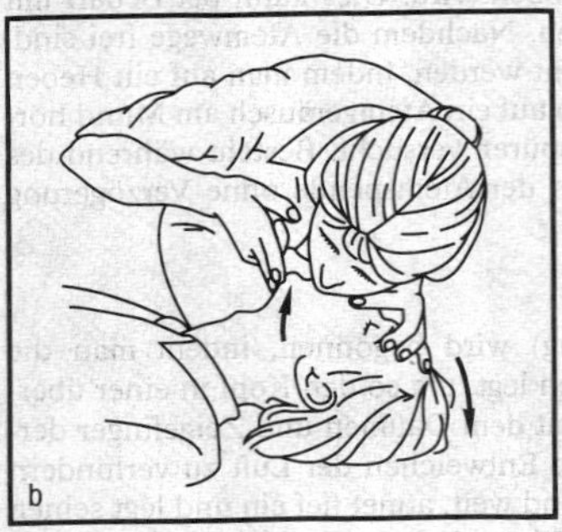

Abb. 48. **Mund-zu-Mund-Beatmung beim Erwachsenen.** a) Lagerung zur alleinigen Eröffnung der Atemwege. b) Richtige Plazierung der Hände und des Patienten zur Eröffnung der Atemwege und Mund-zu-Mund-Beatmung. c) Richtige Lagerung für Mund-Nase-Beatmung. (Entnommen aus „Standards and Guidelines of Cardiopulmonary Resuscitation [CPR] and Emergency Cardiac Care [ECC]," im Journal of the American Medical Association 25: 2916 and 2918, 6. Juni 1986.)

im Blut des Beatmeten auf Normalwerten zu halten, wenn die empfohlene Frequenz und Amplitude angewandt werden. Wenn der Retter eine Hyperventilationsalkalose entwickelt (die sich durch Schwindel, Taubheit, Ohrensausen und Parästhesien bemerkbar macht), sollte die Beatmungsfrequenz verlangsamt oder die Amplitude für jeden einzelnen Atemzug erniedrigt werden.

Werden größere Luftvolumina als nötig benutzt, kann es zu einer exzessiven Aufdehnung des Magens mit dem daraus resultierenden Risiko einer nachfolgenden Aspiration kommen.

Kann der Retter nach dem Öffnen der Atemwege und der Beginn der Mund-zu-Mund-Beatmung bei einem **Erwachsenen** keine Expansion der Lungen fühlen oder ein Heben der Brust beobachten, so sollte er davon ausgehen, daß die **Atemwege noch immer verlegt sind.** In dieser Situation sollte der Retter: 1. den Kopf repositionieren und eine alternative Kopfüberstreckungsmethode versuchen. 2. Er sollte dann für einen erneuten dichten Mund-zu-Mund-Verschluß sorgen und die Beatmung wieder versuchen. Bleiben die Atemwege verlegt, so sollte der Patient in eine Rückenlage gerollt werden und der **Handgriff nach Heimlich** *(kräftige Druckbewegungen auf den Bauch oder das obere Abdomen)* durchgeführt werden. Im Fall einer Schwangeren oder eines sehr dicken Patienten sollte dieser Druck am Thorax ausgeübt werden. Sechs oder zehn kräftige Druckbewegungen können nötig sein, um einen Fremdkörper zu dislozieren. Um eine Verletzung der Strukturen in der Brust oder der Leber zu vermeiden, *sollte die Hand niemals auf den Processus xiphoideus oder die unteren Rippen gelegt werden.* Rittlings oberhalb der Knie des Opfers hockend, wird der Handgriff nach Heimlich ausgeführt, indem der Retter eine Hand flach in den oberen Bauchbereich legt, die andere Hand über die erste legt und so einen plötzlichen heftigen Druck nach oben ausübt *(zu beachten ist, daß ein senkrecht nach unten gerichteter Druck die Aorta verletzen kann).* Soll die Druckbewegung im Brustbereich durchgeführt werden, so wird das bewußtlose Opfer auf den Rücken gerollt und die Hand zum Durchführen des

Handgriffs nach Heimlich so über das Sternum gelegt, als ob man eine Herzmassage durchführen wollte (s. C – Kreislauf wieder hergestellt, weiter unten).

Bei dem bewußtlosen Patienten kann ein Fremdkörper, der die Atemwege blockiert, manchmal auch mit dem Finger entfernt werden, indem man mit dem Zeigefinger entlang der Wange in den Mund bzw. Hals des Opfers fährt, nachdem man die Zunge und den Unterkiefer nach vorne gezogen hat. Ein zusätzliches Auswischen mit dem Finger (das vorsichtig zu geschehen hat, so daß ein Fremdkörper nicht weiter in die Atemwege hineingedrückt wird) und manuelle Kompressionen des Abdomens können erforderlich sein, um einen Fremdkörper vollständig zu entfernen oder die blockierten Atemwege ganz freizubekomen.

Auch bei **Kindern** mit einer Atemwegsobstruktion sollte der Handgriff nach Heimlich durchgeführt werden, bei kleinen Kindern sollte er sanfter angewandt werden, indem man sich auf Höhe der Füße hinkniet, statt rittlings auf dem Patienten zu hocken.

Säuglinge unter einem Jahr sollten in der Kopf-nach-unten-Position gehalten werden, während der Retter viermal auf den Rücken schlägt *(s. Abb. 49.a)*. Bis zu vier Kompressionen können auch angewandt werden, indem man das Kind mit dem Rücken auf den Oberschenkel des Retters in einer Kopf-nach-unten-Position legt. Oder der Säugling kann zwischen den Händen des Retters gehalten werden, wobei eine Hand den Hals und die andere den Rücken hält. Kann man das die Atemwege verlegende Objekt sehen, sollte es vorsichtig entfernt werden. Andernfalls kann das blinde Auswischen mit dem Finger bei Säuglingen und Kindern nicht empfohlen werden. Eine progrediente Hypoxämie kann die Schlundmuskulatur entspannen, und diese Maßnahmen führen häufig zu einem Freikommen eines oberhalb des Kehlkopf gelegenen Fremdkörpers, nachdem die ersten Versuche nicht erfolgreich waren. Sobald die Atemwegsobstruktion beseitigt ist, sollte die kardiopulmonale Reanimation sofort begonnen werden. Besteht die Verlegung der Atemwege weiter, muß eine Cricothyreoidotomie durchgeführt werden. Ein operatives Schaffen eines Atemweges (Tracheotomie) kann auch bei dem Vorliegen von schweren Verletzungen im Gesichtsbereich nötig sein oder wenn

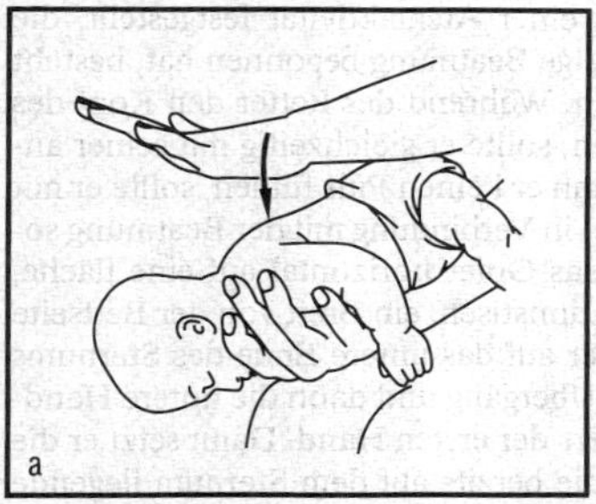

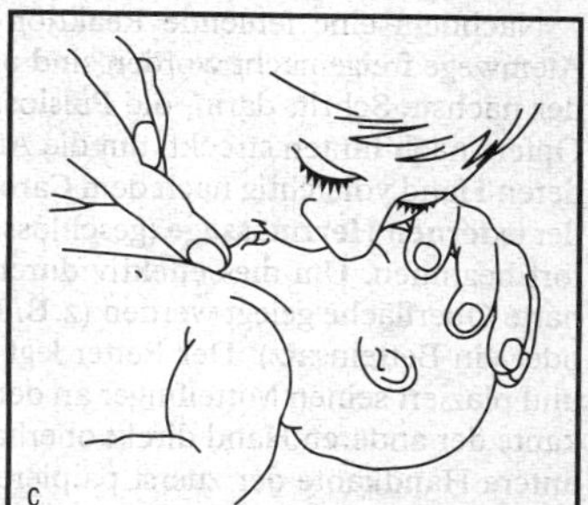

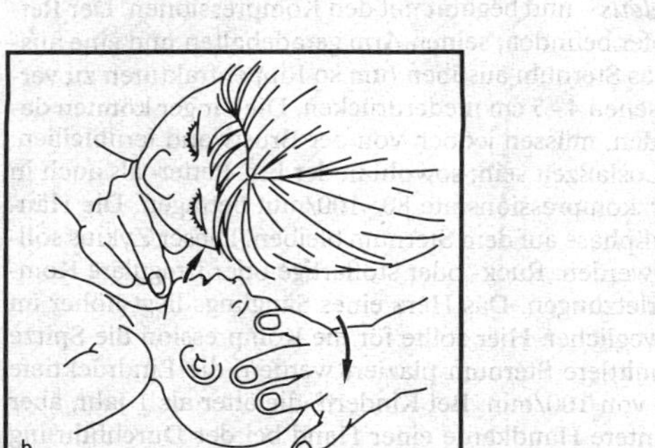

Abb. 49. **Mund-zu-Mund-Beatmung beim Kind.** a) Kopftieflage; Dislozierung von Fremdkörpern aus dem *Tracheobronchialbaum.* b) Lagerung zur Mund-zu-Mund-Beatmung. c) Lagerung zur Mund-zu-Nase-Beatmung. (Entnommen aus „Standards and Guidelines of Cardiopulmonary Resuscitation [CPR] and Emergency Cardiac Care [ECC]," im Journal of the American Medical Association 225: 2956 and 2918, 6. Juni 1986.)

eine massive entzündliche Schwellung des Halses und der Rachenstrukturen vorliegt *(s. Kap. LUN, 3., Herstellen eines notfallmäßigen Atemwegs und seine Aufrechterhaltung).*

Mund-zu-Nase-Beatmung ist angezeigt: 1. wenn ein dichter Verschluß um den Mund des Opfers herum nicht möglich ist und 2. wenn der Mund nicht geöffnet werden kann, weil ein muskulärer Spasmus, eine Deformität oder eine schwere entzündliche Schwellung vorliegen. Unter diesen Umständen ist das Nachhintenstrecken des Kopfes genauso wie bei der Mund-zu-Mund-Beatmung, mit der anderen Hand des Retters wird jedoch der Unterkiefer nach vorne geschoben und dabei der Mund verschlossen. Ein dichter Verschluß wird um die Nase des Patienten gelegt und ein tiefer Atemzug gegeben. Der Mund des Patienten sollte sich während der passiven Ausatmung öffnen.

Eine **kombinierte Mund- und Nasebeatmung** wird bei Säuglingen und Kleinkindern vorgenommen, wenn ein dichter Verschluß um den Mund herum nicht möglich ist. Dabei wird der Mund gleichzeitig über Mund und Nase plaziert und die Lungen aufgeblasen, wobei die Menge der Luft der Größe des Kindes anzupassen ist *(s. Abb. 49.c).* Im allgemeinen können bei normal großen Kindern > 8 Jahre Techniken wie bei der Erwachsenen-Reanimation angewandt werden.

Die häufigsten Fehler bei der Durchführung der Reanimation mit Ausatemluft sind 1. Verzögerungen bei der Diagnosestellung eines Atem- oder Kreislaufstillstandes, 2. unzureichendes Öffnen der Atemwege, 3. Verzögerungen bei der Durchführung der einfachen Herz-Kreislauf-Reanimation und 4. inadäquate Beatmung (z.B. schlechtes Schließen um Mund oder Nase, Versäumnis, initial zwei volle Atemzüge zu geben, inadäquater Ausatemdruck, um Bewegungen der Brust zu erzeugen). Wenn zusätzlich Sauerstoff zur Verfügung steht, sollte dieser als Teil einer weitergehenden Reanimation gegeben werden *(s. Beatmungshilfen, unten).*

C – Circulation (Kreislauf) wiederhergestellt

Nachdem eine fehlende Reaktion und das Fehlen einer Atemaktivität festgestellt, die Atemwege freigemacht worden sind und die notfallmäßige Beatmung begonnen hat, besteht der nächste Schritt darin, die Pulslosigkeit festzustellen. Während der Retter den Kopf des Opfers nach hinten streckt, um die Atemwege zu öffnen, sollte er gleichzeitig mit seiner anderen Hand vorsichtig nach dem Carotispuls tasten. Kann er keinen Puls fühlen, sollte er mit der **externen Herzmassage** (geschlossene Herzmassage) in Verbindung mit der Beatmung sofort beginnen. Um dies effektiv durchzuführen, muß das Opfer horizontal auf eine flache, harte Oberfläche gelegt werden (z.B. Fußboden, Operationstisch, ein Brett von der Bettseite oder ein Betteinsatz). Der Retter legt seinen Zeigefinger auf das untere Ende des Sternums und plaziert seinen Mittelfinger an den xiphosternalen Übergang und dann die untere Handkante der anderen Hand direkt oberhalb des Zeigefingers der ersten Hand. Dann setzt er die untere Handkante der zuerst palpierenden Hand auf die bereits auf dem Sternum liegende Hand – *nicht auf den Processus xiphoideus* – und beginnt mit den Kompressionen. Der Retter sollte sich selber direkt über dem Opfer befinden, seinen Arm geradehalten und eine ausreichende Kraft direkt nach unten auf das Sternum ausüben (um so Rippenfrakturen zu vermeiden) und das Sternum beim Erwachsenen 4–5 cm niederdrücken. Die Finger können dabei gespreizt oder ineinandergelegt werden, müssen jedoch von der Brustwand fernbleiben. Die Kompressionszeit sollte gleich der Loslaßzeit sein; sowohl in der Ein-Retter- als auch in der Zwei-Retter-Methode sollte die Herzkompressionsrate 80–100/min betragen. Die Hände des Retters sollten während der Loslaßphase auf dem Sternum bleiben. Dieser Zyklus sollte mit ruhigen Bewegungen wiederholt werden. Ruck- oder stoßartige oder irreguläre Kompressionen erhöhen die Gefahr von Verletzungen. Das Herz eines Säuglings liegt höher im Brustkorb, und seine Brustwand ist beweglicher. Hier sollte für die Kompression die Spitze des Zeige- und Mittelfingers über das mittlere Sternum plaziert werden, die Eindrücktiefe ist etwa 1,3–2,5 cm mit einer Frequenz von 100/min. Bei Kindern, die älter als 1 Jahr, aber jünger als 8 Jahre sind, sollte nur die untere Handkante einer Hand bei der Durchführung der externen Herzmassage über dem unteren Sternum verwandt werden, die Hand sollte jedoch nicht so tief wie beim Erwachsenen liegen, hier sollte die Tiefe der Kompression auf 2,5–3,8 cm erhöht werden mit einer Frequenz von 80–100/min.

Die Effektivität der kardiopulmonalen Reanimation sollte während der Wiederbelebungsbemühungen periodisch kontrolliert werden. Der Carotispuls sollte 1 Minute nach Beginn der Reanimation palpiert werden, dann nach der Ankunft eines zweiten Retters und dann alle 4–5 Minuten, um zu überprüfen, ob der spontane Kreislauf wiederhergestellt ist. Idealerweise sollte die externe Herzkompression einen tastbaren Puls bei jeder Kompression auslösen. Selbst wenn das Herzzeitvolumen nur 30–40% der normalen Menge beträgt, so sollte doch ein systolischer Blutdruck von mehr als 80 mmHg erzeugt werden. Das Wiederauftreten der Pupillenreflexe ist ein ermutigendes Zeichen einer adäquaten Blut- und Sauerstoffversorgung des Gehirns. Dilatierte, aber auf Licht sich verengende Pupillen können bedeuten, daß zwar ein zerebraler Schaden noch nicht eingetreten ist, daß jedoch die zerebrale Blutversorgung nicht adäquat ist. Auch lichtstarre Pupillen sind kein eindeutiger Nachweis einer schweren Hirnschädigung oder des Todes, da der Gebrauch von hohen Mengen von kardioaktiven Medikamenten, eine vorbestehende Medikation des Patienten oder Katarakte beim älteren Menschen die Pupillengröße und Reaktion modifizieren können. **Das A-B-C der primären kardiorespiratorischen Reanimation kann unter bestimmten Umständen einer Modifikation bedürfen.** Wenn man sich dem Opfer einer **Stromverletzung** nähert, muß sich der Retter absolut sicher sein, daß sich das Opfer nicht länger in Kontakt mit der elektrischen Stromquelle befindet, um so einen Stromschlag für sich selber zu vermeiden. Der Gebrauch von nichtmetallischen Haken oder Stangen und das Herstellen eines Kurzschlusses kann ein sicheres Entfernen des Opfers von der Stromquelle ermöglichen, und dann kann eine kardiopulmonale Reanimation begonnen werden. Im Falle eines **Beinahe-Ertrinkens** kann bereits eine künstliche Atmung im flachen Wasser begonnen werden, obwohl eine Kompression der Brust nicht wirksam durchgeführt werden kann, wenn sich der Patient nicht in der horizontalen Lage befindet. Das Legen des Opfers auf ein Surfbrett oder ein Floß kann hilfreich sein. Mehrere potentielle Probleme können eine optimale Durchführung der Herz-Kreislauf-Reanimation bei **Unfallopfern** behindern. Eine Verletzung der Halswirbelsäule erfordert, wie oben beschrieben, eine Modifikation bei den Methoden, die Atemwege freizubekommen, Gesichtsverletzungen mit einer oropharyngealen Blutung oder einer Verschmutzung können ein Säubern der Atemwege vor dem Beginn der Beatmung nötig machen. Schwere Gesichtsverletzungen können eine Mund-zu-Mund-Beatmung ohne die Benutzung von speziellen Hilfsinstrumenten oder weitere Eingriffen (z.B. endotracheale Intubation) unmöglich machen. Ein Thoraxtrauma, einschließlich einer Verletzung, die zu einer instabilen Brustwand oder zu Penetrationen von Herz und Lunge geführt hat, kann vergleichbare Schwierigkeiten verursachen. In diesen Situationen muß die Versorgung durch medizinisches Fachpersonal erfolgen, und der sofortige Transport zu einer Spezialeinrichtung ist indiziert.

Wenn eine kardiopulmonale Reanimation in einem Krankenhaus durchgeführt wird, muß mittels arterieller Blutgase überprüft werden, ob die Beatmung ausreichend ist, da eine periphere Zyanose keine verläßliche Beurteilung erlaubt, weil sie durch den lokalen Kreislauf, die Beleuchtung und den Hb-Wert beeinflußt wird *(s.a. Kap. LUN, 4.)*.

Komplikationen der kardiopulmonalen Reanimation

Die externe Herzmassage kann Verletzungen verursachen, die minimiert werden können, wenn sie korrekt ausgeführt wird. Da die Erhöhung des intrathorakalen Druckes durch die Kompression der Brust und die direkte kardiale Kompression zwischen Sternum und Wirbelsäule mögliche Mechanismen eines Blutflusses während der kardiopulmonalen Reanimation darstellen, sind Versuche, trotz eines adäquaten Pulses das Sternum weiter als empfohlen einzudrücken, nicht angezeigt. Ein **Leberriß** ist die gefährlichste (manchmal tödliche) Komplikation und entsteht gewöhnlich durch ein Eindrücken des Sternums zu weit unten. *Auf den Processus xiphoideus darf nicht gedrückt werden!* Eine verspätete **Milzruptur** nach einer kardiopulmonalen Reanimation ist berichtet worden, und nach heftigen abdominellen Kompressionen kann eine Ruptur des Magens eintreten (insbesondere wenn er zuvor mit Luft stark aufgeblasen worden ist). Eine schwerwiegende Komplikation ist auch die Regurgitation, der eine **Aspiration von Mageninhalt** folgt, daraus entsteht eine Aspirationspneumonitis, die tödlich sein kann. Ein exzessives **Aufdehnen des Magens** während der künstlichen Beatmung kann vermieden werden, indem man nur die für eine adäquate Ventilation empfohlenen Luftmengen benutzt und indem man die Atemwege komplett öffnet, bevor man versucht, eine notfallmäßige Beatmung zu beginnen, durch eine frühe endotracheale oder nasotracheale Intubation. Tritt eine deutliche Dehnung des Magens ein, so sollte man überprüfen, ob die Atemwege weiter frei sind, und einen übertriebenen Atemdruck vermeiden. Versuche, die Aufblähung die Magens zu beseitigen, sollten hintangestellt werden, bis ein Gerät zum Absaugen verfügbar ist, da eine Regurgitation mit Aspiration von Mageninhalt auftreten kann. Wenn eine starke Überblähung des Magens mit der Beatmung interferiert und mit den oben genannten Methoden nicht korrigiert werden kann, so sollte der Patient auf die Seite gedreht werden, das Epigastrium komprimiert und die Atemwege gereinigt werden. Eine **costochondrale Separation** und gebrochene Rippen können manchmal nicht vermieden werden, wenn man versucht, durch kräftige Kompressionen einen tastbaren Puls zu erzeugen. **Knochenmarksembolien** in die Lungen nach einer externen Herzmassage sind selten berichtet worden, es gibt jedoch keinen klaren Hinweis, daß sie zur Mortalität beitragen. Die externe kardiale Kompression führt nicht zu einer ernstlichen **myokardialen Schädigung,** wenn nicht schon zuvor ein Herzwandaneurysma bestanden hat. Eine **Verletzung der Lungen** ist selten, aber ein Pneumothorax infolge von Rippenfrakturen kann vorkommen. Die Furcht vor diesen Verletzungen sollte jedoch weder von einer kardiopulmonalen Reanimation abhalten noch ihre korrekte Durchführung modifizieren.

Wenn die exakte Dauer eines Herzstillstandes unsicher ist, sollte man im Zweifelsfalle bei dem Betroffenen nicht zögern, eine kardiopulmonale Reanimation durchzuführen, es sei denn, es handelt sich um das Terminalstadium einer nicht heilbaren Krankheit. Wenn eine Reanimation begonnen wird, ist es die Aufgabe des Arztes, zu entscheiden, wann sie zu enden hat.

D – Definitive Behandlung

Der Schritt D der A-B-C-D-Erinnerungsstütze *(s. Tab. 18)* umfaßt weitergehende kardiale Wiederbelebungsmaßnahmen, die in Verbindung mit der einfachen kardiopulmonalen Reanimation durchgeführt werden. Hierunter fallen die medikamentöse Therapie, die Herzüberwachung und die Erkennung von rhythmischen Störungen (EKG-Diagnose), der Einsatz von zusätzlichen Geräten und speziellen Techniken, um eine effektive Sauerstoffversorgung und einen Kreislauf zu erzeugen und aufrechtzuerhalten. Die Erkennung von Arrhythmien und die klinischen Umstände diktieren das spezielle Vorgehen bei einem Herzstillstand. Kammerflimmern, Bradykardie und elektromechanische Entkoppelung *(EKG-Komplexe ohne Puls)* erfordern ein promptes Erkennen und Intervention. Aus diesem Grund sollte eine **EKG-Monitorüberwachung** bei allen kollabierten oder bewußtlosen Personen so schnell wie möglich begonnen werden. **Medikamente** und ein **Defibrillator** sollten bereits bereitstehen, bevor ein EKG zur Verfügung steht, da Kammerflimmern in etwa 85% aller Fälle von Herzstillstand bei Krankenhauspatienten die Ursache ist und eine empirische Therapie lebensrettend sein kann. Eine rasche Defibrillation ist der wesentlichste Faktor, der das Überleben nach einem Kammerflimmern bestimmt.

Kammerflimmern

Kammerflimmern wird mit einer notfallmäßigen Gleichstromdefibrillation unter Verwendung eines elektrischen Schocks behandelt. Die Elektroden werden dazu im zweiten Interkostalraum rechts parasternal und über dem 5. oder 6. Interkostalraum im Bereich der Herzspitze aufgesetzt, nachdem sie mit einer elektrisch leitenden Paste versehen oder nachdem in Kochsalzlösung getränkte Kompressen unter sie gelegt worden sind. Kann die Entwicklung eines Kammerflimmerns bei einem an einem Monitor angeschlossenen Patienten beobachtet werden, so sollte sofort ein initialer Stromstoß von 200–300 Joule gegeben werden. Falls nicht erfolgreich, wird eine zweite Defibrillation mit 200–300 Joule angeschlossen. Persistiert das Kammerflimmern weiter, folgt ein dritter Stromstoß mit 360 Joule. Ist die Defibrillation dann immer noch nicht erfolgreich, wird die normale kardiopulmonale Reanimation mit zusätzlichem Sauerstoff weitergeführt. Dann sollten Antiarrhythmika und Epinephrin (s. unten) zusammen mit weiteren Versuchen der Defibrillation angewandt werden.

Eine arterielle Blutprobe zur Bestimmung von pH und Pa_{O_2} sollte gewonnen werden. Beim therapierefraktären oder erneut auftretenden Kammerflimmern, das auf wiederholte Elektroschocks nicht reagiert, können mehrere Medikamente benutzt werden. Kommt es zu einem Wiederauftreten des Kammerflimmerns, sollte die Energieleistung wiederholt werden, mit der zuvor eine Konversion beim Patienten erreicht worden war. Adrenalin kann die Amplitude des Kammerflimmerns erhöhen und eine nachfolgende elektrische Kardioversion in einen stabileren Rhythmus erleichtern. Zusätzlicher Sauerstoff sollte allein Patienten während der Durchführung einer kardiopulmonalen Reanimation verabreicht werden, wie weiter unten beschrieben ist (s. mechanische Reanimationsvorrichtungen). Eine anhaltende ventrikuläre Tachykardie, die mit einem plötzlichen Herztod einhergeht, sollte man auf die gleiche Weise wie das Kammerflimmern behandeln. Wenn Pulse tastbar sind, ist die chemische Kardioversion mit Lidocain oder Procainamid der erste Versuch (s. unten). Wenn letzteres ohne Erfolg, oder der Patient instabil ist (z.B. mit Hypotonie, Brustschmerzen oder Herzversagen), wird eine Elektrokardioversion durchgeführt. Dabei beginnt man mit 50 Joule und steigert die Energie so weit wie nötig. Torsade de pointes wird definitiv mit einem ventrikulären Schrittmacher oder Overdrive-Vorhofschrittmacher behandelt, Magnesium und Isoproterenol kann nur so lange eingesetzt werden, bis der Schrittmacher gelegt ist.

Ein **intravenöser Zugang** sollte sofort gelegt werden, besser ist es, zwei Zugänge zu legen, um so die Gefahr, daß ein Zugang wegen eines Paravasats im kritischen Moment nicht mehr verfügbar ist, zu minimieren. Während einer kardiopulmonalen Reanimation sind Venen im Bereich des Unterarms die zunächst vorzuziehende Zugangsstelle. Große Flüssigkeitsvolumina können durch einen kurzen, mit einer großen Nadel versehenen intravenösen Zugang gegeben werden. Zugänge im Bereich der langen Femoralvene erfordern ebenfalls nicht, daß die Reanimation unterbrochen wird, und bergen eine geringere Gefahr von tödlichen Komplikationen. Ein zentraler Zugang über die Vena subclavia oder die Vena jugularis interna kann später durch erfahrenes Personal gelegt werden, wenn die initiale Behandlung nicht zu einer Wiederherstellung des Kreislaufs führt *(s. Kap. HKR, 2., Invasive kardiovaskuläre Methoden).* Während weitergehende Reanimationsmaßnahmen durchgeführt werden, sollten die einfachen kardiopulmonalen Reanimationsmaßnahmen nicht durch unangemessen lange Unterbrechungen beim Einlegen eines Endotrachealtubus oder eines zentralen Venenzugangs eingeschränkt werden. Maximal sollte die Beatmung oder die Herzmassage für diese Eingriffe für 15–30 sec unterbrochen werden. Bei einem Patienten mit einem Endotrachealtubus, aber ohne venösen Zugang können Lidocain, Atropin und Adrenalin durch den Tubus gegeben werden. Art und Menge der Infusionen oder Medikamente, die gegeben werden, hängen von den klinischen Umständen ab. Bei einem Herzstillstand als Folge einer myokardialen Ischämie werden intravenöse Infusionen (5%ige Glukoselösung) gewöhnlich nur zum Offenhalten eines venösen Zugangs gegeben, während ein massiver Volumenersatz (kristalloide und kolloide Lösungen und/oder Blut) nötig sein kann, um bei einem Kreislaufzusammenbruch infolge von Volumenverlust das Plasmavolumen wieder aufzufüllen.

Medikamente bei Kammerflimmern oder Tachykardie

Lidocain (50–100 mg i.v. können alle 5 min rasch gegeben werden, bis eine totale Dosis von 3 mg/kg erreicht ist) bleibt die Standardtherapie beim Kammerflimmern oder bei der ventrikulären Tachykardie und wird zusammen mit der Defibrillation zum Konvertieren eines Kammerflimmerns benutzt. Nach einer raschen intravenösen Gabe kommt es zu einem sofortigen Wirkungseintritt, aber eine konstante Infusion wird zum Aufrechterhalten therapeutischer Blutspiegel gebraucht.

Procainamid (100 mg i.v., nicht schneller als 50 mg/min bis zu einer Maximaldosis von 1000 mg injiziert) wird benutzt, um ein Kammerflimmern zu behandeln, das auf Lidocain nicht anspricht, und zum Unterdrücken von Kammerrhythmusstörungen, die zu einem Kammerflimmern prädisponieren. (Für Einzelheiten der Dosierung und der Anwendung s. unter Herzrhythmusstörungen, oben).

Adrenalin/Epinephrin (1 mg auf 10 ml, davon i.v. 0,1 mg/ml alle 5 min) ist das Medikament der ersten Wahl bei Kammerflimmern, wenn die erste Defibrillation versagt (Medikamente für Bradykardie, Asystolie und elektromechanische Entkoppelung s.u.).

Kammerflimmern oder eine andere Tachykardie, die auf Lidocain oder Defibrillation nicht anspricht oder unter Lidocain wieder auftritt, kann mit Brethylium-Tosylat behandelt werden. Brethylium kann intermittierend durch rasche Injektionen gegeben werden (in einer Sättigungsdosis von 5–10 mg/kg alle 15 min bis zu einem Maximum von einer Gesamtdosis von 30 mg/kg; gefolgt von einer Erhaltungsdosis von 5–10 mg/kg alle 6 h) durch eine kontinuierliche Infusion (mit einer Sättigungsdosis von 5–10 mg/kg; danach mit einer Erhaltungsdosis von 1–2 mg/min, z.B. indem man 500 mg in 250 ml 5%iger Glukose verdünnt [2 mg/ml]. Die Wirkung von Procainamid und Brethylium kann additiv zu Lidocain und einer Defibrillation bei der Behandlung von Kammerflimmern oder ventrikulärer Tachykardie sein. Phenytoin kann man nützen, um Kammerflimmern oder ventrikuläre Tachykardien, die durch eine Digitalisintoxikation hervorgerufen sind, zu behandeln und wenn andere Substanzen nicht ansprechen. Eine Dosis von 100 mg i.v. bis zu 1 g Gesamtdosis wird langsam verabreicht (nicht mehr als 50 mg/min), in eine laufende Infusion von 0,9%iger NaCl-Lösung.

Medikamente bei Bradykardie, Asystolie und elektromechanischer Entkopplung

Die **Asystolie** (das Fehlen sowohl von Herzkontraktionen als auch elektrischer Aktivität im EKG) wird behandelt durch die intravenöse oder intratracheale Gabe von Epinephrin (0,5–1 mg alle 5 min). Atropinsulfat (0,5–1 mg alle 5 min) kann ebenso gegeben werden, wenn der Herzrhythmus nicht wiederhergestellt ist. Wenn weder Epinephrin noch Atropin erfolgreich sind bei der Wiederherstellung von regulären EKG-Komplexen, kann ein temporärer, transkutaner Schrittmacher sofort gelegt werden. Die temporäre Stimulation unter Nutzung eines transvenösen elektrischen Schrittmachers (der in den rechten Ventrikel vorgeschoben wird) oder von transthorakalen, perkutanen Schrittmacherelektroden, die subkostal plaziert werden, sollte dann unterstützend eingesetzt werden. Die elektrischen Schwellen zur Wahrnehmung und Stimulation werden unmittelbar nach Legen des Schrittmachers bestimmt. Erfolgreiche temporäre Stimulationsschwellen liegen gewöhnlich bei etwa 1–2 mA. Die elektrische Dauerleistung sollte 2–3fach über dieser Schwelle liegen, und der Schrittmacher soll so eingestellt werden, daß eine Herzfrequenz von ≥ 70–80 Schlägen/min erhalten wird. Wenn nach Legen des Schrittmachers keine Stimulation möglich ist, sollte Epinephrin, Atropin oder eine erneute Positionierung der Schrittmachersonde versucht werden. Intrakardiale Injektionen von Epinephrin sind nicht empfehlenswert, es sei denn, der Weg über die intravenöse oder intratracheale Gabe ist nicht möglich, weil Komplikationen wie Pneumothorax, Verletzung von Koronararterien, Herztamponade oder längere Unterbrechungen der kardiopulmonalen Wiederbelebung eingetreten sind.

Die **elektromechanische Entkopplung** führt zu einem Kreislaufstillstand, der auch dann auftritt, wenn ausreichende elektrische Komplexe im EKG vorhanden sind. Sie wird hervorgerufen durch ein Pumpversagen, durch eine ausgedehnte myokardiale Störung und einen gravierenden Verlust des peripheren Vasomotorentonus, massiven Volumenverlust, Herztamponade oder massive Lungenembolie. BLS (basic life support) soll in Verbindung mit einer Volumeninfusion (0,5–1 mg Epinephrin i.v.) eingesetzt werden und andere ACLS-Maßnahmen (advanced cardiac life support). Eine gewöhnliche Ursache der elektromechanischen Entkoppelung ist ein relativer oder absoluter Volumenmangel, die Infusion von kristalloiden oder kolloiden Lösungen sollte deshalb gegeben werden (500–1000 ml). Größere Volumina können bei der Behandlung der Anaphylaxie oder eines massiven Volumenverlustes erforderlich sein. Dopamin- und/oder Epinephrin-Infusionen können mit einer titrierten Dosis zur Verstärkung des systemischen venösen Rückflusses benutzt werden. Die Herztamponade ist eine wichtige Ursache der elektromechanischen Entkoppelung und durch eine Perikardiozentese im Krankenbett gut behandelbar (zur Perikardiozentese s. Perikarderkrankungen, unten). Ein Spannungspneumothorax ist eine andere wichtige Ursache, die durch eine Punktion des Thorax oder eine Thoraxdrainage gebessert werden kann.

Adrenalin, eingesetzt bei der kardialen Asystolie, der elektromechanischen Entkoppelung und zur Vergröberung eines feinen Kammerflimmerns wirkt rekombinant auf Alpha- und Beta-Rezeptoren und hat während einer kardiopulmonalen Reanimation mehrere günstige Auswirkungen. Apha-Effekte können den peripheren und koronaren diastolischen Blutdruck erhöhen und so zu einer verbesserten Perfusion von subendokardialen Bezirken während der Herzdruckmassage führen. Dies kann in der Folge eine elektrische Aktivität erzeugen und die Herzkontraktion verbessern und so das Herzzeitvolumen erhöhen. Da eine gute Resorption von Adrenalin durch die Lungen erfolgt, sollte seine Anwendung nicht verzögert werden, wenn es beim Legen eines intravenösen Zugangs Schwierigkeiten gibt. 1 mg (10 ml einer 1:10000 verdünnten Lösung) kann durch einen liegenden endotrachealen Tubus eingebracht werden. Intravenös können 0,5–1 mg (5–10 ml einer 1:10000-Lösung) alle 5 Minuten bei Bedarf gegeben werden, es sollte jedoch nicht über ein Infusionssystem gemeinsam mit alkalischen Lösungen laufen.

Atropin 0,5–1 mg i.v. (alle 5 Minuten bei Bedarf zu wiederholen) ist ein Parasympathikolytikum, das die Herzfrequenz und die Reizleitung durch den AV-Knoten erhöht. Beim Vorliegen einer Bradyarrhythmie im Zusammenhang mit einer myokardialen Ischämie (insbesondere der Herzwand) oder bei einem höhergradigen AV-Block kann es von Nutzen sein.

Isoproterenol hat eine beta-sympathikomimetische Wirkung und wird eingesetzt, um die Herzfrequenz bei Vorliegen eines langsamen idioventrikulären Rhythmus zu erhöhen, wenn ein unzureichender Kreislauf oder eine auf Atropin nicht ansprechende Bradykardie vorliegt. Es wird als kontinuierliche Infusion gegeben. Anfangsdosis 2 μg/min (1 mg Isoproterenol in 250 ml einer 5%igen Glukoselösung (4 μg/ml) und wird dann langsam erhöht bis zur gewünschten Herzfrequenz. Eine exzessive beta-adrenerge Aktivität kann den myokardialen Sauerstoffverbrauch erhöhen und so ventrikuläre Arrhythmien verschlimmern, insbesondere wenn eine myokardiale Ischämie vorliegt. Bei exzessiven Dosen kann eine arterielle Hypotonie aus einer peripheren Vasodilatation resultieren.

Andere Medikamente

Betablocker können eingesetzt werden, um symptomatische, supraventrikuläre Tachyarrhythmien zu beherrschen. Maligne ventrikuläre Arrhythmien können manchmal ebenfalls durch Betablocker unter Kontrolle gebracht werden, obwohl extreme Vorsicht bei Patienten mit Asthma, Herzinsuffizienz oder Abhängigkeit von adrenerger Medikation geboten ist. Propranolol ist der Betablocker, der hier am häufigsten eingesetzt worden ist. Einige der neueren Betablocker (z. B. Esmolol) haben eine viel kürzere Wirkungsdauer und können deshalb geeigneter sein, wenn die Möglichkeit einer unerwünschten Reaktion hoch ist. Man hat jedoch relativ geringe Erfahrungen mit diesen neueren Substanzen.

Verapamil ist die pharmakologische Substanz der Wahl, um eine paroxysmale supraventrikuläre Tachykardie *mit* schmalem QRS-Komplex bei kreislaufstabilen Patienten zu rerhythmisieren, wenn die Manöver zur Erhöhung des Vagotonus *nicht* erfolgreich sind. Die Anfangsdosis beträgt 5 mg i. v. Anschließend werden 10 mg i. v. 15–30 Minuten später verabreicht, wenn die supraventrikuläre Tachykardie anhält. Ein Blutdruckabfall durch dieses Medikament kann mit 0,5–1,0 g Kalziumchlorid behandelt werden. 5–10 mg Verapamil langsam intravenös gegeben ist auch brauchbar, andere symptomatische supraventrikuläre Tachykardien unter Kontrolle zu bringen. Verapamil kann bei einer anhaltenden ventrikulären Tachykardie zu einer kardiovaskulären Verschlechterung führen.

Natriumbikarbonat wird *nicht länger als initiale,* automatische Therapie für den Herzstillstand empfohlen, da sein Gebrauch eine paradoxe Azidose des Gehirns und Herzens auslösen kann, außerdem eine Hyperosmolarität, eine Hypernatriämie oder Alkalose und es behindert die Freisetzung von Sauerstoff aus dem Blut. Andere Hilfsmaßnahmen (z. B. Defibrillation, Beatmung, Herzmassage und Medikamente) sollten zuvor eingesetzt werden, es sei denn, die Ursache des Herzstillstandes liegt in einer vorbestehenden Azidose, einer Hyperkaliämie oder einer Überdosierung von trizyklischen Antidepressiva mit komplexen ventrikulären Arrhythmien begründet. Wenn Natriumbikarbonat eingesetzt wird, sollte seine Anwendung durch eine Überwachung des arteriellen pH (alle 5 Minuten) kontrolliert werden.

Kalziumchlorid wird nicht länger empfohlen, wenn nicht eine Hyperkaliämie, Hypokalzämie oder eine durch einen Kalziumblocker ausgelöste Toxizität vorliegt (s. Verapamil, oben), da hohe zirkulierende Spiegel von Kalzium negative Folgen haben können. Wenn nötig, kann Kalzium intravenös gegeben werden (10%ige Lösung; 100 mg/ml = 1,36 mÄq/ml). 2 ml können bei Bedarf mit einer Injektionsrate von ≤ 1 ml/min gegeben werden. Andere Formen von Kalzium können ebenfalls benutzt werden (Kalziumgluzeptat [0,9 mÄq/ml] 3 ml oder Kalziumglukonat [0,45 mÄq/ml] 6 ml). Vorsicht ist angezeigt, wenn eine Digitalisüberdosierung die potentielle Ursache des Herzstillstandes darstellt.

Der **Kreislaufschock** *(Hypotonie nach Wiederherstellung einer spontanen Zirkulation)* nach einem Herzstillstand wird zunächst durch eine vorsichtige intravenöse Volumengabe behandelt, wenn ein linksventrikuläres Versagen nicht offensichtlich ist. Für eine schwere arterielle Hypotonie, die auf einen Volumenersatz nicht reagiert, sind die folgenden Medikamente in Form einer kontinuierlichen Infusion und von titrierten Dosen geeignet: (positiv inotrop) **Dopamin** 400 mg in 250 ml einer 5%igen Glukoselösung (1,6 mg/ml), beginnend in einer Dosierung von 3–5 μg/kg/min; (positiv inotrop und vasokonstruktorisch) **Adrenalin** 8 mg in 250 ml einer 5%igen Glukoselösung (32 μg/ml) mit 2–10 μg/min; (periphere Vasokonstriktoren) **Norepinephrin** 8 mg in 250 ml einer 5%igen Glukoselösung oder einer physiologischen Kochsalzlösung (32 μg/ml) mit 2–16 μg/min; oder **Phenylephrin** 50 mg in 250 ml einer 5%igen Glukoselösung (200 μg/ml), beginnend mit 0,1–1,5 μg/kg/min mit einer Titration zur Wiederherstellung des Blutdrucks. Da Blutdruckmanschetten bei einem geringen Herzzeitvolumen den Blutdruck nicht korrekt widerspiegeln, wird eine intraarterielle Druckmessung zur Therapiekontrolle empfohlen. Vasoaktive Medikamente sollten in den kleinsten Dosen eingesetzt werden, die nötig sind, um einen befriedigenden Blutdruck zu erreichen, da sie den Gefäßwiderstand steigern können und die Organperfusion vermindern, insbesondere im Bereich der Mesenterien. Manchmal muß eine kardiopulmonale Reanimation nach einem Reanimationserfolg wieder aufgenommen und so lange fortgeführt werden, bis eine adäquate Ventilation, ein tastbarer Puls und ein akzeptabler Blutdruck eine stabilisierte kardiorespiratorische Funktion anzeigen.

Spezielle Umstände, die die Art der weitergehenden Reanimation bestimmen: Wenn sich der Herzstillstand unter EGK-Überwachung ereignet und wenn ein Defibrillator sofort zur Verfügung steht, sollte die sofortige Korrektur von Rhythmusstörungen durch einen einzelnen präkordialen Schlag und eine Gleichstromdefibrillation im Falle eines Kammerflimmerns oder einer Kammertachykardie Priorität erhalten oder, wenn es sich um eine therapierefraktäre symptomatische Bradykardie handelt, die elektrische Schrittmacher-Therapie.

Bei der Therapie unmittelbar nach einem Herzstillstand steht eine Korrektur der prädisponierenden Faktoren im Vordergrund, die die kardiovaskuläre Funktion gefährden können, außerdem die üblichen Maßnahmen, um eine optimale zerebrale Sauerstoffversorgung und einen Kreislauf herzustellen. Das Blutvolumen sollte aufgefüllt werden, und der systolische Druck sollte in einem Bereich > 95–100 *mmHg gehalten werden* (eine leichte initiale Hyper*tonie während* eines Komas kann sich günstig auswirken – systolischer Druck 120 bis 140 mmHg). Hämatokrit, Blutzucker und Elektrolyte müssen überwacht werden, und Fieber sollte gesenkt werden, um so den metabolischen Leistungsbedarf zu vermindern. Der arterielle Pa_{O_2} sollte im Normalbereich gehalten werden (80–100 Torr), und, falls eine mechanische Beatmung erfolgt, ist eine leichte bis mäßige respiratorische Alkalose häufig wünschenswert (Pa_{CO_2} = 25–35 Torr). Die dynamischen Verhältnisse im systemischen Blutkreislauf oder der Status des intravaskulären Volumens können nach einem Herzstillstand unter Umständen schwierig zu bestimmen und eine Überwachung der zentralen Drücke kann nötig sein. Insbesondere nach einem Herzinfarkt kann ein Pulmonalarterienkatheter, mit dem das Herzzeitvolumen, der Pulmonalkapillardruck und die gemischt-venöse Sauerstoffkonzentration gemessen werden können, erforderlich sein, um die Therapie optimal zu steuern.

In einem Zustand von niedrigem Herzzeitvolumen nach einer myokardialen Ischämie können zusätzliche vasoaktive Medikamente indiziert sein: (positiv inotrope Medikamente). **Dobutamin** 500 mg in 250 ml einer 5%igen Glukoselösung (2 mg/ml), beginnend mit 2–5 μg/kg/min, und **Aminron** führen zu einer direkten Steigerung der myokardialen Kontraktilität. Die Initialdosis ist 0,75 mg/kg über 2–3 Minuten, 500 mg in 250 ml einer physiologischen Kochsalzlösung (2 mg/ml), dann als kontinuierliche Infusion mit 5–10 μg/kg/min. **Nitroprussid-Natrium** 50 mg in 100 ml einer 5%igen Glukoselösung (500 μg/ml). Die Lösung muß in Aluminiumfolie eingeschlagen werden, um sie vor einer Lichtexplosion zu schützen, beginnend mit 0,5–10 μg/kg/min, entsprechend der klinischen und hämodynamischen Situation; ist ein die Vor- und Nachlast senkender Vasodilatator, der zu einer Verminderung der pulmonalen Stauung und zu einer Verbesserung des Herzzeitvolumens beiträgt. **Nitroglycerin** als intravenöse Infusion mit 100 mg in 250 ml einer 5%igen Glukoselösung (400 μg/ml) ist ebenso ein Vasodilatator, der die Vorlast senkt, insbesondere unter den Bedingungen einer instabilen Angina und einer Herzinsuffizienz. Diese zwei Medikamente können optimal eingesetzt werden, wenn eine volle hämodynamische Monitorüberwachung besteht, da sie rasche und starke hämodynamische Auswirkungen haben.

Herzmassage im offenen Thorax kann nach einem penetrierenden Thoraxtrauma, bei der Herztamponade und einem Herzstillstand im Operationssaal, wenn der Thorax des Patienten bereits offen ist, und nach einer schweren traumatischen Thoraxquetschung effektiver als die geschlossene Herzmassage sein. Dieses Vorgehen jedoch erfordert *Übung und Erfahrung bei der Durchführung einer Thorakotomie* und sollte extremen und dieses Vorgehen rechtfertigenden Umständen vorbehalten bleiben.

Der Arzt beendet die Behandlung und erklärt den Patienten für tot, wenn eine tiefe Bewußtlosigkeit und das Fehlen von Spontanatmung, Kreislauf- und Hirnstammreflexen anzeigen, daß eine Wiederbelebung nicht möglich ist. Dies setzt voraus, daß der Patient mit den einfachen Wiederbelebungsmaßnahmen und den verfügbaren weiteren Reanimationsmaßnahmen nicht wiederbelebt werden konnte. Obwohl der Nachweis von neurologischen Funktionen während einer Reanimation ein günstiges Zeichen für eine Erholung des Gehirns ist, so ist doch das Fehlen dieses Nachweises kein sicheres Zeichen, daß sich das Gehirn nicht erholen wird. Aus diesem Grund wird empfohlen, die Entscheidung, die Wiederbelebungsbemühungen einzustellen, auf der Grundlage der Erfolglosigkeit, mit geeigneten Hilfsmaßnahmen wieder eine effektive kardiovaskuläre Funktion herzustellen, zu treffen. Wie oben besprochen, handelt es sich bei Patienten mit einer Hypothermie um eine besondere Situation, und hier sollte die kardiopulmonale Reanimation fortgeführt werden, bis Wiedererwärmungsmaßnahmen die Kerntemperatur des Körpers normalisiert haben.

Mechanische Reanimationsgeräte

Mechanische Geräte sind zusätzliche Hilfsmittel. Sie sind nicht dazu gedacht, die sofortige Mund-zu-Mund-Beatmung und die manuelle externe Herzmassage zu ersetzen. Man sollte sie nur gebrauchen, wenn sie innerhalb von Sekunden verfügbar sind oder um die manuellen Methoden während einer längerdauernden Reanimation zu ersetzen oder wenn der Patient verlegt werden muß. Spezielle Ausrüstung sollte nur von damit vertrautem Personal benutzt werden. In den Krankenhausbereichen, bei denen die Notwendigkeit für eine Reanimation vorhersehbar ist und das Risiko einer HIV-Infektion besteht (z.B. Intensivstation, Notfallbehandlungsraum, Operationssaal) sollten solche Geräte griffbereit verfügbar sein, um die Notwendigkeit der Mund-zu-Mund-Beatmung zu minimieren.

Beatmungshilfen

Der primäre Zweck von Beatmungshilfen besteht darin, zusätzlich Sauerstoff und Ventilation während der Wiederbelebungsbemühungen zu bieten.

Ein Beatmungsbeutel mit Maske besteht aus einem sich selbst auffüllenden Beutel und einem Ventil, das die Rückatmung verhindert (Wiederbelebungsbeutel, Ambubeutel). Diese sich selbst füllenden manuellen Wiederbelebungsbeutel sollten immer mit zusätzlichem Sauerstoff benutzt werden und können eine Sauerstoffkonzentration von 60 auf 100% abgeben, vorausgesetzt 1. die höchstmögliche Flußrate für den O_2 wird benutzt, 2. die längstmögliche Zeit zur Wiederauffüllung des Beutels wird abgewartet und 3., wenn irgend möglich, sollte ein Reservoirbeutel zum Speichern des Sauerstoffes zwischengeschaltet werden, um so ein zusätzliches Einsaugen von Luft zu vermeiden.

Beatmungsbeutel sollten am besten in Verbindung mit einem künstlichen Luftweg benutzt werden. Jedoch sollten sie nur dann mit Oropharyngealtuben verwandt werden, wenn der Patient bewußtlos ist. Es kann zu einer Verlegung der Luftwege und einer nachfolgenden Hypoxie, Erbrechen und einer daraus resultierenden Aspiration kommen, wenn ein Tubus gewaltsam in den Mund eines Patienten, der noch bei Bewußtsein oder stuporös ist, geschoben wird. **Endotracheale Tuben** mit einer aufblasbaren Manschette werden benutzt, um einen sicheren Atemweg herzustellen, zur Verhinderung der Aspiration und um eine mechanische Beatmung und ein Absaugen des unteren Respirationstraktes zu ermöglichen. Sie sind bei Patienten indiziert, die komatös sind und bei denen eine künstliche Beatmung nötig ist. Ein manuelles Sicherstellen der Atemwege, die Beatmung und Sauerstoffversorgung während der einfachen Wiederbelebungsmaßnahmen und die zusätzliche Gabe von Sauerstoff mittels der oben unter den weiterführenden kardiopulmonalen Reanimationsmaßnahmen beschriebenen Hilfsmitteln ist immer angezeigt, bevor ein Versuch einer endotrachealen Intubation unternommen wird. Im Notfall sollte eine orotracheale Intubation der nasotrachealen Intubation vorgezogen werden, da sie schneller durchführbar ist. Ein Absauggerät und das nötige Zubehör sollten immer zur Hand sein. Ein Beatmungsbeutel kann mittels eines Adapters an einen endotrachealen Tubus angeschlossen werden, und das Opfer eines Herzstillstandes kann so manuell beatmet werden, bis sich das kardiovaskuläre System wieder stabilisiert. Wenn eine Deformität oder ein Muskelspasmus den oralen Zugang behindert, so kann eine blinde nasotracheale Intubation versucht werden. Wenn dies unmöglich ist, können spezielle Techniken zur Herstellung eines Atemweges nötig sein, z.B. eine transtracheale Katheterbeatmung oder eine Cricothyreoidotomie *(s. Kap. LUN, 3., Herstellen eines notfallmäßigen Atemwegs und seine Aufrechterhaltung)*.

Ein doppelter Oropharyngealtubus ist anstelle der Mund-zu-Mund-Beatmung während der einfachen kardiopulmonalen Reanimation benutzt worden, er ist jedoch schwieriger zu verwenden, da die Finger des Retters die Lippen des Opfers dicht um den Tubus schließen müssen, während mit dem Daumen die Nase zugehalten wird. Schwierigkeiten können beim Öffnen des Mundes und bei dem Aufrechterhalten eines freien Luftweges auftreten, oder die Stimulation des Hydropharynx des Opfers kann zum Erbrechen führen, wenn das Bewußtsein wiedererlangt wird. **Ein Ösophagusverschlußtubus** kann als Hilfsmittel bei der Behandlung von Opfern eines Herzstillstandes eingesetzt werden. Er sollte jedoch von Personen eingeführt werden, die mit seinem Gebrauch vertraut sind, die jedoch nicht die endotracheale Intubation beherrschen. Komplikationen bestehen in einer Perforation des Ösophagus und einem exzessiven Aufblasen des Magens, das zur Regurgitation führt. Bevor ein Ösophagusverschlußtubus entfernt wird, sollte der Patient mit einem Endotrachealtubus versehen und auf die Seite gedreht werden. Hierbei sollte eine Absaugvorrichtung zur Verfügung stehen.

Verschiedene Typen von Gesichtsmasken, erhältlich in Größen für Kinder und Erwachsene, stehen für den Patienten zur Verfügung, der spontan atmet. Diese Masken müssen dicht schließen, sollten idealerweise durchsichtig und in der Lage sein, bei einem Sauerstofffluß von 10 l/min eine Sauerstoffkonzentration von 50% abzugeben. Masken können am effektivsten aufgesetzt werden, wenn der Retter am Kopf des Patienten steht und ein dichtes Schließen der Maske sicherstellt, während die Luftwege durch Überstrecken des Kopfes und ein Vorschieben des Unterkiefers während der kardiopulmonalen Reanimation offengehalten werden. Bei der einfachen Maske wird der Sauerstoff in einen kegelförmig ausgeformten Teil der Maske insuffliert, so daß der Patient beim Einatmen des Sauerstoffes zusätzlich wechselnde Mengen von Raumluft durch die Ausatemlöcher mit einsaugt und dann durch die Ausatemöffnungen ausatmet. Normalerweise werden Flüsse von 6–10 l Sauerstoff benutzt, die Sauerstoffkonzentrationen von 35–55% erzeugen. Die Menge des Sauerstoffes, die durch die Masken abgegeben wird, hängt von dem Atemmuster ab, deshalb können insbesondere bei Patienten mit einer CO_2-Retention und einer chronischen Lungenerkrankung Venturi-Masken benutzt werden. Sie können fixe Sauerstoffkonzentrationen von 24, 28, 31, 35, 40 und 50% erzeugen. Ähnlich einer einfachen Maske gibt es Nichtrückatmungsmasken, die mit einem Sauerstoffreservoirbeutel und Einwegventilen zusammen in der Lage sind, tracheale Sauerstoffkonzentrationen von bis zu 90% abzugeben. Hierbei sollte der Fluß ausreichend sein (6–10 l/min), um so ein Zusammenfallen des Reservoirbeutels bei jedem Atemzug zu vermeiden. Zusätzlicher Sauerstoff kann über nasale Katheter mit Flußraten von bis zu 5 l/min gegeben werden.

Mechanische Ventilatoren *(s. a. Kap. LUN, 4.).* Mechanische Respiratoren, Wiederbelebungsgeräte und Anästhesieapparate können eine künstliche Atmung ermöglichen, wenn die Atemwege offengehalten werden. Sie werden am besten in Verbindung mit blockierbaren endotrachealen Tuben verwandt, obwohl auch ein kontinuierlich positiver Atemwegsdruck über eine dichte Gesichtsmaske in speziellen Situationen angewandt werden kann (z. B. Lungenödem mit adäquater Ventilation, aber unzureichender Oxygenierung). Hierbei ist eine richtige Lagerung des Kopfes und/oder der Luftwege von entscheidender Bedeutung, und nachdem der Tubus eingeführt ist, sollte eine Überprüfung ausreichender Bewegungen der Brust und der arteriellen Sauerstoffsättigung häufig durchgeführt werden. Bei einem Patienten im Krankenhaus erfordert eine mechanische Beatmung ein volumenkontrolliertes Beatmungsgerät mit Einstellmöglichkeiten für den Atemwegsdruck, das Atemzugvolumen, die Strömungsgeschwindigkeit, die Sauerstoffkonzentration und den Atemzyklus sowie mit geeigneten Warnsystemen. Es sollte einen intermittierend positiven Beatmungsdruck mit oder ohne positiven endexspiratorischen Druck erzeugen und in der Lage sein, angefeuchtete Luft und Aerosole zu liefern. Da sich die Compliance der Lunge des Patienten in der Periode nach einer Reanimation ändern kann, sollte ein volumenkontrollierter, zeitgesteuerter Beatmungsapparat eingesetzt werden.

Hilfsmittel zur künstlichen Stützung des Kreislaufs. Da viele Formen des Herzstillstandes von einem nachweisbaren Volumenverlust begleitet werden, kann ein militärischer oder medizinischer **Antischockanzug** zur Erhöhung des zentralen Blutvolumens eingesetzt werden, insbesondere bei Patienten mit einem hypovolämischen Schock infolge eines Unfalls oder einer Blutung. Dieser Schockanzug kann auch den peripheren Widerstand erhöhen und damit den koronaren Blutfluß steigern. Er hat getrennte Kompartimente für die unteren Extremitäten und den Bauchbereich, die ein unabhängiges Aufblasen und Kompression für die gewünschte Wirkung ermöglichen. Wenn der Anzug angelegt ist, sollte er je nach Indikation sequentiell aufgeblasen werden (das abdominelle Kompartiment zuerst). Der Anzug kann zu einer Lungenstauung und zu einer Herzinsuffizienz führen, wenn das intravaskuläre Volumen ausreichend und die Herzfunktion schlecht ist.

Die intraaortale Ballongegenpulsation ist zur Unterstützung des Kreislaufes bei Zuständen von niedrigem Herzzeitvolumen eingesetzt worden, die auf einem schwerwiegenden, therapierefraktären linksventrikulären Pumpversagen beruhen. Gewöhnlich wird dabei perkutan oder durch eine Arteriotomie ein Katheter über die Arteria femoralis eingeführt und dann retrograd in die Brustaorta eben distal der linken Arteria subclavia vorgeschoben. Die Pulsation erhöht die Koronarperfusion während der Diastole und vermindert die Nachlast während der ventrikulären Systole. Der hauptsächliche Nutzen dieses Gerätes besteht bei Zuständen mit einer raschen hämodynamischen Verschlechterung kurz vor einer geplanten Herzoperation oder wenn andere Maßnahmen nicht effektiv sind. Patienten, die sich nach einer Reanimation im kardiogenen Schock befinden und die an Krankheiten leiden, die potentiell durch eine chirurgische Intervention behebbar sind (z. B. frischer Myokardinfarkt mit einer akuten Mitralinsuffizienz oder einem Ventrikelseptumdefekt oder einer schweren Aorteninsuffizienz aufgrund von akuten Gefäßläsionen) sind Kandidaten für den Einsatz der intraaortalen Ballongegenpulsation. Ihr sicherer Einsatz setzt Erfahrung beim Einlegen und Überwachen des Katheters voraus.

Kardiomyopathie

Hierzu zählen alle strukturellen und funktionellen Störungen des Kammer-Myokards, außer angeborene Entwicklungsdefekte, Klappenerkrankungen, Gefäßerkrankungen des großen oder kleinen Kreislaufes, eine isolierte Erkrankung des Perikards, isolierte Erkrankungen des Reizleitungssystems oder des AV-Knotens und epikardiale koronare Gefäßerkrankungen, außer es besteht eine chronische diffuse myokardiale Funktionsstörung.

Da eine Kardiomyopathie durch unzählige Erkrankungen hervorgerufen werden kann oder beim Fehlen eines identifizierbaren Krankheitsprozesses, ist eine pathologische Klassifikation initial am geeignetsten. Wenn mittels Anamnese, körperlicher Untersuchung und invasiven oder nichtinvasiven Untersuchungen erst einmal der pathophysiologische Typ identifiziert worden ist, kann eine primäre Ursache gesucht werden *(s. Tab. 26.).* Wenn keine Ursache gefunden werden kann, wird eine Kardiomyopathie als primär oder idiopathisch bezeichnet.

Dilatative kongestive Kardiomyopathie

Störungen der Myokardfunktion mit einer Herzinsuffizienz, bei denen eine ventrikuläre Dilatation vorherrscht.

Pathophysiologie

Die pathologische Grundlage der dilatativen kongestiven Kardiomyopathie ist entweder eine akute Entzündung des Myokards oder häufiger eine chronische Fibrose und ein diffuser Verlust von myokardialen Muskelzellen, abhängig vom Stadium der Erkrankung. Viele Patienten mit einer chronisch dilatativen kongestiven Kardiomyopathie können initial eine akute oder myokarditische Phase aufweisen (wahrscheinlich in den meisten Fällen virusbedingt), denen eine unterschiedlich lange Latenzperiode folgt und schließlich ein Fortschreiten zu einer nicht mehr weiter differenzierbaren Phase der chronischen Fibrose und des Zellverlustes (als eine autoimmune Reaktion auf virusgeschädigte Monozyten). Dies führt dann zu einer Dilatation, einem Ausdünnen und einer kompensatorischen Hypertrophie des verbleibenden Myokards *(s. Abb. 50.),* durchsetzt von einer Fibrose. Eine veränderte ventrikuläre Geometrie führt zu einer sekundären Mitral- oder Trikuspidalinsuffizienz und zu einer Dilatation der Vorhöfe.

Die physiologische Folge dieses pathologischen Prozesses ist eine überwiegende Depression der systolischen Funktion des Ventrikels, die sich in einer niedrigen Auswurffraktion widerspiegelt. Das Herzzeitvolumen wird mittels einer Tachykardie und einem großen diastolischen Füllungsvolumen aufrechterhalten, dieses führt in der Folge wieder zu einer erhöhten Wandspannung und damit zu einem erhöhten myokardialen Sauerstoffverbrauch. Die diastolische Compliance und der diastolische Druck werden erst spät im Verlauf der Erkrankung pathologisch.

Symptomatik

Die Erkrankung ist meistens chronisch und präsentiert sich mit einer Belastungsdyspnoe und rascher Erschöpfbarkeit aufgrund des erhöhten linksventrikulären diastolischen Drucks und des niedrigen Herzzeitvolumens. Da beide Ventrikel zu gleichen Teilen befallen sein kön-

Tab. 26. Klassifikation der Kardiomyopathien

Pathophysiologie	*Ätiologie*
Dilatative kongestive Kardiomyopathie (akut oder chronisch)	
diffus (alle Kammern betroffen)	chronische, diffuse myokardiale Ischämie (koronare Herzerkrankung)
nicht diffus (eine oder mehrere Kammern ausgespart)	Infektionen (akut oder chronisch): Bakterien, Spirochäten, Rickettsien, Viren einschl. HIV, Pilze, Protozoen, Würmer granulomatöse Erkrankungen: Sarkoidose, granulomatöse oder Riesenzellmyokarditis, Wegenersche Granulomatose metabolische Störungen: ernährungsbedingt (Beri-Beri, Selenmangel, Carnitinmangel, Kwashiorkor), familiäre Speicherkrankheiten, Urämie, Hypokaliämie/Hypomagnesiämie, Hypophosphatämie, endokrine Störung (Diabetes mellitus, Hyper- oder Hypothyreose, Phäochromozytom, Akromegalie) Medikamente und Toxine: Äthanol, Kokain, Anthrazykline, Kobalt, psychotherapeutische Medikamente (trizyklische, quadrizyklische Antidepressiva, Phenothiazine), Katecholamine, Cyclophosphamid, Strahlung neoplastische Erkrankungen Erkrankungen des Bindegewebes heredofamiliäre, neuromuskuläre und neurologische Erkrankungen (Friedreich-Ataxie) Prä- und Postpartialperiode
Hypertrophische Kardiomyopathie	
asymmetrisch (obstruktiv [subaortal oder in Ventrikelmitte], nicht obstruktiv und apikal) symmetrisch	angeboren autosomal-dominant, Friedreich-Ataxie, Phäochromozytom, Akromegalie, Neurofibromatose
Restriktive Kardiomyopathie	
diffus (obliterierend und nicht obliterierend) nicht diffus	Amyloidose, diffuse systemische Sklerose, Hämochromatose, endokardiale Fibrose, Fibroelastose, Löffler-Erkrankung, Neubildungen, Morbus Gaucher

nen, stehen häufig Symptome einer rechtsventrikulären Insuffizienz im Vordergrund. Seltener ist der Beginn der Erkrankung akut und, wenn ein infektiöses Agens verantwortlich ist, mit Fieber vergesellschaftet. In diesem Fall spricht man von einer Myokarditis. Eine Infektion mit dem Coxsackie-B-Virus ist in den gemäßigten Zonen am häufigsten, während die Chagas-Erkrankung als Folge von Trypanosoma cruzi in Zentral- und Südamerika vorherrscht. Die dilatative kongestive Kardiomyopathie kommt immer häufiger bei Patienten mit AIDS vor. Zur weiteren Diskussion *s. Kap. INF, 9., Protozoenerkrankungen, und Kap. KIN, 11., Virale Infektionen.*

Die körperliche Untersuchung zeigt einen normalen oder niedrigen Blutdruck, eine Sinustachykardie, basale Rasselgeräusche über der Lunge, eine Erweiterung der Halsvenen mit deutlichen A- und V-Wellen *(s. Abb. 1. und 9.),* einen hepatojugulären Reflux und ein peripheres abhängiges Ödem. Bei schweren Erkrankungen werden eine Hepatomegalie, ein Aszites und eine Atrophie der Skelettmuskulatur beobachtet. Im präkordialen Bereich besteht häufig ein diffuses, parasternales Heben, und ein diastolischer Impuls kann fühlbar sein,

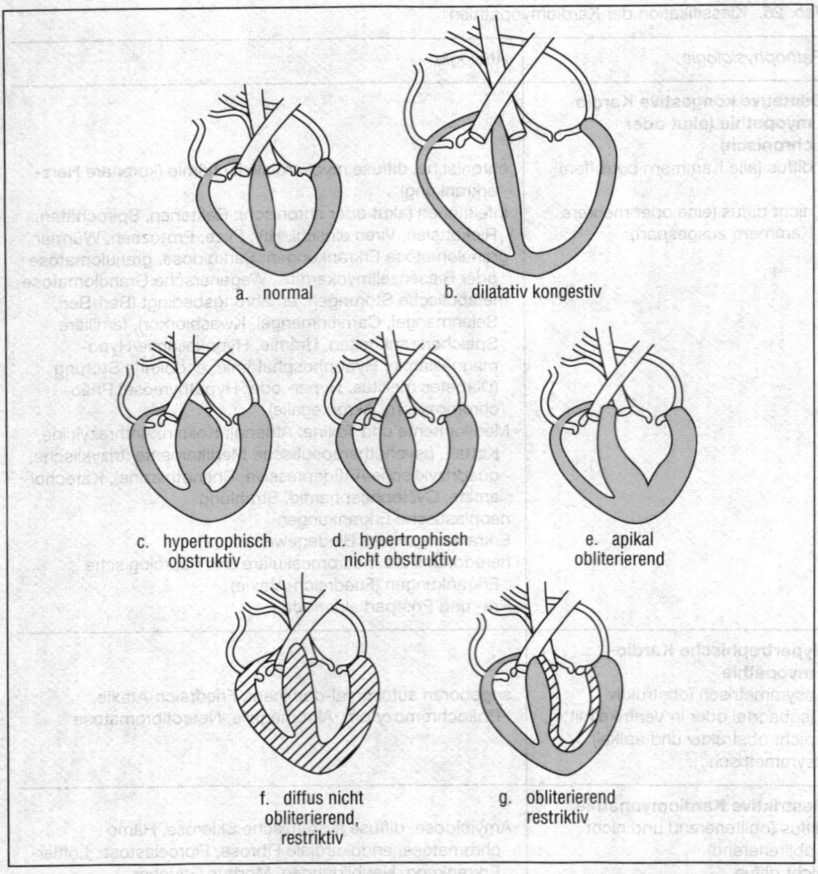

Abb. 50. **Einteilung der Kardiomyopathien entsprechend ihrem pathophysiologischen Typus.** a: normal; b: systolische Funktionsstörung; c–g; diastolische Funktionsstörung.

der einhergeht mit einem S3-Galopp (3. Herzton) und dem Geräusch einer funktionellen Mitralinsuffizienz im Bereich der Herzspitze. Das Geräusch einer funktionellen Trikuspidalinsuffizienz kann am unteren linken Sternalrand hörbar sein, es nimmt mit der Inspiration zu und ist vergesellschaftet mit Pfropfungswellen in den Halsvenen und einer systolischen Pulsation der Leber. Bei wenigen Patienten ist die Erkrankung auf einen Ventrikel (gewöhnlich den linken), begrenzt und führt so zu einer Änderung des klinischen Bildes. Eine seltene Variante befällt nur den rechten Ventrikel und wird durch Vorhofarrhythmien und ein häufiges Auftreten von plötzlichem Tod, der durch maligne ventrikuläre Tachyarrhythmien bedingt ist, charakterisiert.

Diagnostik

Die Diagnose ist abhängig von der typischen Anamnese und der körperlichen Untersuchung und dem Ausschluß anderer Ursachen für ein ventrikuläres Versagen (z.B. systemische Hypertonie, primäre Klappenerkrankung oder Myokardinfarkt). Das **EKG** kann eine Sinustachykardie, eine Niedervoltage und unspezifische Senkungen des ST-Abschnitts mit flachen oder invertierten T-Wellen zeigen. Manchmal bestehen pathologische Q-Zacken in den präkordialen Ableitungen, die einen zurückliegenden Herzinfarkt vortäuschen können. Der Linksschenkelblock ist häufig. In etwa 25% aller Fälle einer dilatativen kongestiven Kardiomyopathie kann die Unterscheidung von einem vorangegangenen Infarkt weiter dadurch kompliziert sein, daß ein der Angina pectoris sehr ähnlicher Thoraxschmerz besteht, der jedoch meist etwas untypisch in Charakter und Lage ist und keine klare Beziehung zu Anstrengungen aufweist. **Die Röntgen-Thoraxaufnahme** zeigt eine Kardiomegalie, die gewöhnlich alle Kammern betrifft. Ein Pleuraerguß, insbesondere auf der rechten Seite, begleitet häufig Zeichen eines erhöhten Pulmonalvenendruckes und eines interstitiellen Ödems. Die M-mode- und 2-D-Echokardiographie zeigt dilatatierte, hypokinetische Herzkammern mit einer verminderten systolischen Verkürzung und schließt eine primäre Klappenerkrankung oder eine segmentale Wandbewegungsstörung, wie sie bei einem umschriebenen Herzinfarkt vorkommt, aus. Die Echokardiographie kann auch einen wandständigen Thrombus zeigen, der häufig die dilatative kongestive Kardiomyopathie kompliziert. **Die nuklearmedizinische Ventrikulographie** kann ebenfalls eingesetzt werden, um diffus dilatierte, hypokinetische Herzkammern nachzuweisen. Bei der akuten Myokarditis ist das Gallium-Scanning eine nichtinvasive Methode, um diese entzündliche Phase nachzuweisen *(s. Kap. HKR, 2., Nuklearmedizinische Verfahren)*, während die **Kernspintomographie** eine pathologische myokardiale Gewebsstruktur aufdeckt.

Die Herzkatheteruntersuchung bleibt den Patienten vorbehalten, bei denen die Diagnose nach nichtinvasiven Untersuchungen weiter in Zweifel steht, insbesondere wenn Thoraxschmerzen vorliegen. Das Herzzeitvolumen kann normal oder niedrig sein, die Auswurffraktion ist jedoch vermindert, und bei der Angiographie zeigt sich eine diffuse Hypokinesie. Druckgradienten an den Klappen und Kalzifikationen bestehen nicht, und die Koronargefäße sind normal. Eine Erhöhung des linksventrikulären diastolischen Druckes tritt erst spät im Verlauf der Erkrankung auf. **Eine Myokardbiopsie** von einem der beiden Ventrikel kann während der Katheteruntersuchung durchgeführt werden.

Prognose

Die Prognose ist schlecht, 70% sterben in weniger als fünf Jahren. 50% der Todesfälle sind plötzlich, was eine maligne Arrhythmie als auslösende Ursache annehmen läßt. Wenn keine behandelbare primäre Ursache gefunden wird und eliminiert werden kann, z. B. Alkohol oder ein infektiöses Agens *(s. Tab. 26.)*, gibt es keine spezifische Therapie, die das Leben verlängern würde. Die Prognose ist besser, wenn eine reaktive Hypertrophie ausreichend ist, um die Dicke der Ventrikelwand zu erhalten, und ist schlechter, wenn ein deutliches Ausdünnen der Ventrikelwände vorliegt. Eine schlechte Prognose ist mit der schlechten Ventrikelfunktion oder häufiger ventrikulärer Arrhythmien in einem 24-Stunden-Langzeit-EKG korreliert. Männer leben halb so lange wie Frauen und Schwarze halb so lange wie Weiße.

Behandlung

Die Therapie besteht in einer spezifischen Behandlung der primär auslösenden Faktoren (z. B. Toxoplasmose, Thyreotoxikose oder Beri-Beri), der Beseitigung von potentiellen Toxinen oder Stoffen, die negativ auf das Myokard einwirken können, der Behandlung des niedrigen Herzzeitvolumens und der Herzinsuffizienz und in einer spezifischen Behandlung der Komplikationen. Meistens kann eine Ursache nicht gefunden werden. Wenn möglich, sollte jedoch der Alkoholgenuß vollkommen unterlassen, psychotherapeutische Medikamente abgesetzt und Elektrolytstörungen behandelt werden. Die Therapie der Herzinsuffizienz und des niedrigen Herzzeitvolumens besteht in einer in geeigneter Weise ausbalancierten Therapie mit Nachlastsenkung, positiv inotropen Medikamenten und Verminderung der Vorlast, um so ein positives Herzzeitvolumen zu erreichen und die venöse systemische und pulmonale Stauung zu vermindern. Eine kombinierte Reduktion von Vor- und Nachlast mit entweder einem Angiotensin-Conversions-Enzym-Hemmer (z. B. Captopril, Enalapril, Lisinopril) oder Hydralazin in Kombination mit einem Nitrat (z. B. Isosorbiddinitrat) ist jetzt die Hauptstütze der Therapie. Diese Substanzen haben sich als prognoseverbessernd erwiesen. Digitalisglykoside sind als schwache inotrope Substanzen von Wert und geeignet, die Herzfrequenz unter Kontrolle zu halten bei Patienten mit Vorhofflimmern. Diuretika werden eingesetzt, um die rechts- und linksventrikulären Füllungsdrücke auf niedrigem Niveau zu halten, sie führen sonst zu Lungenödem oder schwerer Leberstauung. Der Einsatz eines Phosphodiesterasehemmers (z. B. Amrinon oder Milrinon [in den USA nicht erhältlich]) oder die intermittierende, kurzzeitige (48–52 Stunden) Infusion von Katecholaminen mit Dopamin oder Dobutamin wird in Studien untersucht und hilft manchem Patienten. Aus diesem Grunde sollte mittels Biopsie zunächst der Nachweis einer aktiven Myokarditis geführt werden, bevor eine Steroidtherapie oder eine Behandlung mit Azathioprin begonnen wird. Da die Bildung von wandständigen Thromben in jeder der Herzkammern häufig wird, sobald eine signifikante Dilatation der entsprechenden Kammer vorliegt, wird die prophylaktische Therapie mit oralen Antikoagulanzien häufig zur Verhinderung von Embolien im systemischen oder Lungenkreislauf durchgeführt *(s. Kap. LUN, 9.)*. Kardiale Arrhythmien, die häufig sowohl die akute myokarditische Phase der Myopathie als auch die später chronisch dilatative Phase begleiten können, werden bedarfsgerecht mit antiarrhythmischen Medikamenten therapiert, s. Herzrhythmusstörungen, weiter oben (Vorsicht: *Die meisten Antiarrhythmika haben einen negativen Effekt auf die myokardiale Kontraktilität, deshalb sollten Medikamente mit einer starken negativ inotropen Wirkung wie Disopyramid und Procainamid am besten vermieden werden)*. Das Einsetzen von permanenten Herzschrittmachern kann nötig werden, wenn ein Herzblock die chronisch dilatative Phase kompliziert. Ein während einer akuten Myokarditis auftretender AV-Block verschwindet jedoch meist wieder, und hier ist normalerweise eine permanente Schrittmacher-Therapie nicht nötig. Die am häufigsten zu identifizierende Ursache einer chronisch kongestiven Kardiomyopathie in gemäßigten Klimazonen ist die diffuse koronare Herzerkrankung mit einer diffusen ischämischen Myopathie. Deswegen kann eine Therapie einer Angina pectoris mit Nitraten, Beta-Blockern und Kalziumantagonisten indiziert sein (s. Ischämische Erkrankungen des Myokards, weiter oben). Jedoch muß der Nutzen der Betablocker und bestimmter Kalziumantagonisten bei der Besserung der Angina gegen ihre negativ-inotropen Wirkungen, die durch kontinuierliche echokardiographische oder nuklearmedizinische Ventrikulogramme überwacht werden können, gut abgewogen werden. Echokardiographische oder nuklearmedizinische Ventrikulogramme können im Verlauf auf eine Verschlechterung der kardialen Funktion hinweisen, wenn diese Medikamente verordnet werden. Einige Studien lassen vermuten, daß niedrig dosierte Beta-Blocker von günstigem Einfluß bei einigen Patienten mit einer dilatativen kongestiven Kardiomyopathie sind, wenn eine signifikante, kompensatorische, adrenerge Stimulation zu einem dauerhaften Herunterregulieren der betaadrenergen Rezeptoren in der Herzmuskelzelle führt. Die Behandlung muß mit sehr niedrigen Dosen begonnen werden, z. B. Metoprolol 12,5 mg 2 × täglich. Eine sorgfältige Untersuchung bezüglich einer Verschlechterung der Herzinsuffizienz ist unabdingbar. Wenn diese Dosis vertragen wird, wird auf 25 mg 2 × täglich und schließlich auf 50 mg 2 × täglich gesteigert. Den größten Vorteil erhält man bei jungen Patienten mit dilatativer kongestiver Kardiomyopathie von kurzer Verlaufsdauer. Frauen profitieren davon mehr als Männer. Ähnlich wirkt Nifedipin als Vasodilatator und Nachlastsenker, beim Vorliegen einer kardialen Dekompensation kann jedoch die sympathische Reflexantwort auf eine Vasodilatation im Bereich der Arteriolen bereits maximal sein, und der direkte negativ-inotrope Effekt dieses Medikamentes kann sich in Form einer Verschlechterung der Herzinsuffizienz manifestieren.

Ausreichende Ruhe, Schlaf und das Vermeiden von Streß sind wichtig. Schlußendlich kann eine Verminderung der physischen Aktivität unvermeidbar sein, da einfach die kardiale Reserve nicht mehr ausreicht. Eine längere Bettruhe sollte jedoch nur verordnet werden, wenn die Symptome dies erzwingen.

Da die Prognose schlecht ist und keine Therapie die Mortalität ändert, es sei denn, eine primäre Ursache kann behandelt werden, stellen diese Patienten den größten Teil der Herztransplantationsempfänger dar. Die auszuwählenden Patienten sollten ohne eine begleitende systemische Erkrankung und ohne einen hohen irreversiblen pulmonalen Gefäßwiderstand und allgemein unter 60 Jahre alt sein, weil bei den wenigen verfügbaren Organen jüngere Patienten vorzuziehen sind.

Hypertrophische Kardiomyopathie

Kongenitale oder erworbene Krankheiten, die durch eine deutliche ventrikuläre Hypertrophie beim Fehlen einer erhöhten Nachlast, wie valvuläre Aortenstenose, Aortenisthmusstenose oder systemische Hypertonie, charakterisiert sind. Hierbei liegt meist eine pathologische Veränderung des Herzmuskels mit einer Störung der Ordnung auf der Ebene der Zellen und Myofibrillen vor, obwohl dieser Befund weder immer vorliegt noch spezifisch für eine hypertrophische Kardiomyopathie ist. Normalerweise ist das interventrikuläre Septum in höherem Ausmaß als die freie linksventrikuläre Wand hypertrophiert **(asymmetrische Septumhypertrophie).** Eine angeborene Hypertrophie ist bei Fällen einer asymmetrischen Septumhypertrophie autosomal-dominant, jedoch nicht bei den anderen Formen.

Pathophysiologie

Die wesentliche Konsequenz der Hypertrophie besteht darin, daß die steife, nicht dehnbare Herzkammer, meist der linke Ventrikel, der diastolischen Füllung Widerstand entgegensetzt und so zu einem erhöhten enddiastolischen Druck, der dann den Pulmonalvenendruck erhöht, führt. Eine Angina pectoris resultiert aus dem Ungleichgewicht zwischen Sauerstoffbedarf des hypertrophierten Myokards und der O_2-Versorgung durch die Koronararterien, wobei der Blutfluß durch das nicht dehnbare Myokard behindert werden kann. Ein anstrengungsinduzierter Schwindel und eine Synkope können durch den erhöhten Ausflußtraktgradienten verursacht werden (und somit zu einem abfallendem HZV führen), der aus der verkürzten diastolischen Füllungsperiode bei der anstrengungsinduzierten Tachykardie resultiert. Die Hypertrophie in Ventrikelmitte führt zu einem intrakavitären Druckgradienten auf der Ebene der Papillarmuskeln. Der distale Teil des Ventrikels kann schließlich dünn werden und in der Art eines Aneurysmas dilatieren. Es wird angenommen, daß der plötzliche Herztod durch eine ventrikuläre Tachykardie oder ein Kammerflimmern resultiert. Eine infektbedingte Endokarditis kann eine hypertrophische Kardiomyopathie komplizieren aufgrund einer Mitralklappenveränderung, die das Resultat der veränderten ventrikulären Geometrie und des Venturi-Effekts zu sein scheint. Letzterer entsteht durch den raschen Blutfluß im Ausflußtrakt während der frühen Systole. Ein Herzblock ist manchmal eine Spätkomplikation.

Symptomatik

Die klinischen Manifestationen bestehen in Brustschmerzen, Synkope, Herzklopfen, Anstrengungsluftnot und plötzlichem Herztod – jeweils alleine oder in jeglicher Kombination. Die Brustschmerzen sind normalerweise typische Angina-pectoris-Beschwerden, die mit Belastungen in Beziehung stehen. Auch die Synkope ist gewöhnlich anstrengungsinduziert und Folge einer Kombination von Arrhythmie, Obstruktion des Ausflußtraktes und schlechter diastolischer Füllung des Ventrikels. Eine Belastungsluftnot resultiert aus der schlechten diastolischen Compliance des linken Ventrikels, die bei einem höheren Blutfluß zu einem raschen Ansteigen des linksventrikulären enddiastolischen Druckes führt. Die systolische Funktion bleibt erhalten, und über eine rasche Ermüdbarkeit wird selten geklagt. Ein unregelmäßiges Herzklopfen kann durch ventrikuläre oder Vorhofarrhythmie entstehen. So können also die Symptome einer hypertrophischen Kardiomyopathie die einer Aortenstenose oder einer koronaren Herzerkrankung simulieren.

Die körperliche Untersuchung führt meist zu einer Klärung der differentialdiagnostischen Überlegungen. Zeichen eines erhöhten venösen Druckes, wie eine Stauung der Jugularvenen, Aszites, Knöchelödeme und Pleuraergüsse, sind bis zur Endphase selten. Blutdruck und Herzfrequenz sind meist normal. Patienten mit einer asymmetrischen Septumhypertrophie und einer Obstruktion der Ausflußbahn haben einen Karotispuls, der steil ansteigt und aufgrund der dynamischen Stenose in der späten Systole eine doppelgipfelige Spitze sowie ein rasches Absinken der Pulswelle aufweist. Eine Palpation des Präkordiums zeigt den Herzspitzenstoß an seiner normalen Stelle. Er hat aufgrund der linksventrikulären Hypertrophie einen hebenden Charakter. In Fällen mit einer schweren Behinderung des Blutausstromes kann manchmal ein biphasischer Herzspitzenstoß gefühlt werden. Gewöhnlich bestehen systolische Geräusche, aber Patienten mit nur einer apikalen oder symmetrischen Kardiomyopathie können auch kein Geräusch haben. Meist handelt es sich um einen Crescendo-Decrescendo-Typ eines Austreibungsgeräusches, das nicht in den Hals fortgeleitet ist. Es wird am besten am linken Sternalrand im dritten oder vierten Interkostalraum gehört. Dieses Geräusch entsteht durch eine Obstruktion während der linksventrikulären Austreibungsphase (es kommt in der Systole zustande, wenn sich das hypertrophierte interventrikuläre Septum und das vordere Mitralsegel nähern). Ein Mitralinsuffizienzgeräusch kann bei manchen Patienten auskultiert werden, es entsteht durch eine Verziehung des Mitralapparates. Es hat eine charakteristische gießende Tonqualität und wird am besten über der Herzspitze mit Ausstrahlung in die linke Axilla gehört. Selten kommt es zu früh- oder mesosystolischen Klicks. Bei einigen Patienten mit einer Einengung des rechtsventrikulären Ausflußtraktes kann ein systolisches Austreibungsgeräusch im zweiten Interkostalraum links parasternal auskultiert werden. Ein S4 ist praktisch immer hörbar und zeigt die kraftvolle Vorhofkontraktion in den schlecht dehnbaren linken Ventrikel in der späten Diastole an. Das Austreibungsgeräusch der hypertrophischen Kardiomyopathie kann durch Manöver geändert werden, die zu einer Verminderung des venösen Rückflusses führt, so daß das linksventrikuläre diastolische Volumen vermindert ist und die Annäherung des vorderen Mitralsegels an das hypertrophierte interventrikuläre Septum zunimmt. So führen das Valsalva-Manöver zu einer Zunahme der Lautstärke des Geräusches. Maßnahmen, die den Aortendruck senken (z.B. die Inhalation von Amylnitrit), führen ebenfalls zu einer Intensitätszunahme des Geräusches, ebenso eine postextrasystolische Kontraktion, da beiden den Druckgradienten im Ausflußtrakt erhöhen. Ein Zusammenpressen der Hände erhöht den Aortendruck und vermindert die Lautstärke des Geräusches.

Laboruntersuchungen: Nichtinvasive Untersuchungen zur Sicherung der Diagnose haben im allgemeinen die Herzkatheteruntersuchung ersetzt (s. weiter unten). Das **EKG** zeigt gewöhnlich Veränderungen im Sinne einer linksventrikulären Hypertrophie. Eine asymmetrische Septumhypertrophie läßt sich häufig vermuten aufgrund von sehr tiefen septalen Q-Zacken in den Ableitungen I, aVL, V5 und V6. Manchmal tritt in V1 und V2 ein Q-S-Komplex auf, der einen vorangegangenen Septuminfarkt simuliert. In den meisten Fällen sind die T-Wellen pathologisch, dabei sind tiefe invertierte T-Wellen in den Ableitungen I, aVL, V5 und V6 der häufigste Befund. Eine Senkung der ST-Strecken in denselben Ableitungen ist ziemlich häufig. Die P-Welle ist häufig breit und in den Ableitungen II, III und aVF gekerbt mit biphasischen P-Wellen in V1 und V2 als Hinweis auf eine linksventrikuläre Hypertrophie. Ein Präexzitationsphänomen vom Typ des Wolff-Parkinson-White-Syndroms wird überzufällig häufig beobachtet und ist einer der Entstehungsmechanismen des durch eine Arrhythmie erzeugten Herzklopfens.

Die **Röntgenübersichtsaufnahme** ist häufig trügerisch normal, da die Hypertrophie auf Kosten der Herzhöhlen entsteht. Eine kugelförmige linksventrikuläre Kontur bei einer normal großen Herzsilhouette kann die einzige röntgenologische Auffälligkeit sein. Eine Durchleuchtung des Herzens schließt eine Aortenklappenverkalkung aus.

M-mode- und 2D-Echokardiographie sind die besten nichtinvasiven diagnostischen Untersuchungstechniken. Die verdickten ventrikulären Wände können gemessen werden, was eine Differenzierung der verschiedenen Formen der hypertrophen Kardiomyopathie erlaubt (s. Abb. 50.). Das Ausmaß der Obstruktion des Ausflußtraktes kann oft quantifiziert werden, indem man den Grad der systolischen Vorwärtsbewegung des vorderen Mitralsegels beobachtet und das Ausmaß und die Dauer des Anlegens an das hypertrophierte interventrikuläre Septum abschätzt. Die relative linksventrikuläre Verkürzung ist normal oder erhöht. Bei Patienten mit einer schweren Obstruktion des Ausflußtraktes kann manchmal ein mesosystolischer Verschluß der Aortenklappe gesehen werden. **Die nuklearmedizinische Ventrikulographie** zeigt eine kleine Ventrikelkhöhle mit einer normalen oder hohen Auswurffraktion.

Die **Herzkatheteruntersuchung** ist im allgemeinen auf die Beurteilung der Patienten beschränkt, bei denen eine operative Behandlung in Erwägung gezogen wird. Intraventrikuläre Druckgradienten können im linken und weniger häufig im rechten Ventrikel beobachtet werden. Dieser Gradient steigt an bei einem postextrasystolischen Schlag, während des Valsalva-Manövers und nach einer Amylnitrit-Inhalation. Der enddiastolische Druck ist infolge der schlechten ventrikulären Compliance hoch. Die Auswurffraktion ist normal oder hoch. Die Ventrikulographie zeigt eine charakteristische Deformität der Herzkammer in Abhängigkeit vom Typ der hypertrophischen Kardiomyopathie und kann manchmal eine Mitralinsuffizienz bestätigen. Die Koronararterien sind im allgemeinen weit offen und zeigen einen sehr starken Fluß.

Prognose

Die Prognose ist mit Vorsicht zu stellen, die jährliche Mortalitätsrate beträgt 4%. Der plötzliche Herztod ist die häufigste Ursache, eine chronische Herzinsuffizienz tritt seltener auf. Eine genetische Beratung ist bei Patienten mit einer Erkrankung vom Typ der asymmetrischen Septumhypertrophie angebracht, bei denen sich die Hypertrophie während der Pubertät zu verschlimmern scheint.

Behandlung

Die Therapie ist primär auf die abnormale diastolische Compliance gerichtet. Beta-Blocker und Kalziumantagonisten sind allein oder in Kombination die Hauptpfeiler der Behandlung. Beide Medikamente vermindern die myokardiale Kontraktilität, die das Herz erweitert und die Ausflußobstruktion vermindert, und führen somit zu einer verbesserten diastolischen Ventrikelfunktion. Betablocker haben den zusätzlichen Vorteil, die Herzfrequenz zu verlangsamen und so eine Verlängerung der diastolischen Füllungsperiode und eine Verminderung der Obstruktion der Ausflußbahn zu ermöglichen. Betablocker mit einer intrinsischen sympathikomimetischen Aktivität (z.B. Pindolol und Oxprenolol, nicht erhältlich in den USA) sollten am besten vermieden werden. Kalziumantagonisten unterscheiden sich in ihrem negativ inotropen Effekt und ihrer Fähigkeit der arteriellen Vasodilatation. Es ist wichtig, einen schwachen Vasodilatator mit einem signifikanten depressiven Effekt auf die Kontraktilität zu wählen. Verapamil ist derzeit der Kalziumantagonist der Wahl für die hypertrophische Kardiomyopathie.

Medikamente, die die Vorlast senken (z.B. Nitrate oder Diuretika), vermindern den Kammerdurchmesser und führen bei diesen Patienten zu einer Verschlechterung. Positiv inotrope Medikamente wie Digitalis, Glykoside und Katecholamine verschlimmern die Obstruktion des Ausflußtraktes und senken den hohen enddiastolischen Druck nicht. Vasodilatatoren führen bei diesen Patienten zu einer Verschlechterung, indem der Gradient im Ausflußtrakt erhöht wird, und führen zu einer Reflextachykardie, die zu einer weiteren Verminderung der diastolischen Funktion führt. Zwar kann eine antiarrhythmische Therapie für Arrhythmien, die im EKG oder im 24-Stunden-Langzeit-EKG nachgewiesen worden sind, verordnet werden, es gibt jedoch keinen Nachweis, daß diese Medikamente das Risiko eines plötzlichen Herztodes vermindern. Die antifibrillatorische Wirkung der Betablocker kann helfen, einen plötzlichen Herztod zu vermeiden, aber dies ist nicht nachgewiesen worden. Für Disopyramid ist ein negativ-inotroper Effekt nachgewiesen worden, und diese Substanz ist bei der hypertrophischen Kardiomyopathie sowohl als Antiarrhythmikum als auch als negativ-inotropes Medikament eingesetzt worden. Amiodaron scheint bei der Verhinderung des plötzlichen Herztodes vielversprechend. Unglücklicherweise besitzt es Nebenwirkungen, von denen einige irreversibel sind. Eine antibiotische Prophylaxe zum Vermeiden einer bakteriellen Endokarditis sollte empfohlen werden *(s. Bakterielle Endokarditis,* weiter unten*).* Leistungssportarten sollten vermieden werden, da es in vielen Fällen bei größerer Anstrengung zum plötzlichen Herztod kommt. Eine chirurgische Behandlung in Form einer septalen Myotomie oder einer Myomektomie ist Patienten vorbehalten, die trotz medikamentöser Therapie unter stark behindernden Symptomen leiden und bei denen eine Obstruktion des Ausflußtraktes mittels Herzkatheter nachgewiesen worden ist. Diese Operation führt zu einer Besserung der Symptomatik bei den meisten sorgfältig ausgewählten Fällen, eine Änderung der Mortalität ist jedoch nicht nachgewiesen worden. Bei einigen Fällen hat man die Mitralklappe wegen einer schweren Funktionsstörung ersetzt. Dies führt parallel zu einer Beseitigung des Ausflußtraktgradienten.

Restriktive Kardiomyopathie

Erkrankungen des Myokards, die durch steife, nicht dehnbare Kammerwände, meist auf der linken Seite, charakterisiert sind, die der diastolischen Füllung eines oder beider Ventrikel Widerstand entgegensetzen.

Ätiologie

Die restriktive Kardiomyopathie, deren Entstehung meist unbekannt ist, ist die seltenste Form der Kardiomyopathie. Sie wird eingeteilt in eine diffuse, nicht obliterierende Form, bei der das ganze Myokard durch eine pathologische Substanz infiltriert ist (z.B. Amyloidose), und eine obliterierende Form, bei der Endokard und Subendokard fibrosiert sind (z.B. die Endomyokardfibrose). Das hypereosinophile Syndrom ist eine der bekannten Ursachen der restriktiven Kardiomyopathie. Die **Löffler-Endokarditis** kommt in den Tropen vor. Sie beginnt mit einer akuten Arteriitis mit Eosinophilie und anschließender Thrombusbildung am Endokard, an den Sehnenfäden und den AV-Klappen und schreitet zu einer Fibrose fort. Die Endokardfibrose kommt in den temperierten Zonen vor und befällt nur den linken Ventrikel. Die **Amyloidose** betrifft das Myokard gewöhnlich als Ganzes, genauso wie die Eisenablagerungen bei der **Hämochromatose.** Die **Sarkoidose** und die **Fabry-Erkrankung** betreffen das Myokard, hier kann auch das Gewebe im Bereich der Reizleitungsknoten betroffen sein.

Pathophysiologie

Die pathophysiologischen Konsequenzen der oben genannten Erkrankungen bestehen in einer Verdickung des Endokards oder einer myokardialen Infiltration mit einem Verlust von Muskelzellen, einer kompensatorischen Hypertrophie und schließlich einer Fibrose. Jeder dieser Krankheitsprozesse kann zu einer Funktionsstörung der AV-Klappen führen, was dann in einer Mitral- oder Trikuspidalinsuffizienz resultiert. Ein Befall des Sinus- oder AV-Knotens und des Reizleitungsgewebes resultiert in einer Funktionsstörung des sinoatrialen Knotens und verschiedener Grade eines Herzblockes bei einigen Patienten. Die Amyloidose kann auch die Koronararterien betreffen. Die wesentliche hämodynamische Folge dieser pathologischen Zustände ist eine steife, nicht dehnbare Herzkammer mit einem hohen Füllungsdruck. Die systolische Funktion kann sich verschlechtern, wenn eine kompensatorische Hypertrophie nicht in der Lage ist, die Folgen der infiltrierten und fibrosierten Kammern zu kompensieren. Wandständige Thromben und systemische Embolien können sowohl die restriktive als auch die obliterierende Form komplizieren.

Symptomatik und Diagnostik

Wie bei der hypertrophischen Kardiomyopathie sind die hauptsächlichen Funktionsstörungen eine gestörte *Compliance und eine* gestörte diastolische Füllung einer oder beider Ventrikel, meistens des linken Ventrikels. Symptome resultieren aus dem hohen diastolischen Druck, der zu einer venösen Lungenstauung mit Belastungsdyspnoe und Orthopnoe führt bzw. zu einem peripheren Ödem, wenn der rechte Ventrikel betroffen ist. Eine Begrenzung der körperlichen Leistungsfähigkeit ist die Konsequenz des fixierten Herzzeitvolumens, das aus dem Widerstand bei der Füllung der Ventrikel resultiert. Eine Angina und Synkopen sind selten, jedoch sind sowohl supraventrikuläre als auch ventrikuläre Arrhythmien und ein Herzblock häufig. Bei der körperlichen Untersuchung finden sich leise Herztöne, ein niedrigvolumiger, rascher Karotispuls, Rasselgeräusche über den Lungen und eine deutliche Füllung der Halsvenen mit einem raschen Y-Abfall *(s. Abb. 1. und 9.)*. Ein S4 wird in praktisch allen Fällen gehört, und ein S3 kann vorkommen und muß von einem präkordialen Klopfen unterschieden werden. Meist besteht kein Herzgeräusch. Bei einigen Fällen resultiert das Geräusch einer funktionellen Mitral- oder Trikuspidalinsuffizienz aus Veränderungen im Bereich der Sehnenfäden oder der ventrikulären Geometrie infolge der Infiltration oder Fibrose des Myokards und Endokards. Die Symptomatik und die klinischen Befunde ähneln sehr der konstriktiven Perikarditis. Nichtinvasive Untersuchungen können bei dieser Unterscheidung helfen, aber manchmal kann auch eine Herzkatheteruntersuchung die Diagnose nicht sicher stellen, und eine Thorakotomie zur Exploration des Perikards ist erforderlich.

Laboruntersuchungen: Das EKG ist gewöhnlich unspezifisch verändert und zeigt ST- und T-Wellenveränderungen und manchmal eine Niedervoltage. Manchmal finden sich pathologische Q-Zacken ohne einen vorangegangenen Herzinfarkt. Eine linksventrikuläre Hypertrophie aufgrund einer kompensatorischen Hypertrophie des Myokards wird manchmal beobachtet. Auf der Röntgenübersichtsaufnahme des Thorax ist das Herz häufig von normaler Größe oder klein, kann aber auch in den späten Stadien einer Amyloidose oder Hämochromatose vergrößert sein. Die Echokardiographie zeigt eine normale systolische Funktion. Die Vorhöfe sind häufig dilatiert. Eine Erkrankung infolge einer Amyloidose zeigt ungewöhnlich starke Echostrukturen im Myokard. Die Echokardiographie hilft bei der Differenzierung von einer konstriktiven Perikarditis, die ein verdicktes Perikard aufweist, aber eine paradoxe Septumbewegung kann bei beiden Erkrankungen vorkommen. Eine myokardiale Hypertrophie ist häufig bei der restriktiven Myopathie zu beobachten. Die Kernspintomographie zeigt eine pathologische myokardiale Textur bei Erkrankungen mit einer myokardialen Infiltration (wie Amyloid oder Eisen). Ein Herzkatheter und eine Myokardbiopsie sind meist notwendig. Hier findet sich ein hoher Vorhofdruck mit einem betonten Y-Abfall und einer frühen diastolischen Senke, gefolgt von einem diastolischen Plateau im Verlauf der Ventrikeldruckkurve. Anders als bei der konstriktiven Perikarditis sind die diastolischen Drücke im linken Ventrikel gewöhnlich einige mmHg höher als im rechten. Die Angiographie zeigt normal große Kammerhöhlen mit einer normalen oder verminderten systolischen Verkürzung. Eine funktionelle AV-Klappeninsuffizienz kann als Folge der Infiltration des Myokards, der Papillarmuskeln oder einer endokardialen Verdickung beobachtet werden. Die Biopsie kann eine Fibrose und Verdickung des Endokards zeigen, eine Infiltration des Myokards mit Eisen und Amyloid oder eine chronische myokardiale Fibrose. Die Koronarangiographie ist normal, außer in den seltenen Fällen, wo eine Amyloidose die epikardialen Koronararterien befällt. Eine sorgfältige Suche nach einem auslösenden Agens sollte bei einer restriktiven Kardiomyopathie durchgeführt werden (wie eine Rektumbiopsie für die Amyloidose und Untersuchungen des Eisenhaushaltes oder eine Biopsie zum Nachweis einer Hämochromatose).

Prognose und Behandlung

Die Prognose ist schlecht *(s. Tab. 27.)*. Sie ist ähnlich der Prognose einer dilatativen kongestiven Kardiomyopathie. Für die meisten Patienten mit einer restriktiven Kardiomyopathie gibt es keine Therapie. Diuretika müssen mit Vorsicht angewandt werden, da sie die Vorlast senken, von der jedoch die schlecht dehnbaren Ventrikel bei bei Aufrechterhaltung des Herzzeitvolumens abhängen. Digitalis hilft wenig, die hämodynamische Situation zu verbessern, und kann bei einer Kardiomyopathie im Rahmen einer Amyloidose gefährlich sein, da hier meist eine außerordentliche Digitalisempfindlichkeit besteht. Medikamente, die die Nachlast senken, können eine schwere Hypotonie auslösen und sind gewöhnlich von keinem Wert.

Eine Hämochromatose kann sich durch regelmäßig durchgeführte Phlebotomien bessern, da diese die Eisenspeicher des Körpers vermindern, und Fälle mit einer aktiven, durch Biopsie nachgewiesenen Sarkoidose sprechen auf eine Steroidtherapie an. Die akute Phase des

Tab. 27. Erkrankungen des Myokards

	dilativ/kongestiv	*hypertrophisch*	*restriktiv*
klinische Untersuchung	links- und rechtsventrikuläre Herzinsuffizienz, Kardiomegalie, funktionelle AV-Klappeninsuffizienz, S3 und S4	Angina, Belastungsdyspnoe, Synkope, plötzlicher Herztod, Austreibungsgeräusche ± Mitralinsuffizienzgeräusch, S4, doppelgipfeliger Karotispuls	Belastungsdyspnoe und rasche Ermüdbarkeit, links- ± rechtsventrikuläre Herzinsuffizienz, funktionelle AV-Klappeninsuffizienz
EKG	unspezifische ST- und T-Veränderungen, Q-Zacken	linksventrikuläre Hypertrophie, tiefe septale Q-Zacken	linksventrikuläre Hypertrophie oder Niedervoltage
Röntgen	Kardiomegalie, Lungenvenenstauung	keine Kardiomegalie	keine oder leichte Kardiomegalie
Echokardiogramm	dilatierte, hypokinetische Ventrikel ± Wandthrombus	hypertrophierter Ventrikel ± systolische Vorwärtsbewegung der Mitralklappe ± Asymmetrie	verdickte Wand ± Obliteration der Herzhöhlen
Hämodynamik	normaler enddiastolischer Druck, niedrige Auswurffraktion, diffus dilatierte, hypokinetische Ventrikel ± AV-Klappeninsuffizienz, niedriges Herzzeitvolumen	hoher enddiastolischer Druck, hohe Auswurffraktion ± subvalvulärer Gradient der Ausflußbahn ± Mitralinsuffizienz, normales oder niedriges Herzzeitvolumen	hoher enddiastolischer Druck, Dip- und Plateaubildung in der diastolischen linksventrikulären Druckkurve, normales Herzzeitvolumen
Pathophysiologie	systolische Funktionsstörung	diastolische Funktionsstörung ± Obstruktion der Ausflußbahn	diastolische Funktionsstörung
Therapie	Vor- und Nachlastsenkung, positiv inotrope Medikamente, Antikoagulanzien	Betablocker und/oder Kalziumantagonisten ± septale Myotomie oder Myektomie	Endokardresektion
Prognose	70% Fünfjahresmortalität	4%/Jahr Mortalität	70% Fünfjahresmortalität

hypereosinophilen Syndroms kann auf Corticosteroide und auf zytotoxische Substanzen, wie Hydroxyharnstoff, ansprechen. Bei Patienten mit einer endokardialen Fibroelastose oder einer Löffler-Erkrankung im chronischen Stadium kommt es selten zu einer Besserung, nachdem durch ein chirurgisches Débridement die endokardialen, fibrotischen und thrombotischen Verdickungen abgetragen und die Sehnenfäden und das Klappengewebe befreit worden sind. Bei einer schweren funktionellen AV-Klappeninsuffizienz hat ein AV-Klappenersatz manchmal eine Besserung erbracht. In Fällen mit einer ausgedehnten kompensatorischen Hypertrophie können Kalziumantagonisten von Wert sein. Hämodynamische Untersuchungen während der Einleitung einer solchen Behandlung zum Nachweis ihrer Effektivität sind sicher vernünftig.

Herzklappenfehler

(s. a. Kap. KIN, 7., Angeborene Herzerkrankungen zur Diskussion von Pulmonalklappenerkrankungen und anderen angeborenen Störungen)

Mitralklappenfehler

Mitralklappenprolaps

(Syndrom des systolischen Klicks, Barlow-Syndrom, Syndrom mit einem Klick und einem späten systolischen Geräusch, Syndrom der überbeweglichen oder ballonierten Mitralklappe)

Eine Vorwölbung einer oder beider Mitralklappen in den linken Vorhof während der Systole, so daß ein kurzes systolisches Geräusch oder ein Klick und ein spätes systolisches Mitralinsuffizienzgeräusch in den meisten Fällen gehört wird.

Ätiologie, Pathologie und Physiologie

Der primäre Prolaps ist mit Dilatation des Mitralrings, abnormalem Ansatz der Sehnenfäden und einer myxomatösen Umwandlung der Mitralklappe vergesellschaftet, was zu einem überschüssigen Mitralklappensegelgewebe und verlängerten Sehnenfäden führt. Er ist gelegentlich familiär mit einem autosomal-dominanten Erbgang. Eine komplette myxomatöse Degeneration der Klappe kann zu einer schweren Mitralinsuffizienz **(Floppy-valve-Syndrom)** führen. Die Trikuspidalklappe kann ebenfalls myxomatöse Veränderungen zeigen und einen Trikuspidalklappenprolaps erzeugen.

Die Prävalenz variiert zwischen 1 und 6% in einer normalen Population. In Subgruppen mit Basedowscher Erkrankung, mit Hypomastie, muskulärer Dystrophie Duchenne, myotoner Dystrophie, Sichelzellkrankheit, Vorhofseptumdefekt, Marfan-Syndrom und rheumatischer Herzerkrankung ist sie höher. Ein Carnitinmangel wurde als ein ursächlicher Faktor vermutet. Über verminderte mittlere Magnesiumspiegel, Lymphozyten und Erythrozyten wurde berichtet. Etwa 25% der Patienten mit prolabierten Klappen haben lockere Gelenke, einen gotischen Gaumen oder andere Skelettabnormalitäten (z.B. Skoliose, Trichterbrust und das Syndrom des geraden Rückens). Der Prolaps eines Segels kann sowohl durch dysproportiale Chordae tendineae und Papillarmuskellängen als auch in einer Dysfunktion des Papillarmuskels durch eine koronare Herzerkrankung hervorgerufen werden. Er kann auch durch eine unterschiedliche Länge der Mitralsegelflächen und der Klappenöffnungsfläche bei hypertrophischer subaortalen Stenose **(HSS)** oder hypertrophischer, obstruktiver Kardiomyopathie **(HOCM)** hervorgerufen werden. Der Prolaps des posterioren Segels (eines Bogenrandes oder mehrerer seiner 3 Bogenränder), des anterioren Segels oder der Prolaps beider Segel kann vorkommen. Eine Mitralinsuffizienz kann teilweise das Ergebnis des Prolapses, teilweise durch die Dilatation des Anulus fibrosus bedingt sein.

Symptomatik und Diagnostik

Die meisten Patienten sind asymptomatisch. Treten Symptome auf, so sind sie mit einem hohen Tonus des sympatischen Nervensystems verbunden und kommen häufig gemeinsam mit neurozirkularischer Schwäche, z.B. Müdigkeit, Migräne, Abgeschlagenheit, orthostatischer Hypotonie, latenter Tetanie, Dyspnoe, Herzklopfen oder Brustschmerzen vom Nicht-Angina-Typ, vor. Die Brustschmerzen können bei manchen Patienten gewöhnlich durch rasches Gehen und durch eine 10minütige Infusion von Phenylephrin, das bei den meisten Patienten eine Erhöhung des Blutdrucks um 40 mmHg bewirkt, auftreten. Arrhythmien können durch psychologische Belastung bei etwa ⅓ solcher Patienten ausgelöst werden.

Wenn ein Klick oder ein Geräusch vorliegt, ist der Grad der Mitralinsuffizienz gewöhnlich mild bis mäßig. Die Angiogramme zeigen Veränderungen der Kontraktion und Echokardiogramme häufig eine Verlängerung und eine verminderte Geschwindigkeit der zirkumferentiellen Faserverkürzung im Einflußtrakt. Der Klick ist möglicherweise ein Klappenton, der durch eine Verminderung der systolischen Unterstützung eines Segels durch das gegenüberliegende Segel hervorgerufen wird. Jedes Manöver, das den linken Ventrikel verkleinert, wie Sitzen, Stehen oder ein Valsalva-Versuch, führt zu einer Zunahme des Mißverhältnisses zwischen den Segeln und dem Mitralring und verursacht einen früheren und größeren Prolaps und einen früheren Klick und ein verlängertes Geräusch. Es kann entweder nur ein Klick oder ein Geräusch oder beides vorliegen. Ein Klick ohne ein Geräusch ist gewöhnlich mit einem Prolaps nur des vorderen Segels verbunden. Ein systolischer Knall oder lautes Geräusch liegt gelegentlich vor (mit gleichzeitigem Flattern des Mitralsegels im Echokardiogramm) und ist häufig pathognomonisch für den Prolaps. Mitunter hört man einen Öffnungston der prolabierten Klappe in der frühen Diastole, wenn sie zu ihrer normalen Stellung zurückkehrt.

Patienten mit Brustschmerzen, durch die sie arbeitsunfähig werden, oder mit schwerwiegenden Arrhythmien haben eine hohe Inzidenz linksventrikulärer Dysfunktion, lokalisierter abnormaler Thallium-201-Aufnahme und abnormaler EKG-Befunde, wie wechselnde Grade eines AV-Blocks, Vorhof- und Ventrikelarrhythmien und mit oder ohne körperliche Belastung ST-T-Veränderungen. Alle jedoch weisen ein normales Koronarangiogramm auf.

Zerebrale Embolien (verbunden mit einer Zunahme der Plättchenaggregationsfähigkeit) kommen vor, sind aber selten. Ventrikuläre Tachykardien und plötzlicher Herztod (< 1%) können häufig (aber nicht immer) bei Patienten mit einem kompletten **Klick-Geräusch-Syndrom** vorkommen, das niedrige oder negative T-Wellen in den Ableitungen II, III, aVF und in den linkspräkordialen Ableitungen aufweist, besonders mit verlängertem QT-Invervall in Ruhe oder nur bei Belastung (Patienten mit den längsten QT-Intervallen haben die höchsten Katecholaminspiegel). Symptomatisch ventrikuläre Tachykardien werden bei jungen Patienten gewöhnlich durch eine gleichzeitig verlaufende okkulte akute Myokarditis hervorgerufen. Die Diagnose kann mit einer M-mode-Echokardiographie bei etwa 75% der Patienten oder mit einer 2D-Echokardiographie in etwa 95% gesichert werden. Eine mäßige Verlagerung, die man nur beim 4-Kammerblick sieht, kann nicht als ein verläßliches echokardiographisches Zeichen des Prolapses gewertet werden. Die Ergebnisqualität ist etwas besser, wenn die Echokardiographie am stehenden Patienten durchgeführt wird.

Prophylaxe und Behandlung

Eine Endokarditis-Prophylaxe ist nur nötig, wenn eine Mitralinsuffienz bei herzverkleinernden Manövern oder bereits so vorliegt. Um ein gelegentliches Reißen der Sehnenfäden, das dann zu einer schweren Mitralinsuffizienz führt, zu vermeiden, sollten Patienten mit definitiven Klicks und Geräuschen Wettkampfsportarten, die eine Höchstleistung erfordern, vermeiden. Symptome, die durch einen exzessiven Sympathikustonus, wie Palpitationen, Migräne (nicht üblich) und Schwindel, aufgrund orthostatischer Hypotonie, entstehen, können mit Betablockern gebessert werden. Diese können ebenso die Flimmerschwelle bei Patienten mit gefährlichen Tachykardien erhöhen.

Mitralinsuffizienz

(inkompetente Mitralklappe)

Retrograder Fluß vom linken Ventrikel durch eine inkompetente Mitralklappe in den linken Vorhof.

Ätiologie, Pathologie und Physiologie

*Die vier häufigsten U*rsachen beim Erwachsenen sind der Mitralklappenprolaps, ein rheumatischer Herzschaden, eine Papillarmuskelfunktionsstörung und gerissene Sehnenfäden. Seltene Ursachen beim Erwachsenen sind ein Myxom im linken Vorhof, ein Endokardkissendefekt mit einem vorderen gespaltenen Mitralsegel und ein stark verkalkter Mitralring (vor allem bei älteren Frauen). Bei einem Säugling sind die häufigsten Ursachen eine Papillarmuskeldysfunktion infolge einer untypisch verlaufenden linken Koronararterie, die aus der Pulmonalarterie entspringt, eine endokardiale Fibroelastose, eine akute Myokarditis, eine gespaltene Mitralklappe mit oder ohne einem Endokardkissendefekt und eine myxomatöse Degeneration der Mitralklappe. Eine rein rheumatische Mitralinsuffizienz ohne eine Mitralstenose oder einem zugrundeliegenden Prolaps ist heutzutage selten, sie entsteht durch eine Verkürzung nicht nur der Segel, sondern auch durch ein Verkleben der Papillarmuskeln und Sehnenfäden, die miteinander und an der Klappe verkleben. Die Mitralinsuffizienz aufgrund einer Papillarmuskeldysfunktion ist Folge eines frischen oder alten Herzinfarktes, mit oder ohne Aneurysma des Ventrikels und mit oder ohne Fibrose der Papillarmuskeln. Ein Herzinfarkt, der den Ursprung der Papillarmuskeln betrifft, oder eine Ischämie dieses Gebietes während eines Angina-pectoris-Anfalles kann eine Mitralinsuffizienz auch bei normalen Papillarmuskeln verursachen. Wenn ein Papillarmuskel nicht mehr in der Lage ist, sich zu kontrahieren, oder mit einem infarzierten Muskel an seiner Basis in Verbindung steht, so führt das dazu, daß der Muskel mit den Sehnenfäden zusammen länger ist als der ihm gegenüberliegende, sich normal kontrahierende Muskel mit seinen Sehnenfäden. Daraus resultiert, daß während der Systole der normal kontrahierende Papillarmuskel die Mitralsegel zu seiner Seite zieht. Das andere Segel prolabiert dann in den linken Vorhof, da es das Widerlager des ihm gegenüberstehenden Segels verliert.

Symptomatik und Diagnostik

Eine schwere Mitralinsuffizienz kann Palpitationen verursachen, lange bevor sich die Symptome einer Herzinsuffizienz entwickeln, wahrscheinlich infolge der Häufigkeit von ektopischen Schlägen und postextrasystolischen hyperdynamischen Herzaktionen des vergrößerten linken Ventrikels. Ist die Mitralinsuffizienz schwer, kann 1. der hohe Druck im linken Vorhof eine Dyspnoe verursachen, die aufgrund der starken Regurgitationswelle (CV-Welle) entsteht, bevor die Symptome einer Herzinsuffizienz infolge eines niedrigen Herzzeitvolumens auftreten. 2. Heiserkeit aufgrund des Ortner-Syndroms (s. Symptome der Mitralklappenstenose) kann vorkommen, und 3. Dilatation der oberen rechten Pulmonalvenen (hervorgerufen durch eine selektive Regurgitation in diese Venen) kann man auf den Röntgenthorax-Aufnahmen sehen. Bei der körperlichen Untersuchung einer mittel- bis schwergradigen Mitralinsuffizienz finden sich eine steile Pulswelle, eine hebende Bewegung links parasternal infolge der Ausdehnung des vergrößerten linken Vorhofes und ein verlängerter und verbreiterter Herzspitzenstoß, der nach links verlagert ist. Bei der Auskultation ist der zweite Herzton (Ht2) meist weit gespalten, wenn sich nicht eine schwere pulmonale Hypertonie entwickelt hat, und die Spaltung ist atemabhängig, wenn keine schwere Herzinsuffizienz besteht. Ein pansystolisches Geräusch ist am lautesten an der Herzspitze; entsteht es aufgrund einer Papillarmuskeldysfunktion, so besteht ein Crescendo in Richtung von Ht2. Ist die Mitralinsuffizienz Folge eines Mitralklappenprolapses, so kann das Geräusch verzögert sein, und ein Klick kann ihm vorangehen. Entsteht das Geräusch aufgrund gerissener hinterer Sehnenfäden, so kann es in den zweiten rechten Interkostalraum und die Karotiden ausstrahlen und so das Geräusch einer Aortenstenose imitieren. Entsteht das Geräusch aufgrund von gewissen vorderen Sehnenfäden, so kann es in den Rücken und sogar bis in die Spitze des Kopfes ausstrahlen. Ein 4. Herzton ist bei der schweren Mitralinsuffizienz für gerissene Sehnenfäden charakteristisch. Ein Ht3 an der Herzspitze ist im Verhältnis zum Ausmaß der Mitralinsuffizienz laut. Der Ht3 kann gefolgt oder sogar ersetzt werden durch ein kurzes, rumpelndes Einströmungsgeräusch, wobei letzteres nur mit einer schweren Mitralinsuffizienz auftritt. Ist die Mitralinsuffizienz minimal, so ist das systolische Geräusch rein hochfrequent und gießend. Nimmt der Rückfluß zu, so entwickelt das Geräusch mehr tiefe und mittlere Frequenzen. Ein Grad 4/6 oder ein noch lauteres Geräusch (ohne ein Schwirren) läßt auf eine schwere Mitralinsuffizienz schließen.

Die Thorax-Röntgenaufnahmen einer mittleren bis schweren Mitralinsuffizienz zeigen eine Vergrößerung des linken Vorhofs und Ventrikels. Das EKG zeigt unterschiedliche Ausmaße einer Volumenüberlastung des linken Vorhofs und Ventrikels. Wenn der linke Vorhof sich erweitert, ist Vorhofflimmern häufig und besteht bei extremer Erweiterung dauernd. Besteht Sinusrhythmus bei Vorliegen einer symptomatischen Mitralinsuffizienz, liegt ein hochgradiger Verdacht auf rupturierte Sehnenfäden nahe. Das Echokardiogramm zeigt vergrößerte Durchmesser des linken Vorhofs und linken Ventrikels. Besteht ein deutlicher Abstand des Septumechos vom Mitralecho, so besteht der starke Verdacht einer gestörten linksventrikulären Kontraktilität. Die Doppler-Echokardiographie, besonders der farbkodierte Doppler, kann die Mitralinsuffizienz quantifizieren. Viele Ursachen einer Mitralinsuffizienz können echokardiographisch diagnostiziert werden (z.B. ein Prolaps, Myxome, gerissene Sehnenfäden und ein verkalkter Klappenansatzring). Ein linksventrikuläre Ventrikulographie definiert das Ausmaß der Regurgitation, und die rechtsventrikulären Drücke zeigen das Ausmaß einer pulmonalen Hypertonie an, die immer mit den erhöhten linken Vorhofdrücken einhergeht. Die höchsten Drücke im linken Vorhof treten bei gerissenen Sehnenfäden auf, da sowohl linker Vorhof als auch der Ventrikel durch den restriktiven Effekt des relativ wenig dehnbaren Perikards, aufgrund eines plötzlichen Anfangs der schweren Mitralinsuffizienz, an einer Aufdehnung durch das Rückflußvolumen gehindert werden.

Prophylaxe und Behandlung

Obwohl sich die Regurgitationsfraktion während Belastung nicht sonderlich ändert, nehmen alle Flüsse und die Ventrikelarbeit zu, sowohl pro Schlag als auch pro Minute. Deshalb sollten Patienten mit mäßiger bis schwerer Mitralinsuffizienz ihre körperliche Belastung einschränken.

Eine Endokarditisprophylaxe ist zum Zeitpunkt einer voraussehbaren Bakteriämie wie beim Zahnziehen oder beim Zahnsteinentfernen indiziert (*s. Endokarditis,* weiter unten). Lautet die Diagnose auf eine rheumatische Herzerkrankung und ist die Mitralinsuffizienz mindestens mäßig schwer, dann wird einer Prophylaxe gegen das rheumatische Fieber mit täglichen Gaben von Penicillin bis zu etwa dem 30. Lebensjahr empfohlen. Das rheumatische Fieber ist nach dem 30. Lebensjahr in den meisten westlichen Ländern zu selten, als daß hier noch eine Prophylaxe erforderlich wäre. Um sowohl Lungen- als auch systemische Embolien zu vermeiden, sollte bei Patienten mit einer schweren Insuffizienz oder mit Vorhofflimmern eine Antikoagulation durchgeführt werden *(s. Kap. LUN, 9.).* Liegt bei dem Patienten eine Herzinsuffizienz der Klasse III oder IV nach der Klassifikation der New Yorker Heart Association vor (Symptome bereits bei geringer Anstrengung) und erhält er die maximale medikamentöse Behandlung, die ACE-Hemmer, Prazocin, Nitrate, Hydralazin, Kalziumantagonisten, Digoxin und Diuretika umfaßt, dann sollte eine Operation durchgeführt werden. Wenn jedoch bei der Echokardiographie der enddiastolische Durchmesser über 7 cm und der endsystolische Durchmesser über 5 cm bei niedrig-normaler Ejektionsfraktion betragen, dann ist die Ventrikelfunktion von der Nachlastverminderung der Mitralinsuffizienz abhängig, und eine Operation führt zu einer deutlichen Verminderung der Ejektionsfraktion. Wenn ein Patient mit einer schweren Angina nur eine Mitralinsuffizienz hat, hat die Bypass-Operation allein nur eine Mortalität von 1,5%, während sie zusammen mit einem Klappenersatz auf 25% perioperative Mortalität ansteigt. Eine Klappenrekonstruktion ist eine Alternative mit niedriger operativer Mortalität und guter Langzeitprognose. Wenn ein Patient mit schwerer Mitralinsuffizienz kritisch krank ist (z.B. mit einem rupturierten Papillarmuskel oder paravalvulären Defekt an der Klappenprothese), kann eine Verminderung des Widerstandes für das aortale Schlagvolumen (und Verminderung des Ventrikelvolumens) mit Nitroprussid oder Nitroglyzerin das Regurgitationsvolumen vermindern und zur Vorbereitung für den Korrektureingriff von großem Nutzen sein.

Mitralstenose

Behinderung des Flusses vom linken Vorhof zum linken Ventrikel aufgrund einer Einengung der Mitralklappenöffnungsfläche.

Ätiologie und Pathophysiologie

Eine Mitralstenose beim Erwachsenen ist praktisch immer durch ein vorangegangenes rheumatisches Fieber bedingt. Säuglinge mit einer kongenitalen Mitralstenose leben selten länger als zwei Jahre. Das rheumatische Fieber kann einen chronischen Prozeß einer Klappenfibrose und Verklebung auslösen, genauso wie eine Kalzifikation mit verkürzten, verdickten Sehnenfäden. Ein Myxom im linken Vorhof kann ebenfalls zur Einengung der Mitralöffnung führen. Eine kritische Mitralstenose ist mit einer ovalen Mitralklappenöffnung von < 1,75 × 0,85 cm erreicht und erfordert eine Valvotomie oder einen Klappenersatz. Der hohe Druck im linken Vorhof führt nicht zur Belastungsdyspnoe, sondern kann auch zu einer exzessiven Engstellung der pulmonalen Arteriolen führen, die dann die Zirkulation proximal der Pulmonalkapillaren wesentlich behindert. Obwohl dies gefährlich hohe Drücke im Bereich der Pulmonalkapillaren und des linken Vorhofs verhindert, so führt doch der hohe pulmonale Arteriolenwiderstand zu einer Verminderung des Herzzeitvolumens und den daraus folgenden klinischen Konsequenzen mit einer ausgeprägten Ermüdbarkeit als Hauptsymptom. Schließlich resultiert daraus eine rechtsventrikuläre Insuffizienz. Bei Patienten mit einer Belastungsdyspnoe kann ein normales diastolisches Volumen mit subnormaler EF vorliegen, entweder als Folge einer möglichen Distorsion und Unbeweglichkeit des posterobasalen Bereiches des linken Ventrikels oder infolge einer koronaren Herzerkrankung (sowohl der großen als auch der kleinen Gefäße).

Symptomatik und Diagnostik

In den Gegenden gemäßigten Klimas kann die symptomfreie Latenzperiode 10 bis 20 Jahre dauern, Symptome beginnen meistens im Alter zwischen 30 und 40 Jahren. In tropischen oder subtropischen Gegenden ist das Voranschreiten schneller. Die ersten Symptome der Mitralstenose sind gewöhnlich entweder eine Belastungsdyspnoe oder eine leichte Ermüdbarkeit. Die Tachykardie bei körperlicher Anstrengung, bei fieberhaften Erkrankungen oder beim Vorhofflimmern verkürzt die diastolische Füllungszeit: Der unzureichende Fluß durch die Mitralöffnung während der Diastole erhöht den Druck im linken Vorhof und vermindert das Herzzeitvolumen. Ein echtes Lungenödem entsteht aus plötzlichen Druckerhöhungen im linken Vorhof, wenn z.B. ein kontrolliertes Vorhofflimmern eine zu rasche ventrikuläre Herzfrequenz erzeugt und so eine zusätzliche Belastung neben dem Verlust der Vorhofkontraktion verursacht. Das erhöhte Blutvolumen bei einer Schwangerschaft ist besonders geeignet, Hämoptysen infolge von kleinen, geplatzten Lungengefäßen oder ein Lungenödem auszulösen. Embolien treten bei bis zu 15% der Patienten auf und sind im allgemeinen mit einem Vorhofflimmern vergesellschaftet, können jedoch auch beim Sinusrhythmus vorkommen. Eine Lähmung des linken Stimmbandes **(Ortner-Syndrom)** als Folge einer Paralyse des linken Nervus recurrens kann eine Heiserkeit auslösen. Der Nerv wird gequetscht, wenn ein dilatierter linker Vorhof gegen die dilatierte Pulmonalarterie drückt.

Körperlicher Untersuchungsbefund: Eine eindeutige Mitralstenose wird häufig bei Patienten mit minimalen oder fehlenden Symptomen festgestellt. Ein pflaumenfarbenes Wangenrot **(Facies mitralis)** wird nur bei niedrigem Herzzeitvolumen und bei schwerer pulmonaler Hypertonie beobachtet. Es kann eine schwerwiegende (Grad 2–3/4) links-parasternale Bewegung aufgrund einer rechtsventrikulären Hypertrophie und Dilatation oder durch einen normal großen rechten Ventrikel, der durch einen großen linken Vorhof gegen das Sternum gedrückt wird, bestehen. Es kann ein diastolisches Schwirren an der Herzspitze fühlbar sein, wenn der Patient in Linksseitenlage liegt; der Ht2 können aufgrund eines pulmonalen Hochdruckes, der Ht1 an der Herzspitze und ein Öffnungston in der Nähe des linken unteren Sternalrandes tastbar sein.

Bei der Auskultation findet sich ein leicht betonter P2 mit einer normalen Spaltung. Ein Öffnungston kann am lautesten zwischen Herzspitze und unterem linken Sternalrand gehört werden, wenn die Mitralklappe nicht exzessiv fibrosiert und kalzifiziert ist (es gibt normalerweise keinen Öffnungston bei kongenitaler Mitralstenose). An der Herzspitze hört man einen lauten, deutlichen M1, einen „Schließungston". Während der Patient in der Linksseitenlage liegt, sollte man nach einem diastolischen Rumpeln mit einem präsystolischen Crescendo (wenn noch im Sinusrhythmus) über dem tastbaren Herzspitzenstoß suchen. Das präsystolische Crescendogeräusch kann auch bei Vorhofflimmern vorhanden sein, aber nur am Ende der kurzen Diastole, wenn der Druck im linken Vorhof noch hoch ist. (Ein Austin-Flint-

Geräusch [s. Symptomatik und Diagnose bei Aorteninsuffizienz weiter unten] kann das diastolische Geräusch der Mitralinsuffizienz imitieren.) Ein leises Decrescendogeräusch in der Diastole entlang dem linken Sternalrand kann auf eine Pulmonalinsuffizienz als Folge der schweren pulmonalen Hypertonie **(Graham-Steell-Geräusch)** schließen lassen. Die häufigste Ursache für diese Art Geräusch ist jedoch die Aorteninsuffizienz, die häufig eine Mitralstenose begleitet.

Das **EKG** zeigt Veränderungen im Sinne einer Überlastung des linken Vorhofs in der Ableitung V1 mit einem großen, terminal negativen P (die Fläche entsprechend der Größe eines kleinen Quadrates oder einer Ashman Unit). In jeder Ableitung können breit doppelgipfelige P-Wellen bestehen (früher als P-Mitrale bezeichnet und als Überlastung des linken Vorhofes gedeutet, heute wissen wir, daß es aufgrund eines intraatrialen Leitungsblockes entsteht). Die Ableitung I kann eine Niedervoltage aufweisen, und es kann eine Verschiebung der Herzachse nach rechts infolge einer rechtsventrikulären Hypertrophie bestehen. Zeigt jedoch die Ableitung V1 hohe R-Wellen im Sinne einer rechtsventrikulären Hypertrophie, besteht eine schwere pulmonale Hypertonie. Liegt ein Vorhofflimmern vor, so bestehen in V1 gewöhnlich große Fibrillations(F)-Wellen als Zeichen der Vorhofüberlastung. Besteht jedoch ein ausgedehnter Vorhofschaden, so sind die F-Wellen klein.

Die Röntgenthoraxaufnahme zeigt eine Begradigung des linken Herzrandes als Folge der Dilatation des linken Herzohres. Der Truncus pulmonalis ist prominent, wenn eine erhebliche pulmonale Hypertonie besteht. Die Pulmonalvenen in beiden Oberlappen können dilatiert sein – eine Umverteilung des Blutflusses von den Unter- zu den Oberlappen als Folge der Kompression der Unterlappenvenen, die aus der Schwerkraft und dem hohen Druck im Interstitium entsteht. Eine doppelte Randbildung entlang der rechten Herzkontur ist für einen fibrosierten, vergrößerten linken Vorhof charakteristisch. Kerley-B-Linien sind horizontale Linien in den hinteren Anteilen der Lungenunterfelder, sie sind diagnostisch für ein interstitielles Ödem, das mit einem hohen linken Vorhofdruck vergesellschaftet ist. **Das Echokardiogramm** zeigt nicht nur das Ausmaß der Klappenverkalkung und die Eignung des Patienten für eine Valvotomie an, sondern es kann auch Auskunft über die Größe des linken Vorhofs geben und dadurch bestimmen, ob der Patient von einer Kardioversion profitieren wird. Ein 2-D-Echo kann die exakte Größe der Mitralöffnungsfläche bestimmen.

Die Herzkatheteruntersuchung *(s. Kap. HKR, 2., Invasive kardiovaskuläre Methoden)* erbringt eine Bestimmung des Pulmonalkapillardruckes, der den Druck im linken Vorhof widerspiegelt, und bestimmt das Ausmaß der pulmonalen Hypertension. Der Grad der Mitralstenose und -insuffizienz kann ebenfalls quantifiziert werden. 7. Der atrioventrikuläre Druck kann falsch niedrig sein aufgrund eines hohen enddiastolischen Ventrikeldruckes, der durch unbekannte reversible myokardiale Faktoren verursacht wird.

Behandlung

Die medikamentöse Behandlung besteht entweder in der Verordnung von Betablockern oder Kalziumantagonisten, um so die Herzfrequenz zu verlangsamen. Beim Vorhofflimmern wird die Gabe von kleinen Mengen Digitalis, zusammen mit einem Kalziumantagonisten und/oder Betablocker empfohlen. Eine Therapie mit Antikoagulanzien sollte bei allen Mitralstenosen, die über den leichtesten Grad hinausgehen, durchgeführt werden. Thrombozytenaggregationshemmer (z.B. Aspirin) können anstelle von Warfarin substituiert werden, wenn letzteres kontraindiziert ist. Dipyridamol sollte nicht gegeben werden, da sich gezeigt hat, daß es nur bei Prothesenmaterial nützlich ist. Sulfinpyrazon sollte wahrscheinlich nicht ohne Aspirin verordnet werden.

Eine Operation *sollte bei* den Patienten in Erwägung gezogen werden, die trotz der besten medikamentösen Therapie weiter in Klasse III (Beschwerden bereits bei weniger als normaler Belastung) bleiben. Wenn die Echokardiographie und das Vorliegen eines guten Öffnungstones anzeigen, daß die Klappe nicht sehr schwer verkalkt ist, kann eine offene Valvotomie und Valvuloplastik durchgeführt werden. Andernfalls ist ein Klappenersatz nötig. Eine offen wiederholte Valvotomie bei einer Restenose kann gewöhnlich hervorragende Langzeitüberlebensraten ergeben und sollte in Erwägung gezogen werden, bevor ein Klappenersatz empfohlen wird. Bei jungen Patienten kann man nicht mit Sicherheit davon ausgehen, daß eine Bioklappe vom Schwein eine entsprechend lange Haltbarkeit hat, deshalb sollte hier eine Scheiben- oder Kugelprothese eingesetzt werden. Besteht bei dem Patienten weiter ein Vorhofflimmern oder ist eine mechanische Klappenprothese eingesetzt worden, muß weiter antikoaguliert werden. Eine Doppelballonvalvuloplastie ist ebenso wirksam wie eine geschlossene Valvotomie, aber wegen der Komplikationen mit möglicher schwerer Mitralinsuffizienz, Vorhofseptumdefekt und Embolien sollte es für eine Hochrisikogruppe mit schwerer pulmonaler Hypertonie, schwerer kongestiver Insuffizienz oder begleitender schwerer Lungen- oder Nierenerkrankung vorbehalten werden, die darüber hinaus nicht Kandidaten für eine Antikoagulation oder eine Bioprothese sind. Für alle mechanischen Klappen ist eine Marcumarisierung zwingend notwendig. Wenn Embolien trotz einer Marcumarbehandlung auftreten, sollte Dipyridamol oder Sulfinpyrazon dazugegeben werden.

Aortenklappenfehler

Aorteninsuffizienz

Retrograder Fluß von der Aorta in den linken Ventrikel durch inkompetente Aortensegelklappe.

Ätiologie, Pathologie und Physiologie

Bei Erwachsenen sind die häufigsten Ursachen einer schweren chronischen Aorteninsuffizienz eine idiopathische Degeneration der Aortenklappen oder Aortenwurzel, eine rheumatische Herzerkrankung, eine infektiöse Endokarditis, myxomatöse Degeneration und Trauma; und beim Kind ein Ventrikelseptumdefekt mit einem Prolaps der Aortenklappe. Alle Grade der Klappenverkalkung können mit schwerer reiner oder überwiegender Aorteninsuffizienz vorhanden sein. Die häufigste Ursache einer leichten Aorteninsuffizienz im Erwachsenenalter ist eine bikuspidale Aortenklappe (die bei etwa 2% der Männer und 1% der Frauen vorkommt) und eine schwere Hypertonie mit diastolischen Drücken von > 110 mmHg (wahrscheinlich auch in Verbindung mit dem Vorliegen einer bikuspidalen oder gefensterten Aortenklappe). Selten findet sich eine Aorteninsuffizienz in Verbindung mit einer ankylosierenden Spondylitis, einem Reiter-Syndrom, einer rheumatischen oder psoriatischen Arthritis, einem SLE und der Arthritis, die mit der Colitis ulcerosa vergesellschaftet ist. Liegt keine Arthritis vor, so sind die seltenen Ursachen eine luetische Aortitis, eine Osteogenesis imperfecta, ein dissezierendes Aortenaneurysma, eine supravalvuläre Aortenstenose, ein Aortenbogensyndrom (Takayasu-Syndrom), eine Ruptur des Sinus Valsalvae, eine Riesenzellarteriitis, Ehlers-Danlos-Syndrom und eine myxomatöse Umwandlung bei Patienten mit einem Marfan-Syndrom. Linksventrikuläres Volumen und linksventrikuläres Schlagvolumen sind erhöht, weil der linke Ventrikel in Addition zu dem normalen Blutvolumen, das aus den Lungenvenen kommt, zusätzlich in der Diastole zurückfließendes Blut erhält. Mit der Dilatation geht immer eine konzentrische Hypertrophie des linken Ventrikels einher, um so den Druck aufrechtzuerhalten (La Placesches Gesetz: Druck = Spannung/Radius. So wie der Radius sich vergrößert, nimmt die Spannung durch die Hypertrophie zu). Das Cor bovinum bei Aorteninsuffizienz ist das größte und schwerste Herz in der Herzpathologie.

Symptomatik und Diagnostik

Die Belastungstoleranz bleibt auch mit einer schweren Aorteninsuffizienz bemerkenswert gut. Schließlich entwickeln sich Belastungsdyspnoe, Orthopnoe und paroxysmale nächtliche Luftnot. Palpitationen können vorkommen, weil aufgrund der linksventrikulären Vergrößerung das Herz wahrgenommen wird. Eine Angina pectoris tritt nur bei etwa 5% der Patienten auf und auch nur bei einer schweren Aorteninsuffizienz. Sie ist besonders häufig während der Nacht, möglicherweise weil die Aorteninsuffizienz mit einer langsamen Herzfrequenz zunimmt. Bei der Inspektion und Palpation besteht eine rasch ansteigende großvolumige Pulswelle (ein „schnellender" Puls). Der niedrige diastolische Druck ist im wesentlichen durch die periphere Vasodilatation (Karotissinusreflex) und den Rückfluß in den linken Ventrikel bedingt. Die große Pulswelle hat zu vielen beschreibenden Bezeichnungen und Eponymen geführt. Die Tendenz des arteriellen Pulses, schnellend und rasch zurücksinkend zu sein, wird **„Wasserhammer-Puls"** oder **„kollabierender Puls"** genannt. Das scharfe Geräusch, das über der Femoralarterie gehört werden kann, wird **„Pistolenschußgeräusch"** oder **„Traube-Zeichen"** genannt. Das systolische Geräusch in der Femoralarterie distal eines eindrückenden Fingers und das diastolische Geräusch proximal des Fingerdruckes auf der Arterie wird **„Duroziez-Doppelgeräusch"** genannt. Die großen Pulswellen der Karotis am Hals werden **„Corrigan-Puls"** genannt. Das Kopfnicken, das aufgrund der ballistischen Kraft des großen Schlagvolumens entsteht, ist das **„De-Musset-Zeichen"**. Das pulsierende Erblassen und erneute Röten der Fingernägel bei leichtem Druck wird **„Kapillarpuls"** oder **„Quincke-Kapillarpuls"** genannt.

Aufgrund des großen Schlagvolumens ist der systolische Druck höher als normal. Ein positives **Hill-Zeichen** liegt vor, wenn der Blutdruck in den Beinen > 20 mmHg als der systolische Druck in den Armen ist. Der Herzspitzenstoß ist verbreitert, verlagert und in seiner Zeitdauer verlängert, mit einem großen, medialen Retraktionsbezirk, oft der ganzen linken Parasternalgefäße.

Bei der Auskultation ist der Ht2 gewöhnlich nicht gespalten, etwas betont oder prominent und infolge der erhöhten aortalen Retraktionskraft laut. Ist jedoch die Aorteninsuffizienz erheblich, kann der Ht2 verschwinden. Es besteht ein pandiastolisches Decrescendogeräusch, das am lautesten über dem Sternum und am linken unteren Sternalrand ist. Ist die Aorteninsuffizienz schwergradig, so können ihm mittlere und niedrige Frequenzen beigemischt sein. Ist sie nur leichtgradig, kann das Geräusch nur frühdiastolisch sein und hohe Frequenzen haben, und es klingt deshalb gießend. Ist die Aorteninsuffizienz nicht rheumatischer Natur, sondern aufgrund von gerissenen Segelklappen oder durch eine Rechts-Verschiebung der Aortenwurzel, wie bei einem aszendierenden Aortenaneurysma oder bei der Arteriosklerose entstanden, dann ist das Geräusch am lautesten entlang dem rechten Sternalrand. Oft ist das Geräusch am besten in der Nähe der Axilla oder im mittleren linken Thorax hörbar **(Cole-Cecil-Geräusch).** Es kann zu einem diastolischen Rumpeln über der Herzspitze, ähnlich einer Mitralstenose, kommen, dies entsteht durch das Verhindern einer vollen Öffnung des vorderen Mitralsegels durch den aus der Aorta zurückfließenden Blutstrom **(Austin-Flint-Geräusch).** Ein Absenken des Aortendruckes und eine Verminderung der Aorteninsuffizienz mittels Amylnitrit führen zu einem Leiserwerden oder Verschwinden des Austin-Flint-Geräusches, macht aber ein Mitralstenosegeräusch lauter. Ein aortaler Austreibungston ist besonders dann häufig, wenn eine bikuspidale Aortenklappe vorliegt. Ein mittel- bis spätsystolischer, niedrig- bis mittelfrequenter Ton ist häufig vorhanden, wenn eine schwere Aorteninsuffizienz mit einem Pulsus bisferiens verbunden ist (s. unten). Ein aortales Ausflußgeräusch infolge eines exzessiven Vorwärtsflusses kann ebenfalls vorliegen, das dann eine Aortenstenose imitieren kann. Die Kombination eines Austreibungsgeräusches und eines Rückflußgeräusches wird **Pendelgeräusch** genannt.

Behandlung

Ein Aortenklappenersatz ist die Therapie der Wahl, wenn sich beim Patienten Symptome einer Herzinsuffizienz entwickeln oder wenn das Echokardiogramm eine verminderte Auswurffraktion und einen endsystolischen Durchmesser von ≥ 55 mm zeigt. Eine Endokarditis-Prophylaxe ist sowohl vor als auch nach einem Klappenersatz nötig (*s. Endokarditis, weiter unten*). Die medikamentöse Behandlung der Herzinsuffizienz besteht nicht nur in der Gabe von Digitalis, sondern auch in einer Verminderung der Nachlast z. B. mit Hydralazin, Prazosin, Captopril oder Nitraten, da trotz der reflektorischen peripheren Vasodilatation und auf bis zu 50 mmHg erniedrigten diastolischen Drücken diese Patienten von einer weiteren peripheren Vasodilatation zu profitieren scheinen (*s. Herzinsuffizienz,* weiter oben). Bei einer schweren Aorteninsuffizienz ist die Verminderung der Vorlast auch vorteilhaft. Vor der Operation sollte eine Koronarangiographie durchgeführt werden, auch wenn keine Angina pectoris vorhanden ist, weil etwa 20% der Patienten mit schwerer Aorteninsuffizienz auch eine signifikante KHK haben.

Aortenstenose

Die Einengung des aortalen Ausflußtraktes auf der Ebene der Klappe selber oder supra- oder subvalvulär, die eine Behinderung des Flusses vom linken Ventrikel in die aufsteigende Aorta darstellt und in einem Druckgradienten entlang des Stenosebezirkes von ≥ 10 mm resultiert.

Ätiologie, Pathologie und Physiologie

Selbst beim Erwachsenen wird die Aortenstenose als kongenital angesehen, wenn nicht eine begleitende rheumatische Erkrankung der Mitralklappe vorliegt oder der Patient über 70 Jahre alt ist; zu diesem Zeitpunkt kann eine ursprünglich normale Aortenklappe so sklerosieren und schließlich kalzifizieren, daß sie eine signifikante Aortenstenose bedingt. Eine rheumatische Aortenstenose resultiert aus der Fibrose der Klappen und einem Verkleben der Kommissuren. Unterschiedslos, ob es sich um eine angeborene oder erworbene Klappenstenose handelt, kann eine schwere Verkalkung die Segel praktisch unkenntlich machen. Die Ventrikelhypertrophie findet hauptsächlich durch Einwärtswachstum statt und reduziert so die Größe des Ventrikelhohlraums. Die supravalvuläre Aortenstenose findet sich eben oberhalb der Sinus Valsalvae (drei Vorwölbungen oder Taschen in der Aortenwurzel) entweder als diskrete membranöse oder diffus hyperplastische Einengung. Eine sporadische Form der supravalvulären Aortenstenose ist vergesellschaftet mit einem typischen Gesichtsausdruck (hohe, breite Stirn, Hypertelorismus, Strabismus, nach oben gerichtete Nase, langes Filtrum, breiter Mund, Zahnanomalien, dicke Wangen, Mikrognathus und niedrig angesetzte Ohren). Eine diskrete subvalvuläre Aortenstenose kann entweder eine Membran oder ein fibröser Ring eben unterhalb der Aortenklappe sein. Die hypertrophische Subaortenstenose ist eine Form der hypertrophischen Kardiomyopathie (*s. Hypertrophische Kardiomyopathie,* oben). Sie wird häufig „idiopathische hypertrophische Subaortenstenose" genannt; diese Bezeichnung ist jedoch überflüssig. Sie wird auch als hypertrophisch-obstruktive Kardiomyopathie (HOKM) bezeichnet. Sie entsteht aufgrund eines verdickten Septums, das sich während der Systole an das vordere Mitralsegel (selten das hintere Segel) legt und so eine Obstruktion der Ausflußbahn bedingt. Sie ist meist mit einer asymmetrischen Septumhypertrophie vergesellschaftet, d.h., die Hypertrophie des Septums ist stärker ausgebildet als die der freien Wand. Gewöhnlich liegt bei der valvulären, supravalvulären oder diskreten subvalvulären Aortenstenose eine leichte Aorteninsuffizienz vor. Die primäre Antwort auf eine Obstruktion des Ausflußtraktes besteht in einer linksventrikulären Hypertrophie, die sich auf Kosten des Kammervolumens und nicht einer Vergrößerung nach außen entwickelt. Nur wenn ein myokardialer Schaden oder eine Herzinsuffizienz infolge einer extremen Obstruktion vorliegt, kommt es zu einer Vergrößerung des Ventrikels. Die Inzidenz von Hämolyse, gastrointestinaler Blutung und Aortendissektion ist bei Patienten mit Aortenstenose leicht erhöht.

Symptomatik und Diagnostik

Die klassische Trias der Aortenstenose besteht in Synkope, Angina pectoris und Belastungsdyspnoe. Wenn während einer Belastung eine Synkope auftritt, wird angenommen, daß sie aufgrund eines fixierten Herzzeitvolumens entsteht und eine schwergradige Aortenstenose widerspiegelt. Ohne Beziehung zu einer Belastung kann jedoch auch eine Synkope infolge von Kammerflimmern auftreten. Eine Angina pectoris kann Folge einer signifikanten koronaren Atherosklerose sein, in 50% der Fälle entsteht sie jedoch aufgrund einer insuffizienten subendokardialen arteriellen Versorgung des dicken linken Ventrikels, obwohl die Koronararterien normal sind. Die durchschnittliche Überlebenszeit beträgt nach Auftreten einer Angina pectoris etwa 5 Jahre, nach einer Synkope 4 Jahre, nach einer Belastungssynkope 4 Jahre und bei einer Herzinsuffizienz 3 Jahre. Bei optimaler medizinischer Versorgung wurde jedoch über langes Überleben, nach jedem der oben angeführten Symptome berichtet. Bei einer fixierten Obstruktion kommt es zu einem langsamen Ansteigen der Karotispulswelle, die ein Schwirren aufweisen kann, weil das Herzgeräusch durch die Halsgefäße fortgeleitet sein kann. Besteht eine signifikante Aorteninsuffizienz, kann es zu einem **zweigipfeligen Puls** kommen, d.h. einer Kerbung oder Eindellung in der Mitte der Systole. Bei schweren Fällen ist der Blutdruck niedrig und die Pulsamplitude klein **(Pulsus parvus et tardus).** Bei leichten bis mittelschweren Fällen, insbesondere wenn die Aorteninsuffizienz begleitend vorliegt, kann der systolische Druck sogar erhöht sein. Der Herzspitzenstoß ist hebend (ein Zurücksinken erst mit dem Ht2) und nicht verlagert, es sei denn, es besteht eine Kardiomegalie infolge einer Herzinsuffizienz oder eine begleitende Aorteninsuffizienz oder Mitralinsuffizienz. Das Austreibungsgeräusch der Aortenstenose ist immer ein Geräusch gemischter Frequenz, das sehr rauh wird, wenn es den Grad 4/6 überschreitet. Je später die Spitze des Crescendos und je länger das Geräusch ist, um so schwergradiger ist die Stenose. Das Geräusch der Aortenstenose strahlt bis zu den Schlüsselbeinen und in den Hals aus und ist oft lauter als über der linken als über der rechten Arteria carotis. Die hochfrequenten Anteile tendieren zu einer Ausstrahlung in die Herzspitze und können das Geräusch einer Mitralinsuffizienz suggerieren. Dies wird **Gallavardin-Phänomen** genannt. Beim älteren Patienten kann das Geräusch einer kalzifizierenden Aortenstenose oft einen musikalischen oder gurrenden Charakter haben und wird vornehmlich oder nur an der Herzspitze gehört, möglicherweise deshalb, weil keine Verklebung der Kommissuren vorliegt und so die Semilunarklappen vibrieren und reinere Frequenzen erzeugen können. Das Vorliegen eines Ejektionsklicks hört man am besten an der Herzspitze und bedeutet, daß die Stelle der Stenose meist valvulär gelegen ist. Das Geräusch der hypertrophischen Subaortenstenose oder der hypertrophisch-obstruktiven Kardiomyopathie (HOKM) wird durch jedes Manöver, das das Herz verkleinert und so den Abstand zwischen Septum und vorderem Mitralsegel verringert, verstärkt *rs. Hypertrophische Kardiomyopathie,* weiter oben). Jedes Manöver, das den Druck im Ausflußtrakt erniedrigt, macht aus demselben Grund dieses Geräusch lauter. So ist es lauter beim Sitzen oder Stehen oder nach der Gabe von Amylnitrit. Im Gegensatz dazu wird es leiser beim Hocken, beim kräftigen Drücken der Hände oder nach Gabe eines vasopressorischen Medikaments. Ein Valsalva-Manöver macht das Geräusch im allgemeinen lauter, weil ein verminderter venöser Rückfluß eine Verkleinerung des Herzens bedingt und außerdem zu einer Zunahme der sympathischen Stimulation und Inotropie führt. Druck auf den Karotissinus macht das Geräusch auch lauter durch Verminderung des Ausflußwiderstandes. Dieses Geräusch wird gewöhnlich am lautesten entweder im Bereich der Herzspitze oder zwischen Spitze und linkem Sternalrand gehört. Der Karotis- und periphere Puls bei der hypertrophischen Subaortenstenose ist oftmals extrem schnellend, da eine Obstruktion erst nach etwa dem ersten Viertel der Systole auftritt. Im Herzzyklus nach einer ventrikulären Extrasystole kommt es nicht zu einem Ansteigen des Pulsdruckes **(Brockenbrough-Effekt),** im Unterschied zu dem, was bei Patienten mit einer fixierten Stenose passiert. Bei der supravalvulären Aortenstenose haben die rechte Karotis und die rechte Armarterie im Vergleich zur linken Seite ein erhöhtes Volumen und einen erhöhten Druck aufgrund eines Strömungseffektes. Ein Austreibungsgeräusch findet sich nur bei Patienten mit einer valvulären Aortenstenose. Röntgenaufnahmen und Echokardiogramme können Kalzifikationen der aortalen Semilunarklappen und eine Hypertrophie des Septums und der freien Wände zeigen. Eine linksventrikuläre Dilatation findet sich nur, wenn gleichzeitig eine linksventrikuläre Herzinsuffizienz, ein Myokardschaden oder eine begleitende Klappeninsuffizienz vorliegt. Das EKG zeigt unterschiedliche Ausmaße einer linksventrikulären Hypertrophie. Wenn eine ST-Streckensenkung mit negativer T-Welle vorliegt (linksventrikuläre Hypertrophie durch Druckbelastung) vorliegt, bedeutet das meist eine schwere Aortenstenose mit subendokardialer Fibrose. Die Doppler-Echokardiographie kann mit hinreichender Genauigkeit Gradienten abschätzen, und eine Herzkatheteruntersuchung ergibt den genauen Klappengradienten und stellt das Vorliegen einer KHK fest *(s. Kap. HKR, 2., Invasive kardiovaskuläre Untersuchungen).*

Behandlung

Von einem signifikanten Gradienten entlang der Aorten- oder Pulmonalklappe spricht man bei einer Höhe von 70 mmHg bei einer normalen Herzfunktion und von etwa 50 mmHg bei einer schlechten Myokardfunktion oder wenn der Fluß durch eine begleitende Mitralstenose vermindert ist. Patienten mit solchen Gradienten sollten ihre körperliche Aktivität einschränken, um so einen plötzlichen Herztod zu vermeiden. Die Verminderung der Nachlast ist möglich unter der Voraussetzung, daß die Aortenstenose ohne eine Subaortenobstruktion vorliegt. Im allgemeinen sind auch Betablocker sicher (vorausgesetzt, die linksventrikuläre Funktion ist normal), weil eine niedrige Herzfrequenz den koronaren Blutfluß bei Patienten mit Aortenstenose verbessert. Wenn Patienten eine der oben unter der Trias der Symptome genannten Beschwerden haben, sollte eine Operation in Erwägung gezogen werden. Kugel-, Scheiben- oder Bioklappen stehen zur Verfügung. Eine Antikoagulation ist bei Gewebsklappen überflüssig. Prophylaktische Antibiotika sind bei Patienten mit Klappenprothesen zur Verhinderung einer Endokarditis nötig (*s. Endokarditis,* weiter unten), wenn ein Eingriff geplant ist, der eine Bakteriämie verursachen kann, insbesondere wenn der Patient zusätzlich eine Aorteninsuffizienz hat. Nur selten kommt es zu einer Endokarditis bei einer rein stenotischen Klappe. Es wurde über kleine kalzifizierte Koronarembolien berichtet, die bei etwa 50% der Patienten vorkommen, die sich einem Aortenklappenersatz unterziehen, wenn die Koronarostien nicht während der Klappenmanipulation verschlossen werden. Eine Ballonvalvuloplastie ist bei Kindern sicher und wirksam. Bei Erwachsenen mit niedrigem Herzzeitvolumen kann die Ballonvalvuloplastie eine dramatische Verminderung des Druckgradienten herbeiführen, trotz einer sehr mäßigen Zunahme der Klappenöffnungsgröße. Es gibt jedoch eine hohe Rate von Restenosen und Todesfällen. Deshalb sollte sie nur bei älteren Patienten mit hohem Risiko, die die Operation ablehnen, durchgeführt werden. Die Doppelballontechnik ist effektiver bezüglich der Abnahme des transvalvulären Gradienten als die Einzelballontechnik. Ein notfallmäßiger Aortenklappenersatz bei sonst unbehandelbarem Lungenödem hat dann eine geringere operative Mortalität und ausgezeichnete Langzeitüberlebensraten. Eine verminderte Ventrikelfunktion vor der Operation kann deutlich mit Beseitigung der Obstruktion verbessert werden.

Trikuspidalklappenfehler

Trikuspidalinsuffizienz

Retrograder Blutfluß vom rechten Ventrikel zum rechten Vorhof infolge eines unzureichenden Aneinanderlegens der Segel der Trikuspidalklappe.

Ätiologie, Pathologie und Physiologie

Eine Trikuspidalinsuffizienz ist gewöhnlich das Resultat aus einer Kombination von rechtsventrikulärer Dilatation und hohem Druck, die aufgrund einer schweren pulmonalen Hypertonie oder einer rechtsventrikulären Ausflußbehinderung entstehen. Eine Dilatation alleine, wie sie bei großen Vorhofseptumdefekten vorkommt, oder ein hoher Druck alleine, wie bei einer schweren Pulmonalstenose, führt nicht zu einer Trikuspidalinsuffizienz. Seltener kann sie Folge einer bakteriellen Endokarditis (besonders bei Drogenabhängigen, die sich spritzen) oder einer Papillarmuskelfunktionsstörung infolge eines rechtsventrikulären Infarktes sein. Gelegentlich kann eine Trikuspidalinsuffizienz primär vorliegen, d.h. infolge einer gespaltenen Trikuspidalklappe, wie bei den Endokardkissendefekten, einem stumpfen Trauma oder bei einer **Ebstein-Anomalie,** d.h. einer Verlagerung eines mißgestalteten Trikuspidalsegels in die Tiefe des rechten Ventrikels, oder bei einem Karzinoidsyndrom, bei dem die Klappe in einer halboffenen Position fixiert sein kann. Noch seltener kann eine Trikuspidalinsuffizienz infolge einer myxomatösen Transformation, die zu einem Prolaps führt, auftreten, meist zusammen mit einem Mitralklappenprolaps. Eine mäßige bis schwere Trikuspidalinsuffizienz kommt häufig nach einer erfolgreichen Mitralvalvotomie wegen Mitralstenose bei einem Patienten vor, bei dem entweder keine oder nur eine geringe Trikuspidalinsuffizienz präoperativ bestand. Der zunehmende Fluß demaskiert möglicherweise eine latente Trikuspidalinsuffizienz.

Symptomatik und Diagnostik

Neben den Symptomen eines niedrigen Herzzeitvolumens ist das einzige spezifische Symptom einer schweren Trikuspidalinsuffizienz das Gefühl von Pulsationen im Hals, infolge von hohen jugularen Pfropfungswellen (CV-Wellen), die aus dem fortgeleiteten rechtsventrikulären Druck entstehen. Mißempfindungen im rechten oberen Quadranten des Abdomens können aufgrund einer Leberstauung vorkommen. Ein Vorhofflimmern oder -flattern, das gewöhnlich auftritt, wenn sich der rechte Vorhof vergrößert, führt zu einer weiteren Verminderung des Herzzeitvolumens und kann eine plötzliche schwere Herzinsuffizienz bedingen. Abhängig von dem Ausmaß der Trikuspidalinsuffizienz zeigen die Jugularvenen unterschiedliche Grade der V-Welle und des Y-Abfalls, und dies kann mit unterschiedlichen Graden einer systolischen Pulsation der Leber synchron mit den V-Wellen vergesellschaftet sein. Bei schwerer Trikuspidalinsuffizienz besteht häufig ein systolisches Geräusch und Schwirren rechts über dem Jugulum. Ein pansystolisches Trikuspidalinsuffizienzgeräusch kann hochfrequent sein, wenn die Insuffizienz leicht oder Folge einer pulmonalen Hypertonie ist, oder mittelfrequent, wenn eine schwergradige oder primäre Trikuspidalinsuffizienz vorliegt. Es nimmt an Lautstärke bei der Inspiration zu **(Carvallo-Zeichen).** Normalerweise wird es am besten im vierten oder fünften Interkostalraum dicht am Sternum oder im Epigastrium gehört, aber am lautesten ist es, wenn der rechte Ventrikel dieses Gebiet einnimmt oder über dem Leberrand, wenn es infolge eines Cor pulmonale wegen eines Emphysems auftritt. Das EKG kann abhängig von dem Schweregrad der Trikuspidalinsuffizienz oder als Folge einer pulmonalen Hypertonie ein unterschiedliches Ausmaß einer rechtsventrikulären Belastung zeigen. Es kommt zu hohen spitzen P-Wellen als Zeichen der Belastung des rechten Vorhofes oder zu einem Q-R in V1 (charakteristisch für einen großen rechten Vorhof beim Vorliegen einer rechtsventrikulären Hypertrophie). Röntgenaufnahmen zeigen eine Verbreiterung der oberen Hohlvene und des rechten Vorhofes (Verbreiterung der Herzsilhouette nach rechts) und des rechten Ventrikels (Verbreiterung der Herzsilhouette nach links). Seitliche Thoraxaufnahmen können ebenfalls eine rechtsventrikuläre Vergrößerung zeigen. Das Echokardiogramm zeigt einen vergrößerten Durchmesser des rechten Vorhofs und des rechten Ventrikels. Doppler- und 2-D-Echokardiographie können die Diagnose sichern. Der Herzkatheter und die Angiographie können direkt eine Trikuspidalinsuffizienz nachweisen, und durch die Messung des Druckes im rechten Ventrikel kann eine primäre Trikuspidalinsuffizienz von einer sekundären unterschieden werden *(s. Kap. HKR, 2., Invasive kardiovaskuläre Untersuchungen)*.

Behandlung

Selbst eine schwere Trikuspidalinsuffizienz wird für Jahre gut toleriert. (Aufgrund einer bakteriellen Endokarditis wird die Trikuspidalklappe häufig bei Heroinabhängigen entfernt.) Eine pulmonale Hypertonie und ein hoher rechtsventrikulärer Druck können Folge von Klappenläsionen auf der linken Seite des Herzens sein (z. B. einer Mitralstenose), diese können einer Operation zugänglich sein. Diese Trikuspidalinsuffizienz wird häufig durch Anuloplastie gleichzeitig mit der Mitralklappenoperation korrigiert, um dem Tod durch ein niedriges Herzzeitvolumen vorzubeugen.

Trikuspidalstenose

Eine Einengung der Trikuspidalklappenöffnungsfläche, die zu einer Behinderung des Blutstroms vom rechten Vorhof zum rechten Ventrikel führt.

Ätiologie und Pathologie

Eine Trikuspidalstenose ist praktisch immer rheumatischer Natur und immer mit einer Mitralstenose vergesellschaftet, gelegentlich kann jedoch die Trikuspidalstenose die dominierende Erkrankung sein. Selten können ein SLE, ein Karzinoid oder ein Myxom im rechten Vorhof eine Trikuspidalstenose bedingen, noch seltener kann sie kongenital durch äußeren Druck auf den Trikuspidalanulus durch einen Tumor, ein infiltrierendes primäres Sarkom, Metastasen oder eine umschriebene Perikarditis constrictiva bestehen. Es kommt zu einer Hypertrophie und Dehnung des rechten Vorhofes, während der rechte Ventrikel nur gering gefüllt und klein ist.

Symptomatik und Diagnostik

Das einzige Symptom einer schweren Trikuspidalstenose, sieht man von einem flatternden Mißgefühl im Hals, das durch die großen A-Wellen im Jugularpuls bedingt ist, ab, besteht in der leichten Ermüdbarkeit als Resultat des niedrigen Herzzeitvolumens oder in den durch die vergrößerte Leber ausgelösten Beschwerden im rechten oberen Quadranten des Abdomens.

Ist der Herzrhythmus normal, so besteht immer eine flatternde Riesen-A-Welle bei den Pulsationen der Vena jugularis. Liegt ein Vorhofflimmern vor, zeigt sich eine deutliche V-Welle im Jugularpuls. Bei einem Sinusrhythmus kann nur ein präsystolisches Geräusch am linken Sternalrand im vierten Interkostalraum oder im Epigastrium gehört werden, das mit der Einatmung lauter wird. Es besteht jedoch kein Crescendo in Richtung auf Ht1 hin und nur sehr wenig oder gar kein mesodiastolisches Rumpeln wie bei der Mitralstenose, außer der Patient weist ein Vorhofflimmern auf. Im EKG sieht man hohe, spitze P-Wellen in den inferioren Ableitungen und in V1 als Zeichen der rechten Vorhofbelastung. Das Röntgenthoraxbild zeigt einen dilatierten rechten Vorhof und eine erweiterte Vena cava superior. Bei der Herzkatheteruntersuchung zeigt sich ein diastolischer Druckgradient entlang der Trikuspidalklappe *(s. Kap. HKR, 2., Invasive kardiovaskuläre Untersuchungen).* Ein Echokardiogramm zeigt eine Vergrößerung des rechten Vorhofes und das niedrige EF-Gefälle der Trikuspidalstenose (die die verlangsamte Vorhoffüllung angibt).

Behandlung

Nur selten ist eine Trikuspidalstenose schwerwiegend genug, um eine Valvotomie zu erfordern.

Endokarditis

Bakterielle Endokarditis

(Akute bakterielle Endokarditis; subakute Endokarditis)

(s. a. Kap. KIN, 17., Rheumatisches Fieber)

Bakterielle Infektion des Endokards, charakterisiert durch Fieber, Herzgeräusche, Petechien, Anämie, embolische Phänomene und endokardiale Vegetationen, die zu einer Klappeninsuffizienz oder Stenose führen können oder zu einem Myokardabszeß oder einem mykotischen Aneursyma. Der Verlauf kann akut oder subakut sein, und die klinischen Befunde können stark variieren, abhängig vom Alter und von der Anfälligkeit des Patienten, einer zugrundeliegenden oder parallel bestehenden Erkrankung und dem verursachenden Erreger. Die Gesamthäufigkeit der bakteriellen Endokarditis hat sich wahrscheinlich in den letzten zwei Jahrzehnten nicht wesentlich geändert, und weiterhin werden Männer zweimal so häufig wie Frauen befallen. Jedoch haben sich die epidemiologischen Strukturen geändert. Das mittlere Alter des Erkrankungsbeginnes hat sich vom 35. Lebensjahr zu etwa dem 50. Lebensjahr verschoben, seitdem Antibiotika verfügbar sind. Mit dem Drogenmißbrauch und diagnostischen Eingriffen, die Gefäßzugänge erfordern, ist es zu einer höheren Inzidenz der bakteriellen Endokarditis auf der rechten Seite des Herzens gekommen. Herzoperationen und andere invasive Maßnahmen haben zu einer Vermehrung der nosokomialen Endokarditis (10–15% in neuen Untersuchungen) geführt, und es gibt eine zunehmend ältere Bevölkerung (beinahe 30%) mit verdickten, steifen, kalzifizierten Klappen. Die demographischen und epidemiologischen Muster und die Art der klinischen Erkrankung variieren in verschiedenen Umgebungen stark: z.B. in kleinen Landkrankenhäusern gegenüber großen städtischen medizinischen Zentren.

Ätiologie

Die **akute bakterielle Endokarditis** wird im allgemeinen durch *Staphylococcus aureus*, hämoloytische Streptokokken der Gruppe A, Pneumokokken oder Gonokokken, aber auch durch weniger virulente Mikroorganismen ausgelöst. Die **subakute bakterielle Endokarditis** ist gewöhnlich durch Streptokokkusarten verursacht, besonders Streptococcus viridans, mikroaerophile und anaerobe Streptokokken sowie Nicht-Enterokokken der Gruppe D und Enterokokken und weniger häufig von *Staphylococcus aureus und Staphylococcus epidermidis* sowie anspruchsvollen *Hämophilusarten*. Sie entwickelt sich häufig an pathologisch veränderten Klappen nach asymptomatischen Bakteriämien, die von Infektionen im Bereich des Zahnfleisches, Urogenitaltraktes oder Gastrointestinaltraktes ausgehen.

Eine Endokarditis im Bereich einer Klappenendoprothese entwickelt sich bei 2–3% der Patienten im Jahr nach Einsetzen der Klappenprothese und danach in 0,5% jährlich, sie ist häufiger bei Aorten- als Mitralklappenprothesen und weniger häufig bei Bioprothesen (heterologes Transplantat) als bei anderen Klappenprothesen. Es sollte jedoch beachtet werden, daß die Inzidenz bei Aortenklappenprothesen höher ist als bei denen der Mitralklappe und daß Bioklappen vom Schwein sich weniger häufig infizieren als andere prothetische Klappen. **Frühe Infektionen** (< 2 Monate post operationem), die mit einer hohen Mortalitätsrate einhergehen, entstehen meistens durch antibiotikaresistente Mikroorganismen, die während der Operation mit eingepflanzt werden (z.B. *S. epidermidis*, Bakterien aus der Gruppe der *Diphtheroiden*, koliforme Bakterien, *Candida* oder *Aspergillus*). **Infektionen, die später entstehen,** haben eine bessere Prognose. Sie entstehen meist aus Bakterien niedriger Virulenz, die bei der Operation hineingelangt sind, oder durch transiente asymptomatische Bakteriämien, wobei häufig gut empfindliche Mikroorganismen gefunden werden. Diese Infektionen entstehen meistens infolge von *Streptokokken, S. epidermidis*, Diphtheroiden und anspruchsvoller gramnegativer Stäbchen – *Hämophilusarten, Actinobacillus actinomycetemcomitans* und *Cardiobacterium hominis*. (Beachten Sie: S. epidermidis kann empfindlich oder resistent sein und früher oder später als Infektionserreger auftreten.)

Eine **rechtsventrikuläre Endokarditis,** die die Trikuspidalklappe und weniger häufig die Pulmonalklappe und Pulmonalarterie, betrifft, kann durch intravenösen Drogenmißbrauch oder aus Infektionen durch zentrale Katheter resultieren. Letztere können nicht nur das Eindringen von Mikroorganismen erleichtern, sondern auch das Endokard verletzen. Organismen, die von der Haut stammen (wie *S. aureus, Candida*spezies und coliforme Bakterien) produzieren eine septische Phlebitis, Fieber, Pleuritis, Hämoptysen und septische pulmonale Infarkte und eine Trikuspidalklappeninsuffizienz. Diese Infektionen sprechen häufig gut auf eine antimikrobielle Therapie an und haben eine bessere Prognose als die Endokarditis des linken Herzens.

Pathologie

Man glaubt, daß der intravaskuläre Nidus für Mikroorganismen innerhalb des Herzens und der Blutgefäße aus einer sterilen Vegetation von Blutplättchen und Fibrin besteht, die zustande kommt, wenn ein Gewebefaktor aus geschädigten Endothelzellen freigesetzt wird. Mikroorganismen, die diese Vegetation besiedeln, werden von einer Schicht von Fibrin und *Plättchen abgedeckt*, die verhindert, daß Neutrophile, Immunglobuline und Komplementfaktoren an die Infektionsstelle herankommen können und so den Pathogenen der körpereigenen Abwehr Widerstand zu leisten erlaubt. Ohne eine Behandlung ist eine bakterielle Endokarditis progredient und immer tödlich. Der Tod ist gewöhnlich Resultat der Herzinsuffizienz, die durch eine Exazerbation der zugrundeliegenden Herzkrankheit oder eine akute Klappenfunktionsstörung entsteht, der Embolisation von Vegetationen in lebenswichtigen Organe, die dort zu einem Infarkt führen, einer Ruptur eines mykotischen Aneurysmas, des septischen Schocks bei einer akuten bakteriellen Endokarditis, des Nierenversagens oder Komplikationen der Herzchirurgie. Eine bakterielle Endokarditis tritt meist auf der linken Herzseite auf und befällt in absteigender Häufigkeit die Mitral-, Aorten-, Trikuspidal- und Pulmonalklappe. Angeborene Defekte oder eine rheumatische Klappenerkrankung sind immer noch die wesentlichen prädisponierenden Faktoren. Wandständige Thromben, arteriovenöse Fisteln, ein Ventrikelseptumdefekt und ein offenes Ductus arteriosus können ebenfalls infiziert werden. Rheumatische Herzklappenerkrankungen, bikuspidale oder kalzifizierte Aortenklappen, ein Mitralklappenprolaps, eine hypertrophische Subaortenstenose und Klappenprothesen prädisponieren zur Endokarditis. Infektionen, die mit antimikrobiellen Substanzen behandelt werden, heilen durch Endothelisation der Vegetationen.

Symptomatik

Die subakute bakterielle Endokarditis hat einen schleichenden Beginn und kann andere systemische Erkrankungen mit niedrigem Fieber (< 39°C), Nachtschweiß, Ermüdbarkeit, Abgeschlagenheit, Gewichtsverlust und Klappeninsuffizienzen imitieren. Anfälle von Schüttelfrost und Arthralgien können vorkommen. Embolien können einen Schlaganfall, einen Herzinfarkt, Flankenschmerz und eine Hämaturie, abdominelle Schmerzzustände oder einen akuten Gefäßverschluß an einer Extremität auslösen. Die körperliche Untersuchung kann unauffällig sein oder das Bild einer chronischen Erkrankung mit Blässe und Fieber zeigen. Ein Wechsel bei einem bereits vorbestehenden Herzgeräusch oder ein neues Klappeninsuffizienzgeräusch kann auftreten, des weiteren finden sich Tachykardie, Petechien am Oberkörper, an den Konjunktiven, den Schleimhäuten und den distalen Extremitäten, schmerzhafte rote subkutane Knötchen an den Fingerbeeren **(Osler-Knötchen),** Splitterblutungen unter den Nägeln oder hämorrhagische Läsionen an der Retina (insbesondere Roth-Flecken, runde oder ovale Läsionen mit kleinen weißen Punkten). Bei einer länger bestehenden Infektion kann es zu einer Splenomegalie und zur Uhrglasnägelbildung kommen. Eine Hämaturie und Proteinurie kann aufgrund embolischer Infarkte in der Niere oder als Folge einer diffusen Glomerulonephritis mit Immunkomplexablagerungen entstehen. Manifestationen einer ZNS-Beteiligung (etwa 35% der Patienten) können von einer transienten ischämischen Attacke und einer toxischen Enzephalopathie bis zum Hirnabzeß, eine Subarachnoidalblutung durch Ruptur eines mykotischen Aneurysmas und einer eitrigen Meningitis bei der akuten bakteriellen Endokarditis reichen. **Bei der akuten bakteriellen Endokarditis** sind die Beschwerden und klinischen Befunde ähnlich denen bei der subakuten Verlaufsform, der Verlauf ist jedoch rascher. Eine akute bakterielle Endokarditis kann sich auch an normalen Klappen entwickeln und ist gekennzeichnet durch ein unterschiedliches Ausmaß von hohem Fieber, einem toxischen Erscheinungsbild, einer raschen Klappendestruktion, Abszessen im Bereich des Klappenringes, septischen Embolien, einer offensichtlichen Quelle der Infektion und durch einen septischen Schock.

Bei der Prothesenendokarditis kommt es neben den oben geschilderten Symptomen einer akuten oder subakuten Endokarditis zu folgenden Bildern: Abszeß im Klappenringbereich, stenosierende Vegetationen, myokardiale Abszesse und mykotische Aneurysmen, die sich durch Klappenobstruktion, Dehiszenz und Störungen im Herzleitungssystem manifestieren.

Diagnostik

Da Symptome und klinische Befunde unspezifisch und stark variabel sein können und häufig ein schleichender Verlauf vorliegt, ist es wichtig, nach dieser infektiösen Endokarditis bei Hochrisikopatienten aktiv zu suchen, d.h. bei denen mit einer Herzklappenerkrankung in der Anamnese und denjenigen, die sich kürzlich invasiven Maßnahmen oder einer Zahnbehandlung unterzogen haben, und bei Drogenabhängigen. Die ganze Vielfalt der Symptome und Zeichen, die oben beschrieben worden sind, kann vorliegen. Die meisten werden jedoch weniger häufig gefunden, vielleicht wegen einer früheren Diagnosestellung und Behandlung. Fieber und Herzgeräusche sind die häufigsten Befunde. Obwohl bis zu 15% der Patienten mit einer bakteriellen Endokarditis initial kein Fieber oder Herzgeräusche haben können, werden doch praktisch alle diese beiden Befunde schließlich aufweisen. Aus diesem Grunde sollte man bei einem Patienten, bei dem man eine Septikämie vermutet, insbesondere bei einem mit Fieber und Herzgeräusch, so schnell wie möglich Blutkulturen abnehmen. Aufgrund der kontinuierlichen Bakteriämie bei intravaskulären Infektionen genügen meist drei bis fünf Blutkulturen von je 20–30 ml innerhalb von 24 Stunden, um das auslösende Agens zu isolieren. Eine Identifikation sowohl des Mikroorganismus als auch seiner Antibiotikaempfindlichkeit ist unerläßlich, da eine bakterizide Behandlung erforderlich ist. Blutkulturen können eine Inkubation von drei bis vier Wochen benötigen, und bestimmte Infektionen (z. B. mit der *Aspergillusspezies*) müssen nicht zu positiven Kulturen führen, andere (wie *Coxiella burneti* und *Chlamydia psittaci*) erfordern eine serologische Diagnostik oder spezielle Kulturmedien (Legionella pneumophila). Von den Blutkulturen abgesehen sind alle anderen Laboruntersuchungen unspezifisch. Patienten mit Bakteriämien durch Mikroorganismen, die als häufige Ursache von bakteriellen Endokarditiden bekannt sind, sollten sorgfältig und wiederholt auf neue Herzgeräusche und Emboliehinweise untersucht werden. Eine Untersuchung mit der zweidimensionalen Echokardiographie kann Vegetationen bei 60–80% aller Patienten mit einer bakteriellen Endokarditis entdecken, wenn sie eine zugrundeliegende Herzklappenerkrankung aufweisen. Bei Patienten mit einer gesicherten Infektion können eine normozytäre, normochrome Anämie, eine erhöhte Blutsenkungsgeschwindigkeit, eine Leukozytose, erhöhte Immunglobuline, zirkulierende Immunkomplexe und positive Rheumafaktoren häufig, aber nicht immer gefunden werden. Negative Blutkulturen können die Folge einer vorangegangenen antibakteriellen Therapie sein oder Folge einer Infektion mit Organismen, die in den Routinemedien des Labors nicht wachsen, oder es liegt eine andere Diagnose (die gestellt werden muß), z. B. eine nicht-bakterielle thrombotische Endokarditis (s. weiter unten), Vorhofmyxome mit embolischen Phänomenen oder eine der Vaskulitiden, vor.

Prognose

Unbehandelt ist die bakterielle Endokarditis praktisch immer tödlich. Wenn sie behandelt wird, variiert die Mortalität stark und hängt ab vom Alter und von dem Zustand des Patienten, dem Schweregrad der zugrundeliegenden Erkrankungen, dem Ort der Infektion, der Empfindlichkeit des Mikroorganismus auf Antibiotika und den Komplikationen. Die zu erwartende Mortalität einer Endokarditis mit Streptococcus viridans ohne größere Komplikationen beträgt weniger als 10%, aber sie beträgt 100% bei der Aspergillusendokarditis nach einer Klappenprothesenoperation. Herzoperationen, die die akute Klappeninsuffizienz beheben, infizierte Fremdkörper beseitigen und eine therapierefraktäre Infektion eliminieren, haben die Überlebenschance wesentlich erhöht. Eine schlechte Prognose ist mit Herzinsuffizienz, extremem Alter, Beteiligung der Aortenklappe oder mehrerer Klappen, großen Vegetationen, einer polybakteriellen Bakteriämie, Antibiotikaresistenz, Verzögerung im Therapiebeginn, Infektionen von Klappenprothesen, mykotischen Aneurysmen, Klappenringabszessen und größeren embolischen Ereignissen vergesellschaftet. Nach einer Herzoperation hat eine bakterielle Endokarditis mit frühem Beginn eine höhere Mortalität als die mit einem späten Beginn, wie weiter oben beschrieben ist. Eine Endokarditis des rechten Herzens hat eine bessere Prognose als die des linken.

Prophylaxe *(s. Tab. 47. in Kap. KIN, zur Prophylaxe bei Kindern)*

Obwohl ihr Wert nicht bewiesen ist, empfehlen die meisten Ärzte eine Antibiotikaprophylaxe bei Patienten mit klappenbedingten oder anderen Prädispositionen für eine bakterielle Endokarditis, die sich Verfahren unterziehen müssen, bei denen Bakteriämien mit folgender *bakterieller Endokarditis auftreten* können. Bei zahnärztlichen Eingriffen sollte die Prophylaxe gegen Streptococcus viridans gerichtet sein, bei Infektionen des Gastrointestinaltraktes und bei einer Herzklappenoperation gegen *Staphylococcus aureus* und *epidermidis.* Beim Zahnarzt stehen für eine Endokarditisprophylaxe folgende Möglichkeiten zur Verfügung: 3 g Amoxicillin oral eine Stunde vor dem Eingriff und 1,5 g oral sechs Stunden später oder 1 g Erythromycin eine Stunde vor dem Eingriff oral, gefolgt von sechsstündlichen Dosen 0,5 oral vier- bis achtmal. Eine Prophylaxe gegen Enterokokken besteht aus 1 g Ampicillin +1,5 mg/kg Gentamicin (bis zu 80 mg), 30–60 Minuten vor dem Eingriff parenteral, gefolgt von zwei zusätzlichen Dosen alle acht Stunden. Eine Prophylaxe während einer Herzoperation besteht aus 2 g Cefazolin intravenös bei der Narkoseeinleitung und 2 g intravenös alle acht Stunden für weitere 24–48 Stunden, es können jedoch andere Antibiotika nötig sein, wenn postoperative Infektionen häufig durch Cefazolin-resistente Bakterien ausgelöst sind.

Behandlung

Eine erfolgreiche Behandlung besteht in 1. der Gabe eines effektiven Antibiotikums, dessen Serumspiegel hochgehalten wird, und 2. chirurgischen Eingriffen zur Behandlung der mechanischen Komplikationen und resistenter Mikroorganismen.

Penicillinempfindliche Streptokokken (minimale inhibitorische Konzentration [MHK] des Penicillins G $\leq 0{,}1$ µg/ml): Diese Gruppe umfaßt die meisten Typen der Streptococcus-viridans-Gruppe, mikroaerophile und anaerobe Streptokokken und Streptokokken der Gruppe D, die keine Enterokokken sind. Mehrere verschiedene Regime haben gleiche Resultate: Penicillin G 10–20 Mio. Einheiten/Tag intravenös in sechs geteilten Dosen oder 1,2 Mio. Einheiten Procain-Penicillin G alle sechs oder 12 Stunden für vier Wochen. Wird zusätzlich Streptomycin in der Dosis 7,5 mg/kg (bis zu 500 mg) zweimal täglich i. m. gegeben, sollte die Behandlungsdauer auf zwei Wochen verkürzt werden, und Organismen sollten auf eine Streptomycinresistenz, die bei Streptokokken, die keine Enterokokken sind, selten ist, bei hohen Spiegeln (> 2000 µg/ml) getestet werden. Liegt sie jedoch vor, sollte Gentamicin (1 mg/kg [bis zu 80 mg] alle 8 Std. i. m.) anstelle von Streptomycin gegeben werden. Bei Patienten, die allergisch auf Penicillin sind, kann Cefazolin vorsichtig gegeben werden, wenn eine Penicillin-Anaphylaxie nicht erfragt werden kann, oder als Alternative Vancomycin. Orale Behandlungprogramme sind weniger zuverlässig und sollten nicht ohne eine enge Überwachung der Serumspiegel benutzt werden, um so eine ausreichende gastrointestinale Resorption sicherzustellen.

Penicillinresistente Streptokokken (Penicillin G, minimale inhibitorische Konzentration > 0,1 µg/ml): Enterokokken und einige andere Streptokokkenstämme (einschließlich des anspruchsvollen, Pyridoxin erfordernden Streptococcus viridans) sind relativ Penicillin-G-resistent und erfordern die synergistische Aktivität von Penicillin oder Vancomycin, kombiniert mit einem Aminoglykosid, um eine Endokarditis zu heilen. Etwa 40% der Enterokokkenstämme mit einer Hochdosisresistenz gegen Streptomycin (>2000µg/ml) reagieren nicht auf eine Therapie mit Penicillin G und Streptomycin und sollten mit Penicillin + Gentamicin behandelt werden. Penicillin G in der Dosis 15–24 Mio. Einheiten/Tag intravenös oder Ampicillin 8–12 g/Tag intravenös sollten gleichzeitig mit Streptomycin 7,5 mg/kg (bis zu 500 mg) intramuskulär zweimal täglich oder Gentamicin 1 mg/kg (bis zu 80 mg) intravenös alle acht Stunden für vier bis sechs Wochen gegeben werden. Patienten mit Enterokokkeninfektionen, die mehr als drei Monate dauern, mit großen Vegetationen (echokardiographische Beurteilung) oder mit Vegetationen an Klappenprothesen sollen für sechs Wochen behandelt werden. Patienten, die auf Penicillin allergisch sind, können desensibilisiert werden oder mit Vancomycin 7,5 mg/kg (bis zu 500 mg) intravenös alle sechs Stunden und Streptomycin oder Gentamicin behandelt werden. Eine Endokarditis aufgrund von **Pneumokokken oder Gruppe-A-Streptokokken** sollte mit Penicillin G 10–20 Mio. Einheiten/Tag intravenös für vier Wochen behandelt werden. Eine Endokarditis mit Staphylococcus aureus sollte mit Penicillin G 15–24 Mio. Einheiten/Tag intravenös behandelt werden, wenn der Stamm keine Beta-Laktamase produziert. 90% der Stämme sind Penicillin-resistent und sollten mit einem Penicillinase-resistenten Penicillin (Nafcillin oder Oxacillin) 1,5–2 g intravenös alle vier Stunden für vier bis sechs Wochen behandelt werden. Staphylokokkenstämme, die gegen Penicillinase-unempfindliche Penicilline resistent sind, sind ebenso resistent auf Cephalosporine, obwohl dies bei einer Routineempfindlichkeitstestung schwierig zu demonstrieren sein kann. Oxacillin-Nafcillin-resistente Staphylokokken sollten mit Vancomycin 7,5 mg/kg intravenös alle sechs Stunden behandelt werden. Oxacillin-Nafcillin-empfindliche Infektionen bei Penicillin-allergischen Patienten sollten vorsichtig mit Cefazolin 1–2 g intravenös alle

6–8 Stunden behandelt werden, wenn sich eine Penicillinanaphylaxie nicht erfragen läßt, oder es sollte Vancomycin gegeben werden. Eine Endokarditis durch *Staphylococcus epidermidis* tritt meistens bei Patienten mit Klappenprothesen auf und kann eine Operation und eine antimikrobielle Therapie erfordern. Penicillin- oder Oxacillin-empfindliche Stämme sollten für sechs bis acht Wochen, wie oben für den Staphylococcus aureus beschrieben, behandelt werden. Oxacillin-resistente Stämme sollten mit Vancomycin 7,5 mg/kg alle sechs Stunden und Rifampicin 300 mg oral alle acht Stunden für sechs bis acht Wochen behandelt werden. Die *Hämophilusspezies* sollten mit Ampicillin und Gentamicin für vier Wochen behandelt werden. Dabei sollten Dosen verwendet werden, wie oben für die Enterokokkeninfektionen empfohlen. Endokarditische Infektionen mit coliformen Bakterien sind häufig gegen eine antimikrobielle Behandlung resistent und sollten mindestens vier Wochen auf der Basis von Empfindlichkeitstestungen mit einem Beta-Laktam-Antibiotikum zusammen mit einem Aminoglykosid behandelt werden.

Eine Herzklappenoperation (Débridement und Ersetzen der Klappe) ist häufig zur Beseitigung einer Infektion nötig, die sich medikamentös nicht kontrollieren läßt, insbesondere bei einer früh einsetzenden Klappenprothesenendokarditis. Der Zeitpunkt der chirurgischen Intervention bedarf einer großen klinischen Erfahrung. Sie kann notfallmäßig erforderlich sein, wenn sich eine Herzinsuffizienz aufgrund einer korrigierbaren Läsion verschlechtert (insbesondere wenn *Staph. aureus*, ein gramnegatives Bakterium oder ein Pilz der verantwortliche Erreger ist), sollte jedoch im allgemeinen erst nach 24–72 Stunden einer optimalen antibiotischen Behandlung erfolgen.

Verlauf unter Therapie: Patienten mit einer bakteriellen Endokarditis, die durch Penicillin-empfindliche Streptokokken ausgelöst wird, fühlen sich meist besser, und es kommt zu einem Absinken des Fiebers innerhalb von drei bis sieben Tagen nach Therapiebeginn. Jedoch kann das Fieber aus Gründen, die nicht in der fortschreitenden aktiven Infektion liegen, persistieren, z. B. Medikamentenallergie, Phlebitis oder Infarkte durch Embolien. Eine durch Staphylokokken ausgelöste Endokarditis zeigt oft ein langsameres Ansprechen. Sterile Embolien und eine Klappenruptur können bis zu einem Jahr nach einer erfolgreichen antimikrobiellen Therapie erfolgen. Ein Rezidiv nach Therapie tritt meistens innerhalb von vier Wochen auf, der Patient kann auf eine erneute antibiotische Behandlung ansprechen oder, er muß sich eventuell einer Operation unterziehen. Ein Wiederauftreten der Endokarditis nach sechs Wochen bei Patienten ohne eine Klappenprothese ist im allgemeinen eine neue Infektion und kein Rezidiv.

Nichtbakterielle Endokarditis

(nichtbakterielle thrombotische Endokarditis)

Die Bildung von aus Plättchen und Fibrin bestehenden sterilen Thromben an Herzklappen und dem benachbarten Endokard infolge einer Verletzung, einer lokalen Turbulenz, zirkulierender Immunkomplexe, einer Vaskulitis oder hyperkoagibler Zustände.

Ätiologie und Pathophysiologie

Vegetationen können klinisch nicht entdeckbar sein, als Nidus für eine Besiedlung mit zirkulierenden Mikroorganismen dienen, embolische Episoden verursachen oder die Klappenfunktion behindern. Katheter, die durch das rechte Herz hindurchgeschoben werden, können die Trikuspidal- oder Pulmonalklappe verletzen, was zu einer Anlagerung von Plättchen und Fibrin am Ort der Verletzung führt. Die Häufigkeit von katheterinduzierten Endokarditiden beim Menschen ist niedriger, als man von Tierversuchen her erwarten würde. Beim SLE können sich krümelige, aus Plättchen und Fibrin bestehende Vegetationen am Klappenschlußrand entwickeln. Bei der Autopsie haben 40% aller SLE-Patienten, die mit einer aktiven Erkrankung sterben, diese Veränderungen an einer oder mehrerer Klappen. Diese **Libman-Sacks-Läsionen** sind im allgemeinen nicht mit einer signifikanten Stenose oder

Insuffizienz der Klappe verbunden, obwohl leise Insuffizienzgeräusche bei der Herzauskultation entdeckt werden können. Große, thrombotische Auflagerungen an den Klappen, die zu echten Embolien des Gehirns, der Niere, der Milz, des Mesenteriums, der Extremitäten und der Koronararterien führen können, sind bei Patienten beobachtet worden, die an folgenden Krankheiten leiden: chronische konsumierende Erkrankungen, disseminierte intravaskuläre Gerinnung, muzinproduzierende metastatische Karzinome der Lunge, des Magens und des Pankreas und bei chronischen Infektionen wie Tuberkulose, Pneumonie und Osteomyelitis. Diese Vegetationen bilden sich häufiger an bereits durch ein rheumatisches Fieber oder eine angeborene Herzerkrankung vorgeschädigten Klappen; sie sind an der Mitralklappe, gefolgt von der Aortenklappe und einer Kombination dieser beiden Läsionen, am häufigsten.

Symptomatik und Diagnostik

Eine nichtbakterielle thrombotische Endokarditis sollte immer vermutet werden, wenn chronisch kranke Patienten Symptome entwickeln, die auf eine arterielle Embolie hinweisen. Die Diagnose kann durch Untersuchen der embolischen Fragmente nach Embolektomie gesichert werden, oder sie kann vermutet werden, wenn Echokardiogramme valvuläre Vegetationen ohne ein Myxom im Vorhof zeigen und Blutkulturen negativ bleiben. Die Unterscheidung von einer bakteriellen Endokarditis mit negativen Blutkulturen kann schwierig sein, ist jedoch wichtig, da eine Antikoagulation bei Patienten mit einer bakteriellen Endokarditis mit einer hohen Inzidenz von Blutungen behaftet ist.

Prognose und Behandlung

Die Prognose der nichtbakteriellen thrombotischen Endokarditis ist im allgemeinen aufgrund des Ernstes der prädisponierenden Krankheiten schlecht. Die Behandlung besteht in einer Antikoagulation mit Heparin oder Warfarin und einer Beseitigung der auslösenden Erkrankung, wenn immer dies möglich ist. Kontrollierte Studien über die Resultate der Antikoagulanzien-Therapie liegen nicht vor.

Krankheiten des Perikards

Ätiologie

Das Perikard kann bei angeborenen Fehlbildungen, Entzündungen, Traumen oder Neoplasien mitbeteiligt sein. Eine **Entzündung** ist die Folge einer bakteriellen, viralen (insbesondere durch Viren der ECHO-Gruppe und der Coxsackie-B-Gruppe) oder mykotischen Infektion und tritt manchmal bei Systemerkrankungen (rheumatoide Arthritis, systemischer Lupus erythematodes, Sklerodermie, Urämie) auf. Eine pyogene Perikarditis ist selten, kann jedoch bei einer bakteriellen Endokarditis, Pneumonie, Septikämie, einem penetrierenden Trauma, nach einer Herzoperation und bei Patienten, die eine immunosuppressive Therapie erhalten, vorkommen. Tuberkelbakterien oder Pilze können eine subakute oder chronische Perikarditis hervorrufen. Meistens kann die Ätiologie einer akuten Perikarditis nicht identifiziert werden, und sie wird dann als unspezifische oder idiopathische Perikarditis bezeichnet, die sich später in einigen Fällen als viral bedingt herausstellt. Eine akute Perikarditis tritt nach einer Perikardiotomie auf (Postperikardiotomie-Syndrom) oder als frühe Folge eines Herzinfarktes (10 bis 15%). Das Spätsyndrom nach einem Myokardinfarkt (Dressler-Syndrom) tritt gewöhnlich 10 Tage bis 2 Monate nach einem Infarkt (1–3%) auf. Die Perikarditis kann eine andere Therapie komplizieren (z. B. Bestrahlung oder eine Therapie mit Medikamenten wie Procainamid, Hydralazin, Phenytoin oder Antikoagulanzien). Perforierende oder nicht-perforierende Thoraxtraumen können ein Hämoperikard hervorrufen. Sacculäre oder dissezierende Aortenaneurysmen können ins Perikard durchbrechen, ebenso ein Herzwandaneurysma nach einem Infarkt oder Trauma. Gelegentlich gelangen Herzkatheter durch eine Myokardpenetration in den Herzbeutel. Die häufigste Ursache für große Perikardergüsse bei hospitalisierten Patienten sind metastasierende Neoplasien. Die unterschiedlichen Arten umfassen Karzinome (besonders der Lunge oder der Brust), Sarkome und Lymphome. Eine direkte Ausbreitung thorakaler Tumoren kann auch vorkommen. Das primäre Mesotheliom des Perikards ist ein seltenes Phänomen. Die neoplastische Beteiligung kann mit oder ohne seröse oder hämorrhagische Ergüsse, umschrieben oder ausgedehnt, vorhanden sein. Wenn sie ausgedehnt ist, wird die kardiale Funktion behindert. Patienten mit AIDS können eine Perikarditis durch Mycobacterium avium, Pilzinfektionen, Viruserregern oder Kaposi-Sarkom entwickeln.

Die konstruktive Perikarditis ist gewöhnlich von unbekannter Ursache, jedoch kann sie durch die meisten Erkrankungen hervorgerufen werden, die auch eine akute Perikarditis verursachen. Selten kommt es nach rheumatischem Fieber vor. Unter den bekannteren Ursachen sind Infektionen, Neoplasien, Tuberkulose, Bestrahlungen, rheumatoide Arthritis, Trauma und Herzoperationen.

Pathologie

Eine **akute Perikarditis** kann fibrinös, serös, sanguinös, hämorrhagisch oder purulent sein. Menge und Art der zellulären Reaktion hängen von der auslösenden Ursache ab. Im Herzbeutel befindet sich normalerweise nur wenig Flüssigkeit (≤ 25 ml), bei Erkrankung kommt es jedoch zur Ergußbildung. Die oberflächlichen Lagen des subepikardialen Myokards können mitbetroffen sein. **Eine chronische Perikarditis** kann serös, chylös, fibrös, verklebend, hämorrhagisch, eitrig oder kalzifizierend sein.

Eine **Perikardfibrose** kann Folge einer Infektion, eines Traumas oder Hämoperikards sein oder bei Kollagenkrankheiten einschließlich dem rheumatischen Fieber auftreten. Oft ist die Ursache nicht bekannt. Die Fibrose kann inselförmig oder diffus sein und weist oft Kalkablagerungen auf. Eine Perikardfibrose kann ohne hämodynamische Auswirkungen sein oder eine chronische konstriktive Perikarditis auslösen. Eine chronische Perikarditis kann die Form eines Perikardergusses mit oder ohne Herztamponade annehmen. Die Ursache kann ungewiß sein oder kann eine Urämie, Kollagenkrankheiten, eine Tuberkulose, ein Myxödem oder Neoplasmen sein. Eine chronische Perikarderkrankung kann auch als Cholesterinperikarditis oder Chyloperikard in Erscheinung treten. Letzteres kann Resultat eines Traumas, Neoplasmas, eines Verschlusses des Ductus thoracicus oder pathologischer lymphatischer Verbindungen sein, ist jedoch häufig idiopathisch. Die Verklebungen der viszeralen und parietalen Schichten kann zu einer partiellen oder völligen Herzbeutelobliteration führen, oder ein Erguß kann beide Schichten trennen. Der Letztere kann zu einer konstriktiven Perikarditis mit Erguß führen, bei welchem die hämodynamischen Veränderungen denen der Herztamponade ähnlich sind, aber wenn der Perikarderguß entfernt wird, werden sie denen der konstriktiven Perikarditis ähnlich (s. unten).

Pathophysiologie

Perikardergüsse können in ihrer Menge zwischen 50 ml und mehr als 1 l variieren. Die diastolische Ventrikelfüllung kann schon bei geringgradigen perikardialen Flüssigkeitsansammlungen beeinträchtigt werden, wenn sich der Erguß sehr schnell bildet; bei langsamer Ergußbildung können sich erhebliche Mengen ansammeln. Auch bei einer Verminderung der perikardialen Dehnbarkeit infolge Fibrose, Verkalkung oder Tumorbefall kann die diastolische Ventrikelfüllung beeinträchtigt sein. Der enddiastolische Ventrikeldruck wird durch den beeinträchtigenden Erguß oder das verdickte Perikard bestimmt, und die diastolischen Drücke in den Ventrikeln, Vorhöfen und großen Venen gleichen sich ihm an, normalerweise 13 bis 32 mmHg. Die venöse Stauung im großen Kreislauf nimmt zu, und der hydrostatische Druck in den Kapillaren des großen Kreislaufes nähert sich dem osmotischen Druck. Daher führt eine weitere geringgradige Zunahme des Venen- bzw. Kapillardrucks zu einer beträchtlichen Flüssigkeitstranssudation aus den Kapillaren. Die Zeichen einer peripheren Stauung sind bei Perikarderkrankungen ausgeprägter als diejenigen einer Lungenstauung, und ein ausgeprägtes Lungenödem ist selten. Selbst große Perikardergüsse (bis über 1 l), wenn sie sich langsam bilden und das Perikard sich an das große Volumen anpassen kann, brauchen keine Tamponade hervorrufen.

Bei einer sehr schnellen Flüssigkeitsansammlung **(Herztamponade)** steigen die diastolischen Ventrikeldrücke, die Vorhof- und venösen Drücke an, das Schlagvolumen, das Herzzeitvolumen und schließlich auch der systemarterielle Blutdruck fallen ab. Die daraus resultierenden klinischen Befunde entsprechen denen eines Schocks (vermindertes Herzzeitvolumen und niedriger systemarterieller Druck) und einer Tachykardie, kombiniert mit Dyspnoe, Orthopnoe und mit erhöhtem systemischem und Lungenvenendruck. Eine Herztamponade geht fast stets mit einer Akzentuierung des normalen inspiratorischen Abfalls des systemarteriellen systolischen Blutdrucks einher **(Pulsus paradoxus).** Ein Abfall von 10 mmHg oder mehr ist im allgemeinen signifikant, obwohl in ausgeprägten Fällen der Puls sogar inspiratorisch verschwinden kann. Ein Pulsus paradoxus kann auch bei chronisch-obstruktiver Lungenerkrankung, Asthma bronchiale, Lungenembolie, rechtsventrikulärem Infarkt und dem klinischen Bild des Schocks auftreten.

Die Wirkung einer allmählichen Perikardvernarbung, wenn sie zu einer **konstriktiven Perikarditis** führt, unterscheidet sich von der Tamponade in einigen Gesichtspunkten. Die einzige frühe Auffälligkeit kann eine Erhöhung des diastolischen Ventrikeldruckes, des Vorhof- und des Pulmonal- und des systemischen Druckes sein. Die ventrikuläre systolische Funktion (Ejektionsfraktion) bleibt gewöhnlich erhalten. Ein anhaltend gesteigerter pulmonalvenöser Druck führt zu Dyspnoe und Orthopnoe; venöse Drucksteigerung im großen Kreislauf zu Hypervolämie, gestauten Halsvenen, Pleuraerguß, Hepatomegalie, Aszites und peripheren Ödemen. Eine Cirrhose cardiaque, die durch eine chronische Erhöhung des Lebervenendrucks verursacht wird, kann vorkommen. Ein Pulsus paradoxus tritt nur in der Minderzahl der Fälle auf und ist gewöhnlich weniger stark ausgeprägt als bei einer Tamponade. Das Kussmaulsche Zeichen (die inspiratorische Füllung der Halsvenen) ist im allgemeinen vorhanden, während es bei der Herztamponade fehlt.

Symptomatik

Die **akute Perikarditis** kann unmittelbar mit Brustschmerzen, Dyspnoe, Fieber, Perikardreiben, Herztamponade oder Veränderungen im EKG oder Röntgenbild beginnen; andererseits kann sie auch im Verlauf einer Systemerkrankung zufällig entdeckt werden. Sie entwickelt sich plötzlich oder schleichend, oft geht ihr ein dumpfer oder scharfer, präkordialer oder substernaler Schmerz voraus, der in den Hals, in den Musculus trapezius oder in die Schultern ausstrahlt. Schmerzen können leichter bis schwerer Art sein und werden meist durch Bewegungen des Thorax, durch Husten und durch die Atmung verstärkt. Aufrechtes Sitzen und Vorwärtsbeugen bringt Erleichterung. Im allgemeinen läßt sich der Perikardschmerz vom koronaren Ischämieschmerz unterscheiden, da der letztere nicht durch thorakale Bewegung oder Liegen *(s. a. Kap. HKR, 1., Perikardialer Schmerz)* verstärkt wird. Es können Tachypnoe und trockener Husten vorliegen. Häufig bestehen Fieber, Schüttelfrost und allgemeine Schwäche. Eine indolente Perikarditis (oftmals tumorös, tuberkulös oder urämisch) kann vollkommen schmerzfrei verlaufen.

Sofern vorhanden, ist der klinische Hauptbefund ein Reibegeräusch während des gesamten Herzzyklus. Allerdings tritt dieses oft nur intermittierend oder vorübergehend auf oder ist auf die Systole oder, weniger häufig, auf die Diastole beschränkt. Eine größere perikardiale Flüssigkeitsansammlung kann die Herztöne dämpfen, die kardialen Perkussionsgrenzen vergrößern und Größe und Form der Herzsilhouette verändern. Jedoch kann eine Herztamponade auch ohne irgendeinen dieser Befunde vorkommen. Sogar die Ansammlung großer Flüssigkeitsmengen verläuft in der Regel ausreichend langsam, so daß sich das Perikard ausdehnen und die Flüssigkeit ohne Beeinträchtigung der Herzfunktion aufnehmen kann. Andere Symptome, wie ein Pulsus paradoxus oder Folgen eines erhöhten Venendrucks und eines reduzierten Herzzeitvolumens, die zu Tamponade und Schock führen können, sind in der Besprechung der Pathophysiologie weiter oben beschrieben.

Bei einer akuten Perikarditis finden sich häufig eine Leukozytose und eine beschleunigte Senkung. Fortlaufende EKG zeigen in der Frühphase der Erkrankung häufig in den meisten

Ableitungen isolierte Veränderungen der ST-Strecke und T-Welle. Die ST-Strecken in zwei oder drei der Standardableitungen werden angehoben, kehren im weiteren jedoch zur Grundlinie zurück. Im Gegensatz zum Myokardinfarkt weisen die ST-Strecken keine spiegelbildliche Senkung auf (ausgenommen Ableitung aVR und V1), und es entwickeln sich keine pathologischen Q-Zacken. Im gesamten EKG können die T-Wellen abflachen und dann invertieren, ausgenommen Ableitung aVR. Die T-Wellen-Negativierung kann, nachdem das ST-Segment wieder zur Null-Linie zurückgekehrt ist, auftreten und unterscheidet sich von der der akuten Ischämie oder des Myokardinfarkts. Mit Ergußbildung nimmt die QRS-Amplitude oft ab. In ≥ 90% der Fälle besteht Sinusrhythmus. Die Herzsilhouette im Röntgenbild ist nicht vergrößert, außer bei einer begleitenden Herzerkrankung oder einem Erguß von über 250 ml. Ein Pleuraerguß, insbesondere auf der linken Seite, ist häufig. Das elektrische Alterans kann die P-Welle, den QRS-Komplex oder die T-Welle einbeziehen. Am häufigsten ist nur der QRS-Komplex beteiligt. Die QRS-Amplitude nimmt zu und bei alternierenden Schlägen wieder ab *(s. Abb. 23.)*. In manchen Fällen von Herztamponade ist das elektrische Alterans mit unterschiedlichen Herzpositionen verbunden (pendelndes Herz). Elektrischer Alterans ist selten und meist auf wenige Fälle von Herztamponade beschränkt.

Chronische Perikarditis: Eine Perikardfibrose oder -verkalkung ist, außer bei einer konstriktiven Perikarditis, asymptomatisch. Hierbei kann es dann zu den Symptomen einer peripheren Stauung bei gleichzeitigem Auftreten eines frühdiastolischen Tones **(Perikardton, „percardial knock“),** der oft am besten in der Inspirationsphase gehört wird, und manchmal zu einem Pulsus paradoxus kommen. Eine Perikardverkalkung kommt in etwa 50% der konstriktiven Perikarditisfälle vor und wird häufig am besten auf der Seitenaufnahme gesehen. Die Herzsilhouette kann dabei klein, normal groß oder groß sein. EKG-Veränderungen sind unspezifisch: Die QRS-Amplitude ist erniedrigt, die T-Wellen sind abnorm. In etwa 25% der Patienten mit konstriktiver Perikarditis besteht Vorhofflimmern (weniger häufig Vorhofflattern).

Diagnostik

Eine **akute Perikarditis** läßt sich allein aus der Schmerzanamnese und den charakteristischen EKG-Veränderungen diagnostizieren. Ein Perikardreiben ist ebenfalls diagnostisch. Differentialdiagnostisch muß eine Perikarditis von Ursachen eines pleuritischen Schmerzes und vom Myokard- oder Lungeninfarkt unterschieden werden. Ein Perikarderguß ist zu vermuten, wenn sich bei seriellen Thoraxaufnahmen die Herzsilhouette rasch verändert und dabei die Lungenfelder frei bleiben (wenn schnelle Veränderungen der Herzgröße auf eine Herzinsuffizienz zurückzuführen sind, sind Zeichen einer Lungenstauung viel wahrscheinlicher). Die Silhouette ist oft symmetrisch vergrößert, und die Umrisse der großen Gefäße sind aufgehoben. Da auch beim Myxödem oder bei der Stauung infolge einer Herzinsuffizienz erhebliche perikardiale Flüssigkeitsmengen vorhanden sein können, ist deren Vorhandensein nicht notwendigerweise gleichbedeutend mit Perikarditis. Die Echokardiographie ist die beste Methode zur Erkennung eines Perikardergusses bei der akuten Perikarditis, das Echokardiogramm kann jedoch normal sein, wenn nur eine fibrinöse Perikarditis vorliegt.

Eine **tuberkulöse Perikarditis** beginnt schleichend und kann ohne offensichtliche Lungenbeteiligung vorliegen. Der intrakutane Tuberkulintest ist in der Regel positiv. Zur Diagnose können Kulturen aus Perikardflüssigkeit oder Perikardgewebe erforderlich sein, oder aber das Ansprechen auf eine tuberkulostatische Therapie kann die Diagnose stützten. Perikarditiden infolge pyogener, viraler oder mykotischer Infektionen oder solche, die mit akutem rheumatischem Fieber, Kollagenkrankheiten, Urämie oder akutem Myokardinfarkt einhergehen, können wegen der Beschäftigung mit den anderen Manifestationen der Grundkrankheit übersehen werden. Sobald diese erkannt wird, ist auch die Ursache der Perikarditis geklärt.

Einer **idiopathischen Perikarditis** geht häufig eine Infektion der oberen Atemwege voraus. Bevor man die Diagnose stellt, sind andere mögliche Ursachen sorgfältig auszuschließen.

Zu den diagnostischen Maßnahmen gehören Blutkulturen, Tuberkulosetests, Untersuchung der Perikardflüssigkeit oder Perikardbiopsie, Untersuchung auf Pilze, antinukleäre Antikörpertests, Histoplasmose-Komplementbindungsreaktion, Streptozymtests, Test auf neutralisierende Antikörper gegen Coxsackieviren, Influenzaviren und ECHO-Viren. Anti-DNS- und Anti-RNS-Antikörpertests können nützlich sein. Wenn Perikardflüssigkeit abpunktiert wird, sollten Kulturen angelegt und das Punktat auf Tumorzellen untersucht werden. Bei rezidivierendem oder persistierendem Perikarderguß kann eine direkte Perikardbiopsie für Kulturen und für mikroskopische Untersuchungen notwendig werden. Eine idiopathische Perikarditis wird durch Rückfälle bei 15–25% der Fälle kompliziert. Die Rückfälle können für Monate bis Jahre anhalten. Ein **Postperikardiotomie-** und **Postmyokardinfarkt-Syndrom** kann schwierig nachzuweisen sein und muß von einer postoperativen Perikardinfektion und von einem frisch abgelaufenen Myokardinfarkt oder einer Lungenembolie abgegrenzt werden. Schmerzen, Reibegeräusch und Fieber, die zwei Wochen bis mehrere Monate nach dem bekannten Infarkt auftreten, sowie ihr schnelles Ansprechen auf Kortikosteroide sind diagnostische Hilfen. Für ein Perikardtrauma sprechen meistens die Vorgeschichte sowie eine schnelle Blutansammlung im Herzbeutel, die eine Tamponade auslöst.

Das Auftreten von Vorhofrhythmusstörungen und Zeichen einer Tamponade oder Konstriktion bei tumorösen Erkrankungen spricht für eine Perikardbeteiligung.

Chronische Perikarditis: Eine Perikardfibrose kann durch den Nachweis von Perikardverkalkungen (manchmal ohne Perikardkonstriktion) oder durch die Symptome einer Kreislaufstauung festgestellt werden. Eine **konstriktive Perikarditis** muß von einer myokardialen oder valvulären Erkrankung mit Stauung von einer Leberzirrhose unterschieden werden. Insbesondere muß eine restriktive Kardiomyopathie von einer chronischen Perikarditis differenziert werden (s. oben).

Spezielle diagnostische Maßnahmen können zur Differentialdiagnose von Erguß, konstriktiver Perikarditis und Herzdilatation erforderlich werden. Bei reiner konstriktiver Perikarditis ist die Herzsilhouette gewöhnlich nicht verbreitert. Die **Echokardiographie,** eine sichere, schnelle und nichtinvasive Methode, hat eine hohe Sensitivität und Spezifität für den Nachweis von Perikardflüssigkeit. In der Regel ergeben sich bei der Tamponade charakteristische und bei der konstriktiven Perikarditis lediglich unspezifische Veränderungen. Bei der Untersuchung zeigen sich beim Vorliegen eines Ergusses hinter dem linken Ventrikel im Bereich der Herzhinterwand zwei Echos: das eine vom Epikard und das andere vom Perikard. Bei größeren Ergüssen kann man die Flüssigkeit auch vor der Vorderwand des rechten Ventrikels nachweisen. Der Abstand zwischen den Echos entspricht der Dicke der Flüssigkeitsschicht.

Hämodynamische Untersuchungen: Eine konstriktive Perikarditis kann man auch aus den charakteristischen und weiter unten beschriebenen Druckaufzeichnungen ableiten. Die Diagnose wird durch ein CT oder ein NMR gesichert, die gewöhnlich eine Verdickung des Perikards über 5 mm zeigen. Diese Veränderungen liegen nicht immer vor, und manchmal kann eine Probethorakotomie notwendig werden.

Bei einer Tamponade oder Konstriktion sind der Pulmonalkapillardruck, der diastolische Druck in der Pulmonalarterie, der enddiastolische Druck im rechten Ventrikel und der Mitteldruck im rechten Vorhof gewöhnlich auf 10–30 mmHg erhöht und praktisch identisch. Der systolische Druck in der Arteria pulmonalis und im rechten Ventrikel ist normal oder nur mäßig erhöht, so daß die Druckamplitude klein ist. Bei einer konstriktiven Perikarditis können die Vorhofdruckkurven eine Betonung des X- und Y-Abfalls und die Ventrikeldruckkurven eine diastolische Absenkung (Dip) während der schnellen diastolischen Füllungsphase aufweisen. Bei einer konstriktionsbedingten Stauung sind diese Druckkurvenveränderungen immer anzutreffen. Bei der Herztamponade findet sich kein frühdiastolischer Dip in der Ventrikeldruckkurve. Die Druckkurve des Vorhofs zeigt erhaltene X-Wellen und einen Verlust der Y-Welle. Bei schwerem kongestivem Zustand durch eine dilatative Kardiomyopathie übersteigt der pulmonale Verschlußdruck oder der linksventrikuläre diastolische Druck gewöhnlich den mittleren rechtsatrialen Druck und den diastolischen rechtsventrikulären Druck um 4 bis 6 mmHg oder mehr. Wenn der pulmonale Verschlußdruck sich dem rechtsatrialen Mitteldruck annähert, kommt es zu einem frühdiastolischen Dip in der Ventrikel-Druckkurve mit breiten X- und Y-Wellen in den rechtsatrialen Druckkurven, wenn sowohl eine konstriktive Perikarditis als auch eine restriktive Kardiomyopathie vorhanden sind. Das CT ist wie das NMR nützlich, um eine perikardiale Verdickung nachzuweisen. Wenn die Perikarditis oder Flüssigkeit nicht nachgewiesen werden kann, ist die Diagnose einer restriktiven Kardiomyopathie naheliegender, aber nicht gesichert. Eine endokardiale Biopsie deckt das normale Myokard bei konstriktiver Perikarditis auf und häufig eine Fibrose, eine Amyloidose oder eine andere Ursache für eine restriktive Kardiomyopathie. Die Ergebnisse können jedoch auch nicht schlüssig sein.

Therapie

Allgemeinmaßnahmen: Gegen Schmerzen sind 650 mg Aspirin oral, 15–60 mg Codein oral, 50–100 mg Meperidin oral oder i.m. oder 10–15 mg Morphin i.m. alle 4 h wirksam. Angst und Schlaflosigkeit können auf 2–10 mg Diazepam oral drei- bis viermal täglich oder 15–30 mg Flurazepam oral zur Nachtzeit ansprechen. Bei akuten Perikarderkrankungen sind Antikoagulanzien in der Regel *kontraindiziert,* da sie zu intraperikardialer Blutung und sogar tödlicher Tamponade führen können. Die Ausnahme besteht in der bei einem akuten Myokardinfarkt frühzeitig komplizierenden Perikarditis, bei der Antikogulanzien weiter gegeben werden können. Eine Krankenhausaufnahme zur Beobachtung von Komplikationen ist ratsam.

Spezifische Therapie: Eine Perikarditis infolge bakterieller oder mykotischer Infektionen wird mit Antibiotika oder Antimykotika behandelt *(s. Kap. INF, 10., Tuberkulose).* Bei einer Perikarditis infolge einer pyogenen Infektion sollte der Herzbeutel chirurgisch drainiert werden.

Antibiotika sind bei der idiopathischen Perikarditis nicht indiziert, ebensowenig beim Postinfarkt- oder Postperikardiotomie-Syndrom. Indometacin 25–50 mg dreimal täglich oral kann den Schmerz und den Erguß unter Kontrolle bringen. Prednison 20–60 mg täglich oral in geteilten Dosen kann für drei bis vier Tage gegeben werden, wenn es zur Beherrschung von Schmerz, Fieber und Erguß nötig ist. Bei befriedigendem Ansprechen kann die Dosis dann allmählich reduziert und in manchen Fällen nach 7–14 Tagen beendet werden, jedoch kann auch eine Behandlung über viele Monate hinweg notwendig sein.

Die Behandlung der Perikarditis bei rheumatischem Fieber, Kollagenkrankheiten sowie bei einer tumorösen Perikardbeteiligung richtet sich nach der Grunderkrankung. In einigen traumatisch bedingten Fällen kann ein operativer Eingriff notwendig sein, um die Verletzungsstelle zu versorgen und um Blut aus dem Herzbeutel zu entfernen. Eine urämische Perikarditis kann auf eine erhöhte Hämodialysefrequenz, Flüssigkeitsaspiration oder systemische bzw. lokale Nebennierenkortikosteroidtherapie ansprechen.

Bei Entstehung einer Tamponade kann eine sorfortige **Perikardiozentese** erforderlich werden. Schon die Entfernung einer kleinen Volumenmenge kann lebensrettend sein. Eine Perikardiozentese ist ein *potentiell letaler Eingriff* und sollte, außer in Notfällen, nur unter der Aufsicht eines Kardiologen oder Thoraxchirurgen und im Herzkatheterlabor durchgeführt werden. Eine Thorakotomie ist gewöhnlich sicherer. Eine Notfallausrüstung zur Wiederbelebung sollte griffbereit sein. In nicht sehr dringlichen Fällen ist eine Prämedikation mit 5–15 mg Morphin oder 50–100 mg Meperedin i.m. wünschenswert. Der Patient sollte liegen und den Kopf 30 Grad gehoben haben. Für den subxyphoidalen Weg ziehen manche Ärzte es vor, wenn der Patient liegt und sein Rücken mit einem Kissen abgestützt wird. Unter antiseptischen Bedingungen werden Haut und Subkutangewebe mit Lidocain infiltriert. Eine 7,5 cm lange Nadel der Stärke 16 mit kurzem Schliff wird über einen 3-Wege-Hahn an eine 30- oder 50-ml-Spritze angeschlossen. In den Herzbeutel kann man über den rechten oder linken Kostosternalwinkel oder von der Spitze des Processus xyphoideus aus mit nach innen, oben und entlang der Brustwand gerichteter Nadel eindringen.

Die Nadel wird unter konstantem Ansaugen mit der Spritze vorgeschoben. Die Echokardiographie kann zur Kontrolle der Führung der Nadel eingesetzt werden, während Kochsalzlösung gespritzt wird. Die Nadel sollte unmittelbar über der Haut angeklammert werden, um ein weiteres unnötiges Eindringen und damit eine Herzpunktion oder Verletzung der Kranzgefäße zu vermeiden. Während der Punktion ist eine EKG-Überwachung essentiell, um Rhythmusstörungen infolge Berührung oder Punktion des Myokards entdecken zu können. Routinemäßig werden der Druck im rechten Vorhof, der pulmonale Verschlußdruck und der intraperikardiale Druck überwacht. Die Flüssigkeit wird entfernt, bis der intraperikardiale Druck unter den rechten Vorhofdruck fällt. Ein Plastikkatheter kann durch die Nadel in den Herzbeutel eingeführt und die Nadel dann zurückgezogen werden, wenn eine wiederholte Drainage in Betracht kommt. Er kann 2 bis 4 Tage liegen bleiben.

Die Stauungszeichen bei einer konstriktiven Perikarditis können durch Bettruhe, Salzrestriktion und Diuretika gebessert werden. Digitalis ist bei Vorhofrhythmusstörungen oder bei gleichzeitig vorliegender ventrikulärer Dysfunktion indiziert. Rezidivierende oder persistierende Ergüsse, mit oder ohne Tamponade, sowie eine konstriktive Perikarditis machen im allgemeinen eine Perikardektomie erforderlich. Asymptomatische Ergüsse bei unbekannter Ursache bedürfen lediglich einer Beobachtung. Patienten mit konstriktiver Perikarditis, die nur geringe Symptome bieten, schwere Verkalkungen oder eine ausgedehnte Myokardschädigung aufweisen oder älter sind, sind keine guten Kandidaten für eine Perikardresektion. Patienten, die eine konstriktive Perikarditis im Zusammenhang mit einer Strahlentherapie oder mit einer Kollagenose entwickeln, haben besonders häufig auch einen erheblichen Myokardschaden und zeigen häufig keine wesentliche Besserung nach einer Perikardresektion.

Tumoren des Herzens

Primäre Tumoren sind selten und werden in weniger als 0,05% der Autopsien gefunden. Sekundäre Tumoren sind 30- bis 40mal häufiger. Tumoren können epikardial, myokardial oder endokardial gelegen sein, und ihre Symptome können auf die Lokalisation hinweisen. Häufig sind die Symptome denen anderer Herzerkrankungen ähnlich; sie werden dann zufällig entdeckt, können aber auch wegen hochgradiger Verdachtsmomente diagnostiziert werden. Wenn kardiale Symptome bei einem Patienten mit extrakardialen Malignomen auftreten, kann dies dafür sprechen, daß Herzmetastasen vorhanden sind.

Primäre Herztumoren

Maligne Herztumoren sind selten, werden überwiegend bei Kindern beobachtet und können von jeder der verschiedenen Gewebearten des Herzens abstammen. Am häufigsten sind die Sarkome, wie Angiosarkom, Fibrosarkom, Rhabdomyosarkom und Liposarkom. Sie gehen mit einer akuten und schneller verlaufenden Zustandsverschlechterung einher als die benignen Herztumoren. Eine plötzlich entstehende Herzinsuffizienz, schnelle Ansammlung eines hämorrhagischen Perikardergusses, oft mit Herztamponade, sowie verschiedene Arrhythmien oder ein Herzblock können die Anwesenheit eines Tumors ankündigen. Metastasen treten im Rückgrat, in den angrenzenden Weichteilen und in größeren Organen auf. Die Prognose ist schlecht, und die Therapie beschränkt sich auf Bestrahlung, Chemotherapie und Behandlung der Komplikationen.

Benigne Herztumoren, zu denen die Myxome, Rhabdomyome, Fibrome, Lipome, Teratome und Perikardzysten gehören, können das Leben bedrohen, wenn sie unbehandelt bleiben.

Das **Myxom** ist der häufigste, innerhalb der Herzhöhlen auftretende Herztumor (und macht 50% der primären Tumoren aus). 75% finden sich im linken Vorhof, die übrigen trifft man im rechten Vorhof und nur selten im rechten oder linken Ventrikel. Myxome sind entweder semitransparent und gelatinös, mit einer lobulären oder zottigen Oberfläche oder haben das Aussehen einer runden, festen Masse. Myxomzellen ähneln den Endothelzellen. Sie sind elongiert und spindelförmig mit runden oder ovalen Kernen und betonten Nukleoli. Zellen und Gefäße sind in eine amorphe Matrix eingebettet, die reich an sauren Mukopolysacchariden ist. Die Tumormassen sind reichlich mit dünnwandigen Kapillaren versorgt. Die Tumoroberfläche ist in der Regel endothelialisiert und kann von Thromben bedeckt sein. Vorhoftumoren, insbesondere rechtsatriale Myxome, können Kalkablagerungen enthalten, die auf der normalen Röntgenthoraxaufnahme sichtbar sind. Die linksatrialen Myxome stammen in der Regel vom Endokard am Rande der Fossa ovalis ab und sind gestielt. Weniger häufig handelt es sich um breitbasig aufsitzende Tumoren. Sie haben meist eine solide Konsistenz und können, wenn sie gestielt sind, in der Diastole durch die Mitralklappenöffnung prolabieren.

Die Myxome bieten von allen Herztumoren das bunteste klinische Bild mit drei Hauptsymptomenkomplexen: 1. Embolien, 2. Abflußbehinderungen und 3. extrakardiale Begleitsymptome. Tumorfragmente insbesondere von gelatinösen Myxomen und thrombotisches Material können von rechts- oder linksseitigen Tumoren in die Lungen bzw. die Körperperipherie embolisieren. Die Diagnose kann oft durch Nachweis von Tumorzellen in einem chirurgisch entfernten Embolus gestellt werden. Eine Behinderung des Blutflusses kann an jeder Klappenöffnung vorkommen, am ehesten jedoch an der Mitralklappe. Die Klappenfunktionsstörungen durch den Tumor entsprechen denjenigen bei rheumatischen Klappenerkrankungen. So können linksatriale Myxome eine Lungenstauung verursachen und Zeichen einer Mitralstenose mit typischem Geräusch, Öffnungston und betontem erstem Herzton bieten. Auch können Mitralinsuffizienzgeräusche als Folge einer chronischen Schädigung der Klappensegel oder einer Beeinträchtigung des korrekten Klappenschlusses durch den Tumor vorhanden sein. Eine klinische Differenzierung zwischen linkem Vorhoftumor und primärer Mitralklappenerkrankung ergibt sich aus einer Lageabhängigkeit von Symptomen (Lungenstauung, Synkope) und Auskultationsbefund (Lautstärke von Geräuschen und Öffnungston). Der linke Vorhof ist in Relation zum Schweregrad der Symptome bei Patienten mit Tumoren unverhältnismäßig kleiner als bei solchen mit einer valvulären Erkrankung. Bei etwa 25% der Patienten mit Myxomen findet sich ein Reibegeräusch, dessen Entstehungsmechanismus unklar ist. Die linksatrialen Tumoren können auch einen „Tumorplop"-Ton hervorrufen, wenn die gestielte Masse während der Diastole in die Klappenöffnung hineinfällt. Er unterscheidet sich vom Öffnungston einer rheumatischen Mitralstenose durch seine Variabilität, sein zeitliches Auftreten, seine Intensität und seinen Charakter, wobei er manchmal aus mehreren Komponenten besteht.

Die extrakardialen Symptome, die mit den Myxomen einhergehen können, sind vielgestaltig *(s. Tab. 28.)* und können Erkrankungen, wie eine bakterielle Endokarditis, eine vaskuläre Kollagenkrankheit oder ein okkultes Malignom, nachahmen.

Die Verdachtsdiagnose ergibt sich aus den Symptomen und Befunden; ein Echokardiogramm sichert gewöhnlich die Diagnose, die Herzkatheterisierung und eine Endomyokardbiopsie werden gelegentlich durchgeführt, eine Herzbinnenraumszintigraphie, eine Computer-Tomographie oder eine Magnetresonanz-Tomographie oder selten eine Angiokardiographie sind erforderlich. Die chirurgische Beseitigung führt zur Heilung.

Tab. 28. Mögliche Begleitbefunde bei Myxomen des Herzens

Fieber	Senkungsbeschleunigung
Gewichtsverlust	Leukozytose
Raynaud-Phänomen	Thrombopenie
Trommelschlegelfinger	CRP positiv
Anämie (oft hämolytisch)	abnorme Serumproteine (in der Regel Gammaglobulinvermehrung)

Fibrome und Rhabdomyome entstehen innerhalb des Myokards oder des Endokards. Von ihnen sind die **Rhabdomyome** am häufigsten (und machen 20% der primären Tumoren aus). Sie sind durch einen hohen intrazellulären Anteil an PAS-positivem Material, vermutlich Glykogen, gekennzeichnet. Gewöhnlich im Kindes- oder Säuglingsalter auftretend, sind die meisten Fälle mit einer tuberösen Sklerose, einem Adenoma sebaceum der Haut, Nierentumoren und Rhythmusstörungen vergesellschaftet. Diese Tumoren sitzen überwiegend intramural, im Septum interventriculare oder in der freien Wand des linken Ventrikels. In der Regel liegen multiple Tumorknötchen vor. Zu den kardialen Symptomen gehören atrioventrikuläre und intraventrikuläre Blockierungen, paroxysmale supraventrikuläre und ventrikuläre Tachykardien, Kardiomegalie und Zeichen einer Ausflußtrakteinengung des rechten oder linken Ventrikels wie rechts- oder linksseitige Herzinsuffizienz oder Stenosegeräusche von der Pulmonalarterie oder der Aorta. Ein Zusammentreffen dieser Befunde mit Zeichen der tuberösen Sklerose sprechen für die Diagnose, die echo- oder angiokardiographisch bestätigt werden kann. Eine chirurgische Behandlung der multiplen Tumorknötchen ist in der Regel unwirksam und die Prognose jenseits des ersten Lebensjahres schlecht. Nur 15% der Patienten einer kumulativen Studie überlebten das fünfte Lebensjahr. **Teratome** des Perikards, welche oft an der Basis der großen Gefäße angewachsen sind, sind seltener als **Zysten** oder **Lipome** und werden meist bei Säuglingen gesehen. Meist sind sie asymptomatisch und werden oft auf routinemäßigen Röntgenthoraxbildern entdeckt. Eine Operation ist nur zum Ausschluß eines ernsteren Tumors notwendig.

Sekundäre Herztumoren

Maligne Tumoren, die in das Herz metastasieren, können jeden Abschnitt des Herzens betreffen. Zu ihnen zählen Karzinome, Sarkome, Leukämien und retikuloendotheliale Tumoren. Karzinome der Lunge und der Brust befallen das Herz am häufigsten. Als Gruppe weisen die Melanosarkome mit den häufigsten Metastasenbefall des Herzens auf. Verdacht auf eine Herzbeteiligung bei generalisierten Malignomen ergibt sich bei einer plötzlichen Herzvergrößerung, bizarren Veränderungen der Herzkontur im Röntgenbild, Herztamponade, Rhythmusstörungen oder Herzinsuffizienz unklarer Ursache. Die Therapie ist palliativ wie bei den primären kardialen Malignomen.

5. KÖRPERLICHE ARBEIT UND DAS HERZ

Die normale Antwort des kardiovaskulären Systems auf eine Belastung

Die normale kardiovaskuläre Reaktion auf eine Belastung gibt die physiologische Anpassung wieder, die eine Zunahme von Sauerstofftransport und Ausnutzung erlaubt. Es kommt zu einem Ansteigen des Herzzeitvolumens überwiegend als Folge einer Herzfrequenzsteigerung, das Schlagvolumen wird in geringerem Ausmaß erhöht. Zusätzlich kommt es zu einer vermehrten Sauerstoffextraktion aus dem arteriellen Blut mit einer daraus resultierenden Zunahme der arteriovenösen Sauerstoffdifferenz. Die Umverteilung des Blutflusses verlagert das Blut weg von der Haut, den Nieren und dem Eingeweidebereich und erhöht den Blutfluß zum arbeitenden Muskel und zum Myokard, letzteres durch eine deutliche Zunahme des Koronarflusses. Die Herzfrequenz und Kontraktionskraft des Myokards nehmen zu. Der periphere Gefäßwiderstand sinkt, die Blutdruckamplitude wird weiter. Dies geschieht mehr infolge eines Ansteigens des systolischen als eines Abfallens des diastolischen Blutdrucks. Die Zunahme der Sauerstoffaufnahme wird durch eine Zunahme der Atemfrequenz, des Atemzugvolumens und der Diffusion bewirkt.

Das Sportlerherz-Syndrom

Das pathologische Gesamtbild bei Leistungssportlern, die Ausdauersport betreiben, wird als Sportlerherz-Syndrom bezeichnet. Es bestehen eine Sinusbradykardie in Ruhe, ein dritter und vierter Herzton, systolische Geräusche, und verschiedene EKG-Veränderungen und eine Herzvergrößerung auf der Thoraxübersichtsaufnahme sind charakteristisch. Dieses Syndrom, das bei einer untrainierten Person pathologisch wäre, sollte nicht als organische Herzerkrankung fehldiagnostiziert werden.

Physiologie

Eine Zunahme des Herzvolumens und der -masse ist für ausdauertrainierte Sportler charakteristisch; dies steht in Gegensatz zu der Skelettmuskel- und Myokardhypertrophie, die als Folge eines Geschwindigkeits- oder Kraft-(isometrischen)Trainings auftritt. Hypertrophie und Dilatation aller 4 Herzkammern beim ausdauertrainierten Sportler steigern die Pumpkapazität des Herzens. Ein erhöhter O_2-Transport zu den Geweben wird primär durch ein gesteigertes Schlagvolumen erreicht, sowohl in Ruhe wie unter Belastung. Die bradykardiebedingte Verlängerung der diastolischen Füllungszeit führt zu einer weiteren Steigerung des Schlagvolumens sowie einer Zunahme des überwiegend diastolischen Koronarflusses. Gesamthämoglobin und Blutvolumen sind bei einem Ausdauersportler ebenfalls erhöht, wodurch die O_2-Transportfähigkeit weiter vergrößert wird. Sowohl die Ruheherzfrequenz wie auch die Frequenz bei submaximaler Belastung nehmen während eines Ausdauertrainings progressiv ab, primär infolge eines erhöhten Vagotonus, jedoch spielt eine erniedrigte sympathische Stimulation auch eine Rolle. Trotz der Zunahme der linksventrikulären Schlagarbeit aufgrund des erhöhten Ventrikelvolumens überwiegt die O_2-sparende Wirkung der Bradykardie, so daß der myokardiale O_2-Verbrauch bei gleicher externer Arbeit abnimmt. Herzvergrößerung und Bradykardie bilden sich beide nach Einstellung des Trainings charakteristischerweise wieder zurück.

Untrainierte Personen erhöhen ihr Herzzeitvolumen bei einer körperlichen Belastung primär über eine Steigerung ihrer Herzfrequenz. Der trainierte Ausdauersportler tut dies hauptsächlich über eine Steigerung des Schlagvolumens. Die intrakardialen Ruhedrücke sind bei ausdauertrainierten Sportlern jedoch normal, und ihre Druckwerte im Herzen sowie im kleinen und großen Kreislauf reagieren bei Belastung normal. Die Ventrikelarbeit pro Minute ist ebenfalls normal.

Klinische Besonderheiten

Eine Sinusbradykardie, die oft mit einer Sinusrhythmie oder manchmal mit einer junktionalen Bradykardie einhergeht, ist charakteristisch. Es können auch Vorhof- und Ventrikelrhythmusstörungen auftreten, außerdem können atrioventrikuläre Überleitungsstörungen im EKG in Ruhe vorliegen. Diese Rhythmusstörungen sind typischerweise asymptomatisch und können unter Belastung abnehmen oder verschwinden, wenn die Herzfrequenz ansteigt. *QRS- und T-Amplitude* sind im EKG vergrößert, oft mit einer deutlichen U-Welle einhergehend, die wahrscheinlich mit der langsamen Frequenz zusammenhängt. Repolarisationsstörungen (ST-T) sind häufig und normalisieren sich oft bei Belastung. Der systolische Blutdruck differiert zwischen trainierten Sportlern und Normalpersonen wenig. Die Karotispulse sind hyperdynamisch. Das Herz ist mäßig vergrößert, und der Spitzenstoß ist verschoben, verbreitert und hyperdynamisch. Ein dritter Herzton ist häufig vorhanden und ein vierter

Herzton weniger häufig. Ein systolisches Strömungsgeräusch am linken Sternalrand nimmt beim Wechsel vom Liegen zum Aufsitzen häufig ab. Die Herzsilhouette ist im Röntgenbild vergrößert. Bei der Durchleuchtung sind die Herzpulsationen lebhaft und betont. Eine Korrelation zwischen Trainingsstand oder Herzkreislaufleistung einerseits und der Ausprägung der Bradykardie, der Herzvergrößerung oder den EKG-Veränderungen andererseits besteht nicht. Bei der Echokardiographie findet sich eine Vergrößerung der linksventrikulären Dimensionen und Wandstärken.

Es gibt keine Hinweise darauf, daß selbst die anstrengendste körperliche Belastung sich bei einer Person mit einem normalen Herzen auf die Herz-Kreislauf-Funktion schädlich auswirkt oder eine Anfälligkeit für spätere kardiovaskuläre Erkrankungen besteht. Jedoch kommt es gelegentlich bei offenbar gesunden jungen Sportlern zum **plötzlichen Tod**, der in Ruhe wie unter Belastung auftreten kann und wahrscheinlich durch eine Herzrhythmusstörung bedingt ist. Auch wenn die bei der Bradykardie verlängerte ventrikuläre Refraktärzeit ventrikuläre ektopische Rhythmusstörungen begünstigt, ist der durch eine Rhythmusstörung herbeigeführte plötzliche Tod bei Sportlern am häufigsten die Folge einer vorher unerkannten atherosklerotischen koronaren Herzerkrankung, einer hypertrophen Kardiomyopathie, einer Myokarditis oder einer angeborenen Anomalie der Kranzgefäße oder der Aortenklappe.

6. KRANKHEITEN DER AORTA UND IHRER ÄSTE

Aorten- und periphere Gefäßaneurysmen

Aneurysmen: *Eine umschriebene Dilatation eines Blutgefäßes, besonders der Aorta oder einer peripheren Arterie.*

Aortenaneurysmen können sich auf der ganzen Länge der Aorta an irgendeiner Stelle entwickeln, 3/4 sind in der Aorta abdominalis gelegen. Sacciforme Aneurysmen stellen lokalisierte Ausbeulungen der Aortenwand dar, während fusiforme Aneurysmen durch eine Erweiterung des gesamten Umfangs der Aorta charakterisiert sind. Die meisten sind fusiform. Die häufigste Ursache von Aortenaneurysmen ist die Arteriosklerose, welche die Aortenwand schwächen kann und ihre Ausdehnung verursacht. Häufig bildet sich ein geschichteter Thrombus auf den Wänden der Aneurysmen. Die Hypertonie und Zigarettenrauchen tragen zum degenerativen Prozeß bei, eine familiäre Häufung von abdominellen Aortenaneurysmen kommt vor. Eine Verletzung, Arteriitis-Syndrom, Syphilis und angeborene Bindegewebsstörungen (z. B. Marfan-Syndrom) können zur Ausbildung von Aneurysmen führen. Die tertiäre Syphilis und das Marfan-Syndrom haben eine Neigung, besonders die Aorta ascendens zu befallen.

Abdominelle Aortenaneurysmen: 90% der abdominellen Aneurysmen beginnen unter den Nierenarterien, gewöhnlich dehnen sie sich nach distal in eine oder beide Arteriae iliacae aus. Die abdominellen Aortenaneurysmen können Schmerzen verursachen, welche üblicherweise als tief, bohrend, von der Qualität des Eingeweideschmerzes und besonders in der Lumbosakralregion empfunden werden. Der Schmerz ist anhaltend, obwohl er durch Haltungsänderung erleichtert werden kann. Der Patient kann eine abnormale, deutliche abdominelle Pulsation wahrnehmen. Auch können Aneurysmen große Ausmaße annehmen und rupturieren ohne vorausgehende Symptomatik.

Eine sorgfältige Palpation zeigt oft die abnormal breite Pulsation der Aorta abdominalis, welche charakteristischerweise auf beiden Seiten der Mittellinie getastet werden kann. Gerade große Aneurysmen sind jedoch häufig sehr schwierig bei der körperlichen Untersuchung bei adipösen Patienten zu finden. Aneurysmen, die sich rasch vergrößern oder mit Rupturgefahr, sind häufig weich.

Einige technische Untersuchungen sind bei der Diagnostik sehr hilfreich. Eine Röntgenübersichtsaufnahme des Abdomens, besonders in seitlichem Strahlengang, kann die Kalzifikation der Aneurysmenwand zeigen. Ein ultrasonographischer Querschnitt ist die kostengünstigste nichtinvasive Untersuchungsmethode. Sie ergibt ein eindeutiges Bild der Ausdehnung und Größe des Aneurysmas. Die abdominelle Computertomographie wird besonders nach intravenöser Kontrastmittelinjektion durchgeführt und ist sogar genauer bei der Bestimmung der Größe des Aneurysmas und seiner Anatomie, aber teurer. Die Magnetresonanztomographie ist ähnlich genau, aber sehr viel teurer als die Ultraschalluntersuchung und wird nur selten benötigt. Die abdominelle Aortographie zeigt Größe und Ausdehnung des Aneurysmas und den Abgang der wichtigsten Arterien, die von der Aorta abgehen. Eine Aortographie mit Kontrastmittel ist besonders dann angezeigt, wenn die Ausdehnung des Aneurysmas über die Nierenarterie (etwa in 10% der Fälle möglich) vermutet wird.

Weil die Aortographie jedoch nur das Lumen der Aorta darstellt, wird die wahre Größe des Aneurysmas, wenn ein Thrombus die Aneurysmenwand auskleidet, unterschätzt. Die Naturgeschichte der Aortenaneurysmen hängt sehr eng mit ihrer Größe zusammen. Bei einem Durchmesser von < 5 cm ist eine Ruptur ungewöhnlich, ihre Häufigkeit steigert sich dramatisch bei Aneurysmen über 6 cm Durchmesser. Deshalb wird ein elektiver operativer Ersatz gewöhnlich für alle Aneurysmen über 6 cm empfohlen, es sei denn, es besteht eine schwere medizinische Kontraindikation für eine Operation. Bei Patienten mit geringem Operationsrisiko wird ein elektiver Ersatz im allgemeinen für Aneurysmen zwischen 4 und 6 cm empfohlen, wobei die Mortalität etwa 2% beträgt. Der operative Eingriff besteht in der Exzision des Aneurymas und dem Ersatz mit einer synthetischen Prothese, wobei diese bis zu einer oder beiden Arteriae iliacae reicht, wenn das Aortenaneurysma sie mitbefallen hat. Bei einer Ausdehnung des Aneurysmas über die Nierenarterien hinauf ist deren Neuimplantation in die Prothese erforderlich. Da viele Patienten mit Aortenaneurysma eine generalisierte Arteriosklerose aufweisen, ist eine Beurteilung des kardiovaskulären Status vor der Operation erforderlich. Myokardszintigraphie mit Thallium-201-Darstellung nach Belastung oder mit intravenöser Dipyridamolgabe ist besonders bei der Suche von Patienten mit hohem kardialem Risiko hilfreich. Bei diesen Patienten muß dann zuerst die KHK therapiert werden, bevor eine Aneurysmaoperation vorgenommen wird.

Die **Ruptur eines Aortenaneurysmas** hat eine hohe Letalität. Häufig geht ihr ein heftiger Schmerz im unteren Abdomen und Rücken voraus, wobei eine Schmerzempfindlichkeit des Aneurysmas besteht. In Abhängigkeit von der Schwere der Blutung kommt es rasch zu einem hypovolämischen Schock und Tod. Die Ruptur oder die drohende Ruptur eines Aortenaneurysmas ist ein chirurgischer Notfall. Das Operationsrisiko der rupturierten Aneurysmen beträgt etwa 50%. Postoperatives Nierenversagen weist auf eine besonders schlechte Prognose hin.

Thorakale Aortenaneurysmen machen einschließlich derer, die sich von der thorakalen Aorta descendens bis in das obere Abdomen erstrecken **(thorako-abdominale Aneurysmen),** ein Viertel aller Aortenaneurysmen aus. Die Symptome werden durch Druck oder Usurierung der benachbarten Strukturen durch die erweiterte Aorta ausgelöst. So kommt es zu Schmerzen (besonders im Rücken und in den Flanken, wenn das Aneurysma mit der Wirbelsäule oder dem Brustkorb Berührung hat), zu Husten, zu Keuchen oder Hämoptysen, wenn Trachea oder Bronchien komprimiert oder arrodiert werden, zu Dysphagie, wenn die Speiseröhre komprimiert wird, oder zu Heiserkeit, wenn der linke Nervus recurrens komprimiert wird. Die Zeichen eines Aortenaneurysmas können in einem Hornerschen Syndrom, einer Verziehung der Trachea mit einer Verlagerung der Trachea und in abnormalen Thoraxpulsationen bestehen. Aber wie die abdominellen Aortenaneurysmen können die thorakalen Aneurysmen auch riesig werden und asymptomatisch bleiben.

Eine besonders häufige Form des thorakalen Aortenaneurysmas führt zu einer Erweiterung der proximalen Aorta und Aortenwurzel, welche eine Aortenklappeninsuffizienz verursacht (Ektasie des Aortenringes). Etwa 50% der Patienten mit Ektasie des Aortenringes haben ein Marfan-Syndrom oder eine „forme fruste" dieser Erkrankung, während bei den anderen 50% diese Form idiopathisch zu sein scheint.

Die thorakalen Aortenaneurysmen kann man üblicherweise auf der Thoraxröntgenaufnahme sehen. Starke Wandverkalkung in einem Aneurysma der proximalen Aorta ist auf eine luetische Ursache verdächtig. Die Computertomographie und die Magnetresonanztomographie sind besonders bei der Bestimmung ihrer Ausdehnung und Größe hilfreich. Die transthorakale Ultrasonographie ist zur Größenordnung der Aneurysmen der aszendierenden, nicht jedoch der deszendierenden Aorta genau. Die transösophageale Ultrasonographie scheint bei der Größenbestimmung der Aneurysmen, sowohl der aszendierenden als auch der deszendierenden Aortenaneurysmen, sehr genau zu sein. Die Aortographie mit Kontrastmittel ist bei den meisten thorakalen Aneurysmen indiziert, wenn die chirurgische Resektion geplant ist.

Im allgemeinen sollten thorakale Aneurysmen reseziert werden, wenn ihr Durchmesser ≥ 7 cm beträgt. Da jedoch Aneurysmen von Patienten mit Marfan-Syndrom früher zur Ruptur neigen, wird eine elektive chirurgische Wiederherstellung bei Aneurysmen ≥ 6 cm empfohlen. Die chirurgische Wiederherstellung besteht in der Resektion des Aneurysmas und im Ersatz mit einer synthetischen Prothese. Der Einsatz einer zusammengesetzten Prothese (Bentall-Ersatz) ist eine Technik, die besonders günstige Ergebnisse bei Aneurysmen, die die proximale Aorta und den Aortenring betreffen, insbesondere wenn sie durch eine Aorteninsuffizienz kompliziert werden, erzielt. Sie besteht aus einer Resektion der dilatierten Aorta ascendens bis hinab zum Aortenring mit knopfartiger Exzision der Koronararterienabgänge in der Aortenwand. Eine zusammengesetzte Prothese (bei der an einem Ende der synthetischen Prothese eine Aortenklappenprothese angesetzt ist), wird dann zwischen die quergeschnittene Aorta distal und den Aortenring proximal eingenäht. Die Koronararterien werden dann in die Prothese reimplantiert. Manche Chirurgen haben neuerdings begonnen, autologe Transplantate zum Ersatz der proximalen Aorta und Aortenklappe als Ersatz synthetischen Materials zu benutzen. Die Mortalität der selektiven Wiederherstellung der Aneurysmen der thorakalen Aorta reicht von 10 bis 15%, aber das Risiko steigt eindeutig bei Aneurysmakomplikationen, wie die Einbeziehung des Aortenbogens oder der thorakoabdominalen Aorta.

Periphere arterielle Aneurysmen: Aneurysmen können in jedem der von der Aorta abzweigenden Gefäße auftreten und sind gewöhnlich das Ergebnis der Arteriosklerose. Traumen, Arteriitis und Infektionen (mykotisches Aneurysma) sind als Ursache weniger häufig.

Die häufigsten peripheren Arterienaneurysmen sind die der **A. poplitea.** 70% dieser Aneurysmen sind bilateral. Aneurysmen an dieser Stelle sind häufig mit abdominellen Aortenaneurysmen verbunden, insbesondere wenn sie beidseits auftreten. Die Aneurysmen der Arteria poplitea rupturieren nur selten. Sie können als Herd für plötzliche thrombotische Verschlüsse der befallenen Arteria poplitea dienen und bringen so den Fuß der betroffenen Seite in Gefahr. Thromben aus den Aneurysmen können zu distalen Embolien führen. Die Aneurysmen der Arteria poplitea werden gewöhnlich bei der körperlichen Untersuchung entdeckt und durch Ultrasonographie oder Computertomographie bestätigt. Eine Arteriographie ist zur Sicherung der Diagnose indiziert und zur Beurteilung der Durchblutung distal des Aneurysmas geeignet. Eine chirurgische Resektion mit prothetischer Überbrückung des exzidierten Segmentes ist ratsam.

Aneurysmen der **Aa. iliacae und femorales** sind weniger häufig, sollten aber ebenso exzidiert werden, wenn sie entdeckt werden.

Aneurysmen der Arterien der oberen Extremitäten sind selten. Aneurysmen der **Aa. subclaviae** kommen manchmal zusammen mit Halsrippen vor und nehmen an Größe ab, wenn die Halsrippe entfernt wird. Ein Aneurysma kann außerdem eine primäre Resektion erfordern. Aneurysmen der Eingeweidearterien sind selten. Am häufigsten betreffen sie die Milzarterie, weniger häufige Lokalisationen betreffen die Arteria hepatica und die Arteria mesenterica superior.

Aneurysmen der Eingeweidearterien werden häufig nicht diagnostiziert, bevor sie rupturieren. Man kann sie jedoch zufällig auf Röntgenaufnahmen entdecken, wenn sie kalzifiziert sind, aber ebenso durch eine CT-Untersuchung oder während einer Mesentericographie. Symptomatische Aneurysmen sollten auf jeden Fall beseitigt werden, während die Entscheidung für die Beseitigung eines asymptomatischen Aneurysmas sich auf das Alter des Patienten, das Operationsrisiko, Größe und Sitz des Aneurysmas stützt.

Mykotische Aneurysmen kommen in dem Bereich der Arterienwand vor, der von Bakterien oder Pilzen befallen ist. Sie sind im allgemeinen das Ergebnis metastatischer Infektionen von Septikämien, am häufigsten aufgrund einer infektiösen Endokarditis. Durch Sepsis oder Trauma kann sich die Infektion auch auf die Blutgefäße ausbreiten. Mykotische Aneurysmen der Gehirnarterien sind spezielle gefährliche Komplikationen der infektiösen Endokarditis und führen schließlich zu intrakraniellen Blutungen. Man kann sie durch eine intensive antibiotische Behandlung gewöhnlich ausheilen, aber manchmal muß man sie auch resezieren. Ein bestehendes Aneurysma kann auch über eine Bakteriämie infiziert werden. Obwohl praktisch jeder bakterielle oder pathogene Pilz Aneurysmen infizieren kann, zeigt die Salmonellaspezies eine besondere Vorliebe für Gefäßgewebe. Die Behandlung besteht in einer gezielten antibiotischen Therapie gegen den spezifischen Erreger und zieht die Exzision des infizierten Aneurysmas nach sich. Eine frühe Diagnose und Therapie ist für die Beeinflussung des Ergebnisses günstig.

Kongenitale sakkuläre Aneurysmen in den intrakraniellen Arterien und besonders des Circulus arteriosus Willisii (Berry-Aneurysmen) können solitär oder in Verbindung mit anderen Fehlbildungen vorkommen, z. B. Aortenisthmusstenose oder Zystennieren. Sie sind wichtige Ursachen der schweren subarachnoidalen und intrazerebralen Blutungen *(s. Kap. NEU, 7.)*.

Traumatische Aneurysmen sind am häufigsten die Folge stumpfer Thoraxtraumen, ihre Lokalisation ist typischerweise die deszendierende thorakale Aorta an der Stelle, wo sie am rückwärtigen Brustkorb fixiert ist. Tatsächlich sind solche Aneurysmen gewöhnlich falsche Aneurysmen, d. h., sie bestehen aus Hämatomen, die sich durch eine Blutung durch die traumatisch zerrissene Aortenwand bilden. Man sieht sie häufig auf den Röntgenthoraxaufnahmen spät nach einem schweren stumpfen Thoraxtrauma, sie sollten exzidiert werden.

Die **tertiäre Syphilis** *(s. a. Kap. HKR, 3., Syphilis des kardiovaskulären Systems)* verursacht typische Aneurysmen der Aortenwurzel und der Aorta ascendens. Eine Aortenklappeninsuffizienz und entzündliche Stenosierungen der Koronararterienabgänge sind häufige Folgen, und man sieht röntgenologisch häufig schwere Verkalkungen der Aneurysmenwandungen. Die serologischen Untersuchungen, besonders der Fluoreszenz-Treponemen-Antikörper-Absorptionstest (FTA-ABS) und der Treponema-pallidum-Immobilisationstest (TPA) sind fast immer positiv. Zusätzlich zur chirurgischen Behandlung des Aneurysmas und der Aorteninsuffizienz sollte der Patient Penicillin erhalten (Benzathin-Penicillin 2,4 Mio. Einheiten/Tag für 3 Wochen). Wenn der Patient gegen Penizillin allergisch ist, besteht die wirksamste Alternative in der Gabe von Tetrazyklin oder Erythromycin 500 mg 4 × täglich, auch für die Dauer von 30 Tagen.

Aortendissektion

(Dissezierendes Aortenaneurysma; dissezierende Hämatome)

Eine Krankheit mit hoher Letalität, wird gekennzeichnet durch einen Einriß in die Aortenintima, durch welchen das Blut in die Aortenwand strömt und die Tunica media von der Tunica adventitia abschert. Die fortschreitende Blutsäule bildet einen falschen Kanal der Aorta entlang, der sich, von dem initialen Intimariß aus, für gewöhnlich nach distal und weniger häufig nach proximal ausdehnt. Die Blutversorgung jeglicher von der Aorta abzweigenden Arterien kann behindert werden, und die Aortenklappe kann durch ein dissezierendes Hämatom insuffizient werden. Der Tod tritt häufig durch Ruptur der Aorta, normalerweise in die Perikardhöhle oder den linken Pleuraspalt ein. Der falsche Kanal kann aber wieder das richtige Aortenlumen an jedem Punkt der Aorta erreichen.

Dissektionen können an jeder Stelle entlang der Aorta entstehen, die beiden häufigsten Stellen sind die proximale Aorta ascendens 5 cm oberhalb der Aortenklappe und die thorakale Aorta descendens, unmittelbar jenseits des Ursprungs der linken Arteria subclavia. Selten können die Dissektionen auf eine einzelne Arterien beschränkt sein, z. B. die Koronararterien oder Arteria carotis.

Klassifikation

Die Lokalisation und das Alter der Dissektion sind die zwei wichtigsten Kriterien, die für eine Klassifikation Bedeutung haben. Die am meisten verbreitete anatomische Klassifikation ist die von de Bakey, welche drei Arten der Aortendissektion kennt:

Typ I beginnt in der proximalen Aorta und dehnt sich über die brachiozephalen Gefäße hinaus aus.

Typ II beginnt an der gleichen Stelle, ist aber auf die Aorta ascendens beschränkt.

Typ III beginnt in der thorakalen Aorta descendens unmittelbar nach dem Ursprung der linken Arteria subclavia.

Eine neuerlich vorgeschlagene anatomische Klassifikation von Daily bezeichnet alle Dissektionen, die die Aorta ascendens betreffen, als Typ A und die, die auf die thorakale Aorta descendens beschränkt sind, als Typ B. Viele Ärzte sprechen einfach von Dissektionen der Aorta ascendens als proximal und denen der deszendierenden Aorta als distal.

Zeitlich werden Dissektionen als akut eingestuft, wenn sie unter 2 Wochen alt sind, und als chronisch, wenn sie älter sind.

Ätiologie

Degenerative Veränderungen der glatten Muskulatur und des elastischen Gewebes der Media – manchmal mit zystischen Veränderungen (zystische Medianekrose) – liegen in den meisten Fällen von Aortendissektionen zugrunde. Die häufigste Ursache der Mediadegeneration ist der hohe Blutdruck, der bei über zwei Dritteln der Fälle besteht und besonders bei distalen Dissektionen vorherrscht. Andere ätiologische Faktoren bestehen in Erbkrankheiten des Bindegewebes, besonders bei Marfan- und Ehlers-Danlos-Syndromen, angeborenen Herzfehlern (z. B. Aortenisthmusstenose, offener Ductus arteriosus Botalli und bikuspidale Aortenklappen), Arteriosklerose, Traumen und granulomatöser Arteriitis. Iatrogene Dissektionen stammen von Arterienkatheterisierungen und kardiovaskulären Operationen.

Symptomatik

Das kardinale Symptom der Aortendissektion ist der Schmerz, der bei allen Patienten, die bei Bewußtsein sind, vorhanden ist. Der Schmerz der Aortendissektion beginnt typischerweise plötzlich und ist von extremer Stärke. Von den Betroffenen wird er häufig zutreffenderweise als reißend oder zerreißend beschrieben. Die häufigste Lokalisation ist das Präkordium. Schmerzen zwischen den Schulterblättern sind häufig, besonders wenn die Dissektion die deszendierende thorakale Aorta befällt. Eine wichtige diagnostische Eigenschaft des Schmerzes der Aortendissektion ist die häufige Wanderung vom Ursprungsort, entsprechend der Ausbreitung der Dissektion entlang der Aorta. Gelegentlich zeigen sich Dissektionen mit Symptomen, die auf eine akut verschlossene Arterie zu beziehen sind, wie ein Schlaganfall, ein Myokard- oder Intestinalinfarkt, Paraparese oder Paraplegie durch eine Unterbrechung der Blutversorgung des Rückenmarkes oder ein ischämisches Glied. Solche Erscheinungen können eine arterielle Embolie nachahmen.

Die **körperliche Untersuchung** kann wichtige Schlüssel zur Diagnose der Aortendissektion ergeben. Ein Fehlen der Pulse großer Arterien (entweder partiell oder komplett) findet man bei etwa zwei Drittel der Patienten, sie können zu- und abnehmen. Das Geräusch der

Aorteninsuffizienz hört man bei zwei Drittel der Patienten mit proximalen Dissektionen. Periphere Zeichen der Aorteninsuffizienz können vorliegen, abhängig von ihrer Schwere. Selten kommt es zu einem akuten Herzversagen durch eine akute schwere Aorteninsuffizienz. Ein linksseitiger Pleuraerguß ist häufig und rührt entweder von einer serösen Ansammlung durch eine Entzündung um die Aorta herum oder von Blut, das in den linken Pleuraspalt über ein Leck geflossen ist, her. Neurologische Komplikationen umfassen Schlaganfall, Paraparese oder Paraplegie durch eine Ischämie des Rückenmarks und ischämische periphere Neuropathie durch einen abrupten Verschluß einer Arterie, die ein Glied versorgt. Der Durchbruch einer Dissektion in die Perikardhöhle kann eine Herztamponade verursachen.

Diagnostik

Häufig bestehen eine leichte Leukozytose sowie eine Anämie, die eindeutig sein kann, wenn es zu einem Blutverlust aus der Aorta kommt. Die AST (SGOT) und CK sind gewöhnlich normal. Die LDH kann ansteigen als Ergebnis des hämolysierenden Blutes im falschen Lumen. Das EKG kann hilfreich sein, da es keine Hinweise eines akuten Myokardinfarktes aufweist, obwohl die Krankengeschichte dieses Patienten den Verdacht nahelegt (das seltene Vorkommnis ausgenommen, wenn ein Myokardinfarkt durch eine Dissektion ausgelöst wird). Sowohl das EKG als auch die Serumenzyme sind von Bedeutung bei der Differenzierung des akuten Myokardinfarktes von der Aortendissektion. Diese Unterscheidung ist von besonderer Wichtigkeit, wenn eine thrombolytische Therapie des Myokardinfarktes erwogen wird.

Thoraxaufnahmen, die bevorzugt in p.a.-Strahlengang und in schrägen Projektionen aufgenommen werden, können wertvolle Hinweise auf das Vorhandensein einer Aortendissektion bieten. Die Erweiterung der Aorta sieht man bei 90% der Patienten. Eine lokalisierte Ausbeulung der Aortenkontur kennzeichnet gewöhnlich den Ort des Ursprungs der Dissektion. Obwohl die Aorta erweitert ist, ist sie gewöhnlich nicht aneurysmatisch. Ein linksseitiger Pleuraerguß ist häufig.

Die **zweidimensionale transthorakale Ultrasonographie** ist relativ verläßlich, die Dissektionen der Aorta ascendens zu identifizieren, nicht aber die der thorakalen Aorta descendens. Die transösophageale Ultrasonographie ist sehr sensitiv und spezifisch für die Diagnose der Aortendissektion sowohl der Aorta ascendens als auch der Aorta descendens.

Computertomographische Untersuchung mit Kontrastmedium ist eine hervorragende Screeningmethode für die Aortendissektion und kann rasch durchgeführt werden. Die Magnetresonanztomographie ist vielleicht die beste der nichtinvasiven Möglichkeiten, die Aorta abzubilden. Sie ist jedoch häufig ungeeignet beim akut kranken Patienten, weil die Bildererstellung einige Zeit benötigt und Patienten, die möglicherweise kritisch krank sind und engmaschig überwacht werden sollten, in der Magnetresonanzkammer nicht leicht zu pflegen sind. Für eine rasche Abklärung einer Aortendissektion im Notfallraum sind eine Ultraschalluntersuchung (besonders die transösophageale) und die Anfertigung eines CT die bevorzugten Methoden. Die Magnetresonanztomographie ist die beste der drei nichtinvasiven Techniken zur Entdeckung einer chronischen Aortendissektion.

Die **Kontrastaortographie** (mit einem Katheter, der in die Aorta von einer peripheren Arterie aus eingeführt wird) erbringt die definitive Diagnose der Art der Aortendissektion und ist notwendig, wenn man eine chirurgische Therapie plant. Sie identifiziert den Ursprung und die Ausdehnung der Dissektion, die Schwere der Aorteninsuffizienz und das Ausmaß der Beteiligung größerer arterieller Gefäße, die von der Aorta entspringen.

Behandlung

Die Patienten mit einer Aortendissektion sollten in einer Intensivstation mit engmaschiger Überwachung der Vitalparameter beobachtet werden. Eine intraarterielle Kanüle ergibt die optimale kontinuierliche Blutdrucküberwachung, die Urinausscheidung sollte stündlich mit einem Dauerkatheter gemessen werden.

Da die Mortalität am höchsten in den ersten Stunden nach Beginn der Dissektion ist, sollte eine medikamentöse Therapie, die den arteriellen Druck und die Geschwindigkeit des linksventrikulären Druckanstieges vermindert (dp/dt), sobald als möglich begonnen werden. Gegenwärtig wird eine Kombination von Nitroprussid-Natrium und einem Beta-Rezeptorenblocker allgemein benutzt. **Nitroprussid-Natrium** wird kontinuierlich intravenös über einen Perfusor gegeben, man beginnt mit 25–50 μg/min und steigert die Dosis so viel wie notwendig, um den Blutdruck adäquat zu kontrollieren. Dosen von 200–300 μg/min werden oft benötigt. Das Ziel ist, den Blutdruck zu reduzieren, in den niedrigst verträglichen Bereich, der noch eine ausreichende zerebrale, koronare und renale Perfusion erlaubt. Weil Nitroprussid-Natrium allein eine beschleunigte Wirkung auf das Herz hat und eine Zunahme der Kontraktionsgeschwindigkeit dp/dt hervorruft, ist eine gleichzeitige **Beta-Blockade** zwingend notwendig. Sie kann erreicht werden durch eine intravenöse Zufuhr von Propranolol, beginnend mit einer Testdosis von 0,5 mg, danach durch zunehmende Dosen von 1–2 mg alle 3–5 Minuten, bis zu einer Verlangsamung der Pulsfrequenz auf 60–70 Schläge/min oder bis eine Gesamtdosis von 0,15 mg/kg gegeben wird. Zusätzliche Gaben von intravenösem Propranolol im gleichen Dosisbereich kann man alle 2–4 Stunden verabreichen, um eine ausreichende Beta-Blockade aufrechtzuerhalten. Propranolol kann bei Patienten mit chronisch-obstruktiver Lungenerkrankung Bronchospasmen oder Bronchialasthma hervorrufen. Bei solchen Patienten ist ein kardioselektiver Beta-Blocker (z.B. Metoprolol) intravenös in ähnlichen Dosen zu geben. Alternativ kann man auch den kurz wirkenden Beta-Blocker Esmolol akut einsetzen, indem man eine konstante intravenöse Infusion von 50–200 μg/kg/min gibt. Wenn die Beta-Blockade wegen obstruktiver Lungenerkrankungen oder Herzinsuffizienz kontraindiziert ist, kann man kurativ vernünftigerweise Trimethaphansamsylate in Dosen von 1–5 mg/min intravenös nutzen. Wenn dieses Medikament auch zu Beginn wirksam ist, so entwickelt sich doch rasch eine Tachyphylaxie, und sein Einsatz ist auch durch die Entwicklung lästiger sympathikoplegischer Nebenwirkungen begrenzt, z.B. Blasenentleerungsstörungen, Ileus und Verschwommensehen.

Man muß auch andere Medikamente akut einsetzen, einschließlich der **Kalziumantagonisten,** z.B. Verapamil 0,05–0,1 mg/kg intravenös und Nifedipin 10–20 mg sublingual alle 2–4 Stunden. **Labetalol,** welches sowohl eine Alpha- als auch eine Beta-Rezeptoren-blockierende Wirkung hat, kann man in Anfangsdosen von 5–20 mg intravenös verabreichen. Zusätzliche Dosen von 20–40 mg können alle 10–20 Minuten gegeben werden, bis der Blutdruck ausreichend unter Kontrolle ist. Die gesamte intravenöse Dosis sollte zu Beginn 300 mg nicht überschreiten. Zusätzliche Dosen von Labetalol in diesem Bereich können, wenn notwendig, alle 4–8 Stunden gegeben werden. Alternativ kann man Labetalol auch als intravenöse Dauerinfusion von 1–2 mg/min verabreichen.

So schnell wie möglich nach Beginn der akuten medikamentösen Therapie sollte die Diagnose gesichert werden, damit eine Entscheidung zwischen einer Fortsetzung der medikamentösen Therapie oder der operativen Therapie getroffen werden kann. Das Ziel der chirurgischen Therapie ist, so viel wie möglich von der dissezierten Aorta zu exzidieren, den falschen Kanal zu verschließen und die Aorta mit einer synthetischen Prothese zu rekonstruieren. Wenn eine bedeutende Aorteninsuffizienz vorhanden ist, muß man die Aortenklappen durch Umschlingung des Aortenringes wiederherstellen oder die Klappe ersetzen.

Eine **Operation** ist fast in allen Fällen der akuten Dissektion, die die proximale Aorta betrifft, indiziert, es sei denn, es bestehen schwere Komplikationen der Dissektion, die den Eingriff aufgrund des Risikos verbieten. Die Fortsetzung der medikamentösen Therapie ist im allgemeinen für die Patienten mit distalen Aortendissektionen zu empfehlen, außer solchen, bei denen die Dissektion zu einem Blutaustritt geführt hat (ein wichtiger Schlüssel, um das festzustellen, ist die Aspiration von Blut aus dem linken Pleuraraum), Patienten mit Marfan-Syndrom oder Patienten, die chronische, stabile Dissektionen haben.

Die Operationsmortalität ist in den großen medizinischen Zentren, an denen Aortendissektionen behandelt werden, jetzt etwa 15% bei proximalen Aortendissektionen und etwas höher bei denen der distalen Aorta. Alle Patienten, auch die operativ behandelten, sollten eine medikamentöse Langzeitbehandlung erhalten, die im allgemeinen eine Kombination von Beta-Blockern oder Kalziumantagonisten und andere Antihypertensiva umfaßt, besonders die Angiotensin-Konversions-Enzym-Hemmer. Fast jede Kombination von Antihypertensiva ist möglich, ausgenommen die, welche überwiegend über eine Vasodilatation wirken (z.B. Hydralazin, Minoxidil), oder Beta-Blocker, welche eine intrinsische sympathikomimetische Aktivität aufweisen (z.B. Pindolol, Acebutolol), welche vermieden werden sollten.

Die Langzeitbehandlung von Patienten mit Aortendissektion erfordert sorgfältige Nachuntersuchungen auf **Spätkomplikationen.** Die drei wichtigsten davon bestehen in dem Wiederauftreten einer Dissektion, in der Bildung von lokalisierten Aneurysmen der weichen Aortenwand und in fortschreitender Aortenklappeninsuffizienz. Jede dieser Komplikationen kann ein spätes operatives Eingreifen erfordern. Das Langzeitüberleben der behandelten Patienten, welche die akute Episode überlebt haben, beträgt etwa 60% für 5 Jahre und 40% für 10 Jahre. Dies steht im Gegensatz zu einer 75%igen 2-Wochen-Mortalität bei unbehandelten Dissektionen. Etwa 1/3 der Spättodesfälle werden durch Komplikationen der Dissektionen verursacht, die anderen 2/3 werden durch andere Erkrankungen hervorgerufen.

Entzündung der Aorta

Die Aorta kann durch verschiedene entzündliche Erkrankungen befallen werden. Diese Erkrankungen erfassen alle 3 Schichten der Aortenwand (das heißt Intima, Media und Adventitia). Das inflammatorische Infiltrat kann unterschiedlich sein, mit Vorherrschen von Rundzellen bei Takayasu-Arteriitis, Riesenzellen bei der Riesenzellarteriitis. Die entzündlichen Veränderungen können den Verschluß und die Nekrose der Arterien hervorrufen oder Erweichung der Gefäßwand mit nachfolgender Aneurymsabildung. Riesenzellarteriitis jedoch bezieht die mittelgroßen muskulären Arterien ein (Temporalarterie), die Aorta und ihre Äste sind in ≥ 15% aller Fälle befallen *(s. Kap. BEW, 3., Polymyalgia rheumatica und Arteriitis temporalis).*

Takayasu-Syndrom

(Pulseless disease; obliterierende Thromboaortopathie; Aortenbogensyndrom; Arteriitis bei jungen asiatischen Frauen)

Eine entzündliche Erkrankung unbekannter Ätiologie, die die Aorta und ihre Äste befällt. Obwohl weltweit über ihr Vorkommen berichtet wurde, zeigt sich eine Selektion bei jungen asiatischen Frauen. Die Frauen mit dieser Erkrankung übertreffen die Männer im Verhältnis von 8:1. Das Manifestationsalter liegt charakteristischerweise zwischen 15 und 30 Jahren. In der westlichen Welt ist die Arteriosklerose viel häufiger Ursache der Obstruktion der Aortenbogen-Gefäße als die Takayasu-Arteriitis.

Symptomatik und Diagnostik

Etwa die Hälfte aller Patienten entwickeln bei Krankheitsbeginn Symptome mit Unwohlsein, Fieber, Nachtschweiß, Gewichtsverlust, Gelenkschmerzen und Müdigkeit. Häufig bestehen eine Anämie und eine deutliche Erhöhung der BKS. Diese Phase geht allmählich vorüber, und es folgt ein mehr chronisches Stadium, das durch entzündliche und obliterative Veränderungen der Aorta und ihrer Äste gekennzeichnet ist. Die andere Hälfte von Patienten mit Takayasu-Arteriitis zeigt nur Gefäßveränderung des Spätstadiums ohne vorangehende systemische Erkrankung. Im Spätstadium kann die Wandschwäche der Arterien lokalisierte Aneurysmen hervorrufen.

Die Gefäße des Aortenbogens sind besonders verletzlich, einige oder alle können verschlossen werden, was zur Bezeichnung **„pulseless disease"** oder **„Aortenbogen-Syndrom"** führt. Synkopen und transiente ischämische Attacken können bei Befall der Karotiden und der Vertebro-Basilargefäße zusammen mit „Claudicatio intermittens" der Kiefer (beim Kauen oder Sprechen) oder der Arme vorkommen. Es kann zu einer Muskelatrophie des Gesichtes und der Arme kommen, Sehstörungen sind häufig. Der Verschluß der thorakalen Aorta descendens führt manchmal zu einer erworbenen Aortenisthmusstenose. Die Gefäße des Aortenbogens sind jedoch am häufigsten befallen, die Aorta abdominalis (besonders die Nierenarterien) kann betroffen sein, was dann häufig eine schwere renovaskuläre Hypertonie verursacht. Eine Herzinsuffizienz ist nicht ungewöhnlich und kann von der schweren Hypertonie mit Beteiligung der Koronararterien oder in seltenen Fällen der Aorteninsuffizienz, die durch diese Erkrankung hervorgerufen wird, herrühren. Selten führt eine Obstruktion der Pulmonalarterien zu einer pulmonalen Hypertension.

Bei der **körperlichen Untersuchung** finden sich eindeutig verminderte oder fehlende Pulse mit niedrigem oder nicht meßbarem Blutdruck der betroffenen Arterien, die vom Aortenbogen abzweigen. Außer bei der erworbenen Aortenisthmusstenose stehen diese Befunde im krassen Gegensatz zu den allgemein heftigen Pulsen in den Beinen, wo auch der zutreffende Blutdruck bestimmt und kontrolliert werden muß. Gefäßgeräusche können über teilweise verlegten Arterien gehört werden, die „wreath-like" arteriovenösen Anastomosen des Augenhintergrundes, die zur Originalbeschreibung Takayasus geführt haben, sind bei der Erkrankung bei 25% der Patienten zu sehen.

Behandlung und Prognose

Die Symptome der akuten Phase werden häufig durch Kortikosteroide dramatisch gebessert, z.B. Prednison 60–100 mg/Tag. Die Dosis sollte so rasch wie möglich vermindert werden, wenn die Symptome abflauen, dennoch kann eine Behandlung für mehrere Monate erforderlich sein. Cyclophosphamid kann in den Fällen, die auf Kortikosteroide nicht ansprechen, gegeben werden. Die übliche Dosis liegt bei 2 mg/kg/Tag und sollte, wenn notwendig, so eingestellt werden, daß die Leukozytenzahl über 3000/μl gehalten wird. Es gibt einige Hinweise, daß eine frühe und konsequente Therapie mit Kortikosteroiden oder Cyclophosphamid in der akuten Phase die vaskulären Spätkomplikationen verringern kann. Marcumar® oder andere Antikoagulanzien oder Plättchenaggregationshemmer (z.B. Aspirin 325 mg/Tag) wird für transiente ischämische Attacken empfohlen. Die Hypertonie sollte aggressiv behandelt werden. Die ACE-Hemmer (Captopril, Enalapril, Lisopril, Ramipril, Fusinopril) sollen besonders wirkungsvoll sein, weil die Hypertonie häufig renovaskulären Ursprung hat.

In den Spätstadien der Erkrankung spielen chirurgische Eingriffe die überwiegende Rolle, um den Fluß durch die obstruierten Arterien zu erhalten oder wiederherzustellen, sei es durch Endarteriotomie oder durch Bypass-Operationen der Verschlüsse. Die Ballon-Angioplastie wurde bei sorgfältig ausgewählten Fällen auch erfolgreich eingesetzt. Arterien- und Aortenaneurysmen erfordern operative Resektion.

Bei Patienten mit schweren Komplikationen (z.B. Schlaganfall, Myokardinfarkt, schwere Hypertonie, Herzinsuffizienz, Aneurysmen) beträgt die 5-Jahres-Überlebensrate zwischen 50 und 70%. Bei vielen Patienten mit Takayasu-Syndrom jedoch brennt diese Erkrankung vielleicht aus, ohne schwerere Komplikationen herbeizuführen. Diesen Patienten kann es über Jahre gutgehen. Tatsächlich ist die 5-Jahres-Überlebensrate beim Fehlen schwerer Komplikationen über 95%.

Verschluß der Aorta abdominalis und ihrer Äste

Der Verschluß der Aorta abdominalis und ihrer Hauptäste (wobei der Truncus iliacus, die Arteria mesenterica superior und die Nierenarterien besonders wichtig sind) kann akut oder chronisch auftreten. Der akute Verschluß ist gewöhnlich das Ergebnis von Embolien, akuter Thrombose in der stenosierten Arterie oder der Aortendissektion. Wenn eine Embolie die Ursache darstellt, ist die Quelle im allgemeinen festzustellen, z.B. das Vorhofflimmern. Der chronische Verschluß rührt am häufigsten von der Arteriosklerose und weniger häufig von der fibromuskulären Hyperplasie oder der externen Kompression durch raumfordernde Prozesse her.

Akuter Verschluß einer Abdominalarterie: Der akute Verschluß der Arteria mesenterica superior verursacht ein akutes Abdomen (Abdominalapoplex). Befallene Patienten erscheinen moribund, klagen über schreckliche, diffuse abdominelle Schmerzen und winden sich in Qualen. Erbrechen und plötzliche Darmentleerungen sind am Anfang häufig. Obwohl eine gewisse Empfindlichkeit des Abdomens besteht, steht der Schmerz in keinem Verhältnis zu dieser Empfindlichkeit, die diffus verbreitet und schlecht lokalisierbar ist. Das Abdomen kann leicht aufgebläht sein, die Darmgeräusche sind vermindert, und es entwickelt sich rasch ein Ileus. Frühzeitig kann man im Stuhl okkultes Blut nachweisen, und nach kurzer Zeit kann er blutig sein. Es besteht für gewöhnlich eine Leukozytose (über 15000/µl), rasch entwickeln sich mit der ischämischen Darmnekrose eine Azidose, Blutdruckabfall und Schock. Übersichtsaufnahmen des Abdomens können unregelmäßig verteilte, erweiterte Darmschlingen mit Ödem und sogar Lufteinschlüsse des ischämischen Darmes zeigen.

Das Überleben sowohl des Darmes als auch des Patienten hängt von der unmittelbaren Wiederherstellung der Durchblutung der verschlossenen Arteria mesenterica superior ab. Obwohl die Diagnose durch eine Mesenterikographie gestellt werden kann, geht wertvolle Zeit bei der Durchführung dieses Verfahrens verloren. Eine Probelaparotomie oder Angiographie mit dem Ziel, den Fluß der Arteria mesenterica wiederherzustellen, ist völlig gerechtfertigt bei kritisch kranken Patienten, bei denen klinisch ein hochgradiger Verdacht auf einen Verschluß der Arteria mesenterica superior besteht.

Embolien in die Äste des Truncus coeliacus sind im allgemeinen weniger lebensgefährlich. Teilinfarkte der Leber durch Embolien in der Arteria hepatica und Milzinfarkte bei Embolien der Milzarterie können vorkommen, erfordern aber selten einen chirurgischen Eingriff.

Embolien der Nierenarterien kündigen sich in plötzlich beginnenden Flankenschmerzen an, denen eine Hämaturie folgt. Eine frühe Beseitigung des Thrombus kann die Nierenfunktion erhalten.

Ein plötzlicher Verschluß der Aortenbifurkation, gewöhnlich durch eine Embolie, ist durch einen plötzlichen Schmerz, Blässe und Kühle der Beine charakterisiert. Eine notfallmäßige Embolektomie ist indiziert und kann gewöhnlich transfemoral durchgeführt werden.

Eine thrombolytische Therapie mit intravenös oder intraarteriell verabreichter Streptokinase wurde mit mäßigem Erfolg zur Behandlung der Embolien in Splanchnikusgefäßen durchgeführt, sie stellt keine gute Alternative zur operativen Wiederherstellung der Perfusion dar, es sei denn, der Patient hat ein sehr hohes Operationsrisiko.

Chronischer Abdominalarterienverschluß: Da der Kollateralkreislauf zwischen Truncus coeliacus und der Arteria mesenterica superior sehr intensiv ist, ist eine chronische mesenteriale Gefäßinsuffizienz fast immer durch eine hochgradige Okkludierung oder Verschluß beider Gefäßabgänge hervorgerufen. Da der Verdauungsprozeß eine Zunahme des mesenterialen Blutflusses erfordert, kommen die Symptome der mesenterialen Gefäßinsuffizienz typischerweise postprandial vor (**intestinale Angina**). Die Schmerzen beginnen etwa 30 Min. bis zu einer Stunde nach dem Essen. Sie sind anhaltend, schwer und gewöhnlich periumbilikal. Nitroglycerin trägt manchmal zu einer Besserung bei. Die Patienten bekommen Angst zu essen, und daraus folgt ein oft schwerer Gewichtsverlust. Eine intestinale Malabsorbtion kann zum weiteren Gewichtsverlust beitragen. Die Doppler-Ultraschall-Untersuchung des Truncus coeliacus und der Arteria mesenterica superior kann exakt den reduzierten Fluß durch diese Gefäßabgänge aufdecken. Die Mesenterikographie ist bei der Klärung des Vorhandenseins und der Schwere der Obstruktion sehr wichtig und die chirurgische Therapie notwendig. Bei schwerkranken Patienten kann die chirurgische Revaskularisation des Truncus coeliacus und der Arteria mesenterica superior gewöhnlich durch Einlegen eines Bypass von der infrarenalen Aorta zu den Viszeralarterien distal der Obstruktion erreicht werden.

Die chronische Obstruktion einer oder beider Nierenarterien kann zu einer renovaskulären Hypertonie führen, die bei etwa 5% der Hypertoniker vorhanden ist. Die Ursache ist gewöhnlich eine Arteriosklerose, obwohl eine **fibromuskuläre Hyperplasie** (oder **Dysplasie)** nicht ungewöhnlich ist, besonders bei jungen Frauen mit renovaskulärer Hypertonie. Die Diagnose der renovaskulären Hypertonie liegt bei dem Befund eines erhöhten Plasma-Reninspiegels nahe, besonders nach Gabe von Captopril. Bei der intravenösen Urographie zeigt sich eine kleinere Niere mit verspäteter Ausscheidung des Kontrastmittels auf der befallenen Seite; Nuklidnephrogramme können ebenfalls Differenzen der renalen Perfusion und Funktion zeigen. Die Nierenarteriographie ist wichtig bei der Klärung der anatomischen Verhältnisse der Obstruktion, und der Unterschied der Nierenvenen-Reninspiegel zeigt einen hohen Spiegel des Renins auf der ischämischen Niere. Bei sorgfältig ausgewählten Fällen ist die Revaskularisation der ischämischen Nieren sehr erfolgreich zur Besserung der Hypertonie. Bei anatomisch geeigneten Fällen kann die Revaskularisation durch eine perkutane Ballonangioplastie durchgeführt werden, obwohl bei der Mehrzahl der Fälle eine chirurgische Revaskularisation erfolgreich ist. Für eine genauere Darstellung der renovaskulären Hypertonie s. Kap. HKR, 3.

Die chronische Obstruktion der Aortenbifurkation wird gewöhnlich durch die Arteriosklerose hervorgerufen und manifestiert sich durch Claudicatio intermittens im Gesäß und bei Männern in Impotenz (Leriche-Syndrom). Die Femoralpulse fehlen. Die Claudicatio kann durch chirurgische Bypassoperation des verschlossenen Bereichs der Aorta mit einer Y-Prothese gebessert werden.

7. PERIPHERE GEFÄSSKRANKHEITEN

Gefäßkrankheiten der Extremitäten betreffen Arterien, Venen und Lymphgefäße. Da die Gefäße für eine Untersuchung leicht zugänglich sind, sind spezielle Geräte und Angiographie selten notwendig, um eine arterielle Insuffizienz zu diagnostizieren, jedoch für die Dokumentation der Lokalisation und der Ausdehnung des Prozesses von großem Nutzen, wenn eine chirurgische Maßnahme in Betracht gezogen wird. Nichtinvasive Maßnahmen bestätigen die Diagnose und sind außerdem für die Verlaufsbeobachtung, sowohl bei medikamentöser Therapie als auch nach Revaskularisationsmaßnahmen, von besonderem Wert. Nichtinvasive Untersuchungen und/oder eine Phlebographie sind bei der Diagnose einer tiefen Venenthrombose für gewöhnlich ausschlaggebend.

Arterielle Verschlußkrankheiten

(s. a. Kap. BEW, 3., Arteriitis temporalis)

Periphere Atherosklerose

(Arteriosclerosis obliterans)

Behinderung der Blutversorgung im Bereich der Extremitäten durch atherosklerotische Plaques (Atherome).

Die meisten Patienten mit einer arteriellen Verschlußkrankheit haben eine zugrundeliegende Atherosklose. Häufigkeit, Pathogenese, Risikofaktoren und Prophylaxe der Atherosklerose wurden weiter oben in *Kap. HKR, 3.,* besprochen. Die klinischen Syndrome hängen von den betroffenen Gefäßen, vom Ausmaß der luminalen Einengung, von der Geschwindigkeit des Fortschreitens und der Frage, ob sich ein adäquater Kollateralkreislauf entwickelt, ab. Verschiedene Symptome werden an anderer Stelle im Manual besprochen – z.B. in *Kap. HKR, 4., unter Ischämischen Myokarderkrankungen,* in *Kap. HKR, 6.,* sowie in *Kap. NEU, 7.*

Patienten mit einer homozygoten Homozystinurie haben häufig ausgedehnte Thrombosen der Venen und Arterien. Zusätzlich haben Patienten mit einer vorzeitig auftretenden arteriellen Verschlußkrankheit (vor dem 50. Lebensjahr) eine abnormal hohe Inzidenz einer heterozygoten oder leichten Homozystinurie; das läßt sich bei einem oralen Belastungstest mit Methionin nachweisen. Die durchgemachte Ansammlung von Homozystinen in Form einer Schädigung der Endothelzellen prädisponiert zu einer vorzeitigen Atherosklerose der Aorta und ihrer Äste, der peripheren Arterien und der hirnversorgenden Arterien führt, jedoch aus unbekannten Gründen nicht zu einer Erkrankung der Koronararterien. Dieser Abschnitt beschränkt sich auf die Verschlußkrankheiten im Bereich der Extremitäten sowohl der chronischen (Arteriosclerosis obliterans) als auch der akuten Form (Thrombose und Embolie).

Symptomatik

Chronische Ischämie: Die Symptome der Arteriosclerosis obliterans ergeben sich aus der langsamen, schleichenden Entwicklung der Gewebsischämie. Initialsymptom ist die **Claudicatio intermittens** infolge *einer unzureichenden Blutversorgung des arbeitenden Muskels.* Die Beschwerden werden als Schmerz, Wundsein, Krampf oder Müdigkeitsgefühl beschrieben, die beim Laufen auftreten. Am allerhäufigsten finden sich die Beschwerden in den Waden, sie können aber auch im Bereich des Fußes, der Oberschenkel, der Hüfte oder im Gesäß lokalisiert sein. Bei Ruhepausen klingen die Symptome rasch ab (in der Regel nach 1–5 Minuten), dann kann der Patient wieder die gleiche Wegstrecke zurücklegen, bevor der Schmerz erneut auftritt. Um die Beschwerden abklingen zu lassen, muß sich der Patient nicht hinsetzen. Die Symptome werden durch schnelles Laufen oder Bergaufgehen aggraviert, definitionsgemäß treten sie in Ruhe nie auf. Eine Krankheitsprogredienz zeigt sich durch eine Abnahme der Gehstrecke an. Ähnliche belastungsabhängige Symptome können auch bei Erkrankungen im Bereich der oberen Extremitäten auftreten.

Bei Fortschreiten der Verschlußkrankheit können die Ischämieschmerzen auch in Ruhe auftreten. **Ruheschmerzen,** die in den distalsten Abschnitten des Gefäßes beginnen, sind schwere Dauerschmerzen, die durch Anheben der Extremität verstärkt werden und dem Patienten oft den Schlaf rauben. Um sich Erleichterung zu verschaffen, läßt der Patient seinen Fuß über die Bettkante herabhängen, oder er ruht in einem Stuhl.

Solange die Claudicatio intermittens das einzige Symptom ist, kann die Extremität normal aussehen, jedoch sind die Pulse abgeschwächt oder fehlend. Die Höhe des Gefäßverschlusses und die Lokalisation der Claudicatio intermittens sind eng zueinander korreliert, z.B. tritt die Claudicatio bei Befall des Aortoiliakalbereiches häufig im Gesäß, in den Oberschenkeln und in den Waden auf, außerdem fehlen die Femoralispulse. Bei Männern ist die Impotenz häufig und hängt von der Lokalisation und dem Ausmaß des Verschlusses ab. Bei femoropoplitealer Erkrankung betrifft die Claudicatio die Waden, und sämtliche Pulse unterhalb der Femoralarterie fehlen. Bei Erkrankung im Femoropoplitealbereich findet sich die Claudicatio charakteristischerweise in der Wade, dabei fehlen sämtliche Pulse distal des Femoralispulses. Bei Patienten mit Erkrankung der kleinen Gefäße (zum Beispiel v. Winiwarter-Buergersche Krankheit oder Diabetes mellitus) sind die Femoralis- und Poplitealpulse vorhanden, die Fußpulse jedoch nicht. Hilfreiche *bestätigende Zeichen* einer arteriellen Insuffizienz sind *Hautblässe* des betroffenen Fußes nach 1–2minütiger Anhebung, auf welche eine Rötung bei abhängiger Lagerung folgt. Die venöse Füllungszeit im Anschluß an eine Anhebung ist über die normale zeitliche Grenze von 15 Sekunden hinaus verzögert. Wenn eine Claudicatio bei gut tastbarem Pulse vorliegt, sollte als Teil der Differentialdiagnose an eine Spinalstenose (s. unter *Kreuzschmerzen* und *Ischias* in *Kap. BEW, 11.)* gedacht werden. Ein stark ischämischer Fuß ist schmerzhaft, kalt und taub. Die Haut kann trocken und schuppig sein und mit schlechtem Nagel- und Haarwuchs einhergehen. Mit weiterer Verschlimmerung der Ischämie können Ulzerationen auftreten, insbesondere nach lokalem Trauma. Die Ulzerationen finden sich charakteristischerweise an den Zehen oder der Ferse oder gelegentlich im Bereich des Beines. Im allgemeinen besteht kein Ödem, hingegen kann ein stark ischämisches Bein verschrumpelt und atrophisch sein. Eine ausgedehntere Verschlußkrankheit kann die Überlebensfähigkeit des Gewebes gefährden und zu Nekrose oder Gangrän führen.

Eine **akute Ischämie** kann durch einen plötzlichen arteriellen Verschluß infolge einer Embolie aus dem Herzen, von einer proximalen arteriosklerotischen Plaque, einem Aneurysma oder infolge einer akuten Thrombose bei vorbestehender atherosklerotischer Gefäßerkrankung entstehen. Zur Anamnese gehören ein plötzlich einsetzender schwerer Schmerz, Kälte- und Taubheitsgefühl und Blässe. Die Extremität ist kalt, entweder blaß oder zyanotisch, und die Pulse fehlen distal von der Verschlußstelle. Beim akuten Verschluß der Aorta (Sattelembolus oder Thrombose) fehlen alle normalerweise in den unteren Extremitäten vorhandenen Pulse. Charakteristischerweise finden sich akute Verschlüsse im Bereich der Bifurkationen, die unmittelbar distal des letzten zur Peripherie hin tastbaren Pulses liegen. So ist bei Verschluß der Bifurkation der Arteria femoralis communis der Femoralispuls tastbar und bei Verschluß an der Bifurkation der Arteria poplitea der Poplitealpuls vorhanden. Ein akuter Verschluß kann eine schwere Ischämie verursachen, die sich durch sensorischen und motorischen Verlust sowie durch eine Muskelinduration bei der Palpation manifestiert.

Die Symptomatik der **vasospastischen Gefäßerkrankungen** bei Morbus Raynaud und Sklerodermie werden weiter unten getrennt unter *Funktionelle Krankheiten der peripheren Arterien* besprochen.

Diagnostik

Röntgen: Übersichtsaufnahmen der Extremitäten haben bei der Verschlußkrankheit keine diagnostische Bedeutung. Eine Intimaverkalkung bestätigt lediglich das Vorhandensein einer Atherosklerose, und eine Medialverkalkung korreliert nicht mit einer Arteriosclerosis obliterans. Die **Angiographie,** eine Voraussetzung für chirurgische Maßnahmen, oder die perkutane transluminale Ballonangioplastie **(PTA)** liefert Detailinformationen über Lokalisation und Ausmaß des arteriellen Verschlusses. Die Angiographie sollte komplett sein und eine Aortographie und bilaterale femorale Arteriographie einschließen, in der die Arterien nach distal bis zu den Füßen dargestellt sein sollten. Zum Methodenspektrum gehört die transluminale Aortographie, kombiniert mit einer bilateralen Femoralisarteriographie, eine Methode, die von vielen Gefäßchirurgen angewandt wird, oder die bevorzugte sicherere Methode, nämlich eine perkutane Katheterisation über die Arteria femoralis oder die obere Extremität. **Die digitale Subtraktionsangiographie** kann die Angiographie in bestimmten Stituationen vereinfachen. Diese Methode der Bildverstärkung und der numerischen Verarbeitung von Bildern erlaubt die Darstellung des Gefäßbettes, während anderes Weichteilgewebe „subtrahiert" wird. Ihr wesentlicher Vorteil besteht darin, daß weniger Kontrastmittel benötigt wird, welches die Methode sicherer und angenehmer macht. Die Methode ist bei der postoperativen Kontrolle von Patienten, die sich einer arteriellen Gefäßprothesenoperation oder einer PTA unterzogen haben, nützlich. Eine konventionelle Angiographie ist weiter nötig, um periphere Arterien zwischen der unteren Aorta und den Füßen adäquat darzustellen.

Methoden der nichtinvasiven Diagnostik: Mit einer Reihe nichtinvasiver Methoden kann man die arterielle Insuffizienz erfassen. Die dazu benutzten Instrumente sind genau, einfach, beweglich und relativ preiswert. Ihr Nutzen liegt in einer Bestätigung und Dokumentation der bei der klinischen Untersuchung festgestellten arteriellen Insuffizienz, in einer Beurteilung der Erfolgsaussichten einer Sympathektomie, Revaskularisation oder Amputation und der Wahrscheinlichkeit, eine Wundheilung vorauszusagen, und in der Verlaufsbeobachtung eines konservativ oder operativ behandelten Patienten. Die am weitesten verbreitete Methode ist der **Doppler-Ultraschall.** Arterielle Stenosen und Verschlüsse können meist an den mit der Doppler-Sonde registrierten Geräuschphänomenen (als Ausdruck der Flußgeschwindigkeit erkannt werden. Der farbkodierte Doppler kann jetzt manche Gefäße ohne die Notwendigkeit der Arteriographie sichtbar machen, das Signal wird mit Farbe kodiert und zeigt die Richtung des Flusses. Die einfachste Methode zur Abschätzung der Durchblutung in den unteren Extremitäten ist die Messung des systolischen Blutdruckes in Knöchelhöhe und der Vergleich mit dem systolischen Druck im Bereich der Arteria brachialis. Eine Blutdruckmanschette wird in der üblichen Weise über dem Knöchel angelegt und auf einen Wert oberhalb des systolischen Brachialisdruckes aufgepumpt. Dann wird der Manschettendruck langsam abgelassen. Der systolische Druck am Knöchel kann leicht bestimmt werden, indem man die Doppler-Sonde über die Arteria dorsalis pedis oder die Arteria tibialis posterior plaziert. Normalerweise liegt in Ruhe der systolische Druck am Knöchel bei 90% oder mehr des systolischen Druckwertes der Arteria brachialis. Bei leichter arterieller Insuffizienz liegt er zwischen 70 und 90%, bei mittelschwerer Insuffizienz bei 50 und 70%, und bei schwerer Insuffizienz liegt er unter 50%.

Wenn diese Druckmessungen vor und nach einem standardisierten Gehtest oder einer Tretmühlenbelastung durchgeführt werden, läßt sich der Grad der Behinderung gut abschätzen. Wenn der systolische Blutdruck am Knöchel < 55 mmHg beim Nichtdiabetiker oder < 70 mmHg beim Diabetiker beträgt, wird eine spontane Heilung einer ischämischen Läsion nicht mehr eintreten. In ähnlicher Weise ist ein Druck von > 70 mmHg nötig, um Amputationen unterhalb des Knies heilen zu lassen. Genauere Informationen bezüglich eines Behinderungsgrades und der Lokalisation des Ausmaßes von arteriellen Läsionen werden durch segmental gemessene Blutdrücke (Oberschenkel, Unterschenkel und Knöchel) und durch segmentale plethysmographische Aufzeichnungen der Pulsvolumenwelle vor und nach Belastung gewonnen. Indem Druckgradienten und abnormale Wellenformen erkannt werden, kann eine isolierte Erkrankung der Aortoiliakalgefäße von einer femoropoplitealen Erkrankung, einem Befall der Gefäße unterhalb des Knies und einer jeden Kombination dieser Formen unterschieden werden.

Therapie

Patienten mit Claudicatio intermittens sollten täglich wenn möglich 60 Minuten gehen. Sobald Beschwerden eintreten, sollten sie anhalten, den Schmerz abklingen lassen und dann weiterlaufen. Diese Behandlungsmethode führt zu einer signifikanten Verbesserung der Distanz, die ein Patient ohne Schmerzen laufen kann. Der Mechanismus ist nicht genau bekannt, könnte aber das Resultat sowohl eines körperlichen Trainings und einer Verbesserung des Kollateralkreislaufes als auch Folge der muskulären Erfordernisse sein. Der Tabakgenuß in jeglicher Form muß eingestellt werden. Vasodilatatoren werden häufig verschrieben, obwohl ein Beweis ihrer Wirksamkeit nicht vorliegt. Betablocker können eine Claudicatio intermittens verschlechtern, diese Wirkung sollte bei diesen Patienten bedacht werden. Zum Schlafen sollte das Bett des Patienten am Kopfende um 10–15 cm erhöht werden. Pentoxifyllin 400 mg dreimal täglich kann die Claudicatio intermittens in bestimmten Fällen verbessern, indem es zu einem erhöhten Blutfluß und einer verbesserten Gewebsoxygenierung in den betroffenen Gebieten führt. Neue Studien scheinen darauf hinzudeuten, daß Kalziumantagonisten und Thromboxaninhibitoren klinisch bei der Behandlung von Patienten mit okklusiver und vasospastischer Gefäßerkrankung brauchbar sind. Die Chelattherapie ist nicht gesichert und ist nicht zu empfehlen.

Eine **prophylaktische Fußpflege** ist besonders wichtig: 1. Die Patienten sollten täglich ihre Füße auf Risse, Fissuren, Kallusbildung, Hühneraugen und Geschwüre inspizieren und betasten. 2. Die Füße sollten täglich in lauwarmem Wasser mit milder Seife gewaschen werden und dann vorsichtig und gründlich getrocknet werden. 3. Bei trockener, schuppender Haut sollte ein fettendes Mittel, wie Lanolin, zur Anwendung kommen. 4. Bei feuchten Füßen sollten blande, medikamentenfreie Fußpuder benutzt werden. 5. Die Zehennägel sollten in gerader Linie und nicht zu nahe an der Haut geschnitten werden. 6. Kallus und Hühneraugen sollten von einem Fußpfleger behandelt werden. 7. Adhäsivpflaster und -band sollten nicht auf der Haut angewandt werden. Aggressive Chemikalien oder Substanzen zur Hühneraugenbekämpfung sollten nicht benutzt werden. 9. Die Patienten sollten die Strümpfe täglich wechseln und engsitzende Sockenhalter meiden. 10. Lockere Wollstrümpfe können die Füße bei kaltem Wetter warmhalten, hingegen sollten heiße Wärmflaschen oder elektrische Heizdecken nicht benutzt werden. 11. Das Schuhwerk sollte gut sitzen, mit genügend Raum für die Zehen; es soll Zehen und Fersen bedecken, und außerdem häufig gewechselt werden. 12. Bei Vorliegen einer Fußdeformität (z. B. frühere Zehenamputation, Hammerzehe, entzündete Fußballen) sollte spezielles Schuhwerk verordnet werden, um die Möglichkeit eines Traumas zu verkleinern. 13. Barfußlaufen sollte immer vermieden werden.

Bei **Patienten mit diabetischem Ulkus** sollte das Tragen von Lasten unterbleiben, oder, wenn dies nicht möglich ist, sollte eine geeignete Protektion des Ulkus durch orthopädisches Schuhwerk verwandt werden. Da bei den meisten Patienten mit diesem Ulkustyp nur eine geringe oder keine Verschlußkrankheit der großen Gefäße vorliegt, führen Débridement, Kallusbeschneidung und Antibiotika häufig zu einer guten Heilung. Die Drainage einer Infektion kann spätere größere chirurgische Eingriffe überflüssig machen. Nach Abheilen des Ulkus sollten geeignete Einlagen oder Spezialschuhe verordnet werden. Hartnäckige Fälle, insbesondere bei bestehender Osteomyelitis, können die chirurgische Entfernung des Metatarsalköpfchens (Ursache des Drucks), kombiniert mit einer Amputation der betroffenen Zehe, oder eine transmetatarsale Amputation erforderlich machen. Ein neuropathisches Gelenk kann zufriedenstellend mit orthopädischen Maßnahmen, wie Längenausgleich bei verkürztem Bein, angepaßten Schuhen, Fußgewölbestützen, Krücken und Prothesen, behandelt werden (s. unter *Diabetische arteriosklerotische Erkrankung in Kap. HKR, 3.* hinsichtlich weiterer Einzelheiten).

Bei **ischämischen Läsionen im Bereich des Fußes** kann (wenn eine Revaskularisation unmöglich ist) ein Therapieprogramm eine Amputation verhindern helfen. Ein Diabetes mellitus muß so genau wie möglich eingestellt und kontrolliert werden, es ist strenge Bettruhe mit am Kopfende aufgebocktem Bett erforderlich. Die Wunde muß durch tägliches Baden in milder Seifen- oder Salzlösung saubergehalten und dann mit sterilen Verbänden verbunden werden. Eine milde antibiotische Salbe kann lokal eingesetzt werden; reizende oder allergisierende Lösungen sind zu vermeiden. Eine Infektion sollte kulturell abgeklärt und mit geeigneten Antibiotika systematisch behandelt werden. Enzymatische Säuberung kann reizen und schmerzverstärkend wirken. Ein chirurgisches Débridement schadet bei Vorliegen einer schweren Ischämie mehr, als es nützt, und ist außerdem sehr schmerzhaft. Die Patienten sollten darauf hingewiesen werden, daß der Heilungsprozeß lange Zeit in Anspruch nehmen kann.

Die **perkutane transluminale Angioplastie (PTA)** hat sich als nützlicher Eingriff bei der Behandlung von arteriosklerotisch bedingten, lokalisierten, arteriellen Stenosen erwiesen. Bei geeigneter Auswahl der Patienten, die von einer umfassenden, adäquaten Angiographie abhängt, erreicht die Erfolgsrate 95% bei den Beckenarterien und 50 bis 60% bei den Oberschenkel- und Unterschenkelarterien. Wenn eine PTA erfolgreich ist, sind die Resultate dankbar, eine Operation ist vermieden worden, und nur ein bis zwei Tage Krankenhausaufenthalt sind erforderlich. Die Möglichkeit einer chirurgischen Intervention sollte immer im Hintergrund vorhanden sein. Die Methode, die gewöhnlich durch einen Radiologen oder Kardiologen durchgeführt wird, besteht in einer Dilatation des erkrankten Segmentes mittels eines Doppellumenkatheters nach Grüntzig, der einen Ballon aus einem nicht dehnbaren Hochdruckplastik (z. B. Polyäthylen Terephthalat [PET], Polyvinylchlorid [PVC]) enthält. Dieser kann mit einem Druck von 12 Atmosphären aufgeblasen werden und behält dabei eine zylindrische Ballonform. Nach der Dilatation wird im allgemeinen ein Arteriogramm oder ein digitales Subtraktionsangiogramm während der Untersuchung durchgeführt. Der kleine Durchmesser der flexiblen Katheter erlaubt ein Angehen von vielen Arterien, wie der Arteria renalis, anderer viszeraler Arterien und der Koronar-, Axillar-, Iliakal- und der oberflächlichen femoropoplitealen Arterien. Der Vorgang ist nicht schmerzhaft, dabei kann es manchmal unbequem sein, auf einem Röntgentisch zu liegen. Eine geringe Sedierung, aber keine Narkose wird vorgenommen. Um eine erneute Stenose durch eine Thrombose nach der Dilatation zu vermeiden, kann dem Patienten Heparin in den üblichen Dosen für 24 Stunden intravenös verabreicht werden *(s. Kap. LUN, 9., Behandlung)*. Viele Ärzte bevorzugen es jedoch, ihren Patienten Aspirin oder einen anderen Thrombozytenaggregationshemmer zu geben. Nichtinvasive Untersuchungen (s. oben) sollten vor und nach der Dilatation durchgeführt werden, um so die Verbesserung zu dokumentieren, ebenso bei den Kontrolluntersuchungen des Patienten. Die **Indikation** für die PTA bei peripheren Arterien sind ähnlich wie die für die Operation 1. eine progrediente und limitierende Claudicatio intermittens, die den Patienten arbeitsunfähig macht, 2. Ruheschmerz und 3. Gangrän. Verschiedene Berichte haben den Erfolg bei gut geeigneten Läsionen in 90% oder mehr dokumentiert. Geeignete Läsionen für diese Methode sind Flußbehinderung, hochgradige kurze Iliakalstenosen und kurze, einzelne oder multiple Stenosen in den oberflächlichen Segmenten der Femoropoplitealarterie. Komplette Verschlüsse der Arteria femoralis superficialis, die < 10–12 cm lang waren, sind erfolgreich dilatiert worden, die Erfolgschancen sind jedoch besser, wenn die Läsionen < 5 cm sind. Eine exzellente Indikation für eine PTA stellt die kurze, lokalisierte Iliakalstenose vor einer distalen femoropoplitealen Bypassoperation dar. Die Entscheidung zur PTCA sollte in enger Absprache mit einem Gefäßchirurgen, Radiologen und/oder Kardiologen gefällt werden.

Kontraindikationen sind diffuse Erkrankungen, lange Verschlüsse und eine schwergradige arterielle Kalzifikation. **Komplikationen,** die eine chirurgische Intervention erforderlich machen können, bestehen in einer Thrombose an der Dilatationsstelle, einer distalen Embolisation, einer Dissekation der Intima mit einem Verschluß durch einen Intimalappen sowie in denen der Heparin-Therapie. Neue Systeme zusätzlich zu den Ballons umfassen jetzt Laser, mechanische Schneidegeräte, Ultraschallkatheter, Stents und rotierende Schleifer. Kein System hat sich gegenüber einem anderen als besser erwiesen, und die Wahl wird am besten von dem das Verfahren durchführenden Arzt getroffen.

Rekonstruktive chirurgische Maßnahmen stellen bewährte und wertvolle Maßnahmen dar. Bei richtig ausgewählten Patienten können die Symptome behoben, die Ulzera geheilt und Amputationen vermieden werden. Die Maßnahmen bestehen in Thrombendarteriektomie, Bypassoperationen (gewebter prothetischer Tubus oder autologe Vene mit jeweiliger End-zu-Seit-Anastomose ans Gefäß oberhalb und unterhalb des Verschlusses) oder Resektion mit prothetischem Ersatz (am häufigsten bei Fällen mit Aneurysma der Aorta abdominalis oder proximalen atheromatösen Arterien, von denen periphere Embolisationen ausgehen). Eine wirksame chirurgische Intervention setzt eine saubere Angiographie (Aortographie und bilaterale Femoralisarteriographie) voraus, durch die der Sitz des Verschlusses und der Zustand der Arterien ober- und unterhalb davon abgeklärt werden.

Der Erfolg einer chirurgischen Maßnahme steht in direkter Beziehung zur Größe des Blutflusses unterhalb des Implantats. Autologe Venen (für gewöhnlich Vena saphena magna) werden am meisten bei Gefäßverschlüssen der Arteria femoralis superficialis, der Arteria poplitea oder der Arteria tibialis benutzt. Eine Thrombendarteriektomie führt man bei kurzen, umschriebenen Veränderungen in der Aorta, der Arteria iliaca, der Arteria femoralis communis oder der Arteria femoralis profunda durch. Prothesen aus Dacrongewebe werden bevorzugt für einen Bypass im Bereich der Aorto-Iliakal-Region. PTFE (Gore-Tex) ist das synthetische Material der Wahl bei Verschlüssen im Femoro-Popliteal-Tibial-Bereich, sofern eine Vena saphena nicht zur Verfügung steht. Die Indikationen für eine gefäßchirurgische Maßnahme im Aorto-Iliakal-Bereich sind schwer beeinträchtigende (in wirtschaftlicher oder beruflicher Hinsicht) Claudicatio intermittens oder schwere Ischämie infolge gleichzeitig bestehender distaler Erkrankung. Chirurgische Maßnahmen bei femoropoplitealen und/oder tibialen Erkrankungen sind für diejenigen Patienten reserviert, die schwere Ischämie mit Ruheschmerz, Ulzeration oder beginnende Gangrän aufweisen. Patienten mit Claudicatio intermittens allein sollten stets zunächst konservativ behandelt werden. Wenn dann die Erkrankung weiter in Richtung schwerer Ischämie fortschreitet, wird eine chirurgische Behandlung erforderlich. In einigen Fällen kann eine Sympathektomie, welche die neurogene Vasokonstriktion beseitigt, sehr nützlich sein und sollte ausgewählten Patienten mit schwerer Erkrankung oder mit fehlender Revaskularisation angeboten werden. Der Wert dieser Maßnahmen hinsichtlich Erhaltung der Extremität und Behebung der Claudicatio ist eindeutig nachgewiesen, jedoch ist der Einfluß auf die Mortalität nur gering.

Wenn eine **Amputation** wegen unbeherrschbarer Infektion, unkontrolliertem Ruheschmerz und progredienter Gangrän notwendig wird, sollte sie so weit distal wie möglich durchgeführt werden. Dabei ist besonders wichtig, nach Möglichkeit das Knie zu erhalten, um eine optimale Prothesenversorgung zu gewährleisten.

Thrombangiitis obliterans

(v. Winiwarter-Buergersche Krankheit)

Eine obliterierende Erkrankung, welche durch entzündliche Veränderung in kleinen und mittelgroßen Arterien und Venen gekennzeichnet ist.

Ätiologie und Vorkommen

Die Buergersche Krankheit tritt überwiegend bei männlichen Zigarettenrauchern im Alter zwischen 20 und 40 Jahren auf. Nur etwa 5% der Fälle finden sich bei Frauen. In den letzten Jahren hat sich die Häufigkeit der Diagnose aufgrund eines besseren Verständnisses der klinischen und angiographischen Charakteristika dieser Erkrankung im Vergleich zu denen der obliterierenden Arteriosklerose drastisch vermindert. Wenige Forscher meinen, daß die Erkrankung pathologisch anatomisch nicht von obliterierenden Erkrankungen, die durch manche Typen von Atherosklerose verursacht werden, unterschieden werden können. Die Meinungsverschiedenheiten betreffen die Spezifität der pathologischen Veränderung; die meisten Kliniker stimmen darin überein, daß die klinischen Merkmale ausreichend charakteristisch sind, um die Thrombangiitis obliterans als ein eigenständiges Krankheitsbild zu beurteilen. Die Ätiologie ist unbekannt, jedoch ist die Beziehung zwischen Rauchen und Auftreten und Progredienz der Erkrankung offenkundig. Es liegt kein dokumentierter Hinweis dafür vor, daß diese Erkrankung bei Nichtrauchern auftritt, wodurch das Zigarettenrauchen zum primären ätiologischen Faktor wird, vielleicht handelt es sich hier um eine verzögerte Hypersensitivität oder eine toxische Angiitis. Neuere Arbeiten legen nahe, daß die Ursache der Buerger-Erkrankung 1. mit der Wirkung des Tabaks bei bestimmten Personen in Beziehung steht, die einen bestimmten Phänotyp haben, da das HLA-A9 und das HLA-B5 bei Personen mit dieser Erkrankung häufiger vorkommen, oder 2. es sich um eine Autoimmunerkrankung mit einer zellulär vermittelten Sensitivität gegen menschliches Kollagen vom Typ I und III, das Bestandteil der Blutgefäße ist, handelt.

Pathologie und Pathophysiologie

Die Erkrankung befällt die kleinen und mittelgroßen Arterien und häufig auch die oberflächlichen Venen der Extremitäten in segmentaler Weise. Selten kommt es bei stark fortgeschrittener Erkrankung auch zu einer Mitbeteiligung von Gefäßen in anderen Körperabschnitten. Das pathologische Erscheinungsbild entspricht dem einer nichteitrigen Panarteriitis oder Panphlebitis, die mit einer Thrombose der betroffenen Gefäße einhergeht. Im akuten Stadium kommt es zu einer Proliferation der Endothelzellen und einer Lymphozyteninfiltration der Intimaschichten. Dabei bleibt aber die Lamina elastica interna intakt. Der Thrombus organisiert sich und wird später unvollständig rekanalisiert. Die Media bleibt gut erhalten, wenngleich sie von Fibroblasten infiltriert sein kann. Da die Adventitia für gewöhnlich stärker mit Fibroblasten infiltriert ist, weisen die älteren Läsionen eine periarterielle Fibrose auf, die auch die angrenzende Vene und den Nerv miteinbeziehen kann.

Symptomatik und Diagnostik

Die Krankheit beginnt allmählich in den distalsten Gefäßen der oberen und unteren Extremitäten und schreitet nach proximal hin fort. Sie gipfelt in der Entwicklung einer distalen

Gangrän. Die Symptomatik der Thrombangiitis obliterans entspricht der der arteriellen Ischämie und der oberflächlichen Phlebitis. In etwa 40% der Fälle läßt sich anamnestisch eine Phlebitis migrans, meist in den oberflächlichen Venen des Fußes oder des Beines, eruieren. Der Patient kann über Kälte, Taubheitsgefühl, Prickeln oder Brennen klagen, bevor objektive Anzeichen der Erkrankung auftreten. Ein Raynaud-Phänomen ist häufig. In der betroffenen Extremität entwickelt sich eine Claudicatio intermittens (für gewöhnlich im Fußgewölbe oder im Bein, selten jedoch in der Hand, im Arm oder im Oberschenkel). Zu Dauerschmerzen kommt es bei stärkerer Ischämie zum Beispiel im prägangränösen Stadium und bei bereits vorliegender Ulzeration oder Gangrän. Eine Überaktivität des sympathischen Nervensystems zeigt sich häufig in Form von Kälte, starkem Schwitzen und Zyanose der betroffenen Hand oder des Fußes, dies wird wahrscheinlich durch den schweren, anhaltenden Schmerz ausgelöst. In den meisten Fällen sind ein oder mehrerer Fußpulse abgeschwächt oder fehlen völlig, am Handgelenk liegen fehlende oder abgeschwächte Pulse in 60% der Fälle vor. Lageabhängige Farbveränderungen (Blaßwerden beim Hochheben und Rötung beim Herabhängen) lassen sich häufig an den betroffenen Händen, Füßen oder Fingern bzw. Zehen nachweisen. Zu ischämischen Ulzerationen und Gangrän meist einer oder mehrerer Zehen kann es früh im Krankheitsverlauf kommen, jedoch tritt dies nicht akut auf. Nichtinvasive Untersuchungen zeigen eine starke Abnahme des Blutflusses und des Blutdruckes in den betroffenen Zehen, Füßen und Fingern. Die Erkrankung schreitet nach proximal fort. Die Diagnose läßt sich für gewöhnlich anhand der klinischen Befunde stellen. Arteriogramme zeigen segmentale Verschlüsse der distalen Arterien, insbesondere im Bereich der Hände und Füße. Die nichtbetroffenen Arterien sind glattwandig und erscheinen unauffällig. Ein Kollateralkreislauf bildet sich um die Verschlüsse herum aus und kann stärker gewunden sein („Korkenzieher-Aussehen") als Kollateralgefäße bei anderen Verschlußerkrankungen.

Prophylaxe und Therapie

Die unterstützende Behandlung soll zum einen alle diejenigen Faktoren, die zu einer Verminderung der Blutversorgung führen, ausschalten; zum anderen sollte sie die möglichen Maßnahmen zur Steigerung der Durchblutung ausschöpfen. Neben dem streng zu meidenden Tabakgenuß sollten folgende Faktoren ebenfalls beseitigt werden: 1. thermische Schädigung, 2. Gewebeschädigung durch chemische Substanzen wie Jodlösungen oder Karbol- oder Salizylsäure, 3. Verletzungen, insbesondere durch schlechtsitzendes Schuhwerk oder im Rahmen kleiner chirurgischer Eingriffe an den Zehen, 4. Pilzinfektionen und 5. Vasokonstriktion infolge Kälteexposition oder durch Pharmaka.

Sofern keine Gangrän, Ulzeration oder Ruheschmerz vorliegen, sollte der Patient zweimal täglich 15–30 Minuten lang gehen, andernfalls ist die Einhaltung strenger Bettruhe vonnöten. Die Füße sollten durch Bandagierung mit Fersenkappen oder Schaumgummipolster geschützt werden. Wärmebogen sollten nicht verwendet werden, wenn sie keine thermostatische Kontrolle haben, die eine über die Körpertemperatur hinausgehende Erwärmung ausschließt. Die Schwerkraftwirkung sollte ausgenutzt werden, um die arterielle Füllung zu unterstützen, indem man das Kopfende des Bettes um 15–20 cm aufbockt.

Antibiotika, Kortikosteroide und Antikoagulanzien sind wirkungslos, ältere Vasodilatatoren sind allenfalls von begrenztem Nutzen. Einige neuere Medikamente wie Pentoxifyllin, Kalziumantagonisten und Thromboxan-Inhibitoren, die weiter oben beschrieben sind (s. Behandlung der peripheren Arteriosklerose), können insbesondere bei vasospastischen Krankheitsbildern hilfreich sein. Falls der Patient weiter raucht, schreitet das akute Leiden unvermeidlich fort. Dabei kann es zu einer derartigen Gewebsschädigung kommen, daß eine Amputation unumgänglich wird. Die bei einer Remission stets verbleibende restliche arterielle Insuffizienz kann durch geeignete dorsale oder lumbale Sympathektomie verbessert werden, vorausgesetzt, daß der Patient das Rauchen aufgegeben hat. Die neueren Medikamente (die oben beschrieben sind) können bei den Patienten mit einer geringeren Residualischämie versucht werden. Da große Gefäße, wie die Iliakal-, Femoral-, Subklavia- und Brachialarterien selten betroffen sind, können Bypassoperationen nur selten therapeutisch genutzt werden.

Funktionelle Krankheiten der peripheren Arterien

Periphere Gefäßerkrankungen, die durch Vasospasmen oder eine exzessive Dilatation bedingt sind.

Sie können infolge einer lokalen Störung der Blutgefäße oder infolge gestörter Sympathikusaktivität auftreten, sie können aber auch begleitend bei einer organischen Gefäßerkrankung in Erscheinung treten.

Raynaud-Phänomen und Raynaud-Krankheit

Arteriolenspasmus, gewöhnlich im Bereich der Zehen und Finger (gelegentlich auch andere Akren wie Nase und Zunge betreffend), mit intermittierender Hautblässe oder -zyanose.

Ätiologie

Das Raynaudsche Phänomen kann idiopathisch (Raynaudsche Krankheit) oder sekundär bei anderen Erkrankungen auftreten, wie etwa bei Bindegewebserkrankungen (z. B. Sklerodermie, rheumatoide Arthritis, systemischer Lupus erythematodes), stenosierenden arteriellen Erkrankungen (obliterierende Arteriosklerose, Thrombangiitis obliterans, Skalenus-Syndrom), neurogenen Schäden, Medikamenten-Intoxikation (Mutterkornalkaloide und Methysergid), Dysproteinämien, Myxödem, primärer pulmonaler Hypertonie und Traumen. Die idiopathische Raynaudsche Erkrankung findet sich am häufigsten bei jungen Frauen (60–90% der berichteten Fälle).

Pathologie und Pathophysiologie

Vasospastische Attacken im Bereich der Fingerarterien und -arteriolen können minuten- bis stundenlang andauern, sind jedoch selten so stark ausgeprägt, daß sie zu einem schweren Gewebsverlust führen. Bei Patienten mit lange bestehender Raynaudscher Krankheit kann die Haut der Finger glatt, glänzend und straff werden, mit Verlust des subkutanen Gewebes **(Sklerodaktylie).** Kleine schmerzhafte Ulzerationen können an den Fingerspitzen auftreten. Im Frühstadium sind die Gefäße histologisch normal, bei fortgeschrittenen Fällen jedoch kann die arterielle Intima verdickt sein, dazu können in den kleinen Arterien Thrombosen entstehen. Bei dem sekundären Raynaudschen Phänomen sind die pathologischen Veränderungen der Grunderkrankung offenkundig. Neuere Entwicklungen haben unser Verständnis der Pathophysiologie des Raynaud-Phänomens erweitert und können zu neuen Therapieformen führen. Die Erforschung des Prostaglandinmetabolismus, der Mikrozirkulation und der Rolle der Endothelzellen erbringt vielversprechende Ergebnisse. Das gemeinsame klinische Auftreten von Raynaud-Phänomenen und Migränekopfschmerzen, der Prinzmetal-Angina und der pulmonalen Hypertonie läßt auf einen gemeinsam Mechanismus der Vasospasmen in mehr als einem arteriellen Gefäßabschnitt schließen. Die Schwelle der vasospastischen Reaktion bei der Raynaud-Erkrankung wird durch alle Maßnahmen erhöht, die zusätzlich zu einer lokalen Kälteexposition zu einer Erhöhung der sympathischen Aktivität oder der Freisetzung von Katecholaminen führen (z. B. Emotionen).

Symptomatik und Diagnostik

Intermittierende Attacken einer Erblassung oder Zyanose der Finger werden durch Kälteexposition oder durch emotionale Störungen ausgelöst. Die Farbveränderungen können triphasisch verlaufen: Blässe, Zyanose, Rötung (reaktive Hyperämie), oder zweiphasig:

Zyanose, dann reaktive Hyperämie. Normale Farbe und normales Empfindungsvermögen werden durch Erwärmen der Hände wiederhergestellt. Die Farbveränderungen finden sich nicht proximal von den Metakarpophalangealgelenken und betreffen nur selten den Daumen. Schmerzen sind ungewöhnlich, jedoch sind Parästhesien während der Attacke häufig.

Die Raynaudsche Krankheit unterscheidet sich vom sekundären Raynaud-Phänomen durch bilaterale Beteiligung und eine Symptomdauer von mindestens zwei Jahren mit fehlender Progredienz der Symptome und fehlendem Hinweis auf eine zugrundeliegende Ursache. Bei der idiopathischen Form sind trophische Hautveränderungen und Gangrän entweder nicht vorhanden oder finden sich nur in sehr kleinen Hautabschnitten. Die Symptome der Grunderkrankung manifestieren sich in der Regel innerhalb von zwei Jahren, gelegentlich aber auch erst später, wenn ein sekundäres Raynaud-Phänomen vorliegt. Bei mit der Sklerodermie vergesellschaftetem Raynaud-Phänomen kann auch eine gespannte oder verdickte Haut der Hände, Arme oder des Gesichts zusätzlich zu Schluckschwierigkeiten und andere Organsysteme betreffenden Symptomen vorliegen. Im Bereich der Hände, des Gesichts und der Lippen können Teleangiektasien auftreten, an den Fingerspitzen schmerzhafte trophische Ulzera. Die Pulse an den Handgelenken sind in der Regel tastbar, jedoch zeigt der Allen-Test häufig einen Verschluß der Arteria radialis oder ulnaris distal des Handgelenkes an. Der Allen-Test wird durchgeführt, indem der Untersucher, der dem Patienten gegenübersitzt, seine beiden Daumen auf die Pulse der Radial- und Ulnararterien einer Hand legt. Nachdem der Patient eine Faust gemacht hat, um so das Blut aus seiner Hand herauszudrücken, komprimiert der Untersucher die Arterien. Wenn jetzt der Patient die Faust öffnet, ist die Hand blaß. Der Untersucher hebt dann den Druck auf die Radialarterie auf und komprimiert weiter die Ulnararterie. Wenn die Radialarterie distal des Handgelenks offen ist, wird sich die Hand rasch röten, ist sie verschlossen, bleibt die Hand blaß. Dasselbe wird dann wiederholt, indem man den Druck auf der Radialarterie beläßt und die Ulnararterie freigibt. Nichtinvasive Untersuchungen der befallenen Finger mittels Plethysmographie vor und nach einer Kälteexposition sind bei der Differenzierung zwischen stenosierenden und vasospastischen Erkrankungen bei Patienten mit Raynaud-Phänomenen besonders wertvoll.

Therapie

Leichte Fälle einer Raynaud-Erkrankung können durch Schutz des Körpers und der Extremitäten gegenüber Kälteeinwirkung und durch Einsatz leichter Sedativa (z. B. Phenobarbital 3- bis 4mal täglich 15–30 mg oral) beherrscht werden. Der Patient muß auf das Rauchen verzichten, da Nikotin ein Vasokonstriktor ist. Bei einigen Patienten können Relaxationsübungen, wie z. B. das Biofeedback, vasospastische Episoden vermindern. Früher sind verschiedene Medikamente mit unterschiedlichem Erfolg eingesetzt worden. Reserpin 0,1–0,25 mg oral zwei- bis dreimal täglich ist häufig verordnet worden und kann die Zahl und den Schweregrad der Attacken vermindern, die Nebenwirkungen (z. B. Depressionen) können jedoch seinen Einsatz unmöglich machen. Phenoxybenzamin 10 mg viermal täglich und 1–2 mg Methyldopa/Tag oral sind mit gelegentlichem Erfolg versucht worden. Die Therapie der Wahl besteht in Prazosin 1–2 mg oral zur Nachtzeit und, wenn nötig, erneut am Morgen und dem Kalziumantagonisten Nifedipin 10–30 mg dreimal täglich oral. Reserpin 1 mg in 5 ml einer physiologischen Kochsalzlösung, alle drei Monate in die Arteria brachialis injiziert, kann einen günstigen Effekt auf das Heilen von Ulzera ausüben. Ermutigende Berichte bezüglich der Effektivität von Pentoxifyllin 400 mg zweimal oder dreimal täglich mit den Mahlzeiten sind in der Literatur erschienen. Die Therapie der Sekundärformen hängt vom Erkennen und von der Behandlung der Grunderkrankung ab. Die derzeitige Forschung bei der Anwendung von Prostaglandinen (Thromboxan) bei der Behandlung des Raynaud-Phänomens weist ermutigende Ergebnisse auf. Viermal täglich 10 mg Phenoxybenzamin oral kann von Nutzen sein. *Betablocker, Clonidin und Ergotaminzubereitungen führen zur Vasokonstriktion und können ein Raynaud-Phänomen auslösen oder verschlechtern und sind deshalb kontraindiziert.* Eine regionale Sympathektomie ist für Patienten mit progredienter Invalidität reserviert. Hierdurch werden oft die Symptome behoben, jedoch dauert dieser Erfolg nur ein bis zwei Jahre an. Die Erfolge einer Sympathektomie sind im allgemeinen bei Patienten mit Raynaud-Erkrankung besser als bei solchen mit sekundärem Raynaud-Phänomen.

Akrozyanose

Anhaltende, schmerzlose, symmetrische Zyanose der Hände und, weniger häufig, der Füße aufgrund eines Vasospasmus der kleinen Hautgefäße. Die Ätiologie ist unbekannt, jedoch nimmt man an, daß ein vermehrter Arteriolentonus in Kombination mit einer Dilatation der Kapillaren und kleinen Venen die Ursache ist. Die Erkrankung betrifft in der Regel Frauen und geht nicht mit einer arteriellen Verschlußkrankheit einher. Die Finger, Hände oder Füße sind dauernd kalt, bläulich und weisen eine profuse Schweißneigung auf. Sie können auch anschwellen. Die Zyanose wird in der Regel durch Kälte verstärkt und durch Aufwärmen abgeschwächt. Trophische Veränderungen, Ulzerationen und Schmerzen treten nicht auf. Die **Diagnose** ergibt sich aus dem konstanten Befund im Bereich der Hände und Füße bei Vorliegen normaler Arterienpulse. Abgesehen von einer beruhigenden Aufklärung und einer Vermeidung von Kälteexposition ist eine **Therapie** in der Regel nicht erforderlich. Vasodilatatoren können ausprobiert werden, sind in der Regel aber unwirksam. Eine Sympathektomie ist wirksam, selten aber zu rechtfertigen.

Erythromelalgie

Ein seltenes Syndrom einer paroxysmalen Vasodilatation mit brennendem Schmerz, erhöhter Hauttemperatur und Rötung der Füße und, weniger häufig, der Hände. Die Ätiologie der primären Erythromelalgie ist ebenfalls unbekannt. Eine sekundäre Erythromelalgie kann die Patienten mit myeloproliferativen Erkrankungen, Hypertonie, venöser Insuffizienz, Diabetes mellitus, systemischem Lupus erythematodes, rheumatoider Arthritis, Lichen sclerosus et atrophicus, Gicht, Rückenmarkserkrankung oder multipler Sklerose vorkommen. Die Erkrankung ist durch anfallsweises Auftreten eines brennenden Schmerzes in überhitzten, geröteten Füßen oder Händen gekennzeichnet. Bei den meisten Patienten werden die Beschwerden durch mäßig erhöhte Umgebungstemperaturen, in der Regel zwischen 29 und 32 °C ausgelöst; es kommt zu keinen trophischen Veränderungen. Die Symptome können jahrelang gering bleiben oder so ausgeprägt werden, daß es zu einer vollständigen Invalidität kommt. Die **Diagnose** basiert auf der Kombination von Beschwerden des Patienten mit einer erhöhten Hauttemperatur. Die sekundären Formen sollten von der selten primären Erkrankung abgegrenzt werden, da bei den ersteren eine Behandlung der Grunderkrankung zu einer Behebung der Symptome führen kann. Die Differentialdiagnose umfaßt die posttraumatische Sudek-Dystrophie, Schulter-Hand-Syndrom, Morbus Fabry und bakterielle Zellulitis. Da die Erythromelalgie einem myeloproliferativen Syndrom vorausgehen kann (auch einige Jahre), können häufige Blutbildkontrollen indiziert sein, um eine frühzeitige Diagnose und Behandlung des letzteren zu erlauben.

Therapie

Die Anfälle können durch Ruhe, Anhebung der Extremität und Kälteapplikation vermieden oder unterbrochen werden. Dieses Vorgehen ist allerdings nicht immer erfolgreich. Bei den Sekundärformen ist die Behandlung der Grunderkrankung indiziert. Bei der primären Erythromelalgie kann Aspirin in mäßiger Dosierung (650 mg ein- bis viermal/die) prompte und für längere Zeit anhaltende Erleichterung bewirken. Das Vermeiden von Faktoren, die eine Vasodilatation bewirken, ist in der Regel günstig, ebenfalls können Vasokonstriktoren (z.B. 25 mg Ephedrin oral, 10–40 mg Propranolol viermal täglich oral oder 1–4 mg Methysergid alle 4 h oral) eine Symptomlinderung bewirken.

Krankheiten der Venen

Venenthrombose

(Thrombophlebitis; Phlebitis)

Vorhandensein eines Thrombus in einer Vene.

Sieht man von den varikösen Venen ab, so sind die häufigsten venösen Erkrankungen, die den Patienten zum Arzt führen, die tiefe Venenthrombose, die **Thrombophlebitis** und die Folgen der **chronisch-venösen Insuffizienz** – Ödem, Stauungspigmentierung, Stauungsdermatitis und Stauungsulkus. Außer der tiefen Wandvenenthrombose, bei der eine Venographie oder eine Markierung mit radioaktivem Fibrinogen notwendig ist, sind diese Erkrankungen in der Regel leicht zu diagnostizieren. Eine Thrombophlebitis ist eine akute Erkrankung, bei der sich die Symptome innerhalb von Stunden oder 1–2 Tagen entwickeln. Der Krankheitsprozeß ist im allgemeinen in sich begrenzt und dauert zwischen 1 und 2 Wochen, wenn der akute Prozeß abklingt und die schmerzhaften Symptome verschwinden.

Die Bezeichnungen **Phlegmasia alba dolens** und **Phlegmasia coerulea dolens** werden für eine ausgedehnte Thrombose der betroffenen Extremität benutzt (in Abhängigkeit von deren Hautfarbe). Der erste Begriff ist veraltet und heute durch den der **Ileofemoralthrombophlebitis** ersetzt. Der zweite Terminus ist weiterhin im Gebrauch und bedeutet eine massive Venenthrombose, die oft zu einer venösen Gangrän und möglicherweise zum Tod durch die zugrundeliegende Erkrankung, z.B. ein disseminiertes Malignom, führen kann. Eigen- und Beinamen sind im Gebrauch, um Venenthrombosen in bestimmten anatomischen Abschnitten zu beschreiben: Die **Mondorsche Erkrankung** bedeutet eine Thrombose der oberflächlichen Venen über der Milchdrüse oder der angrenzenden Brustwand, das **Budd-Chiari-Syndrom** kennzeichnet die Folgen einer Leber-Venen-Thrombose, die **Phlebitis migrans** stellt eine rezidivierende Venenthrombose, vorwiegend der oberflächlichen Venen, gelegentlich aber auch der tiefen Venen im Bereich der Extremitäten und anderer Körperabschnitte dar und ist dann in der Regel die Folge eines zugrundeliegenden Malignoms. **Die „Effort"-Thrombose** entwickelt sich in der Vena subclavia aufgrund einer Venentraumatisierung im Bereich der oberen Thoraxapertur bei ungewöhnlichen körperlichen Anstrengungen, bei denen der Arm vollständig abduziert wird. Eine **ischämische Phlebitis** ist die Folge einer Intimaschädigung, welche durch die Einführung eines Katheters oder schädlicher Stoffe direkt in die Vene verursacht wird. Eine **„chronische Thrombophlebitis"** gibt es nicht. Thrombosen im Bereich der Beckenvenen, der Mesenterialvenen, der Vena portae, der Nierenvenen, der Jugular- und Mediastinalvenen werden hier nicht besprochen.

Ätiologie

Viele Faktoren können zu einer Venenthrombose beitragen: 1. Verletzung des Venenepithels, z.B. durch liegende Katheter, Injektion irritierender Substanzen, Thrombangiitis obliterans und septische Phlebitis, 2. Hyperkoagulabilität bei malignen Tumoren, Blutdyskrasien, oralen Kontrazeptiva und der idiopathischen Thrombophlebitis und 3. Blutstase bei postoperativen und postpartalen Zuständen, der varikösen Thrombophlebitis und der Thrombophlebitis, die komplizierend nach langer Bettruhe bei chronischen Erkrankungen wie Herzinsuffizienz, Schlaganfall und Trauma auftreten kann. Eine verlängerte Immobilisation der Beine während langer Reisen (besonders bei langen Flügen) ist sogar bei normalen, gesunden Personen ein Risikofaktor.

Wahrscheinlich spielen alle diese Faktoren eine Rolle, d.h., durch eine Endothelverletzung wird Kollagen freigelegt, was eine Plättchenaggregation verursacht und Gewebsthromboplastin freisetzt. Dadurch wird dann bei Vorliegen einer Stase oder Hyperkoagulabilität der Gerinnungsmechanismus ausgelöst.

Pathophysiologie

Die meisten Venenthrombosen beginnen als ein Plättchennidus in den Klappensegeln der tiefen Wadenvenen. Gewebsthromboplastin wird freigesetzt, es bildet sich Thrombin und Fibrin, welches Erythrozyten einlagert und damit nach proximal als roter Thrombus fortschreitet. Der rote oder Fibrinthrombus ist morphologisch die überwiegende venöse Läsion. Der weiße oder Plättchenthrombus ist die Hauptkomponente der meisten arteriellen Läsionen. Die Entstehung und das Wachsen des Fibrinthrombus können durch Antikoagulanzien wie Heparin oder Cumarinderivate verhindert werden. Bisher ist nicht gezeigt, daß auch der Plättchenanteil des Thrombus durch diese Substanzen in der üblichen therapeutischen Dosierung beeinflußt werden kann. Darüber hinaus haben Plättchenaggregationshemmer ebenfalls keine überzeugende Wirkung gezeigt, obgleich sie derzeit ausgiebig untersucht werden.

Symptomatik

Die **tiefe Venenthrombose** kann asymptomatisch sein oder kann sich im betroffenen Abschnitt durch verschiedene Kombinationen von Spannung, Schmerz, Ödem, Wärme, bläulicher Verfärbung oder Hervortreten der oberflächlichen Venen manifestieren. Bei Patienten mit tiefer Thrombophlebitis im Bereich der Vena poplitea, Vena femoralis und Vena iliaca kann ein Spannungsgefühl bestehen, und eine harte Schnur kann über dem betroffenen Venenverlauf im Femoralisdreieck der Leiste, im medialen Oberschenkelabschnitt oder in der Kniekehle tastbar werden. Bei der Ileofemoralvenenthrombose treten in der Regel dilatierte oberflächliche Kollateralvenen über dem Bein, dem Oberschenkel, der Hüftregion und dem Unterbauch in Erscheinung. Bei der Untersuchung am Krankenbett kann man die entsprechende Diagnose stellen, jedoch kommt es zu Schwierigkeiten bei der Diagnose der tiefen Wadenvenenthrombose. Da mindestens drei Hauptvenen dieses Gebiet drainieren, führt die Thrombose nur einer Vene nicht zur venösen Stauung und so nicht zu Schwellung, Hautzyanose oder dilatierten oberflächlichen Venen. Der Patient klagt über Empfindlichkeit oder Schmerzen beim Stehen und Gehen, was sich in der Regel durch Ruhe und Beinhochlagerung bessern läßt. Bei der Untersuchung kann man eine Empfindlichkeit der tiefen Wadenmuskulatur feststellen, jedoch ist eine Differenzierung von Muskelschmerzen oft schwierig. Schmerzen muskulären Ursprungs machen sich bei Dorsalflexion im Sprunggelenk bei gebeugtem Knie nicht oder kaum bemerkbar, sind jedoch bei einer Dorsalflexion im Sprunggelenk und gleichzeitig gestrecktem Knie oder angehobenem gestrecktem Bein maximal ausgeprägt **(Homan-Zeichen),** deshalb ist dieser Test bei positivem Ausfall ein unsicheres Zeichen für eine tiefe Beinvenenthrombose. Gelegentlich kann eine massive tiefe Venenthrombose von einem Verlust der peripheren arteriellen Pulse begleitet sein, jedoch kann eine Venenthrombose auch sekundär nach einem akuten arteriellen Verschluß entstehen.

Oberflächliche Thrombophlebitis: Eine thrombosierte oberflächliche Vene kann immer als eine lineare, verhärtete Schnur getastet werden. Sie kann mit einer variablen Entzündungsreaktion einhergehen, die sich durch Schmerzen, Berührungsempfindlichkeit, Erythem und lokale Überwärmung zeigt. Der Befund muß von einem akuten sekundären Lymphödem mit Infektion (s. *Lymphödem* unten) unterschieden werden. Die Palpation einer Schnur im Bereich der Wade zeigt den Verschluß einer oberflächlichen Vene an; die Folgerung, daß dieser Befund per se eine tiefe Venenthrombose anzeigt, ist nicht gerechtfertigt, da dies selten vorkommt.

Die **chronisch-venöse Insuffizienz** im Bein als Folge einer tiefen Thrombophlebitis manifestiert sich durch Ödembildung und Dilatation oder oberflächliche Venen. Der Patient kann entweder über Stauungsgefühl, Schmerzen oder Müdigkeit im Bein klagen oder beschwerdefrei sein. Die Beschwerden können im Stehen oder im Gehen auftreten und werden durch Ruhe und Hochlagerung gebessert. Es findet sich keine Druckempfindlichkeit über den tiefen Venen, die eine akute Thrombophlebitis anzeigen würde, aber gewöhnlich kann aus der Anamnese eine frühere tiefe Thrombophlebitis eruiert werden. Das **Stase-Syndrom** tritt bei Patienten mit chronisch-venöser Insuffizienz auf, wenn das Ödem nicht durch eine elastische Stütze adäquat behandelt wird. Im Lauf der Zeit kommt es zur Hautpigmentierung am Innen- und manchmal auch am Außenknöchel und im unteren Beinabschnitt. Weitere Komplikationen stellen **Stauungsdermatitis** und **Stauungsulkus** in diesen Gebieten dar. Bei Patienten mit chronisch-venöser Insuffizienz können **Varizen** entstehen, jedoch sind diese die Folge der tiefen Venenthrombose, häufig nicht sehr ausgeprägt, und haben die Funktion von Kollateralgefäßen. Außer bei schweren Formen sollten sie chirurgisch nicht entfernt werden. Die Symptomatik der Varizen wird weiter unten getrennt besprochen.

Diagnostik

Die klinische Untersuchung erlaubt in der Regel eine Unterscheidung zwischen akutem arteriellem und venösem Verschluß. Alle Fragen können durch nichtinvasive Untersuchungen und, falls nötig, durch eine Arteriographie oder Phlebographie beantwortet werden. In mehr als 50% der Fälle läßt sich die Diagnose einer akuten, tiefen Venenthrombose allein durch den klinischen Lokalbefund nicht mit hinreichender Zuverlässigkeit stellen. Bei der Diagnosestellung sollte man sich auf das Homansche Zeichen nicht verlassen, und Ödeme können auch andere Ursachen haben. Spezifische Befunde an den Gliedmaßen (z. B. Ödem, dilatierte oberflächliche Venen), Zeichen einer Lungenembolie sowie das klinische Gesamtbild unter Einschluß der Risikofaktoren (weiter oben unter *Ätiologie* genannt) erlauben dem Arzt im Einzelfall, die Wahrscheinlichkeit einer tiefen Venenthrombose abzuschätzen. Nichtinvasive Untersuchungen können hilfreich sein. Sofern Zweifel bestehen, sollte eine **Phlebographie** durchgeführt werden. Nach Lungenembolien kann man mittels der Lungenperfusionsszintigraphie oder der Pulmonalisangiographie suchen. Das Übersehen einer bestehenden Phlebitis kann den Tod durch Lungenembolie zur Folge haben, andererseits kann die Verordnung von Antikoagulanzien ohne den Nachweis eines intravaskulären Thrombus mittels Phlebographie oder Perfusionsszintigraphie das Risiko einer ernsthaften Blutung in sich tragen.

Die **Kontrastphlebographie** ist die genaueste diagnostische Methode. Sie wird viel genutzt, Komplikationen sind selten.

Eine **Isotopenphlebographie** kann durch Injektion von Natrium-Pertechnetat (Tc 99m) in eine periphere Vene und Aufnahme des Beins mit einer Gamma-Kamera durchgeführt werden. Diese Methode ist weniger schmerzhaft und schneller durchzuführen, hat zwar nicht das Auflösungsvermögen der konventionellen Phlebographie, ist jedoch eine wertvolle Alternative bei dem Patienten, der Kontrastmittel nicht verträgt. **Das Scanning nach Injektion von ^{125}Jod-markiertem Fibrinogen** stellt eine sehr empfindliche Screening-Methode bei der tiefen Waden-, Popliteal- und distalen Oberschenkelthrombose dar. Begrenzt wird der Einsatz dieser Methode dadurch, daß die Schilddrüse blockiert werden muß, was einen Zeitraum von 24–36 h erfordert, und daß die Gabe von Heparin verzögert werden muß, da eine aktive Thrombenbildung zur Inkorporation des Isotops notwendig ist. Da außerdem Jod-125-Fibrinogen in Blut und Exsudat erscheint, ist diese Methode nicht zuverlässig, wenn im Bereich des Beines heilende Wunden oder Hämatome vorliegen, außerdem ist ein Nachweis von Thromben im proximalen Oberschenkel- oder Beckenbereich nicht möglich. Nichtinvasive Maßnahmen sind weniger genau als die Venographie, können aber in Kombination in 90–95% der Fälle diagnostisch sein. **Doppler-Ultraschall** erlaubt dem Untersucher, in verschiedenen Abschnitten einer Extremität charakteristische Änderungen der spontanen Flußgeräusche zu erkennen, die aufgrund einer neu aufgetretenen kompletten Obstruktion der proximalen Venen (Vena poplitea und weiter proximal gelegene Venen) zu hören sind. Der Untersucher horcht über der Vena femoralis im Bereich der Leiste, der Innenseite des Oberschenkels und der Kniekehle. Die normalen Geräusche ähneln dem des „heulenden Windes" und nehmen mit der Atmung zu und ab. Unterhalb eines Verschlusses verschwindet die Atemschwankung, abnorme Geräusche können durch ein Valsalva-Manöver nicht behoben bzw. durch die Beendigung eines Valsalva-Manövers nicht verstärkt werden. Oberhalb des Verschlusses geht die Verstärkung des venöses Geräusches durch distale Muskelkompression (distale Oberschenkel oder Wade) verloren. Um verläßliche Resultate zu erzielen, setzt diese Methode gründliche Übung voraus. Bei länger zurückliegenden Erkrankungen mit gut ausgebildetem Kollateralkreislauf ist eine solche Prüfung weniger zuverlässig. Thrombosen im Bereich der Wade oder venöser Nebenäste sind damit nicht nachweisbar, da sie zu keiner

Verlegung des venösen Rückstroms führen. Eine negative Ultraschall-Untersuchung reicht nicht aus, um eine tiefe Venenthrombose bei Vorliegen verdächtiger klinischer Befunde zuverlässig auszuschließen. Die farbkodierte Doppleruntersuchung ist eine neue Methode, um eine Venenthrombose mit einer Genauigkeit, die an eine Phlebographie herankommt, festzustellen. Die Dopplerdarstellung wird die Methode der Wahl zum Screening einer Venenverschlußerkrankung.

Mit Hilfe der **Plethysmographie** läßt sich die Diagnose eines thrombotischen Verschlusses von großen Gliedmaßenvenen mit akzeptabler Genauigkeit stellen. Eine Unterschenkelvenenthrombose kann sie nicht feststellen. Die Abnahme der venösen Volumenkapazität und der Abflußgeschwindigkeit durch einen thrombotischen Verschluß einer proximalen Vene führt sowohl zu Veränderungen der elektrischen Impedanz als auch des Volumens und der Abflußgeschwindigkeit. Diese Veränderungen können mit annähernd 95%iger Genauigkeit mit entsprechenden Geräten gemessen werden: d.h. mit einem Impedanzplethysmographen, einer Pulsvolumenregistrierung, der Phleborheoplethysmographie sowie der Quecksilberdehnungsstreifenplethysmographie. Die Plethysmographie ist nichtinvasiv, relativ preisgünstig, setzt eine minimale Kooperation des Patienten voraus und kann von einem geübten technischen Assistenten durchgeführt werden. Häufig werden diese Methoden zusammen mit dem Doppler-Ultraschall-Verfahren angewandt, die Kombination verbessert die Genauigkeit der Diagnose. Patienten können behandelt werden, wenn einer dieser beiden Tests positiv ist. Falls die Untersuchungsergebnisse negativ ausfallen und eine tiefe Venenthrombose weiterhin vermutet wird, sollte eine Phlebographie durchgeführt werden.

Prognose

Die tiefe Venenthrombose ist in der Regel benigne, endet gelegentlich aber mit einer tödlichen Lungenembolie oder als chronisch-venöse Insuffizienz. Eine oberflächliche Phlebitis allein führt, auch wenn sie rezidivierend auftritt, nicht zu diesen ernsten Komplikationen, wenngleich nichtletale Lungenembolien vereinzelt von oberflächlichen Venen ausgegangen sein sollen. Die Möglichkeit einer septischen Phlebitis besteht immer dann, wenn ein septischer Prozeß im Bereich der Extremität distal oder auf Höhe des Venenverschlusses vorliegt. Septische Thromben können getrennt vom infektiösen Fokus entstehen oder aber per continuitatem als Teil einer infektiösen Gewebsentzündung auftreten.

Obwohl eine enge Beziehung zwischen oberflächlichen wie tiefen Phlebitiden und Malignomen besteht, ist der Mechanismus unklar. Die meisten klinisch festgestellten Fälle einer tiefen Phlebitis sind jedenfalls nicht mit einem Malignom vergesellschaftet. Wenn das Tumorleiden den einzigen Risikofaktor bei einem Patienten mit oberflächlicher oder tiefer Venenthrombose darstellt, ist der maligne Prozeß fast ausnahmslos weit fortgeschritten.

Prophylaxe *(s. Kap. LUN, 9.)*

Therapie

Eine **oberflächliche Thrombophlebitis** erfordert keine spezifische Therapie, sondern nur Maßnahmen zur Behandlung der Beschwerden. Warme Kompressen auf den betroffenen Venen und nichtsteroidale entzündungshemmende Medikamente, z.B. Indometacin 25–50 mg viermal täglich oral, sind wirksam. Eine Hospitalisation ist unnötig, und Antibiotika werden nicht gebraucht. Bei einer tiefen Beinvenenthrombose ist das Ziel der Behandlung die Verhinderung einer Lungenembolie *(s. Kap. LUN, 9.)* und der chronisch venösen Insuffizienz. Bei Diagnose einer akuten tiefen Venenthrombose sollte der Patient stationär aufgenommen, heparinisiert und sein Bett am Fußende 15 cm hochgestellt werden. Die Benutzung von Toilette oder Nachtstuhl kann sofort erlaubt werden. Als Analgetika sollten Aspirin oder andere Substanzen, die mit der normalen Plättchenfunktion interferieren, nicht angewandt werden. Medikamente wie Phenylbutazon oder Kortikosteroide sind ebenfalls nicht routinemäßig indiziert, Antibiotika sollten nur bei spezifischen Infektionen verabreicht werden. Warme, feuchte Packungen sind lindernd, jedoch bei Patienten ohne arterielle Insuffizienz auch entbehrlich.

Sofern keine absoluten Kontraindikationen vorliegen, sollte sofort die **antithrombotische Therapie** mit **Heparin** eingeleitet werden. Verschiedene Therapieschemata sind empfohlen worden; eine einfache und wirksame Methode ist die folgende: Berechnung der Heparindosis nach dem *Ideal*gewicht des Patienten (zur Vermeidung einer Überdosierung bei einem Übergewichtigen), wobei 500 E Heparin/kg/24 h als Gesamttagesdosis veranschlagt werden. Diese Menge kann durch eine kontinuierliche i. v. Tropfinfusion mittels einer steuerbaren Infusionspumpe oder als i. v. Injektion in 4stündigen Abständen (intermittierende Methode) gegeben werden. Zur Vermeidung einer Überdosierung wird die aktivierte, partielle Thromboplastinzeit (APTT) einmal pro Tag kontrolliert. Falls die APTT um mehr als das Doppelte der Normalzeit verlängert ist, wird die Heparindosis entsprechend gesenkt (die Verabreichungsart jedoch dabei nicht verändert). Wenn die APTT um weniger als das Zweifache der Normalzeit verlängert ist, wird die Heparindosis nicht verändert. Die Dauer der Heparinbehandlung variiert, liegt jedoch in der Regel bei 7–14 Tagen. Die orale Therapie mit **einem Cumarinderivat** wird überlappend mit der Heparintherapie begonnen. Z. B. können 10–20 mg Warfarin/Tag gegeben werden, bis die Prothrombinzeit zwischen dem 1,5- bis 2,5fachen des Kontrollwertes liegt *(s. a. Kap. HKR, 4., Diskussion des internationalen standardisierten Quotienten [INR] unter Standardisierung der Prothrombinzeiten).* Wenn dies erreicht ist, wird Heparin abgesetzt und die Dosis von Warfarin entsprechend einer Erhaltungstherapie eingestellt. Die Dauer der oralen Antikoagulanzienbehandlung ist ebenfalls unterschiedlich und hängt vom Einzelfall ab. Bei einer einmaligen Phlebitis bei einem jungen, aktiven Patienten ohne Risikofaktoren, die klinisch innerhalb von 3–6 Tagen abklingt, kann ein zweimonatige Behandlungsdauer ausreichen, jedoch können bei einem anderen Patienten mit nachgewiesener Lungenembolie und weiterbestehenden Risikofaktoren sechs Monate Behandlung notwendig sein.

Die therapeutische Wertigkeit **anderer antithrombotischer Substanzen,** wie Schlangengifte, Plättchenaggregationshemmer und thrombolytische Substanzen, ist zum gegenwärtigen Zeitpunkt noch nicht geklärt.

Die **thrombolytische Therapie** unter Verwendung von Streptokinase oder Urokinase in Verbindung mit Antikoagulanzien stellt einen wesentlichen Fortschritt bei der Behandlung der akuten Beinvenenthrombose der Vena poplitea und der weiter proximalen Venen dar. Eine komplette oder partielle Auflösung der Thromben tritt im allgemeinen innerhalb von 24 bis 48 Stunden ein. Eine erfolgreiche Behandlung stellt die Anatomie der Venen wieder her und verhindert so Klappenschäden und die Komplikationen einer chronischen venösen Insuffizienz. Bevor die Enzyme eingesetzt werden, muß die Diagnose durch Phlebographie gesichert sein, und die Kontraindikationen und Nebenwirkungen, insbesondere Blutungen, und die genauen Einzelheiten der Behandlung und der Überwachung müssen voll verstanden werden. Details der Anwendung von thrombolytischen Medikamenten und die **chirurgische Unterbindung der Vena cava inferior** werden *in Kap. LUN, 9.* diskutiert.

Während des akuten Ereignisses sollte der Patient strenge Bettruhe mit Beinhochlagerung einhalten. Sobald die Antikoagulanzienbehandlung voll wirksam ist, ist der Gang zur Toilette erlaubt. Nach Abklingen des Ödems sollte beim Patienten Maß für festsitzende elastische Strümpfe genommen werden, mit denen die zu erwartende Ödembildung bei ambulanten Patienten beherrscht werden soll. Sie sollten die ganze Zeit über, die sich der Patient außerhalb des Bettes befindet, getragen werden, um die postphlebitischen Folgeerscheinungen der chronisch-venösen Insuffizienz zu vermeiden, wie Schmerzen, Ödem, Hautpigmentierung und nachfolgende Stase und Ulzeration. Wenn sich diese Komplikationen einstellen, wird die Behandlung mit einem Unna-Stiefel *(s. Kap. HAU, 4., Stauungsdermatitis)* oder stationäre Bettruhe mit Beinhochlagerung und Kompressionsverbänden in den meisten Fällen zu einer Ulkusabheilung führen. Antibiotika sind in der Regel nur indiziert, wenn das Ulkus von einer schweren, akuten Gewebsentzündung umgeben ist. Kochsalzumschläge können bei der Aufweichung und Lösung oberflächlicher Schorfe und Krusten von Nutzen sein. Große, therapierefraktäre oder rezidivierende Ulzera müssen unter Umständen exzidiert, die insuffizienten Perforansvenen ligiert und das Wundgebiet mit Spalthaut versorgt werden.

Varikose

(Varizen)

Elongierte, dilatierte, gewundene, oberflächliche Venen (gewöhnlich in den Beinen) bekommen Klappeninsuffizienzen, die den Fluß in die abhängige Partie hervorrufen.

Ätiologie und Pathogenese

Im Bereich der unteren Extremität finden sich drei Arten klappenbewehrter Venen: 1. **tiefe Venen,** welche die venösen Sinusoide innerhalb der Muskulatur, insbesondere im Bereich der Waden, in die Vena poplitea und Vena femoralis drainieren, 2. **Perforansvenen,** die aufgrund ihrer Klappen nur eine Flußrichtung von den oberflächlichen zu den tiefen Venen zulassen (außer in den Füßen, wo das Gegenteil der Fall ist), und 3. **oberflächliche Venen,** die ein subkutanes Netzwerk bilden. Dieses wird einerseits über die Perforansvenen in die tiefen Venen und andererseits über die Vena saphena parva und magna in die Vena poplitea und Vena femoralis drainiert. Der venöse Blutfluß ist während der Muskelarbeit am wirksamsten, wennn die kontrahierenden Muskeln die Sinusoide und tiefen Venen komprimieren und dadurch das Blut in Richtung Herz pumpen. Dabei wird die Flußrichtung durch die Venenklappen kontrolliert. Varizen hängen mit einer Klappendysfunktion zusammen. Eine familiäre Belastung ist häufig.

Über den Sitz der primären valvulären Insuffizienz wird gestritten. Manche sehen den primären Effekt in einem Klappenversagen am saphenofemoralen Übergang mit dadurch ermöglichtem Reflux in die Vena saphena, aus dem sich dann eine sequentiell vom Ober- zum Unterschenkel absteigende Klappeninsuffizienz entwickelt. Das Konzept der Ligatur der Vena saphena magna im Bereich der Leiste und anschließendem Strippen dieser Vene, mit oder ohne V. saphena parva, beruht auf dieser Theorie. Wenn dieses der entscheidende Faktor ist, sollten sich neue variköse Venen nicht bilden. Andere nehmen an, daß der primäre Fehler im Bereich einer oder mehrerer Perforansvenen des Unterschenkels liegt, was während der Muskelarbeit einen Hochdruckfluß und eine vermehrte Volumenverschiebung aus den tiefen in die oberflächlichen Venen zur Folge hat. Mit der Zeit kommt es dann zur oberflächlichen Venendilatation; die damit verbundene Separation der Klappensegel verhindert ihre Apposition, und es kommt zur Flußumkehr in den betroffenen Venen. Mit zunehmender Zahl insuffizienter Perforansvenen entsteht an weiteren Stellen ein Reflux. Eine nach proximal gerichtete Progredienz dieser Faktoren im Bereich der Vena saphena führt schließlich zu einer sekundären Insuffizienz an der sapheno-femoralen Einmündung. Diese Theorie erklärt sowohl das initiale Auftreten von varikösen Venen als auch die Entwicklung von weiteren nach jeder Form von Behandlung, aber sie ist nicht vereinbar mit der Tatsache, daß Venen, die als arterielle Bypasses (mit arteriellem Druck) genutzt werden, nicht varikös werden. Neuere Studien belegen, daß die der Venenwand eigene Schwäche die Hauptursache der venösen Erweiterung mit dem Ergebnis der Varikosis ist (primäre idiopathische Dilatation der Venenwand). Dies erklärt die natürliche Unbehandelbarkeit variköser Venen.

Zu anderen primären ätiologischen Faktoren zählen angeborene arteriovenöse Fisteln, erhöhter hydrostatischer Druck und eine primäre idiopathische Dilatation der Venenwand. Die sekundäre Veränderung umfaßt eine hormonale Veränderung während der Frühschwangerschaft, Druck auf die Beckenvenen im späteren Schwangerschaftsstadium, Abdominaltumoren oder Aszites. Langdauernde stehende Tätigkeiten führen vermutlich zu einer Verschlimmerung bereits existierender Varizen und stellen weniger einen primären ätiologischen Faktor dar. Eine frühere tiefe Venenthrombose mit Venenrekanalisation und Klappeninsuffizienz führt zu sekundärer Insuffizienz der Perforansvenen, was die Entstehung von Varizen zur Folge hat.

Symptomatik

Zu Beginn sind die oberflächlichen Venen gespannt und lassen sich palpieren, sind aber nicht sichtbar. Im weiteren Verlauf werden sie dann sichtbar dilatiert und gewunden. Für den

Patienten, der zu diesem Zeitpunkt medizinischen Rat sucht, wird die Diagnose dann offenkundig, Patienten mit ansonsten asymptomatischen Varizen wünschen häufig aus kosmetischen Gründen eine Behandlung.

Die Symptome stehen nicht notwendigerweise in einer direkten Beziehung zur Größe oder zum Ausmaß der Varikose. Stark betroffene Beine können asymptomatisch sein, während andererseits Patienten auf kleine, umschriebene variköse Stellen weisen, die schmerzhaft sind. Varizen können mit dumpfem Dauerschmerz, Müdigkeitsgefühl oder Hitzegefühl einhergehen, wobei Beinhochlagerung oder Kompressionsstrümpfe zu Beschwerdelinderung führen. Während der Menstruation kommt es häufig zu einer Verstärkung der Symptome.

Diagnostik

Für gewöhnlich diagnostiziert der Patient selbst die Varizen, jedoch ist ihre Ausdehnung nur durch Palpation beim stehenden Patienten genau festzustellen, wobei die Ausdehnung in der Regel größer ist, als von der einfachen Inspektion her ersichtlich. Bei Patienten mit Symptomen ist es wesentlich, andere mögliche Ursachen auszuschließen. Lumbale Nervenwurzelreizung kann zu Schmerzempfindungen in der Wade führen. Ebenso müssen eine Osteoarthritis der Hüfte oder des Knies oder Störungen innerhalb des Kniegelenks ausgeschlossen werden. Eine arterielle Insuffizienz kann als intermittierendes Hinken oder als Ruheschmerz mit klinischen Zeichen trophischer Störungen und abgeschwächten oder fehlenden peripheren Pulsen besonders in den Knöcheln (wenn die Pulse vorhanden sind und der Fuß warm ist, muß eine andere Diagnose als Ursache für den Ruheschmerz erwogen werden) in Erscheinung treten. Ein brennendes Gefühl kann die Folge einer peripheren Neuritis bei diabetischer oder alkoholischer Neuropathie sein. Das wahrscheinlich wichtigste Merkmal der Schmerzanamnese bei Varizen ist die Tatsache, daß der Schmerz bei Beinhochlagerung abklingen sollte.

Retrograder Blutfluß über insuffiziente Klappen der Vena saphena im Stehen kann mit dem **Trendelenburg-Test** demonstriert werden. Er wird durchgeführt, um nachzuweisen, ob der saphenofemorale Übergang insuffizient ist und ob eine saphenofemorale Unterbindung (Trendelenburg-Operation) in diesem Fall geeignet ist. Eine Untersuchung mit multiplen Staubinden, um die Stellen von insuffizienten Perforansvenen festzulegen, ist selten nötig und ungenau. Eine Phlebographie sollte zum Nachweis oder Ausschluß einer tiefen Venenthrombose durchgeführt werden, wenn andere Untersuchungen nicht schlüssig sind. Beim liegenden Patienten mit angehobenem Bein sollte eine korrekt angelegte Staubinde am oberen Oberschenkel eine retrograde Füllung der Vena saphena und der unteren oberflächlichen Venen verhindern, wenn der Patient aufsteht. Die korrekte Spannung der Staubinde ist schwierig genau zu bestimmen, insbesondere bei kräftigen Oberschenkeln. Die Untersuchung wird am besten durchgeführt, indem man die Stelle der Vena saphena magna in der Leiste tastet, während der Patient steht. Sie wird etwa eine Fingerbreite medial des Femoralispulses gefunden. Im allgemeinen ist sie schwer zu fühlen, und dies zeigt an, daß sie nicht beteiligt ist. Sie kann leichter gefunden werden, wenn eine Hand beim stehenden Patienten die Leiste palpiert und mit den Fingerspitzen der anderen Hand fest gegen die abhängigen Varikositäten geklopft wird. Die tastbaren Schwingungen der Flüssigkeitssäule in der Leiste identifizieren die Vena saphena magna. Der Patient wird nun aufgefordert, sich auf den Rücken zu legen, während der Untersucher weiterhin ein oder zwei Finger über der Vena saphena magna mit minimalem Druck beläßt, um sie so nicht zu verschließen. Mit der freien Hand hebt der Untersucher dann das Bein des Patienten um etwa 45° an, um so die Venen zu entleeren. Nun wird in der Leiste ein fester Druck ausgeübt, um so die Saphenavene zu verschließen, und während der Druck *weiter aufrechterhalten* wird, stellt sich der Patient *wieder hin.* Wenn ein wesentlicher Reflux von der Leiste in die unteren Venen nicht vorhanden ist, sollten die abhängigen Varikositäten für mindestens 30 Sekunden nicht sichtbar sein, zu diesem Zeitpunkt füllen sie sich dann wieder auf natürlichem Wege von unten. Wird jedoch der Druck von der Vene genommen und kommt es zu einer raschen Füllung der Varikositäten, dann liegt eine retrograde Füllung im Bereich des saphenofemoralen Übergangs vor. Die Insuffizienz der Vena saphena parva kann leicht festgestellt werden, wenn man eine prall gefüllte Saphenavene im Bereich der Kniekehle oder unterhalb beim stehenden Patienten fühlen kann (die Penetration der Vena saphena parva aus der tiefen Faszie und die Stelle, an der sie Verbindung mit dem tiefen Venensystem aufnimmt, können variieren).

Komplikationen

Das Auftreten von Pigmentierung (infolge Erythrozytendiapedese), Ekzem, Ödem, subkutaner Induration und Ulzeration spricht für das Vorliegen einer Insuffizienz der tiefen Venen. Man spricht vom **„postphlebitischen Syndrom"** oder **„Stase-Syndrom".** Wenn das Ulkus die Folge einer Varikose (und nicht einer Insuffizienz der tiefen Venen) ist, ist die Ulzeration in der Regel klein, oberflächlich und infolge Exposition nervaler Endigungen sehr schmerzhaft. Variköse Venen können nahe an oder in direkter Kontinuität mit dem Ulkus gesehen oder palpiert werden. Diese Ulzerationen können als Folge eines Bagatelltraumas im Bereich von Pigmentation, Induration, Ekzem oder Ödem entstehen und sind meist schon chronisch, wenn man sie zu sehen bekommt. Ein Ödem kommt bei normalen tiefen Venen nicht vor, die Pigmentation und das Ekzem können jedoch vorhanden sein.

Eine **oberflächliche Thrombophlebitis** zeigt sich mit umschriebenem Schmerz, bandartiger Induration, Periphlebitis mit rötlich-brauner Verfärbung und Fieber. Zu einer Lungenembolie kommt es nur selten, es sei denn, die tiefen Venen werden mitbetroffen (was eher bei Patienten auftritt, die sich ins Bett legen). Häufig bringt eine lokale oberflächliche Thrombektomie in Lokalanästhesie mit einem Kompressionsverband oder einem festen, elastischen Stützstrumpf unmittelbar Erleichterung und erlaubt uneingeschränkte Aktivität. Wenn ein kleiner Venen-Bereich befallen ist, kann er innerhalb weniger Tage spontan verschwinden, die Induration kann für einige Wochen anhalten. Sehr dünnwandige **Auswölbungen** (aneurysmatische Dilatation), häufiger bei älteren Patienten zu sehen, können schon durch ein minimales Trauma rupturieren und bluten. Eine Hyperästhesie kann mit der Varikose vergesellschaftet sein, bei alten, chronischen Fällen kann es zu subkutanen Verkalkungen und Ossifikationen kommen.

Prognose und Therapie

Variköse Venen sind nicht heilbar, unabhängig von der Methode der Behandlung. Venen, die zum Zeitpunkt der initialen Behandlung normal sind, können später varikös werden, um eigentliche Rezidive handelt es sich hierbei nicht. Die Behandlung ist zunächst indiziert, um Symptome zu lindern, verbessert das Aussehen der Beine und ist selten zur Vorbeugung von Komplikationen erforderlich.

Bei kleiner, geringgradiger symptomatischer Varikose sind leichte Kompressionsstrümpfe nützlich und oft ausreichend. Patienten mit fortgeschritteneren Veränderungen, die keine aktivere Therapieform wünschen oder bei denen eine solche kontraindiziert ist, können schwere elastische Stützstrümpfe in Knielänge oder bis zum Oberschenkel tragen. Elastische Binden sind nicht zu empfehlen, da die Patienten sie zu eng wickeln können, insbesondere im Bereich der Wade, wodurch eine Tourniquet-Wirkung („Manschetten"-Wirkung) verursacht wird. Selbst bei korrektem Anlegen kommt es zu einer raschen Lockerung und Wirkungsverlust. **Indikationen für eine operative Behandlung** bestehen bei Schmerzen, rezidivierenden *Phlebitiden*, Hautveränderungen oder aus kosmetischen Gründen.

Seit Aufkommen der Bypasschirurgie im Bereich der Herzkranzgefäße und der peripheren Arterien wird jede Anstrengung unternommen, die Venae saphenae zu erhalten. Diejenigen, die glauben, daß eine Operation die Behandlungsmethode der Wahl ist, empfehlen, daß das Stripping der Venae saphenae nur dann durchgeführt werden sollte, wenn sie in ihrem ganzen Verlauf vom Knöchel bis zur Leiste erkrankt ist. Bei diesem ausgedehnten Stripping der langen und kurzen Vena saphena sollten durch Dissektion so viele geschlängelte und sakkuläre Varizen wie möglich entfernt werden. **Eine sklerosierende Behandlung durch Injektion** kann praktisch zur Behandlung aller Varizen eingesetzt werden. In erfahrenen Händen liefern die gegenwärtigen Methoden der Injektionssklerotherapie mit Kompression ausgezeichnete Ergebnisse und machen eine stationäre Aufnahme überflüssig. Für eine *erfolgreiche Sklerosierungstherapie ist eine vollständige fibrotische Venenobliteration not-*

wendig. Um dies zu erreichen, sollte in die Vene injiziert werden, wenn diese während und nach Injektion möglichst blutleer ist. Dazu kann eine von mehreren Techniken der „leeren Vene“ benutzt werden. Das bevorzugte Sklerosierungsmittel ist Natriumtetradecyl-Sulfat als eine 1%ige Lösung, welche die Gefäßintima schädigt. Nach der Injektion läßt man die Beine noch hochgelagert und geeignete Gummipolster über den injizierten Venen angebracht, damit diese komprimiert werden und ein Kontakt zwischen den gegenüberliegenden Gefäßwänden erhalten bleibt. Gleichzeitig werden Kompressionsbinden von der Zehenbasis bis oberhalb der höchsten Injektionsstelle angelegt. Diese Bandagen verbleiben für einen Zeitraum von 3 Wochen (länger ist selten notwendig); während dieser Zeit setzt der Patient seine normalen täglichen Aktivitäten fort. Möglichst viel Gehen ist von ausschlaggebender Bedeutung, um die Muskelpumpe zu aktivieren und die venöse Drainierung aus den unteren Gliedmaßen zu fördern. Eine adäquate Kompression der proximalen Oberschenkelvenen kann wegen der Oberschenkelform und des subkutanen Fettgewebes schwierig sein. In diesen Fällen wird eine distale Injektionstherapie mit einer Kompressionsbehandlung und einer Unterbindung des saphenofemoralen Übergangs nach Trendelenburg unter Lokalanästhesie, wenn eine saphenofemorale Insuffizienz, wie oben beschrieben, demonstriert werden kann, kombiniert. Eine stationäre Aufnahme des Patienten ist nicht erforderlich, er bleibt ambulant und aktiv. Wie mit den chirurgischen Maßnahmen können auch hier isolierte Varizen rezidivieren und eine Behandlung erforderlich machen.

Es gibt wenige **Komplikationen** der Injektionstherapie. Selten kommt es zu allergischen Reaktionen, toxische Wirkungen sind nicht beobachtet worden. Die Behandlung wird limitiert durch ein Maximum von 30 ml einer 1%igen Lösung für jedes Bein. Werden beide Beine behandelt, wird dies an verschiedenen Tagen getan, um so in der Zwischenzeit ein Ausscheiden des Materials über den Urin zu ermöglichen. Extravasale Injektion kann zu einer Ablösung der darüberliegenden Haut mit nachfolgender Vernarbung führen. Selten kommt es zu einer tiefen Venenthrombose mit Embolie. Frauen sollten mindestens 6 Wochen lang vor und nach der Behandlung keine oralen Kontrazeptiva einnehmen wegen der damit verbundenen potentiell thrombogenen Wirkung. Die Patienten sollten darauf aufmerksam gemacht werden, daß es zu einer braunen Pigmentierung der Haut kommen kann. In der Regel blaßt sie wieder ab, sie kann jedoch auch permanent verfärbt bleiben.

Idiopathische Teleangiektasien (Spinnenvenen, Besenreiservarizen) sind feine, intrakutane Angiektasien ohne ernsthafte Konsequenzen, sie können jedoch sehr ausgedehnt und damit unansehnlich sein. Wenngleich sie in der Regel asymptomatisch sind, geben manche Patienten ein Brennen oder Schmerzen an. Viele Frauen finden selbst die kleinsten Teleangiektasien kosmetisch inakzeptabel. Für gewöhnlich können sie durch intrakapilläre Injektionen einer 1%igen Lösung von Natriumtetradecyl-Sulfat durch eine kleinkalibrige Nadel beseitigt werden. (Hypertonische Salzlösung [23,4%] ist für die Behandlung der Besenreiservarizen ebenfalls empfohlen worden. Anders als Natriumtetradecyl-Sulfat kann dies zu einem vorübergehenden, ziemlich schweren lokalen Schmerz führen, und mehrere Sitzungen sind nötig, um große Bezirke von Besenreiservarizen zu behandeln. Bei der Kochsalzlösung besteht jedoch das Risiko einer allergischen Reaktion nicht.) Dabei sollte sorgfältig eine Ruptur der zarten Kapillaren vermieden werden, weil dies zu Hautulzerationen infolge subkutaner Wirkungen führen könnte. Eine Pigmentierung kann auftreten, diese bildet sich jedoch oft vollständig zurück. Die besten Resultate erzielt man, wenn man das ganze Bein auf einmal behandelt und anschließend, wie oben beschrieben, für mindestens drei Wochen einen Kompressionsverband am Bein anlegt und der Patient dann umherläuft. Kleine Teleangiektasien können nach der initialen Behandlung persistieren oder rezidivieren. Die besten Resultate erzielt man, wenn man bei Bedarf die restlichen Stellen erneut therapiert, bis optimale Ergebnisse erzielt werden. Da diese Bezirke gewöhnlich klein sind, ist eine erneute Kompressionsbehandlung normalerweise nicht erforderlich.

Arteriovenöse Fisteln

Arteriovenöse Fisteln sind *abnorme Kommunikationen zwischen einer Arterie und einer Vene.* Sie können angeboren sein, hierbei sind meistens kleinere Gefäße betroffen, oder infolge eines akuten umschriebenen Traumas (z. B. von einer Kugel- oder Stichverletzung) oder durch die Erosion eines arteriellen Aneurysmas in eine begleitende Vene erworben sein. Sie können zu Symptomen der arteriellen Insuffizienz (z. B. Ulzerationen infolge Embolisation) oder zu Symptomen der chronischen venösen Insuffizienz führen. Letzteres beruht auf dem druckinduzierten erhöhten Fluß im Bereich der betroffenen Venen. Wenn sich die Fistel nahe der Oberfläche befindet, kann eine Masse gefühlt werden, und der entsprechende Körperteil ist in der Regel vergrößert und überwärmt, die oberflächlichen Venen sind prall gefüllt und pulsieren oft. Über der Fistel ist ein Schwirren zu tasten, und mit dem Stethoskop ist ein kontinuierliches Maschinengeräusch mit systolischer Akzentuierung zu hören. Die damit einhergehenden hämodynamischen Veränderungen können zur Herzinsuffizienz führen, wenn ein nennenswerter Anteil des Herzzeitvolumens durch die Fistel fließt. Die Therapie der Wahl besteht in einer Operation, falls möglich.

Lymphödem

Ansammlung von exzessiver Lymphflüssigkeit und Schwellung des subkutanen Gewebes infolge Obstruktion, Zerstörung der Hypoplasie der Lymphgefäße und ekzessiven Lymphstaus.

Es kann sich um ein primäres oder sekundäres Lymphödem handeln. Die **primäre Form** kann von Geburt an bestehen (kongenitales Lymphödem) oder während der Pubertät auftreten (Lymphoedema praecox), weniger häufig auch im späteren Lebensalter (Lymphoedema tarda). Das primäre Lymphödem tritt bei Männern weniger häufig auf. Der Patient klagt über Anschwellen des Fußes, des Beines oder der gesamten Extremität. Für gewöhnlich ist es einseitig und verstärkt sich bei warmem Wetter, prämenstruell und nach langem Stehen. Meistens bestehen keine Beschwerden. Bei der Untersuchung findet man ein diffuses Ödem, das auf dem Fußrücken (oder Handrücken) eine typische Anschwellung verursacht. Es ist nur partiell eindrückbar. In der Regel finden sich keine Hautveränderungen und keine Anzeichen einer venösen Insuffizienz.

Das **sekundäre Lymphödem** ist oft die Folge einer Infektion, welche im Bereich des Fußes am häufigsten durch Hautmykosen verursacht wird. Die Erkrankung beginnt explosiv mit Schüttelfrost, hohem Fieber, Intoxikationserscheinungen mit gerötetem, überhitztem, geschwollenem Bein. In der Haut können lymphangitische Streifen sichtbar werden, die Lymphknoten in der Leiste sind in der Regel vergrößert und schmerzhaft. Diese Kennzeichen unterscheiden den Zustand von einer akuten Thrombophlebitis. Das sekundäre Lymphödem bei älteren Personen kann auch durch eine Malignomerkrankung im Bereich des Beckens oder der Leiste verursacht sein. Eine weitere Ursache stellt die Obliteration der lymphatischen Gewebe durch chirurgische Exzision oder Strahlentherapie dar. Wenn das Lymphödem aufgrund einer Infektion entsteht, ist das Ansprechen auf gegen Streptokokken gerichtete Antibiotika oft rasch. Behandlungsziel ist die Beseitigung der Schwellung durch Hochlagerung oder pneumatische Kompression. Danach soll eine festsitzende elastische Stütze (Strumpf oder Strumpfhose) getragen werden, solange der Patient umherläuft. Gelegentlich sind Diuretika von Nutzen.

Lipödem

(Schmerzhafte Fettleibigkeit)

Das Lipödem ist ein Syndrom mit fetten, empfindlichen Beinen. Frauen sind häufiger als Männer betroffen. Der Patient klagt über schmerzhafte Gewebsschwellung. Bei der Untersuchung findet man, daß die Fettpolster des Patienten hauptsächlich auf Hüften, Ober- und Unterschenkel verteilt sind. Wenngleich der Fuß davon ausgenommen ist, hängt Fettgewebe oft über die Knöchel herunter. Die Gewebeschmerzhaftigkeit ist generalisiert und nicht an den Verlauf der Venen gebunden. Die einzige Behandlung besteht darin, daß der Patient vermeidet, weiter Gewicht zuzunehmen, und versucht, Gewicht zu verlieren, sofern er übergewichtig ist. Unglücklicherweise kann das abnormale Fett in den unteren Extremitäten nicht mobilisiert werden, und der Gewichtsverlust tritt im Bereich des Stammes, der Arme und des Gesichtes auf.

IMMUNOLOGIE; ALLERGISCHE ERKRANKUNGEN

1. BIOLOGIE DES IMMUNSYSTEMS

Die wesentlichen Funktionen des Immunsystems bestehen im Entwickeln einer Konzeption von „Selbst“ und im Eliminieren von „Nicht-Selbst“. Obwohl Mikroorganismen die hauptsächlichen Nicht-Selbst-Elemente sind, mit denen sich das Immunsystem tagtäglich auseinandersetzt, eliminiert es auch Neoplasmen und Transplantate. Um seine Aufgaben erfüllen zu können, hat das Immunsystem ein kompliziertes Netzwerk von spezifischen und unspezifischen Kontroll- und Entscheidungsfunktionen entwickelt, die sich in steter Interaktion im Gleichgewicht halten: Die unspezifische Komponente ist angeboren und die spezifische Komponente ist erworben.

Die unspezifische (angeborene) Immunität reagiert auf alle Antigene **(Ag),** mit denen sie zusammentrifft, in ähnlicher Weise. Ihre wesentliche *zelluläre Komponente* ist das **Phagozytosesystem,** dessen Funktion in der Aufnahme und in der Verdauung eindringender Mikroorganismen besteht.

Phagozyten sind im wesentlichen die Neutrophilen und Monozyten (im Blut) und die Makrophagen (in den Geweben). Die Makrophagen sind weitverteilt und strategisch dort gelegen, wo ein Organ mit dem Blut oder mit einem Hohlraum eine Grenzfläche bildet, z.B. Alveolarmakrophagen (Lungen), Kupffer-Zellen (Lebersinus), Synovialzellen (Gelenkspalten), perivaskuläre Mikrogliazellen (zentrales Nervensystem), mesangiale Phagozyten (Nieren). **Komplementproteine** sind die *wesentliche lösliche Komponente* der angeborenen Immunität (siehe unten). **Akut-Phase-Wirkfaktoren** und Zytokine (siehe unten und unter Haupthistokompatibilitätskomplex) – z.B. Interferon **(IFN),** Interleukin **(IL-6)** – sind ebenfalls Bestandteile der angeborenen Immunität.

Zytokine *sind Nicht-Ig-Polypeptide, die sezeniert werden von Monozyten und Lymphozyten in Antwort auf eine Interaktion mit einem spezifischen Ag, einem unspezifischen Ag oder einem unspezifischen löslichen Reiz (z.B. Endotoxin, andere Zytokine).* Sie wirken auf die große Mehrheit entzündlicher oder immunitärer Antworten ein. Obwohl die Sekretion von Zytokinen durch die Interaktion eines Lymphozyten mit seinem spezifischen Ag ausgelöst werden kann, sind Zytokine nicht Ag-spezifisch; so bilden sie eine Brücke zwischen angeborener und erworbener Immunität.

Spezifische Immunität ist gekennzeichnet durch Lernfähigkeit, Anpassungsfähigkeit und Gedächtnis. Die *zelluläre Komponente* ist der **Lymphozyt** und die *lösliche Komponente* sind die **Immunglobuline (Ig).**

Lymphozyten werden in Subpopulationen *unterteilt*: 1. Vom Thymus abstammende *Zellen* ***(T-Zellen),*** 2. vom Knochenmark abstammende Zellen **(B-Zellen)** und 3. Null-Lymphozyten **(Nicht-T-, Nicht-B-Zellen),** die natürliche Killerzellen **(NK-Zellen)** einschließen, nicht aber auf diese beschränkt sind. Lymphozyten sind klonal verteilt; jeder Klon ist auf die Erkennung eines spezifischen Ag durch seinen Ag-Rezeptor spezialisiert. Da die Zahl von Ag potentiell unbegrenzt ist, könnte diese Spezialisierung als eine unmäßige Belastung für das Immunsystem erscheinen. Das Problem, eine unbegrenzte Anzahl von monospezifischen Klonen bereitzuhalten, wird dadurch gelöst, daß die Ag-Rezeptorgene des Lymphozyten in potentiell unbegrenzten Arrangements miteinander kombiniert werden können.

Die Funktion des Ag-Rezeptors auf B-Zellen wird durch **Oberflächenimmunglobuline (sIg)** vermittelt. Nachdem B-Zellen lösliches Ag mittels ihrer sIg gebunden haben, kulminiert eine Reihe von Ereignissen (z.B. Proliferation, Differenzierung) in der Sekretion von Ig, die der spezifische Antikörper **(Ak)** für jedes Ag ist. Das Verständnis der Ig-Struktur, die im einzelnen unten erläutert wird, ist Voraussetzung für das Verständnis der Natur der Ig-Genarrangements (s. Diskussion der B-Zellprodukte und der Ig-Struktur).

Die Ig bestehen aus zwei schweren und zwei leichten Ketten, von denen jede konstante und variable Domänen besitzt. Ag wird an den variablen Domänen gebunden.

Auf der Ebene der Gene werden die konstante Domäne durch Gene der C-Region codiert, die variable Domäne (für die leichten Ketten) durch Gene der V- und J-Regionen und (für die schweren Ketten) durch Gene der V-, D- und J-Regionen. Diese Gensegmente sind in der Keimbahn nicht in einem Kontinuum auf dem Chromosom angeordnet, sondern vielmehr diskontinuierlich. Während der B-Zell-Reifung müssen sie nebeneinander positioniert werden. Damit also eine schwere Kette synthetisiert werden kann, verbindet sich eines von mehreren B-Segmenten (mindestens 12 sind bisher identifiziert) mit einem von 6 J-Segmenten, die genetisch stromauf des C-Gens gelegen sind. Diese Gruppierung verbindet sich dann mit einem von mehreren hundert (möglicherweise tausend) V-Gensegmenten, um eine vollständige Transkriptionseinheit für eine schwere Ig-Kette zu bilden. In Abhängigkeit davon, welch spezielles Segment einer jeden Genregion verwendet wird, ergibt sich eine unermeßliche Anzahl möglicher Ig-Moleküle mit unterschiedlichen Spezifitäten. Das Potential für Spezifitätsunterschiedlichkeiten wird weiter erhöht durch das Einfügen zufallsausgelesener Nukleotide an den Verbindungsstellen (zwischen den V-, D- und J-Regionen), durch somatische Punktmutationen und durch Ungenauigkeiten beim Verbinden der verschiedenen Segmente. Nach gegenwärtiger Vorstellung beruht das Ak-Repertoire eines Organismus vor dessen Ag-Exposition darauf, daß während der B-Zellreifung Ak nach Maßgabe von Ig-Genrearrangements generiert werden.

T-Zellen haben kein sIg, aber sie erkennen Ag durch ihr Haupterkennungsinstrument, den **T-Zellrezeptor (TCR)** und andere akzessorische Adhäsionsmoleküle (s.u.).

Gene, die für den TCR codieren, gehören der Ig-Gensuperfamilie an. Ähnlich den Ig-Genen sind sie ebenfalls Kombinationsmechanismen unterworfen, so daß eine große Anzahl von T-Zell-Klonen entstehen kann, von denen ein jeder auf ein spezifisches Ag reagiert.

Der Ag-bindende Anteil des TCR besteht aus 2 Ketten (entweder $\alpha\beta$ oder $\gamma\delta$); eine jede hat eine konstante und eine variable Domäne *(s. Abb. 1.)*. Anders als Ig, welches für sich allein auf der B-Zell-Oberfläche vorhanden ist, ist der TCR mit dem CD3-Molekül assoziiert (s. folgenden Abschnitt); die gesamte Einheit wird als **TCR,CD3-Komplex** bezeichnet. TCR-Ketten sind Gen-Rearrangements unterworfen und variabel, aber CD3-Ketten (die aus mindestens 5 Unterketten bestehen) sind invariabel und nicht Ag-spezifisch. Einige Anti-CD3-Ak aktivieren T-Zellen direkt und umgehen so eine Erforderlichkeit von Ag. Auf diese Weise ist CD3 für die Transduktion des Aktivationssignals durch die Lymphozytenmembran von Bedeutung.

Lymphozyten können entweder nach ihrer Funktion oder nach Oberflächenmarken weiter in Subpopulationen unterteilt werden. Durch die Verfügbarkeit von monoklonalen Ak gegen Lymphozyten ist es möglich geworden, besondere Lymphozyten-Subpopulationen zu demonstrieren, die jeweils eine Kombination bestimmter Moleküle auf ihren Oberflächen exprimieren. Diese Oberflächenmarker sind als **Differenzierungsgruppen** bezeichnet worden **(Clusters of Differentiation, CD).** Bisher sind 78 CD identifiziert worden *(s. Tab. 1., hinsichtlich ausgewählter CD, der monoklonalen Ak, mit denen sie definiert wurden, mit Molekulargewichten und zellulären Verteilungen).*

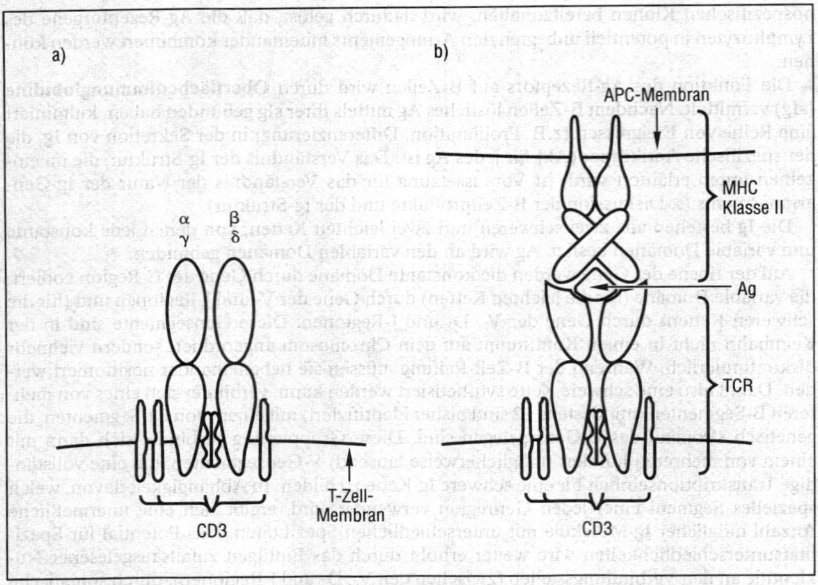

Abb. 1. **T-Zell-Rezeptor und Antigen-präsentierende Zelle (APC).**
a) TCR,CDR-Komplex (polymorph/nichtpolymorph). b) TCR mit APC. Ag = Antigen; APC = Antigen-präsentierende Zelle; CD = Differenzierungsgruppen; MHC = Haupthistokompatibilitätskomplex; TCR = T-Zell-Rezeptor.

Haupthistokompatibilitätskomplex
(Major histocompatibility complex [MHC]; Humane Leukozyten-Ag Gruppe A [HLA]; Transplantations-Ag)

Die Fähigkeit des Immunsystems, „Selbst" von „Nicht-Selbst" zu unterscheiden, wird größtenteils durch Produkte des MHC bestimmt. Dessen Gene liegen auf dem Chromosom 6, gehören der Ig-Gen-Superfamilie an und sind Rekombinationen unterworfen.

Klasse I besteht aus HLA-A, -B und -C; ihre Produkte haben eine weite Verteilung und sind auf der Oberfläche aller kernhaltigen Lymphozyten vorhanden.

Klasse II besteht aus HLA-D, -DR und -DQ; ihre Produkte haben eine begrenztere Verteilung auf B-Zellen, Makrophagen, dentritische Zellen, Langerhans-Zellen und aktivierte (aber nicht ruhende) T-Zellen.

B-Zellen können auf lösliche Ag reagieren, aber T-Zellen tun dies selten. T-Zellen erkennen Ag nur, wenn es in den MHC eingebettet ist; T-Zellen erkennen deshalb Ag-MHC. Die Vorgänge, durch die Ag vor seiner Präsentation gegenüber T-Zellen prozessiert und mit MHC assoziiert wird, finden in den **Ag-präsentierenden Zellen (APC)** statt – z. B. den Langerhans-Zellen, Monozyten, Makrophagen, follikulären dentritischen Zellen, interdigitierenden Zellen und B-Zellen. Obwohl die Vorgänge im einzelnen noch nicht voll verstanden werden, *scheint* für das Prozessieren das Ag dessen Auffaltung, Degradierung und Fragmentierung erforderlich zu sein. Beim **exogenen Prozessieren** wird Ag in Lysosomen endozytiert und degradiert (über einen chloroquinempfindlichen Mechanismus), wird dann mit Klasse-II-MHC-Produkten assoziiert und an die Zelloberfläche transportiert. Beim **endogenen Prozessieren** wird Ag intrazellulär produziert (z. B. durch Virusinfektion), wird außerhalb von Lysosomen degradiert und mit Klasse-I-MHC-Produkten assoziiert, bevor es an die Zell-

Tab. 1. Ausgewählte Differenzierungsgruppen (CD)

CD	*Antikörper*	*Molekulargewicht*	*Zellverteilung*	*Kommentare*
CD1a	Leu 6, T6	49	Thymozyten, Langerhans', B-Subpopul.	Gebunden an β_2-Mikroglobulin
CD1b	4A76, WM-25	45		
CD1c	M241, 7C6	43		Gebunden an β_2-Mikroglobulin
CD2	Leu 5, T11	50	T, NK	Schaferythrozyten-Rezeptor, Ligand von CD 58 (LFA-3)
CD3	Leu 4, T3	16, 20, 26	T	Assoziiert mit TCR, 5 Ketten
CD4	Leu 3, T4	59	T-Subpopul. (Helfer/Induzierer) T-, B-Subpopul.	Erkennt Klasse-II-MHC, HIV-Rezeptor
CD5	Leu 1, T1	67	T-, B-Subpopul.	
CD6	12,1, T411	100	T-, NK-Subpopul.	
CD7	Leu 9, 3A1	40	T-Subpopul.	
CD8	T8, Leu 2	32	(zytotoxisch/Suppressor)	Erkennt Klasse-I-MHC, $\alpha\alpha$- oder $\alpha\beta$-Ketten
CD9	BA-2, FMC56	24	Prä-B, M, Thr	
CD10	BA-3, VILA1	100	Prä-B, G, ALL	CALLA, Neutrale Endopeptidase
CD11a	TS 1/22, LFA-1	180/95	Weiße Blutzellen	α-Kette zu CD18 (CD11/CD18 gehört zur Integrin-Familie)
CD11b	OKM1, MO1, Leu 15	155/95	M, G, NK	CR3, C3bi Rezeptor, α-Kette zu CD18
CD11c	Leu-M5	150/95	M, G, NK, B-Subpopul.	α-Kette zu CD18
CD14	M02, UCHM1	55	M. Langerhans, Follikulär, dentritisch	
CD15	MY2, VIM-D5	105/165	G	3-Fucosyl-N-Acetyllactosamin
CD16	Leu 11	50–65	NK, G, Mac	Fc γ R3
CD18	1B4, 60,3	95	Weiße Blutzellen	β-Kette von Integrin (CD11a, b, c bilden die α-Kette)
CD19	B4	95	B	
CD20	B1	37/32	B	?, Ionenkanal
CD23	Blast-2, MHM6	45–50	B-Subpopul., aktiv. M, EO	Fc ϵ R2, schwachaffiner IgE-Rezeptor
CD25	TAC, 2A3	55	Aktiv. T, B, M	Schwachaffiner IL-2-Rezeptor
CD28	9,3	44	T-Subpopul.	CD4-Helfer-Subpopul., zytotoxische CD8 Subpopul.
CD29	4B4	135	Weite Verbreitung	VLA-β, Integrin-β_1-Kette
CD35	TO5, J3D3	160–250	G, M, B	CR1, C3b-Rezeptor
CD44	33-3B3, GRHL1	80–95	Weiße und rote Blutzellen, Hirn	PgP-1
CD45	T29/33, AB187	180, 190 205, 220	Weiße Blutzellen	Gemeinsames Leukozyten-Antigen (T200)
CD45RA	2H4, Leu 18	220	T-Subpopul., B, G, M	Restringiertes T200, virginales T
CD45RB	PT17			Restringiertes T200, Gedächtnis-T
CD45R0	UCHL1	180		
CD54	7F7, RRIII	90	Weite Verbreitung	ICAM-1, Ligand für CD11a, Rhinovirus-Rezeptor
CD56	Leu 19, NKH1	270/135	NK, aktiv. T	MHC-nichtrestringierte Killer
CD57	Leu 7, HNK1	110	NK, T, B-Subpopul., Hirn	
CD58	G26, TS 2/9	40–65	Weiße Blutzellen, Epithelzellen	LFA-3, Ligand für CD2

Aktiv. = aktivierte; ALL = akute lymphozytäre Leukämie; B = B-Lymphozyten; CALLA = gemeinsames (common) ALL-Antigen; CR = Komplementrezeptor; EO = eosinophil; Fc = kristallisierbares Fragment; FcR = Rezeptor für das kristallisierbare Fragment; G = Granulozyten; HIV = humanes Immundefizienz-Virus; ICAM = interzelluläres Adhäsionsmolekül; LFA = Leukozyten-Funktionsantigen; M = Monozyten; Mac = Makrophagen; NK = natürliche Killer; PgP-1 = polymorphes Glykoprotein 1; Thr = Thrombozyten; T = Lymphozyten; TCR = T-Zell-Rezeptor; VLA = sehr späte Aktivierung.

oberfläche transportiert wird. Es ist wichtig zu wissen, ob Ag mit Klasse-I- oder Klasse-II-MHC-Produkten assoziiert wird, weil die CD4- bzw. CD8-Moleküle als akzessorische Adhäsionsmoleküle fungieren, indem sie an Klasse-II- bzw. -I-Moleküle binden. Andere akzessorische Adhäsionsmoleküle sind CD2 (der Schafs-Erythrozytenrezeptor) und CD11a/CD18 (Leukozytenadhäsionsmoleküle, die zur Integrin-Supergen-Familie gehören). CD2 erkennt CD58 (LFA-3) auf der Zelloberfläche, wohingegen CD11a/CD18 ein interzelluläres Adhäsionsmolekül erkennt *(s. Abb. 2., CD54, auch ICAM genannt).*

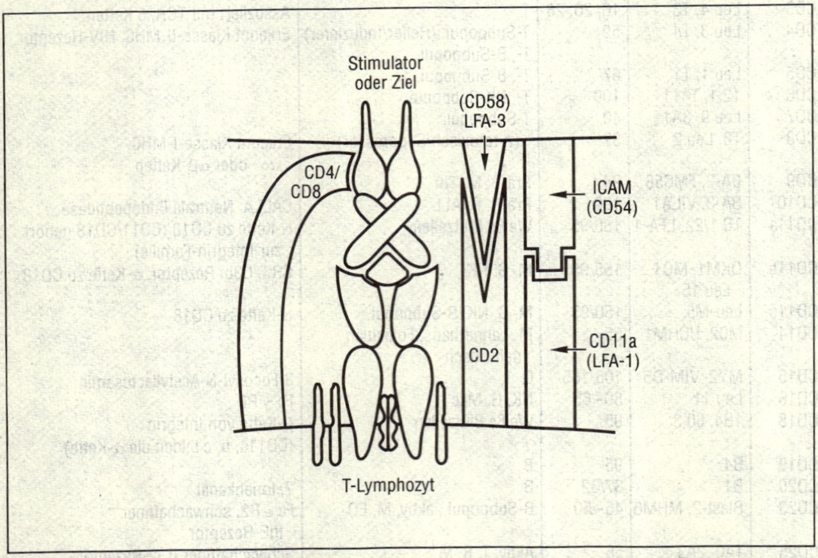

Abb. 2. **T-Lymphozyt mit APC und CD.** APC = Antigen-präsentierende Zelle; CD = Differenzierungsgruppen (clusters of differentiation), ICAM = Interzelluläres Adhäsionsmolekül.

Wenn auch ein enger Zellkontakt für eine optimale T-Zell-Antwort erforderlich ist, so sezernieren T-Zellen und Monozyten Zytokine, die nahe oder entfernte Vorgänge beeinflussen können. **Zytokine** sind *lösliche Proteine, sezerniert von Monozyten oder Lymphozyten, die das Ausmaß einer entzündlichen Reaktion oder einer Immunantwort regulieren.* Zytokine interagieren mit spezifischen Zelloberflächen-Rezeptoren und können auf autokrine oder parakrine Weise wirken *(s. Tab. 2. hinsichtlich der wesentlichen Zytokine, ihrer zellulären Herkunft und ihrer wesentlichen Effekte.)* Zytokine können in verschiedene Gruppen unterteilt werden, z.B. Interferone (IFN α, β und γ), Tumornekrosefaktor (TNF, α und β), Interleukine (IL-1 bis IL-10), transformierende Wachstumsfaktoren und hämatopoetische koloniestimulierende Faktoren (CSF). Wenn auch die verschiedenen Zytokine und ihre Effekte üblicherweise getrennt aufgelistet werden, so ist doch wichtig zu rekapitulieren, daß sie – wie die Zellen, von denen sie produziert werden – bei einer gegebenen Immunantwort im Miteinander, in Serie oder im Gegeneinander wirken. Z.B. kann IL-1 die Sekretion von IL-2 induzieren. IL-2, IL-4 und IL-6 können zusammenwirken beim Generieren zytotoxischer T-Lymphozyten (CTL). IL-4 und IFN-γ können gegeneinander wirken bei der Induktion von Klasse-II-Expression auf B-Zellen oder bei der Induktion von IgE-Sekretion.

Tab. 2. Zytokine

	Zytokin	*Molekulargewicht*	*Herkunft*	*Haupteffekt*
Interleukin (IL)	IL-1α, IL-1β	15–17	Monozyten, Makrophagen	Fieber (endogenes Pyrogen), Schlaf, Anorexie, Entzündung, Expression von CD54 auf Endothelzellen und Freisetzung von Gewebefaktor, Lymphozytenaktivierung, IL-6- und CSF-Produktion
	IL-2	15	T-Zellen (CD4 > CD8)	T-Zellwachstum, kostimuliert B-Zellwachstum und Differenzierung, erhöht NK, LAK
	IL-3	14–28	T-Zellen	Mastzellwachstum, pluripotentielles hämatopoetisches Zellwachstum
	IL-4	20	T-Zellen (CD4)	T-Zellwachstum, CTL-Generation, kostimuliert B-Zellwachstum, wirkt synergistisch mit IL-3 auf Mastzellwachstum, ↑ IgE- und IgG1-Produktion, induziert CD23, Expression und Freisetzung, ↑ Klasse-II-Expression auf B-Zellen
	IL-5	45	T-Zellen	Eosinophilendifferenzierung, ↑ IgA-Produktion, kostimuliert B-Zellwachstum bei Mäusen
	IL-6	23–30	Monozyten, Fibroblasten, T-Zellen (Maus)	Pyrogen, induziert Wachstum von Plasmozytomen und Hybridomen, erhöht Ig-Produktion, ↑ Klasse-I auf Fibroblasten, wirkt synergistisch mit IL-2 bei der Produktion von Akut-Phase-Proteinen durch Hepatozyten, wirkt synergistisch mit IL-3 auf das Wachstum hämatopoetischer Zellen, induziert CTL-Differenzierung
	IL-7	25	Knochenmark und Stromazellen des Thymus	Proliferation von pro- und prä-B-Zellen, Proliferation von unreifen Thymozyten
	IL-8	6,5	Monozyten, Endothelzellen, Alveolarmakrophagen, Fibroblasten	Neutrophilen-Chemotaxis und -Aktivierung, T-Zell-Aktivierung
Interferon (IFN)	IFN-α	18–20		Hemmt Virusreplikation und Tumorwachstum, ↑ Klasse-I- und Klasse-II-MHC-Expression, ↑ NK-Aktivität, moduliert Antikörperantwort

Fortsetzung Tab. 2.

	Zytokin	*Molekulargewicht*	*Herkunft*	*Haupteffekt*
Interferon (IFN)	IFN-β IFN-γ	20 20–25	Fibroblasten T-Zellen	Gleiche Aktivitäten wie IFN-α ↑ Klasse I und Klasse II, Makrophagenaktivierung, ↑ NK-Aktivität, ↓ IL-4-induzierte CD23- und IgE-Sekretion, kostimuliert B-Zellwachstum und Differenzierung
Tumor-Nekrose-Faktor (TNF)	TNF-α (Kachektin)	17	Monozyten/ Makrophagen	Induziert IL-1, ↑ Adhäsionsmoleküle und Klasse I auf Endothelzellen, Pyrogen, induziert GM-CSF, zytotoxischer/ zytostatischer Effekt, induziert IFN-γ-Sekretion
	TNF-β (Lymphotoxin)	25	T-Zellen	Zytotoxischer Faktor
Kolonie-stimulierender Faktor (CSF)	GM-CSF	14–35	T-Zellen, Makrophagen, Monozyten, Endothelzellen	Wachstum von Granulozyten und erythroiden Vorläufern Makrophagenaktivierung, ↑ Leukotrienproduktion durch Eosinophile, ↑ tumorozide Aktivität von Monozyten
	G-CSF	18–22	Monozyten, Fibroblasten, Endothelzellen	Granulozytenwachstum
	M-CSF	70–90	Monozyten, Fibroblasten, Endothelzellen	Monozytenwachstum
Transformierender Wachstumsfaktor (TGF)	TGF-α	5–20	Solide Tumoren (Karzinome > Sarkome), Monozyten	Angiogenese, Keratinozyten-Proliferation, Knochenresorption, Tumorwachstum
	TGF-β	25	Thrombozyten, Plazenta, Niere, Knochen, T- und B-Zellen	Fibroblastenproliferation; Kollagen- und Fibronektinsynthese; Hemmung von CTL, NK, LAK; Hemmung von T- und B-Zellenproliferation; Steigerung von Wundheilung und Angiogenese

↑ = erhöht; ↓ = erniedrigt; CSF = Kolonie-stimulierender Faktor; CTL = Zytotoxischer T-Lymphozyt; G = Granulozyt; GM = Granulozyt-Makrophage; LAK = Lymphokin-aktivierter Killer; MHC = Haupthistokompatibilitätskomplex (Major Histocompatibility Complex); NK = Natürliche Killer; T = T-Lymphozyt.

T-Lymphozyten (T-Zellen)

Ontogenese von T-Zellen

T-Zellen reifen im Thymus, erwerben dort die funktionellen Repertoires und lernen das Konzept vom „Selbst". Der Thymus erfüllt die zweifache Aufgabe, zu akzeptieren, was selbsttolerant ist, und zu eliminieren, was autoreaktiv ist. Er tut dies durch Vorgänge der **positiven** und **negativen Selektion.** Klone, die Ag-MHC erkennen, dürfen poliferieren, reifen und in die Peripherie auswandern. Autoreaktive Klone – Zellen, die gegen Selbst reagieren, als wäre es fremd – werden eliminiert. Die exakten zellulären und molekularen Mechanismen dieser Selektion sind nicht voll aufgeklärt.

Die T-Stammzelle leitet sich vom Knochenmark ab, wandert während der fetalen Entwicklung in den Thymus und kann auf ihrer Oberfläche CD7 exprimieren. Im Thymus kommt es dann zu einer Reihe von Reifungsereignissen, die teilweise aufgeklärt sind. Zuerst erwerben T-Stammzellen zytoplasmatisches CD3 (cCD3), dann Oberflächen-CD1 und -CD2. So ist der früheste Prothymozyt $CD7^+$ $CD1^+$ $CD2^+$ $cCD3^+$ $CD4^-$ $CD8^-$. Während der nachfolgenden Ereignisse bleiben die CD7- und CD2-Marker erhalten, der CD1-Marker geht verloren, wenn die Zellreife erreicht ist, und cCD3 wird auf der Zelloberfläche exprimiert (sCD3). Begleitend werden die Ketten des T-Zell-Rezeptors (TCR) einem Rearrangement unterworfen, die CD4- und CD8-Marker werden erworben und danach wieder verloren. So reifen die Klone, die TCRγ- und δ-Ketten rearrangieren zu Zellen vom Typ $CD2^+$ $CD3^+$ TCRγδ $CD4^-$ $CD8^-$. Diese Klone wandern in die Peripherie und machen dort 2–5% aller peripheren Blutlymphozyten aus.

Die Prothymozyten, die nicht die TCRγδ-Ketten rearrangieren, rearrangieren die TCRαβ-Ketten und exprimieren sie zunächst in niedriger und nach ihrer Reifung in hoher Densität. Während TCRαβ-Ketten dem Rearrangement unterworfen werden, erwerben die Prothymozyten sowohl den CD4- als auch den CD8-Marker. Auf diese Weise entsteht die Mehrzahl der Thymozyten, die $CD1^+$ $CD2^+$ $CD4^+$ $CD8^+$ sind. Diese Zellen sind initial $cCD3^+$ $sCD3^-$ TCR^- und erwerben dann sCD3. Einige erwerben TCRαβ in geringer Densität. Im Thymus findet eine Selektion statt, und die Thymozyten reifen entweder zu Zellen vom Typ $CD1^-$ $CD2^+$ $CD4^+$ $CD8^-$ oder vom Typ $CD1^-$ $CD2^+$ $CD4^-$ $CD8^+$, wobei beide Subpopulationen $sCD3^+$ TCRαβ tragen. Diese reifen Lymphozyten dürfen den Thymus verlassen; sie werden im peripheren Blut und in den lymphoiden Geweben gefunden. Normalerweise werden in der Peripherie keine $CD4^+CD8^+$-Zellen gefunden; alle reifen T-Zellen exprimieren ausschließlich entweder CD4 oder CD8.

Reife T-Zell-Subpopulationen

T-Helfer (Th)-Subpopulationen: $CD4^+$ reife T-Zellen werden generell als Th-Lymphozyten bezeichnet, die in zwei Hauptkategorien unterteilt werden können in Abhängigkeit von ihren Funktionen, ihren Antworten auf verschiedene Zytokine und ihren Fähigkeiten, solche Zytokine zu sezernieren. Die meisten Forschungsarbeiten wurden im murinen Modell durchgeführt, wobei zur Definition der 2 Typen Th1 und Th2 Lymphozyten-Klone Verwendung fanden. Beide Typen fördern die Proliferation und die polyklonale Ig-Sekretion durch B-Zellen. Beide Typen können die igG2a-Sekretion fördern (Th1 > Th2), wohingegen die IgE-Sekretion nur durch Th2 gefördert wird. Th1 fördert die Induktion der Hypersensitivität vom verzögerten Typ (**DTH,** delayed-type hypersensitivity) und der MHC-restringierten zytotoxischen T-Lymphozyten **(CTL).** Th1 ist ebenfalls der **Suppressor-Induktor,** d.h. er fördert die Proliferation und Differenzierung von Suppressor-T-Zellen. Th1 sezerniert IL-2, TNF-β und IFN-γ; Th2 sezerniert IL-4, IL-5 und IL-6; beide Subpopulationen sezernieren IL-3, GM-CSF und TNF-α.

Versuche, humane CD4-Zellen in ähnliche Subpopulationen zu unterteilen, waren nicht erfolgreich. Dennoch lassen sich humane CD4-Zellen in 2 Subpopulationen untergliedern, je nach ihrer ausschließlichen Expression von CD45RA, CD45RO, CD28, CD29 und Leu 8 *(s. Tab. 3.).* Die Funktionen dieser Subpopulationen sind noch nicht vollständig beschrieben, aber es hat den Anschein, als wirke die CD45RA-Subpopulation wie ein Suppressor-Induktor und die CD45RO-Subpopulation wie eine Helferzelle. Da die frühe CD4-Subpopulation CD45RA⁺ ist, könnten diese Subpopulationen auch Ausdruck eines Kontinuums des Reifungsprozesses sein. Nach Aktivierung verliert diese Subpopulation CD45RA und erwirbt CD45RO und CD29. So sind CD45RO⁺-Zellen wahrscheinlich **Gedächtniszellen.**

Tab. 3. Humane CD4- und CD8-Lymphozytensubpopulationen

CD4-Subpopulationen	*Helfer*	*Suppressor-Induktor*
CD4	+	+
CD3	+	+
TCR-αβ	+	+
CD28	+	–
CD29	+	–
CD45R0	+	–
CD45RA	–	+
Leu 8	–	+
CD8-Subpopulationen	*Zytotoxisch*	*Suppressor*
CD8	+	+
CD3	+	+
TCR-αβ	+	+
CD11b	–	+
CD28	+	–

CD = Differenzierungsgruppen (clusters of differentiation); TCR = T-Zell-Rezeptor.

T-Suppressor/zytotoxische (Ts/Tc) Subpopulationen sind weniger gut charakterisiert als Th-Subpopulationen. Die Marker CD28 und CD11b werden auf CD8 Subpopulationen exprimiert und schließen sich einander aus, wobei Tc CD28 exprimieren *(s. Tab. 3.).* Ähnlich den CD4-Zellen sind frühe CD8-Zellen CD45Ra⁺. Aktivierte CD8-Zellen oder Gedächtniszellen sind CD45RA⁻.

Tc bezieht sich auf die Ag-spezifische MHC-restringierte CTL. Sowohl CD4- als auch CD8-Zellen können als CTL funktionieren, je nachdem ob sie Klasse-II oder Klasse-I-MHC-Moleküle erkennen. Verschiedene Arten von zytotoxischen oder Killerzellen werden ebenfalls erkannt; nur wenige von ihnen exprimieren die Marker CD8 oder CD4.

Killerzellen: Die Identifizierung einer jeden der verschiedenen Arten hängt ab von MHC-Restriktion, von Sensibilisierungserfordernissen, Zielspezifitäten und Respons auf Zytokine. Wenn auch Makrophagen zu zytotoxischem Verhalten aktiviert werden können, so ist eine derartige Toxizität unspezifisch und resultiert aus der Aktivierung durch einige Zytokine. Die verschiedenen Typen von Killerzellen können vereinfachend in **MHC-restringierte** (z.B. *CTL) und* ***MHC*-nichtrestringierte** (z.B. NK-Zellen) unterteilt werden. Bei beiden Typen sind weder Antikörper noch Komplement noch Phagozytose erforderlich, um die Zielzelle zu töten. Sie übertragen das lytische Signal durch die Membran der Zielzelle, nachdem sie einen engen Zell-zu-Zell-Kontakt hergestellt haben.

MHC-restringierte Killerzellen: Zytotoxische T-Lymphozyten **(CTL)** sind Killerzellen, die nur nach spezifischer Sensibilisierung gebildet werden entweder gegen Zellen, die fremde

MHC-Produkte exprimieren **(allogeneisch)** oder gegen autologe Zellen – vorausgesetzt, daß diese Zellen durch virale Infektion oder ein chemisches Hapten modifiziert worden sind **(syngeneisch).** Die Lebensspanne einer CTL umfaßt 3 Phasen: *Ein* Vorläufer *kann durch geeignete Stimulation zytotoxisch werden; ein* Effektor *hat sich differenziert und kann seine geeignete Zielzelle lysieren – und eine* Gedächtniszelle, *ruhend und nicht mehr stimuliert, kann nach Restimulation mit den ursprünglichen Zellen wieder zum Effektor werden.* CTL- sind MHC-restringiert (sie töten *nur* Zellen, die dieselben MHC-Haplotypen wie diejenigen Zellen tragen, die zur Sensibilisierung benutzt worden sind, z. B. HLA-A2. CTL können in vivo und in vitro nach geeigneter Stimulation nachgewiesen werden. Intakte Zellen sind die stärksten Stimulatoren für die Bildung von CTL; lösliches Ag ist unwirksam.

Allogenetische CTL können leicht in vitro erzeugt werden, wenn normale Lymphozyten mit bestrahlten allogeneischen Stimulatorzellen kultiviert werden, die hinsichtlich der MHC-Schranke teilweise oder vollständig differieren. Allogeneische CTL können auch in vivo durch Transplantation eines Organs erzeugt werden, das von einem Spender stammt, dessen MHC-Produkte von denen des Empfängers differieren und wahrscheinlich eine wichtige Rolle bei der Transplantat-Abstoßung spielen. Für das erfolgreiche Erzeugen von CTL sind 2 Signale erforderlich: Das **antigenische Signal** (Stimulatorzellen) und das **Amplifikationssignal.** Die Wirksamkeit dieser 2 Signale erfordert Ag-präsentierende Zellen **(APC),** Th- und Tc-Vorläufer. Das Amplifikations-Signal wird durch Zytokine vermittelt, die in Serie wirksam werden; die wichtigsten sind IL-1, IL-2 und IL-4. Von einem schwer definierbaren Zytokin, dem zytotoxischen Differenzierungsfaktor **(CDF),** wird ebenfalls angenommen, daß er bei der CTL-Erzeugung beteiligt ist. Obwohl CDF nicht gut charakterisiert ist, ist neuerdings vermutet worden, daß IL-6 und IL-7 diese Funktion ausüben könnten.

Eine andere Art von CTL, die wichtig ist bei der Elimination bestimmter intrazellulärer Pathogene (besonders virusinfizierter Zellen) ist der sogenannte AG-spezifische, MHC-restringierte CTL **(syngeneischer CTL).** Syngeneische CTL sind MHC-restringiert, da sie nur Zielzellen töten, die autologe MHC-Produkte exprimieren; sie sind Ag-spezifisch, da sie nur solche Zielzellen erkennen, die dasjenige Ag erkennen, mit dem sie in Assoziation mit MHC sensibilisiert worden sind. Solche CTL werden gegen autologe Zellen unter der Voraussetzung gebildet, daß diese Zellen durch virale Infektion oder chemische Haptene „modifiziert" worden sind. Die Expression viraler Produkte oder Haptene auf der Zelloberfläche in Assoziation mit MHC löst eine Kaskade von Zelldifferenzierungen, Zytokin-Freisetzungen und eine Antwort aus, die derjenigen der allogeneischen CTL gleicht. Die meisten allogeneischen und syngeneischen CTL sind $CD3^+$, TCR-αβ, $CD8^+$, $CD4^-$. CTL, die Ag im Kontext mit Klasse-II-MHC-Produkten erkennen, sind $CD3^-$, TCR-αβ, $CD8^-$, $CD4^+$. Sowohl allogeneische als auch syngeneische CTL benutzen den TCR,CD3-Komplex zur Erkennung der Zielzelle.

MHC-nichtrestringierte Killerzellen: NK-Zellen bedürfen im Gegensatz zu CTL keiner Sensibilisierung, um die Killerfunktion auszuführen. NK-Zellen machen 2–10% der normalen peripheren Blutlymphozyten aus. NK-Zellen sind nicht MHC-restringiert – sie töten bestimmte autologe, allogeneische und selbst xenogeneische Tumorzellen unabhängig davon, ob diese Zielzellen MHC exprimieren oder nicht. In der Tat mögen NK-Zellen vorzugsweise solche Zellen töten, die wenig oder kein MHC exprimieren. Die Suszeptibilität gegenüber NK-Zellen kann reduziert werden, wenn die Zielzelle zur Erhöhung ihrer Expression induziert wird (z. B. durch Transfektion oder durch IFN). Lange Zeit wurde angenommen, daß NK-Zellen eine wichtige Rolle bei der Tumorüberwachung spielen, weil sie einige tumoröse Zielzellen töten können und weil den meisten Tumoren die MHC-Expression fehlt. NK-Zellen töten auch einige virusinfizierte Zellen und einige Bakterien (z. B. *Salmonella typhi*). **Die klassischen NK-Zellen sind** $CD2^+$, $CD3^-$, TCR^-, $CD4^-$, $CD56^-$ und $CD16^+$. Die unten näher beschriebenen Subpopulationen werden üblicherweise als Nk-ähnliche oder MHC-nichtrestringierte CTL bezeichnet. NK-Zellen sind keine T-Zellen und wahrscheinlich gehören sie einer anderen Stammlinie als derjenigen der T- oder B-Zellen an. Aus demselben Grunde benutzen NK-Zellen nicht den TCR,CD3-Komplex zur Erkennung der Zielzellen. Die Ag-Erkennungsstruktur von NK-Zellen ist noch unbekannt.

Antikörper-abhängige zellvermittelte Zytotoxizität (ADCC): NK-Zellen exprimieren Rezeptoren für IgG-Fc (welches die Natur des CD16-Markers ist). Sie können diesen Rezeptor benutzen, um eine andere Art von MHC-nichtrestringiertem Töten zu vermitteln. ADCC ist abhängig vom Vorhandensein eines Ak, der eine Zielzelle erkennt (die Spezifität von ADCC entspricht deshalb der Spezifität des Ak). Nach der Bindung des Ak an sein Ag wird die Fc-Region des Ak exponiert (s. u. Ig-Struktur), bindet sich an den Rezeptor auf der Nk-Zelle und bildet so eine Brücke. Nach der Brückenbildung wird in kaum verstandener Weise ein Signal an die Zielzelle übermittelt, das zu ihrem Untergang führt. Eine interessante Form von ADCC ist die sogenannte **reverse ADCC.** Bestimmte Killerzellen einschließlich der MHC-restringierten CTL, die CD3 auf ihren Oberflächen exprimieren, können in Gegenwart von Anti-CD3-Ak ihre Spezifität verlieren. Anti-CD3 bindet sich an seinen Liganden auf der Oberfläche der Killerzelle, wobei sein Fc-Fragment frei bleibt für die Bindung an Zielzellen, die Fc-Rezeptoren binden. Wieder bildet sich eine Brücke und das lytische Signal wird an die Fc-tragende Zielzelle übermittelt. Viele unterschiedliche Formen von ADCC sind Gegenstand der Forschung; einige Modelle arbeiten mit Ak-heterodimeren und Einzel- oder Doppelbrücken. Solche Arten von ADCC können sich zum Zwecke einer Immuntherapie gegen Tumorzellen *in vivo* als nützlich erweisen.

MHC-nichtrestringierte T-Killer: Zusätzlich zu den Nk-Zellen, die $CD3^- TCR^-$ sind, gibt es eine andere Subpopulation, die $CD3^+ CD56^+$ ist und CD2, CD5 und CD8 exprimieren kann. Eine weitere Subpopulation mag auch CD16 exprimieren. Meistens benutzen sie TCR-$\gamma\delta$, obwohl einige TCR-$\alpha\beta$-Klone identifiziert worden sind. Diese Subpopulation vermag eine gewisse spontane NK-ähnliche Aktivität zu vermitteln, die sich nach Stimulation mit IL-2 erhöht. Eine andere Subpopulation von T-Zellen kann zytotoxisch sein ($CD3^+$ TCR-$\gamma\delta$ $CD4^-$ $CD8^-$ $CD56^-$ $CD16^-$), obwohl es sich hierbei in den meisten Fällen um Klone oder Zellinien handelt. Es bleibt abzuwarten, ob frisch isolierte Lymphozyten dieses Phänotyps spontan zytotoxisch sind.

Lymphokin-aktivierte Killer (LAK): Einige normale Lymphozyten entwickeln sich in Kultur mit IL-2 in starke LAK, die in der Lage sind, ein weites Spektrum von Tumor-Zielzellen (sowohl NK-restistente als auch NK-sensitive) und autologe Lymphozyten zu töten, die durch Kultur, einige Viren oder durch Haptene modifiziert worden sind. LAK werden eher als ein Phänomen angesehen und weniger als eine eigene Lymphozytensubpopulation. LAK-Vorläufer sind heterogen, können jedoch in 2 größere Kategorien unterteilt werden: NK-ähnliche und T-ähnliche. Allgemein besteht Übereinstimmung dahingehend, daß hauptsächlich die klassischen NK-Zellen die Vorläufer der LAK im peripheren Blut sind. Das mag aber nicht zutreffen in den extravaskulären Geweben. Die $CD3^+CD56^+$ Subpopulation kann LAK-Eigenschaften annehmen, wenn sie mit IL-2 kultiviert wird. In diesem Falle erscheint jedoch das Spektrum suszeptibler Zielzellen enger als im Falle von LAK, die von klassischen NK-Zellen abgeleitet sind. Ferner erwirbt die $CD3^+$, $CD4^-$, $CD8^-$, TCR-$\gamma\delta$-Subpopulation sehr schnell Charakteristika von LAK, wenn sie mit IL-2 kultiviert wird.

Netzwerke des Immunsystems

Zum Verständnis des Immunsystems ist das Verständnis seiner einzelnen Komponenten unumgänglich, wobei zu beachten bleibt, daß das System als Ganzes und daß keine Einzelkomponente autonom funktioniert. *Bei jeder einzelnen* Immunantwort funktionieren die *Komponenten im Mit*einander, Nacheinander oder Gegeneinander. Ein Beispiel für diese Prämisse ist die Fähigkeit des Immunsystems, Mikroorganismen zu eliminieren. **Extrazelluläre Mikroorganismen** (die meisten mit Kapseln versehenen Bakterien) brauchen nur phagozytiert zu werden, um verdaut werden zu können. **Intrazelluläre Mikroorganismen** (z. B. Mykobakterien) werden leicht *aufgenommen,* können aber nur dann *verdaut* werden, wenn der Makrophage ein Aktivierungssignal empfängt. Die Strategie, extrazelluläre Mikroorganismen zu eliminieren, geht deshalb in Richtung **Phagozytose,** die erleichtert wird durch **Opsonisierung** *(das Umkleiden eines Mikroorganismus mit Ak und/oder Komplementbestandteilen).* Da die meisten Phagozyten Rezeptoren für den Fc-Anteil von Ak und für C3-Produkte besitzen, erleichtert die Anwesenheit solcher Moleküle auf einem Bakterium ihre Adhärenz und Ingestion. Diese „einfache" Immunantwort hängt von einer erfolgreichen Ak-Synthese ab, von der Aktivierung der Komplement-Kaskade und von einem intakten phagozytierenden System. Ak werden von B-Zellen gebildet, die wiederum der Hilfe oder Suppression durch T-Zellen unterworfen sind. Weiterhin werden phagozytierende Zellen durch chemotaktische Faktoren rekrutiert, von denen einige von T-Zellen gebildet werden.

Die Strategie, einige intrazelluläre Mikroorganismen zu eliminieren, die Phagozyten infizieren, bezieht die Aktivierung von Wirtszellen mit ein, die dann „armiert" und befähigt werden, diese Organismen auf nichtspezifische Weise abzutöten. Die Fähigkeit zur Makrophagenaktivierung steht im Zentrum der typischen **Überempfindlichkeitsreaktion vom verzögerten Typ** (delayed-type hypersensitivity [DTH] reaction). Das Prinzip eines DTH-Hauttestes besteht darin, daß eine intradermale Injektion eines Ag, dem der Patient vorher ausgesetzt gewesen ist, innerhalb von 48 h zu einer lokalen Induration führt. Das komplizierte Netzwerk einer solchen Antwort ist in *Abb. 3.* dargestellt. Nach Injektion eines Ag nehmen die Langerhans-Zellen der Haut es auf, prozessieren es und präsentieren es (im Komplex mit Klasse-II-MHC) einer $CD4^+$-Zelle ($CD4^+$ $CD45RO^+$ $CD29^+$), die zuvor dem Ag ausgesetzt gewesen war und als langlebige **Gedächtniszelle** zirkulierte. Wenn die $CD4^+$-Zelle den

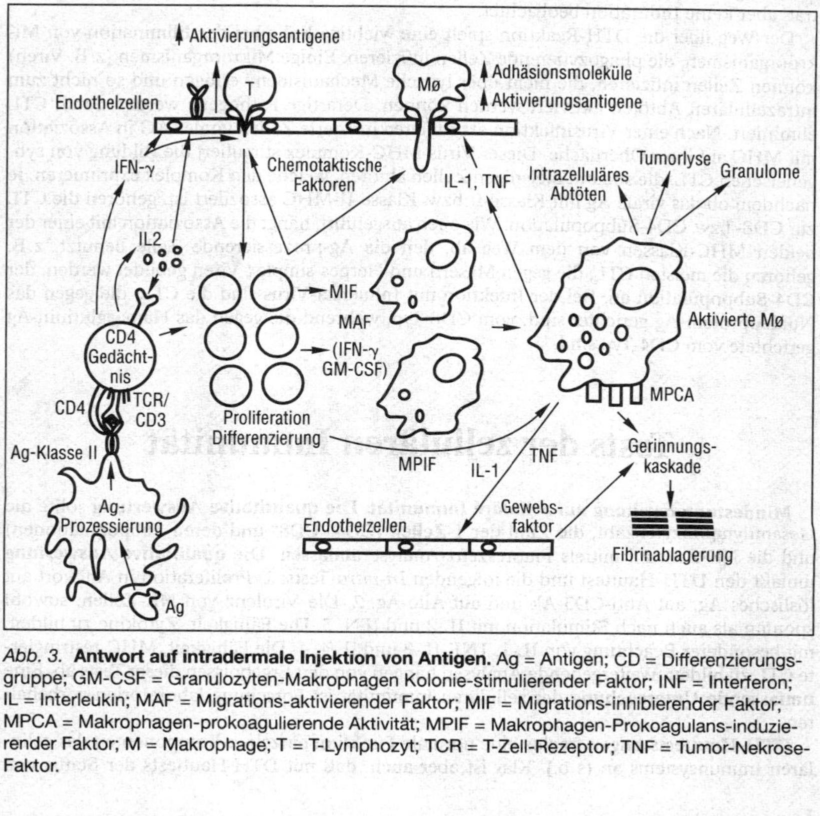

Abb. 3. **Antwort auf intradermale Injektion von Antigen.** Ag = Antigen; CD = Differenzierungsgruppe; GM-CSF = Granulozyten-Makrophagen Kolonie-stimulierender Faktor; INF = Interferon; IL = Interleukin; MAF = Migrations-aktivierender Faktor; MIF = Migrations-inhibierender Faktor; MPCA = Makrophagen-prokoagulierende Aktivität; MPIF = Makrophagen-Prokoagulans-induzierender Faktor; M = Makrophage; T = T-Lymphozyt; TCR = T-Zell-Rezeptor; TNF = Tumor-Nekrose-Faktor.

AgMHC-Komplex bindet, exprimiert sie IL-2-Rezeptoren und setzt verschiedene Zytokine frei (z. B. IFN-γ, IL-2 und chemotaktische Faktoren für Lymphozyten und Makrophagen). IFN-γ induziert bei der Endothelzelle die Erhöhung ihrer Expression von Adhäsionsmolekülen und erleichtert so das Auswandern von Lymphozyten und Makrophagen durch die Endothelschranke. IL-2 und IFN-γ wirken auch als Proliferations/Differenzierungs-Signale, wodurch ein Expandieren von T-Zell-Gedächtnisklonen und von neu hinzukommenden T-Zellen ermöglicht wird. Makrophagen, die den Injektionsort erreichen, bleiben dort infolge von Migrations-inhibierenden Faktoren **(MIF),** die von aktivierten T-Zellen sezerniert werden. IFN-γ und GM-CSF, beide von T-Zellen sezerniert, wirken sodann als Makrophagen-aktivierende Faktoren **(MAF).** Die aktivierten Makrophagen sind jetzt „armiert" und können intrazelluläre Organismen und jedwede nebenstehenden Tumorzellen töten.

Aktivierte Makrophagen sezernieren IL-1 und TNF-α, welche die Sekretion von IFN-β und GM-CSF potenzieren, die Expression von Adhäsionsmolekülen auf Endothelzellen erhöhen und letztere veranlassen, Gewebsfaktor zu sezernieren. Dieser Faktor löst die Gerinnungskaskade aus, die in der Ablagerung von Fibrin ihren Abschluß findet. Parallel dazu sezernieren die aktivierten Lymphozyten den Makrophagen-Prokoagulans-induzierenden Faktor **(MPIF),** der die Expression von Makrophagen-Prokoagulans-Aktivität **(MPCA)** auf den aktivierten Makrophagen ermöglicht. MPCA aktiviert ebenfalls die Gerinnungskaskade, was in der Ablagerung von Fibrin resultiert. Die Ablagerung von Fibrin ist verantwortlich für die Induration, die bei DTH-Hauttests beobachtet wird; bei Patienten mit kongenitaler Afibrinogenämie wird bei positiven DTH-Hauttests nur ein Erythem und ein zelluläres Infiltrat, aber keine Induration beobachtet.

Der Weg über die DTH-Reaktion spielt eine wichtige Rolle bei der Elimination von Mikroorganismen, die phagozytierende Zellen infizieren. Einige Mikroorganismen (z. B. Viren) können Zellen infizieren, die nicht über lytische Mechanismen verfügen und so nicht zum intrazellulären Abtöten aktiviert werden können. Derartige Pathogene werden durch CTL eliminiert. Nach einer Virusinfektion exprimieren infizierte Zellen virales AG in Assoziation mit MHC auf ihrer Oberfläche. Dieser Virus-MHC-Komplex stimuliert die Bildung von syngeneischen CTL, die sodann diejenigen Zellen abtöten, welche den Komplex exprimieren. Je nachdem ob das virale Ag mit Klasse-I- bzw. Klasse-II-MHC assoziiert ist, gehören die CTL zur CD8- bzw. CD4-Subpopulation. Wie oben ausgeführt, hängt die Assoziation mit einer der beiden MHC-Klassen von dem Weg ab, den die Ag-prozessierende Zelle benutzt. z. B. gehören die meisten CTL, die gegen Masern und Herpes-simplex-Viren gebildet werden, der CD4-Subpopulation an. Bei der Infektion mit Influenza-Virus sind die CTL, die gegen das Nukleoprotein-Ag gerichtet sind, vom CD8-Typ, während die gegen das Hämagglutinin-Ag gerichtete vom CD4-Typ sind.

Tests der zellulären Immunität

Mindestuntersuchung auf zelluläre Immunität: Die quantitative Auswertung sollte die Gesamtlymphozytenzahl, die Zahl der T-Zellen ($CD4^+$ $CD8^+$ und deren Subpopulationen) und die NK-Zellzahl mittels Fluoreszenz-Analyse umfassen. **Die qualitiative Auswertung** umfaßt den DTH-Hauttest und die folgenden *In-vitro*-Tests: 1. Proliferation in Antwort auf lösliches Ag, auf Anti-CD3-Ak und auf Allo-Ag. 2. Die Virulenz von NK-Zellen, sowohl spontan als auch nach Stimulation mit IL-2 und IFN. 3. Die Fähigkeit, Zytokine zu bilden, *mit besonderer Beachtung* von IL-1, TNF, IL-2 und IL-4. 4. Die Fähigkeit, MHC-restringierte CTL zu bilden. Weitergehende Analysen hängen von den Ergebnissen dieser Tests ab. Eine **umfassende Untersuchung** der zellulären Immunität ist Forschungslaboratorien vorbehalten.

DTH-Hauttests zeigen fraglos eine normale Funktion einzelner Komponenten des zellulären Immunsystems an (s. o.). Klar ist aber auch, daß mit DTH-Hauttests der Status von

CD8-Zellen, von frühen CD4-Zellen, von NK-Zellen und von Ag-präsentierenden Zellen **(APC),** die nicht Langerhans-Zellen sind, nicht erfaßt wird. Es ist zum Beispiel möglich, daß einem Patienten Nk-Zellen völlig fehlen und der DTH-Hauttest dennoch normal ist. Ein negativer DTH-Hauttest zeigt also eine abnorme zelluläre Immunität an, aber das Umgekehrte ist nicht zutreffend.

DTH-Hauttests sollten nach 48 h abgelesen werden. Eine frühere Antwort könnte auf eine **Arthus-Reaktion** zurückzuführen sein, die 4–6 h nach Beginn des Tests einsetzen und bis zu 24 h fortdauern kann. Eine Arthus-Reaktion ist zurückzuführen auf die Anwesenheit von Ak, die sich an das injizierte Ag binden, was zur Bildung von Immunkomplexen, zu Komplementaktivierung und zu Neutrophilenchemotaxis führt. Das zelluläre Infiltrat bei der Arthus-Reaktion besteht hauptsächlich aus Neutrophilen, wohingegen das Infiltrat bei der DTH-Reaktion aus mononukleären Zellen zusammengesetzt ist. Die DTH-Induration bildet sich nach Ablauf von 48 h wieder zurück. Wenn der Test erst nach 72 h abgelesen wird, kann eine grenzwertig positive Reaktion (> 5 mm Induration) negativ erscheinen.

B-Lymphozyten (B-Zellen) und die humorale Immunantwort

B-Zellen entwickeln sich zu Plasma-Zellen, die Ig produzieren. Ak-Moleküle sind *Ig mit spezifischer Aminosäuresequenz und Tertiärstruktur, mittels derer sie sich an eine komplementäre Struktur auf einem Ag binden.* Obwohl alle Ig wahrscheinlich Ak sind, ist die Kenntnis des Ag, gegen das das Ig gerichtet ist, nicht immer möglich. Die Ag-Ak-Reaktion kann beim Schutz des Wirts gegen Viren, Bakterien und andere Pathogene eine spezifische Rolle spielen. Ig (etwa 20 mg/ml) bilden den Hauptbestandteil der γ-Globulin-Fraktion der menschlichen Plasmaproteine, können aber auch in anderen Fraktionen gefunden werden.

B-Zell-Entwicklung

B-Zellen scheinen sich in einer Serie von programmierten Stufen zu entwickeln. Diese Stufen beginnen bei der geprägten, aus dem **Knochenmark hergeleiteten Stammzelle,** durchschreiten das **Pro-B-Zell-Prä-B-Zell**-Stadium (mit D-J-Gen-Rearrangement), das **Prä-B-Zell**-Stadium (mit abgeschlossenem V-D-J-Gen-Rearrangement und dem Erscheinen von zytoplasmatischen μ-Ketten), das **unreife B-Zell**-Stadium (mit dem Erscheinen von sIgM), und münden schließlich ein in die **reife B-Zelle** (mit sIgM und sIgD). Soweit bekannt, ist Ag kein treibender Faktor in dieser Abfolge. Ag vermag jedoch die B-Zell-Reifung zu beeinflussen, indem es durch Interaktion mit unreifen B-Zellen (die sIgM enthalten) zu **klonaler Inaktivierung oder Toleranz** führt.

B-Zellen in peripheren Geweben sind dahingehend vorgeprägt, auf eine limitierte Anzahl von Ag zu antworten. Die erste Ag-B-Zell-Interaktion ist unter dem Namen der **primären Immunantwort** bekannt. Die B-Zellen, die für eine Antwort auf dieses Ag vorgeprägt sind, durchlaufen eine **Differenzierung und klonale Proliferation.** Einige werden **Gedächtniszellen,** andere differenzieren sich zu reifen, **Ak-synthetisierenden Plasmazellen.** Die Hauptcharakteristika der primären Immunantwort sind eine Latenzperiode vor dem Erscheinen von Ak, die Produktion einer nur geringen Menge von Ak, anfangs IgM, und sodann ein Umschalten (mit T-Zell-Hilfe) des Ig-Iso-Typs entweder auf IgG, IgA oder IgE. Dies führt zur Bildung einer Vielzahl von Gedächtniszellen, befähigt, künftighin gegen dasselbe Ag zu antworten.

Zur **sekundären Immunantwort (anamnestischen oder Booster-Immunantwort)** kommt es bei neuerlichem Zusammentreffen mit demselben Ag. Die wesentlichen Charakteristika sind eine schnelle Proliferation von B-Zellen, eine schnelle Differenzierung in reife Plasma-Zellen und eine prompte Produktion großer Mengen von Ak, hauptsächlich IgG, das ins Blut oder in andere Körpergewebe freigesetzt wird, wo es auf Ag treffen und wirksam gegen es reagieren kann.

IgM, IgG und IgA können auf dasselbe Ag antworten. So können sich B-Zellen, die sich von einer einzigen Prae-B-Zelle herleiten, in eine Familie von B-Zellen differenzieren, die einerseits auf die Synthese von Ak gegen eine einzige antigenische Spezifität genetisch programmiert sind, aber andererseits Vertreter für die Produktion jeder Ig-Klasse haben, z.B. IgM, IgG, IgA. Die Zellen, die diese Differenzierung von IgM- zu IgG- zu IgA-produzierenden Zellen durchlaufen, sind keine Plasmazellen mehr. Die frühe Entwicklung von B-Zellen ist unabhängig von antigenischer Stimulation, aber die Differenzierung zu Plasmazellen, die bedeutsame Mengen von Ak synthetisieren können, bedarf der Stimulation durch Ag.

B-Zell-Charakteristika: B-Zellen machen 5–25 % der Blutlymphozyten aus und sind morphologisch von T-Zellen nicht unterscheidbar. Jedoch können B-Zellen phänotypisch unterschieden werden durch sIg (sIgM und sIgD auf frühen B-Zellen; sIgG, sIgA oder sIgE auf umgeschalteten B-Zellen), durch CD19, CD20, CD21 (CR2) und CD40. Auch exprimieren B-Zellen Klasse-II-Ag, IgG-Fc-Rezeptoren (CD32) und IgE-Fc-Rezeptoren (CD23), doch sind diese Moleküle nicht auf B-Zellen beschränkt. In den Lymphknoten finden sich die B-Zellen in der äußeren, subkapsulären Rindenregion, in Keimzentren und Marksträngen; in der Milz bilden sich die Keimfollikel und die perifollikuläre Region.

Ag-Struktur und Antigenizität: Ein Ag ist eine Substanz, die sich mit einem Ak binden und eine spezifische Immunantwort auslösen kann. Ak-Moleküle erkennen die antigenischen Bindungsstellen, bei denen es sich um spezifische Konfigurationen handelt **(Epitope oder antigene Determinanten),** die sich auf der Oberfläche von großen Molekülen wie z.B. Proteinen, Polysacchariden und Nukleinsäuren befinden. Das Vorhandensein von zumindest einem solchen Epitop macht ein Molekül zum Ag. Die Bindungsstellen von Ak und Ag passen eng zusammen und zeichnen sich durch eine starke Anziehungskraft aus, weil die aufeinandertreffenden Oberflächenareale beider Moleküle relativ groß sind. Ein und dasselbe Ak-Molekül kann auch mit verwandten Ag **kreuzreagieren,** wenn deren Oberflächendeterminanten mit denen des originalen Ag ähnlich genug sind. Doch kann die Interaktion eines Ak mit einem kreuzreagierenden Ag eine geringere **Affinität** und **Avidität** haben als die mit dem originalen Ag.

Substanzen sind **immunogen** (antigen), wenn das Immunsystem die antigenen Determinanten als fremd (nicht-selbst) erkennen kann und das Molekulargewicht der Substanz hinreichend groß ist. Ein **Hapten** ist *eine Substanz von geringerem Molekulargewicht als ein Ag, das spezifisch mit Ak reagieren kann. Für sich allein kann es keine Ak-Bildung induzieren, wohl aber, wenn es an ein anderes Molekül, üblicherweise ein Protein (das Trägerprotein), gebunden ist.* So ist z.B. Penicillin ein Hapten, das sich an Albumin binden kann.

T-abhängige und T-unabhängige Ag: B-Zellen können auf Ag in einer T-abhängigen oder T-unabhängigen Weise antworten. T-unabhängige Ag zeichnen sich durch hohe Molekulargewichte mit linear angeordneten, sich wiederholenden antigenen Determinanten aus und sind hochresistent gegen enzymatischen Abbau. Beispiele sind Polysaccharide von Pneumokokken, Lipopolysaccharide von *Escherichia coli* und Polyvinyl-Pyrolidin. T-unabhängige Ag evozieren primär eine igM-Antwort.

Die meisten natürlichen Ag sind T-abhängig und erfordern ein Ag-Prozessieren durch Ag-präsentierende Zellen **(APC).** Diese APC präsentieren das Ag sowohl den T- als auch den B-Zellen. T-Zellen setzen Zytokine frei, die die B-Zelle veranlassen, auf das prozessierte Ag durch die Produktion von Ak zu antworten. Nach gegenwärtiger Avidenz erkennt die T-Zelle den Hapten-Träger-Komplex, wohingegen die B-Zelle das immunisierende Hapten erkennt. Während der Ag-Stimulation von B-Zellen kommt es zu einem Umschalten von der *IgM- auf die IgG-Produktion.* Dieses Umschalten ist T-Helferzell-abhängig. Unterschiedliche Subpopulationen von Th-Zellen und spezifische Zytokine mögen erforderlich sein. Weiterhin kommt es zu anderen Umschaltungen von IgM auf IgA und von IgM auf IgE. IgD ist beim Erwachsenen, aber auch kurz nach der Geburt, auf den meisten B-Zellen nachweisbar. (Die Rolle von IgD auf Zelloberflächen ist ungeklärt. Weil IgD nur in sehr geringen Mengen im Serum gefunden wird, könnte seine wesentliche Rolle die eines Membranrezeptors sein).

B-Zell-Produkte; Ig-Struktur: Ig sind bemerkenswert heterogen und können sich an eine nahezu unbegrenzte Anzahl von Ag binden. Dennoch sind ihnen einige Eigenschaften gemeinsam. Innerhalb jeder Klasse hat **monomeres Ig** eine ähnliche Struktur. Jedes Molekül ist aus 4 Polypeptid-Ketten zusammengesetzt, 2 identischen **schweren Ketten** und 2 identischen **leichten Ketten** *(s. Abb. 4.)*. Die schweren Ketten haben je ein Molekulargewicht von ungefähr 50000 Dalton und die leichten Ketten je eines von ungefähr 23000 Dalton. **Disulfidbrücken** verbinden die Ketten und verleihen den Molekülen die gemeinhin bekannte Konfiguration eines Y.

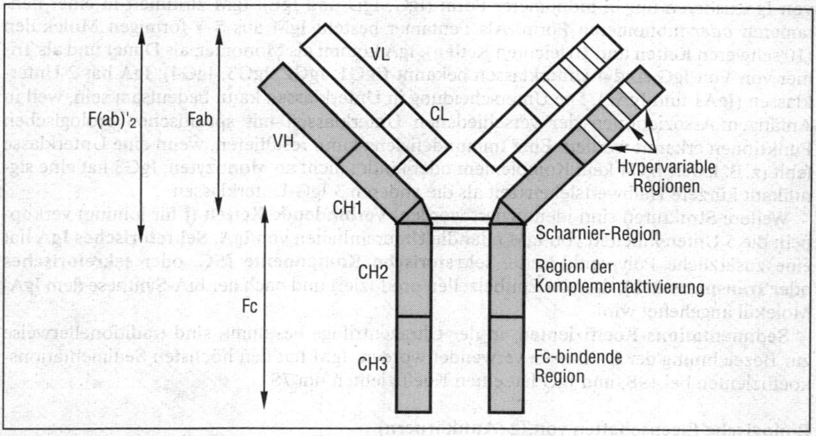

Abb. 4. **Darstellung der schweren und leichten Ketten des Ig-Moleküls.** CH = Konstante Region der schweren Kette; CL = Konstante Region der leichten Kette; Fab = Antigenbindendes Fragment; Fc = kristallisierbares Fragment; VH = variable Region der schweren Kette; VL = variable Region der leichten Kette.

Das Y-förmige Ig-Molekül teilt sich in **variable (V) und konstante (C) Regionen** *(s. Abb. 4.)*. Die V-Region befindet sich an den distalen Enden der Arme des Y. Sie hat ihren Namen von der hohen Diversität der hier vorhandenen Aminosäuren, welche wiederum die Fähigkeit des Ig zur Bindung von Ag determiniert. Eine C-Region, proximal von der Ag-Bindungsstelle, enthält eine relativ konstante Sequenz von Aminosäuren, die für jede Ig-Klasse kennzeichnend ist. Elektronenmikroskopische Untersuchungen lassen vermuten, daß die V-Region konkave Bindungsstellen für die Ag-Ak-Bindung enthält. **Hypervariable Regionen,** innerhalb der V-Regionen, enthalten **idiotypische** Determinanten, an die sich natürliche Ak **(anti-*idiotypische* Ak)** binden können. Die Bindung eines antiidiotypischen Ak an seine idiotypische Determinante spielt eine Rolle bei der Regulation der B-Zell-Antwort. Im Gegensatz hierzu lassen **allotypische Determinanten** in der C-Region **antiallotypischen Ak** entstehen, der klassenspezifisch ist. Jeder B-Zell-Klon produziert sein eigenes spezifisches Ig mit einer spezifischen Aminosäure-Sequenz, das sich an eine bestimmte Ag-Konfiguration bindet. Doch kann eine einzelne B-Zelle die Ig-Molekülklasse umschalten, wobei sie die leichte Kette und die V-Regionen behält. z.B. kann eine B-Zelle, die IgD-κ und IgM-κ exprimiert, umschalten auf die Expression von IgG-κ; diese B-Zelle exprimiert weiterhin dieselbe V-Region und behält so dieselbe antigene Spezifität.

Zum Studium der Beziehungen von Struktur und Funktion sind Ak-Moleküle mittels proteolytischer Enzyme fragmentiert worden *(s. Abb. 4.)*. Papain spaltet Ig in 2 univalente Fragmente, **Fab** (Ag-bindend) und ein einzelnes Fragment, **Fc** (kristallisierbar). Fab besteht aus einer leichten Kette und einem Fragment der schweren Kette und enthält die V-Regionen des Ig-Moleküls (die Bindungsstellen). Das Fragment Fc enthält den Hauptteil der C-Region und ist verantwortlich für die Komplementaktivierung. Pepsin produziert ein als **F(ab)'₂** bezeichnetes Fragment, das aus den 2 Fab und einem Teil der schweren Kette mit Disulfidbrücken besteht.

Jede menschliche Ig-Hauptklasse hat ihre korrespondierende schwere Kette: μ, γ, α, ϵ **und** δ, **schwere Ketten** finden sich in IgM, IgG, IgA, IgE und IgD. Von den leichten Ketten gibt es nur 2 Typen, λ und κ, die sich in den 5 Ig-Klassen des Menschen finden. So ergeben sich 10 unterschiedliche Typen von Ig-Molekülen (z. B. IgG-λ, IgG-κ, IgM-λ, IgM-κ). Drei Klassen von Ig existieren nur in monomerer Form (IgG, IgD und IgE). IgM zirkuliert in einer pentameren *oder* monomeren Form. Als Pentamer besteht IgM aus 5 Y-förmigen Molekülen (10 schweren Ketten und 10 leichten Ketten). IgA kommt als Monomer, als Dimer und als Trimer vor. Von IgG sind 4 Unterklassen bekannt (IgG1, IgG2, IgG3, IgG4); IgA hat 2 Unterklassen (IgA1 und IgA2). Die Unterscheidung in Unterklassen kann bedeutsam sein, weil in Anfängen Assoziationen der verschiedenen Unterklassen mit spezifischen biologischen Funktionen erkannt werden. Eine Immundefizienz kann resultieren, wenn eine Unterklasse fehlt (z. B. fixiert IgG4 kein Komplement oder bindet nicht an Monozyten; IgG3 hat eine signifikant kürzere Halbwertslebenszeit als die anderen 3 IgG-Unterklassen.

Weitere Strukturen sind identifiziert worden. **Verbindende Ketten** (J für joining) verkoppeln die 5 Untereinheiten von IgM oder die Untereinheiten von IgA. **Sekretorisches IgA** hat eine zusätzliche Polypeptid-Kette, **sekretorische Komponente (SC,** oder **sekretorisches** oder **Transportstück),** das von Epithelzellen produziert und nach der IgA-Synthese dem IgA-Molekül angeheftet wird.

Sedimentations-Koeffizienten, in der Ultrazentrifuge bestimmt, sind traditionellerweise zur Bezeichnung der Ig-Klassen verwendet worden. IgM hat den höchsten Sedimentationskoeffizienten bei 19S, und IgG hat einen Koeffizienten um 7S.

Biologische Eigenschaften von Ig (Antikörpern)

Die Aminosäurestruktur der C-Region der schweren Kette determiniert die biologischen Eigenschaften dieser Ig-Klasse. Jede Klasse dient verschiedenen Funktionen *(s. Tab. 4.)*.

IgM, der erste Antikörper, der nach **primärer Immunisierung** *(Exposition gegenüber neuem Ag)* gebildet wird, existiert in einer monomeren oder pentameren Form und schützt den intravaskulären Raum vor Krankheit. Die großen IgM-Moleküle aktivieren rasch Komplement, dienen als Opsonisatoren und Agglutinatoren und assistieren so dem phagozytierenden System bei der Elimination vieler Arten von Mikroorganismen. Isohämagglutinine und viele Ak gegen gramnegative Organismen gehören der IgM-Klasse an.

IgG, der häufigste Ak-Typ, findet sich im Plasma und im Extravaskularraum; es wird produziert, wenn die IgM-Titer nach primärer Immunisierung zu sinken beginnen. IgG ist das Haupt-Ig, das nach einer Reimmunisierung produziert wird **(Gedächtnis-Immunantwort** oder **sekundäre Immunantwort).** IgG ist der erste Vermittler der Gedächtnisanwort und schützt die Gewebe vor Bakterien, Viren und Toxinen. Es ist das einzige Ig, das die Plazenta überschreitet. IgG-Unterklassen neutralisieren Bakterien-Toxine, aktivieren Komplement und steigern die Phagozytose durch Opsonisierung. Kommerzielles γ-Globulin ist fast ausschließlich IgG mit kleinen Mengen anderer Ig.

IgA (sekretorischer Ak) findet sich in mukösen Sekreten (im Speichel, in Tränen, in Sekreten des Respirationstraktes, des Genitourethral und des Gastrointestinal-Traktes und im Kolostrum), wo es für eine frühe antibakterielle und antivirale Abwehr sorgt. **Sekretorisches IgA** wird in den subepithialen Regionen des Gastrointestinal- und Respirationstraktes synthetisiert und liegt in Kombination mit örtlich produzierter sekretorischer Komponente (SC) vor. Wenige IgA-produzierende Zellen finden sich in Lymphknoten und in der Milz. Serum-IgA enthält kein SC. Serum-IgA schützt vor Brucellen, Diphtherieerregern und Polioviren.

Von **IgD** ist eine biologische Aktivität nicht bekannt. Im Serum liegt es in extrem niedriger Konzentration vor. Es erscheint auf der Oberfläche sich entwickelnder B-Zellen und ist möglicherweise für deren Wachstum und Entwicklung von Bedeutung.

Tab. 4. Charakteristika der Immunglobuline

Immunglobulin-Klasse	Schwere Ketten	Leichte Ketten	Zusätzliche Ketten	Zahl der Grundmoleküle	Unterklassen	Molekulargewicht (Dalton)	Sedimentations-Koeffizient	Mittlere Überlebenszeit T 1/2 (Tage)	Mittlere Serum-Konzentration (Erwachsene; mg/dl)	Biologische Eigenschaften
IgM	μ	κ, λ	J	5		900000	19S	5	45–150	Erscheint früh in der Immunantwort, wirkungsvoller Agglutinator und Opsonisator, fixiert Komplement, Haupt-Ak gegen Polysaccharide, gramnegative Bakterien, Hämagglutine
IgG	γ1 γ2 γ3 γ4	κ, λ		1	IgG1 IgG2 IgG3 IgG4	150000	7S	23	720–1500	Am häufigsten vertretenes Ig, zu finden in extravaskulären Flüssigkeiten und im Gewebe, überschreitet die Plazenta, IgG1, 2, & 3 fixieren Komplement (1 & 3 > 2), Haupt-Ak für Antitoxine, Viren, Bakterien; Haupt-Ig im γ-Globulin
IgA	α1 α2	κ, λ	J, SC	1–3	IgA1 IgA2	170000	7–15S	6	90–325	Haupt-Ig in seromukösen Sekreten
IgD	δ	κ, λ		1		180000	7S	3	0,3–30	Keine identifizierte Funktion
IgE	ϵ	κ, λ		1		200000	8S	2	0,002–0,2	Zu finden in seromukösen Sekreten, erhöhte Spiegel bei parasitären Infektionen; bindet an Mastzellen, Basophile; erhöht bei atopischen Allergien

Ak = Antikörper, Ig = Immunglobulin, J = verbindende Kette (joining chain), SC = sekretorische Komponente, T 1/2 = Lebenshalbwertszeit.

IgE (reaginischer, hautsensibilisierender oder anaphylaktischer Ak) findet sich wie IgA in erster Linie in respiratorischen und gastrointestinal-mukösen Sekreten. Im Serum kommt IgE in sehr niedrigen Konzentrationen vor. IgE ist erhöht bei atopischen Krankheiten (z. B. allergischem Asthma, Heufieber und atopischer Dermatitis), parasitären Erkrankungen, weit fortgeschrittener Hodgkin-Krankheit und beim IgE-monoklonalen Myelom. IgE hat möglicherweise auch eine nützliche Funktion in der Abwehr von Parasiten.

Bestimmungsmethoden für Ig

IgG, IgM und IgA sind im Serum in ausreichend hohen Konzentrationen vorhanden, so daß sie mit einer Reihe von Techniken bestimmt werden können, die das Vorhandensein eines jedweden Ag messen. Eine ältere Technik ist die **radiale Immundiffusion (Mancini-Technik),** wobei Ag-enthaltendes Serum in die Kavität einer Agarplatte gegeben wird, die Ag enthält. Die Größe der Präzipitatringe, die sich im Agar bilden, sind proportional zur Konzentration des Ag im Serum. Um spezifische Konzentrationen vieler Serumproteine einschließlich der Ig zu messen, benutzen viele Laboratorien die **Nephelometrie,** die auf dem

Prinzip der molekularen Lichtstreuung beruht. Die Methode ist schnell und hoch reproduzierbar. Gelegentlich wird auch die **Immunoelektrophorese** zur Identifizierung von Ig benutzt, besonders von monoklonalem Ig *(s. Kap. HÄM, 9., Multiples Myelom)*. IgE ist im Serum in so geringen Quantitäten vorhanden, daß es mit dem **Radioimmunosorbens-Test** (RIST) gemessen werden muß. IgE, das gegen spezifisches Ag gerichtet ist, wird mit dem Radioallergosorbens-Test *(Rast; s. Kap. IMM, 3.)* gemessen. Unterklassen von Ig können auch gemessen werden mit dem Radioimmunoassay (RIA) oder mit dem Enzym-gekoppelten Immunosorbens-Assay (ELISA).

Regulation der humoralen Immunantworten

Die Fähigkeit zum Aufbau einer humoralen Immunantwort ist weitestgehend genetisch determiniert: Immun-Respons-Gene (Ir) regulieren die T-Zell-Erkennung von Ag, die funktionelle Kapazität von Ag-präsentierenden Zellen (APC) und das Potential von B-Zellen zur Ak-Produktion. Auf diese Weise sind genetische Faktoren kritisch; ebenfalls kritisch ist die Fähigkeit zur Kontrolle der Immunantwort. Andernfalls könnte eine unbegrenzte Ak-Produktion (besonders gegen Selbst-Ag) zur Selbstzerstörung führen. Diese Selbst-Kontrolle, wie oben beschrieben, wird bewerkstelligt durch Suppressor-T-Zellen, Makrophagen und Ak-Suppression:

1. Statt einen direkten Einfluß auf B-Zellen auszuüben, regulieren die Suppressor-T-Zellen primär Th-Zellen, die den B-Zellen zur Reifung zu Ak-sezernierenden Zellen verhelfen. 2. Antiidiotypische Ak reagieren mit idiotypischen Determinanten auf den V-Regionen des Ig-Moleküls. Zu diesem Phänomen kommt es, weil die V-Region eines jeden Ak-Moleküls in seiner Art einzig für diejenigen Ak ist, die ein Klon produziert. Umgekehrt kann jeder antiidiotypische Ak selbst wieder Idiotypen haben, die von anderen antiidiotypischen Ak erkannt werden. So kann es zu einem kontinuierlichen Reaktionsprozeß von einem Ig mit anderen Ig kommen. Antiidiotypische Ak können die Produktion ihrer Idiotypen supprimieren, indem sie Rezeptoren auf B- und T-Zellen blockieren. Dieser Inhibitionsmechanismus wird genutzt zur Rhesus-Prophylaxe beim Neugeborenen, indem der Mutter passiv Anti-Rh (Anti-D)-IgG verabreicht wird. 3. Die gestörte Ig-Produktion beim multiplen Myelom beruht teilweise auf der Präsenz eines Monozyten oder Makrophagen, der die Reifung normaler B-Zellen in Ig-sezernierende Zellen hemmt.

Humorale Immunität: Bei der **aktiven Immunisierung** wird die Ak-Produktion durch Verabreichung von Ag oder durch Exposition gegenüber natürlich vorkommenden Ag wie Bakterien, Viren oder Pilzen stimuliert (z. B. Hepatitis-B-Virus **[HBV]**-Oberflächen-Ag). Bei der **passiven Immunisierung** werden dem Empfänger präformierte Ak in Form von Serum oder γ-Globulin verabreicht, die aktiv von einer anderen Person oder einem Tier produziert worden sind (z. B. Hepatitis-B-Immunglobulin).

Monoklonale Ak: *In vivo* sind Ak fast immer **polyklonal** *(von > 1 Klon produziert)*. Eine Ausnahme ist die **monoklonale Gammopathie.** In ähnlicher Weise sind tierische Ak, die für diagnostische Tests verwendet werden, bis vor kurzem polyklonal gewesen. Die **Hybridom-Technik** ermöglicht die Herstellung großer Mengen monoklonaler tierischer Ak. Zuerst wird eine Maus mit dem gewünschten Ag immunisiert. Wenn die Maus Ak produziert, wird aus ihrer Milz eine Suspension von Zellen hergestellt, von denen einige den gewünschten Ak produzieren. Dann werden diese Ak-produzierenden Zellen mit einer Myelom-Zellinie fusioniert, die in Zellkultur gehalten worden ist und selbst keine Ak produziert. Fusionierte Einzelzellen, die den gewünschten monoklonalen Ak produzieren, werden isoliert, mit Hilfe der Zellkultur vermehrt und in das Mäuse-Peritoneum reinjiziert. Auf diese Weise können leicht Aszitesflüssigkeit hergestellt und daraus hohe Konzentrationen monoklonaler Ak gewonnen werden.

Monoklonale Ak finden weite Anwendung, 1. um Proteine und Medikamente im Serum zu messen, 2. um Gewebe und Blut zu typisieren, 3. um infektiöse Agenzien zu identifizieren, 4. um Differenzierungsgruppen (CD) zu identifizieren zur Klassifikation und zur Therapiekontrolle von Leukämien und Lymphomen, und 5. um Tumor-Ag und Auto-Ak bei einer Reihe von Krankheiten zu identifizieren. Die Verwendung monoklonaler Ak hat die Identifizierung der Myriaden von Zellen gefördert, die in die Immunantwort involviert sind *(s. Tab. 1.)*.

Das Komplement-System

***Interaktion von über 18 Proteinen in einer Kaskade (ähnlich dem Gerinnungssystem), die zu einer Vielzahl biologischer Prozesse führt** (s. Abb. 5. und Tab. 5.).*

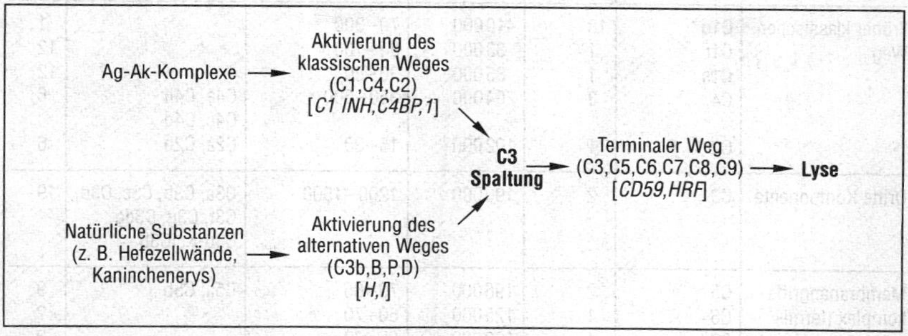

Abb. 5. **Komplement-Wege.** Komplement-Komponenten sind in runden Klammern aufgeführt; regulatorische Proteine in Kursivschrift in eckigen Klammern. Ag = Antigen; Ak = Antikörper.

Viele Komplement-Proteine sind Enzyme, die im Serum in der Zymogen-Form (Vorläufer- oder inaktiven Form) vorliegen. Komplement-Proteine machen etwa 10% der Serum-Proteine aus, wobei die dritte Komponente **(C3)** im Blut die höchste Konzentration erreicht (etwa 1,5 mg/ml).

Die **2 Wege der Komplement-Aktivierung** werden als **klassischer** und **alternativer Weg** bezeichnet. Beide zielen auf den einen, wichtigsten Schritt der Aktivierung, die Spaltung von C3. Die gemeinsame Endstrecke ist der **terminale Weg** oder der **Membran-Angriffs-Komplex (MAC).**

Der klassische Weg wird normalerweise durch Ag-Ak-Komplexe aktiviert. Ag induziert die Produktion von Ak *(s. o. B-Lymphozyten und die humorale Immunantwort).* Bestimmte Ak sind **Komplement-fixierend** *(befähigt, sich an Komplement zu binden und die Aktivierung des klassischen Weges zu verursachen).* Im Gegensatz dazu wird der alternative Weg durch natürliche Substanzen aktiviert als **unspezifische** oder **natürliche Antwort** (z. B. durch Hefezellwände, Kobragiftfaktor, nephritischen Faktor, Bakterienzellwände und rote Blutkörperchen von Kaninchen *[in vitro]*).

Die Aktivierung dieser Wege kann zu einer Vielzahl biologischer Aktionen führen. Die Komponenten des Komplementsystems sind in der *Tab. 5.* aufgeführt.

Nomenklatur

Die Komponenten des klassischen Weges werden mit einem C und einer Zahl bezeichnet (z. B. C1 und C3). Wegen der Reihenfolge, in der sie identifiziert worden sind, werden die ersten 4 Komponenten mit C1, C4, C2 und C3 numeriert. **Komponenten des alternativen Weges** werden mit Buchstaben bezeichnet (z. B. B, P und D). **Aktivierte Komponenten** oder **Komplexe** tragen über ihrer Bezeichnung einen Strich (z. B. $\overline{C1}$, $\overline{C1r}$ oder $\overline{C3b,Bb}$). Einige Komponenten werden als Faktoren bezeichnet (z. B. Faktor B und Faktor D). **Spaltungsfragmente** werden mit einem Kleinbuchstaben hinter der Komponente bezeichnet (z. B. sind C3a, C4a und C5a Fragmente von C3, C4 und C5). **Inaktives** C3b ist bezeichnet als iC3b. **Polypeptidketten** von Komplementproteinen werden mit einem griechischen Buchstaben hinter dem Komponenten-Namen bezeichnet (z. B. sind C3α und C3β die α- und β-Ketten von C3). **C3-Rezeptoren** werden abgekürzt mit CR1, CR2, CR3 und CR4.

Tab. 5. Komplement-Komponenten, regulatorische Proteine und Membranproteine

	Name der Komponente	*Zahl der Ketten des nativen Moleküls*	*Molekulargewicht (Dalton-angenähert)*	*Plasma- oder Serum-Konzentration (μg/ml, angenähert)*	*Spaltungsfragmente*	*Chromosom*
Früher klassischer Weg	C1q	18	410000	70–300		1
	C1r	1	83000	34–100		12
	C1s	1	85000	30–80		12
	C4	3	204000	350–600	C4a, C4b C4c, C4d	6
	C2	1	102000	15–30	C2a, C2b	6
Dritte Komponente	C3	2	190000	1200–1500	C3a, C3b, C3c, C3d, C3f, C3g, C3dg, C3d-K, iC3b	19
Membranangriffskomplex (terminaler Komplement-Komplex)	C5	2	196000	70–85	C5a, C5b	9
	C6	1	125000	60–70		?
	C7	1	120000	55–70		?
	C8	3	150000	55–80		1
	C9	1	66000	50–160		5
Alternativer Weg	B	1	100000	140–240	Ba, Bb	6
	P	4	224000	20–30		X
	D	1	24000	1–2		?
Kontrolle des klassischen Weges	C1INH	1	105000	180–275		11
	C4BP	7	550000	250		
Kontrolle des alternativen Weges	H	1	150000	300–560		1
	I	2	100000	34–50		4
Verschiedene Kontrollen	A1		310000	35		?
	S-Protein/ Vitronectin		83000	150–500		? 1
				Spezifität	*Zellen*	
Membran-Proteine	CR1(CD35)	1	160000–250000	C3b, C4b	M, RBC, B, G	1 21+
	CR2(CD21)	1	140000	C3d, C3dg, iC3b	B	?
	CR3(CD11b)	2	265000	iC3b	G, M, Mac	1
	CR4	1	?	C3dg	Pit	?
	DAF(CD55)	1	70000	C4b, 2a, C3b, Bb	RBC, Pit	
	MCP(CD46)	1	45000–70000	C3b, C4b	B, T, Neut M	21+ ?
	gp 150,95	2	245000	iC3b	G, M, Mac	
	C3aR	?	?	C3a?, C4a?	G, Mast??	?
	C5aR	1	45000	C5a, *C5a des arg?*	G, Mast, M, Mac, Pit	?
	HRF	*1*	65000	C8, C9	RBC	?
	CD59	1	18000	C8, C9	M, RBC, T, Neut	
	C1qR	1	65000	C1q	B, M, Mac, Pit, Endo	

B = B-Lymphozyten; Endo = Endothelzellen; G = Granulozyten; M = Monozyten; MAC = Makrophagen; Mast = Mastzellen; Neut = Neutrophile; Plt = Blutplättchen; T = T-Lymphozyten; RBC = Rote Blutzellen.

Aktivierung des klassischen Weges *(s. Abb. 6.)*

Das C1-Makromolekül besteht aus 1 C1q, 2 C1r und 2 C1s-Molekülen. C1q sieht 6 Tulpen ähnlich, deren 6 Stiele sich zu einem Hauptstamm vereinigen, um den die 2 C1r und die 2 C1s-Moleküle herumgewunden sind. Das C1-Makromolekül bleibt nur bei Anwesenheit von Ca^{++} intakt, anderenfalls dissoziieren die einzelnen Untereinheiten. C1 wird aktiviert, wenn 2 der 6 globulären Enden der Fc-Region (die CH2-Domäne) von 2 IgG Molekülen (IgG1, IgG2 oder IgG3) oder (die CH4-Domäne) eines pentemären IgM-Moleküls anbinden. Komplementaktivierendes Ig muß als Ag-Ak-Komplex oder aggregiert vorliegen. Die zwei IgG-Moleküle müssen den richtigen räumlichen Abstand zueinander haben, um eine Aktivierung auslösen zu können, wohingegen ein einzelnes pentameres IgM diesen Abstand in seiner Struktur bereits enthält. Aus diesem Grunde kann IgM sehr viel wirkungsvoller Komplement aktivieren als IgG.

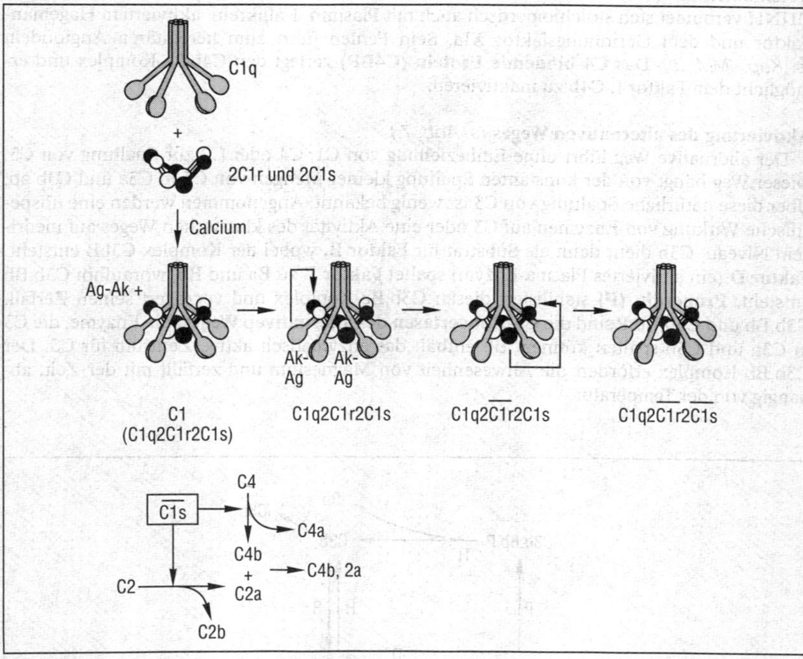

Abb. 6. **Aktivierung des klassischen Weges.**

Wenn Ig an C1q gebunden hat, erfährt das C1q-Molekül eine Änderung seiner Tertiärstruktur, die zu einer autokatalytischen Aktivierung von C1r zu $\overline{\text{C1r}}$ führt. $\overline{\text{C1r}}$ spaltet sodann C1s zu $\overline{\text{C1s}}$. Sowohl bei der Spaltung von $\overline{\text{C1r}}$ als auch von $\overline{\text{C1s}}$ werden keine Fragmente freigesetzt. $\overline{\text{C1s}}$ wird auch als **C1-Esterase** bezeichnet und kann C4 in C4a und C4b spalten. C4b, das Hauptfragment der Spaltung, bindet sich, sofern vorhanden, an eine Membran. $\overline{\text{C1s}}$ kann entweder freies C2 zu C2a und C2b spalten, was ein ineffizienter Vorgang ist, oder C2, das an C4b gebunden hat (C4b,C2) – ein sehr effizienter Vorgang, wobei C4b,C2a und freies C2b gebildet werden. C2a ist das Hauptfragment der Spaltung von C2. Wenn freies C2 gespalten worden ist, muß C2a mit C4b den Komplex C4b,2a bilden. Andernfalls zerfällt C2a und wird inaktiv. C4b,2a ist die **C3-Konvertase des klassischen Weges,** *das Enzym des klassischen Weges, das C3 in C3a und C3b spalten kann.* C2a enthält das enzymatisch aktive Zentrum für die Spaltung von C3. Der C4b,2a-Komplex erfordert Magnesium für die Erfüllung seiner Funktion. Sein zeitlicher Zerfall ist temperaturabhängig.

Der klassische Weg kann auch über Mechanismen aktiviert werden, die unabhängig von Ak sind. Heparin (ein polyanionisches Antikoagulans) und Protamin (ein Polykation zum Blockieren von Heparin) können den klassischen Weg aktivieren, wenn sie gemeinsam in äquimolaren Konzentrationen vorhanden sind. Von verschiedenen anderen Polyanionen (z. B. DNA) wird angenommen, daß sie direkt mit C1q reagieren und den klassischen Weg aktivieren können. Das C-reaktive Protein kann zur Aktivierung des klassischen Weges ohne die Anwesenheit von Ak führen. Auch sind **C1-Nebenwege** beschrieben worden, die keine Komponenten des klassischen Weges verwenden, aber in die C3-Spaltung ausmünden.

Der klassische Weg wird reguliert durch **den C1-Esterase-Inhibitor (C1INH),** der sich stoichiometrisch (1:1) mit C1s und C1r verbindet und diese Proteine permanent inaktiviert. C1INH verbindet sich stoichiometrisch auch mit Plasmin, Kallikrein, aktiviertem Hageman-Faktor und dem Gerinnungsfaktor XIa. Sein Fehlen führt zum hereditären Angioödem *(s. Kap. IMM, 3.).* Das **C4-bindende Protein (C4BP)** zerlegt den C4b,2a-Komplex und ermöglicht dem Faktor I, C4b zu inaktivieren.

Aktivierung des alternativen Weges *(s. Abb. 7.)*

Der alternative Weg führt ohne Einbeziehung von C1, C4 oder C2 zur Spaltung von C3. Dieser Weg hängt von der konstanten Spaltung kleiner Mengen von C3 in C3a und C3b ab. Über diese natürliche Spaltung von C3 ist wenig bekannt. Angenommen werden eine unspezifische Wirkung von Enzymen auf C3 oder eine Aktivität des klassischen Weges auf niedrigem Niveau. C3b dient dann als Substrat für **Faktor B,** wobei der Komplex C3bB entsteht. **Faktor D** (ein aktiviertes Plasma-Enzym) spaltet **Faktor B** zu Ba und Bb, woraufhin C3b,Bb entsteht. **Properdin (P)** stabilisiert diesen C3b,Bb-Komplex und verzögert seinen Zerfall. C3b,Bb und C3b,Bb,P sind die **C3-Konvertasen des alternativen Weges,** die Enzyme, die C3 in C3a und C3b spalten können. Bb enthält das enzymatisch aktive Zentrum für C3. Der C3b,Bb-Komplex erfordert die Anwesenheit von Magnesium und zerfällt mit der Zeit, abhängig von der Temperatur.

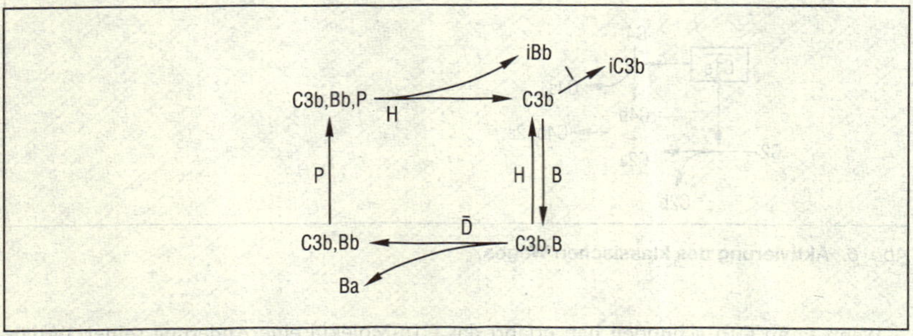

Abb. 7. **Aktivierung und Regulation des alternativen Weges.**

Der alternative Weg wird auch als ein **Amplifikationsweg** betrachtet, weil ein C3b,Bb-Komplex viele C3-Moleküle spalten kann. Zur Amplifikation kommt es aber auch, wenn C1s und C4b,2a gebildet werden. Jedes dieser Enzyme kann Hunderte von Molekülen spalten, was zu rascher Komplement-Aktivierung führt. Wenn ein Protein fehlt, das diese Aktivierung hemmt (z. B. C1INH, Faktor H, Faktor I), wird Komplement sehr schnell aktiviert.

Der C3b,Bb-Komplex des alternativen Weges wird reguliert durch 1. P, das den Zerfall des C3b,Bb-Komplexes hemmt, indem es seine Halbwertszeit von etwa 4 auf 40 Minuten erhöht; 2. durch Substanzen, die den Zerfall beschleunigen (z. B. **Faktor H** oder **zerfallsakzelerierender Faktor),** die kompetitiv mit B an C3b binden (wobei z. B. C3b,H entsteht), wodurch die Halbwertszeit des C3b,Bb-Komplexes vermindert und eine Dissoziation des Komplexes in C3b und Bb verursacht wird; und 3. **Faktor I,** der auf C3b,H einwirken kann unter Zerfall von C3b (zu **iC3b, C3c, C3d, C3f und C3dg).**

Die Umstände, unter denen der C3b,Bb-Komplex gebildet wird, entscheiden darüber, ob der alternative Weg aktiviert wird oder nicht. Oberflächen, an die sich der C3b,Bb-Komplex anheften kann, sind entweder **aktivierende Oberflächen** (z. B. Hefezellwände, Kaninchenerythrozyten) oder **nicht aktivierende Oberflächen** (z. B. Schafserythrozyten). Aktivierende Oberflächen verhindern, daß H sich an C3b bindet, wohingegen nichtaktivierende Oberflächen dem Faktor H die Bindung an C3b und die Dissoziierung von C3b,Bb erlauben. Aus diesem Grunde bleibt der C3b,Bb-Komplex auf einer aktivierenden Oberfläche wesentlich länger aktiv als auf einer nichtaktivierenden.

Die oben beschriebenen Mechanismen erklären, wie der alternative Weg *in vivo* aktiviert wird. **Kobragiftfaktor (CoVF)** ist ähnlich dem Cobra C3b; der CoVF,Bb-Komplex ist sehr stabil (T1/2 von Stunden) und unempfindlich gegenüber der zerfallsfördernden Wirkung von Faktor H. Aus diesem Grunde kann CoVF,Bb zur abrupten und völligen Spaltung von C3 führen. Der **C3-nephritische Faktor (C3NeF)** findet sich im Serum von etwa 10% der Patienten mit membranproliferativer Glomerulonephritis und ist ein Ig, das gegen den C3b,Bb-Komplex gerichtet ist. C3NeF wirkt wie P mit der Ausnahme, daß der C3Bb,C3NeF-Komplex relativ resistent gegenüber der zerfallsfördernden Wirkung von Faktor H ist. **Hefezellwände (Zymosan)** und bestimmte Membranen (z. B. Kaninchenerythrozyten) sind aktivierende Oberflächen, auf denen ein C3b,Bb-Komplex von der zerfallsfördernden Wirkung von Faktor H geschützt ist.

Konsequenzen der C3-Konvertase-Aktivität

Beide C3-Konvertasen spalten C3 in C3a und C3b, was eine **metastabile Bindungsstelle** für Membranen in C3b erzeugt. Wenn eine Oberfläche oder eine Membran unmittelbar nach der Wirkung der C3-Konvertase auf C3 zur Verfügung ist, kann C3b kovalent binden. Ist eine Membran oder Oberfläche nicht verfügbar, zerfällt die metastabile Bindungsstelle in der flüssigen Phase und führt zu einem inaktivierten C3b **(iC3b).** C3 kann auch durch Behandlung mit Methylamin oder nach spontaner Hydrolyse C3b-ähnlich werden. Wenn C3b über die labile metastabile Bindungsstelle an eine Membran gebunden ist, kann es biologische Aktivitäten durch Bindung an einer Reihe von C3-Rezeptoren entfalten. Weiter kann es als effiziente Bindungsstelle für B dienen und zu vermehrter Spaltung von C3 über den alternativen Weg führen oder sich an der Bildung einer **C5-Kontroverse** beteiligen.

C3 kann sich also kovalent über seine metastabile Thioester-Bindungsstelle an Membranen binden und, einmal gebunden, in Abhängigkeit von verfügbaren C3-Rezeptoren auf Zellen und vom Zerfallsstatus des C3 mit einer Vielzahl von Rezeptoren interagieren. Die Bindung an Membranen über die kovalente metastabile Bindungsstelle darf nicht mit nichtvalenter Bindung an Rezeptoren verwechselt werden.

Membran-Angriffskomplex, der terminale Komplementweg: Jede C3-Konvertase (C4b,2a und C3b,Bb) kann durch Addition eines C3b in den Komplex (C3b,Bb,3b und C4b,2a,3b *s. Abb. 8.*) zu einer C5-Konvertase werden. Die C5-Konvertase spaltet C5 in C5a und C5b, womit die Bildung des Membran-Angriffskomplexes beginnt *(s. Abb. 9.).* C6 kann dann an C5b binden, wobei C5b,6 entsteht. Daran bindet sich im nächsten Schritt C7, wodurch C5b,6,7 entsteht, das sich an Membranen und Lipiddoppelschichten anheften kann. Wenn dies auf einer Zelle geschieht, wo sonst keinerlei Komplementprodukte anwesend sind, bezeichnet man das als **„innocent bystander phenomenon"** (was zur Hämolyse der innozenten Zelle führen kann). An den C5b,6,7-Komplex kann sich C8 binden unter Bildung von C5b,6,7,8, das eine langsame, ineffiziente Lyse der Zelle bewirken kann. Zuletzt bindet sich

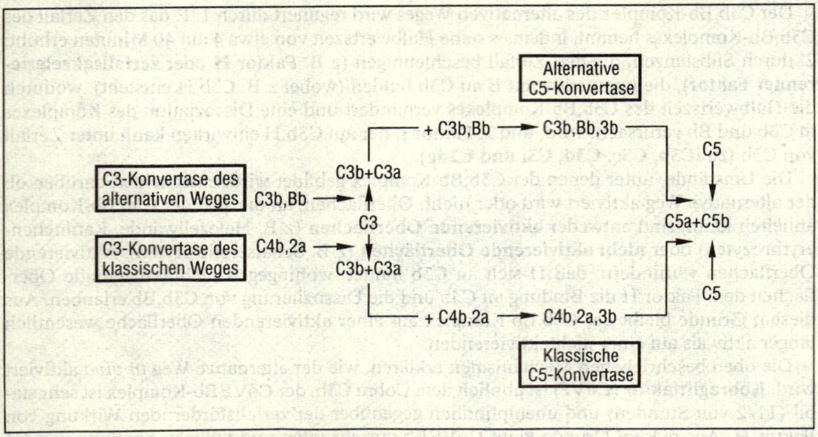

Abb. 8. **Bildung von C5-Konvertasen.**

C9 an den Komplex unter Bildung von C5b,6,7,8,9, der eine starke Zell-Lyse in Gang setzt. Wenn sich zusätzliche C9-Moleküle an den C5b-9-Komplex anlagern, verstärkt sich die Lyse. Der Membran-Angriffskomplex wird reguliert durch das **S-Protein,** das die Aktivität von C5b-7 kontrolliert, durch den **homologen Restriktions-Faktor (HRF) und durch CD59,** welche die C8,9-Aktivität regulieren.

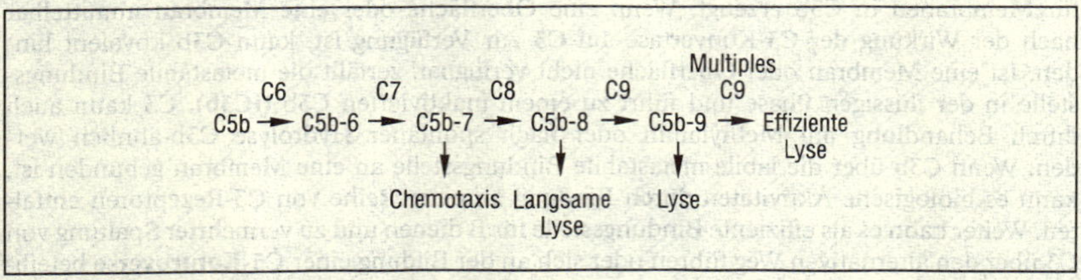

Abb. 9. **Bildung des Membran-Angriffskomplexes.**

Mit der Komplement-Aktivierung assoziierte biologische Aktivitäten

Die **Zell-Lyse** ist nur eine von vielen biologischen Aktivitäten und möglicherweise nicht das bedeutendste Phänomen, das mit der Komplementaktivierung assoziiert ist. Klinisch wird Lyse beobachtet bei Patienten mit paroxysmaler nächtlicher Hämoglobinurie, einer seltenen Krankheit, bei der Defizienzen von Membranproteinen vorliegen – **zerfallsakzelerierender Faktor (DAF),** HRF und CD59.

Aktivitäten von Komplement-Rezeptoren: Komplementrezeptoren befinden sich auf einer Vielzahl von Zellen *(s. Tab. 5.).* CR1 (CD35), Membrankofaktorprotein **(MCP, CD46)** und DAF (CD) regulieren den Abbau von C3b. HRF und CD59 verhindern die Bildung des Membran-Angriffskomplexes auf homologen Zellen.

CR1 spielt bei der Beseitigung von Immunkomplexen eine Rolle. CR2 (CD21) reguliert B-Zellfunktionen (Ak-Produktion) und ist der **Rezeptor des Epstein-Barr-Virus.** CR3

(CD11b/CD18) spielt eine Rolle bei der Phagozytose, indem es die Adhärenz von iC3b-umkleideten Partikeln vermittelt. CR4 erscheint auf Thrombozyten und ist weniger gut untersucht worden als die anderen C3-Rezeptoren; gp150,95 spielt eine Rolle bei der Monozyten-Migration. C3a- und C4a-Rezeptoren binden C3a und C4a. Der C5a-Rezeptor bindet C5a und $C5a_{des\ arg}$ (C5a) ohne das terminale Arginin). Der C1q-Rezeptor bindet den Kollagen-Anteil von C1q, wodurch die Bindung von Immunkomplexen an phagozytierende Zellen ermöglicht wird.

Opsonisierung: C3-Fragmente werden auf der Oberfläche von unerwünschten Substanzen deponiert (z.B. lysierten Zellen, Ig-Aggregaten und Bakterien). Phagozyten nehmen dann diese Substanzen auf, die opsoniert oder zur Entfernung „markiert" sind, und entledigen sich ihrer.

Anaphylatoxinaktivität: C3a und C5a haben Anaphylatoxinaktivität. C4a hat eine schwache Anaphylatoxinaktivität. Anaphylatoxine verursachen erhöhte vaskuläre Permeabilität, Kontraktion glatter Muskeln und Mastzelldegranulation. Anaphylatoxine werden durch einen Inaktivator reguliert, den **Anaphylatoxininaktivator (Carboxypeptidase N),** der innerhalb von Sekunden das carboxyterminale Arginin entfernt.

Chemotaxis *(Anziehung von Zellen in das Areal der Entzündung):* C5a hat sowohl anaphylatoxische als auch chemotaktische Aktivitäten, wohingegen C3a und C4a nicht chemotaktisch wirken. Chemotaxis ist auch von iC5b-7 beschrieben worden.

Die Aktivitäten von Neutrophilen und Monocyten werden durch C5a und $C5a_{des\ arg}$ reguliert. C5a kann zu einer vermehrten Adhärenz von Zellen führen, zu Degranulation und zur Freisetzung von intrazellulären Enzymen aus Granulozyten, zur Produktion toxischer Arten von Sauerstoff und zur Initiation anderer zellulärer metabolischer Vorgänge.

Die Beseitigung von Immunkomplexen ist eine bedeutende Funktion des Komplements. Der klassische Weg kann die Bildung großer Immunkomplexe verhindern, und der alternative Weg kann die Löslichkeit von Immunkomplexen erhöhen.

Verschiedene biologische Aktivitäten: Fragmente von C3 (C3d oder C3dg) können bei der Regulation der AK-Produktion behilflich sein. Das **hereditäre Angioödem,** das durch ein Fehlen von C1INH verursacht wird, könnte durch eine schlecht definierte chininähnliche Substanz, freigesetzt von C2, vermittelt werden. Ein schlecht definiertes Fragment von C3 (C3e, Leukozyten-mobilisierender Faktor) könnte die Mobilisation weißer Blutzellen aus dem Knochenmark verursachen. Das Bb-Fragment des Faktors B mag die Ausbreitung und Adhärenz von Makrophagen erhöhen. Komplementaktivierung kann auch Viren neutralisieren und Leukozytose verursachen.

Bestimmung der funktionellen Komplement-Aktivität

Der **CH_{50} oder hämolytische Gesamtkomplement-Assay** mißt die Fähigkeit des klassischen Weges und des Membranangriffskomplexes, mit AK „beladene" Schafserythrozyten zu lysieren. Der **CH_{50} des alternativen Weges (Kaninchen-CH_{50} oder $APCH_{50}$)** mißt die Fähigkeit des alternativen Weges und des Membranangriffskomplexes, Kaninchen-Erythrozyten zu lysieren. Hämolytische Assays können zur Messung der funktionellen Aktivität spezifischer Komponenten beider Wege benutzt werden. Komplement-Proteine können auch gemessen werden durch Techniken zum Nachweis von Antigenen (z.B. Nephelometrie, Agargeldiffusion oder radiale Immundiffusion, s.o.).

Komplement-Mangel

Ein Fehlen von Komplement-Proteinen ist ungewöhnlich, aber nicht selten. Die Frequenz einer heterogenen C2-Defizienz liegt bei 1:100 und die einer homogenen C2-Defizienz bei 1:10000. Ein Fehlen von frühen Komponenten des klassischen Weges kann entweder mit normaler Gesundheit oder mit kollagen-vaskulären Erkrankungen oder Infektionen einhergehen. Ein Fehlen von C3 oder von C3-Kontrollproteinen führt oft zu schweren Infektionen. Ein Fehlen von Komponenten des alternativen Weges oder von Proteinen des Membranangriffskomplexes kann zu Infektionen führen, speziell zu solchen durch *Neisserien.* Das Fehlen von C1INH verursacht das hereditäre Angioödem.

Komplement als Reagens (Komplement-Fixationstests)

Das Komplementsystem läßt sich auch als Reagenz zu diagnostischen Zwecken verwenden (Komplement-Fixationstest). Bei diesem Test wird das Patientenserum erhitzt, um die Komplementenzyme zu denaturieren. Dann wird dem Patientenserum Ag (z. B. Viruspartikel) und zusätzliches Komplement beigefügt und zusammen inkubiert. Zuletzt werden Schafserythrozyten hinzugefügt und die Inkubation fortgesetzt. Wenn das Komplement-System durch die Anwesenheit von Ak im Patientenserum aktiviert worden ist, wird die hämolytische Komplement-Aktivität erschöpft sein und eine Lyse der Erythrozyten wird ausbleiben. Wenn sich im Patientenserum kein Ak befindet, werden die Erythrozyten lysiert.

2. IMMUNDEFIZIENZ

Eine Gruppe von diversen Krankheitszuständen, verursacht durch einen oder mehrere Defekte des Immunsystems, und klinisch charakterisiert durch erhöhte Anfälligkeit für Infektionen mit folgender schwerer, akuter, rekurrenter und chronischer Krankheit.

Eine Immundefizienz sollte immer in Betracht gezogen werden bei jedem Patienten mit Infektionen, die ungewöhnlich häufig, schwer und resistent sind; ohne symptomfreies Intervall; verursacht durch einen ungewöhnlichen Erreger oder mit unerwarteten oder schwerer Komplikationen. Da Immundefizienzen relativ selten sind, sollte zuerst an andere Krankheitszustände gedacht werden, die rekurrente Infektionen mit sich bringen *(Tab. 6.)*. Erst wenn solche Krankheitszustände ausgeschlossen werden können, sollte ein Abwehrmangel vermutet werden.

Tab. 6. Störungen mit erhöhter Anfälligkeit für ungewöhnliche Infektionen

Art der Störung	*Beispiele*
Kreislauferkrankungen	Sichelzellkrankheit, Diabetes, Nephrose, Venenvarikose, kongenitale Herzvitien
Obstruktive Erkrankungen	Stenose im Bereich von Ureter oder Urethra, Asthma bronchiale, Bronchiektasien, allergische Rhinitis, Verschluß der Eustachischen Röhren, zystische Fibrose
Schäden an Haut und Schleimhäuten	Ekzeme, Verbrennungen, Schädelfrakturen, Sinuserkrankungen, Flimmerepithelanomalien
Ungewöhnliche mikrobielle Faktoren	Antibiotische Floraschäden, chronische Infektionen mit resistenten Erregern, stete Reinfektion (kontaminiertes Wasser, infektiöser Kontakt, kontaminierte Inhalationsgeräte)
Fremdkörper	Ventrikuläre Shunts, zentrale Venenkatheter, künstliche Herzklappen, Urinkatheter, aspirierte Fremdkörper
Sekundäre Immundefizienzen	Mangelernährung, Frühgeburt, Lymphom, Splenektomie, Urämie, immunsuppressive Therapie, Enteropathie mit *Proteinverlust*, chronische Viruskrankheiten
Primäre Immundefizienzen	X-chromosomale Agammaglobulinämie, DiGeorge-Syndrom, chronische Granulomatose, C3-Defizienz

(Modifiziert nach: Immunologic Disorders in Infants and Children, p. 158, von E. R. Stiehm, Ed. 3, 1989. W. P. Saunders. Mit Erlaubnis.)

Primäre und sekundäre Immundefizienzen

Wir unterscheiden sekundäre oder primäre Immundefizienzen. **Sekundäre Immundefizienz:** *Eine Krankheitsbedingte Störung des Immunsystems bei einer zuvor normalen Person.* Diese Störung kann reversibel sein, wenn der zugrundeliegende Krankheitszustand behoben wird. Nach allgemeiner Auffassung sind sekundäre Immundefizienzen häufiger als primäre. Sie treten bei zahlreichen hospitalisierten Patienten auf. Tatsächlich beeinträchtigt nahezu jede längere ernsthafte Erkrankung zu einem gewissen Grad das Immunsystem. Eine Klassifikation der sekundären Immundefizienzen findet sich in *Tab. 7.*

Tab. 7. Die sekundären Immundefizienzen

Frühgeborene und Neugeborene	*Physiologische Immundefizienz aufgrund der Unreife des Immunsystems*
Hereditäre und metabolische Krankheiten	Chromosomenanomalien (z. B. Down-Syndrom) Urämie Diabetes mellitus Mangelernährung Vitamin- und Mineralienmangel Enteropathien mit Proteinverlust Nephrotisches Syndrom Myotonische Dystrophie Sichelzellkrankheit
Immunsuppressive Faktoren	Bestrahlung Immunsuppressive Medikamente Kortikosteroide Antilymphozyten- oder Antithymozytenglobulin Anti-T-Zell-monoklonale Antikörper
Infektionskrankheiten	Kongenitale Röteln Virusexantheme (z. B. Masern, Windpocken) HIV-Infektion (z. B. AIDS) Zytomegalievirus-Infektion Infektiöse Mononukleose Akute bakterielle Erkrankung Schwere Erkrankung durch Mykobakterien oder Pilze
Infiltrierende hämatologische Erkrankungen	Histiozytose Sarkoidose Morbus Hodgkin und Lymphome Leukämie Myelom Agranulozytose und aplastische Anämie
Operationen und Traumata	Verbrennungen Splenektomie Anästhesie
Verschiedenes	Lupus erythematodes Chronisch-aktive Hepatitis Alkoholische Zirrhose Altersveränderungen Antikonvulsive Medikamente Graft-versus-host-Krankheit

Die **primären Immundefizienzen** (Defekte von B-, T- oder phagozytierenden Zellen oder von Komplement) werden in vier Hauptgruppen unterteilt – je nachdem welche Komponente des Immunsystems fehlt (ein Überblick über die Funktionen jeder Komponente findet sich in *Kap. IMM, 1.*). Über 70 primäre Immundefizienzen sind beschrieben worden. Jede einzelne dieser Störungen mag in sich noch in beträchtlichem Maße heterogen sein. Eine Klassifikation der primären Immundefizienzen findet sich in *Tab. 8.* (ungewöhnliche Varianten sind ausgeschlossen).

Die T-Zell-Defekte enthalten verschiedene Störungen mit assoziierten B-Zell(Antikörper)-Defekten. Dies ist verständlich, wenn man bedenkt, daß B- und T-Zellen einen gemeinsamen Ursprung in einer primitiven Stammzelle haben, und daß T-Zellen die B-Zellen regulatorisch beeinflussen. Phagozytosestörungen beinhalten solche Krankheiten, bei denen der primäre Defekt entweder die Zellmobilität (Chemotaxis) oder die mikrobizidale Aktivität betrifft.

Inzidenz der primären Immundefizienzen: B-Zell- oder Ak-Defekte herrschen vor IgA-Defizienzen, meistens asymptomatisch, liegen wahrscheinlich bei 1:400 Individuen vor. Schließt man die asymptomatischen IgA-Defizienzen aus, so umfassen die B-Zell-Störungen 50% der primären Immundefizienzen, die T-Zell-Störungen um 30%, die Phagozytosestörungen um 18% und die Komplementdefizienzen 2%. Die Gesamtinzidenz der asymptomatischen primären Immundefizienzen wird auf 1:10000 geschätzt. Rund 400 neue Fälle treten jährlich in den USA auf. Weil viele primäre Immundefizienzen erblich und kongenital sind, treten sie zuerst bei Kleinkindern und Kindern auf. Etwa 80% der Fälle sind jünger als 20 Jahre, und wegen der X-chromosomalen Lokalisation sind 70% der Fälle männlich.

Tab. 8. Klassifikation, Erbgang und assoziierte Merkmale der primären Immundefizienzen

Krankheit	*Assoziierte Merkmale*
B-Zell-Defizienzen (Antikörper-Defizienzen)	
X-chromosomale Agammaglobulinämie (X-chromosomal)	
Ig-Defizienz mit IgM-Hypergammaglobulinämie (X-chromosomal)	Neutropenie, Lymphadenopathie
IgA-Defizienz	Autoimmunität, Respiratorische oder Nahrungsmittelallergie; respiratorische Infektion, oft asymptomatisch
IgG-Unterklassendefizienzen	IgA-Defizienz
AK-Defizienz mit normalen oder erhöhten Ig-Spiegeln	
Immundefizienz mit Thymom	Aplastische Anämie
Immundefizienz des variablen Typs	Autoimmunität
Transitorische Hypogammaglobulinämie des Kleinkinds	Frühgeburt
X-chromosomales lymphoproliferatives Syndrom (X-chromosomal)	Epstein-Barr-Virusinfektion
T-Zell-Defizienzen (zelluläre Defizienzen)	
Störungen überwiegend der T-Zellen	
DiGeorge-Syndrom	Hypokalzämie, Gesichtsanomalien, Aortenbogenanomalien, Herzkrankheiten
Chronische mukokutane Candidiasis	Endokrinopathien
Kombinierte Immundefizienz mit anomaler Ig-Bildung (Nezelof-Syndrom),	Bronchiektasien
Nucleosid-Phosphorylase-Mangel (AR)	

Fortsetzung Tab. 8.

Krankheit	*Assoziierte Merkmale*
Kombinierte B- und T-Zell-Defizienzen	
Schwere kombinierte Immundefizienz (AR oder X-chromosomal)	
Kombinierte Immundefizienz mit Ig- und Adenosin-Desaminase-Mangel (AR)	Skelettanomalien
Retikuläre Dysgenesie	Panzytopenie
Nacktlymphozyten-Syndrom	Fehlen von HLA-Ag
Ataxia teleangiectatica (AR)	Dermatitis, neurologische Störungen
Wiskott-Aldrich-Syndrom (X-chromosomal)	Ekzem, Thrombozytopenie
Immundefizienz mit kurzgliedrigem Zwergwuchs	Knorpel-Haar-Hypoplasie
Störungen der Phagozytose	
Störungen der Zellmobilität	
IgE-Hyperimmunglobulin-Syndrom	Ekzem, Dermatitis
Leukozyten-Adhäsions-Defizienz	Verlängerter Nabelschnuransatz, Leukozytose, Periodontitis
Störungen der mikrobiziden Aktivität	
Chronische Granulomatose (X-chromosomal oder AR)	Lymphadenopathie
G6PD-Mangel (X-chromosomal)	
Myeloperoxidasemangel (AR)	
Chédiak-Higashi-Syndrom (AR)	Okulokutaner Albinismus, Riesengranula der Neutrophilen
Störungen des Komplement-Systems	
Defekte von Komplement-Komponenten	
C1q-Defizienz	Kombinierte Immundefizienz, SLE-ähnliches Syndrom
C1r-Defizienz (AKD)	SLE-ähnliches Syndrom, Glomerulonephritis
C4-Defizienz (AKD)	SLE-ähnliches Syndrom, Glomerulonephritis
C2-Defizienz (AKD)	SLE-ähnliches Syndrom, Glomerulonephritis
C3-Defizienz (AKD)	Pyogene Infektionen
C5-Defizienz (AKD)	Neisseria-Infektion
C6-Defizienz (AKD)	Neisseria-Infektion
C7-Defizienz (AKD)	Neisseria-Infektion
C8-Defizienz (AKD)	Neisseria-Infektion
C9-Defizienz (AKD)	Neisseria-Infektion
Defekte von Kontrollproteinen	
C1-Inhibitor-Defizienz (AD)	Angioödem, SLE
Faktor-I(C3b-Inaktivator)-Defizienz (AKD)	Pyogene Infektionen
Faktor-II-Defizienz (AKD)	Hämolytisch-urämische Syndrome, Glomerulonephritis
Propertin-Defizienz (XL)	Neisseria-Infektionen

X-Chr = X-chromosomal; AR = autosomal-rezessiv; AD = autosomal-dominant; AKD = autosomal-kodominant; Ak = Antikörper; Ag = Antigen; Ig = Immunglobulin.

Ätiologie

Immundefizienzen haben keine gemeinsame Ursache. Oft liegt jedoch der Defekt eines einzelnen Gens zugrunde. Der genetische Defekt kann die Abwesenheit eines Enzyms zur Folge haben (z. B. Adenosin-Desaminase-Defizienz) oder die Abwesenheit eines Proteins (z. B. Komplementkomponenten-Defizienzen). Auch kann die Zellentwicklung auf einer spezifischen Differenzierungsstufe stehenbleiben (z. B. B-Vorläufer-Stillstand bei der X-chromosomalen Agammaglobulinämie). Bei bestimmten Krankheiten mögen auch intrauterine Ereignisse oder Medikamenteneinnahme eine Rolle spielen (z. B. mütterlicher Alkoholismus in einigen Fällen von DiGeorge-Syndrom, Phenytoin bei IgA-Defizienz). Die exakte biologische Anomalie ist bei den meisten dieser Erkrankungen noch unbekannt.

Symptomatik

Meist manifestieren sich die Immundefizienzen in häufigen Infektionen, üblicherweise zuerst in rekurrenten Infekten des Respirationstraktes. Andererseits haben viele immunologisch normale Kinder 6–8 Atemwegsinfekte im Jahr, besonders wenn sie Kontakt mit älteren Geschwistern oder anderen Kindern haben. Schwere bakterielle Infektionen können bei den meisten immundefizienten Patienten hinzukommen, die andauern, sich wiederholen oder zu Komplikationen führen können. z. B. haben wiederholte Anginen oder Infektionen der oberen Atemwege eine Sinusitis, eine chronische Otitis oder eine Bronchitis zur Folge. Aus der Bronchitis können sich Pneumonie und Bronchiektasie entwickeln. Ateminsuffizienz ist die häufigste Todesursache.

Auch kommen Infektionen mit opportunistischen Erregern vor (z. B. *Pneumocystis carinii* oder Zytomegalievirus, CMV), besonders bei Patienten mit T-Zell-Defizienzen.

Infektionen der Haut und der Schleimhäute sind ebenfalls häufig. Therapieresistenter Soor kann das erste Zeichen einer T-Zell-Immundefizienz sein. Orale Ulzerationen und Periodontitis werden auch beobachtet, besonders bei Granulozytenstörungen. Bei Erwachsenen mit Ak-Störungen trifft oft eine Konjunktivitis auf. Häufig sind Pyodermien, Alopezien, Ekzeme und Teleangiektasien.

Häufige Symptome sind Diarrhöen, Malabsorption und Gedeihstörungen. Die Diarrhö ist üblicherweise nicht infektiös, doch können *Giardia lamblia,* Rota-Viren, CMV oder Kryptosporidien gefunden werden. Bei manchen Patienten kann die Diarrhö exsudativ verlaufen mit Verlust von Serumproteinen und Lymphozyten.

Weniger häufige Manifestationen einer Immundefizienz sind hämatologische Anomalien (autoimmune hämolytische Anämie, Leukopenie, Thrombozytopenie), Autoimmunphänomene (Vaskulitis, Gastritis, Endokrinopathien) und Probleme von seiten des Zentralnervensystems (z. B. chronische Enzephalitis, Entwicklungsverzögerung, Anfälle).

Diagnostik

In der **Familienanamnese** sollte gefragt werden nach frühkindlichen Todesfällen, nach Verwandtenerkrankungen, nach Autoimmunkrankheiten, nach Allergien, nach frühkindlichen Malignomen und nach Blutsverwandtschaft. Wenn die Familienanamnese positive Hinweise gibt, wird ein Familienstammbaum zur Erstellung eines Erbmusters hilfreich sein. Komplikationen nach Impfungen oder Virusinfektionen in der **Anamnese** sollten ebenso wie frühere Operationen beachtet werden (z. B. Tonsillektomie oder Adenoidektomie), weiterhin eine frühere Bestrahlungstherapie des Thymus oder Nasopharynx und Behandlungen mit Antibiotika oder Gammaglobulin einschließlich ihres klinischen Erfolges.

Die **Art der Infektion** kann einen wichtigen differentialdiagnostischen Schlüssel liefern. Infektionen mit den klinisch bedeutsamsten grampositiven Erregern (Pneumokokken, Streptokokken) werden bei Ak-(B-Zell)-Immundefizienzen gesehen. Schwere Infektionen durch Viren, Pilze und andere opportunistische Organismen sind bei zellulären (T-Zell-) Immundefizienzen häufig. Rekurrente Infektionen mit Staphylokokken und gramnegativen Keimen finden sich häufig bei Störungen der Phagozytose. Rekurrente Infektionen mit **Neisserien** sind charakteristisch für Defekte mehrerer Komplementfaktoren. Gewisse andere opportunistische Infektionen (z.B. durch *P. carinii, Kryptosporidien, Toxoplasmen)* können bei verschiedenen Typen einer Immundefizienz vorkommen.

Das **Lebensalter bei Beginn der Erkrankung** kann auch diagnostisch hilfreich sein. Kleinkinder unter 6 Monaten haben üblicherweise einen T-Zell-Defekt. Ein Krankheitsbeginn um den 6. Lebensmonat läßt an einen kongenitalen Antikörperdefekt denken, weil die transplazentar erworbenen mütterlichen Antikörper bis dahin verschwunden sind.

Körperliche Untersuchung: Patienten mit einer Immundefizienz machen oft einen chronisch kranken Eindruck mit Blässe, Unwohlsein, Mangelernährung und geblähtem Abdomen. Die Haut kann einen makulösen Ausschlag aufweisen sowie Bläschen, Pyodermien, Ekzeme, Petechien, Alopezien oder Teleangiektasien. Häufig ist auch eine Konjunktivitis, besonders bei Erwachsenen. Halslymphknoten, Rachen- und Gaumenmandeln fehlen typischerweise bei B- oder T-Zell-Immundefizienzen, trotz einer Anamnese mit rezidivierenden Halsentzündungen. Zur Bestätigung kann eine seitliche Röntgenaufnahme des Pharynx angefertigt werden, auf der adenoides Gewebe nicht zu sehen ist. Gelegentlich sind die Lymphknoten vergrößert und vereitert. Die Trommelfelle sind häufig vernarbt und/oder perforiert. Die Nasenlöcher können wund und verkrustet sein und auf eitrigen Nasenschleim hinweisen. Aus den Choanen kann Schleim auslaufen. Der Würgreflex kann abgeschwächt sein. Oft besteht chronischer Husten. Rasselgeräusche sind oft zu hören, besonders bei Erwachsenen mit lebenslanger Immundefizienz. Leber und Milz sind häufig vergrößert. Die Muskelmasse ist vermindert. Das Depotfett des Gesäßes ist vermindert. Bei Kindern kann die Haut um den After infolge der chronischen Diarrhö wund sein. Die neurologische Untersuchung kann einen Entwicklungsrückstand oder eine Ataxie offenbaren.

Eine **charakteristische Befundkonstellation** erlaubt bei einer Reihe von Immundefizienzsyndromen eine klinische Verdachtsdiagnose. So haben **Neugeborene mit einem DiGeorge-Syndrom** Infektionen, Tetanie, Gesichtsanomalien und kongenitale Herzkrankheiten. **Jungen mit Wiskott-Aldrich-Syndrom** haben pyogene Infekte, Ekzeme und Blutungen.

Kinder mit Ataxia teleangiectatica haben rekurrente sinopulmonale Infekte, Ataxie und Teleangiektasie. **Rothaarige Mädchen** mit der **Job-Variante des Hyper-IgE-Syndroms** haben helle Haut, Ekzeme und rekurrente Staphylokokkeninfekte. Diese Erkrankungen werden unten ausführlicher besprochen.

Laboruntersuchungen und Tests: In allen Fällen von Immundefizienz sind ausgewählte Laboruntersuchungen zur Bestätigung der Diagnose erforderlich. Oft werden zur Subklassifikation der Störung und vor der Einleitung einer rationalen Therapie differenziertere Untersuchungen notwendig sein *(Tab. 9.)*. Suchtests können im allgemeinen in den meisten Praxen und Krankenhäusern und die differenzierteren Untersuchungen in den meisten Großkliniken durchgeführt werden, Spezialuntersuchungen jedoch nur in Laboratorien oder in Kliniken mit einem hochentwickelten Labor für klinische Immunologie.

Bei Verdacht auf eine Immundefizienz sind zunächst folgende Suchtests indiziert: vollständiges Blutbild mit Differentialblutbild und Thrombozytenzahl, Bestimmung der IgG-, IgM- und IgA-Spiegel, Ak-Funktionsprüfungen und Abklärung der Infektionen. Das Blutbild klärt ab, ob Anämie, Thrombozytopenie, Neutropenie oder Leukozytose vorliegen. Besonders beachtet werden sollte die Gesamtlymphozytenzahl. Eine Lymphopenie (< 1500/µl) ist verdächtig auf eine T-Zell-Immundefizienz. Der periphere Blutausstrich sollte nach Howell-Jollyschen Körperchen und anderen ungewöhnlichen Erythrozytenformen durchmustert werden, die auf eine Aplasie oder Unterfunktion der Milz verdächtig sind. Auch die Granulozyten können morphologische Anomalien aufweisen wie die Granula beim **Chédiak-Higashi-Syndrom.**

Obwohl Immunglobulin (Ig-Spiegel) ebenfalls zur Erstuntersuchung gehören, werden IgD- und IgE-Spiegel initial nicht bestimmt. Ig-Spiegel müssen wegen erheblicher Schwankungen in Abhängigkeit vom Lebensalter mit Vorsicht interpretiert werden. Im Vergleich zu den Werten bei Erwachsenen haben alle Kinder im Alter von 2–6 Monaten eine Hypogammaglobulinämie. So müssen die Werte immer mit den Normalwerten altersentsprechender

Tab. 9. Laboruntersuchungen und Tests bei Immundefizienzen

Suchtests	*Differenziertere Tests*	*Spezialuntersuchungen*
B-Zell-Defizienzen		
IgG-, IgM-, IgA-Spiegel Isoagglutinin-Titer Schick-Test Präexistente Ak-Titer (Tetanus, Diphtherie, Röteln, Masern)	Zählung der B-Zellen IgD- und IgE-Spiegel Antikörperantwort auf Vakzinen (z. B. Typhus, Pneumokokken- oder *Haemophilus-influenzae*-Polysaccharid) Seitliche Röntgenaufnahme des Pharynx IgG-Unterklassenspiegel	Lymphknotenbiopsie IgG-Unterklassen-Spiegel Ig-Lebensdauer Sekretorische Ig-Spiegel In-vitro-Ig-Synthese-Untersuchung Ak-Antwort auf spezielle Ag: Phi-Phagen-Ag, KLH
T-Zell-Defizienzen		
Lymphozytenzahl und -morphologie Röntgenuntersuchung der Thymusgröße Hauttests vom Spättyp: Trichophyton, Mumps, Candida, Tetanustoxoid	Zählung der T-Zellen und der T-Zell-Subpopulationen (CD3, CD4, CD8) Proliferative Lymphozytenantworten auf Mitogene, Ag, allogene Zellen	HLA-Typisierung Lymphokin-Assays (z. B. IL-2, IFN) Enzym-Assays (z. B. ADA, NP) Zytotoxische Assays (z. B. NK, ADCC, CTL) Thymushormon-Assays Analyse anderer T-Zell-Membran-Ag (z. B. CD1, DR, CD25)
Phagozytosestörungen		
Weißes Blutbild mit Morphologie Tetrazolblau-Test IgE-Spiegel	Spezialmorphologie Rebucksches Hautfenster Analyse der ungerichteten Mobilität, der Chemotaxis und der quantitativen intrazellulären Zytotoxizität	Antwort der weißen Blutzellen auf Epinephrin, Steroide, Polysaccharide Chemilumineszenz, Enzymassays (MPO, G6BD) Analyse der Membran-Glykoproteine mit monoklonalen Ag (z. B. CD11 [CR3])
Komplementdefizienzen		
CH_{50}-Aktivität	Klassische und alternative Komplementaktivität	Opsonisierende oder chemotaktische Aktivitäten im Serum
C3-Spiegel C4-Spiegel	Komponentenanalyse, immunchemisch oder funktionell Inhibitorenanalyse, immunchemisch oder funktionell	Analyse von Komplement-Abbauprodukten

ADA	= adenosine deaminase	= Adenosindesaminase
ADCC	= antibody-dependent cellular citotoxicity	= Antikörper-abhängige zelluläre Zytotoxizität
Ag	= antigen	= Antigen
C	= complement	= Komplement
CD	= clusters of differentiation	= Differenzierungsgruppen
CTL	= cytotoxic T lymphocyte	= Zytotoxischer T-Lymphozyt
G6PD	= glucose-6-phosphate dehydrogenase	= Glukose-6-Phosphatdehydrogenase
HLA	= human leukocyte antigens	= HLA-Antigene
IFN	= interferon	= Interferon
Ig	= immunoglobulin	= Immunglobulin
KLH	= keyhole-limpet hemocyanin antigen	= Antigen aus Meeresmollusken
MIF	= migration inhibitory factor	= Migrationshemmfaktor
MPO	= myeloperoxidase	= Myeloperoxidase
NBT	= nitroblue tetrazolium	= Tetrazolblau
NK	= natural killer	= natürliche Killer
NP	= nucleoside phosphorylase	= *Nucleosid*phosphorylase
ΦX	= *phage antigen*	= Phage ΦX
T_h	= *T helper*	= T-Helfer
T_s	= T suppressor	= T-Suppressor
WBC	= white blood count	= Leukozytenzahl

Modifiziert nach Stiehm, E. R.: *Immunologic Disorders in Infants and Children,* 3rd ed., Saunders, Philadelphia 1989.

Kontrollen, wie sie in *Tab. 10.* dargestellt sind, verglichen werden. Ig-Spiegel innerhalb von 2 Standardabweichungen können im allgemeinen als normal betrachtet werden. Ein Gesamt-Ig-Spiegel (IgG + IgM + IgA) von > 600 mg/dl oder ein IgG-Spiegel von > 400 mg/dl schließt einen Ak-Defekt aus, sofern auch die Suchtests zur Beurteilung der Ak-Funktion normal ausfallen. Ein Gesamt-Ig-Spiegel von < 200 mg/dl zeigt gewöhnlich einen signifikanten Ak-Defekt an. Zwischenwerte (d. h. IgG-Spiegel zwischen 200 und 400 mg/dl und Gesamt-Ig-Spiegel zwischen 400 und 600 mg/dl) erlauben keine diagnostische Aussage und müssen mit den Ergebnissen funktioneller Ak-Prüfungen korreliert werden.

Tab. 10. Immunglobulinspiegel im Serum Gesunder in Abhängigkeit vom Alter*

	IgG		*IgM*		*IgA*		*Gesamtimmunglobulin*	
Alter	*mg/dl*	*% Erw.*	*mg/dl*	*% Erw.*	*mg/dl*	*% Erw.*	*mg/dl*	*% Erw.*
Neugeborene	1031 ± 200**	89 ± 17	11 ± 5	11 ± 5	2 ± 3	1 ± 2	1044 ± 201	67 ± 13
1– 3 Mo	430 ± 119	37 ± 10	30 ± 11	30 ± 11	21 ± 13	11 ± 7	481 ± 127	31 ± 9
4– 6 Mo	427 ± 186	37 ± 16	43 ± 17	43 ± 17	28 ± 18	14 ± 9	498 ± 204	32 ± 13
7–12 Mo	661 ± 219	58 ± 19	55 ± 23	55 ± 23	37 ± 18	19 ± 9	752 ± 242	48 ± 15
13–24 Mo	762 ± 209	66 ± 18	59 ± 23	59 ± 23	50 ± 24	25 ± 12	870 ± 258	56 ± 16
25–36 Mo	892 ± 183	77 ± 16	62 ± 19	62 ± 19	71 ± 37	36 ± 19	1024 ± 205	65 ± 14
3– 5 J	929 ± 228	80 ± 20	57 ± 18	57 ± 18	93 ± 27	47 ± 14	1078 ± 245	69 ± 17
6– 8 J	923 ± 256	80 ± 22	66 ± 25	66 ± 25	124 ± 45	62 ± 23	1112 ± 293	71 ±20
9–11 J	1124 ± 235	97 ± 20	80 ± 33	80 ± 33	131 ± 60	66 ± 30	1334 ± 254	85 ± 17
12–16 J	946 ± 124	82 ± 11	60 ± 20	60 ± 20	148 ± 63	74 ± 32	1153 ± 169	74 ± 12
Erwachsene	1158 ± 305	100 ± 26	100 ± 27	100 ± 27	200 ± 61	100 ± 31	1457 ± 353	100 ± 24

% Erw. = in Prozent des Spiegels von gesunden Erwachsenen

*Werte aus Messungen bei 296 gesunden Kindern und 30 Erwachsenen. Die Bestimmungen erfolgten mit radialer Immundiffusionstechnik unter Verwendung spezifischer Kaninchenantiseren gegen menschliches Immunglobulin.

**Eine Standardabweichung

(Aus: Stiehm, E. R. and Fudenberg, H. H.: Serum levels of immune globulins in health and disease; A survey. Pediatrics, 37: 715, 1966; reproduziert mit Erlaubnis von Pediatrics.)

Suchtests zur Beurteilung der Ak-Funktion gehören ebenfalls zur Erstuntersuchung. Die Isohämagglutinin-Titer (Anti-A und/oder Anti-B) können zur Beurteilung der IgM-Funktion herangezogen werden. Alle Patienten mit Ausnahme junger Kinder und Angehöriger der Blutgruppe AB haben natürliche Ak mit einem Titer von 1:8 (Anti-A) oder 1:4 (Anti-B) oder höher. Diese Ak und Ak gegen bestimmte bakterielle Polysaccharide fehlen selektiv bei bestimmten Immundefizienzen (z.B. dem Wiskott-Aldrich-Syndrom, der IgG2-Defizienz). Bei immunisierten Patienten können Ak-Titer gegen Poliovirus, Rötelnvirus, Tetanustoxin oder Diphtherieantigene zur Beurteilung der IgG-Funktion herangezogen werden. Eine adäquate Ak-Antwort auf eines oder mehrere dieser Ag spricht *gegen* eine Ak-Defizienz. Auch chronische Infektionen sollte das Programm mit berücksichtigen. Die BKS ist oft erhöht, gewöhnlich in Relation zum Schweregrad der Infektion. In angemessenem Umfang sollten Röntgenaufnahmen (Thorax, Nebenhöhlen usw.) angefertigt und Kulturen angelegt werden.

Wenn alle diese Suchtests normal ausfallen, kann gewöhnlich eine Immundefizienz, besonders eine Ak-Defizienz, ausgeschlossen werden. Wenn jedoch eine chronische Infektion nachgewiesen ist, wenn die Anamnese in ungewöhnlicher Weise verdächtig ist oder die Suchtests positiv ausgefallen sind, müssen differenziertere Laboruntersuchungen durchgeführt werden.

Tests auf B-Zell-(Ak-)Defizienz: Bei sehr niedrigen Ig-Spiegeln (Gesamt-Ig < 200 mg/dl) ist die Diagnose einer Ak-Defizienz gesichert. Zusätzliche Verfahren dienen nur dem Zweck, die Krankheit exakt zu definieren und andere immunologische Defekte zu identifizieren. Wenn die Ig-Spiegel und die Titer präexistenter Ak sehr niedrig sind, aber nicht völlig fehlen, sollte die Ak-Antwort auf ein oder mehrere standardisierte Ag geprüft werden. Vor und 3–4 Wochen nach der Immunisierung mit Tetanustoxoid oder Typhoidvakzine (zur Prüfung der Antwort auf Protein-Ag) oder mit Pneumokokken- oder unkonjugierter *Haemophilus-influenzae-Vakzine* (zur Prüfung der Antwort auf Polysaccharid-Ag) werden die Ak-Titer bestimmt. Eine inadäquate Antwort (d.h. ein Titeranstieg um weniger als das 4fache) legt unabhängig von den Ig-Spiegeln den Verdacht auf eine Ak-Defizienz nahe.

Bei niedrigen Ig-Spiegeln werden die B-Zellen gezählt, d.h. es wird der Prozentsatz der Lymphozyten mit Ig auf der Oberflächenmembran bestimmt. Sie werden mit Fluoreszein-markierten Anti-Ig-Antiseren oder mit einem B-Zell-spezifischen monoklonalen Ak (z.B. Anti-CD20) sichtbar gemacht. Normalerweise haben 4–10% der peripheren Blutlymphozyten Ig auf der Oberflächenmembran, sind also B-Zellen. Erkrankungen, die mit erniedrigten oder fehlenden B-Zellen einhergehen, sind in der *Tab. 8.* dargestellt.

Sodann werden die Serumspiegel von IgG-Unterklassen, IgD und IgE bestimmt. Die Spiegel der IgG1-Unterklasse (wie die IgG-Spiegel selbst) sind stark altersabhängig. Um die Diagnose einer IgG-Unterklassen-Defizienz zu stellen, müssen bei einem Alter von mehr als zwei Jahren ein IgG1-Spiegel von < 280 mg/dl, ein IgG2-Spiegel von < 50 mg/dl, ein IgG3-Spiegel von < 30 mg/dl oder ein nicht nachweisbarer IgG4-Spiegel vorliegen. Abnorme Werte von IgD und IgE (sowohl hohe als auch niedrige Spiegel) sind bei inkompletten Ak-Defizienzsyndromen üblich. IgE-Spiegel sind erhöht bei Störungen der Chemotaxis, partiellen T-Zell-Immundefizienzen, allergischen und parasitären Erkrankungen. Isoliertes Fehlen von IgD und IgE ist selten und hat keine klinische Bedeutung.

Spezialuntersuchungen auf B-Zell-Defizienzen *(s. Tab. 9.)* sind unter bestimmten Umständen indiziert. So wird beim Vorliegen einer Lymphadenopathie oder zum Ausschluß von Malignität eine Lymphknotenbiopsie durchgeführt, der zuweilen eine Immunisierung in der zugehörigen Extremität vorgeschaltet wird. Bestimmungen der IgG-Unterklassen sind bei normalen oder nahezu normalen IgG-Spiegeln, aber defizienter Funktion der Ak indiziert. Es kommen selektive Defizienzen von einer der vier Unterklassen vor. Wenn der Verdacht auf einen raschen IgG-Katabolismus oder einen IgG-Verlust über die Haut oder den Gastrointestinaltrakt besteht, kann eine Bestimmung der IgG-Lebensdauer mit Isotopen-markiertem IgG indiziert sein. Auch kann, wenn der Patient einen niedrigen IgG-Spiegel hat, eine hohe Immunglobulin-Dosis intravenös verabreicht werden, um sodann durch tägliche Kontrollen des IgG-Spiegels die Halbwertszeit zu bestimmen. Bei schweren lokalen Infektionen können IgG-Spiegel in Sekreten (z.B. Tränen oder Speichel) bestimmt werden. Zum Zwecke einer exakten Lokalisation eines Syntheseblocks werden die In-vitro-Synthese und die Ak-Antwort auf spezielle Ag (z.B. Phi-X-Phagen-Ag oder Hämozyanin der Schlüsselloch-Napfschnecke [KLH]).

Tests auf T-Zell-Defizienz: Eine T-Zell-Immundefizienz, obwohl sie in der Regel nicht mit einer Lymphopenie einhergeht, kann bei schwerer und andauernder Lymphopenie dennoch vermutet werden. Bei Kleinkindern ist eine Thoraxaufnahme von Nutzen. Ein fehlender Thymusschatten in der Neugeborenenperiode legt den Verdacht auf eine T-Zell-Defizienz nahe, besonders wenn dies vor dem Auftreten einer Infektion oder anderer Streßfaktoren, die den Thymus schrumpfen lassen können, festgestellt wird.

Hauttests vom verzögerten Reaktionstyp sind wertvolle Verfahren bei der Suche nach einer T-Zell-Defizienz. Verwendet werden Mumps-Ag, *Candida*-Ag (1:100), Tetanus-Toxoid-Fluid-Ag *(1:10) und Trichophyton*-Ag. Nahezu alle Erwachsenen und die meisten immunisierten Kleinkinder und Kinder werden nach 48 h auf eines oder mehrere dieser Antigene mit Erythem und Induration (> 5 mm) reagieren. Ein positiver Ausfall von einem oder mehreren dieser Hauttests vom Spättyp zeigt im allgemeinen ein intaktes T-Zell-System an.

Von größtem Wert bei der differenzierten Untersuchung auf eine zelluläre Immundefizienz ist die Auszählung der T-Zellen und der T-Zell-Subpopulationen (Helfer/Induktor und Suppressor/Zytotoxisch). Üblicherweise wird dies flußzytrometrisch unter Verwendung T-Zell-spezifischer muriner monoklonaler Ak durchgeführt. Die Gesamt-T-Zell-Zahl wird mit einem Pan-T-Zell-Ak gemessen (z.B. Anti-CD3, Anti-CD2), die T-Helfer/Induktor-Zellen werden mit einem Anti-CD4-Ak und die Suppressor/zytotoxischen Zellen mit einem Anti-CD8-Ak gemessen (solche Assays haben im allgemeinen die Schaferythrozyten-Rosettentechniken zum Zählen von T-Zellen ersetzt). Eine Gesamt-T-Zell-Zahl (CD3) von < 500 Zellen pro μl ist hochverdächtig auf eine T-Zell-Immundefizienz. Eine CD3-Zahl von < 200 Zellen pro μl zeigt eine schwere T-Zell-Immundefizienz an. Die Rate der CD4/CD8 (Helfer/Suppressor)-Zellen sollte >1,0 sein. Eine Umkehr dieser Rate ist ebenfalls verdächtig auf eine T-Zell-Immundefizienz (z.B. zeigt bei AIDS eine progressive Verminderung der CD4/CD8-Rate eine progressive Immunschwäche an). Zur Identifizierung von aktivierten Zellen (DR-CD25), von natürlichen Killerzellen (CD16) und von unreifen T-Zell (Thymozyten)-Ag (CD1) sind auch monoklonale Ak verfügbar.

Von Nutzen ist weiterhin ein differenzierter Test, der die Fähigkeiten der Patientenlymphozyten zu Proliferation und Transformation in Anwesenheit von Mitogenen mißt (z.B. Phythämagglutinin, Concanavalin A). Anstelle des Mitogens können bestrahlte allogene Leukozyten eingesetzt werden (in der gemischten Leukozytenkultur) oder auch Ag, denen der Patient zuvor ausgesetzt gewesen ist. Unter diesen Stimuli teilen sich normale Lymphozyten rasch. Dies kann entweder morphologisch oder durch den Einbau radioaktiven Thymidins in sich teilende Zellen beurteilt werden. Der Grad der Proliferation wird üblicherweise als Index angegeben. Hierbei wird der Thymidineinbau stimulierter Zellen (in **CPM** = counts/min) ins Verhältnis gesetzt zu dem einer gleichen Anzahl unstimulierter Zellen. Bei Patienten mit T-Zell-Immundefizienz ist die Proliferationsantwort niedrig oder sie fehlt ganz, und zwar in Relation zum Grad des Immunschadens. Die Proliferationsantwort auf Mitogene (die alle Zellen aktivieren) ist mit einem Stimulationsindex von 50–100 beträchtlich höher als die Antwort auf Ag oder allogene Zellen, wo der Stimulationsindex bei 3–30 liegt.

Mit speziellen Verfahren läßt sich auch die Lymphokinproduktion nach mitogener oder antigener Stimulation messen. Obwohl > 30 Lymphokine bekannt sind, werden üblicherweise nur Interleukin-2 (IL-2) und γ-Interferon (γ-**IFN**) bestimmt. Manche Patienten haben adäquate Proliferationsantworten, aber eine defiziente Lymphokinproduktion (z.B. Mikrophagenmigrations-Hemmfaktor **(MIF)**-Defizienz bei chronischer mukokutaner Candidiasis). Mit einer anderen Gruppe von Tests werden zytotoxische Funktionen beurteilt. Verschiedene Arten von Zytotoxizität wie natürliche Killeraktivität, T-Zell- oder Ak-abhängige Zytotoxizität lassen sich durch Verwendung unterschiedlicher Tumorzellen oder virusinfizierter Zielzellen messen. Störungen der Zytotoxizität sind bei zellulärer Immundefizienz wechselhaft ausgeprägt. Bei einigen Formen von kombinierter Immundefizienz fehlen Enzyme des Purinstoffwechsels (Adenosindesaminase, Nucleosidphosphorylase), was sich bei Erythrozyten messen läßt. Schließlich lassen sich auch die Spiegel verschiedener Thymushormone messen (Thymosin, Thymusfaktor im Serum), die bei bestimmten zellulären Immundefizienzen erniedrigt sind. Eine HLA-Typisierung kann zum Nachweis von 2 genetisch verschiedenen Zellpopulationen (Chimärismus) oder zum Ausschluß eines Fehlens der HLA-Ag **(bare lymphocyte syndrome)** von Wert sein.

Tests auf Phagozytose- und Komplementdefizienzen: Eine Untersuchung auf Störungen der Phagozytose und des Komplementsystems ist angezeigt, wenn bei normaler B- und T-Zell-Immunität die Anamnese in überzeugender Weise dennoch für eine Immundefizienz spricht. Fehlende Eiterbildung am Ort einer Entzündung oder verzögerte Nabelschnurablösung ohne Leukopenie sind Schlüssel für die Annahme eines **chemotaktischen Defekts.**

Zusätzlich zum Blutbild sollten initial auch der IgE-Spiegel bestimmt und ein Farbstoff-Reduktionstest mit Nitroblau-Tetrazolium **(NBT)** durchgeführt werden. IgE ist bei vielen chemotaktischen Störungen erhöht. Der NBT-Test fällt bei der **chronischen Granulomatose,** der häufigsten Phagozytosestörung, pathologisch aus. Dieser Test beruht darauf, daß während der Phagozytose und des Abtötens die metabolische Aktivität der Granulozyten erhöht ist, wobei farbloses NBT zu einer tiefblauen Verbindung reduziert wird. Dieser Farbwechsel, der bei der chronischen Granulomatose ausbleibt, kann visuell, mikroskopisch oder spektrophotometrisch ausgewertet werden.

Die erste der Spezialuntersuchungen ist der färberische Nachweis von Myeloperoxidase, alkalischer Phosphatase oder Esterase in Granulozyten. Bei negativem Ausfall sollten quantitative Untersuchungen angeschlossen werden. Zweitens kann die Zellmobilität mittels des Rebuckschen Hautfensters untersucht werden. Hierbei wird die Haut mit einem Skalpell oberflächlich skarifiziert und mit Deckgläsern abgedeckt. In Intervallen werden die Deckgläser abgenommen, auf wandernde Zellen gefärbt und neu aufgelegt. Ein initialer Einstrom von polymorphkernigen Zellen sollte innerhalb von zwei Std. erfolgen. Innerhalb von 24 Std. sollten die polymorphkernigen dann durch Monozyten ersetzt worden sein. Eine Chemotaxisanomalie läßt sich in vitro durch Migrationsmessungen an Granulozyten oder Monozyten nachweisen. Hierbei wird entweder eine spezielle chemotaktische Kammer (Boyden) oder eine Agaroseplatte verwendet, wo die Zellmobilität in Richtung auf eine chemotaktisch wirksame Substanz wie opsonisiertes Zymosan bewertet wird.

Dann wird zur Beurteilung der Phagozytose die Aufnahme von Latexpartikeln oder Bakterien durch isolierte Granulozyten oder Monozyten bestimmt. Die bakterizide Aktivität wird dadurch gemessen, daß die Patientengranulozyten in frischem Serum mit einer bekannten Anzahl lebender Bakterien vermischt werden. Die Zahl der überlebenden Bakterien wird bis zu zwei Stunden danach mehrmals mit bakteriologischen Verfahren ermittelt.

Andere Spezialuntersuchungen zum Nachweis von Phagozytosestörungen umfassen die Bewertung der Granulozytenmobilisation nach Gabe von Kortikosteroiden, Epinephrin oder Endotoxin, die quantitative Messung von Granulozytenenzymen (Myeloperoxidase, G6PD usw.), den Nachweis granulozytärer Oxidationsprodukte (Chemilumineszenz, Peroxide) und schließlich den Nachweis spezifischer Granulozytenproteine (Cytochrom b_{559},CR [CD11]-Adhäsionsglykoprotein).

Bei der Suche nach einer **Komplementanomalie** werden zunächst die Gesamtaktivität im Serum (CH_{50}) und die Serumspiegel von C3 und C4 bestimmt. Wenn einer dieser Werte erniedrigt ist, sollten eine Titration des klassischen und alternativen Komplementweges und die Messung einzelner Komplementkomponenten angeschlossen werden. Bei den letzteren werden monospezifische Antiseren oder sensibilisierte Erythrozyten und Lösungen verwendet, die alle Komponenten enthalten mit Ausnahme derjenigen, die untersucht werden soll.

Auch sind Antiseren verfügbar zur Messung von Kontrollen der Komplementproteine. Das hereditäre Angioödem ist mit einer Defizienz des C1-Inhibitors assoziiert. C3-Defizienz mit C3-Hyperkatabolismus ist mit einem Defekt des Faktors I (CD3-Inhibitors) assoziiert. Komplementfunktionen können auch durch Analysen der opsonisierenden Aktivität im Serum, der chemotaktischen Aktivität oder der bakteriziden Aktivität untersucht werden.

Therapieprinzipien

Die Prävention der primären Immundefizienzen beschränkt sich auf die genetische Beratung derjenigen Familien, in denen das Erbmuster bekannt ist. Eine pränatale Diagnostik unter Verwendung kultivierter Amnionzellen oder fetalen Blutes ist bei einigen dieser Krankheiten möglich, so bei der X-chromosomalen Agammaglobulinämie, beim Wiskott-Aldrich-Syndrom mit schwerer kombinierter Immundefizienz, bei Immundefizienz mit Adenosindesaminasemangel und bei der chronischen Granulomatose. Zum Ausschluß einer X-chromosomal vererbten Erkrankung ist eine Bestimmung des Geschlechts von Nutzen. Heterozygotie kann bei einigen dieser Krankheiten nachgewiesen werden.

Allgemeine Maßnahmen *(s. a. Kap. INF, 8.):* Patienten mit Immundefizienz erfordern ein außerordentlich hohes Maß an Fürsorge, um einen optimalen Gesundheits- und Ernährungszustand aufrechtzuerhalten, um psychischen Problemen in Zusammenhang mit ihrer Krankheit vorzubeugen, um Infektionen zu überwinden und um die finanziellen Probleme ihrer medizinischen Versorgung zu lösen. Sie sollten vor unnötigen Infektionsgefahren bewahrt werden, sie sollten ihr eigenes Bett, am besten auch ihr eigenes Zimmer haben. Totvakzinen sollten regelmäßig verabreicht werden, wenn bis zu einem gewissen Grad eine Ak-Funktion vorhanden ist. Das Gebiß sollte stets saniert sein.

Antibiotika: Antibiotika sind bei Infektionen lebensrettend. Auswahl und Dosierung der Antibiotika folgen den üblichen Regeln. Weil jedoch immundefiziente Patienten rasch einer Infektion erliegen können, sollte bei Fieber und anderen Infektionszeichen immer eine bakterielle Infektion unterstellt und eine antibiotische Therapie ohne Verzug eingeleitet werden. Vor wesentlichen therapeutischen Maßnahmen müssen Kulturen aus Halsabstrich, Blut u. a. angelegt werden. Diese werden dann besonders wichtig, wenn die Infektion nicht auf das eingangs gewählte Antibiotikum anspricht oder wenn der infektiöse Organismus ungewöhnlich ist.

Eine kontinuierliche prophylaktische Gabe von Antibiotika ist oft von Nutzen, besonders dann, wenn die Gefahr einer plötzlichen sehr schweren Infektion besteht (z. B. beim Wiskott-Aldrich-Syndrom, bei asplenischen Syndromen), wenn andere Formen einer Immuntherapie nicht verfügbar (z. B. bei Phagozytosestörungen) oder unzureichend sind (z. B. bei rekurrenten Infekten bei Agammaglobulinämie trotz einer Behandlung mit Immunglobulin) und wenn das Risiko einer spezifischen Infektion sehr hoch ist (z. B. *P. carinii* bei zellulären Immundefizienzen).

Vorsichtsmaßnahmen: Patienten mit B- oder T-Zell-Immundefizienzen sollte wegen des Risikos einer Vakzine-induzierten Krankheit keine Lebendvakzine verabreicht werden (z. B. Poliovirus, Masern, Mumps, Röteln, BCG). Familienangehörige von immundefizienten Patienten sollten keine Polio-Lebendvakzine erhalten.

Patienten mit zellulären Immundefizienzen sollten keine Frischblutprodukte bekommen, die intakte Lymphozyten enthalten könnten, weil hierdurch **GvH-Reaktionen** ausgelöst werden können. Aus diesem Grunde sollten Blut oder Blutfraktionen (z. B. Erythrozyten, Thrombozyten, Granulozyten, Plasma) vor der Anwendung am Patienten prophylaktisch bestrahlt werden (15–30 Gy [1500–3000 rad]). Bei Patienten mit selektivem IgA-Mangel sind Immunglobulin oder Plasma wenn möglich zu vermeiden, weil Anti-IgA-Ak Reaktionen auslösen oder sich entwickeln können. Patienten mit einer Splenomegalie sollten Kontaktsportarten meiden. Intramuskuläre Injektionen von z. B. Immunglobulin sind kontraindiziert bei Patienten mit Thrombozytopenie. Operationen oder zahnärztliche Arbeiten sollten unter antibiotischem Schutz durchgeführt werden.

Immunglobulin (IG): Humanes Serum-Immunglobulin stellt bei den meisten Antikörper-Mangelsyndromen einen therapeutisch wirksamen Ersatz dar. Es ist eine Lösung von IgG mit Spuren von IgM und IgA, 16,5% zur i. m. Injektion oder 3–6% zur i. v. Infusion. Die übliche Anfangsdosis beträgt 200 mg/kg (1,4 ml/kg der 16,5%-Lösung, 4 ml/kg der 5%-Lösung), die Erhaltungsdosis in monatlichen Intervallen 100 mg/kg (0,7 ml/kg der 16,5%-Lösung, 2 ml/kg der 5%-Lösung). Geringere Dosen sind therapeutisch nicht wirksam. Die empfohlene Immunglobulindosis erhöht den Serum-IgG-Spiegel nur um etwa 200 mg/dl; manche Patienten benötigen höhere oder häufigere Dosen. Die Höchstdosis für i. m. Injektionen ist je Injektionsort 10 ml bei Erwachsenen und 5 ml bei Kindern. Dementsprechend können multiple Injektionen an verschiedenen Körperstellen erforderlich sein. Hohe Dosen von intravenösem Immunglobulin (400–800 ml/kg/Monat) können mit therapeutischem Nutzen manchen Ak-defizienten Patienten verabreicht werden, die auf konventionelle Dosen nicht gut ansprechen, besonders Patienten mit chronischen Lungenkrankheiten. Das therapeutische Ziel bei der Gabe von hochdosierten i. v. Immunglobulinen ist das Erreichen von IgG-Spiegeln im normalen Bereich (d. h. > 500 mg/dl).

Plasma war als Alternative zu Immunglobulin in Gebrauch, ist jedoch wegen des Übertragungsrisikos von Krankheiten selten indiziert. Plasma enthält neben den Immunglobulinen zahlreiche andere Faktoren. Es ist von besonderem therapeutischem Wert bei Enteropathien mit Proteinverlust, bei Komplementdefekten und bei Therapie refraktärer Diarrhö. IgA-defizientes Plasma ist mit Erfolg Patienten gegeben worden, die auf IgA in Ig-Präparationen akut allergisch reagiert hatten.

Andere Therapieformen: Immunstimulierende Agenzien einschließlich pharmazeutischer Mittel (Levamisol, Isoprinosin), biologische Substanzen (Transferfaktor, Interleukine, Interferone) und Hormone (Thymushormone) hatten bei der Behandlung zellulärer oder phagozytärer Immundefizienzen nur einen begrenzten therapeutischen Wert. Fetale Thymustransplantate, Thymusepithelzelltransplantate und fetale Lebertransplantate sind gelegentlich von Erfolg, besonders fetale Thymustransplantate beim DiGeorge-Syndrom. Bei wenigen Patienten mit Adenosindesaminasemangel ist eine Enzymsubstitution mit Rinder-Adenosindesaminase, konjugiert an Polyäthylenglykol, erfolgreich gewesen.

Transplantation: Eine vollständige Korrektur einer Immundefizienz kann oft durch eine Knochenmarktransplantation erreicht werden (**KMT,** *s. a. Kap. IMM, 4.*). Bei der schweren kombinierten Immundefizienz und ihren Varianten hat die KMT in > 100 Fällen zu einer Wiederherstellung der Immunität geführt, wenn als Spender ein HLA-identisches und in der gemischten Lymphozytenkultur kompatibles Geschwister zur Verfügung stand. Bei Patienten mit intaktem oder nur partiell defizientem zellulärem Immunsystem (z. B. Wiskott-Aldrich-Syndrom) muß vorher immunsupprimiert werden, um das Angehen des Transplantates sicherzustellen. Wenn ein voll passendes Geschwister nicht als Spender zur Verfügung steht, sollte eine haploidentische (halb passende) KMT mit einem Elternteil als Spender versucht werden.

Unter solchen Umständen müssen reife T-Lymphozyten, die zu einer GvH-Krankheit führen, vor der Transplantation aus dem elterlichen Knochenmark entfernt werden. Dies läßt sich erreichen durch Agglutination mit Sojabohnenlektin, durch Lyse mit monoklonalen Antikörpern und Komplement oder durch monoklonale Antikörper gegen T-Zellen. Diese speziellen Verfahren können nur in wenigen Zentren durchgeführt werden.

Spezifische Immundefizienzen

Transiente Hypogammaglobulinämie des Kleinkindes

Eine selbstlimitierte Ak-Defizienz bei beiden Geschlechtern, die im Alter von 3 bis 6 Monaten beginnt und gewöhnlich 6 bis 18 Monate dauert. Manchmal ist sie mit einer erhöhten Infekthäufigkeit assoziiert. Die Störung beruht auf einem verzögerten Beginn der Ig-Synthese trotz normaler B-Zell-Anzahl. T-Helferzellen können vermindert sein. Frühgeborene sind besonders gefährdet, weil sie zum Zeitpunkt der Geburt niedrigere transplazentare IgG-Spiegel haben. Die Störung tritt nicht familiär auf.

Behandlung: Trotz niedriger IgG-Spiegel (insgesamt < 400 mg/dl) benötigen viele dieser Kinder kein Immunglobulin (Ig), besonders wenn bis zu einem gewissen Grad eine Ak-Funktion vorhanden ist, wenn die IgG-Spiegel ansteigen und wenn keine oder nur triviale Infekte auftreten. Patienten, die Ig benötigen, sollten die vollen therapeutischen Dosen über 3 bis 6 Monate erhalten. Hierbei ist der IgG-Spiegel häufig zu kontrollieren. Bei Infekten sind Antibiotika indiziert. Die Aussichten auf eine vollständige Heilung sind exzellent. Neugeborene vor der 32. Schwangerschaftswoche und/oder < 1500 g Geburtsgewicht haben voraussagbar derart niedrige IgG-Spiegel, daß mit i. v.-Ig bei Verdacht auf bakterielle Sepsis oder zur Vorbeugung bakterieller Infektionen in den ersten Lebensmonaten behandelt worden ist *(s. Kap. KIN, 2., Immunologischer Status des Feten und Neugeborenen unter Behandlung des normalen Neugeborenen).*

X-chromosomale Agammaglobulinämie

(Brutonsche Agammaglobulinämie, kongenitale Agammaglobulinämie)

Panhygogammaglobulinämie männlicher Kleinkinder, charakterisiert durch IgG-Spiegel von < 100 mg/dl, niedrige oder fehlende andere Ig, verminderte oder fehlende B-Zellen, intakte zelluläre Immunität und Auftreten von Infekten manchmal nach dem 6. Lebens-

monat, wenn die mütterlichen Ak verschwinden. Diese Kinder haben rekurrente pyogene Infektionen der Lungen, der Nebenhöhlen und Knochen mit Erregern wie z. B. Pneumokokken, Hämophilus und Streptokokken. Auch sind sie anfällig für Vakzine-induzierte Polioinfektionen und für chronische Echovirus-Enzephalitiden. Einige Kinder haben Arthritis, die auf Ig-Therapie verschwindet. Eine X-chromosomale Vererbung ist bei etwa 20% der Fälle nachgewiesen. Der genetische Defekt scheint dazu zu führen, daß sich aus B-Vorläuferzellen keine B-Zellen bilden können. Die **Behandlung** besteht in lebenslanger Verabreichung von Ig, i. m. oder i. v., in der niedrigsten Dosis, die rekurrente Infekte verhindert. Sehr wichtig ist die prompte und adäquate Gabe von Antibiotika bei jedem Infekt. Eine kontinuierliche Antibiotikaprophylaxe ist manchmal indiziert. Trotz dieser Maßnahmen entwickeln manche Patienten eine persistierende Sinusitis, Bronchitis und Bronchiektasen. Die Anfälligkeit für bösartige Tumoren ist erhöht.

Immundefizienz des variablen Typs

(Erworbene Agammaglobulinämie)

Eine heterogene Störung bei beiden Geschlechtern, charakterisiert durch das Auftreten rekurrenter bakterieller Infekte in der zweiten oder dritten Lebensdekade infolge deutlich erniedrigter Ig- und Ak-Spiegel. Von der X-chromosomalen Agammaglobulinämie unterscheidet sich diese Störung durch eine normale Anzahl von B-Zellen. Die zelluläre Immunität ist gewöhnlich intakt, kann aber bei manchen Patienten beeinträchtigt sein. In anderen Fällen wurden Anomalien der T-Zell-Immunregulation beschrieben. Autoimmunkrankheiten wie Addisonsche Krankheit, Thyreoiditis und rheumatische Arthritis sind bei diesen Patienten und ihren Verwandten häufig. Manchmal bestehen Diarrhö, Malabsorption und eine noduläre Lymphoidhyperplasie des Gastrointestinaltrakts. Oft entwickeln sich Bronchiektasien. Die immunologischen Anomalien wechseln von Patient zu Patient: z. B. exzessive T-Suppressoraktivität, defiziente T-Helferaktivität, konstitutionelle Defekte der B-Zellfunktion und Autoantikörper gegen B- oder T-Zellen.

Behandlung: Wie bei der X-chromosomalen Agammaglobulinämie ist lebenslänglich Ig erforderlich. Bei jeder infektiösen Episode sollten Antibiotika verabreicht werden.

IgG-Unterklassen-Defizienz

Eine Ak-Defizienz, die mit erhöhter Anfälligkeit für Infektionen und mit einem Fehlen oder einer schweren Reduktion von 1 oder 2 IgG-Unterklassen assoziiert ist, aber mit normalen oder erhöhten Spiegeln anderer Unterklassen einhergeht. Die meisten Patienten haben normale oder fast normale totale IgG- und andere Ak-Spiegel, aber eine herabgesetzte Ak-Antwort gegenüber bestimmten Ag.

Beschrieben wurden chronische respiratorische Infektionen, Otitis media, chronische Lungenkrankheiten und rekurrente Meningitis. Da IgG1 70% des Gesamt-IgG ausmacht, ist eine isolierte IgG1-Defizienz mit einer Panhypogammaglobulinämie assoziiert und wird nicht als Unterklassendefizienz betrachtet. Selektive oder kombinierte Defizienz von IgG2 oder IgG3 mit oder ohne IgG4-Defizienz ist die häufigste Unterklassen-Defizienz. Patienten mit einer IgG2-Defizienz (selektiv oder kombiniert mit einer anderen Unterklassen-Defizienz) haben oft eine gestörte Immunantwort gegenüber Polysaccharid-Ag und/oder eine assoziierte IgA-Defizienz (< 15 mg/dl). Für Patienten mit dokumentierten IgG-Unterklassen-Defizienzen kann eine Behandlung mit Ig von Nutzen sein (siehe oben bei der Behandlung der X-chromosomalen Agammaglobulinämie). Unterklassen-Defizienzen bei jungen Kindern können vorübergehender Natur sein und mit zunehmendem Alter verschwinden. Eine **gestörte Immunantwort gegenüber Polysacchariden** bei normalen Spiegeln der IgG-Unterklassen ist in Einzelfällen beschrieben worden.

Selektiver IgA-Mangel

Fehlen oder deutliche Reduktion des Serum-IgA (< 15 mg/dl) bei normalen Spiegeln der anderen Ig und intakter zellulärer Immunität. Mit einer Frequenz von 1:400 ist der selektive IgA-Mangel die häufigste (und mildeste) Immundefizienz. Er ist gewöhnlich sporadisch, gelegentlich aber auch familiär. Er kann nach Phenytoin-Behandlung und bei Personen mit Anomalien des Chromosoms 18 auftreten. Er kommt auch bei Verwandten von Patienten mit Immundefizienz des variablen Typs vor (s. oben).

Die meisten Patienten sind asymptomatisch und der Defekt wird nur durch Zufall entdeckt. Andere haben rekurrente Infekte der Atemwege, chronische Diarrhöen, Allergien oder Autoimmunkrankheiten. Patienten mit IgA-Mangel fehlt das sekretorische IgA in den Sekreten. Sie können diesen Mangel durch die Sekretion anderer Ig kompensieren. Nach Kontakt mit Iga in Plasma oder Ig können sie Anti-IgA-Ak entwickeln. *Diese Ak können anaphylaktische Reaktionen auslösen, wenn danach Ig oder Blut verabreicht werden.* Manche Patienten mit IgA-Mangel haben einen assoziierten IgG_2-Mangel, so daß viele an rekurrenten Infekten leiden.

In den meisten Fällen ist eine **Behandlung** nicht erforderlich. Zu empfehlen ist ein Armband mit einem Warnhinweis, um eine Sensibilisierung oder anaphylaktische Reaktion durch versehentliche Verabreichung von Plasma oder Ig zu vermeiden. Eine Dauertherapie mit Antibiotika ist bei persistierenden Infektionen der Atemwege indiziert. Eine IgA-Substitutionstherapie ist nicht verfügbar. Injektionen von Ig sind normalerweise **kontraindiziert,** obwohl in einigen Fällen von IgA-Mangel mit assoziierter IgG-Unterklassendefizienz Ig mit Erfolg verabreicht worden ist. Spontanremissionen kommen in einzelnen Fällen vor.

DiGeorge-Syndrom

(Thymushypoplasie, Syndrom der dritten und vierten Kiementasche)

Eine angeborene Immundefizienz, klinisch charakterisiert durch hypokalzämische Tetanie, angeborene Herzfehler, charakteristisches Gesicht und erhöhte Anfälligkeit für Infektionen, pathologisch-anatomisch charakterisiert durch Fehlen oder Hypoplasie des Thymus und der Nebenschilddrüsen, immunologisch charakterisiert durch partielle oder komplette T-Zell-Immundefizienz bei normaler oder nahezu normaler B-Zell-Immunität. Betroffene Kinder haben tief angesetzte Ohrmuscheln, mediane Gesichtsspalten, ein verkürztes Lippenphiltrum und einen kleinen, fliehenden Unterkiefer. Die Tetanie beginnt am ersten oder zweiten Lebenstag. Beide Geschlechter sind in gleicher Weise betroffen. Genetische Faktoren sind gewöhnlich nicht vorhanden, jedoch wurden Anomalien des Chromosoms 22 in einzelnen Fällen beschrieben. Rekurrente Infektionen treten bald nach der Geburt auf. **Ätiologisch** scheint eine Entwicklungshemmung der Kiementaschenstrukturen um die 8. Schwangerschaftswoche zugrunde zu liegen, verursacht durch mancherlei Faktoren, z. B. mütterlichen Alkoholismus. Das Ausmaß der Immundefizienz wechselt beträchtlich von Patient zu Patient. Manchmal kommt es zu einer spontanen Besserung der T-Zell-Funktion.

Behandlung: Knochenmarktransplantationen waren erfolgreich. Einige Erfolge sind mit fetalen Thymustransplantationen erzielt worden. Die Prognose wird oft vom Schweregrad der Herzfehler bestimmt. Eine nur partielle Defizienz ist mit prolongiertem Überleben vereinbar.

Chronische mukokutane Candidiasis

Eine zelluläre Immundefizienz, charakterisiert durch chronische Candida-Infektionen der Schleimhäute, des behaarten Kopfes, der Haut und der Nägel, oft vergesellschaftet mit einer Endokrinopathie, besonders einem Hypothyreoidismus. Der Krankheitsbeginn mit Auftreten von chronischem Soor kann im Kleinkindalter liegen oder sich bis ins späte Erwachsenenalter hinauszögern. Die Krankheit ist beim weiblichen Geschlecht etwas häufiger.

Der Schweregrad der Krankheit variiert erheblich vom Befall eines einzelnen Nagels bis zu generalisiertem Befall von Schleimhäuten, Kopf und Haaren mit entstellenden granulären Läsionen des Gesichts und der Kopfhaut. Eine systemische *Candidiasis* und eine erhöhte Anfälligkeit für andere Infektionen treten nicht auf. Es werden mehrere klinische Formen unterschieden, einschließlich einer autosomal-rezessiven Erkrankung, die mit Hypoparathyreoidismus und Addisonscher Krankheit vergesellschaftet ist (*Candida*-Endokrinopathie-Syndrom). Die charakteristischen immunologischen Befunde sind eine kutane Anergie gegenüber *Candida*, ein fehlender proliferativer Response auf *Candida*-Ag bei normalem proliferativem Response auf Mitogene und gutem Ak-Response auf *Candida* und andere Ag. In manchen Fällen ist die Erkrankung vergesellschaftet mit Bronchiektasien, Hepatitis und Biotin-Mangel bei Carboxylasedefekt.

Die medikamentöse **Behandlung** richtet sich örtlich (Nystatin, Clotrimazol) oder systemisch (Ketoconazol, Fluconazol, Amphotericin B – *s. Kap. INF, 11., Allgemeine therapeutische Prinzipien* – eine Knochenmarktransplantation war in einem Einzelfall erfolgreich) gegen die Pilze. Eine chirurgische Entfernung befallener Nägel kann erfolgreich sein. Eine Immuntherapie mit Transferfaktor, Thymusepithel, Thymushormonen oder immunkompetenten Lymphozyten verspricht keinen dauerhaften Erfolg.

Kombinierte Immundefizienz

Eine Gruppe von Störungen, charakterisiert durch angeborene und oft erbliche Defizienz sowohl des B- als auch des T-Zellsystems, Lymphoidaplasie und Thymusdysplasie. Das sind: **Schwere kombinierte Immundefizienz, Schweizer Agammaglobulinämie, Thymusdysplasie, kombinierte Immundefizienz mit Adenosin-Desaminase- oder Nukleosid-Phosphorylase-Mangel, schwere kombinierte Defizienz mit Immunglobulindysfunktion (Nezelof-Syndrom).** Die meisten Patienten haben einen frühen Krankheitsbeginn innerhalb der ersten drei Lebensmonate mit Soor, Pneumonie und Diarrhö. Unbehandelt verläuft die Krankheit rasch progredient und führt vor dem Ende des 2. Lebensjahres zum Tod. Die meisten Patienten haben einen schweren Defekt der B-Zellen und der Immunglobuline. Charakteristischerweise finden sich Lymphopenie, nach Anzahl verminderte oder fehlende T–Zellen, ein schwacher proliferativer Response auf Mitogene, kutane Anergie, fehlender Thymusschatten und eine Verminderung des lymphoiden Gewebes. *P. carinii* und andere opportunistische Infektionen sind häufig.

Es lassen sich verschiedene Varianten unterscheiden. In 50% der Fälle kann ein X-chromosomaler oder autosomal-rezessiver Erbgang **(AR)** nachgewiesen werden. Rund die Hälfte der Patienten mit einem autosomal-rezessiven Erbgang haben einen **Mangel an Adenosin-Desaminase (ADA),** einem Enzym, das Adenosin und Desoxyadenosin in Inosin und Desoxyinosin überführt. Adenosindesaminase-Mangel führt zu einer Erhöhung des Desoxyadenosintriphosphats **(Desoxy-ATP),** das die DNS-Synthese hemmt. Diese Kinder können bei der Geburt normal sein, entwickeln aber progressive immunologische Störungen in dem Maße, wie sich Desoxy-ATP anreichert. Bei der **schweren kombinierten Immundefizienz mit Immunglobulindysfunktion** besteht eine schwere zelluläre Immundefizienz bei normalen, nahezu normalen oder erhöhten Ig-Spiegeln. Jedoch ist die Ak-Funktion schwer gestört. Die Erkrankung mag geringfügig milder verlaufen als die schwere kombinierte Immundefizienz. **Kombinierte Immundefizienz mit Retikuloendotheliose** ist eine Variante, bei der Hautläsionen ähnlich wie bei der Letterer-Siwe-Krankheit auftreten, ferner Lymphadenopathie und Hepatosplenomegalie. Manche dieser Kinder entwickeln eine GvH-Krankheit, hervorgerufen durch mütterliche Lymphozyten oder durch Bluttransfusionen. Beim Bare-Lymphocyte-Syndrom fehlen den Kindern HLA Klasse -I- und/oder Klasse -II- Ag.

Eine **Therapie** mit Ig und Antibiotika (einschließlich einer *P. carinii*-Prophylaxe) ist zwar indiziert, heilt aber die Krankheit nicht. Die Therapie der Wahl ist die Knochenmarktransplantation. Patienten mit ADA-Defizienz sind erfolgreich mit an Rinder-ADA-konjugiertem Polyäthylenglukol behandelt worden (PEG-ADA).

Wiskott-Aldrich-Syndrom

Eine X-chromosomal-rezessiv vererbte Erkrankung männlicher Kleinkinder, charakterisiert durch Ekzeme, Thrombozytopenie und rekurrente Infekte. Die Krankheit beginnt oft mit Hämorrhagien, gewöhnlich mit blutigen Diarrhöen. Rekurrente Infektionen der Atemwege folgen. Bei Patienten, die das 10. Lebensjahr überleben, treten häufig Malignome auf, speziell Lymphome und akute lymphoblastische Leukämien. Die charakteristischen immunologischen Defekte bestehen in einer schlechten Ak-Antwort auf Polysaccharid-Ag, in akuter Anergie, partieller T-Zell-Immundefizienz, erhöhten IgE- und IgA-Spiegeln, erniedrigten IgM-Spiegeln und einem Hyperkatabolismus von IgG, jedoch normalem IgG-Spiegel. Wegen der kombinierten Störung sowohl der B- als auch der T-Zell-Funktion treten Infektionskrankheiten durch pyogene Bakterien auf, durch Viren, Pilze und *P. carinii*. Hämatologisch haben diese Patienten keine Thrombozyten und einen erhöhten Thrombozytenabbau in der Milz. Dementsprechend mag eine Splenektomie die Thrombozytopenie milden. Die **Behandlung** besteht aus Splenektomie, Dauertherapie mit Antibiotika, intravenöser Ig-Gabe (nicht i.m. wegen des Blutungsrisikos) und in Knochenmarktransplantation.

Ataxia teleangiectatica

Eine AR-vererbte Erkrankung, die multisystemisch progressiv verläuft und durch Kleinhirnataxie, Teleangiektasien der Konjunktiven und der Haut rekurrierende sinopulmonale Infektionen und variierende immunologische Defekte charakterisiert ist.

Sowohl die neurologischen Symptome als auch die Hinweise auf eine Immundefizienz sind in Hinsicht auf ihr erstes Auftreten variabel. Die Ataxie entwickelt sich gewöhnlich zu dem Zeitpunkt, zu dem die Kinder zu laufen beginnen, sie kann aber auch bis zu einem Alter von 4 Jahren verzögert sein. Ihre Progredienz führt zu schweren Behinderungen. Die Sprache wird verwaschen, choreiforme Bewegungen und Ophthalmoplegien entstehen, und Muskelschwächen schreiten bis zur Muskelatrophie fort. Fortschreitende mentale Retardierung kann auftreten. Teleangiektasien entwickeln sich im Alter von 1–6 Jahren, am auffälligsten an den bulbären Konjunktiven, den Ohren, in den Ellbogen und Kniekehlen und an den Nasenflügeln. Die rekurrierenden, sinopulmonalen Infektionen, die von den immunologischen Defiziten herrühren, führen zu wiederholten Pneumonien, Bronchiektasien und chronisch obstruierenden Lungenkrankheiten.

Auch endokrinologische Abnormitäten können auftreten, einschließlich Dysgenesie der Gonaden, Hodenatrophie und einer ungewöhnlichen Diabetesform, die durch eine markante Hyperglykämie, Ketoseresistenz und einen deutlichen Anstieg des Plasmainsulins auf Gabe von Glukose oder Tolbutamid ausgezeichnet ist.

Die Krankheit geht mit einer hohen Malignitätsrate (besonders Leukämien, Hirntumoren und Magenkarzinome) und einer erhöhten Frequenz von Chromosomenbrüchen einher, was wahrscheinlich auf einen Defekt von DNA-Reparaturmechanismen hinweis. Oft haben die Patienten kein IgA und kein IgE, eine kutane Anergie und eine progressive zelluläre Immunstörung. Das α_2-Fetoprotein ist generell erhöht. Die **Behandlung** der Immundefizienz mit Antibiotika oder Ig ist von gewissem Wert, aber eine wirksame Behandlung der **ZNS-Anomalien** ist nicht bekannt. Der Verlauf ist gekennzeichnet durch progressive neurologische Verschlechterung mit Choreoathetose, Muskelschwäche, Demenz und Tod.

IgE-Hyperimmunglobulin-Syndrom

(Job-Buckley-Syndrom)

Ein Immundefizienzsyndrom, charakterisiert durch rekurrierende Staphylokokkeninfektionen, besonders der Haut, und markant erhöhte IgE-Spiegel. Bei manchen Patienten liegt ein autosomal-dominanter Erbgang vor. Die Staphylokokkeninfektionen können in der Haut, der Lunge, den Gelenken und an anderen Lokalisationen auftreten. Manche Patienten weisen vergröberte Züge auf, andere sind hellhäutig und rothaarig. Häufig sind Osteopenie und rezidivierende Frakturen. Viele Fälle weisen einen Defekt in der Chemotaxis der Neutrophilen auf. Alle haben exzeptionell erhöhte IgE-Spiegel (> 1000 IU/ml). Zuweilen treten allergische Manifestationen wie Ekzem, Rhinitis und Asthma auf. Mit Labormethoden lassen sich weiterhin subtile Defekte der B- und T-Zell-Immunität nachweisen. In Gewebe und Blut findet sich eine Eosinophilie. Der zugrundeliegende Defekt ist möglicherweise eine immunregulatorische T-Zell-Anomalie. Die **Behandlung** besteht in intermittierender oder kontinuierlicher Antibiotikatherapie. Zur Prophylaxe ist Trimethoprim/Sulfamethoxazol besonders wirksam.

Chronische Granulomatose

Eine erbliche Krankheit der bakteriziden Funktion der Leukozyten, charakterisiert durch weitverbreitete Granulome der Haut, der Lunge und der Lymphknoten, durch Hypergammaglobulinämie, Anämie, Leukozytose und durch die Unfähigkeit, bestimmte Bakterien und Pilze zu zerstören. Die meisten Patienten sind männlichen Geschlechts, die die Krankheit X-chromosomal-rezessiv geerbt haben. Eine Minderheit von Patienten beiderlei Geschlechts erbt die Krankheit autosomal-rezessiv. Das klinische Bild ist gekennzeichnet von rezidivierenden Infektionen mit Katalase-produzierenden Erregern, wie *Staphylococcus aureus, Serratia, Escherichia coli* und *Pseudomonas.* Diese Erreger führen bei Gesunden normalerweise nicht zu Granulomen. Bei Patienten mit chronischer Granulomatose jedoch können sie nicht zerstört werden und überleben intrazellulär.

Der Krankheitsbeginn liegt üblicherweise in der frühen Kindheit, kann sich jedoch bei einer Minderheit der Patienten bis über das 10. Lebensjahr hinaus verschieben. Klinisch charakteristisch sind eitrige Lymphadenitis, Hepatosplenomegalie, Pneumonie und hämatologische Zeichen einer chronischen Infektion. Außerdem kommen chronische Rhinitis, Dermatitis, Diarrhö, perianale Abszesse, Stomatitis, Osteomyelitis, Hirnabszeß, obstruierende Granulome des Intestinaltraktes und Genitourethraltraktes und Störungen des Wachstums vor.

Die Leukozyten dieser Patienten können kein Wasserstoffperoxid, kein Superoxid und keine anderen aktivierten Sauerstoffverbindungen bilden, wahrscheinlich wegen eines Mangels an Nikotinamid-Adenindinucleotid-Phosphatoxidase (NADPH). Bei der X-chromosomalen Form kommt ein Defekt von Cytochrom b_{559} vor. Das Gen für dieses Protein liegt nahe dem Gen der Duchenneschen Muskeldystrophie auf dem kurzen Arm des X-Chromosoms. Es können auch andere Granulozytenproteine wie z.B. Cytochrom b_{245} fehlen. Die Diagnose wird im Labor mit Hilfe des Nitroblau-Tetrazoliumtests gestellt. Die Granulozyten können diese Substanz nicht reduzieren. Auch eine in vitro gestörte Bakterizidie kann zur Stellung der Diagnose herangezogen werden. Die **Behandlung** besteht in intermittierender oder kontinuierlicher Antibiotika-Einnahme. Auch Knochenmarktransplantationen waren erfolgreich. Therapiestudien mit IFN-Gamma sind im Gange.

Leukozytenadhäsionsdefizienz (MAC-1/LFA-1/CR3-Defizienz)

Die Leukozytenadhäsionsdefizienz ist eine AR-Störung der Leukozytenfunktion, charakterisiert durch rezidivierende oder progrediente nekrotisierende Bindegewebsinfektionen, Periodontitis, schlechte Wundheilung, Leukozytose und verzögerte Nabelschnurablösung (> 3 Wochen).

Schwer betroffene Kinder haben multiple Infektionen mit einem rasch progredient schlechtem Verlauf. Moderat betroffene Patienten mit einem weniger schweren Verlauf sind auch beobachtet worden. Der Schweregrad korreliert mit dem Grad an Defizienz von spezifischen Glykoproteinen auf der Oberfläche von Leukozyten, die die Zellen auf Oberflächen verankern, die bakterielle Adhärenz fördern und als Rezeptoren für die opsonisierende Komplementkomponente C3bc (CR3) dienen. Als Ergebnis reagieren Granulozyten (und Lymphozyten) dieser Patienten nicht gut auf chemotaktische Reize, töten andere Zellen in zytotoxischen Reaktionen nicht gut ab oder phagozytieren Bakterien nicht gut. Die Diagnose wird unter Verwendung von monoklonalen Ak (z.B. Anti-CD11) durchflußzytometrisch gestellt, indem eine Absenz oder schwere Defizienz dieser Ag auf der Oberfläche der Leukozyten nachgewiesen wird. Die **Behandlung** besteht in intensiver (oft kontinuierlicher) Antibiotikatherapie. Knochenmarktransplantation hat in wenigen Fällen zum Heilungserfolg geführt.

Mangelsyndrome der Milz

Anfälligkeit der Infektionen nach Splenektomie, bei angeborener Milzaplasie oder bei funktionellem Asplenismus, hervorgerufen durch Thrombose der Milzgefäße (Sichelzellkrankheit) oder durch infiltrierende Krankheiten (Speicherkrankheiten). Die Milz als ein Teil des retikuloendothelialen (mononukleär-phagozytierenden) Systems ist ein Hauptort der Phagozytose, indem sie Mikroorganismen aus der Zirkulation abfängt. Zweitens ist die Milz ein Hauptort der Ak-Synthese. Asplenische Patienten, besonders junge Kleinkinder, können leicht von einer rasch fortschreitenden und sehr schweren bakteriellen Infektion mit *H. influenzae, E. coli,* Pneumokokken, Streptokokken, und – in geringerem Grade – von anderen Infektionen betroffen werden. Prophylaktisch sollten diese Patienten mindestens während der ersten 2 oder 3 Lebensjahre eine antibiotische Dauertherapie erhalten. Später sollten Antibiotika schon zu Beginn eines jeden fieberhaften Infektes und bei chirurgischen Eingriffen gegeben werden. Auch sollten sie Pneumokokken-, Meningokokken- und Hämophilus-Vakzinen bekommen.

Immundefizienzen durch Proteinverlust

(Nephrose, Verbrennung, Enteritis)

Ein Verlust von Serumproteinen, der zu sekundärem Ak-Mangel führt, wobei die Hypogammaglobulinämie ein beträchtliches Ausmaß erreichen kann. Gammaglobuline können verloren werden über die Nieren (nephrotisches Syndrom), über die Haut (schwere Verbrennungen *oder Dermatitiden*) oder über den Gastrointestinaltrakt (Enteropathien mit Proteinverlust, intestinale Lymphangiektasien). Gleichzeitig werden Albumin und andere Serumproteine mit verloren. Bei gastrointestinalen Proteinverlusten können auch Lymphozyten mit verloren werden, was zu Lymphopenie und zellulärer Immundefizienz führt. Solche Patienten erkranken leicht an Infektionen durch grampositiver Erreger. Da jedoch die Ak-Bildung kompensatorisch gesteigert wird, mag es trotz einer beachtlichen Hypogammaglobulinämie nur relativ selten zu Infektionen kommen. Eine Heilung der zugrundeliegenden Krankheit wird die Immundefizienz beheben. Wenn dies nicht möglich ist, können Triglyzeride mittlerer Kettenlänge von begrenztem Nutzen sein. Sie mindern den Verlust von Ig und Lymphozyten aus dem Gastrointestinaltrakt.

Immundefizienz und Mangelernährung

(s. a. Kap. ERN, 2.)

Mangelernährung mit Immundefizienz und Infektion ist die weltweit führende Ursache des Kleinkinder- und Kindersterbens. Mangelernährung kann auf einem Mangel an allen Nahrungsstoffen beruhen **(Marasmus)** oder primär auf einem Mangel an Protein **(Kwashiorkor).** Gewöhnlich geht ein Vitamin-A- und Mineralienmangel mit einher (z.B. Eisen, Zink). Wenn die Mangelernährung so schwer ist, daß sie das Körpergewicht auf < 80% des Durchschnittsgewichts reduziert, kann schon eine gewisse Schädigung der Immunfunktion beobachtet werden. Wenn die Verzögerung des Wachstums bei < 70% des durchschnittlichen Erwartungswertes liegt, tritt regelmäßig eine schwere Beeinträchtigung der Immunfunktion ein. Die meisten dieser Patienten (mit Ausnahme derer mit Anorexia nervosa) sind außerordentlich anfällig für Atemwegsinfektionen, Viruskrankheiten und Gastroenteritiden. Diese Infektionen erhöhen die Anforderungen an den Stoffwechsel und vermindern den Appetit. So entsteht ein Circulus vitiosus aus noch stärkerer Mangelernährung und Immundefizienz. Armut mit unzureichender Nahrungsaufnahme ist die Hauptursache der Mangelernährung. Weniger häufig ist sie bedingt durch Unwissen (z.B. strikten Vegetarismus), durch chronische Krankheit (z.B. Darmverkürzung, Colitis) oder durch psychische Störungen (Anorexia nervosa). Der immunologische Defekt ist hauptsächlich eine T-Zell-Immundefizienz mit kutaner Anergie, niedriger T-Zell-Zahl, schwachem proliferativem Response auf Mitogene und Ag und einem Mangel an Lymphokinen (Interferon) und an zytotoxischer Aktivität. Die Spiegel der sekretorischen Ak können herabgesetzt sein, aber die Serum-Ig sind in der Regel normal oder erhöht, besonders IgE. Das Ausmaß der immunologischen Beeinträchtigung hängt von Schweregrad und Dauer der Mangelernährung und der zugrundeliegenden Krankheit, wie z.B. einer Infektionskrankheit oder einer anderweitigen Mangelernährung, ab. Bei Behebung der Mangelernährung ist die immunologische Störung rasch reversibel.

3. DURCH ÜBEREMPFINDLICHKEIT AUSGELÖSTE KRANKHEITEN

Einführung

Überempfindlichkeitsreaktionen: *Pathologische Prozesse, die aus spezifischen Wechselwirkungen zwischen Antigenen* ***(Ag exogenen oder -endogenen)*** *einerseits und humoralen Antikörpern* ***(Ak)*** *oder sensibilisierten Lymphozyten andererseits resultieren.* Diese Definition schließt solche Krankheitszustände aus, bei denen Ak zwar nachgewiesen werden können, jedoch keine bekannte pathophysiologische Bedeutung haben (z.B. Ak gegen Herzgewebe, die nach einer Herzoperation oder einem Myokardinfarkt auftreten), obwohl ihr Vorhandensein von diagnostischem Wert sein kann.

Jede Klassifikation von Überempfindlichkeitsreaktionen muß übersimplifiziert sein. Einige Klassifikationen stützen sich auf die Zeit zwischen Symptomen oder Hauttestreaktionen und der Exposition gegenüber Ag (z. B. Soforttyp oder verzögerter Typ), andere auf die Art des Ag (z. B. Arzneimittelreaktionen), wieder andere auf die Art des betroffenen Organs. Überdies ziehen diese Klassifikationen nicht in Betracht, daß mehr als ein Typ von Immunantwort vorkommen oder mehr als ein Typ von Immunantwort erforderlich sein kann, um immunologisch einen Schaden hervorzurufen.

Die Klassifikation nach Gell und Coombs, bestehend aus vier Typen, ist in den letzten 20 Jahren allgemein in Gebrauch gekommen. Trotz Einschränkungen bleibt sie die zufriedenstellendste Klassifikation.

Typ 1: *Reaktionen, bei denen Ag (Allergene) sich an spezifische IgE-Ak binden, die an Membranrezeptoren auf Gewebemastzellen oder Blutbasophilen bei so vielen gebunden sind.* Die Ag-Ak-Reaktion verursacht die Freisetzung von hochwirksamen vasoaktiven und inflammatorischen Mediatoren. Einige davon sind präformiert (Histamin, chemotaktische Faktoren), wohingegen andere (z. B. die Leukotriene und der Plättchen-aktivierende Faktor **[PAF]** aus Membranlipiden neu gebildet werden. Diese Mediatoren führen zu Vasodilatation, erhöhter Kapillarpermeabilität, glandulärer Übersekretion, Spasmen in glatter Muskulatur und Gewebeinfiltration mit Eosinophilen und anderen entzündlichen Zellen.

Typ II: *Zytotoxische Reaktionen, die daraus folgen, daß Ak mit antigenen Komponenten einer Zelle oder eines Gewebeelements reagieren oder mit Ag oder Hapten, das eng an eine Zelle oder ein Gewebe gekoppelt ist.* Die Ag-Ak-Reaktion kann bestimmte zytotoxische Zellen aktivieren (Killer-Lymphozyten oder Makrophagen), die eine „Ak-abhängige zellvermittelte Zytotoxizität" hervorrufen (ADCC = Ab-dependent cell-mediated cytotoxicity). Zudem aktiviert sie üblicherweise Komplement und kann opsonische Adhärenz verursachen, indem sie die Zelle mit Ak belädt. Die Reaktion entwickelt sich durch Aktivierung der Komplement-Komponenten bis C3 (mit folgender Phagozytose der Zelle) oder durch Aktivierung des gesamten Komplementsystems mit folgender Zytolyse oder folgendem Gewebeschaden.

Typ III: *Immunkomplex* ***(Ik)****-Reaktionen, die aus der Deponierung löslicher zirkulierender Ag-Ak-Ik in Gefäßen oder Geweben resultieren.* Die Ik aktivieren Komplement und lösen so eine Sequenz von Ereignissen aus, die zur Einwanderung polymorphkerniger Zellen in Gewebe und zur Freisetzung lysosomaler proteolytischer Enzyme und Permeabilitätsfaktoren führen. Sie erzeugen auf diese Weise eine akute Entzündung. Die Folgen der Ik-Bildung hängen zum Teil von den relativen Anteilen von Ag und Ak im Ik ab. Bei einem Exzess von Ak präzipitieren die Ik rasch dort, wo das Ag lokalisiert ist (z. B. in den Gelenken bei der rheumatoiden Arthritis) oder werden von Makrophagen phagozytiert und richten so keinen Schaden an. Bei leichtem Überschuß von Ag neigen die Ik zu höherer Löslichkeit, wodurch sie systemische Reaktionen durch Ablagerung in verschiedenen Geweben verursachen können.

Typ IV: *Zelluläre, zellvermittelte, verzögerte, oder Tuberkulin-Typ-Überempfindlichkeitsreaktionen, verursacht durch sensibilisierte T-Lymphozyten nach Kontakt mit spezifischem Ag.* Zirkulierende Ak sind weder beteiligt noch erforderlich für die Entwicklung eines Gewebeschadens. Ein Transfer der verzögerten Hypersensitivität von sensibilisierten auf nicht-sensibilisierte Personen kann mit peripheren Leukozyten oder mit einem dialysierbaren Extrakt dieser Zellen (Transferfaktor) gezeigt werden, aber nicht mit Serum.

Der sensibilisierte T-Lymphozyt, der durch Kontakt mit spezifischem Ag getriggert oder aktiviert worden ist, kann den immunologischen Schaden durch einen direkten toxischen Effekt oder durch die Freisetzung löslicher Substanzen (Lymphokine) verursachen. In der Gewebekultur konnte gezeigt werden, daß aktivierte T-Lymphozyten „Ziel"-Zellen nach Sensibilisierung durch direkten Kontakt zerstören können. Die von aktivierten T-Lymphozyten freigesetzten Zytokine schließen verschiedene Faktoren ein, die die Aktivität von Makrophagen, Neutrophilen und lymphoiden Killerzellen beeinflussen *(s. Tab. 2.)*.

Soweit wie möglich der Klassifikation nach Gell und Coombs folgend, werden nunmehr die Überempfindlichkeitsreaktionen diskutiert. Störungen, die klinisch den Typ-I-Reaktionen ähneln, aber nach anderen oder unbekannten Mechanismen ablaufen, werden bei den entsprechenden Typ-I-Krankheiten besprochen.

Störungen durch Überempfindlichkeitsreaktionen vom Typ I

Diese Störungen umfassen die **atopischen Krankheiten** (allergische Rhinitis, Konjunktivitis, Asthma und einige Fälle von Urtikaria und gastrointestinalen Nahrungsmittelreaktionen) und **systemische Anaphylaxie.** In jüngerer Zeit ist ein bemerkenswerter Anstieg von Typ-I-Reaktionen in Zusammenhang mit der Exposition gegenüber wasserlöslichen Proteinen in Latexprodukten beobachtet worden (z.B. Gummihandschuhen, zahnärztlich verwendeten Gummilaschen, Kondomen, Respirationstubi, Kathetern und Klistierspritzen mit aufblasbaren Manschetten). In der Regel ist Patienten mit atopischen Krankheiten (einschließlich der **atopischen Dermatitis**) eine erbliche Disposition gemeinsam, IgE-Ak-vermittelte Überempfindlichkeitsreaktionen auf eingeatmete oder mit der Nahrung aufgenommene Substanzen (Allergene) zu entwickeln, die für nicht atopische Personen harmlos sind. Der Atopie ähnliche Wesenszüge sind in verschiedenen Säugetierspezies beobachtet worden. IgE-Ak vermitteln für gewöhnlich Überempfindlichkeitssymptome, doch bildet die atopische Dermatitis eine Ausnahme. Wenn auch die IgE-vermittelte Nahrungsmittelallergie bei Kleinkindern und Kindern zu Symptomen einer atopischen Dermatitis beitragen kann, so ist bei älteren Kindern und Erwachsenen die Krankheit weitgehend unabhängig von allergischen Faktoren. Trotzdem behalten die meisten Patienten weiterhin eine spezifische Allergie nach den Kriterien von Hauttest und Serum-IgE.

Allgemeine Prinzipien der Behandlung von IgE-vermittelten Störungen

Diagnostik

Anamnese: Der Katalog der Symptome, ihre Beziehung zur Umgebung und zu saisonalen und situationsbedingten Schwankungen, ihr klinischer Verlauf und ähnliche Probleme in der Familienanamnese sollten genug Informationen erbringen, die Erkrankung als atopische Erkrankung zu erkennen. Die Anamnese ist wertvoller als Testverfahren zur Erkennung einer allergischen Disposition beim Patienten. Es ist nicht angebracht, Patienten einer extensiven Hauttestung zu unterziehen, wenn klinisch keine ausreichenden Hinweise für eine Atopie zu erkennen sind. Das Alter beim Einsatz der Erkrankung kann ein wichtiger Schlüssel sein (Asthma in der Kindheit ist mit viel größerer Wahrscheinlichkeit allergischen Ursprungs als ein Asthma, das erst im Alter von 30 Jahren einsetzt). Sehr bezeichnend sind auch Symptome, die saisonabhängig (mit bestimmten, spezifischen Pollenzeiten korrelierend) oder nach Kontakt mit Tieren, Heu oder Staub auftreten oder sich unter besonderen Lebensumständen (bei der Arbeit, zu Hause) entwickeln. Oft ist es für den Patienten sehr hilfreich, wenn er auf den Effekt unspezifischer, unterstützender Faktoren, wie Tabakrauch und andere Luftverunreinigungen, kalte Luft, körperliche Anstrengung, alkoholische Getränke, bestimmte Arzneimittel und Streß-Situationen, aufmerksam gemacht wird und er lernt, den Einfluß derartiger Faktoren zu beobachten.

Unspezifische Tests: Eosinophilie in Blut und Sekreten kommt bei einigen atopischen Krankheiten, besonders bei Asthma und atopischer Dermatitis vor, ihr Fehlen schließt aber eine Allergie nicht aus. Gesamt-IgE-Spiegel können bei atopischer Dermatitis diagnostisch hilfreich sein, da sie bei Exazerbationen ansteigen und bei Remissionen abfallen. Die **IgE-Spiegel** sind auch bei allergischem Asthma erhöht, bei allergischer Rhinitis oft normal, sind aber bei diesen Zuständen nicht von diagnostischer Bedeutung; bei der **allergischen pulmonalen Aspergillose** oder beim **Buckley-Syndrom** *(Hyper-IgE-Immundefizienz mit rekur-*

renten Staphylokokkeninfektionen) können gelegentlich sehr hohe IgE-Spiegel zur Bestätigung der Diagnose hilfreich sein.

Spezifische Tests werden zum Nachweis einer Sensibilität gegen ein bestimmtes Allergen oder gegen Allergene verwendet. Zu diesem Zweck sind **Hauttests** am vorteilhaftesten: Sie sollten selektiv und soweit wie möglich auf Hinweise aus der Anamnese gestützt sein. Testlösungen werden aus Extrakten von Materialien hergestellt, die entweder eingeatmet, verspeist, oder injiziert werden, wie windverfrachtete Pollen von Bäumen, Gräsern und Kräutern, Hausstaubmilben, tierische Schuppen und Seren, Insektengifte, Nahrungsmittel und einige Medikamente. Beim **Prick**-Test wird ein Tropfen einer 1:10 oder 1:20 (Gewicht/Volumen) verdünnten Lösung eines Allergenextrakts auf die Haut gegeben. Sodann wird die Haut durch den Extrakt punkturiert. Ein gebräuchliches Verfahren ist hierbei das Anheben der Haut mit der Spitze eines Stiletts oder einer 27er-Nadel, die im Winkel von 20 Grad gehalten wird, bis die Haut wieder von der Spitze schnellt. Der **intradermale Test** wird so durchgeführt, daß von einer 1:500 oder 1:1000 verdünnten Lösung eines sterilen Extrakts mit einer Turberkulinspritze und einer kurzabgeschrägten Nadel Nr. 27 gerade soviel injiziert wird, daß ein 1- oder 2 mm großes Bläschen entsteht. Bei jedem dieser Hauttests sollte als Negativkontrolle das Verdünnungsmedium allein und als Positivkontrolle Histamin appliziert werden (10 mg/ml der Base für den Prick-Test oder 0,1 mg/ml für den intradermalen Test). Ein Hauttest ist als positiv zu betrachten, wenn binnen 15 Minuten eine Quaddel und ein Erythem entstehen, wobei der Quaddeldurchmesser mindestens 5 mm größer sein sollte als der der Kontrollreaktion.

Üblicherweise wird der Prick-Test zuerst ausgeführt. Er reicht für gewöhnlich zum Nachweis einer Sensibilität gegenüber den meisten Allergenen aus. Der empfindlichere intradermale Test kann dann durchgeführt werden, wenn inhalierte Stoffe als Allergene im Verdacht stehen, bei denen der Prick-Test negativ oder zweifelhaft war. Bei Nahrungsmitteln ist der Prick-Test allein diagnostisch ausreichend. Mit Nahrungsmitteln durchgeführte intradermale Tests führen leicht zu positiven Reaktionen ohne klinische Signifikanz, wie durch doppelblind durchgeführte, oralsymptomprovozierende Versuche gezeigt werden konnte.

Ein **Radio-Allergo-Sorbens-Test (RAST)** kann durchgeführt werden, wenn wegen einer generalisierten Dermatitis, extremen Dermographismus, mangelnder Kooperation des Patienten oder einer Kontraindikation gegen das Absetzen von Antihistaminika ein direkter Test nicht möglich ist. Im RAST wird das Vorhandensein von allergenspezifischem Serum-IgE nachgewiesen. Ein bekanntes Allergen wird in Form eines unlöslichen Polymer-Allergen-Konjugats mit dem zu testenden Serum gemischt. Alles IgE im Serum, das für das Allergen spezifisch ist, wird sich an das Konjugat binden. Beim Zugeben von ^{125}J-markiertem Anti-IgE-Ak wird durch die Menge der an das Konjugat bindenden Radioaktivität die Menge des beim Patienten zirkulierenden allergenspezifischen IgE bestimmt.

Die **Histaminfreisetzung** aus den Leukozyten, ein anderer *In-vitro-Test,* weist allergenspezifisches IgE auf sensibilisierten Basophilen durch Messung der allergeninduzierten Histaminfreisetzung aus Patientenleukozyten nach. Dieser Test ist von wissenschaftlichem Nutzen, weil er zu Einsichten in die Kinetik der Histaminfreisetzung geführt hat. Wie der RAST liefert er jedoch keine über den Hauttest hinausgehende Information.

Ein **Provokationstest** kann durchgeführt werden, wenn ein positiver Hauttest Zweifel an der Beteiligung eines besonderen Allergens bei der Auslösung von Symptomen aufgeworfen hat. Das Allergen wird an die Augen, die Nase und in die Lunge gebracht. Der **Augentest** bietet gegenüber den Hauttests keinerlei Vorteile und wird selten angewandt. **Nasale Provokation** und **bronchiale Provokation** werden nur gelegentlich ausgeführt und dienen primär Forschungszwecken. Einige Allergologen führen die bronchiale Provokation durch, wenn die *klinische Signifikanz* eines positiven Hauttests unklar ist oder wenn Reagenzien für Hauttests nicht verfügbar sind. Hierdurch läßt sich zeigen, daß Symptome in einer Beziehung zu Stoffen stehen, denen gegenüber der Patient exponiert ist, wie bei berufsbedingtem Asthma. **Orale Provokationstests** können durchgeführt werden, wenn Nahrungsmittel als Auslöser regelmäßig auftretender Symptome in Verdacht stehen und Hauttests von zweifelhafter klinischer Signifikanz sind. Der Provokationstest ist dann der einzige Weg, wenn Nahrungsmittelzusätze geprüft werden sollen, für die es keine verläßlichen Hauttests oder immunologischen Tests gibt. Eliminationsdiäten und Provokationsversuche werden weiter unter im Abschnitt über Nahrungsmittelallergien besprochen.

Tests von unbewiesener Wirksamkeit: Es gibt keine Beweise, die die Anwendung kutaner oder sublingualer Provokationstests oder von Leukozytentests in der Allergiediagnostik stützen.

Therapie

Vorsichtsmaßnahmen: Die Therapie der Wahl ist die Elimination des verursachenden Allergens. Derartige Maßnahmen können eine Veränderung der Ernährungsweise, der Berufstätigkeit oder der Wohnung erforderlich machen; sie können auch den Entzug eines bestimmten Medikamentes oder die Trennung von einem geliebten Haustier bedeuten. Einige allergiefreie Gebiete (z. B. kreuzkrautfreie) sind Zufluchtsstätten für betroffene Personen. Wenn ein vollständiges Vermeiden der Allgene nicht möglich ist, wie im Falle der Hausstauballergien, kann die Exposition durch die Entfernung bestimmter, staubfangender Möbelstücke, von Teppichen und Tapeten, durch Plastikbezüge von Matratzen und Kissen, durch häufiges feuchtes Aufwischen und durch die Installation einer hochwirksamen Luftfilteranlage, um der hohen Feuchtigkeit, die eine Vermehrung von Staubmilben begünstigt, entgegenzuwirken, vermindert werden.

Desensibilisierung (Hyposensitivierung, Allergenimmuntherapie): Wenn es nicht möglich ist, den Kontakt mit einem Allergen zu vermeiden oder die durch Allergene verursachten Symptome der atopischen Krankheit ausreichend zu kontrollieren, kann versucht werden, durch subkutane Injektion eines Allergenextraktes in steigenden Dosen eine Desensibilisierung herbeizuführen. Es lassen sich verschiedene Effekte dieser Maßnahmen zeigen, obwohl es keinen Test gibt, der mit der klinischen Besserung absolut korreliert. Der Titer des blockierenden, desensibilisierenden Ak steigt proportional zur gegebenen Dosis. Manchmal, besonders wenn hohe Dosen von Pollenextrakten toleriert werden, fallen die Serum-IgE-Werte signifikant ab. Ebenfalls wird die Histaminfreisetzung durch Basophile bei Inkubation mit Ag auf niedrigere Werte gedrückt als vor der Behandlung (oder eine erhöhte Ag-Menge ist zur Freisetzung von 50% des Basophilenhistamins erforderlich), und ebenfalls vermindert kann die lymphozytäre Antwort auf Ag sein.

Die Resultate sind am befriedigendsten, wenn die Injektionen sich über das ganze Jahr erstrecken. Abhängig vom Grad der Überempfindlichkeit wird als Erstinjektionsdosis 0,1 ml einer hochverdünnten (1:1 Mio oder 1:100000) Allergenlösung gewählt. Für Allergene, die von der FDA standardisiert sind, beträgt die Anfangsdosis 0,1–1,0 Allergie-Einheiten **(AE).** Die Dosis wird wöchentlich oder 2wöchentlich um ≤ 75% erhöht, bis eine maximal tolerierte Konzentration erreicht ist (z. B. 0,3 ml einer Verdünnung von 1:100). Für standardisierte Pollenextrakte beträgt die Erhaltungsdodis 1000–1500 AE. Ist die Maximaldosis einmal erreicht, kann sie in monatlichen Intervallen das ganze Jahr hindurch aufrechterhalten werden. Auch bei saisonabhängigen Allergien ist die ganzjährige Behandlung den vorsaisonalen oder saisonalen Methoden überlegen.

Die Hauptantigene, die zur Desensibilisierung angewandt werden, sind Inhalationsantigene, die gewöhnlich nicht ausreichend vermieden werden können, wie Pollen, Hausstaub, Staubmilben, Schimmel und Gift stechender Insekten. Insektengifte werden nach Gewicht standardisiert; eine typische Anfangsdosis beträgt 0,01 μg und die übliche Erhaltungsdosis 100 μg. Desensibilisierungen gegen Reizstoffe tierischen Ursprungs wie z. B. Schuppen oder Haare sollten im allgemeinen nur dann vorgenommen werden, wenn die unvermeidliche Notwendigkeit besteht, wie z. B. bei Tierärzten oder Laborfachkräften, die mit Tieren umzugehen haben. Es gibt keine Indikationen zu Desensibilisierungen bei Nahrungsmittelallergien.

Begleiterscheinungen der Desensibilisierung: Die Patienten sind oft extrem empfindlich, besonders auf Pollenantigene, und können, wenn eine Überdosis verabreicht wird, Nebenreaktionen von leichtem Husten und Niesen bis hin zur generalisierten Urtikaria und zum anaphylaktischen Schock erfahren. **Vorbeugung:** Um solche Reaktionen zu verhüten, muß man die Dosis in kleinen Schritten erhöhen oder dieselbe Dosis wiederholen oder gar erniedrigen, wenn die Lokalreaktion bei der letzten Injektion groß war (≥ 2,5 cm Durchmesser). Bei Verwendung eines frischen Extraktes muß die Dosis reduziert werden. Auch erweist es sich oftmals als klug, während der Pollensaison die Dosis zu reduzieren. *i.m. und i.v. Injektionen müssen vermieden werden.*

Trotz aller Vorsichtsmaßnahmen gibt es gelegentlich Reaktionen. Weil sich die schweren, lebensbedrohlichen Reaktionen innerhalb von 20 min nach der Injektion entwickeln, müssen die Patienten für diese Zeit auf jeden Fall unter Beobachtung bleiben.

Die **Manifestationen** einer bevorstehenden Reaktion können Niesen, Husten und Spannungsgefühl in der Brust oder eine generalisierte Hautrötung, Brennen oder Pruritus sein. In solchen Fällen sollte sogleich über der Injektionsstelle abgebunden werden und die Einstichstelle mit 0,2 ml einer 1:1000 verdünnten Adrenalinlösung umspritzt werden (0,01 mg/kg bei Kindern). Die Abbindung sollte nach 15 min wieder gelöst werden. Wenn die Reaktion mild oder moderat ist, kann eine verdoppelte Dosis eines oralen Antihistaminikums gegeben werden (z.B. 100 mg Diphenhydramin oder 8 mg Chlorpheniramin). Zusätzlich kann 0,3 ml Adrenalin 1:1000 (0,01 mg/kg bei Kindern) s.c. am anderen Arm verabreicht werden. *Bei Schockmanifestationen sollten i.v. Infusionen begonnen und Adrenalin 1:100000, 5–10 μg/min. i.v. über einen Zeitraum von etwa 10 Minuten verabreicht werden. Übrige Maßnahmen zur Bekämpfung einer Anaphylaxie sollten getroffen werden (s.u.).* Glukokortikoide sind während der akuten Reaktion nutzlos, können aber die nach 4–6 h auftretenden asthmatoiden oder urtikariellen Beschwerden verhüten helfen, die sich oft zu einem Zeitpunkt entwickeln, an dem sich der Patient von den ersten akuten Symptomen erholt hat und nach Hause gegangen ist.

Nach einer jeden generalisierten Reaktion sollte die nächste Antigendosis auf 1/3 bis 1/4 der vorangehenden Dosis reduziert und die späteren Dosiserhöhungen so niedrig angelegt werden, wie es gerade noch praktikabel ist (gewöhnlich 0,03–0,05 ml).

Antihistaminika: Eine symptomatische medikamentöse Erleichterung sollte nicht vernachlässigt werden, während der Patient untersucht und spezifische Kontrollen oder Behandlungsmaßnahmen vorbereitet werden. Der rechte Gebrauch von Antihistaminika, Sympathikomimetika, Cromoglicinsäure und Glukokortikoiden ist für jede Krankheitskategorie in den folgenden Kapiteln besprochen. Im allgemeinen ist die frühe Anwendung von Glukokortikoiden bei potentiell behindernden Krankheitszuständen angemessen, die selbstlimitiert oder von relativ kurzer Dauer sind (saisonales Aufflackern von Asthma, Serumkrankheit, Lungeninfiltrate, schwere Kontaktdermatitis). Ein vorsichtiger Gebrauch von Glukokortikoiden kann notwendig werden, wenn andere Maßnahmen zur Behandlung chronischer Zustände nicht ausreichen.

Histamin ist in den Geweben von Säugetieren weit verbreitet. Beim Menschen finden sich die höchsten Konzentrationen in Haut, Lunge und gastrointestinaler Schleimhaut. Histamin ist hauptsächlich in den intrazellulären Granula von Mastzellen vorhanden, aber es gibt auch einen bedeutsamen Pool außerhalb von Mastzellen in der Magenschleimhaut. Kleinere Mengen finden sich in Hirn, Herz und anderen Organen. Die Freisetzung von Histamin aus den Speichergranula kann durch physikalische Gewebezerstörung, verschiedene Chemikalien (einschließlich Gewebsreizstoffen, oberflächenaktiven Agenzien und Polymeren) und – am bedeutsamsten – durch Ag-Ak-Wechselwirkungen ausgelöst werden.

Die spezifische homöostatische Funktion von Histamin bleibt unklar. Seine Wirkungen, die es beim Menschen primär auf das kardiovaskuläre System, die extravaskuläre glatte Muskulatur und auf exokrine Drüsen ausübt, scheinen über zwei distinkte Rezeptoren vermittelt zu werden, die mit H_1 und H_2 bezeichnet werden. Dieser Abschnitt beschränkt sich auf die *H_1-Rezeptoren und ihre Antagonisten.* (Zu den Histamin-H_2-Rezeptor-Antagonisten *s. Kap. MDA, 5., Medikamente zur Behandlung des peptischen Ulcus*).

Histamin-H_1-Rezeptor-Effekte: Im **kardiovaskulären System** ist Histamin ein potenter Erweiterer von Arteriolen, der zu einer extensiven peripheren Blutansammlung und zu Blutdruckabfall führen kann. Ebenfalls erhöht es die Kapillarpermeabilität durch Störung des endothelialen Abschnitts der postkapillären Venolen, wobei es die Lücken zwischen den

Endothelzellen erweitert und damit die exponierte Oberfläche der Basalmembran vergrößert. Hierdurch wird der Verlust von Plasma und Plasmaproteinen aus dem Vaskularraum beschleunigt und kann so, in Kombination mit arteriolärer und kapillärer Dilatation, zum Kreislaufschock führen. Histamin dilatiert auch zerebrale Gefäße, was beim Histamin-Kopfschmerz eine Rolle spielen kann.

Die „dreifache Antwort" wird vermittelt durch lokale *intrakutane* Histaminfreisetzung, die 1. durch Vasodilatation ein lokales Erythem verursacht, 2. infolge erhöhter Kapillarpermeabilität zu lokalem Ödem, zu Quaddelbildung führt und 3. über einen neuronalen Reflexmechanismus einen geröteten Hof arteriolärer Vasodilatation hervorruft. **Andere glatte Muskulatur:** Beim Menschen kann Histamin eine schwere Bronchokonstriktion in suszeptiblen Personen hervorrufen. Auch stimuliert Histamin die gastrointestinale Motilität. **Exokrine Drüsen:** Histamin erhöht die Sekretion von Speichel und Bronchialschleim. **Endokrine Drüsen:** Die Stimulation der Katecholaminfreisetzung aus adrenalen chromaffinen Zellen scheint ebenfalls H_1-Rezeptor-vermittelt zu sein. **Sensorische Nervenendigungen:** Lokale Installation von Histamin kann intensiven Juckreiz hervorrufen.

Histamin-H_1-Rezeptor-Antagonisten (H_1-Blocker): Die konventionellen Antihistamine besitzen eine substituierte Ethylamin-Seitenkette, ähnlich derjenigen des Histamins, die an eine oder mehrere Ringgruppen gekoppelt ist. Die Ähnlichkeit zwischen dem Ethylamin-Rest von Histamin und der substituierten Ethylaminstruktur von H_1-Blockern läßt vermuten, daß diese molekulare Konfiguration für die Wechselwirkungen mit dem Rezeptor von Bedeutung ist. H_1-Blocker scheinen durch kompetitive Hemmung zu wirken; sie verändern die Histaminproduktion oder den Histaminmetabolismus nicht signifikant.

Die H_1-Blocker, oral oder rektal verabreicht, werden gewöhnlich gut vom Gastrointestinaltrakt resorbiert. Die Wirkung tritt gewöhnlich binnen 15–30 min ein, und der Wirkungsgipfel wird in einer Stunde erreicht. Die Wirkungsdauer beträgt gewöhnlich 3–6 h, aber einige Blocker haben eine beträchtlich längere Wirkungsdauer.

Antihistaminische Effekte von H_1-Blockern werden nur beim Vorhandensein erhöhter Histaminaktivität beobachtet. Sie blockieren die Effekte von Histamin auf die glatte Muskulatur des Gastrointestinaltraktes.

Die allergische Reaktion der glatten Bronchialmuskulatur hängt beim Menschen nicht primär von einer Histaminfreisetzung ab; dementsprechend spricht sie auf Antihistaminika allein nicht effektiv an. H_1-Blocker unterbinden effektiv die histamininduzierte erhöhte Kapillarpermeabilität und die Reizung sensorischer Nerven. So verhindern sie Quaddelbildung, Rötung, Pruritus, Niesen und Schleimsekretion. Jedoch zeigen diese Stoffe für Zwecke einer Rückbildung histamininduzierter Vasodilatation und Hypotension nur teilweise Wirkung.

Über den Histaminantagonismus hinausgehende klinisch nützliche Effekte werden unten besprochen.

Therapeutische Indikationen: Zusätzlich zu den histaminblockierenden Effekten haben viele Antihistaminika andere therapeutische Anwendungen gefunden. Am auffälligsten unterscheiden sie sich pharmakologisch durch ihre sedierenden, antiemetischen und anderen Effekte auf das ZNS, weiter durch ihre anticholinergischen, antiserotoninen und lokal *anästhesierenden* Eigenschaften.

Antihistaminika sind von Nutzen *bei der Behandlung* von allergischen Symptomen einschließlich des saisonalen Heuschnupfens, der allergischen Rhinitis und Konjun*ktivitis. Von* mäßiger Wirksamkeit sind sie bei der vasomotorischen Rhinitis. Akute und chronische Urtikaria und bestimmte juckende allergische Dermatosen sprechen gut an. Sie sind ebenfalls nützlich zur Behandlung kleinerer Transfusionsinkompatibilitäten und systemischer Reaktionen nach i. v. Gabe von Röntgenkontrastmitteln. Bei der gewöhnlichen Erkältung sind sie kaum von Nutzen, doch können sie wegen ihrer anticholinergischen Eigenschaften (s. u.) das Nasentropfen lindern.

Tab. 11. faßt die Dosierungen, die Anwendungswege und -häufigkeiten einiger verbreitet verfügbarer H_1-Blocker zusammen. Bei Kindern können die zeitlichen Abstände zwischen den einzelnen Dosen wegen kürzerer Halbwertszeiten der Antihistaminika kürzer als bei Er-

Tab. 11. Dosierung, Verabreichung und Darreichungsform von einigen Histamin-H_1-Rezeptorantagonisten

Substanz	*Applikationsweg*	*übliche Dosis für Erwachsene*	*übliche Dosis für Kinder*	*verfügbare Darreichungsformen*
Alkylamine				
Brompheniramin-Maleat	oral i.m. oder i.v.	4–8 mg alle 4–6 h 5–20 mg alle 6–12 h	0,1 mg/kg/Dosis	4-, 8- und 12-mg-Tabletten 2 mg/5 ml Elixier 8- und 12-mg-Retard-Tabletten 10 mg/ml Injektion 2 mg Kautabletten
Chlorphenamin-Maleat	oral	2–4 mg alle 4–6 h	0,1 mg/kg/Dosis	4-, 8- und 12-mg-Tabletten 2 mg/5 ml Sirup 8- und 12-mg-Tabletten, Kapseln (Retard)
Dexchlorphenir-amin-Maleat	oral	2 mg 3 oder 4×tgl.	0,05 mg/kg/Dosis	2-mg-Tabletten 2 mg/5 ml Sirup 4- und 6-mg-Tabletten (Retard)
Tripolidin-HCl	oral	2,5 mg alle 4–6 h	0,05 mg/kg/Dosis	2,5-mg-Tabletten 1,25 mg/5 ml Sirup
Äthanolamine				
Clemastin-Fumarat	oral	1,34 mg 2×tgl. bis 2,58 mg 3×tgl.	0,14 mg/kg/Dosis	1,34- und 2,68-mg-Tabletten 0,67 mg/5 ml Sirup
Diphenhydramin-HCl	oral i.v., tief i.m.	25–50 mg 3 oder 4×tgl. 10–50 mg alle 3–4 h	5 mg/kg/Tag aufgeteilt alle 6 h	25- und 50-mg-Kapseln 12,5 mg/ml Sirup 12,5 mg/5 ml Elixier 10- und 50-mg/ml Injektion
Diphenylpyralin-HCl	oral	5 mg alle 12 h	nicht anwendbar	5-mg-Kapseln (Langzeitform)
Äthylendiamine				
Tripelennamin-Zitrat	oral	25–50 mg alle 4–6 h	(1 ml Zitrat = 5 mg HCl-Salz)	37,5 mg/5 ml Elixier
Tripelennamin-HCl	oral	25–50 mg alle 4–6 h	5 mg/kg/Tag	25- und 50-mg-Tabletten 100-mg-Tabletten (Retardform)
Piperazine				
Hydroxyzin-HCl	oral i.m.	25–100 mg 3 oder 4×tgl. 25–100 mg alle 4–6 h	2 mg/kg/Tag	10-, 25-, 50-, und 100-mg-Tabletten 10 mg/5 ml Sirup 25- und 50-mg/ml-Injektion
Phenothiazine				
Methilazin-HCl	oral	8 mg alle 6–12 h	> 3 Jahre, 4 mg alle 6–12 h	8-mg-Tabletten 4-mg-Kautabletten 4 mg/5 ml Sirup
Promethazin-HCl	oral rektal i.v. oder i.m. nur i.m.	12,5–25 mg 2×tgl. 12,5–25 mg alle 4 h nach Bedarf oder alle 6 h 12,5–25 mg alle 6 h *50 mg zur Sedierung*	0,1 mg/kg alle 6 h	12,5-, 25-, und 50-mg-Tabletten* 6,25 und 25 mg/5 ml Sirup 12,5-, 25- und 50-mg-Zäpfchen 25 mg/ml Injektion 50 mg/ml Injektion (nur i.m.)
Trimeprazin-Tartrat	oral	2,5 mg 4×tgl.	6 Monate–3 Jahre 1,25 mg stdl. oder 3×tgl. > 3 Jahre, 2,5 mg stdl. oder 3×tgl.	2,5-mg-Tabletten 2,5 mg/5 ml Sirup* 5-mg-Kapseln (Retardform)

Fortsetzung Tab. 11.

Substanz	*Applikationsweg*	*übliche Dosis für Erwachsene*	*übliche Dosis für Kinder*	*verfügbare Darreichungsformen*
Piperidine				
Azatadin-Maleat	oral	1–2 mg 2×tgl.	nur > 12 Jahre	1-mg-Tabletten*
Cyproheptadin-HCl	oral	4 mg 2 oder 4×tgl. (nicht > 0,5 mg/kg/Tag)	0,25–0,5 mg/kg/Tag	4-mg-Tabletten* 2 mg/5 ml Sirup
Nichtsedierende				
Astemizol	oral	10 mg 1×tgl.	nur > 12 Jahre	10-mg-Tabletten*
Terfenadin	oral	60 mg 2×tgl.	6–12 Jahre 30 mg 2×tgl. > 12 Jahre, Erwachsenendosis	60-mg-Tabletten*

* Bei Kindern die Häufigkeit nicht erhöhen

wachsenen sein (Ausnahmen s. Tab.). Alle diese Agenzien blocken den H_1-Rezeptor; ihre pharmakologischen Unterschiede liegen primär in der Art und in der Intensität ihrer anderen Effekte begründet.

Andere klinisch nützliche Effekte: Da bei vielen H_1-Blockern zentralnervöse Dämpfung und Schläfrigkeit im Vordergrund stehen, macht man sich diese potentiellen Nebenwirkungen durch ihre gelegentliche Anwendung als Sedativa und Hypnotika zunutze. Doch haben die Alkylamine und zwei neue Verbindungen, Astemizol und Terfenadin, einen relativ geringen sedativen Effekt. Sie werden angewandt, wenn eine Sedierung nicht erwünscht ist. Die Ethanolamine haben einen deutlich dämpfenden Effekt auf das ZNS. Obwohl weniger stark wirksam und weniger zuverlässig als die Barbiturate und andere zentral dämpfende Medikamente, sind sie als Sedativa und Hypnotika von Nutzen. Doch haben sie ausgeprägte anticholinergische Eigenschaften, wodurch sie von älteren Menschen schlechter toleriert werden. Die Äthylendiamine wirken weniger zentral dämpfend als die Äthanolamine, haben jedoch stärkere gastrointestinale Nebenwirkungen.

Die Äthanolaminderivate Diphenhydramin und dessen Chlortheophyllinsalz Dimenhydrin, der Phenothiazin-Verwandte Promethazin und die Piperazine (Cyclizin und Meclizin) werden allesamt zur Behandlung oder Vorbeugung von Kinetosen angewandt. Sie erleichtern Erbrechen und Schwindel bei Labyrinthitis. Cyclizin, Hydroxyzin und Meclizin haben bei Tieren möglicherweise eine teratogene Wirkung. *Sie sollten möglichst nicht während der Schwangerschaft gegeben werden.*

Die Phenothiazin-Gruppe der H_1-Rezeptor-Antagonisten, besonders Promethazin, sind als Sedativa von Nutzen und zur Behandlung des Erbrechens unter Radio- und Chemotherapie wirksam. Für die letztgenannte Indikation sind sie weniger wirksam als Prochlorperazin und Chlorpromazin.

Die meisten H_1-Blocker haben einige anticholinergische Eigenschaften. Diese mögen zentral für eine mäßige Anti-Parkinson-Wirkung und peripher für eine symptomatische Erleichterung bei Rhinorrhö verantwortlich sein. In Kombination mit Lokalanästhetika sind einige H_1-Blocker auf der Haut in Form von Cremes und Lotionen zur Linderung von Juckreiz angewandt worden. Jedoch birgt *die topische Applikation der Äthylendiamin-Antihistaminika das beträchtliche Risiko einer Medikamentensensibilisierung;* für diese Indikation sind sie nicht mehr zugelassen.

Unerwünschte Nebenwirkungen und Toxizität der H_1-Blocker sind Anorexie, Übelkeit, Erbrechen, Obstipation, Diarrhö, Beschwerden im Epigastrium, verminderte Vigilanz, eingeschränkte Konzentrationsfähigkeit, Schläfrigkeit und Muskelschwäche. Veränderungen des Blutbildes wie Leukopenie, Agranulozytose, Thrombozytopenie und hämolytische Anämie kommen selten vor. Die Zeichen einer Überdosierung werden von den anticholinergischen Effekten bestimmt: Mundtrockenheit, Palpitationen, Beklemmungsgefühl in der Brust, Harnverhaltung, Sehstörungen, Krämpfe, Halluzinationen und später Atemlähmungen, Fieber, Blutdruckabfall und Mydriasis.

Atopische Krankheiten

Allergische Rhinitis

Ein Symptomenkomplex, der, einschließlich Heufieber und anhaltender allergischer Rhinitis, durch saisonales oder dauerndes Niesen, die Absonderung flüssiger Sekrete, nasale Kongestion, Pruritus und häufig durch Konjunktivitis und Pharyngitis charakterisiert ist.

Heuschnupfen

Die akute saisongebundene Form der allergischen Rhinitis **(Pollinosis)** wird generell durch windverschleppte Pollen ausgelöst. Der **Frühlingstyp** ist durch Baumpollen (Eiche, Ulme, Ahorn, Erle, Birke, Wacholder, Olive) bedingt. Graspollen (Bermuda-, Timothy-, süßes Frühlingsgras, Obstblüten, Johnsongras) und Unkrautpollen (Russische Distel, Englischer Wegerich) verursachen den **Sommertyp.** Der **Herbsttyp** wird vor allem durch Unkräuter (Jakobskreuzkraut) ausgelöst. Ausnahmsweise wird saisongebundene Rhinitis auch einmal durch in die Luft verschleppte Pilzsporen verursacht. Es kommen wichtige geographische Unterschiede vor.

Symptomatik: Die Nase, das Rachendach, Pharynx und Augen beginnen zunehmend oder abrupt zu jucken. Tränenfluß, Niesen und klare, wäßrige Sekretion aus der Nase folgen dem Pruritus. Kopfschmerzen in der Frontalregion, Reizbarkeit, Appetitlosigkeit, Depressionen und Schlaflosigkeit können auftreten. Die Konjunktiven sind injiziert und die Nasenschleimhäute geschwollen und blau-rötlich verfärbt. Hustenanfälle und asthmatisches Keuchen können sich im Verlauf der Saison entwickeln. Im Nasenschleim finden sich während der Saison viele Eosinophile.

Diagnostik: Die Anamnese weist auf die Natur des allergischen Prozesses und oft auf Pollen als verantwortliche Auslöser hin. Die Diagnose wird durch die körperlichen Befunde und durch Eosinophile im Nasensekret gestützt. Hauttests können zur Bestätigung der Diagnose oder zur Identifizierung der verantwortlichen Pollen von Nutzen sein.

Therapie

Die Symptome können bei Vermeidung des Allergens verringert werden (siehe oben). Die meisten Patienten erreichen eine ausreichende Erleichterung durch Verabreichung von **Antihistaminika oral** (siehe Antihistaminika, oben). Wenn diese Mittel zu stark sedieren, kann ein nichtsedierendes, aber teureres Antihistaminikum verwendet werden. Örtliche Behandlung ist eine andere Alternative (siehe unten). Sympathomimetika werden oft in Kombination mit Antihistaminika verabreicht. Phenylpropanolamin, Phenylephrin oder Pseudoephedrin sind in vielerlei Antihistaminika-Dekongestantien-Präparaten enthalten. Oral eingenommene Sympathomimetika können den Blutdruck erhöhen. Patienten mit einer Hochdruckneigung sollten sie nicht ohne periodische Blutdruckkontrollen einnehmen. Wenn Antihistaminika nicht zufriedenstellend wirken, kann ein Nasenspray mit 4% Cromoglicin-Dinatrium verwendet werden. Es wird durch Fingerdruck ausgesprüht. Die übliche Dosis ist 1 Sprühstoß (5,2 mg) 2–4mal täglich. Weil Cromoglicinsäure die Reaktion des Allergens mit Gewebsmastzellen blockiert, wirkt es zur Prävention wesentlich besser als zur Linderung akuter Symptome. Wegen höherer Kosten und weil seine Wirksamkeit auf die Nase begrenzt ist, ist es im allgemeinen nicht das Mittel der ersten Wahl bei der Behandlung des Heufiebers. Werden die nasalen Symptome durch Antihistaminika nicht adäquat erleichtert, ist gewöhnlich ein **intranasaler Glukokortikoidspray** wirksam, von dem anfangs 2 Dosen 2–4mal täglich verabreicht werden. Beclometason-Dipropionat ist in zwei Formen verfügbar. Die eine verwendet Freon als Treibgas und die andere wird durch Fingerdruck ausgesprüht. Beide geben 0,042 mg (42 µg) pro Dosis ab. Flunisolid (0,025%) wird in Einzeldosen von 0,025 mg durch Fingerdruck ausgesprüht. Wenn Erleichterung der Symptome erreicht ist, wird die Dosierung auf 1 Dosis 2 mal täglich für den Rest der Saison zurückgenommen und für den Rest der Saison in dieser Weise verabreicht. Schwer zu behandelnde, extranasale Symptome können eine kurze, systemische Kortikosteroidtherapie notwendig machen (Prednison 30 mg/Tag) mit gradueller Reduktion der Dosis auf 0 oder 10 mg an alternierenden Tagen).

Wenn die medikamentöse Behandlung schlecht vertragen wird, wenn Glukokortikoide während der gesamten Saison benötigt werden oder wenn sich ein Asthma entwickelt, ist eine **Desensibilisierungsbehandlung** (siehe oben) angezeigt. Bei Pollenallergikern sollte die Desensibilisierung bald nach Ende der Pollensaison beginnen, um auf die nächste Saison vorbereitet zu sein.

Ganzjährige Rhinitis

Im Gegensatz zum Heuschnupfen variieren die **Symptome** der ganzjährigen Rhinitis in der Schwere (oft nicht vorhersagbar) im Laufe des Jahres. Extranasale Symptome wie Konjunktivitis sind ungewöhnlich, aber chronische nasale Obstruktion ist häufig das herausragende Symptom, das sich bis zur Verlegung der Tubae eustachii steigern kann. Die hieraus resultierende Hörstörung ist besonders bei Kindern häufig zu beobachten. Die **Diagnose** der allergischen Rhinitis wird durch eine positive Anamnese für atopische Erkrankungen, durch die charakteristisch blau-rot verfärbte Schleimhaut, zahlreiche eosinophile Leukozyten in den Nasensekreten und positive Hauttests (besonders gegen Hausstaubmilben, Federn, Reizstoffe tierischen Ursprungs und Pilze) unterstützt. Einige Patienten haben komplizierende Sinusinfektionen und Nasenpolypen.

Eosinophile nicht-allergische Rhinitis oder nicht-allergische Rhinitis mit Eosinophilie: Bestimmte Patienten, die einen negativen Hauttest und zahlreiche Eosinophile im Nasensekret aufweisen, leiden an chronischer Rhinitis, Sinusitis und Polypen. Diese Patienten sind nicht atopisch, sondern haben oft eine Überempfindlichkeit gegen Aspirin und andere nichtsteroidale antientzündliche Medikamente. Nur eine kleine Zahl von ihnen leidet an chronischer Rhinitis. Bei einigen Patienten mit milder, aber störender, chronisch anhaltender nasaler Obstruktion oder Rhinorrhö sind keine Allergien, Polypen, Infektionen, Eosinophilien oder Arzneimittelüberempfindlichkeiten nachzuweisen. Dieser Zustand wird **vasomotorische Rhinitis** genannt *(s. Kap. HNO, 5.)*.

Therapie

Wenn spezifische Antigene identifiziert wurden, entspricht die Behandlung dieser Patienten der des Heufiebers. Eine Ausnahme macht die systemische Glukokortikoidbehandlung, die, obwohl sie effektiv ist, wegen der Notwendigkeit, über längere Zeiträume verabreicht werden zu müssen, besser vermieden werden sollte. Chirurgische Eingriffe (Antrotomie, Sinusirrigationen, Polypektomien und submuköse Resektionen) können erforderlich werden, wenn allergische Faktoren unter Kontrolle oder ausgeschlossen sind. Die Untergruppe von Patienten mit **eosinophiler nicht-allergischer Rhinitis,** die oben erwähnt wurde, spricht gewöhnlich am besten auf lokale Glukokortikoidbehandlung an. Für Patienten mit **vasomotorischer Rhinitis** ist die einzig mögliche Behandlung der Rat, Ruhe zu bewahren, und die Verordnung von Antihistaminika und vasokonstriktorischen Medikamenten. Außerdem sollte ihnen geraten werden, abschwellende Substanzen zu meiden, da bei Nachlassen der Wirkung ein Wiederanschwellen der Schleimhäute auftritt und bei kontinuierlicher Anwendung für eine Woche oder länger sogar eine Verschlimmerung der chronischen Rhinitis oder ein Unterhalten dieses Zustandes eintreten kann **(Rhinitis medicamentosa).** Für manche Patienten mit Rhinitis können häufige Kochsalzspülungen oder Nasensprays hilfreich sein.

Allergische Konjunktivitis

(*s. a. Kap. AUG, 7., Vernale Keratokonjunktivitis*)

Die akute oder chronisch katarrhalische Form einer atopischen Konjunktivitis ist gewöhnlich Teil eines umfangreichen allergischen Geschehens, wie Heuschnupfen, kann aber auch isoliert durch direkten Kontakt mit luftverfrachteten Substanzen wie Pollen, Pilzsporen, Staub, Tierschuppen und -haare vorkommen.

Symptomatik: Jucken ist das herausragende Merkmal, das von exzessivem Tränenfluß begleitet sein kann. Die Konjunktiven sind ödematös geschwollen und hyperämisch. **Diagnose:** Die auslösende Ursache ist oft aus der Anamnese zu vermuten und kann durch Hauttests bestätigt werden.

Therapie

Ein erkanntes oder vermutlich auslösendes Antigen sollte vermieden werden. Häufiges Auswaschen der Augen mit blanden Flüssigkeiten (gepufferte, 0,65%ige Kochsalzlösung) kann die Irritation reduzieren helfen. Kontaktlinsen sollten nicht getragen werden. Gewöhnlich helfen orale Antihistaminika. Lokal anwendbare Antihistaminika sind verfügbar (Antazolin 0,5%, Pheniramin 0,3 oder 0,5%, Pyrilamin 0,1%), aber nur in Kombination mit den Vasokonstriktoren Naphazolin (0,025–0,05%) oder Phenylephrin (0,125%) als opthalmische Zubereitungen. Lokale Antihistaminika oder die Konservierungsstoffe in den Präparaten können sensibilisierend wirken. Die meisten Patienten sprechen ebenso gut oder besser auf die Kombinationstherapie von oralem Antihistaminikum und lokalem Vasokonstriktor allein als auf die lokal anwendbaren Kombinationspräparate an. Cromoglicin-Dinatrium (4% ophthalmische Lösung) kann helfen, insbesondere prophylaktisch, wenn mit einer Allergenexposition zu rechnen ist (siehe *Allergische Rhinitis*, oben). Die Indikationen für eine Desensibilisierungsbehandlung sind ähnlich denen beim Heufieber. Ein Kortikosteroid in ophthalmischer Suspension (Medryson 1% oder Fluorometholon 0,1%, 4×tgl.) kann als ultima ratio bei schweren Fällen verwendet werden. *Der intraokuläre Druck sollte vor und regelmäßig während einer solchen Behandlung gemessen und die Steroidbehandlung sobald wie möglich beendet werden.*

Andere allergische Augenerkrankungen

Die **Augenlider** können bei Angioödem oder Urtikaria, Kontaktdermatitis oder atopischer Dermatitis in den Krankheitsprozeß mit einbezogen sein. Kontaktdermatitis der Augenlider, eine zelluläre Überempfindlichkeitsreaktion (verzögert, Typ IV), kann durch ophthalmologische Medikamente oder andere, die mit den Fingern an die Augen verschleppt werden (Antibiotika bei Apothekern), durch Gesichtspuder, Nagellack oder Haarfärbemittel ausgelöst werden. Die **Kornea** kann durch Ausdehnung einer allergischen Konjunktivitis oder durch eine Variante der Keratitis superficialis punctata in den Prozeß einbezogen werden, wobei Narbenbildung glücklicherweise selten ist.

Schmerzen, Lichtscheu und ziliare Injektion zeigen eine wahrscheinliche **Uveitis anterior** an. In den meisten Fällen ist die Ursache unbekannt. In seltenen Fällen liegt Überempfindlichkeit gegen ein Umgebungsantigen vor. Unter Umständen kann eine zellvermittelte (verzögerte) Überempfindlichkeit gegen Bakterien angenommen werden. Die **sympathische Ophthalmie** wird als eine Überempfindlichkeit auf Aderhautpigmente aufgefaßt. Die **Endophthalmitis phacoanaphylactica** ist eine *Allergie gegen native Linsenproteine.* Diese heftige Reaktion tritt typischerweise in der verbleibenden Linse auf, nachdem die andere Linse *ohne Zwischenfälle* entfernt wurde. Sie kann jedoch auch einem Trauma oder einer Entzündung folgen, die die Linsenkapsel mit einbeziehen. Bei derartig schweren Augenerkrankungen ist die sofortige Untersuchung und Behandlung durch den Ophthalmologen erforderlich.

Nahrungsmittelallergien und -intoleranzen

Nahrungsmittelallergie: *Symptome, die reproduzierbar nach Aufnahme eines spezifischen Nahrungsmittels auftreten und für die eine immunologische Grundlage bewiesen ist oder vermutet wird.* **Nahrungsmittelintoleranz:** *Klinische Reaktionen des Gastrointestinaltrakts, deren Mechanismus keine immunologische Grundlage hat oder unbekannt ist.*

Viele häufige, wahrscheinlich psychophysiologisch bedingte Nebenwirkungen von Nahrungsmitteln werden einer Nahrungsmittelallergie zugeschrieben, wenn kein überzeugender Beweis im Sinne von Ursache und Wirkung besteht. Wenigstens ist das für die Art von Allergie zutreffend, die durch Hauttests untersucht werden kann und mit IgE-Antikörpern gegen Nahrungsmittel assoziiert ist.

Viele Postulate sind widersprüchlich, z. B. daß Intoleranz oder Allergie gegenüber Nahrungsmitteln oder Nahrungsmittelzusätzen verantwortlich sei für erethische Kinder, für neurasthenische Syndrome, für Enuresis. In unsubstantiierten wissenschaftlichen Ansprüchen wird die Nahrungsmittelallergie für Arthritis, Fettsucht, suboptimale Form im Sport, Depression usw. verantwortlich gemacht.

Gelegentlich werden Cheilitis, Aphthen, Pylorospasmus, spastische Obstipation, Pruritus ani und perianale Ekzeme einer Nahrungsmittelallergie oder -intoleranz zugeschrieben. Derartige Assoziationen sind aber sehr schwierig nachzuprüfen. Kürzlich wurde gefunden, daß eine Nahrungsmittelunverträglichkeit bei manchen Patienten mit **irritablem Darm** (irritable bowel syndrome) für die Symptome verantwortlich war, was durch eine doppelblind durchgeführte Nahrungsmittelprovokation bestätigt werden konnte. Von zusätzlichem Interesse waren rektal erhöhte Prostaglandinspiegel beim Auftreten einer Reaktion. Vorläufige Hinweise lassen vermuten, daß dieselben Phänomene gelegentlich bei Patienten mit chronisch ulzerativer Kolitis ablaufen. Die **eosinophile Enteropathie,** die zu einer spezifischen Nahrungsmittelallergie Beziehung haben kann, ist eine ungewöhnliche Erkrankung von Schmerzen, Krämpfen und Diarrhöen. Sie ist vergesellschaftet mit Eosinophilie des Blutes, eosinophilen Infiltraten des Darms, einer Enteropathie mit Proteinverlust und anderen Zeichen einer atopischen Erkrankung *(s. Kap. HÄM, 6.).* Selten tritt dabei eine Dysphagie als Zeichen einer Ösophagusbeteiligung auf.

Symptomatik

Die echte IgE-vermittelte Nahrungsmittelallergie entwickelt sich gewöhnlich im Kleinkindalter, sehr wahrscheinlich bei solchen Kindern, deren Familienanamnese starke Hinweise auf atopische Erkrankungen gibt. Die erste Manifestation kann ekzematisch sein (atopische Dermatitis), entweder allein oder vergesellschaftet mit gastrointestinalen Symptomen. Gegen Ende des ersten Lebensjahres, wenn sich allergische Symptome von seiten der Atemwege zu entwickeln beginnen, wird die Dermatitis gewöhnlich zum kleineren Übel. Asthma und allergische Rhinitis können durch eine Allergie auf Nahrungsmittel, die sich im Hauttest identifizieren lassen, verschlimmert werden. Wenn das Kind jedoch älter wird, verlieren Nahrungsmittel an Bedeutung, weil das Kind mehr und mehr auf inhalierte Allergene reagiert. Wenn das Kind mit Asthma und Heuschnupfen 10 Jahre alt geworden ist, kann ein Nahrungsmittel kaum noch Atemwegssymptome provozieren, obwohl ein positiver Hauttest persistiert. Wenn eine atopische Dermatitis persistiert oder erst beim älteren Kind oder Erwachsenen auftritt, scheint ihre Aktivität weitgehend unabhängig von IgE-vermittelter Allergie zu sein, auch wenn atopische Patienten mit extensiver Dermatitis wesentlich höhere IgE-Spiegel im Serum aufweisen als Atopiker ohne Dermatitis.

Manche Patienten, die gegen potente Allergene (z. B. in Nüssen, Gemüsen, Pflanzensamen und Muscheltieren) hochsensibilisiert sind, können sehr heftig mit explosiver Urtikaria und Angioödem und sogar mit Anaphylaxie reagieren, wenn sie auch nur eine Spur eines solchen Nahrungsmittels zu sich nehmen. Anaphylaxie kann bei Patienten mit einem niedrigeren Sensibilisierungsgrad allein schon dann auftreten, wenn sie das auslösende Nahrungsmittel zu sich nehmen und sich danach körperlich belasten.

Milchintoleranz wird manchmal durch einen Mangel an intestinaler Disaccharidase verursacht und äußert sich in gastrointestinalen Symptomen. Bei anderen Patienten verursacht Milch gastrointestinale und sogar respiratorische Symptome, ohne daß eine Ursache gefunden werden könnte. **Nahrungsmittelzusatzstoffe** können systemische Symptome verursachen (Natriumglutamat), ferner Asthma (Metabisulfid; Tartrazin – ein gelber Farbstoff) und möglicherweise Urtikaria (Tartrazin). Einzelne Patienten leiden unter einer Nahrungsmittel-induzierten oder -aggravierten Migräne, erwiesen im Blindversuch durch orale Provokation.

Bei den meisten Erwachsenen hat die Verdauung eine präventive Wirkung auf die Symptome einer Nahrungsmittelallergie. Dies wird an allergischen Patienten deutlich, die auf Inhalation oder Kontakt reagieren, nicht aber auf Einnahme des Allergens mit der Nahrung (z.B. Bäckerasthma – die betroffenen Handwerker bekommen auf Mehlstaub Atembeschwerden, haben positive Hauttests auf Weizen und/oder andere Getreidearten, haben jedoch keine Probleme beim Essen von Getreideprodukten).

Die Entwicklung einer Urtikaria ist nach exzeßartigen Diätfehlern eine bekannte Erfahrung. Weil das auslösende Nahrungsmittel später wieder in Maßen ohne Probleme gegessen werden kann, kann die Reaktion am besten als toxisch eingeordnet werden, obwohl der Mechanismus unbekannt ist.

Diagnostik

Eine schwere Nahrungsmittelallergie fällt dem Patienten gewöhnlich auf. Wenn dies nicht der Fall ist, kann die Diagnosestellung schwierig sein, und der Zustand muß von funktionellen Störungen des Gastrointestinaltrakts unterschieden werden. Wenn die Symptome erst Stunden nach dem Essen beginnen und mit Reaktionen auf Nahrungsmittel in Verbindung gebracht werden, kann zur Klärung eine **Eliminationsdiät** verordnet werden. Bessern sich die Symptome, wird durch Wiederzufuhr des Nahrungsmittels bestimmt, ob es die Auslösung der Symptome herbeizuführen vermochte. Alle Provokationsversuche werden am besten nach dem Doppelblind-Prinzip durchgeführt, d.h. weder der Patient noch die Person, welche die Diät verabreicht, sollten deren Zusammensetzung kennen. Die Grunddiät wird durch Weglassen derjenigen Nahrungsmittel bestimmt, die der Patient als Ursache seiner Symptome in Verdacht hat. Eine andere Möglichkeit besteht darin, dem Patienten eine Diät aus relativ allergenfreien Nahrungsmitteln zu verabreichen *(s. Tab. 12.)*.

Üblicherweise angeschuldigte Nahrungsmittelallergene sind Milch, Eier, Muscheln, Nüsse, Weizen, Erdnüsse, Sojabohnen und Schokolade sowie alle Produkte, die einen oder mehrere dieser Stoffe enthalten. Die häufigsten Allergene und alle verdächtigen Nahrungsmittel müssen aus der Anfangsdiät entfernt werden. Es sollten keine Flüssigkeiten und Getränke aufgenommen werden, die nicht in der Anfangsdiät enthalten sind. Das Essen in Restaurants ist nicht zu empfehlen, weil Patient (und Arzt) die exakte Zusammensetzung aller Mahlzeiten kennen müssen. Fernerhin muß die Reinheit aller Produkte gewährleistet sein – so enthält z.B. gewöhnliches Roggenbrot immer etwas Weizenmehl.

Wenn nach einer Woche einer bestimmten Diät keine Besserung eintritt, sollte eine andere versucht werden. Wenn sich die Symptome bessern, wird ein neues Nahrungsmittel der Diät zugefügt und in größeren Mengen als gewöhnlich für ≥ 24 h oder bis zum Wiederauftreten von Symptomen verabreicht. Alternativ können kleine Mengen des zu testenden Nahrungsmittels in Gegenwart des Arztes verspeist und die Reaktionen des Patienten beobachtet werden. Verschlimmerung oder Wiederauftreten von Symptomen nach Zufügen eines neuen Nahrungsmittels ist der beste Beweis einer entsprechenden Allergie. Ein solcher Beweis sollte dadurch verifiziert werden, daß derselbe Effekt durch Weglassen jenes Stoffes für mehrere Tage und nach dessen Wiederzugabe beobachtet wird.

Therapie

Mit Ausnahme des Weglassens der auslösenden Nahrungsmittel gibt es keine spezifische Therapie. Ausschlußdiäten können sowohl für die Diagnosestellung als auch zur Behandlung dienen, führen aber oft in die Irre. Die Empfindlichkeit gegen ein oder auch mehrere Nah-

Tab. 12. Eliminationsdiäten – erlaubte Nahrungsmittel

Nahrungsmittel	*Diät Nr. 1** Kein Rind, Schwein, Huhn, Roggen, Mais, Milch	*Diät Nr. 2** Kein Rind, Schaf, Milch, Reis	*Diät Nr. 3** Kein Schaf, Huhn, Roggen, Reis, Mais, Milch
Zerealien	Reisprodukte	Maisprodukte	
Gemüse	Salat, Spinat, Karotten, Rüben, Artischocken	Mais, Tomaten, Erbsen, Spargel, Stangenbohnen, Kürbis	Limabohnen, Rüben, Kartoffeln (weiße, süße), Stangenbohnen, Tomaten
Fleisch	Schaf	Huhn, Schinken	Rind, Schinken
Mehl (Brot oder Kuchen)	Reis	Mais, 100% Roggen (gewöhnliches Roggenbrot enthält Weizen)	Limabohnen, Sojabohnen, Kartoffeln
Obst	Zitronen, Birnen, Grapefruit	Pfirsiche, Aprikosen, Ananas, Backpflaumen	Grapefruit, Zitronen, Pfirsiche, Aprikosen
Fette	Baumwollsamenöl, Olivenöl	Maisöl, Baumwollsamenöl	Baumwollsamenöl, Olivenöl
Getränke	Tee, Kaffee (schwarz), Limonaden		Tee, Kaffee (schwarz), Limonade, geeignete Fruchtsäfte
Verschiedenes	Tapioka-Pudding, Gelatine, Rohrzucker, Ahornzucker, Salz, Oliven	Rohrzucker, Gelatine, Maissirup, Salz	Tapioka-Pudding, Gelatine, Rohrzucker, Ahornzucker, Salz, Oliven

*Diät Nr. 4: Sollten die Symptome trotz der oben aufgeführten Eliminationsdiäten persistieren, kann die tägliche Nahrungsmenge auf eine Elementardiät eingeschränkt werden, z.B. Vironex®

rungsmittel kann spontan verschwinden. Die orale Desensibilisierung (zunächst unter Weglassen des auslösenden Nahrungsmittels und dann durch Verabreichung geringer, sich täglich steigernder Mengen) hat sich nicht als effektives Verfahren erwiesen, ebenfalls nicht die tropfenweise sublinguale Applikation von Nahrungsmittelextrakten. Erhitzen bestimmter Nahrungsmittel (Milch) kann sich durch Denaturierung der Proteine als Maßnahme zur Verminderung ihrer Antigenizität erweisen. Die Anwendung von Antihistaminika ist von geringem Wert, mit Ausnahme von generalisierten Reaktionen, wie Urtikaria und Angioödemen. Chromoglycin-Dinatrium wurde in oraler Form in einigen Ländern mit augenscheinlichem Erfolg angewandt, aber die orale Form ist in den USA nur bei Mastozytose zugelassen (s.u.). Langdauernde Glukokortikoidtherapie ist mit Ausnahme der eosinophilen Enteropathie nicht angezeigt.

Zur Behandlung der schweren akuten, potentiell tödlichen Attake *siehe Anaphylaxie, unten.*

Allergische Lungenkrankheiten

Die Lungen können bei bekannten oder vermuteten allergischen Reaktionen auf verschiedene Weise am Krankheitsgeschehen beteiligt sein, wobei die Art der Beteiligung von der Art und Weise des Eindringens des schädigenden Agens abhängt. Spezifische Krankheiten sind in *Kap. LUN, 13.* und unter Bronchialasthma in *Kap. LUN, 6.* besprochen.

Anaphylaxie

Generalisierte Anaphylaxie ist eine akute, oft explosionsartig auftretende, systemische Reaktion, die bei sensibilisierten Personen auftritt, wenn sie erneut mit dem sensibilisierenden Ag in Berührung kommen. Diese IgE-vermittelte Reaktion tritt auf, wenn Ag (Proteine, Polysaccharide und an ein Trägerprotein gekoppelte Haptene) die Zirkulation erreicht. Die häufigsten ursächlichen Ag sind fremdes Serum, parenterale Enzyme, Blutprodukte, β-Lactam-Antibiotika und viele andere Medikamente, desensibilisierende Injektionen und Insektenstiche. β-adrenerge Blocker, selbst als Augentropfen, können anaphylaktische Reaktionen verschlimmern. Anaphylaxie kann auch durch körperliche Belastung verschlimmert oder sogar neu hervorgerufen werden, und bei manchen Patienten, die rekurrierend an solchen Symptomen leiden, läßt sich keine Ursache ausmachen. Histamine, Leukotriene und andere Mediatoren werden gebildet oder freigesetzt, wenn Ag mit IgE auf Basophilen und Mastzellen reagiert. Diese Mediatoren verursachen Kontraktionen der glatten Muskulatur (verantwortlich für keuchende Atmung und gastrointestinale Symptome) und Gefäßerweiterungen, die für anaphylaktische Reaktionen charakteristisch sind. Vasodilatation und Austreten von Plasma ins Gewebe verursachen Urtikaria und Angioödem und resultieren in einer Verminderung des effektiven Plasmavolumens, was die Hauptursache des Schocks ist. Flüssigkeit, die in die Lungenalveolen austritt, kann zu einem Lungenödem führen. Auch kann ein obstruktives Angioödem der oberen Luftwege entstehen. Bei prolongierter Reaktion können Arrhythmien und kardiogener Schock auftreten. **Anaphylaktoide Reaktionen** sind klinisch der Anaphylaxie ähnlich, können aber schon nach der **ersten** Injektion bestimmter Arzneimittel (Polymyxin, Pentamidin, Opioide, Röntgenkontrastmittel) auftreten und haben einen dosisabhängigen, toxisch-idiosynkratischen Mechanismus, im Unterschied zu einem auf immunologischen Reaktionen beruhenden Auslösungsmechanismus. Aspirin und andere nichtsteroidale antientzündliche Medikamente können bei suszeptiblen Patienten Reaktionen hervorrufen.

Symptomatik

Typischerweise fühlt sich der Patient 1–15 min nach Gabe der sensibilisierenden Substanz unwohl, wird aufgeregt und zeigt Hautrötung, klagt über Palpitationen, Parästhesien, Pruritus, Klopfen in den Ohren, Husten, Niesen, Urtikaria/Angioödem und Atembeschwerden infolge Glottisödem oder Bronchospasmus. Übelkeit, Erbrechen und Bauchschmerzen sind weniger häufig. Manifestationen eines Schocks können sich in einem Zeitraum von 1–2 min entwickeln, der Patient kann inkontinent werden, Konvulsionen ausbilden, nicht mehr ansprechbar sein und sogar sterben. Ein primär kardiovaskulär ausgelöster Kollaps kann in Abwesenheit respiratorischer Beschwerden auftreten.

Prophylaxe

Die Patienten mit dem größten Risiko einer Medikamenten-Anaphylaxie sind diejenigen, die schon in ihrer Vorgeschichte Hinweise auf Reaktionen mit diesem Medikament haben. Anaphylaktische Todesfälle können aber auch ohne eine solche Anamnese auftreten. *Das Risiko einer Reaktion gegen xenogenes Antiserum ist so hoch, daß die Durchführung eines Routine-Hauttests vor seiner Verabreichung verpflichtend ist* und prophylaktische Maßnahmen erforderlich sein können. Die routineartige Durchführung von Hauttests vor der Gabe anderer Medikamente ist weder praktisch durchführbar noch erbringen sie, mit Ausnahme von Penicillin, zuverlässige Resultate (Tests sind unter *Überempfindlichkeit gegenüber Arzneimitteln,* s. unten, besprochen).

*Die Langzeit*desensibilisierung ist effektiv und angebracht zur Verhinderung von Anaphylaxien nach Insektenstichen. Bei Medikamentenüberempfindlichkeit oder Serumanaphylaxie ist sie hingegen nur recht selten versucht worden. Statt dessen muß, wenn die Behandlung bei bestehender Überempfindlichkeit mit einem bestimmten Medikament oder Serum unvermeidlich ist, eine schnelle Desensibilisierung unter sorgfältig kontrollierten Bedingungen durchgeführt werden *(s. u. Überempfindlichkeit gegenüber Arzneimitteln).*

Es ist unter Sicherheitsgesichtspunkten vertretbar, einem Patienten, der schon einmal eine Reaktion auf ein Röntgenkontrastmittel hatte, abermals ein solches Mittel zu geben (sofern die Untersuchung unerläßlich ist), wenn als Vorbehandlung 3×50 mg Prednison oral im Abstand von 6 h, 50 mg Diphenhydramin oral 1 h zuvor und, wenn keine Kontraindikation besteht, 25 mg Ephedrin oral 1 h zuvor verabreicht werden (Dosisangaben für Erwachsene).

Therapie

Die sofortige Behandlung mit Adrenalin ist imperativ. Adrenalin ist ein pharmakologischer Antagonist der Effekte, die durch chemische Mediatoren an glatten Muskeln, Blutgefäßen und anderen Geweben verursacht werden. Bei **milden Reaktionen,** wie generalisiertem Pruritus, Urtikaria, Angioödem, leichten Atembeschwerden, Übelkeit und Erbrechen sollten 0,3–0,5 ml wäßriger Adrenalinlösung 1:1000 subkutan verabreicht werden (0,01 ml/kg bei Kindern). Wenn ein in eine Extremität injiziertes Ag eine Anaphylaxie verursacht hat, sollte eine Abbindung oberhalb der Injektionsstelle angebracht und die Hälfte der oben angegebenen Dosierung in die Injektionsstelle injiziert werden, um die systemische Absorption des Ag zu verringern. Eine zweite subkutane Adrenalingabe kann erforderlich sein. Wenn die Symptome abgeklungen sind, sollte für 24 h ein orales Antihistaminikum verordnet werden.

Bei **schweren Reaktionen** mit massivem Angioödem, aber ohne Hinweise auf kardiovaskuläre Beteiligung, sollten zunächst zur oben angegebenen Behandlung 50–100 mg Diphenhydramin i.v. gegeben werden (bei Erwachsenen), um einem Glottisödem vorzubeugen und weitere Histaminfreisetzung zu blockieren. Wenn das Ödem auf die Behandlung anspricht, können 0,3 ml einer wäßrigen Adrenalinlösung 1:200 mit protrahierter Wirkung auf 6–8 h s.c. verabreicht werden (0,005 ml/kg bei Kindern). Ein orales Antihistaminikum sollte für die nächsten 24 h gegeben werden, möglicherweise zusammen mit einem Glukokortikoid, um die späte Phase einer zweistufigen Reaktion zu unterdrücken.

Bei **asthmatischen Reaktionen,** die nicht auf Adrenalin ansprechen, ist mit intravenösem Flüssigkeitsersatz zu beginnen, der zusammen mit Theophyllin 6 mg/kg i.v. in einer Zeit von 10–20 min infundiert werden sollte. Danach wird Theophyllin in einer Erhaltungsdosis von 0,5 mg/kg/h verabreicht, um den Theophyllinspiegel im Serum auf 10–20 μg zu halten. Endotracheale Intubation oder Tracheotomie können zusammen mit einer Sauerstoffbeatmung von 4–6 l/min notwendig sein.

Die **schwersten Reaktionen** erfassen auch das kardiovaskuläre System, wo sie eine schwere Hypotension und einen vasomotorischen Kollaps verursachen. Der Patient sollte in einem solchen Falle in Beckenhochlage gelagert und mit sofortigem Flüssigkeitsersatz durch Infusion begonnen werden. Adrenalin (1:100000) sollte langsam i.v. gegeben werden (4 bis 10 μg/min), wobei sorgfältig auf die Entwicklung von Nebenwirkungen wie Kopfschmerzen, Schüttelfrost, Übelkeit und Arrhythmien zu achten ist. Die zugrundeliegende Hypotension kann durch Vasodilatation, Hypovolämie durch Flüssigkeitsverlust und Myokardinsuffizienz (selten) oder durch eine Kombination dieser Faktoren bedingt sein. Jede Form erfordert eine spezifische Behandlung, und es kommt vor, daß die Behandlung einer Form eine Exazerbation einer anderen Form hervorruft. Die geeignetste Therapieform läßt sich dann ermitteln, wenn der zentrale Venendruck (CVP) und der Druck im linken Vorhof bestimmt werden können *(s. a. Kap. HKR, 2.)*. Ein niedriger zentraler Venendruck und normaler Vorhofdruck zeigen periphere Vasodilatation und/oder Hypovolämie an. Die Vasodilatation sollte auf Adrenalingabe ansprechen (was auch den Verlust von intrazellulärer Flüssigkeit verzögert).

Gewöhnlich ist die Hypovolämie die Hauptursache der Hypotonie. Wenn der zentrale Venendruck und der Druck im linken Vorhof niedrig sind, müssen unter Überwachung der Druckwerte große Volumina Kochsalzlösung infundiert werden, bis wieder Normalwerte für den zentralen Venendruck erreicht sind. Kolloidale Plasmaexpander, wie Dextran, sind selten zur Behandlung notwendig. Nur wenn der Flüssigkeitsersatz nicht zur Wiederherstellung normaler Blutdruckverhältnisse führt, sollte man eine *vorsichtige* Behandlung mit vasopressorischen Substanzen, wie Metaraminol, einleiten.

In den seltenen Fällen von Myokardinsuffizienz sind sowohl der zentrale Venendruck wie auch der Druck im linken Vorhof erhöht. In solchen Fällen wird 1 mg Isoproterenol in 500 ml

5%iger Glukose verdünnt und mit 0,5–1,0 ml/min infundiert. Der Patient sollte in solchen Fällen mit der größten Sorgfalt überwacht werden, da das Isoproterenol Herzarrhythmien und Hypotension durch periphere Vasodilatation verursachen kann.

Auch ein Herzstillstand kann eintreten und erfordert sofortige Wiederbelebungsmaßnahmen *(s. Kap. HKR, 4., Herzstillstand und kardiopulmonale Wiederbelebung).* Die weitere Behandlung hängt von den EKG-Befunden ab.

Wenn alle genannten Maßnahmen durchgeführt sind, können Diphenhydramin (50–75 mg langsam über 3 min i.v.) und Glukokortikoide zur Behandlung sich langsam ausbildender Urtikaria, von Asthma und Glottisödemen bei Blutdruckabfall gegeben werden. 40 mg Methylprednisolon (oder ein Äquivalent) sollten i.v. gegeben und wenn nötig nach 8 h wiederholt werden. Auf Komplikationen wie Myokardinfarkt und Hirnödem sollte geachtet werden, um notfalls die geeignete Therapie einleiten zu können. Bei Patienten, bei denen schwere Reaktionen aufgetreten sind, sollte für 24 h nach der Erholung eine klinische Nachbeobachtung durchgeführt werden, um bei Rückfällen sofort die nötigen Maßnahmen ergreifen zu können. Jede Person, die anaphylaktische Reaktionen nach Insektenstichen gezeigt hat, sollte mit einer Notfallausrüstung, bestehend aus einer mit Adrenalin gefüllten Spritze und einem Adrenalinzerstäuber (letzterer für die örtliche Therapie des Angioödems der oberen Luftwege) versehen werden, um eine sofortige Selbstbehandlung bei jeder zukünftigen Reaktion zu erlauben. Solche Patienten sollten auch möglichst bald einer Desensibilisierungsbehandlung zugeführt werden.

Störungen vasoaktiver Mediatoren

Störungen mit Manifestationen durch vasoaktive Mediatoren aus Mastzellen und anderen Quellen (auch wenn ein IgE-vermittelter oder anderer immunologischer Mechanismus nicht beteiligt sein mag).

Urtikaria; Angioödem

(Nesselsucht; überstarke Urtikaria; angioneurotisches Ödem)

Urtikaria: *Lokale Quaddeln und Erythem der Haut.* **Angioödem:** *Eine urtikariaähnliche Eruption, aber mit ausgedehnten ödematösen Bezirken, die sowohl subkutane Strukturen wie auch die Haut erfaßt.*

Ätiologie

Akute Urtikaria und Angioödem sind grundsätzlich anaphylaktischen Ursprungs, bleiben jedoch auf die Haut und auf das subkutane Gewebe beschränkt und können durch Allergien gegen Medikamente, Insektenstiche oder -bisse, Desensibilisierungsmaßnahmen oder durch Aufnahme bestimmter Nahrungsmittel (besonders Eier, Schalentiere, Nüsse oder Früchte) bedingt sein. Einige Reaktionen auf Nahrungsmittel erfolgen explosiv, auch wenn nur geringe Spuren aufgenommen wurden. Andere (wie Reaktionen gegen Erdbeeren) treten nur nach Genuß übermäßiger Mengen auf und beruhen möglicherweise auf einer direkten (toxischen) Mediatorenfreisetzung. Urtikaria kann virale Infektionen wie Hepatitis, infektiöse Mononukleose oder Röteln begleiten oder gar erstes Symptom dieser Krankheiten sein. Einige akute Reaktionen finden keine Erklärung, auch wenn sie sich wiederholen. Wenn sich akute Angioödeme wiederholen und nie mit Urtikaria gemeinsam vorkommen, sollte ein erblicher Enzymdefekt in Erwägung gezogen werden *(s. u. Hereditäres Angioödem).* **Chronische Urtikaria** und **Angioödeme,** die > 3 Wochen andauern, sind schwierig zu erklären, und eine spezifische Ursache kann nur in Ausnahmefällen ermittelt werden. Die Reaktionen sind selten IgE-vermittelt. Gelegentlich ist die chronische Aufnahme eines unverdächtigen Medikaments oder chemischen Stoffes für solche Reaktionen verantwortlich, wie z.B. Penicillin in Milch und Stoffe in nicht apothekenpflichtigen Mitteln, oder sie rühren von Stoffen her, die der Nahrung zur Konservierung, als Farbstoffe oder aus anderen Gründen zugesetzt worden sind. Chronische, unterschwellige Erkrankungen (SLE, Polycythaemia vera, Lymphom oder Infektionen) sollten sorgfältig ausgeschlossen werden. Nachweisbare psychogene Faktoren können nur selten, obwohl häufig vermutet, als auslösende Ursache objektiviert werden. Urtikaria durch physikalische Einflüsse wird in *Physikalisch bedingte Allergien*, s.u., besprochen. In seltenen Fällen sind Patienten mit therapierefraktärer Urtikaria hyperthyreoid. Gelegentlich kann eine Urtikaria das erste oder einzig sichtbare Zeichen einer kutanen Vaskulitis sein.

Symptomatik

Bei der **Urtikaria** wird der Juckreiz (generell das 1. Symptom) in kurzem Abstand von dem Aufschießen der Quaddeln gefolgt. Sie bleiben entweder klein (1–5 mm Durchmesser) oder vergrößern sich. Die größeren Quaddeln neigen zum Abblassen der zentralen Regionen und können als 1. Zeichen der Störung als große (> 20 cm große) Erythem- und Ödemringe in Erscheinung treten. Die Effloreszenzen der Urtikaria sind nicht stabil, sie kommen und gehen. Sie können für mehrere Stunden an derselben Stelle verbleiben, dann verschwinden, nur um an anderem Ort wieder aufzutauchen. Wenn eine Läsion ≥ 24 h persistiert, sollte an die Möglichkeit einer Vaskulitis gedacht werden. Das **Angioödem** ist eine mehr diffuse Schwellung des lockeren subkutanen Gewebes: Hand- und Fußrücken, Augenlider, Lippen, Genitalien und Schleimhäute werden ergriffen. Ödeme im Bereich der oberen Luftwege können Atembeschwerden verursachen, wobei ein auftretender Stridor als Asthma fehlgedeutet werden kann.

Diagnostik

Die Ursache einer akuten Urtikaria ist meist klar ersichtlich. Auch wenn die Ursache nicht deutlich erkennbar ist, sind selten diagnostische Untersuchungsverfahren erforderlich, wegen der selbstbegrenzenden, nicht zum Rückfall neigenden Natur der Erkrankung. Bei der chronischen Urtikaria sollte eine versteckte Grundkrankheit durch sorgfältige Anamnese und körperliche Untersuchung sowie durch Routinesuchtests ausgeschlossen werden. Eine Eosinophilie ist bei der Urtikaria ungewöhnlich. Andere Tests, wie Stuhluntersuchungen auf Parasiteneier, Messung des Serumkomplementspiegels, Untersuchung auf antinukleäre Ak und Röntgenaufnahmen der Nebenhöhlen und Zähne, sollten im allgemeinen nicht in Betracht gezogen werden, wenn nicht zusätzliche klinische Indikationen bestehen.

Therapie

Die **akute Urtikaria** ist eine Erkrankung mit einer Tendenz zur Selbstbegrenzung und verschwindet meist in einem Zeitraum von 1–7 Tagen. Die Behandlung ist in der Hauptsache palliativ. Wenn die Ursache nicht klar ersichtlich ist, sollten nicht essentielle Medikamente abgesetzt werden, bis die Reaktion verschwunden ist. Die Symptome werden üblicherweise durch die Verordnung eines oralen Antihistaminikums (z.B. Diphenhydramin, 50–100 mg alle 4 h, Hydroxyzin, 25–100 mg 2 × täglich, oder Cyproheptadin, 4–8 mg alle 4 h) behandelt. Glukokortikoide (z.B. Prednison, 30–40 mg/Tag oral) können für schwerere Reaktionen notwendig sein, besonders wenn gleichzeitig ein Angioödem vorliegt. Eine lokale Anwendung von Kortikosteroiden ist sinnlos. Adrenalin 1:1000, 0,3 ml s.c., sollte die erste Behandlungsmaßnahme für das **akute laryngeale** und **pharyngeale Angioödem** sein. Dies kann durch lokale Applikation (Adrenalin 1:100 als Aerosol) und durch die intravenöse Verabreichung von Antihistaminika (Diphenhydramin, 50–100 mg) unterstützt werden. Damit ist in den meisten Fällen eine Verlegung der Atemwege zu verhindern. Die Bereitschaft, eine Intubation oder Tracheotomie durchzuführen und mit Sauerstoff zu beatmen, muß dennoch aufrecht erhalten werden.

Bei **chronischer Urtikaria** erfolgt bei etwa der Hälfte der Patienten eine Spontanremission innerhalb von 2 Jahren. Die Kontrolle von Streßsituationen hilft oft, Frequenz und Schweregrad der Episoden zu vermindern. Bestimmte Medikamente (Aspirin) können Symptome verschlimmern, wie auch alkoholische Getränke, Kaffeegenuß und Tabakrauch. Wenn dies der Fall ist, sollten sie vermieden werden. Wenn eine Urtikaria durch Aspirin ausgelöst wird, sollte auch die Empfindlichkeit gegen verwandte nichtsteroidale antientzündliche Substanzen und gegen das Färbemittel für Lebensmittel und Medikamente, Tartrazin, untersucht werden (s.a. *Ganzjährige Rhinitis*, oben). Orale Antihistaminika mit einem tranquilisierenden Effekt sind für viele Fälle gut geeignet (z. B. Hydroxyzin, 25–50 mg 2×täglich, oder Cyproheptadin, 4–8 mg alle 4 h für Erwachsene; für Kinder Hydroxyzin 2 mg/kg/Tag verteilt auf alle 6 h, und Cyproheptadin 0,25–0,5 mg/kg/Tag, verteilt auf alle 6–8 h). Bei manchen erwachsenen Patienten kann Doxepin, 25–50 mg 2×tgl., das wirksamste Mittel sein. Es sollten alle verantwortbaren Maßnahmen ergriffen werden, bevor auf Glukokortikoide zurückgegriffen wird. Sie sind zwar häufig wirksam, müssen aber unter Umständen über unbekannt lange Zeiträume verabreicht werden.

Hereditäres Angioödem

Eine Form des Angioödems, die als eine autosomal-dominante Erbkrankheit übertragen wird und mit einem Mangel eines Seruminhibitors gegen die aktivierte erste Komponente des Komplements verbunden ist. In 85% der Fälle ist der Ausfall durch den Mangel des C1-Esterase-Inhibitors **(C1-Inh)** und in 15% der Fälle durch eine Fehlfunktion des C1-Inh bedingt. Eine positive Familienanamnese ist die Regel, aber es gibt Ausnahmen. Das Ödem ist charakteristischerweise unifokal, induriert, eher schmerzhaft als juckend und nicht von Urtikaria begleitet. Traumen oder Viruskrankheiten lösen oft Attacken aus, emotionaler Streß verschlimmert die Symptome. Oft ist eine Beteiligung des Gastrointestinaltraktes vorhanden, wobei Übelkeit, Erbrechen, Koliken und unter Umständen Zeichen intestinaler Obstruktion auftreten können. Die Erkrankung kann tödliche Verlegungen der oberen Atemwege verursachen. Die **Diagnose** kann durch Bestimmung von C4, das auch zwischen den einzelnen Attacken niedrig ist, oder spezifischer durch den Nachweis des C1-Inh-Mangels mit Immunoassay gesichert werden, oder durch einen funktionellen Test, wenn der erstere wider Erwarten normal ausfällt.

Therapie

Das Ödem schreitet fort, bis bestimmte Komplementkomponenten aufgebracht sind. Akute Attacken mit drohender Verlegung der Atemwege sollten durch unverzügliche Schaffung einer Atemmöglichkeit behandelt werden. ϵ-Aminocapronsäure, 8 mg alle 4 h, kann die Attacke erfolgreich beenden. Die Anwendung von frischem Gefrierplasma ist umstritten. Adrenalin, ein Antihistaminikum und ein Glukokortikoid sollten gegeben werden. Es gibt jedoch keinen sicheren Beweis dafür, daß diese Medikamente auch wirksam sind. Zur **Kurzzeitprophylaxe** beim zuvor unbehandelten Patienten, wie z. B. vor einer Zahnbehandlung, Endoskopie oder vor einem chirurgischen Eingriff, können zwei Einheiten frischen Gefrierplasmas gegeben werden. Obwohl aus theoretischen Gründen ein Komplementsubstrat im Plasma eine neue Attacke auslösen sollte, wurde in praxi eine solche Verschlechterung bei einem symptomfreien Patienten nie beobachtet. Kürzlich wurde eine teilgereinigte C1-Inh-Fraktion aus gesammeltem Plasma gewonnen. Diese Präparation ist mit Sicherheit wirksam und effektiv in der Prophylaxe, aber noch nicht allgemein erhältlich. Doch sollte, wenn die Zeit es erlaubt, eine Behandlung mit einem Androgen für drei bis fünf Tage vorgezogen werden, wie unten beschrieben.

Zur **Langzeitprophylaxe** eignen sich Androgene. Eines der Derivate mit abgeschwächter androgener Potenz sollte verwendet werden. Die Behandlung wird begonnen mit Stanozolol (3×täglich 2 mg oral) oder Danazol (3×täglich 200 mg oral). Stanozolol ist preiswerter. Wenn die Krankheit unter Kontrolle ist, sollten die Dosen so stark wie möglich reduziert werden, um die Kosten und, bei Frauen, die virilisierenden Nebenwirkungen so niedrig wie möglich zu halten. Diese Mittel sind nicht nur effektiv, sondern sie heben auch die erniedrigten Werte von C1-Inh und C4 in Richtung auf eine Normalisierung an.

Mastozytose

Ein Krankheitszustand unbekannter Ätiologie, charakterisiert durch eine exzessive Akkumulation von Mastzellen in verschiedenen Organen und Geweben des Körpers. Normalerweise tragen Mastzellen zur Immunabwehr bei, indem sie potente präformierte Mediatoren (z. B. Histamin) aus ihren Granula freisetzen und aus Membranlipiden neugebildete Mediatoren (z. B. Leukotriene) erzeugen. Über normale Gewebsmastzellen kommt es auch bei den gewöhnlichen allergischen Reaktionen zur Ausprägung der Symptome, nachdem IgE-Antikörper an spezifische Oberflächenrezeptoren gebunden haben.

Wir unterscheiden drei Formen von Mastozytose: **Mastozytom** *(ein gutartiger Hauttumor),* **Urticaria pigmentosa** *(multiple kleine Ansammlungen von Mastzellen in Form lachsfarbener oder brauner Flecken und Papeln,* die auf kräftiges Streichen Quaddeln bilden und potentiell auch Bläschen oder gar Blasen) und **systemische Mastozytose** *(Mastzellinfiltrate in Haut, Lymphknoten, Leber, Milz, Magen-Darm-Trakt, Knochen).*

Symptomatik und Diagnostik

Patienten mit **systemischer Mastozytose** haben Gelenkschmerzen, Knochenschmerzen und anaphylaxieähnliche Symptome. Weitere Symptome werden durch Stimulation des H_2-Histaminrezeptors verursacht (erhöhte Magensäure und -saftsekretion). So sind peptische Ulzera und chronische Diarrhöen häufige Probleme. Der Histamingehalt in biopsiertem Gewebe kann entsprechend der erhöhten Mastzellkonzentration extrem hoch sein. Die Ausscheidung von Histamin und seinen Metaboliten im Urin ist bei systemischer Mastozytose hoch. Histamin im Plasma kann erhöht sein. Über erhöhte Plasmaspiegel von Heparin und Prostaglandin D_2 **(PGD_2)** liegen ebenfalls Berichte vor.

Prognose und Therapie

Kutane Mastozytose entwickelt sich gewöhnlich in der Kindheit. Das solitäre Mastozytom sollte sich spontan zurückbilden. Die **Urticaria pigmentosa** klingt vor der Adoleszenz entweder vollständig ab oder bessert sich wesentlich. Nur selten, wenn überhaupt, schreiten diese Krankheitszustände zur systemischen Mastozytose fort. Eine Behandlung des Pruritus mit einem H_2-Antihistaminikum *(s. o. Urtikaria)* ist normalerweise alles, was nötig ist.

Die Symptome der **systemischen Mastozytose** sollten mit einem H_1- und H_2-Antihistaminikum behandelt werden. Weil auch von Prostaglandinen, speziell dem PGD_2, eine Beteiligung an Mastzell-vermittelten Symptomen angenommen wird, kann Aspirin versucht werden, aber mit Vorsicht. Da nämlich Aspirin und ähnliche Mittel die Prostaglandinsynthese hemmen, könnten sie die Bildung von Leukotrienen verstärken. Wenn die gastrointestinalen Symptome nicht in angemessener Weise beherrschbar sind, sollte Cromoglicin-Dinatrium (oral 200 mg 4 × tgl.; für Kinder im Alter zwischen 2–12 Jahren 100 mg 4 × tgl.) verabreicht werden.

Eine wirksame Therapie zur Reduktion der Gewebsmastzellen ist nicht bekannt.

Physikalisch bedingte Allergien

Ein Zustand, bei dem die Symptome und Zeichen der Allergie durch die Exposition gegen physikalische Reize wie Sonne, Kälte, Hitze oder leichte Traumen hervorgebracht werden.

Ätiologie

Der zugrundeliegende Mechanismus ist in den meisten Fällen unbekannt. Photosensibilisierung *(s. Kap. PHY, 1. und Kap. HAU, 4., Kontaktdermatitis)* kann manchmal durch Medikamente oder topische Agenzien, einschließlich Kosmetika, induziert werden. Kälte- und Lichtsensibilisierung können in manchen Fällen passiv mit Serum übertragen werden. Das Serum enthält einen spezifischen IgE-Antikörper, was auf einen immunbiologischen Mechanismus der Störung hindeutet, bei dem ein durch physikalische Faktoren verändertes Hautprotein als Antigen wirksam ist. Ein alternativer Mechanismus wird durch den kürzlich mitgeteilten Befund nahegelegt, daß manche Patienten mit Kälteurtikaria IgG- und IgM-Autoantikörper aufweisen. Das Serum von einigen Patienten mit kälteinduzierten Symptomen enthält Kryoglobuline oder Kryofibrinogene. Diese anomalen Proteine können mit einer schweren Grundkrankheit in Verbindung stehen, wie z. B. Malignomen, kollagenös-vaskulären Krankheiten oder chronischen Infektionen. Kälte kann Asthma oder vasomotorische Rhinitis verschlimmern. Die Kälteurtikaria ist jedoch unabhängig von allen anderen allergischen Tendenzen. Hitzeempfindlichkeit löst gewöhnlich eine cholinergische Urtikaria aus, die bei denselben Patienten auch durch körperliche Anstrengungen, emotionalen Streß oder jeden Stimulus, der zum Schwitzen führt, hervorgebracht werden kann. **Dermographismus** ist eine *Quaddelreaktion, die auftritt, wenn die Haut gekratzt oder kräftig gestrichen wird.* Sie tritt meist idiopatisch auf, ist jedoch gelegentlich das 1. Zeichen einer urtikariellen Arzneimittelnebenwirkung. Die Sensibilisierung kann in der Hälfte der idiopathischen Fälle passiv durch Serum übertragen werden und scheint vom IgE abzuhängen. Urtikaria kann auch nach einem persistierenden, vibratorischen Stimulus auftreten (familiär), bei Exposition mit Wasser (aquagenisch) und als sofortige oder späte (nach 4 bis 6 h, gelegentlich 24 h) Reaktion auf Druck vorkommen.

Symptomatik

Juckreiz und häßliches Aussehen sind die am häufigsten geäußerten Klagen. Kälteempfindlichkeit ist üblicherweise durch Urtikaria und Angioödem gekennzeichnet. Die Urtikaria bildet sich typischerweise nach Beendigung der Kälteexposition und beim oder nach dem Schwimmen oder Baden aus. Bronchospasmen und sogar histaminvermittelte Schocksymptomatik können in extremen Fällen auftreten und zum Ertrinken führen. Sonnenlicht kann Urtikaria oder chronische, polymorphe Hautreaktionen hervorbringen. Die Möglichkeit einer Protoporphyrie sollte in Betracht gezogen werden (*s. Kap. ERN, 7.*).

Die Hautläsionen bei der cholinergischen Urtikaria sind kleine, stark juckende, diskrete Quaddeln, die von breiten Erythemhöfen umgeben sind. Die cholinergische Urtikaria scheint durch eine ungewöhnliche Empfindlichkeit gegenüber Acetylcholin ausgelöst zu werden. Ein Hauttest mit Metacholin 1:5000 kann die Symptome erneut hervorrufen, jedoch nur in einem Drittel der Fälle. Der verläßlichste Provokationstest ist körperliche Anstrengung in beengender Kleidung, um das Schwitzen zu fördern.

Prophylaxe und Therapie

Der Gebrauch von Medikamenten und Kosmetika muß mit dem Patienten kritisch durchleuchtet werden, besonders wenn der Verdacht auf eine Photosensibilisierung besteht. Schutz vor dem physikalischen Auslöser ist notwendig.

Zur Erleichterung des Juckreizes sollte ein Antihistaminikum mit sedierender Komponente verabreicht werden (Diphenhydramin, 50 mg 4mal tägl., und Cyproheptadin, 4–8 mg 4mal tägl.). Cyproheptadin wurde auch bei der Kälteurtikaria als das wirksamste Mittel beschrieben. Bei cholinergischer Urtikaria ist Hydroxyzin, 25–100 mg oral, das bevorzugte Medikament. Anticholinergika erwiesen sich in tolerablen Dosen als nicht effektiv. Prednison, 30–40 mg/Tag oral, sollte bei nichturtikariellen schweren Lichtdermatosen gegeben werden, um den klinischen Verlauf abzukürzen. Mit zunehmender Besserung des Patienten wird die Dosis schrittweise verringert.

Störungen durch Überempfindlichkeitsreaktionen vom Typ II

Beispiele von Zellzerstörungen, bei denen Antikörper mit **Antigenkomponenten einer Zelle** reagieren, sind die Coombs-positiven hämolytischen Anämien, die antikörperinduzierte, thrombozytopenische Purpura, Leukopenie, Pemphigus, Pemphigoid, Goodpasture-Syndrom und perniziöse Anämie. Diese Reaktionen treten bei Patienten auf, die inkompatible Infusionen erhalten haben, beim Morbus haemolyticus neonatorum und bei der neonatalen Thrombozytopenie. Sie können auch bei auf Überempfindlichkeit beruhenden, viele Organsysteme erfassenden Krankheiten wie dem systemischen Lupus erythematodes eine Rolle spielen. Für eine Erläuterung der renalen Effekte *s. Kap. NIE, 4.*

Der Schädigungsmechanismus wird am besten durch den Effekt auf Erythrozyten veranschaulicht. Bei hämolytischen Anämien werden Erythrozyten entweder durch intravaskuläre

Hämolyse oder durch Makrophagenphagozytose, vorzugsweise in der Milz, zerstört. In-vitro-Untersuchungen haben gezeigt, daß in Anwesenheit von Komplement einige komplementbindende Antikörper, wie die Blutgruppenantikörper Anti-A und Anti-B, eine schnelle Hämolyse verursachen, andere wie Anti-Le führen zu langsamer Zell-Lyse und noch andere zerstören die Zellen nicht direkt, sondern verursachen ihre Adhärenz an Phagozyten und Phagozytose durch Phagozyten. Im Gegensatz dazu aktivieren Rh-Antikörper auf Erythrozyten kein Komplement, sondern zerstören Zellen vorwiegend durch extravaskuläre Phagozytose.

Beispiele, bei denen das Antigen eine Gewebskomponente ist, schließen die *frühe akute* (hyperakute) Abstoßung einer transplantierten Niere ein, was durch Anwesenheit von Antikörpern gegen Gefäßendothel bedingt ist, sowie das Goodpasture-Syndrom, das durch Antikörper verursacht ist, die mit dem Endothel der glomerulären und alveolären Basalmembran reagieren. Beim experimentellen Goodpasture-Syndrom ist Komplement ein wichtiger Vermittler der Schädigung. Die Rolle des Komplements bei der frühen Transplantatabstoßung ist noch nicht hinreichend geklärt.

Beispiele von Reaktionen, die durch **Kopplung von Haptenen** an Zellen oder Gewebe bedingt sind, schließen viele Arzneimittelüberempfindlichkeiten ein, wie z. B. die durch Penicillin induzierten hämolytischen Anämien *(s. u. Überempfindlichkeit gegenüber Medikamenten).*

Antirezeptor-Überempfindlichkeitsreaktionen *ändern die zelluläre Funktion als Ergebnis einer Antikörperbindung an Membranrezeptoren.* Bei einer Anzahl von Krankheiten (z. B. Myasthenia gravis, Morbus Basedow, Raynaud-Krankheit, insulinresistenter Diabetes Typ B und Asthma) sind Antikörper gegen Zellmembranrezeptoren gefunden worden. Bei einer Reihe von Tieren hat die Bildung von Antikörpern gegen den Acetylcholin-Rezeptor, hervorgerufen durch Immunisation, zu der typischen, von der menschlichen Myasthenia gravis her bekannten Muskelermüdbarkeit und -schwäche geführt. Auch beim Menschen ist dieser Antikörper im Serum und auf Muskelmembranen nachweisbar. Weiterhin läßt sich bei Primaten ein selbstlimitierendes myasthenisches Syndrom erzeugen, wenn ihnen Serum oder die IgG-Fraktion von Patienten mit Myasthenia gravis transfundiert wird. Dieser Antikörper verhindert, daß sich das endogen gebildete Acetylcholin an seinen Rezeptor binden kann, wodurch die Aktivierung des Muskels verhindert wird. Bei manchen Diabetikern mit hochgradiger Insulinresistenz sind Antikörper gegen den Insulinrezeptor gefunden worden, die eine Bindung des Insulins an seinen Rezeptor verhindern.

Bei Patienten mit Basedowscher Krankheit wurde ein Antikörper gegen den Rezeptor des Thyreoidea-stimulierenden Hormons **(TSH)** identifiziert, der den Effekt des TSH auf seinen Rezeptor simuliert, was zu Hyperthyreoidismus führt. Auch bei Asthma und der Raynaudschen Krankheit wurden Antikörper gegen den β_2-adrenergen Rezeptor gefunden, aber ihre Rolle bei diesen Krankheiten ist noch ungeklärt.

Antikörpervermittelte Zytotoxizitätsreaktionen (ADCC = antibody depedent cellular cytotoxicity) *treten ein, wenn eine antikörperbeladene Zelle durch* ***K(Killer)-Zellen*** *geschädigt wird.* Mit bestimmten Techniken lassen sich bei zirkulierenden Lymphozyten B- und T-Zell-Subpopulationen unterscheiden. Eine Subpopulation von Zellen, die weder B- noch T-Zell-Merkmale haben, wird als **Null-Zellen** bezeichnet, die ihrerseits **K- und NK-(natürliche Killer)-Zellen** beinhalten. Die K-Zellen binden sich mit ihren Fc-Rezeptoren an IgG-beladene Zielzellen und können sie zerstören. NK-Zellen erkennen ihre Zielzellen ohne Antikörper auf deren Membran. Sie können Tumorzellen, virusinfizierte Zellen und fetale Zellen lysieren. Diese Mechanismen sind in Tiermodellen und durch In-vitro-Untersuchungen demonstriert worden, doch steht ihre Rolle bei menschlichen Krankheiten noch nicht fest.

Diagnostische Tests

Dieser immunologisch bedingte Schadensmechanismus läßt sich stützen: 1. auf den Nachweis von Komplement oder Antikörper auf der Zelle oder auf Gewebe; 2. auf den Nachweis von Antikörpern im Serum mit Aktivität, die gegen ein Zelloberflächenantigen, ein Gewebsantigen, einen Rezeptor oder ein fremdes (exogenes) Antigen gerichtet ist. Obgleich Komplement häufig für Zellschäden vom Typ II erforderlich ist und an der Zelle oder in den Geweben nachgewiesen wird, ist die gesamthämolytische Komplementaktivität des Serums nicht erniedrigt, wie es bei Typ-III-Reaktionen oft der Fall ist.

Die **direkten Antiglobulin (Coombs)-Tests** und **Anti-non-γ-Globulintests** weisen Antikörper und Komplement auf Erythrozyten nach. Diese Tests benützen Kaninchenantiseren, wovon eines gegen Immunglobuline und das andere gegen Komplement gerichtet ist. Wenn diese Reagenzien mit Erythrozyten, die mit Immunglobulin oder Komplement beladen sind, gemischt werden, erfolgt Agglutination. Antikörper, die von derartigen Zellen eluiert wurden, zeigten sowohl eine Spezifität für die Blutgruppenantigene der Erythrozyten als auch die Fähigkeit, Komplement zu fixieren. Damit ist gezeigt, daß es sich um echte Autoantikörper handelt, die für das auf den Erythrozyten mit dem direkten, nicht Gammaglobuline erfassenden, Test nachweisbare Komplement verantwortlich sind.

Der **indirekte Antiglobulintest** wird benutzt, um zirkulierende Antikörper gegen Erythrozytenantigene zu entdecken. Das Patientenserum wird mit Erythrozyten derselben Blutgruppe inkubiert (um falsch-positive Ergebnisse durch Inkompatibilität auszuschließen), und der Antiglobulintest wird dann mit diesen Erythrozyten vorgenommen. Agglutination bestätigt die Präsenz von zirkulierenden Antikörpern gegen Erythrozytenantigene.

Bei der penicillininduzierten hämolytischen Anämie hat der Patient einen positiven direkten Coombs-Test, solange er Penicillin erhält. Der indirekte Antiglobulintest jedoch ist negativ, wenn Erythrozyten mit der Patientenblutgruppe verwendet werden. Patientenserum wiederum ist in der Lage, die Erythrozyten des indirekten Tests zu agglutinieren, wenn sie mit Penicillin beladen sind.

Die **Fluoreszenzmikroskopie** wird am häufigsten benutzt, um Immunglobulin oder Komplement (durch die direkte Technik) im Gewebe nachzuweisen, und kann darüber hinaus auch Anwendung finden, wenn die Spezifität eines zirkulierenden Antikörpers nachgewiesen werden soll (indirekte Technik). Bei der **direkten Immunfluoreszenztechnik** wird ein tierischer Antikörper, der spezifisch mit menschlichem Immunglobulin oder Komplement reagiert, mit einem fluoreszierenden Farbstoff (gewöhnlich Fluorescein) markiert und auf Gewebe geschichtet. Wird das Gewebe im Fluoreszenzmikroskop examiniert, zeigt eine typische Fluoreszenz (grün für Fluorescein) das Vorhandensein von menschlichem Immunglobulin oder Komplement im Gewebe an. Die direkte Immunfluoreszenz kann auch dazu benutzt werden, die Präsenz anderer Serumproteine, von Gewebskomponenten oder von exogenem Antigen nachzuweisen, wenn es gelingt, spezifische tierische Antikörper gegen derartige Substanzen herzustellen. Diese Technik ist nicht spezifisch für ein Gewebsantigen, es sei denn der Antikörper wird aus dem Gewebe eluiert und seine Spezifität gegen Gewebsantigen nachgewiesen.

Beim Goodpasture-Syndrom zeigt sich in der Immunfluoreszenz eine charakteristische saumartige Anfärbung der Basalmembran in der Niere und in der Lunge. Werden Antikörper aus der Niere von Patienten mit Goodpasture-Syndrom eluiert und normales Lungen- oder Nierengewebe damit überschichtet, heften sie sich an die Basalmembran an, und es zeigt sich dasselbe linienartige Bild in der Fluoreszenz, wie es bei Verwendung von fluoresceinmarkierten Antikörpern gegen humanes Gammaglobulin zustande kommt **(indirekte Immunfluoreszenz).**

Beim Pemphigus enthüllt die direkte Fluoreszenztechnik einen Antikörper, der gegen ein im interzellulären Zement der Stachelzellschicht enthaltenes Antigen gerichtet ist. Beim Pemphigoid befindet sich das Antigen in der Basalmembran. Bei beiden Krankheiten ist der Antikörper auch mit der indirekten Technik nachweisbar. Die indirekte Immunfluoreszenztechnik wird zum Nachweis zirkulierender Antikörper bei vielen anderen Krankheiten, wie bei Thyreoiditis (Antihyreoid-Antikörper) und SLE (antinukleäre Antikörper, antizytoplasmatische Antikörper), benutzt.

Antirezeptortests zum Nachweis von Acetylcholinrezeptor-Antikörpern sind käuflich erhältlich, nicht jedoch die Tests für den Insulin- und Thyreoidrezeptor. Die klinische Signifikanz des Tests auf Antikörper gegen den β_2-adrenergen Rezeptor ist noch ungeklärt. Für den **antikörpervermittelten Zytotoxizitätstest** gibt es keine klinische Indikation.

(S. a. Autoimmunkrankheiten, unten.)

Störungen durch Überempfindlichkeits-reaktionen vom Typ III

Klinische Zustände, *bei denen Immunkomplexe (IK) eine Rolle zu spielen scheinen,* sind die Serumkrankheit, ausgelöst durch Serum, Arzneimittel, Antigen der Virushepatitis, SLE, Rheumatoide Arthritis, Polyarteriitis, Kryoglobulinämie, Pneumonie auf der Basis der Hypersensitivitätsreaktion, bronchopulmonale Aspergillose, akute Glomerulonephritis, chronische membranoproliferative Glomerulonephritis und assoziierte Nierenkrankheiten *(s. Kap. NIE, 4.)*. Bei der bronchopulmonalen Aspergillose, der durch Medikamente induzierten Serumkrankheit und einigen Formen der Nierenkrankheit wird angenommen, daß eine IgE-vermittelte der Typ-III-Reaktion vorausgeht.

Die klassischen Beispiele für experimentell erzeugte Typ-III-Reaktionen sind die lokale Arthus-Reaktion und die experimentelle Serumkrankheit.

Bei der **Arthus-Reaktion** (einer klassischen lokalen Hautreaktion) werden Tiere zunächst hyperimmunisiert, um große Mengen zirkulierender IgG-Antikörper zu erzeugen. Im Anschluß daran wird eine kleine Menge Antigen intradermal verabreicht. Das Antigen präzipitiert an der Injektionsstelle mit einem Überschuß an IgG und aktiviert Komplement, so daß eine hochentzündliche, ödematöse, schmerzhafte örtliche Läsion entsteht (binnen 4–6 h), die unter Umständen bis zu einem sterilen Abszeß mit vielen polymorphkernigen Zellen und bis zur Gewebsnekrose fortschreiten kann. Histologisch zeigt sich eine nekrotisierende Vaskulitis mit verlegten arteriellen Gefäßen. Da der Antikörper jederzeit und überall anwesend ist, benötigt der Prozeß keine Anlaufzeit.

Bei der **experimentellen Serumkrankheit** wird einem nicht-immunisierten Tier eine große Menge Antigen injiziert. Nach einer Verzögerungsperiode werden Antikörper gebildet, die, wenn sie eine kritische Schwelle (beim Menschen in 10–14 Tagen) erreichen, zur Bildung von Antigen-Antikörperkomplexen führen, die sich in endothelreichen Gefäßen ablagern, wo sie eine weitreichende Gefäßschädigung erzeugen, die sich durch die Anwesenheit von polymorphkernigen Leukozyten auszeichnet. Während des Erscheinens der Vaskulitis kann ein Abfallen des Serumkomplements beobachtet werden, und Antigen, Antikörper und Komplement können in den Vaskulitisbereichen nachgewiesen werden. Die Antigen-Antikörperkomplexe können selbst keinen Schaden verursachen, vielmehr bedarf es zur verstärkten Gefäßablagerung der IK einer erhöhten Gefäßpermeabilität, wie sie durch IgE-vermittelte (Typ I) Reaktionen und durch Komplementaktivierung entsteht.

Diagnostische Tests

Typ-III-Reaktionen können bei menschlichen Erkrankungen dann vermutet werden, wenn eine Vaskulitis vorhanden ist. Bei der Polyarteriitis ist dies der einzige Hinweis, der die Annahme einer Beteiligung von IK stützt. Weitere Unterstützung beim Nachweis einer Typ-III-Reaktion kann durch direkte Immunfluoreszenztests (wie oben beschrieben) erhalten werden, wobei die Anwesenheit von Antigen, Immunglobulin und Komplement in den Bereichen der Vaskulitis gezeigt werden kann.

Werden bei experimentellen Untersuchungen tierische Glomeruli mit der Fluoreszenzmikroskopie auf die Anwesenheit von Immunglobulin und Komplement getestet, so zeigen sich grobe, granuläre Niederschläge („Jumpy bumps") entlang der Basalmembran. Eine ähnliche Verteilung kann bei humanen Typ-III-Nierenkrankheiten beobachtet werden *(s. Kap. NIE, 4.)*. Auch mit der Elektronenmikroskopie lassen sich elektronendichte Niederschläge (ähnlich wie die bei der experimentellen Serumkrankheit nachweisbaren) entdecken, die als Antigen-Antikörperkomplexe angesehen werden. In seltenen Fällen kann sowohl die Präsenz von Antikörpern als auch von Antigen im entzündeten Gewebe durch die Immunfluoreszenz nachgewiesen werden, z.B. bei renaler Beteiligung der SLE und den Gefäßläsionen der Hepatitisantigen-assoziierten Serumkrankheit.

Weitere Hinweise, die die Annahme einer Typ-III-Reaktion unterstützen, sind von dem Nachweis für das Vorhandensein zirkulierender Antikörper gegen Antigene wie Pferdeserum, Heptatitisantigen, DNS, alteriertes IgG (Rheumafaktor) und Schimmelsporen zu gewinnen. Beim systemischen Lupus erythematodes z.B. tritt bei Exazerbation der Nierenbeteiligung ein Anstieg von Antikörpern gegen native nicht-denaturierte, doppelsträngige DNS und ein Abfall des Serumkomplements auf. Bei unbekanntem Antigen können die Spiegel des totalen Serumkomplements und der frühen Komponenten (C1, C4 oder C2) getestet werden. Ein erniedrigter Wert deutet auf eine ablaufende Komplementaktivierung auf dem klassischen Weg und damit auf eine Typ-III-Reaktion hin.

Bei der allergischen Lungenaspergillose kann der intradermale Hauttest mit Aspergillusantigen zunächst eine IgE-Quaddelreaktion hervorrufen, die von einer Arthus-ähnlichen Reaktion gefolgt wird.

Bis vor kurzem wurde der Nachweis zirkulierender IK im Serum durch Kryopräzipitation (die Eigenschaft mancher Komplexe, in der Kälte zu präzipitieren) geführt. Lösliche Komplexe lassen sich auch mit anderen Methoden in gut ausgestatteten Laboratorien durch Ultrazentrifugation oder Sucrosegradientenzentrifugation nachweisen. Mehrere Tests zum Nachweis zirkulierender Immunkomplexe wurden entwickelt, die auf der Fähigkeit derartiger Komplexe, mit Komplement zu reagieren, beruhen (wie die **C1q-Bindungsprobe**). Auch die Fähigkeit der Komplexe, Reaktionen zwischen monoklonalem Rheumafaktor und IgG zu hemmen, kann zum Nachweis herangezogen werden. Verfahren wie die Raji-Zellprobe basieren auf der Interaktion Komplementfaktoren-haltiger IK mit Zellrezeptoren, z.B. C3-Rezeptor auf der Raji-Zelle. Andere Bestimmungsmethoden sind verfügbar, jedoch werden die 3 erwähnten Verfahren am häufigsten angewendet. Kein einzelner dieser Tests kann für sich allein alle IK nachweisen. Ihr klinischer Nutzen ist auf die Verlaufskontrolle der Aktivität bestimmter Krankheiten begrenzt.

Autoimmunkrankheiten

Erkrankungen, bei denen das Immunsystem Autoantikörper gegen ein endogenes Antigen bildet, mit der Folge von Gewebs- oder Organschädigungen.

Berücksichtigt sind an dieser Stelle die pathogenetisch wirksamen, immunologischen Mechanismen, die den Autoimmunkrankheiten zugrunde liegen *(s.a. Tab. 13.).* Die klinischen Aspekte der spezifischen Erkrankungen sind an anderer Stelle des Manuals abgehandelt.

Entwicklung von Autoimmunkrankheiten

Obgleich die präzisen Abläufe der Autoimmunerkrankungen nur zum Teil verstanden werden, scheint das Ergebnis einer Antigenstimulation, ob es in Antikörperbildung oder T-Zellaktivierung oder Toleranz endet, bei den Autoantigenen von denselben Faktoren abzuhängen wie bei exogener Antigenzufuhr.

Vier mögliche Mechanismen zur Entwicklung einer Immunantwort gegen Autoantigene wurden erkannt:

1. Versteckte oder eingeschlossene Antigene (intrazelluläre Substanzen) können nicht als „eigen" erkannt werden, wenn sie in die Zirkulation gelangen und damit in der Lage sind, eine Immunantwort auszulösen. Dies tritt z.B. bei der sympathischen Ophthalmie auf, wo durch ein traumatisches Ereignis ein Antigen freigesetzt wird, das normalerweise im Auge eingeschlossen ist. Der Autoantikörper allein kann keine Autoimmunerkrankung auslösen, weil er nicht mit dem eingeschlossenen Antigen reagieren kann. So sind z.B. Antikörper *gegen Sperma und Herzmuskel*gewebe durch die Basalmembran der Samenkanälchen und die Herzzellmembran blockiert. Immunologisch aktive T-Zellen mögen solchen Einschränkungen nicht unterliegen und dadurch bei der Verursachung von Gewebsschäden effektiver sein.

2. Die „Eigen"-Antigene können durch chemische, physikalische oder biologische Alteration immunogen werden. Bestimmte Chemikalien koppeln sich an Proteine des Körpers

Tab. 13. Autoimmunkrankheiten

Krankheit	*Mechanismus oder Hinweis*
Höchstwahrscheinlich	
Hashimoto-Thyreoiditis	Zellvermittelte und humorale Zytotoxizität gegen Schilddrüsengewebe
Systemischer Lupus erythematodes	Zirkulierende Immunkomplexe
Goodpasture-Syndrom	Antikörper gegen die Basalmembran
Pemphigus	Antiepidermaler, akantholytischer Antikörper
Rezeptoren-Autoimmunität:	
Morbus Basedow	Antikörper gegen TSH-Rezeptoren (stimulierend)
Myasthenia gravis	Antikörper gegen Acetylcholin-Rezeptoren
Insulinresistenz	Antikörper gegen Insulinrezeptoren
Autoimmune hämolytische Anämie	Phagozytose von antikörpersensibilisierten Erythrozyten
Autoimmune thrombozytopenische Purpura	Phagozytose von antikörpersensibilisierten Thrombozyten
Wahrscheinlich	
Rheumatoide Arthritis	Immunkomplexe in Gelenken
Sklerodermie mit Antikörpern gegen Kollagen	Nukleoläre und andere antinukleäre Antikörper
Gemischte Bindegewebskrankheiten	Antikörper gegen extrahierbares Zellkernantigen (Ribonukleoprotein)
Polymyositis	Nicht-histonische antinukleäre Antikörper
Perniziöse Anämie	Antikörper gegen Belegzellen u. Intrinsic-Factor
Idiopathische Addisonsche Krankheit	Humorale und (?) zellvermittelte Zytotoxizität gegen Nebennierenrindenzellen
Infertilität (einige Fälle)	Antispermatozoen-Antikörper
Glomerulonephritis	Antikörper gegen glomeruläre Basalmembran und Immunkomplexe
Bullöses Pemphigoid	IgG und Komplement in der Basalmembran
Sjögren-Syndrom	Multiple Gewebsantikörper, ein spezifischer nicht-histonischer antinukleärer Antikörper (SS-B)
Diabetes mellitus (einige Fälle)	Zellvermittelte Immunität und Antikörper gegen Inselzellen
Adrenerge Arzneimittelresistenz (einige Fälle mit Asthma oder zystischer Fibrose)	Antikörper gegen β-adrenerge Rezeptoren
Möglich	
Chronisch aktive Hepatitis	Antikörper gegen glatte Muskulatur
Primär biliäre Zirrhose	Antikörper gegen Mitochondrien
Andere Ausfälle endokriner Drüsen	Gewebsspezifischer Antikörper in einigen Fällen
Vitiligo	Melanozyten-Antikörper
Vaskulitis	Einige Fälle: Immunglobulin und Komplement in Gefäßwänden
Nach Myokardinfarkten, nach Kardiotomie	Antikörper gegen Myokard
Urtikaria, atopische Dermatitis, Asthma (manche Fälle)	IgG- und IgM-Antikörper gegen IgE
Viele andere entzündliche granulomatöse, degenerative und atrophische Krankheiten	Keine vernünftige alternative Erklärung

und machen sie immunogen, wie es bei der Kontaktdermatitis zu beobachten ist. Medikamente können verschiedene Autoimmunreaktionen auslösen *(s. Überempfindlichkeit gegenüber Arzneimitteln, unten)*. Die Photosensibilisierung exemplifiziert eine physikalisch induzierte Autoallergie; ultraviolettes Licht verändert Hautproteine, gegen die der Patient allergisch wird. Biologisch veränderte Antigene kommen bei Neuseeland-Mäusen vor. Diese Mäuse entwickeln eine SLE-ähnliche Erkrankung, wenn eine persistierende Infektion mit RNS-Virus, das mit Wirtsgewebe reagiert, bestehen bleibt und diese Gewebe ausreichend verändert, um Antikörperbildung auszulösen.

3. Fremdantigen kann eine Immunantwort induzieren, bei welcher Kreuzreaktionen zu normalen „Eigen"-Antigenen auftreten. Beispiele sind die Kreuzreaktion, die zwischen Streptokokken-M-Protein und Herzmuskel auftreten kann, oder die Enzephalitis, die einer Tollwutimpfung folgen kann und bei der die autoimmune Kreuzreaktion wahrscheinlich durch verunreinigendes, tierisches Hirngewebe in der Vakzine eingeleitet wird.

4. Die Autoantikörperbildung kann das Resultat einer Mutation in immunkompetenten Zellen sein. Dieser Mechanismus kann das Auftreten monoklonaler Antikörper erklären, die gelegentlich bei Lymphompatienten gefunden werden.

Schließlich können Autoimmunphänomene auch Epiphänomene sein, die pathogenetisch einer Immunantwort auf ein unbekanntes Antigen folgen, z. B. auf ein Virus.

Wahrscheinlich wird normalerweise die Autoimmunreaktion durch die Wirkung einer spezifischen Population von Suppressor-T-Zellen unter Kontrolle gehalten. Jeder der oben aufgeführten Prozesse kann zu einem Defekt der Suppressor-T-Zellen führen oder damit assoziiert sein. Vielleicht spielt eine Störung der Regulation der Antikörperaktivität durch antiidiotypische Antikörper (Antikörper gegen die Antigen-Bindungsstelle anderer Antikörper) eine Rolle.

Die Rolle anderer, komplexer Mechanismen, die experimentell demonstriert werden können, benötigt zur Klärung noch weitere Untersuchungen. Zum Beispiel verstärken nicht-antigenische Adjuvantien wie Alaun oder bakterielle Endotoxine die Antigenizität anderer Substanzen, obwohl sie selbst nicht antigen wirksam sind. Das Freund-Adjuvans, eine Emulsion von Antigen in Mineralöl mit hitzeinaktivierten Mykobakterien, wird gewöhnlich benötigt, um eine Autoimmunität bei Versuchstieren hervorzurufen.

Auch genetische Faktoren spielen bei Autoimmunerkrankungen eine Rolle. Verwandte von Patienten mit Autoimmunerkrankungen zeigen oft eine hohe Rate von Autoantikörpern des gleichen Typs wie der Patient. Außerdem liegt bei eineiigen Zwilligen die Inzidenz von Autoimmunerkrankungen deutlich höher als bei zweieiigen Zwillingen. Frauen sind oft stärker betroffen als Männer. Die Bedeutung des genetischen Faktors scheint dabei in der Ausbildung einer Prädisposition zu liegen. In einer Population, in der eine Prädisposition vorhanden ist, kann durch eine Reihe von Umweltfaktoren der Ausbruch der Krankheit provoziert werden. Beim SLE können dies zum Beispiel latente Virusinfektionen, Arzneimittel oder Gewebeschäden sein, wie sie durch UV-Licht-Exposition auftreten. Diese Situation würde damit Analogien zeigen zur Entwicklung von hämolytischen Anämien als Konsequenz der Einwirkung von Umweltfaktoren bei Personen mit G6PD-Mangel, wobei der Enzymmangel die Rolle einer prädisponierenden, genetisch determinierten, biochemischen Abnormität hat.

Pathogenese

Die pathogenetischen Mechanismen von Autoimmunreaktionen werden oft besser verstanden als die Wege, auf denen sich Autoantikörper entwickeln. Bei einigen autoimmunhämolytischen Anämien bedecken sich die Erythrozyten mit zytotoxischen (Typ II) Auto*antikörpern*. Das Komplementsystem antwortet auf diese antikörperbedeckten Zellen, wie es dies auf ähnlich bedeckte Fremdpartikel tun würde, und die Wechselwirkung des Komplements mit den Antikörpern, die auf der Zelloberfläche komplexiert sind, führt zur Phagozytose oder Zytolyse der Erythrozyten.

Nierenschäden auf der Basis autoimmuner Prozesse können entweder als Resultat einer Antikörper-vermittelten (Typ II) oder Immunkomplex (Typ III)-Reaktion auftreten. Die Antikörper-vermittelte Reaktion kommt beim Goodpasture-Syndrom vor, bei dem die Erkrankung der Lungen und der Nieren mit dem Vorkommen von Antikörpern gegen die Basalmembran in Verbindung steht *(s. Kap. LUN, 14.).* Das bekannteste Beispiel eines Autoimmunschadens, der mit der Einwirkung von löslichen Antigen-Antikörperkomplexen (Immunkomplexen) in Verbindung steht, ist die Nephritis, die mit dem SLE assoziiert ist *(s. Kap. BEW, 3., Systemischer Lupus erythematode, und unten).* Ein anderes Beispiel ist eine Form der membranösen Glomerulonephritis, die mit einem Immunkomplex verbunden ist, der ein Nierentubulusantigen enthält. Obwohl es möglich ist, daß die Glomerulonephritis nach Streptokokkeninfektionen zum Teil durch streptokokkeninduzierte, kreuzreagierende Antikörper ausgelöst werden könnte, ist für diese Annahme bisher kein Beweis erbracht worden.

Eine Vielfalt von Autoantikörpern wird bei **SLE** und anderen systemischen (im Gegensatz zu organspezifischen) Autoimmunerkrankungen produziert. Antikörper gegen geformte Bestandteile des Blutes sind für hämolytische Anämie *(s. Kap. HÄM, 1.),* Thrombozytopenien und möglicherweise Leukopenien verantwortlich zu machen. Antikörper gegen Gerinnungsfaktoren können Blutungsprobleme verursachen. Antinukleäre Antikörper führen zur Ablagerung von Antigen-Antikörperkomplexen nicht nur in den Glomeruli, sondern auch im Gefäßgewebe und im Bereich der Haut-Schleimhautgrenzen. Die synoviale Ablagerung von aggregierten IgG-Rheumafaktor-Komplementkomplexen tritt bei der **rheumatoiden Arthritis** auf. **Der Rheumafaktor (RF)** ist gewöhnlich ein IgM-Molekül (gelegentlich IgG oder IgA) mit Spezifizität für einen Rezeptor auf dem konstanten Teil der schweren Ketten von autologen IgG. Die IgG-Rheumafaktor-Komplementaggregate können auch in Neutrophilen gefunden werden, wo sie die Freisetzung lysosomaler Enzyme verursachen, die ihrerseits zur entzündlichen Gelenkveränderung beitragen. Im Gelenkbereich sind auch Plasmazellen, die Anti-IgG-Antikörper produzieren, in großer Zahl vorhanden. T-Zellen und Lymphokine sind ebenfalls in vom Rheuma affizierten Gelenken vorhanden. Sie könnten auch zum entzündlichen Prozeß beitragen. Der Prozeß, der die immunologischen Ereignisse in Gang setzt, ist nicht bekannt, es könnten virale oder bakterielle Infektionen sein. Beim SLE spiegeln die niedrigen Serumkomplementwerte die weitverbreitet stattfindenden immunologischen Reaktionen wider. Bei der rheumatoiden Arthritis sind im Unterschied dazu die Serumkomplementwerte normal, aber die intrasynovialen Komplementwerte erniedrigt.

Bei der **perniziösen Anämie** können Autoantikörper im Darmlumen gefunden werden, die in der Lage sind, den Intrinsic-Factor zu neutralisieren. Autoantikörper gegen die mitochondriale Fraktion der Magenschleimhautzellen sind noch häufiger zu finden. Es ist postuliert worden, daß eine zellvermittelte Autoimmunattacke gegen Belegzellen zu einer atrophischen Gastritis führt, die ihrerseits eine verminderte Produktion von Intrinsic-Factor verursacht, aber noch immer erlaubt, genügend Vitamin B_{12} zu absorbieren, um die Ausbildung einer megaloblastischen Anämie zu verhindern. Wenn sich jedoch gleichzeitig Autoantikörper gegen den Intrinsic-Factor im Darmlumen befinden, wird die B_{12}-Absorption beendet, und eine perniziöse Anämie kann entstehen.

Die **Hashimoto-Thyreoiditis** ist mit dem Vorkommen von Autoantikörpern gegen Thyreoglobulin, Mikrosomen von thyreoidalen Epithelzellen, einem Oberflächenantigen der Thyreoidzellen und einem sekundären Kolloidantigen assoziiert. Gewebsschädigungen und unter Umständen das Myxödem könnten sowohl durch die Zytotoxizität des antimikrosomalen Antikörpers als auch durch die Aktivität spezifisch aktivierter T-Zellen getragen werden. Niedrigtitrige Antikörper werden auch bei Patienten mit primärem Myxödem beobachtet, was nahelegt, daß es sich bei diesem Krankheitsbild um das Endresultat einer unentdeckten Autoimmun-Thyreoiditis handelt. Eine Autoimmunreaktion ist auch an der **Thyreotoxikose (Morbus Basedow)** beteiligt, ungefähr 10% der Patienten bilden ein Myxödem aus. Nach der Ablatio der Schilddrüse tritt dies bei noch mehr Patienten in Erscheinung. Andere Antikörper, die nur bei Morbus Basedow gefunden wurden, werden als thyreoideastimulierende Antikörper bezeichnet. Sie reagieren mit TSH-Rezeptoren in der Drüse und haben denselben Effekt auf die Funktion der Schilddrüse, wie er normalerweise durch TSH ausgeübt wird.

Störungen durch Überempfindlichkeitsreaktionen vom Typ IV

Beispiele klinischer Krankheitsbilder, bei denen Typ-IV-Reaktionen als bedeutungsvoll angenommen werden, sind Kontaktdermatitis, allergische Pneumonie, Allotransplantatabstoßung, Granulome durch intrazelluläre Organismen, einige Formen der Medikamentenallergie, Tyhreoiditis und die Enzephalitis nach Tollwutimpfung. Der Hinweis bei den letzten beiden Erkrankungen basiert auf experimentellen Modellen und bei der menschlichen Erkrankung auf dem Erscheinen von Lymphozyten in den entzündlichen Exsudaten der Schilddrüse und des Gehirns.

Diagnostische Tests

Eine Typ-IV-Reaktion kann vermutet werden, wenn eine entzündliche Reaktion histologisch durch die perivaskuläre Ansammlung von Lymphozyten und Makrophagen charakterisiert ist. Hauttests für Hypersensitivitätsreaktionen vom Spättyp *(s. Kap. IMM, 2., Tests der zellulären Immunität)* und Läppchentests sind die am leichtesten zugänglichen Methoden zur Erkennung von Spättypreaktionen.

Pflastertests werden zur Identifizierung von Kontaktdermatitiden auslösenden Antigenen benutzt. Der Pflastertest ist erst dann auszuführen, wenn die Kontaktdermatitis des Patienten abgeklungen ist, um eine erneute Exazerbation der Krankheit zu vermeiden.

Das verdächtige Material (in geeigneten Konzentrationen) wird unter einem nicht absorbierenden, selbsthaftenden Läppchen (Pflasterstreifen) auf die Haut aufgetragen und für 48 h dort belassen. Wenn ein Stechen oder Brennen früher bemerkt wird, kann das Pflaster entfernt werden. Hat sich ein Erythem mit Induration und gelegentlicher Bläschenbildung entwickelt, ist der Test positiv. Da einige Reaktionen sich nicht entwickeln, bevor die Pflasterstreifen entfernt sind, sollten die Teststellen nach 72 h nochmals begutachtet werden.

Bei Patienten mit negativem Hauttest kann die **Blastentransformation** von Lymphozyten und der **Thymidineinbau** nach Stimulation mit spezifischem Antigen vorgenommen werden, wenn das Antigen bekannt ist und entschieden werden soll, ob der Defekt in der Unfähigkeit der Haut begründet ist, auf Lymphokine zu reagieren, oder ob eine Unfähigkeit der T-Zellen, Lymphokine zu bilden, vorliegt. Das beste Korrelat der Typ-IV-Reaktion als Maß für Immunkompetenz ist jedoch die Blastenbildung von Lymphozyten und die Bildung bestimmter Lymphokine in der gemischten Lymphozytenkultur (für eine Besprechung dieser Tests *s. Kap. IMM, 2.*).

Überempfindlichkeit gegenüber Arzneimitteln

Hauteruptionen durch Medikamente sind in *Kap. HAU, 11.* besprochen. Hier werden andere Überempfindlichkeitsreaktionen, die der oralen oder peroralen Anwendung folgen können, behandelt. Die Kontaktdermatitis, die eine zelluläre (verzögerte) Überempfindlichkeitsreaktion (vom Typ IV) nach lokaler Anwendung ist, wird in *Kap. HAU, 4.* erörtert, und Arzneimittelreaktionen, die auf Mechanismen nicht-immunologischen Ursprungs beruhen, werden auch in *Kap. PHA, 6.* besprochen. Zu **allergischen Reaktionen** gegenüber Komponenten in Spenderblut *s. Kap. HÄM, 2., Allergische Reaktionen.*

Bevor eine Nebenwirkung einem Arzneimittel zugeschrieben wird, sollte man sich klarmachen, daß auch Placebos unerwünschte Effekte auslösen können. Übelkeit, Tachykardien, Schweißausbrüche, epigastrische Schmerzen mit Diarrhö, Mundtrockenheit, Kopfschmerzen, leichte Ermüdbarkeit, Somnolenz und sogar Hauterscheinungen wurden von Personen berichtet, die inerte Substanzen im Rahmen eines Doppelblindversuchs erhalten hatten. Nichtsdestoweniger stellen echte Arzneimittelreaktionen ein größeres medizinisches Problem dar. Die Literatur über spezifische Arzneimittelwirkungen sollte konsultiert werden, um die wahrscheinlichsten Nebenreaktionen kennenzulernen.

Bei **Überdosierung eines Medikaments** stehen die toxischen Effekte in direktem Zusammenhang zur Gesamtmenge des Mittels im Körper. Sie können bei jedem Patienten auftreten, wenn die Dosis groß genug ist. *Absolute* Überdosierung ist die Folge eines die Menge oder die Häufigkeit der Einzeldosen betreffenden Dosierungsfehlers. *Relative* Überdosierung kann bei Patienten vorkommen, die wegen eines Leber- oder Nierenschadens das Mittel nicht in normaler Weise katabolisieren oder ausscheiden.

Bei **Medikamenten-Unverträglichkeit** zeigt sich die unerwünschte Reaktion schon nach der 1. Verabreichung des Mittels. Es kann sich dabei um dieselbe toxische Reaktion handeln, die sonst erst bei höheren Dosen des Mittels zu erwarten ist. Sie kann die Übersteigerung eines normalerweise milden Nebeneffektes, wie die Sedation nach Antihistaminika, oder auch ein völlig unerwarteter Effekt sein. **Idiosynkrasie** *ist ein Zustandsbild, bei dem die Nebenwirkung bei der ersten Anwendung des Arzneimittels pharmakologisch nicht erwartet wird und einzigartig ist.* Nebenreaktionen, die durch einen genetisch bedingten Enzymmangel auftreten, werden in wachsendem Umfang beschrieben. So entwickelt sich eine hämolytische Anämie bei Glukose-6-Phosphat-Dehydrogenase-Mangel im Laufe der Behandlung mit einer Anzahl unterschiedlicher Medikamente. Die Apnoe nach Succinylcholin oder die periphere Neuropathie nach Isoniazid sind andere Beispiele *(s. a. Kap. PHA, 6., Arzneimittelnebenwirkungen).*

Die meisten toxischen und auf Idiosynkrasie beruhenden Reaktionen differieren stark genug von allergischen Reaktionen, als daß sie Anlaß zu Verwirrungen sein können. Es gibt jedoch einige Ausnahmen. Toxische oder idiosynkratische Reaktionen mit direkt Histaminfreisetzender Wirkung (Röntgenkontrastmittel, Opiate, Pentamidin, Polymyxin B) können sich in einer Urtikaria oder sogar als anaphylaktische Erscheinungen äußern. Die hämolytische Anämie kann auch allergischer Natur sein (Penicillin, Stibophen) oder auf G6PD-Mangel beruhen. Fieber nach Medikamenteneinnahme kann auf allergischer, toxischer (Amphetamine, Tranylcypropramid) oder auch pharmakologischer (Etiocholanolon) Wirkung basieren.

Charakteristika allergischer Reaktionen: 1. Die Reaktionen erscheinen erst, nachdem der Patient einmal oder mehrere Male ohne Folgen mit dem Medikament (nicht notwendigerweise zur Therapie) in Berührung kam. 2. Wenn sich einmal eine Überempfindlichkeit entwickelt hat, kann die Reaktion durch Dosen ausgelöst werden, die weit unter den Mengen liegen, die für therapeutische Zwecke Anwendung finden, und normalerweise auch unter den Mengen liegen, die Idiosynkrasien verursachen. 3. Die klinischen Erscheinungen sind in ihren Manifestationen begrenzt. Hautausschläge (teilweise Urtikaria), Serumkrankheit, unerwartetes Fieber, Anaphylaxie und Infiltrationen der Lungen durch Eosinophile, die während einer medikamentösen Therapie auftreten, sind fast immer durch Hypersensitivitätsreaktionen bedingt. Einige Fälle von Anämie, Thrombozytopenie und Agranulozytose können es sein. Vaskulitis entsteht selten nach wiederholter Medikamentenexposition (Sulfonamide, Jodide, Penicillin). Interstitielle Nephritis (Methicillin) und Leberschäden (Halothan) sind unter Erscheinungen beschrieben worden, die in Übereinstimmung mit der Ausbildung einer spezifischen Überempfindlichkeit stehen könnten.

Das Standardbeispiel einer Arzneimittelüberempfindlichkeit ist die **Serumkrankheit,** eine allergische Reaktion, die gewöhnlich 7–12 Tage nach Administration eines fremden Serums oder bestimmter Medikamente wie z. B. Penicillin auftritt. Reaktionen auf Pferdeserum kommen bei mindestens 5% der Personen vor, denen es erstmals gegeben wird. Auch heute noch wird es zur Behandlung von Diphtherie, Botulismus und giftigen Schlangen- und Spinnenbissen benutzt. Zusätzlich wird zur immunsuppressiven Behandlung bei der Organtransplantation von Antilymphozyten- und Antithymozytenserum Gebrauch gemacht, das von Pferden oder anderen Spezies gewonnen wird.

Injiziertes Serum wird nur langsam ausgeschieden, so daß es lange genug in der Zirkulation verbleibt, um die Bildung spezifischer IgG-Antikörper zu stimulieren, die ihrerseits durch Bildung löslicher Immunkomplexe mit dem Antigen eine Immunkomplexreaktion

(Typ III) verursachen. Auch IgE-Antikörper mit nachfolgender IgE-vermittelter Reaktion werden gebildet. Wenig ist darüber kannt, ob die Reaktionen nach Art einer Serumkrankheit, die durch Medikamente mit kleinem Molekulargewicht verursacht werden, über einen IgG-Immunkomplexmechanismus zustande kommen.

Die Krankheitszeichen beginnen üblicherweise mehrere Tage nach Injektion des Serums oder nach Gabe des Medikaments, können aber viel früher als nach den üblichen 7 Tagen auftreten, wenn der Patient vorher exponiert war **(akzelerierte Serumkrankheit).** Eine Urtikaria ist die gewöhnlich zu beobachtende Hautmanifestation. Weniger häufig ist der Hautausschlag multiform oder morbilliform. Scarlatiniforme und purpurartige Exantheme treten selten auf. Die meisten Patienten haben Polyarthritis oder periartikuläre Ödeme. Eine Arthritis des temporomandibulären Gelenks kann sehr gravierend sein und ist schon mit Tetanus verwechselt worden.

Wenn Fieber auftritt, verläuft es meist mild und dauert nur 1–2 Tage an. Eine Adenopathie entwickelt sich in der Lymphknotenregion, deren Lymphbahnen die Injektionsstelle drainieren. Sie kann sie generalisieren. Eine Splenomegalie kommt ab und zu vor. Gelegentlich können Bauchschmerzen und Diarrhö zu den anderen Symptomen hinzutreten. Eine Myokarditis ist selten. Eine periphere Neuritis ist die einzige Komplikation, die bleibende Schäden verursachen kann. Überraschenderweise ist die Glomerulonephritis, die bei der tierexperimentellen Serumkrankheit so im Vordergrund steht, selten ein Problem.

Mechanismen der Arzneimittelüberempfindlichkeit

Medikamente von Protein- oder Peptidnatur können eine Antikörperbildung auf streng immunologischem Weg hervorrufen. Das vielleicht kleinste Molekül mit potentieller Antigenizität ist **Glukagon** mit einem Molekulargewicht von etwa 3500. Die meisten Arzneimittelmoleküle sind jedoch viel kleiner. Sie sind daher für sich allein nicht antigen wirksam, können aber durch kovalente Bindung an Proteine **Haptencharakter** annehmen. Die hieraus resultierenden Konjugate können die Bildung von Antikörpern stimulieren, die spezifisch für jedes Arzneimittel sind. Das Medikament oder einer seiner Metaboliten muß in der Lage sein, chemisch mit dem Protein zu reagieren und eine kovalente Bindung herzustellen. Die gewöhnliche Bindung vieler Medikamente an Serumproteine ist viel schwächer und zu insuffizient, um Antigenizität auszubilden.

Die spezifische immunologische Reaktion ist nur für Benzylpenicillin nachgewiesen. Das Medikament selbst bindet sich nicht fest genug an Gewebe oder Serumproteine, um einen antigen wirksamen Komplex zu bilden. Das Hauptabbauprodukt des Penicillins jedoch, die Benzylpenicillinsäure, kann mit Gewebsproteinen reagieren und Benzylpenicilloyl **(BPO)**-Derivate bilden, die die **Hauptantigendeterminanten** des Penicillins sind. Mehrere andere **Minorantigendeterminanten** werden in relativ kleinen Mengen durch noch nicht genau erforschte Mechanismen gebildet. IgE-Antikörper gegen die BPO-Determinante lösen die Urtikaria aus, die der Penicillingabe folgt, während IgE-Antikörper gegen Minordeterminanten gewöhnlich Anaphylaxien und ebenfalls Urtikaria verursachen. Zusätzlich konnten auch IgG-Antikörper gegen die Hauptdeterminante, aber nicht gegen die Minordeterminanten nachgewiesen werden. Es wird angenommen, daß diese Antikörper als „blockierende Antikörper" auf das BPO einwirken, wodurch die Reaktionen mit BPO modifiziert oder sogar unterdrückt werden, während durch das Fehlen von blockierenden IgG-Antikörpern gegen die Minorkomponenten erklärt werden könnte, warum durch diese Determinanten so schwere Nebenwirkungen wie Anaphylaxien hervorgerufen werden können.

Ein BPO-Polylysin-Konjugat (Benzylpenicilloyl-Polylysin) ist für **Hauttests** kommerziell erhältlich. Die Minordeterminanten sind von der FDA nicht als Reagenzien für den Hauttest *auf Penicillinallergie zugel*assen. Glücklicherweise reagieren fast alle Minor-sensitiven Patienten mit einem der Reagenzien, Penicillin G, das für Hauttests in einer Konzentration von 1000 E/ml verwendet werden kann. Der Hauttest wird zunächst mit der Prick-Technik durchgeführt. Wenn der Patient anamnestisch eine schwere explosive Reaktion angibt, sollten die Reagenzien zu Anfang 100fach verdünnt werden. Ein negativer Prick-Test kann von einer intradermalen Austestung gefolgt werden. Fallen die Hauttests positiv aus, besteht für den Patienten das Risiko einer anaphylaktischen Reaktion, wenn er mit Penicillin behandelt wird. Negative Hauttests verringern das Risiko einer schweren Reaktion, schließen es aber nicht vollständig aus. Obwohl es beim Menschen keinen Hinweis darauf gibt, daß der Penicillin-Hauttest jemals de novo eine Sensibilisierung erzeugt hat, ist es dennoch in den meisten Fällen ratsam, nur kurz vor Beginn einer notwendigen Penicillinbehandlung eine Penicillinallergie auszuschließen. Da diese Tests nur IgE-vermittelte Reaktionen nachweisen, kann durch Hauttests das Auftreten von morbilliformen Eruptionen oder von hämolytischen Anämien nicht vorhergesagt werden.

Alle halbsynthetischen Penicilline (z.B. Amoxicillin, Carbenicillin, Ticarcillin) zeigen Kreuzreaktionen mit Penicillin, so daß penicillinempfindliche Patienten oft (aber nicht immer) gleichstark auf diese Mittel reagieren. Mit den Cephalosporinen treten in geringerem Umfang Kreuzreaktionen auf. Daher sollte eine Behandlung mit Cephalosporinen dann mit großer Vorsicht eingeleitet werden, wenn der Patient eine positive Anamnese für schwere Nebenwirkungen, wie Anaphylaxie, auf Penicillingabe hat.

Hämatologische antikörpervermittelte (zytotoxische) Arzneimittelreaktionen (Typ II) können durch jeden der 3 Mechanismen, für die im folgenden Beispiele aufgeführt sind, verursacht werden. 1. Bei den penicillininduzierten Anämien reagiert der Antikörper mit dem Hapten, das fest an die Erythrozytenmembran gebunden ist, und verursacht Agglutination und verstärkte Destruktion der Erythrozyten. 2. Bei der durch Stibophen oder Chinidin induzierten Thrombozytopenie *(s. a. Kap. HÄM, 4., Thrombozytopenie)* bildet das Medikament einen löslichen Komplex mit seinem spezifischen Antikörper. Anschließend reagiert der Komplex mit benachbarten Plättchen (den „innocent bystander"-Zielzellen) und aktiviert Komplement, das allein auf der Plättchenmembran zurückbleibt und die Zell-Lyse verursacht. 3. Bei anderen hämolytischen Anämien scheint das Medikament (Methyldopa) die Zelloberfläche chemisch zu verändern, wobei ein Antigen freigelegt wird, das zunächst einen Autoantikörper, meist von Rh-Spezifität, induziert und dann mit ihm reagiert.

Diagnostik

Toxisch-idiosynkratische und **anaphylaktische Reaktionen** sind in ihrer Art und ihrem Zeitablauf ausreichend charakteristisch, so daß das auslösende Arzneimittel leicht zu identifizieren ist. Reaktionen mit dem Charakter der **Serumkrankheit** sind am häufigsten durch Penicilline, aber gelegentlich auch durch Sulfonamide, Hydralazin, Sulfonylharnstoff oder Thiazide bedingt. Eine **Photosensibilisierung** ist charakteristisch für Chlorpromazin, bestimmte Antiseptika in Seifen, Sulfonamide, Psoralene, Demeclocyclin und Griseofulvin. In solchen Fällen sollten alle Medikamente, außer den für absolut notwendig gehaltenen, abgesetzt werden. Wenn ein **Arzneimittelfieber** vermutet wird, ist das wahrscheinlich auslösende Medikament abzusetzen (Allopurinol, Penicillin, Isoniazid, Sulfonamide, Barbiturate, Chinidin). Zurückgehen des Fiebers innerhalb von 48 h nach dem Absetzen des Mittels indiziert das betreffende Medikament. Wenn das Fieber von einer Granulozytopenie begleitet wird, ist eher eine Arzneimitteltoxizität als eine Allergie die Ursache, und es handelt sich um eine bedrohliche Komplikation *(s. Kap. HÄM, 5.)*.

Allergische Lungenreaktionen auf Medikamente sind gewöhnlich infiltrativer Natur und können unter anderem durch Goldsalze, Penicillin und Sulfonamide hervorgerufen werden. Die häufigste Ursache einer akuten infiltrativen Lungenreaktion ist Nitrofurantoin. Diese Reaktion ist wahrscheinlich allergischen Ursprungs, verläuft aber im allgemeinen ohne Eosinophilie.

Leberreaktionen können primär cholestatisch (Phenothiazin und Erythromycin-Estolat sind am häufigsten beteiligt) oder hepatozellulär sein (Allopurinol, Hydantoine, Goldsalze, Isoniazid, Sulfonamide, Valproinsäure und viele andere). Die übliche, allergisch bedingte, renale Reaktion ist eine interstitielle Nephritis, die am häufigsten durch Methicillin ausgelöst wird, wobei auch andere antimikrobiell wirksame Medikamente und Furosemid beteiligt sein können.

Ein **dem systemischen Lupus erythematodes** ähnliches Syndrom kann durch verschiedene Medikamente verursacht werden, am häufigsten durch Hydralazin und Procainamid. Das

Syndrom ist mit einem positiven Test auf antinukleäre Antikörper verbunden und verläuft relativ benigne, wobei kaum eine Beteiligung der Niere oder des ZNS vorkommt. Penicillamin kann einen systemischen Lupus erythematodes und andere Autoimmunreaktionen hervorrufen, in ganz besonderem Maße eine Myasthenia gravis.

Die Diagnose jeder Arzneimittelüberempfindlichkeit kann durch Provokation, d.h. Wiederverordnung des Mittels bewiesen werden. Doch die Reproduktion der meisten allergischen Erscheinungen ist mit Risiken belastet und wenig wünschenswert.

Laboruntersuchungen für spezifische Arzneimittelüberempfindlichkeiten (RAST, Histaminfreisetzung, Degranulation der Basophilen oder Mastzellen, Lymphozytentransformation) sind nicht zuverlässig genug oder experimentelle Methoden. Die hämatologischen Nebenwirkungen auf Medikamente stellen eine Ausnahme dar *(s. Diagnostische Tests unter Störungen durch Überempfindlichkeitsreaktionen vom Typ II)*. Zur Behandlung durch Desensibilisierung siehe unten.

Hauttests für Soforttyp-(IgE-vermittelte) Überempfindlichkeitsreaktionen helfen bei der Diagnose von Penicillin-Nebenreaktionen (wie oben angemerkt) und beim Nachweis von Nebenreaktionen auf Enzyme, xenogenes Serum, auf einige Vakzinen und Polypeptidhormone, sind aber sonst für die meisten Arzneimittel unzuverlässige Systeme. Im Falle von xenogenem Serum sollte bei einem Patienten, der nicht Atopiker ist und der zuvor kein Pferdeserum erhalten hat, zunächst ein **Prick-Test** mit einer Verdünnung von 1:10 durchgeführt werden. Wenn dieser Test negativ bleibt, werden 0,02 ml einer 1:10-Verdünnung intrakutan injiziert. Wenn der Patient sensitiv ist, entwickelt sich binnen 15 min eine Quaddel mit einem Durchmesser von > 0,5 cm. Alle Patienten, die früher möglicherweise Serum bekommen haben *(ob sie reagiert haben oder nicht)* oder bei denen die Anamnese auf einen Allergieverdacht hinweist, sollten zunächst mit einer 1:1000-Verdünnung getestet werden. Negative Hauttests machen eine Anaphylaxie (eine IgE-vermittelte Reaktion) unwahrscheinlich, sagen aber nichts über das Auftreten einer nachfolgenden Serumkrankheit voraus.

Es ist meist notwendig, die Behandlung mit dem verursachenden Medikament abzubrechen, besonders wenn die Reaktion auf allergischen Mechanismen beruht. Im Gegensatz dazu stehen toxische und einige idiosynkratische Erscheinungen, wo eine Reduktion der Dosis oft noch wirksam sein kann, ohne Reaktionen auszulösen. Die meisten allergischen Reaktionen klingen wenige Tage nach Absetzen des Medikaments ab. Die Behandlung kann sich gewöhnlich auf eine Kontrolle von Schmerz und Juckreiz beschränken. Die Arthralgien bei Serumkrankheit können gewöhnlich mit Acetylsalicylsäure oder mit einem anderen nichtsteroidalen antiinflammatorischen Medikament unter Kontrolle gehalten werden. Krankheitszustände wie Arzneimittelfieber, ein nicht juckender Hautausschlag oder milde Organsystemreaktionen bedürfen keiner Behandlung. Wenn jedoch ein Patient akut an den Zeichen einer multiplen Organsystembeteiligung oder mit exfoliativer Dermatitis erkrankt, ist eine intensive Glukokortikoidtherapie erforderlich (z.B. Prednison, 40–80 mg täglich oral). Ausführlichere Informationen über die Behandlung spezifischer klinischer Reaktionen finden sich in den einschlägigen Kapiteln des Manuals. Manchmal muß die Behandlung wegen lebenserhaltender Wirkung trotz allergischer Reaktionen fortgesetzt werden. So kann z.B. die Behandlung einer bakteriellen Endokarditis mit Penicillin fortgesetzt werden müssen, trotz des Erscheinens von morbilliformen Eruptionen, Urtikaria oder Medikamentenfieber. Die Urtikaria wird dabei in der üblichen Weise behandelt, auch unter Einschluß von Glukokortikoiden, wenn sie notwendig sind.

Behandlung durch Desensibilisierung

Eine **schnelle Desensibilisierung** gegen ein Medikament kann notwendig werden, wenn *eine Sensibilisierung* auf Grund der Anamnese und positiver Provokations- oder Hauttests (für Penicillin, Insulin, Antisera) anzunehmen ist, die Behandlung unverzichtbar ist und keine annehmbare Alternativtherapie existiert. Als Beispiele werden die Desensibilisierung gegen Penicillin an dieser Stelle und die gegen fremdes Serum im Abschnitt über die Serumkrankheit unten beschrieben. Penicillindesensibilisierung ist am wahrscheinlichsten dann notwendig, wenn ein allergischer Patient für die Behandlung einer bakteriellen Endokarditis vorbereitet werden muß. Die Konsultation eines Experten wird empfohlen, wenn sich eine solche Situation ergibt. Wenn nur der intradermale Hauttest positiv ist, sollte die erste Dosis intravenös verabreicht werden: 100 E (oder µg)/ml in einem 50-ml-Beutel. Zu Beginn wird sehr langsam infundiert. Wenn keine Symptome auftreten, kann die Infusionsrate schrittweise erhöht werden, bis der Beutel nach 20–30 min leer ist. Dies wird dann mit Konzentrationen von 1000 und 10000 E/ml wiederholt, gefolgt von der vollen therapeutischen Dosis. Wenn sich irgendwelche allergischen Symptome entwickeln, sollten die Infusionsgeschwindigkeit verlangsamt und der Patient in geeigneter Weise medikamentös behandelt werden *(s. o. Anaphylaxie)*. Eine intravenöse Desensibilisierung ist sicherer als eine subkutane oder intramuskuläre, weil das verabreichte Medikament hinsichtlich Menge und Zufuhrgeschwindigkeit unter Kontrolle zu halten ist. Eine orale Desensibilisierung ist ebenfalls sicher und effektiv. Die erste Dosis beträgt 100 E (oder µg) und die folgenden Dosen werden alle 15 min verdoppelt. Wenn Symptome auftreten, werden sie mit geeigneten antianaphylaktischen Medikamenten gelindert. Sollte der Prick-Test auf Penicillin positiv sein, was aber praktisch niemals vorkommt, sollte die Initialdosis tausendfach niedriger sein, welche Route auch immer gewählt wird.

Desensibilisierung gegen fremdes Serum: Bei positivem Hauttest besteht ein hohes Anaphylaxierisiko. Wenn eine Behandlung mit Serum unumgänglich ist, muß zuvor eine Desensibilisierung durchgeführt werden. Die Anfangsdosis für die Desensibilisierungsbehandlung wird durch Hauttests mit geringeren Serumkonzentrationen, die durch Serienverdünnungen hergestellt werden, ermittelt. Von derjenigen Konzentration, die im Hauttest zu einer nur noch schwachen oder negativen Reaktion geführt hat, werden 0,1 ml s. c. oder langsam i. v. injiziert. Obwohl die i. v.-Applikation nicht die Standardmethode ist, erlaubt sie dem Arzt – wie bei der Penicillindesensibilisierung – eine Kontrolle über die anwendbare Konzentration und die Geschwindigkeit der Applikation. Wenn sich innerhalb von 15 Minuten keine Reaktion gezeigt hat, wird die Dosis alle 15 Minuten verdoppelt, bis 1 ml unverdünnten Serums erreicht ist. Diese Dosis unverdünnten Serums wird i. m. wiederholt. Wenn nach weiteren 15 Minuten keine Reaktion auftritt, kann die volle Dosis verabreicht werden. Zeigt der Patient Reaktionen, mag es durchaus noch möglich bleiben, unter Reduktion der Dosis vorsichtigt fortzufahren, wenn zugleich Antihistaminika und Glukokortikoide wie bei der Behandlung der akuten Urtikaria gegeben werden. Danach kann die Dosis in kleineren Schritten wieder gesteigert werden. In jedem Falle einer Desensibilisierung müssen Sauerstoff, Adrenalin und die Gerätschaften zur Reanimation bereitstehen, um bei Anaphylaxie sofort eingreifen zu können.

4. TRANSPLANTATIONEN

Die Übertragung lebenden Gewebes von einem Individuum auf das andere, mit dem Ziel, die funktionelle Integrität des transplantierten Gewebes im Empfänger zu erhalten.

Allgemeine Gesichtspunkte

Seit der ersten erfolgreichen Nierentransplantation vor mehr als 25 Jahren hat die Transplantationschirurgie eine selten vorhergesagte Verbreitung bei der Behandlung des terminalen Organversagens erfahren. Die voraussagbaren Überlebensraten wurden verbessert *(s. Tab. 14.)*. Die Transplantation anderer Organe (z. B. von Leber und Herz) ist von anerkanntem Wert. Diese verbesserten Chancen sind neuen, selektiveren immunsuppressiven Medikamenten zuzuschreiben, ferner einer verbesserten Histokompatibilitätstypisierung und einer verbesserten chirurgischen Technik, besserer Patientenauswahl, früherer operativer Intervention, früherer und exakterer Erkennung von Abstoßungsreaktionen und einem besseren immunologischen Verständnis des Abstoßungsmechanismus.

Tab. 14. Ein-Jahres-Transplantat-Überleben bei Organtransplantationen

Organ	*1980*	*1990*
Niere	60%	85%
Herz	60%	85%
Leber	30%	75%
Pankreas	20%	70%
Lunge und Herz/Lunge	–	70%

Trotz der Tatsache, daß die Übertragung fast aller Gewebe technisch möglich ist, bleibt die klinische Anwendbarkeit der Transplantation für viele Organsysteme nur eingeschränkt nutzbar. Das größte Hindernis ist die **Abstoßungsreaktion,** die übertragene Gewebe kurz nach der Transplantation zerstört (mit Ausnahme spezieller Umstände, wie der Hornhaut- und Knorpeltransplantation oder Transplantationen bei eineiigen Zwillingen). Nichtsdestoweniger kann die Organtransplantation bei einem verbesserten Verständnis der Immunreaktionen *(s. a. Kap. IMM, 1.)* und mit Methoden zur Verhütung der Abstoßungsreaktionen viele Patienten mit sonst tödlich verlaufenden Krankheiten retten.

Transplantate werden nach dem Ort der Transplantation und nach der genetischen Verwandtschaft zwischen Spender und Empfänger in verschiedene Kategorien eingeteilt. Eine Gewebs- oder Organübertragung erfolgt **orthotop,** wenn das Transplantat in die *anatomisch normale Position beim Empfänger* eingepflanzt wird – wie bei der Herztransplantation. Wird die Transplantation in eine *anatomisch nicht normale Position* ausgeführt, spricht man von **heterotoper** Übertragung – wie z. B. bei der Transplantation einer Spenderniere in die Fossa iliaca des Empfängers.

Ein **Autotransplantat (autograft)** ist eine *Übertragung von eigenem Gewebe von einem Ort zum anderen* (z. B. Knochentransplantation zur Stabilisierung von Frakturen). Ein **syngenetisches Transplantat (isograft)** ist eine *Transplantation zwischen eineiigen Zwillingen,* ein **Allotransplantat (homograft)** ist eine *Gewebsübertragung zwischen genetisch nicht verwandten Mitgliedern derselben Spezies.* **Xenotransplantate (heterograft)** sind *Transplantate zwischen Mitgliedern verschiedener Spezies.* Xenotransplantationen werden heute nur mit fixiertem, nicht lebendem Material wie Schweineherzklappen durchgeführt. Eine verbesserte Immunsuppression mag erfolgreiche Xenotransplantationen von Organen ermöglichen und so das Problem der augenblicklich kritischen Spenderknappheit überwinden helfen.

So sind mit seltenen Ausnahmen klinische Transplantationen Allotransplantationen von lebenden Verwandten oder von verstorbenen Spendern. Lebende Spender werden nur für Nieren- und Knochenmarktransplantationen akzeptiert. Im experimentellen Stadium werden Leber- und Pankreassegmente von lebenden Verwandten des Empfängers transplantiert. Aber selbst für Nieren kann der Bedarf bei weitem nicht von Verwandten der Patienten gedeckt werden. Da die Konzeption vom Hirntod akzeptiert wird, hat die Verwendung von Leichenorganen und die Nachfrage danach zugenommen, und die Entnahme vieler Organe aus einem einzigen Spender hat Verbreitung gefunden. Obwohl Nieren, Leber, Pankreas, Herz, Lungen, Knochen, Haut und Hornhaut routinemäßig in einer einzigen Explantationssitzung entnommen werden können, wächst die Zahl der Patienten, die auf eine Transplantation warten, stetig *(s. Tab. 15.).*

Prinzipien der Immunbiologie

Allotransplantate können entweder durch eine zellvermittelte oder eine humorale Immunreaktion des Empfängers gegen **Transplantations-** oder **Histokompatibilitätsantigene** auf der Zellmembran der Spenderzellen abgestoßen werden *(s. a. Kap. IMM, 1.).* Die stärksten Antigene werden von einem Komplex genetischer Loci gesteuert und werden mit humanen Leukozytenantigenen, Gruppe A **(HLA)** bezeichnet. Zusammen mit den Hauptmerkmalen

Tab. 15. UNOS* Nationale Warteliste für Organtransplantate

Organ	*Zahl der Patienten auf der Warteliste*		
	Okt. 1987	*Okt. 1990*	*Zunahme*
Niere	10986	17754	63%
Herz	599	1758	193%
Leber	411	1060	158%
Herz/Lunge	139	254	83%
Pankreas	34	437	1185%
Lunge	14	242	1629%

*UNOS (United Network of Organ Sharing) ist das nationale Organversorgungs- und Transplantationsnetzwerk in den USA.

der Blutgruppenantigene **AB0** sind sie die derzeit hauptsächlichen Transplantationsantigene, die beim Menschen nachweisbar sind. Weil Transplantationsantigene durch ihre In-vitro-Effekte nachweisbar sind *(s. u. Gewebsverträglichkeit)*, ist eine Gewebstypisierung möglich.

Die **Lymphozyten-(Zell-)vermittelte Immunreaktion** gegen Transplantationsantigene, d. h. die **Wirt-gegen-Transplantat-Reaktion (host-versus-graft reaction, HVGR)** ist der wesentliche Mechanismus bei der **akuten Abstoßung.** Es handelt sich um eine Spättypreaktion, die der Tuberkulinreaktion ähnelt. Sie verursacht die Zerstörung des Transplantats Tage bis Monate nach der Transplantation und ist histologisch durch die Infiltration des Allotransplantats mit mononukleären Zellen und durch unterschiedliche Grade von Gewebsödem und Hämorrhagien ausgezeichnet. Gewöhnlich bleibt bei diesen Abstoßungsreaktionen die Gefäßversorgung des übertragenen Organs noch erhalten, wenn auch das arterielle Endothel ein primäres Ziel der HVGR zu sein schein. Die zellvermittelte Abstoßung kann in vielen Fällen unter verstärkter immunsuppressiver Therapie reversibel sein. Nach einer erfolgreichen Umkehrung einer akuten Abstoßungskrise zeigt die histologische Untersuchung, daß schwer zerstörte Bestandteile des Transplantats fibrotisch ausheilen und der Rest des Organs normale Gewebsstrukturen aufweist. Nach Überwindung der Abstoßungskrise wird das Allotransplantat in der Regel für längere Zeit überleben, auch wenn die immunsuppressiven Pharmaka auf sehr kleine Dosen zurückgenommen werden. Dieser Prozeß der „Transplantatanpassung" wird höchstwahrscheinlich durch die Entwicklung einer spenderspezifischen Suppression der Immunantwort beim Empfänger erklärt.

Gelegentlich findet sich bei immunsupprimierten Patienten eine **verspätete Transplantatzerstörung.** Dieser chronische Typ der Transplantatabstoßung schreitet oft unerkannt, aber dennoch fort, trotz verstärkter immunsuppressiver Maßnahmen. Hierbei wird zum großen Teil ein antikörpervermittelter Schaden als Ursache angenommen. Das pathologische Bild weicht von dem der akuten Abstoßung ab. Das arterielle Gefäßendothel ist an dem Prozeß primär durch eine extensive Proliferation beteiligt, die zu zunehmenden Gefäßverlegungen führt und Ischämie und Fibrose des Transplantats zur Folge hat.

Die **Rolle der humoralen Antikörper** bei einer Transplantatabstoßung wird **offensichtlich,** wenn der Empfänger (durch Schwangerschaften, Bluttransfusionen oder vorausgegangene Transplantationen) gegen die HLA-Antigene des Transplantats präsensibilisiert ist. Eine Transplantation führt unter diesen Umständen in fast allen Fällen zu einer **hyperakuten Transplantatabstoßung,** die eine Zerstörung des Transplantats innerhalb weniger Stunden, ja oft Minuten nach der Revaskularisation zur Folge hat *(s. u. Gewebsverträglichkeit).* Diese antikörpervermittelte Abstoßungsreaktion ist durch Thrombose der kleinen Gefäße und Infarzierung des Transplantats gekennzeichnet und kann nicht durch eine der bekannten immunsuppressiven Maßnahmen rückgängig gemacht werden (im Gegensatz zur zellvermittelten Abstoßung). Lebertransplantate scheinen weniger zu dieser Form einer antikörpervermittelten hyperakuten Abstoßung zu neigen. Die Rolle der humoralen Antikörper bei der stärker verzögerten Transplantatzerstörung ist wahrscheinlich ebenfalls von einiger Bedeutung, aber noch nicht vollständig erforscht.

Ein der antikörpervermittelten Abstoßung ähnliches Resultat ergibt sich, wenn eine Transplantation über die Blutgruppenbarrieren, die bei der Bluttransfusion Beachtung finden müssen, stattfindet. Deshalb muß die **Untersuchung vor der Transplantation** eine Bestätigung der AB0-Kompatibilität zwischen Spender und Empfänger ebenso einschließen wie eine negative Kreuzprobe (keine signifikante Reaktion zwischen Spenderleukozyten und Empfängerserum in vitro) und die Gewebstypisierung für die HLA-Kompatibilität.

HLA-System

(s. a. Kap. IMM, 1.)

Eine Gruppe von Gewebsantigenen, bezeichnet als **HLA** *(für* ***h****umane* ***L****eukozyten Gruppe* ***A****), die durch einen Chromosomenabschnitt gesteuert wird, der eine Anzahl genetischer Loci enthält; jeder dieser Loci besteht aus einer Anzahl von Allelen, die bei der Transplantatabstoßung von Bedeutung sind und die außerdem die Neigung zur Ausbildung bestimmter Krankheiten markieren.* HLA-Antigene sind in wechselnden Konzentrationen und auf praktisch allen kernhaltigen Körperzellen nachweisbar.

Die Immunantwort auf diese Antigene ist der Hauptgrund der meisten Abstoßungskrisen bei Organtransplantationen.

Die HLA-Antigene werden durch einen Genkomplex aus verschiedenen, eng gekoppelten Genorten kontrolliert, der kollektiv als Haupthistokompatibilitätskomplex **(MHC)** bezeichnet wird und auf dem 6. Chromosom lokalisiert ist. 4 genetische Loci (A, B, C und D) sind zur Zeit innerhalb des MHC identifiziert. Die Gene sind Allele – innerhalb einer gegebenen Population wird eine Anzahl differenter Formen jeden Gens gefunden; alle Allele sind kodominant. Den Mendelschen Gesetzen folgend, besitzt jedes Individuum 2 Allele von jedem Locus oder, was auch möglich ist, ein Paar identischer Allele *(s. Abb. 10.)*.

Weil die Allele numeriert wurden, bevor ihre Genorte identifiziert waren, sind jene auf den Loci A und B nicht fortlaufend numeriert. Seit 1975 hat sich das WHO-Komitee zur Leukozytennomenklatur periodisch getroffen, um universell akzeptierte Bezeichnungen für gut erkennbare Allele jeden Genorts zu bestimmen (z. B. HLA-A1, HLA-B5, HLA-Cw1, HLA-Dw1). Provisorisch definierte Allele werden mit „w" bezeichnet.

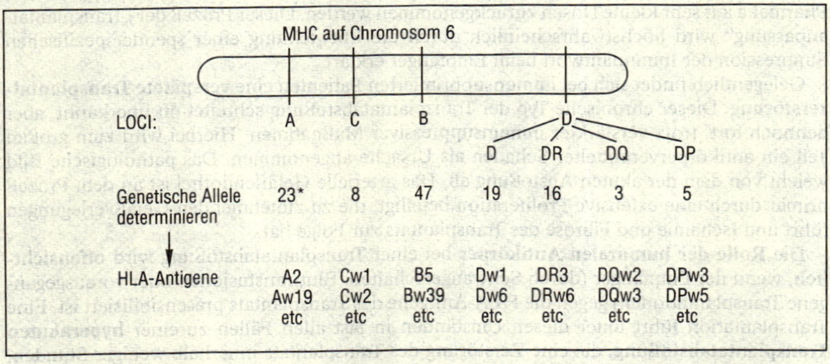

Abb. 10. **Schematische Darstellung des Haupthistokompatibilitätskomplexes (MHC) des Menschen.** Allelische Gene an jedem dieser Loci determinieren die Zellmembran-Antigene. Das (*) gibt die Zahl der zur Zeit anerkannten Allele auf jedem Locus an. Die Zellen eines jeden Individuums exprimieren zwei Antigene für jeden Locus. Jedoch können bei einer Gewebstypisierung oft nicht alle Antigene eines Individuums identifiziert werden, weil auf einem Locus Homozygotie vorliegen kann, oder weil es noch unbekannte Antigene gibt.

Die Antigene, die von den A-, B- und C-Loci kodiert werden, sind biochemisch ähnlich und können relativ leicht serologisch bestimmt werden. Als Gruppe werden sie als **Klasse-I-Antigene** bezeichnet. Sie weisen zu serologisch nachweisbaren Transplantationsantigenen bei anderen Spezies eine große Homologie auf. Die Genprodukte des D-Locus werden als **Klasse-II-Antigene** bezeichnet. Sie sind den Genprodukten der Immunresponse-Gene (Ir) anderer Spezies homolog. Diese Antigene sind strukturell den Klasse-I-Antigenen nicht ähnlich, und ihr serologischer Nachweis bereitet gewisse Schwierigkeiten. Mehrere distinkte Subloci innerhalb der D-Region des Chromosoms 6 sind unterscheidbar. Die vielfältigen Genprodukte des D-Locus unterscheiden sich offenbar, obwohl sie strukturell einander ähneln, hinsichtlich ihrer Gewebsverteilung und funktionellen Bedeutung. Klasse-I- und Klasse-II-Antigene sind in verschiedenen Konzentrationen auf vielen Geweben exprimiert. Ihre Expression kann durch eine Reihe von Stimuli moduliert werden.

Bei der **Abstoßungsreaktion** rufen Klasse-I- und Klasse-II-Antigene verschiedene Antworten hervor. **T-Lymphozyten,** die auf Klasse-I- und Klasse-II-Antigene antworten, können nicht nur nach Funktionen, sondern auch nach **Differenzierungsantigenen** auf ihrer Zellmembran unterschieden werden. Mit der Entwicklung monoklonaler Antikörper *(einheitlich identischer Antikörper, produziert von hybridisierten Zellen)*, die mit diesen Differenzierungsantigenen reagieren, können solche Antigene als Marker zum Studium von T-Zell-Subpopulationen bei der Abstoßungsreaktion herangezogen werden.

Klasse-I-reaktive Lymphozyten exprimieren die CD8-Antigene, die oft mit **zytotoxischen Effektor- und Suppressorzellfunktionen** assoziiert sind. Funktionelle **Helferzell-**Aktivität geht üblicherweise von T-Zellen aus, die für Klasse-II-reaktive Lymphozyten charakteristische Differenzierungsantigene CD4 exprimieren. Wenn so auch bei der Abstoßungsreaktion der Erstangriff gegen Klasse-I-Antigene gerichtet sein mag – sowohl durch Anti-HLA-Antikörper als auch durch zytotoxische Effektor-Lymphozyten –, so scheinen Klasse-II-reaktive Lymphozyten für die Herbeiführung einer Maximalreaktion erforderlich zu sein. Doch besteht die Funktion der HLA-Antigene nicht allein darin, Zielmoleküle für die Antwort gegen ein Allotransplantat zu sein. Bei der normalen Immunantwort binden Selbst-HLA-Moleküle fremde Peptide und präsentieren diese als Antigene den antigenspezifischen Rezeptoren auf T-Zellen. Da HLA-Moleküle hochpolymorph sind, werden die allogenen HLA-Moleküle auf den Zellen eines Organtransplantats vom T-Zell-Rezeptor nicht als Selbst-HLA erkannt, wohl aber Selbst-HLA in Verbindung mit Fremdpeptid. Die alleinige Bindung eines Transplantat-HLA-Moleküls an den Rezeptor setzt die Immunantwort gegen das Allotransplantat nicht in Gang. Spezifische Zelltypen des Körpers scheinen als Antigen-präsentierende Zellen zu funktionieren und geben der T-Zelle zum Zeitpunkt der Einbeziehung von Antigen ein zweites Signal. Zusätzlich heften sich andere Zelloberflächen-Glykoproteine, Integrine genannt, an komplementäre Zelloberflächenstrukturen an und stabilisieren so die Bindung des T-Zell-Rezeptors an das präsentierte Antigen. Dendritische Zellen, eine Makrophagen-ähnliche Zellpopulation, scheinen diese Antigen-präsentierende Rolle optimal zu erfüllen. Die T-Zell-Aktivierung, die auf die Bindung des Rezeptors an die Antigene auf der präsentierenden Zelle folgt, ist eine komplexe Kette von intrazellulären Ereignissen, die zur Transkription von multiplen, zuvor ruhenden Genen in CD4-positiven Klasse-II-Antigen-reaktiver „Helfer"-T-Zellen führt. Von entscheidender Bedeutung in dem Aktivierungsprozeß ist die Bildung eines Zytokins, Interleukin-2 **(IL-2)** und die Expression des IL-2-Rezeptors auf der Oberfläche der Helferzelle. IL-2 wirkt in autokrin/parakriner Weise auf T-Zellen und stimuliert deren Proliferation. Aktivierte T-Helferzellen bilden ebenfalls eine Reihe anderer Lymphokine; sie setzen eine Kaskade von Ereignissen in Gang, die in die Effektormechanismen der Transplantatzerstörung einmünden *(s. Abb. 11.)*.

Nicht-Transplantations-assoziierte Bedeutungen für Klasse-I- und Klasse-II-Antigene: Es mehren sich die Beweise dafür, daß die Gene, die für diese Antigene kodieren, (und andere eng gekoppelte Gene innerhalb des MHC) generell für die Immunfunktionen eines Individuums und für seine Gesundheit von besonderer Wichtigkeit sind. Mehrere Komplementkomponenten und der Properdin-Faktor B werden von MHC-gekoppelten Genen gesteuert. Auch weisen spezifische HLA-Antigene eine statistische Assoziation mit Krankheiten, bei

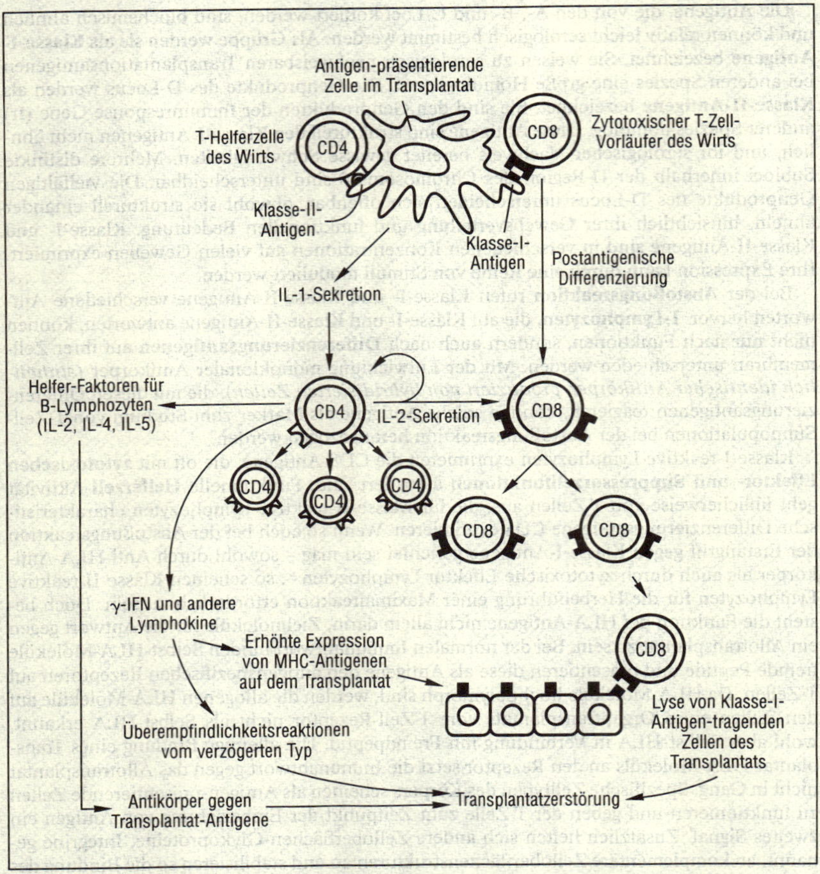

Abb. 11. **Schema der Effektormechanismen einer Allotransplantat-Abstoßung.**
CD = Differenzierungsgruppen (clusters of differentiation); IFN = Interferon; IL = Interleukin; MHC = Haupthistokompatibilitätskomplex (major histocompatibility complex).
Aus. Cotran, R. S., Kumar, V., Robbins, S. L.: *Robbins Pathologic Basis of Disease*, 4th ed. Saunders, Philadelphia 1989; mit Erlaubnis.)

denen Autoimmunprozesse vermutet werden, und mit Lymphoidzell-Neoplasmen auf. Allerdings ist die pathogenetische Bedeutung solcher Assoziationen unbekannt. Zum Beispiel steigt die Psoriasis-Inzidenz in Assoziation mit B13 und B17, sinkt aber in Assoziation mit B12 ab. Die ankylosierende Spondylitis und das Reitersche Syndrom haben eine ausgesprochen positive Korrelation mit dem Genotyp B27. DR3 und DR4 sind offensichtlich mit Diabetes mellitus Typ I positiv assoziiert, DW4 und DR2 mit multipler Sklerose und DR4 mit rheumatoider Arthritis. Andererseits scheinen Patienten mit malignen Lymphomen eine ausgeprägt verringerte Inzidenz von A11 aufzuweisen. Vielleicht noch interessanter im Hinblick auf das Transplantationswesen ist die vor kurzem postulierte Assoziation von DRw6 mit einem Ir-Gen, das die Potenz zur Abstoßung einer transplantierten Niere kontrolliert.

Gewebsverträglichkeit

Der Grad von Ähnlichkeit der genetisch determinierten Gewebsantigene bei Spender und Empfängerzellen.

Die Histokompatibilitäts-(oder Gewebs-)Typisierung der Lymphozyten des peripheren Blutes oder der Lymphknoten wird vor der Transplantation durchgeführt. Das Ziel dieser Untersuchung ist die serologische Identifizierung der HLA-A-, -B- und -C-Antigene, um durch geeignete Spenderauswahl die Antigendifferenzen zwischen Spender und Empfänger zu vermindern. Das Angleichen der HLA-A- und -B-Antigene hat das funktionelle Überleben von Transplantaten zwischen verwandten Individuen signifikant verbessert. Die Resultate zwischen nichtverwandten Personen zeigen ebenfalls eine Korrelation mit dem Grad der HLA-Kompatibilität, obwohl sie weit weniger klar sind, da die komplexen Differenzen der Histokompatibilitätsantigene in einer ausgezüchteten Population eine viel stärkere Variabilität bedingen. In großen Multicenter-Studien ist der Grad der HLA-Kompatibilität bei der Nierentransplantation einer von vielen Faktoren, der mit dem Überleben einer Leichen-Spenderniere korreliert, doch scheint er zunehmend an Gewicht zu gewinnen, wenn das Überleben in langen Intervallen nach der Transplantation ausgewertet wird. Im Gegensatz dazu ist die Rolle der HLA-Kompatibilität in mehreren Serien von Einzelcenter-Studien zu vernachlässigen. So ist in den USA die Praxis die, Leichennieren innerhalb des ganzen Landes zuzuteilen, wenn eine vollständige HLA-Übereinstimmung mit einem prospektiven Spender besteht. Andernfalls werden die Organe einem Empfänger innerhalb der örtlichen Region des Spenders transplantiert. Die Rolle der HLA-Übereinstimmung bei der Transplantation von Herz, Leber, Pankreas und Lunge wurde noch nicht gesondert ausgewertet, weil diese Organe so schnell wie möglich vor abgeschlossener Gewebetypisierung transplantiert werden müssen. Zumindest bei der Herz- und Pankreas-Transplantation scheint ebenfalls eine Korrelation zwischen HLA-Kompatibilität und Transplantatüberleben zu bestehen. Möglicherweise führt eine Übereinstimmung besonders in den Klasse-II-Antigenen zu einem besseren Langzeit-Transplantatüberleben.

Der Nachweis einer spezifischen Vorsensibilisierung des potentiellen Empfängers gegen Spenderantigene ist vor der Transplantation sehr wichtig für die Entscheidung, ob eine Transplantation durchgeführt werden sollte. Eine solche Präsensibilisierung ist am häufigsten das Ergebnis vorheriger Bluttransfusionen, vorheriger Transplantationen oder von Schwangerschaften. Sie wird durch einen lymphozytotoxischen Test zwischen Empfängerserum und Spenderlymphozyten in Anwesenheit von Komplement nachgewiesen. Eine positive Kreuzprobe zeigt gewöhnlich die Anwesenheit von Antikörpern im Empfängerserum an, die gegen Klasse-I-Antigene gerichtet sind. Sie sagen allgemein die hyperakute Abstoßung eines Allotransplantates voraus und werden gemeinsam als Kontraindikation für eine Transplantation betrachtet. Einige Antikörper, die bei der lymphozytotoxischen Kreuzprobe identifiziert werden, sind, wie jetzt bekannt ist, gegen HLA-D- oder andere Antigene auf den B-Zell-(und Monozyten-) Subpopulationen des Blutes gerichtet, reagieren aber nicht mit T-Zellen, Plättchen und den meisten anderen kernhaltigen Zellen. Die Bedeutung einer solchen positiven B-Zell-Kreuzprobe ist nicht klar, da eine Transplantation, die trotz dieses Befundes vorgenommen wird, nicht notwendigerweise in frühem Versagen endet.

Die Rolle der Bluttransfusionen ist bei Dialyse und Transplantationen kontrovers. Früher wurden Transfusionen bei Patienten mit terminalem Nierenversagen unterlassen, um eine Sensibilisierung potentieller Nierenempfänger zu vermeiden. Jedoch zeigte sich, daß das Überleben des Transplantates bei solchen Patienten verbessert wird, die Transfusionen erhalten und nicht sensibilisiert werden. Zuerst sah es so aus, als sei dieser **Transfusionseffekt** einfach ein Selektionsprozeß, durch den Personen mit starker Immunantwort über den Weg der Präsensibilisierung von der Transplantation ausgeschlossen wurden. Jedoch zeigt eine sorgfältige Analyse der Präsensibilisierungsfrequenz und des verbesserten Transplantatüberlebens nach Bluttransfusionen an, daß Selektion nur zum Teil für die verbesserten Überlebensraten verantwortlich sein könnte. Eine in irgendeiner Weise alternierte Form der Immunantwort (z.B. Suppression) scheint durch die Transfusionen induziert zu werden. Die Anwendung von Cyclosporin (s.u.) scheint den nutzbringenden Effekt von Prätransplantat-Transfusionen deutlich reduziert zu haben. Wegen des Risikos einer Übertragung von infektiösen Krankheiten wie Hepatitis und HIV *(s. Kap. HÄM, 2., Krankheitsübertragung)* und der Verfügbarkeit biosynthetischen Erythropoetins bestehen viele Zentren nicht mehr auf der routinemäßigen Prätransplantat-Transfusion von Organempfängern.

Immunsuppression

Immunsuppressive Mittel sind zur Kontrolle von Abstoßungsreaktionen im Gebrauch, die durch Antigendifferenzen verursacht sind, die auch nach Gewebsdifferenzierung und Spender-Empfänger-Kreuzprobe noch verbleiben; sie sind in erster Linie für die augenblicklichen klinischen Transplantationserfolge verantwortlich. Da jedoch diese Medikamente alle immunologischen Reaktionen unterdrücken, sind nicht-kontrollierbare Infektionen die vorherrschende Todesursache bei Transplantatempfängern.

Mit Ausnahme von Isotransplantaten kann die immunsuppressive Therapie nach Transplantation selten vollkommen beendet werden. Intensive Immunsuppression ist jedoch gewöhnlich nur während der ersten Wochen nach der Transplantation oder während einer Abstoßungskrise erforderlich. Später scheint das Transplantat angepaßt zu sein und kann mit relativ kleinen Dosen von Immunsuppressiva und weniger Nebenwirkungen funktionsfähig erhalten werden.

Prednison (oral) oder **Methylprednisolon** (i.v.) werden zum Zeitpunkt der Transplantation in hoher Dosierung (2–20 mg/kg) verabreicht. Prednison wird danach stufenweise bis zu einer Dauererhaltungsdosis von 0,2 mg/kg/Tag zurückgenommen. Lange Zeit nach der Transplantation kann das Mittel an alternierenden Tagen zur Verringerung der Nebenwirkungen verabreicht werden, was besonders bei wachsenden Kindern von Bedeutung ist. Das Absetzen von Prednison lange Zeit nach der Transplantation ist bei einigen immunsuppressiven Vielmedikations-Schemata möglich, doch erhöht dieses Vorgehen etwas das Abstoßungsrisiko. Sollte eine Abstoßung des Allotransplantats erfolgen, wird die Dosis mit dem Risiko schwerer Nebenwirkungen, speziell einer erhöhten Infektanfälligkeit, stark erhöht. Bei Patienten unter Prednison, das eine persistierende Suppression der Nebennierenrinde bewirkt, werden in Perioden verstärkten Stresses wie bei Infektionen, größeren Traumen oder chirurgischen Eingriffen supplementäre Kortikosteroid-Dosen benötigt.

Azathioprin, ein Antimetabolit und eine immunsuppressive Schlüsselsubstanz, wird üblicherweise beginnend zum Zeitpunkt der Transplantation verabreicht. Orale oder i.v. Dosierungen von 1–2,5 mg/kg/Tag werden üblicherweise unbegrenzt toleriert. Die primären toxischen Effekte sind Knochenmarkdepressionen und (selten) Hepatitis. Mit der Einführung von Cyclosporin haben die meisten Transplantationszentren die Anwendung von Azathioprin beendet, doch verwenden jetzt viele Zentren Azathioprin und geringere Dosierungen von Cyclosporin, um die schwere Toxizität von Cyclosporin zu mildern.

Cyclophosphamid wurde bei Patienten angewandt, die kein Azathioprin vertrugen, wobei äquivalente Dosen anscheinend die gleiche immunsuppressive Wirkung haben. Diese alkylierende Substanz wird in vielen höheren Dosen als eines der primär immunsuppressiven Medikamente bei der Knochenmarktransplantation eingesetzt, aber schwere toxische Nebenwirkungen (hämorrhagische Zystitis, Alopezie und Infertilität) sind häufig.

Cyclosporin, ein Pilzmetabolit, wird während des letzten Jahrzehnts als primäres Immunsuppressivum anstelle von antimetabolischen Mitteln eingesetzt. Im Gegensatz zu den Antimetaboliten verschont Cyclosporin das Knochenmark und wirkt statt dessen selektiver in Richtung einer Hemmung der T-Zell-Proliferation und -Aktivierung. Der exakte molekulare Wirkungsmechanismus ist unbekannt, obwohl kürzlich gezeigt werden konnte, daß Cyclosporin mit einer Peptidyl-Prolyl-Isomerase – Cyclophilin – reagiert, was letztendlich auf eine Interferenz mit einer Zytokin-Gen-Transkription hinausläuft. In experimentellen Modellen wird die Aktivierung von T-Suppressorzellen nicht gehemmt, sehr wohl aber die Helferzellaktivität inhibiert.

Obwohl Cyclosporin als alleiniges Immunsuppressivum gegeben werden kann, wird es üblicherweise in Verbindung mit anderen Medikamenten einschließlich Prednison angewendet. So erlaubt es eine rasche Reduzierung von Dosis und Nebenwirkungen der Kortikosteroide. Zum Zeitpunkt der Transplantation beträgt die Initialdosis des Cyclosporins 6–12 mg/kg/Tag oral, die bald nach der Transplantation auf eine Erhaltungsdosis von 3–5 mg/kg/Tag herabgesetzt wird.

Der optimistischen Bewertung der Cyclosporinwirksamkeit steht die Toxizität gegenüber. Nephrotoxizität, Hepatotoxizität, therapierefraktärer Hochdruck und eine erhöhte Inzidenz von Neoplasmen (besonders B-Zell-Lymphomen) sind neben weniger schweren Nebenwirkungen berichtet worden. B-Zell-Lymphome und lymphoproliferative polyklonale B-Zell-Erkrankungen stehen in Beziehung zur Aktivierung von Epstein-Barr-Viren **(EBV).** Sie sind häufiger bei solchen Patienten beobachtet worden, die hohe Dosen von Cyclosporin oder von Kombinationen von Cyclosporin mit anderen, gegen T-Zellen gerichteten Immunsuppressiva erhalten. Nephrotoxizität ist ein besonderes Problem. Cyclosporin scheint eine Vasokonstriktion der afferenten präglomerulären Arteriolen zu verursachen, was schließlich zu Myonekrose und zu refraktärer glomerulärer Hypoperfusion führt. Es besteht Anlaß zu der Besorgnis, daß eine Langzeitanwendung zu chronischem irreversiblem Nierenversagen führen kann. Obwohl der Blutspiegel von Cyclosporin leicht gemessen werden kann, gibt es keine adäquate Methode zur Bestimmung der beim einzelnen Patienten erforderlichen therapeutisch wirksamen Dosis. Weiterhin korrelieren die Blutspiegel von Cyclosporin nicht zuverlässig mit seinen toxischen Effekten.

Antilymphozytenglobulin (ALG) und Antithymozytenglobulin (ATG): Im Rahmen des Bestrebens, eine strärkere Selektivität der Immunsuppression zu erzielen, wird von Antiseren gegen menschliche Lymphozyten oder Thymozyten Gebrauch gemacht. Hierdurch soll beim Empfänger die zelluläre Immunität supprimiert werden, aber die humorale Immunantwort intakt bleiben, um die Abwehr gegen viele bakterielle Infektionen zu erhalten. ALG und ATG eignen sich zur Begleittherapie, weil so andere immunsuppressive Mittel in geringeren, weniger toxischen Dosen angewendet werden können. ALG und ATG sind zum Zeitpunkt der Transplantation nur von geringem Nutzen im Sinne einer verringerten Inzidenz von Abstoßungen. Überdies erlaubt ihre Anwendung ein Hinausschieben des Therapiebeginns mit Cyclosporin und dessen toxischer Wirkungen. Zur Beherrschung gesicherter Abstoßungskrisen hat die Anwendung von ALG und ATG klar zu verbesserten Transplantatüberlebensraten geführt. Mögliche **Nebenreaktionen** gegen heterologe Seren bestehen in anaphylaktischen Reaktionen, Serumkrankheit oder Antigen-Antikörper-induzierter Glomerulonephritis. Die Verwendung hochgereinigter Serumfraktionen, i.v. verabreicht, und deren Kombination mit anderen immunsuppressiven Mitteln hat die Inzidenz dieser Reaktionen großenteils reduziert. Dosierung und Applikationsweg heterologer Lymphozytenpräparationen hängen von der Reinheit und der Aktivität einer jeden Präparation ab.

Monoklonale Antikörper gegen T-Zellen bieten – im Vergleich zu polyklonalen Antiglobulinfraktionen – die Vorteile einer wesentlich höheren Konzentration spezifisch reagierender Antikörpermoleküle und einer erheblich reduzierten Menge irrelevanter Serumproteine. In ersten klinischen Studien konnte gezeigt werden, daß Abstoßungsreaktionen unter der Therapie mit dem murinen monoklonalen Antikörper OK-T3 in höchstem Grade reversibel sind. Dieser monoklonale Antikörper reagiert mit dem ϵ-CD3-Glykoprotein, das Teil des T-Zell-Antigenrezeptorkomplexes (TCR/DC3) ist. Die Bindung des TCR/CD3-Komplexes durch OKT3 führt anfänglich zu unspezifischer T-Zell-Aktivierung und einem auffälligen klinischen Syndrom, das sich aus der nachfolgenden Zytokinfreisetzung ergibt und charakteristiert ist durch Fieber, Rigor, Myalgien, Arthralgien und Irritationen des Zentralnervensystems und Gastrointestinaltraktes. Sodann blockiert OKT3 die Bindung von TCR an Antigen, resultierend in einer Modulation des gesamten TCR-Komplexes auf der T-Zell-Oberfläche. Bei einer akuten Abstoßungskrise wird OKT3 in einer Dosis von 5 mg/Tag i.v. über 10–14 Tage gegeben. OKT3 ist auch zum Zeitpunkt der Transplantation angewendet worden; ähnlich dem ALG scheint es sowohl den Beginn von Abstoßungskrisen hinauszuzögern und deren Inzidenz zu reduzieren. Doch muß der Nutzen, der aus einer Prophylaxe mit diesem Agens gewonnen werden kann, abgewogen werden gegen seine toxischen Nebenwirkungen, nämlich gegen das Risiko einer Überimmunsuppression und das Risiko, daß der Patient neutralisierende Antikörper gegen den heterologen monoklonalen Antikörper entwickelt, die ihn im Falle einer späteren Abstoßungskrise für eine Behandlung ungeeignet machen würden. Bei wiederholter Anwendung von OKT3 ist ähnlich wie bei hochdosiertem Cyclosporin eine erhöhte Inzidenz von EBV-induzierten B-Zell-lymphoproliferativen Erkrankungen gesehen worden.

Sowie die Rolle distinkter T-Zell-Subpopulationen bei der Abstoßungsreaktion besser verstanden wird, wird die Anwendung monoklonaler Antikörper, die mit spezifischen Subpopulationen reagieren, eine noch stärkere Selektivität der Immunsuppression möglich machen. Es sind klinische Untersuchungen mit monoklonalen Antikörpern im Gange, die mit Antigenen reagieren, welche nur auf aktivierten T-Zellen (T-Zellen in Bereitschaft, nicht beteiligt an der Abstoßungsreaktion) vorhanden sind.

Die **Bestrahlung** ist zum Zweck der Immunsuppression bei der Transplantation nur in begrenztem Umfang in klinischem Gebrauch. Das Transplantat und die lokalen Gewebe des Empfängers werden manchmal bestrahlt, entweder als eine zusätzliche prophylaktische Maßnahme oder zur Behandlung einer nachgewiesenen Abstoßung. Die totale Dosis (üblicherweise 4–6 Gy [400–600 rad]) liegt unter der Schwelle, bei der ein schwerer Bestrahlungsschaden des Transplantates selbst auftreten kann. Bei der Behandlung therapierefraktärer Leukämien zerstört eine Ganzkörperbestrahlung von 12 Gy in Kombination mit einer Chemotherapie die immunologische Potenz des Patienten vollständig (und restliche Leukämiezellen ebenso). Hierbei folgt der Bestrahlung ein Knochenmark-Allotransplantat.

Das Interesse an der Bestrahlung ist durch die Beobachtung restimuliert worden, daß eine gerichtete Bestrahlung (bei ausreichender Abschirmung, so wie sie beim Morbus Hodgkin üblich ist) aller lymphoiden Zentren **(totale lymphatische Bestrahlung, TLI)** eine tiefgreifende, aber relativ sichere Depression der zellulären Immunität zu versprechen scheint. Dies ist möglicherweise zuerst durch T-Suppressorzellen vermittelt, die nach TLI nachweisbar sind. Bei wenigen Patienten ist später eine klonale Deletion von spezifischen antigenreaktiven Zellen gesehen worden. Die Anwendung der TLI bei der Transplantation ist vielversprechend, befindet sich aber noch im experimentellen Stadium.

Immunologische Toleranz (Reaktionslosigkeit): Die Transplantationsbiologen hoffen, eine spezifische, selektive Unterdrückung der Antwort des Empfängers erreichen zu können, die nur gegen die Fremdantigene des Transplantats gerichtet ist. Dies würde ein Absetzen der z.Zt. in Gebrauch befindlichen immunsuppressiven Medikamente erlauben. Eine solche immunologische Toleranz wird am besten durch die pränatale Entwicklung eines Status spezifischer Reaktionslosigkeit gegen Bestandteile des eigenen Körpers unterstrichen. Bei Tieren ist Toleranz gegenüber Antigenen, auf die das noch reifende Immunsystem in der Neonatalperiode trifft, relativ leicht zu erzielen gewesen. Ausgewachsene Tiere waren jedoch meistenteils gegenüber einer antigenspezifischen Toleranzinduktion refraktär. Toleranzinduktion gegenüber Fremdantigenen erforderte bei ausgewachsenen Tieren eine sorgfältige Auswahl der Bindungen wie Antigendosis, Injektionsmodus und kurzzeitige Anwendung von anderen immunsuppressiven Mitteln in toxischen Dosierungen. Es ist aber noch kein verläßlicher Weg gewiesen worden, bei der klinischen Transplantation eine Antigen-spezifische Toleranz zu bewirken. Interessanterweise scheint ein gewisser Grad von Toleranz mit den z.Zt. gebräuchlichen unspezifischen immunsuppressiven Schemata erreicht worden zu sein, worauf eine herabgesetzte Zahl von T-Vorläuferzellen hinweist, die bei Langzeitempfängern von Organ-Allotransplantaten mit Transplantat-HLA-Antigenen reagieren. Die höhere Frequenz chronischer Abstoßungen im Vergleich zu akuten Abstoßungen von Transplantaten mit lange bestehender Transplantatfunktion läßt vermuten, daß eine B-Zell-Toleranz schwieriger erreichbar sein mag als eine spezifische T-Zell-Nichtreaktivität.

Nierentransplantation

Alle Patienten mit terminalem Nierenversagen, mit Ausnahme derjenigen, denen ein weiterer lebensbedrohlicher Zustand droht, sollten für eine Transplantation vorgesehen werden *(s. Kap. NIE, 2.)*. Die Rehabilitation des Patienten nach einer erfolgreichen Nierentransplantation ist in der Regel viel vollständiger als sie durch Dialyse erreichbar wäre. Eine Rolle spielt dabei nicht nur die Befreiung von der Belastung, dreimal wöchentlich behandelt werden zu müssen, sondern auch die Rückgewinnung nützlicher Stoffwechselfunktionen der Niere wie Kalziumhomöostase und Stimulation der Erythropoese. Die Überlebensrate von Patienten, die ein Organ von einem lebenden, verwandten Spender bekamen, beträgt ein Jahr nach der Transplantation mehr als 95%, wobei etwa 90% der Allotransplantate noch funktionsfähig sind. Danach wird ein jährlicher Verlust an Transplantaten einschließlich desjenigen durch Tod des Patienten von 3–5% beobachtet. Nach der Transplantation von Leichennieren beträgt die Ein-Jahres-Überlebensrate der Patienten ungefähr 90%, und die Transplantatüberlebensrate schwankt für die einzelnen Zentren zwischen 70 und 90%. In den nachfolgenden Jahren beläuft sich der jährliche Verlust an Transplantaten auf etwa 5–8%.

Mehrere Nierenempfänger haben jetzt Transplantate, die seit mehr als 20 Jahren funktionieren. Früher wurde die Durchführung von Transplantationen bei Patienten, die älter als 55 Jahre waren, von einigen Gruppen als ein nicht mehr akzeptables Risiko für den Empfänger angesehen. Aber mit Sorgfalt in der Anwendung immunsuppressiver Medikamente und engmaschiger immunologischer Überwachung ist bei ausgewählten Patienten die Allotransplantation sogar bis ins 7. Lebensjahrzehnt vorangeschritten. In ähnlicher Weise hat die Transplantation bei Kindern mit chronischem Nierenversagen eine weiter verbreitete Akzeptanz gefunden. Für alle Kinder mit Nierenversagen, die älter als 5 Monate sind, ist die Nierentransplantation die Therapie der Wahl.

Die **Vorbehandlung vor der Transplantation** schließt die Hämodialyse ein, um einen relativ normalen metabolischen Status sicherzustellen. Außerdem ist Vorsorge für ein funktionsfähiges, infektionsfreies, ableitendes Harnsystem zu treffen. Dazu kann es erforderlich sein, eine Rekonstruktion der Blase, die Entfernung infizierter Nieren oder die Konstruktion einer Ileumschleife zur Drainage des Transplantats vorzunehmen.

Spenderauswahl und Erhaltung der Niere: Nierentransplantate werden von lebenden Verwandten oder von verstorbenen Spendern erhalten. Spender mit einer Hochdruck-Anamnese, Diabetes oder malignen Erkrankungen werden ausgeschlossen, möglicherweise mit Ausnahme jener Spender, bei denen das Neoplasma seinen Ursprung im ZNS hat. Potentielle lebende Spender sind auch im Hinblick auf ihre emotionale Stabilität, auf eine normale bilaterale Nierenfunktion, das Freisein von anderen Systemerkrankungen und auf vorhandene Histokompatibilität zum Empfänger zu untersuchen. Ein lebender Spender verzichtet auf renale Reservekapazität, kann komplexen psychologischen Konflikten gegenüberstehen und hat wegen der Nephrektomie eine gewisse Morbidität zu überwinden. Die signifikant bessere Langzeitprognose der Empfänger eines gut übereinstimmenden Allotransplantats rechtfertigt jedoch üblicherweise die Berücksichtigung des verwandten Spenders.

Über zwei Drittel der transplantierten Nieren stammen von vorher gesunden Personen, die einen Hirntod erlitten haben, deren kardiovaskuläre und renale Funktion jedoch stabil geblieben ist. Nach Hirntod oder dem Herzstillstand werden die Nieren so schnell wie möglich entnommen und durch Perfusion gekühlt. Zur einfachen hypothermalen Lagerung werden spezielle Kühlflüssigkeiten zur Nierenspülung benutzt, die relativ große Mengen von schlecht permeablen Substanzen wie Stärke oder Mannitose enthalten und deren Elektrolytkonzentration den intrazellulären Werten gleicht (z. B. Euro-Collins oder University of Wisconsin [UW]-Lösung). Das vorgekühlte Organ wird dann in dieser eisgekühlten Lösung gelagert. Nieren, die in dieser Flüssigkeit gelagert werden, funktionieren gewöhnlich gut, wenn sie innerhalb von 48 h nach der Entnahme transplantiert werden. Bei Benutzung der komplexeren Technik der kontinuierlichen, pulsierenden, hypothermen Perfusion mit oxygeniertem, auf Plasmabasis beruhenden Perfusat konnten Nieren noch 72 h nach der Entnahme erfolgreich transplantiert werden.

Transplantationsvorgang und Behandlung der Abstoßung: Die transplantierte Niere wird üblicherweise retroperitoneal in die Fossa iliaca eingepflanzt. Es werden Gefäßanastomosen zu den Beckengefäßen hergestellt und für die Kontinuität der ableitenden Harnwege gesorgt. Trotz einer Prophylaxe mit Immunsuppressiva *(s. o. Immunsuppression)*, die kurz vor oder zum Zeitpunkt der Transplantation begonnen wird, machen die meisten Empfänger eine oder auch mehrere Abstoßungskrisen in der frühen Nachtransplantationsperiode durch. Die Abstoßung wird durch Verschlechterung der Nierenfunktion, Hochdruck, Gewichtszunahme, Schwellung und Druckempfindlichkeit des transplantierten Organs, Fieber und Erscheinen von Protein, Lymphozyten und Tubuluszellen im Urinsediment angezeigt. Wenn die Diagnose nicht klar ist, wird eine perkutane Nadelbiopsie vorgenommen, um Gewebe für eine histopathologische Untersuchung zu erhalten. Bei Cyclosporin-behandelten Empfängern läßt sich die medikamenteninduzierte Nephrotoxizität in manchen Fällen schwer von einer Abstoßung abgrenzen, selbst kaum mit Hilfe der Biopsie. Eine intensivierte Immunsuppression macht üblicherweise die Abstoßungsreaktion reversibel. Wenn Reversibilität nicht erreichbar ist, läßt man die Immunsuppression auslaufen und der Patient wird wieder hämodialysiert, um auf eine neue Transplantation zu warten. Eine Nephrektomie der transplantierten Niere wird erforderlich, wenn infolge der Abstoßung mit dem Absetzen der Immunsuppressiva Hämaturie, Transplantatschmerz oder Fieber auftreten.

Die meisten Abstoßungskrisen und andere Komplikationen treten 3–4 Mo. nach der Transplantation auf. Danach kehren die meisten Patienten zu einem normalen Gesundheitszustand und normaler Aktivität zurück. Dennoch müssen sie weiter eine immunsuppressive Medikation erhalten, es sei denn, es treten Toxizität oder schwere Infektionen auf. Eine auch nur kurzzeitige Unterbrechung der immunsuppressiven Therapie kann zur Abstoßungsreaktion führen.

Späte Komplikationen: Einige Patienten leiden an einer irreversiblen, chronischen Transplantatabstoßung mit progressiver Hypertonie und allmählicher Verschlechterung der Nierenfunktion, die eine Wiederaufnahme der Dialyse und/oder Retransplantation notwendig machen kann. Andere Spätkomplikationen schließen Medikamententoxizität, Rezidive der zugrundeliegenden Nierenkrankheit, Prednison-Nebenwirkungen und Infektionen ein. Die Inzidenz maligner Erkrankungen bei Nierentransplantatempfängern ist erhöht. Das Risiko eines Epithelkarzinoms ist 10–15mal höher als normal und das eines Lymphoms sogar 30mal höher. Die Behandlung dieser Neoplasmen ist ähnlich wie die für Karzinome bei nicht-immunsupprimierten Patienten. Die Reduktion oder Unterbrechung der Immunsuppression ist bei der Behandlung von Epitheliomen nicht generell erforderlich, bei aggressiveren Tumoren und Lymphomen jedoch angebracht. In den letzten Jahren sind Epstein-Barr-Virus-assoziierte B-Zell-Lymphome bei Transplantatempfängern sehr viel häufiger geworden. Wenn auch im Einzelfall ein Zusammenhang mit der Anwendung von Cyclosporin und mit ALG- oder *OKT3-Schemata* postuliert worden ist, so ist es doch wahrscheinlicher, daß die Korrelation mit dem Grad an Gesamtsuppression besteht, der mit stärkeren Immunsuppressiva erzielt worden ist.

Lebertransplantation

Lebertransplantation ist eine anerkannte Therapie bei terminaler Leberinsuffizienz. Frühere schlechte Resultate beruhten im wesentlichen auf technischen Schwierigkeiten (z. B. dem Unvermögen, eine adäquate biliäre Drainage zu schaffen) und auf septischen Komplikationen, aber die Überlebensraten haben sich mit Fortschritten der chirurgischen Technik und mit der Anwendung von Cyclosporin beachtlich verbessert. Ein-Jahres-Überlebensraten sind von früher 33% auf 70–80% geklettert. Todesfälle sind selten und meist eher Folge von rezidivierender Grundkrankheit (z. B. Karzinom, Hepatitis) als von Komplikationen nach der Transplantation gewesen. Obwohl mehrere Patienten jetzt seit mehr als einem Jahrzehnt ein funktionierendes Allotransplantat haben, ist – weil die meisten Lebertransplantationen innerhalb der letzten 5 Jahre durchgeführt worden sind – eine Langzeitprognostik noch nicht erstellt worden. Nach einer erfolgreichen Transplantation können die Empfänger zu normaler sozialer und beruflicher Aktivität zurückkehren.

Die Einführung von Cyclosporin war der wesentlichste Faktor, der die Lebertransplantation zur Therapie der Wahl bei terminaler Lebererkrankung gemacht hat. Zusätzlich zu seiner direkten Immunsuppression hatte Cyclosporin folgende Effekte: 1. Die frühe Reduktion der Kortikosteroiddosierung führte zu besserer postoperativer Heilung und zu größerer Resistenz gegenüber unbeherrschbaren Infektionen. 2. Angesichts besserer Ergebnisse wurden mehr Patienten mit Lebererkrankung im Endstadium zur Transplantation angenommen, bevor sie in ein terminal entkräftetes Stadium kamen. 3. Bei einem Fehlschlag wurde die Retransplantation einer Leber möglich. Zur Zeit werden 10–20% der Leberempfänger mit einer Erfolgsrate von über 50% retransplantiert. Früher wären diese Patienten in der frühen postoperativen Phase verstorben. Verbesserte Erfolgsraten sind nicht ausschließlich dem Cyclosporin zu verdanken; eines der Transplantationszentren, die dieses Medikament nicht routinemäßig verwenden, hat gleiche Erfolge durch sorgfältige Patientenauswahl und -behandlung erreicht.

Die **Indikationen zur Lebertransplantation** waren hauptsächlich zu chronischem Leberversagen führende Krankheiten. Bei akutem Leberversagen ist eine Prognose schwierig zu stellen, oft fehlt die Zeit, einen geeigneten Spender zu finden, und das Risiko, daß eine Virusinfektion im Transplantat rezidiviert, ist erheblich. Trotzdem kann eine Transplantation Patienten mit akutem, fulminantem Leberversagen sogar nach Eintritt eines Leberkomas retten, wenn eine Leber schnell beschafft werden kann. Chronische Hepatitis im Endstadium und biliäre Zirrhose sind die häufigsten Transplantationsindikationen bei Erwachsenen, bei Kindern biliäre Atresie und angeborene Stoffwechseldefekte. Patienten mit einem primären Lebermalignom haben eine relativ schlechte Prognose; nach der Transplantation kommt es unter Immunsuppression häufig zu einem Rezidiv des Tumors, was eine 1-Jahres-Überlebensrate von nur etwa 20% zur Folge hat. Wenn jedoch ein Leberkarzinom, speziell das vom fibrolamellaren Typ, auf die Leber begrenzt war, ist tumorfreies Langzeitüberleben vorgekommen. **Leberspender** müssen zuvor gesunde Personen gewesen sein, den Hirntod erlitten haben, und ihre Leber muß nach Größe und AB0-Blutgruppeneigenschaften zum Empfänger kompatibel sein. Ausschlußkriterien sind eine hepatische Funktionsstörung in der Anamnese, ein über längere Zeit mit Vasopressoren behandlungsbedürftiger Unterdruck, systemische Infektionen oder Hinweise auf Leberischämien oder Leberschäden, wie sie bei erhöhten Leberenzymwerten anzunehmen sind.

Erhaltung der Leber und Transplantationsvorgang: Methoden zur extrakorporalen Langzeiterhaltung einer Leber sind nicht verfügbar. Die Lebern werden nach der Explantation in kalten Lösungen aufbewahrt. Die Einführung der UW-Lösung hat akzeptable kalte Ischämiezeiten von 8 auf 16 h erhöht. Einige Organe sind nach einer Aufbewahrungszeit von mehr als 24 h erfolgreich transplantiert worden, doch erhöht sich die Inzidenz eines primären Transplantatversagens mit verlängerter Aufbewahrungszeit. Gewebetypisierung und Kreuzprobe werden in der Regel retrospektiv durchgeführt. Die Hepatektomie beim Empfänger, die zu einem intraoperativen Blutverlust von bis zu > 100 Einheiten führen kann, stellt die höchsten Anforderungen und wird oft angesichts portaler Hypertension und bei einem Zustand nach vorangegangenen hepatobiliären chirurgischen Eingriffen durchgeführt. Bei erwachsenen Lebertransplantatempfängern sind im Median Transfusionen von 10–15 Einheiten erforderlich. Die Transplantation erfordert 5 Anastomosen: suprahepatische Hohlvene, infrahepatische Hohlvene, Pfortader, Leberarterie und Gallengang (jetzt mit Choledocho-Choledochostomie oder Choledocho-Enterostomie, vorzugsweise über eine Roux-Y-Anastomose). Die heterotope Leberimplantation, die den Patienten mit einer auxiliären Leber versieht, umgeht mehrere technische Schwierigkeiten; diese Technik ist jedoch auf experimentelle Situationen begrenzt worden, da die Resultate enttäuschend waren. Wegen des Mangels an Spendern, deren Leber hinsichtlich der Größe für pädiatrische Empfänger geeignet wäre, verwenden einige Transplantationszentren jetzt routinemäßig größenreduzierte Transplantate, die aus einem Segment einer Erwachsenenleber bestehen. Die Ergebnisse scheinen der Transplantation einer vollständigen Kinderleber ebenbürtig zu sein. Vor kurzem wurde versuchsweise die Transplantation des linken lateralen Lebersegments von einem Elternteil auf das Kind durchgeführt. Letztendlich bleibt der Stellenwert verwandter Lebendspender noch auszuwerten.

Immunsuppression und Abstoßung: Überraschenderweise werden Lebertransplantate weniger aggressiv abgestoßen als andere Organtransplantate, z. B. als Nieren oder Herzen. Beispielsweise scheint eine hyperakute Abstoßung eines Lebertransplantats auch dann nicht regelmäßig aufzutreten, wenn die Transplantation angesichts einer im nachhinein bestätigten Präsensibilisierung gegen HLA-Antigene oder einer AB0-Inkompatibilität durchgeführt wurde. Ob dies auf der anatomischen Einmaligkeit des Pfortaderkreislaufs oder auf der Masse an antigenischem Material, mit dem die Leber überhäuft ist, oder auf anderen Faktoren beruht, ist unbekannt. Doch besteht die Behandlung in Retransplantation, wenn eine fulminant akute und eine chronische Abstoßung gegenüber immunsuppressiver Therapie refraktär sind. Das **„Syndrom des verschwindenden Gallengangs"**, charakterisiert durch intrahepatische Cholestase bei erhaltener hepatozellulärer Funktion, ist als Muster einer chronischen Abstoßung dargestellt worden.

Die typische immunsuppressive Therapie beim Erwachsenen besteht in Cyclosporin, das üblicherweise i. v. in einer Dosis von 4–6 mg/kg/Tag gegeben wird, beginnend mit dem Zeitpunkt der Transplantation, und später, wenn der Patient gefüttert werden kann, 8–14 mg/kg/Tag oral. Bei Auftreten einer Nierenfunktionsstörung und in Abhängigkeit von den Blutspiegeln, die als Maßstab für eine adäquate Dosierung genommen werden, werden die Dosen nach unten adjustiert. Kinder benötigen oft höhere Dosen zur Aufrechterhaltung eines adäquaten Blutspiegels. Wenn postoperativ zur biliären Drainage ein T-Tubus verwendet wird, können höhere Cyclosporin-Dosen erforderlich werden, weil Cyclosporin bei enterohepatischer Rezirkulation über die Galle verloren geht. Die Anfangsdosen von Methylprednisolon oder Prednison betragen im typischen Fall 10 mg/kg/Tag oral oder i. v.; sie werden schrittweise auf eine Erhaltungsdosis von 0,2 mg/kg/Tag reduziert. Manchmal wird auch Azathioprin in einer Dosis von 1–2 mg/kg/Tag oral oder i. v. verwendet. Milde akute Abstoßungskrisen können selbstbegrenzend sein und ohne Behandlung abklingen. Auf Abstoßung können die Ausbildung einer Hepatomegalie, helle Galle (zu sehen in der T-Drainage) oder helle Stühle sowie Beschwerden über Anorexie, rechtsseitige Schmerzen und Fieber hinweisen. Gelbsucht und ein Ansteigen der hepatischen Serumenzymwerte unterstützen die Diagnose. Die Nadelbiopsie führt zu pathologisch-histologischer Bestätigung. Im Verdachtsfalle einer Abstoßungskrise wird i. v. mit Kortikosteroiden, Antithymozytenglobulin (ATG) oder monoklonalen Antikörpern behandelt.

Herztransplantation

Jüngste Resultate bei Herztransplantierten haben Langzeit-Überlebens- und Rehabilitationsraten ergeben, die denen bei Leichennieren-Empfängern gleichen, was zu einer Ausweitung der Herztransplantation als Therapie bei terminaler Herzinsuffizienz führt. Die Rehabilitation von Herzempfängern, die ein Jahr überleben, ist hervorragend. Über 95% dieser Patienten erreichen die Klasse I in der Klassifikation der New York Heart Association und über 70% werden wieder voll berufsfähig.

Häufige Indikationen sind Kardiomyopathie, Koronararterienerkrankungen im Endstadium und das Nichtloskommen von der temporären Assistenz technischer Geräte nach Myokardinfarkt oder herzchirurgischen, nicht-transplantationschirurgischen Eingriffen. Die **Kriterien für die Empfängerauswahl** waren stringent; 1/4 der Patienten, die für eine Transplantation als geeignet befunden werden, sterben an ihrer kardialen Krankheit, bevor ein geeignetes Spenderorgan verfügbar ist. Geräte zur linksventrikulären Assistenz und künstliche Herzen können als Interimslösung dienen. Die **Spenderbeurteilung** umfaßt die Feststellung einer normalen Herzfunktion, Lungenstatus, Überprüfung der Größenverhältnisse bei Spender und Empfänger und AB0-Blutgruppenkompatibilität.

Erhaltung des Herzens und Transplantationsvorgang: Spenderherzen werden durch einfache Hypothermie erhalten. Die Gesamtischämiezeit wird bei < 4–6 h gehalten, was Herzangebote von weit entfernten Kliniken ausschließt. Das Herz wird an orthotoper Stelle transplantiert mit Aorten-, Pulmonalarterien- und Pulmonalvenen-Anastomose. Der venöse Rückfluß wird durch eine einzige Anastomose zwischen einem verbliebenen Rest des rechten Empfängervorhofs mit dem des Spenderorgans sichergestellt.

Das **immunsuppressive Regime** ist ähnlich wie bei der Nieren- oder Lebertransplantation. Die einjährige aktuarische Überlebenszeit beträgt bei Patienten, die Cyclosporin erhalten, etwa 80% gegenüber 60% bei Patienten, die Azathioprin erhielten. Die Zahl der Abstoßungen in der initialen postoperativen Periode konnte ebenfalls gesenkt werden; etwa 40% der Patienten bekommen keine Abstoßungsreaktion im Vergleich zu < 10% unter Azathioprin.

Vom **Beginn einer Abstoßungsreaktion** künden Fieber, Unwohlsein, Tachykardie, Hypotension und Herzinsuffizienz, die überwiegend das rechte Herz betrifft. Arrhythmien sind bei schwereren Abstoßungskrisen die Regel. In milderen Fällen geben allein die EKG-Veränderungen einen Hinweis. Unter der Anwendung von Cyclosporin wird zur diagnostischen Abklärung einer Abstoßungsreaktion gemäß Routineprotokoll von der transvenösen endomyokardialen Biopsie Gebrauch gemacht, da eine andere Symptomatik oft nicht vorhanden ist und die Abstoßungsreaktion so vor funktionellen Verschlechterungen des Transplantats entdeckt werden kann. Die Abstoßungsreaktion wird, wenn erforderlich, mit ATG oder OKT3 behandelt. Bei Routineprotokoll-Biopsien findet sich unerwarteterweise häufig nach histologischen Kriterien eine milde Abstoßungsreaktion, ohne daß klinische Folgen erkennbar sind. Bei den meisten dieser Patienten ist keine Behandlung erforderlich. Die Rückbildung dieser histologischen Abstoßungszeichen, die bei nachfolgenden Biopsien gesehen werden, läßt an eine fortdauernde Autoregulation der Immunantwort denken.

Komplikationen nach der Transplantation: Infektionen verursachen mehr als die Hälfte aller Todesfälle nach Herztransplantationen. Andere Hauptursachen sind Abstoßung, Koronarsklerose des Transplantats und maligne Tumoren. Jede dieser Ursachen ist für 5–20% der Todesfälle verantwortlich. Eine beschleunigte **Atherosklerose des Transplantats** tritt als Folgeerscheinung bei etwa 25% aller erfolgreichen Herztransplantationen auf. Ob diese ein Ergebnis von indolenter, humoral vermittelter chronischer Abstoßung ist, ist nicht klar. Es sieht so aus, als könne Cyclosporin, das die Hochdruckinzidenz nach Transplantationen erheblich erhöht, auch zur Exazerbation einer koronaren Atherosklerose im Transplantat führen, vielleicht – ähnlich wie in der Niere – durch direkte Toxizität auf das koronare Gefäßsystem. Eine erhöhte Inzidenz von koronarer Transplantat-Atherosklerose wird auch bei Patienten gesehen, die nach der Transplantation eine Zytomegalievirus **(CMV)**-Infektion durchmachen. Dies läßt daran denken, daß eine Immunantwort gegen virale Antigene bei der Entwicklung dieser zerstörerischen Spätkomplikation beteiligt sein mag.

Lungen- und Herz-Lungen-Transplantation

Eine **Lungentransplantation** schafft spezielle Probleme. Der Grund sind die verheerenden Infektionen im transplantierten Organ, das kontinuierlich der unsterilen umgebenden Luft ausgesetzt und vom Mechanismus des Abhustens abhängig ist, der durch die Transplantation unterbrochen wird. Trotz des als unüberwindbar erscheinenden Hindernisses, als welches die Lungentransplantation anfänglich erschien, liegt das aktuelle Ein-Jahres-Überleben der Empfänger bei 70%, und das bei einer Patientenpopulation, die ohne Transplantation im wesentlichen keine Überlebenschance hat. Wenn auch die Langzeitüberlebensrate nach Lungentransplantation noch unbekannt ist, weil das Verfahren erst kürzlich entwickelt wurde, scheint die Inzidenz eines Transplantatverlustes lange Zeit nach der Transplantation geringer zu sein als bei Allotransplantaten anderer Organe. Die funktionelle Rehabilitation nach der Transplantation ist gut: Die meisten Patienten können Alltagsaktivitäten wieder aufnehmen. Die Fähigkeit zu körperlicher Anstrengung erscheint wegen eines hyperventilatorischen Responses leicht eingeschränkt zu sein.

Operative Optionen: Die Empfängerauswahl und die operativen Möglichkeiten bieten eine Einzellungen-, Doppellungen- oder kombinierte Herz-Lungen-Transplantation an. Die letztere ist am häufigsten durchgeführt worden. Die **Vorteile** liegen in der vollständigen Entfernung potentiell erkrankten Gewebes aus dem Thorax und in einer zuverlässigeren Heilung der Trachealanastomose, weil koronar-bronchiale Kollateralen im Herz-Lungen-Block vorhanden sind. Die **Nachteile** liegen im extensiven Umfang des chirurgischen Eingriffs, der einen kardiopulmonalen Bypass erforderlich macht, ferner im Erfordernis einer möglichst genauen Größenanpassung von Thorax und Transplantat, in der Verwendung von drei Spenderorganen für einen Empfänger und – in einigen Fällen – im Auswechseln eines normalen Herzens gegen ein anderes, das nach der Transplantation Fehlfunktionen entwickeln könnte. Die **Indikationen** für eine Herz-Lungen-Transplantation sind vaskuläre Lungenerkrankungen oder diffuse parenchymatöse Lungenerkrankungen, bei denen die Entfernung des gesamten Lungengewebes indiziert ist (z.B. bei zystischer Fibrose). Wenn keine primäre oder sekundäre kardiale Anomalität besteht, kann das ursprüngliche Herz des Herz-Lungen-Empfängers als Spenderorgan für eine Herztransplantation dienen.

Die **Transplantation einer Einzellunge** ist am klarsten bei Patienten mit einer begrenzten Lungenerkrankung angezeigt. **Vorteile** sind die relative Einfachheit des chirurgischen Vorgehens, das systemische Antikoagulation und kardiopulmonalen Bypass vermeidet; ferner die geringeren Anforderungen an passende Größenverhältnisse von Spenderorgan und Empfänger und die Tatsache, daß das Herz und die kontralaterale Lunge für andere Empfänger verfügbar bleiben. Von **Nachteil** sind die Gefahr unterschiedlicher Ventilations- und Perfusionsverhältnisse zwischen nativer und transplantierter Lunge sowie Heilungsprobleme an der *Bronchialanastomose. Ein Umkl*eiden der Bronchialanastomose mit Omentum hat das letztere Problem gemildert, aber nicht behoben.

Eine **Doppellungentransplantation** hat den potentiellen Vorteil, daß erkranktes Lungengewebe vollständig entfernt werden kann. Theoretisch ist sie bei allen Patienten anwendbar, bei denen keine irreversible Herzanomalität besteht. Jedoch macht die Abtrennung der Bronchialarterien des Spenders und der bronchokoronaren Kollateralen bei der Explantation die spätere Trachealheilung sehr problematisch. Der zukünftige Stellenwert einer Doppellungentransplantation ist unklar.

Organerhaltung und Transplantationsvorgang: Lungenspender sollten Nichtraucher und jünger als 40 Jahre alt sein. Die Thoraxaufnahme sollte keine Verdichtungen zeigen, und die Sauerstoffaufnahme sollte unter künstlicher Beatmung normal sein. Die Präservation von Lungengewebe ist noch nicht gut entwickelt; eine Lungentransplantation muß rasch durchgeführt werden. Meist wird eine kalte kristalloide Lösung, die Prostazyklin enthält, in *situ* vor der Explantation in die Pulmonalarterien des Spenders infundiert. Alternativ kann der Spender systemisch unter kardiopulmonalem Bypass gekühlt werden, wodurch ein Einbringen von Kristalloiden in das pulmonale Gefäßsystem vermieden wird.

Bei der Einzellungentransplantation wird beim Empfänger eine laterale Thorakotomie durchgeführt. Manschetten der Pulmonalarterie, der Pulmonalvene und des Bronchus werden zur Anastomosierung verwendet. Wenn eine Pulmonalarterienklemme nicht toleriert wird, ist ein Bypass erforderlich. Eine Herz-Lungen-Transplantation wird unter Bypass durch eine mediane Sternotomie mit Aorten- und rechtsatrialer Anastomosierung durchgeführt. Die Trachealanastomose wird unmittelbar oberhalb der Bifurkation angelegt.

Ergebnisse und Komplikationen: Die problemreichsten frühen Komplikationen bestehen in einer schlechten Heilungstendenz der Bronchial- oder Trachealanastomosen. Bis zu einem Drittel der Empfänger einer Einzellunge entwickelt eine Bronchialstenose, die oft durch Dilatation oder durch Einsetzen eines Stents behandelbar ist. Um eine Heilungsstörung der Bronchialanastomose zu vermeiden, werden in der frühen postoperativen Phase Steroide aus dem Immunsuppressionsschema fortgelassen. Relativ hohe Dosen von Cyclosporin (10–14 mg/kg/Tag oral) und Azathioprin (1,5–2,5 mg/kg/Tag oral oder i.v.) kommen zur Anwendung. Häufig wird auch in den ersten zwei Wochen nach der Transplantation prophylaktisch ALG verabreicht. Bei über 80% der Patienten kommt es zur akuten Abstoßung. Bei Empfängern eines kombinierten Herz-Lungen-Transplantates wird die Lunge häufiger abgestoßen als das Herz, so daß endomyokardiale Biopsien nicht immer hilfreich sind. Die Abstoßung ist charakterisiert durch Fieber, Dyspnoe, herabgesetzte Sauerstoffsättigung und herabgesetztes forciertes Exspirationsvolumen. Das interstitielle Infiltrat auf der Thoraxaufnahme ist kaum von dem bei einer Infektion zu unterscheiden. Zur Diagnosestellung werden oft eine Bronchoskopie mit Lavage und eine transbronchiale Biopsie durchgeführt. Die **Behandlung der Abstoßung** erfolgt mit Steroiden, die rasch i.v. in hoher Dosierung gegeben werden, mit ATG oder OKT3.

Eine Spätkomplikation der Lungentransplantation ist die obliterative Bronchiolitis, die zu einer langsam progredienten Obstruktion der Atemwege führt. Das forcierte Exspirationsvolumen ist herabgesetzt ohne jedweden Hinweis auf einen pulmonalen Prozeß. Obwohl die Pathogenese der obliterativen Bronchiolitis noch nicht abgeklärt ist, kann sie eine Manifestation von chronischer Abstoßung sein, ähnlich der akzelerierten Atherosklerose des Herzens oder dem Syndrom des schwindenden Gallengangs bei Leberallotransplantaten.

Pankreastransplantation

Die Pankreastransplantation hebt sich von den Transplantationen vaskularisierter Organe in einmaliger Weise ab: Statt Leben zu retten versucht sie, die zerstörerischen Zielorgankomplikationen des Typ-I-Diabetes zu stabilisieren oder zu verhüten. Rationale Basis für eine Pankreastransplantation ist die folgende: Wenn die diabetischen Komplikationen (z.B. Nephropathie, Retinopathie, Neuropathie, akzelerierte Atherosklerose) ein direktes Ergebnis einer schlechten Glukosehomöostase sind, könnte die Progredienz dieser sekundären Prozesse stabilisiert werden, wenn der Patient zu absoluter Normoglykämie zurückgeführt wird.

Frühe klinische Resultate lassen vermuten, daß eine Pankreastransplantation bei Diabetes die Zerstörung des Zielorgans stabilisieren kann. Jedoch müssen die Ergebnisse mit Vorsicht interpretiert werden, weil die Nachbeobachtungszeiten noch kurz sind und weil die meisten Pankreasempfänger schon weit fortgeschrittene, oft irreversible, sekundäre Komplikationen hatten, bevor eine Transplantation unternommen wurde.

Empfängerauswahl: Ein Pankreastransplantat ist sicherlich nicht für alle Diabetiker geeignet. Da der Empfänger die Insulininjektion mit ihren Risiken gegen die Immunsuppression mit ihren Risiken eintauscht, ist eine Pankreastransplantation primär auf solche Patienten beschränkt, die bereits immunsuppressiver Medikamente bedürfen (Diabetiker mit Nierenversagen, die ein Nierentransplantat erhalten). Der ursprüngliche Gedanke war der, am besten mit einem Nierentransplantat zu beginnen, und dann zu einem späteren Zeitpunkt mit einem Pankreastransplantat nur bei denjenigen Patienten fortzufahren, die das Nierentransplantat ohne Probleme tolerieren. In jüngerer Zeit sind jedoch simultane Pankreas-/Nierentransplantationen von einem einzigen Spender mit ausgezeichneten Ergebnissen durchgeführt worden. **Vorteile:** 1. Der Empfänger wird nur einmal der hochdosierten Induktionsimmunsuppression ausgesetzt. 2. Da beide Organe von demselben Spender stammen, kann die Abstoßungsreaktion besser in der Niere als im Pankreas überwacht werden, wo deren Entdeckung sehr schwierig ist. Zudem neigt die Niere stärker zu Abstoßungsreaktionen als das Pankreas. Obwohl nach einer kombinierten Transplantation die postoperative Morbidität erhöht ist, wird das Überleben des Nierenallotransplantats nicht aufs Spiel gesetzt.

Transplantationsvorgang und Ergebnisse: Der Erfolg einer Pankreastransplantation wird an der Fähigkeit des Empfängers gemessen, ohne exogenes Insulin normoglykämisch zu bleiben. Innerhalb des letzten Jahrzehnts haben sich die Gesamterfolgsraten von < 40% auf etwa 70% verbessert, wobei mehrere Zentren berichten, daß > 85% der Empfänger insulinabhängig bleiben. Die Verbesserungen in den Erfolgsraten sind primär auf verbesserte Immunsuppressionsschemata und auf technische Fortschritte zurückzuführen. Die Immunsuppression ist dieselbe wie die bei Patienten mit Nierentransplantaten, wobei die Dauertherapie aus Cyclosporin, Azathioprin und Prednison besteht *(s. o.).* Für die Induktions- und Rejektionstherapie wird üblicherweise ALG oder OKT3 verwendet.

Die technischen Fortschritte bestehen u. a. in der Transplantation des gesamten Pankreas anstelle eines Pankreassegmentes, bestehend aus Kopf und Schwanz. Durch diese Technik werden nicht nur mehr insulinsezernierende Zellen transplantiert, sondern auch die Inzidenz der postoperativen Transplantatthrombose erheblich reduziert. Die Drainage der exogenen Pankreassekrete in die Harnblase, über ein kleines Segment von Spenderduodenum geleitet, hat sich ebenfalls der früher verwendeten Technik (Pankreasgangligatur oder -klerosierung, freie Drainage in die Bauchhöhle oder Darmpanastomose) als überlegen erwiesen. Jedoch ist die Drainage des Pankreas in die Blase mit einem obligatorischen Bikarbonatverlust und mit einer Zunahme von Harnwegsinfektionen nach der Transplantation verbunden.

Die Spender sind üblicherweise zwischen 10 und 55 Jahre alt. Ihre Anamnesen sind frei von Glukoseintoleranz oder chronischem Alkoholabusus. (Glukose- und Amylasewerte im Serum zur Todeszeit sind nicht hilfreich, da diese Werte selbst bei normalem Pankreas im Rahmen von Kopfverletzungen und Reanimation oft erhöht sind.) Das Allotransplantat wird lateral in das untere Abdomen positioniert. Die Gefäßanastomosen bei der Pankreastransplantation verbinden die arteriae coeliaca und mesenterica superior sowie die Pfortader des Spenders mit der Iliakalarterie bzw. -vene des Empfängers. Dies sorgt eher für eine systemische als für eine portale Insulinausschüttung, wobei als Fastens-Basislinie eine Hyperinsulinämie resultiert.

Die **Hauptkomplikationen,** zusätzlich zu den oben erwähnten, bestehen in Rejektion, Injektion und Transplantatpankreatitis. Wegen der Erfolge der kombinierten Nieren-/Pankreastransplantation führen jetzt einige Zentren isolierte Pankreastransplantationen bei diabetischen Patienten durch, die keine diabetische Nephrosklerose im Endstadium, aber andere schwere Komplikationen des Diabetes haben. Die Entdeckung einer Abstoßungsreaktion ist bei diesen Patienten schwierig, da der größte Teil des Transplantats schon durch die Abstoßungsreaktion zerstört sein kann, bevor Anomalien des Glukosestoffwechsels evident werden. Trotzdem wird – bei ausgezeichneter HLA-Übereinstimmung – eine Transplantatüberlebensrate von 70% erreicht, vergleichbar mit der Gesamt-Erfolgsrate der kombinierten Nieren-/Pankreastransplantation.

Inselzell-Allotransplantation: Die Transplantation von Inseln allein nach ihrer Isolierung aus Spenderorganen ist bei verschiedenen Kleintierspezies erfolgreich gewesen. Der klinischen Anwendbarkeit sind jedoch, obwohl sie viel Publizität auf sich gezogen hat, Grenzen gesetzt, weil die Bereitstellung von ausreichenden Mengen lebender gereinigter Inselzellen problematisch ist. In jüngster Zeit ist es zum ersten Mal gelungen, bei diabetischen Empfängern von Inselzell-Allotransplantaten eine Insulinunabhängigkeit dadurch zu erreichen, daß Inselzellen aus den Pankreasorganen multipler verstorbener Spender verwendet wurden. Die Nachbeobachtungszeit ist sehr kurz, und über die Fähigkeit eines menschlichen Inselzell-Allotransplantats, eine Langzeit-Normoglykämie aufrecht zu erhalten, ist nichts bekannt. Theoretisch hat die Inselzell-Transplantation Vorteile gegenüber der Transplantation des ganzen Organs. Inselzellen können leicht über die kanülierte Umbilikalvene in den Pfortaderkreislauf des Empfängers ohne größere Operation eingebracht werden. Inselzellen lassen sich kryopräservieren. Auch besteht die Möglichkeit, Inselzellen zur Reduzierung ihrer Immunogenität einer Behandlung zu unterziehen. Zur Zeit befindet sich die Inselzelltransplantation beim Menschen in einem experimentellen Stadium.

Knochenmarktransplantation (KMT)

Im Laufe des vergangenen Jahrzehnts hat sich die KMT aus einem experimentellen Verfahren, das für Patienten mit therapierefraktärer Leukämie reserviert war, in ein rasch expandierendes Gebiet klinischer Forschung entwickelt, das Patienten mit aplastischer Anämie, akuten und chronischen Leukämien und ausgewählten Lymphomarten hohe Heilungsraten anbietet. Das Ziel der KMT besteht darin, den Empfänger mit einer gesunden Stammzellpopulation auszustatten, die sich in Blutzellen ausdifferenziert, welche defiziente oder pathologische Zellen des Empfängers ersetzen. Intensive Vorbereitungsschemata, wirksame Behandlung der Transplantat-gegen-Wirt-Krankheit (**GVHD** = graft-versus-host disease) mit Cyclosporin und Verbesserungen der unterstützenden Behandlung (z.B. Antibiotika), Herpesvirus- und CMV-Prophylaxe, haben Patienten, die sich einer KMT unterziehen, signifikante Verbesserungen des krankheitsfreien Langzeitüberlebens gebracht. Eine Behandlung des Knochenmarks mit Zytokinen (z.B. mit koloniestimulierendem Faktor) wird daraufhin überprüft, ob sie das Angehen verbessern oder beschleunigen kann.

Indikationen und Vorgehensweise: Patienten mit einer akuten myeloischen Leukämie, die in der ersten Remission transplantiert werden, können jetzt mit einer über 60%igen Wahrscheinlichkeit mit einem krankheitsfreien Überleben rechnen. Obwohl 95% aller Rezidive innerhalb der ersten zwei Jahre auftreten, sind Rezidive nur für weniger als ein Viertel aller Mißerfolge verantwortlich. Todesfälle infolge von GVHD und Sepsis sind sehr viel häufiger. Das Langzeitüberleben von Patienten mit chronischer myeloischer Leukämie, die eine KMT im Plateau der chronischen Phase erhalten, beträgt über 70%. In der Pädiatrie hat die KMT dank ihres Potentials, Kinder mit genetischen Krankheiten zu heilen (z.B. Thalassämie, Sichelzellanämie, Immundefizienzen und angeborene Stoffwechselstörungen), eine noch viel weitere Verbreitung erfahren. Der **Transplantationsvorgang** selbst ist einfach. Den Patienten werden hohe Dosen von Chemotherapeutika und/oder Ganzkörperbestrahlungen verabreicht. Das Mark wird durch Aspiration aus den Beckenkämmen eines HLA-kompatiblen

Spenders gewonnen und dem Patienten infundiert. Die Patienten sind schwer panzytopenisch, bis binnen normalerweise 2–3 Wochen nach der Reinfusion des Knochenmarks Granulozyten wieder in zählbarer Menge auftreten. Frühe Komplikationen sind die Abstoßung des Marktransplantats durch den Wirt, akute GVHD und Infektionen. Spätere Komplikationen sind eine chronische GVHD, eine prolongierte Immundefizienz und ein Wiederauftreten der Krankheit.

Vorbereitung des Empfängers: Die Entwicklung aggressiverer Vorbereitungsschemata ist der erste Schritt in Richtung auf bessere Ergebnisse durch signifikante Reduktion von Rejektions- und Rezidivinzidenz gewesen – Probleme, die in der Frühzeit des Transplantationswesens große Sorgen bereitet haben. Diese Schemata haben das antitumoröse oder antileukämische Potential ebenso erhöht wie zu einer überlegenen Myeloablation geführt, die notwendig ist, um das Mark des Wirts zu zerstörenund Platz zu schaffen für das Spendertransplantat, ohne dabei die Stromaelemente des Marks zu schädigen, die für das Angehen des Transplantats unerläßlich sind. Vorbereitende Behandlungsregime supprimieren ebenfalls das Immunsystem des Patienten, um ein Angehen des Transplantats zu ermöglichen. Die Patienten werden standardmäßig mit hohen Dosen Cyclophosphamid und/oder Gesamtkörperbestrahlung vorbehandelt. In beiden Fällen liegt die Abstoßungsrate bei Leukämie-Patienten mit HLA-kompatiblen Spendern bei < 5%. Auch bei mehrfach transfundierten Patienten mit aplastischer Anämie ist die Abstoßungsrate dank verstärkter Immunsuppression während der Transplantatinduktion signifikant gesenkt worden. Die zwei gängigsten Vorbereitungsschemata beinhalten hochdosiertes Cyclophosphamid (z.B. 60 mg/kg/Tag für 2 Tage) mit Gesamtkörperbestrahlung oder Busulfan (z.B. 4 mg/kg/Tag für 4 Tage) plus Cyclophosphamid ohne Gesamtkörperbestrahlung. Andere Mittel (z.B. Etoposid und Cytarabinhydrochlorid) werden diesen Schemata hinzugefügt, um die antitumorösen Effekte, die Myeloablation und die Immunsuppression zu maximieren.

Transplantat-gegen-Wirt-Krankheit (**GVHD** = Graft-versus-host disease): *Eine Krankheit, bei der immunkompetente Spender-T-Zellen gegen Antigene in einem immundeprimierten Empfänger reagieren.* Ein Hauptproblem bei der allogenen Transplantation ist die Prävention und die Kontrolle der GVHD, die hauptsächlich nach einer KMT vorkommt. Die **Symptomatik** der akuten GVHD ist charakterisiert durch Fieber, exfoliative Dermatitis, Hepatitis mit Hyperbilirubinämie, Diarrhö und abdominale Schmerzen, die bis zum Ileus gehen können, Erbrechen und Gewichtsverlust. Obwohl ein zunehmendes Wissen über den Haupthistokompatibilitätskomplex für das ätiologische Verständnis der GVHD hilfreich war, liegt die GVHD-Inzidenz bei Patienten, die in den A-, B-, C-, DR-Loci übereinstimmen, immer noch bei 30–60%. Überraschenderweise ist sogar über Fälle von GVHD bei syngenen Transplantaten (zwischen eineiigen Zwillingen) oder autologen Transplantaten (mit einem eigenen Knochenmark) berichtet worden. Wenn auch die Einführung des Cyclosporins in den frühen 80er Jahren sowohl die Inzidenz als auch den Schweregrad der GVHD stark vermindert hat, so ist sie immer noch die Hauptursache von Mortalität und schwerer Morbidität nach allogener KMT.

Etwa die Hälfte der KMT-Empfänger entwickelt eine indolentere, chronische Form von GVHD. Wenn auch die Haut, die Leber und der Darm die primären Zielorgane bleiben, so fällt doch die Einbeziehung von anderen Körperregionen wie Gelenken und Lunge auf. Interessanterweise kann auch eine obliterierende Bronchiolitis ähnlich der nach einer Lungentransplantation auftreten. Letztendlich sterben 20–40% der Patienten an Komplikationen in Zusammenhang mit der GVHD, wobei die Inzidenz höher ist, wenn das Spendermark nicht *von einem HLA-identischen* Geschwister stammt (s.u.). Bei Patienten ohne chronische Folgeerscheinungen durch GVHD kann die immunsuppressive Therapie 6 Monate nach der KMT ganz abgesetzt werden, wobei Spätkomplikationen bei diesen Patienten selten auftreten. Dies steht im Gegensatz zu Empfängern solider Organtransplantate, die kontinuierlich einer immunsuppressiven Therapie trotz der daraus resultierenden Komplikationen bedürfen.

Ein Feld aktiver klinischer Forschung mit dem Ziel einer Herabsetzung der GVHD-Inzidenz ist die Entfernung von T-Zellen aus dem Spendermark vor dessen Reinfusion mit Hilfe monoklonaler Antikörper, Rosettierungstechniken oder mechanischer Separation. Die Entfernung der T-Zellen hat sich zur Herabsetzung von Inzidenz und Schweregrad der GVHD als sehr wirkungsvoll erwiesen, doch ist dadurch auch die Inzidenz fehlgeschlagenen Transplantatangehens gestiegen. Eine Erklärung für diese Beobachtung kann darin liegen, daß die Zytokine, die bei der GVH-Reaktion gebildet werden, die für ein Angehen des Transplantats erforderliche Stammzellvermehrung und -reifung fördern. Patienten, die eine GVHD entwickeln, weisen signifikant geringere Rezidivraten auf. Dies legt nahe, daß die für die GVHD verantwortlichen T-Zellen möglicherweise an einem Transplantat-gegen-Leukämie-Effekt beteiligt sind. KMT-Empfänger können auch prophylaktisch oder therapeutisch gegen GVHD behandelt werden. Die verwendeten Mittel sind Methotrexat, Corticosteroide, ATG und monoklonale Antikörper gegen auf reifen T-Zellen exprimierte Antigene. Vor kurzem ist ein monoklunaler Anti-T-Zell-Antikörper in die Therapie der GVHD eingeführt worden, der chemisch an die A-Kette des Rhizinustoxins gekoppelt ist.

In außergewöhnlichen Fällen kann eine GVHD auch nach Bluttransfusionen auftreten, da selbst eine geringe Anzahl von Spender-T-Zellen diese Reaktion zu induzieren vermag. Solche Situationen sind z. B. intrauterine fetale Bluttransfusionen und Transfusionen bei immungeschwächten Patienten (mit z. B. aplastischer Anämie, Leukämie, Lymphomen, Neuroblastomen, Hodgkinscher Krankheit). Blutprodukte, die für Risikopatienten vorgesehen sind, sollten zur GVHD-Prophylaxe vorbestrahlt werden *(s. Kap. HÄM, 2.).*

Infektionen: Nach der vorbereitenden Behandlung des Patienten für die KMT kann es 2–3 Wochen dauern, bis sich die Leukozytenzahl im peripheren Blut erholt hat. Während dieser Zeit sind die Patienten sehr anfällig für Infektionen. Die Prophylaxe mit Aciclovir hat das Risiko für Herpes-simplex-Infektionen innerhalb dieser Zeitspanne dramatisch vermindert. Selbst nach Angehen des Transplantats bleiben die Patienten wegen der Medikation gegen GVHD immungeschwächt und infektionsgefährdet. Die qualvollste Spätinfektion ist die CMV-bedingte interstitielle Pneumonie, die für gewöhnlich 40–60 Tage nach der Transplantation auftritt. Die Patienten weisen Tachypnoe, Dyspnoe, Hypoxämie und im Thoraxbild bilaterale pulmonale Infiltrate auf.

Vor der Einführung von Ganciclovir und der passiven Immunisierung mit Immunglobulin lag die Mortalität der CMV-Pneumonie bei 80–90%. Unter der genannten Medikation ist sie auf etwa 25 bis 40% zurückgegangen. Auch haben die Patienten ein erhöhtes Erkrankungsrisiko durch *Pneumocystis carinii.* Unter der Prophylaxe mit Trimethoprim/Sulfamethoxazol hat sich die Inzidenz dieser Infektion erheblich verringert.

Spendermangel: GVHD und Infektionen sind Haupthindernisse der KMT, aber der limitierende Faktor ist der Mangel an Spendern. Da nur 25–30% der Patienten ein HLA-kompatibles Geschwister als potentiellen Spender haben, müssen Alternativen gefunden werden. Gegenwärtig bestehen zwei Möglichkeiten: 1. Knochenmark kann von nichtverwandten Lebendspendern gewonnen werden, weil die Prozedur des Spendens einfach und sicher ist. Nationale und internationale Register freiwilliger prospektiver Spender befinden sich im Aufbau, um die Wahrscheinlichkeit zu erhöhen, für jeden gegebenen Empfänger einen Spender mit exakter HLA-Übereinstimmung zu finden. 2. In steigendem Maße werden nicht-HLA-identische Verwandte als Spender herangezogen. Die Resultate lassen erkennen, daß mit beiden Verfahren bei Patienten mit akuter und chronischer Leukämie und mit aplastischer Anämie ein krankheitsfreies Langzeitüberleben von 30–40% erreicht werden kann. Dies liegt weit unter den Ergebnissen, die mit Knochenmark von HLA-identischen Geschwistern erzielt werden.

Eine andere Möglichkeit ist die **autologe KM-Transplantation** *(Entnahme von Knochenmark in der Phase einer kompletten Remission; danach myeloablative Behandlung des Patienten in der Hoffnung, daß damit jedeweder Tumorrest zerstört wird, und Heilung mit dem patienteneigenen Knochenmark).* Da es sich um ein Autotransplantat handelt, ist keine andere Immunsuppression erforderlich als die kurzfristige hochdosierte Chemotherapie zur Tumorausrottung und Knochenmarkablation. GVHD-Probleme nach der Transplantation sind minimal. Die **Indikationen** für die autologe KMT sind Lymphome in vollständiger zweiter Remission, bei denen eine Erfolgsrate von 50% erzielt worden ist. Bei akuten Leukämien und responsiven soliden Krebsen wie Brust- oder Keimzelltumoren sind die Ergebnisse weit schlechter. Zur Behandlung der letztgenannten Erkrankungen sollte die autologe KMT als experimentell betrachtet werden. Dem Erfolg einer autologen KMT stehen zwei wesentliche Hindernisse im Wege: 1. Die Möglichkeit einer Kontamination des Markinokulums mit Tumorzellen und 2. das Fehlen von Transplantat-gegen-Tumor-Aktivität (im Gegensatz zu den Verhältnissen bei der allogenen KMT). Beide Faktoren tragen zu der beobachteten hohen Rezidivrate bei. Deshalb sind aktiv Forschungsarbeiten im Gange, Schemata für die KM-Reinigung *ex vivo* vor der Transplantation und für die Immunmodulation des Empfängers nach der Transplantation zu entwickeln.

Transplantation anderer Organe und Gewebe

Haut-Allotransplantate sind für Patienten mit großflächigen Verbrennungen oder massivem Hautverlust aus anderen Ursachen wertvoll. Wenn bei einem Patienten nur unzureichende Hautflächen für Autotransplantate zurückgeblieben sind, wird der gesamte von Haut entblößte Bezirk alternierend mit Auto- und Allotransplantatstreifen abgedeckt, um Flüssigkeits- und Proteinverluste zu vermindern und invasive Infektionen zu verhüten. Die Allotransplantate werden abgestoßen, aber diese sekundär entblößten Gebiete können dann mit Autotransplantaten aus den abgeheilten Bezirken der Originalspende bedeckt werden. Allotransplantate werden auch zur Bedeckung infizierter Verbrennungen oder Wunden benutzt. Die Wunden werden schnell steril und entwickeln gut durchblutete Granulationen, auf denen Autotransplantate gut anwachsen.

Die **Knorpeltransplantation** nimmt unter den Säugetieren eine einmalige Stellung ein, weil Chondrozyten auf einen anderen Organismus übertragen werden können, ohne einer Immunabwehr zu unterliegen. Offenbar wird die spärliche Zellpopulation im hyalinen Knorpel durch die Knorpelmatrix um die Zellen vor zellulärem Angriff geschützt. Bei Kindern können Knorpeltransplantate von verstorbenen Spendern zum Remodellieren angeborener Nasen- oder Ohrendefekte benutzt werden. Bei Erwachsenen werden häufiger Autotransplantate (gewöhnlich aus Rippenknorpel) zur Behandlung schwerer Knorpelzerstörungen benutzt. Es wurde versucht, Knorpel-Allotransplantate zur Remodellierung von Gelenkoberflächen zu benutzen, die durch Arthritis zerstört waren, aber technische Schwierigkeiten veranlassen noch dazu, dem künstlichen Gelenkersatz den Vorrang zu geben.

Knochentransplantationen sind verbreitet, aber mit Ausnahme von Autotransplantaten überleben keine Knochenzellen des Spenders im Empfänger. Die verbleibende tote Matrix hat jedoch die Kapazität, die Neubildung von Knochen zu induzieren. Osteoblasten des Empfängers werden zur Rekolonisation der Matrix und zur Erzeugung neuen Knochenmaterials stimuliert. Damit dienen sie als Gerüst zur Defektüberbrückung und Stabilisierung, bis neuer Knochen gebildet ist. Massive Resektion maligner Knochentumoren und Rekonstruktion durch Implantation zusammengesetzter Knochen- und Knorpel-Allotransplantate sind praktikable Unterfangen zur Rettung von Extremitäten, die sonst amputiert würden. Allotransplantate von Verstorbenen werden durch Einfrieren konserviert, um die Immunogenizität des Knochens (der zum Zeitpunkt der Transplantation tot ist) zu vermindern. Behandlung mit Glyzerin erhöht die Lebensfähigkeit der Chondrozyten. Nach der Implantation wird eine immunsuppressive Behandlung angewandt. Obwohl diese Patienten Anti-HLA-Antikörper entwickeln, ergibt ein frühes Überwachen keinen Anhalt für einen Abbau des Knorpels.

Die **Dünndarmtransplantation** ist in hohem Grade ein experimentelles Verfahren, das nur bei einer kleinen Gruppe von Patienten mit unzureichender Resorptionsoberfläche nach intraabdominellen Katastrophen (wie Volvulus, toxischer Enterokolitis, Trauma) anwendbar ist. Weiter sollte die Dünndarmtransplantation zur Zeit auf solche Patienten beschränkt werden, die eine parenterale Dauerernährung nicht tolerieren und so keine andere Überlebensmöglichkeit haben. Zum ersten Male ist jetzt über ein Ein-Jahres-Transplantatüberleben mit intakter enteraler Funktion nach Dünndarmtransplantation berichtet worden. Abzuklärende Probleme sind die optimale Länge des zu transplantierenden Segments, die venöse Drainage des Transplantats (systemisch oder portal), ferner die Frage, ob die sofortige Herstellung einer Kontinuität des Transplantats im Gastrointestinaltrakt des Empfängers ratsam ist, und der Stellenwert einer Lebendspende von Verwandten. Wegen der großen Menge darmassoziierten lymphoiden Gewebes ist die GVHD für die Dünndarmtransplantation von weit größerer Relevanz als für Allotransplantate anderer vaskularisierter Organe. Eine Vorbehandlung des Transplantats zum Zwecke der Entfernung GVHD-verursachender Zellen und der Herabsetzung der Organimmunogenität stellt einen interessanten experimentellen Ansatz dar.

Eine potentielle **Gewebetransplantation** bei Patienten mit **Morbus Parkinson** hat viel Aufmerksamkeit auf sich gezogen. Über symptomatische Besserung nach stereotaktisch ins Zentralnervensystem plaziertem autologem Nebennierenmark ist berichtet worden. Auch sind Allotransplantate von Nebennierengewebe, besonders von fetalen Spendern, vorgeschlagen worden. Kürzlich wurde über einen Patienten mit M. Parkinson berichtet, dessen Rigidität und Bradykinesie durch stereotaktisch ins Putamen implantiertes fetales ventromesenzephales Gewebe gebessert wurden. Doch angesichts des ethischen Dilemmas einer Verwendung humanen fetalen Gewebes ist es unwahrscheinlich, daß eine hinreichend große, kontrollierte Studie unternommen wird.

Fetale **Thymusimplantate,** die von totgeborenen Kindern entnommen werden, können die Fähigkeit zu Immunreaktionen für Kinder mit Thymusaplasie und mangelhafter Entwicklung der lymphoiden Organe wiederherstellen. Weil der Empfänger nicht immunkompetent ist, muß keine Immunsuppression durchgeführt werden. Es besteht jedoch die Gefahr, daß sich eine schwere GvH-Reaktion entwickelt *(s. o.).*

Autotransplantate von parathyreoidalem Gewebe und – wenn auch selten – Allotransplantate wurden bei Immunsuppression des Empfängers erfolgreich durchgeführt. Die Autotransplantation von parathyreoidalem Gewebe wurde von einigen Gruppen zur Behandlung von Patienten mit Hyperkalzämie infolge sekundärer Hyperplasie vorgeschlagen. Die Technik schließt die chirurgische Entfernung des gesamten parathyreoidalen Gewebes am Hals ein. Kleine Gewebestreifen hiervon werden dann am Unterarm eingepflanzt, wo sich das Gewebe leicht identifizieren läßt, wenn die Hyperkalzämie wiederkehren sollte. Allotransplantationen können bei Patienten mit iatrogenem Hypoparathyreoidismus vorgenommen werden, bei denen der Verlauf unter optimaler medizinischer Kontrolle nicht zufriedenstellend ist. Da eine Immunsuppression stattfinden muß, ist dieses Verfahren selten indiziert, es sei denn, der Patient erhält gleichzeitig ein Nierentransplantat, das eine Immunsuppression in jedem Fall erfordert.

INFEKTIONSKRANKHEITEN

1. CHARAKTERISIERUNG DER INFEKTIONSKRANKHEIT

Mikroorganismen übertreffen die Menschen an Zahl bei weitem. Sie sind überall: im Boden, im Süß- und Salzwasser, in der Luft. Menschen atmen, essen, trinken und leben inmitten von Mikroben. Aus dieser Sicht ist das Eindringen eines Mikroorganismus in einen Menschen, seine Vermehrung darin und das Hervorrufen einer Infektionskrankheit ein seltenes Ereignis.

Nur relativ wenige Bakterien, Viren, Rickettsien, Chlamydien, Mykoplasmen, Pilze oder Protozoen können Erkrankungen verursachen. Viele dieser Mikroorganismen leben auf der Haut, in der Mundhöhle, im Respirations- und im Verdauungstrakt und in den Genitalien, wo sie zur Flora gehören. Die komplexen dynamischen Wechselwirkungen, die sich zwischen menschlichem Wirt und pathogenem Mikroorganismus abspielen, werden sowohl in mikrobiologischen Komponenten als auch in unspezifischen und spezifischen (immunologischen) Abwehrmechanismen des Wirts reflektiert. Ob ein Mikroorganismus fern bleibt von einem menschlichen Wirt, Teil seiner normalen Flora wird oder einen Wirt befällt und eine Krankheit verursacht, hängt von diesen Wechselwirkungen ab.

Die erste Front der Wirtsabwehr ist die anatomische Barriere der Haut und der Schleimhäute. Die Bedeutung dieser Barriere wird am besten demonstriert durch die Anfälligkeit von Patienten mit Verbrennungen oder mit cystischer Fibrose. Zu diesen Abwehrmechanismen kommen im Respirationstrakt der Hustenreflex und die Aufwärtsbewegung des Schleims durch die Tätigkeit der Zilien, deshalb findet man im allgemeinen nur wenig Bakterien kaudal vom Larynx. Im Gastrointestinaltrakt spielt die Magensäure eine ähnliche Abwehrrolle.

Einige Erkrankungen (z.B. Staphylokokken, Lebensmittelvergiftung) werden eher durch Toxine verursacht, die durch die Mikroorganismen schon außerhalb des Wirts gebildet wurden, als durch eine Infektion mit den Mikroorganismen. Jedoch liegt den meisten Infektionskrankheiten eine Gewebemanifestation zugrunde, selbst denjenigen, die durch Toxine verursacht werden (z.B. Tetanus, Toxic-shock-Syndrom), wobei der erste essentielle Schritt die Anheftung des Mikroorganismus an die Wirtszelle ist. Die Anheftung ist eine hochspezifische molekulare Reaktion zwischen Adhäsinen oder Liganden (spezifische Moleküle an Bakterienzellen) und Rezeptoren (komplementäre Substratmoleküle an den Wirtszellen). Einige Mikroorganismen (z.B. *Vibrio cholerae*) zeigen ihre Wirkung schon auf dieser Stufe. Bei anderen Bakterien (z.B. Salmonellen spp., Streptococcus pneumoniae) ist die Anheftung nur ein erster Schritt, der das Eindringen in lokales Gewebe oder die Ausbreitung ermöglicht. Ob ein Mikroorganismus in Gewebe nun eindringt oder sich ausbreitet, hängt von vielen mikrobiellen Faktoren ab, wie Toxinen, Enzymen und untoxischen Substanzen (z.B. Staphylokokken-Protein-A oder Polysaccharidkapseln verschiedener Bakterien).

Das „sine qua non" der meisten bakteriellen Infektionen ist die Vermehrung von Bakterien im Wirtsgewebe. Solch eine Vermehrung verursacht eine entzündliche Reaktion, vermittelt druch Entzündungszytokine. Sowohl die polymorphkernigen Leukozyten als auch die mononukleären Makrophagen verhindern diese Multiplikation durch ihre phagozytären und bakteriziden Aktivitäten und bilden damit die nächste Abwehrlinie.

Schließlich werden alle Kräfte des Immunsystems angeregt, die Produktion von Immunglobulinen und die T-Zell-Antwort zu überwachen und die Infektion zu hemmen. Die natürliche Abwehr kann durch die Gabe von antiinfektiösen Medikamenten wie Antibiotika, Fungizide und antivirale Präparate unterstützt werden. Die Bedeutung der Wirtsantwort wird durch die Tat unterstrichen, daß beim Schwerkranken diese exogenen Substanzen oft wirkungslos sind.

Es gibt 3 mögliche Folgen für diese Ereignisse: 1. Die Vermehrung der Bakterien, Produktion von toxischen Bakterienprodukten und die überschießende entzündliche Reaktion beeinträchtigt den Wirt in so hohem Maße, daß er stirbt. 2. Ein Stadium des Gleichgewichts wird erreicht durch Einsetzen einer chronischen Infektion (langsame Vermehrung) oder eine Latenz (DNA-Integration von viralem Genom), die, solange der Wirt lebt, dauern kann. 3. Die Wirtsabwehrmechanismen vernichten – mit oder ohne Hilfe von exogen zugeführten Substanzen wie Antibiotika – die Mikroorganismen und führen den Wirt zurück zu seiner prämorbiden Kondition unter Einleitung einer spezifisch schützenden Immunität.

2. WECHSELWIRKUNG ZWISCHEN WIRT UND ERREGER BEI INFEKTIONEN

Ein gesundes Individuum lebt in Harmonie mit der normalen mikrobiellen Flora, die den Wirt vor dem Eindringen von Pathogenen schützt. Mikroorganismen besiedeln besondere Körperregionen, ein Phänomen, das als Gewebetropismus bekannt ist, davon sind nur manche Gewebe betroffen worden, andere dagegen nicht. Die bakterielle Flora umfaßt die normal vorkommende Flora, die regelmäßig gefunden wird und die sich, wenn sie gestört wird, prompt wieder normalisiert, und eine vorübergehende Flora, die sich auf dem Wirt für Stunden bis Wochen aufhalten kann, sich aber nicht permanent etabliert. Bakterien und Pilze stellen den größten Teil der kommensalen und symbiontischen Flora.

Die Arten, die die normale Flora bilden, werden durch Umweltfaktoren beeinflußt (z.B. Diät, Gesundheitszustand, Luftverschmutzung, Hygienegewohnheiten); z.B. sind Laktobazillen bei Patienten, die sich vorwiegend von Molkereiprodukten ernähren, gewöhnlich im Dünndarm angesiedelt, bei Patienten mit chronisch obstruktiven Pulmonalerkrankungen besiedelt *Haemophilus influenzae* den Tracheobronchialbaum.

Pathogene Keime sind manchmal Teil der normalen Flora. *Streptococcus pyogenes* ist zwar normalerweise im Rachen vorhanden, aber auch der Erreger der Streptokokkenpharyngitis. So können auch andere Keime, die zur normalen Flora gehören, pathogen werden und bei Patienten, deren Abwehrmechanismen darniederliegen, Erkrankungen verursachen, z.B. sind Patienten mit Kolonkarzinom empfänglich für eine systemische Invasion mit bestimmten Erregern (z.B. *S. bovis*), die zu Bakteriämie und folglich zu Endokarditis führen kann.

Abwehrmechanismen des Wirts

Die Wirtsabwehr entscheidet darüber, ob es zu einer Infektion kommt oder nicht. Die Abwehrmechanismen bestehen aus natürlichen Schranken (Haut und Schleimhäute), unspezifischer Immunantwort (z.B. Phagozyten [Neutrophile, Makrophagen] und ihre Produkte) und spezifischer Immunantwort (z.B. Antikörper).

Natürliche Schranken

Intakte Haut verhindert effektiv das Eindringen von Keimen, wenn sie nicht verletzt ist (z.B. Wunden, Trauma, intravenöse Katheter oder Insektenbisse). Das humane Papillomavirus, der Erreger von Warzen, das durch die intakte Haut eindringen kann, bildet jedoch eine Ausnahme.

Andere effektive Schranken sind Schleimhäute bedeckt mit Sekreten, die antibakterielle Eigenschaften haben, z.B. Zervikalschleim, Prostatasekret und Tränen enthalten Lysozyme, die die Muramin-Säure-β-(1,4)-N-acetylglucosamin-Bindung in der Bakterienzellwand spalten, besonders bei grampositiven Keimen.

Im Respirationstrakt müssen eingeatmete Keime durch ein Filtersystem der oberen Luftwege und des Tracheobronchialbaums dringen. Wenn die eingedrungenen Erreger den Tracheobronchialbaum erreichen, werden sie durch die Funktion der Zilien und Schleim von der Lunge wegtransportiert. Auch Husten hilft, die Keime zu beseitigen. Wenn Erreger bis zu den Alveolen vordringen, werden sie von Alveolarmakrophagen und Gewebehistiozyten verschlungen. Diese unspezifischen Abwehrmechanismen können jedoch durch eine große Anzahl von Keimen oder eine Beeinträchtigung ihrer Funktion durch Luftverschmutzung, mechanische Ventilatoren oder Tracheostomie überwunden werden.

Wirksame Schranken im Gastrointestinaltrakt sind das saure pH des Magens und die antibakterielle Aktivität der Pankreas-Enzyme, der Gallenflüssigkeit und der Dünndarmsekrete. Peristaltik und die normale Abstoßung von Epithelzellen unterstützen die Beseitigung schädlicher Keime aus dem Intestinaltrakt. Patienten mit veränderten Abwehrmechanismen können für bestimmte Infektionen prädisponiert sein, z.B. anazide Patienten sind besonders empfänglich für Salmonellosen und Tb. Die Konkurrenz unter der normalen Darmflora spielt eine wichtige protektive Rolle. Eine Veränderung dieser Flora mit Antibiotika kann zu einer übermäßigen Vermehrung von vorhandenen pathogenen Keimen führen (z.B. *Salmonella typhimurium*).

Im Urogenitaltrakt bei Männern stellt die Länge der Urethra einen Schutz dar (20 cm bei Erwachsenen); wenn Keime nicht durch Instrumente eingeschleppt werden, können sie nur selten Fuß fassen. Frauen sind durch den sauren pH in der Vagina geschützt. Der erhöhte Druck im Nierenmark ist ebenfalls ein ungünstiges Milieu für Bakterien.

Unspezifische Immunantwort des Wirts

Zytokine, deren Produktion prinzipiell durch Makrophagen und Lymphozyten aktiviert wird, leiten die spezifische Immunantwort ein. Entzündungsleukine (Interleukin 1, Tumor-Nekrose-Faktor, Interferon γ) vermitteln im Wirt eine „Akute-Phase-Antwort", die nicht antigenspezifisch ist, sich dafür aber bemerkenswert konsequent entwickelt ohne Rücksicht darauf, ob eine lokale oder eine systemische Infektion vorliegt. Fieber ist das augenfälligste Zeichen der „Akute-Phase-Antwort" (s. u.). Ferner erhöht sich die Anzahl der Neutrophilen und der unreifen Neutrophilen unter der Einwirkung von Zytokinen auf das Knochenmark. Die Entzündungsreaktion steuert die Komponenten des Immunsystems an den Ort der Verletzung oder der Infektion und ist gekennzeichnet durch eine vermehrte Blutversorgung und Gefäßdurchlässigkeit, die chemotaktisch das Verlassen von Peptiden, Neutrophilen und mononucleären Zellen aus dem intravasculären Raum ermöglichen. Beim Versuch, die Infektion auf einen kleinen Bereich zu begrenzen, werden die Erreger von Phagozyten (Neutrophile und Makrophagen) gefressen. Es erfolgt also chemotaktisch, eine Anlockung von Phagozyten durch Stoffwechselprodukte der Erreger, ein Wandern der Phagozyten zum Entzündungsort und Kontakt mit den Keimen, Phagozytose, durch Oxidation ein Zerplatzen der Keime, Fusion der Phagosomen und Lysosomen mit Freisetzen von Lysosomeninhalt und der Tod der Bakterien. Eine detaillierte Beschreibung dieser Vorgänge findet sich in *Kap. IMM, 1.*

Spezifische Immunantwort des Wirts

Der infizierte Wirt kann gegen das spezifische mikrobielle Antigen mit der Produktion verschiedener Antikörper reagieren. Antikörper sind komplexe Glykoproteine, die auch als Immunglobuline bezeichnet werden. Sie binden an spezifische Determinanten von Antigenen und lösen dadurch eine immunologische Reaktion beim Wirt aus. Der Antigen-Antikörper-Komplex bewirkt über die Effektorzellen des Wirts eine Aktivierung des Komplementsystems. Beide Reaktionen dienen dazu, die Infektionserreger aus dem Organismus zu eliminieren.

Das Komplementsystem lysiert gewöhnlich in klassischer Weise in Verbindung mit spezifischer Immunität Mikroorganismen, indem es die Zellwand zerstört. Komplement kann über den alternativen Weg der Komplementaktivierung auf der Oberfläche einiger Mikroorganismen wirksam werden. Spezifische Antikörper können die Ablagerung von Substanzen, die als Opsonine bekannt sind (z. B. komplement Protein C3b), auf der Oberfläche von Mikroorganismen unterstützen, was zu deren Zerstörung nach der Phagozytose beiträgt. Die Opsonierung ist besonders wichtig bei der Elimination von Kapselbakterien wie Pneumokokken und Meningokokken; ihr Fehlen kann zu einer erhöhten Infektionsinzidenz mit diesen Erregern führen. Diese Vorgänge werden in *Kap. IMM, 1.* ausführlicher besprochen.

Pathogenese der Infektion

Menschen sind ständig einer großen Menge von Mikroorganismen ausgesetzt, nur eine kleine Anzahl davon führt zu einer Infektion und ruft eine Erkrankung hervor. Einige Bakterien heften sich zunächst an die Schleimhautoberfläche und wirken durch Zellkontakt und/oder durch die Freisetzung von Toxinen. Andere Erreger dringen nach der Anheftung in die Schleimhaut ein und rufen eine Erkrankung hervor.

Toxine

Mikroorganismen können Toxine abgeben, die am Ort der Toxinbildung oder entfernt davon wirken können. Diese Toxine können einen krankhaften Prozeß verschlimmern oder überhaupt für die Entwicklung einer Erkrankung verantwortlich sein (z.B. Diphtherie, Cholera, Tetanus, Botulismus). Die meisten Toxine haben Bindungsstellen, die mit spezifischen Zielzellrezeptoren reagieren.

Virulenzfaktoren

Viele Erreger haben Virulenzfaktoren, die die Wirtsbesiedelung unterstützen und den Wirtsabwehrmechanismen widerstehen. Bakterielle Proteine mit enzymatischer Aktivität (z.B. Protease, Hyaluronidase, Neuraminidase) erleichtern die lokale Ausbreitung. Invasive Mikroorganismen können in intakte Zellen eindringen (z.B. *Shigella flexneri, Yersinia enterocolitica*). Einige Mikroorganismen haben Mechanismen, die die Antikörperproduktion auf verschiedene Arten beeinträchtigen können, z.B. durch die Anregung von Suppressorzellen oder die Blockierung der Antigeninteraktion und Verhinderung der Lymphozytenmitogenese. Andere (z.B. Pneumokokken, Meningokokken) haben Kapseln, die die Bindung der Opsonine und damit die Phagozytose verhindern. Auch der Pilz *Cryptococcus neoformans* hat eine Polysaccharidkapsel. Die Ausbildung von Mutanten ohne Kapsel geht mit dem Verlust der Virulenz einher. Die Kapselsynthese der Kryptokokken wird durch die Konzentration des CO_2-Milieus beeinflußt. Niedrige CO_2-Konzentrationen im Erdboden bewirken eine kleine Kapsel, was die Verteilung der Keime in Aerosolen erleichtert und damit auch den Transport zu den unteren Luftwegen des Wirts. Einmal in das Lungengewebe gelangt, wo die CO_2-Konzentration zunimmt und damit auch die Kapselsynthese, ist es für den Sproßpilz leichter, dem Wirtsabwehrmechanismus zu entkommen.

Die Widerstandfähigkeit von Bakterien gegen die lytischen Wirkungen von Serumbestandteilen sind eng mit der Virulenz verbunden. Neisseria gonorrhoeae-Stämme von Patienten mit disseminierter Infektion besitzen diese Widerstandsfähigkeit, wogegen die Stämme, die im Genitaltrakt angesiedelt sind, sie im allgemeinen nicht besitzen. Mangel an bestimmten Komplementfaktoren (C5, C6, C7, C8 und C9) prädisponieren Patienten für rekurrierende Infektionen mit Neisserien-Stämmen.

Bakterien haben sogar Methoden entwickelt, verschiedene Schritte bei der Phagozytose zu umgehen, zu inaktivieren oder zu ignorieren. Gewisse Keime (z.B. Legionellen, Listerien) verursachen keine oder unterdrücken sogar aktiv die Oxidation, die beim Oberflächenkontakt der Mikroorganismen und deren Phagozytose zustande kommt. Andere Keime synthetisieren Enzmye (z.B. Katalase, Glutathionreduktase, oder Oxidreduktasen), die die reaktiven O_2-Arten zerstören, die während der Oxidation entstanden sind.

Keimansiedlung

Bakterien binden an Oberflächen in einem Prozeß, der als Haftung bekannt ist, und errichten damit eine Basis, von der aus sie in Gewebe eindringen oder die zelluläre Invasion starten können. Der Mechanismus, der die Gewebeanheftung begünstigt, begünstigt auch die Anheftung an Phagozyten. Manche Keime heften sich mit Fibrillen an; das sind zarte Strukturen an Bakterienzellen, die z.B. Streptokokken an menschliche Epithelzellen binden. Andere Bakterien haben haftende Organellen, Fimbrien oder Pili genannt, die von den meisten Gattungen der *Enterobacteriaccae* ausgebildet werden (z.B. *Escherichia coli*). Fimbrien befähigen Mikroorganismen, sich an fast alle menschlichen Zellen anzubinden, einschließlich der Neutrophilen und der Epithelien der Harnwege, des Mundes und des Dünndarms.

Rezeptoren für Bakterien im Wirtsgewebe sowie Adhäsine (Faktoren, die das Anheften an eine Zelle ermöglichen) bestimmen, ob es zu einer Infektion kommt oder nicht.

Zu den Wirtsrezeptoren gehören Zuckerreste der Zelloberfläche von der Glycocalyx und Zelloberflächenproteine wie das Fibronectin, welche die Bindung gewisser grampositiver Keime (z.B. Staphylokokken) steigern.

Bakterien können auch an medizinische Instrumente, z. B. Blasen- und i. v. Katheter, Gefäßtransplantate und Nahtmaterial binden. Die Keimvermehrung wird gesteigert durch die Rauheit, chemische Zusammensetzung und die Hydrophobie der Instrumente. Die genaue Pathogenese der Anheftung ist nicht bekannt, jedoch kann die Fähigkeit der Erreger, eine Schleimschicht zu produzieren, eine Rolle in der Pathogenese der Fremdkörperinfektion mit koagulasenegativen Staphylokokken spielen.

Virusinfektionen

Viel weniger ist bekannt über die viralen Virulenzfaktoren, die zum Angehen und der Ausbreitung einer Infektion beitragen. Die meisten neurotropen Viren scheinen sich initial extraneural zu vermehren, zu einer Virämie zu führen und dann die Blut-(Hirn)Liquor-Schranke zu kreuzen und in das ZNS einzudringen. Die Virusvermehrung erfolgt zuerst an der Eintrittspforte; Enteroviren vermehren sich in den peritonsillären Lymphozyten, den Peyer'schen Plaques, in der Lamina propria des Intestinums und Gefäßendothelzellen, abhängig vom einzelnen Agens. Ausgehend von der Virämie gelangen Viren gewöhnlich über cerebrale Kapillarendothelien oder Epithelzellen des Plexus chorioideus oder über Ausbreitung entlang der peripheren oder der Geruchsnerven in das ZNS.

Manifestation der Infektion

Fieber

Fieber ist quantitativ definiert als Körpertemperatur >37,8 °C (100 °F) oral oder 38,2 °C (100,8 °F) rektal, oder einfach als eine Erhöhung der Körpertemperatur über die normalen täglichen Schwankungen. Während einer 24-Stunden-Periode variiert die Temperatur vom tiefsten Punkt am frühen Morgen zum höchsten am späten Nachmittag. Die Ursache für Fieber kann eine Infektion sein, aber auch andere Ursachen (z. B. Entzündung, neoplastische und immunologische Erkrankung) kommen in Frage. Der Fieberverlauf kann intermittierend sein, charakterisiert durch tägliche Spitzen, gefolgt von einer Rückkehr zur Normaltemperatur, oder remittierend, wobei die Temperatur nicht zum Normalwert zurückkehrt. Bestimmte Patienten, z. B. Alkoholiker, sehr alte und sehr junge können als Reaktion auf eine schwere Infektion auch eine Untertemperatur bekommen.

Pyrogene sind Substanzen, die Fieber verursachen, sie können exogen oder endogen sein. Exogene Pyrogene stammen von außerhalb des Wirts; meistens sind es Bakterien, Bakterienstoffwechselprodukte oder Toxine. Am meisten weiß man über die Lipopolysaccharide von gramnegativen Bakterien (allgemein Endotoxin genannt) und das Toxin von *Staphylococcus-aureus*-Stämmen, die man von Patienten mit Toxic-shock-Syndrom isoliert hat.

Exogene Pyrogene verursachen Fieber, indem sie die Ausschüttung von endogenen Pyro*genen* einleiten, dies sind Polypeptide, die von verschiedenen Wirtszellen produziert werden (besonders Monozyten-Makrophagen). *Endogene Pyrogene* bewirken Fieber durch die Einleitung von metabolischen Veränderungen im Wärmeregulationszentrum des Hypothalamus. Prostaglandin E-Synthese scheint eine kritische Rolle zu spielen. Zu den endogenen Pyrogenen (oder die sogenannten endogenen, pyrogenen Zytokine) gehören Interleukin 1, Tumor-Nekrose-Faktor, Interleukin 6 und Interferon α. Neben dem Monozyten-Makrophagen-System produzieren auch noch andere Zellen Zytokine. Zu ihnen gehören Keratinozyten, Endothelzellen, B-Lymphozyten, Bindegewebszellen, Epithelzellen und Gliazellen.

Fieberreaktion

Beim Menschen sitzt das Regulationszentrum für die Körpertemperatur im Hypothalamus. Fieber erhöht den hypothalamischen Fixwert, indem es über das vasomotorische Zentrum eine Vasokonstriktion auslöst. Blut wird dann aus der Peripherie verlagert, der normale Wärmeverlust ist herabgesetzt mit dem Ergebnis, daß die Körpertemperatur ansteigt. Auch Schüttelfrost kann durch Muskeltätigkeit zu einer Erhöhung der Wärmeproduktion führen, aber dies ist häufig unnötig, wenn die Wärmeisolierungsmechanismen die Bluttemperatur bereits auf das erforderliche Niveau erhöhen. Der Prozeß der Wärmeisolierung und -produktion wird fortgesetzt, bis die Temperatur des Blutes, das die Neuronen im Hypothalamus umspült, den neuen Fixpunkt erreicht hat. An diesem Punkt hält der Hypothalamus die neue fieberhafte Temperatur, genauso wie die Normaltemperatur. Zur Rückführung des hypothalamischen Fixpunktes nach unten wird der Prozeß des Wärmeverlustes durch Schwitzen und Gefäßerweiterung eingeleitet.

Fieber unbekannter Ursache (FUU)

Es ist eine Temperatur von mindestens 38,3 °C (101 °F) rektal für mindestens 3 Wochen, für die man trotz intensiver einwöchiger Untersuchungen keine Ursache findet. Die Beurteilung sollte eine genaue Beobachtung des Temperaturverlaufs, eine sorgfältig erhobene Anamnese und körperliche Untersuchung, Labortests, nichtinvasive und invasive Maßnahmen beinhalten. Bei Erwachsenen sind im allgemeinen Infektionen, Bindegewebserkrankungen, verborgene Neoplasien (besonders Leukämien und Lymphome) die Ursache. FUU bei Kindern wird in *Kap. KIN, 11.*, unter *Verschiedene Infektionen*, besprochen. Fieberverläufe haben mit einigen Ausnahmen gewöhnlich wenig oder keine diagnostische Signifikanz. Ein Fieber, das an jedem 3. oder 4. Tag auftritt kann bei der Diagnose Malaria hilfreich sein, obgleich die endgültige Diagnose den Nachweis der Malariaparasiten im Blutausstrich erfordert. Bei der zyklischen Neutropenie nimmt die Anzahl der Neutrophilen alle 21 Tage stark ab, dabei kommt es oft zu Infektionen und Fieber, deshalb kann bei diesen Patienten ein periodisches Fieber auftreten.

Die Anamnese und Krankheitssymptome können ebenfalls wichtige Anhaltspunkte für die Diagnose des FUU sein. Informationen über Reisen und der Kontakt mit bestimmten Agentien oder Tieren sind wesentlich; z. B. sind in bestimmten Gegenden der USA Kokzidiomykosis und Histoplasmosis endemisch. Typhus wird vermutet, wenn anamnestisch über den Genuß von kontaminiertem Wasser berichtet wird, und Brucellose, wenn der Patient in einer Fleischfabrik beschäftigt ist. Wiederholte körperliche Untersuchungen, besonders der Haut, der Augen, der Nagelbetten, Lymphknoten, des Herzens und des Abdomens sind entscheidend.

Bakeriologische, mykologische, virologische und mykobakteriologische Blutkulturen und Kulturen von anderen zugänglichen Körperflüssigkeiten, Blutbild und Antikörpertiter (z. B. für Typhus, Brucellose und bestimmte Viruserkrankungen) sind als Laboruntersuchungen erforderlich. Mehrfache Blutproben für Kulturen, die 2–3mal täglich gewonnen werden, werden z. B. benötigt für die Diagnose einer Endocarditis. Steigende Antikörpertiter können die Diagnose vieler Infektionskrankheiten sichern, deshalb sollten Serumproben in regelmäßigen Abständen gewonnen werden.

Nichtinvasive Techniken (besonders Ultraschall und CT) haben die Notwendigkeit invasiver Maßnahmen bei der Beurteilung des FUU reduziert. Die Ultraschalluntersuchung ist nützlich bei der Darstellung von Herzklappenfehlern, aber auch von Pankreas-, Leber- und Gallenblasenveränderungen. Die CT ist wichtig bei der Darstellung intraabdomineller Abszesse und Abweichungen der retroperitonealen, retrosternalen und mesenterialen Lymphknoten, die ein Fieber unbekannter Genese zur Folge haben können, mit dem CT können auch Schädigungen an Milz, Leber, Nieren, Nebennieren, Pankreas, Herz, im Mediastinum und Becken entdeckt werden.

Die Szintigraphie, besonders mit Indium-111 markierten Granulozyten, kann sich bei vielen infektiösen und entzündlichen Prozessen als nützlich erweisen. Wenn diese Untersuchungen negativ verlaufen, können invasive diagnostische Maßnahmen erforderlich werden. Eine Biopsie der Leber, des Knochenmarks oder anderer befallener Organe sollte vorgenommen werden. Die Biopsieproben werden durch histopathologische Untersuchungen und Kulturen auf Bakterien, Pilze, Viren und Mykobakterien beurteilt. Eine sorgfältige, individuelle Annäherung klärt die Ursache des Fiebers unbekannter Genese in 90% der Fälle.

Antipyretische Therapie

Ob erhöhte Temperaturen im Verlauf von Infektionskrankheiten behandelt werden sollen, wird z. Zt. diskutiert. Experimentelle Beobachtungen lassen vermuten, daß die Wirtsabwehrmechanismen durch erhöhte Temperatur stimuliert werden; d.h. Fieber ist potentiell heilsam und sollte nicht routinemäßig unterdrückt werden. Jedoch keine klinische Studie am Menschen berichtet über den Nutzen von Fieber (mit Ausnahme, möglicherweise in älteren Studien über die Fiebertherapie bei Syphilis). Bei Kindern sollte Fieber wegen der Gefahr eines Fieberkrampfes behandelt werden. Auch für Erwachsene mit kardialer oder pulmonaler Insuffizienz muß eine Fiebertherapie in Erwägung gezogen werden, da Fieber den Sauerstoffbedarf erhöhen kann. Für jedes °C über 37 °C steigt der Sauerstoffverbrauch um 13%. Fieber kann auch den Geisteszustand von Patienten mit organischer Hirnerkrankung beeinflussen.

Die Bildung von Prostaglandin E_2 scheint eine wichtige Rolle bei der Fieberentwicklung zu spielen. Medikamente, die die Cyclooxygenase des Gehirns hemmen, sind in der Fieberunterdrückung wirksam; am meisten werden Acetaminophenon, Aspirin und andere NSAID verwendet. Obwohl Kortikosteroide auch Fieber unterdrücken, sollten sie hierfür wegen der anderen Einflüsse auf das Immunsystem nachdrücklich nicht verwendet werden.

Systemische Reaktionen

Eine Infektion induziert eine Reihe von Reaktionen in verschiedenen Organsystemen des Wirts. Die Beobachtung von spezifischen Symptomen und Befunden kann den Arzt auf die Wahrscheinlichkeit eines infektiösen Geschehens hinweisen.

Hämatologische Manifestationen

Infektiöse Erkrankungen sind im allgemeinen von einer **Leukozytose** begleitet mit einem Anstieg der Gesamtzahl der Neutrophilen und der Anzahl der zirkulierenden unreifen Neutrophilen. Frühe Veränderungen im weißen Blutbild spiegeln die Ab- und Ausstoßung von unreifen Granulozyten aus dem Knochenmark wider. Die während einer chronischen Infektion bestehende Neutrophilie scheint durch koloniestimulierende Faktoren, die von Makrophagen, Lymphozyten und anderen Geweben bereitgestellt werden, unterhalten zu werden. Eine übermäßige Steigerung dieser Vorgänge kann zu leukämieähnlichen Reaktionen mit einer Ausschüttung von unreifen Leukozyten in das zirkulierende Blut führen. Von einer leukämieähnlichen Reaktion spricht man bei einer Leukozytenzahl von mehr als 25–30 × 10/l nichtmaligner Leukozyten. Sie reflektieren gewöhnlich die Antwort eines gesunden Knochenmarks auf Zytokine, die bei Traumen, Entzündungen und ähnlichen Belastungen entstehen. Im Gegensatz dazu entsteht bei einigen Infektionen (z.B. Typhus, Bru*cellose) gewöhnlich* eine Neutropenie. Bei sich rasch entwickelnden, schweren Infektionen ist das Knochenmark möglicherweise unfähig, mit dem peripheren Verbrauch von Neutrophilen Schritt zu halten, was zu einer ausgeprägten Neutropenie führt. Dies ist häufig ein schlechtes diagnostisches Zeichen. Morphologische Veränderungen (Döhle-Körperchen, toxische Granulation, Vakualisation) werden in den Neutrophilen von Patienten mit Sepsis beobachtet. Eosinophilie, die man bei Allergien und parasitären Infektionen findet, läßt eine nichtbakterielle Ursache vermuten.

Anämie entwickelt sich trotz eines ausreichenden Eisengehalts. Sie kann akut auftreten als Folge von Blutungen oder dem Abbau von roten Blutkörperchen (z.B. Kälteagglutinine bei Mycoplasma pneumoniae) oder chronisch mit normalem oder erhöhtem Eisengehalt im retikuloendothelialen System und erniedrigtem Plasma-Eisen und erniedrigter Eisenbindungskapazität.

Eine schwere Infektion ist im allgemeinen der Grund für eine **Verbrauchskoagulopathie (DIC),** häufiger bei gramnegativer als bei grampositiver Bakteriämie. Das Syndrom *(s. Kap. HÄM, 4., Verbrauchskoagulopathie, Abschn. erworbene Gerinnungsstörungen)* ist charakterisiert durch eine Thrombozytopenie, verlängerte Prothrombinzeit, vermehrte Fibrinzerfallsprodukte und einem erniedrigten Fibrinspiegel. Klinische Komplikationen sind Hämorrhagien und/oder Thrombose mit dem Paradoxon einer Blutung trotz eines hyperkoagulierbaren Zustandes. Der Tumor-Nekrose-Faktor spielt wahrscheinlich eine wichtige Rolle beim Zustandekommen der Verbrauchskoagulopathie, indem er die Endothelzellen veranlaßt, einen Gewebefaktor mit prokoagulierender Aktivität zu exprimieren. Die Behandlung der zugrundeliegenden Erkrankung ist wichtig für die Rückbildung der Verbrauchskoagulopathie. Isolierte Thrombozytopenie kann ebenfalls auf eine bakterielle Sepsis hinweisen. Ihre Überprüfung ist bei der Beurteilung des Therapieerfolgs sinnvoll.

Kardiopulmonäre Manifestationen

Die **Manifestationen einer Infektion am Herzen** reichen von der Tachykardie und erhöhtem Schlagvolumen bis zur Myokardschwäche. Während bei vielen Infektionskrankheiten der Puls erhöht ist, ist er bei anderen Infektionen (z.B. Typhus, Tularämie, Brucellose und Dengue-Fieber) niedriger, als man erwarten würde. Hypotension kann ohne septischen Schock auftreten oder beim „full blown shock", der sich durch ein erhöhtes Schlagvolumen und verminderten peripheren Widerstand im frühen Krankheitsstadium und bei normalem oder vermindertem Schlagvolumen und erhöhtem peripheren Widerstand in den späteren Stadien manifestiert.

Die **Mitbeteiligung des Respirationstrakts** äußert sich in einer Hyperventilation und ist gewöhnlich von einer ausgeprägten respiratorischen Alkalose begleitet. Daraus kann eine verminderte Compliance resultieren, sich ein „adult respiratory distress syndrome" (ARDS) ausbilden und eine Lungenfunktionseinschränkung. Neuere Berichte weisen darauf hin, daß sowohl der septische Schock als auch das ARDS teilweise durch Kapillarschädigung, durch aktivierte Neutrophile verursacht werden.

Renale Manifestationen

Die renale Manifestation einer Sepsis reicht von einer minimalen Proteinurie bis zum akuten Nierenversagen. Azotämie, Oligurie und ein positives Urinsediment können mit und ohne Schock vorhanden sein. Im septischen Schock sind Azotämie und Oligurie gewöhnlich begleitet von akuter tubulärer Nekrose. Bei manchen septischen Patienten ist eine renale Insuffizienz die Folge einer Glomerulonephritis, z.B. bei SBE oder bei der interstitiellen Nephritis im Gefolge von *Streptococcus-pneumoniae-* und *Legionella-pneumophiliae-*Infektionen.

Hepatische Manifestationen

Zu Leberdysfunktion kommt es bei vielen Infektionskrankheiten, auch wenn das infizierende Agens nicht in der Leber lokalisiert ist. Klinisch äußert sich diese oft als cholestatischer Ikterus. Die multifaktorielle Pathogenese der Hyperbilirubinämie hängt mit dem Untergang von Erythrozyten und einer hepatozellulären Dysfunktion zusammen. Gelbsucht kann auf eine schlechte Prognose hinweisen. Die Synthese von Albumin durch die Leberzellen ist vermindert, dagegen die von Haptoglobin, Komplement und gewissen Proteaseinhibitoren erhöht. Andere „akute Phase Proteine" (z.B. Amyloid A und C-reaktives Protein) können auf mehr als das Hundertfache ansteigen und sprechen für eine Erkrankung.

Gastrointestinale Manifestationen

Sepsis prädisponierter Patienten für Blutungen im oberen Gastrointestinaltrakt als Folge von Stressulzera. Im allgemeinen ist der Blutverlust im oberen GI-Trakt gering, obgleich bei einem geringen Prozentsatz der Patienten auch größere Blutungen vorkommen können.

Neurologische Manifestationen

Verwirrtheitszustände können bei schweren Infektionen auch ohne eine zerebrale Infektion vorkommen. Die klinische Symptomatik zeigt das Bild einer Enzephalopathie mit Ängstlichkeit, Verwirrung, Delirium, Stupor, Krämpfen und Koma, es ist sehr ausgeprägt bei Älteren. Die Rückbildung der Enzephalopathie hängt von der Heilung der zugrundeliegenden Erkrankung ab.

Endokrinologische und Metabolische Manifestationen

Zu den Dysfunktionen im endokrinen System bei Infektionen gehören eine vermehrte Ausschüttung von Thyreoidea stimulierendem Hormon, Vasopressin, Insulin und Glucagon, sowie ein ausgeprägter Katabolismus von Muskelproteinen als Folge der Oxidation von Aminosäuren in der Skelettmuskulatur. Lang andauernde Infektionen führen zu Muskelschwund. Eine gesteigerte Produktion von ACTH begünstigt das Überleben des Wirts, obwohl Corticosteroide im Überfluß Entzündung und zelluläre Immunität unterdrücken.

Hypoglykämie ist bei Sepsis ungewöhnlich. Die Pathogenese ist noch nicht völlig aufgeklärt, aber könnte im Zusammenhang stehen mit der Erschöpfung der Glykogenspeicher in der Leber und einer Hemmung der Glykoneogenese. Beim Diabetiker kann eine **Hyperglykämie** der erste Anhalt für eine Infektion sein. Die Einstellung des Blutzuckerspiegels kann Schwierigkeiten bereiten.

3. VERHÜTUNG VON INFEKTIONEN

Vermeidung von Hospitalinfektionen

Um die Übertragung von Infektionskrankheiten an Krankenhäusern zu vermeiden, werden für Patienten, die eine bestimmte Infektion haben oder bei denen der Verdacht auf eine solche besteht oder die Ausscheider bestimmter Keime sind, spezielle Isolierungsverfahren angewandt *(s. a. Kap. KIN, 6., Hospitalinfektionen beim Neugeborenen, unter Neonatale Infektionen)*. Bei der Entscheidung, bei welchen Krankheiten eine Isolierung in Betracht kommt, und bei der Auswahl der spezifischen Isolierungsmöglichkeiten muß auf die Epidemiologie jeder einzelnen Infektionskrankheit im Krankenhaus geachtet werden. Die Infektionsquelle des in Frage kommenden Mikroorganismus, seine normalen Übertragungswege und die Anfälligkeit von Kontaktpersonen, sowohl Patienten als auch Personal, müssen dabei in Betracht gezogen werden. Nicht alle Infektionen sind leicht von einem Patienten auf den anderen übertragbar, und somit ist nicht bei allen Infektionskrankheiten eine Isolierung erforderlich. Im Krankenhaus werden die meisten Keime durch direkten Kontakt (vorwiegend über Hände und Handschuhe des Pflegepersonals) oder indirekten Kontakt (Tröpfcheninfektion eingeschlossen) verbreitet. Erkrankungen, die von Mikroorganismen verursacht werden, die sich auf dem Luftweg ausbreiten, sind hochkantagiös; zu ihnen gehören Windpocken und Lungentuberkulose, seltener werden Erreger wie z. B. gramnegative Keime über kontaminierte Vehikel z. B. Endoskope, Medikamente und Nahrungsmittel (Früchte, Salat, Speisen) verbreitet.

Isolierungsräume oder Isolierstationen müssen sowohl mit einer Möglichkeit zum Händewaschen als auch mit speziellen Containern für verschmutzte Textilien und verbrauchte Einmalmaterialien ausgestattet sein. Besuche müssen eingeschränkt werden, und alle Besucher (medizin. Personal und Angehörige) müssen sich die Hände beim Betreten und Verlassen der Isolierstation waschen. Das Händewaschen ist der wichtigste Faktor bei der Vermeidung von Keimübertragungen im Krankenhaus. 10–20 Sekunden intensives Waschen mit Wasser und Seife entfernt die meisten vorübergehend aufgenommenen Bakterien. Der Gebrauch von antiseptischen Waschlösungen ist bei der Routineuntersuchung von Patienten wahrscheinlich unnötig, ist jedoch ratsam vor invasiven Maßnahmen oder unter besonderen Umständen. Wenn erforderlich, sollte eine Atemmaske vor Mund und Nase gebunden werden, sie muß verworfen und ersetzt werden, wenn sie feucht geworden ist. Masken und Handschuhe müssen in geeigneten Behältern beseitigt werden, wenn der Besucher die Isolierstation verläßt. Es dürfen nur Einmalnadeln und Einmalspritzen verwendet werden. Keine speziellen Vorsichtsmaßnahmen sind für Geschirr und Eßbesteck nötig, es sei denn sie sind sichtbar mit Blut kontaminiert. Nichtwegwerfbare Geräte wie Stethoskope, Sphygmomanometer und andere Instrumente sollten für die Dauer der Isolierung im Zimmer des Patienten gelassen werden.

Eine zuverlässige Entsorgung des kontaminierten Materials ist wichtig. Nichtwegwerfbare Dinge wie verschmutzte Textilien müssen in einem dichten Sack abgelegt und in die Krankenhauswäscherei gebracht werden. Wegwerfartikel müssen in einem Behälter für infektiösen Abfall deponiert und verbrannt oder entsprechend den regionalen und überregionalen Bestimmungen zu einer hygienischen Abfallbeseitigung transportiert werden. Nadeln dürfen nicht wieder in ihre Schutzhüllen zurückgesteckt oder umgebogen, sondern sollten in einem stichfesten Container abgeworfen werden, der speziell für ihre Vernichtung entworfen wurde. Es ist bei jeder spezifischen Erkrankung angezeigt, Körperausscheidungen, Blut, Sputum, Erbrochenes, Auswurf, Essensreste in die Toilette zu spülen oder verschmutzte Kleider in gekennzeichneten Säcken zu entfernen. Wenn die Isolierung beendet ist, müssen Raum und Möbel einer Schlußdesinfektion unterzogen werden.

Einzelheiten für jeden Isolierungstyp sind in *Tab. 1.* aufgeführt.

Isolierung und Vorbeugung

Traditionell werden Erkrankungen nach der erforderlichen Isolierung und den notwendigen Vorbeugungsmaßnahmen eingeteilt.

Die **strenge Isolierung** verhindert die Verbreitung von Infektionskrankheiten, die sowohl durch Kontakt als auch auf dem Luftweg leicht übertragen werden. Sie verlangt ein Einzelzimmer, bei dem die Tür geschlossen bleibt, das Tragen von Kitteln, Masken und Handschuhen für alle Personen, die den Raum betreten. Alle Personen, die den Raum betreten und verlassen, müssen die Hände waschen, am besten mit einer desinfektionsmittelhaltigen Seife. Alle Gegenstände, die den Raum verlassen, müssen einer speziellen Behandlung unterzogen werden, um ihre Desinfektion oder zuverlässige Beseitigung sicherzustellen. Für Erkrankungen wie die Windpocken oder das virusbedingte hämorrhagische Fieber wird eine spezielle Belüftung gefordert, die im Raum einen negativen Luftdruck im Verhältnis zum Gang vorsieht.

Die **Kontaktisolierung** verhütet die Verbreitung leicht übertragbarer oder epidemiologisch wichtiger Infektionen (z.B. methicillinresistenter *Staphylococcus aureus*), die keiner strikten Isolierung bedürfen. Erkrankungen in dieser Kategorie werden durch engen oder direkten Kontakt verbreitet. Handschuhe, Schutzkleidung und Masken müssen abhängig vom Erreger und der Intensität des Kontakts getragen werden. Ein Einzelraum ist notwendig. Die **Respirationsisolierung** verhindert die Übertragung von Keimen durch direkten Kontakt oder Tröpfchen, die in der unmittelbaren Umgebung des Patienten durch Husten, Niesen oder Atmen verbreitet werden. Hierfür genügt ein Einzelzimmer. Kittel und Handschuhe sind für Besucher nicht vorgeschrieben, ein Mundschutz ist jedoch nötig. Vorkehrungen bei **Tuberkulösen** oder auf diese Infektion hinlänglich Verdächtiger unterscheiden sich nur insofern von der Respirationsisolierung, daß die Luftventilation des Raumes nicht in das allgemeine Ventilationssystem einmündet. Andere Isolierungsarten wurden früher von den Centers for *Disease Control (CDC)* festgelegt. Zu ihnen gehörten Vorbeugungsmaßnahmen bei Darmerkrankungen und Vorsichtsmaßnahmen beim Handling mit Drainageflüssigkeiten, Sekreten, Blut und Körperflüssigkeiten. Die meisten Kliniken haben jetzt universelle Vorbeugungsmaßnahmen eingeführt, die die Anwendung dieser 3 Typen von Vorbeugungsmaßnahmen bei allen Patienten vorsehen. Da einige Krankenhäuser immer noch die von den CDC festgelegten 3 Isolierungskategorien benützen, werden sie hier kurz beschrieben. **Sicherheitsvorkeh-**

rungen, die den Verdauungstrakt betreffen, verhindern die Ausbreitung von Erkrankungen durch direkten oder indirekten Kontakt mit infizierten Fäkalien oder stark kontaminierten Gegenständen. Die Übertragung hängt hier von der Einnahme infizierten Materials ab. Es bedarf keines Einzelzimmers, obwohl es, besonders bei Kindern und unkooperativen Patienten mit fehlendem Hygienebewußtsein, nützlich sein kann. Personen, die in direktem Kontakt mit dem Patienten stehen, müssen Handschuhe und Schutzkleidung tragen, wenn eine Verunreinigung wahrscheinlich ist. Handschuhe sind nur für die Personen nötig, die in direktem Kontakt mit dem Patienten oder mit Gegenständen stehen, die mit Stuhl kontaminiert sind. **Vorsichtsmaßnahmen bei Wunden und Haut** verhindern die Infektion durch Übertragung mittels direktem Kontakt mit stark kontaminierten Verbänden, mit purulentem Material oder Sekreten von Wunden oder anderen Körperstellen. Einzelzimmer sind nicht erforderlich; alle Personen, die direkten Kontakt mit dem Patienten haben, müssen Schutzkleidung tragen, wenn eine Beschmutzung möglich ist. Handschuhe sind nur für Personen erforderlich, die infizierte Stellen berühren oder Verbände wechseln. **Vorsichtsmaßnahmen beim Umgang mit infiziertem Blut und anderen Körperflüssigkeiten:** Direkter oder indirekter Kontakt mit Blut oder anderen potentiell infizierten flüssigen Ausscheidungen und Punktaten ist zu vermeiden. Gleiches gilt für alle Gegenstände, die damit verunreinigt sind. Das ist besonders wichtig bei allen Patienten, bei denen die Erreger im Blut kreisen. Einzelzimmer sind bei Leuten ohne Hygienebewußtsein angezeigt. Masken und Schutzbrillen sind nur indiziert, wenn Verspritzen von Blut oder Sekreten ins Gesicht vorhersehbar ist. Handschuhe müssen getragen werden, wenn die Wahrscheinlichkeit besteht, daß die Hände in Kontakt mit Blut oder Körperflüssigkeiten kommen, und Schutzkleidung muß getragen werden, wenn Verunreinigung mit Blut oder Körperflüssigkeiten wahrscheinlich ist. Sorgfältiges Händewaschen nach Kontamination ist selbstverständlich, und Verletzungen an Punktionsnadeln sind zu vermeiden. Alle kontaminierten Gegenstände müssen entweder vernichtet oder in einen dichten Behälter gegeben und vor neuem Gebrauch desinfiziert werden. Verunreinigungen mit Blut sollten sofort beseitigt werden, wobei sich als Desinfektionsmittel 5,25%iges Natriumhypochlorat, 1:10 mit Wasser verdünnt, bewährt.

Das CDC hat universelle Vorbeugungsmaßnahmen für alle Patienten empfohlen, da Infektionen, vor allem solche, die durch Viren verursacht werden, die durch latent infiziertes Blut übertragen werden, nicht immer ausgeschlossen werden können. Dies bedeutet, daß die Vorbeugungsmaßnahmen für Blut/Körperflüssigkeiten für alle Patienten beachtet werden müssen, und daß medizinisches Personal routinemäßig geeignete Schutzkleidung gebrauchen sollte, um zu verhindern, daß ihre Haut oder Schleimhäute mit Blut oder anderen Körperflüssigkeiten von Patienten in Berührung kommen.

Die Schutzisolierung (oder **umgekehrte Isolierung**) unterscheidet sich von anderen Isolierungsverfahren durch den Schutz des infektionsanfälligen Patienten vor Kontakt mit möglicherweise schädlichen Mikroorganismen. Sie wird angewandt bei leukopenischen oder Patienten mit immunsuppressiven Medikamenten, Krebspatienten und anderen, die ein hohes Infektionsrisiko aufweisen. Bei immunsupprimierten Patienten hat sie sich bei kritischer Beurteilung zur Verhinderung von Infektionen nicht bewährt. In den meisten Krankenhäusern besteht die Schutzisolierung aus einem Einzelzimmer mit geschlossenen Türen, Kittel, Masken und Handschuhen für alle Personen, die den Raum des Patienten betreten, das Desinfizieren der Hände bei Betreten und Verlassen des Raumes und einer speziellen Desinfektion aller Gegenstände, die im Zimmer des Patienten stehen. Komplizierte Schutzmechanismen, die besonders in Zentren eingesetzt werden, welche viele Patienten mit Immunsuppressiva behandeln, sind u.a. Räume mit speziellem laminaren Luftstrom, der Gebrauch sterilisierter Speisen und das Verabreichen prophylaktischer, nicht resorbierbarer oraler Antibiotika zur Reduzierung der Darmflora des Patienten. Diese Maßnahmen sind zwar effektiv, jedoch teuer, mit hohem Zeitaufwand verbunden und stehen den meisten Krankenhäusern nicht zur Verfügung.

Bei allen Formen der Isolierung kommt es bei dem Patienten zu Einsamkeit, Schuldgefühlen und Angstzuständen. Die Notwendigkeit der Isolierung, die verwendeten Maßnahmen und die voraussichtliche Dauer der Isolierung sollten dem Patienten und den Familien-

Tab. 1. Isolierungsempfehlungen für Krankenhäuser*

Erkrankung	*Isolierungsart oder Vorsichtsmaßregel*	*Einzelzimmer*	*Gesichtsmaske*	*Schutzkleidung*	*Handschuhe*
Abszeß, Ätiologie unbekannt Drainage wichtig	CI	ja	nein	ja[1]	ja[2]
Bronchiolitis, Ätiologie unbekannt bei Klein- und Schulkindern	CI	ja	nein	ja[1]	nein
Endometritis durch Streptokokken der Gruppe A	CI	ja, bei mangelnder Hygiene des Patienten	nein	ja[1]	nja[2]
Epiglottitis durch *Haemophilus influenzae*	RI	ja	ja, für Personen mit engem Kontakt zum Patienten	nein	nein
Erkältung	N				
Erwachsene		nein	nein	nein	nein
Klein- und Schulkinder		ja	nein	ja[1]	nein
Erythema infectiosum (fünfte Erkrankung, Parvovirus B19)	RI	ja	ja, für Personen mit engem Kontakt zum Patienten	nein	nein
Staphylokokken-**Furunkulosis** bedingt bei Neugeborenen	CI	ja	nein	ja[1]	ja[2]
Hämorrhagisches Fieber (z.B. Lassa-Fieber)	SI	ja, mit spezieller Belüftung	ja	ja	ja
Herpes-simplex-Enzephalitis	N	nein	nein	nein	nein
mukokutan disseminiert oder primär, schwer (Haut, oral, genital)	CI	ja	nein	ja[1]	ja[2]
neonatal	CI	ja	nein	ja[1]	ja[2]

Infektiöses Material	*Dauer der Vorsichtsmaßnahmen*	*Bemerkungen*
Eiter	Dauer der Erkrankung	*wichtig:* kein Verband oder der Verband hält den Eiter nicht genügend zurück
Bronchialsekret	Dauer der Erkrankung	
Vaginalausfluß	bis 24 h nach Beginn einer wirksamen Therapie	
Bronchialsekret	bis 24 h nach Beginn einer wirksamen Therapie	
Bronchialsekret (möglich) Bronchialsekret	Dauer der Erkrankung	
Bronchialsekret	bis 7 Tage nach Krankheitsbeginn	
Eiter	Dauer der Erkrankung	bei einem Ausbruch auf der Säuglingsstation besteht die Anweisung, kranke und infizierte Kinder abzusondern, das Tragen von Schutzkleidung und Handschuhen wird empfohlen
Blut, Körperflüssigkeiten und Bronchialsekret	Dauer der Erkrankung	Verbindung mit dem öffentl. Gesundheitsdienst aufnehmen für Ratschläge zur Behandlung von Verdachtsfällen
Bläscheninhalt Bläscheninhalt	Dauer der Erkrankung Dauer der Erkrankung	

Fortsetzung Tab. 1.

Erkrankung	*Isolierungsart oder Vorsichtsmaßregel*	*Einzelzimmer*	*Gesichtsmaske*	*Schutzkleidung*	*Handschuhe*
Herpes zoster *(Varicella-Zoster)* bei immungeschwächten Patienten oder generalisiert	SI	ja	ja	ja	ja[2]
Impetigo	CI	ja, bei mangelnder Hygiene des Patienten	nein	ja[1]	ja[2]
Influenza					
Erwachsene	N	nein	nein	nein	nein
Klein- u. Schulkinder	CI	ja	nein	ja[1]	nein
Krupp	CI	ja	nein	ja[1]	nein
Masern (Rubeolen) alle Formen	RI	ja	ja, für Personen mit engem Kontakt zum Patienten	nein	nein
Infektion oder Kolonisation mit **mehrfach resistenten Erregern**[3]					
Gastrointestinaltrakt	CI	ja	nein	ja[1]	ja[2]
Respirationstrakt	CI	ja	ja	ja[1]	ja[2]
Hautwunden oder Verbrennungen	CI	nein	nein	ja[1]	ja[2]
Harnwege	CI	ja	nein	nein	ja[2]
Meningitis bakteriell durch gramnegative Enterobakterien bei Ne*u*geborenen	N	nein	nein	nein	nein
Haemophilus influenzae oder Verdacht auf	RI	ja	ja, für Personen mit engem Kontakt zum Patienten	nein	nein

Infektiöses Material	*Dauer der Vorsichtsmaßnahmen*	*Bemerkungen*
Bläscheninhalt, Bronchialsekret (möglich)	Dauer der Erkrankung	immune Personen brauchen keine Maske zu tragen, nichtimmune sollten den Raum möglichst nicht betreten. Spezielle Raumbelüftung ist vorteilhaft, bes. zur Verhinderung der Ausbreitung
Sekret aus Hautveränderung	bis 24 h nach Beginn einer wirksamen Therapie	
Bronchialsekret (möglich)		
Bronchialsekret	Dauer der Erkrankung	
Bronchialsekret	Dauer der Erkrankung	
Bronchialsekret	bis 4 Tage nach Exanthembeginn bei immungeschwächten Patienten. Dauer der Erkrankung	immune Personen brauchen keine Maske zu tragen, nichtimmune sollten den Raum möglichst nicht betreten
Stuhl	bis Absetzen der Antibiotika und negativen Kulturen	
Bronchialsekret, Stuhl (möglich)	bis Absetzen der Antibiotika und negativen Kulturen	
Eiter, Stuhl (möglich)	bis Absetzen der Antibiotika und negativen Kulturen	
Urin, Stuhl (möglich)	bis Absetzen der Antibiotika und negativen Kulturen	
Stuhl (möglich)		bei Ausbruch auf Säuglingsstation kranke und infizierte Kinder absondern; Schutzkleidung, wenn Kontamination wahrscheinlich, Handschuhe bei Kontakt mit Stuhl
Bronchialsekret	bis 24 h nach Beginn einer wirksamen Therapie	

Fortsetzung Tab. 1.

Erkrankung	*Isolierungsart oder Vorsichtsmaßregel*	*Einzelzimmer*	*Gesichtsmaske*	*Schutzkleidung*	*Handschuhe*
Meningitis *Neisseria Meningitis* (Meningokokken) oder Verdacht auf	RI	ja	ja, für Personen mit engem Kontakt zum Patienten	nein	nein
Mumps (infektiöse Parotitis)	RI	ja	ja, für Personen mit engem Kontakt zum Patienten	nein	nein
Pediculosis	CI	ja, bei mangelnder Hygiene des Patienten	nein	ja, bei engem Kontakt zum Patienten	ja, bei engem Kontakt zum Patienten
Pertussis (Keuchhusten)	RI	ja	ja, für Personen mit engem Kontakt zum Patienten	nein	nein
Pneumonie durch *Haemophilus influenzae* bei Kindern aller Altersgruppen	RI	ja	ja, für Personen mit engem Kontakt zum Patienten	nein	nein
Meningokokken	RI	ja	ja, für Personen mit engem Kontakt zum Patienten	nein	nein
Staphylococcus aureus	CI	ja	ja, für Personen mit engem Kontakt zum Patienten	ja[1]	ja[2]
Viren (bei Klein- und Schulkindern)	CI	ja	nein	ja[1]	nein
Rabies (Tollwut)	CI	ja	ja, für Personen mit engem Kontakt zum Patienten	ja[1]	ja[2]
Rachen- **diphtherie**	*SI*	ja	ja	ja[1]	ja[2]

Infektiöses Material	*Dauer der Vorsichtsmaßnahmen*	*Bemerkungen*
Bronchialsekret	bis 24 h nach Beginn einer wirksamen Therpaie	med. Personal mit engem Kontakt benötigt u.U. Chemoprophylaxe
Bronchialsekret	bis 9 Tage nach Beginn der Parotisschwellung	immune Personen brauchen keine Maske zu tragen
befallener Bereich	bis 24 h nach Beginn einer wirksamen Therapie	
Bronchialsekret	bis 7 Tage nach Beginn einer wirksamen Therapie	exponiertes med. Personal benötigt u.U. Chemoprophylaxe
Bronchialsekret (möglich)	bis 24 h nach Beginn einer wirksamen Therapie	
Bronchialsekret	bis 24 h nach Beginn einer wirksamen Therapie	siehe CDC-Richtlinien zur Infektionsüberwachung von Krankenhauspersonal und Empfehlung zur Postexpositionsprophylaxe
Bronchialsekret	bis 48 h nach Beginn einer wirksamen Therapie	
Bronchialsekret	Dauer der Erkrankung	
Bronchialsekret	Dauer der Erkrankung	exponiertes Krankenhauspersonal benötigt u.U. eine Prophylaxe
Bronchialsekret	bis 2 Kulturen von Nase und Kehle mindestens 24 h nach Absetzen der antibiotischen Therapie negativ für Corynebacterium diphtheriae sind	

Fortsetzung Tab. 1.

Erkrankung	*Isolierungsart oder Vorsichtsmaßregel*	*Einzelzimmer*	*Gesichtsmaske*	*Schutzkleidung*	*Handschuhe*
Respiratory-Syncytial-Virus(RSV)-Infektion bei Klein- und Schulkindern	CI	ja	nein	ja[1]	ja[2]
Röteln	CI	a	ja, für Personen mit engem Kontakt zum Patienten	nein	nein
Tuberkulose der Lunge Verdacht und bestätigt	TB	ja, mit spezieller Belüftung	ja, wenn Patient hustet und nicht zuverlässig dabei den Mund bedeckt	ja, wenn grobe Verunreinigung der Kleidung wahrscheinlich	nein
Windpocken	SI	ja	ja	ja	ja
Wundinfektionen größere	CI	ja	nein	ja[1]	ja[2]
Zoster (Varicella-Zoster) segmentbeschränkt bei immungeschwächten Patienten oder generalisiert	SI	ja	ja	ja	ja[2]
Zytomegalievirusinfektion neugeborener oder immunsupprimierter Patienten	N	nein	nein	nein	nein

Abkürzungen: CI = Kontaktisolierung, SI = strenge Isolierung, N = keine Isolierung oder Vorsichtsmaßnahme, RI = Isolierung für Infektionen der Atemwege, TB = Isolierung bei Lungen-Tb, CDC = Centers for Disease Control

* Die allgemeinen Vorsichtsmaßnahmen beziehen sich auf Sekrete des Verdauungstrakts, Drainageflüssigkeiten (Ergüsse), Sekrete, Blut und Körperflüssigkeiten aller Patienten. Zusätzlich machen bestimmte Patienten eine strenge Isolierung, eine Kontaktisolierung für Infektionen der Atemwege oder Isolierung bei Lungen-Tb erforderlich. Sorgfältiges Händewaschen vor und nach jedem Patientenkontakt ist Pflicht.

Infektiöses Material	*Dauer der Vorsichtsmaßnahmen*	*Bemerkungen*
Bronchialsekret	Dauer der Erkrankung	bei Epidemien werden Patienten mit Verdacht auf RSV-Infektion abgesondert; Masken werden nicht empfohlen, da in kontroll. Studien nicht effektiv, Schutzbrillen und Nasenschutz sind dagegen effektiv
Bronchialsekret	bis 7 Tage nach Beginn des Exanthems	immune Personen brauchen keine Maske zu tragen, nichtimmune sollten den Raum möglichst nicht betreten. Schwangeres Krankenhauspersonal muß speziell beraten werden
Tröpfcheninfektion über die Luft	bis 2 Wochen nach Beginn der Chemotherapie	sofortiger Einsatz von antituberkulösen Medikamenten ist die effektivste Methode zur Begrenzung der Übertragung
Bronchialsekret und Bläscheninhalt	bis alle Bläschen verkrustet sind	immune Personen brauchen keine Maske zu tragen, nichtimmune sollten den Raum möglichst nicht betreten; spezielle Raumbelüftung ist vorteilhaft bes. zur Verhinderung der Ausbreitung
Eiter	Dauer der Erkrankung	*wichtig:* Drainage, und nicht mit Verband bedeckt oder der Verband hält den Eiter nicht genügend zurück
Bläscheninhalt	Dauer der Erkrankung	nichtimmune Personen sollten den Raum möglichst nicht betreten, spezielle Raumbelüftung ist vorteilhaft, bes. zur Verhinderung der Ausbreitung
Urin und Bronchialsekret		schwangeres Pflegepersonal benötigt eine spezielle Beratung

[1] Schutzkleidung ist nur angezeigt, wenn eine Verunreinigung mit infektiösem Material wahrscheinlich ist
[2] Handschuhe sind nur angezeigt bei Berührung von infektiösem Material
[3] Einschließlich Methicillin-resistenter *Staphylococcus aureus,* Aminoglykosid-resistenter gramnegativer Keime, Penicillin-resistenter Pneumokokken und Ampicillin-resistenter *Haemophilus influenzae*

Aus: Garner, J. S., P. B. Simmons: „CDC-Guidelines for isolationprecautions in hospitals". Infection Control 4 (4): 245–325, 1983. Abdruckgenehmigung liegt vor.

angehörigen genauestens erklärt werden mit der Versicherung, daß nicht die Person, sondern die Krankheit zeitweise isoliert wird.

Dauerkatheter

Intravaskuläre Katheter werden in den USA jährlich bei mindestens 20 Millionen hospitalisierten Patienten gelegt, die ein weiteres erhöhtes Risiko für nosokomiale Infektionen darstellen. Ehe der Katheter gelegt wird, müssen die Hände desinfiziert werden und im Einklang mit den CDC-Empfehlungen für universelle Vorbeugungsmaßnahmen müssen Handschuhe getragen werden. Die Injektionsstelle sollte mit Chlorhexidin, Povidon-Iodid oder 70%igem Alkohol desinfiziert werden und mindestens 30 Sekunden trocknen. Wenn der Katheter eingeführt ist, sollte er mit steriler Gaze abgedeckt werden. Wenn transparente Polyurethanverbände (Op-Site® oder Tegaderm®) benutzt werden, sollten sie jeden 2. Tag gewechselt werden, um zu verhindern, daß sich Feuchtigkeit darunter ansammelt. Der Nutzen von antibiotikahaltigen Salben (Neomycin-Polymyxin-Bacitracin) konnte nicht nachgewiesen werden; sie begünstigen die Ansiedlung von Candida spp am Katheter. Der Infusionskatheter muß täglich wegen eventueller Entzündung betastet werden. Dauerkatheter müssen sofort entfernt werden, wenn eine Katheterinfektion vermutet wird. Obwohl einige kompetente Personen das Wechseln eines Gefäßkatheters alle 3–5 Tage empfehlen, sind die Gepflogenheiten in der Praxis kontrovers.

Die meisten nosokomialen Infektionen stehen im Zusammenhang mit Harnblasenkathetern. Diese Infektionen können bei Beachtung streng aseptischer Technik beim Legen des Katheters verhindert werden. Es sollte nur ein geschlossenes Drainagesystem benutzt werden. Wenn das System versehentlich geöffnet wird (mit Ausnahme für die kurze Zeit, während der der Inhalt des Sammelbeutels entleert wird), sollte es erneuert werden. Der Sammelbeutel muß immer tiefer als der Patient sein, um ein Zurückfließen des Urins zu vermeiden. Wenn Urin für die Kultur gewonnen wird, muß die proximale Öffnung am Drainagegefäß desinfiziert und der Urin muß mit steriler Nadel und Spritze aspiriert werden.

Gefäßdauer- und Harnblasenkatheter sollen nur wenn unbedingt notwendig und so kurz wie möglich benutzt werden. Nach Alternativen (z. B. Pulsoximeter anstelle von Arterienkatheter, enterale Ernährung besser als völlig parenterale Ernährung) sollte gesucht werden.

Immunisierung von Erwachsenen

Immunologisch wirksame Präparate, die bei Erwachsenen Anwendung finden, sind in den USA antigenhaltige (z. B. Toxoide, Impfstoffe) und antikörperhaltige (z. B. Immunglobuline, Antitoxine). Die Gabe von Immunglobulinen, Antitoxinen und speziellen Impfstoffen (z. B. Rabies) werden unter den spezifischen Erkrankungen an anderer Stelle des Handbuches besprochen. Impfungen bei Kleinkindern und Jugendlichen werden im *Kap. KIN, 2., unter Immunisierungsmaßnahmen während der Kindheit* erörtert.

Eine Vakzine ist eine Suspension von apathogenen ganzen Bakterien oder Viren oder deren Teilstücken, die verabreicht wird, um eine Immunantwort zu induzieren und künftig eine Erkrankung zu verhindern. Obgleich die Entwicklung und weitverbreitete Anwendung von Impfstoffen ein großer Erfolg des öffentlichen Gesundheitsdienstes ist, sind nicht nur Nutzen, sondern auch Risiken damit verbunden. Keine Vakzine ist ganz sicher oder 100%ig wirksam. Nichtsdestotrotz wird ihre Anwendung dringend empfohlen, wie unten beschrieben.

Impfstoffe müssen immer genau so verabreicht werden, wie es im Beipackzettel des Herstellers empfohlen wird (einschließlich der Injektion), allerdings können bei einer Impfserie die Intervalle zwischen 2 Impfungen ohne Wirksamkeitsverlust verlängert werden. In *Tab. 2.* sind Impfstoffe aufgeführt, die zur Zeit in den USA zur Verfügung stehen. Lebendimpfstoffe sollten nicht simultan mit Immunglobulinen verabreicht werden, idealerweise sollten sie 2 Wochen vor oder 6–12 Wochen nach dem Globulin gegeben werden. Lebendvakzinen soll-

Tab. 2. In den USA verfügbare Impfstoffe, Impfstofftypen und Applikationsempfehlung

Impfstoff	*Typ*	*Applikation*
BCG	lebende Keime	intradermal oder s.c.
Cholera	inaktivierte Bakterien	intradermal[1], i.m. oder s.c.
DTP	Toxoide und inaktivierte Bakterien	i.m.
Gelbfieber	lebendes Virus	s.c.
Haemophilus influenzae b		
Polysaccharid (HbPV)	Bakterienpolysaccharide	i.m. oder s.c.[2]
Konjugat (HbCV)	Polysaccharide an Proteine gebunden	i.m.
Hepatitis B	inaktiviertes Virales Antigen	i.m.
Influenza	inaktiviertes Virus oder Viruskomponenten	i.m.
IPV	inaktivierte Viren aller 3 Serotypen	s.c.
Masern	lebendes Virus	s.c.
Masern-Mumps-Röteln	lebende Viren	s.c.
Meningokokken	Bakterien-Polysaccharide der Serotypen A/C/Y/W-135	s.c.
Mumps	lebendes Virus	s.c.
OPV	lebende Viren aller 3 Serotypen	p.o.
Pest	inaktivierte Bakterien	i.m.
Pneumokokken	Bakterien-Polysaccharide von 23 Pneumokokkentypen	i.m. oder s.c.
Röteln	lebendes Virus	s.c.
Td oder DT[5]	inaktivierte Toxine (Toxoide)	i.m.[4]
Tetanus	inaktiviertes Toxin (Toxoid)	i.m.[4]
Tollwut	inaktiviertes Virus	intradermal[3] oder s.c.
Typhus	inaktivierte Bakterien	s.c.[6]
	lebende attenuierte Bakterien	p.o.

BCG = Bacille Calmette-Guérin, DT = Diphtherie und Tetanustoxoid für Kinder < 7 Jahren, DTP = Diphterie, Tetanus, Pertussis, HB = Hepatitis B, IPV = inaktivierte Poliovakzine, OPV = orale Poliovakzine, Td = Tetanus- und Diphterietoxoid für Kinder > 7 Jahren

[1] die intradermale Dosis ist niedriger

[2] Applikation richtet sich nach den Empfehlungen des Herstellers, Packungsbeilage lesen

[3] die intradermale Dosis ist niedriger und wird nur für die Präexpositionsprophylaxe verwendet

[4] Präparate mit Adjuvantien sollen i.m. verabreicht werden

[5] Td enthält dieselbe Menge an Tetanustoxoid wie TD, aber eine geringere Menge an Diphtherietoxoid

[6] Boosterinjektionen können intradermal gegeben werden, wenn die Keime nicht azetoninaktiviert sind und lyophilisierte Impfstoffe verwendet werden

Modifiziert nach den „Recommendations of the Immunization Practices Advisory Committee (ACIP)", Morbidity and Mortality Weekly Report 38: 207, 7. April 1989

ten im allgemeinen auch nicht immunsupprimierten oder schwangeren Patienten verabreicht werden.

Routineimpfungen

Schutzimpfungen, die für alle Erwachsenen in Erwägung gezogen werden sollten, sind in *Tab. 3.* aufgeführt. Abgeschwächte, lebende Masern-, Mumps- und Rötelnviren sind in einer Vakzine kombiniert, die alle Kinder im 2. Lebensjahr erhalten sollen. Es gibt jedoch etliche Erwachsene, die die Kombinationsvakzine nicht erhalten und in ihrer Jugend keine dieser Infektionen durchgemacht haben oder andere, die zwar die Kombinationsvakzinen erhalten haben, aber keine hohen Antikörpertiter mehr aufweisen. Diese Personen können an oben genannten Infektionen erkranken.

Tab. 3. Routineimpfungen für Erwachsene

Impfstoff	*Dosierung*	*Indikationen*	*Kontraindikationen*
Masern-Mumps-Röteln	0,5 ml s.c. initial und bei Schulantritt, Militär etc.	nach 1956 Geborene, die noch nicht infiziert waren und wahrscheinlich exponiert sind (z.B. Studenten)	Schwangerschaft, Immunschwäche, Allergie gegen Hühnereiweiß oder Neomycin
Td	0,5 ml i.m. initial nach 1 Monat, nach 6 Monaten u. alle 10 Jahre	Grundimmunisierung bei Personen, die nie geimpft wurden, gefolgt von Boosterimpfungen in 10jährigem Abstand	Schwangerschaft 1. Trimester, Allergie gegen Pferdeserum
HB	abhängig von dem verwendeten Impfstoff: 1,0 ml i.m. initial u. nach 1 und 6 Monaten, oder 1,0 ml initial i.m. und nach 1, 2 und 12 Monaten	jeder, der wahrscheinlich wiederholt exponiert ist (z.B. medizinisches Personal oder Sexualpartner von bekannten Trägern) oder Personen, die exponiert waren (z.B. Nadelstichverletzung bei medizinischem Personal)	
Influenza	0,5 ml i.m.	Personen mit Risiko für Komplikationen bei Influenzainfektionen, medizinisches Personal und Menschen, die die Impfung wünschen	fieberhafte Infektionen, Allergie gegen Hühnereiweiß
Pneumokokken	0,5 ml i.m. oder s.c.	jeder mit Risiko für eine Pneumokokkeninfektion	Schwangerschaft

Td = Tetanus- und Diphtherietoxoide, HB = Hepatitis B

Im allgemeinen werden die vor 1956 Geborenen durch natürliche Resistenz oder frühere Infektion als immun betrachtet. Die nach 1956 Geborenen sollten eine Auffrischdosis von Mumps-Masern-Röteln-Vakzine erhalten, wenn ihr Immunstatus unsicher ist oder wenn sie wahrscheinlich exponiert werden (z.B. beim Eintritt ins College). Obgleich diese Vakzinen als Monovakzine gegeben werden können, sollte die Kombinationsvakzine vorgezogen werden, da jemand, der eine Monovakzine benötigt, wahrscheinlich alle 3 benötigt und die Revakzination kein spezielles Risiko darstellt.

Tetanustoxoid wird mit Diphtherietoxoid kombiniert im Tetanus-Diphtherie-Toxoid-Adsorbatimpfstoff (Td). Jeder, gleich welchen Alters, der noch keine Grundimmunisierung mit 3 Tetanusinjektionen in der Kindheit erhalten hat, sollte sie bekommen: 0,5 ml i.m. an den Tagen 0, 30 und 180. Boosterinjektionen von 0,5 ml i.m. alle 10 Jahre verleihen eine lebenslange Immunität. Die meisten älteren Frauen haben niemals eine Tetanusimmunisierung erhalten. Die Vakzine wurde erst nach ihrer Kindheit entwickelt, sie waren nicht im Militärdienst und haben nicht die manuellen Tätigkeiten ausgeführt, die mit Wahrscheinlichkeit zu Verletzungen führen, die eine medizinische Versorgung erfordern. Zusätzlich wurden viele Einwanderer beiderlei Geschlechts niemals schutzgeimpft. Wenn auch Tetanus sehr selten geworden ist, so ist die Mortalitätsrate doch sehr hoch. Da ein Drittel der Tetanuserkrankungen durch kleine Verletzungen verursacht wird, bleibt eine allgemeine Schutzimpfung notwendig.

Hepatitis-B-(HB-)Vakzine wird als eine einmalige Serie von 3–4 Injektionen empfohlen, doch sollte jemand mit bekannter Exposition auf seinen Antikörpertiter getestet und wenn er niedrig ist (u. U.) revakziniert werden. Kandidat für die Impfung ist jedermann mit einem Expositionsrisiko für das Virus durch Blut oder sexuellen Kontakt. Dazu gehören Ärzte, anderes medizinisches Personal, Leichenwärter, Patienten, die häufig Bluttransfusionen oder Hämodialyse erhalten, i. v. Drogenabhängige, männliche Homosexuelle und Geschlechtspartner von bekannten HB-Trägern. Ferner sollten alle, die dem Virus gegenüber exponiert sind und noch keine Infektion durchgemacht haben (z. B. eine Schwester mit einer unbeabsichtigten Nadelstichverletzung), schutzgeimpft werden.

Influenza-A-Virus unterliegt jedes Jahr einer Antigendrift, diese erfordert eine jährliche Revakzination mit den neuen Stämmen. Influenzaepidemien beginnen meistens Ende Dezember oder im Hochwinter, die beste Zeit für eine Schutzimpfung ist deshalb der Herbst. Obwohl alle Menschen, die eine Influenza vermeiden oder die Symptome abschwächen möchten, geimpft werden können, wird sie nur für bestimmte Gruppen mit einem hohen Risiko für ernsthafte Folgeerscheinungen besonders empfohlen. Dazu gehören Personen von Intensivpflegestationen, Patienten mit chronischer kardiovaskulärer oder pulmonaler Erkrankung, Stoffwechselerkrankungen, Nierenversagen, Hämoglobinopathien oder Immunsuppression, HIV-infizierte Personen und alle über 65jährigen. Zusätzlich sollen Ärzte und anderes medizinisches Personal, das nosokomiale Übertragungen verursachen kann, geimpft werden. Bei Influenzaepidemien in Pflegeheimen kann Amantadin verordnet werden ohne Berücksichtigung des Impfstatus.

Die Pneumococcus-pneumoniae-Vakzine ist eine polyvalente Präoperation, die Antigene von den 23 virulentesten der 83 Pneumokokkensubtypen enthält. Die Durchschnittswirksamkeit gemessen an der Verhinderung einer Pneumonie beim Erwachsenen beträgt 64% und ist etwas niedriger bei geschwächten, älteren Menschen. Jeder mit einem hohen Risiko für eine Pneumokokkenerkrankung oder ihre Komplikationen sollte sie erhalten, einschließlich aller jener, die Gefahr laufen, an einer Komplikation nach Influenza zu erkranken, und Patienten mit funktionaler Asplenie, Alkoholismus, malignen Bluterkrankungen oder Liquorfistel. Die Vakzine kann simultan mit der Influenzavakzine verabreicht werden, aber an verschiedenen Stellen (z. B. am anderen Deltamuskel). Eine einzige Impfung wird für einen lebenslangen Schutz empfohlen. Bei Hochrisikopatienten kann eine Revakzination nach 6 Jahren in Erwägung gezogen werden.

Impfungen bei Auslandsreisen

Für ein sicheres Reisen in verschiedenen geographischen Regionen, wo Infektionskrankheiten endemisch sind, die in den Heimatländern nicht vorkommen, können bestimmte Schutzimpfungen erforderlich sein. Auskünfte darüber erteilen alle staatlichen Gesundheitsämter, Tropeninstitute und Impfstellen.

4. ANTIINFEKTIÖSE MEDIKAMENTE

(s. Kap. INF, 11., Antimykotische Substanzen)

Antimikrobielle Chemotherapie

Substanzen, die gegen Bakterien, Rickettsien und Pilze wirken, werden von Bakterien oder Pilzen gewonnen oder synthetisch hergestellt. Antibiotika, die ausreichend nichttoxisch für den Patienten sind, werden als Chemotherapeutika eingesetzt. Die Wirkung auf die Organismen ist: 1. Hemmung der Zellwandsynthese und Aktivierung von Enzymen, die die Zellwand zerstören; 2. Steigerung der Zellwandpermeabilität; 3. Störung der Protein-Synthese; 4. Störung des Nukleinsäurestoffwechsels.

Auswahl chemotherapeutischer Substanzen

Eine steigende Zahl von antibiotischen Medikamenten steht heute für die Behandlung von Infektionen zur Verfügung. Will man gute Behandlungsergebnisse erreichen, ist es wichtig, sich eine klare Vorstellung von den wichtigsten Erregern und Erregergruppen zu verschaffen. Obwohl häufig schon allein die Art des Beginns und die klinischen Symptome einer Infektion Rückschlüsse auf deren Ätiologie erlauben, ist die Züchtung des Erregerstammes und die Prüfung seiner individuellen antibiotischen Empfindlichkeit zumindest bei allen schweren Infektionen als Voraussetzung für eine gezielte Therapie anzustreben. Hierzu bedarf es der Hilfe entsprechend erfahrener Laboratorien. Oft kann es erforderlich sein, bei Problempatienten mit einer Behandlung zu beginnen, bevor der Erregernachweis geführt und seine Arzneimittelsensibilität ermittelt ist. In solchen Fällen ist es angebracht, Höchstdosen eines wahrscheinlich wirksamen Medikamentes zu geben, vorher aber das Material für die Erregerzüchtung zu entnehmen.

Die In-vitro-Empfindlichkeitsprüfung eines Erregers ist schwer zu interpretieren, wenn die Prüfungsmethoden nicht standardisiert sind. Auch sagt das Ergebnis der In-vitro-Testung nicht immer etwas über die Wirkung eines Antibiotikums bei klinischer Anwendung aus, da der Erfolg zum guten Teil von der Pharmakologie und Pharmakokinetik eines Stoffes abhängt, d.h. von seiner Absorption, lokalen Gewebskonzentration, Verteilung, Proteinbindung, Schnelligkeit von Abbau oder Ausscheiden, Interaktion mit Hemmsubstanzen und Wirksamkeit der körpereigenen Abwehr. Im allgemeinen sind jedoch in vitro wirksame Agenzien auch therapeutisch aktiv.

Niemals darf die Wahl eines Medikamentes schematisch erfolgen, sobald die Ätiologie der Infektion und die Art des Erregers bekannt sind. Mitbedacht werden müssen Art und Schwere der Krankheit, etwaige Nebenwirkungen des Medikamentes, Überempfindlichkeit des Patienten und schließlich die Kostenfrage.

Penicilline, Cephalosporine, Vancomycin, Aminoglykoside, Chinolone und Polymyxin sind bakterizid, während Erythromycin, Tetracycline, Chloramphenicol, Clindamycin, Lincomycin und die Sulfonamide im allgemeinen nur bakteriostatisch wirken. Es können jedoch manche bakterizide Stoffe auf bestimmte Erreger nur bakteriostatisch wirken und umgekehrt. Chloramphenicol wirkt z. B. bakterizid auf Pneumokokken, und Penicillin zeigt eine schlechte Aktivität gegen Enterokokken. Bei der Behandlung vieler Infektionen, wie Pneumokokkenpneumonie oder denen des Urogenitaltraktes, ist kein Vorteil von bakteriziden Substanzen gegenüber Bakteriostatika zu erkennen. Bakterizide Aktivität ist jedoch unverzichtbar bei allen Infektionen, bei denen die Abwehrmechanismen des Wirtes lokal oder generell, ganz oder teilweise daniederliegen. Beispiele hierfür sind Endokarditis, Meningitis, schwerwiegende Staphylokokkeninfektionen und schwere Infektionen mit gramnegativen Bakterien bei leukozytopenischen Patienten.

Bevor die Infektionserreger und deren Empfindlichkeit bestimmt sind, ist bei schweren Infektionen oft die Behandlung mit einer **Antibiotika-Kombination** erforderlich, um die Wirksamkeit gegen die Erreger zu garantieren. Eine Kombinationstherapie ist häufig auch bei Mischinfektionen erforderlich, und bei bestimmten Infektionen, wie z. B. bei der Tuberkulose, ist sie der Behandlung mit einzelnen Substanzen überlegen, wo es gegen Monosubstanzen oft zu einer Resistenzentwicklung kommt. Zur Behandlung der Enterokokken-Endokarditis muß ein Aminoglykosid mit Penicillin kombiniert werden, um eine ausreichende Wirkung als Heilmittel zu erreichen (z. B. wenn beide Substanzen angewendet werden, ergibt sich eine synergistische, bakterizide Wirkung). Wichtig scheint auch die Kombinations*therapie bei leuko*penischen Patienten mit Infektionen durch *Pseudomonas aeruginosa* zu sein. Hier ergibt die Behandlung mit einem Aminoglykosid (z. B. Tobramycin) in Kombination mit einem gegen Pseudomonas wirksamen Penicillin (z. B. Ticarcillin) bessere Ergebnisse als die Behandlung mit den einzelnen Substanzen allein.

Bei schweren Infektionen ist die parenterale, vorzugsweise die intravenöse Gabe erforderlich. Die perorale Verabreichung wird oft zur Fortsetzung der Behandlung eingesetzt, wenn die Infektion unter Kontrolle ist. Die Therapie soll so lange fortgesetzt werden, bis einige Tage lang kein Hinweis mehr auf eine systemische Infektion besteht (d.h. kein Fieber, keine Leukozytose und keine pathologischen Laborbefunde).

Bei Patienten mit Nierenfunktionsstörung muß die Gabe von Antibiotika, die vorwiegend über den Urin ausgeschieden werden, sorgfältig überwacht werden, um die Gefahr der Medikamentenkonzentration bis zu toxischen Spiegeln im Blut und Gewebe zu vermeiden. Diese Patienten tolerieren in den ersten 24 h die übliche Dosis, die dann in der Folge reduziert werden muß oder die Intervalle müssen verlängert werden. Um eine toxische Wirkung zu vermeiden, muß auch die Dosierung bei Kindern *(s. Kap. KIN, 6., Neonatale Infektionen)* und älteren Menschen genau kontrolliert werden.

Komplikationen der Chemotherapie

Unerwünschte Nebenwirkungen können durch alle Chemotherapeutika durch die direkte Toxizität des Mittels oder durch Überempfindlichkeit ausgelöst werden und sich auf die meisten Organsysteme auswirken. Solche Reaktionen zwingen nicht unbedingt zum Absetzen der Therapie, besonders wenn das eingesetzte Mittel das einzig wirksame ist. Für die Fortsetzung der Therapie müssen die Schwere und die Art der Nebenwirkung, der zu erwartende Verlauf, die Möglichkeit der Wirkung durch eine genaue Dosisanpassung und die Schwere der Infektion berücksichtigt werden.

Hautreaktionen sind meist durch Überempfindlichkeit bedingt und können bei allen Präparaten in Form von morbilliformen und anderen Eruptionen, Urtikaria, Purpura, Erythema multiforme, Erythema nodosum und Dermatitis exfoliativa vorkommen. Eine Kontaktdermatitis kann durch den Umgang mit Antibiotika entstehen. **Andere Manifestationen einer Überempfindlichkeit** sind Fieber, Angioödem, Serumkrankheit mit der möglichen Entwicklung einer Polyarthritis oder eines systemischen Lupus erythematodes und selten ein anaphylaktischer Schock (hauptsächlich nach Penicillin). **Reaktionen im oralen Bereich** werden am häufigsten bei Breitspektrumantibiotika beobachtet und umfassen Trockenheit, Brennen, Empfindlichkeit, Jucken von Mund und Zunge, Stomatitis, Glossitis, Cheilosis und schwarzen oder braunen Zungenbelag. **Reaktionen im Magen-Darm-Bereich** bestehen in Übelkeit, Erbrechen, Diarrhö, pseudomembranöser Kolitis (besonders durch *Clostridium difficile*), *Candida-Infektionen* (oral, pharyngeal, rektal oder perianal), Leberschädigung, Gelbsucht, Hepatitis und Steatorrhö. **Harnwegskomplikationen** umfassen Hämaturie (durch Penicilline und Sulfonamide), Kristallurie, akute Tubulusnekrose, Obstruktion der Harnwege (durch Sulfonamide) und nephrotoxische Wirkungen durch Polymyxin, Neomycin, Gentamicin, Tobramycin, Amikacin, Netilmicin, Kanamycin und Vancomycin. **Neurologische Reaktionen** treten als periphere Neuritis (durch Nitrofurantoin), Parästhesien (durch Streptomycin und Polymyxin), Schädigung des 8. Gehirnnervs (durch Streptomycin, Neomycin, Vancomycin, Kanamycin, Gentamicin, Tobramycin, Netilmicin und Amikacin), Schlafstörungen oder Gemütsverstimmung (Chinolone), Psychosen oder Konvulsionen (durch Cycloserin) und Atemlähmung (durch Polymyxin, Kanamycin und andere Aminoglykoside und Colistin) auf. **Hämatologische Komplikationen** sind hämolytische Anämie (durch Sulfonamide, Nitrofurane und Penicilline), Eosinophile (durch Sensibilisierung gegen alle Antibiotika), aplastische Anämie (durch Chloramphenicol), Thrombozytopenie und Leukopenie. **Elektrolytstörungen** kommen als Kaliumerhöhung (durch das Kaliumsalz von Penicillin G), Natriumerhöhung und als hypokalimische Alkalose (durch Carbenicillin und Ticarcillin) vor.

Die Erreger können gegen alle antimikrobiellen Substanzen eine **Resistenz** entwickeln. Diese Resistenz kann schnell auftreten oder sich erst nach langer oder wiederholter Therapie entwickeln. Deshalb müssen bei allen Infektionen sofort die Erreger, die Empfindlichkeit und die zu erwartende Konzentration im Organismus bestimmt werden. Eine anfängliche nicht ausreichende Dosis fördert die Resistenzentwicklung, wodurch auch durch nachfolgende hohe Dosen die Infektion nicht mehr beherrschbar ist *(s. a. Kap. INF, 8., Superinfektionen mit resistenten Erregern.)*

Unsachgemäßer Einsatz der Chemotherapie

Antibakterielle Substanzen werden häufig ohne begründete Indikation (z. B. bei Viruserkrankungen) oder unsachgemäß mit schlechtem klinischem Erfolg eingesetzt. Der häufigste Mißbrauch erfolgt bei der Behandlung von Fieber, das nicht unbedingt auf eine bakterielle Infektion zurückzuführen ist. Ohne Nachweis einer bakteriellen Besiedlung sollte, wenn möglich, keine Chemotherapie durchgeführt werden, bis klinische Befunde und Laborergebnisse die Infektion bestätigen und auf ein wirksames Mittel hinweisen.

Mißbrauch und falscher Einsatz sind gewöhnlich bedingt 1. durch die Wahl eines nicht wirksamen Antibiotikums, 2. durch nicht ausreichende oder übermäßig hohe Dosierung, 3. durch den Einsatz bei unkomplizierten Viruserkrankungen, 4. durch eine unsachgemäße Darreichungsform, 5. durch die Fortsetzung der Therapie nach Resistenzentwicklung, 6. durch die Fortsetzung der Therapie bei schweren toxischen und allergischen Reaktionen, 7. durch den vorzeitigen Abbruch einer wirksamen Therapie, 8. durch den fehlenden Wechsel zu einem anderen Chemotherapeutikum bei Superinfektionen mit resistenten Erregern, 9. durch unsachgemäße Kombination von Präparaten und 10. durch die Hoffnung, durch Chemotherapie oder Prophylaxe chirurgische Eingriffe vermeiden zu können (z. B. Drainage einer lokalen Infektion oder Entfernung eines Fremdkörpers).

β-Lactam-Antibiotika

Penicilline

Penicillin-G-ähnliche Substanzen	Ampicillin-ähnliche Substanzen	Penicillinase-resistente Penicilline	Gegen Pseudomonas wirkende Breitspektrum-Penicilline
Penicillin G*+	Ampicillin*+	Cloxacillin*	Azlocillin+
Penicillin V*	Ampicillin und Sulbactam+	Dicloxacillin*	Carbenicillin*+
Procain-Penicillin G+	Amoxicillin*	Methicillin+	Mezlocillin+
Benzathin-Penicillin G[x]	Amoxicillin und Clavulansäure*	Nafcillin*+	Piperacillin+
	Cyclacillin*	Oxacillin*+	Ticarcillin+
	Bacampicillin*		Ticarcillin und Clavulansäure+
	Hetacillin*		

*oral +parenteral

Penicilline sind eine große Gruppe bakterizid wirkender Antibiotika mit einem 6-Aminopenicillinsäurekern (6-APA). Penicilline wirken nur gegen sich vermehrende Bakterien, indem sie metabolische Funktionen der bakteriellen Zellwandsynthese hemmen und Enzyme aktivieren, die die Zellwand zerstören.

Pharmakologie

Penicilline verteilen sich sehr schnell nach i.v. und i.m. Injektion und langsamer nach oraler Gabe in den Körperflüssigkeiten und im Gewebe. In Gelenken, im Auge, im Perikard und in der Pleuralflüssigkeit sind die Konzentrationen niedrig. Bei akuten Entzündungen kommt es zu einer guten Penetration der Penicilline in die meisten Körperflüssigkeiten und in die Spalträume. Die Penetration in den Liquor ist ebenfalls unterschiedlich, aber bei entzündeten Meningen kommt es häufig zu therapeutisch wirksamen Spiegelwerten. Hohe Konzentrationen treten in der Leber, Gallenblase, Lunge, im Darm und in der Haut auf.

Penicilline werden reversibel an Plasmaproteine gebunden. Da nur das nicht gebundene Penicillin wirksam ist, ist die Wirksamkeit nur dann gegeben, wenn dieser Komplex dissoziiert. Ein stark gebundenes Penicillin ist in seiner therapeutischen Wirksamkeit mit einem weniger stark gebundenen Penicillin zu vergleichen, wenn es in freier Form wirksamer ist, d. h. wenn es eine niedrigere minimale Hemmkonzentration aufweist.

Penicilline werden weitgehend unverändert mit dem Urin ausgeschieden, und nur ein geringer Anteil wird metabolisiert. Penicillinsäure, ein Metabolit des Benzylpenicillins, scheint für die Bildung bestimmter Antigendeterminanten entscheidend und ein wichtiger Faktor für allergische Reaktionen zu sein. Für den Hauttest auf eine Penicillinallergie steht das Benzylpenicilloyl-Polylysin zur Verfügung *(s. a. Kap. IMM, 3., Medikamentenüberempfindlichkeit).*

Penicillin wird hauptsächlich mit wechselnder Geschwindigkeit von den Nierentubuli, durch glomeruläre Filtration und in einem geringeren Maße über die Galle ausgeschieden. Nafcillin dagegen wird hauptsächlich über die Leber ausgeschieden. Durch die schnelle Resorption und Ausscheidung von parenteral gegebenem Penicillin G bedingt, wurden Depotpräparate entwickelt, die langsamer von der Injektionsstelle abgegeben werden und niedrigere, aber längere Blutspiegelkonzentrationen gewährleisten. Die penicillinresistenten Penicilline unterscheiden sich wesentlich in ihrer Resorption bei oraler Gabe, in ihrer Proteinbindung und in ihrer Nierenausscheidungsrate.

Indikationen

Penicillin G ist das Antibiotikum der Wahl für Infektionen mit aeroben und anaeroben Streptokokken (einschließlich Pneumokokken), penicillinasenegative Staphylokokken, Enterokokken und Meningokokken und bei Syphilis, Aktinomykose, Milzbrand und Frambösiegeschwüren. Es ist wirksam bei Rattenbißfieber, Lyme-Disease und Infektionen mit Listerien, Corynebakterien, Fusobakterien und Clostridien. Penicillin G kann bei einigen dieser Infektionen durch die anderen Penicillin-ähnlichen Substanzen ersetzt werden.

Ampicillin und die ähnlich wirkenden Substanzen (z. B. Amoxicillin) haben ein dem Penicillin G vergleichbares Wirkungsspektrum. Sie haben jedoch eine größere Wirksamkeit gegen bestimmte gramnegative Keime, wie z. B. gegen *Haemophilus influenzae, einige Colistämme, Proteus mirabilis, Salmonellen und Shigellen.*

Die Kombination eines β-Laktamase-Inhibitors Clavulansäure oder Sulbactam mit Ampicillin oder Amoxicillin erhöht die Wirksamkeit gegen β-Laktamase-produzierende Staphylokokken, *Haemophilus influenzae, Neisseria gonorrhoeae, Moraxella catarrhalis, Bacteroides* und Klebsiellen spp.

Die **penicillinaseresistenten Penicilline** sind nur gegen Staphylokokken und Streptokokken (einschließlich Pneumokokken, aber nicht gegen Enterokokken) wirksam. Ihr Hauptanwendungsgebiet sind Infektionen durch penicillinaseproduzierende Staphylokokken.

Die **gegen Pseudomonas wirksamen Breitspektrum-Penicilline** haben ein ähnliches Spektrum wie Ampicillin und entfalten zusätzlich eine Wirkung gegen *Enterobacter, Serratia* und *Pseudomonas aeruginosa.* Mezlocillin, Azlocillin und Piperacillin sind auch gegen viele Klebsiellen-Stämme wirksam. Die Wirkung von Ticarcillin gegen *Klebsiellen, Serratia, Bacteroides, betalaktamasebildende Staphylokokkenstämme, H. influenzae und Gonokokken* wird durch den Zusatz von Clavulansäure erhöht.

Nebenwirkungen

Echte toxische Reaktionen kommen selten vor, aber Penicilline sind wirksame Sensibilisatoren, und zwei Typen allergischer Reaktionen treten nicht selten auf: 1. Sofortreaktion (einschl. einer Anaphylaxie mit möglicher Todesfolge, Urticaria und angioneurotisches Ödem). 2. Spätreaktionen (einschl. Serumkrankheit, makuläre, papuläre und morbilliforme Hautausschläge und Dermatitis exfoliativa, die gewöhnlich am 7.–10. Therapietag auftritt). Eine frühere Überempfindlichkeit gegen Penicilline stellt eine *Kontraindikation* dar, obwohl unerwünschte Nebenwirkungen bei späterem Gebrauch nicht unbedingt auftreten müssen. Patienten mit leichten Reaktionen wird manchmal später nach vorherigem Hauttest Penicillin gegeben *(s. Kap. IMM, 3., Arzneimittelüberempfindlichkeit).* Patienten mit schweren Reaktionen sollte später kein Penicillin mehr gegeben werden, es sei denn unter besonderen Umständen und strengen Vorsichtsmaßnahmen, wenn kein Ersatzpräparat zur Verfügung steht.

Leichte allergische Reaktionen können auch bei Fortsetzung der Therapie verschwinden, bei Absetzen der Therapie verschwinden sie sofort, oder sie können mit oralen Antihistaminpräparaten behandelt werden. Schwerere Reaktionen erfordern eine Adrenalin- und Kortikosteroidbehandlung sowie das Absetzen der Penicillinbehandlung. *Spezifische Behandlungen* der Urticaria werden in *Kap. IMM, 3.*, der *Dermatitis exfoliativa,* in *Kap. HAU, 4.*, der *Serumkrankheit,* in *Kap. IMM, 3.*, und des *Anaphylaktischen Schock,* in *Kap. IMM, 3.*, besprochen.

Eine toxische Wirkung auf das ZNS kann bei hohen Penicillindosen besonders bei eingeschränkter Nierenfunktion auftreten. Alle Penicilline können Nephritis (meist durch Methicillin), Coombs-positive hämolytische Anämie, Leukopenie (am häufigsten durch Nafcillin) oder Thrombozytopenie verursachen. Jedes Penicillin (meist Carbenicillin und Ticarcillin) kann besonders bei Patienten mit Niereninsuffizienz die Thrombozytenfunktion beeinträchtigen und Blutungen hervorrufen. Eine pseudomembranöse Colitis (durch *C. difficile*) kann im Gefolge einer Penicillinbehandlung auftreten, ist jedoch häufiger nach oraler als nach parenteraler Verabreichung.

Andere Nebenwirkungen sind Schmerzen an der Injektionsstelle nach i.m. Injektionen, Thrombophlebitis nach wiederholten i.v. Injektionen auf der gleichen Körperseite und Störungen im Magen-Darm-Bereich bei oraler Gabe. Eine schwarze Zunge, besonders nach oraler Verabreichung, kann durch die Irritation und Verhornung der Zungenoberfläche auftreten. Superinfektionen mit nichtempfindlichen Bakterien oder Pilzen kommen wie bei anderen Antibiotika vor.

Verabreichung und Dosierung

Penicillin und verwandte Substanzen

Das Wirkungsspektrum von Penicillin G und V ist ähnlich. Penicillin G ist in vitro hochwirksam gegen viele, aber nicht alle grampositiven und gramnegativen Kokken. Einige gramnegative Bakterien sind gegen hohe parenterale Penicillin-G-Dosen empfindlich, aber eine solche Dosierung ist mit Ausnahme von *Pasteurella multocida,* H. influenzae, Gonokokken und Meningokokken klinisch nicht praktikabel. Penicillin V wird vornehmlich bei Infektionen mit empfindlichen grampositiven Erregern eingesetzt. Es sollte nicht bei Infektionen durch Neisserien oder Haemophilus spp. genommen werden. Diese Mittel werden durch Penicillinase inaktiviert, und Infektionen mit penicillinasebildenden Bakterien stellen daher eine Kontraindikation dar.

Penicillin G ist sehr wirksam bei Gonorrhö, verursacht durch empfindliche Gonokokken, Infektionen durch Meningokokken, Pneumokokken, β-hämolysierende und anaerobe Streptokokken, in den meisten Fällen von subakuter bakterieller Endokarditis (SBE), Fusospirochätosen, Anthrax, bei Infektionen durch Streptobazillen, Aktinomykose, Lyme-Disease, bei Infektionen mit *Pasteurella multocida* und in allen Stadien der Syphilis. Die meisten in Gemeinschaften oder im Krankenhaus erworbenen Staphylokokkeninfektionen sind gegen Penicillin G resistent. Penicillin G kann zur Verhütung von Streptokokkenpharyngitis, wiederholtem rheumatischem Fieber, und subakuter bakterieller Endokarditis (vor und nach chirurgischen Eingriffen wie z.B. einer Zahnextraktion) eingesetzt werden. Die wichtigsten Darreichungsformen von Penicillin G werden hier besprochen.

Penicillin G kann i.v. oder i.m. gegeben werden. Die intravenöse Injektion wird bevorzugt, weil die intramuskuläre Gabe schmerzhaft ist. Wenn, wie bei einer Meningitis oder Enterokokken-Endokarditis, hohe Serumkonzentrationen erforderlich sind, muß Penicillin G i.v. gegeben werden. Die übliche i.v. Dosis beträgt bei Erwachsenen 5–30 Mill. Einheiten/Tag als Tropfinfusion oder in geteilten Dosen alle 2–4 Stunden. Schwere Infektionen bei Kindern werden mit 100000–250000 E/kg/Tag in geteilten Dosen gegeben. Intrathekale oder intrapleurale Injektionen oder Injektionen in Gelenke sind selten erforderlich.

Depotpräparate von Penicillin G werden i.m. injiziert. Sie werden langsam resorbiert und garantieren verlängerte therapeutische Blutspiegelwerte. **Procain-Penicillin G** wird am meisten gebraucht. Blutspiegelwerte sind für 24–48 Stunden nachzuweisen und 600000 E 2mal täglich sind für die meisten penicillinempfindlichen Infektionen ausreichend. Bei einer unkomplizierten Gonorrhö werden 4,8 Mio E i.m. gegeben und dazu 1 g Probenecid oral. Nach einer einzigen i.m. Injektion von 600000 E **Benzathin-Penicillin G** sind Blutspiegel für 1 Woche und länger nachweisbar. Eine Einzeldosis von 1,2 Mio E/Monat wird zur Verhütung von Rückfällen des rheumatischen Fiebers eingesetzt. Syphilis von weniger als 1 Jahr Dauer wird mit 2,4 Mio E i.m. behandelt. Bei einer länger bestehenden Syphilis werden 3mal 2,4 Mio E in wöchentlichem Abstand gegeben. Neurosyphilis sollte jedoch i.v. mit wäßrigem Penicillin G behandelt werden.

Orales Penicillin G wird bei leichten und mäßig schweren Infektionen, wie z.B. beim Scharlach und der Streptokokken-Pharyngitis, eingesetzt. Bei schweren Infektionen ist es nicht angezeigt, weil es nur vollständig resorbiert wird. Die übliche Dosis beträgt 400000 bis 800000 E alle 6 h für 10 Tage. Kinder erhalten 25000–90000 E/kg/Tag in geteilten Dosen. Um eine maximale Resorption zu gewährleisten, sollte das Antibiotikum 1 Stunde vor oder 2 h nach der Mahlzeit gegeben werden.

Penicillin V wird nur peroral gegeben. Es ist der peroralen Gabe von Penicillin G vorzuziehen, da es säureresistent ist und besser resorbiert wird. Es wird bei leichten und mäßig schweren Infektionen mit Streptokokken, Pneumokokken und empfindlichen Staphylokokken eingesetzt. Es wirkt *nicht* bei Gonorrhö. Bei den meisten Infektionen beträgt die übliche Dosis 400000–800000 E alle 6 Stunden (250–500 mg). Kinder erhalten 25–90 mg/kg/Tag in geteilten Dosen.

Ampicillin und ähnlich wirkende Präparate

Ampicillin wird vor allem bei Infektionen mit bestimmten gramnegativen Bakterien und bei Enterokokken-Infektionen eingesetzt. Es wirkt nicht gegen *Klebsiellen, Enterobacter und Pseudomonas.* Es ist wirksam bei Infektionen, die durch Streptokokken und durch empfindliche Staphylokokken hervorgerufen wurden. Es ist aber auch effektiv bei Harnwegsinfektionen mit empfindlichem *E. coli und Proteus mirabilis* und bei Meningitis durch empfindlichen *H. influenzae, Pneumokokken oder Meningokokken.* Bei der Exazerbation einer Bronchitis durch *H. influenzae* ist die Ampicillin-Wirkung mit der Tetracyclin-Therapie vergleichbar. Cholangitis und Cholezystitis durch empfindliche Erreger sprechen auf die Ampicillin-Behandlung an, da es in der Gallenblase zu einem hohen Antibiotikaspiegel kommt. Das Mittel ist bei Typhus durch empfindliche Erreger wirksam. Bei Typhus-Dauerausscheidern ist es in Kombination mit Probenecid erfolgreich eingesetzt worden. Bei Shigellosen und Salmonellosen scheint Ampicillin wirksam zu sein, wenn auch bei einer unkomplizierten Salmonellen-Gastroenteritis eine Antibiotikabehandlung nicht erforderlich ist.

Ampicillin kann peroral, i.m. oder i.v. gegeben werden. Die Resorption bei oraler Medikation ist unterschiedlich und vermindert bei Einnahme zu den Mahlzeiten. Der höchste Blutspiegelwert wird 2 h nach oraler und 1 h nach i.m. Gabe mit einer Dauer von mehreren Stunden erreicht. Bei Erwachsenen und Kindern mit > 20 kg werden 50–100 mg/kg/Tag in geteilten Dosen gegeben. Die parenterale Dosis beträgt bei Erwachsenen 1–2 g alle 4–6 h und bei Kindern 50–100 mg/kg/Tag in geteilten Dosen. Bei Meningitis und Bakteriämie werden für Erwachsene und Kinder 150–200 mg/kg/Tag gegeben. Eine unkomplizierte Gonorhö wird mit 3,5 g plus 1 g Probenecid behandelt.

Hautausschläge, besonders bei fehlender Wirkung, sind nach Ampicillin und ähnlichen Präparaten häufiger als nach anderen Penicillinen. Die Berichte darüber sind aber sehr unterschiedlich. Charakteristische Hauteruptionen scheinen bei Mononukleose-Patienten häufiger aufzutreten. Die meisten Rashs nach Ampicillin sind möglicherweise nicht allergischer Natur.

Hetacillin und Bacampicillin sind Ester des Ampicillins und werden peroral verabreicht. Sie werden nach der Resorption zu Ampicillin hydrolisiert. Das Spektrum und die klinischen

Indikationen sind dieselben wie bei oralem Ampicillin. Für Hetacillin gilt die gleiche Dosierung wie für Ampicillin. Bacampicillin wird durch seine höheren Blutspiegelwerte in der folgenden Dosierung verabreicht: Erwachsene 400–800 mg 2mal täglich; Kinder 25–50 mg/kg/Tag in 2 geteilten Dosen.

Amoxillin ist in seiner Wirkung dem Ampicillin ähnlich, wird aber besser im Magen-Darm-Bereich resorbiert, wirkt aber weniger gut gegen Shigellen. Amoxicillin verursacht weniger gastrointestinale Nebenwirkungen und wird alle 8 h gegeben im Gegensatz zu der 6stündigen Ampicillingabe. Es gibt nur eine perorale Darreichungsform. Die Dosis beträgt bei Erwachsenen 0,75–1,5 g/Tag in 3 geteilten Dosen und für Kinder 20–40 mg/kg/Tag ebenfalls in 3 geteilten Dosen. Eine unkomplizierte Gonorrhö wird mit 3 g Amoxicillin plus 1 g Probenecid behandelt.

Cyclacillin ist in seiner Wirkung und den Indikationen dem Ampicillin vergleichbar, erreicht aber höhere Blutspiegelwerte. Die Erwachsenendosis beträgt 250–500 mg 4mal täglich. Kinder erhalten 50–100 mg/kg/Tag in geteilten Dosen.

Amoxicillin plus Clavulansäure und Ampicillin plus Sulbactam wirken wie Amoxicillin oder Ampicillin alleine, sind aber auch wirksam gegen β-Laktamase positive Stämme von Staphylokokken, *Haemophilus influenzae, Neisseria gonorrhoeae, Micrococcus catarrhalis, Bacteroides* und *Klebsiella spp.* Sie werden genau so dosiert wie Amoxicillin beziehungsweise Ampicillin, bezogen auf den Gehalt an Wirkstoff.

Penicillinase-resistente Penicilline

Methicillin, Oxacillin, Nafcillin, Cloxacillin und Dicloxacillin werden vornehmlich bei Infektionen durch Penicillinase-produzierende, Koagulase-positive Staphylokokken eingesetzt. Methicillin-resistente Stämme sind auch gegen die anderen vier Substanzen resistent. Weitere Indikationen sind Infektionen durch *Streptococcus pneumoniae,* Pneumokokken, Streptokokken der Gruppe A und empfindliche S. epidermis. Gegen Enterokokken, Gonokokken und gramnegative Bakterien sind sie wirkungslos.

Methicillin wird oral gegeben nicht resorbiert und muß daher injiziert werden. Die übliche Dosis beträgt bei Erwachsenen 6–12 g/Tag i. v. auf 6 Dosen verteilt, für Kinder 200–300 mg/kg/Tag intravenös auf 4–6 Dosen verteilt und für Neugeborene 50–150 mg/kg/Tag intravenös aufgeteilt auf 2–4 Dosen. **Nafcillin und Oxacillin** werden in der gleichen parenteralen Dosierung wie Methicillin angewandt, allerdings beträgt die Nafcillindosierung für Neugeborene 40–80 mg/kg/Tag verteilt auf 2–4 Dosen. Die therapeutische Wirkung ist bei diesen drei Substanzen gleich. Als Nebenwirkungen treten Nephritis (am häufigsten durch Methicillin), Leukopenie durch Nafcillin und Erhöhung der Leberenzymwerte durch Oxacillin auf.

Für nicht schwere Staphlylokokken-Infektionen sind von Nafcillin, Oxacillin, Cloxacillin und Dicloxacillin auch perorale Darreichungsformen erhältlich. Die Resorption von Nafcillin ist allerdings schlecht und von Oxacillin unterschiedlich. Dicloxacillin und Cloxacillin werden dagegen gut resorbiert. Die Blutspiegelwerte von Dicloxacillin sind doppelt so hoch wie von Cloxacillin bei gleicher Dosierung, aber die Eiweißbindung von Dicloxacillin ist höher. Die perorale Dosierung ist folgende: Nafcillin und Oxacillin 0,5–1 g alle 4–6 h bei Erwachsenen und 50–100 mg/kg/Tag in geteilten Dosen bei Kindern; Cloxacillin 250–500 mg alle 6 h bei Erwachsenen und 50–100 mg/kg/Tag in geteilten Dosen bei Kindern; Dicloxacillin 250 mg alle 6 h bei Erwachsenen und 25 mg/kg/Tag in geteilten Dosen bei Kindern.

Breitspektrumpenicilline (gegen Pseudomonas)

Carbenicillin und **Ticarcillin** sind Carboxypenicilline mit einer vergleichbaren Wirkung wie durch Ampicillin (wirksam gegen die meisten grampositiven Kokken mit Ausnahme der *Penicillin-G-resistenten Staphylokokken*, die meisten *E. coli* und *Proteus mirabilis*). Darüber hinaus sind sie auch gegen die meisten *Bacteroides fragilis* und *Pseudomonas aeruginosa,* wobei sie gewöhnlich mit Aminoglykosiden kombiniert werden, Enterobacter- und Indol-positive Proteus-Stämme wirksam. Infektionen mit diesen Erregern stellen die Hauptindikationen dar. Enterokokken sind relativ resistent, und gegen Klebsiellen und Serratia zeigen sie keine Wirkung. Ticarcillin ist gegen Pseudomonas aeruginosa doppelt so wirksam wie

Carbenicillin. Beide Mittel werden parenteral gegeben und sollten nur bei schweren Infektionen eingesetzt werden. Für Erwachsene und Kinder beträgt die Dosierung von Carbenicillin 500 mg/kg/Tag i.v. und von Ticarcillin 250 mg/kg/Tag in geteilten Dosen in 4stündigem Abstand. Da diese Substanzen ungefähr 5mval Natrium/g enthalten, ist eine Natriumüberladung ein Problem bei der i.v. Anwendung. Durch den Verlust von Kationen mit den nicht rückresorbierbaren Anionen im Urin kann es zu einer hypokaliämischen Alkalose kommen. Bei sehr hohen Blutspiegelwerten kann es zu einer Beeinflussung der Blutplättchen-Funktion mit Blutungen kommen, was z.T. bei Patienten mit Niereninsuffizienz beobachtet wurde.

Ticarcillin mit Clavulansäure hat ein breiteres Wirkungsspektrum als Ticarcillin allein, einschl. einer Wirkung gegen Betalaktamase-bildende *N. gonorrhoeae, Staphylokokken, H. influenzae, Klebsiellen, Serratia und Bacteroides.* Die Kombination hat keine bessere Wirksamkeit gegen *Pseudomonas aeruginosa* als Ticarcillin allein. Die i.v. Dosis ist die gleiche wie bei Ticarcillin allein, auf der Basis des Ticarcillingehaltes.

Carbenicillin-Indanyl-Natrium ist ein peroral zu gebendes Mittel, das nur bei Harnwegsinfektionen und bakterieller, chronischer Prostatitis gegeben wird. Die Dosierung beträgt 4mal täglich 1–2 Tabletten zu je 382 mg Carbenicillin.

Mezlocillin, Azlocillin und Piperacillin sind Ureidopenicilline und nur für den parenteralen Gebrauch. Mezlocillin entspricht in seinem Spektrum dem Ticarcillin, wirkt aber auch gegen Klebsiellen und Serratia. Azlocillin und Piperacillin entsprechen in der Wirkung dem Mezlocillin, sind aber 4- bis 8mal wirksamer gegen *Pseudomonas.* Die Ureidopenicilline sind gegen Enterokokken wirksamer als die Carboxypenicilline. Sie sollten ebenso wie Carbenicillin und Ticarcillin für schwere Infektionen reserviert bleiben. Die Dosis beträgt 250 mg/kg/Tag i.v. in geteilten Dosen und 4stündigem Abstand. Diese Substanzen enthalten etwa 2 mval Na/g. Die Gefahr einer Na-Überladung ist daher geringer als bei Carboxypenicillin. Ihre Wirkung auf die Thrombozyten ist ebenfalls geringer.

Cephalosporine

1. Generation	2. Generation	3. Generation
Cefadroxil*	Cefaclor*	Cefoperazon+
Cefazolin+	Cefamandol+	Cefotaxim+
Cephalexin*	Cefonicid+	Ceftizoxim+
Cephalothin+	Cefoxitin+	Ceftriaxon+
Cephapirin+	Cefuroxim+	Moxalactam+
Cephradin*+	Ceforanid+	Ceftazidim+
	Cefotetan+	Cefixim*
	Cefmetazol+	

*oral +parenteral

Cephalosporine wirken gegen grampositive und gramnegative Bakterien. Ähnlich wie die Penicilline hemmen sie die bakterielle Zellwandsynthese und penetrieren in die meisten Körperflüssigkeiten und Gewebe. Die Konzentration in den meisten Körperflüssigkeiten ist ausreichend zur Behandlung von Infektionen, besonders bei Entzündungen, weil dadurch die Diffusion gesteigert wird. Im Glaskörper des Auges und im Liquor sind dagegen nur geringe Spiegelwerte zu erreichen. Cefuroxim und einige Cephalosporine besonders der 3. Generation erreichen im Liquor ausreichende Spiegel, um eine Meningitis zu behandeln.

Cephalosporine werden reversibel an Plasmaproteine gebunden, und nur die nicht gebundene Substanz ist wirksam. Cephalothin, Cephapirin und Cefotaxim werden zu Desacetylverbindungen metabolisiert, die eine geringere Wirkung besitzen als die ursprüngliche Substanz. Cefoperazon wird vornehmlich in die Gallenblase ausgeschieden. Ceftriaxon wird zu 33–67% durch die Galle ausgeschieden, wenn auch nicht im gleichen Umfang wie Cefoperazon. Alle anderen Cephalosporine und ihre Desacetyl-Metaboliten werden hauptsächlich mit dem Urin durch tubuläre und glomeruläre Filtration ausgeschieden.

Indikationen

Obwohl die Cephalosporine oft als Mittel der Wahl für nur wenige Infektionen bezeichnet wurden, haben sie einen weiteren Gebrauch für viele Infektionen gefunden. Wegen ihrer relativen Sicherheit und ihres breiten Spektrums werden sie häufig für die Prophylaxe in der orthopädischen, Bauch- und Beckenchirurgie empfohlen. Sie werden gegen gramnegative Bakterien und grampositive Kokken eingesetzt. Gegenüber dem Penicillin haben sie keine Vorteile in der Behandlung von Infektionen durch grampositive Kokken, sind aber gegen gramnegative Bakterien wirksamer.

Es ist sinnvoll, die Cephalosporine in Präparate der 1., 2. und 3. Generation einzuteilen. Die **Cephalosporine** der 1. Generation sind wirksam gegen grampositive Kokken, mit Ausnahme von Enterokokken und koagulasepositiven und -negativen, gegen Methicillin resistenten Staphylokokken. Sie sind weiterhin wirksam gegen die meisten *E. coli*-Stämme, gegen *Proteus mirabilis* und *Klebsiella pneumoniae.* **Die Cephalosporine der 2. Generation** haben ein erweitertes Spektrum gegen gramnegative Bakterien.

Die **Cephalosporine der 3. Generation** haben eine bessere Wirkung gegen *Neisseria, E. Coli, Klebsiellen, Enterobacter, Proteus mirabilis,* indolpositive Proteus, *Morganella Providencia* und *Serratia.* Die In-vitro-Aktivität von Cefoperazon und die größere Aktivität von Ceftazidim gegen *Pseudomonas aeruginosa* sind vergleichbar oder überlegen jener von Ticarcillin, aber gegen grampositive Erreger sind die Cephalosporine der 3. Generation weniger wirksam als die der 1. Generation. Gegen Anaerobier ist die Cefotixin-Wirkung besser. Ceftazidim hat eine Wirkung gegen Pseudomonas, die der des Piperacillins vergleichbar ist. Ceftazidim, Cefotaxim, Ceftizoxim, Ceftriaxon und Moxalactam erzeugen im Liquor ausreichende Spiegel, um eine Meningitis, die durch hochempfindliche *E. coli, Klebsiellen, Enterobacter, Proteus* oder andere gramnegative Bakterien hervorgerufen ist, zu behandeln. Diese Präparate gelten jetzt für diese Indikation als Mittel der Wahl. Ceftazidim kann auch bei der Pseudomonas-Meningitis eingesetzt werden, wo Cefotaxim, Ceftizoxim, Ceftriaxon und Moxalactam nur ungenügend wirken. Ceftriaxon ist das Mittel der Wahl in der Behandlung der Gonorrhö und der Lyme-Disease. Es hat eine sehr lange Plasmahalbwertszeit (8 h) und kann deshalb mit einer einmaligen Dosis pro Tag angewandt werden. Mit einer zweimaligen Dosis pro Tag wurde es in der Meningitisbehandlung eingesetzt. Cefixim ist das einzige Cephalosporin der 3. Generation, das für eine orale Behandlung zur Verfügung steht. Es ist wirksam gegen Streptokokken, *Haemophilus influenzae* und *Enterobakteriaceae,* ist aber unwirksam gegen *Pseudomonas aeruginosa* und Anaerobier und zeigt nur eine schwache Wirkung gegen Staphylokokken.

Nebenwirkungen

Schmerzen an der i. m. Injektionsstelle und Thrombophlebitis nach i. v. Injektion können bei allen Cephalosporinen auftreten. Allergische Reaktionen, wie Rash, Urticaria und Anaphylaxie scheinen bei Cephalosporinen weniger häufig aufzutreten als nach Penicillinen. Eine allergische Kreuzreaktion zwischen Cephalosporinen und Penicillinen ist unwahrscheinlich. Patienten mit einer hypersensitiven Spätreaktion nach Penicillin können daher Cephalosporine unter entsprechenden Vorsichtsmaßnahmen gegeben werden. Patienten, die nach Penicillin eine Sofortreaktion gezeigt haben, sollen Cephalosporine nicht verabreicht werden.

Die Kombination von Cephalothin mit Gentamicin hat eine höhere nephrotoxische Wirkung als Gentamicin allein. Alle Cephalosporine können eine pseudomembranöse Colitis (durch *C. difficile*) hervorrufen. Weitere mögliche Nebenwirkungen der Cephalosporin-Therapie sind Leukopenie, Thrombozytopenie und positiver Coombs-Test.

*Cefamandol, Moxal*actam, Cefoperazon, Cefmetazol und Cefotetan können eine ähnliche Wirkung haben wie Disulfiram und können zusammen mit Alkohol Übelkeit und Erbrechen auslösen. Diese Präparate können auch zu einer Erhöhung des Prothrombins und sie können auch zu einer Verlängerung der Prothrombinzeit (PT) und der partiellen Thromboplastinzeit (PTT) führen, die durch Vitamin-K-Gabe reversibel sind. Dosisabhängig kann Moxalactam die Thrombozyten beeinflussen, Blutungen sind vorgekommen.

Darreichung und Dosierung

Cephalosporine der 1. Generation

Alle Präparate dieser Gruppe haben das gleiche Spektrum. Sie entfalten gute Wirkung gegen grampositive Kokken (mit Ausnahme der Enterokokken und der koagulasepositiven und -negativen Staphylokokken), gegen die meisten *E. coli, P. mirabilis und K. pneumoniae.* Cephalexin, Cephradin und Cefadroxil werden nach oraler Gabe gut resorbiert. Die Cefadroxil-Ausscheidung ist langsamer als die der beiden anderen Präparate, was zu verlängerten Serum- und Urinspiegeln führt. Von den parenteralen Präparaten sind Cephalothin und Cephapirin pharmakologisch gleich. Die Serumkonzentrationen von Cefazolin sind 3mal höher und länger anhaltend als die von Cephalothin und Cephapirin, aber auch die Proteinbindung ist höher. Mit der i.m. Injektion von Cephradin erreicht man nur niedrigere Serumkonzentrationen als mit der peroralen Darreichungsform. Keines der Cephalosporine der 1. Generation erzeugt ausreichende Liquorspiegel zur Behandlung einer Meningitis.

Die **Cefadroxil**-Dosierung bei Erwachsenen beträgt 0,5–1 g alle 12 Stunden peroral. Bei Kindern werden 30 mg/kg/Tag unterteilt in 2 Dosen gegeben.

Von **Cephalexin und Cephradin** werden peroral bei Erwachsenen 0,25–1 g alle 6 Stunden und bei Kindern 25–100 mg/kg/Tag unterteilt in 4 Einzeldosen verabreicht. Die i.m. oder i.v. Dosis von Cephradin beträgt bei Erwachsenen 2–8 g/Tag und bei Kindern 50 bis 100 mg/kg/Tag, jeweils unterteilt in Einzeldosen und alle 4–6 Stunden zu injizieren.

Cephalothin und Cephapirin werden i.m. oder i.v. injiziert. Die Dosis beträgt bei Erwachsenen 0,5–2 g in 4- bis 6stündigem Abstand. Bei Kindern werden vom Cephalothin 80–160 mg/kg/Tag und vom Cephapirin 40–80 mg/kg/Tag gegeben, jeweils i.m. oder i.v. in geteilten Dosen.

Cefrazolin wird i.m. oder i.v. verabreicht, bei Erwachsenen 0,5–2 g alle 6–8 Stunden und bei Kindern 25–100 mg/kg/Tag in geteilten Dosen.

Cephalosporine der 2. Generation

Diese Cephalosporine unterscheiden sich in ihrem antibakteriellen Spektrum. Die Wirksamkeit gegen Staphylokokken von Cefamandol, Cefaclor und Cefuroxim ist der der Cephalosporine der 1. Generation vergleichbar, die anderen Cephalosporine der 2. Generation sind weniger wirksam. Cefaclor, das einzige perorale Präparat dieser Gruppe, hat eine gesteigerte Wirkung gegen *H. influenzae* gegenüber den Cephalosporinen der 1. Generation. Cefamandol, Cefonicid und Ceforanid, die nur parenteral gegeben werden können, und Cefuroxim, das für orale und parenterale Verabreichung zur Verfügung steht, haben eine bessere Wirksamkeit gegen *Haemophilus influenzae, E. Coli* und *Enterobacter ssp.* Cefoxitin und Cefotetan (die eigentlich zu den Cephamycinen gehören) sind wirksamer gegen indolpositive Proteus, *Serratia,* anaerobe gramnegative Keime (einschließlich *Bacteroides fragilis*) und einige *E. Coli,* Klebsiellen und *Proteus mirabilis* als die Cephalosporine der 1. Generation. Cefmetazol (nur parenteral verfügbar) ist ähnlich wirksam gegen anaerobe Bakterien, aber weniger aktiv als Cefoxitin oder Cefotetan gegen die meisten gramnegativen Keime. Cefmetazol und Cefotetan sind effektiver gegen *H. influenzae* als Cefoxitin. Parenteral appliziertes Cefuroxim ist das einzige Präparat dieser Gruppe, das ausreichende Liquorspiegel erreicht zur Behandlung einer Meningitis durch *Pneumokokken, Meningokokken, H. influenzae und S. aureus.*

Cefaclor wird peroral gegeben in folgender Dosierung: bei Erwachsenen 0,25–0,5 g alle 8 Stunden; bei Kindern 20–40 mg/kg/Tag in geteilten Dosen.

Cefamandol wird i.m. oder i.v. gegeben. Erwachsene erhalten 0,5–2 g alle 4–8 Stunden und Kinder 50–150 mg/kg/Tag in geteilten Dosen. Cefamandol kann zu einer Erhöhung des Prothrombins und zu einer Verlängerung der Thromboplastinzeit führen (reversibel durch Vitamin K) und hat einen Disulfiram-ähnlichen Effekt.

Cefonicid hat eine sehr lange Plasmahalbwertszeit und kann bei Erwachsenen 1 mal/Tag i.m. oder i.v. in der Dosierung von 0,5–2 g gegeben werden.

Cefoxitin und **Cefotetan** in vitro haben eine bessere Wirkung gegen Anaerobier als andere Cephalosporine. Sie sind gegen die meisten Stämme von *B. fragilis* und gegen andere *Bac-*

teroides spp. wirksam. Erwachsene erhalten Cefoxitin alle 4–8 h 1–2 g i.m. oder i.v. Kinder 80–160 mg/kg/Tag in aufgeteilten Dosen alld 4–6 h, die Erwachsenendosis von Cefotetan beträgt 1–2 g i.v. oder i.m. 12stündlich. Cefotetan kann die PT und die PTT verlängern (mit Vitamin K reversibel) und hat einen Disulfiram-ähnlichen Effekt.

Cefuroxim wird i.m. oder i.v. injiziert. Die Erwachsenendosis beträgt 0,75–1,5 g alle 6–8 Stunden, die Dosis für Kinder 50–100 mg/kg/Tag in geteilten Dosen. Zur Behandlung einer bakteriellen Meningitis werden höhere Dosierungen empfohlen: Erwachsene erhalten alle 8 Stunden 3 g i.v., Kinder 200–240 mg/kg/Tag in geteilten Dosen. Die orale Dosis beträgt 2×250–500 mg für Erwachsene, 2×250 mg für Kinder von 2–12 Jahren und 2×125 mg für Kinder unter 2 Jahren.

Ceforanid hat eine Plasma-Halbwertszeit von 2,9 Stunden. Die Erwachsenendosis beträgt 0,5–1 g alle 12 Stunden i.m. oder i.v. Kinder erhalten 20–40 mg/kg/Tag, aufgeteilt in 2 Dosen, alle 12 Stunden.

Cefmetazol hat eine dem Cefoxitin und dem Cefotetan vergleichbare Wirksamkeit gegen anaerobe Bakterien, ist aber weniger effektiv gegen andere gramnegative Keime (mit Ausnahme von *H. influenzae*, der empfindlich ist). Die Dosierung bei Erwachsenen beträgt 2 g i.v. alle 6–12 h. Cefmetazol kann die PT und die PTT verlängern (reversibel mit Vitamin K) und hat einen Disulfiram-ähnlichen Effekt.

Cephalosporine der 3. Generation

Diese Präparate haben eine ausgezeichnete Wirkung gegen *Enterobacteriaceae.* Cefotaxim, Ceftizoxim und Ceftriaxon zeigen eine ähnliche Wirkung in vitro. Sie haben eine gute Wirkung gegen viele grampositive Kokken, die aber schwächer ist als die der 1. Generation. Moxalactam, Ceftazidim und Cefoperazon sind gegen grampositive Kokken ebenfalls weniger wirksam. Cefoperazon ist weniger effektiv als Moxalactam, Cefotaxim, Ceftizoxim oder Ceftriaxon gegen *Enterobacteriaceae,* ist aber gegen *P. aeruginosa* effizienter. Ceftazidim ist gegen *Enterobacteriaceae* und *P. aeruginosa* wirksamer als Cefoperazon. Die Liquorspiegel von Cefotaxim, Ceftizoxim, Ceftazidim und Moxalactam (aber nicht Cefoperazon) sind ausreichend hoch, um eine Meningitis durch hochempfindliche Bakterien zu behandeln. Generell kann eine durch *H. influenzae, Meningokokken* oder *Enterobacteriaceae* hervorgerufene Meningitis mit Cefotaxim, Ceftriaxon, Ceftazidim, Ceftizoxim und Moxalactam behandelt werden. Eine Meningitis, deren Erreger *P. aeruginosa* ist, kann mit Ceftazidim behandelt werden. Eine Pneumokokken-Meningitis kann mit Cefotaxim, Ceftizoxim und Ceftriaxon behandelt werden. Moxalactam ist hier wegen der größeren Pneumokokken-Resistenz gegen Moxalactam ungeeignet. Moxalactam und Ceftizoxim sind gegen anaerobe Bakterien wirksamer als die anderen Cephalosporine der 3. Generation, aber weniger als Cefoxitin, Cefotetan oder Cefmetazol. Cefixim wirkt ausgezeichnet gegen gramnegative Kokken und *Enterobacteriaceae* und zeigt eine gute Effektivität gegen Streptokokken einschließlich der A-Streptokokken und Pneumokokken und nur geringe oder keine Aktivität gegen Staphylokokken. Es wird hauptsächlich für die orale Behandlung von Infektionen wie Otitis media, Sinusitis oder Harnwegsinfektionen verwendet.

Cefoperazon unterscheidet sich von den anderen Cephalosporinen dadurch, daß es hauptsächlich durch die Galle ausgeschieden wird. Es ist mit einer Disulfiram-ähnlichen Reaktion, mit einer Erhöhung des Prothrombins und mit einer Verlängerung der Thromboplastinzeit vergesellschaftet, die aber durch Vitamin K reversibel ist. Die Erwachsenendosis beträgt 2–6 g/Tag, in geteilten Dosen alle 6–12 h i.m. oder i.v. Es wurden schon bis zu 12 g/Tag gegeben.

***Cefotaxim** wird i.m.* oder i.v. injiziert. Erwachsene erhalten 1–2 g alle 4–6 h, Kinder 50–180 mg/kg/Tag in geteilten Dosen alle 4–6 h.

Ceftizoxim wird ebenfalls i.m. oder i.v. verabreicht. Die Erwachsenendosis ist 1–2 g alle 6–12 h, und die Kinderdosis beträgt 50–200 mg/kg/Tag in geteilten Dosen.

Ceftriaxon wird i.m. oder i.v. beim Erwachsenen in der Dosierung von 1–2 g 1–2mal täglich gegeben. Kinder erhalten 50–75 mg/kg/Tag in 2 geteilten Dosen (Höchstdosis 2 g/Tag).

Kinder mit Meningitis erhalten 100 mg/kg/Tag (Höchstdosis 4 g) alle 12 h in 2 geteilten Dosen. Bei unkomplizierter Gonorrhö ist die Behandlung mit einer einzigen Dosis von 250 mg i. m. üblich.

Moxalactam ist ebenfalls mit einer Disulfiram-ähnlichen Reaktion, mit Prothrombin-Erhöhung und Verlängerung der Thromboplastinzeit vergesellschaftet und kann die Thrombozytenfunktion beeinflussen. Es wird daher empfohlen, den Patienten, die mit Moxalactam behandelt werden, prophylaktisch 10 mg Vitamin K/Woche zu geben. Da die Dysfunktion der Blutplättchen dosisabhängig ist, sollte die Blutungszeit überwacht werden, einmal bei Patienten mit normaler Nierenfunktion, die > 4 g Moxalactam/Tag für > 3 Tage erhalten, und dann bei allen Patienten mit gestörter Nierenfunktion. Das Präparat wird i. m. oder i. v. gegeben. Die Erwachsenendosis beträgt 0,5–2 g alle 6–12 h, aber es wurden auch schon bis zu 12 g/Tag gegeben. Kinder erhalten 50 mg/kg in 6- bis 8stündigem Abstand; bis zu 200 mg/kg/Tag in geteilten Dosen wurden schon bei Kindern verabreicht.

Ceftazidim: Erwachsene erhalten alle 8–12 h 1–2 g i. m. oder i. v., Kinder 30–50 mg/kg alle 8 h (Höchstdosis 6 g/Tag).

Cefixim wird Erwachsenen oral in einer Dosis von 400 mg/Tag und Kindern in einer Dosis von 8 mg/kg/Tag in 1 oder aufgeteilt in 2 Dosen oral verabreicht.

Andere Betalactam-Antibiotika

Imipenem ist ein äußerst wirksames parenterales Antibiotikum, das gegen fast alle grampositiven und -negativen Bakterien, Aerobier und Anaerobier wirkt. *Enterokokken, Bacteroides fragilis* und *Pseudomonas aeruginosa* sind empfindlich. Die Methicillin-resistenten Staphylokokken sind allerdings auch gegen Imipenem resistent.

Im Imipenem ist Cilastin-Na enthalten. Diese Substanz wurde entwickelt, um die Metabolisierung von Imipenem in der Niere zu hemmen und damit ausreichende antibakterielle Spiegel zu erreichen. Imipenem-Cilastin wird i. v. gegeben. Die Dosierung beträgt für Erwachsene und Kinder ≥ 12 Jahre 0,5–1 g alle 6 h. Nebenwirkungen sind vorübergehender Blutdruckabfall während der Infusion und Anfälle.

Aztreonam ist ein parenterales Antibiotikum mit einer sehr guten Wirksamkeit gegen gramnegative Aerobier, einschließlich *P. aeruginosa*. Die Wirksamkeit gegen *P. aeruginosa* ist mit jener von Imipenem, Ceftazidim, Piperacillin und Azlocillin vergleichbar. Grampositive Keime und Anaerobier sind gegen Aztreonam resistent. Die Erwachsenendosis beträgt 1–2 g i. m. oder i. v. alle 6 h. Die Abbauprodukte von Aztreonam unterscheiden sich von denen anderer β-Laktam-Antibiotika und es ist deshalb unwahrscheinlich, daß Aztreonam eine Kreuzsensitivität aufweist.

Clavulansäure und **Sulbactam** haben nur eine geringe antibiotische Wirkung, hemmen aber die β-Laktamasebildung der Bakterien. Sie werden peroral gegeben, resorbiert, können aber auch parenteral verabreicht werden. In Kombination mit Ampicillin, Amoxicillin (oral) oder mit Ticarcillin (parenteral) zeigen diese Präparate gegen bestimmte Keime eine Wirkung, wo sie allein gegeben unwirksam waren. So ist z. B. Amoxicillin zusammen mit Clavulansäure gegen β-laktamasebildende Staphylokokken und gegen *H. influenzae* wirksam (s. oben unter Penicillinen).

Aminoglykoside

Streptomycin	Gentamicin	Amikacin
Neomycin	Tobramycin	Netilmicin
Kanamycin		

Aminoglykoside wirken bakterizid. Durch Bindung an das 30S-Ribosom hemmen sie die bakterielle Proteinsynthese. Sie sind nur gegen gramnegative Aerobier und Staphylokokken wirksam. Gegen Streptokokken und Anaerobier zeigen sie nur eine geringe Wirksamkeit. Aminoglykoside sind in Kombination mit einem Penicillin bei der Staphylokokken-, Streptokokken- und vor allem bei der Enterokokkenendokarditis angewendet worden. Neomycin und Kanamycin haben ein eingeschränktes antibakterielles Spektrum und sind toxischer als die anderen Aminoglykoside. Neomycin soll nicht parenteral gegeben werden. Kanamycin wird in beschränktem Umfang parenteral verabreicht.

Pharmakologie

Die Pharmakokinetik aller Aminoglykoside ist ähnlich. Bei systemischen Infektionen müssen sie parenteral gegeben werden, da sie peroral nur in geringem Umfang resorbiert werden.

Da die Aminoglykoside toxisch wirken und von einer zerstörten Hautoberfläche aus (z. B. bei Verbrennungen) resorbiert werden, ist eine Vorsicht bei der topischen Anwendung wichtig. Sie werden gut resorbiert vom Peritoneum, vom Pleuraraum und von Gelenken. Deshalb *sollten sie nie in diese Höhlen instilliert werden.*

Nach der Injektion diffundieren die Aminoglykoside hauptsächlich in die extrazelluläre Flüssigkeit. Sie haben nur eine geringe Proteinbindung. Gerade bei Entzündungen sind die Konzentrationen im Gewebe und in Sekreten viel niedriger als die Plasmaspiegel. Ausnahmen sind der Urin, die Perilymphe im Ohr und das Nierenrindengewebe, wo selektiv Aminoglykoside gebunden werden und höhere Konzentrationen erreicht werden als im Plasma. Bei Entzündungen können Konzentrationen von > 50% des Serumspiegels in den Synovial-, Pleura-, Perikard- und Peritonealflüssigkeiten erreicht werden. Die Konzentration in der Gallenblase beträgt 25–75% des Serumspiegels. Bei Obstruktionen sind die Spiegel wesentlich geringer. Die Penetration der Aminoglykoside in Auge, Liquor und Atemwegssekrete ist auch bei Entzündungen gering. Wenn Aminoglykoside zur Behandlung einer Meningitis eingesetzt werden, ist es notwendig, zusätzlich zur i. v. Injektion das Mittel auch intrathekal zu injizieren, um ausreichende Liquorspiegel zu erreichen.

Aminoglykoside werden unverändert durch glomeruläre Filtration in den Urin ausgeschieden. Alle Präparate haben die gleiche Plasmahalbwertzeit von 2–3 Stunden, die bei Niereninsuffizienz merklich ansteigt. Um toxische Blutspiegelwerte zu vermeiden, muß bei Patienten mit Niereninsuffizienz die Dosis entweder durch Verringerung der Menge oder durch Verlängerung der Dosierungsintervalle angepaßt werden.

Wegen der unterschiedlichen Verteilung der Aminoglykoside im Organismus muß die Dosierung bei fettleibigen Patienten errechnet werden nach dem Normalgewicht plus 50% der Fettmasse. Bei Patienten mit exzessiver Extrazellulärflüssigkeit (z. B. bei Ödemen) wird die Dosis nach dem Gesamtkörpergewicht errechnet. Patienten mit Verbrennungen und zystischer Fibrose haben geringe Plasmaspiegel, weshalb eine höhere Dosis erforderlich ist. Bei Anämien kommt es zu höheren Plasmaspiegeln.

Aminoglykoside werden in vitro durch gegen Pseudomonas wirksame Penicilline (z. B. Carbenicillin) inaktiviert, weshalb diese beiden Substanzen nicht kombiniert werden dürfen. Eine Inaktivierung der Aminoglykoside in vivo kann bei Patienten mit Niereninsuffizienz erfolgen, wenn Penicilline mit Aminoglykosiden kombiniert werden und lange Intervalle zwischen den Aminoglykosiden bestehen.

Indikationen

Mit der Ausnahme von Streptomycin, das ein eingeschränktes antibakterielles Spektrum hat, wirken die Aminoglykoside gut gegen gramnegative Aerobier, aber nicht gegen Anaerobier. Streptomycin, Neomycin und Kanamycin sind unwirksam gegen *P. aeruginosa,* wogegen sich Gentamicin, Tobramycin, Amikacin und Netilmicin hierbei als gut wirksam erweisen. Gegen Staphylokokken sind die Aminoglykoside wirksam, aber nicht gegen Streptokokken und Pneumokokken.

Streptomycin *hat wegen der Resistenz vieler* Bakterien nur ein eingeschränktes Spektrum. Es wird zur Behandlung der Brucellose, Tularämie und Pest eingesetzt. Zusammen mit Isoniazid und Rifampin wird es zur Tuberkulosebehandlung und zusammen mit Penicillin oder Vancomycin zur Behandlung und Prophylaxe der Streptokokken-Endokarditis genommen. Es ist auch Teil der Behandlungsvorschriften bei Infektionen, die durch Mykobakterien (außer *M. tuberculosis*) verursacht werden.

Neomycin und Kanamycin sollten wegen ihrer toxischen Wirkung nur für den persönlichen und lokalen Gebrauch (Auge, Ohr) eingesetzt werden. Sie werden peroral eingesetzt für die Vorbereitung vor Darmoperationen und bei der Behandlung des hepatischen Komas, um die Magen-Darm-Flora und die Ammoniakbildung zu vermindern. Die lokale Anwendung sollte auf geringe Mengen und kleinere Bezirke beschränkt bleiben, da eine Resorption und toxische Wirkung auftreten können.

Gentamicin, Tobramycin, Amikacin und Netilmicin sollten nur zur Behandlung schwerer Infektionen mit gramnegativen Keimen eingesetzt werden. Gentamicin wird auch in Kombination mit Pencillin oder Vancomycin zur Behandlung einer Streptokokken-, Enterokokken- oder *Staphylococcus-aureus*-Endokarditis oder zu deren Prophylaxe eingesetzt. Gentamicin und Tobramycin sind in ihrer Wirkung gegen gramnegative Bakterien ähnlich mit zwei Unterschieden: Tobramycin ist wirksamer gegen *P. aeruginosa* und Gentamicin wirksamer gegen *S. marcescens.*

In einigen Fällen wurde eine Resistenz gramnegativer Bakterien gegen Gentamicin und Tobramycin beobachtet, die gewöhnlich durch plasmidbedingte Enzymveränderungen der Aminoglykoside bedingt ist. Zur Behandlung von schweren *P.-aeruginosa*-Infektionen sollte ein Aminoglykosid immer mit einem β-Laktam-Antibiotikum kombiniert werden.

Amikacin hat das gleiche Spektrum Gentamicin und Tobramycin, ist aber weniger anfällig für eine enzymatische Inaktivierung. Für die Behandlung von Infektionen durch Gentamicin- und Tobramycin-resistente gramnegative Bakterien hat es daher eine besondere Bedeutung. Es sollte daher für diese Fälle reserviert bleiben. Eine Amikacinresistenz bedeutet im allgemeinen eine Resistenz gegen alle Aminoglykoside.

Netilmicin hat das gleiche Spektrum wie Gentamicin und Tobramycin. Gegen enzymatische Veränderungen ist es weniger empfindlich als Gentamicin oder Tobramycin, aber empfindlicher als Amikacin. Gegenüber den anderen Substanzen scheint es keine Vorteile zu bieten.

Nebenwirkungen

Alle Aminoglykoside sind **nephro- und ototoxisch.** Aminoglykoside können eine neuromuskuläre Blockade verursachen, ferner Parästhesien, periphere Neuropathien und gelegentlich Überempfindlichkeitsreaktionen hervorrufen.

Neomycin und Kanamycin sind toxischer als die anderen Aminoglykoside und sollten daher nicht mehr parenteral eingesetzt werden. Hohe perorale Dosen (z.B. 12 g/Tag) von Neomycin oder Kanamycin können ein **Malabsorptions-Syndrom** auslösen. Obwohl eine perorale Resorption nur gering ist, kann bei längerem Gebrauch, besonders bei Patienten mit Niereninsuffizienz, genügend resorbiert werden, um eine nephro- oder ototoxische Wirkung hervorzurufen. Die nephrotoxische Wirkung des Streptomycins ist sehr gering. Gentamicin ist nephrotoxischer als Tobramycin, Amikacin und Netilmicin. Die nephrotoxische Wirkung ist im allgemeinen reversibel und hängt mit hohen Dosen, hohen Blutspiegelwerten, einer langen Therapiedauer, einer präexistierenden Nierenerkrankung bei älteren Patienten, einer Dehydratation und einer Furosemid- oder Cephalotin-Behandlung zusammen.

Streptomycin und Gentamicin scheinen häufiger eine Vestibularisschädigung als einen Gehörverlust auszulösen, während es durch Amikacin, Netilmicin und Kanamycin umgekehrt ist. Eine Vestibularschädigung durch Streptomycin kommt nach längerer Therapiedauer und bei Patienten mit Nierenfunktionsstörungen häufig vor. Nebenwirkungen sind Schwindel, Übelkeit, Erbrechen, Nystagmus und Gleichgewichtsstörungen. Tobramycin hat gleichermaßen einen Einfluß auf die Vestibular- und Hörfunktion. Die Schädigung des VIII. Gehirnnerven ist oft irreversibel. Sie kommt häufiger vor bei hoher Dosierung, höheren Blutspiegelwerten, längerer Therapiedauer, älteren Patienten mit Niereninsuffizienz, Patienten mit bereits bestehenden Hörstörungen und bei Patienten, die Ethacrinsäure, Furosemid oder Bumetanid erhalten. Patienten, die Aminoglykoside länger als 2 Wochen erhalten und bei denen potenzierende Faktoren für eine ototoxische Wirkung bestehen, sollten durch wiederholte Audiogramme überwacht werden. Wenn möglich, sollten Aminoglykoside bei älteren Menschen, bei Menschen mit Nierenfunktionsstörungen oder Hörverlust vermieden werden.

Darreichung und Dosierung

Streptomycin wird i. m. gegeben. Bei nicht tuberkulösen Infektionen erhalten Erwachsene alle 12 h 1–2 g und Kinder alle 12 h 10–20 mg/kg. Bei der Tuberkulose der Erwachsenen wird gewöhnlich 1 g täglich mehrere Monate lang und danach 2- bis 3mal wöchentlich injiziert.

Neomycin gibt es für lokalen, peroralen und rektalen Gebrauch und zur Blasenspülung. Die perorale oder rektale Dosis beträgt alle 6 h 1–2 g.

Kanamycin wird nicht mehr für den parenteralen Gebrauch empfohlen. Die perorale Dosis beträgt 8–12 g/Tag in geteilten Dosen.

Gentamicin und Tobramycin werden i. m. oder i. v. injiziert. Die Erwachsenendosis beträgt 1–1,7 mg/kg alle 8 h; Kinder erhalten 2–2,5 mg alle 8 h. Zur Meningitisbehandlung wird Gentamicin intrathekal gegeben; Erwachsene erhalten 4–8 mg einmal täglich und kleine Kinder 1–2 mg einmal täglich. Gentamicin ist auch für den lokalen Gebrauch erhältlich.

Amikacin wird i. m. oder i. v. injiziert; Erwachsene und Kinder erhalten 15 mg/kg/Tag in geteilten Dosen in 12stündigem Abstand.

Netilmicin: Auf 2 oder 3 gleiche Dosen verteilt erhalten Erwachsene 3–6,5 mg/kg/Tag i. m. oder i. v. und Kinder 5,5–8,0 mg/kg/Tag.

Bei **Patienten mit normaler Nierenfunktion** sollten die Maximal- und Minimalspiegel alle 3–4 Tage bestimmt werden, um die Gefahr von oto- und nephrotoxischen Reaktionen zu verringern. Die maximale Konzentration wird 60 Minuten nach einer i. m. Injektion erreicht und deckt sich mit dem Spiegel, der 30 Minuten nach Beendigung einer 30 Minuten dauernden Infusion vorhanden ist. Die Dosierungen sollten so eingestellt sein, daß für Gentamicin, Tobramycin und Netilmicin eine Spitzenkonzentration von 5–10 µg/ml im Serum erreicht wird, und von 15–30 µg/ml für Amikacin. Minimalspiegel 2 µg/ml für Gentamicin, Tobramycin und Netilmicin und > 5 µg/ml für Amikacin weisen auf eine Medikamentenretention und damit eine größere Gefahr von Toxizität hin. Ziel der Therapie sollte es sein, den Spitzenwert für Gentamycin, Tobramycin und Netilmycin alle 8 h und für Amikacin alle 12 h zu erreichen.

Bei Patienten mit Nierenfunktionsstörung muß die Dosierung herabgesetzt werden, um die Gefahr von oto- und nephrotoxischen Reaktionen zu minimieren. Nach einer normalen Anfangsdosis (1,0–1,7 mg/kg für Gentamicin oder Tobramycin oder 5–7,5 mg/kg für Amikacin) können entweder kleinere Dosen nach den herkömmlichen Abständen oder normale Dosen nach verlängerten Intervallen verabreicht werden. Es gibt Nomogramme, um die Dosis auf der Basis des Serumkreatinins und der Kreatinin-Clearance zu errechnen *(s. Tab. 4.)*, aber diese Angaben sind ungenau. Bei Änderung der Nierenfunktion gibt kein Nomogramm einen brauchbaren Hinweis. Zur Bestimmung der Blutspiegel steht auch kein adäquater Ersatz zur Verfügung.

Am besten ist es, die normale Anfangsdosis zu geben und dann die 2. Dosis geschätzt auf der Basis des Nomogramms. Die minimale sollte genau vor und die maximale Konzentration 60 Minuten nach der 2. und den periodisch folgenden i. m. Injektionen oder 30 Minuten nach der 2. und den periodisch folgenden 30 Minuten dauernden i. v. Infusionen des Medikaments gemessen werden. Die Therapie sollte zum Ziel die Erreichung von Spitzenwerten haben und zwar für Gentamicin, Tobramycin und Netilmicin alle 8 h und alle 12 h für Amikacin. Wenn die Dosierung eingestellt ist und die Serumspiegel stabil sind, müssen die Spiegel nur jeden 2. Tag oder 2mal wöchentlich bestimmt werden.

I. v. Injektionen von Aminoglykosiden müssen langsam verabreicht werden (im allgemeinen über einen Zeitraum von mindestens 30 Minuten), ferner dürfen diese Substanzen niemals in eine Körperhöhle injiziert werden, weil dies zu einer neuromuskulären Blockade mit Atemstillstand führen kann. Diese Komplikation tritt besonders bei Patienten mit Myasthenia gravis und bei Patienten, die Curare-ähnliche Präparate erhalten, auf. Sie ist manchmal durch Gabe von Neostigmin oder Calcium i. v. reversibel.

Tab. 4. Dosierungsschema für einige Aminoglykoside

1. Bestimmung der Anfangsdosis in mg/kg (Idealgewicht), um für das gewünschte Aminoglykosid den höchsten unten aufgelisteten Serumspiegel zu erreichen

Aminoglykoside	*übliche Anfangsdosis*	*erwartete Höhe des Serumspiegels*
Tobramycin Gentamicin	1,5–2,0 mg/kg	4–10 µg/ml
Amikacin Kanamycin	5,0–7,5 mg/kg	15–30 µg/ml

2. Bestimmung der Erhaltungsdosis (in Prozent der gewählten Anfangsdosis), um die Höhe der oben aufgeführten Serumspiegel bei den vom Patienten gewünschten Dosisintervallen unter Berücksichtigung der Kreatinin-Clearance fortzuführen.[1]

Prozentsatz der erforderlichen Anfangsdosis bei ausgewählten Dosisintervallen

C(c)cr(ml/min)	*Halbwertszeit (h)*[2]	*8 h (%)*	*12 h (%)*	*24 h (%)*
90	3,1	84	–	–
80	3,4	80	91	–
70	3,9	76	88	–
60	4,5	71	84	–
50	5,3	65	79	–
40	6,5	57	72	92
30	8,4	48	63	86
25	9,9	43	57	81
20	11,9	37	50	75
17	13,6	33	46	70
15	15,1	31	42	67
12	17,9	27	37	61
10[3]	20,4	24	34	56
7	25,9	19	28	47
5	31,5	16	23	41
2	46,8	11	16	30
0	69,3	8	11	21

[1] Exakte Berechnung der Kreatinin-Clearance C(c)cr
C(c)cr männlich = 140-Alter/Serumkreatinin
C(c)cr weiblich = 0,85×C(c)cr männlich

[2] Alternativ kann die Hälfte der Anfangsdosis gegeben werden in einem Intervall, das der geschätzten Halbwertszeit entspricht

[3] Die Dosierung bei Patienten mit C(c)cr ≤ 10 ml/min sollte durch Bestimmung der Serumspiegel ergänzt werden

Aus: Sarubbi, F. A. Jr., J. H. Hull: Amikacin serum concentrations: Prediction of lebels and dosage guidelines.
Annals of Internal Medicine 89: 612–618, 1978 mit Genehmigung des College of Physicians.

Makrolide, Lincomycin und Clindamycin

Die neueren Makrolide **Azithromycin, Clarithromycin** und **Roxithromycin** stehen in anderen Ländern zur Verfügung, sind aber in den USA nicht zugelassen. Das Makrolid **Erythromycin** steht in den USA zur Verfügung. Die Makrolidantibiotika sind sich in ihrer Struktur und Wirksamkeit ähnlich. Jedes der Makrolide und Lincomycin und Clindamycin werden peroral gegeben resorbiert, können aber auch parenteral verabreicht werden. Alle diese Substanzen wirken bakteriostatisch, werden an die 50S-Untereinheiten der Ribosome gebunden und hemmen die bakterielle Proteinsynthese.

Sie wirken gegen aerobe und anaerobe grampositive Kokken (mit Ausnahme von Enterokokken) und gegen gramnegative Anaerobier.

Pharmakologie

Nach oraler oder parenteraler Gabe diffundieren diese Substanzen gut in die Körperflüssigkeiten, mit Ausnahme des Liquors. Die Ausscheidung erfolgt hauptsächlich durch die Galle, und Dosisanpassungen bei bestehender Niereninsuffizienz sind nicht erforderlich. Clarithromycin hat eine Halbwertszeit im Serum von 4,7 h (3mal so lange wie die von Erythromycin), Roxithromycin und Azithromycin haben noch sehr viel längere Halbwertszeiten.

Indikationen

Erythromycin: Die Wirkung erstreckt sich auf aerobe und anaerobe Kokken, mit Ausnahme der Enterokokken, aber viele *S. aureus*-Stämme sind jetzt resistent, weshalb bei schweren S.-aureus-Infektionen das Mittel nicht eingesetzt werden sollte. Erythromycin ist auch wirksam gegen *Mycoplasma pneumoniae, Clamydia trachomatis, Legionella pneumophila* und andere Legionellen, *Corynebacterium diphtheriae, Campylobacter, Treponema pallidum* und *Borrelia burgdorferi.* Erythromycin ist das Mittel der Wahl bei Infektionen durch Streptokokken der Gruppe A und Pneumokokken, wenn Penicilline nicht eingesetzt werden können. Es sollte nicht zur Meningitisbehandlung gebraucht werden. Es ist das Mittel der Wahl bei Infektionen mit *M. pneumoniae* und *Legionellen,* bei *C.-diphtheriae-Träger,* bei Campylobacter-Enteritis und bei Keuchhusten. Es wirkt auch gegen gramnegative Anaerobier, aber wesentlich schwächer als Clindamycin. Erythromycin oral wird in Kombination mit einem oralen Aminoglykosid zur Vorbereitung vor Darmoperationen eingesetzt. Die anderen Makrolide haben ein antibakterielles Spektrum ähnlich dem von Erythromycin. Azithromycin hat eine größere Wirksamkeit gegen *H. influenzae,* und Clarithromycin ist effektiv gegen *M. avium intracellulare.*

Clindamycin hat ein ähnliches Spektrum wie Erythromycin, mit der Ausnahme, daß es nur geringe Aktivitäten gegen Mykoplasmen entwickelt. Zur Behandlung schwerer *S.-aureus-Infektionen* sollte es nicht eingesetzt werden. Gegen Anaerobier, besonders gegen *Bacteroides spp.* (einschl. *B. fragilis*) hat es eine wesentlich bessere Wirkung als Erythromycin. Die wichtigste Indikation ist die Infektion mit Anaerobiern, besonders mit *B. fragilis.* Bei Infektionen des ZNS kann Clindamycin nicht eingesetzt werden, da die Penetration in Gehirn und Liquor gering ist.

Lincomycin hat ein ähnliches Spektrum wie Clindamycin, ist aber weniger wirksam und wird nach peroraler Gabe nicht so gut resorbiert. Deshalb ist Clindamycin vorzuziehen.

Nebenwirkungen

Erythromycin verursacht Störungen im Magen-Darm-Trakt, einschließlich Übelkeit, Erbrechen und Diarrhö. Diese Nebenwirkungen sind bei neueren Makroliden weniger häufig. Cholestatische Gelbsucht kommt bei Erythromycin-Estolat vor und weniger häufig bei Erythromycin-Äthylsuccinat. Die Gelbsucht tritt gewöhnlich nach 10 Therapietagen hauptsächlich bei Erwachsenen auf, kann aber auch vorher auftreten, wenn das Mittel früher schon einmal gegeben wurde. Eine i. m. Injektion ist sehr schmerzhaft, und bei einer i. v. Injektion kann es zur Phlebitis kommen. Überempfindlichkeitsreaktionen sind selten. In seltenen Fällen wurde eine vorübergehende Hörstörung nach Erythromycin i.v. oder nach hohen oralen Dosen des Estolats beobachtet.

Clindamycin und Lincomycin können manchmal schwere Durchfälle mit einer nachfolgenden pseudomembranösen Colitis durch *C. difficile* verursachen. Überempfindlichkeitsreaktionen kommen bei beiden Präparaten vor.

Darreichungsform und Dosierung

Erythromycin kann als Base, Estolat, Äthylsuccinat und Stearat oral in der Dosierung für Erwachsene von 0,25–1 g alle 6 h gegeben werden. Die Kinderdosis beträgt 30–100 mg/kg/Tag in geteilten Dosen alle 6 h. Die i.v. Injektion ist selten erforderlich. Wenn sie notwendig ist, wie bei der schweren Legionärskrankheit, wird eine länger dauernde Infusion bevorzugt. Eine Infusion von 20–60 Minuten mit Intervallen bis zu 6 Stunden ist ebenfalls wirksam. Von **Erythrozyten-Lactobionat und -Gluceptat** werden 15–20 mg/kg/Tag, unterteilt in 4 Einzeldosen, i.v. gegeben. Bei schweren Erwachsenen-Infektionen wurden schon bis zu 4 g/Tag verabreicht.

Clindamycin: Erwachsene erhalten 150–450 mg alle 6 h und Kinder 8–25 mg/kg/Tag, aufgeteilt in 3–4 Einzeldosen, peroral. Die i.m. oder i.v. Dosis beträgt für Erwachsene 600–2700 mg/Tag und für Kinder 15–40 mg/kg/Tag jeweils aufgeteilt in 3–4 gleiche Dosen.

Lincomycin: Die orale Lincomycindosis beträgt für Erwachsene 500 mg alle 6–8 h und 30–60 mg/kg/Tag auf 3 Dosen aufgeteilt in 8stündlichem Abstand für Kinder. Die i.m. oder i.v. Dosierung ist 600 mg alle 8 h für Erwachsene und 10–20 mg/kg/Tag für Kinder aufgeteilt in 3 Dosen in 8stündlichem Abstand.

Tetracycline

Oxytetracyclin	Demeclocyclin	Doxycyclin
Tetracyclin	Methacyclin	Minocyclin

Diese Substanzen sind verwandte, bakteriostatisch wirkende Antibiotika, ähnlich in ihrem Spektrum und ihrer toxischen Wirkung. Sie werden an die 30S-Untereinheit der Ribosome gebunden und hemmen so die bakterielle Proteinsynthese. Sie wirken gegen viele α-hämolysierende Streptokokken, gramnegative Stäbchen, Rickettsien, Spirochäten, *Mycoplasmen* und *Chlamydien*. Ungefähr 5% der von Patienten mit Pneumokokken-Pneunomie isolierten Pneumokokken-Stämme sind Tetracyclin-resistent. Infektionen mit β-hämolysierenden Streptokokken der Gruppe A sollten nicht mit Tetracyclin behandelt werden, da 25% dieser Keime in vitro resistent sind. Eine schwere Staphylokokkeninfektion gehört ebenfalls nicht zu den Hauptindikationen der Tetracycline. Unter den Tetracyclinen besteht eine Kreuzresistenz.

Pharmakologie

Die Tetracycline werden nach peroraler Gabe unterschiedlich resorbiert. Vom Oxytetracyclin, Methacyclin, Demeclocyclin und Tetracyclin werden 60–80% und vom Doxycyclin und Minocyclin 95% und mehr resorbiert. Nahrungsaufnahme beeinträchtigt die Resorption der Tetracycline, mit Ausnahme von Doxycyclin und Minocyclin. Antazida, die Al, Ca oder Mg enthalten, und Fe-haltige Substanzen vermindern die Resorption. Die Plasma-Halbwertszeit beträgt 8 Stunden für Oxytetracyclin und Tetracyclin, 13 Stunden für Demeclocyclin und Methacyclin und 16–20 Stunden für Doxycyxlin und Minocyclin.

Tetracycline penetrieren in die meisten Gewebe und Körperflüssigkeiten, allerdings sind die Liquorspiegel therapeutisch unwirksam. Wegen seiner hohen Lipidlöslichkeit penetriert Minocyclin, als einziges Tetracyclin, in Spalträume und Speichel und bildet ausreichende Spiegel, um einen Meningokokken-Trägerstatus auszuheilen. Die Tetracycline werden mit Ausnahme von Doxycyclin hauptsächlich durch glomeruläre Filtration mit dem Urin ausgeschieden. Bei Niereninsuffizienz kommt es daher zu einem Anstieg der Blutspiegelwerte. Doxycyclin wird vor allem mit dem Stuhl ausgeschieden. Ein Teil aller Tetracycline wird mit der Galle ausgeschieden, was zu hohen Spiegelwerten in der Gallenblase und zu einer teilweisen Reabsorption führt.

Indikationen

Die Hauptindikationen für Tetracycline sind Harnwegsinfekte, Infektionen durch Rickettsien, Chlamydien, Mykoplasmen und Vibrionen, ferner akute Verschlimmerung einer chronischen Bronchitis, Lyme-Disease, Shigellose, Brucellose, Granuloma inguinale. Anstelle von Ceftriaxon und Penicillin bilden sie eine Alternativtherapie bei Gonorrhö und Syphilis. Doxycyclin wird als Chemoprophylaxe für Malaria durch Chloroquin-resistente *Plasmodium-falciparum*-Stämme verwendet und Demeclocyclin wird bei der Behandlung von Bartter-Syndrom (SIADH-syndrome of inappropriate antidiuretic hormone) eingesetzt. Penicillinase-bildende Gonokokken sind relativ resistent gegen Tetracycline.

Nebenwirkungen

Alle peroral gegebenen Tetracycline haben unterschiedlich schwere Magen-Darm-Erscheinungen, wie Übelkeit, Erbrechen, Diarrhö, pseudomembranöse Colitis (durch *C. difficile*) und Superinfektionen mit Candida zur Folge. Bei i. v. Injektion kommt es häufig zur Thrombophlebitis. Tetracycline können zur Zahnverfärbung, zur Hypoplasie des Zahnschmelzes und bei Kindern < 8 Jahre und bei Feten zu einem anormalen Knochenwachstum führen. *Deshalb dürfen Tetracycline nach dem 1. Schwangerschaftstrimester und bei Kindern < 8 Jahre nicht angewandt werden.* Bei Kindern kann es zu einem Pseudotumor des Gehirns mit intrakranieller Druckerhöhung und Auftreibung der Fontanellen kommen.

Alle Tetracycline haben einen antianabolischen Effekt mit einem gesteigerten Eiweißabbau. Bei Niereninsuffizienz kann es durch Anstieg der Harnsäure zu einer Verschlimmerung einer Urämie kommen. Tetracycline nach dem Verfallsdatum können sich verändern und ein Fanconi-Syndrom hervorrufen. Durch hohe Dosen, i. v. Gabe oder bei Niereninsuffizienz kann es zu exzessiven Blutungen kommen, die zu einer tödlichen Fettdegeneration der Leber, besonders während einer Schwangerschaft, führen können. Tetracycline (besonders Demeclocyclin) können eine Photosensibilität auslösen. Durch Demeclocyclin kann es auch zu einem nephrogenen Diabetes insipidus kommen. Schwindelanfälle nach Minocyclin kommen häufig vor.

Darreichungsformen und Dosierung

Oxytetracyclin und **Tetracyclin** sind in ihrer therapeutischen Wirksamkeit gleich. Das Tetracyclin ist das am häufigsten gebrauchte Präparat. In der Regel werden beide Präparate peroral gegeben in der Dosierung von 250–500 mg alle 6 h bei Erwachsenen und 25–50 mg/kg/Tag aufgeteilt in 4 Einzeldosen bei Kindern > 8 Jahre. Die i. m. Injektion ist sehr schmerzhaft, weshalb für die parenterale Anwendung die i. v. Injektion bevorzugt wird. Die i. v. Dosis beträgt 250–500 mg (selten 1 g) alle 12 h bei Erwachsenen und 10–20 mg/kg/Tag, aufgeteilt in 2 Einzeldosen, bei Kindern > 8 Jahre. Diese Substanzen gibt es auch als Salben für die lokale Anwendung und für den Gebrauch in der Augenheilkunde.

Vom **Demeclocyclin** und **Methacyclin** werden oral 600 mg/Tag bei Erwachsenen und 6–12 mg/kg/Tag bei Kindern > 8 Jahre gegeben, jeweils aufgeteilt auf 2–4 Einzeldosen.

Doxycyclin wird peroral oder i. v. verabreicht. Die Erwachsenendosis beträgt 200 mg in 2 geteilten Dosen am 1. Tag und danach täglich 100 mg als Einzeldosis oder aufgeteilt in 2 Dosen. Die Dosierung bei Kindern > 8 Jahre beträgt 5 mg/kg/Tag in 2 Dosen oral oder *i. v. am 1. Tag und* danach 2,5 mg/kg/Tag als Einzeldosis oder auf 2 Dosen aufgeteilt. 5 mg/kg/Tag in 2 Dosen wurden auch schon für die gesamte Therapiedauer gegeben. Doxycyclin ist das einzige Tetracyclin, das bei Niereninsuffizienz keine besondere Dosisanpassung benötigt.

Minocyclin wird Erwachsenen oral oder i. v. in einer Anfangsdosierung von 200 mg, danach 100 mg alle 12 h, gegeben.

Bei Kindern > 8 Jahre beträgt die Anfangsdosierung 4 mg/kg, oral oder intravenös, danach 2 mg/kg alle 12 h. Rifampicin ist das Mittel der Wahl bei der Behandlung der Meningokokkenträger. Auch Minocyclin (100 mg oral alle 12 h, 5 Tage lang) zeigte bei Erwachsenen Erfolg, aber da es häufig zu Vestibularisstörungen besonders bei Frauen kommt, wird es nur selten angewendet.

Andere Antibiotika

Chloramphenicol

Chloramphenicol wirkt bakteriostatisch. Durch die Bindung an die 50S-Untereinheit der Ribosome hemmt es die bakterielle Proteinsynthese. Es hat ein breites Wirkungsspektrum gegen grampositive und -negative Bakterien (einschl. Anaerobier), *Rickettsien, Mykoplasmen* und *Chlamydien.* Chloramphenicol sollte nur bei schweren Infektionen eingesetzt werden, wo andere Substanzen weniger gut wirken oder toxischer sind, da es die zwar seltene aber potentiell tödliche aplastische Anämie verursacht.

Pharmakologie

Chloramphenicol wird peroral, aber nicht i.m., gut resorbiert. Für die parenterale Therapie wird es daher i.v. gegeben. Es kommt zu einer guten Diffusion in die Körperflüssigkeiten, und im Liquor werden therapeutisch wirksame Konzentrationen erreicht. Es wird in der Leber zu einem inaktiven Glucuronid metabolisiert. Chloramphenicol und sein Metabolit werden mit dem Urin ausgeschieden. Wegen der Metabolisierung in der Leber kommt es nicht zu einer Akkumulation im Plasma bei Patienten mit Niereninsuffizienz.

Indikationen

Chloramphenicol gilt als ein Mittel der Wahl bei den folgenden Indikationen: 1. Typhus und andere schwere Salmonelleninfektionen; 2. Meningitis durch *H. influenzae,* die therapieresistent ist gegen Ampicillin, oder wenn Ampicillin oder Cephalosporine der 3. Generation nicht eingesetzt werden können; 3. Meningokokken- und Pneumokokken-Meningitis bei penicillinallergischen Patienten; 4. schwere Infektionen mit *B. fragilis* (einschl. ZNS-Infektion) und 5. Rickettsien-Infektionen, die auf Tetracycline nicht ansprechen, oder wenn Tetracycline nicht gegeben werden können. Chloramphenicol wirkt bakterizid gegen *H. influenzae,* bei Pneumokokken- und Meningokokken-Meningitis. Es ist nur bakteriostatisch wirksam und relativ ineffektiv bei Meningitis durch *E. coli und andere Enterobacteriaceae.*

Nebenwirkungen

Zwei Arten von Knochenmarksdepression können durch Chloramphenicol ausgelöst werden, eine reversible, dosisabhängige Beeinflussung des Fe-Metabolismus und eine irreversible idiosynkratische Form der aplastischen Anämie. Die **reversible Form** scheint besonders bei hoher Dosierung, langer Behandlungszeit und bei Patienten mit Lebererkrankungen aufzutreten. Es zeigen sich erhöhtes Serumeisen, gesteigerte Eisenbindungskapazität, Retikulozytenabnahme, Vakuolisierung der Erythrozytenvorstufen, Anämie, Leukopenie und Thrombozytopenie.

Die **irreversible idiosynkratische aplastische Anämie** tritt bei < 1:25000 Chloramphenicol-Behandlungsfällen auf. Das Auftreten kann bis nach Beendigung der Therapie verzögert sein. Es kann eine genetische Prädisposition geben.

Nach längerer Chloramphenicol-Gabe kann es zur Optikusneuritis und peripheren Neuritis kommen. Übelkeit, Erbrechen und Diarrhö können auftreten. Überempfindlichkeitsreaktionen sind selten.

Das **Gray-Syndrom** *(s. Kap. KIN, 6., Neugeboreneninfektionen)* ist oft tödlich. Es kommt bei Neugeborenen vor, die die normale Chloramphenicol-Dosis erhalten. Es hängt mit den hohen Blutspiegelwerten zusammen, die durch die Unfähigkeit der unreifen Leber, Chloramphenicol zu metabolisieren, bedingt sind.

Darreichung und Dosierung

Die Chloramphenicoldosis für Erwachsene und Kinder beträgt peroral oder i.v. 50 mg/kg/Tag, in geteilten Dosen alle 6 Stunden zu geben. Bei Meningitis oder gelegentlich bei anderen schweren Infektionen werden 100 mg/kg/Tag in geteilten Dosen gegeben. Um das Gray-Syndrom zu vermeiden, wird Kindern von 1 Monat oder weniger höchstens 25 mg/kg/Tag verabreicht. Um eine toxische Wirkung zu vermeiden, muß die Dosierung so eingestellt werden, daß ein Serumspiegel von 10–30 μg/ml erreicht wird. Dies ist besonders wichtig für Neugeborene, Frühgeborene und Patienten mit Leberschädigung. Chloramphenicol soll Frauen während der Geburtsperiode nicht gegeben werden.

Die lokale Anwendung von Chloramphenicol sollte vermieden werden, weil kleine Mengen absorbiert werden können, die möglicherweise eine aplastische Anämie hervorrufen.

Vancomycin

Vancomycin wirkt bakterizid durch Hemmung der Zellwandsynthese. Es ist gegen alle grampositiven Bakterien wirksam, einschließlich der Stämme von *S. aureus* und *S. epidermidis,* die gegen Penicilline und Cephalosporine resistent sind. Gegen Enterokokken wirkt die Substanz bakteriostatisch. Alle gramnegativen Bakterien sind Vancomycin-resistent.

Pharmakologie

Vancomycin wird peroral nicht nennenswert resorbiert und muß daher i.v. injiziert werden. Es diffundiert in die Körperflüssigkeiten, einschließlich in Pleura, Perikard, Synovialflüssigkeit, Aszites und Liquor. In der Gallenblase werden therapeutisch wirksame Konzentrationen erreicht. Es wird unverändert durch glomeruläre Filtration ausgeschieden, und deshalb kommt es bei Niereninsuffizienz zu einer Retention. Bei Patienten mit eingeschränkter Nierenfunktion muß die Serumkonzentration überwacht und die Dosis reduziert werden.

Indikationen

Vancomycin ist das Mittel der Wahl zur Behandlung schwerer Infektionen durch grampositive, gegen Penicillin und Cephalosporine resistente Erreger (z.B. Methicillin-resistente *S. aureus* und *S. epidermidis*). Weiterhin gilt es als Mittel der Wahl bei schweren Staphylokokkeninfektionen und bei Endokarditis durch Viridansstreptokokken oder Enterokokken oder wenn Penicilline oder Cephalosporine wegen allergischer Reaktion nicht gegeben werden können. Zur Behandlung einer Enterokokken-Endokarditis muß es mit einem Aminoglykosid kombiniert werden.

Vancomycin peroral gegeben gilt als Mittel der Wahl bei einer antibiotikabedingten Kolitis durch *C. difficile.*

Nebenwirkungen

Häufige Nebenwirkungen während der i.v. Infusion sind Phlebitis, Schüttelfrost und Fieber. Ein Rash kann auftreten. Gelegentlich kommt es zu einer nephrotoxischen Wirkung und Taubheit, die bei Patienten mit Niereninsuffizienz durch den hohen Blutspiegel bedingt sind.

Bei Patienten mit eingeschränkter Nierenfunktion muß der Blutspiegel überwacht werden, damit eine maximale Plasmakonzentration von < 50 μg/ml eingehalten werden kann.

Die Infusion hat langsam zu erfolgen, um das „Red-neck-Syndrom" zu vermeiden, bei dem es zu einem Flush im Nacken und Schulterbereich, zu Unwohlsein und schockähnlichen Zeichen kommt.

Darreichungsformen und Dosierung

Erwachsene erhalten 500 mg i.v. alle 6 Stunden oder 1 g alle 12 Stunden. Bei Kindern werden 40 mg/kg/Tag in 2 oder 4 Dosen mit 6 oder 12stündlichem Abstand verabreicht. Infusionen müssen über einen Zeitraum von mindestens 60 Minuten verabreicht werden. Die perorale Dosierung bei *C.-difficile*-Kolitis beträgt 125–500 mg alle 6 Stunden für Erwachsene und 40 mg/kg/Tag aufgeteilt in 4 gleiche Dosen bei Kindern.

Bei Dialysepatienten kann ein therapeutisch wirksamer Blutspiegel durch 1 g Vancomycin i. v., 1mal wöchentlich, aufrechterhalten werden.

Metronidazol

Metronidazol ist eine mikrobizide Substanz und wirksam gegen Protozoen, wie *Giardia lamblia, Entamoeba histolytica* und *Trichomonas vaginalis* *(s. Kap. INF, 15., Protozoenerkrankungen,* und *Kap. INF, 16., Trichomoniasis)* und gegen Anaerobier. Es ist unwirksam gegen Aerobier und mikroaerophile Bakterien.

Pharmakologie

Metronidazol wird peroral gut resorbiert. Es diffundiert in die Körperflüssigkeiten. Im Liquor werden hohe Konzentrationen erreicht. Metronidazol und seine Metaboliten werden hauptsächlich mit dem Urin ausgeschieden.

Indikationen

Metronidazol wird hauptsächlich zur Behandlung von Protozoen-Erkrankungen und Anaerobier-Infektionen (besonders durch *B. fragilis*) eingesetzt. Metronidazol ist das Mittel der Wahl in der Behandlung der Gardnerella-Vaginitis und wird auch erfolgreich eingesetzt beim M. Crohn. Der wichtigste Einsatz gegen Anaerobier ist bei intraabdominalen und Becken-Infektionen. Metronidazol hat nur eine geringe Wirkung gegen mikroaerophile Kokken und wirkt daher bei Lungenabszessen nicht befriedigend. Bei Meningitis, Gehirnabszeß, Endokarditis und Septikämie durch empfindliche Anaerobier ist die Behandlung mit Metronidazol wirksam. Es wurde zur Prophylaxe gegen Infektionen bei bauchchirurgischen Eingriffen und zur Behandlung der *C.-difficile*-Kolitis eingesetzt. Es ist das Mittel der Wahl bei der Behandlung der *Clostridium-difficile*-Kolitis.

Nebenwirkungen

Es kommt zu Übelkeit, Erbrechen, Kopfschmerz, Krampfanfällen, Synkopen oder anderen ZNS-Reaktionen, zu peripherer Neuropathie, Rash, Fieber und reversibler Neutropenie. Es kann Anlaß für metallischen Geschmack und dunkel gefärbten Urin sein. Bei Mäusen und Ratten hat Metronidazol Karzinome ausgelöst, aber die Gefährdung für den Menschen ist unbekannt. Bei Alkoholgenuß kann es zu einer Disulfiram-ähnlichen Reaktion kommen.

Darreichung und Dosierung

Die orale Erwachsenendosis bei Anaerobierinfektionen beträgt 7,5 mg/kg alle 6 h, die i. v. Dosis 15 mg/kg als Anfangsdosis und dann alle 6 h 7,5 mg/kg. Bei einer *C.-difficile*-Kolitis erhalten Erwachsene täglich oral 250–500 mg 3–4 ×, 7–10 Tage lang. Die *Gardnerella*-Vaginitis wird mit 2mal täglich 500 mg oral, 7 Tage lang, behandelt. Die Dosierung bei einem M. Crohn beträgt 800 mg täglich in geteilten Dosen. Die Erwachsenendosierung bei Trichomoniasis sind 2 g als einmalige orale Gabe oder 250 mg 3 × täglich, 7 Tage lang, bei Amoebiasis 750 mg 3 × täglich 10 Tage lang, und bei Giardiasis 250 mg 3 × täglich, 7 Tage lang.

Rifampicin (RMP)

RMP ist ein Antibiotikum, das die DNA-abhängige RNA-Polymerase hemmt und so zu einer Suppression der RNA-Synthese führt. Es ist bakterizid und hat ein breites Wirkungsspektrum gegen die meisten grampositiven und -negativen Erreger (einschl. *Pseudomonas aeruginosa*) und gegen *Mykobakterien.* Wegen der schnellen Resistenzentwicklung wird RMP nur zur Behandlung der Tuberkulose *(s. Kap. INF, 10.)* und selten für wenige andere Infektionen eingesetzt.

Pharmakologie

RMP wird peroral genommen, gut resorbiert und verteilt sich weit in den Körpergeweben und -flüssigkeiten, einschließlich im Liquor. Es wird in der Leber metabolisiert und mit der

Galle ausgeschieden, zu einem kleinen Teil auch mit dem Urin. Eine Dosisanpassung ist bei Niereninsuffizienz nicht erforderlich.

Indikationen

RMP und Isoniacid sind wesentliche Substanzen zur Behandlung der Tuberkulose. RMP ist ebenfalls wichtig bei der Therapie atypischer Infektionen durch Mykobakterien und der Lepra.

Bei den Infektionen, die nicht durch Mykobakterien hervorgerufen sind, sind die Indikationen sehr begrenzt. Es ist das Mittel der Wahl zur Verhütung einer Meningitis bei Trägern von Meningokokken und *H. influenzae* (Typ B) durch die Ausrottung dieser Erreger. Es ist weiterhin wertvoll bei der Behandlung einer Staphylokokken-Endokarditis oder -Osteomyelitis in Kombination mit Penicillin, Cephalosporin oder Vancomycin. Bei der Behandlung von Legionelleninfektionen kann die zusätzliche Gabe von Rifampicin zu Erythromycin hilfreich sein.

Nebenwirkungen

Es können Herzschmerzen, Übelkeit, Erbrechen, Diarrhö und ZNS-Wirkungen, wie Kopfschmerzen, Schläfrigkeit, Ataxie und Verwirrtheitszustände, auftreten. Rash, Fieber, Thrombozytopenie, Leukopenie und hämolytische Anämie wurden ebenfalls beobachtet und hängen mit einer Überempfindlichkeit zusammen. Die schwerste Nebenwirkung ist eine Hepatitis, die viel häufiger vorkommt, wenn RMP mit Isozianid kombiniert wird, als wenn die Substanzen allein angewandt werden. Eine Niereninsuffizienz wurde ebenfalls als Ausdruck einer Überempfindlichkeit beobachtet. RMP färbt Urin, Speichel, Schweiß, Sputum und Tränen orangerot.

RMP macht viele Arzneimittelinteraktionen *(s. Kap. INF, 10., Tuberkulose).*

Darreichung und Dosierung

Um Meningokokkenträger auszuheilen, sind bei Erwachsenen 600 mg oral, 2×täglich für 2 Tage, und bei Kindern 10 mg/kg 2×täglich für 2 Tage erforderlich (für Kinder von 3–12 Monaten 5 mg/kg 2×täglich, 2 Tage lang). Um *H.-influenzae-*(Typ-B-)Träger auszuheilen, werden peroral 600 mg/Tag 4 Tage lang bei Erwachsenen gegeben; Kinder erhalten für dieselbe Indikation 20 mg/kg/Tag in einer Dosis, 4 Tage lang. Bei Staphylokokken-Infektionen in Kombination mit Penicillin, Cephalosporin oder Vancomycin werden 300 mg/Tag oral verabreicht. Es gibt auch ein i.v. Präparat, das in der gleichen Dosierung verwendet wird.

Isoniacid, Ethambutol und Pyrazinamid

(s. Kap. INF, 10., Tuberkulose)

Spectinomycin

Spectinomycin ist bakteriostatisch wirksam durch Bindung an die 30S-Untereinheit der Ribosome und Hemmung der bakteriellen Proteinsynthese. Es wird nur zur Behandlung von Gonokokken-Infektionen eingesetzt und sollte für die folgenden Fälle reserviert bleiben, die nicht mit Ceftriaxon behandelt werden können und wahrscheinlich mit penicillinresistenten Keimen infiziert sind. Bei Gonokokkenpharyngitis ist Spectinomycin nicht wirksam.

Eine i.m. Einzeldosis von 2 g wird bei Gonokokken-Urethritis, -Cervicitis und -Proctitis gegeben. Bei dieser Dosierung sind Nebenwirkungen außer Überempfindlichkeitsreaktionen und Fieber selten. Spectinomycin wird durch glomeruläre Filtration ausgeschieden.

Nitrofurantoin

ist ein Mittel zur peroralen Behandlung und Prophylaxe von Harnwegsinfekten. Es ist gegen *E. coli,* Klebsiella-Enterobacter Spp., Staphylokokken und Enterokokken wirksam, aber unwirksam gegen *Pseudomonas* und viele *Proteus*-Stämme. Peroral wird es gut resorbiert, ergibt aber keine therapeutisch wirksamen Blutspiegelwerte. Die Urinspiegel sind jedoch hoch. Bei Patienten mit Niereninsuffizienz ist Nitrofurantoin *kontraindiziert*, da schwere toxische Erscheinungen möglich sind und adäquate Urinkonzentrationen vielleicht nicht erreicht werden. Es gibt auch eine i. v. Darreichungsform, die aber nicht eingesetzt werden sollte, da es gleich oder besser wirksame und weniger toxische Substanzen für die Behandlung von Harnwegsinfektionen gibt.

Nebenwirkungen sind Übelkeit, Erbrechen, die weniger häufig bei Gebrauch der makrokristallinen Form auftreten, Fieber, Rash, Pneumonitis und progressive, interstitielle Lungenfibrose. Bei Nierenversagen kann es, wenn das Präparat nicht abgesetzt wird, zu Parästhesien und schwerer Polyneuropathie kommen. Bei Patienten mit G6PD-Mangel kann eine hämolytische Anämie auftreten. Außerdem wurden Leukopenie und hepatotoxische Wirkungen beobachtet.

Die orale Dosierung beträgt bei Erwachsenen 50–100 mg 4mal täglich und bei Kindern 5–7 mg/kg/Tag, aufgeteilt in 4 Einzeldosen. Eine einzelne abendliche Dosis vo 50–100 mg vermindert die Anzahl der Harnwegsinfektionen bei Frauen.

Chinolone

	Fluorochinolone	
Nalidixinsäure	Norfloxacin	Enoxacin
Cinoxacin	Ciprofloxacin	Pefloxacin
	Ofloxacin	

Die Chinolone wirken bakterizid und hemmen die Aktivität der DNS-Gyrase. Die älteren Chinolone, **Nalidixinsäure** und **Cinoxacin** sind nur gegen Enterobakteriaceae wirksam, nicht aber gegen grampositive Keime, Pseudomonas aeruginosa oder Anaerobier.

Ferner tendieren Keime dazu, schnell gegen diese älteren Präparate resistent zu werden. Sie werden peroral resorbiert und erzeugen niedrige Blutspiegel. Sie werden nur bei Harnwegsinfektionen eingesetzt.

Die Fluorochinolone, **Norfloxacin, Ciprofloxacin** und **Ofloxacin,** die in den USA, und **Enoxacin** und **Pefloxacin,** die nur in anderen Ländern zur Verfügung stehen, sind sehr viel effektiver gegen *Enterobacteriaceae* und auch gegen Staphylokokken, *P. aeruginosa* und einige Streptokokken, nicht aber gegen Anaerobier. Resistenzentwicklung wurde beobachtet, besonders vom *P. aeruginosa* und methicillinresistenten *Staphylococcus aureus.* Besteht eine Resistenz gegen ein Fluorochinolon, besteht sie im allgemeinen gegen alle Fluorochinolone. Norfloxacin wird oral nur schwach resorbiert und wird nur bei Harnwegsinfektionen, bakterieller Prostatitis und durch Bakterien verursachte Diarrhö eingesetzt. Es ist auch bei Gonorrhö wirksam. Die anderen Fluorochinolone werden peroral besser resorbiert und erreichen Blutspiegel, die auch für die Behandluing von systemischen Infektionen ausreichend sind; sie werden zur Therapie von Harnwegsinfektionen, chronischer bakterieller Prostatitis, bakterieller Diarrhö, Gonokokkeninfektionen und verschiedener Organinfektionen mit gramnegativen Erregern (z. B. Lungen, Knochen und Weichteile) eingesetzt. Sie sind auch nützlich bei der Therapie von Staphylokokkeninfektionen, besonders mit methicillinresistenten Staphylokokken. Unter den Fluorochinolonen sind Ciprofloxacin und Ofloxacin am ehesten wirksam gegen Streptokokken.

Pharmakologie

Außer Ciprofloxacin sind gegenwärtig Chinolone nur zur oralen Therapie verfügbar. Nach ihrer Verabreichung sind sie in fast allen Körperflüssigkeiten und Geweben nachweisbar. Doch erreichen nur Ciprofloxacin, Ofloxacin, Enoxacin und Pefloxacin Konzentrationen, die ausreichend für eine Behandlung von systemischen Infektionen sind. Die Chinolone werden in der Leber unterschiedlich abgebaut und im Urin ausgeschieden.

Indikationen

Bei Harnwegsinfektionen sind Chinolone immer indiziert. Die Fluorochinolone sind wirksam bei bakterieller Prostatitis und bei bakterieller Diarrhö, auch bei der Behandlung von Gonorrhö und Ulcus molle.

Fluorochinolone, mit Ausnahme von Norfloxacin, eignen sich zur Behandlung von Pneumonien, Haut- und Weichteilinfektionen und Osteomyelitis, wenn sie durch empfindliche Erreger verursacht sind.

Nebenwirkungen

Ernsthafte Nebenwirkungen sind ungewöhnlich. Bei ungefähr 5% der Patienten können Nebenwirkungen von seiten des Gastrointestinaltrakts erwartet werden, wie Übelkeit, Erbrechen und Appetitlosigkeit. Diarrhö, Leukopenie, Anämie, Exanthem und Lichtempfindlichkeit sind ungewöhnlich. Selten kommt es zur Nephrotoxizität. Neurologische Nebenwirkungen kommen bei weniger als 5% der Patienten vor und äußern sich im allgemeinen als leichte Kopfschmerzen, Schlafstörungen, Verwirrtheit oder Gemütsänderungen. Anfälle kommen selten vor. Fluorochinolone müssen bei Patienten mit Konvulsionen oder anderen ZNS-Störungen vermieden werden. Bei gewissen Tierspezies kam es zu Knorpelerosionen bei Neugeborenen, die Chinolone erhalten hatten. Obgleich viele Kinder, die Nalidixinsäure erhalten hatten, keine derartigen Nebenwirkungen aufwiesen, werden Fluorochinolone wahrscheinlich nie für die Behandlung von Kindern und Schwangeren empfohlen werden. Enoxacin und zu einem geringeren Grad Ciprofloxacin und die anderen Fluorochinolone können zu einer Kumulation von Theophyllin führen, wenn es gleichzeitig gegeben wird. Antacida, die Magnesium oder Aluminium enthalten, stören die Resorption, wenn sie innerhalb von 4 h zusammen mit Chinolonen genommen werden.

Darreichungsformen und Dosierung

Erwachsene erhalten täglich 4×1 g **Nalidixinsäure** oral.

Die Dosierung für Kinder ist 55 mg/kg/Tag aufgeteilt in 4 Dosen. **Cinoxacin** wird ebenfalls oral gegeben und zwar Erwachsene 1 g täglich aufgeteilt in 2 oder 4 Dosen, **Norfloxacin** wird oral verabreicht in einer Dosierung von zweimal 400 mg für Erwachsene. **Ciprofloxacin** erhalten Erwachsene zweimal in einer Dosierung von 250–750 mg oral und bei intravenöser Applikation 200–400 mg alle 12 h. Von **Ofloxacin** bekommen Erwachsene zweimal 200–400 mg.

Polypeptide

Polymyxin B — Colistin — Bacitracin

Polymyxin B und Colistin (Polymyxin E) wirken toxisch, und ihr *Einsatz sollte auf den lokalen Gebrauch beschränkt bleiben,* zumal es sicherer und wirksamere Präparate gibt (z.B. Aminoglykoside und gegen Pseudomonas wirksame Penicilline). Es handelt sich um bakterizid gegen gramnegative Aerobier wirksame Substanzen, einschließlich *Pseudomonas aeruginosa.* Sie wirken nicht gegen *Proteus spp.* und gegen grampositive Bakterien. Beide Substanzen zerstören die Bakterienzellmembran.

Polymyxin B und Colistin werden oral nicht resorbiert und nur topisch angewandt (Auge, *Ohr, Blase).*

Bacitracin ist ein bakterizid wirkendes Antibiotikum. Es wirkt gegen grampositive und gegen wenige gramnegative Keime, wie Gonokokken und Meningokokken. Es hemmt die Zellwandsynthese, ist nephrotoxisch und sollte nicht parenteral gebraucht werden. Es wird häufig lokal eingesetzt. Peroral gegeben ist es bei der Behandlung der *C.-difficile*-Kolitis in einer Dosierung von 25 000 E viermal täglich, 10 Tage lang wirksam.

Sulfonamide

Sulfonamide sind synthetische Substanzen mit einem breiten antibakteriellen Spektrum, die auf die meisten grampositiven und viele gramnegative Bakterien bakteriostatisch wirken. Besonders unter den letzteren gibt es viele Stämme bestimmter Spezies, die resistent sind. Sulfonamide hemmen die Bakterienvermehrung, indem sie kompetitiv die Paraaminobenzoesäure im Folsäurestoffwechselzyklus hemmen. Die Empfindlichkeit der Bakterien ist die gleiche für die verschiedenen Sulfonamide, und eine Kreuzresistenz ist ebenfalls für alle gleich.

Pharmakologie

Die meisten Sulfonamide werden oral gut resorbiert, wobei der Dünndarm die wichtigste Rolle spielt, die parenterale Gabe ist schwierig, da die löslichen Sulfonamidsalze stark alkalisch sind und zu Gewebsnekrosen führen.

Die Sulfonamide verteilen sich weit in den Körpergeweben. Hohe Spiegel werden in der Pleura, im Peritoneum, in der Synovial- und Augenflüssigkeit erreicht. Die Liquorspiegel sind bei Infektionen der Meningen wirksam, aber Sulfonamide werden für diese Indikation nur selten benützt. Wenn Sulfonamide während der Schwangerschaft gegeben werden, kommt es zu hohen Spiegeln im Feten. Sulfonamide werden locker und reversibel an Serum-Albumin gebunden. Gebundene Sulfonamide sind inaktiv und nicht diffusionsfähig. Damit kann das Ausmaß der Bindung die antibakterielle Wirksamkeit, die Verteilung und Ausscheidung beeinflussen. Die bakterielle Wirkung wird durch Eiter gehemmt.

Die Sulfonamide werden hauptsächlich in der Leber zu Azetylabkömmlingen und Glukoroniden metabolisiert, die beide therapeutisch unwirksam sind. Die Ausscheidung erfolgt hauptsächlich durch glomeruläre Filtration und im geringen Maße durch tubuläre Sekretion oder Reabsorption.

Durch die relative Unlöslichkeit der meisten Sulfonamide, besonders ihrer Azetylmetabolisten, kann es zu einem Präzipitat in den Nierentubuli kommen. Die leichter löslichen Präparate, wie Sulfisoxazol und Sulfamethoxazol, sollten für die systematische Therapie gewählt werden. Für reichliche Flüssigkeitszufuhr beim Patienten ist zu sorgen. Die Ausscheidung erfolgt hauptsächlich durch glomeruläre Filtration und im geringen Maße durch tubuläre Sekretion oder Reabsorption.

Durch die relative Unlöslichkeit der meisten Sulfonamide, besonders ihrer Azetylmetaboliten, kann es zu einem Präzipitat in den Nierentubuli kommen. Die leichter löslichen Präparate, wie Sulfisoxazol und Sulfamethoxazol, sollten für die systematische Therapie gewählt werden. Für reichliche Flüssigkeitszufuhr beim Patienten ist zu sorgen, um Kristallurie und Nierenschädigungen zu vermeiden. Es sollte eine Urinmenge von 1,2–1,5 Liter/Tag gewährleistet sein. Bei Niereninsuffizienz sollen Sulfonamide nicht eingesetzt werden.

Indikationen

Sulfonamide werden gegenwärtig nur für bestimmte Indikationen gebraucht. Das sind Harnwegsinfekte, Nocardiose, Toxoplasmose in Kombination mit Pyrimethamin, als Ersatz für Penicillin in der Prophylaxe des rheumatischen Fiebers, als Prophylaktikum gegen empfindliche Meningokokkenstämme, als Sulfasalazin bei Colitis ulcerosa, als Silbersulfadiazin oder Marfenid bei Verbrennungen, bei Chloroquin-resistenten Infektionen mit *Plasmodium falciparum*, als Sulfapyridin bei Dermatitis herpetiformis und in Kombination mit Trimethoprim (s. unten).

Sulfisoxazol und Sulfamethoxazol sind die wichtigsten Substanzen bei Harnwegsinfekten. Sulfadiazin wird wegen der Gefahr der Kristallurie nur selten eingesetzt.

Nebenwirkungen

Als Nebenwirkungen treten auf:

1. Magen-Darm-Reaktionen: Übelkeit, Erbrechen und Diarrhö.
2. Überempfindlichkeitsreaktionen: Rash, Stevens-Johnson-Syndrom *(s. Kap. HAU, 11., Erythema multiforme)*, Vaskulitis, Serumkrankheit, Anaphylaxie und Angioödem.

3. Kristallurie, Oligurie und Anurie.
4. Hämatologische Reaktionen: Methhämoglobinurie, Agranulozytose, Thrombozytopenie, Kernikterus bei Neugeborenen und hämolytische Anämie bei Patienten mit G6PD-Mangel.
5. Photosensibilität und
6. neurologische Nebenwirkungen: Periphere Neuritis, Schlaflosigkeit und Kopfschmerzen.

Das Stevens-Johnson-Syndrom scheint hauptsächlich durch Langzeit-Sulfonamide aufzutreten. Der Kernikterus kann entstehen durch eine Sulfonamidgabe an die Mutter während der Entbindung oder an das Neugeborene, da die Sulfonamide beim Neugeborenen das Bilirubin vom Albumin trennen. Deshalb sollte Frauen vor der Geburt und Neugeborenen kein Sulfonamid verabreicht werden. Andere Nebenwirkungen sind Hypothyreoidismus, Hepatitis, Verstärkung der Sulfonylharnstoffwirkung mit nachfolgender Hypoglykämie, Verstärkung der Wirkung von Kumarin-Antikoagulanzien und Aktivierung eines Lupus erythematodes. Die Häufigkeit von Nebenwirkungen ist unterschiedlich bei den verschiedenen Sulfonamiden. Die Empfindlichkeit ist für alle Sulfonamide gleich.

Darreichung und Dosierung

Es gibt viele Sulfonamide, aber die Dosierungsangaben sollen auf die meist gebrauchten beschränkt werden.

Sulfonamide für die systemische Anwendung: Es wird gewöhnlich eine höhere Anfangsdosis als „loading dose" empfohlen. Ein solches Vorgehen ist nicht erforderlich und sollte bei der Behandlung von Harnwegsinfekten (dem häufigsten Einsatz der Sulfonamide) unterbleiben.

Sulfisoxazol wird bei Erwachsenen in der Dosierung von 1 g alle 4–6 Stunden gegeben (bei Gabe einer „loading dose" beträgt diese 2–4 g). Kinder erhalten 150 mg/kg/Tag, unterteilt in 6 gleiche Dosen; die „loading dose" beträgt hier 75 mg/kg. Die i. v. Dosis (selten angewandt) beträgt für Erwachsene und Kinder 100 mg/kg/Tag, unterteilt in 6 gleiche Dosen (die Anfangsdosis ist 50 mg/kg).

Sulfamethoxazol wird wie folgt dosiert: 1 g 2- bis 3mal täglich für Erwachsene und 25–30 mg/kg 2mal täglich für Kinder. Die „loading dose" beträgt jeweils die doppelte Menge.

Sulfadiazin wird in der gleichen Dosierung wie Sulfisoxazol verabreicht.

Sulfamethizol: Erwachsene erhalten 0,5–1 g 3- bis 4mal täglich und Kinder 30–45 mg/kg/Tag in geteilten Dosen.

Lokal anzuwendende Sulfonamide: Silbersulfadiazin und Mafenid werden zur Vorbeugung gegen Infektionen bei Verbrennungen eingesetzt *(s. Kap. PHY, 2.)*. **Sulfacetamid** ist ein Mittel zur Behandlung von Augeninfektionen.

Trimethoprim/Sulfamethoxazol (TMP/SMX)

TMP/SMX ist eine feste Kombination der zwei Substanzen im Verhältnis 1:5 und wirkt bakteriostatisch. Beide Substanzen blockieren den Folsäurestoffwechsel der Bakterien. Die Kombination ist wesentlich wirksamer als die Substanzen jeweils allein. Sulfonamide hemmen kompetitiv den Einbau der Paraaminobenzoesäure. TMP verhindert die Reduktion von Dihydrofolat zu Tetrahydrofolat. TMP/SMX ist gegen die meisten grampositiven und gramnegativen Erreger wirksam, aber unwirksam gegen Anaerobier. *P. aeruginosa* ist jedoch gewöhnlich resistent.

Pharmakologie

Beide Substanzen werden oral gut resorbiert und mit dem Urin ausgeschieden. Sie haben eine ähnliche Halbwertszeit von ungefähr 9 Stunden. Sie penetrieren gut in das Gewebe und die Körperflüssigkeiten, einschl. des Liquors. Das Dosierungsverhältnis ist so eingestellt, daß als Optimum für eine maximale antibakterielle Wirkung im Blut und Gewebe das Verhältnis von SMX zu TMP 20:1 beträgt.

Indikationen

Die Kombination ist wirksam bei Harnwegsinfekten. Sie ist eine der wenigen Präparate, die bei chronischer bakterieller Prostatitis wirksam sind, aber nur die geringere Anzahl der Patienten wird ausgeheilt, auch wenn die Behandlung über 12 Wochen durchgeführt wird. Das Präparat ist als Prophylaktikum bei Frauen mit Harnwegsinfektionen wirksam, die häufige Reinfektionen haben. TMP/SMX ist das Mittel der Wahl zur Behandlung der Pneumonie durch *Pneumocystitis carinii.* Bei AIDS-Patienten und Kindern mit Malignomen dient es als Schutz gegen diese Infektion. TMP/SMX wird weiterhin eingesetzt zur Behandlung von Typhus, besonders wenn die Behandlung mit Ampicillin und Chloramphenicol nicht möglich ist. Mit TMP/SMX werden auch Erfolge erzielt bei Shigellosis, enterotoxischer Diarrhö durch *E. Coli,* Infektion mit Nocardien, Ulcus molle, Otitis media, Gonorrhö und akuter Verschlechterung chronischer Bronchitis.

Nebenwirkungen

Die auftretenden Nebenwirkungen sind die gleichen, wie sie bei den Sulfonamiden beschrieben wurden. Obwohl die Nebenwirkungen für beide Substanzen identisch sind, scheint TMP geringere Nebenwirkungen auszulösen. Es können Übelkeit, Erbrechen, Rash und Folsäuremangel, der zu einer makrozytären Anämie führt, auftreten. Bei Patienten mit AIDS treten häufig Nebenwirkungen auf, besonders Exantheme und hämotoxische Wirkungen.

Darreichung und Dosierung

Beim Erwachsenen beträgt die normale Dosierung 2mal täglich peroral entweder je 2 Tabl. der normalen Stärke oder je 1 Tabl. der doppelten Stärke (die Tabl. enthalten entweder 80 mg TMP und 400 mg SMX oder 160 mg TMP und 800 mg SMX). Kinder erhalten täglich oral 8 mg/kg TMP und 40 mg/kg SMX, unterteilt in 2 Einzeldosen. Bei Infektionen der unteren Harnwege von Frauen ist schon eine Therapie mit einer Einzeldosis von 1–2 Tabletten mit doppeltem Wirkstoffgehalt erfolgreich.

Zur Behandlung der *P.-carinii-Pneumonie* werden wesentlich höhere Dosen erforderlich (20 mg/kg/Tag TMP und 100 mg/kg/Tag SMX, aufgeteilt auf 4 Einzeldosen). Geringere Dosen sind für die Prophylaxe von Harnwegsinfekten ausreichend (40 mg TMP und 200 mg SMX vor dem Schlafengehen).

Trimethoprim: Bei Patienten mit Sulfonamid-Allergie wird Trimethoprim allein zur Behandlung der chronisch bakteriellen Prostatitis und zur Prophylaxe und Behandlung von Harnwegsinfekten eingesetzt. Über Pharmakologie und Nebenwirkungen siehe oben. Die Erwachsenendosis beträgt bei Harnwegsinfekten 100 mg alle 12 h peroral oder 200 mg einmal täglich.

Antimikrobielle Chemoprophylaxe

Eine antimikrobielle Chemoprophylaxe wird für drei Hauptindikationen eingesetzt: 1. Zur Verhinderung der Aufnahme von pathogenen Keimen von außen, 2. zur Verhinderung des Übergreifens üblicherweise vorhandener Keime von einem Gebiet des Körpers auf ein normalerweise steriles Gebiet und 3. zur Verhinderung des Ausbrechens einer Krankheit durch derzeit in der Ruhephase befindliche pathogene Keime. Für eine erfolgreiche Prophylaxe soll die Gabe der antibakteriellen Substanz kurzzeitig erfolgen, und die Erreger müssen eine stabile Empfindlichkeit aufweisen. Sonst besteht die Gefahr einer möglichen Resistenzentwicklung und einer ineffektiven Behandlung.

Prophylaxe zur Verhinderung der Aufnahme pathogener Keime von außen

Nach übereinstimmender Auffassung bestehen Indikationen zur Infektionsprophylaxe bei Streptococcus-pyogenes-Befall von Patienten mit kürzlich durchgemachten rheumatischen

Fieberschüben, solchen mit rheumatischen Herzaffektionen *(s. Kap. KIN, 17.)* oder rezidivierenden Phlegmonen *(s. Kap. INF, 5.)*. Personen, die in endemische Gebiete reisen, sollten medikamentöse Malariaprophylaxe durchführen *(s. Kap. INF, 15.)*. Ungeimpfte sollten vorbeugend Amantadin während einer Influenza-A-Epidemie erhalten *(s. Kap. INF, 14.)*.

Haushaltskontakte und Personen, die den oralen Sekretionen von Patienten mit Meningokokken-Meningitis ausgesetzt sind, schweben in großer Gefahr, selbst infiziert zu werden. Personen über 12 Jahre sollten präventiv Rifampicin in Dosen von 600 mg 2×/Tag oral erhalten. Kinder unter 1 Monat erhalten 5 mg/kg 2×täglich, 2 Tage lang; 10 mg/kg 2×täglich (Maximum 600 mg) peroral 2 Tage lang, wenn sie 1 Monat bis 12 Jahre alt sind.

Wenn Haushaltskontakte von Kindern mit aggressiver Haemophilus influenzae Typ B-Infektion weniger als 4 Jahre alt sind, sollen alle Familienmitglieder eine Prophylaxe mit Rifampicin erhalten, 20 mg/kg (Maximum 600 mg) täglich, 4 Tage lang, oder Säuglinge unter 1 Monat 10 mg/kg für 4 Tage. Dieses Vorgehen sollte auch in Kindertagesstätten befolgt werden, wo sich Kontaktkinder unter 2 Jahren aufhalten.

Bei Reisenden in Gebiete mit hohem Risiko kann durch eine antimikrobielle Prophylaxe die Inzidenz der Reisediarrhö gesenkt werden. Wirksam sind Doxycyclin 100 mg/Tag oral, Sulfamethoxazol/Trimethoprim (SMX/TMP) oral 1 Tablette mit 800/160 mg/Tag oder Norfloxacin 400 mg/Tag oral. Manche Ärzte bevorzugen für die Prophylaxe 4×2 Wismuth-Salizylat-Tabletten (Pepto-Bismol ‚R') und setzen andere antibakterielle Medikamente nur für die Behandlung einer Diarrhö ein.

SMX/TMP in einer Dosierung von 25/5 mg/kg/Tag aufgeteilt in 2 Dosen und an 3 aufeinanderfolgenden Tagen pro Woche verabreicht, kann bei den Hochrisikopatienten – Kindern mit akuter lymphatischer Leukämie, die eine Chemotherapie erhalten – zur Prophylaxe einer Pneumocystis-carinii-Pneumonie eingesetzt werden. Oral verabreichtes SMX/TMP oder Pentamicin zum Inhalieren wurde zur Reduzierung der Rezidive von *P. carinii*-Pneumonien bei Patienten, die AIDS oder die niedrige CD4 + Lymphozytenwerte haben, angewandt *(s. Kap. LUN, 10., Pneumonie durch Pneumocystis carinii)*.

Prophylaxe gegen bakterielle Selbstinfektion durch körpereigene Flora

Bei Patienten mit schwerer, langdauernder Neutropenie als Folge einer zytostatischen Therapie erhöht sich das Risiko bakterieller Infektionen durch Keime der normalen Darmflora. In vielen Prophylaxe-Studien konnte durch die Gabe von SMX/TMP 800/160 2×täglich, bis die Anzahl der Neutrophilen auf 1000/μL angestiegen sind, die Inzidenz der Infektionen gesenkt werden, die Ergebnisse sind jedoch unterschiedlich, und möglicherweise ist dieses Vorgehen auch ohne Erfolg. Die Chinolone, Norfloxacin und Ciprofloxacin wurden hierfür ebenfalls eingesetzt, die Erfahrungen damit sind allerdings begrenzt und unterschiedlich.

Für Kinder mit rezidivierender Otitis media wird für die Prophylaxe Sulfisoxazol 75 mg/kg/Tag, aufgeteilt in 2 Dosen, Ampicillin 125 mg/Tag für Kinder unter 2,5 Jahren, für Kinder über 2,5 Jahren 250 mg/Tag oder Amoxicillin 20 mg/kg/Tag, empfohlen. In ähnlicher Weise kann bei Frauen mit mehr als 3 HWI/Jahr eine Prophylaxe mit SMX/TMP (200/40 mg 3×/Woche) durchgeführt werden.

Obschon von zweifelhaftem Wert, wird auch eine antimikrobielle Abschirmung bei Patienten mit Klappenfehlern und angeborenen Vitien empfohlen, wenn bei ihnen größere Zahnbehandlungen oder chirurgische Eingriffe geplant sind *(s. Kap. HKR, 4., Endokarditis)*.

Chirurgische Prophylaxe

Eine antimikrobielle Prophylaxe in der Chirurgie *(s. Tab. 5.,)* ist nur dann angezeigt, wenn mit einer postoperativen Infektion gerechnet werden muß oder eine solche besonders schwer verläuft. Diese Situation ist vor allem unter zwei Bedingungen zu erwarten: Einmal im Bereich von Schleimhautoberflächen, die normalerweise von Bakterien besiedelt sind, so daß die sorgfältige Wundinfektion praktisch unvermeidlich ist. Zweitens beim Einsetzen orthopädischer oder kardiovaskulärer Prothesen, bei denen die Gefahr besteht, daß Hautkeime von normalerweise niederer Pathogenität in tiefe Wundschichten verschleppt werden.

Tab. 5. Antimikrobielle Prophylaxe in der Chirurgie

Art des Eingriffs	*Indikationen*	*Erwachsenendosis**
Bauchchirurgie		Cefazolin 1 g i.m. oder i.v.
Gastroduodenale Chirurgie	Magengeschwür, Magenkarzinom, Blutung, Obstruktion, Langzeittherapie mit H_2-Blockern	
Magenbypass (für Fettsucht)	alle Patienten	Cefazolin 1 g i.m. oder i.v.
Perkutane endoskopische Gastrostomie	alle Patienten	Cefazolin 1 g i.m. oder i.v.
Appendektomie	alle Patienten	Cefoxitin 1 g i.v., Neomycin und Erythromycin, je 1 g oral am Tag vor der Operation um 13, 14 und 23 Uhr; dazu bei Einleitung der Anästhesie 1 g Cefoxitin i.v.; keine oralen Antibiotika bei Darmobstruktionen oder bei Notfalloperationen
Kolorektal-Chirurgie	alle Patienten	
Gallenblase und -wege	Patienten > 70 Jahre, frühere Gallenwegsoperationen, obstruktive Gelbsucht, Gallengangsverschluß, akute Cholezystitis	Cefazolin 1 g i.m. oder i.v.
Herz-Kreislauf-Chirurgie		
Herzchirurgie	Einsetzen einer Klappenprothese, Bypass von Koronararterien	Cefazolin 1 g i.v. alle 4 h für die Dauer der Operation
Periphere Gefäßchirurgie	Transplantationen der Bauchaorta oder im Bereich der unteren Extremitäten	Cefazolin 1 g i.m. oder i.v.
Herzschrittmacher	alle Patienten	Cefazolin 1 g i.m. oder i.v.
Lungenchirurgie		
Lungenresektion	alle Patienten	Cefazolin 1 g i.m. oder i.v.
Gynäkologie und Geburtshilfe		
Vaginale oder abdominale Hysterektomie	alle Patientinnen	Cefazolin 1 g i.m. oder i.v.
Kaiserschnitt	rupturierte Eihäute	Cefazolin 1 g i.v. nach Abnabelung
Abort im ersten Trimester	früher entzündliche Erkrankung des Beckens	Cefazolin 1 g i.m. oder i.v.
zweites Trimester, Injektion ins Amnion	mehr als 24 h nach der Injektion kein Abort	Cefazolin 1 g i.m. oder i.v.
HNO-Chirurgie		
Operationen im Kopf- und Halsbereich	Inzisionen durch die Mund- oder Rachenschleimhaut	Cefazolin 1 g i.m. oder i.v.
Orthopädische Chirurgie		
Einsetzen von Kunstgelenken	alle Patienten	Cefazolin 1 g i.m. oder i.v.
Operative Fixation von Schenkelhalsbrüchen	alle Patienten	Cefazolin 1 g i.m. oder i.v.

* Wenn nicht anders empfohlen, werden alle i.m. Injektionen ½–1 Stunde vor der Operation gegeben; i.v. Injektionen werden bei Einleitung der Narkose gegeben.

Modifiziert nach J. V. Hirschmann: Rational Antibiotic Prophylaxis in Hospital Practice, Nov. 1981

Es gibt gewisse Prinzipien bei der zeitlichen Planung der medikamentösen Prophylaxe. Um wirksam zu sein, muß das Medikament bereits zum Zeitpunkt der Infektion oder kurz danach im Gewebe anwesend sein. Nutzlos ist eine Prophylaxe, die erst nach dem chirurgischen Eingriff einsetzt. Bereits während der Operation muß das Medikament in wirksamer Konzentration vorhanden sein. Ist die Wunde verschlossen und der Kontaminationsweg damit beendet, ist weitere Prävention nicht mehr nötig. Die Wirksamkeit der Chemoprophylaxe sollte sich hier gegen eine möglichst große Zahl verschiedener Keime richten. Ziel ist ihre Reduzierung auf eine Menge, mit der die natürliche Abwehr fertig werden kann, ohne daß es zur Eiterbildung kommt. Für nahezu alle chirurgischen Eingriffe genügt eine einzige präoperative Gabe des Medikaments. Nur bei einer Operationsdauer von mehr als 4 Stunden sollte intraoperativ noch einmal eine Dosis verabreicht werden. Eine postoperative Weiterbehandlung empfiehlt sich nur, wenn bei der Operation ein Infektionsherd entdeckt oder gar eröffnet wurde.

Tab. 5. gibt einen Überblick über Medikamente und Dosierungen, wie sie für eine chirurgische Prophylaxe empfohlen werden. Obgleich viele Antibiotika wirksam sind, wird Cefazolin in den meisten Fällen empfehlen, da mit diesem Medikament hierfür die größte Erfahrung vorliegt, die Kosten dafür niedrig sind, eine lange Serum-Halbwertszeit vorhanden ist und es zur intramuskulären und zur intravenösen Verabreichung verfügbar ist. Bei Operationen von Handverletzungen, Prostatektomie bei Patienten mit präoperativem sterilen Urin, neurochirurgischen Eingriffen (einschließlich der Schaffung eines ventrikulären Shunts) und anderen aseptischen Operationen ist eine prophylaktische Antibiotikagabe nicht angezeigt. Bei der notwendigen Antibiotikatherapie von Patienten mit nachgewiesener Infektion handelt es sich nicht um eine Prophylaxe, sondern um Therapie.

Prophylaxe gegen inaktive pathogene Keime

Eine solche Situation ist sehr selten. Patienten mit positivem Tuberkulintest beherbergen wahrscheinlich lebende Tuberkelbakterien in ihrem Organismus, und unter bestimmten Umständen ist eine Prophylaxe mit Isoniazid angezeigt *(s. Kap. INF, 10., Tuberkulose).*

Medikamente gegen Viren

Die Schwierigkeiten einer antiviralen Chemotherapie sind bedingt durch die Tatsachen, daß Viren für ihre Replikation obligatorisch an die Wirtszelle gebunden sind und daß es nur wenige virusspezifische Enzymsysteme gibt, die zur Zeit durch Chemotherapeutika angreifbar sind. Substanzen, die die Virusvermehrung hemmen, blockieren auch die Vorgänge in der normalen Zelle, und die Grenzen zwischen wirksamer und toxischer Dosis liegen sehr eng zusammen. Einige der klinisch eingesetzten antiviralen Substanzen weisen sehr viele Nebenwirkungen auf bei relativ geringer therapeutischer Wirkung. Patienten, die diese Mittel erhalten, müssen sorgfältig überwacht werden. Bei Patienten mit einer anfänglich wirksamen Therapie haben sich einige resistente Virusstämme entwickelt.

Eine chemotherapeutische Wirkung kann möglich sein 1. zum Zeitpunkt, wenn die Viruspartikel sich an die Wirtszelle anlagern, 2. zum Zeitpunkt, wenn die virale Nukleinsäure noch ungeschützt ist, 3. durch Hemmung eines zellulären Rezeptors oder Faktors, die für die Virusreplikation notwendig sind oder 4. durch die Blockierung von viruscodierten Enzymen und Proteinen in der Wirtszelle, die essentiell für die Virusreplikation sind, nicht aber für den normalen Wirtszellstoffwechsel.

Amantadin wird hauptsächlich für die *Influenza*-Prophylaxe eingesetzt und scheint im frühen Stadium der Virus-Wirts-Beziehung zu wirken. Es blockiert entweder das Eindringen des Virus in die Wirtszelle oder das Uncoating. Amantadin schützt zum Teil gegen eine Influenza-A-Infektion (aber nicht gegen Influenza-B- oder C-Infektion) und wird für eine prophylaktische Gabe bei Hochrisikopatienten und nicht immunisiertem medizinischem Personal während einer Influenzaepidemie empfohlen *(s. Kap. INF, 14., Influenza).* Die Prophylaxe ist sofort wirksam. Die Antikörperproduktion nach einer Influenzainfektion wird nicht beeinträchtigt. Wenn das Mittel im frühen klinischen Stadium zur Therapie eingesetzt wird, kommt es zu einer Verminderung der Symptome und einer Abkürzung der Erkrankung um 1–2 Tage.

Als **Nebenwirkungen** treten auf: ZNS-Reaktionen (wie Nervosität, Schlaflosigkeit, Schwindel, Verwirrtheit, verwaschene Sprache, Ataxie, Konzentrationsschwäche, Halluzinationen und Depressionen), Livedo reticularis, Anorexie, Übelkeit und Obstipation. Die Nebenwirkungen treten gewöhnlich innerhalb der ersten 48 h nach Therapiebeginn auf und verschwinden oft bei Fortsetzung der Therapie. Die übliche **prophylaktische Dosis** beträgt für 10–65jährige 100 mg 2×täglich peroral für die Dauer der Epidemie. Für über 65jährige beträgt die Dosis 100 mg/Tag. 1–9jährige Kinder erhalten 4,4–8,8 mg/kg/Tag aufgeteilt in 2 Einzeldosen (Maximaldosis 150 mg) peroral. Über die Anwendung bei Kleinkindern liegen wenig Erfahrungen vor. Zur Behandlung einer Influenza-A-Infektion erhalten Erwachsene 100 mg 2mal täglich peroral 5 Tage lang. Da Amantadin über die Nieren ausgeschieden wird (90% des Medikaments können unverändert im Urin nachgewiesen werden, ungefähr 50% einer Einzeldosis werden innerhalb von 20 h gefunden), sollte die Dosis bei älteren Menschen und Patienten mit Nierenstörungen reduziert werden.

Rimantadin ist ein Analogon von Amantadin, mit der gleichen Effektivität und dem gleichen Wirkungsspektrum, aber es scheint weniger Nebenwirkungen zu haben. Es wird oral in einer Dosierung von 2×täglich 100 mg gegeben.

Rebavirin, ein synthetisches Nukleotid mit einer In-vitro-Aktivität gegen **Respiratory-syncitial-Virus (RSV)** und andere RNS- und DNS-Viren, wurde von der FDA für die Aerosolbehandlung bei Hochrisikokindern für Infektionen des unteren Respirationstraktes mit RSV empfohlen. Spezifische Indikationen für seine Anwendung werden kontrovers diskutiert, z.Zt. wird es vorwiegend bei Kindern mit einer Primärkrankheit angewendet, die ein hohes Risiko für eine schwere RSV-Infektion darstellt (Kinder mit Immunabwehrschwäche, mit angeborenem Herzfehler oder bronchopulmonaler Dysplasie). Seine Bedeutung für gesunde Kinder muß erst geklärt werden. Wegen der Auskristallisation des Medikaments im Beatmungsgerät ist seine Anwendung bei intubierten Kindern ein Risiko, diese erfordert noch weitere Erfahrung. Die Toxizität bei der Aerosolbehandlung von Kindern mit Ribavirin scheint nur gering zu sein. Ribavirin zeigt auch einige Wirksamkeit bei **Influenza-A- und -B-**Infektionen, aber seine Bedeutung für die Behandlung steht noch nicht fest.

Ribavirin wurde intravenös in der Behandlung von **Lassa-Fieber** mit signifikanter Senkung der Mortalität angewandt. Erwachsene erhalten eine Anfangsdosis von 2 g, dann in 6stündlichem Abstand 4 Tage lang 1 g, und weitere 6 Tage lang 0,5 g alle 8 h. Seine Hauptnebenwirkung ist eine Hämolyse. In vitro interferiert Ribavirin mit Zidovudin (s.u.) durch Hemmung seiner Umwandlung zur Triphosphatform.

Idoxuridin (IDU) scheint dadurch zu wirken, daß es phosphoryliert und in neu synthetisierte DNA eingebaut wird, indem es irreversibel Thymidin verdrängt. Dadurch wird ein essentielles nicht-funktionstüchtiges DNA-Molekül gebildet. Das Mittel wirkt allerdings gegen die virale und Wirtszell-DNA und ist daher *für die Wirtszellen hochtoxisch.* Wegen der hohen Toxizität bleibt der klinische Gebrauch auf die lokale Anwendung bei Herpes-simplex-Keratokonjunktivitis beschränkt. Von diesem topischen Augenpräparat gibt es eine 0,1%ige wäßrige Lösung und eine 0,5%ige Salbe. Während des Tages wird stündlich 1 Tropfen in den Augenbindehautsack gegeben und nachts alle 2 h. Die Salbe wird 5mal/Tag (alle 4 h) angewendet, mit der letzten Dosis vor dem Schlafengehen. Die Behandlung sollte nach der Heilung noch für weitere 5–7 Tage fortgesetzt werden, um ein Rezidiv zu verhindern. Es kann zu Irritation, Schmerzen, Pruritus und Entzündung oder Ödem der Augenlider kommen. Selten wurde über das Auftreten von Photophobie und allergischen Reaktionen berichtet.

Vidarabin (Adenin-Arabinosid, Ara-A) hat eine Wirkung auf die virale DNA-Synthese und wird zur Behandlung von **Herpes-simplex-Virus-Infektionen** eingesetzt. Die Augenpräparationen sind bei akuter Kerato-Konjunktivitis und bei rezidivierender Keratitis superficialis durch Herpes-simplex-Viren Typ 1 und 2 wirkungsvoll. Nach Vidarabin scheinen sich weniger häufig resistente Virusstämme zu entwickeln als nach IDU-Therapie und IDU-resistente Infektionen sprechen häufig auf Vidarabin an. 1 cm einer 3%igen Augensalbe wird 5mal täglich (alle 3 h) 5–7 Tage lang in den unteren Konjunktivalsack am befallenen Auge eingebracht. Die Anwendung sollte noch 5–7 Tage nach der Heilung fortgesetzt werden, um ein Rezidiv zu verhindern. Mögliche Nebenwirkungen sind Tränenfluß, Irritation, Schmerzen, Photophobie und Keratitis superficialis punctata.

Eine systemische Vidarabin-Therapie bei Herpes-simplex-Enzephalitis hat die Mortalität von 70% auf 28% vermindert. Die Therapie ist am wirkungsvollsten, wenn sie früh begonnen wird. Sie hat wenig Nutzen, wenn die Behandlung erst beim komatösen Patienten einsetzt. 15 mg/kg/Tag werden als i.v. Infusion über 12 h 10 Tage lang gegeben. Nebenwirkungen sind Übelkeit, Erbrechen, Tremor und Phlebitis an der Infusionsstelle. Bei hohen Dosen kann es zu einer toxischen Wirkung auf Knochenmark und Leber kommen. Da Vidarabin nur schwer löslich ist, sind große Flüssigkeitsmengen für seine Gabe nötig, dies ist beim Hirnödem ein Nachteil. In neueren klinischen Versuchen wurde an Biopsiematerial von Herpes-simplex-Enzephalitis nachgewiesen, daß Acyclovir (s.u.) wirksamer ist als Vidarabin.

Vidarabin wurde auch mit Erfolg bei Varizella-Zoster-Infektionen immunsupprimierter Patienten eingesetzt. 10 mg/kg/Tag wurden 5–7 Tage lang intravenös infundiert. Es konnte die kutane und viszerale Aussaat vermindert werden, die Dauer der Virusverbreitung wurde verkürzt und die Häufigkeit postherpetischer Neuralgien vermindert. Auch hier haben neuere Studien gezeigt, daß Acyclovir wirksamer ist als Vidarabin.

Neugeborenen-Herpes wurde mit Vidarabin i.v. behandelt. Nach einem Bericht wurde die Mortalität von 74% auf 38% gesenkt, aber nach 1 Jahr werden nur 29% der mit Vidarabin behandelten Säuglinge, die eine ZNS-oder disseminierte Erkrankung hatten, normal. In einer vergleichenden Untersuchung konnten zwischen dem Ergebnis mit Vidarabin und dem mit Acyclovir keine signifikanten Unterschiede festgestellt werden.

Trifluridin (Trifluorothymidin) interferiert bei der DNA-Synthese und ist bei der Behandlung der durch Herpesvirus Typ 1 und Typ 2 verursachten primären und rezidivierenden Keratokonjunktivitis wirksam. Trifluridin ist ebenso wirksam wie Vidarabin und kann noch eingesetzt werden bei Patienten, bei denen eine IDU- oder Vidarabin-Therapie versagt hat. Der suppressive Effekt auf das Knochenmark schließt eine systemische Anwendung aus. Von 1%igen Augentropfen wird 1 Tropfen alle 2 h instilliert, solange der Patient wach ist. Die empfohlene Höchstdosis beträgt 9 Tropfen/Tag, bis das Cornea-Geschwür reepithelialisiert ist, danach werden 5 Tr./Tag (1 Tr. alle 4 h) für weitere 7 Tage gegeben. Wenn innerhalb von 7 Tagen keine Besserung eintritt, sollte ein anderes Präparat eingesetzt werden. Nebenwirkungen sind Brennen, Stechen, Lidödeme und weniger häufig Keratopathie und Überempfindlichkeitsreaktionen.

Aciclovir wird durch ein Herpes-spezifisches Virus-Enzym phosphoryliert (Thymidin-Kinase), bildet eine aktive Triphosphatverbindung und hemmt die DNA-Polymerase des Virus. Einige Stämme von Herpes-simplex- und Varicella-Zoster-Viren bilden keine Thymidin-Kinase und sind daher Aciclovir-resistent. Die 5%ige Salbe vermindert die Virusausbreitung und erhöht die Heilungsrate bei primären Herpes-Infektionen der Genitale. Es beugt allerdings nicht einem Rezidiv vor, und bei der Behandlung von Rezidiven ist es relativ unwirksam. Die Salbe wird alle 3 Stunden, 6 mal/Tag, 7 Tage lang aufgetragen. Es kann zu einem vorübergehenden Brennen und Stechen kommen. Die lokale Aciclovir-Anwendung hat sich auch bei mukokutanen Infektionen immunsupprimierter Patienten als nützlich erwiesen. Es konnte gezeigt werden, daß bei der **neonatalen Herpesinfektion** Aciclovir in einer Dosierung von 30 mg/kg/Tag intravenös aufgeteilt in gleiche Dosen und alle 8 Stunden 10 Tage lang gegeben genau so wirksam ist wie Vidarabin. Da Aciclovir leichter löslich ist und deshalb weniger Flüssigkeit injiziert werden muß, ist es im allgemeinen das Medikament der Wahl bei neonatalem Herpes *(s. a. Kap. KIN, 6., Neonatale Infektion mit Herpes-simplex-Virus).*

Peroral gegebenes Aciclovir ist wirksam bei primärem und rezidivierendem Herpes genitalis *(s. a. Kap. INF, 16., Herpes genitalis).* Es wird nach oraler Gabe nur in geringem Umfang resorbiert, die Bioverfügbarkeit beträgt nur 15–30%. Eine Behandlung mit 200 mg Aciclovir peroral, alle 4 h tagsüber, verkürzt den Krankheitsverlauf und vermindert die Schmerzen und die Virusausbreitung. Die Therapiedauer beträgt bei primärer Infektion 10 Tage. Bei Rezidiven ist die Therapie am wirkungsvollsten, wenn bei den ersten Anzeichen eines Rezidivs die Behandlung begonnen und für 5 Tage fortgesetzt wird. Nebenwirkungen sind bei oraler Gabe selten, aber es wurden Übelkeit, Erbrechen, Diarrhö, Kopfschmerzen und flüchtige Hautausschläge beobachtet. Eine latente Infektion kann weder durch die lokale noch durch die perorale Behandlung ausgeheilt werden. Bei Patienten mit häufigen Rezidiven kann man durch eine Behandlung mit 200 mg 3mal täglich für bis zu 6 Monaten Rezidive unterdrücken, aber sie treten nach Absetzen der Therapie wieder auf.

Orales Aciclovir war auch bei der Behandlung von mukokutanen Infektionen mit Herpes-simplex-Viren und bei der Rezidiv-Unterdrückung von Herpes-Infektionen immunsupprimierter Patienten erfolgreich. Mit 800 mg Dosen 5mal täglich oral, 7–10 Tage lang, konnte eine Verkürzung der Abheilungszeit und eine Verringerung der Schmerzen bei akutem Herpes zoster bei immunkompetenten Patienten erzielt werden.

I.v. Infusionen von Aciclovir vermindern die Virusausbreitung, beschleunigen den Heilungsprozeß und vermindern die Schmerzen bei mukokutanen Herpes-simplex-Infektionen immunsupprimierter Patienten. Die übliche Erwachsenendosis beträgt 5 mg/kg i.v. alle 8 Stunden für 7 Tage. Kinder < 12 Jahre erhalten 250 mg/m^2 Körperoberfläche alle 8 h. Die Infusionsdauer soll mindestens 1 Stunde betragen, um die Ablagerung von Aciclovir-Kristallen in den Nierentubuli zu vermeiden. Bei der i.v. Therapie soll reichlich Flüssigkeit zugeführt werden. Bei Patienten mit Nierenstörungen muß die Dosis vermindert werden. Nebenwirkungen sind Phlebitis an der Infusionsstelle, Rash und mögliche neurotoxische Wirkungen (Lethargie, Verwirrtheit, Krampfanfälle und Koma).

Bei **Varicella-Zoster-Infektionen** immunsupprimierter Patienten wird Aciclovir in der Dosierung von 500 mg/m^2 alle 8 h i.v. infundiert. Dadurch können die Virusausbreitung vermindert, die Heilung beschleunigt und die Schmerzen verhindert werden. Diese Behandlung ist wirksamer als die mit Vidarabin i.v.

In klinischen Versuchen hat sich die Behandlung der **Herpes-simplex-Enzephalitis** mit 10 mg/kg Aciclovir, alle 8 h i.v., als wirksamer erwiesen als eine Behandlung mit Vidarabin. Die Mortalität konnte gesenkt werden, und der Zustand der Überlebenden wurde verbessert. Auch hier waren die Erfolge am besten, wenn mit der Therapie bei jüngeren Patienten vor Auftreten eines Komas begonnen wurde.

Ganciclovir ist ein Nukleosid-Analogon von 2'-Desoxyguanosin, das sich vom Aciclovir durch eine zusätzliche Hydroxymethylgruppe an der Seitenkette unterscheidet. In vitro ist es gegen alle Herpesviren einschließlich des **Cytomegalievirus (CMV)** wirksam. Wie Aciclovir wird es zur wirksamen Triphosphatform phosphoryliert. Der erste Schritt wird bei Herpes-simplex-Infektionen durch die virale Thymidinkinase eingeleitet, bei CMV-Infektionen wahrscheinlich durch eine zelluläre Thymidinkinase. Die anderen beiden Schritte bei der Phosphorylierung sind auf die Aktivität der zellulären Kinasen zurückzuführen. Ganciclovir-Triphosphat verhindert die Synthese der viralen DNS durch eine kompetitive Hemmung der viralen DNS-Polymerase und wird in die virale DNS als Kettenendglied eingebaut.

Zur Zeit steht Ganciclovir nur für intravenöse Anwendung zur Verfügung. Peroral hat es nur eine geringe Bioverfügbarkeit. Es dringt ziemlich gut in Liquor, Hirngewebe und Augengewebe ein. Die Plasmahalbwertszeit ist bei normaler Nierenfunktion 3–4 Stunden und seine Clearance erfolgt fast vollständig über die Nierenausscheidung. In Tierversuchen war Ganciclovir teratogen und mutagen. Klinisch standen die Nebenreaktionen im allgemeinen im Zusammenhang mit Knochenmarkssuppression, besonders mit Neutropenie (≥ 40%) und mit Thrombozytopenie (20%). Meist treten die Nebenwirkungen in der 2. Woche der Therapie auf, bei gleichzeitiger Gabe von Zidovudin sind sie häufiger (s.u.). Schwere Neutropenie (Neutrophile < 500 Zellen/μl) oder ausgeprägte Thrombozytopenie (Thrombozyten <25000/μl) erfordern die Unterbrechung der Ganciclovir-Therapie so lange, bis sich das Knochenmark wieder erholt hat. ZNS-Nebenwirkungen werden häufig beobachtet. Toxizität für das ZNS und/oder das blutbildende System zwingen bei einem Drittel der Patienten zum Absetzen der Therapie. Zu den weniger häufigen Komplikationen gehören Anämie, Eosinophilie und Schädigung der Keimdrüsen. Die klinische Beurteilung von Ganciclovir wird durch das Fehlen von placebokontrollierten Studien behindert. Zur Zeit ist seine Anwendung auf Patienten mit lebensbedrohender oder das Augenlicht bedrohender CMV-Infektion beschränkt. Bei 85% der Patienten mit **CMV-Retinitis** werden Besserung oder Stabilisierung gesehen, jedoch fast alle Patienten mit AIDS erhielten Rückfälle innerhalb von 2–5 Wochen nach Absetzen der Therapie. Die übliche Dosis ist 7,5–10 mg/kg/Tag aufgeteilt auf 2 oder 3 Dosen 10–21 Tage lang intravenös verabreicht. Die Dosis für eine Dauertherapie sind 5 mg/kg/Tag wöchentlich an 7 Tagen oder 6 mg/kg/Tag an 5 Tagen in der Woche. Bei anderen CMV-Syndromen bei AIDS-Patienten beträgt die klinische Remissionsrate ungefähr 65%. Bei Patienten mit ZNS-Infektionen sind die Erfolge unterschiedlich. Bei Empfängern von Knochenmarkstransplantaten wurden die Überlebensraten nicht beeinflußt. Bisher gibt es keine Erfahrungen bei Neugeborenen mit symptomatischer CMV-Infektion.

Zidovudin (ZDU), früher als Azidothymidin (AZT) bezeichnet, ist das erste der Dideoxynucleoside, das klinisch erprobt wurde. Diese Verbindungen sind in vitro potente Inhibitoren der Replikation des „human immunodeficiency virus"/HIV. Das Medikament wird durch zelluläre Enzyme (Kinasen) in seine Triphosphat-Form überführt. Die letzteren üben ihre antivirale Aktivität am reverse Transcriptase-Level (virale DNS-Polymerase) aus, ein Enzym, das für die Produktion einer DNS-Kopie des Virus-Genoms essentiell ist *(s. Kap. INF, 9.)*. ZDU konkurriert mit Deoxynucleosid-Triphosphat-Verbindungen der Zelle, die essentiell sind für die Bildung von proviraler DNS und fungiert als Kettenendglied. Es wird hauptsächlich in der Leber durch Glukuronidation abgebaut. 15–20% einer Dosis werden unverändert mit dem Urin ausgeschieden. Es diffundiert gut in den Liquor, wo der ZDU-Spiegel 60% des Plasmaspiegels erreicht. Es wurde nachgewiesen, daß mit ZDU die Virusreplikation abnimmt und die CD4-Zellzahl ansteigt, wenigstens vorübergehend. Es erhöht die Überlebenszeit bei AIDS-Patienten, und kürzlich konnte gezeigt werden, daß es den Beginn der klinischen Erkrankung bei infizierten Patienten oder bei Patienten, die erst eine geringe Symptomatik der HIV-Infektion aufweisen, verzögert. Trotzdem ist ZDU kein Allheilmittel für eine HIV-Infektion und sie begleitende Erkrankungen. Ferner wurde nachgewiesen, daß es eine Rückbildung bei einigen neurologischen Störungen HIV-infizierter Erwachsener und Kinder bewirken kann. Die übliche Dosierung von ZDU bei Erwachsenen mit symptomatischer HIV-Infektion ist 200 mg oral alle 4 h, 1 Monat lang, dann wird die Dosis reduziert auf 100 mg alle 4 h. Bei asymptomatischer HIV-Infektion wird eine Dosierung von 100 mg alle 4 h tagsüber (500 mg/Tag) empfohlen. Die Toxizität steht in Zusammenhang mit einer Knochenmarksuppression, die zu einer Anämie, Thrombozytopenie und/oder Granulozytopenie führen kann. Diese Komplikationen treten vorwiegend bei Patienten mit AIDS auf und erfordern oft eine Dosierungsänderung oder ein vorübergehendes Absetzen der Therapie. Weitere Nebenwirkungen sind Übelkeit, Erbrechen, Myalgien, Kopfschmerzen, pathologische Leberfunktionsteste, Ängstlichkeit, Zittern und Verwirrung. Toxizität und Mutagenität von Zidovudin bei Langzeitanwendung können noch nicht beurteilt werden. Die gleichzeitige Gabe von nephrotoxischen, zytotoxischen, oder Medikamenten, die mit der Glukuronidation oder mit der Anzahl und Funktion der roten oder weißen Blutkörperchen interferieren, können das Toxizitätsrisiko erhöhen. Ferner können die Phenitoinspiegel beeinflußt werden und sollten überwacht werden.

ZDU wird als Prophylaktikum nach Hochrisiko-Exposition (z.B. Nadelstichverletzungen) benutzt, seine Wirksamkeit für diesen Zweck konnte aber noch nicht nachgewiesen werden.

Foscarnet (Trinatriumsalz der Phosphorameisensäure) ist ein Pyrophosphat-Analogon, das direkt an der Polymerase der viralen DNS von Herpes-simplex-Viren und CMV- und an der reversen Transcriptase von Retroviren angreift. Die Hauptanwendung von Foscarnet war die Behandlung von schweren Infektionen mit Thymidinkinase-defizienten, Acyclovir-resistenten Herpes-simplex-Viren. Es wird eine Dosierung von 50 mg/kg, 2mal intravenös verabreicht, vorgeschlagen.

Interferone sind natürliche, von infizierten Wirtszellen gebildete Substanzen als Antwort auf virale oder andere fremde Nukleinsäuren. Interferone können schon 2 Stunden nach der Infektion nachgewiesen werden. Der komplexe Wirkungsmechanismus ist noch nicht ganz geklärt, aber es blockiert selektiv die Translation und/oder die Transkription der Virus-RNA und verhindert die Virusvermehrung, ohne die normale Wirtszellfunktion zu stören. Interferon ist nicht virusspezifisch und kann daher gegen viele Viren wirken, aber es ist Speziesspezifisch und wirkt daher nur gegen die Spezies, die seine Produktion initiiert hat.

Interferon-α ist als für die Therapie bei Patienten mit Haarzell-Leukämie, Kaposi-Sarkom oder Condylomata acuminata anerkannt. Andere Anwendungen müssen erst untersucht werden. Klinische Studien haben gezeigt, daß $alpha_2$-Interferon als Nasenspray gegen Infektionen der oberen Atemwege durch Rhinoviren vorbeugen kann. Interferon hat sich auch bei immunsupprimierten Patienten mit Varicella-Zoster-Infektionen als vorteilhaft erwiesen. Bei akuter Hepatitis B hat sich eine kombinierte antivirale Therapie mit Aciclovir oder Vidarabin plus Interferon als nützlich gezeigt. Durch das neue Herstellungsverfahren konnten ausreichende Mengen aus Bakterienzellen hergestellt werden, so daß jetzt viel klinische Studien gemacht werden.

5. OBERFLÄCHLICHE INFEKTIONEN

Cellulitis

(s. a. Kap. AUG, 4., Orbitale Cellulitis)

Eine diffuse, sich ausbreitende akute Entzündung innerhalb festen Gewebes (nicht Hohlgewebe), charakterisiert durch Hyperämie, Leukozyteninfiltration und Ödem ohne Zellnekrose oder Eiterung. Es betrifft meist die Haut und subkutanes Gewebe; aber auch tiefere Schichten können betroffen sein.

Ätiologie

Streptococcus pyogenes (Gruppe A-*Beta*-hämolysierende Streptokokken) ist die häufigste Ursache einer Phlegmone; ein diffuses Ausbreiten der Infektion findet statt, weil Streptokinase, DNAase und Hyaluronidase – Enzyme, die vom Erreger produziert werden – zelluläre Komponenten zerstören, die sonst den inflammatorischen Vorgang begrenzen und lokalisieren würden. Beta-hämolysierende Streptokokken aus anderen Serogruppen (B, C, G) verursachen seltener Phlegmonen. Gelegentlich verursacht *Staphylococcus aureus* eine oberflächliche Phlegmone, die in charakteristischer Weise weniger ausgebreitet ist als die durch Streptokokken verursachte und die gewöhnlich in Zusammenhang mit offenen Wunden oder Hautabszessen vorkommt. Phlegmonen, die durch andere, vorwiegend gramnegative Erreger verursacht werden, sind selten und kommen im allgemeinen nur unter besonderen Umständen vor. Bei Granulozytopenie, Diabetes, Fußulkus oder schwerer Gewebsischämie können sie durch aerobe gramnegative Keime (z. B. *E. coli, Pseudomonas aeruginosa*) hervorgerufen werden. Phlegmonen nach Tierbissen können durch ungewöhnliche Keime ausgelöst werden; bei Bissen von Hunden und Katzen besonders durch Pasteurella mutocida. Werden

Verletzungen in Wasser (Süßwasser) getaucht, kann es zu einer Phlegmone durch *Aeromonas hydrophila* kommen, beim Eintauchen in warmes Salzwasser kann sich eine Phlegmone durch *Vibrio vulnificus* entwickeln. Da unter all diesen Umständen auch Staphylokokken und Streptokokken eine Phlegmone auslösen können, sollte die antibiotische Therapie von Anfang an so lange, bis das Kulturergebnis zur Verfügung steht, mit einem Medikament erfolgen, das sowohl gegen diese Erreger als auch gegen gramnegative Keime wirksam ist.

Symptomatik

Am häufigsten kommt diese Art Infektion an den unteren Gliedmaßen vor. Ein pathologischer Befund an der Haut, z. B. ein Trauma, Ulzeration, Tinea pedis oder Dermatitis, geht häufig einer Infektion voraus; von einem Lymph- oder anderen Ödem betroffene Stellen scheinen besonders empfindlich zu sein. Speziell bekannt für rezidivierende Phlegmonen sind Narben im Bereich der Vena saphena nach chirurgischen Eingriffen, besonders wenn Tinea pedis beteiligt ist. Häufig jedoch ist kein auslösender Faktor oder die Eintrittsstelle der Infektion erkennbar. Die hautpsächlichen Symptome sind ein lokales Erythem und Schmerzempfinden, häufig mit Lymphangitis und regionaler Lymphadenitis verbunden. Die Haut ist heiß, rot und ödematös, mit einer infiltrierten Oberfläche, die einer Orangenschale ähnelt *(peau d'organe)*. Die Begrenzung ist gewöhnlich diffus, aber beim **Erysipel,** einer Art Phlegmone, sind die erhöhten Ränder scharf abgegrenzt *(s. Kap. HAU, 5.)*. Petechien kommen häufig vor; großflächige Ekchymosen sind selten. Blasen und Bläschen können sich entwickeln und aufbrechen, gelegentlich mit einer Nekrose der Haut. Generalisierte Manifestationen (Fieber, Schüttelfrost, Tachykardien, Kopfschmerzen, Hypotension und Delirium) können manchmal auftreten und der Hautmanifestation vorausgehen. Die meisten Patienten machen jedoch keinen kranken Eindruck. Eine Leukozytose tritt häufig auf, ist jedoch nicht konstant.

Diagnostik

Die Diagnose hängt gewöhnlich von den klinischen Untersuchungsresultaten ab. Der verantwortliche Kern ist schwierig zu isolieren, selbst nach einer Aspiration der infizierten Fläche, es sei denn, es hätte sich Eiter gebildet und man findet eine offene Wunde. Blutkulturen sind selten positiv. Serologische Tests, besonders die Bestimmung der Anti-DNAase B, die jedoch gewöhnlich unnötig ist, bestätigt eine Streptokokkengenese.

Obwohl Phlegmone und tiefe Venenthrombose klinisch leicht differenziert werden können, verwechseln viele Ärzte diese zwei Krankheitsbilder, wenn Ödeme in den unteren Extremitäten auftreten. Die Hauptunterschiede sind 1. Hauttemperatur: heiß bei der Phlegmone, normal oder kühl bei einer tiefen Venenthrombose; 2. die Hautfarbe: rot bei Phlegmonen, normal oder zyanotisch bei tiefen Venenthrombosen und 3. die Hautoberfläche: eine *Peau d'orange* bei Phlegmonen, glatte Haut bei tiefen Venenthrombosen.

Lymphangitis und regionale Lymphadenopathien sind häufig bei der Phlegmone, treten dagegen nicht bei tiefen Venenthrombosen auf.

Verlauf und Prognose

Es bilden sich manchmal örtliche Abszesse, die einen chirurgischen Eingriff und Drainage erfordern. Ernsthafte, aber seltene Komplikationen sind das Auftreten einer schweren nekrotisierenden subkutanen Infektion (Streptokokkengangrän oder nekrotisierende Faszitis) und Bakteriämie mit metastatischen Infektionsherden. Sogar in der vorantibiotischen Ära heilten die meisten Fälle oberflächlicher Phlegmonen ganz spontan. Das Wiederauftreten im gleichen Gebiet war häufig; sie verursachten manchmal schwere Schäden an den Lymphgefäßen und waren die Ursache chronischer lymphatischer Obstruktionen, deutlicher Ödeme und, selten, einer Elefantiasis. Seitdem man Antibiotika verwendet, sind solche Komplikationen selten. Die Symptomatik einer oberflächlichen Phlegmone verschwindet gewöhnlich nach einigen Tagen bei Antibiotikatherapie; doch oft verschlechtern sich anfänglich die klinischen Manifestationen, vermutlich durch die abrupte Zerstörung von Mikroorganismen unter Freisetzung ihrer Enzyme.

Therapie

Bei Phlegmonen, verursacht durch Streptokokken, ist Penicillin das Antibiotikum der Wahl. Bei leichten ambulanten Fällen genügt Penicillin V in einer Dosierung von 250 mg, 4mal täglich, oder eine einmalige Dosis Benzathin-Penicillin, 1,2 Mio IE i.m. Bei schweren Infektionen, die eine Hospitalisierung nötig machen, ist eine wäßrige Lösung von Penicillin G, 400000 IE i.v., alle 6 h angezeigt. Bei Patienten mit Penicillinallergie stellt Erythromycin, und zwar 250 mg oral, 4mal täglich, eine effektive Alternative bei leichten Infektionen dar; parenterales Clindamycin (150 mg i.v. in 6stündigem Abstand) kann bei schweren Fällen verwendet werden. Obwohl *S. aureus* als Ursache für eine typische Phlegmone ungewöhnlich sind, bevorzugen viele Ärzte Medikamente, die sowohl gegen *S. aureus* als auch gegen Streptokokken wirksam sind. Bei leichten Infektionen ist Dicloxacillin oral in einer Dosierung von 250 mg 4mal täglich gegen beide, Staphylokokken und Streptokokken, effektiv. Bei schweren Infektionen, die eine stationäre Behandlung erfordern, sollte 1 g Oxacillin oder Nafcillin, intravenös alle 6 h gegeben, ausreichen. Bei Patienten mit Penicillinallergie oder bei denen eine Infektion mit methicillinresistenten Staphylokokken vermutet wird, ist Vancomycin das Mittel der Wahl in einer Dosierung von 1 g intravenös alle 12 h. Sind Eiter oder eine offene Wunde vorhanden, so sollen die Resultate einer Gramfärbung die Wahl des Antibiotikums bestimmen. Zusätzlich zu den Antibiotika sind die Ruhigstellung und die Hochlagerung der befallenen Gebiete ein wichtiges Element der Behandlung, um die Ödeme zum Abschwellen zu bringen; kalte, feuchte Umschläge können die lokalen Beschwerden erleichtern.

Bei Patienten mit rezidivierenden Beinphlegmonen beseitigt die Behandlung einer begleitenden Fußflechte das Streptokokkenreservoir, das im entzündeten und mazerierten Gewebe vorhanden ist, und verhindert damit einen Rückfall. Wenn dieses Vorgehen nicht erfolgreich oder nicht indiziert ist, kann ein Phlegmonerezidiv durch eine monatliche intramuskuläre Gabe von 1,2 Mio E Benzathin-Penicillin oder entweder von Penicillin V oder Erythromycin, 4mal täglich oral 250 mg eine Woche lang jeden Monat gegeben, verhindert werden. Eine Phlegmone bei Patienten mit einer Neutropenie erfordert eine Behandlung mit Antibiotika, die gegen gramnegative Enterobakterien wirksam sind (z.B. Gentamicin 1,5 mg/kg alle 8 h und Mezlocillin 3 g alle 4 h) solange bis das Kulturergebnis zur Verfügung steht. Für die weniger üblichen Ursachen der Phlegmone, die oben beschrieben wurden, ist Penicillin das Mittel der Wahl für *P. multocida.* Aminoglykoside (z.B. Gentamicin) sind wirksam gegen *Aeromonas hydrophila,* und Tetracyclin ist das bevorzugte Antibiotikum bei einer Infektion mit *Vibrio vulnificus.*

Lymphadenitis

Entzündung der Lymphknoten.

Ätiologie

Alle pathogenen Mikroorganismen – Bakterien, Viren, Protozoen, Rickettsien oder Pilze – können eine Lymphadenitis verursachen. Die Lymphknotenbeteiligung kann allgemein sein, wie bei systemischen Infektionen, oder beschränkt auf regionale Lymphknoten, die ein begrenztes Infektionsgebiet drainieren. **Infektionen mit hauptsächlich regionaler Lymphadenopathie werden** durch Streptokokkeninfektionen, durch Tb oder eine nichttuberkulöse mikrobakterielle Erkrankung, Tularämie, Pest, Katzenkratzkrankheit, primäre Syphilis, Lymphogranuloma venereum, Ulcus molle und Herpes simplex genitalis **verursacht. Generalisierte Lymphknotenvergrößerungen werden häufig bei** infektiöser Mononukleose, Zytomegalievirusinfektion, Toxoplasmose, Brucellose, sekundärer Syphilis und disseminierter Histoplasmose **gefunden.**

Symptomatik und Diagnostik

Lymphknotenvergrößerung, verursacht durch Ödem und leukozytäre zelluläre Infiltration, ist das hervorstechende Merkmal einer Lymphadenitis. Sie kann asymptomatisch verlaufen oder Schmerz- und Druckempfindlichkeit verursachen. Bei manchen Infektionen ist die betroffene Haut entzündet, mit gelegentlichen Phlegmonen; es können sich Abszesse bilden und Ulzeration mit Haut- und Fistelbildung.

Die Lymphadenitis und ihre Ursachen sind gewöhnlich offensichtlich. Gelegentlich kann jedoch die Kultur eines Lymphknotenpunktats oder eine Biopsie notwendig sein.

Therapie und Verlauf

Die Behandlung hängt von der zugrundeliegenden Ursache ab. Mit Abklingen des Primärprozesses bildet sich gewöhnlich die Lymphknotenvergrößerung zurück, doch bleibt manchmal eine harte, nicht schmerzhafte, persistierende Lymphadenopathie zurück. Heiße nasse Umschläge helfen die Symptome akut schmerzhafter Lymphknoten zu erleichtern. Abszesse erfordern eine chirugische Drainage (s. Kap. INF, 6.).

Akute Lymphangitis

Eine akute Entzündung der subkutanen Lymphbahnen, die gewöhnlich durch Streptococcus pyogenes *verursacht wird.*

Symptomatik und Diagnostik

Streptokokken dringen gewöhnlich durch eine Abschürfung, Wunde oder Infektion, meist einer Phlegmone, an einer der Extremitäten in die Lymphbahnen ein. Es bilden sich rote, unregelmäßige, warme und druckempfindliche Streifen, die sich proximal ausdehnen. Regionale Lymphknoten sind deutlich vergrößert und druckempfindlich. Allgemeinsymptome, z. B. Fieber, Schüttelfrost, Tachykardie und Kopfschmerzen, sind häufig und öfter schwerer, als die Hautsymptomatik vermuten lassen würde; gelegentlich gehen sie jedem Zeichen einer signifikanten lokalen Infektion voraus. Eine manchmal recht auffallende Leukozytose ist nicht ungewöhnlich.

Die Lymphknoten sind in charakteristischer Form vergrößert und druckschmerzhaft. Die Diagnose ergibt sich aus dieser Symptomatik. Wie bei der Phlegmone sind positive Kulturen des verantwortlichen Mikroorganismus selten, es sei denn, man findet Eiter, eine offene Wunde oder eine Bakteriämie.

Verlauf und Therapie

Es kann oft mit erschreckender Geschwindigkeit zu einer Bakteriämie aus streuenden Infektionsherden kommen. In seltenen Fällen kann sich auch eine Phlegmone mit Eiterung, Nekrose und Ulzerationen entlang den betroffenen Lymphgefäßen bilden. Die meisten Fälle sprechen schnell auf Antibiotika an, wie oben unter Phlegmone besprochen.

Hautabszesse

Eine *örtlich begrenzte Ansammlung von Eiter, Anschwellungen des weichen Gewebes verursachend und von einem Erythem umgeben* (s. a. Kap. HAU, 5., Phlegmone, Furunkel, Karbunkel). Örtliche Phlegmone, Lymphangitis, regionale Lymphadenopathie, Fieber und Leukozytose sind variable begleitende Charakteristika. Diese Abszesse sind meist die Folge kleinerer Hautverletzungen.

Die Keime, die aus Hautabszessen isoliert werden, sind typischerweise Bakterien, die auch sonst auf der Haut der betroffenen Fläche zu finden sind. Abszesse in der perianalen Region (inguinal, vaginal, Gesäß und perirektal) enthalten Mikroorganismen, die im Stuhl gefunden werden, gewöhnlich Anaerobier allein oder eine Kombination von aeroben und anaeroben. Die vorwiegend isolierten anaeroben Bakterien sind *Peptococcus, Peptostreptococcus, Lactobacillus, Bacteroides* und *Fusobacterium*-Arten. Alpha- und nichthämolysierende Streptokokken sind die häufigsten Aerobier. Bei Abszessen im Körper, an den Extremitäten, in den Achselhöhlen oder am Kopf und Nacken findet man gewöhnlich aerobe Mikroorganismen allein oder eine gemischte aerob und anaerobe Flora. Die meistgefundenen anaeroben Arten sind *Peptococcus* und *Proprionibacterium;* die häufigsten aeroben Organismen sind *Staphylococcus aureus* und *epidermidis. Staphylococcus aureus,* der in weniger als der Hälfte der Hautabszesse unabhängig von der Lokalisation gefunden wird, kommt typischerweise in Reinkultur vor.

Zur **Behandlung** des Abszesses wird das fluktuierte Gebiet indiziert. Der Eiter wird sorgfältig aus der Abszeßhöhle entfernt, wobei man peinlich genau sondiert, um Abszeßkammern zu eröffnen. Sie werden mit physiologischer Kochsalzlösung gespült und lose tamponiert mit Gazestreifen, die 24–48 h später entfernt werden müssen, örtliche Wärmebehandlung und wenn möglich Hochlagerung der betroffenen Fläche kann die Rückbildung der Entzündung beschleunigen. Gramfärbung, Kultur und Antibiotika sind nicht erforderlich, es sei denn, der Patient weist Zeichen einer Allgemeininfektion, eines geschwächten Abwehrmechanismus oder faziale Abszesse im Abflußbereich des Sinus cavernosus auf.

Nekrotisierende subkutane Infektionen

(Nekrotisierende Fasciitis; nekrotisierende Phlegmone)

Schwere Infektionen, Folge einer Mischung von aeroben und anaeroben Keimen, die Nekrosen des subkutanen Gewebes, gewöhnlich unter Miteinbeziehung der Faszie, verursachen. Wenn die männlichen Geschlechtsorgane betroffen sind, wird diese Infektion **Fourniersches Gangrän** genannt.

Ätiologie, Pathogenese und Pathologie

Während *Streptococcus pyogenes* (Gruppe-A-Streptokokken) gelegentlich alleine eine ernste nekrotisierende Zellulitis oder Fasciitis verursachen kann, so sind sie für gewöhnlich durch eine Mischung aerober und anaerober Bakterien verursacht; die am häufigsten isolierten Mikroorganismen sind aerobe Streptokokken, die nicht der Gruppe A angehören, aerobe gramnegative Bakterien, anaerobe grampositive Kokken und *Bakteroides Spezies* (s. a. Kap. INF, 10., Bacteroides und anaerobe Mischinfektionen).

Diese Organismen gelangen durch Eindringen aus einer benachbarten Infektion oder *durch ein Trauma in diesem* Gebiet in das subkutane Gewebe. Das Trauma, das öfter minimal ist, kann thermischen, chemischen oder mechanischen Ursprungs sein, einschließlich chirurgischer Eingriffe.

Auftreten an den Extremitäten, die häufigste Lokalisation, kann durch infizierte Hautulzerationen oder infektiöse Komplikationen eines Traumas hervorgerufen werden. Die Beteiligung des Perineums, die zweithäufigste Stelle, ist meist Komplikation einer vorhergegangenen Operation, eines perirektalen Abszesses, periurethraler Drüseninfektion oder einer retroperitonealen Infektion durch Perforation des Darms.

Die pathologischen Hauptbefunde sind Ödem und Nekrose des Unterhautgewebes, inklusive der anliegenden Faszien. Eine weit ausgedehnte Unterminierung des umliegenden Gewebes, Verschluß der kleinen subkutanen Gefäße, der zu Hautgangrän führt, und das Fehlen oder die Geringfügigkeit der Muskelbeteiligung sind weitere Zeichen. Zu den mikroskopischen Veränderungen gehören ausgeprägte Leukozyteninfiltration, Mikroabszeßbildung und Nekrose im Unterhautgewebe und der anliegenden Faszie. Oft zeigt sich ein kompletter Verschluß der subkutanen Arteriolen und Venolen.

Die Kombination von Ischämie, Ödem und Entzündung im Unterhautgewebe bewirkt eine Absenkung des pO_2 und ermöglicht das Wachstum von obligaten Anaerobiern wie *Bakteroides* und regt den anaeroben Metabolismus durch fakultative Keime wie *E. coli* an. Dieser anaerobe Metabolismus produziert häufig Wasserstoff und Stickstoff, relativ unlösliche Gase, die sich im Unterhautgewebe ansammeln können. Dies führt dann zum Knistern und zu auf Röntgenbildern erkennbaren Luftansammlungen.

Patienten mit Diabetes mellitus scheinen für diese Infektionen anfälliger zu sein. Mögliche Erklärungen sind 1. Mikroangiopathien, die zur Gewebshypoxie führen und damit den anaeroben Bakterienstoffwechsel fördern, 2. defekte Leukozytenfunktion und 3. erhöhte Glukose im Gewebe, die zum bakteriellen Wachstum die Nährstoffe liefert.

Symptomatik

Die betroffene Stelle ist gewöhnlich sehr schmerzhaft, und die Haut darüber ist gerötet, heiß und geschwollen. Bei fortschreitender Erkrankung ergibt sich eine livide Verfärbung, Blasen, Knistern und Hautgangrän. Das fast immer bestehende Fieber wird typischerweise von allgemein toxischen Symptomen begleitet, inklusive Tachykardie und Veränderungen des Bewußtseins von Verwirrung bis zur Betäubung. Hinweise auf Verringerung des intravaskulären Volumens, einschließlich Hypotonie, sind häufig.

Laborbefunde und Diagnostik

Gewöhnlich besteht eine polymorphkernige Leukozytose. Bei Diabetikern ist die Blutglukose erhöht, es kann Ketoazidose bestehen. Das verminderte intravaskuläre Volumen bedingt einen konzentrierten Urin und erhöhte Werte von Serumkreatinin und Serumharnstoff. Röntgenaufnahmen zeigen oft Gas in den betroffenen Weichteilen.

Rote, überwärmte, berührungsempfindliche und deutlich ödematöse Haut weist auf eine zugrundeliegende nekrotisierende subkutane Infektion hin. Für die Abgrenzung gegen eine Gasbrandinfektion, bei der sich Myositis und Myonekrosen entwickeln, ist es schwierig, die geeigneten Untersuchungen zu wählen *(s. Kap. INF, 10., Erkrankungen durch Clostridien* unter *Clostridieninfektionen)*. Ein schnelles Fortschreiten der Läsionen oder die Entwicklung von Blasen, Ekchymosen, Hautgangrän, Fluktuation, Knistern oder auf dem Röntgenbild sichtbares Gas in Weichteilen bestätigt die Notwendigkeit eines operativen Eingriffs. Blutkulturen sollten abgenommen werden. Für Gramfärbungen und aerobe und anaerobe Kulturen eignet sich am besten perkutan aspirierter oder während der Operation gewonnener Eiter.

Prognose und Therapie

Die Mortalitätsrate beträgt etwa 30%. Höheres Lebensalter, gleichzeitig bestehende weitere Erkrankungen, späte Diagnosestellung und Therapie und ungenügend ausgedehnte chirurgische Intervention bedingen eine schlechte Prognose.

Die Gramfärbung des Eiters sollte die Wahl des Antibiotikums bestimmen. Da in der Regel sowohl Aerobier als auch Anaerobier vorhanden sind, können bis zum Eintreffen der Kulturergebnisse Gentamicin und Clindamycin oder Cefoxitin oder Cefotetan allein gegeben werden. Parenterale Flüssigkeitszufuhr ist erforderlich, um die Verluste ins Gewebe auszugleichen.

Die Hauptpfeiler der Therapie sind die ausgedehnte Inzision und das Ausräumen der Läsion. Das betroffene Gebiet ist meist umfangreicher, als nach den oberflächlichen Hautveränderungen anzunehmen ist. Die Inzision sollte so weit ausgedehnt werden, bis man weder mit dem Finger noch mit einem Instrument Haut und Unterhautgewebe von der tiefen Faszie trennen kann. Der häufigste Fehler ist die unzureichende operative Ausräumung: Eine Wiederholung des Eingriffs 1–2 Tage später ist häufig angezeigt, um eine adäquate Inzision und Ausräumung der betroffenen Gebiete zu gewährleisten. Die Amputation einer Extremität kann erforderlich werden.

6. ABSZESSE

Eiteransammlungen in Geweben, Organen oder Hohlräumen, die meist durch bakterielle Infektionen hervorgerufen werden.

Dieses Kapitel beinhaltet die wesentlichen Elemente der Abszeßbildung, das klinisch charakteristische Bild der wichtigsten Abszesse, je nach Lokalisation im Körper, und die Therapieprinzipien. Die betreffenden Keime variieren stark und werden auch an anderen Stellen unter den entsprechenden Überschriften besprochen. Von steigender Bedeutung sind insbesondere Häufigkeit, Bedeutung und Zusammenhänge gemischt anaerober Infektionen, die in *Kap. INF, 10.* besprochen werden. Für Hautabszesse siehe *Kap. INF, 5.*

Pathogenese

Keime, die zur Abszeßbildung führen, können in das Gewebe eindringen durch 1. direktes Einimpfen (z. B. penetrierende Verletzung mit einem unsterilen Gegenstand), 2. Ausbreitung von einer ansteckenden Infektion, 3. Ausbreitung auf lymphatischem oder hämatogenem Wege aus einer entfernten Läsion oder 4. Immigration von einem Gebiet, wo sie physiologischerweise vorkommen, in ein angrenzendes Gebiet, das normalerweise steril ist, wenn natürliche Grenzen zerstört sind (z. B. Dampfperforation mit folgendem intraabdominellen Abszeß).

Als prädisponierende Faktoren gelten ein geschädigtes Abwehrsystem (z. B. ungenügende Leukozytenfunktion), das Vorhandensein von Fremdkörpern, Abflußbehinderung der Harn-, Gallen- oder Atemwege, Gewebsischämie oder Nekrose, Hämatom oder ausgedehnte Flüssigkeitsansammlungen im Gewebe und Trauma.

Abszesse beginnen als **Phlegmone** *(s. Kap. INF, 5.).* Die Trennung von Zellelementen durch Flüssigkeit oder durch den Hohlraum, der durch die Zellnekrose hervorgerufen wird, führt zu einem Gebiet, wo Leukozyten sich ansammeln können und den Abszeß bilden. Der Abszeß kann sich durch Einschmelzung, Eiterbildung oder Nekrose der umliegenden Zellen vergrößern. Nekrotisches Gewebe, Leukozyten und Zelltrümmer können dann von gefäßreichem Bindegewebe umschlossen und durchdrungen werden, was eine weitere Ausbreitung verhindert.

Symptomatik und Komplikationen

Symptome und Befunde von Haut- oder Unterhautabszessen sind Überwärmung, Schwellung, Berührungsempfindlichkeit, Rötung über der betroffenen Stelle und möglicherweise Fieber, besonders wenn eine umgebende Gewebsentzündung vorliegt. Bei tiefliegenden Abszessen findet man lokalen Schmerz, Berührungsempfindlichkeit und systemische Symptome, besonders Fieber, aber auch unspezifische Beschwerden, wie Anorexie, Gewichtsverlust und Erschöpfung. Bei einigen Lokalisationen steht die beeinträchtigte Organfunktion, z. B. Hemiplegie bei Hirnabszessen, im Vordergrund.

Als **Komplikationen** können Bakteriämie, mit Ausbreitung der Infektion auf entfernte Gebiete, Eindringen in umliegendes Gewebe, Blutungen aus erodierten Gefäßen, mangelhafte Funktion eines vitalen Organs und die allgemeinen Auswirkungen der Anorexie und des katabolen Gewebsstoffwechsels auftreten.

Therapie

Die Heilung eines Abszesses bedarf in der Regel der Entfernung seines Inhalts, da dieser weitere Entzündungen hervorrufen kann. Eine Drainage des Abszesses kann spontan durch Ruptur in umliegendes Gewebe oder zur Körperoberfläche, manchmal mit Bildung von chronischen Fisteln, erfolgen. Ohne spontane oder operative Drainage kann ein Abszeß sich auch selbst auflösen, nachdem der Eiter lytisch in eine dünne, sterile Flüssigkeit umgewandelt wurde, die ins Blut resorbiert wird. Eine unvollständige Resorption läßt eine Zyste zurück, die eine fibröse Wand aufweist und manchmal auch die darin vermehrt vorhandenen Kalziumsalze verkalkt.

Hauptpunkte einer adäquaten Drainage sind gründliche Entfernung von Eiter, nekrotischem Gewebe und Zelltrümmern (was oft die stumpfe Ausschälung der fibrösen Wände um einen Eiterherd erfordert) und die Beseitigung von Toträumen, die einen Ort zukünftiger Ansammlung von Keimen, Leukozyten und Zelltrümmern darstellen (was oft durch Auffüllung mit Gasen – die Kapillarfunktion führt zur Aufnahme der Flüssigkeiten und hält die Wunde sauber und trocken – oder durch verschiedene Drainagen erreicht wird). Prädisponierende Zustände, z. B. Obstruktionen oder das Vorhandensein eines Fremdkörpers, bedürfen der Korrektur, wenn diese möglich ist.

Systemische antimikrobielle Agenzien, die gegen die zugrundeliegenden Stämme aktiv werden, sind bei tiefen Infektionen indiziert, jedoch ohne zusätzliche operative Drainage nur selten effektiv. Gramfärbungen, Kulturen und Sensibilitätstests des Eiters, der durch Aspiration oder Drainage aus dem Abszeß gewonnen wurde, ergeben einen guten Wegweiser zur Antibiotikawahl durch Identifikation des verantwortlichen Keims und Demonstration der antimikrobiellen Wirksamkeit.

Intraabdominelle Abszesse

Intraabdominalabszesse können **intraperitoneal, retroperitoneal** und **viszeral** auftreten. Obwohl das klinische Bild variiert, führen die meisten Abszesse zu Fieber, Leukozytose und erhöhter BKS. Wenn Schmerzen vorliegen, sind diese meist in der Nähe des Abszesses lokalisiert. Es kann sich ein paralytischer Ileus entwickeln, der entweder allgemein oder in der Nähe der Infektion lokalisiert ist. Häufig liegen unspezifische gastrointestinale Symptome wie Anorexie, Übelkeit, Erbrechen und Diarrhö oder Obstipation vor.

Viele intraabdominelle Abszesse entwickeln sich aus einer Eröffnung des Gastrointestinaltrakts durch Perforation oder Entzündung; die verantwortlichen Keime, eine komplexe Mischung anaerober und aerober Bakterien, sind Teil der normalen Darmflora. Die wichtigsten Keime aus diesen Abszessen sind aerobe gramnegative Stäbchen, z. B. *E. coli* und *Klebsiella* und Anaerobier, besonders *Bacteroides fragilis*. Die effektive antimikrobielle Therapie bedarf aktiver Agenzien gegen diese Keime. Effektiv bei Patienten mit normaler Nierenfunktion ist eine Kombination von Aminoglykosiden wie Gentamicin 1,5 mg/kg alle 8 h und Clindamycin 600 mg intravenös alle 6 h, oder Metronidazol. Cefoxitin 2 g alle 6 h oder Cefotetan 1 g alle 12 h sind eine vernünftige Alternative als Monotherapie mit Ausnahme von Patienten, bei denen vorher eine antibiotische Behandlung durchgeführt wurde oder eine nosokomiale Infektion besteht, bei der ein Aminoglykosid, wie Gentamicin, zusätzlich gegeben werden soll.

So gut wie alle intraabdominellen Abszesse sollten entweder chirurgisch oder durch perkutane Punktion drainiert werden. Die Drainage über einen Katheter, der mit Hilfe des CT oder Ultraschall gelegt wird, ist nur indiziert, 1. wenn nur wenig Abszeßhöhlen vorhanden sind, 2. der Drainageweg nicht den Darm oder nicht infizierte Organe, z. B. Pleura oder Peritoneum in Mitleidenschaft zieht, 3. keine Verbindung zu einer Darmperforation besteht, und 4. der Eiter dünnflüssig genug ist, um den Katheter passieren zu können.

Intraperitoneale Abszesse

Subphrenische Abszesse, Abszesse des mittleren Abdomens und Abszesse des Beckens entwickeln sich aus einer generalisierten Peritonitis nach Trauma, Darmperforation oder lokalisierter Peritonitis durch Infektion in angrenzendem Gebiet. Bei generalisierter Peritonitis bewirken die Schwerkraft und der intraabdominelle Druck eine bevorzugte Lokalisation im subphrenischen Raum, im Becken und in parakolischen Räumen neben dem Colon ascendens und descendens.

Subphrenische Abszesse

Der subphrenische Raum, der zwischen dem Zwerchfell und über dem Colon transversum liegt, kann in vier Gebiete eingeteilt werden. Auf der rechten Seite findet man den suprahepatischen und subhepatischen Raum, auf der linken Seite stehen der subhepatische und suprahepatische Raum in freier Verbindung und bilden eigentlich einen einzigen subphrenischen Raum. Als weiteres Gebiet auf der linken Seite ist noch der Raum hinter dem Magen und vor dem Pankreas zu nennen, die Bursa omentalis. Etwa 55% der subphrenischen Abszesse liegen rechts, 25% liegen links und 20% treten multipel auf.

Ätiologie und Pathogenese

Die meisten subphrenischen Abszesse entstehen aus direkter Kontaminierung des Gebiets nach lokaler Erkrankung, nach Verletzungen oder am häufigsten nach Operationen. Sie entwickeln sich aus einer Peritonitis, die durch andere Ursachen hervorgerufen wird, wie Darmperforationen, Ausbreitung von einem Abszeß in einem anliegenden Organ oder am häufigsten als postoperative Komplikationen von abdominalchirurgischen Eingriffen, hier am häufigsten des Gallengangsystems, Duodenums oder Magens. Das Peritoneum kann während oder nach der Operation durch Anastomosen-Insuffizienzen kontaminiert werden. Manche Abszesse entwickeln sich nach Ausbreitung einer Infektion in der Peritonealhöhle aus einem entfernten kontaminierten Gebiet (z.B. Appendizitis). Faktoren, die den Erguß nach oben, in den subphrenischen Raum, begünstigen, sind u.a. der negative Druck durch die Bewegung des Zwerchfells bei der Atmung und der größere intraabdominelle Druck im Unterbauch. Bei einigen Patienten findet sich keine Vorerkrankung (primärer subphrenischer Abszeß). Hier kam es wahrscheinlich zu einer subklinischen Peritonitis.

Symptomatik

Die Klinik subphrenischer Abszesse beginnt meist schleichend innerhalb von 3–6 Wo. nach einer Operation, manchmal aber auch erst nach Monaten. Manchmal ist Fieber, das fast immer besteht, der einzige Hinweis auf einen Abszeß. Unspezifische, konstitutionelle Symptome wie Anorexie und Gewichtsverlust treten oft auf. Die häufigsten Befunde betreffen den Thorax und das Abdomen. Husten ohne Auswurf, Thoraxschmerzen, Dyspnoe und Schulterschmerzen können durch Auswirkungen der Infektion auf das anliegende Zwerchfell hervorgerufen werden. Rasselgeräusche oder pleurales Reiben können hörbar sein. Wenn es zur basalen Atelektase, Pneumonie oder Pleuraerguß kommt, findet man bei der Perkussion eine Dämpfung und abgeschwächte Atemgeräusche.

Das häufigste abdominelle Symptom, der Schmerz, wird häufig von lokalisierter Berührungsempfindlichkeit begleitet. Manchmal findet man einen Tumor, eine Wunddrainage oder Fisteln an der Stelle der abdominalen Inzision. Oft finden sich Blähungen und verminderte Darmgeräusche durch paralytischen Ileus.

Diagnostik

Bei den meisten Patienten kommt es zu einer Leukozytose, eine Anämie ist häufig. Blutkulturen sind manchmal positiv.

Röntgenbilder des Thorax sind in der Regel pathologisch. Oft findet man seitengleiche Pleuraergüsse, ein hochstehendes oder unbewegliches Zwerchfell, Pneumonie und Atelektase. Abdomenleeraufnahmen können freies Gas im Abszeß nachweisen, eine Verschiebung angrenzender Organe oder eine Weichteilverschattung, die den Abszeß darstellt.

Eine gleichzeitig angefertigte Szintigraphie von Leber und Lunge kann eine Abweichung dieser beiden Organe voneinander aufweisen. Der Wert dieser Untersuchungen variiert; falschpositive und -negative Ergebnisse kommen häufig vor.

Die Ultraschalluntersuchung ist besonders hilfreich, wenn Abszesse rechts subphrenisch liegen. Der linke subphrenische Raum ist schwieriger zu untersuchen, da hier der gasgefüllte Magen, Milzflexur, belüftete Lunge und Rippen das Bild beeinträchtigen. Da die Milz zusätzlich in Form und Größe variiert und wenig Schall schluckt, kann sie einen Abszeß vortäuschen.

Intraabdominale Abszesse lassen sich in der Regel im Computertomogramm nachweisen. Der Bereich unterhalb des Zwerchfells läßt sich jedoch schwer beurteilen, im besonderen ist es schwierig festzustellen, ob eine Läsion unterhalb oder oberhalb des Zwerchfells liegt. Das Computertomogramm ist besonders dann hilfreich, wenn der Abszeß im linken oberen Quadranten sitzt und wenn in der postoperativen Phase der Wundverband oder eine Drainage die Prüfung mittels Ultraschall schwierig machen.

Komplikationen, Prognose und Therapie

Subdiaphragmatische Prozesse können bis in den Thorax reichen und zu Empyem, Lungenabszeß oder Pneumonie führen. Intraabdominelle Komplikationen umfassen ein Durchbrechen und Fistelbildung. Manchmal kann der Abszeß die V. cava inferior komprimieren und zu Ödemen der unteren Extremitäten führen.

Die Mortalität subphrenischer Abszesse liegt zwischen 25 und 40%, die Todesursachen sind unkontrollierte Infektion, Mangelernährung und Komplikationen durch lange Krankenhausaufenthalte, wie Lungenembolie und Hospitalismuskeime.

Die **Therapie** besteht in operativer oder perkutaner Drainage.

Antibiotika werden zusätzlich verabreicht, sind jedoch kein Ersatz. Von besonderer Bedeutung ist eine ausreichende Ernährung, besonders wenn ein Krankenhausaufenthalt länger andauert.

Abszesse des mittleren Abdomens

Diese Abszesse liegen zwischen Colon transversum und beinhalten *Abszesse des rechten und linken unteren Viertels* und zwischen den *Darmwindungen*.

Abszesse des rechten unteren Viertels entwickeln sich am häufigsten als Komplikationen einer akuten Appendizitis und seltener aus einer Kolondivertikulitis, regionalen Enteritis oder einem perforierten Ulcus duodeni mit Drainage rechts lateral des Kolons. Nach Symptomen, die auf eine akute Appendizitis hinweisen, folgen typischerweise Fieber, Berührungsempfindlichkeit im rechten unteren Quadranten und Tumorbildung. Der Tumor kann zu einer partiellen oder kompletten Obstruktion des Dünndarms führen. Eine Leukozytose tritt in der Regel auf. Die **Therapie** besteht aus Antibiotika und operativer Drainage. Manchmal löst sich ein Abszeß auch nach alleiniger antibiotischer Therapie auf.

Abszesse des linken unteren Viertels entstehen meist aus der Perforation eines Divertikels im Colon descendens oder Sigmoid, seltener aus einem perforierten Kolonkarzinom. Die Symptome entsprechen denen einer akuten Divertikulitis: Schmerzen im linken unteren Viertel, Anorexie und leichte Übelkeit, gefolgt von Fieber, Leukozytose und Entwicklung eines tastbaren Tumors. Die **Therapie** besteht aus Antibiotikatherapie plus Operation. Manche divertikulären Abszesse sind allein mit antimikrobieller Therapie zum Verschwinden zu bringen. Einige Chirurgen führen eine Drainage des Abszesses mit ableitendem Kolostoma durch, gefolgt von einer Resektion des betreffenden Darmsegments in einer zweiten Operation, danach der Verschluß der Kolostomie in einer dritten. Andere resezieren den betroffenen Darmabschnitt und legen das proximale Kolon als Endkolostomie an, den distalen Darm als Schleimhautfistel. In einer zweiten Operation 2–3 Mo. später wird eine End-zu-End-Anastomose durchgeführt.

Abszesse zwischen den Darmwindungen, Eiteransammlungen zwischen den Falten der Darmoberflächen von Dünn- und Dickdarm und ihrem Mesenterium, sind Komplikationen von Darmperforationen, Anastomoseninsuffizienz oder Morbus Crohn. Die Symptome und Befunde können äußerst gering sein. Fieber und Leukozytose sind oft die einzigen Anzeichen; manchmal kommt es zu abdominaler Berührungsempfindlichkeit, Anzeichen eines paralytischen Ileus oder Tumorbildung. Abdomenleeraufnahmen weisen manchmal auf die Diagnose hin, wenn ein Ödem der Darmwand besteht, eine Abweichung der Darmschlingen voneinander, ein lokalisierter Ileus und Flüssigkeitsspiegel im Stehen. Die **Therapie** besteht aus der operativen Drainage und entsprechenden Antibiotika.

Abszesse des Beckens

Abszesse des Beckens sind in der Regel Komplikationen einer akuten Appendizitis, Beckenentzündung oder Divertikulitis des Kolons. Hauptsymptome sind Fieber und Schmerzen im Unterbauch. Abszesse im Douglas-Raum, neben dem Kolon, können zu Diarrhö führen; eine Ausdehnung auf die Blase kann sich in Harndrang und gehäuftem Harnlassen äußern. Eine Berührungsempfindlichkeit des Abdomens ist häufig; bei der vaginalen oder rektalen Untersuchung ist der Abszeß in der Regel tastbar. Typischerweise findet sich auch eine Leukozytose.

Die **Therapie** besteht aus einer Drainage durch Vagina oder Rektum und die entsprechenden Antibiotika, wie Clindamycin, und ein Aminoglykosid (Tobramycin oder Gentamicin), die bis zum Eintreffen der Kulturergebnisse das Mittel der Wahl darstellen. Große Abszesse können perkutan punktiert und abgesaugt werden. Bei Abszessen nach Entzündungen des Beckens behandeln einige Gynäkologen die Patienten mit Flüssigkeit, Bettruhe und Antibiotika und behalten die Operation nur Therapieversagern nach mehreren Tagen vor sowie dem Verdacht auf rupturierten Abszeß oder einen Abszeß, der durch Douglas-Punktion oder einen anderen extraperitonealen Weg zugänglich ist, oder bei unklarer Diagnose.

Retroperitoneale Abszesse

Vorderer Retroperitonealabszeß

Diese Abszesse sind Komplikationen einer akuten Appendizitis, Kolonperforation durch Divertikulitis oder Tumor, Perforation des Magens oder Duodenums, regionalen Enteritis oder Pankreatitis. Die Hauptsymptome sind Fieber, Schmerzen im Abdomen oder der Flanke, Übelkeit und Erbrechen, Gewichtsverlust und Schmerzen in der Hüfte, den Beinen oder Knien durch Beteiligung des Psoasmuskels. Die Hauptbefunde sind Fieber, Berührungsempfindlichkeit des Abdomens oder der Flanke und ein palpabler Tumor. Bei Streckung der Hüfte treten oft Schmerzen auf. Üblicherweise findet sich eine Leukozytose. Auf Abdomenübersichtsaufnahmen zeigen sich freie Luftbildung im Abszeß, Verschiebung der angrenzenden Organe (wie Niere oder Kolon) und Verlust des Psoasschattens. Thoraxröntgenaufnahmen können einen gleichseitigen Zwerchfellhochstand mit oder ohne Pleuraerguß aufweisen. Im Ausscheidungsurogramm zeigen sich als pathologische Erscheinungen Verschiebungen der Niere oder des Ureters sowie eine Hydronephrose nach Obstruktion des Ureters. Ein Bariumbreischluck kann Verschiebungen im Darmtrakt und in den angrenzenden Organen aufweisen. Die Computertomographie weist retroperitoneale Abszesse oft nach, wenn andere Untersuchungen negativ oder zweifelhaft sind. Die **Therapie** besteht aus Drainage und Antibiotika; manche bilden sich allein nach antibiotischer Therapie zurück. Komplikationen unbehandelter Infektionen umfassen die Ausbreitung entlang der Faszien in die vordere Bauchwand, die Oberschenkel, die Hüfte, den Psoasmuskel, die subphrenischen Räume, das Mediastinum und die Pleurahöhlen. Manchmal kommt es auch zur intraperitonealen Ruptur und folglich zur akuten bakteriellen Peritonitis.

Perinephritischer Abszeß

Dieser Abszeß entsteht fast immer nach Ruptur eines Nierenparenchymabszesses in den perinephritischen Raum zwischen Niere und der umgebenden Faszie (Gerota-Faszie). Einige dieser Abszesse werden von Staphylokokken hervorgerufen und sind Folge einer hämatogenen Aussaat der Infektion von einer anderen Lokalisation in die Niere. Diese geht meist von der Haut aus, die Symptome entwickeln sich klassischerweise 1–3 Wo. nach der Hautläsion. Häufiger jedoch entwickeln sich perinephritische Abszesse aus einer Pyelonephritis, die oft mit Nierensteinen, vorangegangenen chirurgischen Eingriffen oder Obstruktionen durch Malignome einhergeht. Die Erreger sind im allgemeinen aerobe, gramnegative Stäbchen oder Staphylokokken, nur wenig Infektionen sind Mischinfektionen. Die Patienten sind oft Diabetiker.

Symptomatik

Die Hauptsymptome sind Fieber, Schüttelfrost und einseitige Schmerzen in Flanke oder Abdomen, oft mit Dysurie. Die meisten Patienten haben Fieber und weisen eine einseitige Berührungsempfindlichkeit der Flanke oder des Abdomens auf, wobei häufig ein Tumor getastet werden kann. Übelkeit, Erbrechen und Hämaturie kommen manchmal vor. Bei manchen Patienten ist Fieber die einzige Manifestation.

Diagnostik

Leukozytose und Pyurie sind häufig, treten aber nicht immer auf. Eine große Anzahl der Patienten zeigt positive Urinkulturen, Blutkulturen sind bei 20–40% positiv. Der perinephritische Abszeß unterscheidet sich in der Regel klinisch von einer akuten Pyelonephritis durch längere Dauer der Symptome, bevor es zur Einweisung ins Krankenhaus kommt, und durch Fieber, das nach Beginn der Antibiotikatherapie auftritt. Beide Erscheinungen dauern meist über 5 Tage, wenn ein perinephritischer Prozeß vorliegt, bei einer akuten Pyelonephritis sind sie kürzer.

Bei etwa der Hälfte der Patienten sind Thoraxröntgenaufnahmen pathologisch und zeigen eine gleichseitige Pneumonie, Atelektase, Pleuraerguß oder einen einseitigen Zwerchfellhochstand. Bei 50% der Patienten sind auch die Abdomenleeraufnahmen pathologisch, mit Tumor, Steinen, Verlust des Psoasschattens oder freiem Gas im perinephritischen Gebiet bei Infektionen mit gasbildenden Keimen. Im Ausscheidungsurogramm ergeben sich pathologische Ergebnisse, wie schlecht oder nicht dargestellte Nieren, verformtes Kelchsystem, Verschiebung der Niere nach vorne und einseitige Nierenfixation, die sich am besten durch Fluoroskopie oder Aufnahmen in Inspiration und Expiration darstellen läßt. Mit der Ultraschalluntersuchung werden Abszesse gewöhnlich aufgespürt, aber das CT ist die zuverlässigste Methode und ist bei nahezu allen perinephritischen Abszessen positiv.

Prognose und Therapie

Die Mortalitätsrate beträgt insgesamt etwa 40%, eine schnelle Diagnose und Therapie führt jedoch zu ausgezeichneten Ergebnissen, besonders wenn der Patient keine schweren zugrundeliegenden Erkrankungen aufweist. Die Behandlung besteht aus Antibiotika, operativer Abszeßdrainage oder Drainage mit perkutanem Katheter, Entlastung der Obstruktionen und manchmal in einer Nephrektomie (wenn die Nierenbeteiligung ausgedehnt ist oder Steine vorliegen). Als Mittel der Wahl, bevor Blut, Urin und Abszeßkulturen vorliegen, gilt Gentamicin oder ein Cephalosporin der 3. Generation, z. B. Ceftazidim.

Viszerale Abszesse

Milzabszesse

Ätiologie

Die meisten Milzabszesse entstehen durch unkontrollierte Infektionen andernorts. Sie sind meist klein, multipel und klinisch stumm und werden zufällig bei der Autopsie gefunden. Klinisch apparente Milzabszesse treten meist einzeln auf und entstehen aus 1. systemischer Bakteriämie, die von anderer Stelle ausgeht, wie Endokarditis oder Salmonellose, die eine Infektion der vorher normalen Milz bedingen; 2. Infektion, wahrscheinlich hämatogenen Ursprungs, bei einer Milz, die durch stumpfes oder penetrierendes Trauma geschädigt ist (mit Superinfektion eines Hämatoms), blandem Infarkt (wie bei Hämoglobinopathien, besonders Sichelzellanämie oder Hb-S-Hb-C-Krankheit) oder anderen Erkrankungen (Malaria, Hydatidenzysten) sowie 3. Ausbreitung einer angrenzenden Infektion, wie einem subphrenischen Abszeß. Die häufigsten für die Infektion verantwortlichen Keime sind Staphylokokken, Streptokokken, Anaerobier und aerobe gramnegative Stäbchen, einschließlich Salmonellen. Immungeschwächte Patienten werden oft durch Candida-Erreger infiziert.

Symptomatik und Diagnostik

Die Hauptsymptome sind subakut beginnendes Fieber und Schmerzen in der linken Flanke, im Oberbauch oder im unteren Thorax, die in die linke Schulter ausstrahlen können. Der linke obere Quadrant ist meist berührungsempfindlich, eine Splenomegalie ist typisch. Selten hört man ein Milzreiben. Häufig besteht eine Leukozytose, in Blutkulturen sind manchmal Keime nachweisbar.

Mit röntgenologischen Verfahren können u. U. ein Tumor im linken oberen Quadranten nachgewiesen werden sowie freies Gas im Abszeß durch gasbildende Keime, Verschiebung anderer Organe, wie Niere, Kolon und Magen, ein einseitiger Zwerchfellhochstand und ein Pleuraerguß links.

Mit der Ultraschalluntersuchung können Milzabszesse, die größer als 2–3 cm sind, nachgewiesen werden, aber das CT ist die zuverlässigste Methode.

Komplikationen und Therapie

Komplikationen unbehandelter Abszesse umfassen Blutungen in die Abszeßhöhle oder Ruptur in das Peritoneum, den Darm, die Bronchien oder den Pleuraraum. Selten ist ein Milzabszeß die Ursache einer anhaltenden Bakteriämie bei Endokarditis, trotz entsprechender Chemotherapie. Die Behandlung besteht aus systemischer Antibiotikagabe, Beseitigung des Eiters durch perkutane Katheterdrainage, Splenotomie oder Splenektomie.

Pankreasabszesse

Ätiologie

Pankreasabszesse entwickeln sich typischerweise bei Vorliegen einer Pankreasnekrose, inklusive Pseudozyten, nach dem Schub einer akuten Pankreatitis. Die häufigsten Keime sind Darmbakterien – aerobe gramnegative Stäbchen und Anaerobier; wie sie jedoch ins Pankreas gelangen, ist noch nicht klar. Staphylokokken und Candida werden überraschenderweise ebenfalls häufig isoliert.

Symptomatik

In den meisten Fällen bessert sich der Zustand des Patienten nach einem Pankreatitisschub, eine bis mehrere Wochen später kommt es jedoch zu Fieber, abdominellen Schmerzen, Berührungsempfindlichkeit, Übelkeit, Erbrechen und manchmal paralytischem Ileus. Seltener entwickelt sich der Abszeß kurz nach Beginn des Schubs. In diesen Fällen dauern Fieber, Leukozytose und Abdominalbefunde, die bei der akuten Pankreatitis häufig sind, länger als normal an. Wenn die Befunde länger als 7 Tage andauern, sollte man an eine Abszeßbildung denken. In etwa der Hälfte der Fälle kann man einen Abdominaltumor tasten.

Diagnostik

Die Serumamylase kann erhöht sein, ist aber oft normal. Meist ist jedoch eine Leukozytose vorhanden. Die alkalische Phosphatase im Serum kann erhöht, das Albumin vermindert sein. Blutkulturen weisen manchmal den verantwortlichen Keim auf. Auch Asziteskulturen können positiv sein.

Auf Thoraxröntgenaufnahmen zeigen sich links oft pathologische Befunde, wie Pleuraerguß, basale Atelektasen, Pneumonie oder halbseitiger Zwerchfellhochstand. Abdomenleeraufnahmen des Gastrointestinaltrakts oder Bariumbreischluck können freies Gas im Bereich des Pankreas oder eine Verschiebung der anliegenden Organe nachweisen. Bei der Ultraschalluntersuchung kann ein flüssigkeitsgefüllter Pankreastumor nachgewiesen werden, dessen Inhalt durch Zelltrümmer und Kammerbildung verschiedene Schalldichte innerhalb des Abszesses zeigen kann. Im Computertomogramm kann sich ein Tumor geringer Dichte zeigen, der Gas enthalten kann und der in der Folge eingebrachtes Kontrastmittel nicht anreichert.

Komplikationen, Prognose und Therapie

Komplikationen nichtdrainierter Abszesse umfassen die Perforation in angrenzende Strukturen, eine Erosion in umliegende Gefäße, wie die A. gastrica sinistra, splenica und gastroduodenalis, mit Blutungen, Thrombose und weiterer Abszeßbildung, einem häufigen Vorkommnis, das eine Nachoperation nötig macht. Auch bei angemessener operativer und antimikrobieller Therapie beträgt die Mortalitätsrate etwa 40%.

Die Behandlung umfaßt operative oder perkutane Katheterdrainage (die beim Pankreasabszeß weniger erfolgreich ist als bei anderen intraabdominalen Abszessen, da dickes nekrotisches Material damit nicht entfernt werden kann) und systemische Antibiotikatherapie. Bis die Ergebnisse der Kultur zur Verfügung stehen, sind Cefotixin oder Cefotetan allein oder eine Kombination von Clindamycin oder Metronidazol und einem Aminoglykosid, z.B. Tobramycin oder Gentamicin, eine vernünftige Wahl.

Leberabszesse

Ätiologie und Pathogenese

Leberabszesse werden meist durch Amöben oder Bakterien (pyogen) bedingt. Perkutane Katheterdrainage ist hier im allgemeinen weniger erfolgversprechend als bei anderen abdominellen Abszessen. Bakterielle Abszesse entstehen durch 1. aufsteigende Cholangitis in Gallenwegen, die teilweise oder vollständig durch Steine, Tumoren oder Strikturen verschlossen sind; 2. portale Bakteriämie durch intraabdominelle Entzündungen, wie Divertikulitis oder Appendizitis; 3. systemische Bakteriämien, die von einem entfernten Infektionsherd ausgehen, wobei die Keime die Leber über die A. hepatica erreichen; 4. direkte Ausbreitungen von einer angrenzenden Infektion außerhalb des Gallengangsystems und 5. Traumen, die entweder penetrieren mit direktem Eindringen der Bakterien in die Leber, oder die stumpf sind und zu einem sekundärinfizierten Hämatom führen. Die Ursache der Erkrankung ist meist offensichtlich, manchmal jedoch kann man die Abszeßbildung nicht erklären. Die meisten Abszesse sind solitär, bei systemischer Bakteriämie oder vollständigem Verschluß der Gallenwege sind jedoch multiple (meist mikroskopisch kleine) Abszesse häufig.

Die häufigsten Bakterien bei Infektionen als Folge systemischer Bakteriämien sind Strepto- oder Staphylokokken. Abszesse, die vom Gallenwegsystem herrühren, enthalten meist aerobe gramnegative Stäbchen, z.B. *E. coli* und *Klebsiella*, während aus Abszessen als Folge einer intraabdominellen Infektion typischerweise sowohl aerobe gramnegative Keime als auch anaerobe Bakterien isoliert werden.

Symptomatik

Bei multiplen Abszessen nach einer systemischen Bakteriämie oder Infektion der Gallenwege beginnt die Erkrankung meist akut, die klinischen Hauptsymptome der zugrundeliegenden Erkrankung stehen im Vordergrund. Bei Solitärabszessen entwickelt sich die Erkrankung subakut über mehrere Wochen. Als Hauptsymptom zeigt sich Fieber, das manchmal auch allein auftritt, doch die meisten Patienten weisen auch Anorexie, Übelkeit, Gewichtsverlust und Schwäche auf. Schmerzen im rechten oberen Quadranten oder Berührungsempfindlichkeit und Hepatomegalie treten bei etwa der Hälfte der Fälle auf, pleuritische Schmerzen rechts nur manchmal. Ein Ikterus tritt gewöhnlich nur bei Gallenwegsverschlüssen auf.

Diagnostik

Pathologische Ergebnisse von Blutuntersuchungen umfassen Anämie, Leukozytose, erhöhte BKS, erhöhte alkalische Phosphatase, vermindertes Albumin, leicht erhöhtes Bilirubin. Bei einer beachtlichen Anzahl von Patienten sind die Blutkulturen positiv. Bei etwa der Hälfte der Patienten zeigt sich in Thoraxröntgenaufnahmen eine rechtsseitige basale Atelektase, Pleuraerguß, Pneumonie oder rechtsseitiger Zwerchfellhochstand.

Ein Abszeß, der größer ist als 2 cm, kann gewöhnlich bei einer Ultraschalluntersuchung erkannt werden, die meist zwischen flüssigkeitsgefüllten und soliden Tumoren unterscheiden können und so Leberabszesse und Neoplasmen differenzieren. Das CT ist jedoch die sensitivste Darstellungstechnik.

Bei einem Patienten mit Symptomen eines Leberabszesses und einem pathologischen Befund in der Sonographie oder im Computertomogramm muß klinisch zwischen einem pyogenen und einem Amöbenabszeß unterschieden werden. Letzterer reagiert gut auf Chemotherapie allein – Metronidazol, Chloroquin oder Emetin – meist ohne Notwendigkeit einer operativen Drainage. Hinweise auf eine Amöbenätiologie sind Alter unter 50 Jahren, männliches Geschlecht, Symptomatik kürzer als 2 Wochen, einzelne nicht multiple Defekte, *Entamoeba histolytica* im Stuhl und Fehlen von Prädisposition für bakterielle Abszesse. Als wichtigsten Punkt weisen fast alle Patienten mit Amöbenleberabszeß ein positives serologisches Testergebnis für *E. histolytica* auf.

Komplikationen, Prognose und Therapie

Komplikationen eines Leberabszesses umfassen subphrenische Abszeßbildung, Blutung in die Abszeßhöhle, Ruptur in die Lunge, Pleurahöhle oder das Peritoneum. Bei richtiger Diagnose und entsprechender Therapie beträgt die Mortalitätsrate 20–40%. Patienten mit multiplen Abszessen weisen eine höhere Mortalität auf als Patienten mit einem einzelnen Abszeß.

Die **Therapie** besteht aus antimikrobieller Chemotherapie und Beseitigung der Eitermasse, vorzugsweise durch perkutane Punktion. Aktives chirurgisches Vorgehen ist dann angezeigt, wenn Begleitprozesse eine Laparotomie erforderlich machen oder die nichtoperative Behandlung ohne Erfolg geblieben ist. Wenn die verursachenden Erreger unbekannt sind, sollten Cefoxitin oder Cefotetan allein oder eine Kombination von Clindamycin mit einem Aminoglykosid z. B. Tobramycin oder Gentamicin, solange gegeben werden, bis die Keime identifiziert sind. Um Rückfälle zu vermeiden, wird diese Antibiotikatherapie meist über mehrere Wochen nach der Drainage fortgeführt. Manche Abszesse bilden sich auch hier allein nach intensiver Chemotherapie zurück.

Abszesse der ableitenden Harnwege

Prostataabszesse

Prostataabszesse entwickeln sich wahrscheinlich als Komplikation von Infektionen der ableitenden Harnwege, hier besonders der akuten Prostatitis, Urethritis und Epididymitis. Der typische Patient ist 40–60 Jahre alt und weist häufiges Wasserlassen, Dysurie oder Harnretention auf. Schmerzen, Anzeichen einer akuten Epididymitis, Hämaturie und ein eitriger Ausfluß aus der Urethra sind weniger häufig. Nur bei einer geringen Anzahl von Patienten kommt es zu Fieber. Die rektale Untersuchung kann eine Berührungsempfindlichkeit und Fluktuation der Prostata ergeben, oft zeigt sich jedoch nur eine Vergrößerung der Prostata, die sich manchmal auch normal anfühlt.

Eine Leukozytose ist die Regel. Obwohl auch Pyurie und Bakteriurie häufig sind, kann der Urin völlig normal sein. Blutkulturen sind nur bei wenigen Patienten positiv. Gewöhnlich erfolgt die Infektion durch aerobe gramnegative Keime oder seltener durch *Staphylococcus aureus.*

Fluktuationen in der Prostata, ein eitriger Ausfluß aus der Urethra, lang andauernde oder rezidivierende Harnwegsinfekte trotz antimikrobieller Therapie und persistierende Schmerzen im Perineum sollten an einen Prostataabszeß denken lassen. Viele dieser Abszesse jedoch werden zufällig bei Prostataoperationen oder Endoskopie entdeckt. Eine Vorwölbung des seitlichen Lappens in die prostatische Urethra oder eine Ruptur während der Untersuchungen deckt den Abszeß auf.

Die **Therapie** besteht in einer transurethralen Drainage oder perinealen Inzision sowie der Gabe der entsprechenden Antibiotika.

Kopf- und Halsabszesse

(s. a. Kap. KIN, 11., Retropharyngealabszesse, und Kap. HNO, 7., Peritonsillarphlegmone)

Infektionen des Submandibularraumes

(Ludwig-Angina)

Eine sich schnell ausbreitende, bilaterale, verhärtende Phlegmone, die im Sublingual- und Submaxilarraum vorkommt und weder abszediert noch das Lymphsystem beeinflußt. Die Ludwig-Angina entwickelt sich meist aus einer Zahn- oder paradontalen Infektion, besonders der 2. und 3. Unterkiefernmolaren. Sie kann in Zusammenhang mit schlechter Zahnhygiene (z. B. Gingivitis und Zahnsepsis), Zahnextraktionen oder Trauma (z. B. Frakturen der Mandibula, Rißwunden des Mundbodens, Peritonsillarabszeß) auftreten. Obwohl die Ludwig-Angina kein richtiger Abszeß ist, ähnelt sie diesem klinisch und wird ebenso behandelt. Unbehandelt kann sie tödlich sein.

Die Hauptmanifestationen sind Schmerzen im Bereich des betroffenen Zahnes, schwere, berührungsempfindliche Verhärtung der submandibularen Region, Trismus, Dysphonie, Speicheln und Unfähigkeit zu schlucken sowie Dyspnoe und Stridor durch Larynxödem und Anhebung der Zunge. Fieber, Schüttelfrost und Tachykardie sind die Regel. Röntgenaufnahmen des Kopfes und Halses sind hilfreich bei der Beurteilung des Umfangs der Weichteilschwellung und Atemwegsobstruktion. **Komplikationen** können Asphyxie, Aspirationspneumonie, Lungenabszeß und metastatische Sepsis umfassen.

Die **Therapie** besteht in der Offenhaltung der Atemwege, was eine Tracheotomie nötig machen kann (*Beachte:* Der *Verschluß der Atemwege kann sich in Stunden entwickeln, die Atemwege müssen oft überprüft werden*); Penicillin in hohen Dosen, um die oralen Anaerobier zu behandeln, die zur Infektion führen, und eine Inzision, um den Flüssigkeitsdruck sowie den Gewebsdruck zu vermindern. Wenn der Patient auf Penicillin allergisch ist, kann man Clindamycin einsetzen.

Pharyngomaxilläre Abszesse

Der pharyngomaxilläre (laterale, pharyngeale, parapharyngeale oder pterygomaxilläre) Raum ist ein kegelförmiges Gebiet, das neben dem Pharynx liegt und sich vom Os sphenoidale an der Schädelbasis zum Zungenbein ausdehnt. Das Os styloideum trennt diesen Raum in einen vorderen Teil, der medial eng mit der Fossa tonsillaris und lateral mit dem inneren M. pterygorideus in Beziehung steht, und einen hinteren Teil, der die Karotiden und Hirnnerven enthält, die an der Schädelbasis austreten.

Pharyngomaxillarabszesse sind meist durch Infektionen des Pharynx bedingte, inklusive Nasopharynx, Adenoiden und Tonsillen. Seltenere Ausgangspunkte sind Zahninfektionen, Parotitis und Mastoiditis. Fieber, Halsweh und Unwohlsein sind meist vorhanden. Bei Infektionen, die sich auf den vorderen Teil beschränken, kommt es zu Trismus, Verhärtung entlang dem Kieferwinkel, mediale Schwellung der Tonsillen und der pharyngealen Seitenwand. Bei Infektionen des hinteren Teils findet man Schwellungen der hinteren Pharynxwand sowie der Parotiden. Der Trismus ist minimal oder fehlt. Wenn die V. jugularis interna betroffen ist, kommt es zu Schüttelfrost, hohem Fieber und Bakteriämie. Erosionen der Carotis interna, externa oder communis führen zu schweren Blutungen. Eine Ausbreitung der Infektion nach unten hat eine Schwellung des Halses zur Folge, die den Raum unterhalb des Kieferwinkels ausfüllt. Die **Therapie** besteht aus operativer Drainage und Gabe von Penicillin in hohen Dosen oder Clindamycin, welche gegen *Streptococcus pyogenes* und die oralen Anaerobier, die meist für die Infektion verantwortlich sind, effektiv sind.

Eitrige Parotitis

Die eitrige Parotitis, eine Infektion, die vom Mund aufsteigt, entsteht meist durch *Staphylococcus aureus,* der normalerweise die Öffnung vom Sternsonschen Gang besiedelt. Diese Infektion kommt typischerweise bei älteren Menschen oder chronisch kranken Patienten vor, die einen trockenen Mund durch verminderte orale Aufnahme, durch Medikation mit atropinähnlichen Präparaten, wie Antihistaminika oder Phenothiazine, haben oder nach Allgemeinnarkose. Plötzlicher Beginn ist durch Fieber, Schüttelfrost und einseitige Schmerzen und Schwellung gekennzeichnet. Die Drüse ist hart und berührungsempfindlich, zeigt ein Erythem und Ödem der darüberliegenden Haut. Freier Eiter, der durch den Sternsonschen Gang bei Druck auf die Drüse entleert wird, zeigt typischerweise grampositive Kokken in Haufen angeordnet.

Wenn *Staphylococcus aureus* verantwortlich ist, besteht die **Therapie** aus penicillinaseresistentem Penicillin oder Vancomycin für penicillinresistente Stämme. Die Wahl des Antibiotikums ergibt sich aus der Gramfärbung und Kultur, wenn andere Keime verantwortlich sind. Eine erhöhte Flüssigkeitsaufnahme und Mundhygiene sind wichtig. Speichelfördernde Agenzien (z.B. Zitronenbonbons) und Massage der Drüse helfen der Drainage durch den Gang. Eine Operation ist selten nötig, außer der Patient erholt sich nach mehreren Tagen der medikamentösen Therapie nicht.

Abszesse der Muskeln und des Skeletts

Pyomyositis

Die Bildung von Abszessen tief innerhalb großer quergestreifter Muskeln. Muskelabszesse sind selten. Sie können sich durch Ausbreitung von einer Infektion im angrenzenden Knochen- oder Weichteilgewebe oder durch hämatogene Aussaat entwickeln. Letztere scheint für die Pyomyositis verantwortlich zu sein. Wahrscheinlich kommt es zu einer asymptomatischen Bakteriämie mit Ablagerung der Keime in einem Muskel, der vorher durch ein unbeachtetes Trauma vorgeschädigt war. In den USA ist die Pyomyositis selten, sie kann jedoch bei vorgeschädigten Patienten auftreten. In vielen tropischen Gebieten ist sie häufig und befällt sowohl Kinder als auch Erwachsene, besonders bei Unterernährung. Am häufigsten sind die Quadrizeps, Glutaeus, die Schulter- sowie die Oberarmmuskulatur betroffen, wobei bei 40% der Patienten mehrere Gebiete gleichzeitig befallen sind. Die initialen Symptome sind krampfartige Schmerzen, gefolgt von Ödem, zunehmendem Unwohlsein und leichtem Fieber. Zu diesem Zeitpunkt kann der Muskel sich verhärtet anfühlen. Später können sich Ödem und Berührungsempfindlichkeit verschlimmern, bei etwa der Hälfte der Patienten kommt es zu offensichtlichen Fluktuationen. Eine Leukozytose ist häufig. In der Frühphase des verhärteten Stadiums kann eine Feinnadelaspiration negativ sein. Später wird sie dicken, gelben Eiter zutage fördern, der fast immer *Staphylococcus aureus* enthält. Seltene Fälle werden auch von *Streptococcus pyogenes* oder *E. coli* hervorgerufen. Die **Therapie** der Wahl besteht aus einem penicillinresistenten Penicillin. In der nichteitrigen Phase genügen Antibiotika allein; wenn Eiter auftritt, sind Inzision und Drainage unabdingbar. Die Ausbreitung, die erst bei der Operation sichtbar wird, ist häufig wesentlich größer, als bei der klinischen Beurteilung vermutet wird.

Handabszesse

(s. Kap. HAU, 5., Paronychiale Infektionen).

Panaritium

Panaritium, die Infektion des Nagelbetts, folgt meist immer einer geringfügigen Verletzung des Fingers (z. B. durch Spreißel oder Nadelstich). Starke lokale Schmerzen, Überwärmung und Rötung treten auf und werden oft von Lymphangitis und Lymphadenopathie begleitet. Eine Leukozytose ist häufig. Der Abszeß vergrößert sich rasch und umschließt bald eine Vielzahl von Septen im distalen Nagelbett. Eine häufige Komplikation stellt die Ostitis dar; Osteomyelitiden treten nur selten auf. Die **Therapie** besteht in einer prompten Inzision mit Trennung der fibrösen Septen, um eine adäquate Drainage zu gewährleisten.

Eitrige Tendosynovitis

Die eitrige Tendosynovitis entsteht nach einer penetrierenden Verletzung in den Flexionsfalten der Finger, und hier am häufigsten am Zeige-, Mittel- und Ringfinger. Eine Infektion innerhalb der Sehnenscheiden führt zur schnellen Gewebszerstörung und Beeinträchtigung der Gleitmechanismen, was zu einem Verlust der Fingerbeweglichkeit führt. Die Hauptzeichen sind allgemeine Schwellung und Entzündung der Finger, Berührungsempfindlichkeit über der Beugesehne und deren Sehnenscheide, das Einhalten einer gebeugten Fingerposition und starke Schmerzen bei aktiver oder passiver Fingerextension, Fieber, Lymphangitis, Lymphadenitis und Leukozytose sind in der Regel vorhanden. Die **Therapie** besteht in einer operativen Drainage und Antibiotikagabe. Eine Gramfärbung des Eiters sollte das Antibiotikum der Wahl bestimmen; Streptokokken und Staphylokokken sind meist die auslösenden Keime.

7. BAKTERIÄMIE UND SEPTISCHER SCHOCK

(s. a. Kap. KIN, 6., Neonatale Sepsis und neonatale Meningitis unter Neonatale Infektionen)

Bakteriämie

Eine **Bakteriämie,** deren klinische Manifestation durch eine generalisierte Infektion kompliziert ist, wird häufig auch als **Septikämie** bezeichnet. Einige Wissenschaftler ziehen den Terminus **„septisches Syndrom“** vor, um darauf hinzuweisen, daß bei ernsthaften systemischen Infektionen vorausgesetzt ist, daß der Infektionserreger oder seine toxischen Produkte oder toxische Produkte der Wirtszelle im Blut zirkulieren.

Chirurgische Manipulationen am infizierten Gewebe der Mundhöhle, Katheterisierung der infizierten Harnblase oder Inzision von Weichteilen für eine Abszeßdrainage führen zu einer vorübergehenden Bakteriämie, desgleichen Instrumente, die die Haut durchdringen, besonders intravenöse-, intrakardiale- und Harnröhrenkatheter und Drainageschläuche. Intermittierende und kontinuierliche Bakteriämie kann zu metastatischen Infektionen Anlaß sein. Bei intravenös Drogenabhängigen ist eine Staphylokokkenbakteriämie nicht ungewöhnlich. Sie ist eine Hauptursache der bakteriellen Endokarditis einschließlich einer Trikuspidalklappenbeteiligung. Eine Bakteriämie mit gramnegativen Keimen ist typischerweise intermittierend und opportunistisch. Die Primärinfektion sitzt gewöhnlich im Urogenital- oder Gastrointestinaltrakt, in den Lungen oder in der Haut bei Dekubitalgeschwüren.

Symptomatik

Eine vorübergehende Bakteriämie mit nur geringer Keimzahl ist oft asymptomatisch. Kontinuierliche oder intermittierende Bakteriämie mit gramnegativen Keimen und größerer Keimdichte zeigt sich typischerweise mit den Zeichen einer systemischen Infektion einschließlich Schüttelfrost, Fieberzacken und gastrointestinalen Symptomen (Bauchschmerzen, Übelkeit, Erbrechen, Durchfall). Bei einigen Patienten ist der septische Schock (s. u.) mit warmer Haut, veränderter geistiger Ansprechbarkeit und Hypotension das erste Anzeichen.

Diagnostik

Bei vorher gesunden Personen mit oben beschriebenen Symptomen und Zeichen kann eine rasch fortschreitende Infektion mit grampositiven Keimen oder eine hämatogene Streuung der Infektion vermutet werden. Bei chronisch Kranken und immungeschwächten Patienten ist der Ausgangsort der Infektion wahrscheinlich die Lunge, das Abdomen, das harnableitende System oder die Haut. Außer gramnegativen Keimen können aerobe Bakterien, besonders *Bacteroides,* Bauch- und Beckeninfektionen komplizieren. Typisch, aber nicht unumgänglich, ist ein Anstieg der Leukozyten auf > 1500, mit einer deutlichen Zunahme der jugendlichen Formen. Blutkulturen müssen für aerobe und anaerobe Erreger angelegt werden. Eine negative Kultur schließt eine Bakteriämie nicht aus, besonders bei Patienten, die bereits antibiotisch behandelt wurden. Bei schwerkranken Patienten sollten 3 Blutkulturproben in ½–1stündlichem Abstand abgenommen, ausreichend sein. Auch Kulturen aus Sputum, aus Material vom Kathetereingang und Wunden müssen angelegt werden. Die antibiotische Therapie muß – nach Abnahme von Blut für die Kultur – zunächst empirisch begonnen werden.

Komplikationen

Eine **sekundäre Infektion** der Meningen oder der serösen Hohlräume, wie Perikard oder an größeren Gelenken, kann vorkommen. Eine weitere Folgeerscheinung kann die Endokarditis *(s. a. Kap. HKR, 4.)* bakterielle Endokarditis sein, wenn der pathogene Keim ein Streptokokkus oder Staphylokokkus ist. Ursache ist hier fast nie eine gramnegative Bakteriämie. **Metastatische Abszesse** können fast überall vorkommen und bedingen, wenn sie ausgedehnt sind, Symptome und Befunde, die für eine Infektion des betreffenden Organs spezifisch sind. Besonders bei Staphylokokkenbakteriämie ist die Bildung von multiplen Abszessen häufig. Eine Bakteriämie kann auch zum **septischen Schock** führen, der unten getrennt behandelt wird.

Prognose und Behandlung

Flüchtige Bakteriämien, die mit Operationen, Wehentätigkeit und Geburt, intravenösen Kathetern oder Blasenkathetern zusammenhängen, bleiben oft unentdeckt und sind wahrscheinlich nicht therapiebedürftig mit Ausnahme bei Risikopatienten wegen Herzklappenfehlern, intravaskulären Prothesen oder Immunsuppression. Eine persistierende Bakteriämie ist unter Umständen sehr gefährlich, die Prognose hängt von der Möglichkeit, die Infektionsquelle zu beseitigen, und der Primärerkrankung ab. In einigen Fällen (z. B. Eingeweideruptur, Myometritis mit Abszeßbildung und Darmnekrose oder Gallenblasengangrän) ist ein chirurgischer Eingriff zwingend. Große Abszesse müssen eröffnet und drainiert und das nekrotische Gewebe muß entfernt werden. Wenn eine persistierende Bakteriämie auf eine Infektion der Lunge, der Gallenwege oder der harnableitenden Wege zurückgeführt wird und keine Obstruktion vorliegt, ist eine geeignete antibiotische Therapie wahrscheinlich erfolgreich. Wenn immer wieder verschiedene Erreger nachgewiesen werden (polymikrobielle Bakteriämie) ist die Prognose wahrscheinlich schlecht. Eine Verzögerung in der antibiotischen oder der chirurgischen Behandlung erhöht die Mortalität beträchtlich.

Die **Therapie** der Bakteriämie wird beim septischen Schock besprochen.

Septischer Schock

Wenn zu einer Bakteriämie eine ungenügende Gewebsperfusion hinzukommt, kann, besonders bei gramnegativen Organismen oder Meningokokken, ein **septischer Schock** mit akutem Kreislaufversagen gewöhnlich mit Hypotension die Folge sein, gefolgt von multiplem Organversagen, besonders dem ARDS (adult respiratory distress syndrom).

Ätiologie und Pathogenese

Der septische Schock wird vorwiegend durch gramnegative Hospitalkeime ausgelöst und tritt gewöhnlich bei immungeschwächten Patienten und bei Patienten mit chronischen Erkrankungen auf. In ungefähr ein Drittel der Fälle wird er durch grampositive Kokken und durch Candida verursacht. Ein gesonderter Schocktyp, der durch Staphylokokkentoxin ausgelöst wird, ist das Toxicshock-Syndrom *(s. a. Kap. INF, 10., Staphylokokkeninfektionen)* ein Zustand, der häufiger bei jungen Frauen vorkommt und im Zusammenhang mit Infektionen verschlossener Hohlräume steht.

Prädisponierende Faktoren für einen septischen Schock sind Diabetes mellitus, Zirrhose, Leukopenie (besonders bei Neoplasmen oder bei Behandlung mit Zytostatika), vorangegangene Infektionen der Hirn- und Gallenwege und des Gastrointestinaltrakts sowie Instrumente, die in die Haut eindringen einschließlich Katheter, Drainageschläuchen und anderem Fremdmaterial, vorangegangene Behandlung mit Antibiotika, Kortikosteroiden oder Beatmungsgeräten. Die Infektion bewirkt komplexe immunologische Reaktionen, mutmaßlich durch die Freisetzung von Bakterientoxinen, doch sind eine große Anzahl von Mediatoren daran beteiligt, einschließlich Tumor-Nekrose-Faktor, Leukotriene, Lipoxygenase, Histamin, Bradykinin, Serotinin und Interleukin 2 einschließlich der Lipidfraktion der Lipopolysaccharide, die aus der Zellwand gramnegativer Keime freigesetzt wurden.

Die Pathogenese des septischen Schocks ist noch nicht völlig geklärt. Das Syndrom kommt öfter bei Neugeborenen und bei Patienten über 35 Jahre vor; eine Ausnahme bilden schwangere Frauen und Patienten, die durch Primärerkrankungen oder iatrogen stark abwehrgeschwächt sind. Anfänglich kommt es zu Gefäßerweiterungen der Arterien und der Arteriolen, zur Abnahme des peripheren arteriellen Widerstands und zur Zunahme des Herzschlagvolumens. Die Extremitäten sind warm. Später kann das Herzschlagvolumen vermindert sein und der periphere Widerstand ansteigen. Trotz eines gesteigerten Herzschlagvolumens ist das Blutvolumen beim Kapillaraustausch verringert. Daraus folgt, daß die Versorgung mit lebenswichtigen Stoffen besonders mit Sauerstoff und der Abtransport von Kohlensäure und Stoffwechselprodukten beeinträchtigt sind. Hypotension reflektiert den anfänglich verminderten arteriellen Widerstand. Die Blutversorgung der Organe ist vermindert, besonders der Nieren und des Gehirns, was wiederum zu Oligurie und zu verringerter geistiger Ansprechbarkeit führt und schließlich zum Versagen eines oder mehrerer viszeraler Organe.

Symptomatik

Zuerst treten gewöhnlich die Manifestationen der Bakteriämie (s. o.) auf. Oft ist eine verminderte geistige Ansprechbarkeit ein Zeichen für die Entwicklung eines septischen Schocks. Da die Haut warm ist, wird ein Schock mit Unterdruck nicht gleich vermutet; doch der Blutdruck ist wahrscheinlich signifikant erniedrigt. Außerdem bestehen Tachykardie, Tachypnoe, und paradoxerweise sind die Extremitäten trotz des niedrigen Blutdrucks warm. Kalte, blasse Extremitäten mit peripherer Zyanose und Flecken sind späte Zeichen. Unerklärbare Hypotension am Beginn einer Infektion mit Fieber, Schüttelfrost, zunehmender Verwirrtheit und Desorientiertheit, Tachypnoe und Oligurie lassen die Diagnose vermuten. Mit fortschreitendem Schock kommt es zu einem multiplen Organversagen einschließlich Niere, Lunge und Herz. Auch Thrombosierung und Myokardversagen können entstehen.

Laborbefunde

Zu Beginn eines Schocks können die Leukozytenzahlen signifikant verringert sein, wobei die polymorphkernigen Leukozyten (PMN) nur 20% betragen können. Damit einher geht eine starke Verminderung der Thrombozytenzahlen auf ≤ 50 000/µl. Dies ändert sich allerdings innerhalb der ersten 4 Stunden rapide, ein signifikanter Anstieg der Gesamtzahl der weißen Blutkörperchen und der PMN (auf > 80% mit überwiegend jugendlichen Formen) wurde beobachtet. Urinuntersuchungen sind nützlich, da die harnableitenden Wege besonders bei Patienten mit Dauerkatheter häufig zuerst infiziert sind. Das spezifische Gewicht des Urins und noch mehr die Osmolalität sind hilfreich bei der Unterscheidung zwischen Hypovolämie und Sepsis. Bei der Hypovolämie ist ein spez. Gewicht > 1020 wahrscheinlich (ohne Glukosurie und Proteinurie) und eine Osmolalität > 500 mOsm/kg. Die Blutharnstoff-Stickstoff- und Kreatininkonzentration steigen wahrscheinlich infolge des Nierenversagens mit verminderter Kreatinin-Clearance progressiv an. Frühzeitig kommt es zu einer respiratorischen Alkalose mit niedrigem pCO_2 und einem erhöhten arteriellen pH als Kompensation einer Laktatazidose. Das Serumbikarbonat ist in der Regel erniedrigt, das Blutlaktat erhöht. Im weiteren Verlauf des Schocks steht die metabolische Azidose im Vordergrund. Häufig kommt es zur Hypoxämie mit pO_2-Werten < 70 mmHg. Im EKG zeigen sich ST-Senkungen, T-Negativierungen und verschiedene Arrhythmien.

Diagnostik

Die Diagnose stützt sich auf das klinische Bild und die Laborbefunde wie oben beschrieben.

Der septische Schock sollte unterschieden werden vom hypovolämischen, kardiogenen und obstruktiven Schock *(s.a. Kap. HKR, 3., Schock)*. Der **hypovolämische Schock** scheint durch eine Volumenauffüllung sofort beherrschbar zu sein. Der **kardiogene Schock** tritt ohne Sepsis im Zusammenhang mit einem Myokardinfarkt auf. Ohne einhergehende Sepsis entsteht auch der typischerweise plötzlich auftretende Schock als Komplikation beim Pulmonarisarterienverschluß, dem Verschluß anderer großer Gefäße durch Lungenembolie oder bei der Ruptur eines Aortenaneurysmas. Beim septischen Schock können ausgedehnte Läsionen festgestellt werden. Das initiale hämodynamische Muster des **hyperdynamischen Syndroms** kommt nur bei Sepsis vor, normales oder vergrößertes Schlagvolumen mit vermindertem peripherem arteriellem Widerstand und warmer, trockener Haut. Ein verringertes Schlagvolumen mit erhöhtem peripherem Widerstand repräsentiert das **hypodynamische Syndrom,** das im allgemeinen ein spätes Stadiumn des septischen Schocks ist.

Hämodynamische Untersuchungen mittels Pulmonalarterienkatheter sind unter Umständen nützlich. Im Gegensatz zum hypovolämischen Schock ist das Schlagvolumen beim septischen Schock eher normal oder erhöht und der periphere Widerstand erniedrigt. Wahrscheinlich ist weder der zentrale Venendruck (CVP) noch der pulmonale Kapillararterienverschlußdruck vermindert.

Im Gegensatz zum kardiogenen Schock sind das Schlagvolumen eher normal und der Kapillararterienverschlußdruck im Initialstadium des septischen Schocks wahrscheinlich nicht erhöht. Im Gegensatz zum Obstruktionsschock bei Lungenembolie wird kein selektiver Anstieg des Füllungsdrucks im rechten Ventrikel beobachtet, und das Herzschlagvolumen ist normal oder erhöht. Das EKG zeigt unspezifische ST-T-Streckenveränderungen und supraventrikuläre und ventrikuläre Arrhythmie, teilweise in Verbindung mit Hypotonie.

Therapie

Die Durchschnittsmortalität bei Patienten mit septischem Schock reicht von 25–90%. Schlechte Behandlungsergebnisse sind oft die Folge einer zu spät einsetzenden Therapie. Bei leichter bis mäßiger Laktazidämie ist die Prognose gut, aber ist erst eine Laktazidämie stark ausgeprägt, mit dekompensierter metabolischer Azidose, ist der Schock trotz Therapie meist irreversibel. Die meisten Patienten, die Gefahr laufen, einen septischen Schock zu entwickeln, sind schon im Krankenhaus, ehe das Krankheitsbild entsteht. Durch sorgfältige Pflege ist es meist vermeidbar. Patienten mit septischem Schock sollten auf einer Intensivstation behandelt werden. Pulmonararteriendruck und Blutdruck, pH-Wert des arteriellen und des venösen Bluts, arterieller Blutgasspiegel, Blutlaktatspiegel, Nierenfunktion und Elektrolytwerte müssen regelmäßig in kurzen Abständen überprüft werden. Eine Vasokonstriktion der Haut weist auf einen peripheren Gefäßwiderstand hin, reflektiert aber nicht exakt die Durchblutung von Niere, Gehirn und Organen. Deshalb müssen die stündlichen Urinausscheidungen dazu verwendet werden, die Durchblutung der Organe zu überwachen. Blasendauerkatheter sind im allgemeinen indiziert.

Flüssigkeitszufuhr: CVP oder Pulmonalarteriendruck sollten bei jedem Patienten gemessen werden. Flüssigkeitsersatz sollte solange gegeben werden, bis der CVP 10–12 cmH_2O oder der pulmonale Kapillardruck 12–15 mmHg erreicht hat. Besteht eine Anämie, sollte das Blutvolumen durch Blut aufgefüllt werden, ansonsten werden kolloidale Lösungen (z.B. 5%ige Albuminlösungen oder 6%ige Hydroxyäthylstärkelösung) oder geeignete Salzlösungen (z.B. 0,9%ige Kochsalzlösung) benützt.

Eine Oligurie mit Hypotension ist keine Kontraindikation für die Fortsetzung des kräftigen Flüssigkeitsersatzes. Die benötigte Flüssigkeitsmenge übersteigt oft das normale Blutvolumen bei weitem und kann in wenigen Stunden 8–12 Liter betragen. Die Atmung sollte durch Sauerstoffzufuhr mit der Atemluft oder Tracheointubation oder Tracheostomie, wenn nötig, unterstützt werden *(s. Kap. LUN, 5.)*.

Bakterizide Antibiotika müssen nach der Probeentnahme für Kulturen aus Blut, Körperflüssigkeiten und Wundherden parenteral gegeben werden. Zu Beginn der Bakteriämie oder des septischen Schocks ist eine ätiologische Diagnose ohne vorheriges Kulturergebnis und Sensitivitätstestung schwierig. Demzufolge basiert die Therapie auf Erfahrungswerten, auf vorhergehenden Kulturergebnissen von einem Primärherd oder einer Primärinfektion. Eiter muß abgeleitet und Fremdkörper und nekrotisches Material müssen entfernt werden. Wird dies nicht sachgerecht durchgeführt, erzielt man oft trotz antibiotischer Therapie ein schlechtes Behandlungsergebnis. Die spezifische Therapie ist die gleiche wie für den Primärinfekt, nur intensiviert. Da eine frühe Antibiotikatherapie lebensrettend sein kann, ist die intravenöse Gabe von 3–5 mg/kg/Tag Gentamicin oder Tobramycin plus entweder 4–8 g Nafcillin intravenös täglich oder ein parenterales Cephalosporin, ehe die Sensitivitätstestung zur Verfügung steht, eine effektive Kombination in der Behandlung von Bakteriämien unbekannter Ursache. Eine Monotherapie auf empirischer Basis mit Ceftazidim in therapeutischen Höchstdosen (2 g i.v. alle 8 h) oder Imipenem (500 mg i.v. alle 6 h) ist in der Wirksamkeit vergleichbar mit der Kombination aus Aminoglykosiden und Cephalosporinen der 3. Generation. Wenn Verdacht auf eine Pseudomonasinfektion besteht, sollen zusätzlich Ticarcillin oder Piperacillin i.v. in einer Dosierung von 200–300 mg/kg/Tag in aufgeteilten Dosen gegeben werden. Sobald mit den Kulturen die Ursache identifiziert wurde, sollen unnötige Medikamente gestoppt werden. Nach Überstehen des Schocks und Ausheilung des Primärherdes soll die antibiotische Therapie noch einige Tage fortgeführt werden.

Verbreitet ist auch der Einsatz von **vasoaktiven Medikamenten.** Das bevorzugte Mittel ist Dopamin, da es die Nierenperfusion erhöht. Wenn ein Patient mit einem septischen Schock hypoton bleibt, nachdem der pulmonale Kapillararterienverschlußdruck auf 15–18 mmHg gestiegen ist, kann Dopamin verabreicht werden, um den mittleren Blutdruck auf mindestens 60 mmHg zu erhöhen. Übersteigt die Dopamindosis 20 µg/kg/min, muß ein anderes blutdrucksteigerndes Mittel, z.B. Norepinephrin, angewendet und die Dosierung so eingestellt werden, daß der mittlere Blutdruck 60 mmHg beträgt. Diese Medikamente bergen allerdings das Risiko der Gefäßverengung in sich. Ihr aktueller Wert für eine Verbesserung der Überlebenschancen ist unbewiesen. Der Therapieerfolg wird durch die Klinik bewertet, eine Normalisierung der Durchblutung ist das beste Kriterium für ein Absetzen der blutdrucksteigernden *Mittel*.

Wichtig ist die **Beherrschung der Blutungsneigung.** Wenn sie Folge eines Mangels an Blutgerinnungsfaktoren ist, gibt man frisch gefrorenes Plasma oder Blutplättchen, wenn eine Thrombozytopenie zugrunde liegt.

Ein **operativer Eingriff** muß dann erfolgen, wenn Abszesse drainiert oder infiziertes Gewebe exzidiert werden sollen – z.B. bei Darminfarkt, entzündeter Gallenblase, infiziertem

Uterus oder Pyonephrose. Der Zustand des Patienten kann sich weiter verschlechtern, wenn der Ursprungsort der Septikämie nicht entfernt oder drainiert wird.

Je nach dem klinischen Bild des Patienten werden von manchen Ärzten **weitere therapeutische Mittel** eingesetzt. Dazu gehören Mannitol oder Furosemid, um die Diurese bei Patienten mit Oligurie in Gang zu bringen, ein schnell wirkendes Digitalispräparat bei Patienten mit Herzversagen und gelegentlich Heparin bei Patienten mit Verbrauchskoagulopathie. Der Wert dieser Maßnahmen ist jedoch nicht erwiesen.

Der jüngste Fortschritt in der Therapie ist die Entwicklung monoklonaler Antikörper gegen die Lipid-A-Fraktion des Endotoxins. Im Erprobungsstadium scheinen sie die Mortalität beim septischen Schock durch gramnegative Erreger herabzusetzen. Der routinemäßige Einsatz von Glukosteroiden wird heute nicht mehr günstig beurteilt, obgleich er seinen Platz bei ausgewählten Formen der Infektion, wie z. B. der Meningitis, hat.

8. INFEKTIONEN BEI ABWEHRGESCHWÄCHTEN PATIENTEN

Infektionen bei Patienten, deren Abwehrsysteme defekt sind. Diese Infektionen erstrecken sich von harmlosen bis zu tödlichen Erkrankungen und werden oft durch eine normale Hautflora verursacht. Bei Krankenhausaufenthalt stammen sie häufig von einer Besiedelung der Haut mit antibiotikaaresistenten Keimen von Kathetern und mechanischen Einrichtungen. Nosokomiale Infektionen bei Neugeborenen sind in *Kap. KIN, 6., Neonatale Infektionen* beschrieben.

Ätiologie

Physiologische, anatomische oder immunologische Abwehrsysteme können durch Trauma oder therapeutische oder diagnostische Vorgänge und Agenzien verändert oder durchbrochen werden. So kann sich z. B. durch die Veränderung der normalen Beziehung zwischen Wirt und Mikroorganismus unter antimikrobieller Therapie eine Infektion durch opportunistische Keime entwickeln. Dasselbe kann auch durch Veränderung der Abwehrsysteme nach Verbrennungen, bei Anämie, Neoplasmen, metabolische Störungen, Bestrahlung, Fremdkörper, immunosuppressiven oder zytotoxischen Medikamenten, Kortikosteroiden oder anderen diagnostischen oder therapeutischen Eingriffen geschehen.

Die Veränderung macht den Patienten empfindlicher gegenüber Infektionen durch seine normalerweise nicht pathogene endogene Mikroflora oder durch normalerweise harmlose Organismen, die durch Kontakt mit anderen Patienten, Krankenhauspersonal oder kontaminierten Gegenständen erworben wurden. Diese Keime, die nur bei defektem Abwehrsystem pathogen werden, sind in der Regel gegen Antibiotika resistent, was eine Behandlung weiter erschwert. Bei den Organismen kann es sich um Bakterien, Pilze, Viren oder andere Parasiten handeln, wobei die jeweiligen defekten Abwehrmechanismen des Wirts bestimmen, welche Organismen am ehesten ursächlich beteiligt sind.

1. Antibiotika und defektes Abwehrsystem: Eine antimikrobielle Therapie ändert die normale Mikroflora der Haut, der Schleimhäute und des Verdauungstrakts und kann eine **Superinfektion** (Befall durch endogene oder Umgebungs-Organismen, die gegen das verabreichte Antibiotikum resistent sind) bedingen. Bahnende Faktoren sind hohes Alter, chronische Infektionen oder andere beeinträchtigende Erkrankungen, hohe Dosen eines einzelnen Antibiotikums und der Einsatz von Breitspektrumantibiotika. Superinfektionen beginnen in der Regel am 4. oder 5. Tag der Chemotherapie und können eine harmlose, von selbst heilende Erkrankung in eine schwere, lang andauernde oder sogar tödliche Krankheit verwandeln. Sie werden am häufigsten durch endogene gramnegative Enterobakterien, Pilze und resistente Staphylokokken hervorgerufen. Die Diagnose einer Superinfektion mittels eines normalerweise physiologisch vorkommenden Organismus wird nur dann sicher, wenn der Organismus im Blut, Liquor oder in Flüssigkeiten aus Körperhöhlen nachgewiesen wird.

2. Nosokomiale (Hospitalismus-)Infektionen stammen in der Regel aus dem Krankenhaus oder von Krankenhauspersonal (z. B. unzureichend sterilisierte Ausrüstung oder unzureichendes Händewaschen) oder von Medikamenten, Instrumentarium oder Erkrankungen bei Krankenhausaufenthalt und werden in der Regel durch *Enterobacter, Klebsiella, Serratia, Pseudomonas, Proteus, Acinetobacter* oder *Candida* verursacht. Sie können *Escherichia-coli*-Stämme ersetzen und viele andere grampositive Organismen, besonders, wenn ein anfälliger Patient mit einem Breitbandantibiotikum oder massiven Dosen eines Antibiotikums behandelt wird.

3. Änderungen der anatomischen Barrieren

Patienten mit ausgedehnten **Verbrennungen** oder solche, die diagnostische oder therapeutische **Maßnahmen** benötigen, die normale anatomische Schranken gegenüber Infektionen durchbrechen (z. B. Tracheotomie, Inhalationstherapie, Instrumentenanwendung an den ableitenden Harnwegen, i. v. – oder Harnblasendauerkatheter, Operationen und operative Prothesen), sind gegenüber Infektionen mit antibiotikaresistenten endogenen oder Umgebungskeimen gefährdet. Bei Patienten mit schweren Verbrennungen rufen gramnegative Bakterien, besonders *Pseudomonas* und *Serratia,* und andere mehrfach resistente Keime, allein oder in Kombination mit Staphylokokken, eine Bakteriämie hervor. Eine deutliche Bakteriurie entsteht bei Patienten mit Harnblasendauerkatheter; sie bedeutet ein erhöhtes Risiko im Hinblick auf Zystitis, Pyelonephritis und Bakteriämie mit gramnegativen Stäbchenbakterien. Sepsis durch gramnegative Keime, alleine oder zusammen mit Staphylokokken und Candida, ausgehend von einem i. v. Katheter, kann zur Abszeßbildung oder zu schweren manchmal tödlich verlaufenden generalisierten Infektionen führen. Eine bronchopulmonale Infektion mit gramnegativen Hospitalismuskeimen kann sich bei Patienten entwickeln, die endotracheal intubiert werden, bei Patienten mit Tracheostomata, die öfter tracheal abgesaugt werden, oder bei denen eine Inhalationstherapie mit Geräten durchgeführt wird, die ein Reservoir für Verneblerflüssigkeit haben.

4. Defekte zelluläre oder humorale Abwehrsysteme: Neoplastische und **Immundefekterkrankungen,** wie Leukämie, aplastische Anämie, Morbus Hodgkin und Myelome, sind charakterisiert durch selektive Defekte der Abwehrsysteme eines Patienten. Patienten mit Hypogammaglobinämie, Myelom, Makroglobulinämie oder chronischer lymphatischer Leukämie zeigen oft defekte humorale Immunmechanismen und entwickeln häufig Pneumokokken- und Hämophiluspneumonien *(s. a. Kap. LUN, 10., Pneumonie beim abwehrgeschwächten Patienten)* und Bakteriämie. Patienten mit akuter Leukämie oder mit Neutropenie durch eine intensive immunsuppressive Therapie oder Bestrahlung entwickeln häufig eine gramnegative Bakteriämie über Schleimhautinfektionen nach Pneumonien *(s. Kap. HÄM, 5. und Kap. HÄM, 11., Maßnahmen bei Nebenwirkungen der Therapie).* Patienten mit intensiver Immunsuppression und Patienten mit Morbus Hodgkin haben häufig defekte zelluläre Immunmechanismen und erkranken oft an schweren Infektionen mit *Aspergillus-*, *Candida-*, *Cryptococcus-*, *Histoplasma-*, *Mucor-*, *Nocardia-* oder *Staphylococcus*-Infektionen. Ebenfalls kommt es zu Herpes-zoster-, Zytomegalievirus-, Pneumozystis- und *Toxoplasma*-Infektionen. Bei **AIDS** kommt es noch zu einer anderen Gruppe von Erkrankungen, einschließlich der, die durch atypische Mykobakterien, Herpes-simplex- und Herpes-zoster-Viren, Giardia, Kryptosporidien, Isospora und viele andere hervorgerufen werden (AIDS wird in *Kap. INF, 9.* besprochen).

5. Zytotoxische Medikamente erhöhen die Anfälligkeit der Gewebe gegenüber Infektionen durch direkt zytotoxischen Angriff und führen damit zu schwerer Leukopenie und Thrombozytopenie. Sie verstärken die Unterdrückung der primären Immunantwort, einschließlich Antikörperproduktion und zellbedingter Immunität, und verändern die Entzündungsreaktion. Die meisten opportunistischen Infektionen bei diesen Patienten ergeben sich aus der schweren Leukopenie.

6. Kortikosteroide verändern viele Aspekte der Abwehrsysteme eines Patienten. Einer der wichtigsten ist die Hemmung der Leukozytenwanderung in das inflammatorische Exsudat.

Kortikosteroide können geheilte Lungentuberkulose, Histoplasmose, Kokzidoidomykose und Blastomykose reaktivieren. Patienten mit rheumatoider Arthritis, Colitis ulcerosa, Asthma, Sarkoidose, systemischem Lupus erythematodes, Pemphigus, die mit Kortikosteroiden behandelt werden (besonders die mit hohen Dosen), sowie Patienten mit **Morbus Cushing** zeigen eine erhöhte Anfälligkeit gegenüber Infektionen mit den verschiedensten Keimen. Es bilden sich auch Infektionen mit *Aspergillus, Candida, Cryptococcus, Mucor* und *Nocardia.*

Prophylaxe

Kenntnis der Infektionsmuster, die bei diesen Patienten vorkommen, sind bei der Früherkennung der Infektionen und Einleitung der entsprechenden Therapie sehr hilfreich. Man muß den spezifischen Ort der beeinträchtigten Abwehrsysteme, die Art des geschwächten Abwehrsystems und die Charakteristika der in einem jeweiligen Gebiet vorherrschenden Organismen kennen. Dies läßt sich empirisch durch epidemiologische Krankenhausüberwachung erreichen.

Antibiotische Prophylaxe *(s. Kap. INF, 4., Antimikrobielle Chemotherapie)* kann in manchen Fällen indiziert sein, so etwa bei rheumatischem Fieber, bakterieller Endokarditis, rezidivierenden Infektionen der Harnwege, sich ständig wiederholenden Mittelohrentzündungen sowie allen bakteriellen Infektionen bei Granulozytopenie und manchen Formen von Neisseriainfektionen. Antibiotische Präventivmaßnahmen können auch als Infektionsabschirmung nach operativen Eingriffen im Abdominalbereich, am Herzen, in den Gelenken und Gefäßen sowie nach Prostatektomien bei Patienten mit Infektionen im Urogentialbereich am Platze sein.

Der Einsatz von Breitspektrumantibiotika, massiven Dosen eines Antibiotikums oder der prophylaktischen Verwendung systemischer Antibiotika kann zu Infektionen mit resistenten Bakterien führen und sollte, wenn möglich, vermieden werden. Patienten unter antimikrobieller Therapie sollten hinsichtlich Zeichen einer Superinfektion beobachtet werden.

Aktive oder passive Immunisierung kann bei der Verhütung mancher Infektionen hilfreich sein. Mittels aktiver Immunisierung kann man Influenza- und Pneumokokkeninfektionen bei Patienten mit Herz- oder Lungenkrankheiten vorbeugen. Die Anti-Pneumokokkenschutzimpfung ist auch bei anderen Problempatienten, z. B. nach Milzexstirpation und bei Sichelzellanämie indiziert. Die Hepatitis-B-Schutzimpfung sollte jedem Patienten gegeben werden, dem wiederholt oder gar kontinuierlich Bluttransfusionen oder eine Behandlung mit Blutprodukten verordnet werden müssen. Passive Immunisierung kann Herpes zoster, Hepatitis A und B, Masern und Röteln verhindern oder abschwächen, besonders bei immunsupprimierten Patienten. Schwere Hypogammaglobulinämie kann Substitution mit Serum-Immunglobulin erfordern.

Abwehrmaßnahmen zur Kontrolle und Verhinderung von Infektionen werden ausgiebig in *Kap. INF, 3.* beschrieben. Bei diagnostischen und therapeutischen Verfahren sollte eine strenge **Asepsis** eingehalten werden. **Blasenkatheter** müssen mit abgeschlossenen sterilen Beuteln verbunden sein, das System sollte geschlossen gehalten werden. Während des **Absaugens** eines **endotrachealen Tubus** oder eines **Tracheostomas** sollten die Beteiligten sterile *Handschuhe* tragen, die Absaugkatheter sollten steril sein und nur einmal verwendet werden. Am besten sollten die Masken, Schläuche, Behälter für die Vernebelungsflüssigkeit und andere Bestandteile der Atemgeräte, die direkt mit dem Atemtrakt des Patienten in Berührung kommen, mit Dampf oder Gas sterilisiert werden, bevor sie zum Einsatz kommen, sowie jeden Tag gewechselt werden. Wenn eine Dampf- oder Gassterilisation nicht möglich ist, sollte das Gerät mit einer 2%igen Glutaraldehyd- oder einer 2%igen Essigsäurelösung, gefolgt von gründlicher Spülung und ausgiebigem Trocknen, für die tägliche Reinigung eines benützten Atemgeräts desinfiziert werden. Eine gründliche Reinigung der Gasdüsen ist ebenso wichtig.

Wenn möglich, sollte eine **i. v. Therapie** durch Kanülen aus Metall erfolgen. Die i. v. Katheter sollten sicher eingeführt werden, mit einer sterilen Abdeckung versehen und nach 48–72 Stunden oder bei ersten Zeichen einer Phlebitis entfernt werden. Täglich sollte auf die

Injektionsstelle und das herausragende Katheterende eine Salbe aus Neomycin, Polymyxin B und Bacitracin oder eine Jodsalbe, z. B. Polyvidon-Jod, aufgetragen werden. Eine Thrombophlebitis bessert sich in der Regel rasch, wenn der Katheter entfernt wird und wenn lokal heiße Kompressen aufgebracht werden.

Therapie

Die Erreger von opportunistischen Infektionen sind meistens gegen die am häufigsten eingesetzten Antibiotika resistent und, wenn sie einmal Fuß gefaßt haben, schwer zu behandeln. Die Behandlungszeiten müssen oft länger ausgedehnt werden als allgemein üblich. Wenn der zugrundeliegende Zustand nicht korrigiert werden kann (z. B. Entfernung von Blasen- oder i. v. Kathetern, Verschluß eines Tracheostomas), bleibt die Therapie nur suppressiv. Kulturen und Gewebsbiopsien (z. B. bei *Pneumocystis*-Infektionen – *s. Kap. LUN, 10.*) sollten gewonnen werden, bevor eine antibakterielle Behandlung einsetzt oder geändert wird, manchmal muß man jedoch schon vor Eintreffen der Ergebnisse mit einer Therapie beginnen, die sich auf die klinisch-bakteriologische Diagnose und wahrscheinliche Empfindlichkeit stützt. Wenn möglich, sollte die Kortikosteroiddosis während einer Behandlung von opportunistischen Infektionen vermindert werden – außer bei Patienten mit einer *Pneumocystis*-Pneumonie. Patienten mit einer schweren Granulozytose, die eine Infektion aufweisen, kann man mit Granulozytentransfusionen helfen.

Weitere Details der Behandlung werden in den jeweiligen Kapiteln der spezifischen zugrundeliegenden Erkrankungen oder Therapieverfahren und der spezifischen Keime behandelt.

9. HIV-INFEKTION (HUMAN-IMMUNODEFICIENCY-VIRUS-INFEKTION)

Die Infektion wird durch eines von verschiedenen, untereinander verwandten Retroviren, das in die Wirtszell-DNS eingebaut wird, verursacht und äußert sich in einer großen Reihe von klinischen Bildern, die vom asymptomatischen Trägerstatus bis zu schwerer Entkräftung und tödlicher Erkrankung reicht. Das **erworbene Immundefekt-Syndrom (AIDS)** ist ein sekundäres, bedingt durch die HIV-Infektion, und ist charakterisiert durch opportunistische Infektionen, Tumorbildungen, neurologische Störungen und eine Reihe anderer Syndrome.

Ätiologie und Pathogenese

Ein in 3 verschiedenen Laboratorien isoliertes, übertragbares Retrovirus, das als „human T-cell lymphotropic virus Typ III" **(HTLV III)**, „lymphadenopathy-associated virus" **(LAV)** und als AIDS-associated virus **(ARV)** bezeichnet wurde, wurde zum **„human immunodeficiency virus" (HIV)** umbenannt. Zwei eng verwandte Viren, **HIV-1** und **HIV-2,** konnten als Erreger des AIDS in verschiedenen geographischen Regionen identifiziert werden. In der westlichen Hemisphäre, Europa, Zentral-, Süd- und Ostafrika ist bei den meisten AIDS-Fällen HIV-1 der Erreger, HIV-2, das wahrscheinlich weniger virulent ist als HIV-1, ist der hauptsächlichste Erreger in Westafrika. In bestimmten Gegenden Westafrikas kommen beide Erreger vor.

Alle Retroviren besitzen ein als reverse Transkriptase bezeichnetes Enzym, das die virale RNS in eine provirale DNS-Kopie, die in die Wirtszell-DNS integriert wird, umschreibt. Während der Zellteilung wird dieses Provirus zusammen mit den normalen Genen der Zelle vermehrt, so daß alle Nachkommen der ursprünglich infizierten Zelle die Retrovirus-DNS enthalten. Außerdem können viele Kopien des infektiösen Virus produziert werden, die wieder andere Zellen infizieren. Retroviren verursachen bösartige und nichtmaligne Erkrankungen. Die exprimierten viralen Gene mancher Retroviren können Onkogene sein, die die Zelle zur Krebszelle umwandeln oder pathologische Wirkungen auf die Zelle ausüben, die die normale Zellfunktion verändern oder zum Zelltod führen. Das gleiche Virus kann bei verschiedenen Tieren unterschiedliche Erkrankungen hervorrufen, z. B. ist das bovine Leukämie-Virus der Erreger des B-Zell-Lymphoms bei Rindern, der T-Zell-Lymphomen bei Schafen und einer Erkrankung des Immunsystems, die dem AIDS ähnlich ist, bei Kaninchen und nicht Primaten-Affen. Die menschenpathogenen Retroviren HTLV-1 und HTLV-II sind die Erreger von lymphatischen Tumoren und neurologischen Erkrankungen, nicht aber einer ernsthaften Immunsuppression, während das HIV Immunsuppression verursacht, aber anscheinend nicht unmittelbar Tumoren.

HIV infiziert eine wichtige Untergruppe der T-Zellen, die phänotypisch durch das T4 oder CD4-Transmembran Glykoprotein charakterisiert sind und als Helper/-Inducer-Zellen fungieren. Ferner infiziert HIV auch Zellen außerhalb der lymphatischen Reihe, z. B. Makrophagen der Lunge, Mikrogliazellen des Gehirns und Dentritenzellen der Haut und der Lymphknoten. Hierauf ist die Verminderung und Funktionsbeeinträchtigung der T-Zellen, Natura-killer-Zellen und Monozyten/Makrophagen zurückzuführen. Trotz des Defizits dieser Zellen scheinen viele der immunologischen Dysfunktionen bei AIDS mit dem Verlust der besonders wichtigen CD4-Helferzellen erklärt zu werden. Der beste Hinweis auf den Beginn einer schweren opportunistischen Infektion, die das AIDS bestimmt *(s. Tab. 6.)*, ist die Gesamtzahl der zirkulierenden CD4+-Lymphozyten. Diese Gesamtzahl errechnet sich aus 1. Anzahl der Leukozyten, 2. dem prozentualen Anteil der Lymphozyten und 3. aus dem Prozentsatz an Lymphozyten, die den CD4+-Marker tragen. Die Anfälligkeit für opportunisti-

Tab. 6. Revidierte Übersicht der Fall-Definition für AIDS bei Erwachsenen (Centers of Disease Control 1987)

Erkrankungen, die ohne bestimmten Laborhinweis auf eine HIV-Infektion oder eine Immunsuppression oder immunsuppressive Medikamente oder andere Ursachen eines Immundefekts diagnostiziert wurden.

- Candidiasis des Ösophagus, der Trachea, der Bronchien oder Lungen *(s. Kap. INF, 11. und MDA, 2.)*
- Cryptococcosis außerhalb der Lunge *(s. Kap. INF, 11.)*
- Länger als 1 Monat andauernde Diarrhö durch Cryptosporidien *s. Kap. INF, 15.)*
- Herpes simplex mit länger als 1 Monat andauernden Hautulzera, oder Pneumonie, Bronchitis oder Ösophagitis *(s. Kap. INF, 14.)*
- Kaposi-Sarkom bei Patienten, die jünger als 60 Jahre sind *(s. Kap. HAU, 18.)*
- Lymphome des Gehirns bei Patienten, die jünger als 60 Jahre sind (in diesem Abschnitt)
- Lymphoide interstitielle Pneumonitis *(s. Kap. LUN, 10.)*
- Generalisierte *Mycobacterium-avium*-Infektion *(s. Kap. INF, 10.)*
- *Pneumocystis-carinii*-Pneumonie *(s. Kap. LUN, 10.)*
- Progressive multifokale Leukoenzephalopathie oder Parvovirusenzephalitis *(s. Kap. INF, 14.)*
- Toxoplasmose-Enzephalitis (s. diesen Abschnitt u. *Kap. INF, 15.*)
- Zytomegalievirusinfektion ohne Leber-, Milz- oder Lymphknotenbeteiligung *(s. Kap. INF, 14.)*

Erkrankungen, die bei gesichertem Laborbefund als HIV-Infektion diagnostiziert wurden

- Multiple oder rezidivierende bakterielle Infektionen *(s. Kap. INF, 10.)*
- HIV-Enzephalopathie (s. in diesem Abschnitt)
- Generalisierte Histoplasmose *(s. Kap. INF, 11.)*
- Länger als 1 Monat andauernde Diarrhö bei Isosporose
- Kaposi-Sarkom in jeder Altersgruppe *(s. Kap. HAU, 18.)*
- Generalisierte Kokzidioidomykose *(s. Kap. INF, 11.)*
- Lymphome des Gehirns in jeder Altersgruppe (s. in diesem Abschnitt)
- Non-Hodgkin-Lymphom der B-Zellen oder unbekannter Phänotypen *(s. Kap. HÄM, 8.)*
- Generalisierte mykobakterielle Infektionen *(s. Kap. INF, 10.)*
- Rezidivierende Salmonellen-Septikämie (exkl. Typhus) *(s. Kap. INF, 10.)*
- Schwere Entkräftung oder Abmagerung (s. in diesem Abschnitt)

sche Infektionen ist deutlich erhöht, wenn die Anzahl der CD4+-Lymphozyten < 200–300/μl beträgt. Ein anderes Zeichen für eine verminderte zellvermittelte (Lymphozyten, Makrophagen) Immunität ist der Verlust der Spätreaktion (delayed hypersensitivity) auf intradermal injizierte Antigene, wie z. B. den PPD (purified protein derivative of tuberculin)-Hauttest für Tuberkulose. Der Verlust der CD4+-Lymphozyten erfolgt in 3 Abschnitten und variiert von Patient zu Patient. Innerhalb von Monaten nach der Infektion sinken die zirkulierenden CD4+-Zellen rasch um 40–50% von 1000–1300/μl auf 600–800/μl. Darauf folgt eine längere Periode, während der der Abfall langsam weitergeht, und dann wieder eine Phase mit rapider Verminderung 1–2 Jahre vor der Entwicklung zum AIDS. Es ist noch nicht klar, warum die Zerstörung der Lymphozyten in verschiedenen Phasen erfolgt und unter den Infizierten variiert, ebensowenig kennen wir die der Zerstörung zugrundeliegenden Vorgänge.

Die humorale Immunität ist ebenfalls insuffizient. Eine Hyperplasie von B-(Antikörperbildung)Lymphozyten in den Lymphknoten hat eine Lymphadenopathie zur Folge. Eine vermehrte Antikörperbildung resultiert in einer Hypergammaglobulinämie. Antikörper aus früheren Antigenkontakten persistieren und versehen Erwachsene mit einem Teilschutz gegen verschiedene pathogene Keime wie z. B. Kapselbakterien. Aber die Reaktion auf neue Antigene ist insuffizient, oder liegt sogar völlig darnieder. Obwohl die Antikörper insgesamt erhöht sind (besonders IgG u. IgA) und Titer gegen bestimmte Antigene (z. B. Cytomegalie) u. U. ungewöhnlich hoch sind, ist die Antwort auf Impfungen im allgemeinen nicht zufriedenstellend.

Epidemiologie

HIV wird nicht durch gelegentliche Kontakte oder selbst enge, nicht-sexuelle Kontakte, wie z. B. am Arbeitsplatz, in der Schule oder in Heimen, übertragen. Zur Übertragung ist der Kontakt mit Körperflüssigkeiten, die infizierte Zellen enthalten, oder Plasma Voraussetzung. HIV kann in allen Flüssigkeiten oder Exsudaten vorhanden sein, die Plasma oder Lymphozyten enthalten, vorwiegend Blut, Sperma, Vaginalsekret, Muttermilch oder Speichel. Eine Übertragung, ausgelöst durch Speichel oder Tröpfcheninfektion beim Husten oder Niesen, ist aber nicht dokumentiert.

Bei Bluttransfusionen, akzidentellen Injektionen oder nach Schleimhautexposition können infizierte Zellen Kontakt mit Targetzellen in einem neuen Wirt bekommen. Die Bedeutung einer Schleimhautentzündung wird deutlich durch die gesteigerte Empfindlichkeit für eine HIV-Infektion beim Vorliegen anderer sexuell übertragener Erkrankungen (STD's). Aufgrund epidemiologischer Studien kommt eine sexuelle HIV-Übertragung bei Herpes genitalis, Syphilis oder anderen geschlechtlich übertragenen Krankheiten häufiger vor. Trotzdem konnten weibliche Schimpansen experimentell bei intakter Schleimhaut und Fehlen von anderen Infektionen via Vaginalexposition infiziert werden. Eine Übertragung durch akzidentelle Nadelstiche kommt schätzungsweise 1 × unter 200 Unfällen vor und ist viel schwieriger und weniger häufig als die Übertragung von Hepatitis B, vermutlich, weil die Anzahl der HIV im Blut relativ niedrig ist. Ein größeres Übertragungsrisiko besteht bei tiefen Stichen oder bei der Injektion von Blut.

Das extrem niedrige Übertragungsrisiko bei Gelegenheitskontakten verdient Beachtung. In einer Studie wurden nicht-sexuelle Haushaltskontakte (68 Kinder, 33 Erwachsene) von AIDS- und ARC (AIDS-related complex)-Patienten mit oraler Candidiasis untersucht. Die Kontaktpersonen hatten mit einem Patienten im gleichen Haushalt 3 Monate lang oder länger gelebt und Haushaltsgegenstände und sanitäre Einrichtungen im Mittel 22 Monate gemeinsam mit den Patienten benützt. Enge persönliche Interaktionen (z. B. Hilfe beim Baden, Anziehen und Essen) waren alltäglich. Die einzige Kontaktperson, die eine HIV-Infektion bekam, war die 5jährige Tochter von zwei i. v. Drogenabhängigen, wobei eine perinatale Infektion des Mädchens wahrscheinlicher ist als durch den engen Kontakt.

Seit der ersten Beobachtung von AIDS 1981, durch den Bericht über Pneumocystis-carinii-Pneumonien und Kaposi-Sarkomen bei **homosexuellen Männern** in Kalifornien und in New York, hat es epidemische Ausmaße erreicht. Mehr als 100 000 Todesfälle wurden 1990 mitgeteilt. 2 epidemiologische Wege der HIV-Übertragung wurden beobachtet. In den USA und Europa (Weg 1) blieben die epidemiologischen Charakteristika von AIDS-Patienten während der ersten Dekade (1980–1990) der Epidemie bemerkenswert ähnlich. Bei ca. 90% der Patienten lag das Alter zwischen 20 und 49 Jahren, 93% waren Männer und 94% konnten in Risikogruppen (z.B. Homosexuelle oder Bisexuelle, i.v. Drogenabhängige, heterosexuelle Geschlechtspartner von infizierten Personen und Empfänger von Bluttransfusionen oder Blutprodukten) eingruppiert werden. Von den nicht bestimmten Risikogruppen Zugeteilten konnten viele nicht vollständig erfaßt werden. Das Verhältnis der Risikogruppen untereinander blieb relativ stabil. Während die **heterosexuelle Ausbreitung** von AIDS in den westlichen Ländern viel langsamer als unter den Homosexuellen voranschritt, sagen Fachleute aufgrund der Erfahrungen in Zentralafrika und anderen tropischen Gebieten als auch gewissen Trends in den USA voraus, daß diese zunehmen wird. Mehr als 10% der AIDS-Fälle sind Frauen, und neue AIDS-Erkrankungen steigen bei Frauen rascher an als bei Männern.

Bei Personen mit **Hämophilie** wurde AIDS zur Haupttodesursache. Vor 1985 stand das Risiko einer HIV-Infektion bei Hämophilen im Zusammenhang mit einem großen Bedarf an Faktor-VIII-Konzentraten und der Herkunft von Plasmaprodukten aus den USA. Die weite kommerzielle Verbreitung von Plasmaprodukten aus den USA für Hämophile führte zu einer großen Anzahl von HIV-Infektionen sogar in Bereiche, die die Epidemie bis 1985 noch nicht erreicht hatten. Fast überall in Europa, wo Ausgangsmaterial für Gerinnungskosten von einer Population mit geringerem Risiko für eine HIV-Infektion gesammelt wurde, wurden weniger Hämophile infiziert. Durch routinemäßige Hitzebehandlung von Plasmaprodukten in den USA konnte das Infektionsrisiko eliminiert werden.

In Afrika, dem Karibischen Becken und in Südostasien unterscheidet sich die Epidemiologie wesentlich von der Epidemiologie in den USA und in Europa (Weg 2). Die Übertragung erfolgt hier vorwiegend heterosexuell und die Geschlechter sind nahezu gleich betroffen; die Homosexualität ist im allgemeinen kein Risikofaktor. In lateinamerikanischen Ländern können beide epidemiologischen Muster gefunden werden (z.B. Brasilien).

Die Infektion einer großen Zahl von **Frauen im gebärfähigen Alter** hat eine beachtliche Zahl von **AIDS infizierten Kindern** zur Folge *(s. Kap. KIN, 11., Human-Immunodeficiency-Virus-Infektionen bei Kindern,* unter *Virale Infektionen).* HIV kann transplazentar oder perinatal übertragen werden. Das Virus ist in der Muttermilch nachgewiesen worden und Stillen wird, wenn auch als Ausnahme, als Infektionsquelle betrachtet. Ferner wurden durch kontaminierte, ungenügende sterilisierte Nadeln einige größere HIV-Epidemien unter Neugeborenen ausgelöst. Die kontinuierliche Ausbreitung von HIV in Entwicklungsländern mit nur geringen Möglichkeiten, die Epidemie in Griff zu bekommen, ist ein verhängnisvoller Zustand mit schwerwiegenden Folgen.

AIDS ist die schwerwiegendste Manifestation aus einem Spektrum von klinischen Bildern im Zusammenhang mit HIV-Infektion (s. Abschn. Symptome und Befunde). Das Risiko, nach einer HIV-Infektion AIDS zu entwickeln, wird in den ersten Jahren nach der Infektion auf 1–2%/Jahr geschätzt und später auf 5%/Jahr. Das kumulative Risiko nach den ersten 8–10 Jahren beträgt 35–45%. Wegen der noch begrenzten Erfahrung mit HIV (1 Dekade) ist das Fortschreiten von AIDS nach den ersten 10 Jahren der Infektion noch unbekannt, aber die Möglichkeit besteht, daß nahezu alle HIV-Infizierten AIDS entwickeln. Darüber hinaus sind manche Spätfolgen der HIV-Infektion (z.B. andere Krebsarten und chronische, neurologische Erkrankungen) bis jetzt noch nicht aufgeklärt, da sie erst nach einem verlängerten Trägerstadium auftreten.

Symptome und Befunde

Ein breites Spektrum von klinischen Nachfolgeproblemen können sich nach einer HIV-Infektion ereignen. Unmittelbar nach der HIV-Infektion aber auch nach einer längeren Periode (einige Jahre bei einer kleinen Zahl von Infizierten) besteht ein **antikörpernegatives asymptomatisches Trägerstadium.** Während dieser Zeit kann das Virus tatsächlich latent sein, oder seine Vermehrung erfolgt so langsam, daß es vom Immunsystem nicht erkannt wird. Mit einer hochempfindlichen Technik für den Nachweis der sich vermehrenden HIV-Nukleinsäuren, der Polymerase chain reaction (PCR) kann die Infektion trotzdem entdeckt werden, auch wenn keine Antikörper gegen das HIV nachweisbar sind. Innerhalb von 2–4 Wochen nach der Infektion erkranken einige Patienten an einem 3–14 Tage dauernden **akuten mononukleoseähnlichen Syndrom** (primäre HIV-Infektion) mit Fieber, Unpäßlichkeit, Exanthem, Arthralgien und generalisierter Lymphdrüsenerkrankung, dem nach 1–3 Monaten eine Serokonversion für Antikörper gegen das HIV folgt, danach verschwinden diese Erscheinungen (die Lymphadenopathie persistiert allerdings im allgemeinen), und der Patient wird zum **antikörperpositiven, asymptomatischen Träger.** Die meisten Patienten haben zu diesem Zeitpunkt eine verminderte Anzahl von CD4+-Lymphozyten. Einige dieser Patienten haben leichte remittierende Symptome und Zeichen, die die Definition AIDS oder AIDS related complex (z. B. persistierende, generalisierte Lymphadenopathie) nicht rechtfertigen.

Der **AIDS-related-Complex (ARD)** ist ein Zusammentreffen von chronischen Symptomen und Anzeichen bei HIV-infizierten Personen, die keine opportunistischen Infektionen oder Tumoren hatten, die das AIDS charakterisieren. Die Symptome, Befunde und pathologischen Laborbefunde umfassen generalisierte Lymphadenopathie, Gewichtsverlust, intermittierendes Fieber, Krankheitsgefühl, Müdigkeit, chronische Diarrhö, Leukopenie, Anämie, immunvermittelte Thrombozytopenie, orale Haarleukoplakie und orale Candidiasis. Eine schwere Manifestation des ARC ist das **„wasting (Schwund) syndrome“** (in Afrika als *Slim disease* bezeichnet), das durch einen fortschreitenden Gewichtsverlust von 15% des Körpergewichts und mehr charakterisiert ist. AIDS ist definiert als Entwicklung von opportunistischen Infektionen und/oder bestimmten sekundären Tumoren, von denen man weiß, daß sie im Zusammenhang mit einer HIV-Infektion auftreten, wie das Kaposi Sarkom, das Non-Hodgkin-Lymphom und besonders primäre Lymphome des Gehirns *(s. Tab. 6.).* Viele Patienten werden erst mit einer lebensbedrohlichen, opportunistischen Infektion oder einem Tumor gesehen ohne die vorhergehenden Symptome des ARC.

Neurologische Symptome sind oft die erste Manifestation bei AIDS und treten im Verlaufe des AIDS im allgemeinen auf. Zu den neurologischen Komplikationen gehören akute und chronische aseptische Meningitis *(s. Kap. NEU, 9.)*, periphere Neuropathien mit Schwäche und Parästhesien *(s. NEU, 15., Periphere Neuropathien)*, Enzephalopathien mit Anfällen und mit fokal-motorischen oder -sensiblen Ausfällen und mit fortschreitender Demenz *(s. NEU, 2., Diffus-globale Störungen des Cerebrum).* Infektionen, Neoplasien, vaskuläre Komplikationen, aseptische Meningitiden und Neuropathien sind die bedeutenderen.

ZNS-Infektionen: Die am häufigsten vorkommende und behandelbare neurologische Erkrankung ist die **Toxoplasmoseenzephalitis.** Kopfschmerzen, Lethargie, Verwirrung, Anfälle und Herdzeichen entstehen über Tage bis Wochen. Im CT findet man randverstärkte Läsionen vorwiegend in den Basalganglien. Serologische Tests auf Toxoplasmose IgG-Antikörper sind meist positiv und weisen auf eine früher stattgehabte Infektion hin, aber sie beweisen nicht immer schlüssig, daß die Läsionen durch Toxoplasmen verursacht sind. Der Liquor zeigt eine leichte bis mittlere Pleozytose und vermehrtes Eiweiß. Eine Hirnbiopsie kann die Diagnose sichern. Die Behandlung erfolgt mit Pyrimethamin und Sulfadiazin (oder Clindamycin, wenn der Patient allergisch ist gegen Sulfadiazin). Die Prognose muß sehr vorsichtig beurteilt werden, da Rückfälle vorkommen und andere Komplikationen des AIDS wahrscheinlich sind. Auch **Kryptokokken- und tuberkulöse Meningitis** *(M. avium intracellulare)* kommen beim AIDS vor. Progressive multifokale Leukoenzephalopathie und Infektionen mit Candida, Aspergillus und gramnegative Erreger sind dagegen seltener.

Eine schwere neurologische Komplikation ist die **subakute Enzephalitis,** die entweder durch das HIV oder durch das Zytomegalievirus verursacht wird. Die graue Substanz zeigt Knötchenansammlungen aus Mikroglia ohne entzündliche Filtrate. In den Knötchen wurden *intranukleäre und intrazytoplasmatische* Einschlüsse beobachtet. Kleine, wenig charakteristische Herde von perivenöser Demyelinisierung werden in der weißen Substanz gefunden. Gedächtnisverlust, Verwirrung, psychomotorische Verlangsamung, Muskelkrämpfe, Krampfanfälle und fortschreitende Demenz bis zum Koma sind Wochen bis Monate vor dem Exitus typisch. Rindenatrophie im CT, Pleozytose im Liquor und erhöhte Eiweißspiegel, und ein diffus unnormales EEG werden häufig, obgleich unvereinbar, gefunden sind aber unspezifisch.

Neoplasmen: Das primäre Lymphom des ZNS ist häufiger intrakranieller Herdbefund bei AIDS. Er kann klinisch stumm sein oder – abhängig von der anatomischen Lokalisation – Herdsymptome hervorrufen. Im CT findet man im allgemeinen eine Verdichtung mit vermehrtem Kontrast, die nicht immer von einem Abszeß oder anderen Veränderungen abgegrenzt werden kann. Die Kernspintomographie ist wahrscheinlich empfindlicher. Generalisierte Lymphome bei AIDS können auch im ZNS vorkommen, das Kaposi-Syndrom betrifft das ZNS selten.

Vaskuläre Komplikationen: Eine nichtbakterielle Endokarditis im allgemeinen mit Neoplasma oder schwerer Infektion kann flüchtige Ischämieattacken und fokale ischämische Anfälle auslösen. Bei Thrombozytopenie (z.B. Lymphom, idiopathische thrombozytopenische Purpura) können zerebrale Blutungen auftreten.

Aseptische Meningitis: Plötzlich auftretende Kopfschmerzen, Fieber, Nackensteifigkeit und Lichtscheu können mit einer mononukleären Liquorpleozytose, erhöhtem Eiweiß, leicht verminderter Glukose und ständig negativen zytologischen und kulturellen Untersuchungen einhergehen. Die Episoden sind flüchtig, können aber immer wieder auftreten.

Periphere Neuropathie: Schmerzhafte Dysästhesien, mäßiger distaler Sensibilitätsverlust (Strumpf- und Handschuh), abgeschwächter Achillessehnenreflex, distale Schwäche und Atrophie können in unterschiedlichem Ausmaß auftreten und mit einem rapiden Gewichtsverlust wegen Mangelernährung zusammentreffen. Eine metabolische Ursache konnte dafür nicht gefunden werden. Über eine Neuropathie vom Typ Guillain Barré wurde berichtet. Eine polymyositisähnliche **Myopathie** kann bei AIDS oder Zidovudin-Therapie vorkommen.

Behandlung von neurologischen Erkrankungen: Die meisten Komplikationen des ZNS bei AIDS sprechen nur wenig oder gar nicht auf eine Behandlung an, da der primäre Immundefekt ungebessert bleibt. Die Prognose ist schlecht. Wirkungen auf Retroviren sind nur für Bewußtseinsstörungen gut dokumentiert.

Einige Patienten haben entweder eine **Niereninsuffizienz oder ein nephrotisches Syndrom** *(s. Kap. NIE, 5.)*, mit **symptomatischer Anämie** *(s. Kap. HÄM, 1)*, oder mit einer **immunologisch bedingten Thrombozytopenie.** HIV-induzierte Thrombozytopenien kommen in allen Phasen der HIV-Infektion vor, im allgemeinen spricht sie auf die gleiche Therapie (Kortikosteroide, Splenektomie, intravenöse Immunglobulingabe) wie die idiopathische thrombozytopenische Purpura an und führt nur selten zu Blutungen. Nierenerkrankungen, dermatologische und gastrointestinale Erkrankungen im Verlaufe von AIDS werden in *Kap. NIE, 4., HAU, 18. und MDA, 15.* besprochen.

Das Vorkommen bestimmter opportunistischer Infektionen variiert von Land zu Land und unter den Risikogruppen. In den USA und in Europa sind mehr als 90% der Patienten mit Kaposi-Syndrom homosexuelle oder bisexuelle Männer, möglicherweise sexuell übertragen durch einen noch unbekannten Kofaktor. Seit kurzem nimmt das Kaposi-Syndrom ab. Die meisten AIDS-Fälle in den USA und in Europa (ca. 60%) haben eine *Pneumocystis-carinii*-Pneumonie, die in Afrika Berichten zufolge weniger oft vorkommt. Toxoplasmose und Tuberkulose sind in tropischen Gegenden, wo latente Infektionen mit *Toxoplasma gondii* und *M. tuberculosis* unter der Allgemeinbevölkerung verbreitet sind, häufiger. Sogar in den Industrieländern, wo die Durchseuchung mit Tuberkulose niedrig ist, treten unter einer HIV-Infektion atypische Formen von Tuberkulose öfter auf.

Das klinische Bild und der Verlauf einer HIV-Infektion bei Frauen ist nicht so gut erforscht wie bei Männern und Kindern. Bei Frauen mit Geschlechtskrankheiten und mit chronischer therapierefraktärer Vaginal-Candidosis scheint HIV weiter verbreitet zu sein. Einige dieser Geschlechtskrankheiten können atypisch, aggressiver und therapieresistent sein. Diese Aussage muß noch weiter erforscht werden. Zervikale Neoplasien und entzündliche Beckenerkrankungen sind von besonderem Interesse. Mittlerweile scheint es ratsam zu sein, Frauen mit rezidivierenden, invasiven oder ungewöhnlich resistenten Geschlechtskrankheiten einen HIV-Test zu empfehlen. Bei HIV-infizierten Frauen ist der Beurteilung der Genitalorgane besondere Aufmerksamkeit zu schenken, z.B. jährlich, vielleicht auch halbjährlich eine Papanicolaou-Färbung durchzuführen und bei abnormem Befund zur kolposkopischen Beurteilung und Biopsie zu raten.

Laborbefunde und Diagnose

Der klinische Verdacht auf eine HIV-Infektion sollte bei Personen mit potentieller HIV-Exposition und jeder der oben beschriebenen klinischen Manifestationen groß sein. Die Isolierung von HIV oder der Nachweis von HIV-Antigen im Blut liefern die sicherste Diagnose einer HIV-Infektion, aber die erstere ist teuer, langdauernd und nicht oft verfügbar, und die letztere ist unempfindlich. Der Nachweis von Antikörpern gegen HIV ist empfindlich und in den meisten Stadien der HIV-Infektion spezifisch und ist weit verbreitet.

Zwei Tests für den Nachweis von Antikörpern gegen HIV sind weit verbreitet. Der erste ist ein enzyme linked immunosorbent assay (ELISA), mit dem Antikörper gegen HIV-Proteine nachgewiesen wurden. Die neueren Generationen der ELISA sind in den meisten Fällen sowohl hochempfindlich als auch spezifisch. Aber die meisten positiven ELISA bei asymptomatischen Personen, die keiner Hochrisikogruppe angehören (z. B. bei einem Blut-Screening), sind falsch positiv. Wenn ein ELISA bei einem Patienten mit niedrigem Risiko positiv ist, muß der Test mit der gleichen Probe wiederholt werden, ist er dann ein 2. Mal positiv, wird eine Bestätigung des ELISA mit einem spezifischeren Test z. B. der Westernblot empfohlen. Der **Westernblot** ist ein immunelektrophoretisches Verfahren zur Identifizierung von Antikörpern gegen spezifische Virusproteine, die über ihr Molekulargewicht voneinander getrennt sind. Patienten mit wiederholt positivem ELISA und positivem Bestätigungstest (z. B. Westernblot) müssen als infektiös und kontagiös betrachtet werden. Der Einsatz des ELISA zum Blutspender-Screening kann das Risiko einer HIV-Übertragung weitgehend reduzieren.

In den frühen Stadien einer HIV-Infektion können Personen, die noch keine Antikörperreaktion hatten, ein negatives ELISA und Westernblot-Ergebnis haben **(falsch negativ).** Von einigen Personen wurde berichtet, daß sie mehrere Jahre antikörpernegativ blieben, während mit der hochempfindlichen Polymerase-chain-reaction (PCR) Virusnukleinsäuren nachgewiesen werden konnten. Diese Personen müssen für das zwar sehr kleine aber fortbestehende Risiko der transfusionsbedingten HIV-Infektion (geschätzt zwischen 1/10000–1/100000 per transfundierter Einheit) verantwortlich gemacht werden. Die Antikörperspiegel können in fortgeschrittenen AIDS-Stadien absinken, dies stellt jedoch im allgemeinen kein diagnostisches Problem dar.

ELISA zur direkten Bestimmung der viralen Antigene (z. B. p24) und weniger der Antikörper sind kommerziell verfügbar, aber relativ unempfindlich. Sie sind aber für die Prognose und für die Beurteilung des antiviralen Effekts von Medikamenten wichtig.

Immunologische Defekte bei AIDS sind Anergie (Fehlen der verzögerten Reaktionen auf intradermale Injektion von üblichen Antigenen, z. B. Tetanus, Mumpsvirus Candida albicans), geringe T-Zell-Proliferation auf Mitogene (Phythämagglutinin, Concanavalin A) und Antigene, polyklonale Hypergammaglobulinämie, erhöhte Immunkomplexspiegel, nur geringe Antikörperbildung auf Booster und neue Antigene, abnehmende zytotoxische Aktivität, erhöhter α_1-Thymosinspiegel, säurelabiles Interferon, Neopterin und β_2-Mikroglobulin. Das T-Zell-Defizit beruht auf einer verminderten Anzahl und Funktion der CD4+-Lymphozyten. Die zytotoxischen CD8+-Suppressorzellen, die funktionell unverändert und vermehrt sind, können die Immunsuppression noch verstärken. Dadurch kommt es zu einer Reduktion des normalen CD4:CD8 Quotienten (ungefähr 2:1) auf < 1. Eine abnehmende CD4:CD8-Ratio ist nicht diagnostisch beweisend für AIDS, da eine Reihe von Virusinfektionen (z. B. durch Cytomegalie-, Epstein-Barr-, Influenza- und Hepatitis-B-Virus) eine vorübergehende Reduktion zur Folge haben können. Bei Patienten mit AIDS, die an opportunistischen Infektionen erkranken, liegen die zirkulierenden CD4+-Lymphozyten gewöhnlich unter 200/µl.

Das Risiko für eine HIV-infizierte Person, ein AIDS innerhalb von 2–3 Jahren zu entwickeln, kann durch die Kombination verschiedener Untersuchungsbefunde, wie die CD4-Lymphozytenzahl, des β_2-Mikroglobulinspiegels oder des Neopterinspiegels und dem Nachweis des p24-Antigens geschätzt werden. Diese Befunde können auch zur Beurteilung der

Indikation für den Beginn einer antiretroviralen Therapie oder einer Prophylaxe gegen opportunistische Infektionen beitragen.

Prognose

Obwohl es keine Berichte über eine komplette Genesung von AIDS gibt, gibt es einige wenige Patienten mit einem Langzeitüberleben von mehr als 5 Jahren, z. B. Patienten mit Kaposi-Sarkom, die keine schweren Immundefekte oder opportunistische Infektionen haben. In einer großen Studie, die vor der Zidovudintherapie durchgeführt wurde (ZDV, früher Azidothymidin [AZT]), war die mittlere Überlebenszeit abhängig von der initialen klinischen Manifestation. Sie betrug bei Patienten, die nur ein Kaposi-Syndrom aufwiesen, 125 Wochen, bei jenen, die nur eine *Pneumocystis-carinii*-Pneumonie hatten, 35 Wochen und bei allen anderen opportunistischen Infektionen 18 Wochen. Ungefähr 85% dieser Patienten überlebten ihren ersten Krankenhausaufenthalt, ihre Lebensqualität war merklich beeinträchtigt, und ungefähr die Hälfte von ihnen verbrachten 30–50% ihrer verbliebenen Lebenserwartung im Krankenhaus. ZDU hat die mittlere Überlebenszeit von Patienten mit *P.-carinii*-Pneumonie mehrfach erhöht (80% überleben 1 Jahr). Trotz dieser Fortschritte sind opportunistische Infektionen bei mehr als 95% der AIDS-Patienten die Todesursache. Aber Fortschritte in der Prophylaxe der Pneumocystis- und in der Behandlung anderer opportunistischer Infektionen haben sowohl ihre Zunahme als auch ihre Morbidität und ihre Mortalität gesenkt.

Verhütung

Mehrere Strategien, eine schützende Immunität bei noch nicht HIV-infizierten Patienten zu erreichen, wurden schon entwickelt; Immunogene (Antigene) aus dem kompletten inaktivierten Virus, aus gentechnologisch hergestellten viralen Proteinen und Peptiden (z. B. aus der Virushülle) und genetisch modifiziertes Vakziniavirus für die Expression von HIV-Virusprotein. Diese Anstrengungen werden durch den Mangel an definierten Markern für die schützende Immunität, wie z. B. breit kreuzreagierende und neutralisierende Antikörper oder ein geeignetes Tiermodell gebremst. Trotzdem werden einige dieser Impfstoffe innerhalb der nächsten Jahre auf ihre protektive Wirksamkeit im Feldversuch getestet.

Die meisten Infektionen entstehen durch wiederholte und enge Kontakte mit HIV-Trägern. Sexuelle Beziehungen sind die häufigste Quelle solcher Kontakte, und die Menschen müssen dazu erzogen werden, **riskante sexuelle Praktiken zu vermeiden,** indem sie die Anzahl der Sexualpartner und die Häufigkeit der sexuellen Kontakte reduzieren, riskante Praktiken (z. B. Analverkehr) vermeiden, und Schutzmaßnahmen wie z. B. Kondome anzuwenden. Ständige Anwendung von Kondomen reduziert die Übertragung von HIV durch Vermeidung von Samenkontakt und genitalen Verletzungen. Gleichgültig, ob bereits Symptome einer HIV-Infektion bestehen oder die Infektion noch asymptomatisch ist, soll HIV-Trägern angeraten werden, unsicheren Sexualverkehr mit Nichtinfizierten zu vermeiden. Da die Menschen ihre Sexualgewohnheiten nur langsam ändern, mußten die meisten homosexuellen Männer in den USA persönliche Erfahrungen mit AIDS machen, ehe die gefährlichen sexuellen Praktiken abnahmen und damit auch die Übertragungshäufigkeit. Obwohl die Übertragung unter den älteren Homosexuellen sehr stark zurückging, bestehen Übertragung und eine hohe Infektionsrate bei den jüngeren homosexuellen Männern fort.

Da HIV intrauterin, intrapartum oder postpartum übertragen werden kann, sollten Frauen mit einem Infektionsrisiko auf Antikörper gegen HIV untersucht werden. HIV positiven Frauen sollte geraten werden, eine Schwangerschaft zu vermeiden. Das Risiko einer Übertragung von der infizierten Mutter auf das Baby wird auf 30–50% geschätzt. Der Nutzen von ZDU, eine Infektion intrapartum zu verhindern, wird untersucht, Versager wurden jedoch beobachtet. Für viele infizierte Frauen ist wegen des Risikos der Übertragung und der Unsicherheit über die eigene Gesundheit eine Beendigung der Schwangerschaft die akzeptablere Alternative.

Parenteral Drogenabhängige müssen unter Berücksichtigung des Risikos beim „needle sharing" mit anderen Drogenabhängigen informiert und beraten werden. Im Idealfall sollten diese Bemühungen mit Rehabilitation und einer Behandlung der Drogenabhängigkeit verbunden werden.

Die **Bestimmung der Antikörper gegen HIV** sollte auf einer vertrauensvollen Basis, jedem der dies wünscht, angeboten werden, aber nur in Verbindung mit einer vorhergehenden und nachfolgenden Beratung durch eine Person, die mit der Interpretation vertraut ist. HIV-Träger und Personen, die einer Hochrisikogruppe angehören – auch solche mit einem negativen Testergebnis auf HIV-Antikörper – dürfen kein Blut oder Organe für die Transplantation spenden.

Medizinisches und zahnmedizinisches Personal sollte Handschuhe bei der Untersuchung eines jeden Patienten tragen, wenn es dabei zum Berühren der Schleimhäute oder von nassen Oberflächen kommt. Körperflüssigkeiten und Gewebeproben müssen genauso behandelt werden wie Material von Patienten mit Hepatitis B. Akzidentelle Nadelstiche sind bei medizinischem Personal bemerkenswert häufig. Besonderer Wert muß bei der Unterweisung von Medizinstudenten und Ärzten darauf gelegt werden, wie man diese potentiell gefährlichen Unfälle vermeidet. Wenn auch das Übertragungsrisiko von HIV wesentlich geringer zu sein scheint als das von Hepatitis B, sind die potentiellen Folgen doch sehr viel schlimmer.

Im Krankenhaus müssen Patienten mit einer HIV-Infektion im allgemeinen nicht isoliert werden, außer, wenn als Komplikation eine Infektion besteht (z. B. vermutete oder erwiesene Tb), gegen die ein Schutz für andere Patienten oder das Krankenhauspersonal erforderlich ist. Mit Blut oder anderen Körperflüssigkeiten kontaminierte Oberflächen müssen gereinigt und desinfiziert werden. HIV wird durch Hitze und allgemein benutzte Desinfektionsmittel wie Peroxid, Alkoholen, Phenolen und Hypochlorid rasch inaktiviert. Obwohl AIDS-Patienten gewöhnlich für Krankenhauspersonal und andere Patienten nicht infektiös sind, sind es doch ihre Körperflüssigkeiten und ihr Blut, deshalb sollten diese mit äußerster Sorgfalt gehandhabt werden.

Die **Verwendung von ZDU oder Dideoxyinosin (DDI) für die postexpositionelle Prophylaxe,** die nach penetrierenden Verletzungen, bei denen HIV-infiziertes Blut eindringt, (Nadelstiche) oder starke Schleimhautkontamination wird kontrovers diskutiert. Wegen des geringen Infektionsrisikos bei den meisten Verletzungen sind kontrollierte Wirksamkeitsstudien nicht praktikabel. Potentiell karzinogene oder teratogene Wirkungen bei kurzer ZDU-Anwendung sind nicht bekannt. Frauen in der Frühschwangerschaft könnten postexpositionell ZDU bekommen, ehe ihre Schwangerschaftstests positiv sind, deshalb ist bei dieser Gruppe besondere Vorsicht geboten, trotz der angenommenen, aber nicht erwiesenen Notwendigkeit für eine ZDU-Gabe unmittelbar nach der Infektion. Weitere Probleme ergeben sich, wenn die Quelle oder der HIV-Status des Blutes bekannt sind. Patienten mit CD4+-Lymphozytenzahlen < 200 sollten dazu ermutigt werden, eine primäre Prophylaxe gegen *P.-carinii*-Pneumonie, mit Trimethoprim/Sulfamethoxazol, Dapsone oder Pentamidin-Inhalation *(s. Kap. LUN, 10., Pilzbedingte Pneumonie)* zu beginnen. Die relative Wirksamkeit dieser Maßnahmen wird in einer Studie untersucht. Da die Sulfonamide und die Sulfone bei diesen Patienten Nebenwirkungen (Fieber, Neutropenie, Hautausschläge) öfter hervorzurufen scheinen als bei Personen mit intakter Immunität, müssen sich viele dieser Patienten auf die Pentamidininhalation verlassen. Eine adäquate primäre Prophylaxe für Pilz-, Mykobakterien- und Toxoplasmeninfektionen ist wünschenswert, ist aber bis jetzt noch nicht entwickelt. Sekundäre Prophylaxe ist zur Verhinderung von Rückfällen bei *Pneumocystis-carinii*-Pneumonie, Kryptokokkeninfektionen, Toxoplasmose-Enzephalitis, Herpes-simplex-Infektion und Mundfäule indiziert *(s. Kap. LUN, 10., INF, 11., INF, 15., INF, 14. und ZMK, 3.)*.

Behandlung

Ende 1991 wurden sowohl **ZDU** als auch **DDI** für die Behandlung der HIV-Infektion zugelassen. Eine modifizierte Form des Nukleosidthymidin ZDU scheint die Virusreplikation durch Hemmung der reversen Transkriptase, die notwendig für die Infektion von nicht infizierten Zellen ist, zu verlangsamen. Wie oben beschrieben, verlängert ZDU die Überlebenszeit und reduziert die Inzidenz und die Schwere von opportunistischen Infektionen bei AIDS- und ARC-Patienten. Bei asymptomatischen Patienten mit CD4+-Lymphozytenzahlen zwischen 200 und 500/µl scheint ZDU den Anteil und die Progression zum AIDS zu reduzieren. Die Beweise für die therapeutische Wirkung von DDI sind zwar weniger vollständig, trotzdem hat DDI wahrscheinlich eine dem ZDU ähnliche Wirksamkeit bei der Progressionsverzögerung der Infektion.

Eine **Resistenzentwicklung gegen ZDU** in Isolaten von AIDS-Patienten, die das Medikament länger als 1 Jahr erhielten, bedeutet wahrscheinlich, daß für manche Patienten ZDU nur eine begrenzte Zeit eine effektive Behandlung ist. Glücklicherweise scheint die ZDU-Resistenz keine Kreuzresistenz gegen andere Nukleoside zu induzieren. Die meisten Fachleute glauben, daß Personen mit CD4+ < 500/µl ermutigt werden sollten, mit einer ZDU-Therapie zu beginnen, da sie ein hohes Risiko für eine Progression zum AIDS innerhalb einiger Jahre haben. Einer Behandlung für alle Patienten mit CD4+ < 500 µl wurde zugestimmt. Eine Alternative für den Anfang der Therapie ist die halb- oder vierteljährliche Überprüfung der Patienten mit Werten über 350/µl. Denjenigen, deren Zellzahl unter diesen Level absinkt, muß dringend empfohlen werden, mit der Behandlung zu beginnen. Eine längere Beobachtung von behandelten, asymptomatischen Patienten wird wahrscheinlich Klarheit darüber bringen, welche dieser Strategien auf die Dauer erfolgreicher ist. Auch Patienten mit einer HIV-assoziierten Demenz, Thrombozytopenie und anderen HIV-assoziierten Syndromen können aus der ZDU-Therapie Nutzen ziehen ohne Berücksichtigung der CD4+-Zahlen.

Die **Toxizität von ZDU** wirkt sich hauptsächlich auf die Hämatopoese (Anämie und Granulozytopenie) aus. Sie scheint dosisbezogen aber nicht unbedingt kumulativ zu sein und ist teilweise reversibel. Die Anämie ist eine makrozytäre (MCV > 100 bei den meisten Patienten, die mit diesem Medikament behandelt werden), aber sie spricht weder auf Folat noch auf Vitamin B_{12} an. Selten begrenzen Übelkeit oder Kopfschmerzen die Anwendung. Leichte Symptome kommen initial vor, nehmen aber ab und verschwinden im weiteren Verlauf der Therapie.

Die Toxizität auf die Hämatopoese kann durch eine Dosisreduzierung durch Erythrozytentransfusion oder durch Stimulierung des Knochenmarks mit Zytokinen wie Erythropoetin oder dem Granulozyten- oder dem Granulozyten-Makrophagen-Kolonie-stimulierenden Faktor (G-CSF, GM-CSF) behandelt werden. Der Langzeitnutzen und die immunologische Wirksamkeit dieser Zytokine sind noch nicht erwiesen.

Die optimale Dosis von ZDU steht noch nicht fest, aber vergleichende Untersuchungen mit 500–600 und 1000–1200 mg/Tag zeigen, daß eine gleich gute Wirksamkeit bei geringerer Toxizität mit der kleineren Dosis erzielt wird. Die niedrigste noch wirksame Dosis von ZDU (z. B. 300 mg/Tag) steht noch ebenso wenig fest wie die optimalen Dosierungsintervalle (z. B. alle 4 vs alle 8 h). Die meisten Patienten erhalten anfänglich 100 mg alle 4 h tagsüber (500–600 mg/Tag). Das Dosisintervall nachts beträgt 8 h.

Die **Toxizität von DDI** bewirkt hauptsächlich periphere Neuropathien und Pankreatitis.

Die **Resistenz gegen ZDU** scheint das Ergebnis von mindestens 3 Nukleinsäuresubstitutionen in der reversen Transcriptase des HIV zu sein. Eine Langzeitgabe (6–18 Monate) ist notwendig, um diese Resistenz zu erzielen. Die klinische Bedeutung der HIV-Resistenz gegen ZDU ist nicht geklärt, aber vielleicht kann man damit den Verlust der therapeutischen und antiviralen Wirksamkeit bei den meisten Patienten nach 1–2jähriger Anwendung erklären. Unter der ZDU-Therapie kommt es bei den Patienten oft zu einer Abnahme des p24-Antigens, einem leichten Anstieg der CD4+-Lymphozytenzahl, einer Gewichtszunahme, Tatkraft und Wohlbefinden für Monate, gefolgt von der Verschlechterung.

Ein anderes Nukleosid, **Dideoxycytidin (DDC),** mit einer hervorragenden antiviralen Invitro-Wirksamkeit, das sich in der Toxizität von ZDU unterscheidet, wird klinisch geprüft. DDC ist ähnlich toxisch wie DDI auf das periphere Nervensystem, aber nicht toxisch für den Pankreas. Abwechselnde Kombinationen von ZDU mit DDC oder DDI werden geprüft. Das Ziel der Kombinationstherapie ist, eine kontinuierliche antivirale Wirksamkeit mit verringerter Toxizität und Resistenz zu erreichen.

Alternative Annäherungsversuche für eine HIV-1-Behandlung sind 1. die Anwendung von löslichen Formen des CD4, 2. die Verhinderung der Glykosilierungsreaktion, die benötigt wird, um Zuckermoleküle an das Virusprotein anzuheften, 3. Hemmung der HIV-Protease, ein Enzym, das zur Abspaltung funktioneller Proteine vom großen Vorläuferprotein benötigt wird, und 4. Immunisierung von infizierten Personen zur Boosterung der schützenden immunologischen Antwort. Weitere Annäherungen werden sich aus den intensiven Bemühungen ergeben, die zum Ziel haben, den begrenzten Nutzen von ZDU zu verbessern.

Die Aussichten auf eine Ausheilung einer HIV-Infektion mit konventioneller Chemotherapie alleine scheinen in weite Ferne gerückt zu sein. Doch das Ziel, die Hemmung der Virusreproduktion zu unterstützen und das Fortschreiten der Immunsuppression mit lang dauernder Chemotherapie aufzuhalten, scheint in naher Zukunft realisierbar zu sein. Die Wiederherstellung einer normalen Funktion des Immunsystems ist bis jetzt nicht erreicht und ist das nächste wichtige Ziel der Behandlung.

10. BAKTERIELLE INFEKTIONEN

Erkrankungen durch grampositive Kokken

Staphylokokkeninfektionen

Epidemiologie

Pathogene Staphylokokken kommen ubiquitär vor. Sie halten sich *normalerweise* an den Nasenlöchern von etwa 30% und auf der Haut von etwa 20% gesunder Erwachsener auf. Krankenhauspatienten oder -personal zeigen ein etwas höheres Vorkommen. Besonders in Krankenhäusern kommt es häufig zu penicillinresistenten Stämmen. Bestimmte Patienten sind besonders anfällig gegenüber Staphylokokkeninfektionen: Neugeborene, stillende Mütter und Patienten mit Influenza, chronischen bronchopulmonalen Störungen (z. B. zystische Fibrose, Lungenemphysem), Leukämie, Neoplasmen, Nierentransplantationen, Tracheotomien, Verbrennungen, chronischen Hautveränderungen, nach Operationen, mit Diabetes mellitus und intravaskulären Dauerkathetern. Auch Patienten unter Kortikosteroidbehandlung, Bestrahlung, Immunsuppression oder Chemotherapie bei Malignomen weisen ein erhöhtes Risiko auf. Anfällige Patienten können antibiotikaresistente Staphylokokken durch Streuung aus anderen Teilen des eigenen Körpers oder von infizierten Krankenhausangehörigen, die symptomlose Träger sind, akquirieren. Der Hauptverbreitungsweg ist die Übertragung von Patient zu Patient durch die Hände des Personals.

Im Gegensatz zu anderen Staphylokokkenerkrankungen wird die **Nahrungsmittelvergiftung mit Staphylokokken** *(s. Kap. MDA, 9., Nahrungsmittelvergiftung durch Staphylokokken)* durch Aufnahme des Staphylokokklen-Enterotoxins in kontaminierten Speisen hervorgerufen, nicht durch den Keim selbst. Solche Patienten sind in der Regel sonst gesund.

Symptomatik und Diagnostik

Die Lokalisation der Staphylokokkeninfektion bestimmt ihr klinisches Bild. Ihre Hauptmanifestationen sind Furunkel, Karbunkel, Abszesse, Lungenentzündung, Bakteriämie, Endokarditis, Osteomyelitis, Enterokolitis und Gastroenteritis, die in den jeweiligen Kapiteln *des Handbuchs beschrieben* und im Stichwortverzeichnis aufgeführt werden.

Staphylokokkenabszesse und die toxische Hautnekrolyse *(s. Kap. HAU, 11.)* und das „Syndrom der verbrühten Haut" *(s. Kap. HAU, 5.)*: **Infektionen des Neugeborenen** treten in der Regel innerhalb von 6 Wo. nach der Geburt auf. Meistens sieht man pustulöse oder bullöse Hautläsionen, die sich häufig in den Hautfalten der Achsel, Leiste oder des Halses befinden. Es kann jedoch ebenso zu multiplen subkutanen Abszessen, Abschilferung, Bakteriämie, Meningitis oder Pneumonie kommen. Die mikroskopische Untersuchung des Eiters zeigt polymorphkernige Neutrophile und, häufig, intrazelluläre Staphylokokken.

Stillende Mütter, bei denen es 1–4 Wo. nach der Geburt zu Brustabszessen oder Mastitis kommt, weisen meist penicillinresistente Staphylokokkeninfektionen auf, die in der Regel über das Kind aus der Säuglingsstation erworben wurden. Solche Erkrankungsfälle sollten daran denken lassen, daß ein großer Teil der Staphylokokken bei Neugeborenen auf der Säuglingsstation erworben wird, was oft auf unzureichende Techniken zurückzuführen ist.

Postoperative Infektionen, von Nahtabszessen bis zu ausgedehnten Wundbeteiligungen, werden meist von Staphylokokken hervorgerufen. Solche Infektionen können einige Tage bis mehrere Wochen nach einer Operation auftreten. Sie sind besonders dann wahrscheinlich, wenn sie verzögert einsetzen und der Patient zum Zeitpunkt der Operation Antibiotika erhielt. Der toxische Schock (s. oben) kann als Komplikation einer postoperativen Staphylokokkeninfektion auftreten.

Furunkel und **Karbunkel** werden in *Kap. HAU, 5.* besprochen.

Eine Staphylokokkenpneumonie *(s. Kap. LUN, 10.)* sollte dann vermutet werden, wenn es bei Patienten mit Influenza zu Dyspnoe, Zyanose oder langdauerndem oder rezidivierendem Fieber kommt oder wenn Patienten, die sich wegen chronischer Lungenerkrankungen und anderen Erkrankungen mit hohem Risiko im Krankenhaus aufhalten, leichtes Fieber, Tachypnoe, Husten, Zyanose und Leukozytose bekommen. Bei Neugeborenen ist die Staphylokokkenpneumonie durch Abszeßbildung, schnelles Auftreten von Pneumatozelen und oft komplizierenden Empyemen charakterisiert. Die mikroskopische Sputumuntersuchung ergibt zahlreiche große, grampositive Kokken, manchmal im Inneren der Neutrophilen.

Eine Bakteriämie durch Staphylokokken kann bei jedem lokalisierten Staphylokokkenabszeß oder im Zusammenhang mit intravaskulären Kathetern oder anderen Fremdkörpern auftreten. Sie ist bei Patienten mit schweren Verbrennungen eine häufige Todesursache, die im allgemeinen 2–4 Wo. nach dem Unfall auftritt. Die Symptome und Befunde werden in *Kap. INF, 7.* besprochen. Beständiges Fieber ist häufig und kann mit Schock verbunden sein. Besonders bei i. v. Drogenabhängigen kann sich eine bakterielle Endokarditis entwickeln, die Diagnose wird durch positive Blutkulturen gestellt. *Staphylococcus epidermidis* und andere koagulasenegative Staphylokokken sind im Ansteigen und werden in Krankenhäusern als Ursache bei Bakteriämien im Zusammenhang mit Kathetern und anderen Fremdkörpern beobachtet. Sie sind eine Hauptursache für die Morbidität (besonders Verlängerung des Krankenhausaufenthalts) und der Mortalität bei entkräfteten Patienten.

Staphylokokkenosteomyelitis *(s. Kap. BEW, 6.)*: Die akute hämatogene Osteomyelitis kommt hauptsächlich bei Kindern vor und führt zu Schüttelfrost, Fieber und Schmerzen über dem betroffenen Knochen. Es kommt in der Folge zu Rötung und Schwellung. Bei periartikulären Infektionen kommt es häufig zum Erguß, der eher an die septische Arthritis als an die Osteomyelitis denken läßt. Die Leukozytenzahl ist in der Regel > 15000; Blutkulturen sind oft positiv. Im Röntgenbild zeigen sich erst nach 10–14 Tagen Veränderungen, der Nachweis von Osteoporose und Periostreaktion kann sich noch weiter verzögern. Die Knochenszintigraphie zeigt häufig eher Abnormitäten auf. Aber obwohl diese Veränderungen im Röntgenbild oder mit der Knochenszintigraphie erst mit einer Verzögerung nachgewiesen werden können, sind sie in der Differentialdiagnose nützlich.

Eine **Staphylokokkenenterokolitis** sollte man dann vermuten, wenn es bei Krankenhauspatienten zu Fieber, Ileus, Bauchdeckenspannung, Hypotension oder Durchfall kommt – besonders, wenn sie sich kürzlich einer Bauchoperation unterzogen haben und wenn Breitbandantibiotika oder Antibiotika für die präoperative Darmvorbereitung gegeben wurden. Wenn die mikroskopische Stuhluntersuchung Staphylokokkenklumpen zeigt, wird die Diagnose wahrscheinlich. Es ist wichtig, eine Infektion mit toxischem *Clostridium difficile* auszuschließen, das auch eine Kolitis hervorrufen kann und häufige Ursache einer unter antibiotischer Behandlung auftretenden Kolitis ist *(s. Kap. MDA, 12.)*. Beim Vorliegen von Ileitis mit Kolitis muß an Staphylokokken als kausales Agens gedacht werden.

Prophylaxe

Aseptische Vorkehrungen (z. B. gründliches Waschen der Hände zwischen Patientenuntersuchung, Sterilisation von Geräten) sind wichtig. Infizierte Patienten sollten von anderen anfälligen Patienten isoliert werden. Krankenhauspersonal mit aktiver Staphylokokkeninfektion, auch lokaler Natur (z. B. Furunkel), sollte keinen Kontakt mit Patienten oder Geräten haben, bis die Infektion abgeheilt ist. Symptomlose nasale Staphylokokkenträger müssen nicht vom Patientenkontakt ausgeschlossen bleiben, außer die Stämme sind besonders virulent und die betreffende Person steht im Verdacht, den Ausbruch einer Erkrankung hervorgerufen zu haben.

Therapie

Die Therapie umfaßt Drainage von Abszessen, antibakterielle Therapie (bei schwerkranken Patienten parenteral) und allgemein unterstützende Maßnahmen. Vor Beginn oder Änderung einer antibakteriellen Medikation sollten Kulturen abgenommen werden. Im Krankenhaus erworbene Erkrankungen und die meisten umgebungsbedingten Staphylokokkeninfektionen sind gegen Penicillin G, Ampicillin und Penicillin gegen Pseudomonaden resistent. Diese Antibiotika sollten nur nach einem positiven Empfindlichkeitsnachweis eingesetzt werden.

Fast alle Stämme sind empfindlich gegen penicillinaseresistentes Penicillin (Methicillin, Oxacillin, Nafcillin, Cloxacillin, Dicloxacillin), Cephalosporine (Cephalotin, Cefazolin, Cephalexin, Cephradin, Cefamandol, Cefoxitin und Cephalosporine der dritten Generation), Gentamicin, Vancomycin, Lincomycin und Clindamycin. Eines der Penicilline ist meist Mittel der Wahl, obwohl Cephalosporine und Vancomycin gleich wirksam sind. Viele Staphylokokkenstämme sind auch auf Erythromycin, Tetracycline, Aminoglykoside, Bacitracin und Chloramphenicol empfindlich. Chloramphenicol und Bacitracin sind jedoch selten indiziert, da sie möglicherweise toxisch sind und andere Antibiotika zur Verfügung stehen.

Die Auswahl und Dosierung eines Antibiotikums richtet sich nach der Lokalisation der Infektion, der Schwere der Erkrankung und der Empfindlichkeit des Keims. Nosokomiale Infektionen durch Methicillin-resistente Staph. aureus-Stämme (MRSA) werden in den USA mit steigender Häufigkeit beobachtet, besonders in der 3. Versorgungsstufe und in großen städtischen Kliniken. Diese Keime werden im allgemeinen von i. v.-Drogenabhängigen und Patienten auf Intensivstationen isoliert, obgleich sie auch in steigendem Maße von Patienten, die sich bei ihren Mitmenschen infiziert haben, isoliert werden. MRSA-Isolate sind meist resistent gegen Nafcillin, Oxacillin, Cloxacillin und alle Cephalosporine. Oft wird fälschlich behauptet, daß diese Erreger Cephalosporin-empfindlich seien. Eine Behandlung dieser Infektionen mit Cephalosporinen ist nicht zuverlässig. Eine Resistenz gegen Aminoglykoside und Makrolide (Erythromycin, Lincomycin und Clindamycin) ist ebenso häufig. Imipenem, Cilastatin oder die Chinolone können gegen einige MRSA-Infektionen wirksam sein, aber Vancomycin i. v. ist das Mittel der Wahl zur Behandlung dieser Infektionen. Erwachsene mit normaler Nierenfunktion erhalten 500 mg i. v. alle 6 h oder 100 mg i. v. alle 12 h als Infusion von mindestens 1 h. Bei gestörter Nierenfunktion muß die Dosis angepaßt werden. Die Therapiedauer, abhängig von dem Infektionsort und der Reaktion des Patienten, beträgt gewöhnlich 2–4 Wochen. Die bevorzugte Alternative zur Vancomycinbehandlung von MRSA-Infektionen bei der Behandlung von Erwachsenen ist Sulfamethoxazol/Trimethoprim (SMX/TMP) 50 SMX/10 TMP bis 75 SMX/15 TMP mg/kg/Tag in aufgeteilten Dosen alle 8–12 h 2–4 Wochen lang gegeben. Rifampicin und Aminoglykoside sind eine hilfreiche Ergänzung in der Therapie von schweren MRSA-Infektionen in serösen Körperhöhlen oder wenn Fremdkörper vorhanden sind. Bei der Staphylokokkenenterokolitis wird ein nichtresorbierbares Antistaphylokokkenmittel, wie Vancomycin, 250–500 mg alle 6 h oral gegeben. Cloxacillin, Dicloxacillin, SMX/TMP, Ciprofloxacin und Mupirocin haben sich bei der Behandlung von MRSA-Trägern als nützlich erwiesen.

Das Syndrom des toxischen Schocks

Charakteristische Symptome sind hohes Fieber, Erbrechen, Durchfall, Verwirrtheit, Hautsensationen und ein rasch fortschreitender, schwer beeinflußbarer Schock. Dieses Syndrom wurde zuerst 1978 bei Kindern und Jugendlichen zwischen 8 und 17 Jahren bekannt. Bald darauf stellte man es auch bei älteren Personen, hauptsächlich jungen Frauen zwischen 13 und 52 Jahren fest, praktisch immer im Zusammenhang mit der Menstruation und dem Gebrauch von Vaginaltampons. Die Inzidenz ist nicht bekannt. Es wird geschätzt, daß es sich um drei Fälle pro 100000 menstruierende Frauen handelt. 1980 wurde über 700 Fälle in den USA berichtet. 1981, als gewisse Typen dieses Tampons vom Markt verschwanden, nahm die Zahl der Fälle drastisch ab, aber es gibt immer noch Berichte über Fälle von Frauen, die keine Tampons benützen, und bei Frauen postoperativ oder postpartum. Nur etwa 15% der Gesamtfälle betrafen Männer in postoperativen Phasen. Es wurde auch über Fälle in Verbindung mit Influenza berichtet. Es gibt auch mild verlaufende Fälle.

Ätiologie und Pathogenese

Die genaue Ursache für das Syndrom ist unbekannt. In nahezu allen Fällen lag jedoch eine Infektion mit einem Endoxin-bildenden Stamm von Staphylococcus aureus der Phagengruppe I vor. Alle Fälle scheinen durch dasselbe Toxin hervorgerufen zu sein, das jetzt als **Toxic-shock-Syndrom Toxin 1 (TSST-1)** bezeichnet wird. Es wurde Toxic-shock-Toxin genannt. Die Bakterien werden in den Schleimhäuten des Nasopharynx, der Vagina und Trachea gefunden, auch in gleichzeitig bestehenden Empyemen und Abszessen. Bei menstruierenden Frauen wurden die Keime fast in allen Fällen in der Vagina nachgewiesen, und diese Frauen benutzten Vaginaltampons. Während der vergangenen Jahre veränderten die Tamponhersteller die absorbierende Substanz, um eine bessere Absorption zu erreichen und um den Vaginalausfluß zu vermindern. Frauen, die am meisten gefährdet sind, haben wahrscheinlich schon vorher eine Staph.-aureus-Besiedelung der Vagina und benutzen während der Menses Tampons. Der mechanische oder chemische Faktor „Vaginaltampon" muß es dem Toxin ermöglichen, den Kreislauf zu erreichen, entweder über Schleimhautverletzungen in der Vagina oder via Uterus und Peritonealraum. Der Schock mag auch über postoperative Wundinfektionen entstehen, die klein, tief und schwer auszumachen sind.

Symptomatik

Der Beginn ist plötzlich mit steil ansteigendem hohem Fieber von 39–40,5°C, das bestehen bleibt und begleitet wird von Kopf- und Halsschmerzen, Konjunktivitis, tiefer Lethargie, schubweiser Verwirrtheit ohne fokale neurologische Symptome, Erbrechen, profusem wäßrigem Durchfall und einer diffusen Sonnenbrand-artigen Erythrodermie. Die Erscheinungen können binnen 48 Stunden rasch fortschreiten bis zum orthostatischen Blutdruckabfall, zu Bewußtlosigkeit und Schock. Zwischen dem 3. und 7. Tage kommt es zur Desquamation bis zur Ablösung der Haut, besonders an den Handflächen und Fußsohlen.

Auch andere Organsysteme sind gewöhnlich beteiligt. Für das Blutbild ist eine milde, nicht hämolytische Anämie typisch, sowie eine mäßige Leukozytose mit Vorherrschen unreifer Granulozyten und eine frühe Thrombozytopenie, der bald eine Thrombozytose folgt. Klinisch bedeutsame Blutungsphänomene sind selten, die Prothrombinzeit und die partielle Thromboplastinzeit tendieren zu einer Verlängerung. Besonders bei Kindern kann die Hypotonie zu Durchblutungsstörungen der Extremitäten führen. Nierenfunktionsstörungen äußern sich in Oligurie und Ansteigen von BUN und Kreatinin. Während der ersten Krankheitswoche sind Anzeichen von Leberzellschäden (Hepatitis) und Myolysis in der Skelettmuskulatur nachzuweisen, ebenso kardiopulmonale Beteiligung. Diese äußert sich in peripheren Ödemen und Lungenödem (trotz eines abnorm niedrigen zentralen Venendrucks, was an ein ausgebildetes Atemwegssyndrom denken läßt).

Die Mortalitätsrate liegt zwischen 8% und 15%. Sie zeigt aber nicht die tatsächliche Inzidenz, da die Statistik möglicherweise nur auf der Registrierung der schweren Fälle beruht. Rezidive kommen bei Frauen häufig vor, die während der ersten 4 Monate nach einem toxischen

Schock-Syndrom weiterhin Tampons benutzen, obwohl Frauen, die wegen einer Staph.-aureus-Infektion mit Antibiotika behandelt wurden, nicht in diese Beobachtung passen.

Diagnostik

Das Syndrom des toxischen Schocks erinnert an die Kawasaki-Krankheit *(s. Kap. KIN, 11., Mukokutanes Lymphknoten-Syndrom)*, kann aber klinisch unterschieden werden. Beim Kawasaki gibt es keine Schocksymptome, die Hauterscheinungen sind makulopapulös, bei TSS ist es ein diffuses Erythem. Auch Azotämie und initiale Thrombozytopenie sind beim Kawasaki selten, beim TSS häufig. Wenn auch die Ursache des Kawasaki-Syndroms unsicher ist, steht doch fest, daß es im allgemeinen bei Kindern unter 5 Jahren vorkommt und daß sich das Staphylokokkenexotoxin, das beim Kawasaki-Syndrom eine Rolle spielt, nach Meinung einiger Forscher von dem beim TSS unterscheidet. Scharlach sollte differentialdiagnostisch in Erwägung gezogen werden, ebenso Reye-Syndrom, Lyell-Syndrom, Meningokokkämie, Felsengebirgsfleckfieber, Leptospirosen und exanthematische Virusinfektionen. Sie können klinisch, serologisch und kulturell ausgeschlossen werden.

Behandlung

Patienten, bei denen der Verdacht eines TSS begründet ist, sollten sofort in stationäre Intensivbehandlung genommen werden. Etwaige Vaginaltampons, Kompressen oder andere Fremdkörper sind zu entfernen.

Besondere Aufmerksamkeit muß dem Wasserhaushalt und den Elektrolyten gewidmet werden, um einer Hypovolämie, einer Hypotonie oder einem Schock vorzubeugen. Ist dieser tief und resistent, sind mitunter große Mengen von Flüssigkeit und Elektrolyten nötig. Bakteriologische Untersuchungen von Blut und Material von den Schleimhautoberflächen sind einzuleiten. Danach ist mit einem Betalaktamase-resistenten Penicillin oder Cephalosporin zu behandeln.

Ob die Antibiotika den akuten Verlauf der Erkrankung verändern, ist unklar, aber die Beseitigung der Staphylokokkenherde scheint gegen Rezidive zu schützen.

Außer der Vernichtung der Staph.-aureus-Bakterien gibt es keine Empfehlungen für eine sichere Prävention. Es erscheint vernünftig zu sein, Frauen von dem ständigen Gebrauch von Tampons während der Menses, besonders der Tampons, die für eine maximale Absorption entwickelt wurden, abzuraten und statt dessen zwischenzeitlich Binden zu nehmen oder andere hygienische Maßnahmen zu treffen.

Streptokokkeninfektionen

(s. a. Kap. KIN, 17., Rheumatisches Fieber)

Einteilung

Streptokokkeninfektionen können eingeteilt werden nach **Keimart** und **klinisch** nach der Art der Infektion.

Wenn sie auf Schafsblutagar gezüchtet werden, zeigen β-hämolysierende Streptokokken klare Hämolysezonen rund um jede Kolonie; α-hämolytische Streptokokken (meist *Streptococcus viridans* genannt) sind von einer grünen Verfärbung, die durch inkomplette Hämolyse entsteht, umgeben. γ-hämolysierende Streptokokken bewirken keine Hämolyse. Eine weitere Einteilung, die auf in der Zellwand vorkommenden Kohlenhydraten basiert, unterscheidet die Gruppen A–H und K–T nach Lancefield.

Gruppe A: *β-hämolysierende* Streptokokken *(S. pyogenes)* sind die für den Menschen am meisten virulente Spezies. Sie verursachen Pharyngitis, Tonsillitis, Wund- und Hautinfektionen, Septikämie, Scharlach, Pneumonie, rheumatisches Fieber und Glomerulonephritis. Zur **Gruppe D** gehören folgende Enterokokkenstämme: *Enterococcus faecalis, E. durans, E. faecium* (früher *S. faecalis, S. durans* und *S. faecium*) und Nichtenterokokkenstämme *(S. bovis, S. equinus)*. Keime, die früher als Enterokokken bezeichnet wurden, sind wieder als genus *Enterococcus* klassifiziert. Die meisten menschlichen Infektionen, die durch die Gruppe D-Streptokokken verursacht werden, werden durch *E. faecalis* oder *S. bovis* hervorgerufen und unterscheiden sich von anderen Streptokokken durch ihre Fähigkeit, in 40%iger Gallebouillon zu wachsen und Aesculin zu hydrolysieren. Enterokokken werden mit Hilfe der PYR-Reaktion (Pyrrolidonyl-β-naphthylamid-Hydrolyse) identifiziert. Sie wachsen auch in 6,5%iger Natriumchloridlösung, nicht aber *S. bovis. S. bovis* wird im allgemeinen im Gastrointestinaltrakt gefunden und kann bei Patienten mit Darmtumor oder anderen Erkrankungen des Darms Enterokarditis auslösen. *S. bovis* ist verhältnismäßig empfindlich gegen Antibiotika. Enterokokken sind resistenter, wenn nicht eine Kombination eines zellwandaktiven Medikaments wie Penicillin, Ampicillin oder Vancomycin mit einem Aminoglykosid wie Gentamicin oder Streptomycin, eingesetzt wird. *E. faecalis* ist der Erreger von Endokarditis, Infektionen des harnableitenden Systems, abdominaler Sepsis, Zellulitis und Wundinfektionen, aber auch der begleitenden Bakteriämien. Enterokokken, die gegen die bakterizide Wirkung von Aminoglykosiden mit zellwandaktiven Medikamenten resistent sind, konnten kürzlich als eine wichtige Quelle ernster und unempfindlicher Infektionen, vorwiegend in Krankenhäusern, ausgemacht werden. Auch **Gruppe-B**-Streptokokken können Infektionen verursachen, vorwiegend neonatale Sepsis, Endokarditis und septische Arthritis. **Gruppe-C**- und **G-Streptokokken** sind pyogeneseähnliche Keime und werden von *S. pyogenes* im klinischen Laboratorium durch ihre Bacitracinresistenz oder durch Bestimmung der Serogruppe abgegrenzt. Tiere sind oft Keimträger, sie besiedeln aber auch den menschlichen Rachen, Intestinaltrakt, die Vagina und die Haut. Sie können schwere eitrige Infektionen einschließlich Pharyngitis, Pneumonie, Zellulitis, Pyodermien, Eryripsel, Impetigo, Wundinfektionen, Puerperalsepsis, neonatale Sepsis, Endokarditis, septische Arthritis und Glomerulonephritis nach Streptokokkeninfektionen verursachen. Penicillin, Vancomycin, die Cephalosporine und Erythromycin sind für die Therapie nützlich.

Klinisch lassen sich die Streptokokkeninfektionen in drei große Gruppen einteilen: 1. Das **Trägerstadium,** in dem der Patient Streptokokken ohne offensichtliche Infektion aufweist, 2. die **akute Erkrankung,** die oft eitrig verläuft und von einer Invasion der Streptokokken in die Gewebe hervorgerufen wird, und 3. **verzögerte, nichteitrige Komplikationen.** Die nichteitrigen Komplikationen sind die Entzündungsstadien des akuten rheumatischen Fiebers, der Chorea und der Glomerulonephritis *(s. Kap. KIN, 17., KIN, 18. und NIE, 5.).* Sie kommen häufig etwa 2 Wo. nach einer klinisch manifesten Streptokokkeninfektion vor. Die Infektion kann asymptomatisch verlaufen, das Intervall kann über oder unter 2 Wo. betragen.

Symptomatik

Die Symptome und Befunde einer akuten invasiven Streptokokkeninfektion hängen von dem betroffenen Gewebe, dem Keim, dem Zustand des Patienten und der Reaktion des Körpers ab.

Ein **Trägerstadium** besteht, wenn Streptokokken im Gewebe nachgewiesen werden können, die aus einem Gebiet stammen, das keine Zeichen von Entzündung zeigt. Streptokokken der Gruppe D finden sich normalerweise im Darm, α-hämolysierende Streptokokken im Hals und im Respirationstrakt, β-hämolysierende Streptokokken der Gruppen A, B, C und G – die Gruppen, die in der Regel als pathogen angesehen werden – kann man häufig aus dem normal aussehenden Halsbereich oder der Vagina von symptomfreien Patienten als Kultur gewinnen; der Begriff Trägerstadium beschränkt sich meist auf diese Rachenbefunde oder Anzüchtungen aus der Vagina. Das Trägerstadium erlangt Bedeutung als Quelle von Fehldiagnosen bei vielen Erkrankungen des Halses oder des Atemtrakts, da der bakterielle Nachweis nicht die ursächliche Beteiligung des Streptokokkus an der klinischen Diagnose bedeutet. Rachenabstriche von symptomlosen Trägern enthalten gewöhnlich nur vereinzelt Bakterien, Personen mit manifesten Infektionen pflegen stark positiv zu sein.

Akute Streptokokkeninfektionen können *primär* erfolgen, als Invasion in gesundes Gewebe, oder *sekundär,* als Invasion in Gewebe, das durch Traumen oder andere Erkrankungen geschädigt ist. Keime der primären Invasion sind meist β-hämolysierende Streptokokken der Gruppe A, das Gebiet in der Regel der Rachen. Sekundäre Infektionen können durch α-hämolysierende Streptokokken oder durch Streptokokken der Gruppe D oder der Gruppe A hervorgerufen werden. Ein Erysipel durch Streptokokken der Gruppe A kann auf vorher normaler oder auf ödematöser Haut vorkommen. Streptokokkenphlegmone kann sich auf traumatisierte Haut oder auf Unterhautgewebe, das durch eine venöse Insuffizienz anfälliger ist, aufpfropfen. Auf eine virale Pneumonie oder degenerative Lungenerkrankung kann eine Streptokokkenpneumonie folgen. *S. viridans* oder Streptokokken der Gruppe D können eine bakterielle Endokarditis hervorrufen. Streptokokken der Gruppe D finden sich häufig bei Harnwegsinfekten; die Endometritis eines Uterus post partum hat oft Enterokokken oder Keime der Gruppe A oder B als Ursache. Streptokokken der Gruppe D sind erst kürzlich als Ursache nosokomialer Wundinfektionen erkannt worden. Als Gebiete sekundärer Streptokokkeninfektion kommen auch Auge, Ohren, Gelenke, Knochen und Darm in Frage. Infektionen mit β-hämolysierenden Streptokokken der Gruppe B *(S. agalactiae)* sind wichtige Erreger der neonatalen Sepsis *(s. Kap. KIN, 6., Neonatale Sepsis* unter *Neonatale Infektionen).* Bei Erwachsenen sind sporadische Fälle von Bakteriämie, Endokarditis, Harnwegsinfekten, Pneumonie und Meningitis beobachtet worden. Weiter wurden β-hämolysierende Streptokokken der Gruppe A auch bei älteren Diabetikern nachgewiesen, bei denen eine Gewebsentzündung bestehende schwere periphere Gefäßkrankheiten kompliziert.

Primäre oder sekundäre Infektionen können sich entlang Lymphkanälen über die betroffenen Gewebe hinaus zu den regionalen Lymphknoten ausweiten und auch zu Bakteriämien führen. Das Auftreten von Eiter hängt von der Schwere der Infektion und der Anfälligkeit der Gewebe ab.

Die häufigste Streptokokkenerkrankung ist die **primäre Infektion des Pharynx mit β-hämolysierenden Streptokokken der Gruppe A.** In der typischen Form weist die Infektion Halsschmerzen, Fieber, eine intensive Rachenrötung und ein Exsudat auf den Tonsillen auf. Diese Form kommt bei etwa 20% der Patienten mit Infektionen der Gruppe A vor. Der Rest ist asymptomatisch, weist Fieber oder Halsweh allein auf, was einer Viruspharyngitis ähnelt, oder zeigt unspezifische Symptome, wie Kopfweh, Unwohlsein, Übelkeit, Erbrechen oder Tachykardie. Bei Kindern können Krämpfe vorkommen. Die zervikalen und submaxillaren Lymphknoten können vergrößert und berührungsempfindlich sein. Bei Kindern < 4 Jahren ist eine „laufende Nase" häufig und stellt manchmal das einzige Symptom dar. Keines dieser Symptome (das Halsweh mit eingeschlossen) und keiner der Befunde (Exsudate des Pharynx oder gelegentliche Petechien am Gaumen mit eingeschlossen) sind für die Streptokokkeninfektion spezifisch, und jede oder alle dieser klinischen Manifestationen können auch bei viralen Infektionen vorkommen, besonders bei Adenoviren und infektiöser Mononukleose. Das einzige Zeichen oder Symptom, das sich statistisch mit einer serologisch bewiesenen Streptokokkenerkrankung verbinden läßt, ist die Rachenmandelentzündung. Husten, Laryngitis und verstopfte Nase sind nicht charakteristisch für eine Streptokokkeninfektion, und ihr Vorhandensein weist darauf hin, daß andere Erreger ursächlich sind oder daß andere ätiologische Faktoren oder Komplikationen bestehen. Die endgültige Diagnose stützt sich auf die später beschriebenen Laborverfahren.

Der früher häufige **Scharlach** ist heute selten, was wahrscheinlich darauf zurückzuführen ist, daß eine antibiotische Therapie die Ausbreitung eines Streptokokkus in der Einzelperson und auch massive Epidemien verhindert. Scharlach wird von Streptokokken der Gruppe A hervorgerufen, die ein erythrogenes Toxin produzieren, das zu einem diffusen, auf Druck abblassenden, rosa Hauterythem führt. Die Krankheit, die sonst der Streptokokkenpharyngitis gleicht, weist auch einen Ausschlag auf, der sich besonders auf dem Abdomen, dem seitlichen Brustbereich und in Hautfalten manifestiert. Für ihn charakteristisch sind eine **Blässe im Mundbereich,** die von einem geröteten Gesicht umrahmt ist, eine **„Erdbeerzunge"** (entzündete, stark rote Papillen auf einem weißen Belag) und **Pastiastreifen** (dunkelrote Streifen in Hautfalten). Ähnliche Zungenveränderungen können auch beim toxischen Schock (siehe oben) und dem Kawasaki-Syndrom *(s. Kap. KIN, 11.)* beobachtet werden. Die oberste Schicht der vorher geröteten Haut schuppt nach Abklingen des Fiebers oft ab. Verlauf und Therapie des Scharlach sind mit anderen klinischen Infektionen der Gruppe A identisch.

Die *Pyodermie* durch *Streptokokken* (Impetigo) wird in *Kap. KIN, 11.* behandelt.

Laborbefunde

Akute Streptokokkenentzündungen sind in der Regel begleitet von erhöhter BSG (gewöhnlich >50 mm/h nach Westergreen oder unkorrigiertem Wintrobe-Test) und einer erhöhten Leukozytenzahl (etwa 12000–20000) mit 75–90% Neutrophilen, die oft jugendliche Formen aufweisen. Im Urin zeigen sich meist keine spezifischen Veränderungen, außer der für das Fieber typischen (z. B. Proteinurie).

Das Vorhandensein von Streptokokken läßt sich schnell und direkt aus Material von der Entzündungsstelle bestimmen durch Inkubation über Nacht auf Schafsblutagar und für Keime der Gruppe A durch sofortige Färbung mit Fluoreszenzantikörpern. Die Fluoreszenztechnik macht andere serologische Untersuchungen zur Unterscheidung der Gruppe A von β-hämolysierenden Streptokokken unnötig, kann jedoch oft zu falschpositiven Reaktionen mit hämolysierenden Staphylokokken führen. Es sind einige diagnostische Kits für die Schnelldiagnose von Streptokokken der Gruppe A im Handel. Sie können falsch-positive wie falsch-negative Resultate ergeben, sind aber trotzdem nützlich.

Diese direkten Tests können das *Vorhandensein* von Streptokokken zeigen, der *Nachweis einer Infektion* gelingt aber indirekt durch Streptokokkenantikörper im Serum. Der Antistreptolysin-O-Titer (ASO) steigt nur bei 75–80% der Infektionen an, es können auch Streptokokken-Antihyaluronidase, Antidesoxyribonuklease B, Antinikotinamid-Adenin-Dinukleotidase und Antistreptokinase gebraucht werden. Wenn Penicillin für symptomatische Streptokokkenpharyngitis früh gegeben wird (innerhalb der ersten 5 Tage), kann es das Auftreten und die Schwere der Antikörperreaktion auf Streptolysin-O verzögern und vermindern. Patienten mit Pyodermie durch Streptokokken haben meist keine signifikante Antistreptolysin-O-Reaktion.

Der einzelne Wert eines einzigen Antikörpertiters ist nur ein grober Hinweis auf eine kürzlich durchgemachte Streptokokkeninfektion. Da ein einzelner Wert durch langsames Abklingen der Antikörper aus einer lange zurückliegenden Infektion hoch sein kann, wird eine Serie von Titern benötigt, um Veränderungen in der unmittelbaren Vergangenheit nachzuweisen. Ebenso kann ein Einzelwert, der unter der oberen Grenze des Normbereichs liegt, für einen einzelnen Patienten schon eine Erhöhung bedeuten. Serum muß nicht öfter als 2mal/Woche entnommen werden, der Abstand kann bis zu 2 Mo. betragen. Ein signifikanter Anstieg (oder Abfall) des Titers sollte mindestens zwei Verdünnungsstufen betragen, da kleinere Unterschiede auf Fehler im Labor zurückgeführt werden können. Um die größte Genauigkeit zu erreichen, sollten die zu untersuchenden und zu vergleichenden Seren aufgehoben werden und am selben Tag mit denselben Reagenzien von der gleichen Person untersucht werden.

Streptozyme, ein billiger, leicht durchzuführender Test auf Antikörper gegen Streptolysin-O, Hyaluronidase, Desoxyribonuklease B und andere Streptokokkenantigene korreliert am besten mit einem erhöhten Antistreptolysintiter. Falsch-positive Ergebnisse findet man bei 3–5% der Fälle. 25–50% der Patienten mit grenzwertigen serologischen Reaktionen auf spezifische extrazelluläre Streptokokkenantigene weisen jedoch eine falsch-negative Agglutination beim Streptozymtest auf.

Durch das auftretende Zeitintervall zwischen den einzelnen Proben sind serologische Tests für die Frage der Behandlung einer akuten invasiven Streptokokkeninfektion nicht geeignet. Die Diagnose stützt sich auf klinische Manifestationen und die Ergebnisse bakteriologischer Untersuchungen. Die Antikörper-Testserien sind jedoch besonders hilfreich bei der Diagnose von Entzündungsstadien nach Streptokokkeninfektion. Der Nachweis einer nur kurz zurückliegenden Streptokokkeninfektion der Gruppe A ist für die Diagnose des rheumatischen Fiebers von Bedeutung. Es kann in der Regel ausgeschlossen werden, wenn sich bei einem korrekt durchgeführten Serientest keine Titerveränderung zeigt, bei gleichzeitiger Bestimmung anderer entsprechender Antikörper neben dem ASO.

Verlauf und Therapie

Die sekundären invasiven Streptokokkeninfektionen können lebensbedrohlich sein, besonders für den bereits vorgeschädigten Patienten. Septikämien, Kindbettfieber, Endokarditis und Streptokokkenpneumonien waren in der Zeit vor Einführung der Antibiotika häufige Todesursachen und sind immer noch ernst zu nehmen, besonders wenn der Keim ein Enterococcus ist. Obwohl Streptokokken der Gruppe A und *S. viridans* fast immer penicillinempfindlich sind, sind Enterokokken relativ resistent und erfordern eine Behandlung mit Aminoglykosiden in Kombination mit Penicillin oder Ampicillin. In einigen Gebieten wurden Enterokokken gefunden, die sogar gegen hohe Konzentrationen von Gentamicin oder anderen Aminoglykosiden unempfindlich sind und die keinen Synergismus mit Penicillin zeigen. Für diese Stämme gibt es gegenwärtig keine zuverlässige Therapie.

Die primären Infektionen des Pharynx, Scharlach eingeschlossen, haben in der Regel einen begrenzten Ablauf. Das Fieber fällt nach einigen Tagen, die Krankheit ist innerhalb 2 Wo. abgeklungen. Antibiotika verkürzen den klinischen Verlauf bei Kleinkindern, besonders bei Scharlach, haben aber nur geringen Einfluß auf die Streptokokken-Pharyngitis bei Adoleszenten und Erwachsenen. Ihr Wert liegt im Verhindern von lokalen eitrigen Entzündungen, wie dem Peritonsillarabszeß, der Otitis media, Sinusitis und Mastoiditis. Am wichtigsten ist jedoch die Bekämpfung der nichteitrigen Komplikationen, die unbehandelten Infektionen der Gruppe A folgen können.

Bei einer bestehenden Streptokokkeninfektion der Gruppe A ist Penicillin das Mittel der Wahl. Eine einzelne Dosis Benzathin-Penicillin G von 600000–900000 IE (50000 IE/kg) i.m. für Kinder und 1,2 Mio. IE i.m. für Jugendliche oder Erwachsene reicht in der Regel aus. Da die Injektion oft schmerzhaft ist, kann auch eine orale Therapie erfolgen, wenn der Patient zuverlässig ist. Die kleinen Unterschiede hinsichtlich der Resorption zwischen den verschiedenen Darreichungsformen des Penicillins sind nicht so wichtig wie eine ausreichend hohe Dosierung und Dauer der Therapie. Mindestens 200000 IE (besser 400000 IE) Penicillin G oder 125 mg (bis 250 mg) Penicillin V sollten 3–4 × Tag, mindestens 10 Tage lang, eingenommen werden, um einer einzelnen Injektion Benzathin-Penicillin G zu entsprechen. Auch wenn der Patient asymptomatisch wird, *muß* der 10tägige Einnahmerhythmus *eingehalten werden*. Als Alternative für unzuverlässige Patienten oder für Patienten, die mit einer oralen Medikation Schwierigkeiten haben, gibt man drei Injektionen Procain-Penicillin (die meist weniger schmerzhaft sind als eine Benzathin-Dosis): 600000 IE (Kinder 50000 IE/kg) i.m. werden am 1., 4. und 7. Tag verabreicht.

Ist Penicillin kontraindiziert, so kann man Erythromycin 250 mg 4 × oder Clindamycin 300 mg 3 × 10 Tage lang oral geben. Clindamycin (8–25 mg/kg/Tag in geteilten Dosen 3 × oder 4 × ist bevorzugtes Mittel bei Kindern mit Rezidiven chronischer Tonsillitis. Das bakteriostatische Sulfadiazin sollte nicht zur Behandlung einer bereits bestehenden Infektion eingesetzt werden, dagegen ist es zur Verhinderung von Streptokokkeninfektionen äußerst wirksam. Der Einsatz von Tetracyclinen ist nicht ratsam, da ein beträchtlicher Teil der Streptokokken der Gruppe A dagegen resistent ist. Bei jungen Patienten können sie zu einer Verfärbung der sich entwickelnden Zähne führen.

Mit einer Antistreptokokkentherapie kann oft 1–2 Tage bis zu den bakteriologischen Befunden gewartet werden, ohne das Risiko der eitrigen und nichteitrigen Komplikationen einer Streptokokkenpharyngitis signifikant zu erhöhen. Bei Verdacht auf eine Infektion nach Abnahme der Proben kann mit oralem Penicillin begonnen werden. Wenn die Laborbefunde auf eine Streptokokkeninfektion negativ sind, wird die Behandlung abgesetzt. Bei Bestätigung der Diagnose wird die orale Behandlung weitergeführt oder durch i.m. Injektionen ersetzt.

Weitere Symptome einer Streptokokkeninfektion (z.B. Halsschmerzen, Kopfschmerzen, Fieber) können mit Analgetika oder Antipyretika behandelt werden. Bettruhe ist unnötig, außer sie wird vom Patienten gewünscht. Auch Isolierung muß nicht länger gefordert werden. Die *engen Kontaktpersonen des Patienten* in der Familie oder bei Freunden sollten, sofern sie Symptome zeigen oder Komplikationen nach Streptokokkeninfekten in der Anamnese aufweisen, auf Streptokokken untersucht werden und dann entsprechend mit Antibiotika behandelt werden.

Pneumokokkeninfektionen

Bakteriologie

Der Pneumokokkus (früher *Diplococcus pneumoniae,* jetzt *Streptococcus pneumoniae*) ist ein grampositiver, eingekapselter Diplokokkus, wobei die Berührungsflächen der Kokken abgerundet sind und die Enden spitz auslaufen. Sie kommen manchmal als kurze Ketten vor, in alten Kulturen oder eitrigem Exsudat können die Keime manchmal rosa erscheinen. Die Kapsel, die in Abstrichen, die mit Methylenblau gefärbt sind, sichtbar wird, besteht aus einem komplexen Polysaccharid, welches die serologische Spezifität bestimmt und zur Virulenz und Pathogenität beiträgt. Einige der 85 oder mehr spezifischen Formen zeigen eine Kreuzreaktion. In der **Neufeldschen Quellungsreaktion,** der besten Methode zur Bestimmung der Typenspezifität, schwillt die Kapsel in Gegenwart eines typenspezifischen Kaninchen-Antiserums an. Da diese Schwellung bei anderen Bakterien nicht auftritt sowie bei anderen Pneumokokkentypen bedeutend weniger ausgeprägt ist, läßt sich damit die Art und der Typ des Keims bestimmen. Für die klinische Diagnose stehen multivalente Antiseren gegen bestimmte spezifische Gruppen käuflich zur Verfügung, ein Serum gegen alle Typen kann vom dänischen Seruminstitut in Kopenhagen bezogen werden. Eine Einteilung kann auch durch spezifische Agglutination oder Immunelektrophorese gegen spezifische Antiseren getroffen werden. Durch Immunelektrophorese mit typenspezifischen Polysacchariden können spezifische Pneumokokkenantikörper im Serum oder anderen Körperflüssigkeiten nachgewiesen werden.

Die Verteilung der spezifischen Pneumokokkenserotypen ist je nach klinischen Infektionsarten, Trägern, Zeitpunkt und Lokalisationen unterschiedlich. Die häufigsten Erscheinungsformen waren in letzter Zeit die Typen 1, 3, 4, 7, 8 und 12 bei Erwachsenen sowie die Typen 6, 14, 19 und 23 bei Säuglingen und Kleinkindern. Die Polysaccharide der Kapsel sind für den Menschen antigen und führen zu einer typenspezifischen serologischen Antikörperproduktion gegen den gesamten Keim. Ein polyvalenter Impfstoff, der die Polysaccharide von 23 Typen enthält, die über 80% der Pneumokokkeninfektionen verursachen, ist auf dem Markt (s. Prophylaxe). Eine Heilung wird in der Regel von der Entwicklung zirkulierender typenspezifischer Antikörper begleitet.

Epidemiologie

Pneumokokken kommen normalerweise im oberen Respirationstrakt des Menschen vor, besonders im Winter und Anfang des Frühlings, wo sie bei der Hälfte der Bevölkerung jederzeit isoliert werden können. Der Keim überträgt sich von Mensch zu Mensch durch Tröpfchen, wirkliche Epidemien einer Penumokokkenpneumonie oder anderer Infektionen sind jedoch selten. Die Isolierung von Patienten mit Pneumokokkeninfektionen ist demnach in der Regel nicht nötig.

Am anfälligsten gegenüber schweren und invasiven Pneumokokkeninfektionen sind Patienten mit Lymphomen, Morbus Hodgkin, multiplem Myelom, Splenektomie, anderen bedrohlich schwächenden Erkrankungen oder Immundefekten und Sichelzellanämie. Eine Schädigung des Atemwegsepithels durch chronische Bronchitis oder Viren, besonders dem Influenzavirus, können die Anfälligkeit gegenüber einer Invasion des Lungenparenchyms und Pneumonie durch Pneumokokken erhöhen. Eine hohe Erkrankungsrate an Pneumokokkenpneumonien weisen die Gold- und Diamantschürfer in Südafrika und Neuguinea auf.

Krankheitsbilder

Pneumonie: Die Pneumonie, die schwerste von Pneumokokken hervorgerufene Entzündung, tritt meist als Lobärpneumonie auf, kann aber auch das Bild einer Bronchopneumonie oder Tracheobronchitis ohne klar definierte Parenchymbeteiligung zeigen *(s. Kap. LUN, 10., Pneumokokkenpneumonie).*

Akutes, eitriges Pleuraempyem: Pneumokokken sind hier die häufigste Ursache und erzeugen etwa 15% aller Empyeme, weniger als 3% der Pneumokokkenpneumonien werden jedoch durch ein Empyem kompliziert (im Gegensatz zu den häufigeren sterilen Pleuraergüssen). Das Exsudat kann sich spontan oder nach Therapie der Pneumonie resorbieren. Ebensogut kann es dickflüssig und eitrig-fibrinös werden, kammert sich manchmal ab und bedarf der operativen Drainage *(s. Kap. LUN, 10. und LUN, 17.).*

Akute Otitis media: Etwa die Hälfte aller Fälle der akuten Otitis media bei Kleinkindern (nach der Neugeborenenperiode) und Kindern werden durch Pneumokokken hervorgerufen. Einen Anfall akuter, durch Pneumokokken hervorgerufener Otitis media in den ersten zwei Lebensjahren durchlaufen etwa ein Drittel aller Kinder, eine rezidivierende Otitis durch Pneumokokken ist häufig. Die vor Einführung der Antibiotika häufigen Komplikationen Mastoiditis, Meningitis und Thrombose des lateralen Sinus sind heute selten *(s. Tab. 1. in Kap. INF, 1. und Kap. HNO, 3., Akute Otitis media).*

Akute Sinusitis: Pneumokokken können Infektionen der Nasennebenhöhlen hervorrufen. Eine Infektion des Sinus ethmoidalis oder sphenoidalis kann sich auf die Meningen ausbreiten und zu einer bakteriellen Meningitis führen. Auch chronische und mit anderen Bakterien gemischte Formen kommen vor *(s. Kap. HNO, 5., Sinusitis).*

Akute bakterielle Meningitis: Nach der Meningitis bei Kindern durch *H. influenzae* und der epidemischen Meningokokkenmeningitis sind Pneumokokken mit die häufigste Ursache akuter bakterieller (eitriger) Meningitiden in allen Altersgruppen. Eine Pneumokokkenmeningitis kann nach 1. Bakteriämie aus anderen Gebieten (besonders Pneumonie), 2. Infektionen des Ohres, Mastoids oder der Nasennebenhöhlen (besonders des Sinus ethmoidalis oder sphenoidalis) und 3. einem Schädelbasisbruch, der eines dieser Gebiete oder die Lamina cribrosa betrifft, entstehen *(s. a. Kap. NEU, 9., Klinische Aspekte bei akuter bakterieller Meningitis).*

Pneumokokkenbakteriämie: Die akute Phase einer Pneumokokkenpneumonie oder -meningitis kann von einer Bakteriämie begleitet sein, die auch eine der Hauptmanifestationen der Pneumokokkenendokarditis darstellt. Die Pneumokokkenbakteriämie kann bei anfälligen Patienten (s. Abschn. Epidemiologie) auch als offensichtlich primäre Infektion auftreten (d. h. ohne anderen Entzündungsherd) oder bei sonst gesunden Patienten im Verlauf einer einfachen, fieberhaft viralen Erkältung. In solchen Fällen wird der Pneumokokkus zum Teil erst bei der Autopsie in infizierten Nasennebenhöhlen, dem Innenohr oder Mastoid entdeckt.

Pneumokokkenendokarditis: Eine Begleitbakteriämie einer Pneumonie oder Meningitis kann durch eine Pneumokokkenendokarditis weiter kompliziert werden. Sie kann jedoch auch bei Patienten auftreten, die keinen klinisch sichtbaren Herd aufweisen, der für die Bakteriämie verantwortlich sein könnte. Sie kann bei Patienten mit oder ohne Herzklappenerkrankung in der Anamnese auftreten und selten sogar zum Tode führen, ohne daß sich Herzgeräusche, Petechien oder embolische Phänomene zeigen. Bei der Pneumokokkenendokarditis kann sich eine arrodierende Klappenläsion entwickeln, mit plötzlicher Ruptur oder Fensterung, die schnell zum progressiven Herzversagen führt. Ein schneller Ersatz der Klappe kann lebensrettend sein. Manchmal lassen sich die Klappenläsionen und Auflagerungen durch Echokardiographie oder Szintigraphie nachweisen *(s. a. Kap. HKR, 4., Bakterielle Endokarditis).*

Die früher häufig als Komplikation einer Lipoidnephrose aufgetretene, **durch Pneumokokken hervorgerufene Peritonitis** kommt heute nur selten vor, meist bei jungen Mädchen, wahrscheinlich als aufsteigende Infektion von der Vagina durch die Eileiter. Die Symptome entsprechen denen bei akuter bakterieller Peritonitis durch andere Ursachen. Die Infektion spricht prompt auf eine Behandlung mit Penicillin an. *(s. a. Kap. MDA, 7., Peritonitis).*

Pneumokokkenarthritis: Der Pneumokokkus, der selten die Ursache einer akuten eitrigen (septischen) Arthritis ist, kann in der Regel in Ausstrichen und durch Kultur der punktierten eitrigen Synvialflüssigkeit nachgewiesen werden. Sie ist meist die Komplikation einer Bakteriämie aus einem anderen Herd, besonders der Meningitis oder Endokarditis. Das klinische Bild und die Therapie gleichen denen bei septischer Arthritis durch andere grampositive Kokken. *(s. Kap. BEW, 6., Infektiöse Arthritis).*

Prophylaxe

Ein polyvalenter Polysaccharidimpfstoff gegen Pneumokokken, der im Handel erhältlich ist, richtet sich gegen die 23 Keimtypen, die für über 80% der schweren Pneumokokkeninfektionen verantwortlich zeigen. Er erzeugt spezifische Antikörper gegen fast alle diese Typen, bei den meisten Kindern > 2 Jahren und Erwachsenen. Die Pneumonie und andere bakterielle Infektionen vermindern sich hierdurch um etwa 80%, die Mortalität und derartige Infektionen um 40%. Bei Säuglingen und Kleinkindern ist die Antigenität und der Schutzeffekt bis jetzt nicht bewiesen worden. In der empfohlenen Dosis von 0,5 ml treten selten unerwünschte Nebenwirkungen auf. Der Schutz kann mehrere Jahre andauern, bei besonders anfälligen Patienten, besonders Kindern mit Sichelzellanämie, wird eine Auffrischimpfung nach 3 Jahren oder später empfohlen.

Der Impfstoff eignet sich für Patienten mit chronischen Herzerkrankungen, chronischer Bronchitis und Bronchiektasen, Diabetes mellitus; Stoffwechselkrankheiten und für ältere und behinderte Patienten in Pflegeheimen. Die vorläufigen Ergebnisse einiger Studien lassen vermuten, daß der Impfstoff bei den meisten über 2jährigen Patienten mit Sichelzellanämie und splenektomierten Patienten Pneumonien und Bakteriämien verhindert. Eine Dauerprophylaxe mit Penicillin wird für splenektomierte Patienten und solche mit rheumatischen Herzerkrankungen (zur Verhinderung rezidivierender Streptokokkeninfektionen) oder rheumatischem Fieber in der Anamnese empfohlen. Zur Verhinderung einer Pneumokokkenmeningitis als Komplikation eines Schädelbasisbruchs dürfte der Impfstoff nicht effektiv sein, er wird auch für Schwangere, Kinder < 2 Jahren, splenektomierten Patienten mit Morbus Hodgkin oder bei gegen seine Komponenten allergischen Patienten nicht eingesetzt. Bei Patienten mit chronischer Bronchitis kann der Einsatz von Penicillin V, 250 mg 2- bis 4mal/Tag für 5 Tage, zu Beginn einer Erkältung das Auftreten einer Pneumokokkenpneumonie verhindern. Enthält das Sputum des Patienten auch *Haemophilus influenzae,* werden jedoch Tetracycline oder Ampicillin bevorzugt. Bei Kindern mit funktioneller oder anatomischer Asplenie wird als Prophylaxe eine kontinuierliche Gabe von Penicillin V 125 mg 2×täglich empfohlen.

Therapie

Mittel der Wahl für die meisten Pneumokokkeninfektionen ist Penicillin G, auf das Pneumokokken aller Serotypen sehr empfindlich reagieren. (Zur Behandlung von Pneumokokkenpneumonie und Pleuraempyem *s. Kap. LUN, 10. und 17.*) In der Regel erhalten stationäre Erwachsene 6–10 Mio. U/Tag Penicillin G i.v. oder Penicillin V 250–500mg (Kinder 50000 U/kg/Tag in geteilten Dosen) oral 4×täglich 5–7 Tage lang, um eine akute Otitis media durch Pneumokokken, Sinusitis oder Arthritis zu behandeln. Bei der Arthritis ist der parenteralen Gabe der Vorzug zu geben, und die Behandlung sollte zusätzlich noch eine weitere Woche fortgeführt werden. Pneumokokkenmeningitis oder -endokarditis benötigen wesentlich größere Injektionsdosen von Penicillin G – 24 Mio. IE/Tag (Kinder 25000–500000 U/kg/Tag in geteilten Dosen alle 4–6 h) intermittierend (alle 2 h) oder in kontinuierlichen i.v. Infusionen, die noch 10 Tage bis 2 Wo. nach Beendigung des Fiebers und nach steril bleibenden Blut- und Liquorkulturen fortgeführt werden. Auch Cefotaxim und Ceftriaxon sind in der Behandlung der Pneumokokkenmeningitis nützlich.

Antibiotikaresistenz: Ca. 3–5% der Pneumokokken sind leicht resistent gegen Penicillin, können aber trotzdem mit einer größeren Dosis oder einer parenteralen Therapie wirksam behandelt werden. Wo über Pneumokokkenstämme mit beachtlicher Resistenz gegen Penicillin oder andere Antibiotika berichtet wurde (z.B. Großbritannien, Südafrika, Neuguinea), muß eine Empfindlichkeitstestung durchgeführt werden. Da diese Stämme jetzt öfters in den USA vorkommen, wird in mehreren Zentren, als dies früher der Fall war, eine Empfindlichkeitsstestung routinemäßig durchgeführt. Im allgemeinen ist Vancomycin das Mittel der Wahl bei schweren Infektionen mit penicillinresistenten Pneumokokken.

Für Patienten mit Pneumokokkenpneumonie, -meningitis oder -endokarditis, die gegen Penicillin allergisch sind, *s. Kap. LUN, 10., Pneumokokkenpneumonie,* und *Kap. HKR, 4., Bakterielle Endokarditis.* Patienten mit Endokarditis sollten hinsichtlich sich verändernder Herzgeräusche oder plötzlichen oder progressiven Herzversagens engmaschig überwacht werden, weil letzteres den schnellstmöglichen operativen Eingriff erfordert.

Erkrankungen durch gramnegative, aerobe Kokken

Neisserieninfektionen

Keime der Gattung *Neisseria* schließen *N. meningitidis* ein, die eine wichtige Ursache der Meningitis, Bakteriämie und anderer schwerwiegender Infektionen bei Kindern und Erwachsenen darstellt, *N.gonorrhoeae,* die einen signifikanten Teil der venerischen Erkrankungen verursacht, einschließlich Urethritis, Zervizitis, Proktitis, Pharyngitis, Salpingitis und Epididymitis, Bakteriämie/Arthritis und zahlreiche saprophytische Neisseriaarten, die häufig im Oropharynx, der Vagina oder dem Kolon vorkommen, aber bei Menschen selten zu Erkrankungen führen. Morphologisch lassen sich Keime der Gattung Neisseria durch ihre charakteristischen Gruppierungen erkennen (kleine, durchsichtige Kolonien mit nabelartig eingedelltem Zentrum und eingekerbten Rändern), durch die Gramfärbung (kleine gramnegative Kokken, oft in Ketten oder Paaren) und durch ihre positive Oxydasereaktion. *N. meningitidis* und *N. gonorrhoeae* kann man voneinander und von anderen saprophytischen Stämmen durch Gärungsreaktionen oder der Reaktion mit spezifischen Antikörpern unterscheiden. Viele Meningokokken können mit spezifischen Antikapselantikörpern typisiert werden, und fast alle Gonokokken reagieren mit einem oder mehreren Antikörpern aus einem Set mit monoklonalen Antikörpern gegen das Porin Protein. Neisserien wachsen gut auf festen Nährböden, die Blut oder Serum enthalten, und vermehren sich in einer verminderten Sauerstoffatmosphäre, die 5–10% CO_2 bei 35–37 °C enthält. In anaerobem Milieu inkubierter Schokoladenagar stellt einen passenden Nährboden dar, und mit einem Zusatz von gewissen Antibiotika wachsen die meisten Meningokokken und Gonokokken, aber nur wenig apathogene Neisserien.

Da jede der medizinisch wichtigen Neisseriaarten für Infektionen eines bestimmten Gebiets verantwortlich ist, werden Gonorrhöinfektionen in den *Kap. INF, 16., NIE, 8., GYN, 15. und AUG, 7.* besprochen. Meningokokkeninfektionen findet man in *Kap. NEU, 9.,* unter *Akute bakterielle Meningitis.*

Erkrankungen durch grampositive Stäbchen

Erysipeloid

Erysipelothrix rhusiopathiae ist der Erreger einer zwar akuten, aber sich langsam entwickelnden Hautkrankheit, die sich meistens als Erysipeloid äußert. Eine nichtdermale Infektion ist selten.

Ätiologie

Erysipelotrix rhusiopathiae (insidiosa), ein grampositives, kapselloses, unbewegliches, mikroaerophiles Stäbchen ohne Sporen, das weltweit verbreitet ist, ist hauptsächlich ein Saprophyt; er kann jedoch eine Reihe von Tieren befallen wie Insekten, Schalentiere, Fische, Vögel und Säugetiere, vorwiegend Schweine. Eine Infektion des Menschen ist meist berufsbedingt und erfolgt typischerweise über Hautverletzungen bei Personen, die mit genießbaren tierischen (Fleisch, Geflügel, Fisch, Schalentiere) oder ungenießbaren Produkten (Abfallprodukten, Knochen, Schalen) umgehen.

Symptomatik und Diagnostik

Innerhalb 1 Wo. nach der Verletzung entwickelt sich eine charakteristische erhabene, lilarote, verhärtete, fleckige Papel ohne Bläschen, die von Juckreiz und Brennen begleitet wird. Eine lokale, gut abgegrenzte Schwellung kann den Gebrauch der Hand, die häufigste Lokalisation der Infektion, einschränken. Die Ränder der Läsion können sich langsam ausdehnen. Eine regionale Lymphknotenbeteiligung fehlt. Die Krankheit heilt in der Regel von selbst, Beschwerden und Funktionsverlust können noch 2–3 Wo. andauern. Eine Bakteriämie ist selten, kann aber septische Arthritis oder infektiöse Endokarditis zur Folge haben (bei der Hälfte der Patienten ohne Herzklappenbeteiligung).

Die Diagnose wird anhand der charakteristischen Läsionen und des Krankheitsverlaufs gestellt. In Biopsien oder Aspirationsflüssigkeit aus den Läsionsrändern kann kulturell *E. rhusiopathiae* nachgewiesen werden. Ebenso in Exsudat, das durch Abschürfen einer frischen Papel gewonnen wird. Zur Diagnose einer durch *Erysipelothrix* bedingten Arthritis oder Endokarditis ist der kulturelle Nachweis aus Synovialflüssigkeit oder Blut notwendig.

Therapie

Benzathin-Penicillin G, 1,2 Mio IE/i. m. (600 000 IE in jede Gesäßbacke) oder Erythromycin 0,5 g 4mal täglich oral für 7 Tage, genügt zur Heilung. Eine Arthritis wird mit Penicillin G i. v. oder Cefazolin behandelt.

Listeriose

(*s. a. Kap. KIN, 6., Neonatale Listeriose,* unter *Neonatale Infektionen*)

Die Infektion wird durch Listeriaceae *hervorgerufen und zeigt viele Erscheinungsformen, die je nach Pathogenese, Ort der Infektion und Alter des Patienten variieren.*

Ätiologie, Inzidenz und Epidemiologie

Listeriaceae sind grampositive, nicht säurefeste, kapsellose, sporenlose, bewegliche, fakultativ anaerobe, psychrophile Bakterien, die weltweit in der Natur und im Darm von Säugetieren, in Vögeln, Spinnen und Krustentieren verbreitet sind. Von den 2 Genera sind die Murraya-Arten apathogen, während die hämolysierenden Listeria-Arten (hauptsächlich *L.monocytogenes,* seltener *L. ivanovii* und *L. seeligeri*) Krankheiten beim Menschen und bei vielen domestizierten und Wildtieren hervorrufen. In den USA beträgt die Häufigkeit 3–4 auf 100 000 pro Jahr und betrifft vorwiegend Neugeborene und ältere Menschen (≥ 70 Jahre), der Infektionsgipfel liegt im Juli und August. Die Infektion wird bei zwei Drittel der Patienten durch eine Immuninkompetenz begünstigt. Die Infektion erfolgt im allgemeinen durch Nahrungsmittelaufnahme (kontaminierte Molkereiprodukte, rohes Gemüse). Die Fähigkeit von *L. monocytogenes,* bei Kühlschranktemperatur zu überleben und sich dabei auch zu vermehren, begünstigt diesen Infektionsweg. Die Infektion kann sich aber auch durch direkten Kontakt ereignen (Antepartum und Intrapartum von der Mutter auf das Kind, Veterinäre, die bei einem Listerienabort von Haustieren exponiert sind, und Metzger und Schlachthofarbeiter, die infizierte Tiere schlachten).

Klinische Formen und Diagnostik

Bei Erwachsenen ist die **Meningitis** die häufigste Form der Listeriose. In 20% der klinischen Fälle kommen diffuse Enzephalitis und Hirnabszesse vor. Selten kommt es zur **Endokarditis,** ebenso zur **typhusähnlichen Listeriose** mit Bakteriämie und hohem Fieber ohne lokale Symptome und Befunde. Die **okuloglanduläre** Infektion mit Ophthalmitis und regionaler Lymphknotenbeteiligung folgt der Ansteckung über die Konjunktiva und kann, wenn sie nicht behandelt wird, zur Bakteriämie und Meningitis fortschreiten. Eine Listeriendermatitis kann durch direkten Kontakt mit infiziertem Gewebe von Fehlgeburten ausgelöst werden.

Listerieninfektionen lassen sich klinisch nicht diagnostizieren. Der Nachweis von *L. monocytogenes* ist daher nötig. Das Labor muß auf die Möglichkeit der Listeriose hingewiesen werden, wenn die Proben zur Kultur eingeschickt werden, weil der Erreger leicht mit diphtheroiden Keimen verwechselt werden kann. Bei allen Listerieninfektionen erreichen die IgG-Agglutinintiter nach 2–4 Wo. ihren Höhepunkt.

Therapie

Bei der Meningitis Erwachsener wird Penicillin G (75–100000 IE/kg i.v. in 4stündigem Abstand) bis 10–14 Tage nach der Entfieberung gegeben. Bei Endokarditis und typhusähnlicher Listeriose werden Penicillin G (Dosis wie vorher) und Tobramycin (1,7 mg i.v. alle 8 Stunden) bis 4 Wochen nach der Entfieberung verabreicht. Die okuloglanduläre Form wird mit Erythromycin (30 mg/kg/Tag, aufgeteilt in 4 Einzeldosen, alle 6 Stunden) bis 1 Woche nach der Entfieberung behandelt.

Milzbrand

(Anthrax, Pustula maligna, Woolsorters Krankheit)

Eine hochinfektiöse Erkrankung von Tieren, besonders Wiederkäuern, die auf die Menschen durch Kontakt mit den Tieren oder deren Produkte übertragen wird.

Ätiologie und Epidemiologie

Das ätiologische Agens, der *Bacillus anthracis,* ist ein großes, grampositives, aerobes (fakultativ anaerobes), abgekapseltes Stäbchen. Die Sporen entziehen sich der Vernichtung und bleiben in der Erde und in Tierprodukten jahrzehntelang lebensfähig. Die menschliche Infektion erfolgt in der Regel durch die Haut, ist jedoch auch schon nach Aufnahme von kontaminiertem Fleisch beobachtet worden. Ein Einatmen der Sporen unter ungünstigen Voraussetzungen (z.B. dem Bestehen einer akuten Atemwegsinfektion) kann zu Lungenanthrax führen **(Woolsorters Krankheit),** der oft tödlich ist.

Der Milzbrand ist eine wichtige Tiererkrankung. Die Erkrankung ist beim Menschen selten und kommt hauptsächlich in Ländern vor, die keine Gesundheitsvorschriften haben, die eine Exposition besonders am Arbeitsplatz und in der Landwirtschaft gegenüber infizierten Ziegen, Rindern, Schafen und Pferden oder deren Produkten verhindern.

Symptomatik und Diagnostik

Die Anamnese ist äußerst wichtig. Der Keim kann in Kulturen oder gramgefärbten Abstrichen aus Hautläsionen und, bei der Lungenerkrankung, in Halsabstrichen und Sputum nachgewiesen werden. Wenn primäre Kulturen nicht aussagekräftig sind, kann eine Überimpfung auf Mäuse die Isolierung des Keims ermöglichen.

Die Inkubationszeit schwankt zwischen 12 h und 5 Tagen (meist 3–5 Tagen). Die **kutane Form** beginnt als rot-braune Papel, die sich unter Bildung eines beträchtlichen peripheren Erythems, Bläschenbildung und Verhärtung vergrößert. Es erfolgt eine zentrale Ulzeration mit serös-blutigem Exsudat und Bildung einer schwarzen Kruste. Es kann zu einer lokalen Lymphadenopathie kommen, die manchmal von Unwohlsein, Muskelschmerzen, Kopfweh, Fieber, Übelkeit und Erbrechen begleitet wird. Die Therapie des Lungenanthrax mit Penicillin G, 10 Mio IE/Tag, i.v., kann lebensrettend sein. Kortikosteroide können eingesetzt werden, ihre Wirkung ist jedoch noch nicht ausreichend belegt. Ohne Behandlung (gewöhnlich wegen fehlender Diagnose) tritt häufig der Tod ein.

Lungenanthrax folgt einer schnellen Vermehrung der Sporenbildner in den Mediastinallymphknoten. Es entwickelt sich eine schwere, hämorrhagische, nekrotisierende Lymphadenitis, die sich auf die anderen mediastinalen Strukturen ausbreitet. Es kommt zu serös-blutigem Transsudat, Lungenödem und Pleuraerguß. Die ersten Symptome sind uncharakteristisch und gleichen denen der Influenza. Das Fieber steigt, innerhalb weniger Tage entwickelt sich eine schwere Ateminsuffizienz, gefolgt von Zyanose, Schock und Koma. Es kann auch zu einer hämorrhagischen Meningoenzephalitis kommen. Das Thoraxröntgenbild kann eine diffuse, fleckige Infiltration zeigen, das Mediastinum ist durch die vergrößerten hämorrhagischen Lymphknoten verbreitert. Ohne rechtzeitige, spezifische und allgemein unterstützende Behandlung kann sie tödlich verlaufen. **Milzbrand des Verdauungssystems** ist heutzutage sehr selten und wird durch den Verzehr von infiziertem Fleisch, wenn eine verletzte Schleimhaut im Rachen oder Darm vorliegt, die die Aufnahme durch die Darmwand erleichtert, verursacht. Das freigewordene Toxin induziert eine hämorrhagische Nekrose, die sich bis zu den Mesentertiallymphknoten erstreckt, gefolgt von einer Septikämie mit letaler Toxikose.

Prävention und Behandlung

Für stark gefährdete Personen (Tierärzte, Labortechniker, Angestellte von Textilfabriken, die importiertes Ziegenhaar verarbeiten) steht ein Impfstoff zur Verfügung, der aus einem Kulturfiltrat besteht.

Die **Behandlung der kutanen Form** mit Procain Penicillin G 600000 U i.m. 2× täglich, 7 Tage lang, verhindert eine generalisierte Ausbreitung und führt zu einer teilweisen Abheilung der Pustel. Auch Tetracyclin 2 g/Tag verteilt auf 4 Dosen, oral (Kinder 20 mg/kg/Tag aufgeteilt auf 4 Dosen) ist wirksam. Als Alternative kann auch Erythromycin verwendet werden.

Beim **Lungenmilzbrand** kann eine frühzeitige und kontinuierliche intravenöse Therapie mit Penicillin G 20 U/Tag lebensrettend sein. Es ist in Kombination mit Streptomycin 500 mg/Tag alle 8 h i.m. bei Erwachsenen und 25 mg/kg/Tag bei Kindern angewendet worden. Kortikosteroide sind wahrscheinlich nützlich, aber nicht genügend untersucht. Wird die Behandlung verzögert, weil die Diagnose nicht gestellt wurde, verläuft die Infektion wahrscheinlich tödlich.

Nokardiose

Eine akute oder chronische, oft disseminierte, granulomatös-eitrige Infektion, die von der aeroben, grampositiven Nocardia asteroides *verursacht wird, einem Bodensaprophyten.*

Ätiologie und Epidemiologie

Der Keim dringt in den Körper in der Regel durch die Lunge ein, selten durch den Gastrointestinaltrakt oder die Haut. Die seltene Erkrankung kommt weltweit in allen Altersstufen vor, die Inzidenzrate ist jedoch bei älteren Erwachsenen und bei Männern erhöht. Am anfälligsten sind Patienten, die geschwächt sind oder Immunsuppressiva erhalten, etwa die Hälfte der Patienten zeigt dagegen keine Vorerkrankungen. Bei Patienten mit AIDS ist die Nocardiose selten.

Symptomatik

In den meisten Fällen beginnt die disseminierte Nokardiose als Lungeninfektion. Lungennokardiose kann einer Aktinomykose ähneln; *N. asteroides* disseminiert jedoch häufiger hämatogen unter Bildung von Abszessen im Gehirn oder, seltener, in Nieren oder anderen Organen. **Abszesse der Haut oder des Unterhautgewebes** treten bei etwa einem Drittel der Fälle auf. Die häufigsten Symptome bei **Lungenläsionen** – unter anderem Husten, Fieber, Schüttelfrost, Thoraxschmerz, Schwäche, Anorexie und Gewichtsverlust – gleichen denen bei Tuberkulose oder eitriger Pneumonie. Pleuraerguß tritt bei ca. 15% der Patienten auf. *N. asteroides* ist bis heute das einzige Bakterium, das bei Bronchiolitis obliterans vorkommt. Bei den **metastatischen Hirnabszessen,** die bei einem Drittel der Fälle vorkommen, sind die Symptome schwere Kopfschmerzen und fokale oder motorische Störungen.

Diagnostik, Prognose und Therapie

Die Diagnose erfolgt durch Nachweis des Keims im Gewebe oder in der Kultur. Obwohl sie mit *Actinomyces israeli* verwandt ist, hat *N. asteroides* keine Keulenform und formiert sich in lockeren Haufen sich kreuzender und aufzweigender, schlanker Fäden im Gegensatz zu den typischen „Schwefelgranula".

Ohne Behandlung verläuft die Krankheit in der Regel tödlich. Am schlechtesten ist die Prognose bei Patienten, die eine angemessene Therapie erhalten, unter immunsuppressiver Therapie, besser bei Infektionen des ZNS und am besten (>50% Überlebende), wenn die Läsionen nur die Lunge betreffen. Nur ca. 40% der *N. asteroides* sind in vivo penicillinempfindlich. Die Sulfonamid**behandlung** (z. B. mit Sulfadiazin, 4–6 g/Tag oral) muß über mehrere Monate beibehalten werden, da die meisten Fälle nur langsam ansprechen. Eine Blutkonzentration von 12–15 mg/dl muß aufrechterhalten werden. Manche Patienten reagieren nur auf Amikacin.

Erkrankungen durch gramnegative Stäbchen

Infektionen durch Darmbakterien

Die Familie Enterobacteriaceae umfaßt Salmonella, Shigella, Escherichia, Klebsiella, Enterobacter, *Proteus, Morganella, Providencia, Yersinia* und andere weniger bekannte Gattungen. Diese oxidasenegativen und katalasepositiven Keime lassen sich in normalen Medien leicht züchten, sie vergären Glukose, reduzieren Nitrate zu Nitriten und sind Oxydase-negativ und Katalase-positiv. Hier werden nur klinisch wichtige Keime besprochen, die nicht anderen Kapiteln zugeordnet sind.

Escherichia coli kommt normalerweise im GI-Trakt vor. Wenn *E. coli* überwuchernde, enterotoxische, zytotoxische oder invasive Eigenschaften besitzen, werden sie zum häufigsten Auslöser von wäßrigen, entzündlichen oder blutigen Diarrhöen, gelegentlich mit hämolytisch-urämischem Syndrom. Wenn die anatomischen Schranken zerstört sind, können sich die Keime auf angrenzende Strukturen ausbreiten oder in die Blutbahn eindringen. Neben dem Darm sind die ableitenden Harnwege, die von außen infiziert werden, von *E. coli* befallen. Aber auch hepatobiliäre, peritoneale, kutane und pulmonale Infektionen kommen vor. *E. coli* ist eine wichtige Ursache einer Bakteriämie, die oft ohne sichtbare Eintrittspforte vorkommt. Dieser Keim ist auch ein opportunistischer Erreger, indem er bei Patienten auftritt, die Abwehrdefekte aufweisen (z. B. bei Krebs, Diabetes, Zirrhose) oder die mit Kortikosteroiden, Röntgenstrahlen, antineoplastischen Medikamenten oder Antibiotika behandelt werden.

Bei Neugeborenen sind die *E.-coli*-Bakteriämie und -Meningitis häufig, hier besonders bei Frühgeborenen *(s. Kap. KIN, 6., Akute infektiöse neonatale Diarrhö,* unter *Neonatale Infektionen).* Enterotoxische und enteropathogene *E. coli* sind Ursache von Durchfällen bei Kindern und der Reisediarrhö Erwachsener. Andere Stämme können enteroinvasiv, enteroadherent oder enterohämorrhagisch sein mit Entzündungen beziehungsweise länger anhaltenden oder blutigen (die letzteren mit hämolytisch-urämischem Syndrom) Diarrhöen.

Wenn der klinische Verdacht auf *E.-coli*-Infektion besteht, muß die **Diagnose** durch Kultur und entsprechende biochemische oder Virulenzteste bestätigt werden. In der Gramfärbung kann man nicht zwischen *E. coli* und anderen gramnegativen Bakterien unterscheiden.

***Die Therapie** kann empirisch* beginnen und sollte dann je nach Empfindlichkeitstest auf Antibiotika verändert werden. Viele Stämme sind zwar empfindlich gegenüber Tetracyclinen, Chloramphenicol, Ampicillin und Carbenicillin, doch zunehmend werden die Cephalosporine, Aminoglykoside, Trimethoprim-Sulfamethoxazol oder Chinolone (bei Erwachsenen) angewandt. In vielen Fällen ist auch eine operative Therapie indiziert zur Drainage von Eiter, Exzision nekrotischer Läsionen oder Entfernung von Fremdkörpern.

Klebsiella-, Enterobakter- und Serratiainfektionen werden in der Regel im Krankenhaus erworben, meist von Patienten mit Abwehrschwäche. Diese Keime zeigen meist mehr Resistenzen gegen Antibiotika als *E. coli*. Die Infektionslokalisationen entsprechen weitgehend denen bei *E. coli*. Sie sind ebenfalls wesentliche Verursacher einer Bakteriämie. Meist reagieren sie auf Breitspektrum-Penicillin (Ticarcillin, Carbenicillin, Piperacillin) und Aminoglykoside, viele Isolate sind jedoch gegenüber multiplen Antibiotika resistent, so daß Empfindlichkeitsstudien nötig werden. Die Empfindlichkeit von *Klebsiella* gegenüber den Cephalosporinen unterscheidet sie von *Enterobacter*, der hier in der Regel resistent ist.

Die *Klebsiella*pneumonie *(s. Kap. LUN, 10.)* ist eine seltene Lungeninfektion, die besonders bei Diabetikern und Alkoholikern auftritt und von schwerer Pneumonie (manchmal mit Auswurf von dunkelbraunem oder johannisbeergeleeartigem Sputum), Lungenabszeßbildung und Empyem charakterisiert ist. Wenn sie früh genug behandelt wird, reagiert sie auf Cephalosporine und Aminoglykoside.

Die Proteusstämme umfassen gramnegative Keime, die Laktose nicht vergären, aus Phenylalanin die Aminogruppe rasch abspalten und durch ihre Tendenz zu streuen, charakterisiert sind. Sie bestehen aus mindestens 3 Genera: Proteus *(P. mirabilis, P. vulgaris, P. myxofaciens)*, Morganella *(M. morganii)* und Providencia (*P. rettgeri, P. acalifaciens* und *P. stuartii*) *P. mirabilis* ruft die meisten Infektionen beim Menschen hervor und unterscheidet sich von den anderen durch die fehlende Eigenschaft der Indolbildung. Die Keime finden sich normalerweise im Boden, Wasser und den Fäzes. Sie lassen sich häufig aus oberflächlichen Wunden, laufendem Ohr und dem Sputum gewinnen, besonders bei Patienten, deren normale Flora durch Antibiotikatherapie vernichtet wurde. Sie können auch tiefliegende Infektionen hervorrufen (besonders in den Ohren, in den Zellen des Mastoids, peritonealen Höhlen und ableitenden Harnwegen von Patienten mit chronischen Harnwegsinfekten oder mit Nieren- oder Blasensteinen) sowie zur Bakteriämie führen.

P. mirabilis ist empfindlich gegenüber Ampicillin, Carbenicillin, Ticarcillin, Piperacillin, den Cephalosporinen und den Aminoglykosiden. Die anderen Arten scheinen resistenter, sind aber gewöhnlich doch empfindlich gegenüber den letzten 3 Penicillinen (nicht gegenüber Ampicillin) und gegenüber Gentamicin, Tobramycin und Amikazin.

Salmonelleninfektionen

Man kann die etwa 2200 bekannten Serotypen der Gattung Salmonella in solche einteilen, die an den Menschen hochgradig angepaßt sind, und solche, die an bestimmte tierische Wirte adaptiert sind. Schließlich gibt es noch solche, die überhaupt keine Bindung an einen Wirt erkennen lassen. Zu der ersten Gruppe gehören *S. typhi, S. paratyphi* A, B *(S. Schottmülleri)*, C *(S.Hirschfeldii)* und S. sendai. Sie sind nur für den Menschen pathogen und erzeugen eine fieberhafte Enteritis. Die zweite Gruppe umfaßt Serotypen, die ausschließlich Tierkrankheiten erzeugen, aber zwei von ihnen, *S. dublin* und *S. choleraesius* sind auch menschenpathogen. In der dritten Gruppe finden sich mehr als 2000 Formen ubiquitärer Natur. Die meisten von ihnen können Gastroenteritis erzeugen. Salmonellen sind weltweit eine der wichtigsten Durchfallursachen.

Typhus

Eine generalisierte Infektion, die durch S. typhi (typhosa) hervorgerufen wird, Beteiligung der lymphatischen Gewebe aufweist und durch Fieber, Bradykardie, rosafarbenen Ausschlag, abdominale Symptome und Splenomegalie charakterisiert ist. Typhus ist der Prototyp der schweren fieberhaften Salmonelleninfektion mit besonderer Auswirkung auf den Darm.

Epidemiologie und Pathologie

In den letzten 10 Jahren wurde in den USA jährlich über ungefähr 400–500 Typhuserkrankungen berichtet. Die Infektionsquelle ist der Stuhl eines symptomfreien Ausscheiders oder Stuhl und Urin von Patienten mit einer aktiven Erkrankung. Ungenügendes Händewaschen und fehlender Gebrauch von Toilettenpapier nach der Defäkation ermöglichen eine Ausbreitung von S. typhi auf Nahrungsmittel und Wasser. In Gemeinschaften mit schlechter Hygiene geschieht die Übertragung am häufigsten durch Wasser, gefolgt von Nahrungsmitteln. In den Industrienationen werden die Infektionen hauptsächlich durch Nahrungsmittel übertragen, die von Händlern kontaminiert worden sind, die gesunde Ausscheider sind. Fliegen können die Keime vom Stuhl auf Nahrungsmittel übertragen. Gelegentlich werden Übertragungen durch Kontakt beschrieben (Anal-Oral-Route), vor allem beim Spiel der Kinder und bei Homosexuellen. Krankenhauspersonal, wenn es die Hygienevorschriften nur ungenügend beachtet, kann sich beim Wechseln der Bettwäsche von Typhuskranken infizieren. *(s. Kap. INF, 3.).*

Der Keim gelangt durch den Gastrointestinaltrakt in den Körper und durch die Lymphgefäße in den Blutstrom. Monozytäre Entzündungen kommen in der Lamia propria und den Peyer-Plaques vor. Sie führen dort zu Gewebsnekrosen. In schweren und unbehandelten Fällen kommt es zu Darmulzera, Hämorrhagien und Perforationen.

Ausscheider: Etwa 3% der unbehandelten Patienten scheiden den Erreger im Stuhl länger als 1 Jahr aus und entwickeln sich zu chronischen Ausscheidern. Es gibt auch solche, die in ihrer Vorgeschichte keine manifeste Typhuserkrankung durchgemacht haben. Daraus muß auf die Möglichkeit asymptomatischer Infektionen geschlossen werden. Obstruktive Uropathie, wie sie für Infektionen mit *Schistosoma haematobium* typisch ist, schafft bei zusätzlicher Typhusinfektion eine Disposition zum Dauerausscheiden von *S. typhi* auch über den Urin. Dasselbe gilt für alle chronischen Blasenleiden. Nach Beobachtungen in den USA sind hier Frauen in der Überzahl. Die meisten der 2000 geschätzten Dauerausscheider in den USA haben ein chronisches Blasenleiden und sind Frauen und ältere Menschen.

Epidemiologische Daten weisen ferner darauf hin, daß Dauerausscheider von *S. typhi* stärker als der Bevölkerungsdurchschnitt zu Leberkrebs disponiert sind.

Symptomatik

Die Inkubationszeit kann 3–25 Tage, meistens 1–2 Wochen betragen. Sie hängt von der Zahl der aufgenommenen Erreger ab. Der Beginn ist meistens schleichend mit Fieber, Gelenk- und Kopfschmerzen, Anorexie, Pharyngitis, Stuhlverstopfung, Bauchschmerz und Berührungsempfindlichkeit. Weniger häufig sind Dysurie, trockener Husten und Nasenbluten.

Ohne Behandlung steigt die Temperatur stufenweise in 2–3 Tagen, bleibt dann zwischen 39 und 40°C für 10–14 Tage und beginnt vom Ende der 3. Krankheitswoche an graduell abzufallen. Die normale Körpertemperatur wird etwa während der 4. Woche nach Krankheitsbeginn wieder erreicht. Die Fieberperiode ist begleitet von relativer Bradykadie und starkem Krankheitsgefühl. Zentralvenös kommt es zu Sinnestrübungen, Delirium, Stupor und in schweren Fällen zum Koma. Bei etwa jedem 10. Patienten werden diskrete, rundlich begrenzte Fleckchen (Typhusreseolen) beobachtet, die auf Druck abblassen. Sie erscheinen in der 2. Krankheitswoche in großer Zahl in der Haut des Stammes, vorzugsweise auf Brust und Abdomen. Sie verflüchtigen sich nach 2–5 Tagen. Weitere Symptome sind Splenomegalie, Anämie, Anomalien in den Leberfunktionsproben, Proteinurie und eine leichte Verbrauchskoagulopathie. Im Krankheitsverlauf entwickeln sich Darmläsionen mit evtl. blutigen Durchfällen. Atypische Symptome, wie die einer Pneumonitis, Fieber als alleiniges Symptom oder Erscheinungen einer Harnwegsinfektion, können die endgültige Diagnosestellung verzögern.

Die Rekonvaleszenz kann sich über mehrere Monate hinziehen, wobei die Antibiotika-Behandlung die Schwere der Erkrankung merklich vermindert und ihre Dauer abkürzt.

Komplikationen

Komplikationen treten meist bei unbehandelten Patienten auf oder wenn die Behandlung verzögert ist. **Intestinale Blutungen** sind bei 20% der Patienten okkult, bei 10% kann es zu massiven Blutverlusten kommen. 2% der schweren Blutungen treten in der 3. Krankheitswoche auf, mit einer Mortalität von 25%. Zu einer **Darmperforation,** meist im distalen

Ileum, kommt es in 1–2% der Fälle. Bei einem akuten Abdomen und Leukozytose in der 3. Krankheitswoche besteht der Verdacht einer Perforation. Durch Pneumokokkeninfektion kann es in der 2.–3. Woche zu einer **Pneumomie** kommen, obgleich auch *S. typhi* einen infiltrativen Prozeß hervorrufen kann. Auch **Cholezystitis** und **Hepatitis** wurden beobachtet. Durch eine **Bakteriämie** werden gelegentlich Fokalinfektionen aufgedeckt, wie Osteomyeritis, Endokarditis, Meningitis, Abszesse, Glomerulitis oder Harnwegsbeteiligung.

Rezidive: Bei 8–10% der unbehandelten Patienten kommt es in der 2. Woche nach der Entfieberung zu Symptomen, die dem anfänglichen klinischen Syndrom entsprechen. Durch eine Antibiotika-Therapie bei Beginn der Erkrankung treten aus ungeklärten Gründen bei 15–20% der Patienten Rezidive auf. Wenn zur Zeit des Rückfalls sofort mit Antibiotika behandelt wird, kommt es im Gegensatz zu der langsamen Entfieberung während der ersten Erkrankung zu einem rapiden Fieberabfall. Gelegentlich werden 2 Rezidive beobachtet.

Diagnostik

Wenn auch das klinische Bild und die hämatologischen Veränderungen einen Typhus vermuten lassen, wird die endgültige Diagnose durch den Nachweis der Typhusbakterien in den Kulturen gestellt. Die Isolierung der Typhusbakterien aus dem Blut oder dem Knochenmark ist nur in der 2. Krankheitswoche möglich, während Stuhlkulturen gewöhnlich von der 3.–5. Woche positiv sind. Die Bakterien können auch in Kulturen von Leberbiopsien und Roseolen nachgewiesen werden.

Die O- und H-Antigene der Typhusbakterien führen zur Bildung von spezifischen Antikörpern. Ein 4facher Titeranstieg der O- und H-Antikörper im Abstand von 2 Wochen spricht für eine Infektion mit *S. typhi.* Dieser Test, die Widalsche Reaktion, ist nur mäßig empfindlich, denn bei 30% in der Kultur positiver Patienten ist der Widal negativ. Außerdem ist dieser Test nicht hochspezifisch, da auch andere Salmonellen kreuzreagierende O- und H-Antigene besitzen. Bei einer Zirrhose kommt es zu einer nichtspezifischen Antikörperproduktion, was zu falsch-positiven Widalreaktionen führt. Enzymimmunoassays zum Nachweis von *S. typhi*-Antigen im Serum oder Urin in den ersten Erkrankungstagen werden z. Zt. erprobt.

Die Differentialdiagnose sollte andere salmonelleninduzierte enterale Fiebererkrankungen, die wichtigsten Rickettsiosen, Leptospirose, miliare Tuberkulose, Malaria, Brucellose, Tularämie, infektiöse Hepatitis, Psittakose, *Yersinia-enterocolitica*-Infektionen oder Lymphome des Abdomens umfassen. Im frühen Krankheitsverlauf kann ein Typhus einer virusbedingten Erkrankung der oberen Atemwege oder einer Harnwegsinfektion ähneln.

Prognose

Vor Einführung der Antibiotika betrug die Typhusmortalität etwa 12%. Todesfälle waren durch Hämorrhagien und Perforationen bedingt. Durch die sofort eingeleitete antibiotische Behandlung ist die Mortalität auf < 1% gesenkt. Die meisten Todesfälle treten bei Mangelernährten, Säuglingen und älteren Patienten ein. Stupor, Koma oder Schock sprechen für eine schwere Erkrankung mit schlechter Prognose.

Prophylaxe

Zu den wichtigsten Präventivmaßnahmen gehören Trinkwasserreinigung, sinnvolle Vorschriften zur Abwasserbehandlung, Pasteurisierung der Milch, Ausschluß chronischer Ausscheider vom Umgang mit Lebensmitteln und strikte Durchführung der Sicherheitsvorkehrungen bei der Patientenisolierung *(s. Kap. INF, 3., Überwachung der Hospitalinfektionen).* Ständige Überwachung und Identifizierung von erkrankten Patienten sind zur effektiven Kontrolle einer Epidemie nötig.

Die mit Aceton behandelte, hitzeabgetötete Typhusvakzine garantiert nur einen Teilschutz. Deshalb werden damit nur solche Personen geimpft, die z. B. während einer Epidemie mit *S. typhi* in Berührung kommen oder ein hohes Expositionsrisiko haben. Zu letzteren Gruppen gehören mit Typhusbakterien arbeitendes Laborpersonal oder Reisende, die in endemischen Gebieten mit einer erhöhten Exposition rechnen müssen. Die Vakzine wird in 2 Dosen zu je 0,5 ml im Abstand von 1 Monat s.c. gegeben. Kinder von 6 Monaten bis zu 10 Jahren erhalten die halbe Dosis. Eine intradermale Injektion der inaktivierten und lyophilisierten Typhusvakzine muß vermieden werden, weil sie zu schweren lokalen Reaktionen führen kann. Der neue orale Ty21a-Lebendimpfstoff ist mindestens genauso wirksam wie die parenterale Vakzine, hat aber weit weniger Nebenwirkungen.

Reisende in Endemiegebieten sollten rohes Blattgemüse und Nahrungsmittel, die bei Raumtemperatur aufbewahrt wurden, vermeiden. Als unbedenklich gelten frisch zubereitete Nahrungsmittel, kohlensäurehaltige Getränke und rohes Obst, das vom Verbraucher geschält wird. Wasser, von dem die Unbedenklichkeit nicht bekannt ist, sollte nur gekocht oder gechlort getrunken werden.

Therapie

Antibiotika haben die Schwere und Dauer der Erkrankung, die Komplikationen und die Mortalität erheblich vermindert. Chloramphenicol, die traditionelle Antibiotika-Therapie für Typhus, wird immer noch weltweit angewandt. Heute aber sind wegen der hervorragenden In-vitro-Aktivität der Cephalosporine der 3. Generation gegenüber Salmonellen und der aufkommenden Resistenz der S. typhi gegenüber Chloramphenicol und Ampicillin, Ceftriaxon und Cefoperazon die Mittel der Wahl. Von Ceftriaxon werden 30 mg/kg/Tag i.m. oder i.v. aufgeteilt in 2 Dosen 2 Wochen lang verbabreicht (z.B. 1 g i.v. alle 12 h für Erwachsene), und von Cefoperazon gibt man 60 mg/kg/Tag i.v. aufgeteilt in 2 Dosen 3 Wochen lang. Die Initialdosis von Chloramphenicol beträgt 15–20 mg/kg oral oder i.v. und im weiteren 50 mg/kg/Tag in aufgeteilten Dosen alle 6–8 h 14 Tage lang. Die Rolle der Chinolone wird noch untersucht. Obwohl sie eine exzellente In-vitro-Aktivität gezeigt haben, sind die klinischen Erfahrungen mit diesem Medikament bei Typhus begrenzt. Nach einer initialen parenteralen Therapie mit einem Cephalosporin der 3. Generation kann eine orale Nachbehandlung vorgenommen werden (z.B. Ciprofloxacin 500 mg oral alle 12 h). Chinolone werden für Kinder vor der Pubertät nicht empfohlen. Abhängig von der In-vitro-Sensitivität ist Ampicillin, 100 mg/kg/Tag i.v. oder i.m. aufgeteilt auf 4 Dosen 14 Tage lang, eine alternative Therapie.

Schwer toxische Patienten können neben den Antibiotika Glukokortikoide erhalten. Eine Behandlung mit Prednison (20–40 mg/Tag) für 3 Tage ist im allgemeinen ausreichend, um eine Entfieberung und klinische Besserung zu erreichen. Höhere Glukokortikoid-Dosen (Dexamethason anfänglich 3 mg/kg i.v., danach 1 mg/kg alle 6 Stunden für insgesamt 2 Tage) werden nur Patienten mit Delirium, Koma oder Schock gegeben.

Zu den **unterstützenden Maßnahmen** gehören eine entsprechende Pflege, eine besondere Überwachung der Darmerkrankung, das obligatorische Händewaschen und die ungefährliche Beseitigung des Stuhls. Die Ernährung wird durch häufige Mahlzeiten gesichert. Salicylate, die Hypothermie und Hypotension erzeugen können, Laxanzien und Klistiere sollten vermieden werden. Eine Diarrhö kann durch Flüssigkeitsdiät und, wenn notwendig, durch parenterale Ernährung gebessert werden. Flüssigkeits-, Elektrolyt- und Blutersatz können notwendig sein.

Bei einer **Darmperforation** mit Begleitperitonitis wird ein Breitspektrum-Antibiotikum erforderlich, das auch gegen Anaerobier wirksam ist. Ein chirurgischer Eingriff plus Antibiotika werden zur Behandlung der Perforation empfohlen, obwohl die medikamentöse Therapie allein auch einen mäßigen Erfolg haben kann.

Rezidive werden wie die primäre Erkrankung behandelt. Die antibiotische Therapie muß selten über > 5 Tage ausgedehnt werden.

Während der **Rekonvaleszenz** sind 3 negative Stuhlkulturen in wöchentlichem Abstand zum Ausschluß eines Dauerausscheiders erforderlich. Typhusbakterien können noch *3–6 Monate nach der* akuten Erkrankung isoliert werden, ohne daß die Patienten zu Dauerausscheidern werden

Dauerausscheider müssen dem Gesundheitsamt gemeldet und vom Umgang mit Nahrungsmitteln ausgeschlossen werden. Bei einigen Dauerausscheidern mit Gallenblasenerkrankung wurde über eine Ausheilung mit Thrimethoprim-Sulfamethoxazol und Rifampicin berichtet. In anderen Fällen erreicht man eine Ausheilung durch eine Cholezystektomie mit einer 1–2 Tage langen präoperativen und 2–3 Wochen langen postoperativen Antibiotikabehandlung (Ampicillin 6 g/Tag i. v. aufgeteilt auf 4 Dosen). Bei Dauerausscheidern mit gesunder Gallenblase kann durch eine Antibiotika-Therapie (Ampicillin 1,5 g 4 × /Tag oral oder i. v. oder Amoxicillin 2 g 3 × /Tag oral für 4 Wochen) eine Ausheilungsrate von etwa 60% erreicht werden. Probenecid 0,5 g 4 × oral kann zusammen mit Ampicillin gegeben werden.

Weitere Salmonelleninfektionen

Die Epidemiologie anderer Salmonellosen entspricht weitgehend der des Typhus, ist jedoch komplizierter, da die Erkrankungen auch durch direkten oder indirekten Kontakt mit verschiedenen Tierarten, tierischen Nahrungsmitteln und deren Exkrementen erfolgen können. Infizierte Fleischtiere, Geflügel, Eier und Eiprodukte sind die üblichen Quellen der Salmonelleninfektionen. Zahme Schildkröten, Karminrot und kontaminiertes Marihuana wurden auch als Infektionsquelle beschrieben.

Jeder Salmonella-Serotyp kann eins oder alle der unten beschriebenen klinischen Syndrome auslösen, wenn auch die einzelnen Serotypen oft ein ganz spezifisches Syndrom erzeugen. Subtotale Gastrektomie, Achlorhydrie, Sichelzellanämie, Splenektomie, Läuserückfallfieber, Malaria, Bartonellose, Zirrhose, Leukämie, Lymphome und eine HIV-Infektion prädisponieren für eine Salmonelleninfektion. Mit Ausnahme des Typhus stellen die Salmonelleninfektionen ein erhebliches Problem im öffentlichen Gesundheitswesen der USA dar. Die häufigsten Erreger sind S. typhimurium (25–35% aller gemeldeten Salmonellosen), S. enteritidis, S. Heidelberg, S. Newport, S. infantis, S. agona, S. Montevideo und S. Saint-Paul.

Symptomatik

Salmonelleninfektionen können klinisch als Gastroenteritis, enteritisches Fieber, Bakteriämie oder Lokalerkrankung auftreten.

Gastroenteritis tritt gewöhnlich 12–48 Stunden nach Aufnahme der Bakterien auf und beginnt mit Übelkeit, krampfartigen Bauchschmerzen, gefolgt von Diarrhö, Fieber und manchmal Erbrechen. Gewöhnlich ist der Stuhl wäßrig, bei einigen Patienten auch halbfest. Schleim- und Blutbeimengungen sind selten. Die Erkrankung verläuft gewöhnlich mild und dauert 1–4 Tage. In mit Methylenblau gefärbten Stuhlausstrichen sieht man oft Leukozyten, was für eine Kolitis spricht. Die Diagnose wird durch den Nachweis der Salmonellen in Stuhlkulturen oder aus Kulturen von Analabstrichen gestellt.

Das **enteritische Fieber** ist ein systemisches Syndrom und durch Fieber, Prostration und Septikämie gekennzeichnet. Der Prototyp dieses Syndroms ist der Typhus (s. oben). Ein gleiches Krankheitsbild, aber oft weniger schwer, wird durch S. paratyphi A, B *(S. schottmuelleri)* und C *(S. hirschfeldii)* und durch S. sendai hervorgerufen.

Eine **Bakteriämie** ist bei Gastroenteritis-Patienten selten. S. choleraesius, die nie eine Gastroenteritis hervorruft, S. typhimurium, S. Heidelberg und andere können ein bakteriämisches Syndrom verursachen, das 1 Woche oder länger dauert. Die Blutkulturen sind positiv, die Stuhlkulturen dagegen immer negativ. Patienten mit AIDS oder einer HIV-Infektion können salmonellenbedingte rezidivierende Bakteriämien oder andere invasive Infektionen haben (z. B. septische Arthritis). Wiederholte Salmonelleninfektionen ohne andere Risikofaktoren müssen Anlaß für einen HIV-Antikörpertest sein.

Fokale Manifestation können mit oder ohne verlängerte Bakteriämie auftreten. Bei Patienten mit einer Bakteriämie können lokale Infektionen vorkommen. Diese betreffen den Gastrointestinaltrakt (Leber, Gallenblase, Appendix etc.), das Endothel (atherosklerotische Plaques, Aneurysmen von Ileofemoralis und Aorta, Herzklappen), das Perikard, die Meningen, die Lunge, die Gelenke, die Knochen, die Harnwege und Weichteile. In bereits existierenden soliden Tumoren können sich Abszesse bilden, die wieder zu einer Salmonellenbakteriämie führen. *S. cholerae-sulis* und *S. typhimurium* sind die häufigsten Erreger von fokalen Infektionen.

Dauerausscheider, die die Keime mit dem Stuhl für 1 Jahr und länger ausscheiden, kommen bei 0,2–0,6% der Patienten vor. Diese Ausscheider scheinen keine wichtige Rolle bei den großen Ausbrüchen der Gastroenteritis zu spielen.

Prophylaxe

Es besteht Meldepflicht. Am wichtigsten ist die Verhinderung einer Kontamination von Nahrungsmitteln durch Tiere und Menschen. Einwandfreies Kochen, Sorgfalt beim Umgang und Aufbewahren von Lebensmitteln, Einfrieren von Geflügel, Fleisch, Eiern etc. sind besonders wichtig. Infizierte Tiere (z.B. zahme Schildkröten) und möglicherweise kontaminierte Substanzen (z.B. Karminrot) müssen identifiziert und kontrolliert werden. Frisch abgesetzter Stuhl ist zur Entdeckung von Salmonellen-Dauerausscheidern den Rektalabstrichen vorzuziehen. Die Präventivmaßnahmen für Reisende, wie sie weiter oben unter Typhus besprochen wurden, gelten für die meisten anderen Darminfektionen.

Therapie

Die **Gastroenteritis** wird symptomatisch mit Flüssigkeit und leichter Diät behandelt *(s. Kap. INF, Shigellose, und Kap. MDA, 9., Allgemeine Behandlungsprinzipien).* Antibiotika verlängern die Ausscheidungszeit der Erreger und sind daher für unkomplizierte Fälle abzulehnen. Ältere Menschen, Heimbewohner, Kleinkinder und Patienten mit einer HIV-Infektion oder AIDS werden wegen des erhöhten Mortalitätsrisikos mit Antibiotika behandelt. Die Antibiotikaresistenz ist bei den übrigen Salmonellen weiter verbreitet als bei *S. typhi.* Ampicillin oder Amoxicillin 50–100 mg/kg/Tag oral in geteilten Dosen oder Ciprofloxacin 500 mg oral alle 12 h bei Erwachsenen ist eine annehmbare Verordnung. Immunkompetente Patienten sollten 3–5 Tage behandelt werden. AIDS-Patienten benötigen eine längere Behandlungsdauer, um Rückfälle zu vermeiden. Generalisierte oder fokale Erkrankungen sollten mit Antibiotika behandelt werden. Die Dosierung ist die gleiche, wie sie weiter oben für Typhus angegeben ist. Eine verlängerte Bakteriämie wird im allgemeinen für 4–6 Wochen behandelt. Abszesse sollten chirurgisch drainiert werden, wobei eine Antibiotikabehandlung für mindestens 4 Wochen anzuschließen ist. Infizierte Aneurysmen, Herzklappen etc. erfordern einen chirurgischen Eingriff und eine verlängerte Antibiotikatherapie.

Bei asymptomatischen **Dauerausscheidern** ist die Erkrankung im allgemeinen selbstbegrenzend und eine antibiotische Behandlung kaum nötig. Die antibiotische Therapie kann sogar die Keimausscheidung im Stuhl verlängern, nachdem das Medikament abgesetzt wurde. In außergewöhnlichen Fällen (z.B. Lebensmittelhändler oder medizinisches Personal) kann eine Eradikation mit Ciprofloxacin 500 mg oral alle 12 h 1 Monat lang versucht werden. Um die Elimination der Salmonellen zu dokumentieren, müssen in den Wochen nach der Medikation Stühle für die kulturelle Untersuchung gewonnen werden.

Shigellose

(Bakterienruhr)

Eine akute Infektion des Darms, die durch Shigellen hervorgerufen wird.

Ätiologie und Epidemiologie

Die Gattung *Shigella* teilt sich in vier Hauptgruppen auf (A, B, C, D), die sich wiederum in serologisch bestimmte Typen aufspalten. Die Gattung kommt weltweit vor und ist die typische Ursache für entzündliche Dysenterie, die in vielen Gegenden für 5–10% der Durchfallserkrankungen verantwortlich ist. *Shigella flexneri* (B), *S. sonnei* (D) sind jedoch weiter verbreitet als *S. boydii* (C), und die besonders virulente *S. dysenteriae* (A) und *S. sonnei* sind in den USA am häufigsten.

Als Infektionsquelle fungiert der Stuhl infizierter Patienten oder rekonvaleszenter Ausscheider. Die direkte Übertragung geschieht auf dem fäkal-oralen Weg, die indirekte durch kontaminierte Nahrungsmittel und Gegenstände. Selten kommt es zu einer Infektion über das Wasser. Als mechanische Überträger fungieren Fliegen. Am häufigsten kommen Epidemien in übervölkerten Gebieten mit mangelhaften sanitären Einrichtungen vor. Die Bakterienruhr kommt besonders häufig bei jungen Kindern vor, die in Endemiegebieten leben. Erwachsene sind gegen die Keime relativ resistent, hier verläuft die Erkrankung in der Regel weniger schwer.

Rekonvaleszente Patienten und subklinische Ausscheider stellen ein signifikantes Infektionsrisiko dar. Dauerausscheider sind jedoch selten. Die Infektion bedingt keine oder nur geringe Immunität, daher ist eine Reinfektion mit dem gleichen Stamm möglich.

Pathologie und Pathophysiologie

Die *Shigellen* dringen in die Schleimhaut der unteren Darmabschnitte ein und bedingen eine Schleimhautabsonderung, Hyperämie, Leukozyteninfiltrationen, ein Ödem und führen oft zu oberflächlichen Schleimhautulzerationen. Dies ist das pathologische Bild der *Shigellen*-Ruhr, einem Syndrom, dem häufig eine wäßrige Diarrhö vorausgeht. Bei vielen Patienten kommt es nach der Phase der Diarrhö nicht zur Ruhr. In schweren Fällen ist das gesamte Kolon und das distale Ileum betroffen. Die subkutane Form, die hauptsächlich bei Erwachsenen vorkommt, beschränkt sich auf die distale Kolonhälfte. Die durch Shigellen hervorgerufenen wäßrigen Durchfälle sind möglicherweise durch ein Endotoxin provoziert, das die Darmepithelzellen zu einer gesteigerten sekretorischen Aktivität veranlaßt.

Symptomatik und Verlauf

Die Inkubtionszeit beträgt 1–4 Tage. Bei kleineren **Kindern** ist der Beginn plötzlich und von Fieber, Reizbarkeit oder Abgeschlagenheit, Anorexie, Übelkeit oder Erbrechen, Diarrhö, abdominalen Schmerzen, Blähungen und Tenesmen gekennzeichnet. Innerhalb von 3 Tagen kommt es zu Blut, Eiter und Schleimhautauflagerungen im Stuhl. Die Anzahl der Stuhlgänge steigt schnell auf 20 oder mehr pro Tag. Der Gewichts- und Flüssigkeitsverlust nimmt bedrohliche Formen an. Das unbehandelte Kind kann innerhalb der ersten 12 Tage sterben. Übersteht es diese Phase, legen sich die akuten Symptome innerhalb von 2 Wo.

Die meisten **Erwachsenen** sind afebril, weisen eine Diarrhö ohne Blut oder Schleimhautauflagerungen auf und zeigen keine oder geringe Tenesmen. Zu Beginn der Erkrankung können jedoch anfallsweise kneifende abdominale Schmerzen auftreten, Stuhldrang und die Ausscheidung von geformtem Stuhl, der die Schmerzen zeitweise mildert. Diese Schübe treten mit steigender Intensität und Frequenz auf. Die Diarrhö wird immer stärker, mit weichen oder flüssigen Stühlen, die Schleim, Eiter und oft Blut enthalten. Schwere Tenesmen können zum Rektumprolaps und nachfolgender Stuhlinkontinenz führen. Die Erkrankung legt sich in der Regel bei Erwachsenen spontan, in leichten Fällen in 4–8 Tagen, in schweren Fällen nach 3–6 Wo. Ein schwerer Flüssigkeits- und Elektrolytverlust mit Kreislaufkollaps und Tod beschränkt sich hauptsächlich auf Kinder < 2 Jahren und geschwächte Erwachsene.

Selten beginnt die Bakterienruhr plötzlich und mit Reiswasserstühlen oder serösen (gelegentlich blutigen) Stühlen. Der Patient kann erbrechen und dehydriert rasch.

Die *Shigella-dysenteriae*-Infektion kann mit Delirium, Krämpfen und Koma, aber nur geringem oder fehlendem Durchfall einhergehen und innerhalb von 12–24 h tödlich verlaufen.

Bakterielle Sekundärinfektionen treten besonders bei geschwächten und dehydrierten Patienten auf. Schwere Schleimhautulzerationen können zu signifikanten akuten Blutverlusten führen. Weitere Komplikationen sind selten, schließen aber toxische Neuritis, Arthritis, Myo*karditis und, selten, Darm*perforationen ein. Das hämolytisch-urämische Syndrom kann eine Shigellosis bei Kindern komplizieren. Die Bakterienruhr wird nicht chronisch und spielt bei der Entstehung der Colitis ulcerosa keine Rolle. HLA-B27-Träger jedoch weisen eine signifikante Häufung von Arthritis oder Reiter-Syndrom nach Shigelleninfektionen auf.

Laborbefunde und Diagnostik

Die Bakterien finden sich im Stuhl, Bakteriämie und Bakteriurie sind jedoch selten. Obwohl die Leukozytenzahl oft am Anfang erniedrigt ist, zeigt sie einen Mittelwert von 13000. Eine Hämokonzentration ist häufig, das Plasma-CO_2 als Ausdruck der metabolischen Azidose durch die Diarrhö in der Regel niedrig.

Die Diagnose wird durch das hohe Verdachtsmoment in Endemiegebieten und während Epidemien erleichtert. Die wäßrigen Durchfälle sind nicht zu unterscheiden von anderen Infektionen durch Bakterien, Viren und Protozoen, die die sekretorische Aktivität der Darmepithelzellen anregen. Bei Patienten mit der akuten Form der Bakterienruhr mit kleinem Stuhlvolumen, das immer Blut und Schleim enthält, müssen differentialdiagnostisch Infektionen durch invasive *E. coli*, Salmonellen, *Yersinia*, *Campylobacter*, Amöben und Viren ausgeschlossen werden. Bei der proktoskopischen Untersuchung ist die Schleimhaut diffus gerötet, mit zahlreichen kleinen Ulzera. Abstriche von diesen Ulzera müssen mikroskopisch und kulturell untersucht werden. Die Kulturen müssen genauso wie bei frischen Stuhlproben sofort angelegt werden. In Objektträgerausstrichen oder Abstrichen, die mit Methylenblau oder nach Wright gefärbt wurden, findet man Leukozyten, die die bazilläre Ruhr von der Amöbenruhr abgrenzen (da Amöben die Leukozyten zerstören). Die Bakterien in diesen Präparaten haben keine charakteristische Form für eine spezifische Diagnosestellung. Nur der positive Kulturnachweis sichert die Diagnose.

Prophylaxe

Um die Verbreitung durch kontaminierte Nahrung, Wasser und Fliegen zu vermeiden, werden gute sanitäre Einrichtungen benötigt. Die folgenden Vorkehrungsmaßnahmen müssen beachtet werden: Gründliches Händewaschen vor Handhabung der Nahrung; Aufbewahrung von verschmutzten Kleidungsstücken und Bettwäsche von Bakterienruhr-Patienten in abgedeckten Eimern mit Wasser und Seife, bis sie ausgekocht werden können; Einsatz von Mückennetzen und -gittern. Bei Patienten und Ausscheidern sollten die entsprechenden Isolierungsverfahren (besonders Stuhlvernichtung) zur Anwendung kommen. Ein oraler Lebendimpfstoff wird gerade entwickelt, die Anwendung in Endemiegebieten erscheint erfolgreich.

Therapie

Flüssigkeitsersatz: *s. Kap. ERN, 6.* Die Bakterienruhr führt in der Regel zur isotonischen Dehydratation (gleiche Teile Salz- und Wasserverlust) mit metabolischer Azidose und signifikantem Kaliumverlust. Der durch die Austrocknung hervorgerufene Durst kann zur übermäßigen Wasseraufnahme führen, was wiederum eine Hypotonizität bedingt. Ruhr ohne Durchfälle hat keinen so großen Flüssigkeitsverlust zur Folge.

Bei Säuglingen kann der Flüssigkeitsverlust durch Schwitzen und Atmung, besonders in warmem Klima, zusammen mit der schweren Diarrhö, zu eingedicktem Serum führen *(s. Kap. KIN, 5.).* Die vorzeitige Verabreichung von salzreichen Flüssigkeiten (Milch, künstliche Nahrung und selbstgemachte Elektrolytmischungen) können eine schädliche Hypertonizität hervorrufen, manchmal begleitet von Krämpfen.

Säuglingsernährung: *(s. Kap. KIN, 11., Akute infektiöse Gastroenteritistherapie)*

Antibiotika: Bevor man sich für den Einsatz von Antibiotika entscheidet, sollte man folgende Faktoren abwägen: Schwere der Erkrankung, Alter des Patienten *(s. Kap. KIN, 11., Akute infektiöse Gastroenteritisbehandlung),* ausreichende sanitäre Einrichtungen, die Wahrscheinlichkeit weiterer Übertragungen und die Möglichkeit der Erzeugung von resistenten Keimen. Bei Shigellosis und jeder anderen Durchfallserkrankung ist ein exakter Flüssigkeitsersatz die Hauptstütze der Therapie. Außerdem können die Krankheitserscheinungen und die Verbreitung von Shigellen durch eine frühzeitige Behandlung mit einem resorbierbaren Antibiotikum, auf das Shigellen empfindlich sind, signifikant reduziert werden. Viele Shigellenisolate sind wahrscheinlich resistent gegenüber Ampicillin und Tetracyclin. Trimethoprim/Sulfamethoxazol (TMP/SMX) in einer Dosierung von 2,5 mg/kg oral alle 6 h vom TMP-Anteil (annähernd 1 doppeltkonzentrierte Tablette mit 160 mg TMP und 800 mg SMX alle 12 h für Erwachsene) ist das Mittel der Wahl. Alternativen für Erwachsene sind Norfloxacin 400 mg oral 2 × täglich oder Ciprofloxacin 500 mg 2 × täglich. Eine andere Alternative für Kinder oder Erwachsene ist Furazoldion 5 mg/kg/Tag oral, auf 4 Dosen aufgeteilt 5 Tage lang.

Weitere Therapie: Eine Wärmeflasche hilft bei der Milderung abdominaler Schmerzen. Aufsaugende und lindernde Methylzellulose hilft bei Diarrhö und Tenesmen kaum. Anticholinergika sowie Tinktura opii comphorata sollten vermieden werden. Opiate führen zur Darmträgheit, verlängern die Fieberphase und fördern die Ausscheidung der Keime im Stuhl.

Der Patient sollte überwacht werden, bis die Stühle dauerhaft von Shigellen frei sind.

Hämophilusinfektionen

Die unbeweglichen, kleinen gramnegativen Stäbchen oder Kokken, die die Gattung Haemophilus bilden, benötigen zum Wachstum die spezifischen Faktoren X und V. Beide Faktoren sind im Blutagar enthalten, Faktor X (Hämatin) und Faktor V, (Nicotinamid-adenin-dinucleotid [NAD]). Die meisten Hämophilusarten wachsen bei Inkubation auf Schokoladenagar bei 37 °C in Luft gut. Viele Hämophilusarten finden sich in den oberen Atemwegen bei Kindern und Erwachsenen und führen selten zu Erkrankungen.

H. influenzae, die wichtigste humanpathogene Art, ist eine der häufigsten Ursachen von Meningitis, Bakteriämie, septischer Arthritis, Pneumonie, Tracheobronchitis, Otitis media, Konjunktivitis, Sinusitis und akuter Epiglottitis bei kleinen Kindern. Diese Erkrankungen können ebenso wie die Endokarditis auch bei Erwachsenen vorkommen, sind hier jedoch selten. Sie werden in *Kap. LUN, 10.* und in *Kap. BEW, 6.* unter *Infektiöse Arthritis,* besprochen, die akute bakterielle Meningitis in *Kap. NEU, 9.* und die akute Epiglottitis in *Kap. KIN, 11.* besprochen. Die meisten *H. influenzae*-Stämme, die schwere Infektionen bei Kindern oder Erwachsenen hervorrufen, sind gekapselte Typ-B-Stämme. Impfstoffe gegen den invasiven *Haemophilus influenzae* Typ B stehen für Kinder, die älter als 2 Monate sind, zur Verfügung *(s. Kap. KIN, 2., Schutzimpfungen in der Kindheit).* Weitere Hämophilusstämme können ebenfalls zu Atemwegserkrankungen oder weniger häufig zu Endokarditis führen. *Haemophilus parainfluenzae* und *Haemophilus aphrophilus* sind seltene Erreger von Bakteriämien, Endokarditis und Hirnabszeß. *Haemophilus aegyptius* verursacht eine mukopurulente Konjunktivitis und wird neuerdings als der Erreger der brasilianischen bakteriämischen Purpura betrachtet. *H. ducreyi* erzeugt das venerische Ulcus molle *(s. Kap. INF, 16.).*

Brucellose

(Malta-Fieber; Mittelmeer-Fieber; Gibraltar-Fieber; Morbus Bang)

Eine infektiöse Erkrankung, die durch akutes Fieberstadium, das mit wenigen oder fehlenden Lokalsymptomen einhergeht, und durch ein chronisches Stadium mit Fieberschüben, Schwäche, Schweißausbrüchen und undefinierten Schmerzen charakterisiert ist.

Ätiologie und Epidemiologie

Keime, die die menschliche Brucellose hervorrufen, sind *Brucella abortus* (Rinder), *B. suis* (Schweine), *B. melitensis* (Schafe und Ziegen) und *B. rangiferie* (*B. sius* Biotop 4, Sibirischer und Alaska-Karibu). *B. canis* (Hunde) hat ebenfalls sporadische Infektionen hervorgerufen. Brucellainfektionen bei Pferden, Rehen, Elchen, Hühnern und Wüstennagetieren sind ebenfalls beschrieben. Die Brucellose wird durch direkten Kontakt mit Ausscheidungsprodukten infizierter Tiere übertragen sowie durch Aufnahme von Kuh-, Schaf- oder Ziegenmilch oder Milchprodukten (z. B. Butter und Käse), die lebensfähige *Brucella*keime enthalten. Mensch-zu-Mensch-Übertragungen kommen selten vor. Die am häufigsten in ländlichen Gebieten vorkommende Erkrankung ist bei Fleischern, Tierärzten, Bauern und Tierhaltern als Berufskrankheit anzusehen, Kinder sind weniger empfänglich. Die Keime sind auf der ganzen Welt verbreitet.

Symptomatik

Die Inkubationszeit beträgt zwischen 5 Tagen und mehreren Monaten (im Schnitt 2 Wo.). Die Symptome sind besonders in den frühen Stadien sehr unterschiedlich. Der Beginn der Erkrankung kann plötzlich und akut sein, mit Schüttelfrost und Fieber, schweren Kopfschmerzen, anderen Schmerzen, Unwohlsein und manchmal Durchfällen, oder allmählich, mit leichtem vorausgehendem Unwohlsein, Muskel-, Kopf- und Nackenschmerzen, gefolgt von einem Anstieg der Körpertemperatur am Abend. Die Leukozytenzahl ist in der Regel normal oder vermindert, mit einer relativen oder absoluten Lymphozytose. Bei Fortschreiten der Erkrankung steigt die Temperatur auf 40–41 °C (104 oder 105 °F) und sinkt gegen Morgen wieder auf normale oder fast normale Werte ab, wobei starkes Schwitzen auftritt.

Das intermittierende Fieber besteht über 1–5 Wo., gefolgt von einer 2- bis 14tägigen Remission, wobei die Symptome stark reduziert sind oder fehlen. Sodann kommt es wieder zu einer fiebrigen Phase. Manchmal tritt diese Periode nur einmal auf, die subakute oder chronische Brucellose kann jedoch über Monate oder Jahre mit wellenförmigen Fieberschüben und Remissionen einhergehen. Manche Patienten reagieren nur mit flüchtigen Temperaturerhöhungen. Obstipation ist in der Regel ausgeprägt, es kommt zu Anorexie, Gewichtsverlust, Schmerzen in Abdomen, Gelenken, Kopf, Rücken, Schwäche, Reizbarkeit, Schlaflosigkeit, Depression und Gefühlsschwankungen. Eine Splenomegalie tritt auf, die Lymphknoten können geringfügig oder mittelgradig vergrößert sein. Bei der Hälfte der Patienten wird auch Hepatomegalie beobachtet.

Patienten mit akuter, unkomplizierter Brucellose gesunden in der Regel in 2–3 Wo. Komplikationen bestehen in Meningoenzephalitis, Neuritis, Orchitis, Cholezystitis, Leberabszeß und Osteomyelitis. Nur selten führt die chronische Erkrankung zur langandauernden Beeinträchtigung der Gesundheit. Die Erkrankung verläuft fast nie tödlich.

Diagnostik

Die Diagnose stützt sich auf den Nachweis der Erreger aus Blut, weniger oft aus Liquor, Urin oder Gewebeproben. Serologische Untersuchungen sind jedoch von größerer Bedeutung, und Agglutinationstiter sind besonders dann verwertbar, wenn der Titer 1:160 oder höher liegt. Brucella-Agglutinationsteste sollten sowohl zum Nachweis von IgG- als auch von IgM-Antikörpern angesetzt werden. IgM-Antikörper sind ein Hinweis auf eine akute Erkrankung. Lassen sich trotz positivem Agglutinationstest keine Brucellen isolieren, basiert die Diagnose auf der Anamnese mit Exposition gegenüber infizierten Tieren oder Tierprodukten (z.B. Trinken unpasteurisierter Milch), auf epidemiologischen Daten und den charakteristischen Befunden sowie dem Verlauf. Bei der Diagnose einer aktiven Brucellose sind intradermale Tests mit *Brucella*antigenen von geringem Wert.

Prophylaxe

Die wichtigsten prophylaktischen Maßnahmen zur Verhütung einer Brucelleninfektion sind die Pasteurisierung der Milch und der Verbrauch ausschließlich gereiften Käses. Personen, die eng mit Tieren oder deren Kadavern in Kontakt kommen und darum leicht infiziert werden können, sollten Brillen und Gummihandschuhe tragen und Wunden gegen bakterielle Kontamination schützen. Man sollte auch jede Möglichkeit der Aufspürung einer Infektion bei Tieren nutzen und infizierte Tiere schlachten. Junge seronegative Kinder und Schweine sollten geimpft werden.

Therapie

Da eine Behandlung mit einem einzigen Antibiotikum mit einer hohen Rückfallrate verbunden ist, sollte wenn immer möglich, eine Kombinationstherapie angewandt werden. Doxycyclin 100 mg oral 2mal täglich (oder Tetracyclin 500 mg oral 4mal täglich) über 3–6 Wochen plus 1 g Streptomycin i.m. alle 12–24 h 14 Tage lang verringert die Rückfallquote. Bei Kindern unter 8 Jahren wurde Thrimethoprim/Sulfamethoxazol und Streptomycin i.m. oder Rifampicin oral 3–5 Wochen gegeben. Prednison, 20 mg oral, 3mal täglich, wird über 2–3 Tage zusammen mit den Antibiotika verabreicht, wenn eine Toxämie besteht. *Schwere Schmerzzustände*, besonders über der Wirbelsäule, können den Einsatz von Codein, 15–60 mg oral, oder s.c. alle 4–6 h, nötig machen.

In akuten Fällen sollte die Bewegung des Patienten eingeschränkt werden, während der Fieberperioden ist Bettruhe anzuraten.

Cholera

Eine akute Infektion, die den gesamten Dünndarm betrifft, und durch wäßrige Diarrhö, Erbrechen, Muskelkrämpfe, Dehydratation, Oligurie und Kollaps gekennzeichnet ist.

Ätiologie, Epidemiologie und Pathophysiologie

Die Ursache der Erkrankung ist *Vibrio cholerae,* Serogruppe 01, ein kurzes, gebogenes, bewegliches, aerobes Stäbchen. Die Anfälligkeit ist verschieden stark ausgeprägt. Da die Keime empfindlich gegenüber Magensäure sind, prädisponiert eine Sub- oder Anazidität zu dieser Erkrankung. Personen, die in Endemiegebieten leben, erwerben nach und nach eine natürliche Immunität.

Die Cholera wird durch Aufnahme von Wasser, Meeresfrüchten und anderen Nahrungsmitteln, die durch Stuhl von Personen mit symptomatischen oder asymptomatischen Infektionen kontaminiert sind, verbreitet. Die Krankheitsausbrüche können plötzlich und kurz sein oder länger andauern. Die Erkrankung ist in Teilen von Asien, dem Mittleren Osten, Afrika und der Golfküste in den USA endemisch. Eine große Epidemie hat sich kürzlich in Südamerika ereignet. Eingeschleppte Fälle in Europa, Japan und Australien haben lokalisiert Erkrankungen hervorgerufen. Zu einem Ausbruch kam es auch an der Golfküste der USA. In den Endemiegebieten kommt es meist während der warmen Monate zu Erkrankungen, die Inzidenz ist bei Kindern am größten. In erstmals betroffenen Gebieten können die Epidemien zu jeder Jahreszeit und in allen Altersstufen vorkommen. Sowohl die klassischen Biotypen des *V. cholerae* als auch der Biotyp El Tor können schwere Erkrankungen hervorrufen. Die leichten oder asymptomatischen Infektionen sind jedoch beim El-Tor-Biotyp wesentlich häufiger. Eine ähnlich leichte Form der Gastroenteritis, die durch andere Vibrionen hervorgerufen wird, wird in *Kap. INF, 10., Campylobacter- und Vibrio-Infektionen* besprochen.

Die Manifestationen der Cholera ergeben sich aus dem Verlust isotonischer, wäßriger Stühle, die reich an Natrium, Chlorid, Bikarbonat und Kalium sind. *V. cholerae* erzeugt ein Protein-Enterotoxin, Oberflächenpili, die Enzyme Muzinase und Neuraminidase, verschiedene Hämagglutinine und andere weniger klar definierte Substanzen. Das Enterotoxin führt zur Hypersekretion einer isotonen Elektrolytlösung durch die intake Dünndarmschleimhaut. Die Rolle der Muzinase und der Neuraminidase bei der Pathogenese sind noch nicht klar. Die Muzinase könnte bei der Minderung des Schutzeffekts des Darmmuzins wichtig sein, die Neuraminidase könnte die Struktur der Ganglioside in den Zellmembranen der Schleimhaut verändern und damit den Gehalt an spezifischen enterotoxin-bindenden Gangliosid (Gm^1) erhöhen. Ein zellgebundenes Agglutinin mag die Schleimhautbesiedlung unterstützen, aber die Pili scheinen bedeutender zu sein.

Symptomatik und Prognose

Die Inkubationszeit beträgt 1–3 Tage. Die Cholera kann subklinisch verlaufen als leichte unkomplizierte Durchfallerkrankung oder als fulminante, rasch zum Tode führende Krankheit. *Initial* tritt in der Regel eine plötzliche, schmerzlose, wäßrige Diarrhö mit Erbrechen auf, wobei der Stuhlverlust > 1 l/h betragen kann, meist aber wesentlich niedriger liegt. Der sich ergebende schwere Flüssigkeits- und Elektrolytverlust ruft starken Durst, Oligurie, Muskelkrämpfe, Schwächegefühl und starke Verminderung des Gewebsturgors mit eingesunkenen Augen und faltiger Haut an den Fingern hervor. Es kommt zu Hypovolämie, Hämokonzentration, Oligurie und Anurie und schwerer metabolischer Azidose mit Kaliumverlust (aber mit normaler Serumkonzentration an Natrium), die, wenn sie nicht behandelt werden, Kreislaufkollaps, Zyanose und Benommenheit zur Folge haben. Eine länger andauernde Hypovolämie kann in der Niere eine tubuläre Nekrose bedingen.

Die unkomplizierte Cholera heilt von selbst innerhalb von 3–6 Tagen. Bei unbehandelten schweren Fällen beträgt die Mortalitätsrate über 50%, sie läßt sich jedoch durch sofortige ausreichende Flüssigkeits- und Elektrolyttherapie auf unter 1% senken. Die meisten Patienten sind innerhalb von 2 Wo. von *V. cholerae* befreit, einige Patienten tragen den Keim jedoch chronisch in den Gallenwegen.

Diagnostik

Die Diagnose wird durch Nachweis von *Vibrio cholerae* in Kulturen aus rektalen Abstrichen oder frischen Stühlen und folgende Identifizierung als Serogruppe 01 durch Agglutination mit spezifischem Antiserum bestätigt. Man muß die Cholera von klinisch ähnlichen Erkrankungen, die durch Enterotoxin bildende Stämme von Escherichia coli und gelegentlich auch Salmonellen und Shigellen hervorgerufen werden, unterscheiden.

Prophylaxe

Zur Kontrolle der Cholera sind die sorgfältige Vernichtung der menschlichen Stühle sowie die Reinigung von Wasservorräten unbedingt nötig. Die Vorkehrungen umfassen auch den Gebrauch von abgekochtem Wasser und die Vermeidung von ungekochtem Gemüse oder nicht ausreichend gekochtem Fisch oder Schalentieren. Parenteraler Choleraimpfstoff verleiht nur einen Teilschutz in Endemiegebieten und wird nicht empfohlen. Eine schnelle Prophylaxe mit Tetracyclin 500 mg oral alle 6 h bei Erwachsenen (12 mg/kg alle 6 h bei Kindern > 8 Jahren), insgesamt 8 Dosen, kann Kontakterkrankungen in der Wohngemeinschaft des Cholerapatienten verringern, ist aber als Massenprophylaxe ungeeignet.

Therapie

Ziele der Therapie sind die schnelle Normalisierung der Hypovolämie und der metabolischen Azidose und das Verhindern einer Hypokaliämie. Bei schwer Dehydrierten und Patienten, die unfähig sind zu trinken, ist sofort eine Infusionstherapie einzuleiten mit entweder a) einer Ringerlaktatlösung, b) einem 2:1-Gemisch aus 0,9%iger Kochsalzlösung und 0,17M (1/6M) Natriumlaktat oder c) 0,9%iger Kochsalzlösung. Diese Patienten benötigen 100 ml/kg. Die Infusion sollte sehr schnell erfolgen (1–2 ml/kg/min), bis der Blutdruck normal und der Puls kräftig ist. Der Rest wird dann über einen Zeitraum von 3 h infundiert. Zum Trinken sollte Wasser unabhängig davon gegeben werden. Kinder, die mit obigen Lösungen versorgt wurden, benötigen zusätzlich Kalium, das durch Hinzufügen von Kaliumchlorid, 10–15 mÄq/L zur i.v. Lösung oder durch die orale Gabe von Kaliumbikarbonat, 1 ml/kg, einer 100 g/l/Lösung 4mal/Tag, zur Verfügung gestellt werden kann.

Die Menge der ersetzten Flüssigkeiten sollte dem Volumen des Stuhls entsprechen. Ob die Flüssigkeitsaufnahme ausreicht, wird durch häufige klinische Beurteilung überprüft (Pulsfrequenz und -stärke, Hautturgor und Urinvolumen). Da Plasma, Plasmaexpander und blutdrucksteigernde Mittel den Wasser- und Elektrolytverlust nicht ausgleichen, sollten sie nicht angewendet werden.

Die anfängliche i.v. Rehydrierung, gefolgt von einer oral verabreichten Glukose-Elektrolytlösung, ist zum Ersatz von Stuhlverlusten geeignet und besonders in Epidemiegebieten hilfreich, wo die Vorräte an parenteral verabreichbaren Flüssigkeiten eingeschränkt sein können. Patienten, die trinken können, kann man die oralen Lösungen gleich geben (ungefähr 75 ml/kg in 4 h), dadurch erübrigen sich die i.v. Infusionen. Nach Empfehlung der WHO soll sich die Lösung aus 20 g Glukose, 3,5 g Natriumchlorid, 2,9 g Trinatriumcitratdihydrat (oder 2,5 g Natriumbikarbonat) und 1,5 g Kaliumchlorid auf 1 Liter Trinkwasser zusammensetzen. Nach der Rehydration sollte die Lösung weiter gegeben werden und zwar mindestens so viel, daß der kontinuierliche Verlust durch Stuhl oder Erbrochenes ausgeglichen wird. Feste Nahrung sollte nur so lange vermieden werden, bis kein Erbrechen mehr auftritt und der Appetit wiederkehrt.

Eine frühzeitige Behandlung mit Tetracyclin (Erwachsene 500 mg oral alle 6 h, 72 Stunden lang; Kinder unter 8 Jahren 50 mg/kg/Tag aufgeteilt auf 4 Dosen 72 h lang) tötet die Keime ab, reduziert das Stuhlvolumen um 50% und beendet die Diarrhö innerhalb von 48 Stunden. Eine Einzeldosis Doxycyclin (Erwachsene 300 mg oral, Kinder 6 mg/kg) ist fast gleich wirksam. Furazolidon (Erwachsene 100 mg oral alle 6 h, 72 h lang; Kinder 5 mg/kg/Tag aufgeteilt auf 4 Dosen 72 h lang) oder Trimethoprim/Sulfamethoxazol (TMP/SMX – 5/25 mg/kg zweimal täglich 72 h lang) können bei tetracyclinresistenten Stämmen zum Einsatz kommen oder bei Kindern unter 8 Jahren zur Vermeidung der tretracyclinbedingten Zahnverfärbung.

Tularämie

Eine akute Infektionskrankheit, die in der Regel von einer primären lokalen ulzerösen Läsion, regionaler Lymphadenopathie, schweren Allgemeinsymptomen, einer typhusähnlichen, fieberhaften Erkrankung, Bakteriämie oder gelegentlich einer atypischen Pneumonie gekennzeichnet ist.

Ätiologie und Epidemiologie

Der die Krankheit verursachende Keim, *Francisella tularensis,* ist ein kleines, pleomorphes, unbewegliches, aerobes Stäbchen, das keine Sporen bildet und über den Verdauungstrakt, Verletzung, Inhalation oder Kontamination in den menschlichen Körper gelangt. Der Keim kann auch durch unverletzte Haut eindringen. Von den zwei Hauptarten des *F. tularensis,* den Typen A und B, ist Typ A für den Menschen gefährlicher. Er findet sich bei Hasen, Typ B, der in der Regel zu einer milden, ulzeroglandulären Infektion führt, wird durch Nager übertragen. Die Übertragung zwischen Tieren geschieht durch blutsaugende Gliederfüßer und Aasfresser. Die am meisten gefährdeten Berufe sind Jäger, Fleischer, Bauern, Pelzverarbeiter und Laborpersonal. Im Winter sind die meisten Erkrankungen auf Kontakt mit infizierten Wildkaninchen zurückzuführen (besonders beim Abziehen des Fells), im Sommer erfolgt die Infektion in der Regel durch den Kontakt mit anderen infizierten Tieren oder Vögeln, mit infizierten Zecken oder anderen Gliederfüßern, und selten sind Erkrankungen auf den Genuß von ungenügend gekochtem Fleisch oder kontaminiertem Trinkwasser zurückzuführen. Eine Übertragung von Mensch zu Mensch ist noch nicht beobachtet worden.

Pathologie

In disseminierten Fällen zeigen sich über den gesamten Körper verteilt charakteristische fokale nekrotische Läsionen in verschiedenen Entwicklungsstadien. Sie variieren in der Größe zwischen 1 mm und 8 cm, sind weißlich-gelb und finden sich in der Regel in Lymphknoten, Milz, Leber, Nieren und Lunge. Meist werden jedoch als Primärläsion nekrotische Herde an Finger, Augen oder Mund beobachtet. Bei der Pneumonie finden sich in der Lunge Nekroseherde. Mikroskopisch zeigen sich um den Nekroseherd Monozyten und junge Fibroblasten, die wiederum von großen Ansammlungen an Lymphozyten umgeben sind. Es kann zu einer schweren systemischen Toxizität kommen, Toxine sind jedoch nicht nachgewiesen worden.

Symptomatik

Die vier klinischen Typen der Tularämie bezeichnet man als: **ulzeroglandulär,** 87% der Fälle, mit Primärläsionen an den Händen oder Fingern; **okuloglandulär,** 3%, mit Entzündung der gleichseitigen Lymphknoten, wahrscheinlich durch Übertragung auf das Auge mittels eines infizierten Fingers oder der Haut; **glandulär,** 2%, mit regionaler Lymphadenitis, aber ohne Primärläsion, meist zervikal, deutet auf orale Aufnahme der Bakterien hin; **typhoidal,** 8%, mit einer systemischen Erkrankung mit abdominalen Schmerzen und Fieber. Die Pneumonie bei Tularämie kann primär sein oder aber in Beziehung stehen zu den ulzeroglandulären Manifestationen der Tularämie.

Die Erkrankung beginnt plötzlich, 1–10 (meist 2–4) Tage nach Exposition mit Kopfschmerzen, Schüttelfrost, Übelkeit, Erbrechen, Fieber zwischen 39,5 oder 40 °C (103 oder 105 °F) und schweren Erschöpfungszuständen. Es kommt zu ausgeprägter Schwäche, rezidivierenden Schüttelfrösten und starken Schweißausbrüchen. Innerhalb von 24–48 h entwickelt sich an der Infektionsstelle eine entzündete Papel (an Finger, Arm, Auge oder Gaumen), außer bei der glandulären oder typhoidalen Tularämie. Die Papel wird schnell eitrig, ulzeriert und führt zu einem sauberen Geschwür, das ein dünnes, farbloses Exsudat in geringer Menge produziert. An den Extremitäten sind die Geschwüre meist einzeln, nicht dagegen in Mund oder Auge, wo sie multipel auftreten. Meist ist nur ein Auge betroffen. Die regionalen Lymphknoten sind vergrößert und können eitern und größere Flüssigkeitsmengen ausscheiden. Mit dem 5. Tag entwickelt sich oft ein dem Typhus ähnlicher Zustand, der Patient kann auch Zeichen einer atypischen Pneumonie aufweisen, deren Symptome denen anderer Pneumonien entsprechen *(s. Kap. LUN, 10.)*. Bei der **Tularämiepneumonie** kann es zum Delirium kommen, was wiederum anfangs zu einer neurologischen Diagnose führen kann. Verschattungszeichen in der Lunge sind oft vorhanden, abgeschwächte Atemgeräusche und manchmal Rasselgeräusche können aber die einzigen Befunde bei der lobulären Tularämiepneumonie sein. Ein trockener Husten wird von einem retrosternalen Brennen begleitet. Zu jedem Zeitpunkt der Erkrankung kann ein unspezifischer rötelnähnlicher Ausschlag auftreten. Die Milz ist oft vergrößert, und es kann zu einer Perisplenitis kommen. Häufig besteht eine Leukozytose, die Leukozytenzahl kann aber auch bei relativer Vermehrung der polymorphkernigen Leukozyten normal sein. Bei unbehandelten Fällen bleibt die Körpertemperatur 3–4 Wo. erhöht und fällt dann lytisch ab. Seltene Komplikationen sind Mediastinitis, Lungenabszeß und Meningits.

Nach der Ersterkrankung kommt es zur Immunität. Die Mortalität beträgt bei behandelten Fällen beinahe 0, bei unbehandelten Fällen etwa 6%. Die Todesursache ist meist eine überhandnehmende Infektion, Pneumonie, Meningitis oder Peritonitis. Rückfälle sind selten, treten aber bei ungenügend behandelten Fällen auf.

Diagnostik

Zur Diagnose verhilft meist der, sei er auch geringfügig, Kontakt mit wilden Nagetieren (besonders Kaninchen) oder Gliederfüßern in der Anamnese, der plötzliche Beginn der Symptome und die charakteristische Primärläsion. Laborinfektionen sind oft einem Typhus oder einer Pneumonie ähnlich, zeigen keine Primärläsion und sind schwer zu diagnostizieren. Hier wird die Diagnose durch Nachweis des Keims in der Läsion, in Lymphknoten oder Sputum gestellt. *Der Keim ist so hoch ansteckend, daß das Labor über entsprechende Sicherheitsabzugsanlagen verfügen muß, bevor eine Keimisolation versucht wird. Bei der Handhabung infizierten Gewebes oder von Kulturplatten ist äußerste Vorsicht angebracht.* Die Agglutinationstests werden in der Regel nach dem 10. Tag und fast nie vor dem 8. Tag positiv. Ein Titeranstieg unterstützt die Diagnose. Das Serum von Patienten mit Brucellose kann auch mit *F-tularensis*-Antigen positiv reagieren, ergibt aber meist wesentlich niedrigere Titer.

Prophylaxe

Mit wilden Hasen und anderen Nagern sollte mit größter Vorsicht umgegangen werden, besonders in Endemiegebieten. Die Keime können im Tier oder in Zeckenfäkalien auf dem Fell des Tieres vorhanden sein. Man sollte Schutzkleidung tragen und alle Zecken sofort entfernen. Vögel und Wildbret müssen vor dem Verzehr gründlich gekocht werden; möglicherweise kontaminiertes Wasser muß vor Gebrauch desinfiziert werden.

Der Erreger ist hochinfektiös. Seine Isolierung setzt besonders eingerichtete Laboratorien voraus. Äußerste Vorsicht ist beim Umgang mit infiziertem Organmaterial und mit den Keimkulturen am Platze.

Therapie

Das Mittel der Wahl ist Streptomycin, 0,5 g i.m. alle 12 h, bis die Körpertemperatur sich *normalisiert*. Danach 0,5 g/Tag über 5 Tage. Gentamicin, 3–5 mg/kg/Tag in 3 Dosen, ist ebenfalls effektiv. Bis zur Normalisierung der Körpertemperatur kann Chloramphenicol oder Tetracyclin, 500 mg oral, alle 6 h gegeben werden und dann 250 mg 4mal/Tag über 5–7 Tage. Unter diesen beiden Medikamenten kommt es gelegentlich zu Rezidiven, sie können auch die Lymphknoteneiterung manchmal nicht verhindern. *F. tularensis* ist in vitro empfindlich gegenüber den Cephalosporinen der 3. Generation. Ist aufgrund des klinischen Bildes die Diagnose unklar und kommt Tularämie als Verdachtsdiagnose in Frage, kann als initiale Therapie Cefotaxim 1–2 g i. v. alle 8 h oder Ceftriaxon 1 g i. v. alle 12 h plus Streptomycin oder Gentamicin in der obigen Dosierung gegeben werden. Die unterstützende Therapie bei Pneumonie ist die gleiche wie bei der Pneumokokkenpneumonie (s. Kap. LUN, 10.).

Ständige feuchte salinische Verbände sind zur Behandlung der primären Hautläsion geeignet und können die Lymphangitis und Lymphadenitis günstig beeinflussen. Große Abszesse können drainiert werden, dies ist aber, außer bei verzögerter Therapie, selten nötig. Bei der okulären Tularämie ist das Aufbringen warmer salinischer Kompressen und die Verwendung von dunklen Brillen günstig. In schweren Fällen kann man 1–2 Tropfen 2%iges Homatropin alle 4 h applizieren. Schwere Kopfschmerzen lassen sich meist mit Codein, 15–60 mg oral oder s. c. alle 3–4 h, behandeln.

Pest

(Bubonenpest; Beulenpest; Schwarzer Tod)

Eine akute, schwere Infektion, die in der bubonischen oder pneumonischen Form auftritt und durch Yersinia pestis *verursacht wird.*

Ätiologie, Epidemiologie und Übertragung

Yersinia pestis (Pasteurella pestis), der verursachende Keim, ist ein kurzes Stäbchen, welches sich oft, besonders in der Giensa-Färbung, bipolar anfärbt und einer Sicherheitsnadel gleichen kann.

Die Pest kommt primär bei wilden Nagetieren (z. B. Ratten, Mäusen, Eichhörnchen, Präriehunde) vor, wo sie akut, subakut oder chronisch sein kann und von Mäusen oder anderen Nagern übertragen wird, je nachdem, in welchen Gebieten die Nager infiziert sind. Beim Menschen sind weitreichende Epidemien aufgetreten (z. B. der „Schwarze Tod" des Mittelalters). In letzter Zeit ist die Infektion sporadisch oder in umschriebenen Bezirken aufgetreten. In den USA kommen mehr als 90% der menschlichen Pesterkrankungen in den Südweststaaten vor, hauptsächlich in Neu-Mexiko, Arizona, Kalifornien und Colorado.

Die Pest wird vom Nager auf den Menschen durch den Biß eines infizierten Flohs übertragen. Von Mensch zu Mensch geschieht die Übertragung mittels Inhalation von Tröpfchen, die von hustenden Patienten mit Beulen- oder septikämischer Pest, welche Lungenläsionen entwickelt haben, übertragen werden. Es kommt danach zur primären pneumonischen Pest. In den endemischen Gebieten Nordamerikas sind Pestfälle nach Infektion an Haustieren, besonders Katzen, beschrieben worden. Die Übertragung von Katzen geschieht entweder durch den Biß oder durch Tröpfcheninfektion, wenn das Tier an Lungenpest leidet.

Symptomatik

Die häufigste Form ist die **Beulenpest.** Die Inkubationszeit liegt zwischen einigen Stunden bis 12 Tagen, beträgt aber meist 2–5 Tage. Der Beginn ist plötzlich und oft von Schüttelfrost begleitet. Die Temperatur steigt auf 39,5–41 °C (103–106 °F). Der Puls kann schnell und fadenförmig sein, es kann zu Hypotension kommen. Vergrößerte Lymphknoten **(Bubonen)** treten zusammen mit dem Fieber oder kurz davor auf. Am häufigsten sind die femoralen oder inguinalen Lymphknoten betroffen (50%), gefolgt von axillären (22%), zervikalen (10%) oder multiplen (14%) Lymphknotenbeteiligungen. Die Knoten sind meist berührungsempfindlich, fest und unverschieblich. Die darüberliegende Haut ist glatt und gerötet, aber meist nicht überwärmt. Manchmal tritt an der Bißstelle eine primäre Hautläsion auf, in Form eines kleinen Bläschens mit geringer lokaler Lymphangitis bis zu einer Schorfbildung. Der Patient kann unruhig, delirant, verwirrt und unkoordiniert sein. Leber und Milz können tastbar sein. Die Leukozytenzahl beträgt meist 10000–20000 mit Überwiegen der Neutrophilen. Die Lymphknoten können in der 2. Wo. eitern. Bei unbehandelten Patienten beträgt die Mortalität etwa 60%, die häufigste Todesursache ist die Sepsis nach 3–5 Tagen.

Die **primäre Lungenpest** weist eine Inkubationszeit von 2–3 Tagen auf, gefolgt vom plötzlichen Auftreten von hohem Fieber, Schüttelfrost, Tachykardie und Kopfschmerzen, die oft schwer sind. Der zuerst nicht besonders auffällige Husten entwickelt sich innerhalb von 20–24 h. Das Sputum ist zuerst mukös, zeigt aber dann schnell blutige Flecken und wird darauf gleichmäßig rosa bis hellrot (ähnlich Himbeersirup) und schaumig. Es bestehen Tachypnoe und Dyspnoe, jedoch keine Pleuritis. Anzeichen der Lungenverdichtung sind selten, Rasselgeräusche können fehlen. Im Thoraxröntgenbild zeigt sich eine rasch progrediente Pneumonie. Die meisten unbehandelten Patienten sterben innerhalb von 48 h nach Beginn der Symptome.

Weitere Pestformen: Die **Pestseptikämie** tritt meist bei der Beulenpest als akute, fulminante Erkrankung auf. Sie kann noch vor Auftreten der Bubonen oder der pulmonalen Manifestation tödlich sein. 40% der Patienten leiden unter Leibschmerzen, die auf eine mesenteriale Lymphadenopathie zurückzuführen sind. Die **Pharynxpest** und **Pestmeningitis** sind seltenere Formen. Die **Pestis minor,** eine benigne Form der Beulenpest, kommt in der Regel nur in Endemiegebieten vor. Innerhalb 1 Wo. legen sich Lymphadenitis, Fieber, Kopfschmerzen und Erschöpfung.

Diagnostik

Die Diagnose gründet sich auf den Erregernachweis, der aus Blut, Sputum oder Lymphknotenaspirat gewonnen werden kann. Die Feinnadelaspiration aus einer Beule ist vorzuziehen, da die operative Drainage den Keim weiter verbreiten kann. *Yersinia pestis* wächst auf normalen Kulturmedien oder läßt sich im Tierversuch (besonders Meerschweinchen) isolieren. Serologische Tests sind u.a. Komplementbindungsreaktion, passive Hämoagglutination und Immunofluoreszenzfärbung eines Lymphknotens, von Sekreten oder Geweben. Hat in der Anamnese eine Impfung stattgefunden, schließt das die Pest in der Differentialdiagnose nicht aus, da sich auch bei geimpften Personen eine klinische Erkrankung entwickeln kann.

Prophylaxe und Therapie

Vorkehrungsmaßnahmen sind Kontrolle der Nagetierpopulation, die Anwendung von Insektenschutzmitteln zur Verhinderung von Flohbissen. Die Immunisierung mit einer standardisierten Totvakzine verleiht einen Schutz, sie ist aber für die meisten Touristen in Ländern, von denen Meldungen über Pestvorkommen vorliegen, nicht indiziert. Reisende mit einem Risiko für eine Pestinfektion sollten eine Prophylaxe mit Tetracyclin 500 mg oral alle 6 h für die Dauer der Exposition vorsehen.

Die **Therapie** sollte gleich nach der Verdachtsdiagnose beginnen. Die prompte Behandlung senkt die Mortalität auf < 5%. Bei Pestseptikämie oder Pestpneumonie muß die Behandlung innerhalb von 24 h beginnen. Mittel der Wahl ist Streptomycin, 30 mg/kg/Tag i.m. in 4 gleichen Dosen, alle 6 h, über 7–10 Tage. Man kann auch höhere Initialdosen bis 0,5 g i.m. alle 3 h über 48 h geben. Obwohl keine kontrollierten klinischen Studien mit Gentamicin vorliegen, ist es wahrscheinlich auch wirksam. Ein alternatives Medikament ist Tetracyclin, 30 mg/kg/i.v. oder oral in aufgeteilten Dosen. Patienten mit Pestmeningitis sollten mit Chloramphenicol behandelt werden, initial 25 mg/kg i.v., gefolgt von 50 mg/kg/Tag in aufgeteilten Dosen i.v. oder oral.

Aseptische Routinevorkehrungen reichen für Patienten mit Beulenpest aus. Die primäre oder sekundäre Pestpneumonie erfordert eine strenge Isolierung des Patienten. Alle Kontaktpersonen sollten medizinisch überwacht werden, ihre Körpertemperatur muß über 6 Tage 4mal/Tag kontrolliert werden. Wenn dies nicht möglich ist, kann man eine Chemoprophylaxe mit Tetracyclin, 1 g/Tag oral, über 6 Tage betreiben, was aber durch die Gefahr der Erzeugung medikamentenresistenter Stämme nicht ideal ist. Auch eine Chemoprophylaxe mit Sulfonamiden wird als wirksam empfohlen. Präparaten mit möglichst protrahierter Verweildauer im Körper und solchen mit geringer Gefahr der Konkrementbildung in den ableitenden Harnwegen ist der Vorzug zu geben.

Pseudomonasinfektionen

Pseudomonas aeruginosa, ein gramnegatives, oxydasepositives, bewegliches Stäbchen, wächst auf Agar oft in gelb-grünlich schillernden Kolonien, da sich zwei Pigmente, Pyocyanin und Fluoreszin, im Medium verteilen.

Epidemiologie

Pseudomonas findet man manchmal auf normaler Haut in der Axilla und im Ano-Genitalbereich, aber selten im Stuhl von Erwachsenen, außer bei Antibiotikatherapie. Der Keim infiziert meistens Läsionen, die virulentere Keime aufweisen, ruft aber manchmal auch Infektionen von Geweben hervor, die der Umwelt ausgesetzt sind. Die schwersten Infektionen treten bei geschwächten Patienten mit verminderter Abwehrleistung durch andere Erkrankungen oder Therapie auf. Am häufigsten kommen Pseudomonasinfektionen im Krankenhaus vor, wo sich der Keim oft in feuchten Gebieten, wie Waschbecken, antiseptischen Lösungen und Urinflaschen findet. Bei weitverbreiteten Harnwegsinfektionen kommt die Kreuzinfektion von Patient zu Patient über die Hände des Personals vor, besonders in Verbrennungsstationen und Frühgeborenenstationen.

Pseudomonasinfektionen können sich an vielen Stellen des Körpers entwickeln, u. a. Haut, Unterhautgewebe, Knochen, Ohren, Augen, ableitende Harnwege und Herzklappen. Die Lokalisation hängt von der Eintrittspforte ab sowie von der Empfindlichkeit des Patienten. Bei Verbrennungen kann das Gebiet unter dem Schorf stark mit Keimen infiltriert sein, die einen Herd für eine nachfolgende Bakteriämie darstellen – eine oft tödlich verlaufende Komplikation von Verbrennungen. Die Bakteriämie ohne auffindbaren Herd in den ableitenden Harnwegen sollte, besonders, wenn es sich bei den Keimen um andere *Pseudomonasarten* als *Pseudomonas aeruginosa* handelt, an die Möglichkeit von kontaminierten i. v. Flüssigkeiten, Medikamenten oder antiseptischen Lösungen bei Legen des i. v. Katheters denken lassen.

Symptomatik

Das *klinische Erscheinungsbild hängt von der Lokalisation der Erkrankung ab.* Die häufigste Form der Pseudomonasinfektion des Ohrs ist die, in tropischem Klima oft vorkommende, Otitis externa. Eine schlimmere Form, als maligne externe Otitis bezeichnet, kann bei Diabetikern auftreten. Sie ist gekennzeichnet durch heftige Ohrenschmerzen oft mit einseitigen Lähmungen der Gesichtsnerven und erfordert eine parenterale Therapie. Die Beteiligung des Auges bei Pseudomonasinfektionen nimmt in der Regel die Form einer kornealen Ulzeration an, folgt oft nach Trauma, aber auch Fälle durch Kontamination von Kontaktlinsen oder Linsenflüssigkeit wurden beschrieben. Die Pseudomonasosteomyelitis ist selten, obwohl der Keim in Fistelgängen, besonders nach Trauma oder in tiefen Stichwunden der Füße, die sich besonders bei Kindern beim Umherkriechen ergeben können, gefunden werden kann.

Pseudomonas ist häufig die Ursache von Harnwegsinfekten und findet sich in der Regel bei Patienten nach urologischen Eingriffen oder mit obstruktiver Harnwegserkrankung. Nachdem *Pseudomonas* neben anderen gramnegativen Stäbchen im Mund-, Nasen- und Rachenraum hospitalisierter Patienten aufgetaucht ist, kann es zur Lungeninfektion kommen, wenn endotracheal intubiert, tracheostomiert oder intermittierend mit Druck beatmet wird. Im späten Verlauf einer zystischen Fibrose ist die Pseudomonasbronchiolitis häufig, die Isolate haben eine charakteristische, schleimähnliche Morphologie.

Pseudomonasisolate im Blut findet man häufig bei Verbrennungen und bei Patienten mit Neoplasmen. Das klinische Bild entspricht dem einer gramnegativen Sepsis, manchmal besteht zusätzlich ein **Ekthyma gangraenosum,** ein hilfreicher Diagnosehinweis. Diese charakteristische Hautläsion besteht aus violetten bis schwarzen Gebieten von 1 cm Durchmesser mit ulzeriertem Zentrum und umgebendem Erythem. Sie finden sich am häufigsten in der Axilla und dem Ano-Genitalbereich. Selten führt eine Pseudomonasinfektion zur Endokarditis, meist nach offenen Herzoperationen oder an den natürlichen Herzklappen bei intravenös Drogenabhängigen.

Therapie

Wenn die Infektion lokalisiert und äußerlich ist, kann eine Behandlung mit 1%igen Essigsäure-Spülungen oder lokalen Agenzien wie Polymyxin B oder Colistin effektiv sein. Nekrotisches Gewebe muß entfernt werden, Abszesse muß man drainieren. Wenn eine parenterale Therapie erforderlich ist, sind die Aminoglykosidantibiotika Tobramycin oder Gentamicin in einer Dosis von 5 mg/kg/Tag gegen die meisten Pseudomonas wirksam. Sobald eine klinische Reaktion beobachtet wird, kann die Dosis auf 3 mg/kg/Tag verringert werden, um die Nebenwirkungen möglichst gering zu halten. Bei Niereninsuffizienz muß niedriger dosiert werden. Gegen Pseudomonaden, die eine enzyminduzierte Resistenz gegenüber Tobramycin und Gentamicin aufweisen, kann das Aminoglykosid Amikacin eingesetzt werden. Verschiedene Penicilline, wie Carbenicillin, Ticarcillin, Piperacillin, Mezlocillin und Azlocillin, sind gegen Pseudomonas wirksam. Ceftazidim, ein Cephalosporin, Aztreonam, ein Monobactam, Imipenem, ein Carbapenem und Ciprofloxacin, ein Fluorochinolon, zeigen ebenfalls eine hervorragende Wirksamkeit gegen Pseudomonas. Ticarcillin wird oft in einer Dosierung von 16–20 g/Tag verwendet. Piperacillin, Azlocillin, Ceftazidim und Imipenem sind in vitro gegen einige Stämme wirksam, die gegenüber Ticarcillin resistent sind. Bei lebensgefährlichen Infektionen oder bei granulozytopenischen Patienten kombiniert man oft ein Aminoglykosid, das gegen *Pseudomonas* aktiv ist, mit einem gegen Pseudomonas wirksamen Penicillin. Harnwegsinfektionen können mit Indanyl-Carbenicillin, einem oral einsetzbaren Präparat, das sich hierfür bewährt hat, oder mit Ciprofloxacin behandelt werden. Ciprofloxacin darf aber nicht bei Kindern eingesetzt werden, wegen einer möglichen Beeinträchtigung der Knorpel.

Melioidose

Eine der Rotzkrankheit bei Pferden ähnelnde Infektion von Menschen und Tieren, die in Südostasien, Nord-Queensland, Australien, Zentral-, West- und Ostafrika endemisch ist und von Pseudomonas pseudomallei *hervorgerufen wird.* Der Bazillus kann aus Boden und Wasser isoliert werden. Der Mensch kann die Melioidose durch Kontaminierung von Schürfwunden oder Verbrennungen erwerben, durch orale Aufnahme oder durch Inhalation, jedoch nicht direkt von den infizierten Tieren oder Patienten.

Symptomatik

Die Krankheit kann asymptomatisch verlaufen oder in verschiedenen anderen Formen vorkommen. Eine klinisch apparente Infektion kann über Jahre latent bleiben. Die Mortalität beträgt < 10%, außer bei akuter septikämischer Melioidose. In endemischen Gebieten kommt die Melioidose als Komplikation von AIDS vor.

Die **akute Lungeninfektion,** die häufigste Form, zeigt ein Spektrum von leichter bis akuter nekrotisierender Pneumonie. Der Beginn kann plötzlich oder langsam erfolgen, mit Kopfschmerzen, Anorexie, pleuritischen oder dumpfen Thorax- und generalisierten Muskelschmerzen. Das Fieber beträgt in der Regel > 39 °C (102 °F). Husten, Tachypnoe und Rasselgeräusche sind charakteristisch, das Sputum kann blutig sein. Thoraxröntgenbilder zeigen meist eine Verdichtung in den oberen Lungenlappen, oft mit Kavernenbildung, die einer Tuberkulose gleichen. Ebenso können knotige Läsionen, dünnwandige Zysten und Pleuraerguß vorhanden sein. Die Leukozytenzahl schwankt zwischen Normalwerten und 20000.

Akute septikämische Infektionen: Der Beginn kann abrupt sein, mit fehlender Orientierung, extremer Dyspnoe, schweren Kopfschmerzen, Pharyngitis, Koliken im Oberbauch, Durchfall und eitrigen Hautläsionen. Es besteht hohes Fieber, Tachypnoe, eine helle Hautrötung und Zyanose sowie starke Berührungsschmerzen der Muskeln. Zeichen einer Arthritis oder Meningitis können vorkommen, pulmonale Zeichen können fehlen oder in Form von Rasselgeräuschen, Giemen und Pleurascheiben vorhanden sein. Thoraxröntgenaufnahmen zeigen meist unregelmäßige knotige (4–10 mm) Verdichtungen. Leber und Milz können tastbar sein. Die Leberfunktionstests, SGOT und Bilirubin sind oft pathologisch verändert. Die Leukozytenzahl ist normal oder leicht erhöht.

Chronisch eitrige Infektion: Sekundäre Abszesse können sich in der Haut, in Lymphknoten oder jedem anderen Organ entwickeln. Eine relativ häufige Manifestation ist die Osteomyelitis. Fieber kann fehlen, selten kommt es zu einer akuten eitrigen Form.

Diagnostik und Therapie

Sie wird durch Kultur von *P. pseudomallei* (die auf den meisten Labormedien in 48–72 h wächst), Hämagglutination, Agglutination und Komplementbindungsreaktionen mit paarigen Seren gestellt. Die inapparente Infektion bedarf keiner Behandlung. Leicht erkrankte Patienten erhalten entweder Tetracyclin oder Chloramphenicol, 40 mg/kg/Tag oral, oder Trimethoprim- (20 mg)Sulfamethoxazol (100 mg)/kg/Tag (z. B. 4 Tabletten, von denen jede 80 g Trimethoprim und 400 mg Sulfamethoxazol enthält, oral 4 mal/Tag bei einem 70 kg schweren Erwachsenen) über mindestens 30 Tage. Mittelschwer erkrankte Patienten erhalten 30 mg/kg Ceftazidim i. v. alle 6 h 14 Tage lang, dann TMP/SMX alleine 30–120 Tage. Schwerer, akuter Pseudorotz wird mit Ceftazidim wie oben beschrieben behandelt und die Dosis dem klinischen Fortschritt angepaßt, gefolgt von TMP/SMX wie bei den leicht erkrankten Patienten 30–120 Tage lang.

Bartonellose

(Carrion-Krankheit, Oroya-Fieber)

Eine durch Bartonella bacilliformis *hervorgerufene bakterielle Infektion, die nur in Südamerika vorkommt und durch akute febrile Anämie (Oroya-Fieber) oder einen chronischen Hautausschlag (Verruga peruana) charakterisiert ist.*

Ätiologie, Epidemiologie und Pathogenese

Der Keim, ein kleines, bewegliches, aerobes, gramnegatives Stäbchen, das auf angereicherten Medien gezüchtet werden kann, wird von Mensch zu Mensch durch Kleinmücken der Gattung Phlebotomus (sandflies, Schmetterlingsmücken) übertragen. Sporadische Fälle und Epidemien kommen nur in bestimmten Höhen der Anden in Kolumbien, Äquador und Peru vor, wo sich der Überträger befindet. Bei nichtimmunisierten Personen dringen die Bartonellen in den Blutkreislauf, heften sich an die Oberfläche von Erythrozyten und führen zur Anämie. Sie dringen auch in die Endothelzellen der Kapillaren ein und bedingen so Gefäßverschlüsse. Dieses Stadium der Erkrankung wird oft durch Bakteriensuperinfektionen kompliziert, die durch Salmonellen oder andere koliforme Keime hervorgerufen werden. Sobald sich eine Immunität entwickelt, fällt die Zahl der Bakterien im Blut und in den Endothelzellen rasch ab. Nach einer Latenzzeit tauchen sie in der Haut und im Unterhautgewebe wieder auf, wo sie zu hämangiomähnlichen Läsionen führen.

Symptomatik

Das **Oroya-Fieber** ist durch plötzliches Fieber, Schwäche, Blässe, Muskel- und Gelenkschmerzen, schwere Kopfschmerzen und in vielen Fällen Delirium und Koma gekennzeichnet. Die Mortalitätsraten können 50% überschreiten, wenn die Patienten nicht behandelt werden. **Verruga peruana** kann bei Patienten mit oder ohne vorherige Symptome des Oroya-Fiebers auftreten. Die Hautläsionen zeigen einen Durchmesser von 0,2–4 cm und können knotig oder erosiv sein. Sie treten schubweise auf, meist an den Gliedmaßen und im Gesicht und können Monate bis Jahre vorherrschen und von Schmerzen und Fieber begleitet sein. Die Veränderungen können dem Kaposi-Sarkom ähneln, können aber durch die Biopsie voneinander abgegrenzt werden.

Diagnostik

Während der akuten Phase können die Keime 90% der Erythrozyten befallen und in einem gefärbten peripheren Blutausstrich leicht gesehen werden. Während der kutanen Phase kann der Keim in den Läsionen nachgewiesen werden. Obwohl die peripheren Blutausstriche in diesem Stadium meist negativ sind, läßt sich die Bartonella aus Blutkulturen gewinnen. Interkurrente Infektionen sind besonders Salmonellose, Malaria und Amöbiasis.

Prophylaxe und Therapie

Die Sandfliegen können durch Insektenschutzmittel und Insektizide unter Kontrolle gehalten werden. Die Antibiotikatherapie beendet eine akute febrile Erkrankung schnell und führt auch zu einer Rückbildung der Hautläsionen. Die Bartonellose spricht auf Tetracyclin und Chloramphenicol an. Da sie aber häufig durch eine Salmonellen-Bakteriämie kompliziert wird, ist Chloramphenicol (2–4 g/Tag, unterteilt in Einzeldosen, für 7 Tage) das Mittel der Wahl.

Infektionen mit Campylobacter und Nichtcholera-Vibrionen

Campylobacter-Infektionen

Campylobacter spp. sind bewegliche, gebogene, mikroaerophile, gramnegative Stäbchen, die zur septischen Thrombophlebitis, Bakteriämie, Endokarditis und Diarrhö führen.

Epidemiologie

Von drei Spezies nimmt man eine Humanpathogenität an. *Campylobacter fetus,* Subspecies fetus, steht in Verbindung mit einer Bakteriämie bei Erwachsenen, oft verbunden mit Diabetes oder Malignität als Grundkrankheit. In vielen Untersuchungsreihen wurden die Campylobacter spp. als die häufigsten bakteriellen Erreger – mit *Campylobacter jejuni* kommen sie in mehr als 90% der Proben vor – isoliert. Es wird zwar der Kontakt mit infizierten Tieren und die Aufnahme kontaminierter Nahrungsmittel (besonders ungenügend erhitztes Geflügel) oder verunreinigtes Wasser für die Infektionen verantwortlich gemacht, die Quelle der Keime ist aber meist nicht festzustellen.

Eine andere Art, zunächst als *Campylobacter pylori,* dann aber als *Heliobacter pylori* bezeichnet, ist bei der Entwicklung einer Gastritis beteiligt und wird in *Kap. MDA, 5.,* unter *Nonerosive Gastritis,* besprochen. *Heliobacter pylori* produziert durch eine hochgradige Ureaseaktivität Ammonium, das ihn, wie es scheint, vor der Magensäure schützt. Die Keime wachsen auf der Magenschleimhaut, dringen aber nicht ein und werden als Urheber der nonerosiven Gastritis angesehen.

Symptomatik

Am häufigsten ist die Bakteriämie ohne lokalisierte Infektion, obwohl Diarrhöen durch *Campylobacter* immer häufiger werden. Konstant bei allen systemischen Campylobacterinfektionen kommt nur das Fieber von 38–40 °C (100–104 °F) vor, welches rezidivierend oder intermittierend verläuft; abdominale Schmerzen und Hepatosplenomegalie sind häufig. Die Infektion kann sich auch in einer klassischen Endokarditis lenta, einer septischen Arthritis, Meningitis oder in einem indolenten Fieber unbekannter Genese äußern. Eine der Salmonellose oder Shigellose gleichende Enteritis kommt in allen Altersstufen vor, ist jedoch bei 1- bis 5jährigen am häufigsten. Der Durchfall ist wäßrig, oft blutig, im Stuhlausstrich zeigen sich Leukozyten.

Diagnostik

Die Diagnose bedarf, besonders zur Unterscheidung von der Colitis ulcerosa *(s. Kap. MDA, 11.),* der mikrobiologischen Untersuchung. *Campylobacter* kann im Blut und in verschiedenen Körperflüssigkeiten nachgewiesen werden, indem man standardisierte Kulturmedien verwendet. Die Isolierung aus dem Stuhl setzt bei der Campylobacterdiarrhö Selektivnährböden voraus. Erfolgreich ist das Skirrow-Medium unter Verwendung von 7%igem lysiertem Pferdeblutagar mit Vancomycin, Polymyxin B und Trimethoprim eingesetzt worden.

Therapie

Verschiedene Antibiotika sind allein oder in Kombination in Gebrauch. In den meisten Fällen vernichten Tetracyclin oder Chloramphenicol, in einer Dosis von 2 g/Tag oral über 10 bis 14 Tage, die Keime; Erythromycin, 1–2 g/Tag in 4 aufgeteilten Dosen, zeigt sich bei Campylobacterdiarrhö erfolgreich.

Vibrioinfektionen (außer *V. cholerae*)

Die Keime unterscheiden sich biochemisch und serologisch von *V. cholerae* und führen zu Wundinfektionen, enteraler Sepsis und Diarrhö, je nach Art des Keims.

Ätiologie und Epidemiologie

Die wichtigen Vibrionen außer *V. cholerae* (s.o.) sind *V. parahaemolyticus, V. mimicus, V. alginolyticus, V. vulnificus* und der bis jetzt unbenannte Laktose-vergärende (L+)Vibrio und die sogenannten nicht-agglutinierenden **(NAG)**-Vibrionen. *V. parahaemolyticus* ist ein halophiler Keim, der in Japan und in Küstengebieten der USA zu nahrungsbedingten (bei ungenügend gekochten Meeresfrüchten, meistens Garnelen) Infektionen geführt hat.

Symptomatik und Diagnostik

Nach einer 15- bis 24stündigen Inkubationszeit beginnt die Erkrankung meist akut mit abdominalen Krämpfen und Schmerzen, wäßrigen Durchfällen (die Stühle können blutig sein und polymorphkernige Leukozyten enthalten), Tenesmen, Schwäche und manchmal geringgradigem Fieber. Sie sistiert meist spontan nach 24–48 h. Die Keime stellen weder Enterotoxin her, noch dringen sie in den Blutkreislauf ein, sie beschädigen jedoch die Darmschleimhaut. NAG-Vibrionen können zu choleraähnlichen Erkrankungen führen; sie sind aus Wunden und Blut isoliert worden. Weder *V. alginolyticus* noch V. vulnificus führen zu Enteritiden, können jedoch beide seewasserbedingte Wundinfektionen bewirken. In Wunden, die mit warmem Meerwasser verunreinigt sind, entwickelt sich schnell eine Zellulitis, aus der manchmal eine nekrotisierende Fasziitis entsteht. Eine eingehende chirurgische Wundsäuberung zusammen mit einer parenteralen Therapie sind im allgemeinen zur Ausheilung notwendig. V. vulnificus durchdringt nach oraler Aufnahme bei einem anfälligen Wirt die Darmmukosa *ohne* Enteritis und führt zu einer Septikämie mit hoher Mortalitätsrate.

Infektionen von Wunden und Bakteriämien lassen sich leicht durch routinemäßige Kulturen diagnostizieren. Wenn Verdacht auf eine Darminfektion besteht, kann man Vibrionen aus dem Stuhl auf Thiosulfat-Citrat-Galle-Saccharose-(TCGS-)Medium züchten. Kontaminierte Meeresfrüchte ergeben ebenfalls positive Kulturen.

Therapie

Die oben beschriebenen Infektionen sind mit vielen verschiedenen Antibiotika behandelt worden. Erfahrungen aus bisher wenigen Fällen zeigen, daß eine Behandlung mit Tetracyclin oder Chloramphenicol, 2 g/Tag oral in geteilten Dosen, wirksam ist. Die von diesen Keimen hervorgerufene Diarrhö bedarf oft der sorgfältigen Volumen- und Elektrolytsubstitution.

Erkrankungen durch anaerobe Stäbchen

Durch verbesserte Isolierungstechniken und Nachweis anaerober Bakterien wurde die klinische Aufmerksamkeit und therapeutische Effizienz gesteigert. Die Anaerobier kann man einteilen in Sporenbildner (z.B. die Clostridien) und in ein ausgedehntes System anderer, streng oder fakultativ saprophytischer, gramnegativer und grampositiver Anaerobier, die in geeigneter Umgebung Gewebe zerstören können.

Clostridieninfektionen

Clostridien sind anaerobe, sporenbildende, grampositive Stäbchenbakterien, die in der Natur häufig vorkommen und sich in Staub, Erdreich, Vegetation und dem Gastrointestinaltrakt von Mensch und Tier finden. Obwohl fast 100 *Costridium*-Arten identifiziert worden sind, sind es nur 25–30, die im allgemeinen Erkrankungen bei Mensch und Tier hervorrufen *(s. Tab. 7.)*. Die pathogenen Keime produzieren in der vegetativen Form verschiedene gewebszerstörende und neurotoxische Ektotoxine, die biochemisch und serologisch definiert worden sind.

Die häufigsten Clostridieninfektionen beim Menschen sind benigne, von selbst heilende Lebensmittelvergiftungen *(s. Kap. MDA, 9., Clostridium perfringens,* unter *Lebensmittelvergiftung)* und Wundvergiftungen, die bei 10–30% aller Wunden vorkommen. Tödlich verlaufende Clostridienerkrankungen, unter anderem Gasbrand (Muskelnekrose), Tetanus und Botulismus sind relativ selten, können aber nach Trauma, Injektionen, verunreinigten Drogen durch Drogenabhängige und Fehler bei der Verpackung von Lebensmitteln in Dosen folgen.

Tab. 7. Clostridienerkrankungen

Erkrankung	*Agens*	*Haupttypen beim Menschen*	*Ektotoxin*
Tetanus	*C. tetani*		Tetanospasmin
Botulismus, kindlicher Botulismus	*C. botulinum* *C. barati*	A, B, E, selten F, G	Neurotoxin (Azetylcholin-Block)
Nahrungsmittelvergiftung	*C. perfringens*	A (Varianten?)	Enterotoxin
antibiotikaassoziierte Kolitis (pseudomembranöse Kolitis)	*C. difficile*		Zytotoxin (B), Enterotoxin (A)
nekrotisierende Enteritis	*C. perfringens*	C	β-Toxin
Histotoxininfektionen: uterine, Wundinfektionen (Myositis, Gasbrand, anaerobe Phlegmone) *C. bifermentans*	*C. perfringens* *C. novyi* *C. septicum* *C. histolyticum* *C. fallax*	A–E A–D A	Lezithinase, Protease Kollagenase, Fibrinolysin Hyaluronidase Desoxyribonuklease Leukozidin
Lokale eitrige Infektionen	multiple Spezies		tritt nicht in Erscheinung

Neurotoxische Clostridienerkrankungen

(s. a. Kap. MDA, 9., Botulismus)

Tetanus

(Wundstarrkrampf)

Eine akute infektiöse Erkrankung, die durch Krampfanfälle und intermittierende tonische Spasmen der Skelettmuskulatur charakterisiert ist. Global betrachtet ist Tetanus mit großer Sicherheit eine verhütbare Erkrankung, besonders die neonatale Form in Entwicklungsländern.

Ätiologie und Pathogenese

Tetanus wird von einem Ektotoxin erzeugt (Tetanospasmin), das durch *Clostridium tetani* produziert wird, einem schlanken beweglichen, grampositiven, anaeroben, sporenbildenden Bazillus. Die Sporen können jahrelang überleben und finden sich in Erdreich und in Tierexkrementen. Die Infektion folgt sowohl auf geringfügige als auch auf offenbar kontaminierte Wunden und hängt von einem für sie günstigen Oxydations-Reduktionspotential des verletzten Gewebes ab. Besonders anfällig sind Drogenabhängige und Patienten mit Verbrennungen oder Operationswunden. Die Infektion kann sich auch nach der Geburt im Uterus entwickeln sowie im Nabel eines Neugeborenen **(Tetanus neonatorum).** Die Erkrankung führt nicht zur Immunität.

Das Toxin dringt entlang der peripheren motorischen Nerven ins ZNS ein, kann aber auch auf dem Blutweg ins Nervengewebe gelangen. Das Tetanospasmin bindet sich an die Gangliosidmembran der Nervensynapsen und blockiert die Freisetzung des inhibitorischen Transmitters aus den Nervenendigungen, was zur generalisierten tonischen Spastizität führt, auf die sich intermittierende tonische Krämpfe auflagern. Wenn es einmal fixiert ist, läßt sich das Toxin nicht mehr neutralisieren.

Symptomatik

Die Inkubationszeit schwankt zwischen 2 und 50 (meist 5–10) Tagen. Das häufigste Symptom ist die **Kieferklemme,** bei der man immer annehmen muß, daß es sich um Tetanus handelt, solange das Gegenteil nicht bewiesen ist. Weitere Symptome sind Schluckbeschwerden, Unruhe, Reizbarkeit, steifer Hals und Arme oder Beine, Kopfschmerzen, Fieber, Halsschmerzen, Frösteln und Krämpfe. Später hat der Patient Schwierigkeiten, die Kiefer zu öffnen **(Trismus),** Spasmen der Gesichtsmuskeln erzeugen den charakteristischen Ausdruck mit fixiertem Lächeln und hochgezogenen Augenbrauen **(Risus sardonicus).** Es kann zu Rigidität oder Spasmus der abdominalen Hals- und Rückenmuskulatur kommen – sogar Opistotonus. Spasmen der Sphinktermuskulatur führen zu Harnverhaltung oder Verstopfung. Dysphagie kann zu Schwierigkeiten bei der Nahrungsaufnahme führen. Charakteristisch sind weiterhin schmerzhafte Krämpfe mit starker Schweißbildung, die durch geringfügige Anlässe ausgelöst werden, wie Luftzug oder Lärm oder leichtes Anstoßen am Bett. Der Patient zeigt meist keine sensorischen Störungen, auf gehäufte Krampfanfälle kann jedoch ein Koma folgen. Während der generalisierten Krämpfe oder des Glottisspasmus kann der Patient wegen der Unbeweglichkeit des Brustkorbs oder des Glottisspasmus nicht sprechen oder aufschreien. Das beeinträchtigt auch die Atemfunktion, was zu Zyanose oder tödlicher Asphyxie führt. Die unmittelbare Todesursache ist nicht immer feststellbar.

Die Körpertemperatur des Patienten ist nur mittelmäßig erhöht, außer, wenn eine komplizierende Infektion, wie z.B. eine Pneumonie, vorliegt. Atemfrequenz und Pulsrate sind erhöht. Die Reflexe sind oft verstärkt auslösbar. In der Regel kommt es zu einer mittelgradigen Leukozytose.

Ein **lokalisierter Tetanus** kann auftreten, wobei sich in der Nähe der Wunde Spasmen einer Muskelgruppe ohne Trismus finden. Dieser Spasmus kann über Wochen anhalten. Kopftetanus, der vorwiegend bei Kindern vorkommt, steht in engem Zusammenhang mit chronischer Otitis media, er kommt am häufigsten in Afrika und Indien vor. Alle Hirnnerven können befallen sein, besonders der 7. Der Kopftetanus kann zum generalisierten Tetanus fortschreiten.

Diagnostik

Eine Wunde in der Anamnese eines Patienten mit Steifheit von Muskeln oder Spasmen deutet auf die Diagnose hin. Eine kleine Wunde kann z.B. übersehen worden sein. Man kann den Tetanus mit einer Meningoenzephalitis anderer bakterieller oder viraler Genese verwechseln, die Kombination von intaktem Sensorium, normalem Liquor und Muskelkrämpfen deutet aber auf Tetanus hin. Ein Trismus muß von lokalen Ursachen wie peritonsillären oder retropharyngealen Abszessen oder anderen lokalen Infektionen unterschieden werden.

Die Phenothiazine können zu einer tetanusähnlichen Rigidität führen, hier kommt es aber zu weiteren Zeichen der Dysfunktion von Basalganglien.

C. tetani kann manchmal in Kulturen aus der Wunde nachgewiesen werden, gelingt das jedoch nicht, so schließt das die Diagnose nicht aus.

Prognose

Tetanus hat weltweit eine Mortalitätsrate von 50%, am höchsten ist sie bei Kindern, alten Menschen und Drogenabhängigen. Wenn die Inkubationszeit kurz ist und die Symptome schnell fortschreiten, oder wenn die Behandlung verzögert ist, ist die Prognose schlechter. Am höchsten ist die Mortalität bei jungen und alten Patienten sowie bei Drogenabhängigen. Wenn kein nachweisbarer Infektionsherd vorliegt, ist der Verlauf in der Regel milder.

Prophylaxe

Immunisierung: Die primäre Immunisierung gegen Tetanus, ob mit gelöstem oder absorbiertem Toxoid, ist der Antitoxingabe bei Verletzung überlegen. Wenn eine Schwangere immunisiert wird, kommt es sowohl zur aktiven wie passiven Immunisierung im Feten. Nur passive Immunität entwickelt sich in diesen, wenn die Mutter vor dem 6. Schwangerschaftsmonat mit Toxoid geimpft wurde. (Zur routinemäßigen DTP-Immunisierung und Auffrischungshinweisen *s. Kap. KIN, 2., Immunisierungsverfahren*).

Zum **Zeitpunkt der Verletzung** *(s. Tab. 8.)* vermitteln 0,5 ml Toxoid einen schützenden Antikörperspiegel bei *Personen, die vorher schon immunisiert worden sind.* Diese Auffrischungsimpfung ist nicht nötig, wenn zweifelsfrei feststeht, daß der Patient innerhalb der letzten 5 Jahre eine Auffrischimpfung erhalten hat, oder bei schweren Wunden, die besonders prädestiniert für anaerobe Infektionen sind, innerhalb der letzten 12 Mo. Ein *ungenügend immunisierter Patient* sollte 250–500 IE Tetanusimmunglobulin (humanes) erhalten, wobei die Dosis je nach Schwere der Wunde, nicht nach Alter oder Körpergewicht, variiert. Gleichzeitig sollte man die erste der drei 0,5-ml-Dosen des adsorbierten Tetanustoxoids s. c. und i. m. an einer weiteren Injektionsstelle verabreichen. Die 2. und 3. Dosis des Toxoids wird in monatlichen Abständen gegeben. Tetanus-Antitoxin, 3000–5000 IE i. m. (Cave: *Hergestellt aus Pferde- oder Rinderserum, s. Kap. IMM, 3., Serumkrankheiten*), sollte nur dann verwendet werden, wenn Tetanusimmunglobulin (humanes) nicht zur Verfügung steht.

Tab. 8. Richtlinien für die Immunisierung von Patienten mit offenen Wunden

Vorgeschichte	*Empfänglichkeit für Tetanus-Immunisierungsempfehlungen*		
	keine	*mäßige*	*hohe*
voll immunisiert und weniger als 5 Jahre seit Auffrischung vergangen	○	○	○
voll immunisiert und 5–10 Jahre seit letzter Auffrischung vergangen	○	Td	Td
voll immunisiert und mehr als 10 Jahre seit letzter Auffrischung vergangen	Td	Td	Td
Unvollständig aktiv immunisiert oder *Schutzimpfung ungewiß*	Td	Td + TIG* (250 E)	Td + TIG** (500 E)

Abkürzungen: Td = Tetanus- und Diphtherie-Toxoid, TIG = Tetanus-Immunglobulin

* Tetanus-Immunglobulin nicht geben, wenn der Patient mit Sicherheit zwei Dosen Toxoid erhalten hat

** An zwei verschiedenen Körperstellen aus zwei verschiedenen Spritzen verabfolgen

Wundbehandlung: Sofortiges und sorgfältiges Ausschneiden der Wunde, besonders von tiefen Stichwunden, ist essentiell, da Schmutz und totes Gewebe die Vermehrung von *C. tetani* fördern. Penicillin und die Tetracycline sind gegen *C. tetani* wirksam, stellen aber keinen Ersatz für ein gründliches Ausschneiden der Wunde dar.

Therapie

Die Therapie umfaßt die Offenhaltung der Atemwege, frühen und angemessenen Gebrauch von humanem Immunglobulin, Neutralisierung nicht fixierten Toxins, Verhinderung weiterer Toxinproduktion, Sedierung sowie die Kontrolle der Muskelspasmen, der Hypertonizität, des Flüssigkeitshaushaltes, interkurrenter Infektionen und andauernde Pflegebehandlungen.

Allgemeine Prinzipien: Der Patient sollte in einem ruhigen Raum liegen. Er sollte intubiert werden, in mittleren bis schweren Fällen muß das Offenhalten der Atemwege gewährleistet sein. Wenn eine Intubation voraussichtlich länger andauern wird – z. B. etwa 10 Tage –, sollte man eine Tracheotomie durchführen. Mechanische Beatmung kann notwendig sein, sie ist unerläßlich, wenn eine neuromuskuläre Blockade notwendig ist, um die Atmung zu kontrollieren (s. Behandlung der Muskelspasmen). Der Sauerstoff sollte angefeuchtet werden. Ein i. v.-Dauerkatheter ist der mehrmaligen intravenösen Verabreichung von Flüssigkeit und Medikation vorzuziehen. Eine Magensonde erleichtert die Ernährung, die parenterale Ernährung verhindert jedoch die Gefahr der Aspiration. Da es meist zur Obstipation kommt, sollte der Stuhl weich gehalten werden. Ein Darmrohr hilft bei der Kontrolle von Blähungen. Wenn es zur Harnretention kommt, ist eine Katheterisierung nötig. Pflege der Atemwege, häufiges Umlagern und forciertes Husten sind zur Vermeidung einer hypostatischen Pneumonie nötig. Hypothermische Verfahren sind bei der Behandlung des Fiebers hilfreich. Bei Schmerzen wird Codein eingesetzt. Patienten mit lang anhaltendem Tetanus können ein sehr labiles sympathisches Nervensystem aufweisen, was zeitweise Hypertension, Tachykardie und Reizbarkeit des Myokards bedingt. Es empfiehlt sich der dauernde Anschluß an einen Monitor und u. U. die Gabe eines α- oder β-Rezeptorenblockers (z. B. Propranolol, Labetalol) oder Bethanidin.

Antitoxin: Die Wirkung des Antiserums hängt hauptsächlich davon ab, wieviel Tetanospasmin bereits an die synaptischen Membranen gebunden ist. Es sollten einmalig 3000 IE Tetanusimmunglobulin (human) i. m. injiziert werden mit einer Variationsbreite von 1500–10 000 IE abhängig von der Schwere der Verletzung. Antitoxin, das von Tieren gewonnen wird, ist wesentlich ungünstiger, da die Serumantitoxinspiegel des Patienten nicht gleichmäßig hoch gehalten werden können und die Gefahr einer Serumkrankheit besteht. Wenn jedoch Pferdeserum verwendet werden muß, beträgt die durchschnittliche Dosierung 50 000 IE i. m. oder 50 000 i. v. (Cave: *s. Kap. IMM, 3., Serumkrankheit,* für die nötigen Vorkehrungen). Humanes Immunglobulin oder tierisches Antitoxin kann direkt in die Wunde injiziert werden, dies ist jedoch nicht so gut wie angemessene Wundexzision und Wundtoilette.

Therapie von Muskelspasmen: Das Benzodiazepin Chlorpromazin und kurzwirkende Barbiturate haben sich zur Reduzierung der exzessiven neuromuskulären Erregbarkeit beim Tetanus bewährt. Diazepam ist das Mittel der Wahl zur Kontrolle von Anfällen, Aufhebung der Muskelstarre und um eine Beruhigung herbeizuführen. Die Dosierung ist variabel und erfordert eine sorgfältige Einstellung und enge Überwachung. Schwerste Fälle benötigen 10–20 mg alle 3 h i. v., weniger schwere Fälle können mit 5–10 mg/kg i. v. oder i. m. alle 3–6 h oral behandelt werden. Die Dosierung für Kinder beträgt 0,1–0,2 mg/kg i. v. oder i. m. alle 3–6 h, manchmal werden sogar 10–15 mg/kg/Tag benötigt. Die Dosierung für Neugeborene (0,3 mg/kg i. v. oder i. m. alle 3–6 h) ist im Vergleich mit der Dosierung bei Kindern und Erwachsenen höher. Die übliche Variationsbreite ist 20–40 mg/kg/Tag i. v. Sie kann manchmal reflektorische Krämpfe nicht verhindern, so daß für eine effektive Beatmung eine neuromuskuläre Blockade mit einem curareähnlichen Medikament erforderlich wird, wie z. B. Pancuroniumbromid oder Vecuroniumbromid (d-Tubocuranin kann im Gegensatz zu Pankuroniumbromid zur Histaminfreisetzung führen und zu unerwünschter Hypotension). Pyridoxin zur Verhinderung von Krämpfen und möglicherweise eines letalen Ausgangs beim Tetanus neonatorum wurde nur begrenzt eingesetzt, ist aber vielversprechend.

Antibiotika: Obwohl die Bedeutung der Antibiotikatherapie im Vergleich zur Wundtoilette und symptomatischer Therapie gering ist, sollten entweder 2 Mio. Einheiten Penicillin G i.v. alle 6 h oder 500 mg Tetracyclin i.v. alle 6 h 10 Tage lang verabreicht werden. Kinder erhalten 200000 U/kg/Tag Penicillin G aufgeteilt in 6 Dosen oder Tetracyclin 30–40 mg/kg/Tag. Sowohl bei Kindern als auch bei Erwachsenen berechtigen ausgedehnte ischämische Gewebebezirke zu einer höheren Dosierung. Auch ist es nicht wahrscheinlich, daß Antibiotika Sekundärinfektionen (z.B. Pneumonie) verhindern. Eine sekundäre Infektion wird damit wahrscheinlich nicht verhindert (z.B. Pneumonie). Wenn sich eine Pneumonie entwickelt, sollte man Kulturen von Sputum oder Trachea abnehmen, Sensitivitätstests durchführen und bei Bedarf eine entsprechende Antibiotikatherapie initiieren. Wenn der Patient einen Blasenkatheter hat, sollten Urinkulturen häufig abgenommen und, wenn nötig, eine antimikrobielle Therapie gegeben werden *(s.a. Kap. NIE, 8.)*.

Immunisierung: Da die Erkrankung an Tetanus keine Immunität erzeugt, sollte der Patient nach Verlassen des Krankenhauses eine vollständige Tetanusimmunisierung erhalten.

Andere durch Clostridien verursachte Erkrankungen

Clostridien spp. sind ubiquitär vorhanden, besonders aber im Darm. Die ubiquitären und saprophytischen Clostridien werden pathogen, wenn die Gewebe ein reduziertes Oxydations-Reduktionspotential, eine hohe Konzentration an Laktat und einen niedrigen pH-Wert aufweisen. Eine derart abnorme anaerobe Umgebung kann sich bei primärer arterieller Insuffizienz oder nach schweren Stichwunden oder Quetschwunden entwickeln. Je tiefer und schwerer die Wunde, desto anfälliger ist der Patient gegenüber anaeroben Infektionen, besonders, wenn eine Kontamination mit Fremdkörpern, auch wenn sie gering ist, erfolgte. Läsionen, die mit Clostridien kontaminiert worden sind, neigen zur Progredienz, wenn die Costridien erst einmal in der vegetativen Form vorliegen und Toxine produzieren.

Clostridienerkrankungen werden zunehmend als nosokamiales Problem erkannt, besonders bei Frischoperierten und bei Patienten mit Immundefekten. Eine schwere Clostridiensepsis kann sich im Verlauf von Darmdurchbruch oder -verschluß als Komplikation einstellen. Eine *Costridium-perfringens*-Infektion kompliziert gelegentlich eine simple Appendizitis. Clostridien (am häufigsten *C. perfringens* Typ A, aber auch viele andere Spezies) spielen eine Rolle bei Cholezystitis, Peritonitis, durchgebrochenem Blinddarm, Meningitis, Otitis media, Lungenabszeß und Aspirationspneumonie, Hirnabszeß, Endokarditis, Pyelonephritis, septischer Arthritis und Osteomyelitis. *C. ramosum,* ein üblicher Kommensale des gesunden Kolons, kann intraabdominelle Infektionen nach Eingeweidedurchbrüchen verursachen. Eine Clostridienätiologie sollte bei Nabelentzündungen der Neugeborenen immer vermutet werden. Clostridieninfektionen können initial aerobe, lokale Gewebs- oder Organinfektionen komplizieren, die durch ausgedehnte Nekrosen anaerob geworden sind. Tumoren, durch Bestrahlung abgetötetes Gewebe und sogar Injektionsstellen können gegenüber Clostridieninfektionen anfällig sein. Lokale Hautinfektionen können bei Heroinabhängigen vorkommen. Geschwächte, bettlägerige Patienten mit neoplastischen Erkrankungen (besonders Darmkrebs) oder Leukämie und Neutropenie und Patienten mit Diabetes mellitus (aufgrund der dadurch bedingten obstruktiven Gefäßerkrankung) haben ein hohes Risiko, an Clostridieninfektionen zu erkranken. Die anaerobe Umgebung eines Darmlymphoms und Karzinoms begünstigt die endogene *C.-perfringes*-Invasion und -Vermehrung und führt zur schweren lokalen oder, selten, septikämischen Clostridienerkrankung.

Die wesentlichen klinischen Bilder einer Clostridieninfektion sind unten beschrieben.

Clostridieninfektion des Uterus

Diese uterine Infektion kann eine tödlich verlaufende Komplikation eines septischen Aborts sein. Selten kann sie auch nach unkomplizierten Beckenoperationen oder nach Geburten erfolgen. Der Patient ist toxisch und fiebrig, der Wochenfluß ist übelriechend, und der

Uterus ist berührungsempfindlich. Manchmal entweicht das Gas aus der Zervix. Als Folge der Clostridienseptikämie und des Effekts der Toxinlecithinase auf die Membran der roten Blutkörperchen kann es zur hämolytischen Anämie kommen. Bei schwerer Hämolyse und gleichzeitiger Toxizität kann es zu einem akuten Nierenversagen kommen. Die Mortalitätsrate ist ungefähr 50%, andererseits können Clostridieninfektionen Ursache für Eileitervereiterung und Gebärmutterabszesse sein ohne Zeichen einer Toxizität, und Clostridien werden dann häufig in der Kultur zusammen mit anderen Erregern gefunden.

Die frühzeitige **Diagnose** erfordert große Aufmerksamkeit. Frühe und wiederholte Gramfärbungen sowie Kulturen aus dem Wochenfluß und Blut sind indiziert, obwohl bedacht werden muß, daß *C. perfringens* sich manchmal aus einer gesunden Vagina und dem Wochenfluß isolieren läßt. Röntgenbilder können eine lokale Gasbildung nachweisen.

Die **Therapie** besteht aus Kürettage und Verabreichung von Penicillin G, 20 Mio IE/Tag über mindestens 1 Wo. Eine Hysterektomie kann nötig und lebensrettend sein, wenn die Kürettage nicht ausreichend ist. Wenn sich eine akute tubuläre Nekrose entwickelt, ist die frühe renale Dialyse einzusetzen. Die Erfahrungen mit der Sauerstoffüberdruckbehandlung sind begrenzt.

Wundinfektionen mit Clostridien: Zellulitis, Myositis, Myonecrosis (Gasbrand)

Sie können als lokale Phlegmone, lokale oder sich ausbreitende Myositis oder, am schwersten, als progressive Myonekrose **(Gasbrand)** auftreten. Die Infektion entwickelt sich innerhalb von Stunden oder Tagen nach der Verletzung, meist an einer Extremität nach schwerer Quetschung oder tiefen Wunden, die zu massenhaft abgestorbenem Gewebe führen. Die sich ausbreitende Myositis oder Myonekrose kann auch bei Operationswunden vorkommen, besonders bei Patienten, die gleichzeitig eine arterielle Verschlußkrankheit aufweisen.

Die **Clostridienphlegmone** (anaerobe Phlegmone) kommt als lokale Infektion bei einer oberflächlichen Wunde vor, sie beginnt drei oder mehr Tage nach der Verletzung. Die Infektion kann sich weit entlang den Faszien ausbreiten, die Toxizität ist jedoch wesentlich geringer als bei Patienten mit ausgedehnter Myonekrose. Häufig ist eine Blasenbildung vorhanden. Das Exsudat ist übelriechend, serös und braun, mit offensichtlicher Crepitation und einer ausgiebigen Gasproduktion. Die Crepitation alleine ist weder ein Zeichen für die Schwere der Erkrankung, noch ist sie auf Clostridienerkrankungen beschränkt. Verfärbung und ausgedehnte Ödeme der Extremität sind selten. Clostridieninfektionen bei primärer vaskulärer Verschlußkrankheit einer Extremität dehnen sich selten über die Demarkationslinie aus und führen selten zur schweren toxischen Myonekrose.

Eine primär tiefe **Clostridienmyositis** breitet sich durch Toxinproduktion in einer anaeroben Umgebung schnell aus und führt zu Ödem, großer Schmerzhaftigkeit, Gasbildung und nachfolgender Myonekrose. Bei **Myonekrose** ist das Exsudat serös und braun, aber nicht unbedingt übelriechend. Schmerzen, Berührungsempfindlichkeit und Ödem sind in der Regel ausgeprägt mit einer dramatischen Progredienz über einen Zeitraum von Stunden. Im späteren Verlauf kann man das Knistern von Gas in etwa 80% der Fälle spüren. Die Wunde kann am Anfang blaß sein, sie wird aber dann rot oder bronzefarben und im Endstadium schwarzgrün. Der betroffene Muskel ist stumpf-rosa, dann tiefrot und endlich grau-grün oder lilagefleckt. Der Patient wird zunehmend toxisch, Schock und Nierenversagen sind deutlich, bleibt aber oft bis in die letzten Stadien hellwach. Im Gegensatz zur uterinen Clostridieninfektion sind Septikämie und sichtbare Hämolyse beim Gasbrand der Extremitäten, auch bei tödlich erkrankten Patienten, selten.

Anaerobe Wundinfektionen, besonders die durch Clostridien hervorgerufenen, können von der initialen Verletzung über Gewebsentzündung zur Myositis und Myonekrose mit Schock, toxischem Delirium und letztlich zum Tod innerhalb von einem bis mehreren Tagen führen. Der frühe Verdacht und die frühzeitige Behandlung sind essentiell. Die anaerobe Gewebsentzündung reagiert in jedem Fall auf eine Behandlung. Eine bereits bestehende und progressive Myositis mit gleichzeitiger systemischer Toxämie weist aber eine Mortalitätsrate von 20% oder mehr auf.

Diagnostik

Obwohl sich die lokalisierte Phlegmone, die Myositis und die sich ausbreitende Myonekrose so unterschiedlich darstellen, daß schon klinisch die Diagnose gestellt und eine adäquate Therapie angeordnet werden kann, ist zur präzisen **Diagnose** eine eingehende operative Wunduntersuchung und ein Einblick in die Gewebsbeteiligung nötig (z. B. ist bei der Myonekrose das Muskelgewebe nekrotisch wie oben beschrieben). Auf Röntgenbildern kann man die lokale Gasbildung verfolgen. CT und MRI sind bei der Darstellung der Gas- und Nekroseausdehnung nützlich. Vom Wundexsudat sollten Kulturen auf aerobe und anaerobe Erreger angelegt werden. Clostridien können in Reinkultur oder zusammen mit anderen Anaerobiern, Aerobiern oder beiden isoliert werden. Ausstriche ergeben grampositive Stäbchen (Clostridien). Typischerweise finden sich im Exsudat wenige polymorphkernige Lymphozyten. Freie Fetttröpfchen können in der Sudanfärbung dargestellt werden. Viele Wunden, besonders, wenn sie offen sind, sind sowohl mit pathogenen als auch nichtpathogenen Clostridien infiziert, sichtlich ohne invasive Erkrankungen. Die Wertung dieses Befundes entscheidet die Klinik.

Andere anaerobe und aerobe Bakterien, einschließlich Enterobakterien und *Bacteroides, Streptokokken* und *Staphylokokken,* allein oder in Kombination, führen oft zu clostridienähnlicher schwerer Gewebsentzündung, ausgedehnter Faszienentzündung oder Gasbrand bei traumatischen oder postoperativen Wunden.

Wenn gehäuft polymorphkernige Leukozyten vorkommen und die Ausstriche viele Kokkenketten aufweisen, sollte man an eine anaerobe Streptokokken- oder Staphylokokkleninfektion denken. Eine große Anzahl gramnegativer Stäbchen kann auch auf eine Infektion mit Enterobakterien oder Bacteroides hinweisen. *(s. a. Bacteroidesinfektionen und gemischtanaerobe Infektionen,* unten*).* Darunter können auch Clostridien sein, die aber hier nur als Begleitflora anzusehen sind.

Therapie

Die Behandlung wird durch die Schwere und die Lokalisation der Infektion bestimmt. Wenn das Vorhandensein von Clostridien nicht vereinbar ist mit dem Untersuchungsmaterial, aus dem es isoliert wurde, ist eine spezifische antibiotische Therapie unnötig. Unter anderen klinischen Umständen ist ein schnell eingeleitetes empirisches antibiotisches Einschreiten geboten. Eine sorgfältige Drainage und eine angepaßte Wundtoilette übertreffen oft die Bedeutung einer antibiotischen Therapie. Da bei vielen Clostridieninfektionen andere Anaerobier und Aerobier zugegen sind, ist oft der frühe Einsatz eines Breitspektrumantibiotikums (z. B. Ticarcillin kombiniert mit dem β-Laktamaseinhibitor Kaliumclavulanat oder Ampicillin kombiniert mit dem β-Laktamaseinhibitor Sulbactam) geeignet. Ein Cephalosporin der 3. Generation oder Clindamycin in Verbindung mit einem Aminoglykosid eignet sich für einige Clostridienmischinfektionen, doch sind diese Antibiotika nur relativ schwach wirksam, und Clostridien können gegenüber Aminoglykosiden resistent werden. Penicillin G bleibt gegen Clostridien das Mittel der Wahl. 10–20 Mio. U/Tag i. v. sollten bei schwerer Zellulitis und Myonekrose sofort verabreicht werden. Eine Resistenzentwicklung ist selten, allerdings sind einige Stämme von *C. ramosum* relativ resistent geworden. Während Chloramphenicol und Metronidazol gegen die meisten anaeroben Keime inklusive Clostridien wirksam sind, sind einige Stämme der letzteren resistent gegenüber Erythromycin, Tetracyclin und Clindamycin. Aufgrund reicher Erfahrungen mit Metronidazol ist es gleich gut wirksam wie Penicillin.

Der Nachweis spezifischer antigener Toxine in der Wunde oder im Blut ist nur im seltenen Fall eines durch eine Wunde erworbenen Botulismus von Nutzen. Für den **Wundbotulismus** ist die frühzeitige Verabreichung eines spezifischen oder polyvalenten Antitoxins *(s. Kap. MDA, 9., Botulismus)* wertvoll. Polyvalentes, heterologes Antiserum für Gasbrand steht in den USA nicht mehr zur Verfügung. Sein Wert ist im Vergleich zu einer angemessenen und sorgfältig durchgeführten Wundtoilette und der Gabe von Penicillin fragwürdig.

Eine **hyperbare Behandlung mit Sauerstoff** (HBO) ist bei ausgedehnter Myonekrose (besonders an den Extremitäten) zusätzlich zu Antibiotika und der Operation nützlich. Der

Gebrauch von Einzelkammern ist weit verbreitet, dadurch ist eine größere Verfügbarkeit gewährleistet. Eine bereits beachtliche Erfahrung mit der HBO-Therapie zeigt deren manchmal sogar dramatischen Nutzen, aber auch die Notwendigkeit, damit noch weitere Erfahrungen zu sammeln. Mit einer solchen Behandlung scheint es möglich zu sein, die Mortalität und die Morbidität zu senken (Geweberettung). Eine frühzeitige Diagnose und Behandlung sind essentiell für die HBO-Therapie, um erfolgreich zu sein.

Nekrotisierende Enteritis

Zusätzlich zur Lebensmittelvergiftung mit *C. perfringens* führen Clostridien manchmal zu akuten entzündlichen, manchmal nekrotisierenden Erkrankungen des Dünn- und Dickdarms. Eine ähnliche Erkrankung kann bei Patienten auftreten, die gegen Leukämie behandelt werden. Diese durch Clostridien hervorgerufenen Enterotoxämien können vereinzelt oder gehäuft auftreten, manche scheinen durch kontaminiertes Fleisch verursacht zu werden. Eine z.B. in Neuguinea auftretende Erkrankung („pig-bel") wird wahrscheinlich durch den Genuß von Schweinefleisch, das mit *C. perfringens* vom Typ C kontaminiert ist, hervorgerufen. Das klinische Bild reicht von leichter Diarrhö und fulminanter Toxämie mit Austrocknung bis zum Schock und manchmal Tod. Neugeborene und Kleinkinder sind mehr gefährdet als Erwachsene. Eine Toxoidvakzine wurde entwickelt.

Die **neonatale nekrotisierende Enterocolitis,** die auf Intensivstationen für Neugeborene vorkommt, kann durch *C. perfringens, C. butyricum* und *C. difficile* ausgelöst sein. Die Rolle dieser Keime bei der nekrotisierenden Enteritis muß aber noch weiter geklärt werden.

Diarrhö durch Clostridium difficile

C. difficile ist die wahrscheinlichste Ursache für Colitiden im Zusammenhang mit antibiotischer Therapie *(s.a. Kap. MDA, 12.).* Der Erreger kommt in der Umwelt häufig vor und wird für nosokomiale Diarrhöen verantwortlich gemacht und wird auch zunehmend als Ursache der Diarrhö von Kindern und älteren Heiminsassen in Pflegeheimen und Hospitälern erkannt. C.-difficile-Diarrhöen kommen als Einzelerkrankungen und als Gruppenerkrankungen vor und werden von Mensch zu Mensch übertragen. Der wesentliche prädisponierende Faktor ist eine Veränderung der Darmflora durch die antibiotische Therapie. Ein Zytotoxin (A) und ein Enterotoxin (B) konnten nachgewiesen werden. Die Erkrankung variiert vom asymptomatischen Trägerstatus, besonders bei Kindern und älteren Menschen, bis zur schweren nekrotisierenden Colitis. Nur selten kommt es zu einer Streuung ins Gewebe.

Bacteroidesinfektionen und gemischt-anaerobe Infektionen

Es gibt Hunderte nicht-sporenbildender Anaerobier, in der Konzentration von bis zu 10^{11}/g, als Bestandteil der normalen Flora der Haut und der Schleimhäute wie z.B. der Mundschleimhaut, der Darmschleimhaut und der Vaginalschleimhaut. Wenn die harmonische kommensale Beziehung gestört wird (z.B. durch chirurgische Eingriffe, ungenügende Blutversorgung oder Gewebsnekrose), können einige dieser Spezies schwere Infektionen mit hoher Morbidität und Mortalität hervorrufen. Da in den Infektionsherden Aerobier und Anaerobier zusammen vorkommen, werden die Anaerobier erst durch die Anaerobierkulturen entdeckt. Verbesserungen im Kulturverfahren und in der Taxonomie haben Pathogenitätsmechanismen, synergistische Interaktionen und das Spektrum der durch diese Keime verursachten Erkrankungen aufgedeckt. Anaerobier können wichtige Ursachen von Infektionen des Pleuralraums, der Lungen, des Bauchraums, in der Gynäkologie, des ZNS, der oberen Atemwege und der Haut sein. Sie können weiterhin eine Bakteriämie hervorrufen *(s. Tab. 9.).*

Tab. 9. Nachweis von anaeroben Bakterien bei verschiedenen Erkrankungen

Krankheitsgruppe	*Prozentsatz der Fälle mit isolierten Anaerobiern*	*Krankheitsgruppe*	*Prozentsatz der Fälle mit isolierten Anaerobiern*
Kopf- und Halsbereich		**Weiblicher Genitaltrakt**	
Nichttraumatische Hirnabszesse	89	Beckenabszeß	88
Chronische Sinusitis	53	Beckenentzündung	25
Infektionen des perimandibulären Raums	96	**Weichteilgewebe**	
		Wundinfektionen nach Dickdarmoperationen	85
		Hautabszeß	60
Brustraum		Diabetisches Fußgeschwür	63
Aspirationspneumonie	75	Nicht-Clostridien-bedingte Phlegmone	75
Lungenabszeß	90	Pilonidalsinus	73
Empyem	72		
		Bakteriämie	
Bauchraum		Alle Blutkulturen	9
Abszeß bei Peritonitis	89	Intraabdominalsepsis	73
Appendizitischer Abszeß	96	Septischer Abort	63
Leberabszeß	52	Dekubitalgeschwür	63

Ätiologie und Pathogenese

Eine hilfreiche Klassifikation basiert auf der Gram-Färbung. Pathogene grampositive Anaerobier sind Peptokokken und Peptostreptokokken, die zur normalen Flora im Mund, zum oberen Respirationstrakt und Dickdarm gehören. Die gramnegativen Anaerobier gehören zur Familie Bacteroides mit *B. fragilis, B. melaninogenicus* und Fusobakterien. *B. fragilis* ist Bestandteil der normalen Darmflora und wird am häufigsten aus Infektionsherden isoliert. *B. fragilis, B. thetaiotaomicron, B. distasonis, B. vulgaris* und *B. ovatus* sind in einer Gruppe zusammengefaßt, weil sie früher als Subspezies von *B. fragilis* betrachtet wurden. Die Gruppe *B. melaninogenicus* und Fusobakterien spp. sind Teil der normalen Mundflora. Zu der pigmentproduzierenden Gruppe B. melaninogenicus gehören B. gingivalis, B. asaccharolyticus und B. melaninogenicus.

Anaerobierinfektionen unterscheiden sich von Infektionen durch andere Bakterien, weil sie 1. vornehmlich lokalisierte Abszesse bilden, weil 2. die reduzierte Po_2-Spannung und das niedrige Oxydations-Reduktions-Potential in avaskulärem und nekrotischem Gewebe entscheidend für das Überleben der Anaerobier sind und weil 3. eine Bakteriämie selten mit einer disseminierten intravaskulären Koagulation und Purpura vergesellschaftet ist.

Anaerobierinfektionen entstehen am häufigsten durch eine Unterbrechung anatomischer Barrieren im Bereich der Schleimhautoberflächen, wo sie als normale Flora vorkommen. So entstehen z. B. Lungeninfektionen durch Anaerobier am häufigsten durch Aspiration der normalen Mundflora. Nach einer Verbreitung auf diesem Weg kann es dann zu einer hämatogenen Streuung kommen.

Einige anaerobe Bakterien besitzen ganz bestimmte Virulenzfaktoren. So wird z. B. das in der normalen Flora selten vorkommende B. fragilis sehr häufig aus klinischem Material isoliert. Dieser Keim besitzt eine Polysaccharid-Kapsel, die anscheinend die Abszeßbildung fördert. An dem Experiment einer intraabdominellen Sepsis konnte gezeigt werden, daß B. fragilis allein Abszesse verursachen kann, wogegen andere Bacteroidesarten die synergistische Wirkung fakultativer Keime benötigen. Ein potentes Endotoxin der Fusobakterien ist ein anderer Virulenzfaktor, der beim septischen Schock im Verlauf einer Sepsis nach Angina eine Rolle spielt.

Symptomatik

Da Symptome und Befunde je nach Lokalisation und Voraussetzungen variieren, werden die einzelnen, von gemischten anaeroben Keimen hervorgerufenen Infektionen in anderen Kapiteln dieses Buchs besprochen. Klinische Syndrome, die häufig von gemischten anaeroben Bakterien erzeugt werden, sind Zahnabszesse, Osteomyelitis der Mandibula, Periodontitis, nekrotisierende Gingivitis, nekrotisierende ulzerative Mukositis (Cancrum oris), gangränöse Pharyngitis (Angina Plaut-Vincent), chronische Sinusitis und Otitis media, Ludwig-Angina, Hirnabszeß, epidurales und subdurales Empyem, Aspirationspneumonie, Lungenabszesse, Pleuraempyem, Peritonitis, intraabdominale Abszesse, Leberabszesse, Endometritis, Abszesse der Parametrien, Beckenperitonitis, Infektionen der Bartholinischen oder der Skene-Drüsen, nicht von Gonokokken hervorgerufene Abszesse der Eierstöcke und Eileiter, anaerobe Gewebsentzündung, infizierte Bißwunden, Dekubitalgeschwüre und ischämische, infizierte Ulzera sowie septische Thrombophlebitis. Obwohl Anaerobier relativ selten eine Osteomyelitis und infektiöse Endokarditis hervorrufen, sollen sie immer in Betracht gezogen werden.

Klinische Zeichen einer anaeroben Infektion sind unter anderem Infektionen in der Nähe von Schleimhautoberflächen, die eine anaerobe Flora aufweisen: Ischämie, Neoplasie, penetrierendes Trauma, Fremdkörper oder perforierte Eingeweide; sich ausbreitende Gangrän der Haut, des Unterhautgewebes, der Faszien und der Muskeln; Fäkalgeruch des Eiters oder infizierten Gewebes; Abszeßbildung; Gas im Gewebe; septische Thrombophlebitis und fehlende Reaktion auf Antibiotikatherapie.

Eine als Komplikation gemischt-anaerober Infektionen auftretende Bakteriämie kann zu Fieber, Rigor und zu einem kritischen Zustand des Patienten führen. Es kann zum Schock kommen und, obwohl extrem selten, bei einer reinen Bacteroides-Sepsis, kann sich eine DIC bei der Fusobakterium-Sepsis entwickeln.

Wenn im gramgefärbten Eiterpräparat eine gemischte, pleomorphe Bakterienflora zu sehen ist, sollte man an eine Anaerobierinfektion denken. Da die Bacteroides spp. im Grampräparat nur schwach sichtbar sind, wird eine gründliche Inspektion des Hintergrundes gefordert, um die variablen, häufig filamentösen Stäbchen, die für diese Gruppe charakteristisch sind, zu entdecken. Wenn im Grampräparat aus einem nekrotischen Infektionsherd eine gemischte Flora zu sehen ist, aber in der Kultur nur α-hämolysierende Streptokokken oder einzelne Anaerobier (z. B. *E. coli*) wachsen, ist das fehlende Wachstum von Anaerobiern wahrscheinlich durch eine fehlerhafte Einsendung des Materials oder durch einen Fehler in der bakteriologischen Technik zu sehen.

Diagnostik

Wenn eine anaerobe Infektion vermutet wird, sind zur Isolierung und Identifikation pathogener Anaerobier spezielle Techniken der Probengewinnung, des Transports und der Kultur nötig. Wenn beim Anlegen der Kultur zur Vermeidung einer Kontamination mit der normalen Flora nicht äußerste Vorsicht eingehalten wird, können die verunreinigenden Keime für pathogen gehalten werden. Die folgenden Proben sind frei von Verunreinigungen und können auf Anaerobier untersucht werden: Blut, Pleuraaspirat, transtracheales Aspirat, durch direkte *Aspiration gewonnener* Eiter, Douglas-Punktat, suprapubische Aspirate und Biopsien aus normalerweise sterilen Geweben. Wenn man flüssige Proben mittels Nadel und Spritze gewinnt, sollte die Luft aus der Spritze ausgestoßen und die Nadel in einen sterilen Gummipropfen eingeführt werden. Einige der mehr empfindlichen Anaerobier können durch kurzzeitige Luftberührung bereits abgetötet werden, wozu die Anaerobier von Lungeninfektionen gehören. Dagegen tolerieren die virulentesten Anaerobier z.T. O_2. B. fragilis wächst zwar nicht aerob, verträgt aber Sauerstoff für einige Stunden. Die Transportzeit zum Labor sollte sehr kurz sein, weil sonst ein Überwuchern von Aerobiern die Identifizierung der Anaerobier erschwert.

Die Ergebnisse anaerober Kulturen liegen in der Regel erst nach 3–5 Tagen vor, der Kliniker muß seine Therapie häufig beginnen, bevor er die Ergebnisse hat. Im Labor sollten anaerobe Kulturen auf speziellen Medien gezüchtet werden und anaerob 48–72 h vor der Untersuchung bebrütet werden. Bei allen Proben sollten auch aerobe Kulturen und Gramfärbungen durchgeführt werden. Einige Anaerobier haben eine charakteristische Morphologie, die sich in der Gramfärbung nachweisen läßt. Das Resistenzspektrum kann bis 1 Wo. oder mehr nach der initialen Kultur dauern, und da die Sensitivitätstestung von Anaerobiern nicht standardisiert ist, ist es oft schwierig, die Ergebnisse zu interpretieren. Wenn die Art der Bakterien bekannt ist, können die Resistenzen im allgemeinen vorausgesagt werden, weshalb viele Labors anaerobe Resistenztests nicht routinemäßig durchführen.

Prognose

Die Morbidität und Mortalität anaerober und gemischt-bakterieller Sepsis ist in der Regel höher als die durch einzelne aerobe Bakterien hervorgerufene, es kommt zu ausgedehnter, tiefer Gewebsnekrose. Die Gesamtmortalitätsrate bei einer schweren intraabdominellen Sepsis und Pneumonien durch eine anaerobe Mischflora ist hoch. Eine B.-fragilis-Bakteriämie ist eine häufige Todesursache besonders alter Menschen und bei Patienten mit Malignomen.

Prävention

Wirksame Maßnahmen zur Verhinderung gemischt-anaerober Infektionen umfassen die frühzeitige Behandlung der lokalisierten Infektion zur Verhinderung von Bakteriämie und Metastasenbildung, Wundtoilette, Entfernung von Fremdkörpern, Wiederherstellung der Durchblutung, frühe antimikrobielle Behandlung bei Trauma, frühe Untersuchung, Drainage und Verschluß von Darmperforation und antimikrobielle Behandlung bei penetrierenden abdominalen Wunden. Bei der Kolonchirurgie solle der Darm durch z. B. Neomycin und Erythromycin vorbereitet werden. In der unmittelbaren postoperativen Phase wurden auch prophylaktisch parenterale Antibiotika eingesetzt (Cefoxitin oder eine Kombination von Metronidazol oder Clindamycin mit Gentamicin oder Tobramycin). Eine prophylaktische Einzeldosis eines Antibiotikums, vor dem chirurgischen Eingriff und fortgesetzt 24 h danach, kann die postoperative Infektionsrate von 20–30% auf 4–8% im septischen Operationsraum reduzieren.

Therapie

Bei tiefsitzenden Infektionen durch Anaerobier ist die Drainage des Eiters und die Entfernung von abgestorbenem Gewebe der erste Schritt in der Therapie. Antibiotika in der Verbindung mit dem chirurgischen Vorgehen sind sinnvoll zur Beherrschung einer Bakteriämie, verringern sekundäre oder metastatische eitrige Komplikationen und verhindern die lokale Ausbreitung der Infektion im Operationsgebiet.

Die Antibiotika-Therapie von Anaerobier-Infektionen muß bereits begonnen werden, bevor ein Laborergebnis vorliegt. Manchmal ist diese Therapie auch erfolgreich, wenn bei Mischinfektionen einige Bakterienarten resistent gegen das eingesetzte Antibiotikum sind. Das gilt besonders, wenn eine wirksame Drainage angelegt wurde. Diese Behandlung vermindert die Anzahl der Keime und Abszesse. Abszesse oder Perforationen müssen drainiert oder geschlossen werden. Devitalisiertes und nekrotisches Gewebe sind zu entfernen. Infektionen in abgeschlossenen Körperhöhlen, wie z. B. Empyeme, müssen drainiert und die Blutversorgung muß, wenn möglich, wieder sichergestellt werden. Eine septische Thrombophlebitis kann neben der Antibiotikabehandlung eine Venenligatur erfordern.

Penicillin G ist das Antibiotikum der Wahl bei Infektionen durch Anaerobier, die aus dem Mund-Rachen-Bereich stammen. Die Dosis richtet sich nach dem Sitz und der Schwere der Infektion. So ist z. B. bei einem Lungenabszeß eine Dosis von 6–12 Mio. IE/Tag i. v. für 4 Wochen erforderlich. Mitunter sprechen Infektionen und Bakterien, die aus dem oralen Bereich stammen, nicht auf Penicillin an und müssen daher mit gegen penicillinresistente Anaerobier wirksamen Antibiotika behandelt werden. Bei Patienten mit einer Penicillinallergie können *Clindamycin oder Metronidazol* eingesetzt werden.

Infektionen aus dem Gastrointestinal- oder Urogenitaltrakt, bei denen häufig B. fragilis beteiligt ist, müssen anders behandelt werden, weil B. fragilis immer penicillinresistent ist. Vergleichende Studien haben keinen Vorteil für irgendeine Behandlungsart ergeben. Bei intraabdominaler Sepsis oder bei Infektionen durch Kolonkeime kann Metronidazol 500–750 mg i. v. alle 8 h (bei Kindern 30 mg/kg/Tag auf 3 Dosen verteilt) zusammen mit einem Aminoglykosid (z. B. Gentamicin 5 mg/kg/Tag auf 3 Dosen verteilt), um die aerobe gramnegative Darmflora abzudecken, gegeben werden. Die Serumspiegel von Gentamicin sollten wegen der nephro- und ototoxischen Wirkung überwacht werden. Clindamycin 900 mg i.v. alle 8 h (bei Kindern 30 mg/kg/Tag auf 3 Dosen verteilt) ist eine Alternative zur Metronidazolbehandlung. Metronidazol ist sogar gegen clindamycinresistente *B.-fragilis*-Stämme wirksam, besitzt eine einmalige Aktivität gegen anaerobe Bakterien und verhindert die clindamycinassoziierte pseudomembranöse Colitis. Bedenken wegen der potentiellen Mutagenität sind ohne klinische Bedeutung. Zu den Cephalosporinen der 2. und der 3. Generation, die eine gute Abdeckung von Anaerobiern gewährleisten (obwohl sie gegen *B. fragilis* nicht so wirksam sind wie Metronidazol), gehören Cefoxitin 50–200 mg/kg/Tag auf 4–6 Dosen verteilt und Moxalactam 50 mg/kg/Tag auf 4 Dosen verteilt. Ferner zeigen einige neuere Antibiotikakombinationen (Imipenem/Cilastatin, Ampicillin/Sulbactam, Ticarcillin/Clavulansäure) gute In-vitro-Aktivität, sollten aber, solange bis größere klinische Erfahrungen vorliegen, als Medikamente der 2. Wahl betrachtet werden.

Chloramphenicol (Succinat) ist ein anderes wirksames Medikament, von dem initial 30–60 mg/kg/Tag i.v. auf 4 Dosen verteilt gegeben werden. Wegen der seltenen allergischen, aplastischen Anämie sollte es nur benutzt werden, wenn andere Möglichkeiten nicht zu einem befriedigendem Ergebnis geführt haben. Die Breitspektrumpenicilline, Cephalosporine und Imipenem sind gegen die anaerobe gramnegative Bakterienflora wirksam und werden besser alleine als in der Kombination mit einem Aminoglykosid eingesetzt. Ein Nichtansprechen von gesicherten *B. fragilis*-Infektionen auf Chloramphenicol, Clindamycin oder Cefoxitin muß an eine relative Antibiotikaresistenz denken lassen und rechtfertigt ein Austauschen des Medikaments, vorausgesetzt, daß der Infektionsherd angemessen drainiert ist.

Aktinomykose

(Strahlenpilzkrankheit)

Eine chronisch infektiöse Erkrankung, die durch multiple Fistelbildung charakterisiert ist und von dem anaeroben grampositiven Actinomyces israeli *verursacht wird, der oft symbiotisch auf Zahnfleisch, Mandeln und Zähnen vorkommt.*

Inzidenz und Pathologie

Am häufigsten ist die Erkrankung bei männlichen Erwachsenen. Bei der zerviko-fazialen Form sind die häufigste Eintrittspforte kariöse Zähne. Eine Lungenerkrankung ergibt sich aus der Aspiration oraler Sekretionen, die abdominale Form durch eine Läsion im Bereich der Mukosa eines Divertikels oder des Blinddarms.

Die charakteristische Läsion besteht aus einem verhärteten Gebiet multipler, kleiner kommunizierender Abszesse, die von Granulationsgewebe umgeben sind. Die Erkrankung breitet sich auf angrenzende Gewebe und selten hämatogen aus. Andere anaerobe Bakterien sind in der Regel nicht vorhanden.

Symptomatik

Es gibt vier klinische Formen der Aktinomykose: 1. Die **abdominale Form** betrifft den Darm (meist das Zökum und den Blinddarm) und das Peritoneum. Typischerweise kommt es zu Schmerzen, Fieber, Erbrechen, Diarrhö oder Obstipation und Abmagerung. Eine Resistenz im Abdomen mit Anzeichen eines teilweisen Darmverschlusses tritt auf, Abszesse und Fisteln können sich in der Bauchwand entwickeln. 2. Die **zerviko-faziale Form** beginnt meist als kleine flache, harte Schwellung, mit oder ohne Schmerzen, unter der Mundschleimhaut oder der Haut am Hals oder als Schwellung unter der Knochenhaut des Kiefers. In der Folge entwickeln sich weiche Gebiete, die zu Abszessen und Fisteln werden, die ein Sekret aufweisen, das „Schwefelgranula" (abgerundete oder kugelförmige, meist gelbliche Granula bis 1 mm Durchmesser) enthält. Betroffen sein können Wange, Zunge, Pharynx, Speicheldrüsen,

Schädelknochen, Meningen oder das Gehirn, meist durch direkte Ausbreitung. 3. Bei der **Thoraxform** gleicht die Beteiligung der Lungen der Tuberkulose. Bevor es zu Thoraxschmerzen, Fieber und Husten mit Auswurf kommt, kann bereits ein ausgedehnter Lungenbefall vorliegen. In der Folge kann es zu einer Perforation der Brustwand mit chronisch-abszedierenden Einschmelzungen kommen. 4. Bei der **generalisierten Form** kommt es zur hämatogenen Ausbreitung und zum Befall von Haut, Wirbelkörpern, Gehirn, Leber, Niere, Ureter und (bei Frauen) der Beckenorgane. Neuerdings tritt die Erkrankung als Komplikation bei der Anwendung von Intrauterinpessaren auf.

Diagnostik

Sie gründet sich auf klinische Symptome, Röntgenbefunde und Nachweis von *A. israeli* in Sputum, Eiter oder Biopsien. Im Eiter oder Gewebe erscheint der Keim als Knäuel verzweigter oder unverzweigter welliger Fasern oder als charakteristische „Schwefelgranula". Diese bestehen aus einem zentralen Faserknäuel, Eiterzellen und Gewebstrümmern, umgeben von verschlungenen Fasern und ganz außen einer Zone strahlig angeordneter, keulenförmiger hyaliner Fasern, die das Licht brechen und im Gewebspräparat die Eosinfärbung annehmen, immer aber grampositiv sind.

Die Lungenläsionen müssen von denen der Tuberkulose und Neoplasmen unterschieden werden. Läsionen im Abdomen kommen am häufigsten in der Ileozökalregion vor und sind schwierig zu diagnostizieren, außer durch die Laparotomie und beim Auftreten von aufbrechenden Abszessen in der Bauchwand. Eine Leberpunktion sollte vermieden werden, da die Gefahr eines dauernden Hohlraumes besteht. Eine berührungsempfindliche Resistenz deutet auf einen Abszeß des Blinddarms oder eine regionale Enteritis hin. Knotenbildungen jeglicher Lokalisation können maligne Tumoren vortäuschen.

Prognose und Therapie *(s. a. Kap. SPS, 5.)*

Die Erkrankung ist langsam progressiv. Die Prognose hängt direkt ab von der frühzeitigen Diagnosestellung, ist am günstigsten bei der zerviko-fazialen Form und zunehmend schlechter bei den thorakalen, abdominalen und den generalisierten Formen. Am schlechtesten ist die Prognose bei Erkrankungen des ZNS. Mehr als 50% der Patienten haben neurologische Folgeerscheinungen, und mehr als 25% sterben.

Die meisten Erkrankungen reagieren auf die Behandlung, die Reaktion ist aber meist aufgrund der ausgedehnten Verhärtungen und des relativ schlecht durchbluteten fibrotischen Gewebes langsam, und die Behandlung muß mindestens 8 Wo. durchgeführt werden, manchmal über 1 Jahr. Ausgedehnte und wiederholte Operationen sind manchmal nötig. Für kleine Abszesse ist Absaugen angezeigt, für größere die Drainage. Initial sollte Penicillin G, mindestens 12 Mio. IE/Tag i. v., verabreicht werden, nach der 2. Wo. kann mit Penicillin V, 1 g oral, 4mal täglich, weiter therapiert werden. Als Ersatz kann Tetracyclin, 500 mg oral, alle 6 h, gegeben werden. Die Therapie muß sich mehrere Wochen über die offensichtliche klinische Genesung hinaus erstrecken.

Erkrankungen durch Mykobakterien

Tuberkulose

(s. a. Kap. KIN, 6., Perinatale Tuberkulose, unter *Neonatale Infektionen)*

Eine chronische, rezidivierende Infektion, die am häufigsten in der Lunge auftritt, aber auch jedes andere Organ befallen kann. Hat einmal eine Infektion stattgefunden (der Tuberkulinhauttest wird positiv), kann sich eine Tuberkulose innerhalb von Monaten oder mit Verzögerung erst innerhalb von Jahren oder sogar Jahrzehnten entwickeln.

Ätiologie und Epidemiologie

Tuberkulose wird nur durch *M. tuberculosis, bovis* oder *africanum* verursacht. Andere Mykobakterien rufen Erkrankungen hervor, die tuberkuloseähnlich sind. Sie sind nicht vergleichbar, und die meisten sprechen auch nur schwach auf die Medikamente an, die bei Tuberkulose sehr wirksam sind. Diese Infektionen und Lepra werden gesondert besprochen. Wo die Rindertuberkulose gut überwacht ist, erfolgt die Infektion im wesentlichen durch die Respiration. In Industrieländern kommt die Infektion fast ausschließlich über einen an offener Lungentuberkulose Erkrankten durch Tröpfcheninfektion per Inhalation zustande.

Tuberkelbakterien können mehrere Stunden im Raum schweben, dadurch wird das Infektionsrisiko für arglose Kontaktpersonen erhöht. Infizierte Gegenstände scheinen keine Rolle zu spielen. Eine Verbreitung kann sich allerdings in mykobakteriologischen Labors und in Autopsieräumen ereignen, wo es durch den hydrophoben Charakter der Keime leicht zu einer Dispersion kommen kann.

Die Fallzahlen variieren stark, je nach Alter, Rasse, sozioökonomischem Status. In den USA wurden 1990 25750 Fälle gemeldet, was einer Erkrankungshäufigkeit von 10,4 auf 100000 entspricht. In einigen Bevölkerungsgruppen ist die Tuberkulose nahezu verschwunden, in anderen ist sie aber immer noch verbreitet, z.B. bei Menschen, die älter als 70 Jahre sind, unter denen die Erkrankung bei beiden Geschlechtern und in allen Rassen mit einer Fallrate von 200/100000 auftritt. Unter Schwarzen ist die Tuberkulose aber in allen Altersgruppen doppelt so häufig wie unter Weißen (s.u.).

Obwohl sich eine spezifische immunologische Abwehr erst nach der Infektion entwickelt, kann eine beachtliche angeborene Resistenz gegen eine Erstinfektion bestehen. Deshalb kann ein großer Teil des medizinischen Personals Tuberkulosepatienten jahrelang betreuen, ohne daß es zu einer Konversion des Tuberkulinhauttests kommt. Schwarze sind gegen eine Erstinfektion weniger widerstandsfähig als Weiße, was z.Teil für das häufigere Vorkommen der Infektion unter Schwarzen verantwortlich ist. Da die Inzidenz mit dem Vorkommen immer parallel geht, ist die Inzidenz der Tuberkulose unter den Schwarzen höher.

Mit dem Beginn der AIDS-Epidemie ist die Inzidenz der Tuberkulose unter den HIV-Infizierten alarmierend angestiegen, besonders unter den schwarzen und den spanischen intravenös Drogenabhängigen. Bei den Homosexuellen, die im allgemeinen zu den Männern der Mittelklasse gehören, ist die Erkrankungshäufigkeit geringer. Ihre Inzidenz variiert mit der Verbreitung der Tb und ist Folge einer Reaktivierung schlafender Herde durch den Immundefekt bei einer HIV-Infektion. In großen Städten ist die Gruppe der am häufigsten Betroffenen die der 25–44 Jahre alten Männer. Bestimmte Anzeichen für eine neue, potentiell sehr gefährliche Tb-Epidemie sind schon vorhanden. Seit Beginn der HIV-Infektionen haben wir die Voraussetzungen für eine erhöhte Tb-Inzidenz (1990–1991 betrug sie im Staate New York bis zu 30%) und auch für die Entwicklung einer Keimresistenz gegenüber allen Antibiotika der 1. Wahl. 13 Insassen eines Gefängnisses und ein Aufseher im New Yorker Staatsgefängnis erkrankten an einer Multidrug-resistenten Tuberkulose, alle starben. Alle hatten einen Immundefekt, die Haftinsassen hatten ein AIDS und der Aufseher ein Malignom. Verglichen mit der Gesamtbevölkerung tendieren Haftinsassen dazu, arm und verhältnismäßig unterernährt zu sein und unter beengten unhygienischen Bedingungen zu leben. Sicher stellen diese 14 Fälle nur die Spitze eines Eisberges dar, da auch 3 weitere Berichte eine sehr hohe Befallsrate und ein rasches Fortschreiten der aktiven Tb aufzeigen. Gefangene werden, wenn sie das Gefängnis verlassen, auf Ehrenwort, auf Begnadigung oder zur Krankenhauseinweisung, für ihre Umgebung Keimträger sein. In obigem Beispiel wurden einige der Gefangenen im Kommunalkrankenhaus aufgenommen, woraufhin 40 Personen des Krankenhauspersonals Tuberkulin positiv wurden. Schon ist die Tb-Inzidenz im Ansteigen, und es ist ziemlich wahrscheinlich, daß sich dieser Anstieg und therapieresistente Keime jäh entwickeln. Der keimabtötende Bereich (254–260 nm) aus dem UV-Spektrum bietet bei breiter Anwendung für die Luftsterilisation einen beträchtlichen Schutz gegen die nosokomiale Verbreitung von Tuberkelbakterien in Gefängnissen, Untersuchungsgefängnissen, Obdachlosenunterkünften und Krankenhäusern, die HIV-infizierte Personen betreuen.

Pathogenese

Die Stadien der Tuberkulose sind 1. die Erst- oder initiale Infektion, 2. die latente oder ruhende Infektion und 3. das Tb-Rezidiv oder der Erwachsenen-Tb-Typ. Wie bei der Syphilis bleiben 90–95% der Erstmanifestation unbemerkt und hinterlassen nur einen positiven Tuberkulinhauttest und eine latente oder ruhende Infektion. Eine solche Infektion kann in jedem Alter wieder ausbrechen, reaktivieren und das klinische Bild einer Tuberkulose in dem Organ, in dem der Primärherd sitzt, hervorrufen, am häufigsten im Lungenspitzenbereich, aber auch in den Nieren, den langen Röhrenknochen, Wirbeln, Lymphknoten und anderen. Dies ereignet sich gewöhnlich innerhalb von 1–2 Jahren nach einer Erstexposition von HIV-Infizierten oder nach dem Auftreten eines Diabetes mellitus, während Streßperioden oder einer Kortikosteroidtherapie, bei Heranwachsenden oder im Alter (älter als 70 Jahre). Sie ist aber sehr viel wahrscheinlicher, wenn die Erstinfektion so weit fortgeschritten ist, daß knotige Narben in einer oder beiden Lungenspitzen, die im allgemeinen der Ausgangsherd für ein späteres Rezidiv sind, zurückgeblieben sind. Die Häufigkeit scheint durch verkalkte Ghon-Knoten (verkalkter Primärherd im Lungenmittel- und -unterlappen) oder durch verkalkte Hiluslymphknoten unverändert zu sein. Auch eine subtotale Gastrektomie und Silikose begünstigen die Entwicklung einer aktiven Tb.

Lungentuberkulose

Nur etwa 20% der Lungentuberkuloseerkrankungen bei Erwachsenen sind auf eine neuerworbene Infektion zurückzuführen. Die meisten Fälle sind durch ein Wiederausbrechen einer vor Jahren oder Jahrzehnten erworbenen Infektion bedingt. In der Regel erfolgt ein Rezidiv in den knotigen Narben einer oder beider Lungenspitzen (Simon-Herde) und kann sich über die Bronchien auf andere Lungenlappen ausbreiten. Ein Rezidiv kann schon während eines noch ausheilenden Primärinfekts auftreten oder erst später, wenn durch das Hinzukommen einer anderen Erkrankung eine Reaktivierung der Infektion leichter erfolgt. Bei einem Tuberkulinpositiven ist sie nur selten durch eine Neuinfektion bedingt, weil durch die T-zellgebundene Immunität im allgemeinen kleine exogene Mengen an Keimen schnell und komplett beherrscht werden können.

Die aktive Tb kann die Lunge zerstören und führt häufig zum Tod. Vor der medikamentösen Behandlung verliefen 50% der kavernösen Tb schließlich tödlich. Jetzt heilen auch große Kavernen im allgemeinen mit einer geeigneten Chemotherapie aus.

Symptome und Befunde

Die Lungen-Tb verläuft oft nahezu asymptomatisch, so daß die Patienten anamnestisch außer einem Krankheitsgefühl keine weiteren Symptome angeben, obwohl das Röntgenbild deutlich Veränderungen aufweist. **Husten** ist das häufigste Symptom, aber dafür wird oft Rauchen, eine kürzliche Erkältung oder eine einige Wochen zurückliegende Grippe verantwortlich gemacht. Zunächst wird nur sehr wenig gelber oder grüner Schleim hervorgebracht, gewöhnlich morgens beim Aufstehen. Wenn die Erkrankung fortschreitet, kommt beim Husten mehr Schleim hoch. Einige Patienten verleugnen das Sputum, da das Ausspucken nicht gesellschaftsfähig ist. Dyspnoe kann nach einem Lungenriß auftreten (Spontanpneumothorax) oder bei einem großen Pleuraerguß, der durch eine heftige entzündliche Reaktion auf eine kleine Menge käsiges Material, das von einem kleinen verhärteten oberfächlichen Granulom stammt, verursacht wird. Obgleich letzterer in jedem Krankheitsstadium auftreten kann, läßt er doch gewöhnlich eine erst kurz zurückliegende Infektion vermuten (progressive Primär-Tb). In den frühen Stadien der Tb besteht gewöhnlich kein **Bluthusten.**

Klinik

Der Verlauf einer Tb variiert stark und hängt von vielen Faktoren ab, z.B. der Menge der aufgenommenen Bakterien, der Virulenz der Keime, der Kompetenz der Wirtsabwehr und dem Zusammentreffen mit anderen Krankheiten (z.B. Diabetes, HIV-Infektion) oder einer Kortikosteroidtherapie. Da der Verlauf bei Schwarzen und amerikanischen Indianern gewöhnlich sehr rapide ist, kann ihre Diagnose durch den Nachweis säurefester Stäbchen im Sputum bestätigt werden. Weiße haben meist eine chronisch fibröse Erkrankung ohne sichtbare Zeichen einer schweren Erkrankung, und es kann Monate dauern, bis die Diagnose gestellt wird. Zur Diagnosesicherung bei Weißen ist oft eine Kultur oder eine Biopsie erforderlich. Schwarze und Indianer sind für eine kürzere Zeit mehr infektiös, wogegen Weiße Monate infektiös sein können, ehe die Infektion entdeckt wird. In Heilanstalten wurde nachgewiesen, daß Weiße die Infektion mehr verbreiten als Schwarze, deren Erkrankung schneller erkannt wird und deren Infektiosität durch die Chemotherapie unterdrückt wird.

Liegt eine HIV-Infektion vor, kommt es häufiger und schneller zur Entwicklung einer klinischen Tuberkulose. Anstelle der 5%igen Befallsrate in 1–2 Jahren kommt es bei dieser Kombination zu einer 50%igen Befallsrate in 60 Tagen. Wenn der Stamm, der die Infektion hervorruft, gegenüber den zur Verfügung stehenden Medikamenten resistent ist, kommt es im Mittel nach 60 Tagen zum Exitus. Bei Älteren kann sich akut eine Tuberkulose entwickeln, wenn sich die Infektion in einem alten verkalkten Lymphknoten reaktiviert und käsiges Material in einen Lappenbronchus oder einen Segmentbronchus einbricht und eine Pneumonie verursacht, die trotz Therapie persistiert. In den USA sind Miliar-Tb und Tb-Meningitis unter Älteren mehr verbreitet als bei Kindern.

Die Tb bei Älteren hat spezielle Probleme. Da das Leben seinen Tribut fordert, kann eine alte ruhende Infektion reaktiviert werden, gewöhnlich in der Lunge, aber manchmal auch im Gehirn, oder in einer Niere, langen Röhrenknochen, Wirbel, Lymphknoten oder irgendwo, wo die Keime sich vor geraumer Zeit während der Erstinfektion festgesetzt haben. Oft ist die Reaktion chronisch und ruft nur wenig Veränderungen am bestehenden klinischen Bild hervor. Ein derartiges Rezidiv wird oft wochen- und monatelang übersehen und damit die Einleitung geeigneter Untersuchungen verzögert. Wenn ein Achtzigjähriger, der alleine oder mit seinem langjährigen Gatten lebt, an einem Rezidiv erkrankt, ist die Wahrscheinlichkeit einer Verbreitung gering, wegen des Mangels an Kontakten zu jüngeren Personen (z. B. großen Enkeln). Wenn es allerdings bei einem Bewohner eines Pflegeheimes, dessen Personal (ungefähr 80%) nie infiziert waren oder wieder tuberkulinnegativ wurden, geschieht, kann sich die Infektion weit ausbreiten. So sieht man bei Pflegeheiminsassen ein Gemisch von typischen Erwachsenen-Tb-Bildern bei alten Reagenten (ältere Personen mit früheren Infektionen, die tuberkulin positiv reagieren), in den Lungenspitzen Pleuraerguß und pneumonische Infiltrate im Mittel- und Unterlappen der Lunge bei neu infizierten Personen.

Komplikationen

Eine bestehende **HIV-Infektion** beschleunigt den Ablauf vieler Infektionen, einschließlich der Tb. Sie reduziert auch die entzündliche Reaktion und die Kavernenbildung bei pulmonalen Herden. Daher können die Lungenaufnahmen dieser Patienten normal erscheinen, obwohl säurefeste Stäbchen in genügender Zahl im Sputumausstrich vorhanden sind. Von diesen Keimen können viele zur Gruppe der *M. avium* (MAC) gehören, da M. avium intrazellulare, aber einige sind auch vermehrungsfähige *M. tuberculosis.* Da AIDS-Patienten M. tuberculosis sehr leicht auf einen Gesunden übertragen können, muß man alle Möglichkeiten nützen, die Tb schnell abzuklären und eine antibiotische Kombinationstherapie einzusetzen, ferner die Luft der Räume, in denen sich AIDS-Patienten oder Patienten mit offener Tuberkulose aufhalten, mit UV-Licht zu sterilisieren. Eine Übertragung von MAC-Keimen von Mensch zu Mensch wurde nicht beobachtet.

Eine **Pleura-Tb** kommt durch die Ruptur eines subpleuralen Herdes zustande, bei der käsiges Material in die Pleuraspalte gelangt. Am häufigsten entsteht ein seröser Erguß mit nur sehr wenig Keimen, die bei der Ruptur eines bläschenförmigen Herdes der Primär-Tb frei werden. Im allgemeinen entsteht dabei kein Pneumothorax, und der Erguß bildet sich innerhalb von wenigen Wochen zurück. Doch besteht dabei ein erhöhtes Risiko für eine Streuung in andere Organe und eventuell für die Entwicklung einer Lungen-Tb. Entwickelt sich solch ein Erguß bei jungen tuberkulinpositiven Personen, ist die Wahrscheinlichkeit, daß der Erguß tuberkulös ist, 10:1, dann ist der Einsatz der ganzen Skala der Chemotherapeutika gerechtfertigt.

Ein **tuberkulöses Empyem** und eine **bronchopleurale Fistel** entstehen nach einer massiveren Kontamination des Pleuraspalts nach Ruptur eines ausgedehnten tuberkulösen Herdes, mit Bronchien, durch die Luft in den Pleuraspalt gelangt und die Lunge zum Kollabieren bringt. Im Gegensatz zur serösen Pleuritis ist dies eine der schlimmsten Komplikationen bei Tb und erfordert eine sofortige Drainage des Eiters und Einleitung einer Therapie mit mehreren Tuberkulostatika (s. unten, *Extrapulmonale Tuberkulose*). Bei beiden Arten von Pleura-Tb sollte eine Thorakonzentese und eine Pleurabiopsie durchgeführt werden, mit Bestimmung des Gesamtproteingehalts, der Anzahl und Differenzierung der weißen Blutkörperchen, des Glukosegehalts, des pH, ferner müssen histologische Untersuchungen und Kultivierung der Biopsieproben durchgeführt werden. Eine Fehldiagnose aus einem tuberkulösen Erguß ist sehr schwerwiegend, da sich in etwa 67% später daraus eine aktive Tb entwickelt, eine sofortige Behandlung dieses Risikos aber vermeidet und in relativ kurzer Zeit (6 Monate) zur Ausheilung führt.

Diagnostik

Eine Tuberkulose wird oft erstmals bei einer **Röntgenaufnahme der Lunge,** die entweder zur Diagnostik von unspezifischen Symptomen oder routinemäßig bei einer Krankenhauseinweisung gemacht wird, vermutet. Bei Erwachsenen lassen multinoduläre Infiltrate über oder hinter der Klavikula (die charakteristischste Lokalisation) an ein Rezidiv einer alten Tb-Infektion denken. Bei jungen Personen, bei denen eine kürzlich stattgefundene Infektion wahrscheinlicher ist, kann man Infiltrate überall in der Lunge finden, auch häufig einen einseitigen Pleuraerguß.

Sputumuntersuchung: Der Nachweis von säurefesten Stäbchen im Sputumausstrich ist eine absolute Voraussetzung für den Beweis einer Tb, aber die endgültige Diagnose stützt sich ausschließlich auf das Ergebnis der Kultur. Dieses steht nicht unter 10 Tagen bis 6 Wochen zur Verfügung, abhängig von der verwendeten Kultivierungsmethode. Eine **Fiberbronchoskopie** ist bei Patienten, die kein Sputum produzieren können, nützlich, Bronchialwaschflüssigkeit muß dabei für Ausstrich und Kultur gewonnen werden. Nach der Bronchoskopie bringt die Bronchialabsaugung eine größere Sputumprobe. Eine **transpulmonale Biopsie** sollte bei infiltrativen Herden ausgeführt werden und die Proben sollten histologisch und im Kulturansatz untersucht werden. Magenspülflüssigkeit ist weitgehend durch die Bronchiallavage und die Biopsie ersetzt. Bis Genproben zur Verfügung stehen, mit denen kleine Mengen von Keimen direkt identifiziert werden können, kann man nach Erfahrung mutmaßen, ob ein säurefestes Stäbchen, das man im Sputumausstrich gesehen hat, ein M. tuberculosis oder ein M. nontuberculosis ist, indem man die Kontaktpersonen des Patienten mit der alten Hauttestmethode testet. Wenn verschiedene junge Kontaktpersonen auf PPD reagieren, sind die Keime sehr wahrscheinlich M. tuberculosis, wenn nicht, sind die Keime sehr wahrscheinlich andere Mykobakterien, und die Behandlung sollte entsprechend angeordnet werden.

Der **Tuberkulinhauttest** ist, wenn auch nicht ganz endgültig, doch eine hilfreiche Ergänzung in der Diagnostik. Die Standarddosis von 5 Tuberkulin U von PPD in 1 ml Lösungsmittel wird intradermal injiziert. Eine Induration von ≥ 10 mm (≥ 5 mm bei HIV-infizierten Patienten) zeigt eine Infektion mit M. tuberculosis an, gibt aber keine Auskunft über die Aktivität der Infektion. Diese muß anhand des klinischen Bildes, des Röntgenbildes und der bakteriologischen Untersuchungen bestimmt werden. Tb-Patienten, die sehr krank sind, zeigen u.U. keine Reaktion im Hauttest, entweder weil Antikörper die Reaktion verhindern oder aber nahezu alle T-Zellen zu den tuberkulösen Herden abgewandert sind, so daß zu wenig T-Zellen übrig sind, um eine signifikante Hautreaktion zu induzieren. Der Test kann auch bei HIV-infizierten Patienten negativ sein, insbesondere dann, wenn die T4-Zahl auf < 200/μl abgesunken ist oder Symptome eines AIDS vorhanden sind. Bei Massenscreenings können Impfstempel nützlich sein, aber wenn eine klinische Tb vermutet wird, darf man sich darauf nicht verlassen. Der Tuberkulintest ist auch überraschend hilfreich beim Screening von neu aufzunehmenden Heimbewohnern. Diejenigen, die bei der Aufnahme tuberkulin positiv sind, entwickeln wahrscheinlich 150mal häufiger eine Tb als die

Nichtreagenten. Wenn man Kenntnis über einen positiven Tuberkulintest hat, müssen subfebrile Temperaturen, Gewichtsverlust oder Husten bei Heimbewohnern immer Anlaß dafür sein, an eine Tb zu denken. Eine schnelle Diagnose erleichtert einen Therapiebeginn, ehe die Infektion sich auf Mitbewohner und Heimpersonal ausbreiten kann. Der Hauttest hat sich auch bei Wiederholungstesten an früheren Nichtreagenten, die unbeabsichtigt Tb-exponiert waren, als hilfreich erwiesen. Eine Zunahme auf ≥ 15 mm über die Größe der Induration beim letzten negativen Test, zeigt eine frische Injektion an. Wenn klinisch und im Röntgenbild kein Hinweis auf eine aktive Erkrankung besteht, sollte der Betreffende vorsorglich behandelt werden, im allgemeinen mit Isoniazid (s. unten, *Prophylaxe und Behandlung*).

Extrapulmonale Tuberkulose

In der Vergangenheit wurde die Tb der Tonsillen, Lymphknoten, Bauchorgane, Knochen und Gelenke gewöhnlich durch den Genuß von mit M. bovis infizierter Milch verursacht. Während einer großen Aktion mit dem Ziel, eine tuberkelbakterienfreie Milchversorgung zu sichern wurden die tuberkulösen Kühe geschlachtet. Jede Milch, die jetzt in den USA verkauft wird, ist pasteurisiert. Außer der Lunge werden heutzutage die Organe über eine stille Bakteriämie, die bei der Erstinfektion des Wirts üblich ist, infiziert. Solche entfernt liegenden tuberkulösen Herde können als Metastasen von der primären Lungeninfektion ausgehend betrachtet werden, vergleichbar den Metastasen eines Primärtumors. Es hängt von vielen Faktoren ab, ob sich Keime in einem entfernt liegenden Organ festsetzen können, nur wenig Erreger sind erfolgreich, die meisten nicht. Unter den erfolgreichsten Keimen können viele keinen progressiven Herd verursachen, sie werden ruhende Keime. Diese können aber zu einem späteren Zeitpunkt (z.B. im Alter) aktive Herde bilden, wenn andere Erkrankungen hinzukommen oder die Abwehr geschwächt ist.

Einfluß einer HIV-Infektion: In Gegenwart einer HIV-Infektion ist die Möglichkeit einer begleitenden Bakteriämie sehr groß, wogegen es sich sonst um eine einfache selbstabgrenzende Tb handeln würde. Daraus folgt, daß HIV-infizierte Personen mehr extrapulmonale Herde aufweisen und weit weniger Lungenherde.

Tuberkulose des Zentralnervensystems

Tuberkulöse Meningitis: Eine der meistgefürchteten Komplikationen der Tb ist die Ausbreitung in den Subarachnoidalraum an der Hirnbasis. Dies kann im Laufe einer generalisierten Dissemination durch den Blutkreislauf erfolgen oder als Folge einer Ruptur eines oberflächlichen Tuberkels im Gehirn und kann verglichen werden mit der Pleurainfektion über einen Lungenherd. Sie kann andere tuberkulöse Prozesse begleiten, tritt aber gewöhnlich alleine auf. In Gebieten, in denen die Tb unter Kindern allgemein verbreitet ist, tritt die tuberkulöse Meningitis gewöhnlich zwischen dem 1. und 5. Lebensjahr auf. In den USA dagegen ist diese Komplikation am häufigsten bei Älteren das Rezidiv einer vor vielen Jahren erworbenen Infektion.

Krankheitszeichen sind Fieber (Temperaturerhöhung bis 38,3 °C [101 °F]), unaufhörliche Kopfschmerzen, Übelkeit, Schläfrigkeit, die mit dem Fortschreiten der Erkrankung bis zum Stupur und zum Koma führt. Nackensteifigkeit, Brudzinski-Zeichen und Anspannung, die das Anheben des ausgestreckten Beines verhindert, sind nicht immer vorhanden, aber trotzdem nützliche Anzeichen. Die Stadien der Tb-Meningitis sind 1. klares Bewußtsein mit Liquorveränderungen, 2. Schläfrigkeit mit neurologischen Herdzeichen, und 3. Koma. Die Wahrscheinlichkeit, daß ZNS-Anfälle zu Dauerschäden werden, steigt mit den Stadien. Die Progression kann rapide sein, wenn die Herde eine Thrombose eines großen Hirngefäßes verursachen.

Die **Diagnose** wird durch die Untersuchung des Liquors gestellt. Die Keime sind gewöhnlich in so geringer Anzahl vorhanden, daß sie weder im gefärbten Ausstrichpräparat noch in der Kultur nachgewiesen werden können. Die wichtigsten Laborbefunde sind 1. ein Glukosespiegel, niedriger als der Serumspiegel, 2. ein erhöhter Proteinspiegel zusammen mit einer Pleozytose, die vorwiegend aus Lymphozyten besteht. Die Tuberkulostearinsäurebestimmung kann in den CDC in Atlanta durchgeführt werden und ist sehr hilfreich und hochspezifisch. Wahrscheinlich wird die Keimidentifizierung mit Hilfe von Genproben auch durch die CDC zur Verfügung gestellt.

Gelegentlich führen Tuberkelbakterien im Gehirn zu einem tuberkulösen Herd oder zu einem **Abszeß.** Wenn diese abheilen, entsteht ein **Tuberkulom,** dann wird eine neurochirurgische Konsultation notwendig, um die Frage nach Entfernung des Tuberkuloms unter chemotherapeutischem Schutz zu klären. Solche Läsionen sind bei Patienten, die sowohl eine HIV- als auch eine Tb-Infektion haben, verbreiteter und bösartiger.

Miliar Tuberkulose

(Generalisierte hämatogene oder lymphohämatogene Tuberkulose)

Wenn eine tuberkulöse Läsion in ein Blutgefäß einbricht und ihren Inhalt entleert, kann es zu einer massiven Dissemination von Keimen kommen, die Millionen von metastatischen Herden des gleichen Entwicklungsstadiums zu Folge hat. Die Schwere der Situation hängt von der Größe des Inokulums ab. Bei einer massiven Dissemination zeigt das Röntgenbild der Lunge tausende von 2–3 mm großen interstitiellen Knötchen gleichmäßig über beide Lungen verteilt, was die Verdachtsdiagnose leicht macht, in diesem Fall muß die Ursache ohne Verzögerung geklärt werden. Das klinische Bild umfaßt Fieber (häufig mit Schüttelfrost), Schwäche, Krankheitsgefühl und oft zunehmende Atemnot.

Disseminierte Tb kann auch ohne das miliare Muster in der Lungenaufnahme vorhanden sein, was die Diagnose erschwert. Wenn eine disseminierte Tb vermutlich die Ursache für FUU ist, muß die Röntgenaufnahme wiederholt werden, da die reiskorngroßen Tuberkel innerhalb kurzer Zeit erscheinen können. Ein Knochenmarksbefall kann verschiedene Veränderungen im peripheren Blut zur Folge haben: Refraktäre Anämie, Thrombozytopenie, leukämieähnliche Veränderungen und andere.

Die **Diagnose** wird meist rasch gestellt durch Untersuchung der Bronchiallavage oder durch transbronchiale Biopsie. Führt dies nicht zum Ziel, sind die nächsten Schritte eine Biopsie des Knochenmarks und dann der Leber. Der Tuberkulintest ist meistens positiv; er kann aber bei schwerer Erkrankung auch unterdrückt sein. Differentialdiagnostisch sind disseminierte Pilzinfektionen und disseminierte Karzinome die wichtigsten Erkrankungen. Beide Erkrankungen können in der Biopsieprobe mit der geeigneten Färbung leicht gegeneinander und von der Miliartuberkulose abgegrenzt werden. Die Diagnose wird durch die Kultur bestätigt; aber die Diagnose über die Biopsie ist schon ausreichend, um eine Chemotherapie zu beginnen.

Die **intermittierende Dissemination** von Tuberkelbakterien ruft eine besonders verwirrende chronische Erkrankung hervor, die sich als prolongiertes FUU darstellt. Sie wird gewöhnlich dann diagnostiziert, wenn der Arzt in seiner Verzweiflung zu multiplen Biopsien Zuflucht nimmt. Obgleich völlig unspezifisch, zeigt eine erhöhte BKS an, daß die Erkrankung besonders ernst zu nehmen ist und eine Knochenmarkbiopsie, eine Leberbiopsie und Biopsie eines veränderten Lymphknotens gerechtfertigt sind. Bei **HIV-Infizierten** ist die hämatogene Tb eine schwere, oft unklare Erkrankung mit Symptomen beider Infektionen. In der Biopsie werden spärlich ausgebildete Granulome mit reichlich Tuberkelbakterien nachgewiesen, die später durch die Kultur bestätigt werden. Sogar in der Blutkultur können Tuberkelbakterien nachgewiesen werden. Eine massive antituberkulöse Chemotherapie verbessert gewöhnlich die auf die Tb zurückzuführenden Symptome. Eine MAC-Infektion geht oft mit einer Bakteriämie, die ein präterminales Ereignis ist und nicht auf die gegenwärtig verfügbare Chemotherapie anspricht, einher.

Tuberkulose des Urogenitaltrakts

Die Niere ist oft erst nach jahrzehntelanger ruhender Infektion wahrscheinlich die häufigste extrapulmonale Lokalisation einer (metastatischen) Tb. Ein kleiner Rindenherd kann sich vergrößern und einen Teil des Nierenparenchyms zerstören oder das Nierenbecken in Form einer chronischen „sterilen“ Pyelonephritis involvieren. Von dort erfolgt eine Streuung in die Blase und bei Männern in die Prostata, Samenblase und die Nebenhoden, wo eine Hodenvergrößerung oft eine Beteiligung dieses Systems signalisiert. Renale Kavernen und Deformierung der Nierenstruktur werden mit der Pyelographie gesehen. Eine späte Komplikation ist die Ausbreitung in das Perinephrium, was eine nach unten entlang des M. psoas führende Infektion zur Folge haben kann und sich als Abszeß am Oberschenkel ventral darstellt. Die Diagnose wird gewöhnlich aus der Urinkultur gestellt, besonders, wenn das Untersuchungsmaterial nach einer Prostatamassage gewonnen wurde. Die Genprobentechnik wird eine Hilfe bei der Identifizierung der kleinen Erregerwunden in solchen Läsionen sein.

Die **Salpingo-Oophoritis** ist eine Komplikation der Tb-Erstinfektion nach dem Beginn der Menarche, wenn die Eileiter ziemlich gefäßreich werden. Sie kann sich sofort oder nach einer beachtlichen Latenzzeit entwickeln und sich als chronisch entzündlicher Prozeß im Becken äußern oder als Sterilität infolge einer Tubenvernarbung, die andererseits auch gelegentlich die Ursache für eine extrauterine Gravidität ist. Bei Frauen kann die Diagnose nicht aus der Urinkultur hergestellt werden, wie beim Mann. Im allgemeinen ist eine Laparatomie erforderlich, nur gelegentlich wird die Diagnose aus einer Uterusausschabung gemacht. Ein positiver Tuberkulinhauttest ist diagnostisch wegen seiner Seltenheit bei jungen Frauen heutzutage von beachtlicher Bedeutung.

Tuberkulöse Peritonitis

Die Tb kann von befallenen Abdominallymphknoten oder von einer tuberkulösen Salpingo-Oophoritis in das Peritoneum streuen. Die Krankheitszeichen reichen von Müdigkeit und Bauchschmerzen und Empfindlichkeit bis zu einem klinischen Bild, das eine akute bakterielle Peritonitis vermuten läßt. Das „weiche“ Abdomen, das in Lehrbüchern beschrieben wird, wird selten angetroffen. Die zuverlässigste diagnostische Maßnahme ist eine Parazentese und peritoneale Nadelbiopsie. Findet man in letzterer Granulome, ist die Diagnose mindestens so sicher wie eine positive Kultur, wenn der Tuberkulinhauttest positiv ist. Jedoch wie bei der tuberkulösen Pleuritis kann der Tuberkulintest auch bei der tuberkulösen Peritonitis negativ sein, wenn beachtliche Flüssigkeitsmengen vorhanden sind.

Tuberkulöse Perikarditis

Gelegentlich streut die Infektion aus einem Rezidiv eines Mediastinallymphknotens mit ruhender Infektion oder aus einer tuberkulösen Pleuritis in das Pericard. Zeichen von Herzinsuffizienz oder Anschwellung der Nackenvenen, begleitet von Fieber und gedämpften Herztönen, lassen an eine Perikardbeteiligung denken. Ein vergrößerter Herzschatten mit Wasserflaschenkontur kann auf dem Röntgenbild gesehen werden. Perikardiale Reibegeräusche und paradoxer Puls können vorhanden sein. Die Diagnose einer Perikardtamponade wird durch Herzkatheterisierung mit Druckmessungen im rechten Ventrikel und Vorhof gestellt.

Wenn der Tuberkulintest positiv ist und die klinischen Zeichen für eine tuberkulöse Perikarditis sprechen, kann mit der Therapie begonnen werden, ehe die Diagnose bestätigt ist. Wenn jedoch eine beträchtliche Flüssigkeitsmenge vorhanden und das klinische Bild weniger klar ist, kann der Druck durch chirurgische Maßnahmen, bei denen eine Perikardbiopsie durchgeführt und ein Fenster zwischen dem Perikard und der Pleura geschaffen wird, erleichtert und die Diagnose gestellt werden. Die häufigsten Differentialdiagnosen sind Virusperikarditiden und Perikarditis, ausgehend von einem Lungen-Karzinom. Der Wert der Kortikosteroidtherapie wurde nicht bestätigt, außerdem kann eine solche riskant sein, wenn die Diagnose nicht feststeht und eine adäquate Chemotherapie noch nicht gegeben wird. Die rasche Einleitung einer antituberkulösen Chemotherapie mit 2–3 Medikamenten ist die wichtigste Behandlungsmaßnahme.

Tuberkulöse Lymphadenitis

Bei der primären Infektion mit *M. tuberculosis* kommen die Keime vom Infektionsherd in der Lunge zu den Hiluslymphknoten. Wenn die Infektion nicht massiv ist und rechtzeitig therapiert wird, werden andere Lymphknoten gewöhnlich nicht befallen, geschieht dies aber nicht, können im oberen Mediastinum weitere Lymphknoten befallen; werden, die das Fortschreiten in den Ductus thoracicus, von dem aus eine generalisierte Dissemination erfolgen würde, verhindern sollen. Von den Lungenspitzen ausgehend kann die Infektion zu den vorderen Halslymphknoten gelangen und das Reservoir für eine tuberkulöse Lymphadenitis zu einem späteren Zeitpunkt bilden. Die meisten dieser Lymphknoten heilen aus, aber die Infektion kann auch ruhen und die Keime für Jahre und Jahrzehnte überleben, bis sie sich wieder vermehren und eine Verkäsung hervorrufen.

Zum klinischen Bild gehört eine mäßig zarte, langsam fortschreitende Schwellung der befallenen Lymphknoten, die u. U. nach außen aufbrechen, wenn sie nicht behandelt werden. Sie sind dann in einer unregelmäßigen Masse eingebettet. Wenn sie rechtzeitig und ausreichend behandelt werden, kann sich die Schwellung zurückbilden, aber die Möglichkeit eines Rezidivs bleibt bestehen. Zervikale Lymphknoten bei einem tuberkulinpositiven Reagenten sollten nicht inzidiert und drainiert werden, da daraus im allgemeinen eine chronisch nässende Wunde entsteht, deren Ausheilung schwierig ist. Ein chirurgischer Eingriff sollte eine saubere Entfernung der befallenen Lymphknoten vornehmen, ohne die Wunde zu kontaminieren. Eine späte Reaktivierung einer lange Zeit ruhenden Tb der Hilus- oder Mediastinallymphdrüsen kann zu einer miliaren Aussaat, zu tuberkulöser Lobärpneumonie, Perikarditis oder sogar zu einer Wirbel-Tb **(Pott-Erkrankung)** führen.

Knochen- und Gelenktuberkulose

Bei einer tuberkulösen Erstinfektion disseminieren die Keime häufig in die Wirbel und Enden der langen Knochen, solange die Epiphysen offen und reichlich mit Blut versorgt sind, wo sich gleich, aber auch Monate, Jahre und Jahrzehnte später, ein krankhafter Prozeß entwickeln kann. Die Infektion kann sich schnell auf die Gelenkkapsel ausbreiten und eine Monarthritis verursachen. Am häufigsten sind die Gelenke befallen, die das Gewicht tragen, aber auch Knochen des Handgelenks, der Hand und des Ellenbogens können befallen werden, besonders, wenn sie verletzt sind.

Die tuberkulöse Spondylitis (Pott-Erkrankung) beginnt am Wirbelkörper in der Nähe des Zwischenwirbelraumes. 2 zerstörte Wirbel, mit einem verschmälerten, verkästen Zwischenwirbelraum, sind charakteristisch (im Unterschied zu Wirbelmetastasen, bei denen der Zwischenwirbelraum nicht verschmälert ist). Wird diese Erkrankung nicht diagnostiziert und sofort behandelt, können die Wirbel zusammenbrechen, und es kann zur Paraplegie kommen. Da sich Deformierungen langsam entwickeln, können sie auf der Röntgenaufnahme in einem frühen Krankheitsstadium nicht entdeckt werden. Deshalb muß die Röntgenaufnahme bei Fortbestehen oder Verschlechterung der Rückenschmerzen wiederholt werden. Eine paravertebrale Schwellung an der befallenen Stelle kann von einem Abszeß herrühren, der, wenn er übersehen wird, über den M. psoas abwärts zur Vorderseite des Oberschenkels wandern kann.

Diagnostik: Die Biopsie ist die geeignetste diagnostische Methode. Für die Punktion an der Wirbelsäule kann die Craig-Nadel benutzt werden. An anderen Stellen ist die Biopsie von Synoviagewebe oder eine Knochenbiopsie erforderlich. Die Gewebeproben müssen histologisch untersucht und auf *M. tuberculosis,* Pilze und andere Erreger gefärbt werden. Sie sollten auch kulturell untersucht werden auf diese und andere Erreger (z. B. Staphylokokken, Brucellen, Salmonellen, *Francisella tularensis*).

Eine **chirurgische Behandlung** ist nicht immer notwendig. Die Chemotherapie ist im allgemeinen ausreichend, wenn die Wirbelzerstörung begrenzt ist und das Rückenmark nicht komprimiert wird. Wenn die Schwellung neben dem Wirbel unter der Therapie sich zurückbildet, ist sie wahrscheinlich nicht auf einen Abszeß zurückzuführen und benötigt keinen chirurgischen Eingriff. Das befallene Gebiet sollte aber mit einem gut angepaßten Stützband während des chemotherapeutischen Therapieversuchs ruhig gestellt werden. Wenn sich die Schwellung nicht zurückbildet oder die Schmerzen persistieren, kann ein chirurgisches Vorgehen notwendig werden. Nur bei sehr fortgeschrittenen Fällen ist die Wirbelsäulenstabilisierung durch das Einsetzen eines anterioren und eines posterioren Knochenspans erforderlich.

Gastrointestinale Tuberkulose

Die Mukosa des gesamten Gastrointestinaltrakts ist gegen das Eindringen von Tuberkelbakterien resistent. Eine Invasion erfolgt nur über einen langen Zeitraum und wenn sehr viele Keime vorhanden sind. In Ländern, in denen die Rindertuberkulose verbreitet ist, können sich Ulzera am Mund und Oropharynx oder Primärherde im Dünndarm durch Verschlucken von infizierten Ausscheidungen entwickeln. Bei Lungen-Tb entstehen Herde im Darm nur dann, wenn aus einer Kaverne sehr viele Keime entlassen werden, so daß eine Invasion gegen alle Wahrscheinlichkeit erfolgen kann. Bei einem Darmbefall entsteht gewöhnlich ein Tumor (entzündliches Bauchsyndrom), der meist dann diagnostiziert wird, wenn der Patient wegen eines Karzinomverdachts laparotomiert wird. Eine einfache Darmresektion, gefolgt von einer Chemotherapie, bringt im allgemeinen ein hervorragendes Ergebnis. Gelegentlich kommt es zu einem Herd im GI ohne deutlichen Lungenherd, was dafür spricht, daß auch ungewöhnliche Dinge vorkommen können. Die wichtigste Differentialdiagnose ist die Crohn-Erkrankung.

Tuberkulose der Leber

Tuberkel in der Leber von Patienten mit fortgeschrittener Lungen-Tb, Miliar-Tb oder disseminierter Ausbreitung können vorkommen. Dieses Organ heilt gewöhnlich ohne Zwischenfälle aus, wenn die primäre Infektion behandelt wird. Schwerkranke Patienten mit Fieber und Lungen-Tb können pathologische Leberfunktionswerte zeigen, die unter der Chemotherapie sehr schnell zu Normalwerten zurückkehren. Diesen Patienten sollte lieber nur ein potentiell hepatotoxisches Medikament verabreicht werden, statt einer Kombination von Rifampicin und Isoniazid. Im allgemeinen sollte die Therapie mit Streptomycin und Isoniazid begonnen werden, so daß der Arzt weiß, welches Medikament er stoppen muß, wenn sich die Leberfunktion verschlechtert. Wenn sich der Patient dann klinisch gebessert hat, kann die Therapie mit der effektiveren und gewöhnlich weniger toxischen Behandlung mit Rifampicin und Isoniazid fortgesetzt werden. Über eine tuberkulöse Beteiligung der Leber kommt es gelegentlich zur Ausbreitung in die Gallenblase, was zu einer obstruktiven Gelbsucht führt, die nur anhand einer Laparotomie diagnostiziert werden kann.

Seltene Ereignisse im Zusammenhang mit Tb

Die Tb kann jedes Organ befallen. Bei Patienten mit kavernöser Lungen-Tb kommt Haut-Tb im allgemeinen an den Stellen vor, an denen die Haut gereizt ist. Auch die Gefäßwand kann durch die Infektion involviert sein, sogar über Aortenruptur wurde berichtet. Die Testis sind im allgemeinen nicht betroffen; ausgehend von den Nebenhoden kann sich die Tb aber auch auf die Hoden ausbreiten. Eine Nebenniereninfektion, die zur Addison-Erkrankung führt und früher häufig auftrat, ist heute selten. Bei Patienten, die eine Organtuberkulose haben, kann eine Sehnenscheidenverletzung ursächlich für eine tuberkulöse Sehnenscheidenentzündung sein. Ein Wiederaufleben einer alten Infektion, ganz gleich wo, ist bei insulinabhängigen Patienten, bei Patienten mit einer Kortikosteroidbehandlung oder Malignom und bei immunsupprimierten Patienten und HIV-Infizierten häufig. Patienten mit extrapulmonaler Tb und ohne offensichtliche Ursache für eine Immunsuppression sollten auf HIV-Antikörper getestet werden, auch wenn sie nicht zu einer der bekannten Risikogruppen gehören, da sie u.U. eine Infektion über eine Bluttransfusion erworben haben, ehe alle Blutspender routinemäßig auf Antikörper getestet wurden.

Tuberkulose bei Kindern

(*s. a. Kap. KIN, 6., Perinatale Tuberkulose,* unter *Neugeboreneninfektionen)*

Die hiläre Lymphadenopathie ist das häufigste Vorkommen bei Kindern und wird durch die Drainage von einem gewöhnlich obskuren Herd in den gut durchlüfteten Teilen der Lunge (Lungenunter- und -mittellappen), in denen sich wahrscheinlich die eingeatmeten Keime festsetzen, unterhalten. Mit Ausnahme eines metallisch klingenden Hustens hat sie wenige

Krankheitszeichen, sie kann jedoch mit einer segmentalen Atelektase einhergehen. Auch nach dem Beginn einer Chemotherapie schwellen die Lymphknoten gewöhnlich noch an und können zu einer lobären Atelektase führen, die sich symptomlos zurückbildet, wenn die Therapie zu wirken beginnt. Wenn die Behandlung nicht schon beim ersten Verdacht im Zusammenhang mit einer Expositionsanamnese begonnen hat, kann die Infektion sich zu einer Miliar-Tb oder einer Tb-Meningitis erweitern. Wenn sie lange übersehen wird, entstehen Lungenkavernen.

Behandlung: Bei einer hilären Lymphadenopathie (die häufig nur auf der seitlichen Lungenaufnahme erkannt werden kann) ist gewöhnlich eine Therapie mit 2 Medikamenten ratsam, z. B. Isoniazid und Rifampicin 6 Monate lang *(s. Tab. 10.)*. Wenn auf der p.a. und auf der seitlichen Lungenaufnahme keine Unregelmäßigkeiten entdeckt werden können und das Kind klinisch gesund erscheint, kann eine Therapie mit Isoniazid alleine (10–20 mg/kg in einer täglichen Einzeldosis 6 Monate lang) durchgeführt werden.

Prophylaxe und Behandlung der Tuberkulose

Prophylaxe

Die Chemoprophylaxe besteht im allgemeinen aus Isoniazid (INH) 300 mg/Tag für 6–9 Monate bei Erwachsenen. Bei Kindern beträgt die Dosierung 10 mg/kg/Tag bis zu einer Menge von 300 mg und wird in einer Einzeldosis am Morgen verabreicht. Eine Chemoprophylaxe ist prinzipiell bei allen Personen, deren Tuberkulin-Hauttest innerhalb der 2 vorhergehenden Jahre von negativ auf positiv konvertiert ist, indiziert. Deshalb ist eine Behandlung bei kleinen Kindern, deren Infektion erst vor kurzem stattgefunden haben kann, und bei älteren Kindern und Erwachsenen unter 25 Jahren, bei denen die Infektion wahrscheinlich erst kürzlich war und die eine Hochrisikogruppe für Tb bilden, immer indiziert. Bei Älteren ist eine präventive Behandlung dann angezeigt, wenn der Zeitpunkt der Konversion des Tuberkulintests bekannt ist (d.i. eine Vergrößerung der Induration auf mindestens 15 mm gegenüber frühen negativen Tests; die Progression von einem negativen Einzeltest zu einer Induration von 10–14 mm in einem Wiederholungstest 1–6 Wochen später sollte nur als Boosterreaktion betrachtet werden und nicht als Konversion). Sowohl bei infizierten Kindern als auch bei Älteren, die im Tuberkulintest konvertiert sind, konnte durch eine INH-Therapie in 98,5% die Entwicklung einer klinischen Tb verhindert werden. Die Prophylaxe ist bei jedem HIV-Infizierten, dessen Tuberkulinreaktion ≥ 5 mm ist, streng indiziert, da der protektive Effekt der T-Zell-Immunität verlorengegangen ist. Sie ist auch angezeigt bei Reagenten (Induration ≥ 10 mm) mit apikalen Narben einer alten Tb (Simon-Herde), mit insulinabhängigen Diabetes mellitus, mit längerer Kortikosteroidtherapie oder bei solchen, die eine Gastrektomie hatten.

Eine Chemoprophylaxe ist auch bei allen Kindern unter 4 Jahren (gleichgültig, ob tuberkulinnegativ oder tuberkulinpositiv), die in engem Haushaltskontakt mit einer Person leben, deren Sputumausstrich säurefeste Stäbchen enthält, die M. tuberculosis verdächtig sind, streng indiziert. Die Infektion schreitet bei Kindern so rapide fort, daß schon eine ernsthafte Erkrankung vorliegen kann, ehe der Hauttest positiv wird.

All diejenigen, die möglicherweise einer Tb exponiert werden (die mit Älteren in einem Heim oder Krankenhaus leben oder arbeiten), sollten vorher mit der 2-Schritt-Methode nach Mantoux getestet werden, bei der 5U Tuberkulin von PPD intradermal gegeben werden. 3–10% der Personen, die keine Reaktion auf den ersten Test zeigen, haben eine signifikante Reaktion, wenn der Test 1–3 Wochen später wiederholt wird (viel zu schnell für eine Konversion auf eine Erstinfektion). Dies bezeichnet man als „Booster-positiv-Reaction“, sie hat die gleiche Signifikanz wie ein Test, der gleich zum 1. Mal positiv wird. Solch eine Booster-Reaktion kann auch erst beim 3. Test positiv werden, im allgemeinen eher durch einen Zuwachs als durch eine signifikante Größenzunahme der Induration nach 2 negativen Reaktionen. Wenn die 2-Schritt-Methode nicht angewandt wird, kann es zu einer Fehlbeurteilung der „Booster-positiv-Reaction“ als Konversion kommen und zu unnötiger Prophylaxeempfehlung.

Tab. 10. Therapievorschlag bei Tuberkulose

Behandlungstyp/klinische Komplikation	*empfohlene Therapie*
Eingangsbehandlung: pulmonal und extrapulmonal	
Chemoprophylaxe/Medikamentenresistenz unwahrscheinlich, aktive TB bestätigt	INH[1] 6–9 Monate lang
leichte Erkrankung:	
1) 3 Ausstriche u. Kulturen negativ Tuberkulintest positiv	INH und RMP[2] 4 Monate lang
2) 3 Ausstriche negativ, Kultur positiv	INH und RMP 6 Monate lang
Kavernöse Erkrankung	INH und RMP 9 Monate lang oder INH und RMP 9 Monate plus EMB[3] in den ersten beiden Monaten
Kurzzeit-Intensivtherapie	INH und RMP + PZA[4] täglich 2 Monate lang, gefolgt von INH und RMP (Standarddosierung) bis insgesamt 6 Monate
Wiederholungsbehandlung (oder mögliche INH-Resistenz)	
Eingangstherapie	SM[5] oder EMB + INH + RMP + PZA 2 Monate lang
Erhaltungstherapie nach Empfindlichkeitstestung	
1) INH-Resistenz bestätigt	RMP + EMB + PZA
2) INH-Empfindlichkeit bestätigt	Therapie wie bei kavernöser Erkrankung (siehe Eingangsbehandlung ob.)
Multiresistentes *Mycobacterium tuberculosis* (nicht *M. avium intracellulare*)	3 wirksame[6] Medikamente, Mittel der Wahl: Capreomycin, PZA, Ethionamide, Cycloserin, Kanamycin, Amikacin (gleichzeitig sollte nicht mehr als 1 Aminoglykosid gegeben werden)
besonders entwickelte Behandlungsschemen[7]	
Überwachte Therapie, 2×wöchentlich	INH + RMP 1 Monat täglich, gefolgt von 900 mg INH + 600 mg RMP 2×wöchentlich, 8 Monate lang
Intensiv-Kurzzeit-Therapie	INH + RMP + EMB + PZA täglich 2 Wochen lang, gefolgt von 15 mg/kg INH + 10 mg/kg RMP + 50 mg/kg EMB + 50 mg/kg PZA 2×wöchentlich bis insgesamt 6 Monate
Klinische Komplikationen	
Schwangerschaft	wie oben, doch ohne SM und PZA
HIV-Infektion	wie oben, aber 3 Monate länger

INH = Isoniazid, RMP = Rifampicin, EMB = Ethambutol, PZA = Pyrazinamid, SM = Strepotmycin

[1] 300 mg/Tag (Einzeldosis am Morgen) bei Jugendlichen und Erwachsenen, 10–20 mg/kg (Einzeldosis) für Säuglinge und Kleinkinder; 10 mg/kg bis zu 300 mg/Tag (Einzeldosis am Morgen) bei Kindern. Eine alternative prophylaktische Therapie sind 15 mg/kg 2×wöchentlich bei Erwachsenen und Kindern, wenn eine Aufsicht benötigt wird.

[2] 600 mg/Tag (Einzeldosis) bei Erwachsenen (450 mg/Tag, wenn das Körpergewicht < 40 kg [90lb]), 10–15 mg/kg/Tag *(Einzeldosis) bei Kindern.*

[3] 25 mg/kg/Tag 2 Monate lang, oder bis das Sputum negativ wird oder solange unter engmaschiger Beobachtung, bei längerer oder relativ unüberwachter Anwendung bei 15 mg/kg/Tag reduzieren, als Einzeldosis bei Erwachsenen. Keine Anwendung bei kleinen Kindern.

[4] 25–30 mg/kg in Einzeldosis gewöhnlich 1,5 g bei kleinen Erwachsenen und 2,5–3,0 g bei großen Erwachsenen. 50 mg/kg 2×wöchentlich bei Erwachsenen und bei Kindern.

[5] 1 g/Tag (Einzeldosis) 5 Tage in der Woche bei Erwachsenen < 60 Jahren, 0,5 g bei Erwachsenen > 60 Jahren, < 45 kg (< 100lb) oder mit Nierenerkrankung. 20 mg/kg (Einzeldosis) bei Kindern. Wenn initial 3 Medikamente genommen werden, kann Streptomycin nach 8–16 Wochen abgesetzt werden, wenn das Sputum negativ geworden ist.

[6] Wirksam bedeutet, daß die infizierende mikrobiologische Population für dieses Medikament empfindlich ist.

[7] Um bei aktiver Erkrankung die Behandlung bei Kindern, die die orale Medikation ablehnen, zu vereinfachen, können die Medikamente in derselben mg/kg-Dosierung wie für Erwachsene empfohlen 2×wöchentlich gegeben werden. Kindern gibt man die Medikamente am besten in Apfelmus. Dies ist besser als die Gabe in Sirup.

Die **Schutzimpfung mit dem Bacille Calmette-Guerin** (**BCG**, eine Vakzine, die aus einem abgeschwächten Stamm von *M. bovis* hergestellt wird) ist in Entwicklungsländern mit hoher Prävalenz und Inzidenz für Tb unter jungen Menschen angewendet worden. Sie wird in den USA nur selten angewendet, es sei denn, ein Tb-Streuer kann nicht ausreichend behandelt werden. Eine Krankenhauseinweisung von Personen mit einer klinschen Tb zum Schutz für Kontaktpersonen ist nicht mehr nötig. Jedes Risiko für enge Kontakte ist schon eingegangen, bis die Diagnose gestellt ist und die Therapie begonnen hat. Die Patienten sind gewöhnlich 10–14 Tage nach Therapiebeginn nicht mehr infektiös. Trotzdem muß eine gute Überwachung gewährleistet werden, z.B. darf infizierten Personen das Arbeiten auf einer Säuglingsstation erst wieder erlaubt werden, wenn die Kulturen konstant negativ bleiben.

Behandlung

Die **Chemotherapie** ist äußerst wirksam, ja sogar kurativ. Da die Tb aller Organe gut auf die Chemotherapie anspricht, wird sie allgemein besprochen und nicht für die einzelnen Organe.

Zu den antituberkulösen Medikamenten (Antituberkulostatika) gehören 5, die bakterizid in der üblichen Dosierung sind, und 3, die in der üblichen Dosierung bakteriostatisch sind. Aber auch Tb-Bakterienstämme, die als medikamentenempfindlich betrachtet werden, weisen immer eine kleine Anzahl von resistenten Keimen auf. Ein einzelnes bakterizides Medikament, das zur Behandlung eines Patienten verwendet wird, der eine große Anzahl von Tb-Bakterien beherbergt (z.B. einer mit einer kavernösen Lungen-Tb und einem positiven Sputumausstrich), zeigt gewöhnlich eine gute initiale Reaktion. Sind aber die empfindlichen Erreger verschwunden und durch resistente Mutanten ersetzt worden, die sich ungehindert vermehren, kann sich die Erkrankung verschlechtern. Um eine Resistenzentwicklung zu verhindern, müssen Patienten mit einer klinischen Tb immer mit 2 bakteriziden Medikamenten, deren Wirksamkeit auf 2 verschiedenen Mechanismen beruht, behandelt werden.

Eine Behandlung mit einem einzigen Medikament ist zulässig, wenn keine klinische Erkrankung vorliegt und nur wenige Keime vorhanden sind (z.B. < 10000 im gesamten Wirt). Beispiele hierfür sind eine Frühinfektion, die durch die Konversion des Tuberkulinhauttests erfaßt wurde, aber noch keine Veränderungern im Röntgenbild oder klinische Krankheitszeichen zeigt, oder ein alter Herd, der seit Jahren geheilt ist, aber nie so ausreichend behandelt wurde, daß auch die zurückgebliebenen Keime getötet worden wären. Resistente Mutanten gegen alle bakteriziden Medikamente kommen bei empfindlichen Keimen in einer Rate von 1/100000–1/1000000 vor.

Tb bei HIV-Infizierten spricht auf die übliche Behandlung mit 2–3 Medikamenten gut an, wenn die In-vitro-Testung Empfindlichkeit angezeigt hat. Allerdings scheinen die multiresistenten Stämme der Tb-Bakterien stark zuzunehmen. In diesen Fällen erfordert die Therapie neuere Medikamente, wenn sie verfügbar werden. Die Therapie sollte so lange gegeben werden, wie sie der Patient toleriert, und nicht mit 6 oder 9 Monaten beendet werden.

Antimikrobielle Medikamente

Isoniazid (INH) ist bakterizid, dringt schnell in die Körperzelle und in den Liquor ein und ist äußerst wirksam bei großen extrazellulären Keimansammlungen. Es ist schon seit 1952 im Gebrauch und das einzige sehr wirksame und gleichzeitig wirtschaftliche Medikament, da es am billigsten ist. Wenn INH in der Kombination mit Rifampicin (RMP) gegeben wird, hat ein Erreger ungefähr eine Chance von 1 × 10 zu überleben und sich zu vermehren.

Toxische Effekte: Ein ernster (aber reversibler) Leberschaden kommt in 1–2% der unter 65 Jahre alten behandelten Personen vor. Für über 65jährige beträgt das Risiko 4–5% und ist auch bei Alkoholmißbrauch vergrößert. Die Überwachung der Medikamentennebenwirkungen erfolgt am besten dadurch, daß man den Patienten auf mögliche Nebenwirkungen, die er berichten muß, aufmerksam macht, am häufigsten sind dies Appetitlosigkeit, Übelkeit, Erbrechen und Gelbsucht; sie sind Zeichen einer Leberschädigung und Hinweis darauf, daß die Leberfunktion überprüft werden muß. Wenn der Patient über Erbrechen berichtet, muß INH sofort abgesetzt, und Leberfunktionsteste müssen durchgeführt werden. Eine monatliche Routineuntersuchung wird nicht empfohlen, da harmlose, vorübergehende Erhöhung der Serumtransaminasen häufig sind und zu mehr Verwirrung als Erkenntnis führen.

Wenn die Transaminasenwerte sehr hoch sind (≥ 500 E/l) muß INH abgesetzt und darf nicht wieder eingesetzt werden. Bei weniger starken Erhöhungen kann der Patient nach der klinischen Erholung und der Normalisierung der Leberwerte sicher mit der halben Dosis eines jeden Medikaments für 2–3 Tage herausgefordert werden. Eine Challenge-Behandlung besteht aus der halben Dosis INH für 3 Tage; wird diese toleriert, kann die volle Dosis wieder eingesetzt werden bei enger Überwachung der Symptome. Ungefähr die Hälfte der Patienten, die toxische Reaktionen hatten, können das Medikament nach Wiedereinsetzen in dieser Weise tolerieren. Wenn der Patient INH und RMP erhält, sollte das Rechallenge mit jedem Medikament separat durchgeführt werden. Dies erlaubt die Identifizierung des toxischen Medikaments und kann dann durch ein anderes Medikament ersetzt werden.

Eine periphere Neuropathie durch einen INH-induzierten Pyridoxin-Mangel kommt am ehesten bei Schwangeren oder unterernährten Personen, Alkoholikern, Krebskranken und urämischen sowie älteren Patienten vor. Eine tägliche Dosis von 25–50 mg Pyridoxin kann diese Komplikation unterbinden, allerdings glauben einige Experten, daß Kinder und junge Erwachsene Pyridoxin nicht benötigen. Zu den allergischen Reaktionen auf INH zählen Exantheme, Medikamentenfieber und selten Anämie und Agranulozytose.

Medikamentenwechselwirkung: INH interferiert mit der Phenytoinausscheidung, was zu einem exzessiven Phenytoineffekt führen kann. Die Serumphenytoinspiegel müssen überwacht werden und die Phenytoindosierung muß entsprechend reduziert werden. INH interferiert auch mit der Carbamazepinausscheidung (ein Aktivator des Zytochroms-P-450-Systems in der Leber), was zu einer ernsten Lebertoxizität führen und zu exzessiv hohen Serumspiegeln von Carbamazepin führen kann.

Rifampicin (RMP) ist ebenfalls bakterizid, wird gut absorbiert, dringt gut in Zellen und Liquor ein und wirkt schnell gegen große Mengen extrazellulärer Tuberkelbakterien. Es ist besonders wertvoll bei der Eliminierung umfangreicher ruhender Keime in Makrophagen oder verkästem Material, die Rezidive verursachen können. Deshalb sollte RMP nicht gerade in der frühen Behandlung, dafür aber im Behandlungsverlauf eingesetzt werden. Die Dosierung für Erwachsene beträgt 600 mg/kg/Tag in einer Einzeldosis, für Kinder 10–15 mg/kg/Tag in einer Einzeldosis. Cholestatische Gelbsucht (selten), Fieber, Thrombozythämie und Nierenversagen sind toxische Wirkungen des RMP. Da alle diese Effekte nicht oft vorkommen, trägt RMP nur wenig zur Lebertoxizität des INH bei. Wenn es nur 2 × wöchentlich verabreicht wird, kann die Dosis von 1200 mg ein influenzaähnliches Syndrom, das man bei täglicher Dosierung nicht sieht, hervorrufen. Mit der wöchentlichen 2maligen Gabe von 600 mg, einer Dosierung, die in den USA oft angewendet wird, sind solche Reaktionen ungewöhnlich.

Medikamentenwechselwirkung: RMP beschleunigt den Metabolismus von Antikoagulanzien, oralen Kontrazeptiva, Kortikosteroiden, Digitoxin, oralen Blutzuckermedikamenten und Methadon. Es tendiert auch dazu, die Vitamin-D-Konzentration zu reduzieren, was bei Fieber und schwerkranken Patienten, besonders bei Schwarzen, die generell niedrigere Vitamin-D-Spiegel als die Weißen haben, gefährlich sein kann. Vitamin D ist essentiell für Makrophagen, die gegen M. tuberculosis schützen. Kabeljaulebertrankapseln sind ratsam für ältere Schwarze mit Tb, die während einer längeren Erkrankung zu Hause oder im Krankenhaus waren.

Streptomycin (SM) ist sehr wirksam, aber die Erreger mancher Patienten können resistent sein, da SM seit den späten 40ern Anwendung finden. Das Medikament wird in einer Dosierung von 15 mg/kg (gewöhnlich 1 g für Erwachsene; bei Patienten, die älter als 60 Jahre sind oder weniger als 45 kg wiegen oder ein Nierenleiden haben, wird die Dosis auf 0,5 g reduziert) injiziert. Bei Patienten, die älter als 60 sind, mit eingeschränkter Nierenfunktion, sollte die Dosis auf 0,25 g reduziert werden. Obgleich nur geringe Mengen in den Liquor gelangen, sollte eine intrathekale Anwendung unterbleiben, wenn andere effektive Medikamente benützt werden.

Ein tubulärer Nierenschaden, Schädigung des Vestibulums und ototoxische Effekte sind mögliche toxische Auswirkungen. Da diese dosisbezogen sind, sollte die Dosierung 1 g/Tag nicht überschreiten, und das Medikament sollte nicht länger als 2 Monate täglich verabreicht werden. Die Patienten müssen mit geeigneten Untersuchungen überwacht werden, das Gleichgewicht, das Gehör und die Serumkreatininspiegel müssen bestimmt werden. Zu allergischen Reaktionen gehören Hautausschlag, Medikamentenfieber, Agranulozytose und Serumkrankheit. Rote Flecken und Kribbeln am Mund begleiten gewöhnlich jede Injektion, sie verschwinden aber rasch wieder. SM ist in der Schwangerschaft kontraindiziert, da es beim Fetus den 8. Hirnnerv schädigen kann. INH und RMP verursachen keine Schädigungen in der Schwangerschaft.

Ethambutol (EMB) ist ein bakteriostatisches Medikament, das die Resistenzentwicklung gegenüber bakteriziden Medikamenten, die in der Tb-Therapie verwendet werden, verhindert. In den ersten 2 Monaten der Therapie sollte die wirksamere Dosierung von 25 mg/kg/Tag benützt werden, dann folgt eine weniger toxische (und weniger wirksame) Dosierung von 15 mg/kg/Tag. Um einen bakteriziden Blutspiegel mit jeder Dosis zu erreichen, können alternativ 2mal wöchentlich 50 mg/kg gegeben werden. Eine toxische Schädigung des Nervus opticus ist möglich. Als Frühsymptom ist die fehlende Fähigkeit, Grün von Blau zu unterscheiden, zu werten, dem dann eine Verschlechterung der Sehschärfe folgt. Da beide reversibel sind, wenn sie frühzeitig entdeckt werden, muß der Patient darauf hingewiesen werden, täglich den gleichen blauen Gegenstand anzusehen und jeden Tag die Zeitung mit der gleichen Brille, falls er eine benötigt, zu lesen. Veränderungen sowohl in der Sehschärfe als auch in der Blau-Grün-Erkennung müssen mitgeteilt werden, eine Augenuntersuchung muß folgen, und EMB muß durch ein anderes Medikament ersetzt werden. Bei Patienten mit Niereninsuffizienz muß die EMB-Dosis auf 8–10 mg/kg/Tag reduziert werden. Das Medikament ist völlig dialysierbar. Es kann ohne Risiko in der Schwangerschaft verwendet werden.

Pyrazinamid (PZA), ein nützliches bakterizides Medikament, wurde früher nur bei Wiederholungsbehandlung oder bei Resistenz eingesetzt. Es wird aber jetzt in zunehmendem Maße entweder mit INH und RMP oder mit EMB oder SM kombiniert, um die Behandlungszeit auf 6 Monate zu verkürzen und als Prävention gegen eine INH-Resistenz. Die wichtigste Komplikation bei PZA-Behandlung ist eine Urikämie, die gewöhnlich gutartig ist und nur selten zu Gicht führt. Die übliche Dosis von 25–30 mg/kg, als Einzeldosis verabreicht, verhindert eine Leberschädigung, die früher im Zusammenhang mit größeren über den Tag verteilten Dosen auftraten.

Capreomycin, das in Dosierung, Wirksamkeit und Nebenwirkungen mit SM identisch ist, ist ein ausgezeichneter Ersatz, wenn sich eine Resistenz gegenüber SM entwickelt hat oder wenn es für den Patienten toxisch ist. **Ethionamid, Cycloserin, Ciprofloxacin** und **Amikacin** sind alle wirksam, werden aber wegen unerwünschter Nebenwirkungen nur selten eingesetzt. Aber sie sind außerordentlich wertvoll für die Tb-Behandlung, wenn die Erreger multiresistent geworden sind.

Allgemeine Grundsätze

1. Bei der Auswahl der Medikamente muß die Wahrscheinlichkeit einer Empfindlichkeit der Keime vorhanden sein. Bei alten Menschen mit einer reaktivierten Infektion, die sie schon vor der Ära der Chemotherapie erworben haben, wird gewöhnlich INH und RMP gegeben, weil es unwahrscheinlich ist, daß ihre Erreger gegen eines der beiden Medikamente resistent sind. Bei Patienten aus Südostasien, Lateinamerika, Afrika oder aus Städten, wo die Resistenz gegenüber INH weit verbreitet, oder bei Patienten, von denen bekannt ist, daß sie sich an einem Patienten mit einer Medikamentenresistenz angesteckt haben, muß zusätzlich solange ein bakterizides Arzneimittel gegeben werden, bis das Ergebnis der Resi-

stenztestung vorliegt. Dies stellt sicher, daß mindestens 2 und wahrscheinlich sogar 3 wirksame Medikamente gegeben werden. Wenn sich die Keime als empfindlicher gegenüber INH und RMP erweisen, kann die Behandlung mit diesen 2 hochwirksamen Drogen oral fortgesetzt werden. Sind die Keime gegenüber einem oder beiden Medikamenten resistent, muß die beste verfügbare Kombination, die mindestens aus 3 wirksamen Substanzen besteht, verabreicht werden.

2. Das Ziel der Chemotherapie ist es, den Körper von den Tuberkelbakterien zu befreien und Rückfälle, die für die Tb so charakteristisch sind, zu vermeiden. Tuberkelbakterien teilen sich in 16–20 h nur einmal und können auch mit den besten Medikamenten nur in der Replikationsphase inaktiviert werden. Faßt man die Probleme zusammen, so können einige Keime monatelang in alten verkästen Herden und in Makrophagen, in denen sie sich nur selten teilen, persistieren. Deshalb müssen Patienten mit positiven Sputumausstrichen bei Lungen-Tb und solche mit extrapulmonaler Tb mit 2 Arzneimitteln (INH und RMP) 9 Monate lang therapiert werden. Die Dauer kann abgekürzt werden, wenn in den ersten 2 Behandlungsmonaten PZA gegeben wurde, besonders dann, wenn SM oder EMB zusätzlich in den ersten beiden Monaten verabreicht wurde. Bei Lungen-Tb kann die Therapiedauer auf 6 Monate verkürzt werden, wenn 3 negative Sputumausstriche signalisieren, daß nur noch sehr wenige Keime vorhanden sind.
3. Das Ziel der Therapie sollte sein, eher einen größtmöglichen Medikamentenspiegel zu erreichen als die Aufrechterhaltung eines bestimmten Levels, d.h. daß die gesamte Dosis aller Antituberkulostatika immer gleichzeitig und nicht in aufgeteilten Dosen verabreicht werden sollte. Eine Ausnahme von diesem Grundsatz bilden Aminosalicylsäure (PAS, wird heutzutage nur noch selten gebraucht), Cycloserin und Ethionamid, die in einer Einzeldosis nur schwer vertragen werden.
4. Wenn ein Therapieversagen vermutet wird, weil das Sputum innerhalb von 5 Monaten nicht negativ geworden ist, darf bei dem Versuch, die Situation in Griff zu bekommen, kein 3. Medikament, gleichgültig wie potent es ist, gegeben werden. Das Versagen ist wahrscheinlich auf eine Resistenzentwicklung gegenüber einem oder möglicherweise auch gegenüber beiden initial eingesetzten Medikamenten zurückzuführen. Das Hinzufügen eines 3. Medikaments hat mit Sicherheit eine baldige Resistenzentwicklung gegen dieses zur Folge. Alles in allem also eine sehr schlechte Ausgangslage. Besser ist es, 2 Medikamente, gegen die die Erreger empfindlich sind, in der vollen wirksamen Dosis zu geben und die Gesamtdauer der Therapie auf mindestens 6 Monate nach Negativwerden der Sputumkultur auszudehnen.
5. Antituberkulöse Arzneimittel müssen immer in der vollen wirksamen Dosis verabreicht werden. Wenn eine Unverträglichkeit oder Toxizität auftritt, muß das Medikament ausgewechselt werden, die Dosierung sollte nicht reduziert werden. Dies würde nur die Entwicklung einer Medikamentenresistenz unterstützen. Die volle Dosis von RMP und INH kann bei Patienten mit Niereninsuffizienz eingesetzt werden, da diese Drogen in der Leber entgiftet und ausgeschieden werden, die Dosierung von SM sollte dagegen auf die Hälfte oder ein Viertel reduziert werden und die von EMB und PZA auf ungefähr die Hälfte. Die Anwendung von INH bei älteren oder mangelernährten Menschen sollte durch eine Pyroxingabe ergänzt werden.
6. Einen zuverlässigen Hinweis auf die Mitarbeit der Patienten und die Wirksamkeit der Therapie gibt die zweimalige Sputumuntersuchung im Monat während der ersten 2 Therapiemonate. Eine wirksame Therapie reduziert die Keime im Sputum sehr rasch, so daß die Kulturen und Ausstriche meist innerhalb von 2 Monaten negativ werden. Wenn im Sputum anfänglich sehr viele Keime vorhanden waren, bleibt es oft, nachdem die Kulturen schon negativ geworden sind, noch 2–3 Monate positiv (offensichtlich durch die Ausscheidung von inaktivierten Erregern). Eine Verzögerung bei der Konversion des Sputums läßt entweder an ein inadäquates Behandlungsschema (z.B. die Keime sind resistent) oder an eine mangelnde Compliance denken. Noncompliance ist der häufigste Grund, und gewöhnlich erfordert dies die Einnahme der Medikamente unter direkter Aufsicht einer verantwortlichen Person.

7. Die Therapie sollte noch 6 Monate nach der letzten positiven Kultur fortgeführt werden. Im allgemeinen ist diese Zeit ausreichend, um allen Keimen einen Replikationsversuch, bei dem die Medikamente ihre Wirksamkeit entfalten können, zu ermöglichen. Wenn in den ersten beiden Therapiemonaten zusätzliche Medikamente verabreicht wurden, kann die Behandlung gewöhnlich nach einer Gesamtzeit von 6 Monaten beendet werden.

Behandlungsschemata *(s. Tab. 10.)*

Initiale Behandlung: RMP und INH können entweder 9 Monate täglich oder 1 Monat täglich und dann 8 Monate 2× wöchentlich (Arkansas-Schema) gegeben werden. Die Dosis ist bei wöchentlich 2maliger Verabreichung für RMP 600 mg (entsprechend der täglichen Dosis) und für INH 900 mg. Mit Kombinationskapseln, die jeweils die Hälfte der RMP- und INH-Dosis enthalten (300 mg bzw. 150 mg), kann dieses Therapieschema leicht durchgeführt werden. 1 Monat lang werden täglich 2 Kapseln gegeben, gefolgt von 2 Kapseln plus 2300 mg Tabletten INH, 2×wöchentlich verabreicht. Dies macht der potentiellen Verwirrung, die bei einer Verordnung von 2 RMP-Kapseln und 3 INH-Tabletten auftritt, ein Ende.

Ein alternatives Therapieschema besteht aus RMP, INH, EMB und PZA 2 Wochen lang unter ärztlicher Aufsicht täglich eingenommen und gefolgt von 10 mg/kg RMP, 15 mg/kg INH, 50 mg/kg EMB und 50 mg/kg PZA wieder unter ärztlicher Kontrolle 2×wöchentlich eingenommen (Denver-Schema). Diese Behandlung kann nach 6 Monaten beendet werden ohne große Gefahr des Therapieversagens oder von Rückfällen. In den großen Dosen, die wöchentlich 2× gegeben werden, ist sogar EMB bakterizid. Dieses Behandlungsschema ist besonders bei Patienten angebracht, bei denen es unwahrscheinlich erscheint, daß sie während der 9monatigen Therapie, die bei alleiniger Anwendung von RMP und INH nötig ist, konsequent bleiben. Die amerikanische Gesellschaft für Thoraxerkrankungen und die CDC empfehlen ein Behandlungsschema von täglicher RMP- und INH-Gabe 6 Monate lang und zusätzlich während der ersten beiden Behandlungsmonate täglich 30 mg/kg PZA. Die intensiveren Behandlungsschemata werden in Gebieten mit hoher Inzidenz von INH-Resistenz vorgezogen.

Da Tb bei Älteren durch Keime, die gegen RMP und INH empfindlich sind, verursacht wird, sind diese beiden Medikamente gewöhnlich ausreichend und werden gut vertragen. Außerdem sind die toxischen Erscheinungen bei der Anwendung von 2 Medikamenten nicht so häufig und lassen sich leichter beheben als bei der Anwendung von 3 Medikamenten.

Wiederbehandlung: Wenn durch eine vorausgegangene Behandlung kein Erfolg erzielt wurde oder es zu einem Rückfall gekommen ist, ist es ziemlich wahrscheinlich, daß die Keime gegenüber einem oder mehreren Medikamenten resistent geworden sind. Deshalb müssen bei einer Wiederbehandlung mindestens 2 Medikamente, die der Patient bisher noch nicht erhalten hat, eingesetzt werden. RMP ist eine der besten Wahlen.

INH ist das Medikament, das wahrscheinlich am ehesten seine Wirksamkeit verliert, da seine große Effektivität zur Ausbildung resistenter Mutanten geführt haben kann, die dann während der vorausgegangenen (inadäquaten) Behandlung zum dominierenden Erreger geworden sind. SM ist gewöhnlich wirksam, wenn es der Patient nicht schon früher erhalten hat, in diesem Fall kann es durch Capreomycin in der gleichen Dosierung ersetzt werden. Die Nebenwirkungen sind exakt die gleichen wie bei SM, doch es besteht wenig Kreuzresistenz. Auch PZA ist im allgemeinen wirksam. Eine Resistenz gegenüber EMB ist ungewöhnlich, da es in der üblichen Dosierung (15 mg/kg/Tag) nicht besonders effektiv ist und deshalb auch die Entwicklung resistenter Mutanten nicht fördert. Eine Dosierung von 25 mg/kg/Tag ist in den beiden ersten Monaten erforderlich, um eine bakterizide Wirksamkeit zu erreichen.

Andere Therapiemaßnahmen

Die chirurgische Entfernung von Kavernen und tuberkulösen Veränderungen hat nur enttäuscht, obwohl sie noch gelegentlich angewandt wird, um die Aktivität einer großen Kaverne, deren Erreger eine Multiresistenz gegenüber Medikamenten besitzen, unter Kontrolle zu bekommen. Wenn möglich, sollte so ein Eingriff nur von einem Chirurgen ausgeführt werden, der mit der Tb Erfahrung gesammelt hat.

Eine Kortikosteroidtherapie ist nur selten indiziert. Allerdings kann sie bei Patienten mit einem Atemnotsyndrom (adult respiratory distress syndrom = ARS), hohem Fieber oder Atemschwierigkeiten, für 2–3 Wochen angewandt, lebensrettend sein. Diese Therapie ist auch bei einer Tb-Meningitis mit Hirnödem angezeigt, bei der tuberkulösen Pleuritis oder Perikarditis war sie jedoch nicht von Nutzen. Die physiologische Dosierung eines Mineralokortikoids ist für die Behandlung der Nebenniereninsuffizienz, im Zusammenhang mit einem M. Addison, erforderlich.

Andere tuberkuloseähnliche Infektionen durch Mykobakterien

Außer den Tuberkelbakterien *(Mycobacterium tuberculosis)* können auch andere Mykobakterien beim Menschen Infektionen hervorrufen, die pathologisch und klinisch einer Tb ähneln. Diese Keime werden gewöhnlich in der Umwelt gefunden (Boden und Wasser), und die Menschen sind ihnen viel häufiger ausgesetzt, als sich eine Krankheit entwickelt. Da alle diese Keime viel weniger virulent sind als die Tuberkelbakterien, ist ein Defekt in der lokalen oder allgemeinen Abwehr des Wirts eine Voraussetzung für eine Erkrankung. Die meisten dieser Erkrankungen werden durch den *M.-avium*-Komplex **(MAC)** hervorgerufen; zu diesem Komplex gehören das *M. avium, M. intracellulare* und *M. scrofulaceum.* Andere nennenswerte Arten sind *M. kansasii, M. xenopi, M. marinum, M. ulcerans* und der *M.-fortuitum*-Komplex *(M. fortuitum* und *M. chelonae*). Bis vor kurzem waren davon vorwiegend die Lungen betroffen, mit der gelegentlichen Beteiligung von Lymphknoten, Knochen und Gelenken, der Haut und von Wunden. Disseminierte MAC-Erkrankungen gewinnen jedoch an Bedeutung für Menschen mit Infektabwehrschwäche, besonders bei Patienten mit AIDS. Eine Resistenz gegenüber antituberkulösen Medikamenten ist die Regel mit Ausnahme von *M. kansasii* und *M. xenopi;* die Behandlung ist weniger erfolgreich als bei Tb. Eine Übertragung von Mensch zu Mensch ist sehr selten, kann aber bei Abwehrgeschwächten vorkommen.

Lungenerkrankung: Die meisten Lungenerkrankungen werden durch den MAC verursacht, einige jedoch auch durch *M. kansasii, M. xenopi* und den *M.-fortuitum*-Komplex. Typisch für diese Erkrankung ist der bevorzugte Befall von Männern im mittleren Alter, mit Lungenerkrankungen wie chronische Bronchitis, Emphysem, ausgeheilte Tb, Bronchiektasen oder Silikose in der Vorgeschichte. Husten und Auswurf sind üblich, aber allgemeine Krankheitszeichen sind selten. Sie kann langsam progressiv verlaufen oder auch lange Zeit gleichbleibend sein; eine persistierende Hämoptyse und die Entwicklung einer respiratorischen Insuffizienz sind wichtige Komplikationen. Die röntgenologischen Veränderungen ähneln denen der Lungen-Tb, allerdings scheinen die Wände der Kavernen dünner zu sein und Pleuraergüsse sind selten.

Bei Erkrankungen, die durch den MAC verursacht sind, ist der Nutzen der Behandlung umstritten. Da die Keime gewöhnlich gegenüber allen Standardmedikamenten resistent sind, ist auch eine Empfindlichkeitstestung von begrenztem Wert, doch kann die Empfindlichkeitsbestimmung gegenüber Medikamentenkombinationen u.U. weiterhelfen; sie kann aber nur in Speziallabors durchgeführt werden. In leichteren Fällen kann eine Beobachtung alleine genügen; bei mäßig fortgeschrittener Symptomatik sollte ein Behandlungsschema mit 4 Medikamenten (Isoniazid [INH], Rifampicin [RMP], Streptomycin [SM], Ethambutol [EMB]) ausgewählt werden. Bei schweren, fortgeschrittenen Fällen, die nicht auf eine pharmakologische Standardtherapie ansprechen, kann man einen Versuch mit einer Kombination aus 4–6 Medikamenten unternehmen, zu der auch vielversprechende neue Substanzen gehören, z.B. Rifabutin (in Erprobung), Ciprofloxacin (500–1000 mg/Tag), Clofazimin (100–200 mg/Tag) und Amikacin (10–15 mg/kg/Tag). Ein chirurgischer Eingriff wird nur bei jungen sonst gesunden Patienten mit gut zugänglichem Krankheitsherd empfohlen. M. kansasii und M. xenopi sprechen auf eine Tb-Standardtherapie, die RMP einschließt, an.

Lymphadenitis: Bei Kindern im Alter von 1–5 Jahren werden die chronische, submandibulare, submaxillare oder zervikale Lymphadenitis im allgemeinen durch Erreger des MAC ausgelöst. Wahrscheinlich erfolgt die Übertragung durch orale Aufnahme. Die Diagnose wird gewöhnlich über eine Biopsie gestellt. Da die Medikamente ohnehin unwirksam sind, ist die chirurgische Entfernung der befallenen Lymphknoten die Behandlung der Wahl, da es beim Fortschreiten der Erkrankung zu Fistelbildung und zu entstellenden Narben kommen kann.

Hauterkrankung: Das Schwimmbadgranulom ist eine langwierige, aber selbstbegrenzende oberflächliche, granulomatös ulzerierende Erkrankung, die gewöhnlich von *M. marinum* verursacht wird, das in kontaminierten Schwimmbädern und gelegentlich in Heim-Aquarien vorkommt. *M. ulcerans* und *M. kansasii* können gelegentlich dabei vorkommen. Die Ausheilung kann spontan erfolgen. Tetracyclin 1–2 g/Tag, und eine RMP-EMB-Kombination 3–6 Monate lang haben bei Infektionen mit M. marinum gute Erfolge gebracht.

Wund- und Fremdkörperinfektionen

Der *M.-fortuitum*-Komplex war bei einer Reihe schwerer Fälle unter verschiedenen Umständen involviert, z.B. penetrierende Hautwunden (besonders der Füße) und Augenverletzungen, Implantationen von kontaminiertem Material (z.B. Schweineherzklappen, Brustimplantate, Spongiosaplastik). Die Behandlung erfordert im allgemeinen eine großzügige Entfernung der Nekrosen und des Fremdmaterials. In der medikamentösen Behandlung haben sich Sulfamethoxazol (50 mg/kg/Tag), Doxycyclin (200–400 mg/Tag), Cefoxitin (200 mg/kg/Tag) und Amikacin (10–15 mg/Tag), über 3–6 Monate verabreicht, als wirksam erwiesen.

Eine **disseminierte Erkrankung** durch den MAC kommt im allgemeinen bei fortgeschrittenem AIDS vor, wird aber gelegentlich auch bei Immunsuppression anderer Ursache gefunden, z.B. nach Organtransplantation und Haarzell-Leukämie. Bei AIDS ist diese Erkrankung gewöhnlich eine Spätmanifestation, die zusammen mit anderen opportunistischen Infektionen auftritt. Das Krankheitsbild unterscheidet sich von dem der Tb bei AIDS, die häufig eine frühe und den Krankheitsverlauf bestimmende Infektion darstellt. Die disseminierte Erkrankung, verursacht durch den MAC, ist gekennzeichnet durch Fieber, Anämie, Thrombozytopenie, Diarrhö und charakteristische Bauchschmerzen, die denen bei der Whipple's disease ähneln. Die Diagnose kann durch die Untersuchung von Blutkulturen, Knochenmarkskulturen oder von Dünndarmbiopsieproben ohne Schwierigkeiten bestätigt werden. Auch im Stuhl und in Proben aus dem Respirationstrakt können die Keime nachgewiesen werden. Hier repräsentieren sie aber eher eine Keimsiedlung als die (wahre) Ursache der Erkrankung. Eine Kombinationsbehandlung mit antimykobakteriellen Medikamenten (s. oben, *Lungenerkrankungen*) haben die Bakteriämie reduziert und die Symptome vorübergehend gebessert, aber kein Behandlungsschema war wirklich erfolgreich. Die Erkrankung hat eine schlechte Prognose.

Lepra (Hansen-Erkrankung)

Sie ist eine chronische Infektionskrankheit, die durch das säurefeste Stäbchen Mycobacterium leprae verursacht wird, und einen einzigartigen Tropismus für das periphere Nervensystem und andere kühlere Regionen des Körpers besitzt, wie z.B. Haut und Schleimhaut.

Ätiologie, Epidemiologie und Pathogenese

Das *M. leprae* ist ein obligater, intrazellulärer Parasit, von dem weltweit mehr als 12 Millionen Menschen betroffen sind. Wenn auch die meisten Lepraerkrankungen in Asien gefunden werden, ist doch Afrika der Kontinent mit der höchsten Prävalenz. Endemische Herde existieren auch in Mexiko, Süd- und Zentralamerika und auf Inseln im Pazifik. Fast alle der geschätzten 5000 Fälle in den USA sind Einwanderer aus Entwicklungsländern, die sich in Kalifornien, Hawaii und Texas niedergelassen haben. Die schwere lepromatöse Form der Erkrankung ist unter Männern weiter verbreitet als unter Frauen. Die Erkrankung kann in jedem Alter auftreten, der Gipfel des Erkrankungsbeginns liegt aber im 2. und 3. Lebensjahrzehnt. Bis vor kurzem war der Mensch das einzige bekannte natürliche Reservoir für das *M. leprae,* aber in Louisiana und Texas hat man bei wildlebenden Gürteltieren diese Erkrankung oft gefunden (15%), und gelegentlich nehmen auch Menschenaffen die Keime auf. *M. leprae* scheint auch im Boden vorzukommen. Es vermehrt sich nicht in künstlichen Nährmedien, vermehrt sich aber, wenn es Mäusen in die Füße injiziert wird.

Der Übertragungsweg des *M. leprae* ist noch ungewiß. Ungefähr 50% der Patienten haben anamnestisch einen intimen Kontakt zu anderen Infizierten, gewöhnlich einem Mitglied der Hausgemeinschaft. Unbehandelte, lepromatöse, aber nicht tuberkuloide Patienten beherbergen eine große Zahl von *M. leprae* in der Nasenschleimhaut und in den Nasensekreten. Da Nagetiere in einer Umgebung mit aerolisierten *M. leprae* erkranken, nimmt man an, daß die Keime via Tröpfcheninfektion übertragen werden. Die mildere tuberkuloide Form wird gewöhnlich als nicht kontagiös betrachtet. Infizierter Boden und Insekten (z.B. Bettwanzen, Moskitos) könnten eine Rolle bei der Verbreitung der Erkrankung spielen.

Die Inkubationszeit ist sehr lang und reicht von 1–2 Jahren bis über 40 Jahre (im Durchschnitt 5–7 Jahre). Diese ist bedingt durch die langsame Vermehrung von *M. leprae* (Verdoppelungszeit = 2 Wochen) und die riesige Anzahl von Keimen, die bei der lepromatösen Lepra (um ein vielfaches größer als bei jeder anderen bakteriellen Erkrankung) im Patienten vorhanden ist, ehe die ersten Krankheitsanzeichen erscheinen.

Arten und klinisches Spektrum

Die meisten Menschen, die zu M. leprae sicher Kontakt hatten, erkranken nicht, dagegen entwickeln sie oft Serumantikörper und eine zelluläre Immunantwort. Die Manifestation der Erkrankung variiert innerhalb eines gewissen Spektrums, und die klinischen und immunologischen Merkmale der Lepra scheinen in direkter Beziehung zueinander zu stehen. Die Ausgangslage des Patienten für das klinische Spektrum der Erkrankung entscheidet auch darüber, welcher Reaktionstyp sich entwickelt.

Die tuberkuloide Lepra (TT) ist am einen Ende des Spektrums. Diese Patienten haben einen oder wenige hypopigmentierte, hypästhetische Flecken mit scharf begrenzten Rändern, wenige oder keine M. leprae und zirkulierende Lymphozyten, die M. leprae erkennen. Exantheme sind bei allen Lepraformen nicht juckend. Im allgemeinen asymmetrisch, können periphere Nerven in der Nähe von Hautveränderungen geschädigt und vergrößert sein. Gelegentlich haben Patienten mit TT nur eine unspezifische, chronische Entzündung in Form von vereinzelten lymphozytären Hautinfiltrationen.

Die **lepromatöse Lepra (LL)** ist am anderen Ende des Spektrums angesiedelt. Diese Patienten haben symmetrische Hautknoten oder Plaques voll von säurefesten Stäbchen (AFB) und leiden oft distal unter einer peripheren Neuropathie. Sie haben keine Immunität gegen M. leprae. Sie können ihre Augenwimpern und Augenbrauen verlieren. Im westlichen Mexiko und besonders in Lateinamerika können LL-Patienten diffuse Hautinfiltrate mit Verlust von Körperhaaren und anderen Hautanhangsgebilden ohne sichtbare Hautknoten haben, ein Zustand, der als diffuse Lepromatosis oder als Lepra bonita bezeichnet wird. Patienten mit LL können ein Erythema nodosum leprosum (ENL) und Patienten mit diffuser Lepromatosis können das Lucio-Phänomen entwickeln, eine schwere Reaktion, die mit Ulzerationen (besonders an den Beinen) einhergeht, die oft sekundär infiziert werden und eine tödliche Bakteriämie zur Folge haben können.

Die **Lepra dimorpha (Borderline-Lepra) (BT, BB, BL)** befindet sich in der Mitte des Spektrums. Die Patienten weisen Merkmale sowohl der TT als auch der LL auf. Dieser Lepra-Typ ist schwankend und kann sowohl näher beim LL-Ende eingestuft werden oder mit entgegengesetzten Reaktionen eher dem TT zuzuordnen sein.

Reaktionsstatus (Typ) und Komplikationen

Unter dem Reaktionsstatus versteht man immunologisch gesteuerte Vorgänge, die als Symptome und Entzündungszeichen im Verlaufe einer Lepra auftreten.

Lepra Typ 1 (downgrading and reversal) Reaktionen: Patienten mit Borderline-Lepra (BT, BB, BL) können Entzündungen in vorhandenen Schädigungen, neue Zonen von Hautentzündungen und Neuritiden (schmerzhafte, druckempfindlichere Perinealnerven und Ulnaris) und u. U. Fieber entwickeln. Wenn dieser Lepra-1-Reaktionstyp vor der Therapie auftritt, wird er als „downgrading reaction" bezeichnet, wenn er während der Therapie auftritt, als „reversal reaction". Wahrscheinlich treten diese Reaktionen im Zusammenhang mit einem Verlust bzw. mit einer gesteigerten zellulären Immunität und einem korrespondierenden Trend zur LL oder TT auf. Bei den reversen Reaktionen kommt es zu einem signifikanten Anstieg von Hautinfiltrationen mit T-Helfer-Zellen, der mit einer Vermehrung der lokalen Zytokine, besonders des Interferon-γ, einhergeht. Reverse Reaktionen an Nerven können zum irreversiblen Verlust von Motorik und Sensorik führen, wenn sie nicht frühzeitig behandelt werden. Die einzige erfolgreiche Behandlung ist die zusätzliche Gabe von Kortikosteroiden zu den antimikrobiellen Medikamenten (Prednison 40–60 mg/Tag). Sie sollte im allgemeinen nur bei Neuritis, ulzerierenden entzündlichen Hautschädigungen oder bei Beteiligung kosmetisch bedeutender Bereiche angewendet werden. Kleine Entzündungen der Haut sollen nicht behandelt werden.

Lepra-Typ-2-Reaktionen (Erythema nodosum leprosum [ENL]): Ungefähr die Hälfte der Patienten mit LL entwickelt im 1. Jahr oder auch im Laufe einer effektiven mikrobiellen Therapie ENL. Diese Reaktion kann spontan vor der Therapie auftreten und die Diagnose zunichte machen oder bis zu 10 Jahren nach der Therapie, wenn die Hautausstriche bereits negativ geworden sind. Das ENL ist sowohl durch erythematöse, schmerzhafte Papeln oder subkutane Knoten, die zur Pustelbildung neigen und die ulzerieren können, als auch durch Fieber, Neuritis, Lymphadenitis, Orchitis, Arthritis (besonders in großen Gelenken, meistens im Knie) und Glomerulonephritis charakterisiert. Histologisch scheint es eine polymorphkernige Vaskulitis oder Pannikulitis zu sein und ist wahrscheinlich entweder durch zirkulierende Immunkomplexe oder durch eine gesteigerte T-Helfer-Zell-Funktion ausgelöst. Das ENL kann durch Zerstörung der RBC oder auch durch eine Knochenmarksuppression zu einer Anämie führen und auch zu einer Hepatitis mit gering pathologischen Befunden bei den Leberfunktionstesten. Die erste und zweite Episode eines ENL kann, wenn sie mild ist, mit Aspirin behandelt werden oder, wenn sie ausgeprägter ist, kurzzeitig (1 Woche) mit Prednison 40–60 mg/Tag zusätzlich zu antimikrobiellen Medikamenten. Bei häufigeren Rezidiven ist Thalidomid 100–300 mg/Tag das Mittel der Wahl (in den USA ist es nur über das Gillis W. Long Hansen's Disease Center und das regionale Hansen's disease Program, Cornville, LA [504-642-4704] verfügbar). Wegen seiner teratogenen Wirkung darf es in den USA nicht bei schwangeren Frauen zum Einsatz kommen. Thalidomid kann zu einer leichten Obstipation und zu einer geringgradigen Leukopenie führen und wirkt beruhigend.

Komplikationen: Bei Lepra kommt es an den peripheren Nerven am ehesten zu Komplikationen. Sie werden durch die Infektion und die daraus resultierende entzündliche Reaktion des Organismus oder durch eine Neuritis mit entsprechender Reaktion ausgelöst. Nervenstränge und mikroskopisch feine Hautnerven können befallen werden. Der Ulnarnerv am Ellbogen ist der am häufigsten betroffene Nervenstrang, dabei kommt es zu einer Hypästhesie und in schweren Fällen zur Klauenbildung am 4. und 5. Finger. Zu weiteren peripheren Nerven, die betroffen sein können, zählen die perinealen, der mediane Ramus zygomaticus des N. facialis und die Nn. auriculares posteriores. Kleine Nervenfasern für Temperaturfindung, Tastsinn und Schmerzempfindung sind besonders betroffen, während große Nervenfasern, die das Lagegefühl und die Bewegungsempfindung vermitteln, im allgemeinen verschont bleiben. Mit Sehnentransplantation können funktionelle Ausfälle an den Extremitäten oder beim Lagophthalmus korrigiert werden. Aber sie sollten nicht unter 6 Monaten nach Therapiebeginn vorgenommen werden oder, bis eine signifikante Reaktion im Bereich des befallenen Nerven eingetreten ist.

Plantarulzera mit Sekundärinfektionen sind die wichtigste Ursache für die Morbidität und müssen durch eine Wundtoilette, Entlastung und Ruhigstellung vorzugsweise mit einer Vollprothese, die Bewegungsfreiheit erlaubt, und geeigneten Antibiotika behandelt werden. Zur Verhinderung von Rückfällen sollten Kallusbildungen zugefeilt werden und den Patienten besonders tiefe Schuhe mit Einlagen (die die Füße nicht einengen) oder Bequemschuhe angepaßt werden.

Die Augen können auf verschiedene Weise schwer in Mitleidenschaft gezogen sein. Bei der LL dringen die Erreger in die vordere Augenkammer ein; das ENL kann eine Iritis mit nachfolgendem Glaukom verursachen. Eine Hornhautunempfindlichkeit und die Beteiligung des Ramus zygomaticus des N. facialis (verursacht Lagophthalmus) können zur Hornhautverletzung, Vernarbung und Erblindung führen. Deshalb müssen Patienten mit Hornhautbeteiligung routinemäßig Augentropfen benützen, um eine Reibung zu verhindern.

Bei der LL sind auch **Nasenschleimhaut und Nasenknorpel** betroffen, unbehandelte Patienten klagen oft über chronische Nasenverstopfung und über zeitweises Nasenbluten. Wenn die Erkrankung unbehandelt fortschreitet, kann es zur Perforation des Knorpels kommen, und die Nase kann zusammenbrechen, was aber ungewöhnlich ist.

Zu den Auswirkungen der **Hodenbeteiligung** bei der LL gehören verminderte Serumtestosteronspiegel, erhöhte Spiegel von follikelstimulierenden und luteinisierendem Hormon, Hypo- bis Aspermie und Infertilität. Die Impotenz kann durch monatliche Injektionen von Testosteron Enanthat 200 mg i.m. oder durch die tägliche zweimalige Anwendung einer 5%igen Testosteroncreme auf hydrophiler Basis gebessert werden.

Manchmal kommt es bei der LL mit schwerem, rezidivierendem ENL zu einer **Amyloidose** und als Folge davon zum Nierenversagen.

Die Verstümmelungen durch Lepra sind in manchen Kulturen gesellschaftlich stigmatisierend; Patienten und ihre Familien werden oft geächtet. Mit einer modernen Behandlung können die medizinischen Folgen dieser Erkrankung gemildert werden, aber die psychologischen Schäden bleiben.

Diagnostik und Laborbefunde

Die Verdachtsdiagnose wird durch das klinische Bild, nämlich beachtliche chronische Hautveränderungen und periphere Neuropathien, gestellt und durch die Biopsie bestätigt. In Hautbiopsien von LL-Patienten sind stark vakuolisierte Makrophagen (Schaumzellen) nachweisbar. Die Zellen persistieren sogar noch jahrelang nach der Therapie, auch wenn AFB nicht mehr nachweisbar sind. Dagegen enthalten Biopsien von TT-Patienten Granulome, die sich aus Lymphozyten, Epitheloidzellen und Fremdkörperriesenzellen zusammensetzen und vorwiegend an allen Hautanhangsgebilden, besonders Nerven, zu finden sind. Periphere Nervenschädigungen werden auch bei der Sarkoidose der Haut gesehen. Eine echte Invasion der Nerven mit nachfolgender Degeneration des Axons und manchmal verkäsender Nekrose ist pathognomonisch für Lepra. Bei LL-Patienten sollten die Untersuchungsproben aus Knoten oder Plaques entnommen werden, obwohl typische, pathologische Veränderungen auch in der normal erscheinenden Haut gefunden werden können. Bei TT-Patienten sollten die Proben am fortschreitenden Rand der Läsionen entnommen werden, da normal erscheinende Haut pathologische Veränderungen aufweisen könnte.

Serum-IgM-Antikörper gegen ein *M.-leprae*-Phenolglykolipid-Antigen (PGI) sind für diese Keime spezifisch. Die meisten der LL-Patienten haben Antikörper, aber nur ⅔ der TT-Patienten. In endemischen Ländern besitzen infizierte aber nicht erkrankte Personen oft solche Antikörper, so daß der diagnostische Nutzen der Serumantikörper gegen PGI bei der Lepra begrenzt ist. Sie können bei der Überwachung der Krankheitsaktivität nützlich sein, da die Antikörperspiegel bei wirksamer Chemotherapie zurückgehen und bei Rückfällen ansteigen. Lepromin (hitzeinaktivierte *M. leprae*) steht für einen Hauttest zur Verfügung. Da aber LL-Patienten negativ und TT-Patienten und manche nichterkrankte Personen positiv reagieren, ist Lepromin diagnostisch wertlos.

Prophylaxe und Behandlung

Eine Prophylaxe mit der BCG-Vakzine oder mit Dapsone ist nur begrenzt wirksam und wird nicht allgemein empfohlen.

Da bei der LL ungeheure Mengen an Bakterien vorhanden sind und eine spezifische Anergie gegenüber den Erregern besteht, müssen die Behandlungsmaßnahmen intensiver und länger als bei der TT durchgeführt werden. Obwohl sich die antimikrobielle Therapie wirksam erwiesen hat, sind die Dosierung und die optimale Behandlungsdauer noch unsicher.

Dapsone (4.4-Diaminodiphenylsulfon [DDS]) 100 mg/Tag für Erwachsene, oral verabreicht, ist sowohl bei der LL als auch bei der TT die Hauptstütze der Therapie. Als Dosis für Kinder wird in einem Behandlungszentrum folgendes vorgeschlagen: für Kinder von 2–6 Jahren 25 mg 3×wöchentlich, für 7–12jährige 25 mg/Tag, für 13–18jährige 50 mg/Tag. Dapsone ist billig und im allgemeinen sicher. Zu den Nebenwirkungen zählen Hämolyse und die Frank'sche Anämie (gewöhnlich leicht), eine eventuell schwere allergische Dermatose und selten ein Syndrom mit exfoliativer Dermatitis, hohem Fieber und mononukleoseähnlichem Blutbild (das Sulfon-Syndrom).

Rifampicin wirkt zwar bakterizid auf *M. leprae*, aber es ist für viele Entwicklungsländer in der vorgeschlagenen Dosierung von 600 mg/Tag, oral, verboten teuer. Nebenwirkungen sind Hepatoxizität, grippeähnliche Syndrome, und selten eine Thrombozytopenie und Nierenversagen, wenn es mit Unterbrechungen gegeben wird.

Chlofazimin, ein Phenazinfarbstoff, das in seiner Wirkung gegen *M. leprae* dem Dapsone ähnlich ist, wird in einer Dosierung von 50 mg/Tag bis 100 mg/Tag 3×wöchentlich gegeben. Eine Dosierung von 300 mg/Tag wirkt mäßig gegen Lepra-Typ-2-Reaktionen und vielleicht gegen -Typ-1-Reaktionen. Zu den Nebenwirkungen gehören gastrointestinale Unverträglichkeit und eine ungleichmäßige rötlich-schwarze Hautverfärbung, die für hellhäutige Menschen kosmetisch unakzeptabel ist.

Auch **Ethionamid** ist in einer Dosierung von 250–500 mg/Tag wirksam. Es verursacht aber bei vielen Patienten gastrointestinale Störungen und kann, wenn es zusammen mit Rifampicin gegeben wird, zu Störungen der Leberfunktion führen, deshalb kann es, wenn die Leberfunktionen nicht regelmäßig überwacht werden, nicht empfohlen werden.

Empfohlene Behandlungsschemata: Vielerorts wurde über eine sekundär und primär dapsonresistente Lepra berichtet. Die üblichen Fälle einer primären Dapsoneresistenz sind nur zum Teil resistent und sprechen auf die übliche Dosierung an. Trotzdem empfiehlt die WHO für alle Lepraformen ein Multidrug-Schema. In den USA, wo die primäre Dapsonresistenz selten ist, wird für alle neu diagnostizierten und alle LL- oder BB-Rückfälle eine Sensibilitätstestung in der Maus empfohlen. Für LL und BB bei Erwachsenen schlägt die WHO 100 mg/Tag Dapsone, 50 mg/Tag Clofazimin plus 300 mg einmal monatlich zusätzlich und 600 mg Rifampicin einmal monatlich vor. Diese Behandlung sollte mindestens 2 Jahre lang durchgeführt werden oder so lange, bis die Hautausstriche negativ geworden sind (gewöhnlich in ungefähr 5 Jahren). Bei der TT (Patienten ohne nachweisbare AFB) empfiehlt die WHO Dapsone 100 mg/Tag und 600 mg Rifampicin einmal monatlich 6 Monate lang.

Viele Experten Indiens empfehlen, die Behandlungsdauer auf 1 Jahr auszudehnen.

In den USA wird die LL mit 100 mg/Tag Dapsone lebenslang behandelt mit einer zusätzlichen Rifampicingabe von 600 mg/Tag während der ersten 2–3 Jahre. TT wird 5 Jahre lang nur mit einer täglichen Dapsonedosis von 100 mg therapiert. Ratschläge für die Diagnostik oder Behandlung werden vom Gillis W. Long Hansen's Disease Center in Carville, LA und von den regionalen Kliniken in Honolulu, Los Angeles, San Diego, San Francisco, Seattle, Chicago, Boston, New York und Miami erteilt.

Erkrankungen durch Spirochäten

(*s.a. Kap. INF, 16.*, unter *Syphilis*)

Endemische Treponematosen

(Endemische Syphilis; Frambösie; Pinta)

Chronische, nicht-venerische Spirochäteninfektionen, die durch Körperkontakt übertragen werden. Treponema pallidum subspecies endemicum **(endemische Syphilis)**, Treponema pallidum subspecies pertenue **(Frambösie)** und *T. carateum* **(Pinta)** unterscheiden sich morphologisch und serologisch nicht von *T. pallidum* **(Syphilis).**

Die endemische Syphilis findet sich hauptsächlich in arabischen Staaten des östlichen Mittelmeers und Westafrika (Sahel), Frambösie in feuchten Ländern um den Äquator und Pinta unter Indianern in Mexiko, Zentralamerika und Südamerika.

Symptomatik und Verlauf

Die **endemische Syphilis** beginnt in der Kindheit als Schleimfleck, meist auf der bukkalen Mukosa, gefolgt von papulo-squamösen und erosiven papulösen Läsionen des Stamms und der Extremitäten. Häufig ist eine Periostitis der Beinknochen. Gummen der Nase und des weichen Gaumens entwickeln sich in späteren Stadien.

Die **Frambösie** beginnt als granulomatöse Läsion oder Makula an der Eintrittspforte, meist an den Beinen, nach einer Inkubationszeit von mehreren Wochen. Die Läsion heilt ab, es kommt jedoch zum generalisierten Ausbruch weiterer Granulome an Gesicht, Extremitäten und Gesäß, hierbei häufig an Haut-Schleimhaut-Grenzen. Diese Granulome heilen langsam und können rezidivieren. Auf den Fußsohlen können sich keratotische Läsionen entwickeln, die schmerzhafte Ulzerationen bedingen. Jahre später können sich zerstörende Läsionen entwickeln, u.a. eine Periostitis (besonders der Tibia), proliferative Exostosen des nasalen Anteils der Maxilla **(Goundou-Syndrom)**, juxta-artikuläre Knoten, Gummen der Haut und letztlich zerstörende Gesichtsulzerationen, besonders um die Nase **(Gangosa)**.

Pintaläsionen sind auf die Haut beschränkt. Der Beginn ist an der Eintrittspforte mit kleinen Papeln, die sich innerhalb mehrerer Monate zu erythematösen Plaques entwickeln. Später entwickeln sich, besonders an den Extremitäten, Gesicht und Hals, erythematöse, squamöse Flecken. Nach einigen Monaten treten, besonders im Gesicht, an den Extremitäten und knöchernen Vorsprüngen meistens symmetrische, schieferfarbene Flecken auf. Diese verlieren später ihr Pigment und gleichen einer Vitiligo. Auf den Fußsohlen und in den Handflächen kann eine Hyperkeratose entstehen.

Diagnostik und Therapie

Die Diagnose stellt sich aus dem typischen Erscheinungsbild der Läsionen bei Patienten aus Endemiegebieten. VDRL- und FTA-ABS-Tests sind positiv, unterscheiden die Erkrankung jedoch nicht von der venerischen Syphilis. Bei Frühläsionen sind im Dunkelfeld oft auch Spirochäten, die nicht von *T. pallidum* unterscheidbar sind, positiv. The *International Task Force for Disease Eradication* ist der Ansicht, daß die Eliminierung der Übertragung dieser Krankheiten, nicht ihre Eradikation, ein erreichbares Ziel ist.

Eine einmalige i.m. Injektion von 1,2 Mio IE Benzathin-Penicillin G führt immer zur Heilung, bei schnellem Verschwinden der Spirochäten. Kinder, die <45 kg wiegen, sollten

600 000 IE erhalten. Zerstörende Läsionen heilen unter Narbenbildung ab. Die Kontrolle durch die Gesundheitsämter basiert auf aktiver Suche nach Fällen und der prophylaktischen Behandlung der Familie und von Kontaktpersonen mit Benzathin-Penicillin.

Rückfallfieber

Eine akute infektiöse Erkrankung, die durch verschiedene Spirochäten hervorgerufen, von Läusen und Zecken übertragen wird und durch rezidivierende fiebrige Perioden gekennzeichnet ist, die 3–5 Tage anhalten und von anscheinend symptomfreien Intervallen abgelöst werden.

Ätiologie und Epidemiologie

Als Rückfallfieber bezeichnet man die rezidivierenden Fieberschübe, die durch verschiedene *Borrelia*-Spirochäten hervorgerufen werden und sich klinisch gleichen, ätiologisch aber unterschiedlich entstehen. Als Insektenvektor kommen Zecken der Gattung *Ornithodorus* oder die Kopf- und Körperlaus in Frage, je nach geographischem Gebiet. Die durch Läuse übertragenen Rückfallfieber sind nur in Teilen Afrikas und Südamerikas endemisch. Die durch Zecken übertragenen Erkrankungen kommen in Amerika, Afrika, Asien und Europa vor. In den USA beschränkt sich die Erkrankung in der Regel auf die westlichen Staaten, wo der Gipfel zwischen Mai und September liegt.

Die verschiedenen *Borrelia*arten ähneln sich morphologisch. Sie sind feine, fadenförmige Keime von 8–30 μg/Länge, mit spitzen Enden und 4–10 großen, ungleichmäßigen Windungen. Sie kommen während der Anfälle im Blut vor und finden sich in Organen, besonders in der Milz und im Gehirn.

Die Laus infiziert sich durch den Saugakt an Patienten während des Fieberstadiums. Die Spirochäten werden nicht direkt auf den Menschen übertragen, sondern treten durch Wunden oder Bisse ein, wenn die Laus zerquetscht wird. Zecken erwerben die Spirochäten von Nagern, die als Reservoir dienen, und infizieren den Menschen, wenn Spirochäten aus dem Speichel oder den Exkreten beim Biß der Zecke in die Haut eindringen. Über kongenitale Borreliose wurde auch schon berichtet.

Symptomatik und Prognose

Patienten, die in einem endemischen Gebiet Borrelien ausgesetzt waren, werden oft erst nach Verlassen dieses Gebiets erkranken, da die Inkubationszeit zwischen 4 und 11 Tagen liegt (im Mittel 6 Tage). Es kommt zu Schüttelfrost, gefolgt von hohem Fieber, Tachykardie, schweren Kopfschmerzen, Erbrechen, Muskel- und Gelenkschmerzen und oft Delirium. Ein erythematöser, makulöser oder stark juckender Ausschlag kann sich früh über Stamm und Extremitäten ausbreiten, konjunktivale, subkutane oder submuköse Blutungen können vorliegen. Es kann zur leichten polymorphkernigen Leukozytose kommen. Später im Verlauf des Fiebers treten Ikterus, Hepatomegalie, Splenomegalie, Myokarditis und Herzversagen auf, besonders dann, wenn die Erkrankung durch Läuse übertragen wird. Das Fieber bleibt 3–5 Tage erhöht und sinkt dann schnell ab. Die Krankheitsdauer beträgt 1–54 Tage (im Mittel 18 Tage).

Der Patient ist dann über mehrere Tage bis über 1 Wo. symptomlos. Dann kommt es zum Rezidiv, das von der zyklischen Entwicklung des Parasiten abhängt, mit allen vorher aufgetretenen Symptomen und Befunden. Während des Rezidivs ist ein Ikterus häufiger. Die Krankheit endet wie zuvor, 2–10 ähnliche Anfälle können im Abstand von 1–2 Wo. auftreten. Die Anfälle werden immer weniger heftig, und durch Entwicklung einer Immunität kommt es endlich zur Heilung.

Die Mortalitätsrate ist allgemein niedrig (0–5%), kann aber bei sehr jungen Patienten, alten, unterernährten oder geschwächten Personen oder während Epidemien von Läusefieber wesentlich höher sein.

Als Komplikationen kommen Abort, Verschlimmerung eines Asthmas, Erythema multiforme, Iritis oder Iridozyklitis und ZNS-Beteiligung vor.

Diagnostik

Das Rückfallfieber kann mit Lyme-Krankheit, Malaria, Denguefieber, Gelbfieber, Leptospirose, Fleckfieber, Influenza und den enterischen Fiebern verwechselt werden. Die Diagnose wird durch das rezidivierende Fieber nahegelegt und durch den Nachweis der Spirochäten im Blut während der Anfälle bewiesen. Die Dunkelfelduntersuchung oder nach Wright oder Giemsa gefärbte Blutausstriche zeigen ebenfalls Spirochäten. Die Färbung von Blutausstrichen mit Acridinorange ist empfindlicher als die Färbung nach Wright-Giemsa. Da die Zecken abends oder nachts Blut saugen, fehlt bei den meisten Patienten die Anamnese eines Zeckenbisses. Bei der Zeckeninfektion führt die intraperitoneale Injektion von Patientenblut in eine Maus oder Ratte zu einer großen Anzahl von Spirochäten, die innerhalb von 3–5 Tagen im Schwanzblut des Tiers nachweisbar sind.

Prophylaxe

Die Behandlung der Unterwäsche und der Innenseite von Bekleidung mit DDT, Malathion oder Lindanpuder schützt vor Infektionen durch Körper- oder Kopfläuse. Zeckeninfektionen sind schwieriger zu verhindern, da die Kontrollmöglichkeiten hier unzureichend sind, obwohl neuere Zecken-Repellents, die Insektizide für die Haut und für die Kleidung enthalten, hilfreich sein können *(s. Kap. INF, 12., Rocky-Mountain-Fleckfieber).*

Therapie

Durch Zecken übertragenes Rückfallfieber wird mit 500 mg alle 6 h, oral verabreichtem Tetracyclin oder Erythromycin 5–10 Tage lang behandelt; durch Läuse übertragenes Rückfallfieber wird durch eine einmalige Gabe von 500 mg entweder des einen oder des anderen Medikaments geheilt. Auch 100 mg Doxycyclin oral zweimal täglich 5–10 Tage lang gegeben ist wirksam. Erythromycin-Estolat in einer Dosierung von 40 mg/kg/Tag wird Kindern, die jünger als 8 Jahre sind, verabreicht. Wenn Erbrechen oder die Schwere der Erkrankung die orale Gabe ausschließen, können 500 mg Tetracyclin in 100 oder 500 ml Kochsalzlösung intravenös einmal oder zweimal täglich (bei Kindern 25–50 mg/kg/Tag) gegeben werden.

Die Therapie sollte frühzeitig innerhalb der Anfälle oder während der afebrilen Stadien beginnen, sollte aber zum Ende eines Anfalls vermieden werden, da eine Herxheimer-Reaktion zu befürchten ist (Rigor, Fieber, Blutdruckerhöhung, gefolgt von einem Blutdruckabfall bis zu einem Schocklevel), die man häufig sieht und die bei Läusefieber manchmal tödlich verläuft. Personal und Ausrüstung sollten zur Beherrschung einer Herxheimer-Reaktion bereit sein. Die Schwere der Herxheimer-Reaktion und die flüchtige Hypotension, die darauf folgt, kann durch Gabe von Acetaminophenazon, 0,65 mg oral, 2 h vor und 2 h nach der ersten Tetracyclin- oder Erythromycindosis, vermindert werden.

Dehydratation und Elektrolytlösung sollten mit parenteraler Flüssigkeitsgabe korrigiert werden. Codein, 30–60 mg oral alle 4–6 h, kann zur Behandlung schwerer Kopfschmerzen eingesetzt werden. Übelkeit und Erbrechen sollte mit Dimenhydrinat, 50–100 mg oral oder rektal (oder 50 mg i. m.) alle 4 h oder mit Prochlorperazin, 5–10 mg oral oder i. m., 1- bis 4mal täglich, therapiert werden. Wenn es zum Herzversagen kommt, ist eine spezifische Therapie indiziert *(s. Kap. IKR, 4.).*

Leptospirose

(Morbus Weil; Icterus infectiosus; Feldfieber; Canicola-Fieber; Schlammfieber)

Eine umfassende Bezeichnung aller Infektionen, die von Keimen der Gattung Leptospira hervorgerufen werden, unabhängig vom Serotyp. Es wurden bisher etwa 170 Serotypen identifiziert. Ein einzelner Serotyp kann verschiedene klinische Bilder hervorrufen, oder aber ein einzelnes Syndrom (z. B. aseptische Meningitis) kann durch verschiedene Serotypen bedingt sein.

Epidemiologie

Die Leptospirose, eine Zoonose, kommt bei verschiedenen Haustieren und wilden Tieren vor und variiert von inapparenten Erkrankungen bis zu tödlichen Verläufen. Es existiert ein Trägerstadium, in dem die Tiere Leptospiren über Monate im Urin ausscheiden. Infektionen beim Menschen werden durch direkten Kontakt mit dem infizierten Tier oder dessen Urin übertragen oder aber indirekt durch Kontakt mit kontaminiertem Wasser oder Boden. Schürfwunden und exponierte Schleimhäute (Konjunktiva, Nase, Mund) sind die häufigsten Eintrittspforten beim Menschen. Die Infektion kommt in jedem Alter vor. Mindestens 75% der Patienten sind männlich. Die Leptospirose kann eine Berufskrankheit sein (z.B. Bauern, Schlachthofpersonal oder Kanalarbeiter), die meisten Patienten werden jedoch zufällig in der Freizeit angesteckt. Die häufigsten Quellen sind Hunde, Eintauchen (z.B. Schwimmen) in kontaminiertes Wasser und Ratten. Die 40–100 Fälle, die jedes Jahr in den USA registriert werden, kommen in der Hauptsache im Spätsommer und frühen Herbst vor. Wegen des Fehlens klinischer Unterscheidungsmerkmale werden wahrscheinlich viele Fälle überhaupt nicht registriert.

Klinik

Die Inkubationszeit liegt zwischen 2 und 20 (meist 7–13) Tagen. Die Erkrankung ist charakteristischerweise biphasisch. Die **leptospirämische Phase** beginnt plötzlich mit Kopfschmerzen, schweren Muskelschmerzen, Schüttelfrost und Fieber. Charakteristisch sind blutunterlaufene Konjunktiven, die meist am 3. oder 4. Tag auftreten. Selten kommt es zu Spleno- und Hepatomegalie. Diese Phase dauert 4–9 Tage mit rezidivierendem Schüttelfrost und Fieber, das oft > 39 °C (102 °F) steigt. Es kommt dann zur Entfieberung und am 6. bis 12. Tag der Erkrankung zur **zweiten** oder **Immunphase.** Diese tritt im Zusammenhang mit dem Erscheinen von Antikörpern im Serum auf. Das Fieber und die vorher aufgetretenen Symptome erscheinen wieder, und es kann sich ein Meningismus entwickeln. Die Untersuchung des Liquors nach dem 7. Tag ergibt bei mindestens 50% der Patienten eine Pleozytose. Selten sieht man Iridozyklitis, optische Neuritis und periphere Neuropathie. Wird die Erkrankung während der Schwangerschaft erworben, kann sie auch während der Heilungsphase zu einer Fehlgeburt führen.

Der **Morbus Weil** ist eine schwere Leptospirose mit Ikterus und meist Azotämie, Blutungen, Anämie, Bewußtseinsstörungen und anhaltendem Fieber. Die Erkrankung beginnt wie die leichteren Formen. Die Anzeichen einer Störung der Leberzellen und der Niere treten zwischen dem 3. und 6. Tag auf. Die Veränderungen in der Niere umfassen u.a. Proteinurie, Pyurie, Hämaturie und Azotämie. Die Blutungen entstehen durch Schäden an den Kapillaren. Es kann eine Thrombozytopenie bestehen. Die Leberschäden sind minimal, es kommt zu einer vollständigen Heilung.

Bei jedem Serotyp kann eine **aspetische Meningitis** zutage treten. Die Zellzahl im Liquor liegt zwischen 10 und 1000 µl (meist < 500), wobei mononukleäre Zellen vorherrschen. Der Liquorzucker ist normal, das Protein liegt < 100 mg/100 ml. Die meisten Patienten mit aseptischer Meningitis zeigen keine signifikante Erkrankung der Leber oder der Nieren.

Bei Patienten ohne Ikterus ist die Mortalität gleich Null. Wenn ein Ikterus auftritt, beträgt die Mortalität 5–10%, bei Patienten, die älter als 60 Jahre sind, ist die Rate höher.

Laborbefunde

Die Leukozytenzahl ist in den meisten Fällen normal oder leicht erhöht, kann aber bei schwerkranken Patienten 50000 erreichen. Eine Leukozytose > 15000 weist auf Leberbeteiligung hin. Es finden sich in der Regel > 70% Neutrophile, was eine Unterscheidung von viralen Erkrankungen möglich macht. Bei ikterischen Patienten kann die intravaskuläre Hämolyse zu einer deutlichen Anämie führen. Das Serumbilirubin, das in der Regel < 20 mg/100 ml liegt, kann bei schweren Infektionen 40 mg/100 ml erreichen. Der Blutharnstoffwert liegt meist < 100 mg/100 ml. Diese Befunde deuten auf Leber- und Nierenbeteiligung hin.

Diagnostik und Differentialdiagnose

Die Diagnose wird durch den Nachweis der Erreger oder durch einen positiven serologischen Test bestätigt. Blut sollte in der frühen Erkrankungsphase für die Kultur entnommen werden und um für serologische Untersuchungen eine Serumprobe aus dem akuten Erkrankungsstadium zu gewinnen. Leptospiren können aus Blut, Urin oder Liquor während der ersten Erkrankungsphase durch Beimpfung von Fletchers' EMIH oder eines Tween-80-Albumin-Mediums isoliert werden. Nach der ersten Woche können Leptospiren im Urin durch Kultur oder durch Dunkelfelduntersuchung entdeckt werden. Mit Hilfe einer radiometrischen Untersuchungsmethode, dem Bactec-460-System (Johnson Laboratories) können Leptospiren im menschlichen Blut schon nach 2–5tägiger Inkubation nachgewiesen werden. In der Genesungsphase während der 3. und 4. Erkrankungswoche sollte eine Serumprobe für serologische Untersuchungen einschließlich der mikroskopischen Objektträgeragglutination, einem indirekten Fluoreszenztest (IFA) zum Nachweis von Antikörpern und von hochempfindlichen und spezifischen Enzymimmunoassays (ELISA) und Dot-Elisa-Techniken gewonnen werden.

Bei der Differentialdiagnose müssen Meningitis oder Meningoenzephalitis, Influenza, Hepatitis, akute Cholezystitis und Nierenversagen berücksichtigt werden. Bei den Enteroviren, die häufig eine aseptische Meningitis verursachen, findet sich meist kein biphasischer Verlauf der Erkrankung. Dieser Verlauf weist auf Leptospirose oder vielleicht Zytomegalievirus hin. An eine Leptospirose sollte bei jedem Patienten mit FUO gedacht werden, der sich an Orten aufgehalten hat, die zu einer Leptospirenexposition führen können.

Prophylaxe und Therapie

Bei einem kürzlichen Ausbruch der Erkrankung bei militärischem Personal in Panama wurde der Versuch einer Chemoprophylaxe mit Doxycyclin 200 mg einmal wöchentlich unternommen. Eine wirksame Prävention war möglich, wenn diese Dosis während der gesamten Expositionsdauer gegeben wurde. In Untersuchungen konnte vor kurzem gezeigt werden, daß die antibiotische Therapie auch noch wirksam ist, selbst wenn sie erst in einer relativ späten Erkrankungsphase beginnt. Bei schwerer Erkrankung werden 6–12 Mio. U Penicillin G/Tag, intravenös verabreicht, oder 500–1000 mg Ampicillin, alle 6 h intravenös gegeben, empfohlen. Bei weniger schweren Fällen können zweimal täglich 100 mg Doxycyclin, 500–750 mg Ampicillin alle 6 h oder Amoxicillin 500 mg alle 6 h 5–7 Tage oral gegeben werden. Unterstützende Maßnahmen einschließlich Flüssigkeits- und Elektrolytersatz sind bei schweren Fällen wichtig. Es bedarf keiner Isolierung, die Beseitigung des Urins muß jedoch sorgfältig geschehen.

Lyme-Krankheit

(Lyme-Borreliose, LD)

Eine durch Zecken übertragene, entzündliche Erkrankung, die klinisch durch eine frühe Hautläsion, das Erythema chronicum migrans **(ECM)**, *zu erkennen ist. Wochen bis Monate später können neurologische, kardiale oder Gelenkabnormalitäten folgen.*

Ätiologie, Epidemiologie und Pathophysiologie

Die Krankheit wird durch eine erst kürzlich entdeckte Spirochäte, Borrelia burgdorferi, verursacht, die durch eine kleine Zecke aus den Ixodes-ricinus-Arten übertragen wird. In den USA ist die weißfüßige Maus das hauptsächlichste Erregerreservoir für B. burgdorferi und der bevorzugte Wirt für die Nymphen- und Larvenstadien von *Ixodes-dammini*-Zecken. Das Wild ist wichtig als bevorzugter Wirt für die adulten Zecken. Andere Säugetiere (z. B. Hunde) können ein zufälliger Wirt sein und eine LD entwickeln.

Die Krankheit wurde 1975 entdeckt, weil eine geographisch enge Herdbildung von Fällen in der kleinen Gemeinde Lyme in Connecticut auftrat. Seitdem ist sie aus 43 US-Staaten berichtet worden, besonders aus Herden entlang der Nordostküste von Massachusetts nach Maryland, in Wisconsin und Minnesota und in Kalifornien und Oregon.

In Europa wurde ihr viel Aufmerksamkeit geschenkt, und über ihr Vorkommen wurde aus allen Teilen Rußlands, aus China, Japan und Australien berichtet.

Der Beginn liegt gewöhnlich im Sommer oder Frühherbst und tritt bei allen Altersstufen und beiden Geschlechtern auf, obwohl die meisten Patienten Kinder und junge Erwachsene aus waldreichen Gebieten sind. Die LD ist in den USA die am häufigsten beschriebene zeckenübertragene Krankheit.

B. burgdorferi wurde aus der Haut (ECM) und selten in der Frühphase aus dem Blut und dem CSF von LD-Patienten isoliert. Die Spirochäten durchdringen die Haut an der Bißstelle. Nach einer Inkubationszeit von 3–32 Tagen wandert der pathogene Organismus nach außen in die Haut (ECM), wird durch die Lymphe (regionale Lymphadenopathie) ausgebreitet oder streut durch das Blut zu anderen Organen oder Hautstellen. Der Spirochätennachweis gelang auch gelegentlich aus der entzündeten Synovialhaut, dem Gehirn und anderen Geweben.

Die Histologie des Erythema chronicum migrans gleicht der eines Insektenstichs – Beteiligung von Dermis und Epidermis im Zentrum (das oft induriert ist) und dermale Ausprägung in der Peripherie. Alle Schichten der Epidermis sind in der Umgebung von Blutgefäßen und Hautanhangsgebilden stark mit mononukleären Zellen infiltriert. Im Zentrum sind die Hautpapillen ödematös, und die Epidermis weist eine verdickte Keratinschicht mit intra- und extrazellulärem Ödem auf.

Die Synovialmembran affizierter Gelenke kann von derjenigen bei rheumatischer Arthritis nicht unterscheidbar sein (siehe oben). Die unspezifischen Befunde umfassen villöse Hypertrophie, vaskuläre Kongestion und Besiedlung mit Lymphozyten und Plasmazellen, die an frühe Lymphofollikel erinnern und wie bei der rheumatischen Arthritis wahrscheinlich zur lokalen Antikörperproduktion befähigt sind. Möglicherweise kommt es zusätzlich zum Auftreten einer obliterativen Endarteriitis mit vereinzelt nachweisbaren Spirochäten. Pannusbildung und Erosion des Knorpels und des Knochens können vorkommen.

LD tritt auf in Verbindung mit charakteristischen immunologischen Erscheinungen. Über 85% der Patienten mit einer nachfolgenden Arthritis haben in der präartikulären (ECM-) Phase der Erkrankung Serumkryoglobuline, die IgM enthalten (hohe Serum-IgM-Werte widerspiegelnd), wenn mit den 15% der Patienten verglichen wird, die nachfolgend keine Arthritis haben. Zusätzlich haben die ersteren signifikant niedrigere IgG-, C_3- und C_4-Spiegel als letztere. Abgesehen von ihrem prognostischen Wert können diese Differenzen unterschiedliche Wege, auf einen Immunstimulus zu antworten, darstellen und genetisch bedingt sein. Patienten mit chronischer Arthritis haben häufiger das B-Zell-Alloantigen HLA-DR4 und HLA-DR 2, aber nicht HLA-B27 (wie sie bei den Spondylarthropathien gefunden werden).

Direktere Hinweise auf zirkulierende Immunkomplexe (z.B. abnorme C_{1q} Bindungsaktivität) werden im Serum der meisten Patienten mit ECM gefunden. Diese Komplexe neigen bei Patienten, die neurologische oder kardiologische Abnormitäten ausbilden, zum Persistieren. In den meisten Seren sind zu dem Zeitpunkt, an dem die Arthritis erscheint, Immunkomplexe nicht weiter nachweisbar. Sie werden jedoch systematisch und mit höheren Titern in der Synovialflüssigkeit als im begleitenden Serum gefunden. T-Zellen in der Gelenkflüssigkeit befallener Gelenke und der Meningen reagieren stark auf eine Stimulierung durch *B. burgdorferi*.

Symptomatik und Verlauf

Das Erythema chronicum migrans beginnt als roter Fleck oder Papel, gewöhnlich im proximalen Anteil einer Extremität oder am Stamm (speziell Oberschenkel, Gefäßbereich, Axilla), und dehnt sich auf einen Durchmesser von bis zu 50 cm aus, wobei die zentralen Bezirke oft abblassen. Mindestens 75% der Lyme-Patienten haben diese Frühläsion. Von ihnen berichten ungefähr 25%, daß sie an dieser Stelle 3–32 Tage vor Krankheitsbeginn von einer kleinen Zecke gebissen worden sind. Die Läsion, die für den Patienten nicht erkennbar sein muß, ist oft berührungsempfindlich. Bald nach Beginn entwickelt nahezu die Hälfte der Patienten multiple, gewöhnlich kleinere Läsionen, ohne indurierte Zentren. Im allgemeinen dauert das Erythem einige Wochen an, wobei flüchtige Effloreszenzen auch während des Abklingens auftreten können. Die vorhergehenden Hautläsionen können schwach wiederaufklingen, manchmal vor erneuten Arthritisattacken. Schleimhautläsionen kommen nicht vor.

Die häufigsten Begleitsymptome des Erythems (sie können auch wenige Tage vorausgehen) lassen an eine Sommergrippe denken und sind Krankheitsgefühl und Mattigkeit, Schüttelfröste und Fieber, Kopfschmerzen und Nackensteifigkeit. Myalgien und Arthralgien sind in diesem Stadium häufig, während es nur selten zum Auftreten einer floriden Arthritis kommt. Weniger häufig sind Rückenschmerzen, Myalgien, Nausea und Erbrechen, Halsschmerzen, Lymphadenopathie und Splenomegalie. Die Symptome sind charakteristischerweise intermittierend und wechselnd, aber Krankheitsgefühl und Müdigkeit können sich über Wochen hinschleppen.

Offensichtliche neurologische Abnormitäten entwickeln sich bei ungefähr 15% der Patienten Wochen bis Monate nach dem Erythem (oft vor Eintritt der Arthritis), bestehen gewöhnlich für Monate und bilden sich üblicherweise zurück. Am häufigsten sind lymphozytäre Meningitis (Liquorpleozytose von ca. 100 Zellen/μl) oder Meningoenzephalitis, kraniale Neuritis (vorwiegend die Bell-Lähmung, die auch bilateral auftreten kann) und sensorische und motorische Radiculoneuropathien: sie können alleine oder nebeneinander vorkommen. **Myokardiale Störungen** treten bei etwa 80% der Patienten innerhalb von Wochen nach dem Erythem auf. Sie beinhalten wechselnde Grade von arterioventrikulären Blocks (1. Grad, Wenckebach, 3. Grad), weniger häufig Myoperikarditis mit vermindertem ventrikulärem Ausstoß und Kardiomegalie.

Arthritis kommt bei ungefähr der Hälfte der Patienten mit Erythema chronicum migrans innerhalb von Wochen bis Monaten nach Beginn des Erythems zum Ausbruch. Das Intervall kann sich bis zu 2 Jahren erstrecken. Intermittierende Gelenkschwellungen und Schmerzen in verschiedenen großen Gelenken, insbesondere den Kniegelenken, treten typischerweise einige Jahre lang rezidivierend auf. Die Knie sind im allgemeinen mehr geschwollen als schmerzhaft, oft heiß und selten gerötet. Baker-Zysten können sich bilden und rupturieren. Die Symptome, die das Erythem begleiten, speziell Krankheitsgefühl, Mattigkeit und niedriggradiges Fieber, können auch den wiederholten Arthritisattacken vorausgehen oder sie begleiten. Ungefähr 10% der Patienten entwickeln chronische (6 Mo. oder länger unverändert bestehende) Beteiligungen der Kniegelenke. Weitere mit dieser Infektion verbundene Spätbefunde (die Jahre nach Krankheitsbeginn auftreten können) sind zusätzliche, auf Antibiotika ansprechende Hautläsionen – *Acrodermatitis chronica atrophicans* und in einigen Fällen *Lymphocytoma benigna cutis* – und chronische ZNS-Abnormitäten.

Labor- und Röntgenbefunde

Eine Isolierung von *B. burgdorferi* aus den meisten Geweben und Körperflüssigkeiten ist sehr selten, schwierig und langwierig (und erfordert Wochen). Spezifische Antikörper gegen Spirochäten mit signifikanten Titern erscheinen im Serum innerhalb von Wochen nach Beginn des ECM. Zuerst sind IgM- und dann IgG-Antikörper nachweisbar. Die IgG-Antikörper sind bei bestehender Arthritis höher und treten erst später im Krankheitsverlauf auf. Sie werden mit Hilfe der Immunofluoreszenz oder vorzugsweise dem Enzymimmunoassay (ELISA) bestimmt. Eine Bestätigung von schwach positiven Titern durch einen Westernblot ist manches Mal wünschenswert. Erhöhte Liquortiter im Vergleich zu den Serumtitern können bei Verdacht auf eine neurologische Erkrankung diagnostisch hilfreich sein.

Kryopräzipitate und zirkulierende Immunkomplexe werden in der Frühphase der Erkrankung oft gesehen (siehe Pathophysiologie, oben). Die BKS kann erhöht sein, wenn sich die Patienten krank fühlen, der Hämatokrit, die Leukozytenzahl und das Differentialblutbild sind gewöhnlich normal. Rheumafaktoren und antinukleäre Faktoren sind selten vorhanden. Die Serumkomplementfaktoren sind während der aktiven Erkrankung entweder normal oder erhöht *(aber s. Pathophysiologie, oben)*. Die Urinanalyse und das Serumkreatinin sind üblicherweise normal. Die Spiegel für AST (SGOT) und LDH können beim Erythem leicht abnorm sein.

Die Befunde der Synovialflüssigkeit variieren, zeigen aber im typischen Fall ungefähr 25 000 Leukozyten/µl (Bereich 500–110 000), meist Granulozyten, ungefähr 5 g Protein/dl und C_3- und C_4-Werte, die gewöhnlich etwas höher liegen als ⅓ des Serumwertes. Die radiologischen Befunde sind meist auf Weichteilschwellungen beschränkt, aber einige Patienten hatten Knochen- und Knorpelerosionen.

Differentialdiagnose

Bei Kindern muß die Lyme-Krankheit zuerst von der juvenilen Arthritis, bei Erwachsenen von einer atypischen rheumatischen Arthritis unterschieden werden. Die unterscheidenden Merkmale der Lyme-Krankheit, wie sie oben beschrieben sind, können in jeder Kombination erscheinen. Wichtige negative Befunde schließen (meistens) das Fehlen von Morgensteifigkeit, subkutanen Knötchen, Iridozyklitis, Schleimhautläsionen, Rheumafaktor und antinukleärem Antikörper ein. Ein akutes rheumatisches Fieber ist bei gelegentlichen Fällen mit wandernden Polyarthralgien und entweder vergrößerten P-R-Intervallen im EKG oder Chorea (als Zeichen einer manifesten Meningoenzephalitis) zu berücksichtigen. LD-Patienten haben jedoch selten Herzgeräusche oder Hinweise auf eine vorausgegangene Streptokokkeninfektion. Verglichen mit dem Erythema marginatum sind die Effloreszenzen beim Erythema chronicum migrans größer, langsamer wandernd, oft einzeln und gehen den Gelenkbeschwerden eher voraus, als daß sie diese begleiten. Spondylarthropathien und Beteiligung der peripheren Gelenke können von der LD durch das Fehlen der Wirbelsäulenbeteiligung bei letzterer unterschieden werden. Die LD kann sowohl eine idiopathische Fazialisparese als auch andere Ursachen einer lymphozytären Meningitis, peripherer Neuropathien, chronischer Müdigkeit und anderer ZNS-Syndrome nachahmen.

Therapie

Obwohl die LD in allen Krankheitsphasen auf Antibiotika reagieren kann, ist die Behandlung in der Frühphase gewöhnlich am erfolgreichsten. Eine optimale Therapie der LD ist bei vielen Erscheinungsformen einschließlich der Lyme-Arthritis und der ZNS-Beteiligung noch in der Entwicklung.

Erwachsene (ausschließlich schwangere Frauen) erhalten in der Frühphase der LD 2×täglich 100 mg Doxycyclin oral, 2×täglich 250 mg Tetracyclin oder 4×täglich 500 mg Amoxicillin (wenn es vertragen wird), 10–21 Tage lang abhängig von der dadurch erreichten Reaktion. Bei unkompliziertem ECM erhalten schwangere Frauen 3×täglich 500 mg Amoxicillin 21 Tage lang, bei einer frühzeitig generalisierten LD werden intravenös hohe Dosen Penicillin gegeben wie bei den Spätmanifestationen (siehe unten). Kinder erhalten 3×täglich oral 250 mg Amoxicillin, oder 30–50 mg/kg/Tag in aufgeteilten Dosen (höchstens 500 mg) ebenfalls für 10–21 Tage. Patienten mit einer Penicillinallergie erhalten 4×täglich 250 mg Erythromycin oral oder 30 bis 50 mg/kg/Tag in aufgeteilten Dosen (höchstens 250 mg) 10–21 Tage lang, was fast genauso wirksam ist.

Bei früher oder später Manifestation neurologischer Erkrankungen Erwachsener werden tägl. 2 g Ceftriaxon i. v. in einer Einzeldosis oder tägl. 20 Millionen U Penicillin G intravenös, aufgeteilt auf 6 Dosen, für eine Dauer von 14–21 Tagen empfohlen. Kinder erhalten 50–100 mg/kg/Tag (höchstens 2 g) Ceftriaxon oder 100 000 bis 300 000 U Penicillin G/kg/Tag in aufgeteilten Dosen. Auf diese Weise kann fast jeder mit Lyme-Meningitis oder peripherer Neuropathie geheilt werden. Bei denjenigen, die gegen beide Medikamente allergisch sind, kann ein Versuch mit 2×täglich 100 mg Doxycyclin für 14–21 Tage oder 1 g Chloramphenicol intravenös alle 6 Stunden 10–21 Tage lang, unternommen werden. Bei isolierter Facialis (Bells) Parese kann eine orale Behandlung über mindestens 21 Tage ausreichend sein. Bei Herzbeteiligung werden täglich 2 g Ceftriaxon intravenös oder tägl. 20 Millionen U Penicillin G intravenös, auf 6 Dosen verteilt, und 14 Tage lang gegeben, empfohlen, aber auch 2mal täglich 100 mg Doxycyclin oral oder 500 mg Amoxicillin 3×täglich 14–21 Tage oral gegeben, können genügen. Bei intermittierender oder chronischer Arthritis ist jede der folgenden Behandlungen bei der Hälfte der Patienten erfolgreich. Doxycyclin 100 mg oral 2×täglich 30 Tage lang, Amoxicillin und Probenicid 500 mg oral 4×täglich, 30 Tage lang, 20 Millionen U Penicillin G intravenös verteilt auf 6 Dosen täglich 14–21 Tage lang oder täglich 2 g Ceftriaxon intravenös 14–21 Tage lang.

Zur Linderung der Symptome können Aspirin (90 mg/kg/Tag [1,5 Körnchen/kg/Tag] bei Kindern) oder andere NSAID's zur Anwendung kommen. Bei Kniegelenksbeschwerden, die auf Ergüsse zurückzuführen sind, sind eine Kniegelenkspunktion und die Benützung von Krücken indiziert. Patienten mit persistierender Lyme-Arthritis des Knies, trotz antibiotischer Therapie, können mit einer arthroskopischen Synovektomie erfolgreich behandelt werden.

Die Akrodermatitis chronica atrophicans spricht auf eine 3–4wöchige orale antibiotische Behandlung an.

Rattenbißfieber

Unter dem Begriff Rattenbißfieber werden zwei klinisch ähnliche, aber ätiologisch unterschiedliche Erkrankungen nach Biß durch einen Nager zusammengefaßt. Das durch den pleomorphen, gramnegativen *Streptobacillus moniliformis* hervorgerufene **Streptobazillen-Rattenbißfieber** ist in den USA häufiger als das durch *Spirillum minus* hervorgerufene **Spirillen-Rattenbißfieber.** Nach etwa 10% aller Rattenbisse kommt es zum Fieber. Die Erkrankung kommt hauptsächlich bei Einwohnern von Ghettos und sozial schlechtgestellten Personen vor und stellt auch für Laborpersonal eine Gefahr dar.

Rattenbißfieber durch Streptobazillen

S. moniliformis kommt im Oropharynx gesunder Ratten vor. Epidemien sind zwar auch nach Aufnahme unpasteurisierter kontaminierter Milch aufgetreten **(Haverhill-Fieber),** die Infektion tritt aber in der Regel nach dem Biß einer wilden Ratte, Maus, eines Wiesels oder anderer Nagetiere auf. Während der letzten 10 Jahre wurden in den USA weniger als 20 Fälle bekannt, während 1983 in England bei 208 Schulkindern eine Epidemie nach dem Trinken ungekochter Milch auftrat.

Die primäre Wunde heilt meist schnell, nach einer Inkubationszeit von 1–22 (meist < 10) Tagen entwickelt der Patient plötzlich ein virusähnliches Syndrom mit Schüttelfrost, Fieber, Erbrechen, Kopfschmerzen und Rücken- und Gelenkschmerzen. Die Leukozytenzahl schwankt zwischen 6000 und 30 000. Ein masernähnlicher, petechialer Ausschlag entwickelt sich in etwa 3 Tagen auf Händen und Füßen der meisten Patienten. Bei vielen Patienten kommt es innerhalb 1 Wo. zu Polyarthralgie oder Arthritis, wenn sie nicht behandelt wird. Eine Endocarditis lenta und Abszesse im Gehirn oder anderen Geweben sind zwar selten, dann aber schwere Komplikationen. Es sind Patienten mit infiziertem Perikarderguß und erregerhaltiger Amnionflüssigkeit bekannt geworden.

Die durch Streptobazillen hervorgerufene Erkrankung kann meist klinisch von der durch Spirillen verursachten Krankheit unterschieden werden, läßt sich aber mit Rocky-Mountain-Fleckfieber, Coxsackie-B-Virus-Infektion und Meningokokkämie verwechseln.

Die **Diagnose** läßt sich durch Kultur der Keime aus Blut oder Gelenkflüssigkeit bestimmen. Agglutinine entwickeln sich während der 2. oder 3. Krankheitswoche und sind bei Titeranstieg diagnostisch wichtig.

Die **Therapie** besteht aus Procain-Penicillin-G, 1,2 Mio IE/Tag i.m. oder Penicillin V, 2 g/Tag oral über 7–10 Tage. Erythromycin, 2 g/Tag oral, kann bei Überempfindlichkeitsreaktionen gegenüber Penicillin eine Alternative darstellen.

Rattenbißfieber durch Spirillen (Sodoku)

Die *Spirillum-minus*-Infektion wird durch einen Rattenbiß oder seltener einen Mausbiß erworben. Die Wunde heilt meist schnell, nach einer Inkubationszeit von 4–28 (meist > 10 Tage) Tagen tritt die Entzündung an der Bißstelle jedoch wieder auf und wird von Fieber und regionaler Lymphadenitis begleitet. Die Leukozytenzahl variiert zwischen 5000 und 30 000. Bei etwa der Hälfte der Patienten sind VDRL-Tests falsch-positiv. Ein rötelnähnlicher, urtikarieller Ausschlag entwickelt sich manchmal, jedoch weniger ausgeprägt als bei der

Streptobazilleninfektion. Systemische Symptome begleiten das Fieber in der Regel. Eine Arthritis ist selten. Bei unbehandelten Patienten treten Fieberschübe von 2–4 Tagen Länge, meist über 4–8 Wo. auf, in seltenen Fällen wiederholen sie sich aber auch länger als 1 Jahr.

Die **Diagnose** wird durch Nachweis von Spirillen in Blutausstrichen oder Gewebe aus den Läsionen oder Lymphknoten sowie durch Giemsa-Färbung oder Dunkelfelduntersuchung von Blut geimpfter Mäuse gestellt. Wenn dem Arzt die Anamnese des Rattenbisses bei langer Inkubationszeit nicht bekannt ist, kann er die Erkrankung mit Malaria, Meningokokkämie oder *Borrelia-recurrentis*-Infektion verwechseln, die alle durch rezidivierende Fieberschübe gekennzeichnet sind.

Therapie: Procain-Penicillin G 1,2 Mio IE/Tag i. m. oder 2 g/Tag Penicillin V oral, oder für Patienten, die gegen Penicillin allergisch sind, Tetracyclin, 2 g/Tag oral, über 7 Tage gegeben.

Gemischt-bakterielle Erkrankung

Katzenkratzkrankheit

Eine Infektion, charakterisiert durch eine regionale Lymphadenitis, die auf eine Hautreaktion an der Kratzstelle folgt.

Ätiologie

Bei Patienten, die klinisch die Kriterien einer Katzenkrankheit (CSD) aufwiesen, konnten kulturell kleine gramnegative pleomorphe Bakterien aus Primärpapeln und Lymphknoten gezüchtet werden. Diese Organismen können durch die Warthin-Starrysche Silberimprägnation oder durch die Brown-Hopp-Gewebefärbung dargestellt werden. Die Keime werden im allgemeinen in den Gefäßwänden gefunden. Sie scheinen bei einer Krankheit, die als epitheloide Angiomatose bekannt ist, vorzukommen. Es wurde berichtet, daß die CSD-Erreger isoliert worden seien und daß sie bei Gürteltieren Hautläsionen verursacht hätten, die identisch mit den menschlichen Läsionen seien, dies wurde aber nicht bestätigt. Ungefähr 99% der Patienten mit CSD berichten über Kontakte zu Katzen und 78% bezeichnen diese als Kätzchen. Die meisten Tiere wurden selbstverständlich als gesund angesehen.

Symptomatik

Innerhalb von 3–10 Tagen entwickelt sich nach einem kleinen Kratzer bei 60–90% der Patienten an dieser Stelle eine Hautläsion. Die typische Primärläsion ist eine erythematöse, verkrustete Papel (seltener eine Pustel) von 2–6 mm Durchmesser. Innerhalb von 2 Wochen entwickelt sich eine meist einseitige regionale Lymphadenopathie, die mit dem Ort der Verletzung zusammenhängt (d. h. axillär, epitrochleär, submandibulär, zervikal oder inguinal). Die Lymphknoten sind anfangs fest und berührungsempfindlich, werden jedoch später fluktuierend und können sich unter Fistelbildung entleeren. Die pathologische Untersuchung betroffener Lymphknoten ergibt eine Hyperplasie, eine granulomatöse Reaktion und dann eine eitrige Nekrose und Bildung von Mikroabszessen. Fieber (bei 32–60% der Patienten), Krankheitsgefühl (bei 29%), Kopfschmerzen (bei 13%) und Appetitlosigkeit (bei 14%) begleiten die Lymphadenopathie (100%). Ungewöhnliche Manifestationen findet man bei ca. 10% der Patienten. Das Parinaudsche Okuloglandular-Syndrom (eine Konjunktivitis mit tastbaren präaurikulären Lymphknoten) wird bei 6% der Patienten gesehen, Enzephalopathie bei 2% und eine chronische Allgemeinerkrankung bei 2%. Das Erythema nodosum, osteolytische Läsionen und die thrombozytopenische Purpura sind weitere seltene Manifestationen. Bei manchen AIDS-Patienten wurde über eine schwere Form der CSD berichtet. Die Hautläsionen und die Lymphadenopathie heilen spontan nach 2–5 Monaten. Gewöhnlich kommt es zur vollständigen Heilung.

Diagnostik, Therapie und Prognose

Diagnostische Kriterien sind regionale Lymphadenopathie über mehr als 3 Wochen, Kontakt zu Katzen in der Anamnese, charakteristische histopathologische Befunde, der Ausschluß anderer Ursachen für die Lymphadenitis und ein positiver intradermaler Hauttest mit Katzenkratzantigen (nicht im Handel erhältlich).

Therapie: Die Behandlung besteht in einer lokalen Wärmeanwendung und Gabe von Analgetika. Bei fluktuierenden Lymphknoten (in 10–20% der Fälle) bringt eine Punktion gewöhnlich eine Erleichterung der Schmerzen. Es wurde darüber berichtet, daß die Erreger der CDS in vitro gegenüber Cefoxitin, Cefotaxim, Mezlocillin und die Aminoglykoside, die gegen Pseudomonaden wirksam sind, empfindlich sind. Begrenzte Erfahrungen lassen vermuten, daß 5 mg/kg/Tag Gentamicin intravenös, auf 8 Dosen verteilt, gegeben bei generalisierter oder lebensbedrohender Erkrankung, wirksam sei. Kürzlich wurde auch mitgeteilt, daß eine kleine Gruppe von Patienten, die 10–14 Tage lang täglich 2mal oral Ciprofloxacin erhielten, eine schnelle Besserung der Symptomatik zeigten.

Die **Prognose** ist ausgezeichnet.

11. SYSTEMISCHE PILZERKRANKUNGEN

(Systemische Mykosen)

In diesem Kapitel werden die wichtigsten systemischen Mykosen besprochen. Pilzerkrankungen der Haut und weitere Hautinfektionen findet man in *Kap. HAU, 6.*; Lungenerkrankungen durch Hypersensibilität gegenüber Pilzen werden in *Kap. LUN, 13.* und die mit einer Beteiligung der Pleura in *Kap. LUN, 17.* besprochen. Pilzerkrankungen, die das Urogenitalsystem betreffen, stehen in *Kap. NIE, 8.*

Allgemeine diagnostische Prinzipien

Zur Diagnose tiefer Mykosen sind verschiedene Überlegungen wichtig.

1. Viele der Pilzerreger sind „Opportunisten", also nur dann pathogen, wenn die Abwehrlage des Patienten es zuläßt (*s. a. Kap. INF, 8.*). Diese Pilzinfektionen treten besonders dann häufig auf, wenn die Patienten mit tonisierenden (Röntgen-)Strahlen behandelt worden sind, und während der Therapie mit Kortikosteroiden, Immunsuppressiva oder Antimetaboliten; ebenfalls gefährdet sind Patienten mit AIDS, Azotämie, Diabetes mellitus, Bronchiektasen, Emphysem, Tb, M. Hodgkin oder anderen Lymphomen, Leukämie oder Verbrennungen. Typische opportunistische Infektionen sind Kandidose, Aspergillose, Phykomykose, Nokardiose und Kryptokokkose.
2. Pilzinfektionen, die primär auftreten, haben eine typische geographische Verteilung. So *sind z. B. in den USA die Kokzidioidomykose* fast nur auf den Südwesten beschränkt, während die Histoplasmose im Osten und Mittleren Westen, besonders am Ohio und am Mississippi, vorkommt. Die Blastomykose ist auf Nordamerika und Afrika beschränkt. Die Parakokzidioidomykose, auch oft Südamerikanische Blastomykose genannt, betrifft nur diesen Kontinent. Reisende können jedoch auch einige Zeit nach der Infektion und Rückkehr aus den Endemiegebieten symptomatische Infektionen entwickeln.
3. Das klinische Hauptmerkmal fast jeder tiefen Mykose ist deren chronischer Verlauf. Eine Septikämie oder akute Pneumonie ist selten. Lungenläsionen entwickeln sich langsam. Bevor ein Arzt aufgesucht wird oder die Diagnose gestellt wird, können Monate oder Jahre vergehen.
4. Die Symptome sind selten ausgeprägt: Fieber, Frösteln, Nachtschweiß, Anorexie, Gewichtsverlust, Unwohlsein und Depression können vorliegen.

5. Wenn sich ein Pilz von einem Primärherd in der Lunge ausbreitet, können die Manifestationen charakteristisch sein. So zeigt sich die Kryptokokkose meist als Meningitis, die progressive disseminierte Histoplasmose als Lebererkrankung und die Blastomykose als Hautläsion.
6. Verzögerte kutane Hypersensibilitätstests und serologische Tests sind nur für drei oder vier der in diesem Kapitel besprochenen Infektionen entwickelt worden. Auch hier werden die Tests entweder zu spät positiv (z. B. Kokzidioidomykose) oder sind zu unzuverlässig (z. B. Blastomykose), daß sie für den akut erkrankten Patienten keinen diagnostischen Wert aufweisen.
7. Die Diagnose wird meist durch Nachweis des Pilzes aus Sputum, Knochenmark, Urin, Blut oder Liquor oder aus Lymphknoten-, Leber- oder Lungenbiopsie gestellt. Da der Pilz auch normalerweise beim Menschen vorkommt oder in der Umwelt häufig ist (z. B. *Candida, Aspergillus*), bereitet die Interpretation des Nachweises im Sputum Schwierigkeiten; es bedarf zum Beweis der ätiologischen Rolle des Keimes der Bestätigung der Gewebsinvasion.
8. Im Gegensatz zu viralen und bakteriellen Erkrankungen lassen sich Pilzinfektionen histopathologisch mit einem hohen Grad an Genauigkeit diagnostizieren. Die spezifische ätiologische Einteilung läßt sich nicht durch die Gewebsreaktion auf den Pilz, sondern durch die typische Pilzmorphologie ermitteln.
9. Auch wenn der Mikroorganismus im Gewebe histopathologisch nachgewiesen ist, muß die Aktivität der Erkrankung ermittelt werden, bevor eine Behandlung beginnt. Zu den Indikationen für eine Therapie zählen Kulturen von kausalen Mikroorganismen oder klinische und Laborbefunde, wie Fieber, Leukozytose, erhöhe BSG, pathologische Leberfunktion, Verschlechterung des Thorax-Röntgenbefunds oder erhöhte Serumglobuline.

Allgemeine Therapieprinzipien

Zur Behandlung gehören eine allgemein medizinische Versorgung, Operation und Chemotherapie. Einige neue antimykotische Substanzen versprechen therapeutische Fortschritte. **Ketoconazol,** ein neues antimykotisches Imidazol-Derivat, scheint jedoch wesentliche Vorteile aufzuweisen. Es kann oral gegeben werden und hat ein breites Spektrum, hemmt jedoch vorübergehend die Testosteron- und Cortisolsynthese und ist hepatotoxisch. Die derzeitige Dosierung beträgt 200–400 mg oral, 1mal/Tag zu einer Mahlzeit. Es kann über längere Zeit zur Aufrechterhaltung oder Einleitung einer klinischen Remission oder zur Verhinderung einer Reinfektion gegeben werden. Das Medikament wird bei Anazidität nicht resorbiert.

Flucytosin, ein fluorhaltiges Analogon von Cytosin, wird in die Pilzzellen eingebaut und umgebaut zu 5-Fluorouracil und agiert als Inhibitor der Thymidinkinase. Es wird im Magen-Darm-Trakt absorbiert, Serumkonzentrationen von 30–40 μg/ml werden mit einer täglichen oralen Dosis von 150 mg/kg/Tag verteilt auf 4 gleiche Dosen erreicht. Die Liquorspiegel betragen 75% und die Urinspiegel 300–700% der Serumspiegel. Flucytosin ist in vitro und in vivo gegen eine Reihe von Pilzen wirksam. Sein Nutzen für den Menschen ist z. Zt. selektiv auf Patienten mit Cryptococcosis, Candidiasis und Chromomycosis beschränkt. Nur bei der Chromomykose wird es als Einzelsubstanz verwendet. Bei der Cryptokokkose wird Flucytosin zusammen mit Amphotericin B gegeben. Dies bringt einen therapeutischen Erfolg bei ca. 85% der Patienten (mit Ausnahme der AIDS-Patienten). Patienten mit AIDS vertragen Flucytosin nicht gut, nur ca. 50% überleben eine 6wöchige Behandlung. Eine verminderte Nierenfunktion, bei spezifisch eingeschränkter Kreatinin-Clearance, verursacht durch Amphotericin B, kann die Flucytosin-Serumspiegel erhöhen, die wiederum das Knochenmark unterdrücken können; dadurch kommt es zu einer beachtlichen Thrombozytopenie.

Fluconazol ist ein wasserlösliches Triazol, das meist vollständig vom GI-Trakt aufgenommen wird und sehr gute Serumspiegel erreicht. Die Liquorspiegel betragen annähernd 70% der Serumspiegel. Dieses Medikament wurde hauptsächlich als suppressive Therapie für eine Cryptokokkose bei AIDS-Patienten eingesetzt. 200 mg/Tag wurden nach einer primären Behandlung mit Amphotericin B (mit oder ohne Flucytosin, aber vorzugsweise mit) oral verabreicht. Im Gegensatz zu Ketoconazol hemmt Fluconazol die Testosteron- und Cortisolsynthese nicht. Eine Azotämie steigert die Serumspiegel, deshalb sollte für eine exakte Dosierung ein Nomogramm zu Hilfe genommen werden.

Itraconazol ähnelt dem Ketoconazol, aber die Serumspiegel sind niedriger, die Gewebespiegel sind höher, und es wurde keine Hemmung der Testosteron- und Cortisolsynthese berichtet. Die Indikation für die Therapie sind die gleichen wie für Ketoconazol. Itraconazol kann außerdem noch bei der Behandlung der systemischen Sporodtrichose eingesetzt werden. Wie Ketoconazol erreicht auch Itraconazol nur geringfügige Spiegel im Liquor und Urin. Die häufigste Nebenwirkung ist eine dosisabhängige (> 200 mg/Tag) Übelkeit; es ist weniger lebertoxisch als Ketoconazol. Itraconazol steht in den USA kommerziell noch nicht zur Verfügung.

Amphotericin B, ein fungizides und fungistatisches Antibiotikum, hat bei vielen Pilzinfektionen die Prognose zum Besseren verändert. Indikationen und Richtlinien für ergänzende Maßnahmen werden bei der Diskussion der spezifischen Mykosen besprochen. Eine initiale i.v. Dosis von 0,1 mg/kg/Tag wird täglich um 0,05–0,1 mg/kg erhöht, bis 1,0 mg/kg (aber nicht > 50 mg/Dosis) erreicht werden. Diese Dosis wird jeden Tag oder jeden 2. Tag gegeben. 10 ml einer 5%igen Dextroselösung werden zur weiteren Ausverdünnung des Antibiotikums im gleichen Verdünnungsmittel auf eine optimale Konzentration von 0,1 mg/ml in die Ampulle injiziert *(Cave: In Salzlösungen wird das Medikament ausgefällt, sie sollten daher nicht verwendet werden. Den Hinweisen des Herstellers ist bei der Zubereitung und Lagerung der Lösungen zu folgen.)*

Das Medikament sollte über eine Zeit von 2–6 h verabreicht werden. Reaktionen sind meist leicht, manche Patienten zeigen aber Frösteln, Fieber, Kopfschmerzen, Anorexie, Übelkeit und manchmal Erbrechen, besonders bei den ersten Injektionen. Die Schwere der Reaktionen kann durch Aspirin oder ein Antihistaminikum (z. B. Diphenhydramin, 50 mg) vor, etwa nach 3 h und am Ende der Therapie vermindert werden. Wenn diese Behandlung nicht anschlägt, können 25–50 mg Hydrocortison der Infusionslösung zu Beginn jeder Infusion zugefügt werden.

Es kann zu einer chemischen Thrombophlebitis kommen. Das Hinzufügen von Heparin (300 E) zur Infusion (oder in die Schläuche, kurz bevor die Injektion begonnen wird) kann die Häufigkeit herabsetzen.

Der Blutharnstoffwert oder das Serumkreatinin sollten vor der Therapie und auch während der Behandlung überprüft werden. Ein leichter Anstieg ist noch nicht bedenklich. Wenn ein mittelgradiger Anstieg (BUN auf 50 mg/dl oder 2,5 mg/dl beim Serumkreatinin) vorliegt, kann das Medikament jeden 2. Tag gegeben werden. Läßt sich dadurch keine Besserung erreichen, sollte die Therapie abgebrochen werden, bis die Spiegel wieder annäherend normal sind. Ist das in wenigen Tagen erreicht, kann die Therapie mit den vorher gegebenen Dosen fortgesetzt werden; ist jedoch längere Zeit nötig, beginnt man wieder mit kleineren Dosen. Durch eine Natriumergänzung kann die Nephrotoxizität verhindert oder einigermaßen korrigiert werden. Regelmäßig bestimmt man das Serumkalium, da eine Hypokaliämie häufig ist und manchmal gefährlich werden kann. Die flüssige orale Substitution ist meist ausreichend, selten muß man Kalium i. v. (nicht als Zusatz zur Amphotericin-B-Infusion) geben *(s. Kap. ERN, 6., Störungen des Kalium-Metabolismus).*

Intrathekale Injektionen können bei Meningitis indiziert sein, hier muß jedoch äußerste Sorgfalt zur Feststellung der richtigen Dosis und des richtigen Volumens getroffen werden:

50 mg Amphotericin B sollten in 10 ml sterilem Wasser sorgfältig aufgelöst werden. Diese Lösung wird dann in einer 250 ml-Flasche 5%iger Dextrose in Wasser verdünnt, von der vorher 10 ml entnommen wurden. Dann sollten 0,5 ml (0,1 mg)–5,0 ml (1 mg) in eine 10-ml-Spritze aufgezogen und nach einer Rückenmarkspunktion mit 10 ml Liquor weiter ausverdünnt werden und langsam über mindestens 2 min injiziert werden. Die Injektionsstelle kann lumbal, zisternal oder ventrikulär liegen.

Histoplasmose

Eine durch Histoplasma capsulatum *hervorgerufene Infektionskrankheit, die durch eine primäre Lungenläsion und manchmal durch hämatogene Ausbreitung gekennzeichnet ist, mit Ulzeration des Oropharynx und des Gastrointestinaltrakts, Hepatomegalie, Splenomegalie, Lymphadenopathie und Nebennierennekrose.* Bei AIDS ist die generalisierte Form eine den Verlauf bestimmende Erkrankung.

Ätiologie, Inzidenz und Pathologie

Im Gewebe stellt *H. capsulatum* eine ovale, sprossenbildende Zelle von 1–5 μ Durchmesser dar. Die Infektion folgt auf die Inhalation von sporenhaltigem Staub. Bei Männern und Patienten, die massiv (über einen längeren Zeitraum) infiziert wurden, sind schwere Erkrankungen häufiger.

Röntgen-Reihenuntersuchungen haben in bestimmten Gebieten viele Personen aufgezeigt, die symptomlose, nicht-tuberkulöse, manchmal verkalkte Lungenläsionen aufweisen. Hypersensible Hautreaktionen vom Spättyp gegen Histoplasmin weisen auf eine ausgedehnte, aber subklinische Infektion hin. Die höchste Inzidenz dieser Hypersensibilität findet sich in den USA am Ohio und Mississippi. Der größte bisher bekannte Einzelausbruch, der 100000 Personen umfaßte, wurde aus Indianapolis bekannt.

Symptomatik

Es sind drei Formen der Erkrankung bekannt. Die **primäre akute Form** führt zu Symptomen (Fieber, Husten, Unwohlsein), die sich in Endemiegebieten nicht von undifferenzierten Infektionen der oberen Atemwege oder Grippeerkrankungen unterscheiden lassen (außer durch Kultur). Die **progressive disseminierte Form** entsteht durch hämatogene Ausbreitung aus den Lungen und ist durch Hepatomegalie, Lymphadenopathie, Splenomegalie und, seltener, durch orale oder gastrointestinale Ulzerationen gekennzeichnet. Morbus Addison ist eine seltene, aber schwere Manifestation. Die Läsionen der Leber sind granulomatös, zeigen im Intrazellulärraum Pilze und können zur hepatischen Verkalkung führen. Morbus Addison anderer Ätiologie, Lymphome, Morbus Hodgkin, Leukämie und Sarkoidose müssen differentialdiagnostisch berücksichtigt werden. Die **chronische kavernöse Form** zeigt Lungenläsionen, die sich nur durch Kultur von der kavernösen Lungentuberkulose unterscheiden lassen. Die Hauptmanifestationen sind Husten, zunehmende Dyspnoe, manchmal respiratorische Insuffizienz und fibrosierende Mediastinitis. Es ist vermutet worden, daß die Histoplasmose Ursache einer Uveitis sein kann, dies ist jedoch noch nicht bewiesen.

Diagnostik

Die Diagnose wird durch Nachweis von *H. capsulatum* in der Kultur gestellt. Die Proben gewinnt man aus Sputum, Lymphknoten, Knochen, Leberbiopsien, Blut, Urin oder oralen Ulzerationen. Eine Lysis-Zentrifugation oder die Verwendung eines Leukozytenfilters verbessert die Ausbeute aus Blutproben. Das Gewebe kann auch nach Anfärbung (Gomori-Methylenamin-Silber, Perjodat-Schiff oder Gridley) unter dem Mikroskop untersucht werden. Findet man im nach Wright oder im giemsagefärbten peripheren Blutausstrich von AIDS-Patienten in polymorphkernigen oder mononukleären Leukozyten Pilzformen, die auf H. capsulatum hinweisen, kann die Verdachtsdiagnose gestellt werden. Die Sensibilitätstests der Haut und Komplementbindungstests haben keinen diagnostischen Wert, da sie zu einem frühen Zeitpunkt der Erkrankung meist negativ sind.

Prognose und Therapie

Die akute primäre Form ist meist gutartig; nur in den seltenen Fällen der massiven Infektion kann sie tödlich verlaufen. Die progressive disseminierte Form hat eine hohe Mortalität (90%). In der chronischen kavernösen Form tritt der Tod meist durch schwere Ateminsuffizienz ein. Bei AIDS-Patienten ist die Erkrankung häufig und führt rasch zum Tod. Die primär akute Erkrankung benötigt nur selten eine Chemotherapie *(s. allgemeine Behandlungsprinzipien, oben).* Die disseminierte Form reagiert auf Amphotericin B. Bei der chronischen Form reagieren zwar die Pilze, nicht jedoch die fibrotischen Läsionen auf die Chemotherapie.

Kokzidioidomykose

(San-Joaquin-Fieber, Valley-Fieber)

Eine durch den Pilz Coccidioides immitis *hervorgerufene Infektionskrankheit, die in einer* **primären Form** *als akute, benigne, von selbst heilende Atemwegserkrankung oder in einer* **progressiven Form** *als chronische, oft tödlich verlaufende Infektion der Haut, von Lymphknoten, Milz, Leber, Knochen, Nieren, Meningen und des Gehirns vorkommt.* Bei AIDS ist die disseminierte Form eine den Verlauf bestimmende Erkrankung.

Ätiologie, Inzidenz und Pathologie

Die Erkrankung ist im Südwesten der USA endemisch und kommt am häufigsten bei Männern im Alter von 25–55 Jahren vor. Die Infektion wird durch Inhalation sporenhaltigen Staubs erworben. Personen, die die Infektion auf Reisen durch Endemiegebiete erwerben, können manchmal erst später Symptome bilden, nachdem sie das Gebiet schon verlassen haben.

Die pathologische Grundveränderung ist ein akuter, subakuter oder chronischer granulomatöser Prozeß mit Fibrose unterschiedlichen Schweregrades. Die Läsionen können eine zentrale Nekrose aufweisen, die Keime werden von Lymphozyten und Plasma sowie Epitheloid- und Riesenzellen umgeben. Bei chronischen Lungeninfektionen können Kavernen- oder Granulombildung vorkommen.

Symptomatik

Die **primäre** Lungenkokzidioidomykose, die häufiger vorkommt, kann asymptomatisch, als leichte Erkrankung der oberen Atemwege, als akute Bronchitis, manchmal mit Pleuraerguß (10%) oder als Pneumonie auftreten. Die Symptome sind in abnehmender Häufigkeit Fieber, Husten, Brustschmerzen, Frösteln, Bildung von Sputum, Halsschmerzen und Hämoptoe. Objektive Zeichen können fehlen, manchmal hört man einzelne Rasselgeräusche, und bei der Perkussion finden sich Dämpfungen. Es besteht eine Leukozytose, und die Zahl der Eosinophilen kann erhöht sein. Bei einigen Patienten kommt es zu einer leichter erkennbaren Form der Erkrankung **(„Wüstenrheumatismus")** mit Konjunktivitis, Arthritis und Erythema nodosum.

Eine progressive Kokzidioidomykose kann sich wenige Wochen, Monate und manchmal auch erst Jahre nach der Primärinfektion oder dem Aufenthalt in einem Endemiegebiet entwickeln. Die Symptome umfassen langdauerndes, geringes Fieber, schwere Anorexie sowie Gewichts- und Kräfteverlust. Ist die Lunge betroffen, zeigen sich progressive Zyanose, Dyspnoe und eitrig-schleimiges oder blutiges Sputum. Bei weiterer Ausbreitung der Erkrankung können Knochen, Gelenke, Haut, Eingeweide, Gehirn und Meningen betroffen sein.

Diagnostik

Wenn ein Patient eine Erkrankung unbekannter Genese aufweist und in einem Endemiegebiet gewesen ist, sollte man an Kokzidioidomykose denken. Die Diagnose stellt man nach Auffinden der charakteristischen *C.-immitis*-Kügelchen im Sputum, Magenspülflüssigkeit, Pleuraflüssigkeit, Liquor, Eiter aus Abszessen, Biopsieproben oder Exsudaten aus Hautläsionen durch direkte Untersuchung oder Kultur. Im Gewebe zeigt sich der Pilz als dickwandiges, nicht-sprossenbildendes Kügelchen (Sporangium) von 20–80 μ Durchmesser oder in Form seiner Endosporen (Sporangiosporen).

Die Hauthypersensibilitätsreaktion vom Spättyp gegen Coccidioidin oder Spherulin tritt in der Regel 10–21 Tage nach der Infektion auf, ist bei progressiven Erkrankungen jedoch charakteristischerweise nicht vorhanden. Präzipitierende und Komplementbindungs-Antikörper sind bei der progressiven Form regelmäßig und ständig nachzuweisen, finden sich bei den primären Fällen jedoch nur flüchtig.

Prognose und Therapie

Die primäre Lungenkokzidioidomykose bedarf keiner Therapie, die Prognose ist ausgezeichnet. Die progressive Form jedoch ist in 55–60% der Fälle tödlich. Hier ist für alle Patienten Amphotericin B oder Ketoconazol *(s. Allgemeine Therapieprinzipien, oben)* indiziert. Die Ergebnisse sind weniger zufriedenstellend als bei Blastomykose oder Histoplasmose. Eine Meningitis bedarf der längerwährenden intrathekalen Verabreichung, die meist über Jahre geht. Die unbehandelte Meningitis verläuft tödlich.

Kryptokokkose

(Europäische Blastomykose; Torulose)

Eine durch Cryptococcus neoformans *(früher als* Torula histolytica *bekannt) hervorgerufene Infektionskrankheit mit Primärherd in der Lunge und charakteristischer Ausbreitung auf Meningen und manchmal Nieren, Knochen und Haut.* Bei AIDS ist sie eine den Verlauf bestimmende Erkrankung.

Ätiologie, Inzidenz und Pathologie

Die Krankheit kommt weltweit vor. In den USA sind die Fälle im Südosten häufiger, besonders bei Erwachsenen zwischen 40 und 60 Jahren, bei denen Männer öfter als Frauen betroffen sind. Besonders anfällig sind Patienten mit Morbus Hodgkin.

Läsionen des ZNS umfassen diffuse Meningitis, mengingeale Granulome, Endarteriitis, Infarkte, Erweichungsherde, Vermehrung der Neuroglia oder ausgedehnte Gewebszerstörung. Hautläsionen treten als akneähnliche Pusteln oder als granulierende Ulzerationen auf. Zu den subkutanen Läsionen zählen tiefe Knötchen oder von gelatineartigem Material gefüllte Tumoren. Die akute Entzündung ist minimal oder fehlt, manchmal sieht man jedoch eine Infiltration mit Lymphozyten und Fibroblasten sowie mit Plasma, „Schaum" und Riesenzellen.

Symptomatik

Die häufigste Form ist die Meningitis mit Kopfschmerzen. Der Patient kommt wegen verschwommenem Sehen zur Untersuchung oder wird wegen Verwirrtheitszuständen, Depression, Agitation oder unpassender Sprache oder Bekleidung zum Arzt gebracht. Die Untersuchung des Liquors ergibt einen gesteigerten Protein- und Zellgehalt (hauptsächlich Lymphozyten) bei etwa 90% der Patienten sowie bei 50% verminderte Glukosewerte. Bei der mikroskopischen Untersuchung einer mit indischer Tinte gefärbten Probe kann *C. neoformans* bei 60% der Patienten entdeckt werden. Durch den Latex-Agglutinationstest kann das Antigen in über 90% nachgewiesen werden.

Obwohl die Infektion über die Atemwege von einem primären Herd in der Lunge erworben wird, wurde erst kürzlich beobachtet, daß es eine benigne, selten progressive Lungenform gibt, die oft als Sekundärinfektion bei anderen Lungenerkrankungen auftritt. Husten oder andere Symptome einer zugrundeliegenden pathologischen Veränderung der Lunge bestehen meist.

Am zweithäufigsten ist die Niere betroffen. In der Urinkultur kann man bei etwa 30% der Patienten mit Meningitis *C. neoformans* nachweisen. Obwohl die Nierenfunktion in der Regel asymptomatisch ist, wurde von einer Pyelonephritis mit renaler papillärer Nekrose berichtet. Bei AIDS-Patienten kann nach primärer Behandlung die Infektion in der Prostata persistieren.

Seltener finden sich Hautläsionen (Pusteln oder Ulzera) und Knochenläsionen (Osteomyelitis).

Diagnostik

Der Nachweis von Sproßpilzen in einem mit indischer Tusche hergestellten Präparat aus Sputum, Eiter, anderen Exsudaten oder Liquor, wobei die Sproßpilze von einer hellen Kapsel umgeben sind, legt den Verdacht auf eine Kryptokokkose nahe. Ähnliche abgekapselte Hefepilzformen, die man bei entsprechender Färbung fixierter Gewebe erkennt, sind auch nahezu diagnostisch. Die Diagnose kann durch Nachweis in der Kultur und durch Identifizierung des kausalen Pilzes bestätigt werden. Aus dem Blut von AIDS-Patienten kann der Pilz leicht kultiviert werden.

Prognose und Therapie

Bei Meningitis ist eine Kombination aus Amphotericin B und Flucytosin am besten. Die Dosierung von Amphotericin B beträgt 20 mg/die intravenös (oder 0,3 mg/kg/Tag) und die von Flucytosin 150 mg/kg/Tag oral, verteilt auf 4 gleiche Dosen. Beide Medikamente werden 6 Wochen lang gegeben. Ungefähr 85% der non-AIDS-Patienten sprechen auf diese antifungale Behandlung an, aber nur 50% der AIDS-Patienten und jener Patienten, die eine kontinuierliche, wahrscheinlich lebenslange suppressive Behandlung brauchen. 200 mg/Tag Fluconazol oral hat sich wirksam und weniger toxisch bei Supprimierten erwiesen als 1 mg/kg Amphotericin B intravenös wöchentlich.

Non-AIDS-Patienten mit nichtprogressiver Lungenerkrankung brauchen u. U. keine Behandlung. Haut-, Knochen- und Niereninfektionen benötigen dagegen eine Therapie, obwohl diese Formen mittelschwer verlaufen.

Ist die Sensibilität nachgewiesen, können 150 mg/kg/Tag Flucytosin in aufgeteilten Dosen, alle 6 Stunden gegeben, ausreichend sein. Flucytosin wird nicht metabolisiert und prinzipiell über die Niere ausgeschieden. Vor der Therapie muß der Nieren- und Blutstatus bestimmt werden, bei Nierenfunktionsstörung oder Knochenmarksdepression muß das Medikament mit äußerster Vorsicht verabreicht werden. Um die Intervalle zwischen den Einzeldosen festlegen zu können, ist eine regelmäßige Überwachung (z. B. 2×wöchentlich) der renalen und hämatologischen Funktionen während der gesamten Behandlungsdauer essentiell.

Unerwünschte Nebenwirkungen sind u. a. gastrointestinale Störungen, Ausschläge, Anämie, Leukopenie, Thrombozytopenie und gelegentlich erhöhte AST (SGOT)-Werte, was auf das Medikament, die zugrundeliegende Erkrankung, die Infektion oder eine Kombination dieser Faktoren zurückzuführen sein kann.

Blastomykose

(Gilchrist-Krankheit, Nordamerikanische Blastomykose)

Eine durch Blastomyces dermatitidis *hervorgerufene Infektionskrankheit, die primär die Lungen betrifft und manchmal hämatogen disseminiert, wobei charakteristischerweise die Haut betroffen ist.*

Ätiologie, Inzidenz und Pathologie

Eine natürliche Quelle wurde nicht gefunden, aber bei vor kurzem stattgefundenen Ausbrüchen wurde ein Zusammenhang von Bibern vermutet. Die meisten Fälle sind in den USA aufgetreten und hier hauptsächlich in den südöstlichen Staaten und am Mississippi. Sie betreffen Männer zwischen 20 und 40 Jahren. Da aber nun aus Afrika Fälle aus weit verstreut liegenden Gebieten bekannt wurden, ist eine Beschränkung in der Krankheitsbezeichnung auf Nordamerika nicht mehr gerechtfertigt. Die Erkrankung kommt besonders bei Hunden vor. Erkrankungen nach Hundebissen wurden berichtet. Bei AIDS-Patienten kommen sie selten vor. Die histopathologischen Charakteristika sind ein Gemisch aus suppurativen und granulomatösen Nekrosen mit polymorphkernigen, mononukleären Bindegewebs- und Riesenzellen.

Symptomatik

Lungenblastomykose: Die primäre Lungenblastomykose bildet häufig Bronchopneumonieherde, die sich auf dem Röntgenbild wie eine Neoplasie vom Hilus aus fächerförmig ausbreiten. Die Erkrankung beginnt meist schleichend, die Initialsymptome sind ein kurzer, trockener oder produktiver Husten, Schmerzen in der Brust, Fieber, Frösteln, Schwitzen und Dyspnoe. Pleuraergüsse kommen bei weniger als 10% der Patienten vor.

Disseminierte Form: Die Prädilektionsstellen der hämatogenen Metastasierung sind Haut, Prostata, Epididymides, Hoden, Knochen, Unterhautgewebe und, selten, die Schleimhaut von Mund und Nase. Die Wirbel, Tibia und Femur sind häufiger betroffen als andere Knochen. Über der Läsion finden sich eine Schwellung, Erwärmung und Berührungsempfindlichkeit. Läsionen des Genitaltrakts sind durch schmerzhafte Schwellung charakterisiert, typisch für die Epididymis oder das ausgeprägte perineale Unbehaglichkeitsgefühl bei der Prostatitis.

Die Hautläsionen zeigen sich zuerst als Papeln oder pustulös gewordene Papeln auf exponierten Teilen der Körperoberfläche. Sie dehnen sich langsam aus, an den Rändern bilden sich schmerzlose miliare Abszesse bis zu 1 mm Durchmesser. Unregelmäßige, warzenähnliche Papillen bilden sich auf der Oberfläche. Während sich die Läsion vergrößert, heilt das Zentrum mit einer typischen atrophischen Narbe ab. Eine voll entwickelte Läsion stellt sich als erhabener, warzenähnlicher Fleck dar, der 2 cm oder mehr mißt und einen steil abfallenden lila-roten, mit Abszessen überhäuften Rand aufweist. Wenn Bakterien vorhanden sind, kann es zu Ulzerationen kommen.

Diagnostik

Zur Diagnose führen die Isolierung in der Kultur und der Nachweis von *B. dermatitidis.* Zeigen sich aber dickwandige, kapsellose, sprossende Hefepilze von etwa 15 μ Durchmesser bei direkter Untersuchung von Eiter, Sputum oder Exsudat, ist die Diagnose nahezu sicher. Wenn in Gewebeproben, die nach der Gomori-Methylenamin-Silber-, dem Schiffschen Reagenz oder der Gridley-Methode gefärbt sind, für *B. dermatitidis* verdächtige Formen entdeckt werden, kann die Diagnose auch histopathologisch gestellt werden. Die Erreger können durch Anfärbung mit Mucicarmin nach Mayer von *C. neoformans* unterschieden werden, die sich damit nicht färben. Ohne Wert sind Haut- und serologische Tests.

Die Lungenerkrankung muß von Tuberkulose, anderen Pilzinfektionen und dem bronchogenen Karzinom abgegrenzt werden. Die Hautläsionen gleichen der Sporotrichose, Tuberkulose, Jodvergiftung oder besonders dem Basalzellenkarzinom. Die Beteiligung des Genitale imitiert die Tuberkulose. Frühsymptome, mit denen man die progressive von der nichtprogressiven pulmonalen Erkrankung unterscheiden könnte, gibt es nicht.

Prognose und Therapie

Bei den meisten unbehandelten Patienten ist die Erkrankung langsam progressiv und tödlich. Amphotericin B *(s. Allgemeine Therapieprinzipien, oben)* ist höchst effektiv. Die Besserung erfolgt innerhalb einer Woche, wobei die Keime schnell aus den früher positiven Untersuchungsproben verschwinden. Hydrostilbamidin Isothionat wird heute nur noch selten angewendet. Ketoconazol *(s. Allgemeine Therapieprinzipien, oben)* ist bei 75% der Patienten in einer Dosierung von 400–800 mg, oral in einer einzigen Tagesdosis verabreicht, wirksam. Noch bessere Erfolge können mit höherer Dosierung, die aber toxisch ist, erreicht werden.

Die orale Anwendbarkeit und die milderen Nebenreaktionen sind Argumente für eine Bevorzugung von Ketoconazol gegenüber Amphotericin B.

Parakokzidioidomykose

(Südamerikanische Blastomykose)

Eine durch den Pilz Paracoccidioides brasiliensis *(früher* Blastomyces brasiliensis) *hervorgerufene infektiöse Erkrankung der Haut, Schleimhäute, Lymphknoten und inneren Organe.* Die Erkrankung kommt nur in Süd- und Mittelamerika vor, betrifft am häufigsten Männer im Alter von 20–50 Jahren und besonders die Kaffeeanbauer in Brasilien und Kolumbien. Über ihr Vorkommen bei AIDS-Patienten wurde nicht berichtet.

Symptomatik

Man nimmt heute an, daß die Erkrankung durch Inhalation erworben wird, mit einem primären Infektionsherd in der Lunge. Es gibt vier klinische Formen. 1. Die **kutane Form** kommt am häufigsten im Gesicht vor, oft auf der Nase und den Schleimhautgrenzen des Mundes. Als typische Läsion zeigen sich eine langsam fortschreitende Ulzeration mit granulierendem Grund und eine Vielzahl gelblich-weißer Tüpfelchen, in denen der Pilz massenhaft vorkommt. Die regionalen Lymphknoten sind vergrößert, werden nekrotisch und entleeren sich durch die Haut. 2. Bei der **lymphatischen Form** besteht eine massive schmerzlose Vergrößerung der zervikalen, supraklavikulären oder axillären Lymphknoten. 3. Bei der **viszeralen Form** sind Leber, Milz und Lymphknoten des Abdomens vergrößert. Das erste Symptom können Schmerzen im Abdomen sein. 4. Beim **gemischten Typ** bestehen gleichzeitig Läsionen an Haut, Lymphsystem und an den Eingeweiden.

Diagnostik

Die Kultivierung und Identifizierung von P. brasiliensis aus Eiter, Biopsieproben oder anderen Patientenproben bestätigen die Verdachtsdiagnose, wenn man Formen mit einem Durchmesser von ca. 15 μ und vielen Sprossungen in Kaliumhydroxyd-Präparaten findet.

Prognose und Behandlung

Alle Formen verlaufen häufig progressiv, sind aber selten tödlich. Eine Behandlung mit Amphotericin B *(s. Allgemeine Therapieprinzipien, oben)* ist wirksam, Sulfonamide wirken suppressiv, aber führen nicht zur Ausheilung. Ketoconazol *(s. Allgemeine Therapieprinzipien, oben)* wird wegen seiner Effektivität, der oralen Anwendbarkeit und der Möglichkeit einer verlängerten Behandlungsdauer vorgezogen. Bei resistenten Fällen wurde kürzlich über Erfolge mit Itraconazol berichtet, aber kontrollierte, vergleichende Untersuchungen wurden nicht vorgelegt.

Systemische Kandidose

(Candidosis; Monoliasis)

Eine invasive Erkrankung, die durch Candida ssp. *besonders C.* albicans, *hervorgerufen wird und sich durch Septikämie, Endokarditis, Hepatosplenomegalie, Meningitis oder, selten, Osteomyelitis bemerkbar macht.* Lokale *Candida*infektionen werden in den entsprechenden Kapiteln besprochen. Die Candidiasis des Oesophagus, der Trachea, der Bronchien oder der Lunge sind den Verlauf von AIDS bestimmende Erkrankungen.

Ätiologie, Inzidenz und Pathologie

Bei immunsupprimierten Patienten wird die Infektion gewöhnlich durch Candida albicans oder C. tropicalis hervorgerufen. Die oberflächliche Candidiasis (Mundfäule) ist weltweit verbreitet und besonders häufig bei AIDS-Patienten. Patienten mit Neutropenie (aufgrund einer Leukämie oder anderer Malignome oder einer Behandlung) mit intravaskulären Kathetern, oder mit parenteraler Ernährung oder antibakterieller Therapie sind für eine Candida-Septikämie besonders anfällig. Die Candida-Endokarditis (häufig *C. parapsilosis*) tritt im Zusammenhang mit intravaskulären Traumata wie Herzkatheter, Operationen, oder intravaskulärem Katheter auf. Das endogene Alkohol-Syndrom, das man auf eine Vergärung von Kohlenhydraten durch den Pilz im Darm zurückgeführt hat, ist zweifellos falsch.

Symptomatik

Die **Candida-Endokarditis** gleicht bakteriellen Erkrankungen mit Fieber, Herzgeräuschen, Splenomegalie und Anämie. Zur Differentialdiagnose tragen die häufig vorhandenen großen Keimkolonien und Embolie großer Gefäße bei. Bei Laboruntersuchungen und Autopsie findet sich häufig eine Nierenbeteiligung. Die **Candida-Septikämie** gleicht meist einer gramnegativen bakteriellen Sepsis mit Fieber, Schock, Azotämie, Oligurie, Nierenversagen und fulminantem Verlauf. Die Retinitis oder Panophthalmitis sind Komplikationen, die zur Erblindung führen können. Die Candida-Meningitis ist wie die Kryptokokkenmeningitis chronisch, es fehlt jedoch der meist tödliche Ausgang, wenn sie nicht behandelt wird. **Candida-Pyelonephritis** und Lungenerkrankung sind weniger gut definiert. Eine **Osteomyelitis** und eine verwandte Erkrankung, die Spondylodiszitis (eine Infektion der Zwischenwirbelscheiben), wurden zusammen, vor allem bei i.v. Drogenabhängigen, beobachtet. Eine **Perikarditis** und **Hepatosplenomegalie** sind vor kurzem bei onkologischen Patienten beobachtet worden.

Diagnostik

Da Candida-Arten auch als Kommensalen beim Menschen vorkommen, muß der Nachweis in Sputum, Blut, Vagina, Urin, Stuhl und Haut vorsichtig interpretiert werden. Um die Diagnose zu bestätigen, muß die Kultur gleichzeitig einem charakteristischen klinischen Befund entsprechen, eine andere Ätiologie muß ausgeschlossen werden, und der Nachweis der Gewebsinfiltration muß erbracht werden. Findet man *C.* spp. in Blut, Liquor, Perikarderguß oder Gewebe (Leberbiopsie), beweist das die Diagnose und unterstützt damit den klinischen Eindruck: Septikämie oder Endokarditis, Meningitis, Perikarditis bzw. Hepatosplenomegalie.

Prognose und Behandlung

Alle Formen der systemischen Erkrankung müssen als ernst, progressiv und potentiell als tödlich betrachtet werden. Zuerst werden zugrundeliegende Krankheiten, wie diabetische Azidose, behandelt. Mittel der Wahl ist bei der systemischen Kandidose Amphotericin B i.v. *(s. Allgemeine Therapieprinzipien, oben).* Als Alternative hat Flucytosin nur begrenzten Wert, da vor der Behandlung erst die Empfindlichkeit des Isolats ausgetestet werden muß und sich während der Behandlung resistente Pilze ausbilden können. Ketoconazol *(s. Allgemeine Therapieprinzipien, oben)* wird bei chronischer, mukokutaner Candidiasis bevorzugt *(s. Kap. IMM, 2., Chronische mukokutane Candidiasis).* Fluconazol könnte effektiv sein, aber bis jetzt liegen keine kontrollierten, vergleichenden Untersuchungen vor. Bei oberflächlichen Schleimhaut- oder Hauterkrankungen (Mundfläche) wird eine topische Therapie (z.B. Clotrimazol, Miconazol, Nystatin) vorgezogen.

Aspergillose

Eine durch verschiedene Aspergillus*arten, im besonderen* A. fumigatus, *hervorgerufene infektiöse Erkrankung der Lunge mit möglicher hämatogener Aussaat.* Eine nicht-invasive Lungenstörung kann auch als allergische Reaktion gegen *A. fumigatus* *(s. Kap. LUN, 13., Allergische broncho-pulmonale Aspergillose)* oder gegen andere Spezies auftreten.

Ätiologie, Inzidenz und Pathologie

Aspergillus spp. gehören zu den häufigsten Pilzen in der Umgebung des Menschen. Sie werden oft in verfaulenden Pflanzen (Komposthaufen), in Isoliermaterialien von Wänden und Zimmerdecken, in der Verkleidung von Stahlträgern (um eine Kondensation zu verringern), in Operationspavillons (oft Ursache für postoperative Infektionen) und in Krankenzimmern an Fernsehschaltern, i.v. Spritzen, Tabletts und Betten gefunden. In zahllosen Untersuchungen sind Aspergillus spp. variable Kommensalen im Mund, im Stuhl und auf der Haut.

Oberflächliche Infektionen sind ungewöhnlich. Mit einer fraglichen Ausnahme des äußeren Gehörgangs. Der Pilz, ein Opportunist, tritt nach antibakterieller oder antimykotischer Therapie (gegenüber der er gewöhnlich resistent ist) in Bronchien auf, die durch eine Bronchitis, Bronchiektasen oder eine Tb vorgeschädigt sind. Der „Pilzball" **(Aspergillom),** eine charakteristische Erkrankungsform, setzt sich aus verwickelten Hyphen, Fibrin, Exsudat und wenigen Entzündungszellen zusammen. Er ist gewöhnlich nicht invasiv, aber vergrößert Bronchiektasen oder Kavernen, die ursprünglich durch Bronchiektasie oder Tb entstanden sind, allmählich.

Eine **invasive Erkrankung (Septikämie)** tritt bei Patienten, die durch spezifische Erkrankungen, z.B. Malignome oder Behandlungen, immuninsuffizient sind, auf. Besonders oft kommt eine Aspergillose bei Empfängern von Herz- und Lebertransplantationen vor (wegen der Seltenheit einer Aspergillose bei AIDS-Patienten ist sie keine den Verlauf von AIDS bestimmende Erkrankung). Bei invasiver Erkrankung kommt es gewöhnlich durch den Druck auf das Gewebe bei der Pilzvermehrung zur Vereiterung. Gelegentlich bilden sich um Fragmente von Hyphen Granulome aus. Die Läsionen werden meistens im Gehirn und in den Nieren gefunden.

Symptome und Krankheitszeichen

Bei der **Otitis externa** ist Juckreiz das einzige Symptom, und nur gelegentlich ist ein schmerzhafter Reizzustand vorhanden und es kommt zur Beschmutzung des Kopfkissens durch einen Ausfluß (gewöhnlich minimal).

Das **Aspergillom** ist im allgemeinen asymptomatisch und wird nur auf dem Röntgenbild entdeckt, wo es sich als dichter Rundherd, umgeben von einer schmalen Luftblase, in einer Höhle darstellt. Das Hauptsymptom ist eine **Hämoptoe,** die häufig recurierend, manchmal schwer und selten (aber tragischerweise) tödlich ist. Bei invasiver Erkrankung **(Septikämie)** *sind die Symptome nicht* weniger intensiv oder häufig als bei der bakteriellen Septikämie. Zu ihnen gehören Fieber, Schüttelfrost, Schock, Hautläsionen, Verbrauchskoagulopathie und multiples Organversagen (Azotämie, Azidose, Hypoxie, Gelbsucht, Delirium). Embolien treten gewöhnlich bei Endokarditis auf. Bei Leukämie, Organtransplantation oder Kortikosteroid- oder immunsuppressiver Therapie ist das klinische Bild eine typische Septikämie, und eine Ausbreitung ins Gehirn oder in die Nieren kann vorkommen.

Die **chronische, nekrotisierende pulmonale Aspergillose** tritt bei chronischen eitrigen Lungenerkrankungen auf.

Diagnose

Bei der Otitis externa, die selten durch Aspergillus hervorgerufen wird (gewöhnlich A. niger), hängt die Diagnose von der Kultivierung ab. Die kulturelle Diagnose eines Aspergilloms im Auswurf ist sehr schwierig, wahrscheinlich deshalb, weil die lokale Reaktion in den Bronchien oder Kavernen nur selten entzündlich ist.

Bei der invasiven Erkrankung (Septikämie) sind die Kultur der Aspergillus ssp. aus Blutproben ähnlich schwierig, zum Teil wegen des fulminanten, kurzen und tödlichen Verlaufs der Erkrankung. Sogar bei der Endokarditis, bei der die Bakteriämie als konstant betrachtet wird, werden Pilze fast nie aus Blutproben isoliert und nur gelegentlich aus resezierten Emboli.

Prognose und Behandlung

Die Otitis externa spricht auf eine Lösung an, die nicht speziell für Pilzinfektionen verwendet wird (z.B. Aluminiumazetat [Burow'sche Lösung]). Das Aspergillom muß immer noch reseziert werden, obgleich gelegentlich Versuche mit einer intravaskulären (Bronchialarterie) Koagulationstherapie unternommen wurden. Bei invasiver (systemischer) Erkrankung sollte Amphotericin B intravenös gegeben werden *(s. Allgemeine Therapieprinzipien, oben)* obwohl die Dosierung, die vertragen wird, gewöhnlich unwirksam ist, da die meisten Stämme resistent sind. Auch Ketoconazol ist nicht wirksamer. Itraconazol scheint in vitro gegen mehrere Isolate besser wirksam zu sein und wurde in wenigen Fällen erfolgreich angewendet. Kontrollierte, vergleichende Untersuchungen könnten zeigen, daß es das beste Medikament ist.

Phykomykose

(Mucormykose, Zygomykose)

Eine Bezeichnung, die viele klinische Zustände umfaßt, die mit nicht-septierten Hyphen einhergehen. In den meisten Fällen läßt sich der Pilz in Geweben nur mikroskopisch nachweisen. Sind Kulturen angelegt worden, findet man entweder einen *Rhizopus, Absidia, Mucor* oder *Basidiobolus* spp.

Die **subkutane Phykomykose,** eine Form der Erkrankung, kommt in Südostasien und Afrika als von selbst heilende, multiple, grotesk anmutende, subkutane Schwellung von Hals und Körperstamm vor.

Die **rhinozerebrale Phykomykose,** die in den USA häufiger vorkommt, ist eine fulminant und meist tödlich verlaufende primäre Infektion der Nase, Nebenhöhlen oder Orbita, hauptsächlich bei Patienten mit diabetischer Azidose, Immundefekten oder bei Drogenabhängigen. Sie manifestiert sich in Schmerzzuständen, Fieber, Phlegmone der Orbita, Exophthalmus, eitrigem Nasenausfluß und Gangrän und nekrotischer Zerstörung des Nasenseptums, des Gaumens oder der Knochen von Orbita und Nebenhöhlen. Ein frühes Eindringen in die Blutgefäße und die Ausbreitung ins Gehirn führt zu Krampfanfällen, Aphasie und Hemiplegie.

Diagnostik

Das klinische Bild führt zur Diagnose, aber bakterielle Abszesse, Histoplasmosis oder Tb der Mundhöhle, oder lethale midline Granulome können gelegentlich das Krankheitsbild nachahmen. Die Züchtung der Pilze, die in Gewebeproben bei Biopsie oder Autopsie eindeutig vorhanden sind, ist schwierig.

Therapie

Die Therapie umfaßt eine Behandlung der zugrundeliegenden Azidose sowie die Gabe von Amphotericin B, das empirisch verabreicht wird, da der Pilz meist für Resistenzbestimmungen noch nicht zur Verfügung steht. Initiale Exzisionen und Inzisionen haben die Überlebensrate vor allem von Diabetikern steigen lassen.

Myzetom

(Madurafuß; Mycetoma pedis)

Eine Pilzinfektion der Füße (und manchmal der oberen Extremität), die durch Chronizität, Schwellung, Fistelbildung und Progression gekennzeichnet ist, wenn nicht exzidiert oder amputiert wird. Todesfälle kommen gelegentlich bei vernachlässigten Erkrankungen vor, im allgemeinen sind dies komplizierende bakterielle Erkrankungen.

Ätiologie, Inzidenz und Pathologie

Etwa die Hälfte der Fälle werden von *Nocardia* spp. hervorgerufen, die verbleibenden von 20 verschiedenen Pilzen oder Bakterien. Die Krankheit kommt am häufigsten in den Tropen und im Süden der USA vor und wird gewöhnlich von Männern im Alter von 21–40 Jahren erworben. Bei der pathologischen Untersuchung werden Anschwellungen und plumpe Fisteln gesehen, wobei das Gewebe überwiegend vereitert ist, mikroskopisch sind aber unverändert Granulome vorhanden.

Symptomatik

Die erste Läsion kann eine kleine Papel sein, ein tiefsitzendes fixiertes Knötchen, ein Bläschen mit verhärtetem Grund oder ein Abszeß, der rupturiert und eine Fistel bildet. Die frühen Läsionen sind granulomatös, werden aber später von einer dichten, fibrösen Kapsel umgeben und von fibrösen Trabekeln durchzogen. Sie sind meist nicht berührungsempfindlich, außer wenn Sekundärinfektionen bestehen. Die Erkrankung schreitet langsam fort; nacheinander können 6–8 Papeln oder Abszesse auftreten, die dann verschwinden. Bevor sich Zerstörungen von Muskel, Sehnen, Faszien und Knochen ergeben, können Monate oder Jahre vergehen. Der Patient kann so lange gehen, bis die Deformierung oder die Muskelzerstörung dies unterbinden.

Bei fortgeschrittenen Fällen erscheint der Fuß charakteristisch als groteske, geschwollene, keulenförmige Masse aus zystenähnlichen Gebilden mit verschiedenen ableitenden und kommunizierenden Gängen und Fisteln, die eine ölige oder blutig-seröse Flüssigkeit ausscheiden.

Diagnostik

Die Diagnose wird aus dem klinischen Verlauf, Erscheinungsbild und Nachweis der charakteristisch gefärbten Granula im Exsudat gestellt. Diese charakteristischen Pilzgranula haben einen Durchmesser von 0,5–2 mm, haben eine unregelmäßige Form und sind unterschiedlich gefärbt. Die Ätiologie der Erkrankung (und der Granula) kann nur durch Zerstörung und Kultivierung der Granula geklärt werden. Eine Vielzahl von Bakterien und Pilzen wird im allgemeinen vom selben Fuß und der gleichen Fistel gefunden. Systemische Symptome sind selten.

Prognose und Behandlung

Wenn die infizierenden Erreger nicht auf antimikrobielle Substanzen ansprechen, kann sich der Verlauf auf mehr als 10 Jahre ausdehnen, vielleicht stirbt aber der Patient an einer Sepsis oder einer interkurrenten Erkrankung. *Actinomyces*-Infektionen sollten mit Penicillin oder einem Tetracyclin behandelt werden (s. Kap. INF, 10., Aktinomykose); durch *Nocaridia* spp. hervorgerufene Krankheiten werden mit einem löslichen Sulfonamid (s. Kap. INF, 10., Nokardiose) therapiert. Amphotericin B oder Ketoconazol können mit Erfolg eingesetzt werden, sofern der Pilz gegen die Mittel empfindlich ist. Die Amputation einer Gließmaße kann erforderlich werden, um eine sekundäre bakterielle Infektion und einen tödlichen Ausgang zu verhindern.

Sporotrichose

Eine Infektionskrankheit, die durch den pflanzlichen Fäulniserreger Sporothrix schenckii *hervorgerufen wird und durch Bildung von Knoten, Ulzera und Abszessen charakterisiert ist, die meist auf die Haut und die oberflächlichen Lymphgefäße beschränkt sind, jedoch auch manchmal die Lunge und andere Gewebe befallen (Synovia).*

Ätiologie, Inzidenz und Pathologie

S. schenkii wird charakteristischerweise an Rosenbüschen, Berberitzen, im Torfboden und anderen Mulcharten gefunden. Landarbeiter und Blumenzüchter, besonders die, die mit Berberitzen oder Torfboden umgehen, sind am öftesten infiziert. Das pathologische Bild ist hauptsächlich eine Vereiterung.

Symptomatik

Die häufigste Form, die Haut und Lymphgefäße betrifft, kommt charakteristischerweise auf Armen und Händen vor. Die Primärläsion, die meist an den Fingern auftritt, beginnt als kleiner, beweglicher, nicht berührungsempfindlicher, subkutaner Knoten, der sich langsam vergrößert, mit der Haut verwächst, zuerst rosa und später nekrotisch wird und am Ende ulzeriert. In einigen Tagen oder Wochen entwickeln sich entlang den Lymphgefäßen, die das Gebiet entsorgen, ähnliche farblose, subkutane Knoten. Es bestehen bemerkenswerterweise keine lokalen Schmerzen, Überwärmung und Allgemeinsymptome (Fieber, Frösteln, Unwohlsein oder Anorexie).

Die Inhalation der Pilze kann offensichtlich zur Pneumonie, lokalisieraten Infiltraten oder Kavernen (manchmal beidseits) führen. Die Symptome sind relativ leicht, der Verlauf ist chronisch.

Obwohl sich *S. schenckii* nur manchmal im Blut nachweisen läßt, scheint es angebracht zu sein, anzunehmen, daß andere Erkrankungen, die nicht die Haut betreffen, als hämatogene Disseminierung von einer subklinischen Hautläsion oder wahrscheinlicher von einem Lungenherd abstammen. In 80% dieser Fälle ist Knochen, Periost oder Synovia beteiligt. Sonst betreffen die Erkrankungen Muskeln und Augen und, selten, Milz, Leber, Nieren, Genitalien oder das ZNS.

Diagnostik

Die Isolierung und Identifikation von *S. schenckii* in der Kultur bestätigt die Diagnose. Im Gegensatz zu anderen Pilzen kann man *S. schenckii* nur selten in fixiertem Gewebe nachweisen, auch wenn man spezielle Färbetechniken anwendet.

Prognose und Therapie

Die häufigste hautlymphatische Form ist chronisch, schmerzlos und selten tödlich. Sie reagiert prompt auf die initiale Gabe von 1 ml gesättigter Kalium-Jodidlösung, 3mal/Tag oral, die täglich um 1 ml bis zu einer optimalen Dosierung von 3–4 ml/3mal täglich erhöht wird. Die Lösung kann weiter in Wasser oder anderen Getränken verdünnt werden und sollte nach dem Essen eingenommen werden. Die Therapie wird über längere Zeit durchgeführt und gut vertragen. Es kann jedoch zum Jodismus kommen, mit Reizphänomenen der Haut und Schleimhäute (z.B. Ausschläge, Schnupfen, Konjunktivitis, Stomatitis, Laryngitis, Bronchitis). Wenn sich Symptome entwickeln, sollte die Dosis vermindert oder das Medikament zeitweise abgesetzt werden. Nach einer 1- bis 2wöchigen Unterbrechung kann man das Medikament in niedriger Dosierung vorsichtig wieder verabreichen. Es kann nötig sein, das Jodid trotz Jodismus weiter zu verabreichen, in diesen Fällen kann sich die Jodsensibilität vermindern oder verschwinden, auch wenn die Therapie weitergeführt wird.

Bei disseminierten Erkrankungen wird Amphotericin B i.v. verabreicht *(s. Allgemeine Therapieprinzipien, oben)*, da etwa 30% der Patienten sterben, einige obwohl sie intensiv mit

Jod behandelt wurden. Die Behandlung mit Ketoconazol brachte enttäuschende Ergebnisse. Intraconazol wird geprüft.

Chromomykose

(Dermatitis verrucosa; Chromoblastomykose)

Eine Infektionskrankheit, die nur dem Namen nach durch farbige Pilze im Gewebe diagnostiziert wird. Sie wird verursacht durch Hormodendron pedrosoi, H. compactum *oder* Phialophora verrucosa und ist *durch warzenförmige Hautknötchen charakterisiert, die sich langsam zu papillomatösen Wucherungen entwickeln, die zu Ulzerationen neigen.* Die Krankheit kommt weltweit vor, ist in den Tropen jedoch am häufigsten. Sie herrscht im Alter von 30–50 Jahren, hauptsächlich bei Männern vor.

Symptomatik

Die meist einseitige Infektion beginnt am Fuß und Bein oder manchmal an anderen ausgesetzten Körperstellen, besonders, wenn die Haut verletzt ist. Die Frühläsion ist eine kleine, juckende, sich vergrößernde Papel, die einer Tinea gleicht. Der Fleck ist stumpfrot oder veilchenfarben, scharf abgegrenzt und zeigt einen verhärteten Grund. Neue Effloreszenzen, die sich 1–2 mm über die Hautoberfläche erheben, können mehrere Wochen oder Monate später entlang des Lymphabflusses auftreten. In der Mitte des Flecks können sich harte, stumpfrote oder graue blumenkohlartige Knoten entwickeln, die langsam die infizierten Extremitäten übersäen. Lymphgefäße können blockiert werden, es kann Jucken auftreten, Sekundärinfektionen können zu Ulzerationen führen. Bis die gesamte Gliedmaße betroffen ist, können 4–15 Jahre vergehen.

Diagnostik

In fortgeschrittenen Fällen wird die Diagnose aus dem klinischen Bild der infizierten Stelle gestellt. Frühläsionen können für Pilzerkrankungen der Haut gehalten werden, die Chromomykose muß durch den Nachweis der charakteristischen, dunkelbraunen, septierten Keime im Eiter oder der Biopsieprobe abgegrenzt und diagnostiziert werden. Die spezifischen beteiligten Pilze müssen durch eine Kultivierung bestimmt und identifiziert werden.

Prognose und Therapie

Die Erkrankung ist selten tödlich, eine vollständige operative Exzision ist jedoch Therapie der Wahl. Vom direkten erfolgreichen Einbringen von Amphotericin B in die Läsion, auch in fortgeschrittenen Fällen, wird in einigen Studien berichtet. Seit neuestem wird Flucytosin als Chemotherapie empfohlen *(Dosierung s. unter Nichtmeningitische Formen der Kryptokokkose, oben).*

Rhinosporidiose

Eine wahrscheinlich infektiöse Erkrankung, die durch Rhinosporidium seeberi *hervorgerufen wird. Sie ist durch große, bröcklige, breit aufsitzende oder gestielte Polypen der Schleimhäute in Nase, Augen, Pharynx und Vagina sowie manchmal der Haut auf Ohren oder Penis gekennzeichnet.* Die Erkrankung, die anscheinend durch Schwimmen in stehendem Wasser erworben wird, kommt am häufigsten bei Knaben und jungen Männern in Indien und Ceylon vor.

Die **Diagnose** wird durch Nachweis der ovalen Sporen (7–9 μ Durchmesser) im Ausstrich gestellt oder durch Auffinden der charakteristischen Sporenträger (200–300 μ) in der Biopsieprobe.

Prognose und Therapie: Die Erkrankung verläuft selten tödlich, der Patient kann jedoch an einer Sekundärinfektion sterben. Durch vollständige Exzision der Frühläsion kann die Krankheit geheilt werden.

12. ERKRANKUNGEN DURCH RICKETTSIEN

Eine Reihe von Erkrankungen, charakterisiert durch plötzlichen Beginn, ein bis mehrere Wochen andauerndes Fieber, Kopfweh, Unwohlsein, Erschöpfung, periphere Vaskulitis und meist einen typischen Ausschlag. Die meisten Rickettsien werden durch einen Zyklus erhalten, der aus einem Tierreservoir und einem Insektenvektor (meist ein Gliederfüßler, der Menschen infiziert) besteht.

Die meisten Rickettsien sind obligat intrazelluläre Organismen, die Viren und Bakterien gleichen. Wie die Bakterien besitzen sie metabolische Enzyme und Zellwände, verwerten O_2 und sind gegenüber Antibiotika empfindlich. Wie die Viren brauchen sie zum Wachstum lebende Zellen. Die meisten sind pleomorphe Kokken, die sich in der Giemsa-Färbung purpur mit Castañeda rosa bis rot und in der Giménez-Färbung stark rot darstellen. Während der Genesung induzieren sie in der Regel Serumagglutinine gegen spezifische *Proteus*-Stämme **(Weil-Felix-Reaktion)** und verschiedene Antikörper gegen spezifische Rickettsienantigene. Da viele Rickettsien geographisch typisch verteilt sind, kann die Kenntnis des Wohnorts und kürzlicher Reisen des Patienten die Diagnose erleichtern.

Bei einigen Rickettsiosen vermehren sich die Rickettsien an der Bißstelle eines Gliederfüßlers und ergeben eine lokale Läsion (Brandschorf). Sie dringen in die Haut oder Mukosa ein und vermehren sich in den Endothelzellen kleiner Blutgefäße. Dadurch verursachen sie eine Vaskulitis, die aus Endothelproliferation, perivaskulärer Infiltration und Thrombose besteht. Diese Vaskulitis ist der Grund für den Ausschlag und Zeichen einer Enzephalitis und Gangrän von Haut und anderen Geweben.

Die Rickettsiosen bilden vier Gruppen: 1. **Klassisches Fleckfieber** – Flecktyphus, Brill-Zinsser-Krankheit, murines (endemisches) Fleckfieber (Mäuse- oder Rattentyphus) und Tsutsugamushifieber; 2. **Fleckfieber** – Rocky-Mountain-Fleckfieber, Zecken-Rickettsiosen und Rickettsienpocken; 3. **Q-Fieber** und 4. **Fünftagefieber.**

Klassisches Fleckfieber

(Epidemisches Fleckfieber; Europäisches, klassisches oder Läuse-Fleckfieber)

Eine akute schwere, fiebrige Erkrankung, die durch langanhaltendes hohes Fieber, therapieresistente Kopfschmerzen und einen makulopapulösen Ausschlag charakterisiert ist. Der Erreger, Rickettsia prowazeki, *wird durch Läuse übertragen.*

Ätiologie und Epidemiologie

Rickettsia prowazeki kommt weltweit vor und wird auf den Menschen durch den Kot der Menschenlaus, des *Pediculus humanus,* übertragen, wenn ein Stich durch Kratzen kontaminiert wird. Getrockneter Läusekot kann auch die Schleimhäute der Augen und des Mundbereiches infizieren. Die Läuse stecken sich an fiebrigen Patienten an und übertragen die Krankheit auf anfällige Menschen. Der Mensch ist das natürlichste Erregerreservoir. In den USA wurde eine Form des epidemischen Fleckfiebers gefunden, die manchmal nach Kontakt mit Gleithörnchen oder deren Ektoparasiten auftrat. Die Erkrankung verläuft im allgemeinen leichter als das klassische Fleckfieber und wird mit serologischen Methoden bestimmt.

Symptomatik

Nach 7–14 Tagen Inkubationszeit setzen plötzlich Fieber, Kopfschmerzen und Schwäche ein. In wenigen Tagen erreicht die Temperatur 40°C und bleibt bei leichten morgendlichen Remissionen etwa zwei Wochen in diesem Bereich. Die Kopfschmerzen sind diffus und stark. Kleine, rosa Maculae erscheinen am 4.–6. Tag, meist in der Axilla und am Oberkörper; sie bedecken schnell den ganzen Körper, wobei sie meist Gesicht, Fußsohlen und Handinnenflächen aussparen. Später werden die Läsionen dunkel und makulopapulös. In schweren Fällen wird der Ausschlag petechial und hämorrhagisch. Manchmal kommt eine Splenomegalie vor. Bei den meisten schwer erkrankten Patienten tritt eine Hypotension auf. Prognostisch schlechte Zeichen sind Kreislaufkollaps, Niereninsuffizienz, Zeichen einer Enzephalitis, Ekchymose mit Gangrän und Pneumonie. Kinder unter 10 Jahren sterben selten, die Mortalität steigt aber mit dem Alter und kann bei über 50jährigen Unbehandelten 60% erreichen.

Prophylaxe

Hocheffektiv sind Immunisierung und Läusebekämpfung, jedoch stehen Lebend- und Totvakzinen nicht immer zur Verfügung. Die Läuse lassen sich durch Bestäubung befallener Personen mit DDT, Malathion oder Lindan eliminieren.

Diagnostik und Therapie *s. Differentialdiagnostik und Therapie der Rickettsiosen, unten.*

Brill-Zinsser-Krankheit

Spätrezidiv des epidemischen Fleckfiebers; tritt Jahre nach dem Erstbefall auf.

Ätiologie und Epidemiologie

Patienten, die die Brill-Krankheit entwickeln, litten entweder in jungen Jahren an epidemischem Fleckfieber oder lebten in einem Endemiegebiet. *R. prowazeki* ist noch lange nach der Gesundung des Patienten lebensfähig. Offensichtlich kommt es zum Fleckfieber-Rezidiv, wenn die Rickettsien durch Versagen der Abwehr aktiviert werden. Läuse, die sich vom Patienten ernähren, können sich infizieren und die Krankheit übertragen. Über Tierversuche kann *R. prowazeki* aus dem Blut solcher Patienten isoliert werden.

Die Krankheit tritt sporadisch auf, unabhängig von der Jahreszeit und dem Vorhandensein infizierter Läuse.

Symptomatik

Die fast immer geringgradige Erkrankung gleicht dem epidemischen Fleckfieber in Ausschlag, Kreislaufstörungen und Veränderungen an Leber, Niere und Nervensystem. Das remittierende Fieber dauert 7–10 Tage; der Ausschlag fehlt oft oder ist flüchtig. Die Mortalität beträgt Null.

Diagnostik und Therapie *s. Differentialdiagnostik und Therapie der Rickettsiosen, unten.*

Murines (endemisches) Fleckfieber

(Mäuse- oder Rattentyphus; Malaya-Typhus)

Eine durch Rickettsia mooseri *verursachte, akut fieberhafte Erkrankung, klinisch ähnlich dem klassischen Fleckfieber, aber geringgradiger; Übertragung auf den Menschen durch Rattenflöhe.*

Ätiologie und Epidemiologie

Das auslösende Agens *R. mooseri* gleicht anderen Rickettsien morphologisch in der Färbecharakteristik und im intrazellulären Parasitentum. Das Tierreservoir umfaßt wilde Ratten, Mäuse und andere Nagetiere; die Übertragung erfolgt durch Rattenflöhe *(Xenopsylla cheopis)*. Die sporadische, weltweite Erkrankung häuft sich in dicht bevölkerten Gebieten, wo viele Ratten zu finden sind, ist insgesamt aber selten.

Symptomatik

Nach einer Inkubationszeit von 6–18 Tagen (Mittelwert 10), entwickeln sich Schüttelfrost, Kopfschmerzen und Fieber. Das Fieber dauert etwa 12 Tage und fällt gegen Ende langsam ab. Der Ausschlag und andere Kennzeichen gleichen denen des Klassischen Fleckfiebers, sind aber schwächer. Das Frühexanthem ist gering und diskret. Obwohl die Mortalität gering ist, können Todesfälle bei älteren Patienten vorkommen.

Prophylaxe

Durch Verminderung der Ratten- und Rattenfloh-Population mittels Befestigung der Fundamente von Lebensmitteldepots und Getreidespeichern sowie Besprühen von Rattenwechseln, Nestern und Höhlen mit DDT und anderen Insektiziden konnte die Inzidenz des endemischen Fleckfiebers gesenkt werden. Es gibt keinen effektiven Impfstoff.

Diagnostik und Therapie *s. Differentialdiagnose und Therapie der Rickettsiosen, unten.*

Tsutsugamushifieber

(Milbenfleckfieber; Buschfleckfieber; T-Fieber)

Eine durch Milben übertragene, von Rickettsia tsutsugamushi (orientalis) *hervorgerufene Infektionskrankheit, die durch Fieber, eine Primärläsion, einen makulösen Ausschlag und eine Lymphadenopathie gekennzeichnet ist.*

Ätiologie und Epidemiologie

Die Krankheit kommt im asiatisch-pazifischen Raum vor, der von Japan, Indien und Australien begrenzt ist. *R. orientalis* wird von Laufmilben (meist *Leptotrombidium akamushi* und *L. deliensis*) transovariell und durch Ernährung mit Wald- und Flurnagern, inklusive Ratten, Fledermäusen und Feldmäusen, übertragen. Die menschliche Infektion erfolgt durch den Biß einer Milbenlarve.

Symptomatik

Nach einer Inkubationszeit von 6–21 Tagen (mit Mittel 10–12 Tage) beginnt die Krankheit plötzlich mit Fieber, Frösteln, Kopfweh und generalisierter Lymphadenopathie. Bei Fieberbeginn entwickelt sich oft am Ort des Thrombiculalarvenbisses eine lokale Läsion (Brandschorf). Die Läsion kommt bei Hellhäutigen oft, bei Orientalen selten vor. Die Läsion ist zuerst rot und induriert, etwa 1 cm im Durchmesser groß, wird dann manchmal zum Bläschen, rupturiert und ist von einer schwarzen Kruste bedeckt. Eine Vergrößerung regionaler Lymphknoten kommt vor. Das Fieber steigt während der ersten Woche auf 40–40,5 °C. Kopfschmerzen und Rötung der Konjunktiven sind stark und häufig. Am Oberkörper entwickelt sich am 5. bis 8. Tag des Fiebers ein makulöser Ausschlag, der sich oft auch über Arme und Beine erstreckt. Er kann sich schnell legen oder auch makulopapulös und stark gefärbt werden. Während der 1. Fieberwoche ist ein Husten vorhanden, während der 2. Woche kann sich eine Pneumonie entwickeln. In schweren Fällen steigt die Pulsrate, der Blutdruck fällt ab, und es bilden sich Delirium, Stupor und Muskelzucken. Eine Splenomegalie kann vorkommen, die interstitielle Mykoarditis ist häufiger als bei anderen Rickettsiosen. Bei unbehandelten Patienten kann das Fieber 2 Wochen oder mehr dauern, um dann im Laufe mehrerer Tage abzufallen. Unter spezifischer Therapie wird der Patient meist nach 36 h fieberfrei, die Genesung ist prompt und komplikationslos.

Prophylaxe

Die Entfremdung von Unterholz und Büschen sowie das Besprühen betroffener Gebiete mit Insektiziden eliminiert oder vermindert die Milbenpopulation. Anti-Milben-Mittel wie Dimethylphthalat oder Benzylbenzoat sollten bei gefährdeten Personen zum Einsatz kommen.

Diagnostik und Therapie s. *Differentialdiagnostik und Therapie der Rickettsiosen.*

Rocky-Mountain-Fleckfieber (RMF)

([Felsengebirgs-]Fleckfieber; Zeckenfieber; Zeckentyphus; Rocky Mountain Spotted Fever [RMS])

Eine von Ixodes übertragene und von Rickettsia rickettsii *hervorgerufene, akut fiebrige Erkrankung.*

Ätiologie, Epidemiologie und Pathologie

R. rickettsii ist auf die westliche Hemisphäre beschränkt. Obwohl zuerst in den Staaten der Rocky Mountains erkannt, kommt die Krankheit in fast allen Staaten der USA (außer Maine, Hawaii und Alaska) vor, besonders an der Atlantikküste. Schild-Zecken (Unterfam. Ixodidae) sind der Wirt von *R. rickettsii,* und infizierte Weibchen übertragen die Erkrankung transovariell auf ihre Nachkommen. Zecken bilden das natürliche Reservoir, und Tiere stellen die Blutversorgung. *Dermacentor andersoni* (die Holzzecke) ist der Hauptüberträger im Westen der USA; *D. variabilis* (Hundezecke) und *Amblyomma americanum* (amerikanische Stern-Zecke) sind häufige Überträger im Osten und Süden der USA. Die Rickettsien halten sich auch in Hasen und anderen kleinen Säugetieren auf. Die Krankheit tritt meist zwischen Mai und September auf, wenn die ausgewachsenen Zecken aktiv sind und sich Menschen in den betreffenden Gebieten aufhalten. In südlichen Staaten kommen Erkrankungen das ganze Jahr über vor. Die Inzidenz ist hoch bei Kindern unter 15 Jahren und bei Personen, die in von Zecken befallenen Gebieten arbeiten oder sich erholen. Neuere Forschungen haben eine seltene Übertragung von Mensch zu Mensch diskutiert, die durch Husten eines Patienten mit Beteiligung des Atemtrakts über eine Tröpfcheninfektion erfolgt.

Kleine Blutgefäße bilden die Lokalisation der charakteristischen pathologischen Läsion. Die Rickettsien vermehren sich in beschädigten Endothelzellen, Gefäße können durch Thromben verstopft werden. Hauptorte der Vaskulitis sind Haut, Unterhautgewebe, ZNS,

Lungen, Herz, Nieren, Leber und Milz. Das Syndrom der disseminierten intravaskulären Koagulation (DIC) kommt oft bei schwerkranken Patienten vor *(s. Kap. HÄM, 4., Disseminierte intravaskuläre Koagulation,* unter *Erworbene Koagulopathien).*

Symptomatik

Bei etwa 70% der Patienten läßt sich ein Zeckenbiß nachweisen. Die Inkubationszeit beträgt im Mittel 7 Tage, schwankt aber zwischen 3 und 12 Tagen. Je kürzer die Inkubationszeit, desto schwerer die Infektion. Der Beginn ist plötzlich, begleitet von schweren Kopfschmerzen, Frösteln, Erschöpfung und Muskelschmerzen. Das Fieber erreicht in mehreren Tagen 39,5 bis 40 °C (103–104 °F) und bleibt hoch (in schweren Fällen 15–20 Tage). Morgendliche Remissionen kommen vor; es entwickelt sich ein unproduktiver, quälender Husten. Etwa am 4. Fiebertag bildet sich an den Handgelenken, Knöcheln, Handflächen und Fußsohlen ein Ausschlag, der sich rasch auf Hals, Gesicht, Achseln, Gesäß und Oberkörper ausbreitet. Oft tritt der Ausschlag nach Auflegen einer warmen Wasser- oder Alkoholkompresse auf. Zuerst makulös und rosa, wird der Ausschlag zunehmend makulopapulös und dunkler. In etwa 4 Tagen werden die Läsionen petechial und konfluieren manchmal zu großen, hämorrhagischen Flächen, die später ulzerieren. Ein Rash tritt zwischen dem 1. und 6. Tag der Erkrankung auf. Fälle ohne Rash sind selten. Neurologische Symptome beinhalten Kopfschmerzen, Unruhe, Schlaflosigkeit, Delirium und Koma, alles ein Zeichen der Enzephalitis. In schweren Fällen entwickelt sich eine Hypotension. Eine Hepatomegalie kann vorkommen, Ikterus ist aber selten; eine lokalisierte Pneumonie ist möglich. Bei unbehandelten Patienten können Pneumonie, Gewebsnekrose und Kreislaufversagen auftreten, mit Folge von Gehirn- und Herzschäden. In fulminanten Verläufen kommt es u. U. auch zum Herzstillstand und Tod.

Prognose und Prophylaxe

Ein frühzeitiger Beginn der antibiotischen Therapie hat die Mortalität signifikant von 20% auf 7% gesenkt. Wenn die Therapie rechtzeitig eingeleitet wird, treten keine ernsthaften Komplikationen auf. Wirksame Impfstoffe stehen kommerziell nicht zur Verfügung. Zecken Repellents (z. B. Dimethyl-Phthalat oder Diaethyltoluamid [Deet]) sollen von allen, die in Gebieten leben oder arbeiten, die von Zecken heimgesucht sind, benützt werden. Die Anwendung von Deet auf der Hautoberfläche zusammen mit Permethrin in der Kleidung vertreibt Zecken effektiv, es wurde allerdings über toxische Reaktionen bei Kindern berichtet. Eine gute persönliche Hygiene mit häufiger Suche nach Zecken, besonders bei Kindern, sollte man einhalten. Zecken sollten vorsichtig entfernt und nicht zerquetscht werden, da die Gefahr der Übertragung besteht. Ein vorsichtiges Ziehen mit einer Pinzette löst die Zecke. Die zurückbleibende Läsion sollte mit Alkohol abgetupft werden. Durch Kontrolle der Population von Kleintieren in Endemiegebieten kann die Zeckenpopulation vermindert werden, obwohl es nicht möglich ist, ein Gebiet gänzlich von Zecken zu säubern. Ein Besprühen des Gebiets mit DDT, Dieldrin oder Chlordan ist ebenfalls hilfreich. Ohne klinische Manifestation sollten nach einem Zeckenbiß in einem RMSF-Endemiegebiet nicht sofort Antibiotika gegeben werden, besser ist es, wenn der Patient oder dessen Eltern auf frühe Krankheitszeichen achten. Treten anhaltendes Fieber, Kopfschmerzen und Unwohlsein auf (mit oder ohne Rash), sollte eine wirksame Antibiotikabehandlung gegen eine Rickettsiose sofort begonnen werden.

Diagnostik und Therapie *s. Differentialdiagnostik und Therapie der Rickettsiosen.*

Ehrlichiose

Eine akute fieberhafte Erkrankung, die möglicherweise durch Ehrlichia canis *oder durch eine nahe verwandte Art hervorgerufen wird.*

Ätiologie und Epidemiologie

E. canis ist ein Erreger aus dem Genus *Ehrlichia* der Familie *Rickettsiaceae.* Er ist ein obligat intrazellulärer Keim, der sich als kleiner zytoplasmatischer Einschluß von Lymphozyten und Neutrophilen darstellt.

Symptome, Krankheitszeichen und Diagnostik

Über eine Infektion des Menschen durch *E. canis* (menschliche Ehrlichiosis) wurde 1986 zum ersten Mal berichtet. Das Krankheitsbild ähnelt dem Fleckfieber (Rocky Mountain Spotted Fieber [RMSF]) mit hohem Fieber, Krankheitsgefühl, Myalgien und schweren Kopfschmerzen, aber im allgemeinen ohne das charakteristische Exanthem. Bei schwerkranken Patienten kann es zu einer Leukopenie, einer Thrombozytopenie und zu Nierenversagen kommen. Die Erkrankung kann sich in die Länge ziehen.

Die meisten Patienten geben anamnestisch einen Zeckenbiß an. Die Weil-Felix-Reaktion und serologische Teste mit spezifischen Antigenen von Rickettsia rickettsii (der Erreger des RMSF) sind negativ, aber durch einen Antikörper-Titeranstieg im indirekten Immunofluoreszenztest mit Antigenen von *E. canis* wird die Diagnose bestätigt. An eine Ehrlichiose sollte man bei Patienten mit einer RMSF-ähnlichen Erkrankung ohne Exanthem denken, die vor kurzem einen Zeckenbiß hatten.

Tetracyclin und in einigen Fällen auch Chloramphenicol haben sich bei der **Behandlung** als wirksam erwiesen.

Zeckenrickettsiosen der östlichen Hemisphäre

(Nordasiatische Zeckenrickettsiose; Queensland-Zeckenbißfieber; Afrikanisches Zeckenbißfieber [Boutonneuse-Fieber])

Leichte bis mittelschwere febrile Erkrankungen, die von Schildzecken übertragen werden und durch eine Initialläsion, begleitende Adenopathie und einen erythematösen makulopapulösen Ausschlag charakterisiert sind.

Ätiologie und Epidemiologie

Die ätiologischen Agenzien der drei oben aufgeführten Erkrankungen gehören der Fleckfiebergruppe der Rickettsien an und besitzen mit *R. rickettsii* und *R. akari* Gruppenantigene, die sich in Agglutination, Komplementfixierung, Rickettsien-Mikroagglutination und indirekten fluoreszierenden Antikörperreaktionen darstellen. Die Nordasiatische Zeckenrickettsiose, die von *R. sibirica* verursacht wird, findet man in Armenien, Zentralasien, Sibirien und in der Mongolei; das Queensland-Zeckenbißfieber, durch *R. australis* augelöst, in Australien und das Afrikanische Zeckenbißfieber, den Prototyp der drei Erkrankungen, der durch *R. conorii* verursacht wird, im gesamten afrikanischen Kontinent, in Indien und in Gebieten in Europa und dem Mittleren Osten, die um das Mittelmeer, das Kaspische und das Schwarze Meer liegen. Die Erkrankung trägt oft den Namen des Gebiets, in dem sie auftritt (z. B. Indisches Zeckenbißfieber, Marseillefieber).

Die Epidemiologie dieser Zeckenrickettsiosen gleicht der des Fleckfiebers der westlichen Hemisphäre. Schildzecken und wilde Tiere erhalten die Rickettsien in der Natur. Wenn Menschen versehentlich in den Kreislauf geraten, zerreißen sie die Übertragungskette. In bestimmten Gebieten bezieht der Zyklus des Afrikanischen Zeckenbißfiebers bewohnte Gegenden mit ein, wobei die braune Hundezecke, *Rhipicephalus sanguineus,* den Hauptüberträger darstellt. Bei verschiedenen Zecken kommt eine transovarielle Übertragung der Rickettsien vor.

Symptomatik und Prognose

Die drei Zeckenrickettsiosen der östlichen Hemisphäre sind sich sehr ähnlich. Sie verlaufen leichter als Fleckfieber. Nach 5–7 Tagen Inkubationszeit entwickeln sich Fieber, Unwohlsein, Kopfweh und Konjunktivitis. Mit dem Fieber tritt eine lokale Läsion auf (**als Brandschorf** bezeichnet, oder, beim Boutonneuse-Fieber, als **tache noire**), ein kleines knopfähnliches Ulkus mit schwarzem Zentrum und einem Durchmesser von 2–5 mm. Meist sind die regionalen oder umliegenden Lymphknoten vergrößert. Etwa am 4. Tag des Fiebers erscheint ein roter makulopapulöser Ausschlag an den Unterarmen und weitet sich fast auf den gesamten Körper aus, einschließlich der Handflächen und Fußsohlen. Das Fieber dauert bis in die 2. Krankheitswoche, Komplikationen sind selten. Der Tod tritt selten ein, außer bei alten oder bei geschwächten Patienten. Die Erkrankung darf nicht als leicht betrachtet werden, eine fulminant verlaufende Vaskulitis kann vorkommen.

Diagnostik und Therapie *s. Differentialdiagnostik und Therapie der Rickettsiosen.*

Rickettsienpocken

(Vesikuläre Rickettsiose)

Eine leicht verlaufende, von selbst heilende fiebrige Erkrankung, von Rickettsia akari *verursacht und durch Milben von deren Wirten (Mäusen und Ratten) übertragen, mit einer initialen lokalen Läsion und einem generalisierten papulovesikulären Ausschlag.*

Die zuerst in New York beobachtete Erkrankung kommt auch in anderen Staaten der USA, in Rußland, Korea und Afrika vor. Der Überträger, eine kleine, farblose Milbe, *Allodermanyssus sanguineus,* ist weit verbreitet. Er infiziert die Hausmaus *(Mus musculus)* und einige wilde Mausarten und kann *R. akari* transovariell übertragen. Menschen können durch den Biß der Larve oder der ausgewachsenen Milbe infiziert werden.

Symptomatik

Ein Schorf, ähnlich der Taches noires des Boutonneuse-Fiebers, erscheint etwa eine Woche vor dem Einsetzen des Fiebers. Als etwa 1–1,5 cm große Papel beginnend, entwickelt sich die Läsion zu einem kleinen Ulkus mit einer dunklen Kruste, das unter Narbenbildung abheilt; es besteht eine regionale Lymphadenopathie. Das Fieber ist intermittierend und dauert etwa eine Woche, mit Frösteln, starkem Schwitzen, Kopfschmerzen, Lichtempfindlichkeit und Muskelschmerzen. Frühzeitig tritt ein generalisierter makulopapulöser Ausschlag mit intraepidermalen Blasen auf, der die Handflächen und Fußsohlen verschont. Die Krankheit verläuft leicht, es sind keine Todesfälle bekannt.

Prophylaxe

Mäusenester müssen zerstört und der Überträger durch Insektizide kontrolliert werden.

Diagnostik und Therapie *s. Differentialdiagnostik und Therapie der Rickettsiosen.* In der Regel ist wegen der Harmlosigkeit der Erkrankung keine Therapie erforderlich.

Q-Fieber

Eine akute Erkrankung, gekennzeichnet durch plötzlich auftretendes Fieber, Kopfweh, Unwohlsein und interstitielle Pneumonie, und verursacht durch Coxiella burneti (Rickettsia burneti). Im Gegensatz zu den anderen Rickettsiosen bleibt die Krankheit ohne Hautexanthem und ohne Agglutinine für *Proteus*-Stämme (Weil-Felix-Reaktion).

Ätiologie und Epidemiologie

Das weltweit verbreitete Q-Fieber hält sich als inapparente Infektion bei Haustieren. Schafe, Rinder und Ziegen sind die Hauptreservoire für die Ansteckung des Menschen. *C. burneti* persistiert in Stuhl, Urin, Milch und Geweben (besonders der Plazenta), so daß sich leicht Infektionsträger und -aerosole bilden. Bei Personen, die mit Haustieren oder deren Produkten arbeiten, kommt die Krankheit öfter vor. Die Übertragung erfolgt im allgemeinen durch Inhalation von infektiösen Aerosolen, die Erkrankung kann aber auch durch den Genuß von roher Milch erworben werden.

In der Natur wird *C. burneti* auch durch einen Tier-Zecken-Kreislauf erhalten. In den USA wurde das Q-Fieber erstmals an von *Dermacentor andersoni* gebissenen Personen gefunden. Verschiedene Gliederfüßler, Nagetiere, weitere Säugetiere und Vögel sind infiziert und können bei einer Infektion des Menschen eine Rolle spielen.

Symptomatik

Die Inkubationszeit schwankt zwischen 9 und 28 Tagen (im Mittel 18–21 Tage). Fieber, starke Kopschmerzen, Frösteln, starkes Unwohlsein, Myalgie und oft Brustschmerzen setzen plötzlich ein. Das Fieber kann bis 40°C steigen und von einer bis zu über 3 Wochen andauern. Ein Ausschlag fehlt. Während der 2. Krankheitswoche entwickelt sich oft unproduktiver Husten mit den röntgenologischen Zeichen einer Pneumonie. Die Mortalität beträgt unter 1% bei unbehandelten Patienten und liegt bei Antibiotikatherapie noch niedriger.

Bei tödlich verlaufendem Q-Fieber tritt meist eine lobuläre Verdichtung der Lunge auf; makroskopisch gleicht das Lungenbild einer bakteriellen Pneumonie. Die histologischen Veränderungen der Pneumonie bei Q-Fieber entsprechen dagegen denen der Psittakose und einiger viraler Pneumonien. Ein dichtes interstitielles Infiltrat um die Bronchioli und Blutgefäße dehnt sich bis zu den Alveolarwänden aus. Plasmazellen sind zahlreich vorhanden, die Lumina der Bronchioli können polymorphkernige Leukozyten enthalten. Die Deckzellen der Alveolen sind geschwollen, und die Alveolen enthalten abgeschilferte Deckzellen und große mononukleäre Zellen.

Bei ca. einem Drittel der Patienten mit protrahiert verlaufendem Q-Fieber kommt es zu einer akuten Hepatitis. Sie ist charakterisiert durch Fieber, Unwohlsein, Hepatomegalie mit Schmerzen im rechten Oberbauch und möglicherweise Ikterus. Kopfschmerzen oder Atemwegsbeschwerden fehlen oft. Die Leberbiopsie weist diffuse granulomatöse Veränderungen auf; *C. burneti* kann durch Immunfluoreszenz nachgewiesen werden. Bei alten oder geschwächten Patienten kann die Lobärpneumonie besonders schwer sein. Es gibt mehrere Formen des chronischen Q-Fiebers, z.B. chronische Hepatitis und Endokarditis. Die chronische Q-Fieber-Hepatitis muß von anderen Lebergranulomen, z.B. von Tuberkulose, Sarkoidose, Histoplasmose, Brucellose, Tularämie und Syphilis unterschieden werden. *C. burneti* kommt in zwei Phasen vor, I und II. Antikörper gegen Organismen der Phase I werden im infizierten menschlichen Serum selten produziert; sind sie jedoch vorhanden, sprechen sie für chronisches Q-Fieber.

Prophylaxe

Eine Übertragung vom Tier auf den Menschen muß vermieden werden: Milch sollte pasteurisiert werden; Staubkontrolle in betroffenen Industriezweigen ist nötig; Mutterkuchen,

Kot und Urin von Tieren sollten verbrannt werden. Sputum und Urin von Q-Fieber-Patienten sollten sterilisiert und der Patient isoliert werden. Impfstoffe aus Rickettsien der Phase I sind wirksam und werden zum Schutz von Schlachthof- und Molkerei-Arbeitern, Hirten, Wollsortierern, Bauern und anderen gefährdeten Personen eingesetzt. Die Impfstoffe sind nicht im Handel, können aber von Speziallabors bezogen werden.

Therapie *(s. Differentialdiagnostik und Therapie der Rickettsiosen).*

Tetracycline und Chloramphenicol sind wirksam. Während der akuten Erkrankung sollte man die Behandlung bis 5 Tage nach Ende des Fiebers fortsetzen. Der Krankheitsverlauf wird durch orale Gabe von 250 mg Tetracyclin alle 4 oder 6 h möglicherweise verkürzt. Bei kleinen Kindern kann Chloramphenicol eingesetzt werden.

Bei Endokarditis dauert die Behandlung länger, Tetracyclin wird bevorzugt. Es wurde von Heilungen ohne chirurgische Intervention berichtet, jedoch ist bei nur teilweisem Erfolg der antibiotischen Therapie der Ersatz beschädigter Klappen nötig. Über eine Ausheilung ohne chirurgischen Eingriff wurde bei einigen Patienten berichtet. Bei der chronischen Hepatitis gibt es keine festumrissenen Behandlungsvorschriften.

Fünftagefieber

(Wollhynisches Fieber; Schützengrabenfieber)

Eine seltene, von Läusen übertragene fieberhafte Erkrankung, die hauptsächlich bei Soldaten im I. und II. Weltkrieg auftrat.

Ätiologie und Epidemiologie

Der auslösende Organismus, *Rochalimaea (Rickettsia) quintana,* wächst im Gegensatz zu anderen Rickettsien extrazellulär und vermehrt sich im Darmlumen der Körperlaus. Ein Stamm konnte in Blutagar gezüchtet werden. *R. quintana* wird auf den Menschen durch Einreiben infizierten Läusekots in aufgescheuerte Haut oder in die Konjunktiven übertragen; Menschen sind das Reservoir, denn noch Monate nach der künstlichen Gesundung verbleibt *R. quintana* im Blut. Die Erkrankung ist in Mexiko, Tunesien, Eritrea, Polen und Rußland endemisch.

Symptomatik

Nach 14–30 Tagen Inkubationszeit beginnt die Erkrankung plötzlich mit Fieber, Schwäche, Schwindel, Kopfschmerzen und starken Rücken- und Beinschmerzen. Das Fieber kann 40,5°C erreichen und 5–6 Tage andauern. Bei etwa der Hälfte der Fälle kehrt das Fieber 1- bis 8mal alle 5–6 Tage zurück. Ein flüchtiger makulöser oder papulöser Ausschlag und manchmal Hepato- und Splenomegalie sind allenfalls vorhanden. Obwohl die Krankheit meist nach 1 bis 2 Monaten vollständig ausheilt und Mortalität auszuschließen ist, kann die Erkrankung protrahiert und kräftezehrend verlaufen.

Die Krankheit ist durch persistierende Rickettsiämie gekennzeichnet, die während dem ersten Auftreten, bei Rückfällen (die häufig sind) und symptomatischen Perioden zwischen den Rückfällen fortdauert. Rückfälle sind bis zu 10 Jahre nach dem erstmaligen Auftreten der Erkrankung beschrieben.

Diagnostik

Die Erkrankung kann bei Personen vermutet werden, die in von Läusen stark verseuchten Gebieten wohnen. Leptospirose, Klassisches Fleckfieber, Rückfallfieber und Malaria müssen ausgeschlossen werden. Den Organismus kann man durch Xenodiagnose identifizieren: Etwa 1 Woche nach Aufnahme von Blut des Patienten beginnen Läuse mit der Ausscheidung von *R. quintana.* Antikörper können während der Genesung durch Fluoreszenztests oder Komplementbindungsreaktionen nachgewiesen werden.

Prophylaxe und Therapie

Körperläuse müssen unter Kontrolle gehalten werden *(s. Klassisches Fleckfieber). R. quintana* ist in vitro hochempfindlich gegenüber Chloramphenicol und Tetracyclinen; zur klinischen Wirksamkeit liegen jedoch kleine verläßlichen Daten vor. Aspirin und Codein sind zur Linderung der Beschwerden indiziert.

Differentialdiagnostik und Therapie der Rickettsiosen

Differentialdiagnostik der Rickettsiosen

Während der ersten Tage vor dem Eintreten des Ausschlages ist eine Unterscheidung zwischen Rickettsiosen und anderen akut infektiösen Erkrankungen schwierig. Läuse-, Flöhe- oder Zeckenbisse in bekannten, von Klassischem Fleckfieber, Rocky-Mountain-Fleckfieber **(RMF)** und anderen Zeckenrickettsiosen verseuchten Gebieten in der Anamnese geben wertvolle Hinweise.

Der Ausschlag bei **Meningokokkämie,** der rosa, makulös, makulopapulös oder petechial in der subakuten Form und petechial konfluierend oder ekchymotisch in der fulminanten Form sein kann, ähnelt dem Rocky-Mountain-Fleckfieber oder dem Klassischen Fleckfieber. Der Meningokokkenausschlag entwickelt sich bei der akuten Erkrankung rasch und ist, wenn Ekchymosen auftreten, meist berührungsempfindlich. Der Rickettsienausschlag entwickelt sich dagegen etwa am 4. Fiebertag und wird über mehrere Jahre hinweg allmählich petechial.

RMF wird oft mit Masern verwechselt. Bei **Masern** und **Röteln** beginnt der Ausschlag im Gesicht, breitet sich auf den Stamm und die Arme aus und wird bald konfluierend; bei **Röteln** bleibt der Ausschlag meist diskret. Postaurikuläre Lymphknoten und fehlende Toxizität sprechen für Röteln.

Das Mäuse- oder Rattenfleckfieber verläuft schwächer als RMF oder Klassisches Fleckfieber, der Ausschlag ist nicht purpur oder konfluierend und nicht so ausgedehnt. Renale und vaskuläre Komplikationen sind selten. Eine Differenzierung von RMF und Mäuse- oder Rattenfleckfieber kann schwierig sein und bedarf spezifischer serologischer Reaktionen (die Behandlung darf nicht bis zum Vorliegen dieser Differenzierung hinausgeschoben werden). Das Klassische Fleckfieber ruft alle tiefgreifenden physiologischen und pathologischen Veränderungen des RMF hervor, wie peripheren Kreislaufkollaps, Schock, Zyanose, blutige Hautnekrosen, Finger- und Zehengangrän, Azotämie, Nierenversagen, Delirium und Koma. Der Ausschlag des epidemischen Fleckfiebers tritt meist über den Achselfalten und am Stamm auf, später breitet er sich peripher aus, betrifft aber selten Hand*flächen, Fußsohlen und* Gesicht. Lokale Schorfbildung kommt bei Patienten mit Tsutsugamushifieber, Rickettsienpocken und manchmal Fleckfieber vor. Die epidemiologische Anamnese hilft oft bei der Unterscheidung. Der Ausschlag bei Rickettsienpocken ist vesikulär, während er bei Zeckenbißfleckfieber oft offensichtlich makulopapulös ist. Die **Tularämie** zeigt Schorfbildung, aber kein Exanthem. Der Arzt sollte auch an die Lyme-Disease denken, bei der das charakteristische Erythema-chronicum-migrans-Exanthem oft vorhanden ist.

Rickettsienpocken, eine Form der Fleckfiebererkrankungen, verlaufen mild; es bildet sich meist initial Brandschorf am Kontaktpunkt mit der Milbe, und der Ausschlag, in Form von Bläschen, die um ein Erythem angeordnet sind, ist spärlich. **Windpocken** müssen ausgeschlossen werden, da bei beiden Erkrankungen ähnliche orale Läsionen auftreten.

Bei Q-Fieber ist ein Ausschlag untypisch, bei Fünftagefieber spärlich.

Patienten mit Tsutsugamushifieber weisen alle klinischen und pathologischen Erscheinungen von RMF und Klassischem Fleckfieber auf. Das Tsutsugamushifieber kommt in verschiedenen geographischen Gebieten vor; es zeigt sich oft ein Brandschorf mit umliegender Adenopathie.

Verschiedene **Laboruntersuchungen** können die Diagnose bestätigen: Serologische Tests, Isolierung und Identifizierung von *R. rickettsi* aus Blut oder Gewebe oder die Identifizierung des Agens in der Haut oder anderen Geweben mittels Immunfluoreszenz.

Serologische Tests erfordern drei Proben während der 1., 2. und 4.–6. Krankheitswoche, um sinnvoll zu sein.

Weil-Felix-Reaktion: Die Weil-Felix-Reaktion hat sich vorwiegend beim Screening von Patienten mit Fleckfieber oder RMF bewährt. Andere diagnostische Tests sind aber spezifischer. *Proteus*-OX-19 wird durch Seren von Patienten agglutiniert, die an klassischem Fleckfieber, murinem Fleckfieber oder Rocky-Mountain-Fleckfieber leiden. Sie sind jedoch nicht krankheitsspezifisch. Bei RMF und anderen Zeckenrickettsiosen kommen Agglutinine für *Proteus*-OX_{19} und -OX_2 vor; *Proteus*-OXK-Agglutinine finden sich bei Tsutsugamushifieber. Die Weil-Felix-Reaktion ist bei Rickettsienpocken, Brill-Zinsser-Krankheit, Q-Fieber oder Fünftagefieber nicht signifikant.

Ein einzelner Serumtiter des genesenden Patienten von 1/160 bis 1/320 ist meist ausreichend, jedoch ist ein Titeranstieg aussagekräftiger. *Proteus*-Agglutinine können schon am 5. Tag auftreten und werden meistens bis zum 12. Fiebertag nachweisbar. Bei etwa 10% treten keine *Proteus*-Agglutinine auf.

Komplementbindungsreaktion (KBR): Die verschiedenen Rickettsiosen können durch gruppenspezifische, lösliche Rickettsienantigene unterschieden werden. Hierbei sind die serologischen Muster von RMF und Klassischem Fleckfieber charakteristisch. In den USA kommt das Läusefleckfieber nur als Brill-Zinsser-Krankheit vor. Fleckfieberrickettsien haben zwei Arten komplementbindender Antigene: Den löslichen Teil haben alle Gruppen gemeinsam, während gereinigte Teile für individuelle Rickettsien spezifisch sind. Verschiedene Mitglieder der Fleckfiebergruppe, wie RMF, Rickettsienpocken, Fièvre Boutonneuse, Nordafrikanische Zeckenrickettsiose und Queensland-Zeckenbißfleckfieber können unter Verwendung eines typenspezifischen, gereinigten Rickettsienantigens unterschieden werden. Während der Antwort auf eine primäre RMF- oder klassische Fleckfieber-Infektion sind die Antikörper in der Regel 19-S-Globuline. Komplementbindende Antikörper erscheinen in der 2. und 3. Krankheitswoche, später bei den Patienten, die in den ersten 3–5 Krankheitstagen antibiotisch behandelt worden waren. Unter diesen Umständen sollte eine Probe später, nach 4–6 Wochen, entnommen werden. Bei der Brill-Zinsser-Krankheit treten die Antikörper nach einigen Krankheitstagen auf; sie sind 7-S-Globuline. Q-Fieber-Antigene sind wiederum spezifisch diagnostizierbar. Bei akuten Infektionen kommen Antikörper gegen Phase-II-Antigene vor, Phase-I-Antikörper sind ein Zeichen chronischer Infektion, wie Hepatitis oder Endokarditis.

Weitere serologische Untersuchungen: Unter Verwendung weiter gereinigter Antigene kann man weiteren serologischen Untersuchungen zwischen spezifischen Rickettsiosen unterscheiden und den Immunglobulintyp bei akuten (IgM-) und schon länger dauernden oder rezidivierenden (IgG-)Erkrankungen wie der Brill-Zinsser-Krankheit bestimmen. Die KBR ist bei der Routine-Diagnostik hilfreich; mikroskopische Agglutination (MA), Immunfluoreszenz-Treponemen-Antikörper (FTA) und Hämagglutinations(HA)-Reaktionen werden bei der Identifizierung zunehmend als Standarduntersuchungen eingesetzt. FTA und KBR dienen zur Bestätigung eines Fünftagefiebers. *R. akari* weist wie andere Mitglieder der Fleckfiebergruppe ein gemeinsames Antigen auf, kann aber durch einen Titeranstieg bei spezifischen KBR-Antikörpern unterschieden werden. *R. conori, R. sibirica* und *R. australis* haben ein Antigen mit *R. rickettsi* und *R. akari* gemeinsam, lassen sich aber durch KBR, Mäusetoxin-Neutralisationstests und Kreuzimmunitätstests bei Meerschweinchen unterscheiden.

Isolation und Identifikation von Rickettsien: Bei Patienten mit Fleckfieber sollte zur Isolation vor der Antibiotikatherapie in der febrilen Phase Blut entnommen werden. Männliche Meerschweinchen werden intraperitoneal mit 2–4 ml des defibrinierten Blutes oder emulgierten Gerinnsels gespritzt. Details über die Infizierung können in Labor-Standardwerken gefunden werden.

Zum Nachweis von *R. rickettsi* und *R. prowazeki* in Geweben von Hühnerembryos, Meerschweinchen und Zecken wurden Immunfluoreszenz-Techniken eingesetzt. Identifizierbare Rickettsien können in Hautläsionen von Patienten mit RMF zum Teil schon am 4. Krankheitstag, allgemein bis zum 10. Krankheitstag gefunden werden. Rickettsien kann man in Formaldehyd-behandelten Geweben durch FTA-Technik anfärben.

Therapie der Rickettsiosen

Alle Rickettsiosen erfordern eine spezifische Chemotherapie und eine unterstützende Behandlung. Maßnahmen, die bei allen Rickettsiosen angeraten sind, werden hier beschrieben, Abweichungen davon sind bei den spezifischen Unterkapiteln beschrieben.

Bei frühzeitigem Therapiebeginn nach dem Auftreten des Exanthems kommt es zu einer raschen Erleichterung der Symptome und Krankheitszeichen. Da unbehandelte Patienten mit Fleckfieber (RMF) schnell moribund werden und sterben können, noch ehe definitive serologische Daten verfügbar sind, sollte mit der Behandlung so früh wie möglich begonnen werden, auch wenn erst eine Verdachtsdiagnose gemacht wurde. Jedes ernsthaft erkrankte Kind oder jeder Erwachsene, die in einem Waldgebiet leben, mit ungeklärtem Fieber, Kopfschmerzen, Schwäche mit oder ohne Zeckenbißanamnese sollte als Fleckfieber-verdächtig angesehen werden. Nach der Blutabnahme für diagnostische Zwecke sollte eine spezifische Therapie eingeleitet werden.

Chloramphenicol und Tetracycline sind spezifisch wirksam; sie sind nicht rickettsiozid, sondern rickettsiostatisch. Die optimale Dosierung beträgt bei Chloramphenicol initial 50 mg/kg KG oder bei Tetracyclin 25 mg/kg KG. Die gleiche Dosis wird in täglichen, gleich großen Dosen in Intervallen von 6–8 h gegeben, bis sich der Zustand des Patienten bessert und er etwa 24 h afebril ist. Bei Patienten, die die Dosen nicht oral einnehmen können, werden die Antibiotika i. v. verabreicht. Für kritisch erkrankte Patienten, deren Krankheit erst relativ spät erkannt wird, empfiehlt sich die Gabe hoher Dosen von Kortikosteroiden für etwa 3 Tage in Kombination mit spezifischen Antibiotika. Bevor Gewebsschäden aufgetreten sind, sprechen alle Patienten mit Rickettsiosen gut auf eine Antibiotikabehandlung an. Nach etwa 36–48 h kann eine merkliche Verbesserung des Zustandes registriert werdsen; eine Entfieberung wird nach 2–3 Tagen erreicht. Bei Tsutsugamushifieber ist die Reaktion noch dramatischer. Werden Patienten erst relativ spät behandelt, tritt eine klinische Verbesserung langsamer ein, das Fieber erstreckt sich über einen längeren Zeitraum. Patienten, die schwer an Rickettsiosen aus der Fleckfiebergruppe erkrankt sind, zeigen oft Kreislaufkollaps, Oligurie, Anurie, Azotämie, Anämie, Hyponatriämie, Hypochlorämie, Ödeme und Koma, die behandelt werden müssen. Bei leicht oder mittelschwer erkrankten Patienten fehlen diese Veränderungen, was die Behandlung erleichtert.

Schwerkranke Patienten mit RMF oder klassischem Fleckfieber können in späten Krankheitsstadien eine deutlich erhöhte Kapillarpermeabilität aufweisen, deshalb sollten intravenöse Flüssigkeitszufuhren vorsichtig gegeben werden, um pulmonale und zerebrale Ödeme zu vermeiden, die den Zustand verschlechtern würden. Für Patienten mit Verbrauchskoagulopathie wird Heparin nicht empfohlen. Zur Versorgung kritisch erkrankter Patienten siehe auch in den *Kap. INF, 7., NIE, 2.* und in *Kap. HÄM, 4., Verbrauchskoagulopathie,* unter *Erworbene Gerinnungsstörungen.*

13. ERKRANKUNGEN DURCH CHLAMYDIEN

Die für Psittakose, Lymphogranuloma venereum **(LGV)**, Trachom und Einschlußkörperchenkonjunktivitis verantwortlichen Organismen werden in der Gattung der *Chlamydien (Bedsonia, Miyagawanella)* zusammengefaßt, die aus 3 Spezies besteht: *C. psittaci*, der Erreger der Psittakose, *C. pneumoniae* und *C. trachomatis*, zu der 15 Serotypen gehören. Die Serotypen A, B, Ba und C kommen beim Trachom vor, D bis K bei sexuell übertragenen Erkrankungen (70% der Isolate aus dem Genitaltrakt werden von den Serotypen D, E und F gestellt). L1 und L2 sind die Erreger des LGV, während L3 die Mäusepneumonie verursacht. *C. trachomatis* ist jetzt die häufigste Ursache der sexuell übertragenen Erkrankungen in den USA einschließlich der nicht Gonokokken bedingten Urethritis und der Epididymitis beim Mann, Zervizitis, Urethritis und entzündliche Beckenerkrankungen bei Frauen, das Reiter-Syndrom bei Personen mit HLA B27 und neonatale Konjunktivitis und Pneumonie, die von einer infizierten Mutter auf das Neugeborene übertragen wird. In einigen Untersuchungsreihen wurde *C. trachomatis* bei 20% Erwachsener mit Pharyngitis gefunden. *C. pneumoniae* (früher als TWAR bezeichnet) wurde ursprünglich als ein Serotyp von *C. psittaci* betrachtet, wird aber jetzt als 3. Spezies akzeptiert und wurde bei Pneumonien vorwiegend junger Erwachsener in Nordeuropa gefunden. *C. pneumoniae* verursacht 5–10% der endemischen Pneumonien in Finnland und bis zu 30% bei Epidemien unter Rekruten. Unter College-Studenten der Universität von Washington rief *C. pneumoniae* 12% der Pneumonien hervor. Sie unterscheiden sich klinisch nicht von den Pneumonien, die durch Mycoplasma pneumoniae verursacht waren. Während bei Untersuchungen in Seattle und Skandinavien Infektionen mit *C. pneumoniae* bei Kindern unter 5 Jahren ungewöhnlich waren, wurden diese Erreger bei 6% an Pneumonie erkrankten Kindern auf den Philippinen gefunden. Die klinische Reaktion ist wahrscheinlich auf Tetracyclin besser als auf Erythromycin, obwohl beide effektiv sind.

Die Chlamydien sind unbewegliche, obligat intrazelluläre Parasiten. Obwohl sie ursprünglich aufgrund ihrer Vermehrung im Zytoplasma von Wirtszellen zu den Viren gerechnet wurden, sind die Chlamydien näher mit den Bakterien verwandt, da sie DNA und RNA enthalten, eine Zellwand aufweisen, die chemisch der von gramnegativen Bakterien gleicht, Ribosomen besitzen, gut im Dottersack befruchteter Eier wachsen und gegenüber Tetracyclinen, Erythromycin und einigen der neuen Fluorochinolonen empfindlich sind. Chlamydien können aus infizierten Sekreten oder Geweben auf geeigneten Gewebekulturen isoliert werden. Zwei Testarten stehen für den direkten (nicht kulturellen) Nachweis der Chlamydien in klinischen Proben zur Verfügung, der Nachweis mit fluoreszenzmarkierten oder enzymmarkierten Antikörpern. Serologische Teste beim Ausschluß einer Infektion in einer Bevölkerung mit geringem Vorkommen sind auch nützlich. *Psittakose* und *C.-pneumoniae*-Infektionen werden in *Kap. LUN, 10.* besprochen, die sexuell übertragenen Erkrankungen, LGV und Urethritis in *Kap. INF, 16.* Epididymitis in *Kap. NIE, 8.* unter *Infektionen der unteren Harnwege und des männlichen Genitaltrakts*, das *Reiter-Syndrom* in *Kap. BEW, 4.*, neonatale Konjunktivitis und neonatale Pneumonie in *Kap. KIN, 6.* unter *Neonatale Infektionen*, und die *Ophthalmischen Schädigungen, Trachom und Einschlußkörperchen-Konjunktivitis* in *Kap. AUG, 7.*

14. VIRUSINFEKTIONEN

Allgemeines

Viren: *Die kleinsten Parasiten; intrazelluläre molekulare Partikel, zum Teil kristallisierbar, mit einem Kern aus Nukleinsäuren und einer Hülle aus Protein und manchmal Lipid; sie sind für die Vermehrung vollkommen von Zellen (bakterielle, pflanzliche oder tierische) abhängig.* Der Nukleinsäurekern (RNA oder DNA) stellt das grundlegende, ansteckende Material dar und ist in vielen Fällen fähig, in anfällige Zellen einzudringen und die Infektion allein zu verursachen.

Im Lichtmikroskop sind die meisten Viren unsichtbar (Größe etwa 0,02–0,3 μ), sie können jedoch im Elektronenmikroskop gesehen und mit verschiedenen biophysikalischen und biochemischen Methoden gemessen werden. Wie die meisten anderen Parasiten stimulieren Viren die Antikörperproduktion im Wirtsorganismus.

Mehrere hundert verschiedene Viren können den Menschen befallen. Viele konnten erst in letzter Zeit identifiziert werden, so daß ihre klinischen Auswirkungen oder sogar ihre Einordnung noch immer nicht feststeht. Bei zahlreichen Viren ergeben sich in der Regel inapparente Infektionen und nur selten Erkrankungen. Sie erzeugen jedoch durch ihre weitläufige (z.T. universelle) Verbreitung und ihre große Zahl spezifischer Serotypen wichtige medizinische und sozialmedizinische Probleme.

Die Viren, die hauptsächlich beim Menschen vorkommen, werden in der Regel vom Menschen selbst verbreitet, primär durch respiratorische und Darmsekrete. Solche Viren *(s. Tab. 11.)* kommen in allen Teilen der Welt vor; ihre Verbreitung wird durch angeborene Resistenz, vorhergehende immunisierende Infektionen oder Impfungen, hygienische oder andere gesundheitliche Maßnahmen und manchmal durch Chemoprophylaxe beschränkt.

Tab. 11. Viruserkrankungen des Menschen: Natürlicher Kreislauf vorwiegend beim Menschen; Übertragung von Mensch zu Mensch*

Virusgruppen u. Kategorien	*wichtigste Syndrome*	*Anzahl und Bezeichnung der Serotypen*	*Prävalenz Verteilung*	*Diagnosestellung*	*spezifische Therapie*	*Prophylaxe*
Respiratorisch						
Influenza A, B u. C	Influenza; AFRE; akute Bronchitis u. Pneumonie; Krupp	3 Serotypen: A (mit vielen Untergruppen), B, C	epidemisch, manchmal pandemisch (A, B) endemisch (C)	klinische u. epidemiologische Merkmale, serolog. Befunde, Virusnachweis	Amantadin Rimantadin (A)	Impfstoff (A, B: mittelgradig wirksam) Amantadin (A)
Parainfluenza 1–4	AFRE (Kinder); akute Bronchitis u. Pneumonie; Krupp	4 Serotypen: 1, 2, 3, 4	1: lokale Epidemien 1 u. 3: bei Kindern weitverbreitet	klinisch nicht definiert, serologische Befunde, Virusnachweis	–	Impfstoff in der Entwicklung
Mumps	Parotitis, Orchitis, Meningoenzephalitis	1 Serotyp	weltweit, meist Kinder, manchmal Erwachsene	klinische Merkmale, Serologie, Virusnachweis	keine	Impfstoff

Fortsetzung Tab. 11.

Virusgruppen u. Kategorien	*wichtigste Syndrome*	*Anzahl und Bezeichnung der Serotypen*	*Prävalenz Verteilung*	*Diagnosestellung*	*spezifische Therapie*	*Prophylaxe*
Respiratorisch						
Adenoviren	AFRE (Kinder); ARE (Erwachsene); APCF; EKC; Viruspneumonie, akute follikuläre Konjunktivitis, Diarrhö	41 Serotypen: 1–10, 14, 21, 40, 41	1–3, 5–7: Kinder 4, 7, 14, 21: Erwachsene 8: lokal epidemische EKC; 40, 41: Diarrhö bei Kindern	APCF, EKC: klinische Merkmale. Bei den meisten: Serologie u. Virusnachweis	keine	Impfstoff (4, 7) für militärische Epidemien
Reoviren	leichte RE	3 Serotypen	bei Kindern weit verbreitet; kann der Erkrankung bei Tieren entsprechen	Serologie u. Virusnachweis	–	keine
RS-Virus	URE (Säuglinge); leichte ORE (Erwachsene)	1 Serotyp	Kinderkliniken; Krankenstationen	Serologie; Isolierung und Virusidentifikation	Ribavarin für gefährdete Kinder	keine
Epstein-Barr-Virus	infektiöse Mononukleose	1 Serotyp	weit verbreitet, besonders bei jungen Erwachsenen	heterophiler Agglutinationstest, Diff.-BB, spezifische serologische Befunde	keine	keine
Rhinoviren	Erkältung; Schnupfen mit oder ohne Fieber	> 95; wahrscheinlich Hunderte	universell, meist in kalten Monaten	klinisches Bild	keine	Interferon in Erprobung
Enteral						
Polioviren	Poliomyelitis (paralytische); aseptische Meningitis	3 Serotypen: 1, 2 u. 3	fast universell (zunehmend); in warmen Monaten zunehmend; bes. bei Jüngeren	Lähmung typisch, Serologie, Virusnachweis	keine	Impfstoffe lebend (oral) abgetötet (s.c.)
Coxsackieviren	Herpangina; epidemische Pleurodynie; aseptische Meningitis; Myokarditis, *Perikarditis;* AFRE (Kinder); paralytische Erkrankungen; Fieber u. Exanthem	29 Serotypen: (A: 23, B: 6) A: 2, 4–10, 16, 21, 23 *B: 2–5*	hängt vom Typ ab; die meisten Menschen machen die Infektion durch; *in warmen* Monaten und bei Kindern zunehmend	Virusnachweis; serologisch schwierig durch die Anzahl der Serotypen	keine	keine

Fortsetzung Tab. 11.

Virusgruppen u. Kategorien	*wichtigste Syndrome*	*Anzahl und Bezeichnung der Serotypen*	*Prävalenz Verteilung*	*Diagnosestellung*	*spezifische Therapie*	*Prophylaxe*
Enteral						
Echoviren und „hochnumerierte" Enteroviren	aseptische Meningitis; Fieber u. Exanthem; Meningoenzephalitis; Virämie bei Neugeborenen; paralytische Erkrankungen; Myokarditis; Perikarditis; ARE	36 Serotypen: 4, 6, 8, 11, 14, 16, 18, 20, 30	wie bei Coxsackieviren	wie bei Coxsackieviren	keine	keine
Epidemische Gastroenteritis	epidemische Übelkeit u. Erbrechen	? Serotypen Rotaviren, „Norwalk"-Viren, Astroviren, Adenoviren 40 u. 41, Caliciviren, Coronaviren-ähnliche Partikel	lokale Epidemien (bei Kindern), bes. in kälteren Monaten	klinische und epidemiologische Merkmale, Elektronenmikroskopie von Durchfallstühlen, Serologie	keine	Rotavirusvakzine in Erprobung
Hautausschlag						
Masern	Masern, Enzephalomyelitis	1 Serotyp	fast universell, auch Affen befallen, ZNS-Beteiligung selten	klinisches Bild; Serologie; Virusnachweis	keine	Impfstoffe
Röteln	Röteln	1 Serotyp	universell; kongenitale Defekte durch Infektion im 1. Schwangerschaftsdrittel	klinische u. epidemiologische Merkmale	keine	Impfstoffe
Varicella-Zoster	Windpocken	1 Serotyp	fast universell (Kinder), manchmal auch Erwachsene	klinisches Bild; Serologie; Virusnachweis	Aciclovir Aciclovir	Immunglobulin Impfstoff in Erprobung
	Herpes zoster	1 Serotyp	häufig bei Erwachsenen; Reaktivierung oder Reinfektion	gleich	Aciclovir oder Vidarabin	keine

Fortsetzung Tab. 11.

Virus-gruppen u. Kategorien	*wichtigste Syndrome*	*Anzahl und Bezeichnung der Serotypen*	*Prävalenz Verteilung*	*Diagnose-stellung*	*spezifische Therapie*	*Prophylaxe*
Hautausschlag						
Herpes simplex	Herpes labialis, herpetische Gingivostomatitis, Ekzem, Keratokonjunktivitis; Enzephalitis, Vulvovaginitis disseminierte Erkrankung bei Neugeborenen	2 Serotypen	labialrezidivierend, fast universell; Gingivostomatitis bei Säuglingen u. Kindern häufig; sonst selten	klinisches Bild; Serologie; Virusnachweis	Aciclovir oder Vidarabin	keine
Humanes Herpesvirus Typ 6	Roseola infantum (Exanthema subitum), rosiger Ausschlag Säuglinge	1 Serotyp?	weitverbreitet; frühe Kindheit	klinisches Bild	keine	keine
Humanes Parvovirus B19	Erythema infectiosum Ausschlag, Unwohlsein (fünfte Erkrankung)	1 Serotyp	sporadischer Ausbruch	atypische Exantheme	keine	keine
Persistierend (latent)						
Zytomegalieviren (Speicheldrüse)	kongenitale Defekte (Zytomegalie-Einschlußkörperchenkrankheit), Hepatitis (CMV-Mono*nukleose*), disseminierte Erkrankung bei immungeschwächten Patienten	1 Serotyp	Virus weitverbreitet, Erkrankung selten erkannt	klinisches Bild; Serologie; Virusnachweis	Ganciclovir	keine

Fortsetzung Tab. 11.

Virusgruppen u. Kategorien	*wichtigste Syndrome*	*Anzahl und Bezeichnung der Serotypen*	*Prävalenz Verteilung*	*Diagnosestellung*	*spezifische Therapie*	*Prophylaxe*
Persistierend (latent)						
Hepatitis 1. Typ A	Hepatitis A	1 Serotyp	weitverbreitet, oft epidemisch	klinische u. epidemiologische Merkmale	keine	Gammaglobulin;
2. Typ B	Hepatitis B	1 Serotyp	weitverbreitet	klinisches Bild; Serologie	keine	strenge Asepsis, Suche nach Hepatitis-B-Oberflächenantigen; Impfstoff; Gammaglobulin
3. Non-A-Non-B	(?) Hepatitis C	? Serotyp	ähnlich wie Typ A und B	klinisches Bild, serologischer Ausschluß von Typen A u. B	keine	keine
4. Typ D	„Delta"-Hepatitis	1 Serotyp	bei i. v. Drogenabhängigen und bei Gabe von Blut und Blutderivaten. Infektion nur bei bestehender Hepatitis B möglich	Serologie	keine	keine
Humanes Papillomavirus	Warzen (Verrucae) Genitalkarzinom	> 60 Serotypen Anzahl noch nicht definitiv	universell; oft rezidivierend	klinische Untersuchung u. Biopsie	Interferon?	keine
Molluscum contagiosum Virus	M.-c.-Tumoren	1 Serotyp	selten	klinische Untersuchung u. Biopsie	keine	keine

Abkürzungen: AFRE = Akute fieberhafte respiratorische Erkrankung; APCF = Akutes pharyngokonjunktivales Fieber; ARE = Akute Atemwegserkrankung; EKC = Epidemische Keratokonjunktivitis; URE = Erkrankung der tieferen Atemwege; ORE = Erkrankung der oberen Atemwege

* Die Entwicklung ist so rasant, daß keine Zusammenfassung auf dem neuesten Stand sein kann;

** Typen 9, 10, 28 wurden neu eingeteilt; diese Zahlen werden nicht mehr verwendet. Kürzlich wurden Enteroviren beschrieben, die als Typen 68 und 72 eingestuft sind.

Viele Viren haben ihren biologischen Zyklus hauptsächlich in Tieren, wobei der Mensch nur einen sekundären oder zufälligen Wirt darstellt. Die zoonotischen Viren *(s. Tab. 12.)* sind im Gegensatz zu den menschenspezifischen Erregern auf die geographischen Gebiete und Umgebungen beschränkt, die ihre außermenschlichen Infektionszyklen (Wirbeltiere und Gliederfüßler oder beides) gewährleisten können.

Zwei Eigenschaften bestimmter Viren sind aufgrund ihrer Folgen nennenswert: 1. Geschwulstbildung und 2. eine verlängerte Inkubationszeit. **Onkogene Eigenschaften** einiger Tierviren sind bekannt (z. B. Rous-Sarkome von Hühnern, Shope-Papillome bei Hasen, Viren bei Mäuse-Leukämie). Beim Menschen vorkommende Retroviren wie z. B. das humane T-cell-lymphotropic-Virus (HTLV) Typ 1 und 2 wurden bei manchen Menschen bei Leukämien und Lymphomen gefunden. Die humanen Immundefizienz-Viren (HIV) Typ 1 und 2 sind die Erreger des AIDS (am häufigsten Typ 1). Auch Epstein-Barr-Virus kommt bei Malignomen vor, so z. B. beim Nasopharynxkarzinom, dem afrikanischen Burkitt's Lymphom und bei Lymphomen von immunsupprimierten Transplantatempfängern. Eine **verlängerte Inkubationszeit** bei einigen Viren hat zu dem Ausdruck **Slow-Viren** geführt.

Einige chronisch degenerative Erkrankungen, deren Ätiologie bisher nicht bekannt war, erscheinen nun möglicherweise als Slow-Virus-Infektionen. Dazu gehören die subakute sklerosierende Panenzephalitis, die progressive multilokuläre Leukoenzephalopathie, das Jakob-Creutzfeldt-Syndrom und die progressive Röteln-Enzephalitis (siehe *Slow-Virus-Infektionen* unten; *Subakute sklerosierende Panenzephalitis* und *Progressive Röteln-Enzephalitis* in *Kap. KIN, 11.*).

Diagnostik viraler Infektionen

Theoretisch können die meisten viralen Infektionen auf irgendeine Weise erkannt werden; in der Praxis bleibt die Diagnose oft schwierig. Einige virale Erkrankungen kann man durch klinische und epidemiologische Mittel exakt diagnostizieren (z. B. mehrere wohlbekannte Exantheme, die Besprechung der exanthemischen Viruskrankheiten s. in *Kap. KIN, 11.*, bei *Masern, Röteln, Roseola infantum, Erythema infectiosum* und *Windpocken* unter *Virusinfektionen*), viele Diagnosen hängen jedoch von retrospektiven Tests ab (z. B. serologische Untersuchung akuter und rekonvaleszenter Seren), wenn nicht ein entsprechend ausgerüstetes diagnostisches virologisches Labor für schnellere Diagnosen durch Kulturen- oder Immunfluoreszenzmikroskopie in der näheren Umgebung zur Verfügung steht. Während großer Epidemien (z. B. Grippe) kann die Labordiagnose früher Erkrankungen zur Erkennung und Behandlung späterer Fälle beitragen. Viele staatliche Gesundheitsämter können diagnostische Hilfe leisten.

Viren von Mensch und Tier werden aus Sekreten, Exkreten und Geweben isoliert, indem man anfällige Tiere, Hühnerembryonen und Lebendzellkulturen inokuliert. Das Vorhandensein von Viren wird in der Regel durch eine Erkrankung, durch Antikörperreaktionen bei den Tieren, durch zytopathogene Effekte und durch Antigenproduktion in Zellkulturen angezeigt. Spezifische Details bei der Diagnose viraler Erkrankungen werden bei den einzelnen Erkrankungen besprochen.

Prophylaxe und Therapie

Antibiotika zeigen bei viralen Erkrankungen keine Wirkung. Bei bestimmten viralen Erkrankungen, besonders denen, die zur bakteriellen Superinfektion neigen, werden Antibiotika zur Vermeidung von Komplikationen eingesetzt. Die Effektivität dieser Maßnahme ist umstritten; der leichtfertige Einsatz von Antibiotika bei Viruskrankheiten (z. B. Masern) kann zudem schädlich sein.

Ergebnisse aus Labor- und klinischen Untersuchungen lassen hoffen, daß diese Grenzen – hauptsächlich intrazelluläre Vermehrung –, die einem effektiven Einsatz von chemotherapeutischen oder chemoprophylaktischen Medikamenten bei Viren und virusbedingten Erkrankungen gesetzt sind, bald behoben sein werden. Beispiele hierfür sind Amantadin oder Rimantadin für Influenza A, Aciclovir für schwere Herpes-simplex- oder Varicella-Zoster-

Tab. 12. Viren, die vom Tier auf den Menschen übertragen werden (Zoonosen)

Virusgruppen u. Kategorien	*Haupt-syndrome*	*Bezeichnung und Anzahl der Serotypen*	*Prävalenz Verteilung*	*Diagnosestellung*	*Spezifische Therapie*	*Prophylaxe*
Arboviren*						
Togaviren						
Alphaviren	1. Westliche Pferdeenzephalitis (WPE) 2. Östliche Pferdeenzephalitis (OPE) 3. Venezuelanische Pferdeenzephalitis (VPE) 4. Chikungunya-Erkrankung 5. Mayaro-Erkrankung	> 250 Serotypen dieselben Bezeichnungen wie bei klin. Syndromen	1. Nord- u. Südamerika 2. Nord- u. Südamerika 3. Golfstaaten bis Südamerika 4. Afrika, Südostasien, Indien 5. Südamerika, Trinidad	Serologie; Pathologie; Virusnachweis	keine	Impfstoffe können hergestellt werden, sind aber außer für Gelbfieber nicht allgemein gebräuchlich
Flaviviren	1. Gelbfieber 2. Denguefieber 3. Japanische Enzephalitis 4. Murray-Tal-Enzephalitis 5. St.-Louis-Enzephalitis 6. Russische Frühling-Sommer-Enzephalitis 7. Omsk-hämorrhagisches Fieber 8. Kyasanur-Krankheit 9. Powassan-Enzephalitis 10. Frühsommerliche Meningo-Enzephalitis		1. Afrika, Zentral- u. Südamerika 2. Tropen u. Subtropen weltweit 3. Südostasien, Japan, Korea, China, Indien, Philippinen, Ost-Rußland 4. Australien, Neuguinea 5. Nord- u. Südamerika 6. Rußland, östliches Mitteleuropa, Malaysia 7. Rußland 8. Indien 9. Nordamerika 10. Mitteleuropa			
Bunyaviren	1. Bunyamwera-Erkrankung u. 13 andere 2. Marituba-Erkrankung u. 12 andere 3. Kalifornische Enzephalitis u. 8 verwandte Formen 4. Hantaan-Erkrankung oder verwandte Typen		1. Afrika, Südamerika, Finnland, USA 2. Südamerika, Zentralamerika 3. wahrscheinlich weltweit, am häufigsten im mittl. Westen der USA 4. Nordasien, Europa, USA (?); Hauptreservoir sind Nagetiere			

Fortsetzung Tab. 12.

Virusgruppen u. Kategorien	*Hauptsyndrome*	*Bezeichnung und Anzahl der Serotypen*	*Prävalenz Verteilung*	*Diagnosestellung*	*Spezifische Therapie*	*Prophylaxe*
Arboviren*						
Phleboviren	1. Neapel-, Sizilien-Fieber 2. Punta-Toro-, Chagres-Fieber 3. Candiru-Fieber 4. Rifttal-Fieber		1. Italien 2. Panama 3. Brasilien 4. Ostafrika, Ägypten			
Nairovirus	1. Krim-Kongo-hämorrhagisches Fieber		1. Rußland, Zentralafrika, West-Pakistan			
Orbivirus	Colorado-Zeckenfieber	1 Serotyp	Westen der USA	Serologie; Virusnachweis	keine	keine
Tollwutvirus	Tollwut (Rabies) (Hydrophobie)	1 Serotyp	weltweit; zahme u. wilde Tiere, beim Menschen selten	Anamnese, Klinik, Pathologie; Virusnachweis	keine	Impfstoffe
Herpesvirus simiae (B-Virus)	Enzephalomyelitis	1 Serotyp	Laborpersonal, das mit Affen u. deren Gewebe arbeitet	Virusnachweis	Aciclovir	keine
Arenaviren	1. Lassa-Fieber 2. Machupo-Fieber (Bolivien) 3. Junin-Fieber (Argentinien) 4. lymphozytäre Choriomeningitis	> 11 Serotypen dieselbe Bezeichnung wie klin. Syndrome	1. Afrika 2. Südamerika 3. Südamerika 4. weltweit, Hauptreservoir Nagetiere	Serologie; Virusnachweis	Ribavirin bei Lassafieber	keine
Filoviren	1. Marburg-Virus (hämorrhagisches Fieber) 2. Ebola-Virus *(hämorrhagisches* Fieber)	2 Serotypen	1. Afrika 2. Afrika	Serologie; Virusnachweis	keine	keine

* s. *auch Tab. 16.*, Arbovirus- u. Arenavirus-Erkrankungen. Die Arthropodenvektoren der meisten Arboviren sind verschiedene Mückenarten, Zecken (Russische Frühling-Sommer-Enzephalitis, hämorrhagisches Krim-Fieber) und Sandfliegen (Phlebotomus-Fieber).

Infektionen, Ganciclovir für Zytomegalieinfektionen und Zidovudin für das AIDS. Interferon zeigt ebenfalls eine potentielle Wirkung. Es handelt sich um ein Protein mit niedrigem Molekulargewicht, das von bestimmten durch z.B. Bakterien, einige Viren oder Nukleinsäuren stimulierten Zellen gebildet wird und unspezifisch die Vermehrung von vielen Viren in den Wirtszellen hemmt *(s.a. Kap. INF, 4., Antivirale Medikamente).*

Bei vielen weitverbreiteten, undifferenzierten Erkrankungen – die häufigste Manifestation vorherrschender Viren – werden die Entscheidungen zum Einsatz chemotherapeutischer Agenzien oder von Antibiotika oft von den Schwierigkeiten kompliziert, eine definitive Diagnose zu stellen. In solchen Fällen sind die besten Hinweise die Schwere und der Verlauf der Erkrankung, Blut- und Röntgenbefunde und die klinische Beurteilung. Weil von Antibiotika nicht erwartet werden kann, daß sie Viruserkrankungen positiv beeinflussen, sollte eine fehlende Reaktion zum Absetzen der Antibiotika führen.

Effektive prophylaktische Virusimpfstoffe, die allgemein zur Verfügung stehen und aktive Immunität vermitteln, betreffen Erkrankungen wie Grippe, Masern, Mumps, Poliomyelitis, Tollwut, Röteln, Hepatitis B und Gelbfieber. Es existiert ein effektiver Adenovirus-Impfstoff, der jedoch nur bei hochgefährdeten Bevölkerungskreisen, wie Soldaten, eingesetzt werden sollte. Für die passive Immunprophylaxe stehen spezifische Immunglobuline zur Verfügung *(s.a. Kap. INF, 3., Immunisierung Erwachsener,* und *Kap. KIN, 2., Immunisierung von Kindern).*

Viruserkrankungen des Respirationstrakts

(s.a. Kap. KIN, 11., Respiratory Syncytial Virus, unter *Virusinfektionen)*

Virale Infektionen des Atemtrakts sind meist akute Erkrankungen mit variablen lokalen und systemischen Manifestationen n. Koryza (Erkältung), Pharyngitis, Laryngitis (einschließlich Krupp) und Bronchitis sind häufige respiratorische Syndrome. Infektiöses Asthma kann dem durch allergische Ursachen gleichen. Die Viruspneumonie bleibt häufig unerkannt. Fiebrige Syndrome ohne Atemsymptomatik können oft bakterielle Infektionen imitieren. Bei Kleinkindern ähnelt eine fieberhafte Erkrankung, die durch virale Erreger von Atemwegserkrankungen ausgelöst wurde und nur wenige Symptome von seiten des Respirationstrakts aufweist, einer systemischen bakteriellen Infektion. Bei Erwachsenen kann ein fieberhafter grippaler Infekt durch viele Viren hervorgerufen werden. Das Krankheitsbild ist klinisch nicht von der unter Influenza beschriebenen spezifischen Infektion abgrenzbar.

Erkältung

(Schnupfen, Koryza, Infektion der oberen Luftwege)

Eine akute, meist afebrile Virusinfektion des Respirationstrakts, die alle oder einzelne Abschnitte der Atemwege betrifft, u.a. Nase, paranasale Gänge, Hals, Larynx und oft Trachea und Bronchien.

Ätiologie

Viele Viren können einen Schnupfen verursachen, u.a. Picorna- (Rhino, bestimmte Echo- und Coxsackieviren), Influenza-, Parainfluenza-, Respiratory-syncytial-, Korona- und Adenoviren. Die meisten Erkältungskrankheiten (30–50%) werden durch einen der über 100 Serotypen aus der Gruppe der Rhinoviren verursacht. In der Praxis ist die Ermittlung der spezifischen Ätiologie jeder Erkrankung durch Virusisolierung oder serologische Tests selten nötig. Überhaupt sind nur wenige Viren von Bedeutung, und der Schnupfen zeigt eine auffallende saisonale Häufung: Frühlings-, Sommer- und Herbsterkältungen sind öfter Picorna-Virusinfektionen, Spätherbst- und Wintererkältungen sind meist Infektionen mit Myxo-, Paramyxo- oder Pneumoviren (Influenza-, Parainfluenza- und RS-Viren).

Prädisponierende Faktoren sind noch nicht eindeutig identifiziert worden. Eine Abkühlung der Körperoberfläche führt allein noch nicht zur Erkältung, und eine individuelle Anfälligkeit wird vom Gesundheitszustand und der Ernährung einer Person ebensowenig beeinflußt wie von Veränderungen durch starke Ermüdung, psychische Belastung oder allergische nasopharyngeale Veränderungen und in der mittleren Phase der Menstruation leichter auftreten. Der entscheidendste Faktor bei einer Infektion sind aber die spezifischen neutralisierenden Antikörper, deren Vorhandensein ein Zeichen für einen früheren Kontakt mit dem Virus ist und die einen relativen Schutz bieten.

Pathogene Bakterien im Nasopharynx sind die Ursache eitriger Komplikationen wie Otitis media und Sinusitis. Eine Bronchitis kann viral bedingt sein, eine sekundäre bakterielle Infektion ist jedoch häufig.

Symptomatik

Die Erkrankung beginnt abrupt nach 1–3 Tagen Inkubationszeit mit Kratzen im Hals, gefolgt von Niesen, Rhinorrhö und Unwohlsein. Das Fehlen von Fieber ist charakteristisch. Pharyngitis, Laryngitis, Tracheitis und Engegefühl in der Brust und Brennen sind variable Symptome der einzelnen Patienten und der ätiologischen Ursache. Die anfangs reichlichen und wäßrigen Sekrete werden schleimig und eitrig, das schleimeitrige Nasensekret ist durch Leukozyten (vorwiegend Granulozyten) bedingt und muß nicht unbedingt eine bakterielle Superinfektion bedeuten. Ein Reizhusten mit spärlichem Sputum dauert oft bis in die zweite Woche. Nach einer Erkältung kommt es bei Menschen mit chronischer Atemwegserkrankung häufig zu einer Verschlimmerung einer persistierenden Bronchitis. Ein schwerer Befall von Trachea und Bronchien mit eitrigem Sputum deutet auf einen primären oder sekundären bakteriellen Befall. Eine Erkältungskrankheit löst häufig bei Asthmatikern und Bronchitispatienten eine stärkere Bronchialkonstriktion aus. Andere bakterielle Komplikationen sind purulente Sinusitis oder Otitis media, manchmal sind sie aber auch durch eine primäre Virusinfektion der Schleimhautauskleidung bedingt, ohne Komplikationen bilden sich die Symptome in der Regel nach 4–10 Tagen zurück.

Diagnostik

Die klinischen Symptome und Zeichen sind unspezifisch. Bakterielle Infektionen, allergische Rhinorrhö und andere Störungen können auch zu Symptomen des oberen Atemtrakts führen, wobei sie zu Anfang mit primärer Koryza verwechselt werden können. Eine vorübergehende Pharyngitis ohne Exsudat oder Adenopathie (ausgenommen Adenovirusinfektionen) spricht eher für eine Virusinfektion als für eine bakterielle oder allergische Ursache. Die Unterscheidung hängt vom Verlauf der Symptome ab. Fieber und schwere Symptomatik sprechen meist für Influenza. Eine Leukozytose zeigt an, daß es sich nicht um Schnupfen, sondern um eine andere Erkrankung handeln muß.

Ein Exsudatausstrich für die mikroskopische Untersuchung ist hilfreich bei der Abgrenzung einer bakteriellen Infektion von einer allergischen Reaktion. Eine Eosinophilie in Sekreten deutet auf eine allergische Ätiologie hin. In der Frühphase einer Epidemie viraler Respirationsinfektionen sollte Nasen-Rachen-Spülsekret in Speziallabors geschickt werden, um das spezifische Virus zu identifizieren. Ein Titeranstieg der Serumantikörper bestätigt die Infektion mit einem bestimmten Virus.

Prophylaxe

Die Immunität ist typenspezifisch. Effektive experimentelle Impfstoffe sind zwar für einige Rhino- und Paramyxoviren entwickelt worden; aber die zahllosen Typen und Stämme bekannter Viren schließen die Produktion eines nützlichen Impfstoffes, mit Ausnahme des Influenzaimpfstoffs, aus. Viele Maßnahmen zur Verhütung und Übertragung der Erkältungskrankheiten sind versucht worden u.a. polyvalente bakterielle Impfstoffe, Alkalien, Zitrusfrüchte, Vitamine, ultraviolettes Licht und Glykol-Aerosole, aber keine war bisher allgemein effektiv. In kontrollierten Studien haben auch Gaben großer Dosen (bis 2 g/die) Vitamin C die Erkrankungshäufigkeit und Virusausscheidung der Rhinoviren nicht beeinflußt. Einige Studien zeigen eine verringerte Dauer der Erkrankung bei Patienten, die am ersten Krankheitstag 8 g Vitamin C einnehmen. Die Virusausscheidung wird dadurch nicht vermindert.

Die intranasale Gabe von α_2-Interferon (1–2 Millionen U alle 8–12 h) schränkt eine Rhino- und Koronavirusinfektion und die Virusausscheidung ein. Die prophylaktische Anwendung eines Interferon-Inducers war bei Rhinovirusinfektionen von vorübergehendem Nutzen. Die prophylaktische intranasale Anwendung von Interferon verspricht theoretisch einen klinischen Vorteil für Patienten mit einem höheren Morbiditätsrisiko für Erkältungen wie z.B. bei Asthma- und Bronchitispatienten. Die damit aber bei manchen Personen auftretende Nasenentzündung und Nasenbluten, die relative Wirkungslosigkeit bei Myxo- und Paramyxovirusinfektionen und die Schwierigkeit bei der Vorhersage einer individuellen Virusexposition läßt seine Anwendung z.Zt. als impraktikabel erscheinen.

Händewaschen und der Gebrauch von Desinfektionsmitteln können in einem infektiösen Haushalt, wo es am öftesten zur Virusausbreitung der Respirationstraktviren kommt, nützlich sein. Speziell Rhinoviren werden über Kontaktpersonen via Tröpfcheninfektionen und infizierte Sekrete an den Fingern verbreitet.

Der Gebrauch von Taschentüchern, die mit antiviralen Substanzen imprägniert wurden, sind zwar empfohlen worden, aber eine Abnahme der Ausbreitung konnte nicht bewiesen werden, und diese Tücher sind teurer als normale.

Therapie

Eine warme, komfortable Umgebung und Maßnahmen, die eine direkte Infektionsausbreitung verhindern, sind bei allen Patienten angezeigt. Bettruhe ist bei allen akut fieberhaften Erkrankten indiziert. Gewöhnlich werden Antipyretika und Analgetika angewendet, ihr Nutzen ist aber mit Ausnahme der Fiebersenkung fraglich. Unter bestimmten Umständen erhöht Aspirin sogar die Virusverbreitung, indem es zu einer nur leichten Verbesserung der Symptomatik führt. Deshalb wird sein routinemäßiger Einsatz nicht empfohlen. Zusätzlich kann Aspirin bei Kindern das Risiko für ein Reye-Syndrom erhöhen.

Nasentropfen oder -spray können gegeben werden *(s. Tab. 13.)*. Ihre Wirkung ist aber nur vorübergehend und möglicherweise zu unbedeutend, um eine wiederholte Anwendung zu rechtfertigen. Dampfinhalationen lösen die Sekretion und befreien vom Engegefühl in der Brust. Die Behandlung des Hustens, der bei Erkältungen manchmal heftig ist, ist in *Kap. LUN, 1.* unter *Husten* beschrieben. Antihistaminika vermindern bei Personen mit Allergie der Nase die Rhinorrhö, bei anderen Personen sind sie nutzlos. Askorbinsäure oder große Mengen Saft von Zitrusfrüchten sind weitverbreitet, am meisten durch Laienempfehlung, aber ihr Nutzen ist wissenschaftlich nicht belegt. Antibiotika sind unwirksam gegen Viren und werden deshalb nicht empfohlen, es sei denn, es entwickelt sich eine spezifische bakterielle Komplikation. Die Anwendung von Penicillin (oder anderen Antibiotika) als Prophylaktikum reduziert bakterielle Komplikationen nur bei 1–2% der Menschen, ist statistisch nicht signifikant und setzt viele Menschen unnötigerweise Nebenreaktionen aus und den Kosten, die mit einem häufigen Antibiotikagebrauch verbunden sind.

Tab. 13. Gebräuchliche sympathomimetikahaltige Nasentropfen und -sprays[1]

Medikament[2]	*Anwendung*	*Dosierung*		*Intervall*
Phenyläthylamin				
Pseudoephedrin	oral	Erwachsene	60 mg	alle 6 h
		Kinder 2–6 Jahre	15 mg	
		Kinder 6–12 Jahre	30 mg	
Phenylpropanolamin	oral	Erwachsene	25 mg	alle 4 h
		Kinder 2–6 Jahre	6,25 mg	
		Kinder 6–12 Jahre	12,5 mg	
Phenylephedrin	oral[3]	Erwachsene	10 mg	alle 4 h
	lokal	1–3 Tropfen oder Spray/ Nasenloch		alle 4 h
		Erwachsene	0,25–1%	
		Kinder 2–6 Jahre	0,125%	
		Kinder 6–12 Jahre	0,25%	
Imidazolin[4]				
Naphazolin	lokal	1–3 Tropfen oder Spray/ Nasenloch		alle 4–6 h
		Erwachsene	0,05%	
Oxymetazolin	lokal	1–3 Tropfen oder Spray/Nasenloch		alle 12 h
		Erwachsene	0,05%	
		Kinder 6–12 Jahre	0,05%	
Xylometazolin	lokal	1–3 Tropfen oder Spray/ Nasenloch		alle 8 h
		Erwachsene	0,1%	
		Kinder 2–12 Jahre	0,05%	

[1] Sympathomimetika müssen bei Patienten mit Bluthochdruck, kardiovaskulären Erkrankungen und Schilddrüsenüberfunktion sehr vorsichtig angewendet werden. Sympathomimetikahaltige Nasentropfen sind bei Personen, die Monoaminooxidasehemmer oder trizyklische Antidepressiva erhalten, kontraindiziert. Die Anwendung von sympathomimetikahaltigen Nasentropfen geht häufig mit einem erneuten Anschwellen der Nasenschleimhäute einher, die lokale Anwendung kann außerdem bei häufigerem oder verlängertem Gebrauch als empfohlen zu Nasenentzündungen führen.

[2] Weitere Sympathomimetika, die in Nasentropfen oder Sprays benützt werden, sind Epinephrin, Ephedrin, Propylhexedrin und Tetrahydrazolin.

[3] Nur in Kombinationspräparaten verfügbar.

[4] Imidazol muß bei Kindern vorsichtig angewendet werden, da es ZNS-Depression, Untertemperatur und Koma, besonders bei Kleinkindern, verursachen kann.

Influenza

(Virusgrippe)

Eine spezifische, akute virale Atemwegserkrankung, die durch Fieber, Schnupfen, Husten, Kopfweh, Unwohlsein und entzündete Schleimhäute im Respirationstrakt charakterisiert ist. Sie kommt meist als Epidemie im Winter vor. Schwere Fälle können zu Erschöpfung, hämorrhagischer Bronchitis, Pneumonie und manchmal zum Tod führen.

Ätiologie

Influenzaviren sind als Orthomyxoviren klassifiziert, sie sind 80–120 nm groß, ihr Core besteht aus einer helikalen Ribonukleinsäure (RNA) und einem löslichen Nukleoprotein (NP oder S) Antigen. Durch die Komplementbindungsreaktion dieses Antigens mit spezifischen Antikörpern wird die Eingruppierung der Influenzaviren in die Typen A, B und C bestimmt. Das Nucleocapsid ist umhüllt von einer Membran mit 2 hauptsächlichen Glykoproteinen. Das eine ist mit hämagglutinierender Fähigkeit, das andere mit einer Enzymaktivität in Form der Neuraminidase ausgestattet. Beide sind stammspezifische Antigene. Die Myxoviren heften sich über das Hämagglutinin an spezifische Rezeptoren an der Zelloberfläche an. Das Virus wird dann umschlossen, seine Hülle verschmilzt mit der Vakuolenmembran, und das genetische Material des Virus dringt in die Zelle ein. Nach intrazellulärer Replikation der viralen Bestandteile wird das Virus an der Zelloberfläche zusammengebaut und durch einen Knospungsprozeß unter Beteiligung der viralen NS aus der Zelle entlassen.

Die verschiedenen Serotypen der Influenza A werden mit H1N1, H2N2 und H3N2 bezeichnet, je nach dem hauptsächlichen Oberflächenantigen der Stämme, die seit ihrer Entdeckung 1933 beim Menschen Epidemien verursacht haben. Seit 1977 waren sowohl H3N2- als auch H1N1-Stämme die Erreger der vorherrschenden Erkrankungen. Vergleichende Sequenzanalysen zeigen die Evolution der Stämme in und zwischen den Epidemien. Kreuzreaktionen kommen bei Influenza B viel öfter als bei Influenza A vor. Unterschiede bei den spezifischen Oberflächenantigenen (HA und NA) der Influenza-B-Viren werden nicht mit Zahlen bezeichnet. Influenza C ist kein vorherrschendes Virus; Serotypen, falls vorhanden, wurden nicht definiert.

Epidemiologie

Das Influenza-A-Virus ist der häufigste alleinige Auslöser der klinischen Grippe, die auch von Influenza-B, Paramyxo-, Pneumo- und (selten bei Erwachsenen) Rhino- und Echoviren verursacht wird. Die Verbreitung erfolgt von Mensch zu Mensch und durch Tröpfchen, die Gegenstände und damit wiederum Menschen infizieren können. Jedes Jahr erzeugen Infektionen sporadische Atemwegserkrankungen. Im Spätherbst und in den frühen Wintermonaten ruft Influenza alljährlich weitverbreitete, sporadische Respirationserkrankungen hervor. Akute Epidemien, im allgemeinen landesweit, kommen etwa alle 3 Jahre vor. In den Jahren 1920–1968 trat ungefähr alle 10 Jahre ein Shift im vorherrschenden antigenen Typ von Influenza-A-Viren auf, in den letzten 23 Jahren wurde aber kein Shift mehr beobachtet. Ist so eine wesentliche Veränderung im Hämagglutinin erfolgt, hat dies im allgemeinen eine akute Pandemie zur Folge. Influenza-B-Epidemien treten ungefähr alle 5 Jahre auf und stehen viel weniger häufig im Zusammenhang mit Pandemien. Influenza-C-Virus ist endemisch und sporadisch der Erreger von leichten Respirationstrakterkrankungen. Meistens wird die Epidemie während einer Saison durch einen einzigen Serotyp verursacht, aber in letzter Zeit traten auch in einzelnen Bereichen hintereinander unterschiedliche Influenzavirustypen auf oder verschiedene Viren, die simultan an verschiedenen Stellen vorkamen. Menschen aller Altersklassen erkrankten, die höchste Prävalenz ist allerdings unter Schulkindern. Wahrscheinlich werden mit den H1N1-Stämmen eher junge Menschen (jünger als 35 Jahre) infiziert, wogegen H3N2-Stämme alle Altersgruppen infizieren. Saisonbedingte Epidemien treten oft in 2 Wellen auf, die erste unter Schülern und engen Familienmitgliedern, die zweite hauptsächlich bei Abgesonderten und Personen in halbgeschlossenen Einrichtungen. Die Infektion mit einem Influenza-A-Typ ist während einer Epidemie mit einer signifikanten Morbidität und Mortalität verknüpft. Auch die Influenza B, nicht aber Influenza C hat gleich schwere Erkrankungen hervorgerufen.

Besonders gefährdete Personen für eine schwere Erkrankung sind Menschen mit chronischen Lungenerkrankungen, mit Herzklappenfehlern (mit und ohne Herzinsuffizienz) oder anderen Herzerkrankungen mit Lungenödem. Auch für schwangere Frauen im 3. Trimenon, ältere, sehr junge und bettlägrige Menschen besteht ein größeres Risiko, schwer zu erkranken mit eventuell tödlichem Ausgang.

Symptomatik

Während der 48stündigen Inkubationszeit kann eine vorübergehende asymptomatische Virämie auftreten, bevor sich die Infektion im Atemtrakt lokalisiert. Influenza A oder B tritt plötzlich auf, zeigt Frösteln und Fieber bis 39 und 39,5 °C, das sich in 24 h entwickelt. Erschöpfung und allgemeine Schmerzen (hauptsächlich im Rücken und an den Beinen) sind früh festzustellen. Kopfschmerzen sind stark und oft mit Lichtempfindlichkeit und retrobulbären Schmerzen assoziiert. Zu Beginn können Symptome von seiten des Atemtrakts leicht sein, mit Kratzen im Hals, retrosternalem Brennen, unproduktivem Husten und manchmal Schnupfen. Später wird die Atemwegserkrankung dominierend. Der Husten kann stark und von Auswurf begleitet sein. Die Haut, besonders im Gesicht, ist warm und gerötet. Der weiche und hintere harte Gaumen, die Gaumenbogen und die hintere Rachenwand können gerötet sein, es trit jedoch kein Exsudat auf. Die Augen werden schnell feucht, und die Konjunktiva kann leicht entzündet sein. Bei Kindern kann Übelkeit und Erbrechen vorkommen. Meist legen sich die akuten Symptome nach 2–3 Tagen, das Fieber fällt, obwohl es ohne Komplikationen bis zu 5 Tagen dauern kann. Eine veränderte, bronchoziliare Clearance und bronchialer Luftaustausch sind regelmäßig vorhanden. Schwäche, Schweißausbrüche und Ermüdung können tagelang, manchmal wochenlang persistieren.

In schweren Fällen können sich häufig in Stunden hämorrhagische Bronchitis und Pneumonie entwickeln. Manchmal kommt eine fulminante, tödliche virale und eine bakteriell superinfizierte Pneumonie vor. Bis zu 48 h nach Beginn der Erkrankung kann es zu Dyspnoe, Zyanose, Anämie, Lungenödem und Tod kommen. Solche schweren Erkrankungen sind während einer Pandemie durch einen neuen Influenza-A-Serotyp und bei Personen mit neurologischen, pulmonalen oder kardialen Risikofaktoren am häufigsten.

Komplikationen

Eine sekundäre bakterielle Infektion der Bronchien und manchmal eine Pneumonie ist bei andauerndem Fieber, Husten und anderen respiratorischen Symptomen über 5 Tage anzunehmen. Wenn sich Dyspnoe, Zyanose, Anämie, Rasselgeräusche, ein sekundärer Temperaturanstieg oder ein Rückfall entwickeln, sollte an eine Pneumonie gedacht werden. Bei der Pneumonie verstärkt sich der Husten, und eitriges oder blutiges Sputum wird produziert. Knistern und Rasselgeräusche können über den betroffenen Lungensegmenten gehört werden. Die bakterielle Ätiologie dieser sekundären Pneumonie ist abhängig vom Alter des Patienten und von der Umgebung. Pneumokokken, Streptokokken und *Haemophilus influenzae* sind besonders bei ambulanten oder jungen Patienten häufige Ursachen. Bei älteren erkrankten oder hospitalisierten Patienten sind Pneumokokken, Staphylokokken und *Klebsiella pneumoniae* die vorherrschenden Keime *(s. a. Kap. LUN, 10.)*.

Enzephalitis, Myokarditis und Myoglobinurie können ebenfalls Komplikationen sein, die meist während der Genesung auftreten. Das Virus kann aus den betroffenen Organen, mit Ausnahme des Respirationstrakts, selten isoliert werden, und die spezifischen Beziehungen und Pathogenesen dieser Erkrankungen sind nicht eruierbar. Jedoch folgt auf eine Influenza-A-Pandemie regelmäßig ein Anstieg derartiger Erkrankungen. Das Reye-Syndrom *(s. a. Kap. KIN, 11.)*, das durch Enzephalitis, Fettleber, Hypoglykämie und Lipidämie charakterisiert ist, wurde häufig mit Influenza-B-Epidemien in Zusammenhang gebracht.

Diagnostik

Die **Klinik der Influenza** ist jedermann bekannt und wird oft von Laien diagnostiziert. Die spezifische Viruserkrankung kann, außer bei Epidemien, klinisch nicht festgestellt werden. In den frühen Infektionsstadien oder bei unkomplizierten Fällen ist der Untersuchungsbefund des Thorax in der Regel unauffällig. Bei leichten Fällen gleichen die Symptome denen eines febrilen oder afebrilen Schnupfens. Pulmonale Symptome können, besonders bei Epidemien, Bronchitiden oder atypischen Pneumonien gleichen. Bei der Unterscheidung von Influenza und anderen Infektionen des Atemtrakts sollte man die Jahreszeit und das Bestehen oder Fehlen einer Grippeepidemie berücksichtigen. Ebenfalls sollte man beachten, wie die Krankheit beginnt, wie schwer die Symptomatik ist, ob ein tonsilläres oder pharyngeales

Exsudat vorhanden ist, ob es andere Zeichen einer lokalen Infektion oder Hinweise auf eine eitrige Erkankung gibt. Die Leukozytenzahl ist bei leichten Fällen normal; manchmal läßt sich eine Leukopenie mit relativer Lymphozytose beobachten. Fieber und schwere konstitutionelle Symptome unterscheiden die Influenza von einer Erkältung. Im Gegensatz zur Influenza ist bei Tonsillitis mit hämolysierenden Streptokokken und manchmal bei Infektionen mit Adenoviren ein Exsudat auf den Tonsillen und an der Rachenwand vorhanden. Petechien oder Ulzera des Gaumens können auf eine infektiöse Mononukleose oder eine virale Herpes- oder Coxsackie-Infektion deuten.

Eine **spezifische Influenza-Diagnose** kann durch Isolierung des Virus, durch den Nachweis von infizierten Zellen in Sekreten mit Hilfe der Immunofluoreszenztechnik, durch die Bestimmung der Virusneuraminidase in Sekreten mit spezifischen Substraten oder durch serologische Tests erfolgen. Während der ersten Erkrankungstage kann das Virus meist leicht in Sekreten des Respirationstrakts durch eine Kultivierung in vorbebrüteten Hühnereiern oder Gewebekulturen nachgewiesen werden. Die Probe kann als Sputum, aber öfter aus Rachenspülungen mittels einer gepufferten Salzlösung, die meist einen kleinen Proteinzusatz wie Albumin oder Gelatine zur Stabilisierung hat, entnommen werden, notfalls kann auch Magermilch zur Stabilisierung und als Transportmedium verwendet werden. Während einer Epidemie ist die rasche Isolierung und Identifizierung von Influenzaviren wichtig. Auf diese Weise kann über die lokalen staatlichen Untersuchungsämter die Hilfe der CDC und der Influenzazentren der WHO für die Stammidentifizierung vermittelt werden.

Ein wertvoller diagnostischer Hinweis auf eine bakterielle oder eine bakteriell superinfizierte Pneumonie ist eine Leukozytose mit jugendlichen Granulozyten im Blutausstrich. Eitriges Sputum sollte ausgestrichen, gramgefärbt und auf Leukozyten und Bakterien untersucht werden. Geeignete Sputum- und Blutkulturen müssen angelegt werden, um die spezifischen Bakterien zu identifizieren und das Ausmaß der sekundären Infektion zu erfassen.

Serologische Tests sind hauptsächlich KBR- und Hämagglutinationshemm-(HA-)Tests. Am besten sind Reihen von Serumproben, wobei die erste Probe bei Beginn der Erkrankung, die zweite eine Woche oder mehr danach abgenommen wird. Die beiden Proben werden gleichzeitig getestet, um einen Anstieg des spezifischen Antikörpertiters zu dokumentieren. Wenn nur eine Serumprobe von der bereits laufenden Erkrankung zur Verfügung steht, bedeutet ein hoher Antikörpertiter eine kürzliche Infektion. Der Hämagglutinationshemmungstiter stimmt sehr gut mit dem Virus Neutralisationstiter des Serums überein und ist ein Zeichen für einen Infektionsschutz.

Prognose

Bei unkomplizierter Grippe ist eine Genesung die Regel. Eine virale Pneumonie und andere virusbedingte Komplikationen dagegen können zum Tod führen, besonders bei Personen mit einem Risiko für eine schwere Erkrankung. Sogar bei sonst gesunden Personen kann es nach einer akuten Erkrankung mehrere Wochen dauern, bis die Lunge und die Durchatmung wieder frei sind. Eine antimikrobielle Chemotherapie senkt die Todesrate der schweren sekundären Pneumonie. Der frühe Einsatz einer Chemotherapie gegen Influenza kann den Verlauf einer Influenzapneumonie beeinflussen.

Prophylaxe

Eine überstandene Influenza verleiht dem Patienten nur eine temporäre Immunität gegen den gleichen Serotyp und nur eine Teilimmunisierung gegen Varianten aus einer antigenen Drift des Virus.

Impfstoffe aus dem aktuellen Influenzavirusstamm reduzieren die Inzidenz der Infektion unter den Geimpften erfolgreich, wenn der Impfstamm und der Epidemiestamm einigermaßen gut übereinstimmen. Wenn eine substantielle Antigenverschiebung oder eine Antigenmutation eintritt, wird durch die Impfung kein ausreichender Schutz mehr gewährleistet. Die Impfstoffe bestehen aus ganzen, inaktivierten Viren oder aus Virusbestandteilen, und hier entweder aus halbgereinigtem Hämagglutinin oder aus zerstörten Virionanteilen. Beide Impfstoffe haben die gleiche Schutzwirkung. Derzeit werden attenuierte Lebendimpfstoffe, die man intranasal verabreicht, entwickelt. Sie haben den Vorteil der Bildung eines spezifischen sekretorischen Antikörpers an der Eintrittspforte der Viren.

Die **Impfung** ist besonders für alte und kardial, pulmonal oder anderweitig chronisch Erkrankte und für Heimbewohner und Krankenhauspatienten wichtig. Schwangere Frauen, die wahrscheinlich in den Wintermonaten gebären werden, sollten ebenfalls geimpft werden. Die intramuskuläre Schutzimpfung wird am besten im Herbst durchgeführt, so daß die Antikörpertiter während der für eine Influenzainfektion wichtigsten Monate (November bis März) hoch ist. Unabhängig davon, ob sich der Influenzastamm verändert hat oder nicht, sollte die Impfung jährlich wiederholt werden, um den Antikörpertiter aufrecht zu erhalten. Menschen, die noch nicht mit Influenza in Berührung gekommen sind, entwickeln nach einer Schutzimpfung Immunität in ungefähr 2 Wochen. Mit den Subunit-Impfstoffen, die seit kurzem zur Verfügung stehen, sind Lokal- und Allgemeinreaktionen ungewöhnlich oder gering; Kinder bilden allerdings manchmal eine Ausnahme. Unter 13jährige sollten Subunit-Vakzine erhalten, da die Nebenwirkungen damit geringer sind. Da Kinder noch weniger Gelegenheit zu Kontakten mit Influenzavirus hatten, werden eine primäre und eine Boosterdosis (0,5 ml 2 × bei Kindern von 3–10 Jahren, 0,25 ml 2 × für Kinder von 6–35 Monaten) im Abstand von 1 Monat empfohlen, wenn nicht schon früher eine Schutzimpfung stattgefunden hat. Erwachsene erhalten 0,5 ml einer Voll- oder Spaltvakzine.

Amantadin, 100 mg oral, 2 × täglich (für Erwachsene), kann gegen Influenza A prophylaktisch eingesetzt werden. Es ist gegen Influenza B nicht wirksam. Bei Influenza-A-Epidemien sollte es Familienmitgliedern und anderen Kontaktpersonen von Patienten sowie Hochgefährdeten gegeben werden. Hochgefährdete, bisher ungeimpfte Personen sollten gleichzeitig mit der Amantadinmedikation geimpft werden. Amantadin kann nach 3 Wochen abgesetzt werden, man sollte es jedoch bis zum Ende der Epidemie, meist 6–8 Wochen weitergeben, wenn kein Impfstoff gegeben werden kann. Bei 7% verursacht Amantadin Nervosität oder Schlaflosigkeit oder andere Nebenwirkungen. Sie sind ausgeprägter bei Älteren oder bei Personen mit Erkrankungen des ZNS oder mit eingeschränkter Nierenfunktion, so daß diese Patienten nur eine geringere Dosis benötigen. Rimantidin (ein neues Präparat, das in den USA zugelassen wird) ist dem Amantadin verwandt, hat eine unterschiedliche Pharmakokinetik und bei vergleichbarer Dosierung weniger Nebenwirkungen. Die Wirkung ist der von Amantadin gleich.

Influenza führt beim Patienten zu temporärer Immunität gegen eine Reinfektion mit dem gleichen Virusserotypus und zu inkompletter Immunität gegen Varianten aus einer Antigenveränderung.

Therapie

Amantadin hat einen positiven Effekt auf Fieber und Atemwegssymptome, wenn es bei unkomplizierter Influenza A frühzeitig gegeben wird. Bei Pneumonie hat es keinen klinisch positiven Effekt, kann aber die Erholung der Lungenfunktion beschleunigen. Ribavirin *(s. Kap. KIN, 11., RS-Viren)*, als Aerosol gegeben, kann die Fieberperiode und die Dauer der Virusausscheidung in schweren Fällen von Influenza A oder B abkürzen und hat eine günstige Wirkung gegen eine primäre Grippepneumonie.

Die Grundbehandlung ist sonst symptomatisch. Der Patient sollte im Bett bleiben oder sich entsprechend ausruhen. Anstrengung während der akuten Phase und 24–48 h nach Normalisierung der Temperatur sind zu vermeiden. Die Chemotherapie gegen Influenza muß vom Arzt verordnet werden und sollte für Risikopatienten rechtzeitig eingeholt werden. Wenn die konstitutionellen Symptome bei unkomplizierter Influenza schwer sind, können Chemotherapie gegen Influenza, Antipyretika und Analgetika hilfreich sein (z.B. für Erwachsene 600 mg Aspirin oder 650 mg Acetaminophen, oral alle 4 h). Bei Kindern wird Acetaminophen (10–15 mg/kg alle 6 h, nicht mehr als 4 Dosen in 24 h) vorgezogen, da Aspirin das Risiko für ein Reye-Syndrom erhöhen kann. Um eine Verstopfung der Nase zu beseitigen, kann die vorübergehende Anwendung eines Nasensprays *(s. Tab. 13.)* erwogen werden. Dampfinhalationen können respiratorische Symptome verbessern und ein Eintrocknen der Sekrete verhindern. Die Behandlung der Atemwegssymptome ist bei leichten

Erkrankungen nicht unbedingt notwendig. Komplizierende bakterielle Infektionen benötigen entsprechende Antibiotika.

Parainfluenza

Hauptsächlich drei nahe verwandte Viren, die Atemwegserkrankungen hervorrufen, die von banaler Erkältung bis zu grippeähnlichen Pneumonien reichen, wobei fiebriger Krupp die häufigste ernste Manifestation darstellt.

Ätiologie

Die Parainfluenzaviren sind RNA-Paramyxoviren und bestehen aus vier klar getrennten Agenzien, die mit Typ 1, 2, 3 und 4 bezeichnet sind. Früher beim Menschen isolierte Parainfluenzaviren vom Typ 1 und 3 wurden „Hämadsorptions(**HA**)-Viren" genannt. Die ersten Typ-2-Viren hießen „Krupp-assoziierte (**KA**)-Viren". Obwohl diese vier Viren Erkrankungen verschiedener Schweregrade verursachen, haben sie Antigene gemeinsam, was durch kreuzreagierende Antikörper belegt wird; sie sind strukturell und biologisch ähnlich. Typ 4 ist mit Mumps kreuzreaktiv. Obwohl jedes Parainfluenzavirus einen korrespondierenden Serotyp bei Tiererkrankungen aufweist, ist eine Kreuzinfektion vom Tier auf den Menschen, oder umgekehrt, entweder nicht möglich oder sehr ineffektiv. Die entsprechenden Tierstämme für die Typen 1, 2 und 3 sind Sendai-Virus (Mäuse), Affen-Virus (SV-5) und Schiffsfieber-Virus bei Rindern (SF-4).

Epidemiologie

Infektionen mit Typ 1 und 3 sind in der frühen Kindheit häufig; lokalisierte Ausbrüche treten in Kindergärten, Schulen, Kinderstationen und Heimen auf. Große Epidemien werden durch die fast vollständige Immunität von Erwachsenen verhindert, und eine Reinfektion verursacht gewöhnlich nur eine leichte Erkrankung der oberen Atemwege. Die Infektionen der verschiedenen Typen zeigen unterschiedliche epidemiologische Muster. Die Parainfluenzaerkrankungen kommen zu allen Jahreszeiten vor, die Erkrankungen im Herbst sind aber hauptsächlich auf Typ 1 zurückzuführen, der die Hälfte der isolierten Viren stellt. Typ 2 kommt ebenfalls bei Ausbrüchen im Herbst vor und tendiert dazu, abwechselnd mit Typ 1 jedes 2. Jahr wieder aufzutreten. Typ 3 ist endemisch, hochgradig ansteckend, herrscht das ganze Jahr vor und erzeugt ein Drittel der Infektionen. Die Inkubationsperiode dauert bei Typ 3 meist 24–48 h, bei Typ 1 4–5 Tage. Typ 2 ist sporadischer und ruft kleinere Kruppepidemien bei Kindern hervor (akute Laryngotracheobronchitis). Die Parainfluenzaviren sind die hauptsächlichsten Erreger des Krupp. Typ 4 ist für eine seltene leichte Atemwegserkrankung verantwortlich.

Zweit- und Drittinfektionen mit dem gleichen Virusstamm, besonders der Typen 1 und 3, sind nicht selten, obwohl die Teilimmunität von früheren Erkrankungen die Verbreitung und Schwere der nachfolgenden Infektionen abschwächen kann.

Symptomatik

Die häufigste bei Kindern hervorgerufene Erkrankung ist eine akute, fiebrige respiratorische Infektion, die klinisch nicht von Grippe oder anderen respiratorischen Virusinfektionen der gleichen Altersgruppe zu unterscheiden ist. Der Beginn wird von Fieber und mittelstarkem Schnupfen gekennzeichnet. Der Grad des Unwohlseins ist direkt proportional zur Höhe des Fiebers. In vielen Fällen steigt die Temperatur nicht über 38 oder 39 °C, bei anderen kann sie 40 °C erreichen. Halsschmerzen und ein trockener Husten entwickeln sich in der Regel relativ früh. Heiserkeit und Krupp sind in vielen Fällen hervorstechende Symptome; diese **akute Laryngotracheobronchitis** *(s. Kap. KIN, 11., Krupp)* ist die schwerste und gefährlichste Erscheinungsform der Parainfluenza-Virusinfektion bei Kindern.

Das Fieber kann schnell fallen oder 1–3 Tage andauern. Bei einigen Patienten, besonders jenen mit tiefen Atemwegssymptomen, dauert das Fieber 1 Woche oder länger und kann rezidivieren. Bronchitis und Wanderpneumonie entwickeln sich oft während oder nach der initialen akuten Episode bei Kindern und manchmal bei Erwachsenen, die mit Typ 3 infiziert sind. Die Pneumonie wird durch eine Auskultation, die Rasselgeräusche über einem oder mehreren Lungensegmenten ergibt, oder durch Thoraxröntgenbilder diagnostiziert. Bakterielle Komplikationen sind selten.

Diagnostik

Eine spezifische Diagnose der Parainfluenzainfektion kann klinisch nicht gestellt werden. Die Virusisolierung und -identifikation bedarf der Gewebekultur. Mit fluoreszenzmarkierten Antikörpern kann das Antigen in Zellen aus dem Respirationstrakt nachgewiesen werden. KBR und Hämagglutinationshemmtest sowie Hämadsorptions-Neutralisationstests mit akuten und rekonvaleszenten Seren bestätigen eine Parainfluenzainfektion, serologische Kreuzreaktionen können jedoch die Bestimmung eines spezifischen Parainfluenzavirus ohne Virusisolierung erschweren.

Prognose, Prophylaxe und Behandlung

Mit Ausnahme des infantilen Krupp und der Viruspneumonie sind die durch Parainfluenzaviren hervorgerufenen Erkrankungen leicht, von kurzer Dauer und heilen von allein ab. Die manchmal mit Typ 3 einhergehende Bronchitis und Pneumonie führen selten zu ernsten Dauerschäden und sind fast nie tödlich.

Es gibt keinen effektiven Impfstoff und keine spezifische Therapie. Die beste Behandlung ist Ruhe und eine komfortable Umgebung. Bei hohem Fieber oder Schlaflosigkeit kann Acetaminophen eine Besserung bringen. Wenn bei Kindern Antipyretika und Analgetika erforderlich werden, ist das Acetaminophen dem Aspirin vorzuziehen, da eine Abklärung einer spezifischen Virusdiagnostik schwierig sein kann und Aspirin die Inzidenz des Reye-Syndroms während der Influenza-Infektion erhöhen kann. Wenn nötig, können Antitussiva (z. B. Dextromethorphan 1–1,5 mg/kg/Tag, oral in 6 Dosen aufgeteilt) den Husten unterdrücken. Zur Therapie von Krupp *s. Kap. KIN, 11.*

Adenovirusinfektionen

Eine Gruppe vieler Viren, von denen einige akute febrile Erkrankungen hervorrufen, die durch Entzündung der respiratorischen und okulären Schleimhäute und Hyperplasie submuköser und regionaler lymphoider Gewebe charakterisiert sind.

Ätiologie

Adenoviren sind DNA-Viren von 60–90 nm Größe. Das Virion sieht aus wie ein Ikosaeder. Das Kapsid besteht aus drei Hauptantigenen (Hexon, Penton und Fiber) und setzt sich aus 252 Kapsomeren zusammen. 240 der 252 Kapsomeren werden vom sechsseitigen Hexon gebildet, das damit das wichtigste Antigen darstellt. Mit spezifischen Antiseren geht das Hexon eine nicht typspezifische Komplementbindungsreaktion ein und dient deshalb als gemeinsames Antigen für alle Adenoviren. Die virusneutralisierenden Antikörper sind dagegen typspezifisch. Das zweite Hauptantigen wird vom Penton, einem 5seitigen Kapsomer gebildet, das an den 12 Scheitelpunkten der 20 Dreiecke, die den Ikosaeder bilden, lokalisiert ist. Es ist ein typspezifisches Antigen, das mit dem Neutralisationstest oder der HI differenziert werden kann. Das 3. Antigen ist eine Fiber in Verbindung mit den fadenähnlichen Strukturen, die von den Ecken der Virionen ausgehen. Manchmal kommt das Adenovirus zusammen mit einem kleineren DNA-Virus, dem adenoassoziierten Virus (AAV) vor. Er ist ein unvollständiges Virus, das zur Vermehrung das Adenovirus benötigt. Die Bedeutung des AAV bei Adenovirusinfektionen ist nicht bekannt.

Epidemiologie

Etwa 4–5% der klinisch erkannten Atemwegserkrankungen der Zivilbevölkerung werden von Adenoviren hervorgerufen. Nur einige der mehr als 40 bekannten Serotypen sind in Verbindung mit Erkrankungen beim Menschen ausreichend untersucht worden, um ihre Prävalenz und Pathogenität zu bestimmen *(s. Tab. 14.)*. Die **verschiedenen Serotypen zeigen eine unterschiedliche Epidemiologie:** Die Typen 1, 2 und 5 führen zu begrenzten plötzlichen Ausbrüchen respiratorischer oder enteraler Erkrankungen während der ersten Lebensmonate oder -jahre. Typ 2 ist hier relativ häufig. Bei älteren Kindern und Erwachsenen erzeugt Typ 3 ein charakteristisches Syndrom akuten, pharyngokonjunktivalen Fiebers **(APC),** besonders bei Teilnehmern von Sommerlagern und Benutzern von Schwimmbädern. Die akute respiratorische Erkrankung **(ARD)** kommt in Militärlagern vor und wird von den Typen 4, 7, 14 und

Tab. 14. Syndrome durch Adenoviren

Erkrankung	*Serotypen*		*Bemerkungen*
	häufig	weniger häufig	
Atemwege			
Akute, febrile Atemwegserkrankung bei Kindern	1, 2, 3, 5, 6	andere Typen	wahrscheinlich die häufigste Manifestation der Adenoviren; Typ 1, 2, 5 endemisch, Typ 3 manchmal epidemisch; während kühlerer Monate prävalent
Akute Atemwegserkrankung (ARD)	4, 7	14, 21	bei Wehrdienstleistenden epidemisch; sporadisch bei erwachsenen Zivilisten; Typ 4 u. 7 selten bei Kindern
Viruspneumonie Säuglinge	7	1, 3	selten, kommt auf Säuglingsstationen vor, kann tödlich verlaufen; ähnelt der Goodpasture-Einschlußkörperchen-Pneumonie
Erwachsene	4, 7	3, 21	meist mit akuter Atemwegserkrankung; Kälteagglutinine nicht entwickelt
Augen			
Akute follikuläre Konjunktivitis	3, 7	2, 4, 6, 9, 10, 21	sporadisch; meist Erwachsene, bei Kindern meist mit respiratorischen und systemischen Effekten
Epidemische Keratokonjunktivitis (EKC)	8 (klassisch)	3, 7, 19 (leicht)	epidemisch; meist Erwachsene; in Japan häufig, in den USA selten
Atemwege u. Augen			
Akutes pharyngokonjunktivales Fieber (APC)	3, 4, 7	1, 2, 5, 6, 14, 21	bei Kindern epidemisch, bei Erwachsenen sporadisch; Sommerepidemien häufig bei Schwimmen in Becken oder Seen

21 verursacht. In einigen Ländern sind ARD-Epidemien auch in der Zivilbevölkerung aufgetreten, in den USA allerdings selten. Die epidemische Keratokonjunktivitis wird von drei verschiedenen Typen ausgelöst und kommt hauptsächlich in großen Industriebetrieben und Augenkliniken vor.

Adenoviren infizieren auch den Verdauungstrakt, meist ohne Symptome hervorzurufen, obwohl auch Enteritis, mesenterische Adenitis und Invagination vorkommen können. Nach Infektionen mit Typ 1, 2, und 5 kann das Virus latent in den Tonsillen und Polypen bestehen bleiben. Etwa 80% der entfernten Tonsillen weisen die Viren auf.

Das Verhältnis der manifesten Erkrankung zur Infektionsrate ist bei den verschiedenen Syndromen und Serotypen und je nach Jahreszeit verschieden. Im Winter erzeugt eine Infektion bei Soldaten mit Adenovirus Typ 4 oder 7 in den meisten Fällen eine erkennbare Krankheit, etwa 25% bedürfen der Einweisung in ein Krankenhaus – wegen Fieber und Erkrankung des unteren Respirationstraktes. APC kommt bei einem hohen Prozentsatz der Typ-3-Infektionen im Sommer vor. Das Verhältnis von Erkrankungen zu Infektionen ist bei den Typen 1, 2, 5 und einigen weniger gut untersuchten Adenoviren niedriger.

Pathologie

Infektionen mit Adenoviren sind selten tödlich und haben beim immunkompetenten Menschen, wenn überhaupt, kaum erkennbare pathologische Langzeiteffekte. Einige Todesfälle sind nach Riesenzellpneumonien durch die Adenoviren Typ 3, 4 oder 7 aufgetreten. Autopsien haben eine einmalige, ausgedehnte Einschlußkörperchenpneumonie ergeben, wobei die intranukleären Einschlüsse den Bildern von in Gewebskulturen eingedrungenen Adenoviren glichen. Biopsien oberflächlicher Läsionen, die von Adenoviren in der konjunktivalen oder pharyngealen Mukosa verursacht werden, zeigen Kapillardilatationen, gelegentliche submuköse Blutungen, mononukleäre Leukozyteninfiltration, aber keine intranukleären Einschlüsse. Die von den allgemeinen Respirationsadenoviren hervorgerufene Konjunktivitis ist harmlos, die von Typ 8 bedingte Keratokonjunktivitis kann jedoch zu Korneatrübungen und eingeschränkter Sehkraft führen.

Symptomatik

Die **akute, fiebrige Atemwegserkrankung** ist die häufigste Erscheinungsform der bei Kindern bekannten Adenovirusinfektionen. Die Typen 1, 2, 3, 5 und 6 sind am meisten isoliert worden, obwohl eine Infektion oft nicht direkt mit einer spezifischen Erkrankung verbunden ist. Die Infektion erfolgt über die Luft oder das Wasser (durch Schwimmen) oder durch direkten Kontakt. Die Inkubationszeit beträgt bis zu 10 Tagen. Bei einem typischen, auf einen Haushalt oder Kindergarten beschränkten Ausbruch haben einige betroffene Kinder nur Fieber, ohne lokale Befunde. Andere zeigen Fieber und Pharyngitis, wieder andere Fieber mit Pharyngitis, Tracheitis und Bronchitis, einen persistierenden unproduktiven Husten und selten eine Pneumonie. Bei Kindern kann ein Husten bei adenoviraler Pneumonie mit Keuchhusten verwechselt werden.

Die pharyngeale lymphoide Hypertrophie besteht manchmal weiter und führt zu einem Verschluß der Eustachischen Röhre und möglicherweise zu einer Otitis media. Die regionalen Lymphknoten sind häufig vergrößert und manchmal berührungsempfindlich, werden aber nie eitrig. Laborbefunde sind in der Regel normal, manche Kinder können eine Lymphozytose zeigen.

Ein mit **ARD (akute Atemwegserkrankung)** bezeichnetes Syndrom wird bei vielen Wehrdienstleistenden während Manövern beobachtet. Bei den meisten Ausbrüchen in den USA wurden die Adenovirustypen 4 und 7 gefunden, die Typen 14 und 21 kamen jedoch auch vor. ARD ist durch Unwohlsein, Fieber, Frösteln und Kopfschmerzen gekennzeichnet. Die Manifestationen von seiten des Respirationstraktes bestehen aus Nasopharyngitis, Heiserkeit und trockenem Husten. Die Erkrankung kann einer Streptokokkenpharyngitis gleichen, mit Exsudat an den Gaumenbogen und der hinteren Rachenwand. Es besteht eine zervikale Adenopathie, die Knoten sind jedoch nicht so empfindlich wie bei der Streptokokkenpharyngitis. Es kann zu Virämie und Virurie kommen, am Körper kann sich ein leichter erythematöser makulöser Ausschlag zeigen; die Virurie, die bei diesen Atemwegsadenoviren auftritt, führt jedoch nicht zu Symptomen der epidemischen hämorrhagischen Zystitis, die primär beim Typ 11 vorkommt. Klinische Zeichen sind minimal, bis auf etwa 10% der Patienten, die Rasselgeräusche und Zeichen einer Pneumonie im Röntgenbild entwickeln. Das Fieber legt sich in der Regel innerhalb von 2–4 Tagen; die Gesundung nimmt weitere 10–14 Tage in Anspruch, wenn keine weiteren Besonderheiten vorliegen. Bei immungeschwächten Personen kann es zu einer Virämie und Virusausscheidung kommen.

Die **virale Pneumonie bei Säuglingen,** hauptsächlich durch Typ 7 bedingt, ist selten, aber eine spezifische klinisch-pathologische Einheit. Kleine Ausbrüche sind in Frankreich, den USA, China und in Japan aufgetreten, wobei es zu Todesfällen durch ausgedehnte Pneumonien kam. Der Beginn ist plötzlich, betrifft Kinder in den ersten Lebenstagen oder -wochen bis zu 2–3 Jahren, mit hohem Fieber und schnellem Befall des oberen und unteren Respirationstraktes. Die Pneumonie ist lobulär, kann aber so ausgedehnt sein, daß sie wie eine Lobärpneumonie aussieht. Einige tödlich verlaufende Fälle haben einen makulopapulösen Ausschlag und eine Enzephalitis mit lokalen Nekrosen in Gehirn, Haut und Lungen entwickelt.

Das **akute pharyngokonjunktivale Fieber (APC)** zeigt die klinische Trias: Fieber, Pharyngitis und Konjunktivitis. Die Infektion wird manchmal durch Wasser vermittelt, die Inkubationszeit dauert 5–8 Tage. Adenoviren der Typen 3, 4 und 7 sind bei fast allen Erkrankungen gefunden worden. Bei einem typischen Ausbruch weisen 50% oder mehr Patienten alle drei Komponenten auf, während die anderen nur eine oder zwei Komponenten haben. Die Konjunktivitis ist zuerst einseitig und manchmal schmerzhaft. Zusätzlich zur Pharyngitis kann eine Beteiligung des unteren Atemtrakts auftreten. Die Krankheit legt sich in der Regel nach einer Woche, die follikuläre Konjunktivitis kann aber noch eine weitere Woche bestehen.

Eine **Konjunktivitis ohne konstitutionelle Symptome** scheint eine relativ häufige Infektionsmanifestation mehrerer Serotypen zu sein. Sie kommt meist bei jungen Erwachsenen, besonders bei Eltern von Kindern mit APC vor, legt sich von selbst und ist harmlos. Der Beginn ist plötzlich und meist einseitig. Symptome und Befunde sind u. a. Fremdkörpergefühl im Auge, Tränen und fokales Erythem der palpebralen und bulbären Konjunktiva. Das Sekret ist mukös, aber nicht eitrig. Das andere Auge ist in der Folge bei etwa der Hälfte der Patienten betroffen, meist weniger schwer. Etwa 2–4 Tage nach Beginn der Erkrankung kann man eine persistierende follikuläre Vergrößerung des submukösen lymphoiden Gewebes unter der palpebralen Konjunktiva beobachten, die sogar einem frühen Trachom gleichen kann. Präaurikuläre und posteriore zervikale Lymphadenopathie sind häufig und auf der Seite des stärker betroffenen Auges prominenter. Auf der gleichen Seite entwickelt sich oft ein leichter Halsschmerz. Der Verlauf ist leicht, obwohl manchmal eine fokale, konjunktivale Blutung und ein ausgedehntes periorbitales Ödem auftreten.

Die **epidemische Keratokonjunktivitis (EKC)** ist eine spezifische, manchmal schwere epidemische Erkrankung, die von Adenoviren, besonders Typ 8, verursacht wird. Nachdem sie schon mehrere Jahre in Japan beobachtet wurde, wurde die Erkrankung während des Zweiten Weltkriegs in den USA epidemisch, besonders bei Werftarbeitern an beiden Küsten. Seither ist die Erkrankung nur sporadisch in den USA vorgekommen, aber weitverbreitete Epidemien sind in Europa und Asien aufgetreten. Der Beginn ist plötzlich: Ein Auge wird rot und zeigt eine ringförmige Bindehautschwellung, präaurikuläre Lymphadenopathie und oberflächliche Trübungen der Kornea. Im Gegenatz zur herpetischen Keratitis führt sie nicht zu kornealen Ulzerationen, jedoch sind lokale Schmerzen wie bei einem Fremdkörper häufig. Das andere Auge kann innerhalb einer Woche befallen werden. Systemische Symptome und Befunde sind leicht oder fehlen. Die Krankheit dauert meist 3–4 Wochen, obwohl Trübungen wesentlich länger dauern können und die Sehkraft manchmal dauerhaft geschädigt bleibt.

Ein leichter, vorübergehender Befall der Kornea ist auch bei Augeninfektionen (z. B. APC) anderer Adenoviren beobachtet worden (Typen 3 und 7), die Trübungen können jedoch meist nur vom Ophthalmologen gesehen werden.

Diagnostik

Die klinische Diagnose einer Adenovirusinfektion ist nur eine Verdachtsdiagnose, außer bei typischen APC-, EKC- und ARD-Infektionen bei Soldaten; hier sind die klinischen und epidemiologischen Charakteristika wegweisend. Während der akuten Stadien der Erkrankungen kann das Virus aus respiratorischen und okulären Sekreten in den ersten 7–10 Tagen und oft aus Stuhl und Urin isoliert werden. Mehrere serologische Verfahren (KBR, HA und Neutralisationstests) können mit akuten und rekonvaleszenten Seren durchgeführt werden. Ein 4facher Anstieg des Serum-Antikörpertiters weist auf eine kürzliche Infektion mit Adenoviren hin.

Die KBR ist für jeden Adenovirus-Serotyp gruppenspezifisch. HA und Neutralisationstests sind typenspezifisch. Für die KBR, aber nicht für die beiden anderen Tests, ist Antigen im Handel. Ein auf dem Gruppenantigen (Hexon) basierender Enzymimmunoassay kann in der serologischen Diagnostik weiterhelfen.

Prognose und Prophylaxe

Infektionen mit Adenoviren sind in der Regel harmlos und von relativ kurzer Dauer. Außer bei seltenen Fällen fulminanter primärer Pneumonie bei Säuglingen und jungen Soldaten ist selbst eine schwere Adenoviruspneumonie nicht tödlich.

Typ-4- und Typ-7-Adenovirus-Lebendimpfstoff, der oral in einer Kapsel verabreicht wird, hat zu einer deutlichen Verminderung von ARD bei Soldaten geführt. Eine Übertragung des Impfvirus auf Familienmitglieder kann vorkommen, ist aber ohne Bedeutung.

Der orale Lebendimpfstoff ist zum zivilen Gebrauch weder erhältlich noch empfohlen. Impfstoffe für andere Serotypen sind bisher nicht entwickelt worden. Adenoviren können Augenbindehautentzündungen hervorrufen, die durch Kontakt mit kontaminierten Gegenständen (Handtücher, Instrumente etc.), durch Sekrete oder durch kontaminierte Finger übertragen werden. Deshalb ist bei der Untersuchung solcher Patienten besonderer Wert auf einwandfreie Sterilisation, auf das Tragen von Handschuhen und das Händewaschen zu legen, um die Übertragung der Viren zu vermeiden.

Therapie

Sie ist symptomatisch. Bettruhe zu Hause oder im Krankenhaus kann während der akuten febrilen Phase nötig sein. Aspirin wird nicht empfohlen, außer wenn Kopfweh und Unwohlsein zu störend sind. Bei Kindern ist Acetaminophen vorzuziehen wegen des Zusammenhangs zwischen Acetylsalicylsäure und der Entwicklung eines Reye-Syndroms. Analgetika wie Codein sind selten nötig. Eine schwere Pneumonie bei Säuglingen und EKC bedürfen einer frühen Hospitalisierung und engmaschiger Überwachung, um Tod oder dauerhaft eingeschränktes Sehen zu vermeiden. Lokale Kortikosteroide verbessern die Symptomatik und verkürzen die Dauer von EKC und Adenoviruskonjunktivitis. Diese Therapie ist bei ulzerierenden kornealen Zuständen jedoch gefährlich und sollte immer von einem Ophthalmologen überwacht werden.

Herpesvirusinfektionen

Herpes simplex

(Virusherpes, Fieberbläschen)

Eine rezidivierende Virusinfektion, charakterisiert durch Auftreten von einzelnen oder Gruppen kleiner Bläschen auf der Haut oder den Schleimhäuten, die mit klarer Flüssigkeit gefüllt sind, auf leicht erhabener entzündlicher Grundlage.

Ätiologie

Das infizierende Agens ist das Herpes-simplex-Virus **(HSV).** Es gibt zwei HSV-Stämme: Typ 1 führt meist zu Herpes labialis und Keratitis; Typ 2 ist in der Regel genital und wird durch direkten Kontakt mit den Läsionen, meist venerisch, übertragen und ruft ebenfalls Hautläsionen hervor. Der Zeitpunkt der initialen HSV-Infektion ist meist obskur, außer bei der kindlichen, primär systemischen Infektion *(s. Kap. KIN, 67., Neonatale Infektionen),* die meist durch generalisierte oder lokale Haut- oder Schleimhautläsionen charakterisiert ist und von schweren konstitutionellen Symptomen begleitet wird. Lokale Infektionen kommen in der Kindheit häufiger vor, können sich aber bis ins Erwachsenenalter hinauszögern. Wahrscheinlich wird das Virus in der Haut oder in Nervenganglien gespeichert und bleibt inaktiv, bis exzessives Sonnenlicht, fiebrige Erkrankungen, körperlicher oder geistiger Streß oder bestimmte Speisen oder Medikamente zu Ausbrüchen führen. Das auslösende Moment bleibt meist unbekannt.

Symptomatik

Die Läsionen können überall auf der Haut oder den Schleimhäuten auftreten, sind aber um den Mund, auf den Lippen, auf der Konjunktiva und der Kornea und an den Genitalien am häufigsten. Nach einer kurzen Prodromalphase mit Kribbeln und Jucken erscheinen kleine, dichte Bläschen auf einer erythematösen Grundlage. Einzelne Gruppen sind 0,5–1,5 cm groß, aber mehrere Gruppen können konfluieren. Herpes simplex kann auf Hautstellen, die dicht auf unterliegenden Strukturen aufliegen (z.B. Nase, Ohren, Finger), schmerzhaft sein.

Die Bläschen bestehen über mehrere Tage und trocknen dann unter Bildung einer dünnen, gelblichen Kruste ein. Die Heilung beginnt 8–12 Tage nach Einsetzen der Erkrankung und ist in etwa 21 Tagen abgeschlossen. Bei sekundärer Entzündung in feuchten Hautgebieten kann die Heilung verzögert sein. Einzelne herpetische Läsionen heilen in der Regel vollständig aus, Rezidive an der gleichen Stelle können jedoch zu Atrophie und Vernarbung führen.

Variationen und Komplikationen

Der Herpes genitalis wird *in Kap. INF, 16.*, die *Herpes-simplex-Keratitis* in *Kap. AUG, 8.* und die primäre und rezidivierende herpetische Stomatitis und Herpes labialis bei *Oralen Herpesmanifestationen* in *Kap. ZMK, 3.*, beschrieben. Gingivostomatitis und Vulvovaginitis können als Folge von Herpes-Infektionen bei Säuglingen und Kleinkindern auftreten. Symptome sind u.a. Reizbarkeit, Anorexie, Fieber, gingivale Entzündungen und schmerzhafte Ulzera des Mundes und manchmal der Vulva und Vagina. Das herpesvirusbedingte Panaritium ist eine schmerzhafte und gerötete Schwellung des Fingerendgliedes, die von einer Herpesvirusinokulation durch eine Hautverletzung herrührt. Bei Säuglingen und manchmal bei größeren Kindern können primäre Ausbrüche eine ausgedehnte Organbeteiligung oder tödliche Virämie hervorrufen.

Frauen mit Typ-2-HSV-Infektion in fortgeschrittener Schwangerschaft können die Infektion auf den Feten übertragen, der dann eine schwere Virämie entwickelt *(s. Kap. KIN, 6., Neonatale Infektionen).* Herpes simplex ist manchmal die Ursache einer schweren Enzephalitis *(s. Kap. NEU, 9., Akute Virusenzephalitis und Meningitis).* Typ-2-HSV wurde auch mit aseptischer Meningitis und lumbosakraler Myeloradikulitis in Verbindung gebracht, die mit Urinretention oder Obstipation einhergehen kann. Das **Kaposi-Juliusberg-Syndrom (Eczema herpeticum)** ist eine potentiell tödliche Komplikation des atopischen Ekzems bei Kindern oder Erwachsenen. Patienten mit ausgedehnter atopischer Dermatitis sollten engen Kontakt zu Patienten mit aktivem Herpes simplex **vermeiden.** Ein Erythema multiforme kann auf Herpes simplex folgen, die Beziehung der beiden Erkrankungen zueinander ist jedoch nicht geklärt, da eine Reihe von anderen infektiösen Agenzien und Medikamenten ein identisches Syndrom hervorrufen kann. Bei AIDS-Patienten können Herpesinfektionen besonders schwer verlaufen. Progressive und persistierende Ösophagitis, Kolitis, perianale Ulzera, Pneumonien und neurologische Syndrome werden gesehen.

Diagnostik

Herpes simplex kann mit Zoster verwechselt werden, letzterer rezidiviert jedoch selten und erzeugt stärkere Schmerzen und größere Gruppen von Läsionen, die entlang eines sensorischen Nerven angeordnet sind. Die Differentialdiagnose umfaßt auch Windpocken, genitale Ulzera oder Gingivostomatitis anderer Ursachen und vesikuläre Dermatosen, besonders Dermatitis herpetiformis und Medikamentenexantheme. Wenn Verdacht auf Herpes simplex besteht, bestätigen Viruskulturen, ein zunehmender Anstieg der Serumantikörper (bei Erstinfektion) sowie die Biopsie die Diagnose. Mit neueren Techniken wie z. B. der Liquoruntersuchung mit Hilfe der Polymerase-Ketten-Reaktion (PCR) ist eine frühe, nicht invasive Diagnose der Herpes-simplex-Enzephalitis möglich.

Therapie

Bei oberflächlichen Infektionen sind lokal anzuwendende Mittel, wie Idoxuridin (IDU), Trifluridin oder Aciclovir manchmal wirksam. Prophylaktisch vorgenommene Pockenimpfungen können gefährlich sein und sollten unterbleiben.

Eine schonende Reinigung mit Wasser und Seife wird empfohlen, jedoch kann Feuchtigkeit die Entzündung verschlimmern und eine Heilung verzögern. Bei sekundären Infektionen sind lokale Antibiotika (z. B. Neomycin-Bacitracin-Salbe) oder, bei schwereren Erkrankungen, entsprechende allgemein wirkende Antibiotika indiziert.

Bei Herpes simplex mit systemischen Manifestationen kann eine intensive Therapie (Kontrolle der Elektrolyte, parenterale Flüssigkeitszufuhr, Bluttransfusionen und Antibiotika) nötig sein. Die Allgemeinbehandlung mit Aciclovir oder Vidarabin wurde bei schweren Herpes-Infektionen eingesetzt, wie bei der disseminierten Neugeborenenerkrankung. Aciclovir hat in einigen Fällen von Herpes-simplex-Enzephalitis eine günstige Wirkung gezeigt. Aciclovir ist als orale oder intravenöse Darreichungsform zur Unterdrückung von Rezidiven des genitalen Herpes erhältlich.

Herpes zoster

(Gürtelrose; akute posteriore Ganglionitis)

Eine akute Infektion des ZNS, die primär die dorsalen Wurzelganglien betrifft und durch ein vesikuläres Exanthem und neuralgische Schmerzen in den Hautarealen, die von den betroffenen peripheren sensorischen Nerven versorgt werden, charakterisiert ist.

Ätiologie, Inzidenz und Pathologie

Herpes zoster wird vom Varicella-Zoster-Virus hervorgerufen, dem gleichen Virus, das auch die Windpocken auslöst. Es kann durch lokale Läsionen der dorsalen Wurzelganglien systemische Erkrankungen, besonders Morbus Hodgkin, oder immunsuppressive Therapie aktiviert werden. Es kann in jedem Alter auftreten, ist aber bei Patienten über 50 Jahre am häufigsten. Entzündliche Veränderungen treten in den sensorischen Wurzelganglien in der Haut der zugeordneten Dermatome, dem posterioren und anterioren Horn der grauen Substanz, den Meningen und den dorsalen und ventralen Wurzeln auf.

Symptomatik

Bevor die charakteristischen Anzeichen der Krankheit auftreten, kann 3–4 Tage ein Prodromalstadium mit Frösteln, Fieber, Unwohlsein und gastrointestinalen Störungen bestehen, mit oder ohne Schmerzen an der Stelle, wo später der Ausbruch erfolgt. Am 4.–5. Tag treten typische Bläschengruppen auf erythematösem Grund auf, die längs der Hautverteilung der betroffenen Wurzelganglien angeordnet sind. Das befallene Gebiet ist in der Regel überempfindlich, und die Schmerzen können stark sein. Die Exantheme zeigen sich meist einseitig im Brustbereich. Sie werden etwa am 5. Tag ihres Bestehens trocken und schuppig. Der Zoster kann generalisieren. Wenn eine Streuung eintritt oder die Läsionen mehr als 2 Wochen persistieren, besteht Verdacht auf eine zugrundeliegende maligne Erkrankung oder einen immunologischen Defekt.

Eine Herpes-zoster-Erkrankung vermittelt in der Regel Immunität. Rückfälle werden auf 4% oder weniger geschätzt. Die meisten Patienten genesen ohne Restzustände, außer gelegentlichen Narbenbildungen der Haut. Hauptsächlich bei älteren Personen kann eine postherpetische Neuralgie für Monate oder Jahre bestehen bleiben.

Der **Zoster oticus (Ramsay-Hunt-Syndrom; Zoster geniculatus)** entsteht durch Befall des Ganglion geniculi, Schmerzen im Ohr und eine (selten dauerhafte) Gesichtsparese auf der betroffenen Seite sind zu beobachten. Es bestehen bläschenförmige Exantheme im äußeren Ohrkanal und der Ohrmuschel, dem weichen Gaumen und vorderen Gaumenbogen *(s. a. Kap. HNO, 4., Herpes zoster oticus).*

Der Zoster ophthalmicus *(s. a. Kap. AUG, 8.)* resultiert aus dem Befall des Ganglion gasseri. Im Versorgungsgebiet des ophtalmischen Anteils des V. Hirnnerven bestehen Schmerzen und ein vesikuläres Exanthem. Eine Parese des III. Hirnnerven kann eintreten. Bläschen auf der Nasenspitze weisen auf eine Beteiligung des nasoziliaren Astes des V. Nerven und der Cornea hin, mit möglicher Entwicklung von Corneaulzera und -trübungen.

Diagnostik

Nach Eintreten des charakteristischen Verteilungsbildes der Bläschen wird die vorher schwierige Diagnosestellung leicht. Pleuritis, Trigeminusneuralgie, Bell-Parese und bei Kindern Windpocken müssen unterschieden werden. Der Schmerz gleicht oft, je nach Lokalisation der betroffenen Nerven, dem von Appendizitis, Nierenkolik, Cholelithiasis oder Kolitis. Das Herpes-simplex-Virus kann fast identische Läsionen hervorrufen. Herpes simplex neigt im Gegensatz zu Herpes zoster zum Rezidiv. Die Viren können serologisch und durch Kultur unterschieden werden.

Therapie

Es gibt keine spezifische Therapie. Eine Linderung erzielt man mit lokal aufgelegten nassen Tüchern. 650 mg Aspirin alleine oder zusammen mit 15–60 mg Codein oral alle 4–6 h können die Schmerzen erleichtern. Trizyklische Antidepressiva (z. B. Amitriptylin) sind hilfreich, wenn mit Analgetika alleine die Schmerzen nicht unterbrochen werden können. Kortikosteroide wurden zur Vermeidung oder Behandlung der Post-Zoster-Neuralgie herangezogen, aber die Therapieerfolge sind unterschiedlich, deshalb wird diese Behandlung nicht empfohlen. Bei erwachsenen, immunsupprimierten Patienten mit Herpes zoster wird Aciclovir in einer Dosierung von 10 mg/kg alle 8 h 7 Tage lang empfohlen, bei Kindern sollen 500 mg/m^2 Haut alle 8 h 7 Tage lang verabreicht werden. Kürzliche Mitteilungen lassen vermuten, daß Aciclovir bei älteren Menschen die Abheilung beschleunigen und die postherpetische Neuralgie vermindern kann.

Zu Herpes zoster ophthalmicus *s. Kap. AUG, 8.*

Infektionen durch Zytomegalievirus (CMV)

(Zytomegale Einschlußkörperchen-Krankheit)

(s. a. Kap. KIN, 6., Kongenitale und perinatale Zytomegalievirusinfektion unter *Neonatale Infektionen)*

Eine virale Erkrankung, die kongenital, postnatal und in jedem anderen Alter auftreten kann und die im Schweregrad zwischen inapparenter Infektion ohne Kopfschmerzen über eine mit Fieber, Hepatitis, Pneumonitis und (bei Neugeborenen) schweren Gehirnschäden einhergehende Erkrankung bis zur Totgeburt oder zum perinatalen Tod schwankt. Die einschränkende Bezeichnung „Zytomegale Einschlußkörperchen-Erkrankung" bezieht sich auf die intranukleären Einschlüsse, die man in der vergrößerten infizierten Zellen findet.

Ätiologie und Epidemiologie

Die humanen Zytomegalieviren („Speicheldrüsenviren") sind eine Untergruppe von Agenzien, die den Herpesviren eng verwandt sind und die Tendenz haben, im menschlichen Körper latent zu verbleiben. Molekulare Analysen der DNA- von CMV-Isolaten haben geringe stammspezifische Unterschiede gezeigt, die als Marker bei epidemiologischen Untersuchungen nützlich sind. Zytomegalieviren sind hochgradig wirtsspezifisch und können in Labortieren oder den meisten nichtmenschlichen Zellkulturen nicht gezüchtet werden.

Zytomegalieviren kommen ubiquitär vor. Infizierte Personen können Viren über Monate im Urin oder Speichel ausscheiden; das Virus kann im Zervikalsekret, in Samenflüssigkeit, im Stuhl und in der Milch dargestellt werden; frisches Blut oder Organe (z.B. Nieren) von asymptomatisch infizierten Spendern können die Krankheit bei anfälligen Empfängern hervorrufen. Die Infektion kann transplazentar erfolgen, während der Geburt oder durch Kontakt mit infizierten Sekreten oder Exkreten. Hohe Infektionsraten können im jungen Alter in geschlossenen Populationen, wie im Waisenhaus oder in Kindergärten, auftreten und sind häufig bei männlichen Homosexuellen mit multiplen Sexualpartnern. Mit steigendem Alter nimmt die Prävalenz langsam zu; 60–90% der Erwachsenen haben eine Infektion durchgemacht.

Symptomatik

Kongenitale Infektion: Die Ausdehnung des pathologischen Prozesses ist sehr variabel. Am häufigsten zeigt sich die Infektion bei einem sonst unauffälligen Säugling durch Zytomegalievirurie. Das andere Extrem ist der Abgang, die Totgeburt oder der postnatale Tod durch Blutung, Anämie oder ausgedehnte Leber- oder ZNS-Schäden.

Erworbene Infektion: Infektionen, die postnatal oder später im Leben erworben werden, sind oft asymptomatisch. Eine akute, fiebrige Erkrankung, die **Zytomegalievirusmononukleose** oder **Zytomegalievirushepatitis,** kann sich aus iatrogenen oder spontanem Konakt mit CMV ergeben. Das **Postperfusions-Syndrom** tritt 2–4 Wochen nach einer frischen, CMV enthaltenden Bluttransfusion auf und ist durch 2 bis 3wöchiges Fieber, durch Hepatitis verschiedener Schweregrade mit oder ohne Ikterus, durch charakteristische atypische Lymphozytose, die der bei infektiöser Mononukleose gleicht, und manchmal durch einen Ausschlag gekennzeichnet ist. Bei Patienten mit Neoplasien oder immunsuppressiver Therapie kann die CMV-Infektion zu einer pulmonalen, gastrointestinalen, ZNS- oder Nierenbeteiligung führen. Diese schwerwiegenden Komplikationen kommen bei Transplantationspatienten in 50% der Fälle vor und haben eine hohe Mortalität. Disseminierte CMV-Infektionen verursachen in der terminalen Phase des AIDS gewöhnlich Retinitis, Enzephalitis oder ulzerative Erkrankungen des Kolons und des Ösophagus.

Diagnostik

Das CMV kann aus Urin oder anderen Körperflüssigkeiten durch Überimpfung auf menschliche Fibroblastenkulturen isoliert werden. Jedoch kann das CMV noch Monate bis Jahre nach der Infektion ausgeschieden werden, weshalb die CMV-Urie entsprechend zu beurteilen ist. Der Nachweis spezifischer CF-Antikörper während der Erkrankung bietet zusätzliche Hinweise. Neuerdings kann der Nachweis von CMV-Viren in Sekreten und Geweben durch Immunfluoreszenz mit im Handel befindlichen monoklonalen Antikörpern oder durch Hybridisation zu einer schnelleren Diagnose führen.

Die kongenitale Infektion muß von bakteriellen, viralen (z.B. Röteln) und Protozoen- (z.B. Toxoplasmose-) Infektionen unterschieden werden. Erworbene Infektionen muß man gegen Virushepatitis und infektiöse Mononukleose abgrenzen. Bei Ausschluß der infektiösen Mononukleose ist das Fehlen von Pharyngitis oder Lymphadenopathie und ein negativer heterophiler Antikörpertest typischer für eine primäre CMV-Mononukleose als für die durch Epstein-Barr-Virus oder Toxoplasma gondii verursachte Erkrankung.

Therapie

Ganciclovir ist das erste antivirale Medikament, das in den USA für lebensbedrohliche oder das Sehvermögen bedrohende CMV-Infektionen zugelassen wurde. Es hat die Symptomatik der CMV-Retinitis bei AIDS-Patienten gebessert. Seine Wirkung ist aber durch die Anwendungsdauer und die Notwendigkeit kontinuierlicher Behandlung zur Verhinderung von Rückfällen begrenzt. Bei Patienten mit Knochenmarkstransplantation hat es zu einer virologischen Besserung beigetragen, die Mortalitätsrate blieb aber unverändert. Bei der CMV-Retinitis wird Ganciclovir in einer Dosierung von 5 mg/kg i.v. alle 12 h 14–21 Tage lang gegeben, gefolgt von 5 mg/kg einmal täglich oder 6 mg/kg einmal an 5 Tagen der Woche. Auf die Viruslatenz oder Virusreaktivierung hat es keinen Einfluß. Bei schweren kongenitalen Infektionen ist sein Nutzen noch nicht bewiesen. Bei Patienten, die auf Ganciclovir nicht reagieren, sollte Foscarnet in Betracht gezogen werden.

Viruserkrankungen des zentralen Nervensystems

Tollwut

(Rabies; Hydrophobie)

Eine akute, infektiöse Erkrankung von Säugetieren, besonders von Fleischfressern, charakterisiert durch ZNS-Irritation, gefolgt von Lähmung und Tod.

Ätiologie und Epidemiologie

Das ätiologische Agens ist ein neurotropes Virus, das im Speichel tollwütiger Tiere oft vorkommt. Die Verwendung von monoklonalen Antikörpern hat kürzlich gezeigt, daß Tollwutvirusisolate von unterschiedlichen Tierarten und verschiedenen Gegenden der Erde verschieden sind. Diese Information ist für die die Epidemiologie und die Impfstoffproduktion besonders wertvoll.

Tollwütige Tiere übertragen die Erkrankung, indem sie andere Tiere oder Menschen beißen. Nur selten kann die Tollwut auch durch Exposition von Schleimhaut oder frischen Schürfwunden gegenüber infiziertem Speichel erworben werden. Vier Fälle von offensichtlich respiratorischer Infektion sind beschrieben, zwei nach Exposition im Labor und zwei durch die Luft einer von Fledermäusen heimgesuchten Höhle. Die größte Gefahr für den Menschen sind immer noch tollwütige Hunde. Tollwut unter den Hunden ist in den meisten Ländern Lateinamerikas, Afrikas und Asiens verbreitet. In den USA, wo die Impfung die Tollwut bei Hunden weitgehend kontrolliert, haben Bisse von wilden infizierten Tieren seit 1960 die meisten Infektionen hervorgerufen.

Infizierte Hunde zeigen entweder die **rasende Tollwut,** gekennzeichnet durch Unruhe und Bösartigkeit, gefolgt von Lähmung und Tod, oder die **stumme Tollwut,** bei der Lähmungserscheinungen vorherrschen. Wilde tollwütige Tiere können erregtes Verhalten zeigen, weniger offensichtliche Veränderungen herrschen jedoch meist vor (Tagesaktivität von Nachtfledermäusen, Stinktieren und Füchsen, Verlieren der Angst vor dem Menschen).

Pathologie

Das Virus hat eine Affinität zu Nervengewebe. Es wandert von der Eintrittspforte über die peripheren Nerven zum Rückenmark und Gehirn, wo es sich vermehrt; im weiteren Verlauf gelangt es über efferente Nerven zu den Speicheldrüsen und in den Speichel. Postmortem-Untersuchungen ergeben eine Hyperämie und entsprechende punktförmige Blutungen in den Meningen und im Gehirn. Die Untersuchung unter dem Mikroskop zeigt perivaskuläre Ansammlungen von Lymphozyten, aber kaum Zerstörung von Nervenzellen. Das Vorhandensein von intrazytoplasmatischen Einschlußkörperchen **(Negri-Körper)**, meist im Ammonshorn, ist für die Tollwut pathognomonisch, aber nicht immer zu finden.

Symptomatik

Beim Menschen variiert die Inkubationszeit zwischen 10 Tagen und 1 Jahr (Mittelwert: 30 bis 50 Tage). Bei Patienten mit ausgedehnten Bißwunden und Bissen am Kopf oder Stamm ist sie in der Regel am kürzesten. Die Erkrankung beginnt meist mit einer kurzen Periode seelischer Depression, Unruhe, Unwohlsein und Fieber. Die Unruhe steigert sich zur unkontrollierbaren Erregung, mit exzessivem Speichelfluß und äußerst schmerzhaften Krämpfen der laryngealen und pharyngealen Muskulatur. Die Spasmen, die durch die Erregbarkeit der Schluck- und Atemzentren entstehen, können leicht ausgelöst werden, z.B. durch einen schwachen Luftzug oder den Versuch, Wasser zu trinken. Der Patient kann folglich nicht trinken, obwohl sein Durst groß ist (darum **„Hydrophobie"**). Der Tod durch Ersticken, Erschöpfung oder allgemeine Lähmung trat früher innerhalb von 3–10 Tagen ein, mit modernen Behandlungsmethoden kann sich der Krankheitsverlauf verändern.

Diagnostik

Der Fluoreszenz-Antikörpertest und die Virusisolierung haben die Untersuchung des Tiergehirns auf Negri-Körperchen als Methode der Wahl abgelöst. Ein asymptomatischer Hund oder eine Katze, die einen Menschen beißen, sollten wenn möglich eingesperrt und von einem Tierarzt 10 Tage lang beobachtet werden. Wenn das Tier gesund bleibt, kann man mit Sicherheit davon ausgehen, daß es zum Zeitpunkt des Bisses nicht tollwütig war. Wenn das Tier offensichtlich tollwütig war, oder bei einem wilden Tier (d.h. wenn zur Vermeidung der Behandlung eines Menschen bewiesen werden muß, daß ein Tier nicht infiziert war), sollte es getötet werden und sein Gehirn einem Diagnoselabor zum Fluoreszenz-Antikörpertest übergeben werden.

Die Diagnose wird durch den Biß eines Tieres in der Anamnese wahrscheinlich (fehlt selten) und durch Virustests bewiesen, sobald charakteristische klinische Symptome erscheinen. Die Diagnose sollte bei schwerer, progressiver Enzephalitis oder aszendierender Paralyse mit Enzephalitis in Betracht gezogen werden. Diese Symptomatik tritt aber nur bei 20% der Tollwutfälle auf und scheint sich mehr nach Fledermausbissen zu entwickeln. Hysterie aus Angst nach einem Biß kann Tollwut vortäuschen, die Symptome sollten aber hier schnell verschwinden, sobald dem Patienten versichert wird, daß er nicht in unmittelbarer Gefahr schwebt und vor Tollwut geschützt werden kann.

Kontrolle

Zur Verhinderung und Kontrolle von Tollwut müssen Hunde durch ihre Besitzer zurückgehalten und streunende Hunde eingefangen werden. Die Immunisierung von über 70% der Hunde hat die Übertragung effektiver eingeschränkt, sogar in Gebieten, wo die Tollwut in freier Wildbahn endemisch ist.

Die Kontrolle der Tollwut in freier Wildbahn ist schwierig, besonders wenn die Wirtspopulation zahlreich ist. Lokal limitiert die Erkrankung sich selbst, indem sie anfällige Tiere dezimiert. Eine angemessene systematische Verminderung der Wirtsorganismen ergibt das gleiche Ergebnis und verhindert die Ausbreitung. Diese teuren Kontrollmechanismen bleiben jedoch besser auf Gegenden beschränkt, in denen der Kontakt zwischen Mensch und Tier intensiver ist (z.B. an Zeltplätzen).

Prophylaxe

Nach der Exposition: Die Tollwut bricht beim Menschen selten aus, wenn sofort nach der Exposition die entsprechende lokale und systemische Prophylaxe erfolgt. Die **lokale Wundbehandlung** ist wohl die sinnvollste vorbeugende Maßnahme. Die kontaminierte Fläche sollte sofort und ausgiebig mit 20%iger medizinischer Seifenlösung gereinigt werden. Tiefe

Tab. 15. Richtlinien für die postexpositionelle Tollwutprophylaxe

Tierart	*Beurteilung und Beobachtungsmöglichkeit der Tiere*	*Empfehlungen für die postexpositionelle Prophylaxe*[1]
Hunde und Katzen	gesund und 10tägige Beobachtung möglich	Prophylaxe nicht beginnen, wenn die Tiere keine Tollwutsymptome entwickeln[2]
	tollwütig oder Verdacht auf Tollwut	sofortige Impfung
	unbekannt (Tier entkommen)	öffentlichen Gesundheitsdienst konsultieren
Skunks, Waschbären, Feldmäuse, Füchse und die meisten anderen Fleischfresser; Murmeltier	Sie werden als tollwütig betrachtet, es sei denn, es ist bekannt, daß der geographische Bezirk tollwutfrei ist, oder das Tier hat sich bei den Laboruntersuchuingen als tollwutnegativ erwiesen[3]	sofortige Impfung
Rinder, Wild und Nager (Kaninchen u. Hasen)		Rat des öffentl. Gesundheitsdienstes einholen Bisse von Eichkätzchen, Hamstern, Meerschweinchen, Gerbils, Streifenhörnchen, Ratten, Mäusen, Kaninchen und Hasen erfordern meist keine Antirabies-Behandlung

[1] Bisse mit Wasser und Seife reinigen.
[2] Während der 10tägigen Beobachtungszeit beim ersten Auftreten von Tollwutsymptomen bei dem Hund oder der Katze, die gebissen haben, Beginn der Behandlung mit Tollwutimmunglobulin (RIG) und Rabiesvakzine aus humanen diploiden Zellen (HDCV) oder adsorbierter Rabiesvakzine (RVA). Das während der Beobachtungszeit erkrankte Tier muß sofort getötet und untersucht werden.
[3] Das Tier sollte so bald wie möglich getötet und untersucht werden. Eine Beobachtungszeit wird nicht empfohlen. Wenn die Immunfluoreszenzteste des Tieres negativ sind, Impfung abbrechen.
Aus: Rabies Praevention – United States 1991: Empfehlungen für die Immunisierung: Advisory Committee ACIP, Morbidity and Mortality Weekly Report 40 (RR3): 1–19, 1991

Bißwunden kann man mittels eines Katheters und mit Seifenwasser spülen. Verätzung oder Nähen der Wunde wird nicht empfohlen.

Eine **systemische Prophylaxe** *(s. Tab. 15.)* sollte sofort nach Exposition begonnen werden, wenn 1. das Tier tollwütig ist oder während der Beobachtung Tollwut entwickelt oder 2. wenn ein zahmes Tier, das nicht beobachtet und untersucht werden kann, sich auffällig benommen hat oder der Biß nicht provoziert war *und* in der Umgebung Tollwutgefahr besteht. Unter den *wilden Tieren sind Stinktiere,* Waschbären, Füchse und Fledermäuse besonders anfällig. Ihre Bisse sind bis zum Beweis des Gegenteils als kontaminiert zu betrachten und entsprechend zu behandeln. Hasen und Nagetiere (u.a. Eichhörnchen, Streifenhörnchen, Ratten und Mäuse) sind selten infiziert, und ihre Bisse reichen selten zur Begründung einer Tollwutbehandlung aus. Die Gesundheitsämter können hierzu befragt werden.

Die Gabe von Tollwutimmunglobulin oder Antitollwutserum zur **passiven Immunisierung,** gefolgt von der **aktiven Immunisierung,** ergibt die beste spezifische Prophylaxe nach Exposition. Die passive und die aktive Immunisierung sollten gleichzeitig durchgeführt werden, aber niemals in dieselbe Körperseite. Für die passive Form wird menschliches Rabiesimmunglobulin **(RIG)** bevorzugt, für die aktive Form Humandiploidzell-Rabies-Vakzine **(HDCV)** oder eine absorbierte Tollwutvakzine **(RVA).** HDCV induziert eine bessere Immunantwort und weist weniger Nebenwirkungen auf als die ältere Vakzine Die RVA hat ähnliche Vorteile und wird im allgemeinen auf die gleiche Weise und in der gleichen Dosierung wie die HDC-Vakzine verabreicht, sie sollte auf keinen Fall intradermal injiziert werden. Wenn RIG nicht verfügbar ist, kann es durch Antirabiesserum vom Pferd **(ARS)** ersetzt werden, das aber den Nachteil eines höheren Nebenwirkungsrisikos hat. Zur **passiven Immunisierung** wird RIG nur einmal gegeben – zu Beginn der Prophylaxe. Die empfohlene Dosis beträgt 20 IE/kg. Wenn möglich wird bis zur Hälfte der Dosis um die Wunde herum gespritzt; der Rest wird i. m. verabreicht. Wenn man ARS verwendet, werden 40 IE/kg auf die gleiche Weise gegeben.

Die **aktive Immunisierung** mit HDCV oder RVA sollte ebenfalls sofort beginnen. HDCV wird als Injektionsserie i. m., 5mal je 1 ml (z. B. in den M. deltoideus), gegeben, beginnend am Tag der Exposition und gefolgt von weiteren Injektionen an den Tagen 3, 7, 14 und 28. Nach diesem Schema ist die Antikörperproduktion generell zufriedenstellend. Eine routinemäßige Antikörperbestimmung ist daher nicht erforderlich, wenn bei dem Patienten nicht der Verdacht einer Immunschwäche durch Erkrankung oder durch Medikamente besteht. Die WHO empfiehlt eine 6. Injektion 90 Tage nach der ersten. Lokale Reaktionen an der Einstichstelle sind meist klein, und systemische Reaktionen sind selten.

Die Prophylaxe sollte nicht unterbrochen werden, wenn geringfügige Nebenwirkungen auftreten, die mit Antihistaminika, entzündungshemmenden Medikamenten und Antipyretika behandelt werden können. Treten jedoch schwerwiegende systemische oder neuroparalytische Reaktionen auf, sollte ein Abbruch der Immunisierung gegen das Risiko für den Patienten durch die Entwicklung einer Tollwut abgewogen werden. Die Bestimmung von Tollwutantikörpern im Patientenserum kann in solchen Fällen eine wichtige Entscheidungshilfe sein.

Vor der Exposition: Da HDC-Vakzine und RVA relativ sicher sind, können sie bei Personen, die ein hohes Berufsrisiko aufweisen, prophylaktisch gegeben werden. Dieser Personenkreis schließt z. B. Veterinäre und Tierhändler, die möglicherweise häufig mit Kaninchen in Berührung kommen, Laborpersonal, das mit Tollwutviren arbeitet, und Personen, die längere Zeit (mehr als 30 Tage) in einem Gebiet leben, in dem Tollwut bei Hunden prävalent ist, ein. HDCV wird im Gebiet des Deltoideus in einer Serie von drei 0,1-ml-Injektionen intradermal gegeben, wobei die 2. Injektion 7 Tage nach der ersten und die dritte 2 oder 3 Wochen später gegeben wird. RVA darf nicht intradermal verabreicht werden. Personen, die RVA erhalten oder 30 Tage vor oder während des Impfprogramms Chloroquin zur Malariaprophylaxe einnehmen, bekommen 1,0-ml-Injektionen intramuskulär. Eine Routinebestimmung der Antikörper ist bei Einhaltung dieses Schemas nicht erforderlich. Lediglich bei Personen mit einem ständigen hohen Expositionsrisiko sollten alle 2 Jahre Antikörperbestimmungen durchgeführt werden, und sie sollten eine Boosterdosis erhalten, wenn der Antikörpertiter nicht mehr ausreichend ist. Überempfindlichkeitsreaktionen nach Boosterung traten bei 5% auf. Wenn eine prä- oder postexpositionell geimpfte Person von einem tollwütigen Tier gebissen wird, sollte sie 2 HDCV-Injektionen zu je 1 ml enthalten (1. Dosis sofort, 2. Dosis 3 Tage später). Eine passive Immunisierung entfällt. Die präexpositionelle Immunisierung gibt einen besseren Schutz und vermindert die postexpositionellen Empfehlungen. Eine postexpositionelle Prophylaxe wird dabei aber nicht überflüssig.

Therapie

Wenn sich eine Tollwut entwickelt, ist die Behandlung symptomatisch. Intensive supportive Therapie wird **empfohlen,** und ein Spezialist sollte hinzugezogen werden. Obwohl man bisher annahm, der Tod sei unausweichlich, wenn die Symptome erst einmal begonnen haben, wurde Genesung bei aggressiver Intensivtherapie zur Kontrolle von Atmung, Kreislauf und ZNS-Symptomen erreicht.

Slow-Virus-Infektionen

(s. a. Kap. KIN, 11., Subakute sklerosierende Panenzephalitis, und Progressive Röteln-Panenzephalitis)

Bei diesen sich langsam entwickelnden, progressiven Erkrankungen treten Reaktionen auf virale Infektionen viele Jahre nach der initialen Exposition auf. Die Ätiologie kann konventionelle Viren oder infektiöse Agenzien, denen einige Eigenschaften konventioneller Viren fehlen, umfassen.

Progressive multifokale Leukoenzephalopathie

Eine seltene, schnell fortschreitende, entmarkende ZNS-Erkrankung, die hauptsächlich bei Patienten mit zugrundeliegender Depression der Zellimmunität vorkommt.

Ätiologie und Epidemiologie

Die Erkrankung wird durch das JC-Virus verursacht, ein menschenpathogenes Papovavirus, das sich in menschlichen fetalen Gliazell-Gewebekulturen vermehrt. Sie zeigt sich in der Regel bei Störungen des retikuloendothelialen Systems wie Leukämie und Lymphom, kann aber in Verbindung mit jeder Krankheit auftreten, die eine Depression der Zellimmunität bedingt (z. B. AIDS). Einige Fälle sind bei Patienten aufgetreten, die keine erkennbare Immunstörung aufwiesen. Die Krankheit betrifft Erwachsene jeden Alters, Männer häufiger als Frauen.

Symptomatik und Diagnostik

Der Beginn kann allmählich oder plötzlich sein, der Verlauf ist jedoch unausweichlich progressiv. Die Dauer der Erkrankung beträgt vom Einsetzen der Symptome bis zum Tod meist 1–6 Monate. Die neurologischen Befunde spiegeln eine diffuse asymmetrische Beteiligung der zerebralen Hemisphären wider. Die Einbeziehung der Pyramidenbahn, durch Hemiparese manifestiert, ist der häufigste Befund. Zwei Drittel der Patienten kommt ein progressiver geistiger Verfall verschiedener Schweregrade vor. Aphasie, Dysarthrie und Hemianopsie werden auch oft gesehen. Es kann zu sensorischen Veränderungen sowie zerebellaren und Hirnstammzeichen kommen. Manchmal tritt eine inkomplette oder komplette Querschnittsmyelitis auf. Kopfschmerzen und Krampfanfälle sind selten.

Das Kernspintomogram und das Computertomogramm zeigen Läsionen in der weißen Substanz. Die Liquoruntersuchungen sind normal. Das EEG zeigt in der Regel diffuse und fokale Veränderungen, die der zugrundeliegenden asymmetrischen Pathologie entsprechen; diese Befunde sind jedoch nicht pathognomonisch. Serologische Studien beweisen die Diagnose nicht, da zwei Drittel der Normalbevölkerung Antikörper gegen JC-Virus aufweisen und die bei den meisten Leukenzephalopathiepatienten vorhandene zugrundeliegende Immunerkrankung serologische Tests unzuverlässig macht. Hirngewebe kann die Diagnose durch Nachweis der Immunfluoreszent-angefärbten oder mittels elektronenmikroskopischer Agglutination gefundenen JC-Viren bestätigen.

Therapie

Von einzelnen positiven Reaktionen auf Cytosin oder Adenin-Arabinosid ist berichtet worden, eine belegte effektive Therapie steht jedoch nicht zur Verfügung.

Tropische spastische Paraparese (TSP)

Eine langsam fortschreitende Erkrankung des Rückenmarks in Verbindung mit einer Infektion durch das humane T-Lymphozyten-Virus Typ 1 (HTLV 1), einem Retrovirus, die durch eine spastische Schwäche beider Beine charakterisiert ist.

Ätiologie und Epidemologie

Das HTLV-1-Retrovirus wird durch sexuellen Kontakt, intravenösen Drogenkonsum, Bluttransfusionen und von der Mutter auf das Kind übertragen. Antikörper gegen das Virus wurden im Serum und Liquor nachgewiesen. Weiße Blutkörperchen bilden in der Kultur multinukleäre Riesenzellen und reagieren mit Antikörpern gegen das HTLV-1. Ein HTLV-1-ähnliches Virus wurde aus einer T-Zell-Linie, die aus Blut und Liquor kultiviert wurde, isoliert. TSP befällt zwischen 10 und 100 Personen auf 10000 Einwohner in tropischen Endemiegebieten.

Symptomatik

Die Erkrankung beginnt langsam und ist chronisch progressiv. Eine spastische Schwäche ist in beiden Beinen vorhanden, mit Pyramidenzeichen und bilateralem symmetrischen Verlust des Vibrationsgefühls in beiden Beinen. Die Achillessehnenreflexe sind oft nicht vorhanden. Die Zellzahl im Liquor ist normal, aber der Eiweiß- und Immunglobulingehalt kann erhöht sein, oligoklonale Banden werden oft gefunden. Im cornu anterius und laterale des Rückenmarks kommt es zu einem Myelin- und Axonverlust. Im Rückenmark wird eine perivaskuläre und parenchymale Infiltration mit Lymphozyten und Makrophagen gefunden wie bei der Astrozytosis. Eine **Behandlung** für diese Erkrankung gibt es gegenwärtig nicht.

Jakob-Creutzfeldt-Erkrankung (JCE)

(Spastische Pseudosklerose)

Eine progressive, stets tödlich verlaufende Slow-Virus-Erkrankung des ZNS, die durch progressive Demenz und myoklone Krämpfe charakterisiert ist und Erwachsene im mittleren Alter befällt.

Ätiologie und Epidemiologie

Die Krankheit kommt weltweit vor, von ihrem Übertragungsmodus ist jedoch wenig bekannt. Eine Übertragung von Mensch zu Mensch ist versehentlich während einer Cornea- und Dura-mater-Transplantation von einer Leiche geschehen, ebenso bei der Verwendung infizierter Hirnelektroden. Bei Patienten mit JCE ist die Inzidenz neurochirurgischer Eingriffe in der Anamnese auffällig erhöht. Verschiedene Patienten mit dieser Erkrankung waren während der Kindheit mit Wachstumshormonen behandelt worden, die aus Hypophysen menschlicher Leichen hergestellt wurden. Das Agens konnte aus dem Liquor isoliert werden. Es kommt hauptsächlich bei Erwachsenen vor, bei Männern und Frauen gleich häufig, mit Inzidenzspitzen im Alter von Ende 50. Ebenso wie die häufigeren sporadischen Fälle wurde auch eine familiäre Form beschrieben.

Die Erkrankung kann auf Primaten und kleine Nagetiere übertragen werden, sie erzeugt bei Ziegen scrapieähnliche Gewebsschäden. Das infektiöse Agens scheint dem Auslöser von Scrapie bei Schafen zu gleichen. Es ist gegenüber Hitze, Formalin, UV-Licht oder Röntgenstrahlen ungewöhnlich resistent. Im Hirngewebe von Jakob-Creutzfeldt-Erkrankten konnten anormale Fasern entdeckt werden, wie sie ähnlich im Gehirn der erkrankten Tiere zu sehen waren. Eine Nukleinsäure als Ursache der Erkrankung konnte nicht nachgewiesen werden, aber PrP – ein wirtsspezifisches (prion) Protein, das durch ein einziges Exon kodiert wird, wurde in den infektiösen Fraktionen gefunden.

Symptomatik

Die Demenz, die immer vorliegt und oft die erste Manifestation der Krankheit darstellt, zeigt sich in der Regel durch Verwahrlosung, Apathie oder Reizbarkeit. Einige Patienten klagen über leichte Ermüdbarkeit, Somnolenz oder Schlaflosigkeit und andere Schlafstörungen. Ein Mangel an Orientierungsvermögen zeigt sich und kann sich zu tiefgreifenden und umfassenden intellektuellen Defekten entwickeln. Andere Störungen höherer kortikaler Funktionen – z.B. Aphasie, Apraxie, Dyslexie, Dysgraphie, Agnosie, Links-rechts-Verwechslung und einseitige Abschwächungen – können auftreten. Palmomentale Reflexe und Schnauzphänomene kommen oft vor.

Ein Myoklonus, der oft durch sensorische Reizung provoziert wird, tritt meist innerhalb der ersten 6 Monate der Erkrankung auf; es kommen auch zerebellare Störungen vor. Häufig sind die kortikospinalen Bahnen, was sich durch extensorische Plantarreflexe, klonische Krämpfe und Hyperreflexie bemerkbar macht. In bestimmten Fällen steht die Beteiligung der Vorderhornzellen im Vordergrund, mit Muskelatrophie und Faszikulationen. Es können sich Anzeichen des Befalls der Basalganglien wie Hypokinesie, dystonische Körperhaltung, Zahnradphänomen, Tremor und choreatische Bewegungen entwickeln. Hirnnervenlähmungen kommen manchmal vor. Okuläre Störungen sind häufig und umfassen Sehfelddefekte, Diplopie, Sehschwäche oder Verschwommensehen und optische Agnosie. Bei einer Variante der Erkrankung, der Gerstmann-Sträussler-Scheinker-Erkrankung, haben die Patienten eine chronische zerebelläre Ataxie und Amyloidablagerungen im Gehirn. Die Krankheit endet nach 3–12 Monaten mit dem Tod, in der Regel mit einer komplizierten Pneumonie. 5–10% der Patienten haben eine Überlebenszeit von 2 Jahren oder mehr.

Diagnostik

Der Liquor ist normal, könnte aber das infektiöse Agens enthalten. Im CT kann eine zerebrale oder zerebellare Atrophie gefunden werden, aber gewöhnlich ist es normal. Im Kernspintomogramm zeigt sich eine Rinderatrophie, aber ohne Veränderung der weißen Substanz. Das EEG zeigt oft lokale oder generalisierte Dysrthythmien, die sich zu einem charakteristischen Muster von Paroxysmen aus scharfen Wellen ud Spikes gegen den langsamen Hintergrund abheben oder in einigen Fällen durch ein unterdrücktes Muster mit niedriger Spannungsaktivität durchbrochen werden. Die JCE sollte bei Patienten vermutet werden, die rapide progressive Demenz im mittleren Lebensalter aufweisen, besonders wenn sie von myoklonen Krämpfen begleitet wird. Es gibt keine spezifischen Tests, die Diagnose kann aber durch Auffinden der typischen schwammartigen Vakuolenveränderungen und astrozytischer Proliferation im Hirngewebe gesichert werden. Amyloidablagerungen konnten im erkrankten Gehirn gefunden werden.

Prävention und Behandlung

Um eine Übertragung der Erkrankung zu vermeiden, *muß bei der Handhabung von Flüssigkeiten und anderen Materialien eines Patienten mit JCE Vorsicht angewandt werden.* Das infektiöse Agens kann durch Autoklavierung und andere Maßnahmen zerstört werden, die Sterilisierung mit Formalin und ähnlichem ist jedoch nicht wirksam. Für die Sterilisation wird das Dampfautoklavieren bei 132° C für 1 Stunde oder eine einstündige Sterilisation in 4%iger Natriumhydroxid- oder 10%iger Natriumhypochloridlösung empfohlen. Kontaminierte Haut kann durch 5–10 minütige Einwirkung 4%iger Natriumhydroxidlösung desinfiziert werden. Der Desinfektion muß ein gründliches Waschen mit Wasser nachfolgen.

Die Therapie ist nicht spezifisch, nur symptomatisch.

Kuru

Eine progressive neurologische Erkrankung, die nur bei Fore-Eingeborenen im Hochland von Neuguinea vorkommt. Bis 1960 kam die Erkrankung vorwiegend bei Frauen und Kindern vor, in den letzten Jahren ist die Inzidenz deutlich zurückgegangen. Die meisten Experten glauben, daß die Infektion auf kannibalistische Riten bei den Trauerfeierlichkeiten für die Toten zurückzuführen ist. Viele dieser rituellen Zeremonien für die Toten sind jetzt verlassen und Kuru ist im wesentlichen eliminiert.

Symptomatik

Die Patienten zeigen verschiedene Bewegungsstörungen, z. B. zerebellare Veränderungen, Starrheit der Extremitäten und Klonus. Manchmal sind auch grobe Athetose und choreaartige Bewegungen vorhanden, und der Patient zeigt eine übertriebene Schreckreaktion. Es besteht eine emotionelle Labilität, pathologische Lachausbrüche kommen vor. Im fortgeschrittenen Stadium kann es zur Demenz kommen. Im Endstadium ist der Patient in der Regel völlig ruhig, stumm und reagiert nicht mehr. Der Tod tritt ein durch schweren Dekubitus oder hypostatische Pneumonie, gewöhnlich 3–12 Monate nach Beginn der Erkrankung.

Diagnostik und Therapie

Die Routinetests im Labor sind nicht ergiebig. Die Diagnose kann durch die Darstellung charakteristischer schwammförmiger Veränderungen, von Amyloidablagerungen und astrozytischen Proliferationen im Hirngewebe gestellt werden.

Es gibt gegenwärtig keine Behandlung für diese Erkrankung.

Erkrankungen durch Arbo- und Arenaviren

Arboviren: *Viren, die sich in der Natur durch Übertragung zwischen Wirbeltieren und blutsaugenden Arthropoden verbreiten. Sie vermehren sich sowohl in Wirbeltieren als auch in Arthropoden.* **Arenaviren:** *Lymphozytäre Choriomeningitis- und morphologisch verwandte Viren, die von Nagern übertragen werden. Die Übertragung von Mensch zu Mensch kommt vor.* Durch Veränderungen in der Taxonomie, basierend auf der Virusmorphologie, Struktur und Funktion, wurden die Arboviren auf die verschiedenen Familien verteilt, bemerkenswerterweise kamen die meisten zu den Togaviridae, Bunyaviridae und Reoviridae. Wichtige Erkrankungen sind bei den klinischen Syndromen in *Tab. 16.* aufgeführt.

Tab. 16. Wichtigste „Arbo"- und Arenavirenerkrankungen des Menschen: Klinische und epidemiologische Merkmale

Klinisches Hauptsyndrom	*Virales Agens/ Erkrankung*	*Genus*	*Überträger*	*Häufigstes Auftreten*
Fieber, Unwohlsein, Kopfschmerz, Myalgie	Colorado-Zeckenbißfieber	Orbivirus	Zecke	Westen der USA, Westkanada
	Phlebotomusfieber	Phlebovirus	Phlebotomen	Mittelmeer, Balkan, Mittlerer Osten, Pakistan, Indien, China, Ostafrika, Panama, Brasilien
	Venezuelanische Pferdeenzephalitis	Alphavirus	Stechmücke	Argentinien, Brasilien, nördl. Südamerika, Panama, Mexiko, Florida
	Rifttalfieber	Phlebovirus	Stechmücke	Süd- und Ostafrika, Ägypten

Fortzsetzung Tab. 16.

Klinisches Hauptsyndrom	*Virales Agens/ Erkrankung*	*Genus*	*Überträger*	*Häufigstes Auftreten*
Fieber, Unwohlsein, Kopfschmerz, Myalgie, Lymphadenopathie, Rash	Dengue-Fieber	Flavivirus	Stechmücke	Südostasien, Afrika, Ozeanien, Australien, Südamerika, Karibik
	West-Nil-Fieber	Flavivirus	Stechmücke	Afrika, Mittl. Osten, Südfrankreich, Rußland, Indien, Indonesien
	Barmah-Wald-Virus	Alphavirus	Stechmücke	Australien
Fieber, Unwohlsein, Kopfschmerz, Myalgie, Arthralgie, Rash	Chikungunya	Alphavirus	Stechmücke	Afrika, Indien, Guam, Südostasien, Neuguinea
	Mayaro-Viruserkrankung	Alphavirus	Stechmücke	Brasilien, Bolivien
	Ross-River-Viruserkrankung	Alphavirus	Stechmücke	Australien, Neuguinea, Salomon-Inseln, Samoa, Cook-Inseln
	Sindbis-Fieber Okelbo-Erkrankung Pogosta-Erkrankung Karelian-Fieber	Alphavirus	Stechmücke	Afrika, Australien, Rußland, Finnland, Schweden
Fieber mit ZNS-Beteiligung	Östliche Pferdeenzephalitis	Alphavirus	Stechmücke	Atlantische und Golfküsten USA, Karibik, New York, Westmichigan
	Westliche Pferdeenzephalitis	Alphavirus	Stechmücke	USA, Kanada, Zentral- und Südamerika
	St.-Louis-Enzephalitis	Flavivirus	Stechmücke	USA, Karibik
	Venezuelanische Pferdeenzephalitis	Alphavirus	Stechmücke	Argentinien, Brasilien, nördl. Südamerika, Panama, Mexiko, Florida
	Kalifornien-Virusgruppe	Bunyavirus	Stechmücke	nördl. Zentralstaaten, New York
	Japanische Enzephalitis	Flavivirus	Stechmücke	Japan, Korea, China, Indien, Philippinen, Südostasien, Ostrußland

Fortsetzung Tab. 16.

Klinisches Hauptsyndrom	*Virales Agens/ Erkrankung*	*Genus*	*Überträger*	*Häufigstes Auftreten*
Fieber mit ZNS-Beteiligung (Fortsetzung)	Powassan-Virus	Flavivirus	Zecke	Ostkanada, New York
	Murraytal-Enzephalitis	Flavivirus	Stechmücke	Australien, Neuguinea
	Kyasanue-Erkrankung	Flavivirus	Zecke	Indien
	Zeckenenzephalitis	Flavivirus	Zecke	Europa, Rußland
	Lymphozytäre Choriomeningitis	Arenavirus	Nagetiere	USA, Argentinien, Deutschland, Balkan
Fieber, Unwohlsein, Kopfschmerz, Myalgie, hämorrhagische Symptome	Gelbfieber	Flavivirus	Stechmücke	Zentral- und Südamerika, Afrika
	hämorrhagisches Dengue-Fieber	Flavivirus	Stechmücke	Südostasien, Ozeanien, Karibik
	Kyasanur-Erkrankung	Flavivirus	Stechmücke	Indien
	hämorrhagisches Omsk-Fieber	Flavivirus	Zecke	Rußland
	hämorrhagisches Krim-Kongo-Fieber	Nairovirus	Zecke	Afrika, Osteuropa, Mittl. Osten, Rußland
	Hantaan-Virus	Hantavirus	Nagetiere	Korea, Japan, China, Südostasien, Europa
	Seoul-Virus	Hantavirus	Nagetiere	Korea, Japan
	Puumalavirus	Hantavirus	Nagetiere	Skandinavien, Rußland
	Machupo-Virus	Arenavirus	Nagetiere	Bolivien
	Junin-Virus	Arenavirus	Nagetiere	Argentinien
	Lassa-Fieber	Arenavirus	Nagetiere, Mensch zu Mensch	Westafrika
	Marburg-Virus	Filoviridae	unbekannt, Mensch zu Mensch	Zimbabwe, Kenia, Uganda
	Ebola-Virus	Filoviridae	unbekannt, Mensch zu Mensch	Zaire, Sudan

(modifiziert nach J. P. Sanford „Arbovirus Injections“ Harrison's Principles of Internal Medicine 12, 1991)

Arbovirus-Enzephalitiden

Es gibt über 250 verschiedene Arboviren (**ar**thropod-**bo**rnevirus). Davon verursachen mindestens 80 immunologisch unterscheidbare Arboviren Erkrankungen beim Menschen. Zwischen Wirbeltieren werden die Arboviren durch Insektenbisse, im besonderen von Mücken und Zecken, übertragen. Für Mücken sind oft Vögel wichtige Infektionsquellen. Diese wiederum übertragen die Infektion auf Pferde, andere Haustiere und Menschen. Für die meisten Erreger ist der Mensch die letzte Station des Zyklus (d.h. nur gelegentlich im natürlichen Zyklus und ohne Effekt für die Virusvermehrung), nicht jedoch beim Gelbfieber, Papatacifieber, Chikungunya-Fieber und Dengue-Fieber (hier ist der Mensch Teil des natürlichen Zyklus und als obligater Wirt nötig zur Übertragung der Infektion). Die Erreger sind je nach dem Vorhandensein niederer Wirbeltiere und entsprechender Überträgerinsekten auf der ganzen Welt verbreitet.

In den USA kommt die Westliche Pferde-Enzephalitis **(WEE)** landesweit in allen Altersgruppen vor, wobei jedoch die Anzahl der Fälle bei Kindern unter 1 Jahr überdurchschnittlich groß ist. Die Östliche Pferde-Enzephalitis **(EEE)** kommt im Osten der USA vor, betrifft hauptsächlich Kleinkinder und Personen über 55 Jahre und besitzt eine höhere Mortalitätsrate als WEE. Kinder unter 1 Jahr erkranken meist schwer und weisen neurologische Dauerschäden auf. Epidemien von EEE und WEE stehen im Zusammenhang mit Hautparasiten von Pferden. Morbidität und Mortalität bei der St.-Louis-Enzephalitis ist in den höheren Altersstufen am größten; in den gesamten USA sind Ausbrüche sowohl auf dem Land als auch in der Stadt vorgekommen. Die Kalifornien-Enzephalitis-Gruppe ist hauptsächlich in den nördlichen Zentralstaaten der USA und in New York verbreitet und befällt meist Kinder in ländlichen Gebieten oder Vororten.

Symptomatik und Therapie

Arboviren können ZNS-Syndrome hervorrufen (u.a. aseptische Meningitis und Enzephalitis) sowie unspezifische fiebrige Erkrankungen und am häufigsten inapparente Infektionen. Außer bei Epidemien lassen die klinischen Befunde von Meningitis und Enzephalitis selten eine spezifische Diagnose zu. Kopfschmerzen, Müdigkeit, Fieber, Erbrechen und Genicksteife sind die häufigsten Symptome. Tremor, Verwirrtheit, Krämpfe und Koma können sich schnell entwickeln. Gelgentlich kommt eine Lähmung der Extremitäten vor. Bei Lassa-Fieber, koreanischem hämorrhagischem Fieber, Rifttalfieber und dem hämorrhagischen Krim-Kongo-Fieber ist intravenös gegebenes Ribavirin wirksam (2 g als Anfangsdosis, gefolgt von 1 g alle 6 h 4 Tage lang, dann 0,5 g alle 8 h 6 Tage lang). Am wichtigsten ist – wie bei anderen Enzephalitiden – eine unterstützende Therapie. Die Therapie ist wie bei anderen Enzephalitiden unterstützend *(s. Kap. NEU, 9.)*.

Gelbfieber

Eine akute Arbovirusinfektion von unterschiedlicher Schwere, die durch plötzlichen Beginn, Fieber, einen relativ langsamen Puls und Kopfschmerzen gekennzeichnet ist. Hochgradige Albuminurie, Ikterus und Blutungen, besonders Hämatemesis, sind charakteristisch, kommen aber nur in den relativ selten auftretenden schweren Fällen vor.

Ätiologie und Epidemiologie

Das Virus des **Stadtgelbfiebers** wird durch den Biß der *Aedes-aegypti*-Mücke übertragen, die sich 2 Wochen vorher an einem virämischen Patienten infiziert hat. Das **Dschungelgelbfieber** wird durch *Haemagogus* und andere Waldmücken übertragen, die das Virus von wilden Primaten aufnehmen. Gelbfieber ist in Zentralafrika und Süd- und Mittelamerika endemisch.

Symptomatik

1. **Inkubationszeit:** *3–6 Tage;* Prodromalsymptome fehlen meist.
2. **Prodromalstadium:** *2–5 Tage;* der Beginn ist plötzlich, mit Fieber von 39–40 °C. Der Puls ist meist zunächst schnell, wird aber am 2. Tag im Verhältnis zum hohen Fieber langsam **(Faget-Zeichen)**. Das Gesicht ist gerötet, und die Augen sind gefäßinjiziert. Die Ränder der Zunge sind rot, die Mitte ist belegt. Häufige Symptome sind Übelkeit, Erbrechen, Verstopfung, Schmerzen im Epigastrium, Kopfschmerzen, Muskelschmerzen (besonders im Hals, in Rücken und Beinen), schwere Erschöpfung, Unruhe und Reizbarkeit. Wenn sie leicht verläuft, endet die Krankheit in diesem Stadium nach 1–3 Tagen.
3. **Remissionsstadium:** Bei mittelgradigen oder schweren Erkrankungen fällt das Fieber plötzlich nach 2–5 Tagen; es folgt eine Remission von mehreren Stunden oder Tagen.
4. **Intoxikationsperiode:** *3–9 Tage;* das Fieber kehrt zurück, der Puls bleibt jedoch langsam. Ikterus, schwere Albuminurie und Hämatemesis („schwarzes Erbrechen") sind die charakteristischen klinischen Merkmale. Es kann eine Oligurie oder Anurie auftreten, und üblicherweise finden sich Petechien und Schleimhautblutungen. Der Patient ist eingetrübt, verwirrt und antriebslos. Im Endstadium kommt es zum Delir, zu Krämpfen und Koma.
5. **Genesungsphase:** Sie ist, außer bei schweren Fällen, gewöhnlich kurz. Residuen sind nicht bekannt.

Diagnostik und Laborbefunde

Eine Albuminurie kommt bei 90% der Patienten vor, tritt meist am 3. Tag auf und kann in schweren Fällen bis zu 20 g/l betragen. Die Leukozytenzahl ist meist niedrig und fällt bis zum 5. Tag auf 1500–2500 ab. Im Endstadium kann eine Leukozytose vorkommen. Die Pathogenese der Blutung ist vielfältig; eine verminderte Vitamin-K-abhängige Synthese von Gerinnungsfaktoren als Folge der Hepatitis, Verbrauchskoagulopathenie (DIC) und eine veränderte Thrombozytenfunktion. Eine Thrombozytopenie und eine Verlängerung der Gerinnungs- und der Prothrombinzeit sind üblich. Bei weniger schweren Fällen können einige dieser Laborbefunde auch normal sein. Das Serumbilirubin ist leicht erhöht.

Während der Invasionsperiode sind die klinischen Befunde unspezifisch, die Diagnose wird jedoch durch das Auftreten des Faget-Zeichens wahrscheinlich. In der Intoxikationsperiode besteht die charakteristische Trias aus ausgeprägter Albuminurie, Ikterus und Hämatemesis. Die Diagnose wird durch die Isolierung des Virus aus dem Blut, einen steigenden Antikörpertiter oder bei der Autopsie mittels der charakteristischen zentralen Leberzellnekrose bestätigt. Eine Feinnadelbiopsie der Leber im Verlauf der Erkrankung ist **kontraindiziert,** das Risiko starker Blutung besteht.

Prognose und Prophylaxe

Bis zu 10% der klinisch diagnostizierten Fälle enden tödlich, die tatsächliche Mortalität liegt jedoch niedriger, da viele leichte oder inapparente Infektionen nicht diagnostiziert werden.

Die aktive Immunisierung mit dem 17-d-Stamm des attenuierten Gelbfieber-Lebendimpfstoffs (0,5 ml s.c. alle 10 Jahre) verhindert die Erkrankung effektiv, sowohl was Epidemien als auch Einzelfälle betrifft. In den USA werden Gelbfieberimpfungen nur in authorisierten Zentren durchgeführt. Die Impfbedingungen sind in allen Ländern verschieden. Aktuelle Informationen und Adressen der Impfanstalten sind über die Gesundheitsämter zu beziehen.

Um weitere Übertragungen durch Mücken zu verhindern, sollten die Patienten in gut abgeschirmten Räumen, die mit Insektiziden behandelt wurden, isoliert werden. Da die Übertragung der Infektion auch durch Laborunfälle erfolgen kann, sollten Krankenhaus- und Laborpersonal sorgfältig eine Selbstinfektion durch Blut des Patienten vermeiden.

Die Kontrolle des Gelbfiebers in ländlichen Gebieten erfordert die weitgehende Kontrolle über die Mücken und eine Immunisierung der Bevölkerung. Treten gehäuft Erkrankungen in

Waldgebieten auf, sollte die Arbeit in diesem Gebiet beendet werden, bis eine Immunisierung und Mückenvernichtung stattgefunden hat.

Therapie

Die Therapie ist unterstützend und richtet sich gegen die Hauptsymptome. Wichtig sind absolute Bettruhe und gute Pflege. Eine Normalisierung des Wasser- und Elektrolythaushalts ist essentiell *(s. Kap. ERN, 6.)*.

Die Blutungsneigung sollte mit Kalziumglukonat, 1 g i.v., 1 bis 2mal/Tag, oder mit Phytomenadion *(s. Kap. ERN, 3., Therapie des Vitamin-K-Mangels)* bekämpft werden. Transfusionen können nötig werden. Wenn Zeichen einer disseminierten intravaskulären Gerinnung vorliegen *(s. Kap. HÄM, 4., Verbrauchskoagulopathie und erworbene Gerinnungsstörungen)*, sollte man eine Therapie mit Heparin in Erwägung ziehen. In weniger akuten Fällen können einige der Laborergebnisse fehlen, und eine Heparinbehandlung ist u.U. nicht notwendig. Die verwendeten Heparindosen betragen 50 bis 100 E/kg initial, dann 10–15 E/kg/h, die jeweils durch i.v. Infusionen gegeben werden. Übelkeit und Erbrechen kann man mit Dimenhydrinat, 50–100 mg oral oder rektal oder 50 mg i.m., alle 4–6 h, sowie mit Prochlorperazin, 5–10 mg oral, parenteral oder rektal, alle 4–6 h, behandeln. Das Fieber kann durch lauwarme Abwaschungen gesenkt werden. Kopfschmerzen erfordern manchmal Codein, 16–60 mg oral oder s.c., alle 4–6 h, oder Meperidin, 50–100 mg oral oder i.m., alle 4–6 h.

Dengue-Fieber

(Dandyfieber; Siebentagefieber)

Eine plötzlich beginnende, akut fieberhafte Erkrankung, mit meist mildem Verlauf, der durch Kopfschmerzen, Fieber, Schwäche, heftige Gelenk- und Muskelschmerzen, Lymphadenopathie und durch ein Exanthem, das nach einem fieberfreien Intervall zusammen mit einem 2. Temperaturanstieg erscheint, charakterisiert ist. Das **hämorrhagische Dengue-Fieber** ist ein Krankheitsbild, das vorwiegend bei Kindern, die in Dengue-Endemiegebieten leben, vorkommt und durch einen akuten Beginn gekennzeichnet ist, auf den in wenigen Tagen Bauchschmerzen, hämorrhagische Manifestationen und Kreislaufkollaps folgen.

Das Dengue-Fieber ist in den Tropen und Subtropen endemisch. Nach 1969 sind auch in der Karibik, einschließlich Puerto Rico und den amerikanischen Jungferninseln, Erkrankungen vorgekommen. Touristen, die aus Tahiti heimkehrten, haben ebenfalls die Erkrankung eingeschleppt. Das kausale Agens, ein Flavivirus mit vier spezifischen Serogruppen, wird durch den Stich der *Aedes*-Mücke übertragen.

Das hämorrhagische Dengue-Fieber (DHF) – auch als **philippinisches Thai**- oder **südostasiatisches hämorrhagisches Fieber** oder **Dengue-Schock-Syndrom** bezeichnet – kommt hauptsächlich bei unter 10jährigen vor. Es ist in Südostasien, China und Kuba weit verbreitet.

Symptomatik

Nach einer Inkubationszeit von 3–15 (meist 5–8) Tagen beginnt die Erkrankung plötzlich mit Schüttelfrost oder Frösteln, Kopfschmerzen, retroorbitalen Schmerzen beim Bewegen der Augen, Schmerzen im Lendenwirbelbereich und mit schwerer Erschöpfung. Während der ersten Stunden der Erkrankung kommen schwere Schmerzen in den Beinen und Gelenken vor. Die Temperatur steigt rasch bis 40 °C an, wobei eine relative Bradykardie und Hypotension besteht. Die Konjunktiven sind gerötet, und es tritt meist ein flüchtiger roter oder blaß-rosa makulärer Ausschlag (besonders im Gesicht) auf. Die Milz kann weich und leicht vergrößert sein. Zervikale, epitrochleäre und inguinale Lymphknoten sind meist vergrößert.

Das Fieber und andere Symptome dauern 48–96 h an, gefolgt von schneller Entfieberung mit starkem Schweißausbruch. Sodann tritt eine etwa 24 h dauernde afebrile Periode ein, in der sich der Patient wohl fühlt. Es folgt dann ein zweiter schneller Temperaturanstieg, der meist nicht so hoch ist wie der erste und der zu einer „sattelförmigen“ Temperaturkurve führt. Gleichzeitig tritt ein charakteristischer makulopapulöser Ausschlag auf, der sich in der Regel von den Extremitäten auf den ganzen Körper ausbreitet und nur das Gesicht verschont, oder sich fleckförmig über den Stamm und die Extremitäten verteilt. Die Handflächen und Fußsohlen können hellrot und ödematös sein. Fieber, Ausschlag und Kopfschmerz sowie andere Schmerzen bilden die **„Dengue-Trias“.** Es sind auch Fälle ohne zweite febrile Periode beschrieben worden. Beim typischen Dengue-Fieber ist die Mortalität gleich Null. Die Genesungszeit ist oft verlängert, dauert mehrere Wochen und wird von Schwächezuständen begleitet. Die Erkrankung führt zu einer einjährigen oder längeren Immunität.

Auch beim DHF ist der Beginn ein plötzlicher mit Fieber und Kopfschmerzen. Das Kind entwickelt aber eher eine respiratorische und eine gastrointestinale Symptomatik als schwere Myalgie, Lymphadenopathie und Exanthem. Pharyngitis, Husten, Atemnot, Übelkeit, Erbrechen und Bauchschmerzen gehören zum Krankheitsbild des DHF. 2–6 Tage nach dem Beginn der Erkrankung tritt Schock auf, der gekennzeichnet ist von plötzlichem Kollaps oder Erschöpfung, kühlen, feuchten Extremitäten (der Stamm ist oft warm), schwachem Fadenpuls und perioraler Zyanose. Eine Blutungsneigung zeigt sich meist als Purpura, Petechien oder Ekchymosen an Injektionsstellen, manchmal als Hämatemesis, Melaena oder Epistaxis, und manchmal als subarachnoidale Blutung.

Häufig sind sowohl die Hepatomegalie als auch eine Bronchopneumonie mit oder ohne bilaterale Pleuraergüsse. Es kann eine Myokarditis bestehen. Die Mortalität liegt zwischen 6 und 30%, die meisten Todesfälle kommen bei Kindern unter 1 Jahr vor.

Diagnostik und Laborbefunde

Beim **Dengue-Fieber** ist ab dem 2. Fiebertag eine Leukopenie vorhanden. Die Leukozytenzahl verringert sich bei nur 20–40% Granulozyten bis zum 4. oder 5. Tag auf 2000–4000. Man kann eine mittelgradie Albuminurie und vereinzelte Zylinder finden.

Beim **hämorrhagischen Dengue-Fieber** besteht eine Bluteindickung (Hämatokrit über 50%). Bei einem Drittel der Patienten ist die Leukozytenzahl erhöht. Charakteristisch sind Thrombozytopenie (unter 100000/mm^3), ein positiver Rumpel-Leede-Test und eine verlängerte Prothrombinzeit, die alle auf Gerinnungsstörungen hinweisen. Eine minimale Proteinurie kommt vor. Die GOT-Spiegel im Blut können mittelgradig erhöht sein. Serologische Tests zeigen in der Regel hohe komplementbindende Antikörpertiter gegen die Flaviviren, was auf eine sekundäre Immunreaktion hinweist.

Das Dengue-Fieber kann mit dem Colorado-Zeckenbißfieber, Klassischen Fleckfieber, Gelbfieber oder anderen hämorrhagischen Fiebererkrankungen verwechselt werden. Die serologische Diagnose kann mittels gepaarter Seren durch Hämagglutinations-Hemmtests und Komplementbindungsreaktion gestellt werden, wird aber durch Kreuzreaktionen mit anderen Flavivirusantikörpern kompliziert.

Ein Kriterium für die Diagnose des hämorrhagischen Dengue-Fiebers, wie es die WHO festgelegt hat, ist der akute Beginn von hohem Fieber mit einer Kontinua, die 2–7 Tage anhält. Ein anderes Kriterium sind hämorrhagische Manifestationen, einschließlich eines positiven Tourniquet-Tests und folgender Symptome: Petechien, Purpura, Ekchymosen, Zahnfleischbluten, Bluterbrechen, Teerstuhl, Lebervergrößerung, Thrombopenie ($\leq$ 100000/µl), Hämokonzentration (Hämatokrit-Anstieg um 20%). Merkmale des Dengue-Schocks sind schneller, schwacher Puls mit einem Druck von $\leq$ 20 mmHg oder Hypotonie mit kalter Haut und Unruhe.

Prophylaxe und Therapie

Die **Prophylaxie** verlangt eine Kontrolle oder Elimination der Überträgermücken. Um eine Übertragung auf Mücken zu verhindern, sollten Patienten in Endemiegebieten unter Moskitonetzen verbleiben, bis der zweite Fieberschub vorüber ist. Die **Therapie** ist symptomatisch. Absolute Bettruhe ist wichtig. Aspirin sollte vermieden werden. Bei schweren Kopfschmerzen und Myalgien können Acetaminophen und Codein gegeben werden.

Beim hämorrhagischen Dengue-Fieber muß der Grad der Hämokonzentration, des Flüssigkeitsmangels und der Elektrolytstörung sofort bestimmt und während der ersten Tage engmaschig kontrolliert werden, da es sonst wieder zu schweren Schockzuständen kommen kann. Zyanotische Patienten sollten mit Sauerstoff versorgt werden. Kreislaufkollaps und Hämokonzentration bedürfen des sofortigen und intensiven Flüssigkeitsersatzes, am besten mit Kristallösungen wie Ringer-Laktatlösungen (eine Hyperhydratation muß vermieden werden). Wenn innerhalb der ersten Stunde keine Besserung eintritt, sollte man Plasma oder Humanserumalbumin geben. Frische Blut- oder Plättchentransfusionen können zur Kontrolle der Blutungen eingesetzt werden. Erregte Patienten können mit Paraldehyd, Chloralhydrat oder Diazepam behandelt werden. Fragwürdigen Wert besitzen dagegen Hydrocortison, blutdrucksteigernde Amin-Verbindungen, Alpha-Blocker und die Vitamine C und K.

Lymphozytäre Choriomeningitis (LCM)

Eine akute Virusinfektion, die von einem nun als Arenavirus klassifizierten RNA-Virus hervorgerufen wird, als grippeähnliche Erkrankung oder aseptische Meningitis auftritt und gleichzeitig einen Ausschlag, Arthritis, Bronchitis oder Parotitis aufweisen kann.

Die LCM-Infektion ist bei Nagern endemisch. Eine Ansteckung des Menschen ergibt sich meist durch Kontakt mit Staub oder Nahrungsmitteln, die durch graue Hausmäuse oder Hamster kontaminiert worden waren. Diese Nager besitzen das Virus ein Leben lang und scheiden es in Urin, Stuhl, Samenflüssigkeit und Nasensekretionen aus. Wenn die Erkrankung von Mäusen übertragen wird, kommt sie in der Regel bei Erwachsenen und im Winter vor.

Symptomatik

5–10 Tage nach Exposition entwickelt sich eine grippeähnliche Erkrankung. Es kommt zu Fieber, meist 38,5–40 °C, mit Schüttelfrost. Bei über der Hälfte der Patienten treten Unwohlsein, Schwäche, Muskelschmerzen (besonders im Lendenwirbelbereich) retroorbitale Kopfschmerzen, Lichtempfindlichkeit, Anorexia, Übelkeit und Verwirrung auf. Seltener kommt es zu Halsschmerzen und Dysästhesie. In der 1. Krankheitswoche sind Körpermanifestationen selten. Eine relative Bradykardie und Rötung des Halses ohne Exsudat kann bestehen. Nach 5 Tagen bis 3 Wochen geht es dem Patienten für 1–2 Tage besser. Bei vielen kommt es dann zu einem Rückfall mit Kopfschmerzen, Fieber, Ausschlägen, Schwellung der metakarpophalangealen und proximalen interphalangealen Gelenke, Zeichen von Meningitis, Orchitis, Parotitis und Alopezie. Patienten mit aseptischer Meningitis gesunden in der Regel ohne Komplikationen und Dauerschäden. Sind die Patienten jedoch an Enzephalitis erkrankt, zeigen bis zu 33% neurologische Residualzustände.

Laborbefunde, Diagnostik und Therapie

Während der 1. Krankheitswoche sind fast immer eine Leukopenie (2000–3000 Leukozyten) und eine Thrombozytopenie (50000–100000 Blutplättchen) vorhanden. Thoraxröntgenbilder können eine basale Pneumonie aufweisen. Bei Patienten mit Zeichen einer Meningitis sind im Liquor mehrere hundert, manchmal über tausend Zellen/µl enthalten. Auch in den Frühstadien überwiegen die Lymphozyten (über 80%). Bei bis zu 25% der Patienten zeigt sich ein verminderter Liquorzucker mit Konzentrationen bis 15 mg/dl, aber meist ist der Liquor normal.

Die klinischen Zeichen können nicht von vorhandenen Virusmeningitiden unterschieden werden.

Die **Diagnose** kann durch Isolierung des Virus aus dem Liquor oder durch einen Titeranstieg der komplementbindenden neutralisierenden Antikörper gestellt werden.

Die **Therapie** ist unterstützend.

Lassa-Fieber

Eine schwere systemische Arenavirusinfektion, die die meisten viszeralen Organe betrifft, das ZNS aber verschont.

Ätiologie und Epidemiologie

Das Lassa-Fieber wurde erstmals 1969 in Lassa, Nigeria, identifiziert, Erkrankungen kamen in Nigeria, Liberia und Sierra Leone vor. Von einzelnen eingeschleppten Fällen ist aus den USA und aus Großbritannien berichtet worden. *Mastomys natalensis,* eine kleine Ratte, die in afrikanischen Häusern weit verbreitet ist, ist ein Reservoir für das Virus. Die meisten Erkrankungen beim Menschen werden wahrscheinlich durch mit Nagerurin kontaminierte Nahrungsmittel verursacht, eine Mensch-zu-Mensch-Übertragung kann jedoch durch Kontakt mit Urin, Stuhl, Speichel, Erbrochenem oder Blut erfolgen. Die Erkrankungen in Nigeria und Liberia wurden hauptsächlich auf Krankenhausverbreitung zurückgeführt, wobei sie von einem Ersterkrankten auf Krankenhausangestellte oder andere Patienten übertragen wurden. In Sierra Leone, wo die meisten Fälle außerhalb des Krankenhauses erworben wurden, zeigten 6% der Bewohner der endemischen Gebiete Antikörper gegen Lassa-Virus, wobei nur 0,2% manifest erkrankt gewesen waren. Etwa zwei Drittel der Fälle betrafen Frauen, eine Dominanz, die wohl eher durch Exposition als durch unterschiedliche Anfälligkeit bedingt war.

Symptomatik

Die Inkubationszeit beträgt 1–24 Tage, 10 Tage sind am häufigsten. Schwere Symptome treten erst allmählich ein, die meisten Patienten zeigen bereits 4–5 Tage Symptome, bevor sie ins Krankenhaus eingewiesen werden. Die initialen Symptome – Halsschmerzen, Fieber, Frösteln, Kopfschmerzen, Muskelschmerzen und Unwohlsein – gehen der Anorexie, Erbrechen und Schmerzen im Thorax und Epigastrium voraus. Die Halsschmerzen verschlimmern sich während der 1. Woche, auf den Tonsillen können sich weiße oder gelbe Exsudatflecken, bilden, die zu einer Pseudomembran verschmelzen können. In der Frühphase der Erkrankung ist eine relative Brachykardie häufig. Bei einigen Patienten kommt es zu einer generalisierten, druckunempfindlichen Lymphadenopathie. Während der 2. Woche sind schwere Abdominalschmerzen und hartnäckiges Erbrechen häufig. Schwellungen in Gesicht und Nacken sowie konjunktivale Ödeme kommen bei 10–30% der Patienten vor. Gelegentlich weisen Patienten Tinnitus, Epistaxis, Zahnfleischbluten und Blutungen aus Injektionsstellen, makulopapulöse Ausschläge, Husten und Schwindel auf. Bei 60–80%der Patienten besteht während der akuten Phase ein systolischer Blutdruck von weniger als 90 mmHg mit jeweiligen diastolischen Drucken von unter 20 mmHg. Patienten, die später gesunden, entfiebern nach der 2. Woche, während es bei später zum Tode führenden Erkrankungen oft zu Schock, eingetrübtem Bewußtsein, Erregung, Rasselgeräuschen, Pleuraergüssen und manchmal Grand-mal-Anfällen kommt. Die Erkrankung dauert 7–31 Tage (Mittelwert: 15 Tage) bei den Patienten, die überleben, und 7–26 Tage (Mittelwert: 12 Tage) bei tödlich verlaufenden Erkrankungen.

Laborwerte und Diagnostik

Der Hämatokrit ist normal. Bei einem Drittel der Patienten fällt die Leukozytenzahl frühzeitig auf unter 4000 ab, wobei eine relative Neutrophilie besteht. Die Thrombozytenzahl ist normal. Die Analyse des Urins ergibt oft eine massive Proteinurie. Röntgenthoraxaufnahmen können eine basale Pneumonie und Pleuraergüsse aufweisen. Erhöht sind sowohl AST (SGOT) und ALT (SGPT) im Serum (10fach) als auch die Serumspiegel von Kreatinphosphokinase (CPK) und Laktatdehydrogenase (LDH). Die Diagnose kann durch einen 4fachen Antikörperanstieg beim indirekten Fluoreszenztest oder durch den Nachweis von Lassa-IgM-Antikörpern gestellt werden.

Prognose

Der Schweregrad der Infektion ist der Ausprägung der Virämie proportional und ebenso abhängig von der Erhöhung der Transaminasewerte und dem Fieber. Die Mortalität schwankte zwischen 16 und 4%. Schwangere und Wöchnerinnen zeigten jedoch eine Mortalität von 50%. Bei den Überlebenden treten bei etwa 5% Taubheit als Folgeerscheinung auf, manchmal kommt es auch zu Alopezie, Iridozyklitis und vorübergehender Blindheit.

Prophylaxe und Therapie

In Sierra Leone hat sich die Krankenpflege mittels Operationsmasken, -kitteln und -handschuhen bewährt. In den USA werden zu den allgemeinen Vorsichtsmaßnahmen zusätzlich eine strenge Isolierung, einschließlich des Gebrauchs von Schutzbrillen, hocheffektiven Masken und Raum mit Unterdruck und ohne Luftbewegung empfohlen. Empfohlen wird auch eine Überwachung der Kontaktpersonen.

Die Behandlung ist unterstützend und zielt auf Beseitigung der Hauptsymptome. *Gefordert wird die Korrektur der Flüssigkeits- und Elektrolytstörung.* In einer Studie mit Ribavirin überlebten 19 von 20 Patienten. Sie wurden in den ersten 6 Tagen seit Beginn der Erkrankung nach folgendem Schema behandelt: 2 g i.v. als Anfangsdosis; danach 1 g alle 6 Stunden, 4 Tage lang; danach 0,5 g alle 8 Stunden für weitere 6 Tage. Bei einer 2. Gruppe, die keine Ribavirin-Therapie erhielt, starben von 18 Patienten 11. Bei einer 3. Gruppe, die mit Rekonvaleszentenserum behandelt wurden starben von 16 Patienten 10.

Hämorrhagische Fieber mit renalem Syndrom (HFRS)

(Koreanisches hämorrhagisches Fieber, epidemische Nephrosonephritis, Nephropathia epidemica)

Eine akute Infektion mit Nierenbeteiligung und Hämorrhagie, die durch Hantavirus species, *die durch Wild übertragen werden, hervorgerufen wird.*

Ätiologie und Epidemiologie

Zum Genus Hantavirus gehören mindestens 4 Spezies: Hantavirus, der Erreger des koreanischen hämorrhagischen Fiebers, Seoluvirus, das eine mildere Form des koreanischen hämorrhagischen Fiebers verursacht, Puumalavirus, der Erreger der Nephropathia epidemica, und das Prospect-Hill-Virus (das von Wühlmäusen in Maryland isoliert und bei Erkrankungen des Menschen nicht nachgewiesen wurde). Hantavirus wurde auf der ganzen Welt aus Wild isoliert. 42% norwegischer Ratten, die zwischen 1980 und 1986 untersucht wurden, besaßen Antikörper gegen Hantavirus. Die Zahl der in Europa gemeldeten Fälle von natürlich erworbenen Infektionen und Laborinfektionen ist zunehmend. Das Virus ist im Urin, Stuhl und im Speichel verschiedener Wildarten inklusive Feld- und Labormäusen, Ratten und Wühlmäusen vorhanden. Die Übertragung unter Wildtieren erfolgt hauptsächlich über den Respirationstrakt und auf den Menschen durch Einatmen von infektiösen Aerosolen aus Ausscheidungen von Wild. Es gibt keine Hinweise auf eine Übertragung von Mensch zu Mensch.

Symptome, Befunde und Laborbefunde

In Skandinavien wurde eine milde Form dieser Erkrankung als Nephropathia epidemica diagnostiziert. Sie ist durch einen plötzlichen Beginn mit hohem Fieber, Kopfschmerzen, Rückenschmerzen und Bauchschmerzen charakterisiert. Am 3. oder 4. Tag können eine hämorrhagische Konjunktivitis, Petechien am Gaumen und ein petechiales Exanthem am Stamm dazukommen. Ungefähr 20% der Patienten bekommen eine Intoxikation und werden geistig stumpf. Gleichzeitig mit dem hämorrhagischen Exanthem treten Oligurie und Azotämie auf. Bei der Urinuntersuchung zeigt sich eine Proteinurie, Hämaturie und eitriger Urin. Das Exanthem läßt nach 3 Tagen nach, es entwickelt sich eine Polyurie, und der Patient erholt sich in einigen Wochen.

Bei den schwerer verlaufenden Formen der östlichen HFRS zeigt das klinische Bild 5 Phasen, eine fieberhafte, eine hypotensive, eine oligurische, eine diuretische und eine Rekonvaleszenzphase. Die Inkubationszeit beträgt 7–36 Tage, gewöhnlich 10–25 Tage. Die Schwere der Erkrankung schwankt beträchtlich, ca 65% der Fälle verlaufen mild, 10–15% dagegen schwer. Der Beginn ist im allgemeinen plötzlich (Fieberphase) mit Schüttelfrost, Fieber, Rückenschmerzen, Bauchschmerzen und Myalgien. Das Fieber ist am 3. oder 4. Tag am höchsten. Es besteht eine relative Bradykardie. Ein ganz typischer früher Befund ist eine diffuse Rötung des Gesichts, die einem Sonnenbrand ähnelt. Bei mehr als 90% der Patienten läßt sich ein positiver Dermographismus nachweisen. Petechien entwickeln sich vom 3.–5. Tag anfangs am Gaumen, dann an Druckstellen, z.B. den Axillarfalten; ungefähr zur gleichen Zeit tritt eine hämorrhagische Konjunktivitis auf. Die Laborbefunde sind mit Ausnahme der Albuminurie, die zwischen dem 2. und 5. Tag auftritt, nicht bemerkenswert. Im Urinsediment zeigen sich eine Hämaturie und Bruchstücke von roten und weißen Blutkörperchen. Ungefähr am 5. Tag kann es zu einem Schock und zur Hypotension kommen (hypotensive Phase); bei leichten Fällen ist der Blutdruckabfall nur vorübergehend. In diesem Stadium steigt der Hct (Hämotokrit) und es kommt zu einer beachtlichen Proteinurie, Leukozytose und Thrombozytopenie. Ungefähr am 8. Tag wird der Blutdruck wieder normal, aber es entwickelt sich eine Oligurie (oligurische Phase). Die BUN-Spiegel steigen rasch an und die hämorrhagischen Manifestationen werden deutlicher. Um den 11. Tag tritt die Diurese ein (diuretische Phase), und es kann zu ZNS- oder Lungenkomplikationen kommen. Die Rekonvaleszenzphase dauert 3–6 Wochen.

Prognose und Behandlung

Die Gesamtsterblichkeit liegt bei HFRS zwischen 6 und 15%. Eine bleibende Niereninsuffizienz ist in Korea nicht häufig, kann aber in Europa öfter vorkommen.

Die Behandlung erfordert eine peinlich genaue, unterstützende Pflege. Eine Nierendialyse kann erforderlich werden. Experimentelle Untersuchungen lassen vermuten, daß Ribavirin intravenös, in einer Dosierung ähnlich der bei Lassa-Fieber, wirksam sein könnte.

15. INFEKTIONEN DURCH PARASITEN

In den ländlichen Gebieten Afrikas, Asiens und Südamerikas sind parasitäre Infektionen häufig, in Industrieländern dagegen selten. Dieses Kapitel befaßt sich besonders mit den Arten, die wahrscheinlich in Industrieländern vorkommen. Im allgemeinen ist in diesen Ländern das Risiko für eine Protozoeninfektion größer als für eine Wurminfektion. Aber sogar Stadtbewohner, die in Entwicklungsländern gelebt haben oder dorthin gereist sind, können auch Kontakt zu exotischen Parasiten bekommen haben. Ratschläge für die Ernährung und für das Freibaden und andere Maßnahmen zur Vermeidung von Infektionen sind für Reisende in ländliche Gebiete von Entwicklungsländern nützlich. Ärzte, die Patienten mit exotischen parasitären Infektionen behandeln, mit denen sie nicht vertraut sind, können sich Ratschläge in größeren medizinischen Zentren oder beim öffentlichen Gesundheitsdienst einholen. Verschiedene Medikamente, über die berichtet wurde, die aber in den USA nicht kommerziell verfügbar sind, sind Medikamente, die noch ausgetestet werden. Sie können von der Abteilung für parasitäre Infektionen der CDC in Atlanta, Georgia, bezogen werden.

Labordiagnostik parasitärer Infektionen

Zur Diagnose von parasitären Infektionen (z. B. Malaria, Shistosomiasis) ist die Untersuchung von Blut, Aspiraten, Körperflüssigkeiten oder Urin notwendig. Indikationen für solche Teste oder serologische Befunde sind in *Tab. 17.* oder in der Beschreibung der spezifischen Erkrankung aufgeführt. Die häufigsten diagnostischen Maßnahmen bei parasitären Erkrankungen werden hier beschrieben.

Zur Untersuchung auf intestinale Eier oder Parasiten sollten drei Stuhlproben, vorzugsweise an jedem 2. Tag, gesammelt werden. Wahlweise kann man den Zeitraum auf drei aufeinanderfolgende Tage verkürzen. Duodenalaspirate oder Fadentestproben können notwendig sein. Posttherapeutische Untersuchungen sollten für Helminthen 2 Wo., für Protozoen 4 Wo. und für *Taenia*infektionen 6 Wo. nach Therapieabschluß begonnen werden.

Mit Ausnahme einiger spezifischer Untersuchungen sind keine anderen Vorbereitungen bei der Aufnahme von Stuhlproben notwendig, als sicherzustellen, daß keine Verunreinigung

Tab. 17. Gewinnung und Verarbeitung von Untersuchungsmaterial zur Labordiagnose parasitärer Infektionen

Betroffenes Organsystem	*Parasit*	*Optimales Präparat*	*Gewinnung*	*Bemerkungen*
Blut	*Plasmodium* spp.	Dicke u. dünne Ausstriche aus Kapillarblut (Finger oder Ohrläppchen mit Einmallanzette) oder 5–10 ml frisches antikoaguliertes Blut Dünne Ausstriche werden wie für hämatologische Differentialträger präpariert. Für dicke Ausstriche Blutstropfen auf peinlich sauberen Objektträger aufbringen u. auf etwa 2 cm ausstreichen Objektträger auf plane Oberfläche legen; Blut langsam und staubfrei trocknen lassen, dann einschicken	Alle 6 h über 3 Tage sammeln; beste Zeit ist 12 h nach Fieberschub; Reinigungsalkohol muß verdunstet sein, bevor man Probe abnimmt Ausstriche aus Röhrchen oder antikoaguliertem Blut bis 1 h nach Abnahme möglich, langsam in abgedecktem Behälter trocknen	Wright- oder Giemsa-Färbung. Objektträger müssen sehr sauber sein; wenn Herstellung guter Objektträger unsicher ist, antikoaguliertes Blut einsammeln und zur Bearbeitung ins Labor schicken
	Trypanosoma spp.	Kapillarblut von Fingerkuppe auf sauberen Objektträger oder 5–6 ml antikoaguliertes Blut ins Labor		Wright- oder Giemsa-Färbung

Fortsetzung Tab. 17.

Betroffenes Organsystem	*Parasit*	*Optimales Präparat*	*Gewinnung*	*Bemerkungen*
Blut	Microfilariae	5–10 ml antikoaguliertes Blut; wenn erste Probe negativ ist, eine weitere zur Konzentration entnehmen Bei der afrikanischen Onchozerkose Hautstückchen von Schenkel, Gesäß u. Darmbeinkamm Bei der amerikanischen Onchozerkose Hautstückchen von Kopfhaut, Gesäß, Gesicht	*Wuchereria bancrofti* u. *Brugia malayi:* zwischen 22 u. 2 Uhr morgens abnehmen *Loa loa, Acanthocheilonema perstans* u. *Mansonella ozzardi* zwischen 10 und 18 Uhr abnehmen Hautstückchen siehe Haut u.	Wright- oder Giemsa-Färbung
Knochenmark	*Leishmania* spp.	Knochenmarkspräparat oder dünner luftgetrockneter Ausstrich	5–10 ml Blut mit gerinnungshemmenden Zusätzen zentrifugieren und Leukozytenausstrich anfertigen	nach Wright oder Giemsa färben
ZNS	*Naegleria* *Hartmannella* *Acanthamoeba*-Gruppe	Frischer Liquor	Aseptische Abnahme Probe so schnell wie möglich untersuchen, nicht kühlen	Wenn sofortige Untersuchung mit Licht- oder Phasenmikroskop nicht möglich, Objektträger mit Polyvinylalkohol, Schaudinn-Fixativ oder 5–10% Formalin fixieren
Verdauungssystem Biopsien Jejunum Duodenum	*Giardia lamblia* *Strongyloides*	Abnehmen u. in sterilen Behälter oder Röhrchen mit etwas Salzlösung oder auf abgedeckten Objektträger geben	Sofort verarbeiten	
Rektum	*Entamoeba histolyica* *Schistosoma mansonii* *Schistosoma japonicum*	Für Schistosomen: Biopsie in Ebene der Dorsalfalte, etwa 9 cm oberhalb des Anus		

Fortsetzung Tab. 17.

Betroffenes Organsystem	*Parasit*	*Optimales Präparat*	*Gewinnung*	*Bemerkungen*
Verdauungs-system Stuhl	*Entamoeba histolytica* Andere Amöben *Trichomonas* spp.	3 frische Stuhlproben, morgens alle 2 Tage	Ungeformt oder Diarrhö in 15 min untersuchen Geformter Stuhl kann gekühlt werden bis zur Untersuchung (s. Begleittext)	Schaudinn-Fixativ, PVA oder 5–10% Formalin
	Giardia lamblia		Wenn 3 Proben negativ sind, 3 weitere untersuchen (1/Wo.) Duodenalaspirat (Fadentest) kann nötig sein (s. Begleittext)	
	Kryptosporidien	3 frische Stuhlproben täglich	bei negativen Stuhlproben können die Organismen im Biopsiematerial aus dem Jejunum nachgewiesen werden	Ist die Untersuchung nicht sofort möglich, Material in 2,5%igem Kaliumdichromat oder in 10%igem gepuffertem Formalin konservieren Vorsicht, frischer und Bichromat-konservierter Stuhl ist infektiös
	Balantidium coli *Trichuris trichiura* *Ascaris lumbricoides* Hakenwurm *Strongyloides* Bandwürmer Trematoden	Bis zu 3 Stuhlproben täglich	Nicht unbedingt sofort zu untersuchen, kann gekühlt werden	
	Enterobius vermicularis	Zellophanband oder Analabstrich	Aus Gegend um den Anus gewinnen. Patient sollte mehrere Stunden vor Entnahme ruhen – meist morgens vor Stuhlgang und Bad	

Fortsetzung Tab. 17.

Betroffenes Organsystem	*Parasit*	*Optimales Präparat*	*Gewinnung*	*Bemerkungen*
Sigmoidoskopie (Proktoskopie)	*Entamoeba histolytica*	Frische Abschabungen mit Kürette oder Volkmann-Löffel gewinnen; oder mit Operationsbesteck Mukosastückchen abschneiden; oder Läsionen mit serologischer 1-ml-Pipette mit Gummisaugaufsatz aspirieren. Wattetupfer nicht geeignet	Wenn der Patient kurz vor der Sigmoidoskopie keinen Stuhlgang hatte, sollte er Abführmittel erhalten und die Untersuchung mindestens 2–3 h verschoben werden Probe sofort untersuchen oder zur späteren Untersuchung fixieren	
Atemwege Sputum	*Paragonimus westermani*	Frisches Sputum	Patient sorgfältig unterweisen	
Aspirate (tracheal, bronchial)	*Entamoeba histolytica* *Strongyloides stercoralis* *Echinococcus granulosus* Hakenwurm *Ascaris* *Pneumocystis carinii*	Jedes aspirierte Material, auch Drainagematerial	Wenn Amöbiasis vermutet wird, sollte Probe so schnell wie möglich untersucht oder fixiert werden	
Lungenbiopsie	*Pneumocystis carinii*	Offene Lungenbiopsie, perkutane Biopsie unter Fluoroskopie	Sammeln und in sterilem Behälter aufbewahren, bei Nadelbiopsie sterile NaCl-Lösung zufügen	Bronchiallavage ist der Lungenbiopsie vorzuziehen
Haut	*Onchocerca volvulus*	Afrikanische Fälle: Hautstückchen aus Oberschenkel, Gesäß, Darmbeinkamm Amerikanische Fälle: Hautstückchen aus Gesicht, Schulterblatt, Gesäß	Hautdesinfektion mit Alkohol, feine Nadel unmittelbar unter die Epidermis einführen, anheben, kleines Gewebsstück mit Skalpell oder Rasierklinge abschneiden; Blutung sollte nicht auftreten	

Fortsetzung Tab. 17.

Betroffenes Organsystem	*Parasit*	*Optimales Präparat*	*Gewinnung*	*Bemerkungen*
Haut	*Leishmania* spp. *Entamoeba histolytica*	Ulzeration	Bei Amöbiasis oder Leishmaniose findet man die Parasiten typischerweise in der Läsion/ am Ulkusrand, nicht im Eiter	
	Taenia solium *Echinococcus granulosus*	Normale Biopsie-technik		
Urogenital-system Vagina Urethra Prostata-sekret	*Trichomonas* spp.	1 steriler Tupfer in Röhrchen mit wenig Salzlösung	Frauen sollten 3–4 Tage vor Probengewinnung nicht duschen; so schnell wie möglich ins Labor bringen, bevor die Trichomonaden aufhören, sich zu bewegen	
Blase	*Schistosoma haematobium*	Biopsie aus Gebiet um Trigonum		

mit Urin, Wasser, Schmutz oder Desinfektionsmitteln stattfindet. Antibiotika, Kontrastabführmittel und Antazida beeinflussen das Auffinden von Parasiten jedoch ungünstig oder setzen die Zahl der Parasiten unter ein verwertbares Maß; es kann einige Wochen dauern, ehe solche Stühle für eine Untersuchung brauchbar werden, je nachdem, wie schnell solche störenden Substanzen aus dem GI-Trakt verschwinden.

Frischer Stuhl sollte innerhalb 1 Stunde zum Labor gebracht werden, besonders, wenn er weich oder dünnflüssig ist (z. B. solche, bei denen Verdacht besteht, daß sie bewegliche Tro*phozoiten enthalten*). Man sollte versuchen, die Proben während des Transportes warm zu halten. Geformter Stuhl kann gekühlt werden (*nicht* gefroren), wenn die Untersuchung nicht sofort durchgeführt werden kann. Wenn die Möglichkeit besteht, können Teile der frischen Proben in Polyvinylalkohol **(PVA)** oder in 5- bis 10%iger wäßriger Formalinlösung emulgiert werden (1 Teil Stuhl in 3 Teilen Fixativ). Dünne fäkale Ausstriche, die in Schaudinn-Fixativ fixiert wurden, sind auch brauchbar. Präparate, die so konserviert wurden, kann man auch mit der Post versenden.

Afterabstriche finden Anwendung für den Nachweis von Madenwurm- oder Bandwurmeiern; für die parasitologische Untersuchung sind sie aber unbefriedigend.

Probenentnahme mittels Sigmoidoskopie sollte besonders bei Patienten in Betracht gezogen werden, die eine Vorgeschichte von Amöbiasis haben, bei denen aber Routinestuhluntersuchungen negativ waren. Das durch Sigmoidoskopie gewonnene Material sollte sofort untersucht werden. Die Probe wird mit einer Kürette oder einem Volkmann-Löffel entnommen; Wattestäbchen sind unbefriedigend. Auf diese Art gewonnene Proben sollten, ebenso wie Rektum- und Blasenbiopsien, sofort untersucht werden.

War eine Anzahl Stuhlproben negativ, so kann man zusätzlich den Fadentest zur Untersuchung auf *Giardia* und *Strongyloides* durchführen. Instruktionen können vom zuständigen Labor angefordert werden.

Erkrankungen durch Protozoen

Amöbenruhr

(Amöbiasis)

(Anmerkung: Einige der aufgeführten Medikamente sind nicht im freien Handel erhältlich)

Eine Infektion des Dickdarms, die durch Entamoeba histolytica *verursacht wird.* Sie ist meist asymptomatisch, manchmal kommt es jedoch zu Symptomen, die von leichter Diarrhö bis Dysenterie reichen.

Ätiologie, Epidemiologie und Inzidenz

Es gibt zwei Formen von *Entamoeba histolytica:* den beweglichen Trophozoiten und die Zyste. Der Trophozoit als parasitische Form verweilt im Darmlumen, wo er sich von Bakterien und Gewebe ernährt. Bei Diarrhö gelangen die empfindlichen Trophozoiten unverändert in den flüssigen Stuhl und sterben rasch. Wenn keine Diarrhö vorliegt, werden die Organismen in der Regel zu Zysten, bevor sie den Darm verlassen. Die Zyste, die infektiöse Form des Organismus, ist gegenüber Umwelteinflüssen geschützt und kann entweder direkt von Mensch zu Mensch oder indirekt durch Nahrung oder Wasser übertragen werden. In den Vereinigten Staaten scheint die **direkte Übertragung** häufiger zu sein, was besonders bei mangelnder persönlicher Hygiene (z. B. zwischen Sexualpartnern, besonders Homosexuellen und Patienten geschlossener psychiatrischer Abteilungen) geschieht. Die **indirekte Übertragung** ist in Gebieten schlechter Hygienebedingungen häufiger, z. B. in Arbeitslagern oder Indianerreservaten. Früchte und Gemüse können kontaminiert werden, wenn sie mit menschlichen Fäkalien gedüngt werden, wenn man sie in verschmutztem Wasser wäscht oder wenn sie von einem asymptomatischen Zystenträger zubereitet werden. Im Zusammenhang mit schlecht verlegten Rohrleitungen wurden Ausbrüche durch Wasser beschrieben. Die Amöbenruhr kommt jedoch meist sporadisch vor. Die Infektionsrate beträgt in den USA < 1%. In einigen Teilen der Welt mit ungenügenden sanitären Voraussetzungen kann die Rate der Überträger jedoch über 50% erreichen.

Um die Ausbreitung von *E. histolytica* zu vermeiden, muß die Verunreinigung von Lebensmitteln, Wasser oder anderen oral aufgenommenen Dingen durch Stuhl verringert werden. Die hohe Inzidenz asymptomatischer Träger kompliziert dieses Problem.

Pathogenese

Die Auflösung der aufgenommenen Zysten findet im Dünndarm statt. Die freiwerdenden Trophozoiten gelangen zum Dickdarm, wo sie im Darmlumen als Kommensale wachsen und sich vermehren. Die Pathogenität ist unter Umständen auf eine kleine Anzahl von *E.-histolytica*-Subtypen zurückzuführen, die ins Gewebe eindringen können. Veränderungen in der Virulenz der Organismen oder der Widerstandskraft des Wirts zu einer ausgedehnten Gewebsschädigung und zur Erkrankung führen.

Die Trophozoiten dringen meist im Gebiet eines Fäkalstatus in die Schleimhäute ein – im Zökum, Appendix, Colon ascendens, Sigmoid und Rektum. Die Frühläsion besteht aus einem kleinen, meist submukösen Abszeß. Später treten Ulzera auf, die oft auslappen und unterminieren. Die Läsionen sind in leichten Fällen fokal und diskret, können sich aber auch ausbreiten und konfluieren, wobei es zu Blutungen, Ödemen und Abstoßung großer Schleimhautgebiete kommt. Obwohl die Muskelschicht ein weiteres Eindringen der Amöben meist verhindert, wird sie gelegentlich zerstört, und es kommt zu einer Perforation. Amöbien gelangen so in die Portalvene und werden zur Leber transportiert. Wahrscheinlich werden die meisten Amöben hierbei zerstört; wenn die überlebenden jedoch zahlreich genug sind und sich weitervermehren, bilden sich ein oder mehrere große Leberabszesse. Eine weitere Verbreitung der Erkrankung ergibt sich meist durch direkte Ausbreitung von der Leber in die Pleura, die rechte Lunge und das Perikard.

Symptomatik

Die meisten Patienten, besonders die in gemäßigten Breiten lebenden, sind asymptomatisch. Symptome treten erst auf, wenn es zur Gewebsinfiltration kommt. Sie können sehr undeutlich sein, so daß sie nur durch das Ansprechen auf die Therapie auffallen. Es kann aber auch zu abwechselnder Diarrhö und Obstipation kommen, zu Blähungen und krampfartigen Schmerzen im Abdomen. Über der Leber und dem Colon ascendens kann Druckschmerz bestehen, Stühle können Schleim und Blut enthalten.

Die in den Tropen häufige Dysenterie, die aber in gemäßigten Breiten sehr selten vorkommt, ist durch Phasen häufigen halbflüssigen oder flüssigen Stuhls gekennzeichnet, welcher oft Blut, Schleim und massenhaft aktive Trophozoiten enthält. Ein leichtes Fieber kann vorhanden sein. Zwischen den Anfällen vermindern sich die Symptome auf rezidivierende Krämpfe und lockere oder sehr weiche Stühle, die durch die Kolitis bedingt sind, Abmagerung und Anämie sind jedoch weiter progredient.

Komplikationen und Folgeerscheinungen

Hepatische Amöbiasis: Die Amöbenkolitis wird oft von einer druckempfindlichen Hepatomegalie begleitet. Dieses Syndrom, das früher „diffuse Amöbenhepatitis" genannt wurde, spiegelt wahrscheinlich nicht die Leberinfektion durch Amöben wider, sondern eine unspezifische periportale Entzündung. Ein **Leberabszeß** kann sich während oder 1–3 Monate nach einem Anfall von Dysenterie entwickeln, kann aber auch unabhängig von der Dysenterie sein. Die Abszesse sind in der Regel einzeln und können sich langsam entwickeln, die Symptome beginnen dagegen plötzlich bei nichtimmunen Patienten. Es zeigen sich Schmerzen oder Mißempfindungen über der Leber, die durch Bewegung verschlimmert werden können und gelegentlich der rechten Schulter zugeschrieben werden. Zu finden sind auch intermittierende Fieber, Schweißausbrüche, Frösteln, Unwohlsein, Erbrechen, Schwäche und Gewichtsverlust. Ein Ikterus ist außer in sehr schwacher Ausprägung ungewöhnlich. Der Abszeß kann in den subphrenischen Raum perforieren, ebenso in die rechte Pleurahöhle, in die rechte Lunge und andere anliegende Organe.

Während der klinischen oder subklinischen Amöbeninfektion können, als Folge einer diffusen Invasion der Appendix und des Zökums, Symptome einer **subakuten Appendizitis** eintreten. In diesen Fällen kommt es nach einer Operation oft zu Peritonitis. Wenn ein begründeter Verdacht auf eine Amöbeninfektion besteht, sollte die Operation für 48–72 h ausgesetzt werden, um den Effekt der Chemotherapie abzuwarten (s. Therapie, unten).

Ein Eindringen in die Muskelschichten des Dickdarms führt manchmal zu einer heftigen granulomatösen Reaktion, die Gewebsmassen oder Amöbome erzeugt, die wiederum das Darmlumen verschließen und für ein Karzinom gehalten werden können.

Manchmal werden durch **hämatogene Aussaat** Lungen, Gehirn und andere Organe befallen. Hautläsionen, besonders am Damm und Gesäß, sowie traumatische und operative Wunden, werden manchmal mit Amöben infiziert.

Diagnostik

Die durch klinisches Bild und epidemiologische Umstände vermutete **intestinale Amöbiasis** wird durch Nachweis von *Entamoeba histolytica* im Stuhl oder im Gewebe bestätigt.

Flüssige oder halbflüssig geformte Stuhlmassen sollten sofort auf Trophozoiten untersucht werden. Blutige Schleimauflagerungen im Stuhl enthalten am wahrscheinlichsten Amöben. Geformter Stuhl sollte durch direkte und durch Konzentrierungsmethoden auf Zysten untersucht werden. Wenn die Untersuchung verzögert werden muß, wird ein Teil des Stuhls in Konservierungsmittel für Zysten (5%iges Formalin) und Trophozoiten (Polyvinylalkohol) gelegt. Man benötigt zur Diagnose zum Teil 3–6 Stuhlproben. Da Antibiotika, Antazida, Antidiarrhoika, Laxanzien und intestinale Radiokontrastmittel einen Nachweis des Parasiten beeinträchtigen können, sollte ihr Einsatz bis nach Stuhluntersuchung ausgesetzt werden.

Bei der Protoskopie zeigen sich bei symptomatischen Patienten oft Schleimhautläsionen. Diese Läsionen sollten abgesaugt und das Material auf Trophozoiten untersucht werden. Gewebsproben aus den Läsionen können ebenfalls Trophozoiten aufweisen.

Die **extraintestinale Amöbiasis** ist schwerer zu diagnostizieren. Die Untersuchung des Stuhls ist in der Regel negativ, selten findet man Trophozoiten im Eiter. Wenn man bei Patienten Leberabszesse durch Amöben vermutet, kann ein Therapieversuch mit Amöbiziden das erfolgreichste diagnostische Mittel darstellen.

Bei fast allen Patienten mit Leberabszeß durch Amöben und bei über 80% von denen mit akuter Amöbenruhr sind die serologischen Tests positiv. Da diese Antikörpertiter jedoch über Monate oder Jahre bestehen bleiben, sind serologische Tests in Endemiegebieten wenig hilfreich. Diese Tests sind bei weniger als 10% der asymptomatischen Träger positiv und geben damit einen Hinweis darauf, daß die Gewebsinvasion eine Vorbedingung für die Antikörperbildung darstellt. Der indirekte Hämagglutinationstest und der Enzymimmunoassay (ELISA) sind die empfindlichsten Tests.

Differentialdiagnose

Die **nicht-dysenterische Amöbiasis** wird oft für ein Reizdarmsyndrom gehalten oder für eine regionale Enteritis oder eine Divertikulitis. Die **Amöbenruhr** kann mit Bakterienruhr, Salmonellose, Schistosomiasis oder Colitis ulcerosa verwechselt werden. Im Gegensatz zur Bakterienruhr sind die Stühle der Amöbenruhr kotiger, weniger häufig und wäßrig. Sie enthalten charakteristischerweise zähen Schleim und sowohl frisches als auch älteres Blut. Im Gegensatz zu Shigellose, Salmonellose und Colitis ulcerosa enthalten die Stühle keine großen Leukozytenzahlen.

Die **hepatische Amöbiasis und der Amöbenabszeß** müssen von anderen hepatischen Infektionen, inklusive Abszessen durch bakterielle Infektionen und infizierte Echinokokkuszysten unterschieden werden. Kennzeichnend sind Fieber, lokaler Schmerz und Berührungsempfindlichkeit sowie Hepatomegalie. Bei der Leberamöbiasis sind serologische Tests in der Regel positiv. In etwa einem Drittel der Fälle findet man im Stuhl Amöben.

Wenn ein Abszeß besteht, ist die Leber in der Regel vergrößert und berührungsempfindlich, kann jedoch auch nicht tastbar sein. Im Röntgenbild zeigen sich eine Fixierung und Hochstand sowie verminderte Beweglichkeit der rechten Zwerchfellhälfte. Im Leberszintigramm zeigt sich die Ausdehnung des Abszesses, während man im Ultraschall die Flüssigkeitsfüllung nachweisen kann. Die BKS und die alkalische Phosphatase können erhöht sein. Die Abszesse enthalten dickflüssiges Material, das gelblich bis schokoladenbraun ist und sich aus lysierten Gewebsbestandteilen zusammensetzt. In einer Feinnadelbiopsie kann man Gewebsnekrosen nachweisen, bewegliche Amöben sind jedoch im Abszeß schwierig zu finden, Zysten sind nicht vorhanden.

Therapie

Allgemein: Die Behandlung richtet sich auf eine Besserung der Symptome, den Ersatz von Blut und Normalisierung der Flüssigkeits- und Elektrolythaushalte.

Die **Chemotherapie** ist auf 3 Krankheitsbilder ausgerichtet:

Therapie A (asymptomatische oder leicht intestinale Amöbiasis): Asymptomatische Personen, die Zysten ausscheiden, können mit einem einzigen Medikament, das nur im Darmlumen wirksam ist, behandelt werden (z. B. Jodochinol, Paromomycin oder Diloxanifuroat). Patienten mit Symptomen werden zunächst mit Metronidazol und dann mit Jodochinol, Paromomycin oder Diloxanidfuroat oral behandelt. Es wird empfohlen Metronidazol 10 Tage zu geben. Erwachsene erhalten 3×täglich 750 mg oral, Kinder erhalten 35–50 mg/kg/Tag oral verteilt auf 3 Dosen. Die vergleichbare Dosis von Jodochinol ist 650 mg 3×täglich für Erwachsene 20 Tage lang. Paromomycin wird 7 Tage lang gegeben, 25–30 mg/kg/Tag bei Erwachsenen oder 30–40 mg/kg/Tag (maximal 2000 mg) verteilt auf 3 Dosen für Kinder. Diloxanidfuroat wird für 10 Tage gegeben, 500 mg 3mal/Tag für Erwachsene und 20 mg/kg/Tag in 3 Dosen für Kinder.

Therapie B (mäßige bis schwere intestinale Amöbiasis): Metronidazol gefolgt von Jodochinol in obiger Dosierung ist das Mittel der Wahl. Als weniger wünschenswerte Alternative können Emetin 1 mg/kg/Tag (maximal 60 mg) oder Dehydroemetin 1,0–1,5 mg/kg/Tag (maximal 90 mg) i.m. gegeben werden, bis sich die Symptomatik zurückgebildet (maximal 5 Tage) hat. *Cave: Emetin und Dehydroemetin sind toxisch; Patienten, die die Medikamente erhalten, sollten Bettruhe einbehalten und mit kardialen Monitoren überwacht werden. Wenn sich Toxizitätsanzeichen zeigen (Tachykardie, Hypotension, Muskelschwäche, ausgeprägte gastrointestinale Effekte oder Dermatosen), sollte die Therapie beendet werden.* **Kontraindikationen** sind Schwangerschaft und Herzerkrankungen.

Therapie C (extraintestinale Amöbiasis): Metronidazol wird in der oben genannten Dosis verabreicht und ist das Mittel der Wahl. Als Alternative können Emetin oder Dehydroemetin über 5 Tage in der oben beschriebenen Weise bei schwerer Amöbenruhr verschrieben werden. Wenn entweder Emetin oder Dehydroemetin verwendet wird, sollte es zur Behandlung der Leberbeteiligung mit Chloroquinphosphat kombiniert werden, 1 g (= 600 mg Base)/Tag oral 2 Tage lang, dann 500 mg (300 mg Base)/Tag 2 Wochen lang für Erwachsene, für Kinder 17 mg (= 10 mg Base)/kg/Tag (maximal 300 mg Base/Tag) 3 Wochen lang. Wenn *E. histolytica* im Darm nachgewiesen wurde, kann auch Jodochinol wie oben beschrieben, gegeben werden.

Genesungskriterien: Da die Amöbenruhr zu Rezidiven neigt, sollten Stühle in geeignetem Abstand untersucht werden – wenn möglich 1, 3 und 6 Monate nach Beendigung der Behandlung. Ein erneutes Auftreten von gastrointestinalen Symptomen bedarf nicht der Therapie mit amöbiziden Medikamenten, außer es wurde erneut *Entamoeba histolytica* nachgewiesen.

Giardiasis (Lambliasis)

Eine Dünndarminfektion, die durch Giardia lamblia, einem begeißelten Protozoon, hervorgerufen wird. Sie ist oft asymptomatisch, die klinischen Manifestationen reichen jedoch von Blähungen bis Malabsorption.

Ätiologie und Epidemiologie

Die Infektion kommt weltweit vor, besonders in Gebieten mit mangelhaften sanitären Einrichtungen und bei Kindern. In Tagesheimen sind Erkrankungshäufigkeiten über 50% registriert worden. Auch unter Reisenden, männlichen Homosexuellen und bei Patienten mit Gastrektomien, verminderter Magensäureproduktion, chronischer Pankreatitis und Immunmangelstörungen sind die Infektionsraten hoch. In den USA ist die Lambliasis eine der am weitesten verbreiteten Darminfektionen; ungefähr 7% der Stühle, die zur parasitologischen Untersuchung eingesandt werden, enthalten *G.-lamblia*-Zysten.

Der Trophozoit der *Gardia lamblia* haftet an der Schleimhaut des Duodenums und Jejunums mittels zentraler Saugnäpfe und vermehrt sich durch Teilung. Die Organismen werden dann in normalem Stuhl als Zysten abgegeben. In dieser widerstandsfähigen Form wird die Erkrankung von Wirt zu Wirt fäkal-oral übertragen. Dies geschieht entweder direkt bei Kindern und Sexualpartnern oder indirekt durch Nahrung und Wasser. Auch Wasserepidemien aus abgelegenen Bergbächen, Brunnen oder chlorierten Wasserversorgungssystemen sind schon vorgekommen. Als Reservoir können sowohl Menschen als auch wilde Tiere dienen.

Pathogenese und Symptomatik

Die Symptome sind leicht, es kann jedoch zu Übelkeit, Aufstoßen, Blähungen, zu Schmerzen im Epigastrium, zu Abdominalkrämpfen, massiven stinkenden Stühlen und Diarrhö kommen. In schweren Fällen führt die Malabsorption zu signifikanten Gewichtsverlusten. Der Schweregrad der Malabsorption steht in Beziehung zum Grad der Infektion. Die Pathogenese dieser Manifestationen ist jedoch nicht bekannt. Als mögliche Mechanismen kommen die mechanische Blockade der Mikrovilli, die Verletzung der Bürstensäume, veränderte Mobilität und eine Invasion der Schleimhäute, die zu einem T-zellvermittelten Schleimhautschaden führen, in Frage.

Diagnostik

Die Diagnose wird durch Nachweis des Organismus im Stuhl oder Duodenalsekret gestellt. Bei akuten Infektionen kann der Parasit meist im Stuhl gefunden werden. Nicht so regelmäßig ist die Exkretion in chronischen Fällen, wodurch mehrfache Stuhluntersuchungen nötig werden. Als Alternative kann Duodenalinhalt – der mit einem Nylonfaden (Enterotest) oder durch Aspiration mittels einer Magensonde gewonnen wird – auf Trophozoiten untersucht werden.

Therapie

Von den in den USA für die Behandlung der Lambliose zur Verfügung stehenden Medikamenten wird am häufigsten Quinacrin, 100 mg, 3 × täglich für 5 Tage und 2 mg/kg 3 × täglich (maximal 300 mg/Tag) 5 Tage lang für Kinder, empfohlen. Obwohl es hocheffektiv ist (70–95% Heilungsrate), kann es zu gastrointestinalen Störungen und selten auch zur toxischen Psychose führen. Metronidazol (250 mg 3 × täglich 5 Tage lang für Erwachsene, 15 mg/kg/Tag auf 3 Dosen verteilt für Kinder 5 Tage lang) ist auch wirksam und wird besser vertragen, aber ist nicht überall zur Anwendung bei Giardiasis zugelassen. Furazolidon (100 mg 4 × täglich 7–10 Tage für Erwachsene, 6 mg/kg/Tag auf 4 Dosen verteilt 7–10 Tage für Kinder) ist weniger wirksam als die anderen Medikamente, aber es steht als Suspension zur Verfügung, was es zum Einsatz bei Kindern geeignet macht. Tinidazol soll in einer Einzeldosis von 2 g zu einem guten Heilungserfolg bei Erwachsenen führen. In den USA steht es nicht zur Verfügung.

Der Haushalt und sexuelle Kontaktpersonen sollten untersucht werden. Bei Infektion ist eine Behandlung nötig. Schwangere sollten nur (mit Paromomycin) behandelt werden, wenn sie signifikante Symptome aufweisen.

Malaria

Eine Protozoeninfektion, die durch Schüttelfrost, Fieber und Schweißanfälle sowie Anämie, Splenomegalie und einen chronisch-rezidivierenden Verlauf charakterisiert ist.

Ätiologie und Epidemiologie

Die meisten Endemiegebiete sind in den Tropen, wo Malaria die Hauptursache für Krankheiten ist. Medikamente und Insektizide haben die autochthon erworbene Malaria in den USA und den meisten Industrieländern zu einer Seltenheit gemacht. Aber Gäste oder zurückkehrende Reisende aus Malariagebieten können die Infektion einschleppen und kleine sporadische Epidemien auslösen.

Der Mensch kann von vier verschiedenen Malariaparasiten befallen werden, von denen jeder ein spezifisches biologisches Muster aufweist: *Plasmodium vivax, Plasmodium falciparum, Plasmodium malariae* und *Plasmodium ovale.* Die Infektion erfolgt durch den Biß einer infizierten Anophelesmücke, durch Transfusion von Blut eines infizierten Spenders oder durch den Gebrauch einer gemeinsamen Nadel bei Drogenabhängigen.

Pathogenese

Der Lebenszyklus eines Malariaparasiten beginnt, wenn eine weibliche Anophelesmücke durch Nahrungsaufnahme an einem Patienten mit Malaria gametozytenreiches Blut aufnimmt. Diese Gametozyten machen innerhalb der Mücke eine Geschlechtsentwicklung durch (Sporogonie), die sie als Sporozoiten in den Speicheldrüsen der Insekten beenden. Die Mücke injiziert die Sporozoiten dann wieder in den Menschen, und der Parasit vermehrt sich sexuell in den Leberparenchymzellen. Von dieser asymptomatischen zellgebundenen **(exo-erythrozytären)** Phase ist hinsichtlich der pathologischen Veränderungen wenig bekannt. Nach einer Reifungsperiode, die Tage bis Monate (Mittel: 2–4 Wochen) dauern kann, werden Merozoiten ausgeschwemmt, die dann rote Blutkörperchen befallen und damit die klinische oder **Erythrozyten**-Phase der Erkrankung einleiten. *Plasmodium vivax* und *ovale* persistieren in den Leberzellen und schwemmen von Zeit zu Zeit neue Merozoiten in den Blutstrom aus, die dann zu einem Rezidiv führen. *Plasmodium falciparum* und wahrscheinlich auch *Plasmodium malariae* bestehen nicht weiter in der Leberzelle. Bei unbehandelten Infektionen jedoch können Erythrozytenparasiten Monate *(Plasmodium falciparum)* bis Jahre *(Plasmodium malariae)* fortbestehen und rezidivierende klinische Erkrankungen hervorrufen.

Alle vier Parasiten vermehren sich asexuell innerhalb der roten Blutkörperchen (Schizogonie) und bringen eine neue Generation von Merozoiten hervor. Die Erythrozyten rupturieren, die Merozoiten werden in das zirkulierende Plasma ausgeschwemmt, wobei sie noch intakte rote Blutkörperchen infiltrieren und den Erythrozytenzyklus wiederholen. Außer bei *P.-falciparum*-Infektionen ist es ungewöhnlich, daß mehr als 1% der Erythrozyten infiziert werden. In einigen Erythrozyten werden statt Merozoiten Gametozyten hergestellt. Diese Gametozyten können sich nicht selbst vermehren und sterben, wenn sie nicht durch die Anophelesmücke aufgenommen werden und den geschlechtlichen Zyklus durchlaufen.

Pathologie

Nach lang andauernder unbehandelter Malariainfektion oder häufigen Rezidiven entwickelt sich eine persistierende Hepatosplenomegalie. Die Milz ist in der Regel weich und voll von Malariapigment. Die Sinusoide sind mit zahlreichen von Parasiten befallenen Erythrozyten gefüllt, die Makrophagen enthalten aufgenommenes Malariapigment. Die Kupfer-Sternzellen können durch Parasitenpigment gebläht sein. Bei anderen Organen zeigt sich keine charakteristische Veränderung, außer dem Vorhandensein von Pigment in Makrophagen. Bei der tödlichen Malaria tropica jedoch ist das Gehirn schiefergrau, und es zeigen sich punktförmige Blutungen, die oft über die gesamte Hirnsubstanz verteilt sind. Die Kapillaren sind mit von Parasiten befallenen Erythrozyten verstopft.

Symptomatik

Die Inkubationszeit beträgt in der Regel 10–35 Tage, gefolgt von einem kurzen, 2–3 Tage dauernden Prodrom mit unregelmäßigem, geringen Fieber, Unwohlsein, Kopfschmerzen, Muskelschmerzen und Frösteln, das oft falsch interpretiert und als Grippe behandelt wird.

Bei der **Malaria tertiana** *(P. vivax* und *P. ovale)* beginnt der primäre Anfall abrupt mit Schüttelfrost, gefolgt von Fieber und Schweißausbrüchen mit ungleichmäßigem rezidivierendem Fieber. Innerhalb 1 Woche ist das typische Anfallsmuster der Erkrankung offensichtlich. Dem ersten Anfall von Schüttelfrost kann eine kurze Pause von Unwohlsein oder Kopfschmerzen folgen. Das Fieber dauert 1–8 h. Wenn es vorüber ist, fühlt sich der Patient bis zum nächsten Schüttelfrostanfall wohl. Bei der unkomplizierten M. tertiana *(P. vivax)* kommt alle 48 h ein Schüttelfrost vor.

Bei der **Malaria tropica** *(P. falciparum)* können statt Schüttelfrösten nur Fröstelanfälle auftreten. Die Temperatur steigt langsam an und fällt lytisch. Die Anfälle können 20–36 h andauern, die Erschöpfung ist stärker als bei M. tertiana *(P. vivax),* und der Kopfschmerz steht im Vordergrund. In den Intervallen zwischen den Anfällen, die sehr unterschiedlich sein können (36–72 h), fühlt sich der Patient in der Regel schlecht und hat leichtes Fieber.

Bei **Malaria quartana** *(P. malariae)* beginnt die Erkrankung mit einem plötzlichen Anfall, der sich in 72-h-Intervallen wiederholt.

Fieber über 40 °C oder schwere Kopfschmerzen mit Müdigkeit, Delirium, Verwirrung oder eine Parasitämie über 100000 Organismen/mm^3 können bei der M. tropica auf eine drohende **zerebrale Malaria** hinweisen. Diese ist in der Regel eine tödliche Komplikation und kommt am häufigsten vor bei Schwangeren, Kindern und nichtimmunen Reisenden in Endemiegebiete. Hohes Fieber kann bei der M. tertiana *(P. vivax)* von Delirium begleitet sein, zerebrale Symptome sind jedoch selten.

Sowohl bei der M. tropica als auch bei der M. tertiana *(P. vivax)* wird der Abstand der einzelnen Anfälle von zahlreichen Faktoren beeinflußt, einschließlich Mehrfachinfektion (durch mehr als eine Plasmodienart), Stammunterschiede und Immunität. Die Leukozytenzahl ist in der Regel normal, mit einer relativen Lymphozyten- und Monozytenerhöhung. Wenn die Erkrankung länger unbehandelt bleibt, entwickelt sich in der Regel ein leichter Ikterus, die Milz und die Leber vergrößern sich. Bei Patienten mit intensiver Parasitämie wird häufig eine schwere Hypoglykämie beobachtet, die durch Chinin-Therapie verschlimmert werden kann.

Eine chronische Malaria mit geringgradiger Parasitämie kommt bei teilweise immunen Patienten in hyperendemischen Gebieten vor. Sie kann von Unwohlsein, Lustlosigkeit, periodischen Kopfschmerzen, Anorexie, Müdigkeit und leichtem Fieber begleitet sein. Diese Symptome können in akuten Attacken von Schüttelfrost und Fieber gipfeln, die jedoch beträchtlich leichter und kürzer sind als bei der initialen Erkrankung.

Bei dem **Schwarzwasserfieber (Malaria haemolytica),** einer seltenen Komplikation, tritt eine intravaskuläre Hämolyse und Hämoglubinurie auf. Es kommt wahrscheinlich ausschließlich bei chronischer M. tropica vor, und hier besonders bei Patienten, die mit Chinin behandelt werden. Bei Patienten mit G6PD-Mangel kann Primaquin zu einer Hämolyse führen (s. Kurative Therapie, unten).

Diagnostik

Periodische Schüttelfrost- und Fieberanfälle ohne offensichtlichen Grund deuten immer auf Malaria hin, wenn der Patient innerhalb des letzten Jahres in einer malariainfizierten Gegend gewesen und die Milz vergrößert ist. Die Diagnose hängt ab vom Nachweis des Parasiten im gefärbten Blutausstrich, wobei mehr als ein Ausstrich nötig sein kann, da der Grad der Parasitämie oft variiert. Es ist wichtig, den Plasmodientyp zu identifizieren, da dies Therapie und Prognose beeinflußt.

Wenn das Fieber bei Patienten, bei denen man Malaria vermutet, nach einer adäquaten Malariatherapie persistiert, war die ursprüngliche Diagnose falsch.

Prognose

Unbehandelte Malaria tertiana *(P. vivax* und *ovale)* oder Malaria quartana *(P. malariae)* enden spontan nach 10–30 Tagen, kann jedoch in variablen Intervallen wiederkehren. Wenn interkurrente Infektionen dazwischenkommen oder der Patient in schlechtem Gesundheitszustand war, als die Erkrankung begann, wird die Prognose weniger günstig. Eine schnelle Behandlung der unkomplizierten Malaria führt zu hervorragenden Ergebnissen. Die unbehandelte Malaria tropica hat eine Sterblichkeitsrate von 20%.

Prophylaxe und Suppressionstherapie

Versuche, mittels Impfstoffen eine Immunität zu erzielen, befinden sich noch in der experimentellen Phase. Patienten mit Malaria erlangen jedoch eine allmähliche Immunität, die den klinischen Verlauf allmählich verändert. Diese Immunität zeigt eine gewisse Stammspezifität.

Vorbeugende Maßnahmen sind: Kontrolle der Brutstätten der Mücken und Gebrauch von Insektiziden in Gebäuden, Abschirmungen oder Moskitonetze an Türen und Fenstern, Mückenvertreibungsmittel und ausreichende Bekleidung (besonders nach Sonnenuntergang, um soviel Haut wie möglich vor Mücken zu schützen).

Suppression: Personen, die eine Reise in Malariaendemiegebiete planen, sollten daran denken, daß sie an einem chloroquinresistenten *P.-falciparum*-Stamm erkranken können. Eine Resistenz des *P. falciparum* gegenüber Chloroquin wurde bestätigt oder ist wahrscheinlich in allen Ländern, in denen die Malaria tropica endemisch ist, mit Ausnahme der Dominikanischen Republik, Haiti, Zentralamerika, dem westlichen Panama-Kanal, dem Mittleren Osten und Ägypten. Ferner wurde über eine weitverbreitete Resistenz gegenüber der Kombination aus Chloroquin und Sulfonamidpyrimethamin in Südostasien, dem Amazonasbecken von Südamerika und Afrika südlich der Sahara berichtet. Reisende müssen darauf hingewiesen werden, daß es keine vollwirksame Chemoprophylaxe gibt und daß bei jeder fieberhaften Erkrankung eine medizinische Betreuung stattfinden sollte.

Die Chemoprophylaxe der Wahl für Gebiete, in denen chloroquinresistente *P. falciparum* vorkommen, ist 250 mg/Woche Mefloquin. Man beginnt damit 1 Woche vor Ankunft im Malariagebiet und setzt die Prophylaxe bis 4 Wochen nach Rückkehr aus dem Malariagebiet fort. Mefloquin wird im allgemeinen gut vertragen. Nebenwirkungen, über die bei prophylaktischen Dosen berichtet wurde, sind gastrointestinale Störungen, Verwirrtheit und Schlafstörungen. Mefloquin darf Kindern unter 15 kg nicht gegeben werden, ebensowenig schwangeren Frauen, Epilepsiepatienten oder Patienten mit ernsten psychiatrischen Erkrankungen oder Patienten, die β-Blocker oder andere Medikamente, die auf das Reizleitungssystem des Herzens wirken, einnehmen. Für diejenigen, die Mefloquin nicht einnehmen dürfen, ist Doxycyclin 100 mg/Tag eine Alternative. Man beginnt damit 1 Tag vor Ankunft im Malariagebiet und setzt die Prophylaxe noch 4 Wochen nach Verlassen des Malariagebietes fort. Nebenwirkungen sind gastrointestinale Störungen, Photosensibilität und bei Frauen Candidiasis der Vagina. Doxycyclin ist bei schwangeren Frauen und Kindern unter 8 Jahren kontraindiziert.

Reisende, die weder Mefloquin noch Doxycyclin einnehmen dürfen, oder Reisende in Gebiete, aus denen noch nicht über Chloroquinresistenz berichtet wurde, erhalten 500 mg (= 300 mg Base)/Woche Chloroquinphosphat von 1 Woche vor Ankunft im Malariagebiet bis 4 Wochen nach Verlassen des Malariagebiets. Chloroquin kann bei schwangeren Frauen und bei Kindern (5 mg Base/kg/Woche bei Kindern) angewendet werden. Reisende, die Chloroquin in Gegenden mit bekannter Chloroquinresistenz des *P. falciparum* benutzen, ziehen es wahrscheinlich vor, eine fieberhafte Erkrankung mit 3 Tabletten PyrimethaminSulfadoxin selbst zu behandeln. Wenn eine medizinische Versorgung nicht innerhalb von 24–48 Stunden erreicht werden kann, können 3 Tabletten (bei Kindern von 6–11 Monaten ¼ Tablette, von 1–3 Jahren ½ Tablette, von 4–8 Jahren 1 Tablette, von 9–14 Jahren 2 Tabletten) als Einzeldosis zur Behandlung eines Malariaverdachts gegeben werden. Außerhalb der USA gibt es noch verschiedene andere Malariamittel oder Kombinationen davon, aber entweder ist ihre Effektivität bei Malaria nicht ausreichend, oder sie sind zu toxisch, um akzeptiert zu werden.

Therapie

1. Behandlung des akuten Anfalls: Da Malaria lebensbedrohlich sein kann, muß bei Patienten mit akuter Erkrankung eine schnelle Beurteilung der infizierenden Plasmodiumspezies, der Parasitendichte im Blut, der geographischen Zone, in der die Infektion erfolgt sein kann, bestehender klinischer Komplikationen und der Fähigkeit zur oralen Medikation erfolgen.

Bei **unkomplizierter Malaria tropica,** die in Gegenden mit bekannter Chloroquinresistenz erworben wurde, wird für die Behandlung Chininsulfat 650 mg 3 × täglich oral 3 Tage lang (für Kinder unter 25 mg/kg/Tag in 3 verteilten Dosen 3 Tage lang) empfohlen, daran anschließend entweder 4 × täglich 250 mg Tetracyclin 7 Tage lang oder 3 Tabletten Pyrimethamin-Sulfadoxin als Einzeldosis. Chinin kann Ursache für vorübergehenden Tinitus, für Übelkeit und verschwommenes Sehen sein. Da Chinin in Thailand und anderen Gebieten Südostasiens eine geringere Wirksamkeit aufweist, sollten Personen, die sich dort ihre Infektion zugezogen haben, 7 Tage lang mit Chinin behandelt werden.

Bei der **mit Komplikationen einhergehenden Malaria tropica** (Parasitämie größer als 5%, neurologische Ausfälle oder Unmöglichkeit einer oralen Medikation) wird zur Behandlung die intravenöse Gabe von Chinidinglukonat mit einer Anfangsdosis von 10 mg/kg in einem Zeitraum von 1–2 Stunden empfohlen. Daran schließt sich eine Dauerinfusion mit 0,02 mg/kg/min an. Parenteral zugeführtes Chinin wird im allgemeinen sogar von schwerkranken Patienten und Kindern gut vertragen, es sollte nur auf einer Intensivstation verabreicht werden, wo eine hämodynamische und elektrokardiographische Überwachung möglich ist. Eine engmaschige Überwachung des Wasserhaushalts und der Blutzuckerkonzentration sind unerläßlich. Plasmachinidinspiegel über 6μg/ml, ein QT-Intervall größer als 0,6 Sekunden und eine Verbreiterung des QRS-Komplexes über 25% an der Basis sind Indikationen für eine Herabsetzung der Infusionsgeschwindigkeit. Die parenterale Therapie sollte so lange fortgesetzt werden, bis die Parasitämie unter 1% ist und/oder eine orale Medikation toleriert wird. Die Antimalariatherapie sollte dann noch mindestens 3 Tage lang fortgesetzt werden (gewöhnlich mit oralem Chinin, Dosierung s. o.).

Malaria-tropica-Infektionen, die in Thailand oder anderen Gebieten Südostasiens erworben wurden, sollten mit Chinidin oder Chinin 7 Tage lang behandelt werden. Wenn der Patient zu einer oralen Medikation fähig ist, ist eine zusätzliche Therapie entweder mit Tetracyclin oder mit Pyrimethamin-Sulfadoxin indiziert. Bei Patienten mit einer Parasitämie über 10% können durch eine Austauschtransfusion der RBC in Verbindung mit parenteraler Gabe von Antimalariamedikamenten die infizierten RBC rasch beseitigt werden, was lebensrettend sein kann.

Bei der **Malaria tertiana,** verursacht durch *P. vivax* oder *P. ovale,* bei Malaria quartana, verursacht durch *P. malariae*, und bei komplikationsloser Malaria tropica durch *P. falciparum* aus Gegenden, in denen keine Chloroquinresistenz nachgewiesen wurde, ist Chloroquin das Medikament der Wahl. Die empfohlene Dosierung beträgt 1000 mg (= 600 mg Base), 6 Stunden später 500 mg (= 300 mg Base) und dann an 2 weiteren Tagen je 500 mg (= 300 mg Base). Die therapeutische Gesamtdosis sind 2500 mg (= 1500 mg Base). Die Dosierung bei Kindern beträgt 10 mg/kg, nach 6 h 5 mg/kg, dann noch 5 mg/kg/Tag an 2 weiteren Tagen. Die Gesamtdosis sind 25 mg/kg.

2. Kurative Therapie: Da *Plasmodium-falciparum-* und *-malariae-*Parasiten keine dauerhafte hepatische (exoerythrozytäre) Phase aufweisen, ist die Krankheit geheilt, wenn die akute Attacke, wie oben beschrieben, ausreichend behandelt wurde.

Bei der Malaria tertiana durch *P. vivax* oder *P. ovale* müssen die extraerythrozytären (Hypnozoiten) Parasiten zerstört werden, um Rückfälle zu vermeiden. Dieses wird in Lateinamerika und in Afrika durch die Verabreichung von Primaquinphosphat, 26,3 mg/Tag (= 15 mg Base, bei Kindern 0,3 mg Base/kg) oral 14 Tage lang, erreicht. Malaria tertiana durch *P. vivax* in Südostasien und in Ozeanien kann durch Primaquin nicht geheilt werden. Primaquin kann gleichzeitig mit Chloroquin gegeben werden, aber auch anschließend an die Chloroquinbehandlung. Da Primaquin eine intravaskuläre Hämolyse bei Patienten mit G6PD-Insuffizienz hervorrufen kann, sollten die Patienten vor der Behandlung auf diesen Defekt untersucht werden. Auch Bauchkrämpfe und Methämoglobinurie können durch Primaquin ausgelöst werden. Schwangeren Frauen darf Primaquin nicht gegeben werden.

3. Gametozide Therapie: Die Gametozyten erscheinen in der Regel 2–3 Tage nach Beginn der Erythrozytenphase und können, besonders bei der M. tropica, über längere Zeit bestehen. Sie erzeugen selbst keine Symptome, weisen jedoch auf eine vorausgegangene Infektion hin und dienen als Infektionsquelle für die Anophelesmücke.

Die Gametozyten von *Plasmodium vivax* und *malariae* können in ihrer Entwicklung durch Unterdrückung mit Chloroquin *(s. Prophylaxe und Suppressionstherapie, oben)* oder durch adäquate und sofortige Behandlung des akuten Anfalls gelindert werden. Haben sich einmal Gametozyten von *Plasmodium falciparum* gebildet, sind sie gegen unterdrückende Medikamente resistent, reagieren aber auf Primaquin. 15 mg/Tag (Mindestdosis), 3 Tage lang, oder eine 45-mg-Dosis machen die Gametozyten unfruchtbar.

Leishmaniase

Eine Reihe von Erkrankungen, die durch eine Leishmania*art verursacht werden, und von verschiedenen Phlebotomusmücken übertragen werden.* Die Erscheinungsformen können viszeral, mukokutan oder kutan sein. Die Abwehrkraft des Wirts sowie der Stamm des infizierenden Agens beeinflussen die klinischen Manifestationen stark. Die Inkubationszeit beträgt Wochen bis Monate. Das Infektionsrisiko ist in Entwicklungsländern in weiten Gebieten vorhanden und unter den einzelnen Erkrankungen beschrieben.

Kala-Azar

(Viszerale Leishmaniase)

Epidemiologie, Pathogenese und Befunde

Kala-Azar kommt in Indien, China, Rußland, Afrika, dem Mittelmeerbecken und in verschiedenen süd- und zentralamerikanischen Ländern vor. Kinder und junge Erwachsene sind besonders anfällig. Die Sterblichkeitsrate beträgt bei unbehandelten Fällen bis zu 90%, bei behandelten Fällen liegt sie gewöhnlich unter 10%. Die Protozoen *(Leishmania donovani)* dringen in den Blutstrom ein und setzen sich im retikuloendothelialen System fest, wobei sie Fieber, ausgeprägte Hepatosplenomegalie, Abmagerung und Panzytopenie hervorrufen. Das Fieber dauert selten lange an und rezidiviert in unregelmäßigen Abständen. Es findet sich eine Hypergammaglobulinämie. Der Parasit läßt sich mittels Feinnadelbiopsie von Leber, Milz, Lymphknoten oder Hautläsionen sowie in Kulturen aus den Geweben und aus dem Blut nachweisen. Serologische Tests stehen jedoch nicht allgemein zur Verfügung. Der Leishmanien-Hauttest ist während der aktiven Phase der Erkrankung negativ.

Therapie

Allgemein: Bettruhe, Mundhygiene und gute Ernährung sind wichtig. Transfusionen sind bei Anämie nützlich, eine antibakterielle Chemotherapie ist bei bakteriellen Komplikationen angezeigt.

Spezifisch: Fünfwertige Antimonverbindungen und Pentamidin sind die Medikamente der Wahl. Natriumantimonglukonat (Natriumstiboglukonat) wird einmal täglich langsam i.v. oder i.m. in destilliertem Wasser verabreicht. Die allgemein akzeptierte Dosis beträgt 20 mg/kg/Injektion, 20 Tage lang. Treten toxische Effekte auf (Übelkeit, Erbrechen), sollte das Medikament alle 2 Tage gegeben, seine Dosis reduziert oder das Medikament ganz abgesetzt werden. Drei 10-Tage-Serien, unterbrochen von 10-Tages-Intervallen, können bei Resistenzen (afrikanischen Fällen) gegeben werden.

Die im Sudan vorkommende Kala-Azar ist antimonresistent. Hier muß als Alternative Pentamidin, 4 mg/kg/Tag i.m., bis zu 15 Tage lange eingesetzt werden.

Hautleishmaniase

(Orientbeule; Aleppobeule)

Epidemiologie und Symptomatik

Die Hautleishmaniase kommt in China, in Indien, im Nahen Osten, im Mittelmeerbecken und in Afrika (im Süden bis Nigeria und Angola) vor. Sie ist gekennzeichnet durch einzelne oder multiple, scharfbegrenzte, ulzerierende, granulomatöse, sich selbst ansteckende Hautläsionen. Eine Sekundärinfektion ist die Regel. Sie bildet auch die einzigen systemischen Symptome. *Leishmania tropica* kann in Aspiraten, Ausstrichen oder Kulturen von Material aus den Seiten oder der Basis des Geschwürs nachgewiesen werden. Der Leishmanien-Hauttest ist positiv. Die Erkrankung heilt spontan in 2–18 Mo. und hinterläßt eine eingefallene Narbe.

Therapie

Natriumantimonglukonat kann wie bei Kala-Azar parenteral, aber nur in der halben Dosierung und nur halb so lange gegeben werden. Antibiotika sind bei Sekundärinfektionen indiziert. Durch Infiltration der verhärteten Ränder und der Basis des Geschwürs mit 6 ml Natriumantimonglukonat 3 oder 4mal alle 2 Tage werden ausgezeichnete Ergebnisse erzielt. Auch die Anwendung von Wärme hat sich als wirksam erwiesen.

Amerikanische Leishmaniase

(Brasilianische Leishmaniase, Espundia)

Die Erkrankung kann sich in Form von örtlich begrenzten Hautgeschwüren manifestieren, die durch *L. mexicana* hervorgerufen sind, oder als metastatische, mukokutane Läsion, bekannt als Espundia, die durch *L. brasiliensis* verursacht ist. Die begrenzten Läsionen ähneln der Orientbeule und kommen gewöhnlich im Gesicht vor. Da sie vorwiegend bei Personen, die im Wald Gummi einsammeln, vorkommen, sind sie auch unter der Bezeichnung Chiclero-Geschwüre bekannt. Uta, eine ähnliche Erkrankung, tritt in Peru auf und wird durch *L. brasiliensis peruviana* verursacht. Espundia, das zu ulzerativen Läsionen an Nase und Pharynx führt, kommt im Süden Mexikos und in Zentral- und Südamerika vor. Wenn sie nicht behandelt wird, kann die Krankheit Jahre andauern, bis Sekundärinfektionen zum Tode führen.

Die **Diagnose** wird durch Nachweis der Parasiten in Gewebematerial oder durch Kulturen von Material aus den Rändern des Geschwürs erstellt.

Die **Therapie** der Hautläsionen erfolgt so, wie sie für Kala-Azar empfohlen wurde (s. oben).

Diffuse Hautleishmaniase

Diese Form der Erkrankung ist durch ausgedehnte Hautläsionen charakterisiert, die der lepromatösen Lepra gleichen. Die Erkrankung entsteht wahrscheinlich durch einen spezifischen Defekt der zellständigen Immunität gegenüber Leishmanien. In Südamerika wird sie durch *Leishmania mexicana amazonensis,* in Äthiopien durch *Leishmania tropica aethiopica* hervorgerufen. Die Diagnose wird durch Nachweis der Organismen in den Hautläsionen gestellt. Die Erkrankung spricht gegenwärtig auf keine Behandlung an.

Trypanosomiasis

(Schlafkrankheit; Chagas-Erkrankung)

Eine chronische Erkrankung, die durch Protozoen der Gattung Trypanosoma *hervorgerufen wird. Trypanosoma brucei, gambiense* und *rhodesiense* erzeugen die Afrikanische Schlafkrankheit (Mittel- und Ostafrikanische Schlafkrankheit). *T. cruzi* führt zur Chagas-Krankheit (Südamerikanische Trypanosomiasis), die in Süd- und Zentralamerika vorkommt. Die afrikanischen Formen der Trypanosomiasis werden durch den Biß der Tsetsefliege (Gattung *Glossina*) verbreitet. Die Chagas-Erkrankung wird durch Kontaminierung der Bißwunden von blutsaugenden Raubwanzen (*Triatoma* und verwandte) mit den infizierten Fäzes der Insekten und durch Transfusion von kontaminiertem Blut übertragen.

Symptomatik und Verlauf

Die afrikanische **Schlafkrankheit** ist gekennzeichnet durch unregelmäßiges Fieber, generalisierte Lymphadenopathie (besonders des hinteren zervikalen Stranges), Hauterscheinungen und schmerzhafte, lokalisierte Ödeme. ZNS-Symptome wie Tremor, Kopfschmerzen, Apathie und Krämpfe stehen später im Vordergrund und entwickeln sich zu Koma und Tod. Die Ostafrikanische Schlafkrankheit verläuft schwerer und häufiger tödlich als die Mittelafrikanische Trypanosomiasis.

Die akute **Chagas-Erkrankung** tritt hauptsächlich bei kleinen Kindern auf und wird in den Frühstadien durch Fieber, Lymphadenopathie, Hepatosplenomegalie und Gesichtsödeme gekennzeichnet. Selten kommen Meningoenzephalitis oder Krampfanfälle vor, die dann jedoch zu permanenten physischen oder psychischen Defekten oder zum Tod führen können. Eine akute Myokarditis ist häufig und kann tödlich verlaufen. Die chronische Chagas-Erkrankung kann leicht oder auch asymptomatisch verlaufen oder von Myokardiopathie, Megaösophagus oder Megakolon mit tödlichem Ausgang begleitet weren. Diese Späterscheinungen ergeben sich wahrscheinlich aus der lymphozytenbedingen Zerstörung von Muskelgewebe und Nervenganglien in der akuten Phase der Erkrankung. In Brasilien und Argentinien nimmt die Krankheit oft einen schweren Verlauf, in Chile kommt dagegen meist die leichte Form vor.

Diagnostik

Die Diagnose der Schlafkrankheit hängt vom Nachweis der Trypanosomen ab. In den Frühstadien können sie in Ausstrichen von peripherem Blut oder in Flüssigkeiten gefunden werden, die aus vergrößerten Lymphknoten stammen. In späteren Stadien sind sie meist nur noch im Liquor nachweisbar. Es gibt eine Reihe von serologischen Tests als Screening-Tests.

Die Chagas-Erkrankung wird durch Darstellung der Trypanosomen im peripheren Blut oder von unbegeißelten Formen in der Lymphknotenbiopsie sowie durch Tierimpfung, Kultur, Xenodiagnose oder serologische Tests identifiziert.

Prophylaxe

Die Prophylaxe der Schlafkrankheit betrifft den Schutz gegenüber den Tsetsefliegen und die Vermeidung endemischer Gebiete. Im internationalen Reiseverkehr ist das Risiko im allgemeinen gering; Besucher von Wildparks sollten langärmelige und knöchellange Kleidung tragen. Laut begrenzter Untersuchungen verleiht Pentamidin in einer Dosierung von 4 mg/kg alle 3–6 Monate intramuskulär verabreicht einen gewissen Schutz gegen *Trypanosoma gambiense*. Pentamidin kann allerdings auch eine Infektion verschleiern und Nierenversagen und Diabetes verursachen, deshalb ist sein prophylaktischer Wert umstritten.

Raubwanzen, die Überträger der Chagas-Erkrankung, kommen in schlecht gebauten Gebäuden vor. Reisende können eine Infektion vermeiden, indem sie solche Behausungen nicht als Schlafstätte benützen oder Moskitonetze oder Insektizide verwenden. Das Besprühen mit 5%igem γ-Benzenhexachlorid ist hier äußerst erfolgreich. Das Ausbessern von Wandschäden und das Zementieren von Böden kann für die Vektorenbekämpfung hilfreich sein.

Therapie

Für die Chagas-Erkrankung gibt es keine befriedigende Behandlung. Eine Langzeitanwendung von Nifurtimox oder Benznidazol kann den Patienten zwar von den Parasiten befreien, aber chronische Organschäden scheinen irreversibel zu sein.

Das Mittel der Wahl sowohl für eine frische, als auch schon länger bestehende Infektion mit *Trypanosoma gambiense* ist Eflornithin (DFMO). Es wird intravenös in einer Dosierung von 400 mg/kg/Tag auf 4 Dosen aufgeteilt 14 Tage lang gegeben. Bei der rhodesischen Trypanosomiasis werden nach einer initialen Testdosis (um eine Überempfindlichkeit auszuschließen) von 100 mg intravenös verabreichtem Suramin am nächsten Tag und an den Tagen 3, 7, 14 und 21 je 1 g Suramin intravenös gegeben bis zu einer Gesamtdosis von 5 g. Kinder erhalten nach der Testdosis von 100 mg 20 mg/kg (*Cave:* Es kann sich eine Niereninsuffizienz entwickeln).

Melarsoprol, eine trivalente Arsenverbindung, ist toxischer als die oben genannten Medikamente, dafür aber in allen Stadien der Mittel- und Ostafrikanischen Schlafkrankheit wirksam. Es sollte bei der rhodesischen Form der Erkrankung eingesetzt werden, wenn eine ZNS-Beteiligung vorliegt. Patienten mit neurologischen Symptomen erhalten in 3 Serien 3 Tage lang 3,6 mg/kg/Tag Melarsoprol intravenös, die 2. Serie folgt 1 Woche nach der 1. und die 3. bis zu 3 Wochen nach der 2. Serie. Kinder erhalten eine initiale Dosis von 0,36 mg/kg, die stufenweise auf 3,6 mg/kg gesteigert wird, in Abständen von 1–5 Tagen insgesamt 9–10 Dosen bis zu einer Gesamtdosis von 18–25 mg/kg innerhalb 1 Monats. Melarsoprol zeigt die üblichen Arsennebenwirkungen: Toxizität für Gastrointestinaltrakt, Nerven und Nieren.

Geschwächte Patienten mit schwerer neurologischer Beteiligung können bei Gabe von Melarsoprol eine reaktive Enzephalopathie entwickeln. Eine Vorbehandlung mit Suramin kann diese Komplikation vermeiden helfen, die zweifellos auf freigewordene Trypanosomen Antigene zurückführen ist. Suramin wird hierbei in Dosen von 250–500 mg i.v. 2- bis 4mal alle 2 Tage verabreicht. Sodann gibt man Melarsoprol, 1,5, 2,0 und 2,2 mg/kg i.v. alle 2 bis 3 Tage in 3 Tagesdosen. Nach einem 7tägigen Intervall werden 3 Dosen Melarsoprol 2,5, 3,0 und 3,6 mg/kg/Tag gegeben, nach weiteren 7 Tagen beginnt die 3. Serie mit 3,6 mg/kg/Tag an 3 aufeinanderfolgenden Tagen.

Toxoplasmose

Eine Erkrankung, die generalisiert oder im ZNS granulomatös auftreten kann und durch Toxoplasma gondii *hervorgerufen wird.* Asymptomatische Infektionen sind häufig, und serologische Studien zeigen, daß in verschiedenen Populationen zwischen 7 und 80% der Personen infiziert sind. Die Erkrankung kommt weltweit vor. Ein Risiko für eine schwere Erkrankung besteht für den heranwachsenden Fetus und für Patienten mit einem Immundefekt.

Ätiologie und Pathogenese

Toxoplasma gondii ist ein kleiner intrazellulärer Parasit, der jeden Warmblütler befallen kann. Er dringt in die Zellen ein und vermehrt sich asexuell im Zytoplasma kernhaltiger Wirtszellen. Wenn der Wirt Immunität entwickelt, verlangsamt sich die Vermehrung, und es bilden sich Gewebszysten. Die geschlechtliche Vermehrung findet in den Darmzellen von (wahrscheinlich ausschließlich) Katzen statt. Oozysten bilden sich und werden in den Stuhl abgegeben. Die Übertragung kann transplazentar erfolgen, durch Aufnahme von rohem oder zu wenig gekochtem Fleisch, das Gewebszysten enthält, oder, wahrscheinlich am häufigsten, durch Exposition gegenüber Oozysten in Erde, kontaminiert mit Katzenfäzes.

Symptomatik

Die **neonatale Toxoplasmose** *(s. a. Kap. KIN, 6., Kongenitale Toxoplasmose* unter *Neonatale Infektionen)* wird transplazentar erworben, wobei die Mutter wahrscheinlich bei der Konzeption oder später in der Schwangerschaft an einer primären Infektion erkrankt ist. Wenn die Erkrankung frühzeitig in der Schwangerschaft stattfindet, kann es zu einer Fehlgeburt kommen. Die Erkrankung im weiteren Verlauf der Schwangerschaft kann ebenfalls zu Fehlgeburt oder Totgeburt führen oder zu einem lebenden Kind mit einer klinischen Erkrankung. Die Erkrankung kann sowohl schwer, fulminant und schnell tödlich verlaufen, als auch überhaupt keine Symptome aufweisen. Symptome einer subakuten Erkrankung können kurz nach der Geburt auftreten, erscheinen aber häufiger Monate oder Jahre später. Im allgemeinen sind die Manifestationen einer kongenitalen Infektion chronische Chorioretinitis, schwerer Ikterus, Hepatosplenomegalie, makulopapulöse Ausschläge, thrombozytopenische Purpura, intrazerebrale Verkalkungen, Krämpfe, Opisthotonus, psychomotorische Störungen oder andere ZNS-Symptome. Hydrozephalus oder Mikrozephalie sind häufig. In der Folge kann es zu Blindheit und schwerer geistiger Behinderung kommen. Die mit Rezidiven einhergehende chronische Erkrankung zeigt sich bei Patienten, die die subakute Phase überleben. Selten sind viszerale Läsionen, außer denen der Leber, die auch schneller heilen als die ZNS-Läsionen.

Die erworbene Toxoplasmose zeigt selten Symptome und wird meistens serologisch erkannt. Eine symptomatische Infektion kann sich jedoch in 4 verschiedenen Formen manifestieren:

1. Die häufigere **leichte, lymphatische Form** kann der infektiösen Mononukleose gleichen. Sie ist durch zervikale und axilläre Lymphadenopathie gekennzeichnet, durch Unwohlsein, Muskelschmerzen und unregelmäßiges, leichtes Fieber, das Wochen bis Monate anhalten kann, aber nahezu immer selbstlimitierend ist. Ebenso können leichte Anämie, Hypotension, Leukopenie, Lymphozytose und leicht veränderte Leberfunktion vorliegen. In der Regel zeigt sich die Erkrankung als asymptomatische zervikale Lymphadenopathie.
2. Die **chronische Toxoplasmose** verursacht eine schwere Retinochorioiditis (posteriore Uveitis). Die Symptome sind unklar und uncharakteristisch, und die Diagnose ist schwierig. In den USA kommt eine Uveitis durch *Toxoplasma*infektion selten vor.

3. Eine akute **fulminante, disseminierte Infektion** kommt hauptsächlich bei Patienten vor, die ein gestörtes Immunsystem aufweisen, und geht oft mit Ausschlag, hohem Fieber, Schüttelfrost und Erschöpfung einher. Bei einigen Patienten kann sich eine Meningoenzephalitis, Hepatitis, Pneumonie oder Myokarditis entwickeln.
4. Bei **AIDS-Patienten** kann eine disseminierte Infektion auftreten; meist aber zeigt sich die Toxoplasmose (als Reaktivierung einer latenten Infektion) als Enzephalitis und wurde damit zu einer der häufigsten Ursachen einer Enzephalitis in den USA. Die Manifestation ist herdförmig (z. B. Hemiparese, Bewußtseinsverlust, Tremor) oder generalisiert (z. B. Kopfschmerzen, Verwirrung, Koma).

Diagnostik

Die Diagnose wird in der Regel serologisch gestellt. Während der ersten Wochen der Erkrankung kommen IgM-Antikörper vor, die mit dem indirekten Immunofluoreszenztest (IFA, IGM-IFA) entdeckt werden. Sie erscheinen während der ersten beiden Krankheitswochen mit einem Gipfel nach 4–8 Wochen. Nach einigen Monaten kehren sie wieder zur Norm zurück. Die IgG-Antikörper steigen langsamer an, erreichen einen Gipfel nach 1–2 Monaten und bleiben für Monate bis Jahre erhöht. Sie werden mit dem IgG-Immunofluoreszenztest oder mit dem Sabin-Feldman-Test, der indirekten Hämagglutination oder der Komplementbindungsreaktion bestimmt. Ein positiver IgM-IFT (über 1:20) oder ein zweifach verifizierter Anstieg bei einem der IgG-Tests weist in der Regel auf das Vorhandensein einer akuten Erkrankung hin. Dies sollte ebenfalls angenommen werden, wenn der IgG-IFT oder Färbetest 1:1000 übersteigt und gleichzeitig eine Lymphadenopathie bei einer Schwangeren oder eine Enzephalitis bei einem Patienten mit Immundefekten vorliegt.

Bei Patienten mit Immunschwäche und Manifestationen im ZNS (hauptsächlich AIDS-Patienten mit Enzephalitis) ist die Bestimmung von Serumantikörpern wenig sinnvoll. Da die Infektionen bei den meisten dieser Patienten Reaktivierungen latenter Infektionen sind, sind keine IgM-Antikörper vorhanden und die IgG-Titer sind gewöhnlich niedrig und für die Diagnostik akuter Erkrankungen unzuverlässig. CT- und MRI-Scans sind die zuverlässigsten Untersuchungsmethoden. Typische Befunde im CT-Scan sind multiple, dichte Rundherde, die bei Kontrastmittelanwendung ringverstärkte Formen zeigen.

Der MRI-Scan ist noch empfindlicher als der CT-Scan. Obwohl diese Herde nicht pathognomonisch sind, geben sie doch im Zusammenhang mit ZNS-Symptomen genügend Hinweise, die den Versuch einer Chemotherapie rechtfertigen (s. unten).

Die Parasiten wurden während der akuten Phase durch die Inokulation von Mäusen oder Gewebekulturen mit Biopsiematerial von Lymphknoten, Muskeln oder anderen Geweben isoliert. Da diese Untersuchungen bis zu 6 Wochen bis zu ihrem Abschluß dauern, sind sie für die Anfangsversorgung des Patienten ohne Bedeutung.

Prognose

Die Prognose ist bei Toxoplasmose, die während des ersten Trimenons der Schwangerschaft erworben wurde, schlecht. Die betroffenen Kinder sterben noch im Säuglingsalter oder leiden an chronisch-destruktiven ZNS-Läsionen. Infektionen, die während des 3. Trimenons erworben wurden, sind in der Regel asymptomatisch. Die Prognose der postnatal erworbenen Toxoplasmose ist gut. Ein Zeichen für die Ungefährlichkeit der postnatal erworbenen Infektion ist die große Zahl von Personen, die eine latente oder geheilte Toxoplasmose aufweisen, sowie die Tatsache, daß die Erkrankung bei Erwachsenen selten tödlich verläuft. Die Reaktivierung einer Toxoplasmose bei Patienten mit Immundefekten endet meist tödlich.

Therapie

Die akute Toxoplasmose bei Neugeborenen, Schwangeren und Patienten mit Immundefekten sollte mit einer oralen Standarddosis von Trisulfapyrimidin oder Sulfadiazin (2–6 g/Tag bei Erwachsenen, 100–200 mg/kg/Tag bei Kindern) plus Pyrimethamin (25–50 mg/Tag 3–4 Wochen lang bei Erwachsenen, bei Kindern an 3 Tagen 2 mg/kg/Tag, dann 1 mg/kg/Tag bis maximal 25 mg/Tag 4 Wochen lang) behandelt werden.

Kongenital infizierten Kindern sollten bis zu 1 Jahr Pyrimethamin alle 2 oder 3 Tage und Sulfonamid täglich gegeben werden. Bei AIDS-Patienten sind Rückfälle so häufig, daß eine Dauerbehandlung erfolgen sollte. Durch die tägliche Gabe von 10 mg Folinsäure (bei Kindern 5 mg jeden 2. Tag) kann die hämatologische Toxizität von Pyrimethamin verringert werden. Das Risiko des Fetus für seine Entwicklung muß gegen die potentiellen Vorteile eines verminderten Infektionsrisikos abgewogen werden. Andere Patienten mit einer aktiven Erkrankung benötigen keine spezifische Therapie, wenn nicht ein lebenswichtiges Organ (Auge, Gehirn, Herz) betroffen ist oder die Allgemeinsymptome schwer und von Dauer sind. In diesen Fällen sind Kortikosteroide zusammen mit der spezifischen Therapie zur Kontrolle der Entzündungsreaktion von Nutzen. Um die Hämotoxizität von Pyrimethamin zu überwachen, sollten von Zeit zu Zeit Blutbildkontrollen erfolgen.

Babesiose

(Piroplasmose)

Eine kosmopolitische Infektion der Tiere mit intraerythrozytären Parasiten des Genus Babesia. *Erkrankungen des Menschen sind selten. Hartschalige Zecken (*Ixodes dammini, *dieselbe Zecke, die die* Lyme-Disease *überträgt) übertragen die* Babesien, *die eine fieberhafte hämolytische Anämie hervorrufen. Bei splenektomierten Patienten hat die Infektion eine hohe Mortalitätsrate und gleicht mit hohem Fieber, hämolytischer Anämie, Hämoglobinurie, Ikterus und Nierenversagen der* M. tropica. *Hat der Patient eine einwandfrei funktionierende Milz, verläuft die Erkrankung leichter und verschwindet in der Regel in Wochen oder Monaten spontan.* Die meisten in den USA vorkommenden Fälle zeigen diese leichte Form der Erkrankung und wurden auf den Inseln vor New York und Massachusetts erworben.

Die **Diagnose** kann durch Nachweis der Parasiten in Giemsa-gefärbten Blutausstrichen erfolgen. Die Parasiten ähneln denen der Malaria. Im Gegensatz zu *Plasmodien* jedoch finden sich weder Gametozyten noch Malariapigment. Diagnostisch hilfreich ist auch das Vorhandensein von Tetraden und „korbförmigen" Parasiten.

Die **Behandlung** mit 2 × täglich 1,2 g Clindamycin i. v. und 650 mg Chinin oral, 3 × täglich 1 Woche lang, scheint bei klinisch gesicherter Erkrankung wirksam zu sein.

Kryptosporidiose

Eine Durchfallerkrankung der Vertebraten, hervorgerufen durch Protozoen der Gattung Cryptosporidia. Die Erkrankung verläuft akut und selbstheilend, mit Ausnahme bei Immunsuppressionen, wo die Erkrankung chronisch verläuft, an Schwere zunimmt und tödlich endet.

Ätiologie, Epidemiologie und Pathogenese

Kryptosporidien sind kleine, basophile, ovale bis runde Gebilde (Durchmesser 2–6 μm), die sich an die Mikrovilli des Darmepithels anheften und in Reihen am Bürstensaum des Jejunums angeordnet sind. Infektiöse **Oozysten** werden dann ins Darmlumen abgestoßen und mit dem Stuhl ausgeschieden. Wenn diese von anderen Vertebraten aufgenommen werden, werden aus den Oozysten **Sporozoiten** frei, die sich an die Epitheloberfläche anheften. Damit beginnt der Infektionszyklus von neuem. Kryptosporidien befallen die meisten Vertebraten. Alle Parasitenstämme erscheinen morphologisch identisch und werden gemeinsam als ein Erreger betrachtet. Der Mensch wird wahrscheinlich vom Tier oder direkt vom Menschen infiziert, eventuell über Nahrungsmittel und Wasser. Besonders infektionsgefährdet sind Kinder, Reisende in fremde Länder, männliche Homosexuelle und medizinisches Personal, das mit der Pflege von Kryptosporidiose-Patienten beauftragt ist. In westlichen Ländern haben 1–4% aller Kinder mit Gastroenteritiden Kryptosporidien, in Entwicklungsländern sind es 4–11%.

Die Art des Durchfalls läßt als Ursache an ein Enterotoxin denken. Im Darm kommt es zu einer leichten Atrophie der Zotten, zu einer Verbreiterung der Krypten und zu einer geringen mononukleären Infiltration in der Lamina propria.

Symptomatik und Diagnostik

Bei einem normalen Wirt beginnt die Erkrankung plötzlich mit profusen, wäßrigen Stühlen und Bauchkrämpfen 4–14 Tage nach der Infektion. Diese Symptome halten 5–11 Tage an und verschwinden dann sehr schnell. Bei immunsupprimierten Patienten (marantische oder mangelernährte Kinder, Personen mit angeborener Hypogammaglobulinämie, Patienten mit immunsuppressiver Krebstherapie oder bei Organtransplantationen und AIDS-Patienten) beginnt die Erkrankung nicht so stürmisch, und die Diarrhö ist schwerer, mit täglichen Flüssigkeitsverlusten bis zu 15–20 Liter. Wenn der Immundefekt nicht korrigiert werden kann, persistiert die Diarrhö und endet tödlich.

Der Nachweis der säurefesten Oozysten im Stuhl bestätigt die Diagnose. Die meisten Oozysten werden in den ersten vier Krankheitstagen ausgeschieden, ihre Ausscheidung erfolgt in geringerem Maße während der ganzen Dauer der Diarrhö. Durch Sedimentations- und Konzentrationsverfahren können auch wenige Oozysten im Stuhl nachgewiesen werden. Im Handel befindliche Kits mit fluoreszeinmarkierten monoklonalen Antikörpern haben sich bei der Suche nach Oozysten in klinischen Untersuchungsmaterialien bestens bewährt.

Prophylaxe und Therapie

Der Stuhl von Kryptosporidiose-Patienten ist hochinfektiös. Besondere Vorsicht bei der Entsorgung des Stuhls ist vor allem auf Krebs- und Transplantationsstationen angezeigt, da eine Verbreitung der Erkrankung hier katastrophale Folgen haben kann.

Es gibt keine wirksame spezifische Therapie. Bei einigen Patienten war wenigstens ein vorübergehender Erfolg mit Spiramycin, Paromomycin, Octreotid oder Eflornithin (DFMO) zu erzielen. Mit einer Wiederherstellung der Abwehrkräfte durch Behandlung der Unterernährung, Absetzen von immunsuppressiven Medikamenten und durch Knochenmarktransplantation kann eine Heilung erzielt werden. Wenn nötig muß der Flüssigkeitsverlust oral oder parenteral ausgeglichen werden.

Wurmkrankheiten

Intestinale Nematoden

Oxyuriasis

(s. Tab. 18. und Kap. KIN, 11., Enterobiusbefall)

Trichuriasis

(Peitschenwurmkrankheit)

Eine Infektion, die durch Trichuris trichiura *hervorgerufen wird und durch Abdominalschmerzen und Diarrhö gekennzeichnet ist.*

Ätiologie, Pathogenese und Epidemiologie

Der Parasit wird hauptsächlich in subtropischen und tropischen Gebieten gefunden, wo die besten Voraussetzungen für eine Inkubation in der Erde, nämlich warmes feuchtes Klima und mangelhafte sanitäre Einrichtungen, gegeben sind. Klinisch signifikante Infektionen sind in den Industrieländern selten.

Tab. 18. Häufige parasitäre Darminfektionen

Erkrankung	*Parasiten*	*Geographische Verteilung*	*Infektionsquelle*	*Eintrittspforte u. Stadium*
Rundwürmer Ascariasis	*Ascaris lumbricoides* (Spulwurm)	weltweit, häufiger in Entwicklungsländern mit warmem, feuchtem Klima	fäkale Kontaminierung des Bodens (Eier), kontaminiertes Gemüse	oral (befruchtete Eier)
Hakenwurminfektion	a) *Ancylostoma duodenale* b) *Necator americanus*	a) mäßiges u. warmfeuchtes Klima b) warmes u. feuchtes Klima	fäkale Kontaminierung des Bodens (Larven)	Haut, meist Füße, vielleicht oral (Filarien)
Strongyloidiasis	*Strongyloides stercoralis* (Fadenwurm)	selten im südl. Teil der USA, feuchte Tropen	fäkale Kontaminierung des Bodens (Larven)	Haut, meist Füße (Filarien)
Trichuriasis	*Trichuris trichiura* (Peitschenwurm)	warmes, feuchtes Klima	fäkale Kontaminierung des Bodens (Eier)	oral (befruchtete Eier)
Enterobiasis	*Enterobius vermicularis (Oxyuris vermicularis;* Madenwurm)	weltweit, besonders Kinder betroffen	Eier von kontaminierten Formiten, Anus-Finger-Mund	oral (befruchtete Eier)
Bandwürmer Zwergbandwurminfektion	*Hymenolepis nana*	südliche USA, bei Kindern weltweit	Eier kontaminieren die Umwelt	oral (Eier)
Rinderbandwurminfektion	*Taenia saginata*	weltweit	schlecht gekochtes oder rohes, infiziertes Rindfleisch	oral (Finne in infiziertem Rindfleisch)
Schweinebandwurminfektion	*Taenia solium*	selten in den USA, häufig in Lateinamerika, Asien, Rußland, Osteuropa	schlecht gekochtes, infiziertes Schweinefleisch für Bandwurm; Eier im Stuhl des Bandwurmwirts für Zystizerkose	oral (Finne in infiziertem Fleisch) oder Bandwurmeier im menschlichen Stuhl
Fischbandwurminfektion	*Diphyllobothrium latum*	nördliches Minnesota u. Michigan, Kanada, weltweit	infizierter Süßwasserfisch	oral (Larven im Fleisch infizierter Fische)

Häufigste Symptome	*Befunde*	*Therapie*	*Bemerkungen*
Bronchialsymptome, Eosinophilie[1] (Larvenstadium), Koliken, „akutes Abdomen"	unreife Eier im Stuhl, Würmer im Stuhl ausgeschieden, manchmal erbrochen	Pyrantelpamoat Mebendazol	kann Darm-, Gallen- und Pankreasausgänge verschließen
Abdominalschmerz, Anämie, Herzinsuffizienz, Wachstumshemmung	unreife Eier im Stuhl	Pyrantelpamoat Mebendazol	Prophylaxe: Sanitäre Toiletten, Schuhe tragen, infizierte Personen behandeln
ausstrahlende Schmerzen in der Magengrube, Durchfall, Urticaria	Larven im Stuhl und Duodenum	Thiabendazol	Prophylaxe wie bei Hakenwürmern, kann Jahrzehnte persistieren
Durchfall, abdominale Schmerzen, Anämie, Gewichtsverlust	unreife Eier im Stuhl	Mebendazol	kann Dysenterie hervorrufen oder akute Appendizitis, bei Kindern Rektalprolaps
perianaler u. perinealer Juckreiz	Eier im perianalen Abstrich; ausgewachsene Würmer per anum	Pyrantelpamoat Mebendazol	betrifft oft die gesamte Familie
Durchfall, abdominale Mißempfindung, massive Infektionen bei Kindern	Eier im Stuhl	Niclosamid Paronomycin	kann ohne Symptome verlaufen
meist asymptomatische Analpassage der Proglottiden; abdominale Störungen, „akute Appendizitis"	Proglottiden ausgewachsener Würmer im Stuhl; Eier in Anusnähe	Niclosamid Paronomycin	kann symptomlos verlaufen. Prophylaxe: Verdächtiges Rindfleisch ausgiebig kochen
ähnlich T. saginata	Eier u. Proglottiden ausgewachsener Würmer im Stuhl; Eier in Anusnähe	Niclosamid Paronomycin	kann symptomlos verlaufen. Aufgenommene Eier können zur Zystizerkose führen. Prophylaxe: Schweinefleisch in infizierten Gebieten immer gründl. kochen
leichte GI-Symptome; kann zur perniziösen Anämie führen	unreife Eier im Stuhl	Niclosamid Paronomycin	kann symptomlos verlaufen. Prophylaxe: Süßwasserfische gründlich kochen oder einfrieren

Fortsetzung Tab. 18.

Erkrankung	*Parasiten*	*Geographische Verteilung*	*Infektionsquelle*	*Eintrittspforte u. Stadium*
Bandwürmer				
Sparganosis	*Diphyllobothrium mansoni*	verschiedene Gebiete, u.a. selten südliche USA, weltweit	a) Trinkwasser enthält infizierte Ruderfußkrebse (primärer Wirt) b) direkter Kontakt mit Fleisch von Zwischenwirten	a) meist oral (Larven) b) Haut
Echinococcus	*Echinococcus granulosus*	Schafzuchtgebiete, Alaska, Utah, Arizona, Nevada	Hundekot	oral (Eier)
Protozoen				
Amöbiasis	*Entamoeba histolytica*	weltweit, im warmen, feuchten Klima	Stuhl, kontaminiertes Wasser, Nahrungsmittel, Formiten	oral (Zyste)
Giardiasis	*Giardia lamblia*	weltweit	menschlicher und Säugetierstuhl, Wasser	oral (Zyste)
Trematoden				
Intestinal	*Fasciolopsis buski* *Heterophyes, Metagonismus*	in den USA nur als seltene Infektion aus dem Orient oder den Tropen eingeschleppt	Pflanzen Süßwasserfisch	oral (abgekapselte Finnen)
Hepatisch	*Fasciola hepatica* (Schafs-Leberegel)	weltweit, in Schafzuchtgebieten	Wasserkresse, die Metazerkarienzysten enthält	oral (Metazerkarienlarven)
	Chlonorchis sinensis	Orient	Süßwasserfische	oral (abgekapselte Larve)

Häufigste Symptome	*Befunde*	*Therapie*	*Bemerkungen*
entzündetes Unterhautgewebe, enthält Sparganumlarven	Sparganumlarven im Unterhautgewebe	operative Exzision	ausgewachsener Wurm im Darm verschiedener Säugetiere (nicht von Menschen)
abdominaler Tumor, Schmerz, Rundherd in der Lunge, Husten, Hämoptoe	Anamnese, Leber- oder Lungenzysten, Serologie	operative Exzision	Patienten mit kleinen, verkalkten Leberzysten u. Alaska-Lungenzysten benötigen nur dann eine Operation, wenn Symptome auftreten
intestinal leichte intestinale Symptome Dysenterie Amöbenabszeß	Trophozoiten oder Zysten im Stuhl	Metronidazol, gefolgt von Jodoquinol, Paromomycin oder Diloxanidfuroat[2] Metronidazol und Jodoquinol plus Emetin[2] oder Dehydroemetin[2] Metronidazol od. Emetin u. Chloroquinphosphat	kann in Einzelfällen oder ganzen Populationen ohne Syndrom bleiben
schleimartiger Durchfall, abdominale Schmerzen, Gewichtsverlust	Trophozoiten oder Zysten im Stuhl	Metronidazol Quinacrin Furazolidon Ornidazol	häufig bei Kindern in Tagesstätten und bei Patienten mit Immundefekten; eine Ursache der „Reisediarrhö"
meist asymptomatisch; abdominale Schmerzen, Durchfall, manchmal Darmverschluß	Eier im Stuhl	Praziquantel	primäre Zwischenwirte sind Süßwasserschnecken
Leberkolik, Cholezystitis	unreife Eier im Stuhl oder Gallenflüssigkeit	Praziquantel Bithionol	Schafe in den USA infiziert, nur wenige gesicherte menschliche Infektionen
	Eier im Stuhl und Duodenalinhalt	Praziquantel	Infektionen in den USA von importiertem, getrocknetem od. eingelegtem Fisch

Fortsetzung Tab. 18.

Erkrankung	*Parasiten*	*Geographische Verteilung*	*Infektionsquelle*	*Eintrittspforte u. Stadium*
Trematoden Lungen	*Paragonimus westermani* (orient. Lungenegel)	Afrika, Orient (ausgedehnt), Lateinamerika, selten in USA und Kanada	Krabben oder Garnelen, die Metazerkarienzysten enthalten	oral (abgekapselte Metazerkarienlarven)
Blut (Schistosomiasis)	*Schistosoma japonicum* *S. mansoni* *S. haematobium*	Orient Afrika, Lateinamerika Afrika, Naher Osten	verseuchtes Wasser, das gabelschwänzige Larven aus Wirtsschnecken enthält	Haut (aktive gabelschwänzige Zerkarien)

[1] Beachte: Eosinophilie kommt oft bei intestinalem Helminthenbefall vor
[2] in den USA erhältlich über die Centers for Disease Control
[3] in den USA nicht erhältlich

Die Infektion erfolgt durch Aufnahme von Eiern, die im Boden 2–3 Wochen inkubiert waren. Die Larve schlüpft im Dünndarm, wandert bis zum Kolon und bettet ihren vorderen Kopf in die Mukosa ein und wächst dort bis zu etwa 4 cm Länge. Geschlechtsreife weibliche Larven produzieren etwa 5000 Eier/Tag, die in den Stuhl abgegeben werden.

Symptomatik und Diagnostik

Nur schwere Infektionen rufen Symptome hervor – Abdominalschmerzen und Diarrhö. Fulminante Infektionen können Blutverlust aus dem Darm, Anämie, Gewichtsverlust, Appendizitis und bei Kindern und Gebärenden einen Rektumprolaps hervorrufen.

Die charakteristischen faßförmigen Eier werden in der Regel im Stuhl leicht identifiziert.

Prophylaxe und Therapie

Die Verhinderung der Erkrankung stützt sich auf ausreichende Toiletteneinrichtungen und gute persönliche Hygiene.

Mittel der Wahl ist die 3tägige Gabe von Mebendazol, 100 mg oral, 2mal täglich. Das Medikament sollte in der Schwangerschaft nicht eingesetzt werden, da es bei Tieren teratogen ist. Leichte Infektionen (die für ihre Entdeckung Stuhlkonzentrationsmethoden erfordern) können unbehandelt bleiben.

Askaridiasis

(Spulwurmbefall)

Eine Infektion, die durch Ascaris lumbricoides *hervorgerufen wird und früh durch pulmonale und später durch intestinale Symptome gekennzeichnet ist.*

Ätiologie, Epidemiologie und Pathogenese

Die Erkrankung kommt weltweit vor, konzentriert sich aber auf warme, sanitär schlecht versorgte Gebiete, wo sie hauptsächlich bei Kindern mit unkontrolliertem Defäkations- und Eßverhalten vorkommt.

Der Lebenszyklus der Askariden gleicht dem der *Trichuren,* eine Phase der Larvenmigration durch die Lunge ausgenommen. Sobald die Larve schlüpft, dringt sie durch die Wand des

Häufigste Symptome	*Befunde*	*Therapie*	*Bemerkungen*
Atemnot mit Hämoptoe	unreife Eier in Stuhl u. Sputum, positive serologische Befunde	Praziquantel[3]	verwandte Arten bei wilden Säugetieren und Schweinen in den USA
Dysenterie, Darm-Leberfibrose, Blasenwandfibrose, Leberzirrhose	befruchtete Eier im Stuhl	Praziquantel Praziquantel oder Oxamniquin	verwandte Trematoden verursachen die „Schwimmerkrankheit" bei Badenden in den USA und anderswo
Hämaturie	befruchtete Eier im Urin	Praziquantel oder Metrifonat	

Dünndarms in die Lymph- und Blutgefäße ein und wird bis in die Lungen getragen. Sie wird in einen Alveolus aufgenommen, steigt den Atemtrakt hinauf und wird geschluckt. Sodann reift sie im Jejunum heran, wo sie als ausgewachsener Wurm verbleibt. Ausgewachsene weibliche Würmer erreichen eine Länge von 20–50 cm und einen Durchmesser von 3–6 mm, ausgewachsene männliche Würmer werden 15–30 cm lang und haben einen Durchmesser von 2–4 mm. Die Symptome können sowohl durch die Larvenbewegung in der Lunge als auch durch die ausgewachsenen Würmer im Darm hervorgerufen werden. Durch große Wurmmengen kann es zu einer Malabsorption kommen. Die Pathogenese ist nicht gänzlich geklärt.

Symptomatik und Diagnostik

Während der Phase der Larvenbewegung durch die Lunge können Fieber, Husten, Giemen, eosinophile Leukozytose und wechselnde Lungeninfiltrate vorkommen. Ein schwerer Darmbefall kann Abdominalkrämpfe und manchmal eine Verlegung des Darms hervorrufen. In seltenen Fällen können ausgewachsene Würmer den Blinddarm oder die Gallen- oder Pankreasgänge verlegen.

Eine Infektion mit dem ausgewachsenen Wurm wird in der Regel durch Nachweis der Eier im Stuhl diagnostiziert. Manchmal werden ausgewachsene Würmer in den Stuhl abgegeben oder erbrochen. Larven können während der Lungenphase manchmal im Sputum aufgefunden werden.

Prophylaxe und Therapie

Die Prävention erfordert ausreichende sanitäre Einrichtungen.

11 mg/kg Pyrantelpamoat (Maximum 1 g) als Einzeldosis oder Mebendazol, 100 mg 2mal täglich für 3 Tage, sind gleich effektiv. In der Schwangerschaft sollte Mebendazol nicht angewendet werden *(s. Trichuriasis)*.

Hakenwurmerkrankung

Eine symptomatische Infektion, die durch Ancylostoma duodenale *oder* Necator americanus *hervorgerufen wird und durch Abdominalschmerzen und Eisenmangelanämie charakterisiert ist.* Die asymptomatische Hakenwurmerkrankung ist häufiger als die symptomatische Krankheit.

Ätiologie, Pathogenese und Epidemiologie

Etwa 25% der Weltbevölkerung ist mit Hakenwürmern infiziert. Die Infektion ist in warmen, feuchten Gebieten mit mangelnden sanitären Einrichtungen am häufigsten. *A. duodenale* findet man im Mittelmeerbecken, in Indien, China und Japan. *N. americanus* wird in den tropischen Gebieten in Afrika, Asien und beiden Teilen Amerikas gefunden (selten in den USA).

Die Lebenszyklen der beiden Würmer sind identisch: Die Eier werden mit dem Stuhl ausgeschieden und schlüpfen in der Erde nach einer 1- bis 2tägigen Inkubationszeit. Dabei entsteht eine freie, lebende Larve, die sich nach einigen Tagen häutet und danach für den Menschen unwirksam wird. Die Larven dringen durch die Haut des Menschen ein, erreichen die Lunge durch die Lymph- und Blutgefäße, steigen den Atemtrakt hinauf, werden geschluckt und erreichen etwa 1 Woche nach dem Eindringen in die Haut den Gastrointestinaltrakt. Sie befestigen sich mit der Kopfseite im oberen Dünndarm und saugen Blut.

Symptomatik und Diagnostik

Ein juckender, makulopapulöser Ausschlag kann sich am Ort des Eindringens der Larve entwickeln. Die Wanderung der Larve durch die Lunge kann manchmal zu Lungensymptomatik führen (s. Askaridiasis). Der ausgewachsene Wurm erzeugt oft epigastrische Schmerzen. Ob sich aus dem intestinalen Blutverlust Eisenmangelanämie und Hypoalbuminämie ergeben, hängt davon ab, ob die Verluste aus dem Darm mit der Nahrung ausgeglichen werden. Dies wiederum hängt von der Zahl der Würmer und von der Zusammensetzung der Diät ab. Schwere Blutverluste haben Wachstumsverlangsamung, Herzversagen und Anasarka als Folge.

Bei symptomatischen Infektionen werden die typischen Eier in der Regel im Stuhl leicht nachgewiesen. Wenn der Stuhl einige Stunden lang nicht untersucht wird, können die Eier ausschlüpfen und Larven hervorbringen, die mit *Strongyloides* verwechselt werden können.

Prophylaxe

Vermeidung von Bodenverschmutzung und direktem Hautkontakt mit dem Boden sind zwar effektiv, aber in den meisten Endemiegebieten nicht durchführbar. Periodische Massenbehandlungen und Eisenzusatz in der Nahrung können hilfreich sein.

Therapie

Hauptaufgabe der Therapie sind allgemein unterstützende Maßnahmen und die Beseitigung der Anämie. Letztere spricht meist auf die orale Eisentherapie an, in schweren Fällen können jedoch parenterale Eisengaben oder Bluttransfusionen nötig sein. Die wurmtreibende Therapie kann einsetzen, sobald der Zustand des Patienten stabil ist. Es sind mehrere wirksame Medikamente auf dem Markt. Für *N. americanus* wird Pyrantel Pamoat 3 Tage lang in einer Dosierung von 11 mg/kg (maximal 1 g) oral als Einzeldosis gegeben, bei *A. duodenale* ist eine einzige Dosis gewöhnlich ausreichend. Mebendazol, 100 mg oral 2mal täglich für 3 Tage, ist ebenso effektiv, sollte aber in der Schwangerschaft nicht angewandt werden (s. Trichuriasis).

Strongyloidesinfektion

(Fadenwurmbefall)

Eine Infektion, die durch Strongyloides stercoralis *hervorgerufen wird und durch Eosinophilie und Schmerzen im Epigastrium gekennzeichnet ist.*

Ätiologie, Pathogenese und Epidemiologie

Die Erkrankung ist in den Tropen endemisch und findet sich in der Regel in den gleichen klimatischen und sanitären Voraussetzungen, die auch die Verbreitung von Hakenwürmern fördern. In gemäßigten Gebieten kann die Erkrankung ebenfalls in sanitär schlecht versorgten Einrichtungen und beengten Verhältnissen vorkommen.

Der Entwicklungszyklus von *S. stercoralis* ähnelt sehr dem des Hakenwurms, nur schlüpfen hier die Larven, während sie sich noch im Darm befinden, dementsprechend gelangen statt Eiern Larven in den Stuhl. Die Larven entwickeln sich in der Regel in der Erde zu dem infektiösen filariformen Stadium. Manchmal entwickeln sich die Larven auch im Darm oder in der perianalen Hautregion weiter, und die filariformen Larven infizieren den Wirt in der Folge direkt über den Intestinaltrakt („Autoinfektion" oder „Hyperinfektion"), ohne in den Boden zu gelangen. Dies kann zu einer extrem großen Menge an Würmern führen.

Symptomatik und Diagnostik

Das flüchtige Auftreten von streifenförmigen Quaddeln und Hautrötungen kann die Autoinfektion begleiten. Ähnlich der Askaridiasis können aufgrund der Larvenbewegung durch die Lunge pulmonale Manifestationen entstehen. Schwere Darminfektionen können zu Schmerzen im Epigastrium, zu Berührungsempfindlichkeit, Erbrechen und Diarrhö führen. Bei Patienten mit Immundefekten kann es zu tödlich verlaufenden massiven Autoinfektionen und ausgedehnter Larvenbewegung kommen, die oft von einer schweren Enterokolitis und gramnegativen Bakteriämie begleitet werden.

Larven finden sich im Stuhl. Man sollte mehrere Stuhlproben untersuchen, da nur wenige Larven vorhanden sein können. Aspirate aus dem Duodenum sowie Biopsien aus dem Jejunum können ebenso Larven aufweisen.

Prophylaxe und Therapie

Die Prävention entspricht weitgehend der beim Hakenwurm. 25 mg/kg Thiabendazol 2mal täglich oral 2 oder 3 Tage lang (maximal 3 g) ist die gebräuchliche Behandlung, sie ist aber oft von unerfreulichen Nebenwirkungen begleitet. Bei disseminierter Erkrankung sollte die Behandlung mindestens 5 Tage fortgeführt werden. Nach kürzlichen Untersuchungen ist Ivermectin wirksam aber weniger toxisch als Thiabendazol.

Gewebsnematoden

Trichinose

Eine Parasitenerkrankung, die durch Trichinella spiralis *verursacht wird und durch anfängliche gastrointestinale Symptome, später durch periorbitales Ödem, Muskelschmerzen, Fieber und Eosinophilie gekennzeichnet ist.*

Ätiologie, Pathogenese und Epidemiologie

Die Trichinose kommt weltweit vor oder fehlt in Gebieten, in denen Schweine mit Wurzelgemüse gefüttert werden, wie z. B. in Frankreich. In den USA ist die Erkrankungshäufigkeit zurückgegangen und inzwischen sehr sporadisch. Erkrankungen treten fast nur noch dann auf, wenn Schweinefleischfrischprodukte gegessen werden.

Die Infektion mit dem Rundwurm *T. spiralis* ergibt sich aus der Aufnahme von rohem oder *ungenügend gekochtem* oder verarbeitetem Schweinefleisch oder Schweinefleischprodukten (selten Fleisch von Bären und Meeressäugetieren), das eingekapselte Larven (Trichinen) enthält. Die Wand der Zysten wird im Magen oder Duodenum verdaut, und die nun freie Larve dringt in die Duodenal- und Jejunalmukosa ein. Innerhalb von 2 Tagen tritt die sexuelle Reifung der Larven und Paarung ein. Die männlichen Trichinellen spielen fortan keine Rolle mehr für die Entstehung der Erkrankung. Die Weibchen graben sich in die Darmwand ein und beginnen mit der Produktion und Freisetzung von lebenden Larven, etwa ab dem 7. Tag. Jedes Weibchen kann über 1000 Larven produzieren. Dieses Stadium dauert etwa 4–6 Wochen. Danach stirbt der weibliche Wurm und wird verdaut. Die kleinen (0,1 mm) Larven werden über den lymphatischen und Portalkreislauf in die Blutbahn gebracht und von da zu den verschiedenen Geweben und Organen. Nur die Larven, die den Skelettmuskel erreichen, überleben. Sie dringen in einzelne Fasern ein und erzeugen eine Myositis. Sie wachsen bis zu

1 mm Länge, rollen sich auf, kapseln sich ab und verkalken. Nach etwa 3 Monaten ist die Abkapselung beendet. Die Larven leben aber noch mehrere Jahre weiter. Besonders betroffen sind das Zwerchfell, die Zunge sowie die Pektoralis-, Augen- und Interkostalmuskulatur. Larven, die das Myokard und andere Nicht-Skelettmuskeln erreichen, werden von der nachfolgenden Entzündungsreaktion getötet. Bei Tieren bilden die abgekapselten Larven die Infektionsquelle für den nächsten Wirt.

Symptomatik

Der klinische Verlauf ist sehr unterschiedlich, wobei die Schwere der Erkrankung von der Zahl der eindringenden Larven abhängt sowie vom befallenen Gewebe und vom Zustand des Patienten. Viele Patienten bleiben asymptomatisch. 1–2 Tage nach der Aufnahme des infizierten Fleisches können gastrointestinale Symptome und leichtes Fieber auftreten, systemische Manifestationen durch die Larveninvasion treten aber nicht vor dem 7.–15. Tag auf. Etwa um den 11. Tag der Infektion kommt es zu plötzlichen Ödemen der oberen Augenlider, einem der frühesten charakteristischen Zeichen. In der Folge können subkonjunktivale und retinale Blutungen auftreten, Schmerzen und Lichtempfindlichkeit. Kurz nach den Augensymptomen entwickeln sich Muskelschmerzen und Urtikaria, Blutungen unter den Nägeln, Durst, starkes Schwitzen, Fieber, Schüttelfröste, Schwäche, Erschöpfung und eine schnell ansteigende Eosinophilie. Die Schmerzen sind in der Atem-, Sprech-, Kau- und Schluckmuskulatur am stärksten. Es kann sich eine schwere, manchmal tödliche Dyspnoe einstellen. Das Fieber remittiert und steigt in der Regel auf etwa 39°C oder höher, bleibt mehrere Tage auf dieser Höhe und fällt dann langsam ab. Die Eosinophilie setzt in der 2. Woche ein, erreicht in der 3.–4. Woche ihren Höhepunkt (20–40% oder mehr) und verringert sich dann langsam. Sie kann durch begleitende bakterielle Infektionen verschleiert werden. In der 3.–6. Woche können sich Lymphadenitis, Enzephalitis, Meningitis, Seh- oder Hörstörungen, Pneumonie, Pleuritis und Myokarditis entwickeln. Dies geschieht durch die Zerstörung der disseminierten Larven außerhalb des Skelettmuskels als Folge der Entzündungsreaktionen. Sollte sich ein Herzmuskelversagen entwickeln, geschieht das zwischen der 4. und 8. Woche. Ein Großteil der Symptome legt sich etwa nach dem 3. Monat. Unklare Muskelschmerzen und Müdigkeit können jedoch über Monate anhalten.

Diagnostik

Während der intestinalen Phase der Erkrankung sind die Symptome unspezifisch, und es stehen keine Diagnose-Laborverfahren zur Verfügung. Der Patient kann sich u.U. später an Diarrhö, Unwohlsein, Erbrechen und andere gastrointestinale Störungen erinnern. Hilfreich sind die Aufnahme von Schweinefleischfrischgerichten oder unzureichend gekochtem Schweinefleisch, gefolgt von akuter Gastroenteritis oder Gesichtsödem (besonders der Oberlider) in der Anamnese. Muskelbiopsien in der 4. Krankheitswoche können Larven oder Zysten zutage bringen. Selbst wenn in den Biopsien keine Trichinen nachgewiesen werden können, weist eine diffuse Myositis auf eine aktive Trichinose hin. Selten findet man den Parasit in infiziertem Fleisch oder in Stuhl, Blut oder Liquor des Patienten.

Zur Zeit im Handel erhältliche Hauttestantigene sind nicht zuverlässig, und ihr Gebrauch wird nicht empfohlen. Als serologische Teste stehen der Enzymimmunoassay (ELISA) und die Bentonit-Flockungsreaktion, die am weitesten verbreitet ist, zur Verfügung. Falsch negative Ergebnisse können bei jeder Reaktion vorkommen, besonders dann, wenn die Untersuchung in den ersten 2 Wochen nach Erkrankungsbeginn vorgenommen wird. Da die Titer jahrelang positiv bleiben, sind sie von größtem Wert, wenn sie zuerst negativ und dann positiv werden.

Skelettmanifestationen bei Trichinose müssen unterschieden werden von akutem rheumatischem Fieber, akuter Arthritis, Gefäßödem und Myositis. **Fieber** könnte von Tuberkulose, Fleckfieber, Sepsis und undulierendem Fieber stammen, **Lungenmanifestationen** von einer Pneumonie. Meningitis, Enzephalitis, Poliomyelitis muß man bei der Differentialdiagnose **neurologischer Manifestationen** unterscheiden. Und letztlich tritt die **Eosinophilie**

auch bei Morbus Hodgkin, eosinophiler Leukämie und Polyarteriitis nodosa auf und bei Erkrankungen, die durch andere wandernde Nematoden ausgelöst werden.

Prophylaxe

Die Trichinose kann verhindert werden, indem man Schweinefleisch und Schweinefleischprodukte ausgiebig kocht. Die Larven kann man in der Regel dadurch töten, daß man das Fleisch für 3 Wochen bei −15 °C, für einen Tag bei −18 °C einfriert. Im Fleisch von arktischen Säugetieren jedoch können auch kältere Temperaturen überlebt werden. Rohe Abfälle sollten nicht an Schweine verfüttert werden, da sie infizierte Schweinefleischabfälle enthalten können.

Prognose und Therapie

Die Prognose ist in den meisten Fällen gut. Ungünstige prognostische Zeichen sind das Fehlen von eosinophilen Reaktionen oder der plötzliche Abfall des eosinophilen Spiegels auf 1% oder 0 während der akuten Phase.

Die symptomatische und unterstützende Therapie zielt darauf ab, den Patienten die akute Toxikämie überleben zu lassen. Diese besteht nicht mehr, wenn die Larven abgekapselt sind. Muskelschmerzen lassen sich in der Regel durch Bettruhe behandeln, manchmal sind jedoch Analgetika wie Aspirin oder Codein nötig. Bei Patienten mit schweren allergischen Manifestationen oder einer Beteiligung des Myokards oder ZNS sind Kortikosteroide indiziert. Hier wird Prednison, 20–60 mg/Tag oral, 3–4 Tage in mehreren Dosen verabreicht. In der Folge wird das Medikament langsam reduziert und nach 10 Tagen abgesetzt.

Mebendazol in einer Dosierung von 3 × täglich 200 mg, oral 3 Tage lang, dann 400–500 mg 3 × täglich, 10 Tage lang, oder als Alternative 2 × täglich 25 mg/kg Thiabendazol oral während 5–10 Tagen, ist gegen den Parasiten höchst effektiv, das Ansprechen der Symptome ist jedoch unterschiedlich.

Toxokariasis

Ein weitverbreitetes klinisches Syndrom, das aus der Invasion menschlicher Eingeweide durch Nematodenlarven (z. B. Toxocara canis *oder* cati, *die physiologische Parasiten von Hunden und Katzen sind) und der folgenden langen Wanderung der Larven durch den Körper entsteht.* Sie kommt meist als relativ harmlose Erkrankung bei Kindern im Alter von 2–4 Jahren vor, kann aber auch ältere Patienten befallen.

Ätiologie und Pathogenese

Infektionsquelle sind die Eier mit Parasitenembryos aus Bodenmaterial, das mit Stuhl von infizierten Hunden und Katzen kontaminiert ist. Ein bevorzugter Platz für Katzenfäkalien sind Kindersandkästen, die dadurch zu einer besonderen Gefahr werden. Die Übertragung erfolgt entweder direkt durch den Mund beim Spielen der Kinder mit dem infizierten Boden oder indirekt durch kontaminierte Nahrung oder andere Gegenstände. Die Inkubationszeit schwankt zwischen Wochen und mehreren Monaten und ist von der Intensität und Anzahl der Expositionen und von der Anfälligkeit des Patienten abhängig.

Nach der Aufnahme häuten sich die Eier im Darm. Die Larven dringen in die Darmwand ein und werden über den Kreislauf im Körper verteilt. Es können alle Gewebe befallen werden, besonders ZNS, Augen, Leber, Lungen und Herz. Die Larve kann monatelang überleben und erzeugt durch ihre Wanderung und Gewebesensibilisierung Schäden. Es ergeben sich lokale granulomatöse Reaktionen, wobei sich die Larven selbst in Gewebeschnitten nur schwer darstellen lassen. Die Parasiten schließen die eigene Entwicklung nicht im menschlichen Körper ab.

Symptomatik und Diagnostik

Klinische Zeichen sind Fieber, Husten, Giemen und Hepatomegalie. Bei einigen Patienten kommen auch Hautausschläge, Splenomegalie und rezidivierende Pneumonien vor. Läsionen am Auge (Chorioretinitis), die mit einem Retinoblastom verwechselt werden können, treten manchmal bei älteren Kindern und Erwachsenen auf, meist ohne das Vorhandensein anderer klinischer Manifestationen der Erkrankung.

Hinweise auf die Erkrankung liefern eine hochgradige Eosinophilie (über 60%), Hepatomegalie, Pneumonie, Fieber und Hyperglobulinämie. Leberbiopsie und Darstellung der Larven oder ihrer Fragmente in typischen granulomatösen Läsionen können bei der Diagnose hilfreich sein. In letzter Zeit sind verläßliche serologische Tests entwickelt worden.

Prognose, Prophylaxe und Behandlung: Die Prognose ist gut; die Erkrankung ist selbstlimitierend, ohne Reinfektion in 6–18 Monaten.

Infizierte Haushunde und Katzen, besonders im Alter unter 6 Monaten, sollten schon ab einem Alter von 4 Wochen regelmäßig entwurmt werden (unter der Anleitung eines Tierarztes), Sandkästen sollten nach dem Gebrauch abgedeckt werden.

Es steht keine effektive Behandlung zur Verfügung. Wahrscheinlich ist Mebendazol, in einer Dosierung von 200–400 mg oral 5 Tage lang, die Behandlung der Wahl oder Diäthylcarbamazin, 2 mg/kg 3mal täglich oral nach den Mahlzeiten für 2–4 Wochen. Zur Behandlung der Symptome kann auch Prednison, 20–40 mg/Tag oral mit reduzierter Dosis nach 3–5 Tagen, eingesetzt werden.

Filariasis

Eine Gruppe von Erkrankungen, die in tropischen und subtropischen Ländern vorkommt und durch Filarien *verursacht wird.*

Ätiologie und Pathogenese

Nur bei Menschen kommt *Wuchereria bancrofti* vor; *Brugia malayi* wird oft von Wirtstieren auf Menschen übertragen. Die ausgewachsenen Filarien leben im menschlichen Lymphsystem. Von schwangeren weiblichen Filarien abgegebene Mikrofilarien finden sich besonders nachts im peripheren Blut. Die Infektion wird durch viele Mückenarten übertragen: Die Vektoren von *W. bancrofti* sind *Aedes-*, *Culex-* und *Anopheles*mücke, die von *B. malayi* sind *Anopheles-* und *Mansonia*mücke. Die Mikrofilarien werden von den Mücken aufgenommen und entwickeln sich in der Brustmuskulatur der Insekten weiter. Wenn sie ausgereift sind, wandern sie zur Mundregion der Insekten. Beißt diese infizierte Mücke nun einen neuen Wirt, dringen die Mikrofilarien in die Bißwunde ein und erreichen wiederum das Lymphsystem, wo sie sich bis zum Erwachsenenstadium weiterentwickeln.

Rund um die jungen und erwachsenen Würmer kommt es zu Entzündungsreaktion und Fibrose und damit zu fortschreitender lymphatischer Obstruktion. Die Mikrofilarien tragen wahrscheinlich nicht direkt zur Reaktion des Wirts bei.

Symptomatik und Diagnostik

Die Inkubationszeit kann nur 2 Monate betragen. Von der Infektion bis zum Auftauchen der Mikrofilarien im Blut dauert es aber mindestens 8 Monate. Die klinischen Manifestationen hängen dabei von der Schwere der Infektion ab. Es kann zu Lymphangitis, Lymphadenitis, Orchitis, Funikulitis, Epididymitis, Lymphvarizen und Chylurie kommen. Schüttelfrost, Fieber, Kopfschmerzen und Unwohlsein können ebenfalls vorhanden sein. Bei Langzeitaufenthalt in Endemiegebieten und wiederholten Infektionen kann es zu Elefantiasis und anderen schweren Folgeerscheinungen kommen. Eine Abart der Filariasis (Tropische Eosinophilie) ist durch Hypereosinophilie, Vorhandensein von Mikrofilarien in Geweben aber nicht im Blut, und durch hohe Titer von Antikörpern gegen Filarien gekennzeichnet. Klinisch kann der Patient Husten, Bronchospasmus, Thoraxinfiltrate und manchmal eine Lymphadenopathie aufweisen.

Mikrofilarien findet man im Blut oder in der Lymphe. Eine Anzahl serologischer Tests steht zur Verfügung, ist aber nicht sehr zuverlässig. Tests für den Antigennachweis werden z. Zt. entwickelt.

Prophylaxe und Therapie

Durch Kombination von umfassender Behandlung und Kontrolle über die Mücken haben sich bei der Bekämpfung von Filarien vielversprechende Ergebnisse gezeigt.

Diäthylcarbamazin in ansteigenden Dosen oral verabreicht (1. Tag 50 mg nach den Mahlzeiten, 2. Tag 3×50 mg, 3. Tag 3×100 mg für Erwachsene, für Kinder jeweils die Hälfte der Erwachsenendosis und anschließend 3 Wochen lang 3×täglich 2 mg/kg nach den Mahlzeiten) entfernt die Mikrofilarien aus dem Blut. Bei vielen Patienten tötet es auch den Erwachsenenwurm ab oder behindert dessen Fortpflanzungsfähigkeit, was eine dauerhafte Beseitigung der Mikrofilarien zur Folge hat. Während der Behandlung kann es zu schweren allergischen Reaktionen und zur Bildung von Abszessen kommen, die aber durch Antihistamine und Kortikosteroide bekämpft werden können.

Nur bei einigen Arten der Elefantiasis, besonders des Skrotums, ist ein chirurgischer Eingriff anzuraten. Eine Elefantiasis der Beine wird durch Hochlegen und elastische Verbände behandelt.

Onchozerkose

(Flußblindheit)

Eine Erkrankung, die durch eine Infektion mit Onchocerca volvulus *hervorgerufen wird und durch fibröse Knoten in Haut und Unterhautgewebe gekennzeichnet ist.* Befunde an den Augen sind häufig, es kann zu Blindheit kommen. Die Erkrankung, die durch den Stich einer Mücke *(Simuliidae)* hervorgerufen wird, kommt in Südmexiko, Guatemala, Venezuela, Kolumbien, Yemen und zu mehr als 90% der Fälle im tropischen Afrika vor. Die **Diagnose** stützt sich auf den Nachweis von Mikrofilarien in Hautbiopsien oder Knötchen.

Therapie

Um die Mikrofilarien zu eliminieren, wird Ivermectin 1×oral in einer Dosierung von 150 µg/kg gegeben und alle 6–12 Monate wiederholt, wenn noch ausgewachsene Würmer vorhanden sind (die Kenntnis über die Sicherheit und Wirksamkeit bei Kindern ist begrenzt). Ivermectin löst wahrscheinlich weniger ernsthafte allergische Reaktionen aus als Diäthylcarbamazin. Ausgewachsene Würmer werden durch operative Entfernung der Knötchen beseitigt. Suramin (Cave: *Toxizität*) ist ebenfalls in einer Testdosis von 100 mg i.v., gefolgt von 5wöchentlichen Injektionen von 1 g i.v., erfolgreich.

Loiasis

(Calabarschwellung)

Eine Art der Filariasis, die man in West- und Zentralafrika findet und die durch Loa loa *hervorgerufen und durch den Biß von Fliegen der Gattung* Chrysops *übertragen wird.* Die Erkrankung ist charakterisiert durch lokalisierte flüchtige Schwellungen, die durch Wanderung von ausgewachsenen Würmern in den subkutanen Geweben hervorgerufen werden. Die Würmer können auch unterhalb der Konjunktiva durch das Auge wandern. Mikrofilarien finden sich in den Schwellungen und im peripheren Blut. Eine Eosinophilie ist häufig.

Therapie

Diäthylcarbamazin in ansteigenden Dosen 3 Tage lang (wie bei Filariasis, oben), dann 3mg/kg 3×täglich nach den Mahlzeiten 14 Tage gegeben, tötet sowohl die Mikrofilarien als auch die ausgewachsenen Würmer. Bei massiv infizierten Menschen ist die Anfangsdosis in den ersten 3 Tagen auf 1 mg/kg begrenzt. Da während der ersten Behandlungsphase allergische Reaktionen häufig sind, kann man in den ersten 4 Tagen ein Antihistaminikum und Prednison, 10–40 mg/Tag, geben.

Drakunkulose

(Guineawurm-Krankheit)

Eine Krankheit, die durch den Guineawurm (Dracunculus medinensis) *in Unterhautgeweben hervorgerufen wird.* Sie ist in Indien, Pakistan, im Nahen Osten, dem tropischen Teil Afrikas endemisch. Die Infektion folgt auf die Aufnahme von Wasser, das infizierte Krebse *(Cyclops)* enthält. Die Larven dringen in die Darmwand ein, reifen im Retroperitonealraum und wandern ins subkutane Gewebe, und ungefähr 12 Monate später führen sie dort zu Ulzera, durch die die weiblichen Würmer Larven ausscheiden. Heftige Lokalreaktionen können zu wochenlanger Arbeitsunfähigkeit führen. Die **Diagnose** ist erst möglich, sobald der ausgewachsene Wurm sein Zielgebiet unterhalb der Haut erreicht hat. Zu diesem Zeitpunkt kann der Kopf des Wurms in der Basis des Ulkus gesehen werden. Ebenso kann man im Sekret Larven nachweisen.

Die **Therapie** besteht aus einer langsamen Extraktion des ausgewachsenen Wurms, durch dauerhaften Zug an dessen Kopf über einen Zeitraum von Tagen oder Wochen. Eine chirurgische Entfernung wird im allgemeinen nicht empfohlen. Septische und Fremdkörperreaktionen sollten mit Antibiotika und der Wurmentfernung, wenn nötig, behandelt werden. Die Extraktion kann durch eine antibiotische Behandlung der Sekundärinfektion und durch eine Besserung der begleitenden Entzündung vielleicht beschleunigt werden. Für die Eliminierung einer latenten Infektion gibt es keine Behandlung.

Dirofilariasis

Dirofilaria immitis, eine große Filarie, lebt im rechten Herzen von Hunden. Mikrofilarien werden in das periphere Blut ausgeschwemmt, wo sie von verschiedenen Mückenarten aufgenommen werden. Wenn sie dann auf einen Menschen übertragen werden (was sehr selten geschieht), wandern sie bis zur Lunge und führen dort zu klar abgegrenzten Lungenknötchen. Der Patient klagt über Thoraxschmerz, Husten und manchmal Blutungen. Die **Diagnose** erfolgt durch histologische Untersuchung der Lungenknötchen. Eine Behandlung ist nicht nötig.

Trematoden

Schistosomiasis

(Bilharziose)

Eine parasitäre Eingeweideerkrankung, die durch Trematoden der Gattung Schistosoma *hervorgerufen wird.*

Ätiologie, Pathogenese und Epidemiologie

In Afrika und dem Mittleren Osten *(S. haematobium)* ist die Erkrankung endemisch. Das gleiche gilt für Ägypten, Gebiete von Nord- und Südafrika, bestimmte westindische Inseln und Puerto Rico und die nördlichen zwei Drittel von Südamerika *(S. mansoni)* und in Japan, Zentral- und Südchina, die Philippinen, Indonesien, Malaysia, Thailand und Laos *(S. japonicum).* In endemischen Gebieten ist die Schistosomiasis die wesentlichste Ursache für Erkrankungen. Auch Besucher, die kontaminiertes Wasser trinken oder in diesem Wasser baden oder schwimmen, können sich infizieren.

Die Schistosomen, die menschenpathogen sind, sind sich geschlechtlich und ungeschlechtlich fortpflanzende Trematoden. Die Zwischenwirte sind dabei Süßwasserschnekken. Eine Infektion des Menschen geschieht durch Kontakt (besonders beim Baden) mit den freischwimmenden Zerkarien des Parasiten, die in die Haut eindringen und in den intrahepatischen Pfortaderkreislauf gelangen, wo sie in 1–3 Monaten heranreifen. Die ausgewachsenen Würmer wandern dann in die kleinen Venen der Blase oder des Darms. Klinische

Erkrankungen werden hauptsächlich von drei Arten hervorgerufen: *S. haematobium* erzeugt Symptome des Urogenitaltrakts; *S. mansoni* und *S. japonicum* führen zu Störungen im Dünndarm, Dickdarm und Rektum. *S. mekongi* wurde im Bereich des Mekong-Flusses in Indochina gefunden. Die Erkrankung durch diesen Wurm entspricht in der Epidemiologie, Klinik und Therapie der Erkrankung durch S. japonicum.

Mehrere Schistosomenarten verweilen nicht im Menschen, erzeugen aber eine Dermatitis (die u.a. auch in den USA und anderswo bei Schwimmern zu sehen ist). Die Wirte sind hier in der Regel Wandervögel. Als Zwischenwirte dienen Weichtiere in Salz- und Süßwassern.

Symptomatik

Initial kommt es zu einem juckenden papulösen Ausschlag, der an der Eintrittstelle der Zerkarien auftritt. Bei der „Schwimmerdermatitis" entwickelt sich die Erkrankung nicht weiter. Bei anderen Formen bildet sich der erwachsene Wurm in der Leber, führt zu Fieber, Eosinophilie und oft zu Urtikaria, Hepatosplenomegalie und Lymphadenopathie. Wenn die ausgewachsenen Würmer in die Eingeweide wandern, führt die Reaktion auf die Eier dieser Würmer je nach den betroffenen Organen zu entsprechenden Symptomen (Zystitis, chronische Diarrhö). Besonders bei Infektionen durch *S. mansoni* und *S. japonicum* kann es durch eine Entzündung in der Umgebung der Eier, die mit dem Pfortaderblut wieder in die Leber gelangt sind, zu einer Verhärtung der Leber, portaler Hypertension und als Folge davon zu Splenomegalie, Aszites und Ösophagusvarizen kommen. Sobald sich die venösen Kollateralkreisläufe gebildet haben, können die Eier auch zu anderen Organen, besonders in die Lungen und das ZNS gelangen.

Diagnostik

Eier findet man im Stuhl *(S. japonicum* und *S. mansoni),* Urin *(S. haematobium)* oder in Biopsien von Rektum und Harnblase. Es können mehrere Stuhluntersuchungen unter Anwendung von Konzentrationsmethoden nötig sein. Positive Haut- und serologische Tests bilden keine ausreichende Basis für eine Therapie, sollten aber zu ener eingehenden Suche nach Eiern führen. Nur der Nachweis von lebenden Eiern bei Patienten rechtfertigt eine Therapie.

Prophylaxe und Therapie

Die Kontrolle der Erkrankung ist schwierig und hängt von ausreichenden sanitären Einrichtungen ab (Urin- und Stuhlbeseitigung), dem Einsatz von Molluskenvernichtungsmittel, der Meidung von infiziertem Wasser und der Behandlung mit Wurmmitteln.

Da die Schwere der Schistosomiasis von der Intensität der Infektion abhängt, richtet sich die Therapie in der Hauptsache auf die Verringerung der Anzahl der Würmer. Praziquantel in einer eintägigen Gabe von 60 mg/kg auf 2 oder 3 Dosen verteilt ist bei allen 4 Schistosomentypen wirksam. Bei *S. haematobium* und *S. mansoni* ist eine Dosis von 40 mg/kg ausreichend.

3 bzw. 6 Monate nach der Behandlung sollten die Patienten auf lebende Eier untersucht werden. Wenn die Ausscheidung der Eier nicht substantiell abgenommen hat, ist eine erneute Behandlung indiziert.

Clonorchias

Eine Entzündung der Leber, die aus der Aufnahme von Zysten des Leberegels Clonorchis sinensis *entsteht.*

Ätiologie und Epidemiologie

Clonorchis sinensis ist für den Menschen eine wichtige parasitische Lebertrematode *(s. Schistosomiasis und Tab. 18.).* Sie überlebt 20–50 Jahre im Gallengangsystem und entläßt abgedeckelte Eier in den Stuhl. Wenn das Ei frisches Wasser erreicht, schlüpft eine freischwimmende Trematodenwimperlarve, die von dem Zwischenwirt Schnecke aufgenommen wird. Nach Vermehrung und Weiterentwicklung in der Schnecke werden Tausende von freilebenden Zerkarien frei, die wiederum von Zwischenwirten aufgenommen werden müssen, z. B. von Süßwasserfischen wie Karpfen, wo sie sich abkapseln und Metazerkarien bilden. Die Infektion des Menschen ergibt sich aus der Aufnahme von rohem, getrocknetem, gesalzenem oder eingelegtem Fisch, der diese Metazerkarien enthält. Im Duodenum werden die Larven frei, dringen in die Gallengänge ein und wandern zu den kleineren Gallenwegen (oder manchmal in die Gallenblase und die Gänge des Pankreas), wo sie sich innerhalb von etwa 1 Monat zu ausgewachsenen, flachen Trematoden entwickeln, die mehrere Millimeter bis mehrere Zentimeter Länge aufweisen. Die Erkrankung ist im Fernen Osten (wo Hunde, Katzen, Schweine und andere Tiere ebenso als Reservoir dienen) endemisch, anderswo findet man die Infektion meistens bei Einwanderern aus diesen Gebieten sowie bei Fischen aus dem Fernen Osten.

Symptomatik und Komplikationen

Leichte Infektionen sind meist asypmtomatisch. Offensichtliche Fälle kommen meist bei Erwachsenen vor, wenn die Zahl der Würmer über 500 beträgt. Initial kommt es zu Fieber, Schüttelfrost, schmerzhafter Hepatomegalie, leichtem Ikterus und Eosinophilie. Die ausgewachsenen Würmer, die sich von den Sekretionen der Gallengangsmukosa und wahrscheinlich von Zellelementen ernähren, verursachen eine chronische Cholangitis mit Entzündung des Gallengangsystems, einer Proliferation des Gallengangepithels und einer fortschreitenden portalen Fibrose. Bei schweren Infektionen (1000–2000 Trematoden) kann die portale Fibrose zu einer totalen Hypertension führen und sich auf das Leberparenchym ausbreiten, was zu Leberzellnekrosen und Leberzellverfettung führt. Zum Ikterus kommt es in der Regel durch biliäre Obstruktion mit Würmern oder durch Steinbildung. Weitere Komplikationen einer schweren Chlonorchiasis sind das Gallengangskarzinom (eine metaplastische Veränderung des gereizten biliären Epithels), eine eitrige Cholangitis und die chronische Pankreatitis.

Diagnostik

Die klinischen und epidemiologischen Befunde weisen oft auf die Diagnose hin, die nur durch den Nachweis von Eiern im Stuhl oder Duodenalinhalt bestätigt werden kann. Die hellbraunen, ovalen Eier sind 29×16 μ groß, haben einen auffälligen deckelförmigen Rand und einen Höcker auf der Rückseite. Sie lassen sich von den Eiern der *Metagonimus*-, *Heterophyes*- und *Opisthorchis*trematoden schwer unterscheiden. Die Spiegel der alkalischen Phosphatase und des Bilirubin können erhöht sein. Die Eosinophilie ist unterschiedlich ausgeprägt. Auf einer Abdomen-Leeraufnahme werden gelegentlich intrahepatische Verkalkungen nachgewiesen. Bei der akuten symptomatischen Erkrankung ist ein Leberszintigramm meist negativ. Es können sich aber multiple Gebiete mit verminderter Anflutung zeigen. Bei der perkutanen transhepatischen Cholangiographie sieht man oft eine Erweiterung der peripheren intrahepatischen Gallengänge. Die ausgewachsenen Würmer (5×15 mm Durchmesser) imponieren als runde Füllungsdefekte.

Prophylaxe und Therapie

Die Infektion kann durch ausreichendes Kochen von Süßwasserfischen vermieden werden. Die Behandlung erfolgt mit Praziquantel, 75 mg/kg in 3 geteilten Dosen und an 2 Tagen wiederholt, ist gut wirksam. Eine Obstruktion der Gallengänge kann eine Operation nötig machen.

Zestoden

Rinderbandwurmbefall

(*Taenia-saginata*-Infektion)

Eine meist asymptomatische Infektion des Verdauungstrakts, die von der Zestode Taenia saginata *verursacht wird.*

Ätiologie, Pathogenese und Epidemiologie

Die Erkrankung ist besonders häufig in Afrika, dem Mittleren Osten, Osteuropa, Mexiko und Südamerika. In den USA ist die Infektion selten, kommt aber noch in vielen Staaten vor.

Der ausgewachsene Wurm lebt im menschlichen Verdauungstrakt und besteht aus einem kleinen Kopf (Scolex) im Durchmesser von 1–2 mm und bis zu 1000 hermaphroditischen Bandwurmgliedern, die dem Wurm seine charakteristische Bandform geben. Der Wurm hat eine Länge von 4,5–9 m. Die mit Eiern gefüllten Proglottiden werden in den Stuhl ausgeschieden und von Rindern aufgenommen. Die Eier schlüpfen in den Rindern, dringen in die Darmwand ein und werden über den Blutstrom zur quergestreiften Muskulatur gebracht, wo sie sich abkapseln (Finnenstadium). Der Mensch infiziert sich durch Aufnahme der Finnen aus rohem oder zu wenig gekochtem Rindfleisch.

Symptomatik und Diagnostik

Die Infektion verläuft meist asymptomatisch, obwohl es zu Schmerzen im Epigastrium, zu Diarrhö und Gewichtsverlust kommen kann. Manchmal kann der Patient eine aktive Bewegung der Bandwurmglieder im Anus fühlen.

Die Diagnose wird meist durch Auffinden der charakteristischen Bandwurmglieder gestellt, seltener findet man auch den Kopf des Bandwurms im Stuhl. Das perianale Gebiet kann auch untersucht werden, indem man die klebende Seite eines Klebebandes darauf drückt, sie sodann auf einen Objektträger aufträgt und diesen Träger unter dem Mikroskop auf Eier, die aus rupturierten Bandwurmgliedern stammen, untersucht.

Prophylaxe und Therapie

Durch ausreichendes Erhitzen von Rindfleisch auf mindestens 56°C für 5 Minuten kann die Infektion verhindert werden. Hilfreich sind auch Fleischbeschau und ausreichende sanitäre Einrichtungen.

Es wird eine einzelne Dosis Niclosamid (2 g) in Form von 4 Tabletten (500 mg pro Tablette) gegeben. Die Tabletten werden nacheinander zerkaut und mit etwas Wasser geschluckt (bei Kindern mit einem Gewicht von 11–34 kg 1 g, bei einem Gewicht über 34 kg 1,5 g). Alternativ kann Praziquantel in einer Einzeldosis von 10 mg/kg angewandt werden. Bis der Wurm ausgeschieden ist, wird er in der Regel verdaut. Nach 3 bzw. 6 Monaten sollte der Stuhl wieder untersucht werden, um die Heilung zu bestätigen.

Schweinebandwurmbefall

(*Taenia-solium*-Infektion)

Eine Infektion des Verdauungstraktes, die durch die ausgewachsene Zestode Taenia solium *hervorgerufen wird.* Die Infektion mit den Larven (Zystizerkus) führt zur **Zystizerkose,** einer häufigen Erkrankung des Menschen in Endemiegebieten.

Ätiologie, Pathogenese und Epidemiologie

T.-solium-Infektionen sind in Asien, Rußland, Osteuropa und Lateinamerika häufig, in den USA sind sie selten, eine Ausnahme bilden Immigranten aus endemischen Gebieten.

Die ausgewachsene *T. solium* mißt 2,5–3 m und besteht aus einem Kopf, der mit mehreren Häkchen ausgestattet ist, und einem Körper aus etwa 1000 Gliedern. Die graviden Proglottiden haben weniger Uteringänge als beim Rinderbandwurm. Der Lebenszyklus ähnelt dem der *T. saginata,* nur sind hier Schweine statt Rindern Zwischenwirte. Menschen können auch als Wirte dienen, indem sie entweder die Eier direkt aufnehmen oder durch Rückführung von schwangeren Proglottiden aus dem Darm in den Magen, wo die Embryos freigesetzt werden. Diese dringen dann durch die Darmwand und werden in die Unterhautgewebe, Muskeln, Eingeweide und das ZNS verbreitet. Lebensfähige Zystizerken verursachen nur eine leichte Gewebsreaktion, tote Larven jedoch führen zu ausgedehnten Reaktionen.

Symptomatik

Eine Infektion mit dem ausgewachsenen Wurm ist in der Regel asymptomatisch. Schwere Infektionen mit Larven (Zystizerkose) können zu Muskelschmerzen, Schwäche, Fieber oder, wenn das ZNS beteiligt ist, zu Meningoenzephalitis oder Epilepsie führen.

Diagnostik

Bei Infektionen mit dem ausgewachsenen Wurm kann man u.U. Eier in der perianalen Region oder im Stuhl finden. Die Wurmglieder oder der Kopf müssen aus dem Stuhl gewonnen und untersucht werden, um zwischen *T. solium* und *T. saginata* zu unterscheiden. An eine Zystizerkose sollte man denken, wenn ein Patient, der in einem Endemiegebiet lebt, neurologische Befunde aufweist. Zysten mit Bandwurmfinnen (1–4 cm × 0,5–2 cm) werden am besten durch das CT oder das MRI dargestellt. Im Röntgenbild stellen sich Zystizerken manchmal als Verkalkungen dar. Bei der Biopsie von subkutanen Knötchen kann man gelegentlich abgekapselte Larven gewinnen. Ein hochempfindlicher und spezifischer Immunoblot-Assay steht für die Diagnostik zur Verfügung.

Prophylaxe und Therapie

Durch gründliches Kochen von Schweinefleisch kann die Infektion verhindert werden.

Die Infektion des Verdauungstraktes wird, wie oben für *T. saginata* beschrieben, behandelt. Da die angewandten Agenzien jedoch zu einer Auflösung der Wurmglieder führen, wobei Eier austreten, kann ihre Verwendung zumindest theoretisch zu einer Zystizerkose führen.

Fischbandwurmbefall

(Diphyllobothriuminfektion)

Eine Infektion des Verdauungstraktes, die durch die ausgewachsene Zestode Diphyllobothrium latum *hervorgerufen wird.*

Ätiologie, Pathogenese und Epidemiologie

Die Infektion kommt in Europa (besonders Skandinavien), Japan, Afrika, Südamerika, Kanada und in den USA, besonders in Alaska, vor. Rohe Fischspezialitäten wie „Lutefisk" und „Gefillte Fisch" sind eine Ansteckungsquelle.

Der ausgewachsene Wurm besitzt mehrere tausend Glieder und mißt 4,5–9 m. Gedeckelte Eier (*D. latum* sind die einzigen Eier der Bandwurmgruppe, die mit einem Deckel versehen sind) werden aus den Proglottiden ins Darmlumen ausgeschieden und gelangen in den Stuhl. Wenn der Embryo im frischen Wasser aus dem Ei schlüpft, wird er von kleinen Schalentieren verzehrt. Diese werden wiederum von Fischen gefressen. Der Mensch steckt sich durch die Aufnahme von rohem oder ungenügend gekochtem Fisch an.

Symptomatik und Diagnostik

Die Infektion ist meist asymptomatisch, obwohl es zu leichten gastrointestinalen Symptomen kommen kann. Selten kann sich eine Anämie entwickeln, die der perniziösen Anämie ähnlich ist, was auf eine kompetitive Aufnahme von Vitamin B_{12} von Wirt und Bandwurm zurückgeführt wird.

Gedeckelte Eier werden im Stuhl leicht identifiziert.

Prophylase und Therapie

Alle Süßwasserfische sollten ausgiebig gekocht oder bei −10 °C für mindestens 48 h eingefroren werden. Die Behandlung erfolgt mit Niclosamid oder Praziquantel *(s. Rinderbandwurmbefall).*

Echinokokkose

(Hundebandwurmbefall; Blasenwurmkrankheit)

Eine Gewebsinfektion beim Menschen, die vom Larvenstadium des Echinococcus granulosus *hervorgerufen wird.*

Ätiologie, Epidemiologie und Pathogenese

Der Hund ist der Hauptwirt und das Schaf der häufigste Zwischenwirt. (In Alaska und im westlichen Kanada sind Wölfe die Hauptwirte und Elche die Zwischenwirte.) Die oft beim Spielen mit infizierten Hunden erworbene Infektion des Menschen ist in den Gebieten am häufigsten, in denen Schafzucht betrieben wird, z.B. in Südafrika, Australien, Neuseeland, dem Mittleren Osten, Zentraleuropa und Südamerika. In den USA wurde über Fälle im häuslichen Bereich unter den Indianern des Südwestens, den kalifornischen Basken und den Hirten von Utah berichtet.

Der ausgewachsene Wurm findet sich im Dünndarm von Hunden, Wölfen und anderen Hundearten. Er hat eine Länge von 5 mm und besteht aus Kopf und drei Gliedern. Das terminale oder gravide Glied teilt sich und entläßt Eier in den Stuhl, die morphologisch mit denen der *T. saginata* identisch sind. Diese Eier kommen ins Freie und werden von Zwischenwirten aufgenommen, z.B. von Schafen, Elchen oder Menschen. Die Embryos dringen in die Darmwand ein und kommen über den Pfortaderkreislauf zur Leber oder weiter zur Lunge, zum Gehirn, zur Niere, zu Knochen und anderen Geweben. Überlebende Larven entwickeln sich zu Echinokokkenzysten (Hydatiden), die sich langsam vergrößern und zu Drucksymptomatik führen. Die Zyste ist mit Flüssigkeit gefüllt und enthält Köpfe, Brutkapseln und Zysten der 2. Generation (Tochterzysten), die wiederum mit infektiösen Wurmköpfen gefüllt sind. Wenn die Zysten von einem geeigneten Endwirt gegessen werden, gelangen die Scolices in den Gastrointestinaltrakt, wo sie sich zu ausgewachsenen Würmern entwickeln.

Symptomatik

Die meisten Zysten befinden sich in der Leber, wo sie nach Jahren ohne Symptome schließlich zu abdominalen Schmerzen und einem palpablen Tumor führen. Wenn die Gallenwege verschlossen sind, kann es zum Ikterus kommen. Eine Ruptur in die Gallengänge, den Bauchraum, das Peritoneum oder die Lungen kann zu Fieber, Urtikaria oder einer schweren anaphylaktischen Reaktion führen. Die freigegebenen Wurmköpfe können eine metastatische Infektion verursachen. Pulmonale Zysten werden in der Regel bei Routineröntgenaufnahmen entdeckt. Wenn diese rupturieren, kommt es zu Husten, Thoraxschmerz und Hämoptoe.

Diagnostik

CT und Ultraschall-Scan zeigen die mit Flüssigkeit gefüllten Leberzysten auf. Im Thoraxröntgenbild kann man einen runden, oft unregelmäßigen Lungenschatten von gleichmäßiger Dichte finden. Der Hauttest ist in der Regel positiv, er ist jedoch unspezifisch und spricht schwach an. Bei etwa 60% der Lungen- und 90% der Leberläsionen sind serologische Tests positiv.

Prophylaxe und Therapie

Bei Hunden, die in Schafzucht-Gebieten leben, sollte von Zeit zu Zeit eine Wurmkur durchgeführt werden. Der Zugang von Hunden zu Tierkadavern oder Abfallprodukten von Schafen sollte verhindert werden.

Die operative Exzision bietet die einzige Möglichkeit zur Heilung. Benzimidazol-Carbamat (Mebendazol und Albendazol) sind weit verbreitet zur Behandlung verwendet worden. Nachuntersuchungen ergaben, daß etwa ein Drittel der Patienten geheilt wurden und ungefähr drei Viertel eine Besserung der Symptome erfahren haben, ohne objektive Zeichen für eine Eliminierung der Zysten.

16. SEXUELL ÜBERTRAGBARE KRANKHEITEN

(s. a. Kap. INF, 9.)

Die am weitesten verbreiteten Ansteckungskrankheiten der Welt, die geschlechtlich übertragenen Krankheiten, haben von den 50er bis zu den 70er Jahren ständig zugenommen, in den 80er Jahren hat sich die Inzidenz im allgemeinen stabilisiert. Bei einigen Krankheiten (z. B. HIV-Infektion, Syphilis, Gonorrhö) stieg die Inzidenz Ende der 80er Jahre in den USA, aber auch in anderen Ländern, an. In diesem Zeitraum herrschten Krankheiten wie unspezifische Urethritis, Trichomoniasis, Chlamydieninfektionen, genitale Kandidose, genitaler und anorektaler Herpes und Kondylome (werden in diesem Kapitel behandelt), Vulvovaginitis *(s. Kap. GYN, 5.)*, Proktitis *(s. Kap. MDA, 16.)*, Scabies, Pediculosis pubis, Molluscum contagiosum *(s. Kap. HAU, 7. und HAU, 8.)* sowie andere sexuell übertragbare Krankheiten im Vergleich zu den fünf historisch bekannten Geschlechtskrankheiten Syphilis, Gonorrhö, Ulcus molle, Lymphogranuloma venereum und Granuloma inguinale vor. Da jedoch über die 1. Gruppe nicht regelmäßig berichtet wird, stehen Häufigkeitsstatistiken nicht zur Verfügung. Bei Gonorrhö wird vermutet, daß die jährliche weltweite Infektionsrate bei über 250 Mio. Personen liegt, davon allein 3 Mio. in den Vereinigten Staaten. Bei Syphilis liegt die jährliche weltweite Infektionsrate bei annähernd 50 Mio. Personen, von denen 400 000 jährlich in den Vereinigten Staaten behandelt werden. Einige Darmkrankheiten scheinen ebenfalls sexuell übertragen zu werden, so zum Beispiel Salmonellosen, Lambliasis, Amoebiasis, Shigellosen, Infektionen mit Campylobacter, Hepatitis A und B und Zytomegalievirus-Infektionen. Es gibt eine deutliche Verbindung zwischen dem Zervixkarzinom *(s. a. Kap. HÄM, 11. und GYN, 9.)* und Herpes- und Papillomaviren. Seit 1978 breitete sich endemisch eine tödliche Retrovirusinfektion, das AIDS, aus. Bei männlichen Homosexuellen und i. v. Drogenabhängigen in den westlichen Ländern und bei Heterosexuellen in Afrika und zunehmend in Industrieländern kam es zu einer sehr schnellen Ausbreitung *(s. Kap. INF, 9.)*

Es ist paradox, daß die Häufigkeit der sexuell übertragenen Krankheiten zugenommen hat, obwohl Fortschritt in Diagnose und Behandlung ermöglicht haben, daß die Patienten rasch nichtinfektiös und mehrheitlich geheilt werden. Veränderungen im Sexualverhalten und der Zugang zur medizinischen Versorgung liegen den Epidemien von STD zugrunde. Es gibt aber dafür auch andere spezifische Ursachen. Sowohl Ärzte als auch Patienten sind sehr zurückhaltend bei einer offenen und aufrichtigen Besprechung sexueller Probleme. Eine geänderte Einstellung zur Sexmoral und orale Kontrazeptiva haben die traditionellen sexuellen Beschränkungen gelockert, besonders bei Frauen. Vor der AIDS-Epidemie gab es unter den homosexuellen Männern eine hohe Rate von STD, die in den meisten Städten, die von AIDS betroffen sind, weit verbreitet waren. Zusätzlich kam es zum Wiederauftreten von seltenen (z. B. Erreger des Chancroids) oder zur Entwicklung von medikamentenresistenten (z. B. penicillinasepositive Gonokokken) Keimen, was die große Mobilität der Bevölkerung und die Einschleppung von Erregern aus dem Ausland reflektiert. Dies wurde besonders dramatisch durch die rasche Ausbreitung des AIDS-Virus (HIV-1) in Europa und Nordamerika illustriert.

Die Beherrschung der geschlechtlich übertragenen Krankheiten erfordert einwandfreie Einrichtungen für Diagnose und Behandlung, die Ermittlung aller sexuellen Kontakte der Patienten, gründliche Nachuntersuchung, um den Behandlungserfolg zu sichern, Fortbildung und erhöhte Aufmerksamkeit der Ärzte, Schwestern und der Öffentlichkeit sowie Entwicklung von Verfahren zur Erzeugung einer künstlichen Immunität und Schutz gegen Infektionen.

Gonorrhö

(Tripper)

Gonorrhö ist eine akute Infektionskrankheit des Epithels der Urethra, der Zervix, des Rektums, des Pharynx oder der Augen; sie kann eine Bakteriämie hervorrufen, aus welcher metastatische Komplikationen resultieren können.

Ätiologie und Epidemiologie

Der verantwortliche Erreger ist *Neisseria gonorrhoeae,* die im Ausfluß (im Nativpräparat oder in der Kultur) als paarweise zusammengelagerte oder in Haufen liegende, gramnegative, nierenförmige, oft intrazellulär gelegene Diplokokken nachweisbar ist, die an ihren gemeinsamen Berührungsoberflächen etwas konkav sind.

Die Krankheit wird gewöhnlich durch sexuellen Kontakt verbreitet. Frauen sind häufig wochen- oder monatelang symptomlose Träger des Erregers und werden oft erst bei Nachforschungen nach sexuellen Kontakten ausfindig gemacht. Eine symptomlose Infektion tritt ebenfalls häufig in der homosexuellen männlichen Bevölkerung auf, bei der sie besonders den Oropharynx und das Rektum, doch öfter noch die Urethra der hetero- und homosexuellen Männer befällt. Die Gonorrhö kommt auch in der Vagina bei präpubertären Mädchen vor, meistens durch infizierte Erwachsene entweder durch sexuellen Mißbrauch oder, selten, durch kontaminierte Gegenstände übertragen.

Symptomatik

Beim Mann beträgt die Inkubationszeit 1–14 Tage. Der Beginn manifestiert sich gewöhnlich als kribbelndes Gefühl in der Urethra, welchem einige Stunden später schmerzhaftes Wasserlassen und eitriger Ausfluß folgen. Häufigkeit und Dringlichkeit zum Wasserlassen nehmen zu, wenn die Krankheit auf die Urethra posterior übergreift. Bei der Untersuchung findet man einen eitrigen, gelblich-grünen urethralen Ausfluß; die Harnröhrenmündung kann gerötet und geschwollen sein.

Bei Frauen treten die Symptome innerhalb von 7–21 (3–5) Tagen nach der Infektion auf. Sie sind meistens gering, doch setzen sie bei einigen Frauen heftig ein, von Dysurie, häufigem Wasserlassen und vaginalem Fluor begleitet. Die Scheide und die Zervix sind am häufigsten betroffen; die Harnröhre, die Skene-Gänge, die Bartholin-Drüsen und das Rektum sind weniger oft befallen. Die Zervix kann rissig und gerötet sein mit einem schleimig-eitrigen oder eitrigen Ausfluß. Aus der Urethra (durch Druck gegen das Schambein), aus den Skene-Gängen und aus der Bartholin-Drüse kann man Eiter auspressen. Salpingitis ist eine häufige Komplikation *(s. Kap. GYN, 5.)*.

Bei Frauen und homosexuellen Männern ist die rektale Gonorrhö weit verbreitet. Sie verläuft gewöhnlich bei Frauen ohne Symptome, jedoch können perianale Beschwerden und ein rektaler Ausfluß auffallen. Schwere rektale Infektionen sind bei homosexuellen Männern häufiger. Die Patienten bemerken schleimig-eitrige Beimenungen beim Stuhl. Perianale Abschürfungen können vorhanden sein; bei der Proktoskopie ist schleimiger Eiter an der rektalen Schleimhaut sichtbar. Eine **gonorrhoische Pharyngitis** durch orogenitalen Kontakt wird immer häufiger entdeckt. Obwohl typische Symptome oder Anzeichen fehlen, klagen einige Patienten über Halsschmerz und Schluckbeschweerden, der Pharynx und die Tonsillengegend sind gerötet, manchmal mit einem mukopurulenten Exsudat, seltener mit einem Ödem der Uvula und des Pharynx.

Bei weiblichen Säuglingen und Kleinkindern können eine Irritation, ein Erythem und ein Ödem der Vulva mit einem purulenten vaginalen Ausfluß von einer Proktitis begleitet sein. Das Kind kann über Schmerzen oder Beschwerden beim Wasserlassen klagen, und den Eltern können Flecken auf der Unterwäsche auffallen.

Diagnostik

Bei Männern erlaubt ein gramgefärbtes Ausstrichpräparat des urethralen Ausflusses meistens eine schnelle Identifikation der Gonokokken (> 90%). Dahingegen ist bei Frauen Gramfärbung von Material aus der Zervix nur bis zu 60% verläßlich. Bei Frauen und bei Männern mit negativen urethralen Gramausstrichen sollte die Identifkation des Gonokokkus durch eine bakteriologische Kultur des Exsudates erfolgen. Wenn Symptome einer rektalen oder pharyngealen Infektion bestehen, sollten entsprechende Kulturen bei beiden Geschlechtern vorgenommen werden, da Gramfärbungen *wenig verläßlich* sind. Exsudate der Urethra, der Zervix, des Rektums und anderer infizierter Stellen werden auf ein entsprechendes Medium (z. B. modifiziertes Thayer-Martin-Medium) aufgebracht und bei 35–36 °C 48 h lang in einer Atmosphäre, die 3–10% Kohlendioxid enthält, inkubiert (ein Gefäß mit Kerze kann benützt werden). Nach 24 h sind bereits einige Kolonien sichtbar, die meisten treten jedoch erst nach 48 h in Erscheinung. Die Kolonien sind klein, rundlich, durchsichtig und gewöhnlich 1–4 mm im Durchmesser, mit nabelähnlichem Zentrum und gekerbten Rändern. die vollständige Diagnostik stützt sich auf das charakteristische Bild in der Gramfärbung, den Oxidasetest, in welchem sich die positiven Kolonien lila färben und später, in Gegenwart einer 1%igen Di- oder Tetramethyl-p-phenylendiamin-HCl-Lösung, schwarz färben, und auf die Fermentationsrekationen. *Neisseria gonorrhoeae* ist oxidasepositiv und fermentiert Dextrose (Glukose), aber nicht Maltose oder Saccharose. Meningokokken *(Neisseria menigitidis)* sind ebenfalls oxidasepositiv und fermentieren Dextrose und Maltose, aber nicht Saccharose. Nicht pathogene *Neisserien* fermentieren entweder drei oder mehr Kohlenhydrate oder überhaupt keine. Sie werden gewöhnlich durch Antibiotika (z. B. Colistin, Vancomycin, Nystatin) in Selektivmedien gehemmt.

Im Falle, daß adäquate Laboreinrichtungen nicht sofort zur Verfügung stehen, kann das Material auf ein geeignetes Transportmedium für den Transport ins Labor gegeben werden. Behälter mit geeignetem Medium und gleichzeitig enthaltenem Kohlendioxid sind käuflich. Um ein erfolgreiches Wachstum der Gonokokken zu gewährleisten, muß von den Proben innerhalb von 48 h – besser innerhalb von 24 h – eine Subkultur angelegt werden. Verläßliche serologische Untersuchungsmethoden auf Gonokokken sind für die Routinediagnostik noch nicht verfügbar.

Komplikationen

Bei Männern, die frühzeitig behandelt werden, tritt als häufigste Komplikation eine **postgonorrhoische unspezifische Urethritis** auf. Der Ausfluß kann möglicherweise durch andere Organismen, so z. B. *Clamydia trachomatis,* verursacht sein. Diese Organismen können gleichzeitig mit der Gonorrhö erworben worden sein, doch benötigen sie eine längere Inkubationszeit und sind gegen Penicillin nicht empfindlich. Eine **Epididymitis** *(s. Kap. NIE, 8.),* eine andere wichtige Komplikation, verläuft gewöhnlich einseitig. Falls sie bilateral auftritt, kann es zur Sterilität kommen. Die Infektion steigt von der Urethra posterior entlang dem Vas deferens zum unteren Pol des Nebenhodens ab. Der Hoden schmerzt, der Nebenhoden und der Samenstrang werden heiß, druckempfindlich und geschwollen. Eine sekundäre Hydrozele kann folgen. Seltenere Komplikationen sind Abszesse, Infektionen der Cowper-Drüsen oder der Prostata, Urethralstrikturen oder Infektionen der Bläschendrüsen.

Das wichtigste klinische Problem **bei Frauen** ist die **Salpingitis** *(s. Kap. GYN, 5.).*

Bei beiden Geschlechtern ist eine disseminierte Gonokokkeninfektion (DGI) mit Bakteriämie möglich, sie tritt aber hauptsächlich bei Frauen auf. Beim Arthritis-Dermatitis-Syndrom leidet der Patient an einer leichten fieberhaften Erkrankung. Der Patient klagt über allgemeines Unwohlsein, wechselhafte Gliederschmerzen und spärliche pustulöse oder petechiale Hautläsionen in der Peripherie der Extremitäten (jedes Symptom tritt bei etwa zwei Drittel der Patienten auf). Die genitale Infektion kann symptomlos sein, doch werden in bakteriologischen Untersuchungen der genitalen Sekrete Gonokokken nachgewiesen. In etwa 50% der Fälle können Erreger aus dem Blutstrom oder aus Gelenkflüssigkeit gezüchtet oder immunofluoreszenztechnisch in Eiter aus Hautläsionen gezeigt werden. Die Bakteriämie kann ernste Folgen haben: Perikarditis, Endokarditis, Meningitis und Perihepatitis treten gelegentlich auf und können tödlich verlaufen.

Der Gonokokkenarthritis, einer mehr herdbedingten Form der DGI, kann, muß aber nicht, eine mit Krankheitszeichen einhergehende Bakteriämie vorausgehen. Der Beginn ist akut mit Fieber, starken Schmerzen und Einschränkung der Beweglichkeit. Gewöhnlich sind nur ein oder wenige Gelenke befallen, im Gegensatz zur disseminierten Form, wo Erscheinungen an vielen Gelenken auftreten. Das Gelenk ist geschwollen und sehr empfindlich, die darüberliegende Haut ist heiß und gerötet. Die Gelenkflüssigkeit ist vermehrt, und das Gelenkpunktat besteht aus Eiter (WBC's > 25000), aus dem Gonokokken kulturell isoliert und in der Gramfärbung nachgewiesen werden können. Eine schnelle Diagnostik und eine sofort einsetzende Therapie sind wichtig, weil es zu einer frühen Zerstörung der Gelenkoberflächen kommt. Bei purulentem Gelenkinhalt sollte eine Sepsis vermutet und auch so behandelt werden, bis eine andere Diagnose gestellt ist.

Augeninfektionen kommen bei Neugeborenen *(Kap. KIN, 6., Neonatalinfektion)*, aber auch bei Erwachsenen *(s. Kap. AUG, 7.)* vor.

Therapie

Blutproben für serologische Untersuchungen auf Syphilis (Lues) sollten immer vor der Behandlung abgenommen werden. Außerdem sollte der Patient sorgfältig untersucht werden, um andere sexuell übertragbare Krankheiten auszuschließen. Die Luesserologie sollte 3 Mo. nach der Behandlung wiederholt werden.

Die infektiöse Natur der Gonorrhö muß dem Patienten erklärt werden. Bis zur gesicherten Heilung ist sexuelle Enthaltsamkeit dringend geraten. Männer dürfen den Penis auf der Suche nach Harnröhrenausfluß nicht drücken. Alle Geschlechtspartner der Patienten müssen untersucht und behandelt werden.

Durch das Auftreten von penicillin- und tetracyclinresistenten Gonokokken ist die früher empfohlene Behandlung mit Penicillin, Ampicillin und Tetracyclin verlassen worden. Die koexistierende Chlamydieninfektion ist aber so weit verbreitet, so daß eine vorsorgliche Behandlung mit einer oralen Tetracyclinlangzeittherapie erforderlich erscheint.

Das CDC empfiehlt jetzt eine Einzeldosis von 250 mg Ceftriaxon i. m. plus täglich 2 × 100 mg Doxycyclin 7 Tage lang als Initialtherapie bei Urethra-, Cervix-, Pharynx- und rektalen Infektionen. Eine Alternative zu Ceftriaxon sind eine einmalige Gabe von 2 g Spectinomycin i. m., 500 mg Ciprofloxacin oral, 800 mg Norfloxacin oral, 1 g Cefuroxim oral zusammen mit 1 g Probenecid, 1 g Cefotaxim i. m., und 500 mg Ceftizoxim i. m. Zu jeder Verordnung sollten 2 × täglich 100 mg Doxycyclin 7 Tage lang gegeben werden. Schwangere Frauen sind davon ausgenommen. Für sie sollte das Doxycyclin durch 4 × täglich 500 mg Erythromycin oral, 7 Tage lang, ersetzt werden. Patienten, die mit penicillinempfindlichen Keimen infiziert sind, können anstelle des Ceftriaxon 3 g Amoxicillin in einer einmaligen Dosis gegeben werden.

Bei der DGI werden täglich 1 g Ceftriaxon i. m. oder i. v., 1 g Ceftizoxim i. v. alle 8 h, 1 g Cefotaxim i. v. alle 8 h und 2 g Spectinomycin i. m. alle 12 h als gleichwertig betrachtet. Bei Infektionen mit bekannten penicillinempfindlichen Erregern ist 1 g Ampicillin, oral alle 6 h, adäquat. Die Behandlungsdauer der DGI ist noch nicht gut begrenzt, Empfehlungen, die von 3–10 Tagen reichen, scheinen gleich erfolgreich zu sein. Wiederholte Isolierungsversuche aus der Gelenkflüssigkeit sind bei langsam reagierender Arthritis ratsam.

Bei der ***Gonokokken-Arthritis*** kann die Gelenkflüssigkeit 7–14 Tage steril bleiben; hier scheint eine entzündungshemmende Therapie von Vorteil zu sein. Eine wiederholte Drainage ist nicht erforderlich. Als erstes sollte aber das Gelenk in einer optimalen Funktionsstellung fixiert werden. Passive Bewegungsübungen und Übungen des Quadrizeps, wenn das Kniegelenk betroffen ist, sollten so früh wie möglich begonnen werden. Sobald der Schmerz nachläßt, soll mit aktiven Bewegungsübungen zur Streckung und Muskelstärkung mindestens zweimal täglich begonnen werden. Über 95% der Gonokokken-Arthritiden heilen ohne Beeinträchtigung der Gelenkfunktion aus.

Um zu bestätigen, daß der Patient geheilt und nicht länger ansteckend ist, sollten 1 Wo. nach der Behandlung Proben von den befallenen Stellen untersucht und Kulturen auf Gonorrhö angelegt werden. Im Idealfall sollte eine 2. Nachkontrolle 2 Wo. später durchgeführt werden, zusätzlich noch eine Luesserologie nach 3 Mo. Die meisten Syphilisfälle in der

Inkubationszeit werden durch die Gonorrhöbehandlung ausgeheilt. Viele rezidivierende Infektionen werden durch Reinfektion verursacht.

Über die Behandlung spezifischer Komplikationen sei auf die speziellen Kapitel an anderer Stelle in diesem Handbuch verwiesen.

Sexuell übertragene Chlamydien- und Ureaplasma-Infektionen

(nichtgonorrhoische Urethritis [NGU]; unspezifische Urethritis, mukopurulente Zervizitis, unspezifische Genitalinfektionen)

Ätiologie und Vorkommen

Die Ursachen der meisten sexuell übertragenen Fälle von Zervizitis und Urethritis bei Frauen, der Urethritis und Proctitis bei Männern und der Pharyngitis bei beiden Geschlechtern sind geklärt. Die früher gebräuchlichen Ausdrücke, wie nichtgonorrhoische Infektionen, unspezifische Urethritis oder nichtgonorrhoische Urethritis, sind daher nicht mehr genau. Diese Gruppe stellte die häufigste Form der sexuell übertragenen Infektionen dar. Bis auf wenige ungeklärte Fälle werden 50% der nichtgonorrhoischen Urethritis und die meisten Fälle der nichtgnorrhoischen mukopurulenten Zervizitis durch Chlamydia trachomatis hervorgerufen. Als weiterer Erreger kommt Ureaplasma urealyticum in Frage.

Symptomatik

Bei Männern treten die Symptome bei einer Urethritis generell zwischen dem 7. und 28. Tag nach einem Geschlechtsverkehr auf, gewöhnlich von einer leichten Dysurie und Ziehen in der Urethra sowie von einem schleimig-eitrigen Ausfluß begleitet. Selbst bei geringfügigem Ausfluß und leichten Symptomen wird häufig am frühen Morgen eine Verklebung der Harnröhrenmündung bemerkt. Bei der Untersuchung ist der Meatus gerötet, und in der Unterwäsche sind angetrocknete Sekretspuren zu sehen. Manchmal setzt die Erkrankung akut mit schmerzhafter Miktion, häufigem Harndrang und reichlich eitrigem Ausfluß ein.

Nach rektalem und orogenitalen Kontakt kann sich eine Prokitis und eine Pharyngitis entwickeln.

Die Mehrzahl der **Frauen** ist frei von Symptomen, obwohl vaginaler Fluor, geringgradige Dysurie, häufiger Harndrang, Unterleibsbeschwerden und Schmerzen beim Geschlechtsverkehr vorkommen können; Proktitis und Pharyngitis sind ebenfalls möglich. Eine Zervizitis, manchmal mit kleinsten Follikeln, sowie eine Urethritis mit schleimig-eitrigem Sekret können vorhanden sein.

Diagnostik

Die Diagnose hängt von der bakteriologischen Untersuchung und dem Ausschluß von Gonorrhö bei Männern, von Herpes Trichomoniasis, Kandidose und anderen Erregern eines Ausflusses bei Frauen ab. **Bei Männern** zeigen sich auf den gramgefärbten Objektträgern des urethralen Ausflusses eine große Anzahl von polymorphkernigen Leukozyten (PMN), einige Epithelzellen, aber keine pathogenen Erreger. Bei leichten Urethritis-Fällen finden sich bei der Urinuntersuchung mehr als 5 PMN pro Gesichtsfeld bei 1000facher Vergrößerung (mit Ölimmersion). In Zweifelsfällen muß die Untersuchung mit dem ersten Morgenurin vorgenommen werden. Bei bestehender Infektion erhält man für die Laboruntersuchung gewöhnlich genügend Material aus der Urethra. Bei 50% der Fälle kann C. *trachomatis* durch Überempfindung auf Gewebekulturen angezüchtet werden. Durch die Einführung spezifischer monoklonaler Antikörper und Fluoreszenzfärbung für die Untersuchung kann in den meisten Sekreten. *C. trachomatis* nachgewiesen werden. Bei Frauen sind im Grampräparat von eitrigem Zervikalsekret reichlich Leukozyten, aber keine Gonokokken zu sehen.

S. a. Kap. MDA, 16., Proktitis.

Komplikationen

Örtliche Komplikationen bei Männern sind Epididymitis (bei Männern unter 35 Jahren meist durch Chlamydien hervorgerufen) und Striktur der Urethra. Bei Frauen kann es zur Bartholinitis, zu zystischen Veränderungen der Bartholinischen Drüsen, Salpingitis und zu einem Fitz-Hugh-Curtis-Syndrom (Perihepatitis) kommen. Die Infektion des perihepatischen Peritoneums durch Chlamydien oder gelegentlich auch durch Gonokokken kann eine Cholezystitis oder eine akute Peritonitis anderer Genese des rechten oberen Quadranten simulieren. Die Häufigkeit der Chlamydien-Salpingitis ist ansteigend, und damit ist die Diagnose und Behandlung von Chlamydien-Infektionen bei Frauen besonders wichtig. Eine ernste systemische Komplikation ist das Reiter-Syndrom, bestehend aus einer unspezifischen Urethritis, Polyarthritis sowie einer Konjunktivitis und Uveitis, das öfter bei Männern als bei Frauen vorkommt. *(s. Kap. BEW, 4.).*

Bei Neugeborenen von Frauen mit einer durch Chlamydien verursachten Zervizitis wird eine durch diesen Erreger hervorgerufene *Ophthalmia neonatorum* immer häufiger festgestellt *(s. Kap. KIN, 6., Neonatalinfektionen).*

Therapie

Unkomplizierte Infektionen werden mit Tetracyclinen oral behandelt, 500 mg alle 6 h oder mit Doxycyclin oral 2×tägl. 100 mg, 7 Tage lang. Patienten mit Rezidiven oder mit Komplikationen bedürfen einer längeren Behandlung (500 mg Tetracyclin alle 6 h oder 2×täglich 100 mg Doxycyclin oral 21–28 Tage lang). **Schwangere Frauen** mit einer unspezifischen sexuell übertragenen Infektion sollten Erythromycin (in derselben Dosierung) anstelle von Tetracyclin erhalten. Bei Unverträglichkeit kann die Dosis vermindert und dafür über einen längeren Zeitraum behandelt werden. Bartholin-Zysten sollten abpunktiert, drainiert oder chirurgisch entfernt werden. Bei ungefähr 20% aller Patienten wird bei den Nachuntersuchungen einmal oder öfter ein Rezidiv festgestellt, das erneut behandelt werden muß. Die Patienten werden oft ängstlich und depressiv, man sollte ihnen versichern, daß eine Heilung im Laufe der Zeit eintreten wird. Chlamydieninfektionen treten so oft gemeinsam mit Gonokkeninfektionen auf, daß eine vorsorgliche Therapie mit Doxycyclin heute zur Standardbehandlung gehört *(s. Behandlung* unter *Gonorrhö,* oben*).*

Wird eine angemessene Behandlung nicht durchgeführt, so verschwinden die Symptome gewöhnlich innerhalb von 4 Wo. bei ungefähr 60–70% aller Patienten; die Erkrankung kann bei Frauen persistieren und zu einer chronischen Beckenentzündung mit den Folgen Schmerz, Unfruchtbarkeit und ektopische Schwangerschaft führen.

Die Patienten sollten angewiesen werden, bis zum Ende des Heilungsprozesses keinen Geschlechtsverkehr auszuüben. Die Sexualpartner sollten untersucht und behandelt werden. Alle behandelten Personen sollten sich 3 Mo. lang regulären klinischen Untersuchungen wie auch bakteriologischen Tests und Urinuntersuchungen unterziehen. Eine Syphilisserologie sollte vor der Behandlung und nach 3. Mo. veranlaßt werden.

Syphilis

(Lues)

Syphilis ist eine ansteckende Systemerkrankung, hervorgerufen durch Treponema pallidum, *charakterisiert durch Schübe von aktiven florierenden Symptomen, gefolgt von Jahren der symptomlosen Latenz.* Befallen werden können jegliches Gewebe oder vaskuläre Organe des Körpers; Übertragung von der Mutter zum Fetus ist möglich (kongenitale Syphilis *s. Kap. KIN, 6., Neonatale Infektionen)*

Klassifikation *(s. Tab. 19.).*

Tab. 19. Einteilung der Syphilis

erworben	*angeboren*
Frühe Syphilisinfektion **Primärstadium** Primäraffekt, regionale Lymphadenopathie	**Lues connata praecox** (symptomatisch) die Hauterscheinungen treten bei Kleinkindern bis zum 2. Lebensjahr auf
Sekundärstadium folgt sofort auf das Primärstadium; es ist charakterisiert durch unterschiedliche Hauterscheinungen, die andere Hautkrankheiten nachahmen (z. B. Hautausschläge, Schleimhauterosionen, Alopezie)	**Lues connata tarda** (symptomatisch) die Stigmata treten im Laufe des Lebens auf (z. B. Hutchinson-Zähne, Narben nach parenchymatöser Keratitis, Knochenveränderungen)
Latenzstadium (asymptomatisch; kann persistieren oder von einem Spätstadium, s. unten, gefolgt sein)	(eine kongenitale Syphilis kann latent oder asymptomatisch bleiben)
Frühlatenz (Infektion besteht < 2 J., infektiöse Hauterscheinungen können rezidivieren)	
Spätlatenz (Infektion besteht > 2 J.)	
Spät- oder Tertiärstadium (symptomatisch, nicht infektiös)	
Benigne tertiäre Syphilis	
Kardiovaskuläre Syphilis	
Neurosyphilis	

Erworbene Syphilis

Ätiologie und Pathologie

Treponema pallidum ist ein zarter, spiralförmiger Erreger von ungefähr 0,25 µm Breite und 5–20 µm Länge. Die Untersuchung erfolgt im Dunkelfeld oder im Fluoreszenzmikroskop (Diagnostik s. unten). *Treponema pallidum* wächst nicht auf künstlichen Medien und kann nicht lange Zeit außerhalb des menschlichen Körpers überleben, hält sich jedoch einige Tage in Gewebekulturen.

Bei der erworbenen Syphilis dringt *Treponema pallidum* in den Körper durch die Schleimhäute oder durch kleinste Verletzungen der Haut ein. Innerhalb von Stunden erreichen die Spirochäten die regionalen Lymphknoten und verbreiten sich schnellstens im ganzen Körper. Das Wirtsgewebe reagiert mit einer perivaskulären Infiltration von Lymphozyten, Plasmazellen und später auch Fibroblasten, woraus eine Schwellung und Proliferation des Endothels der kleineren Blutgefäße resultiert, die zur **Endarteriitis obliterans** führt. Die Heilung geht mit Bildung von Narbengewebe einher. Bei der späten Syphilis führt eine Gewebshyperergie auf **Treponema pallidum** zu gummiartigen Ulzerationen und Nekrosen. Die entzündlichen Veränderungen können abflauen trotz progressiver Schädigung vorwiegend des kardiovaskulären und des zentralnervösen Systems.

Das **Zentralnervensystem** wird im frühen Stadium der Infektion befallen. Im 2. Stadium der Krankheit haben mehr als 30% aller Patienten einen pathologischen Liquorbefund *(s. Tab. 1., Kap. NEU, 1.)*. Während der ersten 5–10 Jahre nach der Infektion betrifft die Krankheit hauptsächlich die Meningen und die Blutgefäße, woraus eine **meningovaskuläre Neurosyphilis** resultiert; im späteren Verlauf der Krankheit werden das Parenchym des Gehirns und des Rückenmarks zerstört; die degenerativen Veränderungen führen zu einer **par-**

enchymatösen Neurosyphilis. Das Übergreifen auf die Hirnrinde und die darüberliegenden Meningen führt zu einer **generellen Parese.** Degenerative Veränderungen der Hinterhörner und der Ganglien des Rückenmarks führen zur **Tabes dorsalis.**

Epidemiologie

Die Infektion wird gewöhnlich durch sexuellen Kontakt übertragen, welcher auch orogenitalen oder anorektalen miteinbezieht, sehr selten auch durch Küssen oder nahen Körperkontakt. In den USA hatten homosexuelle Männer mit häufig wechselnden Partnern das größte Risiko hierfür, doch veränderte sich diese Situation als Folge der AIDS-Epidemie im Laufe der 80er Jahre. Am meisten infektiös sind unbehandelte Patienten im 1. und 2. Stadium der Syphilis mit aktiven Hauterscheinungen. Frühe latente Syphilis ist während der mukokutanen Rückfälle potentiell infektiös, nicht aber die späte latente Syphilis. Die tertiäre Syphilis ist nicht ansteckend. Eine Infektion mit Syphilis bringt keine dauernde Immunität gegen eine erneute Infektion, besonders dann nicht, wenn antisyphilitische Behandlung im frühen Verlauf der Krankheit erfolgte.

Symptomatik und Verlauf

Die Inkubationsperiode der Syphilis schwankt von 1–13 Wo., beträgt aber gewöhnlich 3–4 Wo. Die Erkrankung kann in jedem Stadium ohne Anamnese der früheren Stadien in Erscheinung treten. Da die Syphilis unterschiedliche Manifestationen zeigt und relativ selten ist, kann die Erkennung der Erkrankung Schwierigkeiten bereiten. Der klinische Verlauf einer Syphilis kann bei gleichzeitiger HIV-Infektion beschleunigt sein. Um eine Aussage über die Häufigkeit dazu zu machen, fehlt noch die Erfahrung.

Primäre Syphilis: Die primäre Hauterscheinung, der harte **Schanker,** erscheint meistens innerhalb von 4 Wo. nach Infektion und heilt unbehandelt in 4–8 Wo. ab. An der Eintrittsstelle entwickelt sich ein rotes Pünktchen, das bald erodiert und ein schmerzloses Ulkus bildet. Es tritt in der Regel einzeln auf, manchmal auch multipel, und hat eine indurierte harte Basis. Das Ulkus blutet nicht, doch wenn die Oberfläche abgeschürft wird, dringt klares Serum heraus, welches reichlich *Treponema pallidum* enthält. Die regionären Lymphknoten vergrößern sich schmerzlos, sind gummiartig, nicht schmerzend und nicht empfindlich bei Palpation. Primäraffekte treten bei Männern am Penis, Anus oder am Rektum auf, bei Frauen an der Vulva, der Zervix oder am Perineum. Ein Primäreffekt kann auch an der Haut des Anogenitalbereichs, den Lippen, der Zunge, den Schleimhäuten der Wange, den Tonsillen, an den Fingern, selten auch an anderen Körperstellen gefunden werden. Oft machen Primäraffekte so geringe Symptome, daß sie übersehen werden.

Sekundäre Syphilis: Sekundäre Hautausschläge erscheinen gewöhnlich 6–12 Wo. nach der Infektion und sind am stärksten ausgeprägt nach 3–4 Mo. (Ungefähr 25% der Patienten weisen einen verheilenden Primäreffekt auf.) Der Hautausschlag kann vergehen oder über Monate bestehen bleiben. Bei unbehandelten Patienten klingen Hautausschläge oft ab, treten dann jedoch wieder innerhalb von Wochen oder Monaten erneut auf. Über 80% der Patienten haben Schleimhautläsionen, 50% eine allgemeine Vergrößerung der Lymphknoten und ungefähr 10% Schädigungen der Augen, der Knochen, der Gelenke, der Meningen, der Leber oder der Milz. Leichte konstitutionelle Symptome wie allgemeines Unwohlsein, Kopfschmerzen, Anorexie, Übelkeit, Knochenschmerzen und leichte Ermüdbarkeit sind vorhanden, wie auch Fieber, Anämie, Gelbsucht, Albuminurie und Nackensteifigkeit. In diesem Stadium entwickeln wenige Patienten eine akute syphilitische Meningitis, begleitet von Kopfschmerzen, Nackensteife, Schwerhörigkeit, und gelegentlich ein Papillenödem.

Syphilitische Hautausschläge imitieren eine Vielzahl von Hauterkrankungen (Diagnostik s. unten). Sie entwickeln sich gewöhnlich symmetrisch und sind auffälliger an den Beugeseiten und Volarflächen des Körpers, besonders an Handflächen und Fußsohlen. Sie treten meistens gruppiert auf; man kann Papeln, Maculae, Pusteln und schuppige Läsionen finden. Die einzelnen Flecken sind bei schwarzen Personen pigmentiert und bei Weißen rosa bis hellrot; sie sind rund und haben eine Tendenz zu konfluieren und zu verhärten, jucken jedoch nicht. Im Laufe der Zeit heilen sie narbenlos ab, doch bei einigen Patienten bleiben hyper- oder depigmentierte Areale zurück.

Die Oberfläche der Schleimhäute erodiert oft und bildet runde, grau-weiße Flecken mit einem geröteten Randsaum. Diese Flecken findet man meist im Mund, doch ebenso am Gaumen, im Pharynx, Larynx, an der Glans penis oder Vulva sowie im Analkanal oder Rektum. Papeln, die sich in den mukokutanen Übergangszonen und in den feuchten Hautregionen entwickeln, hypertrophieren und nehmen eine flache Form sowie eine rosafarbene oder graue Farbe an. Sie werden als **Condylomata lata** bezeichnet und sind äußerst infektiös. Die Kopfhaare fallen oft in Büscheln aus und wirken dann „wie mottenzerfressen" (Alopecia areata).

Oft findet man eine generalisierte, unempfindliche, gummiähnliche geringe Vergrößerung der Lymphknoten in der zervikalen, subokzipitalen, kubitalen, axillären und inguinalen Gruppen. Bei mancher Patienten sind die Leber und die Milz tastbar.

Latente Syphilis: In den frühen Latenzphase der Syphilis können innerhalb der ersten beiden Jahre nach der Infektion mukokutane Rezidive auftreten, aber nach 2 Jahren ist die Entwicklung infektiöser Hautveränderungen selten, und der Patient erscheint gesund. Die Latenzphase kann in wenigen Jahren spontan in Heilung übergehen oder das ganze Leben des Patienten bestehen. Ungefähr ein Drittel der Patienten kann eine späte oder tertiäre Syphilis entwickeln, die erst viele Jahre nach der initialen Infektion in Erscheinung tritt.

Späte oder tertiäre Syphilis: Die klinische Beschreibung der Läsionen der späten Syphilis kann in drei Teile gegliedert werden: 1. Die gutartige tertiäre Syphilis der Haut, des Skeletts und der Eingeweide, 2. die kardiovaskuläre Syphilis und 3. die Neurosyphilis.

Läsionen der **gutartig verlaufenden tertiären Syphilis** treten meist 3–10 Jahre nach der Infektion in Erscheinung. Seit der Antibiotika-Ära sind sie fast völlig verschwunden. Die typische Läsion ist ein **Gumma** (eine chronische granulomatöse Reaktion, die zu Nekrose und Fibrose führt). Gummata sind meist abgegrenzt, doch ist auch eine diffuse gummatöse Infiltration eines Organs oder Gewebes möglich. Abgegrenzte Gummaknoten bestehen aus einer zentralen Nekrose, umgeben von Granulationsgewebe. Gummata schmerzen nicht, vergrößern sich allmählich und heilen dann unter Narbenbildung ab. Gummatöse Läsionen der Haut entwickeln sich als ein knötchenhafter, ulzerativer oder schuppender Hautausschlag. Subkutan gelegene Knoten können nach außen perforieren; dabei bilden sie „wie ausgestanzt" aussehende Ulzera mit schmierig belegtem, waschlederartigem Grund, die typische, seidenpapierähnliche Narben hinterlassen. Oft treten die Knoten im submukösen Gewebe auf, besonders am Gaumen, am Nasenseptum, im Pharynx und im Larynx, wobei das Gewebe bis hin zur Perforation des Gaumens oder des Septums zerstört werden kann. Gummata findet man am Bein, meist direkt unterhalb des Knies, am Oberkörper, im Gesicht und am Kopf, doch können sie überall am Körper vorkommen, sogar im Magen, in der Lunge, Leber, den Testes und an der Aderhaut des Auges.

Die diffuse gummatöse Infiltration befällt die Zunge, was zu einer chronischen interstitiellen Glossitis mit Leukoplakie und tiefen Einkerbungen führen kann. Ein Karzinom ist eine nicht ungewöhnliche Folge.

Die gutartige verlaufende tertiäre Syphilis der Knochen ruft entweder eine Periostitis mit Osteosklerose oder eine Osteitis mit destruktiven Knochenveränderungen hervor. Der Patient klagt über einen tiefsitzenden bohrenden Schmerz, der charakteristischerweise nachts schlimmer wird. Ist die befallene Stelle oberflächlich, kann ein Knoten oder eine Schwellung bemerkt werden.

Die **kardiovaskuläre Syphilis** führt 10–25 Jahre nach der Infektion zu einem erweiterten Aneurysma der Aorta ascendens, zur Verengung der Koronarostien und zu Aortenklappeninsuffizienz *(s. Kap. HKR, 6., Aortenaneurysma und periphere Aneurysmen).*

Eine **Neurosyphilis** führt bei 5% der unbehandelten Fälle zu unterschiedlichen klinischen Syndromen. Die **asymptomatische Neurosyphilis** geht generell der symptomatischen Neurosyphilis voraus und wird in ungefähr 15% der ursprünglich diagnostizierten latenten Syphilis gefunden, davon bei 12% mit kardiovaskulärer Syphilis und bei 5% mit gutartig verlaufender tertiärer Syphilis. Bei asymptomatischer Neurosyphilis können Abweichungen im Liquorbefund vorhanden sein (s. Diagnostik, unten).

Meningovaskuläre Neurosyphilis: Ist die Hirnrinde hauptsächlich betroffen, treten Kopfschmerzen, Schwindelgefühl, Konzentrationsstörungen, Mattigkeit, Schlaflosigkeit, Nackensteife und verschwommenes Sehen auf. Geistige Verwirrung, epileptiforme Anfälle, Papillenödem, Sprachstörungen, Mono- oder Hemiplegie können ebenso vorhanden sein. Hirnnervenlähmungen und Pupillenveränderungen kommen bei der basalen Meningitis vor. Das **Argyll-Robertson-Zeichen** tritt gewöhnlich nur bei einer Neurosyphilis auf und besteht in einer kleinen, entrundeten Pupille mit normaler Konvergenz – bei fehlender Lichtreaktion.

Bei Befall des Rückenmarks findet man bulbäre Symptome, Schwäche und Schwinden der Muskeln im Schultergürtel und in den Armen, eine langsam fortschreitende spastische Paraplegie mit Blasensymptomen und in Einzelfällen eine transverse Myelitis mit plötzlicher schlaffer Paraplegie und Verlust der Spinkterkontrolle.

Parenchymatöse Neurosyphilis: Die **progressive Paralyse** oder **Dementia paralytica** befällt in der Regel Patienten zwischen 40 und 60 Jahren. Der Beginn ist schleichend und manifestiert sich in verändertem Verhalten. Es kommt zu Konvulsionen, Aphasie, vorübergehenden Hemiparesen und häufiger zu Reizbarkeit, Konzentrationsschwäche, mangelnder Urteilsfähigkeit, Kopfschmerzen, Schlaflosigkeit, Müdigkeit und Lethargie. Die persönliche Hygiene des Patienten verschlechtert sich; emotionelle Unausgeglichenheit, Neurasthenie, Depression und Größenwahn mit fehlender Einsicht können ebenfalls vorhanden sein.

Die körperlichen Anzeichen schließen Zittern des Mundes, der Zunge, der ausgestreckten Hände und des ganzen Körpers ebenso wie abnorme Pupillenreaktionen, Sprechstörungen, gesteigerte Sehnenreflexe und manchmal Pyramidenzeichen ein. Die Handschrift ist meist zittrig und unleserlich. Eine begleitende Taboparese weist auf die Mitbeteiligung der Hinterhörner hin. Die **Tabes dorsalis** ist durch Schmerzen, Ataxie, Wahrnehmungsstörungen und den Verlust der Sehnenreflexe gekennzeichnet. Der Beginn ist langsam und schleichend. Das erste und meist charakteristische Symptom ist gewöhnlich ein intensiver stechender Schmerz („lanzinierender" Schmerz), der mehrfach hintereinander auftritt – meist an den Beinen – und sich in unregelmäßigen Intervallen wiederholt. Später entwickelt sich ein unsicherer Gang, besonders in der Dunkelheit. Der Patient geht schwankend auf breit auseinandergestellten Beinen. Es kann ein Gefühl vorherrschen wie beim Gang über Schaumgummi, begleitet von Hyperästhesie und Parästhesie. Der Verlust der Blasenkontrolle führt zum Verhalten des Urins und schließlich zur Harninkontinenz. Der Urin ist oft infiziert. Eine Impotenz kommt häufig vor.

Der größte Teil der Patienten mit Tabes dorsalis ist abgemagert und hat einen charakteristischen, traurigen Gesichtsausdruck, die Facies tabetica. Gewöhnlich ist das Argyll-Robertson-Pupillenzeichen vorhanden, möglicherweise mit einer primären Optikusatrophie gekoppelt. Bei der Untersuchung der unteren Extremitäten findet man eine Muskelhypotonie, verminderte bis fehlende Sehnenreflexe, verringertes Vibrations- und Gelenkpositionsgefühl, Ataxie im Fersen-Schienbein-Test und das Fehlen einer Schmerzempfindung in der Tiefe. Das **Romberg-Zeichen** ist positiv, und es besteht eine Ataxie beim Gehen. Die Harnblase ist häufig tastbar vergrößert.

Viszerale Krisen treten als anfallartige Schmerzattacken in verschiedenen Organen auf, am häufigsten in Form von Magenkrisen mit Erbrechen; rektale, Blasen- und Kehlkopfkrisen kommen ebenso vor. **Trophische Läsionen,** sekundär durch Hypästhesie der Haut und des pariartikulären Gewebes, entwickeln sich im späteren Krankheitsverlauf, z.B. tief eindringende trophische Ulzera an den Fußsohlen, die den darunterliegenden Knochen mit einbeziehen können. Die **Charcot-Arthropathie,** eine schmerzlose Destrukturierung eines Gelenks mit Knochenschwellung und Bewegungseinschränkung, ist eine häufige Manifestation.

Diagnostik

Diagnostische Untersuchungen auf Syphilis sollten die Anamnese, eine gründliche Untersuchung, Serologie, Dunkelfeldbetrachtung des Sekrets der Läsionen, Liquorpunktion und Röntgenuntersuchungen einschließen, außerdem eine Untersuchung der Sexualpartner.

Die Untersuchung im **Dunkelfeld:** Bei einer Dunkelfeldmikroskopie wird das Licht schräg durch den Objektträger geführt, so daß die Organismen auf dem Objektträger als sehr helle Gegenstände auf dunklem Untergrund gesehen werden. Auf diese Weise kann die Morphologie und Beweglichkeit der Spirochäten, die sich in Exsudaten und Gewebsflüssigkeiten der primären und sekundären Läsionen befinden, beobachtet und beurteilt werden. Erfahrung und Geschicklichkeit sind erforderlich, um das Material zu entnehmen und die Erreger zu identifizieren. Sie erscheinen weiß, spiralenförmig, mit korkenzieherartiger Rotation und typischen Knickbewegungen. Der Erreger muß auf alle Fälle von apathogenen Spirochäten unterschieden werden, da diese zur normalen Flora gehören können.

Serologischer Nachweis der Syphilis: Zwei Hauptverfahren werden für die Diagnose der Syphilis und anderer Treponematosen herangezogen: 1. unspezifische Suchtests (normierte Nichttreponemenserologie, „Standardserologie"), die Lipoidantigene verwenden und Syphilisreagine nachweisen, sowie 2. spezifische Serologie (Treponementests) auf antitreponemale Antikörper.

Die am weitesten verbreiteten Suchtests sind der **VDRL**-(**v**eneral **d**isease **r**esearch **la**boratory) und der **RPR-Test** (**r**apid **p**lasma **r**eagin). Spezifische Untersuchungne sind der **FTA-ABS** (**f**luorescent **t**reponemal **a**ntibody **abs**orption), **TPHA** (*Treponema-pallidum*-Hämagglutinationstest) und der Mikrohämagglutinationstest für Antikörper gegen *T. pallidum* **(MHA-TP)**.

Der **VDRL** ist ein Flockungstest auf Syphilis, in welchem das Reagin aus dem Patientenserum sichtbar mit dem Kardiolipin als Antigen reagiert. Eine Anzahl anderer Krankheiten (z. B. eine akute infektiöse Hepatitis) können zu einem Anstieg des Serumreagins führen und einen reaktiven Kardiolipintest verursachen. Die Resultate werden als reaktiv, schwach aktiv, grenzwertig oder negativ beurteilt. Reaktive und schwach reaktive Seren werden als positiv auf syphilitische Antikörper angesehen. Alle positiven oder schwachpositiven VDRL-Tests müssen durch einen spezifischen Treponementest bestätigt werden.

Die Suchtests sind leicht auszuführen und billig, aber sie entbehren die Spezifität der Treponementests und geben gelegentlich **biologisch falsch-positive Resultate.** Eine falsch-positive Reaktion (definiert als reaktiver Reagintest, aber nichtreaktiver Treponementest) kann ein Hinweis auf eine autoimmunbedingte oder eine kollagene Gefäßkrankheit, eine Virusinfektion oder eine Krankheit mit Veränderungen im Globulinsystem sein. Ein quantitativer Reagintest zeigt nach dem Behandlungserfolg abnehmende Titer, wird bei primärer Syphilis nach 1 Jahr und bei Syphilis im 2. Stadium nach 2 Jahren negativ, wird jedoch erst 3–6 Wo. nach der Infektion positiv. Da der Primäreffekt gewöhnlich vor diesem Zeitpunkt entsteht, kann eine frühzeitige, negative Syphilisserologie eine Lues nicht ausschließen. Bei Patienten mit nicht diagnostizierbaren Genitalläsionen sollten die serologischen Untersuchungen in 2wöchigen Intervallen in den ersten 6 Wochen wiederholt werden, bevor eine Lues endgültig ausgeschlossen werden kann. Ein Treponementest wird gewöhnlich 3–4 Wochen nach der Infektion positiv und bleibt für viele Jahre trotz wirksamer Behandlung positiv.

Untersuchungen des Liquor cerebrospinalis: Mit Ausnahme der Frühstadien der Infektion sollte in allen Fällen vor Einleitung der Therapie eine Untersuchung des Liquors veranlaßt werden, um eine Neurosyphilis auszuschließen und die Diagnose zu sichern. Üblicherweise werden die Leukozytenzahl, das Gesamtprotein, VDRL und andere nichtspezifische serologische Tests bestimmt bzw. durchgeführt. Der Wert eines Treponementests im Liquor ist unsicher.

Eine **Diagnose der primären Syphilis** hängt vom Nachweis von *Treponema pallidum* im Sekret von einem Primäreffekt in der Dunkelfeldmikroskopie ab. Sind die ersten Ergebnisse negativ, sollten die Untersuchung wiederholt und serologische Tests durchgeführt werden.

Aspirate aus Lymphknotenpunktaten können manchmal Treponema pallidum enthalten, besonders in den Fällen, in denen durch lokale Antiseptika oder Antibiotika die Bakterienzahl im Primärdeffekt unter die Nachweisgrenze vermindert wurde.

Die **Differentialdiagnose der genitalen Ulzerationen** umfaßt Herpes genitalis, Ulcus molle, Lymphogranuloma venereum, Skabies, Eruptionen bei sekundärer Syphilis, Balanitis erosiva, Behçet-Krankheit, perforierte Gummen, Epitheliome, Granuloma inguinale, tuberkulöse Ulzerationen und Verletzungen. Doppelinfektionen mit zwei verschiedenen pathogenen Erregern (z.B. Herpes-simplex-Viren und Treponemen) sind nicht selten. **Alle genitalen Ulzera sollten als syphilitisch betrachtet werden, bis eine andere Diagnose gestellt ist.** Da die Möglichkeit einer Syphilis oft von den Ärzten übersehen wird, werden extragenitale Primäraffekte oft falsch gedeutet.

Diagnose der sekundären Syphilis: Da eine Syphilis das Bild der meisten Hauterkrankungen zeigen kann, sollten Hautausschläge und Schleimhautläsionen als syphilitisch angesehen werden, wenn sie mit einer generalisierten Lymphadenopathie einhergehen. Die Diagnose wird durch die Demonstration von *Treponema pallidum* im Dunkelfeld und durch die positive Syphilisserologie gestellt. Letztere sind in nahezu allen Fällen reaktiv und zeigen einen hohen Titer.

Ein häufiger Fehler in der Differentialdiagnose ist die Fehldeutung einer sekundären Syphilis als Arzneimittelexanthem, Pityriasis rosea, Röteln, infektiöse Mononukleose, Erythema exsudativum multiforme, Pityriasis rubra pilaris oder Pilzinfektionen. Condylomata lata können für Warzen, Hämorrhoiden und Pemphigus vegetans gehalten werden; Läsionen an der Kopfhaut für eine Pilzerkrankung oder für Alopecia areata; eine Schleimhautbeteiligung kann mit einer Vielzahl anderer Krankheiten verwechselt werden.

Die Diagnose einer latenten Syphilis wird durch den Ausschluß anderer Formen der Syphilis gestellt. Patienten mit persistierend positiven Reaktionen (einschließlich der spezifischen Tests wie FTA-ABS und TPI) und ohne klinischen Nachweis aktiver syphilitischer Läsionen sollten den Verdacht auf eine latente Syphilis erwecken. Liquoruntersuchungen sind ebenso unauffällig wie röntgenologisch Herz und Aorta. Eine Lues latens muß abgegrenzt werden von einer latenten kongenitalen Lues *(s. Kap. KIN, 6., Neugeborenen-Infektionen)*, einer latenten Frambösie und von anderen Treponematosen, die bei Patienten aus den Tropen gefunden werden, sowie von biologisch falsch-positiven Reaktionen. Bei vielen Patienten gibt es keinen anamnestischen Hinweis auf eine syphilitische Manifestation des 1. oder 2. Stadiums. Entweder verliefen die frühen Stadien asymptomatisch, die Manifestationen waren gering oder wurden übersehen, oder die Diagnose wurde nicht gestellt.

Die tertiäre Syphilis: Bei der **gutartig verlaufenden tertiären Syphilis** sind die serologischen Tests meist positiv, aber eine Abgrenzung gegen granulomatöse Erkrankungen kann ohne Biopsie schwierig sein.

Bei der **kardiovaskulären Syphilis** sind die Symptome und Anzeichen manchmal derart typisch, daß eine klinische Diagnose leichtfällt. Diese sollte jedoch mit Hilfe der Echokardiographie, des Elektrokardiogramms und der Syphilisserologie bestätigt werden. Der Liquor cerebrospinalis sollte untersucht werden, da Neurosyphilis und kardiovaskuläre Syphilis nicht selten gleichzeitig auftreten.

Asymptomatische Neurosyphilis: Im Liquor zeigt sich gewöhnlich eine erhöhte Zellzahl, erhöhtes Gesamteiweiß und eine positive Syphilisserologie. Bei der **progressiven Paralyse** sind die Syphilisserologie und die Liquoruntersuchungen immer positiv. Zusätzlich findet man im Liquor eine erhöhte Zellzahl von 7–100 Lymphozyten, erhöhtes Gesamteiweiß und einen positiven Reagintest. Bei **Tabes dorsalis** ist der FTA-ABS meist positiv, doch die Reagintests können negativ sein. Hier findet man im Liquor eine erhöhte Zellzahl, ein erhöhtes Gesamteiweiß und eine schwach-positive Syphilisserologie. In vielen fortgeschrittenen Fällen ist der Liquor ohne Besonderheiten.

Therapie

Bei der **primären und sekundären Syphilis** sollten dem Patienten alle Zusammenhänge erklärt werden. Alle sexuellen Kontaktpersonen der letzten 3 Mo. (bei primärer Syphilis) und solche bis zu 1 Jahr (bei sekundärer Syphilis) sollten untersucht, behandelt und darüber informiert werden, daß sie möglicherweise ansteckend sind und keinen sexuellen Kontakt haben sollten, bis sie und ihre Sexualpartner untersucht und behandelt wurden.

Penicillin ist für alle Stadien der Syphilis das Antibiotikum der Wahl. Ein Serumspiegel von 0,03 IE/ml für 6–8 Tage ist notwendig, um eine Heilung der frühen infektiösen Syphilis herbeizuführen. Benzathin-Penicillin G, 2,4 Mio IE i.m., gewährleistet einen ausreichenden Blutspiegel auf 2 Wo. (normalerweise werden 1,2 Mio IE in jede Gesäßhälfte gegeben). Zwei zusätzliche Injektionen von je 2,4 Mill. IE in 7tägigem Abstand sollten bei sekundärer Syphilis gegeben werden, da bei einigen Patienten nach nur einer Dosis Treponemen im Liquor persistieren. Alternativ kann wäßriges Prokain-Penicillin G, 600000 IE pro Tag i.m., 10 Tage lang gegeben werden. Bei Penicillinallergie kann Erythromycin 500 mg oral alle 6 h 15 Tage lang, oder Tetracyclin (dieselbe Dosierung) verabreicht werden. Die orale Behandlung erfordert die Bereitschaft und Mitarbeit der Patienten. Diese Behandlung sollte streng überwacht werden.

Patienten mit einer **frühen und späten latenten Syphilis** sollten mit Penicillin behandelt werden, um die folgenschwere Entwicklung einer tertiären Syphilis zu verhindern. Einzelinjektionen von Benzathin-Penicillin G mit 2,4 Mio IE i.m. wöchentlich über 3 Wo. können verabreicht werden bis zu einer Gesamtdosis von 7,2 Mio IE. Alternativ kann auch wäßriges Prokain-Penicillin G gegeben werden, und zwar 600000 IE täglich i.m. 14 Tage lang. Penicillinallergische Patienten können mit Erythromycin, 500 mg alle 6 h 15 Tage lang, behandelt werden. Die **gutartig verlaufende tertiäre Syphilis** wird ebenso behandelt wie die latente Syphilis; bei solchen Patienten, die Penicillin nicht vertragen und mit Eryhtromycin behandelt worden sind, sollte 3 Mo. später in einer 2. Behandlungsphase Erythromycin in derselben Dosierung gegeben werden.

Wegen der ganz offensichtlich höheren Komplikationsrate sollten Patienten mit gleichzeitiger HIV-Infektion routinemäßig auf Neurosyphilis und Syphilis der Augen untersucht werden. Die Behandlung muß dann entsprechend darauf abgestimmt werden.

Kardiovaskuläre Syphilis: Die Behandlung der syphilitischen Infektion ist die gleiche wie die der latenten Syphilis, jedoch wird gewöhnlich Prokain-Penicillin G für eine Gesamtzeit von 21 Tagen verabreicht.

Neurosyphilis: Penicillin wird verabreicht wie bei der latenten Syphilis. Prokain-Penicillin G sollte für eine Gesamtzeit von 21 Tagen gegeben werden. Die Behandlung einer asymptomatischen Neurosyphilis verhindert die Entwicklung einer symptomatischen Neurosyphilis, beseitigt aber nicht bereits vorhandene Symptome. Um unruhige Paralysepatienten unter Kontrolle zu halten, ist Chlorpromazin, 25 oder 50 mg oral oder i.m., wirksam. Bei Tabespatienten mit lanzinierenden Schmerzen sollten schmerzstillende Mittel freizügig gegeben werden. Carbamazepin, 200 mg oral 3mal oder 4mal täglich, ist gelegentlich von Nutzen in der Beherrschung der Schmerzen.

Über 50% der Patienten mit früher infektiöser Syphilis, besonders solche mit sekundärer Syphilis, entwickeln innerhalb von 6–12 h nach Behandlungsbeginn eine sogenannte **Herxheimer-Reaktion.** Sie manifestiert sich in allgemeinem Krankheitsgefühl, Fieber, Kopfschmerz, Schweißausbrüchen, Schüttelfrost und einer kurzzeitigen Verschlimmerung der syphilitischen Hauterscheinungen. Die Reaktion verschwindet gewöhnlich innerhalb von 24 Stunden und schadet dem Patienten nicht, außer durch die Besorgnis, die sie in ihm vielleicht hervorruft. Patienten mit progressiver Paralyse oder solche, die eine hohe Leukozytenzahl im Liquor aufweisen, können eine derartig starke Herxheimer-Reaktion bekommen, daß manchmal ernste Zustände wie eine Hemiplegie oder Monoplegie auftreten. Die Herxheimer-Reaktion sollte dem Patienten vor dem Beginn der Behandlung erklärt werden. Die Herxheimer-Reaktion kann mit einer Penicillin-Allergie verwechselt werden. Bei Personen, die wegen anderer Erkrankungen (z.B. Gonorrhö) mit Penicillin behandelt werden, kann die Herxheimer-Reaktion ein Hinweis auf eine gleichzeitig bestehende Syphilis sein.

Überwachung

Die Wichtigkeit von Nachkontrollen zur Sicherung des Heilungserfolges sollte dem Patienten vor der Behandlung erklärt werden. Untersuchungen und quantitative Reagintests sollten nach 1, 3, 6 und 12 Monaten vorgenommen werden, bis zum negativen Ausfall der Reaktionen. Nach erfolgreicher Behandlung heilen die Läsionen schnell, die serologischen Titer fallen, der Reagintest wird gewöhnlich innerhalb von 9–12 Mo. nichtreaktiv. Die spezifischen Laboruntersuchungen, so z.B. der FTA-ABS und der MHA-TP, bleiben auf Jahre hinaus oder für den Rest des Lebens des Patienten reaktiv. Nach einer 1jährigen Überwachungszeit sollte der Liquor wieder untersucht werden. Sollte der VDRL über 1 Jahr hinaus positiv bleiben oder der Titer sogar ansteigen, muß eine erneute Behandlung in Betracht gezogen werden. Ein Rezidiv ist zwar ungewöhnlich, erscheint jedoch gelegentlich zwischen dem 6. und dem 9. Mo. und ist am häufigsten im Bereich des Nervensystems. Eine nochmalige Behandlung mit erhöhter Dosis des Antibiotikums ist erforderlich. Bleiben alle klinischen und serologischen Untersuchungen bis 2 Jahre nach der Behandlung zufriedenstellend, kann dem Patienten versichert werden, daß die Heilung abgeschlossen ist und daß er sich nicht wieder vorstellen muß.

Allen Syphilispatienten sollte ein HIV-Antikörpertest nahegelegt werden, und diejenigen bei denen der Test negativ ausfällt, sollten nach 6 Monaten noch einmal untersucht werden, um eine HIV-Infektion, die sich der Patient gleichzeitig mit der Syphilis zugezogen hat, zu entdecken. Bei Patienten mit einem positiven Testergebnis sollte der Liquor untersucht werden.

Patienten mit **latenter Syphilis** sollten nach 3, 6, 12 und 24 Monaten kontrolliert werden. Solche mit persistierender serologischer Reaktivität sollten auf Dauer jährlich untersucht werden. Die Prognose ist außergewöhnlich gut. Patienten mit **gutartig verlaufender tertiärer Syphilis** sollten ebenso wie Patienten mit **kardiovaskulärer Syphilis** in regelmäßigen Intervallen bis an ihr Lebensende untersucht werden. Bei der **asymptomatischen Neurosyphilis** sollte der Liquor in 6monatigen Intervallen bis 2 Jahre nach der Normalisierung sämtlicher Werte untersucht werden; zeigt der Liquor pathologische Befunde, sollte er bis zur Normalität in 3monatigen Intervallen und dann jährlich noch 2 weitere Jahre untersucht werden. **Tabes dorsalis** neigt trotz einer Behandlung zur Progression; Wachsamkeit in Hinblick auf Harnwegsinfekte ist geboten.

Trichomoniasis

Ätiologie

Trichomonas vaginalis ist ein begeißeltes Protozoon, welches im Genitaltrakt beider Geschlechter gefunden wird und ein häufiger Erreger der Vaginitis ist. Der Erreger ist birnenförmig, 7×10 μm groß (gelegentlich bis zu 25 μm lang), mit vier vorderen Geißeln und einer undulierenden Membran. Er wird öfter bei Frauen gefunden und tritt bei ca. 20% von ihnen im Laufe der geschlechtsreifen Jahre auf; er verursacht Kolpitis, Urethritis und Zystitis. Bei Männern ist der Nachweis wegen der durchspülenden Wirkung des Harnstrahls schwieriger. Die Infektion verursacht Urethritis, Prostatitis und Zystitis und ist verantwortlich für ungefähr 5–10% aller männlichen Urethritisfälle. Die meisten infizierten Männer sind asymptomatische Träger, aber für sexuelle Partner(innen) infektiös.

Symptomatik

Bei den **Frauen** beginnt die Infektion typischerweise mit einem reichlichen, grünlich-gelben, schäumenden Vaginalausfluß, begleitet von Wundgefühl und Schmerzen der Vulva, des Dammes und der Oberschenkel sowie von Dyspareunie und Schmerzen beim Wasserlassen. Manche Frauen haben nur leichte Fluor, und viele sind symptomfreie Trägerinnen über lange Zeit, wobei sich die Symptome später noch entwickeln können. Eine Trichomoniasis tritt häufig gemeinsam mit einer Gonorrhö in Erscheinung. Die Vulva, der Damm und die Oberschenkel können gerötet sein mit ödematöser Schwellung der Labien. Die Vaginalwände und der Muttermund können rote, erdbeerartige Flecken aufweisen. Das klinische Bild ist jedoch mitunter unauffällig oder geht mit einer geringen Menge Ausfluß in den Scheidengewölben einher. Die Komplikationen sind geringfügig und beziehen sich auf Bartholinitis, Skenitis und Zystitis.

Männer sind meist asymptomatisch. Einige haben frühmorgens, zusammen mit Brennen in der Harnröhre und Harndrang, einen vorübergehenden schäumenden oder eitrigen Urethralausfluß. Leichtes Ziehen in der Harnröhre und gelegentliches Nässen aus der Harnröhrenmündung sowie Beschwerden im Perineum oder tiefer im Becken kommen vor. Bei unbeschnittenen Männern kann eine Balanoposthitis auftreten. Die einzigen bekannten Komplikationen sind Epididymitis und Prostatitis.

Diagnostik

Bei der **Frau** kann die Diagnose gewöhnlich sofort durch Untersuchung des Vaginalsekrets aus dem hinteren Scheidengewölbe im Dunkelfeld-, im Phasenkontrast- oder in einem gewöhnlichen Lichtmikroskop gestellt werden. Die peitschenartigen Bewegungen der Geißeln und die auffallende Motilität des oval geformten Erregers sind leicht zu beobachten. Auf geeignetem Nährboden kann der Organismus gezüchtet werden. Ebenso kann eine Trichomoniasis auch im zytologischen Abstrich diagnostiziert werden. Untersuchungen zum Ausschluß einer Gonorrhö und anderer Geschlechtskrankheiten sind angebracht.

Wird der **männliche Patient** frühmorgens vor dem ersten Wasserlassen untersucht, kann sich ein leichter schleimiger Ausfluß mit einigen feinen Fäden in der Zweigläserprobe zeigen. Ein Nativpräparat der Harnröhrensekretion bei Männern sollte mikroskopisch untersucht und Kulturen angelegt werden. Als nützlich erweisen sich auch die Untersuchungen des Urins und des Prostataexprimates nach Zentrifugation.

Therapie

1 × 2 g Metronidazol heilt 95% aller Fälle bei Frauen, wenn der Sexualpartner gleichzeitig behandelt wird. Da die Wirkung einer einzigen Dosis bei Männern nicht sicher ist, sollten Männer mit 2 × täglich 500 mg, 7 Tage lang behandelt werden. Das Mittel kann Leukopenie und Disulfiram-ähnliche Interaktionen mit Alkohol hervorrufen, und es kann zu einer Superinfektion mit Candida kommen. Die Schwangerschaft ist eine relative Kontraindikation, obwohl es keine Berichte gibt, daß das Mittel nach dem ersten Trimester gefährlich für den Feten ist. Alle Sexualpartner sollten untersucht und behandelt werden. Die Patienten sollten keinen Geschlechtsverkehr ausüben, bis die Heilung gesichert ist.

Genitale Kandidose

Ätiologie

Besonders bei Frauen nehmen Hefeinfektionen des Genitaltraktes, hervorgerufen durch *Candida albicans*, an Häufigkeit zu. Eine sexuelle Übertragung ist ungewöhnlich. Die Infektion wird in der Regel von Sproßpilzen der Haut- oder Darmflora ausgelöst. Die zunehmende Häufigkeit basiert teilweise auf dem kritiklosen Gebrauch von Breitspektrumantibiotika sowie darauf, daß viele Frauen Kontrazeptiva nehmen; teilweise tragen auch bessere diagnostische Verfahren zu häufiger Diagnosestellung bei. Andere prädisponierende Faktoren schließen Schwangerschaft, Menstruation, Diabetes mellitus, zu enge Unterwäsche sowie den Gebrauch von immunosuppressiven Medikamenten und Kortikosteroiden ein. Eine **systemische** Kandidose *(s. Kap. INF, 11.)* ist gewöhnlich das Anzeichen einer ernsten Grunderkrankung oder immunologischer Abnormitäten und selten eine Komplikation einer genitalen Infektion.

Symptomatik

Frauen entwickeln gewöhnlich eine Kolpitis mit Ausfluß. Häufig ist die Entzündung erheblich, der Ausfluß jedoch minimal. Die Vulva ist gerötet und geschwollen, mit Hautabschürfungen und Rhagaden. Die Vaginalwände können mit einem weißen, käsigen Material bedeckt sein oder normal erscheinen. **Männer** sind oft symptomlos, beschweren sich aber über eine Entzündung und Schmerzen der Glans penis und der Vorhaut, speziell nach dem Geschlechtsverkehr. Gelegentlich wird auch ein leichter Harnröhrenausfluß bemerkt. Bei der Untersuchung sind die Glans penis und die Vorhaut gerötet; Bläschen und Erosionen können auch vorhanden sein. Ein weißes, käsiges Material findet sich oft an der Oberfläche. In schweren Fällen ist die Vorhaut ödematös und verursacht dadurch eine Phimose.

Diagnostik

Eine sofortige Diagnose kann anhand von einem gramgefärbten Abstrich (mit Zusatz von Kalilauge) aus der Scheide, der Glans penis, der Vorhaut oder der Urethra gemacht werden, indem man nach *Candida albicans* unter dem Mikroskop sucht (grampositive, ovale, knospenbildende, hefeähnliche Zellen mit typischen elongierten, fadenförmigen Pseudohyphen). Eine Kultur sollte angelegt werden, z. B. auf Sabouraud-Nährboden; dadurch kann die Zahl der positiven Nachweise um 25% ansteigen und die Anwesenheit von *Candida albicans* bestätigt werden. Da eine Candidiasis selten sexuell übertragen wird, sollten Untersuchungen auf eine gleichzeitig bestehende Geschlechtskrankheit nur bei klinischer oder epidemiologischer Indikation vorgenommen werden.

Therapie

Wenn die Diagnose und die Ursache der Erkrankung feststehen, sollten prädisponierende Faktoren, wie z.B. eine Antibiotikatherapie, ausgeschaltet werden, um Rückfälle zu verhindern.

Vaginale Candidiasis kann lokal behandelt werden mit 1. Clotrimazol, eine 100 mg Vaginaltablette/Tag 6 Tage lang oder 200 mg/Tag 3 Tage lang, 2. Miconazol 200 mg/Tag intravaginal 3 Tage lang, 3. 5 g/Tag einer 2%igen Butaconazolcreme intravaginal für 3 Tage oder 4. ein 80 mg Suppositorium Terconazol für 3 Tage oder 5 g/Tag einer 0,4%igen Creme 7 Tage lang. Alle Medikamente werden nur 1 × täglich vor dem Schlafengehen angewandt.

Eine Balanoposthitis candidomycetica wird nach vorsichtigem Waschen der Genitalien mit Seife und Wasser mit einem sauberen Handtuch abgetrocknet, dann mit Nystatin-Creme, 2mal täglich 7–10 Tage lang, behandelt. Eine Urethritis kann durch tägliche Spülungen mit *100000 E/ml* Nystatinsuspension therapiert werden, aber gewöhnlich ist diese eine sekundäre Erscheinung der Balanitis und bedarf keiner zusätzlichen Behandlung.

Rezidive sind häufig bei beiden Geschlechtern, entweder aufgrund einer Reinfektion durch den Geschlechtspartner oder gewöhnlich durch die normale Flora bei bestehender Prädisposition. Gelegentlich muß auf die Einnahme von Kontrazeptiva für mehrere Mo. während der Behandlung verzichtet werden. Bei Frauen, die wiederholt oder für längere Zeit Antibiotika benötigen oder die eine nicht zu beseitigende Prädisposition haben, kann eine Prophylaxe nach einem der obigen Behandlungsrichtlinien erforderlich sein.

Balanoposthitis; Balanitis

Entzündung der Glans penis und der Vorhaut.

Ätiologie

Eine Balanoposthitis (Balanitis bei Beschnittenen) kann durch Komplikationen bei einer Gonorrhö, einer Trichomoniasis, Candidiasis, bei Herpes simplex oder einer primären oder sekundären Syphilis verursacht werden. Andere nichtinfektiöse Ursachen sind das Reiter-Syndrom, bestimmte Arzneimittelexantheme, Kontaktdermatitis, Psoriasis, Lichen ruber planus, seborrhoische Dermatitis, Lichen sclerosus et atrophicus oder eine Erythroplasie Queyrat. In vielen Fällen findet man keine Ursache. Eine Balanophosthitis kommt oft bei einer engen Vorhaut vor. Das Sekret unter der Vorhaut wird mit Anaeroben infiziert, woraus eine Entzündung und Gewebsdefekte resultieren. Diabetes mellitus prädisponiert für Balanitiden.

Symptomatik

2–3 Tage nach einem Geschlechtsverkehr treten im Präputialraum oft Schmerzen, Entzündungen und Ausfluß auf. Eine Phimose kann durch ein Ödem der Glans penis und des Präputiums hervorgerufen werden. Erosionen und oberflächlihce Ulzerationen kommen vor. Die inguinalen Lymphknoten können empfindlich und vergrößert sein.

Diagnostik und Therapie

Die häufig vorkommenden sexuell übertragbaren Krankheiten sollten ausgeschlossen, ein Suchtest auf Lues durchgeführt und der Urin auf Glukose untersucht werden. Ein Abstrich sowie Kulturen aus dem Material der entzündeten Regionen sollten angefertigt werden.

Die Behandlung sollte sich nach der aufgedeckten Ursache richten. Kann keine Ursache gefunden werden, sind Waschungen mit einer Kochsalzlösung mehrmals täglich erforderlich. Bei einer echten Phimose sind Spülungen des Vorhautsackes angebracht. Besteht eine eindeutige sekundäre Infektion, sollten orale Sulfonamide verabreicht werden, die eine Syphilis im Inkubationsstadium nicht verschleiern. Bei Patienten mit einer persistierenden Phimose sollte man nach dem Abklingen der Entzündung eine Zirkumzision in Betracht ziehen.

Ulcus molle

Eine akute, lokal begrenzte ansteckende Krankheit, die durch schmerzhafte genitale Ulzera und Eiterung der inguinalen Lymphknoten charakterisiert ist.

Ätiologie

Der Erreger ist *Hämophilus ducreyi,* ein kurzes, schlankes, gramnegatives Bakterium mit abgerundeten Enden, in Ketten oder Gruppen angeordnet. Es wächst auf Kulturmedien, die mit Hämin und Albumin angereichert sind, aber viele Laboratorien sind dafür nicht ausgerüstet. Das Wiederauftreten des Ulcus molle in Nordamerika und seine Verbindung mit einem erhöhten Risiko für eine HIV-Übertragung haben das Interesse an dieser früher exotischen Infektion wieder vermehrt.

Symptomatik

Die Inkubationszeit beträgt 3–7 Tage. Kleine schmerzhafte Papeln zerfallen schnell und bilden sich in flache Ulzera mit gezackten unterminierten Rändern um. Jedes Ulkus ist flach, nicht hart, schmerzhaft und von einem rötlichen Randsaum begrenzt. Sie variieren in der

Größe und konfluieren oft. Eine gangränartige Erosion führt manchmal zu erheblicher Gewebszerstörung. Die inguinalen Lymphknoten werden ebenfalls größer, fließen zusammen und bilden einen fluktuierenden Abszeß in der Leistengegend (Bubo). Die Haut über dem Abszeß wird rot und glänzend; durch Unterminierung der Haut werden weite Höhlen gebildet. Neue Herde können durch Autoinokulation entstehen. Komplikationen sind: Phimose, Harnröhrenstriktur, urethrale Fisteln und schwerwiegende Gewebszerstörungen. Ulcus molle kann gleichzeitig mit durch andere Ursachen bedingten Genitalulzera auftreten.

Diagnostik

Die Diagnose stützt sich meist auf den klinischen Befund, da die kulturelle Anzüchtung schwierig ist und die mikroskopische Diagnostik durch die polymikrobielle Flora unsicher ist. Jedoch sollten Versuche unternommen weren, *Hämophilus ducreyi* zu identifizieren, und zwar aus dem Material, das vom Rand eines Ulkus oder vom Eiter eines Bubo entnommen wurde. Es sollte ebenfalls versucht werden, Kulturen auf Nährböden mit frischem, defibrinierten Kaninchenblut oder Patientenserum anzulegen. Eine Biopsie vom Ulkusrand kann nützlich sein, doch die Veränderungen sind unspezifisch. Tests zum Ausschluß anderer Geschlechtskrankheiten sind angebracht (besonders serologische Tests auf Syphilis und Kulturen für einen Herpes-Nachweis).

Therapie

Eine einmalige intramuskuläre 250 mg Dosis Ceftriaxon oder mindestens 7 Tage lang alle 6 h 500 mg Erythromycin werden empfohlen. Eine zunehmende Resistenz gegen Sulfonamide allein und Tetracyclin hat dazu geführt, daß die Behandlung mit diesen Mitteln weniger wirksam ist. Bubonen sollten aspiriert, nicht indiziert werden. Alle sexuellen Kontaktpersonen müssen untersucht werden. Der Patient muß 3 Mo. lang überwacht werden, wobei die Kontrolle der Syphilisserologie nicht fehlen darf.

Lymphogranuloma inguinale (LGV)

(Lymphopathia venereum; Lymphogranuloma venereum)

Eine sexuell übertragbare, durch Chlamydien hervorgerufene Krankheit, bei der auf eine vorübergehende Primärläsion eine eitrige Lymphangitis sowie ernste lokale Komplikationen folgen.

Ätiologie

Lymphogranuloma inguinale wird durch eine bestimmte Anzahl von Immunotypen von *Chlamydia trachomatis* hervorgerufen, die sich von den Erregern des Trachoms, der Einschlußkonjunktivitis, der Urethritis und der Zervizitis unterscheiden. Die Krankheit kommt überwiegend in tropischen und subtropischen Gebieten vor, in den USA ist sie dagegen ungewöhnlich selten.

Symptomatik

Die Inkubationszeit beträgt 3–12 oder mehr Tage. Anfänglich bildet sich eine kleine, bläschenartige Läsion, die rasch ulzeriert, sehr schnell heilt und vielleicht unbemerkt vorübergeht. Gewöhnlich wird als erstes Symptom eine einseitige, druckempfindliche Vergrößerung der inguinalen Lymphknoten bemerkt, welche zu einer großen, schmerzhaften, fluktuierenden Masse werden, die mit den tieferen Gewebsschichten verbacken ist; die darüberliegende Haut ist gerötet. Es kommt zur Ausbildung von zahlreichen Fisteln, aus denen sich Eiter oder nekrotisches Material entleert. Die Heilung geschieht unter Narbenbildung, wobei die Fistelgänge weiterhin bestehen bleiben oder rezidivieren können.

Der Patient klagt über Fieber, Unwohlsein, Kopfschmerzen, Gelenkschmerzen, Anorexie oder Erbrechen. Frauen leiden häufig unter Rückenschmerzen, besonders wenn die Primärläsionen in der Zervix oder im Scheidengewölbe waren, woraus eine Vergrößerung und Vereiterung der Lymphbahnen im perirektalen Gebiet und im Becken resultieren. Ist die rektale Schleimhaut bei Frauen und homosexuellen Männern mit einbezogen, führt dies zu einer ulzerativen Proktitis mit blutig-eitrigem rektalem Ausfluß.

Eine chronische Entzündung kann die Verlegung der Lymphbahnen verursachen, was zu Ödemen, Ulzerationen und Fisteln führt. Große polypenähnliche Massen entwickeln sich, und enorme Schwellungen können allmählich zu einer genitalen Elephantiasis führen. Strikturen im Rektum werden bei Frauen und bei männlichen Homosexuellen gefunden.

Diagnostik

Die klinische Diagnose wird durch eine Komplementbindungsreaktion bestätigt, in welcher ein ansteigender Titer der Antikörper demonstriert wird. Ein Mikroimmunfluoreszenztest mißt typenspezifische Antikörper und unterscheidet zwischen verschiedenen Serotypen der Antikörper. Kreuzreaktionen sind häufig. Die Isolierung auf Zellkulturen ist nur in wenigen Laboratorien möglich. Kommerziell verfügbare Immunofluoreszenztestkits, die fluoreszenzmarkierte monoklonale Antikörper für die Anfärbung der Chlamydien im Eiter verwenden, haben die Bereitstellung von spezifischen Testen verbessert. Bei Fehlen eines Mikroimmunfluoreszenztests und einer Zellkultur kann die Diagnose durch eine gründliche Anamnese, klinische Untersuchung und hohen oder ansteigenden Titer der komplementbindenden Antikörper gestellt werden.

Therapie

100 mg Doxycyclin 2×täglich oral, Erythromycin 500 mg 4×täglich oral oder 500 mg Tetracyclin 4×täglich oral, jedes Medikament 21 Tage gegeben, sind die Mittel der Wahl und bringen frühe Läsionen rasch zum Abheilen. Fluktuierende Bubonen sollten aspiriert, nicht indiziert werden. Abszesse und Fisteln erfordern eine chirurgische Behandlung, aber rektale Strikturen können normalerweise dilatiert werden. Eine Elephantiasis muß von einem plastischen Chirurgen behandelt werden. Alle sexuellen Kontaktpersonen müssen untersucht werden. Der Patient sollte nach erfolgreicher Behandlung 6 Mo. nachbeobachtet werden.

Granuloma venereum

(Wucherbeule; Granuloma inguinale)

Eine chronische granulomatöse Erkrankung der Genitalregion, wahrscheinlich durch sexuellen Kontakt verbreitet.

Ätiologie

Ein Granuloma venereum ist relativ selten in gemäßigten Klimazonen und wird meist in tropischen und subtropischen Gegenden gefunden. Vermutlich wird die Erkrankung durch gramnegative, in Makrophagen nachgewiesene Bakterien verursacht, die unter der Bezeichnung *Calymmatobacterium granulomatis* (früher *Donovania granulomatis*) bekannt sind.

Symptomatik

Die Inkubationszeit variiert zwischen 1 und 12 Woche. Die erste Läsion ist ein schmerzloses hellrotes Knötchen, aus welchem sich langsam eine rundliche, erhabene, samtartige, granulomatöse Masse entwickelt. Die Infektion kann bei Männern den Penis, das Skrotum, die Leistengegend oder die Oberschenkel, bei Frauen die Vulva, die Vagina, den Damm, bei homosexuellen Männern den Anus und das Gesäß und bei beiden Geschlechtern das Gesicht befallen. Eine Lymphadenopathie besteht nicht. Die Krankheit breitet sich kontinuierlich und durch Autoinkulation aus. Das Leiden schreitet langsam fort, doch allmählich bedecken die Läsionen das gesamte Genitale. Der Heilungsprozeß verläuft ebenso langsam unter Narbenbildung. Sekundärinfektionen sind häufig und können erhebliche Gewebszerstörung hervorrufen. In vernachlässigten Fällen folgen Anämie, Kachexie und sogar der Tod. Gelegentlich kommt es zur hämatogenen Aussaat in Knochen, Gelenke oder Leber.

Diagnostik

Charakteristisch sind hellrote granulomatöse Hautveränderungen. Die Diagnose wird mikroskopisch durch den Nachweis von Donovan-Körperchen in einem Ausstrich von Material aus den Randzonen der Läsionen gestellt (intrazytoplasmatisch in Makrophagen liegende Bakterien; Färbung nach Giemsa oder Wright). Biopsieproben enthalten viele Plasmazellen, aber nur wenige Makrophagen.

Therapie

Eine befriedigende Heilung der Läsion wird durch Streptomycin, Tetracyclin, Erythromycin, Chloramphenicol und Trimethoprim/Sulfamethoxazol erreicht. Streptomyzin maskiert eine gleichzeitig erworbene Syphilis nicht; es wird 21 Tage lang alle 12 h, 1 g i.m., verabreicht. Tetracyclin gibt man 500 mg oral alle 6 h über 10–14 Tage. Die Behandlung sollte nach 7 Tagen einen Erfolg zeigen, wird aber 3 Wochen lang fortgesetzt oder bis die Läsionen abgeheilt sind, um Rückfälle zu verhindern. Die sexuellen Kontaktpersonen des Patienten müssen gründlich untersucht werden. Die Überwachung nach der erfolgreichen Behandlung sollte 6 Mo. lang erfolgen und die Syphilisserologie mit einschließen.

Herpes genitalis

Infektion der Haut im Genital- oder Perirektalbereich durch Herpes-simplex-Viren.

Ätiologie

Eine Infektion der genitalen und anorektalen Haut und Schleimhaut gewöhnlich mit dem Herpes simplex Virus Typ 2 (HSV-2) aber auch mit Typ 1 (HSV-1) in ca. 5% ist heute die am weitesten verbreitete Ursache genitaler Ulzerationen. Die Krankheit ist mäßig ansteckend und wird gewöhnlich durch sexuellen Kontakt verbreitet. Läsionen erscheinen meist 4–7 Tage nach entsprechendem Kontakt. Die Krankheit neigt zu Rezidiven, da das Virus eine latente Infektion der sakralen sensorischen Nervenganglien bewirkt, von wo aus es zu einer Reaktivierung und einer Reinfektion der Haut kommt.

Symptomatik

Primärläsionen sind schmerzhafter, von längerer Dauer und ausgedehnter als bei einem Rückfall. Juckreiz und leichte Schmerzen gehen meist einem kleinen erythematösen Fleck auf der Haut oder den Schleimhäuten voran. Eine kleine Gruppe von Bläschen bildet sich aus; diese platzen, wobei mehrere oberflächliche, rundliche Ulzera mit rotem Randsaum entstehen. Die Ulzera verkrusten nach einigen Tagen und heilen dann gewöhnlich in etwa 10 Tagen mit Narbenbildung ab. Die inguinalen Lymphknoten sind meist leicht vergrößert und tastempfindlich.

Bei Männern findet man die Herde auf der Vorhaut, der Glans penis und am Penisschaft, bei Frauen an den Labien, der Klitoris, dem Damm, der Vagina und der Zervix. Bei homosexuellen Männern erscheinen die Läsionen um den Anus und im Rektum. Zusätzlich zu den Schmerzen während der ersten Phase der Infektion spürt der Patient ein allgemeines Krankheitsgefühl, Fieber und Schwierigkeiten beim Urinieren (wegen Blasenparese oder Dysurie) und beim Gehen.

Diagnostik

Die klinische Diagnose wird bestätigt, indem man Serum von einem Ulkus mit einem Watteträger entnimmt oder Material aus einem Bläschen aspiriert, in ein geeignetes Virustransportmedium gibt und auf Gewebekulturen inokuliert. Innerhalb von 24–48 h zeigt sich der charakteristische zytopathogene Effekt. Bei Primärinfektion können Serumproben in 10- bis 14tägigen Intervallen einen Anstieg des Antikörpertiters aufweisen. Eine mikroskopische Direktdiagnose ist durch Nachweis der charakteristischen mehrkernigen Riesenzellen in Abstrichen von Zellmaterial möglich, gefärbt nach Wright-Giemsa (Tzanck-Präparation).

Komplikationen

Genitalherpes kann durch aseptische Meningitis, Myelitis oder durch Dysfunktion des autonomen Nervensystems im Sakralbereich kompliziert sein. Bei der aseptischen Meningitis bestehen Fieber, Kopfschmerzen, Erbrechen, Lichtscheu und Nackensteifigkeit. Diese Symptome treten 3–12 Tage nach Erscheinen der Genitalläsionen auf. Die Leukozytenzahl, vornehmlich Lymphozyten, beträgt 10– > 1000, und das Eiweiß im Liquor ist leicht erhöht. Diese Komplikation heilt spontan nach wenigen Tagen ohne Folgen aus. Symptome der autonomen Dysfunktion sind eine Unfähigkeit, Wasser zu lassen, eine Obstipation und Impotenz bei Männern. Die primäre Infektion wird häufig daduch kompliziert. Weniger häufig ist eine transversale Myelitis, die die Beine betrifft.

Gelegentlich kommt es zu einer hämatogenen Aussaat des Virus in die Haut, in Gelenke, Leber oder Lunge bei anscheinend immunologisch gesunden Patienten. Häufiger ist diese Komplikation bei Immunsupprimierten oder Schwangeren.

Extragenitale Läsionen betreffen gewöhnlich das Gesäß, die Leistengegend und die Oberschenkel. Diese können bei primärer oder rezidivierender Erkrankung durch Ausbreitung entlang der Nervenbahnen oder durch direkte Inokulation entstehen. Gelegentliche Infektionen betreffen die Finger und Augen. Eine weitere Ausbreitung im Genitalbereich oder Harnsystem ist extrem selten. Eine bakterielle Superinfektion ist selten, obwohl gleichzeitig eine Infektion durch Treponema pallidum,Haemophilus ducreyi und Candida albicans bestehen kann.

Die häufigste Komplikation sind Rezidive, gewöhnlich auf eine Körperschicht beschränkt, leichter verlaufend als die primäre Erkrankung und mit schweren Prodromalsyndromen einhergehend. Die Rezidivrate ist bei HSV Typ 2 (80%) höher als bei Typ 1 (50%). Rezidive sind in ihrem Verlauf sehr unterschiedlich häufig und können sich über viele Jahre erstrecken. Eine Reinfektion mit verschiedenen Stämmen des Typ 2 kann ebenfalls vorkommen.

Therapie

Aciclovir für i.v. lokale und orale Anwendung ist bei primären Herpesinfektionen des Mundes, der Genitalien und des Rektums wirksam. Es reduziert die Virusausbreitung und schwächt die Symptome bei schwerer pirmärer Infektion ab. Bei einem Rezidiv werden die Virusausbreitung und die Symptome merklich vermindert. Chronische Infektionen von immunsupprimierten Patienten werden geheilt. Außerdem kann der prophylaktische Gebrauch die Rezidivrate herabsetzen. Trotzdem kann die frühzeitige Behandlung der primären Erkrankung nicht eine latente Infektion beseitigen oder Rezidive verhindern. Die orale Behandlung scheint die Standardtherapie für ambulante Patienten zu werden. Patienten mit schwerer Primärerkrankung oder mit Immunschwäche bei chronisch progressiver Erkrankung (z.B. AIDS) erhalten 200 mg Aciclovir oral 5mal am Tag oder 800 mg 2×täglich 5 Tage lang, oder wenn nötig 5 mg/kg intravenös alle 8 h. Eine Prophylaxe gegen eine schwere rezidivierende Erkrankung wird mit 200 mg oral 2–5mal täglich oder 2×täglich 400 mg durchgeführt und führt zu einer deutlichen Verminderung der Zahl und der Schwere der Rückfälle.

Condylomata acuminata

(Feigwarzen)

Ätiologie

Condylomata acuminata werden durch menschliche Papillomviren (HPV) (Typen 1, 2, 6, 11, 16 und 18) hervorgerufen und vorwiegend sexuell übertagen. Die Inkubationszeit beträgt 1–6 Mo. Sie entwickeln sich bevorzugt in feuchtwarmen Körperregionen, so bei Männern unter der Vorhaut, im Sulcus coronarius, innerhalb der Harnröhrenmündung, am Penisschaft, bei Frauen in der Vulva, in der Vagina, der Zervix und am Damm. Bei homosexuellen Männern sind die Kondylome besonders häufig in der perianalen Region und im Rektum.

Condylomata acuminata haben in den USA in den letzten 10 Jahren eine steigende Häufigkeit (das Zweifache der Herpes-genitalis-Rate). Sie sind besonders im Hinblick auf das Entstehen von Karzinomen medizinisch wichtig.

Symptomatik

Kondylome sind kleine, weiche, rosa oder rötliche Erhabenheiten, die sehr schnell wachsen und schmalbasig aufsitzen. Oft findet man mehrere nebeneinander, die auch blumenkohlähnlich aussehen. Gelegentlich treten sie auch einzeln auf. Bei graviden Patientinnen oder Patienten mit einer Immunsuppression oder Mazeration der Haut wachsen sie schneller.

Diagnostik

Die Kondylome können normalerweise aufgrund ihres typischen Aussehens identifiziert werden, müssen aber von Condylomata lata der sekundären Syphilis unterschieden werden. Eine Biopsie zum Ausschluß eines Karzinoms kann notwendig sein. Frauen mit zervikalen Kondylomen sollten so lange nicht behandelt werden, bis ein nach Papanicolaou gefärbtes Präparat einen Hinweis für die Therapie gibt.

Therapie

Es gibt gegenwärtig keine völlig befriedigende Behandlung.

Feigwarzen können unter lokaler oder allgemeiner Anästhesie durch Kauterisation, Laser, Kryotherapie oder chirurgische Exzision entfernt werden. Die lokale Behandlung mit Podophyllin oder Trichloressigsäure ist weit verbreitet, erfordert wiederholte Applikation über Wochen und Monate und bringt häufig keinen Erfolg. Die lokale Anwendung von 5-Fluorouracil, 2- bis 3mal täglich, ist bei Befall der Urethra des Mannes sehr wirksam. Diese Patienten müssen aber wegen der selten vorkommenden akuten Urethrastriktur überwacht werden. Eine Entfernung in Allgemeinänasthesie mit einem Resektoskop scheint die besten Ergebnisse zu erzielen. Eine Zirkumzision kann Rückfällen vorbeugen.

Sexualpartner sollten untersucht und eine Luesserologie zu Beginn und nach 3 Monaten durchgeführt werden.

Rückfälle sind häufig und bedürfen einer erneuten Behandlung. **Notwendigkeit der weiteren Überwachung der Patienten und ihrer Sexualpartner:** Die Ansichten über die Notwendigkeit einer weiteren Überwachung von Patienten mit Condylomata acuminata (Typen 6, 11, 16 und 18) haben sich entscheidend durch die Erkenntnis geändert, daß sich bei Frauen mit endozervikalen Warzen dysplastische Veränderungen oder ein invasives Karzinom der Zervix entwickeln kann. Ein weiterer Grund für die ständige Überwachung der Patienten ist die Tatsache, daß in den Papeln eines Bowenoids und in einem Blasenkarzinom Papillomviren (Typen 16 oder 18) gefunden werden. Im Gegensatz zu den anderen Papillomviren geht der Typ 16 sehr leicht eine Verbindung mit der DNA der Wirtszellen ein, was für seine größere Invasionsfähigkeit und seine geringe Empfindlichkeit gegen Interferon spricht. Zytologische oder kolposkopische Überprüfung der Zervix in jährlichen oder kürzeren Intervallen ist notwendig, um Dysplasien, die manchmal präkanzerös sind, zu entdecken und zu behandeln.

Besonders mit Alpha-Interferon, in die Läsionen oder i.m. gegeben, konnten sonst schwer behandelbare Läsionen der Haut und der Genitale geheilt werden. Besondere Aufmerksamkeit ist bei Patienten mit einer Bowenoid-Papulose der Genitale (Typ 16) erforderlich, weil anfänglich die Läsionen durch Behandlung mit Beta-Interferon verschwinden, um dann als invasives Karzinom wieder aufzutreten.

Sexuell übertragene Darminfektionen

Durch Sexualpraktiken, die zu einer fäkal-oralen Kontamination führen, werden die verschiedensten Bakterien (Shigellen, Campylobacter oder Salmonellen), Viren (Hepatitis A) oder Parasiten (Giardia oder Amöben) übertragen. Obwohl pathogene Bakterien gleichzeitig neben einer Proktitis vorkommen oder diese auslösen können, legt das Auftreten von Diarrhö, Fieber, Blähungen, Übelkeit und Bauchschmerzen den Verdacht nahe, daß die Erkrankung mehr den proximalen Teil des Darmtrakts betrifft. Besonders bei homosexuellen Männern mit wechselnden Sexualpartnern ist das gleichzeitige Auftreten verschiedener Infektionen häufig. Asymptomatische Infektionen kommen bei all diesen pathogenen Ursachen vor. Dies ist die Regel bei Entamoeba histolytica, die in den westlichen Ländern als nichtpathogener Typ bei homosexuellen Männern vorkommt. Diagnose und Behandlung dieser Erkrankungen werden in anderen Abschnitten des Manuals besprochen.

17. ERKRANKUNGEN UNKLARER GENESE

Sarkoidose

Eine granulomatöse multisystemische Erkrankung unbekannter Genese, die histologisch durch Epitheloidtuberkel gekennzeichnet ist, die verschiedene Organe und Gewebe betreffen und deren Symptome von dem Ort und dem Schweregrad der Läsion abhängen.

Ätiologie und Inzidenz

Die Ursache ist unbekannt. Es könnten sowohl ein einziges auslösendes Agens (z.B. ein Slow-Virus) oder verschiedene andere Reaktionen, die durch unterschiedliche Auslöser zustande kommen, verantwortlich sein. Auch genetische Faktoren sind im Gespräch. Die Sarkoidose kommt hauptsächlich bei Patienten im Alter von 20–40 Jahren vor und betrifft meistens Nordeuropäer und schwarze Amerikaner. Das Risiko, im Laufe des Lebens eine Sarkoidose zu entwickeln, ist in Schweden 1,15% bei Männern und 1,6% bei Frauen. In einigen Ländern übertrifft die Inzidenz die der Tuberkulose.

Pathologie

Die charakteristischen histopathologischen Befunde sind multiple, nicht verkäsende Epitheloidgranulome, die wenig oder keine Nekrose aufweisen und die sich völlig zurückbilden oder sich zur Fibrose weiterentwickeln können. Sie kommen häufig in den mediastinalen und peripheren Lymphknoten vor sowie in Lunge, Leber, Augen, Haut und, seltener, in der Milz, in Knochen, Gelenken, Skelettmuskeln, Herz und ZNS. Obgleich ähnliche Granulome bei den verschiedensten Infektionen und Überempfindlichkeitsreaktionen vorkommen, ist das charakteristische Befallsmuster ein Anzeichen für Sarkoidose.

Symptomatik

Die Symptome sind abhängig vom Ort der Läsion und können leicht oder schwer sein oder auch fehlen. Körperfunktionen können durch aktive Granulome oder durch die sekundäre Fibrose eingeschränkt werden. Als erste Manifestationen können Fieber, Gewichtsverlust und Gelenkbeschwerden auftreten. Besonders bei Beteiligung der Leber kommt es zu dauerhaftem Fieber. Häufig findet sich eine periphere Lymphadenopathie, die in der Regel asymptomatisch bleibt. Auch unauffällige Lymphknoten können charakteristische Tuberkel enthalten.

Die **mediastinale Adenopathie** wird oft durch Routineröntgenaufnahmen entdeckt. Fast pathognomonisch sind Röntgenbefunde von bilateralen hilären oder rechtsparatrachealen Lymphknotenbeteiligungen, manchnmal ist die Adenopathie einseitig. Gleichzeitig oder nach der Adenopathie kann es zu **diffuser Lungeninfiltration** kommen. Diese Infiltration kann sich im Röntgenbild diffus und milchglasartig darstellen, aber ebenso retikulär oder miliar sowie als konfluierende Infiltration großer Lymphknoten, die metastatischen Tumoren gleichen. Eine Beteiligung der Lunge, die auch ohne sichtbare Adenopathie auftreten kann, wird meist begleitet von Husten und Dyspnoe; diese Symptome können minimal sein oder fehlen. Endstadien einer lang andauernden Erkrankung sind Lungenfibrose, zystische Veränderungen und Cor pulmonale.

Hautläsionen (Plaques, Papeln und subkutane Knötchen) finden sich oft bei Patienten mit schwerer chronischer Sarkoidose. Es können auch nasale und konjunktivale Granulome der Mukosa auftreten. In Europa ist das **Erythema nodosum** mit Fieber und Gelenkschmerzen häufig, in den USA tritt es weniger auf.

Bei 70% der mittels einer perkutanen Biopsie untersuchten Patienten findet man **hepatische Granulome,** selbst wenn die Patienten asymptomatisch sind und eine normale Leberfunktion aufweisen. Bei weniger als 10% der Patienten läßt sich eine Hepatomegalie feststellen, selten kommt es zu progressiver und schwerer Dysfunktion mit Ikterus.

Eine **granulomatöse Uveitis** kommt bei 15% der Fälle vor. Sie ist meist bilateral und kann durch sekundäres Glaukom zu schweren Sehstörungen führen, wenn sie nicht behandelt wird. Manchmal kommt es zu Periphlebitis der Retina, Vergrößerung der Tränendrüsen, Infiltrationen der Konjunktivae und Keratitis sicca. Die **Beteiligung des Myokards** kann Angina, Herzversagen oder tödliche Leitungsstörungen hervorrufen. Im Vordergrund kann eine akute **Polyarthritis** stehen. Chronische periartikuläre Schwellungen und Berührungsempfindlichkeit können in Verbindung mit knöchernen Veränderungen in den Phalangen auftreten. Eine **Beteiligung des ZNS** kann fast jede Form annehmen, Lähmungen der Hirnnerven (besonders Gesichtsparese) sind jedoch am häufigsten. Es kann zu **Diabetes insipidus** kommen. **Hyperkalzämie und Hyperkalzurie** durch die Produktion von 1,25-Dihydroxyvitamin D; durch Alveolarmakrophagen und Sarkoidgranulome können zu Nierensteinen oder Nephrokalzinose führen, was wiederum Nierenversagen zur Folge hat. Die Therapie mit Prednison hat jedoch Häufigkeit und Bedeutung des veränderten Kalziummetabolismus verringert.

Laborbefunde

Oft ist eine Leukopenie vorhanden. Schwarze zeigen häufig eine Hyperglobulinämie. Ein erhöhter Harnsäurespiegel im Serum ist nicht ungewöhnlich, eine Gicht dagegen selten. Als Zeichen einer Leberbeteiligung kann die alkalische Phosphatase im Serum erhöht sein. Charakteristischerweise sind allergische Reaktionen vom Spättyp eingeschränkt, eine negative Tuberkulinreaktion der zweiten Ordnung schließt eine komplizierende Tuberkulose jedoch sicher aus.

Lungenfunktionstests zeigen eine Restriktion, verminderte Dehnbarkeit und Beeinträchtigung der Diffusionskapazität. Selten sieht man eine CO_2-Retention, da die Ventilation kaum behindert wird, außer bei Patienten mit Endobronchialerkrankung oder in Spätstadien schwerer pulmonaler Fibrose. Messungen der Lungenfunktion in Serie bieten eine gute Beurteilungsmöglichkeit des Krankheitsverlaufs und der Behandlung.

Diagnostik

Bei asymptomatischen Patienten kann eine klinische Diagnose durch das typische Thoraxröntgenbild gefunden werden. Die Diagnose sollte jedoch auch dann in Betracht gezogen werden, wenn die obigen Symptome vorherrschen und das Thoraxröntgenbild wie bei etwa 10% der Patienten normal ist. Wenn Symptome vorhanden sind und eine Kortikoidgabe indiziert zu sein scheint, ist eine Gewebsbiopsie mit mikrobiologischer und histologischer Untersuchung nötig. Wenn oberflächliche oder palpable Läsionen (z.B. Haut, Lymphknoten, Konjunktiva) vorhanden sind, ist eine Biopsie in 87% der Fälle positiv.

Bei negativem körperlichen Untersuchungsbefund dient als erstes Verfahren zur Sicherung der histologischen Befunde der Sarkoidose die transbronchiale Biopsie mittels Bronchoskopie. Diese Technik hat bei 50–80% der Patienten Granulome erbracht, unabhängig davon, ob das Thoraxröntgenbild Lungeninfiltrationen oder nur eine hiläre Adenopathie aufwies.

Wenn dieses Verfahren nicht einsetzbar ist oder keine Granulome zeigt, sind mögliche weitere Prädilektionsorte für eine Biopsie das Mediastinum, das durch Mediastinotomie oder Mediastinoskopie erreicht werden kann; die Lungen, die durch interkostale Biopsie untersucht werden, oder wahllose Biopsien aus Skelettmuskel und Konjunktiva. Eine Leberbiopsie, die in 70% der Fälle Granulome aufweist, kann hilfreich sein. Eine Skalenusfettbiopsie ist durch die höhere Treffsicherheit anderer Methoden heute nicht mehr indiziert.

Ausgeschlossen werden müssen lokale Sarkoidreaktionen in einem einzelnen Organ und Granulome, die durch Infektion oder Überempfindlichkeit entstanden sind. In unklaren Fällen sollten histologische Beweise von Granulomen in mehr als einem Körpergebiet gesucht werden. Bei 50–60% der Patienten ist die Kveim-Reaktion positiv, sie ist eine granulomatöse Reaktion, die 4 Wochen nach Injektion von Extrakten sarkoider Milz- oder Lymphknoten auftritt.

Die Serumspiegel von Angiotensin-Converting-Enzym **(ACE)** ist bei Patienten mit Sarkoidose signifikant erhöht, was wahrscheinlich auf die Makrophagentätigkeit zurückzuführen ist. Die Gewebsspiegel sind in den sarkoidalen Lymphknoten am höchsten, nicht im Lungengewebe. Bei 60% der Patienten mit Sarkoidose kommen Erhöhungen vor, die die 2fache Standardabweichung überschreiten, diese Erhöhungen können aber auch bei Patienten mit Histoplasmose, akuter Miliartuberkulose, Hepatitis, Lymphomen etc. gefunden werden. Darum hat eine ACE-Erhöhung nur einen begrenzten diagnostischen Wert, kann aber in der Verlaufsbeobachtung der Sarkoidose hilfreich sein.

Neuere Methoden, wie *Bronchoalveolarspülung* und *Ganzkörper-Gallium-Scan* haben sich bei der Sarkoidosediagnostik oder bei der Messung ihres Aktivitätsgrades mitunter als nützlich erwiesen. Bei aktiver Sarkoidose ergibt die erste Methode reichlich Lymphozyten. Da dieser Befund auch bei allergischer Pneumonitis erhoben werden kann, ist der Wert der Methode begrenzt, auch was ihre Indikatorfunktion für die Cortisontherapie anlangt. Ein Ganzkörper-Gallium-Szintigramm, ein empfindlicher aber unspezifischer Indikator für sarkoidale Entzündungen, wird zunehmend zur Diagnose von Patienten mit normaler Röntgenaufnahme oder anderweitigen atypischen Befunden angewandt. Die meisten haben symmetrisch stärker hervortretende Mediastinal- und Hiluslymphknoten oder in den Tränendrüsen, der Parotis und in den Speicheldrüsen Muster, die stark auf die Diagnose einer Sarkoidose hinweisen und die Entnahme einer Biospie rechtfertigen. Gallium-Scanning ist aber bei chronischen Fällen von Lungensarkoidose nützlich, wenn es nämlich gilt, auf der Basis der Strahlendichte des Prozesses eine reversible Entzündung von bereits fibrotischen Veränderungen zu unterscheiden. Die Galliumaufnahme ist sehr cortisonempfindlich, sie besagt nichts, wenn der Patient auch nur kleine Dosen Prednison erhalten hat.

Die Tuberkulose muß noch immer von der Sarkoidose unterschieden werden, heute häufigere Komplikationen der Sarkoidose sind jedoch die Aspergillose und Kryptokokkose. Ebenfalls ausgeschlossen werden muß eine Hodgkin-Erkrankung. Unklar bleibt weiterhin, ob die bei 5% der Leberbiopsien bei Morbus-Hodgkin-Patienten gefundenen typischen Sarkoidgranulome das gleichzeitige Auftreten von zwei Erkrankungen bedeuten oder eine sarkoide Reaktion auf die Neoplasie darstellen.

Verlauf und Prognose

Eine Beurteilung der Behandlung ist schwierig, da eine spontane Besserung oder Genesung häufig ist. Eine massive hiläre Adenopathie und ausgedehnte Infiltrate können innerhalb von einigen Monaten oder Jahren verschwinden. Bei etwa 10% der Fälle besteht die mediastinale Adenopathie über Jahre ohne Veränderung. Nach 5 Jahren wurde radiologisch bei 82% von schwedischen Patienten mit alleiniger Hilusadenopathie eine Heilung festgestellt. Bei Patienten mit röntgenologisch gesicherter Lungenbeteiligung waren es dagegen nur 57%. In einer Studie in Philadelphia kam es nach 9jähriger Beobachtung zur Heilung bei 85% der weißen und bei 65% der farbigen Patienten mit Lungensarkoidose. Die prognostische Bedeutung der Rassenzugehörigkeit und der extrapulmonalen Erkrankungen werden durch diese und die folgenden Zahlen im Vergleich zur Heilungsrate bei Lungensarkoidose deutlich: Die Heilungsraten der nichtextrathorakalen zu den extrathorakalen Erkrankungen betrugen bei den weißen Patienten 89,4% bzw. 69,7%; bei den farbigen Patienten war das Verhältnis 76% zu 46,4%. Die bessere Prognose haben Patienten mit alleiniger Adenopathie ohne radiologisch erkennbare Lungenbeteiligung. Das beste Anzeichen für einen günstigen Verlauf ist das Auftreten eines Erythema nodosum.

Schwere Schäden an Augen und Lunge und andere Schäden sind häufig (ungefähr 10%). Die Mortalität der Sarkoidose ist mit < 3% niedrig. Die Lungenfibrose führt zu einer kardiorespiratorischen Insuffizienz und ist die häufigste Todesursache, gefolgt von Lungenbluten durch eine Aspergillose.

Therapie

Es stehen keine Medikamente zur Verfügung, die die Fibrose in der Lunge aufhalten können. Kortikosteroide beschleunigen die Verbesserung der Symptome, der physiologischen Störungen und der Röntgenveränderungen, nach 5 Jahren läßt sich jedoch zwischen behandelten und unbehandelten Patienten kein Unterschied feststellen, und nach Absetzen der Behandlung sind Rückfälle häufig. Kortikosteroide sollten zur Unterdrückung schwerer Symptome (wie z.B. Dyspnoe, Arthralgie oder Fieber) oder einer Leberinsuffizienz, von Herzrhythmusstörungen, ZNS-Beteiligung, Hyperkalzämie, Augenerkrankungen, die durch lokale Behandlung nicht geheilt werden können, oder entstellenden Hautläsionen gegeben werden. Patienten, die nur geringe oder gar keine Symptome aufweisen, sollten nicht behandelt werden, ungeachtet der bei der Röntgen- oder Laboruntersuchung gefundenen abnormen Befunde (mit Ausnahme einer bestehenden Hyperkalzämie). Pathologische Lungenfunktionstests, Gallium-Scans, ACE-Spiegel und andere Laboruntersuchungen sind zur Einschätzung der Symptome und der Notwendigkeit einer Behandlung wertvoll, aber sie sind keine Rechtfertigung für eine Therapie. 60 mg/Tag Prednison oral oder 48 mg/Tag Methylprednisolon sind eine geeignete Anfangsdosis, wenn eine rasche Wirkung erwünscht ist, aber diese Dosis wird von vielen Patienten nur schlecht vertragen, und in der Regel sind 15–20 mg/Tag Prednison oder 12–16 mg/Tag Methylprednisolon eine bessere Anfangsdosis. Patienten mit der akuten Form einer Sarkoidose (z.B. ausgedehntes Erythema nodosum) benötigen u.U. nur wenige Monate eine Behandlung, aber die meisten therapiebedürftigen Patienten leiden an einer chronischen Sarkoidose und müssen 1 Jahr oder länger behandelt werden. Mit einer Erhaltungsdosis von 5 mg/Tag, die überraschend wirksam ist, können die Symptome und röntgenologischen Veränderungen beherrscht werden. Dauernd wird sie nur von wenigen Patienten benötigt. Nach Absetzen der Therapie sollten klinische und Laboruntersuchungen in Abständen von 2–3 Monaten wiederholt werden, da bei 50% der Patienten Rückfälle auftreten.

Ungefähr 10% der Patienten, die eine Therapie benötigen, sprechen auf tolerierbare Kortikosteroiddosen nicht an. Bei ihnen sollte man einen Versuch mit 4–8 mg/Tag Chlorambucil oder 10 mg/Woche Methotrexat unternehmen, sie sind oft verblüffend wirksam. Hydroxychloroquin 400 mg/Tag hat sich bei manchen Patienten zur Linderung einer entstellenden Hautsarkoidose als wirksam erwiesen.

Familiäres Mittelmeerfieber (FMF)

Eine Erbkrankheit unbekannter Ätiologie, die in der Regel gekennzeichnet ist durch rezidivierende Fieberschübe, Peritonitis und Pleuritis. Arthritis, Hautveränderungen und Perikarditis treten nur selten auf.

Ätiologie, Epidemiologie und Pathologie

Die Ätiologie ist unbekannt, aber es gibt zwei wesentliche Hinweise: 1. Eine provokative Infusion von Metaraminol löst typische, leichte Attacken bei Patienten mit bekannter FMF aus. Diese medikamenteninduzierten Symptome können verhindert werden, wenn prophylaktisch Colchizin gegeben wird. Ferner fand man bei unbehandelten FMF-Patienten, unabhängig von Attacken, erhöhte Plasmaspiegel von Dopamin-β-Hydroxylase. Diese Beobachtungen, die noch bestätigt werden müssen, lassen vermuten, daß es sich bei den FMF-Patienten um eine Anomalität im Katecholaminstoffwechsel handelt. 2. In der Peritonealflüssigkeit von FMF-Patienten wurden niedrige Spiegel eines Inhibitors für die C5a-Aktivität, ein Komplementbestandteil, der eine chemotaktische Wirkung auf neutrophile Leukozyten ausübt, gefunden. Dies kann eine fakultative Rolle in der Pathogenese des Anfalls spielen. Es wurde noch keine Hypothese aufgestellt, die diese verschiedenartigen Beobachtungen miteinander in Verbindung bringt.

FMF tritt am häufigsten, aber nicht ausschließlich bei Personen auf, die aus dem Mittelmeerraum stammen, auf (Sephardims [Juden], Araber, Armenier, Marokkaner, Libyer etc.), es wurde aber auch eine genügend große Anzahl von Fällen in anderen Bevölkerungsgruppen, ganz besonders bei den Aschkenazims (Ostjuden) beobachtet, um davor zu warnen, eine Ausschlußdiagnose aufgrund von Ahnen, die nicht aus dem Mittelmeerraum stammen, zu stellen. Ungefähr 50% der Patienten haben keine FMF in der Familienanamnese.

Spezifische pathologische Veränderungen sind nicht vorhanden. Bei einer Laparotomie während des Anfallgipfels kann man einen kleinen, neutrophile Leukozyten enthaltenden Peritonealerguß gewinnen. An der Serosabiopsie sieht man kleine Fibrinauflagerungen. Seit der Einführung der Colchizin-Therapie ist die Amyloidose, die auf eine perivaskuläre Ablagerung von Serumamyloid A (SAA) Protein zurückzuführen ist, viel weniger häufig. Über diese Komplikation wird aus dem Mittelmeerraum viel öfter berichtet als aus den USA.

Symptome, Befunde und Diagnostik

Gewöhnlich beginnt das FMF zwischen dem 5. und 15. Lebensjahr, doch manchmal beginnt es viel später oder sogar schon im Kleinkindesalter. Die Anfälle zeigen bei den Rezidiven keinen Rhythmus und kein reguläres Muster und variieren beim gleichen Patienten etwas. Sie dauern gewöhnlich 24–48 Stunden und manchmal sogar bis zu 1 Woche. Die Häufigkeit wird durch Intervalle zwischen 2 Wochen und 1 Jahr bestimmt, meistens betragen die Abstände zwischen 2 und 4 Wochen. Die Schwere und Häufigkeit der Anfälle tendiert dazu, mit zunehmendem Alter, während einer Schwangerschaft oder mit der Entwicklung einer Amyloidose abzunehmen. Spontane Remissionen können Jahre anhalten.

Fieber um 40 °C (104 °F) und gewöhnlich auch eine Peritonitis sind die Hauptmanifestationen, gelegentlich kommt auch eine Peritonitis mit nur leicht erhöhter Temperatur vor. Die Bauchschmerzen, unter denen 95% der Patienten leiden, können in ihrer Heftigkeit von einem Anfall zum anderen unterschiedlich sein. Die Schmerzen beginnen gewöhnlich in einem Quadranten und breiten sich dann über das ganze Abdomen aus, verminderte Darmgeräusche, Blähungen, Abwehrspannungen und Berührungsempfindlichkeit sind am Gipfel der Anfälle wahrscheinlich vorhanden. Bei der ärztlichen Untersuchung ist deshalb eine Abgrenzung von einer Eingeweideperforation nicht möglich. Als Folge davon wurden viele Patienten einer Notlaparotomie unterzogen, ehe die korrekte Diagnose gestellt werden konnte.

Bei Einbeziehung des Zwerchfells können sich die Schmerzen auf die Brust und bis in eine oder beide Schultern ausdehnen. Andere Symptome bestehen in akuten Pleuraschmerzen

(75%), in akuter Arthritis der großen Gelenke (25%) und in einem erysipeloiden Exanthem der Unterschenkel. Eine rezivierende Perikarditis ist relativ selten. Es gibt keine diagnoserelevanten spezifischen Laboruntersuchungen. Gewöhnlich besteht eine polymorphkernige Leukozytose während des akuten Anfalls, aber nicht immer. Teste, mit denen akute Phase Proteine bestimmt werden (ESR, Serumfibrinogen, C-reaktives Protein), sind wahrscheinlich erhöht. Andere Laborteste zeigen normale Befunde. Deshalb stützt sich die Diagnoe mehr auf das klinische Bild als auf die Laborbefunde. Patienten mit einer typischen Anamnese (z. B passende ethnische Vorfahren, positive Familienanamnese, rezidivierende selbstbegrenzende Peritonitisattacken und völlige Gesundheit zwischen zwei Anfällen) leiden ziemlich sicher an einer FMF. Wenn das klinische Bild nicht ganz typisch ist, kann der Metaraminol-Infusionstest versucht werden, obwohl seine Zuverlässigkeit nicht bestätigt ist. Auch ein therapeutischer Versuch mit Colchizin kann bei einem Patienten mit Verdacht auf FMF zur Diagnose beitragen, wenn die Symptome auf diese Behandlung ansprechen.

Prognose, Prophylaxe und Behandlung

Trotz der Schwere der Symptome während des akuten Anfalls erholen sich die Patienten schnell, sie zeigen eine bemerkenswerte robuste Gesundheit und sind ohne Krankheitszeichen bis zum nächsten Anfall. Die weitverbreitete prophylaktische Anwendung von Colchizin ging mit einem überraschenden Rückgang der Amyloidoseinzidenz einher. Früher entwickelten ungefähr 25% der Patienten in Israel eine Amyloidose mit unweigerlichem Fortschreiten zum Nierenversagen.

Die prophylaktische tägliche Einnahme von Colchicin führt zu einer kompletten Remission oder deutlichen Besserung bei ungefähr 85% der Patienten. Die übliche Dosis ist 0,6 mg 2 × täglich oral, manche Patienten benötigen auch 4 Dosen, und andere kommen mit 1 Dosis aus. Bei Patienten, deren Anfälle sehr selten auftreten und die bestimmte Prodromi aufweisen, kann Colchizin bis zum Auftreten der initialen Symptome reserviert werden und dann mit anfänglich 0,6 mg/h oral 4 h lang, dann alle 2 h 4 Stunden lang und schließlich alle 12 h für 48 h gegeben werden. Ein Beginn der Colchizingaben erst im Anfallsgipfel ist wahrscheinlich nicht erfolgreich, auch nicht wenn es intravenös verabreicht wird. Kinder reagieren auf die Colchizinprophylaxe weniger gut als Erwachsene und nicht einmal auf die Erwachsenendosierung. Colchizin trägt nicht zum erhöhten Risiko der Unfruchtbarkeit und der Fehlgeburten bei Frauen mit FMF bei. Es wurden auch keine vermehrten teratogenen Vorkommnisse beobachtet, wenn Colchizin während der Schwangerschaft eingenommen wurde.

Narkotika werden manchmal zur Schmerzlinderung benötigt, sollten aber vorsichtig angewendet werden, da Drogenabhängigkeit oder Gewöhnung möglich sind und eine ernste Komplikation darstellen.

KINDERHEILKUNDE UND GENETIK

1. EINFÜHRUNG

In den letzten Jahren hat sich das Spektrum der Pädiatrie erweitert und schließt heute die Perinatologie und die Medizin des Jugendlichen ein. Steigender Wert wird auch auf die Gesundheitsfürsorge, die Vorbeugung und die Früherkennung von Krankheiten durch systematische Vorsorgeuntersuchungen gelegt, und anerkannt sind die Bedeutung und die gegenseitige Vernetzung der Aspekte von Anatomie, Funktion, Verhalten, Ökonomie und Politik in der Kinderkrankenpflege. Die meisten dieser Neuerungen beruhen auf gesellschaftlichen Veränderungen, die zum Auseinanderleben und zu Brüchen in Familie, Schule und Gemeinwesen geführt haben. Dies hat sich bei vielen in mangelhafter Kindererziehung, fehlenden individuellen Aussichten auf Erfolg und Zufriedenheit sowie daraus resultierendem erhöhten Stress, Selbsterniedrigung und Depression, Drogenmißbrauch, Gewalt und selbstzerstörerischem Verhalten geäußert.

Weil in diesem Abschnitt des Handbuchs die medizinische Versorgung des Neugeborenen, des Säuglings, des Kindes und des Jugendlichen behandelt werden, ist es nützlich, diese Altersgruppen zu definieren. Dies sind beim **Neugeborenen** – das Alter von der Geburt bis zum ersten Monat; beim **Säugling** – der erste Monat bis zum ersten Jahr; die **frühe Kindheit** – vom ersten bis zum 5. Jahr; die **späte Kindheit** – vom 6. bis zum 12. Jahr; die **Jugend** vom 13. bis zum 17. Jahr.

Der Begriff „Kind" wird von der Zeit der Geburt an in allgemeiner Weise benutzt, wenn z. B. die Anzahl der Kinder einer Familie erörtert wird. Genauer wird die Bezeichnung „Kind" vom ersten bis zum 12. Lebensjahr verwendet.

Die pränatale Diagnose und genetische Beratung werden *in den Kap. GYN, 12. und KIN, 23.* besprochen.

Krankheiten und Störungen der pädiatrischen Altersgruppe, die ebenfalls bei Erwachsenen auftreten, werden eingehender an anderer Stelle des MSD-Manuals beschrieben.

2. BETREUUNG NORMALER NEUGEBORENER, SÄUGLINGE UND KINDER

Die meisten Kinderärzte der hochentwickelten Länder sind in erster Linie Ärzte, deren Arbeit darauf ausgerichtet ist, Neugeborene, Säuglinge und Kinder gesundzuerhalten. Dies erreichen sie durch Krankheitsverhütung, Früherkennung und -behandlung und durch ihr Angebot führender und unterstützender Maßnahmen an die Eltern. So wie unten beschrieben wird, besteht die Gesundheitsversorgung des Kindes zu 35–50% aus Besuchen in der Praxis des Kinderarztes und nimmt 55–60% der Zeit des Kinderarztes in Anspruch. Abgesehen von der Versorgung normaler Neugeborener wendet der Kinderarzt nur wenig Zeit für die Basisversorgung im Krankenhaus auf.

Die meisten Kindererkrankungen erfordern keine Hospitalisation, und jene Krankheiten, die eine Aufnahme im Krankenhaus erfordern, werden in den meisten Fällen von pädiatrischen Subspezialisten in „tertiary care"-Krankenhäusern übernommen.

Betreuung des normalen Neugeborenen

Perinatale Physiologie

Wie geht der Wechsel vom fetalen zum Neugeborenenleben vor sich? Der erfolgreiche Übergang vom Fetus – umgeben von Fruchtwasser und zum Gasaustausch, der Ernährung und Ausscheidung in völliger Abhängigkeit von der Placenta – zum strampelnden, atmenden Neugeborenen ist ein Wunder. Eine Anzahl der Störungen des Neugeborenen können heute als Versagen gesehen werden, diesen Übergang erfolgreich auszuführen. Diverse spezielle Gebiete der „perinatalen Physiologie" sollen kurz beleuchtet werden.

Ventilation und Lungenfunktion

Die Plazenta ermöglicht dem Feten den Gasaustausch. Die fetalen Lungen entwickeln sich während der gesamten Schwangerschaftszeit, und in der 25. Woche sind recht gut entwickelte Alveolen vorhanden. Kontinuierlich produzieren die fetalen Lungen Flüssigkeit – ein Transsudat der pulmonalen Kapillaren und einiger pulmonaler „Surfactants", die von den Typ-II-Pneumozyten sezerniert werden. Fetale Atembewegungen erscheinen periodisch, gewöhnlich während des REM-Schlafes (rapid-eye-movement), der ungefähr ein Drittel der Zeit des Feten ausmacht. Während dieser Atembewegungen fließt die Lungenflüssigkeit den Trachealbaum hoch und verteilt sich im Fruchtwasser. Die fetalen Atembewegungen scheinen wichtig für die Entwicklung der neuromuskulären Kontrolle der Atmung zu sein, die für das Überleben des Neugeborenen essentiell ist.

Wegen der Flüssigkeitsfüllung der fetalen Lungenalveolen ist die Oberflächenspannung nicht an den fetalen Atembewegungen beteiligt. Beim ersten Atemzug nach der Geburt jedoch sind die Lufträume mit Luft gefüllt und es gibt eine Luft-Wasser-Grenzfläche, weil eine Flüssigkeitsschicht die Alveolenoberfläche bedeckt. Nun müssen die Antiatelektasefaktoren („Surfactants") in dieser Wasserschicht vorhanden sein. Ansonsten würde die extrem hohe Oberflächenspannung einen Kollaps der Alveolen verursachen **(Atelektase),** welcher die Atemarbeit erheblich erschweren würde. Der **pulmonale Antiatelektasefaktor** (eine komplexe Mischung aus Phospholipiden, welche Phosphatidylcholin, -glycerol, -inosit und 3 Lipoproteine enthält) wird hauptsächlich während des fetalen Lebens in den Lamellen der Lipoproteinmembran oder in Granula der Typ-II-Pneumozyten oder in Alveolaroberflächenzellen gespeichert. Beim ersten Atemzug wird Surfactant in die alveoläre Wassergrenzschicht sezerniert. In der 35. SSW ist gewöhnlich funktionsfähiges Surfactant vorhanden, um eine diffuse Atelektase, den Primärdefekt des idiopathischen Atemnotsyndroms (RDS – Respiratory-Distress-Syndrome), zu verhindern, welches eher als Komplikation des unreif Geborenen eintritt *(s. unten Kap. KIN, 6.)*.

Um eine normale Atmung zu ermöglichen, müssen die pulmonalen Interstitialflüssigkeiten und die Alveolarflüssigkeit bei der Geburt sofort gereinigt werden. Es gibt zwei Mechanismen, die dies ermöglichen. Der erste ist mechanisch: Während des Durchtritts durch den Geburtskanal wird durch Pression des fetalen Thorax Flüssigkeit aus der Lunge ausgetrieben. Wenn der Thorax geboren wird, zieht die elastische Rückfederung der Rippen Luft in den Tracheobronchialbaum. Die folgenden starken Atemzüge füllen danach die Alveolen mit Luft. Der zweite ist humoral: Die beim Geburtsstreß ansteigenden fetalen Adrenalin- und Noradrenalinspiegel erhöhen die NaCl- und Wasserresorption über das respiratorische Epithel; dies führt zu einem erheblichen Anstieg des pulmonalen Lmyphflusses. Man glaubt, daß das

Syndrom der feuchten Lunge (die **vorübergehende Neugeborenentachypnoe** – *s. Kap. KIN, 6., Atemfunktionsstörungen*) durch verzögerte Resorption der Lungenflüssigkeit hervorgerufen wird.

Veränderungen des Herzkreislaufs bei der Geburt

Eine tiefgehende Veränderung des Blutkreislaufs vollzieht sich mit dem ersten Atemzug. Der arterielle Widerstand des Pulmonalkreislaufs ist beim Fetalkreislauf sehr hoch. Das bewirkt, daß nur wenig Blut zu den fetalen Lungen fließt, oft nur 5–10% des Herzminutenvolumens. Im Gegensatz dazu gibt es nur einen geringen Widerstand im Körperkreislauf, hauptsächlich wegen des geringen Widerstandes im Plazentakreislauf. Der niedrige systemische Sauerstoffpartialdruck (Pa_{O_2}) im Fetalkreislauf – ungefähr 25 mmHg – zusammen mit lokalen Prostaglandinen hält den Ductus arteriosus (Botalli) beim Feten geöffnet. Hauptsächlich fließt das Blut, das vom rechten Ventrikel ausgestoßen wird, wegen des hohen Pulmonalwiderstandes von rechts nach links, von der Pulmonalarterie in die Aorta durch den Ductus arteriosus. Ein weiterer Rechts-links-Shunt geht durch das Foramen ovale. Der Druck des rechten Vorhofs ist wegen des geringen Blutvolumens, das vom Lungenkreislauf zurückfließt, beim Feten niedrig, wohingegen der Druck des rechten Vorhofs durch das große Blutvolumen, das von der Plazenta zurückfließt, relativ hoch ist. Die atriale Blutdruckdifferenz bewirkt, daß die Wand des Foramen ovale geöffnet bleibt, und erlaubt dem Blut im Shunt von rechts nach links zu fließen.

Die ersten Atemzüge induzieren den Fluß des Lungenkreislaufs und den Verschluß des Foramen ovale. Der Widerstand des Pulmonalkreislaufs sinkt abrupt als Folge der Gefäßerweiterung durch Lungenentfaltung, erhöhten arteriellen Sauerstoffpartialdruck und Reduktion des arteriellen CO_2-Druckes (Pa_{CO_2}). Die Atmung läßt, unterstützt durch die elastischen Kräfte der Rippen und der Brustwand, alveoläre Luft-Wasser-Grenzschichten entstehen, welche die Spannung gegen den Alveolarkollaps aufbauen. Infolgedessen sinken der interstitielle Pulmonaldruck und der Gewebsdruck auf die Pulmonalkapillaren, und dadurch wird weiterhin der pulmonale Blutfluß angeregt.

Sowie der pulmonale Kreislauf in Funktion ist, steigt der venöse Rückstrom der Lunge und der Druck des linken Vorhofs erhöht sich. Wenn die Atmung beginnt, kontrahieren die Umbilikalarterien als Reaktion auf den gestiegenen Sauerstoffpartialdruck (Pa_{O_2}). Der Plazentarkreislauf ist nun reduziert bzw. stockt ganz und der Blutrückstrom zum linken Vorhof ist dadurch vermindert. Der Blutdruck des rechten Vorhofs sinkt, während der des linken Vorhofs steigt. Als Folge davon schließt sich das Foramen ovale, während die Atmung einsetzt und das Volumen des kleinen Kreislaufs steigt.

Bald nach der Geburt übersteigt dann der Widerstand des Körperkreislaufs den des Lungenkreislaufs, stellt also genau den Gegensatz zur Situation der relativen Widerstände vor der Geburt dar. Dadurch verkehrt sich die Richtung des Blutflusses durch den offenen Ductus arteriosus und es entsteht ein Links-rechts-Shunt. Dieser Kreislaufzustand, bei dem sich der Pulmonalkreislauf ausgebildet hat, der Plazentarkreislauf beendet ist und das Blut nun von links nach rechts durch den Ductus arteriosus fließt, wird als **Übergangskreislauf** bezeichnet. Er besteht von einigen Momenten nach der Geburt (wenn der Pulmonalkreislauf und der funktionelle Verschluß des Foramen ovale entsteht) bis ungefähr zum Alter von 24 Stunden, wenn der Ductus arteriosus sich schließt. Das Blut, das den Ductus und seine Vasa vasorum durchfließt, hat, da es von der Aorta kommt, einen hohen Sauerstoffpartialdruck (Pa_{O_2}). Dieser und gleichzeitige Veränderungen im Prostaglandinmetabolismus führen zur Konstriktion und zum Verschluß des Ductus arteriosus. Hat sich einmal der Ductus arteriosus verschlossen, existiert die Erwachsenenform des Kreislaufs. Die zwei Ventrikelpumpen liegen nun in Serie, und es gibt keine Hauptshunts zwischen Pulmonal- und systemischem Kreislauf.

Während der ersten Tage nach der Geburt kann es bei belasteten Neugeborenen vorkommen, daß sich der fetale Typ des Kreislaufs wieder einstellt. Asphyxie mit Hypoxie und Hyperkapnie verursachen eine Kontraktion der Pulmonalarterien und eine Erweiterung des Ductus arteriosus – also eine Umkehrung des oben beschriebenen Prozesses, die zum Rechts-links-Shunt durch den nun offenstehenden Ductus arteriosus und das wiedereröffnete

Foramen ovale führt. Als Folge davon wird das Neugeborene schwerst hypoxämisch. Dieser Zustand wird als **persistierende pulmonale Hypertension** oder **persistierender „fetaler Blutkreislauf"** bezeichnet (natürlich ohne Zirkulation durch die Umbilikalgefäße). Ziel der Behandlung ist, die Bedingungen, welche die pulmonale Vasokonstriktion bewirken, umzudrehen – d.h. es wird mit 100% O_2 beatmet.

Bilirubinexkretion

(s. a. Kap. KIN, 6., Metabolische Probleme beim Neugeborenen)

Beim Feten wird Bilirubin aus dem Blut eliminiert, indem es dem Konzentrationsgradienten folgend über die Plazenta in das mütterliche Plasma wechselt. Die mütterliche Leber konjugiert und scheidet das fetale Bilirubin aus.

Bei der Geburt endet die Verbindung mit der Plazenta, und die Leber des Neugeborenen muß nun das Bilirubin aufnehmen, konjugieren und in die Galle sezernieren, damit es dann mit dem Stuhl des Säuglings ausgeschieden werden kann. Die Schritte, die notwendig sind zur Bilirubinelimination beim Neugeborenen, sind offensichtlich schon, wenigstens zum Teil, während des fetalen Lebens funktionsfähig. Fetale Hepatozyten enthalten schon Y- und Z-Bindeproteine, die das freie Bilirubin aus dem Blut in den Sinusoiden der Leber aufnehmen. Das Bilirubin wird dann diglukuronidiert und in die Gallenflüssigkerit sezerniert, mit der es dann zum Mekonium wandert, aber nicht aus dem Körper eliminiert wird, weil der Fetus noch nicht in normaler Weise Stuhl absetzt. Aus dem Bürstensaum der Dünndarmwand wird das Enzym β-Glukuronidase in das Darmlumen freigesetzt, wo es die Bilirubinglukuronidbindungen aufbricht; freies (unkonjugiertes) Bilirubin wird vom Intestinaltrakt reabsorbiert und zirkuliert dann wieder im Kreislauf. Der **fetale enterohepatische Kreislauf** des Bilirubins „spielt" die Schritte des Bilirubinstoffwechsels und der -exkretion im voraus durch, so wie sie dann später beim Neugeborenen benötigt werden. Fetales Bilirubin wird immer noch von der Plazenta eliminiert. Das auf die Geburt folgende Füttern regt den gastrokolischen Reflex an, wobei das Bilirubin früher, als es dekonjugiert und reabsorbiert werden kann, in den Darminhalt sezerniert wird.

Verzögerungen bei ersten Fütterungen und Umstände, die das Füttern verhindern (z.B. Atresia intestinalis) haben des öfteren eine unkonjugierte Hyperbilirubinämie zur Folge. Ein Grund dafür scheint zu sein, daß die β-Glukuronidase, die noch im GI-Trakt des Neugeborenen vorkommt, ein Fortbestehen des enterohepatischen Kreislaufs für Bilirubin bewirkt, sobald die Darmpassage verzögert ist *(s. a. Kap. KIN, 6., Hyperbilirubinämie bei metabolischen Störungen des Neugeborenen).*

Fetales Hämoglobin

Wegen seiner hohen Affinität zum Sauerstoff ist fetales Hb speziell geeignet, O_2 von maternalem Hb durch die Plazenta aufzunehmen. Diese erhöhte Affinität ist nach der Geburt weniger nützlich, weil fetales Hb wiederum weniger effektiv O_2 an das Gewebe abgibt. Das kann zu Schäden führen, wenn schwere Krankheiten der Lunge oder des Herzens mit Hypoxämie bestehen. Der Übergang von fetalem zu erwachsenem Hb beginnt schon vor der Geburt.

Der abrupte Anstieg des Sauerstoffpartialdruckes (Pa_{O_2}) von ca. 25–30 mmHg beim Feten auf ca. 90–95 mmHg beim normalen Neugeborenen hat eine Senkung des Serumerythropoetins zur Folge, die wiederum eine Drosselung der Erythrozytenproduktion bewirkt. Diese Drosselung, die normalerweise bei der Geburt einsetzt, besteht ca. 6–8 Wochen lang. Ausdruck dieser Knochenmarksdrosselung ist eine **physiologische Anämie** des Neugeborenen, die speziell bei unreif Geborenen – deren Körpergewicht und Blutvolumen nun rapide zunehmen – in Erscheinung tritt. Fallender Hb jedoch bewirkt eine verminderte Sauerstoffspannung des Gewebes und ein damit gekoppeltes Ansteigen der Erythropoetinausschüttung, die das Knochenmark zur Erythropoese anregt. Vor kurzem wurde gezeigt, daß Erythropoetin, wenn es anämischen Frühgeborenen zugeführt wird, deren Knochenmarksfunktion normalisiert. Dies könnte eine Möglichkeit darstellen, die **physiologische Anämie des Frühgeborenen** zu behandeln. Diese Anämie darf nicht mit einer Eisenmangelanämie verwechselt werden, die normalerweise nicht vor dem 4.–6. Monat nach der Geburt gesehen wird.

Immunologischer Status des Feten und des Neugeborenen

Individuelle Abwehrfaktoren entstehen in verschiedenem Maße beim Feten. Zur Zeit der Geburt ist die Funktion der meisten Immunmechanismen proportional zur Funktion in der Schwangerschaftszeit, aber auch beim Säugling niedriger als beim Erwachsenen. So haben Neugeborene und junge Säuglinge (speziell bei 3 und 12 Monaten) einen signifikanten vorübergehenden Immunmangel, der alle Zweige des Immunsystems betrifft und bewirkt, daß das Neugeborene für Superinfektionen anfällig ist. Das Risiko für das Neugeborene wird noch gesteigert durch Unreife, komplizierte Geburt, Trauma, Erkrankung der Mutter während der Schwangerschaft, Neugeborenenstreß und durch einige Medikamente. (Impfverfahren werden weiter unten bei *Impfungen während der Kindheit* besprochen.)

Phagozyten

Phagozyten, die als erstes im Stadium des Dottersacks auftreten, sind bestimmend für die entzündliche Antwort auf Bakterien und Pilze. Im 2.–4. Schwangerschaftsmonat werden Granulozyten und Monozyten gesehen. Zwar steigt der Grad ihrer Funktionsfähigkeit mit der Länge der Schwangerschaftszeit, ist aber letztendlich immer noch gering. Die verminderte entzündliche Antwort des Neugeborenen geht einher mit einer erhöhten Infektionsanfälligkeit und erklärt das Fehlen klinischer Zeichen (z. B. Fieber oder Meningismus), die bei älteren infizierten Kindern (mit Infektionen) gesehen werden.

Die (Mikro-)Struktur der Neugeborenen-Neutrophilen ist normal, aber Membranelastizität und Adhäsionsvermögen sind eingeschränkt und beeinflussen möglicherweise Zellfunktionen wie Chemotaxis und Phagozytose. Bei den meisten Neugeborenen ist die **Chemotaxis** der Neutrophilen und Monozyten aufgrund einer „intrinsischen" Anomalität von Zellbewegungen und Oberflächenhaftung vermindert. Letztere kann einer gestörten Up-Regulation der Expression membranständiger Adhäsionsglykoproteine (LFA, CR3) und einem Abfall von Fibronectin zugeordnet werden. Außerdem ist die Fähigkeit des Serums von Neugeborenen vermindert, chemotaktisch aktive Faktoren zu bilden (d. h. Stoffe, die Phagozyten veranlassen, an Infektionsorte mit Mikroorganismen zu wandern). Die verminderte Chemotaxis der Neugeborenenmonozyten scheint die kutane Anergie zu bewirken. Erst nach mehreren Lebensjahren erreicht die Chemotaxis die Höhe der Wirkung beim Erwachsenen. Die **Phagozytose** Neutrophiler und der Monozyten und die Erregerabwehr sind gewöhnlich bei gesunden Säuglingen nach 12 Stunden Lebenszeit vorhanden, sind aber bei untergewichtigen (oder belasteten) Neugeborenen vermindert.

Für eine effektive Phagozytose vieler Mikroorganismen ist deren **Opsonierung** notwendig. Die Serumfaktoren der Opsonierung schließen IgG- und IgM-Antikörper (hitzestabil) und Komplement (hitzelabil) ein. IgM opsoniert gramnegative Bakterien wesentlich besser als IgG, aber zur optimalen Opsonierungsaktivität des Serums ist noch Komplement notwendig. Im Gegensatz zu IgG vermögen IgM und die Komplementkomponenten nicht die Plazentaschranke zu überschreiten. Eine signifikante IgM-Produktion beginnt erst nach der Geburt, es sei denn, sie wurde durch intrauterine Infektionen stimuliert. Die Synthese der Komplementkomponenten beginnt frühestens in SSW 5½, und die Serumspiegel der meisten Komponenten der Haupt- und Nebenwege erreichen zum Geburtstermin höchstens 50–75% derjenigen des Erwachsenen. Daher haben normale Neugeborene sehr niedrige Serumspiegel an IgM und Komplementbestandteilen. Die Leukozyten des Neugeborenen besitzen normale Fc- und C3-Rezeptoren für beide Opsonierungsgruppen, der reizinduzierte Anstieg der Expression von C3-Rezeptoren der Zellmembran fehlt allerdings. Die Opsonierungsaktivität des Serums variiert mit dem Schwangerschaftsalter. Untergewichtige Säuglinge haben bei allen

Erregern eine verminderte Opsonierungsfähigkeit. Termingerecht geborene Säuglinge haben gewöhnlicherweise nur bei einigen Erregern (speziell bei gramnegativen Bakterien) eine herabgesetzte Opsonierungsaktivität.

Der zirkulierende Monozyt ist der Vorläufer des Gewebsmakrophagen. Er ist zur Phagozytose in utero fähig und besitzt eine niedrige bis normale mikrobizide Aktivität beim reifen Neugeborenen. Die Alveolarmakrophagen der Lunge wandern zur Geburtszeit oder kurz zuvor an ihren Ort und beseitigen sowohl Fruchtwasser als auch Zelldetritus und Bakterien aus den Alveolen. Diese und andere Gewebsmakrophagen, die der Milz miteinbezogen, besitzen eine verminderte Phagozytosefähigkeit. Die verminderte Effektivität des RES des Neugeborenen ist, wenigstens zum Teil, der Grund der gesenkten Serumaktivität der Serumopsonierung.

Zelluläre (T-Zell-)Immunität

Beim Menschen entsteht die Thymusanlage aus einem Epithel der dritten und vierten Schlundtasche ungefähr zur Zeit der 6. SSW. Etwa zur 12. SSW nimmt sie an der Immunantwort teil. Die größte Aktivität hat der Thymus während der fetalen Entwicklung und im frühen postnatalen Leben. In utero vergrößert er sich sehr rasch und kann auf dem Röntgenbild des normalen Neugeborenen gesehen werden. Danach entwickelt er sich schrittweise über viele Jahre wieder zurück. Man weiß, daß der Thymus der Vermittler der Toleranz gegen die „körpereigenen" Antigene während der fetalen und perinatalen Periode und essentiell für die Entwicklung und Reifung des peripheren Lymphgewebes ist. Die Epithelbestandteile des Thymus produzieren humorale Substanzen, die zur T-Zelldifferenzierung und -reifung notwendig sind.

Zur Zeit der Geburt sind Tests der verzögerten kutanen Überempfindlichkeitsreaktion auffällig vermindert und die Abstoßungsreaktion auf Hauttransplantate ist geschwächt. Diese Funktionen verbessern sich während der ersten Lebensmonate. Im Gegensatz dazu sind die Anzahl der T-Zellen, der T-Zelluntereinheiten (Helfer- und Suppressorzellen) und die proliferative Antwort der T-Zelle auf mitogene und allogene Zellen normal oder erhöht. Einige Lymphokine (Interleukin [IL]-1, IL-2, IL-6, Tumornekrosefaktor [TNF], Interferon [IFN]-α), aber nicht alle (IL-4, IFN-γ) werden in nahezu normalen Mengen von den Neugeborenenlymphozyten gebildet. Die zytotoxische Aktivität, welche die natürlichen antikörperabhängigen und zytotoxischen T-Killerzellen einschließt, ist augenscheinlich niedriger als die der Erwachsenenlymphozyten. Außerdem ist die Aktivität der T-Suppressorzelle erheblich erhöht, was Abweichungen der Immunregulation und verminderte Antikörperproduktion erklären kann. Insgesamt resultiert eine partielle T-Zell-Immunschwäche, welche eine erhöhte Infektanfälligkeit hervorruft und in seltenen Fällen eine Abstoßung transfundierter oder maternaler Lymphozyten verhindert. Eine Reihe von Faktoren, wie virale Infektionen, Hyperbilirubinämie, Medikamenteneinnahme der Mutter in der späten Schwangerschaft (z.B. Kortikosteroide oder Antimetaboliten) können die T-Zell-Funktion des Neugeborenen unterdrücken.

Antikörper-(B-Zell-)Immunität

B-Zellen findet man im fetalen Knochenmark, im Blut der Leber und Milz ungefähr ab der 12. SSW, Spuren der IgM-Synthese erscheinen zur 20. SSW und der IgA-Synthese zur 30. SSW. Da jedoch der Fetus normalerweise als „antigenfreier Körper" besteht, werden nur geringe Mengen Immunglobulin (hauptsächlich IgM) in utero produziert. Erhöhte IgM-Serumwerte von > 20 mg/dl in utero weisen auf eine Antigenbelastung hin, die gewöhnlicherweise von einer kongenitalen Infektion herrührt. Fast das gesamte IgG wird von der Mutter über die Plazenta erworben. Bei termingerechter Geburt hat der Säugling dem Erwachsenen vergleichbare oder sogar höhere IgG-Werte (110% der mütterlichen Werte). Die IgG-Werte bei unreif und zu früh Geborenen sind proportional zur Schwangerschaftszeit vermindert. Nach der Geburt ruft der Abbau des transplazentaren IgG mit einer Halbwertszeit von ca. 25 Jahren eine „physiologische Hypogammaglobulinämie" vom 2. bis zum 6. Monat hervor, welche dann aber nach dem 6. Lebensmonat verschwindet, da zu der Zeit die IgG-Syntheserate des Säuglings den Abbau der mütterlichen Antikörper übertrifft. Frühgeborene insbesondere können in den ersten 6 Lebensmonaten eine schwere Hypogammaglobulinämie entwickeln. Ungefähr wenn das erste Lebensjahr erreicht ist, liegen die IgG-Werte bei ca. 70% der Erwachsenenwerte. IgA, IgM, IgD und IgE können die Plazentaschranke nicht überschreiten. Ihre Werte steigen ungefähr zum ersten Lebensjahr langsam von den niedrigen auf ca. 30% der Erwachsenenwerte an. Die Erwachsenenwerte der Immunglobuline werden ungefähr erreicht bei IgM im 1. Lj., IgG im 8. Lj. und IgA im 11. Lj.

Das Neugeborene hat eine verminderte Immunantwort auf eine Menge Antigene, einschließlich Impfantigene. Die Immunantwort auf Polysaccharidantigene, wie bei Hämophilus- und Pneumokokkenpolysacchariden, ist besonders in den ersten beiden Lebensjahren gering, es sei denn, sie sind an Diphtherietoxoid gekoppelt. Wenn eine Antikörperreaktion auftritt, ist gewöhnlich die des IgM verlängert und die des IgG verkürzt. Eine zu früh vorgenommene Impfung des Säuglings kann eine verminderte Immunantwort auf nachfolgende Infektionen mit dem gleichen Antigen erzeugen.

Passive Übertragung der mütterlichen Immunität durch transplazentäre IgG-Antikörper und Immunfaktoren der Muttermilch kompensieren die Unreife des Neugeborenenimmunsystems und verleihen dem Neugeborenen Immunität bei vielen ernsthaften bakteriellen (z.B. Pneumokokken, Hämophilus, Meningokokken) und viralen (z.B. Masern, Varizellen) Infekten. Jedoch können gelegentlich auch erworbene IgG-Antikörper die Immunantwort des Neugeborenen auf Infektionen, wie z.B. Masern oder Röteln, unterdrücken. Die Muttermilch enthält viele antimikrobielle Stoffe, wie IgG, Sekret-IgA, Leukozyten, Komplementproteine, Lysozyme und Lactoferrin. Sie bedecken den GI-Trakt und die oberen Luftwege und helfen das Eindringen von respiratorischen oder enteralen Krankheitserregern in die Schleimhäute zu verhindern. Die Fütterung von Muttermilch ist speziell dort wichtig, wo die Wasserversorgung verseucht sein kann.

Trotz fortgeschrittener antibiotischer Therapie sind Morbidität und Mortalität bei Neugeboreneninfektionen signifikant erhöht. Zahlreiche Versuche wurden zur Unterstützung des unreifen Neugeborenenimmunsystems unternommen, um Infektionen vorzubeugen oder zu behandeln. Neuere Untersuchungen weisen darauf hin, daß Immun- und Hyperimmunglobuline bei einigen Arten von Neugeboreneninfektionen eine mögliche Rolle spielen (z.B. Gruppe B-Streptokokkenerkrankungen). Daten über die Wirksamkeit von Austausch- oder Leukozyteninfusionen widersprechen sich, und deren zu erwartender routinemäßiger Gebrauch erfordert die Ergebnisse kontrollierter Studien.

Erstversorgung

Das normale Neugeborene atmet nach der Geburt spontan, wenn seine Luftwege von Schleim und Zellresten durch vorsichtiges Absaugen gereinigt sind. Die Nabelschnur wird nach dem ersten Atemzug abgeklemmt und durchtrennt; eine Vene und zwei Arterien sollten an der frischen Schnittfläche zu sehen sein. Das Neugeborene wird vorsichtig abgetrocknet und auf eine sterile, saugfähige Decke auf einen warmen Tisch gelegt; die Aufrechterhaltung der Körpertemperatur ist entscheidend.

Die **erste Untersuchung im Kreißsaal** ist auf das Erkennen lebensbedrohender und größerer Abnormitäten begrenzt, wie auffallende Deformationen (Omphalozele, Myelomeningozele, Lippen- und Gaumenspalte) und orthopädische Anomalien (Klumpfuß, eine abnorme Anzahl von Phalangen an Händen oder Füßen). Andere beachtenswerte Befunde sind das kahnförmige Abdomen, wie es bei der Zwechfellhernie zu sehen ist, und die Asymmetrie oder der erhöhte anteroposteriore Durchmesser des Brustkorbs, wie er sowohl bei der Zwerchfellhernie als auch beim Spontanpneumothorax zu beobachten ist. Der Allgemeinzustand wird mit Hilfe des Agparschemas beurteilt *(s. Kap. KIN, 6., Asphyxie und Reanimation)*. Eine generalisierte Zyanose zeigt eine schwere Herz- oder Lungenerkrankung oder eine zerebrale Insuffizienz an. Spezielle Formen der Zyanose weisen auf bestimmte Herzfehler hin. Viele normale Neugeborene haben eine vorübergehende Zyanose, die beim 5-Minuten-Apgar-

Score verschwunden ist. Herz und Lunge werden auskultiert und das Abdomen palpiert. Das Gestationsalter wird geschätzt *(s. Abb. 1., Kriterien)*, um für jedes Neugeborene eine spezielle Betreuung zu planen, das vor der 37. oder nach der 42. Schwangerschaftswoche geboren wurde oder dessen Gewicht nicht seinem geschätzten Schwangerschaftsalter *(s. Kap. KIN, 6., Schwangerschaftsdauer und Geburtsgewicht)* entspricht.

Notwendige Reanimationsmaßnahmen ausgenommen, sollte man Ösophagus und Magen nicht sondieren, bevor der Zustand des Kindes stabil ist (frühestens 5–10 min nach der Geburt), da hierdurch eine ernste vasovagale Reflexapnoe bei einem ansonsten normalen Kind ausgelöst werden kann. Die Durchgängigkeit von Nasenöffnungen und Ösophagus sollte 10 min nach der Geburt durch Einführung einer Gummisonde bei allen Neugeborenen überprüft werden, deren Mutter Polyhydramnie oder Diabetes hat, die aus Steißlage oder durch Kaiserschnitt geboren wurden, und bei *jedem* Kind mit vermehrter oraler Sekretabsonderung, um eine tracheoösophageale Fistel und andere Anomalien des Ösophagus und des Magens auszuschließen. Der Magen wird, wenn erreichbar, abgesaugt und das Volumen seines Inhalts gemessen. Neugeborene, die aus der Scheitellage geboren werden, können wenig Flüssigkeit im Magen haben, was eine Obstruktion aber nicht ausschließt.

Bei Frühgeburten ist das normale Magenvolumen wie folgt:

Geburtsgewicht	*Flüssigkeitsvolumen*
2,5 kg	12–15 ml
2,0 kg	10 ml
1,5 kg	7–8 ml
1,0 kg	5 ml

Sobald wie möglich wird das Neugeborene bekleidet, um die Körpertemperatur aufrechtzuerhalten, wobei man nicht vergessen sollte, den Kopf zu bedecken, der eine große Oberfläche darstellt, über die viel Wärme verlorengehen kann. 2 Tropfen 1%ige Silbernitratlösung oder eine antibiotische Salbe, wie z. B. Erythromycin, werden in jedes Auge getropft. Vor dem Verlassen des Kreißsaals oder innerhalb der ersten Stunde nach der Geburt kann das Neugeborene von der Mutter gehalten und an die Brust gelegt werden, wenn sie es wünscht (siehe Stillen, unten). *Das Pflegepersonal sollte seine Hände vorsichtig reinigen, da die Abwehrmechanismen des Neugeborenen gegen Infektionen nicht voll entwickelt sind (s. o. Immunologischer Status des Feten und des Neugeborenen).*

Liegt die Temperatur des Neugeborenen bei der **Ankunft auf der Neugeborenenstation** unter 35,5 °C, wird ein beheiztes Kinderbett erforderlich. Die Matratze wird normalerweise flach gelassen und das Neugeborene seitlich gelegt, um die Schleimableitung zu erleichtern. Zur Vermeidung einer Hypoprothrombinämie, die eine hämorrhagische Diathese des Neugeborenen verursacht, sollte man 1 mg Vitamin K_1 (Phytomenadion) i. m. verabreichen. Hexachlorophenpuder® kann mit einem Tupfer auf die frisch durchschnittene Nabelschnur und das periumbilikale Gebiet gebracht werden, um eine Infektion zu vermeiden; eine einmalige Anwendung ist ausreichend. 6 h lang oder bis sich die Temperatur für 2 h bei 37 °C stabilisiert hat, sollte nicht gebadet werden. Das Bad sollte nicht die gesamte **Vernix caseosa,** eine weißliche, schmierige Masse, die bei der Geburt den größten Teil des Körpers bedeckt, entfernen, da sie eine gewisse antibakterielle Schutzfunktion besitzt. Öle, Puder und Salben sollten nicht routinemäßig verwendet werden.

Erste Eltern-Kind-Interaktionen

Obwohl die Schwangerschaft einer Frau genügend Möglichkeit gibt, sich seelisch auf das neue Kind einzustellen und diese Vorbereitung mit dem Vater zu teilen, gibt es wichtige Zeitpunkte, die während und nach der Geburt das Hineinwachsen in die neue Elternrolle beeinflussen. Der physiologische Aspekt der Geburt beinhaltet die Anpassung des weiblichen Körpers an den Geburtsvorgang des Feten vom Uterus in die Außenwelt. Vorbereitung auf und Information der Frau und ihres Ehemannes über die Geburt läßt beiden die neue Elternrolle leichter fallen. Eine optimale Umgebung, welche den Eltern Sicherheit und Vertrauen vermittelt, hilft auch der Mutter während der Wehen und der Geburt, sich zu entspannen und mitzuarbeiten.

Neuromuskuläre Reife

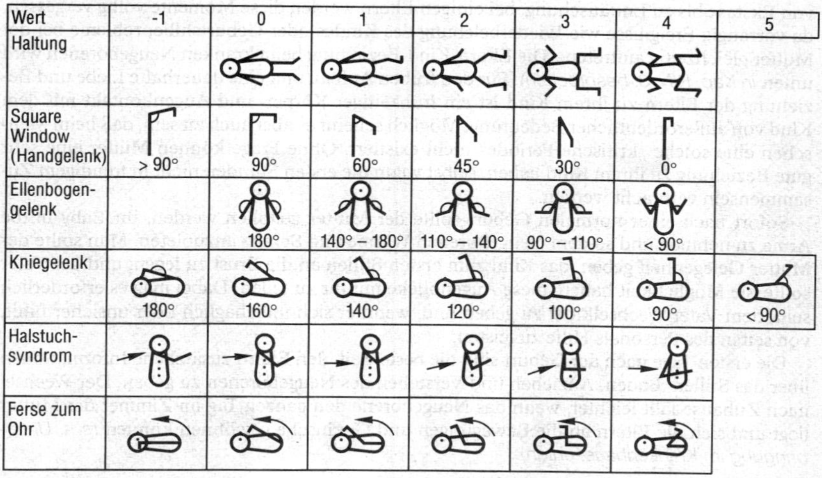

Wert	-1	0	1	2	3	4	5
Haltung							
Square Window (Handgelenk)	> 90°	90°	60°	45°	30°	0°	
Ellenbogengelenk		180°	140° – 180°	110° – 140°	90° – 110°	< 90°	
Kniegelenk	180°	160°	140°	120°	100°	90°	< 90°
Halstuchsyndrom							
Ferse zum Ohr							

Körperliche Reife

Haut	klebrig, zerreibbar, transparent	Ödeme, gelatinos, rot durchscheinend	leichte Ödeme, weich, rosa sichtbare Venen	keine Ödeme, rosig, oberflächliche Schuppung und/oder Rötung, einige Venen	blaßrosa, rissige, blasse Fläche, wenig Venen	rosige Hände, Fuße pergamentartig, tiefe Risse, keine Gefäße	ledrig, rissig, runzlig
Lanugo	keines	spärlich	reichlich	weniger dicht	haarlose Bezirke	der größte Teil haarlos	
Plantare Hautfältelung	Hacke/Zehe 40 – 50 mm: –1 < 40 mm: –2	> 50 mm keine Hautfalten	schwache rote Linien	nur eine anteriore Querfalte	Falten auf den ant. 2/3	Falten über der ganzen Sohle	
Brust	nicht wahrnehmbar	kaum entwickelt	flache Areola ohne Warzen	getüpfelte Ariola, 1 – 2 mm Warze	Areola liegt über dem Hautniveau, 3 – 4 mm Warze	Areola voll ausgebildet, 5 – 10 mm Warze	
Auge/Ohr	Lider geschlossen locker: –1 fest: –2	Lider geöffnet Ohrmuschel flach, läßt sich umfalten	Ohrmuschel leicht eingekrümmt, weicher Knorpel, langsames Zurückschnellen	gut eingekrümmte Ohrmuschel, weicher Knorpel, aber vollständig zurückschnellend	geformter und fester Knorpel, sofortiger Ausgleich, sofortiges Zurückschnellen	dicker Knorpel, Ohr steif	
männl. Genitale ♂	Skrotum flach, glatt	Skrotum leer, flache Runzeln	Hoden im oberen Kanal, wenige Runzeln	Hoden beginnt zu deszendieren, einige Runzeln	Hoden deszendiert, gute Runzelung	Hoden beweglich, tiefe Runzeln	
weibl. Genitale ♀	Klitoris vorstehend, flache Labien	vorstehende Klitoris und kleine Labia minora	Klitoris vorstehend, wachsende L. minora	große und kleine Labien gleich vorstehend	große Labien groß, kleine Labien klein	Klitoris und kleine Labien von L. majora bedeckt	

Reifegrad

Wert	Wochen
–10	20
–5	22
0	24
5	26
10	28
15	30
20	32
25	34
30	36
35	38
40	40
45	42
50	44

Abb. 1. **Schätzung des Gestationsalters – eine neue Ballard-Skala.** (Modifiziert nach Ballard J. L., et al: „New Ballard score, expanded to include extremely premature infants." *J. Pediatrics* 119 (1991) 417–423; mit Genehmigng des C. V. Mosby Co.)

Die elterlichen Gefühle in den ersten Momenten des Lebens ihres Neugeborenen variieren von Ekstase bis zu Enttäuschung; bei einigen Eltern werden diese Momente völlig vergessen, da vorrangig Ereignisse wie Wiederbelebung des Kindes oder Geburtshilfeprobleme bei der Mutter gleichzeitig auftreten. (Die Eltern-Kind-Beziehung beim kranken Neugeborenen wird unten *in Kap. KIN, 3. besprochen*). Für den frühen Aufbau und eine dauerhafte Liebe und Beziehung der Eltern zu ihrem Kind ist ein frühzeitiger Körper- und Augenkontakt mit dem Kind von außerordentlicher Bedeutung. Möglich scheint es aber auch zu sein, daß beim Menschen eine solche „kritische Periode" nicht existiert. Ohne Frage können Mütter eine sehr gute Beziehung zu ihrem Kind haben, selbst wenn die ersten Stunden nicht in freudigem Zusammensein verbracht werden.

Sofort nach einer normalen Geburt sollte der Mutter geholfen werden, ihr Baby in die Arme zu nehmen und so dem Neugeborenen Wärme und Schutz anzubieten. Man sollte der Mutter Gelegenheit geben, das Kind zum ersten Stillen an die Brust zu legen, und der Vater sollte die Möglichkeit haben, diese Augenblicke mit ihr zu teilen. Dabei mag es erforderlich sein, dem Vater Wechselkittel zu geben und, wenn er sich unbehaglich oder unsicher fühlt, von seiten des Personals Hilfe zu leisten.

Die ersten Tage nach der Geburt sind die beste Zeit, den Eltern zusätzliche Informationen über das Stillen, Baden, Anziehen und Verstehen des Neugeborenen zu geben. Der Wechsel nach Zuhause fällt leichter, wenn das Neugeborene den ganzen Tag im Zimmer der Mutter liegt und sich die Eltern an die Bewegungen und Geräusche gewöhnen können *(s. a. Unterbringung im Krankenhaus, unten).*

Vollständige körperliche Untersuchung

Diese Untersuchung des Neugeborenen sollte innerhalb der ersten 12 h nach der Geburt erfolgen und eine genauere Bestimmung des Gestationsalters beinhalten, wobei körperliche und neuromuskuläre Befunde berücksichtigt werden *(s. Abb. 1.).*

Meßmethoden: Die Körperlänge wird vom Scheitel bis zur Ferse gemessen. Der Kopfumfang (größte Messung oberhalb der Ohren) sollte ungefähr die Hälfte der Körperlänge + 10 cm betragen. *Abb. 8.* zeigt die Beziehung zwischen Geburtsgewicht und Geburtsalter. Der Durchschnittswert für termingerecht geborene Säuglinge ist 3,2 kg. Der Vergleich der Größenmessung des Neugeborenen mit dem Gestationsalter gibt u.U. wichtige Hinweise. Eine intrauterine Infektion oder eine Chromosomenaberration kann z. B. die Ursache dafür sein, daß das Neugeborene für sein Geburtsalter relativ klein ist; ein Neugeborenes kann aufgrund eines mütterlichen Diabetes mellitus oder Hyperinsulinismus, wie er im Beckwith-Syndrom vorkommt, oder eines angeborenen zyanotischen Herzfehlers mit Transposition der großen Gefäße, bei Adipositas der Mutter oder familiärer Disposition, wie bei den Crow- oder Cheyenne-Indianern Montanas, für sein Geburtsalter relativ groß sein.

Haut: Die Haut ist gewöhnlich rötlich, eine Akrozyanose tritt häufig in den ersten Stunden auf. Trockenheit und Schuppung ist oft nach ein paar Tagen zu beobachten, besonders an Handgelenk- und Knöchelfalten. Petechien können am Scheitel und im Gesicht beobachtet werden und sind auf die Druckeinwirkung während der Geburt zurückzuführen, erscheinen aber normalerweise nicht unterhalb des Bauchnabels. Die Vernix caseosa bedeckt nach der 24. Schwangerschaftswoche den größten Teil des Körpers.

Kopf: Bei der Geburt aus der Scheitellage wird der Kopf durch Übereinandergleiten der Schädelknochen an den Nähten und durch Schwellung und/oder Hämatom der Kopfhaut **(Caput succedaneum)** verformt. Bei Steißgeburten ist der Kopf nicht verformt, aber Schwellungen und Hämatom können am vorangehenden Körperteil (das sind Gesäßbacken, Genitale oder Füße) auftreten. Die Fontanellen können von Fingerspitzenbreite bis zu einem Durchmesser von mehreren Zentimetern variieren. Ein **Kephalhämatom** ist eine Blutansammlung zwischen Periost und Knochen, die eine Schwellung verursacht, die die Schädelnähte nicht überschreitet. Es kann über einem oder beiden Parietalknochen, gelegentlich auch über dem Hinterhauptbein vorhanden sein. Kephalhämatome verschwinden allmählich innerhalb mehrerer Monate und sollten nicht abpunktiert werden.

Es können **Gesichtsasymmetrien** vorhanden sein, die auf die intrauterine Lage zurückzuführen sind. Bei Asymmetrien der Nasolabiallinien und der Falten um die Augen, wenn das Baby schreit, ist an eine Gesichtsnervenlähmung zu denken. Die **Augen** sollten sich symmetrisch öffnen. Die Pupillen sollten gleich groß sein und auf Licht reagieren und der Augenhintergrund sollte einsehbar sein. Wenn bei der ophthalmologischen Untersuchung ein roter Reflex feststellbar ist, sollten Trübungen ausgeschlossen werden. Hämorrhagien der Skleren sind nicht selten. Die **Ohren** werden zur Bestimmung des Gestationsalters und der Lage untersucht; niedrig ansetzende Ohren weisen oft auf eine renale oder genetische Abnormität hin. Die Gehörgänge sollten durchgängig und die Trommelfelle sichtbar sein. Obwohl es billige tragbare Geräte zur Testung des Gehörs des Neugeborenen gibt, hat sich deren Zuverlässigkeit und Gültigkeit, außer zum Zweck der groben Testung, nicht erwiesen. Für Hochrisikopatienten, die durch sorgfältige Anamnese auf familiäre Taubheit, Röteln während der Schwangerschaft, Neugeborenengelbsucht oder Aminoglykosidbehandlung der Mutter oder des Neugeborenen identifiziert werden, sind Hörtests *(s. Kap. HNO, 1.)* verfügbar.

Der **Mund** sollte auf intakten Gaumen und Uvula, Zahnfleischzysten und ein angeborenes kurzes Frenulum **(Zungenbändchen)** hin untersucht werden. Ebenso sollte die Fähigkeit des Säuglings zu saugen festgestellt werden.

Kleine perlenartige Erhebungen **(Epstein-Perlen)** und kleine Ulzera **(Bednar-Aphthen)** auf dem harten Gaumen sind normal.

Kardiorespiratorisches System: Die Atmung erfolgt normalerweise abdominal und mit einer Frequenz von 40–50/min. Die Atemgeräusche sind rauh, sollten aber überall auf der Brust zu hören sein. Die Herztöne sind mit einem Stethoskop am lautesten über dem Sternum zu hören. Die Herzfrequenz liegt zwischen 100 und 150/min (im Durchschnitt 120). Es kann eine deutliche Sinusarrhythmie vorhanden sein. Regelmäßig sind Herznebengeräusche zu hören, wobei aber nur etwa 10% mit angeborenen Herzfehlern *(s. Kap. KIN, 7.)* einhergehen.

Ernste angeborene Herzfehler wie Aortenatresie oder Hypoplasie des rechten oder linken Ventrikels äußern sich als Zyanose oder Herzversagen in der Neugeborenenperiode. Die Femoralpulse sind tastbar, so daß ihre Stärke geprüft und verglichen werden sollte; wenn die Pulse schwach sind, kann eine Verengung der Aorta oder eine Abnormität des linken Ventrikels vorhanden sein. Schwache Pulse sollten durch Blutdruckmessung an allen Extremitäten mit der Flush- oder Doppler-Methode bestätigt werden. Bei der **Flush-Methode** der Blutdruckmessung wird die Extremität hochgehalten, bis die Haut blaß ist. Eine zuvor angelegte Blutdruckmanschette wird wie bei der normalen RR-Messung aufgepumpt; dann wird die Extremität des Patienten in die horizontale Lage gebracht, der Druck allmählich verringert und der Wert notiert, bei dem wieder Farbe in die Extremität zurückkehrt. Bei der **Doppler-Methode** (z. B. mit dem Doptone®-Gerät) wird ein Transducer in einer aufblasbaren Manschette benutzt, um Ultraschallwellen zu übertragen und zu empfangen. Das Verfahren erkennt intravasale Turbulenzen im Fluß und kann damit systolische und diastolische Drucke genau feststellen.

Abdomen: Die Untersuchung des Abdomens ist sehr wichtig, da 10% aller Neugeborenen Anomalien oder Befunde wie abnorme Form, Größe oder Lage der Nieren oder anderer Organe aufweisen, die eine intensive Überwachung der ersten Lebenstage erforderlich machen *(s. a. Kap. KIN, 7., Nieren- und Urogenitaldefekte).* Normalerweise tastet man die Leber 1–2 cm unterhalb des Rippenbogens. Die Milzspitze ist leicht zu palpieren. Beide Nieren sind gewöhnlich tastbar, die linke leichter als die rechte; wenn sie nicht getastet werden können, ist eine Agenesie oder Hypoplasie in Erwägung zu ziehen. Große Nieren können durch Verschluß, Tumor oder Zysten verursacht sein. Die Unfähigkeit männlicher Neugeborener, Harn zu lassen, kann auf Urethralklappen hinweisen. Eine Nabelhernie, auf eine Schwäche der Nabelringmuskulatur zurückzuführen, ist nicht außergewöhnlich; selten verursacht sie Symptome oder macht eine Therapie notwendig.

Genitale: Die Hoden sollten sich bei einem voll ausgetragenen Knaben im Skrotum befinden. Beim Neugeborenen können Hydrozelen und Inguinalhernien auftreten. Ein hartes, verfärbtes Skrotalgewebe kann besonders bei einer Steißgeburt auf eine Hodentorsion hinweisen. Obwohl selten und beim Neugeborenen offensichtlich nicht schmerzhaft, *stellt diese Torsion einen chirurgischen Notfall dar.* Die Torsion kann von einer einfachen Quetschung durch die Verteilung der Ekchymosen und die Verhärtung der Hoden beim Vorhandensein einer Torsion unterschieden werden. Eine Hydrozele kann durch Transillumination erkannt werden. Bei Mädchen sind die Labien überstehend. Schleimartige und gelegentlich serös-blutige Absonderungen (Pseudomenses) können vorübergehend auftreten und sollten nicht beunruhigen. Kleine Gewebsanhängsel an der hinteren Schamlippenkommissur sind, so nimmt man an, auf mütterliche, hormonelle Stimulation zurückzuführen; sie verschwinden innerhalb der ersten Wochen.

Neuromuskuläres System: Die Extremitäten sollten symmetrisch und aktiv beweglich sein. Die vollständige Abspreizung der Oberschenkel auf die Oberfläche des Untersuchungstisches sollte, während die Hüfte des Neugeborenen aufliegt und die Knie gebeugt sind, möglich sein; eingeschränkte Abduktion und ein tastbares „Schnalzen", wenn der Femorkopf in die Hüftpfanne einschnappt, sind die Hauptzeichen der **angeborenen Hüftgelenkluxation** *(s. a. Kap. KIN, 7., Skelett- und Muskeldefekte).* Weibliche Kinder und Steißgeburten sind eher prädisponiert für eine Hüftgelenkluxation. Ist die Beweglichkeit der Hüfte in Frage gestellt, sollte ein Ultraschallbild angefertigt werden und ein Orthopäde konsiliarisch hinzugezogen werden. Bei minimaler angeborener Dysplasie des Hüftgelenkes ist die sogenannte „breite Wicklung" als Behandlung ausreichend. Liegt ein schwerer Fall vor, sollte der Orthopäde eine Abduktionsschiene anlegen, die mit einem Röntgenbild überprüft wird. Wenn ein Spezialist nicht sofort erreichbar ist, sollten über 24 h/Tag dreifache Windeln verwendet werden, bis die Schiene angelegt wird *(s. Kap. KIN, 7., Skelett- und Muskeldefekte).* Auch wenn ein Klumpfuß oder eine andere eindeutig orthopädische Abnormität auftritt, sollte die Therapie sofort begonnen werden. Die **neurologische Überprüfung** sollte das Auslösen von Moro-, Saug- und Primitivreflexen beinhalten. Die Sehnenreflexe sollten positiv und seitengleich sein. Neurologische Defekte und angeborene Anomalien werden in *Kap. KIN, 7.* besprochen.

Die ersten Lebenstage

Gewicht: Ein Verlust von 5–10% des Geburtsgewichtes in den ersten Lebenstagen wird als normal angesehen und tritt gewöhnlich bei den meisten Neugeborenen auf. Die Ausscheidung des Mekoniums, der Verlust der Käseschmiere und das Austrocknen der Nabelschnur machen einen gewissen Gewichtsverlust aus, der größte Teil aber ist auf die Urinausscheidung und die Perspiratio insensibilis zurückzuführen. **Nabelschnur:** Die Nabelschnurklemme sollte innerhalb von 24 h entfernt werden, um eine übermäßige Dehnung des trocknenden Stumpfes zu vermeiden. Die tägliche Behandlung des Stumpfes mit 70%igem Alkohol beschleunigt den Trockenvorgang und verringert die Infektionsgefahr. Die Nabelschnur sollte täglich auf Rötung oder Sekretion hin untersucht werden, da sie eine hervorragende Eintrittspforte für eine Infektion darstellt *(s. a. Erstversorgung, weiter oben).* Sie ist die primäre Stelle einer bakteriellen Besiedelung, weshalb normalerweise ein Kontrollabstrich abgenommen wird. **Zirkumzision:** Ist eine Zirkumzision angezeigt, wird sie gewöhnlich innerhalb der ersten Lebenswoche durchgeführt. Sie sollte aber auf später verschoben werden, wenn eine Verlagerung der Urethralöffnung, Hypospadie oder eine andere Mißbildung der

Glans oder des Penis vorliegt, da das Präputium für eine spätere plastische Operation benutzt werden kann. Die Beschneidung wird gewöhnlich von den Eltern verlangt und ist selten medizinisch begründet. Gelegentlich wird eine Zunahme von Harnwegsinfektionen bei Nichtbeschnittenen als Argument angeführt. Sie sollte jedenfalls nicht erfolgen, wenn in der Familienanamnese Hämophilie oder andere hämorrhagische Diathesen erscheinen, oder wenn die Mutter Medikamente einnimmt, die zu Gerinnungsstörungen führen können, wie Antikoagulanzien oder Acetylsalicylsäurederivate.

Urinausscheidung: Der erste ausgeschiedene Urin ist konzentriert und oft urathaltig, wodurch die Windeln rosa gefärbt sind. Das Ausbleiben von Urin in den ersten 24 Lebensstunden muß unbedingt geklärt werden. Verzögerte Harnausscheidung tritt häufiger bei Knaben auf und kann mit einer Phimose, einem Ödem oder einer Penisschwellung bei kurz zuvor beschnittenen Neugeborenen verbunden sein. **Stuhlentleerung:** Das **Mekonium** ist eine klebrige, grünschwarze Substanz, die aus Lanugohaaren, schuppenförmigen Epithelzellen, verschlucktem Fruchtwasser und Intestinalsekreten besteht. *Jedes Neugeborene sollte sein Kindspech innerhalb von 24 h abgegeben haben.* Bei Neugeborenen, die bei der Geburt mit Mekonium beschmiert sind, kann sich die Stuhlentleerung verzögern, doch ist somit offensichtlich, daß der Anus durchgängig ist. Die verzögerte Stuhlentleerung ist im allgemeinen das Ergebnis einer Verstopfung mit eingedicktem Mekonium *(s. Kap. KIN, 7., Störungen im Gastrointestinaltrakt).*

Haut: Erythema toxicum, ein gutartiger vorübergehender Ausschlag, ist die häufigste Affektion und zu jedem Zeitpunkt innerhalb der 1. Lebenswoche, am häufigsten aber am 2. Tag zu beobachten. Gewöhnlich tritt es dort auf, wo die Kleidung an Armen, Beinen und Gesäß reibt, selten auch im Gesicht. Der Ausschlag erscheint in Form fleckiger erythematöser Quaddeln mit einer zentralen Papel, die ziemlich erhaben werden kann. Der Ausstrich des Papelinhalts mit Wright-Färbung zeigt eosinophile Granulozyten. In ernsteren Fällen sollte man in der Familienanamnese nach Allergien suchen und gegebenenfalls der Mutter nahelegen, keine Lotionen, Puder, parfümierte Seifen und Kunststoffhöschen zu verwenden. Eine **subkutane Fettgewebsnekrose** kann über allen knöchernen Vorsprüngen auftreten, die einem Trauma oder Druck unterworfen waren, insbesondere an Kopf, Becken oder Hals, wo eine Zange angewandt wurde. Die Läsionen sind verhärtet, isoliert und gut abgegrenzt. Der Defekt kann durch die Hautoberfläche durchbrechen, wobei eine klare, gelbliche und sterile Flüssigkeit austritt, die von selbst oder unter Verwendung eines saugfähigen Verbandes abläuft.

Leichte Gelbsucht kann bei normalen Neugeborenen beobachtet werden, ist aber nicht mehr „physiologisch", wenn sie innerhalb der ersten 24 h auftritt und wenn bei einem termingerecht Geborenen der Serumbilirubinwert höher als 12 mg/100 ml ist. Ernstere Bedenken sollten bei Frühgeborenen schon bei niedrigeren Werten aufkommen, oder wenn weitere erschwerende Faktoren bestehen *(s. Kap. KIN, 6., Hyperbilirubinämie bei metabolischen Problemen).*

Screeningtests für metabolische und hämatologische Störungen sollten unbedingt durchgeführt werden *(s. Untersuchungsverfahren bei Säuglingen und Kindern, unten).*

Ernährung

(s. auch Ernährung des Säuglings, unten)

Das normale Neugeborene besitzt einen aktiven Such- und Saugreflex und kann sofort Nahrung über den Mund aufnehmen, was eigentlich nicht länger als 4 h verzögert werden sollte. Spucken und Regurgitation von Schleim sind während der ersten Tage normal. Hält es darüber hinaus noch an, sollte man den Magen durch vorsichtiges Absaugen über eine Magensonde entleeren und mit 5%iger wäßriger Dextroselösung ausspülen, bis die abgesaugte Flüssigkeit schleimfrei ist. Setzt sich das Erbrechen bei Flaschenkindern fort, sollte eine weniger allergene Milchzusammensetzung versucht werden. Ist dies nicht erfolgreich, sollte eine umfangreichere Diagnostik betrieben werden. Bei einem Säugling, der gestillt wird und weiterhin erbricht, müssen alle diagnostischen Maßnahmen zur Abklärung eines Verschlusses ergriffen werden, da Säuglinge auf Muttermilch nicht allergisch sind.

Die Ernährung mit der Flasche

Das erste Reichen der Flasche zeigt an, ob das Neugeborene die Saug-, Schluck- und Mundsperreflexe koordinieren kann. Es wird destilliertes, steriles Wasser zugeführt, da sogar 5%ige Dextroselösung bei Aspiration die Lunge des Neugeborenen schädigen kann. Wenn es nicht erbrochen wird, kann die nächste Fütterung mit der Milchmischung erfolgen. Voll ausgetragene Kinder werden gewöhnlich alle 4 h gefüttert (im Sinne eines effizienten Stationsbetriebslaufs).

Zur Verfügung stehen bereits abgepackte Milchmischungen für Neugeborene in 120-g-Flaschen mit 46 oder 71 kcal/100 mg und den für das normale Neugeborene entsprechenden Vitaminen. Reife Neugeborene tolerieren sofort 71 kcal/100 g. Der Mutter sollte gesagt werden, daß sie das Kind nicht überfüttern darf, nur weil eine Flasche 120 g enthält. Die Trinkmenge, 6mal am Tag verabreicht, sollte allmählich innerhalb der 1. Lebenswoche von 30–60 g auf 90–120 g ansteigen. Das entspricht 120 kcal/kg im Alter von 1 Woche. Dem Kind sollte zwischen den Fütterungen, besonders bei heißem Wetter oder in einer heißen, trockenen Umgebung, Wasser angeboten werden. Neugeborene sollten wenigstens 65 ml Flüssigkeit/kg in den ersten 24 h erhalten, 75 ml/kg in den zweiten 24 h und bis zu 100 ml/kg am 3. Tag.

Denjenigen, die beträchtlich hinter diesen Werten zurückbleiben, wird 5%ige Glukose in 0,25%iger NaCl-Lösung durch einen i.v. Tropf zugeführt, um das Defizit auszugleichen. Die Ursache dieser ungenügenden Nahrungsaufnahme sollte geklärt werden.

Stillen

Heute stillen mehr als 50% der Mütter ihr Kind, und der Prozentsatz steigt vor allem in den höheren sozioökonomischen Gruppen. Bei entsprechender Unterstützung und Ermutigung können die meisten Frauen ihre Kinder mit Erfolg stillen. Der Arzt sollte mit der Mutter über das Stillen des Säuglings sprechen, um ihr noch vor der Geburt dessen Vorzüge (ernährungsmäßige, immunologische einschließlich Infektionsprophylaxe und psychologische Vorzüge – s.a. *Ernährung des Säuglings, unten, und Immunologischer Status des Feten und des Neugeborenen, oben*) und andere Punkte, derer sie sich bewußt sein sollte *(s. Medikamente bei stillenden Müttern, unten)*, klarzumachen, so daß jede Mutter eine wohlinformierte Wahl treffen kann. Der Hauptthinderungsgrund ist mangelnder Wunsch und Interesse von seiten der Mutter.

Wenn die Mutter zu stillen beabsichtigt, sollte sie sich mit der Methode vor der Entbindung vertraut machen. Ärzte, die stillende Mütter beraten, sollten einschlägige Literatur zu diesem Thema kennen, bevor sie sie ihren Patientinnen empfehlen. Der Arzt sollte mit der Mutter die Physiologie der Laktation besprechen und ihre Fragen beantworten. Oft ist es hilfreich, wenn die Mutter mit einer Frau spricht, die erfolgreich ihr Kind gestillt hat, bzw. ihr mit ihrem Rat zur Seite steht. Eine Vorbehandlung der Brustwarzen vor der Entbindung ist nicht notwendig, ebensowenig die manuelle Entleerung der Brüste, da dies zu diesem Zeitpunkt zur Mastitis oder zu frühzeitigen Wehen führen kann. Die Natur bereitet die Areolen und die Brustwarzen auf das Saugen durch Abscheiden eines Gleitmittels aus den Montgomery-Drüsen vor, um damit die Oberfläche zu schützen. Dieses Gleitmittel sollte nicht mit einem Handtuch oder durch das Brustwarzentraining weggewischt werden.

Hat die Mutter nur wenig Pharmaka erhalten, war die Entbindung normal und ist der Säugling munter und aktiv, so kann das Kind nach der Geburt sofort für einige Minuten an jede Brust gelegt werden. Es wird eine kleine Menge Kolostrum zu sich nehmen, eine hochkalorische, proteinreiche und dünne, gelbe Flüssigkeit, die sich vor der Geburt und in den ersten Tagen danach in der Brust befindet und sowohl Nährstoffe als auch Antikörper, Lymphozyten und Makrophagen beinhaltet. Das Kolostrum regt ebenfalls die Darmpassage des Mekoniums an.

Unabhängig davon, ob das Kind im Kreißsaal angelegt wurde oder nicht, kann es 4 h nach der Geburt der Mutter zum Stillen gebracht werden. Die Mutter sollte eine bequeme, entspannte Stellung einnehmen, sich z. B. fast flach hinlegen und sich von einer Seite auf die andere drehen, um dem Kind jede Brust zu reichen. Das Neugeborene sollte so gehalten werden, daß es die Mutter anschauen kann, also: Gesicht zu Gesicht. Die Mutter sollte ihre Brust zur Unterstützung mit dem Daumen oben und den anderen Fingern unten halten. Dies sichert, daß die Brust genau in der Mitte des Mundes liegt, um eventuelles Wundwerden der Brust zu verhindern. Der Mundwinkel des Kindes sollte mit der ganzen Brustwarze berührt werden, damit es die Brust sucht und nimmt. Der Saugakt sollte beendet sein, bevor das Kind von der Brust genommen wird. Das Stillen wird alternierend mal auf der einen, mal auf der anderen Seite begonnen und das Saugen sollte anfangs an jeder Brust wenigstens zwei Minuten dauern, um das Einschießen der Milch zu erleichtern. Ohne mit der Stoppuhr vorzugehen, sollte extrem langes Stillen anfangs vermieden werden, weil entzündete Brustwarzen leichter zu verhüten als zu heilen sind. Andererseits ist die Milchproduktion abhängig von einer angemessenen Stillzeit. Die Stillzeiten werden allmählich gesteigert, bis die reife Milch einschießt. 10 min an der ersten Brust plus ausreichend Zeit an der anderen, um das Kind zufriedenzustellen, sind im allgemeinen angemessen. Die Laktation stellt sich bei der Erstgebärenden in 72–96 h ein; bei Mehrfachgebärenden ist hierfür weniger Zeit erforderlich. Wenn die Mutter besonders erschöpft ist, kann das Stillen um 2 Uhr morgens durch Wasser ersetzt werden, bis die Milchsekretion beginnt; innerhalb der ersten Tage sollten allerdings nie mehr als 6 h zwischen den Stillperioden liegen. Das Stillen sollte eher nach Bedarf als nach Uhrzeit erfolgen und die Stillzeit sollte ebenfalls auf die Bedürfnisse des Kindes abgestimmt sein.

Die **Bruststauung,** die während der frühen Laktation auftritt, kann durch frühes häufiges Stillen des Neugeborenen gering gehalten werden. Die Bruststauung kann auch vermindert werden, wenn die Mutter den ganzen Tag über einen hilfreichen, bequemen Stillbüstenhalter trägt. Das Ausdrücken der Milch mit der Hand unter der warmen Dusche kann die Situation erleichtern. Die Mutter sollte die Milch kurz vor dem Stillen manuell auspressen, so daß das Kind die angeschwollene Brustwarze in den Mund bekommt, wobei aber übermäßiges Auspressen der Milch zwischen dem Stillen zu dauernder Stauung reizt; aus diesem Grund sollte dies nur zur Beseitigung von Unbehagen erfolgen. Sollten sich doch die Brustwarzen entzünden, ist die Haltung des Babys beim Stillen wie oben beschrieben zu überprüfen. Manchmal zieht das Neugeborene seine Unterlippe ein und saugt auf dieser, was dann zur Reizung der Brustwarze führt. Die Mutter kann die Lippe mit ihrem Daumen herauslösen. Zwischen dem Stillen kann sie einen Haartrockner für ca. 15 min auf niedrigster Stufe verwenden, um damit ihre Brustwarzen und die Milch auf ihnen trocknen zu lassen. Plastikstillbüstenhalter sollen nicht benützt werden. Während der Stillzeit ist der speziell vermehrte Nahrungsbedarf bei 600 kcal zusätzlich anzusetzen – 20 g davon sollen aus Protein bestehen. Der Haupternährungsfaktor, den eine Mutter zusetzen muß, ist 400 mg Kalzium zusätzlich (Milchprodukte dienen als hervorragende Quelle). Wenn Milchprodukte nicht vertragen werden, sollten Nüsse und grünes Gemüse vermehrt oder Kalziumglukonat in Kapselform gegeben werden. Tägliche Vitamingaben, wie z. B. während der Schwangerschaft, können fortgeführt werden, sind aber nicht erforderlich, sofern die Nahrung ausgewogen ist und Vitamin C sowie B_6 und B_{12} (tierischer Herkunft) enthält (die durchschnittliche B_6-Aufnahme ist in den USA nicht hoch, und Vegetarier können eine geringe B_{12}-Zufuhr haben).

Alle Neugeborenen, speziell die Brustgestillten, sollte der Arzt um den 10. Tag bis zur 2. Lebenswoche sehen, um die Gewichtszunahme zu registrieren und der Mutter bevor sie Schwierigkeiten bekommt, sämtliche Fragen beantworten. Dies ist besonders dringlich angeraten, wenn die Mutter eine Erstgebärende ist. Ein normales Neugeborenes näßt ca. 6–8 oder mehr Windeln am Tag ein, hat täglichen Stuhlgang, schreit kräftig, der Turgor ist gut und es hat einen guten Saugreflex. Gewichtszunahme ist ebenso ein Zeichen richtigen Fütterns. Obwohl lange Schlafperioden zwischen den Stillzeiten ein Zeichen guter Versorgung mit Milch sein können, ist es ebenfalls möglich, schlechte Versorgung und Hunger zu vermuten. Aus diesen Gründen sollten alle Neugeborenen frühzeitig untersucht werden.

Medikamente bei der stillenden Mutter

Abhängig von der Fettlöslichkeit des Medikamentes, der Proteinbindung und dem pH der Milch, treten Medikamente verschieden stark in die Muttermilch über. Das Konzentrationsgefälle ist die Hauptdeterminante des Medikamentenüberganges vom Plasma zur Milch.

Der Milch-pH ist geringfügig niedriger als der pH des Plasmas. Folglich haben schwache Basen einen höheren Milch-Plasma-Quotienten als schwache Säuren. Die Konzentrationen von Lincomycin, Chinin, Thiouracil und Metronidazol – die alle schwache Basen sind – sind in der Muttermilch gleich oder höher als im Plasma. Die Konzentration von Barbituraten, Phenytoin, Sulfonamiden, Diuretika und Penicillin – die alle schwache Säuren sind – sind in der Muttermilch gleich oder niedriger als im Plasma konzentriert. Fast alle Medikamente treten zum Teil in die Muttermilch über, wobei die klinische Bedeutung dieses Vorganges abhängig ist: 1. vom Grad des Medikamentenüberganges in die Milch, 2. von der vom Säugling aufgenommenen Milchmenge, 3. davon, ob die bei jeder Fütterung aufgenommene Milchmenge gleich ist, 4. von der Häufigkeit des Stillens, 5. von der Absorption des Medikamentes durch den Säugling, 6. von dem Ansprechen des Säuglings auf das Medikament.

Aufgrund einer sehr geringen Anzahl von Studien am Menschen gibt es Probleme, überhaupt festzulegen, welche Medikamente bei stillenden Müttern kontraindiziert sind. Oft werden Daten verwendet von Fallbeschreibungen, Studien an Menschen mit geringer Probandenanzahl oder Berichte über Nebeneffekte von Medikamenten, welche die Mutter während des Stillens einnimmt. Daten von Tierversuchen werden unpassenderweise zur hypothetischen Erklärung auf den Menschen angewendet. Die Konzentration von Medikamenten in der Muttermilch wird gewöhnlich in Relation zur Plasmakonzentration der Mutter angegeben. Ein Milch-Plasma-Quotient von 1 oder größer veranlaßt zu falschem Alarm in bezug auf mögliche Nebenwirkungen bei gestillten Kindern, wobei nicht klar wird, ob in Relation zum Wirkort die Milchkonzentration nicht gleich der Plasmakonzentration ist. Als klares Beispiel dient Isoniazid. In therapeutischer Dosis erreicht die Plasmakonzentration 6 mg/100 ml. Nimmt man an, daß der Milch-Plasma-Quotient 1 ist, dann wird ein Kind bei ca. 230 g getrunkener Milch nur 1,4 mg INH pro Mahlzeit aufnehmen. Die therapeutische Dosis von INH bei Kindern bewegt sich bei 10–20 mg/kg KG. Werden nun Absorption, Verteilung, Metabolismus und Exkretion dieses Medikaments in Betracht gezogen, so kann nur noch eine nicht signifikante Plasmakonzentration beim Kind erwartet werden. Nur wenn Medikamente hoch wirksam und sogar in niedriger Dosis toxisch wirken oder wegen der beim Säugling noch unreifen Medikamentenentgiftung und -ausscheidung kumulieren, kann der Medikamentenübergang in die Muttermilch lebensgefährlich für den Säugling sein. Je mehr Studien über Medikamente und Muttermilch geführt werden, desto weniger Medikamente kommen auf die Liste der **absoluten Kontraindikationen** bei Säuglingen, die gestillt werden. Dies sind: Zytostatika, Radiopharmazeutika, Ergotamin und seine Derivate (Methysergid etc.), Lithium, Chloramphenicol, Phenylbutazon, Atropin, Thiouracil, Jod und Quecksilberverbindungen.

Von wachsender Bedeutung ist es, die **nicht verschreibungspflichtigen Medikamente** zu erwähnen, da sie für jeden Konsumenten erhältlich sind und ein derzeit steigender Trend des Selbstdiagnostizierens und -behandelns von normalerweise selbstheilenden Bagatellerkrankungen zu beobachten ist. Nicht rezeptpflichtige Medikamente sind z.B.: 1. Analgetika – Aspirin, Ibuprofen und Acetaminophen; 2. Antihistaminika in Schnupfen-, Husten- und Schwindelmedikamenten; in Medikamenten bei Nasennebenhöhlenerkrankungen und in leichten Schlafmitteln; 3. Sympathomimetika, wie Ephedrin, Pseudoephedrin, Phenylephedrin und Phenylpropanolamin, welche als Kongestionsmittel, Anorektika und bei Antihistaminikamedikationen verwendet werden; 4. Antazida, Laxanzien und Kathartika; 5. bei örtlicher Anwendung (kutan, rektal, vaginal); sie umfassen Kortikosteroide, Lokalanästhetika, Adstringenzien wie Zink und Wismut und Antihistaminika.

Im großen und ganzen sind die obengenannten Medikamente ungefährlich bei stillenden Müttern, wenn sie als Kurzzeitmedikation und laut Anweisung genommen werden. Nicht verschreibungspflichtige Medikamente gehören zur Klasse der Medikamente mit geringster Toxizität und niedrigster effektiver therapeutischer Dosis.

Widersprüchliche Meinungen gibt es bei der Bedeutung von Propylthiouracil, Metimazol, Warfarin, Dicumarol, Morphin, Kodein, Methadon, Neuroleptika und Antidepressiva, Sedativa und Tranquilizer, Isoniazid, Kontrazeptiva, Alkohol, Nikotin und Metronidazol in der Muttermilch. Obwohl einige Studien zeigten, daß diese Medikamente stillenden Müttern ohne Nebeneffekt beim Säugling gegeben wurden, raten Experten, diese Medikamente nur nach kritischer Prüfung der Indikationen anzuwenden. Wenn sie verschrieben wurden, muß der Säugling wegen der im speziellen Fall durch länger andauernde Anwendung auftretenden potentiellen Toxizität einer engmaschigen Kontrolle unterliegen.

Analgetika: Salicylate werden in bescheidenen Mengen in die Muttermilch abgegeben. Bei Säuglingen, die gestillt werden, kann bei höheren Dosen und Langzeitmedikation eine Plasmakonzentration erreicht werden, welche das Risiko einer Hyperbilirubinämie (Salicylate konkurrieren um die entsprechenden Albuminbindungsstellen), hämorrhagischer Probleme und einer Hämolyse bei G6PD-Mangel-Kindern erhöhen können. **Acetaminophen** ist in therapeutischen Dosen anscheinend ungefährlich, für Ibuprofen gibt es noch keine Beobachtungen. **Analgetika aus der Gruppe der Narkotika** (z.B. Kodein, Morphin, Meperidin oder Methadon) werden in therapeutischen Dosen in sehr geringer Konzentration an die Muttermilch abgegeben, wobei der Säugling von Einzeldosen nur minimal beeinflußt wird. Bei Narkotikaabhängigen jedoch, die eine hohe Medikamentendosis zu sich nehmen, werden beträchtliche Mengen in die Muttermilch abgegeben, die dem Säugling gefährlich werden und die bei Unterbrechen des Stillens Entzugssymptome hervorrufen *(s. Kap. PSY, 5. und Kap. KIN, 6., Stoffwechselstörungen beim Neugeborenen)*.

Antibiotika können der stillenden Mutter ohne wesentliche Lebensgefährdung des Säuglings verschrieben werden. Weil jedoch fast alle Antibiotika an die Muttermilch abgegeben werden, kann der Säugling eine Hypersensibilität auf das Medikament, Durchfall und Candidiasis entwickeln. Frühestens 1 h und bis zu 9 h nach i.m. Injektion können **Penicillinspiegel** in der Muttermilch festgestellt werden. **Tetrazyklin** wird in hohem Maße an die Milch abgegeben, wird aber, da es vom Milchkalzium ausgefällt wird, in zu geringem Maße vom Säugling aufgenommen, um bedrohliche Wirkungen auszulösen. Auf jeden Fall sollten Tetrazykline (Minocyclin z.B. wird 100% oral absorbiert und wird von der Nahrung nicht beeinflußt) bei stillenden Müttern vermieden werden. **Metronidazol,** das als Protozoenmittel und gegen Giardiasis, Trichomonadeninfektionen, Hämophilusvaginitis und als strahlungswirkungsverstärkendes Mittel in der Behandlung verschiedener Tumoren eingesetzt wird, gelangt in hohem Maße in die Muttermilch. Es wirkt bei Nagetieren kanzerogen und metaplastisch bei Bakterien. Wenn eine Metronidazolbehandlung unvermeidlich ist, sollte man sich auf eine Einzelgabe von 2 g beschränken, das Stillen für 24 h unterbrechen und dabei die Milch abpumpen und verwerfen. Bei G6PD-Kindern können **Nalidixinsäure, Sulfonamide** und **andere Oxidanzien** eine Hämolyse verursachen. Orale, nicht resorbierbare Antibiotika, wie Streptomycin, Kanamycin und **Gentamicin** verursachen bei Säuglingen keine systemischen Schäden, aber ihre regelmäßige Einnahme kann die Darmflora des Kindes so verändern, daß als Folge davon das Immunsystem beeinträchtigt wird.

Antihypertensiva, Diuretika, Digoxin und Betablocker können, ohne unerwünschte Nebeneffekte beim gestillten Säugling hervorzurufen, kontinuierlich verschrieben werden. Trotzdem sollte die Medikamentenwahl vom relativ niedrigsten Milchspiegel abhängig gemacht werden. Oral resorbierbare **Hormone** können, in hohen Dosen verabreicht, in der Milch der stillenden Mutter hohe Konzentrationswerte erreichen. Oft werden nach der Geburt **orale Kontrazeptiva** verschrieben, um eine nächste Schwangerschaft zu verhüten. Äthinyl-Östradiol und Mestranol werden in die Muttermilch abgegeben. Sie vermögen die Milchproduktion und Pyridoxin (Vitamin B_6) in der Milch zu reduzieren. Vergrößerte Brüste sind für den Fall eines männlichen Säuglings beschrieben. Moderne niedrig dosierte Einzelhormonkontrazeptiva sollten bevorzugt werden. Bei hoch dosierter langdauernder **Kortiko-**

steroidtherapie bei stillenden Müttern können hohe Kortikoidkonzentrationen in der Muttermilch erreicht werden, und es besteht die Möglichkeit der Unterdrückung des Wachstums und der Überlagerung mit der enogenen Kortikosteroidproduktion des Säuglings. **Barbiturate und Phenytoin** induzieren beim Säugling mikrosomale Oxidationsenzyme, welche den Abbau körpereigener Steroide beschleunigen; niedrig dosiert werden sie üblicherweise als ungefährlich angesehen. **Diazepam** gelangt in die Muttermilch und verursacht beim gestillten Kind Lethargie, Benommenheit und Gewichtsverlust. Wenn die Mutter nur mäßig hohe Diazepamdosen (≥ 30 mg/d) erhält, erfolgt offenbar der Diazepam-Katabolismus bei gestillten Säugling langsam. Weil Diazepam durch Glukuronisierung metabolisiert wird, kann es Neugeborene im ersten Lebensmonat durch kompetitive Verdrängung des Bilirubins von seinem Platz an der Glukuronsäure zum **Kernikterus** prädisponieren. **Antipsychotika** und **trizyklische Antidepressiva** gehen zwar in die Muttermilch über, rufen aber kaum nennenswerte unerwünschte Wirkungen hervor, da durch die geringe gastrointestinale Resorption beim Säugling im Plasma eine nur niedrige Konzentration erreicht wird. **Warfarin** und **Dicumarol** können der stillenden Mutter vorsichtig gegeben werden, die synthetischen Antikoagulanzien können aber einen Kernikterus verursachen. **Heparin** geht nicht in die Muttermilch über.

Tetrahydrocannabinol (9-THC), die am stärksten psychoaktiv wirkende Komponente des Marihuanas, wird nach oraler Resorption sehr stark von Lipoproteinen gebunden und bei Tieren gelangt es nur in geringem Maße in die Muttermilch. Weil aber beim Menschen die Plasmahalbwertszeit des 9-THC bis zu 2 Tage betragen kann, rät man der stillenden Mutter besser zur Abstinenz von Marihuana. **Kokain** kann in der Stillzeit nicht als harmlos angesehen werden, weil es in der Milch länger als 24 h nachweisbar ist.

Insulin, Epinephrin, Alkohol, Nikotin und Coffein gehören zur Gruppe der Medikamente, die, von stillenden Müttern genommen, für den Säugling nicht lebensgefährdend sind. Große Mengen Alkohol, Coffein und Theophyllin können jedoch den Säugling in ungünstiger Weise beeinflussen, z.B. in Form einer erhöhten Reizbarkeit.

Medikamente, deren Gabe vermieden werden sollte, sind solche, bei denen keine Studien über deren Übergang in die Muttermilch liefen und deren Halbwertszeit sehr hoch ist; die hochtoxisch knochenmarksschädigend sind; die lange Zeit in Hochdosierung gegeben werden; Insektizide, Umweltgifte, andere Gifte und Impfstoffe.

Folgende Medikamente vermögen **die Milchproduktion bei der stillenden Mutter zu supprimieren oder zu inhibieren:** Bromocriptin, Bendroflumethiazid, Östradiol, hochdosierte orale Kontrazeptiva, Levodopa und das Antidepressivum Trazodon.

Unterbringung in der Klinik

Rooming-in ist eine Einrichtung, die es dem Kind erlaubt, den ganzen Tag oder einen Teil des Tages mit der Mutter in ihrem Krankenzimmer zu bleiben. Richtig durchgeführt, erleichtert es den Aufbau der äußerst wichtigen Mutter-Kind-Beziehung.

Die Erstgebärende kann vom Pflegepersonal viel über ihren Säugling lernen, während die erfahrene Mutter beruhigt ist, daß ihr Kind in ihrem Sinne betreut wird. Still- und Schlafzeiten werden flexibel gehalten, wodurch das Risiko der Kreuzinfektion möglicherweise reduziert werden soll. Die Möglichkeit zum Rooming-in beruht eher auf einer entsprechenden Bereitschaft als auf klinischen Einrichtungen und kann in jeder Klinik durch ein hilfsbereites medizinisches und Pflegepersonal angeboten werden. Andererseits läßt die **Versorgung durch die Schwestern** eine bessere Erholung der Mutter zu und erlaubt eine direktere, ununterbrochene Überwachung des Kindes durch das Pflegepersonal, wenn diese vorrangig ist.

Die frühzeitige Entlassung aus dem Krankenhaus (unter 48 h) sollte durch den Plan, mit Haus- oder Praxisbesuchen engmaschige Kontrollen durchzuführen, ergänzt sein.

Gesundheitsüberwachung des gesunden Säuglings

Regelmäßige Kontrollen zur Sicherung eines optimalen Gesundheitszustandes von Säuglingen und Kleinkindern

Versorgung des gesunden Säuglings

Die Ziele der Versorgung des gesunden Babys sind: 1. Verhütung einer Krankheit durch routinemäßige Impfungen *(s. Immunisierungsverfahren während der Kindheit, unten)* und durch Erziehungsmaßnahmen (Aufklärung der Eltern über Ernährung, Unfallverhütung *[s. Kap. KIN, 9.]*, Gesundheitspflege usw.); 2. frühes Entdecken einer Krankheit durch Gespräch, körperliche Untersuchung und andere Untersuchungsverfahren (werden unten getrennt behandelt); 3. frühe Behandlung der Erkrankung und 4. Bereitstellung einer Anleitung zur Kindererziehung, um optimale Bedingungen für die normale emotionale und intellektuelle Entwicklung zu bieten. Um all diese Punkte zu realisieren, werden Kind und Eltern in regelmäßigen Abständen während der gesamten frühen Lebensjahre ärztlicherseits betreut *(s. Tab. 1.)*. Häufigkeit und Umfang dieser Untersuchungen richten sich nach dem Alter des Kindes, der zu versorgenden Bevölkerungsgruppe und nach der Einstellung des Arztes und der Eltern zu ihrem Wert.

Fragen zur intellektuellen und psychosozialen Entwicklung des Säuglings sind bei der präventiven Gesundheitsversorgung von grundlegender Bedeutung. Die persönliche Anpassung und Entwicklung (Sprache, Grob- und Feinmotorik) kann durch Verwendung des Denver-Entwicklungsüberprüfungstests (DDST) abgeschätzt werden. Die routinemäßige Überprüfung sollte im Alter von 4–6 Mo. begonnen werden und kann bis in die frühe Kindheit hinein in Abständen wiederholt werden.

Die Einschätzung der Aufnahme des Kindes durch die Eltern und der Interaktion zwischen Eltern und Säugling kann nicht einfach durch irgendeine bequeme, standardisierte Methode erfolgen, sondern erfordert eine eingehende, professionelle Befragung und Beobachtung, welche beim ersten Kontakt im Krankenhaus mit einem Gespräch beginnt. Einige Eltern möchten sich lieber vor der Geburt ihres Babys, gewöhnlich in den drei letzten Monaten der Schwangerschaft, zu einem Gespräch über ihre Erwartungen gegenüber ihrem Kind und ihre Vorstellungen über Versorgung und Erziehung im Säuglings- und Kindesalter mit ihrem Arzt treffen. In nachfolgenden Gesprächen kann taktvoll die Einstellung der Eltern zu z.B. folgenden Punkten ermittelt werden: Wie empfinden die Eltern die Belastung durch die Versorgung des neuen Kindes, wie bewältigen sie schwierige Situationen und wie leicht können sie Hilfe bekommen, wenn sie sich erschöpft fühlen oder wenig Zeit haben. Mit seiner Hilfe, eine gute Eltern-Kind-Beziehung zu begründen, kommt der Arzt einer anhaltenden, wesentlichen Verpflichtung nach, die individuelle Aufmerksamkeit erfordert.

Die Amerikanische Akademie für Pädiatrie **(AAP)** hat präventive Gesundheitsvorsorgeschemata *(s. Tab. 1.)* für die Versorgung von Kindern empfohlen, die keine nennenswerten Gesundheitsprobleme gezeigt haben, zufriedenstellend wachsen und sich entwickeln. Häufigere und speziellere Konsultationen werden für diejenigen Kinder empfohlen, die diese Kriterien nicht erfüllen. Wenn ein Kind erstmals hinter einem Punkt des Schemas zurückbleibt oder wenn irgendwelche Punkte im angegebenen Alter nicht erreicht werden, sollte das Schema so bald wie möglich auf den aktuellen Stand gebracht werden. Das empfohlene Schema der *Tab. 1.* gibt die Meinung der Mitglieder der AAP wieder. Es gibt keinen wissenschaftlichen Nachweis, daß die strikte Einhaltung der Empfehlungen (mit Ausnahme des Impfschemas) eine generelle Verbesserung von Morbidität oder Mortalität im Kindesalter mit sich bringt oder einen klaren Einfluß auf Entwicklung und Sozialfunktionen hat.

Tab. 1. Richtlinien zur pädiatrischen Gesundheitsüberwachung*.

	Säugling						Kleinkind					Schulalter					Jugendalter[2]				
Alter[3]	2–3[1]	1	2	4	6	9	12	15	18	24	3	4	5	6	8	10	12	14	16	18	20+
	Tage	Monate									Jahre										
Anamnese	●	●	●	●	●	●	●	●	●	●	●	●	●	●	●	●	●	●	●	●	●
Messungen																					
Größe u. Gewicht	●	●	●	●	●	●	●	●	●	●	●	●	●	●	●	●	●	●	●	●	●
Kopfumfang	●	●	●	●	●	●	●	●	●	●											
Blutdruck											●	●	●	●	●	●	●	●	●	●	●
Prüfung der Sensorik																					
Sehen	S	S	S	S	S	S	S	S	S	S	O	O	O	O	O	S	O	O	S	O	O
Hören	S	S	S	S	S	S	S	S	S	S	S	O	O	S[4]	S[4]	S[4]	O	S	S	O	S
Beurteilung der Entwicklung[5]	●	●	●	●	●	●	●	●	●	●	●	●	●	●	●	●	●	●	●	●	●
Körperl. Untersuchung[6]	●	●	●	●	●	●	●	●	●	●	●	●	●	●	●	●	●	●	●	●	●
Maßnahmen[7]																					
Prüfung auf hereditäre/metabolische Störungen[8]	←	●																			
Impfung[9]			●	●	●		←	●	●			←	●	→			←	●	→		
Tuberkulintest[10]							●	→	→	●[8]		●	→	→	●[8]			●	→		
Hkt oder Hb[11]		←	←	←	←	●	→	←	←	●	→	→	←	←	●	→	→	←	←	●	→
Urinanalyse[12]		←	←	←	●	→	→	←	←	●	→	→	←	←	●	→	→	←	←	●	→
Präventive Führung[13]	●	●	●	●	●	●	●	●	●	●	●	●	●	●	●	●	●	●	●	●	●
Erste zahnärztliche Untersuchung[14]											●										

● = durchzuführen; S = subjektiv durch Anamnese; O = objektiv durch standardisierte Testmethoden;
Pfeile = 1mal innerhalb dieses Zeitraums

* Empfehlungen der Kommission „Practive and Ambulatory Medicine" der American Academy for Pediatrics.
Mit Genehmigung von AAP News, Juli 1991. Copyright 1991 American Academy of Pediatrics

[1] Innerhalb 24 h entlassene Neugeborene.

[2] Probleme Jugendlicher (z.B. psychosozial, emotional, Drogen, sexuell) können häufigere Überprüfungen erforderlich machen.

[3] Gleich an welcher Stelle des Programms ein Kind zum ersten Mal untersucht wird oder wenn zum vorgesehenen Alter irgendwelche Untersuchungspunkte noch nicht erfolgreich abgeschlossen wurden, sollte das Programm möglichst bald auf den aktuellen Stand gebracht werden.

[4] Bei diesen Punkten ist die Anamnese ausreichend; bei verbleibenden Problemen sollte eine Standard-Testmethode benützt werden.

[5] Durch Anamnese und gründliche körperliche Untersuchung; bei zweifelhaften Ergebnissen durch spezifischen objektiven Entwicklungstest.

[6] Bei jeder Visite muß eine komplette körperliche Untersuchung unbedingt durchgeführt werden, wobei der Säugling ganz entkleidet und das ältere Kind ausgezogen und passend zugedeckt ist.

[7] Entsprechend des Beginns im Programm und der individuellen Bedürfnisse können sie modifiziert werden.

[8] Stoffwechseltests (z.B. Schilddrüse, Phenylketonurie [PKU], Galaktosämie) sollten erfolgen (in den USA entsprechend den Ländergesetzen).

[9] Impfplan/-pläne des „Committee on Infectious Diseases", „Red Book" und akutelle Empfehlungen der AAP-Kommission.

[10] Für Risikogruppen empfiehlt das „Committee on Infections Diseases" den jährlichen Tuberkulinhauttest.

[11] Nach neuestem Stand der Medizin wird geraten, den Hämoglobin- oder Hämatokrittest häufiger an mehreren Zeitpunkten zu wiederholen. Einmal während jedes Zeitabschnittes wird deshalb ein Test durchgeführt. Zeitpunkt der Durchführung und zusätzliche Tests richten sich nach der individuellen Praxiserfahrung.

[12] Nach neuestem Stand der Medizin wird geraten, Urinanalysen häufiger an mehreren Zeitpunkten zu wiederholen. Einmal während jedes Zeitabschnittes wird deshalb ein Test durchgeführt. Zeitpunkt der Durchführung und zusätzliche Tests richten sich nach der individuellen Praxiserfahrung.

[13] Eingehendes Gespräch und Beratung sollten integrierender Teil beim Besuch zur „Gesundheitsüberwachung des Kindes" sein.

[14] Aufeinanderfolgende Untersuchungen laut Anweisung des Zahnarztes.

Beachte: Bei spezieller Indikation werden gewöhnlich auch spezielle chemische, immunologische und endokrine Tests eingesetzt. Andere Vorsorgetests (z.B. Sichelzellanämie, Blei) sind vom Arzt selbst von Fall zu Fall zu entscheiden.

Vorsorgeuntersuchungen bei Säuglingen und Kindern

Screeningverfahren sind Teil der präventiven Gesundheitsfürsorge bei Säuglingen und Kindern und können Störungen aufdecken, bevor deutliche Symptome einer Krankheit existieren. Damit eine Vorsorgeuntersuchung wirklich einen Wert hat, muß nachgewiesen sein, daß die Früherkennung einer Krankheit eine wirkliche Verbesserung des Gesundheitszustandes bedeutet, oder daß eine genetische Beratung dazu beitragen kann, der Familie zu helfen. Die Zahl der Fälle, die durch die Vorsorgeuntersuchungen entdeckt werden, variiert stark je nach Störung, doch ist sie im allgemeinen niedrig und falsch-positive Ergebnisse sind vorauszusehen.

Bei einigen Patienten sind wiederholte Untersuchungen und deren erneute Auswertung oder die Überweisung an einen entsprechenden Spezialisten nötig, bevor eine klare, definitive Diagnose vorliegt.

Untersuchungen in der Neugeborenenperiode

Die Screeninguntersuchung des Neugeborenen ist zur Feststellung einer Reihe körperlicher Anomalien und Erkrankungen, wie Hüftluxation, Nierentumoren oder Linsentrübung, unerläßlich. Eine vollständige körperliche Untersuchung sollte durchgeführt werden *(s. Betreuung des normalen Neugeborenen, oben)*; die Familienanamnese jedes Elternteils und der Schwangerschaftsverlauf der Mutter sollten rückblickend beurteilt werden. Die Untersuchung auf Stoffwechsel- und hämatologische Störungen sollte besonders im Hinblick auf folgende Erkrankungen erfolgen: **Stoffwechselstörungen** (Marker zur Erkennung bestimmter Krankheiten werden in *Kap. GYN, 12.* und bei *Prophylaxe genetischer Störungen in Kap. KIN, 23.* besprochen): Zur Zeit der Entlassung aus dem Krankenhaus sollten dem Neugeborenen Kapillarblutproben entnommen worden sein, um nach einer Reihe von Störungen zu suchen (Phenylketonurie [PKU], Hypothyreose, Thyrosinose, Homozystinurie, Ahornsirupkrankheit, Galaktosämie). Bei vielen Stoffwechselstörungen (z.B. PKU) hat sich gezeigt, daß sie auf diätetische Behandlung ansprechen. Die **Galaktosämie** *(s. Kap. KIN, 16., Genetische Anomalien des Kohlenhydratstoffwechsels)* kann zuverlässig diagnostiziert und behandelt werden, bevor die betroffenen Säuglinge die Folgen eines hohen Blutgalaktosespiegels (Lebererkrankung, Linsentrübung, Hirnschäden, die auf Hypoglykämie zurückzuführen sind) oder den Tod riskieren müssen. Eine **Hypothyreose,** die vor einem Alter von 3 Mo. diagnostiziert und behandelt wird, hat eine bedeutend bessere Prognose (der Hypothyreoidismus des Kindes wird in *Kap. KIN, 16.* besprochen).

Sichelzell-Untersuchung: Der Nachweis einer Sichelzellanämie beim Neugeborenen mittels Hb-Elektrophorese ist wichtig, weil frühzeitige Penicillinprophylaxe das Risiko einer Pneumokokkenerkrankung vermindert. Aufgrund der Kosten und der technischen Grenzen dieser Methode erfolgt die Untersuchung des Neugeborenen nicht routinemäßig in jedem Staat der USA. Der Arzt jedoch mag den Wunsch haben, diesen Test auf individueller Basis durchzuführen. (Die pränatale Testung auf Sichelzellerkrankung wird *in Kap. GYN, 12.* und *unter Prophylaxe genetischer Störungen in Kap. KIN, 23.* besprochen.) **Anämie:** Blutverlust während der Geburt oder der Überwachung während der Neugeborenenperiode (wenn ausgedehnte Untersuchungen viele Blutproben erfordern) kann eine Anämie verursachen. Die Bestimmung des Hkt- oder Hb-Wertes zur Zeit der Entlassung ergibt den Basiswert für Tests, die später in der Säuglingszeit gemacht werden.

Untersuchungen des Harns auf Drogen: Neuere Studien haben gezeigt, daß zahlreiche Schwangere Kokain und Opiate nehmen. Pränataler Abusus dieser Drogen hat toxische Auswirkungen auf das Neugeborene und birgt das Risiko für Kindsmißbrauch und -vernachlässigung in sich, wenn die Mutter nach der Geburt weiterhin Drogen zu sich nimmt. Daher werden entsprechende Urintests empfohlen bei 1. Drogenabusus in der mütterlichen Anamnese, weniger als 5 Konsultationen in der Schwangerschaft, Hepatitis B, Syphilis, Go, HIV-Infektion, nicht aufgeklärter Plazenta-Lösung oder ungeklärter Frühgeburt; 2. ungeklärter neurologischer Symptomatik, Entzugserscheinungen oder ungeklärter Verzögerung des intrauterinen Wachstums des Neugeborenen.

Neugeborene von Müttern mit der Blutgruppe 0 und/oder Rh-negativ müssen klassifiziert werden und es muß ein Coombs-Test durchgeführt werden. Diejenigen, bei denen der indirekte Coombs-Test positiv ausfällt, müssen auf Gelbsucht beobachtet werden. Viele Ärzte fordern eine Gesamtbilirubinbestimmung als Routineuntersuchung bei der Entlassung.

G6PD-Mangel: Etwa 10% der schwarzen, männlichen Amerikaner leiden an einer schwachen Form dieser Störung und zeigen nur gelegentlich in der frühen Säuglingszeit Symptome. Orientalen und einige Gruppen mediterranen Ursprungs entwickeln eine schwere Form mit hämolytischer Anämie und Hyperbilirubinämie. Zur Empfindlichkeit der Erythrozyten auf verschiedene Medikamente kommt es später. Diese besonderen Gruppen sollten während der Neugeborenenzeit überprüft werden.

Untersuchungen nach der Neugeborenenperiode

Größe und Entwicklung: Länge (Scheitel-Ferse), Gewicht und Kopfumfang sollten bei jedem Besuch oder jeder Gesundheitsprüfung während des 1. Lebensjahres gemessen werden *(s. Tab. 1.* und unten bei *Wachstum und Entwicklung).* Fortlaufendes systematisches Eintragen der Meßergebnisse des Säuglings in eine Wachstumskurve mit Perzentilen erleichtert die Überwachung der Wachstumsrate. Bei jeder Visite sollten Entwicklungszustand und Zustand des Säuglings bewertet werden *(s.a. Tab. 1.* und die Erläuterungen zu *Wachstum und Entwicklung von Geburt bis Kindheit, unten).*

Hüften, Beine und Füße: Wenn beim Neugeborenen gelegentlich instabile oder dislozierte Hüftgelenke unentdeckt bleiben, geben die späteren Zeichen Hinweise: ungleiche Beinlänge, gespannte Adduktoren. Gewöhnlich sieht man eine Tibiainnenrotation und es kann eine orthopädische Untersuchung notwendig sein. Eine Adduktion des Vorderfußes ist gewöhnlich nach der Geburt nicht zu erkennen und es sollte bei jeder Säuglingsuntersuchung danach gesehen werden. Sie ist noch leicht zu korrigieren *(s. Kap. KIN, 17., Allgemeine Fuß- und Beinbeschwerden bei Kindern und Jugendlichen).*

Die **Herzauskultation** sollte durchgeführt werden, um hörbare Geräusche zu identifizieren, und der Femoralispuls sollte bei jeder Gesundheitsuntersuchung palpiert werden.

Die **Bauchpalpation** sollte ebenfalls bei jedem Besuch wiederholt werden, da viele Tumoren, besonders der Wilmstumor und das Neuroblastom, nur ersichtlich sind, während der Säugling wächst.

Gehör *(s. a. Hörprüfung bei Kindern, unten)*: Etwa eins von 600 Neugeborenen hat einen kongenitalen Hörverlust, und viele andere erwerben ihn durch ungünstige Bedingungen in der Neugeborenenperiode. Dieses Problem kann in der Säuglingsperiode leichter aufgedeckt werden, wenn man mögliche Risikofaktoren wie auch Verhaltensweisen und Reaktionen verstehen lernt, die einen Gehörverlust vermuten lassen.

Hohe Risikofaktoren sind ein Geburtsgewicht < 1500 g; ein 5-min-Apgar-Wert ≤ 5; Serumbilirubin > 22 mg/100 ml bei einem Neugeborenen, dessen Geburtsgewicht > 2000 g liegt oder > 17 mg/100 ml bei einem Geburtsgewicht < 2000 g; Neugeborenensepsis oder -meningitis, Krämpfe oder apnoische Anfälle, kongenitale intrauterine Infektionen wie Röteln, Zytomegalievirus, Toxoplasmose, Medikamente wie Aminoglykoside oder eine Anamnese mit frühem Hörverlust bei einem Elternteil oder engen Verwandten. Durch frühe Hörtests bei dieser Gruppe mit hohem Risiko entdeckt man etwa zwei Drittel der tauben Säuglinge.

Bei etwa einem Drittel der von Geburt an tauben Säuglinge wurde der Defekt, der bei keinem der Elternteile zutage getreten ist, rezessiv vererbt. Diese Kinder müssen durch Beobachtung identifiziert werden, was die Eltern lernen können. Im Alter von 3 Mo. kann von einem Säugling erwartet werden, daß er bei einem nahen lauten Ton aufschreckt, sich rührt oder vom Schlaf erwacht, wenn jemand spricht oder ein Geräusch macht, und daß er sich durch die Stimme der Mutter beruhigen läßt.

Im Alter von 6 Mo. sollte ein Säugling in Richtung eines interessanten Tones blicken, sich hinwenden, wenn sein Name gerufen wird, Laute wie „mu", "ma", „da", „di" für Spielsachen oder Objekte machen und lallen, wenn er Musik hört. Im Alter von 10 Mo. sollte ein Säugling eigene Laute von sich geben, einige Laute, die von anderen gemacht wurden, imitieren und „nein" und „Ade!" verstehen. Im Alter von 18 Mo. wird der entsprechende Gebrauch einzelner Wörter, das Verstehen mehrerer Einzelwörter und verschiedener Kommandos und das Plappern satzähnlicher Muster erwartet. Säuglinge, die diesen minimalen Leistungsstandard nicht erfüllen, sollten zum Hörtest geschickt werden, ebenso wie Kinder jeglichen Alters, wenn die Eltern entsprechenden Verdacht äußern.

Ohrenentzündungen, seröse Flüssigkeitsansammlungen im Mittelohr oder häufige Infektionen der Atemwege können bei Säuglingen und Kleinkindern einen Gehörverlust verursachen, der die Sprachentwicklung ernsthaft gefährdet. Hier kann eine rasche Überweisung zum Audiologen indiziert sein.

Sehen: Weil das Sehen im Alter unter 3 Jahren zur Zeit nur schwer oder nicht zufriedenstellend geprüft werden kann, muß frühzeitig im Leben des Säuglings und Kleinkindes mit der Beobachtung des Sehvermögens begonnen werden. Der **unreife Säugling** mit einer Schwangerschaftsdauer von weniger als 32 Wo. muß wiederholt auf das Vorkommen der **Retinopathie bei Unreife** geprüft werden *(s. Der unreife Säugling in Kap. KIN, 6.).* Am besten wird dies vom Ophthalmologen durchgeführt. Solche Kinder entwickeln während ihres Wachstums gewöhnliche Fraktionsanomalien.

Während der **ersten 2–4 Lebenswochen** sollten vom erstbehandelnden Arzt bei der Augenuntersuchung Veränderungen des Augapfels (genaue Augapfelgröße, weil das kongenitale Glaukom eine Vergrößerung des Auges zur Folge hat), der Irisfärbung, Pupillengröße und Asymmetrie, Art des Reflexes bei Rotlicht und mögliche erkennbare Veränderungen der Chorioideagefäße bei der direkten Ophthalmoskopie festgestellt werden. Wenn der Rotlichtreflex nicht vorhanden oder verändert ist, kann eine Katarakt erkannt oder vermutet werden. Wird eine Katarakt zu spät erkannt und nicht behandelt, kann eine Amblyopie (Visusverminderung) entstehen. **Im Alter von 6 Wochen** sollte der Säugling beginnen, die Eltern mit den Augen zu fixieren. Strabismus ist in jedem Alter ernstzunehmen, weil er den Verlust der Sehgenauigkeit verursachen kann; ein Augenarzt sollte konsultiert werden. Andere Faktoren, welche die Sicht einschränken, sind Ptosis und das Hämangiom des Augenlides. Die Augenachsen sollten beim heranwachsenden Kind wiederholt geprüft werden. Strabismus convergens (Einwärtsschielen) ist eine der Hauptursachen der kindlichen Amblyopie. Hier wird zur Prüfung ein Auge abgedeckt. Im **3. oder 4. Lebensjahr** können zur Routinesehprüfung die Testtafeln nach Snellen oder neuere Untersuchungsapparaturen verwendet werden. Besser als Bilder sind die E-Tafeln. Ein Visus von < 20/30 sollte vom Augenarzt näher untersucht werden.

Weitere Laborstudien: 1. Neugeborenen-Screening bei Phenylketonurie (PKU) wird unter Anomalien des Aminosäurestoffwechsels in *Kap. KIN, 16.* besprochen. 2. Hkt oder Hb sollten bei termingerechten Säuglingen im Alter von 8–9 Mo. bestimmt werden, bei Frühgeborenen im Alter von 5–6 Monaten. 3. Der Sickledex-Test auf HbS kann im Alter von 6–9 Mo. angegangen werden (die Diagnose der Sichelzellanämie wird in *Kap. HÄM, 1.* besprochen). 4. Mit der regelmäßigen Testung des Blutes auf eine Bleiexposition sollte im Alter von einem Jahr bei allen Kindern begonnen und diese nach einem Jahr wiederholt werden. Kinder, die in nicht der Norm entsprechenden oder in alten Häusern wohnen, sollten häufiger getestet werden. Das Vorsorgezentrum (Center for disease control, CDC) hat festgestellt, daß Blutspiegel von > 10 µg% ein Risiko für neurobiologische Spätschäden darstellen *(s. a. Kap. KIN, 9., Bleivergiftung).*

Nach dem dritten Lebensjahr sollten, wie folgt, Kinder routinemäßig geprüft werden: Die **Blutdruckkontrolle** mit einer größenabhängigen Blutdruckmanschette sollte in jedem Fall erfolgen *(vgl. Abb. 2).* Der aufblasbare Gummiteil muß lang genug sein, den Oberarm zu umwickeln (ggf. überlappend), und breit genug, um etwa 75% der Oberarmlänge zu erfassen. Eine **Skoliose** kann schnell bei einer Haltungskontrolle gefunden werden. Hierbei haben sich die Prüfung der Symmetrie, der Akromialspitzen und der Schulterblätter, der Körperkrümmung und Position und Rotation der Wirbelsäule beim Runterbeugen nach vorn bewährt. **Urinanalysen** im Rahmen der Vorsorgeuntersuchungen sollten zumindest einmal beim Säugling, beim Kleinkind, im Schulalter und beim Jugendlichen erfolgen.

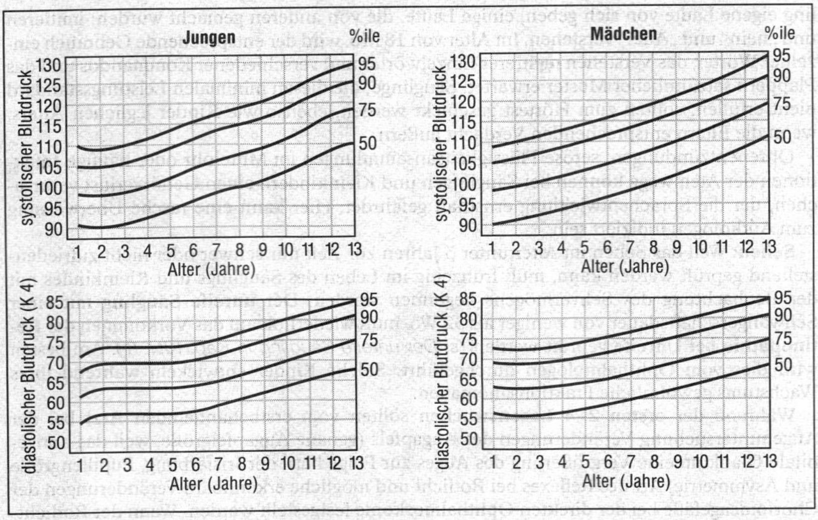

Abb. 2. **Altersabhängige Blutdruckwerte und Perzentilen bei Jungen (links) und Mädchen (rechts)** im Alter von 1–13 Jahren. K4 = Karotkoff-Phase 4 (gedämpftes Geräusch niedriger Tonhöhe). Normaler Blutdruck liegt vor, wenn er systolisch und diastolisch unterhalb der alters- und geschlechtsbestimmten 90 %ile liegt. Als mittelgradig erhöht gilt er, wenn im Mittel der systolische und/oder diastolische Druck zwischen den entsprechenden 90 %ilen oder 95 %ilen gefunden wird. (Aus: Second Task Force on Blood Pressure Control in Children; National Heart, Lung, and Blood Institute. *Pediatrics* 79 (Suppl.): 1–25, 1987. Mit Genehmigung von Pediatrics.

Hörprüfung beim Kind

(s. a. Kap. HNO, 1., Hörmessung)

Für die normale Entwicklung der Kommunikationsfähigkeit ist frühzeitiges Diagnostizieren und die Korrektur eines Hörverlustes von grundlegender Bedeutung. Wenn bei der Anamneseerhebung Risikofaktoren gefunden werden, sollte beim Säugling bis zum 3. Lebensmonat eine Audiometrie durchgeführt werden. Manchmal vermuten die Eltern einen signifikanten Hörverlust, weil ihr Säugling nicht auf Sprechen oder normale Umgebungsgeräusche zu reagieren scheint. Die Beobachtungen der Eltern sind sehr wichtig, und Fragen, welche sie zum Hörvermögen ihres Kindes stellen, sollten weitestgehend beantwortet werden. Risikofaktoren und einfache Hörtests werden oben unter *Vorsorgeuntersuchungen bei Säuglingen und Kindern* besprochen. Mit speziellen Audiometrieverfahren, welche gewöhnlicherweise vom Audiologen durchgeführt werden, kann die Hörfähigkeit von Geburt an festgestellt werden. Mit diesen Tests wird die auditorische Körper-, Reflex- und Verhaltensantwort auf Reize kontrollierter Intensität geprüft. **Beim Säugling zur Zeit der Geburt bis zum 6. Lebensmonat** besteht die audiometrische Testung aus elektrophysiologischen und verhaltensmäßigen Beobachtungen. Die Elektrophysiologie (insbesondere auditorische Hirnstammpotentiale) ergibt verläßliche Anhaltspunkte zur Gesamthörschwelle; sie kann allerdings keine Frequenzabhängigkeit bestimmen. Hirnstammpotentiale können schon 1–2 Tage nach der Geburt abgeleitet werden; bei Risikokindern werden sie oft zu Vorsorgezwecken eingesetzt. Bei Verdacht auf sensoneuralen Hörverlust müssen auch Verhaltenstests durchgeführt werden, weil sie Informationen über geeignete Hörhilfen liefern können. Die Verfahren richten sich nach dem Alter.

Beim Kind vom 6. Monat bis zum 2. Jahr wird die Lokalisationsreaktion von Ton und Sprache geprüft. Bei der Audiometrie der „conditioned orientation response" **(COR** = konditionierte Orientierungsreaktion), bisweilen auch als „visual response audiometry" **(VRA)** bezeichnet, leuchtet nach dem Ertönen eines Testtones ein an einem Lautsprecher befestigtes Spielzeug auf. Nach einer kurzen Konditionierungsphase wird sich das Kind, falls es hört, in Erwartung des blinkenden Spielzeugs zur Schaltquelle wenden. Die in dieser Weise aufgezeichnete Schwelle wird „minimal response level" **(MRL)** genannt, weil die wahre Hörschwelle geringfügig niedriger liegen kann als die zur Prüfung der Verhaltensreaktion erforderliche Hörschwelle.

Beim Kind > 12. Lebensmonat wird die **SRT** (= speech reception threshold), die Schwelle der Sprachwahrnehmung geprüft, indem das Kind auf Sprache kontrollierter Intensität Körperteile oder Gegenstände des täglichen Lebens identifizieren muß. Obwohl mit dieser Technik die Hörschwelle des Kindes quantifiziert werden kann, kann sie bei Prüfung des sensoneuralen Verlustes im hohen und niedrigen Frequenzbereich, bei dem der Bereich der Sprachfrequenzen nicht beeinträchtigt ist, versagen. Werden erniedrigte SRT-Werte bei der Luftleitung gefunden, kann der Vergleich mit Werten der Knochenleitung die Abgrenzung von Schalleitungs- zu sonsoneuraler (Innenohr oder Hörbahn) Schwerhörigkeit ermöglichen.

Beim Kind > 36. Lebensmonat wird die Spielaudiometrie verwendet. Diese Technik beruht auf der Konditionierung des Kindes, als Reaktion auf einen Ton eine Aufgabe zu lösen. Die Spielaudiometrie wird gewöhnlich bei Kindern bis zum 4. oder 5. Lebensjahr angewendet, weil sie in dieser Zeit per Handzeichen antworten können. Tympanometrie und akustische Reflexmessung können in jeder Altersstufe durchgeführt werden und sind nützlich für die Objektivierung einer gestörten Mittelohrfunktion. Ein pathologisches Tympanogramm kann auf eine Funktionsstörung der Tube hinweisen und/oder auf Flüssigkeitsansammlung im Mittelohr, die bei der Otoskopie übersehen werden kann.

Wachstum und Entwicklung von Geburt bis Kindheit

Körperliche Entwicklung

Ein vielfältiger Prozeß, der genetische, Ernährungs- und Umwelt-(Körper und Psyche) Faktoren umfaßt. Jedwede Veränderung dieser Faktoren kann das Wachstum verändern. *Optimales Wachstum* erfordert eine optimale Gesundheit.

Das Wachstum von Geburt bis zum Jugendalter zeigt **zwei verschiedene Wachstumsmuster.** Das erste (von Geburt bis zum 2. Lebensjahr) ist gekennzeichnet durch eine hohe, aber abnehmende Wachstumsgeschwindigkeit. Das zweite (vom ca. 2. Lebensjahr bis zum Beginn der Pubertät) zeigt einen mehr gleichmäßigen, konstanten jährlichen Größenzuwachs. Die Körpergröße eines Kindes relativ zu derjenigen Gleichaltriger hat die Tendenz, gleichzubleiben. Eine Ausnahme kann während des 1. Lebensjahres auftreten, wenn manche Säuglinge schneller oder langsamer wachsen als ihre Altersgenossen, bevor sie ihr endgültiges, vorwiegend genetisch determiniertes Entwicklungsmuster ausbilden. Diese frühe Wachstumsabweichung beruht z.T. auf mütterlichen Faktoren (z.B. Größe des Uterus). Zwischen Jungen und Mädchen gibt es während der Säuglingszeit und Kindheit nur geringe Unterschiede.

Größe *(s. Abb. 3. und 4.)*: Das lineare Wachstum wird im Alter < 2 Jahre (beim liegenden Kind) als Länge und danach als Größe (beim stehenden Kind) gemessen. Typisch ist, daß der Längenzuwachs des Kindes im Alter von 5 Monaten schätzungsweise um 30% liegt und im Alter von 1 Jahr > 50%; schrittweise verdoppelt sich der Größenzuwachs ungefähr bis zum 5. Lebensjahr. Die Wachstumsgeschwindigkeit steigt kontinuierlich bis zum Pubertätsbeginn an. Setzt die Pubertät verzögert ein, endet scheinbar das Größenwachstum.

Das lineare Wachstum verhält sich zentrifugal, d.h., daß die Extremitäten eine höhere Wachstumsrate als der Stamm haben. Dies führt zur unterschiedlichen Veränderung der relativen Proportionen. Der Wert des Scheitel/Schambein- zum Schambein/Ferse-Quotienten liegt bei Geburt bei 1,7, im 1. Lj. bei 1,5, im 5. Lj. bei 1,2 und im 10. Lj. bei 1.

Gewicht: Die Gewichtswachstumskurve hat einen der Größenwachstumskurve ähnlichen Verlauf. Der Säugling verdoppelt bis zum 5. Lebensmonat sein Geburtsgewicht, verdreifacht es bis zum 1. Lj. und vervierfacht es bis zum 2. Lebensjahr. Zwischen 2. und 5. Lj. ist die jährliche Gewichtszunahme ziemlich gleich. Schrittweise erhöht sich langsam die jährliche Zunahme bis zum Pubertätsbeginn.

Organsysteme: Drei Organsysteme folgen dem allgemeinen Wachstumsmuster von Größe und Gewicht. Das **Lymphsystem** entwickelt sich während der gesamten Kindheit ziemlich gleichmäßig und schnell, so daß das Kind bei Pubertätsbeginn fast zweimal so viel Lymphgewebe wie der Erwachsene besitzt. Nach dieser Phase geht die Masse dieses Gewebes zurück.

Die **Fortpflanzungsorgane** zeigen, mit Ausnahme einer kurzen Periode in der Zeit direkt nach der Geburt, bis zur späten Kindheit und Pubertät ein geringes Wachstum. Das Wachstum des **zentralen Nervensystems (ZNS)** findet fast ausschließlich während der ersten Lebensjahre statt. Während der Geburt hat das Gehirn 25% der Erwachsenengröße. Bei Vollendung des 1. Lj. hat das Gehirn die Hälfte seines postnatalen Wachstums abgeschlossen und 75% der endgültigen Erwachsenengröße erreicht. Bei gleichmäßiger Abnahme der Wachs-

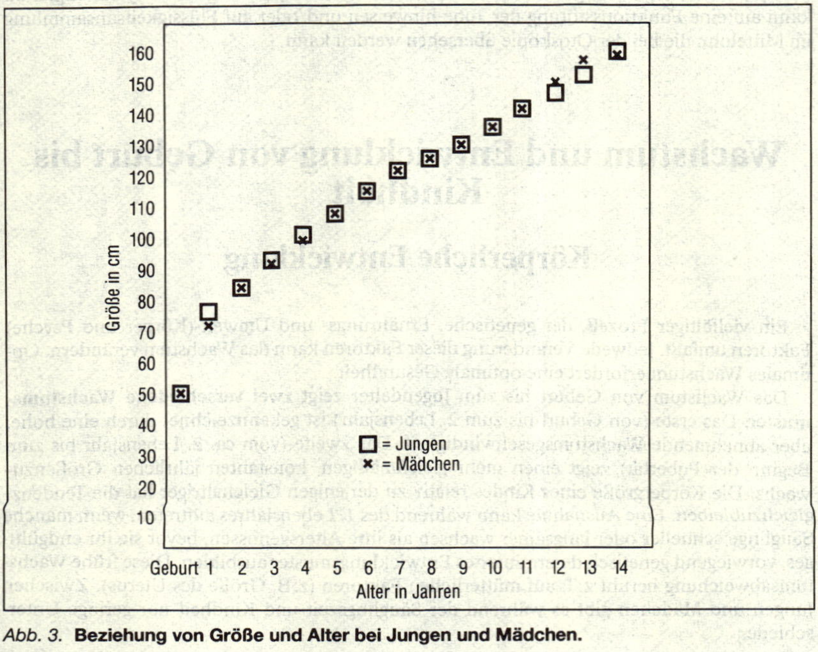

Abb. 3. **Beziehung von Größe und Alter bei Jungen und Mädchen.**

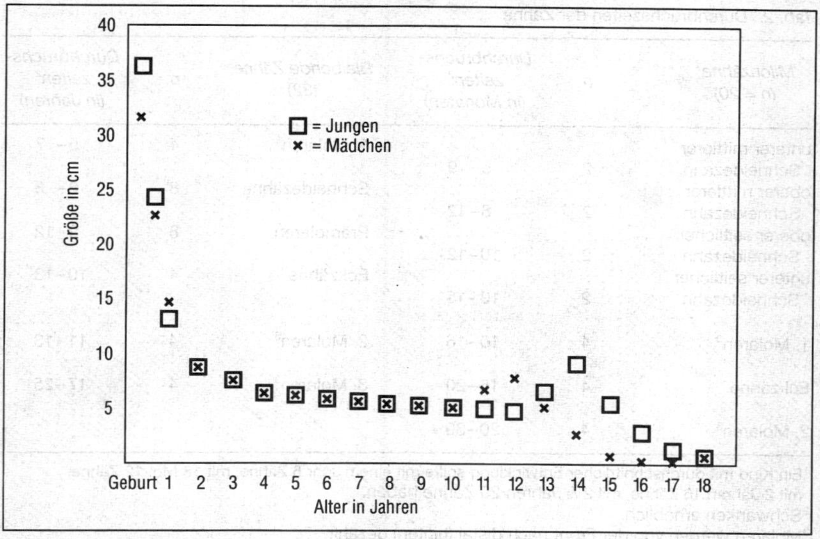

Abb. 4. **Wachstumsgeschwindigkeit (Größe) bei Jungen und Mädchen in cm/Jahr.**

tumsrate werden mit dem 3. Lebensjahr 80% der Endgröße und 90% im Alter von 7 Jahren erreicht.

Die **Funktionsentwicklung der Organe,** unabhängig von der Organgröße, findet hauptsächlich während der frühen Wachstumsperiode statt. Die bemerkenswertesten Änderungen vollziehen sich bei den Funktionen der Niere, des Immunsystems (s. oben, *Immunologischer Status beim Feten und beim Neugeborenen*) und des ZNS. Bei der Geburt ist die **renale Funktion** allgemein reduziert. Jedoch nur kurze Zeit später sind die Säureelimination und die Konzentrationsfähigkeit gleich der des Erwachsenen. Im Alter von 1 Jahr haben glomeruläre Filtrationsrate, Harnstoff-Clearance und die maximale Tubulus-Clearance Erwachsenenwerte erreicht. Die funktionellen Änderungen im **ZNS** geschehen größtenteils und äußerst schnell während der ersten 4 bis 5 Lebensjahre und sind am besten anhand der psychomotorischen und intellektuellen Entwicklung zu erläutern (s. unten).

Milchzähne: Der Zeitpunkt des Zahndurchbruchs *(s. Tab. 2.)* ist, primär aufgrund familiärer Faktoren, sehr viel variabler als andere Entwicklungsparameter. Bisweilen kann der Zahndurchbruch bei Hypothyreoidismus signifikant verzögert sein. Der Zahndurchbruch der Milchzähne ist bei beiden Geschlechtern ähnlich. Bei Mädchen zeigen die bleibenden Zähne die Tendenz, eher durchzubrechen. Die Milchzähne sind generell kleiner als ihre bleibenden Gegenstücke. Nicht ungewöhnlich ist ein Fehlen oder Erscheinen überzähliger Zähne.

Zusammensetzung des Körpers: Die bemerkenswertesten Veränderungen vor der Pubertät vollziehen sich in bezug auf die Menge des Körperfettes und -wassers. Bei der Geburt beträgt der Anteil des **Körperfettes** ca. 12% des Körpergewichts. Dieser Anteil – der das „rundliche Aussehen" des einjährigen Säuglings bewirkt – steigt schnell auf 25% im 6. Monat und dann bis zur Vollendung des ersten Lebensjahres langsam auf 30% an. Schrittweise folgt ein langsamer Abfall, durch den im 5.–6. Lj. sich die Masse des Körperfettes der der Neugeborenenperiode nähert. Auf diese Senkung folgt wieder ein kleiner Anstieg bis zum Beginn der Pubertät. Nach der Pubertät setzt sich bei Mädchen dieser Anstieg fort, während Jungen ein wenig an Gewicht abnehmen.

Tab. 2. Durchbruchszeiten der Zähne

Milchzähne[1] *(n = 20)*	*n*	*Durchbruchs-zeiten*[2] *(in Monaten)*	*Bleibende Zähne (32)*	*n*	*Durchbruchs-zeiten*[2] *(in Jahren)*
unterer mittlerer Schneidezahn	2	5– 9	1. Molaren[3]	4	5– 7
oberer mittlerer Schneidezahn	2	8–12	Schneidezähne	8	6– 8
oberer seitlicher Schneidezahn	2	10–12	Prämolaren	8	9–12
unterer seitlicher Schneidezahn	2	12–15	Eckzähne	4	10–13
1. Molaren[3]	4	10–16	2. Molaren[3]	4	11–13
Eckzähne	4	16–20	3. Molaren[3]	4	17–25
2. Molaren[3]	4	20–30			

[1] Ein Kind mit durchschnittlicher Entwicklung sollte mit einem Jahr 6 Zähne, mit 18 Mo. 12 Zähne, mit 2 Jahren 16 Zähne, mit 2½ Jahren 20 Zähne haben.
[2] Schwanken erheblich.
[3] Molaren werden von der Front nach distal (hinten) gezählt.

Das **Körperwasser** in Prozent des Körpergewichtes beträgt bei Geburt 75% und geht im 1. Lebensjahr ungefähr gleich zum Prozentsatz des Erwachsenen auf 60% zurück. Diese Veränderung geschieht durch die Abnahme der extrazellulären Flüssigkeit von 45% auf 28% des Körpergewichts. Der Anstieg der intrazellulären Flüssigkeit bleibt relativ konstant. Nach dem ersten Lebensjahr ist ein langsamer und variabler Abfall der extrazellulären Flüssigkeit und ein Anstieg der intrazellulären Flüssigkeit auf Erwachsenenwerte von nahezu 16 respektive 47% zu beobachten. Die relativ große Menge an Körperwasser, dessen hohe Umsatzquote und die vergleichsweise hohen Oberflächenverluste (abhängig von der proportional großen Körperoberfläche) lassen den Säugling anfälliger für Flüssigkeitsverluste sein als das ältere Kind und den Erwachsenen.

Entwicklung des Verhaltens und des Intellekts

Die Entwicklung des Verhaltens und des Intellekts ist ein kontinuierlicher Prozeß, der bei jedem Kind in der gleichen Reihenfolge abläuft. Die Entwicklungsgeschwindigkeit jedoch variiert von Kind zu Kind und sogar bei ein und demselben Kind können zeitweise auf einem oder mehreren Gebieten (z.B. Sprache) Pausen eintreten. Diese Entwicklung schreitet vom Kopf nach unten voran (die funktionelle Entwicklung von Kopf und Hand geht derjenigen der Beine und Füße voran) und verläuft von generalisierten zu spezifischen Reaktionen (grobe motorische Funktionen entwickeln sich vor der Feinmotorik). Dieser Prozeß ist vorrangig abhängig von der ZNS-Reife. Er kann sich in gewisser Weise durch fehlende geeignete Ausübung verlangsamen (z.B. beim Kind, dessen Aktivität durch längere Krankheit eingeschränkt wird); aber andererseits kann er durch vermehrte Übung oder forcierte Anstrengung bei dem Versuch, eine noch unterentwickelte Funktion zu beschleunigen, nicht bedeutend gesteigert werden.

Der Entwicklungsprozeß wird durch angeborene **Intelligenz** (generell gilt: je höher die Intelligenz, desto schneller die Entwicklung), **Familienmuster** (z.B. spätes Laufenlernen,

Sprechen oder Blasenkontrolle ist gewöhnlich zu beobachten), **Umweltfaktoren** (z.B. kann ein Fehlen geeigneter Stimulation normale Entwicklung verhindern) und **physische Faktoren** (z.B. kann Hypotonie oder Taubheit eine normale Entwicklung verändern) beeinflußt.

Die **Hauptereignisse der Entwicklung** werden im folgenden beschrieben.

Geburt: Das Neugeborene schläft die meiste Zeit. Es kann Nahrung aufnehmen, die Atemwege reinigen und mit Schreien auf Unbehagen und Störungen reagieren. **6. Woche:** Der Säugling schenkt Objekten in seinem Gesichtskreis Aufmerksamkeit, beginnt, wenn mit ihm gesprochen wird, zu lächeln, liegt flach auf dem Bauch und sein Kopf fällt, wenn er zum Sitzen hoch gezogen wird, zurück. **3. Monat:** Lächelt spontan, erzeugt Laute und folgt einem bewegten Gegenstand mit seinen Augen. Sein Kopf bleibt in Sitzposition aufrecht und es ergreift Gegenstände, die in seine Hand gelegt werden. **6. Monat:** Sitzt mit Unterstützung und rollt nach vorn über, unterstützt sich in stehender Position, gibt einen Gegenstand von einer in die andere Hand und plappert zu Spielsachen. **9. Monat:** Sitzt gut, krabbelt und zieht sich zum Stehen hoch; sagt „Mama“ und „Papa“, spielt „Kuchen backen“, macht „Winke-Winke“ und hält seine Flasche. **1. Jahr:** Das Kind kann an den Händen gehalten laufen, spricht verschiedene Worte und hilft beim Anziehen. **18. Monat:** Läuft gut, vermag Treppen hochzusteigen, während es sich festhält, kann mehrere Buchseiten auf einmal umschlagen, spricht ca. 10 Worte, zieht Spielzeug an der Leine hinter sich her und füttert sich teilweise selbst. **2. Jahr:** Rennt gut, läuft allein Treppen hoch und runter, blättert einzelne Buchseiten um, zieht einfache Kleidungsstücke an, spricht Zwei- oder Dreiwortsätze und meldet sich, wenn es auf die Toilette muß. **3. Jahr:** Fährt Dreirad, zieht sich bis aufs Knöpfen und Schuhezubinden korrekt an, zählt bis 10 und gebraucht den Plural, fragt beständig und ißt selbständig. **4. Jahr:** Geht Treppen hoch und runter, wobei es einen Fuß vor den anderen setzt, wirft mit über dem Kopf gehaltenen Armen einen Ball, hüpft auf einem Fuß, vermag ein Kreuz nachzuzeichnen, weiß wenigstens eine Farbe zu bezeichnen, wäscht seine Hände und Füße und kann selbständig auf die Toilette gehen. **5. Jahr:** Schießt Fußball, fängt einen geworfenen Ball, vermag ein Dreieck nachzuzeichnen, kennt vier Farben und kann jemand anderen ohne Hilfe anziehen.

Impfverfahren während der Kindheit

Aktive Immunisierung

Allgemeine Empfehlungen

Der für die routinemäßige Aktivimmunisierung gesunder Säuglinge und Kinder in den USA empfohlene Impfplan ist *in Tab. 3.* dargestellt. In anderen Ländern können die Impferfordernisse differieren. Da die Impfempfehlungen in Deutschland geringfügig abweichen, sind die entsprechenden Empfehlungen *als Tab. 5.* eingefügt. *Tab. 4.* zeigt die USA-Empfehlungen für Kinder, die im ersten Lebensjahr nicht geimpft wurden.

Eltern sollten der Impfung ihrer Kinder schriftlich zustimmen, über die Art des Impfstoffs und den Grund seiner Verwendung informiert und über eventuell auftretende Reaktionen aufgeklärt werden. Sie sollten ermuntert werden, den Arzt über jede schwere oder ungewöhnliche Impfreaktion zu informieren, der diese sorgfältig beurteilen und ggf. an städtische oder staatliche Gesundheitsbehörden weiterleiten sollte. In den USA erfordert der *National Childhood Vaccine Injury Act,* daß in der Gesundheitsfürsorge Tätige bestimmte Ereignisse nach Routineimpfungen auf vorgeschriebenen Formblättern dem US Department of Health and Human Services melden (z.B. Vorfälle, die laut Beipackzettel als Kontraindikation für weitere Impfschritte deklariert sind, oder Impfschäden, die zu Entschädigungsansprüchen führen können).

Tab. 3. Empfohlener Impfplan für normale Säuglinge und Kinder[1]

Alter[2]	*Impfstoffe*[3]	*Bemerkungen*
2 Mo	DTP, OPV, HbCV (HbOC oder PRF-OMP)	DTP und OPV können in Gebieten hoher Durchseuchung oder bei Epidemien schon 4 Wochen post partum gegeben werden. HbOC (3dosig) oder PRF-OMP (2dosig) können mit 2 Monaten begonnen werden, mit Auffrischimpfungen in 2monatigen Intervallen; für diese Booster-Injektionen sollte bei Kindern unter 15 Monaten jeweils das gleiche Produkt verwendet werden.
4 Mo	DTP, OPV, HbCV (HbOC oder PRP-OMP)	Zur Vermeidung von Komplikationen durch die vorangegangene Vakzination ist bei OPV ein Intervall von 2 Monaten (Minimum 6 Wochen) einzuhalten.
6 Mo	DTP, HbCV (HbOC)	Eine dritte Schluckimpfung ist in USA nicht erforderlich, sollte aber in Gebieten mit endemischer Polio erfolgen. HbOC-Vakzine sollte gegeben werden.
12 Mo	HbCV (PRP-OMP)	Boosterinjektion von PRP-OMP empfohlen
15 Mo	MMR, HbCV (HbOC)	MMR-Vakzine kann in Gebieten mit wiederholten Masernepidemien im Alter von 12 Monaten gegeben werden; eine Booster-Dosis HbOC wird empfohlen. Dabei kann gleichzeitig ein Tuberkulintest erfolgen.
15–18 Mo	DTP, OPV	DTP-Impfung sollte 6–12 Monate nach der 3. Dosis wiederholt werden, kann gleichzeitig mit MMR im Alter von 15 Monaten erfolgen. OPV kann ebenfalls mit 15 Monaten sowie zusammen mit MMR und HbCV gegeben werden, aber auch jederzeit im Alter von 12–24 Monaten. *Priorität sollte die MMR-Impfung zum empfohlenen Zeitpunkt haben.*
4–6 J	DTP, OPV	Impfung mit oder vor dem Schuleintritt; DTP kann bis zum Ende des 7. Lebensjahrs erfolgen. In manchen Bezirken wird zu diesem Zeitpunkt eine zweite MMR-Vakzination gefordert.
11–12 J	MMR	Mit Eintritt in die High School, wenn nicht die zweite Impfung vorher erfolgte.
14–16 J	Td	Alle 10 Jahre lebenslang wiederholen.

[1] In jedem Fall ist die Herstellerinformation zur Lagerung, Handhabung, Dosierung und Anwendung zu beachten. Biologische Produkte verschiedener Hersteller können unterschiedlich sein, und Beipackzettel können sich ändern. Der Arzt sollte den aktuellen Inhalt zum zu verwendenden Präparat kennen.

[2] Die Altersangaben sollten nicht als absolut angesehen werden; 2 Monate z. B. können auch 6 oder 10 Wochen bedeuten. Allerdings sollte die Impfung gegen Masern/Mumps/Röteln nicht bei Kindern erfolgen, die jünger als 12 Monate sind. Falls die Masernimpfung erforderlich ist, kann sie auch mit einer monovalenten Vakzine erfolgen und die Kombinationsvakzine Masern/Mumps/Röteln später mit 15 Monaten gegeben werden.

[3] DTP = Diphtherie- und Tetanus-Toxoidimpfstoff mit Pertussisvakzine; HbCV = konjugierte *Haemophilus-b-Vakzine;* HbOC = konjugierte Oligosaccharid-CRM_{197}-Vakzine; MMR = Masern/Mumps/Röteln-Kombinationsimpfstoff; OPV = orale Poliovakzine (abgeschwächte Polioviren Typ 1, 2 und 3); PRF-OMP = konjugierte Vakzine der Außenmembranproteine von *Neisseria meningitidis;* Td = Tetanustoxoid (volle Dosis) plus Diphtherietoxoid (reduzierte Dosis) für Erwachsene.

Modifiziert aus dem *Report of the Committee on Infectious Diseases.* Mit Genehmigung, Copyright 1991 AAP.

Tab. 4. Empfohlener Impfplan für Kinder, die im ersten Lebensjahr nicht geimpft werden

Empfohlener Zeitpunkt/Alter	*Impfstoffe*[1]	*Bemerkungen*
Bis zum 7. Lebensjahr		
Erstimpfung		
	DTP, OPV, MMR, HbCV	MMR wenn das Kind 15 Monate oder älter ist; Tuberkulintest kann zum gleichen Termin erfolgen. HbCV kann bei Kindern zwischen 15 und 60 Monaten gleichzeitig mit DTP bzw. anderen Vakzinen gegeben werden (getrennte Spritzen und Injektionsorte)[2]
Anschließender Zeitraum:		
2 Mo	DTV, OPV (HbCV)	Eine Auffrischimpfung mit HbCV ist nur erforderlich, wenn der Erstimpfling jünger als 15 Monate war
4 Mo	DTP	Eine dritte Schluckimpfung ist zu diesem Zeitpunkt in den USA nicht vorgeschrieben, ist aber in Gegenden mit endemischer Polio empfehlenswert
10–16 Mo	DTP, OPV	OPV, falls dritte Schluckimpfung aussteht
4–6 J (vor oder beim Schuleintritt)	DTP, OPV	DTP ist nicht erforderlich, wenn die 4. Injektion nach dem 4. Geburtstag erfolgte; entsprechendes gilt für OPV (3. Injektion)
11–12 J	MMR	Beim Eintritt in die High School
10jähriges Intervall nach DTP	Td	Während des ganzen Lebens alle 10 Jahre zu wiederholen
7 Jahre oder älter Erstimpfung	Td, OPV, MMR	Bei Personen, die ≥ 18 Jahre sind, ist in den USA die routinemäßige Polioimpfung nicht angezeigt; kürzestes Intervall zwischen MMR-Impfungen 1 Mo
Anschließender Zeitraum:		
2 Mo	Td, OPV	
8–14 Mo	Td, OPV	
11–12 J	MMR	Mit Eintritt in Mittel- oder High School
10 J nach Td	Td	Während des ganzen Lebens alle 10 Jahre wiederholen

[1] DTP = Diptherie- und Tetanustoxoid plus Pertussisvakzine, HbCV = konjugierte *Haemophilus-b*-Vakzine, *MMR = Masern/Mumps/Röteln*-Kombinationsimpfstoff; OPV = orale Poliovakzine aus abgeschwächten Polioviren Typ 1, 2 und 3; Td = Tetanustoxoid mit voller plus Diphtherietoxoid mit reduzierter Dosis für Erwachsene.

[2] Die ersten 3 Injektionen von DTP können in 1–2monatigen Intervallen erfolgen. Daher kann bei Kindern, deren Immunisierung mit ≥ 15 Monaten beginnt, eine Sitzung dadurch vermieden werden, daß DTP, OVP und MMR zusammen beim ersten Termin gegeben werden, danach DTP und HbCV beim 2. Termin 1 Monat später, sowie DTP und OPV beim dritten Mal (2 Monate nach der Erstimpfung). Nachfolgende Impfungen mit DTP und OPV 10–16 Monate nach der Erstimpfung sind angezeigt. Selbst HbCV, MMR, DTP und OPV können in einer Sitzung gegeben werden (unterschiedliche Spritzen und Injektionsorte), wenn Grund zur Annahme besteht, daß weitere Impftermine nicht wahrgenommen würden.

Modifiziert aus dem *Report of the Committee on Infectious Diseases,* Abdruck mit Genehmigung. Copyright 1991 AAP.

Tab. 5. Impfkalender für Kinder und Jugendliche (Empfehlungen der Ständigen Impfkommission des BGA)

Lebensalter	*Impfungen*	*Personenkreis*
ab 3. Lebensmonat	**Diphtherie-Pertussis-Tetanus*** 3×im Abstand von 4 Wochen	alle Säuglinge und Kleinkinder (bei hirnorganischen Störungen s. u.)
	***Haemophilus influenzae* Typ B** 2×im Abstand von mindestens 6 Wochen oder mit der 1. und 3. DPT-Impfung (Injektion kontralateral zur DPT-Injektion)	alle Säuglinge und Kleinkinder
	Poliomyelitis 2×trivalente Schluckimpfung im Abstand von mindestens 6 Wochen mit der 1. und 3. DPT-Impfung *oder* Teilnahme an Impfaktionen der Gesundheitsämter im folgenden Winter	alle Säuglinge und Kleinkinder
2. Lebensjahr (nicht vor dem 15. Lebensmonat)	**Masern, Mumps und Röteln** (Kombinationsimpfstoff)	alle Kleinkinder und Kinder
	Diphtherie-Pertussis-Tetanus (4. Injektion, Abschluß der Grundimmunisierung)	
	***Haemophilus influenzae* Typ B** 3. Injektion, ggf. mit 4. DTP-Impfung (kontralaterale Seite)	
	Poliomyelitis 3. trivalente Schluckimpfung	
ab 6. Lebensjahr	**Masern, Mumps und Röteln** (Wiederholung)	alle Kinder
	Tetanus-Diphtherie (Auffrischimpfung, gegen Diphtherie d-Impfstoff für Erwachsene verwenden, zweckmäßigerweise als Kombination Td)	
	Nachholimpfungen (bisher versäumte Impfungen außer gegen Pertussis und *Hämophilus influenzae B;* bei Erstimpfung gegen Diphtherie d-Impfstoff für Erwachsene verwenden, zweckmäßigerweise als Kombinationsimpfstoff mit Td-Impfstoff)	alle Kinder
ab 10. Lebensjahr	**Poliomyelitis** (Wiederimpfung) trivalente Schluckimpfung	alle Kinder

Fortsetzung Tab. 5.

Lebensalter	*Impfungen*	*Personenkreis*
11.–15. Lebensjahr	**Röteln**	alle Mädchen, auch wenn im Kleinkindesalter bereits gegen Röteln geimpft
	Tetanus (Auffrischimpfung)	alle Kinder und Jugendliche
	Diphtherie (Auffrischimpfung mit d-Impfstoff für Erwachsene; zweckmäßig als Kombinationsimpfung mit Td-Impfstoff). Abstand zur letzten Auffrischimpfung sollte nicht kürzer als 5 Jahre sein	

Anmerkung zur DPT-Impfung: Kinder mit 1. progressiven neurologischen Erkrankungen, 2. Krampfleiden und 3. neurologischen Erkrankungen, die besonders häufig mit Krampfanfällen einhergehen, sollten nur mit DT geimpft werden.
Diese Erkrankungen gelten zwar nicht grundsätzlich als eine Kontraindikation für eine Pertussisimpfung, jedoch könnten eine Verschlechterung des Leidens oder das Auftreten von Krampfanfällen der Impfung angelastet werden. Bei der zur Zeit bestehenden hohen Keuchhusten-Inzidenz sind andererseits einige dieser Kinder sehr gefährdet. Daher ist in solchen Fällen vom impfenden Arzt eine sorgfältige Risikoabwägung vorzunehmen.
Alternativ besteht die Möglichkeit, den Beginn der DPT-Impfung auf das 2. Lebenshalbjahr zu verschieben, wenn über Art und Verlauf der Erkrankung mehr bekannt ist.
Keine Kontraindikation sind Fieberkrämpfe und Krampfanfälle in der Familie. Da fieberhafte Reaktionen einen Anfall provozieren können, ist bei Kindern mit Neigung zu Krampfanfällen von Antipyretika großzügig Gebrauch zu machen.
Für die DT-Grundimmunisierung gilt folgendes Impfschema: ab 3. Lebensmonat 2× im Abstand von mindestens sechs Wochen, 1×im 2. Lebensjahr.

Beginn des Impfkalenders. Die Routineimpfung gesunder Säuglinge beginnt üblicherweise im Alter von 6–8 Wochen. Zuerst erfolgt die kombinierte DTP-Impfung (Diphtherie- und Tetanustoxoide plus Pertussisvakzine), die Schluckimpfung (trivalente Poliovirusvakzine OPV) und die Impfung mit HbCV (konjugierte Hämophilus b-Vakzine), *s. Tab. 3.*

Dosis und Applikationsart. Depotimpfstoff muß tief intramuskulär injiziert werden, vorzugsweise in den mitt-seitlichen Teil des Gesäßmuskels oder den Deltoideus. Dosisempfehlungen ergeben sich aus dem Beipackzettel.

Vorsichtsmaßnahmen und Kontraindikationen. Akute fiebrige Erkrankungen können eine Verschiebung des Impftermins erforderlich machen. Ein geringgradiger Infekt (z. B. eine der üblichen Erkältungen) gilt nicht als Kontraindikation, auch nicht, wenn er von leichtem *Fieber begleitet ist. Manche Impfstoffe* werden mit Hilfe von Zellkulturen hergestellt und können durch Spuren von Zellkulturmaterial verunreinigt sein. Allerdings sind Unverträglichkeitsreaktionen dieser Vakzine unbekannt bei Personen, die Produkte essen können, die das Fremdantigen enthalten (z. B. Ei-empfindliche Personen, die Brot und Kekse vertragen).

Unterbrechung des Impfplans. Verzögerungen einzelner Schritte beeinträchtigen die endgültige Immunität nicht und machen, unabhängig von der Dauer der Unterbrechung, keinen Neubeginn des Impfschemas erforderlich.

Impfpaß. Eltern sollten vollständige Aufzeichnungen der Impftermine samt amtlichen Bestätigungen führen.

Kombinationsimpfungen. Die Anwendung verschiedener Lebend-Kombinationsimpfstoffe hat offensichtliche Vorteile, insbesondere wenn ein Kind für spätere Impfungen u.U.

nicht mehr zur Verfügung steht. Darüber hinaus können die verschiedenen zugelassenen Kombinationsimpfstoffe (DTP, OPV, MMR) gleichzeitig und zusammen mit HbCV gegeben werden, wobei für die Injektionen jeweils unterschiedliche Spritzen und Injektionsorte benutzt werden sollten.

Spezielle Impfungen

Diphtherie-Tetanus-Pertussis(DTP)-Impfstoff: Diphtherie- und Tetanusvakzine sind Toxoide aus *Corynebacterium diphtheriae bzw. Clostridium tetani.* Der derzeitig erhältliche Pertussisimpfstoff (zellulärer Herkunft) besteht aus Formalin-behandelten Zellwandfragmenten des Bakteriums *Bordetella pertussis.* Azelluläre Pertussisvakzine, die aus gereinigten Bakterienbestandteilen besteht (z. B. Pertussistoxin, Filamenthämagglutinin, Agglutinogene, 69-KD-Protein) sind in Japan erprobt und in den USA als Booster-Vakzine (4. und 5. Injektion) im 15.–20. Monat und im 4.–6. Lebensjahr zugelassen worden.

Alle Kinder sollten aktiv mit DTP geimpft werden (Beginn 6.–8. Woche), wenn nicht eine spezielle Kontraindikation vorliegt (z. B. eine mäßig schwere oder schwere, ggf. fiebrige, Erkrankung oder eine Allergie gegenüber der Vakzine). Auf die Impfung folgende Unverträglichkeitsreaktionen, die üblicherweise die weitere Immunisierung verbieten, sind: Impfenzephalitis innerhalb einer Woche; Krampfanfall mit oder ohne Fieber innerhalb von 3 Tagen; mehr als 3 Stunden dauerndes, schweres und nicht zu tröstendes Weinen oder Schreien oder ein ungewöhnlicher, besonderer Schrei hoher Tonlage innerhalb von 2 Tagen; ein schockähnlicher Zustand innerhalb von 2 Tagen; unerklärtes Fieber über 40.5 °C in den ersten beiden Tagen sowie sofortige anaphylaktische oder sonstige schwere Reaktion auf die Impfung. Die anfängliche 3stufige Immunisierung wird aufgefrischt mit etwa 18 Monaten sowie zum Schulbeginn *(s. Tab. 3.).* Nachfolgende routinemäßige Tetanus-Auffrischimpfungen alle 10 Jahre sollten bei allen Kindern und Erwachsenen den Impfschutz aufrecht erhalten. In diesen Fällen sollte der Erwachsenentyp von Tetanus/Diphtherietoxoid (Td) verwendet werden. Häufigere Booster-Effekte sind unnötig, zumal sie Toxoid-Unverträglichkeitsreaktionen auslösen können. Außerdem kann zu jedem Zeitpunkt nach der Grundimmunisation die Immunität durch eine einzelne Auffrischdosis wieder erreicht werden; nach einem Intervall von mehr als 10 Jahren nach der letzten Tetanustoxoidinjektion kann allerdings die Antikörperbildung im Rahmen des Booster-Effekts verzögert sein.

Konjugierte Haemophilus-b-Impfstoffe: Verschiedene Impfstoffe wurden entwickelt, die ihre influenzaprophylaktischen Eigenschaften bei Kindern gezeigt haben: sie entstammen als Polyribosylribitolphosphat der gereinigten Kapsel von *Haemophilus influenzae b* (Hb) und werden konjugiert mit Proteincarriern: Diphtherietoxoid (PRD-D), Außenmembranprotein von *Neisseria meningitidis* (PRP-OMP), Tetanustoxoid (PRP-T) sowie mutantem Diphtherie-Carrierprotein CRM_{197} (HbOC). Das Applikationsschema der Grundimmunisation ist je nach Produkt unterschiedlich: PRP-OMP wird mit 2 und 4 Monaten zweimal primär appliziert, gefolgt von einer Auffrischdosis (12 Monate); die Grundimmunisierung mit HbOC und PRP-T erfolgt dreimal mit 2, 4 und 6 Monaten, gefolgt von einer Booster-Injektion mit 15 Monaten. Für Kinder unter 15 Monaten wird PRD-D nicht empfohlen.

Poliomyelitisimpfstoff *(s. a. Kap. KIN, 11., Poliomyelitis, unter Virusinfektionen):* Die Basisimpfung in drei aufeinander abgestimmten Schritten mit oraler trivalenter Poliovakzine (OPV, aus einer Mischung abgeschwächter Polioviren Typ 1, 2 und 3) führt bei 95% der Geimpften zur Immunität. Voraussetzung für die Entwicklung der Immunität ist die Infektion *des GI-Traktes* mit OPV. Da subklinische oder sonstige Infektionen mit Enteroviren interferieren können, werden mehrere Schluckimpfungen in geeigneten Intervallen durchgeführt. Die einzige bekannte Komplikation der trivalenten OPV ist die sehr seltene 0,6/1 Mio. vakzineinduzierte Kinderlähmung. Diese Nebenwirkung und die Entwicklung verbesserter inaktivierter Poliovakzine (IPV) hat zu Überlegungen geführt, ein kombiniertes OPV-IPV-Schema zu erproben. IPV wird für HIV-infizierte Kinder und sonstige Patienten mit Immundefekt empfohlen.

Masernvakzine *(s. a. Kap. KIN, 11., Masern, unter Virusinfektionen):* Die Vakzine ist ein Lebendimpfstoff aus abgeschwächten Masernviren. 95% der im Alter von 15 Monaten Geimpften entwickeln Antikörper; die Titer entsprechen einem dauerhaften Impfschutz. Weil die Replikation des Impfvirus durch vorhandene Antikörper reduziert werden kann, sollte die Immunisierung von Säuglingen bis zum Verschwinden erworbener mütterlicher Antikörper zurückgestellt werden. Über den Zeitpunkt einer wirksamen Masernimpfung gibt es freilich Kontroversen (geltende Empfehlung bei etwa 15 Monaten). In Gegenden mit Masernepidemien sollten Kinder ab 6 Monaten geimpft und mit 15 Monaten erneut geimpft werden. Mit 15 Monaten Erstimmunisierte sollten mit 11–12 Jahren wiedergeimpft werden (in manchen Gegenden stattdessen zum Schuleintritt mit 4–6 Jahren), um die Immunreaktion zu verstärken (boostern) oder sie bei anfänglichen Non-Respondern auszulösen. Bei 15% der Empfänger löst die Masernvakzine eine leichte, nicht übertragbare Infektion aus. Symptome (Fieber, Unwohlsein, masernähnliches Exanthem) entwickeln sich 7–10 Tage nach der Impfung.

Die subakute Panenzephalitis (SSPE) ist eine mit dem Masernvirus einhergehende Slow-Virus-Infektion des ZNS *(s. a. Kap. KIN. 11., Subakute sklerosierende Panenzephalitis, unter Virusinfektionen).* Die natürliche Maserninfektion geht mit einer Häufigkeit der SSPE von 6–22/1 Mio. einher, die Impfung mit einer Häufigkeit von ½ Mio.

Rötelnvakzine *(s. a. Kap. KIN, 6., Kongenitale Röteln, unter Neugeboreneninfektionen und Kap. KIN, 11., Röteln, unter Virusinfektionen):* Dieser abgeschwächte Lebendimpfstoff wurde zur Verhütung der angeborenen Röteln entwickelt und führt bei 95% der Empfänger zu Antikörpern und dauerhafter Immunität. Für die Routineimpfung wird derzeit empfohlen, die Rötelnvakzine zusammen mit Masern- und Mumpsvakzine (MMR) zu verabreichen. Die häufigste Nebenwirkung (5–10%) ist Gelenkschmerz, meist in den kleinen peripheren Gelenken 2–8 Wochen nach der Impfung. Gelegentlich kommt es zu Exanthem, Lymphadenopathie oder beidem. Röteln-Lebendvakzine sollte Schwangeren nicht verordnet werden, weil theoretisch das Risiko einer Embryopathie besteht. Allerdings haben entsprechende Studien gezeigt, daß das realistische Risiko für die Feten gegen Null geht, so daß eine Impfung während einer nicht bekannten Schwangerschaft nicht a priori eine Interruptio erforderlich macht.

Mumpsimpfstoff *(s. a. Kap. KIN, 11., Mumps, unter Virusinfektionen):* Mumps kann bei Männern nach der Pubertät zur Orchitis mit nachfolgender Sterilität führen. Die abgeschwächte Mumps-Lebendvakzine führt bei 95% der Geimpften zu dauerhaften Antikörpern und zur Immunität. In seltenen Fällen wurde über Impfschäden berichtet wie Enzephalitis, Krampfanfälle, Schwerhörigkeit (Ototoxizität), Parotitis, Purpura, Exanthem oder Pruritus.

Weitere Impfstoffe: Impfempfehlung bei Pneumokokkenpneumonie, Meningokokkeninfektion, Tuberkulose, Tollwut, Hepatitis B und anderen Infektionen werden in Zusammenhang mit den jeweiligen Erkrankungen erörtert.

Besondere Umstände

Als Säuglinge nicht geimpfte Kinder: Für Kinder, bei denen der Impfkalender der *Tab. 3.* versäumt wurde, hat die AAP alternative Empfehlungen erarbeitet *(Tab. 4.).* Kurz gefaßt besagen sie, daß Kinder bis zu 7 Jahren mit DTP immunisiert werden können (3 Injektionen i.m. in Abständen von 4–8 Wochen). Für Kinder ≥ 7 Jahre wird der Erwachsenentyp der Tetanus- und Diphtherietoxoide (Td) bevorzugt. Eine Keuchhustenimpfung wird für dieses Alter nicht empfohlen, kann aber unter speziellen Bedingungen erfolgen, z. B. beim Ausbruch einer Epidemie in abgeschlossenen Populationen (Tagesheime, Krankenhaus, Wohnheime). MMR-Lebendimpfstoff kann in jedem Alter eingesetzt werden, sofern keine Kontraindikation besteht. Ähnliches gilt für Polio-Lebendvakzine bei älteren Kindern und Jugendlichen.

Frühgeborene: Da die transplazentare Übertragung von Antikörpern mit der Geburt endet und da Neugeborene die Fähigkeit besitzen, auf Antigene hin Immunglobuline zu produzieren, kann die aktive Immunisierung unabhängig vom Gestationsalter mit 6–8 Wochen post partum beginnen. Wenn der Säugling sich noch in der Klinik befindet, sollte OPV zurückgestellt werden, um die Übertragung der Lebendvakzine auf andere Säuglinge zu vermeiden.

Neurologische Symptome: Kinder mit wechselnd schweren oder progressiven neurologischen Zeichen sollten wegen der Gefahr zerebraler Reizerscheinungen nicht geimpft werden, bevor sich ihr Zustand nicht für mindestens ein Jahr stabilisiert hat. Bei Säuglingen und Kindern mit stillstehenden neurologischen Erkrankungen sind Verschiebung oder Verzicht auf eine Routineimmunisierung unnötig.

Immundefiziente oder immunsupprimierte Kinder: *Kinder mit Immundefizienz (oder mit Verdacht darauf) sollten in keinem Fall Lebendvakzine erhalten,* weil sich daraus eine schwere oder tödliche Infektion entwickeln kann. Kinder mit Asplenie haben ein erhöhtes Risiko gegenüber gravierenden Bakteriämien, meist verursacht durch *Streptococcus pneumoniae, N. meningitidis oder H. influenzae b.* Derartige Kinder sollten zum frühesten Zeitpunkt, zu dem eine wirksame Impfung erwartet werden kann, konjugierte Vakzine aus Pneumokokken/Hämophilus-b-Materie erhalten. Kinder unter immunsupprimierter Therapie (Kortikosteroide, Antimetaboliten, alkylierende Agenzien, Bestrahlung) können auf die aktive Immunisierung anomal reagieren. Bei kurzdauernder Immunsuppression sollte die Impfung bis nach dem Therapieende verschoben werden. Bei langdauernder Suppressionstherapie sollten Lebendvakzine nicht gegeben werden; inaktivierte Impfstoffe wie DTP sind jedoch möglich. 3 Monate nach Absetzen der Immunsuppressiva oder später sollte eine Auffrischung der inaktivierten Vakzine erfolgen; anschließend kann die Immunisierung mit Lebendvakzine beginnen. Kinder mit Knochenmarkstransplantation sind als nicht immunisiert anzusehen. Sie sollten entsprechend *Tab. 3.* reimmunisiert oder wie ältere Kinder *(Tab. 4.)* behandelt werden.

Kinder mit kürzlichen Transfusionen von Blut, Plasma oder γ-Globulin: Impfungen mit abgeschwächter Viruslebendvakzine sollten nach Empfang von Blut, Plasma oder Immunglobulinen für mindestens einen Monat (besser 3 Monate) zurückgestellt werden, weil die Präparate die angestrebte Antikörperbildung reduzieren können.

Kinder mit HIV-Infektion: Lebendvakzine von Viren oder Bakterien (z.B. MMR, OPV, BCG) sollten Kinder mit AIDS-Symptomatik nicht erhalten; im allgemeinen werden jedoch Impfungen mit inaktivierter Vakzine (z.B. DTP, IPV [inaktivierte Poliovakzine], Hämophilus-b-Konjugate) nahegelegt. Eine Ausnahme vom Vorstehenden betrifft die MMR-Impfung. Besonders schwere, bei HIV-erkrankten Kindern nach entsprechender Ansteckung oft tödlich verlaufende Masern und fehlende Berichte über Komplikationen der MMR-Vakzine haben dazu geführt, die MMR-Impfung auch bei AIDS-Patienten zu empfehlen. Kinder mit positivem AIDS-Test aber fehlender klinischer Symptomatik sollten den üblichen Empfehlungen entsprechend *(Tab. 3. bzw. 4.)* geimpft werden. Dabei sollte allerdings OPV durch IPV ersetzt werden.

Passive Immunisierung

Eine passive Immunisierung kann vorübergehende Immunität verleihen, wenn Vakzine für eine aktive Immunisierung nicht verfügbar ist, oder wenn bei Eintritt einer Infektion die Impfung noch aussteht.

Immunglobulin (Ig). Human-Ig ist eine antikörperreiche Fraktion aus gepooltem Plasma gesunder Spender. Üblicherweise γ-Globulin genannt, besteht sie vorwiegend aus IgG, dem Spuren von IgA, IgM sowie andere Serumproteine beigemengt sein können. Ig ist eine konzentrierte Antikörperlösung ohne übertragbare Viren (z.B. Hepatitis oder HIV) und ist, bei 4 °C gelagert, über viele Monate haltbar. Da die maximalen Antikörperspiegel im Serum u.U. erst nach 48 Std. nach i.m. Injektion erreicht werden, muß Ig nach einer Exposition sobald wie möglich verabreicht werden. Die Halbwertszeit von zirkulierendem Ig liegt bei etwa 3 Wochen.

Einschränkungen der Ig sind: 1. lediglich vorübergehende Schutzwirkung; 2. bezogen auf ein bestimmtes Antigen bis zu 10facher Unterschied im Antikörpergehalt zwischen verschiedenen Präparaten; 3. schmerzhafte Injektion; 4. anaphylaktische Reaktion bei versehentlicher i.v. Applikation von Ig (Aktivierung des Komplementsystems durch aggregierende Immunglobuline).

Ig können zur Prophylaxe gegeben werden bei: Hepatitis A, Masern, Immunglobulinmangel, Windpocken (bei immunbeeinträchtigten Patienten, wenn Varicella-Zoster-Immunglobulin nicht zur Verfügung steht) sowie Rötelnexposition im ersten Drittel der Schwangerschaft.

Weitere Immunglobuline. Hyperimmunglobulin wird aus Plasma von Personen gewonnen, die einen hohen Antikörpertiter gegenüber bestimmten Erregern oder Antigenen haben. Der hohe Titer kann auf gezielter Hyperimmunisierung eines Spenders beruhen oder im Rahmen der Rekonvaleszenz von einer natürlichen Infektion zustande kommen. Spezifische Hyperimmunglobuline sind z. B. erhältlich gegen: Hepatitis B, Tollwut, Tetanus, Varicella-Zoster und Zeckenenzephalitis.

Intravenös-Immunglobulin (IVIg) wurde entwickelt, um größere Dosen von Ig wiederholt geben zu können. Die Applikation ist schmerzlos (sobald ein i.v. Zugang einmal geschaffen ist) und Nebenwirkungen sind ungewöhnlich, auch wenn über Fieber, Kältegefühl, Kopfschmerz, Ohnmacht, Übelkeit, Erbrechen, Überempfindlichkeit, allergische Reaktionen und kardiovaskuläre Symptome berichtet wurde. IVIg ist das Produkt der Wahl für die Behandlung oder Prophylaxe schwerer bakterieller oder viraler Infektionen wie z. B. Sepsis bei Frühgeborenen oder untergewichtig geborenen Säuglingen, bakterielle Meningitis, Kawasaki-Syndrom, Infektionen bei AIDS-Patienten. Weitere Indikationen werden derzeit geprüft.

Ernährung des Säuglings

Untersuchungen, ob eine Ernährungsform ideal ist, können nicht genau sein. Gewichts- und Längenzunahme des Säuglings spiegeln den Erfolg der Ernährung nur grob wider. Die täglich erforderlichen Bestandteile einer adäquaten Ernährung sind für das heranwachsende Kind, verglichen mit dem Erwachsenen, besonders wichtig *(s. Kap. ERN, Tab. 2 und 3.; s. a. Tab. 6.* in diesem Kapitel).

Tab. 6. Durchschnittlicher täglicher Wasserbedarf von Kindern unter normalen Bedingungen

Alter	*Körpergewicht in kg*	*Gesamtwasser-aufnahme/24 h in ml*	*Wasseraufnahme/ kg KG/24 h in ml*
3 Tage	3,0	250–300	80–100
10 Tage	3,2	400–500	125–150
3 Monate	5,4	750–850	140–160
6 Monate	7,3	950–1100	130–155
9 Monate	8,6	1100–1250	125–145
1 Jahr	9,5	1150–1300	120–135
2 Jahre	11,8	1350–1500	115–125
4 Jahre	16,2	1600–1800	100–110
6 Jahre	20,0	1800–2000	90–100
10 Jahre	28,7	2000–2500	70–85
14 Jahre	45,0	2200–2700	50–60
18 Jahre	54,0	2200–2700	40–50

Aus: Barness, L. A.: „Nutrition and Nutritional Disorders" in Nelson Textbook of Pediatrics, 13. Aufl., R. E. Behrman, V. C. Vaughan III, W. E. Nelson (Hrsg.), Saunders, Philadelphia 1987, S. 115; Abdruck mit Genehmigung.

Protein ist ein Nahrungsbestandteil, dessen erforderliche Menge mit der Wachstumsgeschwindigkeit und dem Gesundheitszustand variiert. Aufgrund der Abnahme der Wachstumsrate, verglichen mit dem Körpergewicht, nimmt der Kalorienbedarf des Kindes, der sich als Funktion des Körpergewichts berechnet, allmählich ab, während das Kind älter wird, so daß im Alter von weniger als 6 Mo. 50–55 kcal/Pfund/Tag (110–120 kcal/kg), mit 1 Jahr 45 kcal/Pfund/Tag (95–100 kcal/kg) und mit 15 Jahren 20 kcal/Pfund/Tag (44 kcal/kg) erforderlich sind. Wenn Proteine und Kalorien aus humaner Milch stammen, dürfen vom 3.–9. Lebensmonat die erforderlichen Kalorienmengen niedriger als die zuvor erwähnten sein. Der relative Bedarf an Protein, Vitaminen und Mineralien bleibt konstant und ist größer als der der Erwachsenen. Der Bedarf an verschiedenen Vitaminen hängt ab von der Aufnahme von Kalorien, Protein, Fett, Kohlenhydraten und essentiellen Aminosäuren.

Mangelerkrankungen sind in unserem Kulturkreis heutzutage selten, ohne daß sie mit anderen Krankheiten verbunden sind, die Aufnahme, Absorption oder Stoffwechsel verändern; deshalb wird oft eher auf persönliche Erfahrungen bezüglich der Ernährung als auf wissenschaftliche Daten zurückgegriffen. Da der Magen nicht sehr wählerisch ist, können Babys mit fast jeder Diät zufriedengestellt werden; die Verträglichkeit einer Milchmischung beweist jedoch nicht unbedingt, daß sie für Wachstum und Entwicklung optimal ist.

Für ein Kind sind Trinken und Essen intensive Erfahrungen, die zum großen Teil zu seiner Sozialisierung beitragen und ein fester Bestandteil seiner weiteren Entwicklung sind. So sorgt der Akt des Fütterns für ein emotionales und psychologisches Wohlbefinden ebenso wie für die Befriedigung der Saug- und Nahrungsbedürfnisse. Die Probleme, die durch mangelhaftes Befriedigen dieser Bedürfnisse verursacht werden, werden unter *Allgemeine Ernährungs- und GI-Probleme* weiter unten besprochen.

Stillen

Die Durchführung des Stillens im Krankenhaus wird unter *Ernährung des normalen Neugeborenen,* oben, behandelt. Wenn Mutter und Kind einmal entlassen sind, stellt sich meist nach und nach für die Fütterung ein Routineschema ein. Ein nach Belieben modifizierter Zeitplan, der es dem Säugling erlaubt, nachts so lange wie möglich zu schlafen, ist im allgemeinen das beste. Säuglinge sollten allgemein nicht häufiger als alle zwei Stunden an die Brust gelegt werden. Einige Säuglinge jedoch sind täglich eine Zeitlang unruhig und häufigeres Füttern kann zeitweise erforderlich sein.

Die Nahrung der Mutter sollte ausgewogen sein und keine Nahrungsmittel enthalten, die Koliken verursachen können, wie Knoblauch, Zwiebeln, Hülsenfrüchte, Kohl, Schokolade und übermäßige Mengen exotischer oder saisonabhängiger Früchte (Melonen, Rhabarber, Pfirsiche), solange ein Versuch nicht ihre Verträglichkeit für das Baby gezeigt hat. Müdigkeit und emotioneller Streß der Mutter führen öfter als irgendwelche anderen Faktoren zu unzureichender Zufriedenstellung des Säuglings.

Die **Bruststauung,** die während der frühen Laktation auftritt, wird unter *Ernährung des normalen Neugeborenen,* oben, besprochen.

Die **Muttermilch** enthält die Ernährungssubstanzen, die in Quantität und Qualität ideal für optimales Wachstum und Entwicklung des menschlichen Säuglings sind, z. B. vorwiegend einfach ungesättigte Fettsäuren, die leicht aufgenommen werden und mit Kalzium keine nichtresorbierbaren Verbindungen bilden; sie enthält auch Lipase, welche die Verdauung der Fette erleichtert; sie hat den höchsten Laktoseanteil der Säugetiermilcharten und stellt eine fertig verwendbare Energiequelle dar, die auf die Neugeborenenenzyme abgestimmt ist; sie enthält große Mengen an Vitamin E, das u.U. der Verhütung von Anämien dient und ein wichtiges Antioxidans im Fettstoffwechsel darstellt; und sie hat ein Kalzium/Phosphor-Verhältnis von 2:1, was eine Kalziummangeltetanie verhindert (das Verhältnis in der Kuhmilch ist fast umgekehrt). Zusätzlich zu ihrem Nährwert verändert Muttermilch vorteilhaft den pH der Stühle und die Intestinalflora und schützt so vor Bakteriendiarrhöen. Aufgrund der Schutzqualität dieser Faktoren sind alle Infektionserkrankungen bei gestillten Säuglingen weniger häufig als bei mit der Flasche ernährten Säuglingen.

Wenn die Ernährung der Mutter angemessen ist, benötigen Brustgestillte keine weiteren Nahrungszusätze. Die AAP empfiehlt Fluoridgaben nur noch in Gegenden mit Fluormangel im Leitungswasser. In Gebieten mit geringer Sonneneinstrahlung können Kinder, insbesondere diejenigen mit dunkler Hautfarbe, 400 E. Vitamin D täglich benötigen, vor allem im Winter.

Medikamente bei der stillenden Mutter werden unter *Ernährung in Betreuung des normalen Neugeborenen* behandelt.

Die **Entwöhnung** sollte entsprechend der individuellen Bedürfnisse und Wünsche von Mutter und Kind erfolgen. Viele Autoren raten das Stillen über wenigstens 6 Mo. als ideales Minimum an, bis dann feste Nahrung zugegeben wird. Am leichtesten geschieht das Abstillen schrittweise über Wochen und Monate. Eine Mahlzeit durch Stillen/Tag sollte durch eine Flasche oder eine Tasse Fruchtsaft, veränderte Milchmischung oder frische Kuhmilch ersetzt werden, wenn der Säugling etwa 7 Mo. alt ist. Die Gewöhnung an die Tasse kann im Alter von 10 Mo. abgeschlossen sein; einige Säuglinge bleiben bei 1- bis 2maligem Stillen/Tag oft bis ins Alter von 18–24 Mo. Einige Säuglinge werden sogar länger gestillt, sollten aber auch feste Nahrung und Getränke aus der Tasse erhalten.

Ernährung mit der Flasche

Zum Zeitpunkt der Entlassung aus dem Krankenhaus hat sich der Säugling an die Flasche gewöhnt und nimmt schätzungsweise alle 4 h 50–80 g/Mahlzeit auf. Ein nach Belieben modifizierter Plan stellt die meisten Säuglinge zufrieden. Wenn mehr Flüssigkeit notwendig ist, ist Wasser, insbesondere bei warmem Wetter, ausreichend. Ein Baby sollte bei allen Fütterungen gehalten und liebkost werden; die Flasche sollte nur mit den Händen festgehalten, *nie irgendwo abgestützt werden.*

Nahrungsbedarf: Käufliche Milchmischungen haben das Zusammenstellen einer Mischung zu Hause überflüssig gemacht, sind im allgemeinen als Pulver, konzentrierte Flüssigkeit und als vorverdünnte Flüssigkeit erhältlich und werden allgemein Kuhmilchpräparaten vorgezogen. Um 20 kcal/30 g fertige Milchmischung herzustellen, benötigt man 1 Eßlöffel Pulver auf 55 g Wasser oder knapp 30 g Flüssigkonzentrat auf knapp 30 g Wasser und keine Beimengungen bei der vorverdünnten Form. Jede Mischung erhält die tägliche Mindestmenge an Vitaminen und ist mit der Bedarfsdosis von 10–12 mg Eisen/1,14 l erhältlich. Die AAP empfiehlt neuerdings eine Eisensubstitution für alle flaschenernährten Säuglinge. Spezielle hypoallergene oder kohlenhydratfreie Mischungen sind ebenso erhältlich wie „vorverdaute" Mischungen mit Triglyzeriden, Aminosäuren und Monosacchariden oder „Ersatz"-Muttermilch: jede hat einen unterschiedlichen Vitamingehalt und wird auf verschiedene Weise angerührt. Wenn **keine fertig hergestellte Mischung** gewünscht wird, wird die folgende zuverlässigste, am leichtesten zubereitbare und flexible Milchmischung hergestellt: 370 g Kondensmilch, 1–3 Eßlöffel Zucker (für zusätzliche Kalorien) und 530 g Wasser. Dies entspricht 74 kcal/100 g Mischung. Jeder Säugling sollte 50–55 kcal/Pfund/Tag (110–120 kcal/kg) und 58–70 g Flüssigkeit/Pfund/Tag (130–160 ml/kg) bekommen.

Milch stellt eine gut ausgewogene Nahrung für den Säugling dar, außer daß ihr Eisen fehlt. Ein Säugling, der keine Markenmilchmischung mit Eisen bekommt, benötigt zusätzlich *Eisen, wie Eisensulfattropfen* 15 mg/Tag als Erhaltungsdosis, wenn die Neugeborenenvorräte sich im Alter von $4^1/_2$ bis 6 Mo. zu erschöpfen beginnen.

Wenn eine kondensierte, entrahmte oder Vollmilchmischung verwendet wird, sollte der Säugling auch zusätzlich die Vitamine A, C und D täglich das 1. Lebensjahr über und in kalten Gegenden auch den 2. Winter über bekommen. Fluorid wird durch fluoriertes Wasser zur Herstellung der Milchmischung oder durch Fluoridtropfen (0,25 mg/Tag oral) zugeführt, wenn fluoriertes Wasser nicht verfügbar ist oder wenn eine vorverdünnte flüssige Milchmischung verwendet wird, die kein Fluorid enthält.

Erste feste Nahrung

Der Zeitpunkt, zu dem mit fester Nahrung begonnen wird, hängt von den Bedürfnissen und der Bereitschaft des Säuglings ab, doch benötigen Säuglinge keine feste Nahrung bis zu einem Alter von 6 Mo. Das Kind muß einen neuen Bewegungsablauf für Mund und Zunge entwickeln. Die neurologische Entwicklung hierfür ist ausreichend fortgeschritten, wenn voll ausgetragene Säuglinge ein Alter von etwa 3–4 Mo. erreichen. Die Säuglinge können feste Nahrung schon früher schlucken, wenn die Nahrung auf den hinteren Teil der Zunge plaziert wird, doch ist eine Ablehnung normal. Einige Eltern bringen ihren Säugling mit viel Geduld dazu, unter Anstrengung große Mengen fester Nahrung zu sich zu nehmen, damit das Baby die Nacht durchschläft; es gibt keine ausschlaggebende Stimme, die für die Unterstützung dieser Methode spricht. Einige Säuglinge, die zwangsgefüttert werden, lehnen sich früh auf und entwickeln später Eßprobleme. Viele Säuglinge nehmen feste Nahrung auf, *nachdem* sie mit der Flasche gefüttert wurden, die das Saugbedürfnis befriedigt und schneller den Hunger stillt. Feste Nahrung sollte mit dem Löffel angeboten und individuell, vorsichtig eingeführt werden, um herauszubekommen, wie das Kind dies duldet. Viele kommerzielle Babynahrungen, besonders Desserts und Suppenmischungen, sind reich an Stärke, die keine Vitamine oder Mineralstoffe enthält, und reich an Kalorien und Zellulose, die von Säuglingen schlecht verdaut wird. Einige haben einen hohen Natriumgehalt (über 200 mg/Gläschen), sie sollten durch sorgfältiges Lesen der Etiketten erkannt und gemieden werden. (Der tägliche Natriumbedarf beträgt 17,6 mg/kg.) Eine breiartige, zu Hause zubereitete Nahrung reicht aus. Das Füttern von Fleisch sollte Nahrungsmitteln, die reich an Kohlenhydraten sind, vorgezogen werden. Da viele Kinder Fleisch anfangs ablehnen, sollte es vorsichtig und langsam eingeführt werden, bis es voll akzeptiert wird. Weizen, Eier und Schokolade sollten vermieden werden, bis das Kind 1 Jahr alt ist, um unnötige Nahrungsempfindlichkeiten zu verhüten.

Allgemeine Ernährungs- und gastrointestinale Probleme

Die häufigsten Ernährungs- und Gastrointestinal (GI)-Probleme sind nicht von ernster medizinischer Natur und viele können durch Erklärungen und Beruhigung, mit einem Minimum an Arzneimitteln und einer Veränderung der Milchmischung gelöst werden. Für die Eltern können solche Probleme jedoch von großer Bedeutung sein, und eine sorgfältige Untersuchung des Säuglings ist immer angezeigt, um die Signifikanz und Schwere des Problems zu bestimmen. Die Bewertung der elterlichen Klagen sollte die Beobachtung der Eltern-Kind-Beziehung in der Praxis und die Messung der Größe und des Gewichts des Säuglings beinhalten. Wenn die Wachstumsrate des Säuglings beim Eintrag in die Standardwachstumskurve normal ist und die Klagen der Eltern in keinem Verhältnis zu den Befunden steht, kann diese Überbewertung der Schlüssel zu tiefen Ängsten oder Problemen in der Eltern-Kind-Beziehung sein, welche eines weiteren Gesprächs bedürfen. Der Arzt muß mehr Zeit zur Erhebung entsprechender Erkundigungen aufbringen.

Eine Reihe von Störungen, die in diesem Kapitel erwähnt sind, erscheinen detaillierter an anderer Stelle des *Handbuchs*. Eßprobleme bei älteren Kindern werden unter *Verhaltensprobleme* in *Kap. KIN, 8.* und unter *Eßstörungen in Kap. KIN, 22.* besprochen.

Regurgitation und Erbrechen

Säuglinge lassen häufig kleine Mengen (selten mehr als 5–10 ml) Milch während oder kurz nach dem Füttern wieder hochkommen, wenn sie aufstoßen. Zu schnelles Füttern und das Verschlucken von Luft kann damit zusammenhängen; der Gebrauch von Flaschen mit stärkeren Saugern und kleineren Löchern und das öftere Aufstoßenlassen des Babys können helfen. Eine nähere Untersuchung dieses Problems ist selten angezeigt, und ein Wechseln der Milchmischung ist meist wertlos.

Übermäßige Regurgitation kann auf Überfüttern zurückzuführen sein (siehe unten). Jedoch kann **Erbrechen** eine schwerere Störung signalisieren. Wiederholtes Erbrechen im

Schwall von größer werdendem Ausmaß kann auf eine **Pylorusstenose** oder **gastroösophagealen Reflux** hinweisen. Eine **Obstruktion des proximalen Dünndarms** durch Duodenalbänder, Duodenalstenose oder Volvulus verursacht galliges Erbrechen. **Stoffwechselstörungen,** wie das adrenogenitale Syndrom und die Galaktosämie, können mit Erbrechen auftreten. Erbrechen mit Fieber und/oder Lethargie kann eine Infektion signalisieren, etwa eine Sepsis oder Meningitis.

Unterernährung

Ausreichend gefütterte Säuglinge werden im allgemeinen ruhig oder schlafen bald nach einer Fütterung. Der unterernährte Säugling bleibt oft unruhig, scheint sich fast nach mehr Nahrung umzusehen und wacht 1–2 h nach der Fütterung auf und wirkt hungrig. Solch klare Anzeichen einer Unterernährung sind nicht immer vorhanden oder werden von den Eltern nicht entsprechend gewertet.

Eine Gewichtszunahme von weniger als 200–250 g/Wo. (6–8 oz) bei Säuglingen jünger als 4 Mo. ist unzureichend. Eine detaillierte Fütterungsanamnese muß erstellt werden, um zu klären, ob die Schwierigkeit eine Unterernährung oder ein schweres metabolisches oder systemisches Problem ist. Bestandteile und Mischverhältnisse der Milch sollten geklärt werden. Unterernährung kann ebenfalls ein Zeichen elterlichen Unvermögens sein, z.B. sind mangelnde Sorge oder Vernachlässigung Faktoren, die ernsthaft bedacht werden müssen. Gestillte Säuglinge, die keine entsprechende Gewichtszunahme zeigen, sollten vor und nach verschiedenen Fütterungen gewogen werden, um ihre Milchaufnahme genauer zu bestimmen. Die Nahrung des gestillten Säuglings kann durch geeignete Milchmischungen und Getreideprodukte ergänzt werden. Bei flaschenernährten Säuglingen kann man versuchen, die Zusammensetzung der Milch zu ändern oder die Gesamtmilchmenge zu erhöhen. Die Eltern müssen über Menge und Häufigkeit der Nahrungszufuhr unterrichtet werden. Für fortlaufende Gewichtskontrollen sollte gesorgt werden.

Überernährung

Die Überwachung des Gewichts des Säuglings durch kontinuierliche Eintragung in die Standardwachstumstabelle macht es leicht sichtbar, wenn ein Säugling zu rasch zunimmt. Andere Anzeichen einer Überernährung sind Weinen und übermäßiges Regurgitieren. Da Probleme der Fettleibigkeit mit übermäßigem Essen in der Säuglingszeit beginnen können, sind Versuche von Wert, die Gewichtszunahmerate des Säuglings zu kontrollieren, besonders wenn der Säugling fettleibige Eltern hat und daher mit einer Wahrscheinlichkeit von 80% ebenfalls fettleibig wird. Die tägliche Nahrungsaufnahme des übergewichtigen Säuglings sollte überwacht und den Eltern sollte geraten werden, ihm weniger anzubieten. Diätetisch sollte zu gegebener Zeit und in mäßigem Umfang mit festen Nahrungsstoffen begonnen werden.

Diarrhö

Häufige, ungeformte Darmentleerungen (4–6mal/Tag) können auch beim normalen Säugling auftreten; sie sind solange bedeutungslos, wie es nicht auch zu Anorexie, Erbrechen, Gewichtsverlust, fehlender Gewichtszunahme oder Blut im Stuhl kommt. Gestillte Säuglinge neigen dazu, häufige, schaumige Darmentleerungen zu haben, besonders wenn sie keine feste Säuglingsnahrung bekommen.

Der plötzliche Beginn der Diarrhö mit Erbrechen, blutigen Stühlen, Fieber, Anorexie oder Teilnahmslosigkeit kann **infektiösen Ursprungs** sein. Eine leichte Diarrhö, die mehrere Wochen oder Monate andauert, kann aus verschiedenen Krankheiten resultieren:

1. **Gluteninduzierte Enteropathie (Zöliakie):** Der Glutenanteil des Weizenproteins verursacht eine mangelhafte Absorption der Nahrungsfette, was zu Fehlernährung, Anorexie und massigen, faulig riechenden Stühlen führt. Die Entfernung des Glutens aus der Nahrung durch Ausschluß aller Weizenprodukte korrigiert diese Krankheit.

2. **Mukoviszidose:** Die Pankreasinsuffizienz hat einen Trypsin- und Lipasemangel zur Folge, was große fäkale Verluste an Protein und Fetten mit nachfolgender Fehlernährung und

Wachstumsverzögerung verursacht. Der Stuhl ist von großer Quantität und oft faulig riechend. Pankreasenzyme können oral gegeben werden, um diese Probleme zu verbessern.

3. **Zuckermalabsorption:** Darmschleimhautenzyme wie die Laktase, die Laktose in Galaktose und Glukose spaltet, können von Geburt an fehlen oder zeitweise nach einer infektiösen GI-Erkrankung verringert sein. Untersuchungen der Kohlenhydratabsorption mit Zuckerverträglichkeitstest und Darmlumenbiopsie können bei der Erstellung dieser Diagnose helfen. Eine Verbesserung nach Entfernung der Kohlenhydrate aus der Nahrung oder nach Ersatz durch laktosefreie Milchmischungen läßt einen solchen Malabsorptionszustand stark vermuten.

4. **Allergische Gastroenteropathie:** Milchprotein kann für einige Fälle von Diarrhö verantwortlich sein, besonders für jene, die mit Erbrechen und Blut im Stuhl verbunden sind, doch sollte eine Unverträglichkeit des Kohlenhydratanteils der aufgenommenen Nahrung auch in Erwägung gezogen werden.

Die Symptome verringern sich oft prompt auf den Ersatz der Milch durch ein Sojabohnenpräparat hin und erscheinen wieder nach Provokation mit Kuhmilch. Jene Kinder, welche eine Intoleranz auf Kuhmilch zeigen, sind gewöhnlich sojatolerant, so daß es nötig sein kann, eine der erhältlichen Spezialmischungen, die nicht auf Kohlenhydraten aufbauen, zu verwenden. Eine spontane Besserung ist ohne Bezug zu den Änderungen des Inhalts der dem Kind angebotenen Milchmischung gewöhnlich gegen Ende des 1. Lebensjahres zu beobachten.

Obstipation

Die Entleerung des Darms beim Säugling variiert so oft in ihrer Häufigkeit, daß es schwierig ist, Obstipation zu definieren. Der gleiche Säugling, der 4mal am Tag eine Darmentleerung hat, zeigt zu anderen Zeiten nur alle 2 Tage eine. Die meisten Säuglinge geben einen harten, großen Stuhl mit minimalem Unbehagen ab, während einige schreien, wenn sie einen weichen Stuhl abgeben. Säuglinge < 2 bis 3 Mo. haben gewöhnlich einen geringeren Grad der Analstenose, der eine permanente Anstrengung und die Passage von kleinkalibrigen Stühlen hervorruft. Die vorsichtige digitale Palpation des Anus läßt diese Störung, die sich als enge, bandartige, kreisförmige Analkonstriktion offenbart, leicht finden. Eine sehr große Darmentleerung kann eine **Analfissur** verursachen, die sich durch Schmerz und die gelegentliche Abgabe kleiner Mengen hellroten Blutes darstellt. Die Fissur kann durch Inspektion des Analkanals mit einem Rektoskop oder einem Otoskop bei Verwendung eines großen Spekulums identifiziert werden. Bei Säuglingen klingen die meisten Fissuren ohne Intervention ab, doch kann ein mildes Abführmittel wie Dioctyl-Natriumsulfosuccinat, 3–5 mg/kg/Tag aufgeteilt in 2–3 Dosen für 7–10 Tage, ein Heilen der Fissur erleichtern; der Wert lokal aufgetragener Kortisoncremes ist nicht bewiesen. Eine persistierende Obstipation, besonders wenn sie vor einem Alter von 1 Monat beginnt, kann ein Symptom eines **angeborenen Megakolons** sein *(s. Kap. KIN, 7., Distaler Dünn- und Dickdarmverschluß, unter Störungen des Gastrointestinaltrakts).*

Kolik

Ein Symptomenkomplex der frühen Säuglingszeit, der durch Schreianfälle, offensichtliche Bauchschmerzen und Reizbarkeit charakterisiert ist.

Ätiologie und Symptomatik

Die Kolik kann kurz nachdem ein Baby vom Krankenhaus nach Hause kommt beginnen, doch oft auch einige Wochen später, und kann bis ins Alter von 3–4 Mo. andauern. Der Begriff „Kolik“ ist beschreibend und legt eine Ursache intestinalen Ursprungs nahe, doch sind die speziellen Mechanismen der Säuglingskolik unbekannt *(s.a. Kap. MDA, 13.)*. Typischerweise ißt der Säugling mit Koliken und nimmt an Gewicht zu, er scheint übermäßig hungrig zu sein und oft saugt er kräftig an fast allem ihm Erreichbaren, doch seine Schreianfälle können ein friedvolles Heim in ein Chaos verwandeln und das Familienklima stören. Die Kolik tritt oft zu einer vorhersagbaren Tages- oder Nachtzeit auf, doch schreien einige Säuglinge fast unablässig. Übermäßiges Schreien verursacht Aerophagie, die zu Blähungen und aufgetriebenem Bauch führt. Solches Schreien kann der frühe Ausdruck eines hartnäckigen, ungeduldigen Persönlichkeitstyps sein, der sich in entsprechenden Verhaltensmustern ausdrücken kann, wenn das Kind älter ist. Eltern sind geneigt anzunehmen, daß der Säugling aufgrund seiner Art, wie sie ihn behandeln, reizbar ist; die Aufklärung über die Individualität jedes Säuglings hilft Schuldgefühle zu beseitigen.

Diagnostik

Bevor die Kolik diagnostiziert wird, müssen andere Gründe für ein ähnliches Verhalten ausgeschlossen werden. Ein hungriges Baby kann unablässig schreien, zeigt aber eine inadäquate Gewichtszunahme. Ein zuviel umsorgter Säugling kann nicht genügend Schlaf bekommen. Krankheiten wie Fieber, eine Erkältung oder eine Ohreninfektion können Reizbarkeit verursachen. Eine körperliche Untersuchung kann Arzt und Eltern beruhigen; ein Blutbild, Urinanalyse oder andere Untersuchungen können angezeigt sein. Sorgfältige Befragung kann enthüllen, daß das Schreien nicht die Hauptsache ist, sondern ein Symptom, das die Eltern benutzt haben, um den Besuch des Arztes zur Darstellung anderer Probleme zu rechtfertigen – z. B. Sorgen wegen des Todes eines früheren Kindes oder ihr Gefühl der Unfähigkeit, mit dem neuen Säugling fertig zu werden.

Therapie

Die Behandlung der Kolik ist meist einfach und hat guten Erfolg. Der Säugling, der kurze Zeit schreit, kann auf Gehaltenwerden, Wiegen oder leichtes Klopfen reagieren. Ein Säugling mit starkem Saugdrang, der bald nach dem Füttern unruhig wird, kann einen größeren Saugstimulus benötigen. Wenn eine Flaschenfütterung < 20 min dauert, sollten neue Sauger mit kleineren Löchern versucht werden; ein Schnuller kann den Säugling ebenfalls beruhigen. Ein sehr aktiver, ruheloser Säugling kann paradoxerweise auf ziemlich enges Wickeln mit einer kleinen Windel ansprechen und auf Bauchlage. Ein kurzer Versuch mit einer Milchersatzmischung ist hilfreich, um festzustellen, ob eine Form der Milchintoleranz besteht. Ausnahmsweise kann der vorsichtige Gebrauch eines Sedativums wie Phenobarbital (in flüssiger Form), 2 mg/kg/Tag oral in 2 Dosen, helfen, wenn es 1 h vor der erwarteten unruhigen Periode verabreicht wird. Die Eltern sollten damit beruhigt werden, daß der Säugling mit Koliken im Grunde genommen gesund ist, daß dieses Verhalten in wenigen Wochen aufhört und daß zuviel Schreien nicht schädlich ist.

3. SPEZIELLE ÜBERLEGUNGEN ZUR BETREUUNG KRANKER KINDER UND DEREN FAMILIEN

Eltern-Kind-Beziehung: Das kranke Neugeborene

(Besonderheiten bei kranken Neugeborenen)

Zwischen den Eltern und ihrem neugeborenen Kind beginnt sich in den ersten Stunden und Tagen nach der Geburt eine starke psychische Bindung zu entwickeln. Dieser Vorgang wird durch die Erfahrungen der Eltern mit ihrer eigenen Erziehung beeinflußt, durch ihre kulturellen und sozialen Ansichten bezüglich der Kindererziehung, durch ihre Persönlichkeitsentwicklung, ihren Wunsch ein Kind zu haben und durch die psychologische Vorbereitung auf die Ankunft des Kindes, die bereits während der Schwangerschaft beginnt. Dieses Phänomen, genannt **Mutter-Kind-Bindung** (oder **Eltern-Kind-Bindung**), begründet die einzigartig tiefen emotionalen Bindungen, die normalerweise zwischen den Eltern und ihrem eigenen Kind existieren. Sie sichert die notwendige, elterliche Unterstützung des Kindes während seiner Entwicklungsjahre und hilft der Persönlichkeitsentwicklung des Kindes *(s. a. Kap. KIN, 2., Erstversorgung).*

Wenn das neugeborene Kind krank oder frühgeboren ist, wird die Situation viel schwieriger und es bedarf spezieller Bemühungen, um den Eltern realitätsbezogen Mut zuzusprechen und ihnen zu helfen, die Probleme des Kindes zu verstehen. Sie sollten ermutigt werden, ihr Kind früh und regelmäßig zu besuchen und bei der Versorgung des Kindes soviel wie möglich mitzumachen. Die unterstützende Pflege durch die Eltern vermindert ihre Ängstlichkeit und fördert die Bindung an das Kind.

Besondere Probleme tauchen auf, wenn ein bedrohlich krankes Neugeborenes auf eine Neugeborenen-Intensivstation verlegt werden muß. Die Eltern können von ihrem Kind für viele Tage oder Wochen getrennt sein, und die Entwicklung einer normalen Beziehung ist nicht möglich. Viele junge Kinder, die von den Eltern vernachlässigt oder mißhandelt werden, waren entweder Frühgeborene oder als Neugeborene sehr krank, und der Besuch und Kontakt der Eltern mit den Kindern war entweder unmöglich oder extrem begrenzt.

Auf der modernen Neugeborenen-Intensivstation werden Eltern und enge Verwandte ermutigt, das Kind nach der Geburt sobald wie möglich und oft zu besuchen. Nach entsprechender Handreinigung und Anlegen von Schutzkleidung sollte ihnen geholfen werden, das Kind zu berühren oder zu halten, sofern seine Verfassung es zuläßt. Kein Kind, sogar wenn es am Beatmungsgerät hängt, kann als zu krank betrachtet werden, um von den Eltern gesehen und berührt zu werden. Wenn die Eltern das Kind füttern können, sobald Flüssignahrung toleriert wird, werden sie an der Versorgung ihres Kindes teilhaben, und die Eltern-Kind-Bindung wird vertieft. Diese Bindung wird auch gestärkt, wenn die Mutter ihrem kranken Kind ihre Muttermilch geben kann, auch wenn es anfangs über die Kanüle ernährt werden muß (siehe auch dort *Betreuung des chronisch behinderten Kindes,* unten).

Kinder mit Fehlbildungen: Wenn ein Kind einen Geburtsfehler hat, sollten beide Elternteile zusammen das Kind nach der Geburt oder sobald wie möglich sehen, ohne Rücksicht auf seine medizinische Verfassung. Eltern wurde in der Vergangenheit manchmal abgeraten, ihr mißgebildetes oder schwerkrankes Kind zu besuchen. Dies aber führt oft dazu, daß sie sich das Erscheinungsbild und den Zustand ihres Kindes viel schlechter vorstellen als sie wirklich sind. Intensive Hilfe ist erforderlich, und es sind oft viele Beratungsgespräche für die Eltern nötig, um ihre Fragen und Sorgen zu beantworten, damit sie den Zustand ihres Kindes verstehen und dann akzeptieren.

Wenn ein Kind stirbt, können sich Eltern, die es nie gesehen oder berührt haben, fühlen, als hätten sie nie ein Kind gehabt. Solche Eltern haben von übermäßigen Leeregefühlen berichtet; eine lange pathologische Depression kann die Folge sein, weil die Eltern sich nicht über den Verlust eines „wirklichen Kindes" grämen können. Der Prozeß der „Trauerarbeit" ist dann unvollständig. In den meisten Situationen kann den Eltern, denen es nicht möglich war, ihr Kind zu sehen oder zu halten, geholfen werden, dies, wenn erlaubt, nachzuholen, nachdem das Kind gestorben ist. In allen Fällen sind darauffolgende Besuche von Ärzten und Sozialarbeitern hilfreich, um auf die Umstände der Krankheit und des Todes des Kindes zurückzublicken, die Fragen zu beantworten, die oft später auftauchen, und um unangebrachte Schuldgefühle zu relativieren und zu vermindern. Dies gibt dem Arzt auch die Möglichkeit für eine genetische Beratung oder für eine Beratung im Hinblick auf zukünftige Schwangerschaften. Der Arzt kann den Trauerprozeß der Eltern beobachten und, wenn er pathologisch wird, sich in geeigneter Weise darum kümmern oder einen Hinweis auf ausführliche Hilfsmöglichkeiten geben.

Betreuung des chronisch behinderten Kindes

Unter **chronischer Behinderung** versteht man *körperliche Zustände, die alltägliche Tätigkeiten für mehr als 3 Monate im Jahr beeinträchtigen bzw. zu wiederholter Hospitalisierung für mehr als 1 Monat/Jahr führen (bzw. führen können).* Dazu gehören: Asthma, infantile Zerebralparese, zystische Fibrose, kongenitale Herzfehler, Diabetes mellitus, Meningomyelozelen, entzündliche Darmerkrankungen, Nierenversagen, Epilepsie, Krebs, juvenile rheumatoide Arthritis, Hämophilie und Sichelzellanämie. Auch wenn jede dieser Erkrankungen für sich genommen selten ist, betreffen sie insgesamt doch 10% aller Kinder und stellen einen wichtigen Teil der Praxis dar.

Trotz vieler Unterschiede im Einzelfall sind den betroffenen Kindern gemein: Schmerzen und körperliche Beschwerden, verlangsamtes Wachstum und Entwicklung, häufige Praxisbesuche und Krankenhausaufenthalte, schmerzhafte und unangenehme Eingriffe, Isolierung bei Spielen der Altersgenossen, erhebliche Belastungen durch die tägliche Vorsorge und einen ungewissen Krankheitsverlauf. Für die Familie bedeutet die chronische Behinderung den Verlust des kindlichen Idealbildes, Zurückstehen der Geschwister, hohe Ausgaben und Zeitaufwand, komplizierte Abläufe bei Gesundheits- und anderen Fürsorgen, verlorengegangene Chancen (z. B. Verzicht der Mutter auf interessante Beschäftigung) und soziale Isolierung. An diesem Streß kann eine Familie zerbrechen, insbesondere wenn Ehe- oder andere innerfamiliäre Probleme hinzukommen. Die Probleme mit der Umgebung betreffen meistens Verständnislosigkeit (meist werden Dritte höchens bei „Telethons" mit der Problematik konfrontiert, d. h. bei kombinierten, über 24 h laufenden *Marathon*-Aktionen von Fernsehen und *Telefon,* in denen Spenden angefordert und zugesagt werden), uneinheitliche behördliche Verfahrensweisen und materielle Unterstützungen, unzureichende Behinderteneinrichtungen (manchmal bis zur Unerreichbarkeit eines Ziels) sowie ungenügende Abstimmung der Gesundheitsfürsorgeeinrichtungen untereinander oder mit anderen (z. B. Erziehungssystem).

Verständnis für den Entwicklungszustand

Ein negatives körperliches Erscheinungsbild (z. B. Lippen- und Gaumenspalte, Hydrozephalus) kann die Bindung zwischen Kind und Mutter, Familie oder Verantwortlichen beeinträchtigen. Wenn die Diagnose gestellt ist, kann es sein, daß die Eltern wegen des „Verlustes" eines „normalen" Kindes so bekümmert sind, daß sie mit Schock, Verweigerung, Wut, Trauer oder Verzweiflung, Schuldgefühlen oder Angst reagieren. Dies kann bei jedem Entwicklungszustand des Kindes passieren, wobei hinzukommt, daß die Kommunikation zwischen den Eltern dadurch erschwert sein kann, daß sie sich auf unterschiedlichem Verarbeitungsniveau befinden. Es kann sein, daß sie ihre Wut dem Vertreter der Gesundheitsfürsorge gegenüber ausdrücken oder daß sie in ihrer Verweigerungshaltung ständig neue Gutachten einholen.

Beanspruchung der Familie und Mitleid mit dem betroffenen Kind können die Selbstdisziplin inkonsequent werden lassen und zu Verhaltensstörungen führen. Ein Elternteil (meistens die Mutter) kann übermäßig mit dem Kind beschäftigt sein und damit die Beziehung zu anderen familiären Bereichen erschweren. Der seiner Arbeit nachgehende Vater kann isoliert werden (die Sprechzeit im Gesundheitsdienst kann z. B. mit einem Besuch unvereinbar sein).

Das Fehlen behinderter Idole im Erwachsenenbereich (z. B. TV-Stars) erschwert den Kindern ihre Persönlichkeitsfindung. Die körperliche Behinderung kann zur sozialen Ablehnung durch Gleichaltrige und zur Demotivierung führen. Sie kann auch die Fähigkeit des Kindes, Ziele zu erreichen, verringern (z. B. die Entwicklung eines Gefühls gewisser Eigenständigkeit, wenn physisch die Demonstration von Unabhängigkeit durch einfaches Weggehen von den Eltern nicht möglich ist); auch eine Interferenz mit dem Temperament des Kindes ist möglich, woraus eine mangelhafte Anpassung an die Umgebung resultieren kann (z. B. bei einem leicht ablenkbaren, zusätzlich tauben Kind).

Gesamtvorgehen im Einzelfall

Chronisch behinderte Kinder haben komplexe Bedürfnisse; daher ist es ungünstig, daß das medizinische Versorgungssystem der USA in zahlreiche Untereinheiten aufgesplittert ist, die oftmals untereinander oder mit anderen Systemen, wie erwähnt, nur mangelhaft kommunizieren. Um eine abgestimmte Versorgung und optimale Abläufe für Kind und Familie sicherzustellen, müssen viele Faktoren beachtet werden („Case Management"). Ohne koordiniertes Gesamtvorgehen richtet sich die Versorgung lediglich an Krisen aus, was häufig bedeutet, daß die eine Dienstleistung doppelt angeboten wird, während andere fehlen.

Case-Management schließt ein: 1. Abschätzung und Aufstellung der Erfordernisse (medizinische, schulische, sozial-erzieherische, psychologische) für Kind und Familie; 2. Umfassende Planung von Fürsorge und Versorgung für medizinische und nichtmedizinische Leistungen (in Absprache zwischen dem behandelnden Arzt und den Spezialisten sollten Aufgabe und Verantwortlichkeit jedes Mitarbeitenden festgelegt werden); 3. Förderung und Koordination von Dienstleistungen (einschließlich des Trainings von kommunalen Sozialarbeitern); 4. kontinuierliches Verfolgen des Ziels (Überprüfen des Leistungsangebots sowie des Fortschritts bei Patient und Familie; dementsprechend sollten die Ziele des Behandlungsplans ständig überprüft und den Notwendigkeiten angepaßt werden); 5. Befugnisse delegieren (Beratung, Erziehung, Übungen und sonstige Unterstützung von Kind und Familie); dies kann auch Elterngruppen, finanzielle Erleichterungen und direkte Interventionen z.B. in Schule, bei Wohlfahrtsverbänden oder Krankenkassen betreffen. Der „Case Manager" muß die Lebensbedingungen des Kindes und die Familie genau kennen, ebenso wie die Gegebenheiten der Gemeinde, in der er agiert.

Jeder, der beruflich ein behindertes Kind verantwortlich zu betreuen hat, muß dafür sorgen, daß irgendjemand das Case-Management betreibt. Idealerweise sind dies die Eltern. Allerdings sind die Systeme, die verstanden und mit denen verhandelt werden muß, häufig so kompliziert, daß auch die fähigsten Eltern Hilfe brauchen. Als weitere Case-Manager kommen der behandelnde Allgemeinarzt, Mitglieder von Patientenhilfsgruppen, Personal von Sozialstationen und Wohlfahrtsverbänden etc. in Frage. Unabhängig davon, wer managt und wer assistiert, Familie und Kind müssen ständig in den Gesamtprozeß bis zum Detail einbezogen sein.

Die Versorgung chronisch behinderter Kinder führt selten zu dramatischen Heilerfolgen. Das Bewußtsein des Arztes über die Bedeutung seines eigenen Verhaltens ist für den Erfolg mitentscheidend.

4. SPEZIELLE ÜBERLEGUNGEN ZUR MEDIKAMENTÖSEN BEHANDLUNG BEI NEUGEBORENEN, SÄUGLINGEN UND KINDERN

(s.a. entsprechende Kapitel in PHA sowie Kap. KIN, 2., Medikamente bei der stillenden Mutter)

Erfolgreiche und sichere Pharmakotherapie bei Neugeborenen, Säuglingen und Kindern erfordert das Verständnis der Wirkung und des Metabolismus der Medikamente auf den heranwachsenden Organismus. Alle pharmakokinetischen Parameter ändern sich mit dem Alter. Die Medikamentendosis muß der Pharmakokinetik des jeweiligen Medikaments, dem Alter (als entscheidendem Maß), dem Krankheitsbild, dem Geschlecht und den individuellen Bedürfnissen des Patienten angemessen sein. Anderenfalls resultieren ineffektive Therapie oder Intoxikation.

Resorption der Medikamente: Die gastrointestinale Absorption der Medikamente kann bei Kindern verzögert sein, besonders bei Neugeborenen mit verzögerten Magenentleerungszeiten und bei Kindern mit Zöliakie. Die Absorption i.m. applizierter Medikamente (Digoxin, Kanamycin) kann bei Neugeborenen sehr wechselnd sein. Die intradermale und subkutane Absorption ist bei Neugeborenen und Kleinkindern deutlich erhöht, äußerlich verabreichte Epinephrine können z.B. zu systemischer Hypertonie führen. Die dermale Absorption von Farbstoffen und von antibakteriellen Substanzen (Hexachlorcyclohexan) z.B. kann zu Vergiftungen führen. Bei Frühgeborenen mit Apnoen wurden subkutan verabreichte Theophylline gut absorbiert und therapeutische Plasmaspiegel erreicht.

Verteilung der Medikamente: Die Verteilung der Medikamente im heranwachsenden Organismus korreliert mit den sich ändernden Verteilungsräumen. Der Anteil der Flüssigkeit am Körpergewicht des Neugeborenen (ca. 86% des Körpergewichts bei Frühgeborenen, bis zu 70% des Körpergewichts bei reifen Neugeborenen) ist höher als bei Erwachsenen (55% des Körpergewichts). Um äquivalente Plasmaspiegel zu erreichen, müssen wasserlösliche Medikamente deshalb mit zunehmendem Alter niedriger dosiert (pro kg KG) werden. Die Abnahme des Gesamtkörperwassers setzt sich bis ins hohe Alter fort.

Proteinbindung: Die Plasmaeiweißbindung von Medikamenten ist bei Neugeborenen geringer als bei Erwachsenen, wenige Monate nach der Geburt werden aber Erwachsenen-Bindungskapazitäten erreicht. Die verminderte Plasmaproteinbindung kann erklärt werden durch quantitative und qualitative Unterschiede der Plasmaproteine sowie durch die Anwesenheit exogener und endogener Substrate im Plasma. Herabgesetzte Plasmaproteinbindung kann Wirkung und Clearance der Medikamente beeinflussen, selten jedoch bei älteren Kindern. Die erhöhte Empfindlichkeit Neugeborener gegenüber Medikamenten wie Theophyllin ist teilweise durch die herabgesetzte Plasmaeiweißbindung dieser Medikamente erklärt worden. Der ungebundene, am Rezeptor verfügbare Anteil des Medikamentes ist dann größer, was eine relative Verstärkung des pharmakologischen Effektes erklärt. Gegenreaktionen können daher bereits bei Plasmakonzentrationen auftreten, die für Erwachsene noch absolut ungefährlich sind.

Metabolismus und Elimination von Medikamenten: Die Erhaltungsdosis eines Medikamentes ist altersabhängig, da sich der Metabolismus und die Elimination und somit die Clearance jedes Medikamentes mit Wachstum und Entwicklung des Organismus stark verändern können. Die Metabolisierungsgeschwindigkeit vieler Medikamente steigt während der ersten Lebensmonate kontinuierlich an. So haben Neugeborene sehr langsame Eliminationsraten, Erwachsenen-Werte werden in den ersten Lebensjahren erreicht bzw. sogar überschritten. Während der Adoleszenz verlangsamt sich die Eliminationsrate, um gegen Ende der Pubertät wieder Erwachsenen-Werte zu erreichen. Die Reifung der Metabolisierung ist von Medikament zu Medikament sehr unterschiedlich. Carbamazepin z.B. wird von Neugeborenen in der gleichen Geschwindigkeit wie von Erwachsenen ausgeschieden (Plasmahalbwertszeit 8–28 Stunden bei Neugeborenen, 21–36 Stunden bei Erwachsenen). Die meisten Pharmaka haben bei Neugeborenen 2–3mal höhere Plasmahalbwertszeiten (z.B. Phenytoin, Barbiturate, Analgetika, Herzglykoside), manche noch höhere: Theophyllin z.B. hat bei Neugeborenen eine Halbwertszeit von 30 Stunden, bei Erwachsenen von 6 Stunden.

Manche Pharmaka werden bereits nach 2–4 Wochen postnatal mit der gleichen Geschwindigkeit wie bei Erwachsenen ausgeschieden (Barbiturate, Phenytoin), andere erst nach Monaten (Theophyllin). Die Ausscheidung und Elimination von Medikamenten ist von Patient zu Patient sehr verschieden und zeigt große Abhängigkeiten von pathophysiologischen Gegebenheiten. Neugeborene haben ferner oft die Fähigkeit, alternative Stoffwechselwege zu aktivieren (z.B. die Umformung von Theophyllin zu Coffein).

All diese Beobachtungen müssen bei der Dosierung der Pharmaka beachtet werden. *Abb. 5.* illustriert dies am Beispiel des Theophyllins, eines Bronchodilatators und ZNS-Stimulans. Theophyllin, in der Kinderheilkunde viel verwendet, wird bei Neugeborenen sehr

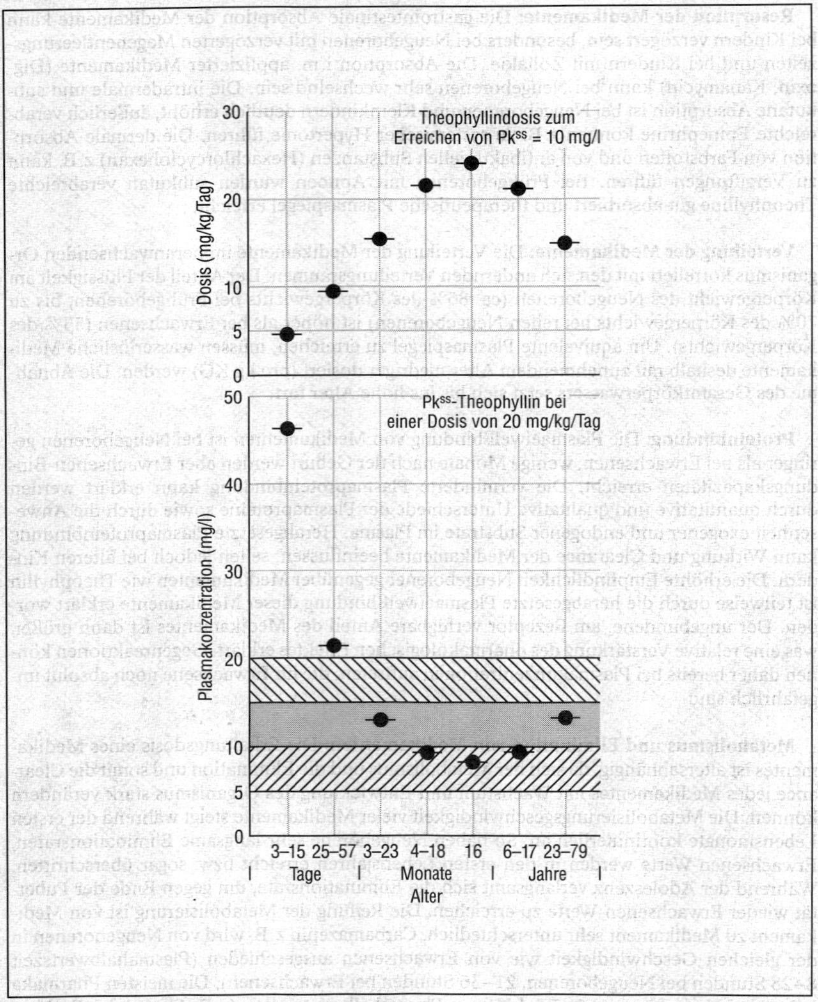

Abb. 5. **Theophyllindosis und -plasmakonzentration.**
Obere Abb.: Ungefähre Theophyllindosis in mg/kg KG/Tag zur Erhaltung einer Plasmakonzentration von 10 mg/l.
Untere Abb.: Ungefähre Theophyllinplasmakonzentration bei gleichbleibender Dosis von 20 mg/kg KG/Tag.
Gestrichelte Felder = therapeutische Versuchsdosis für bronchodilatatorische und antiapnoische Wirkung; Pk^{ss} = Plasmakonzentration im Steady state
(Aus Aranda J. V.: „Maturational Changes in Theophyllin and Coffein Metabolism and Disposition: Clinical Implications“ in: Proceedings of the Second World Conference of Clinical Pharmacology and Therapeutics, 31. Juli – 5. August 1983, S. 870, hrsg. von L. Lermberger und M. M. Reidenberg. Copyright American Society for Pharmacology and Experimental Therapeutics, Bethesda 1984. Abdruck mit Genemigung.)

langsam abgebaut, erreicht nach Monaten Erwachsenenwerte und übertrifft diese im Alter von 1–2 Jahren. Um die Plasmakonzentration im therapeutischen Bereich zu halten, muß die Dosis in bezug auf das Körpergewicht beim Neugeborenen extrem niedrig, im Alter von 6 Monaten bis 4 Jahren aber höher als bei Erwachsenen gehalten werden.

Ausscheidung von Medikamenten über die Niere: Antimikrobielle Substanzen, bei Neugeborenen und Kleinkindern die meist verwendeten Pharmaka, werden hauptsächlich renal eliminiert. Die renale Elimination ist abhängig von der glomerulären Filtration und Sekretion. Beide Funktionen sind bei Neugeborenen herabgesetzt und unterliegen in den ersten beiden Lebensjahren einer deutlichen Reifung. Die GFR eines Neugeborenen entspricht ungefähr 30% der GFR eines Erwachsenen und ist stark abhängig vom Gestationsalter.

Das Angebot an die Niere und die Ausscheidung durch die Niere sind abhängig von der Nierendurchblutung. Der effektive renale Plasmastrom ist während der ersten 2 Lebenstage mit 34–99 ml/min/1,73 m^2 niedrig, erreicht in der 3. Lebenswoche 54–166 ml/min/1,73 m^2 und steigert sich im Alter von 1–2 Jahren auf Erwachsenenwerte von 600 ml/min/1,73 m^2. Aufgrund der gesteigerten renalen und hepatischen Elimination von Pharmaka steigt die Plasmaclearance der Medikamente nach dem ersten Lebensjahr signifikant an. Die Dosierung z.B. von Aminoglykosiden muß diesem Reifungsprozeß angepaßt werden.

Dosierung von Medikamenten in der Kinderheilkunde

Es gibt keine Regel, die Effizienz und Sicherheit im Gebrauch von Pharmaka bei Kindern, speziell bei Neugeborenen, garantiert. Der vernünftigste Weg, die richtige Dosierung zu finden, ist die Anpassung der anhand pharmakokinetischer Daten für eine bestimmte Altersgruppe empfohlenen Dosis an den individuellen Bedarf des Patienten.

Viele Pharmaka, die in der Kinderheilkunde verwendet werden, sind nicht ausreichend oder gar nicht an Kindern erprobt. Es gibt viele Vorschläge zum Errechnen der pädiatrischen Dosis anhand der Erwachsenendosis, hierbei wird fälschlich vorausgesetzt, daß es sich bei Kindern lediglich um kleine Erwachsene handelt. *Abb. 5.* verdeutlicht, daß die Problematik wesentlich komplexer ist.

Dosierungen z.B. nach dem Körpergewicht zu errechnen, ist zwar praktisch, aber nicht ideal, da Kinder hierbei im Vergleich zu Erwachsenen zu niedrige Dosen beziehen würden. Die Körperoberflächenmethode (Division der Körperoberfläche (in m^2) durch 1,73 und Multiplikation mit der Erwachsenendosis) ergibt eine bessere Abschätzung der Kinderdosis für alle Altersgruppen, allerdings *mit Ausnahme der Früh- und Neugeborenen.*

Pharmakokinetik und Plasmakonzentration: Um eine bestimmte Plasmakonzentration zu erreichen und zu erhalten, ist die Kenntnis der Pharmakokinetik des Medikamentes unerläßlich. So zeigt die Elimination vieler Pharmaka einen biphasischen Verlauf. Nach einer kurzen, aber schnellen Verteilungsphase (= α-Phase), in der der Logarithmus der Plasmakonzentration linear als Funktion der Zeit abfällt, folgt eine langsamere Eliminationsphase (= β-Phase). Dies ist eine Kinetik erster Ordnung bei einem Modell mit zwei Verteilungsräumen. Hierbei wird pro Zeiteinheit ein definierter Anteil des Medikamentes eliminiert. Am Ende der Verteilungsphase ist die Plasmakonzentration des Medikamentes proportional zur Konzentration des Medikamentes in den anderen Körperabschnitten. Dieses Modell kann für eine große Zahl von Medikamenten bei Neugeborenen und älteren Kindern angewandt werden. Andere Medikamente, wie z.B. Salicylate, folgen einer Sättigungskinetik (d.h. eine definierte Menge – nicht Anteil – des Pharmakons wird pro Zeiteinheit eliminiert). Bei Kindern kann die α-Phase relativ verkürzt sein, so daß die Elimination im Vergleich zur Verteilung stark verlängert ist. Bei Neugeborenen kann man bei der Dosisberechnung von einem einzigen Verteilungsraum ausgehen. Bei den meisten Pharmaka mit Kinetiken erster Ordnung kann sich die Dosierung an der Plasmakonzentration (im Gleichgewichtszustand zur Dosis proportional) ausrichten. z.B. wird bei einer Dosierung von Phenobarbital mit 10 mg/kg/Tag und einer Plasmakonzentration von 5 mg/l eine Verdoppelung der Dosis auf 20 mg/kg/Tag auch die Plasmakonzentration auf 10 mg/l verdoppelt.

In besonderen Fällen kann eine hohe Anfangsdosis nötig sein, um schnell eine bestimmte Plasmakonzentration zu erreichen. Bei vielen Medikamenten ist diese Anfangsdosis für Neugeborene und Kleinkinder größer als für ältere Kinder. Aufgrund der verlängerten Elimination von Medikamenten in den ersten Lebenswochen sind dabei niedrigere Erhaltungsdosen und größere Intervalle zwischen den einzelnen Applikationen nötig, um eine Intoxikation oder Überdosierung zu vermeiden. Eine Anpassung der Erhaltungsdosis an die steigende Eliminationsrate ist mit zunehmendem Alter und in Abhängigkeit von dem verwendeten Medikament nötig. Falls der gewünschte pharmakologische Effekt nicht erreicht wird oder Gegenreaktionen auftreten, ist eine Bestimmung der Medikamentenkonzentration im Serum bzw. in Speichel, Urin, Liquor etc. hilfreich. Derartige Bestimmungen sind ebenfalls nützlich zur Bestimmung der Compliance (s. u.).

Die **Art und Weise der Medikamentengabe** ist den klinischen Gegebenheiten anzupassen. Bei kranken Frühgeborenen z. B. werden Medikamente fast ausschließlich i. v. appliziert, da hier die gastrointestinale Resorption unzureichend ist und sich die i. m. Injektion aufgrund der geringen Muskelmasse der kleinen Patienten verbietet. Bei älteren Frühgeborenen, Neugeborenen und anderen pädiatrischen Patienten ist die orale Applikation vorzuziehen. Bei akut kranken Kindern, bei Erbrechen, Diarrhö und unzureichender gastrointestinaler Resorption wird parenterale Applikation empfohlen. Im Versuchsstadium ist die perkutane Applikation von Medikamenten bei Neugeborenen, deren dünne Hautschicht eine gute Absorption ermöglicht.

Nebenwirkungen und Toxizität: Die Aufnahme eines Medikaments, das nicht für das Kind bestimmt ist, ist in der Pädiatrie leider ebenfalls möglich; so z. B. transplazentar, über die Muttermilch, Haut, Lunge, transkonjunktival, sogar durch versehentliche fetale Injektion. Die Unterschätzung dieser Eintrittswege bzw. die Unkenntnis des Metabolismus verschiedener Pharmaka bei Kindern hat katastrophale Konsequenzen. So führt z. B. die herabgesetzte Glukuronyl-Transferase-Aktivität Neugeborener bei Applikation von Chloramphenicol zu dem gefürchteten Gray-Syndrom (akuter kardiovaskulärer Kollaps; zu Chloramphenicol *s. a. Kap. INF, 4., Antibiotikatherapie, und Kap. KIN, 6., Antibiotikatherapie bei Neugeborenen*). Die Verdrängung des Bilirubins aus der Plasmaeiweißbindung durch Sulfonamide führt bei Neugeborenen zu Kernikterus und Bilirubin-Enzephalopathie.

Die transkutane Resorption von Hexachlorcyclohexan führt bei Kleinkindern zu zystischen Gerhirndefekten und neuropathologischen Auffälligkeiten. Borsäure und Anilinfarbstoffvergiftungen treten bei Resorption dieser Stoffe aus der Windel auf.

Intoxikationserscheinungen eines Medikamentes entsprechen meist den bekannten Zeichen einer Überdosierung (z. B. Arrhythmien bei Überdosierung von Herzglykosiden), sind aber wesentlich stärker ausgeprägt.

Gewisse Überempfindlichkeiten und genetische Besonderheiten (z. B. Glukose-6-phosphat-dehydrogenase-Mangel) können einen Patienten zu Gegenreaktionen auf bestimmte Medikamente prädisponieren *(s. Kap. PHA, 6.)*.

Bei Intoxikation ist das entsprechende Medikament abzusetzen, die Behandlung der Intoxikationserscheinungen ist von Medikament zu Medikament verschieden.

Die Compliance des Patienten

(s. a. Kap. PHA, 7.)

Die Nichteinhaltung von Therapieplänen ist in der Pädiatrie beunruhigend hoch (50–75%). Beispielsweise erhielten bei 10tägiger Penicillinverordnung wegen Streptokokkeninfektionen am dritten Tag schon 56% der Kinder das Präparat nicht mehr. Am 6. Tag waren es 71% und am 9. Tag 82%! Bei chronischen Erkrankungen (z. B. juveniler Diabetes,

Asthma), die komplizierte pharmakologische Langzeitschemata und eine Änderung der Lebensgewohnheiten erfordern, liegen diese Zahlen sogar noch höher. Auch wenn situationsbedingt kein Fall dem anderen gleicht, muß *jeder* Elternteil als *potentieller* Therapieverweigerer angesehen werden. Einige wichtige auslösende Faktoren und Verbesserungsmöglichkeiten werden im folgenden besprochen.

1. Unsicherheiten hinsichtlich der ärztlichen Instruktionen: Viele Eltern verstehen nicht genau, was von ihnen erwartet wird. Eine Viertelstunde nach dem ärztlichen Gespräch sind viele Informationen vergessen. Die meisten Eltern erinnern sich am besten an das, was im ersten Drittel des Gesprächs gesagt wurde, außerdem erinnern sie sich eher an die Diagnose als an Details der Therapie.

Vorgehen: Der Arzt sollte das Vorgehen mündlich besprechen, es schriftlich festhalten und das Geschriebene nochmals mit den Eltern durchgehen. Die entscheidende Bedeutung des therapeutischen Vorgehens muß dabei nochmals herausgestellt werden. Spezielle Informationen über die Krankheit, die Wirkung der Medikamente etc. sollten vermieden werden, wie medizinische Fachausdrücke vermieden werden sollten, da beides die Mitarbeit des Patienten nicht fördert.

2. Komplizierte Anwendungsformen: Die Mitarbeit des Patienten sinkt, je komplizierter, unangenehmer, teurer und länger die Therapie ist und je eingreifender sie auf die Lebensgewohnheiten des Patienten einwirkt.

Vorgehen: Die Therapie sollte so einfach wie möglich sein. Je weniger Medikamtente, je weniger Einzeldosen und je weniger Änderungen eines Therapieplans, desto besser. Wenn mehrere Medikamente täglich gegeben werden, sollte ihre Anwendung wenn möglich gleichzeitig erfolgen. Routinemäßige Verschreibung zusätzlicher, nicht unbedingt notwendiger Medikamente (Hustensäfte, Vitamine, Abführmittel) sollte vermieden werden, wichtige Punkte des Therapieplans sollten hervorgehoben werden (z. B. die regelmäßige Einnahme der Antibiotika über den gesamten vorgesehenen Zeitraum). Bei unvermeidbaren komplexen Therapieplänen ist die Aufteilung in einfachere Abschnitte, die nach und nach einbezogen werden, oft sinnvoll (z. B. immer häufigere Urintests bei Diabetikern). Eine Anpassung des Therapieplans an die tägliche Aktivität des Patienten verhindert die Unannehmlichkeiten für die Patienten sowie deren Vergeßlichkeit. Regelmäßige ambulante Vorstellungen oder Anrufe des Patienten, z. B. alle 3–4 Tage, können eventuelle Probleme aufdecken und dem Patienten den Eindruck einer intensiven Therapie vermitteln. Der Patient wird dadurch motiviert, eventuelle Probleme oder Bedenken können besprochen werden. Falls der Lebensstil des Patienten z. B. durch Sport oder Diät verändert werden soll, sollten solche Änderungen einzeln und nacheinander vorgenommen werden. Die Ziele, die gesetzt werden, sollten realistisch sein (soll ein Kind z. B. 15 kg abnehmen, verlangt man eine Gewichtsreduktion von 1 kg bis zur nächsten Vorstellung in 2 Wochen). Gute Mitarbeit des Patienten sollte gelobt werden. Die Therapiekosten können gesenkt werden, indem Generika verordnet und unnötige Verschreibungen vermieden werden.

3. Vorurteile der Eltern: Eine voreingenommene Einstellung der Eltern *(vgl. a. Kap. SPS, 9.)*, die oft auf schlechter Erfahrung oder falschen Informationen beruht, führt oft dazu, den Empfehlungen des Arztes nicht zu folgen.

Vorgehen: Die Einstellung der Eltern sollte anhand folgender Fragen herausgearbeitet werden: 1. Stimmen die Eltern der Diagnose zu? 2. Sehen sie die Ernsthaftigkeit der Situation? 3. Glauben die Eltern, daß die Therapie hilfreich sein wird? 4. Fürchten sie Nebenwirkungen? 5. Halten sie die Therapie für schwer durchführbar?

Irrglauben (mein Kind kann keine Grippe haben, die hatte es bereits und das kann man nur einmal bekommen wie Masern) wird überliefert, beruht auf Erfahrung mit anderen, nicht vergleichbaren Krankheiten oder einfach auf Fehlinformationen. Der Arzt sollte die Eltern anregen, ihre Bedenken offen zu bekunden. Oft sind Eltern durch einen Appell an ihr Verantwortungsgefühl oder durch das Vorbild anderer Kinder, die durch die gleiche Therapie geheilt worden sind, zu überzeugen.

4. Gestörtes Arzt-Patienten-Verhältnis: Die Unzufriedenheit der Eltern aufgrund mangelnder Information durch den Arzt, mangelhafte seelische Unterstützung oder mangelndes Verständnis für ihre Fragen korreliert eng mit negativen Therapieergebnissen.

Vorgehen: Voraussetzung für die Lösung solcher Probleme ist, daß sie erkannt werden. Ein Gespräch nur mit den Beteiligten und ausreichend Zeit sind hierfür Voraussetzung. Die Arzt muß genug Sicherheit und Einfühlungsvermögen besitzen, um die Eltern zu motivieren, ihre Ängste auszudrücken. Die Mitarbeit wird gesteigert, wenn die Eltern intensive Bemühungen und Sympathie erfahren und regelmäßig über den momentanen Zustand des Kindes und die Therapie informiert werden.

Weitere Vorschläge: Obwohl die Problematik der mangelhaften Mitarbeit den Ärzten zunehmend bewußt wird, werden das Ansprechen des Patienten oder die Befolgung des Therapieplans erstaunlich wenig überwacht (wiederholte Einbestellungen des Patienten oder wiederholte Anrufe zum Therapieplan durch den Arzt oder aus der Praxis; Mitbringen der Medikamentenpackungen beim nächsten Praxistermin; Führen eines „Tagebuchs" mit Dosen und Zeiten der Medikamenteneinnahme; Messung der Urinspiegel, z.B. bei Antibiotika). Mangelnde Kooperationsbereitschaft des Patienten sollte bei Nichterreichen des therapeutischen Ziels immer angenommen und ausgeschlossen werden, bevor man weitere therapeutische oder diagnostische Maßnahmen anordnet. Schwestern und Apotheker können die meisten der oben beschriebenen Aufgaben übernehmen. Sie können den Therapieplan nochmals erläutern, den Patienten anrufen oder ihm schreiben, wenn abzusehen ist, daß seine Medikamente ausgehen. Sie können ihm Informationsmaterial über seine Medikamente mitgeben und festhalten, welche Medikamente der Patient bekommt, um auf Überdosierung, allergische oder unerwünschte Wirkungen von Medikamenten reagieren zu können und eine Therapiekontrolle zu behalten.

5. STÖRUNGEN IM FLÜSSIGKEITS- UND ELEKTROLYTHAUSHALT BEI SÄUGLINGEN UND KINDERN

Die Dehydratation, meist aufgrund einer Diarrhö, bleibt weltweit ein Hauptgrund für Morbidität und Mortalität bei Säuglingen und Kindern. Zuviel Flüssigkeit und Elektrolyte können genauso schädlich sein wie zu wenig bei schwerkranken pädiatrischen Patienten mit Hirnödem, mit Beeinträchtigung der Nieren- oder Kreislauffunktion oder mit unreifen Organsystemen (z.B. Frühgeborene). Allgemein muß die Berechnung der erforderlichen Flüssigkeits- und Elektrolytmengen um so sorgfältiger sein, je jünger das Kind ist. Der Säugling ist insofern eingeschränkt, als er seinen Durst oder sein Flüssigkeitsverlangen nicht mitteilen kann. Zusätzlich hat der Säugling einen relativ großen, unvermeidlichen Flüssigkeitsverlust durch Verdunstung; dies ist teilweise zurückzuführen auf die große Körperoberfläche im Verhältnis zum Volumen. Die Stoffwechselrate des Säuglings, bezogen auf kg Körpergewicht, ist 2–3mal höher als die eines Erwachsenen. Die Wärme, die durch die Stoffwechselaktivitäten erzeugt wird, muß abgegeben werden (hauptsächlich durch Verdunstung), und lösliche Stoffe müssen ausgeschieden werden (hauptsächlich über den Urin). Das Endresultat ist ein rascherer Umsatz der Körperflüssigkeit beim Säugling als beim Erwachsenen und eine geringere Fehlerbreite bei der Berechnung der nötigen Flüssigkeits- und Elektrolytmenge.

Bei der klinischen Betreuung von Säuglingen und Kindern mit Flüssigkeits- und Elektrolytstörungen ist eine totale Präzision unmöglich; nichtsdestotrotz kann eine ausreichende Genauigkeit in der Regel erreicht werden, um ein normales Gleichgewicht herauszustellen und aufrechtzuerhalten und um ernste Komplikationen zu vermeiden. Die Beachtung grundlegender Prinzipien, von Personal, das die Fortschritte sorgfältig aufzeichnet, und von Erfahrungen sind erforderlich. Situationen, die eine besonders detaillierte Beobachtung verlangen, sind jene, bei denen eine Organfunktion (besonders Haut, Herz oder Niere) kritisch beeinträchtigt ist.

Flüssigkeits- und Elektrolytprobleme sind am leichtesten zu lösen, wenn man das **Defizit**, den **Erhaltungsbedarf** und die **andauernden Verluste** getrennt betrachtet *s. Tab. 7.* – und zuerst die erforderlichen Flüssigkeitsmengen, dann ihre **Zusammensetzung** (Elektrolyte) und schließlich die Geschwindigkeit der Wiederzufuhr berechnet. Auf diese Weise können sogar komplexe Probleme zergliedert werden und erscheinen nicht so unüberwindlich wie auf den ersten Blick. Die Beispiele dieses Kapitels betreffen die Infusionstherapie; Konzepte und Prinzipien gelten aber genauso für eine Rehydratation per os *(s. Kap. KIN, 11., Akute infektiöse Gastroenteritis).*

Tab. 7. Vorgehen bei Flüssigkeits- und Elektrolytproblemen

Problem	*Menge (Flüssigkeit)*	*Zusammensetzung (Elektrolyte)*
Defizit	Kurzzeitige Gewichtsänderung, klinische Schätzung *(Tab. 8.)*	*Tab. 9.*
Erhaltungsbedarf	Berechnung entweder durch die Oberflächenmethode oder durch kalorische Methoden	*Tab. 12.*
Andauernde Verluste	Messung	*Tab. 13.* oder Messung

Defizit

Das Defizit bezieht sich auf *Verluste, die vor Beginn der Korrekturmaßnahmen auftraten.*

Die Menge kann am besten direkt durch die Änderungen des Körpergewichts bestimmt werden, wenn diese Information verfügbar ist. Eine akzeptable Annahme ist, daß ein kurzfristiger Gewichtsverlust von mehr als 1% des Körpergewichts/Tag ein Flüssigkeitsdefizit darstellt. Wenn das frühere Gewicht des Kindes unbekannt ist, muß eine klinische Schätzung des Flüssigkeitsverlustes erfolgen, obwohl es bei dieser Methode Fehler und Fallen gibt *(s. Tab. 8.).*

Die **Zusammensetzung** der Flüssigkeit, die erforderlich ist, um das Defizit zu ersetzen, hängt ab 1. von der Dauer des Verlustes, 2. der Art des Flüssigkeitsverlustes und 3. der derzeitigen Serumelektrolytkonzentration. Ist der Verlust hyperakut, d.h. Minuten bis wenige Stunden vorhanden, ist die erforderliche Zusammensetzung die des Serums. Meist entwickelt sich jedoch eine Dehydratation über 2–3 Tage, und es ist mehr Zeit für einen Ausgleich zwischen extrazellulärer **(ECF)** und intrazellulärer Flüssigkeit **(ICF);** so ist weniger Natrium und mehr Kalium erforderlich. *Tab. 9.* zeigt die Annäherungswerte der Elektrolytkonzentrationen, die in den am häufigsten auftauchenden klinischen Fällen von Dehydratation die Defizite ersetzen.

Die aktuellen Elektrolytkonzentrationen des Patienten (und insbesondere die **Natriumkonzentration**) bestimmen die Wahl der Flüssigkeitszusammensetzung nach der primären „Wiederbelebung" des Kreislaufs *(s.a. Kap. ERN, 6., Hypo- und Hypernatriämie, unter Regulation von Wasser- und Natriumhomöostase).* Eine anomale Plasmaserumnatriumkonzentration wirkt sich ebenfalls auf die klinische Schätzung des Schweregrades der Entwässerung aus *(s. Tab. 8.).*

Die Geschwindigkeit, mit der das Defizit ersetzt wird, hängt vom Schweregrad der Dehydratation und der Geschwindigkeit des Flüssigkeitsverlustes ab. Wenn der Kreislauf beeinträchtigt ist, werden im allgemeinen 20 ml/kg einer der Extrazellulärflüssigkeit ähnlichen Lösung (z.B. Laktat-Ringerlösung, isotone Kochsalzlösung) i.v. über 30–60 min infundiert, um eine adäquate Durchblutung – die „Wiederbelebungsphase" – wieder herzustellen. Wenn die Kreislaufsituation sich nicht befriedigend verbessert, wird mehr ECF-ähnliche Flüssigkeit

Tab. 8. Klinische Einschätzung des Schweregrads der Dehydratation

Geschätzter Gewichtsverlust in % (ml/kg KG) bei Säuglingen	*Geschätzter Gewichtsverlust in % (ml/kg KG)* bei Jugendlichen	*Schweregrad der Dehydratation*	*Klinische Daten*	*Probleme bei der Einschätzung*
5% (50)	3% (30)	Gering	Trockene Schleimhäute	Mundschleimhaut kann bei chronischen Mundatmern trocken sein
			Oligurie	Häufigkeit der Urinabgabe kann bei Säuglingsdiarrhö, besonders bei Mädchen, unbekannt sein
10% (100)	5% (50)	Mäßig	Deutliche Oligurie	Wie bei Oligurie, oben
			Geringer Hautturgor	Verändert durch Serumnatriumkonzentration [Na][1]
			Eingesunkene Fontanelle	Nur bei Säuglingen
			Tachykardie	Verändert bei Fieber [Na][1] und anderen Grunderkrankungen
15% (150)	7% (70)	Schwer	Hypotonie	Beeinflußt durch [Na][1] und Grundkrankheit
			Schlechte Durchblutung	

[Na] = Serumnatriumkonzentration

[1] [Na] > 150 mmol/l ergibt eine falsch niedrige Einschätzung des Schweregrades, [Na] < 130 mmol/l täuscht eine falsch hohe Einschätzung des Schweregrades vor.

oder 10 ml/kg eines Kolloids (z. B. Plasma, Humanplasmaprotein, Blut) rasch infundiert; die Notwendigkeit dieser zusätzlichen „Wiederbelebungsmaßnahme“ muß den Arzt alarmieren, auf die vielen möglichen Komplikationen und Folgeerscheinungen eines akuten Schocks *(s. Kap. HKR, 3.)* vorbereitet zu sein. Das verbleibende Defizit kann über 8, 12, 24 oder 48 h ersetzt werden, in Abhängigkeit vom offensichtlichen Volumenbedarf des Patienten und von praktischen Überlegungen. Wenn die Serumelektrolytkonzentrationen anfangs anomal waren, muß die Phase des Defizitersatzes nach der akuten Wiederherstellung dementsprechend angepaßt sein.

Tab. 9. Übliche Elektrolytdefizite aufgrund von Dehydratation (mmol/l)

Ursache	*Natrium*	*Kalium*
Fasten und Dursten	50	10
Diarrhö		
Isotone Dehydratation	*80*	80
Hypotone Dehydratation	100	80
Hypertone Dehydratation	20	10
Pylorusstenose	80	100
Diabetische Ketoazidose	80	50

Erhaltungsbedarf

Flüssigkeiten sind erforderlich, um die Homöostase aufrechtzuerhalten, um die Wärme, die bei der Stoffwechselaktivität produziert wird, abzuleiten und um die löslichen Produkte des Zellstoffwechsels auszuscheiden. Verdunstungsverluste über die Haut und die Atemwege (in einem Verhältnis von 2:1) machen etwa 50% des Erhaltungsbedarfes an Flüssigkeit aus. Die anderen 50% stehen für die Urinbildung zur Verfügung, um die Ausscheidung von gelösten Stoffen im Urin zu ermöglichen, ohne daß er konzentriert oder verdünnt ist (d. h. 300 mOsm/l, spezifisches Gewicht etwa 1010).

Die erforderliche **Menge** an Erhaltungsflüssigkeit hängt von der Stoffwechselrate ab und hat so eine komplexe Beziehung zum Gewicht: Je jünger das Kind ist, desto größer ist die Stoffwechselaktivität/kg Körpergewicht (50 kcal/kg beim Neugeborenen, 26–28 kcal/kg beim Erwachsenen). So kann die notwendige Flüssigkeitsmenge zur Deckung des Bedarfs nicht so leicht aus dem Körpergewicht bestimmt werden wie der Bedarf nach einem Verlust.

Drei Methoden zur Schätzung der erforderlichen Menge an Erhaltungsflüssigkeit sind derzeit in weltweitem Gebrauch: Eine basiert auf der Körperoberfläche (KOF), die anderen auf dem Kalorienbedarf. Die KOF ist wie die Stoffwechselrate keine lineare Funktion des Gewichts und erfordert die Verwendung einer Tabelle oder eines Nomograms *(s. Abb. 6.)*. Der Vorteil dieses Systems ist die Einfachheit, sich nur eine einzige Zahl merken zu müssen: Der Bedarf zur Erhaltung des Flüssigkeitsbestandes für Personen aller Altersklassen liegt bei 1500–2000 ml/m²/Tag.

Der Kalorienbedarf kann mit Hilfe einer Tabelle für den Grundbedarf geschätzt werden und wird situationsspezifisch modifiziert (Aktivität, Körpertemperatur; *s. Tab. 10.*). Eine al-

Tab. 10. Standardisierte Grundumsatzraten

Gewicht (kg)	*Kalorien/24 h* *männlich*	*beide Geschlechter*	*weiblich*
3		140	
5		270	
7		400	
9		500	
11		600	
13		650	
15		710	
17		780	
19		830	
21		880	
25	1020		960
29	1120		1040
33	1210		1120
37	1300		1190
41	1350		1260
45	1410		1320
49	1470		1380
53	1530		1440
57	1590		1500
61	1640		1560

Modifikation nach Körpertemperatur und Aktivität:

1. Für jedes Grad Celsius, das die Körpertemperatur über oder unter der normalen Rektaltemperatur von 37,8 °C (100 F) liegt, müssen zum Tabellenwert 12% addiert bzw. subtrahiert werden (8% für jedes Grad Fahrenheit).
2. Bei normaler Aktivität des Kindes werden zum Tabellenwert 0–30% addiert; hypo- oder hypermetabolische Zustände erfordern eine stärkere Anpassung.

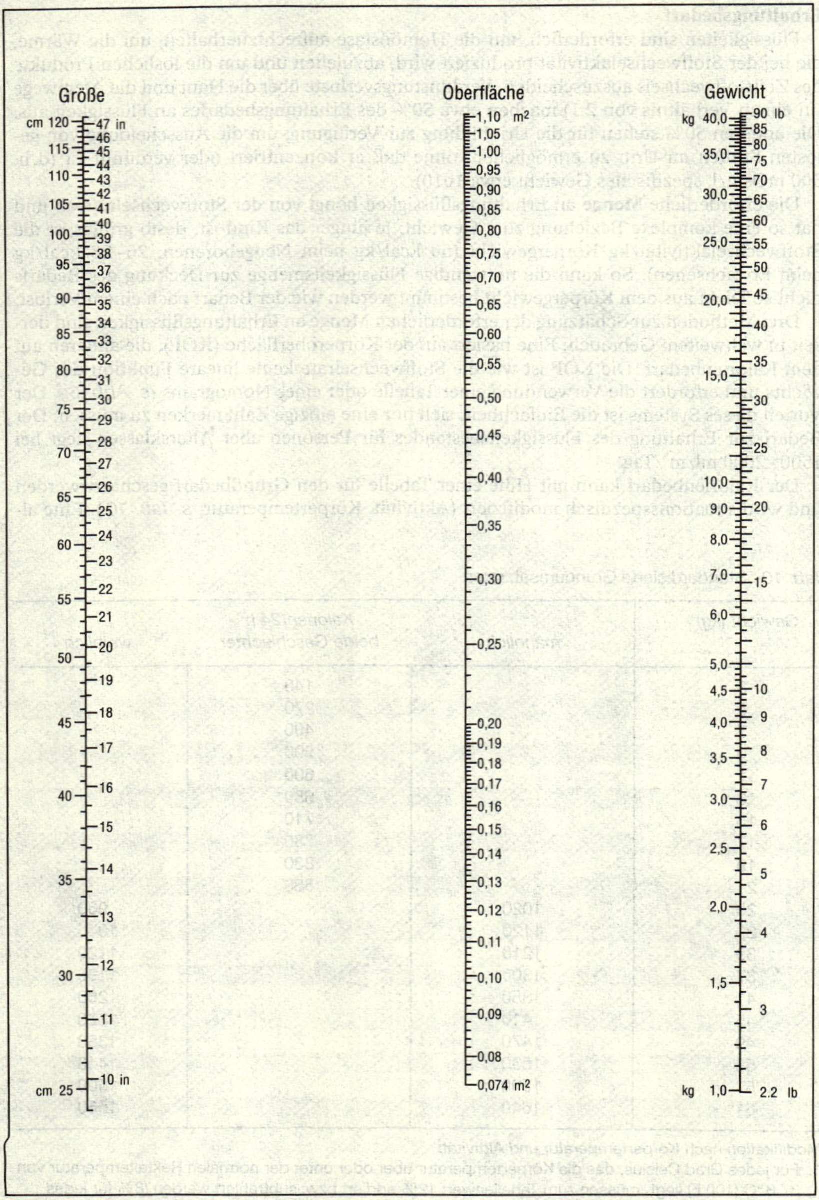

Abb. 6. **Nomogramm zur Berechnung der Körperoberfläche bei Kindern.**
(Nach Documenta Geigy Scientific Tables, 8. Auflage, C. Lentner (Hrsg.), Ciba-Geigy Ltd., 1981, p. 226–227; Abdruck mit Genehmigung der Ciba-Geigy Ltd., Basel, Schweiz.)

ternative Methode zur Schätzung des Kalorienbedarfs basiert auf der Formel von Holliday-Segar, die Tabellen überflüssig macht *(s. Abb. 7.)*. Diese Formel berücksichtigt die Aktivität (wie es das Oberflächensystem tut); sie nimmt für den sehr jungen, stationären Säugling eine normale oder fast normale Aktivität, für das ältere Kind aber eine verminderte an. Bei beiden Systemen, die auf dem Kalorienbedarf basieren, können die Kalorien natürlich in Millimeter-Flüssigkeit übertragen werden *(s. Tab. 11.)*.

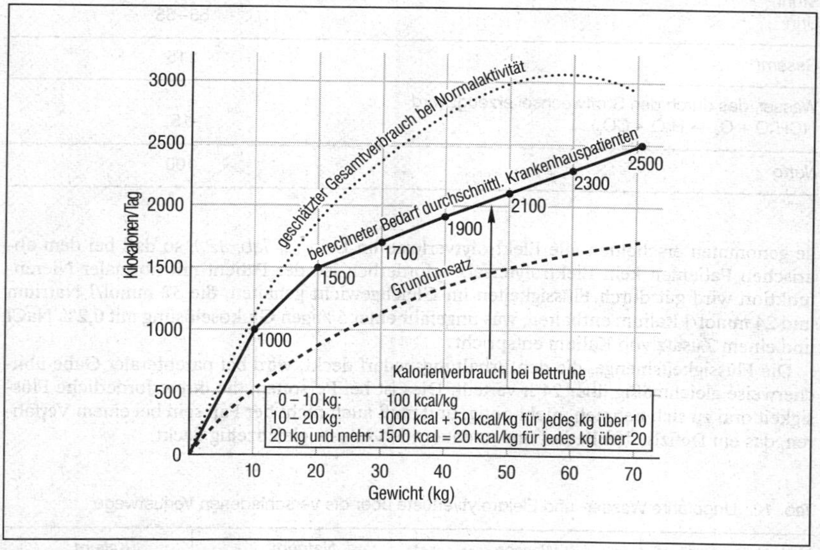

Abb. 7. **Geschätzter Kalorienverbrauch unter Grundumsatzbedingungen** *(untere Kurve)*, **unter der Bedingung der Bettruhe** *(mittlere Kurve)* **und der Bedingung der vollen Aktivität** *(obere Kurve)*. Die mittlere Kurve kann gemäß der verringerten Steigung in 3 Abschnitte geteilt werden: von 0–10 kg = 100 kcal/kg; von 10–20 kg = 50 kcal/kg; mehr als 20 kg = 20 kcal/kg. Diese Steigungen können zur Therapie der Aufrechterhaltung des Flüssigkeitsstatus ohne Benutzung eines Graphs benutzt werden, um vernünftige Schätzungen des Kalorienverbrauchs zu formulieren. So beträgt der geschätzte Kalorienverbrauch für ein 23-kg-Kind = (100 kcal/kg × ersten 10 kg) + (50 kcal/kg × nächsten 10 kg) + (20 kcal/kg × letzten 3 kg) = 1560 kcal. (Aus Holliday M. A., Segar W. E: „The Maintenance Need for Water in Parenteral Fluid Therapy". *Pediatrics* 19:823, 1957; Abdruck mit Genehmigung von Pediatrics.)

Jede Methode kann erfolgreich verwendet werden, jedoch ergeben die verschiedenen Methoden nicht die exakt gleiche Schätzung. Die Methode, die sich auf den Grundbedarf bezieht, gewährleistet das niedrigste empfohlene Flüssigkeitsvolumen und ist deshalb die sicherste, wenn die Aktivität herabgesetzt ist oder ein Zuviel an Flüssigkeit ein Problem darstellt. Trotzdem ist die Holliday-Segar-Formel, da sie kleine Tabellen benötigt, das von der Verwendung her einfachste System. Es wird geraten, sich mit einem der Systeme vollständig vertraut zu machen.

Die Bestimmung der Menge der Erhaltungsflüssigkeit erscheint dem Unerfahrenen oft schwierig; die Entscheidung über die **Zusammensetzung** der Flüssigkeit ist leichter. Im Grun-

Tab. 11. Beziehung zwischen Kalorienverbrauch und dem erforderlichen Erhaltungsbedarf an Flüssigkeit

Ort des Wasserverlustes	*Übliche Verluste (ml H_2O/100 kcal verstoffwechselt)*
Lunge	15–20
Haut	30–40
Stuhl	5
Urin	55–65
Gesamt	115
Wasser, das durch den Stoffwechsel erzeugt wird ($CH_2O + O_2 \rightarrow H_2O + CO_2$)	–15
Netto	100

de genommen erscheinen alle Elektrolytverluste im Urin *(s. Tab. 12.)*, so daß bei dem anurischen Patienten kein Elektrolytersatz erforderlich ist; der Patient mit normaler Nierenfunktion wird gut durch Flüssigkeiten im Gleichgewicht gehalten, die 32 mmol/l Natrium und 24 mmol/l Kalium enthalten, was ungefähr einer 5%igen Glukoselösung mit 0,2% NaCl und einem Zusatz von Kalium entspricht.

Die Flüssigkeitsmenge, die den Erhaltungsbedarf deckt, wird bei parenteraler Gabe üblicherweise gleichmäßig über 24 h verteilt. Dies ist bei Personen, die ihre erforderliche Flüssigkeit oral zu sich nehmen, nicht nötig, und muß auch nicht der Fall sein bei einem Verfahren, das ein Defizit, den Bedarf und andauernde Verluste gleichzeitig deckt.

Tab. 12. Ungefähre Wasser- und Elektrolytverluste über die verschiedenen Verlustwege

Verlust über	*Wasser (ml)*	*Natrium (mmol/l)*	*Kalium (mmol/l)*
Lungen	150	0	0
Haut	300	1	2
Stuhl	50	1	2
Urin	500	30	20
Gesamt	1000	32	24

Laufende Verluste

Die Messung oder Schätzung der Menge weiterer anomaler Verluste (z. B. Magendrainage, Verlust durch Ileostoma) ist oft, aber nicht immer möglich. Während einer Laparotomie oder Thorakotomie zum Beispiel können die Verdunstungsverluste beträchtlich sein (4–6 ml/kg/h oder mehr), sind aber schwierig zu bestimmen. Die **Bildung eines „dritten Raums“** führt zur Ansammlung von Flüssigkeit zusätzlich zur ECF und ICF, die für die Unterstützung des Kreislaufs nicht verfügbar ist, aber im Körper verbleibt (z. B. im Darmlumen während des Ileus). Diese Situation ist klinisch besonders schwierig zu handhaben, da man keine äußeren Verluste als Alarmzeichen sieht und da das Körpergewicht nicht abnimmt, während der extrazelluläre Flüssigkeitsraum entleert wird; so kann sich schleichend eine schwere Dehydratation entwickeln. Wenn die Bildung eines „dritten Raums“ wahrscheinlich ist, muß der Patient besonders sorgfältig überwacht werden (s. unten).

Die Zusammensetzung der laufenden zusätzlichen Verluste kann mit Tabellen *(s. Tab. 13.)* geschätzt werden, doch ist es besser, die Flüssigkeit chemisch zu analysieren, wenn die Menge groß ist oder wenn erwartet wird, daß der Verlust sich mehrere Tage fortsetzt. Die einfachste Methode, Flüssigkeit und Elektrolyte zuzuführen, um andauernde Verluste zu ersetzen, ist „Huckepack" mit der Infusion, die den Erhaltungsbedarf und/oder Defizite deckt; dies vermeidet die Notwendigkeit, spezielle Lösungen zu mischen und erlaubt Flexibilität in der Wahl des Ersatzes.

Tab. 13. Ungefähre Elektrolytzusammensetzung zusätzlicher Verluste (mmol/l) nach außen

Flüssigkeit	*Natrium*	*Kalium*	*Chlorid*
Magen	20–80	5–20	100–150
Pankreas	120–140	5–15	40–80
Dünndarm	100–140	5–15	90–130
Galle	120–140	5–15	80–120
Ileostomie	45–135	3–15	20–115
Diarrhö	10–90	10–80	10–110
Schweiß			
Normal	10–30	3–10	10–35
Zystische Fibrose	50–130	5–25	50–110
Verbrennungen (*s. Kap. PHY, 2.*)	140	5	110

Überwässerung

Nicht alle Flüssigkeits- und Elektrolytprobleme betreffen Defizite und Verluste; einige resultieren aus einer Überwässerung (besonders wenn eine gestörte Nieren- oder Herzfunktion vorhanden ist) oder übermäßiger Elektrolytgabe oder aus beidem. Es ist wichtig, zusätzliche Quellen für Flüssigkeit und Elektrolyte zu beachten, etwa Lösungsmittel, die zur Herstellung von Medikamenten dienen (z.B. Aqua dest. gegenüber NaCl-Lösung).

Die Prinzipien der Wiederherstellung der Homöostase bei der Dehydratation können mit einigen Veränderungen bei Überschußproblemen angewandt werden: Flüssigkeitsmengen und Zusammensetzungen werden geschätzt und die entsprechenden Einschränkungen bei der Aufnahme vorgeschrieben.

Überwachung

Die besprochenen Richtlinien sind Annäherungen und erübrigen keineswegs die Notwendigkeit der sorgfältigen Überwachung des Patienten. Unglücklicherweise gibt es kein einzelnes, einfaches Anzeichen oder einen Test, der unfehlbar das Flüssigkeits- und Elektrolytgleichgewicht widerspiegelt; in *Tab. 14.* sind 10 Messungen aufgelistet, in grober Anordnung nach praktischem Wert, unter Berücksichtigung der Einfachheit, Verfügbarkeit, Invasivität, Dauer der Durchführung und der Kosten. Die Häufigkeit der Kontrollen muß individuell in Abhängigkeit von dem derzeitigen Schweregrad der Störung und der potentiellen Veränderungsgeschwindigkeit festgelegt werden. Einmal am Tag ist selten ausreichend.

Praktisches Beispiel

Ein Säugling mit 3 Tagen Diarrhö und einem Gewichtsverlust von 1 kg hat klinische Anzeichen, die einen 10%igen Flüssigkeitsverlust annehmen lassen: trockene Schleimhäute, geringer Hautturgor, deutlich verringerte Urinausscheidung und Tachykardie, doch normalen Blutdruck und ausreichende periphere Durchblutung, wie die Kompression und Entlastung des Nagelbetts zeigt. Das Serum-Na beträgt 136 mmol/l, K 4 mmol/l, Cl 104 mmol/l und HCO_3 20 mmol/l.

Tab. 14. Kennzeichen und Tests zur Überwachung des Hydratationszustandes

Kennzeichen oder Test	*Problem*
1. Körperliche Kennzeichen der Dehydratation *(s. Tab. 8.)*	Kann irreführend sein, wenn [Na] anomal ist; kann durch Fieber beeinflußt werden etc. *(s. Tab. 8.)*
2. Körpergewicht	Kann durch „Bildung eines 3. Raums" vorgetäuscht werden
3. Urinvolumen	Geringe Ausscheidungsmenge kann auf inadäquate ADH-Sekretion, Dehydratation oder Nierenversagen zurückzuführen sein
4. Spezifisches Gewicht des Urins	Die Konzentrierungsfähigkeit der Säuglingsnieren ist begrenzt; hohes spezifisches Gewicht kann Dehydratation, inadäquate ADH-Sekretion oder Nierenversagen anzeigen; niedriges spezifisches Gewicht kann eine gute Hydratation, Pyelonephritis oder eine akute Tubulusnekrose anzeigen
5. Aufnahme und Abgabe bei direkter Messung aller Verluste (und Gewinne)	Der Erhaltungsbedarf muß geschätzt werden; der Verlust „durch Bildung eines 3. Raums" kann nicht gemessen werden
6. Harnstickstoff	Die GFR ist stark reduziert, bevor der Harnstickstoff steigt; kann erhöht sein durch Blut im GI-Trakt; beim Säugling normalerweise niedriger als beim Erwachsenen; erfordert Kreatininbestimmung, um eine Dehydratation von einer Nierenerkrankung unterscheiden zu können
7. Hämatokrit	Für Verlaufskontrollen nützlich, doch nicht als Einzelwert; wenig aussagekräftig, wenn der Patient blutet
8. TSS (Gesamtserumbestandteile) oder TSP (Gesamtserumeiweiß)	Gut für Verlaufskontrollen beim gleichen Patienten, doch nicht als Einzelwert
9. Gleichzeitig Serum- und Urin-osmolalität	Gut zur Aufdeckung einer inadäquaten ADH-Sekretion
10. Serumelektrolytkonzentrationen	Sagen allein wenig über den Hydratationsstatus aus
[Na] = Serumnatriumkonzentration	

Berechnungen

Defizit

Menge aus *(Tab. 8.)*: 1 l

Zusammensetzung *(aus Tab. 9.)*: Diarrhö – isotone Dehydratation: 80 mmol Natrium, 80 mmol Kalium

Erhaltungsbedarf

Menge:

Oberflächenmethode *(Abb. 6.)*: 0,47 $m^2 \times 1500-2000\ ml/m^2$/Tag = 705–940 ml/Tag

Grundumsatzmethode *(Tab. 10.)*: 550 kcal Grundumsatz + 20% für die Aktivität = 660 kcal ~ 660 ml/Tag

Holliday-Segar-Formel: 100 kcal/kg × 10 kg = 1000 kcal ~ 1000 ml/Tag

Zusammensetzung: 6%ige Glukoselösung mit 0,2% NaCl + 20 mmol/l K-Azetat oder KCl

Andauernde Verluste

Menge: im Verlauf zu bestimmen

Verfahren

Akuter Ersatz des Defizits

Ringerlaktat 20 ml/kg × 1 h

Menge: 20 ml/kg × 10 kg = 200 ml

Zusammensetzung: 130 mmol/l Na, 4 mmol/l K

Verbleibender Ersatz des Defizits:

Menge: 100 ml (Gesamtdefizit) − 200 ml (schon verabreicht) = 800 ml

Das Natrium setzt sich zusammen aus: 80 mmol (Defizit) − 26 mmol (gegeben im Ringerlaktat) = 54 mmol. Die 54 mmol in 800 ml ergeben eine Konzentration von

$$68 \text{ mmol/l} \left(\frac{54}{800} = \frac{\times}{1000}\right)$$

das entspricht ungefähr der käuflich zur Verfügung stehenden Lösung mit 5% Dextrose + 0,45 % NaCl (77 mmol/l)

Verabreichung: beliebig, z. B. 100 ml/h × 8 h

Erhaltungsbedarf

Menge: 600–1000 ml

Na-Zusammensetzung: 5%ige Glukose mit 0,2% NaCl

Verabreichung: Wenn nach dem Ersatz des Defizits begonnen wird, muß die Menge für den ersten Tag eher innerhalb von 15 als von 24 h gegeben werden:

$$\left(\frac{660-1000}{15} = 50\text{–}60 \text{ ml/h}\right)$$

Nach dem 1. Tag können die den Erhaltungsbedarf deckenden Flüssigkeiten gleichmäßig über den vollen 24-h-Zeitraum verteilt werden:

$$\left(\frac{660-1000}{24} = 30\text{–}40 \text{ ml/h}\right)$$

Andauernde Verluste

Nach Auftreten

Summation:

Ringerlaktat, 200 ml/h × 1 h

5%ige Glukose mit 0,45% NaCl, 100 ml/h × 8 h

5%ige Glukose mit 0,2% NaCl, 50–60 ml/h × 15 h

5%ige Glukose mit 0,2% NaCl, 30–40 ml/h danach

Anmerkungen:

1. In diesem Beispiel ist nur der Natriumbedarf ausgerechnet: die Menge und Rate des verabreichten Kaliums wird durch Sicherheitsbelange bestimmt und der vollständige Ersatz wird nicht akut erreicht. Wenn die Urinausscheidung einmal gesichert ist und es daher gefahrlos ist, Kalium zuzuführen, werden 20–40 mmol/l der Ersatzlösung zugegeben.

2. Der nacheinander ablaufende Ersatz der das Defizit und den Grundbedarf deckenden Flüssigkeiten wird in diesem Beispiel dargestellt; die Methode ist einfach und erläutert den im Text dargestellten Ansatz. Viele Ärzte ziehen es vor, den Defizit- und „Erhaltungsersatz" zu kombinieren und langsamer vorzugehen; diese Methode ist ebenfalls akzeptabel und wird bei der hypernatriämischen Dehydratation (s. unten) bevorzugt.

3. Sofern das Kind eine orale Flüssigkeitssubstitution verträgt, insbesondere nicht erbricht, sollte man dieses Vorgehen bevorzugen. Es ist wirksam, sicher, einfach und billig, verglichen

mit einer intravenösen Infusionstherapie. Die zum Einsatz des berechneten Defizits (Rehydratation) per os verwendete Lösung sollte komplexe Kohlehydrate oder Glukose 2%ig in 50–90 mmol/l Na enthalten *(s. Kap. KIN, 11., Akute infektiöse Gastroenteritis).* Nach Ausgleich des Defizits sollte auf eine Flüssigkeit mit geringerem Na-Gehalt übergegangen werden.

Hypernatriämie bei Kindern

(s. a. Kap. ERN, 6. und Kap. KIN, 6., Hypernatriämie)

Eine auf über 150 mmol/l erhöhte Na-Plasmakonzentration. Sie resultiert aus Wasserverlusten, die die Salzverluste übersteigen (hypernatriämische Dehydratation), aus Überdosierung von Kochsalz oder beidem zusammen. Wasserverluste, die Natriumverluste übersteigen, sind häufig, z. B. bei starken Durchfällen; zu einer hypernatriämischen Dehydratation kommt es aber nur bei unzureichender Kompensation des Verlustes durch Flüssigkeitszufuhr. Überdosierungen von Salz sind meist Folge fehlerhaft berechneter Infusionspläne bei Kindern bzw. Folge von Infusionen hyperosmolarer Lösungen. Heutzutage passieren solche Fehler dank der Fertiglösungen kaum noch. Im Falle einer Hypernatriämie verbleibt das überschüssige Wasser von intrazellulär im extrazellulären Raum. Das intravaskuläre Volumen nimmt damit auf Kosten des intrazellulären Raumes zu. Intrakranielle Blutungen und akutes tubuläres Nierenversagen sind die Hauptkomplikationen. Bei erhaltenem intravaskulärem Volumen kann man bei der klinischen Untersuchung den Grad der Dehydratation leicht unterschätzen. Trockene Haut und subkutane Ödeme (falls vorhanden) sind ein Hinweis, ebenso die Diskrepanz zwischen schwerer Dehydratation (gemessen am Gewichtsverlust und am Zustand der Schleimhäute) und geringen Zeichen einer Hypovolämie. Die Diagnose wird anhand der Plasmakonzentration des Na gestellt. Weiterhin kann der Harnstoff erhöht sein, der Blutzucker kann leicht erhöht sein, und bei erniedrigtem K-Spiegel kann auch die Ca-Konzentration im Plasma herabgesetzt sein.

Die **Behandlung** muß berücksichtigen, daß ein rapider Abfall der Plasma-Osmolalität ein Hirnödem hervorrufen kann, da das freie Wasser in diesem Fall in die Zelle diffundiert. Die Korrektur der Hypernatriämie sollte daher auf 2–3 Tage ausgedehnt werden. Die Flüssigkeitsmenge, die gegeben wird, setzt sich zusammen aus dem geschätzten Defizit plus dem Erhaltungsbedarf während der Zeit der Substitution. Geteilt durch diese Zeit (48–72 Stunden) erhält man das Volumen, das pro Stunde zugeführt wird. Die Korrektur des Flüssigkeitshaushaltes erfolgt dann über 2–3 Tage mit gleichbleibender Menge/Zeit. Substituiert wird 5%ige Glukose mit ungefähr 70 mmol/l Kationen. Anfangs sollte dieses Kation Na sein, bei stabilisierter Urinausscheidung werden Na und K in äquimolaren Mengen gegeben.

Extreme Hypernatriämie (Na > 200 mmol/l) sollte mit Peritonealdialyse behandelt werden.

Prophylaktisch ist eine vorsichtige Handhabung von Infusionslösungen, besonders bei komplexen Flüssigkeitsverlusten, anzuraten. Besonders Neugeborene und Kleinkinder neigen zu Dehydratation, zumal sie den Durst nicht signalisieren und selbständig die nötige Flüssigkeit zu sich nehmen können.

Faktoren, die die Verdunstung steigern (z. B. Wärmestrahler und Phototherapie), begünstigen das Auftreten einer Hypernatriämie. Bei Kindern mit Durchfall oder Erbrechen und Kindern, die schlecht trinken oder Fieber haben, muß die Zusammensetzung der Ernährung (besonders bei Sondennahrung) vorsichtig berechnet werden.

6. ERKRANKUNGEN DES NEUGEBORENEN UND DES SÄUGLINGS

Gestationsalter und Geburtsgewicht

Einteilung

Jedes Neugeborene wird als frühgeboren, ausgetragen oder übertragen eingeteilt. Eine schnelle Abschätzung des Gestationsalters schon in den ersten Tagen nach der Geburt ermöglicht die neue Ballard-Skala *(s. Abb. 1.)*. Dies erlaubt klinischen Problemen zuvorzukommen, da der Grad der Organsystemausreifung primär durch das Gestationsalter bestimmt wird. Das Neugeborene wird anhand seines Körpergewichts *(Abb. 8.)* bzw. seiner Körperlänge und seines Schädelumfangs *(Abb. 9.)* als zu groß, zu klein oder als seinem Gestationsalter entsprechend eingestuft. Die fetale Wachstumsrate kann durch genetische Faktoren und

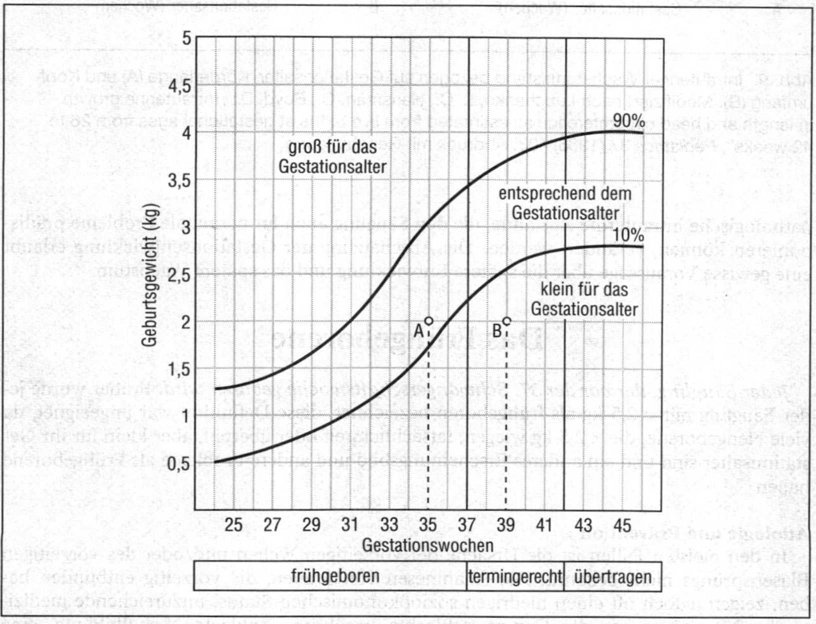

Abb. 8. **Verlauf intrauterinen Wachstums basierend auf Geburtsgewicht und Gestationsalter lebendgeborener Säuglinge:** Punkt A stellt einen frühgeborenen Säugling dar, während Punkt B ein Kind mit ähnlichem Geburtsgewicht anzeigt, das zwar ausgereift, aber zu klein für sein Gestationsalter ist; die Wachstumskurven sind repräsentativ für 10 und 90% aller Neugeborenen der Untersuchung. (Modifiziert nach Sweet A. Y., „Classification of the Low-Birth-Weight Infant", in: *Care of the High-Risk Neonate*, 3. Auflage, Klaus M. H. u. Fanaroff A. A., Hrsg. W. B. Saunders Company 1986. Abdruck mit Genehmigung.)

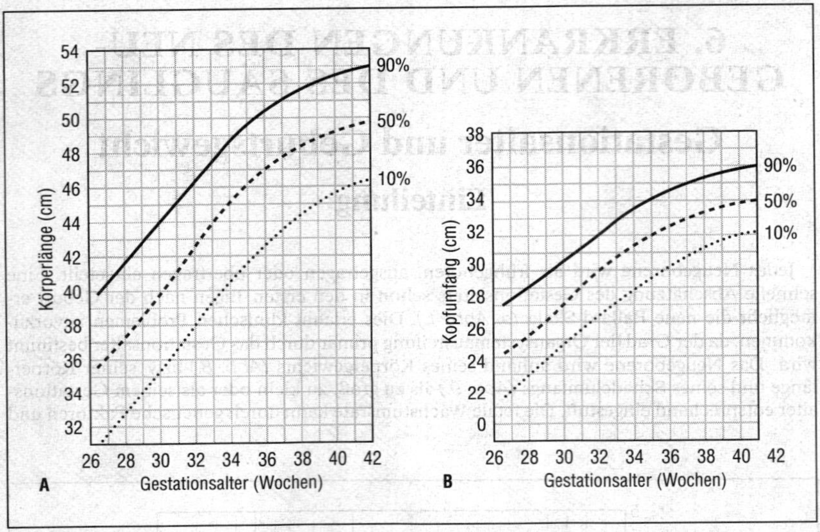

Abb. 9. Intrauteriner Wachstumsstand bezogen auf Gestationsalter, Körperlänge (A) und Kopfumfang (B). Modifiziert nach Lubchenko, L. C., Hansman, C., Boyd, E.: „Intrauterine growth in length and head circumference as estimated from live births at gestational ages from 26 to 42 weeks". *Pediatrics* 37 (1966) 403. Abdruck mit Genehmigung.

pathologische intrauterine Zustände, die den Säugling auch für perinatale Probleme prädisponieren können, verändert werden. Die Abschätzung der Gestationsentwicklung erlaubt eine gewisse Voraussage über die spätere Entwicklung und das spätere Wachstum.

Das Frühgeborene

Jeder Säugling, der vor der 37. Schwangerschaftswoche geboren wird. Früher wurde jeder Säugling mit < 2,5 kg als frühgeboren bezeichnet; diese Definition war ungeeignet, da viele Neugeborene, die < 2,5 kg wiegen, tatsächlich reif oder überreif, aber klein für ihr Gestationsalter sind und ein anderes Erscheinungsbild und andere Probleme als Frühgeborene haben.

Ätiologie und Prävention

In den meisten Fällen ist die Ursache der vorzeitigen Wehen und/oder des vorzeitigen Blasensprungs nicht bekannt. Die Anamnesen von Frauen, die vorzeitig entbunden haben, zeigen jedoch oft einen niedrigen sozioökonomischen Status, unzureichende medizinische Versorgung vor der Geburt, schlechte Ernährung, schlechte Schulbildung, eine zwischenzeitliche, unbehandelte Erkrankung oder Infektion und evtl. daß sie unverheiratet sind. Das Risiko der Frühgeburt, der wichtigsten Ursache der Neugeborenenmorbidität und mortalität, kann dadurch verringert werden, daß alle Frauen – insbesondere solche aus Risikogruppen – frühzeitig und in geeigneter Weise Zugang zu pränataler Vorsorge erhalten. Der Einsatz von Medikamenten, um vorzeitige Wehen zu beenden und die Reifung der fetalen Lungen zu beschleunigen, wenn eine Frühgeburt droht, wird in *Kap. GYN, 17.* behandelt.

Klinische Merkmale

Der frühgeborene Säugling ist klein, wiegt gewöhnlich < 2,5 kg und hat meist eine dünne, glänzende, rosa Haut, durch die die darunterliegenden Venen leicht zu sehen sind. Er hat wenig subkutanes Fett, Haar oder Knorpel des äußeren Ohrs. Aktivität und Flexion der Extremitäten sind weniger spontan als bei termingerecht geborenen Neugeborenen. Bei Knaben kann es sein, daß das Skrotum wenig Runzeln besitzt und die Tests ihren Deszensus nicht beendet haben. Bei Mädchen bedecken die großen Schamlippen die kleinen Schamlippen noch nicht.

Probleme

Die meisten Probleme der Frühgeborenen hängen mit der Unreife der Organe zusammen.

Lungen: Wenn die Lungen anatomisch und funktionell unreif sind, ist die Produktion der oberflächenaktiven Substanzen (Surfactants) nicht ausreichend, um das Zusammenfallen der Alveolen und damit eine Atelektasenbildung zu verhüten, woraus das Atemnotsyndrom *(s. u. Atmungsstörungen in diesem Kap.)* resultiert.

ZNS: Unzureichend koordinierte Saug- und Schluckreflexe bei einem Säugling, der vor der 34. Gestationswoche geboren wurde, können es erforderlich machen, daß der Säugling i.v. oder über eine Sonde ernährt werden muß. Unreife des Atemzentrums im Hirnstamm führt zu periodischem Atmen und Apnoeanfällen („zentrale Apnoe“, *s. Frühgeborenenapnoe und Atemstörungen, unten*). Apnoeanfälle können auch aus der Verlegung von Strukturen des Nasopharynx und des weichen Gaumens („obstruktive Apnoe“) resultieren. Die periventrikuläre Hirnsubstanz neigt bei unreif geborenen Kindern zu Hämorrhagien, die sich auf die Ventrikel ausdehnen können **(intraventrikuläre Hämorrhagien).** Bei unreif Geborenen werden außerdem hämorrhagische oder nichthämorrhagische Infarzierungen der periventrikulären weißen Substanz beobachtet (periventrikuläre Leukomalazie). Die Gründe dafür sind noch weitgehend unklar. Hypotension, inadäquate oder schwankende Hirndurchblutung oder plötzlicher Blutdruckanstieg (auch z. B. bei schneller i.v. Applikation von Flüssigkeit oder kolloidaler Lösungen) können zu zerebralen Infarkten oder Blutungen beitragen.

Infektion: Das Risiko, eine Sepsis aus Meningitis zu entwickeln, ist beim Frühgeborenen etwa 4mal so hoch wie beim voll ausgetragenen Neugeborenen. Diese erhöhte Anfälligkeit beruht auf dem deutlich erniedrigten Immunglobulinspiegel des Frühgeborenen; die entsprechenden Infektionen gehen oft von Einschwemmkathetern oder Trachealkanülen aus *(s. Neugeboreneninfektionen, und Kap. KIN, 2., Immunologischer Status).*

Temperaturregulation: Frühgeborene haben im Verhältnis zur Körpermasse eine außerordentlich große Körperoberfläche; deshalb verlieren sie schnell Wärme und haben Schwierigkeiten, ihre Körpertemperatur aufrechtzuerhalten, wenn sie Temperaturen ausgesetzt werden, die unter der neutralen Umgebungstemperatur liegen *(s. Stoffwechselstörungen in diesem Kap.).*

GI-Trakt: Die geringe Magenkapazität des Frühgeborenen, verbunden mit unreifem Saug- und Schluckreflex, behindert eine adäquate orale oder nasogastrische (mittels einer Sonde) Ernährung und bildet ein ständiges Risiko einer Aspiration. Die meisten Frühgeborenen vertragen Muttermilch, Markenmilchmischungen, die 20 kcal/30 ml enthalten, oder speziell hergestellte „Frühgeburts“-Milchmischungen, die 24 kcal/30 ml enthalten. Kleine Frühgeborene sind erfolgreich mit der Muttermilch ihrer eigenen Mutter über eine Sonde gefüttert worden, die immunologische und Nährstoff-Faktoren enthält, die in Kuhmilchmischungen nicht enthalten sind. Andererseits enthält Muttermilch für sehr kleine Frühgeborene (< 1,5 kg) nur ungenügend Kalzium, Phosphor und Eiweiß; in solchen Fällen sollte sie mit einem der kommerziell erhältlichen Zusätze entsprechend angereichert werden. Wenn das Kind entsprechende Flüssigkeitsmengen und Kalorien nicht über den Mund oder eine nasogastrische oder nasoduodenale Sonde bekommen kann, kann in den ersten Tagen 10%ige Glukoselösung mit dem notwendigen Erhaltungsbedarf an Elektrolyten i.v. gegeben werden, um eine Dehydratation und Mangelernährung zu vermeiden, besonders bei einem Säugling < 1,5 kg. Die ständige Fütterung mit Muttermilch oder Milchmischung via Nasoduodenalsonde ist die zufriedenstellendste Methode, um die Kalorienaufnahme bei kleinen, kranken Frühgeborenen sicherzustellen, besonders wenn Atemnot oder rezidivierende apnoische Anfälle vorhanden sind. Die Fütterung beginnt mit 1:1 verdünnter Milch, wird dieses toleriert, werden Menge und Konzentration der Nahrung über 7–10 Tage langsam gesteigert. Sehr unreife oder geschwächte Neugeborene können vollständig i.v. (über einen peripheren oder zentralen Zugang) ernährt werden. Frühgeborene sind besonders disponiert, eine **nekrotisierende Enterokolitis** (NEC) zu entwickeln (s. weiter unten).

Hyperbilirubinämie: Frühgeborene entwickeln eine Hyperbilirubinämie häufiger als voll ausgetragene Neugeborene, und es kann bei kleinen kranken Frühgeborenen schon bei einem so niedrigen Serumbilirubinspiegel wie 10 mg/100 ml zu einem Kernikterus kommen *(s. Stoffwechselstörungen in diesem Kap.)*. Verspätetes Abklemmen der Nabelschnur erhöht das Risiko einer schweren Hyperbilirubinämie, da so eine große Menge an Erythrozyten transfundiert wird; als Ergebnis sind Erythrozytenabbau und Bilirubinproduktion erhöht. Die höheren Bilirubinspiegel bei Frühgeborenen können außerdem auf unzureichend entwickelte hepatische Ausscheidungsmechanismen zurückzuführen sein. Dazu gehören Mängel bei der Aufnahme des Bilirubins aus dem Serum, bei dessen Bindung zu Bilirubinglukuronid in der Leber und bei dessen Exkretion in die Gallengänge. Zusätzlich ermöglicht eine verminderte Darmmotilität, daß mehr Bilirubinglukuronid im Intestinallumen durch das Enzym β-Glukuronidase gespalten wird, bevor es ausgeschieden wird, was die erhöhte Reabsorption von freiem Bilirubin (enterohepatischer Kreislauf des Bilirubins) erlaubt. Frühes Füttern kann die Häufigkeit und den Schweregrad des physiologischen Ikterus durch Erhöhung der Darmmotilität verringern, da so die enterohepatische Zirkulation von Bilirubin unterbrochen wird, weil Bilirubin schneller mit den Stühlen ausgeschieden wird.

Hypo- und Hyperglykämie: *s. Stoffwechselstörungen in diesem Kap.*

Niere: Die Nierenfunktion ist unreif, so daß die Konzentrierung oder Verdünnung des Urins weniger effektiv ist als beim voll ausgetragenen Säugling. Die Unfähigkeit der reifen Niere, gebundene Säuren auszuscheiden, die sich bei der Ernährung mit proteinreichen Milchmischungen und als Ergebnis des Knochenwachstums ansammeln, kann eine metabolische Azidose (späte metabolische Azidose des Frühgeborenen) und daraus resultierend ein retardiertes Wachstum verursachen. Die späte metabolische Azidose wird problemlos mit Natriumbikarbonat behandelt; obwohl die zu gebende Menge von der Schwere der Azidose abhängt, sind 1–2 mmol/kg/Tag in 4–6 Dosen oft ausreichend und können, wenn erforderlich, mehrere Tage verabreicht werden. Eine Reduktion des Proteingehaltes der Nahrung kann ebenfalls nötig werden.

Retrolentale Fibroplastie bei Frühgeborenen

(Retinopathy of Prematurity, ROP)

Beidseitige Augenkrankheit bei Frühgeborenen, die vor allem besonders Untergewichtige betrifft und deren Folgen von Normalsichtigkeit bis Blindheit reichen können.

Ätiologie und Pathogenese

Das Gefäßsystem der inneren Retina beginnt etwa in der Schwangerschaftsmitte auszuwachsen und hat bei der Geburt die gesamte Retina vaskularisiert. Mit anderen Worten, die Vaskularisierung der Retina ist bei Frühgeborenen inkomplett. Eine ROP entsteht, wenn die Gefäße in abnormer Weise weiterwachsen. Von Säuglingen mit unter 1 kg Geburtsgewicht entwickeln 80% eine ROP, und bei Komplikationen noch mehr. Die Applikation von hohen O_2-Konzentrationen, insbesondere über längere Zeit, ohne diese an den Bedarf anzupassen, erhöht das Risiko einer ROP. Ein risikoloser Schwellenwert des O_2-Drucks oder eine sichere Applikationszeit sind allerdings nicht bekannt. Bei richtig behandelten Frühgeborenen mit mehr als 1,5 kg Geburtsgewicht ist die ROP selten; hier sollten andere Diagnosen ausgeschlossen werden (z. B. eine exsudative Retinopathie **Norrie**).

Verlauf

Die Anfälligkeit für eine ROP ist unterschiedlich, korreliert aber mit der Größe des Retinaanteils, der bei der Geburt nicht vaskularisiert ist. Bei einer ROP bildet sich zunächst ein erhabener Ring proliferierenden Gefäßgewebes in der Grenzzone zum avaskulären Gebiet. In schweren Fällen invadieren die auswachsenden Gefäße den Glaskörper, woran sich u.U. das gesamte Gefäßsystem des Auges beteiligt („Plus Disease"). Das abnorme Gefäßwachstum sistiert oftmals spontan, aber in etwa 4% der mit einem Geburtsgewicht < 1 kg Überlebenden kann es bis zur Netzhautablösung mit Erblindung innerhalb von 2–12 Monaten post partum kommen. Kinder mit nicht progredienter ROP haben eine höhere Wahrscheinlichkeit für Myopie, Strabismus oder Amblyopie. Gelegentlich heilt eine ROP mäßigen Grades unter Narbenbildung mit z.B. retinaler Faltenbildung ab; auch ohne unmittelbare Netzhautablösung besteht im späteren Leben das Risiko dazu.

Prävention und Therapie

Die wichtigste Prävention besteht aus einer effektiven pränatalen Vorsorge, durch die Frühgeburten vermieden werden. Wenn die Frühgeburt erfolgt ist, steht die allgemeine Stabilisierung im Vordergrund, bei der O_2 nur insoweit benutzt werden sollte, um eine Hypoxie zu kompensieren. Der prophylaktische Gebrauch von Vitamin E als Antioxidans und die Einschränkung der Exposition gegenüber Licht (einem Prooxidans) werden derzeit getestet.

In Fällen besonders schwerer ROP kann Kryotherapie, mit der die avaskuläre Retina koaguliert wird, die Inzidenz schwerer zentraler Retinaschädigungen um 50% vermindern. Daher sollten alle Risikosäuglinge einer ophthalmologischen Untersuchung spätestens 6 Wochen nach der Geburt unterzogen werden. Auch das Fortschreiten der Vaskularisierung muß nahtlos alle 1–2 Wochen verfolgt werden, solange bis die Gefäße „ausgereift" sind und damit ein kryotherapeutischer Eingriff entfällt. Bei Retinaablösung kann man eine operative Sklera-spange oder eine Glaskörper-/Linsenexstirpation versuchen; diese Eingriffe sind allerdings noch nicht generell erprobt. Außerdem sollten die Patienten wiederholt im Hinblick auf Komplikationen wie Sekundärglaukom und Phthisis überprüft und geeignete Übungsprogramme für Sehbehinderte eingeschaltet werden.

Kinder mit ROP-Narben sollten mindestens einmal jährlich während ihres ganzen Lebens kontrolliert werden; retinale Narben und Einrisse, die das Risiko einer späteren Netzhautablösung in sich tragen, können bei rechtzeitigem Erkennen oftmals erfolgreich behandelt werden. Das residuale Sehvermögen sollte durch Behandlung einer eventuellen Schielamblyopie oder von Refraktionsanomalien so gut wie möglich verbessert werden. Eine vollständige Prävention der ROP gibt es nicht, obwohl dies Gegenstand intensiver internationaler Forschung ist.

Der übertragene Säugling

Jeder Säugling, der nach der 42. Gestationswoche geboren wird.

Ätiologie

Die Ursache der Übertragung ist allgemein unbekannt. Sehr selten können Abnormitäten der fetalen Hypophysen-Nebennieren-Achse (z.B. Anenzephalie oder Nebennierenagenesie) zu Überreife führen.

Anzeichen

Übertragene Säuglinge sind munter und erscheinen reif, doch besteht eine Verminderung des Unterhautgewebes, besonders des subkutanen Fettes, so daß die Haut locker an den Extremitäten hängen kann, oft trocken ist und sich abschält. Die Finger- und Zehennägel sind lang. Die Nägel und die Nabelschnur können mekoniumgefärbt sein, wenn während der Asphyxie im Uterus Mekonium abgegeben worden ist.

Probleme

Das Hauptproblem ist, daß sich nach der Regelzeit (normale Schwangerschaftsdauer) die Plazenta zurückbildet und multiple Infarkte und eine Zottendegeneration das **Plazenta-**

insuffizienz-Syndrom erzeugen. Der Fetus erhält von der Mutter unzureichende Glukose, Nährstoffe und Sauerstoff, was den Abbau des subkutanen Fettgewebes verursacht. Übertragene neigen zu: 1. einer **Asphyxie** während der Wehen aufgrund der Plazentainsuffizienz *(s. Asphyxie und Wiederbelebung in diesem Kap.);* 2. **Mekoniumaspirations-Syndrom,** das ungewöhnlich schwer sein kann, da nach der normalen Tragzeit das Volumen des Fruchtwassers abnimmt, so daß das aspirierte Mekonium weniger verdünnt wird als üblich ist; 3. einer Neugeborenen**hypoglykämie**, die auf unzureichende Glykogenspeicher bei der Geburt zurückzuführen ist. Die Hypoglykämie wird noch verstärkt, wenn es zu einer perinatalen Asphyxie kommt und der anaerobe Stoffwechsel die letzten Glykogenspeicher verbraucht *(s. unter Stoffwechselstörungen der Neugeborenen, weiter unten.).*

Der für sein Gestationsalter zu kleine Säugling (Mangelgeburt)

(Dysmaturität; intrauterine Wachstumsretardierung)

Jeder Säugling, dessen Gewicht mehr als 10% unter dem für das Gestationsalter entsprechenden liegt, ob frühgeboren, termingerecht oder übertragen. Trotz seines Untergewichts hat beispielsweise ein ausgetragener, 1,4 kg schwerer, für sein Gestationsalter zu kleiner Säugling nicht die mit der Unreife des Organsystems verbundenen Probleme, die ein Frühgeborenes hat.

Ätiologie

Die intrauterine Wachstumsretardierung kann durch genetische Faktoren (kleine Eltern oder ein Gendefekt, der mit kleiner Statur verbunden ist) oder durch nichtgenetische Prozesse verursacht sein. Letztere wirken sich selten vor der 32.–34. Getationswoche aus, beispielsweise Plazentainsuffizienz, die oft die Folge einer die kleinen Blutgefäße betreffenden Erkrankung der Mutter ist, wie etwa einer Präeklampsie, primären Hypertonie, Nierenerkrankung oder eines lang andauernden Diabetes mellitus. Das intrauterine Wachstum kann auch durch die bei Übertragung auftretende Plazentarückbildung verlangsamt sein, oder durch infektiöse Erreger wie das Zytomegalievirus, Rötelnvirus oder *Toxoplasma gondii.* Ein Säugling kann für sein Gestationsalter zu klein sein, wenn die Mutter schlafmittelsüchtig oder Alkoholikern ist, Kokain schnupft und, in geringerem Maße, wenn sie während der Schwangerschaft Zigaretten raucht.

Anzeichen

Trotz ihrer geringen Größe zeigen Mangelgeborene körperliche Charakteristika und ein Verhalten ähnlich den normalgroßen Säuglingen des gleichen Gestationsalters. So kann ein 1,4-kg-Säugling, der zwischen der 37. und 42. Gestationswoche geboren wird, die Haut, die Verknorpelung des äußeren Ohrs, die Sohlenfurchen und die Geschlechtsentwicklung eines ausgetragenen Säuglings haben, ebenso wie eine entsprechende neurologische Entwicklung, das Aufgewecktsein, die Spontanaktivität und die Begeisterung fürs Füttern. Wenn die intrauterine Wachstumsretardierung durch chronische Fehlernährung verursacht wurde, zeigen Mangelgeborene ein bemerkenswertes „Aufholwachstum" nach der Geburt, wenn sie eine adäquate kalorische Ernährung erhalten.

Probleme

Geburtsasphyxie: Wenn die intrauterine Wachstumsretardierung auf eine Plazentainsuffizienz (mit grenzwertiger Durchblutung) zurückzuführen ist, besteht für den Säugling das schwerwiegende Risiko einer Asphyxie während der Wehen und der Geburt, wenn noch weniger Nährstoffe und Sauerstoff zur Verfügung stehen, da jede Uteruskontraktion die mütterliche Plasmadurchblutung durch Kompression der Spiralarterien verlangsamt oder stoppt.

Deshalb sollte, wenn eine Plazentainsuffizienz vermutet wird, das Befinden des Feten vor den Wehen beurteilt und der fetale Herzschlag während der Wehen ständig überwacht werden. Bei Verdacht auf fetale Asphyxie ist eine rasche Entbindung, oft durch Kaiserschnitt, angezeigt. Das Mangelgeborene mit Asphyxie hat oft bei der Geburt einen niedrigen Apgarindex und eine Azidose *(siehe Asphyxie und Wiederbelebung, unten).* Die perinatale Asphyxie ist für diese Kinder das größte Problem, und wenn sie vermieden werden kann, scheint die neurologische Prognose ziemlich gut zu sein. Mangelgeborene aufgrund genetischer Faktoren, kongenitaler Infektionen oder mütterlichen Medikamentenmißbrauchs haben keine solche gute Prognose.

Mekoniumaspiration: Während der Geburtsasphyxie geben Mangelgeborene, besonders wenn sie die normale Tragzeit überschritten haben, Mekonium in die Fruchtblase ab und beginnen mit tiefen, keuchenden Bewegungen. Die nachfolgende Aspiration von Mekonium kann leicht zum Mekoniumaspirations-Syndrom führen, das bei wachstumsverzögerten oder übertragenen Säuglingen oft besonders gravierend ausfällt, weil das Mekonium sich in diesen Fällen auf ein kleineres Volumen von Amnionflüssigkeit verteilt *(s. u. Atemstörungen, unten).*

Hypoglykämie: Das Mangelgeborene ist in den ersten Stunden und Tagen seines Lebens sehr anfällig für die Hypoglykämie. Dies ist auf das Fehlen entsprechender Glykogenspeicher zurückzuführen *(s. a. Stoffwechselstörungen, unten).*

Der für sein Gestationsalter zu große Säugling

Jeder Säugling, dessen Gewicht über der 90. Perzentile für sein Gestationsalter liegt, ob frühgeboren, termingerecht oder übertragen.

Ätiologie

Neben der genetisch bestimmten Größe ist der Hauptgrund dafür, daß ein Säugling für sein Gestationsalter groß ist, der **mütterliche Diabetes mellitus.** Makrosomie entsteht, wenn Glukose- und Insulinspiegel in der Schwangerschaft stark erhöht sind. Je unzureichender der mütterliche Diabetes während der Schwangerschaft eingestellt ist, desto gravierender fallen Makrosomie und Neugeborenenhypoglykämie aus.

Anzeichen

Der Säugling einer diabetischen Mutter ist gewöhnlich groß, fettleibig und plethorisch, oft teilnahmslos und schlapp und kann schlecht gefüttert werden.

Probleme

Entbindung: Aufgrund der beträchtlichen Größe des Säuglings ist die vaginale Entbindung oft schwierig und traumatisch. Es kommt zu Schulterluxationen, zu Brüchen der Schlüsselbeine oder Extremitäten und zur Geburtsasphyxie. Deshalb sollte immer ein Kaiserschnitt in Erwägung gezogen werden, wenn angenommen wird, daß der Fetus zu groß für sein Geburtsalter ist, besonders wenn die Beckenmaße der Mutter nicht entsprechend sind.

Hypoglykämie: *Der Säugling einer* diabetischen Mutter neigt sehr dazu, in den ersten 1–2 h nach der Geburt hypoglykämisch zu werden aufgrund seines Hyperinsulinismus und des plötzlichen Stopps der Glukosezufuhr durch die Mutter, sobald die Nabelschnur durchtrennt wird. Dies kann verhindert werden durch genaue pränatale Kontrolle des Diabetes der Mutter und durch prophylaktische Gabe von 10% Dextrose in Wasser, die dem Säugling i. v. zugeführt wird, bis der Nachschub von Kalorien und Glukose durch häufiges Füttern möglich ist. Die Blutglukose sollte während der Übergangsperiode gut überwacht werden. Enzymatische Teststreifen, die die Aktivität der Glukoseoxidase anzeigen, werden häufig benutzt, um erniedrigte Blutglukosewerte routinemäßig bei Neugeborenen zu erfassen. Allerdings sind diese Streifen insbesondere bei niedrigen Glukosewerten ungenau. Niedrige Werte sollten in jedem Fall durch die klinische Chemie überprüft werden, und eine Therapie sollte keinesfalls allein auf Teststreifen basieren *(s. a. Stoffwechselstörungen beim Neugeborenen, unten).*

Hyperbilirubinämie *(s. a. Stoffwechselstörungen beim Neugeborenen)*: Säuglinge diabetischer Mütter entwickeln häufig eine Hyperbilirubinämie, weil sie orale Nahrung in den ersten Lebenstagen relativ schlecht vertragen (beschleunigter enterohepatischer Bilirubinkreislauf) und einen hohen Hämatokrit aufweisen (Erythrozytenzahl als Aspekt der Organomegalie) und wahrscheinlich aufgrund anderer unbekannter Faktoren.

Lunge: Bei Säuglingen diabetischer Frauen kommt es erst sehr spät in der Schwangerschaft zur Lungenreifung mit der Produktion des oberflächenaktiven Faktors; deshalb können diese Säuglinge ein Atemnotsyndrom entwickeln, auch wenn sie nur wenige Wochen vor dem Termin auf die Welt kommen. Nach einer Amniozentese kann das Lezithin/Sphinomyelin-Verhältnis und das Vorkommen von Phosphatidylglycerol (PG) im Fruchtwasser bestimmt werden, um den Reifegrad der fetalen Lunge zu bewerten und die optimale Zeit für die Entbindung abzuschätzen. Der Reifegrad der Lunge kann letztlich nur in Anwesenheit von PG geschätzt werden.

Asphyxie und Reanimation

(Asphyxia neonatorum)

(s. a. Kap. HKR, 4., Herzstillstand, und Kap. KIN, 9., Kardiopulmonale Reanimation)

Ein Neugeborenes, das bei der Geburt nicht spontan atmet oder unter Schock steht, benötigt sofortige Reanimation, um die Gefahr einer Hirnschädigung niedrig zu halten, bzw. um den Tod zu verhindern. Obwohl der Herstellung ausreichender Ventilationsverhältnisse die Hauptbedeutung zukommt, kann die schnelle Korrektur einer Hypovolämie zur Stützung des Kreislaufs ebenso entscheidend sein.

Ätiologie und Pathophysiologie

Risikoschwangerschaften stellen 70% der Fälle dar, bei denen eine Wiederbelebung erforderlich wird. Daher sollte das Personal im Kreißsaal in jedem Fall für Wiederbelebungsmaßnahmen ausgebildet sein. Bei Neugeborenen ist im Falle frühzeitiger Wehentätigkeit, Mehrlingsgeburt, Nabelschnurvorfall, schwerer mütterlicher Blutung, mütterlicher Hypotonie, Schwangerschaftstoxikose oder intrauteriner Wachstumsretardierung eine Reanimation zu erwarten. Bei sonst unkompliziertem Geburtsverlauf können Mekonium im Fruchtwasser, Unregelmäßigkeiten des fetalen Herzrhythmus oder das Absinken des Blut-pH in aus der kindlichen Kopfschwarte entnommenen Proben unter 7,25 eine Notlage des Feten anzeigen, besonders wenn mehr als nur ein Symptom vorhanden ist.

Perinatale Asphyxie kann auf eine Minderfunktion der Plazenta oder eine gestörte Lungenfunktion des Neugeborenen zurückzuführen sein. Das Kind kann bereits vor oder während der Wehen asphyktisch werden und kann sich schon zum Zeitpunkt der Geburt in einem kritischen Zustand befinden; es kann auch erst nach der Geburt asphyktisch werden, wenn keine effektive Spontanatmung einsetzt. Die Asphyxie in utero kann aus schwerer uteroplazentarer Insuffizienz, Plazentaablösung, Kompression der Nabelschnur, Tetanie des Uterus, mütterlicher Hypotonie oder fetaler Ausblutung resultieren. Die Spontanatmung des Neugeborenen kann ausbleiben, weil bereits vorher eine Asphyxie vorhanden war, verursacht durch den Übertritt mütterlicher Analgetika oder Anästhetika via Plazenta oder durch Fehlanlagen, etwa eine Choanalatresie, Zwerchfellhernie oder hypoplastische Lungen. Ein Frühgeborenes mit unreifen Lungen und einem Antiatelektasefaktormangel kann bei der Geburt unfähig sein, ausreichend zu atmen, da die Lungencompliance extrem gering sein kann.

Die Asphyxie führt sowohl zur Hypoxie als auch zur Hyperkapnie. Die respiratorische Azidose ist auf die Retention des CO_2 zurückzuführen; eine zusätzliche metabolische Azidose bildet sich aus, weil den Geweben nicht ausreichend O_2 zur Verfügung steht und sich Milchsäure ansammelt. Sekundär sinken das Herz-Minuten-Volumen **(HMV)**, Herzfrequenz und

Blutdruck ab. Es entsteht eine Hypovolämie durch Zentralisation und Flüssigkeitsverlust über hypoxiegeschädigte Kapillaren; eine Herabsetzung der Hirnfunktion tritt auf. Durch anaerobe Glykolyse werden die Glykogenreserven vermehrt genutzt; deshalb neigen asphyktische Kinder, vor allem wenn sie für ihr Gestationsalter klein sind, zur frühzeitigen Hypoglykämie.

Klinik

Das Apgar-Schema *(s. Tab. 15.)* ermöglicht durch Zuordnung spezieller Körperzeichen, den Schweregrad der Einschränkung der Atem- und Hirnfunktion bei der Geburt abzuschätzen. Bei jedem Baby sollte exakt eine und fünf Minuten nach der Geburt der Apgar-Wert bestimmt und beide Werte sollten dokumentiert werden. Der Maximalwert von 10 kommt selten vor; je niedriger der Wert, um so mehr ist das Kind eingeschränkt (≤ 5 bedeutet: schwere Einschränkung). Niedrige Werte, vor allem beim 5-Minuten-Test, erhöhen die Wahrscheinlichkeit späterer neurologischer Schäden oder eines tödlichen Ausgangs der Neugeborenenphase, auch wenn die meisten dieser Kinder überleben und sich normal entwickeln.

Tab. 15. Das Apgar-Schema

Kriterien	*Werte*		
	0	**1**	**2**
Farbe	Blau, blaß	Körper rosig, Extremitäten blau	Vollständig rosig
Herzfrequenz	Fehlt	< 100	> 100
Atmung	Fehlt	Unregelmäßig, langsam	Gut, schreit
Reflexantwort auf Nasenkatheter	Keine	Grimassen	Niesen, Husten
Muskeltonus	Schlaff	Teilweise Flexion der Extremitäten	Normal, aktive Bewegungen

Ein niedriger Apgar-Wert kann entweder durch eine perinatale Asphyxie oder eine eingeschränkte Atem- bzw. Hirntätigkeit verursacht werden, welche durch den transplazentaren Übertritt mütterlicher Anästhetika entsteht. Ein Kind mit durch perinataler Asphyxie verursachtem niedrigen Apgar-Wert wird zyanotisch oder blaß erscheinen und eine niedrige Herzfrequenz und niedrigen Blutdruck haben, während das durch Anästhetika atembehinderte Baby eher normale Hautfarbe, Herzfrequenz und Blutdruck aufweist. Ein niedriger Apgar-Wert ist allein genommen *kein* Beweis einer perinatalen Asphyxie. Ein direkter Meßwert für *die perinatale Asphyxie* ist der pH-Wert des Nabelschnurbluts (pH < 7,2). Frühgeborene haben häufig niedrige Apgar-Werte, weil sie eine Hypotonie und herabgesetzte Reflexerregbarkeit haben und u. U. wegen Lungensteife nicht sofort spontan atmen. In diesem Sinne sind niedrige Apgarwerte für Frühgeborene normal – sie bedürfen oft nur sofortiger positiver Druckbeatmung bei der Geburt.

Vorbereitungen für eine erfolgreiche Reanimation

Das Personal des Entbindungsraumes muß darin ausgebildet sein, die Reanimation des Neugeborenen zu beginnen, da keine Zeit vorhanden ist, um auf einen Facharzt zu warten, wenn ein Neugeborenes apnoisch ist. In Situationen mit hohem Risiko sollten die Vorbereitungen für die Reanimation des Kindes im voraus getroffen werden, und ausgebildetes Personal sollte zum Zeitpunkt der Geburt im Entbindungsraum sein. Das Personal sollte mit der im folgenden dargestellten Ausrüstung, welche einfach, zuverlässig und in betriebsbereitem Zustand sein sollte, vertraut sein: Sauerstoff und Absaugmöglichkeit, Absaugkatheter in verschiedenen Größen, Beatmungsbeutel und -masken für Neugeborene, Laryngoskop mit Spateln in der Größe für Neu- und Frühgeborene (Größe 1 und 0), Endotrachealtuben (Größe 1,5 und 3,5 mm), Sonde für den Endotrachealtubus, Nabelvenenkatheter (Größe 5 und 8 Charr.). Flüssigkeit (z.B. 5%ige oder 10%ige Dextroselösung und 5%ige Humanalbuminlösung) sollte ebenso verfügbar sein wie Natriumbikarbonat (s. Stufe 5, unten). Die Grundausrüstung und die Medikamente (in allgemeinen verwendeter Dosis und Verdünnung) sollten sich sauber und geordnet auf einem Gerätewagen im Entbindungsraum befinden *(s. Tab. 30. und 31.)*. Ferner ist ein Wärmebett notwendig, um die Körpertemperatur des Kindes während der Untersuchung und Reanimation aufrechtzuerhalten.

Therapie

Stufe 1, Luftwege: Zuerst sollten die Luftwege schnell von Sekreten, Flüssigkeiten oder Blut durch Absaugen des Pharynx und der Nasenlöcher mit einem weichen Katheter gereinigt werden. Das Absaugen ist auf 5 bis 10 Sekunden zu beschränken, da längerdauerndes starkes Absaugen des hinteren Pharynx (über Stimulation des Vagusreflexes) eine Apnoe oder Bradykardie auslösen kann.

Das ausreichend mit Sauerstoff versorgte Kind, dessen Atmung durch Anästhetika reduziert ist, sollte wiederholt (z.B. durch sanftes Beklopfen der Füße) stimuliert werden, bevor mit anderen Wieberbelebungsmethoden begonnen wird. Die Überdruckbeatmung (s. Stufe 2, unten) muß jedoch sofort eingeleitet werden, wenn sich eine zentrale Zyanose oder eine Bradykardie entwickelt. Für ein Kind, das bei der Geburt mit Mekonium verschmiert ist und mangelhaft atmet, ist es wesentlich, die Trachea sofort zu intubieren; wiederholt wird endotracheal abgesaugt, bis die Luftwege frei von aspiriertem Mekonium sind. Das Einflößen kleiner Mengen Salzlösung in die Trachea hilft, das Mekonium zu lösen und erleichtert das Absaugen. Man sollte einen Endotrachealtubus mit größtmöglichem Durchmesser verwenden (für voll ausgetragene Kinder kann allgemein ein 3,5- oder 4-mm-Tubus, für Kinder < 1,5 kg ein 3-mm-Tubus und für Kinder < 1 kg ein 2,5 mm-Tubus verwendet werden), so daß der größtmögliche Absaugkatheter eingeführt werden kann. Mechanische Absaugeinrichtungen müssen in allen geburtshilflichen Einrichtungen vorhanden sein; das Risiko einer HIV-Übertragung verbietet heutzutage das Mund-zu-Endotrachealtubus-Absaugen. Um eine schwere Anoxie zu verhindern, muß dies schnell durchgeführt werden und die Überdruckbehandlung mit Sauerstoff per Reanimationsbeutel und Endotrachealtubus folgen.

Stufe 2, Beatmung: Die Überdruckbeatmung (mit 100% O_2) kann gewöhnlich mit dem Reanimationsbeutel und der -maske effektiv und sicher durchgeführt werden, wobei der Kopf des Kindes in eine gerade Lage gebracht und das Kinn leicht angehoben wird, um einen ungehinderten Luftzugang sicherzustellen. Um keine wertvolle Zeit zu verlieren oder Fehler zu machen, sollte die endotracheale Intubation nur von trainiertem Personal vorgenommen werden. Die Beatmung sollte mit einer Frequenz von ca. 40/min begonnen werden; die Effektivität wird durch Beobachtung der Brustkorbbewegungen beurteilt, da das Abhorchen von Atemgeräuschen bei kleinen Säuglingen nicht immer ein verläßlicher Indikator für eine ausreichende Beatmung ist.

Stufe 3, Kreislauf: Wenn das Kind unter effektiver Überdruckbeatmung nicht innerhalb kürzester Zeit rosig wird, ist die Kreislauffunktion möglicherweise insuffizient. Bei einer Herzfrequenz, die unter 80/min liegt und nicht ansteigt, fadenförmiger Pulsqualität und schlechtem Kapillarrückfluß (> 2 s) muß sofort mit einer Herzmassage begonnen werden. Dabei liegen entweder die Daumen auf der Mitte des Sternums, während beide Hände den Brustkorb umfassen, oder zwei Finger in der Mittellinie des unteren Sternumdrittels komprimieren den Brustkorb um 1–2 cm (120 mal/min). Nach 3 oder 4 Brustkompressionen erfolgt eine Beatmung mit positivem Überdruck, um eine Beatmungsfrequenz von ca. 40/min aufrechtzuerhalten. Diese Reihenfolge wird gleichmäßig beibehalten und erfordert zwei erfahrene Personen. Wenn die Herzfrequenz niedrig bleibt, die Pulse dünn mit niedrigem Blutdruck und die Hautdurchblutung schlecht ist, wird 0,1–0,2 ml/kg KG Adrenalin in der Verdünnung 1:10000 i.v gegeben. In Notfallsituationen, in denen ein intravenöser Zugang nicht vorhanden ist, können 0,2 ml/kg KG einer 1:20000 verdünnten Adrenalinlösung endotracheal gegeben werden. Schließt sich eine schwere Asphyxie an, kann die Gabe von Dopamin oder Dobutamin als Dauerinfusion i.v. erforderlich sein, um Herzleistung und Durchblutung zu stabilisieren.

Stufe 4, Flüssigkeit und Glukose: Bei schwer asphyktischen Kindern mit einer geringen Herzleistung verbessert eine rasche Flüssigkeitszufuhr unter Benutzung eines Plasmaexpanders (z.B. 10 ml/kg KG entweder eines 5%igen Humanalbumins oder frischgefrorenen Plasmas) den Kreislauf und erleichtert die Verteilung und Pufferung gebundener Säuren.

In Notfallsituationen läßt sich die Infusion von Flüssgkeiten oder die Entnahme von Blutproben am schnellsten über einen Nabelvenenkatheter erreichen. Natriumbikarbonat kann benötigt werden, um die metabolische Azidose auszugleichen. Vorher sollte, wenn irgendwie möglich, der Säure-Basen-Status bestimmt werden. Wenn dazu keine Möglichkeit besteht, werden dem Kind 2 mÄq/kg KG Natriumbikarbonat i.v. gegeben. Natriumbikarbonat wird als hypertone Lösung (44 mÄq/50 ml) geführt und muß 3- bis 4fach mit Aqua dest. verdünnt werden, um dann unter gleichzeitig fortlaufender Überdruckbeatmung über 5–10 min infundiert zu werden. Wenn dazu keine Möglichkeit besteht, werden dem Kind 3 ml/kg einer 8,4%igen $NaHCO_3$-Lösung mit 5 ml 5- bis 10%iger Glukoselösung in 5–10 min infundiert, während die Überdruckbeatmung fortgesetzt wird. Da asphyktische Kinder zu Hypoglykämie neigen, wird der Blutglukosewert überwacht und kurz nach der Geburt 10%ige Glukoselösung oral oder, wenn nicht toleriert, i.v. zugeführt.

Stufe 5, Atemdepression nach Narkotika: Wenn die Atemdepression eines Kindes auf Narkotika, die der Mutter gegeben wurden, zurückzuführen ist, wird Naloxon (ein Morphinantagonist), 0,01 mg/kg i.v., verabreicht. Dies muß mehrere Male im 5- bis 20-Minutenabstand wiederholt werden, wenn die Primärreaktion positiv ist, da die Halbwertszeit von Naloxon, verglichen mit der Halbwertszeit der der Mutter gegebenen Narkotika, kurz ist. Naloxon ist bei jeder anderen durch Medikamente oder Anästhetika hervorgerufenen Atemdepression kontraindiziert, da es das Antidot ausschließlich für Narkotika ist. Bei drogensüchtigen Müttern sollte auf Naloxon verzichtet werden, weil es in diesen Fällen beim Neugeborenen Krämpfe auslösen kann.

Stufe 6, Temperatur: Es ist wesentlich, die Körpertemperatur des Kindes während der Wiederbelebungsmaßnahmen aufrechtzuerhalten. Auskühlung steigert die Stoffwechselrate auf das 2- bis 3fache der Grundrate und vermehrt somit den Sauerstoffbedarf. Bei Sauerstoffmangel entwickelt sich schnell eine schwere Sauerstoffschuld, die sich in neurologischen Schäden oder durch den Tod äußern kann. Wenn das Kind gründlich abgetrocknet ist, wird die Benutzung eines Wärmestrahlers empfohlen (anstelle von Decken), um die ständige Beobachtung der Hautfarbe und der Aktivitäten des Kindes zu gewährleisten.

Folgeerscheinungen

Kinder mit bei Geburt eintretender signifikanter Asphyxie bedürfen engmaschiger Kontrollen, um Folgeerscheinungen zu erkennen. Die zerebrale Hypoxie kann initial **Hypotonie** und **Lethargie** oder ein **Koma** verursachen, ebenso wie **Krämpfe,** die auch erst nach einem Intervall von ein oder zwei Tagen auftreten können. Frühgeborene mit zerebraler Hypoxie entwickeln eher als andere: 1. **Subarachnoidalblutungen,** die in die Seitenventrikel durchbrechen können, was eine **intraventrikuläre Blutung** unterschiedlichen Schweregrades zur Folge hat; 2. eine periventrikuläre Leukomalazie (Erweichung der weißen Substanz) als Folge eines entsprechenden Infarkts *(s. auch unten, Geburtstrauma).* Nach einer Asphyxie sollte die Flüssigkeitsaufnahme zunächst beschränkt werden (z.B. 60 ml/kg KG/Tag i.v. 10%ige Glukoselösung, der nach 24 h Lebensdauer Elektrolyte zugesetzt werden). Gewicht, Urinausfuhr und Serumelektrolyte müssen laufend kontrolliert werden, da eine unzureichende ADH-Ausschüttung auftreten kann. Schwere renale Hypoxie und Minderdurchblutung kann sich in einer akuten Tubulusnekrose äußern, die eine Flüssigkeitsretention und Hyponatriämie bedingt. Eine **Ischämie** der Darmwand schädigt besonders bei frühgeborenen Kindern die Mukosa und deren Fähigkeit, Schleim abzusondern, der vor einem Eindringen von Bakterien schützt. Nach mehreren Tagen, wenn die Milchernährung begonnen hat, kann es zu einer **nekrotisierenden Enterokolitis** kommen, die möglicherweise mit einer Peritonitis oder Sepsis verbunden ist. Aus diesem Grund sollte bei diesen Kindern das Füttern einige Tage später begonnen und in dieser Zeit die Nahrung komplett parenteral i.v. gegeben werden. Mekoniumverschmierte, asphyktische Kinder können ein **Mekonium-Aspirations-Syndrom** entwickeln, das mit Atemnot, Pneumomediastinum und Spannungspneumothorax einhergeht.

Alle Organsysteme außer dem ZNS erholen sich gewöhnlich auch von sehr schweren hypoxischen Schäden. Asphyktische Neugeborene mit nachgewiesenen Zwischenfällen in der Fetalperiode und metabolischer Azidose, die nach der Geburt für Tage bis zu einer Woche schwere neurologische Symptome bieten (Koma, Hyporeagibilität, Unfähigkeit zu Schlucken, Krämpfen), tragen vermutlich bleibende Hirnschäden davon. Wenn sich dagegen der neurologische Status schnell normalisiert, ist die Wahrscheinlichkeit einer normalen Entwicklung hoch. Ein Kind mit schwerer Geburtsasphyxie und abnormem neurologischem Befund über viele Tage postnatal trägt das Risiko eines anhaltenden ZNS-Schadens, der von geistiger Behinderung über zentrale Lähmung bis zu Anfallsleiden reicht. Solange ein ZNS-Schaden nicht bewiesen ist, hilft es den Eltern beim Aufbau einer positiven Beziehung zu ihrem Kind, sich ihnen gegenüber zwar optimistisch und unterstützend, aber ehrlich zu verhalten. Die meisten Kinder, die eine perinatale Asphyxie überleben, entwickeln sich normal. Die Zuneigung der Eltern ist für die Entwicklung einer warmen, liebevollen und anregenden häuslichen Umgebung notwendig, welche in hohem Maße letztendlich die geistige Entwicklung des Kindes bestimmt.

Atemwegserkrankungen

Atmungsstörungen aufgrund veränderter Erythrozytenzahl oder Blutvolumen werden unter *Hämatologische Probleme*, und die Neugeborenenpneumonie unter *Infektionen des Neugeborenen* weiter unten in diesem Kapitel besprochen.

Idiopathisches Atemnotsyndrom

(RDS [Respiratory-Distress-Syndrom], IRDS, Membransyndrom)

In erster Linie eine Erkrankung des Frühgeborenen, die sich klinisch in Atemnot und pathologisch-anatomisch in intraalveolären hyalinen Membranen und Atelektasen der Lunge manifestiert.

Ätiologie

Das RDS entsteht durch Ausbildung diffuser Atelektasen bei der Zeit der Geburt fehlendem Antiatelektasefaktor („Surfactant"). Die Luft-Wasser-Grenzflächen des Wasserfilms, der die Alveolen auskleidet, üben solch große Kräfte auf die Alveolen aus, daß sie bei Surfactantmangel kollabieren. Der Antiatelektasefaktor wird im Typ II der Alveolarzellen produziert und ist eine Mischung von Phospholipiden und drei Surfactant-Apoproteinen (zur Diskussion *s. Kap. KIN, 2., Perinatale Physiologie*).

Fast immer tritt das RDS bei vor der 37. SSW geborenen Kindern auf; je frühreifer ein Kind ist, desto größer ist die Gefahr, ein RDS zu entwickeln. Das RDS entwickelt sich eher bei Kindern diabetischer Mütter, unabhängig vom Gestationsalter aber seltener bei Kindern von Müttern mit Schwangerschaftstoxikose oder Bluthochdruck, sowie bei Kindern mit intrauteriner Wachstumshemmung. Ein über längere Zeit verlaufender Blasensprung scheint eine gewisse Schutzwirkung gegen das RDS zu induzieren. Die fetale Lungenreife, die in bezug zur Produktion von Antiatelektasefaktor steht, kann pränatal durch Amniozentese oder (bei vorzeitigem Blasensprung entnommener) Amnionflüssigkeit anhand des Surfactantspiegels bestimmt werden. Die fetale Lungenreife wird mit einem Lezithin-/Sphingomyelin-Quotienten (L:S-Quotient) ≥ 2 und dem Vorhandensein von Phosphatidylglyzerin bestätigt. Das Anwenden dieser Information sowohl zur Wahl der optimalen Zeit der Geburtseinleitung bei einer Reihe mütterlicher Störungen, als auch zur Indikation zum Kaiserschnitt, hat das Auftreten von RDS verringert *(s. Kap. GYN, 16. und 17.).* Ebenso kann die systemische Gabe von Betamethason für mindestens 24 h bei der Frau, deren Geburt bei noch unreifem Lungenzustand ihres Kindes eingeleitet werden muß, die Produktion von fetalem Antiatelektasefaktor induzieren, was das Risiko eines RDS verringert.

Klinik

Das Kind mit RDS ist fast immer frühgeboren. Die Diagnose RDS bei einem Kind, das ≥ 37 SSW alt ist, sollte an einen unerkannten Diabetes mellitus denken lassen oder daran, daß die Diagnose falsch gestellt wurde (z. B. können das Auftreten einer Streptokokken-B-Pneumonie und Sepsis das RDS klinisch und röntgenologisch imitieren). Gewöhnlich entwickelt das Kind sofort oder innerhalb weniger Stunden nach der Geburt eine rasche, angestrengte Atmung. Es treten supra- und substernale Einziehung, Nasenflügeln und inspiratorisches Stöhnen auf. Sowohl Verbreitung der Atelektase als auch die Schwere des Atemnotsyndroms nehmen mit der Zeit zu. Der Antiatelektasefaktormangel läßt die Lungencompliance sehr niedrig sein und die Entfaltungsarbeit der „steifen" Lunge ist erhöht. Außerdem ist das Kind noch gefährdet, da seine Rippen knorpelig und leicht zu verformen sind; die Atemarbeit wird unnötig bei der Verformung der Rippen vertan (substernale Retraktionen). Bei schwereren Fällen ermüden Zwerchfell und Interkostalmuskulatur und es entwickeln sich CO_2-Retention und respiratorische Azidose. Zusätzlich treten Shuntvolumina in den Atelektasebereichen auf und das Kind wird hypoxämisch. Solange keine adäquate Oxygenierung erreicht wird, wird die metabolische Azidose überdauern. Letztendlich wird die Hypoxämie bei fehlender Behandlung zu multiplem Organausfall und schließlich zum Tod führen. Wenn andererseits die Atmung mechanisch unterstützt wird und die Lungen sich entfalten können, beginnt die Surfactantbildung und das RDS bildet sich innerhalb weniger Tage zurück.

Nicht alle Kinder mit RDS präsentieren sich mit Zeichen eines Atemnotsyndroms; kleine Kinder mit sehr niedrigem Geburtsgewicht (z. B. < 1000 g) können unfähig sein, bei der Geburt die Atmung einsetzen zu lassen, da ihre Lunge rigide ist; bei ihnen zeigt sich im Kreißsaal eine primäre Apnoe. Jedes Kind mit diesen Symptomen muß sofort intubiert werden und eine Überdruckbeatmung erhalten.

Frühgeborene Kinder mit RDS haben ein höheres Risiko für intraventrikuläre Blutungen und Neugeborenentod. Das intrakranielle Pathologiegeschehen (von Ischämie und intraventrikulären Blutungen) wird mit Hypoxämie, Hyperkapnie, niedrigem Blutdruck und Schwankungen des Arteriendrucks und der Hirndurchblutung erklärt. Ein Spannungspneumothorax als mögliche Komplikation des RDS verursacht plötzliche Hypotonie und kann ebenso den Hirndruck reduzieren *(s. Intrakranielle Blutungen, unter Geburtstrauma, und Hämorrhagischer Schock und Enzephalopathie, unten).*

Diagnostik

Die Diagnose wird anhand der Anamnese (z. B. frühzeitige Wehentätigkeit, Diabetes der Mutter, unreifes Profil der fetalen Lunge nach Fruchtwasserentnahme), der körperlichen Untersuchung und der Labordaten erstellt. Die arteriellen Blutgase **(ABG)** zeigen Hypoxämie und Hyperkapnie in verschieden starker Ausprägung. Das Röntgenbild des Thorax zeigt diffuse Atelektasen und korreliert grob mit dem Ausprägungsgrad des RDS.

Grad I – RDS: Retikulogranuläre Struktur des Lungenparenchyms mit belüfteten Gebieten (schwarze Flecken), die in atelektatische Bezirke (weiße Flecken) übergeht; **Grad II – RDS:** Retikulogranuläre Gebiete von Lungenparenchym, bei dem die atelektatischen Bezirke gegenüber den belüfteten überwiegen. **Grad III – RDS:** Gleiche Struktur wie bei Grad II mit zusätzlich sichtbaren geblähten Bronchien; **Grad IV – RDS:** Fast vollständiger Verlust der Herzgrenzen, verursacht durch schwere diffuse Atelektase.

Sobald das Kind am Respirator liegt, kann die Überdruckbeatmung der Lunge das Ausmaß der Atelektase reduzieren. Frühe Besiedlung mit einer Gruppe-B-Streptokokken-Pneumonie und eine Sepsis können sowohl klinisch als auch radiologisch das Bild des RDS maskieren.

Behandlung und Prognose

Überwachung: Die fortlaufende Beobachtung von Atmung und Kreislauf ist wichtig, damit die Behandlung proportional zur Schwere der Erkrankung erfolgt. Bei Kindern mit mäßiger bis schwerer Atemeinschränkung wird ein Umbilikalarterienkatheter **(UAC)** gelegt; insbesondere bei jenen Kindern, deren inspiratorischer $O_2(F_{LO_2}) \geq 40\%$ beträgt. Wenn ein UAC nicht gelegt werden klann, wird ein Radialarterienkatheter zur kontinuierlichen Blutdruck- und arteriellen Blutgaskontrolle (ABG) genommen.

Transkutane Sonden, die kontinuierlich sowohl O_2- als auch CO_2-Druck (TsP_{O_2} und TcP_{CO_2}) messen, erleichtern die Pflege in hohem Maße durch Reduktion der Blutentnahmen. Nach Eichung der transkutanen Monitorwerte mit simultan entnommenen arteriellen Blutproben können ABG-Verlauf und ABG-Veränderungen auf veränderte Beatmungseinstellung verfolgt werden. Intermittierende Blutentnahmen zur Blutgaskontrolle (z. B. Radialarterienpunktion oder Fersenblutentnahme) haben den Nachteil, Schmerzen zu verursachen, und es werden Resultate erzielt, die verschieden (gewöhnlich schlechter) von den wahren ABG-Werten des Kindes in Ruhe sind. Oximeter an Fingern oder Zehen können verläßliche Informationen über die O_2-Sättigung liefern.

Akzeptable Pa_{O_2}-Werte des frühgeborenen Kindes liegen bei 50–70 mmHg,weil diese Kinder fetales Hb haben, das wegen seiner höheren O_2-Affinität bei diesen Werten fast vollständig gesättigt ist. Höhere Pa_{O_2}-Werte erhöhen das Risiko der **Frühgeborenenretinopathie,** während kaum zusätzlich erforderliches O_2 an die Gewebe abgegeben wird. Der normale Pa_{CO_2}-Wert liegt wie bei Erwachsenen bei 35–45 mmHg.

Die spezifische Behandlung ist individuell angepaßt. Bei Kindern mit leichtem RDS kann die unterstützende Sauerstoffgabe per Maske ausreichen; schweres RDS spricht auf die Anwendung kontinuierlichen positiven Beatmungsdrucks (**CPAP** = continuous positive airway pressure) an, während das Kind gleichzeitig spontan atmet; schwerst erkrankte Kinder benötigen eine vollständige Beatmung. Sowie das RDS zurückgeht, gewöhnlich innerhalb von 4–5 Tagen, wird proportional die Art der Atemunterstützung reduziert; das Kind kann vom Beatmungsgerät über CPAP zur Sauerstoffmaske entwöhnt werden.

Behandlung mit intratracheal applizierten **Surfactant-Faktoren** kann die Schwere des RDS herabsetzen, wie am Verhalten der arteriellen Blutgase, an der schnellen Reduzierbarkeit der assistierten Atmung und am verbesserten Röntgenbild zu erkennen ist. Breit angelegte klinische Studien haben gezeigt, daß auf diese Weise behandelte Kinder eine wesentlich höhere Überlebenschance und ein vermindertes Risiko für pulmonale Folgeerkrankungen (z. B. Spannungspneumothorax, interstitielles Lungenemphysem) haben. Einige (aber nicht alle) Studien haben außerdem auf eine verminderte Häufigkeit bronchopulmonaler Dysplasien nach Surfactant-Behandlung hingewiesen.

Exosurf Neonatal® (Colfoscerilpalmitat, Cetylalkohol, Tyloxapol), ein proteinfreies Surfactant, ist in den USA für den Gebrauch in der Pädiatrie zugelassen. Es wird während der Beatmung über einen speziellen Adapter intratracheal instilliert. Der Hersteller empfiehlt es für 3 Indikationen: 1. Prophylaxe bei Neugeborenen < 1350 g Geburtsgewicht mit RDS-Risiko; 2. Prophylaxe bei Neugeborenen > 1350 g Geburtsgewicht, die Zeichen einer Lungenunreife zeigen; 3. Notfalltherapie bei Säuglingen mit RDS.

Die Einzeldosis beträgt 5 ml/kg. Bei prophylaktischer Gabe wird diese Dosis innerhalb weniger Minuten nach der Geburt injiziert – jedenfalls so schnell wie das Neugeborene am Respirator stabilisiert werden kann. Zwei weitere Injektionen erfolgen nach jeweils 12 h. Die Indikation zur Notfallbehandlung besteht, wenn klinisch und röntgenologisch zumindest ein RDS mäßigen Grades mit einem Pa_{O_2}-P_{AO_2}-Quotienten < 0,22 bei der Blutgasanalyse nachgewiesen wurde. Eine Folgeinjektion wird nach 12 Std. gegeben.

Der Säugling muß während und nach der Therapie laufend überwacht werden, damit sichergestellt ist, daß die Behandlung vertragen wird und daß Störungen von Oxygenierung, Ventilation oder systemischem Blutdruck rasch gegengesteuert werden kann. Nach der Applikation des Surfactants kann sich die pulmonale Compliance drastisch verbessern; in derartigen Fällen muß der Überdruck am Beatmungsgerät schnell herabgesetzt werden, um iatrogene pulmonale Komplikationen zu vermeiden. Weitere Ventilationsparameter (fraktionelle O_2-Konzentration, Atemzugvolumen etc.) müssen ggf. ebenfalls justiert werden. Surfactants schalten Komplikationen nicht aus und garantieren keinen End-Erfolg; im Zweifelsfall sollten die Neugeborenen immer an Zentren der höheren Versorgungsstufe überwiesen werden.

Als wichtigste Nebenwirkungen sind vermehrte pulmonale Blutungen bekannt geworden, insbesondere bei sehr kleinen Säuglingen und solchen mit offenem Ductus Botalli. Die Inzidenz liegt in der Höchstrisiko-Gruppe (Säuglinge < 700 g) bei 10%, verglichen mit 2% bei unbehandelten Säuglingen. Einige wenige Fälle sind bekannt geworden, bei denen nach Exosurf® der Trachealtubus verstopfte.

Ein weiteres Surfactant-Präparat, Survanta® (aus gereinigtem Rinderlungenextrakt hergestellt und mit Lecithin angereichert) hat in klinischen Studien ebenfalls seine Wirkung als Prophylaktikum und Therapeutikum bei Frühgeborenen mit RDS gezeigt. Allerdings sind Indikationen sowie Zeitpunkt und Art der Applikation unterschiedlich. Survanta® ist derzeit als Prüfsubstanz unter den Voraussetzungen des „investigational new drug protocol (IND)" zugelassen. Natürliches (Survanta) und künstliches (Exosurf) Surfactantpräparat sind bezüglich Effektivität und Sicherheit bisher nicht direkt verglichen worden.

Mit der Besserung des RDS, meist im Verlauf von 4–5 Tagen, ändert sich die Art der Atmungsunterstützung: vom Beatmungsgerät über kontinuierliche positive Druckbeatmung (s. u.) zum Sauerstoffzelt.

Sauerstoffmaske: O_2 muß unter Verwendung einer Mischbatterie mit Luft gemischt und der prozentuale O_2-Anteil mit einem O_2-Meßgerät erfaßt werden. Das O_2-Abgabevolumen soll nie in l/min angegeben werden, da das Gasfußvolumen nichts über das tatsächlich von einem Kind eingeatmete O_2-Volumen aussagt. Der Sauerstoff wird erwärmt (36–37 °C) und angefeuchtet, um Auskühlung und -trocknung zu verhindern. Kalter O_2 oder kalte Luft können Bronchospasmus auslösen.

Kontinuierlich positiver Beatmungsdruck (CPAP = Continuous Positive Airway Pressure) ist beim Kind indiziert, das einen $F_{IO_2} \geq 40\%$ benötigt, um einen normalen Pa_{O_2} (50 bis 70 mmHg) aufrechtzuerhalten. Beim Kind mit rascher Verschlimmerung des RDS kann damit früher begonnen werden. Mit Hilfe von CPAP wird dem spontan atmenden Kind per Nasensonde, Nasopharyngeal- oder Endotrachealtubus eine O_2-Mischung unter positivem Druck, gewöhnlich 5–8 cm H_2O, zugeführt. Der positive Druck hält den Atemzyklus über die Alveolen geöffnet und verbessert die Oxygenierung durch Reduktion des Shuntvolumens in den nicht belüfteten Teilen der Lunge *(s. Kap. KIN, 2., Perinatale Physiologie).* Sowie sich der Pa_{O_2} verbessert, ist es möglich, den F_{IO_2} zu senken.

Die Behandlung mit dem **Beatmungsgerät** wird beim Kind mit Ateminsuffizienz bei einem $Pa_{CO_2} \geq 50$ mmHg, mit Apnoe oder bei Versagen der Oxygenierung mit CPAP erforderlich. Die Beurteilung nach klinischen Zeichen spielt eine große Rolle: Bei Kindern, welche ein erhöhtes Risiko haben, ein schweres RDS oder ein IVH zu entwickeln (z. B. Kinder mit ≤ 1250 g Geburtsgewicht) und deren RDS sich rapide verschlechtert, kann es besser sein, sofort mit der Beatmung zu beginnen, ohne auf eine sich entwickelnde Atemnot oder Hypoxämie zu warten. Situationsabhängig kann man aus der Beatmung ausschleichen.

Das Kind wird mit einem Endotrachealtubus passender Größe intubiert (die geringste Größe ist ein Tubus von 2,5 mm Durchmesser für Kinder ≤ 1250 g; gewöhnlich reicht ein 3-mm-Tubus bei Kindern von 1250–2500 g; ein 3,5 mm-Tubus wird bei Kindern ≥ 2500 g verwendet). Das Intubieren geschieht sicherer, wenn während des Vorganges O_2 in die Atemwege geleitet wird; hierfür gibt es speziell ausgerüstete Laryngoskopköpfe.

Dieses Manual kann nicht sämtliche Einzelheiten der Beatmung von Neugeborenen aufzählen. Es gibt Beatmungsgeräte, die so konstruiert sind, daß sie das Gas unter vorher bestimmtem Druck oder Volumen abgeben. Jeder Typ hat seine Vorteile und Indikationen. Von vielen Neugeborenenintensivpflegeeinheiten wird bei sehr kleinen Säuglingen das „continuous-air-flow-Beatmungsgerät" bevorzugt. Inspirierte O_2-Konzentration, Inspirationszeit (IT = inspiration time), Exspirationszeit (ET = exspiration time), Inspirationsspitzendruck (PIP = peak inspiratory pressure) und positiver endexspiratorischer Druck sind einzeln einstellbar. Zur Grundeinstellung der Geräte werden anhand von Erfahrung und Beurteilung der Schwere der Lungenerkrankung gewonnene Schätzwerte verwendet. Eine typische Einstellung beim Kind mit mäßigem RDS ist z. B.: F_{IO_2} = 40%; IT = 0,5 s; ET = 1,0 s (Atemfrequenz = 40 Atemzüge/min); PIP = 25 cm H_2O; PEEP = 5 cm H_2O. Überwacht werden die Hautfarbe des Kindes, die Brustkorbbewegungen, Atemgeräusche und Atemanstrengung; die Ersteinstellung des Beatmungsgerätes wird häufig nach der klinischen Reaktion nachreguliert. Erneute Einstellungen werden nach arterieller oder transkutaner Blutgasmessung vorgenommen. Pa_{CO_2} wird durch Steigerung des Atemminutenvolumens – wie folgt beschrieben – gesenkt: Erhöhung des Minutenvolumens (durch Erhöhung von PIP oder Erniedrigung von PEEP) oder der Atemfrequenz (durch Erniedrigung von ET). Der Pa_{O_2} kann entweder durch Steigerung des F_{IO_2} oder des mittleren Atemwegsdrucks (zu erhöhen sind PIP oder PEEP oder IT ist zu verlängern). Jeglicher plötzlicher Wechsel im Zustand des Kindes, eingeschlossen der Änderung der Oxygenierung, der Blutgase, des Blutdrucks oder der Durchblutung, sollte zur sortigen Überprüfung des Endotrachealtubus auf Lage und Durchgängigkeit führen. Die Katheterspitze liegt richtig, wenn sie durch die Trachealwand gerade über dem „jugular notch" palpiert werden kann. Sobald es irgendwie Komplikationen gibt, muß der Tubulus entfernt werden, und das Kind erhält die Unterstützung durch Beutel- und Maskenbeatmung, bis ein neuer Tubus gelegt wird.

Der **Spannungspneumothorax** ist ein *sofort zu behandelnder Notfall*, der eine weitere Ursache einer plötzlichen Verschlechterung des Krankheitsbildes sein kann und bei bis zu 25% der beatmeten Frühgeborenen mit RDS auftritt. Er wird anhand klinischer Zeichen gefunden (Verschwinden der Atemgeräusche und Verlagerung des Herzens von der befallenen Seite, positive Transillumination und durch das Röntgenbild). Die freie Luft kann mit einer Nadel oder einem Angiographiekatheter über eine Spritze abgesaugt werden, bis ein Thorakaltubus eingeführt werden kann. Der Thorakaldrain muß aber mit einem Ventilsystem, das unter kontinuierlichem Sog von 10–15 cm H_2 steht, verbunden sein. Die Luft steigt zum höchsten Punkt des Hemithorax auf; daher muß der Drain sich im Thorax vorne befinden, wenn das Kind auf dem Rücken liegt.

Wenn sich der Atmungszustand des Kindes verbessert, kann es durch Senkung des F_{IO_2}, des inspiratorischen Drucks und der Freuquenz durch Verlängerung der Exspirationszeit von der intermittierenden unterstützenden Beatmung (**IMV** =intermittent mandatory ventilation) entwöhnt werden. Apparatsysteme mit kontinuierlicher Überdruckbeatmung erlauben dem Kind, spontan gegen einen positiven Exspirationsdruck **(PEEP)** zu atmen, während die Beatmungsfrequenz langsam gesenkt wird. Das macht einen schrittweisen Übergang möglich: *Sobald die IMV* auf 10/min reduziert werden konnte, toleriert das Kind üblicherweise die Extubation. Anschließend erfolgt die Unterstützung mit nasalem (oder nasopharyngealem) CPAP und folgender Maskenbeatmung mit angewärmtem und befeuchtetem O_2 oder mit Luft. Einige Kinder mit sehr geringem Geburtsgewicht können früher entwöhnt werden, wenn mit einer Aminophyllintherapie begonnen worden ist (8 mg/kg KG i. v. Anfangsdosis, Erhaltungsdosis von 1,5 mg/kg KG i.v. alle 8 h, nach Bedarf, um einen Blutspiegel von

7–14 µg/ml auf Dauer zu erhalten). Alternativ kann in gleicher Dosis Theophyllin oral oder per Magensonde gegeben werden. Aminophyllin und andere Xanthinderivate sind zentralnervös wirkende Atemstimulantien, welche den Atemantrieb steigern und Apnoen und Bradykardien verhindern können, die bei der erfolgreichen Entwöhnung hinderlich sein können.

Transiente Tachypnoe des Neugeborenen (TTNB)

(Nasse-Lunge-Syndrom des Neugeborenen)

Atemnotsyndrom mit beschleunigter Atmung und O_2-pflichtiger Hypoxämie, hervorgerufen durch die verzögerte Resorption von fetaler Lungenflüssigkeit.

Kinder mit TTNP werden gewöhnlich termingerecht oder nahezu termingerecht geboren. Meist werden sie durch Kaiserschnitt geboren und standen unter Geburtsstreß. Tachypnoe, grunzende Geräusche, Stridor und Einziehungen beginnen alsbald nach der Geburt, und eine Zyanose kann sich entwickeln. Auf dem Röntgenbild des Thorax ist die Lunge verschattet und bietet eine starke periphiläre Zeichnung, welche die Herzgrenze „zerfranst" erscheinen läßt. Oft ist Flüssigkeit in den pulmonalen Fissuren zu finden. Die Lungenperipherie bleibt klar. Der Resorptionsmechanismus fetaler Lungenflüssigkeit wird in *Kap. KIN, 2., Perinatale Physiologie*, beschrieben.

Die **Behandlung** besteht aus O_2-Maskenbeatmung mit Kontrolle der arteriellen Blutgase per arterieller Blutentnahme oder transkutaner Oxymetrie. Bei einigen Kindern kann die unterstützende Beatmung mit CPAP erforderlich sein und sehr selten die IMV. Erholung innerhalb von 2 bis 3 Tagen ist die Regel. Bei Frühgeborenen kann die transiente Tachypnoe zusätzlich zum RDS auftreten.

Apnoe des Frühgeborenen

Viele Kinder im Gestationsalter von ≥ 34 Wo. haben apnoische Attacken, die gewöhnlich nach den ersten 2 bis 3 Tagen einsetzen. Die Inzidenz ist in den niedrigen Gestationsaltern am niedrigsten. Häufig zeigen diese Kinder **periodische Atmung** (rasche Atemzüge mit kurzen Pausen), deren Ursache die Unreife des Atemzentrums in der Medulla oblongata ist. Wenn die Atempausen länger als 20 s dauern, können gleichzeitig Hypoxämie und Bradykardie auftreten, und um die Atmung zu stimulieren, ist aktives Eingreifen notwendig. Eine Hypoxämie stimuliert kurzfristig die Atemanstrengungen des Neugeborenen, supprimiert aber schon nach wenigen Sekunden die Atmung.

Zentrale Apnoe kann, hervorgerufen durch den Mangel wirksamer neuraler Impulse vom Atemzentrum der Medulla oblongata zur Atemmuskulatur, auftreten; das Kind ist blaß und macht keine Anstrengungen zu atmen. Weitere apnoische Anfälle sind der Obstruktion der oberen Luftwege **(obstruktive Apnoe)** zuzurechnen. Die Verlegung der hinteren Pharyngealwand durch die Zunge verschließt den Nasopharynx; das Kind macht Atemanstrengungen, kann aber die Luft nicht in den Alveolarraum bringen, wird hypoxämisch und bradykard. Wegen der vorhandenen Brustwandbewegungen wird die obstruktive Apnoe von Apnoe-Detektoren vom Impedanztyp nicht erfaßt. Deshalb müssen Kinder mit niedrigem Gewichtsgewicht, die das Risiko einer Apnoe haben, am Herzmonitor liegen und ständig kontrolliert werden, um Änderungen der Hautfarbe und das Auftreten von Apnoen und Bradykardien aufzuzeichnen.

Therapie

Ebenso wie beim Kind mit niedrigem Geburtsgewicht und in gutem Zustand apnoische Anfälle vorkommen, ist eine Apnoe ein allgemein bekanntes Zeichen bei Neugeborenenstörungen (z.B. Hypoglykämie, Sepsis und intrakranielle Blutungen). Deshalb ist es wichtig, jedes unreife Kind, das eine Apnoe entwickelt, herauszufinden, um zu verhindern, daß die

Behandlung der ihr zugrundeliegenden Störung verpaßt wird. Das Kind soll mit dem Gesicht nach oben und dem Nacken in gestreckter oder leicht überstreckter Haltung liegen, um der Verlegung der oberen Atemwege (obstruktive Apnoe) vorzubeugen. Bei einigen Kindern kann eine leichte Senkung der Umgebungstemperatur (z. B. das Senken der Hauttemperatur von 36,5 °C auf 36,2 °C die Häufigkeit des Auftretens einer Apnoe senken. Wenn apnoische Attacken weiterhin entstehen, insbesondere wenn sie mit Zyanose und Bradykardie auftreten, kann das Kind mit Aminophyllin behandelt werden (Dosierung s. oben, Behandlung RDS). Wenn trotz der Xanthinbehandlung die Apnoe andauert, kann das Kind kontinuierlich positiven Atemwegsdruck (**CPAP** = continuous positive airway pressure) erhalten; begonnen wird mit einem per Nasensonde oder Nasopharyngealtubus gegebenen Druck von 5 cm H_2O. Nicht zu beherrschende apnoische Attacken erfordern die Unterstützung mit dem Beatmungsgerät (s. Atemnotsyndrom, oben). Die Aminophyllinbehandlung wird beendet, wenn das Kind ungefähr 7 Tage keine Apnoe zeigt, und wenn weitere 10 Tage nach Beendigung der Theophyllinbehandlung keine Apnoen auftreten, kann das Kind nach Hause entlassen werden. Bei den meisten Frühgeborenen endet die Disposition zu apnoischen Attacken ungefähr zu der Zeit, wenn sie das Gestationsalter von 37 Wo. erreichen. Um dem plötzlichen Kindstod vorzubeugen, sind diejenigen Kinder mit weiterhin bestehenden Apnoen oder Bradykardien, inbegriffen derjenigen, die intrakranielle Blutungen oder eine periventrikuläre Leukomalazie haben, mögliche Fälle für die Heim-Monitorüberwachung. Ein 24-h-Pneumogramm hilft bei der Indikationsstellung. Ein Säugling mit dem Risiko einer nach der Entlassung auftretenden lebensbedrohlichen Apnoe kann mit Aminophyllinerhaltungstherapie und häuslicher Überwachung nur entlassen werden, wenn die Eltern eingehend unterrichtet sind (einschließlich CPR-Instruktion und fortlaufender Überwachung und Unterstützung).

Persistierender fetaler Kreislauf

(PPH = persistent pulmonary hypertension)

Lebensbedrohliche Störung, bei der die Kreislaufsituation zu fetalen Verhältnissen mit Vasokonstriktion der Pulmonalarteriolen und mit auf den Bruchteil des normalen reduziertem effektivem pulmonalem Blutvolumen führt. Wie beim Feten fließt Blut im Shunt entweder durch das Foramen ovale oder durch einen persistierenden offenen Ductus arteriosus Botalli vom rechten zum linken Kreislaufsystem (zur Beschreibung des perinatalen Blutkreislaufs und der Entwicklung des PPH *s. Kap. KIN, 2., Perinatale Physiologie).* Der Rechts-links-Shunt führt zur massiven Hypoxämie, sogar, wenn das Kind mit 100% O_2 beatmet wird.

Klinik

Bei an PPH gestorbenen Kindern zeigt die Obduktion der Lunge, möglicherweise als Resultat chronischer intrauteriner Hypoxämie, eine abnorme Muskelhypertrophie der Wände der kleinen Pulmonalarteriolen. PPH tritt gewöhnlich bei termingerechten oder übertragenen Kindern mit auf Plazentainsuffizienz (z. B. Präeklampsie, mütterlicher Bluthochdruck) beruhender Wachstumsretardierung auf. Eine Episode peri- oder postnataler Asphyxie scheint die Persistenz oder das Wiederkehren der Konstriktion pulmonaler Arteriolen zu induzieren. Bei Übertragung sind diese Kinder auch sehr gefährdet, ein Mekoniumaspirationssyndrom zu entwickeln (s. unten). PPH ist ebenso nach medikamentöser Behandlung der Mutter mit hohen Dosen von Prostaglandinsynthetaseinhibitoren (z. B. Aspirin oder Indometacin) zu beobachten, weil vermutlich diese Medikamente die Konstriktion des fetalen Ductus arteriosus in utero hervorrufen, die zu erhöhter pulmonaler Durchblutung mit sekundärer „protektiver" Hypertrophie der pulmonalen Ateriolenwand führt. Die kongenitale Zwerchfellhernie (CDH = congenital diaphragmatic hernia) wird auch häufig mit der muskulären Hypertrophie der Pulmonalarteriolen beider Lungenflügel assoziiert, wobei ebenfalls die sekundäre Hypertrophie der pulmonalen Arteriolen auf ein abnorm hohes Pulmonalblutvolumen in utero vermutet wird (der linke Lungenflügel ist gewöhnlich schwerst hypoplastisch und das gesamte Pulmonalblutvolumen muß durch den rechten Lungeflügel fließen). Häufig kompliziert PPH den Krankheitsverlauf von Kindern mit CDH und ist Ursache der hohen Mortalität unter diesen Bedingungen.

Diagnostik

Gewöhnlich wird die Diagnose eindeutig anhand der Anamnese, der körperlichen Untersuchung und der Röntgen- und Laborbefunde gestellt. Das PPH-Kind ist nahezu termingerecht geboren oder übertragen und ist und bleibt, selbst wenn es unassistiert atmet oder unter 100%iger O_2-Beatmung, hypoxämisch. Das Lungenröntgenbild kann symptomlos sein oder aber auch eine Erkrankung des Lungenparenchyms (z. B. Mekoniumaspirationssyndrom oder Neugeborenenpneumonie) oder eine angeborene Zwerchfellhernie zeigen. Gelegentlich kann es schwierig sein, eine kongenitale zyanotische Herzerkrankung mit Rechts-links-Shunt auszuschließen. Die Abklärung des Herzens mit EKG und Echokardiogramm löst die meisten dieser Fragen. Bei PPH kann das Echokardiogramm eine verlängerte rechtsventrikuläre präejektorische Phase zeigen, was einen pulmonalen Überdruck widerspiegelt. Gelegentlich ist zur differentialdiagnostischen Abklärung einer kongenitalen zyanotischen Herzkrankheit die Herzkatheterisierung notwendig. Der vermehrte Pulmonalarterienwiderstand, der zu pulmonalem Hochdruck und Rechts-links-Shunt führt, wird durch Hypoxämie und Hyperkapnie verschlechtert. Deshalb muß bei jedem termingerecht geborenen Kind mit arterieller Hypoxie die Behandlung so schnell wie möglich zu beginnen.

Therapie

Die Behandlung besteht zunächst aus Überdruckbeatmung mit 100% O_2, da O_2 der wirksamste Dilatator der Pulmonalarterien ist. Eine Alkalose wirkt in die gleiche Richtung; man kann sie durch langsame Infusion von $NaHCO_3$ erzielen, wobei ein pH von ≥ 7,5 eingestellt werden sollte. Rasche Beutel- oder Maskenbeatmung mit 100% O_2 über 10–15 min kann hilfreich sein, weil die mechanische Dehnung der Alveolen auch eine Vasodilatation verursacht.

Bis vor kurzem wurde die Alkalose respiratorisch über eine langdauernde künstliche Hyperventilation erzeugt. Inzwischen glauben viele, daß die dafür notwendigen hohen Respiratorfrequenzen und -drucke schwere Barotraumen hervorrufen, die zu pulmonalen Verletzungen mit gelegentlich tödlichem Ausgang führen können. Infolgedessen wird für den Beatmungsteil lediglich ein Rahmen vorgegeben: ein Pa_{O_2} bis zu 40 mmHg und ein Pa_{CO_2} bis zu 50 mmHg sind noch akzeptabel.

Bei einigen Kindern ist ein besserer Verlauf unter Muskelrelaxation zu sehen (z. B. Pancuroniumbromid 0,1 mg/kg i. v. nach Bedarf, um Gegenatmung zu vermeiden). Sie sollte aber selektiv angewendet werden, weil Relaxierte oftmals einen erhöhten Respiratordruck benötigen, was zu verstärktem Barotrauma führen kann.

Da manche der Patienten wegen eines offenen Ductus arteriosus einen beträchtlichen Recht-Links-Shunt haben, kann der Pa_{O_2} in der rechten A. radialis deutlich höher sein als in der Aorta descendens; daher sollte wenigstens eine Blutgasprobe aus der rechten A. radialis entnommen werden. Parallelmessungen mit Pulsoximetern von der rechten A. radialis und einer unteren Extremität objektivieren ebenfalls den Botalli-verursachten Rechts-links-Shunt.

Alpha-adrenerge Blocker wie Tolazoline können versucht werden, um eine pulmonale Vasodilatation und damit eine verbesserte O_2-Versorgung auszulösen.

Tolazolin wird in einer Anfangsdosis von 1–2 mg/kg KG i. v. über 5–10 min, dann 1–2 mg/kg KG/h i. v. gegeben. Da Tolazolin auch systemische Vasodilatation und Hypotension verursachen kann, muß es über einen Weg gegeben werden, der eine größtmögliche Freisetzung des Medikamentes in den Pulmonalkreislauf bewirkt, bei PPH mit einem Rechts-links-Shunt auf Vorhofebene durch intravenöse Gabe in obere Gefäßgebiete des Körpers (obere Extremitäten oder Kopfvenen) oder per Katheter durch direkte Gabe in die Pulmonalarterie. Eine systemische Hypotension muß sofort behandelt werden, da sie den Rechts-links-Shunt vergrößert. Anfangs kann ein Volumenexpander verwendet werden (z. B. 5% Humanalbumin

10 ml/kg KG über 10 min). Wenn Blutdruck bzw. Durchblutung vermindert bleiben, muß die Behandlung mit Dopamin 2–20 μg/kg KG/min i. v. (Max.-Dosis 40 μg/kg KG/min; *arterielle Gabe strengstens kontraindiziert!*) oder Dobutamin 2,5–7,5 μg/kg KG/min i. v. *(arterielle Gabe strengstens kontraindiziert!)* eingeleitet werden. Tolazolin bewirkt eine Histaminfreisetzung, und Blutungen des oberen GI-Trakts werden mit dem Gebrauch dieses Medikamentes in Zusammenhang gebracht; prophylaktisch können Antazida gegeben werden.

Große Aufmerksamkeit muß auch bei der Erhaltung der Flüssigkeit, Elektrolyte, Glukose und der Ca-Homöostase verwendet werden. Die Säuglinge werden bei neutraler Umgebungstemperatur und wegen möglicher Sepsis mit Antibiotika behandelt. Sobald sich der Pa_{O_2} in ≥ 100 mmHg stabilisiert hat, wird mit der Entwöhnung durch anfängliche Reduktion des FI_{O_2} in sehr kleinen Schritten von 2–3% O_2 begonnen. Später können FI_{O_2} und Beatmungsdruck abwechselnd reduziert werden. Ziel der Behandlung ist, jedwede größere Änderung zu vermeiden, weil der plötzliche Abfall des Pa_{O_2} zum Wiederauftreten der pulmonalen Vasokonstriktion führen kann.

Trotz aller medizinischer Bemühungen können manche dieser Kinder nicht genügend O_2 inkorporieren und sterben. Bei diesen und anderen termingerecht Geborenen mit Ateminsuffizienz hat es sich als praktikabel erwiesen, die O_2-Versorgung mittels **extrakorporaler Membranoxygenation (ECMO, extracorporal membrane oxygenation)** bis zu einer Woche sicherzustellen, solange bis die zugrundeliegende pulmonale Erkrankung sich bessert und damit ein Überleben möglich wird. Allerdings erfordert dies die Überweisung an neonatale ICU-Zentren, in denen ECMO verfügbar ist. *ECMO darf bei Frühgeborenen nicht eingesetzt werden, weil die notwendige Heparinisierung zu intraventrikulären Blutungen führen kann.*

Zwei Zugänge werden chirurgisch gelegt, einer zur rechten A. carotis communis, der andere zur rechten V. jugularis interna (beide Gefäße müssen geopfert werden.) Blut wird von der Jugularis zum Membranoxygenator geleitet, der als künstliche Lunge CO_2 aus dem Blut entfernt und O_2 hinzufügt, und von dort zurück ins arterielle System (Karotis). Mit Hilfe der ECMO ist es möglich, ohne Atemanstrengungen jeden beliebigen Pa_{O_2} und Pa_{CO_2} einzustellen.

ECMO kann für Neugeborene lebensrettend sein (z. B. bei PPH, angeborener Zwerchfellhernie oder massiver Pneumonie) und viele überleben ohne neurologische Folgeerscheinungen. Trotzdem wird die Indikation für diesen invasiven Eingriff, der neben eigenen Risiken auch das Transportrisiko zum ECMO-Zentrum einschließt, kontrovers diskutiert. In der Vergangenheit war ECMO Kindern mit einer Mortalitätswahrscheinlichkeit von mehr als 80% vorbehalten. Verbesserungen in der medizinischen Versorgung haben Verunsicherung hinsichtlich dieses Kriteriums gebracht. ECMO-Zentren haben eigene Maßstäbe entwickelt, in die ihre Erfahrungen mit den regionalen Versorgungsmöglichkeiten und der dadurch erzielbaren Überlebensrate eingeht. Es erscheint unvermeidlich, daß gelegentlich auch Neugeborene in ECMO-Zentren aufgenommen werden, deren Aufnahme es letztlich nicht bedurft hätte.

Mekonium-Aspirations-Syndrom (MAS)

Die Aspiration von Mekonium, welches in die Amnionhöhle eingetreten ist, führt zu chemisch induzierter Pneumonie und mechanischer Obstruktion der Bronchien. Die komplette Obstruktion der Bronchien führt zur Atelektase, während die teilweise Blockade zur Luftanschoppung bei der Exspiration und damit zu Überblähung der Lunge und zu pulmonalen Luftlecks (z. B. Pneumomediastinum oder Pneumothorax) führt.

Diese Erscheinungen werden verursacht durch den fetalen Streß, der mit einer Plazentainsuffizienz verbunden sein kann (z. B. bei Präeklampsie, Hypertension oder Übertragen des Kindes). Der Fetus setzt als Reaktion auf den Streß Mekoniumstühle ab und macht kräftige Einatmungsbewegungen, wobei er mit Amnionflüssigkeit vermischtes Mekonium in den Tracheobronchialbaum aspiriert. MAS ist bei übertragenen Kindern, welche ein vermindertes Volumen an Amnionflüssigkeit haben, häufig sehr schwer, weil das Mekonium weniger verdünnt ist und das dicker geformte Mekonium eher eine Atemwegsobstruktion hervorruft.

Diagnostik

Der Säugling mit MAS zeigt ein leichtes bis extrem schweres Atemnotsyndrom. Das Verhalten von Luft, hervorgerufen durch partielle Bronchialobstruktion mit Mekonium oder einen sekundären Spannungspneumothorax, kann einen vergrößerten anteroposterioren Brustdurchmesser hervorrufen, der den Anschein eines Faßthorax gibt. Der Säugling kann unreif oder übertragen wirken und es können Mekoniumflecken in der Nabelschnur und unter den Nägeln erscheinen.

Das Röntgenbild des Thorax zeigt fleckenförmige Atelektasen und dazwischengelegene Gebiete emphysematischer Überblähung. Fortschreitende „Luftansammlung" kann zu pulmonalem interstitiellem Emphysem oder Zysten, Pneumomediastinum oder Pneumothorax führen. Bisweilen kann freie Flüssigkeit in den großen Fissuren oder den Pleuraspalten gesehen werden.

Therapie

Anstrengungen, MAS zu vermeiden, sollten im Kreißsaal erfolgen. Als entscheidender Schritt sollte der Arzt schon beim Durchtritt des Kopfes Mund und Nasopharynx mit Hilfe eines (DeLee) Absauggerätes absaugen. Bis vor kurzem meinte man, daß alle Neugeborenen, bei denen Mekonium in der Amnionsflüssigkeit gefunden wurde, anschließend sofort intubiert werden sollten, um endotracheal absaugen zu können. Neuerdings wird dies allerdings nur bei Neugeborenen empfohlen, deren Funktionen bei der Geburt eingeschränkt sind, nicht aber bei lebhaft-kräftigen Neugeborenen.

In jedem Fall sollte erfahrenes Personal bereitstehen, um wenigstens alle Neugeborenen mit körperlicher Depression und Mekonium akut intubieren und absaugen zu können. Absaugen ist am wirkungsvollsten, bevor das Neugeborene zu atmen und zu schreien beginnt, weil durch das Schreien Mekonium in den Trachealbaum verteilt wird. Zunächst wird ein Tubus von 3,5–4 mm Durchmesser in die Trachea geschoben. Mehrere Typen von Aspiratoren passen mit ihren Anschlüssen direkt auf den Tubus, der dann als Absaugkatheter dient. Mit Hilfe eines dünneren Absaugkatheters, der durch den Endotrachealtubus eingeführt wird, wird anschließend das restliche Mekonium aus dem Trachealbaum entfernt. Orales Absaugen verbietet sich heutzutage wegen der möglichen HIV-Infektionsgefahr. Nach der Absaugung erfolgt positive Druckbeatmung über den Endotrachealtubus. Wenn kein Mekonium abgesaugt werden konnte und das Neugeborene kräftig erscheint, kann es extubiert werden. Bei Verdacht auf ein besonders schweres MAS wird der Säugling auf eine Neugeborenenintensivstation verlegt.

Nach **Verlegung auf die Station** helfen intermittierende Krankengymnastik, Absaugen der Atemwege und die Anwendung von angefeuchteter Luft oder O_2, Mekonium oder Sekrete zu lösen.

Die Unterstützung der Atmung wird, abhängig von der Schwere der Pneumonie, angeboten und variiert von unterstützender Pflege und Krankengymnastik des Brustkorbes bis zu ergänzenden Sauerstoffgaben per Nasensonde oder Anwendung positiven Atemdrucks. Säuglinge mit MAS, speziell übertragene, sind anfällig für eine persistierende pulmonale Hypertension **(PPH),** und es ist von höchster Wichtigkeit, dieser lebensbedrohenden Komplikation entgegenzuwirken und sofort die Behandlung einzuleiten. *(s. Persistierender fetaler Kreislauf, weiter oben).* Wenn die Blutgaswerte bei Verwendung der Nasensonde nur teilweise befriedigen oder sich mit der Zeit verschlechtern, ist es besser – um eine Hypoxämie oder Hyperkapnie, welche die Kette der Ereignisse, die eine PPH auslösen, zu vermeiden – die Beatmung mit positivem Beatmungsdruck einzuleiten.

Säuglinge mit MAS kapseln Luft in den teilweise mit aspiriertem Mekonium verlagerten Bronchien ab. Während der ersten paar Lebenstage sind sie gefährdet, Atemnotsyndrome (Pneumomediastinum und Pneumothorax) zu entwickeln. Regelmäßige Befundung durch Auskultation der Atemgeräusche, Durchleuchtung des Brustkorbs und Röntgen-Thoraxbilder sind wichtig, um diese Komplikationen zu entdecken. Untersuchung und Behandlung eines Spannungspneumothorax oder eines mekoniumverlagerten Tubus sollten, wenn sich Blutdruck, Durchblutung oder ABG-Werte des Säuglings plötzlich verschlechtern, sofort aufgenommen werden *(s. Pulmonale Atemnotsyndrome, unten)*.

Weil Mekonium das bakterielle Wachstum begünstigen kann und es schwierig ist, eine bakterielle Pneumonie auf dem Röntgenbild darzustellen, ist es üblich, Kulturen von Blut und Trachealsekret anzulegen und bei diesen Kindern mit der antibiotischen Therapie zu beginnen (Ampicillin und Gentamicin oder Tobramycin).

Aspiration von anderen Substanzen

Kinder können auch Käseschmiere, Fruchtwasser und mütterliches oder fetales Blut während der Geburt aspirieren. Sie zeigen dann Atemnot und auf der Thoraxaufnahme Anzeichen einer Aspirationspneumonie. Wie bei der Mekoniumaspiration ist die Behandlung symptomatisch; wenn eine bakterielle Infektion vermutet wird, wird eine Kultur angelegt und eine Antibiotikatherapie begonnen.

Syndrome mit intrapulmonalem Luftleck

(Interstitielles Lungenemphysem [PIE]; Mediastinalemphysem; Pneumothorax; Pneumoperikard)

Austritt von Luft (Luftleck) aus den normalen pulmonalen Lufträumen.

Das Luftleck wird bei 1 bis 2% der normalen Kinder nach der Geburt beschrieben, wahrscheinlich als Ergebnis der großen negativen intrathorakalen Kräfte, die bei den ersten Atemzügen wirksam werden. Viele dieser Kinder sind asymptomatisch oder zeigen nur eine Tachypnoe.

Gewöhnlich jedoch treten pulmonale Luftlecks bei Kindern mit schweren Lungenerkrankungen (z. B. RDS oder MAS – s. oben) auf, die prädisponiert sind wegen ihrer schlechten Lungencompliance und der erforderlichen hohen Entfaltungsdrücke (z. B. RDS-Kind am Respirator) oder wegen des erhöhten Atemwegswiderstandes (z. B. Mekonium, das beim MAS die Bronchien teilweise obstruiert.

Interstitielles Lungenemphysem (PIE = pulmonary interstitial emphysema)

PIE tritt auf, wenn Luft aus den Alveolen in das Interstitium oder die Lungen, die Lymphwege oder den Pleuraspalt übertritt. Dies kommt häufig bei Kindern vor, die bei schlechter Lungencompliance mit positivem Atemdruck beatmet werden, kann aber auch spontan auftreten. Die Lokalisation des PIE ist höchst variabel: Es kann eine oder beide Lungen betreffen und kann in jeder Lunge fokal oder generalisiert sein. Die Atemsituation des Kindes kann sich verschlechtern (erhöhter Pa_{CO_2}, erniedrigter pH, erniedrigter Pa_{O_2}), wenn eine diffuse Ausbreitung von Luft stattfindet, da die Compliance der Lunge plötzlich reduziert wird.

Das Thoraxröntgenbild zeigt einige oder viele zystische oder lineare Aufhellungen in den Lungenfeldern, die zu groß sind oder zu peripher liegen, um Bronchien zu repräsentieren. Einige Aufhellungen sind ausgedehnt, während sie als vergrößerte Pleurazysten erscheinen und mehrere Zentimeter Durchmesser erreichen können.

Der Entwicklungsverlauf des PIE ist äußerst variabel. Es kann dramatisch über ein oder zwei Tage oder auf dem Röntgenbild über Wochen oder Monate bestehen. Einige Kinder entwickeln eine bronchopulmonale Dysplasie (BPD), und die zystischen Veränderungen des PIE verschmelzen dann zum Röntgenbild der BPD.

Therapie: Ziel der Behandlung ist es, den inspiratorischen Beatmungsdruck größtmöglich zu senken, um der Lunge die Heilung zu ermöglichen. Es wäre vernünftig, bei Auftreten von

PIE durch Erhöhung des FIO_2 und gleichzeitiger Senkung des Inspirationsdruckes auf möglichst niedrige Werte eine adäquate Oxygenierung anzubieten. Dies kann schwer oder unmöglich sein, wenn die Lungen mit diffusem PIE eine sehr geringe Compliance entwickeln. Wenn das PIE in einer Lunge sehr ausgeprägt und in der anderen nur gering oder gar nicht vorhanden ist, kann die differenzierte Bronchialintubation versucht werden. Ein Endotrachealtubus wird in den Hauptbronchus der weniger betroffenen Seite vorgeschoben; dies wird ermöglicht durch Drehung von Kopf und Hals zu der dem zu intubierenden Bronchus gegenüberliegenden Seite. Bei Auskultation während dieses Vorganges werden, wenn die differenzierte Bronchialintubation gelungen ist, die Atemgeräusche über der Lunge mit PIE aussetzen. Die Position des Tubus wird durch ein Röntgenbild bestätigt, auf dem auf der Lunge mit PIE kurze Zeit später eine komplette Atelektase gesehen werden kann. Weil nun nur noch eine Lunge beatmet wird, müssen die Beatmungseinstellungen und FIO_2 gleichzeitig verstärkt werden. Nach 24–48 h wird, in der Hoffnung, daß das PIE abgeklungen ist, der Endotrachealtubus in die Trachea zurückgezogen. Gewisser Erfolg bei der Behandlung von schwerem PIE oder chronischer Formen von pulmonalem Luftleck hat man durch hochfrequente Jet-Beatmungsgeräte erzielt, die eine O_2-Zufuhr ohne hohe inspiratorische Druckspitzen gewährleisten, so daß das Leck ausheilen kann.

Mediastinalemphysem (PM = Pneumomediastinum)

Das PM entsteht durch Übertritt eines pulmonalen interstitiellen Emphysems in das lockere Bindegewebe des Mediastinums. Gewöhnlich wird das Kind keine zusätzlichen Zeichen eines Atemnotsyndroms entwickeln, der Thorax aber kann positiv bei Durchleuchtung sein, und auf dem Röntgenbild (am besten bei der lateralen Aufnahme) kann man sehen, wie Luft die Thymuslappen von der Herzsilhouette weghebt. Luft kann weiterhin in das Unterhautbindegewebe von Hals und Kopf übertreten; subkutane Luft erscheint asymptomatisch und wird spontan resorbiert. Eine spezifische Behandlung ist nicht nötig. Jedoch kann es, weil das PM auf ein entstandenes Luftleck hinweist, vorteilhafter sein, einen niedrigen Atemdruck anzuwenden, um die Entwicklung eines Pneumothorax zu vermeiden.

Pneumothorax

Ein Pneumothorax entwickelt sich durch den Übertritt von Luft eines Mediastinalemphysems oder die Ruptur einer subpleuralen Emphysemblase (z. B. beim PIE) in den Pleuraspalt. Obwohl er bisweilen ebenfalls asymptomatisch auftritt, ist ein Pneumothorax, besonders bei Kindern, die bei schweren parenchymalen Lungenerkrankungen (z. B. RDS, MAS) mit positivem Beatmungsdruck behandelt werden, eine lebensbedrohliche Komplikation. Die klinischen Zeichen eines **Spannungspneumothorax** können einen plötzlichen Anstieg, oder häufiger noch, einen Abfall des Blutdrucks, schlechte Hautdurchblutung, schlechte Pulse und verminderte oder fehlende Atemgeräusche auf der betroffenen Seite zeigen. Die Herztöne können gedämpft sein, wenn der Pneumothorax auf der linken Seite liegt. Eine positive Transillumination mit einer Fiberglaslichtquelle läßt sehr stark freie Luft im Thorax vermuten. Wenn es der Zustand des Kindes erlaubt, wird das Thoraxröntgenbild die Diagnose bestätigen.

Behandlung: Die sofortige Entleerung eines Pneumothorax ist notwendig bei Kindern mit Lungenerkrankung oder unter positiver Druckbeatmung. Notfalls können Spritze und Nadel eines Bestecks zu Schädelsinuspunktion vorübergehend zur Luftentleerung benutzt werden. Die endgültige Behandlung erfolgt durch Einführen einer (5 oder 8 Charrière) Thoraxdrainage. Thoraxdrainagen sollten nach der Hautinzision mit einer gebogenen Klemme eingeführt werden. (Beachte: Einführen einer Thorakaldrainage über einen Trokar ermöglicht eher einen Lungenriß!) Der Drainagetubus sollte mit der Spitze im ventralen Thorax liegen, weil sich die freie Luft in den höchstgelegenen Räumen sammelt (ventral beim auf dem Rücken liegenden Kind). Die Thoraxdrainage wird mit einer Sammelflasche mit einem Sog von 10 bis 15 cm H_2O verbunden. Folgende Auskultation, Transillumination und Röntgenbild bestätigen die korrekte Funktion der Drainage. Beim von zugrundeliegenden Lungenerkrankungen freien Kind kann ein Pneumothorax nur eine geringe Tachypnoe hervorrufen oder sogar asymptomatisch sein. In dieser Situation ist es möglich, unter engmaschiger Beobachtung des Kindes einfach auf die spontane Rückbildung zu warten.

Luftlecks anderer Genese

Bei Kindern unter Beatmung mit positivem Beatmungsdruck kann Luft in den Perikardbeutel übertreten, ein Pneumopericardium verursachen und damit eine Herzbeuteltamponade mit reduziertem kardialem Auswurfvolumen und reduziertem Blutdruck. Auf dem Röntgenbild ist Luft innerhalb des Perikardbeutels zu sehen, welche das Herz vollkommen umgibt. Rasche Entfernung der Luft durch eine Kanüle und anschließende operative Einführung einer Perikarddrainage können lebensrettend sein.

Gelegentlich kann ein pulmonales Luftleck hervorgerufen werden, wenn retroperitoneal freie Luft in die Peritonealhöhle übertritt und ein **Pneumoperitoneum** verursacht. Es bildet sich spontan zurück, muß aber von einem durch rupturierte Eingeweide hervorgerufenen Pneumoperitoneum, welches als chirurgischer Notfall gilt, unterschieden werden.

Bronchopulmonale Dysplasie (BPD)

Chronische Lungenerkrankung bei Säuglingen, die wegen eines RDS intermittierend assistiert beatmet wurden. Im Alter von einem Monat leiden sie unter Atemnot, haben einen charakteristischen Röntgenbefund und benötigen laufend O_2.

Ätiologie

Die Verletzung der Lunge kann mit einem auf Beatmung mit positivem Beatmungsdruck beruhenden Barotrauma, hohen Sauerstoffbeatmungskonzentrationen und Tubusbeatmung in Verbindung gebracht werden. Sie kommt häufiger bei Kindern mit niedrigem Gestationsalter vor. Oft ist sie Folge des RDS und seiner Behandlung und es ist eher wahrscheinlich, daß sie sich bei Auftreten eines interstitiellen Lungenemphysems entwickelt (s. PIE, oben). Der Übergang von RDS zu BPD geschieht schrittweise; häufig versucht man einfach am 5. bis 6. Lebenstag, das Kind von der intermittierenden assistierten Beatmung (**IMV** = intermittent mandatory ventilation) zu entwöhnen.

Weil die BPD wenigstens zum Teil durch die Beatmung hervorgerufen wird, ist es wichtig, die Kinder so früh wie möglich von der unterstützenden Beatmung zu entwöhnen. Beim Kind mit RDS, bei dem die Entwöhnung von der IMV zur rechten Zeit mißlingt, müssen mögliche verursachende Probleme (z.B. offener Ductus Botalli und unter Behandlung entstandene Pneumonie) gesucht und, wenn vorhanden, behandelt werden. Frühzeitiger Gebrauch von Aminophyllin als Atemstimulans kann helfen, Frühgeborene von der IMV rasch zu entwöhnen.

Klinik

In den frühen Stadien der BPD sieht man eine Entzündung und Exsudat. Das Alveolarepithel kann abgestoßen werden und im Trachealsekret können Makrophagen gefunden werden. Zu diesem Zeitpunkt zeigt das Röntgenbild des Thorax [evtl.] nur eine diffuse milchglasartige Verschattung der Lungenfelder. Später erscheint die Vernarbung und der Zusammenbruch der Alveolarwand. Emphysematische Gebiete im Wechsel mit Überbelüftung und Vernarbung des Lungengewebes führen bei der Reduktion zum Bild der „Schuhsohlennagellunge" und auf dem Thoraxröntgenbild sind multizystische Bezirke zu sehen, die von vielen Streifen durchzogen und durch Überblähungen gekennzeichnet werden. Auch muskuläre *Hypertrophie* der glatten Peribronchial- und Arteriolenmuskeln und schuppige Metaplasie des Bronchialepithels können auftreten.

Prognose und Behandlung

Die BPD kann wochen- bis monatelang zusätzliche unterstützende Beatmung und/oder ergänzende O_2-Gaben erfordern. Beatmungsdruck und $F_{I_{O_2}}$ sollen, soweit tolerabel, reduziert werden, das Kind aber nicht hypoxämisch werden, größtenteils weil ein niedriger Pa_{O_2} eine pulmonale Vasokonstriktion verursacht, welche eine pulmonale Hypertension, Cor pulmonale und Rechtsherzversagen zur Folge hat. Eine pulmonale Hypertension manifestiert sich in einer verlängerten rechtsventrikulären Präejektionszeit und kann daher im Echokardiogramm erkannt werden. Die arterielle Oxygenierung sollte bei 90% Sättigung oder darüber liegen und kann mit einem Pulsoximeter kontrolliert werden. Kinder mit chronischer Erkrankung der Lunge können eine kompensierte respiratorische Azidose bei spontaner Atmung zeigen. Deshalb ist es angebracht, während der Entwöhnung von der Beatmung, den P_{CO_2} über normal ansteigen zu lassen, solange der pH-Wert normal bleibt (pH > 7,30) und das Atemnotsyndrom des Kindes nicht allzu schwer ist.

Eine gute Ernährung ist bei chronisch kranken Kindern, die häufig einen vermehrten Kalorienbedarf wegen der vermehrten Atemarbeit haben, nötig. Abhängig vom Zustand des Kindes kann die Ernährung parenteral oder per Nasoduodeanl- bzw. Orogastralsonde erfolgen. Kinder mit BPD sind unter hoher Flüssigkeitsbelastung sehr empfänglich, pulmonale Stauungen oder Ödeme zu entwickeln. Häufig ist es notwendig, die tägliche Flüssigkeitsaufnahme auf 100–120 ml/kg KG/g zu beschränken. Dies kann die Indikation zur Zufuhr adäquater Kalorienmengen (z. B. durch Hinzufügen von Glukosepolymeren oder mittelkettigen Triglyzeriden als Ergänzung zur enteralen Ernährung) darstellen.

Eine längerdauernde Diuretikatherapie wird bei der Behandlung dieser Kinder wegen ihrer Tendenz, eine Lungenstauung mit erniedrigter Compliance der Lunge zu entwickeln, routinemäßig angewendet. Furosemid (1 mg/kg KG i. m. oder i. v., oder per os 2 mg/kg) in 1–2 Einzeldosen verabreicht, kann über einen kürzeren Zeitraum angewendet werden. Der längere Gebrauch verursacht Hyperkalziurie mit folgender Osteoporose, Frakturen und Nierensteinen. Die Langzeittherapie mit Diuretika wird sicherer ermöglicht durch die Kombination von 10–20 mg/kg KG/Tag Chlorthiazid und 1–2 mg/kg KG/Tag Spironolacton, beide zweimal am Tag per os. Der Flüssigkeitszustand und die Serumelektrolyte müssen ständig aufgezeichnet werden.

Nachdem das Kind mit einer BPD von der Beatmung entwöhnt ist, kann es noch über eine Zeit von mehreren Wochen eine ergänzende O_2-Gabe benötigen. Dies kann über eine Nasalsonde mit stufenweiser Reduktion des prozentualen O_2-Anteils oder der O_2-Gasflußrate geschehen. Die Oxygenierung kann über einen transkutanen Monitor bzw. Pulsoxymetrie aufgezeichnet werden.

Die Eltern benötigen viel emotionale Unterstützung, weil die Rückbildungstendenz der BPD sowohl langsam, als auch nicht vorhersagbar sein kann und einige Kinder nach Monaten intensiver Pflege sterben können. Das Atemnotsyndrom überlebender Kinder vermindert sich schrittweise, die reduzierte Lungencompliance wie auch der erhöhte Atemwegswiderstand vermögen mehrere Jahre zu persistieren. Diese Kinder haben in den ersten Jahren ein erhöhtes Risiko, Infektionen des unteren Respirationstraktes, speziell Virusinfekte, zu entwickeln und können bei auftretenden pulmonalen Infektionen schnell mit der Atmung dekompensieren. Die Kinder müssen, wenn sich Zeichen einer Atemwegsinfektion entwickeln oder sich das Atemnotsyndrom verstärkt, fast immer rehospitalisiert werden.

Geburtstraumen

Die Zahl der Geburtsverletzungen aufgrund einer schwierigen oder traumatisierenden Entbindung nimmt ab. Verbesserte Pränataldiagnostik und die Überwachung des Wehenverlaufs durch den Monitor haben geholfen, neurologische Schäden zu verhüten. Hinzu kommt, daß der Kaiserschnitt, der heute im Vergleich zu früher weniger Risiko für die Mutter bedeutet, häufig in schwierigen Lagen andere geburtshilfliche Maßnahmen wie Vakuumextraktionen und hohe Zangenentbindung ersetzt.

Eine das Kind möglicherweise traumatisierende Entbindung ist zu erwarten, wenn die Mutter ein enges Becken hat, wenn das Kind für sein Gestationsalter relativ groß ist (wie es oft der Fall bei Kindern diabetischer Mütter ist) oder wenn eine Steiß- oder andere abnorme Kindslage, besonders bei der Erstgebärenden, vorliegt. In solchen Situationen sollten sowohl die Wehen als auch der Zustand des Feten überwacht werden. Wenn Gefahr für das Kind besteht, sollte die Mutter auf die Seite gewendet werden und ihr O_2 gegeben werden. Besteht weiterhin Gefahr für das Kind, sollte sofort ein Kaiserschnitt durchgeführt werden.

Verletzungen des zentralen und peripheren Nervensystems

(s. a. Kap. KIN, 18., Zerebrale Lähmungssyndrome)

Die Vorgänge bei den Wehen und der Geburt können leicht zu einer Verletzung des Kindes führen. Die Größe der einwirkenden Kräfte ist an den Verformungen des Schädels bei der Geburt aus der Hinterhauptslage abzulesen, doch verursachen sogar starke Verformungen gewöhnlich keine Probleme und machen selten eine Behandlung erforderlich.

Kopftraumen unterscheiden sich in ihrem Ausmaß: **Caput succedaneum** (Geburtsgeschwulst): Ein Kopfschwartenödem am vorderen Teil des Kopfes durch oberflächliche Traumatisierung, während dieses Areal gegen den Gebärmutterhals gepreßt wird.

Die **subgaleatische Blutung** resultiert aus einem größeren Trauma und wird durch eine sich über die ganze Kopfhaut einschließlich der Temporallappen ausdehnende Nachgiebigkeit beim Abtasten charakterisiert. Das **Kephalhämatom,** eine Blutung unter das Periost, kann von einer mehr oberflächlich gelegenen Blutung dadurch unterschieden werden, daß es auf das Gebiet eines einzelnen Knochens scharf beschränkt ist. Kephalhämatome sind meist einseitig und parietal lokalisiert. Ein kleiner Prozentsatz hat gleichzeitig eine **Längsfraktur** in dem Knochen, der darunter liegt. Kephalhämatome erfordern keine Behandlung, doch kann sich in seltenen Fällen durch die Blutungen eine Anämie oder Hyperbilirubinämie ausbilden. **Impressionsfrakturen** sind selten. Meist entstehen sie durch den Druck der Geburtszange; selten werden sie in utero durch den Druck des Kopfes gegen die knöchernen Vorsprünge verursacht. Sie können als Impressionen gesehen und gefühlt werden und müssen von den Impressionen unterschieden werden, die sekundär bei einem angehobenen Periostrand entstehen, wie man es bei Kephalhämatomen sieht. Röntgenbilder bestätigen die Diagnose. Impressionsfrakturen müssen evtl. neurochirurgisch wieder angehoben werden. Impressionsfrakturen oder andere Kopftraumen können mit einer Rißverletzung der darunterliegenden Hirnrinde, einer Subarachnoidalblutung oder einer Subduralblutung einhergehen *(s. Intrakranielle Blutung, unten).*

Schädigungen der Hirnnerven betreffen primär den **Gesichtsnerv (Fazialis).** Die Beteiligung anderer Hirnnerven ist ungewöhnlich und im allgemeinen nicht auf Geburtsverletzungen zurückzuführen. Obwohl gelegentlich dem Zangendruck zugeschrieben, erfolgen die meisten Verletzungen wahrscheinlich durch einen intrauterinen Druck auf die Nerven. Dieser kann durch die Lage des Feten entstehen (z. B. wenn der Kopf an die Schulter gepreßt liegt) oder durch Druck des Promontoriums oder eines Uterusmyoms.

Die Fazialislähmung ist meist *peripher und das Gesicht* erscheint asymmetrisch. Bei vollständiger *peripherer* Schädigung des VII. Hirnnervs fehlt die Bewegung der Gesichtsmuskulatur auf der gesamten betroffenen Seite. Die Verletzung kann auch einzelne Äste des VII. Hirnnervs betreffen, am häufigsten den Mandibularzweig. Intrauteriner Druck auf die Mandibula kann ebenfalls zu Gesichtsasymmetrien führen, doch ist die Muskelinnervation dabei intakt. Ein Vergleich der maxillaren und mandibularen Okklusionsflächen, die parallel sein sollten, unterscheidet dies von einer echten Verletzung des VII. Hirnnervs. Bei peripheren Verletzungen des Gesichtsnervs ist weder ein Test noch eine Behandlung erforderlich, da gewöhnlich im Alter von 2–3 Mo. Restitution eingetreten ist.

Verletzungen der Nervenwurzeln und der peripheren Nerven können die Folge schwieriger Entbindungen sein und werden meist an den oberen Extremitäten beobachtet. Verletzungen des Plexus brachialis beruhen auf einer Zerrung, die durch Armlösung, Extraktion aus Steißlage oder Überstreckung des Halses bei der Schädellage verursacht werden kann. Die Verletzung kann auf eine einfache Überdehnung, eine Blutung innerhalb des Nervs, auf einen Riß des Nervs oder seiner Wurzel oder auf Abriß der Wurzeln mit gleichzeitiger Schädigung des Rückenmarks zurückzuführen sein. Begleitende Traumata anderer Strukturen (z. B. Klavikula- oder Humerusfraktur, Subluxation von Schulter oder Halswirbelsäule) können vorkommen.

Lage und Art der Schädigung bestimmen die Prognose. Eine Schädigung des oberen Teils des Brachialplexus (C5, 6) betrifft Muskeln der Schulter und des Ellbogens, während Läsionen des unteren Teils des Plexus (C7, 8 und T1) primär die Muskeln des Unterarms und der Hand betreffen. Die **Erb-Duchenne-Lähmung** ist eine Verletzung des oberen Brachialplexus, die eine Adduktion und Einwärtsdrehung in der Schulter und die Pronation des Unterarms verursacht; es tritt häufig eine ipsilaterale Lähmung der Zwerchfells auf. Die Behandlung besteht im Schützen des Arms durch Immobilisation über dem oberen Abdomen und in der Vermeidung von Kontrakturen durch tägliche leichte Bewegungstherapie der betroffenen Gelenke, die im Alter von einer Woche beginnen sollte. Die **Klumpke-Lähmung** ist die Verletzung des unteren Plexus, die sich in einer Lähmung von Hand und Handgelenk äußert und oft mit einem ipsilateralen Horner-Syndrom (Miosis, Ptose, Anhidrose) verbunden ist. Passive Bewegungstherapie ist die einzige adäquate Behandlung. Keine dieser Verletzungen des Plexus brachialis ist mit nachweisbaren Sensibilitätsstörungen verbunden. Bei beiden Lähmungstypen tritt gewöhnlich eine rasche Besserung ein. Wenn eine signifikante Einschränkung länger als drei Monate besteht, ist eine operative Freilegung und Behandlung angezeigt.

Wenn der gesamte Plexus brachialis verletzt ist, ist eine Bewegung der betroffenen oberen Extremität nicht möglich und oft zeigt sich ein sensorischer Ausfall. Auf ipsilaterale Pyramidenbahnzeichen sollte geachtet werden, da sie ein gleichzeitiges Rückenmarkstrauma anzeigen. Die Behandlung besteht in passiver Bewegungstherapie, um Kontrakturen zu vermeiden, und ein operativer Eingriff ist angezeigt. Die Prognose auf Besserung ist gering, das folgende Wachstum der betroffenen Extremität kann vermindert sein.

Verletzungen anderer peripherer Nerven, wie des N. radialis, N. ischiadicus oder N. obturatorius, sind beim Neugeborenen extrem selten und werden normalerweise nicht mit dem Geburtsvorgang in Verbindung gebracht. Sie treten meist sekundär nach einem lokalen Trauma auf, z. B. einer Injektion in oder in die Nähe des Ischias-Nervs oder einer Fettnekrose über dem Radialis. Die Antagonisten der gelähmten Muskeln sollten ruhiggestellt werden, bis eine Besserung eintritt. Bei den meisten Verletzungen der peripheren Nerven tritt vollständige Heilung ein. Eine neurochirurgische Freilegung der Nerven ist selten angebracht.

Eine **Verletzung des Rückenmarks** ist selten. Sie wird meist bei Steißgeburten beobachtet und ist die Folge einer außerordentlichen Zugbelastung des Rückenmarks in die Länge. Manchmal ist bei der Geburt ein Klick- oder Schnappgeräusch zu hören. Sie kann auch die Folge einer Hyperextension des fetalen Halses in utero sein. In der Regel ist die untere Zervikalregion (C5, 6, 7) traumatisiert, da höher liegende Schädigungen allgemein einen tödlichen Ausgang haben. Bei der Verletzung kann eine Rückenmarksdurchtrennung unterschiedlichen Grades, oft von einer Blutung begleitet, vorliegen. Zu Beginn ist ein spinaler Schock mit schlaffer Lähmung unterhalb des Niveaus der Verletzung zu beobachten. Innerhalb von Tagen oder Wochen entwickelt sich eine Spastik, wenn das Rückenmark nicht vollständig druchtrennt ist. Es kommt zur Zwerchfellatmung, da der Nervus phrenicus aus höheren Segmenten austritt (C3, 4, 5). Es besteht eine Lähmung der Interkostal- und Abdominalmuskeln, und die bewußte Kontrolle des Anal- und Blasensphinkters kann sich nicht entwickeln. Sensibilität und Schwitzen sind unterhalb der betroffenen Stelle verlorengegangen und können Schwankungen der Körpertemperatur bei unterschiedlicher Umwelttemperatur zur Folge haben. Der Liquor ist meist blutig. Die Röntgenbilder des Halses sind unauffällig. NMR, CT oder Myelographie des Zervikalmarks können die Läsion objektivieren und chirurgisch angehbare Fälle ausgliedern. Im allgemeinen sind die Todesursachen ein fortschreitender Verlust der Nierenfunktion, der die Abklärung der Hanrwege notwendig macht, sowie eine rezidivierende Pneumonie; einige Kinder überleben für mehrere Jahre. Die Behandlung der Rückenmarksverletzungen besteht in der pflegerischen Versorgung zur Verhinderung von Ulzerationen der Haut, in sofortiger Behandlung einer Harnwegsinfektion und der Infekte der oberen Atemwege und in wiederholten Untersuchungen, um obstruktive Nierenerkrankungen früh zu entdecken *(s. Kap. NIE, 12.)*.

Intrakranielle Blutung

Eine Blutung in oder um das Gehirn ist eines der Hauptprobleme bei Neugeborenen und speziell bei unreifen Kindern. Die Hypoxie, der unter den Wehen auf den Kopf des Kindes ausgeübte Druck und das Vorkommen der Keimschicht beim Feten, sind drei Hauptursachen. **Kleine Blutungen** werden häufig bei der Autopsie des Tentoriums der Falx und **im Subarachnoidalraum** gefunden. Größere Blutungen sind weniger häufig, aber in der Regel ernster Natur. Ungefähr 40% der unreif Geborenen < 1500 g haben intrakranielle Blutungen. Bei der Diagnosestellung sind Ultraschalluntersuchung des Kopfes und kraniales CT, mit dem die Blutungen entdeckt werden, nützlich. Eine Blutung kann sich in verschiedene, mit dem ZNS in Beziehung stehende Räume ausbreiten. Die **Blutung in den Subarachnoidalraum** ist wahrscheinlich am häufigsten bei termingerecht geborenen Säuglingen und Ursache für die Erythrozyten, die so oft im Liquor des Neugeborenen gefunden werden. Die Diagnose, die durch Liquoruntersuchung und CT gestellt wird, sollte bei jedem Kind mit Apnoe, Krampfanfällen, Apathie oder einem abnormen neurologischen Befund vermutet werden. Die damit verbundene Entzündung der Hirnhäute kann zu einem Hydrozephalus führen, wenn das Baby wächst. **Blutungen in den Subduralraum,** die weniger oft auftreten, da sich die Entbindungstechnik verbessert hat, entstehen durch Risse in der Falx, im Tentorium oder den Brückenvenen. Diese Risse sind am häufigsten bei den Kindern Erstgebärender, bei großen Kindern oder nach schwierigen Entbindungen. Alle diese Bedingungen können zu einem ungewöhnlichen Druck auf den Schädel führen. Der klinische Befund kann in Anfällen, einem sich rasch vergrößernden Kopf oder abnormen neurologischen Befunden wie Hypotonie, einem schwachen Moro-Reflex, retinalen Blutungen oder einer positiven Diaphanoskopie des Schädels bestehen.

Blutungen innerhalb der Ventrikel oder in das Parenchym sind der schwerste Typ intrakranieller Blutungen. Sie treten in 40% der Frühgeborenen, im allgemeinen während der ersten drei Lebenstage auf. Meist verlaufen sie asymptomatisch, können aber auch rezidivierende Apnoe- und Zyanoseanfälle oder einen plötzlichen Kollaps zeigen. Die Blutung bei Frühgeborenen ist häufig bilateral und beginnt gewöhnlich in der Keimschicht (Anhäufung embryonaler Neuronen, welche über dem Nucleus caudatus liegt und nur im Fetus zu finden ist) an der lateralen Wand der seitlichen Ventrikel. Fast alle Blutungen liegen subependymal oder ergießen sich in geringen Mengen in die Ventrikel. In schweren Fällen können bei Autopsie Blutausgüsse des ventrikulären Systems und größere Blutmengen in der Cisterna magna und den vasalen Zisternen gefunden werden.

*Besonders bei früh*geborenen Kindern geht die partielle Asphyxie oft intraventrikulären und subarachnoidalen Blutungen voraus. Die Hypoxie schädigt das Kapillarendothel, verstellt die kraniale Autoregulation der Gefäße und erhöht den zerebralen Blutfluß und Venendruck – alles Faktoren, die zusammen eher eine Blutung ermöglichen. Besteht der Verdacht auf intrakranielle Blutungen, so ist sorgfältig nach Hautpetechien oder anderen Blutungen zu suchen, die an systemische Gerinnungs- oder vaskuläre Störungen denken lassen, wie Vitamin-K-Mangel, Hämophilie oder disseminierte intravaskuläre Gerinnung. Es ist wichtig, festzuhalten, ob das Kind Vitamin K bekommen hat.

Die **Laboruntersuchungen** bei einem Kind mit vermuteter intrakranieller Blutung sollten mit einer Lumbalpunktion beginnen. Der Liquor muß auf Erythrozyten untersucht werden und enthält gewöhnlich große Mengen Blut. Es sollten ein vollständiges Blutbild (besonders Hämatokrit und Thrombozytenzählung) und Stoffwechseluntersuchungen gemacht werden, um andere Gründe einer neurologischen Fehlfunktion (Hypoglykämie, Hypokalzämie, Elektrolytstörungen) zu identifizieren. Untersuchungen des Gerinnungssystems sind ebenfalls nötig. Ultraschall des Schädels und Computertomogramm können Blut innerhalb der Ventrikel oder der Hirnsubstanz klar identifizieren, doch werden dünne Blutschichten im Subarachnoidal- oder Subduralraum, die auf den Hemisphären liegen, eventuell nicht erfaßt. Ein EEG kann für das Stellen einer Prognose hilfreich sein, falls das Kind die akute Blutung überlebt.

Die **Therapie** der meisten intrakraniellen Blutungen ist symptomatisch, wenn nicht eine hämatologische Störung zur Blutung beigetragen hat. Wenn nicht zu einem früheren Zeitpunkt gegeben, sollte das Kind Vitamin K erhalten. Man sollte Thrombozyten geben, wenn es an solchen mangelt. Die Behandlung des subduralen Hämatoms besteht aus der täglichen beidseitigen Punktion des Subduralraumes, sofern Symptome bestehen oder der Kopfumfang sich rasch vergrößert. Von jeder Seite sollten jeweils *nur 10–15 ml der Subduralflüssigkeit entnommen werden, da die Entnahme größerer Mengen zum Schock führen kann.* Wenn 2 Wo. täglicher Drainage nicht ausreichen, die Wiederansammlung der Subduralflüssigkeit zu verhindern, sollte ein subdurales Shuntverfahren in Erwägung gezogen werden.

Die **Prognose** für Kinder mit ausgedehnten intraventrikulären Blutungen, speziell wenn sie sich in das Parenchym ausdehnen, ist schlecht. Die meisten Kinder mit kleineren Blutungen überleben die Zeit der akuten Blutung und werden gesund. Einige behalten neurologische Schäden unterschiedlichen Grades. Die Prognose ist viel besser, wenn die Blutung subarachnoidal liegt. Die Aussicht für Kinder mit subduralem Hämatom ist begrenzt, doch werden einige gesund.

Frakturen

Frakturen des Schlüsselbeins sind die häufigsten Frakturen während der Geburt und sind nach einer Armlösung zu beobachten oder wenn der Geburtshelfer das Schlüsselbein brechen muß, um eine schwierige Geburt aus der Steißlage zu erleichtern. Zuerst bemerkt man, daß das Kind reizbar ist und seinen Arm auf der betroffenen Seite weder spontan noch im Zusammenhang mit dem Moro-Reflex bewegen kann. Die meisten Schlüsselbeinfrakturen sind Grünholzfrakturen und verheilen rasch und komplikationslos. Innerhalb einer 1 Wo. bildet sich an der Fraktur ein großer Kallus aus; die Ursprungsform ist innerhalb 1 Mo. wieder hergestellt. Das Hauptproblem der Schlüsselbeinfraktur liegt in ihrem Zusammentreffen mit Verletzungen des Plexus brachialis und einem Pneumothorax durch Perforation der apikalen Pleura.

Humerus und **Femur** können bei schwierigen Geburten frakturieren. Meist handelt es sich um Grünholzfrakturen des Knochenmittelschafts. Die Heilung ist gewöhnlich unkompliziert und die Wiederherstellung des Knochens hervorragend, selbst wenn anfangs ein mäßiger Knickwinkel vorhanden war. Bei langen Knochen kommen Brüche mit Einbezug der Epiphyse vor. Auch hier ist die Prognose bei Neugeborenen sehr gut.

Weichteilverletzungen

Alle Weichteile reagieren leicht auf Verletzungen, z. B. als Folge dieser mit Ödemen und Blutungen, wenn sie der vollen Kraft einer Uteruskontraktion ausgesetzt sind. Periorbitale und faziale Gewebe zeigen Ödeme und Ekchymosen bei einer Geburt aus Gesichtslage, während bei einer Geburt aus der Beckenendlage das Skrotum oder die Labien traumatisiert werden.

Abbau des Blutes innerhalb der Gewebe und Umwandlung des Hämoglobins in Bilirubin folgen immer, wenn sich ein Hämatom bei einer Verletzung entwickelt. Diese zusätzliche Bilirubinbelastung kann bei Grenzfällen zu einem stärkeren neonatalen Ikterus führen, der eine Austauschtransfusion nötig macht *(s. Hyperbilirubinämie, bei Stoffwechselstörungen des Neugeborenen, unten).* Weitere Therapie ist nicht notwendig.

Hämatologische Probleme

Um eine Anämie des Neugeborenen während der ersten Lebenswoche zu klären, sollte Blut durch Venenpunktion oder über einen zentralen Katheter gewonnen werden, weil der Hämatokrit im Fersenblut durch „Sludging" in den Hauptkapillaren bis zu 15% höher sein kann.

Akute Blutverlustanämie

Massiver perinataler Blutverlust kann aus einer pathologischen Plazentaablösung wie dem Plazentaabriß oder der Placenta praevia resultieren, aus einer traumatischen Zerreißung der Nabelschnur oder eines Gefäßes, aus einer Insertio velamentosa der Nabelschnur an der Plazenta. Der Blutverlust kann auch Folge eines Einschnittes in eine anterior liegende Plazenta während einer Kaiserschnittgeburt sein. Wenn die Nabelschnur eng um den Hals oder den Körper des Kindes gewickelt ist, kann arterielles Blut vom Kind in die Plazenta gepumpt werden, während die Kompression der Nabelschnur den Rückfluß von Blut über die Nabelvenen zum Kind verhindert; das Abklemmen der Nabelschnur sofort nach der Geburt kann zu einem beträchtlichen akuten Blutverlust (in die Plazenta) führen.

In solchen Fällen können vor oder bei der Geburt Schock und schwere Asphyxie auftreten. Das Kind ist hypoton und extrem blaß, hat schwachen oder fehlenden Puls, macht nur geringe Anstrengungen, selbst zu atmen und reagiert nicht auf die üblichen Schritte der kardiopulmonalen Reanimation (CPR).

Hämatokrit und Hb sollten bestimmt werden; ein normaler HKt zum Zeitpunkt der Geburt schließt einen akuten, massiven Blutverlust trotzdem nicht aus, weil er evtl. noch keine Zeit hatte, sich niedriger einzustellen.

Ein akuter Blutverlust mit hypovolämischem Schock sollte unverzüglich durch die Transfusion von Vollblut über den Nabelvenenkatheter ausgeglichen werden. Innerhalb von 5–10 min gibt man 15 ml/kg; dies wird wiederholt, bis sich eine adäquate Kreislauffunktion eingestellt hat. Wenn Blut nicht sofort verfügbar ist, sollte der Kreislauf zunächst durch Infusion kolloidaler Lösungen (5% Humanalbumin oder frisch gefrorenes Plasma) unterstützt werden. Wenn das Kind im Schock verbleibt, sollte mehr Blut oder kolloidhaltige Lösung gegeben werden. Der zentralvenöse Druck sollte über den Nabelvenenkatheter beobachtet werden (nachdem die Katheterspitze unter Röntgenkontrolle so befestigt wird, daß sie sich oberhalb des Zwerchfells befindet), um zu entscheiden, wann der Blutverlust ersetzt ist.

Eine **Transfusion von Zwilling zu Zwilling** kann bei eineiigen Zwillingen beobachtet werden, die eine Anastomose zwischen ihren Anteilen einer gemeinsamen Plazenta haben. Es existiert eine chronische Bluttransfusion von einem Zwilling zum anderen. Der Spenderzwilling ist gewöhnlich relativ klein für sein Gestationsalter und anämisch; der Empfängerzwilling ist signifikant größer und plethorisch. Der Spender kann einen Austausch oder eine einfache Bluttransfusion benötigen, um den Hkt schnell auf ein normales Niveau anzuheben, während für den Empfänger, der an Polyzythämie leiden kann (s. unten), ein teilweiser Blutaustausch mit Plasma notwendig sein kann, um den Hkt auf ein ungefährliches Niveau zu senken (unter 65%).

Hämolytische Anämien des Neugeborenen

(s. a. Kap. GYN, 14., Erythroblastosis fetalis)

Rhesus(Rh)-Inkompatibilität

Eine Rh-Inkompatibilität kann auftreten, wenn eine rh-negative Frau einen Rh-positiven Feten austrägt. Isoimmunisation der Mutter ist zu beobachten, wenn einige (inkompatible) fetale Erythrozyten die Plazentaschranke überwinden und eine immunologsiche Antwort in Gestalt mütterlicher Antikörper auslösen. Diese gelangen dann durch die Plazenta zum Feten und führen dort zur Hämolyse. Der Schweregrad des hämolytischen Prozesses kann durch eine Reihe von Amniozentesen bestimmt werden, um die Bilirubinkonzentration im Fruchtwasser zu messen. Sie werden in ihrer optischen Dicke bei 450 mm OD gemessen und das Gestationsalter entsprechend korrigiert *(s. Tab. 14. in Kap. GYN, 14.).*

Die erste Sensibilisierung kann bei einer Fehlgeburt oder einer Schwangerschaft mit einem Rh-positiven Feten erfolgen. Die Heftigkeit der Isoimmunisation nimmt mit nachfolgenden Schwangerschaften zu, und für jedes nachfolgende Kind ist es wahrscheinlicher, betroffen zu werden. Die Rh-Inkompatibilität ist gewöhnlich ein Zeichen dafür, daß das Oberflächenantigen der Gruppe D der roten Blutkörperchen vorhanden ist, obwohl eine C- und E-Faktor-Inkompatibilität des Rh-Systems ebenfalls zu beachten ist. Durch adäquate Gabe von Rh 0 (D)-Immunglobulin bei der unsensibilisierten rh-negativen Frau um die 28. SSW und erneut nach der Geburt oder der Amniozentese bzw. zur Zeit der Fehlgeburt, kann gewöhnlich einer Isoimmunisation vorgebeugt werden. Wenn der Vater mit Sicherheit ebenfalls rh-negativ ist, muß rh-negatives Ig nicht gegeben werden, weil dann der Embryo rh-negative Erythrozytenantigene hat. *(s.a. Kap. GYN, 14., Erythroblastosis fetalis).*

Symptomatik

Die am stärksten betroffenen Feten entwickeln in utero eine ausgeprägte Anämie bis zum Fruchttod oder kommen mit einem **Hydrops fetalis** auf die Welt, der vor der Geburt diagnostiziert wird durch eine Ultraschallaufnahme, welche Kopfödeme, eine Kardiomegalie, Hepatomegalie oder einen Aszites zeigt. Ebenfalls kann ein Polyhydramnion zu sehen sein. Diese Neugeborenen sind extrem blaß und können ein schweres generalisiertes Ödem haben, einschließlich Pleuraerguß und Aszites. Die Leber und die Milz sind aufgrund extramedullärer Hämatopoese vergrößert. Herzfehler sind zu beobachten. Aufgrund von Anämie und Frühreife ist das Auftreten einer Asphyxie während der Wehen und der Geburt wahrscheinlich und es kann ein Kaiserschnitt indiziert sein. Frühreife und Asphyxie, zusammen mit einer Hypoproteinämie, prädisponieren diese Kinder für das Atemnotsyndrom **(RDS),** dessen Anzeichen u. U. schwer von denen eines Herzversagens unterschieden werden können. Weniger stark betroffene Neugeborene können anämisch sein, ohne Ödeme oder andere Anzeichen eines Hydrops; weniger stark betroffene können eine geringe oder gar keine Anämie bei der Geburt zeigen. Betroffene Kinder entwickeln in der Regel eine schwere Hyperbilirubinämie kurz nach der Geburt, aufgrund des noch andauernden hämolytischen Effektes der Rh-Antikörper, die über die Plazenta übertragen wurden. Ein **Kernikterus** kann sich bei unterlassener Therapie der Hyperbilirubinämie entwickeln *(s. Hyperbilirubinämie, unten).*

Therapie

Stark betroffene unreife Feten können mit intraperitonealen Transfusionen 0-rh-negativer Erythrozyten behandelt werden. Das Blut sollte zuvor bestrahlt werden, um die Lymphozyten abzutöten, die sonst eine Transplantat-Wirt-Reaktion hervorrufen könnten. In besonders gravierenden Fällen kann man eine Probe Fetalblut entnehmen (Bestimnmung von Blutgruppeneigenschaften und Hämatokrit, direkter Coombstest) und dann Erythrozytenkonzentrate transfundieren (Punktion eines Nabelschnurgefäßes in der Nähe des Plazentaansatzes). Dieser Eingriff sollte unter Ultraschallüberwachung in einem Perinatal-Zentrum erfolgen.

Ein Neugeborenes mit Hydrops fetalis oder schwerer Erythroblastosis fetalis ohne Hydrops befindet sich in einem kritischen Zustand und sollte unter Bereitschaft perinataler Intensivversorgung geboren werden, wann immer möglich. Die fetale Herzfrequenz sollte während der Wehen beobachtet werden. Wenn Anzeichen einer fetalen Notlage zu beobachten sind oder das Kind ernstlich gefährdet ist, ist ein Kaiserschnitt angezeigt.

Der Hauptteil der Behandlung ist die Austauschtransfusion unter Verwendung rh-negativer Erythrozyten. Eine Austauschtranfusion mit ungefähr der doppelten Menge des berechneten kindlichen Blutvolumens (eine 2-Volumen-Transfusion) entfernt ungefähr 85% des Blutes des Kindes einschließlich der zirkulierenden Antikörper, der geschädigten Erythrozyten und des angesammelten Bilirubins.

Bei einem Hydrops fetalis sollte die ausgeprägte Anämie sofort durch eine partielle (Einfachvolumen) Austauschtransfusion mit rh-negativem Erythrozytenkonzentrat (Hkt 70%) korrigiert werden. Wenn sich der Zustand des Kindes stabilisiert hat, sollte eine Doppelvolumen-Austauschtransfusion mit rh-negativem Blut durchgeführt werden. Zusätzlich kann eine Digoxin- und Diuretikatherapie bei Herzversagen, eine Alkalitherapie bei metabolischer Azidose und eine symptomatische Behandlung beim Atemnotsyndrom erforderlich sein.

Wenn eine rh-negative, sensibilisierte Frau entbunden wird, sollte das Nabelschnurblut sofort untersucht werden, um die Blutgruppe des Kindes zu bestimmen und einen direkten Coombs-Test durchzuführen. Wenn das Kind Rh-positiv und der direkte Coombs-Test positiv ist, sollten der Hkt und die Retikulozytenzahl bestimmt und ein Blutausstrich angefertigt werden, um die Retikulozyten und kernhaltigen Erythrozyten zu bestimmen. Der Bilirubinspiegel im Blut der Nabelschnur sollte ebenfalls bestimmt werden. Ein Hkt < 40% oder ein Bilirubinspiegel > 5 mg/dl im Nabelschnurblut weisen auf eine schwere Hämolyse hin.

Labortechnische und klinische Beurteilung lassen bei manchen Kindern eine so schwere Hämolyse vermuten, daß eine Austauschtransfusion mit ziemlicher Sicherheit erforderlich sein wird. Wenn der Zustand des Kindes stabil ist, entfernt eine frühe Austauschtransfusion die geschädigten Erythrozyten und Antikörper, bevor die Hämolyse eine große Menge Bilirubin produziert, und kann die Notwendigkeit einer mehrfachen Austauschtransfusion zu einem späteren Zeitpunkt abwenden.

Kriterien, die es notwendig erscheinen lassen, eine frühe, aber nicht akut lebensnotwendige Austauschtransfusion durchzuführen, sind ein Hkt von < 40%, > 15% Retikulozyten und eine Bilirubinkonzentration von > 5 mg/100 ml bei der Geburt; die ergiebigste Information bekommt man dadurch, daß man beobachtet, mit welcher Geschwindigkeit das Bilirubin über einen Zeitraum von mehreren Stunden ansteigt. Wenn der Bilirubinspiegel ≥ 1 mg/dl/h ansteigt, muß das Kind ziemlich sicher eine Austauschtransfusion erhalten, obwohl eine Phototherapie bei manchen Kindern den Bilirubinanstieg verlangsamen und eine Austauschtransfusion überflüssig machen.

Wenn eine Austauschtransfusion nicht sofort angezeigt ist, sollte das Kind beobachtet werden und Serumbilirubin und Hkt regelmäßig bestimmt werden. Sollte der Bilirubinspiegel gefährlich ansteigen *(s. Kap. KIN, 6., Hyperbilirubinämie des frühgeborenen Kindes, und Stoffwechselprobleme des Neugeborenen)* oder sich eine signifikante Anämie entwickeln, ist eine Austauschtransfusion angezeigt.

Viele rh-positive Kinder mit Antikörpern brauchen in der Neugeborenenperiode keine Austauschtransfusion; der Hkt muß fortlaufend *für mehrere Wochen oder Monate* verfolgt werden, da sich eine schwere Anämie durch eine langsam fortschreitende Hämolyse entwickeln kann. Solche Kinder benötigen zu einem späteren Zeitpunkt eine Transfusion von antigenspezifischem rh-negativem Erythrozytenkonzentrat.

AB0-Blutgruppen-Inkompatibilität

In fast allen Fällen von AB0-Inkompatibilität ist die Blutgruppe der Mutter 0 und die des Kindes entweder A oder B *(s. a. Kap. GYN, 14., Erythroblastosis fetalis)*. Anti-A-Sensibilisierung ist häufiger, doch scheint die Anti-B-Sensibilisierung eine schwere hämolytische Erkrankung zu verursachen, wenn sie auftritt. Obwohl das Kind in utero eine Anämie entwickeln kann, ist sie selten schwer genug, um einen Hydrops fetalis oder intrauterinen Tod zu verursachen. Das klinische Hauptproblem ist die Entwicklung einer ausgeprägten Hyperbilirubinämie nach der Geburt.

Die erforderlichen Laboruntersuchungen sind denen der Rh-Erythroblastose ähnlich. Der direkte Coombs-Test ist meist schwach positiv, gelegentlich auch negativ; dies schließt jedoch eine AB0-Inkompatibilität nicht aus, wenn andere Kriterien für die Diagnose sprechen. Häufig können Anti-A- oder Anti-B-Antikörper im Serum des Kindes gefunden werden (positiver indirekter Coombs-Test). Zahlreiche Mikrosphärozyten im Blut des Kindes und Retikulozytose lassen ebenfalls an eine AB0-Inkompatibilität denken. Die Überwachungs- und Behandlungsprinzipien dieser Kinder sind identisch mit denen bei Rh-Inkompatibilität.

Seltene Blutgruppeninkompatibilitäten

Es sind viele seltene Blutgruppeninkompatibilitäten beschrieben worden (z. B. Kell, Duffy). Obgleich nicht häufig, können sie schwer sein und durch eine Hämolyse Anämie und Hyperbilirubinämie genau wie bei Rh- oder AB0-Inkompatibilität verursachen. Die Behandlung ist ähnlich der bei Rh-Inkompatibilität; das für die Austauschtransfusion verwendete Blut darf das sensibilisierende Antigen nicht besitzen. Da die genaue Diagnostik derartiger Inkompatibilitäten beträchtliche Zeit beanspruchen kann, wird vielfach empfohlen, schon während der Schwangerschaft das Blut der Mutter auf seltene oder atypische Antikörper hin zu untersuchen.

Auf angeborene Sphärozytose zurückzuführende Anämie

(s. a. Kap. HÄM, 1., Anämien aufgrund exzessiven Zerfalls roter Blutkörperchen; Hämolytische Anämien)

Die Hämolyse bei Kindern mit einer angeborenen Sphärozytose verursacht häufig eine deutliche Hyperbilirubinämie. Eine Anämie kann sich ebenfalls entwickeln. Eine deutliche Milzvergrößerung ist bei Neugeborenen gewöhnlich nicht zu beobachten. Die Sphärozyten können im Blutausstrich gesehen werden, und die Erythrozyten zeigen eine erhöhte osmotische Instabilität. Diese Störung kann als dominante Erkrankung vererbt werden, so daß die Familienanamnese, bei der z. B. ein Elternteil Anämie oder eine Splenektomie aufweist, bei der Diagnose hilfreich sein kann. In vielen Fällen ist jedoch die Familienanamnese bezüglich einer Sphärozytose negativ. Eine schwere frühe Hyperbilirubinämie wird mit einer Austauschtranfusion behandelt. Die Splenektomie kann bei chronischer hämolytischer Anämie in einem späteren Alter erforderlich sein.

Nichtsphärozytische hämolytische Anämien

Gelegentlich entwickeln Neugeborene eine hämolytische Anämie aufgrund eines Enzymdefektes der Erythrozyten wie dem **Pyruvatkinase-Mangel** oder dem **G6PD-Mangel** *(s. Kap. HÄM, 1., Anämien aufgrund exzessiver Hämolyse).* Wenn sich bei einem Kind mit hämolytischer Anämie Heinzsche Innenkörper darstellen lassen, besteht Verdacht auf eine dieser Störungen und spezielle Tests auf die Enzymaktivität können durchgeführt werden. Eine definitive Diagnose kann beim Neugeborenen schwierig zu erstellen sein, deshalb sollte der Verlauf der hämolytischen Anämie einige Zeit beobachtet werden. Wenn sich der hämolytische Prozeß fortsetzt, ist es, wenn das Kind älter ist, leichter, eine Blutmenge abzunehmen, die groß genug ist, um die spezifischen Enzymdefekte der Erythrozyten zu diagnostizieren.

Hämolytische Anämie aufgrund von Infektionen

Bei vielen angeborenen Infektionen kommt es zur Hämolyse, wie z. B. bei Toxoplasmose, Röteln, Zytomegalie, Herpes simplex und angeborener Syphilis, ebenso wie bei Infektionen durch hämolysierende Bakterien, wie Escherichia coli, β-hämolysierende Streptokokken. Bei Gelbsucht, die oft ebenfalls auftritt, sollte an die Möglichkeit eines infektiösen Prozesses gedacht werden, insbesondere, wenn das direkte Serumalbumin erhöht ist (> 1,5 mg/100 ml).

Hämoglobinopathien

(s.a. Kap. HÄM, 1., Anämien aufgrund von Defekten in der Hämoglobin-Synthese)

Die meisten klinisch auffälligen Hämoglobinopathien sind mit Veränderungen der β-Kette des Hämoglobins verbunden (Sichelzellanämie, β-Thalassämie). Da das Neugeborene einen großen Anteil an fetalem Hämoglobin hat (α-2, γ-2), sind diese Störungen bei der Geburt klinisch *nicht* deutlich erkennbar; doch die meisten manifestieren sich allmählich später, innerhalb der ersten 6 Mo. des Lebens. Jedenfalls führt die seltene Störung α-Thalassämie zu einem **Hydrops fetalis**, entweder mit fetalem oder früh neonatalen Tod, der auf eine ausgeprägte unbehandelbare Anämie zurückzuführen ist. In vielen Staaten werden im Rahmen von Stoffwechselvorsorgeuntersuchungen Mikromethoden eingesetzt, die auch Hämoglobinopathien bei Neugeborenen erfassen.

Polyzythämie und Hyperviskosität

Eine erhöhte Viskosität aufgrund eines hohen Hämatokrits (gewöhnlich 70% oder mehr), der zur Blutstase in den Gefäßen, zur Blutstauung in der Lunge, Kardiomegalie und möglicherweise zu Thrombosen führen kann. Das betroffene Neugeborene kann plethorisch erscheinen oder neurologische Anzeichen (z.B. Anfälle, Lethargie, einen schlechten Ernährungszustand) oder kardiorespiratorische Störungen (Tachypnoe, Tachykardie, Zyanose) aufweisen. Neugeborene mit einem zentralvenösen Hkt < 65% sollten eine partielle Austauschtransfusion erhalten, bei der eine bestimmte Menge des Blutes entfernt und durch die gleiche Menge Plasmavolumen ersetzt wird, um den Hkt auf ein normales Niveau zu senken; ein einfacher Aderlaß sollte nicht durchgeführt werden, da eine Hypovolämie resultiert und sich die Symptome verschlechtern.

Es werden mögliche Verbindungen zwischen Neugeborenenpolyzythämie und daraus folgenden Entwicklungsverzögerungen erwogen, welche bislang aber noch nicht bewiesen wurden.

Stoffwechselstörungen des Neugeborenen

Hypothermie

Abnorm niedrige Körpertemperatur. Neugeborene Kinder sind in kühler Umgebung anfällig, hypotherm zu werden. Hypothermie ist ein lebensbedrohlicher Zustand, der mit Hypoglykämie, metabolischer Azidose und mit dem Tod enden kann. Sowie der Sauerstoffbedarf des Säuglings (Sauerstoffrate) unter Kältebelastung ansteigt, kann eine Hypothermie bei Neugeborenen mit Ateminsuffizienz (z.B. Frühgeborene mit respiratorischem Atemnotsyndrom) auch eine Gewebshypoxie und neurologische Dauerschäden verursachen. Über längere Zeit unerkannter Kältestreß kann Kalorien zur Wärmeproduktion verbrauchen und das Wachstum stören. Neugeborene antworten auf Auskühlung mit der Freisetzung von Noradrenalin aus dem Sympathikus zur Stimulation des „braunen Fettgewebes“. Dieses im Nacken, zwischen den Schulterblättern und um Nieren und Nebennieren lokalisierte spezialisierte Organ antwortet mit der Lipolyse, auf welche die Oxidation oder Neuveresterung der freigesetzten Fettsäuren folgt. Diese Reaktionen produzieren lokal Wärme, und die sehr gute Durchblutung des braunen Fettgewebes transportiert die entstandene Wärme in den gesamten Körper des Neugeborenen. Diese Reaktionskette vermag die Stoffwechselrate und den O_2-Verbrauch des Kindes um das 2- bis 3fache zu steigern.

Trotz dieser Reaktion kann das untergewichtige Neugeborene hypotherm werden, weil es einen großen Körperoberfläche-Körpergewicht-Quotienten hat und sehr schnell Wärme durch Abstrahlung verliert. Wärmeverluste durch Verdunstung (z. B. ein noch von Fruchtwasser feuchtes Neugeborenes im Entbindungsraum) und konduktive und konvektive Wärmeverluste können ebenso von einschneidender Bedeutung sein. Die thermische Umgebung des Neugeborenen wird beeinflußt durch die relative Luftfeuchtigkeit, Luftbewegungen, die Kälte zu kalten Oberflächen (die durch Strahlung Wärme entziehen) und durch die Umgebungstemperatur. Eine Hypothermie kann, um Wärmeverluste durch Verdunstung zu vermeiden, durch schnelles Abtrocknen des Kindes im Entbindungsraum und folgendem Einhüllen in eine Decke, einschließlich des Kopfes, verhütet werden. Wenn das Kind zur möglichen Wiederbelebung, zur intensiveren Überwachung oder um den Hautkontakt mit der Mutter zu ermöglichen, unbekleidet da liegt, sollte es unter einem Wärmestrahler gewärmt werden. Der Gebrauch eines Wärmestrahlers mit Servoregelung und die sorgfältige Überwachung verhüten eine Hypo- bzw. Hyperthermie. Die thermische Umgebung des Kindes wird durch die relative Luftfeuchtigkeit, die Luftbewegung und sowohl durch die Nähe kalter Oberflächen (an die Wärme durch Strahlung verlorengeht) als auch durch die Umgebungstemperatur bestimmt.

Kranke Neugeborene sollten in einer **neutralen thermischen Umgebung** gehalten werden – Umgebungsbedingungen, unter denen bei minimaler Stoffwechselrate eine normale Kerntemperatur (37 °C oder 98,6 °F) gehalten wird. Dieser Forderung kann man sich nähern, indem die Brutkastentemperatur aus *Tab. 16.* in bezug zum Geburtsgewicht des Kindes

Tab. 16. Neutrale Umgebungstemperatur[1]

Alter und Gewicht	*Anfangstemperatur (°C)*	*Temperaturbereich (°C)*
0–6 h		
unter 1200 g	35,0	34,0–35,4
1200–1500 g	34,1	33,9–34,4
1501–2500 g	33,4	32,8–33,8
über 2500 g (und > 36 Wo.)	32,9	32,0–33,8
6–12 h		
unter 1200 g	35,0	34,0–35,4
1200–1500 g	34,0	33,5–34,4
1501–2500 g	33,1	32,2–33,8
über 2500 g (und > 36 Wo.)	32,8	31,4–33,8
12–24 h		
unter 1200 g	34,0	34,0–35,4
1200–1500 g	33,8	33,3–34,3
1501–2500 g	32,8	31,8–33,8
über 2500 g (und > 36 Wo.)	32,4	31,0–33,7
24–36 h		
unter 1200 g	34,0	34,0–35,0
1200–1500 g	33,6	33,1–34,2
1501–2500 g	32,6	31,6–33,6
über 2500 g (und > 36 Wo.)	32,1	30,7–33,5

Fortsetzung Tab. 16.

Alter und Gewicht	*Anfangstemperatur (°C)*	*Temperaturbereich (°C)*
36–48 h		
unter 1200 g	34,0	34,0–35,0
1200–1500 g	33,5	33,0–34,1
1501–2500 g	32,5	31,4–33,5
über 2500 g (und > 36 Wo.)	31,9	30,5–33,3
48–72 h		
unter 1200 g	34,0	34,0–35,0
1200–1500 g	33,5	33,0–34,0
1501–2500 g	32,3	31,2–33,4
über 2500 g (und > 36 Wo.)	31,7	30,1–33,2
72–96 h		
unter 1200 g	34,0	34,0–35,0
1200–1500 g	33,5	33,0–34,0
1501–2500 g	32,2	31,1–33,2
über 2500 g (und > 36 Wo.)	31,3	29,8–32,8
4–12 Tage		
unter 1500 g	33,5	33,0–34,0
1501–2500 g	32,1	31,0–33,2
über 2500 g (und > 36 Wo.)		
4– 5 Tage	31,0	29,5–32,6
5– 6 Tage	30,9	29,4–32,3
6– 8 Tage	30,6	29,0–32,2
8–10 Tage	30,3	29,0–31,8
10–12 Tage	30,1	29,0–31,4
12–14 Tage		
unter 1500 g	33,5	32,6–34,0
1501–2500 g	32,1	31,0–33,2
über 2500 g (und > 36 Wo.)	29,8	29,0–30,8
2–3 Wo.		
unter 1500 g	33,1	32,2–34,0
1501–2500 g	31,7	30,5–33,0
3–4 Wo.		
unter 1500 g	32,6	31,6–33,6
1501–2500 g	31,4	30,0–32,7
4–5 Wo.		
unter 1500 g	32,0	31,2–33,0
1501–2500 g	30,9	29,5–32,2
5–6 Wo.		
unter 1500 g	31,4	30,6–32,3
1501–2500 g	30,4	29,0–31,8

[1] *Die Brutkasten*temperaturen sind dafür berechnet, daß der Raum warm ist und die Temperatur der Brutkastenwand nicht mehr als 1 °C von der Lufttemperatur des Brutkastens abweicht. In einem kalten Raum erhöht sich die angegebene Brutkastentemperatur um 1 °C für jede 7 °C, die die Raumtemperatur unterhalb der Brutkastentemperatur liegt.

Modifiziert nach Klaus, M. H., Fanaroff, A. A.: „The physical environment" in *Care of the high-risk neonate.* 3. Aufl. Hrsg. M. H. Klaus und A. A. Fanaroff. Saunders, Philadelphia, 1986; mit Genehmigung.

und dem Gewicht der ersten Tage eingestellt wird. Eine andere Lösung, eine thermisch neutrale Umgebung zu schaffen, besteht im Gebrauch eines Brutkastens oder eines selbstregulierenden Wärmestrahlers, um die Hauttemperatur des Kindes auf 36,5 °C (97,7 °F) zu halten.

Hypoglykämie

(s. a. Kap. END, 7.)

Ein Blutglukosewert < 40 mg/100 ml beim voll ausgetragenen Neugeborenen oder < 30 mg/100 ml beim Frühgeborenen. Die Korrelation zwischen Symptomatik und niedrigem Blutglukosespiegel, sowie auch die Korrelation zwischen Hypoglykämie und folgendem neurologischem Schaden ist ungenau. Wegen der prinzipiellen Möglichkeit neurologischer Ausfälle ist es jedoch wichtig, eine Neugeborenenhypoglykämie zu verhindern oder sie, falls sie auftritt, sofort zu behandeln.

Ätiologie

Eine Hypoglykämie tritt meist dann auf, wenn bei der Geburt die Glykogenvorräte fehlen oder sekundär ein Hyperinsulinismus besteht. Wie bei Frühgeborenen mit sehr niedrigem Geburtsgewicht die Glykogenspeicher entleert sein können, sind sie zur Hypoglykämie prädisponiert, solange sie keine kontinuierliche Zufuhr an exogener Glukose erhalten. Die Glykogenvorräte werden ebenso bei Kindern entleert, die an intrauteriner Mangelernährung aufgrund einer Plazentainsuffizienz leiden (Neugeborene, welche zu klein für das Gestationsalter sind). Wenn sie zusätzlich eine perinatale Asphyxie mit Hypoxie durchmachen, sind jegliche Glukosespeicher (wie Glykogen) durch anaerobe Glykolyse verbraucht. Säuglinge mit entleerten Glykogenspeichern können, speziell bei langen Fütterungsintervallen oder geringer oraler Fütterungsmenge, in den ersten paar Tagen jederzeit hypoglykämisch werden.

Ein Hyperinsulinismus wird bei Kindern diabetischer Mütter (reziprok zum Grad der Diabeteskontrolle), bei schwerer Erythroblastosis fetalis und beim **Beckwith-Wiedemann-Syndrom** (Makroglossie, Nabelschnurbruch und Hypoglykämie) gesehen. Durch den raschen Abfall der Blutglukose in den ersten ein bis zwei Stunden nach der Geburt, wenn die kontinuierliche plazentare Glukoseversorgung unterbrochen ist, erscheinen charakteristischerweise erhöhte Insulinspiegel im Blut. Eine Hypoglykämie kann bei diesen Kindern auch bei abrupter Unterbrechung einer i. v. Glukoseinfusion auftreten.

Symptomatik

Obwohl viele Kinder asymptomatisch bleiben, kann man häufig Apathie, Appetitlosigkeit, Hypotonie, Nervosität, apnoische Anfälle, Tachypnoe und Krampfanfälle beobachten. Diese Symptome sind unspezifisch und treten auch bei Kindern nach Asphyxie oder mit Hypokalzämie sowie nach Drogenentzug („Kokainbabies", *s. Kokainmißbrauch und Entzug,* weiter unten) auf.

Prophylaxe und Therapie

Neugeborene nach folgender Einteilung sind gefährdet, eine Hypoglykämie zu entwickeln: Neugeborene diabetischer Mütter, unreife Neugeborene und solche mit zu geringer Größe für ihr Gestationsalter, Neugeborene mit schwerer Autoimmunhämolyse oder mit Beckwith-Wiedemann-Syndrom und Neugeborene, die eine perinatale Asphyxie hatten. Risikokinder, die krank und extrem unreif sind oder ein respiratorisches Atemnotsyndrom haben, sollten ihre Erhaltungsflüssigkeitsvolumina als 10% Glukose i.v. erhalten. Weil sie häufig eine frühzeitige Hypoglykämie entwickeln und schlecht trinken, sollte bei Säuglingen diabetischer Mütter von Geburt an mit der intravenösen Gabe von Glukose begonnen werden. Bei Risikoneugeborenen, die nicht „krank" sind, sollte mit frühen, häufigen Fütterungen von

Milchmischungen begonnen werden, um Kohlenhydrate und andere Nahrungsstoffe anzubieten. Zusätzlich sollte bei allen Neugeborenen mit einem Hypoglykämierisiko in kurzen Intervallen der Blutzucker kontrolliert werden. Er kann am Bett (z.B. mit Glukosetest) erfaßt werden; niedrige Werte sollten durch Blutzuckertests im Labor bestimmt werden. Allerdings ist die Bestimmung des Glukosewerts aus Kapillarblut mit Glukoseoxidase-Teststreifen ungenau. Alle Grenzwerte und jeder Säugling, bei dem die klinischen Symptome auf die Hypoglykämie hinweisen, sollten mit den exakten Methoden der klinischen Chemie überprüft werden.

Wenn ein Neugeborenes eine Hypoglykämie entwickelt, muß es sofort mit einer i.v. Infusion 10%iger Glukose in Wasser, 5–10 ml/kg KG über 10 min, behandelt werden. Die 10%ige Glukoseinfusion sollte dann bei einem Wert gehalten werden, der eine adäquate Flüssigkeitssubstitution gewährleistet: Ungefähr 4–8 g Glukose/kg KG/min, d.h. 10%ige Glukoselösung mit etwa 60–120 ml/kg/Tag. Die Blutzuckerwerte müssen registriert werden, so daß weitere Einstellungen der Infusionsmengen oder eine zusätzliche Therapie ermöglicht werden. Sobald sich der Zustand des Neugeborenen verbessert hat, können bei gleichzeitiger Blutzuckerspiegelkontrolle die Infusionen schrittweise durch enterale Ernährung ersetzt werden. Mit den intravenösen Glukoseinfusionen muß immer langsam ausgeschlichen werden, weil ein plötzliches Absetzen in einer Hypoglykämie enden kann. Wenn es bei einem hypoglykämischen Neugeborenen Schwierigkeiten zu Beginn einer intravenösen Gabe gibt, hebt die Gabe von 300 μg/kg KG i.m. Glukagon gewöhnlich sehr rasch den Blutzuckerspiegel an – ein Effekt, der 2–3 Std. dauert, mit Ausnahme von Kindern mit entleerten Glykogenspeichern. Eine Hypoglykämie, die refraktär auf hochdosierte intravenöse Glukosegaben ist, kann mit 5 mg/kg KG/Tag i.m. Hydrocortison in zwei getrennten Dosen behandelt werden. Wenn eine Hypoglykämie nicht auf die Behandlung anspricht, ist die endokrinologische Abklärung und die Suche nach einer anderen Ätiologie angeraten.

Hyperglykämie

Abnormer Anstieg der Blutglukose über 120 mg/100 ml bei Neugeborenen. Diese Situation tritt weniger häufig als eine Hypoglykämie auf. Säuglinge mit sehr niedrigem Geburtsgewicht jedoch (< 1500 g) können bisweilen in den ersten Lebenstagen eine rasche intravenöse Glukoseinfusion nicht tolerieren und werden signifikant hyperglykämisch. Unter der Geburt stark belastete oder septische Säuglinge können ebenfalls eine Hyperglykämie entwickeln. Ein **transienter Neugeborenen-Diabetes mellitus** ist selten und tritt gewöhnlich bei Neugeborenen mit zu niedrigem Geburtsgewicht auf; einige Wochen lang sollten üblicherweise die Glukosehomöostase und die Hydratation sorgfältig aufrechterhalten werden, bis die Symptome spontan verschwinden. Eine Hyperglykämie kann eine Glykosurie mit osmotischer Diurese verursachen, und die schwere Hyperglykämie mit entsprechender Hyperosmolarität kann zu neurologischen Ausfällen führen.

Die **Therapie** beinhaltet eine Reduktion der Glukoseinfusion (entweder durch Änderung der Konzentration von 10%iger auf 5%ige Glukose oder durch Senken der Tropfgeschwindigkeit). Flüssigkeits- und Elektrolytverluste, welche von einer Diurese herrühren, werden intravenös ersetzt. Wenn die Hyperglykämie bei niedrigdosierten Glukoseinfusionsraten (z.B. 4 mg/kg KG/min) persistiert, kann das einen relativen Insulinmangel oder eine Insulinresistenz anzeigen. Humaninsulin kann der i.v. Glukoseinfusion in konstantem Verhältnis zugesetzt werden. Dabei ist es vorteilhaft, Insulin über eine „aufgesetzte" Glukoseinfusionslösung zuzuführen und damit eine Regulation der Insulinkonzentration unabhängig von der Rate der Primärinfusion zu ermöglichen. Die blutzuckersenkende Wirkung der Insulintherapie beim Neugeborenen ist nicht voraussagbar, und äußerst wichtig ist die häufige Kontrolle des Blutzuckerspiegels.

Hypokalzämie

(s. a. Kap. ERN, 6.)

Serumkalziumkonzentration < 2,1 mmol/l. Die Neugeborenenhypokalzämie kommt ziemlich oft bei Säuglingen auf Neugeborenenintensivstationen vor. Den Anteil der Hochrisikogruppen stellen Frühgeburten, Kinder diabetischer Mütter, Mangelgeburten und Neugeborene, die eine perinatale Asphyxie hatten.

Ätiologie

Die Krankheitsursache der **früh beginnenden Hypokalzämie** ist nicht genau bekannt. Einige Frühgeborene oder kranke Neugeborene scheinen nach der Geburt eine Periode eines relativen Hypoparathyreoidismus durchzumachen; wenn die konstante Zufuhr ionisierten Kalziums von der Plazenta unterbrochen ist, fällt deren Serum-Ca. Dieser Effekt kann bei Neugeborenen diabetischer Mütter verstärkt auftreten, da diese Frauen während der Schwangerschaft einen höheren ionisierten Ca-Blutspiegel haben und so bei der Geburt die Epithelkörperchen nicht genügend funktionieren, um einen normalen Serumkalziumspiegel aufrechtzuerhalten. Aus gleichem Grund kann bei Neugeborenen von Müttern mit Hypoparathyreoidismus ebenfalls eine Hypokalzämie gesehen werden. Bei anderen Neugeborenen scheint ein **Mangel der Reaktion der normalen renalen Phosphaturese** auf das Parathormon zu bestehen. Die perinatale Asphyxie kann ein erhöhtes Serumkalzitonin verursachen, das die Kalziumfreisetzung aus den Knochen behindert und zur Hypokalzämie führt.

Nach dem 3. Lebenstag kann die **Spät-Hypokalzämie** mit Tetanie oder Krämpfen auftreten. Inzwischen selten, ist sie auf die Fütterung mit Kuhmilch oder der Muttermilch angeglichener Kuhmilchmischungen mit zu hohem Phosphat(PO_4)-Gehalt zurückzuführen; ein erhöhtes Serum-PO_4 führt zur Hypokalzämie.

Symptomatik

Neugeborene mit Hypokalzämie sind oft asymptomatisch, können aber Apathie, Apnoe, schlechtes Trinken, zuckende Extremitäten oder Krampfanfälle zeigen. Ähnliche Symptome können bei Hypoglykämie oder Drogenentzug auftreten. Ein verlängertes frequenzkorrigiertes QT-Intervall deutet in hohem Maße auf eine Hypokalzämie hin. Hypokalzämiesymptome sind selten zu beobachten, wenn nicht das Serumkalzium < 1,98 mmol/l beträgt.

Therapie

Die früh beginnende Hypokalzämie verschwindet gewöhnlich nach wenigen Tagen, und wenn das Kind keine Symptomatik hat, erübrigt sich die Therapie. Neugeborene mit Serumkalziumspiegeln von > 1,9 mmol/l bedürfen selten einer Therapie. Jene mit Spiegeln < 1,9 mmol/l sollten mit der langsamen Infusion von 10%iger Kalziumglukonatlösung, 200 mg/kg KG Kalziumglukonat (2 ml/kg KG) über 5–10 min behandelt werden. 10%ige Kalziumglukonatlösung enthält 100 mg Kalziumglukonat/ml und 9 ml elementares Kalzium/ml. *Zu schnelle Infusion* kann eine Bradykardie verursachen, weshalb die Herzfrequenz während der Infusion überwacht werden sollte. Das Gebiet, in dem infundiert wird, muß in kurzen Abständen überwacht werden, da die paravenöse Gewebsinfiltration durch Kalziumlösung eine starke Entzündung des Gebietes verursacht und lokale Gewebsnekrosen die Folge sein können.

Nach akuter Korrektur der Hypokalzämie kann Kalziumglukonat der i. v. gegebenen Flüssigkeit beigemischt und kontinuierlich gegeben werden. Nach einer Anfangsdosis von 400 mg/kg KG/Tag Kalziumglukonat kann die Folgedosis bei Bedarf schrittweise auf 800 mg/kg KG/Tag erhöht werden, um das erneute Auftreten einer Hyperkalzämie zu verhindern. Später kann die gleiche Menge in Form einer 10%igen Ca-Glukonatlösung auch der Flaschenmilch zugesetzt werden. Ziel der Behandlung bei der Spät-Hypokalzämie ist es, der der Muttermilch angeglichenen Kuhmilchmischung genügend Kalzium hinzuzufügen, um ein 4:1-molares Ca/PO_4-Verhältnis zu erhalten. Bei diesem Verhältnis fällt Ca-Phosphat im GI-Trakt aus, wodurch die PO_4-Absorption im GI-Trakt vermindert und die Ca-Absorption gefördert wird.

Hypernatriämie

(s. a. Kap. ERN, 6. und KIN, 5.)

Serumnatriumkonzentration (Na) > 150 mmol/l. Extreme Hypernatriämie beim Neugeborenen wird mit Krampfanfällen, intrakraniellen Blutungen und später folgenden neurologischen Ausfällen in Verbindung gebracht.

Zu exzessiven Verlusten freien Wassers (hypertone Dehydratation) kommt es häufig bei Neugeborenen mit sehr niedrigem Geburtsgewicht **(very low birth weight infants = VLBW)** durch die Verdunstung von Wasser über die Haut (Perspiratio insensibilis) in Verbindung mit physiologisch unreifer Nierenfunktion, die sich als reduzierte Fähigkeit zur Harnkonzentrierung äußert. Der Haut von VLBW-Neugeborenen von 24–48 Wo. Gestationsalter fehlt das Stratum corneum und sie ist extrem durchlässig für Wasser. Der kutane kapilläre Blutfluß und die Perspiratio insensibilis sind bei Neugeborenen, die unter dem Heizstrahler gepflegt werden, sehr stark erhöht. Diese Kinder können in den ersten Lebenstagen, nach denen sich die insensiblen Wasserverluste vermindern, bis zu 200–250 ml/kg KG/Tag Wasser i. v. benötigen. Körpergewicht, Serumelektrolyte, Urinvolumen und spezif. Gewicht müssen bei diesen kleinen Neugeborenen mindestens alle 6–12 Std. kontrolliert werden, damit die Flüssigkeitszufuhr adäquat eingestellt werden kann. Die Hypernatriämie aufgrund von exzessiven Wasserverlusten wird i. v. durch Wasserersatz mit 5- oder 10%iger Glukose in Wasser behandelt.

Eine Hypernatriämie kann ebenfalls auftreten, wenn zum Ausgleich renaler Na-Verluste Na in isotonen oder hypertonen Flüssigkeiten übermäßig gegeben wird. Der tägliche Na-Erhaltungsbedarf beträgt bei VLBW-Neugeborenen 2–4 mmol/kg KG/Tag. Wichtig zu wissen ist, daß tiefgekühltes Plasma und Humanalbuminkonserven isotone Na-Lösungen sind. Sogar das kurze Ausspülen von Kathetern mit isotoner Kochsalzlösung kann bei VLBW-Kindern eine signifikant hohe Menge an Na darstellen. Na-Bikarbonat ist eine hypertone Lösung und sollte vor Verabreichung 1:3 mit Wasser verdünnt werden. Neugeborene mit diesem Typ von Hypernatriämie sind oft ödematös und haben, solange keine Herz- oder Niereninsuffizienz besteht, ein hohes Urinvolumen. Die **Therapie** besteht im Abbruch der Gabe von Na und Erhalt der Wasserzufuhr durch 5- oder 10%ige Glukose i. v., bis die Serumnatriumkonzentration auf Normalwerte absinkt. In der Vergangenheit führten Fehler bei Trockenmischungen durch erhöhte NaCl-Zufuhr zu neurologischen Schäden oder zum Tod einiger Neugeborener. Milchmischungen für Säuglinge sollten nicht zu Hause zusammengestellt werden und käuflich erhältliche Milchmischungen sollten nicht durch Salzzusatz verändert werden.

Hyperbilirubinämie

(s. a. Kap. LEB, 3.)

Der normale Weg der Bilirubinausscheidung

Alte oder beschädigte Erythrozyten werden durch retikuloendotheliale Zellen aus dem Kreislauf entfernt, die dann das Häm in Bilirubin umwandeln. Beim Zerfall von 1 g Hb entstehen 34 mg Bilirubin. Das Bilirubin (unkonjugiert), an Serumalbumin gekoppelt, wird zur Leber befördert und in den Hepatozyten auf bindende Proteine (Y- und Z-Proteine) übertragen. Glukuronyltransferase verbindet dann das Bilirubin mit Uridindiphosphoglukuronsäure (UDPGA) zu Bilirubindiglukuronid (konjugiertes, direkt reagierendes Bilirubin), das aktiv in die Gallengänge ausgeschieden wird und in den Gastrointestinaltrakt gelangt. Dem Neugeborenen fehlt es an geeigneten intestinalen Bakterien, die das Bilirubin im Darm zu Urobilinogen oxidieren; demzufolge wird unverändertes Bilirubin mit den Stühlen ausgeschieden, was ihnen die typische hellgelbe Farbe verleiht. Der Gastrointestinaltrakt des Neugeborenen (und des Feten) enthält jedoch β-Glukuronidase, die einen Teil des Bilirubins dekonjugiert, so daß das unkonjugierte Bilirubin vom Intestinallumen aus in den Kreislauf wieder aufgenommen werden kann (**enterohepatischer Bilirubinkreislauf**). Beim Fetus kann das zirkulierende reabsorbierte Bilirubin über die Plazenta ausgeschieden werden. Beim Neugeborenen kann der enterohepatische Bilirubinkreislauf zum **physiologischen Ikterus** beitragen, da er in der Neugeborenenperiode weiterbesteht. Der genaue Grund der physiologischen Hyperbilirubinämie ist nicht bekannt; als limitierende Faktoren sind die Bilirubinbindung in den Hepatozyten, die Konjugation von Bilirubin mit Glukuronsäure, die Gallensekretion wie auch der enterohepatische Kreislauf diskutiert worden.

Die physiologische Gelbsucht erscheint nach 24 h bei etwa 50% der voll ausgetragenen Neugeborenen und in einem höheren Prozentsatz bei den Frühgeborenen. Sie ist gewöhnlich nicht von konstitutionellen Symptomen und Anzeichen begleitet und verschwindet meist innerhalb 1 Wo. Trotzdem kann die Anhäufung von aus *irgendeinem* Grund *(s. Tab. 17.)* gebildetem Überschuß-Bilirubin einen Kernikterus bedingen, besonders bei Frühgeborenen oder kranken Neugeborenen.

Ätiologie

Eine erhöhte Produktion von Bilirubin (z.B. bei einem erhöhten Hb nach Hypertransfusion, hämolytischen Erkrankungen, Blutungen) und/oder eine verringerte Fähigkeit, Bilirubin auszuscheiden (z.B. durch verminderte Glukuronyltransferase beim Frühgeborenen; Hepatitis, Gallengangsatresie) können zur Hyperbilirubinämie des Neugeborenen führen. Daher kann eine Gelbsucht Ausdruck ganz unterschiedlicher Erkrankungen sein *(s. Tab. 17.)*. Die Neugeborenen-Hyperbilirubinämie ist meist unkonjugierten (indirekt reagierenden) Typs. Die konjugierte Hyperbilirubinämie wird heute ziemlich oft bei Cholestase oder als Komplikation parenteraler Ernährung gesehen. Andere Ursachen einer direkten Hyperbilirubinämie sind in *Tab. 17.* aufgeführt. Die spezielle Krankheitsursache muß immer gesucht und therapiert werden. z.B. kann sich eine extrahepatische Gallengangsatresie zu irreversibler Zirrhose entwickeln, wenn sie nicht diagnostiziert und in den ersten 4 bis 6 Wochen operativ korrigiert wird.

Bewertung der Hyperbilirubinämie des Neugeborenen

Die am ersten Tag auftretende Gelbsucht jedes Neugeborenen erfordert, ebenso wie eine Bilirubinkonzentration > 10 mg/100 ml bei frühgeborenen Kindern und von > 15 mg/100 ml bei termingerechten Kindern, eine Untersuchung.

Der Bilirubinblutspiegel beträgt ungefähr 4–5 mg/100 ml, wenn eine Gelbsucht sichtbar wird. Mit ansteigendem Bilirubinspiegel schreitet die sichtbare Gelbsucht vom Kopf abwärts fort.

Zusätzlich zur vollständigen Erhebung der Anamnese und der körperlichen Untersuchung sollte die Beurteilung der Hyperbilirubinämie des Neugeborenen außerdem beinhalten: Die *Bestimmung* der Serumkonzentration des Gesamt- und direkten Bilirubins, den direkten Coombs-Test, Hämatokrit, Blutbild, Retikulozytenzahl und für Mutter und Neugeborenes die Blutgruppe und den Rhesusfaktor. Andere Untersuchungen wie Blut-, Urin- und Liquorkulturen oder die Bestimmung der Enzymspiegel in den Erythrozyten können durch Anamnese und körperliche Untersuchung oder die Eingangslaborwerte erforderlich werden.

Gelbsucht durch Muttermilch ist eine Ausschlußdiagnose. Daher ist es wichtig, Neugeborene auf andere mögliche Ursachen einer Bilirubinämie hin zu untersuchen, die u.U. eine spezifische Therapie erfordern *(vgl. oben, Das Frühgeborene, unter Gestationsalter und Geburtsgewicht)*. Die Pathogenese der durch Muttermilch herrührenden Gelbsucht ist noch nicht geklärt. Bisweilen entwickeln brustgestillte, termingerechte Kinder während der ersten Woche eine progressive unkonjugierte Hyperbilirubinämie, die die Tendenz hat, bei nachfolgenden Schwangerschaften erneut aufzutreten. Wenn der Bilirubinspiegel kontinuierlich auf

Tab. 17. Ursachen der Neugeboren-Hyperbilirubinämie

Überproduktion	*Zu geringe Ausscheidung*	*Gemischt*
Fetal-mütterliche Blutgruppen-Inkompatibilität, Rh, ABO, andere	Metabolisch-endokrin Familiäre nichthämolytische Gelbsucht Typ 1 und 2 (Crigler-Najjar-Syndrom) Gilbert-Syndrom	Sepsis Intrauterine Infektionen Toxoplasmose Röteln
Kongenitale Sphärozytose	Hypothyreoidismus Tyrosinose	Zytomegalievirus Herpes simplex
Nichtsphärozytische hämolytische Anämien: G6PD-Mangel und Medikamente Pyruvatkinase-Mangel Andere Enzymmängel der Erys: α-Thalassämie β–δ-Thalassämie	Hypermethioninämie Medikamente und Hormone: Novobiocin Pregnandiol Lucey-Driscoll-Syndrom Diabetische Mutter Unreife Hypopituitarismus und Anenzephalie	Syphilis Hepatitis Atemnotsyndrome Asphyxie Säugling einer diabetischen Mutter
Erworbene Hämolyse durch Vitamin K_3, Nitrofurantoin, Sulfonamide, Antimalariamittel, Penicillin, Oxytocin?, Bupivacain oder Injektion	Obstruktiv Gallengangsatresie* Dubin-Johnson- und Rotor-Syndrome* Choledochus-Zyste*	Schwere fetale Erythroblastose
Extravaskuläres Blut: Petechien, Hämatome, Lungen-, Hirn- oder versteckte Blutung	Zystische Fibrose = Mukoviszidose* Tumor oder Einschnürung (exogene Obstruktion)* α_1-Antitrypsin-Mangel* Parenterale Ernährung	
Polyzythämie Mütterlich-fetale oder fetal-fetale Transfusion Verspätete Nabelschnurdurchtrennung		
Vermehrter enterohepatischer Kreislauf Pylorusstenose* Intestinale Atresien oder Stenosen inkl. Pancreas annullare M. Hirschsprung Mekoniumileus oder Mekoniumpfropfsyndrom Fasten oder andere Ursachen für verminderte Peristaltik durch Medikamente Induzierter paralytischer Ileus (Hexamethonium) *Verschlucktes Blut*		

*Gelbsucht, die während der Neonatalperiode in der Regel nicht zu beobachten ist.

In Anlehnung an: Poland, R. L., Ostrea, E. M. jr: „Neonatal hyperbilirubinemia" In: Care of the High-Risk Neonate, M. H. Klaus und A. A. Fanaroff (Hrsg.), 3. Auflage, Saunders, Philadelphia 1986. Abdruck mit Genehmigung.

17 oder 18 mg/100 ml ansteigt, wird ein Wechsel von Muttermilch auf adaptierte Milchmischungen erforderlich; auch eine Phototherapie kann angezeigt sein. Nur für ein oder zwei Tage ist es nötig, das Kind von Muttermilch zu enthalten, und die Mutter sollte ermuntert werden, regelmäßig mit dem Auspressen ihrer Milch fortzufahren, so daß sie, sobald der Bilirubinspiegel auf < 15 mg/100 ml gefallen ist, mit dem Stillen fortfahren kann. Ebenso sollte man ihr versichern, daß durch die Hyperbilirubinämie kein Schaden verursacht wurde und daß sie sicher zum Bruststillen zurückkehren kann.

Kernikterus

Durch Ablagerung von Bilirubin in Basalganglien und Hirnstammkernen verursachte Hirnschädigung.

Die Frühsymptome des Kernikterus bestehen beim termingerecht Geborenen aus Lethargie, mangelhafter Nahrungsaufnahme und Erbrechen. Opisthotonus, okulogyre Krisen, Krämpfe und Tod können sich anschließen. Bei Frühgeborenen kann ein Kernikterus ohne erkennbare klinische Zeichen einhergehen. Spätere Zeichen in der Kindheit können dann verzögerte geistige Entwicklung, choreoathetotische Zerebrallähmungen, sensoneuraler Hörverlust und Augenlähmung beim Blick nach oben sein. Es ist nicht bekannt, ob sich geringgradige Bilirubinenzephalopathien in weniger schweren neurologischen Beeinträchtigungen (z.B. sensorische oder motorische Behinderungen, Lernstörungen in der Schule) äußern können.

Es gibt momentan noch keinen klinisch erprobten Test, der das Risiko eines gegebenen Neugeborenen anzeigt, einen Kernikterus zu entwickeln. Bilirubin ist fest an Serumalbumin gebunden und liegt nicht in freier Form vor, um die Blut-Hirn-Schranke zu überschreiten und einen Kernikterus zu verursachen, solange es noch freie Bindungskapazitäten des Serumalbumins gibt. Deshalb ist das Risiko, einen Kernikterus auszubilden, größer bei Neugeborenen mit stark erhöhtem Serumbilirubin, mit niedriger Serumalbuminkonzentration oder solchen, bei denen Substanzen im Serum vorhanden sind, welche die Bilirubinbindungsstellen des Albumins kompetitiv besetzen. Diese Substanzen schließen freie Fettsäuren, Wasserstoffionen und bestimmte Medikamente, wie Sulfisoxazol, Ceftriaxon und Aspirin ein. Die niedrigen Serumkonzentrationen bei Frühgeborenen erhöhen deren Erkrankungsrisiko. Die konkurrierenden Moleküle (z.B. freie Fettsäuren und Wasserstoffionen) erhöhen sich bei Neugeborenen unter Hunger, Sepsis oder bei respiratorischer oder metabolischer Azidose. Die klinischen Bedingungen erhöhen aus zuvor genannten Gründen das Risiko, einen Kernikterus auch unabhängig von der Serumbilirubinkonzentration auszubilden.

Therapie

Frühes regelmäßiges Füttern aller Neugeborenen verringert die Häufigkeit und den Schweregrad der Hyperbilirubinämie. Eine erhöhte gastrointestinale Motilität und gesteigerte Stuhlfrequenz verringern die enterohepatische Zirkulation von Bilirubin. Der Nahrungstyp scheint nicht entscheidend an der Ausscheidung von Bilirubin beteiligt zu sein.

Phototherapie: Die Austauschtransfusion (s. unten) bleibt die letztendliche Behandlung bei einer Hyperbilirubinämie mit Werten, die einen Kernikterus zur Folge haben können. Die Phototherapie hat sich jedoch als offensichtlich sichere und effektive Methode zur Behandlung einer Hyperbilirubinämie erwiesen und hat die Notwendigkeit der Austauschtransfusion in hohem Maße gesenkt. Den maximalen Effekt erzielt man, wenn das Kind dem Blauanteil des sichtbaren Lichts ausgesetzt wird. Allerdings kann bei Verwendung von Licht blauer Wellenlänge eine Zyanose nicht beurteilt werden. Daher wird häufig weißes Licht einer Breitspektrumlampe bevorzugt. Weil es viele biologische Effekte bei der Exposition Neugeborener auf helles Licht gibt, sollte die Phototherapie nur bei speziellen Indikationen angewendet werden. Unter der Phototherapie kommt es vorübergehend zur intestinalen Laktoseunverträglichkeit, die resultierenden Durchfälle sind allerdings meist nicht gravierend.

Durch die Phototherapie entstehen Photoisomere des Bilirubins in Haut und Subkutangewebe. Diese stärker wasserlöslichen Isomere können rasch über die Leber ausgeschieden werden, ohne vorher glukuroniert werden zu müssen. Die Phototherapie ist kontraindiziert bei Verlegung von Gallengang oder Intestinum, weil dann die Photoisomere nicht ausgeschieden werden können. Unter diesen Umständen kann es zur bräunlichen Verfärbung von Serum und Haut kommen **(Bronzebaby-Syndrom)**; ob dieser Zustand für das Neugeborene schädlich ist, ist unbekannt.

Bevor mit der Phototherapie begonnen wird, ist es wichtig, alle möglichen Krankheitsursachen der Hyperbilirubinämie in Erwägung zu ziehen, weil andererseits das Symptom „Gelbsucht" ohne Erstellung der richtigen Diagnose behandelt wird. Die Phototherapie kann begonnen werden, wenn das Serumbilirubin einen Wert von ca. 3 oder 4 mg/100 ml unterhalb der Serumkonzentration erreicht, bei der eine Austauschtransfusion begonnen würde (s. Austauschtransfusion, unten).

Zwischen der Lichtquelle und dem Kind sollte ein Plexiglas®-Schirm installiert werden, um die UV-Strahlung auszufiltern. Das Kind sollte verbundene Augen haben, um einen Augenschaden durch das Licht zu verhindern. Es muß darauf geachtet werden, ein Verschließen der Nase durch die Augenbinde zu vermeiden; die Hautfarbe sollte nicht herangezogen werden, um den Schweregrad der Gelbsucht zu bestimmen, da die sichtbare Gelbsucht unter der Phototherapie verschwinden kann, während das Serumbilirubin erhöht bleibt. Während des Fütterns sollte das Licht ausgeschaltet und die Augenbinde entfernt werden. Blut, das zur Bilirubinbestimmung abgenommen wird, sollte vor Licht geschützt werden, da das Bilirubin im Laborröhrchen rasch photooxidiert werden kann.

Austauschtransfusion: Traditionell werden gefährliche Bilirubinspiegel durch eine Blutaustauschtransfusion über einen Nabelvenenkatheter behandelt. Die Gesamtmortalität liegt < 1% bei diesem Vorgehen, wenn es von erfahrenem Personal ausgeführt wird, und sollte bei ansonsten gesunden, termingerechten Neugeborenen noch wesentlich geringer sein. Bilirubinserumspiegel, bei denen eine Austauschtransfusion indiziert ist, entnehmen Sie bitte dem Abschnitt Pathogenese des Kernikterus.

Weil es keinen exakten Test zur Erfassung des Kernikterusrisikos und somit auch keine genauen Angaben über den Grad, bei dem eine Austauschtransfusion nötig wäre, gibt, hat sich die folgende Faustregel zur „groben Abschätzung" bewährt. Der Bilirubinwert in mg/100 ml, bei dem eine Austauschtransfusion vorgenommen werden sollte, ergibt sich aus dem Gewicht des Neugeborenen in Gramm, dividiert durch 100. Ein 1000 g schweres Kind erhält also eine Austauschtransfusion bei einem Bilirubinwert von 10 mg/100 ml und ein 2000 g Kind bei 20 mg/100 ml. Es ist kaum nötig, eine Austauschtransfusion bei einem Serumbilirubin von < 10 mg/100 ml durchzuführen. Üblicherweise wird bei termingerecht geborenen Kindern die Austauschtransfusion unternommen, wenn das gesamte Serumbilirubin 20 mg/100 ml erreicht. Obwohl klinische Korrelationen nicht bekannt sind, kann, wenn das Kind nicht krank ist, bei Fehlen einer Hämolyse das Bilirubin ruhig leicht bis über 20 mg/100 ml ansteigen. Zusätzlich zur auf das Gewicht bezogenen Entscheidung zur Austauschtransfusion ist es üblich, diese Grenze um 1 oder 2 mg/100 ml zu senken, wenn das Kind klinische Symptome zeigt, welche das Kernikterusrisiko erhöhen würden (z.B. Hungern, Sepsis, Azidose etc.). Nur eine unkonjugierte Hyperbilirubinämie kann einen Kernikterus hervorrufen. Wenn das konjugierte Bilirubin signifikant erhöht ist, wird nur der Wert des unkonjugierten Bilirubins zur Berechnung der Notwendigkeit einer Austauschtransfusion herangezogen.

Angeborene Stoffwechselstörungen

Viele biochemische Störungen, die auf genetische Aberrationen zurückzuführen sind, könne bei oder bald nach der Geburt entdeckt werden. In den USA verlangen viele Staaten ein routinemäßiges Screening für häufigere Stoffwechselstörungen, wie kongenitale Hypothyreose, Galaktosämie, Hämoglobinopathien und Phenylketonurie. Diese Erkrankungen werden an anderer Stelle im *Handbuch* abgehandelt.

Fetales Alkoholsyndrom (FAS)

(s. a. Kap. GYN, 15.)

Mütterlicher Alkoholabusus während der Schwangerschaft wird als die wichtigste Einzelursache einer durch exogene Stoffe ausgelösten Teratogenese angesehen. Die schwerwiegendste Folge ist eine erhebliche geistige Retardierung, die auf die Fehlentwicklung des Gehirns zurückzuführen ist. Betroffene Neugeborene zeigen ein retardiertes Wachstum (Gewicht und Größe) und sind mikrozephal. Multiple Mißbildungen sind zu beobachten: Mikrophthalmie, kurze Lidspalten, Mittelgesichtshypoplasie, abnorme Handlinien, Herzfehler und Gelenkkontrakturen; kein Einzelbefund ist pathognomonisch für das FAS. Auch Partialbilder des FAS kommen vor, was die Diagnose erschwert. Die geistige Entwicklungsstörung wird als Bestandteil des FAS angesehen, zumal Kinder von Alkoholikerinnen auch oft retardiert sind, obwohl sie in einer normalen Familie aufwachsen.

Das FAS wurde bei Geburten chronischer Alkoholikerinnen diagnostiziert, die während der gesamten Schwangerschaft viel tranken. Ein geringerer Alkoholabusus führt zu einer weniger schweren Ausprägung des FAS. Nachdem nicht bekannt ist, ob es einen bestimmten Zeitraum der Schwangerschaft gibt, in dem Alkohol den Fetus am ehesten schädigt, oder ob es eine untere Grenze für den Alkoholgenuß gibt, ab der er für gefahrlos gilt, rät man am besten schwangeren Frauen, jeglichen Alkoholgenuß zu vermeiden. Wenn ein Kind betroffen ist, sollten die anderen Kinder der Mutter sorgfältig auf geringe Ausbildungen des FAS hin untersucht werden.

Kokainabusus und -entzug

(s. a. Kap. PSY, 5. und GYN, 15.)

Kokain hemmt die Wiederaufnahme von Neurotransmittern wie Noradrenalin und Adrenalin. Neben der Auslösung von Euphorie wirkt es noch als starkes Sympathomimetikum und führt zu Vasokonstriktion und Hypertonie. Kokain penetriert die Plazentaschranke; deshalb nimmt man an, daß es beim Feten die gleichen Wirkungen ausübt wie bei der Mutter. Kokainabusus in der Schwangerschaft führt zu einer höheren Inzidenz von spontanen Aborten oder intrauterinem Fruchttod. Erhöhtes Risiko zur vorzeitigen Plazentalösung ist ebenfalls sicher nachgewiesen; sie kann zu neurologischen Schäden führen, sofern der Fetus überlebt. Die Ablatio kann auf einer herabgesetzten Plazentadurchblutung mütterlicherseits beruhen. Neugeborene süchtiger Mütter haben ein vermindertes Geburtsgewicht, geringere Körperlänge und Kopfumfang sowie niedrigere Apgar-Werte.

Eine Reihe von Fehlbildungen ist mit der Einnahme von Kokain in der Frühphase der Schwangerschaft in Verbindung gebracht worden. Sie alle sind das Resultat von Gefäßschäden, vermutlich eine Folge der massiven kokaininduzierten Vasokonstriktion der Fetalarterien. Unter den Mißbildungen sind: verminderter Extremitätenwuchs sowie gastrointestinale Fehlbildungen einschließlich Bauchdeckenaplasie (prune-belly-syndrome), Intestinalatresie oder -nekrose. Bei Neugeborenen, bei denen bei der Geburt ein Hirninfarkt entdeckt wird, mag dieser auf einer Beeinträchtigung der Hirndurchblutung in utero durch Kokain beruhen. Die Prognose hinsichtlich zukünftigen Wachstums und zukünftiger Entwicklung ist für Neugeborene kokainsüchtiger Mütter unbekannt.

Falls die Mutter bis zur Geburt Kokain genommen hat, können die Neugeborenen Entzugssymptome zeigen. Klinische Zeichen und Therapie sind die gleichen wie beim Opiatentzug (s. unten).

Andere Entzugssyndrome

Das Kind einer **opiatsüchtigen** (Heroin, Morphin oder Methadon) Frau entwickelt wahrscheinlich Entzugssymptome innerhalb von 72 h nach der Geburt. Nur selten verläuft der Drogenentzug beim Neugeborenen tödlich; Langzeitfolgen sind allerdings nicht untersucht. Charakteristische Anzeichen sind Reizbarkeit, Nervosität, Hypertonie, Erbrechen, Diarrhö, Schwitzen, Krämpfe und Hyperventilation, die eine respiratorische Alkalose erzeugt. Der Genuß von Methadon durch die Mutter führt zu schweren Entzugserscheinungen beim Kind einschließlich Krampfanfällen, ebenso der Genuß von Heroin. Gering ausgeprägte Symptome werden durch Wickeln und häufiges Füttern behandelt, um die Ruhelosigkeit zu reduzieren. Schwere Entzugserscheinungen können durch Opiumtinktur (Laudanum) kontrolliert werden. Die verfügbare Lösung, die 1% Morphin enthält, muß auf das 25fache verdünnt werden. Dann können 2 Tropfen/kg nach Bedarf in 4–6 h gegeben werden. 5–7 mg/kg/Tag Phenobarbital, oral oder i. m., in 3 oder 4 Dosen aufgeteilt, können ebenfalls die Entzugserscheinungen kontrollieren. Die Therapie schleicht sich über einige Tage oder Wochen aus bzw. wird abgebrochen, wenn die Symptome verschwinden.

Sehr wichtig in der Betreuung der Säuglinge opiat- oder kokainsüchtiger Mütter ist die Beurteilung der häuslichen Verhältnisse, um festzustellen, ob das Kind nach der Entlassung aus dem Krankenhaus gut betreut wird. Die unterstützende Hilfe durch Verwandte, Freunde und ambulante Schwestern kann sie dazu befähigen, für das Kind zu sorgen. Andernfalls ist die Unterbringung bei Pflegeeltern oder eine andere Versorgung nur im Interesse des Kindes. Die Häufigkeit des plötzlichen Kindstodes ist bei Kindern drogenabhängiger Mütter größer, liegt aber immer noch unter 10/1000, so daß der routinemäßige häusliche Einsatz kardiorespiratorischer Überwachungsgeräte nicht für alle diese Kinder empfohlen wird.

Längerer mütterlicher Gebrauch von **Barbituraten** kann Entzugserscheinungen des Neugeborenen in Form von Nervosität, Reizbarkeit und Unruhe verursachen; diese Symptome entwickeln sich oft erst 7–10 Tage nach der Geburt, wenn das Kind aus der Neugeborenenstation entlassen wird. Es kann eine Beruhigung mit 5–10 mg/kg/Tag Phenobarbital oral oder i. m. in 3–4 Dosen ausschleichend für einige Tage oder Wochen erforderlich sein, in Abhängigkeit von der Dauer der Symptome.

Neugeborenenkrämpfe

(s. a. Kap. NEU, 5.)

Allgemeine Betrachtungen

Krampfanfälle, *abnorme unwillkürliche elektrische Entladungen im ZNS, die sich üblicherweise in Form stereotyper motorischer oder autonomer Aktivität äußern,* sind ein häufiges und ernsthaftes Problem bei Neugeborenen. Sie können symptomatisch bei jeder Grundkrankheit auftreten, die das ZNS direkt oder indirekt einbezieht, und erfordern sofortige Abklärung, um ihre Ätiologie und Behandlung zu bestimmen. Krampfanfälle sind meist fokal und schwierig zu erkennen; wechselnde klonische Zuckungen der Extremitäten, alternierende Halbseitenanfälle oder primitive subkortikale Anfälle (Atemstillstand, Kaubewegungen, persistierende Deviation der Augen, episodische Wechsel im Muskeltonus) sind nicht ungewöhnlich. Ein typischer Grand-mal-Anfall ist selten. Die fokale Natur der Neugeborenenanfälle ist wahrscheinlich auf eine fehlende Myelinisierung oder inkomplette Ausbildung der Dendriten und Synapsen im Gehirn in diesem Alter zurückzuführen.

Es ist wichtig, klonische Aktivität, die bei Spasmen und Übererregbarkeit beobachtet werden kann, von echter Krampfaktivität zu trennen. Übererregbarkeit führt nur bei zusätzlicher Reizung zum Klonus, und beim Festhalten der Extremität hört er auf. Anfälle hingegen treten

„spontan“ auf, und man kann durch Tasten feststellen, wie die motorische Aktivität trotz Festhalten der Extremität weiterläuft.

Anfälle können nur durch eine pathologische ZNS-Entladung ausgelöst werden, die durch einen primär intrakraniellen Prozeß (Meningitis, Tumor, Enzephalitis, intrakranielle Blutung) oder sekundär durch eine Stoffwechselstörung (Anoxie, Hypoglykämie, Hypokalzämie, Hyponatriämie etc.) induziert werden kann. Der Anfallstyp, der beim Neugeborenen behandelt wird, ist nicht dazu dienlich, fokale ZNS-Läsionen von Stoffwechselproblemen zu unterscheiden.

Ätiologie

Da es möglich ist, viele Ursachen der Neugeborenenkrämpfe speziell zu behandeln, muß der Ätiologie nachgegangen werden. **Hypoglykämie** ist bei Kindern diabetischer Mütter, bei für ihr Gestationsalter kleinen Kinder und bei Kindern mit einem hypoxischen Schaden häufig. Bei termingerecht geborenen Kindern werden Blutzuckerwerte < 30 mg/100 ml als hypoglykämisch betrachtet, bei Kindern mit niedrigem Geburtsgewicht < 20 mg/100 ml. Nicht alle Kinder zeigen bei hypoglykämischen Werten Symptome. Ob asymptomatische Hypoglykämie zu neurologischen Schäden führt, ist unbekannt, die Möglichkeit jedoch besteht.

Hypokalzämie, definiert durch einen Serumkalziumspiegel < 2,1 mmol/l, wird meist von einem Serumphosphatspiegel von > 3 mg/100 ml begleitet und kann wie die Hypoglykämie asymptomatisch sein. Sie ist oft mit Unreife oder schwierigen Geburten assoziiert. Eine **Hypomagnesiämie** ist selten, kann aber Anfälle auslösen, wenn der Serummagnesiumspiegel unter 0,7 mmol/l fällt. Sie ist oft mit einer Hypokalzämie verbunden und muß bei einem hypokalzämischen Neugeborenen in Betracht gezogen werden, wenn die Anfälle nach entsprechender Kalziumtherapie fortbestehen. Sowohl **Hyper-** als auch **Hyponatriämie** kann zu Anfällen führen. Anstiege können aus einer versehentlichen oralen oder intravenösen NaCl-Überladung resultieren. Hyponatriämie kann durch Verdünnung bei überhöhter oraler oder intravenöser Wasserzufuhr oder durch einen Natriumverlust mit Stuhl oder Urin entstehen. Angeborene Stoffwechselstörungen und Drogenentzug können ebenfalls zu Neugeborenenkrämpfen führen.

Anfälle sind häufig die Folge einer **Meningitis.** Sie treten im Rahmen einer Sepsis auf, doch stellen sie meist kein Hauptsymptom dar. Intrakranielle und systemische Infektionen werden oft durch gramnegative Organismen verursacht. Das Zytomegalievirus, Herpes-simplex-Virus, Röteln-Virus, *Treponema pallidum* und *Toxoplasma gondii* sollten ebenfalls in Erwägung gezogen werden. **Pyridoxinmangel** oder -abhängigkeit ist eine seltene, doch leicht zu behandelnde Ursache der Anfälle. Andere Ursache von Neugeborenenkrämpfen, die schwieriger zu diagnostizieren und zu behandeln sind, schließen die Folgeerscheinungen von **Hypoxie, intraventrikulären Blutungen, Geburtstraumen** und **Mißbildungen des ZNS** ein.

Diagnostik

Die diagnostische Abklärung neonataler Anfälle sollte mit der Bestimmung von Blutzucker, Kalzium, Magnesium und anderer Elektrolyte im Serum beginnen. Kommerziell erhältliche Teststreifen ermöglichen eine rasche Blutzuckerbestimmung, doch sollte gleichzeitig auch eine quantitative Blutzuckerbestimmung gemacht werden. Als nächstes wird nach einer Infektion gesucht, wozu Kulturen von Abstrichen, Blut und Liquor angesetzt werden. Im Liquor sollten außerdem Erythrozyten und Leukozyten gezählt sowie Zucker- und Proteingehalt bestimmt werden. Die Notwendigkeit weiterer Stoffwechseltests, wie arterieller pH, Blutgase, Serumbilirubin oder Aminosäuren im Urin, hängt vom klinischen Zustand ab. Röntgenbilder des Schädels können intrakranielle Verkalkungen aufdecken, und Röhrenknochenaufnahmen können Veränderungen zeigen, die auf kongenitale Infektionen wie Röteln und Syphilis zurückzuführen sind. Ein EEG ist nützlich zur Aufzeichnung und Verfolgung der Anfälle; es ist besonders hilfreich, wenn es schwierig ist zu entscheiden, ob das Neugeborene Anfälle hat oder nicht. Die Ableitung eines normalen oder fokalen EEGs während eines Anfalls ist, wie es sich klinisch erwiesen hat, ein gutes prognostisches Zeichen, während ein diffus abnormes EEG ein schlechtes ist. Ein Ultraschall vom Schädel oder ein

CT können bei noch nicht geschlossenen Schädelnähten intrakranielle Blutungen darstellen. Wird keine Ursache gefunden, sollte die Mutter auf eine eventuelle Drogensucht hin untersucht werden.

Prognose und Therapie

Obwohl die Ursachen, die Neugeborenenanfälle verursachen, zu einer hohen Mortalität führen und oft mit bleibenden neurologischen Schäden einhergehen, sind annähernd 50% der Neugeborenen, die Anfälle zeigen und überleben, im Alter von 5 Jahren normal. Frühzeitiges Einsetzen von Krämpfen geht mit der höchsten Morbidität und Mortalität einher. Je länger die Krampfaktivität anhält, desto höher ist die Wahrscheinlichkeit, daß sich später neurologische Ausfälle entwickeln (z.B. zerebrale Kinderlähmung, geistige Entwicklungsstörung).

Die Therapie sollte primär auf das zugrundeliegende pathologische Geschehen und sekundär auf die Anfälle ausgerichtet sein. Außer bei Anfällen, die sich als Apnoe äußern, ist es in der Regel nicht notwendig, den laufenden Anfall zu beenden, da er meistens spontan beendet wird und selten vitale Funktionen des Neugeborenen gefährdet. Wenn der Blutzucker niedrig ist, sollten 2 ml/kg 10%ige Dextrose i.v. zugeführt werden. Ist eine Hypokalzämie vorhanden, kann 5%iges Kalziumglukonat i.v. in einer Dosis von 4 ml/kg gegeben werden. *Es sollte nicht schneller als 1 ml/kg/min und unter ständiger kardiologischer Überwachung verabreicht werden.* Paravaskuläre Gabe sollte vermieden werden, da eine Nekrose der Haut resultieren kann. Wenn ein Magnesiummangel diagnostiziert wird, sollte 0,2 ml/kg einer 2%igen Magnesiumsulfatlösung i.m. gegeben werden. Infektionen werden mit entsprechenden Antibiotika behandelt.

Die **symptomatische Therapie** des eigentümlichen Anfalls sollte sofort nach Beendigung der Primäruntersuchung zur Identifizierung seiner Ursache beginnen. Es sollte Phenobarbital in einer Erstdosis von 20 mg/kg i.v. gegeben werden; wird der Anfall dadurch nicht beendet, können weitere Einzeldosen von 5 mg/kg alle 15 min gegeben werden, bis der Anfall sistiert oder die Maximaldosis von 40 mg/kg erreicht ist. Die Erhaltungstherapie sollte 12 h später beginnen und besteht aus 5–8 mg/kg/Tag auf 2 Dosen verteilt. Phenobarbital sollte i.v. verabreicht werden, besonders wenn die Anfälle häufig oder verlängert sind. Sobald die Anfälle unter Kontrolle sind, kann die Zufuhr oral erfolgen. Ist eine Kombinationstherapie erforderlich, sollte Phenytoin in einer Erstdosierung von 20 mg/kg benützt werden. Bei Neugeborenen ist es nur bei i.v. Applikation wirksam und sollte langsam in zwei Schritten zu 10 mg/kg gegeben werden, um Hypotonie oder Arrhythmien zu vermeiden. Anzeichen einer Phenytoinvergiftung können bei Neugeborenen schwierig zu bemerken sein; langfristig hohe Dosen können schädlich sein. Wenn die Blutspiegel regelmäßig gemessen werden, ist das Risiko geringer. Der therapeutische Serumspiegel für Phenobarbital beträgt 15–40 µg/ml, für Phenytoin 10–20 µg/ml. Kinder, die eine antikonvulsive Medikation erhalten, brauchen eine strenge Beobachtung, da eine *Überdosierung mit daraus resultierender Atemdepression oder gar Atemstillstand gefährlicher für sie sein kann als die Anfälle selbst.* Die Medikation sollte so lange fortgesetzt werden, bis die Anfälle kontrolliert und die Wahrscheinlichkeit weiterer Anfälle minimalisiert sind.

Kongenitaler sensoneuraler Hörverlust

Früher führten Rötelnepidemien dazu, daß eine große Zahl von Kindern taub geboren wurde. Das Virus kann das sich entwickelnde innere Ohr, besonders im ersten Trimenon der Schwangerschaft, besiedeln und schädigen **(virale endolymphatische Labyrinthitis).** Es resultiert ein weitgehender sensoneuraler Hörverlust.

Zu einem Innenohrschaden führen ansonsten Sauerstoffmangel während der Geburt, Einblutungen in das Innenohr durch Geburtstrauma (besonders bei Frühgeborenen), ototoxische Medikamenteneinnahme der Mutter während der Schwangerschaft, Erythroblastosis fetalis, kongenitale Toxoplasmose, Herpes simplex beim Neugeborenen, persistierender Ductus Botalli und zahlreiche hereditäre Umstände, wie das Waardenburg-Syndrom, der Albinismus und die Pfaundler-Hurlersche Krankheit.

Diagnostik und Behandlung

Wenn ein schwerer beidseitiger Hörverlust bei der Geburt vorliegt, kann es sein, daß die Eltern etwa in der ersten Lebenswoche bemerken, daß das Neugeborene auf ihre Stimmen oder Umgebungsgeräusche nicht reagiert. Wenn Eltern Verdacht auf einen Hörverlust äußern, liegt dieser so gut wie immer vor *(s. a. Kap. KIN, 2., Hörprüfung beim Kind).*

Lernt ein Kind nicht normal das Sprechen, müssen differentialdiagnostisch Taubheit, geistige Retardierung, Aplasie und Autismus ausgeschlossen werden.

Da Kinder, um die Sprache zu erlernen, hören müssen, lernen taube Kinder ohne Spezialbetreuung nicht das Sprechen. Die frühe Diagnose der Taubheit bei Kindern ist entscheidend für die Sprachentwicklung, da der optimale Zeitpunkt zum Erlernen der Sprache nicht verpaßt werden darf.

Die Versorgung mit Hörhilfen sollte so früh wie möglich erfolgen.

Bei bilateralen Innenohrschäden sind „binaurale" Verstärker, die hinter oder in dem Ohr getragen werden, indiziert. Die Hörleistung soll maximal sein, die Lokalisation von Geräuschen soll angestrebt werden. Über die verschiedenen Möglichkeiten von Hörhilfen *s. a. Kap. HNO, 4.*

Infektionen des Neugeborenen

Antibiotikatherapie bei Neugeborenen

Die raschen physiologischen Veränderungen während der Neugeborenenperiode beeinflussen signifikant die pharmakokinetischen und toxikologischen Eigenschaften von Antibiotika. Aufnahme, Verteilung, Abbau und Ausscheidung der Medikamente variieren bei den Neugeborenen je nach Körpergewicht, Körperoberfläche, Gestations- und Lebensalter (siehe unten und entsprechende Abschnitte). Diese Veränderungen machen eine komplexe Dosierung und Zeiteinteilung der Verabreichung notwendig, wie in *Tab. 18.* ausgeführt.

Pharmakologische Grundlagen

Verteilung der Antibiotika: Die extrazelluläre Flüssigkeitsmenge macht bis zu 45% des Gesamtkörpergewichts des Neugeborenen aus. Dies erhöht das Verteilungsvolumen bestimmter Medikamente (z. B. Aminoglykoside) und erfordert im Verhältnis zum Gewicht eine höhere Dosierung. Erniedrigte Serumalbuminkonzentrationen bei frühgeborenen Kindern können die Antibiotikabindung an Protein beeinträchtigen. Medikamente, die Bilirubin vom Albumin verdrängen (z. B. Sulfonamide), können das Risiko eines Kernikterus erhöhen.

Antibiotikaabbau und -ausscheidung: Das völlige Fehlen oder Defizit bestimmter Enzyme während des frühen Neugeborenenlebens kann die Halbwertszeit bestimmter Medikamente verlängern und das Risiko einer Vergiftung erhöhen.

Die Unreife der hepatischen Glukuronyltransferase-Aktivität bei Neugeborenen vermindert z. B. die Konjugation von Chloramphenicol zur inaktiven Form und führt damit zu erhöhten Blutspiegeln und verzögerter Pharmakokinetik. Dies kann einen kardiovaskulären Kollaps und den Tod, das **„Grausyndrom"** der Früh- und Neugeborenen, verursachen, die mit einer übermäßigen Dosis Chloramphenicol behandelt worden sind. Durch die verminderte glomeruläre Filtrationsrate und tubuläre Sekretion bei Neugeborenen steigt die Halbwertszeit von Penicillin und Aminoglykosiden. Mit der Änderung der renalen Funktion

Tab. 18. Parenterale Dosierungsempfehlungen für ausgewählte Antibiotika bei Neugeborenen

Antibiotikum	*Applikationsweg*	*Dosierung*	*Dosisintervall (h)*				*Bemerkungen*
			Kinder < 2000 g		*Kinder > 2000 g*		
			0–7 Tage	*≥ 8 Tage*	*0–7 Tage*	*≥ 8 Tage*	
Penicillin G in wäßriger Lösung							Maximaldosis bei GBS-Meningitis 250 000 IE/kg/Tag
Meningitis	i.v.	50 000 IE/kg	12	8	8	6	
andere Krankheiten	i.v., i.m.	25 000 IE/kg	12	8	8	6	
Penicillin G Procain	i.m.	50 000 IE/kg	24	24	24	24	*Cave:* nichtinfektiöse Abszesse und Procaintoxizität
Ampicillin							
Meningitis	i.v.	50 mg/kg	12	8	8	6	i.v. als Infusion über 15–30 min
andere Krankheiten	i.m., i.v.	25 mg/kg	12	8	8	6	
Ticarcillin	i.m., i.v.	75 mg/kg	12	8	8	6	Keine primäre Indikation. In Kombination mit Aminoglykosiden bei *P. aeruginosa;* als Nebenwirkung Blutungsneigung und Nierenversagen möglich
Mezlocillin	i.m., i.v.	75 mg/kg	12	8	8	6	Bisher vorliegende Daten beschränkt
Methicillin[1], Nafcillin[1], Oxacillin							Bei Methicillin Nierenfunktionen überwachen, bei Nafcillin Blutstatus und Leberfunktionstest kontrollieren
Meningitis	i.v.	50 mg/kg	12	8	8	6	
andere Krankheiten	i.m., i.v.	25 mg/kg	12	8	8	6	
Cefazolin[2]	i.m., i.v.	20 mg/kg	12	12	12	8	Keine primäre Indikation. Vorliegende Erfahrungen beschränkt. Kontraindiziert für die Initialtherapie bei Sepsis oder Meningitis
Cefotaxim	*i.m., i.v.*	*50 mg/kg*	12	8	12	6–8	Bei Neugeborenen mit sehr niedrigem Geburtsgewicht (< 1000 g) 50 mg/kg alle 12 h
Ceftazidim	i.v., i.m.	30 mg/kg	12	8	8	8	

Fortsetzung Tab. 18.

Antibiotikum	*Applikationsweg*	*Dosierung*	*Dosisintervall (h)*				*Bemerkungen*
			Kinder < 2000 g		*Kinder > 2000 g*		
			0–7 Tage	*≥ 8 Tage*	*0–7 Tage*	*≥ 8 Tage*	
Ceftriaxon	i.m., i.v.						Vorliegende Erfahrungen beschränkt, kann Gallensteine vortäuschen und bei Frühgeborenen mit Ikterus die Gefahr einer Bilirubin-Enzephalopathie erhöhen
Meningitis		50–75 mg/kg	12	12	12	12	
andere Krankheiten		50 mg/kg	24	24	24	24	
Aztreonam	i.v., i.m.	30 mg/kg	12	12	12	8	Vorliegende Erfahrungen beschränkt, nur bei gramnegativen Keimen einsetzbar
Clindamycin	i.v., i.m.	5 mg/kg	12	8	8	6	Bei Anaerobiern und grampositiven Kokken (keine Enterokokken)
Kanamycin[3], Amikacin[3]	i.m., i.v.	10 mg/kg	–	8	12	8	Plasmamaximalspiegel überwachen (Kanamycin oder Amikacin = 15–25 μg/ml; Gentamicin oder Tobramycin = 5–10 μg/ml), beim Auftreten von Nierenfunktionsstörungen Dosis reduzieren, bei Frühgeborenen mit sehr niedrigem Geburtsgewicht Dosisintervall vergrößern (18–24 h)
	i.m., i.v.	7,5 mg/kg	12	8	12	8	
Gentamicin[3]	i.m., i.v.	2,5 mg/kg	12	8	12	8	
Tobramycin[3], Netilmicin[3]	i.v.	2 mg/kg	12	8	12	8	
Chloramphenicol	i.v.	25 mg/kg	24	24	24	12	Dosierung justieren durch Überwachen der Plasmaspiegel (Maximum = 15–25 μg/ml) und am hämatologischen Parameter
Vancomycin	i.v.	15 mg/kg einmalig, danach 10 mg/kg	12	8	12	8	Vorliegende Erfahrungen *beschränkt.* Gabe mit langsamer Infusion, mindestens über 60 min. Plasmaspiegel überwachen (maximal 25–40 μg/ml; Minimum = < 10 μg/ml). Bei Nierenversagen Dosis anpassen. Bei Frühgeborenen unter 1000 g: 15–20 mg/kg alle 24–36 h

Fortsetzung Tab. 18.

Antibiotikum	*Applikationsweg*	*Dosierung*	*Dosisintervall (h)*				*Bemerkungen*
			Kinder < 2000 g		*Kinder > 2000 g*		
			0–7 Tage	*≥ 8 Tage*	*0–7 Tage*	*≥ 8 Tage*	
Metromidazol	i. v.	7,5 mg/kg	12	12	12	–	Wenig vorliegende Erfahrung. Initialdosis einmal 15 mg/kg mit nachfolgender Gabe bei Frühgeborenen nach 48 h und bei Termingerechten nach 24 h, anschließend alle 12 h
		15 mg/kg	–	–	–	12	
Trimethoprim/Sulfamethoxazol (TMP/SMX)[4]	i. v.	2 mg/kg TMP, 10 mg/kg SMX einmalig initial, danach 0,6 mg/kg TMP, 3 mg/kg/SMX	12	12	12	12	Vorliegende Erfahrungen beschränkt. Überwachung von Bilirubin, hämatologischen Parametern und Nierenfunktionen erforderlich. Bei Früh- und Neugeborenen < 2 Mo. Sicherheit nicht nachgewiesen; Einsatz nur unter außergewöhnlichen Umständen
Imipenem	i. v.	20 mg 25 mg	12 –	8 –	– 8	– 6	Erfahrung bisher unzureichend
Amphotericin B	i. v.	0,25–1 mg/kg	Vorliegende Erfahrungen beschränkt. Beginn mit 0,25 mg/kg als Einzeltagesdosis in 3stündiger Infusion. Nach Besserung Gabe jeden zweiten Tag, dabei Dosiserhöhung jeweils um 0,25 mg/kg bis zu 1 mg/kg/Tag. Gesamtdosis etwa 30–35 mg/kg über 4–6 Wochen. Überwachung hämatologischer Parameter und renaler Funktionen				

[1] In Deutschland nicht im Handel
[2] Überschreitet nicht die Blut-Hirn-Schranke
[3] Probenentnahme zur Spiegelbestimmung am Ende der i. v. Infusion oder 60 min nach i. m. Injektion
[4] Bei Shigellose 2 mg/kg TMP und 10 mg/kg SMX als Eingangsdosis, gefolgt von 0,6 mg/kg TMP und 3 mg/kg SMX alle 12 h. Bei Meningitis durch gramnegative Keime und bei Pneumonitis durch *Pneumocystis carinii* sind höhere Dosen erforderlich. TMP-Spiegel am 3. Tag der Behandlung messen (anzustrebender Peak-Wert 5–6 µg/ml)

während der ersten Lebensmonate muß darauf geachtet werden, die Dosis und Häufigkeit der Verabreichung dieser Antibiotika entsprechend zu regulieren.

Wenn Antibiotika gegeben werden, die eine unvorhersagbare Pharmakokinetik oder eine geringe therapeutische Breite haben (z. B. Chloramphenicol, Vancomycin oder Aminoglykoside), sollten in geeignetem Abstand Messungen des Medikamentenspiegels im Plasma durchgeführt werden, um ausreichende, doch nicht zu hohe Spiegel sicherzustellen. Chloramphenicolplasmaspiegel sollten bestimmt werden, wenn das Neugeborene gleichzeitig Rifampicin, Phenobarbital oder Acetaminophen erhält, da mit diesen Medikamenten Interaktionen in dem hepatischen Metabolismus bestehen.

Verabreichung: Die vasomotorische Instabilität Neugeborener mit schwerer bakterieller Infektion führt zu einer unvorhersagbaren Medikamentenabsorption, wenn die Medikamente s. c. oder i. m. gegeben werden. Deshalb sollten Antibiotika gegen schwere Infektionen vorzugsweise i. v. gegeben werden. Orale Antibiotika können bei ambulanten Patienten gegeben werden, die nicht schwer krank sind *(s. Tab. 19.).*

Tab. 19. Dosierungsempfehlungen für ausgewählte oral gegebene Antibiotika für Neugeborene

Antibiotikum	*Dosierung mg/kg/Dosis*	*Intervall h*	*Bemerkungen*
Amoxicillin Cefaclor	15	8	unzureichende Erfahrung, Cefaclor kann mit Serum-Krankheit einhergehen
Erythromycin-Ästolat	10	8–12	bei Infektionen mit *Chlamydia* oder *B. pertussis*
Erythromycin-Äthylsuccinat	10	6	
Neomycin	30–35	8	bei Gastroenteritis durch enteropathogene Stämme von *E. coli;* für 5 Tage zur Prophylaxe von Neugeborenen mit NEC-Risiko. Möglicherweise bei profunden Durchfällen systemisch reabsorbiert. Wirksamkeit und Unbedenklichkeit unbewiesen
Colistin	3–5	8	
Rifampicin[1]	10	24	bei Tuberkulose
	5	12	bei Meningokokken Prophylaxe für 2 Tage
	10	24	4 Tage lang Prophylaxe bei *Haemophilus influenzae B*
Flucytosin	25	6	unzureichende Erfahrung; nur in Kombination mit Amphotericin B zur Verzögerung einer Resistenzbildung
Chloramphenicol[2]	25	12	Kontrolle von Blutspiegeln und Blutstatus
Clindamycin	5	6–8	unzureichende Erfahrungen

[1] Plasmaspiegel sollten bei Frühgeborenen unter Rifampicin-Therapie kontrolliert werden.
[2] Chloramphenicol sollte alle 24 h appliziert werden bei 0–14 Tage alten, bei ≤ 2000 g schweren oder 13–30 Tage alten, sowie alle 12 h bei > 2000 g schweren Neugeborenen (Säuglingen).

Antibiotische Therapie bei schwangeren oder stillenden Frauen: Die am häufigsten verwendeten antimikrobiellen Mittel passieren die Plazenta und werden mit der menschlichen Muttermilch ausgeschieden. Chloramphenicol, Tetrazykline und Sulfonamide sollten bei schwangeren und stillenden Müttern besonders vermieden werden *(s. Kap. GYN, 13. und KIN, 2.).*

Wahl der Antibiotika: Die Wahl der Antibiotika sollte sich nach den Ergebnissen der Kulturen und der Resistenztestung richten. Bis das Ergebnis der Kulturen bekannt ist, wird häufig eine Kombination von Ampicillin und einem Aminoglykosid, oder ein Breitband-Cephalosporin mit guter Liquorgängigkeit gegeben *(s. Neugeborenen-Sepsis, unten).* Hilfreich bei der Wahl der Antibiotika ist die Kenntnis der häufigsten Problemkeime der jeweiligen Krankenhausabteilung. Beim Vorhandensein von Hautverletzungen oder bei Katheter-assoziierten Infektionen ist ein Staphylokokken-wirksames Antibiotikum indiziert. Der Arzt sollte vorsichtig im Umgang mit hochpotenten Breitspektrum-Antibiotika, wie Cephalosporinen der neuen Generation, sein, da eine drastische Veränderung der Darmflora, Blutungsneigung bei bestimmten Cephalosporingruppen, Züchtung resistenter Keime und Superinfektionen mit Enterokokken oder Pilzen die Folge des unkritischen Gebrauchs dieser Medikamente sein können. *Tab. 18. und 19.* geben Dosierungsempfehlungen ausgesuchter Antibiotika. Für viele Medikamente gibt es keine ausreichenden Daten über Sicherheit und Effizienz. Viele alte Medikamente mit schwereren Nebenwirkungen und unklarer Pharmakokinetik werden heute nicht mehr routinemäßig verwendet. Einige bei Säuglingen seltener verwandte Substanzen mit spezifischem Wirkungsspektrum sind z. B. Vancomycin für Infektionen mit resistenten Staphylokokken, Metronidazol gegen Anaerobier, Ceftazidim gegen Pseudomonas, Trimethoprim-Sulfamethoxazol gegen Shigellen, Salmonellen, *Pneumocystis carinii* und bei seltenen gramnegativen bakteriellen Meningitiden, die refraktär gegen andere Therapeutika sind. Weiterhin Rifampicin bei Tuberkulose als Prophylaxe gegen Meningokokken und *Haemophilus influenzae.*

Nosokomiale Infektionen bei Neugeborenen

Infektionen, die zum Zeitpunkt der Geburt abwesend und auch nicht inkubiert waren. Sie schließen unter der Geburt von der Mutter übertragene Infektionen ebenso ein wie Infektionen, die nach der Aufnahme auf der Neugeborenenstation erworben wurden (infektiöser Hospitalismus). Die obige Definition vermeidet das subjektive Urteil darüber, ob eine Infektion wie z. B. eine akute Gruppe-B-Streptokokkeninfektion unter oder nach der Geburt erworben wurde. Es ist daher offensichtlich, daß nicht alle Krankenhausinfektionen verhütet werden können.

Die Häufigkeit nosokomialer Infektionen hängt vom Typ der Neugeborenenstation und vom Geburtsgewicht des Neugeborenen ab. Die Infektionsraten auf Stationen mit gesunden Babies liegen gewöhnlich unter 1%, während die Statistik für Neugeborenen-Intensivstationen bei 5,9% bis 30,4% liegt (im Mittel 22,5%). Sepsis und Pneumonie sind die häufigsten Infektionen. Die Mortalität nosokomialer Infektionen liegt bei etwa 33%: für Säuglinge mit einem Geburtsgewicht < 1000 g 18–45% und bei einem Geburtsgewicht > 2000 g 2–12%.

Die meisten Neugeborenen werden aus einer sterilen intrauterinen Umgebung in eine Welt geboren, die von Mikroorganismen wimmelt. Die Besiedelung mit Bakterien und anderen Organismen ist unvermeidlich, doch kann die Exposition gegenüber virulenteren Organismen, bevor sich eine ausgeglichene und hemmende, normale Flora ausgebildet hat, zu Krankheit führen. Außerdem sind die normalen Abwehrmechanismen der frühgeborenen oder kranken Kinder nicht voll funktionsfähig *(s. Kap. KIN, 2., Immunologischer Status des Feten und des Neugeborenen unter Betreuung des normalen Neugeborenen).* Zusätzlich werden sie wahrscheinlich multiplen invasiven diagnostischen, therapeutischen und Überwachungsmethoden unterzogen, die weiterhin Infektionen den Weg freimachen.

Neugeborenenstation

Die Hautinfektion durch Methicillin-empfindlichen *Staphylococcus aureus,* der in der Säuglingsstation erworben wurde, ist die häufigste Krankenhausinfektion bei reifen Neugeborenen. Allerdings sind in jüngster Zeit auch Infektionen reifer Neugeborener mit Methicillin-resistenten Stämmen von *S. aureus* berichtet worden. Andere Infektionstypen sind Meningitis oder Sepsis mit β-hämolysierenden Streptokokken der Gruppe B, *Citrobacter oder Listeria monocytogenes,* Diarrhöen, die durch enterotoxische oder enteropathogene *E. coli,* Salmonellen oder Rotaviren verursacht werden, Erkrankung mit HIV, Herpes-simplex-, Entero- oder RS-Viren, Augeninfektionen oder eine komplizierte Infektion mit *N. go-*

norrhoeae oder eine Konjunktivitis oder Pneumonie aufgrund von *Chlamydia trachomatis*. Die Mehrheit dieser Infektionen wird von der Mutter während der Geburt auf das Kind übertragen, obgleich auch eine Übertragung von einem Kind zum anderen innerhalb der Neugeborenenabteilung möglich ist, wenn entsprechende Kontrollmaßnahmen nicht befolgt werden. Eine Sepsis durch *E. coli* oder andere gramnegative Krankheitserreger ist bei gesunden, termingerechten Neugeborenen selten, obgleich es zu Infektionshäufungen durch virulente Stämme kommt. Infektionen im Genitalbereich werden mit Ausnahme der Infektion mit Streptokokken der Gruppe A postpartal nicht mehr von der Mutter auf das Kind übertragen. Daher kann die postpartal fiebernde Mutter, wenn sie sich wohlfühlt und keine für das Kind gefährliche Krankheit hat, ihren Säugling ohne weiteres stillen und versorgen; vorausgesetzt, sie wäscht ihre Hände gründlich, trägt einen Schutzkittel und verhütet den Kontakt des Kindes mit kontaminierten Gegenständen.

Erkrankungen durch *Staphylococcus aureus* und Pflegemaßnahmen der Haut: Pustuläre Hautläsionen im Bereich des Bauchnabels oder der Windeln sind die häufigsten Erscheinungsformen, doch sind auch schwierige und disseminierte Infektionen einschließlich Osteomyelitis, Pneumonie und Meningitis zu beobachten. Eine generalisierte Staphylokokkeninfektion der Haut, deren Schweregrad vom scarlatiformen Erythem bis zur Epidermolysis bullosa und bis zu einer Dermatitis exfoliativa neonatorum (Ritter) reichen kann, wird durch einen *S.-aureus*-Stamm verursacht, der exfoliatives Toxin produziert. Das Auftauchen klinischer Erscheinungen bei einer *S.-aureus*-Infektion variiert von wenigen Tagen bis zu mehreren Monaten nach der Geburt, in der Regel treten sie jedoch nach 2–3 Wochen auf. *S. aureus*, der gegenüber Penicillinase-unempfindlichen Penicillinen (z.B. Methicillin, Oxacillin, Nafcillin), Gentamicin und andere Antibiotika resistent ist, wird immer häufiger in Säuglingsabteilungen gefunden.

Der Befall der Kinder in einer Säuglingsabteilung mit *S. aureus* schwankt zwischen 10 und 70% oder mehr. Da die Virulenz der verschiedenen Stämme beträchtlich variiert, variiert die Krankheitswahrscheinlichkeit für die infizierten Kinder ebenfalls in weitem Rahmen. Das Vorhandensein einer hohen Befallsrate an sich ist kein Grund für die Einrichtung spezifischer Überwachungsmaßnahmen. In der Tat kann sich der Befall mit einem nichtinvasiven Stamm mit dem Befall durch einen krankheitsauslösenden Stamm überschneiden. Deshalb sollten die Kinder nur dann intensiv überwacht werden, wenn in der Säuglingsabteilung ein Krankheitsausbruch auf *S. aureus* zurückgeführt wird, d.h. die Erkrankungsrate wesentlich über der durchschnittlichen liegt. Da die meisten dieser Infektionen auftauchen, nachdem das Kind die Säuglingsabteilung verlassen hat, sollte durch öffentliche Gesundheitsvorsorge für Kinder ein Überwachungssystem zur Erkennung von Infektionen, die innerhalb des ersten Lebensmonats auftauchen, eingerichtet werden.

Obgleich das Personal der Säuglingsabteilung, das *S. aureus* im Nasenraum mit sich trägt und verbreitet, eine potentielle Infektionsquelle für Kinder darstellt, sind die befallenen Kinder einer Säuglingsabteilung am häufigsten der Ausgangspunkt einer direkten Übertragung von Kind zu Kind über die zeitweise besiedelten Hände des Personals. Der Nabelstumpf und die Leistengegend sind die am häufigsten befallenen Stellen während der ersten Lebenstage, während die Nasenlöcher häufig erst später besiedelt werden.

Die Hautpflege der Neugeborenen kann das Besiedelungsmuster beeinflussen. Obwohl Baden mit 3%igem Hexachlorophen die Häufigkeit der Besiedelung mit *S. aureus* erniedrigt, wurde die routinemäßige Anwendung dieses Produktes als Säuglingsbad 1971 verboten, weil damit eine potentielle Neurotoxizität verbunden ist. In letzter Zeit empfiehlt die Amerikanische Akademie für Pädiatrie die Trocken-Hautpflege für Säuglinge, obwohl dies in einigen Krankenhäusern zu hohen Befallsraten mit *S. aureus* und zu Epidemien geführt hat. Das Auftragen von Dreifachfarbstoff auf das Nabelschnurgebiet oder von Bacitracin- oder Mupirocinsalbe auf den Nabel und/oder die Nasenlöcher und das umliegende Gebiet hilft die Besiedelung mit *S. aureus* zu verringern. Krankenhäuser mit andauernden Problemen mit *S.-aureus*-Erkrankungen können vorübergehend einführen, daß Wundzonen termingerechter Säuglinge mit einer 3%igen Hexachlorophenemulsion gebadet werden, die anschließend abgespült werden sollte. Routinemäßige Durchführung von Bakterienkulturen von Personal oder Umgebung werden nicht empfohlen.

Intensivsabteilung für Neugeborene

Säuglinge auf Neugeborenenintensivstationen sind meist krank, vorzeitig geboren und haben ein niedriges Geburtsgewicht. Sie benötigen zahlreiche unterstützende invasive Maßnahmen und werden oft mit Antibiotika therapiert. Wegen des auf diesen Stationen gängigen Antibiotikaeinsatzes ist die bakterielle Flora, die frühgeborene und kranke Kinder besiedelt, von jener der termingerecht geborenen Kinder sehr verschieden und besteht nicht selten überwiegend aus gramnegativen Organismen, die in der Säuglingsabteilung vorherrschen – *Klebsiella, Pseudomonas* und *Proteus*. Diese sind häufig gegen viele Antibiotika resistent.

Die **Übertragung der Erreger** auf die Kinder erfolgt über die Hände des Personals, das die erforderliche intensive medizinische und pflegerische Versorgung übernimmt, und durch die vielen invasiven Maßnahmen, die für diese Kinder eingesetzt werden. Letztere bestehen in Nabelgefäßkatheterisierung zur Beobachtung des intravaskulären Drucks, zur parenteralen Ernährung oder als Zugang für Flüssigkeiten, Medikamente oder Blutproben; in endotrachealer Intubation zur Atemhilfe oder ständigen Überdruckbeatmung und in nasogastrischen oder nasoduodenalen Sonden für die Ernährung. Alle diese Zugangswege zur Unterstützung des Kindes gelten manchmal als eine Ursache für epidemische oder endemische Infektionen. Die Verhütung erfordert die Bereitstellung von genügend Raum (8–10 m^2/Kind in der Intensivstation, 5 m^2 in der Übergangsstation, knapp 2 m zwischen Inkubatoren oder Wärmeeinrichtungen, von Ecke zu Ecke in jeder Richtung) und von genügend Personal (ein Schwester-Patient-Verhältnis von 1:1,5 auf der Intensivstation, 1:3 auf der Übergangsstation), um die Kinder zu versorgen, sowie die Kenntnis der empfohlenen Methoden zur Versorgung des Patienten (einschließlich aller invasiven Methoden), eine Verpflichtung zur peinlich genauen Kinderpflege und die Forderung nach entsprechender Reinigung und Desinfektion oder Sterilisation der Geräte – vor und nach jedem Einsatz – bei den einzelnen Säuglingen. Die aktive Überwachung auf Infektionen muß beaufsichtigt werden, und eine Überwachung der Art, in der die notwendigen Maßnahmen durchgeführt werden, ist ebenfalls hilfreich.

Da die Häufigkeit **nosokomialer Infektionen** stark mit dem Geburtsgewicht variiert, ist die Aufstellung von Geburtsgewicht-bezogenen Raten (z.B. Erkrankungshäufigkeit für Gruppen < 1000 g, 1001–1500 g, 1501–2500 g, > 2500 g) eine nützliche Überwachungsmethode. Auch die Aufenthaltsdauer auf der Intensivstation geht häufig mit der Infektionsrate einher; die Zahl der „Patientenwochen" (d.h. Zahl der Infektionen/1000 Neugeborenen-Tage auf der Station) ist dabei ein besserer Indikator als die reine Zahl der aufgenommenen oder entlassenen Neugeborenen. Da viele Infektionen aus invasiven Eingriffen resultieren, kann die Aufstellung maßnahmespezifischer Raten (z.B. Zahl der Sepsisfälle/1000 Tage mit intravaskulärem Zugang oder Zahl der Pneumonien/1000 Beatmungstage) den Vergleich der Infektionshäufigkeit über die Zeit erleichtern und helfen, Gebiete zu finden, bei denen genauere Untersuchungen oder Vorbeugemaßnahmen erforderlich sind.

Bei einer Häufung von Erkrankungen kann es erforderlich werden, die infizierten oder befallenen Säuglinge streng zu separieren. Im normalen Betrieb ist dies allerdings nicht praktikabel. Eine große Zahl infizierter Säuglinge kann auf Intensivstationen behandelt werden, wenn das Personal die geeigneten **Isolierungstechniken** anwendet und z.B. Überziehkittel (Vermeidung einer Kontamination von Dienstkleidung und Unterarmen) und Handschuhe (zur Wundversorgung oder Handhabung potentiell mit infektiösem Material [Sekrete, Exkrete, Blut, verunreinigte Gegenstände]) benutzt. Wegen zunehmender Besorgnis über die Rolle, die Blut als Infektionsquelle spielt (z.B. Hepatitis B, HIV), haben sich inzwischen Vorsichtsmaßnahmen bei Blut und Körperflüssigkeiten weitgehend durchgesetzt. Diese werden generell und bei allen Patienten als potentiell infektiös und gefährlich angesehen. Als Körperflüssigkeit in diesem Sinne gelten Proben, die mit Blut verunreinigt sein oder ein aus dem Blut stammendes infektiöses Agens enthalten können, z.B. Liquor, Synovial-, Pleural-, Peritoneal-, Perikardial- oder Ammionflüssigkeit; Samen und Vaginalsekret *(s. Kap INF, 3., Kontrolle der Krankenhausinfektionen)*. „Forced-air incubators" sorgen für einen begrenzten Schutz der Kinder, doch sollte man sich nicht auf sie verlassen, um eine Übertragung von einem infizierten Kind zu verhüten; das Innere und Äußere der Einheiten wird rasch stark kontaminiert, und das Personal kontaminiert leicht seine Hände und Unterarme während der Pflege der Kinder in diesen Einheiten.

Antibiotische Prophylaxe: Antibiotika werden häufig Frühgeborenen und kranken Neugeborenen gegeben in der Absicht, Infektionen zu verhüten. Diese Art der unspezifischen prophylaktischen Therapie ist nicht effektiv und beschleunigt nur die Entwicklung resistenter Bakterien in der Pflegeeinheit, verändert das Gleichgewicht der normalen Flora des Kindes und macht die Kinder für die Besiedelung mit resistenteren Stämmen empfänglich.

Routinemäßige prophylaktische antimikrobielle Therapie ist nur zur Verhütung einer gonorrhoischen Ophthalmie des Neugeborenen *(s. Konjunktivitis des Neugeborenen, unten)* zu empfehlen. Die prophylaktische Therapie gegen spezifische Krankheitserreger kann unter besonderen Umständen in Betracht gezogen werden und besteht z.B. aus Penicillin G als Prophylaxe gegen Infektion mit Streptokokken der Gruppe A oder aus der oralen Gabe von Colistin oder Neomycin zur Prophylaxe gegen enterotoxische oder enteropathogene *E. coli* während einer nachgewiesenen Epidemie in der Säuglingsabteilung. Die Prophylaxe gegenüber Hepatitis B wird unten besprochen *(Hepatitis-B-Virusinfektion des Neugeborenen).* Kinder, die längere Zeit im Krankenhaus bleiben, sollten nach dem normalen Impfplan gegen Diphtherie, Tetanus und Pertussis geimpft werden *(s. Kap. KIN, 2., Impfverfahren in der Kindheit).* Der orale Lebendimpfstoff gegen Polio sollte im Hospital jedoch nicht verabreicht werden, um Ansteckung anderer Kinder zu vermeiden. Transfusionsblut wird heute routinemäßig auf HIV-Antikörper untersucht *(s. Kap. KIN, 11., HIV-Infektion bei Kindern).* Da Kinder von Zytomegalievirus-seronegativen Müttern mit hohem Risiko ernsthaft erkranken, wenn ihnen Blut, das CMV-kontaminiert ist, transfundiert wird, sollten hier alle Anstrengungen unternommen werden, diesen Kindern ausschließlich CMV-negatives Blut bzw. entsprechend negative Blutbestandteile zu transfundieren *(s. Kongenitale und perinatale Zytomegalievirusinfektion, unten).* Die prophylaktische Gabe von spezifischen Immunglobulinen wird in Deutschland empfohlen.

Routinemaßnahmen des Pflegepersonals: Zu den pflegerischen Routinemaßnahmen gehört die aktive Überwachung auf Infektionen, die Kenntnis der Krankheitsübertragung, das Vermeiden von Überfüllung (3 m^2 Grundfläche/Bett in der Station für reife Neugeborene, 4 m^2 in der Überwachungsstation der Säuglingsabteilung; mindestens 90 cm zwischen den Betten – von einer Ecke zur anderen in jeder Richtung), das Vorhandensein einer Schwester für 5–6 Kinder und gründliches Händewaschen zwischen dem Berühren der Kinder. Die Versorgung jedes Kindes mit seinem eigenen Pflegezubehör und Gerätschaften in einem getrennten Bett vermindert das potentielle Risiko einer Kreuzkontamination. Da die Übertragung von Krankheiten mit der Luft in einer Säuglingsabteilung relativ ungewöhnlich ist, können Kinder mit vielen verschiedenen Typen von Infektionskrankheiten in einer allgemeinen Säuglingsabteilung versorgt werden, wenn das Personal peinlich darauf achtet, die Maßnahmen zur Vermeidung einer Übertragung zwischen den Kindern, wie oben beschrieben, einzuhalten. Die Umgebung von Säuglingen mit Diarrhö oder einer nässenden Hauterkrankung kann stark kontaminiert sein; ein abgetrennter Raum für Kinder mit solchen Erkrankungen wäre wünschenswert.

In ähnlicher Weise sollte ein separater Raum oder eine andere Trennmöglichkeit verfügbar sein für Neugeborene mit allen möglichen kongenitalen Infekten (CMV, Röteln, Syphilis) bzw. potentiell gefährdenden und übertragbaren Virusinfektionen (Herpes-simplex, RS-, Adeno- oder Entero-Viren). Personal, das regelmäßig in der Säuglingsabteilung arbeitet, sollte kurzärmlige einfache Kleidung tragen, die von der Klinik gestellt und gewaschen wird. Langärmelige Kittel werden empfohlen, wenn man die Kinder außerhalb der Inkubatoren und Betten anfaßt. Hauben und Mundschutz werden nur für invasive Eingriffe empfohlen, etwa für das Legen eines Nabelkatheters. Sterile Handschuhe sind unerläßlich, um die aseptische Technik während des invasiven Eingriffs zu gewährleisten; Einmalhandschuhe sind auch nützlich, um die Kontamination der Hände zu begrenzen, wenn mit infizierten Kindern oder stark kontaminierten Dingen gearbeitet wird. *Die Handreinigung ist die Grundlage der Infektionskontrolle in der Säuglingsabteilung.* Zu Beginn der Schicht sollte sich das Personal 3 min lang bis zu den Ellenbogen gründlich mit einer Bürste reinigen. Zwischen dem Anfassen der Kinder wird 15-sec-langes gründliches Händewaschen mit einem antiseptischen Mittel empfohlen (gründliches Waschen ist wichtiger als die Art des antiseptischen Mittels). Wegwerfhandschuhe können die Kontamination vermindern. Schmuck sollte bei der Arbeit nicht getragen werden.

Personal mit akuten Infektionen des Respirationstraktes (einschließlich Pharyngitis), Furunkeln, nässenden Hautläsionen, Diarrhö oder mit Fieber sowie aktivem nasolabialem Herpes sollte nicht mit den Säuglingen arbeiten. Bei Personal mit chronischer Dermatitis an den Händen sollte man individuell entscheiden. Auch sonst muß der Nachteil eines Ausschlusses essentiellen Personals für die generelle Patientenversorgung gegenüber dem Risiko, einen Säugling zu infizieren, abgewogen werden. Die serologische Testung auf Röteln oder Zytomegalievirus sollte bei allen Frauen im gebärfähigen Alter erfolgen; diejenigen, die keine Immunität besitzen, sollten über das Risiko einer Infektion während einer Schwangerschaft aufgeklärt und, wenn angebracht, mit Rötelnimpfstoff versorgt werden, oder es sollte ihnen die Möglichkeit der Arbeit in einer anderen Station gegeben werden. Ein erhöhtes Risiko einer CMV-Übertragung auf Pflegepersonal ist nicht bekannt.

Viele Kliniken ermutigen die Mütter zum Rooming-in und zur Mithilfe bei der Versorgung ihrer Säuglinge oder richten alternative Geburtsräume als Teil der Entbindungseinrichtungen ein. Diese Arrangements steigern das Geburtserlebnis, und es ist unwahrscheinlich, daß sie das Risiko einer Infektion der Mutter oder des Kindes erhöhen, wenn sie nach sorgsam überlegten Richtlinien organisiert sind. Es ist wichtig, daß genügend Personal verfügbar ist (1 Schwester/3 Mutter-Kind-Paare). Die Anwesenheit von Verwandten bei der Geburt und eine liberale Besuchsregelung für die Mutter (z.B. in einem Zimmer für die ganze Familie oder einem Privatzimmer) sind möglich, wenn sie sorgfältig eingerichtet und überwacht werden.

Bei einer Epidemie ist die Zusammenlegung von Gruppen kranker oder mit Keimen befallener Säuglinge mit Zuordnung von eigenem Personal nützlich; Säuglinge, die der Krankheit nicht ausgesetzt sind, können früh entlassen werden oder mit ihrer Mutter das Zimmer teilen, anstatt auf der Säuglingsstation zu bleiben. Die Säuglinge müssen 1 Monat lang nach der Entlassung durch eine Arztpraxis überwacht werden, um entsprechende Kontrollmaßnahmen sicherzustellen, die eine Epidemie verhindern sollen.

Neugeborenenkonjunktivitis

(Conjunctivitis neonatorum; Ophthalmie des Neugeborenen)

Eitriger Augenausfluß ist während der Neugeborenenperiode häufig. Die Hauptursachen sind mit abnehmender Bedeutung: Chemische Irritation, Infektionen mit Chlamydien oder Bakterien (einschließlich *Neisseria gonorrhoeae*). Die chemische Konjunktivitis folgt gewöhnlich sekundär auf das Einträufeln von Silbernitrattropfen als Augenprophylaxe. *C. trachomatis* ist der häufigste Erreger der Neugeborenenkonjunktivitis, mit einer Inzidenz von 2–4% der Lebendgeburten.

Die Einschlußkörperkonjunktivitis durch Chlamydien macht 30–50% aller Fälle von Konjunktivitis im Alter von < 4 Wo aus. Die Infektion wird vom Säugling während der Geburt erworben. Die Häufigkeit mütterlicher Chlamydieninfektion schwankt zwischen 2 und 20%; etwa ein Drittel der Kinder betroffener Frauen entwickelt eine Konjunktivitis und 10% entwickeln eine Pneumonie. *Staphylococcus* ist für 15% aller Fälle von Neugeborenenkonjunktivitis verantwortlich. Andere Bakterien, einschließlich *Streptococcus pneumoniae* und *Haemophilus influenzae*, sind für weitere 15% verantwortlich. Die Häufigkeit der Ophthalmie des Neugeborenen aufgrund von *N. gonorrhoeae* beträgt in den USA 2–3 Fälle auf 10000 Lebendgeburten. Mit Ausnahme von *H. influenzae* und *N. gonorrhoeae* zeigt die Isolierung von Bakterien (einschließlich *S. aureus)* zunächst einmal eine Besiedelung und keine Infektion an. Das häufigste virale Agens, das eine Neugeborenenkonjunktivitis verursacht, ist das Herpes-simplex-Virus **(HSV)** Typ 1 und 2.

Klinik

Es ist schwierig, zwischen den verschiedenen Ursachen einer Neugeborenenkonjunktivitis allein aufgrund klinischer Merkmale zu unterscheiden, weil es sowohl hinsichtlich der Erscheinungsform als auch des Zeitpunkts des Auftretens Überlappungen gibt. Eine **chemische Konjunktivitis** sekundär auf Silbernitrat erscheint meist innerhalb von 6–8 h nach dem Eintropfen und verschwindet spontan innerhalb von 24–48 h. Eine **Ophthalmie durch Gonokokken** verursacht eine akute, eitrige Konjunktivitis, die 2–5 Tage nach der Geburt auftritt, doch kann der Beginn früher liegen, wenn es einen vorzeitigen Blasensprung gegeben hat. Der Säugling hat schwere Augenlidödeme, die von Chemosis gefolgt werden und produziert reichlich eitriges Exsudat, das aus den Lidern herausspritzen kann, sobald sie geöffnet werden. Wird eine Behandlung aufgeschoben, können Ulzerationen der Kornea beobachtet werden. Eine **Konjunktivitis mit Einschlußkörperchen,** die auf *C. trachomatis* zurückzuführen ist, tritt gewöhnlich 5–14 Tage nach der Geburt auf. Sie kann von einer schwachen Konjunktivitis mit minimalem schleimig-eitrigem Ausfluß bis zu schweren Ödemen der Augenlider mit massenhaftem Ausfluß und Pseudomembranbildung reichen. Im Gegensatz zu älteren Kindern und Erwachsenen sind in der Bindehaut der Neugeborenen bei dieser Infektion keine Follikel vorhanden. Das Einsetzen einer Konjunktivitis, die auf andere Bakterien zurückzuführen ist, ist außerordentlich variabel und schwankt zwischen 4 Tagen und 3 Wo. Die **Keratokonjunktivitis** durch den HSV kann als isolierte Infektion auftreten oder in Verbindung mit einer disseminierten oder ZNS-Infektion. Die Herpeskonjunktivitis kann fälschlicherweise für eine bakterielle oder chemische Konjunktivitis gehalten werden, doch ist das Auftreten einer dendritischen Keratitis pathognomonisch.

Diagnostik

Die erste diagnostische Maßnahme sollte das Anlegen einer Kultur und eine Gramfärbung der Erreger aus der Bindehaut sein. *Eine Infektion mit Gonokokken muß ausgeschlossen werden.* Beim Auftreten von intrazellulären, gramnegativen, kaffeebohnenförmigen Diplokokken besteht der Verdacht auf eine Gonokokkeninfektion. Kulturen sollten zur Isolierung von *N. gonorrhoeae* auf geeignetem Medium (z.B. Thayer-Martin) angelegt werden. Die Beurteilung der Gramfärbung kann auch helfen, andere pathogene Bakterien zu erkennen. Bei einer Chlamydieninfektion sollte ein Abstrich der Bindehaut hauptsächlich mononukleäre Zellen und keine Organismen zeigen.

Die empfindlichste Methode, eine Chlamydienophthalmie zu diagnostizieren, ist eine direkte Kultur von der Bindehaut. Da *C. trachomatis* ein intrazellulärer Parasit ist, kann er nur auf einer Zellkultur wachsen. Kulturen der Bindehaut können durch eine kräftige Streichmassage des umgeklappten Unterlids mit Watte- oder Dacrontupfern gewonnen werden. Zwei sehr empfindliche, spezifische und rasche Nicht-Kultur-Verfahren zum Nachweis von Chlamydien sind im Handel: Ein monoklonaler Antikörpertest, der die Chlamydien im Ausstrich eitrigen Exsudats nachweist, und ein Enzym-Immuno-Assay.

Die Diagnose einer Herpeskonjunktivitis kann am besten durch Isolation des Virus erhärtet werden, wobei das spezifische HSV-1- oder HSV-2-Antigen durch Immunfluoreszenz des Ausstrichs der Bindehaut entdeckt wird oder durch die Identifikation der Herpesvirusteilchen unter dem Elektronenmikroskop.

Prophylaxe

Die routinemäßige Anwendung von 1%iger Silbernitratlösung, von Erythromycin- oder Tetrazyklinaugensalben oder -tropfen in jedes Auge nach der Geburt wird zur Prophylaxe der neonatalen **Gonokokken-Konjunktivitis** empfohlen. In der Vergangenheit wurde Erythromycin-Augensalbe zur Prophylaxe empfohlen, weil sie auch die Chlamydien-Konjunktivitis verhindern würde. Neuere Studien konnten dies nicht bestätigen. Weder Erythromycin, noch Tetrazyklin, noch Silbernitrat können eine neonatale **Chlamydien-Konjunktivitis** verhindern. Da Neugeborene von Müttern mit unbehandelter Go ein erhöhtes Risiko von Infektionen auch anderer Organe haben, sollten entsprechende termingerecht Geborene prophylaktisch eine Einzeldosis Ceftriaxon 50 mg/kg, ggf. bis zu 125 mg/kg i.m. oder i.v. erhalten. Penicillin ist nicht mehr die Substanz erster Wahl zur Behandlung von Gonokokkeninfektionen, weil penicillaseproduzierende Stämme von N. gonorrhoeae inzwischen verbreitet sind.

Therapie

Bei **gonorrhoischer Ophthalmie** sollte der Säugling stationär aufgenommen werden und 125 mg Ceftriaxon als Einzeldosis i.m. erhalten. Häufiges Augenspülen verhindert die Verklebung mit Absonderungen. Die lokale Anwendung von Antibiotika ist nicht ausreichend und bei systemischer Antibiotikagabe überflüssig. Eine Konjunktivitis, die auf andere Bakterien zurückzuführen ist, spricht gewöhnlich auf eine lokal angewandte Salbe an, die Polymyxin plus Bactrim, Erythromycin oder Tetrazyklin enthält. Da mindestens die Hälfte der Kinder mit einer **Chlamydienophthalmie** auch eine nasopharyngeale Infektion haben und einige eine Chlamydienpneumonie entwickeln, ist die systemische Therapie der lokalen Therapie vorzuziehen. Es wird empfohlen, Erythromycin-Äthylsukzinat oral 2 Wo. lang mit 50 mg/kg über den Tag verteilt alle 6–8 h zu verabreichen. Die **HSV-Konjunktivitis** sollte in Zusammenarbeit mit einem Augenarzt mit Trifluorothymidin-Augentropfen alle 2–3 Stunden, wenn der Säugling wach ist, in Kombination mit Idoxuridin (IDU)-Salbe zur Schlafenszeit 3–5 Tage lang behandelt werden, bis der Heilungsprozeß als abgeschlossen gelten kann. Wenn innerhalb von 7–8 Tagen keine Reaktion erfolgt, sollte eine systemische Aciclovir-Therapie erwogen werden. Die genaue Diagnosestellung ist wichtig. Da steroidhaltige Salben durch *C. trachomatis* und HSV verursachte Augeninfektionen ernsthaft verschlimmern können, sollten sie bei Neugeborenen vermieden werden.

Akute infektiöse Neugeborenendiarrhö

(s. a. Kap. MDA, 9. und Kap. KIN. 11., Akute infektiöse Gastroenteritis, unter Bakterielle Infektionen).

Ein Syndrom, üblicherweise bakterieller oder viraler Genese, das durch den Abgang ungeformter Stühle mit erhöhter Stuhlfrequenz gekennzeichnet ist und häufig mit Erbrechen einhergeht. Obwohl die Symptomatik unspezifisch ist und auch durch eine Reihe nichtinfektiöser Faktoren (z.B. anatomisch, metabolisch, enzymatisch, entzündlich) verursacht sein kann, überwiegen Infektionen in der Neugeborenenperiode doch bei weitem.

Ätiologie und Epidemiologie

Neugeborene sind normalerweise infektiösen Gastroenteritiden gegenüber weniger exponiert als ältere Säuglinge oder Kinder, weil bei ihnen noch mehr Wert auf Hygiene gelegt wird. Dementsprechend tritt die Diarrhö in einer Umgebung mit unzureichenden hygienischen Verhältnissen, in armen oder beengt lebenden Familien, gehäuft auf. Nosokomiale Epidemien kommen vor, insbesondere auf überfüllten Stationen. Die Übertragung erfolgt fast immer oral über die Fäzes. Neugeborene infizieren sich mit dem pathogenen Agens beim Durchtritt des Kopfes durch den verunreinigten Geburtskanal oder über kontaminierte Hände von Patienten, Eltern, Geschwistern oder Pflegepersonal. Seltene Quellen sind verunreinigte Bäder oder kontaminierte Milchmischungen bzw. Ergänzungsnahrung. Gelegentlich kann man eine Übertragung auf dem Luftweg vermuten, insbesondere beim Ausbruch einer Virusinfektion.

Häufigkeit und Spektrum der verschiedenen Mikroorganismen, die eine Neugeborenendiarrhö verursachen können, sind im einzelnen nicht bestimmt worden. Aber jedes pathogene Agens, das bei älteren Säuglingen und Kindern zur Diarrhö führt, kann dies auch beim Neugeborenen tun. Die häufigsten Beschreibungen resultieren aus Epidemien auf Neugeborenenstationen und umfassen Bakterien (z.B. *E. coli, Salmonellen, Campylobacter jejuni)* und Viren, speziell Rotaviren. (Auch wenn Rotaviren als wichtige pathogene Agenzien bei Neugeborenen wirken können, ist es wichtig zu wissen, daß sie häufig auch keine Symptome verursachen.) Seltener sind Bakterien wie *Shigella, Yersinia enterocolitica, Klebsiella, pseudomonas* und *Proteus,* sowie intestinale Viren vom Typ der Adeno-, Entero- und Corona-Viren. Eine mögliche Bedeutung von Norwalk-ähnlichen Agenzien, von Astro- und Calici-Viren ist nicht gesichert.

Parasiten *(Lamblia intestinalis, Entamoeba histolytica)* sind bei Neugeborenen selten. Obwohl *Clostridium difficile* und seine Toxine oftmals während der ersten Lebenswochen isoliert werden können, geht es nur selten mit einer Antibiotika-verursachten neonatalen Diarrhö (pseudomembranöse Enterokolitis) einher *(s. a. Kap. MDA, 9.)*

Symptomatik und Komplikationen

Gastrointestinale Infektionen, z.B. in Form einer Diarrhö, sind oft mit Erbrechen verbunden und können bei Neugeborenen zu einer rasch fortschreitenden schweren Erkrankung führen. Normale Stühle brustgestillter Neugeborener sind denjenigen bei Diarrhö ähnlich. **Häufige Komplikationen,** die bei jedem Neugeborenen mit infektiöser Diarrhö höchste Aufmerksamkeit wecken sollten, sind: 1. Dehydratation, 2. Elektrolytstörung und 3. Bakteriämie bzw. Sepsis.

Geringgradige Dehydratation (≤ 5%) kann sich lediglich durch Mundtrockenheit bemerkbar machen. Wenn sie **mäßigen Grades** ist (7%–10%) zeigen sich ein herabgesetzter Hauttugor sowie eingesunkene Augen und Fontanellen. Eine **schwere Dehydratation** (> 10%) ist dann üblicherweise von einem hypovolämischen Schock mit entsprechenden hämodynamischen Veränderungen begleitet. Da die Harnkonzentrierungsmechanismen der Niere beim Neugeborenen noch unentwickelt sind, tritt eine Oligurie erst in der Endphase der Dehydratation auf. **Störungen im Elektrolytstoffwechsel und metabolische Azidosen** sind bei Neugeborenen und Säuglingen oft Folge einer Dehydratation. Diese Kombination kann zu Verhaltensstörungen führen (Lethargie oder Reizbarkeit), aber auch zu relativ seltenen Komplikationen (z.B. kardialen Arrhythmien, intrakraniellen Blutungen, Nierenvenenthrombose).

Das makroskopische Aussehen des Stuhls legt die Art der Ursache nahe, ist aber nicht beweisend. Blutige, schleimbedeckte Stühle weisen auf eine Kolitis hin, üblicherweise von enteroinvasiven *E. coli* **(EIEC),** *Salmonellen, Shigellen* oder *Campylobacter jejuni* verursacht. Wäßrige, voluminöse Stühle, die auch durch Aussetzen der Nahrungszufuhr nicht unterbrochen werden, lassen eine „sekretorische" Diarrhö aufgrund von enterotoxigenen Bakterien (z.B. enterotoxigene *E. coli* **[ETEC]**) oder Viren (z.B. Rotaviren) vermuten. Wäßrige Stühle, die auf „Fasten" ansprechen, legen einen sekundären Laktasemangel nahe. Eine Bakteriämie kann als Folge einer Gastroenteritis (entweder aufgrund pathogener Keime wie Salmonellen, Shigellen, Campylobacter oder durch normale „Darmbesiedeler" verursacht auftreten und zu Sepsis oder abgesiedelten fokalen Infektionen führen. Die klinischen Zeichen einer Sepsis sind oftmals subtil und unspezifisch *(s. Neugeborenensepsis, unten).* Als weitere Komplikation bakterieller oder viraler Gastroenteritiden kann eine nekrotisierende Enterocolitis auftreten (s. unten).

Labordiagnostik

Die mikroskopische Untersuchung frischer Stuhlproben ist nützlich. Dazu mischt man üblicherweise etwas Schleim vom Stuhl mit einem Tropfen 0,9%iger NaCl-Lösung und Methylenblau. Leukozyten können auf Art und Ausdehung der Mukosaentzündung sowie auf die Keimart hinweisen. Fäkale Leukozyten entstehen als Antwort auf Bakterien, die in die Mukosa des Colons eindringen (z.B. *Shigellen, Salmonellen, EIEC, Campylobacter* oder *Y. enterocolitica);* auch bei *Lamblia intestinalis* oder Trophozoiten kann dies der Fall sein.

Bei Epidemien auf Station erweisen sich **Stuhlkulturen** als wichtig, insbesondere weil Kenntnis des verursachenden Erregers und seiner Antibiotikaempfindlichkeit für Frühbehandlung und Prävention hilfreich sein kann. Kulturen sollten in diesen Fällen auch vom Personal und anderen Kontaktpersonen einschließlich der Eltern angelegt werden. Bei schwer erkrankten Neugeborenen sollten eine generalisierte Infektion ausgeschlossen und daher **Liquor-, Blut- und Urinkulturen** angelegt werden.

Reduzierende Substanzen und pH sollten in frisch abgesetzten wäßrigen Stühlen gemessen werden; ein saurer pH von < 6 und reduzierende Substanzen können die Diagnose einer Zucker-Malabsorption aufgrund von Mukosaläsionen oder, sehr selten, eines primären Lactasemangels unterstützen. Allerdings können auch Bruststillen und Antibiotikatherapie zu erniedrigtem pH und reduzierenden Substanzen im Stuhl führen.

Die mikroskopische Untersuchung und die normalen Stuhlkulturen allein ergeben nur in einer Minderzahl der Fälle die Diagnose. Weiterführende, spezifischere Tests sollen zum Typ des intestinal-pathogenen Agens führen. **Spezialkulturen** helfen bei *Y. enterocolitica, Vibrio cholerae, C. difficile, Aeromonas* und anderen; **Immunoassays** (z.B. ELISA, Latexagglutination) können bei verschiedenen Agenzien hilfreich sein wie Rota- und anderen Viren, aber auch Endotoxine; **serologische Typisierung** von *E. coli* kann die Diagnose stützen bei ETEC, EIEC, enteropathogenen *E. coli* (EPEC), enterohämorrhagischen *E. coli* (EHEC) etc. (Eine Reihe sehr spezieller In-vivo und In-vitro-Verfahren [Genhybridisierung, Zytotoxizität in der Zellkultur, Elektronenmikroskopie etc.] kann verschiedenartige enteropathogene Organismen und Endotoxine charakterisieren. Leider sind die meisten von ihnen nur in Forschungslaboratorien verfügbar.) **Rektosigmoidoskopie** kann eine pseudomembranöse Enterokolitis mit diagnostizieren.

Leukozytenzahl und Differentialblutbild sind wichtig bei invadierenden Entzündungsprozessen, aber wenig hilfreich für die Differentialdiagnose enteropathogener Agenzien. **Serumelektrolyte, Serumharnstoff und Kreatinin** sind wichtig als Leitwerte für Flüssigkeits- und Elektrolytersatz.

Therapie

Eine **Flüssigkeits- und Elektrolyttherapie** ist der unmittelbare und dringendste Schritt. Säuglinge, die intoxikiert aussehen, profunde Diarrhöen mit andauerndem Erbrechen oder eine andere Grundkrankheit haben, nicht trinken und unverläßliche Eltern oder Aufsichtspersonen haben, müssen stationär aufgenommen werden und bedürfen häufig einer parenteralen Therapie. In Notfällen, bei denen ein peripherer oder zentraler intravenöser Zugang nicht möglich ist, kann Flüssigkeit über das Knochenmark oder intraperitoneal zugeführt werden. In Fällen, in denen die obigen Probleme nicht existieren, können Flüssigkeitsersatz und -erhaltung per os erfolgen. Die orale Therapie sollte auf eine rasche Rehydratation mit Ersatz der Verluste in den ersten 1–2 Tagen abzielen. Glukose-Elektrolytgemische oder „oral rehydration solution" **(ORS)** können in der Klinik, aber auch häuslich, gegeben werden. Kommerziell erhältliche ORS sind Eigenmischungen vorzuziehen.

Die von der WHO empfohlene ORS enthält 90 mmol/l Na, 20 mmol/l K und 2% Glukose. Andere kommerzielle ORS (in USA z.B. Pedialyt®, Lytren®, Infalyte®) enthalten normalerweise weniger Na, dafür aber mehr K und Kohlenhydrate. Insofern sind sie hyposmolar, was bei Neugeborenen insbesondere in den ersten beiden Lebenswochen von Vorteil sein kann, weil deren Nieren den Na-Haushalt noch nicht regulieren können. Säuglinge können nebenher weiter gestillt werden. Bei mittelgradiger oder schwerer Dehydratation oder bei Neugeborenen, deren Serumelektrolytwerte bei der Aufnahme nicht normal waren, sollten während der Rehydratationsphase pH, Elektrolyte und Harnstoff im Serum alle 12–24 h kontrolliert werden. Besondere Aufmerksamkeit sollte der Vermeidung einer Hypernatriämie gewidmet werden.

Ernährung: Die frühzeitige Wiederaufnahme der Nahrungszufuhr ist wichtig, damit eine akute Mangelernährung vermieden wird. Daher sollte sobald wie möglich wieder gestillt werden. Flaschenernährten Säuglingen sollte unmittelbar nach der anfänglichen Rehydratation und Stabilisierung mit parenteralen Lösungen oder ORS laktosefreie Milch auf Sojabasis gegeben werden. Milch bzw. Fertigprodukte werden einige Tage später langsam dazugegeben. Kommt es dabei erneut zu Durchfällen, muß das laktosefreie Präparat erneut und für mehrere Wochen verordnet werden. Bei protrahierter (> 2 Wo) Diarrhö werden oftmals natürliche oder kaseinhydrolysierte Milchmischungen erforderlich. Gleichzeitig muß nach eventuellen Ursachen nichtinfektiöser chronischer Durchfälle gefahndet werden (zystische Fibrose, allergische Enteropathie, Proteinunverträglichkeit etc.).

Antibiotika sind bei akuter bakterieller Gastroenteritis wegen derer Selbstheilungstendenz normalerweise nicht vonnöten. Allerdings ist es bei Neugeborenen wichtig, die systemische Ausbreitung enteropathogener Keime und die Sekundärinfektion durch endogene intestinale Organismen zu verhindern. Die Medikamentenempfindlichkeit enteraler Keime variiert von Region zu Region und sogar zu verschiedenen Zeiten in ein und derselben Gegend.

Shigelleninfektionen sollten mit Ampicillin 50–100 mg/kg/Tag parenteral 5–7 Tage lang behandelt werden. Wenn ein ampicillinresistenter Stamm isoliert wurde oder in der Gegend verbreitet ist und vor der Empfindlichkeitstestung medikamentös eingegriffen werden muß, sollte Trimethoprim/Sulfamethoxazol (TMP/SMX) 10/50 mg/kg/Tag in zwei Einzeldosen oral oder i.v. eingesetzt werden. In den ersten Lebenstagen sind schwefelhaltige Medikamente kontraindiziert, da sie einen Ikterus hervorrufen können. Leider wird weltweit vielfach über eine Kreuzresistenz von *Shigella* gegenüber TMP/SMX und Ampicillin berichtet. Gegebenenfalls sollten Neugeborene bereits initial mit einem Cephalosporin der 3. Generation (z.B. Cefotaxim, Ceftriaxon) behandelt werden. In besonders schweren Fällen, in denen Verdacht auf eine Sepsis besteht, sollte dies parenteral erfolgen.

Antibiotika sind normalerweise bei **Salmonellen-Gastroenteritis** nicht von Nutzen. Da aber Salmonellen aufgrund ihrer invasiven Eigenschaften zur Bakteriämie neigen, sollten Neugeborene mit Salmonellen-Gastroenteritis antibiotisch behandelt werden. Empfindliche Stämme kann man versuchen, mit Ampicillin 50–100 mg/kg/Tag anzugehen. Chloramphenicol sollte bei Neugeborenen vermieden werden, es sei denn, die Serumspiegel werden überwacht. Cephalosporine der 3. Generation sind bei den meisten Salmonellenstämmen wirksam und ebenso bei systemischen Salmonelleninfektionen. Bei einer Gastroenteritis wird 5–7 Tage lang behandelt. **Systemische Infektionen** erfordern eine Behandlungsdauer von 10–14 Tagen. Viele Neugeborene werden nach erfolgreicher Behandlung zu symptomfreien Keimträgern. Behandelt müssen sie nicht werden, aber während des Krankenhausaufenthaltes sollten bestimmte Vorsichtsmaßnahmen für GI-Infektionen eingehalten werden (s.u.).

Die **Campylobacter-Gastroenteritis** reagiert normalerweise auf Erythromycinästolat (oral 30–40 mg/kg/Tag, auf 3 Dosen verteilt) über 5 Tage, sofern in einem frühen Krankheitsstadium begonnen wird. Bei Verdacht auf Bakteriämie empfiehlt sich die zusätzliche parenterale Gabe von Gentamicin 5–7,5 mg/kg/Tag. Für Neugeborene liegen keine Daten vor hinsichtlich der Wirksamkeit von Antibiotika bei anderen invasiven Bakterien (z.B. *Yersinia* oder EIEC). Normalerweise sind diese Keime empfindlich für Aminoglykoside und 3. Generation-Cephalosporine; Neugeborene mit derartigen invasiven Enteritiden sollten diese Antibiotika parenteral erhalten. Bei **nichtinvasiver bakterieller Diarrhö** z.B. aufgrund von EPEC oder ETEC kommen Colistin (oral, 15 mg/kg/Tag in 3 Dosen) in Frage. Dies ist vor allem bei Epidemien auf Stationen zur Vermeidung der Ausbreitung dieser pathogenen Organismen von Bedeutung.

Jeder Versuch, den Verlauf einer Neugeborenen-Gastroenteritis mit antiperistaltischen oder antidiarrhoischen Medikamenten zu beeinflussen, ist kontraindiziert. Die Herabsetzung der Darmmotilität potenziert nicht nur die bleibende Besiedlung des Wirts mit enteropathogenen Keimen, sondern erlaubt auch eine beträchtliche Ansammlung von Flüssigkeit im Darm. Dadurch wird das Ausmaß der Dehydratation verschleiert, weil dadurch und durch die abnehmende Stuhlfrequenz die Kontrolle des Körpergewichts ein falsches Bild abgibt.

Vorsichtsmaßregeln bei Enteritis müssen peinlichst eingehalten werden, vor allem Händewaschen und Separierung von Kontaktpersonen in Gruppen. Die Vorkehrungen sollten auch für kulturnegative Fälle gelten, da nur eine Minderzahl enteropathogener Keime in Routineuntersuchungen gefunden wird. Eine Epidemie auf Station zwingt zur epidemiologischen Untersuchung.

Neugeborenensepsis

(Sepsis neonatorum)

Invasive bakterielle Infektion, die in den ersten 4 Lebenswochen auftritt. Bakterielle Infektionen sind die Primärursache bis zu 30% der Todesfälle bei Neugeborenen und werden 5mal häufiger bei niedrig gewichtigen (Low-birth-weight, LBW) Frühgeborenen als bei termingerecht Geborenen angetroffen. Eine Neugeborenensepsis tritt bei 0,5–8,0/1000 Lebendgeburten auf, am häufigsten bei LBW-Neugeborenen, speziell bei solchen mit Atemnotsyndrom bei der Geburt und solchen mit perinatalen Risikofaktoren der Mutter. Das Risiko ist erhöht bei Knaben (2:1) und bei Säuglingen mit angeborenen Mißbildungen, besonders des Urogenitaltraktes.

Ein Säugling kann für eine Neugeborenensepsis durch Geburtskomplikationen prädisponiert sein, z. B. durch den vorzeitigen Blasensprung **(PROM),** der 12 bis ≥ 24 h vor der Geburt erfolgt (oder nur 6 h davor, wenn er von aktiven Wehen begleitet wird), mütterliche Blutungen (Placenta praevia, Abruptio placentae), durch Toxämie, Sturzgeburt, mütterliche Infektionen (besonders der Harnwege oder Endometritis, die sich am häufigsten als Fieber der Mutter kurz vor oder unter der Geburt bemerkbar machen). Die **akute (early onset) Neugeborenensepsis** zeigt sich in > 50% der Fälle innerhalb von 6 h post partum; die überwiegende Mehrheit innerhalb von 72 h. **Neugeborenensepsis mit verzögertem Beginn** tritt normalerweise 4 Tage nach der Geburt auf; sie schließt nosokomiale Infektionen ein. Trotz Fortschritten bei der Antibiotikabehandlung und bei unterstützenden Vorsorgemaßnahmen liegt die Mortalitätsrate der Neugeborenensepsis unverändert insgesamt bei 10–50% (Sepsis mit akutem Beginn) bzw. 10–20% (Sepsis mit verzögertem Beginn). Die Sterberate ist bei LBW-Neugeborenen doppelt so hoch wie bei termingerecht Geborenen.

Ätiologie

Vor 1940 waren β-hämolysierende Streptokokken der Gruppe A die Hauptursache der Neugeborenensepsis, später gramnegative Enterobakterien. Koagulasepositive Staphylokokken verursachten die Säuglings-Epidemien der späten 50er Jahre. Während der 60er Jahre fielen wieder besonders die Coli-Formen auf, vielleicht teilweise aufgrund der Einführung der routinemäßigen Hexachlorophenbäder, vor allem in Form von *E. coli* (v.a. solche mit K1-Polysaccharidkapsel). In den 70er Jahren tauchten die Streptokokken der Gruppe B *(S. agalactiae)* als häufigste Ursache der Sepsis mit akutem Beginn auf. In den 80er Jahren wurden sowohl GBS als auch gramnegative Enterobakterien am häufigsten nachgewiesen, insgesamt bei 70% der Early-Onset-Neugeborenensepsis.

Für die meisten der übrigen invasiven bakteriellen Infektionen mit Sepsis im Gefolge sind andere gramnegative Enterobakterien (z. B. *Klebsiella*) oder grampositive Organismen *(Listeria monocytogenes,* Gruppe-D-Streptokokken [Enterokokken, z. B. *Enterococcus faecalis, E. facium* sowie Nicht-Enterokokken, z. B. *S. bovis* und *S. mitis*] sowie in neuerer Zeit α-hämatologische Streptokokken aus dem Respirationstrakt) verantwortlich. In den letzten Jahren wurden vermehrt *S. pneumoniae, Haemophilus influenzae* (sowohl Typ b als auch nichtklassifizierbare) und, seltener, *Neisseria meningitidis* isoliert.

Gonokokkeninfektionen sollten bei der Beurteilung eines septischen Neugeborenen in Erwägung gezogen werden, da eine symptomfreie Gonorrhö in 5–10% der Schwangerschaften besteht. Da ein infiziertes Neugeborenes das Risiko sowohl der Ophthalmie als auch der disseminierten Gonokokkenerkrankung trägt, sollten routinemäßig während der Schwangerschaft und bei der Geburt endozervikale Kulturen angelegt werden, um behandlungsbedürftige Mütter und Neugeborene zu identifzieren.

Die Rolle von anaeroben Bakterien (besonders *Bacteroides fragilis,* die zur Identifikation spezielle Kulturmedien erfordern) bei der Neugeborenensepsis ist unklar, obwohl der Tod von Neugeborenen auch schon *Bacteroides*-Bakteriämien zugeschrieben worden ist. Anaerobe Bakterien sind für einige kulturnegative Fälle verantwortlich zu machen, bei denen die Autopsieergebnisse auf eine Sepsis weisen. Verdacht ergibt sich unter der Geburt bei übelriechender Amnionflüssigkeit.

Die oben aufgezählten pathogenen Möglichkeiten bestimmen die Sepsis mit frühem Beginn auf Neugeborenenstationen in den USA. In anderen Regionen der Welt können andere Keime im Vordergrund stehen.

Die Early-Onset-Infektion mit Gruppe-B-Streptokokken (GBS) kann als foudroyante, primär pulmonale Form mit Bakteriämie, verursacht durch die Serotypen Ia, Ib, Ic, II und III, in Erscheinung treten. Häufig ist sie mit Komplikationen in der Schwangerschaft oder bei der Geburt verbunden (insbesondere Frühgeburten, verzögerter Blasensprung, Chorioamnionitis). Bei > 50% der Neugeborenen beginnt die GBS-Infektion innerhalb von 6 h nach der Geburt; 45% haben einen Apgar-Index von < 5. Die Mortalität liegt bei 50–85%. Das Erscheinungsbild der Meningitis ist dabei eher selten.

Verzögert einsetzende GBS-Infektionen beginnen 1–12 Wo nach der Geburt, gelegentlich noch später und sind meist durch Serotyp III verusacht. Sie haben eine Mortalitätsrate von etwa 20% und gehen häufig mit einer Meningitis einher. Diese Form der Sepsis ist weder korreliert zu perinatalen Risikofaktoren, noch zur Keimbesiedelung der mütterlichen Zervix; selbst bei nachweisbarer Besiedelung kann es ein anderer Serotyp sein als derjenige des Babys. Daher stellen viele dieser Fälle vermutlich postnatal erworbene Infektionen dar.

Die Neugeborenensepsis durch *L. monocytogenes* kann früh oder verzögert beginnen. Die Early-Onset-Form zeigt einen foudroyanten Verlauf mit Atemnotsyndrom und Schock in den ersten Lebenstagen. Die pulmonale Symptomatik steht im Vordergrund; es können aber auch Absiedelungen entstehen mit Bildung von Lebergranulomen *(Granulomatosis infantiseptica)*. Die Late-Onset-Form zeigt wie die GBS-Infektion häufig eine Meningitis und hat eine relativ bessere Prognose.

E. coli ist der häufigste **gramnegative intestinale Erreger** der Early-Onset-Sepsis, 40% der Kolibakterien, die eine Sepsis, und 80% derjenigen, die eine Meningitis hervorrufen, besitzen das K1-Kapselantigen, einen speziellen Virulenzfaktor.

Die erworbenen Verursacher der Spätform der Sepsis haben ein besonderes bakteriologisches Profil. Die Häufigkeit nosokomialer Infektionen kann für Neugeborene, die ≥ 48 h auf einer Neugeborenenintensivstation liegen, bis zu 25% betragen. *Staphylococcus aureus* und gramnegative enterale Bakterien *(Klebsiella, E. coli, Proteus, Pseudomonas aeruginosa)*, aber auch Enterokokken und *Candida* waren bis vor kurzem die Haupterreger. Inzwischen ist *S. epidermidis* für bis zu 30% der Late-Onset-Fälle verantwortlich, wobei ein Zusammenhang mit intravaskulären Langzeitkathetern, z.B. in Umbilikalarterien oder Venen, besteht. In der Regel treten nosokomiale Infektionen als Einzelfälle auf, aber auch Epidemien kommen vor und können durch mehrfach resistente Keime verursacht sein *(K. pneumoniae, Enterobacter cloacae, S. aureus)*. Wenn *E. cloacae* oder *E. sakazakii* aus Blut oder Liquor isoliert werden können, weist dies auf kontaminierte Nahrung hin. Verdacht auf Verunreinigung von Beatmungsgerät und Zubehör muß aufkommen, wenn nosokomiale Pneumonien oder Sepsis auf *P. aeruginosa* beruhen. Spätformen der Neugeborenensepsis oder -meningitis durch *Flavobacterium meningosepticum* weist auf eine Besiedelung von Geräten hin, die Kontakt mit Wasser haben.

Zusätzlich können bei Neugeborenen bestimmte **Virusinfektionen** (z.B. disseminierte Herpes-simplex-, Entero-, Adeno- und RS-Viren) Early- oder Late-Onset-Sepsis hervorrufen. Die Symptomatik kann klinisch von derjenigen einer bakteriellen Sepsis nicht unterschieden werden.

Pathogenese

Die Häufung der bakteriellen Neugeboreneninfektionen in der Perinatalperiode läßt daran denken, daß die Keime meist während der Wehen und der Geburt erworben werden. Hämatogene und transplazentare Aussaat der mütterlichen Infektion sind bei der Übertragung von Viren (Röteln, Zytomegalie, HIV), Protozoen *(Toxoplasma gondii)* und Treponemen *(Treponema pallidum)* zu beobachten. Einige seltene bakterielle Krankheitserreger können den Fetus über die Plazenta erreichen (z.B. *L. monocytogenes, Mycobacterium tuberculo-*

sis), doch werden die meisten durch aufsteigende Infektion erworben, in utero (wie beim vorzeitigen Blasensprung) oder wenn der Fetus den besiedelten Geburtskanal passiert. Die Dichte der mütterlichen Keimbesiedelung korreliert mit dem Sepsisrisiko des Neugeborenen. Eine beträchtliche Zahl von Müttern mit zuvor geringer Besiedelung entbindet allerdings Kinder mit dichter Besiedelung und damit entsprechendem Risiko. Zu diesem Paradoxon mag beitragen, daß GBS und *E. coli* in einer durch Mekonium oder Vernix verunreinigten Ammionflüssigkeit florieren; bei einem vorzeitigen Blasensprung können sie dann in der Vaginalhöhle rasch proliferieren. Keime können durch Kontamination der oberflächlichen Choriongefäße in den fetalen Kreislauf gelangen, aber häufiger erreichen sie den Blutstrom durch fetale Aspiration oder durch Verschlucken von kontaminiertem Fruchtwasser und nachfolgende Bakteriämie.

Für einen aufsteigenden Infektionsweg spricht die große Häufigkeit von Neugeboreneninfektionen bei vorzeitigem Blasensprung, die Bedeutung einer Adnexentzündung (die Amnionitis ist häufiger mit der Neugeborenensepsis assoziiert als die zentrale Plazentitis), das erhöhte Risiko einer Infektion für den Zwilling, der näher am Geburtskanal liegt, und die bakteriologischen Befunde bei einer Sepsis, die die Flora der mütterlichen Vagina widerspiegeln.

Infektionsherde bilden sich in Nasennebenhöhlen, dem Mittelohr, den Lungen oder im GI-Trakt und können auf die Hirnhäute, Nieren, Knochen, Gelenke, das Peritoneum und die Haut übergehen. Die Pneumonie ist die häufigste Form einer invasiven Infektion des Neugeborenen.

Neugeborene (insbesondere mit LBW) sind immunologisch unreif und schlecht ausgerüstet, sich gegen die vielseitige mikrobiologische Flora, der sie nach der Geburt ausgesetzt sind, zu verteidigen. Die Rolle der passiv von der Mutter übertragenen IgG-Antikörper zum Schutz des Feten läßt sich gut am Beispiel von GBS-Infektionen demonstrieren. Praktisch jedes Neugeborene mit einer GBS-Infektion hat niedrige Serumwerte derartiger, typenspezifischer IgG-Antikörper, weil die Mutter sie nicht besitzt und sie deshalb auch nicht übertragen kann. Bestimmte bakterielle Virulenzfaktoren (z.B. Polysaccharid des Serotyps III bei GBS oder das K1-Antigen bei *E. coli*) scheinen von Bedeutung zu sein, insbesondere für die Entstehung einer Meningitis. Wichtiger noch dürften aber Mängel in der neonatalen Infektabwehr sein, die mit dem Geburtsgewicht zusammenhängen: dieses korreliert mit der Existenz sowohl hitzestabiler (typspezifische Antikörper) als auch hitzelabiler (Komplement) Opsonine. d.h., LBW äußert sich als Mangel an Opsonierungskapazität. Außerdem zeigen neonatale Granulozyten herabgesetzte Fähigkeit zu Chemotaxis, Migration, Opsonisierung, Phagozytose und intrazellulärem Abtöten von Bakterien; auch Monozyten haben reduzierte Chemotaxis und zytotoxische Funktionen *(s.a. Kap. KIN, 2., Immunologischer Status des Feten und des Neugeborenen)*.

Risikofaktoren zum Erwerb nosokomialer Infektionen bestehen in Begleiterkrankungen (wenn auch nur als Grund für unterstützende invasive Maßnahmen), Antibiotikaexposition (die resistente Bakterienstämme „selektiert"), längerem Klinikaufenthalt, kontaminierten technischen Hilfsmittel, intravenösen oder intestinalen Lösungen und vor allem länger liegenden intravaskulären Kunststoffkathetern. Grampositive Organismen (z.B. *S. epidermis, S. aureus*) können aus der Umgebung oder von der Haut des Patienten kommen. Gramnegative Enterobakterien entstammen fast immer der eigenen Darmflora, die durch vorangegangene Antibiotikagabe verändert oder von resistenten Keimen – übertragen durch Kontakt mit kontaminiertem Pflegepersonal oder technischen Geräten – überwuchert wurde. Alle Keime zusammengenommen, stellen die Hände des Pflegepersonals die häufigste Übertragungsquelle dar.

Symptomatik

Da das Neugeborene auf perinatale Insulte nur ungenügend reagieren kann, sind die frühen Anzeichen einer Neugeborenensepsis häufig unspezifisch und diskret. Häufig sind: verminderte Spontanaktivität, weniger starkes Saugen, Apnoe, Bradykardie und Temperaturinstabilität (sowohl Hypo- als auch Hyperthermie). Andere Symptome bestehen aus

Atemnotsyndrom, neurologische Zeichen (z.B. Anfälle, Nervosität), Ikterus (besonders innerhalb der ersten 24 h, ohne daß eine Blutungsgruppenunverträglichkeit vorliegt, aber mit unerwartet hoher direkter Bilirubinkonzentration), Erbrechen, Durchfällen und aufgetriebenem Leib.

Spezifische Anzeichen eines betroffenen Organs können auf die Ursache oder einen metastatischen Bezirk hinweisen. Die meisten Neugeborenen mit der Frühform der GBS-Infektion haben ein Atemnotsyndrom, das vom Membransyndrom schwer unterscheidbar ist. Die Überprüfung der Ohren, vorzugsweise mit dem pneumatischen Otoskop, kann zur Identifizierung einer Otitis media führen (beim Neugeborenen oft übersehen). Auch eine Infektion der Siebbeinhöhlen kann beim Neugeborenen klinische Symptome verursachen. Ein periumbilikales Erythem, periumbilikale Absonderung oder Blutung bei einem Säugling ohne eine hämorrhagische Diathese (die Infektion verhindert den Verschluß der Nabelgefäße) lassen eine Omphalitis vermuten. Koma, Anfälle, Opisthotonus oder eine vorgewölbte Fontanelle signalisieren eine schwere ZNS-Dysfunktion und lassen an Meningitis oder Hirnabszeß denken. Verminderte spontane Bewegung einer Extremität und/oder Schwellung, Wärme, Erythem oder Schmerzhaftigkeit über einem Gelenk zeigen eine pyogene Arthritis und/oder eine darunterliegende Osteomyelitis an. Ein unerklärlich aufgetriebenes Abdomen kann eine Peritonitis oder nekrotisierende Enterokolitis anzeigen (besonders bei Auftreten von blutigen Stühlen und Leukozyten im Stuhl). Ein disseminierter Herpes simplex kann sich durch Bläschen der Haut, Ulzera im Mund und/oder Hepatosplenomegalie (insbesondere bei disseminierter intravaskulärer Koagulopathie-DIC) bemerkbar machen.

Diagnostik

Die frühe Diagnose ist wichtig und erfordert die Kenntnis von Risikofaktoren (besonders bei Säuglingen mit niedrigem Gewicht bei der Geburt) und ein hohes Maß an Aufmerksamkeit, wenn ein Neugeborenes in den ersten Wochen seines Lebens von der Norm abweicht. Bemerkungen von Eltern oder Kinderschwestern, daß es dem Kind „nicht gut geht" oder das Auftreten jedes offenkundigen, aber auch diskreten Sepsiszeichens erfordern die sofortige Nachforschung. Die folgenden Labortests bringen am ehesten hilfreiche diagnostische Informationen.

Leukozytenzählung, -differenzierung und -ausstrich: Die „normale" Leukozytenzahl des Neugeborenen variiert, doch sind Werte < 4000 oder > 25 000 pathologisch. Die absolute Zahl ist jedoch als Frühzeichen einer Sepsis ungeeignet. Wenn der Quotient aus der Zahl der unreifen zur Gesamtzahl der polymorphkernigen Leukozyten < 0,2 beträgt, liegt keine Sepsis vor. Ein steiler Abfall der (zuvor schon einmal bestimmten und daher bereits bekannten) Zahl der Eosinophilen sowie morphologische Veränderungen in den Neutrophilen (toxische Granulationen, basophile Einschlußkörperchen und zytoplasmatische Vakuolenbildung) weisen auf eine Sepsis hin.

Plättchenzahl: Die Plättchenzahl kann Stunden oder Tage vor dem klinischen Beginn einer Sepsis abfallen, häufiger aber noch bleibt sie bis etwa 1 Tag nach Krankheitsbeginn erhöht. Dies ist manchmal verbunden mit weiteren Zeichen einer disseminierten Gerinnselbildung DIC (vermehrte Fibrinabbauprodukte, vermindertes Fibrinogen, verlängerte Prothrombinzeit).

Leukozytenfilm: Wegen der bei der Neugeborenensepsis massiven Bakteriämie können Bakterien bei Gram-, Methylenblau- oder Akridinorangefärbung der Leukozytenmanschette häufig in oder an polymorphkernigen Leukozyten nachgewiesen werden.

Die **Lumbalpunktion** (LP) sollte bei jedem Säugling mit Verdacht auf eine Sepsis durchgeführt werden. Da eine GBS-Pneumonie am ersten Lebenstag mit einem Membransyndrom verwechselt werden kann, wird bei solchen Kindern die LP oft routinemäßig durchgeführt. Eine LP kann aber schwierig sein und birgt das Risiko, eine existierende Hypoxie noch zu verschlimmern. Außerdem ist es unwahrscheinlich, daß Liquorkulturen positiv sind, wenn ein Atemnotsyndrom den hauptsächlichen Verdachtsgrund für eine Sepsis bildet. Daher sollte man von routinemäßigen LPs solcher Fälle abkommen. Zur Besprechung der LP und der Interpretation von Liquorbefunden *s. Neugeborenen-Meningitis, weiter unten.*

Blutkulturen: Nabelgefäße sind häufig mit Erregern vom Nabelstumpf kontaminiert und ergeben daher unzuverlässige Kulturen. Blut für Kulturen sollte durch Venenpunktion gewonnen werden, bevorzugt an 2 peripheren Stellen, von denen jede zuerst sorgfältig mit einer jodhaltigen Lösung, danach mit 95%igem Alkohol gereinigt und schließlich trocken gelassen wird. Es sollte je eine Blutkultur für aerobe und anaerobe Erreger angelegt werden. Wenn ein Zusammenhang mit einem Verweilkatheter vermutet wird, sollte neben den peripheren Kulturproben auch eine durch den Katheter gewonnen werden. Bei > 90% der positiven Blutkulturen wird das Wachstum innerhalb von 48 h erkennbar: die Hälfte der positiven Kulturen enthält > 50 koloniebildende Einheiten/ml. Nur bei > 1000 Einheiten/ml besteht das Risiko, daß sich eine Meningitis entwickelt. In derartigen Fällen massiver Bakteriämie genügt eine relativ kleine Blutprobe (z.B. 1 ml) zum Nachweis. Die Erfahrungen mit Kulturen aus Kapillarblutproben sind noch zu gering, um sie zu empfehlen.

Bei Verdacht auf Pilzinfektionen (z.B. *Candida*) muß ein spezielles Kulturmedium eingesetzt werden. Pilzkulturen müssen u.U. bis zu 5 Tagen inkubiert werden, bevor ein Befund erhoben werden kann. Dieser kann sogar bei nachweisbaren disseminierten Absiedelungen negativ ausfallen.

Urinanalyse und -kultur: Urin sollte durch suprapubische Punktion, nicht aus Urinsammelbeuteln gewonnen werden. Werden > 5 Leukozyten **hpf** (high power field = bei starker Vergrößerung) im zentrifugierten Urin oder irgendein Erreger in der frischen nichtzentrifugierten, gramgefärbten Probe gefunden, so besteht der vorläufige Befund einer Harnwegsinfektion, die beim Neugeborenen an vorhergehende Bakteriämie (Neugeborenensepsis) denken läßt. Das Fehlen einer Pyurie schließt Hanrwegsinfekte nicht aus.

Counterimmunelektrophorese und Latexagglutinationstests mit hochtitrierten Antiseren weisen Antigene in Körperflüssigkeiten (wie z. B. Liquor, konzentrierter Urin) mit großer Zuverlässigkeit nach. Sie können Informationen über die Polysaccharidantigene der Kapsel bei GBS, *E. coli* K1, *S. pneumoniae* und *H. influenzae b* liefern und sind daher für die Typisierung wichtig.

Akute-Phase-Reactants: Bei ihnen handelt es sich um Proteine, die unter dem Einfluß von Interleukin-1 bei jeder Art von Entzündung gebildet werden. Insofern sind sie unspezifisch. Da ihre Bildung sensitiv reguliert wird, sind sie aber nützlich, die Entstehung und das Abklingen einer Entzündung anzuzeigen. Das wichtigste ist das C-reaktive Protein. Bei einer Konzentration von 1 mg/1000 ml (Bestimmung durch Nephelometrie) ergeben sich falsch-positive und falsch-negative Resultate von jeweils etwa 10%. Erhöhte Werte stellen sich innerhalb eines Tages ein, erreichen Spitzenwerte in 2–3 Tagen und normalisieren sich innerhalb von 5–10 Tagen mit Besserung des klinischen Befunds. Die Mikrobestimmung der BSG stimmt gut mit der Standard-Wintrobe-Methode überein, hat allerdings in der Frühphase und bei disseminierter Gerinnselbildung eine hohe falsch-negative Aussagerate. Außerdem normalisieren sich die Werte wesentlich langsamer als der klinische Befund. Die BSG (ESR) ist daher als diagnostisches Hilfsmittel und als Maßstab für die Beendigung einer Therapie von begrenztem Wert.

Flüssigkeit aus den äußeren Gehörgängen: Eine Untersuchung nach Gramfärbung und Anlage einer Kultur dieser Flüssigkeit kann infektiöse Erreger nachweisen. Das Auftreten von 3 oder mehr polymorphkernigen Leukozyten **(PMNs)**/hpf verspricht häufig eine positive Blutkultur mit den gleichen Organismen, die aus der Ohrflüssigkeit kultiviert werden.

Magenflüssigkeit: Von den Neugeborenen, die 5 oder mehr PMNs/hpf in der nach dem ersten Lebenstag aus dem Magen aspirierten Flüssigkeit haben, entwickelt nur 1 von 30 innerhalb von 72 h nach der Geburt eine Sepsis; man wird jedoch diesen einen Säugling selten übersehen, wenn dieses Kriterium für die Vorhersage eines positiven Blutkulturergebnisses angewendet wird.

Screening-Palette: Manche Spezialisten empfehlen eine Kombination von einigen der erwähnten Tests, um Neugeborene mit Sepsis zu erfassen. Im allgemeinen ist der Polymorphkernigen-Quotient (s. oben, > 0,2 ist pathologisch) zusammen mit Kulturen aus Blut, Liquor und Urin nützlich. Negative Ergebnisse identifizieren 97% der *nicht infizierten* Neugeborenen.

Therapie

Neugeborene mit der **Frühform der Sepsis** sollten mit Ampicillin oder Penicillin G plus einem Aminoglykosid behandelt werden. Auf manchen Neugeborenenstationen wird diese Therapie Säuglingen verordnet, sobald sie gefährdet sind, eine Sepsis zu entwickeln; das Aminoglykosid wird durch Cefotaxim ersetzt, sobald das Neugeborene krank ist und eine Sepsis vermutet wird (d. h. im Befund Hypotension, mangelhafte Kontrolle der Körpertemperatur, Lethargie, verminderte Plättchen- und Leukozytenzahl erscheinen). Freizügiger Gebrauch von Cephalosporinen der 3. Generation in einem geschlossenen System wie einer Neugeborenenintensivstation kann bei gramnegativen Enterobakterien zur Bildung von Cephalosporinase führen und damit zur Selektion entsprechender, damit resistenter, Stämme. Daher sollten Cephalosporine niemals routinemäßig bei Säuglingen mit relativ schwach belegtem Verdacht auf Sepsis eingesetzt werden.

Ist es gelungen, den Erreger zu identifizieren, wird die Antibiotikatherapie nach Empfindlichkeit des Keimes und dem Sitz der Infektion modifiziert. Fällt bereits bei der Geburt eine faulige, stinkende Amnionflüssigkeit auf, sollte die initiale Antibiotikagabe Anaerobier mit einschließen (z. B. Clindamycin). Chloramphenicol ist sehr wirksam gegen Anaerobier, sollte jedoch nur gegeben werden, wenn die Serumspiegel des Medikamentes ständig überprüft werden können.

Die Wahl des Aminoglykosids zur Therapie der früh auftretenden Sepsis sollte jede Neugeborenenstation anhand der im Haus herrschenden Resistenzsituation individuell festlegen. Sind 10% der isolierten *E. coli*-Stämme resistent gegen ein spezielles Aminoglykosid, sollte dieses mindestens sechs Monate lang nicht mehr verwendet und durch ein anderes ersetzt werden (z. B. Amikacin statt Gentamicin). Wenn anschließend die Resistenzrate auf < 10% sinkt, kann das ursprünglich verwendete Aminoglykosid wieder eingesetzt werden, wenn eine fortlaufende Überwachung hinsichtlich resistenter Keime garantiert ist; Wiederauftreten einer Resistenz ist häufig.

Die Anfangstherapie der **Late-Onset-Sepsis** sollte Nafcillin plus einem Aminoglykosid (oder ein Cephalosporin der 3. Generation, wie oben besprochen) enthalten. Wenn in einer Station *P. aeruginosa* überwiegt, kann Ceftazidim statt des Aminoglykosids verordnet werden. Neugeborene, die bereits mit einem Aminoglykosid behandelt wurden, sollten bei erneuter Therapie ein anderes Aminoglykosid oder ein Cephalosporin der 3. Generation erhalten.

Wird *s. epidermidis* vermutet (z. B. bei einem länger als 72 h liegenden Gefäßkatheter) oder isoliert und als Erreger angesehen, sollte initial Vancomycin anstelle von Nafcillin eingesetzt werden, da etwa 35% aller *S. epidermidis* gegen halbsynthetische Penicilline wie z. B. Nafcillin resistent sind. Wenn sich bei der Resistenztestung jedoch herausgestellt hat, daß der Erreger gegenüber der Substanzklasse empfindlich ist, sollte Vancomycin abgesetzt und Nafcillin gegeben werden. Die Entfernung der vermutlichen Infektionsquelle (in der Regel ein Gefäßkatheter) ist für die Ausheilung häufig erforderlich, weil *S. epidermidis* mit einer schleimigen Schutzschicht, einer Art Glykokalix, bedeckt ist, die die Adhäsion zu Plastikkathetern fördert.

Als Ursache der verzögerten Sepsis, die bei 2–4% der Neugeborenen mit sehr niedrigem Geburtsgewicht auftritt, ist *Candida* immer wichtiger geworden. Risikofaktoren sind: prolongiert (> 10 Tage) liegende zentralvenöse Katheter, Überfütterung, vorangegangene Antibiotikagabe, nekrotisierende Enterokolitis und chirurgische Eingriffe in der Vorgeschichte. Da *Candida* 2–5 Tage benötigt, um in der Kultur erkennbar zu werden, kann es nötig sein, mit Amphotericin B zu beginnen und den Katheter zu entfernen, ohne das Ergebnis von Blut- und Liquorkulturen abzuwarten, um das Leben des Neugeborenen zu retten. Der Nachweis einer Besiedlung (Mund, Haut, Stuhl) sollte angestrebt werden. Eine indirekte Ophthalmoskopie mit Dilatation der Pupillen sollte erfolgen zum Nachweis retinaler Herde als Zeichen einer disseminierten Candidiasis. Eine US-Untersuchung der Niere sollte bei Verdacht auf ein renales Myzetom durchgeführt werden.

Da die Neugeborenensepsis mit unspezifischen Symptomen beginnen und trotzdem tödlich enden kann, sind rasche diagnostische Abklärung und schnell einsetzende Therapie angezeigt. Abhängig von der Güte des beteiligten Labors, den Kulturverfahren und dem Tempo der Datenübermittlung können fast alle positiven Ergebnisse der Kulturen innerhalb von 72 h vorliegen. Wenn negative Resultate mit dem klinischen Verlauf in Einklang stehen, kann der Kliniker die Antibiotika nach 72 h absetzen. Antibiotika sollten nur in abgewogener Weise eingesetzt werden, weil einerseits Neugeborene mit Sepsisrisiko meist noch einige Zeit genau überwacht werden und andererseits die Antibiotika die Flora des Einzelpatienten und der ganzen Station in Mitleidenschaft ziehen. Kluger Antibiotikagebrauch schließt die Bereitschaft ein, sie abzusetzen, wenn sie nicht mehr länger angezeigt sind.

Zum Geburtstermin angelegte Kulturen aus Vagina oder Rektum der Mutter können eine Besiedelung mit GBS bis zu 30% zeigen; mindestens 50% ihrer Neugeborenen werden ebenfalls besiedelt sein. Die Besiedelungsdichte stellt bei Neugeborenen einen Risikofaktor für einen invasiven Verlauf dar (das Risiko erhöht sich bei massiver Besiedelung um das Vierzigfache). Zwar liegt die Wahrscheinlichkeit, bei GBS-Besiedelung eine Sepsis zu entwickeln, nur bei 1%, doch mehr als die Hälfte von ihnen zeigt Symptome innerhalb der ersten 6 Lebensstunden. Daher müssen alle Überlegungen, derartige invasive Verläufe zu verhindern, diesen sehr frühen Beginn einbeziehen. Pränatale Antibiotika-Therapieschemata sind weder in der Lage, die mütterlichen Keime auszurotten, noch reduzieren sie die Häufigkeit neonataler Besiedelung oder invasiver Verläufe. Die Ergebnisse postnatal angelegter Kulturen der Neugeborenen, und sogar eine frühzeitig gestellte Diagnose, können für eine wirksame Behandlung zu spät kommen. Mehrere Studien haben gezeigt, daß eine Therapie **intra partum** Keimdichte und Sepsis bei Mutter bzw. Neugeborenen reduzieren kann. Wenn positive GBS-Kulturen aus Zervixschleim, etwa in der 36. Schwangerschaftswoche angelegt, mit bestimmten perinatalen Risikofaktoren zusammenkommen (z. B. vorzeitige Wehen bei < 37 Wo Schwangerschaft, vorzeitigem Blasensprung [> 12 h], Fieber [> 37,5 °C oral] unter der Geburt) ist eine selektive Chemoprophylaxe der Mutter mit Ampicillin oder Penicillin intra partum angezeigt.

Von **Austauschtransfusionen** bei kranken Neugeborenen (insbesondere mit Hypotension und metabolischer Azidose) wurde behauptet, daß sie zirkulierende Ig vermehren, zirkulierende Endotoxine vermindern, die Hb-Konzentration anheben (mit Erythrozyten erhöhten 2,3-DPG-Gehalts) und die Mikrozirkulation verbessern. Allerdings gibt es keine kontrollierte Studie zu diesem Thema. Außerdem müßte frisches Gesamtblut transfundiert werden, das zuvor virologisch untersucht werden müßte, um die Existenz von Hepatitis-B-Oberflächenantigenen (HBAg) und von Antikörpern gegen Zytomegalievirus **(CMV)** und **HIV** auszuschließen. Blut mit diesen Voraussetzungen mag nicht immer zur Hand sein. Zudem besteht immer noch das Risiko der Übertragung einer Nicht-A-, Nicht-B-Hepatitis (insbesondere Hepatitis C). Die Gabe von **frischgefrorenem Plasma** kann dem Mangel an hitzestabilen und hitzelabilen Opsoninen bei LBW-Neugeborenen abhelfen, aber zuverlässige kontrollierte Studien existieren ebenfalls nicht, und die gleichen Risiken wie bei einer Transfusion sind zu bedenken.

Mehrere ebenfalls unkontrollierte Studien kamen zu dem Ergebnis, daß Ig, zum Zeitpunkt der Geburt i. v. gegeben, eine Neugeborenensepsis bei bestimmten Hochrisikofällen mit niedrigem Geburtsgewicht (LBW) vermeiden können. Der Einsatz von Ig bei der Prävention und für die Behandlung laufender Infektionen ist Gegenstand mehrerer kontrollierter prospektiver Studien, die augenblicklich in USA durchgeführt werden. Solange keine Resultate vorliegen, sollte die intravenöse Gabe von Ig als im Versuchsstadium befindlich angesehen werden.

Neugeborene, die neben der Sepsis noch eine Granulozytopenie aufweisen, haben eine geringe Überlebenschance, insbesondere wenn ihr Vorrat an Neutrophilen im Knochenmark auf < 7% der Gesamtzahl der reifen Knochenmarkszellen abgesunken ist (Mortalität 90%). Wenn eine Information über den Neutrophilengehalt im Knochenmark nicht unmittelbar vorliegt, kann das periphere Blut indirekt herangezogen werden. Ein Verhältnis der Zahl unreifer zur Gesamtzahl der Neutrophilen > 0,80 zeigt eine Erschöpfung des Knochenmarks und damit einen tödlichen Verlauf an. Dieser Quotient kann nützlich sein, Neugeborene festzulegen, die möglicherweise durch eine **Granulozytentransfusion** gebessert werden. Die Granulozyten gewinnt man durch Leukopherese von Erwachsenenblut, das hinsichtlich von Antikörpern gegen HBAg, CMV und HIV negativ ist und dessen Blutgruppenantigene mit denen des neugeborenen Empfängers übereinstimmen. Zur Vermeidung von Abstoßreaktionen muß jedes Leukozytentransfusat vor der Transfusion mit 1500 rd bestrahlt werden. 15 ml/kg einer Suspension von $0{,}2-1{,}0 \times 10^9$ Granulozyten/15 ml mit < 10% Lymphozyten sollten infundiert werden (1–2mal tgl. für bis zu 5 Tagen).

Neugeborenenpneumonie

Die Neugeborenenpneumonie kann wie bei Neugeborenensepsis früh oder spät auftreten.

Frühe Neugeborenenpneumonie

Eine Pneumonie, die im Rahmen einer generalisierten Sepsis innerhalb der ersten Lebensstunden auftritt.

Ätiologie

Die frühe Neugeborenenpneumonie tritt häufig in Verbindung mit einer Amnionitis nach vorzeitigem Blasensprung auf. Der Fetus ist von infektiöser Amnionflüssigkeit umgeben, die ersten Atembestrebungen führen zur Aspiration des infektiösen Materials, was eine Pneumonie oder Sepsis zur Folge hat. Weitere Eintrittspforten sind der Darm (durch Verschlucken infektiösen Fruchtwassers) oder die Konjunktiven. Die frühe Neugeborenenpneumonie tritt bevorzugt auf bei Kindern mit niedrigen Agparwerten oder perinatalen Komplikationen, wie vorzeitigen Wehen, Plazentalösungen oder schwierigen Zangengeburten. Die häufigsten Erreger der frühen Neugeborenensepsis und -pneumonie sind Streptokokken der Gruppe B, seltener auch *Listeria monocytogenes, Haemophilus influenzae, Escherichia coli,* Klebsiellen und andere grampositive oder gramnegative Erreger oder Chlamydien.

Symptomatik, Diagnostik und Therapie

Das klinische Erscheinungsbild hängt stark vom Ausprägungsgrad der Sepsis und Pneumonie ab und kann von einfacher Tachypnoe über Atemversagen bis zum schon bei der Geburt vorhandenen septischen Schock reichen. Eine Schwangerschaftsanamnese (z.B. Amnionitis) ist von großer Bedeutung, da die bakterielle Pneumonie klinisch nicht von z.B. dem Atemnotsyndrom, der transitorischen Neugeborenentachypnoe, einer Mekoniumaspiration oder einer persistierenden pulmonalen Hypertension unterschieden werden kann. Auch eine Röntgenaufnahme des Thorax gibt keinen Hinweis auf die Ursache der kindlichen Atemnot. Im Röntgenbild der Lunge sind bei der Pneumonie fleckförmige Infiltrate, interstitielle Flüssigkeitsansammlungen oder seltener lobuläre Verdichtungen zu sehen. Die Aufnahme kann aber auch dem Bild eines Atemnotsyndroms, der transitorischen Tachypnoe oder einer Mekoniumaspiration gleichen.

Bei Verdacht auf eine Pneumonie geht man vor wie beim Verdacht auf eine Sepsis. Es werden Blutkulturen sowie Kulturen des Trachealsekrets und des Liquors angelegt. Hilfreich sind außerdem ein weißes Blutbild mit Thrombozyten und ein Latexagglutinationstest auf Streptokokken der Gruppe B aus dem Urin.

Die **Behandlung** der früh und der spät auftretenden Neugeborenenpneumonie entspricht der Behandlung der Neugeborenensepsis.

Spät auftretende Neugeborenenpneumonie

Diese Pneumonie tritt gewöhnlich nach dem siebenten Lebenstag auf. Sie wird häufig auf Neugeborenenintensivstationen bei Kindern mit chronischen Lungenkrankheiten und längerer endotrachealer Intubation gefunden.

Symptomatik und Diagnostik

Der Beginn der spät auftretenden Neugeborenenpneumonie kann schleichend sein (vermehrtes Absaugen von Trachealsekret, steigende Beatmungsdrücke, ...). Andere Kinder sind akut krank, haben schwankende Temperaturen und eine Neutropenie. Das Röntgenbild des Thorax zeigt frische Infiltrationen, die bei Kindern mit schwerer bronchopulmonaler Dysplasie jedoch oft schwer zu differenzieren sind.

Zur Diagnostik gehören Blutkulturen und Kulturen des Trachealsekrets. In den letzten Jahren sind Koagulase-negative Oxacillin-resistente Staphylokokken als Erreger der postnatal erworbenen Neugeborenensepsis und -pneumonie in den Vordergrund getreten. Für die initiale Therapie ist hierbei Vancomycin das Antibiotikum der Wahl. Nach Austestung der Empfindlichkeit des Erregers kann auf ein weniger nephrotoxisches Antibiotikum umgesetzt werden. Bei Kindern, die bereits Antibiotikum erhalten haben, kann das Erregerspektrum sehr breit sein. Neben den koagulasenegativen Staphylokokken werden z.B. Koagulase-positive Staphylokokken, *E. coli, Klebsiellen, Pseudomonas, Proteus und Serratia,* sowie *Candida albicans* und andere Pilze gefunden (s. Neugeborenensepsis, oben). **Behandlung** s. Neugeborenensepsis.

Kontamination mit *Chlamydia* unter der Geburt kann nach 2–6 Wochen zur *Chlamydia-Pneumonie* führen. Die Säuglinge zeigen eine Tachypnoe und u.U. eine Chlamydia-Konjunktivitis, sind aber nicht gefährlich erkrankt. Eine Eosinophilie kann bestehen und das Röntgenbild zeigt interstitielle Infiltrate. **Behandlung** mit Erythromycin führt zu rascher Heilung.

Neugeborenen-Meningitis

Es handelt sich um eine innerhalb der ersten vier Lebenswochen auftretende Entzündung der Meningen, zurückzuführen auf bakteriellen Befall. Die Neugeborenenmeningitis tritt bei 2 von 10000 reifen Neugeborenen und bei 2 von 1000 Neugeborenen mit niedrigem Geburtsgewicht auf. Bei männlichen Säuglingen wird sie häufiger beobachtet, oft tritt sie im Rahmen einer Neugeborenensepsis auf (in 25% derartiger Fälle, s. oben).

Ätiologie

Gruppe B-Streptokokken (**GBS** – vorzugsweise Typ III), *E. coli* (insbesondere Stämme mit K1-Polysaccharid) und *Listeria monocytogenes* zeichnen für 75% der Neugeborenenmeningitiden verantwortlich. Meningitiden aufgrund von GBS können in der ersten Lebenswoche auftreten, wobei sie eine Early-Onset-Sepsis begleiten und oft mit einer Pneumonie einhergehen. Üblicherweise allerdings manifestiert sie sich erst später (bis zum 3. Lebensmonat) und ohne Begleiterkrankung. Sie sind gekennzeichnet durch das Fehlen vorangegangener geburtshilflicher oder perinataler Komplikation, Vorherrschen von Serotyp III, Meningitis-spezifische Zeichen wie Fieber, Lethargie, Krämpfen sowie eine Mortalitätsrate, die deutlich unter derjenigen der Sepsis mit Frühbeginn liegt.

Weitere wichtige Erreger sind: Enterokokken, Gruppe-D-Streptokokken außerhalb der Enterokokkengruppe, α-hämolysierende Streptokokken und gramnegative intestinale Keime (z.B. *Klebsiella, Enterobacter, Citrobacter diversus).* Auch *Hämophilus influenzae* Typ b, *Neisseria meningitidis* und *Streptococcus pneumoniae* werden zunehmend als Verursacher einer bakteriellen Neugeborenenmeningitis angesehen (altersabhängig wird *H. influenzae* Typ b bei Säuglingen bis zu einem Monat doppelt so oft gefunden wie bei Kindern mit 3–4 Jahren). Erreger, die neben der Meningitis noch eine schwere Vaskulitis auslösen, insbesondere *C. diversus* und *Enterobacter sakazakii,* können Zysten und Abszesse verursachen. *Pseudomonas aeruginosa* und *Serratia* können bei Neugeborenen ebenfalls zu Hirnabszessen führen.

Am häufigsten entsteht die Neugeborenenmeningitis aus einer vorangehenden Bakteriämie im Rahmen einer Sepsis. Blutkulturen sind in 70% der Fälle positiv; je höher die Keimdichte in der Kultur, desto größer ist die Wahrscheinlichkeit einer manifesten Meningitis. Das Krankheitsbild kann auch von Läsionen der Schädelhaut ausgehen, z.B. über eine Thrombophlebitis der Diploevenen, durch die, eventuell verbunden mit Mißbildungen, eine Verbindung zwischen Hautoberfläche und Subarachnoidalraum geschaffen wird. Auch eine direkte Ausbreitung von einem räumlich benachbarten Fokus zum ZNS ist möglich (z.B. vom Ohr bei Otitis media), was nochmals die Wichtigkeit der Untersuchung des Mittelohrs beim Neugeborenen unterstreicht.

Symptomatik und Diagnostik

Neugeborene mit Meningitis bieten oftmals nur die Symptome einer Neugeborenensepsis (s. oben). **ZNS-Zeichen** (z.B. Lethargie, Krämpfe [vor allem fokale Anfälle], Erbrechen, gesteigerte Erregbarkeit) weisen schon spezifischer auf eine Meningitis hin. Eine vorgewölbte Fontanelle findet sich in etwa 25%, Nackensteife nur bei 15% der Fälle. Fehlen dieser Symptome schließt daher eine Meningitis keineswegs aus. Symptome von seiten der Hirnnerven kommen ebenfalls vor, insbesondere der III., VI. und VII. Hirnnerven. Klinisches Frühsymptom eines Hirnabszesses ist der erhöhte Hinrdruck, der sich in Erbrechen, einer vorgewölbten Fontanelle und vergrößertem Kopfumfang äußert. Abrupte Verschlechterung eines ansonsten bisher stabilen Neugeborenen mit Meningitis läßt an den Druchbruch eines Abszesses in das Ventrikelsystem denken.

Die endgültige Diagnose einer Meningitis ergibt sich aus der Liquoruntersuchung. Bei jedem Neugeborenen mit Verdacht auf Sepsis sollte eine Lumbalpunktion (LP) durchgeführt werden. Die LP kann allerdings schwierig sein und trägt das Risiko, den Säugling hypoxisch zu machen. Bei einem schlechten Allgemeinzustand (Atemnot, Schock, Thrombozytopenie) hat der Eingriff ein erhebliches Risiko. Wenn man die LP hinausschiebt, sollte man den Säugling so behandeln, als hätte er eine Meningitis. Auch Tage später, sogar bei verbessertem klinischen Befund, können zelluläre Zeichen einer Entzündung und eine abnorme klinische Chemie im Liquor wertvolle Informationen über eine vorhandene oder nicht vorhandene Meningitis liefern.

Für die LP sollte eine Nadel mit einem Trokar benutzt werden, um die Einbringung von Epithelspuren mit nachfolgender Entwicklung von Epitheliomen zu vermeiden. Vom Liquor sollten Kulturen angelegt werden, auch wenn er blutig ist. Etwa 15% der Säuglinge mit negativen Blutkulturen haben positive Befunde in Liquorkulturen.

Normalwerte im Liquor von Neugeborenen sind abhängig vom Gestationsalter und dem Geburtsgewicht. Im allgemeinen kann man für LBW-Säuglinge bis zur 4. Lebenswoche 20 Leukozyten/mm^3 (die Hälfte davon Polymorphkernige), einen Proteingehalt von 160 mg/100 ml und einen Glukosespiegel von 50 mg/100 ml als obere Grenze der Normwerte ansehen. Für termingerecht Geborene liegen die entsprechenden Grenzwerte bei 10 Leukozyten/mm^3 (wiederum die Hälfte Polymorphkernige), 80 mg/100 ml bzw. 50 mg/100 ml. Da der Liquorglukosespiegel unmittelbar von der Serumglukose abhängt und physiologischerweise auf 20–30 mg/100 ml absinken kann, sollte parallel immer der Blutzucker bestimmt und der Liquorspiegel auf ihn bezogen werden. Ein Liquorglukosewert von < 50% der Serumglukose ist pathologisch. Der Mittelwert der Liquorleukozyten bei GBS-Meningitis liegt bei ≈ 100, bei Meningitis durch gramnegative Erreger bei ≈ 2000.

Eine **Ventrikulitis** ist eine häufige Begleiterscheinung der Neugeborenenmeningitis, besonders wenn sie durch gramnegative Erreger hervorgerufen wurde. Verdacht auf Ventrikulitis sollte bei jedem Neugeborenen aufkommen, das nicht adäquat auf Antibiotika anspricht. Die Diagnose steht fest, wenn die Ventrikelpunktion eine Leukozytenzahl von 10^5/mm^3 ergibt, Gramfärbung und/oder Kulturbefund positiv sind, der Ventrikeldruck erhöht ist und die Ventrikel erweitert sind. Wenn das Neugeborene auf die Therapie nicht anspricht und eine Ventrikulitis oder ein Hirnabszeß vermutet werden, können US und CT diagnostisch nützlich sein.

Die LP sollte für grampositive Erreger nach 36 h und für gramnegative nach 72 h wiederholt werden, um die Keimabtötung abzusichern. Wenn es dem Säugling gut geht, ist es überflüssig, sie routinemäßig zum Ende der Behandlung zu wiederholen.

Prognose

Die Prognose leitet sich aus Geburtsgewicht, Ätiologie und klinischem Zustand ab. Vor Einführung der Antibiotika überlebte praktisch kein Neugeborenes eine Sepsis. Sogar mit modernen, ausgefeilten Unterstützungsmethoden für das kranke Neugeborene liegt die Mortalitätsrate der Neugeborenenmeningitis bei 20–30% (gramnegative Keime) bzw. bei 10–20% (grampositive Erreger, z.B. GBS). Bei Erregern, die nekrotisierende Meningitiden und Hirnabszesse auslösen, kommt die Mortalitätsrate 75% nahe. Kinder, die eine Neugeborenenmeningitis überleben, entwickeln in 20–50% neurologische Folgeerscheinungen (z. B. Hydrozephalus, Hörverlust, verzögerte geistige Entwicklung), wobei die Prognose bei gramnegativen Keimen relativ schlechter ist.

Zum Teil hängt die Prognose von der Keimzahl im Liquor zum Zeitpunkt der Diagnose ab. Man kann sie über die Koloniendichte der Kultur oder, üblicher, über die Menge freien Antigens (z. B. *E.-coli*-K1-Antigen) bestimmen. Die Häufigkeit von Komplikationen korreliert mit dem Zeitraum, über den die Liquorkulturen unter Antibiotikatherapie positiv bleiben. Bei gramnegativen Keimen liegt er im Mittel bei 3,5 Tagen, während die Liquorkulturen bei Neugeborenen mit GBS meist innerhalb von 24 h negativ werden.

Das Hauptziel der Antibiotikatherapie ist, den Liquor so schnell wie möglich keimfrei zu machen. Die Geschwindigkeit, mit der die Bakterienzahl abnimmt, korreliert mit den Liquortitern des gegen den Keim wirksamen Bakterizids; um Keimfreiheit zu erzielen, sind 10fach über der minimalen bakteriziden Konzentration **(MBC)** liegende Titer erforderlich. Für die bei Neugeborenenmeningitis gängigen Antibiotika betragen die Liquorspiegel in Prozent der Serumspiegel: Penicillin G 2–5%, Ampicillin 15–20%, Cefotaxim 27–63%, Nafcillin 10–15%, Vancomycin 10–15%. Werte für Tobramycin und Amikacin sind derzeit noch zu lückenhaft.

Das Vorgehen bei **GBS-Meningitis** ist immer noch etwas uneinheitlich. Sowohl für die Früh- als auch für die Spätform sind Rückfälle berichtet worden, die meistens auf relativ niedrige Dosierungen von Penicillin oder Ampicillin zurückgeführt wurden. Außerdem zeigen etwa 4% der GBS-Kulturen Penicillinresistenz, ohne daß die klinische Bedeutung dessen klar ist. In-vitro- und In-vivo-Untersuchungen (am Tier) für die Kombination Ampicillin/Gentamycin haben eine synergistische Bakterizidie gezeigt. Aber auch hier ist die klinische Bedeutung für das Neugeborene nicht zweifelsfrei nachgewiesen. Als Therapiestart bei Meningitis mit Verdacht auf GBS-Beteiligung werden Penicillin G 500 000 IE/kg/Tag oder Ampicillin 300–400 mg/kg/Tag plus Gentamycin 7,5 mg/kg/Tag empfohlen. Wenn innerhalb von 36 h Keimfreiheit des Liquors erreicht wurde und der Erreger nicht resistent ist, kann Gentamycin abgesetzt und die Ampicillin-Dosierung entsprechend der MBC angepaßt werden. Ist keine MBC bekannt, müssen die höheren Dosen weitergeführt werden.

Sowohl bei der Früh- als auch der Spätform der **Meningitis durch Enterokokken oder L. monocytogenes** sollte die Therapie auf der Kombination Ampicillin/Gentamycin basieren.

Die Behandlung einer **Meningitis aufgrund gramnegativer Erreger** ist schwierig. Das übliche Schema mit Ampicillin plus einem Aminoglykosid hat immer noch eine Mortalität von 20–30% und eine schlechte Prognose für die Überlebenden. Versuche, die Meningitis und die oftmals begleitende Ventrikulitis durch Barbotage der Aminoglykoside in den lumbalen Subarachnoidalraum, oder durch intravenöse Gabe von Aminoglykosiden, anzugehen, haben keine meßbaren Vorteile gegenüber der systemischen Behandlung allein erbracht. Die besondere Wirksamkeit (niedrige MBC) gegenüber den meisten gramnegativen Keimen und die beträchtliche Liquorgängigkeit der Cephalosporine der 3. Generation haben zur Hoffnung Anlaß gegeben, mit diesen Antibiotika eine Senkung von Morbidität und Mortalität erzielen zu können. Leider konnte die einzige bisher vorliegende kontrollierte Untersuchung eines Cephalosporins der 3. Generation (Moxalactam vs. Ampicillin und Amikacin) keinen Vorteil hinsichtlich der Keimfreiheit des Liquors (positive Liquorkulturen über drei Tage in beiden Gruppen) oder des endgültigen Ergebnisses zeigen. Immerhin hat dies gezeigt, daß Moxalactam (bei Neugeborenen nicht mehr in Gebrauch) jedenfalls so wirksam ist wie Ampicillin plus einem Aminoglykosid. Daher sollte ein Cephalosporin der 3. Generation (z. B. Cefotaxim) wegen der bekannten Pharmakokinetik, der geringen Toxizität, hohen Wirksamkeit und guten Liquorverträglichkeit in den Therapieplan für Neugeborene mit *nachgewiesener* gramnegativer Meningitis (oder Sepsis) oder überzeugend wahrscheinlicher Sepsis einbezogen werden. Derartige Substanzen sollten nicht routinemäßig wie andere Antibiotika bei einer Vielzahl von Kindern wegen Banalinfekten gegeben werden, weil bestimmte gramnegative Organismen auf Cephalosporine der 3. Generation hin β-Laktamase bilden und somit schnell resistent werden.

Aus klinischen Gründen kann es erforderlich werden, den Therapieplan einer geänderten Situation anzupassen. Beispielsweise wurde ein Neugeborenes wegen Verdachts auf Sepsis in der ersten Lebenswoche mit Ampicillin plus Gentamicin behandelt und entwickelte einige Wochen später Sepsis und Meningitis. In diesem Fall sollten als Erreger ein mehrfach resistenter Keim, *S. aureus* oder *S. epidermidis*, angenommen werden. Dieses Neugeborene sollte entweder eine Kombination von Vancomycin mit einem Aminoglykosid (aber einem anderen als zuvor gegeben!) oder ein Cephalosporin der 3. Generation (z.B. Cefotaxim) erhalten. Sobald der Erreger isoliert und auf seine Empfindlichkeit getestet ist, muß die Therapie darauf zugeschnitten werden. Die parenterale Antibiotikagabe erfolgt bei grampositiver Meningitis für mindestens 2 Wochen, bei gramnegativer für mindestens 3 Wochen.

Da in der Regel die Meningitis die Fortsetzung des Verlaufs einer Neugeborenensepsis darstellt, sollten die gleichen unterstützenden Maßnahmen wie bei einer Sepsis angewendet werden *(s. Neugeborenen-Sepsis, weiter oben).* Nach Überstehen einer Meningitis sollten während der ersten zwei Lebensjahre häufige Kontrollen zum Ausschluß neurologischer Komplikationen erfolgen.

Neugeborenenlisteriose

(s.a. Kap. INF, 10., Listeriose unter bakterielle Erkrankungen durch grampositive Bakterien).

Die transplazentare Infektion kann sich in einer fetalen Streuung mit Granulombildung in vielen Organen (z.B. Leber, Nebennieren, lymphatisches Gewebe, Lungen und Hirn) auswirken – **„Granulomatosis infantiseptica“.** Aspiration oder Verschlucken von Fruchtwasser oder Vaginalsekreten kann zur perinatalen Infektion führen. Auch nosokomiale Infektionen kommen vor.

Listeria monocytogenes ist der dritthäufigste Erreger der Neugeborenenmeningitis.

Symptomatik

Infektionen schwangerer Frauen können symptomlos bleiben oder durch primäre Bakteriämie charakterisiert sein, die sich als unspezifisch „grippeähnliche“ Erkrankung darstellt. Beim Fetus und Neugeborenen hängt das klinische Erscheinungsbild vom Zeitpunkt und Weg der Infektion ab. Fehlgeburten, mit einer Amnionitis (mit charakteristischem, trübem Fruchtwasser), Totgeburten oder Neugeborenensepsis sind häufig. Beim Neugeborenen kann die Infektion innerhalb von Stunden oder ein paar Tagen ausbrechen oder verzögert nach einigen Wochen erscheinen. Säuglinge mit frühbeginnender Erkrankung haben häufig ein niedriges Geburtsgewicht, verbunden mit Geburtskomplikationen, und zeigen den Befund einer Sepsis mit Kreislauf- und/oder Ateminsuffizienz. Die verzögert beginnende Form zeigt sich als Meningitis oder Sepsis bei einem reifen, zuvor gesunden Säugling. Die Neugeborenenmortalität schwankt zwischen 10 und 50% und ist bei den Säuglingen mit frühbeginnender Erkrankung höher.

Diagnostik

Bei einer Neugeborenenlisteriose kann der Erreger vom Nabelschnur- oder peripheren Blut, vom Liquor, von Magenaspirat und Mekonium des Kindes, sowie vom Wochenfluß, von Zervix- und Vaginalsekret der Mutter und von erkrankten Teilen der Plazenta isoliert werden.

Blut- und Zervixkulturen sollten von jeder schwangeren Frau mit fieberhafter Erkrankung angelegt und nach prolongierter Inkubation bei 4 °C auf *L. monocytogenes* hin kultiviert werden. Bei einem kranken Neugeborenen oder Säugling einer Mutter mit Listeriose während der Schwangerschaft sollte nach Zeichen einer Sepsis (s. oben) gesucht werden. Die Liquoruntersuchung kann überwiegend mononukleare Zellen ergeben. Gramgefärbte Ausstriche sind häufig negativ oder können pleomorphe, gramvariable, kokkobazilläre Formen zeigen. Der Kliniker sollte darauf achten, sie nicht als „diphtheroide“ Kontamination zu ignorieren. Serologische Untersuchungen helfen nicht bei der Diagnosestellung.

Prophylaxe

Listeria monocytogenes wird häufig über kontaminierte Nahrungsmittel auf Mutter und Kind übertragen. Die Vermeidung derartiger Produkte (z. B. unpasteurisierter Milchprodukte oder ungekochter Gemüse, die Tierexkrementen ausgesetzt sein konnten, ist wichtig. Schwangere Frauen, die zuvor ein mit *Listeria monocytogenes* infiziertes Kind geboren haben, sollten auf ihren Trägerstatus untersucht werden. Hierzu wird im letzten Schwangerschaftsdrittel eine Kultur des Zervikalabstriches angefertigt. Sollte eine solche Kultur positiv sein, kann eine prophylaktische Behandlung vor oder während der Geburt durchgeführt werden, um eine Übertragung auf das Neugeborene zu verhindern; allerdings ist die Nützlichkeit derartiger Maßnahmen bisher nicht definitiv nachgewiesen.

Therapie

Die Therapie sollte vorzugsweise mit Ampicillin plus einem Aminoglykosid begonnen werden. Bei klinischer Besserung kann ggf. nur noch Ampicillin verordnet werden. Ein synergistischer Effekt von Ampicillin oder Penicillin mit einem Aminoglykosid oder mit Rifampin ist gezeigt worden, und Trimethoprim/Sulfamethoxazol und Imipenem sind gegen *L. monocytogenes* wirksam. Allerdings ist bisher die Wirksamkeit dieser Behandlungsschemata für das Neugeborene nicht definitiv nachgewiesen. Antibiotikagabe über 14 Tage erscheint üblicherweise ausreichend, die optimale Behandlungsdauer ist aber nicht bekannt. Die sonstigen, bei Neugeborenen mit bakterieller Sepsis zutreffenden Maßnahmen sollten erfolgen *(s. o. Neugeborenensepsis).*

Kongenitale Röteln

(s. a. Kap. KIN. 11., Röteln, unter Virusinfektionen)

Ätiologie und Epidemiologie

Röteln werden durch ein RNS-Virus der Togaviridae-Familie verursacht, wobei die kongenitalen Röteln auf einer Primärinfektion der Mutter beruhen. Mit Einführung der Rötelnvakzine 1969 sind die Röteln und damit auch die kongenitalen Röteln drastisch zurückgegangen. Trotzdem treten sie immer wieder auf, vor allem bei über 15jährigen, und neuere Untersuchungen haben gezeigt, daß 10–20% der Jugendlichen keine Antikörper haben. Zunächst muß ein Schutz vor Röteln in dieser Altersgruppe gewährleistet sein, bevor kongenitale Röteln ausgerottet werden können.

Pathogenese

Man geht davon aus, daß die Röteln über den Nasen-Rachen-Raum eindringen und sich nach anschließnder Virämie in verschiedenen Organen einschließlich der Plazenta absiedeln. Die größte Wahrscheinlichkeit für die mit Röteln verbundenen Mißbildungen besteht in den ersten 16 Schwangerschaftswochen, vor allem in den ersten 8–10 Wochen. Es wird angenommen, daß das Virus im Frühstadium der Schwangerschaft eine chronische intrauterine Infektion verursacht; dadurch entstehen Endothelnekrosen, direkte Zytolysen und Störungen mitotischer Zellteilungen.

Symptomatik

Bei der schwangeren Mutter können die Röteln symptomlos bleiben oder sich in Zeichen von seiten des oberen Respirationstrakts, Fieber, Lymphknotenschwellung (besonders im Nacken und hinter den Ohren) und einem makulopapulösen Exanthem bemerkbar machen, verzögert können auch Gelenksymptome auftreten.

Die Auswirkungen auf den Feten sind variabel und reichen vom isolierten Hörverlust über multiple Anomalien bis zum intrauterinen Fruchttod. Die häufigsten Entwicklungsstörungen betreffen: Verzögerung des intrauterinen Wachstums, Meningoenzephalitis, Katarakt, Retinopathie, Taubheit, Herzfehler (offener Ductus Botalli oder Hypoplasie der Pulmonalarterie), Hepatosplenomegalie und Ossifikationsstörungen. Weiterhin kommen vor: Thrombozytopenie mit Purpura, Verlagerung der Erythropoese in die Haut mit nachfolgenden blauroten Hauterosionen, Drüsenerkrankungen und interstitielle Pneumonie. Derartige Patienten müssen wegen der Möglichkeit einer späteren Ertaubung, verzögerter geistiger Entwicklung, Verhaltensstörungen, endokriner Störungen und einer, allerdings seltenen, progressiven Enzephalitis genau beobachtet werden.

Diagnostik

Serologische Untersuchungen und Züchtung des Virus können für die Diagnose sowohl bei der Mutter als auch beim Kind hilfreich sein. Beim Erwachsenen kann das Virus aus Abstrichen vom Nasenrachenraum isoliert werden. Beim Säugling besteht die Möglichkeit, es aus Proben vom Nasen-Rachen-Raum, von Urin, Liquor, Leukozytenmanschette oder Konjunktiven zu züchten.

Als serologische Verfahren zur Erkennung von IgG und IgM kommen in Frage: Hämagglutinationshemmtest, Immunfluoreszenz, Radioimmunoassay und enzymgekoppelte Immunabsorption (ELISA). Eine mütterliche Infektion ist wahrscheinlich, wenn sich die Röteln-spezifischen IgG-Spiegel zwischen Akut- und Rekonvaleszenzstadium um mindestens das Vierfache unterscheiden. Die Persistenz rötelnspezifischer IgG im Alter von 6–12 Monaten legt eine fetale Infektion nahe. Erhöhte rötelnspezifische IgM-Antikörper können bei Schwangeren und Säuglingen die Diagnose stützen. In einigen spezialisierten Kliniken wird die Diagnose pränatal gestellt (Isolierung des Virus aus Amnionflüssigkeit, Auffinden rötelnspezifischer IgM im Fetalblut, molekularbiologische Untersuchung von bioptisch gewonnenen Proben von Chorionzotten).

Weitere Laboruntersuchungen, die bei Verdacht auf kongenitale Röteln durchgeführt werden können, sind Blutstatus mit Differentialblutbild, Liquorstatus und Röntgenuntersuchung der Knochen. Sorgfältige ophthalmologische und kardiologische Untersuchungen sind erforderlich.

Prophylaxe

Spezifische Behandlungsmethoden für mütterliche oder kongenitale Rötelninfektionen gibt es nicht. Mütter, die in der frühen Schwangerschaft Röteln ausgesetzt waren, sollten über die Gefahren für den Fetus aufgeklärt werden und eine Interruptio sollte erwogen werden. Einige Experten empfehlen in diesen Fällen die Gabe von Immunglobulin (0,55 ml/kg).

Im Gegensatz zu vielen anderen kongenital erworbenen Infektionen können Röteln mit Hilfe eines wirksamen Impfstoffs vermieden werden. Für die USA wird die Rötelnimpfung, gemeinsam mit Masern und Mumps, im Alter von 15 Monaten empfohlen. Eine Wiederholungsimpfung soll mit Eintritt in die Volksschule bzw. High School erfolgen *(s. Kap. KIN. 2., Impfverfahren während der Kindheit)*. Junge Frauen nach der Pubertät, bei denen es ungewiß ist, ob sie immun sind, sollten ebenfalls geimpft werden. ***Eine Rötelnimpfung ist bei immundefizienten oder schwangeren Frauen hingegen kontraindiziert.*** Nach der Impfung sollten die Frauen für 3 Monate eine Schwangerschaft vermeiden. Anstrengungen sollten gemacht werden, Erwachsene, die in Bereichen mit hohem Risiko leben, zu erfassen und zu impfen (Klinikangestellte, Rekruten, Studenten).

Herpes-simplex-Virus(HSV)-Infektion des Neugeborenen

(s. a. Kap. INF, 14., Herpes simplex, unter Herpesviren)

Die Infektion mit neonatalem HSV resultiert in einer schweren Erkrankung mit hoher Mortalität und signifikanter Morbidität. Die Häufigkeit der Infektion wird auf 1 pro 2500–5000 Lebendgeburten geschätzt. Die Neugeborenen-HSV-Infektion wird am häufigsten durch HSV Typ 2 (etwa 80%) und signifikant seltener durch HSV Typ 1 verursacht.

Typ 2 wird gewöhnlich während der Entbindung bei der Passage durch einen infizierten mütterlichen Genitaltrakt auf das Neugeborene übertragen *(s. a. Kap. GYN, 16., Infektionskrankheiten).* In etwa 15% der Fälle sind auch transplazentare Übertragung des Virus und Verbreitung von einem Baby zu anderen durch das Krankenhauspersonal festgestellt worden. Die Mütter von Babys mit HSV-Infektion sind meist jung und ohne frühere Anamnese oder Symptome einer genitalen Infektion zur Zeit der Geburt.

Klinik

Eine schnelle und spezifische Diagnostik der HSV-Infektion ist wichtig, um eine effiziente Therapie zu gewährleisten. Die klinischen Anzeichen treten gewöhnlich zwischen der 1. und 2. Lebenswoche auf, können aber auch erst im Alter von 4 Wo. erscheinen. Die Hauptkennzeichen der Infektion sind Hautvesikel, doch bei bis zu 45% der Säuglinge sind solche Läsionen nicht nachweisbar. Häufig führen Hautvesikel zu einer progressiven, ernsteren Form der Krankheit. Andere Infektionsanzeichen bestehen aus einer Vielzahl von Befunden, wie Temperaturinstabilität, Apathie, Hypotonie, Atemstörungen (Apnoe oder Pneumonie), Krämpfen, Hepatitis und/oder disseminierter intravaskulärer Gerinnung. Diese Befunde können einzeln oder in Kombination vorhanden sein und stellen eine Grundlage für die Einteilung der Krankheit in zwei Kategorien dar. Neugeborene, die in Betracht kommen, eine **disseminierte Erkrankung** zu haben mit Befall der Viszeralorgane, haben Hepatitis, eine Pneumonie und/oder eine disseminierte intravaskuläre Gerinnung mit oder ohne Enzephalitis oder Hauterkrankung. Ohne Behandlung beträgt die Mortalitätsrate 85%. Die zweite große Gruppe besteht aus denjenigen mit einer **lokalisierten Erkrankung,** die wiederum in zwei Gruppen unterteilt werden kann. Die erste Gruppe weist eine Enzephalitis auf, die sich in neurologischen Befunden und einer Liquorpleozytose und -proteinerhöhung manifestiert, mit oder ohne gleichzeitigen Befall von Haut, Augen und Mund. Die Enzephalitis beim Neugeborenen weist unbehandelt eine Mortalitätsrate von etwa 50% auf, und mindestens 95% der Überlebenden entwickeln schwere neurologische Folgeerkrankungen. Die andere Form der lokalisierten Erkrankung betrifft Säuglinge, die nur einen Befall von Haut, Augen und Mund aufweisen. Hier kommt es nicht zur ZNS- oder Organbeteiligung. Todesfälle in dieser Gruppe sind selten, aber etwa 30% entwickeln neurologische Symptome, die erst mit 2–3 Jahren manifest werden.

Die mit jeder Form der Erkrankung verbundene Morbidität liegt parallel zur Mortalität und ist dem Ausmaß der Krankheit direkt proportional. Etwa 90% der Säuglinge mit viszeral disseminierter Neugeborenen-HSV-Infektion haben danach Folgeerscheinungen. Nur 5% der ZNS-Infektionen heilen völlig aus. Der Neugeborenen-Herpes ist deshalb eine in der Neugeborenenperiode bösartige Virusinfektion.

Diagnostik

Neugeborenen-HSV-Infektion kann nur durch Isolierung des Virus aus der Gewebekultur bestätigt werden. Die häufigste Stelle für die Virusgewinnung sind die Hautbläschen. Kulturen von Mund, Auge und Liquor sind ebenfalls hochergiebige Stellen. Bei einigen Neugeborenen mit einer Enzephalitis wird das Virus nur im Gehirn gefunden.

Die Isolation des Virus kann in einer Vielzahl von Zellkulturen menschlichen oder nichtmenschlichen Ursprungs durchgeführt werden. Zytopathologische Effekte können in der Regel innerhalb von 24–48 h nach Inokulation der entnommenen Probe gesehen werden. Die Diagnose kann auch durch Neutralisation mit entsprechend hochtitrigem Antiserum mit monoklonalen Antikörpern durch Immunfluoreszenz an Kratzwunden und EM erhärtet werden. Wenn keine diagnostisch virologischen Einrichtungen zur Verfügung stehen, kann ein Papanicolaou-Abstrich von der Basis der Läsion hergestellt werden und charakteristische histopathologische Befunde (vielkernige Riesenzellen und intranukleäre Einschlüsse) zeigen; die Technik ist allerdings weniger empfindlich als die Kultur und kann falsch-positive Befunde erbringen.

Therapie

Behandlung mit Vidarabin oder Aciclovir verringert die Mortalität um 50% und erhöht die Zahl der Neugeborenen, die sich normal entwickeln, von 10 auf 50%. Vidarabin sollte mit 30 mg/kg/Tag in i.v. Standardlösung über jeweils 12 h für 10–14 Tage gegeben werden. Aciclovir 30 mg/kg/Tag wird alle 8 h in verteilten Dosen über 10–14 Tage gegeben und ist gleichermaßen wirksam. Die Betreuung erfordert auch eine gute unspezifische Therapie, die in geeigneter i.v. Flüssigkeitszufuhr, Ernährung, Atemhilfe, Korrektur von Gerinnungsstörungen und der Überwachung auf Anfallsleiden hin besteht. Das Auftreten einer Herpeskeratokonjunktivitis erfordert eine örtliche Therapie mit Substanzen wie Trifluridin *(s. auch Neugeborenenkonjunktivitis, oben).*

Hepatitis-B-Virusinfektion des Neugeborenen

(s. a. Kap. LEB, 7.)

Von den bekannten Formen der Virushepatitis (Hepatitis A, B, C und Delta-Hepatitis) spielt als Ursache der Neugeborenen-Hepatitis nur das Hepatitis-B-Virus **(HBV)** eine wesentliche Rolle. Das Spektrum der klinischen Symptomatik ist breit, wobei die meisten der Neugeborenen eine subklinische chronische Hepatitis entwickeln.

Ätiologie und Epidemiologie

Das HBV ist ein DNA-Virus mit einer doppelten Umhüllung, zu dessen Oberflächenantigen **(HBsAg)** neben der eigentlichen Umhüllung noch kleinere kugel- und röhrenförmige Überschußpartikel beitragen.

In den USA mit einer sehr niedrigen HbsAg-Trägerrate (etwa 0,1%) in der Bevölkerung ist die Übertragung von der infizierten Mutter unter der Geburt Hauptursache von HBV-Infektionen Neugeborener. Die Übertragung durch Bluttransfusion oder durch Blutbestandteile ist praktisch ausgeschlossen, da Blutspender routinemäßig auf HBsAg hin untersucht werden. Eine akute Hepatitis B der Mutter im 3. Trimenon der Schwangerschaft oder innerhalb der ersten 2 Monate nach der Entbindung ist mit einem 70%igen Übertragungsrisiko verbunden. Im Gegensatz dazu erkranken nur 5% der Säuglinge, wenn die akute Hepatitis B der Mutter in das 1. oder 2. Trimenon fällt. Das Risiko einer Mutter-Kind-Übertragung ist ebenfalls hoch bei symptomfreien HBsAg-Trägern, die das e-Antigen besitzen. Träger ohne e-Antigen oder mit Anti-HBe *(s. Kap. LEB, 7.)* sind seltener Überträger der Erkrankung.

Die Mutter-Kind-Übertragung des HBV erfolgt entweder durch Mikro-„Transfusionen" von der Mutter auf das Kind während der Wehen oder durch unmittelbaren Kontakt mit infizierten mütterlichen Sekreten im Geburtskanal. Transplazentare Übertragung ist ungewöhnlich. Eine Übertragung nach der Geburt kann durch den Kontakt des Neugeborenen mit infektiösem mütterlichen Blut, Speichel, Stuhl, Urin oder Muttermilch geschehen. Die Neugeborenen-HBV-Infektion kann zur Aufrechterhaltung des Virusreservoirs in bestimmten Gemeinschaften beitragen.

Symptomatik und Verlauf

Die große Mehrheit der mit dem HBV infizierten Neugeborenen entwickelt eine chronische, subklinische Hepatitis, charakterisiert durch eine ständige HBs-Antigenämie und mehr oder weniger erhöhte Transaminasenaktivität. Histologisch gleicht diese Krankheit der bei Erwachsenen zu beobachtenden **„chronisch persistierenden Hepatitis"** *(s. Kap. LEB, 6.).* Eine Langzeitprognose für diese Neugeborenen ist noch nicht bekannt. Es ist bekannt, daß Patienten, die das HBsAg schon seit jungen Jahren tragen, ein erhöhtes Erkrankungsrisiko für chronisch aktive Hepatitis, Zirrhose und das primäre hepatozelluläre Leberkarzinom haben. Selten entwickeln mit HBV infizierte Neugeborene eine akute Typ-B-Hepatitis. Die Erkrankung ist meist mild und vorübergehend mit Ikterus, Apathie, Gedeihstörung, gespanntem Leib und lehmfarbenen Stühlen. Gelegentlich können Säuglinge schwer betroffen sein und Hepatomegalie, Aszites und Hyperbilirubinämie (primär konjugiert) aufweisen; selten kann die Krankheit fulminant oder gar lebensbedrohend sein. Die fulminante Typ-B-Hepatitis wird häufiger bei Säuglingen beobachtet, deren Mütter chronische Träger sind, als bei Säuglingen von Müttern mit akuter Typ-B-Hepatitis. Ein großer Prozentsatz der Säuglinge von Müttern mit einer Typ-B-Hepatitis während der Schwangerschaft hat ein niedriges Geburtsgewicht, egal ob sie mit dem HBV infiziert sind oder nicht.

Diagnostik und Differentialdiagnose

(s. Kap. LEB, 7.)

Prophylaxe

Schwangere sollten bei einem Arztbesuch in der frühen Schwangerschaft (und zwar bei jeder Schwangerschaft) routinemäßig auf HBsAg hin untersucht werden. Frauen, die auf diese Weise nicht erfaßt wurden, sollten bei der Aufnahme zur Entbindung getestet werden. Neugeborene HBsAg-positiver Mütter sollten einer Behandlung unterzogen werden, durch die eine Hepatitis B vermieden wird. Sie sollten innerhalb von 12 h post partum 0,5 ml Hepatitis-B-Immunglobulin **(HBIg)** in einer Dosis i. m. erhalten. Anschließend wird rekombinanter HBV-Impfstoff (5 μg/0,5 ml) in einer Serie von 3 Dosen i. m. gegeben. Die erste Injektion erfolgt zeitlich zusammen mit HBIg, aber an einer anderen Stelle; sie kann auch noch bis 7 Tage nach der Geburt vorgenommen werden. Die 2. und 3. Dosis sollten 1 bzw. 6 Monate nach der ersten Dosis injiziert werden. Die Testung auf HBsAg und Anti-HBs nach 12–15 Monaten ist angezeigt.

In Gebieten, in denen Hepatitis B endemisch ist, oder wenn routinemäßige Voruntersuchungen der Frauen auf HBsAg nicht durchführbar sind, ist die Impfung aller Neugeborenen mit Hepatitis-B-Impfstoff das wirksamste Verfahren zur Eindämmung der Hepatitis. Eine Trennung des Säuglings von einer HBsAg-positiven Mutter wird nicht empfohlen. Das Stillen scheint kein erhöhtes Risiko für postpartale Übertragung des HBV darzustellen, insbesondere nicht nach prophylaktischer Gabe von HBIg und HB-Impfstoff. Eine mögliche Verletzung der Brustwarze, ein Abszeß oder eine andere Erkrankung der Brust kann jedoch dazu führen, daß durch den Stillvorgang HBV auf das Kind übertragen wird.

Therapie

Neugeborene mit einer akuten Typ-B-Hepatitis sollten eine symptombezogene Versorgung und eine adäquate Ernährung bekommen. Weder Steroide noch HBIg haben, so wurde gezeigt, irgendeinen Wert in dieser Situation. Es gibt keine bestimmte Behandlung für Neugeborene mit chronischer, subklinischer Hepatitis. Diese Säuglinge erfordern sorgfältige Beobachtung mit regelmäßigen Leberfunktionstests, da das potentielle Risiko der Entwicklung zu einer schweren Erkrankung besteht.

Kongenitale und perinatale Zytomegalievirusinfektion

(s. a. Kap. INF, 14., Zytomegalievirusinfektion, unter Herpesvirusinfektion).

Das Zytomegalievirus **(CMV)** kann von Säuglingen bei der Geburt oder postnatal häufig isoliert werden. Zwar sind die meisten Virusausscheider ohne klinische Symptome, doch kommen lebensbedrohende Verläufe und verheerende Spätfolgen vor.

Ätiologie und Epidemiologie

CMV ist ein zur Familie der Herpesviridae gehörendes DNS-Virus. Seine Bezeichnung stammt von den charakteristischen Riesenzellen mit intranukleären und zytoplasmatischen Einschlüssen, die man in histologischen Präparaten sehen kann. Obwohl mit Hilfe der Restriktionsendonuklease-Analyse der DNS Unterschiede zwischen verschiedenen CMV-Proben nachgewiesen werden können, überwiegen doch die Gemeinsamkeiten des Genoms. Infolgedessen kennt man auch nur einen Serotyp. Wie andere Herpesviren kann CMV stumme Phasen durchmachen und aus ihnen reaktiviert werden. Das Virus hat man aus zahlreichen Quellen isoliert, darunter Speichel, Urin, Muttermilch, Samen, Zervixschleim, Amnionflüssigkeit und Leukozytenmanschette. Der Ersterwerb von CMV im jungen Alter scheint an verschiedene Faktoren gebunden zu sein, z. B. niedriger sozioökonomischer Status, Bruststillen, Exposition gegenüber Gleichaltrigen (wie in Tagesheimen). Man geht davon aus, daß CMV auch sexuell übertragen werden kann.

Kongenitale CMV-Infektionen, die 0,2–2,2% aller Lebendgeburten betreffen, resultieren aus diaplazentaren Übertragungen von der Mutter entweder im Anschluß an eine primäre exogene Infektion während der Schwangerschaft oder aus einer Reaktivierung des in der Mutter vorhandenen Virus. Eine ernsthafte Erkrankung des Neugeborenen ist sehr viel wahrscheinlicher bei einer Primärinfektion der Mutter, insbesondere in der ersten Hälfte der Schwangerschaft. In manchen sozioökonomischen Gruppen in den USA hat die Hälfte der jungen Frauen keine Antikörper gegen CMV, was sie gegenüber Primärinfektionen entsprechend anfällig macht.

Perinatal erworbene CMV-Infektionen beruhen auf Kontakt mit infiziertem Zervixsekret, Muttermilch, Blut oder Blutersatz. Mütterliche Antikörper scheinen eine Schutzfunktion auszuüben, so daß die meisten dieser Säuglinge, sofern sie termingerecht geboren wurden, symptomlos oder von der Virusexposition nicht betroffen sind. Im Gegensatz dazu können Frühgeborene ohne CMV-Antikörper, die infiziertes Blut erhalten haben, ernsthaft erkranken.

Symptomatik

Viele Frauen, die sich in der Schwangerschaft mit CMV infizieren, bleiben ohne klinische Symptome, manche aber entwickeln ein Mononukleose-ähnliches Bild.

Etwa 10% der Neugeborenen mit kongenitaler CMV-Infektion sind zum Zeitpunkt der Geburt klinisch erkrankt. Zum Erscheinungsbild können gehören: verzögertes intrauterines Wachstum, Frühreife, Mikrokephalie, Ikterus, Petechien, Hepatosplenomegalie, periventrikuläre Verkalkungsherde, Chorioretinitis und Pneumonie. Die Mortalität erkrankter Neugeborener liegt bei bis zu 30%, und von den überlebenden haben > 90% neurologische Ausfälle wie Taubheit, verzögerte geistige Entwicklung und Sehstörungen. Etwa 10% der zunächst symptomfreien Säuglinge entwickeln später neurologische Folgeerscheinungen. Da die Taubheit eine besonders schwerwiegende Komponente darstellt, ist eine fortlaufende Beobachtung auch nach der Neugeborenenperiode erforderlich. Bei Säuglingen, die sich nach der Geburt mit CMV infizieren, kann sich dies in Form von Pneumonien, Hepatosplenomegalie, Hepatitis, Thrombozytopenie und atypischen Lymphozytosen äußern.

Diagnostik

Die Labordiagnose des CMV beruht auf der Isolierung des Virus und auf serologischen Untersuchungen. Die Primärinfektion der Mutter wird oft besser serologisch als virologisch diagnostiziert, denn die Virusisolierung setzt u.U. dessen Reaktivierung voraus. Das Umschlagen eines negativen in einen positiven CMV-spezifischen Titer ist ein starker Hinweis auf eine Infektion. Eine frisch erworbene Infektion wird ebenfalls nahegelegt durch einen ≥ 4fachen Anstieg der CMV-spezifischen IgG-Spiegel zwischen akuter Phase und Rekonvaleszenz sowie einer von einem zuverlässigen Speziallabor nachgewiesenen Erhöhung der CMV-spezifischen IgM. IgG-Spiegel können gemessen werden mittels verschiedener Fluoreszenzmethoden, indirekter Hämagglutination, Radioimmunoassay oder **ELISA.** IgM-Spiegel sind am verläßlichsten im Fall von Radioimmunoassay oder ELISA.

Bei Neugeborenen ist die Kultur des Virus die Methode der Wahl. Kulturproben sollten im Kühlschrank gehalten werden, bevor man mit ihnen Fibroblasten inokuliert. Kongenitale CMV-Infektionen können dadurch festgestellt werden, daß das Virus aus Proben vom Urin oder anderen Körperflüssigkeiten innerhalb der ersten beiden Lebenswochen isoliert wird. Später kann mit positiven Kulturen zwischen perinataler oder kongenitaler Infektion nicht mehr unterschieden werden. Bei beiden Typen von Infektion können Erkrankte für mehrere Jahre CMV-Viren ausscheiden.

Differentialdiagnostisch muß die Symptomatik der kongenitalen CMV-Infektion von anderen kongenitalen Infektionen wie Toxoplasmose, Röteln, Herpes simplex und Syphilis abgegrenzt werden. Da infizierte Säuglinge eine Thrombozytopenie, atypische Lymphozytose, Hyperbilirubinämie und erhöhte GOT (ASAT)-Serumwerte zeigen können, ist ein Blutstatus mit Differentialblutbild und Leberfunktionstests nützlich. Eine röntgenologische Untersuchung des Schädels und eine augenärztliche Untersuchung sollte ebenfalls erfolgen.

Therapie und Prophylaxe

Zahlreiche Fragen zur CMV-Übertragung und dem Risiko, dem der Fetus unterliegt, sind bisher offen. Beispielsweise ist unbekannt, zu welchem Zeitpunkt eine Frau mit primärer CMV-Infektion risikolos schwanger werden kann. Frauen, die sich während der Schwangerschaft infizieren, sollten aufgrund der individuellen Daten beraten werden, da das Risiko für den Feten allgemeinverbindlich schlecht einzuschätzen ist. Viele Experten befürworten serologische Routinetests gesunder Frauen vor und während der Schwangerschaft nicht.

Auch wenn das CMV ubiquitär und die Reaktivierung des stummen Virus üblich ist, kann eine nichtimmune Schwangere ihre Virusexposition eingrenzen. Da CMV-Infektionen bei Kindern, die Tagesstätten besuchen, üblich sind, sollten sich Schwangere nach Kontakt mit Urin oder Sekreten der Atemwege sorgfältig die Hände waschen. Die Entwicklung eines Impfstoffs ist derzeit Gegenstand der Forschung; vor der Lösung des Problems müssen allerdings noch zahlreiche komplexe Fragen beantwortet werden.

Für kongenitale oder perinatale CMV-Infektionen existiert keine spezifische Behandlung. Mehrere Virostatika sind eingesetzt worden, um die Symptome erkrankter Neugeborener zu behandeln, allerdings sämtlich ohne Erfolg. Bei manchen CMV-Infektionen hat man Ganciclovir (ein Virostatikum mit einem azyklischen Nukleosid anstelle von Guanin) eingesetzt. Seine Bedeutung für die Behandlung kongenitaler CMV-Infektionen muß noch abgeklärt werden. Transfusionsbedingte perinatale Erkrankungen können dadurch vermieden werden, daß Frühgeborenen mit seronegativem CMV-Test, Blut oder Blutbestandteile nur von CMV-seronegativen Spendern oder virusinaktivierte Produkte transfundiert werden.

Kongenitale Toxoplasmose

(s. a. Kap. INF, 15., Toxoplasmose, unter Erkrankungen durch Protozoen).

Eine kongenitale Infektion aufgrund diaplazentarer Übertragung des zu den Kokzidien gehörenden Protozoons Toxoplasma gondii. Dieser weltweit verbreitete Zooparasit verursacht 1–8 kongenitale Infektionen auf 1000 Lebendgeburten. In die Wahrscheinlichkeit einer Übertragung gehen zurückliegende und laufende Kontakte der Mutter mit dem Erreger ein.

Ätiologie und Pathogenese

T. gondii existiert in 3 Formen: der trophozoiten oder proliferativen, der gewebszystischen oder latenten sowie der oozystischen oder resistenten Form. Die oozystische Form vermehrt sich geschlechtlich im Darmepithel infizierter Katzen und wird als Oozyste im Kot ausgeschieden. In geeigneter Umgebung kann sie viele Monate überleben. Die Infektion erfolgt durch Aufnahme sporulierter Oozysten, die anschließend die Mukosa des GIT des Wirtes besiedeln. Die proliferative Form wird durch Trophozoiten repräsentiert, die man in der Periode der aktiven Infektion findet. Trophozoiten vermehren sich ungeschlechtlich und breiten sich im ganzen Körper aus. Gewebszysten, gefüllt mit Toxoplasmen (Bradyzoiten), können an den unterschiedlichsten Stellen entstehen, am häufigsten im Skelettmuskel und im Gehirn. Eine Toxoplasmainfektion erfolgt in erster Linie durch zystenhaltiges rohes bzw. unzureichend erhitztes Fleisch oder durch Aufnahme von Oozysten.

Von seltenen Aufnahmen abgesehen, kommt es zur kongenitalen Toxoplasmose nur, wenn die Mutter sich während der Schwangerschaft infiziert hat. Etwa die Hälfte dieser Frauen entbindet von einem kongenital infizierten Neugeborenen. Je später in der Schwangerschaft die

Infektion erfolgte, desto größer ist die Wahrscheinlichkeit einer diaplazentaren Übertragung. Andererseits ist das Krankheitsbild um so schwerer, je früher in der Schwangerschaft die Übertragung erfolgte.

Symptomatik

Bei Schwangeren führt die Toxoplasmoseinfektion normalerweise zu keinen klinischen Erscheinungen. In ähnlicher Weise sind infizierte Feten bei der Geburt meist ohne Symptome. Bei Neugeborenen mit Krankheitszeichen können diese sich ausdrücken als: frühreife, intrauterine Wachstumsverzögerung, Gelbsucht, Hepatoplenomegalie, Myokarditis, interstitielle Pneumonie sowie verschiedenartige Ausschläge. Eine Beteiligung des Nervensystems steht oft im Vordergrund und kann sich äußern in Form von: Chorioretinitis, Hydrozephalus, intrazerebralen Verkalkungsherden, Mikrokephalie und Anfällen. Im klinischen Labor findet man: Thrombozytopenie, Lymphozytose, Monozytose, Eosinophilie und anomalen Liquorstatus (Xanthochromie, Pleozytose oder erhöhte Eiweißkonzentration). Der Krankheitsverlauf ist unterschiedlich. Manche Verläufe sind foudroyant mit unmittelbar tödlichem Ausgang, während andere in neurologischen Spätfolgen auslaufen. Entsprechende Untersuchungen legen nahe, daß sich neurologische Manifestationen (z.B. Chorioretinitis, verzögerte geistige Entwicklung, Ertaubung, Krampfanfälle) bei Kindern, die bei der Geburt als gesund erschienen, erst Jahre später entwickeln können. Infolgedessen sollten Kinder mit kongenitaler Toxoplasmose auch nach der Neugeborenenperiode kontinuierlich überwacht werden.

Diagnostik

Serologische Tests sind für die Diagnostik sowohl mütterlicher als auch kongenitaler Infektionen wichtig. Allerdings muß der Kliniker mit den Besonderheiten bestimmter Tests, von denen manche nur in Speziallaboratorien durchgeführt werden, vertraut sein. Die verläßlichsten Tests zur Erfassung von IgG-spezifischen Antikörpern gegen *T. gondii* sind der Sabin-Feldman-Färbetest, der indirekte Fluoreszenzantikörper **(IFA)**-Test und der direkte Agglutinationsassay. Eine frische Infektion der Mutter wird durch Serokonversion oder durch einen mindestens 4fachen Anstieg der IgG-Spiegel zwischen Proben, die im akuten bzw. Rekonvaleszenz-Stadium entnommen wurden, nahegelegt. Die Interpretation von IgG-spezifischen Antikörperbefunden bei Säuglingen ist dadurch erschwert, daß mütterliche IgG-Antikörper innerhalb des ersten Lebensjahres mit erfaßt werden können. IgM-spezifische Antikörper gegen *T. gondii* können mit dem IgM-IFA-Test, dem enzymgekoppelten Doppelsandwich-Immunadsorbens-Assay **(ELISA)** und weiteren Immunadsorbensassays bestimmt werden. Von ihnen ist der Doppelsandwich-ELISA der Test der Wahl. Seit kurzem werden Anstrengungen unternommen, kongenitale Toxoplasmoseinfektionen pränatal zu diagnostizieren; dazu hat man Proben von Fetalblut und Amnionflüssigkeit entnommen und mit ihnen Mäuse beimpft oder Gewebekulturen angelegt, um den Erreger zu isolieren.

Bei Neugeborenen mit Verdacht auf kongenitale Toxoplasmose sollten neben Röntgenaufnahmen des Schädels, einem Liquorstatus und einer sorgfältigen augenärztlichen Untersuchung auch die entsprechenden serologischen Untersuchungen durchgeführt werden. Auch eine Durchmusterung der Plazenta auf toxoplasmotische Herde hin kann hilfreich sein.

Prophylaxe und Therapie

Die beste Prophylaxe besteht in der eingehenden Unterrichtung aller Frauen im gebärfähigen Alter und in der Erfassung frisch infizierter Schwangerer. Die Frauen sollten instruiert werden, sich von Katzenexkrementen fernzuhalten. Fleisch sollte ausreichend gekocht oder gebraten werden, und die Hände sollten nach dem Anfassen von rohem Fleisch oder von ungewaschenen landwirtschaftlichen Produkten sorgfältig gewaschen werden. Frauen mit einem Infektionsrisiko sollten während der Schwangerschaft laufend untersucht werden. Schwangere, die sich im 1. oder 2. Trimenon infizieren, sollten über die verfügbaren Behandlungsmöglichkeiten sowie über die Möglichkeit einer Interruptio aufgeklärt werden.

Auch wenn entsprechende Untersuchungen spärlich sind, lassen sie doch erkennen, daß sich die **Behandlung** infizierter Mütter für den Feten positiv auswirkt. Spiramycin (in den USA zu Testzwecken von der FDA erhältlich) ist eingesetzt worden, um die diaplazentare Übertragung der Infektion zu blockieren. Pyrimethamin und Sulfonamide sind zu späteren Zeitpunkten eingesetzt worden, um den infizierten Feten zu behandeln.

Hinsichtlich der Behandlung kongenital infizierter Neugeborener sind die existierenden Informationen unbefriedigend. Konsultationen mit Experten ist anzuraten. Säuglinge mit klinischer Symptomatik hat man mit Pyrimethamin, Sulfadiazin, Spiramycin, Folsäure und (wenn Entzündungsprozesse im Vordergrund stehen) Kortikosteroiden behandelt. Die Therapie von Säuglingen mit subklinischer Symptomatik sollte individuell gehandhabt werden.

Kongenitale Syphilis

(s. a. Kap. INF, 16., Syphilis)

Eine durch Treponema pallidum verursachte, von der Mutter diaplazentar auf den Feten übertragene, infektiöse Erkrankung zahlreicher Funktionssysteme. Das Risiko einer transplazentaren Infektion (insgesamt etwa 60–80%) hängt vom Krankheitsstadium der Mutter und vom Infektionszeitpunkt innerhalb der Schwangerschaft ab, d. h. eine unbehandelte Lues I und II wird meist übertragen, eine Lues latens und Lues III jedoch in der Regel nicht. Unbehandelte Mütter mit Spätsyphilis können zwischen zwei Kindern mit Syphilis connata auch ein gesundes Kind austragen. Bei richtiger Behandlung der infizierten Mutter kann die Syphilis congenita vermieden werden. Die Häufigkeit der Erkrankung kann auch dadurch reduziert werden, daß routinemäßig pränatale serologische Syphilistests *(s. Kap. INF, 16.)* durchgeführt werden, daß Frauen, die andere Geschlechtskrankheiten in der Schwangerschaft erwerben, mit getestet werden und daß, wie erwähnt, Infizierte adäquat behandelt werden.

Symptomatik

Bei der **Lues connata praecox** treten beim Säugling Hautläsionen auf. Charakteristisch sind blasige Eruptionen an den Handflächen und Fußsohlen sowie Papeln um die Nase, den Mund und unter den Windeln. Eine generalisierte Lymphadenopathie und Hepatosplenomegalie sind häufig vorhanden. Möglicherweise gedeiht das Kind nicht, hat ein typisches Greisengesicht, entwickelt Mundrhagaden, einen schleimig-eitrigen oder blutigen, ausflußartigen Schnupfen und hat eine vergrößerte Leber und Milz. Einige Säuglinge entwickeln eine Meningitis, Chorioiditis, Hydrozephalus oder Krämpfe, andere sind geistig verlangsamt. Innerhalb der ersten 3 Lebensmonate kann eine Osteochondritis (Chondroepiphysitis) speziell der langen Röhrenknochen und der Rippen auftreten, welche eine Pseudoparalyse der Extremitäten mit charakteristischen radiologisch feststellbaren Knochenveränderungen verursacht.

Viele Patienten mit angeborener Syphilis verbleiben während ihres ganzen Lebens in der latenten Phase der Krankheit und bekommen nie aktive syphilitische Erscheinungen. Bei anderen erscheinen Spätstigmata. Die gummösen Ulzera sind an der Nase, am Septum und am harten Gaumen, während Periostschäden zu Säbelscheidenschienbeinen und Vorwölbung der Stirn- und Scheitelbeine führen. Die Neurosyphilis verläuft meist symptomlos, kann sich aber auch in Form einer juvenilen Parese oder Tabes äußern. Eine Optikusatrophie, die manchmal zur Blindheit führt, kann vorkommen. Die häufigste Augenveränderung ist die parenchymatöse (interstitielle) Keratitis, welche oft rezidiviert und eine Vernarbung der Kornea zur Folge hat. Eine Schwerhörigkeit, die oft progressiv ist, kann in jedem Alter auftreten. **Hutchinson-Schneidezähne,** Moon-Mahlzähne und eine Mißbildung der Maxilla mit einem sich daraus ergebenden „Bulldoggengesicht" sind charakteristische, wenn auch seltene, Folgeerscheinungen.

Diagnostik

Die klinische Diagnose der **frühen kongenitalen Syphilis** wird bestätigt durch den dunkelfeldmikroskopischen Nachweis von *Treponema pallidum* im Sekret der Haut- oder Schleimhauterscheinungen. Wenn dies zu keinem Erfolg führt, sollte ein Serosyphilistest *(s. Kap. INF, 16.)* zusammen mit einer Liquoruntersuchung (Zellzahl, Proteingehalt), einem VDRL-Test (Veneral Disease Research Laboratory) und einer Röntgenaufnahme der langen Röhrenknochen erfolgen.

Da die meisten Neugeborenen keinerlei Symptome der Krankheit während ihres Klinikaufenthalts zeigen, müssen diejenigen, deren Mütter anamnestische Geschlechtskrankheiten vor oder insbesondere während der laufenden Schwangerschaft aufweisen, serologisch untersucht werden. Positive unspezifische („Reagine") und spezifische (Treponema-) Antikörperreaktionen können auf der passiven transplazentaren Übertragung mütterlicher IgG beruhen. Eine positive Luesserologie bei einem sonst unauffälligen Neugeborenen sollte daher mit Vorsicht interpretiert werden. Richtlinien für die Interpretation serologischer Befunde und klinischer Symptome der kongenitalen Frühsyphilis, die zur Einteilung in gesicherte, im Einklang befindliche und unwahrscheinliche Fälle geführt hat, sind vom „Center for Disease Control" herausgegeben worden *(s. Tab. 20.)*. Der Fluoreszenz-Treponemenantikörper-Immunglobulinadsorptions **(FTA-ABS [IgM])**-Test ist für die Diagnose einer Neugeboreneninfektion eingesetzt worden, obwohl seine Wertigkeit unterschiedlich beurteilt wird.

Die **späte kongenitale Syphilis** wird durch die Anamnese, entsprechende körperliche Befunde und eine reaktive Luesserologie *(s. Kap. INF, 16.)* diagnostiziert. Richtungweisend ist die **Hutchinson-Trias** mit einer parenchymatösen Keratitis, Hutchinson-Zähnen und einer durch eine Neuritis des 8. Hirnnerven bedingten Taubheit. Manchmal sind die Standardserologie und auch der Treponemenimmobilisations (TPI)-Test negativ, doch der FTA-ABS-Test ist in der Regel reaktiv. Die Diagnose einer Lues connata tarda sollte in Fällen einer unklaren Taubheit, fortschreitenden intellektuellen Abbaus oder Keratitis in Betracht gezogen werden.

Prophylaxe

Eine adäquate Behandlung der Mutter während der Schwangerschaft heilt meistens (99% der Fälle) Mutter wie Kind. In manchen Fällen allerdings, bei Behandlungsbeginn in der Spätphase der Schwangerschaft, wird zwar die Infektion beseitigt, nicht aber bestimmte Symptome, die nach der Geburt in Erscheinung treten.

Bei der Diagnose einer Lues congenita sollten die anderen Familienmitglieder regelmäßig klinisch und serologisch mit untersucht werden. Eine erneute Behandlung der Mutter in späteren Schwangerschaften ist nur bei konstant erhöhten Titern erforderlich. Frauen, die trotz Behandlung serologische Zeichen einer Frühsyphilis bieten, können reinfiziert sein und sollten erneut behandelt werden. Eine Mutter, die seronegativ und ohne Ausfallserscheinungen ist, aber Verkehr mit einem Mann mit nachgewiesener Syphilis hatte, sollte ebenfalls behandelt werden, weil eine 25–50%ige Wahrscheinlichkeit besteht, daß sie eine aktive Syphilis ohne serologische Zeichen erworben hat.

Therapie

Schwangere Frauen mit Frühsyphilis sollten in der Regel Benzathin-Penicillin G, 2,4 Mio. IE i.m. in einer Injektion (oder jeweils 1,2 Mio. IE in jede Gesäßhälfte) erhalten. In späteren Stadien oder Fällen von Neurosyphilis sollten die entsprechenden Therapieschemata für Nichtschwangere eingehalten werden *(s. Kap. INF, 16.)*. Gelegentlich führt eine derartige Behandlung zu einer schweren **Herxheimer-Jarisch-Reaktion** mit nachfolgendem Abort. Patientinnen mit Penicillinallergie können desensitiviert und anschließend behandelt werden. Die Reagin-Tests werden bei sachgerechter Behandlung meistens nach 3 Monaten und in fast allen Fällen nach 6 Monaten negativ. Erythromycin ist weder für die Behandlung der Mutter noch des Kindes geeignet und wird daher nicht empfohlen. Tetracyclin ist kontraindiziert.

Bei nachgewiesenen oder kompatiblen Fällen von **Lues connata praecox** empfiehlt das Center for Disease Control als Behandlung wäßriges Procain-Penicillin G, 50000 IE/kg Körpergewicht i.m. täglich 10 Tage lang. Säuglinge mit normalen Liquorwerten und ohne Zeichen eines aktiven Prozesses, die in utero die Penicillin-Standardtherapie erhalten haben, können Benzathin-Penicillin G 50000 IE/kg Körpergewicht i.m. als einzelne oder geteilte Dosis erhalten, sofern eine längere Überwachung nicht möglich ist. Die Prognose ist gut, wenn ernste Schädigungen nicht bereits vorhanden sind. Die Mutter und andere infizierte Familienmitglieder müssen ebenfalls behandelt werden.

Bei der **Lues connata tarda** sollte der Liquor vor dem Behandlungsbeginn untersucht werden. Das Center for Disease Control empfiehlt, alle Kinder mit kongenitaler Syphilis mit wasserlöslichem kristallinen Penicillin G zu behandeln (200000–300000 IE/kg i.v. täglich (bis zur Erwachsenendosis) auf mehrere Dosen verteilt und über 10 Tage gegeben), da Resultate eines weniger gravierenden Vorgehens bisher nicht vorliegen. Die serologischen Tests

Tab. 20. Einteilung der kongenitalen Syphilis nach diagnostischen Kriterien

Lues nachgewiesen/bestätigt

Nachweis von *Treponema pallidum* in Proben von Hautläsionen, Autopsiematerial, Plazenta oder Nabelschnur mittels Dunkelfeldmikroskopie, Antikörperfluoreszens oder anderen spezifischen Färbemethoden

Lues nicht ausgeschlossen/kompatibel

(früher „wahrscheinlich" oder „möglich")

Positiver Serosyphilistest bei einer Frühgeburt
oder
Positiver Serosyphilistest bei einem Säugling, dessen Mutter in der Schwangerschaft syphiliskrank war und nicht sachgerecht behandelt wurde, unabhängig von der Existenz von Symptomen beim Kind
oder
Positiver VDRL-Test im Liquor
oder
Positiver Serosyphilistest bei einem Säugling mit einem der folgenden Symptome: chronischer Schnupfen; Condyloma lata; Ostitis, Periostitis oder Osteochondritis; Aszites; Haut- und Schleimhautdefekte; Hepatitis; Hepatomegalie; Splenomegalie; Nephrose, Nephritis; hämolytische Anämie
oder
Mindestens vierfacher Titeranstieg[1] bei Nichttreponementests (VDRL oder RPR) und über 3 Monate positiver Treponementest (FTA-ABS oder MHA-TP)
oder
Über 6 Monate positiver Treponemen- oder Nichttreponementest

Lues unwahrscheinlich

Negative Serosyphilistests
oder
Treponementests innerhalb von 6 Monaten negativ
oder
Symptomfreie lebendgeborene Säuglinge, deren Mütter in der Schwangerschaft behandelt wurden mit nachfolgendem Titerabfall auf mindestens ein Viertel, *sofern* die Serosyphilistests beim Säugling höchstens ein Viertel des Wertes der Mutter zur Zeit der Behandlung betragen

VDRL = Veneral Disease Research Laboratory (Cardiolipintest); RPR = rasche Plasma-Reagine; FTA-ABS = Fluoreszenz-Treponemenantikörper-Adsorptionstest; MHA-TP = Mikrohämagglutinationsassay für *Troponema pallidum* (TPA, *Treponema-pallidum*-Agglutinationstest).

[1] Vierfacher Anstieg bzw. Abfall auf ein Viertel beziehen sich auf Änderungen der Serumtiter um mindestens zwei Verdünnungsstufen, d.h. von 1:4 auf 1:16 (und umgekehrt) oder von 1:32 auf 1:8 (und umgekehrt).

In Anlehnung an: „Guidelines for the prevention and control of congenital syphilis". *Morbidity and Mortality Weekly Report,* Vol. 37, NoS-1, Centers for Disease Control, US Public Health Service, US Department of Health and Human Services, 1988.

werden unter dieser Behandlung in vielen Fällen nicht negativ, gehen aber doch im Titer der Reagine (z. B. VDRL-Test) auf ein Viertel zurück. Eine interstitielle Keratitis wird gewöhnlich mit Kortikosteroiden und Atropintropfen behandelt; ein Ophthalmologe sollte zugezogen werden. Patienten mit neuritisch bedingter Schwerhörigkeit ziehen Nutzen aus einer kombinierten Therapie von Penicillin mit Kortikosteroiden, wie z. B. Prednison, 0,5 mg/kg/Tag oral 1 Wo. lang, anschließend 20 mg/Tag 4 Wo. lang; danach wird die Dosis allmählich über die Dauer von 2–3 Mo. reduziert. Familienkontakten sollte nachgegangen werden. Die Patienten sollten auf lange Sicht in Überwachung bleiben.

Perinatale Tuberkulose

(s. a. Kap. INF, 10., Tuberkulose)

Die Säuglinge können die Tb erwerben, 1. durch transplazentare Streuung durch die Nabelvene zur fetalen Leber, 2. durch Aspiration oder Ingestion von infiziertem Fruchtwasser oder 3. durch postnatale Exposition mit engem Kontakt zu einer aktiven Tb. Etwa 50% der Kinder, die von Müttern mit aktiver Lungen-Tb geboren wurden, entwickeln während des 1. Lebensjahres die Krankheit, wenn eine Chemoprophylaxe oder BCG-Impfung (Bacille Calmette-Guérin) nicht durchgeführt wird. Eine routinemäßige BCG-Impfung ist in entwickelten Ländern nicht erforderlich, kann aber die Häufigkeit der Kinder-Tuberkulose und die Schwere der Erkrankung in Bevölkerungskreisen mit erhöhtem Infektionsrisiko vermindern.

Symptomatik

Das klinische Erscheinungsbild eines Neugeborenen mit Tb ist unspezifisch, doch liegt gewöhnlich ein Befall mehrerer Organe vor. Der Säugling kann akut oder chronisch krank erscheinen. Fieber, Apathie, Atemnot, Hepatosplenomegalie oder Gedeihstörungen sollten den Arzt an die Möglichkeit einer Tb bei einem Säugling mit positiver Familienanamnese denken lassen.

Diagnostik

Die Überprüfung auf Tb durch Anamneseerhebung und Hauttest ist ein unerläßlicher Teil der pränatalen Untersuchung. Von einer schwangeren Frau mit positiver Tuberkulinreaktion sollte ein Röntgenbild des Thorax gemacht werdsen, wobei Vorsichtsmaßnahmen zum Schutz des Feten gegen die Strahlung zu treffen sind.

Das Ergebnis des Hauttests kann bei neugeborenen Säuglingen schwierig zu interpretieren sein. Es kann bei Neugeborenen mit aktiver Tb negativ sein. Umgekehrt kann ein positiver Test das Ergebnis der Übertragung von tuberkulinempfindlichen Lymphozyten sein, die der Fetus durch mütterlich-fetale Transfusion oder das Neugeborene durch Muttermilch aufgenommen hat. Die Untersuchung und Anlage einer Kultur von Urin, Magenspülflüssigkeit und Liquor auf säurefeste Bakterien kann hilfreich sein. Ein Röntgenbild des Thorax zeigt meist miliare Infiltrate. Eine Biopsie der Leber, Lymphknoten oder der Lunge und Pleura kann notwendig sein, um die Krankheit zu bestätigen.

Prophylaxe und Therapie

1. Schwangere Frauen mit positivem Tuberkulintest: Die Anwendung von Isoniazid (INH) bei Frauen ohne akute Tb sollte bis zum Schwangerschaftsende oder bis nach der Geburt hinausgeschoben werden, weil die potentielle Hepatotoxizität von INH in der Schwangerschaft zunimmt. Das Risiko einer Tb-Übertragung von einer Mutter mit positiver Tuberkulinreaktion ist für das Neugeborene post partum größer als für den Fetus. Schwangere mit HIV-Infektion sollten jedoch prophylaktisch INH für 9–12 Monate erhalten und auf eine aktive Tb hin untersucht werden. Neugeborene von Müttern mit positivem Tuberkulintest aber ohne klinischen oder röntgenologischen Anhalt für eine Infektion benötigen keine Prophylaxe, sollten aber ein Jahr lang alle 3 Monate tuberkulingetestet werden; die Familienmitglieder sollten ebenfalls getestet werden. Wenn eine Reaktion positiv wird, die Familienmitglieder nicht umgehend untersucht werden können oder die Familie bei laufenden Tests nicht kooperiert, sollte der Säugling 9–12 Monate lang INH (5–10 mg/kg/Tag oral in einer einzelnen Tagesdosis) erhalten und fortlaufend überwacht werden.

2. Schwangere Frauen mit aktiver Tb: Es gibt keinen Beweis, daß INH, Ethambutol und Rifampicin, in den empfohlenen Dosen verwendet, teratogen auf menschliche Feten wirken. Wenn die Erkrankung nicht ausgedehnt ist, können schwangere Frauen mit einer Kombination von INH (300 mg), Pyridoxin (50 mg) und Rifampicin (600 mg) behandelt werden. Wenn eine Resistenz gegenüber INH vermutet wird, kann statt INH Ethambutol (15–25 mg/kg) verwendet werden. Die Behandlung sollte über 9 Monate laufen. Im Falle eines resistenten Erregers ist die Konsultation eines Spezialisten für Infektionskrankheiten empfehlenswert, und die Therapie mag 18 Monate in Anspruch nehmen. Streptomycin ist für den sich entwickelnden Fetus potentiell ototoxisch und sollte nicht angewendet werden, außer wenn Rifampicin kontraindiziert ist. Andere Tuberkulostatika sollten wegen bestehender Teratogenität (z. B. Ethionamid) oder wegen fehlender klinischer Erfahrungen während der Schwangerschaft nicht eingesetzt werden. Das Stillen ist unter der Therapie der Mutter nicht kontraindiziert, solange die Mutter nicht infektiös ist.

3. Symptomfreier Säugling einer Mutter mit aktiver Tb: Meistens sollte der Säugling von seiner Mutter getrennt werden, bis sie unter wirksamer Behandlung steht und die Untersuchung ihres Sputums auf säurefeste Bakterien negativ wird (gewöhnlich 2–12 Wo.). Eine gründliche Untersuchung der zu der Familie in Kontakt stehenden Personen sollte erfolgen, um eine undiagnostizierte Tb zu entdecken, bevor der Säugling nach Hause entlassen wird. Wenn die Compliance sichergestellt werden kann und die Umgebung nicht tuberkulös ist, sollte mit einer INH-Behandlung begonnen und der Säugling zum üblichen Zeitpunkt entlassen werden. Tuberkulintests sollten im Alter von 6 Wochen, 3 und 6 Monaten erfolgen. Wenn nach diesem Zeitraum der Säugling tuberkulinnegativ bleibt, kann das INH abgesetzt werden und der Säugling im 9. und 12. Monat mit dem Hauttest untersucht werden.

Wenn andererseits eine gute Compliance in einer nichttuberkulösen Umgebung *nicht* sichergestellt werden kann, sollte eine BCG-Impfung erwogen und mit einer INH-Therapie sobald wie möglich begonnen werden. Der Säugling wird von der Mutter getrennt, bis sie eine antituberkulöse Therapie bekommen hat und die Untersuchung ihres Sputums auf säurefeste Bakterien negativ ist. Der Säugling kann dann mit einem INH-Behandlungsplan nach Hause entlassen werden und im Alter von 8–12 Wochen mit dem Tuberkulinhauttest überprüft werden. Wenn der Tuberkulintest negativ ausfällt, sollte die BCG-Impfung wiederholt werden. Die BCG-Impfung schützt nicht gegen die Exposition mit dem Erreger und gegen die Entwicklung einer tuberkulösen Erkrankung, doch gibt sie dem Säugling einen deutlichen Schutz vor schwererem und ausgedehntem Befall (z. B. Meningitis). Deshalb sollten diese Säuglinge besonders im 1. Lebensjahr genau auf die Entwicklung einer tuberkulösen Erkrankung hin verfolgt werden. (*Achtung:* Die BCG-Impfung ist bei immunsupprimierten Patienten und Säuglingen mit Verdacht auf HIV-Infektion **kontraindiziert.**) Trotzdem empfiehlt die WHO für Bevölkerungen mit besonders hohem Tb-Risiko, HIV-positive aber symptomfreie Säuglinge bei der Geburt oder kurz danach mit BCG zu impfen.

4. Neugeborene mit aktiver Tb: Neuere Empfehlungen für eine kurzdauernde Intensivtherapie sind aus Erfahrungen mit Erwachsenen abgeleitet, weil über Neugeborene und Kleinkinder relativ wenig gesicherte Daten vorliegen; andererseits gibt es keinen Anhalt, daß eine derartige Therapie nicht wirksam wäre. Der Behandlungsplan sieht vor: INH (10–15 mg/kg), Rifampicin (10–20 mg/kg) und Pyrazinamid (20–40 mg/kg) in Form täglicher Einzeldosen für 2 Monate, gefolgt von INH und Rifampicin für weitere 4 Monate. Alternativ kann eine 9–12monatige Behandlung mit INH und Rifampicin durchgeführt werden, zusätzlich mit einer dritten Substanz, deren Art sich aus den Resistenztestungen ergibt: Pyrazinamid 20–30 mg/kg, Streptomycin 20–30 mg/kg, Ethambutol 15–25 mg/kg oder Thionamid 15–20 mg/kg. Bei **ZNS-Beteiligung** sollte die Eingangstherapie auch Kortikosteroide umfassen (Prednison 1 mg/kg/Tag, 4–8 Wochen lang mit anschließendem Ausschleichen) sowie: INH 20 mg/kg/Tag, Rifampicin 20 mg/kg/Tag, Streptomycin 20–30 mg/kg/Tag und Pyrazinamid 20–40 mg/kg/Tag über 1–3 Monate. Diese Dosierungsvorschrift sollte beibehalten werden, bis alle Zeichen einer Meningitis verschwunden sind und Kulturen von zwei aufeinanderfolgenden, mindestens 1 Woche auseinanderliegenden Lumbalpunktionen negativ sind. Anschließend kann die Behandlung mit INH und Rifampicin (täglich oder 2mal wöchentlich) für weitere 10 Monate fortgeführt werden. Neuere Untersuchungen machen wahrscheinlich, daß eine extrapulmonale nichtdisseminierte Tb ohne Meningitis mit einem 9monatigen Therapieschema wirksam behandelt werden kann. Vom Säugling oder der Mutter gewonnene Erreger sollten auf ihre Medikamentenempfindlichkeit getestet werden. Klinische Überprüfungen auf Zeichen einer Arzneimitteltoxizität (hämatologisch, hepatisch, otologisch) sollten häufig erfolgen.

Nekrotisierende Enterokolitis (NEC)

Eine erworbene Erkrankung, vorzugsweise von Frühgeborenen oder kranken Neugeborenen, mit Schleimhaut- oder sogar tiefer gelegenen Darmnekrosen. Sie sind am häufigsten im Endteil des Ileum lokalisiert; Kolon und Beginn des Dünndarms sind seltener betroffen. Der nekrotisierende Prozeß beginnt in der Mukosa und kann sich anschließend auf die gesamte Darmwand ausdehnen, mit einer Perforation als Konsequenz. Bei einem Drittel der Säuglinge besteht eine begleitende Sepsis.

Ätiologie und Pathogenese

Bei Kindern, die eine NEC entwickeln, kommen in der Regel 3 Faktoren zusammen: ein vorangegangener ischämischer Infarkt, eine bakterielle Besiedlung und eine intraluminale Komponente (z.B. die zugeführte Nahrung).

Die Ursache der Krankheit ist unklar. Man nimmt an, daß ein ischämischer Infarkt die Darmauskleidung so schädigt, daß die Schleimproduktion sistiert und damit die Besiedelung mit pathogenen Keimen möglich wird. Sobald mit der Fütterung des Säuglings begonnen wird, steht reichlich Substrat für die Vermehrung der intraluminalen Bakterien zur Verfügung, die in die Darmwand eindringen können. Dort bilden sie gasförmigen Wasserstoff, der sich ansammelt und im Röntgenbild als charakteristische Pneumatosis intestinalis erscheint. Gas kann auch in die Vena portae eindringen und über der Leber in einer Abdomenübersicht oder bei einer Ultraschalluntersuchung darstellbar werden. Bei Fortschreiten der Erkrankung kann die gesamte Darmwand nekrotisch werden mit Perforation, Peritonitis, Sepsis und Tod.

Der ischämische Infarkt könnte Folge eines Spasmus der Mesenterialarterien sein, der seinerseits Ausdruck des entwicklungsgeschichtlich alten, den mesenterialen Blutfluß drastisch reduzierenden „Tauchreflexes" sein könnte. Dieser Reflex kann durch eine Hypoxie des ZNS ausgeslöst werden. Andererseits könnte die ischämische Darmschädigung auch durch eine verminderte intestinale Durchblutung in Zusammenhang mit einer Austauschtransfusion, bei einer Sepsis oder bei Gebrauch hyperosmolarer Lösungen zustande kommen. In ähnlicher Weise können angeborene Herzfehler mit verminderter systemischer Perfusion oder jede Art von arterieller O_2-Untersättigung zur Ischämie/Hypoxie im Darmbereich führen und damit eine Prädisposition für die NEC schaffen. Die Behauptung, daß Muttermilch Schutz vor NEC bietet, konnte nicht bewiesen werden. Die NEC kann gehäuft auftreten, oder auch in Form einer Epidemie auf Neugeborenenstationen. Epidemiologische Studien haben einige der gehäuften Fälle mit definierten Erregertypen in Verbindung gebracht (z.B. *Klebsiella, E. coli*, koagulasenegative Staphylokokken), oft aber gelingt der Nachweis eines spezifischen Pathogens nicht. Andererseits empfiehlt es sich, falls mehrere Fälle von NEC in engem zeitlichen Zusammenhang auftauchen, die Erkrankten zu isolieren und möglicherweise exponierte Neugeborene gruppenweise zusammenzufassen, weil epidemieartige Ausbrüche infektiös sein können.

Epidemiologie und Klinik

Bestimmte Neugeborene tragen ein besonders hohes Risiko, eine NEC zu entwickeln; 75% der Fälle betreffen Frühgeborene, insbesondere wenn es zum verzögerten Blasensprung mit Amnionitis oder zur Asphyxie unter der Geburt gekommen ist. Auch bei Säuglingen, die mit hypertonen Milchmischungen gefüttert werden, oder die Austauschtransfusionen erhalten haben, ist die Inzidenz höher. Man geht davon aus, daß das Risiko einer NEC vermindert wird, wenn man sehr kleine oder kranke Frühgeborene zunächst komplett parenteral ernährt und den Fütterungsbeginn für einige Tage oder Wochen hinausschiebt; anschließend kann man einschleichend über mehrere Wochen die enterale Nahrungszufuhr langsam steigern. Säuglinge mit NEC können einen Ileus zeigen, der sich in Form eines aufgeblähten Abdomens, von galligen Nahrungsresten im Magen (nach den Mahlzeiten), die sich bis zum Erbrechen von Galle steigern können, und/oder von makro- oder mikroskopischen Blutspuren im Stuhl äußert. Daher kann die routinemäßige Untersuchung des Stuhls auf okkultes Blut oder reduzierende Substanzen bei Frühgeborenen mit oraler Nahrungszufuhr die Diagnosestellung in einem früheren Krankheitsstadium ermöglichen. Eine begleitende Sepsis kann zu Lethargie, instabiler Körpertemperatur, vermehrten Apnoezuständen und metabolischer Azidose führen.

Röntgenaufnahmen können im Frühstadium einen unspezifischen Befund in Form eines Ileus ergeben. Eine fixierte und dilatierte Darmschleife, die bei wiederholten Aufnahmen keine Änderung zeigt, weist auf eine NEC hin. Spezifische röntgenologische Zeichen sind eine Pneumatosis intestinalis und der Nachweis von Gas im Pfortaderbereich. *Ein Pneumoperitoneum zeigt eine Darmperforation an und ist eine Indikation für einen notfallchirurgischen Eingriff.*

Therapie

In etwa 70% der Fälle besteht die Behandlung aus **nichtoperativen unterstützenden Maßnahmen.** Bei Verdacht auf NEC muß das Füttern sofort gestoppt und der Darm dekomprimiert werden (mit Hilfe einer doppelläufigen Nase-Magen-Sonde, über die abgesaugt wird). Kolloidaler Flüssigkeitsersatz und Elektrolyte müssen in geeigneter Weise zugeführt werden, um die Zirkulation aufrechtzuhalten, weil die intensive Darmentzündung und die Peritonitis zu beträchtlichen transzellulären Flüssigkeitsverlusten führen. Vollständige parenterale Ernährung ist für 2–3 Wochen erforderlich, damit in dieser Zeit der Darm ausheilen kann. Auch die systemische Gabe von Antibiotika muß sofort aufgenommen und über 10 Tage fortgesetzt werden (Ticarcillin oder Mezlocillin und Amikacin/Gentamicin; s. *Tab. 21.* hinsichtlich der Dosierungen). Besonders wichtig ist, daß Patienten mit NEC in kurzen Abständen (d.h. mindestens alle 6 Stunden) klinisch untersucht werden, begleitet von wiederholten Röntgenaufnahmen des Abdomens, Messung des Blutstatus, der Plättchenzahl und der Blutgase.

Bei etwa einem Drittel der Neugeborenen mit NEC wird ein **operativer Eingriff** notwendig. Absolute Indikationen sind: Darmperforation (Pneumoperitoneum), Symptome einer Peritonitis (fehlende Darmgeräusche und diffuse Abwehrspannung, Überempfindlichkeit

Tab. 21. Dosierung systemisch wirksamer Antibiotika bei Säuglingen

Substanz, Applikationsart	*Alter < 1–7 Tage*	*Alter > 7 Tage*
Ticarcillin i.v., i.m.	15 mg/kg/Tag* alle 12 h	15–22,5 mg/kg/Tag* alle 8–12 h
Mezlocillin i.v., i.m.	150–225 mg/kg/Tag* alle 8–12 h	225–300 mg/kg/Tag* alle 6–8 h
Amikacin i.m., i.v.	15 mg/kg/Tag* alle 12 h	15–22,5 mg/kg/Tag* alle 8–12 h
Gentamicin i.m., i.v.	5 mg/kg/Tag* alle 12 h	7,5 mg/kg/Tag* alle 8 h

* in mehreren Einzeldosen

oder Rötung der Bauchwand) oder Aspiration eitrigen Materials aus der Peritonealhöhle bei einer Parazentese. Bei Neugeborenen gelten Erythem und Ödem der Bauchwand als Zeichen einer Peritonitis. Ein chirurgischer Eingriff sollte auch bei Säuglingen mit NEC ernsthaft in Erwägung gezogen werden, wenn sich bei ihnen trotz konservativ-unterstützender Maßnahmen (s. oben) klinischer Befund und Laborwerte mit der Zeit verschlechtern. Beim Eingriff werden gangränose Darmabschnitte reseziert und künstliche Zugänge geschaffen. (Eine primäre Reanastomosierung kann versucht werden, wenn der übrige Darm keine Zeichen von Ischämie zeigt). Nach Ausheilung von Sepsis und Peritonitis kann einige Wochen oder Monate später die Kontinuität des Darms wieder hergestellt werden. In seltenen Fällen entwickeln konservativ behandelte Säuglinge über Wochen oder Monate Darmstrikturen, üblicherweise im Bereich der Flexura sinistra des Colons. In diesen Fällen wird die Resektion der Striktur notwendig, um die Obstruktion zu beseitigen. Etwa zwei Drittel der Säuglinge mit NEC überleben; das Ergebnis konnte durch aktive Unterstützung und durch minutiöses Planen des Zeitpunktes der chirurgischen Intervention in letzter Zeit verbessert werden.

Der plötzliche Kindstod

(Sudden Infant Death Syndrome – SIDS)

Plötzlicher und von der Anamnese her unerwarteter Tod eines Säuglings oder Kleinkindes, bei dem auch eine sorgfältige post mortem Analyse keine nachvollziehbare Todesursache zutage fördert. SIDS ist die häufigste Todesursache bei Kindern im Alter zwischen 2 Wo. und 1 Jahr und macht $^1/_3$ aller Todesfälle in dieser Altersgruppe aus. Die Verbreitung des SIDS ist weltweit. Die Häufigkeit von 1,5 auf 1000 Lebendgeburten in den USA ist zwischen dem 2. und 4. Lebensmonat am höchsten. Die Häufigkeit ist höher in der kalten Jahreszeit, in der ärmeren Bevölkerung, bei Frühgeborenen, Säuglingen, die bei der Geburt Phasen schwerer Atemnot mit Wiederbelebungsmaßnahmen erlebt haben, nachgeborenen Geschwistern von SIDS-Opfern und bei Säuglingen von Müttern, die während der Schwangerschaft geraucht haben. Viele Risikofaktoren von SIDS gelten auch für Nicht-SIDS-Todesfälle. Fast alle Kinder mit SIDS sterben im Schlaf.

Ätiologie und Diagnostik

Die Ursache des plötzlichen Kindstods ist unklar. Meistens liegt eine Dysfunktion der Herzkreislaufregulation und des zentralen Atemantriebs vor. Meist handelt es sich um intermittierende oder vorübergehende Störungen, oft sind mehrere Mechanismen als Ursache anzusehen. Weniger als 5% aller Opfer des plötzlichen Kindstods sind vor ihrem Tod durch Episoden verlängerter Apnoen aufgefallen, so daß die Korrelation zwischen plötzlichem Kindstod und Kindern mit wiederkehrender prolongierter Apnoe gering ist.

Die Diagnose plötzlicher Kindstod ist weitgehend eine Ausschlußdiagnose mit Ausschluß anderer Todesursachen wie einer intrakraniellen Blutung, einer Meningitis oder Myokarditis. Mittels einer Autopsie kann die Diagnose nicht gestellt werden.

Maßnahmen

Eltern, die ein Kind durch SIDS verloren haben, sind zutiefst traurig, besonders weil sie nicht auf die Tragödie vorbereitet waren. Da kein definitiver Grund für den Tod ihres Babys gefunden werden kann, haben sie oft übermäßige Schuldgefühle. Diese können verstärkt werden durch die Art der Ermittlungen von Polizei, Sozialarbeitern oder anderen, die aufgrund des plötzlichen, unerwarteten Todes hinzugezogen werden. Die Familienmitglieder brauchen nicht nur während der Tage unmittelbar nach dem Tod des Säuglings, sondern für mehrere Monate danach Unterstützung und Hilfe, um mit ihrem Schmerz fertigzuwerden und ihre Schuldgefühle abzubauen. Dies schließt, wann immer möglich, einen sofortigen Hausbesuch ein, um 1. die Eltern mit ihrer anfänglichen Panik nicht alleinzulassen und sie daran zu hindern, unvorsichtig mit ihrem Baby zur Klinik zu rasen und sich und andere zu gefährden, um 2. die Umstände, unter denen es zum SIDS kam, zu ermitteln, und 3. um die Eltern bezüglich der Todesursache zu informieren und zu beraten.

Die Autopsie sollte rasch durchgeführt werden. Sobald die vorläufigen Autopsieergebnisse bekannt sind (gewöhnlich innerhalb von 8–12 h), sollte ein 2. Hausbesuch unternommen werden, um das frühere Gespräch mit der Familie bezüglich des SIDS fortzuführen. Ein 3. Zusammentreffen mit den Eltern 2–3 Tage später verstärkt die früheren Gespräche und beantwortet neu aufgetauchte Fragen. Nach ca. 1 Monat sollte ein 4. Zusammentreffen stattfinden, um der Familie die endgültigen (mikroskopischen) Autopsieergebnisse mitzuteilen und ihre Reaktion auf ihren Verlust zu besprechen, besonders ihre Einstellung, weitere Kinder zu bekommen. Eine solche Beratung und Unterstützung kann besonders durch speziell ausgebildete Schwestern oder durch Laienhelfer gegeben werden, die selbst die schwere Erfahrung des SIDS gemacht haben.

Hämorrhagischer Schock und Enzephalopathie (HSE)

(Newcastle-Syndrom)

Akutes Auftreten von schwerem Schock, Enzephalopathie und anderen Symptomen bei zuvor gesunden Kindern, die zum Tode oder verhängnisvollen neurologischen Folgeerscheinungen führen. Das Syndrom wurde erstmals 1979 anhand von Patienten beschrieben, bei denen man zunächst einen Hitzeschlag vermutete.

Ätiologie und Pathologie

Die Ursache des Syndroms ist unbekannt. Zunächst hat man gemeint, HSE sei eine Form von Hitzschlag infolge übermäßigen Einwickelns von Säuglingen mit fiebrigen Erkrankungen. Allerdings tritt HSE nur selten in der Neugeborenenperiode auf und übertriebenes Einwickeln ist kein konstanter Faktor. Weitere Hypothesen zu Ätiologie betrafen u.a. Reaktionen auf intestinale oder Umwelttoxine, Freisetzung von Trypsin im Pankreas oder unidentifizierte Viren oder Bakterien. Berichte liegen vor über einen Anstieg von Plasmaproteasen und einen Abfall von Plasmaproteasen-Inhibitoren. Ob dieser Abfall primärer (eine Störung der Synthese oder der Freisetzung) oder sekundärer (Folge einer erhöhten Utilisation oder Inaktivierung) Natur ist, ist derzeit unbekannt.

Bei der Autopsie findet sich regelmäßig ein diffuses Hirnödem mit Einklemmungserscheinungen und fokalen Blutungen im Neokortex und anderen Organen. Weitere unspezifische Befunde sind beschrieben worden, darunter fleckförmige Schwellung und Degeneration von Hepatozyten, aber ohne fettige Degeneration, wie beim Reye Syndrom.

Symptomatik und Diagnostik

Die Erkrankung tritt überwiegend bei Kindern im Alter von 3–8 Monaten auf (Medianwert 5 Monate), ist aber auch bei einem 15jährigen Kind beschrieben worden. Die meisten Patienten zeigen Prodromi mit Fieber, Symptome von seiten des oberen Respirationstrakts oder Erbrechen und Durchfälle. Im Vordergrund des Erscheinungsbildes stehen eine akut einsetzende Enzephalopathie (mit Krämpfen, Koma und Hypotonie) sowie ein schwerer Schock. Weitere häufige Symptome sind eine Hyperpyrexie (bis zu 43,9°C rektal), disseminierte intravasale Gerinnungsstörung (DIC), Hirnödem, blutige Durchfälle, metabolische Azidose, erhöhte Lebertransaminasen, akutes Nierenversagen, Thrombozytopenie und ein fallender

Hkt. Primäre Beteiligung von Lunge oder Herz ist ungewöhnlich. Laboruntersuchungen ergeben häufig Leukozytose, Hypoglykämie, Hyperkaliämie, aber normale NH_3-Werte. Bakterien- und Viruskulturen fallen negativ aus. Die Mehrzahl der Patienten (> 60%) ist bisher verstorben, und von den Überlebenden haben etwa 70% und mehr schwere neurologische Folgeerscheinungen.

Die Diagnose ergibt sich aus den beschriebenen klinischen und Laborbefunden. Die **Differentialdiagnose** umfaßt den septischen Schock, das Reye Syndrom, toxische Schocksyndrome, hämolytisch-urämische Syndrome, Hitzschlag und hämorrhagische Fieberschübe bei Viruserkrankungen. Sie werden durch klinischen Verlauf und Laborbefunde ausgeschlossen.

Therapie

Das therapeutische Vorgehen ist rein symptomatisch. Infusionen von isotonen Lösungen und Blutbestandteilen (bis zu 300 ml/kg) zusammen mit kardialer Stützung (Dopamin, Adrenalin etc.) sind zur Aufrechterhaltung des Kreislaufs erforderlich. Erhöhter Hirndruck aufgrund des Hirnödems macht Intubation und Hyperventilation notwendig. Die generalisierte intravasale Koagulopathie (DIC) hat trotz Gabe von frisch gefrorenem Blutplasma oftmals progressiven Charakter.

7. ANGEBORENE ANOMALIEN

Körperliche Defekte zum Zeitpunkt der Geburt.

Allgemeine Überlegungen

Angeborene Fehlbildungen können isoliert oder multipel, vererbt oder sporadisch, offensichtlich oder versteckt, grob oder mikroskopisch fein sein. Sie verursachen etwa 10% der Todesfälle der Neugeborenen. Eine grobe Anomalie zum Zeitpunkt der Geburt ist bei 3–4% des Neugeborenen offensichtlich; im Alter von 5 Jahren zeigen bis zu 7,5% der Kinder einen kongenitalen Defekt. Die Häufigkeit spezifischer angeborener Anomalien variiert 1. mit dem individuellen Defekt (häufige Fehlbildungen, wie das Down-Syndrom, sind bei 1:660 Geburten zu beobachten); 2. mit dem geographischen Gebiet aufgrund von Faktoren wie Unterschieden im genetischen Pool oder der Umwelt (in manchen Gebieten Irlands beträgt die Häufigkeit der Spina bifida 3–4 auf 1000 Geburten, und nach neueren Forschungsergebnissen ca. 1:1000 in den USA); 3. mit den kulturellen Bräuchen (wo Ehen zwischen Verwandten häufig sind, steigt die Häufigkeit bestimmter Defekte); und 4. mit bestimmten ante- und *perinatalen Problemen (s. Ätiologie, unten).*

Ätiologie

Einige mit der Schwangerschaft und Entbindung zusammenhängende Faktoren signalisieren die erhöhte Wahrscheinlichkeit einer angeborenen Fehlbildung: 1. Erstgebärende über 35 Jahre alt (das Down-Syndrom ist ein besonderes Risiko); 2. Steißlage, die oft auch von einer Geburtsaphyxie begleitet wird, und 3. Poly- oder Oligohydramnie. Eine vermehrte Fruchtwassermenge ist vorhanden, wenn der Fetus Schwierigkeiten hat, zu schlucken (z.B. schwere ZNS-Erkrankungen wie etwa Anenzephalie), oder die Flüssigkeit kann den GI-Trakt nicht erreichen und nicht absorbiert werden (z.B. bei Ösophagusatresie); eine verminderte Fruchtwassermenge ist mit urogenitalen Anomalien verbunden, die die Urinausscheidung des Feten vermindern.

Die spezifische Ursache vieler angeborener Fehlbildungen ist unbekannt. Verschiedenartige Insulte des sich entwickelnden Feten können den gleichen Defekt bedingen, wenn sie zum gleichen Zeitpunkt während der Embryogenese auftreten, zu dem ein Organsystem am empfindlichsten ist.

Genetische Faktoren sind für viele einzelne Fehlbildungen wie auch für Syndrome verantwortlich. Diese können den einfachen Mendelschen Gesetzen folgen und autosomal-dominant, autosomal-rezessiv oder geschlechtsgebunden sein. Wo der Erbgang komplexer ist, wie bei Spina bifida, sind wahrscheinlich multiple Faktoren betroffen. Eine genetische Prädisposition oder möglicherweise eine erhöhte Anfälligkeit gegenüber bestimmten Umweltfaktoren können vorliegen. Einige Syndrome resultieren aus chromosomalen Aberrationen und können durch eine Chromosomenuntersuchunge identifiziert werden; z.B. Down-Syndrom (Trisomie 21). *(s. a. Kap. KIN, 23.)*

Teratogen wirken: 1. Medikamente, die von der Mutter während der Schwangerschaft genommen wurden *(s. Kap. GYN, 13.)*. Das bekannteste ist Thalidomid, das eine Vielzahl von Entwicklungsstörungen der Extremitäten bewirkt, und neuerdings Valproinsäure, die in Verbindung mit Spina-bifida-Erkrankungen gebracht wurde. 2. Mütterliche Erkrankungen wie Diabetes mellitus, Hypothyreose. 3. Verschiedene Erreger, z.B. Rötelnvirus, Zytomegalievirus und *Toxoplasma gondii,* Mikrozephalie mit nachfolgender motorischer und intellektueller Einschränkung ist die gravierendste Folge. 4. Bestrahlung. Obwohl eine Bestrahlung angeborene Fehlbildungen experimentell erzeugen kann, besteht über ihre Teratogenität beim Menschen wenig Klarheit.

Therapie

Pränatale Untersuchungen mittels Ultraschall, Amniozentese oder Chorionzottenbiopsie *(s. Kap. GYN, 12., und KIN, 23.)* erlauben die Diagnose mancher Defekte während der Schwangerschaft. Wenn ein ernsthafter Defekt festgestellt wird, können die Eltern entscheiden, ob sie wünschen, die Schwangerschaft fortzusetzen.

Pränatale Therapie ist in einigen Fällen möglich. Eine Therapie der obstruktiven Uropathie und des Hydrozephalus in utero wurde versucht, sie befindet sich jedoch noch im Versuchsstadium.

Wenn eine angeborene Fehlbildung vorhanden ist oder vermutet wird, sollten die Eltern sofort informiert werden, wenn auch ein ausführliches Gespräch bis zur Konsultation eines Spezialisten verschoben werden sollte. Die Familie sollte eine realistische, ehrliche Bewertung des Schweregrades der Erkrankung sowie der möglichen medizinischen Fürsorge und Auskunft über die Prognose erhalten. Die Eltern sollten aktiv mitentscheiden, jedoch sollten, um spätere Schuldgefühle zu vermeiden, die letztendlichen Entscheidungen bezüglich der Pflege nicht ihnen allein überlassen sein. *(s. a. Kap. KIN, 3., Eltern-Kind-Beziehung: Das kranke Neugeborene und Betreuung des chronisch behinderten Kindes).* Wenn genetische Faktoren vermutet werden, sollten die Eltern eine genetische Beratung erhalten *(s. Kap. GYN, 12., und KIN, 23.)*; wenn die Krankheit nicht vererbbar ist, sollte ihnen das versichert werden.

Die Besprechung einiger spezieller angeborener Defekte erfolgt hier.

Angeborene Herzfehler

Defekte des Herzens und der großen Gefäße, hervorgerufen durch eine anomale fetale Entwicklung des Herzens. Die Inzidenz der konnatalen Herzfehler liegt bei 1:120 Lebendgeborene. In manchen Fällen kann eine spezifische Ursache identifiziert werden. Chromosomale Defekte wie Trisomie 13 und Trisomie 18 sind gewöhnlich mit schweren angeborenen Herzfehlern assoziiert. Andere chromosomale Defekte wie die Trisomie 21 und das Turner-Syndrom werden oft von angeborenen Herzfehlern begleitet. Mütterliche Erkrankungen wie Diabetes mellitus oder systemischer Lupus erythematodes oder Umwelteinflüsse können weitere Ursachen sein. Das Risiko der familiären Häufung kongenitaler Herzfehler ist bei Verwandtschaft 1. Grades 2–3%, wobei ein etwas höheres Risiko für die Kinder betroffener Eltern besteht. Hinweise auf angeborene Herzfehler ergeben sich aus Anamnese, physikalischen Untersuchungen, EKG und Röntgenthorax. Genauere Untersuchungen sind Echokardiographie, Herzkatheter, Angiokardiographie und einige Laborparameter.

Physiologie

(Abb. 10. und Perinatale Physiologie in Kap. KIN, 2., Betreuung des normalen Neugeborenen)

Das gesunde Herz (nach der kardiovaskulären Adaptation mit Schluß des Foramen ovale und des Ductus arteriosus Botalli und Sinken des pulmonalen Gefäßwiderstandes nach der Geburt) verfügt über eine vollständige Trennung zwischen dem systemischen Kreislauf und dem Lungenkreislauf. Der Druck im rechten Herzen liegt unter dem Druck im linken Herzen. Die Folgen eines kongenitalen Herzfehlers sind abhängig von den durch den Herzfehler entstehenden Anomalien.

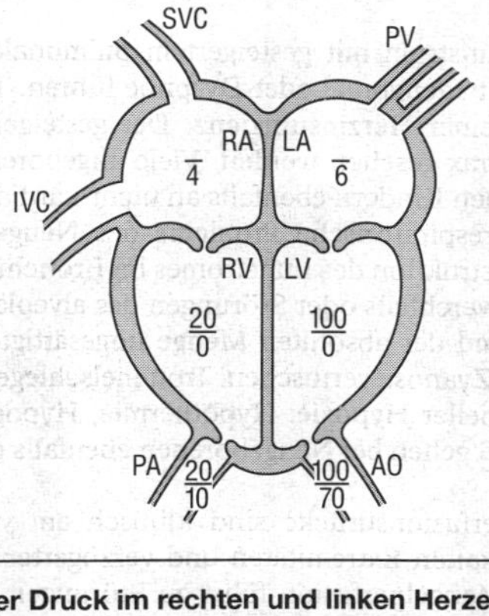

Abb. 10. **Durchschnittlicher Druck im rechten und linken Herzen bei normaler Zirkulation.** Mittlere Sauerstoffsättigung im rechten Herzen = 75%, mittlere Sauerstoffsättigung im linken Herzen = 95%, AO = Aorta, IVC = Vena cava inferior, LA = linker Vorhof, LV = linker Ventrikel, PA = Pulmonalarterie, PV = Pulmonalvenen, RA = rechter Vorhof, RV = rechter Ventrikel, SVC = Vena cava superior.

Pathophysiologie

In vielen Fällen führt ein angeborener Herzfehler, resultierend aus einer abnormalen Entwicklung des Herzens, zu keinen signifikanten Störungen der Hämodynamik. In anderen Fällen kommt es zu veränderten Auswurfleistungen der Ventrikel, veränderten Druckverhältnissen im Herzen, Auswurfstörungen der Vorhöfe, Mischung von oxygeniertem und nicht oxygeniertem Blut oder zu unzureichendem Herzminutenvolumen. Defekte, die zu einer Obstruktion führen (z.B. Pulmonal- oder Aortenstenose), sind unabhängig von dem Lungengefäßwiderstand und deshalb bereits nach der Geburt zu auskultieren. Man hört ein Auswurfgeräusch, das einen Crescendo-Decrescendo-Charakter besitzt. Die vermehrte Druckbelastung des Herzens führt zu ventrikulären Hypertrophiezeichen im EKG, meist ist dabei im Röntgenbild noch keine Vergrößerung der Ventrikel sichtbar.

Da Links-rechts-Shunts nur bei einer Druckdifferenz des rechten gegenüber dem linken Herzen zustande kommen, treten sie meist erst mit einer gewissen Latenz nach der Geburt auf. Diese Latenzzeit beträgt einige Tage bis wenige Wochen für Shunts mit hohen Drücken (z. B. auf ventrikulärer Ebene oder zwischen den großen Gefäßen) und entsprechend länger für Shunts mit geringeren Drücken, z. B. auf Vorhofebene. Die vermehrte Volumenbelastung bei Rechts-links-Shunts führt zur ventrikulären Dilatation und damit zur radiologisch sichtbaren Kardiomegalie, weniger offensichtlich zu Veränderungen, die im EKG sichtbar sind.

Herzgeräusche oder Schwirren sind zurückzuführen auf Turbulenzen im Herzen oder in den großen Gefäßen. Eine sorgfältige Lokalisation der Geräusche kann von großem diagnostischem Wert sein. Ein gesteigerter Flow durch die Pulmonalklappe führt zu einem leichten Herzgeräusch, vergleichbar mit einem Störungsgeräusch der Aorten- oder Pulmonalklappe, jedoch weniger rauh. Regurgitation durch eine Atrioventrikularklappe oder ein Fluß durch das ventrikuläre Septum führt zu einem pansystolischen Geräusch, das bei zunehmender Intensität die Differenzierung der Herztöne erschweren kann. Der Fluß in den großen Gefäßen ist konstant, ein Flow zwischen der Aorta und der Pulmonalis ist somit ebenfalls konstant und von den Herztönen nicht durchbrochen, es sei denn, der Pulmonalarteriendruck ist extrem hoch. Die Qualität der Herztöne ist abhängig von der adäquaten Funktion der Ventrikel und den endsystolischen Ventrikeldrücken. Ein Auswurfgeräusch kann nach dem ersten Herzton gehört werden, sofern die Klappenöffnung behindert ist.

Gesteigerter pulmonaler Blutstrom mit gesteigertem pulmonalen Venendruck kann zu respiratorischen Störungen mit Tachypnoe oder Dyspnoe führen. Tachykardie und Hepatomegalie sind weitere Folgen einer Herzinsuffizienz. Der gesteigerte pulmonale Blutstrom kann im Röntgenbild des Thorax gesehen werden. Viele angeborene Herzfehler führen zur Zyanose, wobei bei zyanotischen Kindern ebenfalls an nicht-kardiale Ursachen der Zyanose gedacht werden muß. Viele respiratorische Probleme des Neugeborenen sind von einer Zyanose begleitet, z. B. die Obstruktion des Luftstromes im Bronchialbaum, die Verdrängung der Lunge bei Aplasien des Zwerchfells oder Störungen des alveolären Gasaustausches. Die Diagnose Zyanose wird anhand der absoluten Menge ungesättigten Hämoglobins gestellt. Eine Anämie kann somit eine Zyanose vertuschen. Trommelschlegelfinger und Polyzythämie sind Folgen chronischer arterieller Hypoxie. Hypothermie, Hypoglykämie, Hypokalzämie, Sepsis und Störungen des ZNS gehen bei Neugeborenen ebenfalls oft mit einer Zyanose einher.

Inadäquate systemische Perfusionsdrücke sind klinisch am verminderten oder nichtpalpablen Puls, anhand von kalten Extremitäten und verzögerter kapillärer Füllung zu erkennen. Länger anhaltende Mangelperfusion führt zu Störungen der Organe, z. B. zu verminderter Nierenleistung bis hin zum Nierenversagen. Eine genaue klinische Untersuchung mit Auskultation des Herzens, Palpation des Pulses, Beurteilung des Durchblutungszustandes der Haut, unterstützt durch ein EKG und ein Röntgenbild des Thorax, gibt meist bereits wichtige Hinweise auf die Diagnose.

Ventrikelseptumdefekt (VSD)

Öffnung bzw. Öffnungen in dem Septum, das normalerweise den rechten vom linken Ventrikel trennt. Ein spontaner Verschluß während der Kindheit ist möglich, ein VSD kann zum Herzversagen führen, chirurgische Eingriffe erfordern oder durch Erkrankungen der Pulmonalgefäße kompliziert werden *(s. Abb. 11.)*.

Symptomatik und Diagnostik

Bei Kindern mit einem VSD hört man meist in früher Kindheit am unteren linken Sternalrand ein lautes, rauhes pansystolisches Geräusch. In früher Kindheit kommt es selten zu Störungen der Hämodynamik. In der 2. bis 3. Lebenswoche wird das Herzgeräusch lauter,

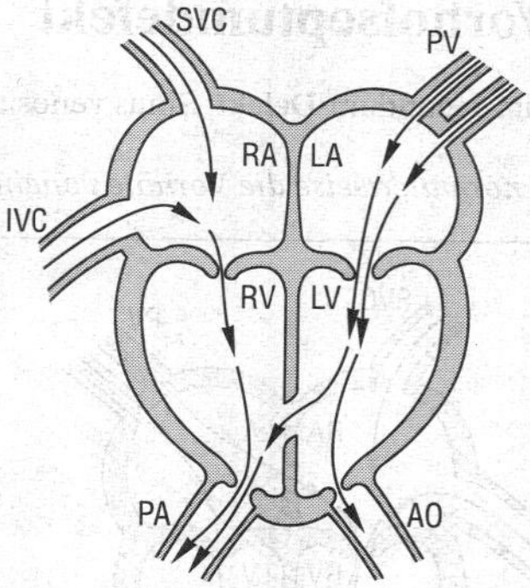

Abb. 11. **Ventrikelseptumdefekt:** Erhöhter pulmonaler Blutstrom, erhöhtes Blutvolumen im linken Vorhof und linken Ventrikel (Abkürzungen wie in *Abb. 10.*).

da der pulmonale Gefäßwiderstand abnimmt und der Links-Rechts-Shunt zunimmt. In der 6. bis 8. Woche kann es durch steigende Drücke im pulmonalen Gefäßkreislauf zum Herzversagen kommen (s. unten). Am linken unteren Sternalrand hört man ein lautes, rauhes pansystolisches Geräusch Grad 3 bis 4 (bis 6), bei großen Shuntvolumina hört man über der Herzspitze ein mittdiastolisches Geräusch, bedingt durch den gesteigerten Flow durch die Mitralklappe. Bei erhöhten Drücken in der Pulmonalarterie ist der zweite Herzton akzentuierend. Zeichen einer Herzinsuffizienz können vorliegen. Im Röntgenbild findet sich eine Kardiomegalie mit Vergrößerung des linken Vorhofs und des linken Ventrikels und Zeichen vermehrter pulmonaler Gefäßfüllung. Im EKG finden sich Zeichen einer Linksherzbelastung, zunehmende Rechtshypertrophiezeichen können vorliegen, wenn die Drücke im rechten Ventrikel und der Pulmonalarterie zunehmen. Vor einem chirurgischen Eingriff sollte ein Herzkatheter und eine Angiokardiographie durchgeführt werden, um die genaue Lokalisation des VSD zu zeigen, den Widerstand der pulmonalen Gefäße zu demonstrieren und mögliche assoziierte Anomalien wie einen Ductus oder eine Aortenisthmusstenose zu beweisen.

Prognose und Therapie

Entlastende Maßnahmen (Digitalis, Diuretika, Natriumrestriktion) und strenge Behandlung von Atemwegsinfektionen können dem Herzversagen vorbeugen und eine normale Entwicklung des Kindes gewährleisten. Kinder, die gut auf diese Maßnahmen ansprechen, verbessern sich meist kardial in den ersten ein oder zwei Jahren. Der Defekt wird weniger relevant und ein chirurgischer Eingriff kann vermieden werden. Bei Kindern, die wenig oder gar nicht auf diese Maßnahmen ansprechen, kann ein Verschluß des VSD im ersten Lebensjahr nötig werden. Kinder mit großen Shuntvolumina, die schlecht zu stabilisieren sind, haben ein relativ hohes Risiko, an viralen Pneumonien (z.B. RS-Virus) zu erkranken. Ein früher Verschluß des Defektes sollte in Erwägung gezogen werden. VSD's, die zu signifikanter Kardiomegalie führen, die einen Entwicklungsrückstand bedingen und nie symptomfrei sind, obwohl sie nicht zum Herzversagen führen, können später verschlossen werden. Alle Kinder mit einem VSD sollten eine adäquate Endokarditisprophylaxe bekommen *(s. Kap. KIN, 17., Antibiotikaprophylaxe, unter Rheumatisches Fieber, und Kap. HKR, 4., Endokarditis).*

Vorhofseptumdefekt

(Ostium-secundum-Defekt, Sinus venosus)

Defekt in dem Septum, das normalerweise die Vorhöfe voneinander trennt (s. Abb. 12.).

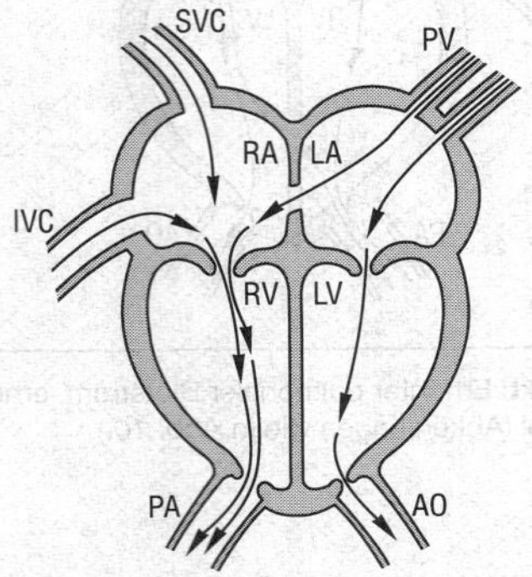

Abb. 12. **Vorhofseptumdefekt:** Vermehrter pulmonaler Blutfluß, erhöhtes Volumen des rechten Vorhofs und des rechten Ventrikels (Abkürzungen wie in *Abb. 10.*).

Symptomatik und Diagnostik

Nach dem ersten Lebensjahr ist gewöhnlich am oberen linken Sternalrand ein Strömungsgeräusch Grad 2 bis 3 und ein atmungsabhängiger gespaltener zweiter Herzton zu hören. Liegt ein großer Links-rechts-Shunt vor (Verhältnis pulmonaler zu systemischer Blutstrom ≥ 2:1), kann es zu einem tieffrequenten diastolischen Strömungsgeräusch über der Pulmonalklappe kommen. Im Röntgenbild sieht man eine Dilatation des rechten Vorhofs und rechtes Ventrikels und eine vermehrte pulmonale Durchblutung. Im EKG kann ein leichter Rechtstyp vorliegen, eine leichte rechtsventrikuläre Belastung kann deutlich werden, wobei die linksventrikulären Ableitungen unauffällig sind. Bei manchen Patienten beobachtet man eine etwas verlängerte PR-Strecke und/oder untypisch geformte P-Wellen. Eine Kombination von einem Vorhofseptumdefekt auf Höhe des Sinus venosus mit Anormalitäten der Lungenvenen ist häufig. Ausgedehnter Defekt mit Anormalitäten der Lungenvenen und eine Persistenz der linken Vena cava superior werden ebenfalls häufiger beobachtet. Die Diagnose wird meistens anhand der Klinik gestellt, der Defekt kann gewöhnlich in einem 2D-Echokardiogramm gesehen werden. Trotzdem wird oft präoperativ ein Herzkatheter durchgeführt, nicht nur, um die Größe des Shunts oder das eventuelle Vorhandensein anderer Anomalien festzustellen, sondern auch, um die Funktion des linken Ventrikels beurteilen zu können.

Behandlung

Bei Kindern, bei denen das Verhältnis pulmonaler zu systemischer Flow > 1,5:1 ist, wird *ein elektiver chirurgischer* Verschluß des Defekts empfohlen. Bei den meisten Patienten, die der Operation unterzogen werden, beträgt das Verhältnis bereits 2,5–3:1. Bei sehr großen Shuntvolumina oder dem Auftreten von Dysrhythmien auf Vorhofebene kann ein früherer Verschluß diskutiert werden. Bei Kindern mit kleineren Shuntvolumina, bei denen keine Kardiomegalie vorliegt, die keine Symptome haben und bei denen regelmäßige medizinische Kontrollen gewährleistet sind, kann man sich auf reine Beobachtung beschränken. Voraussagen über eventuelle Entwicklung einer pulmonalen Hypertension sind nicht möglich.

Persistierender Ductus arteriosus Botalli (PDA)

Persistieren der fetalen Kommunikation zwischen Pulmonalarterie und Aorta (s. *Abb. 13.*).

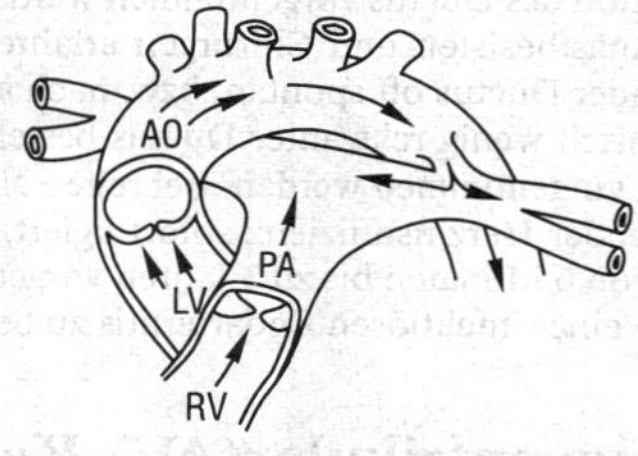

Abb. 13. **Persistierender Ductus arteriosus Botalli:** Erhöhter pulmonaler Blutstrom, erhöhtes Blutvolumen des linken Vorhofs und Ventrikels, Vergrößerung der Aortaaszendenz (Abkürzungen wie in *Abb. 10.*).

Symptomatik und Diagnostik

Bei Frühgeborenen ist das Problem des offenen Ductus Botalli häufig, es kommt dabei zu erhöhtem pulmonalem Blutstrom und Verschlechterung des Gasaustausches, was besonders bei Kindern mit Atemnotsyndrom von Bedeutung ist. Die Kinder haben einen Pulsus celer et altus, einen hebenden Herzspitzenstoß und eine Betonung des pulmonalen Anteils des zweiten Herztones. Ferner hört man über der Pulmonalis ein kontinuierliches Geräusch, das entweder systolisch mit einer kurzen diastolischen Komponente oder nur systolisch ist. Bei manchen Kindern findet man trotz vorhandener Klinik kein Geräusch. Diese Kinder haben ein für Frühgeborene normales EKG, eine linksventrikuläre Volumenbelastung kann aber deutlich werden. Im Röntgenbild sieht man eine Kardiomegalie und eine Verstärkung der pulmonalen Durchblutung (es sei denn, es liegt ein starkes Atemnotsyndrom vor). Mit Hilfe der Echokardiographie kann man den gegenüber der Aortenwurzel vergrößerten Durchmesser des linken Vorhofs zeigen, die Farbdoppler-Echokardiographie demonnstriert den pulmonalen Rückfluß während der Diastole.

Ein offener Ductus Botalli bei reifen Neugeborenen fällt gewöhnlich zwischen der 6. und 8. Woche durch ein kontinuierliches Geräusch am oberen linken Sternalrand auf. Die peripheren Pulse sind kräftig, im EKG kann eine linksventrikuläre Volumenbelastung auffallen. Im Röntgenbild sieht man eine Vergrößerung des linken Vorhofs, des linken Ventrikels, der Aortaaszendenz und eine vermehrte pulmonale Durchblutung (falls es zu einem signifikanten Flow durch den Ductus kommt).

Cave: In Verbindung mit einer Pulmonalatresie stellt ein offener Ductus einen lebensnotwendigen Kompensationsmechanismus dar. Das Geräusch kann verwechselt werden mit dem Geräusch einer arteriovenösen Fistel, einer Stenose im Pulmonalstamm und einem aortopulmonalen Fenster. Die Beurteilung der femoralen Pulse und des Blutdrucks am Bein ist notwendig, um eine Aortenisthmusstenose auszuschließen.

Prognose und Therapie

Wird durch den persistierenden Ductus bei dem Frühgeborenen die Lungenfunktion behindert, wird ein Verschluß des Ductus notwendig. Therapeutisch kommen in Frage: Flüssigkeitsrestriktion (90–100 ml/kg KG/Tag), Diurese, gute Sauerstoffversorgung, ein pharmakologischer Verschluß mittels Indometacin oder eine chirurgische Ligation des Ductus. Indometacin ist ein Prostaglandininhibitor und führt gewöhnlich nach 1–2 Dosen von 0,2 mg/kg KG i.v. im Abstand von zwölf Stunden oder 0,2 mg/kg KG oral nach dreimaliger Gabe zum

Verschluß des Ductus. Kontraindiktionen für die Indometacingabe sind ausgeprägte Gelbsucht (indirektes Bilirubin > 10 mg/dl), Nierenversagen (Kreatinin > 1,4 mg/dl, Blutharnstoff > 35 mg/dl) und Thrombozytopenie (Thrombozyten < 100 000/µl). Die Flüssigkeitsrestriktion sollte über 2–3 Tage bei langsam ansteigender Flüssigkeitsmenge beibehalten werden. Liegen Kontraindikationen für die Indometacingabe vor oder ist Indametacin nicht effektiv, kann eine chirurgische Ligation des Ductus vorgenommen werden. Das Risiko einer solchen Ligation ist gering, wenn Anästhesisten und Chirurgen erfahren sind. Bei Frühgeborenen schließt sich ein persistierender Ductus oft spontan, bzw. nach alleiniger Flüssigkeitsrestriktion. Bleibt ein hämodynamisch wenig relevanter Ductus bestehen, kann ein Verschluß im Alter von 1½ bis 2½ Jahren vorgenommen werden. Bei reifen Neugeborenen wird ein persistierender Ductus bei drohender Herzinsuffizienz sofort ligiert, bei unkomplizierten Fällen kann eine Ligatur im Alter von 6 Monaten bis zu 3 Jahren vorgenommen werden. Eine Ligation ist nötig, um das Risiko einer infektiösen Endarteriitis zu beseitigen.

Atrioventrikular(AV)-Kanal

(tiefsitzender Vorhofseptumdefekt Typ Ostium primum, Endokardkissendefekt)

***Der AV-Kanal ist ein Defekt im Vorhof und/oder Ventrikelseptum auf Höhe der AV-Klappen und geht gewöhnlich mit Anomalien der Mitral- und/oder Trikuspidalklappe einher** (s. Abb. 14.).*

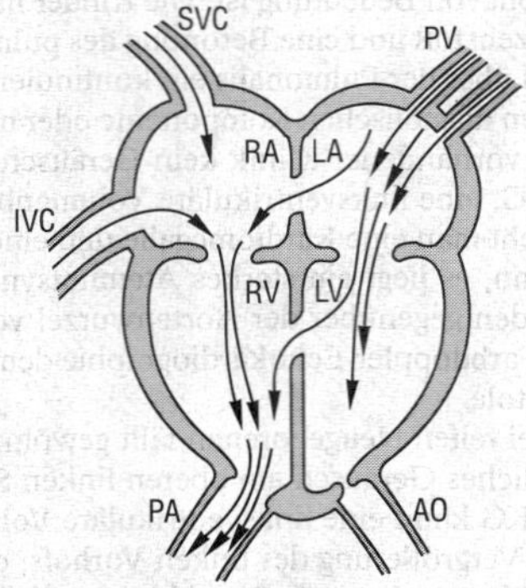

Abb. 14. **AV-Kanal:** Vermehrte Lungendurchblutung, vermehrte Volumenbelastung beider Kammern, häufig gesteigerter pulmonaler Gefäßwiderstand (Abkürzungen wie in *Abb. 10.*).

Symptomatik und Diagnostik

Der komplette AV-Kanal, der häufig bei Kindern mit einem Down-Syndrom gesehen wird, kann bei der Geburt bereits klinisch durch eine Zyanose auffallen. Diese Zyanose wird hervorgerufen durch einen Rechts-links-Shunt auf Vorhof- oder Ventrikelebene. Eine eventuell vorhandene Mitral- und/oder Trikuspidalinsuffizienz kann durch ein systolisches Strömungsgeräusch imponieren. Die möglichen großen Shuntvolumina können gemeinsam mit einer eventuell vorhandenen AV-Klappeninsuffizienz früh zum Herzversagen führen. Die Diagnose kann durch das typische EKG gestellt werden (überdrehter Linkstyp, Rotation im Gegenuhrzeigersinn in Frontalebene bei Fehlen des vorderen Anteils des linken Schenkels des Reizleitungssystems, häufig Verlängerungv des PR-Intervalls, Vorliegen einer linksventrikulären Hypertrophie und/oder rechtsventrikulären Hypertrophie). Das Röntgenbild zeigt eine Kardiomegalie, die Kontur der oberen Hohlvene am oberen rechten Rand des Mediastinums wird häufig vermißt, der rechte und linke Ventrikel sind dilatiert, der Pulmonalisbogen ist prominent, Hilus und Lungengefäßzeichnungen sind vermehrt. Die Diagnose kann mittels einer 2D-Echokardiographie bestätigt werden, ein Herzkatheter und eine Angiographie des linken Ventrikels werden gewöhnlich vor einer Operation durchgeführt, obwohl wichtige Befunde wie Kammergröße und Funktion der Klappensegel bereits echokardiographisch beurteilt werden.

Behandlung

Beim kompletten AV-Kanal ist eine frühe chirurgische Intervention, d.h. vor Vollendung des 2. Lebensjahres, notwendig, um eine fixierte pulmonale Hypertension zu verhindern. In manchen Zentren werden die Kinder bereits im Alter von 3 bis 4 Monaten operiert. Bei der Indikationsstellung zur Operation sollte der gesamte Zustand des Patienten in die Beurteilung eingehen, zumal viele der Patienten schwerst retardiert sind.

Angeborene Aortenklappenstenose

Angeborene Anomalien der Aortenklappe, häufig in Form einer Bikuspidalklappe, führen bei Kindern häufig zu schweren linksventrikulären Ausflußbehinderungen mit schwerer linksventrikulärer Dysfunktion, Herzversagen, Ischämiezeichen im EKG und verringertem systemischem Output. Diese Störung ist selten, tritt sie aber auf, ist sie lebensbedrohlich und erfordert sofortige chirurgische Intervention in Form einer Valvotomie. Die Behandlungsergebnisse sind nicht sehr gut. Eine Valvotomie führt häufig zur Insuffizienz der Aortenklappe, so daß später ein Klappenersatz notwendig wird. Häufiger wird eine bikuspidale Aortenklappe mit Stenose und manchmal mit Insuffizienz im späteren Kindesalter diagnostiziert. Gewöhnlich liegen keine Symptome vor, auskultatorisch vernimmt man ein systolisches Auswurfgeräusch mit Punctum maximum über dem oberen rechten Sternalrand, einen systolischen Klick und einen akzentuierten Aortenklappenschlußton. Weiterhin kann ein weicheres frühdiastolisches Geräusch als Zeichen einer Aorteninsuffizienz hörbar sein. Im EKG sieht man Anzeichen einer linksventrikulären Hypertrophie und Ischämie, die mit zunehmender linksventrikulärer Dysfunktion deutlicher werden. Die EKG-Veränderungen korrelieren jedoch nicht streng mit dem Grad der Obstruktion. Im Röntgenbild sieht man häufig eine poststenotische Dilatation der aszendierenden Aorta und bei langanhaltenden Stenosen eine linksventrikuläre Hypertrophie. Eine genauere Diagnostik in Form einer Echokardiographie, eines Herzkatheters und einer Angiokardiographie können in jedem Alter notwendig werden, wenn vermutet wird, daß es sich um eine gravierende Stenose handelt oder falls Symptome auftreten (z.B. Angina-pectoris-artige Beschwerden oder Synkopen). Gewöhnlich treten Beschwerden erst im Erwachsenenalter auf.

Die Entscheidung für ein operatives Vorgehen in Form einer Valvotomie wird nicht nur aufgrund des Druckgradienten zwischen linkem Ventrikel und Aorta (≥ 50 mmHg) gestellt. *Anzeichen einer linksventrikulären* Dysfunktion und Auftreten von klinischen Symptomen sind ebenso wichtige Anlässe zur Operation. Eine Valvotomie einer Aorta ist eher als palliativer Eingriff zu verstehen, da es häufig zu Reststenosen kommt, die einen Klappenersatz notwendig machen. Eine Insuffizienz der Aortenklappe nach der Valvotomie kann ebenfalls ein Grund für einen künstlichen Ersatz der Klappe sein.

Subaortale Obstruktionen der linksventrikulären Ausflußbahnen durch einen fibrösen Strang oder muskuläre Hypertrophien machen die gleichen Erscheinungen wie eine Aortenklappenstenose. Im Unterschied zur Aortenklappenstenose fehlt hierbei aber der frühsystolische Klick oder auch Austreibungston. Weiterhin fehlt eine poststenotische Dilatation der Aorta. Supravalvuläre Aortenstenosen sind selten, treten sie auf, werden sie häufig in Verbindung mit einem Hyperkalzämiesyndrom (Williams-Beuren-Syndrom) beobachtet. Eine chirurgische Korrektur der supravalvulären Aortenklappenstenosen ist schwierig.

Angeborene bikuspidale Aortenklappen führen selten bereits in der Kindheit und meist erst im Erwachsenenalter zu Obstruktionen, so daß ein Klappenersatz notwendig wird. Eine Endokarditis- und Endarteriitisprophylaxe mit einem adäquaten Antibiotikum ist bei jedem Patienten, bei dem eine bikuspidale Aortenklappe festgestellt wurde, indiziert *(s. Kap. KIN, 17., Antibiotikaprophylaxe, unter Rheumatisches Fieber, und Kap. HKR, 4., Endokarditis.).*

Pulmonalklappenstenose

In der frühen Neugeborenenperiode führt die Pulmonalklappenstenose durch Obstruktion der rechtsventrikulären Ausflußbahn zu einem Rechts-links-Shunt auf Vorhofebene und stellt daher einen Notfall dar. Eine sofortige Diagnose ist erforderlich. Im EKG kann zwischen rechtsventrikulärer Hypoplasie und Hypertrophie des rechten Ventrikels unterschieden werden. Im Röntgenbild sieht man eine verminderte Lungendurchblutung, die Echokardiographie zeigt die verengte Klappe und die verminderte Beweglichkeit der Klappe. Durch einen Herzkatheter und eine Angiographie kann schließlich die Funktion des rechten Ventrikels abgeschätzt werden. Gewöhnlich ist der rechte Ventrikel hypoplastisch, so daß eine sofortige Verbindung zwischen systemischem und pulmonalem Kreislauf notwendig wird (z. B. Blalock-Taussig-Anastomose). Allein durch eine solche Anastomose kann eine adäquate Lungendurchblutung gewährleistet sein. Die Gabe von Prostaglandin E_1 (Alprostadil, 0,05 μg/kg KG/min) zum Offenhalten des Ductus arteriosus Botalli ist zur Überbrückung der Zeit bis zu einem operativen Eingriff erforderlich. Eine pulmonale Valvulotomie kann ebenfalls indiziert sein.

Die hier aufgelisteten Vorgehensweisen sind palliative Eingriffe. In der späteren Kindheit können weitere operative Eingriffe zur Verbesserung der rechtsventrikulären Funktion nötig sein.

Bei älteren Kindern findet man selten eine ausgesprochene Zyanose, obwohl meist eine leichte periphere Zyanose vorliegt. Dies ist Folge einer verlängerten Zirkulationszeit und einer großen arterio-venösen O_2-Differenz. Am oberen linken Sternalrand hört man ein frühsystolisches Ausflußgeräusch, meist begleitet von einem initialen Klick. Je größer die Obstruktion durch die verengte Klappe ist, desto länger dauert das Ausflußgeräusch und desto später liegt der Gipfel dieses Geräusches. Der pulmonale Anteil des zweiten Herztones ist verzögert und verringert. Zunehmende Rechtshypertrophie ist aus dem EKG ersichtlich. Im Röntgenbild sieht man ein normal großes Herz, eine Prominenz des Pulmonalarterienhauptstamm-Segments und später eine zunehmende rechtsventrikuläre Hypertrophie. Anhand eines Herzkatheters kann man den Grad der Obstruktion durch die verkleinerte Klappe bestimmen und präoperativ wichtige Hinweise auf mögliche anatomische Anomalien gewinnen. Die Funktion des rechten Ventrikels kann ebenfalls durch eine Herzkatheteruntersuchung festgestellt werden. Sie ist in jedem Fall vor Durchführung einer Ballondilatation oder einer chirurgischen Valvulotomie indiziert. Bei leichterer Ausprägung kann mit der Behandlung bis zum Vorschulalter gewartet werden.

Pulmonalstenose

Bei vielen Neugeborenen ist ein leises systolisches Strömungsgeräusch über der Teilungsstelle der Pulmonalarterienäste zu hören. Dieses Geräusch ist meist ohne Effekt auf den rechtsventrikulären Druck und verschwindet bis zum Ende des ersten Lebensjahres als Folge des einsetzenden Wachstums. In manchen Fällen (z. B. konnatale Rötelninfektion, Williams-Beuren-Syndrom sowie bei normalen Kindern) kommt es zu einer Obstruktion vor oder innerhalb der Pulmonalarterienäste. Die Folge ist ein kontinuierliches Strömungsgeräusch. Eine chirurgische Intervention ist hierbei nur in Ausnahmefällen möglich, da meist multiple Stenosen in sämtlichen Lungengefäßen vorliegen oder sogar eine Hypoplasie der gesamten Lungengefäße besteht.

Aortenisthmusstenose

Bei Kindern mit einer Aortenisthmusstenose kann der Verschluß des Ductus Botalli die distale Perfusion soweit einschränken, daß es plötzlich zum Herzversagen, zum kardiovaskulären Kollaps und zu einer schweren metabolischen Azidose kommt. Sofortige medikamentöse Therapie, Intubation und Beatmung sind nötig. Eine Infusion von Prostaglandin E_1, 0,05 µg/kg/min kann zur erfolgreichen Wiedereröffnung des Ductus arteriosus Botalli führen. Der Effekt der Prostaglandininfusion hält meist nicht sehr lange an. Nach einigen Stunden hat sich das Kind aber meistens soweit stabilisiert, daß eine ausreichende distale Perfusion gewährleistet ist und die renale Durchblutung zugenommen hat, so daß eine chirurgische Korrektur der Stenose und ein Verschluß des Ductus arteriosus Botalli möglich wird. Bei älteren Kindern mit einer Aortenisthmusstenose fällt auf, daß an den oberen Extremitäten im Gegensatz zu den unteren Extremitäten wesentlich höherer Blutdruck gemessen wird.

Absolut besteht oft eine Hypertension. Über der Stenose ist oft ein leises Geräusch, das deutlich in den Rücken fortgeleitet wird, zu hören. Die Femoralpulse sind zwar meist tastbar, jedoch deutlich vermindert und im Vergleich zu den Radialispulsen leicht verzögert. Das EKG ist meistens normal, es kann eine leichte linksventrikuläre Hypertrophie zeigen. Im Röntgenbild sieht man ein normal großes Herz, in der schräg-seitlichen Aufnahme ist die Isthmusstenose manchmal sichtbar. Bei älteren Kindern fallen Rippenusuren auf. Ein Herzkatheter und eine Angiographie sind nicht unbedingt notwendig, es sei denn, es liegen weitere Defekte, z.B. eine Aortenklappenstenose, eine Aortenklappeninsuffizienz, eine veränderte Mitralklappe oder ein Ventrikelseptumdefekt, vor. Auch Hinweise auf eine Stenose an untypischer Stelle würden zu einer Herzkatheteruntersuchung Anlaß geben. Normalerweise sitzt die Stenose direkt distal des Abgangs der linken Subclavia. Am Schulterrand sind meist dilatierte Kollateralarterien palpabel. Sofern nicht Komplikationen wie drohendes Herzversagen oder extrem hoher Blutdruck in den oberen Extremitäten zu einem früheren Eingreifen Anlaß geben, wird eine Operation zwischen dem vierten und sechsten Lebensjahr empfohlen. Vorher ist eine Endokarditisprophylaxe notwendig.

Die Operation besteht aus Resektion und direkter Anastomose, „Roofing" der linken Subclavia, oder, falls notwendig, aus Resektion und Anastomosierung mittels eines Interponats.

Fallotsche Tetralogie

Hierbei handelt es sich um eine anatomische Fehlbildung mit schwerer oder totaler rechtsventrikulärer Ausflußbehinderung, kombiniert mit einem Ventrikelseptumdefekt. Das nicht oxygenierte Blut kann somit die Lunge umgehen und direkt durch den VSD in den systemischen Kreislauf gelangen (s. Abb. 15.).

In den meisten Fällen hört man bereits unmittelbar nach der Geburt des Kindes über dem linken oberen Sternalrand ein Systolikum als Zeichen der rechtsventrikulären Ausflußbehinderung. Nach der Geburt entwickeln die Patienten gewöhnlich eine Zyanose. Kinder mit *einer Fallotschen Tetralogie*, mit Pulmonalklappenatresie sind auf einen offenen Ductus arteriosus Botalli angewiesen, da eine Durchblutung der Lungen allein hieraus erfolgt. Diese Kinder haben meist bereits kurz nach der Geburt eine ausgeprägte Zyanose und ein konstantes Strömungsgeräusch als Ausdruck des offenen Ductus arteriosus Botalli ist zu hören. Die Gabe von Prostaglandin E_1, 0,05–0,1 µg/kg KG/min, gewährleistet gewöhnlich, daß der Ductus geöffnet bleibt und somit die Zeit bis zum Anlegen einer Anastomose zwischen Gefäßen des großen Kreislaufs und der Pulmonalarterie überbrückt wird. Eine Prostaglandininfusion kann zum Atemstillstand führen, es muß daher immer Beatmungsbereitschaft bestehen *(s. Kap. KIN, 6., Asphyxie und Reanimation, und Kap. KIN, 9., Kardiopulmonale Reanimation).* Die Infusion sollte so schnell wie möglich auf die geringste wirksame Dosis reduziert werden.

Bei älteren Kindern auskultiert man ein Systolikum, die Herzachse ist nach rechts verschoben, das EKG zeigt eine rechtsventrikuläre Hypertrophie. Das Röntgenbild zeigt ein klei-

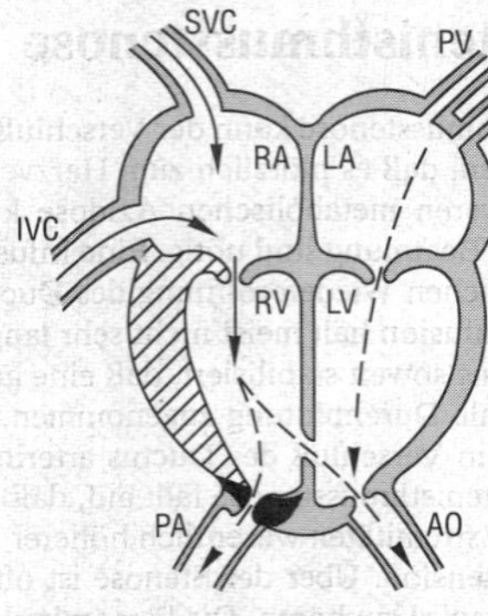

Abb. 15. **Fallotsche Tetralogie:** Verminderte Lungendurchblutung, rechtsventrikuläre Hypertrophie, Einstrom des nicht oxygenierten Blutes in den großen Kreislauf (Abkürzungen wie in *Abb. 10.*).

nes Herz mit leichtem konkav geformtem Pulmonalishauptstamm und verminderter Lungendurchblutung. Die Aorta reitet oft über dem Ventrikelseptumdefekt. Zur Entscheidung über das operative Vorgehen sollte die intrakardiale Anatomie genau studiert werden. Je nach Art des Defekts kann man entweder versuchen, normale anatomische Verhältnisse herzustellen, bzw. palliativ durch eine Anastomose zwischen systemischem und pulmonalem Kreislauf die Lungendurchblutung zu fördern.

Manche Kinder mit Fallotscher Tetralogie haben „Zyanoseanfälle", begleitet von starkem Angstgefühl, Luftnot, zunehmender Zyanose und mit wechselndem Bewußtseinsniveau. Häufig treten diese Anfälle nach besonderen Aktivitäten auf.

Die Behandlung dieser Anfälle besteht in der Gabe von O_2, der Einnahme einer Hockstellung und der Gabe von Morphin, 0,1–0,2 mg/kg KG i.m. Propranolol, 0,25–1,0 mg/kg KG oder mehr oral alle sechs Stunden, ist eine hilfreiche Methode, Anfälle zu verhindern. Die Kinder sollten jedoch auf jeden Fall bald einer Herzkatheteruntersuchung, einer Angiographie und einer operativen Therapie zugeleitet werden.

Transposition der großen Gefäße

Hierbei handelt es sich um einen anatomischen Defekt, bei dem die Aorta direkt aus dem rechten Ventrikel entspringt, die Pulmonalis dabei aus dem linken Ventrikel kommt. Dieses führt zu schwerer systemischer Hypoxämie (s. Abb. 16.).

Kinder mit einer Transposition der großen Gefäße sind bereits direkt nach der Geburt schwerst zyanotisch und entwickeln sehr schnell eine metabolische Azidose aufgrund der unzureichenden Durchblutung des Gewebes mit oxygeniertem Blut. Kompensatorisch bildet sich eine respiratorische Alkalose aus. Meist finden sich keine anderen klinischen Symptome außer der Zyanose. Im Röntgenthorax sieht man ein Herz mit einer engen Basis, da die großen Gefäße eher voreinander als nebeneinander liegen. Das Pulmonalissegment fehlt, das Herz wirkt dadurch wie ein liegendes Ei. Ein venöser Lungenstau kann sich sehr schnell entwickeln. Das EKG ist jedoch für Neugeborene normal.

Sofortige Diagnose mittels Echokardiographie oder Herzkatheter ist indiziert. Bei bestätigter Diagnose wird sofort eine Ballonseptostomie auf Vorhofebene durchgeführt, um den linken Vorhof zu entlasten und eine Vermischung des venösen und arteriellen Blutes zu gewährleisten. Bei den Kindern, bei denen eine lebensbedrohende Hypoxämie besteht, kann die vorüberge-

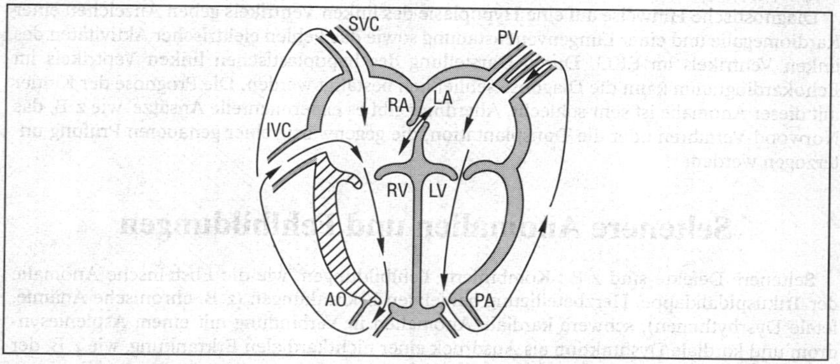

Abb. 16. **Transposition der großen Gefäße:** Das nicht oxygenierte Blut strömt in die Aorta. Der rechte Ventrikel ist hypertrophiert, ein offenes Foramen ovale erlaubt einen minimalen Austausch (Abkürzungen wie in *Abb. 10*.).

hende Gabe von Prostaglandin E_1 zur Öffnung des Ductus arteriosus Botalli und damit zur Vermehrung der Lungendurchblutung und zur Verbesserung der Oxygenation des Blutes im großen Kreislauf führen. Eine sofortige Septostomie sollte jedoch trotzdem durchgeführt werden. Nach der Säuglingsperiode wird eine chirurgische Korrektur durchgeführt, dabei wird entweder die Methode nach Mustard oder Senning, d. h. ein Vertauschen der pulmonalen und systemischen Venen, angewandt, bei anderen Kindern führt man ein „switching" der Vorhöfe durch.

Weitere zyanotische Herzfehlbildungen

Andere zyanotische Herzfehlbildungen wie der Single-Ventricle mit oder ohne Pulmonalklappenstenose, die Trikuspidalatresie mit normalen Gefäßen oder mit Transposition der großen Gefäße, die Atresie der Trikuspidal- und der Pulmonalklappe, die Mitralatresie und der Truncus arteriosus sind seltener. Eine genaue Darstellung der Anatomie des Defektes ist wichtig. Eine Angiographie ist dabei hilfreich.

Die Behandlung dieser Kinder besteht meist in der Gewährleistung einer adäquaten Lungendurchblutung durch eine Anastomose zwischen systemischem und pulmonalem Kreislauf, oder andererseits durch ein „Banding" der Pulmonalarterie zur Drosselung der Lungendurchblutung und zum Schutz des Lungengefäßbettes vor zu starker Druckbelastung. Eine Herstellung normaler Flußverhältnisse und Trennung zwischen oxygeniertem und nicht oxygeniertem Blut ist bei manchen dieser Kinder mittels einer modifizierten Fontanoperation möglich. Bei der Fontanoperation wird das Blut aus dem rechten Ventrikel in die Pulmonalarterie geleitet, der rechte Ventrikel wird somit übergangen. Bei Kindern mit einem Truncus arteriosus ist die Einpflanzung eines Conduits gelegentlich erfolgreich.

Hypoplasie des linken Ventrikels

Kinder, die am zweiten oder dritten Lebenstag plötzlich in ein schweres Herzversagen mit Verlust der peripheren Pulse und Anzeichen einer schweren systemischen Minderperfusion kommen, zuvor aber vollkommen unauffällig waren, haben häufig eine Aorten- und/oder Mitralklappenatresie, so daß die Versorgung des großen Kreislaufes allein durch den Ductus gewährleistet wird. Ein Verschluß des Ductus führt somit zu einem kardiovaskulären Kollaps.

Diagnostische Hinweise auf eine Hypoplasie des linken Ventrikels geben Anzeichen einer Kardiomegalie und einer Lungenvenenstauung sowie das Fehlen elektrischer Aktivitäten des linken Ventrikels im EKG. Durch Darstellung des hypoplastischen linken Ventrikels im Echokardiogramm kann die Diagnose schließlich bestätigt werden. Die Prognose der Kinder mit dieser Anomalie ist sehr schlecht. Allerdings gibt es experimentelle Ansätze, wie z.B. das Norwood-Verfahren oder die Transplantation, die gegenwärtig einer genaueren Prüfung unterzogen werden.

Seltenere Anomalien und Fehlbildungen

Seltenere Defekte sind z.B.: Kombinierte Fehlbildungen, wie die Ebsteinsche Anomalie der Trikuspidalklappe, Herzbeteiligung bei fetalen Erkrankungen (z.B. chronische Anämie, fetale Dysrhythmien), schwere kardiale Anomalien in Verbindung mit einem Aspleniesyndrom und kardiale Dysfunktion als Ausdruck einer nichtkardialen Erkrankung, wie z.B. der Hypothyreose.

Schwer zu diagnostizieren sind oft die sehr seltenen Anomalien, wie z.B. der kongenitale komplette Herzblock, angeborene metabolische Störungen mit schwerer Azidose und sekundärer myokardialer Dysfunktion oder das QT-Syndrom, das die Gefahr schwerer, möglicherweise tödlicher Dysrhythmien beinhaltet.

Ein limitierender Faktor für die Therapie vieler kongenitaler Herzmißbildungen, wie z.B. Ventrikelseptumdefekt, AV-Kanal oder Truncus arteriosus, ist die fixierte pumonale Hypertension **(Eisenmenger-Reaktion).** Im Falle einer Eisenmenger-Reaktion ist der pulmonale Gefäßwiderstand irreversibel erhöht, die Media der Pulmonalarterien ist hypertrophisch, viele kleine arterielle Gefäße sind verschlossen. Nähert sich der pulmonale Gefäßwiderstand dem Widerstand des systemischen Kreislaufs, nimmt ein bestehender Links-rechts-Shunt ab, es kommt zum Rechts-links-Shunt, was zur Verminderung der Oxygenierung des Blutes im systemischen Kreislauf und damit zur Ausbildung einer Zyanose führt. Eine chirurgische Intervention ist kontraindiziert, wenn der errechnete pulmonale Gefäßwiderstand größer als die Hälfte des errechneten systemischen Gefäßwiderstandes ist. Ein länger bestehender oder fortschreitender Rechts-links-Shunt führt zu zunehmender peripherer Hypoxämie und zur Ausbildung einer Polyzythämie. Bis zu einem Hämatokrit von 65% kommt es zu einer Verbesserung der O_2-Versorgung. Bei höheren Hämatokritwerten ist die Viskosität des Blutes so weit gesteigert, daß der O_2-Transport in das Gewebe gestört wird. Vorsichtige Aderlässe können nützlich sein, um den Hämatokrit auf ungefähr 60% zu reduzieren, wenn die Patienten einen Hämatokrit über 65% haben oder Symptome (wie z.B. Sehstörungen, verwaschene Sprache, zunehmende Müdigkeit) aufweisen.

Herzinsuffizienz (HI)

(s.a. Angeborene Herzerkrankungen, oben)

Ein klinisches Syndrom, das auftritt, wenn das als Pumpe tätige Herz das für den Stoffwechsel- und Wachstumsbedarf benötigte Herzminutenvolumen nicht aufrechterhalten kann. Klinische Zeichen und Laborbefunde sind die einer akuten und chronischen Lungen- und systemischen Stauung sowie Befunde, die für den zugrundeliegenden kardialen Defekt charakteristisch sind.

Ätiologie

Tab. 22. gibt das häufigste Alter des Beginns der dekompensierten Herzinsuffizienz **(DHI)** und die allgemein damit verbundenen Ursachen an. **In utero** ist eine Herzinsuffizienz selten,

Tab. 22. Beginn der Herzinsuffizienz und häufigste Ursachen

Geburt bis erste Lebensstunden
Schwere chronische (intrauterine) Anämie
Intrauterine oder neonatale paroxysmale supraventrikuläre Tachykardie
Perinatale Asphyxie
Schwere Trikuspidal- und/oder Pulmonalinsuffizienz
Syndrom des unterentwickelten linken Ventrikels
Stoffwechselanomalien (d.h. Hypoglykämie)
Kritische Pulmonalis- oder Aortenstenose
Malformationen des systemischen oder plazentaren Gefäßnetzes
Erster Lebensmonat
Alles wie oben
Transposition großer Gefäße
Aortenisthmusstenose mit oder ohne damit verbundene Abnormitäten
Abnormer Lungenvenenabfluß, besonders mit Pulmonalvenenobstruktion
Säuglingszeit
Ventrikelseptumdefekt, gemeinsamer Ventrikel
Truncus arteriosus
Offener Ductus arteriosus
Atrioventrikulardefekte
Seltene Stoffwechselerkrankungen (d.h. Glykogenspeicherkrankheiten)
Kindheit
Akutes rheumatisches Fieber mit Endokarditis
Rheumatische Herzerkrankung
Virale Myokarditis
Bakterielle Endokarditis
Volumenüberlastung im Verlauf einer nichtkardialen Erkrankung

kommt es zur Herzinsuffizienz in utero, ist sie eher Resultat einer verminderten Pumpleistung des Herzens als Folge eines Shunts oder einer Obstruktion. Intrauterine Tachykardien, chronische Anämien mit konsequenter Volumenüberlastung, myokardiale Dysfunktionen als Folge einer Myokarditis oder anderes sind Gründe einer Herzinsuffizienz in utero. Oft kann die HI kausal behandelt werden, z.B. durch Digitalisierung und Förderung der Diurese der Mutter.

Eine direkt **nach der Geburt** auftretende HI kann aus dem oben Erwähnten resultieren, kann Zeichen einer perinatalen Asphyxie mit Beschädigung des Myokards oder Folge einer schweren Klappenschädigung sein. Metabolische Störungen (z.B. Hypothermie, Hypoglykämie oder schwere metabolische Azidose) können ebenfalls zur Herzinsuffizienz nach der Geburt führen. Schwere Aorten- oder Pulmonalklappenstenosen können bald nach der Geburt zur HI führen. Ein hypoplastischer linker Ventrikel führt gewöhnlich 48–72 Stunden nach der Geburt zu einer plötzlichen HI mit metabolischer Azidose als Ausdruck der geringen systemischen Durchblutung.

Eine Herzinsuffizienz, die **in der ersten Lebenswoche** auftritt, kann Folge aller oben genannten Störungen sein oder weiterhin bedingt sein durch eine Aortenisthmusstenose, eine Transposition, eine arteriovenöse Fistel im systemischen Kreislauf oder durch einen Links-rechts-Shunt bei Frühgeborenen, z.B. durch den persistierenden Ductus arteriosus Botalli. Herzfehler mit ausgeprägtem Links-rechts-Shunt (z.B. VSD, persistierender Ductus arteriosus Botalli, Truncus arteriosus) führen gewöhnlich **im Alter von sechs bis acht Wochen** nach Ausbildung einer fixierten pulmonalen Hypertension zur HI. Komplexere Läsionen (z.B. Fehlmündung der Lungenvenen, AV-Kanal, Single-Outlet) führen je nach Art und Schwere der Läsion früher oder später zur Herzinsuffizienz.

Zu den **nichtkardialen Ursachen** einer Herzinsuffizienz gehören chronische Anämien, Verlegung der oberen Luftwege, Asphyxie, toxische Medikamentenwirkungen (z. B. Daunorubicin), iatrogene Hämodilution und einige Systemerkrankungen, wie z. B. Speicherkrankheiten und die Friedreich-Ataxie.

Symptomatik

Der Beginn der DHI beim Säugling kann allmählich sein, erfolgt jedoch meist rasch, gelegentlich sogar extrem rasch. Eine Tachykardie mit Herzfrequenzen von etwa 120–140/min bis zu 200/min besteht fast immer.

Anzeichen einer Links- und Rechtsherzinsuffizienz treten beim Säugling gemeinsam auf. Die **Linsherzinsuffizienz** manifestiert sich in Atemschwierigkeiten. Dyspnoe und Tachypnoe mit einer Atemfrequenz von 60–100/min und mehr ohne eine primäre Lungenerkrankung werden häufig vorgenommen und sind zurückzuführen auf die Pulmonalvenenstauung, den erhöhten Lungenkapillardruck und die Transsudation von Flüssigkeit in die Alveolen, das Interstitium und die Bronchialräume. Eine überlagerte Infektion kann diese Probleme verstärken. Husten und Einziehung werden häufig beobachtet, Rasselgeräusche und Giemen sind variabel, nicht unüblich, während ein deutliches Lungenödem mit schaumig-blutigem Sputum selten ist. Die Anstrengung durch erhöhte Atemarbeit und erhöhten Metabolismus führt zu verschlechterter Nahrungsaufnahme und schlechtem Gedeihen, wobei Kopfumfang und Längenwachstum gewöhnlich nicht vermindert sind. Die Gewichtszunahme kann durch Flüssigkeitsretention und verminderte Urinausscheidung maskiert sein. Die Kinder sind weiterhin ruhelos, irritabel und schwitzen leicht. Es kommt zur Kardiomegalie, außer bei konstriktiver Perikarditis und schwerer Pulmonalvenenobstruktion. Leise Herztöne, ein Galopprhythmus und Zeichen geringer peripherer Perfusion mit kalten Extremitäten, verminderten peripheren Pulsen und verminderter kapillärer Füllung sowie ein mehr graues als blaues Hautkolorit weisen auf die verminderte myokardiale Leistungsfähigkeit hin. Eine Zyanose als Hinweis auf einen intrakardialen Rechts-links-Shunt kann ebenfalls ein Zeichen eines adäquaten alveolären Gasaustausches aufgrund einer pulmonalen Venenstauung oder ein Zeichen eines geringen Outputs mit hoher arteriovenöser O_2-Differenz sein.

Bei der **Rechtsherzinsuffizienz** ist die Hepatomegalie häufig ein verläßliches Anzeichen der DHI bei Kleinkindern und ein empfindlicher Parameter für die Effektivität der Therapie. Schmerz und Empfindlichkeit durch die Leberstauung und Anomalien des Jugularvenenpulses sind bei Säuglingen keine zuverlässigen Anzeichen, während sie bei älteren Kindern ein nützliches Symptom sind. Gelegentlich sind periphere Ödeme, besonders an Hand- und Fußrücken und in den periorbitalen Gebieten, zu sehen.

Es gibt wenige spezifische Laborbefunde bei der DHI. Eine Verdünnungsanämie und Hyponatriämie, eine Abnahme des Urinvolumens und eine Albuminurie können auftreten. Eine Hypoglykämie nach Aufbrauchen unzureichender Glykogenspeicher, ein hypermetabolischer Status sind besonders bei Neugeborenen häufig. Die Auszählung der Leukozyten kann eine begleitende Infektion widerspiegeln, und eine längerdauernde, systemische, arterielle Sauerstoffuntersättigung führt in der Regel zu einer Polyzythämie und später zu Eisenmangel.

Diagnostik

Bei der Untersuchung eines Säuglings mit DHI sollte der Versuch unternommen werden, eine spezifische, anatomische Diagnose zu stellen: Die Beurteilung der Qualität des peripheren Pulses und des Blutdrucks in allen Extremitäten ist notwendig. Der Grad des peripheren Sauerstoffmangels und der Anämie kann durch die Untersuchung von Bindehaut, Schleimhaut, Lippen und Nagelbett bestimmt werden.

Das Präkordium sollte vorsichtig auf Schwirren, hebende Pulsationen, den Ort des maximalen Impulses und tastbare Herztöne palpiert werden. Bei der Auskultation der Herztöne beurteilt man deren Qualität, Intensität, die Spaltung des Semilunarklappentons in 2 Töne und deren relativen Zeitpunkt und Extratöne. Herzgeräusche sollten auf Lokalisation, Zeitpunkt, Dauer, Intensität und Qualität untersucht werden. Die Lunge muß darauf hin untersucht werden, ob eine Stauung oder Infektion vorliegt. Lebergröße und Konsistenz sollten ebenso wie periphere Ödeme festgestellt werden. Flüssigkeitseinlagerungen können am besten durch regelmäßiges Wiegen erfaßt werden. Ein häufiges Neuerstellen dieser Untersuchungsbefunde dient als Gradmesser für die Effektivität der Therapie und, wenn sie sich ändern, als Hilfe für die spezifische Diagnose.

Die zugrundeliegenden anatomischen Veränderungen sollten durch sorgfältige Erstellung der Anamnese, die körperliche Untersuchung und Basislabor- und Röntgenbefunde bestimmt werden.

Veränderungen des EKG sind von geringem Nutzen bei der Diagnose der DHI, haben jedoch einen größeren Wert beim Erstellen einer spezifischen anatomischen Diagnose. Echokardiographie, Phonokardiographie, Vektorkardiographie, Herzkatheterisierung und Angiographie sind für die vollständige anatomische Diagnose in einigen Fällen erforderlich, für die Diagnose der DHI jedoch nicht notwendig. Sie werden selten durchgeführt, bevor die DHI und andere akute Probleme wie Elektrolytstörungen und Infektionen unter Kontrolle sind.

Prognose und Therapie

Die Behandlung zielt primär darauf ab, die DHI zu beseitigen, doch wird die Prognose für Säuglinge und Kinder vor allem von der nachfolgenden Behandlung der zugrundeliegenden Erkrankung beeinflußt.

Digoxin, ein gereinigtes Digitalisglykosid, ist das am weitesten verbreitete Medikament für die DHI *(s. Tab. 23.* zur Dosierung*)*. Die Anfangsdosis kann i.v. oder oral verabreicht werden, entweder auf 3 Dosen verteilt bei einer größeren Anfangsdosis oder nach einem Schema alle 4, 6 oder 8 h, in Abhängigkeit von der Situation. i.m. Digoxin ist selten indiziert. Die Digoxin-Erhaltungsdosis, auf 2 Gaben täglich aufgeteilt, ergibt gewöhnlich ein fließenderes Ansprechen als eine Einzeldosis täglich. Digoxin muß vorsichtig verschrieben werden. Die Digoxin-Konzentration in oral verabreichbaren Medikamenten beträgt meist 50 µg/ml (0,05 mg), während die Digoxinkonzentration in i.v. verabreichten Präparaten meist 250 µg/ml (0,25 mg) beträgt. Bei Neugeborenen und Säuglingen sind Digoxinserumspiegel sehr unzuverlässig und schwer verwertbar. Bei schwerer Herzinsuffizienz können Dopamin und/oder Dobutamin zur Verbesserung der Nierendurchblutung führen. Man beginnt mit 5 µg/kg KG/min und erhöht die Dosis bis zu maximal 15 µg/kg KG/min. In höheren Dosen können die genannten Medikamente einen gegenteiligen Effekt auf die Nierendurchblutung haben. Bei Kindern mit Herzinsuffizienz ist im Gegensatz zu Erwachsenen selten eine Reduktion des „After-load" notwendig. Für diesen Fall stehen für Kinder folgende Medikamente zur Verfügung: Nitroprussidnatrium (0,5–3 µg/kg KG/min i.v.), Hydralazin (0,5–5 mg/kg KG/Tag oral in drei bis vier Einzeldosen), Captopril (0,5–6 mg/kg KG/Tag oral in zwei bis vier Einzeldosen verteilt). Der Einsatz dieser Medikamente bedarf besonderer Vorsicht.

Die Diurese mit schnellwirkenden Medikamenten wie Furosemid oder Etacrynsäure, 1 mg/kg i.v. oder 2 mg/kg oral, hat eine sofortige Wirkung. Das Medikament kann nach 4–6 h wiederholt gegeben werden und die Dosis kann verdoppelt werden, wenn keine entsprechende Reaktion erfolgt. Chlorothiazid, 20–40 mg/kg/Tag in 2 getrennten Dosen, kann

Tab. 23. Pädiatrische Digoxindosen (Sättigungsdosis)

Alter	*Digitalisierungsdosis* (µg/kg)	*Erhaltungsdosis* (µg/kg/Tag)
Frühgeborene	20	5–8
Normalgeborene		
0–1 Woche	30	8–10
0–2 Jahre	30–50	10–12
2–5 Jahre	30	10–12
5 und mehr Jahre	30	5–10

bei der langfristigen diuretischen Behandlung von Säuglingen und Kindern verabreicht werden. Das Unterbrechen der Therapie (d.h. für 3–4 Tage/Woche) hilft, eine Elektrolytverschiebung zu verhüten, obwohl eine Kaliumsubstitution notwendig sein kann. Bei der Verschreibung von Diuretika muß man vorsichtig sein, wenn eine akute oder chronische Nierenerkrankung vorliegt. Medikamente wie z.B. Amrinon sollten ausschließlich schwersten Fällen vorbehalten bleiben und nur angewendet werden, wenn Intensivüberwachung möglich ist.

Bei der Anfangstherapie bewährt sich zusätzlich angefeuchteter Sauerstoff, der über eine Croupette, eine Maske oder einen Nasentubus in entsprechender Konzentration (unter 40%, um Lungenepithelschäden zu vermeiden) zugeführt wird, als Vorbeugungsmaßnahme gegen Zyanose und zur Linderung der Atemnot. Weiterhin ist eine Sedierung mit Morphinsulfat, 0,2 mg/kg s.c. alle 4–6 h nach Bedarf, und die Aufrichtung des Kopfes nötig. Während ältere Kinder von einer aufrechten Sitzhaltung profitieren mögen, führt dies bei Säuglingen wegen der Verlagerung von Bauchorganen in den Thoraxraum eher zu Atembeschwerden. Die Begrenzung der Natrium- und, in geringerem Ausmaß, der Flüssigkeitsaufnahme auf den täglichen Bedarf unterstützt die Therapie, obwohl darauf geachtet werden sollte, einen Serumnatriumspiegel < 130 mÄq/l zu vermeiden. Staubinden, Aderlaß und Beatmung sind sehr selten nötig. Andere Allgemeinmaßnahmen, wie z.B. hochkalorische Aufbaunahrung, Fiebersenkung und Anämiebehandlung, sind hilfreich.

Störungen des Gastrointestinaltraktes

Viele GI-Anomalien des Neugeborenen erweisen sich als akute chirurgische Notfälle. Zur sofortigen medizinischen Versorgung gehören folgende Maßnahmen: 1. Dekompression des Darmes durch ständiges nasogastrisches Absaugen zur Verhinderung einer Aspirationspneumonie und einer weiteren Aufblähung des Abdomens, die die Atmung beeinträchtigen könnte. 2. Noch am ersten Tag Verlegung in ein Zentrum für Neugeborenenchirurgie. Von ebenso lebenswichtiger Bedeutung ist die Aufrechterhaltung der Körpertemperatur des Säuglings, das Verhüten einer Hypoglykämie durch intravenöse Glukosezufuhr, die Gabe von Elektrolyten ab dem 2. Lebenstag und das Verhindern oder Behandeln einer Azidose und von Infektionen, damit der Säugling für eine ev. Operation in gutem Zustand ist. Da ein Säugling mit einer Fehlbildung oft noch andere hat, sollte jedes Neugeborene mit einer GI-Anomalie auf Fehlbildungen anderer Organsysteme, v.a. im ZNS, an Herz und Nieren, untersucht werden.

Obstruktion des oberen Verdauungstraktes

Bei einer Polyhydramnie der Mutter sollte an die Möglichkeit einer oberen (ösophageal, gastrisch, duodenal, jejunal) Obstruktion im Gastrointestinaltrakt gedacht werden, da diese Störung den Fetus daran hindert, Fruchtwasser zu schlucken oder zu absorbieren. Wenn der Verdacht auf eine Obstruktion des oberen Verdauungstraktes besteht, sollte eine nasogastrische Sonde sofort nach der Geburt in den Magen geschoben werden. Wenn sich die Sonde nicht leicht bis in den Magen vorschieben läßt, kann eine Ösophagusatresie der Grund dafür sein. Wird ein großes Flüssigkeitsvolumen (> 30 ml) im Magen gefunden, so unterstützt dies, v.a. wenn die Flüssigkeit gallig gefärbt ist, die Diagnose einer Obstruktion im oberen Gastrointestinaltrakt. Wenn das Einführen der nasogastrischen Sonde nicht möglich ist, deutet dies auf eine Ösophagusatresie hin.

Die **Ösophagusatresie** ist in 86% der Fälle mit einer **tracheoösophagealen Fistel** verbunden, am häufigsten mit einer Fistel von der Umgebung der Tracheagabelung zu einem niedrigeren Ösophagusabschnitt (Typ III B in *Abb. 17.)*.

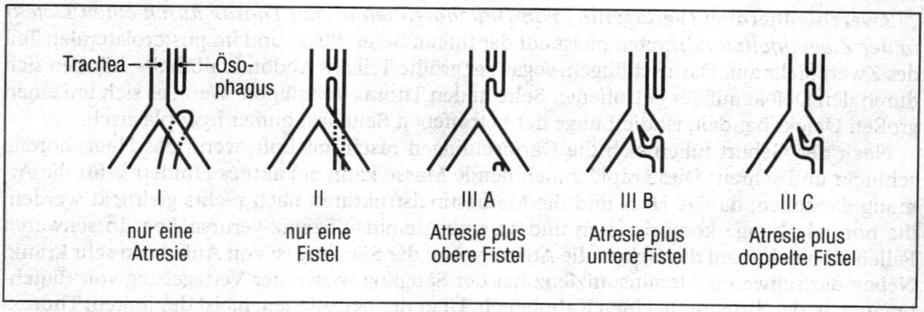

Abb. 17. **Typen der Tracheoösophagealfisteln** (aus A. J. Schaffer und M. E. Avery (Hrsg.), *Diseases of the Newborn*. 4. Auflage, 1977, S. 110. W. B. Saunders Company, Philadelphia. Abdruck mit Genehmigung.

Beim Neugeborenen sind die charakteristischen Symptome dieser kombinierten Fehlbildung übermäßige Sekretion, Husten und Zyanose nach Schluckversuchen und Aspirationspneumonie. Bei einer tracheoösophagealen Fistel vom Typ IIIB entwickelt sich rasch ein gespannter Bauch, da, wenn der Säugling schreit, Luft von der Trachea durch die Fistel in den unteren Ösophagus und den Magen gedrückt wird. Die Diagnose der Ösophagusatresie kann durch den vergeblichen Versuch, eine nasogastrische Sonde in den Magen zu schieben, gestellt werden; wenn ein strahlenundurchlässiger Katheter verwendet wird, kann seine unterste Position durch das Röntgenbild bestimmt werden. Manchmal muß über die Sonde eine kleine Menge wasserlösliches Kontrastmittel in den oberen Teil des Ösophagus gebracht werden, um seine Diskontinuität zu dokumentieren; das Röntgenkontrastmittel muß dann sorgfältig abgesaugt werden, da sein Eintritt in die Lunge des Säuglings eine chemische Pneumonie verursachen kann. Diese Untersuchung sollte nur in einem Zentrum durchgeführt werden, wo auch der chirurgische Eingriff stattfindet; es ist nicht erforderlich, die genaue Lokalisation oder den Typ der Atresie bereits vorher abzuklären.

Therapie: Das Ziel der präoperativen Behandlung ist, eine Aspirationspneumonie zu verhindern, die eine chirurgische Korrektur gefährlicher und manchmal unmöglich macht. Die orale Ernährung ist nicht gestattet. Ein doppellumiger Saugkatheter wird in den oberen Ösophagussack eingeführt und zum ständigen Absaugen befestigt, um die Aspiration verschluckten Speichels zu verhindern. Das Kind kann auf dem Bauch liegen, wobei der Kopf um ca. 30 bis 40° angehoben werden soll. Das Gesicht soll zur rechten Seite geneigt sein, um die Entleerung des Magens zu fördern und somit das Risiko einer Aspiration von Magensaft durch die Fistel zu vermindern. Eine Gastrostomie wird durchgeführt, damit der Magen so bald wie möglich dekomprimiert werden kann. Wenn die Gastrostomie-Sonde liegt, ist es nicht wahrscheinlich, daß Magensaft durch die Fistel in den Tracheobronchialbaum zurückfließt. **Operation:** Wenn der Zustand des Säuglings stabil ist, kann eine Thorakotomie durchgeführt *werden, um die Ösophagusatresie* zu beheben und die Tracheoösophagealfistel zu schließen. Gelegentlich ist der Abstand der Ösophagusabschnitte für eine primäre Wiederherstellung zu groß. Vorsichtiges Dehnen der Ösophagussegmente vor der endgültigen Anastomose kann das Resultat verbessern; andernfalls ist eine Wiederherstellung durch Interposition eines Kolonsegments zwischen die Ösophagussegmente oder durch Verlagerung des Magens erforderlich. Die häufigsten akuten Komplikationen sind Lecks im Bereich der Anastomose oder Narbenstenosen.

Prognose: Bei vielen Kindern treten nach erfolgreicher chirurgischer Intervention Schluckstörungen aufgrund einer gestörten Motilität des distalen Ösophagussegmentes und/oder eines gastroösophagealen Refluxes auf. Wenn allgemeine Maßnahmen erfolglos bleiben, muß evtl. zusätzlich eine Fundoplikatio nach Nissen durchgeführt werden, damit eine orale Nahrungszufuhr toleriert wird.

Zwerchfellhernien *(Verlagerung von Bauchorganen in den Thorax durch einen Defekt in der Zwerchfellwand)* treten meist auf der linken Seite (90%) und im posterolateralen Teil des Zwerchfells auf. Darmschlingen, sogar der größte Teil des Abdominalinhalts, können sich durch den Defekt auf der betroffenen Seite in den Thorax vorstülpen. Wenn es sich um einen großen Defekt handelt, ist die Lunge der betroffenen Seite fast immer hypoplastisch.

Nach der Geburt füllen sich die Darmschlingen rasch mit Luft, wenn das Neugeborene schluckt und schreit. Diese rapid zunehmende Masse kann ein akutes Hindernis für die Atmung darstellen, da das Herz und die Mediastinalstrukturen nach rechts gedrückt werden, die normale Lunge komprimieren und so eine Ateminsuffizienz verursachen. In schweren Fällen folgt sofort auf die Geburt die Atemnot und der Säugling ist von Anfang an sehr krank. Neben der schweren Ateminsuffizienz hat der Säugling wegen der Verlagerung von Bauchorganen in den Brustraum einen Kahnbauch. Über der betroffenen, meist der linken, Thoraxseite können Darmgeräusche auskultiert werden, Atemgeräusche hingegen fehlen. In weniger schweren Fällen entwickeln sich leichte Atemschwierigkeiten ein paar Tage später. Wenn sie sehr geringfügig sind, kann die Fehlbildung auch nur als kleiner Zwerchfelldefekt bei einer routinemäßigen Thoraxaufnahme entdeckt werden.

Das Röntgenbild zeigt zahlreiche luftgefüllte Darmschlingen in der betroffenen Thoraxhälfte und eine kontralaterale Verlagerung des Herzens und der Mediastinalstrukturen. Wenn das Röntgenbild sofort nach der Geburt aufgenommen wird, also bevor der Säugling Luft schlucken kann, kann die Zwerchfellhernie als dichte Masse in der betroffenen Thoraxseite imponieren. Sobald eine Zwerchfellhernie diagnostiziert ist, sollte eine große doppellumige nasogastrische Sonde in den Magen eingeführt und mit ständigem Absaugen begonnen werden, um weitere Einschränkungen der Atmung des Säuglings zu vermeiden.

Therapie: Der Säugling soll bereits im Kreißsaal intubiert und beatmet werden. Relaxierung mit Pancuronium kann, sofern nötig, die Beatmung erleichtern und das Verschlucken von Luft verhindern. Beutel- und Maskenbeatmung sollten nicht angewendet werden, da sie die Darmschlingen weiter aufblähen und den Zustand des Säuglings verschlechtern. Eine Operation ist erforderlich, um den Darm ins Abdomen zurückzuverlegen und den Zwerchfelldefekt zu schließen. Die Kombination einer hypoplastischen und einer atelektatischen Lunge macht die maschinelle Beatmung äußerst schwierig. Bei Säuglingen mit einer hypoplastischen linken Lunge können die Pulmonalarterien klein und die glatte Muskulatur hyperplastisch sein. Dies führt zu einem erhöhten Lungengefäßwiderstand bei verringerter Lungendurchblutung (persistierende pulmonale Hypertonie), sekundär zu einem Rechts-links-Shunt im Bereich des Foramen ovale oder einem persistierenden Ductus arteriosus und damit zu schwerer Hypoxämie. Die Lungengefäßverengung kann durch Alkalisierung (Zufuhr von Natrium-Bikarbonat und Hyperventilation mit einem Beatmungsgerät) vermindert werden. Tolazolin kann ebenfalls helfen, den Lungengefäßwiderstand zu senken *(s. Persistierende pulmonale Hypertonie, oben)*. Es ist wichtig, an den leeren Hämothorax keine Saugdrainage anzuschließen, da der starke negative Druck eine Mediastinalverschiebung in diese Richtung bewirken kann. In letzter Zeit konnten viele Säuglinge mit Zwerchfellhernien und unbeeinflußbarer Pulmonalinsuffizienz mit persistierender pumonaler Hypertonie, die nicht zu beatmen waren, durch extrakorporale Membranoxygenation (**ECMO;** *s. Kap. KIN, 6.*) gerettet werden. Der Transport eines Säuglings mit angeborener Zwerchfellhernie und persistierender pumonaler Hypertonie zu einem Zentrum, an dem die extrakorporale Membranoxygenation möglich ist, ist bei Vorliegen eines kritischen, instabilen Zustandes äußerst problematisch. Wenn daher bereits durch die pränatale sonographische Diagnostik ein angeborener Herzfehler erkannt wird, ist es wichtig dafür zu sorgen, daß die Geburt in einem kinderchirurgischen Zentrum mit ECMO-Ausstattung stattfindet.

Die **hypertrophische Pylorusstenose** *(Obstruktion des Pyloruslumens aufgrund einer Pylorusmuskelhypertrophie)* kann den GI-Trakt fast vollständig blockieren.

Die Muskelhypertrophie ist bei der Geburt selten vorhanden, entwickelt sich aber innerhalb der ersten 4–6 Lebenswochen. Obstruktionssymptome erscheinen bis dahin im allgemeinen nicht. Heftiges Erbrechen der Nahrung im Schwall, ohne Galle, setzt meist am Ende des 1. Lebensmonats ein. Es kommt zu sichtbaren peristaltischen Wellen des Magens, die das Epigastrium von links nach rechts überqueren. Durch wiederholtes Erbrechen wird der Säugling dehydriert, gedeiht nicht und entwickelt eine hypochlorämische metabolische Alkalose. Die **Diagnose** kann gestellt werden durch Palpation einer diskreten, 2 cm großen, festen, beweglichen „Olive" (Pyloruswalze) tief im Epigastrium auf der rechten Seite. Wenn die Diagnose unklar ist, zeigt das Röntgenbild nach Bariumbreischluck die verzögerte Magenentleerung und das typische „Schnürungszeichen" des deutlich verengten, verlängerten Pyloruslumens. Die **Therapie** der Wahl ist die longitudinale Pylorusmyotomie, die die Mukosa intakt läßt und nur die Muskelfasern trennt. Postoperativ verträgt der Säugling innerhalb weniger Tage die Nahrung gut.

Eine **Obstruktion des Duodenums** hat mehrere mögliche Ursachen, einschließlich der Atresie, Stenose und Kompression durch extraluminale Weichteilmassen. Nach dem Ileum ist das Duodenum die am häufigsten betroffene Stelle einer primären Intestinalatresie. Da es sich dabei um eine proximale Obstruktion handelt, liegt anamnestisch in der Regel ein Hydramnion vor. Beim Säugling kommt es nach den ersten Trinkversuchen zu heftigem *galligem* Erbrechen. Obstruktionen an dieser Stelle werden ziemlich oft bei Säuglingen mit Down-Syndrom gefunden. Neugeborene mit Anomalien der Darmposition (s. distaler Dünn- und Dickdarmverschluß, unten) können auch Peritoneumstränge haben, die quer über das Duodenum ziehen und einen teilweisen oder vollständigen Verschluß verursachen. Choledochuszysten oder ein Pancreas annulare können ebenfalls durch einen Druck von außen die Blockierung des Duodenums verursachen. Säuglinge mit Choledochuszysten können auch einen Verschlußikterus unterschiedlicher Ausprägung aufweisen.

Diagnose: Im Gegensatz zum allein großen, luftgefüllten Magen, wie man ihn bei der Pylorusobstruktion beobachtet, zeigt das Röntgenbild das charkteristische „Doppelblasen"-Zeichen mit einer großen, luftgefüllten Blase, die den Magen darstellt, und einer zweiten Blase, die die Luft im Duodenum proximal der Blockadestelle darstellt. Distal der Obstruktion ist keine Luft zu sehen. Ein Bariumbreischluck kann die Obstruktionsstelle ebenso wie eine Kompression von außen durch eine Choledochuszyste identifizieren, während der Bariumbreischluck eine intestinale Malrotation mit duodenaler Obstruktion durch Peritoneumstränge aufdeckt.

Therapie: Wenn ein Duodenalverschluß vermutet wird, sollte der Säugling nicht gefüttert werden. Man beginnt mit kontinuierlichem Absaugen über eine nasogastrische Sonde, um den Magen zu dekomprimieren und Erbrechen und die Aspiration von Erbrochenem zu vermeiden. Eine Laparotomie ist angezeigt, um den Verschluß zu identifizieren und zu korrigieren. Die Art der erforderlichen Wiederherstellung hängt von den bei der Operation erhobenen Befunden ab.

Distaler Dünndarm- und Dickdarmverschluß

Der distale Dünndarm- oder Dickdarmverschluß beim Neugeborenen hat eine ganze Reihe möglicher Ursachen, die ähnliche klinische Befunde ergeben. In den meisten Fällen weist die Anamnese keine Polyhydramnie der Mutter auf, da viel vom verschluckten Fruchtwasser vom fetalen Darm proximal des Verschlusses absorbiert werden kann. Die ersten Fütterungen werden im allgemeinen toleriert, doch erscheint später, am 1. oder 2. Tag, die charakteristische Aufblähung des Abdomens, oft begleitet von fäkalischem Erbrechen. Der Säugling kann anfangs eine kleine Menge Mekonium abgeben, doch danach gehen keine Stühle ab. Wenn ein intestinaler Verschluß vermutet wird, sollte eine kleine Probe des Mekoniums auf squamöse Zellen und Lanugohaar untersucht werden. Da diese normalerweise vorhanden sind (aus geschlucktem Fruchtwasser), sind sie ein Beweis gegen einen vollständigen Intestinalverschluß **(Faber-Test).** Es kann aber auch während der Schwangerschaft zum Verschluß eines zuvor intakten Darms kommen, so daß dieser Befund eine Darmatresie nicht absolut ausschließt.

Der allgemeine diagnostische Ansatz und die präoperative Behandlung des distalen Dünndarm- und Dickdarmverschlusses bestehen aus der Beendigung des Fütterns, dem Legen einer nasogastrischen Sonde zur Absaugung, um weitere Aufblähung des Darms zu verhindern, dem Ausgleich aller Flüssigkeits- und Elektrolytstörungen und der Durchführung radiologischer Untersuchungen, wobei zunächst Leeraufnahmen gemacht werden, auf die ein Konstrastmitteleinlauf folgt.

Beim **Mekoniumpfropf-Syndrom** kann dickes, verhärtetes, zähes Mekonium einen Teil oder das ganze Kolon und sogar Teile des terminalen Ileums ausfüllen und einen vollständigen Darmverschluß mit Distension des Darmes und Erbrechen verursachen. Durch einen Bariumeinlauf kann der Mekoniumpfropf dargestellt werden. Das Barium oder nachfolgende niederkonzentrierte Salzwassereinläufe (5–20 ml) können den Pfropf von der Darmwand lösen und ihn herausschwemmen, wodurch die Obstruktion beseitigt wird. Obwohl die meisten Säuglinge mit einem Mekoniumpfropf-Syndrom danach völlig gesund sein werden, sind diagnostische Untersuchungen angezeigt, um die kleine Zahl derer mit zugrundeliegender Hirschsprung-Krankheit (s. unten) oder zystischer Fibrose zu erkennen. Das Mekoniumpfropf-Syndrom wird gehäuft bei Kindern diabetischer Mütter und solcher Mütter, die mit Magnesiumsulfat behandelt wurden, gefunden.

Der **Mekoniumileus** ist fast immer eine frühe Form der zystischen Fibrose *(s. Kap. KIN, 13.)*. Das anomale Mekonium ist dick, extrem klebrig und fädenziehend, klebt an der Darmmukosa und verursacht einen Verschluß in Höhe des Ileums. Die Blockade kann sich bis ins Kolon ausdehnen. Dieser Typ von klebrigem Mekonium ist leicht von dem oben beschriebenen, zähen Mekoniumpfropf zu unterscheiden. Beim Mekoniumileus können die Darmschlingen durch die Bauchwand getastet werden und fühlen sich charakteristisch teigig an. Die Diagnose wird durch das Vorkommen von unverdautem Protein im Mekonium gestützt. (Die Zugabe von 10%iger Trichloressigsäure zu einem Mekonium-Wasser-Gemisch ergibt eine dicke Ausfällung, wenn unverdautes Albumin vorhanden ist, oder der Albustix-Teststreifen ist positiv). Der Darminhalt kann auf einem normalen Ausstrich granulär erscheinen, weil das anomale Mekonium mit kleinen Luftblasen durchsetzt ist.

Die Dünndarmschlingen, die durch das dicke, zähe Mekonium ausgedehnt sind, können sich verdrehen und so in utero eine Darmverschlingung (Volvulus) bilden. Es kann sein, daß dann der Darm über seine Gefäße nicht mehr versorgt wird und es zum Infarkt kommt, wobei eine sterile Mekoniumperitonitis entsteht, die man auf dem Röntgenbild als verkalkte Mekoniumflecken auf der Peritoneumoberfläche, u.U. auch im Skrotum, erkennt. Die infarzierte Schlinge kann resorbiert werden und hinterläßt eine oder mehrere Darmatresien oder kann sich als große Zyste abkapseln.

Wenn ein Mekoniumileus diagnostiziert oder stark vermutet wird, kann der Verschluß in unkomplizierten Fällen (d.h. keine Perforation, keine Darmverschlingung, keine Atresie) während der Durchleuchtung behoben werden durch einen oder mehrere Einläufe mit Kontrastmittel, wie verdünnter Methylglukamindiatrizoat- und Natriumdiatrizoatlösung. Die großen gastrointestinalen Wasserverluste, die aus den hypertonischen Einläufen resultieren, müssen über die Vene ersetzt werden, um eine plötzliche Dehydratation bzw. einen Schock zu verhindern. Falls 2–3 Einläufe die Verstopfung nicht lösen, ist eine Laparotomie erforderlich. Eine „doppelläufige" Ileostomie mit wiederholter Acetylcysteinspülung, sowohl der proximalen als auch der distalen Schlinge, erweist sich gewöhnlich als notwendig, um das anomale Mekonium zu verflüssigen und zu entfernen und damit den Verschluß zu beseitigen.

Die überlebenden Säuglinge, die eine zystische Fibrose entwickeln (fast 100%), haben keine schwerer wiegenden pulmonalen Symptome als andere Patienten mit dieser Erkrankung. Ein positiver Schweißtest bestätigt die Diagnose der zystischen Fibrose.

Die **Darmatresie** tritt am Ileum am häufigsten auf, in der Regel gefolgt vom Duodenum (s. Besprechung des Duodenalverschlusses, oben), dem Jejunum und Kolon. Die Atresie des

Ileums zeigt sich gewöhnlich spät am 1. oder 2. Tag. Die Auftreibung des Abdomens nimmt fortschreitend zu, der Säugling kann keine Stühle abgeben und würgt schließlich die Nahrung wieder aus. Der allgemeine diagnostische Ansatz und die präoperative Behandlung sind ähnlich dem Vorgehen bei anderen Typen des distalen Dünndarm- und Dickdarmverschlusses (siehe oben). Bei der Operation sollte der gesamte Darm auf weitere Atresiegebiete untersucht werden. Der atretische Teil des Darms wird reseziert und eine primäre Anastomose gebildet. Manchmal ist allerdings der proximale Teil des Ileums deutlich dilatiert, während der distale, ungenützte Teil hypoplastisch ist. Bei einem Teil dieser Fälle kann der Chirurg eine „doppelläufige" Ileostomie durchführen und die Anastomose aufschieben, bis der gedehnte, proximale Darm seine Größe verringert hat. Die Prognose ist für die Zeit nach der Operation hervorragend.

Anomalien der Lage des Darms (Malrotation) können einen Darmverschluß verursachen. In der frühen fetalen Entwicklung wölbt sich der primitive Darm aus der Bauchhöhle vor. Um wieder ins Abdomen zu gelangen, dreht er sich normalerweise gegen den Uhrzeigersinn, wobei das Zökum letztlich im rechten unteren Quadranten zu liegen kommt. Wenn die Drehung inkomplett oder anomal ist, so daß das Zökum anderswo endet (meist im oberen rechten Quadranten oder Mittelepigastrium), kann es zu einem Darmverschluß kommen; entweder durch **retroperitoneale Ligamente,** die über das Duodenum ziehen, oder durch einen **„Volvulus",** der von einem Teil des verdrehten Darms gebildet wird, welcher sich ohne seine normale Befestigung um sein begrenztes, stielartiges Mesenterium dreht. Das klinische Erscheinungsbild ist anfangs das gleiche wie bei den anderen Formen des Darmverschlusses. Es kommt früh zu galligem Erbrechen und der Säugling zeigt ein akutes Krankheitsbild. Leeraufnahmen des Abdomens demonstrieren eine verminderte Gasfüllung der distal vom Duodenum gelegenen Darmabschnitte. Ein Bariumeinlauf zeigt, daß das Zökum nicht im richtigen unteren Quadranten liegt. Der *Volvulus ist ein akuter chirurgischer Notfall, da der betroffene Darm gangränös werden kann, wenn der Verschluß nicht sofort gelöst wird.*

Die **Hirschsprung-Krankheit (Megacolon congenitum)** wird durch das angeborene Fehlen der autonomen Meissnerschen und Auerbachschen Plexus in der Darmwand verursacht und ist meist auf das Kolon beschränkt. Die peristaltische Aktivität im betroffenen Segment fehlt oder ist anomal, und daraus resultiert eine teilweise oder vollständige Obstruktion mit Ansammlung von Darminhalt proximal vom erkrankten Gebiet und massiver Dilatation des Darmes. Am häufigsten anal gelegen, kann sich der Verschluß bis in verschiedene Teile des **Kolons,** gelegentlich auf das gesamte Kolon, das terminale Ileum und, sehr selten, auf den gesamten GI-Trakt ausdehnen. „Skip-lesions" sind selten zu beobachten. Der Säugling zeigt Verstopfung, geblähtes Abdomen und letztlich Erbrechen. Gelegentlich haben die Säuglinge nur eine geringe oder intermittierende Verstopfung, oft mit dazwischenliegendem Auftreten einer geringen Diarrhö, und möglicherweise wird die Hirschsprung-Erkrankung bis spät in die Säuglingsperiode nicht diagnostiziert. Bei älteren Säuglingen können die Symptome und Anzeichen Anorexie, ein fehlender physiologischer Drang zur Defäkation, ein leeres Rektum, ein tastbares Kolon und eine sichtbare Peristaltik sein. Das Kind kann auch Gedeihstörungen haben. Eine möglichst frühe Diagnose des Morbus Hirschsprung ist wichtig, da sich bei langem unbehandeltem Fortschreiten der Erkrankung eine möglicherweise fatale toxische Enterokolitis ausbilden kann.

Ein Bariumeinlauf zeigt das proximal von der Obstruktionsstelle gedehnte Kolon und das schmale, ungenützte, distale Segment, dem die normale Innervation fehlt, er genügt beim Neugeborenen allerdings nicht zur Diagnose eines kongenitalen Megakolons. Die **Rektalbiopsie** bringt das Fehlen der Nervenganglien zutage und erbringt die definitive Diagnose. Die Hirschsprung-Krankheit sollte durch Kolostomie an einer Stelle des Darmes proximal vom aganglionären Segment behandelt werden. Die Resektion des ganzen aganglionären Teils des Kolons und eine endgültige Wiederherstellung kann dann aufgeschoben werden, bis das Kind älter und Kolon und Anus größer sind.

Die Obstipation bei der Hirschsprung-Erkrankung kann die Ursache sein für eine **Enterokolitis** mit überschießendem Wachstum von Bakterien im Dünndarm und Produktion von Bakterientoxinen. Die nachfolgende, *fulminante, katastrophale Diarrhö* hat einen massiven Flüssigkeitsverlust zur Folge und kann rasch zu Dehydratation und zum Tod führen. Flüssigkeitsersatz und Antibiotika sind wichtig, doch können sie den Tod nicht verhindern, wenn nicht der Verschluß schnell durch eine Kolostomie beseitigt werden kann. Die Durchführung einer Kolon-Lavage mit Kochsalzlösung mittels eines Darmrohrs kann zu Beginn der Stabilisierungsphase vor Durchführung der Kolostomie hilfreich sein.

Wird bei der operativen Therapie der Hirschsprung-Krankheit die Durchzugsmethode angewandt, so ist die Prognose gut; die meisten dieser Kinder erlangen mit der Zeit eine gute Kontrolle über den Darm.

Die **Analatresie** kann durch die Untersuchung bei der Geburt erkannt werden. Sollte die Diagnose versäumt worden sein und der Säugling gefüttert werden, entwickeln sich alle Anzeichen eines distalen Darmverschlusses. Männliche Säuglinge mit einer Analatresie haben oft eine **Fistel** vom blind im Becken endenden Rektum entweder zur Urethra oder zum Perineum. Bei Mädchen erstreckt sich die Fistel vom blind endenden Rektum zur Vagina oder, selten, zur Blase. Der Raum zwischen dem blinden Anus und der Haut des Perineums kann mehrere Zentimeter lang oder auch nur eine schmale, dünne Hautmembran sein, die die Analöffnung abschließt. Eine kutane Fistel weist im allgemeinen auf eine tiefe Atresie hin, und eine endgültige Wiederherstellung durch perineale Annäherung ist meist möglich. Wenn keine perineale Fistel vorhanden ist, liegt die Läsion meist höher und macht wahrscheinlich eine Kolostomie erforderlich, wobei die endgültige Wiederherstellung auf später verschoben wird, wenn die zu operierenden Organe größer sind. Der Urin sollte auf Mekoniumbakterien untersucht werden. Der erfahrene Radiologe kann aus einem Röntgenbild und Fistulogramm in lateraler Bauchlage Höhe und Art der Läsion feststellen. Das operative Vorgehen hängt besonders von der Höhe der Atresie ab.

Defekte im Verschluß der Bauchwand

Eine **Omphalozele** ist *eine Ausstülpung unterschiedlicher Mengen der Baucheingeweide aufgrund eines Defektes in der Linea alba an der Basis oder knapp oberhalb des Nabels.* Der Bruchsack ist von einer dünnen Haut bedeckt und kann klein sein, nur einige Darmschlingen einschließen oder den Großteil der Baucheingeweide enthalten, einschließlich des gesamten Darms, des Magens und der Leber. Die unmittelbaren Gefahren sind das Austrocknen der Eingeweide, Hypothermie, die auf den Wärmeverlust durch Verdunsten von Wasser aus den freiliegenden Eingeweiden zurückzuführen ist, und eine Infektion der peritonealen Oberflächen. Sofort nach der Geburt werden die freiliegenden Eingeweide mit in steriler Kochsalzlösung getränkten Kompressen und einem dicht abschließenden Verband bedeckt, um die Sterilität zu wahren und Verdunstung zu vermeiden, damit es nicht zu einer Hypothermie kommt. Eine weitere hilfreiche Präventivmaßnahme ist, den Körper des Säuglings bis zu den Achseln in eine sterile Plastiktasche einzupacken, die warme sterile Kochsalzlösung enthält. Bei Kindern mit Omphalozelen liegt die Inzidenz weiterer Fehlbildungen über dem Durchschnitt. Dazu gehören insbesondere Darmatresien, Herzfehler und Anomalien der Nieren. *Nach Abschluß der Suche nach kombinierten Fehlbildungen ist ein chirurgischer Verschluß des Defektes so schnell wie möglich angezeigt.*

Wann immer möglich, erfolgt ein primärer Verschluß. Bei einer großen Omphalozele kann die Bauchhöhle zu klein sein, um die Eingeweide aufzunehmen. In diesem Fall werden die Eingeweide mit einem Beutel aus synthetischem Material bedeckt, der zunehmend verkleinert wird, während die Bauchkapazität langsam zunimmt, bis schließlich alle Eingeweide in die Bauchhöhle zurückverlagert werden können.

Gastroschisis: Hierbei treten die Bauchorgane durch einen Defekt der Bauchwand gewöhnlich auf der rechten Seite des Nabels aus. Der Bruchsack ist hierbei nicht von einer

Membran bedeckt, die Darmschlingen sind deutlich ödematös und wirken verkürzt, da sie frei in der Amnionflüssigkeit, die fetalen Urin enthält, schwammen. Es dauert oft Wochen, bis eine normale Verdauungsfunktion hergestellt und mit oraler Fütterung begonnen werden kann. Das chirurgische Vorgehen ist ähnlich wie bei der Omphalozele, und ein unmittelbarer Verschluß ist angezeigt, da die Eingeweide offenliegen und gegenüber bakterieller Infektion völlig ungeschützt sind. Bei Kindern mit Omphalozele oder Gastroschisis muß nach weiteren Anomalien des Gastrointestinaltraktes, z.B. Atresien, gefahndet werden. Anomalien anderer Organsysteme (z.B. Herz, Nieren) kommen bei der Omphalozele vor, bei Kindern mit Gastroschisis sind sie aber selten.

Verschiedenartige chirurgische Notfälle

Leistenhernien entwickeln sich am häufigsten bei männlichen Neugeborenen und besonders bei Frühgeborenen. Da sie eingeklemmt werden können, sollten sie nach ihrer Diagnose so bald wie möglich behoben werden, wenn der Säugling 5 Pfund oder mehr wiegt. (Im Gegensatz dazu werden **Nabelhernien** selten eingeklemmt, schließen sich spontan nach mehreren Jahren und sollten üblicherweise nicht operiert werden.) **Invagination** (Einstülpung eines Darmabschnittes in einen anderen) ist, obwohl selten bei Neugeborenen, ein extremer Notfall, da ebenso wie beim Volvulus (s. oben unter Anomalien der Lage des Darms) die Gefahr eines Darmgangrän besteht. Ausgereifte **Darminfarkte** können durch den Verschluß der Mesenterialarterien entstehen. Die ursächlichen Wandthromben oder Embolien können Folge der Katheterisierung der Nabelarterie und der absteigenden Aorta sein. Die **Perforation** des Magens oder der Darmwand durch eine steife nasogastrische oder nasojejunale Nahrungssonde kann eine Peritonitis verursachen. Die meisten Magenperforationen bei Neugeborenen entstehen spontan, als Ursache wird ein angeborener Defekt der Magenwand angenommen. Der Säugling mit einer Magenperforation ist schlagartig gebläht und zeigt im Röntgenbild ein massives Pneumoperitoneum. Die Prognose nach chirurgischem Verschluß des Defektes, der sich in der Regel an der großen Kurvatur befindet, ist in der Regel gut. Über Ileumperforationen bei unreifen Säuglingen nach Gabe von Indomethacin zum Verschluß eines persistierenden Ductus arteriosus ist berichtet worden.

Gallengangsatresie; Neugeborenenhepatitis

Die Ursache des **Neugeborenenhepatitis-Syndroms** („Riesenzellhepatitis") ist meist unbekannt, wenn auch das Hepatitis-B-Virus, das Zytomegalie-Virus und ein α_1-Antitrypsinmangel gelegentlich verantwortlich sind. Die **Gallengangsatresie** spiegelt die vollständige oder teilweise Agenesie des Gallengangssystems wider und betrifft im allgemeinen eher die extra- als die intrahepatischen Gallengänge. Neuere Ergebnisse zeigen, daß die Atresie und die Neugeborenenhepatitis wahrscheinlich eher ein Spektrum sich überlappender Störungen als gesonderte Einzelbilder darstellen. In den meisten Fällen entwickelt sich eine Gallengangsatresie mehrere Wochen nach der Geburt, wahrscheinlich als Folge einer Entzündung und Vernarbung der Gallengänge. Sie wird fast nie bei Totgeborenen oder in der unmittelbar postnatalen Zeit beobachtet.

Die Ursache der Entzündung ist meist nicht bekannt. Bei beiden Erkrankungen werden cholestatischer Ikterus und gemischte Hyperbilirubinämie, ständig dunkel werdender Urin, helle Stühle und eine Hepatomegalie meist das erste Mal 2 Wo. nach der Geburt bemerkt. Im Alter von 2–3 Mo. kann es zu verzögertem Wachstum, Reizbarkeit durch Hautjucken und Anzeichen eines Pfortaderdruckes kommen. Leberfunktionstests spiegeln beides, die Cholestase und die Entzündung der Leberzellen, wider. Entsprechende Untersuchungen können gewöhnlich andere Ursachen des Neugeborenenikterus (z.B. spezifische Infektionen, α_1-Antitrypsinmangel, Galaktosämie und zystische Fibrose) ausschließen, doch bereitet die Unterscheidung zwischen Hepatitis und Atresie oft extreme Schwierigkeiten. Die Bestimmung von direktem und totalem Bilirubin, AST (SGOT), ALT (SGPT), alkalischer Phosphatase und von Gallensäuren im Serum reicht oft nicht aus, um eine Gallengangsatresie von einer Neugeborenenhepatitis mit schwerer Cholestase zu unterscheiden. Eine Ultraschalluntersuchung der Gallenblase und der extrahepatischen Gallengänge im Ultraschall macht die Diagnose Gallengangsatresie wahrscheinlich. Das Vorliegen einer Choledochuszyste, die den gemeinsamen Gallenweg komprimiert bzw. verlegt, kann direkt sonographisch nachgewiesen werden. Durch eine nasoduodenale Sonde kann über 24 Stunden Duodenalflüssigkeit gesammelt und das Vorhandensein von Gallensäure nachgewiesen werden (Bilirubin kann biochemisch gemessen werden). Der Nachweis von Gallensäure im Duodenum spricht gegen die Diagnose einer kompletten Gallengangsatresie. Die fäkale Ausscheidung von ^{131}J, die 72 h, nachdem die Substanz i.v. gegeben wurde, beginnt, beträgt bis zu 10% bei der Hepatitis, bei der Atresie aber weniger, obwohl Überlappungen auftreten und dieser Test trotz neuester Modifikationen nicht ohne Fehlermöglichkeiten ist. Kürzlich hat sich ein Leberscan mit Technetium 99 m – Technetium–PIPIDA hilfreich zum Nachweis extrahepatischen Gallenflusses erwiesen. Die perkutane Leberbiopsie ist im Zweifelsfall oft sehr nützlich *(s. Kap. LEB, 2.)* und, wenn sie von einem erfahrenen Pathologen beurteilt wird, ist sie wahrscheinlich der genaueste, wenngleich auch der invasivste diagnostische Test, der möglich ist.

Wenn die Diagnose noch unsicher ist, muß spätestens im Alter von zwei Monaten eine Laparotomie durchgeführt werden, sonst entwickelt sich eine irreversible Gallengangszirrhose. Bei der Laparotomie wird ein intrahepatisches Cholangiogramm zur Darstellung des Gallengangssystems und eine offene Leberbiopsie für die Gefrierschnittmorphologie erstellt. Atretische Gänge sind nur bei 5–10% der betroffenen Säuglinge erfolgreich zu operieren. Bei den verbleibenden wird das Kasai-Verfahren, eine Portoenterostomie, durchgeführt. Beim Großteil der Patienten wird der Gallefluß wieder hergestellt, doch haben die meisten weiterhin deutliche, chronische, medizinische Probleme. Dazu zählen Cholestase, rezidivierende aszendierende Cholangitiden und Wachstumsstörungen, wobei eine spätere Mortalität von signifikanter Höhe besteht. In den letzten Jahren konnten einige Kinder mit Leberversagen durch eine Lebertransplantation gerettet werden. Symptomatische Therapiemaßnahmen werden *in Kap. LEB, 3.*, besprochen.

Skelett- und Muskeldefekte

Dieses Kapitel behandelt einige wichtige und häufige Skelett- und Muskelanomalien des Neugeborenen; weitere sind an anderer Stelle im *Handbuch* zu finden.

Zahlreiche **kraniofaziale Abnormitäten** entstehen durch die Fehlentwicklung des 1. und 2. Kiemenbogens, wobei entweder der harte oder der weiche Gaumen oder beide betroffen sind, die die Gesichtsknochen und die Ohren etwa in der 7. Wo. der Embryonalentwicklung bilden. Zu diesen Fehlbildungen gehören Lippen- und Gaumenspalten, Franceschetti-Syndrom (mandibulofaziale Dysostose), Pierre-Robin-Syndrom, Waardenburg-Syndrom, Hypertelorismus und Deformationen des Außen- und Mittelohrs.

Die meisten Säuglinge mit kraniofazialen Abnormitäten haben eine normale Intelligenz.

Lippen- und Gaumenspalten sind die häufigsten Störungen in Zusammenhang mit dem 1. Kiemenbogen. Die Häufigkeit beträgt 1:700 bzw. 800 Geburten. Es gibt Spalten in den unterschiedlichsten Schweregraden, es kann nur der weiche Gaumen betroffen sein, es kann aber auch zu einer kompletten Spaltung des weichen und harten Gaumens, des Processus alveolaris, der Maxilla und der Lippe kommen. Lippenspalten verursachen keine Behinderung, doch sind sie ein kosmetisches Problem, während Gaumenspalten die Nahrungsaufnahme und die Sprachentwicklung beeinträchtigen. Der Gebrauch einer Bulbusspritze kann bei Fütterungsschwierigkeiten helfen. Ebenso haben sich spezielle Sauger oder Einlagen zum Spaltverschluß bewährt. Bei beiden Fehlbildungen kann die plastische Chirurgie eine deutliche

Besserung erzielen. Zahnärztliche, orthodontische und psychiatrische Versorgung, ebenso wie eine Sprachtherapie, können erforderlich sein.

Säuglinge mit Defektsyndromen, die mit einem kleinen Unterkiefer verbunden sind **(Pierre-Robin-** und **Franceschetti-Syndrom),** können nicht leicht gefüttert werden und haben zyanotische Anfälle, weil die Zunge dazu neigt, nach hinten zu fallen und so den Pharynx zu verschließen. Die Fütterungsprobleme können durch die Sondenernährung vermieden werden. Wenn eine Zyanose oder Atemprobleme persistieren, können eine Tracheotomie oder eine Operation, um die Zunge in der nach vorne gelagerten Position zu fixieren, notwendig sein. Eine Ohrenuntersuchung sollte erfolgen, da diese Syndrome das Ohr mitbetreffen können.

Frakturen, Dislokationen oder Subluxationen der Halswirbelsäule (besonders von C1 und C2) können zum **kongenitalen Schiefhals** führen. Schwere neurologische Anfälle können resultieren. Ein Röntgenbild der Halswirbelsäule kann zum Ausschluß dieser schweren Störungen dienen. Der häufigste Grund für einen Schiefhals ist ein Geburtstrauma mit einem Hämatom, einer Fibrosierung und einer Kontraktur des M. sternocleidomastoideus. Der Schiefhals bildet sich meist in den ersten Lebenstagen oder Wochen aus, es kann dabei meist eine Verhärtung innerhalb des M. sternocleidomastoideus getastet werden.

Eine passive Dehnung des betroffenen Muskels (Drehung und Dorsalflexion des Kopfes zur Gegenseite) ist indiziert. Andere Ätiologien wie Anomalitäten der Wirbelsäule, z.B. das **Klippel-Feil-Syndrom** (Fusion der zervikalen Wirbelkörper) oder die atlanto-okzipitale Fusion, müssen ausgeschlossen werden. Weitere Gründe für einen Schiefhals sind ZNS-Tumoren, eine Bulbärparalyse oder Störungen der Okulomotorik, die jedoch selten angeboren sind *(s. a. Kap. BEW, 11.).*

Angeborene Skoliosen sind selten, häufiger dagegen sind Defekte der Wirbelkörper, z.B. Halb-, Keil- oder Schmetterlingswirbel. Bei Auffälligkeiten der Haut über der Wirbelsäule in Zusammenhang mit einem Schiefhals oder kongenitalen Anomalitäten der unteren Extremität sollte nach Defekten der knöchernen Wirbelsäule gefahndet werden. Da sich mit fortschreitendem Wachstum schwerwiegende Deformierungen ausbilden können, sollte eine Behandlung der Wirbelsäulendefekte früh beginnen. Bei starker Ausbildung einer Achsenabweichung muß eine Operation in Erwägung gezogen werden. Da Fehlbildungen der Wirbelsäule häufig assoziiert mit Fehlbildungen der Nieren auftreten, sollte ein IVP durchgeführt werden.

Die **kongenitale Hüftluxation,** häufig bei Steißlagen, weiblichen Säuglingen, positiver Familienanamnese und Ortolani-Zeichen, hat eine unklare Ätiologie, doch scheint sie eine Folge einer Bänderschwäche zu sein. Sie kann ein- oder beidseitig sein. Bei der einseitigen ist das betroffene Bein kürzer und es können asymmetrische Hautfalten am Oberschenkel vorkommen. Das Hauptzeichen der Subluxation oder Luxation ist die Unmöglichkeit, den Oberschenkel vollständig bis zur Oberfläche des Untersuchungstisches zu abduzieren, wenn Hüfte und Knie gebeugt sind (Ortolani-Zeichen). Dieser Adduktorenspasmus ist oft vorhanden, auch wenn die Hüfte zur Zeit der Untersuchung gerade nicht luxiert ist. Wenn die Hüfte disloziert ist, wird durch Abduktion und Außenrotation des Femur ein deutlich hör- oder *fühlbares Klicken ausgelöst, sobald der Femurkopf* wieder in das Acetabulum einschnappt. Geringgradige Ausprägungen dieses Phänomens werden häufiger gefunden. Sie können innerhalb von ein bis zwei Monaten wieder verschwinden, bedürfen aber engmaschiger Kontrolluntersuchungen. Da eine teilweise oder vollständige Luxation bei der Geburt nicht erkennbar sein muß und zu jedem Zeitpunkt im 1. Lebensjahr auftauchen kann, wird zur regelmäßigen Überprüfung der Abduktionsgrenze geraten. Die Sonographie gewährleistet eine genaue und frühzeitige Diagnose, während Röntgenbilder der Hüfte bei jungen Säuglingen schwierig zu beurteilen und lediglich zur Bestätigung des klinischen Eindrucks hilfreich sind. Die frühe Behandlung ist effektiv (die Hüfte kann meist sofort nach der Geburt eingerichtet werden); die Therapie wird schwieriger, sobald das Wachstum einsetzt. Die medizinische Behandlung besteht aus Maßnahmen (z.B. Schiene oder große gepolsterte Windel), die die Oberschenkel abduziert und lateral rotiert halten.

Eine **Torsion oder Verdrehung der Oberschenkel,** entweder nach innen (Antiversion, d.h. die Knie zeigen zueinander) oder nach außen (Retroversion, d.h. die Knie zeigen auseinander), ist bei Neugeborenen häufig und oft eine besorgniserregende Erscheinung. Wenn das Kind anfängt zu stehen und zu laufen, kommt es jedoch meistens zur spontanen Korrektur der Verdrehung. Eine Retroversion kann durch Bauchlagerung begünstigt werden. Eine Dislokation der Hüfte sollte radiologisch oder sonographisch ausgeschlossen werden. Korrigierende Lagerung und passive Übungen können hilfreich sein.

Eine **Dislokation des Knies** nach vorne mit Hyperextension ist eine seltene Erscheinung, erfordert aber sofortiges Eingreifen. Eine solche Dislokation kann entweder begründet sein durch eine Störung des Gleichgewichtes zwischen antagonistischen Muskeln (z.B. Myelodysplasie oder Arthrogryposis) oder durch eine bestimmte intrauterine Fehlhaltung, begleitend findet sich oft eine ipsilaterale Dislokation der Hüfte. Beim Fehlen anderer Störungen kann eine vollständige Normalisierung durch früheinsetzende tägliche Übungstherapie herbeigeführt werden.

Verbiegung und Verdrehung (Torsion) der Tibia sind bei Geburt häufig und selten pathologisch. Die Verbiegung eines engen sklerosierten Canalis intervertebralis mit Veränderungen auf dem Röntgenbild ist die Ausnahme und es besteht ein hohes Risiko zur Fraktur und Pseudarthrosis; eine prophylaktische Orthese ist indiziert.

Abnormitäten der Füße sind häufig. Von den **Klumpfuß (Talipes)-Deformitäten** ist am häufigsten der **Pes equinovarus** zu beobachten; der Fuß ist plantarflektiert, invertiert und deutlich adduziert. Deformitäten, welche von bestimmten Stellungen in utero herrühren, können einen Klumpfuß imitieren, aber sie sind im Gegensatz zu pathologischen Veränderungen passiv zu korrigieren. Eine orthopädische Versorgung, die schon in der Säuglingsabteilung mit der wiederholten Anwendung von Gipsschienen zur Normalisierung der Fußposition beginnt, ist optimal. In schweren Fällen ist eine Operation erforderlich, wenn die Redression nicht erfolgreich ist. In der **Kalkaneolvalgus**position ist der Fuß flach oder konvex, dorsalflektiert und kann leicht dem unteren Schienbein angenähert werden. Frühe Gipsbehandlung, um den Fuß in einer Equinovarusstellung zu halten, oder die Anwendung von Korrekturschuhen ist gewöhnlich erfolgreich.

Ein **Metatarsus adductus** (Adduktion des vorderen Teils des Fußes) erfordert keine Behandlung. Wenn aber der Fuß auch invertiert ist und passiv nicht leicht gestreckt werden kann **(Metatarsus varus),** ist in den meisten Fällen eine Serie von Gipsbehandlungen erforderlich.

Das **angeborene Fehlen von einzelnen Muskeln oder Muskelgruppen** wurde beobachtet. Die teilweise oder vollständige Agenesie des M. pectoralis major ist einer der häufigsten dieser Defekte und kann ein isoliertes Phänomen darstellen oder mit ipsilateralen Abnormitäten der Hand **(Polandsche Anomalie)** verbunden sein. Eine oder mehrere Schichten der Bauchmuskulatur können zum Zeitpunkt der Geburt auch fehlen (z.B. **Prune-belly-Syndrom**). Dieser Defekt ist oft mit schweren urogenitalen Abnormitäten verbunden, besonders mit der Hydronephrose. Die Häufigkeit ist am höchsten bei männlichen Säuglingen, die oft auch einen Hodenhochstand aufweisen. Die Prognose ist ungewiß, auch wenn ein Verschluß der Harnwege frühzeitig beseitigt wird. Die Füße und das Rektum betreffende Fehlbildungen begleiten oft die Agenese der Bauchmuskulatur.

Die **Chondrodystrophien** sind *Erkrankungen, die die Umwandlung von Knorpel in Knochen beeinträchtigen.* Von diesen ist die **Achondroplasie** am besten bekannt. Alle sind durch Zwergwuchs (meist mit einem normal großen Rumpf, aber mit kurzen Extremitäten) charakterisiert und oft mit anderweitigen Abnormitäten verbunden. Die Osteochondrodysplasie, die Osteopetrose und die Osteochondrose werden *in Kap. KIN, 17.* behandelt. Bei den meisten der Chondrodystrophien sind zur Diagnose Röntgenbilder der langen Röhrenknochen notwendig. Die geistige Entwicklung ist im allgemeinen normal. Eine Hypothyreose sollte ausgeschlossen werden. Die Behandlung ist symptomatisch. Die **Mukopolysaccharidosen** (**MPS** – *s. Kap. KIN, 17., Angeborene Störungen des Bindegewebes)* weisen Ähnlichkeiten mit den Chondrodystrophien auf, einige Typen aber zeigen auch eine viszerale und eine ZNS-Beteiligung mit mentaler Retardierung. Außerdem sind Rumpfverkürzung sowie Kontrakturen der Extremitäten häufiger zu sehen. Die Symptome der MPS sind gewöhnlich bei Neugeborenen nicht zu beobachten.

Die **Osteogenesis imperfecta,** eine *abnorme Brüchigkeit des Knochens,* ist eine schwere Neugeborenenerkrankung, die diffus die Knochen betrifft. Verschiedene Faktoren sind beschrieben worden, wobei der Neugeborenentyp **(congenita)** die schwerste ist. Die Säuglinge werden mit mehrfachen Frakturen geboren, die zur Verkürzung der Extremitäten führen. Der Schädel ist weich, hat viele löcherige Knochen und fühlt sich bei seiner Palpation wie eine „Tasche voller Knochen“ an. Die Skleren sind anomal dünn und durchscheinend und können blau erscheinen, da durch das Fehlen von Bindegewebe die Farbe der darunterliegenden Gefäße durchschimmern kann. (Blaue Skleren zeigen jedoch nicht immer eine Osteogenesis imperfecta an). Einige Säuglinge weisen auch einen Gehörverlust auf, vermutlich als Folge einer Otosklerose, die auf anomales Bindegewebe um die Gehörknöchelchen des Mittelohrs zurückzuführen ist. Geburtstraumen können aufgrund des weichen Schädels zu intrakraniellen Blutungen und Totgeburten führen. Lebendgeborene Säuglinge sterben oft plötzlich während der ersten paar Lebenstage oder -wochen, doch einige überleben als deformierte Zwerge. Die geistige Entwicklung ist normal, wenn keine Schädeltraumen mit einer Verletzung des ZNS auftreten. Eine orthopädische Versorgung ist erforderlich, eine wirksame medizinische Beahndlung gibt es nicht.

Die **kongenitale Hypophosphatasie** ist auf das Fehlen der alkalischen Phosphatase im Serum zurückzuführen und resultiert in einem diffusen Mangel an Kalziumablagerungen in den Knochen. Erbrechen, fehlende Gewichtszunahme und Vergrößerung der Epiphysen sind ähnlich wie bei der Rachitis zu beobachten. Knochendeformitäten und Zwergwuchs, doch normale geistige Entwicklung, begleiten die Patienten, die die Kindheit überleben. Es gibt keine wirksame Behandlung.

Kongenitale Amputationen sind *transversale oder longitudinale Defekte der Gliedmaßen, die auf eine primär intrauterine Wachstumshemmung oder sekundäre intrauterine Zerstörung des normalen embryonalen Gewebes zurückzuführen sind.* Die Ätiologie ist meist unklar, doch zwei gesicherte Ursachen sind als Teratogene (z.B. Thalidomid) und amniotrische Stränge bekannt. Bei transversalen Defekten fehlen alle Elemente unterhalb einer bestimmten Ebene und das Glied ähnelt einem Amputationsstumpf. Bei longitudinalen Mängeln sind spezifische Mißentwicklungen zu beobachten, z.B. vollständiges oder teilweises Fehlen von Speiche, Wadenbein oder Schienbein. Säuglinge mit transversalen oder longitudinalen Defekten an den Gliedmaßen können auch hypoplastische oder gespaltene Knochen, Synostosen, Duplikationen, Dislokationen oder andere Knochendefekte aufweisen. Ein oder mehrere Glieder können betroffen sein und die Defekte können an jedem Glied von unterschiedlichem Typ sein. Röntgenbilder sind unentbehrlich, um zu bestimmen, welche Knochen betroffen sind. ZNS-Anomalien sind selten.

Die **Therapie** *besteht hauptsächlich in der Anfertigung einer* Prothese und ist stark individualisiert. Prothesen sind am wertvollsten bei Defekten an den unteren Extremitäten oder wenn eine obere Gliedmaße vollständig oder nahezu vollständig fehlt. Wenn im Arm oder in der Hand irgendeine Aktivität vorhanden ist, muß, egal wie groß die Fehlbildung ist, die Funktionskapazität sorgfältig bestimmt werden, bevor eine Prothese oder eine Operation empfohlen wird. Die therapeutische Amputation irgendeiner Gliedmaße oder eines Teils von ihr sollte **vermieden** werden, wenn sie nicht für den Sitz eines prothetischen Ersatzes erforderlich ist, und sollte erst nach der Bewertung funktioneller und psychologischer Folgen des Verlustes erwogen werden.

Eine Armprothese sollte so gebaut sein, daß sie soviel Erfordernissen wie nur möglich entspricht, so daß die Zahl der Geräte auf ein Minimum beschränkt wird. Ein Kind benutzt eine Prothese am erfolgreichsten, wenn sie früh angelegt und während der Entwicklungsjahre ein fester Bestandteil des Körpers wird. Mit effektiver, orthopädischer und allgemeiner Unterstützung führen die meisten Kinder mit angeborenen Amputationen ein normales Leben.

Arthrogryposis multiplex congenita (AMC)

(Multiple kongenitale Kontrakturen)

Kongenitale fibröse Ankylose mehrerer Gelenke. AMC ist heterogen und besteht aus verschiedenen Krankheitsbildern. Andererseits ist der Ausdruck AMC oft nachlässig und inkorrekt für einige wohldefinierte Krankheiten angewendet worden, bei denen verminderte Gelenkbeweglichkeit nur eine von mehreren vorhandenen Abnormitäten ist oder bei welchen eine Primärursache der Gelenkrigidität vorliegt.

Ätiologie und Pathologie

Die Ursache ist nicht bekannt, könnte aber teilweise auf gestörte intrauterine Bewegungen des Feten zurückzuführen sein. Betroffene Säuglinge mit dem klassischen Bild der AMC haben normale Chromosomen, allerdings können bei schwer erkrankten Neugeborenen variierende zytogenetische Anomalien vorliegen.

AMC kann neurogenen Ursprungs sein, mit histologischen und elektromyographischen Hinweisen und auf Beteiligung des Nervensystems. Auch myopathische Fälle mit elektromyographisch nachweisbaren Veränderungen der Muskelfasern kommen vor. AMC kann mit typischen und atypischen klinischen Bildern korrespondieren, aber dies ist nicht erwiesen.

Symptomatik

Bei der typischen AMC sind alle Gliedergelenke fixiert. Die Schultern sind meist adduziert und innenrotiert, die Ellbogen sind gestreckt und die Handgelenke und Finger sind gebeugt. Die Hüften können disloziert sein und sind meist leicht gebeugt. Die Knie sind gestreckt und die Füße oft in Equinovarus-Stellung.

Die Muskeln sind hypoplastisch und die Extremitäten neigen dazu, röhrenförmig und strukturlos zu sein. Weiche Gewebebänder sind häufig an der ventralen Seite der gebeugten Gelenke vorhanden. Die Wirbelsäule ist gewöhnlich nicht beteiligt und hebt sich von der Schlankheit der langen Röhrenknochen ab. Das Skelett ist im Röntgenbild normal. Gelegentlich assoziierte Abnormitäten beim AMC-Syndrom sind Gaumenspalten, Kryptorchismus, Herzfehlbildung und Fehlbildungen des Harntrakts. Die körperliche Behinderung kann schwer sein, die Intelligenz ist höchstens leicht bis gar nicht beeinträchtigt.

Eine relativ häufige, atypische Form von AMC ist charakterisiert durch begrenzte Gelenkbeteiligung und das Fehlen von Muskelschwund und assoziierten Störungen.

Differentialdiagnose

Kongenitale Gelenkkontrakturen können bei vielen Krankheitszuständen sekundär eintreten, einschließlich Wirbelsäulendefekten (Spina bifida, Agenesie des Os sacrum) und spastischer Lähmung der Gelenke. AMC kann ebenfalls bei erworbenen Erkrankungen (jugendliche rheumatische Arthritis) und verschiedenen Erbkrankheiten vorkommen. Die Entdeckung von Vererbungsmustern oder zusätzlichen syndromspezifischen Zeichen ist diagnostisch bedeutsam, da AMC gewöhnlich nicht vererbt wird.

Prognose und Therapie

Die Deformationen sind bei Geburt am schlimmsten. AMC ist nicht progressiv. Daher wird jede auftretende Änderung eine Verbesserung sein. Beträchtliche Behinderungen können vorkommen, die meist orthopädische Korrektur erfordern. Der Winkel der Gelenksankylose kann chirurgisch verändert werden. Eine erhöhte Gelenkbeweglichkeit ist jedoch nur schwierig zu erreichen. Aktive Physiotherapie und Manipulation in den ersten Lebensmonaten kann beträchtliche Verbesserungen herbeiführen.

Neurologische Defekte

Einige der schwersten angeborenen Anomalien des Nervensystems, wie die Anenzephalie, Enzephalopathie und die Spina bifida, entwickeln sich im 2. Schwangerschaftsmonat und stellen Defekte bei der Neuralohrbildung **(Dysrhaphie)** dar. Andere, wie Hydranenzephalie und Porenzephalie, treten später auf und scheinen sekundär auf destruktive Prozesse des entwickelten Gehirns zu folgen. (Einige Defekte sind relativ gutartig, z. B. eine Meningozele).

Die genaue Diagnostik vieler ZNS-Fehlbildungen in utero ist heute mit Amniozentese und Ultraschall möglich *(s. Kap. GYN, 12. und Kap. KIN, 23., Verhütung genetischer Störungen).* Wichtig ist die genetische Beratung der Eltern eines Kindes, das eine größere neurologische Abnormität aufweist, da für ein nachfolgendes Kind ein großes Risiko besteht, wieder solch einen Defekt zu haben. Diese Eltern brauchen auch psychologische Hilfe und Unterstützung. Frauen, die einen Säugling oder Fötus mit einem Neuralrohrdefekt geboren haben, sollten darüber informiert werden, daß die Einnahme von Folsäure (4 mg/Tag) vor der Empfängnis und in der Frühschwangerschaft das Risiko einer solchen Fehlbildung bei weiteren Schwangerschaften deutlich reduzieren kann.

Anenzephalie, das *Fehlen der Hemisphären,* ist unvereinbar mit dem Leben. Das fehlende Gehirn ist manchmal durch schlecht ausgebildetes, zystisches Nervengewebe ersetzt, das entweder offen zutage liegt oder mit Haut bedeckt ist. Variierende Anteile des Hirnstamms und des Rückenmarks können fehlen oder mißgestaltet sein. Keine diagnostischen oder therapeutischen Anstrengungen sind erfolgreich, und die Kinder werden tot geboren oder sterben innerhalb einiger Tage.

Andere Fehlbildungen der Hirnhemisphären können beobachtet werden: die Hemisphären können groß, klein oder asymmetrisch sein; die Gyri können fehlen, ungewöhnlich groß (pilzförmig im Querschnitt) oder multipel und klein sein; das mikroskopische Präparat eines normal erscheinenden Gehirns zeigt manchmal die Desorganisation der normalen, laminaren, neuronalen Anordnung; eine verringerte Kopfgröße **(Mikrozephalie)** und mäßige bis schwere motorische und geistige Retardierung sind oft mit diesen Defekten verbunden. Diese Defekte sind gewöhnlich mit schwerer motorischer und geistiger Retardierung verbunden. Die Therapie besteht im Erhalten der allgemeinen Grundfunktionen und bei Bedarf in der Anwendung von Antikonvulsiva, um Krampfanfälle zu beherrschen.

Die **Enzephalozele,** *eine Vorwölbung von Nervengewebe einschließlich der Meningen durch einen Schädeldefekt,* ist mit dem unvollständigen Verschluß des Schädeldaches oder **Cranium bifidum** verbunden. Die Enzephalozele tritt gewöhnlich in der Mittellinie auf, nasal mit Vorwölbung in die Nasengänge oder occipital, kann aber auch asymmetrisch frontal oder parietal sein. Kleine Enzephalozelen können Kephalhämatomen ähneln, doch zeigt das Röntgenbild einen Schädelknochendefekt an ihrer Basis. Die Enzephalozelen sollten behoben werden, da sogar große meist nur heterotopes Nervengewebe enthalten, das ohne Verbleiben ernster funktioneller Störungen entfernt werden kann. Wenn andere schwere Fehlbildungen zusätzlich vorhanden sind, fällt die Entscheidung zugunsten der Wiederherstellung schwieriger. Der Hydrozephalus (siehe unten) ist häufig mit der Enzephalozele assoziiert und erfordert den Nachweis durch Computertomographie (CT) oder Ultraschall und, sofern er fortschreitend ist, die chirurgische Behandlung mittels eines Shunts. Etwa die Hälfte der betroffenen Kinder hat andere angeborene Defekte. Die Prognose ist für viele dieser Patienten gut.

Die **Porenzephalie,** *Zyste oder Hohlraum in einer Hemisphäre, die mit einem Ventrikel kommuniziert,* kann prä- oder postpartal erscheinen. Der Defekt kann seine Ursache in einer Entwicklungsanomalie, einer entzündlichen Erkrankung oder einer vaskulären Störung, die eine intraventrikuläre Blutung mit Raumforderung des Parenchyms bewirkt, haben. Die neurologische Untersuchung ergibt meist ein pathologisches Ergebnis. Die Transillumination des Schädels kann positiv sein. Die Diagnose wird durch ein CT und Ultraschallaufnahmen gesichert. Der progressive Hydrozephalus kann eine Shuntoperation erforderlich machen. Die Prognose ist unterschiedlich; einige Patienten entwickeln nur geringe neurologische Symptome und besitzen eine normale Intelligenz.

Die **Hydroenzephalie** ist *eine Extremform der Porenzephalie, bei der die Großhirnhemisphären fast vollständig fehlen.* Gewöhnlich sind Kleinhirn und Hirnstamm normal ausgebildet und die Basalganglien intakt. Hirnhäute, Knochen und die Haut des Schädeldaches sind normal. Die Ergebnisse der neurologischen Untersuchung des betroffenen Neugeborenen können normal sein, doch entwickeln sich die Kinder nicht normal. Äußerlich erscheint der Kopf als normal, doch scheint bei der Transillumination das Licht vollständig durch. Ein CT oder die Ultraschallaufnahme bestätigt die Diagnose. Die Behandlung ist symptomatisch, wobei bei starkem Wachstum des Kopfes die Anlage eines Shunts erforderlich wird.

Dandy-Walker-Zysten und die Arnold-Chiari-Fehlbildung sind gröbere Fehlbildungen der hinteren Schädelgrube und führen oft zu einem Hydrozephalus. **Dandy-Walker-Zysten** sind *entwicklungsbedingte Fehlbildungen, bei denen der 4. Ventrikel zystisch wird;* es resultiert meist ein Hydrozephalus. Die Diagnose wird bei Verlagerung des Sulcus sinus lateralis nach superior auf dem Röntgenbild gestellt oder durch Transillumination der hinteren Schädelgrube; sie wird durch ein CT oder eine Ultraschallaufnahme erhärtet. Der Hydrozephalus erfordert in der Regel einen Shunt. Die **Arnold-Chiari-Fehlbildung** ist ein variabler Defekt in der Anordnung des Hirnstamms. Die ausgeprägteste Form beinhaltet eine *Verlängerung der Kleinhirntonsillen, die durch das Foramen magnum vortreten, mit einem Vorspringen der Colliculi und Verdickung des oberen Halsmarks.* Die Diagnose wird durch CT oder Ventrikulographie gestellt. Ein Hydrozephalus kann die Folge einer Blockade des Abflusses des 4. Ventrikels oder einer damit verbundenen Aquäduktstenose sein. Beides kann eine Shunt-Operation erforderlich machen, um die Obstruktion zu umgehen. Die Arnold-Chiari-Fehlbildung kann allein auftreten, ist jedoch häufig mit einer Spina bifida (siehe unten) und Syringomyelie *(s. Kap. NEU, 14.)* verbunden.

Die **Spina bifida,** der *mangelhafte Verschluß der Wirbelsäule,* ist einer der häufigsten Neruralrohrdefekte, der mit einem weiteren Leben vereinbar ist. Der Schweregrad reicht vom verschlossenen Typ mit wenigen Anzeichen bis zur vollständig offenen Wirbelsäule **(Rachischisis)** mit schwerer neurologischer Beeinträchtigung und dem Tod des Kindes. Bei der zystischen Spina bifida beinhaltet der vorspringende Sack die Meningen **(Meningozele),** das Rückenmark **(Myelozele)** oder beides **(Myelomeningozele).** Mit Hilfe der Ultraschalldiagnostik kann man heutzutage knöcherne Defekte der Wirbelsäule und Weichteilmassen nachweisen. Die offenen Varianten können in utero durch Messung erhöhten α-Fetoproteins nach Amniozentese diagnostiziert werden. Die Spina bifida ist am häufigsten in der lumbalen, unteren thorakalen oder sakralen Region zu beobachten und dehnt sich über 3–6 Wirbelsegmente aus. Der Sack der Myelomeningozele besteht gewöhnlich aus den Meningen mit einer zentralen neuralen Ansammlung. Wenn er nicht gut mit Haut bedeckt ist, kann der Sack leicht einreißen, was das Risiko einer Meningitis erhöht. Wenn das Rückenmark oder die lumbosakralen Nervenwurzeln in die Spina bifida einbezogen sind, was häufig der Fall ist, kommt es unterhalb des betroffenen Segments zu Lähmungen verschiedenen Grades. Da diese Lähmung schon bei Feten auftritt, kann es schon bei der Geburt orthopädische Probleme wie den Klumpfuß, die Arthrogrypose oder die Hüftluxation geben *(s. unter Skelett- und Muskeldefekte, oben).* Die Lähmung betrifft meist auch die Sphinkteren der Blase und des Rektums, und die resultierenden urogentialen Komplikationen können eventuell zu schwer geschädigten Nieren führen. Eine Kyphose, manchmal mit einer Spina bifida gekoppelt, kann den chirurgischen Verschluß behindern und es für den Patienten unmöglich machen, sich auf den Rücken zu legen. Ein Hydrozephalus tritt oft auf und kann in Beziehung zu einer Aquäduktstenose oder einer Arnold-Chiari-Mißbildung (siehe oben) stehen. Andere angeborene Anomalien können vorhanden sein.

Die **Untersuchung in der Klinik** beginnt mit dem Röntgen von Wirbelsäule, Schädel, Hüften und, wenn mißgebildet, der unteren Extremitäten. Die Untersuchung der Harnwege ist notwendig und beinhaltet die Urinanalyse, eine Urinkultur, den Bluthamstoffwert, die Kreatininbestimmung, eine intravenöse Pyelographie und eine Ultraschalluntersuchung. Weitere Untersuchungen hängen von den Begleitstörungen ab und können intrakranielle Untersuchungen (CT oder Ultraschallaufnahme) und Liquoruntersuchung umfassen.

Die **Prognose** wird von der Anzahl und dem Schweregrad der Mißbildungen bestimmt und ist am schlechtesten für diejenigen Patienten, die eine vollständige Lähmung unterhalb der Läsion, eine Kyphose, einen Hydrozephalus, eine frühe Hydronephrose und angeborene, begleitende Defekte aufweisen. Trotzdem gedeihen viele Kinder bei guter Versorgung.

Die **Therapie** erfordert die vereinten Bemühungen von Spezialisten verschiedener Disziplinen. Anfangs sind neurochirugische, urologische, orthopädische, pädiatrische und sozialdienstliche Untersuchungen notwendig. Eine gründliche Untersuchung des Säuglings und eine ausführliche Beratung der Familie sollten der chirurgischen Intervention vorausgehen. Folgende Punkte sind zu beurteilen: Typ, Lokalisation und Ausmaß der Läsion, allgemeiner Gesundheitszustand des Säuglings und begleitende Defekte, die Belastbarkeit, Wünsche und Ressourcen der Familie, außerdem die Behandlungsmöglichkeiten am Ort einschließlich der Möglichkeiten einer Anschlußbehandlung. Danach kann entschieden werden, wie aggressiv bei der Behandlung vorgegangen wird.

Wenn der Defekt Liquor austreten läßt, sind eine antibiotische Prophylaxe und eine dringende neurochirurgische Abklärung und Wiederherstellung nötig, um das Risiko einer Meningen- oder Ventrikelinfektion zu verringern. Ein Hydrozephalus kann eine sofortige Shunt-Operation erforderlich machen. Die Nierenfunktion muß sorgfältig verfolgt und Harnwegsinfekte müssen sofort behandelt werden. Obstruktive Uropathien, entweder am Blasenausgang oder in Höhe der Ureteren, müssen energisch behandelt werden, besonders wenn eine Infektion besteht. Der Verlust der Nierenfunktion oder Shunt-Komplikationen sind gewöhnlich die Ursachen für den Tod älterer Patienten mit Spina bifida. Die orthopädische Versorgung sollte früh einsetzen mit der Anwendung eines Gipses bei einem möglicherweise vorhandenen Klumpfuß und mit der laufenden Überwachung der Hüftgelenke, da Luxationen häufig sind. Andere fortbestehende orthopädische Gesichtspunkte wie Skoliose, pathologische Frakturen, Entwicklung von Druckgeschwüren, Muskelschwäche und Spasmen, die weitere Deformierungen verursachen können.

Der **Hydrozephalus,** eine *Erweiterung der Ventrikel mit exzessiver Ansammlung von Liquor,* ist der häufigste Grund für abnorm große Schädel bei Neugeborenen. Die Obstruktion betrifft häufig den Aquaeductus cerebri (Sylvii), doch kann sie auch an den Aperturae des 4. Ventrikels (Foramen Luschkae und Magendii) oder in den subarachnoidalen Räumen um den Hirnstamm oder über den Hemisphären sitzen. Ein **kommunizierender Hydrozephalus** liegt vor, wenn der Liquor frei in den Subarachnoidalraum fließt; ein **nichtkommunizierender Hydrozephalus** zeigt eine Blockade an einer Stelle des Ventrikelsystems oder zwischen ihm und dem Subarachnoidalraum an. Ein kommunizierender Hydrozephalus ist meist die Folge einer Entzündung der Meningen, entweder durch eine Infektion oder aufgrund von Blut im Subarachnoidalraum.

Die **klinische Befunderhebung** beginnt mit einem Röntgenbild des Schädels, einer Ultraschalluntersuchung oder einem CT. Dies kann klaffende Nähte, zum Teil verdünnte Knochen oder intrakranielle Verkalkungen (bei angeborenen Infektionen) zeigen. Die Schädelübersichtsaufnahme kann das Bild des „Wolkenschädels" zeigen (gewöhnlich bei Kindern mit Myelomeningozele und Hydrozephalus), das einen über längere Zeit bestehenden erhöhten Schädelinnendruck anzeigt. Das CT zeigt die Größe der Ventrikel und ebenfalls die Lokalisation der Obstruktion an. Nach Ultraschallaufnahmen wird der Grad der Ventrikeldilatation definiert und mit Folgeaufnahmen kann die Progression des Hydrozephalus dokumentiert werden. Ultraschallaufnahmen sind besonders nach intraventrikulären Blutungen wertvoll, da die Ventrikelerweiterung vorübergehend sein kann und dann womöglich weder einer spezifischen Therapie noch einer medikamentösen Behandlung bedarf.

Wenn der Verdacht auf eine angeborene Infektion besteht, sind serologische Untersuchungen auf *Toxoplasma gondii,* Rubella-Virus, *Treponema pallidum* und Herpes- und Zytomegalieviren angezeigt und Zeichen einer Leberbeteiligung zu suchen. Wenn Anfälle auftreten, kann ein EEG hilfreich sein. Weitere Untersuchungen können eine Subduralpunktion oder eine Liquoranalyse einschließen.

Zur **Differentialdiagnose** gehören andere intrakranial raumfordernde Läsionen, wie subdurale Hämatome, porenzephalische Zysten und Tumoren. Diese können durch ein CT identifiziert werden. Ein abnorm großes, meist in seiner Funktion gestörtes Gehirn (Megalenzephalie) kann auch beobachtet werden.

Die **Therapie** hängt von der Ätiologie ab. Die Behandlung mit Acetazolamid und Glycerol oder Lumbalpunktionen (bei kommunizierendem Hydrozephalus) können den Liquordruck vorübergehend senken. Bei progredientem Hydrozephalus, speziell wenn der Kopfumfang zu rasch wächst, ist zur Reduktion des Druckes eine Shunt-Operation notwendig. Es ist wichtig, vor der Operation sicherzustellen, daß der Hydrozephalus progressiv ist, da der eine oder andere Hydrozephalus spontan zum Stillstand kommt. Der Shunttyp, der angelegt wird, ist von der Erfahrung und Entscheidung des Neurochirurgen abhängig. Ventrikuloperitoneale Shunts werden im allgemeinen bevorzugt, da es hier weniger Komplikationen gibt. Nach Anlegen des Shunts sollte der Fortschritt des Kindes verfolgt werden, während der okzipitofrontale Kopfumfang, die Entwicklung und das erhöhte Infektrisiko, das mit dem Shunt verbunden ist, beachtet werden. Zur Verlaufsbeobachtung der Ventrikelgröße kommen wiederholte Teil-CTs oder Ultraschall (wenn die große Fontanelle offen ist) zur Anwendung. Bei einigen Kindern fällt die Notwendigkeit eines Shunts weg, wenn sie älter werden, aber es ist schwierig zu bestimmen, wann dies erfolgt, und Shunts werden selten entfernt. Der Versuch in der Fetalchirurgie, den kongenitalen Hydrozephalus vor der Geburt zu behandeln, war bislang erfolglos und befindet sich zur Zeit im Experimentalstadium.

Angeborene Defekte der Augen

Angeborenes Glaukom

(Buphthalmus, Hydrophthalmus)

Eine seltene Erkrankung aufgrund einer angeborenen Mißbildung im Kammerwinkelbereich, die den Kammerwasserabfluß hemmt und einen chronisch erhöhten Augeninnendruck bedingt. Die Erkrankung ist meist beidseitig und betrifft Säuglinge und Kinder. Der Augapfel vergrößert sich stark, die Hornhaut, deren Durchmesser sich vergrößert, wird dünn und manchmal milchig-trüb und kann sich vorwölben, die Pupille wird groß und starr, die Vorderkammer ist tief. Schreitet der Prozeß fort, führt der resultierende Optikusschaden zur Erblindung. Durchmesser und Transparenz der Hornhaut sollten beim Säugling sorgfältig überprüft werden. Eine **Behandlung** durch möglichst frühzeitige Operation bietet die einzige realistische Aussicht auf Erhalt eines brauchbaren Sehvermögens *(s. Tab. AUG, 3.).*

Angeborene Katarakt

Entwicklungsbedingte oder angeborene Katarakte sind bei Geburt vorhanden und können das Resultat chromosomaler Anomalien, intrauteriner Infektionen (z.B. Rubeola), von Stoffwechselerkrankungen (Galaktosämie) oder anderer mütterlicher Erkrankungen während der Schwangerschaft sein. Die Katarakt kann zentral im Linsenkern oder auf der Linsenrinde liegen und kann bis zur Fundoskopie bei der Geburt unentdeckt bleiben. Wenn die

Katarakt genügend dicht ist, um die Pupille des Optikus und die Fundusgefäße zu verdecken, muß zur Einschätzung des möglichen Effektes auf die Sehkraft des Kindes ein Ophthalmologe zu Rate gezogen werden. Ein frühzeitiger operativer Eingriff (innerhalb der ersten Lebensmonate) ist nun angeraten, um die Entwicklung der normalen Fixation der Retina und der kortikalen Sehbahnen zu ermöglichen. Während der operative Eingriff technisch gute Resultate bringt, ist die postoperative Korrektur des Sehvermögens mit Brille oder Kontaktlinsen oder die Durchführung einer Keratoplastik (Transplantation von menschlichem Hornhautgewebe in der Größe und Form einer Kontaktlinse) schwierig, allerdings notwendig, um einen guten Visus zu erreichen.

Die juvenile oder Erwachsenen-Katarakt wird in *Kap. AUG, 9.* behandelt.

Nieren- und Urogenitaldefekte

Angeborene Anomalien des UG-Traktes sind gewöhnlich häufiger als die anderer Organsysteme. Nieren und Ureteren, Blase, Blasenausgang und die Gonaden sind sehr häufig in die Störung mit einbezogen. Die Komplikationen bestehen in Obstruktionen der ableitenden Harnwege mit Stase, sie begleitender Infektion und Steinbildung, Einschränkung der Nierenfunktion und Störungen der Sexualfunktionen oder Unfruchtbarkeit. Die Therapie signifikanter anatomischer Anomalien ist gewöhnlich chiururgisch.

Niere

Verschmelzungsanomalien: Die häufigste Verschmelzungsanomalie der Niere ist die **Hufeisenniere** *(die Nieren sind an den [gewöhnlich unteren] korrespondierenden Polen durch einen Parenchymisthmus über die Mittellinie hinweg verbunden).* Da die Ureter medial und anterior über dem Isthmus verlaufen, kann es zu sekundärer Obstruktion kommen. Die meisten Patienten mit Hufeisennieren haben keine Schwierigkeiten, manche entwickeln eine Hydronephrose, die eine chirurgische Intervention erforderlich macht, und ein weiteres Drittel kann unter abdominellen Schmerzen leiden, die durch Hyperextension verstärkt werden **(Rovsing-Zeichen).** Die chirurgische Resektion des Isthmus ist gelegentlich erforderlich und kann zur Erleichterung der Resektion der Aorta abdominalis, die hinter dem Isthmus liegt, indiziert sein.

Andere Verschmelzungsanomalien sind die **fusionierte Beckenniere (Kuchenniere),** bei der *eine einzige im Becken gelegene Nierenmasse von zwei Sammelsystemen und zwei Harnleitern versorgt wird,* die aufgrund ihrer abnormen Lage und ihres abnormen Verlaufs häufig obstruieren. Bei der **gekreuzten Heterotopie mit Verschmelzung** liegen beide Nieren auf einer Seite des Abdomens und bedürfen gewöhnlich keiner Therapie, solange keine Obstruktion eintritt.

Nierenektopie und Malrotation: *Die mangelhafte embryonale Aszension oder Rotation einer oder beider Nieren* kann, sogar wenn der Patient asymptomatisch gewesen ist, auf der Ultraschallaufnahme des Bauches, im CT oder bei der Urographie auffällig werden. Die **Beckenniere,** die gewöhnlich über dem Promontorium liegt, kann aufgrund einer Abflußbehinderung zu Komplikationen in der Schwangerschaft führen. Die **Malrotation** einer normal positionierten Niere kann den Harnabfluß beeinträchtigen und eine Hydronephrose verursachen, die der chirurgischen Korrektur bedarf.

Agenesie: Die **bilaterale Nierenagenesie** *(angeborenes Fehlen beider Nieren – Potter-Syndrom)* ist nicht mit dem Leben vereinbar. Die **einseitige Nierenagenesie** ist gar nicht so selten und kann gemeinsam mit einer Ureteragenesie auftreten, bei der auch das ipsilaterale

Trigonum und der Ureterausgang nicht angelegt sind. Die kongenitale Solitärniere ist sowohl hyperplastisch als auch hypertroph, die Nierenfunktion ist normal.

Verdoppelungsanomalien (überzählige Sammelsysteme): **Akzessorische Nierenbecken, gedoppelte Nierenbecken** und **Ureter** oder **„Doppelnieren"** können unilateral oder bilateral auftreten und Nierenbecken, Kelchsystem, Ureter und/oder eine oder beide Ureteröffnungen betreffen. **„Doppelniere"** ist eine Fehlbezeichnung, da es sich in Wirklichkeit um eine einzelne Nierenmasse mit mehr als einem Sammelsystem handelt. Eine chirurgische Korrektur ist nicht erforderlich, solange die Nierenfunktion ungestört ist und Komplikationen wie Hydronephrose, Infektion, Reflux, Harninkontinenz oder Obstruktion ausbleiben.

Nierendysplasien: Nierendysplasien (Entwicklungsabnormitäten) mit folgender Beeinträchtigung der Nierenfunktion können aus Entwicklungsanomalien der renalen Gefäßversorgung, der Tubuli, des Sammel- oder Ableitungssystems entstehen.

Zystische Hydronephrose *(Agenesie und Atresie der Ureteren, die zu traubenähnlicher zystischer Nierendegeneration führt)* ist die Folge der Urinbildung in den lobulären Segmenten der fetalen Niere und progressiver hydrostatischer Atrophie, was schließlich zum Versagen der Nierenfunktion führt. Die zystische Degeneration kann im Kindesalter mit dem Wilms-Tumor verwechselt werden.

Die renale Hypoplasie *(Unterentwicklung der Niere)* ist für gewöhnlich mit einer unvollständigen Entwicklung der Arteria renalis oder ihrer Seitenäste assoziiert. Die Niere ist klein, die Nephrone sind histologisch normal. Komplikationen betreffen Ureteranomalien, Hydronephrose und Infektionen.

Die polyzystische Nierendegeneration bei Kindern wird weiter unten, die Erwachsenenform *in Kap. NIE, 11.* besprochen. Die **Markschwamm-Niere** wird in *Kap. NIE, 11.* besprochen.

Autosomal rezessive (infantile) polyzystische Nierendegeneration

Eine seltene (1/10000 Geburten) autosomal-rezessive zystische Erkrankung beider Nieren und der Leber, die bereits in der Kindheit zum Nierenversagen führt. Sie ist die am häufigsten vorkommende genetisch determinierte zystische Erkrankung der Nieren in der Kindheit. Der autosomal-dominante Erwachsenentyp der polyzystischen Nierendegeneration wird in *Kap. NIE, 11.* besprochen.

Klinik und Diagnostik

Die klinischen Symptome variieren entsprechend dem Alter. Die infantilen Formen zeigen meist nephrogene Symptome, während die adoleszenten Formen in erster Linie hepatogene Symptome mit sich bringen. Diese Unterschiede spiegeln vermutlich phänotypische Varianten ein und derselben genetischen Störung wider.

Schwer erkrankte Neugeborene haben hypoplastische Lungen infolge der intrauterinen Nierendysfunktion. Diese Säuglinge sterben oft während der ersten Lebenstage oder -wochen. Weniger schwer betroffene Säuglinge haben ein vorgewölbtes Abdomen mit mächtigen, festen, symmetrischen Nieren mit glatter Oberfläche. Die vergrößerte Leber zeigt als Veränderung eine periportale Fibrose, Gallengangsproliferation und einzelne Zysten; das übrige hepatische Gewebe ist normal. Diese pathologischen Veränderungen sind verantwortlich für eine perisinusoidale portale Hypertension mit geringer oder fehlender hepatischer Dysfunktion. Der Ultraschall ist das beste diagnostische Hilfsmittel, da er in der Spätschwangerschaft die Verdachtsdiagnose meist bereits in utero ermöglicht.

Zwischen dem 5. und 10. Lebensjahr erscheinen geringgradige erste Anzeichen einer portalen Hypertension, wie z. B. ösophageale und gastrische Varizen und Hypersplenismus (Leukopenie, Thrombozytopenie). Wenn die Symptome erst in der **Adoleszenz** auftreten, ist die Nephromegalie weniger ausgeprägt. Der Grad der Niereninsuffizienz kann gering bis mäßig sein. Die Hauptsymptome werden durch die progressive hepatische Fibrose bestimmt. Hierzu zählen die portale Hypertension, die gastrischen und ösophagealen Varizen, die Leberinsuffizienz und der Hypersplenismus. Die Diagnose gestaltet sich schwieriger, v. a. wenn die Familienanamnese leer ist. Durch Ultraschall können Zysten der Nieren oder der Leber nachgewiesen werden, allerdings kann für die endgültige Diagnosestellung die Durchführung von Leber- bzw. Nierenbiopsien erforderlich sein.

Prognose und Therapie

Die Prognose ist davon abhängig, ob die Leber- oder Nierendysfunktion im Vordergrund steht. Bei vielen Patienten tritt der Tod kurz nach der Geburt durch eine Urämie oder durch andere damit verbundene Komplikationen ein. Bei Kindern, welche die ersten Jahre überleben, ist ein progressives Nierenversagen zu beobachten. Die, welche renal in geringerem Maße betroffen sind, entwickeln eine progressive portale Hypertonie. Portocavale oder splenorenale Shunts haben sich zwar bei der Senkung der Morbidität, nicht aber der Mortalität als nützlich erwiesen. Obwohl die Transplantationserfahrungen begrenzt sind, ist die Kontrolle des Hypersplenismus wichtig, um bei eventueller Nierentransplantation Schwierigkeiten bei der Immunsuppression aus dem Wege zu gehen. Die Dialyse (s. Kap. NIE, 3.) wird nach gleichen Richtlinien wie bei anderen Kindern mit chronischer Niereninsuffizienz eingesetzt.

Ureter

Kongenitale Ureteranomalien kommen häufig gemeinsam mit Nierenanomalien vor, können jedoch auch unabhängig auftreten. Komplikationen sind Obstruktion, Infektion und Steinbildung sowie Probleme der Urinkontrolle.

Duplikationsanomalien *(partielle oder komplette Verdopplung eines oder beider Ureteren gemeinsam mit der Verdopplung des ipsilateralen Nierenbeckens).* Die alleinige Verdoppelung des unteren Teils des Ureters ist selten. Bei kompletter Verdoppelung der Ureteren endet der Ureter des oberen Pols distal vom Ostium des tiefer abgehenden Ureters. Ektopie eines oder beider Ostien, vesikoureteraler Reflux in einen oder beide Ureteren, Ureterozele und Stenose eines oder beider Ureterostien sind häufig. Eine chirurgische Intervention ist nicht erforderlich, solange vesikoureteraler Reflux, Obstruktion, Infektion oder eine Einschränkung der Nierenfunktion ausbleiben (s. auch Ektopien der Ureterostien, unten).

Ektopien und ein **rektokavaler Ureter** *(abnorme Entwicklung des Ureters hinter einer persistierenden rechten Subkardialvene)* können eine Obstruktion verursachen. Ein rektocaval verlaufender linker Ureter kommt nur mit der Persistenz der linken Subkardialvene oder bei komplettem Situs inversus vor. Die operative Behandlung, die bei signifikanter Obstruktion indiziert ist, besteht in der Trennung des Ureters mit uretero-urethraler Anastomose anterior der Vena cava oder des Iliakalgefäßes.

Ektopische Ureterostien *(ektope Öffnungen einzelner oder verdoppelter Ureteren)* können in der lateralen Blasenwand (was zum vesiko-urethralen Reflux prädisponiert), distal entlang des Trigonums, am Blasenhals, in der weiblichen Urethra distal vom Sphinkter (was zur Inkontinenz führt), im Genitalsystem (in Prostata und Samenbläschen beim Mann, in Uterus oder Vagina bei der Frau) oder extrem enden. Ektopische Ostien sind häufig die Ursache für Reflux, Obstruktion und Infektion. Ein operativer Eingriff kann indiziert sein.

Striktur und Stenose: Kongenitale Strikturen können in jedem Teil des Ureters auftreten, häufig am ureterovesikalen Übergang. Hier kann in der Regel eine chirurgische Reimplantation des Ureters in die Blase Abhilfe schaffen. Defekte der glatten Uretermuskulatur können segmentale Dysfunktionen des Ureters zur Folge haben, diese prädisponieren zu proximalen Ureterektasien. **Megaureteren** *(kongenitale Dilatation des Ureters unbekannter Ursache)* können die Folge bestimmter lokalisierter segmentaler Muskel- oder neurogener Störungen sein.

Die **Ureterozele** *(ballonartige Vorwölbung des intramuralen Ureterendstückes)* kann mit progressiver und obstruktiver zystischer Dilatation, mit der Folge der Ureterektasie, Hydronephrose, Konkrementbildung und potentieller Nierenfunktionseinschränkung einhergehen. Die Diagnose wird pyelographisch und zytoskopisch gestellt. Die Behandlung erfolgt chirurgisch. Die Prognose ist gut, wenn die Mißbildung vor dem Auftreten signifikanter Nierenfunktionseinschränkungen entdeckt wird.

Vesikoureteraler Reflux

Ein Reflux des Urins von der Blase in den Harnleiter ist pathologisch und prädisponiert zur Schädigung der oberen Harnwege durch bakterielle Infektionen und gesteigerten hydrostatischen Druck.

Ätiologie

Der vesikoureterale Reflux ist häufig die Folge einer kongenitalen Fehlimplantation des Harnleiters in die Blase. Die inkomplette Entwicklung des intramuralen Uretertunnels führt zum Versagen des klappenähnlichen Mechanismus an der ureterovesikalen Überleitung und gestattet den Reflux von Blasenurin in den Ureter und das Nierenbecken, insbesondere während der Miktion, wenn der Druck erhöht ist. Weitere Ursachen für einen vesikoureteralen Reflux sind die Blasenauslaßstenose mit gesteigertem intravesikalem Druck, die Infektion der unteren Harnwege mit Ödem und Distorsion des Ureterostiums, die neurogene Dysfunktion des M. detrusor und des Blasenhalsmechanismus sowie der iatrogene Reflux als Folge chirurgischer oder instrumenteller Manipulation am Ureterostium.

Pathologie

Der Druck am Ureter ist selten höher als 10–12 cm Wassersäule; der intravesikale Druck während der Miktion kann 50–200 cm H_2O erreichen. Solche erhöhten Drücke können zu einer progressiven hydrostatischen Schädigung der Niere führen, wenn sie in den Ureter und das Nierenbecken übertragen werden. Die Bakterien der unteren Harnwege werden durch den Reflux in den oberen Harntrakt weitergeleitet, was eine persistierende Harnwegsinfektion mit potentiellem Verlust der Nierenfunktion zur Folge hat.

Symptomatik und Diagnostik

Abdomineller oder Flankenschmerz, persistierende und rekurrierende Harnwegsinfektion, Enuresis, Dysurie oder Flankenschmerz bei Miktion, Frequenzsteigerung und Harndrang oder die Entwicklung eines urämischen Syndroms lenken den Verdacht auf einen vesikoureteralen Reflux. Pyurie, Hämaturie, Proteinurie und Bakteriurie sind häufige Befunde.

Das i. v. Pyelogramm zeigt eine Kelcherweiterung bei gleichzeitiger Dilatation des Harnleitzers und des oberen Sammelsystems. Füllungs- und Miktionszystoureterogramme stellen den vesikoureteralen Reflux dar. Die Zytoskopie kann eine ureterale Fehlimplantation mit Ektopie und Distorsion des Ureterostiums oder Blasenauslaßenge bestätigen. Der Reflux kann ebenso mit einem Isotopenzystogramm gefunden werden.

Prognose und Therapie

Bei geringgradigem Reflux bei hohenDrücken (Miktion) ohne renale Schäden oder Ostiumanomalien und mit leicht zu beherrschender Infektion reicht die konservative medikamentöse Behandlung für gewöhnlich aus. In vielen solcher Fälle verschwindet der Reflux. Schwere Fälle mit Reflux bei niedrigen Drücken (Füllung) als folge einer Fehlimplantation oder Ektopie des Ureterostiums werden am besten duch die chirurgische Reimplantation des Ureters behandelt. Meistens kann der Reflux dadurch beseitigt und die Nierenfunktion erhalten werden. Ein vesikoureteraler Reflux in Verbindung mit massiver hydroureteraler Nephrose oder myoneurogenen Störungen kann u.U. die primäre Harnableitung erfordern (kutane Ureterostomie, Ileum- oder Kolonkonduit). Die medikamentöse Behandlung einer gleichzeitig bestehenden Harnwegsinfektion, Azotämie, renalen Rachitis, Hypoproteinämie und Anämie ist unumgänglich.

Blase

Blasenekstrophie, Agenesie, Duplikation, ein persistierender Urachus und das Megazystis-Syndrom (möglicherweise ein primär myoneuraler Defekt) sind kongenitale Anomalien der Harnblase.

Die **Harnblasenekstrophie** ist eine leicht zu diagnostizierende, jedoch schwere Anomalie. Die offene (fehlendes Blasendach) Blase liegt mit tropfenden Uretermündungen suprapubisch in der Bauchwand. Die Mukosa der Blase schließt direkt an die Haut des Abdomens an, und die Knochen der Pubisregion sind voneinander getrennt. Versuche, einen Primärverschluß zu erreichen, sind erfolgreich verlaufen. Bei nicht durchzuführendem oder fehlgeschlagenem Primärverschluß sind die häufigsten chirurgischen Maßnahmen die Ureterosigmoidostomie mit oder ohne proximale Kolostomie und der Ileum- oder Kolonkonduit. Eine Rekonstruktion der Genitalien ist erforderlich. Nach erfolgreicher chirurgischer Intervention ist die Prognose für eine normale Nierenfunktion relativ gut.

Kongenitale Blasendivertikel sind häufig und prädisponieren zu Harnwegsinfektionen. Sie können einen Reflux bedingen. Die Diagnose erfolgt zystographisch und zystoskopisch. Die chirurgische Entfernung der Divertikel und die Rekonstruktion der Blasenwand sind indiziert.

Die **Kontraktur des Blasenausganges** kann in Zusammenhang mit neurogenen Erkrankungen oder als kongenitale Erscheinung auftreten. Der Verdacht auf eine Blasenausgangsobstruktion sollte bei abdominellen Schmerzen, schwachem, tröpfelndem Harnfluß, dilatierter Blase und persistierender Pyurie bestehen. Gleichzeitig kann ein vesikoureteraler Reflux auftreten. Zystographie und Zystoskopie bestätigen die Diagnose. Eine Besserung wird erreicht durch endoskopische Resektion oder offene plastisch-chirurgische Revision des Blasenausganges. Als seltene Erscheinung ist die **Blasenhalsstenose** zu nennen. Sie wird im allgemeinen zu häufig diagnostiziert. Eine erworbene Blasenhalskontraktur kann infolge einer transurethralen Resektion auftreten.

Penis und Urethra

Der Penis beim Mann und die Urethra bei Mann und Frau können kongenital fehlen. Andere Anomalien sind der Doppelpenis, die kongenitale Peniskrümmung oder Malrotation, der Mikrophallus, die Urethrastriktur, -stenose und -verdoppelung.

Hypospadie *(Fehllokalisation der Urethralöffnung):* Bei der Frau öffnet sich die hypospadische Urethra in die Vagina. Beim Mann mündet sie proximal ihrer normalen Lage irgendwo am Penisschaft, am penoskrotalen Übergang zwischen den Skrotalfalten oder im Perineum. Meistens besteht gleichzeitig eine Chorda penis *(meist bei der Erektion sichtbare Ventralkrümmung des Penis),* bedingt durch eine fibröse Chorda, die entlang dem normalen Verlauf des Corpus spongiosum verläuft. Ebenso tritt eine durch inkomplette Entwicklung der Vorhaut entstandene „Vorhautschürze“ auf. Als Hauptkomplikationen der Hypospadie gelten die Meatusstenose, die Unfähigkeit, den Harnstrahl zu zentrieren und die Unmöglichkeit der Kohabitation. Bei der chirurgischen Korrektur, die im Alter von 1–2 Jahren beginnt, wird zunächst eine Streckung des Penisschaftes (nach Durchtrennung der Chorda) durchgeführt, gefolgt von einer Harnröhrenplastik. Die Korrektur wird manchmal auch einseitig durchgeführt. Die Prognose ist sowohl in funktioneller wie auch in kosmetischer Hinsicht gut.

Epispadie: *Hierbei handelt es sich um einen teilweisen oder vollständigen dorsalen Verschlußdefekt der Urethra.* Die Epispadie tritt sowohl bei Männern als auch bei Frauen, häufiger aber bei Männern, auf. Die Harnkontinenz kann bei inkompletter Epispadie ausreichend sein. Die plastisch chirurgische Rekonstruktion kann erforderlich sein, ist aber schwierig und hat häufig eine komplette Inkontinenz zur Folge.

Urethralklappen: *Als Klappen wirkende kongenitale Falten der Urethra* können bei beiden Geschlechtern auftreten, sind jedoch häufiger in der Pars prostatica der Urethra bei Knaben zu finden. Komplikationen treten infolge der bisweilen massiven Obstruktion auf, die zu schweren Schäden der oberen Harnwege führen kann. Symptome und Beschwerden sind schwacher, tröpfelnder Urinfluß, Überlaufinkontinenz und Harninfektionen. Die Diagnose erfolgt urographisch und endoskopisch. Durch sofortige chirurgische Behandlung kann der Notwendigkeit der künstlichen Harnableitung zuvorgekommen werden.

Stenose: Die häufigste Form der kongenitalen Urethrastenose ist die **Meatusstenose.** Häufig ist eine Urethrameatotomie erfolgreich. Bei Frauen verursacht die submeatale oder distale Urethralstenose eine obstruktive Uropathie mit Enuresis, rezidivierenden Infekten und Dysurie. Die Behandlung erfolgt durch innere Urethrotomie oder einmalige Dilatation unter Anästhesie. Die Prognose ist gut.

Phimose *(kongenitale oder erworbene [entzündliche] Konstriktion der Vorhaut, die nicht über die Glans penis zurückgezogen werden kann)* und **Paraphimose** *(Unfähigkeit, die über die Glans zurückgezogene Vorhaut wieder vorzustreifen).* Sofortige Zirkumzision bzw. dorsale Inzision mit späterer Zirkumzision ist angezeigt. Die Prognose ist sehr gut.

Testes und Skrotum

Das Skrotum kann uni- **(Hemiskrotum)** oder bilateral nicht entwickelt sein, häufig besteht gleichzeitig ein Kryptorchismus. Kongenitale **Hämangiome** des Skrotums müssen chirurgisch entfernt werden, da Blutungen oder ihre fortlaufende Vergrößerung vorauszusagen sind. Eine angeborene **Hydrozele** steht durch einen offenen Processus vaginalis, einer möglichen Bruchpforte, in Verbindung zur Bauchhöhle, kann sich aber durch Obliteration spontan zurückbilden. Die **Verlagerung des Skrotums** vor den Penis ist eine auffällige, chirurgisch zu behebende Anomalie.

Kryptorchismus

(Fehlender Descensus testis)

Der inkomplette pränatale Deszensus eines oder beider Hoden ist häufig. Die hormonelle Funktion ist dabei im allgemeinen normal. Der nicht-deszendierte Hoden kann jedoch ohne Behandlung Ursache einer zunehmenden Spermatogenesestörung sein. Gleichzeitig besteht beim Kryptorchismus eine höhere Karzinomhäufigkeit, was sich jedoch erst viele Jahre später manifestieren kann.

Beim echten **Kryptorchismus** bleibt der Hoden innerhalb des Abdomens (Bauchhoden) oder retroperitoneal, mit der Folge hormoneller oder mechanischer Störungen. Beim **inkompletten** oder **Maldescensus testis** liegt der Hoden innerhalb des Inguinalkanals (Leistenhoden), wo er durch mechanische Faktoren am weiteren Deszensus gehindert wird. Dystope Testes liegen ganz außerhalb des normalen Deszensusweges: suprapubisch, innerhalb des Perineums oder an der Innenseite des Oberschenkels. **Hypermobile** oder **retraktile Hoden** (Pendelhoden) liegen zeitweilig im Skrotum (z.B. während eines heißen Bades), können sich jedoch auch in den Inguinalkanal zurückziehen. Häufig ist der echte Kryptorchismus von einer kongenitalen indirekten Inguinalhernie begleitet. Die chirurgische Behandlung sollte gleichzeitig erfolgen.

Therapie

i.m. Gaben von Chorion-Gonadotropin (HCG) 500–1000 IE, 2–3mal/Wo. bis zu 6 Wo. können zu einem nachträglichen bilateralen Hodendeszensus führen. Die chirurgische Behandlung besteht üblicherweise in einer simultanen Orchidopexie und Herniotomie vor Ablauf des 2. Lebensjahres. Die Gabe dieses Hormons kann zu einem nachträglichen Hodendeszensus führen. Die chirurgische Behandlung besteht üblicherweise in einer simultanen Orchipexie und Herniotomie vor Ablauf des 3. Lebensjahres. Eine Verzögerung der chirurgischen Behandlung über das 5. Lebensjahr hinaus kann die Spermatogenese verschlechtern, was besonders kritisch ist, wenn es sich um einen beidseitigen Kryptorchismus handelt. Bei hypermobilen (retraktilen) Hoden ist die chirurgische Fixierung für gewöhnlich nicht erforderlich, da sich diese Erscheinung bei eintretender Pubertät normalisiert. Wird der bilaterale Kryptorchismus erst postpubertär diagnostiziert, so ist die Orchitomie die Therapie der Wahl.

Hodentorsion

Die spontane oder nach körperlicher Anstrengung erforderliche Drehung des Hodens kann ihre Ursache in einer inkompletten Fixierung des Nebenhodens am Hoden oder einer mangelhaften Fixierung des Mesorchiums haben. Akut einsetzender starker Schmerz, Übelkeit, Erbrechen, gefolgt von Skrotalödem und Fieber sind die **Symptome** der Hodentorsion. Differentialdiagnostisch kommen Entzündungen innerhalb des Skrotums, Traumen und Hodentumoren in Frage. Ein Radioisotopogramm des Skrotums kann bei der Erstellung der Diagnose hilfreich sein. Im Zweifelsfall ist der **sofortige operative Eingriff** angezeigt, da nur dann der Hoden gerettet werden kann. Auf der kontralateralen Seite wird, um dort eine Torsion zu verhindern, ebenfalls eine Fixation des Hodens durchgeführt. *(s. a. Kap. KIN, 2., Vollständige körperliche Untersuchung des normalen Neugeborenen).*

Anomalien der renalen Transportfunktion

Zystinurie

Ein erblicher Defekt der renalen Tubuli, bei dem die Resorption der Aminosäure Zystin beeinträchtigt und ihre Ausscheidung im Urin gesteigert ist. Häufig bilden sich Zystinsteine in den Harnwegen.

Die Zystinurie wird autosomal-rezessiv vererbt. Heterozygote können vermehrt Zystin im Urin ausscheiden, was jedoch meist nicht zur Steinbildung ausreicht.

Pathophysiologie

Die herabgesetzte tubuläre Resorption von Zystin steigert dessen Urinkonzentration. Zystin ist in saurem Urin schwer löslich; übersteigt seine Konzentration im Urin die Löslichkeit, fällt Zystin im Harntrakt in Form von Kristallen und Steinen aus. Die tubuläre Resorption dibasischer Aminosäuren (Lysin, Ornithin, Arginin) ist gleichfalls vermindert, obwohl diese Aminosäuren ein vom Zystintransport unabhängiges Transportsystem besitzen. Da die dibasischen Aminosäuren im Urin löslicher als Zystin sind, führt die erhöhte Exkretion nicht zur Präzipitation. Die Absorption des Zystins und der dibasischen Aminosäuren ist im Dünndarm ebenso eingeschränkt wie in den Nierentubuli. Es wurden verschiedene Modelle der verminderten intestinalen Absorption dieser Aminosäuren beschrieben.

Klinik und Diagnostik

Röntgendichte Zystinsteine bilden sich in Nierenbecken oder Blase. Häufig kommen hierbei Ausgußsteine vor. Die Symptome treten normalerweise zwischen dem 10. und 30. Lebensjahr auf, wobei Koliken die häufigsten Beschwerden sind. Harnwegsinfektionen und Nierenversagen können aufgrund einer Obstruktion auftreten. Bei Langzeitüberlebenden kommt es meist zum terminalen Nierenversagen.

Zystin kann im Urin in Form von gelbbraunen hexagonalen Kristallen auftreten. Mittels Nitroprussid-Zyanidtest kann das vermehrte Zystin im Urin nachgewiesen werden. Die Bestätigung der Diagnose erfolgt durch Chromatographie und Elektrophorese.

Therapie

Die Urinkonzentration von Zystin kann durch Steigerung des Harnvolumens vermindert werden. Die Flüssigkeitszufuhr muß ausreichend sein, um einen Harnfluß von 4 l/Tag zu erlauben, dies vor allem auch nachts, wenn der Urin-pH fällt. Die Alkalisierung des Urins auf einen pH > 7,5 durch die Gabe von 15–30 g Na-Bikarbonat/Tag oral in mehreren Dosen und 5 mg/kg (bis 250 mg) Acetazolamid oral vor dem Schlafengehen steigert die Löslichkeit des Zystins signifikant. Wenn gesteigerte Flüssigkeitszufuhr und Alkalisierung die Steinbildung nicht vermindern, kann z.B. Penicillamin gegeben werden, obwohl dessen *Toxizität die therapeutischen Möglichkeiten einschränkt.* Etwa die Hälfte aller damit behandelten Patienten entwickelt Zeichen einer toxischen Reaktion wie Fieber, Exanthem, Arthralgien und, weniger häufig, nephrotisches Syndrom, Panzytopenie oder eine LE-ähnliche Reaktion.

Fanconi-Syndrom

Das Fanconi-Syndrom ist eine erworbene oder erbliche Störung, die häufig mit der Zystinose auftritt und charakteristische Anomalien der proximalen Nierentubulusfunktion mit Glukosurie, Phosphaturie, Aminoazidurie und Bikarbonatverlust aufweist.

Vorkommen und Genetik

Als erbliche Störung tritt das Fanconi-Syndrom meistens in Begleitung anderer genetischer Störungen, insbesondere der Zystinose, einer autosomal rezessiv vererbten Krankheit, auf *(s. Tab. 46., Anomalien des Aminosäure-Stoffwechsels, Kap. KIN, 16.).* In Verbindung mit der Zystinose handelt es sich um eine autosomalrezessives Erbleiden. Heterozygote können eine Zystinakkumulation in den Zellen aufweisen, jedoch ohne klinische und Labormanifestationen. Das Fanconi-Syndrom kann auch gemeinsam mit dem Wilson-Syndrom, der hereditären Fruktoseintoleranz, der Galaktosämie, der Glykogenspeicherkrankheit, dem Lowe-Syndrom und der Tyrosinämie auftreten.

Das **erworbene Fanconi-Syndrom** kann durch 6-Mercaptopurin-Therapie oder die Gabe von überaltertem Tetracyclin, durch Nierentransplantation, Plasmozytom, Amyloidose oder durch Intoxikationen mit Schwermetallen oder anderen chemischen Stoffen verursacht sein.

Pathophysiologie und Klinik

Es tritt eine Vielzahl von Störungen der proximalen Tubulusfunktion auf, einschließlich einer Beeinträchtigung der Resorption von Glukose, Phosphat, Aminosäuren, Bikarbonat, Harnsäure, Wasser, K und Na. Es besteht eine generalisierte Aminoazidurie, wobei die gesteigerte Zystinausscheidung hier, im Gegensatz zur Zystinurie, ohne wesentliche Bedeutung ist. Die Ursachen dieser unterschiedlichen Störungen sind unbekannt. Beim hereditären Fanconi-Syndrom treten die klinischen Hauptmerkmale (proximale tubuläre Azidose, hypophosphatämische Rachitis, Hypokaliämie, Polyurie und Polydipsie) normalerweise bereits in der Kindheit auf.

Bei der **nephropathischen Form mit Zystinose** sind Wachstumsverzögerungen die Regel. Die Retina zeigt eine unregelmäßige Depigmentierung. Es bildet sich eine interstitielle Nephritis aus, die zum terminalen Nierenversagen führt, das noch vor der Adoleszenz zum Tode führen kann.

Diagnostik und Therapie

Die Diagnose wird aufgrund der Funktionsanomalien der Nieren gestellt, insbesondere durch Nachweis der Glukosurie, Phosphaturie und Aminoazidurie. Bei der Zystinose zeigen sich bei Betrachtung der Kornea durch die Spaltlampe Zystinkristalle.

Es gibt keine spezifische Therapie. Die Azidose kann durch Gaben von Na-Bikarbonat gebessert werden. **Sholsche Lösung** (140 g Zitronensäure und 90 g dihydriertes Na-Zitrat auf 1 l Wasser) 50–100 ml/Tag in einzelnen Dosen kann als Ersatz für Natriumbikarbonatlösung dienen und besser toleriert werden. (Behandlung der hypophosphatämischen Rachitis, siehe unten). Der K-Verlust muß ersetzt werden. Bei Nierenversagen hat sich die Transplantation als positiv erwiesen; liegt der Erkrankung allerdings eine Zystinose zugrunde, so kann sich die progressive Schädigung in anderen Organen oder dem Transport fortsetzen und zum Tode führen.

Hypophosphatämie

Phosphatdiabetes

(Vitamin-D-resistente Rachitis)

Diese familiäre oder (selten) erworbene Störung ist durch die verminderte Resorption von Phosphat in den proximalen Tubuli und daraus resultierender Hypophosphatämie, eine gestörte intestinale Ca-Absorption und eine Vitamin-D-resistente Rachitis oder Osteomalazie gekennzeichnet. Die familiäre hypophosphatämische Rachitis ist als X-chromosomal-dominantes Merkmal vererblich. Befallene Frauen haben weniger schwerwiegende Knochenschäden als Männer und u.U. nur eine Hypophosphatämie. Die in Einzelfällen erworbene Rachitis kann mit benignen Tumoren **(onkogene Rachitis)** vorkommen.

Pathophysiologie und Klinik

Die beiden hauptsächlichen physiologischen Abnormitäten bei der hypophosphatämischen Rachitis sind die verminderte Resorption von Phosphat im proximalen Tubulus und die herabgesetzte intestinale Ca-Absorption. Es sind zwei Typen der hypophosphatämischen Rachitis bekannt. Bei Typ I führt die eingeschränkte renale Synthese zu subnormalen Plasmaspiegeln von 1,25-dihydroxy-Vit.-D_3. Bei Typ II ist 1,25-dihydroxy-Vit.-D_3 im Plasma normal oder erhöht und die Krankheit beruht auf der verminderten zellulären Resorption dieser Substanz. Die intestinale Phosphatabsorption ist gleichfalls vermindert. Die Spiegel von Parathormon und Vitamin D sind normal.

Die Erkrankung manifestiert sich als Spektrum von Anomalien, das von der alleinigen Hypophosphatämie bis zu schwerer Rachitis oder Osteomalazie mit Knochendeformitäten, Pseudofrakturen, Knochenschmerzen und Minderwuchs reicht. Der Blut-Phosphatspiegel ist vermindert, das Ca normal, die alkalische Phosphatase häufig erhöht. Knöcherne Auswüchse an den Muskelansätzen können zu Bewegungseinschränkungen führen. Die Rachitis von Wirbelsäule oder Becken, wie sie bei Vitamin-D-Mangel vorkommt, ist selten. Bei Kindern kann es zur vorzeitigen Verknöcherung des Schädels und in der Folge zu Konvulsionen kommen. Das Erkrankungsalter liegt meistens < 1 Jahr.

Die hypophosphatämische Rachitis muß von der **Vitamin-D-abhängigen Rachitis** unterschieden werden. Hierbei handelt es sich um eine autosomal-rezessive Störung mit ähnlichen klinischen Merkmalen – allerdings liegt hier eine Hypokalzämie vor, die Hypophosphatämie ist gering oder fehlt, Tetanie und Konvulsionen sind üblich, die Rachitis von Wirbelsäule und Becken ist häufig *(s. Kap. ERN, 3.)*.

Therapie

Die Behandlung des Typs I der hypophosphatämischen Rachitis besteht in der oralen Gabe von 1 bis 3 g/Tag Phosphat in Einzeldosen als neutrale Phosphatlösung plus 0,5 bis 1 µg/Tag bei Kleinkindern und 1 bis 3 µg/Tag bei älteren Kindern (15 bis 50 ng/kg/Tag) Calcitriol. Ein

Anstieg der Plasmaphosphatkonzentration, ein Abfall der alkalischen Phosphatase, die Heilung der Rachitis und eine Verbesserung der Wachstumsgeschwindigkeit sind danach zu beobachten. Komplikationen der Behandlung können eine Hyperkalziurie oder ein sekundärer Hypoparathyreoidismus sein. Der Typ II der hypophosphatämischen Rachitis spricht nur sehr schwach auf die Therapie an. Bei Erwachsenen kann es in einigen Fällen nach Entfernung eines benignen fibrosierenden Hämangioms zu einer dramatischen Besserung kommen.

Hartnup-Syndrom

Bei dieser seltenen Erkrankung sind Absorption und Exkretion von Tryptophan und anderen Aminosäuren gestört. Klinische Charakteristika sind Exanthem und ZNS-Anomalien.

Beim Hartnup-Syndrom handelt es sich um autosomal-rezessives Erbleiden. Gewöhnlich besteht eine Konsanguinität. Heterozygote sind normal. Malabsorption von Tryptophan, Phenylalanin, Methionin und anderen Monoaminomonocarboxy-Aminosäuren im GI-Trakt steigert deren Metabolismus durch die Bakterienflora. Einige Tryptophanabbauprodukte wie Indole, Kynurenine und Serotonin, werden im Intestinum absorbiert und im Urin ausgeschieden. Die renale Aminosäurenresorption ist auch gestört, was zu einer generalisierten Aminoazidurie führt, die alle neutralen Aminosäuren außer Prolin und Hydroxyprolin betrifft. Weiterhin ist die Umwandlung von Tryptophan in Niacinamid gestört.

Die **klinischen Merkmale** sind die Folge des Niacinamidmangels und gleichen denen der Pellagra, insbesondere das Exanthem an den der Sonne ausgesetzten Körperteilen. Neurologische Manifestationen sind die zerebellare Ataxie und psychologische Störungen. Geistige Retardierung, Minderwuchs, Kopfschmerzen und Kollaps- oder Ohnmachtsanfälle sind häufig. Die Symptome können unter Sonneneinwirkung, durch Fieber, Medikamente oder andere Noxen verstärkt werden. Nahezu immer geht ihrem Auftreten eine Phase schlechter Nahrungsaufnahme voraus. Die Prognose ist gut, und die Häufigkeit der Anfälle geht gewöhnlich mit zunehmendem Alter zurück.

Die **Diagnose** kann durch den Nachweis der charakteristischen Aminosäurenausscheidung im Urin gestellt werden. Die Anwesenheit von Indolen und anderen Tryptophanabbauprodukten im Urin liefert einen zusätzlichen Beweis für die Erkrankung.

Therapie: Anfälle können durch gute Ernährung und Anreicherung der Diät mit Niacinamid oder Niacin verhindert werden.

Familiäre Iminoglycinurie

Ein autosomal-rezessiver benigner Defekt der renalen tubulären Resorption von Iminosäuren und Glycin. Homozygote scheiden abnorme Mengen von Iminosäuren (Prolin und Hydroxyprolin) und Glycin aus; bei Heterozygoten besteht nur eine Glycinurie. Die Plasmaspiegel der Aminosäuren sind normal. Die intestinale Absorption von Prolin kann vermindert sein. Beim Neugeborenen ist eine Iminoacidurie normal.

Intersexualität

(s. Kap. KIN, 23., und Kap. KIN, 16., Angeborene Nebennierenrindenhyperplasie).

Krankheitszustände, bei denen die Erscheinung der äußeren Genitalien zweigeschlechtlich ist oder sich vom chromosomalen gonadalen oder genetischen Geschlecht des Individuums unterscheidet.

Ätiologie und Klassifikation

Unter dem Einfluß von Geschlechtsteroiden entwickeln sich während der ersten drei Monate des intrauterinen Lebens die Genitalien. Abnormitäten der sexuellen Entwicklung können als Folgen endokriner oder morphologischer Entwicklungen entstehen, wobei die letzteren häufig mit Abnormitäten des Karyotyps verbunden sind.

Weibliche Pseudohermaphroditen sind Säuglinge normalen weiblichen Geschlechts, die in utero extrem hohen Spiegeln androgener Hormone ausgesetzt waren. Sie besitzen einen 46,XX-Chromosomensatz und ein normales inneres, aber zweigeschlechtliches äußeres Genitale. Das auslösende Androgen kann exogenen Ursprungs sein, wenn z. B. der Mutter zur Verhinderung eines Aborts Progesteron gegeben wird; häufiger aber ist die Zweigeschlechtlichkeit endogen, d. h. auf eine durch einen enzymatischen Block verursachte androgene Akkumulation zurückzuführen (adrenogenitales Syndrom).

Echte Hermaphroditen besitzen sowohl Ovar- als auch Hodengewebe und gemischte maskuline wie auch feminine Genitalanlagen; selten kann ein Individuum äußerlich völlig maskulin erscheinen. Der Großteil echter Hermaphroditen wurde mit einem Chromosomensatz 46,XX gefunden, der aber ziemlich variieren kann.

Männliche Pseudohermaphroditen besitzen nur Hodengewebe und gewöhnlich einen Chromsomensatz 46,XY. Die Ätiologie des männlichen Pseudohermaphroditismus ist komplex; im großen und ganzen nämlich entsteht die Störung aus erstens einer Hemmung, adäquate Mengen Androgen zu produzieren oder zweitens einer eingeschränkten Stoffwechselantwort auf die produzierten Androgene. Die erste Gruppe enthält einige seltene Formen der fehlgesteuerten Steroidogenese, wie auch bestimmte Typen gonadaler Dysgenesie, die wahrscheinlich einzige Form männlichen Hermaphroditismus, die einen anderen Chromosomensatz als 46,XY zeigt. Der männliche Pseudohermaphroditismus, der auf einer veränderten Fähigkeit zur Antwort auf Androgene beruht, schließt mit ein: das **Syndrom der testikulären Feminisierung** (es fehlt ein Schlüsselrezeptor für Androgene), die **pseudovaginale-perineoskrotale Hypospadie** (es fehlt das für die Umwandlung von Testosteron in Dihydro-Testosteron notwendige Enzym im Gewebe) und **rezeptorpositive Defekte** (die nukleare Bindung scheint fehlerhaft zu sein).

Patienten mit **einfacher Hypospadie** können eine Variation schlecht definierter und manchmal vorübergehender endokrinologischer Störungen darstellen. Wie bei den meisten Intersex-Patienten ist bei den oben genannten Störungen das äußere Genitale zweigeschlechtlich. Diese Varianten sind bei der Geburt ausgebildet.

Patienten mit **gemischter gonadaler Dysgenesie** besitzen sowohl Hodengewebe als auch primitives Gonadengewebe. Gewöhnlich zeigt ihr Chromosomensatz das Muster 46,XY/45,X0 und sie tendieren dazu, als Erwachsene eine geringe Körpergröße auszubilden. Die **reine Gonadendysgenesie** bezieht sich auf jene Patienten, die beidseitig „Gonadenreste" zeigen.

Im Gegensatz zu den anderen Intersex-Ausprägungen, bei denen die äußeren Genitalien einen gewissen Grad der Zweigeschlechtlichkeit zeigen, erscheinen diese Patienten phänotypisch als normale Frauen; die Diagnose ist verzögert, bis sie die Pubertät erreichen und keine sekundären weiblichen Geschlechtsmerkmale entwickeln.

Diagnostik

Patienten mit genitaler Zweigeschlechtlichkeit, mit palpablen Gonaden, aber phänotypisch weiblicher Ausprägung und phänotypisch männliche mit nicht zu palpierenden Gonaden, sollten auf Intersexualität untersucht werden. Männliche Patienten mit Hypospadie bedürfen gewöhnlich nicht dieser Untersuchung, wenn beide Hoden deszendiert sind und palpatorisch normal erscheinen. Hypospadien mit einem oder beiden nicht-deszendierten Hoden sollten eingehender untersucht werden.

Die diagnostische Einstufung eines Intersex-Patienten muß nicht nur der korrekten Bezeichnung des Geschlechts wegen schnell geschehen, sondern wegen der dringenden Notwendigkeit, Patienten mit einem **adrenogenitalen Syndrom** *(s. Kap. END, 4.)* herauszufinden, um die Behandlung zu beginnen, noch bevor sich eine lebensbedrohliche Hyponatriämie entwickelt.

Abstrich von der Mundhöhlenschleimhaut zur Bestimmung des Geschlechtschromatins, **Zystoureterovaginogramm** zur Demonstration eines Zervikal- oder Uteruskanals und **Sonographie,** um einen hinter der Blase gelegenen Uterus nachzuweisen, sind schnell durchzuführende, aber in gewisser Weise unspezifische Untersuchungen. Wenn sie positiv ausfallen, weisen sie auf ein adrenogenitales Syndrom hin, sind aber nicht beweisend für die Diagnose. **Hormonanalysen** sind definitiver. Patienten mit einem adrenogenitalen Syndrom zeigen charakteristischerweise erhöhte Urinspiegel an 17-Ketosteroiden, 17-Hydroxysteroiden und Pregnandiol. Noch spezifischer ist ein erhöhtes Serum-17-Hydroxyprogesteron. Erhöhte Serumreninspiegel zeigen die bevorstehende Hyponatriämie und eine Neigung in Richtung Hyperkaliämie an, die sich letztlich in fallendem Serumnatrium- und steigendem Serumkaliumspiegel widerspiegelt. Eine **Analyse des Karyotyps** führt bei den meisten Intersexpatienten zur endgültigen Diagnose, obwohl sie dann beim adrenogenitalen Syndrom, bei dem die Diagnosestellung viel mehr auf biochemischen Daten basiert, doppelt gestellt wird. Patienten, bei denen das adrenogenitale Syndrom entweder aufgrund ihrer palpierbaren Gonaden oder weil sie die nötigen biochemischen Veränderungen nicht aufweisen, ausgeschlossen werden kann, müssen zur Diagnosestellung einer frühen chirurgischen Untersuchung unterzogen und die Gonaden biopsiert werden. Die Geschlechtsbestimmung dieser Individuen sollte, falls vermeidbar, nicht über die 1. Lebenswoche verzögert werden.

Therapie

Die adäquate Geschlechtsbestimmung des Kindes ist der wichtigste Teil der Therapie. Allgemein werden **weibliche Hermaphroditen** dem weiblichen Geschlecht zugeordnet. **Echte Hermaphroditen** werden am besten dem leichteren operativen Eingriff – der entweder zum einen wie auch anderen Geschlecht hin ausgeführt wird – ihrer Genitalrekonstruktion folgend ihrem Geschlecht zugeordnet. Die meisten Patienten sind männlich rekonstruiert worden. Dies kann, wenn das Kind normal deszendierte Hoden hat, eine recht attraktive Wahl sein, um die Hormonfunktion während der Pubertät zu gewährleisten. **Männliche Pseudohermaphroditen** werden anhand ihres Potentials der Genitalentwicklung und der Hormonaktivität geschlechtlich zugeordnet. Diejenigen mit dem vollständigen Bild des Syndroms der **testikulären Feminisierung** müssen geschlechtlich Frauen zugeordnet werden; für viele der anderen männlichen Pseudohermaphroditen ist die männliche Geschlechtszuordnung begründet und passend. Bei unsicheren Grenzfällen sind ein bis zwei Serien mit 25 mg Testosteron (Ölsuspension) i.m. hilfreich bei der Bestimmung der Reaktionsfähigkeit der Genitalien auf Androgene – als unabdingbare Forderung zur Bestimmung des männlichen Geschlechts. Patienten mit **gemischter Gonadendysgenesie** werden am besten, nicht nur wegen ihrer geringen Körpergröße, sondern auch wegen der Disposition der Hoden, Tumoren zu entwickeln, dem weiblichen Geschlecht zugeordnet. Diejenigen mit **reiner Gonadendysgenesie** erscheinen phänotypisch weiblich und sollten auch so aufgezogen werden.

Die Bestimmung des Zeitpunktes der operativen Rekonstruktion der Genitalien ist variabel. Die dem Geschlecht zugeordneten Frauen sollten anders als diejenigen mit einem adrenogenitalen Syndrom so früh wie möglich einer Resektion der Klitoris unterzogen werden, um die Akzeptanz der Umgebung in der ihnen zugeordneten Rolle zu erleichtern. Bei den Patienten mit adrenogenitalem Syndrom muß, bis sie durch eine Steroidtherapie endokrinologisch stabilisiert sind, die Operation einige Monate aufgeschoben werden. Die **Vaginalrekonstruktion** wird bei allen diesen Patientinnen am besten wegen der hohen Inzidenz von Stenosen bei Frühoperationen bis zum Eintritt der Pubertät aufgeschoben. Die Korrektur der Hypospadie wird gewöhnlich im 2. bis 3. Lebensjahr durchgeführt.

8. ENTWICKLUNGSPROBLEME

Wachstumsstörungen

Wachstumsstörungen werden gewöhnlich wie folgt definiert: 1. das Gewicht liegt dauernd unterhalb der dritten Altersperzentile; 2. das Gewicht liegt unter 80% des Idealgewichts für das Größenalter; 3. progrediente Gewichtsabnahme bis unter die dritte Perzentile oder 4. Rückgang der erwarteten Größenzunahme gemäß einer vordefinierten Wachstumskurve ohne Berücksichtigung ihrer Beziehung zur dritten Perzentile.

Dem Gewicht wird als Wachstumsparameter in der Regel besonderes Interesse zuteil, da es der sensitivste Indikator für den Ernährungszustand ist. Eine Hemmung des erwarteten Größenwachstums weist gewöhnlich auf schwere, längerdauernde Unterernährung hin. Ein erst kürzlich entdecktes Zeichen ist die verminderte Zunahme des Kopfumfangs. Da der Proteinanteil an der Energiegewinnung im Gehirn besonders niedrig liegt, deutet dies auf extreme oder chronische Unterernährung hin.

Es ist wichtig, zwei Punkte aus der obigen Definition genauer zu klären. 1. Nach dem Gesetz der Normalverteilung liegt das Gewicht von 3% der „normalen" Kinder ständig unterhalb der dritten Perzentile. Umgekehrt haben aber die meisten Kinder, deren Gewicht unterhalb der dritten Perzentile liegt, ernste Wachstumsstörungen. 2. Wenn Hinweise auf gestörtes lineares Größenwachstum vorliegen, muß das Idealgewicht für das Größenalter entsprechend der durch die Größenwachstumskurve bereits vordefinierten, erwarteten Größe und nicht der tatsächlichen Größe berichtigt werden.

Wachstumsstörungen bezeichnen sowohl ein Symptom als auch ein Syndrom. Als Symptom treten sie bei Patienten mit verschiedenen akuten oder chronischen Krankheiten auf, die die normale Nahrungsaufnahme, die Resorption, den Stoffwechsel oder die Ausscheidungsfunktion beeinträchtigen oder bei denen für die Aufrechterhaltung des Wachstums ein erhöhter Energiebedarf erforderlich wird. In diesen Fällen handelt es sich um **organische Wachstumsstörungen.**

Wenn der Ausdruck ein Syndrom beschreibt, bezieht es sich meist auf einen Säugling oder ein Kind, das vernachlässigt wird oder an seelischen Entbehrungen leidet. In diesen Fällen handelt es sich um **nichtorganische Wachstumsstörungen,** d.h. es liegen keine physiologischen Störungen vor, die die beobachtete Wachstumsverminderung ausreichend erklären könnten.

Nach der strengsten Definition können nur reife und zum Zeitpunkt der Geburt normal große Kinder, die nach sorgfältiger Untersuchung auch sonst keine angeborenen oder erworbenen Krankheiten haben, in die Gruppe der nichtorganischen Wachstumsstörungen eingeordnet werden. Allerdings schließen sich organische und nichtorganische Krankheiten nicht gegenseitig aus. Daher gibt es eine dritte Patientengruppe, deren Wachstumsstörungen **gemischter Ätiologie** sind. Diese Kinder stellen für den Arzt die größte Herausforderung dar. Er *muß herausfinden,* welchen Anteil die organische Störung und welchen Anteil das Deprivationssyndrom am gestörten Wachstum des Kindes haben. Zu dieser Gruppe gehören Kinder, die zu früh zur Welt kamen, jedoch erst im späteren Kindesalter unverhältnismäßige Wachstumsstörungen aufweisen. Außerdem gehören in diese Gruppe diejenigen Kinder, die zwar einen Defekt haben oder hatten, der die Wachstumsstörung jedoch nicht erklären kann (z.B. erfolgreicher Verschluß einer Gaumenspalte in der Vergangenheit). Außerdem zählen hierzu Kinder, die für die Betreuungsperson eine Frustration darstellen, z.B. aufgrund einer neurogenen Saugschwäche, oder Kinder, die z.B. aufgrund einer Fehlbildung abstoßend wirken.

Ätiologie und Pathophysiologie

Die physiologische Basis für Wachstumsstörungen jeglicher Ätiologie ist die für den Erhalt der Gewichtszunahme unzureichende Ernährungslage. Bei den organischen Wachstumsstörungen liegt der primäre Defekt am erhöhten Stoffwechselbedarf oder an der verminderten Fähigkeit, Nahrung aufzunehmen, zu resorbieren oder bei sich zu behalten. Bei den nichtorganischen Wachstumsstörungen kann der Nahrungsmangel auf wirtschaftliche Armut, Informationsdefizite, fehlerhaft zubereitete Babynahrung oder unzureichende Milchproduktion zurückzuführen sein.

Die psychologische Grundlage nichtorganischer Wachstumsstörungen scheint ähnlich zu sein wie beim **Hospitalismus,** einem Syndrom, das bei Kindern beobachtet wird, die in einer sterilen Umgebung leben und die unter Depressionen leiden, die auf Reizdeprivation zurückzuführen sind. Dies bedeutet, daß ein Kind, das zu wenig stimuliert wird, depressiv, apathisch und schließlich anorektisch wird. Bei den nichtorganischen Wachstumsstörungen kann die fehlende Verfügbarkeit der stimulierenden Person (in unserer Gesellschaft ist dies meist die Mutter) auf deren eigene psychische Probleme, fehlende mütterliche Ambitionen oder Angst vor der Betreuerrolle, Feindseligkeit gegenüber dem Kinde oder eine Reaktion auf tatsächliche oder empfundene externe Belastungen (z.B. Ansprüche anderer Kinder, Eheprobleme, Verlusterlebnisse oder finanzielle Schwierigkeiten) zurückzuführen sein.

Verschiedene Forscher haben in letzter Zeit geäußert, daß nichtorganische Wachstumsstörungen das Ergebnis einer gestörten Interaktion zwischen Mutter und Kind seien, wobei das Temperament, die Fähigkeiten und Reaktionen des Kindes zum Pflege- und Erziehungsmuster der Mutter beitragen, d.h., daß Wachstumsstörungen nicht allein das Resultat schlechter Betreuung durch eine ungeeignete oder überforderte Mutter sind. Daher können nichtorganische Wachstumsstörungen das gemeinsame Erscheinungsbild unterschiedlicher gestörter Interaktionsmuster sein. Die Bandbreite reicht hier vom schwerst behinderten oder kranken Kind, dessen Betreuung selbst für äußerst fähige Eltern eine große Herausforderung darstellt bis hin zum pflegeleichten, unproblematischen Kind, das von einem psychisch kranken Elternteil ohne geeignete soziale, emotionale, finanzielle, kognitive und physische Mittel versorgt wird. Zwischen diesen Extremen befinden sich diejenigen Fälle von Störungen zwischen Mutter und Kind, bei denen die keinesfalls pathologischen Bedürfnisse des Kindes von der Mutter nicht richtig erfüllt werden können. Die gleiche Mutter könnte jedoch gut mit einem anderen Kind, das unterschiedliche Bedürfnisse hat, oder sogar mit dem gleichen Kind unter anderen Lebensbedingungen gut auskommen.

Ca. 3 bis 5% der Kinder in Spezialkliniken und 1% aller hospitalisierten Kinder leiden an Wachstumsstörungen. Ca. 50–80% derjenigen, die keine apparente wachstumsbeeinträchtigende Krankheit haben, leiden an nichtorganischen Wachstumsstörungen (d.h. die Störung hat eine psychosoziale Ursache). Kinder mit organischen Wachstumsstörungen können je nach der zugrundeliegenden Erkrankung in jedem Alter auffällig werden. Bei den meisten Kindern mit nichtorganischen Wachstumsstörungen treten diese vor dem 1. Lebensjahr, bei vielen sogar vor dem 6. Lebensmonat auf.

Diagnostik

Erstuntersuchung eines Kindes mit Wachstumsstörungen: Wenn die fehlende Gewichtszunahme bemerkt wird, sollten Informationen über die Ernährungsgewohnheiten des Kindes eingeholt und die Eltern bei Bedarf beraten werden. Danach soll das Kind in kurzen Abständen gewogen werden. Wenn sich keine zufriedenstellende Gewichtszunahme einstellt, ist eine Hospitalisierung angezeigt, wo alle erforderlichen Beobachtungen und diagnostischen Maßnahmen in kürzester Zeit durchgeführt werden können. Wenn die Anamnese und die körperliche Untersuchung keinen Hinweis auf eine spezifische pathophysiologische Ursache für die Wachstumsstörung ergeben, gibt es kein verläßliches klinisches Merkmal, anhand dessen eine organische von einer nichtorganischen Wachstumsstörung unterschieden werden könnte. Die nichtorganische Wachstumsstörung ist allerdings keine Ausschlußdiagnose. Demnach sollte sich die Untersuchung so gestalten, daß jegliches potentielle medizinische Problem entdeckt werden kann, und gleichzeitig sollte nach Hinweisen (anamnestisch oder durch eigene Beobachtung) auf Persönlichkeitsmerkmale oder familiäre Besonderheiten gefahndet werden, die eine psychosoziale Ätiologie der Wachstumsstörungen unterstützen. Im günstigsten Fall ist das Sammeln dieser Daten ein gemeinsames Unternehmen, das den behandelnden Arzt, Pflegepersonal, Ernährungsberater, Erzieher, Sozialarbeiter und Psychiater oder Psychologen einbezieht.

Das Einbeziehen der Eltern als aktive Teilnehmer bei der Suche nach der Ursache und Behandlung des Problems ist unentbehrlich und fördert ihre Selbstachtung. Damit verhindert man, daß denjenigen die Schuld zugeschoben wird, die ohnehin schon frustriert sind oder Schuldgefühle haben, weil sie nicht in der Lage sind, die grundlegendste Aufgabe ihrer Elternrolle, die Ernährung des Kindes, wahrzunehmen. Die Familie sollte aufgefordert werden, so oft und so lange wie möglich zu Besuch zu kommen. Sie sollten das Gefühl haben, willkommen zu sein und das Personal sollte Versuche, das Kind zu füttern, unterstützen, Spielzeug und Ideen zur Verfügung zu stellen, die Spiele und andere Interaktionen zwischen Eltern und Kind fördern. Bemerkungen, die elterliche Unzulänglichkeit, Verantwortungslosigkeit oder andere mögliche Ursachen für die Wachstumsstörungen beinhalten oder nahelegen, sollten vermieden werden.

Die Anamnese sollte folgende Punkte enthalten:

1. Die Wachstumskurve, die möglichst auch die Geburtsmaße enthalten soll, sollte untersucht werden, um die Tendenz der Wachstumszunahme zu bestimmen. Außer in schweren Fällen, in denen die Unterernährung offensichtlich ist, sollte die Diagnose einer Wachstumsstörung nie auf einer einzigen Messung beruhen, da es innerhalb der Normalbevölkerung eine breite Streuung gibt.

2. Eine sorgfältige Ernährungsanamnese ist unerläßlich. Diese sollte Informationen über die Technik der Zubereitung und der Verabreichung der Babynahrung, wie auch über die Menge der Muttermilch und die Trinkzeiten beinhalten. Die Betreuer in der Klinik sollten das Füttern des Kindes so bald wie möglich beobachten, um die Technik sowie das Trinkverhalten des Säuglings zu beurteilen. Leichte Ermüdbarkeit kann darauf hinweisen, daß das Kind keine körperliche Anstrengung toleriert; enthusiastisches Wiegen oder „Bäuerchen" machen während des Fütterns kann zu übermäßigem Spucken oder sogar Erbrechen führen; Desinteresse der betreuenden Person kann ein Zeichen von Depression oder Adynamie sein, was für den Säugling eine psychosoziale Umgebung darstellt, in der es an der notwendigen Stimulation und Interaktion fehlt.

3. Die Ausscheidungsfunktionen des Kindes sollten beurteilt werden, um abnorme Verluste durch Urin, Stuhl oder Erbrechen zu erkennen und eine evtl. vorhandene Nierenerkrankung, ein Malabsorptionssyndrom, eine Pylorusstenose oder einen gastroösophagealen Reflux untersuchen zu können.

4. Bei der Anamneseerhebung sollte gezielt nach intrauterinen Wachstumsverzögerungen gefragt werden, ebenso sollte ein bisher nicht kompensierter Wachstumsrückstand bei Frühgeburt berücksichtigt werden.

5. Die Familienanamnese sollte Informationen über das Wachstumsverhalten der übrigen Familienmitglieder, v.a. der Eltern und Geschwister, über das Vorkommen wachstumsbeeinträchtigender Krankheiten (z.B. zystische Fibrose) oder kürzlich abgelaufende somatische oder psychiatrische Krankheiten beinhalten, die dazu geführt haben, daß die Betreuungsperson des Kindes nicht in der Lage war, dem Kind durchgehend die erforderlichen Stimuli zu bieten und es adäquat zu ernähren.

6. Die Sozialanamnese sollte Informationen über die Familienstruktur enthalten. Dazu gehören der sozioökonomische Status, die Frage, inwieweit die Schwangerschaft erwünscht war und das Kind akzeptiert wird, Depressionen bei einem Elternteil, jegliche Belastungen wie Arbeitsplatzwechsel, Umzüge, Trennung, Scheidung, Todesfälle oder andere Verluste. Säuglinge, die in große oder chaotische Familien hineingeboren werden oder Säuglinge, die unerwünscht sind, können relativ vernachlässigt werden, was auf die Bedürfnisse der anderen Kinder, Lebensereignisse oder fehlende elterliche Zuwendung zurückzuführen sein kann. Finanzielle Schwierigkeiten können dazu führen, daß die Babynahrung verdünnt wird, um den ungenügenden Vorrat zu „strecken". Der Milchfluß kann bei psychisch belasteten oder schlecht ernährten Müttern reduziert sein.

Die körperliche Untersuchung sollte eine sorgfältige Beobachtung der Interaktionen des Kindes mit Personen in der Umgebung und mögliche Hinweise auf selbststimulierendes Verhalten (schaukeln, Kopf an die Wand halten) beinhalten. Kinder mit nichtorganischen Wachstumsstörungen wurden als besonders umtriebig und kontaktscheu beschrieben, wobei sie den Umgang mit unbelebten Objekten vorziehen, wenn sie überhaupt Kontakt aufnehmen. Obwohl nichtorganische Wachstumsstörungen häufiger bei Vernachlässigung als bei Mißhandlung vorkommen, sollte das Kind sorgfältig auf Zeichen einer Mißhandlung untersucht werden *(s. Vernachlässigung und Mißhandlung des Kindes)*. Eine Routineüberprüfung des Entwicklungsstands soll in jedem Fall durchgeführt werden, auf die allerdings, sofern angezeigt, eine ausführlichere Untersuchung folgen sollte.

Laboruntersuchungen: Ausführliche Laboruntersuchungen bei Kindern mit Wachstumsstörungen sind wertlos und unnötig. Wenn aus der Anamnese oder der körperlichen Untersuchung keine eindeutigen Hinweise für die Notwendigkeit bestimmter Tests hervorgehen, wird von den meisten Spezialisten empfohlen, sich auf Routineuntersuchungen zu beschränken. Hierzu gehören Blutbild, Blutsenkung, Urinstatus (einschließlich der Beurteilung der Konzentrierungs- und Ansäuerungsfähigkeit), Bluthamstoff oder Serumkreatinin, Urinkultur und Untersuchung des Stuhls auf reduzierende Substanzen, Geruch, Farbe, Konsistenz und Fettgehalt und pH-Bestimmung. Unter bestimmten Voraussetzungen können auch andere Untersuchungen angezeigt sein, z. B. Elektrolytbestimmungen, wenn anamnestisch häufiges Erbrechen oder Durchfälle bekannt sind, Thyroxinbestimmungen, wenn das Größenwachstum des Patienten stärker betroffen ist als die Gewichtszunahme, und ein Schweißtest, wenn anamnestisch rezidivierende Erkrankungen des oberen oder unteren Respirationstraktes, besonders salzhaltiger Schweiß, übermäßiger Appetit, übelriechende, voluminöse Stühle, eine Hepatomegalie oder zystische Fibrose in der Familienanamnese bekannt sind. Eine Suche nach Infektionskrankheiten sollte nur bei Kindern erfolgen, die tatsächlich Symptome einer Infektion zeigen, wie z.B. Fieber, Erbrechen und Durchfälle. Radiologische Untersuchungen sollten nur bei Kindern durchgeführt werden, die offensichtliche anatomische oder funktionelle Behinderungen aufweisen, wie z. B. Pylorusstenose oder gastroösophagealen Reflux.

Therapie

Das Ziel der Behandlung ist, durch adäquate medizinische und betreuerische Maßnahmen ein zufriedenstellendes Wachstum zu erreichen. In der Regel ist für das Aufholen des Größenwachstums eine Ernährung erforderlich, die hinsichtlich Nährwert und Energiegehalt ausreichend ist, außerdem bedarf es individueller medizinischer als auch sozialer Hilfsmaßnahmen. Gewichtszunahme unter stationärer Behandlung ist jedoch kein Unterscheidungsmerkmal zwischen Kindern mit organischen und Kindern mit nichtorganischen Wachstumsstörungen, denn alle Kinder wachsen, wenn sie ausreichend ernährt werden. Daher ist die Klinikaufnahme für sich allein in Verbindung mit ausreichender Kalorienzufuhr und Gewichtszunahme als einziges Kriterium für eine nichtorganische Wachstumsstörung ungeeignet. Manche Kinder nehmen in der Klinik auch ab, was die Frage aufwirft, ob die Versorgung durch „ungeeignete" Eltern nicht sogar besser ist als die Trennung von ihnen.

Bei Kindern mit organischen oder gemischten Wachstumsstörungen sollte die zugrundeliegende körperliche Ursache so bald wie möglich behandelt werden. Bei Kindern mit eindeutig nicht organisch bedingten sowie bei Kindern mit gemischten Wachstumsstörungen, die beide sowohl psychologische als auch physiologische Bedürfnisse haben, gehört zur Behandlung auch Beratung und emotionale Unterstützung hinsichtlich derjenigen Faktoren, die zu der Störung in der Eltern-Kind-Beziehung geführt haben. Da die Behandlung häufig eine langfristige soziale Unterstützung oder psychiatrische Betreuung erforderlich macht, kann das Team in der Klinik oft nur die Bedürfnisse der Familie definieren, erste Aufklärungsarbeit und Unterstützung leisten und die notwendigen Kontakte mit den entsprechenden sozialen Einrichtungen herstellen. Allerdings sollten die Eltern begreifen, warum sie an diese Stellen verwiesen werden, und sie sollten, sofern es Wahlmöglichkeiten gibt, Einfluß darauf haben, welche Stellen einbezogen werden. Es gibt nämlich Familien, die z.B. die Hilfe einer Gemeindeschwester akzeptieren und davon profitieren, wohingegen sie die Unterstützung durch einen Sozialarbeiter vielleicht ablehnen. Wenn das Kind in einer Spezialklinik behandelt wird, sollte man sich vom einweisenden Arzt hinsichtlich der Erfahrungen mit den kommunalen Einrichtungen und der fachlichen Kompetenz der vor Ort vorhandenen Betreuungsmöglichkeiten beraten lassen.

Vor der Entlassung sollte als regulärer Bestandteil der Behandlung eine Konferenz stattfinden unter Beteiligung von Klinikpersonal, Vertretern der sozialen Einrichtungen, die die Nachbetreuung übernehmen und dem Hausarzt des Kindes. Die Verantwortungs- und Zuständigkeitsbereiche müssen klar definiert und wenn möglich schriftlich festgelegt und an alle Beteiligten verteilt werden. Die Eltern sollten zu einer Nachbesprechung dieser Konferenz eingeladen werden, wo die Ergebnisse zusammengefaßt werden und wo sie die Sozialarbeiter treffen, Fragen stellen und vielleicht sogar bereits die Nachbetreuung einleiten können, indem erste Termine vereinbart werden.

In manchen Fällen mag auch die Plazierung in Pflegefamilien erforderlich werden. Wenn zu erwarten ist, daß das Kind letztlich wieder zu den leiblichen Eltern zurückkehrt, müssen diese für die Übergangszeit Gelegenheit zu intensiv betreuter Erziehungs- und psychologischer Beratung erhalten. Der Zeitpunkt der Rückkehr zu den Eltern sollte nicht nur vom Zeitraum der Trennung abhängen, sondern sollte sich nach den beobachteten Fortschritten der Eltern hinsichtlich ihrer betreuerischen Fähigkeiten und Möglichkeiten richten.

Prognose

Bei Kindern mit nichtorganischen Wachstumsstörungen ist die Prognose enttäuschend. Am günstigsten scheinen die Resultate hinsichtlich des Körpergewichts zu sein, d.h. 50 bis 75% aller Kinder erreichen nach dem Säuglingsalter ein stabiles Körpergewicht oberhalb der 3. Perzentile. Die kognitiven, v.a. die verbalen Fähigkeiten, liegen jedoch bei der Hälfte der Kinder unter dem Durchschnittsniveau. Allgemeine Verhaltensstörungen, wie sie von Lehrern oder Psychiatern beobachtet werden, kommen ebenfalls bei ca. 50% der Kinder vor. Probleme, die sich speziell auf das Eß- (langsames oder wählerisches Essen) bzw. Ausscheidungsverhalten beziehen, kommen bei einer ähnlichen Anzahl von Kindern vor, im allgemeinen, jedoch nicht immer, zusammen mit anderen Verhaltens- oder Persönlichkeitsstörungen.

Die genannten Zahlen gelten für Patienten, die in den 60er und 70er Jahren behandelt wurden. Sie betonen deutlich den erheblichen Krankheitswert der nichtorganischen Wachstumsstörungen. Obwohl der multidisziplinäre Ansatz bei Diagnosestellung und Behandlung mit sorgfältiger Nachbetreuung, der in den 80er Jahren eingeführt wurde, bisher noch nicht vollständig evaluiert werden konnte, gibt es bereits Hinweise darauf, daß diese Art der Betreuung günstigere Resultate mit sich bringt.

Verhaltensprobleme

Viele Verhaltensweisen, die zu beachtlichen Problemen führen können, sind charakteristisch für bestimmte Entwicklungsstufen (z.B. das Trotzverhalten des Zweijährigen oder das „schwierige Kind", das ungewöhnliche biologische Funktionen, intensive Reaktionen, überwiegend negative Stimmung und langsame Reaktionen auf Änderungen aufweist). Oft ist die Differenzierung zwischen schwierigem aber normalem Verhalten und signifikanten Verhaltensproblemen unklar. Ein signifikantes Problem ist eher wahrscheinlich, wenn das Verhalten häufiger und chronisch auftritt, wenn mehr als ein Verhaltensproblem auftritt und wenn sich insbesondere das Verhalten mit sozialen und kognitiven Funktionen überlagert. Das Gefühl von Eltern und Lehrern, daß ein Problem in beachtlichem Maße bestehe, muß Aufmerksamkeit erregen. Schaut man hinter die Hauptklage, werden häufig wichtige Informationen zum Verständnis eines signifikanten Verhaltensproblems aufgedeckt.

Die Prävalenz variiert in Abhängigkeit von der Definition und der Methode der Verhaltensprobleme, aber die in mehreren Populationsstudien veröffentlichten Werte betragen für alle Altersgruppen der Pädiatrie für signifikante Verhaltensprobleme bis zu 10%. Nationale Beobachtungen aus der pädiatrischen Praxis jedoch zeigen weniger als 2% diagnostizierter Verhaltensprobleme.

Allgemeine Prinzipien im Umgang mit Verhaltensproblemen

Der Kontext, in dem das Problem aufgetreten ist, muß verstanden werden in Begriffen der Interaktionen zwischen Kind und Fürsorgendem und mit der diese Interaktionen umgebenden sozialen Umgebung. Die betreffenden Faktoren beinhalten charakteristische Merkmale des Kindes; z.B. die Gesundheit (vergangene und gegenwärtige), Entwicklungsstand und Temperament (schwierig oder sich langsam für etwas erwärmend). Faktoren von seiten der Eltern schließen Mißinterpretationen typischer, der Entwicklungsstufe entsprechender Verhaltensweisen, Widersprüche zwischen Erwartungen der Eltern und den Charakteristika des Kindes und charakteristische Eigenschaften der Eltern, wie Depression, Desinteresse, Zurückweisung und Überfürsorglichkeit (bis zu dem Punkt, an dem sie wichtige Schritte in die Unabhängigkeit völlig unterdrücken), ein. Die Faktoren des sozialen Umfeldes schließen Stressoren, wie Eheschwierigkeiten, Arbeitslosigkeit und signifikante Persönlichkeitsdefizite, insbesondere im Zusammenhang mit schwacher sozialer Unterstützung, ein. Eine Anamnese auf breiter Basis ist erforderlich, in der wenigstens kurze Beobachtungen von Kind und Eltern und der möglicherweise in Frage kommenden Umweltbedingungen enthalten sind. Beschreibende Verfahren zur Verhaltensveränderung, ohne ein gewisses Verständnis für die Ätiologie zu haben, behandeln nicht mehr als die Symptome. Das spezifische Verhalten kann erfolgreich modifiziert werden. Wenn dem aber ein signifikantes Problem zugrunde liegt, kann es sich möglicherweise als neues Problem manifestieren. Die vollständige chronologische Beschreibung der **Aktivitäten des Kindes im Verlauf des Tages** gibt präzise Hinweise über das Problemverhalten. Der Schwerpunkt des Interesses sollte auf den unmittelbaren Zusammenhang, in dem sich das Problemverhalten und die elterliche Reaktion auf das Verhalten zeigt, liegen.

Die **direkte Beobachtung** der Eltern-Kind-Interaktion während des Besuchs der Sprechstunde kann wertvolle, wichtige Hinweise ergeben. Diese Beobachtungen und die Anamnese der Eltern sollte, wann immer möglich, durch Beobachtungen anderer Verwandter, Lehrer, Schwestern etc. ergänzt werden.

Schuldgefühle und Gefühle der Inkompetenz sind bei fast allen Eltern, deren Kinder Verhaltensprobleme zeigen, zu finden. Die Identifizierung mit den Frustrationen der Eltern und das Hinweisen auf das häufige Vorkommen solcher Probleme können oft einen Teil der Schuldgefühle mindern und einen konstruktiven Ansatz bei der Lösung des Problems erleichtern.

Eine **frühzeitige Intervention** ist vorzuziehen, da schlecht angepaßte Verhaltensweisen, je länger sie bestehen, um so schwieriger zu ändern sind. Die Verhaltensänderung ist für das Kind ein Lernprozeß.

Konsequente Anwendung der Regeln und **Grenzsetzung** bei der Zeiteinteilung und zu den Fürsorgepersonen erleichtern diesen Prozeß. Die Eltern sollten bei der Anwendung der Regeln versuchen, ihren **Ausdruck von Ärger so minimal wie möglich** zu halten. Stark geladene Emotionen können den Lernprozeß belasten oder zunichte machen.

Die Intensivierung des **positiven Kontaktes** zwischen Eltern und Kind ist entscheidend bei der erfolgreichen Veränderung nicht akzeptablen Verhaltens beim Kind. Gemeinsame erfreuliche Interaktionen bilden das Selbstbewußtsein der Eltern und des Kindes aus und helfen den Teufelskreis der eingefahrenen Verhaltensstrukturen (s. unten) zu durchbrechen.

Bei **einfachen Problemen** sind die Erziehung der Eltern, die Rückkoppelung und einige spezielle Ratschläge oft ausreichend; ein Weiterführen der Arbeit ist wichtig, um sicherzugehen, daß das Problem nicht komplizierter als zuvor vermutet ist.

Bei **komplexen oder chronischen Problemen** ist eine weiterführende Beurteilung indiziert, die möglichst viele Besuche beim Arzt erfordert. Eine anfangs verwirrende Anamnese kann geklärt werden, wenn von den Eltern ein detailliertes Tagebuch über Zeitpunkt und Häufigkeit des Problemverhaltens, in Begriffen der Vorgehensweisen und Antworten/Reaktionen der Eltern, geführt wird. Abhängig von der Art des Problems und des Gutachtens des Klinikers, kann die Überweisung zum Psychologen, Psychiater, Neurologen oder einem anderen Spezialisten indiziert sein.

Interaktionsprobleme in der frühen Säuglingszeit

Die ersten Lebensmonate können eine schwierige Gewöhnungsperiode für den Säugling und die neuen Eltern bedeuten. Die Still- und Schlafzeiten sind gewöhnlich nicht vorhersagbar und die meisten Säuglinge schlafen bis zum 2. oder 3. Lebensmonat die Nacht nicht durch. Viele Säuglinge haben während der ersten drei Monate Perioden häufiger, lang andauernden, intensiven Schreiens *(s. Kap. KIN, 2., Bauchschmerz, unter Allgemeine Ernährungs- und Gastrointestinalprobleme).* Die Wachperioden des Säuglings sind noch kurz und geben den Eltern in ihrer neuen Arbeit relativ wenig positives Feedback. Die Fähigkeit der Mutter, während dieser Periode zurechtzukommen, kann durch schwierige Schwangerschaft, postnatale Wochenbettdepression oder fehlende adäquate Unterstützung durch Ehemann, Verwandte oder Freunde weiter geschwächt sein.

Die Qualität der Mutter-Kind-Interaktionen in den ersten Monaten steht in Relation zu späterer kognitiver und sozialer Entwicklung des Kindes. In extremen Fällen kann eine Interaktionsstörung eine Wachstumsstörung bedingen (s. Wachstumsstörungen, oben). Andere Manifestationsbilder zeigen permanentes, exzessives Schreien oder Irregularität der Zeitpunkte oder Störungen bei der Entwicklung positiver Interaktionsspiele mit dem Kind im Alter von drei bis vier Monaten. Weil eine Vielzahl von Gegebenheiten (kindliche, von den Eltern oder durch die Umgebung) Interaktionsprobleme hervorrufen können, sind eine sorgfältige Anamnese und die Beurteilung des Kindes und der Eltern-Kind-Interaktion indiziert (s. oben).

Die **Therapie** besteht in der Aufklärung der Eltern über die Entwicklung des Kindes und insbesondere das bei ihrem Kind charakteristische Temperament; wenn notwendig, in einer Rückversicherung und in Bemühungen, die mögliche Unterstützung der Eltern zu verbessern (emotionale Unterstützung, Hilfe bei Hausarbeit und Pflege des Kindes und je nach Bedarf mit anderen Mitteln).

Disziplin

Das Wort „Disziplin" hat mehrere Bedeutungen, die Anweisungen und Selbstkontrolle und zusätzliche Bestrafung einschließen. Die **positive Verstärkung** richtigen Verhaltens ist, ohne entgegengesetzten Nebeneffekt und ohne ein wirkungsvolles Instrument das Verhalten eines Kindes zu formen. Die Versuche, das Verhalten eines Kindes durch Ausschimpfen oder körperliche Züchtigung zu kontrollieren, haben nur einen kurzen Effekt, wenn sie sinnvoll eingesetzt werden, sind aber bei häufigem Gebrauch uneffektiv und können auf das kindliche Sicherheitsgefühl und Selbstverständnis schädigend wirken. Drohungen, das Kind zu verlassen oder fortzuschicken, sind ebenfalls schädigend.

Ein gutes Verfahren, nichtakzeptables Verhalten zu ändern, besteht in der Anwendung der *„time-out-Methode"*. Sie erfordert einen kleinen tragbaren Küchenwecker, einen Stuhl an einem reizarmen Platz (kein Fernseher oder Spielzeug, nicht im Schlafzimmer und weder dunkel noch angsterregend) und eine Absprache der Fürsorgepersonen über die spezifische(n) Verhaltensweise(n), die das „time-out" auslösen. Weil „time-out" für das Kind ein Lernprozeß ist, wird es am besten bei einem spezifischen Typ unangemessenen Verhaltens eingesetzt oder höchstens einer geringen Anzahl mehrerer Verhaltensweisen zur selben Zeit. Bis das „time-out" angewandt wird, werden die Regeln dem Kind eingehend erklärt, inbegriffen des in Frage kommenden Verhaltens, und die Methode wird vorgeführt. Die Schritte werden im folgenden beschrieben:

1. Nach Auftreten eines unerwünschten Verhaltens wird dieses dem Kind erklärt und ihm dann in ruhigem Ton gesagt, sich zum „time-out"-Stuhl zu begeben; nötigenfalls wird es dorthin geführt.

2. Wenn das Kind auf dem Stuhl sitzt, wird der Wecker in einer Minute, entsprechend jedem Lebensjahr, bis zu einer Dauer von maximal 5 min, eingestellt.

3. Wenn das Kind von seinem Stuhl aufsteht, bevor der Wecker klingelt, wird es auf ihn zurückgesetzt und der Wecker neu eingestellt. Wenn das Kind wiederholt aufsteht, kann es notwendig sein, es auf dem Stuhl festzuhalten (nicht auf dem Schoß), wobei Sprechen und Augenkontakt vermieden werden. Wenn es nötig ist, es bis zum Klingeln des Weckers während der gesamten Zeit festzuhalten, wird der Wecker erneut gestellt.

4. Wenn sich das Kind auf den Stuhl stellt, sich aber vor dem Klingeln des Weckers nicht beruhigt, wird der Wecker wieder neu gestellt.

5. Wenn für das Kind die Zeit gekommen ist, wieder aufzustehen, wird es nach dem Grund des „time-out" gefragt; Ärger und ständiges Schimpfen sind zu vermeiden. Wenn es den wahren Grund nicht erwidern kann, wird es kurz daran erinnert.

6. Nach einer kurzen Zeitspanne sollte das belohnenswerte Verhalten gesehen werden. Leichter kann dies erreicht werden, wenn das Kind zu einer anderen, von dem Ort des unangemessenen Verhaltens entfernt gelegenen, Aktivität gebracht wird.

Weil die meisten Kinder die Aufmerksamkeit auf ihr unangebrachtes Verhalten der Nichtbeachtung vorziehen, müßten an jedem Tag auch spezielle Zeiten für angenehme Interaktion mit dem Kind vorbehalten sein. Die angenehme Interaktion bietet außerdem eine Gelegenheit, positives Verhalten zu stärken.

Häufige „Circulus vitiosus"-Mechanismen

Der Arzt kann lernen, verschiedene „Circulus vitiosus"-Mechanismen zu erkennen, bei denen die Reaktion der Eltern auf das Verhalten des Kindes, die zu einer feindlichen Reaktion des Jugendlichen und dies wiederum zu andauerndem schädigendem elterlichem Verhältnis führt, die Ursache ist.

Beim häufigen Circulus vitiosus wird auf ein **aggressiv widerspenstiges Kind** mit Schelten, Schreien und Schlägen reagiert. Dieses Verhaltensmuster kann durch die elterliche Reaktion auf den altersabhängigen Trotz des Zweijährigen oder den Widerspruchsgeist des Vierjährigen hin entstehen, oder es kann durch den Versuch der Eltern bedingt sein, mit dem Kind fertig zu werden, das seit Geburt ein „schwieriges" Temperament hat. Diese Kinder reagieren oft auf Belastung oder gefühlsmäßiges Unbehagen eher mit Starrsinn, unverschämten Antworten, Aggressivität und Wutausbrüchen als mit Weinen.

Dieser Circulus vitiosus kann unterbrochen werden, wenn die Eltern das Verhalten nicht beachten, sofern es die Rechte anderer nicht verletzt (Wutanfälle, Essensverweigerung) und durch Ablenkung oder eine zeitweise Isolation ein Verhalten zu beenden versuchen, das nicht ignoriert werden kann. Die Spannung kann ebenfalls verringert und entsprechendes Verhalten durch gerechte Belohnung bestärkt werden. Zusätzlich sollen die Eltern und das Kind wenigstens 15–20 min täglich mit gemeinsamen, vergnüglichen Aktivitäten verbringen. Wenn die Mutter den ganzen Tag zu Hause ist, sollte sie ermutigt werden, regelmäßig eine gewisse Zeit vom Kind getrennt zu verbringen.

Ein anderer „Teufelskreis" entsteht, wenn Eltern auf ein **ängstliches, anhängliches und sie geschickt manipulierendes Kind** mit Overprotection oder übermäßiger Freizügigkeit reagieren. Die dem Arzt anfangs geschilderten Beschwerden sind oft medizinischer Natur, doch enthüllt die Beschreibung eines typischen Tagesablaufs Konflikte mit der Essenszeit, Schwierigkeiten bei der Trennung, die Unfähigkeit der Eltern, Verhaltensweisen zu beenden, die die Rechte anderer verletzen, und eine Tendenz der Eltern, Aufgaben für das Kind zu erledigen, die es selbst ausführen kann (z.B. Anziehen, Essen).

Häufig beinhaltet die Anamnese Komplikationen während der Schwangerschaft oder eine ernste Familienerkrankung, von der geglaubt wird, daß sie die Verletzbarkeit des Kindes erhöht. Die Eltern müssen beruhigt sein, daß das Kind körperlich gesund ist, und sie müssen ermutigt werden, vernünftige Grenzen für ein abhängigkeitssuchendes oder selbständiges Verhalten zu setzen, um wieder ein Gleichgewicht gegenseitiger Achtung zu schaffen.

Wenn sich Konflikte in der Eltern-Kind-Beziehung entwickeln, muß der Arzt Unterstützung bieten, während die Eltern versuchen, ihr Reaktionsmuster zu ändern. Wenn innerhalb von 3–4 Mo. keine Änderung vorliegt, ist die erneute Beurteilung des Problems oder eine psychiatrische Konsultation angezeigt.

Eßprobleme

Die häufigsten Klagen der Eltern 2–8jähriger sind, daß nicht genug oder die falsche Kost gegessen wird. Beim Essen kann das Kind mit Nahrung im Mund dasitzen oder auf Versuche einer Zwangsfütterung mit Erbrechen reagieren, während die Eltern gut zureden und drohen. Die Abnahme des Appetits steht normalerweise mit der Verlangsamung der Wachstumsrate in Verbindung und die Eltern sollten über den Verlauf des Wachstums bei Kleinkindern aufgeklärt und bezüglich des aktuellen Größen- und Gewichtsstandes beruhigt werden. Die emotionalen Ausbrüche bei Tisch können verringert werden, indem das Essen vor das Kind gestellt und nach 15–20 min ohne Kommentar darüber, ob gegessen wurde oder nicht, wieder entfernt wird. Dies, zusammen mit der Einschränkung von kleinen Zwischenmahlzeiten, stellt im allgemeinen die Beziehung zwischen dem Appetit, der Essensmenge und dem Nahrungsbedarf des Kindes wieder her. Wenn das Eßproblem Teil eines Verhaltens aus übermäßigem Zwang und Sorge um die Gesundheit des Kindes ist, ist eine detaillierte Anamnese erforderlich, um eine entsprechende Behandlung *(s. Allgemeine Grundlagen im Umgang mit Verhaltensproblemen, oben)* in die Wege zu leiten.

Einschlafprobleme *(s. Kap. NEU, 6.)*

Normaler Schlaf besteht aus zyklischem **REM(rapid-eye-movements)-** und **NREM(non-rapid-eye-movements)-Schlaf.** Der NREM-Schlaf kann in vier EEG-Phasen eingeteilt werden, von denen die Phasen III und IV den Tiefschlaf repräsentieren. Beginnend mit einer verlängerten NREM-Phase, durchläuft der Mensch vom 2. bis 3. Lebensjahr bis in die Erwachsenenzeit ungefähr alle 90 min NREM- und REM-Schlafphasen. Ungefähr 80% der Gesamtschlafzeit wird in NREM-Schlaf verbracht. Neugeborene haben weniger gut definierte Phasen, beginnen den Schlaf durch aktive REM und verbringen ungefähr die Hälfte ihrer Schlafzeit in REM. Das Erwachsenenmuster entwickelt sich schrittweise im Laufe der ersten 2 bis 3 Jahre.

Angstträume: *Angsterweckende Träume, die während des REM-Schlafes auftreten.* Angsterzeugende Erfahrungen, Gruselgeschichten und Fernsehgewalttätigkeit inbegriffen, können sich speziell bei 3- bis 4jährigen, die noch nicht deutlich zwischen Phantasie und Realität unterscheiden können, im Angsttraum niederschlagen. Ein zufälliger Angsttraum ist normal und alles, was in diesem Fall die Eltern tun sollen, ist, das Kind zu beruhigen. Ständige oder häufige Angstträume jedoch weisen auf ein Problem mit der Umwelt hin, das der Diagnose bedarf.

Somnambulismus (persistierendes Schlafwandeln) und **nächtliches Grauen** sind Aufwachstörungen, die bei vielen klinischen Bildern auftreten. Sie treten bei Erwachsenen aus dem Tiefschlaf (Phase III oder IV des NREM-Schlafes) gewöhnlich in den ersten 1 bis 3 Stunden Schlafzeit auf. Die Episoden dauern Sekunden bis viele Minuten an und werden charakterisiert durch plötzliches Aufwachen, ausdruckslose und verwirrte Blicke, unvollständiges Erwachen und schlechter Ansprechbarkeit und durch eine Amnesie für die Zeit der Episode.

Nächtliches Grauen wirkt wegen des Schreiens und der nicht zu besänftigenden Panik des Kindes während der Episode dramatisch. Meist sind die Kinder zwischen 3 und 8 Jahren alt. Somnambulismus besteht aus unkoordinierten, tollpatschigen Spaziergängen, bei denen gewöhnlich auch die Berührung mit Objekten vermieden wird. Das Kind erscheint verwirrt, aber nicht angsterfüllt. Schätzungsweise tritt wenigstens bei 15% der Kinder zwischen dem 5. und 12. Lebensjahr eine Episode von Schlafwandel auf. Persistierendes Schlafwandeln tritt bei 1 bis 6% der Population, meist bei Jungen im Schulalter, auf. Streßgeladene Ereignisse können bisweilen eine Episode auslösen. Beide Störungen sind fast immer selbstbegrenzt, obwohl sporadische Episoden über Jahre auftreten können. Wenn sich diese Störungen bis in die Jugend- und Erwachsenenzeit fortsetzen, sollte an eine zugrundeliegende psychische Störung gedacht werden. Eine **differentialdiagnostische Überlegung** ist die Temporallappenepilepsie, die bei Nacht auftreten kann und sich in Halluzinationen, unvollständigem Erwachen, Furcht und automatischem Verhalten manifestiert. Fragliche Anfallsaktivität während des Wachseins, ein hoher Grad an autonomer Aktivierung und eine Enuresis während der Episode erfordern ein EEG. Die Therapie besteht aus Erziehung und Stärkung des Sicherheitsgefühls. 2–5 mg Diazepam vor dem Schlafengehen können bei sehr häufig auftretenden Episoden gegeben werden.

Widerstand beim Zubettgehen ist ein häufiges Problem, das allgemein im Alter von 1–2 Jahren seinen Gipfel hat. Das Kind weint, wenn es allein im Kinderbettchen zurückgelassen wird, oder klettert heraus und sucht seine Eltern. Dieses Verhalten hängt mit der Trennungsangst (s. unten) zusammen und den häufiger werdenden Versuchen des Kindes, seine Umgebung zu kontrollieren, wobei beides normal für dieses Alter ist. Lange Schlafphasen am späten Nachmittag, stürmisches, überstimulierendes Spielen vor der Schlafenszeit, eine Störung in der Eltern-Kind-Beziehung oder häusliche Spannungen können dieses Problem ebenfalls verursachen.

Das Kind wiederaufstehen zu lassen, bei ihm im Zimmer bleiben, ausführliches Trösten oder Verhauen und Schelten, all dies ist uneffektiv. Die Beruhigung des Kindes mit einer kurzen Geschichte, der Lieblingspuppe oder -decke und einer Nachtleuchte ist hilfreich, doch kann es notwendig sein, ruhig auf dem Flur, im Blickfeld des Kindes, sitzenzubleiben, um sicherzustellen, daß das Kind im Bett bleibt. Hat das Kind einmal gelernt, daß ihm nicht erlaubt wird, außerhalb des Bettes zu sein und daß es die Eltern nicht in den Raum locken kann, um mehr Geschichten zu erzählen oder zu spielen, wird es dies einsehen und schlafengehen.

Nächtliches Erwachen tritt bei ungefähr 50% aller Kinder zwischen dem 6. und 12. Lebensmonat auf und ist mit dem Entstehen der Trennungsangst verbunden (s. unten). Bei älteren Kindern erfolgen die Episoden oft auf einen Umzug, eine Krankheit oder ein anderes streßerfülltes Ereignis.

Dem Kind zu erlauben, bei den Eltern zu schlafen oder zu spielen, es zu füttern oder zu schlagen und schelten, löst dieses Problem nicht. Es ist meist wirkungsvoller, das Kind mit einer einfachen Beruhigung zum Bett zurückzubringen oder sich vor die offene Schlafzimmertür zu setzen, bis es sich beruhigt hat. Einige 3jährige wandern im Haus umher, ohne die Eltern aufzuwecken; das Anbringen eines einfachen Hakenschlosses an der Außenseite der Kinderzimmertür löst dieses Problem, doch muß dieses Verfahren vernünftig eingesetzt werden und sollte nicht nach Belieben verwendet werden, um das Kind zu isolieren oder zu kontrollieren.

Probleme bei der Sauberkeitserziehung

Die meisten Kinder schaffen es durchwegs, im Alter von 2–3 Jahren ihren Darm zu kontrollieren und mit 3–4 Jahren ihre Blase. Mit 5 Jahren kann ein durchschnittliches Kind allein zur Toilette gehen und alle Aspekte des Anziehens, Ausziehens und Sauberwischens beherrschen. Große individuelle Abweichungen sind jedoch zu beobachten: So haben etwa 30% der normalen 4jährigen und 10% der 6jährigen noch keine normale nächtliche Kontinenz erreicht, und sogar normale Sechsjährige nässen noch mehrere Male im Monat ins Bett.

Der Schlüssel zur Vermeidung des Problems liegt in der Kenntnis der Lernbereitschaft des Kindes, die sich deutlich zeigt, wenn das Kind für mehrere Stunden trocken ist und es Interesse daran hat, sich auf einen Nachttopf zu setzen oder gewickelt werden will, wenn es naß ist, und wenn es einfache Befehle ausführen kann. Dies tritt im allgemeinen im Alter von 18–24 Monaten ein.

Das am häufigsten verwendete Verfahren der Sauberkeitserziehung ist die **„Abpaßmethode“.** Wenn das Kind zeigt, daß „es muß“, wird es zum Topf gebracht und schrittweise aufgefordert, sich vollständig angezogen auf ihn zu setzen, dann das Herunterziehen seiner Hose zu üben, um danach nicht länger als 5–10 Minuten auf dem Topf zu sitzen, worauf das Anziehen folgt. Einfache Erklärungen zum Sinn der Übungen werden wiederholt gegeben und dadurch verstärkt, indem nasse oder schmutzige Windeln in den Topf getan werden.

Der kritische Punkt dieser Methode liegt in der Anforderung an die Eltern, das Bedürfnis des Kindes (Stuhl abzusetzen und zu urinieren) vorherzusehen und dann für eine erfolgreiche „Sitzung" positive Verstärkung durch Lob oder Belohnungen zu geben. Ärger oder Strafe für fehlenden Erfolg oder „kleine Unfälle" können hemmend wirken. Diese Methode wirkt gut bei Kindern mit vorhersagbaren Defäkationszeiten. Jedoch ist es schwierig, beim Kind mit nicht vorhersagbaren Entleerungszeiten die nötige Verstärkung anzubieten, und zum Training ist die Fähigkeit des Kindes, zu merken, wann es „auf den Topf muß", abzuwarten.

Eine zweite Methode besteht im „Modellspiel" mit einer Puppe. Sobald das Kind dazu seine Bereitschaft zeigt, werden ihm, während die Eltern der Puppe positive Verstärkung für eine trockene Hose und erfolgreiches Durchführen jeder Phase dieser Prozedur geben, die Schritte des Sauberkeitsverhaltens beigebracht. Danach imitiert das Kind diese Prozedur wiederholt mit der Puppe, wobei es die Rolle der Eltern übernimmt, positive Verstärkung zu geben. Letztendlich vollführt das Kind selbst diese Schritte, während die Eltern Lob und Belohnungen geben.

Wenn sich das Kind dem Sitzen auf dem Topf (der Toilette) widersetzt, ist es ratsam, ihm zu erlauben aufzustehen und es nach dem Essen erneut zu versuchen. Wenn der Widerstand tagelang besteht, ist es die beste Strategie, das Training um mehrere Wochen zu verschieben. Die Verhaltensabänderung nach dem Prinzip, Belohnungen für das Sitzen auf dem Topf (Toilette) und den „Erfolg" zu geben, hat sich bei normalen wie auch retardierten Kindern bewährt. Sobald sich das Verhalten eingestellt hat, werden Belohnungen für jeden weiteren Erfolg gegeben und dann allmählich entzogen. Auf jeden Fall müssen Machtkämpfe verhindert werden, weil sie schädigend wirken und zu einer angespannten Eltern-Kind-Beziehung führen können. Falls ein sich wiederholendes Verhalten von „Druck und Widerstand" auftritt, sollte es wie unter *Häufige „Circulus vitiosus"-Mechanismen, oben,* behandelt werden.

Enuresis nocturna *(s. Kap. NIE, 14.).*

Unwillkürliche und wiederholte Blasenentleerungen während des Schlafes in einem Alter, in dem willentliche Kontrolle erwartet werden kann. Die Enuresis nocturna tritt in 30% bei Kindern im Alter von 4 Jahren, bei 10% im Alter von 6 Jahren, bei 3% im Alter von 12 Jahren und bei 1% im Alter von 18 Jahren auf. Sie kommt häufiger bei Jungen als bei Mädchen vor, scheint familiär zu sein und ist manchmal mit Schlafstörungen verbunden (z. B. Schlafwandeln und nächtliches Grauen). Eine Organätiologie wird in nur 1 bis 2% der Fälle gefunden und ist gewöhnlich auf einen HWI zurückzuführen. Obwohl sie selten sind, schließen die weiterhin zu erwähnenden Diagnosen angeborene Anomalien, Störungen der Sakralnerven, Diabetes mellitus oder insipidus oder Tumoren des Beckens ein. Diese können durch eine sorgfältige Anamnese, körperliche Untersuchung, Urinstatus und eine Urinkultur ausgeschlossen werden. Bei positiven Befunden können eine sonographische Nierenuntersuchung, ein intravenöses Urogramm und die Ureterozystographie, ein urologisches Konsil oder andere Diagnoseverfahren indiziert sein. Zufälliges Bettnässen wird mit einer mäßigen bis schweren individuellen oder familiären Psychopathologie in Verbindung gebracht, bei der die Überweisung zum Psychiater indiziert ist. Bettnässen repräsentiert gewöhnlich nur eine Reifungsverzögerung, die Zeit erfordert, um sie zu beheben. Die **sekundäre Enuresis,** bei der die frühere Kontrolle während der Bettzeit verlorengegangen ist, bezieht sich gewöhnlich auf psychologisch streßgeladene Begebenheiten oder Umstände. Hier gibt es jedoch eine größere Wahrscheinlichkeit der organischen Ätiologie (z. B. HWI und Diabetes mellitus) als bei der primären Enuresis nocturna.

Therapie: Es sind vier bewährte Behandlungsarten in Gebrauch, wobei jede für sich eine Heilungsquote erreicht, die höher als die spontane Heilungsrate von 15% nach dem 6. Lebensjahr liegt. Höhere spontane Heilungsraten vor dem 6. Lebensjahr sprechen gegen die Anwendung eines Therapieschemas vor diesem Alter. Andere Faktoren, wie das Vermeiden von Lager- oder Nachterfahrungen während der Schulzeit durch die Verunsicherung, einzunässen, begünstigen die Therapie nach dem 6. Lebensjahr.

Die **Motivationsberatung** hat sich als der meistverwendete Ansatz erwiesen, der folgende Empfehlung gibt:

1. Das Kind übernimmt die aktive Rolle durch das Führen eines Kalenders über „nasse" und „trockene Nächte", durch Gespräche mit dem Arzt, durch Wasserlassen vor dem Zubettgehen und durch Wechsel seines Schlafanzuges und des Bettzeuges, wenn dieses naß ist.
2. Flüssigkeiten werden 2–3 Stunden vor dem Zubettgehen nicht zu sich genommen.
3. Bestrafungen werden beendet und ärgerliche Reaktionen der Eltern werden vermieden.
4. Positive Verstärkung wird für „trockene Nächte" gegeben (ein Kalender mit „Sternchen" oder andere Belohnungen, abhängig vom Alter).
5. Aufklärung zur Ätiologie und Prognose der Enuresis wird gegeben, mit dem Ziel, Scham- und Schuldgefühle zu beseitigen.

Ein **Blasentraining** wird empfohlen, wenn die Ätiologie vermutlich auf der Unfähigkeit beruht, bei zu kleiner Blase das Urinvolumen einer ganzen Nacht zu halten. Das Kind wird ermuntert, früh am Tag die Flüssigkeitsmenge zu steigern und dann nach Auftreten von Harndrang das Wasserlassen zu verzögern (anfangs für Sekunden, schrittweise steigern auf Minuten). Zusätzlich wird das Kind unterwiesen, den Harnstrahl mitten während des Wasserlassens zu unterbrechen. Eine Studie zeigt eine Heilungsrate von 35%.

Elektronische Alarmapparate haben sich als die bei weitem effektivste heutzutage mögliche Behandlungsform erwiesen. Zwei Studien bei 5- bis 15jährigen berichten von einer Heilungsrate von 70% bei einer Rückfallquote von nur 10–15%. Die Apparate sind leicht einzustellen, kosten wenig und werden durch einige Tropfen Urin ausgelöst. Der Nachteil ist die zum kompletten Erfolg erforderliche Länge der Zeit. In den ersten Wochen der Anwendung erwacht das Kind nach vollständigem Einnässen; in den nächsten Wochen wird das teilweise Anhalten des Urins erreicht. Möglicherweise wacht das Kind aufgrund einer konditionierten Reaktion auf Blasenmuskelkontraktionen bei Harndrang auf. Das Alarmgerät sollte bis drei Wochen über die letzte Episode des Einnässens hinaus verwendet werden, bevor es abgesetzt wird.

Imipramin wird bei der Therapie der Enuresis immer weniger bevorzugt, wegen des größeren Langzeiterfolges elektronischer Alarmapparate, Nebenwirkungen des Medikaments und der Möglichkeit lebensbedrohlichen zufälligen Verschluckens überhöhter Medikamentendosen. Wenn andere Behandlungsarten versagen und die Familie die Behandlung stark unterstützt, kann Imipramin verwendet werden (eine Std. vor dem Zubettgehen bei 8- bis 12jährigen 50 mg und über 12 Jahre 75 mg). Wenn Imipramin einen möglichen Erfolg verspricht, tritt die Wirkung gewöhnlich in der ersten Woche der Behandlung ein. Dies ist der einzige wirkliche Vorteil des Medikaments, speziell, wenn es für Familie und Kind wichtig ist, eine möglichst schnelle Wirkung zu erlangen. Nach einem Monat ohne nächtliches Einnässen sollte mit dem Medikament über zwei bis vier Wochen ausgeschlichen und es dann abgesetzt werden. Rückfälle nach Absetzen des Medikaments, welche die Langzeitheilungsquote auf nur 25% reduzieren, sind sehr häufig. Falls ein Rückfall eintritt, kann eine dreimonatige Behandlung versucht werden. Alle 2–4 Wochen unter Imipramin sollte ein Differentialblutbild gemacht werden, um das seltene Auftreten einer Agranulozytose zu bemerken.

Enkopresis und Obstipation

Enkopresis *(fäkale Inkontinenz bei Abwesenheit eines Organdefektes oder einer Erkrankung)* ist bei etwa 17% der Dreijährigen und bei 1% der Vierjährigen zu beobachten. Meist kommt die Beschmutzung vom Widerstand gegen das Toilettentraining (s. oben), doch manchmal ist eine Überlaufinkontinenz, verbunden mit einer chronischen Obstipation, die Ursache. Zu den Differentialdiagnosen der chronischen Obstipation gehören Stuhlverhalt aus Angst vor der Toilettenbenutzung, Widerstand gegen die Anwendung von Zwangsmaßnahmen beim Toilettentraining, schmerzhafte Analfissuren, angeborene Anomalien wie z. B. Rückenmarksläsionen oder postoperativer Zustand nach Analatresie und verwandte Fehlbildungen. Sie kann auch die Folge einer Hirschsprung-Krankheit *(s. Kap. KIN, 7., Distaler Dünndarm- und Dickdarmverschluß, unter Störungen im Gastrointestinalsystem)*, einer Schilddrüsenunterfunktion, Mangelernährung, Zerebralparese oder psychiatrischen Erkrankung des Kindes oder anderer Familienmitglieder sein.

Therapie: Zum ersten Schritt gehört die Aufklärung der Eltern und des Kindes über die Pathophysiologie der chronischen Obstipation (z.B. wie folgt: Stuhlverhalt führt zu einer Dehnung der Darmwand, was wiederum zu reduzierter Sensibilität und Muskelkontrolle führt). Ebenso sollte das Kind, das seinen Darm nicht unter Kontrolle hat, von Schuldgefühlen befreit und die emotionalen Reaktionen aller Beteiligten zerstreut werden. Zum nächsten Schritt gehören die Katharsis und der Erhalt einer regelmäßigen Darmtätigkeit (s. unten), es sei denn, aus Anamnese und körperlicher Untersuchung geht eine der selteneren Diagnosen eindeutig hervor. Wenn die Methode unwirksam ist, müssen weitere diagnostische Maßnahmen ergriffen werden, um z.B. einen selten vorkommenden Morbus Hirschsprung oder psychiatrische Erkrankungen beim Kind oder anderen Familienmitgliedern aufzudecken.

Im folgenden wird eine mögliche Behandlungsmethode der chronischen Obstipation beschrieben:

1. **Röntgenaufnahme des Abdomens** zur Demonstration der Stuhlverhaltung im Darm.
2. **Katharsis:** Ein bis vier der nachstehenden Behandlungszyklen, jeweils mit anschließender Röntgenkontrolle zur Kontrolle des Behandlungsverlaufs. 1. Tag: Phosphateinläufe, Erwachsenendosis (bei Kindern ab 7 Jahren 2 Dosen). 2. Tag: 1 Bisacodyl Supp., 10 mg, rektal. 3. Tag: 1 Bisacodyl Drg., 5 mg, oral.
3. **Weiterbehandlung:** a) 15–30 ml leichtes Mineralöl 2×tgl. über 4–6 Monate (oder länger, falls für den täglichen Stuhlgang erforderlich). Mineralöl sollte Säuglingen und geschwächten Patienten mit Aspirationsrisiko nicht gegeben werden. b) Multivitaminpräparate 2×tgl. zwischen den Mineralölgaben. c) Faserreiche Kost anbieten (jedoch nicht dazu zwingen). d) Das Kind zwei mal pro Tag zu festen Zeiten, am besten nach dem Essen, jeweils zehn Minuten lang auf die Toilette setzen. e) Wenn nötig, orale Laxantien, z.B. 5 bis 10 ml Senna/Tag über zwei bis drei Wochen verabreichen, anschließend, in schweren Fällen, jeden zweiten Tag, einen Monat über die initiale Katharsis hinaus. f) Rückfälle, die häufig vorkommen, im Frühstadium über 1 bis 2 Wochen mit oralen Laxantien behandeln. g) Die Mineralölgaben nach ca. 4 bis 6 Monaten nach Erreichen einer geregelten Darmtätigkeit langsam reduzieren.

Trennungsangst, Ängste und Phobien

Trennungsangst: Weinen, wenn die Mutter den Raum verläßt oder wenn sich ein Fremder nähert, entspricht einer normalen Entwicklungsphase, die im Alter von 8 Mo. beginnt und bis ins Alter von 18–24 Mo. andauert. Die Intensität dieses Verhaltens ist bei jedem Kind unterschiedlich.

Einige Eltern, besonders die mit dem ersten Kind, vermuten ein emotionales Problem und reagieren, indem sie „überbehüten" und jede Trennung oder neue Situation vermeiden. Die Väter interpretieren das Verhalten womöglich oft als Zeichen für ein verzogenes Kind und kritisieren die Mutter oder versuchen das Verhalten des Kindes durch Schelten und Bestrafung zu verändern. Weist man bei der Untersuchung im Alter von 6 Mo. die Eltern darauf hin, daß bei einem gesunden Baby mit dem eben beschriebenen Verhalten zu rechnen ist, kann dies oft elterliche Sorgen verhüten. Die Reaktion der Eltern auf das Verhalten sollte bei späteren Besuchen besprochen werden, so daß der Arzt ungeeignete Methoden zur Lösung des Problems erkennen und abwenden kann. Wenn die Reaktion der Eltern die Verzweiflung des Kindes nur verstärkt (d.h. zu einem „Circulus vitiosus" führt), ist eine ausführlichere Untersuchung nötig, bevor ein Behandlungsplan gemacht werden kann.

Bei Fällen, in denen die Trennung von Mutter und Kind notwendig ist, aber geplant werden kann, wie bei einer Operation, die nicht zu einem bestimmten Zeitpunkt erfolgen muß, sollte der Arzt die Trennung während eines unbedenklichen Alters empfehlen – vor einem Alter von 6 Mo. oder nach 3 Jahren.

Angst vor der Dunkelheit, vor Ungeheuern, Insekten und Spinnen sind bei 3- und 4jährigen häufig. Ängste vor Verletzungen und Tod eher bei älteren Kindern. Schaurige Geschichten, Filme oder Fernsehsendungen sind oft aufwühlend und verstärken die Angst. Drohungen, die von den Eltern im Ärger oder im Spaß gesagt werden, können von Kindern im Vorschulalter wörtlich genommen werden und verwirrend sein. Ein scheues Kind kann auf neue Situationen zuerst mit Angst oder Abneigung reagieren: wiederholter Kontakt und Beruhigung ohne Druck helfen ihm, sich anzupassen.

Phobien: Normale, an Entwicklungsstufen gebundene Ängste müssen von denen unterschieden werden, die durch häusliche Spannung oder verinnerlichte Konflikte (Phobien) verursacht werden. Der unter *Allgemeine Grundlagen im Umgang mit Verhaltensproblemen* dargestellte Untersuchungsgang hilft im allgemeinen zu erkennen, ob ein Kind oder eine Familie schwerwiegende Probleme hat. Wenn die Phobie stark ausgeprägt ist oder in keinem Verhältnis zu der ihr zugrundeliegenden potentiellen Gefahr steht, die Aktivität des Kindes beeinträchtigt, und wenn das Kind auf eine einfache Beruhigung nicht reagiert, sollte ein Psychiater konsultiert werden.

Schulphobie: 6–7 Jahre alte Kinder können Trennungsängste zeigen, indem sie sich weigern, zur Schule zu gehen. Das Kind kann sich einfach weigern, zu gehen oder über Magenschmerzen, Schwindel oder andere Symptome klagen, die das Zuhausebleiben rechtfertigen. Es kann so reagieren aus Furcht vor der Strenge des Lehrers oder seinen Rügen, die ein sensibles Kind erschrecken können, oder aus Angst vor dauernder Belästigung durch Gleichaltrige. Öfter entwickelt die Mutter den Stil der Overprotection gegenüber ihrem sich abhängig verhaltenden Kind. Bei älteren Kindern (10–14 Jahre) kann die Schulphobie auf eine schwere Psychopathie hindeuten, die eine psychiatrische Untersuchung und Therapie erforderlich macht. Wenn der Arzt erkennt, daß Beschwerden wie chronischer Leibschmerz oder Kopfschmerzen auf Trennungsängste oder andere emotionale Ängste zurückzuführen sind, kann er sich viele Untersuchungen zum Ausschluß einer organischen Erkrankung ersparen. Solche Untersuchungen können teuer, zeitintensiv und schmerzhaft sein und das wirkliche Problem verkomplizieren.

Für das junge Kind ist die sofortige Rückkehr in die Schule notwendig, um Lernversäumnisse zu minimalisieren. Der Arzt sollte dann die Familiensituation detaillierter erforschen und entscheiden, ob eine Kurztherapie ausreichend ist oder ob eine Überweisung an einen Psychotherapeuten notwendig ist. Rückfälle können nach leichten Krankheiten oder einer Urlaubsperiode auftreten. Bei einem Jugendlichen ist die sofortige Rückkehr zur Schule nicht so dringend und die Behandlung hängt von den Ergebnissen der detaillierten psychiatrischen Untersuchung ab.

Überaktivität

Die Eltern Zweijähriger berichten in der Regel, daß ihr Kind aktiv und selten still ist, ebenso wie bei Vierjährigen eine große Aktivität und ein hoher Lärmpegel normal sind. In beiden Altersgruppen ist ein solches Verhalten phasenspezifisch, doch führt es häufig zu Eltern-Kind-Konflikten und bereitet den Eltern Sorgen.

„Überaktivität" ist nicht leicht zu definieren, da Klagen, daß ein Kind überaktiv ist, oft die Toleranzgrenze der belästigten Person widerspiegeln. Einige Kinder sind eindeutig aktiver, können sich nur kürzer konzentrieren als der Durchschnitt und verursachen vielen Menschen, die mit ihnen zu tun haben, Probleme. Dieses Syndrom kann durch eine Reihe von Ätiologien verursacht werden, etwa eine emotionale Störung, eine ZNS-Dysfunktion oder eine genetische Komponente. Es kann auch einfach das Überschäumen eines normalen Temperaments sein.

Erwachsene versuchen am häufigsten die Überaktivität durch Schelten und Bestrafung zu unterdrücken, diese Reaktionen erhöhen aber nur den Aktivitätspegel. Besser ist es, vom Kind nicht zu verlangen, daß es lange Zeit stillsitzt, oder einen Lehrer zu finden, der mit einem überaktiven Kind fertig wird.

Wenn das überaktive Verhalten extrem und mit Anzeichen einer Wahrnehmungs-, motorischen oder psychischen Störung verbunden ist, ist der Zustand eindeutig pathologisch und eine weitere Untersuchung ist angezeigt. Diese Probleme werden unter Konzentrationsstörungen besprochen (s. unten).

Lernstörungen

Unfähigkeit, spezifische Fähigkeiten oder Informationseinheiten aufgrund des Fehlens oder Defektes von Aufmerksamkeit, Gedächtnis oder des logischen Denkens oder des Defektes, Antworten zu produzieren, die mit einem unerwünschten und erlernten Verhalten in Verbindung stehen, zu erlangen, zu behalten oder zu verallgemeinern. Der Begriff **Lernstörung** umfaßt Lernprobleme innerhalb des gesamten Kontinuums kognitiver Fähigkeiten mit Schwierigkeiten, die beim Erlernen adaptiver, motorezeptiver, sozialer, sprachlicher (Kommunikations-) und akademischer Fähigkeiten zu bemerken sind. Der Begriff **Lernbehinderung** ist mehr begrenzt; er umfaßt normale kognitive Fähigkeiten und bezieht sich auf spezifische Probleme beim Lesen, Rechnen, Buchstabieren und Schreiben und die Integration oder Demonstration verbaler und nichtverbaler Fähigkeiten. Spezifische Lernbehinderungen werden als chronische Zustände betrachtet, bei denen als Ursache eine neurologische Störung und eine diskrete Behinderung angenommen werden. Es gibt verschiedene Beschreibungen von Lernstörungen und vielzählige Syndrome. In der Erziehung beziehen sich die Begriffe **Lernbehinderung, geistige Retardierung und Autismus** auf Lernstörungen. Andere Bezeichnungen, wie **Aphasie/Dysphasie, Dysgraphie, Dysnomie, Dyslexie** und *Aufmerksamkeitsstörung,* sind mit Lernstörungen in Zusammenhang gebracht worden und werden gebraucht, um Verhaltensweisen zu beschreiben, die als eigenständige und eigengesetzliche spezifische Syndrome wahrgenommen werden können. *(s. a. Kap. NEU, 2.).*

Ätiologie und Inzidenz

Lernstörungen sind multidimensional und die betroffenen Kinder sind sehr verschiedenartig. Es wurde bislang kein einzelner Grund definiert, neurologische Defekte werden jedoch angenommen. Ein genetischer Einfluß kann z. B. beim Down-Syndrom offensichtlich oder bei der entwicklungsbedingten Leseschwäche in schwacher Ausprägung vorhanden sein. Bei ungefähr 3 bis 15% der Schülerpopulation der USA werden besonders förderungsbedürftige Lernstörungen beschrieben. Die tatsächliche Anzahl der Kinder mit Lernstörungen ist jedoch nicht bekannt. Das männliche Geschlecht hat die Tendenz, das weibliche Geschlecht im Verhältnis 5:1 zu übertreffen, wobei familiäre und biologische Einflüsse vermutet werden.

Symptomatik

Da Lernstörungen bei kleinen Kindern auftreten, die ihre Gefühle, Schwierigkeiten und Symptome schlecht oder gar nicht auszudrücken vermögen, wird die eindeutige Beschreibung der Charakteristika dieser Störungen auf von außen beobachtbare Körper- und Verhaltensmerkmale beschränkt. Obwohl sich die Anzeichen in frühen Jahren manifestieren, werden schwach oder mäßig ausgeprägte Störungen nicht erkannt, bevor das Kind ins Schulalter kommt und die Härten des symbolischen und figurativen Lernens erfährt. Die meisten Kinder mit Lernstörungen haben positive neurologische Befunde und zeigen Verzögerungen bei der Entwicklung der neuralen Integrität. Die neurologischen Faktoren korrelieren häufig mit kognitiven oder Verhaltenstendenzen, aber weder ein bestimmtes Zeichen noch eine bestimmte Konstellation von Zeichen gibt Hinweise auf spätere Schwierigkeiten. Probleme bei der visuell-motorischen Koordination, bei grobmotorischen Bewegungen und Verzögerungen in gekoppeltem assoziativem Lernen (z. B. Benennen von Farben, Bezeichnen, Zählen und Buchstaben benennen) sind vorwiegend Anzeichen früher Störungen des formalen Lernens. Störungen oder Verzögerungen des rezeptiven und expressiven Wortschatzes und des Sprachverständnisses sind zur Vorhersage von Lernproblemen über die „Vorschuljahre“ hinaus geeignet. Andere Warnzeichen, die oft übersehen werden, sind eine kurze Konzentrationsfähigkeit und Ablenkbarkeit, begrenzter Redefluß, eingeschränkte Erinnerungsfähigkeit und Anzeichen feinmotorischer Probleme (z. B. schlechtes Schriftbild und schlechtes Abschreiben).

Von der **Art des Verhaltens** her gesehen können Schwierigkeiten bei der Impulskontrolle, nicht zielgerichtetes Verhalten und Überaktivität, Disziplinprobleme, Entzugs- und Vermeidungsverhalten und Aggressivität frühe Anzeichen kognitiver und kommunikativer Störungen und bevorstehender Schulschwierigkeiten sein.

Kognitive Störungen: Obwohl kognitive Prozesse und Lernstrategien anscheinend altersabhängig sind und mit der kognitiven Fähigkeit (IQ) variieren, beruhen die meisten Lernstörungen auf Mängel in der Hirnfunktion und der Verknüpfung verschiedener Funktionen. Die Probleme können bestehen bei 1. **rezeptiven Funktionen,** wobei sich Schwierigkeiten bei der personalen und extrapersonalen Orientierung, bei räumlich-visuellen Fähigkeiten selektiver Konzentration, Erkennen von Mustern, Klangunterscheidung und -analyse und der visuell-motorischen Integration ergeben; 2. den **Gedächtnisfunktionen,** wie Kurz- und Langzeit-Gedächtnis, Denk-(Erinnerungs-)Strategien und Wortspeicherung und -produktion; und 3. der **Verständnisfähigkeit,** wie Bildung von Konzepten, Abstrahieren, Verallgemeinern, Informationsorganisation und Planung bei der Lösung von Problemen. Es wurde eine Anzahl von Untergruppen bei Kindern mit spezifischen Lese- und Lern-Störungen definiert, die sich von grundlegenden Sprachfehlfunktionen wie Dysnomie bis zu Problemen bei der Erkennung von Mustern erstrecken. Andere Untergruppen sind bei Störungen der Rechenfähigkeit beschrieben worden: z. B. Anarithmie (Störungen der grundlegenden Konzeptbildung und das Unvermögen, sich Rechenfähigkeiten anzueignen) und Ageometrie (arithmetische Probleme, die auf Störungen des räumlichen Einschätzungsvermögens beruhen). Es mag noch andere Untergruppen geben, die meisten Lernstörungen jedoch sind komplex oder vermischt mit Problemen, die Einschränkungen von mehr als einem System entspringen.

Diagnose

Da die Symptome der Lernstörungen variieren und sich die Störungen in gleichartige und sich überdeckende Charakteristika teilen, müssen die diagnostischen Kriterien verständlich und präzise sein. Die **multidisziplinäre ärztliche Untersuchung,** die aus der Untersuchung von medizinischen, psychologischen, Sozial-, Erziehungs-, Sprech-, Sprach-, Emotional- und Verhaltensfaktoren besteht, ist grundlegend wichtig, um zur Therapieplanung und Aufzeichnung der Fortschritte des Kindes Funktionsgrad- und Fähigkeitstabellen zu erstellen.

Die **ärztliche Untersuchung** sollte enthalten: eine ausführliche Familienanamnese, die medizinischen Befunde der Entwicklung des Kindes und den Schulverlauf, eine eingehende körperliche Untersuchung und eine normale adaptive neurologische Untersuchung *(s. a. Kap. GYN, 6.).* Kleine Kinder sollten mit standardisierten Tests auf ihren Entwicklungsstand hin untersucht werden. Obwohl ein kausaler Zusammenhang nicht nachgewiesen werden konnte, sollte der Gebrauch ototoxischer Medikamente, Erkrankungen der Mutter und Komplikationen sowohl während der Schwangerschaft wie auch bei der Geburt festgehalten werden (z. B. Schmierblutungen, Toxämie, verlängerte Wehen, eine Sturzgeburt), sowie auch Probleme des Neugeborenen (z. B. Frühgeburt, niedriges Geburtsgewicht, Gelbsucht, perinatale Asphyxie, Spätgeburt, Atemnot und geringere körperliche Anomalien). Kinder mit Lernproblemen zeigen oft mehrere geringere körperliche Anomalien, die gehäuft auftreten. Chronische und akute Ohrinfektionen und Verlust des Gehörs, Allergien und wiederholte Krankheiten, die mit Autoimmundefekten in Zusammenhang stehen, sind ebenso gefunden worden.

Verbale und nonverbale Intelligenztests sollten durchgeführt werden. Signifikante Differenzen innerhalb und zwischen verbalen und nonverbalen Systemen zeigen oft Unterschiede in der Fähigkeit der Informationsverarbeitung, der Präferenz beim Lernen und von Lernstörungen an. Kinder mit Lese- und allgemeinen Lernbehinderungen neigen dazu, mehr Schwierigkeiten mit den von der linken Hemisphäre kontrollierten Funktionen zu haben als mit denen der rechten Hemisphäre. Oft wird eine zusammenfassende Einteilung der neuropsychologischen Funktionen benötigt, um die vordere und hintere Hirnfunktion der linken wie auch der rechten Hemisphäre und die vom Kind bevorzugte Art, Informationen zu verarbeiten, zu testen: z. B. ganzheitlich oder analytisch und visuell oder auditorisch. Diese Methoden erlauben eine qualitative wie auch quantitative Beurteilung und ermöglichen, relativ zu dessen Fähigkeit, Vergleiche beim Wachstum eines jeden Kindes.

Beurteilungen des Intellekts, der Erziehung, der Psyche und der Sprache sind von grundlegender Bedeutung und müssen durchgeführt werden, um den Grad der Diskrepanz von Fähigkeiten, Defekte unterschwelliger Eigenschaften und Veranlagungen, Defekte beim Gebrauch effektiver Lernstrategien und den Grad der Funktionsfähigkeit des Erinnerungsvermögens und des schlußfolgernden Denkens einzuordnen.

Die **Untersuchung der Ausbildung** gibt ein Bild über Lese-, Schreib-, Rechen- und Buchstabierfähigkeiten. **Untersuchungen des Lesens** messen die Fähigkeit beim Entziffern und Erkennen von Wörtern, Textverständnis und „-fluß".

Arithmetische Einstufungen sollten bei Rechenfähigkeiten, der Kenntnis von Rechenverfahren und dem Verständnis mathematischer Konzepte aufgestellt werden. Es sollte eine funktionale Skala aufgestellt werden, um zu bestimmen, ob das Kind die drei letztgenannten Prozesse in alltägliche Erfahrungen einbezieht. Es müssen **Textproben** erstellt werden, um die richtige Buchstabensetzung, Satzbau und Ideenfluß zu untersuchen. Dyspraxie und entwicklungsbedingte Grobheiten der Bewegung sollten ebenfalls bei Bestehen von Schreibproblemen untersucht werden.

Die **psychologische Untersuchung** definiert Aufnahmestörungen, schlechte Selbsteinschätzung und frühe Depression in der Kindheit, die häufig Lernstörungen begleitet. Es sollten Einstellungen zur Schule, Motivation, Einstufungen zur Rangfolge in der Klasse und zum Selbstvertrauen festgestellt werden.

Therapie

Die Behandlung richtet sich auf die effektive Ausbildungsführung betreffs des Problems des Kindes und, falls nötig, auf die Anwendung medizinischer, psychologischer und Verhaltenstherapie. Ausbildungsprogramm, -technik oder -verfahren bei Kindern, die entweder verschiedene oder umfassende oder spezifische Lernbehinderungen haben, haben bislang noch nie Basislernstörungen beseitigt. Es wird angeraten, passende **direkte Anweisungen** zu geben, um auf die Differenzen im Lernen des Kindes zu stoßen. Diagnostische Tests, wie oben angeraten, sollten verwendet werden, um bei der Auswahl des effektivsten Lernprogramms, das einen unterstützenden, kompensatorischen oder strategischen Ansatz haben kann, behilflich zu sein. Ebenfalls werden Testverfahren zur Klassifikation und zu Ausbildungseinstufungen herangezogen. Wenn die Präferenz des Kindes beim Lernen und das Lernproblem mit der verwendeten **Lehrmethode** nicht getroffen werden, kann sich die Lernstörung verstärken.

Viele Kinder brauchen ergänzende spezielle Anweisungen nur auf einem Gebiet, während sie mit der Teilnahme am regulären Lehrplan fortfahren. Andere benötigen Einzel- und Intensiv-Lehrprogramme, um ihren Ausbildungsstand auszugleichen. Optimalerweise sollten Kinder mit Lernstörungen an Programmen teilnehmen, die in einer der Schwere und dem Ausmaß ihrer Lernschwierigkeiten entsprechenden, so gering wie möglich einschränkenden Umgebung stattfinden.

Den meisten allgemein für Kinder mit Lernstörungen empfohlenen medizinischen, neurologischen und biologischen Therapien fehlt die Absicherung durch Klinik und objektive Forschung (z.B. Eliminierung von Nahrungszusätzen, Verschreiben hoher Vitamindosen und Analysen des Metabolismus der Spurenelemente). Ähnlich hat die Verschreibung von Medikamenten einen geringen Einfluß auf Vorwärtskommen in der Schule, Intelligenz und allgemeine Lernfähigkeit, obwohl bestimmte Medikationen (z.B. Psychostimulantien) eine effektive Wirkung haben können bei der Verbesserung der Aufmerksamkeit und Konzentration, indem sie dem Kind ermöglichen, Anweisungen effektiver zu befolgen *(s. Aufmerksamkeitsstörungen, unten).*

Therapien, wie das Formen durch sensorielle Stimulation und passive Bewegung, sensorisch-integrative Therapie durch Haltungsübungen und optometrisches Training zur Verbesserung visuell-perzeptiver und perzeptiv-motorischer Koordinationsprozesse, sind widersprüchlich, und es gibt nur eine geringe Anzahl positiver Daten, die zu ihrer Anwendung ermutigen. Ebenfalls fällt es schwer, die Effektivität von Behandlungsverfahren, wie das visuell- und auditorisch-perzeptive und das perzeptiv-motorische Training, durch kontrollierte

Studien zu beweisen. Obwohl viele lerngestörte Kinder bei diesen Vorgängen Defizite aufweisen, sind bislang noch keine zur Förderung der perzeptiven Fähigkeiten entwickelten Verfahren schlüssig vorgeführt worden, um Schreib- und Sprachverständnis zu verbessern.

Aufmerksamkeitsstörungen

(Hyperaktivität)

Hierbei handelt es sich nach Definition der American Psychiatric Association (Diagnostisches und Statistisches Manual, 3. überarbeitete Auflage, DSM-III-R) um inadäquate Aufmerksamkeit und Impulsivität mit oder ohne Hyperaktivität. Die Konzentrationsstörungen gehen mit Lernstörungen einher. Sie treten bei schwerst retardierten Kindern auf, können aber auch mental gesunde Kinder in den verschiedensten Ausprägungsgraden behindern. Ungefähr 5–10% aller Kinder im Schulalter leiden unter Konzentrationsstörungen, wovon jedoch nur ungefähr die Hälfte in medizinische Behandlung kommt. Jungen leiden etwa zehnmal öfter als Mädchen unter Konzentrationsstörungen.

Ätiologie

Die Ätiologie ist unbekannt, es gibt diverse Theorien, um die Konzentrationsstörungen auf biochemischer, sensomotorischer oder physiologischer Ebene zu erklären. Weniger als 5% der Kinder zeigen neurologische Auffälligkeiten, CT und EEG ergeben keine Hinweise auf strukturelle Anomalien. Neuere Forschungsergebnisse lassen auf Störungen der Neurotransmitter schließen, dies bedeutet eine herabgesetzte Aktivität oder eine verminderte Stimulation im oberen Hirnstamm und dem Telencephalon. Toxine, Reifestörungen des Nervensystems und Umweltfaktoren sind weitere Hypothesen hinsichtlich der Ätiologie.

Symptomatik

Hauptzeichen der Konzentrationsstörungen sind Unaufmerksamkeit und Impulsivität. Kinder, die zusätzlich hyperaktiv sind, werden meist aufgrund dieser Hyperaktivität diagnostiziert. Inadäquate Aufmerksamkeit führt zu gesteigerter Aktivität und herabgesetztem Durchhaltevermögen bzw. zu zögernder Mitarbeit oder verlangsamter Reaktion. Die Kinder, die nicht unter Hyperaktivität leiden, fallen durch Ruhelosigkeit, kurzes Aufmerksamkeitsvermögen und geringe Selbstkontrolle auf. Die klinische Ausprägung ist somit anders als bei Kindern mit Wahrnehmungsstörungen oder verängstigten Kindern. Unaufmerksamkeit wird beschrieben als Unfähigkeit, eine angefangene Aufgabe zu Ende zu führen, leichte Ablenkbarkeit und Probleme, sich auf schwierige Aufgaben zu konzentrieren.

Impulsivität bedeutet unbedachtes Handeln, Unflexibilität in der Ausführung einer Aufgabe, Schwierigkeiten, eine Aufgabe zu planen, und konstantes Ausweichen von einer Aktivität auf die nächste. Das Kind reagiert besonders leicht mit Impulsivität, wenn es unsicher ist oder eine Aufgabe ihm besondere Aufmerksamkeit abverlangt. Ein hyperaktives Kind kann nicht lange sitzen bleiben bzw. still sitzen und bewegt sich übertrieben. Das DSM-III-R listet 14 Symptome auf, von denen für die Diagnosestellung mindestens acht vorhanden sein müssen. Dazu gehören: Der Betroffene 1. zappelt häufig mit Händen oder Füßen oder windet sich auf seinem Sitz; 2. kann nur schwer sitzen bleiben, wenn dies von ihm verlangt wird; 3. wird leicht durch externe Reize abgelenkt; 4. kann bei Spiel- oder Gruppensituationen nur schwer warten, bis er an der Reihe ist; 5. platzt oft mit der Antwort heraus, bevor die Frage vollständig gestellt ist; 6. hat Schwierigkeiten, Aufträge anderer vollständig auszuführen (nicht bedingt durch oppositionelles Verhalten oder Verständnisschwierigkeiten); 7. hat Schwierigkeiten, bei Aufgaben oder Spielen länger aufmerksam zu sein; 8. wechselt häufig von einer nicht beendeten Aktivität zur anderen; 9. kann nur schwer ruhig spielen; 10. redet häufig übermäßig viel; 11. unterbricht oft andere oder drängt sich diesen auf, platzt z.B. ins Spiel anderer Kinder hinein; 12. scheint häufig nicht zuzuhören, wenn andere mit ihm sprechen; 13. verliert häufig Gegenstände, die er für Aufgaben und Aktivitäten in der Schule oder zu

Hause benötigt; 14. unternimmt oft ohne Rücksicht auf mögliche Folgen körperlich gefährliche Aktivitäten (nicht aus Abenteuerlust), rennt z. B. ohne zu schauen auf die Straße.

Bei der Interpretation der genannten Punkte ist Vorsicht angezeigt. Das DSM-III-R sieht keine Subtypen vor. Es gibt Kinder mit stark ausgeprägten Aufmerksamkeitsstörungen und geringer Neigung zu Impulsivität und Hyperaktivität. Die inadäquate Aufmerksamkeit muß jedoch für die Diagnosestellung vorhanden sein. Viele Fachleute sind der Meinung, daß Kinder mit Aufmerksamkeitsstörungen und aggressivem Verhalten eine eigene Untergruppe bilden.

Die Konzentrationsschwäche wird deutlich, wenn ein Kind eine Aufgabe bekommt, die Wachsamkeit und schnelle Reaktion in einer bestimmten Zeit erfordert, bei Aufgaben, bei denen sich das Kind selbständig dem Problem nähern muß, die assoziatives Denken, systematisches Zuhören oder eine kontinuierliche Leistung und gerichtete Aufmerksamkeit erfordern. Die Fähigkeit, komplexere Gedanken zu fassen oder zu verstehen, sowie der Wunsch nach „Weiterbildung“ und damit die Motivation für die Schule und die Anpassung an soziale Anforderungen sind durch die Konzentrationsstörungen und die Impulsivität deutlich beeinträchtigt. Die Behandlung der Konzentrationsstörungen ist oft wesentlich schwieriger als die Behandlung anderer Verhaltensstörungen.

Als begleitende Zeichen werden gefunden: Schlechte motorische Koordinationsfähigkeit, leichte nicht lokalisierbare neurologische Auffälligkeiten, Empfindungsstörungen, EEG-Veränderungen, emotionale Labilität, Widerspenstigkeit, Angst, Aggressivität, geringe Frustrationstoleranz und schlechter Kontakt zu Altersgenossen.

Die Konzentrationsschwäche beginnt meistens vor dem vierten, spätestens jedoch vor dem siebten Lebensjahr. Bei der Überweisung sind die Kinder meist acht bis zehn Jahre alt. Die frühen Anzeichen der Konzentrationsstörung sind von Patient zu Patient verschieden. Bei den meisten Kindern, bei denen eine Konzentrationsstörung im Schulalter festgestellt wird, ist eine verzögerte motorische Entwicklung festzustellen. Anamnestisch erfährt man meist, daß sich die Kinder nie länger auf ein Spielzeug fixiert haben und meist aktiver waren als Altersgenossen. Kinder mit Hyperaktivität werden oft als hyperexzitabel beschrieben. Sie hatten oft Schwierigkeiten, sich im Kindergarten oder in der Vorschule einzugliedern. Diese Schwierigkeiten bleiben in der Schule bestehen, hinzu kommen Schwierigkeiten mit Aufgaben wie Malen oder Abzeichnen. Das Verwechseln von Rechts und Links und unausgereifte Bewegungskoordination nach dem siebten Lebensjahr sind bei beiden Typen der Konzentrationsstörungen vorhanden. Bei Kindern mit Konzentrationsstörungen wird oft beobachtet, daß der Effekt von Belohnung und Bestrafung gering ist. Häufig fehlt eine innere Motivation, außerdem werden langfristige Konsequenzen des momentanen Betragens nicht bedacht. Das Bild der Konzentrationsstörungen im Schulalter ist grundsätzlich wesentlich homogener als das im Vorschulalter. Im Vorschulalter zeigen Kinder mit Konzentrationsstörungen oft Kommunikationsstörungen und Angst. In der späteren Kindheit werden die Zeichen spezifischer. Solche Kinder zeigen z. B. motorische Unruhe besonders der unteren Extremitäten, ziellose Bewegungen, Nesteln, impulsiven Redefluß und scheinbar mangelndes Interesse an ihrer Umgebung. Im allgemeinen sind sie nicht aggressiv und zeigen keine oppositionelle Haltung. Einige Studien haben ergeben, daß ungefähr 20% der Kinder mit Aufmerksamkeitsstörungen *Lernschwierigkeiten haben und 40% im Jugendalter* depressive Verhaltensweisen zeigen. 60% haben Probleme wie Aggressionen oder Wutausbrüche und eine niedrige Frustrationstoleranz bei geringer Provokation, 90% haben schulische Probleme. Bei Jugendlichen oder Erwachsenen können Residualsymptome von Unaufmerksamkeit und Impulsivität, wie z. B. Nesteln, Ruhelosigkeit, die Schwierigkeit, eine Aufgabe zu Ende zu führen oder die Aufmerksamkeit über einen längeren Zeitraum auf etwas zu konzentrieren, beobachtet werden. Die Hyperaktivität bildet sich jedoch meist mit fortgeschrittenem Alter zurück.

Diagnostik

Die Diagnose ist oft sehr schwierig, es gibt keine spezifischen organischen Symptome oder neurologischen Hinweise auf die Erkrankung. Die Diagnose kann nur aus dem Verhalten des Kindes in Abhängigkeit von individuellen und äußeren Faktoren gestellt werden. Oft ist es schwer, Konzentrationsstörungen von anderen Verhaltensstörungen abzugrenzen. Leitschemen zur Unterscheidung verschiedener Verhaltensstörungen basieren oft auf subjektiven Beobachtungen und sind häufig von wenig ausgebildeten Personen erhoben. Ist das Kind nicht ganz besonders hyperaktiv oder impulsiv, fällt eine Verhaltensstörung in der Klinik oft überhaupt nicht auf. Dem Kind müssen verschiedene Aufgaben zur Überprüfung von Vigilanz, Reaktionszeit, Assoziationsfähigkeit und Motivierbarkeit gegeben werden. Spezielle standardisierte Verfahren, die dem Beobachter erlauben, Aktivität, Aufmerksamkeit und Impulsivität des Kindes möglichst objektiv zu dokumentieren, müssen angewandt werden. Eine soziale und medizinische Anamnese und die Schulzeugnisse werden für die Diagnosestellung benötigt. Die Störung tritt famliliär gehäuft auf. Die beobachteten Aufmerksamkeitsstörungen, Neigung zu Impulsivität und Hyperaktivität entsprechen nicht der Altersnorm und sind nicht auf Entwicklungsstörungen zurückzuführen. Die soziale und entwicklungsmäßige Unreife sind offensichtlich. Kinder, die aggressives Verhalten zeigen, werden unter einer eigenen Untergruppe zusammengefaßt, wobei hier eine Reihe von Interventionen erforderlich ist. Die mangelnde Akzeptanz durch die Altersgenossen und die Einsamkeit scheinen mit Zunahme des Alters und der Symptome schlimmer zu werden. Weniger aggressive Kinder haben lediglich schulische Probleme.

Behandlung und Prognose

Es gibt keine spezifische Therapie der Konzentrationsstörungen, die bei allen Kindern Erfolge erzielen konnte. Eine Verhaltenstherapie, kombiniert mit psychostimulierenden Medikamenten, hat bis jetzt die besten Erfolge gebracht. Eine alleinige psychostimulierende Medikation hat lediglich bei leichteren Fällen der Konzentrationsstörungen bei Kindern aus stabilen häuslichen Verhältnissen Erfolge gebracht. Weniger erfolgreich waren bis jetzt oligoantigene Diäten, hochdosierte Vitaminbehandlung, Psychotherapie oder biochemische Intervention (z. B. die Verabreichung bestimmter Neurochemikalien).

Das Medikament der Wahl ist Methylphenidat. Es hat sich gezeigt, daß es effektiver ist als trizyklische Antidepressiva (z. B. Imipramin), Koffein oder andere Psychostimulantien und außerdem weniger Nebeneffekte als Amphetamine hat. Häufige Nebenwirkungen von Methylphenidat sind Schlafstörungen, Depressionen, Kopfschmerzen, Bauchschmerzen, Appetitlosigkeit, erhöhter Blutdruck, Erhöhung der Krampfbereitschaft und bei höherer Dosierung Wachstumsstörungen. Die Verhaltensänderungen nach Methylphenidat sind dosisabhängig. Lernstörungen sprechen bereits oft auf niedrige Dosen (0,3 mg/kg KG/Anwendung) an. Veränderungen im sozialen Verhalten treten meist nach Dosen von 1 mg/kg KG/Anwendung auf. Da die therapeutische Dosis individuellen Schwankungen unterliegt, wird individuell nach Klinik und Verträglichkeit des Medikamentes dosiert. Methylphenidat ist in Tablettenform (10 mg) erhältlich. Wird das Medikament nur für die Schule gebraucht, soll es an Wochenenden oder in den Ferien nicht gegeben werden. Die zwischenzeitliche Gabe von Placebos oder das Aussetzen der Medikation wird empfohlen, um die Notwendigkeit der Medikation immer wieder in Frage zu stellen. Um die Zuverlässigkeit der Beobachtungen zu gewährleisten, sollte ein Auslaßversuch mindestens 5–10 Schultage dauern. Ein Langzeiteffekt der Medikation ist bis jetzt nicht bewiesen, einige Studien zeigen jedoch, daß der Gebrauch des Medikamentes dem Kind erlaubt, an Aktivitäten teilzuhaben, was vorher aufgrund von Unaufmerksamkeit und Ruhelosigkeit unmöglich war. Die Anwendung von Psychostimulanzien unterbricht oft die Verhaltensstörung, so daß eine Verhaltenstherapie möglich wird [Anm.: In Deutschland ist man mit der Anwendung von Psychostimulanzien wesentlich zurückhaltender. Grundsätzlich sollte eine Therapie mit Psychostimulanzien nie länger als drei Wochen andauern. Methylphenidat gilt in Deutschland bei Kindern unter 6 Jahren als kontraindiziert.] Einen fördernden Effekt auf das Verhalten im Klassenraum haben oft die bewußte Regulation akustischer und visueller Reize von außen, eine individuelle Anpassung der Dauer der Aufgaben oder der Unterrichtsstunden und die Nähe zum Lehrer. Gute Erfolge bringen ebenfalls die kognitive Verhaltenstherapie, strukturierte Lerntherapie sowie Rollenspiele. Die Eltern sollten in die Therapie einbezogen werden, um Lernschwierigkeiten zu Hause zu bewältigen. Kindern mit Konzentrationsschwäche, Hyperaktivität und geringer

Selbstkontrolle wird oft dadurch geholfen, daß ihnen gut definierte Grenzen gesetzt werden und die Reaktionen der Eltern durch einen Verhaltenstherapeuten geschult werden. Da eine Verhaltenstherapie sehr oft zum Erfolg führt, sollten die Eltern darin bestärkt werden, einen Therapeuten aufzusuchen. Nachsorgestudien haben ergeben, daß Kinder mit Konzentrationsstörungen ihrem Problem selten entwachsen. Die jungen Erwachsenen scheitern oft in ihrer Ausbildung, haben ein geringes Selbstbewußtsein und Schwierigkeiten, sich sozial anzupassen. Personen mit Hyperaktivitätsstörungen scheinen sich besser an handwerkliche als an akademische Arbeitssituationen anpassen zu können. Probleme im zwischenmenschlichen Bereich bleiben oft bis ins Erwachsenenalter bestehen. Die Rate der Suizidversuche (nicht in Verbindung mit Methylphenidat) liegt angeblich höher als in der Normalbevölkerung. Niedrige Intelligenz, soziale und zwischenmenschliche Probleme und psychische Erkrankungen bei den Eltern sind Prädiktoren für ungünstige Verläufe im Erwachsenenalter.

Legasthenie

Eine Leseschwäche, die auf einer Unfähigkeit beruht, Gehörtes zu verarbeiten. Die Störung besteht von Geburt an, was zu Schwierigkeiten beim Erlernen von Wörtern und damit zu Sprachstörungen führen kann. Eine allgemein anerkannte Definition oder präzise diagnostizierte Kriterien gibt es nicht. In der Regel wird Legasthenie jedoch wie folgt umschrieben: *Eine Störung, die das Lesenlernen beeinträchtigt, trotz durchschnittlicher oder überdurchschnittlicher Intelligenz, ausreichender Motivation, Bildungsmöglichkeiten, finanzieller Mittel und normaler sensorischer Funktionen.* Über die Zahl der Erkrankungsfälle können keine Angaben gemacht werden, da keine allgemeingültige Definition existiert. Es wird geschätzt, daß 5–16% der Kinder in öffentlichen Schulen speziellen Förder- bzw. Nachhilfeunterricht zum Lesenlernen erhalten. Der Anteil der Kinder mit Legasthenie an den genannten Prozentzahlen ist unbekannt.

Schwierigkeiten, Gehörtes zu verarbeiten, hängen mit fehlerhafter Lautdiskrimination, -mischung, -erinnerung und -analyse zusammen. Die zugrundeliegende Sprachstörung hängt normalerweise mit der Sprachbildung und nicht mit dem Sprachverständnis zusammen. Vermutlich wird sie durch Probleme im Zusammenhang mit dem Sprachgedächtnis, der Sprachbildung, Wortfindung und der phonologischen Verarbeitung verursacht. Die Legasthenie unterscheidet sich von anderen sprachbezogenen Leseschwierigkeiten, die mit fehlendem Verständnis der Syntax und Semantik zu tun haben. Nicht linguistisch bedingte Verarbeitungsstörungen, wie z. B. Störungen der visuellen Perzeption, werden nicht mehr als Hauptursachen der Legasthenie betrachtet. Allerdings beinhalten viele Definitionen der Legasthenie auch eine Rechtschreibschwäche, die ihrerseits das Erlernen von Sprache beeinträchtigt. Personen mit dieser Störung können Schwierigkeiten haben, Wortstämme, Vor- und Nachsilben etc. zu bestimmen. Personen mit anderen Leseschwächen können die gleichen Schwierigkeiten haben wie Legastheniker, allerdings hängen ihre Probleme meist mit Schwierigkeiten des Sprachverständnisses und -gebrauchs und/oder des abstrakten Denkvermögens zusammen.

Ätiologie

Die Legasthenie hängt mit der Entwicklung des Nervensystems zusammen, die Ätiologie ist jedoch unbekannt. Die meisten Lesestörungen sind nicht zu erklären und vermutlich multifaktoriell bedingt. Sie unterscheiden sich nach Art und Ausprägung und treten unabhängig von Alter und Geschlecht auf.

Die Legasthenie hängt vorwiegend mit spezifischen kortikalen Funktionsstörungen zusammen, die auf konnatale oder entwicklungsbedingte Schäden zurückzuführen sind. Im Gegensatz dazu ist die **Alexie** eine erworbene Störung, die auf eine direkte Hirnschädigung oder -verletzung zurückzuführen ist. Läsionen, die die Integration oder Interaktion spezifischer Hirnfunktionen beeinträchtigen, kommen als Ursache in Frage. Asymmetrien der linken und rechten Hemisphäre, verminderte Neuronenzahlen und ein verkleinertes linksseitiges Planum temporale werden ebenfalls als mögliche Ursachen genannt. Die meisten Forscher stimmen darin überein, daß die Legasthenie einen Zusammenhang mit der linken Hemisphäre hat und daß eine Beeinträchtigung oder Funktionsstörung der Sprachassoziation (sensorisches Wernicke-Sprachzentrum), der Laut- und Sprachbildung (motorisches Broca-Sprachzentrum) und die Verbindung der beiden Sprachzentren über den Fasciculus arcuatus vorliegt. Funktionsstörungen oder Defekte im Bereich des Gyrus angularis, im medialen Okzipitalbereich und der rechten Hemisphäre sind mit Worterkennungsstörungen in Verbindung gebracht worden. Funktionsstörungen im Zerebellum oder in der Verbindung zum vestibulären System werden ebenfalls genannt. Sehstörungen, Störungen der Augenbewegungen und andere Faktoren wurden als mögliche Ursachen untersucht, allerdings gibt es keine eindeutigen Beweise, die dies untermauern könnten.

Für die Legasthenie konnte eine genetische Beteiligung nachgewiesen werden. Sie tritt familiär gehäuft auf, bei Männern häufiger als bei Frauen. Möglicherweise gibt es einen Zusammenhang zwischen der Legasthenie und zerebrovaskulären Prozessen, Frühgeburtlichkeit und intrauterinen Komplikationen, die ihrerseits eine bereits vorbestehende familiäre Leseschwäche komplizieren können.

Symptomatik

Die meisten Legastheniker werden erst erkannt, wenn sie erstmals mit Anforderungen symbolischen Lernens konfrontiert werden. Dies ist im Kindergarten oder in der ersten Schulklasse der Fall. Allerdings sollten eine verzögerte Sprachentwicklung, Artikulationsstörungen und Schwierigkeiten, sich an Buchstaben, Zahlen oder Farben zu erinnern, bereits im Vorschulalter an eine mögliche Legasthenie denken lassen, gerade auch bei familiär belasteten Kindern. Frühzeichen einer Legasthenie hängen mit Verzögerungen oder Schwächen der phonologischen oder linguistischen Verarbeitung zusammen. Die Kinder haben oft Schwierigkeiten, Laute zu mischen, Wörter aufeinander zu reimen, die Positionen eines bestimmten Lautes innerhalb des Wortes zu identifizieren, Wörter in artikulierbare Einzelteile zu zerlegen und die Klangreihenfolge innerhalb eines Wortes umzudrehen. Verzögerungen bei der Wortwahl (Wortfindungsstörungen), beim Finden von Synonymen oder bei der Benennung von Buchstaben oder Bildern sind frühe Symptome der Legasthenie. Probleme des Kurzzeitgedächtnisses und der Reproduktion von Gehörtem in der korrekten Reihenfolge sind häufig.

Weniger als 20% der Legastheniker haben Schwierigkeiten mit den visuellen Anforderungen des Lesens. Allerdings bringen viele von ihnen ähnlich konfigurierte Buchstaben oder Bilder durcheinander oder haben Schwierigkeiten, bestimmte Buchstabenfolgen in Wörtern auszuwählen oder zu identifizieren (Phoneme oder Grapheme). Umkehrungen oder Verwechslungen scheinen häufig während der Grundschulzeit vorzukommen. Allerdings hängen die meisten Umkehrungen beim Schreiben und Lesen mit Schwierigkeiten des Behaltens oder Erinnerns zusammen, die dazu führen, daß ähnliche Buchstaben oder Wörter verwechselt oder vergessen werden. Infolgedessen wird aus einem d ein b, aus einem m ein w, aus einem h ein n. Bei Wörtern ist es ähnlich.

Diagnostik

Kinder, die gegen Mitte oder Ende des 1. Schuljahres keine Fortschritte im Erlernen von Wörtern zeigen oder Kinder jeder Altersstufe, deren Lesefähigkeiten nicht den verbalen oder intellektuellen Fähigkeiten entsprechen, sollten untersucht werden. Jedes Kind mit einer verzögerten Sprachentwicklung sollte beobachtet werden und sofort an einen Spezialisten überwiesen werden, wenn keine Fortschritte sichtbar sind. Es ist nicht ratsam, abzuwarten, wenn Frühsymptome bereits erkennbar sind (s. unten) und die Familienanamnese für Legasthenie positiv ist. Der beste diagnostische Hinweis ist, wenn der Erstkläßler nicht nach traditionellen oder typischen Methoden lesen lernen kann. Eine genaue Diagnostik erfordert die sorgfältige Analyse der Leseschwäche durch entsprechend ausgebildete Spezialisten.

Da die Legasthenie nicht ausschließlich eine Leseschwäche beinhaltet, müssen bei Schülern, die früher Schwierigkeiten beim Erlernen neuer Wörter zeigten, mehrere Untersuchungen durchgeführt werden: Lesetests, psychologische und Sprachverständnistests etc. Mit Hilfe der Tests müssen Hörstörungen oder Defekte der Sprachverarbeitung ausgeschlossen werden. Das Ziel ist, die Leseschwäche zu erkennen und dem Kind die am besten geeigneten Unterrichtsmethoden zuteil werden zu lassen. Ophthalmologische und otologische Untersuchungen sollten ebenfalls durchgeführt werden. Obwohl die meisten neurologischen und pädiatrischen Untersuchungsmethoden für die Diagnose nicht ausreichen, sind sekundäre Symptome, wie z.B. neurologische Entwicklungsverzögerungen oder andere diskrete Zeichen, häufig vorhanden. Durch die neurologische Untersuchung können andere Störungen, z.B. ein Krampfleiden, ausgeschlossen werden. Psychologische Tests werden benötigt, um psychische Einflüsse zu berücksichtigen und psychiatrische Erkrankungen ausschließen zu können. Die Ausprägung einer Schreibschwäche wird oft durch medizinische und psychische Probleme verstärkt. Wichtig ist die Erhebung einer vollständigen Familienanamnese.

Lesetests sollten so spezifisch gestaltet sein, daß bestimmte Fehlermustesr identifiziert werden können. Umfassende Lesetests prüfen die Fähigkeit, Wörter zu erkennen und zu analysieren, flüssig zu lesen (Genauigkeit und Anteil der richtig erkannten Wörter und Lesen von ganzen Abschnitten) und das Textverständnis sowohl beim Lesen als auch beim Hören. Die Fähigkeit, Wörter aufzuschlüsseln, wird geprüft, indem man den Schüler Laute den äquivalenten Buchstaben oder bestimmten Symbolen zuordnen läßt. Außerdem läßt man ihn Wörter in aussprechbare Einzelteile zerlegen und zur Bildung neuer Wörter Laute einsetzen. Die Beurteilung des Leseverständnisses muß auch berücksichtigen, ob das verwendete Vokabular verstanden wird, außerdem sind Vorkenntnisse und intellektuelles Leistungsvermögen zu berücksichtigen. Weiterhin ist zu berücksichtigen, ob der Schüler Wege und Strategien kennt, während des Lesevorgangs Informationen aufzunehmen und zu verarbeiten.

Sprach- und Hörtests beurteilen die gesprochene Sprache und Defizite der phonologischen Verarbeitung, die unabhängig von der Intelligenzleistung sind. Sie bestehen in einer verminderten Fähigkeit, Laute nachzuahmen und Wörter oder Klangelemente (phonologische Strukturen) im Satz in die richtige Reihenfolge zu bringen. Rezeptive und expressive Sprachfunktionen werden ebenfalls beurteilt. Die Bewertung kognitiver Fähigkeiten, z.B. Aufmerksamkeit, Gedächtnis und Denken, ist auch von besonderer Bedeutung für die Diagnose.

Verschiedene Subtypen der Legasthenie sind kürzlich beschrieben worden, wobei spezifische Fehlermuster bestimmten neuropsychologischen Testprofilen zugeordnet werden. Die Einteilung in Subtypen basiert auf der Annahme, daß Schüler mit Leseschwächen bestimmten Gruppen zugeordnet werden können und daß die Unterschiede auf verschiedene ZNS-Defekte zurückzuführen sind. Die Subtypen sind folgendermaßen beschrieben: 1. Phonologische Legasthenie (Schwierigkeiten, Wörter aufzuschlüsseln); 2. Oberflächen-(„surface“-) Legasthenie (Schwierigkeiten beim Erlernen vollständiger Wörter); 3. tiefe („deep“) Legasthenie (Schwierigkeiten, Wörter aufzuschlüsseln und sich an Wörter zu erinnern) und 4. direkte Legasthenie (Wortverständnisschwierigkeiten). Zu jedem Begriff gehören eine Reihe von Symptomen. Leseschwächen werden als dysphonemische Sequenzierungsstörung, als räumliche-visuelle Störungen und allgemein als Sprach-Lese-Störungen bezeichnet. Durch die Identifikation bestimmter Häufungen oder Konstellationen von Symptomen, Fehlern oder anderer Merkmale erhofft sich die Forschung, optimale Unterrichtsmethoden zu entwickeln, durch die die Stärken dieser Patienten gefördert und die Schwächen mittels alternativer Lernansätze minimiert werden können.

Therapie

Lesen ist ein komplexer Lernvorgang, bei dem das Erkennen von Wörtern und deren Bedeutung und das Verstehen größerer Textpassagen miteinander kombiniert werden müssen. Leider sind viele der angepriesenen therapeutischen Interventionen zu stark vereinfachend, da sie das komplexe Zusammenspiel phonologischer, orthographischer und sprachlicher Fähigkeiten einschließlich des Denkvermögens nicht berücksichtigen oder es umgehen. Die Therapieansätze sind unterschiedlich und zahlreich, allerdings können sie in drei Hauptgruppen unterteilt werden. Diese sind: direkte oder indirekte Lernmethoden und indirekte Therapie.

Direkte Lernmethoden können vom Ansatz her explizit oder implizit sein. Zur expliziten Methode gehört das Vermitteln spezieller phonetischer Fähigkeiten zusätzlich zu den üblichen Leselektionen. Bei der impliziten Methode werden die phonetischen Übungen in die übrigen Lektionen integriert. Es gibt auch die Unterscheidung des abwärtsgerichteten („top-down") und des aufwärtsgerichteten („bottom-up") Lesenlernens. Beim ersteren geht man beim Lesenlernen vom ganzen Wort oder der Sprache aus, bei letzterem geht man den umgekehrten Weg, nämlich von der Lauteinheit zum Wort oder Satz. Direkte Lernmethoden für Legastheniker können einen oder mehrere Ansätze enthalten, mit Hilfe derer die Fähigkeiten der Wortaufschlüsselung und das Leseverständnis verbessert werden. Multisensorische Ansätze, die das Erlernen ganzer Wörter und die Intergration visueller, akustischer und taktiler Verfahren für das Erlernen von Buchstaben, Lauten, Namen und Sätzen beinhalten, werden oft empfohlen. Viele Programme für Legastheniker gehen nach dem Bottom-up-Prinzip vor und gehören zu den expliziten Methoden. Typische Basis-Leseprogramme werden meist vermieden oder zusätzlich angeboten.

Indirekte Lernmethoden beinhalten in der Regel die Förderung von Teilfähigkeiten, die mit der Aussprache oder dem Leseverständnis zu tun haben. Beispiele solcher Teilfähigkeiten, die z. B. für die Wortaufschlüsselung wichtig sind, sind das Vermischen von Lauten zur Bildung von Wörtern, das Zerlegen von Wörtern in Einzelteile oder die Lokalisation bestimmter Laute innerhalb eines Wortes. Das Erfassen der Kernaussage des Gelesenen, das Beantworten von Fragen, das Herausarbeiten von Fakten, Einzelheiten und Schlußfolgerungen sind Teilfähigkeiten, die zum Leseverständnis beitragen.

Indirekte Therapieverfahren sind Methoden oder Techniken, die den Leseunterricht unterstützen oder ergänzen, jedoch in der Regel keine komplexen orthographischen oder phonologischen Lernprogramme beinhalten. Auch **medikamentöse Therapien** gehören zu den empfohlenen Maßnahmen. Beispielsweise werden Antihistaminika zumindest theoretisch zur Stabilisierung bestimmter ZNS-Funktionen empfohlen, die die visuell-akustischen vestibulären Funktionen beeinträchtigen können. Die meisten indirekten Therapieansätze werden jedoch nicht durch kontrollierte, reproduzierte Studien untermauert. Diese Behandlungsansätze können also nicht empfohlen werden, solange ihre Wirksamkeit nicht erwiesen ist.

Viele Legastheniker entwickeln funktionell ausreichende Lesefähigkeiten. Allerdings ist die Legasthenie ein lebenslanges Problem und viele Patienten lernen nie vollständig lesen und schreiben. Oftmals können sie diese überwinden, wenn sie z. B. durch Entwicklungsstörungen verursacht wurden. Bei anderen kann die Leseschwäche bestehen bleiben, wenn z. B. Sprachstörungen oder kognitive Defekte hinzukommen. Je nach Begleitsymptomatik haben viele Betroffene Schwierigkeiten, ihren Alltag zu organisieren.

Geistige Retardierung

(MR [Mental Retardation]; geistige Behinderung; geistige Unterentwicklung)

Unterdurchschnittlich intellektuelle Fähigkeiten, die seit der Geburt oder frühen Kindheit bestehen, sich in einer anomalen Entwicklung ausdrücken und mit Schwierigkeiten beim Lernen und der sozialen Anpassung verbunden sind. Es wird berichtet, daß ca. 3% der Gesamtbevölkerung geistig minderentwickelt sind, daß aber nur etwa 1–1,5% wirklich erfaßt sind. Die Geburtsrate von Kindern mit einem IQ < 50 liegt bei 3,6:1000 Lebendgeburten.

Ätiologie

Intelligenz wird polygenetisch vererbt und ist sehr von äußeren Einflüssen abhängig. Die genetischen und äußeren Faktoren, die zu geistiger Retardierung prädisponieren, sind nicht bestimmbar. Die Wahrscheinlichkeit, daß ein Kind zweier geistig retardierter Personen ebenfalls geistig retardiert bleibt, beträgt 40%. Ist nur ein Elternteil retardiert, so beträgt sie 20%. Der prozentuale Anteil geistig retardierter Kinder kann durch frühzeitige Intervention günstig beeinflußt werden *(s. Prophylaxe, unten, und Kap. KIN, 23., Prophylaxe genetischer Störungen).* In 80% der Fälle ist die Ursache der MR unbekannt, doch ist sie beim schwer behinderten Kind leichter zu bestimmen. Faktoren, die MR verursachen können, treten in der pränatalen, perinatalen und postnatalen Periode auf.

Pränatale Anomalien, die MR bedingen, können auf Chromosomendefekte oder genetische Faktoren *(s. Kap. KIN, 23.)* zurückgeführt werden sowie auf angeborene Infektionen, Teratogene (Medikamente und andere chemische Substanzen), Strahlen oder unbekannte Erkrankungen, die die Implantation und Embryogenese beeinflussen.

Chromosomenaberrationen machen die größte Zahl der bekannten genetischen Ursachen der MR aus *(s. Kap. KIN, 23.).* Am häufigsten sind die Trisomien, die ein zusätzliches Chromosom (47 statt der normalen 46) besitzen, wie die Trisomie 18 (Edwards-Syndrom) und die Trisomie 13 (Pätau-Syndrom). Das Katzenschrei-Syndrom resultiert aus einer Deletion des kurzen Arms des Chromosoms 5 (p-). Das Down-Syndrom ist eine Form der Trisomie 21 oder (weniger häufig) eine Translokation aus der 13-15-Gruppe auf das Chromosom 21. Die Trisomie 21 ist die häufigste Trisomie (1:600 Lebendgeburten). Aberrationen der Geschlechtschromosomen wie das Klinefelter-Syndrom (XXY), das Turner-Syndrom (X0) und verschiedene Mosaikbildungen können ebenfalls mit MR einhergehen. Das Syndrom des instabilen X ist möglicherweise die Ursache für eine große Anzahl von Fällen diskreter familiärer MR, die schätzungsweise bei 1:1000 Geburten vorkommt. *(s. Kap. KIN, 23., X-gebundene geistige Retardierung, Chromosomenaberrationen).* Männer sind öfter als Frauen betroffen. Weitere Stigmata sind normaler bis vergrößerter Kopfumfang, Makroorchidismus, ein vorstehender Kiefer und tiefansetzende Ohren.

Genetische Stoffwechselstörungen: Das okulozerebrorenale Syndrom (Lowe-), das Lesch-Nyhan- (Hyperurikämie) und das Hunter-Syndrom (Mukopolysaccharidose Typ 2) sind geschlechtsgebundene rezessive Defekte, die MR verursachen. Andere Stoffwechselstörungen wie die Phenylketonurie, die Galaktosämie, die Ahornsirupkrankheit und andere Aminoazidurien und Azidämien sind autosomal-rezessive Störungen. Die Tay-Sachs-Krankheit, Niemann-Pick-Krankheit, die Gaucher-Krankheit und das Hurler-Syndrom (Mukopolysaccharidose Typ 1) sind autosomal-rezessive lysosomale Defekte. Es ist wichtig, bei retardierten Kindern mit idiopathischer Hypotonie nach Defekten im peroxisomalen Enzymmetabolismus zu suchen. Ein positives Ergebnis hat wichtige Konsequenzen hinsichtlich genetischer Beratung, Prognose und Therapie.

Genetisch bedingte neurologische Störungen: Primäre Mikrozephalie kann durch ein autosomal-rezessives Gen verursacht werden. Tuberkulöse Sklerose, Neurofibromatose und myotone Dystrophie sind autosomal-dominante Störungen, die MR verursachen können.

Angeborene Infektionen sind als die Hauptursache der MR identifiziert worden und sind auf das Rötelnvirus, das Zytomegalievirus (eine häufige Ursache – 1:600 bis 1:1000 Lebendgeburten), *Toxoplasma gondii* und *Treponema pallidum* zurückzuführen. Andere Viren, die die schwangere Frau infizieren, sind als Ursache der MR verdächtigt, aber nicht bewiesen worden.

Medikamente: Kinder von Alkoholikerinnen können ein **fetales Alkoholsyndrom** haben, das sich in Anomalien äußert wie Mikrozephalie, Mißbildungen des Gesichtsschädels, Blepharophimose, Mikrophthalmie, Herzfehler, intrauteriner Wachstumsverzögerung und MR *(s. Kap. KIN, 6., unter Stoffwechselstörungen).* Das **fetale Hydantoin**-(Phenytoin-)Syndrom kann sich bei bis zu 11% derjenigen Kinder entwickeln, deren Mütter während der Schwangerschaft Hydantoin einnahmen. Dieses Syndrom kann sich manifestieren in geistiger Behinderung, pränataler und postnataler Wachstumsverzögerung, Mikrozephalie, Gesichtsschädelabnormitäten, in einer Hypoplasie der Nägel und der distalen Phalangen und in Herzfehlern.

Perinatale Komplikationen wie Frühgeburt, ZNS-Blutungen, periventrikuläre Leukomalazie, Geburt aus Steißlage oder mittels hoher Zange, Mehrlingsgeburt, Placenta praevia,

Präeklampsie und Asphyxia neonatorum können das Risiko einer MR erhöhen. Bei Säuglingen, die zu klein für ihr Gestationsalter sind, ist die Häufigkeit einer MR erhöht; die intellektuelle Beeinträchtigung steht oft in Beziehung zum verringerten Gewicht. Frühgeborene, die < 1,5 kg wiegen, werden mit einer Wahrscheinlichkeit von 10–50% retardiert sein, abhängig von ihrem Gestationsalter, dem Verlauf der Geburt und der Qualität der geleisteten Versorgung. Bei Frühgeborenen mit einem Geburtsgewicht < 1 kg und einem Gestationsalter < 28 Wochen ist das Risiko am höchsten. Die Entwicklung der Säuglinge, für die das Risiko besteht, geistig retardiert zu sein, muß während der ersten Lebensjahre genau verfolgt werden. Der Entwicklungsverlauf bei Säuglingen mit leichter perinataler Beeinträchtigung steht oft im direkten Zusammenhang mit der Lernumgebung.

Postnatale Faktoren sind unter anderem: Virale und bakterielle Enzephalitiden (einschließlich der durch AIDS hervorgerufenen Neuroenzephalopathie) und Meningitiden, Vergiftungen durch Substanzen wie Blei und Quecksilber und Unfälle mit schweren Kopfverletzungen oder Asphyxie.

Pränatale fetale oder schwere postnatale **Mangelernährung** der Mutter oder des Säuglings kann die Hirnentwicklung beeinträchtigen und zu einer MR führen. Dies ist ein großes Problem in Entwicklungsländern, wo Hungersnot verbreitet ist. Die Mangelernährung, verbunden mit Deprivation (fehlende körperliche, emotionale und kognitive Unterstützung, die für die Entwicklung und die soziale Anpassung erforderlich ist), dürfte weltweit die häufigste Ursache geistiger Behinderung sein.

Diagnostik und Prognose

Eine genaue Diagnose ergibt die Prognose hinsichtlich der weiteren Entwicklung, legt ein Erziehungs- und Trainingsprogramm nahe, bildet die Grundlage der genetischen Beratung und vermindert die Schuldgefühle. *Abb. 18.* beschreibt einen hilfreichen allgemeinen diagnostischen Ansatz, nach dem man sich bei vermuteter MR richten kann. Ein Röntgenbild des Schädels sollte angefertigt werden, wenn man einen frühzeitigen Verschluß der Schädelnähte vermutet. Das Schädel-CT (CCT) oder Kernspintomogramm (NMR) ist sehr hilfreich bei der Diagnose zerebraler Mißbildungen, zerebraler Atrophien, von ZNS-Blutungen, eines Hydrozephalus und eines Tumors. Ein EEG sollte abgeleitet werden, wenn ein Anfallsleiden vermutet wird. Urin- und Blutaminosäuren- und Enzymuntersuchungen sind angezeigt, um angeborene Stoffwechselfehler zu suchen *(s. Kap. KIN, 16., Störungen des Aminosäure-Stoffwechsels).* Die Hauptsymptome dieser Stoffwechselstörungen können Gedeihstörungen, Apathie, Erbrechen, Krampfanfälle, Hepatosplenomegalie, grobe Gesichtszüge, anomaler Uringeruch oder Makroglossie sein.

Unterdurchschnittliche intellektuelle Fähigkeiten können bestimmt und mit folgenden standardisierten Intelligenztests gemessen werden: 1. Bayley Scales of Infant Development für Kinder < 30 Monate; 2. Stanfort-Binet Intelligence Scale ab 2 Jahren bis zum Erwachsenenalter; 3. Wechsler-Vorschul- und Primärstufen-Intelligenztests für 4–6½jährige (3 J. 10 Mo–6 J. 7 Mo); 4. Wechsler-Intelligenztest für Kinder (überarbeitete Fassung) von 6–17 J. Diese 4 Tests sollten von einem qualifizierten Psychologen durchgeführt werden. 5. Denver Developmental Screening Test für Kinder < 5 Jahre. Dieser Test kann vom Arzt oder seiner Assistentin erstellt werden. Solche Tests orientieren sich an der Mittelschicht, doch im allgemeinen schätzen sie die intellektuelle Fähigkeit vernünftig ein.

Ein isolierter Entwicklungsrückstand beim Sitzen oder Gehen **(grobmotorische Fähigkeiten)** und beim Pinzettengriff, Zeichnen oder Schreiben **(feinmotorische Fähigkeiten)** kann Ausdruck einer neuromuskulären Störung sein, während Sprach- und Verhaltensstörungen durch emotionale Probleme, Deprivation von der Umwelt, durch Lernstörungen oder Taubheit ohne MR verursacht werden können.

Intelligenztests sind fehleranfällig und sollten in Frage gestellt werden, wenn sie nicht mit den klinischen Befunden übereinstimmen. Krankheit, Sprachbarrieren oder kulturelle Unterschiede können die Durchführung eines Tests bei einem Kind unmöglich machen.

Geistig behinderte Kinder haben ein unterschiedliches Niveau. Das Kind, das ein **Grenzfall** oder ein „langsamer Lerner" (IQ 84–69) ist, wird selten vor der Einschulung erkannt,

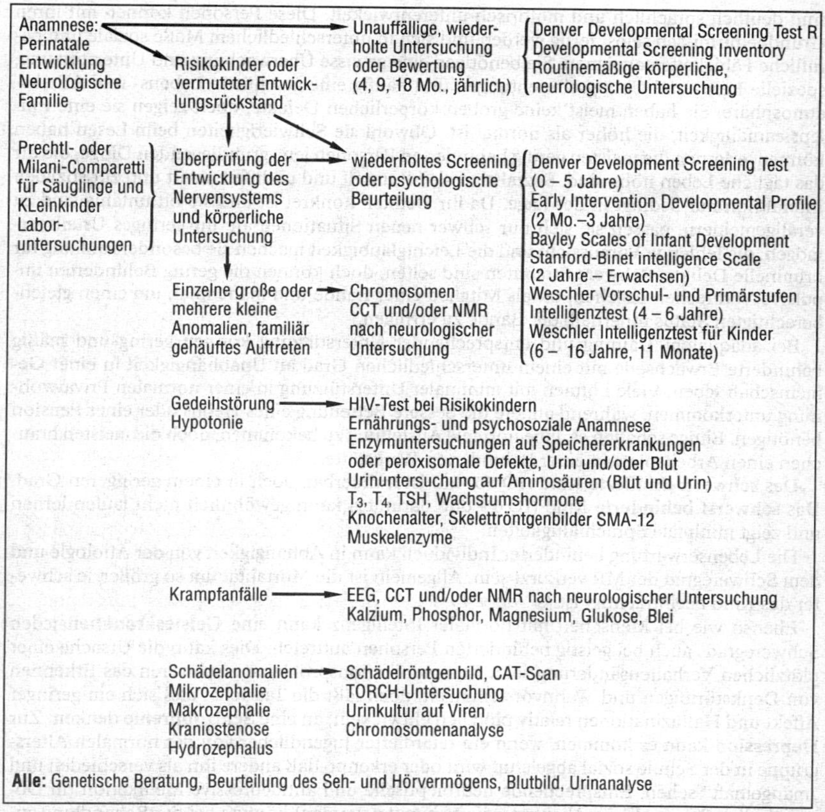

Abb. 18. **Das diagnostische Vorgehen.** Dies ist als allgemeine Anleitung gedacht. Die Laboruntersuchungen sollten nach einer sorgfältigen Anamnese und körperlichen Untersuchung festgelegt werden. CCT = craniales Computertomogramm, NMR = Nuclear magnetic resonance (Kernspintomographie), TSH = Thyroid stimulating hormone, TORCH = Toxoplasmose, Röteln, Cytomegalie, Herpes. Bezüglich der Prechtl- und Milani-Comparetti-Untersuchung: Prechtl, H. F. R., Beintema, D.: Neurological examination of full-term newborn infants. Clinics of Developmental Medicine, Nr. 12. London: Spastic International Publications, J.-B. Lippincott Co., 1964; und Milani-Comparetti, G.: Routine developmental examination in normal and retarded children. Developmental Medicine and Child Neurology, 9: 631–638, 1967. (Von Scheiner, Albert P., und McNabb, Neal A.: „The child with mental retardation." in Scheiner, Albert P., und Abroms, Israel F.: *The Practical Management of the Developmentally Disabled Child*, The C. V. Mosby Co., St. Louis 1980.)

nach der meist Lern- und Verhaltensprobleme zutage treten. Etwa 14% der Kinder, die in der Schule getestet werden, haben einen IQ, der als grenzwertige Behinderung eingestuft wird; jedoch werden sich diese Kinder wahrscheinlich nach Verlassen der Schule mit der normalen Population mischen, ohne durch ihre geringen intellektuellen Fähigkeiten aufzufallen. Sie können sich selbst ernähren, solange sich Berufe anbieten, die nur Grundkenntnisse oder manuelle Geschicklichkeit erfordern. Kinder mit einer **geringen Behinderung** (IQ 68–52) sind deutlich sprachlich und motorisch unterentwickelt. Diese Personen können mit ihren Grundbedürfnissen selbst fertig werden und sich in unterschiedlichem Maße soziale und berufliche Fähigkeiten aneignen. Sie benötigen eine gewisse Überwachung und Unterstützung, spezielle Lern- und Übungseinrichtungen und häufig eine geschützte Lebens- und Arbeitsatmosphäre. Sie haben meist keine groben körperlichen Defekte, doch zeigen sie eine Epilepsieanfälligkeit, die höher als normal ist. Obwohl sie Schwierigkeiten beim Lesen haben können, erlernen die meisten gering behinderten Personen jene grundlegenden Dinge, die für das tägliche Leben nötig sind. Sozial sind sie oft unreif und undifferenziert und zur sozialen Interaktion nur bedingt in der Lage. Da ihr Denken konkret ist und sie oft unfähig sind zu verallgemeinern, passen sie sich nur schwer neuen Situationen an; ihr geringes Urteilsvermögen, die fehlende Voraussicht und die Leichtgläubigkeit machen sie besonders anfällig für kriminelle Delikte. Schwere Straftaten sind selten, doch können die gering Behinderten impulsive Verbrechen begehen, oft als Mitglied einer Bande und manchmal, um einen gleichberechtigten Status innerhalb der Bande zu erringen.

Bei adäquatem Training und entsprechender Unterstützung können gering und mäßig behinderte Erwachsene mit einem unterschiedlichen Grad an Unabhängigkeit in einer Gemeinschaft leben. Viele können mit minimaler Unterstützung in einer normalen Privatwohnung unterkommen, während andere die bessere Betreuung eines Heims oder einer Pension benötigen. Einige schaffen es, eine normale Anstellung zu bekommen, doch die meisten brauchen einen Arbeitsplatz in einer Behinderten-Werkstätte.

Das **schwer behinderte** Kind (IQ 35–20) ist trainierbar, doch in einem geringeren Grad. Das **schwerst behinderte** Kind (IQ 19 und darunter) kann gewöhnlich nicht laufen lernen und zeigt minimale Sprachfähigkeiten.

Die Lebenserwartung behinderter Individuen kann in Abhängigkeit von der Ätiologie und dem Schweregrad der MR verkürzt sein. Allgemein ist die Mortalität um so größer, je schwerer das Kind beeinträchtigt ist *(s. Tab. 24.)*.

Ebenso wie bei Menschen mit normaler Intelligenz kann eine **Geisteskrankheit** jeden Schweregrads auch bei geistig behinderten Personen auftreten. Dies kann die Ursache einer plötzlichen Verhaltensänderung sein. Kommunikationsprobleme erschweren das Erkennen von Denkstörungen und Wahnvorstellungen, doch läßt die Tatsache, daß sich ein geringer Affekt und Halluzinationen relativ plötzlich entwickeln, an eine **Schizophrenie** denken. Zur **Depression** kann es kommen, wenn ein retardierter Jugendlicher von der normalen Altersgruppe in der Schule sozial abgelehnt wird oder erkennt, daß andere ihn als verschieden und „mangelhaft" sehen. Entsprechende neuroleptische und antidepressive Medikation (in Dosen ähnlich denen, die für Nichtretardierte benutzt werden) können bei der Behandlung zusammen mit Psychotherapie, aktiver Pflege und Training eingesetzt werden, um das Gefühl der Nutzlosigkeit und unrealistische Ziele der Kranken abzuändern. Der Gebrauch psychotroper Medikamente ohne Psychotherapie und Umgebungsveränderungen ist *selten* effektiv.

Verhaltensstörungen sind der häufigste Grund für eine psychiatrische Überweisung und die häufigste psychiatrische Erkrankung bei Heimkindern. Explosive Ausbrüche, ständig schlechte Laune und körperlich aggressives Verhalten sind oft überzogene Antworten auf normalen Streß; sie sind oft situationsbezogen und entstehen durch auslösende Faktoren. Versäumtes Lernen von sozialem, verantwortungsvollem Verhalten, unbeständige Disziplin und die Verstärkung von Fehlverhalten sind die hauptsächlichen zugrundeliegenden Ursachen des unannehmbaren Verhaltens; Hirnschäden und eingeschränkte Kommunikationsfähigkeit sind wichtige, prädisponierende Faktoren. In Heimen und Anstalten sind Überfüllung, Personalmangel und fehlende Beschäftigung wichtige verstärkende Faktoren, und die Häufigkeit der Verhaltensschwierigkeiten sinkt drastisch, wenn die Lebensbedingungen verbessert werden und für ein geeignetes Training und eine passende Beschäftigung gesorgt ist.

Prophylaxe

Die genetische Beratung vermittelt den Eltern Wissen und Verständnis für die Ursache der Retardierung und das Risiko eines nochmaligen Auftretens. Geschwister können über ihr

Tab. 24. Schweregrade der geistigen Behinderung mit den entsprechenden Entwicklungsstufen

Schweregrad der geistigen Behinderung	*IQ-Bereich*	*Geschätzter prozentualer Anteil aller Betroffenen*	*Vorschulalter, 0–5 Jahre (Reifung und Entwicklung)*	*Schulalter, 6–20 Jahre (schulische und berufliche Ausbildung)*	*Erwachsenenalter ≥ 21 Jahre (soziale und berufliche Leistungsfähigkeit)*
1. schwerst	< 20	5	schwerste Behinderung, minimale sensomotorische Fähigkeiten, bedarf intensiver Pflege	Begrenzte Entwicklung motorischer Fähigkeiten, kann von Basisübungsprogrammen in Selbsthilfegruppen profitieren	Begrenzte Entwicklung motorischer und sprachlicher Fähigkeiten, kann eine gewisse Selbständigkeit erreichen, möglicherweise ist aber intensive Betreuung erforderlich
2. schwer	20–35		Ausgeprägte Defizite im Bereich der motorischen und sprachlichen Entwicklung, profitiert von Übungsprogrammen in Selbsthilfegruppen, Kommunikationsfähigkeit schwach bis gar nicht vorhanden	Sprache bzw. Kommunikation und elementare Gewohnheiten können erlernt werden, profitiert vom systematischen Einüben bestimmter Gewohnheiten	Kann bei enger Betreuung eine gewisse Selbständigkeit erreichen, kann in kontrollierter Umgebung minimale Fähigkeiten zum Selbstschutz entwickeln
3. mäßig	36–51	20	Sprache bzw. Kommunikation kann erlernt werden, schwere Defizite der sozialen Anpassungsfähigkeit, zufriedenstellende motorische Entwicklung, profitiert von Übungsprogrammen in Selbsthilfegruppen, Betreuung im weiteren Rahmen möglich	Kann vom Üben bestimmter sozialer Fähigkeiten bzw. Beschäftigungsmöglichkeiten profitieren, bekannte Ziele können mit Hilfe von Verkehrsmitteln selbständig erreicht werden, erreichbares intellektuelles Leistungsniveau: 2. Schulklasse	Kann unter beschützten Arbeitsbedingungen als ungelernter oder angelernter Arbeiter eine gewisse Unabhängigkeit erreichen, bereits bei gering ausgeprägten sozioökonomischen Streßfaktoren ist jedoch Betreuung erforderlich
4. leicht	52–68	75	Soziale und kommunikative Fertigkeiten können erlernt werden, minimale Behinderung im sensomotorischen Bereich, Defizite werden oft erst während der weiteren Entwicklung erkannt	Erreichbares intellektuelles Leistungsniveau bis zum 20. Lebensjahr: 6. Schulklasse, soziale Anpassungsfähigkeit bei enger Betreuung erlernbar, „bildungsfähig"	Soziale und berufliche Fähigkeiten für den minimalen Lebensunterhalt in der Regel erlernbar, bei ausgeprägten sozioökonomischen Streßfaktoren ist Betreuung erforderlich

*Definition der geistigen Behinderung: Deutlich unterdurchschnittliche allgemeine, intellektuelle Leistungsfähigkeit und gleichzeitige Defizite der sozialen Anpassungsfähigkeit, wobei die Störungen im Entwicklungsalter beginnen.

Aus: Kenny, T. J., Clemmens, R. L.: „Mental retardation." In *Primary Pediatric Care*. R. A. Hoekelmann (ed.), Mosby, St. Louis 1987. S. 741. Abdruck mit Genehmigung.

eigenes Risiko, retardierte Kinder zu bekommen, informiert werden. Die Amniozentese oder die Chorionzottenbiopsie können vererbte Stoffwechselstörungen, die An- oder Abwesenheit von ZNS-Defekten wie Myelodysplasie und Anenzephalie entdecken und Aufschluß darüber geben, ob das Kind Träger bestimmter Krankheiten ist. (Ultraschall kann diese ZNS-Defekte ebenfalls identifizieren.) Die Bestimmung des α-Fetoprotein ist eine hilfreiche Screening-Methode für die Myelodysplasie und das Down-Syndrom. Nach allen pränatalen Diagnosen ist ein Schwangerschaftsabbruch und eine nachfolgende Familienplanung freigestellt. Amniozentesen sind bei allen schwangeren Frauen über 35 aufgrund des höheren Risikos, ein Kind mit Down-Syndrom zu bekommen, angezeigt, und bei Frauen, in deren Familienanamnese eine Mukopolysaccharidose, Galaktosämie, Tay-Sachs- oder Ahornsirup-Krankheit vorkommt *(s. a. Kap. GYN, 12., und Kap. KIN, 23., Prophylaxe genetischer Störungen)*.

Der Einsatz des Rötelnimpfstoffs hat die angeborenen Röteln als Ursache der MR fast beseitigt. Nach einem Impfstoff gegen die Zytomegalievirusinfektion wird geforscht. Fortschritte in der Geburtshilfe und der Neugeborenenversorgung, wie der Einsatz der Austauschtransfusion, des Anti-Rh-Immunglobulins zur Vermeidung einer hämolytischen Erkrankung des Neugeborenen (Erythroblastosis fetalis), die Regionalisierung der Neugeborenenintensivpflegestationen und verbesserte Kenntnisse und Technologie, haben die Inzidenz der MR weiter verringert, während die Prävalenz konstant bleibt.

Therapie

Sobald eine Retardierung bestätigt oder stark vermutet wird, sollte dies den Eltern mitgeteilt werden; wann immer möglich, sollte es ihnen zusammen gesagt werden. Eine einfühlsame weiterführende Beratung ist wichtig für den Anpassungsprozeß der Familie. Der Hausarzt sollte die Befunde der verschiedenen Konsiliarärzte koordinieren und interpretieren und sollte darauf vorbereitet sein, viele Stunden dafür zu investieren, mit den Eltern über Ursache, Wirkung, Prognose, Erziehung und Training zu diskutieren. Wenn der Arzt dem nicht nachkommen kann, sollte er die Familie an ein Zentrum mit einem multidisziplinären Team überweisen, das Kinder mit Entwicklungsstörungen untersucht und behandelt, doch sollte er planen, die medizinische Versorgung und Beratung weiterzuführen. Konsultationen geeigneter Spezialisten helfen, ein umfassendes, indidivuelles Programm für das behinderte Kind zu entwickeln. Mit einer Beurteilung durch einen Psychologen sollte bis zu einem Alter von 3 Jahren gewartet werden, es sei denn, daß die Diagnose unsicher ist oder der Arzt die Entwicklung des Kindes selbst nicht beurteilen kann. Ein Neurologe sollte alle Fälle von mäßiger bis schwerer Retardierung, fortschreitender Behinderung, neuromuskulärer Verschlechterung oder vermutetem Anfallsleiden untersuchen. Orthopäden, Heilgymnastiker und Beschäftigungstherapeuten sollten hinzugezogen werden bei der Beurteilung und Therapie behinderter Kinder, die eine Zerebrallähmung oder eine andere grobmotorische Störung haben. Sprachtherapeuten und Otologen sind hilfreich bei sprachlich Unterentwickelten oder bei einem vermuteten Gehörverlust. Letztlich soll die mögliche Hilfe von Ernährungsfachleuten, Sozialarbeitern, Lehrern, Augenärzten, Psychiatern und Zahnärzten nicht vergessen werden.

Die Unterstützung und die Beratung der Familie sind von großer Bedeutung; die realistischen Methoden zur Versorgung des Kindes stehen jedoch an erster Stelle. Alle Anstrengungen sollten unternommen werden, um ein Kind zu Hause oder in einer Gemeinschaft leben zu lassen. Wann immer möglich, sollte das behinderte Kind ein normales Tagesversorgungszentrum oder eine normale öffentliche Schule besuchen. Bei der Bewertung einer Behinderung ist der Grad sozialer Fähigkeiten wichtiger als der IQ. IQ und soziale Fähigkeiten korrelieren am unteren Ende der IQ-Skala stark; doch bei höheren Werten sind andere Faktoren, wie körperliche Behinderungen, Persönlichkeitsdefekte, andere geistige Erkrankungen und soziale Faktoren von zunehmender Wichtigkeit bei der Beurteilung der „Tauglichkeit" und der Notwendigkeit einer Pflege.

Die Unterbringung in einem Heim sollte nicht ohne ausführliche Besprechung im Familienkreis in Betracht gezogen werden – die Anwesenheit eines geistig behinderten Kindes zu Hause kann zwar störend wirken, ist aber selten die primäre Ursache der Uneinigkeit in einer

Familie. Dennoch muß die Familie psychologische Unterstützung bekommen und kann bei der Belastung durch die tägliche Pflege Hilfe gebrauchen. Dies kann durch Einrichtungen wie Tagesversorgungszentren, Haushaltshilfen (ausgebildete, freiwillige Hilfskräfte, die bei Haushalts- und Kinderversorgung helfen) und Teilzeitpflegeheimen geschehen. Dem retardierten Erwachsenen sollte ein langfristiges Zuhause in entsprechenden Appartmentblocks, Heimen oder Pflegeheimen geboten werden.

9. VERLETZUNGEN, VERGIFTUNGEN UND REANIMATION

Verletzungen

Verletzungen sind die häufigste Todesursache im Kindesalter und töten mehr Kinder als Krebs, Pneumonien, Meningitis, angeborene Mißbildungen und Herzerkrankungen zusammen. Sogar der Säugling < 1 Jahr trägt ein Risiko mit > 3000 Todesfällen in dieser Altersgruppe innerhalb 1 Jahres durch Stürze, Verbrennungen, Ertrinken und Ersticken. Verletzungen sind auch die führende Ursache für eine Behinderung des Kindes. Auf jede Verletzung mit Todesfolge kommen 100 schwerverletzte Kinder.

Verletzungen sind auf eine Reihe von Ereignissen, die meist vermeidbar sind, zurückzuführen, und die Neugierde des Kindes ist oft der auslösende Faktor. Bestimmte Faktoren begünstigen das Auftreten von Verletzungen. Sie passieren häufiger, wenn das Kind hungrig oder müde ist (etwa vor den Mahlzeiten und dem Schlafen), von einer Ersatzmutter versorgt wird, wenn es sich in einer neuen Umgebung aufhält (ein kürzlicher Umzug oder Urlaub) oder überaktiv ist. Oft kommt es zu Verletzungen, wenn die Eltern gehetzt und beschäftigt sind oder wenn sie die Risiken nicht vorhersehen, die mit jeder neuen Entwicklungsstufe ihres Kindes verbunden sind.

Sicherheitserziehung für die Eltern und das Kind ist die entscheidende Verhütungsmaßnahme. Passiver Schutz ist nicht genug. Man muß das Kind vor potentiellen Gefahren schützen und es lehren, wie man mit den unvermeidbaren umgeht. Den Eltern muß beigebracht werden, Situationen zu vermeiden, die bekanntermaßen Verletzungen heraufbeschwören. Zu den präventiven Maßnahmen gehört die sichere Aufbewahrung ungenießbarer Stoffe, die Verwendung von Sicherheitsverschlüssen und -behältern und die Benutzung von Sicherheitsgurten und -kindersitzen im Auto, das Tragen von Sturzhelmen beim Radfahren und die Verwendung von Rauchmeldern im Haus. Die Eltern müssen mit gutem Beispiel vorangehen und Sicherheit demonstrieren (z.B. das Tragen der Sicherheitsgurte), da Kinder die Aktionen ihrer Eltern nachahmen.

Der Arzt hilft bei der Unfallverhütung, indem er die Eltern aufklärt, Sicherheitsinformationen in seiner Praxis verteilt, selbst ein gutes Beispiel gibt und potentiell gefährliche Situationen vorhersieht (etwa vorschlägt, daß eine Mutter, die mit der Versorgung eines kranken Kindes voll ausgelastet ist, eine entsprechende Hilfe für die anderen Kinder erhält).

Unfallverhütung im Straßenverkehr

Verletzungen durch Autounfälle gehören zu den Haupttodesursachen in allen Altersgruppen. Dabei sterben 4 von 100000 Säuglingen < 1 Jahr, 7 von 100000 Kindern zwischen 1 und 14 Jahren und bis zu 40 von 100000 Jugendlichen und jungen Erwachsenen zwischen 15 und 24 Jahren. Muß ein Auto plötzlich stoppen, sind oft die unangeschnallten Kinder die einzig Verletzten. Um Inzidenz und Schwere des Personenschadens bei Autounfällen zu reduzieren, müssen alle Insassen angeschnallt sein. Ein Kind, das von einem angeschnallten Erwachsenen gehalten wird, ist in keiner Weise gesichert, da der Erwachsene auch bei niedriger Geschwindigkeit nicht in der Lage ist, das Kind, das mit starker Kraft nach vorne geschleudert wird, zu halten. Ist der Erwachsene selbst nicht angeschnallt, so ist es noch weit gefährlicher, da der Erwachsene ebenfalls nach vorne geworfen wird und mit einer Kraft von Körpergewicht × Geschwindigkeit^2 das Kind erdrückt.

Die **Sicherheitsgurte** für das Kind sollten vorschriftsmäßig gebraucht werden, um effektiv zu sein. Das Kind muß in den Sicherheitsgurten festgeschnallt werden, diese müssen der Größe und dem Entwicklungsstand der Kinder entsprechen. Die Sicherheitsvorrichtungen müssen entsprechend der Gebrauchsanweisung befestigt sein, da sie ansonsten mehr Schaden als Nutzen anrichten können. Größere Kinder sollten im Fond und vorne angegurtet werden, da der Schutz durch den Gurt bei einem Unfall nicht von der Hand zu weisen ist. Die Verwendung von Sicherheitsgurten führt zu einer Verringerung der Todesfälle um 40–50% und der schweren Verletzungen um 45–55%.

Es gibt speziell getestete Kindersitze, diese sind besonders gekennzeichnet.

Kopfverletzungen

Ein hoher Prozentsatz tödlicher Unfälle im Kindesalter ist auf Kopfverletzungen und ihre Komplikationen zurückzuführen. Schwere Verletzungen des sich entwickelnden Nervensystems führen oft zu Residualschäden im körperlichen, kognitiven und psychischen Bereich. Kopfverletzungen gehören zu den häufigsten Traumaformen, die zur Hospitalisierung von Kindern führen. Besonders häufig sind Kopfverletzungen bei Säuglingen < 1 Jahr und Jugendlichen > 15 Jahren. Jungen gehören häufiger zu den Verletzen, die meisten Unfälle ereignen sich im oder um das Haus. Stürze aus großer Höhe sind eine Hauptursache der vermeidbaren Todesfälle bei Stadtkindern. Eine Kampagne gegen Fensterstürze, die in New York City durchgeführt wurde, führte dazu, daß diese Art von Verletzungen innerhalb eines Jahres um 96% zurückging.

Die **klinischen Symptome** hängen von Lokalisation und Schwere der Verletzung ab. Die häufigsten Verletzungsformen sind kleine Traumen ohne Bewußtlosigkeit, Gehirnerschütterung oder Frakturen. Seltenere, aber sehr schwerwiegende Verletzungsfolgen sind das subdurale und das epidurale Hämatom. Die Unfallanamnese und der anschließende Verlauf sind von größter Wichtigkeit und sollten sehr präzise erhoben werden. Die Behandlung des Patienten hängt wesentlich von der Verletzungsart und der Bewußtseinslage des Patienten nach der Verletzung ab. Kleinere Kopfverletzungen ohne Bewußtseinsverlust oder neurologische Symptomatik können mit Erbrechen, Blässe, Irritabilität oder Müdigkeit einhergehen. Allerdings können das Persistieren der Symptome über mehr als 6 Monate oder eine Verschlechterung des Zustandsbildes auf eine schwere Verletzung hinweisen, woraufhin das Kind genauer untersucht werden sollte.

Die **Commotio cerebri** ist ein Zustand vorübergehender, schnell reversibler neurologischer Dysfunktion, der mit kurzzeitiger Bewußtlosigkeit kurz nach der Verletzung einhergeht. Der Verletzte hat oft eine Amnesie für die Zeit der Verletzung und/oder für die Zeit vor der Verletzung. Es bestehen aber keine neurologischen Auffälligkeiten.

Die **Contusio cerebri** ist eine fokale Gewaltanwendung auf das zerebrale Gewebe, die mit kleinen parenchymatösen Blutungen oder einem lokalen Ödem einhergeht. Die neurologischen Symptome hängen von der genauen Lokalisation des Fokus ab. Am häufigsten sind die ventrale Fläche des Frontallappens oder die inferolaterale Seite des Temporallappens geschädigt. Es kann zu vorübergehenden Kraftverlusten oder Sensibilitätsausfällen sowie zu einer intrakraniellen Drucksteigerung kommen, v.a. wenn es sich um einen großen Verletzungsherd handelt.

Schädelfrakturen sind im allgemeinen unzuverlässige Prädiktoren für die Schwere einer ZNS-Verletzung. Eine sorgfältige neurologische Untersuchung ist hilfreicher. Allerdings kommt es bei leichten Kopfverletzungen in der Regel nicht zu Schädelfrakturen. Bestimmte Frakturtypen weisen ein höheres Risiko für intrakranielle Komplikationen auf.

Beim älteren Kind können Frakturen im Bereich der A. meningea media zu einem epiduralen Hämatom führen. Frakturen im Hinterkopfbereich oder an der Schädelbasis weisen auf eine intensive Krafteinwirkung hin, da diese Teile des knöchernen Schädels dicker sind als die übrigen. Schädelbasisfrakturen sind normalerweise weder auf der Röntgenaufnahme noch im CT sichtbar. Allerdings sind der Ausfluß von Liquor aus Nase oder Ohren, Blutansammlungen hinter dem Trommelfell oder, bei rupturiertem Trommelfell, im Gehörgang, postaurikuläre oder periorbitale Ekchymosen oder Flüssigkeitsansammlungen in den Nebenhöhlen Symptome, die eine Schädelbasisfraktur begleiten können. Beim Säugling kann eine Einklemmung der Meningen bei einer linearen Schädelfraktur zu einer „wachsenden" Schädelfraktur führen. Dabei handelt es sich um eine leptomeningeale Zyste, die über einen Zeitraum von 3–6 Wochen entsteht. Diese kann ein erster Hinweis auf eine lineare Fraktur sein.

Impressionsfrakturen bedürfen der sofortigen Untersuchung, da hier ein erhöhtes Risiko für Hirnverletzungen besteht. Krampfanfälle sind eher durch die Kontusion als durch das eingedrückte Knochenfragment bedingt. Zur Klärung der Frage, ob das Knochenfragment chirurgisch angehoben werden muß, sollte eine neurologische Konsultation stattfinden.

Ein **Epiduralhämatom** ist eine Ansammlung von Blut zwischen der Dura mater und der Schädeldecke, die aus einer arteriellen oder venösen Verletzung entstanden ist. Neurologische Symptome sind eher eine Folge der Kompression des Hirngewebes als eine direkte Verletzungsfolge. Die klassischen Symptome beim Erwachsenen (Bewußtseinsverlust, anschließend waches Intervall mit nachfolgender erneuter Eintrübung) kommen beim Kind häufig nicht vor. Eine notfallmäßige Entlastung zur Verhinderung weiterer neurologischer Ausfälle muß so schnell wie möglich durchgeführt werden. Die langfristige Prognose ist günstig.

Ein **subdurales Hämatom** ist eine Ansammlung von Blut unterhalb der Dura mater und geht in der Regel mit einer schweren Kontusion einher. Meist ist es mit einer Hyperämie und einem zerebralen Ödem verbunden, was zu einer Veränderung der Bewußtseinslage und Zeichen intrakranieller Drucksteigerung führt. Fokale Ausfälle sind ebenso häufig und können dauerhaft bestehen bleiben. Eine sofortige Vorstellung beim Neurochirurgen ist unbedingt angezeigt, da eine chirurgische Behandlung des erhöhten Hirndrucks oftmals erforderlich ist. Außerdem ist die Krampfanfälligkeit infolge der Kontusion erhöht. Obwohl die meisten Subduralhämatome akut auftreten, kann sich das Blut auch langsam aufgrund kleiner Rißbildungen der frontalen und parietalen Venen des Kortex am Übergang in den Sinus sagittalis ansammeln. Hirndruckzeichen können langsamer entstehen. Zu den Behandlungsmöglichkeiten gehören Trepanation, Drainage und Shuntanlage.

Ventrikel- oder Subarachnoidalblutungen treten in der Regel bei schweren Kopfverletzungen auf und führen zu beträchtlichen langfristigen neurologischen Ausfällen.

Untersuchung: Nach Rekonstruktion des Unfallhergangs und des anschließenden Verlaufs bedarf es v.a. einer körperlichen Untersuchung, um die Schwere der Verletzung beurteilen zu können. Eine Bewertung des psychischen Status mit Hilfe des Glasgow Koma Scale (für Kinder < 5 Jahren gilt die pädiatrische Version), der Pupillenreaktionen, der Vitalzeichen und evtl. begleitenden Verletzungen ist unbedingt erforderlich *(s. Tab. NEU, 22.)*. Eine Bewertung ≤ 12 auf dem Glasgow Koma Scale weist auf eine schwere Kopfverletzung hin; eine Bewertung < 8 macht eine Intubation und Beatmung erforderlich, da die Gefahr einer Aspiration und mit hoher Wahrscheinlichkeit ein erhöhter intrakranieller Druck besteht (Hyperventilation senkt den Hirndruck!); eine Bewertung < 6 erfordert eine Kontrolle des Hirndrucks. Der Augenhintergrund sollte im Hinblick auf mögliche Netzhautbildungen untersucht werden, da diese mit hoher Wahrscheinlichkeit auf Kindesmißhandlung hindeuten („shaken infant syndrome").

Behandlung: Bei zuverlässigen Eltern können die meisten Kinder mit mildem Schädeltrauma zu Hause beobachtet werden. Kinder mit veränderter Bewußtseinslage zum Zeitpunkt der Untersuchung, Kinder, bei denen selbst eine kurzdauernde Bewußtlosigkeit anamnestisch zu erfragen ist, Kinder mit Schädelfrakturen oder solche mit fokalen oder diffusen neurologischen Auffälligkeiten sollten im Hospital beobachtet werden. Auch Kinder, bei denen der Verdacht auf Mißhandlung besteht, sollten hospitalisiert werden *(s. Kap. KIN, 10.)*.

Die durch das Trauma hervorgerufene Schädigung kann nicht rückgängig gemacht werden, jedoch können Folgeschäden durch Hypoxie, Hyperkapnie, Hypotonie und erhöhtem Hirndruck durch ein aggressives und sorgfältiges therapeutisches Vorgehen vermieden werden.

Die Behandlung eines Kindes mit einer schweren Kopfverletzung sollte sich stufenweise vollziehen. Von größter Wichtigkeit ist zunächst die Kontrolle der Atmung, da sowohl eine Hypoxie als auch eine Hyperkapnie den Hirndruck über eine Zunahme der zerebralen Hyperämie erhöhen. Wenn das Ergebnis des Glasgow Koma Scale < 8 ist, sollte das Kind intubiert werden, wobei dies unter kontrollierten Bedingungen möglichst zügig durchgeführt werden soll, um die akute Erhöhung des intrakraniellen Drucks während der Intubation so gering wie möglich zu halten. Das Kind sollte mechanisch beatmet werden. Aktuelle Blutgasbestimmungen, Pulsoxymetrie und P_{CO_2}-Monitoring sind wichtig für die laufende Beurteilung der Sauerstoffversorgung und der Beatmung.

Intravenöse Flüssigkeitsgaben (5% Dextrose in physiologischer Kochsalzlösung) sollten in bis zu ²/₃ des Erhaltungsbedarfs verabreicht werden, vorausgesetzt, es liegen weder eine Hypotonie noch ein hypovolämischer Schock vor. Da Säuglinge und Kinder nach Kopfverletzungen oftmals vermehrt ADH sezernieren und damit die Gefahr einer Überladung mit freiem Wasser besteht, was wiederum eine Zunahme des Ödems zur Folge hat, ist eine leichte Flüssigkeitsrestriktion angezeigt.

Kinder mit Werten < 8 auf dem Glasgow Koma Scale oder Kinder ohne Anzeichen für eine Hirnschwellung oder -blutung sollten zu Beginn der Beatmung leicht hyperventiliert werden, um den P_{CO_2} zwischen 25 und 30 mmHg zu halten. Danach sollte möglichst ein Druckmonitor mit intrakranieller Meßsonde plaziert werden, um gegebenenfalls die Notwendigkeit für spezifische Interventionen zur Senkung eines stark erhöhten Hirndrucks zu erkennen. Der intrakranielle Druck sollte mit Hilfe von Hyperventilation (P_{CO_2} zwischen 25–30 mmHg oder, sofern erforderlich, bis 20–25 mmHg), adäquater Schmerzbehandlung, Kontrolle der Körpertemperatur und Muskelrelaxation ≤ 15 mmHg gehalten werden. Das Kopfende sollte um 30° angehoben werden, wobei der Kopf in der Mittellinie liegen sollte, um den venösen Abfluß zu unterstützen. Es können vorsichtig kleine Dosen von Mannitol (0,25–0,5 mg/kg) eingesetzt werden, um den Druckanstieg zu vermindern oder die Serum-Osmolalität auf 295–305 mOsm/kg zu erhöhen. Furosemid 1 mg/kg i.v. ist ebenfalls wirksam zur Verminderung des Gesamt-Körperwassers, v.a. wenn die durch Mannitol verursachte transiente Hypervolämie vermieden werden soll. Während der ersten 24 h nach der Kopfverletzung sollte zur Erhöhung der Serum-Osmolalität bevorzugt Furosemid eingesetzt werden. Dexamethason hat sich bei Kopfverletzungen als nicht wirksam erwiesen und wird im allgemeinen nicht mehr verwendet. Das induzierte Pentobarbitalkoma und die induzierte Hypothermie haben auch keine durchgehende Wirkung gezeigt und sind überdies riskant.

Häufige Untersuchungen des Kindes nach der Kopfverletzung sind unbedingt erforderlich. Bei Zustandsverschlechterung sollte sofort ein weiteres CT durchgeführt werden, um nach behandelbaren Läsionen und/oder der Ursache für die klinische Veränderung zu suchen.

Fixierte und dilatierte Pupillen, der Verlust der okulovestibulären Reflexe und eine Dezerebrationsstarre sind bei geeigneter Behandlung nicht unbedingt irreversibel. Frühzeitiges aggressives Vorgehen, das auf eine effiziente Aufrechterhaltung des pulmonalen Gasaustauschs und der Hirndurchblutung abzielt, kann das Risiko einer Hirndruckerhöhung und der sekundären Komplikationen reduzieren.

Krampfanfälle erhöhen den Hirndruck und sollten mit Phenytoin behandelt werden. Eine Sättigungsdosis von 20 mg/kg sollte i.v. als zweifache Bolusinjektion mit maximal 2 mg/kg/min (bis zu 50 mg/min) gegeben werden, um kardiovaskuläre Nebenwirkungen (z.B. Hypotonie, Bradykardie) zu vermeiden. Die Erhaltungsdosis liegt bei 3,6 mg/kg/Tag i.v. auf zwei Einzeldosen verteilt. Die Dauer der Behandlung ist variabel und hängt von der Art der Verletzung und vom EEG-Befund ab. Krampfanfälle kommen bei ca. 5% der Kinder > 5 Jahren vor und bei 10% davon während der ersten Woche nach dem Trauma. Frühe Krampfanfälle haben eine bessere Langzeitprognose als diejenigen, die erst nach 7 Tagen auftreten.

Prognose und Rehabilitation: Inwieweit sich das Gehirn erholt, hängt vom Alter, der Komadauer und dem Hauptfokus des Traumas ab. Von den nahezu 5 Mio. Kindern, die pro Jahr in den USA eine Kopfverletzung erleiden, sterben 4000 und 15000 bedürfen einer langfristigen Hospitalisation. Von denjenigen, die länger als 24 h im Koma liegen, behalten 50% schwere neurologische Folgeschäden. Zwischen 2 und 5% bleiben schwer behindert. Die Mortalität bei kopfverletzten Kindern mit der Bewertung 5, 6 und 7 auf dem Glasgow Koma Scale ist ≤ 10%, wobei Kinder < 5 Jahren (v.a. Säuglinge) eine höhere Mortalität aufweisen als ältere Kinder. Bei überlebenden Kindern ist die funktionelle Erholung im allgemeinen recht gut, allerdings ist oft eine längerfristige Rehabilitation, v.a. in den kognitiven und emotionalen Bereichen erforderlich. Rehabilitationsmaßnahmen sollten entsprechend früh vorausgeplant werden. Zu den häufigen Problemen während der Erholungsphase gehören eine retrograde Amnesie, Verhaltensänderungen, emotionale Labilität, Schlafstörungen und eine eingeschränkte intellektuelle Leistungsfähigkeit *(s. a. Kap. NEU, 8., Kopfverletzung).*

Vergiftungen

(s. a. Kap. TOX, 1.)

Vergiftung ist immer noch die häufigste Ursache der nicht lebensgefährlichen Unfälle zu Hause, trotz der vielen Aufklärungsprogramme, die auf ihre Verhütung abzielen. Wenn bei einem Vergiftungsfall zusätzliche Informationen nötig sind, etwa über die Zusammensetzung eines Markenprodukts oder die entsprechende, angezeigte Therapie, sollte die nächste Vergiftungszentrale konsultiert werden. Die häufigsten schweren Vergiftungen bei Kindern (Aspirin, Ätzmittel, Blei und Kohlenwasserstoffe) werden hier besprochen.

Paracetamolvergiftung

Paracetamol ist keine harmlose Alternative zu Acetylsalicylsäure. Die Toxizität dieses Medikaments ist seit langem bekannt. Viele rezeptfreie Medikamente enthalten Paracetamol. Für Kinder gibt es zahlreiche Verabreichungsformen wie Tabletten, Säfte und Zäpfchen. Eine Intoxikation unterscheidet sich von der durch Acetylsalicylsäure. Bis zu 48 Stunden nach Einnahme sind die Symptome noch sehr gering.

Ein Cytochrom-P-450-abhängiges Enzym produziert einen potentiell toxischen Paracetamolmetaboliten, der unter normalen Umständen durch die Leber metabolisiert wird. Bei akuter Überdosierung verbrauchen die exzessiv hohen Parametamolmetaboliten die Leberglutathionspeicher, es kommt zu einer Lebernekrose *(s. Kap. LEB, 8.).*

Paracetamolvergiftungen sind bei Kindern selten fatal, obwohl GOT-Spiegel von über 20000 IE/l erreicht werden können. Der Grund für die Altersabhängigkeit der Vergiftungserscheinungen muß noch erforscht werden. Kinder über 12 Jahre scheinen wie Erwachsene auf Paracetamol zu reagieren. Bei Erwachsenen können verlängerte Leberfunktionsstörung, aber auch stärkere Symptome beobachtet werden.

Die Symptome einer Paracetamol-Vergiftung können in 4 Stadien eingeteilt werden:

Stadium I (die ersten Stunden): Innerhalb der ersten 12–24 Stunden zeigen Patienten mit Überdosierung, wenn überhaupt, nur leichte Symptome oder geringgradige gastrointestinale Beschwerden.

Stadium II (nach 24 Stunden): Gastrointestinale Symptome, u. a. Übelkeit und Erbrechen, sind häufig, Leberfunktionstests werden pathologisch, GOT, GPT, Bilirubin und Prothrombinzeit sind erhöht.

Stadium III (3.–5. Tag): GOT, GPT, Bilirubin und Prothrombinzeit erreichen höchste Werte. Erste Anzeichen eines Leberversagens.

Stadium IV (nach 5 Tagen): Hepatische Funktionen kehren wieder, oder der Tod durch Leberversagen tritt ein.

Eine Dosis von ≥ 140 mg/kg KG bei Kindern oder eine Dosis > 10 g bei Erwachsenen gilt als toxisch. Die Plasmahalbwertszeit beträgt 2½ Stunden bei normaler Dosierung. Bei schweren zellulären Schäden beträgt die Halbwertszeit > 4 Stunden.

Behandlung

Zu Hause wird der Magen durch Erbrechen und Spülung gereinigt. Zu diesem Zweck wird Ipecac-Sirup verwendet. Auf der Notaufnahmestation kann Apomorphin 0,07 mg/kg KG s. c. oder i. m. als Emetikum verwendet werden, da es leicht durch Naloxon 0,4–2 mg s. c., i. m. oder i. v. bei Erwachsenen oder 0,01 mg/kg KG bei Kindern antagonisiert werden kann. Hat der Patient eine Dosis über 140 mg/kg KG Paracetamol zu sich genommen, sollte Acetylcystein gegeben werden. Nach Ankunft auf der Notaufnahmestation kann der Magen mit Wasser gespült werden. Aktivkohle kann im Magen belassen werden. Sofern die Gabe von Acetylcystein indiziert ist, kann die Aktivkohle zunächst entfernt werden, wobei allerdings die „Wechselwirkungen" zwischen Aktivkohle und Acetylcystein praktisch zu vernachlässigen sind. Serumspiegel sollten in jedem Fall bestimmt werden.

Frühestens 4 Stunden nach Einnahme der Überdosis sollte ein Plasmaspiegel bestimmt und mit dem Rumack-Mathew-Nomogramm *(s. Abb. 19.)* verglichen werden. Liegt der Plasmaspiegel unter dem gefährlichen Bereich und haben sich keine toxischen Symptome entwickelt, so ist keine spezifische Medikation notwendig. Liegt der Plasmaspiegel über dem gefährlichen Bereich (≥ 15 μg/ml), so sollte initial 140 mg/kg KG Acetylcystein oral gegeben werden. Die Medikation sollte bis zu 17mal in einer Dosierung von 70 mg/kg KG alle 4 Stunden wiederholt werden, eine erbrochene Dosis sollte innerhalb der ersten Stunde wiederholt werden.

Acetylcystein ist in 20%iger Lösung (200 mg/ml) erhältlich, es sollte 1:4 in einem kohlensäurehaltigen Getränk oder Fruchtsaft verdünnt werden. Ein 20 kg schweres Kind braucht eine initiale Dosis von 140 mg/kg KG = 2800 mg oder 14 ml 20%iger Lösung. Sind 16 bis 24 Stunden seit Vergiftung vergangen, wird Acetylcystein im allgemeinen nicht mehr verwendet und es sollten lediglich unterstützende Maßnahmen je nach Schwere des Leberversagens unternommen werden. Plasma- oder Gerinnungsfaktorensubstitution können nötig werden. Eine i. v. Flüssigkeitssubstitution kann hilfreich sein, verfrühte Diurese ist eher schädlich und nützt nichts. Peritoneal- oder Hämodialyse sind 10 Stunden nach Einnahme von Paracetamol nicht mehr effektiv.

Da Antihistaminika, Steroide, Phenobarbital und Etacrynsäure die hepatische Cytochrom-P-450-Aktivität stimulieren, sollten sie während der Therapie der akuten Paracetamolvergiftung vermieden werden. Hepatische Residualschäden funktioneller oder struktureller Art nach Erholung von einer Paracetamolvergiftung sind nicht bekannt. Die Nebenwirkungen eines chronischen Paracetamolabusus sind noch Gegenstand von Studien.

Acetylsalicylsäure- und andere Salicylatvergiftungen

(Salicylismus)

Zu den häufigsten Vergiftungsunfällen kommt es durch die Aufnahme von Aspirin (Acetylsalicylsäure). Dies trifft sogar für Kinder unter 5 Jahren zu, trotz der kindergesicherten Verpackungen (Durchdrückfolie) und des begrenzten Inhalts von 20 Tabletten à 0,5 g. Eine schwere Vergiftung ist bei gesunden Kindern, die bis zu 200 bis 300 mg/kg Aspirin aufgenommen haben, nicht zu erwarten. Kinder, die eine fieberhafte Erkrankung hatten oder die Aspirin als Therapeutikum bekommen haben, tragen ein höheres Risiko. Eine therapeutische Überdosierung stellt einen häufigeren Unfall dar, der nach ca. 1 Tag einer hohen

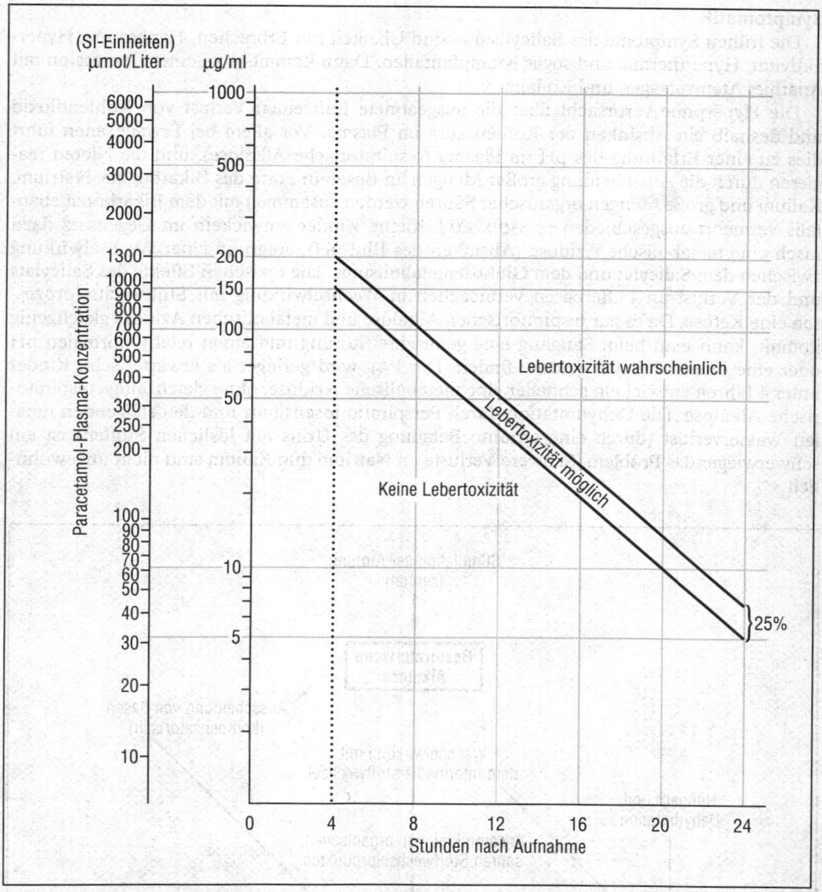

Abb. 19. **Rumack-Matthew-Nomogramm der einmaligen akuten Paracetamolvergiftung.** Semilogarithmische Auftragung der Paracetamolplasmaspiegel gegen die Zeit. Hinweise: 1. Die Zeit bezieht sich auf die Zeit der Vergiftung. 2. Serumspiegel, die weniger als 4 Stunden nach Einnahme abgenommen wurden, zeigen oft noch keine hohen Spiegel. 3. Die Graphik zeigt eine akute Vergiftung mit einer Monosubstanz. 4. Der Fehlerbereich von 25% berücksichtigt Labordifferenzen und ungenaue Zeitangaben. (Bearbeitet nach: Rumack B. H., Matthew H.: Acetaminophen poisoning and toxicity, *Pediatrics* 55: 871–876, 1975. Abdruck mit Genehmigung der Zeitschrift Pediatrics.

therapeutischen Dosis (das 2fache der üblichen Dosis) auftritt und schwieriger zu behandeln ist.

Das giftigste Salicylat ist das Öl des Wintergrüns (Methylsalicylat); über den Tod eines kleinen Kindes wurde nach Einnahme von weniger als 1 Teelöffel berichtet. Jeder Kontakt mit Methylsalicylat (enthalten in Einreibemitteln und in Lösungen, die in heißen Verdampfern verwendet werden) ist potentiell letal.

Symptomatik

Die frühen Symptome des Salicylismus sind Übelkeit mit Erbrechen, Hyperpnoe, Hyperaktivität, Hyperthermie und sogar Krampfanfällen. Dann kommt es zu einer Depression mit Apathie, Atemversagen und Kollaps.

Die Hyperpnoe verursacht über die ausgeatmete Luft einen Verlust von Kohlendioxid und deshalb ein Absinken der Kohlensäure im Plasma. Vor allem bei Erwachsenen führt dies zu einer Erhöhung des pH im Plasma (respiratorische Alkalose), und die Nieren reagieren durch die Ausscheidung großer Mengen an Basen in Form des Bikarbonats. Natrium, Kalium und große Mengen organischer Säuren werden zusammen mit dem Bikarbonat ebenfalls vermehrt ausgeschieden *(s. Abb. 20.)*. Kleine Kinder entwickeln im Gegensatz dazu rasch eine metabolische Azidose (Absinken des Blut-pH), aufgrund einer Wechselwirkung zwischen dem Salicylat und dem Glukosemetabolismus. Die toxischen Effekte des Salicylats und der Verlust an Pufferbasen verursachen in Wechselwirkung mit Stoffwechselprozessen eine Ketose. Da es zur respiratorischen Alkalose und metabolischen Azidose gleichzeitig kommt, kann man beim Säugling eine gemischte Störung und einen relativ normalen pH oder eine offensichtliche Azidose finden. Der P_{CO_2} wird geringer als erwartet sein. Kinder unter 4 Jahren entwickeln schneller eine metabolische Azidose, ohne gleichzeitige respiratorische Alkalose. Die Dehydratation durch Perspiratio insensibilis und den steigenden renalen Wasserverlust (durch eine erhöhte Beladung des Urins mit löslichen Stoffen) ist ein schwerwiegendes Problem. Schwere Verluste an Natrium und Kalium sind nicht ungewöhnlich.

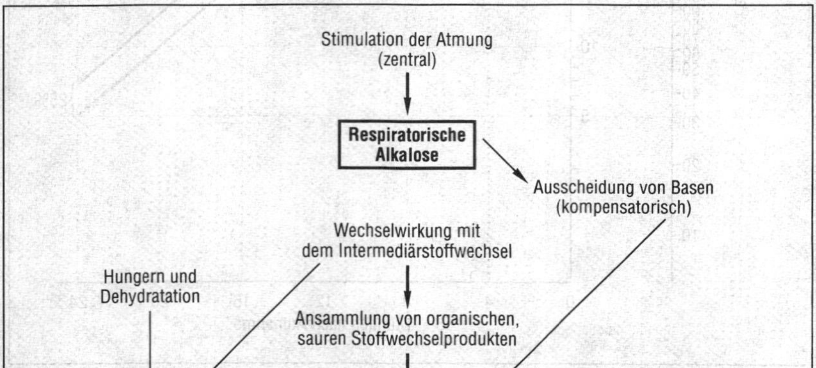

Abb. 20. **Pathogenese der Säure-Basen-Störung bei der Salicylatvergiftung.**
(Aus Done A. K.: Drug intoxication, The Pediatric Clinics of North America 7: 235–255, 1960. Verwendet mit Genehmigung der W. B. Saunders Company.)

Laborbefunde und Diagnostik

Ein nützlicher qualitativer Untersuchungstest auf Salicylsäure wird durchgeführt, indem man einige Tropfen Eisessig oder 0,1 N Salzsäure zu 1 ml Urin gibt und nachfolgend 3 Tropfen einer 10%igen Eisen-III-Lösung. Eine burgunderrote Farbe entwickelt sich und bleibt bestehen, wenn Salicylsäure enthalten ist. Der Serumsalicylsäurespiegel kann in den meisten Labors bestimmt werden. Käuflich erwerbbare Teststreifen können genauso für Urin wie für

Serum oder Plasma benutzt werden, um den Gehalt von Salicylsäure zu bestimmen. Diese Tests reagieren nur auf Salicylsäure und können deshalb nicht für Mageninhalt oder Pillen verwendet werden. Sie reagieren jedoch mit hydrolysiertem Salicylat entweder im Serum oder im Urin.

Andere bei der Diagnose und Behandlung nützliche Labortests sind Blut-pH, das Serum-CO_2 oder der P_{CO_2} (beides 2mal getestet), Serumnatrium, Serumkalium, Blut- und Harnstoffstickstoff, Blutglukose, Urin-pH und spezifisches Gewicht. Diese Parameter und der Serumsalicylsäurespiegel sollten regelmäßig während der Therapie bestimmt werden. Die Auswirkungen der Salicylsäurevergiftung hängen eher vom maximalen Spiegel als vom Spiegel in einem bestimmten Augenblick ab. Für die Aufnahme von Salicylsäure in Einzeldosen kann die Schätzung des relativen Schweregrads der Erkrankung mittels des Done-Nomogramms erfolgen, wenn der ungefähre Zeitpunkt der Einnahme und ein einziger Serumsalicylsäurespiegel bekannt sindt *(s. Abb. 21.).*

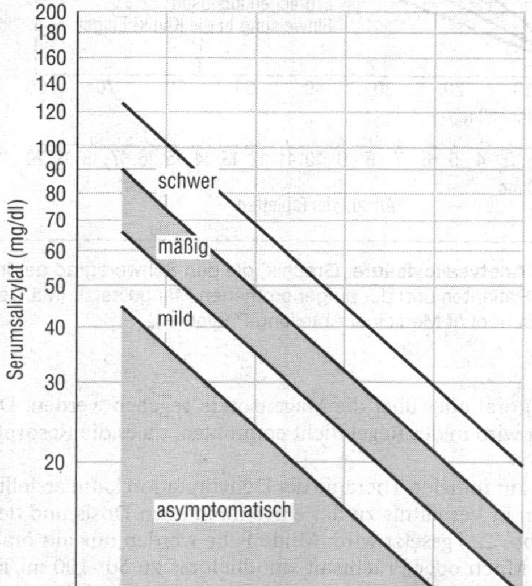

Abb. 21. **Nomogramm zur Schätzung des Schweregrades der Salicylsäurevergiftung zu unterschiedlichen Zeitpunkten nach Einnahme einer Einzeldosis.** (Nach Done A. K.: „Salicylate Intoxication; Significance of Measurement of Salicylate in Blood in Cases of Acute Ingestion"; *Pediatrics,* 26: 800–807, 1960. Verwendet mit Genehmigung der Akademie und des Autors.)

Therapie

Die frühe Entleerung des Magens ist entscheidend und wird am besten durch die Gabe eines Brechmittels erreicht *(s. Kap. TOX, 1., Allgemeine Prinzipien der Behandlung)*, sofern der Patient nicht komatös ist. Vor allem nach Einnahme von Aspirin sollte der Magen auch noch 6–8 h nach der Aufnahme entleert werden. Sobald das Erbrechen nachläßt, sollte Aktivkohle

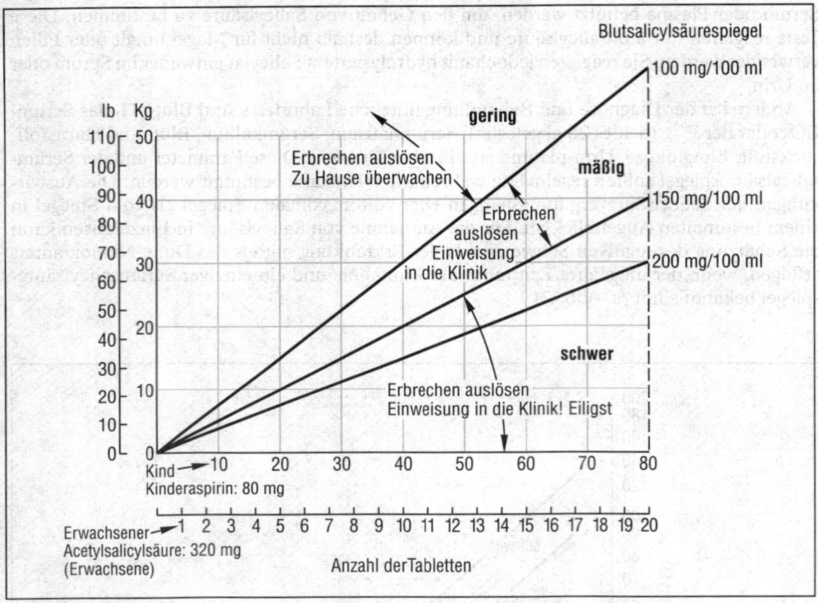

Abb. 22. **Einnahme von Acetysalicylsäure.** Graphik, die den Schweregrad der Intoxikation in Verhältnis zur Größe des Patienten und der aufgenommenen Menge setzt. (Mit Genehmigung der University of Rochester, School of Medicine, Abteilung Pädiatrie.)

(15 g in 100 ml Wasser) oral oder über die Magensonde gegeben werden. Die orale Zufuhr von Natriumbikarbonat wird in der Regel nicht empfohlen, da es die Resorption der Salicylsäure beschleunigt.

Ein allgemeiner Plan zur initialen Therapie der Dehydratation kann erstellt werden, indem die Größe des Patienten in Verhältnis zu der eingenommenen Dosis und dem Salicylsäurespiegel im Serum *(s. Abb. 22.)* gesetzt wird. Milde Fälle werden nur mit oraler Flüssigkeitszufuhr behandelt; z.B. Milch oder Fruchtsaft stündlich bis zu 50–100 ml/kg in den ersten 24 h. Potentiell schwere Fälle werden sofort mit i.v. Flüssigkeitszufuhr behandelt. Eine hypotone, polyionische Lösung, die 1 Teil 0,9%iges Natriumchlorid und 2 Teile 10%ige Dextrose in Wasser enthält, kann verwendet werden, bevor der Serumsalicylsäurespiegel bekannt ist. Die Anfangsrate der Zufuhr ist groß (20 ml/kg in der 1. Stunde), um eine normale Hydrierung zu erzielen und den renalen Blutfluß zu stabilisieren. Im Schockzustand werden Plasma oder Vollblut (10–15 mg/kg in 1 h) gegeben. Wenn die Nierenfunktion reguliert ist, kann bei einer schweren Azidose Natriumbikarbonat (3–5 mÄq/kg i.v. in 2–4 h) verabreicht werden. Das Ziel ist die Alkalisierung des Urins und, wichtig vor allem bei Erwachsenen, die Wiederaufsättigung des Organismus mit Kalium. Dies gelingt am besten, indem pro Liter i.v. Flüssigkeitszufuhr 35 mÄq/l Kaliumchlorid zugeführt werden. *Tab. 25.* zeigt eine Übersicht über die i.v. Flüssigkeitszufuhr.

Das Fieber wird durch lauwarme, mit Wasser (nicht mit Alkohol) getränkte Wickel gesenkt. Vitamin K_1 (Phytomenadion), 25 mg täglich i.m. oder i.v. (ACHTUNG, bei i.v. Zufuhr! *s. Kap. ERN, 3.),* wird als Einzeldosis bei Blutungen gegeben, die auf eine nur selten zu beobachtende Hypothrombinämie zurückzuführen sind. Ein Nierenversagen ist selten; wenn es auftritt, ist die Hämodialyse angezeigt.

Tab. 25. Schema der intravenösen Flüssigkeitszufuhr bei Salicylatvergiftungen

Zustand	*Flüssigkeit*	*Menge*
Anfangshydratation	A	2 ml/kg/h (100–200 ml/h bei Erwachsenen)
Bei Schock	Plasma oder Blut	10–15 ml/kg in 1 h, dann Flüssigkeit wie bei der Anfangshydratation
Wenn Nierenfunktion gesichert ist		
Milde oder keine Azidose	B	8 ml/kg/24 h
Schwere Azidose	C	10 ml/kg/24 h
Zusätzlich dringende Pufferung einer massiven Azidose	$NaHCO_3$	1–1,5 mÄq/kg, 10 min lang, falls der pH < 7,2
oder, wenn Azidose nicht abnimmt oder Na-Retention erwünscht ist		
	Tromethamin	3–5 ml einer 0,3-M-Lösung in 1 h
Entscheidung über weitere Maßnahmen erfolgt durch Blut-pH-Messung (< 7,2)		

Zusammensetzung (mÄq/l) und Herstellung der Flüssigkeiten

Flüssigkeit	*Na*	*K*	*Cl*	*HCO_3 oder Laktat*	*gelöst in*
A	75	0	50	25	330 ml 10% D/W 170 ml 0,9%ige NaCl-Lösung 14 ml 7,5% oder 44,6 mÄq/50 ml $NaHCO_3$
B	40	35	40	20	Elektrolyt 75, Elektrolyt 75 mit 5% Dextrose, Lonusol T mit 5% Dextrose
C	55	35	40	35	500 ml Flüssigkeit B 8,5 ml 7,5% $NaHCO_3$

Anmerkung: $NaHCO_3$ sollte besonders bei Kindern nicht zugesetzt werden, bevor der pH bekannt ist.
Verändert nach: Done, A. K., Temple, A. R.: Treatment of Salicylate Poisoning. Modern Treatment 8: 528–551, 1971. Abdruck mit Genehmigung.

Laugen und Säuren

Die Aufnahme starker Säuren und Laugen verursacht Verätzungen und direkte Gewebeschäden und kommt nicht selten vor. Die häufigsten Vergiftungsquellen sind Abfluß- und Toilettenreiniger und Geschirrspülmaschinenmittel. Früher in fester Form verkauft, sind diese Produkte jetzt auch in der schädlicheren flüssigen Form erhältlich, allerdings enthalten weniger von ihnen die besonders gefährlichen Chemikalien Natriumhydroxid oder Schwefelsäure. (Bei den festen Produkten hält das brennende Gefühl der Teilchen, die auf einer feuchten Oberfläche ankleben, das Kind davon ab, mehr zu sich zu nehmen. Da sie im flüssigen Zustand nicht ankleben, wird leicht mehr aufgenommen und der gesamte Ösophagus kann zerstört werden.)

Symptomatik

Der Schmerz tritt in schweren Fällen sofort auf. Die verätzenden Gebiete werden ödematös und geschwollen, es tritt Dysphagie auf, und Sekrete sammeln sich an. Die Ödeme können den Luftweg verlegen. Der Puls ist oft schnell und schwach. Die Atmung ist flach und ein Schock die Regel.

Bei Patienten, die den Primärschaden überleben, kann es zu Sekundärinfektionen kommen oder Ösophagus oder Magen können nach 1 Wo. oder mehr perforieren. Die Perforation in das Mediastinum tritt akut mit schweren Brustschmerzen auf. Sogar bei einem anfangs gutartigen Verlauf kann sich Wochen später eine Striktur entwickeln, wenn die akute Episode nicht behandelt wird. Zum Tod können Komplikationen wie ein Kreislaufschock, eine auf das Pharynxödem zurückzuführende Asphyxie, eine Perforation des Ösophagus oder eine Irritation der Lunge führen.

Therapie

Alle Patienten sollten von einem Arzt untersucht werden; bei den meisten ist die Einweisung in ein Krankenhaus erforderlich. Die **Verdünnung der Chemikalie durch Trinken von Wasser oder Milch ist eine Sofortmaßnahme.** Milch, ein Demulgens, das den Vorteil hat, die Schleimhaut zu überziehen und zu schonen und auch die Gewebsproteine an der Zerstörungsstelle ersetzt, wird bei Kindern bevorzugt. Die kontaminierte Kleidung wird entfernt und die kontaminierte Haut abgewaschen. Die Entleerung des Magens durch Erbrechen oder Spülung ist *kontraindiziert.*

Die An- oder Abwesenheit von Mundverätzung ist kein verläßliches Zeichen dafür, ob der Ösophagus verätzt ist oder nicht. Eine Endoskopie ist angezeigt, wann immer Ätzmittel aufgenommen worden sind, um sicherzustellen, daß der Ösophagus intakt ist.

Bei Ösophagusverletzungen wird die Kortikoidsteroidtherapie heutzutage nicht mehr als adäquat erachtet und kann bei Verbrennungen 3. Grades sogar gefährlich sein. Die Endoskopie ist ein wichtiges Mittel zur Abschätzung der Gefahr von Strikturbildungen und eines eventuell erforderlichen Ösophagusersatzes. Ein Breitbandantibiotikum wird gegeben, wenn Fieber oder eine Entzündung des Mediastinums aufgetreten ist. Bei leichten Fällen wird früh mit der oralen Flüssigkeitszufuhr begonnen; andernfalls erfolgt die i.v. Therapie, bis Flüssigkeit oral vertragen wird. Eine Tracheotomie kann angezeigt sein, um den Luftweg zu erhalten. Wenn Strikturen nicht verhindert werden können, ist für Monate oder Jahre eine Therapie zum Aufdehnen und Weiten erforderlich.

Bleivergiftung

Plumbismus

Die Bleivergiftung ist eine chronische Störung, die manchmnal durch wiederholte, akute, symptomatische Episoden unterstrichen wird, und kann zu chronischen, irreversiblen Defekten führen (etwa geistige Retardierung beim Kind und progressive Nierenerkrankung beim Erwachsenen). Die wiederholte Aufnahme von Bleifarbplättchen, das Verbleiben eines metallischen Bleigegenstandes (Kugel, Vorhanggewicht, Fischgewicht, Spielzeug etc.) im Magen oder in einem Gelenk, wo das Blei langsam in Lösung geht, Kontamination durch die Aufbewahrung von sauren Nahrungsmitteln und Getränken (Früchte, Fruchtsäfte, Colagetränke, Tomaten, Tomatensaft, Wein, Apfelwein), in Keramikwaren, deren Glasur Blei enthält, das Verbrennen von mit Bleifarbe gestrichenem Holz in offenen Kaminen oder Öfen von Batteriebehältern, bleihaltige Volksheilmittel, Produkte der Hüttenindustrie (bleiglasierte Keramikwaren, bleihaltiges Glas etc.), schwarzgebrannter bleihaltiger Whisky oder Wein, die Inhalation bleihaltiger Benzindämpfe und berufliche Exposition ohne Schutz (Atemmaske, Ventilation, Staubfänger) – all dies stellt eine „hochdosierte" Bleiquelle dar. „Niederdosierte" Bleiquellen, hauptsächlich kontaminierter Staub und Schmutz, werden mit der symptomfreien erhöhten Bleiabsorption bei Kindern in Zusammenhang gebracht *(s. Tab. 26. Klassifikation der Bleivergiftung).*

Symptomatik und Diagnostik

Das Risiko einer symptomatischen Bleivergiftung steigt mit einer Blutbleikonzentration **(PbB)** > 60–70 μg Pb/dl Vollblut an. Wenn PbB > 100 μg/dl Vollblut ist, ist das Risiko einer

Tab. 26. Klassifikation der Bleivergiftung

Stadium	*Risiko*	*Labor (Vollblut) oder klinische Befunde*	*Therapie*
I	leicht	PbB 10–19 µg/dl FEP < 35 µg/dl PbB 20–24 µg/dl FEP 35–220 µg/dl Eisenmangel	Umgebung beobachten, verminderte Exposition PbB-Spiegel überwachen, genaue Analyse der Umgebung, Gefahrenquellen beseitigen
II	mäßig	PbB 25–44 µg/dl FEP < 35 µg/dl: minimale Bleibelastung FEP 35–220 µg/dl: deutliche Bleibelastung	Vollständige klinische Untersuchung, Therapie erwägen
III	groß	PbB 45–69 µg/dl FEP < 35 µg/dl: nie beobachtet FEP 35–220 µg/dl: starke Bleibelastung	Therapie obligatorisch (s. Text)
IV	Notfall	asymptomatisch, PbB 70–100 µg/dl und/oder FEP > 250 µg/dl: Bleivergiftung	Therapie obligatorisch (s. Text)
V	Enzephalopathie oder drohende Enzephalopathie	alle symptomatischen Patienten bzw. alle Patienten mit PbB > 100 µg/dl	Therapie obligatorisch (s. Text)

Pb = Blei, PbB = Bleikonzentration im Vollblut, FEP = „freies" Erythrozyten-Protoporphyrin

Enzephalopathie groß, aber nicht abschätzbar. **Bei Kindern** besteht bei einer Blutbleikonzentration > 40–50 µg/dl bereits das Risiko bleibender kognitiver Schäden. Teilweise wird angenommen, daß dies bereits bei Blutbleikonzentrationen > 10 µg/dl der Fall ist. **Bei Erwachsenen** kann sich eine charakteristische Folge von Symptomen über mehrere Wochen oder länger entwickeln: Persönlichkeitsveränderungen, Kopfschmerzen, ein metallischer Geschmack, eine Anorexie, unklares abdominelles Unbehagen, das in Erbrechen, Obstipation und kolikartigen Bauchschmerzen kulminiert. Eine Enzephalopathie ist bei Erwachsenen selten. **Bei Kleinkindern** ist der Beginn der klinischen Symptome meist abrupt mit folgendem Erscheinungsbild: 1–5 Tage andauerndes und kräftiges Erbrechen, ataktische Bewegungen, Krämpfe, Veränderungen der Bewußtseinslage und letztlich schwer zu beherrschende Krämpfe und Koma. Diese Symptome der akuten Enzephalopathie sind primär auf ein Hirnödem zurückzuführen und ihnen können mehrere Wochen der Reizbarkeit und verringerter Spielaktivität vorangehen. Ein Hirnabszeß, Hirntumor, eine akute Enzephalitis und Meningitis sollten bei der Differentialdiagnose berücksichtigt werden. Bei Kindern sollte an eine chronische Bleivergiftung gedacht werden bei der Differentialdiagnose von geistiger Retardierung, Anfallsleiden, aggressiven Verhaltensstörungen, Regression in bezug auf die Entwicklung und andauerndem, krankhaftem Appetit. Die Symptome können spontan verschwinden, wenn die übermäßige Exposition unterbrochen wird und stellen sich nur bei erneuter Exposition wieder ein. Eine hypochrome, mikrozytäre Anämie kann bei Kindern wie bei Erwachsenen auf Blei, Eisenmangel oder beides zurückgeführt werden. Die Inhalation von Tetraäthyl- oder Tetramethyl-Blei ergibt ein unterschiedliches Bild, primär mit Symptomen einer toxischen Psychose.

Zur endgültigen Diagnose ist die Messung des Blutbleigehalts erforderlich. Eine andere nützliche Screening-Methode zur Feststellung der Bleibelastung ist die Messung des freien Erythrozyten-Protoporphyrins (FEP) *(s.a. Tab. 26., Labor).* FEP ist ein sensitiver Indikator für metabolisch aktives Blei in Gewebe und Knochen, weiterhin ist FEP ein direktes Maß des toxischen Effekts des Bleis auf die Hämsynthese. Es eignet sich gut zum Screening bei Routineuntersuchung exponierter Kinder, allerdings kann es auch bei Fe-Mangel erhöht sein.

Von großem Nutzen ist auch die Messung der gesamten Bleiausscheidung im Urin während des 1. Tages der Chelatbildnertherapie. Die Diagnose ist gesichert, wenn das Verhältnis (μg Pb ausgeschieden/mg CaEDTA zugeführt) 1 übersteigt. Blut- und Urinproben *müssen* in bleifreien Gefäßen gesammelt werden. Um zuverlässige Ergebnisse zu bekommen, sollten die Untersuchungen von Laboratorien durchgeführt werden, die Erfahrung in der Bleianalyse haben. Bei akuten, symptomatischen Fällen muß mit der Chelatbildnertherapie begonnen werden, bevor Blut- und Urinbleidaten verfügbar sind. Die Verdachtsdiagnose kann erstellt werden auf der Basis eines Knochenmarkspunktats, das eine basophile Tüpfelung bei > 60% der Normoblasten zeigt, eines Urintests auf Koproporphyrin und δ-Aminolävulinsäure und, beim Kind, auf der Basis positiver Befunde bei Röntgenaufnahmen des Bauchs und/oder der Röhrenknochen. Mäßige Glukosurie ist ein weiterer Hinweis.

Therapie

Succimer (DMSA – Dimercaptosuccininsäure) ist ein neues orales Medikament zur Behandlung der Bleivergiftung. Es bildet wasserlösliche Chelate mit Blei und führt damit zu einer erhöhten Bleiausscheidung im Urin. Gegenwärtig wird es zur Behandlung von Kindern mit Blutbleikonzentrationen > 45 μg/dl empfohlen; allerdings liegen noch nicht genügend Daten vor, um die gesamte Indikationsbreite bestimmen zu können. Ebenso ist noch nicht das gesamte Spektrum der Nebenwirkungen bekannt. Zu den häufigen Nebenwirkungen gehören gastrointestinale Symptome (Nausea, Erbrechen, Diarrhö, Appetitverlust, Metallgeschmack im Mund) und ein Anstieg der Serumtransaminasen. Die empfohlene Behandlungsdauer beträgt 19 Tage. Es ist noch unklar, ob eine ununterbrochene Behandlung über drei Wochen hinaus schädlich ist, daher wird diese nicht empfohlen. Dosierungen und Therapieleitlinien sind der *Tab. 27.* zu entnehmen.

Bei der **akuten Bleienzephalopathie** (Stadium IV und V) wird die Kombinationsbehandlung mit BAL-CaEDTA gemäß dem Dosierungsschema in *Tab. 27.* empfohlen und sollte begonnen werden, sobald die Urinausscheidung gesichert ist. Die angegebene maximale Dosis sollte nicht länger als 5 Tage verabreicht werden, um die Entleerung der Körperspeicher an essentiellen Metallen, besonders Zink, zu verhindern. Die Dosierungen werden besser in Abhängigkeit von der Körperoberfläche (KOF) als vom Körpergewicht berechnet. Bei symptomfreien und Patienten mit nur leichten Symptomen und einem PbB-Wert von 70–100 μg/dl (Stadium IV) Vollblut wird die Behandlung wie folgt verändert: Absetzen des BAL nach 48 h, doch Fortfahren mit CaEDTA für weitere 48–72 h in einer verringerten Dosierung von 50–75 mg/kg/Tag, aufgeteilt in 2–3 i.m. Verabreichungen, die in 8–12-h-Intervallen gegeben werden. Erhalten Patienten BAL, sollten ihnen zur Deckung des Bedarfs Flüssigkeiten parenteral zugeführt werden (oder klare Flüssigkeiten oral), um das Erbrechen zu vermeiden, das BAL verursacht. Bei einem PbB-Wert von 50–69 μg/dl Vollblut (Stadium III) ist CaEDTA allein ausreichend *(Tab. 27.).* Eine zu frühe Beendigung der Chelatbildnertherapie führt meist zu einem erneuten Anstieg des PbB-Wertes, vermutlich aufgrund einer internen Neuverteilung des Bleis. Dieser erneute Anstieg kann oft mit oralem D-Penicillamin **(PCA)** unterdrückt werden, verabreicht nach einer 2tägigen Ruheperiode nach der CaEDTA-Behandlung. Prophylaktisch sollte Eisen, Zink und Kupfer gegeben werden, um einen Mangel dieser Metalle während der Langzeitbehandlung mit PCA so gering wie möglich zu halten.

Tab. 27. Dosierungsschema für Chelatbildner[1]

Kombiniert BAL-CaEDTA

Dosierung: BAL[2] 3–5 mg/kg/Dosis i. m. alle 4 h; CaEDTA[3] 25 mg/kg/Dosis i. m.

Zufuhr: Bei der 1. Dosis injiziert man nur BAL (i. m.); man beginnt 4 h später und alle 4 h danach für 5–7 Tage mit der gleichzeitigen Injektion von BAL und CaEDTA an getrennten und tiefen i. m.-Stellen (wobei man an einer Stelle abwechselnd BAL oder CaEDTA injiziert).

nur CaEDTA

Dosierung: 50–75 mg/kg/Dosis i. m. auf zwei Tagesdosen alle 12 h verteilt

Zufuhr: Bei Kindern ist die i. m. Injektion einfacher; falls i. v. Weg bevorzugt, wie bei Erwachsenen, sollte jede Dosis über 6 h infundiert werden; man pausiert 2–3 Wo. zwischen jedem 3–5tägigen Therapieabschnitt.

Succimer (DMSA)[4]

Dosierung: 10 mg/kg alle 8 h über 5 Tage, anschließend alle 12 h über 2 Wochen

Zufuhr: Die empfohlene Behandlungsdauer beträgt 19 Tage; die Fortsetzung der Behandlung mit längeren Intervallen nach den ersten 5 Tagen verhindert einen reboundartigen Anstieg des Blutspiegels während der Behandlung und reduziert das Risiko für die Zeit nach Abschluß der Therapie. Die Blutbleispiegel sollten nach der Therapie mindestens 1mal pro Woche kontrolliert werden, um festzustellen, ob eine Wiederholung der Therapie angezeigt ist. Zwischen den Therapiezyklen sollten mindestens zwei Wochen Pause eingehalten werden.

D-Penicillamin[5]

Dosierung: Bis zu 20–30 mg/kg/Tag für die orale Langzeittherapie; bei Erwachsenen 250 mg 4×tgl. (bis höchstens 40 mg/kg/Tag)

Zufuhr: Vollständige Tagesdosis auf nüchternen Magen 2 h vor dem Frühstück: Inhalt der Kapsel kann mit etwas kaltem Obst oder Fruchtsaft unmittelbar vor der Zufuhr gemischt werden.

[1] Siehe Text über kritische Aspekte der Zuhilfenahme chelatbildender Substanzen und über Vorsichtsmaßregeln bei ihrer Anwendung.

[2] BAL (Dimercaprol). Die von der U.S. Food and Drug Administration (FDA) empfohlene Dosis beträgt 2,5 mg/kg Körpergewicht/Dosis alle 4 h, was ungefähr 100 mg/m² KOF/Dosis entspricht, oder etwa 20% mehr als die hier empfohlene Dosis für Kinder.

[3] CaEDTA. Kalziumdinatrium-äthylendiamintetraacetat, erhältlich in 20%iger Lösung. Für den i. m. Gebrauch gibt man genügend Procain hinzu, um eine Endkonzentration von 0,5% Procain zu erzielen. Die i. m. Injektion ist bei Kindern günstiger und erlaubt eine bessere Kontrolle der i. v. Flüssigkeitszufuhr, eine wichtige Überlegung im Falle einer Enzephalopathie. Wenn es i. v., in Kombination mit i. m. BAL, gegeben wird, infundiert man die gesamte Tagesdosis (1500 mg/m² KOF über 24 h) und überwacht ständig das EKG.

[4] DMSA = meso 2,3-Dimercaptosuccininsäure (Succimer). Empfohlen für Kinder mit Blutspiegeln > 45 µg/dl.

[5] D-Penicillamin (PCA), erhältlich in 250- und 125-mg-Kapseln, wird von der FDA als Forschungspräparat bezeichnet, sofern es zur Therapie einer Bleivergiftung angewendet wird: siehe die Empfehlungen der AMA Council on Drugs.

Aus: Chisolm J. J. Jr.: Increased lead absorption and acute lead poisoning. Current Pediatric Therapy: 9, S. S. Gellis und B. M. Kagan (eds.). Saunders, Philadelphia 1980.

CaEDTA und nachfolgend PCA können für Kinder mit einem nachgewiesenen PbB-Wert ≥ 50 μg/dl Vollblut von Nutzen sein, weil das sich entwickelnde Gehirn dadurch dem Bleiüberfluß kürzer ausgesetzt ist; eine Verringerung der Exposition ist in allen Fällen, v. a. jedoch bei niedrigeren PbB-Werten entscheidend. Außerdem sollte auf eine adäquate Ernährung geachtet werden.

Die kombinierte BAL-CaEDTA-Therapie bei **akuter Bleienzephalopathie** wird ausführlich in der Literatur beschrieben. Der Neurologe sollte rasch hinzugezogen und der Patient auf der Intensivstation betreut werden.

Vorsichtsmaßnahmen bei Gebrauch chelatbildender Substanzen: EDTA wird nicht metabolisiert; es wird unverändert ausschließlich durch renale, glomeruläre Filtration ausgeschieden. CaEDTA muß anurischen Patienten vorenthalten werden. Bei der kombinierten BAL-CaEDTA-Behandlung sollte CaEDTA in der Dosierung nach *Tab. 27.* nicht länger als 5 Tage hintereinander gegeben werden; jedoch kann man bei sehr schweren, langsam reagierenden Fällen von Enzephalopathie noch vorsichtig weitere 2 Tage (höchstens) damit fortfahren. Die niedrigere, tägliche Dosis CaEDTA (50–75 mg/kg/Tag), für Patienten mit nur geringen oder keinen Symptomen empfohlen, ist gefahrloser, sollte aber nicht länger als 5 aufeinanderfolgende Tage, mit mindestens 1 Wo. Pause dazwischen, verwendet werden. Während der diagnostische CaEDTA-Test (75–100 mg/kg nur über 1 Tag) bei symptomfreien Personen gefahrlos ist, sollte CaEDTA nicht therapeutisch verwendet werden in nicht-lebensbedrohlichen Situationen, wenn eine akute Nierenerkrankung besteht.

Schwerwiegende Reaktionen auf CaEDTA sind: Die Erhöhung des Blut- und Harnstoffstickstoffes, Proteinurie, mikroskopische Hämaturie, Ausscheidung von Epithelzellen der Nierentubuli mit dem Urin, Hyperkalzämie, Fieber und Diarrhö. Die dosisbezogene Nierentoxizität ist gewöhnlich reversibel. Die Nebeneffekte des CaEDTA sind wahrscheinlich auf das Aufbrauchen des Zinks zurückzuführen. Penicillamin **(PCA)** ist bei einer Nierenerkrankung und Penicillinüberempfindlichkeit *kontraindiziert.* PCA eingestellte Patienten müssen wöchentlich auf Nebenreaktionen genau untersucht werden (z. B. diffuse erythematöse Rötungen, angioneurotische Ödeme, Neutropenie und Proteinurie), diese sind reversibel, wenn das Medikament sofort abgesetzt wird. **BAL** sollte bei einem schweren hepatozellulären Schaden nicht gegeben werden, kann aber vorsichtig schon bald bei Patienten mit Oligurie und Enzephalopathie gegeben werden. Bei Patienten mit G6PD-Mangel kann BAL eine mäßige bis schwere, akute, intravaskuläre Hämolyse auslösen. Im Gegensatz zu CaEDTA und D-Penicillamin kann BAL *nicht* gleichzeitig mit Eisen gegeben werden. Auch bei beschwerdefreien Personen stellen Leber- und Nierenerkrankungen eine Kontraindikation für die Verwendung von chelatbildenden Substanzen dar. In Fällen mit ausgeprägten Symptomen müssen die Risiken der Behandlung mit Chelatbildnern sorgfältig abgewogen werden. Keines dieser Medikamente sollte prophylaktisch bei fortgesetzter Bleiexposition verwendet werden (z. B. Kinderarbeit in Bleiminen etc.), da sie eine Nettozunahme der Bleiabsorption aus dem Gastrointestinaltrakt verursachen können. Bei Langzeitbehandlung muß die Bleiexposition beendet werden.

(N.B. In der BRD wird heute bei Bleivergiftungen BAL für kontraindiziert gehalten. Bei der akuten Vergiftung wird empfohlen: Magenspülung mit 2–3%iger Natriumsulfatlösung, Carbo medicinalis zur Absorption, maximal 20 mg $CaNa_2$-EDTA/kg Körpergewicht/Tag i. v. in 500 ml 5%iger Glukose- oder Lävuloselösung 3 Tage lang mit eventueller Wiederholung. $CaNa_2$-EDTA hat gegenüber Na_2-EDTA den Vorteil, daß es das Kalzium des Körpers nicht abbaut und so über längere Zeit i. v. verabreicht werden kann. Harnkontrolle auf Eiweiß ist unerläßlich, da bei Proteinurie die Behandlung unterbrochen werden soll. Die chronische Bleivergiftung wird auch mit $CaNa_2$-EDTA behandelt. Nach Brugsch-Klimmer, Vergiftungen im Kindesalter, 2. Auflage, Ferdinand Enke Verlag, Stuttgart. – In Notfällen wird auch DMPS [2,3]-Dimercaptol-Propansulfonat, Natriumsalz, 100 mg 3 × tgl. empfohlen [nach Zilke], das eigentlich bei Quecksilbervergiftungen verwendet wird. Im übrigen sind in der BRD Bleivergiftungen bei Kindern fast unbekannt. Der Herausgeber).

Eisenvergiftung

Aufgrund der weiten Verbreitung eisenhaltiger Präparate kommt es häufig zu Eisenvergiftungen, allerdings selten mit tödlichem Ausgang. Elementares Eisen hat einen toxischen Effekt auf den Gastrointestinaltrakt, das kardiovaskuläre und des zentralnervöse System. Die oral letale Dosis elementaren Eisens schwankt zwischen 200 und 250 mg/kg KG, kleinere Dosen, wie z. B. 130 mg elementaren Eisens, können bei Kindern jedoch bereits toxisch sein. Die am häufigsten verschriebenen Eisentabletten sind Ferrosulfat (enthält ca. 20% elementares Eisen), Ferrofumarat (enthält etwa 30% elementares Eisen) oder Ferroglukonat (enthält ca. 10% elementares Eisen). Bis zu 20 mg elementares Eisen/kg wirken nicht toxisch, 20–60 mg elementares Eisen/kg führen zu leichten bis mittleren und 200–500 mg/kg zu lebensbedrohlichen Vergiftungserscheinungen.

Die Möglichkeit einer Bestimmung der Eisenserumkonzentration ist fast überall gegeben. Mit ihrer Hilfe kann abgeschätzt werden, inwieweit eine Vergiftung vorliegt *(s. Tab. 28.)*. Wenn der Patient bereits Desferrioxamin erhalten hat, sollte dies dem Labor mitgeteilt werden, damit die Serumeisenbestimmung entsprechend beurteilt werden kann.

Tab. 28. Serum-Eisenspiegel*

Serumspiegel (μg/dl)	Toxizitätsgrad
0– 100	normal
100– 350	eindeutige Eisenüberladung, leicht toxisch
350– 500	schwer toxisch
500–1000	schwerst toxisch
>1000	potentiell tödlich

* 2–4 h nach Einnahme
Bearbeitet nach Ellenhorn, M. J. und Barceloux, P.: *Medical Toxicology,* Elsevier, New York 1987, p. 1025. Copyright 1987 Elsevier Science Publishing Co., Inc.

Eine weitere Nachweismöglichkeit ist die Zugabe von 30%iger Hydrogenperoxidlösung in destilliertem Wasser zum Magensaft. Liegt Eisen vor, färbt sich der Magensaft orange bis dunkelrot, je nach Eisengehalt. Diarrhö, Erbrechen, Leukozytose, Hyperglykämie und ein positiver radiologischer Nachweis liegen bei Serumeisenkonzentrationen über 350 μg/dl vor. Liegt einer dieser Befunde vor, so ist ein Serumeisenspiegel über 350 anzunehmen. Entwickeln sich keine Symptome während der ersten 6 Stunden, so ist das Risiko des Patienten minimal.

Es gibt vier typische Stadien der Eisenvergiftung:

Stadium I (*innerhalb* der ersten 6 Stunden nach Vergiftung): Erbrechen, Diarrhö, Hyperirritabilität, Bauchschmerzen, Anfälle, Apathie und Koma können auftreten. Irritationen der gastrointestinalen Mukosa können zu einer hämorrhagischen Gastritis führen. Bei hohen Serumeisenspiegeln können Tachypnoe, Tachykardie, Hypotension und metabolische Azidose auftreten. Schock oder Koma innerhalb der ersten 6 Stunden sind ein schlechtes prognostisches Zeichen. **Stadium II** (innerhalb der ersten 10–14 Stunden nach Vergiftung): Während einer Latenzperiode, die bis zu 24 Stunden dauern kann, kommt es zu einer scheinbaren Verbesserung. **Stadium III** (12–48 Stunden nach Vergiftung): Schock, Hypoperfusion und Hypoglykämie treten auf. Serumeisenspiegel können normal sein. Leberschäden mit erhöhter GPT, Fieber, Leukozytose, Gerinnungsstörungen, T-Inversion im EKG, Orientierungsstörungen, Ruhelosigkeit, Apathie, Anfallsneigung, Koma, Schock, Azidose und Tod können auftreten. **Stadium IV** (2–5 Wochen später): Mögliche Komplikationen seitens einer Pylorus-,

Antrum- oder einer anderen intestinalen Obstruktion, einer Leberzirrhose oder einer ZNS-Schädigung können in den Vordergrund treten.

Falls möglich, sollten sofort Serumeisen und Serumeisenbindungskapazität bestimmt werden. Falls das Serumeisen die Serumeisenbindungskapazität überschreitet, besteht die Gefahr einer systemischen Toxizität. Liegt zwar wesentlich mehr Serumeisen als normal (110 μg/dl) vor, überschreitet das Serumeisen jedoch nicht 350 μg/dl, so ist es unwahrscheinlich, daß freies Eisen vorliegt, der Patient muß nicht hospitalisiert werden, es sei denn, er bietet Symptome einer Eisenvergiftung. Bei einem Serumeisenspiegel über 350 μg/dl sowie beim Vorliegen von Symptomen kann eine Hospitalisierung notwendig sein.

Zur Kontrolle, ob freies Eisen im Patientenblut vorliegt, kann ein Provokationstest durchgeführt werden. Dazu wird 25 mg/kg KG (nicht mehr als 1 g insgesamt) Desferrioxamin i.m. injiziert. Freies Eisen bildet mit Desferrioxamin einen Chelatkomplex und wird im Urin eliminiert, eine Rotfärbung des Urins fällt dabei auf. Falsch-negative Ergebnisse können vorkommen. Liegt der Serumeisenspiegel über 500 μg/dl, so sollte eine Desferrioxamintherapie sofort begonnen werden.

Behandlung

Initial sollte versucht werden, das freie Eisen aus dem Magen zu entfernen. Beim wachen Patienten sollte durch Ipecacuanha-Sirup Erbrechen ausgelöst werden. Eine Magenspülung mit 5%igem Natriumbikarbonat ist sinnvoll. Der Gebrauch von Natriumdihydrogenphosphatlösung wurde empfohlen, birgt aber das Risiko einer Hyperphosphatämie und Hypokalzämie, sofern nicht entsprechende Kontrollen durchgeführt werden. Zeigt das Röntgenbild nach Entleerung des Magens immer noch schattengebende Tabletten, so sollte die Magenspülung wiederholt werden. Aktivkohle absorbiert Eisen nicht und sollte daher nicht verwandt werden.

Die Desferrioxamintherapie sollte durchgeführt werden, wenn erstens der Serumeisenspiegel ≥ 350 μg/dl beträgt und gastrointestinale Symptome vorhanden sind, zweitens bei Serumeisenspiegel ≥ 500 μg/dl, drittens bei allen Patienten mit Symptomen einer Eisenvergiftung, wenn Eisenspiegelbestimmungen nicht möglich sind. Bei normotensiven Patienten beträgt die Desferrioxamindosis 1 g i.m., unabhängig vom Alter des Patienten, die Therapie kann alle 4–12 Stunden bis zu maximal 6 g/Tag wiederholt werden. Entscheidend sind klinische Zeichen und Ansprechen der Laborparameter. Bei Vorliegen einer Minderperfusion oder einer schweren Azidose sollte das Medikament i.v. injiziert werden, dabei sollten 15 mg/kg KG/h nicht überschritten werden. Bei massiver Intoxikation kann diese Dosis nicht ausreichend sein, da 1 g Desferrioxamin nur ungefähr 85 mg Eisen bindet. Peritonealdialyse, Hämodialyse oder Austauschtransfusion müssen dann in Erwägung gezogen werden. Austauschtransfusionen sind sehr effektiv, sie sind ein wichtiges therapeutisches Mittel, wenn sich ein Nierenversagen entwickelt. 2–6 Wochen nach der Vergiftung sollte eine gründliche Nachuntersuchung des Patienten erfolgen. Paradoxerweise entwickelt sich häufig nach Vergiftungen eine Eisenmangelanämie, diese ist durch gastrointestinale Blutverluste und Abbinden von Eisen aus den Eisenspeichern zu erklären. Komplikationen seitens des Gastrointestinaltraktes sind meist Stenosen oder Strikturen im Bereich des Pylorus oder anderer Magenanteile. Eine Röntgenuntersuchung besonders des oberen Gastrointestinaltraktes sollte frühestens 6 Wochen nach Vergiftung durchgeführt werden. Die Prognose ist gut. Die Mortalität liegt bei Entwicklung eines Schocks oder Koma bei 10%, insgesamt beträgt sie ca. 1%.

Kohlenwasserstoffvergiftung

Jedes Jahr ist die Aufnahme von Petroleumdestillaten (z.B. Benzin, Kerosin, Lackverdünner) und halogenierten Kohlenwasserstoffen (z.B. Tetrachlorkohlenstoff, Äthylendichlorid) verantwortlich für mehr als 25000 Vergiftungen bei Kindern < 5 Jahren. Die meisten Todesfälle mit akutem Herz-Kreislaufversagen nach Vergiftungsunfällen mit Kohlenwasserstoffen kommen jedoch bei Teenagern vor. Die Viskosität ist die bedeutendste physikalische Eigenschaft dieser Kohlenwasserstoffderivate, da sie das Risiko ihrer Aspiration bestimmt. Je niedriger die Viskosität, desto höher ist das Risiko einer pulmonalen Aspiration. Mineralisches Versiegelungsöl (wird in Produkten wie Möbelpolitur verwendet) ist die gefährlichste der visköseren Flüssigkeiten, da die Gefahr einer Aspirationspneumonie besteht.

Symptomatik

Symptome und Anzeichen sind hauptsächlich an das Atmungssystem, den GI-Trakt und das ZNS gebunden. Anfangs hustet und würgt das Opfer, selbst bei einem nur kleinen Schluck. Dann kommt es zu einer Zyanose, Atemstillstand und andauerndem Husten. Ältere Kinder klagen möglicherweise über einen brennenden Schmerz im Magen und erbrechen spontan. Das ZNS reagiert mit Apathie, Koma und Krämpfen. Diese Effekte sind im allgemeinen dosisabhängig und am schwersten bei Vergiftungen mit dünnflüssigem mineralischem Versiegelungsöl.

Bei Tierversuchen ist Kohlenwasserstoff im Respirationstrakt 140mal toxischer als Kohlenwasserstoff im GI-Trakt. Wenn diese Ergebnisse auf Menschen angewandt würden, könnte der Tod nach 350 ml im Magen eines Kindes oder nach nur 2,5 ml in den Lungen eintreten.

In schweren Fällen können Herzdilatation, Vorhofflimmern und lebensgefährliches Kammerflimmern auftreten. Schädigungen der Nieren und des Knochenmarks sind beschrieben worden. Wenn der Tod durch Lungenentzündung eintritt, so geschieht dies meist innerhalb von 24 h. Die Heilung einer unkomplizierten Pneumonie dauert etwa 1 Wo., außer bei einer Vergiftung mit mineralischem Versiegelungsöl, dann dauert sie gewöhnlich 5–6 Wo.

Laborbefunde

Ein Röntgenbild des Thorax ist die einzig wichtige diagnostische Untersuchung und wird am besten 1½–2 h nach dem Unfall angefertigt, es sei denn, die Symptome sind besonders schwerwiegend. Bei den schwereren Fällen läßt sich auf dem Röntgenbild die Kohlenwasserstoffaspirationspneumonie innerhalb von 2 h sichtbar nachweisen; 90% aller Fälle mit Pneumonie ergeben innerhalb von 6–18 h ein positives Röntgenbild; nach 34 h treten keine neuen Fälle mehr auf. Eine Zählung und Differenzierung der Leukozyten und eine Urinanalyse können sich als hilfreich erweisen, eine Sekundärinfektion und eine Beteiligung der Nieren festzustellen. Der Kohlenwasserstoff-Blutspiegel besitzt keinen praktischen Wert. Wenn keinerlei Atembeschwerden oder andere Symptome, wie z. B. Tachypnoe, Tachykardie, Husten oder Rasselgeräusche auftreten, kann das Kind in der Regel nach Hause entlassen werden. Für Erwachsene, bei denen keine Tachyarrhythmie vorliegt, gilt das gleiche. Wenn eine Beteiligung der Lungen als erwiesen gilt, ist die Bestimmung der arteriellen Blutgaswerte sowohl der Diagnose als auch der Behandlung förderlich.

Therapie

Alle Kinder, die Kohlenwasserstoff verschluckt haben, sollten von einem Arzt in einem Krankenhaus untersucht werden, da Röntgenbilder notwendig und eine Medikamentengabe häufig erforderlich ist.

Zu Hause wird sofort jedes kontaminierte Kleidungsstück ausgezogen und die Haut des Kindes abgewaschen. Ein Glas Milch wird getrunken, um das verschluckte Material zu verdünnen und die Magenreizung zu verringern.

Eine frühe Pneumonie ist chemischer Natur und reagiert nicht auf Antibiotika. Die allgemeine Therapie mit i. v.-Flüssigkeitszufuhr und O_2 ist angemessen. Kortikosteroide sind meist nicht wirkungsvoll. Kontrollstudien mit Kortikosteroiden sind an einer großen Zahl lebensgefährlich erkrankter Patienten jedoch noch nicht durchgeführt worden. Es gibt jedoch Hinweise, daß sie die Immunantwort des Patienten negativ beeinflussen können.

Wird Kohlenwasserstoff verschluckt, der andere giftige Substanzen enthält, muß die Behandlung auf beide Gifte abgestimmt werden. Außerdem ist dann eine Magenentleerung durch Spülen oder induziertes Erbrechen erforderlich.

Kardiopulmonale Reanimation (KPR)

(s. a. Kap. HKR, 4., Herzstillstand und kardiopulmonale Reanimation, und Kap. KIN, 6., Asphyxie und Reanimation).

Besondere Probleme bei der Reanimation von Säuglingen und Kindern

Die kardiopulmonale Reanimation bei Kindern bringt größere Schwierigkeiten mit sich, sowohl hinsichtlich der Sofortmaßnahmen als auch hinsichtlich der weitergehenden Maßnahmen. Leider überleben nur wenige der Säuglinge und Kinder, wobei die Sterblichkeit bei einem Herzstillstand außerhalb einer Klinik 90 bis 97% beträgt. Überlebende tragen oft schwere neurologische Schäden davon. Um die auf den folgenden Seiten beschriebenen Probleme angehen zu können, wurde ein Standardprogramm für die Reanimation *(s. Standardisiertes Reanimationsprotokoll, unten)* entwickelt.

Das **Gewicht** des Patienten muß genau bestimmt werden, damit Medikamentendosierungen möglich sind. Das Körpergewicht kann sich zwischen < 2 kg bei einem unreifen Neugeborenen und > 60 kg bei einem 16jährigen bewegen. In kritischen Fällen muß eine Dosierung in *mg* berechnet und dann in *ml* umgerechnet werden, jeweils in Abhängigkeit von der Konzentration dieses Medikamentes. Dieser Prozeß verzögert oftmals die rechtzeitige Intervention und kann zu schwerwiegenden Fehlern führen.

Die **Anzahl der Kompressionen bei der Herzmassage** liegt zwischen 80 und 120/min. Es gibt verschiedene Techniken (2 Hände, 1 Hand oder 2 Finger über dem Sternum), abhängig von der Größe des Patienten.

Das **Verhältnis Kompression/Insufflation** beträgt 5:1, wie bei der Zwei-Personen-Erwachsenen-Reanimation, hängt aber von der alterskorrelierten Anzahl der kardialen Kompressionen ab.

Die **Auswahl von Beatmungsinstrumenten in der geeigneten Größe** ist äußerst komplex und lebenswichtig. 5 Größen von Pharyngealtuben, 6 Maskengrößen, 3 Größen von Beatmungsbeuteln, 4 Größen von Laryngoskop-Spateln, 9 Größen von Endotrachealtuben und 6 Größen von Saugkathetern sind erforderlich, um die gesamten pädiatrischen Notfälle abdecken zu können.

Hauptunterschiede zwischen der KPR bei Kindern und bei Erwachsenen

Etwa die Hälfte bis zwei Drittel aller pädiatrischen Opfer sind jünger als 1 Jahr, die meisten sogar jünger als 6 Monate. Die häufigsten Ursachen werden in *Tab. 29.* aufgezählt und unterscheiden sich deutlich von denen bei Erwachsenen, bei denen es sich meist um die Folge schwerer diffuser koronarer Erkrankungen handelt, zumeist in Verbindung mit einer zusätzlichen malignen ventrikulären Tachyarrhythmie. Bei Kindern gehören Hypoxämie und Erkrankungen der Atemwege zu den Hauptauslösern, was zu Bradyarrhythmie und Asystolie

Tab. 29. Ursachen für Herz- und Atemstillstände bei pädiatrischen Patienten*

Verkehrsunfälle*	Rauchinhalation
Ertrinken*	Plötzlicher Kindstod
Verbrennungen*	Verlegung der Atemwege durch Fremdkörper
Verletzungen durch Feuerwaffen*	Infektionen (der Atemwege oder systemische Infektionen)
Vergiftungen*	Angeborene Herzfehler

*Die gekennzeichneten Verletzungen verursachen bei Kindern zwischen 1 und 14 Jahren 44% aller Todesfälle.

Bearbeitet nach *J. Amer. Med. Ass.* 1986, 255: 2841–3044. Copyright 1986, American Medical Association.

führt. Nur 10% der Arrhythmien sind Tachyarrhythmien. Daher ist bei Kindern ein unterschiedliches Vorgehen erforderlich und es gibt *keinen Grund für die notfallmäßige Defibrillation.*

Die Anatomie der oberen Atemwege bei Kindern unterscheidet sich von der bei Erwachsenen. Der Kopf ist groß, mit kleinem Gesicht und kleiner Mandibula. Der Hals ist relativ kurz. Die Zunge ist groß im Verhältnis zum Mund, und der Larynx liegt höher und mehr nach vorne geneigt. Die Epiglottis ist lang und die engste Stelle liegt unterhalb der Stimmbänder im Bereich des Ringknorpels, was den Gebrauch eines Tubus ohne Manschette bei Kindern (im Gegensatz zu Erwachsenen) ermöglicht, wobei die Gefahr einer Verletzung der empfindlichen Schleimhaut im Bereich der Luftwege minimiert werden kann.

Kinder **reagieren empfindlicher auf Wärmeverluste** als Erwachsene wegen ihrer im Verhältnis zum Körpergewicht größeren Körperoberfläche und ihres geringer ausgeprägten Subkutangewebes. Eine neutrale Umgebungstemperatur zwischen 36,5 °C bei Neugeborenen und 35 °C bei Kindern ist äußerst wichtig. Eine Hypothermie mit einer Kerntemperatur < 35 °C erhöht den Sauerstoffverbrauch und den kardialen Output und verschlechtert den Allgemeinzustand. Mit weiter abnehmender Temperatur wird ein Punkt erreicht, wo das Kältezittern aufhört und der Sauerstoffbedarf und die Herzfrequenz *abnehmen.*

Die Behandlung der Grundstörung muß sofort nach der **Erstuntersuchung** eingeleitet werden. Dazu gehören Bluttransfusionen bei polytraumatisierten Patienten, Fremdkörperentfernung bei Verlegung der Luftwege oder eine aggressive Therapie eines septischen Schocks bei Patienten mit Meningokokkensepsis.

Während der gesamten Reanimationsphase sollte das Team koordiniert arbeiten und bei Bedarf zusätzliche Spezialisten hinzuziehen oder den Patienten in eine Spezialklinik überweisen.

Sofortmaßnahmen

(s. a. Kap. HKR, 4., Technik der kardiopulmonalen Reanimation).

Nach Feststellen des Herz- und Atemstillstands muß schnell eine Beurteilung und Stabilisierung der Atemwege erfolgen, um eine evtl. Obstruktion zu beseitigen und eine Möglichkeit zum Absaugen und zur Beatmung und Sauerstoffzufuhr zu schaffen *(s. Abb. 23.)* Verlegungen der Atemwege können durch den Heimlich-Handgriff beseitigt werden, wobei die Technik allerdings von der Größe des Patienten abhängt. Wenn die Beatmung nicht erfolgreich ist, muß mit positivem Beatmungsdruck beatmet werden, wobei die Dauer eines Atemstoßes $1-1^1/_2$ sec betragen sollte, um eine effiziente Beatmung sicherzustellen. Allerdings sollte der Beatmungsdruck so klein wie möglich gehalten werden, um eine Aufblähung des Magens zu vermeiden. Als nächster Schritt soll der Karotis- bzw. Brachialispuls palpiert werden. Bei fehlendem Puls soll eine Herzmassage durch Kompression über dem unteren Sternumdrittel durchgeführt werden *(s. Tab. 30.).* Die KPR wird ohne Unterbrechung fortgesetzt, bis der Patient reagiert oder die Bemühungen eingestellt werden. Eine Herzmassage muß immer von Beatmungsmaßnahmen begleitet werden, wobei sorgfältig auf adäquate Atemexkursionen des Brustkorbs, adäquate Pulse und Pupillenreaktionen auf Licht geachtet werden muß. Eine Aufblähung des Magens ist zu vermeiden. Wenn es doch dazu kommt, sollte eine nasogastrische Sonde eingeführt werden. Die Positionen für die Herzmassage sind in *Abb. 24.* gezeigt und in *Kap. HKR, 4.* genauer beschrieben. *Es ist darauf zu achten, daß der Brustkorb im Bereich des unteren Sternumdrittels komprimiert wird, um Verletzungen der Leber zu vermeiden.*

Wenn die Sofortmaßnahmen nicht zum Erfolg führen, müssen sofort weitergehende Maßnahmen durchgeführt werden.

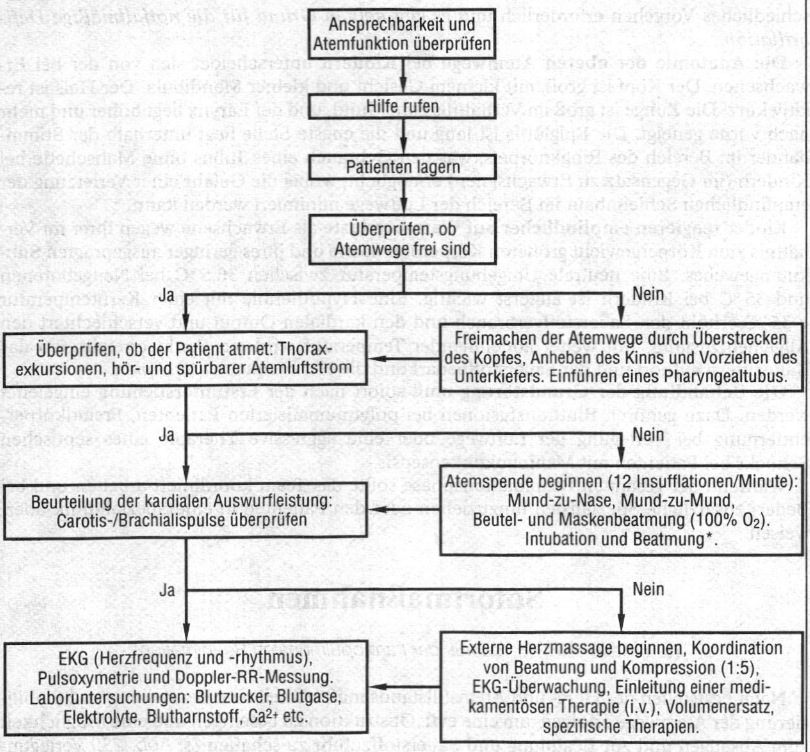

*Für die Notfallbeatmung werden wegen des HIV-Infektionsrisikos statt der Mund-zu-Mund-Beatmung Einmal-Beatmungsbeutel empfohlen.

Abb. 23. **Ablaufplanung für lebensrettende Maßnahmen in der Pädiatrie.** Bearbeitet nach Ludwig S.: „Life support emergencies," aus *Textbook of Pediatric Emergency Medicine*, bearbeitet von G. Fleisher, Baltimore, Williams & Wilkins, 1988. Abdruck mit Genehmigung.

Weitergehende Maßnahmen

Atemwege

Oropharyngealtubus und Maske müssen die passende Größe haben *(s. Tab. 30.)*. Ein Oropharyngealtubus sollte bei Säuglingen oder Kindern mit einem Hilfsmittel zum Herunterdrücken der Zunge eingeführt werden. Wenn so ein Hilfsmittel nicht zur Verfügung steht, wird der Tubus an der Mundöffnung umgedreht, so daß die pharyngeale Öffnung zunächst nach kranial weist. Mit der hinteren Wölbung kann die Zunge auf den Mundboden gedrückt werden. Sobald der Tubus den hinteren Anteil des Oropharynx erreicht hat, wird er in die richtige Position gedreht. Oropharyngealtuben sollten nicht bei wachen Patienten verwendet werden. Ein effektiver Einsatz des Beatmungsbeutels erfordert einen dichten Abschluß zwischen Maske und Gesicht. Eine frühe Intubation dient zur Verbesserung der Sauerstoffver-

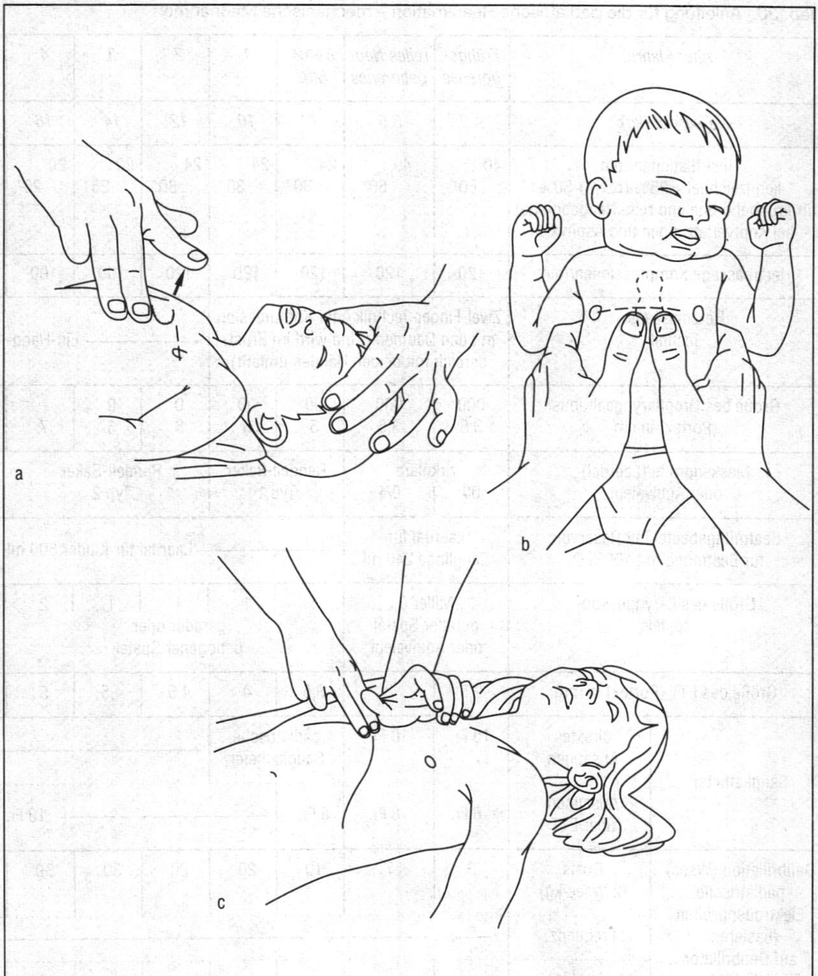

Abb. 24. **Techniken der Herzmassage.**

a) Zwei-Finger-Technik bei Neugeborenen und Säuglingen. Bitte beachten, daß die Finger während der Kompression senkrecht gerichtet bleiben sollen. Bei unreifen Neugeborenen ist die abgebildete Position zu tief, nämlich in Höhe oder unterhalb des Xiphoids. Die korrekte Position liegt eine Fingerbreite oberhalb des Xiphoids.

b) Beide Daumen liegen nebeneinander; bevorzugte Technik bei neugeborenen und kleinen Säuglingen, die im Brustbereich mit den Händen vollständig umfaßt werden können.

c) Position der Hände beim Kind.

(Aus: American Heart Association; Standards and guidelines for CPR. *Journal of the American Medical Association* 1986, 255: 2958, 2972. Copyright 1986. American Medical Association.)

Tab. 30. Anleitung für die pädiatrische Reanimation – mechanische Maßnahmen

Alter (Jahre)		*Frühgeborenes*	*reifes Neugeborenes*	*6–12 Mo.*	*1*	*2*	*3*	*4*
Gewicht (kg)		*≤ 2*	*3,5*	*7*	*10*	*12*	*14*	*16*
Insufflationen/min * kennzeichnet + 25% (bzw. + 50% für Frühgeborene und reife Neugeborene) bei Kopfverletzungen und Asphyxie		40 60*	40 60*	24 30*	24 30*	24 30*	20 25*	20 25*
Herzmassage: Kompressionen/min		120	120	120	120	120	100	100
Herzmassage: Technik		Zwei-Finger-Technik oder Kompression mit den Daumen (Kind wird im Brustbereich mit beiden Händen umfaßt)				← Ein-Hand- —		
Größe des Oropharyngealtubus (Portex) in cm		000 3,5	000 3,5	00 5	00 5	0 6	0 6	7
Maskengröße (Laerdal) oder Äquivalent		zirkuläre 00	0/1	Rendell-Baker Typ 1		Rendell-Baker Typ 2		
Beatmungsbeutel mit Reservoir für Beatmung mit 100% O_2		Laerdal für Säuglinge 240 ml		← Laerdal für Kinder 500 ml —				
Größe des Laryngoskopspatels		Miller 0 gerader Spatel oder Äquivalent		1	1	1	1	2
				gerader oder gebogener Spatel				
Größe des ETT (Portex) in mm		2,5	3	3,5	4	4,5	4,5	5
Saugkatheter	direktes Absaugen	10 Fr.	10 Fr.	pädiatrische Saugkatheter		←		
	Absaugen über ETT	6 Fr.	8 Fr.	8 Fr.	— 10 Fr. —			
Defibrillation (Wsec) pädiatrische Elektrodengrößen (basierend auf Defibrillator Typ HP 43100A)	Dosis (2 Wsec/kg)	3	7	10	20	20	30	30
	Frequenz	←						
	Maximaldosis (4 Wsec/kg)	10	20	30	50	50	50	70
Kardioversion (Wsec) pädiatrische Elektrodengrößen (basierend *auf Defibrillator* Typ HP43100A)	synchronisierter Schock (0,2 Wsec/kg)	2	2	2	2	2	3	3
	Frequenz	←						
	Maximaldosis 1 Wsec/kg	2	5	5	10	10	10	20

ETT = Endotrachealtubus, Fr. = French, ** Erwachsenengrößen verwenden
Mit freundlicher Genehmigung von Dr. B. Paes und Dr. M. Sullivan, Departments of Pediatrics and Medicine,

5	*6*	*7*	*8*	*9*	*10*	*11*	*12*	*13*	*14*	*15*	*16*
18	*20*	*22*	*25*	*28*	*30*	*35*	*40*	*45*	*50*	*55*	*60*
20 25*	20 25*	20 25*	20 25*	16 20*	16 20*	16 20*	16 20*	16 20*	16 20*	16 20*	16 20*
100	100	100	100	80	80	80	80	80	80	80	80
⟶ Technik			⟵ Zwei-Hand-Technik ⟶								
7	7	7	7	7	7	7	7	8	8	8	8
reguläre Beatmungsmasken #3					⟵ reguläre Beatmungsmasken #4 ⟶						
⟶				⟵ Laerdal für Erwachsene 1600 ml ⟶							
2	2	2	3	3	3	3	3	3	3	3	3
gebogener oder gerader Spatel			⟵ gebogener oder gerader Spatel ⟶								
5	5,5	5,5	6	6	6	6	6,5	6,5	6,5	6,5	7
Erwachsenen-Saugkatheter ⟶											
⟶			⟵ 14 Fr. ⟶								
30	50	50	50	50	70	70**	70**	100**	100**	200**	200**
Falls Reaktion ausbleibt, 2×Maximaldosis anwenden											
70	100	100	100	100	100	150**	150**	200**	200**	300**	300**
3	5	5	5	5	7	7**	7**	10**	10**	10**	10**
Mehrmals nacheinander durchführen, Dosis langsam bis zur Maximaldosis steigern ⟶											
20	20	20	20	30	30	30*	50*	50*	50*	50*	70*

St. Joseph's Hospital and McMaster University, Ontario, Canada.

sorgung, zur Kontrolle der Luftwege und zur Vermeidung einer Aspiration. Die Benutzung der richtigen Größe des Laryngoskop-Spatels vermindert das Verletzungsrisiko im kindlichen Oropharynx. Ein gerader Spatel ist bei kleinen Kindern in der Regel leichter zu handhaben als ein gebogener, obwohl beide Formen verwendet werden. Der Endotrachealtubus, der bei Erwachsenen zum Zweck einer guten Abdichtung mit einer Manschette ausgestattet sein sollte, und der Saugkatheter sollten den richtigen Durchmesser haben, damit sowohl direktes Absaugen als auch Absaugen über den Tubus möglich sind. Ein komplettes Größensortiment sollte vorhanden und unmittelbar einsatzbereit sein.

Venöser Zugang

Das Sicherstellen eines venösen Zugangs hat in der fortgeschrittenen Phase der KPR Priorität, ist jedoch schwierig. Es ist wichtig, eine gewisse Geschicklichkeit darin zu erlangen, Zugänge an verschiedenen Stellen des Körpers legen zu können, da man manchmal, z. B. nach Verbrennungen oder Verletzungen, auf weniger gebräuchliche Stellen ausweichen muß. Glücklicherweise können manche lebenswichtigen Medikamente auch über den Endotrachealtubus gegeben werden (s. Notfallmedikamente, unten und *Tab. 31.).* Während ein zentralvenöser Zugang theoretisch zu bevorzugen ist, ist er bei mangelnder Erfahrung oft schwierig zu legen. Daher werden Zugänge über die Vena femoralis oder die Vena saphena empfohlen. Das Legen intraossärer Zugänge (z. B. im tibialen Knochenmark bei Kindern bis 3 Jahren) erlaubt eine effiziente Übertragung von Blut, Kolloid- und Kristallösungen und die Gabe von Medikamenten wie Dopamin und Dobutamin. Allerdings muß noch untersucht werden, wie sicher die Infusion von Kalziumchlorid und hypertoner Natriumbikarbonatlösung auf diesem Weg ist.

Notfallmedikamente

Nachdem der Patient intubiert, beatmet und ausreichend mit Sauerstoff versorgt ist, sollte der Herzrhythmus beurteilt werden. 90% der Rhythmusstörungen bei Herzstillständen pädiatrischer Patienten sind schwere Bradyarrhythmien und Asystolien (nur 10% sind ventrikuläre Tachyarrhythmien). Die Pharmakotherapie der Herzrhythmusstörungen wird in *Kap. HKR, 4.* ausführlich behandelt. Dosierungsempfehlungen für die Reanimation bei Kindern finden sich in *Tab. 31.* Adrenalin, Atropin, Naloxon und Glukose sind weiterhin die wichtigsten Substanzen bei der KPR. Wenn ein venöser Zugang nicht möglich ist, können diese Medikamente, mit Ausnahme der Glukose, über den Endotrachealtubus gegeben werden. Bretylium wird bei ventrikulären Arrhythmien als Medikament der zweiten Wahl nach Lidocain eingesetzt, obwohl ausreichende Daten bezüglich seiner Wirksamkeit bei Kindern noch ausstehen. Bikarbonat und Kalziumchlorid werden nicht mehr so häufig verwendet, es sei denn in eindeutig definierten Fällen, wie z. B. bei Hyperkaliämie, Hypokalzämie, Hypermagnesiämie, Überdosierung von Kalziumkanalblockern und schwerer persistierender metabolischer Azidose trotz ausreichender Ventilation.

Es ist immer wichtig, nach der zugrundeliegenden pathophysiologischen Störung zu suchen, die für den Herzstillstand verantwortlich ist, und diese zu behandeln. Dazu kann auch ein Volumenersatz mit Kochsalz- oder Kolloidlösung oder Blut im Fall von Verletzungen oder Verbrennungen gehören. Der Flüssigkeitsersatz ist jedoch schwierig, wenn man mit der pädiatrischen KPR nicht vertraut ist, da die Blutmenge bei Kindern kleiner ist und der Volumenersatz vorsichtig erfolgen muß, um eine Flüssigkeitsüberlastung des Organismus zu vermeiden.

Defibrillation und Kardioversion

Eine **Defibrillation** ist nur selten erforderlich, da Kammerflimmern bei Kindern kaum vorkommt und zuvor dokumentiert werden sollte. Wenn es doch dazu kommt, muß eine geeignete Elektrodengröße gewählt werden (Neugeborene, Säuglinge und Kleinkinder brauchen „pädiatrische" Größen, bei älteren Kindern und Jugendlichen sollte man Erwachsenengrößen verwenden). Ebenso sollte eine geeignete Dosis für die Stromstöße gewählt werden. Allerdings sind viele in der pädiatrischen Reanimation eingesetzten Defibrillatoren routinemäßig auf hohe Werte eingestellt und können nicht entsprechend dem Körpergewicht justiert werden. Daher sollten Defibrillatoren in pädiatrischen Notaufnahmestationen, Intensivstationen oder anderen Einrichtungen, wo sie zur Reanimation von Kindern eingesetzt werden, hinsichtlich der Breite und Feinabstimmung der Energieleistung überprüft und gegebenenfalls entsprechend ersetzt werden.

Die **Kardioversion** zur Behandlung symptomatischer supraventrikulärer und ventrikulärer Tachykardien ist beim Neugeborenen und beim Kleinkind sehr schwierig, da die „Energiedosis" in Wsec (Joule)/kg in der Regel die Hälfte bis 1/10 der üblichen Erwachsenendosis beträgt *(s. Tab. 30.)* Es ist am besten, im niedrigsten empfohlenen Dosisbereich zu beginnen und die Dosis schrittweise zu erhöhen, bis die gewünschte Wirkung eintritt.

Weiteres Vorgehen nach KPR

Die Weiterbetreuung nach erfolgreicher KPR ist komplex und muß auf Störungen verschiedener Organsysteme ausgerichtet sein. Es ist wichtig, die Körpertemperatur zu kotrollieren und eine neutrale Umgebungstemperatur aufrechtzuerhalten. Die Urinausscheidung soll über einen Dauerkatheter überwacht werden. Außerdem soll eine nasogastrische Sonde gelegt werden, v.a. beim intubierten Patienten. Die neurologische Beurteilung, die Aufrechterhaltung der metabolischen Homöostase, die Stabilität der kardiovaskulären Funktionen und die weitere Behandlung der Grundstörung sind die Hauptanliegen, die am besten in einer Spezialklinik erfüllt werden können.

Die **Überwachung der Herzfrequenz** ist zwingend, *Bradykardie bei einem schwer kranken Kind ist ein möglicher Hinweis auf einen bevorstehenden Herzstillstand.* Neugeborene und Kleinkinder entwickeln in der Regel eine Bradykardie mit Hypoxämie, während ältere Kinder eher zu einer initialen Tachykardie neigen. Wenn die Herzfrequenz bei Neugeborenen unter 80/min liegt und nicht ansteigt, wird eine Herzmassage empfohlen, was einen wesentlichen Unterschied zur Reanimation bei Erwachsenen darstellt *(s. Abb. 25.).* Tachyarrhythmien können ebenfalls eine Intervention erforderlich machen, v.a. wenn Anzeichen für eine Minderperfusion, Herzinsuffizienz oder für ZNS-Veränderungen vorliegen.

Eine **synchronisierte Elektro- und/oder medikamentöse Therapie** kann zur Stabilisierung des Patienten erforderlich sein. Einen Hinweis auf Minderperfusion kann die Urinausscheidung geben, die bei Nierengesunden ca. 1–2 ml/kg/h beträgt, bei verminderter Nierenperfusion jedoch unter 1 ml/kg/h abfallen kann. Eine **verminderte Füllung der Kapillaren** deutet auf eine verminderte kardiale Auswurfleistung hin. Eine Extremität (Arm oder Bein) wird über das Herzniveau angehoben. Wenn die Füllung der Kapillaren nach Erblassen der Extremität mehr als 3 Sekunden dauert, muß eine deutliche Verminderung der kardialen Auswurfleistung angenommen werden, die behandelt werden sollte, bevor es zu Blutdruckveränderungen kommt.

Die **Blutdruckkontrolle** wird bei den verschiedenen pädiatrischen Altersstufen bei Kindern sehr unterschiedlich gehandhabt. Der Blutdruck sollte mit einer geeigneten Manschettengröße gemessen werden *(s. Kap. KIN, 2.).* Es ist schwierig, für jede Altersgruppe ein absolutes Minimum anzugeben. Hinweise auf Minderperfusion (z.B. Füllungsverhalten der Kapillaren, Qualität der peripheren Pulse, Urinausscheidung, Bewußtseinsgrad, Hauttemperatur) sind von entscheidender Bedeutung für die Beurteilung jedes Blutdruckwertes. Allerdings gibt es einige nützliche Richtlinien für Kinder über 2 Jahre. Die untere Grenze eines normalen systolischen Wertes kann mit folgender Faustregel abgeschätzt werden: 70 + *(Alter in Jahren* × 2). Bei einem sechsjährigen Kind sollte der systolische Wert > 82 mmHg sein. Der normale systolische Blutdruck im Bereich der 50. Perzentile beträgt 90 + (Alter in Jahren × 2), also 102 mmHG beim Sechsjährigen (20 mmHg über dem Minimum). Ein Abfall des systolischen Drucks um > 10 mmHg bei Kindern jeder Altersstufe stellt eine ernste, behandlungsbedürftige Hypotonie dar. Selbst bei höheren Werten kann eine Hypotonie vorliegen, wenn gleichzeitig Schocksymptome vorhanden sind. Jede Bradyarrhythmie oder Tachyarrthythmie muß hinsichtlich Zeichen einer Minderperfusion untersucht werden, da diese das Hauptkriterium für die Notwendigkeit einer Volumen- und/oder drucksteigernden Therapie ist. Wenn Herzfrequenz, Perfusion und/oder Blutdruck instabil bleiben, sollte der Einsatz vasokativer

Tab. 31. Anleitung für die pädiatrische Reanimation – pharmakologische Maßnahmen

	Alter (Jahre)	*Frühgeborenes*	*reifes Neugeborenes*	*6–12 Mo.*	*1*	*2*	*3*	*4*
	Gewicht (kg)	*≤ 2*	*3,5*	*7*	*10*	*12*	*14*	*16*
Medikamente bei Bradyarrhythmien								
Atropin (0,1 mg/ml)	i.v./ETT-Dosis ml (0,02 mg/kg)	0,5	1,0	1,5	2,0	2,5	3,0	3,0
	Frequenz	⟵ alle 5 Minuten wiederholen, bis Maximaldosis erreicht ist ⟶						
	Max. Gesamtdosis i.v./ml	5	5	5	5	10	10	10
Adrenalin 1:10 000 (0,1 mg/ml)	Aufsättigung i.v./ETT-Dosis ml (0,01–0,03 mg/kg)	0,5	1,0	1,0	1,0	1,0	1,5	1,5
	Frequenz	⟵ bei Bedarf im Abstand von 5 Minuten wiederholen						
	Infusion Endkonzentration	⟵ 10 ml (1 mg) auf 90 ml 5% D/W = 10 µg/ml ⟶						
	i.v. Dosis ml/h (0,1 µg/kg/min)	1	2	4	6	7	8	9
	Frequenz	⟵ Langsam bis zum Maximum aufdosieren. Sobald						
	Max. i.v. Dosis ml/h (0,1 µg/kg/min)	10	20	40	60	70	80	90
Isoproterenol (1 mg/5 ml)	Endkonzentration	⟵ 5 ml (1 mg) auf 95 ml 5% D/W = 10 µg/ml						
	i.v. Dosis ml/h ≤ 7 Jahre: 0–1 µg/kg/min; ≥ 8 Jahre: 2 mg/min)	1	2	4	6	7	8	9
	Frequenz	⟵ Langsam bis zum Maximum aufdosieren. Sobald						
	Max. i.v. Dosis ml/h (< 7 Jahre: 1,0 µg/kg/min; ≥ 8 Jahre: 10 µg/min)*	10	20	40	60	70	80	90
Elektrolyte								
Natriumbikarbonat *(4,2% + 8,4%)*	Endkonzentration	⟵ 4,2% (0,5 mmol/kg) ⟶			⟵			
	i.v. Dosis ml (1–2 mmol/kg)	8	14	28	10	12	14	16
	Frequenz	⟵ Die Standarddosis kann alle 10 Minuten wiederholt werden.						
	Max. Gesamtdosis	⟵ Abhängig vom gemessenen Basen-Defizit (häufige Kontrollen!)						

5	*6*	*7*	*8*	*9*	*10*	*11*	*12*	*13*	*14*	*15*	*16*
18	*20*	*22*	*25*	*28*	*30*	*35*	*40*	*45*	*50*	*55*	*60*
3,5	4,0	4,5	5	5	6	7	8	9	10	10	10
← alle 5 Minuten wiederholen bis Maximaldosis erreicht ist →											
10	15	15	15	15	20	20	20	20	20	20	20
2,0	2,0	2,5	2,5	3,0	3,0	3,5	4,0	4,5	5,0	5,5	6,0
bei Bedarf im Abstand von 5 Minuten wiederholen →											
→				← 25 ml (2,5 mg) auf 25 ml 5% D/W = 50 µg/ml →							
11	12	13	3	3	4	4	5	5	6	7	7
dieses erreicht ist, Konzentration der Infusionslösung erhöhen, gleichzeitig Infusionsvolumen/Zeit reduzieren											
110	120	130	30	30	40	40	50	50	60	70	70
10 ml (2 mg) auf 40 ml 5% D/W = 40 µg/ml →											
11	12	13	3	3	3	3	3	3	3	3	3
dieses erreicht ist, Konzentration der Infusionslösung erhöhen, gleichzeitig Infusionsvolumen/Zeit reduzieren											
110	120	130	15*	15*	15*	15*	15*	15*	15*	15*	15*
8,4% (1 mmol/kg) →											
18	20	22	25	28	30	35	40	45	50	55	60
Die Standarddosis kann alle 10 Minuten wiederholt werden. →											
Abhängig vom gemessenen Basen-Defizit (häufige Kontrollen!). →											

Fortsetzung Tab. 31.

Alter (Jahre)		*Frühgeborenes*	*reifes Neugeborenes*	*6–12 Mo.*	*1*	*2*	*3*	*4*
Gewicht (kg)		*≤ 2*	*3,5*	*7*	*10*	*12*	*14*	*16*
Elektrolyte								
Kalziumchlorid (10%)	i.v. Dosis ml (20 mg/kg)	0,4	0,7	1,5	2,0	2,5	3,0	3,0
	Frequenz	← Alle 10 Minuten wiederholen						
	Max. Gesamtdosis	← Abhängig vom gemessenen Kalzium-Defizit						
Medikamente bei Hypotonie								
Dopamin (40mg/ml)	Endkonzentration	← 1,5 ml (60 mg) auf 98 ml 5% D/W = 600 μg/ml						
	i.v. Dosis ml/h (5 mg/kg/min	1	2	4	5	6	7	8
	Frequenz	← Langsam bis zum Maximum aufdosieren						
	i.v. Maximaldosis in ml/h (20 μg/kg/min)	4	7	14	20	24	28	32
Albumin (5% [50 mg/ml] + 25% [250 mg/ml])	Endkonzentration	5% (50 mg/ml) ←						
	i.v. Dosis ml (0,5 g/kg)	20	35	70	20	24	28	32
	Frequenz	← Wiederholung möglich,						
Blut (Vollblut oder Erythrozytenkonzentrate	i.v. Dosis ml (10 ml/kg)	20	35	70	100	120	140	160
	Frequenz	← Wiederholung möglich,						
Plasma („fresh frozen“ oder Konserve)	i.v. Dosis ml (10 ml/kg)	20	35	70	100	120	140	160
	Frequenz	← Wiederholung möglich,						
NaCl 0,9%	i.v. Dosis ml (10 ml/kg)	20	35	70	100	120	140	160
	Frequenz	← Wiederholung möglich,						
Medikamente bei Tachyarrhythmien								
Bretyliumtosylat (50 mg/ml)	i.v. Dosis ml (5 mg/kg)	0,2	0,4	0,7	1,0	1,0	1,5	1,5
	Frequenz	← Bei persistierendem Kammerflimmern doppelte Dosis geben,						
	Max. i.v. Gesamtdosis ml (30 mg/kg)	1,2	2	4	6	7	8,5	9,5

5	*6*	*7*	*8*	*9*	*10*	*11*	*12*	*13*	*14*	*15*	*16*
18	*20*	*22*	*25*	*28*	*30*	*35*	*40*	*45*	*50*	*55*	*60*
3,5	4,0	4,5	5	5	5	5	5	5	5	5	5
Alle 10 Minuten wiederholen →											
Abhängig vom gemessenen Kalzium-Defizit →											
5 ml (200 mg) auf 95 ml 5% D/W = 2000 µg/ml →											
9	10	11	4	4	4	5	6	7	7	8	9
Langsam bis zum Maximum aufdosieren →											
36	40	44	15	17	18	21	24	27	30	33	36
25% (250 mg/ml) →											
36	40	44	50	56	60	70	80	90	100	110	120
abhängig von Zeichen einer Minderperfusion →											
180	200	220	250	280	300	350	400	450	500	550	600
abhängig von Zeichen einer Minderperfusion →											
180	200	220	250	280	300	350	400	450	500	550	600
abhängig von Zeichen einer Minderperfusion →											
180	200	220	250	280	300	350	400	450	500	550	600
abhängig von Zeichen einer Minderperfusion →											
2	2	2	2,5	2,8	3	3,5	4	4,5	5	5,5	6
anschließend elektrische Defibrillation →											
11	12	13	15	17	18	21	24	27	30	33	36

Fortsetzung Tab. 31.

	Alter (Jahre)	Frühgeborenes	reifes Neugeborenes	6–12 Mo.	1	2	3	4
	Gewicht (kg)	≤ 2	3,5	7	10	12	14	16
Medikamente bei Tachyarrhythmien								
Digoxin (0,05 mg/ml + 0,25 mg/ml)	Endkonzentration	← 0,05 mg/ml →			←			
	i. v. Sättigungsdosis ml 10–20 μg/kg = ½ Gesamtdosis	0,4	1,4	2,6	0,75	0,9	0,9	1,0
	Frequenz	← ½ Dosis nach 8 und 16 Stunden wiederholen						
	i. v. Erhaltungsdosis	← 4–8 μg/kg/Tag, auf zwei Einzeldosen verteilt –						
Lidocain (20 mg/ml)	i. v./ETT-Sättigungsdosis ml (1 mg/kg)	0,1	0,1	0,4	0,5	0,6	0,7	0,8
	Endkonzentration	← 5 ml (100 mg) auf 45 ml 5% D/W = 2 mg/ml –						
	i. v. Dosis ml/h (20 μg/kg/min)	1	2	4	6	7	8	10
	Frequenz	← Langsam bis zum Maximum aufdosieren						
	i. v. Maximaldosis ml/h (50 μg/kg/min)	3	5	10	15	18	21	24
Verapamil (2,5 mg/ml) (nicht bei WPW, Säuglingen < 6 Monaten oder zusammen mit β-Blockern geben)	Endkonzentration	–	–	–	←			
	i. v. Dosis ml (0,1 mg/kg)	–	–	–	0,4	0,5	0,5	0,6
	Frequenz	← Alle 15 Minuten wiederholen bis Maximaldosis erreicht ist						
	Max. i. v. Gesamtdosis ml (0,3 mg/kg)	–	–	–	1,2	1,4	1,7	1,9
Medikamente bei Krampfanfällen[1]								
Diazepam (Valium®) (10 mg/2 ml)	Endkonzentration	← 1 ml (5 mg) auf 19 ml 0,9% NaCl = 0,25 mg/ml						
	i. v. Dosis ml (0,2 mg/kg)	1,6	2,8	6	8	10	11	13
	Frequenz	← Alle 15 bis 30 Minuten wiederholen						
	Max. i. v.-Ges. Dosis ml	10	15	20	20	20	30	30
Diazepam (Valium®) (10 mg/2 ml rektal)	Endkonzentration	← 1 ml (5 mg) auf 9 ml 0,9% NaCl = 0,5 mg/ml						
	Dosis in ml (0,2 mg/kg)	0,8	1,4	3	4	5	5,5	6,5
	Frequenz	← Dosis kann alle 5 Minuten wiederholt werden,						

5	*6*	*7*	*8*	*9*	*10*	*11*	*12*	*13*	*14*	*15*	*16*
18	*20*	*22*	*25*	*28*	*30*	*35*	*40*	*45*	*50*	*55*	*60*
→	← 0,25 mg/ml →										
1,1	1,2	1,3	1,5	1,7	1,8	2,0	2,0	2,0	2,0	2,0	2,0
(= gesamte Digitalisdosierung) →											
→	← 0,125–0,25 mg/Tag auf zwei Einzeldosen verteilt →										
0,9	1,0	1,0	1,2	1,4	1,5	1,7	2,0	2,2	2,5	2,7	3,0
→	← 25 ml (500 mg) auf 25 ml 5% D/W = 10 mg/ml →										
11	12	13	3	3	4	4	5	5	6	7	7
Langsam bis zum Maximum aufdosieren →											
27	30	33	7	8	9	10	12	13	15	16	18
2,5 mg/ml →											
0,7	0,8	0,9	1	1,1	1,2	1,4	1,6	1,8	2,0	2,2	2,4
Alle 15 Minuten wiederholen bis Maximaldosis erreicht ist →											
2,1	2,4	2,6	3	3,3	3,6	4,2	4,8	5,4	6,0	6,6	7,2
→	← 5 mg/ml →										
14	16	17	1,0	1,0	1,0	1,5	1,5	2,0	2,0	2,0	2,0
bis Maximaldosis erreicht ist →											
30	40	40	2	2	3	3	3	4	4	4	4
→	← 5 mg/ml →										
7	8	8,5	1	1	1	1,5	1,5	2	2	2	2
gleichzeitig mit längerwirkendem Antikonvulsivum aufsättigen →											

Fortsetzung Tab. 31.

	Alter (Jahre)	*Frühgeborenes*	*reifes Neugeborenes*	*6–12 Mo.*	*1*	*2*	*3*	*4*
	Gewicht (kg)	*≤ 2*	*3,5*	*7*	*10*	*12*	*14*	*16*
Medikamente bei Krampfanfällen[1]								
Phenobarbital (30 mg/ml + 120 mg/ml)	Endkonzentration	← 30 mg/ml →			←			
	i.v. Sättigungsdosis ml (20 mg/kg) über 20 min	1,3	2,3	4,6	1,6	2,0	2,3	2,6
	i.v. Erhaltungsdosis	← 3–5 mg/kg/Tag auf mehrere Einzeldosen verteilt						
Phenytoin (100 mg/2 ml)	Endkonzentration	← 50 mg/ml						
	i.v. Sättigungsdosis ml (< 7 Jahre: 20 mg/kg; ≥ 8 Jahre: 15 mg/kg) über 20 min	0,8	1,4	3	4	5	5,5	6,5
	i.v. Erhaltungsdosis	← 4–8 mg/kg/Tag auf mehrere Einzeldosen verteilt						
Verschiedene Substanzen								
Aminophyllin (500 mg/10 ml)	Sättigung Endkonzentration	← 50 mg/ml						
	i.v. Sättigungsdosis ml (< 7 Jahre: 7 mg/kg; ≥ 8 Jahre: 5–6 mg/kg) über 20 min	0,25	0,5	1,0	1,4	1,7	1,9	2,2
	Infusion Endkonzentration	← 2 ml (100 mg) auf 98 ml 5% D/W = 1 mg/ml						
	i.v. Dosis ml/h (< 7 Jahre: 1 mg/kg/h; ≥ 8 Jahre: 0,6–0,8 mg/kg/h)	–	–	7	10	12	14	16
	i.v. Maximaldosis ml/h	← abhängig vom Theophyllin-Serum-Spiegel						
Furosemid (Lasix®) (40 mg/4 ml)	Endkonzentration	←						
	i.v. Dosis ml (1 mg/kg)	0,2	0,4	0,7	1,0	1,0	1,5	1,5
	Frequenz	← Bei Bedarf alle						
Hydrocortison (100 mg/2 ml) + (250 mg/2 ml)	*Endkonzentration*	← 50 mg/ml						
	i.v. Sättigungsdosis ml (10 mg/kg)	0,5	0,7	1,5	2	2,4	2,8	3,2
	i.v. Erhaltungsdosis ml	← Wie oben,						

5	*6*	*7*	*8*	*9*	*10*	*11*	*12*	*13*	*14*	*15*	*16*
18	*20*	*22*	*25*	*28*	*30*	*35*	*40*	*45*	*50*	*55*	*60*
120 mg/ml →											
3	3,3	3,6	4,1	4,6	5	5	5	5	5	5	5
(abhängig vom Serumspiegel) →											
50 mg/ml →											
7	8	9	7,5	8,5	9	10,5	12	13,5	15	16,5	18
(abhängig vom Serumspiegel) →											
50 mg/ml →											
2,5	2,8	3,0	3,0	3,4	3,6	4,2	4,8	5,0	5,2	5,5	6,0
→			← 10 ml (500 mg) auf 90 ml 5% D/W = 5 mg/ml →								
18	20	22	4	4	5	5	6	6	6	7	7
abhängig vom Theophyllin-Serum-Spiegel →											
10 mg/ml											
2	2	2	2,5	3	3	3,5	4	4,5	5	5,5	6
2–4 Stunden wiederholen →											
→			← 125 mg/m →								
3,6	4	4,4	2	2,2	2,4	2,8	3,2	3,6	4	4,4	4,8
auf 4 Einzeldosen/Tag verteilt →											

Fortsetzung Tab. 31.

	Alter (Jahre)	*Frühgeborenes*	*reifes Neugeborenes*	*6–12 Mo.*	*1*	*2*	*3*	*4*
	Gewicht (kg)	*≤ 2*	*3,5*	*7*	*10*	*12*	*14*	*16*
Verschiedene Substanzen								
Mannitol (20%)	Endkonzentration	← 0,2 mg/ml						
	i. v. Dosis ml (0,5 g/kg)/schnell infundieren	5	9	20	25	30	35	40
	Frequenz	← Kann bei Bedarf wiederholt werden,						
Naloxon	Endkonzentration	← 0,4 mg/ml						
(0,4 mg/ml)	i. v./ETT-Dosis ml (0,1 mg/kg)	0,5	0,8	1,7	2,5	3	3,5	4
	Frequenz	← Kann bei Bedarf alle 5–10 Minuten						
Inhalierbare Medikamente								
Adrenalin-Razemat (2,25%)	Endkonzentration	← Für den Vernebler						
	Dosis in ml	0,1	0,1	0,5	0,5	0,5	0,5	0,5
	Frequenz	← Bei Bedarf alle 30 Minuten wiederholen.						
Salbutamol	Endkonzentration	← Für den Vernebler						
(5 mg/ml)	Sättigungsdosis ml (0,02–0,03 ml/kg)	0,1	0,1	0,15	0,2	0,25	0,3	0,4
	Erhaltungsdosis (0,01 ml/kg)	0,1	0,1	0,1	0,1	0,1	0,15	0,15
	Frequenz	← Erhaltungsdosis alle 30 Minuten wiederholen,						
	Maximaldosis	0,1	0,2	0,4	0,6	0,7	0,8	0,9

ETT = Endotrachealtubus; WPW = Woff-Parkinson-White-Syndrom

* Bei schwerer therapieresistenter Bradyarrhythmie kann ein Versuch mit Isoproterenol bis zu 1 µg/kg/min unternommen werden.

[1] Bei Atemdepression oder Krampfanfällen > 30 Minuten Dauer intubieren.

Anmerkungen

1. Die Dosen sind, sofern nötig, der Einfachheit halber und zur Vermeidung von Überdosierungen, abgerundet worden.
2. Nach Erreichen der Sättigungsdosis kann das Medikament, sofern erforderlich, über die Infusion weitergegeben werden.
3. Die Infusionsmengen werden in ml/h angegeben. Die Medikamente sollten mit der Infusionslösung gut vermischt werden und, sofern vorhanden, über den Infusomat verabreicht werden. Da die Infusionsmenge in einigen Fällen 99 ml/h nicht übersteigt, sollte die Konzentration der Lösung, sobald der gewünschte Effekt eingetreten ist, erhöht werden, was eine weitere Reduktion des Infusionsvolumens ermöglicht.

5	*6*	*7*	*8*	*9*	*10*	*11*	*12*	*13*	*14*	*15*	*16*
18	*20*	*22*	*25*	*28*	*30*	*35*	*40*	*45*	*50*	*55*	*60*
0,2 mg/ml →											
45	50	55	60	70	75	90	100	110	125	135	150
Spezialisten hinzuziehen. →											
0,4 mg/ml →											
4,5	5	5	5	5	5	5	5	5	5	5	5
wiederholt werden. →											
3 ml 0,9% NaCl hinzufügen. →											
0,5	0,5	0,5	0,5	0,5	0,5	0,5	0,5	0,5	0,5	0,5	0,5
Bei Bedarf alle 30 Minuten wiederholen. →											
3 ml 0,9% NaCl hinzufügen. →											
0,5	0,6	0,65	0,75	0,85	0,9	1,0	1,0	1,0	1,0	1,0	1,0
0,2	0,2	0,2	0,25	0,25	0,3	0,34	0,34	0,34	0,34	0,34	0,34
bis Maximaldosis erreicht ist. →											
1,0	1,2	1,3	1,5	1,5	1,8	2	2	2	2	2	2

4. Bei manchen Medikamenten ist Vorsicht angezeigt. Verapamil wird z. B. bei WPW, gleichzeitiger Einnahme von β-Blockern und bei Säuglingen < 6 Monaten nicht empfohlen. Allerdings kann eine Behandlung nach gleichzeitiger sorgfältiger Überwachung eingeleitet werden.
5. Medikamentenspiegel sollten bestimmt werden, wenn ein optimaler therapeutischer Spiegel erreicht bzw. eine Überdosierung vermieden werden soll.
6. Die zur Verfügung stehenden Medikamente sollten regelmäßig überprüft werden. Bereits vorbereitete Spritzen enthalten definierte Volumen und Konzentrationen. Die Menge wird meist in ml, gelegentlich auch in mmol angegeben. Die Injektion kleiner Mengen bei der Neugeborenen- und Säuglingsreanimation kann bei fehlender Übung schwierig sein und zu Fehldosierungen führen.

Mit freundlicher Genehmigung von Dr. B. Paes und Dr. M. Sullivan, Departments of Pediatrics and Medicine, St. Joseph's Hospital and McMaster University, Ontario, Canada.

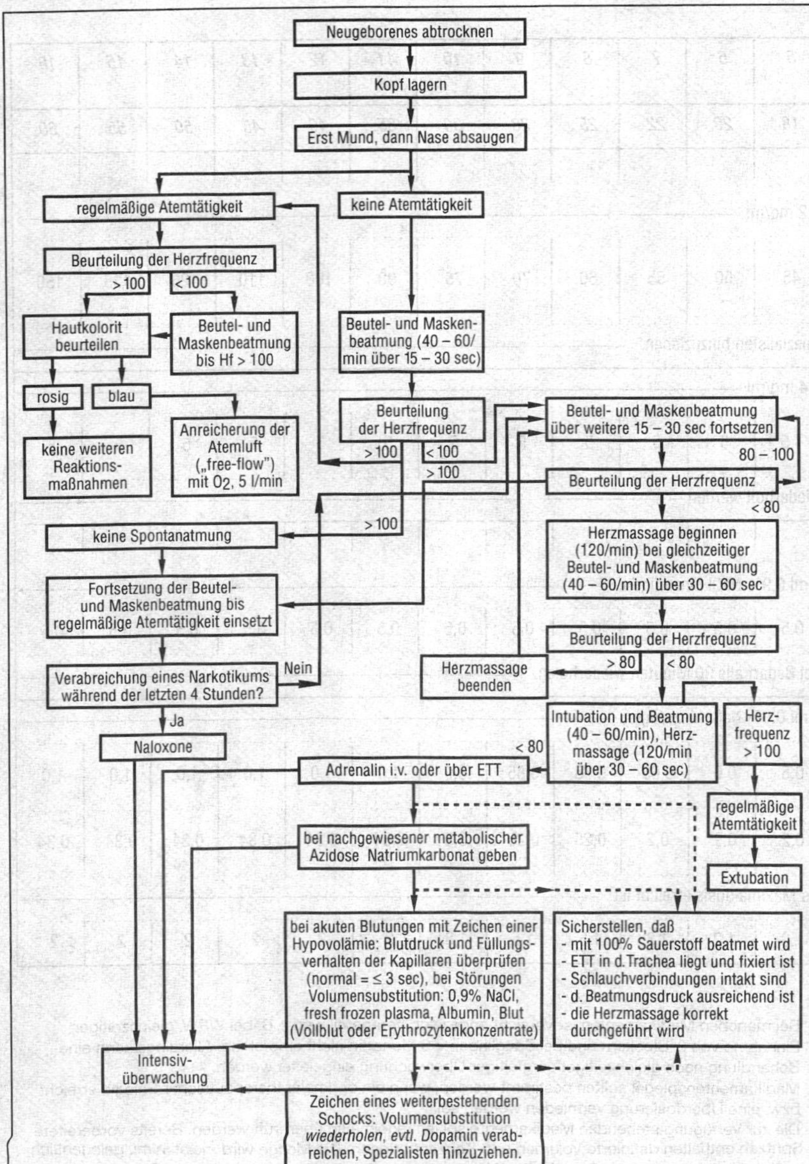

Abb. 25. **Ablaufplanung der Reanimation bei Neugeborenen (unter Kreißsaalbedingungen).** ETT = Endotrachealtubus. (Bearbeitet nach Kattwinkel J., et al., Pennatal Continuing Education Programm, University of Virginia at Charlottesville, 1991 und Guidelines of the American Heart Association.)

Medikamente (z. B. Adrenalin, Dopamin oder Dobutamin) in Form einer Dauerinfusion erwogen werden.

Standardprotokoll für die Reanimation

Um Verzögerungen oder Fehler, sowohl bei der Berechung von Medikamentendosierungen als auch hinsichtlich anderer Aspekte der Akutversorgung zu vermeiden, wurde das auf den folgenden Seiten beschriebene Protokoll erarbeitet. Es soll der Standardisierung und Rationalisierung des Reanimationsablaufs und der Ausstattung der Notfallausrüstung dienen.

Der Ablauf des Reanimationsvorgangs ist für alle pädiatrischen Altersstufen einschließlich der Neugeborenen in den *Abb. 23. und 25.* zusammengefaßt. Das Protokoll, das in den *Tab. 30. und 31.* beschrieben wird, deckt alle Altersstufen ab, vom Frühgeborenen bis zum 16jährigen. Das Alter wird in Jahren, das Gewicht in kg angegeben (jeweils die 50. Perzentile für das entsprechende Alter). Die Dosierungen sollten abgerundet werden, d. h. für ein 2½jähriges Kind sollte die Dosierung für 2jährige verwendet werden. Bei Bedarf können die angegebenen Dosen stufenweise erhöht werden, allerdings sollten sie die Dosierungen für 3jährige nicht überschreiten.

Für einen 5jährigen Patienten wird z. B. folgendes empfohlen: Beatmungsfrequenz 20/min (25/min bei Kopfverletzungen), Kompressionsfrequenz 100/min (1-Hand-Technik), Oropharyngealtubus Größe 7, Beatmungsmaske Größe 3, Beatmungsbeutel 500 cm^3, Laryngoskop mit geradem oder gebogenem Spatel Größe 2, Endotrachealtubus Größe 5 etc. Wichtig ist, auch den gesunden Menschenverstand einzusetzen. Wenn z. B. bei einem intubierten Patienten ein hörbares Ausatmungsgeräusch im Bereich der Glottis vorhanden ist, sollte der Endotrachealtubus nach Zustandsstabilisierung gegen einen größeren ausgetauscht werden. Die Medikamente in *Tab. 31.* sind entsprechend ihrer Indikation (Bradyarrhythmie, Tachyarrhythmie und Hypotonie) geordnet. Es werden auch Medikamente für Krampfanfälle oder andere Akutsituationen, z. B. respiratorische Störungen, aufgeführt. Die Dosierungen werden nach dem *Volumen* berechnet. Höhere oder niedrigere Dosierungen als die angegebenen sind evt. erforderlich. Sie sollten je nach Bedarf und Zustand des Patienten individuell abgestimmt werden. Eine konservative Flüssigkeitstherapie kann bei einem Patienten mit Hirnödem kritisch sein, höher konzentrierte Infusionslösungen können erforderlich werden. Allerdings können diese Entscheidungen erst nach der Akutsituation getroffen werden.

10. VERNACHLÄSSIGUNG UND MISSHANDLUNG DES KINDES

Mißhandlung: *Einem Kind unter 16 Jahren körperlichen, seelischen oder sexuellen Schaden zufügen durch eine vorsätzliche Handlung oder Fahrlässigkeit der Eltern oder des Vormunds des Kindes.* **Vernachlässigung:** *Das Versagen der Eltern, die Ernährungs-, emotionalen, körperlichen oder Gesundheitsbedürfnisse des Kindes zu befriedigen, obwohl die Möglichkeit dazu bestünde.* Vernachlässigung bedeutet auch, das Kind übermäßig körperlich zu bestrafen.

Die Mißhandlung und Vernachlässigung von Kindern sind komplizierte Probleme der Eltern-Kind-Beziehung. Sie treten oft gemeinsam auf und sind dann nicht leicht zu unterscheiden. Vernachlässigung ist vermutlich 10–15mal häufiger als Mißhandlung. Alle sozialen Schichten und Rassen sind betroffen, allerdings werden Kinder aus armen sozialen Schichten 12 mal häufiger vernachlässigt als andere. Etwa 25% der Fälle sind Kinder mit einem Alter unter 2 Jahren. Mädchen und Buben sind in gleichem Maße betroffen. Es ist schwer, die Häufigkeit von Mißhandlungen und Vernachlässigung genau zu bestimmen, doch sind mehr als eineinhalb Millionen Kinder jährlich betroffen. 20% der körperlich mißhandelten Kinder werden ständig verletzt. Etwa 1200 Todesfälle durch Mißhandlung und Vernachlässigung ereignen sich jährlich in den USA. Eine Vernachlässigung ist vermutlich 10- bis 15mal häufiger zu beobachten als eine Mißhandlung. Die Anzahl der Berichte über sexuellen Mißbrauch oder sexuelle Belästigungen ist stark angestiegen und man schätzt, daß jährlich etwa 200000 Kinder davon betroffen sind.

Faktoren, die zu einer Mißhandlung führen

Die Mißhandlung wird meist dadurch verursacht, daß die Eltern oder der Vormund plötzlich die Kontrolle über sich verlieren. Vier ursächliche Faktoren sind bekannt: 1. **Elterliches Unvermögen:** Die Kindheitserfahrung der Eltern war von mangelnder Zuwendung und Wärme geprägt, vielleicht von Mißhandlungen, und war so der Entwicklung einer adäquaten Selbstachtung nicht förderlich. Da ihnen früh eine liebevolle Umgebung fehlte, betrachten Eltern, die ihr Kind mißhandeln, dieses als verantwortlich für diesen Zustand; sie werden leicht frustriert, verlieren die Beherrschung und können nicht geben, was sie selbst niemals erfahren haben. Gelegentlich wird ein Elternteil psychotisch. Der Gebrauch von Drogen oder Alkohol kann Impulsivität und unkontrolliertes Verhalten der Eltern gegenüber den Kindern noch verstärken. 2. **Das Kind ist „anders“:** Reizbare, fordernde oder hyperaktive Kinder können bei den Eltern Wutausbrüche hervorrufen. Frühgeborene oder kranke Säuglinge, die früh in der Säuglingszeit von den Eltern getrennt wurden, Stiefkinder oder solche, die biologisch nicht verwandt sind, können keine entsprechend starken Bindungen zu ihren Eltern oder dem Vormund bilden. Eltern können unrealistische Erwartungen in bezug auf die Leistung des Kindes haben und bestrafen es ungerechtfertigterweise schwer. 3. **Unzureichende Unterstützung:** Dadurch, daß sie keine Verwandte, Freunde, Nachbarn oder Gleichgestellte haben, die ihnen in Streßzeiten körperliche und psychologische Unterstützung leisten könnten, leben die Eltern zurückgezogen und sind leicht verletzbar. 4. **Eine Krise:** Situationsbedingter Streß löst oft Mißhandlungen aus, besonders in dem Augenblick, in dem man keine Hilfe hat.

Zeichen der Mißhandlung

Körperlich: Häufig sind Hautverletzungen wie Ekchymosen, Hämatome, Verbrennungen und Abschürfungen in verschiedenen Schweregraden. Schwere Verletzungen von Mund, Augen, inneren Bauchorganen und dem ZNS können einen bleibenden Schaden hervorrufen. Frakturen können isoliert oder multipel auftreten, und eine Durchuntersuchung des Skeletts kann Knochenverletzungen in verschiedenen Stufen der Heilung zeigen. Metaphysäre Frakturen und periostale Abhebungen der Röhrenknochen kommen bei Säuglingen vor. Ein wichtiger diagnostischer Hinweis ist der fehlende Zusammenhang zwischen der Verletzung und der Erklärung ihrer Entstehung. Weitere wichtige Anzeichen sind das Vorhandensein multipler Verletzungen in verschiedenen Heilungsstadien, Hautverletzungen, die auf bestimmte Verletzungsquellen hinweisen und wiederholte Verletzungen, die Mißhandlung oder inadäquate Überwachung wahrscheinlich machen.

Seelisch: Seelische Manifestationen einer Mißhandlung sind weniger zu objektivieren als körperliche Symptome. Bei Säuglingen kann man oft früh Gedeihstörungen *(s. a. Kap. KIN, 8.)* beobachten. Kleine Kinder können mißtrauisch, oberflächlich in zwischenmenschlichen Beziehungen, passiv und übermäßig auf gefällige Erwachsene fixiert sein. Ein seelischer Schaden zeigt sich bei Kindern meist im Schulalter, wenn sich Schwierigkeiten bei der Bildung von Beziehungen zu Lehrern und Gleichaltrigen entwickeln. Oft können seelische Auswirkungen nur bewiesen werden, wenn sich die Verhaltensauffälligkeiten bessern, nachdem das Kind in eine andere Umgebung kommt.

Sexuell: Zu den sexuellen Handlungen Erwachsener mit Kindern gehören exhibitionistische Handlungen, genitale Manipulationen, Sodomie, Fellatio und Geschlechtsverkehr. Beim Täter kann es sich um eine fremde oder nicht zur Familie gehörige Person handeln. In diesem Fall handelt es sich, sofern eine Penetration der Vagina stattgefunden hat, um **Vergewaltigung.** Häufiger ist der betreffende Erwachsene Mitglied des engeren oder weiteren Familienkreises. In diesem Fall handelt es sich um **Inzest.** Wenn die Opfer kleine Kinder sind, ist meist keine Gewalt im Spiel und es handelt sich um wiederholte Vergehen, die von den Familienmitgliedern toleriert werden. Zu den körperlichen Symptomen gehören Schwierigkeiten beim Gehen oder Sitzen, genitale Verletzungen, vaginaler Ausfluß oder Juckreiz, rezidivierende Harnwegsinfektionen oder sexuell übertragbare Krankheiten. Allerdings können Hinweise auf körperliche Verletzungen fehlen und allein das Verhalten auffällig sein. Hierzu gehören Reizbarkeit, Ängstlichkeit, Schlafstörungen oder andere Verhaltensauffälligkeiten. Wichtige zusätzliche Informationen können meist nur durch vorsichtiges Befragen des Kindes durch einen Spezialisten in Erfahrung gebracht werden. Älteren Kindern drohen die Täter oft mit körperlicher Gewalt, falls sie etwas verraten, wodurch wiederholte Übergriffe verschleiert werden. Alle sexuell übertragbaren Krankheiten bei Kindern unter 12–13 Jahren müssen bis zum Beweis des Gegenteils als Folge sexueller Mißhandlung betrachtet werden.

Zeichen der Vernachlässigung

Die grundlegenden körperlichen Bedürfnisse werden nicht erfüllt: Häufig ist die Versorgung mit Nahrung, Kleidung oder Schutz inadäquat, trotz verfügbarer öffentlicher Unterstützung. In extremen Fällen findet man das Kind völlig verlassen oder verhungert und tot. Die Hälfte der Gedeihstörungen im Säuglingsalter sind auf Vernachlässigung zurückzuführen.

Emotionale Deprivation: In der frühen Säuglingszeit kommt es im Rahmen der retardierten, emotionalen Reifung zur Abstumpfung und zu fehlendem Interesse an der Umgebung. Diese Reaktion begleitet häufig die Gedeihstörung und wird oft als geistige Retardierung oder körperliche Erkrankung fehldiagnostiziert. Ältere Kinder reagieren oft mit Schuleschwänzen und schlechten schulischen Leistungen, außerdem mit gestörten Beziehungen zu Gleichaltrigen und Erwachsenen.

Maßnahmen der Gesundheitsfürsorge werden nicht erfüllt: Die Unterlassung präventiver medizinischer Maßnahmen wie der Impfungen und der routinemäßigen Gesundheitsüberwachung und das Versäumnis, sich um einen Kranken zu kümmern, können Anzeichen für ein inadäquates Funktionieren der Familie sein.

Maßnahmen bei Mißhandlung und Vernachlässigung

Die Betreuung der betroffenen Familien muß aus einer langfristigen Perspektive gesehen werden, da die ätiologischen Faktoren so häufig von persönlichen Verhaltensmustern abhängen, die sich Jahre zuvor bei den Eltern etabliert haben. Sowohl bei Mißhandlungs- als auch bei Vernachlässigungsfällen *sollte man sich der Familie eher in einer helfenden als in einer bestrafenden Weise nähern.* Eine sorgfältige Prüfung der Familienverhältnisse und der Mängel und Bedürfnisse der Eltern ist diagnostisch notwendig und der erste Schritt der Behandlung. Die Einweisung des Kindes in ein Krankenhaus kann angebracht sein, ist aber nicht immer erforderlich und hängt davon ab, ob ein gutes Verhältnis mit den Eltern begründet werden kann. Bei stationärer Aufnahme in ein Krankenhaus sollte den Eltern gesagt werden, daß zum Untersuchungsprogramm ebenso Gespräche mit ihnen wie auch diagnostische Tests an ihrem Kind gehören.

Einschaltung der Fürsorge: Das entsprechende Verständnis für die Hintergründe der Eltern erfordert meist gründliches Einsehen der ärztlichen Unterlagen und eine vorherige Absprache mit zahlreichen öffentlichen Behörden. Möglicherweise ist der Sozialarbeiter eine wertvolle Hilfe bei der Beschaffung solcher Akten und kann mit Gesprächen und Familienberatung dienlich sein.

Meldung bei Fürsorgeeinrichtungen und dem Sozialamt: Nach dem Gesetz müssen Fälle von Mißhandlung in allen Staaten gemeldet werden; Ärzten, die Bericht erstatten, wird die Immunität vor Strafverfolgung garantiert. Viele Staaten verlangen, daß Fälle von Vernachlässigung ebenso gemeldet werden. Wenn eine Meldung gemacht wird, sollte ein persönliches Gespräch mit einem Vertreter des Jugendschutzes geführt werden. Dies gewährleistet eine klare Verständigung und erweist sich als hilfreich beim Planen einer Betreuung. Den Eltern muß im voraus vom Arzt gesagt werden, daß eine Meldung, dem Gesetz entsprechend, gemacht werden muß.

Vorgehen bei sexueller Belästigung: Eine sexuelle Belästigung kann eine starke psychologische Wirkung auf die Entwicklung des Kindes und seine spätere sexuelle Anpassung haben. Diese Wirkung ist bei älteren Kindern und Teenagern größer. Eine Beratung oder Psychotherapie von Kindern und Erwachsenen kann diese Wirkungen verhindern.

Planung der Betreuung: Viele Gemeinden besitzen ein multidisziplinäres Team, das aus Sozialarbeitern, Psychiatern, Pädiatern und anderen besteht, um wertvolle diagnostische Hilfestellung zu leisten und Anleitung für die Erstellung eines geeigneten Behandlungsprogramms zu geben. Eine primär medizinische Versorgung ist fundamental und sollte für die Familie und den berichterstattenden Arzt selbstverständlich sein, wenn er nicht selbst schon diese Versorgung leistet. Regelmäßige und weiterführende Kontakte zur Fürsorge sind meist nötig. Oft muß ein Psychiater hinzugezogen werden, um Persönlichkeitsstörungen zu verstehen und spezifische Erkrankungen wie die Depression zu behandeln. Sobald die Dynamik einer Familie besser verstanden wird, sollte die durchaus realisierbare Möglichkeit in Betracht gezogen werden, das Kind in der Obhut der Eltern zu belassen.

Staatliche Betreuungsprogramme: Tagesheimzentren für kleine Kinder können einer durch häusliche Verantwortung gestreßten Mutter helfen, indem sie ihr ermöglichen, einige Stunden jeden Tag für sich selbst zu haben. Haushaltshilfen können beantragt werden. Von einigen Gemeinden sind Elternhilfsprogramme entwickelt worden, die geübte Laienhelfer einsetzen, um enge Beziehungen zu den betroffenen Eltern aufzubauen. „Anonyme Eltern"-Gruppen sind ebenfalls erfolgreich gewesen.

Zeitweise Trennung von zu Hause: Wenn die Verhältnisse zu Hause in der Wohnung die Gesundheit des Kindes gefährden, wenn das Opfer jünger als ein Jahr ist oder wenn die Arbeit mit der Familie keine Fortschritte gemacht hat, kann eine zeitweise Trennung angezeigt sein. Die Trennung erfordert eine Eingabe bei Gericht, die vom Rechtszuständigen des entsprechenden Sozialamtes gemacht wird. Das Verfahren ist von Staat zu Staat verschieden, doch fordert in der Regel das Familiengericht ein Gutachten des Arztes. Wenn das Gericht entscheidet, daß das Kind von zu Hause getrennt wird, werden entsprechende Vorkehrungen getroffen. Der Hausarzt der Familie sollte dabei an der Planung teilhaben. Wenn nicht, sollte sein Einverständnis und die Zustimmung für diese Entscheidung eingeholt werden.

Während das Kind vorübergehend ein anderes Zuhause hat, sollte der Hausarzt möglichst den Kontakt zu den Eltern aufrechterhalten und sie beruhigen, daß entsprechende Maßnahmen getroffen werden, um ihnen zu helfen. Er sollte ebenfalls mitentscheiden, wann das Kind wieder zu den Eltern nach Hause kann. Bei Besserungen der Familiendynamik kann das Kind vielleicht auch nach Hause zurückkehren. Wiederholungen der Vorfälle sind allerdings häufig.

Nachsorge: Die Familien mißhandelter oder vernachlässigter Kinder ziehen häufig um und erschweren dadurch die Fortsetzung der Betreuung sehr. Häufig wird die Arbeitsstelle gekündigt; eventuell sind Hausbesuche durch einen Sozialarbeiter oder eine Schwester des Jugendamtes nötig, um alle Betroffenen über die Fortschritte des Patienten auf dem laufenden zu halten.

Vorsorge: Die Kenntnis der zu Mißhandlung und Vernachlässigung der Kinder führenden Faktoren hilft bestimmte Risikofamilien zu erkennen. Eltern, die ihrerseits Opfer von Mißhandlung und/oder Vernachlässigung waren, neigen in besonderem Maße dazu, dieses Verhalten bei ihren Kindern fortzusetzen. Solche Eltern äußern oft Ängste bezüglich ihrer eigenen Vergangenheit und sind für Unterstützung zugänglich. Eltern, die ihr erstes Kind haben, und jugendliche Mütter, die gegen ihre Eltern rebellieren, gehören auch zur Risikogruppe. Ereignisse während der Schwangerschaft, Geburt oder frühen Kindheit, die das Risiko einer Erkrankung des Kindes erhöhen, können die emotionalen Bindungen der Eltern zu ihrem Kind schwächen *(s. a. Kap. KIN, 3., Eltern-Kind-Bindungen: Spezielle Überlegungen zum kranken Neugeborenen)*. Während solcher Phasen ist es wichtig, daß die Insuffizienzgefühle der Eltern und die Sorge um das Wohlergehen des Kindes zur Sprache kommen. Wie gut können sie ein kleines oder kränkliches Baby zu Hause tolerieren? Leistet der Vater der Mutter moralische und aktive Unterstützung? Haben sie Verwandte oder Freunde, die in Notzeiten helfen können? Der Arzt, der auf mögliche Hinweise auf Kindesmißhandlung oder -vernachlässigung achtet, kann durch Anleitung und Unterstützung viel dazu beitragen, tragische Situationen zu verhindern.

11. INFEKTIONEN DES KINDESALTERS

Bakterielle Infektionen

(s.a. Kap. HNO, 3., Infektiöse Myringitis, akute Otitis media und akute Mastoiditis)

Diphtherie

Eine akute, ansteckende Erkrankung, die durch Corynebacterium diphtheriae *hervorgerufen wird. Charakteristisch ist die Bildung einer fibrinösen Pseudomembran, meist auf der Atemwegsschleimhaut, sowie Myokard- und Nervengewebsschäden, die auf ein Ektotoxin zurückzuführen sind.* **Hautläsionen** durch Diphtherie sind auch häufig.

Epidemiologie

Es gibt drei Biotypen *(mitis, intermedius* und *gravis)* des *C. diphtheriae.* Nur toxische Stämme produzieren Ektotoxin. Nichttoxische Keime können eine symptomatische Diphtherie erzeugen, deren klinischer Verlauf jedoch milder ist als bei toxischen Formen. Die Verbreitung erfolgt hauptsächlich durch die Sekretionen infizierter Personen, entweder direkt oder durch kontaminierte Gegenstände. Sporadische Fälle treten oft nach Kontakt mit gesunden Keimträgern auf, die nie eine sichtbare Erkrankung hatten. Fälle, die während einer Epidemie auftreten, kann man in der Regel zurückverfolgen.

Die **Diphtherie der Haut** kann erfolgen, wenn eine Läsion der Haut durch *C. diphtheriae* infiziert wird. Erwachsene aus niedrigen sozialen Schichten und amerikanische Ureinwohner in Endemiegebieten sind besonders gefährdet, da mangelnde persönliche Hygiene und Umwelthygiene die Verbreitung der Hautdiphtherie fördern. Die Erkrankung beschränkt sich nicht auf tropische Gebiete. Auch in gemäßigtem Klima sind große Erkrankungsserien registriert worden.

Pathologie

Normalerweise kommt der Keim in den Tonsillen oder dem Nasopharynx vor und produziert bei Vermehrung Ektotoxine, die die angrenzenden Wirtszellen abtöten. Manchmal findet die Erstinfektion auch auf der Haut oder der Schleimhaut in anderen Körpergebieten statt. Das Ektotoxin, das sich im Blutkreislauf befindet, schädigt auch Zellen in weiter entfernten Organen, wohin es auf dem Blutweg gelangt. Pathologische Läsionen finden sich in den Atemwegen, dem Oropharynx, Myokard, Nervensystem und in den Nieren.

Der Diphtheriebazillus zerstört zuerst eine oberflächliche Epithelschicht, meist fleckförmig, das sich daraus ergebende Exsudat gerinnt und bildet eine graue Pseudomembran, die Bakterien, Fibrin, Leukozyten und nekrotische Epithelzellen enthält. Die Membran bildet sich erst im Gefolge der Infektion, die Gebiete der bakteriellen Vermehrung und Toxinabsorption sind also umfangreicher als nach der Größe der Membran vermutet.

Das Myokard kann eine Verfettung oder Fibrose aufweisen. Degenerative Veränderungen der zerebralen oder peripheren Nerven betreffen hauptsächlich die motorischen Fasern. In schweren Fällen zeigen sich auch Schäden der Vorderhornzellen sowie der vorderen und hinteren Nervenwurzeln. Diese Schäden sind direkt proportional zur Dauer der Infektion, bevor das Antitoxin gegeben wird. In den Nieren kann es zu einer reversiblen interstitiellen Nephritis mit ausgedehnter Zellinfiltration kommen.

Symptomatik

Die Inkubationszeit (1–4 Tage) und das Prodromalstadium (12–24 h) gehören zu den kürzesten bei den bakteriellen Erkrankungen. Zu Anfang zeigt der Patient mit Mandel- oder Rachendiphtherie nur geringe Halsschmerzen, Dysphagie und ein geringes Fieber mit beschleunigtem Puls und einer ansteigenden polymorphkernigen Leukozytose. Bei Kindern sind Übelkeit, Erbrechen, Schüttelfrost, Kopfschmerzen und Fieber typischer.

Die **charakteristische Membran** findet sich meist auf den Mandeln, kann aber auch in anderen Gebieten auftreten. Sie ist schmutzig-grau, derb und fibrinös und kann so fest haften, daß die Entfernung zur Blutung führt. Je nach Dauer der Infektion kann die Membran minimal oder relativ ausgedehnt sein sowie gelb-grau oder cremefarben. Bei kleinen Kindern, die lange keine Krankheitszeichen aufweisen können, findet sich oft bei der ersten Untersuchung schon eine Membran. Bei älteren Kindern und Erwachsenen treten Halsschmerzen und Ermüdung meist vor dem Auftreten der Membran ein. Einige Patienten durchlaufen die Krankheit ohne Membranbildung.

Die Krankheit kann leicht verlaufen. Bei schwerwiegenderen Verläufen stehen Dysphagie, Zeichen einer Toxämie und Erschöpfung im Vordergrund. Ödeme des Pharynx und Larynx behindern die Atmung. Wenn die Membran sich auf Larynx oder Trachea sowie auf die Bronchien erstreckt, kann sie die Atemwege teilweise verschließen oder sich ablösen und zum plötzlichen totalen Verschluß der Atemwege führen. Die zervikalen Lymphknoten sind vergrößert. In schweren Fällen kann die Diffusion des Ektotoxins in Halsgewebe zu prominenten Ödemen (Stiernacken) führen. Ein blutig-seröses Nasensekret kann oft einseitig auftreten, wenn der Nasopharynx betroffen ist.

Die Läsionen der **kutanen Diphtherie** sind morphologisch nicht spezifisch. Jede Verletzung der Haut kann sekundär mit *C. diphtheriae* infiziert werden. Hautrisse, Abschürfungen, Ulzera, Verbrennungen und andere Wunden sind potentielle Nährböden des Keims. Die Läsionen kommen in der Regel an den Extremitäten vor. Diese können bei fehlender Behandlung durch lokale Infiltration des Ektotoxins schmerzunempfindlich werden. Die kutanen Läsionen weisen in der Regel auch β-hämolysierende Streptokokken auf sowie *Staphylococcus aureus* oder beide. Eine Pseudomembran findet sich selten. In 20–40% der Fälle kommt gleichzeitig eine Infektion des Nasopharynx mit demselben Genotypus hinzu. Infektionen der Augen durch *C. diphtheriae* sind selten und können mit oder ohne begleitende Hautläsionen vorkommen.

Komplikationen

Schwere Komplikationen sind vor allem dann zu erwarten, wenn die Therapie mit Antitoxin nicht gleich begonnen wird. Bis zum 10.–14. Tag ist die Myokarditis in der Regel apparent, sie kann jedoch zu jedem beliebigen Zeitpunkt der 1.–6. Wo. auftreten. Es kann in der Folge zu Herzversagen und plötzlichem Tod kommen. Bei 20–30% der Patienten zeigen sich unspezifische EKG-Veränderungen. AV-Dissoziation, kompletter Herzblock und ventrikuläre Arrhythmien weisen eine hohe Mortalitätsrate auf. In der 1. Woche kann es zu Dysphagie und nasalem Rückfluß durch Bulbärparalyse kommen. Lähmungen peripherer Nerven können in der 3.–6. Wo. auftreten. Diese könmnen spontan reversibel sein, ziehen sich allerdings meist über mehrere Wochen hin. Die Myokarditis und die Lähmungserscheinungen können durch die Gabe von Kortikosteroiden oder die zu spät kommende Gabe von Antitoxin nicht mehr beeinflußt werden.

Diagnostik

Sie stützt sich auf das klinische Bild der Membran, bis sie durch die Kultur bestätigt wird. Die Gramfärbung der Membran kann typisch konfigurierte (vergleichbar mit chinesischen Schriftzeichen) grampositive Stäbchen mit metachromatischer (perlschnurartiger) Färbung aufweisen. Zur primären Isolierung des Keims wird Löffler- oder Tellurit-Medium bevorzugt, er wächst jedoch auf anderen künstlichen Medien auch gut. Das Labor sollte benachrichtigt werden, daß Verdacht auf *C. diphtheriae* besteht. Wenn ein Patient während einer respiratorischen Diphtherie Hautläsionen entwickelt, sollte man an eine Hautdiphtherie denken.

Immunisierung

Alle Kinder und alle anfälligen Kontaktpersonen sollten routinemäßig mit DPT(Diphtherie-Pertussis-Tetanus)-Impfstoff aktiv immunisiert werden *(s. Kap. KIN, 2., Immunisierungsverfahren).* Für bereits immunisierte Kontaktpersonen genügt eine Auffrischdosis mit adsorbierten Diphtherie- und Tetanustoxoiden (DT-Impfung) für Erwachsene.

Therapie

Patienten mit Symptomen sollten in Intensivstationen behandelt werden. **Diphtherieantitoxin muß frühzeitig gegeben werden,** da das Toxin nur dann neutralisiert wird, wenn es noch nicht an Zellen gebunden ist. Wenn aufgrund der Klinik Verdacht auf Diphtherie besteht, muß das Antitoxin sofort gegeben werden, ohne das Ergebnis der Kultur abzuwarten. *Vorsicht: Diphtherieantitoxin stammt vom Pferd. Ein Haut- oder Konjunktivaltest zur Bestimmung der Empfindlichkeit sollte darum jeder Therapie vorausgehen (s. Kap. IMM, 3., Serumkrankheit).* Wenn sich nach 30 min kein Erythem oder eines < 0,5 cm um die Injektionsstelle zeigt, kann man mit der Verabreichung des Antitoxins beginnen. Die Dosierung schwankt zwischen 20000–100000 IE. Die nötige Dosis wird empirisch ermittelt. Bei einer mittelgradigen symptomatischen diphtherischen Pharyngitis werden 20000 bis 40000 IE eingesetzt, während Patienten, die eine schwere Symptomatik oder Komplikationen zeigen, größere Dosen benötigen.

Das Antitoxin kann i.m. oder i.v. verabreicht werden. Dosen > 20000 IE können 200 ml physiologische Kochsalzlösung beigeführt werden, die dann langsam i.v. über 30–45 min injiziert werden, um das große Volumen leichter verabreichen zu können.

Eine Quaddel als Reaktion auf den Hauttest weist auf erhöhte Empfindlichkeit hin und bedingt **größte Vorsicht** bei der Verabreichung des Antitoxins. Der Patient muß erst mit verdünntem Antitoxin desensibilisiert werden, wie unter *Kap. IMM, 3., Medikamentenüberempfindlichkeit,* beschrieben. Bei Auftreten allergischer Symptome sollten unverzüglich 0,3–1 ml Epinephrin 1:1000 s.c., i.m. oder langsam i.v. injiziert werden. Beim hochempfindlichen Patienten ist die i.v. Gabe von Antitoxin **kontraindiziert.**

Die unterstützende Behandlung ist wichtig, besonders wenn Komplikationen auftreten. Bettruhe ist ebenso nötig wie intensive Pflege unter besonderer Beachtung von Ernährung, Flüssigkeitsaufnahme, genügender Sauerstoffsättigung und andauernder Überwachung auf Zeichen, die darauf hinweisen, daß eine Intubation oder Tracheotomie nötig ist, sowie die häufige Überprüfung möglicher Probleme von seiten des Herz- und Nervensystems. Eine Vernichtung der Keime mit Antibiotika ist wichtig. Bei Erwachsenen kann man Procain-Penicillin G, 600000 IE i.m., alle 12 h, für 10 Tage, oder Erythromycin, 250–500 mg oral, alle 6 h, für 7 Tage geben. Kinder, die < 25 kg wiegen, sollten Procain-Penicillin G, 300000 IE i.m. alle 12 h, oder Erythromycin, 50 mg/kg/Tag (Maximum 1 g/Tag) oral oder i.v. in 4 Dosen, erhalten. Ampicillin ist ebenfalls effektiv – Kinder erhalten 75 mg/kg/Tag in 4 Dosen, Erwachsene 250–500 mg oral, alle 6 h. Auch Clindamycin und Rifampicin sind schon eingesetzt worden. Orale Cephalosporine werden nicht empfohlen.

Die Erholungsphase von einer schweren Diphtherie ist lange und die Patienten müssen daran gehindert werden, zu schnell aktiv zu werden. Auch eine Normalbelastung kann Patienten, die sich von einer Myokarditis erholen, schon schaden.

Behandlung einer Epidemie

1. Isolierung und Behandlung aller **symptomatischen Patienten,** wie oben beschrieben, bis 2 Kulturen von Abstrichen aus dem Hals (oder der Haut, wenn angezeigt) auf *C. diphtheriae* negativ sind. Die Kulturen sollten 24 und 48 h nach Absetzen der Antibiotika abgenommen werden. Wenn positive Kulturen auch nach klinischer Gesundung auftreten, muß weiter 10 Tage mit Erythromycin (2 g/Tag oral in 4 Dosen für Erwachsene) behandelt werden. Bei den heute eingesetzten Antibiotika ist eine Tonsillektomie zur Beseitigung von Erregerherden nicht mehr nötig.

2. Alle *C.-diphtheriae*-Kulturen werden dem Gesundheitsamt zur Biotypisierung und Toxigenitätsbestimmung überlassen. Toxinproduzierende und nicht-toxinproduzierende Bio-

typen können gleichzeitig vorkommen. Die Analyse der DNA mit Restriktionsenyzm- und Hybridisierungsmustern anhand isolierter Proben kann für die epidemiologische Typisierung hilfreich sein.

3. Von allen **engen Kontaktpersonen** bekannter Diphtherie-Patienten müssen entsprechende Kulturen für *C. diphtheriae* gewonnen werden. Ihr Rachen und die Haut müssen inspiziert werden. *Symptomatische* Patienten müssen eingewiesen und behandelt werden, wie oben beschrieben, bis die Kulturen eintreffen. *Symptomlose* Kontaktpersonen mit positiven Halskulturen **(Träger)** müssen das Haus hüten, ohne Besuch zu empfangen, bis die Therapie abgeschlossen ist. Man gibt Erythromycin oral, 250–500 mg, alle 6 h für Erwachsene sowie 40 mg/kg/Tag in 4 Dosen für Kinder. Antitoxin wird *nicht* verabreicht. Nach 3 Behandlungstagen kann der Erwerbstätige bei weiterer Einnahme von Antibiotika wieder zur Arbeit gehen. *Die Kulturen müssen nach Beendigung der Therapie überprüft werden.* Negative Behandlungsergebnisse mit Erythromycin sind in der Regel auf fehlende Einnahme der Medikamente und weniger auf Resistenzen des Keims zurückzuführen. Von gelegentlichen Resistenzen von *C. diphtheriae* gegenüber Erythromycin ist in den USA berichtet worden. Bei negativen Behandlungsergebnissen sollten Empfindlichkeitsbestimmungen der Keime erfolgen.

4. Die Immunisierung gegenüber Diphtherie muß bei **allen Kontaktpersonen** aufgefrischt werden. Dazu zählt auch das Krankenhauspersonal. Für die Impfung sollten adsorbierte Diphtherie- und Tetanustoxoide (DT-Impfstoff) für Erwachsene verwendet werden. Liegt die Auffrischimpfung länger als zehn Jahre zurück, besteht kein ausreichender Impfschutz mehr.

5. Patienten, die negative Kulturen aufweisen und vollständig immunisiert sind, können sowohl was sie persönlich betrifft als auch hinsichtlich der Volksgesundheit als sicher betrachtet werden.

Keuchhusten

(Pertussis)

Eine akute, weitverbreitete, bakterielle Erkrankung, charakterisiert durch einen paroxysmalen oder krampfhaften Husten, der gewöhnlich mit einer verlängerten, hochtonlagigen, ziehenden Inspiration (dem Keuchen) endet.

Ätiologie und Epidemiologie

Der verursachende Erreger ist *Bordetella pertussis,* ein kleines, unbewegliches, gramnegatives Stäbchen. *B. parapertussis* ähnelt diesem Organismus stark; er verursacht **Parapertussis,** die klinisch von der Pertussis nicht unterscheidbar, doch gewöhnlich schwächer und seltener tödlich ist.

Pertussis ist endemisch in der ganzen Welt. Die Häufigkeit hat in den USA seit den späten 80er Jahren zugenommen. Alle zwei bis vier Jahre kommt es zu lokalen Epidemien. In jeder Gegend gibt es alle 2–4 Jahre eine Epidemie. Sie tritt bei allen Altersgruppen auf, doch etwa die Hälfte der Fälle ist jünger als 2 Jahre, da Säuglinge gewöhnlich keine schützenden Antikörper besitzen. Ein einmaliger Befall verleiht keine natürliche Immunität auf Lebenszeit, doch beim 2. Mal ist die Erkrankung gewöhnlich schwach und bleibt oft unerkannt.

Die Übertragung erfolgt durch Tröpfcheninfektion und Einatmen von *B. pertussis,* der von einem Patienten, besonders in dem katarrhalischen und frühen konvulsiven Stadium, in die Luft gesprüht wird. Die Übertragung durch Kontakt mit kontaminierten Dingen ist selten. *Die Patienten sind gewöhnlich nach der 3. Woche der konvulsiven Phase nicht mehr infektiös.*

Symptomatik

Die Inkubationszeit beträgt im Durchschnitt 7–14 Tage (max. 3 Wo.). *B. pertussis* dringt in die Schleimhaut des Nasopharynx, der Trachea, der Bronchien und Bronchioli ein und verursacht eine erhöhte Sekretion von Schleim, der anfangs dünn und später zäh und klebrig ist. Die Krankheit dauert etwa 6 Wo. und wird in 3 Stufen eingeteilt: Stadium catarrhale, Stadium convulsivum, Stadium decrementi (Rekonvaleszenz).

Das **katarrhalische Stadium** setzt schleichend ein; im allgemeinen mit Niesen, tränenden Augen oder anderen Anzeichen des Schnupfens; Anorexie, Lustlosigkeit und einem unangenehmen, stakkatoartigen, nächtlichen Husten, der allmählich auch am Tag auftritt. Fieber ist selten. Der Husten wird nach 10–14 Tagen **konvulsiv.** Auf 5 ≥ 15 Tagen rasch aufeinanderfolgende Hustenstöße folgt das Keuchen, eine schnelle, tiefe Inspiration. Nach ein paar normalen Atemzügen kann ein neuer Hustenanfall beginnen. Reichliche Mengen zähflüssigen Schleims können während oder nach dem Paroxysmus ausgespuckt werden (Säuglinge und Kinder verschlucken ihn gewöhnlich). Erbrechen, das auf den konvulsiven Husten folgt oder auf Reizung durch den klebrigen Schleim zurückzuführen ist, ist charakteristisch. Bei Säuglingen dürfen Erstickungsanfälle häufiger sein als Keuchen.

Das **Stadium der Rekonvaleszenz** beginnt gewöhnlich innerhalb von 4 Wo.; die Paroxysmen sind nicht mehr so häufig und schwer, das Erbrechen seltener, der Patient sieht besser aus und fühlt sich besser. Die durchschnittliche Krankheitsdauer beträgt 7 Wochen, sie kann aber zwischen 3 Wochen und 3 Monaten variieren. Paroxysmale Hustenanfälle können noch monatelang nach der Akutphase auftreten, meist durch eine Reizung aufgrund einer Infektion der oberen Luftwege.

Die Leukozytenzahl liegt meist zwischen 15000 und 20000, kann aber auch normal oder so hoch wie 60000 sein; im allgemeinen sind 60–80% kleine Lymphozyten.

Diagnostik

Das katarrhalische Stadium ist oft schwierig von einer Bronchitis oder Influenza zu unterscheiden. Adenovirale Infektionen und eine Tuberkulose sollten bei der Differentialdiagnose ebenfalls in Betracht gezogen werden, da sie alle das Pertussis-Syndrom nachahmen können. Eine Lymphozytose von 70% oder mehr bei einem fieberfreien oder schwach fiebernden Kind > 3 Jahren mit einem verdächtigen Husten, läßt oft an Keuchhusten denken. Sie reicht jedoch nicht aus, um Keuchhusten von anderen adenoviralen keuchhustenähnlichen Syndromen zu unterscheiden. Kulturen des nasopharyngealen Abstrichs sind *B.-pertussis*-positiv in 80–90% der Fälle im katarrhalischen und frühen konvulsiven Stadium. Die besten Ergebnisse erhält man mit kleinen sterilen Baumwolltupfern, auf einem 28 G zinküberzogenen Draht befestigt, der durch ein Nasenloch in den Nasopharynx gebracht wird. Man sollte ein Standard-Bordet-Gengou- oder Kohle-Agar-Medium verwenden, das Penicillin oder Cefalexin enthält, um das Überwachsen durch eine andere Flora zu verhindern. Spezifische Fluoreszenztests des Abstrichs aus dem Nasopharynx auf Antikörper sind eine exakte Methode zur Diagnose des Keuchhustens, allerdings sind sie weniger sensitiv als die Keimkultur. Parapertussis wird nur durch die Kultur oder die Fluoreszenzantikörpertechnik unterschieden.

Prognose und Komplikationen

Pertussis ist bei Kindern < 2 Jahren eine ernste Erkrankung; die Mortalität beträgt vor einem Alter von 1 Jahr etwa 1–2%. Bei älteren Kindern und Erwachsenen (außer bei alten Patienten) ist die Krankheit unangenehm, aber selten schwerwiegend.

Die häufigsten Komplikationen betreffen die Atemwege, etwa eine Asphyxie bei Säuglingen. Bronchopneumonie und zerebrale Komplikationen verursachen die meisten Todesfälle bei Säuglingen und Kleinkindern. Die Bronchopneumonie ist eine häufige Komplikation auch bei alten Menschen und kann in jedem Alter tödlich sein. Ein interstitielles oder subkutanes Emphysem und ein Pneumothorax sind seltene Folgen des erhöhten intrathorakalen Drucks während der Hustenanfälle. Es kann auch zu Bronchiektasen und, besonders bei debilen Kindern, zu einem Residualemphysem kommen. Atelektasen können entstehen, wenn ein Schleimpfropfen einen Bronchiolus verschließt. Ein primär tuberkulöser Schaden kann durch den Keuchhusten ausgedehnt werden. Krämpfe sind bei Säuglingen nicht selten, wohl aber bei älteren Kindern. Eine Blutung in das Gehirn, die Augen, die Haut und die Schleimhäute kann die Folge eines schweren Hustenanfalls mit nachfolgender Anoxie sein, Hirnblutungen, ein Hirnödem oder eine Enzephalitis können zu spastischer Lähmung, geistiger Retardierung oder anderen neurologischen Störungen führen. Ein Geschwür des Zungenbändchens kann sich aus einer Verletzung durch einen unteren Schneidezahn während der Paroxysmen entwickeln. Nabelhernie und Rektumprolaps sind gelegentlich zu beobachten. Eine Mittelohrentzündung ist häufig.

Prophylaxe

Aktive Immunisierung: *(s. Kap. KIN, 2., Impfungen).* Die **passive Immunisierung** ist unzuverlässig und wird nicht empfohlen.

Die orale Erythromycintherapie (wenn möglich mit Erythromycinestolat, 12,5 mg/kg 4mal/Tag, bis max. 2 g/Tag), die während der Inkubationszeit begonnen wird und 10–14 Tage dauert, kann eine Infektion nach Patientenkontakt verhindern oder einer Ansteckung vorbeugen. Allerdings ist die Wirksamkeit noch nicht vollständig erwiesen. Die Patienten sollten besonders von empfindlichen Säuglingen für wenigstens 4 Wo. ab dem Einsetzen der Krankheit oder bis die Symptome verschwunden sind isoliert werden. Wenn die Quarantäne nicht 100%ig oder schwierig ist, bewirkt gewöhnlich eine 10tägige Therapie mit Erythromycinestolat (12,5 mg/kg 4×tägl. bis max. 2 g/Tag), daß der Erreger nicht mehr nasopharyngeal getragen wird und so andere weniger leicht angesteckt werden. Es gibt jedoch keinen anerkannten, therapeutischen Erfolg für den Patienten, wenn die Hustenanfälle bereits begonnen haben.

Therapie

Die stationäre Behandlung wird für schwerkranke Säuglinge empfohlen, da die fachkundige Pflegeversorgung wichtig ist. Bettruhe ist für ältere Kinder mit milder Ausprägung der Krankheit nicht notwendig. Kleine, häufige Mahlzeiten sind anzuraten. Eine parenterale Flüssigkeitstherapie kann erforderlich sein, um den Natrium- und Wasserverlust bei schwerem Erbrechen zu ersetzen. Bei Säuglingen kann ein sorgfältiges Absaugen lebensrettend sein und eine Tracheotomie oder nasotracheale Intubation ist gelegentlich nötig. Sauerstoff sollte gegeben werden, wenn nach Entfernen des Schleims die Zyanose nicht verschwunden ist. Schwerkranke Säuglinge sollten in einem abgedunkelten, ruhigen Raum untergebracht werden und so wenig wie möglich gestört werden, da jede Störung schwere konvulsive Anfälle mit Anoxie auslösen kann. Starke Aufmerksamkeit sollte den Nahrungsbedürfnissen des Säuglings geschenkt werden, da eine bereits bestehende oder sich entwickelnde Fehlernährung signifikant zu einem schlechten Ausgang beitragen kann.

Schleimlösende Expektorantien, Hustensedativa und Beruhigungsmittel sind von geringem Wert und sollten vorsichtig oder überhaupt nicht angewendet werden. In schweren Fällen werden Medikamente mit adrenerger Wirkung (z.B. Theophyllin) und Kortikosteroide empfohlen. Allerdings müssen noch weitere klinische Studien durchgeführt werden, um Nutzen und mögliche Risiken beurteilen zu können. Antibiotika sollten nur bei bakteriellen Komplikationen wie einer Bronchopneumonie oder Mittelohrentzündung eingesetzt werden.

Okkulte Bakteriämie

Auftreten pathogener Bakterien im Blut fiebernder Kinder ohne offensichtlichen Fokus. Den Kindern geht es meist relativ gut, so daß sie ambulant behandelt werden können. Man muß die Bakteriämie von der Sepsis, der Neugeborenensepsis und vom septischen Schock unterscheiden. (Diskussionen dieser Infektionen bei Kindern über zwei Jahren *s. Kap. INF, 7.*, bei Neugeborenen *s. Kap. KIN, 6., Infektionen des Neugeborenen.*)

Ätiologie

65–75% der okkulten Bakteriämien werden durch *Streptococcus pneumoniae* hervorgerufen, 15–25% durch *Haemophilus influenzae*, der Rest durch Keime wie *Neisseria menin-*

gitidis und Salmonellen. Bei 3–4% aller fiebernden Säuglinge zwischen einem und 24 Monaten wird eine okkulte Bakteriämie festgestellt, wobei die Kinder meist zwischen 6 und 24 Monaten alt sind. Kinder, deren klinisches Erscheinungsbild zunächst eine ambulante Betreuung erlaubt, bei denen jedoch später eine Bakteriämie gefunden wird, sind meist jünger als 24 Monate. Hinsichtlich der Häufigkeit gibt es keine geschlechts- oder rassenbezogenen Unterschiede.

Symptomatik und Diagnostik

Die okkulte Bakteriämie ist oft mit einem Harnwegsinfekt, einer Pharyngitis oder Fieber assoziiert. Allerdings ist der Prozentsatz der Kinder, die bei einem der genannten Beschwerdebilder tatsächlich eine Bakteriämie haben, sehr klein. Es ist unwahrscheinlich, daß ein Kind mit Temperaturen unter 38,5 °C bakteriämisch ist. Je höher die Temperatur, desto höher ist das Risiko einer Bakteriämie.

Da die Diagnose erst nach Isolierung der Bakterien aus dem Blut gestellt werden kann, ist es nicht möglich, die Bakteriämie bereits bei der Erstuntersuchung des Kindes sicher festzustellen. Eine Kultur dauert meist 24–48 Stunden und wird oft durch Kontamination mit Mikroorganismen der Haut positiv. Es werden schnellere diagnostische Verfahren benötigt, da diejenigen, die uns gegenwärtig zur Verfügung stehen, für die klinische Anwendung nicht sensitiv genug sind. Unspezifische Tests können die Beurteilung des Bakteriämierisikos im individuellen Fall erleichtern. Die meisten bakteriämischen Kinder haben eine Leukozytose, wobei jedoch nur 10% aller Kinder mit einer Leukozytose über 20000/µl eine Bakteriämie haben. Eine Kombination von Risikofaktoren (z.B. Lebensalter 1–24 Monate, Körpertemperatur > 38,5 °C und hohe Leukozytenzahlen) gibt Hinweise auf die Diagnose, allerdings liegt bei höchstens 10 bis 25% aller Säuglinge mit diesen Risikofaktoren eine Bakteriämie vor.

Prognose und Therapie

Über 75% der Kinder, die vor Bestätigung der Bakteriämie bereits mit Antibiotika behandelt wurden, verbessern sich klinisch, nur weniger als 10% haben eine persistierende Bakteriämie. Im Gegensatz dazu verbessern sich nur weniger als 33% der Kinder, die keine Antibiotika bekommen haben. 33% der Kinder, die eine *Streptococcus-pneumoniae*-Bakteriämie und 50% von denen, die eine *Haemophilus-influenzae*-Bakteriämie haben, haben bei der zweiten Kontrolle immer noch eine Bakteriämie. Die Inzidenz einer Meningitis ist bei beiden Gruppen, denen, die Antibiotika bekommen haben, und denen, die keine bekommen haben, die gleiche.

Ca. 50% der ambulanten Patienten, bei denen eine Bakteriämie vermutet wird, haben therapierbare Infektionsherde, in der Regel Mittelohrentzündungen oder Pneumonien, was bedeutet, daß sie zu dem Zeitpunkt, wo die Bakteriämie nachgewiesen wird, bereits oral antibiotisch behandelt werden.

Von manchen Seiten wird gefordert, daß die Behandlung bei Säuglingen im Alter zwischen 3 und 24 Monaten mit Fieber > 40 °C und Leukozytenzahlen > 15000 bereits eine Behandlung mit Ceftriaxon i.m. oder Amoxicillin oral eingeleitet werden soll, bis das Ergebnis der Kultur zur Verfügung steht. Andere wiederum halten eine Behandlung nicht für notwendig, sofern eine sorgfältige Überwachung des Kindes gewährleistet ist. In jedem Fall sind eine intensive Überwachung und Betreuung erforderlich. Dies betrifft vor allem die ersten 72 h.

Harnwegsinfektionen im Kindesalter

Signifikante Bakteriurie bei Kindern, die entweder asymptomatisch oder manifest als Zystitis, Pyelonephritis oder Septikämie verläuft. Mit Ausnahme einer gelegentlichen Kontamination mit Darmbakterien über die Urethra sind die Harnwege von den Nieren bis zur Blase normalerweise steril. Zu den Dingen, die den Harntrakt steril halten, gehören die Azidität des Urins und der freie Fluß des Urins mit normalen Entleerungsmöglichkeiten einer intakten Urethra, ein gesunder immunologischer Status und eine unveränderte Mukosa. Anomalien in einem dieser Schutzmechanismen, sowie eine Stase des Urins, prädisponieren zum Harnwegsinfekt.

Ätiologie

Die häufigsten Erreger eines Harnwegsinfektes sind *E. coli,* die einen besonderen Anhaftungsfaktor an das Übergangsepithel der Blase und des Urethers haben. *E. coli* rufen über 75% aller HWI's bei pädiatrischen Patienten hervor. Die übrigen Fälle werden durch andere gramnegative Darmbakterien, insbesondere *Klebsiellen, Proteus mirabilis* und *Pseudomonas aeruginosa,* hervorgerufen. An grampositiven Organismen kommen Enterokokken (Streptokokken der Gruppe D) und Koagulase-negative Staphylokokken, wie *Staphylococcus saprophyticus,* als Haupterreger in Frage. Pilze und Mykobakterien sind als Erreger eines HWI ungewöhnlich. Adenoviren sind beim Syndrom einer hämorrhagischen Zystitis beteiligt.

1–2% aller **Neugeborenen** entwickeln einen Harnwegsinfekt, wobei männliche Neugeborene fünfmal häufiger als weibliche Neugeborene betroffen sind. Die Infektion der männlichen Säuglinge führt oft zur Bakteriämie. Prädisponierend sind Anomalien und Obstruktionen im Harntrakt, Frühreife, Katheter sowie Präputialverklebungen. 20–40% aller Neugeborenen mit einem Harnwegsinfekt haben eine Anomalie der Nieren.

2% aller **Kleinkinder** und 5% aller **Schulkinder** erleiden einen Harnwegsinfekt. Die Geschlechterverteilung beginnt sich hierbei umzudrehen, so daß nach dem vierten Lebensjahr weit mehr als 10mal soviel Mädchen unter den HWI-Patienten sind. Bei Mädchen sind die Infektionen gewöhnlich aszendierend und nicht mit einer Bakteriämie einhergehend. Die Bevorzugung des weiblichen Geschlechts hängt mit der kürzeren weiblichen Harnröhre zusammen. Andere prädisponierende Faktoren in dieser Altersgruppe sind Katheter, Harnverhalten, Morbus Hirschsprung und Anomalien der Harnwege, wie Obstruktion, neurogene Blase und Ureterduplikation. Andere Risikofaktoren, wie Wurmerkrankungen, IgA-Mangel, Diabetes, Trauma und bei **Erwachsenen** der Geschlechtsverkehr, sind ebenfalls von Bedeutung. 5–15% der Schulkinder mit HWI's haben Anomalien der Harnwege, die eine chirurgische Intervention nötig machen. 30–40% haben einen vesikourethralen Reflux und benötigen somit eine antibiotische Prophylaxe. Die Häufigkeit des Refluxes nimmt mit dem Alter ab.

Symptomatik

Bei **Neugeborenen** sind die Symptome unspezifisch, oft ähnlich einer Sepsis. Schlechte Nahrungsaufnahme, Durchfall, schlechtes Gedeihen, Erbrechen, leichte Gelbsucht, Lethargie, Fieber oder Hypothermie können auf einen HWI hinweisen. Auch bei Säuglingen sind die Symptome noch schlecht zu lokalisieren. Viele Säuglinge sind asymptomatisch und werden durch routinemäßiges Screening herausgegriffen. Andere haben gastrointestinale Symptome wie Erbrechen, Diarrhö oder Bauchschmerzen. Erst bei Kindern, die älter als zwei Jahre sind, zeigt sich das klassische Bild einer Zystitis oder Pyelonephritis. Jedoch sind auch hier noch 40% der HWI's asymptomatisch. Die Symptome der Zystitis sind Dysurie, häufiges Wasserlassen, Hämaturie, Retention von Urin, suprapubische Schmerzen, Harndrang, Pruritus, Inkontinenz, schlechtriechender Urin und Enuresis. Die Symptome einer Pyelonephritis umfassen die einer Zystitis mit hohem Fieber, Kostovertebralschmerzen und Berührungsempfindlichkeit.

Diagnostik

Der Blasenurin ist normalerweise steril. Durch die Passage durch die Urethra werden jedoch meist einige Bakterien beigemischt. Die Diagnose eines HWI erfordert deshalb den Nachweis einer signifikanten Bakteriurie in einer Kultur sorgfältig gesammelten Urins.

Neugeborene und Säuglinge: Der Urin wird am besten durch suprapubische Punktion oder Katheterisation der Blase gewonnen. Eine negative Kultur ist immer zuverlässig. Ein positives Ergebnis sollte durch nochmalige Kontrolle bestätigt werden. **Größere Kinder:** Eine sauber gewonnene Urinprobe ist zuverlässig, eine Kultur sollte jedoch auch hier wiederholt werden, bevor die antibiotische Therapie begonnen wird, es sei denn, die klinischen Zeichen machen eine solche Therapie sofort erforderlich. Als signifikante Bakteriurie gilt bei dem suprapubischen Substrat der Nachweis jeglicher gramnegativer Bakterien sowie der Nachweis von mehr als 1000 Koagulase-negativen Staphylokokken/ml Urin. Im Katheterurin ist der Nachweis von mehr als 10^3 Kolonien/ml signifikant. Bei sauber gewonnenem Mittelstrahlurin bei männlichen Kindern gilt eine Bakteriurie > 10^4 als signifikant, bei weiblichen Kindern > 10^5. In manchen Fällen kann trotz niedriger Kolonienzahl ein Harnwegsinfekt vorliegen. Dies ist möglich bei vorangehender Anitbiotikatherapie, stark verdünntem Urin (spezifisches Gewicht < 1003) oder beim Vorliegen einer Obstruktion, die den Abfluß des infektiösen Urins verhindert.

Eine **Kultur des Urins** sollte sofort angelegt werden. Bei einer Verzögerung über 15 Minuten sollte der Urin bei 4 °C gelagert werden. Die Kultur wird am besten auf einer Blutagarplatte angelegt und 24–48 Stunden bei 37°C inkubiert. 0,001 ml des Urins werden auf die Kulturplatte aufgestrichen. Handelt es sich um suprapubisches Substrat oder um Katheterurin, sollte eine weitere Platte mit 0,1 ml des Urins angelegt werden. Als Screening-Test für eine Bakteriurie eignen sich chemische Tests wie der Nitrit-Test und der Leukozyten-Esterase-Test.

Die **mikroskopische Untersuchung** des Urins ist sinnvoll, eignet sich aber nicht zur endgültigen Diagnosestellung. Eine Pyurie (> 5 Leukozyten/Gesichtsfeld) weist gewöhnlich auf einen HWI hin, ist jedoch in 60% der kulturpositiven HIW's nicht vorhanden. Auch die Gramfärbung eines Urinausstrichs ist eine nützliche Methode.

Die **Unterscheidung zwischen unteren und oberen Harnwegsinfekten** ist nicht immer leicht. Bei einem Kind mit hohem Fieber, kostovertebralem Flankenschmerz und Pyurie mit Zylindern gibt es wenig Zweifel, daß es sich um eine Pyelonephritis handelt. Beim Anwenden sehr genauer Unterscheidungstechniken zu Versuchszwecken (z.B. Blasenwaschung, Prüfung der Konzentrationsfähigkeit etc.) konnte festgestellt werden, daß viele Kinder mit asymptomatischem HWI oder nur geringen Symptomen einer Zystitis Infekte des oberen Harntraktes hatten. Diese Techniken können in der Praxis nicht immer angewandt werden. Der Arzt sollte sich aber bewußt sein, daß jedes Kind mit einem HWI einen Infekt des oberen Harnsystems haben kann.

Behandlung und Prognose

Das Hauptziel der Behandlung ist es, den akuten Krankheitszustand zu bessern und die Erhaltung der parenchymalen Nierenfunktion zu gewährleisten. Alle Kinder mit Verdacht auf HWI sollten untersucht werden auf das Vorhandensein einer abdominalen Raumforderung, vergrößerter Nieren, Abnormitäten der Urethra, Schmerzen der kostovertebralen Region und Zeichen einer Malformation der unteren Wirbelsäule. Der Druck des Harnstrahls ist hinweisend auf eine Obstruktion sowie auf eine neurogene Blase. RR, Größe und Gewicht sollten registriert werden, Harnsäure und Kreatinin sollten bei Kindern mit nachgewiesenem HWI kontrolliert werden.

Bei Neugeborenen sollte eine Kultur von Urin und Blut angelegt werden und eine parenterale Therapie mit Ampicillin und einem Aminoglykosid in Sepsisdosis begonnen werden *(s. Tab. 18.)*. Wenn die Blutkultur negativ wird, ein gutes klinisches Ansprechen gesehen wird und wiederholte Urinkulturen 48 und 72 Stunden nach Therapiebeginn negativ sind, kann auf ein orales Antibiotikum wie Ampicillin, Amoxicillin oder ein Cephalosporin übergegangen werden. Insgesamt sollten über 10 Tage Antibiotika gegeben werden. Ein schlechtes Ansprechen auf die Therapie weist entweder auf einen resistenten Erreger oder auf eine Obstruktion hin und erfordert schnelles Eingreifen.

Nach der Neugeborenenperiode können Kinder mit HWI mit oralen Antibiotika behandelt werden, es sei denn, sie haben hohes Fieber, Zeichen einer Toxikose oder Erbrechen, so daß eine parenterale Gabe indiziert ist. Initiale Antibiotika der Wahl sind Ampicillin, die Kombination von Trimethoprim und Sulfamethoxazol oder ein Cephalosporin *(s. Tab. 32.)*.

Tab. 32. Antibakterielle Medikamente bei Harnwegsinfekten von Kindern

Präparat	*orale Dosis (mg/kg/Tag)*	*parenterale Dosis (mg/kg/Tag)*	*Dosisintervall in Stunden*
Amikacin		15	8–12
Amoxicillin	30		8
Ampicillin	50–100	50–100	6
Carbenicillin		50–200	6
Cefadroxil	30		12
Cefamandol		50–100	6
Cefazolin		25–50	8
Cefixim	8		12–24
Cefotaxim		50–180	6
Cefoxitin		80–160	6
Ceftriaxon		50–75	12–24
Cefuroxim		75	8
Cefuroxim axetil	30		12
Cefalexin	25–50		6
Cefalotin		80–160	6
Cephapirin		40–80	6
Gentamicin		6–7,5	8
Kanamycin		15	8
Methenaminhippurat	75		12
Methenaminmandelat	75		6
Nitrofurantoin	5–7		6
Sulfadiazin	120–150		6
Sulfamethoxazol	50–60		12
Sulfisoxazol	120–150		6
Tetracycline*	25–50		6
Ticarcillin		50–100	6
Tobramycin		6–7,5	8–12
TMP/SMX	8/40	8/40	12

* Tetracycline sollen bei Kindern < 8 Jahren nicht gegeben werden.

All diese Medikamente haben eine relativ gute Wirkung gegenüber *E. coli.* Kinder, die während einer Hospitalisation eine akute Pyelonephritis und Zeichen einer Sepsis entwickeln, sollten Ampicillin und ein Aminoglykosid parenteral erhalten. Ein HWI sollte über 10–14 Tage therapiert werden, obwohl viele ältere Kinder mit unkompliziertem HWI mit kurzdauernden Antibiotikagaben erfolgreich behandelt werden können. Man verwendet z.B. Amikacin, 7,5 mg/kg i.m., oder Gentamicin, 5 mg/kg i.m., als Einzeldosis. Hierbei können ähnlich gute Ergebnisse bzw. Rückfallquoten erzielt werden wie mit einer zehn Tage dauernden Therapie mit oralem Sulfisoxazol. Ampicillin, Amoxicillin, Co-trimoxazol oder Cefadroxil über 1–3 Tage führen zu ähnlichen Resultaten bei älteren Kindern mit unkomplizierter Zystitis. Dieser Ansatz klingt vielversprechend, sollte jedoch nicht zur Rezidivbehandlung eingesetzt werden.

Eine erneute Urinkultur sollte bei ausbleibender Wirkung 2–3 Tage nach Therapiebeginn und in jedem Fall 7–10 Tage nach Therapieende zur Dokumentation des Behandlungserfolges angelegt werden. Wird der Urin 48 Stunden nach Ansetzen des Antibiotikums nicht steril, so ist das ein Hinweis auf einen resistenten Organismus, auf eine Obstruktion oder auf schlechtes Ansprechen. Heutzutage verfügt man über große Erfahrung mit Ultraschall- und Radionuklid-Diagnostik zur Beurteilung der Harnwege bei Kindern. Ultraschall ist das Verfahren der Wahl für die Beobachtung der Nierenentwicklung bei Kindern mit bekanntem vesikoureteralen Reflux. Bei allen Kindern mit einem HWI sollte eine genaue Diagnostik des Harntraktes (Ultraschall, Radionuklid-Untersuchung oder i. v. Pyelogramm) zum Ausschluß gröberer Malformationen vorgenommen werden. Zur Diagnostik eines Refluxes, der bei 20–50% der Kinder mit Harnwegsinfektionen vorkommt, ist ein Zysto-Urethrogramm geeignet. In Deutschland wird primär eine sonographische Beurteilung der Nieren und der ableitenden Harnwege durchgeführt. Der Reflux infektiösen Urins in das Nierenbecken oder die Stase infektiösen Urins hinter einer Obstruktion kann zu einer chronischen Pyelonephritis und damit zu einer Schädigung des Nierenparenchyms, vermindertem Nierenwachstum und schließlich zum Nierenversagen führen. Das i. v. Pyelogramm oder der Ultraschall können zu jeder Zeit durchgeführt werden, bei jüngeren Kindern werden sie früher empfohlen. Das Zysto-Urethrogramm sollte 3–6 Wochen nach Abklingen des Infekts und somit nach Rückbildung eines vorübergehenden Refluxes, bei Vorhandensein einer Zystitis, durchgeführt werden. Manche Ärzte warten mit der radiologischen Beurteilung bei Mädchen über drei Jahren bis nach dem zweiten Harnwegsinfekt.

Die Behandlung des vesikourethralen Refluxes (VUR) sollte sich nach der Einteilung des VUR's durch das International Reflux Study Committee richten. **Grad I:** Nur die Ureteren sind befallen; **Grad II:** Der Reflux reicht bis zum Nierenbeckenkelchsystem; **Grad III:** Ureter und Nierenbecken sind erweitert; **Grad IV:** Die Erweiterung hat zugenommen, die Fornices sind obliteriert; **Grad V:** Ureter, Nierenbecken und Nierenbeckenkelchsystem sind stark erweitert, die Papillen sind oft nicht zu differenzieren.

Kinder, bei denen die radiologischen Untersuchungen unauffällig ausfallen oder die einen Grad-I-vesikourethralen Reflux haben, können durch alleinige regelmäßige Urinkontrollen überwacht werden. Kinder mit einem VUR Grad II oder III sollten eine Antibiotikaprophylaxe bekommen, beim VUR Grad IV oder V oder bei Abnormitäten der Niere sollte das Kind einem Kinderurologen vorgestellt werden, da eine Operation nötig werden könnte *(s. Kap. NIE, 13.).*

Symptomatische oder asymptomatische HWI's zeigen in ungefähr 50% der Fälle ein Rezidiv. Bei Kindern mit urologischen Abnormitäten ist das Risiko deutlich höher. Ein Anlegen wiederholter Urinkulturen ist daher notwendig. Im ersten Jahr nach Diagnosestellung sollte dies 3–7mal geschehen, in den nächsten 2–3 Jahren mindestens zweimal pro Jahr.

Antibiotikaprophylaxe ist bei Kindern mit einem Reflux Grad II oder mehr notwendig, um die Rezidivhäufigkeit zu reduzieren und somit irreversible Schädigungen der Niere zu verhindern. Als Prophylaxe gibt man Nitrofurantoin 2 mg/kg KG/Tag oder Trimethoprim/Sulfamethoxazol (1 mg/kg KG/Tag TMP als Einzeldosis meist nachts).

Die **Prognose** für Kinder mit HWI ist gut. Es ist ungewöhnlich, daß Kinder, die regelmäßig überwacht werden, einen gravierenden, irreparablen Nierenschaden erleiden, es sei denn, ihre Harnwege weisen nicht korrigierbare anatomische Abnormitäten auf.

Akute infektiöse Gastroenteritis

(s. a. Kap. MDA, 9., und Kap. KIN, 6., Akute infektiöse Neugeborenendiarrhö, unter Infektionen des Neugeborenen)

Ein Syndrom mit Erbrechen und Diarrhö, verursacht durch pathogene Mikroorganismen, das zu Dehydratation und einem Elektrolytungleichgewicht führt. Weltweit kommen jährlich schätzungsweise ca. 1 Milliarde akute Fälle von Gastroenteritiden vor. Die meisten davon betreffen Kinder unter 5 Jahren in Entwicklungsländern. Fünf Millionen dieser Erkrankungsfälle führen aufgrund der Dehydratation zum Tod. Die meisten Todesfälle könnten durch raschen Flüssigkeitsersatz verhindert werden. Zusätzlich zur Sterblichkeit bei Diarrhöen liegt bei Kindern in Entwicklungsländern auch eine hohe Erkrankungsrate vor. In vielen Ländern kommen bei Kindern unter zwei Jahren jährlich 6–10 Phasen mit Durchfallerkrankungen vor. Bei fehlender Behandlung ergeben sich daraus schwerwiegende Ernährungsstörungen.

Ätiologie

Eine große Anzahl verschiedener Erreger kann zur akuten Gastroenteritis führen. Bis vor wenigen Jahren war die Ätiologie der Durchfallerkrankungen meist nicht bekannt. Erst in letzter Zeit ist es gelungen, aufgrund geeigneter Laboruntersuchungen in 60 bis 80% der Fälle einen ursächlichen Erreger zu finden. Allerdings bleibt die Ursache bei einer großen Anzahl der Fälle weiterhin unbekannt. Eine Auflistung der bekannten bakteriellen, viralen oder parasitären Ursachen findet sich in *Tab. 33.*

Tab. 33. Bekannte Ursachen der Gastroenteritiden

Bakterien	Viren
Enterotoxin-produzierende	Rotaviren
Vibrio cholerae (0:1- und Nicht-0:1-Typen)	Adenoviren
Escherichia coli	Norwalk-Agens
Clostridium perfringens	Astroviren
Bacillus cereus	Calciviren
Staphylococcus aureus	Coronaviren
Clostridium difficile	
Invasive	**Parasiten**
Shigellen	Lamblia intestinalis
Salmonellen	Kryptosporidien
E. coli	Entamoeba histolytica
Staphylokokken	
Yersinia enterocolica	
Campylobacter jejuni	
Unbekannte Mechanismen	
V. parahaemolyticus	
Aeromonas hydrophila	

Symptomatik und Diagnostik

Die Epidemiologie, die Dauer, der Charaker und die Häufigkeit des Erbrechens und der Diarrhö in bezug auf das Alter des Kindes bestimmen Ursache und die Schwere der Krankheit.

Häufiger hatten ein oder mehrere Familienmitglieder oder Kontaktpersonen kurz zuvor Symptome einer Gastroenteritis oder einer Atemwegsinfektion. Säuglinge, jünger als 6 Mo., können eine Dehydratation und ein Elektrolytungleichgewicht bereits 24 h nach Beginn entwickeln; diejenigen zwischen 3 und 6 Mo. bereits nach 36 h; und diejenigen älter als 6 Mo. bereits nach 48 h. Für jede Altersgruppe entwickeln sich die Komplikationen rascher, wenn das Erbrechen nicht behandelt werden kann, die Diarrhö explosionsartig oder die Flüssigkeitsaufnahme drastisch verringert ist. Eine körperliche Untersuchung muß erfolgen, um jede extraintestinale Ursache auszuschließen und den Grad der Hydratation zu bestimmen. Apathie, Anorexie, Fieber, Oligurie und nachgewiesener Gewichtsverlust sind Zeichen einer Dehydratation *(s. Tab. 34.)*.

Bei älteren Säuglingen und übergewichtigen Babys und bei bestehender Hypernatriämie sind einige Anzeichen so lange nicht zu beobachten, bis die Dehydratation kritisch wird. Hinweisende Symptome sind warme, trockene Haut mit geringem Gewebeturgor, eine eingesunkene vordere Fontanelle, eingesunkene Augen ohne Tränen (weiche Augäpfel sind ein spätes Zeichen einer schweren Dehydratation), eine trockene Mundschleimhaut, schwaches oder fehlendes Saugen und Apathie *(s. Tab. 34.)*.

Der Hkt und die Serumelektrolyte spiegeln den Stand der Hydratation und des Elektrolytgleichgewichts wider. Das spezifische Gewicht des Harns hilft den Hydratationsstatus abzuschätzen, und die mikroskopische Untersuchung des Urins auf Bakterien entscheidet, ob

Tab. 34. Symptome und Therapie oder Diarrhö

Grad der Dehydration	*Symptome*[1]	*Rehydrationstherapie (innerhalb 4 h)*	*Ersatz der durchfallsbedingten Flüssigkeitsverluste*	*Anschlußhandlung*[2]
leicht (5–6%)	leicht trockene Mundschleimhaut, vermehrtes Durstgefühl	ORL: 50 ml/kg	ORL: 10 ml/kg oder ½–1 Tasse (125–250 ml) pro Stuhlentleerung	Muttermilch, laktosereduzierte Milch oder Säuglingsnahrung, unverdünnte, laktosefreie Säuglingsnahrung, Säfte
mäßig (7–9%)	tiefliegende Augen und eingesunkene Fontanelle, Verlust des Hautturgors, trockene Mundschleimhaut	ORL: 100 ml/kg	s. oben	s. oben
schwer (> 9%)	Zeichen mäßiger Dehydration, zuätzlich eines der folgenden Symptome: schneller, fadenförmiger Puls, Zyanose, beschleunigte Atmung, Apathie, Koma	Intravenöser Flüssigkeitsersatz (Ringer-Laktat-Lösung): 40 ml/kg/h bis Puls und Bewußtsein wieder normal, dann ORL:	s. oben	s. oben

ORL = orale Rehydrationslösung

[1] Wenn keine Dehydrationszeichen sichtbar sind, ist eine Rehydrationstherapie nicht erforderlich; Ersatz der stuhlbedingten Flüssigkeitsverluste und Weiterbehandlung s. o.

[2] Die Anschlußbehandlung sollte unmittelbar auf die Rehydrationsphase folgen. Ältere Kinder und Erwachsene können sich wieder normal ernähren.

Aus: Santosham, M., Greenough, W. B. III: „Oral rehydration therapy: A global perspective." *The Journal of Pediatrics* 118 (4): 44–51, 1991. Abdruck mit Genehmigung.

eine Harnwegsinfektion (eine häufige Ursache der Symptome einer Gastroenteritis) besteht oder nicht. Die Zahl der Leukozyten ist bei der Differentialdiagnose oder beim Festlegen des Schweregrads der Erkrankung nicht dienlich, da eine Dehydratation zu einer Hämokonzen*tration und damit zu einer* Erhöhung der Leukozytenzahl führt. Eine Linksverschiebung innerhalb der Leukozyten kann jedoch ein Hinweis auf eine begleitende Sepsis sein. Stuhlkulturen können zur Unterscheidung der bakteriellen von der viralen Gastroenteritis nützlich sein, und ein Antibiogramm kann bei einer schweren Erkrankung die spezifische Antibiotikabehandlung bestimmen. Eine Wright-, Gram- oder Methylenblaufärbung eines wäßrigen Stuhlausstrichs zeigt bei bakterieller Infektion reichlich polymorphkernige Leukozyten.

Therapie

Der Hauptaspekt der Durchfallbehandlung, gleich welcher Ursache, ist die ausreichende Flüssigkeits- und Elektrolytzufuhr.

Beurteilung der Dehydration: Vor Einleitung der Therapie sollte das Ausmaß der Dehydration klinisch beurteilt werden *(s. Tab. 34.)*.

Flüssigkeitsersatz bei Kindern mit Dehydrationszeichen (s. *Tab. 34.*): Zur Flüssigkeitstherapie bei Durchfallerkrankungen gehören Rehydration, Anschlußbehandlung und Ersatz der laufenden durchfallbedingten Flüssigkeitsverluste. Während der Rehydrationsphase sollte das geschätzte Flüssigkeitsdefizit ersetzt werden (basierend auf der klinischen Beurteilung). Der tägliche individuelle Flüssigkeitsbedarf soll während der Anschlußbehandlung gegeben werden. Während der gesamten Krankheitsphase sollen die laufenden durchfallbedingten Flüssigkeitsverluste ersetzt werden.

Früher wurden für alle hospitalisierungsbedürftigen Durchfallpatienten intravenöse Flüssigkeitsgaben empfohlen. Vor kurzem hat die WHO zur Behandlung der durchfallbedingten Dehydration eine spezielle orale Rehydrationslösung **(ORL)** empfohlen. Diese Lösung enthält: 90 mmol/l Natrium, 20 mmol/l Kalium, 80 mmol/l Chlorid, 30 mmol/l Citrat, 20 mmol/l Glukose. Sie wird wie folgt zusammengestellt: 1 l Wasser, 3,5 g Natriumchlorid, 2,5 g Natrium-Bikarbonat, 1,5 g Kaliumchlorid und 20 g Glukose. Mit Hilfe dieser Lösung kann man Patienten aller Altersgruppen mit akuter Diarrhö wirksam rehydrieren, ungeachtet der Ursache oder Art der Elektrolytstörung (Hypo-, Hyper- oder Isotonie).

Eine hinsichtlich der Zusammensetzung der von der WHO empfohlenen ORL ähnliche Lösung kann sowohl während der Rehydrations- als auch der Anschlußbehandlung verwendet werden. Nach der Rehydration muß die ORL durch zusätzliches Angebot von Wasser bzw. Getränken mit niedrigem Natriumgehalt ergänzt werden.

Falls keine ORL zur Verfügung steht, kann eine Zucker-Salz-Lösung hergestellt werden, indem 1 l Wasser mit 15 ml (1 Eßl.) Zucker und 2 ml (1/2 Teel.) Salz vermischt wird. Obwohl die Zucker-Salz-Mischung weniger effektiv ist als die von der WHO empfohlene ORL, hilft sie in den meisten Fällen.

Rehydrationsphase: Patienten, die leicht oder mäßig dehydriert sind, sollten 50 bzw. 100 ml/kg ORL über einen Zeitraum von 4 Stunden erhalten. Wenn der Patient schwer dehydriert ist, soll die Flüssigkeit (Ringer-Laktat-Lösung) intravenös zugeführt werden, bis Puls, Blutdruck und Bewußtsein wieder den Normalzustand erreicht haben. Im Anschluß daran sollte der Dehydrationsgrad des Patienten neu beurteilt werden, wobei die Flüssigkeitstherapie bei leichter oder mäßiger Dehydration fortgesetzt werden soll. Am Ende der Rehydrationszeit (nach ca. 4 Stunden) sollte der Zustand des Patienten nochmals beurteilt werden. Wenn immer noch Zeichen einer Dehydration bestehen, sollte die Rehydration fortgesetzt werden, bis ein befriedigendes Resultat erreicht ist.

Anschlußbehandlung: Brustkinder sollen weiter gestillt werden. In Ländern, wo laktosefreie Säuglingsnahrung zu akzeptalem Preis zur Verfügung steht, sollten **Flaschenkinder** mit entsprechender Säuglingsnahrung (150 ml/Tage) ernährt werden. In anderen Ländern sollte die dem Kind normalerweise verabreichte Milch 1:1 verdünnt und in gewohnter Menge gegeben werden. **Ältere Kinder und Erwachsene** können wieder auf die gewohnten Getränke zurückgreifen.

Der Ersatz laufender durchfallbedingter Flüssigkeitsverluste sollte fortgesetzt werden. Flüssigkeitsverluste sollen 1:1 mit ORL ersetzt werden. Wenn die Stuhlmenge nicht bekannt ist, sollten ca. 10 ml/kg oder 1/2–1 Tasse (125–250 ml) ORL pro Stuhlgang ersetzt werden.

Säuglinge ohne Dehydrationszeichen bedürfen keiner Rehydrationstherapie. Allerdings gelten während der Anschlußbehandlung die gleichen Empfehlungen bezüglich Flüssigkeitszufuhr bzw. Ersatz von durchfallbedingten Flüssigkeitsverlusten. Sie sollten ermutigt werden, die zu Hause zur Verfügung stehenden Flüssigkeiten zu sich zu nehmen (z. B. Suppen, Reiswasser oder Flüssigkeiten auf Getreidebasis).

Antibiotika sollten den in *Tab. 35.* genannten Indikationen vorbehalten bleiben. Trimethoprim/Sulfamethoxazol kann bei ampicillinresistenter Shigellose verwendet werden. Die *Salmonellen*gastroenteritis sollte *nicht* mit Antibiotika behandelt werden, da der Krankheitsverlauf nicht beeinflußt wird, die fäkale Ausscheidung der Organismen andauert und die

Tab. 35. Orale Antibiotikatherapie bei akuter infektiöser Gastroenteritis

Erreger	*Antibiotikum*	*Dosierung*
Vibrio cholerae	Tetracyclin TMP/SMX	50 mg/kg/Tag (maximal 2 g/Tag) 7,5–20 mg*/kg/Tag über 5 Tage
Clostridium difficile	Vancomycin	40 mg/kg/Tag über 7 Tage (maximal 2 g/Tag)
Shigella	TMP/SMX Ampicillin	7,5–20 mg/kg/Tag über 5 Tage 100 mg/kg/Tag über 5 Tage
Lamblia intestinalis	Furazolidon Metronidazol	6–9 mg/kg/Tag über 10 Tage 15–30 mg/kg/Tag über 10 Tage (maximal 750 mg/Tag)
Entamoeba histolytica	Metronidazol	50 mg/kg/Tag über 10 Tage (maximal 750 mg/Tag)
Campylobacter jejuni	Erythromycin	40 mg/kg/Tag über 7 Tage

Anmerkung: Bei den meisten Diarrhöen ist keine Antibiotika-Therapie indiziert. Antibiotika können als supportive Therapie zur Behandlung von Infektionen mit den obengenannten Erregern eingesetzt werden (zusätzlich zum Flüssigkeitsersatz).
TMP/SMX = Trimethoprim/Sulfamethoxazol (Co-trimoxazol)
* Basierend auf dem Trimethoprim-Anteil

Gefahr resistenter Stämme erhöht wird. Wenn jedoch Salmonellen in den Blutstrom eindringen oder an extraintestinalen Stellen lokalisiert sind, gibt man Ampicillin oder Chloramphenicol in mehreren Dosen alle 6 h i. v., abhängig von den Resistenztests in vitro. Säuglinge < 6 Mo. und Kinder mit mangelnder Abwehr sollten auf diese Weise therapiert werden, auch wenn eine Sepsis oder extragastrointestinale Lokalisation der Salmonellen nicht nachgewiesen wird. Die *Yersinia*-Gastroenteritis klingt gewöhnlich ohne antibiotische Behandlung ab. Die *V.-cholerae*-Gastroenteritis sollte mit Tetracyclin behandelt werden. Eine schwere hospitalisierungsbedürftige *Campylobacter-jejuni*-Enterokolitis sollte mit Erythromycin (30–50 mg/kg/Tag, in 3 geteilten Dosen, 7 Tage lang) behandelt werden. Botulismus *s. Kap. MDA, 9.)*.

Periorbital- und Orbitalphlegmone

Diese Infektionen befallen vor allem Kinder und rufen akute Schwellung der Augenlider und der umgebenden Haut hervor **(Periorbitalphlegmone).** *Bei Befall der Augenlider und der Orbita* **(Orbitalphlegmone)** *kommt es zu einem raschen Fortschreiten, dies kann zu schweren systemischen und Augenkomplikationen führen.*

Ätiologie und Inzidenz

Die Periorbital- oder Orbitalphlegmone kann hervorgerufen werden durch einen äußeren Entzündungsherd (z.B. eine Wunde oder einen Insektenstich), durch direkte Fortleitung einer Infektion (z.B. Sinusitis) oder metastatisch im Rahmen einer Bakteriämie. Bei 33% aller Patienten, die kein Trauma oder eine andere externe Infektionsquelle aufweisen und die bis zum Zeitpunkt der Blutkultur keine systemische Antibiotikatherapie erhalten haben, läßt sich *Haemophilus influenzae* Typ B oder *Streptococcus pneumoniae* isolieren. Bei einem externen Fokus ist der häufigste Erreger *Staphylococcus aureus* oder *Streptococcus pyoge-*

nes. Diese werden jedoch selten aus dem peripheren Blut isoliert. Höchstens bei 33% aller Patienten mit einer Periorbitalphlegmone wird ein bakterieller Keim isoliert. Die Periorbitalphlegmone ist wesentlich häufiger (85–90% der Patienten) als die Orbitalphlegmone (10–15%). Die Periorbitalphlegmone kommt häufiger bei Kindern unter fünf Jahren vor, wohingegen die Orbitalphlegmone häufiger bei Kindern über fünf Jahren ist.

Anatomie und Pathophysiologie

Die Orbita ist eine konische Höhle, die von dem Paranasalsinus umgeben wird. Das Orbitaldach wird durch den Boden des Sinus frontalis gebildet, die mediale Orbitawand wird durch den Lateralrand des Sinus ethmoidalis gebildet. Unter dem Orbitaboden liegt direkt das Dach des Sinus maxillaris. Der Inhalt der Orbita ist durch das Septum orbitale vom Augenlid getrennt und nach vorne geschützt. Das Septum orbitale oder die Fascia palpebrae ist die membranöse Fortsetzung des Periosts, setzt am oberen Rand der Orbita an und dehnt sich bis zum Musculus levator palpebrae superior am Oberlid und bis zum Tarsus des Unterlids aus. Das Septum orbitale verhindert die Ausbreitung von Infektionen des Augenlides in die Orbita.

Periorbitale oder orbitale Phlegmonen resultieren am häufigsten aus einer direkten Ausbreitung eines Infekts, z. B. aus dem Sinus ethmoidalis oder aus lokalen Hautinfektionen. Die Ausbreitung der Infektionen wird durch ein weitverzweigtes Netzwerk von Venen um das Auge begünstigt. Diese Venen sind klappenlos, so daß sich die Infektion in beide Richtungen ausbreiten kann. Eine lokale Inflammation kann resultieren aus einer venösen oder lymphatischen Obstruktion und damit einer Schwellung außerhalb des tatsächlich infizierten Bereiches.

Symptomatik

Schwellung und Rötung des Augenlides sind gewöhnlich die ersten Symptome einer Periorbital- oder Orbitalphlegmone. In mehr als 90% der Fälle ist der Befall einseitig, bei ungefähr 33% der Patienten liegt anamnestisch ein Trauma vor oder finden sich Zeichen einer lokalen Infektion, unabhängig davon, ob ein pathogener Erreger isoliert wird und welcher Art dieser ist. Die meisten Kinder haben Fieber, ungefähr 20% haben Schnupfen, weitere 20% eine Konjunktivitis. Bei der Periorbitalphlegmone kann eine Chemosis gefunden werden. Eine Ophthalmoplegie, ein Exophthalmus, Augenschmerzen oder akuter Sehverlust weisen auf eine Beteiligung der Orbita hin.

Komplikationen: Die häufigste Komplikation der Orbitalphlegmone ist die Thrombose der Arteria centralis retinae oder der Vena centralis retinae sowie Netzhautschäden aufgrund einer Ischämie, bei erhöhtem intraokulärem Druck. Intrakranielle Komplikationen, die auftreten, wenn die Infektion nicht auf die Orbita beschränkt ist, schließen epidurale, subdurale oder zerebrale Abszesse, eine Thrombose des Sinus cavernosus oder kortikaler Venen sowie eine bakterielle Meningitis ein.

Diagnostik

Bei der Untersuchung des Auges wird auf die Stellung des Augapfels, die Augenbeweglichkeit und die Sehleistung geachtet. Da eine Schwellung des Lides häufig die Untersuchung mittels eines Lidretraktors zwecks Beurteilung des Augapfels nötig macht, sollte möglichst ein Ophthalmologe konsultiert werden. *Tab. 36.* faßt die Befunde von Patienten mit Periorbitalphlegmone und verschiedenen Stadien des Orbitalbefalls zusammen. Die Stellung des Augapfels kann ein wichtiger Hinweis zur Lokalisationsdiagnostik der Infektion sein. Eine Vorwölbung aus dem Sinus frontalis drückt den Augapfel zum Beispiel nach außen unten. Eine Vorwölbung aus dem Sinus ethmoidalis drückt den Augapfel seitlich aus der Orbita heraus. Sind bei der Untersuchung kein Exophthalmus, keine, zumeist schmerzhafte, Ophthalmoplegie oder herabgesetzte Sehstärke festzustellen, sollte darauf geachtet werden, ob sich im Bereich der Haut ein Infektionsherd befindet. Läßt sich keine lokale Verletzung oder Infektion nachweisen, sollte an eine Infektion der Sinus gedacht werden. Bei bis zu 33% der Patienten sind Blutkulturen positiv. Andere Laborparameter sind wenig hilfreich. Röntgenaufnahmen von den Sinus sind hilfreich, um bei Kindern nach dem ersten Lebensjahr eine

Tab. 36. Klinische Symptome bei periorbitaler oder orbitaler Infektion

Infektion	*Lidschwellung und -rötung*	*Ophthalmoplegie*	*Exophthalmus*	*Sehstärke*
Periorbitalzellulitis	+	–	–	normal
Orbitalzellulitis	+	+	+	±
subperiostaler Abszeß	+	+	+	vermindert
Orbitalabszeß	+	+	+	vermindert
Sinus-cavernosus-Thrombose	+	+	+	vermindert

+ = vorhanden, – = fehlend
Nach: „Management of the child with a swollen eye" von D. W. Teele, Pediatric infectious diseases, 2: 258–262, 1983, Copyright Williams and Wilkins Company, 1983. Mit freundlicher Genehmigung.

Sinusitis zu diagnostizieren. Eine Differenzierung zwischen prä- und postseptaler Beteiligung ist hierdurch aber nicht möglich. Wird eine Beteiligung der Orbita angenommen, so sollte nach Gewinnung von Kulturmaterial und Beginn einer Antibiotikatherapie ein CT durchgeführt werden, um die Beteiligung der Sinus, subperiostale Elevation und intraorbitale Abszeßformation am besten beurteilen zu können.

Differentialdiagnose von Schwellung und Rötung des Augenlides: Trauma, Insektenstich, Allergie und Tumor. Durch Lokalisation und äußere Erscheinung kann man andere entzündliche Erkrankungen, wie z.B. das Hordeolum, die Dakrozystitis, Dakroadenitis, Konjunktivitis, leicht von der Phlegmone unterscheiden.

Behandlung

Kinder mit einer Periorbital- oder Orbitalphlegmone sollten hospitalisiert werden und sofort behandelt werden. Ein Augenarzt und ein HNO-Arzt sollten früh konsultiert werden, zumal eine chirurgische Drainage der Orbita oder Sinus notwendig werden kann. Bei Vorhandensein offensichtlicher äußerer Infektionsquellen sollten eine Gramfärbung und Kultur des Exsudats angefertigt und eine antibiotische Therapie, die *Staphylococcus aureus* und *Staphylococcus pyogenes* abdeckt, begonnen werden. Bei Fehlen eines externen Infektionsherdes sollte eine Blutkultur entnommen werden und eine Therapie gegen *Haemophilus influenzae* Typ B und *Streptococcus pneumoniae* begonnen werden. Bei einem Säugling ohne deutlichen äußeren Fokus sollte eine Lumbalpunktion durchgeführt werden. Da es oft schwierig ist, eine äußere Infektionsquelle sicher auszuschließen, ist es meist am besten, Kulturmaterial zu gewinnen und eine Antibiotikatherapie (Cefuroxim oder Ceftriaxon allein oder Chloramphenicol kombiniert mit Nafcillin), die wirksam ist gegen *Haemophilus influenzae* Typ B sowie grampositive Aerobier, zu beginnen.

Nimmt man eine ZNS-Beteiligung an, so erreicht man durch Ceftriaxon allein oder Chloramphenicol in Kombination mit Nafcillin eine adäquate antibakterielle Abdeckung bis zum Ergebnis der Kulturen.

Impetigo; Ekthyma

Impetigo (Impetigo contagiosa): *eine oberflächliche, zur Bildung von Eiterblasen führende Hautinfektion, die in erster Linie Kinder befällt.*

Ekthyma: *ulzerierende Form der Impetigo.*

Ätiologie, Symptomatik und Diagnostik

Staphylococcus aureus ist der häufigste Erreger von Pyodermien (oberflächliche Infektionen der Haut). Er ist häufiger als β-hämolysierende Streptokokken der Gruppe A. Staphylokokken sind die hauptsächlichen Erreger bei bullöser Impetigo des ganzen Körpers und krustenbildender Impetigo des Gesichts; ihre Bedeutung im Hinblick auf Ekthymata wird in der Welt unterschiedlich beurteilt. In letzter Zeit wurde eine Zunahme von Furunkeln und weiterer schwerwiegender Staphylokokkeninfektionen beobachtet. Vereiterte Ohren oder Nasenlöcher können auf Staphylokokken hinweisen, jedoch stammen hautständige Streptokokken selten aus der Nase oder aus dem Rachenraum. Die Ansteckungsgefahr einer unbehandelten Infektion wird oft vermutet, doch lassen sich experimentelle Infektionen nur schwer induzieren.

Arme, Beine und Gesicht sind anfälliger für eine Impetigo oder Ekthyma als bedeckte Körperteile. Sowohl Impetigo als auch Ekthymata können als Folge oberflächlicher Verletzungen oder Hauteinrisse entstehen, oder die Entzündung kann sekundär bei Pedikulosis, Skabies, Pilzinfektionen, verschiedenen Dermatitisarten oder Insektenbissen auftreten. Nicht selten entsteht die Erkrankung auf der gesunden Haut, bei Kindern besonders an den Beinen. Die Läsionen variieren von erbsengroßen Eiterbläschen bis zu großen, bizarr geformten, girlandenförmigen Herden. Bei Impetigo verwandeln sich die Hautveränderungen rasch vom makulopapulösen über das vesikulopapulöse und blasige Stadium zu exsudativen und später honiggelb verkrustenden zirzinären Läsionen. Typisch für Ekthyma sind kleine eitrige, flache, wie ausgestanzt wirkende Geschwüre mit dicken braunschwarzen Krusten, die von Erythemen umgeben sind. Juckreiz ist normal; durch Kratzen kann sich die Infektion weiter ausbreiten. Die Diagnose basiert auf den klinischen Erscheinungsbildern.

Prognose

Eine nicht beachtete Infektion kann bei Erwachsenen zu einer tiefergreifenden Entzündung, Lymphangitis oder Furunkulose führen. Bei Kindern können sich unbehandelte Läsionen monatelang halten. Pigmentveränderungen mit oder ohne Narbenbildung können zurückbleiben.

Eine sachgemäße Behandlung führt im allgemeinen zur prompten Heilung. Kinder können im Gefolge einer Hautinfektion durch β-hämolysierende Streptokokken der Gruppe A an Glomerulonephritis, nicht aber an akutem rheumatischem Fieber erkranken. Allerdings sind Nephritiden insgesamt weniger häufig, da nephrogene Streptokokkenstämme seltener vorkommen. Ekthyme dringen tiefer in die Hautoberfläche ein, was zur Ausbildung von Hautgeschwüren mit Narbenbildung führt.

Therapie

Bis vor kurzem wurden systemisch verabreichte Antibiotika der lokalen Antibiotikabehandlung vorgezogen. Allerdings hat sich die Behandlung mit Mupirocinsalbe (3 × tgl.) bei der durch S. aureus oder *Streptococcus pyogenes* verursachten Impetigo als wirksam erwiesen, obwohl sich auch einige resistente Stämme entwickelt haben. Patienten, die nach 3–5 Tagen Behandlung mit Mupirocin keine Besserung zeigen, sollten systemisch behandelt werden. Da die meisten Fälle durch Penicillinase-produzierende Staphylokokken hervorgerufen werden, sind Cloxacillin oder ein Cephalosporin der ersten Generation das Mittel der Wahl. Patienten, die auf Penicillin allergisch reagieren, sollten statt mit Erythromycin besser 10 Tage lang mit Cephalexin (Kinder: 50 mg/kg/Tag auf Einzeldosen alle 6 h aufgeteilt, Erwachsene: 250 mg 4 × tgl.) behandelt werden, da das vermehrte Auftreten Erythromycin-resistenter Staphylokokken (10–40%) die Wirksamkeit des Medikamentes reduziert hat. Die meisten Streptokokken reagieren sensibel auf Erythromycin, nicht jedoch auf Tetracycline. Bei einer ausschließlich durch Staphylokokken hervorgerufenen Pyodermie ist eine 10tägige Behandlung mit einem Penicillinase-festen Penicillin (z. B. Cloxacillin, 50 mg/kg/Tag auf Einzeldosen alle 6 h aufgeteilt bei Kindern und 250 mg 4 × tgl. bei Erwachsenen) zu empfehlen.

Bei einer sekundären Impetigo muß auch die zugrundliegende Erkrankung behandelt werden.

Akute Epiglottitis

(Supraglottitis)

Eine schwere, rasch fortschreitende Infektion der Epiglottis und der umliegenden Gewebe, die aufgrund der plötzlichen Verlegung der Atemwege durch die entzündete Epiglottis schnell zum Tod führen kann.

Ätiologie und Häufigkeit

Haemophilus influenzae Typ B ist fast ausschließlich der Erreger; sehr selten können auch Streptokokken verantwortlich sein. Die Häufigkeit einer *H.-influenzae*-Typ-B-Epiglottitis ist bei Kindern im Alter von 2–5 Jahren am größten, bei Kindern unter 2 Jahren ungewöhnlich, kann aber in jedem Alter, auch bei Erwachsenen, auftreten.

Pathophysiologie

Eine über den Respirationstrakt erworbene Infektion kann anfangs eine Nasopharyngitis verursachen. Die nachfolgende, abwärtsgerichtete Ausbreitung führt zur Entzündung der Epiglottis und oft des unteren Tracheobronchialbaums. Eine Bakteriämie ist häufig. Die entzündete Epiglottis verlegt mechanisch den Luftweg, erhöht dadurch die Atemarbeit und kann zur CO_2-Retention und Hypoxie führen. Der Abfluß der Entzündungssekrete ist ebenfalls behindert. Diese Faktoren zusammen können eine tödliche Asphyxie verursachen.

Symptomatik

Der Beginn ist in der Regel akut fulminant. Angina, Heiserkeit und häufig hohes Fieber entwickeln sich abrupt bei einem zuvor gesunden Kind. Rasch kommt es zu Dysphagie und Atemnot, charakterisiert durch vermehrten Speichelfluß, Dyspnoe, Tachypnoe und inspiratorischen Stridor, was oft dazu führt, daß das Kind sich nach vorne beugt und den Hals überstreckt, um die Atmung zu erleichtern. Bei der körperlichen Untersuchung kann das Kind moribund und mit schwerer Atemnot erscheinen. Zu beobachten sind tiefe, suprasternale, supraklavikuläre, interkostale und subkostale Inspirationseinziehungen. Die Atemgeräusche können bilateral vermindert sein und möglicherweise hört man pfeifende Rasselgeräusche. Der Pharynx ist meist entzündet. Die Epiglottis ist hochrot, steif und geschwollen, an eine rote Kirsche erinnernd. Dicke Sekrete können die Epiglottis und Glottis oberflächlich überziehen.

Parallel zur Epiglottitis kann eine *H.-influenzae*-Pneumonie gelegentlich mit einem Empyem auftreten. Metastatische Infektionen der Gelenke, der Meningen, des Perikards oder der Subkutangewebe sind selten zu beobachten und führen zu einem Abszeß oder einer Phlegmone.

Diagnostik

Der Patient sollte sofort stationär aufgenommen werden, wenn aufgrund der klinischen Untersuchung eine Epiglottitis vermutet wird. Inspizieren der Epiglottis dient der Diagnoseerstellung, doch kann die Manipulation eine plötzliche tödliche Atemwegsverlegung auslösen. Inspizieren sollte nur geübtes Personal, das, wenn notwendig, die Atemwege freihalten kann. Wenn die Laryngoskopie die Diagnose bestätigt, d.h. wenn sie eine hochrote, steife und ödematöse Epiglottis zeigt, sollte sofort eine Beatmungsmöglichkeit geschaffen werden. Die Art des Zugangs hängt von der Erfahrung des medizinischen Personals ab, wobei eine Intubation in der Regel weniger Komplikationen mit sich bringt als die Tracheostomie. *H. influenzae* Typ B kann aus dem oberen Respirationstrakt und meist aus dem Blut kultiviert werden.

Wichtigste Differentialdiagnosen sind der akute **virale Krupp** (Laryngotracheobronchitis) und die akute bakterielle Tracheitis. Der Krupp ist gewöhnlich weniger fulminant in seinem Beginn und sein charakteristischer Bellhusten ist für die Epiglottitis untypisch. Die Epiglottis kann beim Krupp erythematös sein, ist aber weder deutlich ödematös noch kirschrot gefärbt wie bei der Epiglottitis. **Seitliche und anteroposteriore Röntgenaufnahmen des Halses** unterscheiden die beiden, da sie beim Krupp eine subepiglottische Verengung und eine normalgroße Epiglottis, bei der Epiglottitis hingegen eine vergrößerte Epiglottis und Dehnung des Hypopharynx zeigen. Die Röntgendiagnostik, die möglichst im OP-Bereich durchgeführt werden sollte, darf jedoch nicht zu einer Verzögerung der Inspektion führen.

Die **bakterielle Tracheitis** (pseudomembranöser Krupp), eine seltenere Infektion, die Kinder jedes Alters betreffen kann, muß wegen ihres schweren, rapid progressiven Verlaufs von der Epiglottitis unterschieden werden. Die am häufigsten beteiligten Erreger sind *Staphylococcus aureus,* β-hämolysierende Streptokokken der Gruppe A und *Haemophilus influenzae,* Typ B. Die Krankheit setzt akut ein und ist durch respiratorischen Stridor, hohes Fieber und oftmals reichliches eitriges Sekret gekennzeichnet. Das Kind kann den Anschein einer hochtoxischen Epiglottitis erwecken, und die rasch fortschreitende Atemnot kann eine Intubation erforderlich machen. Die **Diagnose** wird aufgrund des laryngoskopischen Befundes gestellt, wobei das eitrige Sekret und die Entzündung der Subglottis ausschlaggebend sind oder durch die seitliche Röntgenaufnahme des Halses, die eine subglottische Verengung mit einer zottigen, eitrigen Membran zeigt. An die **Diphtherie** (s. in diesem Kap., oben) sollte bei einem ungeimpften Patienten gedacht werden.

Therapie

Eile ist lebenswichtig. Die Atemwege müssen freigehalten werden und geeignete Antibiotika parenteral gegeben werden. Der plötzliche, vollständige Verschluß der Atemwege erfolgt so unvorhersehbar, daß man die Luftwege sofort sichern muß, am besten durch naseotracheale Intubation. Eine Alternative kann die Tracheotomie sein. Für die Notfallbehandlung der an Epiglottitis erkrankten Kinder sollte in jedem Zentrum ein genau definierter Ablaufplan vorliegen, unter Einbeziehung des Kinderarztes, Hals-Nasen-Ohrenarztes und Anästhesisten. Eine sorgfältige und geschickte Krankenpflege ist erforderlich, da die Sekrete auch nach Intubation oder Tracheotomie Verschlüsse verursachen können. Der Nasotrachealtubus ist meist nur erforderlich, bis sich der Zustand des Patienten für 24 oder 48 h stabilisiert hat (gewöhnlich eine Gesamtintubationszeit von < 60 h). Die Entzündung wird wirkungsvoll mit parenteralen Antibiotika kontrolliert. Ein β-lacatamasefestes Antibiotikum sollte gleich zu Beginn verwendet werden, da ampicillinresistente *H. influenzae* heutzutage häufig vorkommen. Ebenso können Cephalosporine der dritten Generation oder Chloramphenicol (75 bis 100 mg/kg/Tag) verwendet werden. Sehr selten wurden bisher gegenüber Chloramphenicol resistente Stämme von *H. influenzae* Typ B isoliert. In diesen Fällen sollte ein Cephalosporin der dritten Generation verwendet werden. Wenn der Organismus isoliert ist und nachgewiesen wurde, daß er auf Ampicillin anspricht, kann Ampicillin 200 mg/kg/Tag i.v. in 4 Einzeldosen gegeben werden.

Vorbeugung der durch *H. influenzae* verursachten Epiglottitis ist möglich mit Hilfe von hochwirksamen *Haemophilus-b-Konjugat-Impfstoff, der jetzt für Kinder ab 2 Monaten zur Verfügung steht.*

Rachenmandelhyperplasie (adenoide Vegetationen)

Vergrößerung des Drüsengewebes aufgrund einer lymphoepithelialen Hyperplasie.

Die Rachenmandelhyperplasie besteht im Kindesalter und kann physiologisch oder aber Folgeerscheinung eines Infektes oder einer Allergie sein. Die Verlegung der Eustachischen Röhren kann zu einer rezidivierenden akuten, chronischen oder exsudativen (serösen) Otitis media, die Verlegung der Choanen zu chronischer Sinusitis, Mundatmung, obstruktiver Schlafapnoe, nasaler Sprache und eitrigem Nasenfluß führen. Die chronische Entzündung der Rachenmandel ist weit verbreitet.

Therapie

Meist ist die Adenotomie bei einer chronischen und exsudativen Otitis media angezeigt. Die Operation sorgt für einen leichteren Verlauf einer chronischen Otitis media und bessert die Ergebnisse einer Tympanoplastik. Die Indikation zur Adenotomie bei rezidivierender akuter Otitis media hängt ab von der Schmerzdauer nach Beginn der Antibiotika-Therapie, dem Vorliegen einer Spontanperfusion, der Häufigkeit, mit der eine Myringotomie erforderlich wird, und der Schwere der Allgemeinsymptome. Bei behinderter Nasenatmung kommt es auf den Schweregrad und das Alter des Patienten an, da die lymphoepitheliale Hyperplasie in der Pubertät ihr Maximum erreicht. Eine eitrige Rhinorrhö oder Sinusitis, die trotz adäquater Antibiotikatherapie wiederkehrt oder fortdauert, kann bei sorgfältig ausgewählten, sonst gesunden Kindern durch eine Adenotomie gebessert werden.

Retropharyngealabszeß

Retropharyngealabszesse entstehen gewöhnlich bei Säuglingen und Kleinkindern als Komplikation einer retropharyngealen Lymphknotenerweiterung nach Ausbreitung einer meist durch β-hämolysierende Streptokokken hervorgerufenen Infektion des Pharynx, der Nebenhöhlen, der Rachenmandel, der Nase oder des Mittel- und Innenohres. Diese Abszesse sind bei Erwachsenen selten, weil sich die entsprechenden Lymphknoten nach der Kindheit verkleinern oder ganz zurückbilden. Gelegentlich können bei Erwachsenen und Kindern auch eine Tuberkulose oder eine Perforation der hinteren Pharynxwand durch Fremdkörper oder Manipulationen die Ursache sein.

Bei Hauptsymptome sind Schluckbeschwerden, Fieber, Halslymphknotenschwellung und, bei einer Verlegung der Atemwege, Stridor, Dyspnoe und Überstreckung des Halses. Die Halswirbel sind nicht palpabel, die hintere Pharynxwand ist schwammig und fluktuierend, mit einer umschriebenen, gewöhnlich einseitigen Ausbuchtung. Auf seitlichen Röntgenaufnahmen des Halses kann eine Erweiterung des Prävertebralraumes gesehen werden, Abszeßbildungen können durch ein CT nachgewiesen werden. **Komplikationen** sind Hämorrhagien, Ruptur des Abszesses mit Entleerung in die Atemwege mit Asphyxie oder Aspiration, Laryngospasmus, eitrige Mediastinitis bei Ausdehnung auf das Mediastinum und eine eitrige Thrombophlebitis der Vena jugularis interna bei Einbruch in die Gefäßscheide.

Die **Therapie** besteht in Penicillingabe (Penicillin G, 150000 E/kg/Tag i.v., aufgeteilt in 6 Einzeldosen, 3–4 Tage lang, danach oral für insgesamt 14 Tage), wenn nicht die Empfindlichkeitsprüfung des Abszeßinhalts ein anderes Antibiotikum vorschreibt. Wenn durch die Kultur Lactamase-produzierende Erreger (anaerobe gram-positive Stäbchen) nachgewiesen werden, sollten Clindamycin, 20–40 mg/kg/Tag i.v. aufgeteilt in 3–4 Einzeldosen oder Ceftizoxim, 50 mg/kg i.v. alle 6 h verabreicht werden.

Virusinfektionen

(Für einen differentialdiagnostischen Überblick über die häufigsten Exantheme *s. Tab. 37.*)

Masern

(Morbilli)

Eine hochansteckende, akute Erkrankung, die durch Fieber, Husten, Schnupfen, Konjunktivitis, Enanthem **(Koplik-Flecken)** *auf der bukkalen und labialen Mukosa und einen sich ausbreitenden makulopapulösen Hautausschlag gekennzeichnet ist.*

Tab. 37. Differentialdiagnose der häufigeren Exantheme

Erkrankung	*Inkubationszeit (Tage)*	*Ansteckungszeit*	*Symptome und Befunde*
Masern	7–14	2–4 Tage vor, bis 2–5 Tage nach Beginn des Ausschlags	Koplik-Flecken, Fieber, Schnupfen, Husten, Konjunktivitis, Lichtempfindlichkeit, meist geringer Juckreiz
Röteln	14–21	kurz vor Beginn der Symptome bis Ende des Ausschlags; infizierte Neugeborene sind meist mehrere Monate ansteckend	Unwohlsein, Fieber, Kopfschmerz, Rhinitis, postaurikuläre u. subokzipitale Lymphadenopathie mit empfindlichen Lymphknoten
Roseola infantum (Exanthema subitum), humanes Herpesvirus, Typ 6	wahrscheinlich 5–15	unbekannt	Verschwinden des hohen Fiebers u. Auftreten des Ausschlags charakteristischerweise gleichzeitig, bei Säuglingen und Kindern im Vorschulalter, stark erhöhtes Risiko für Krampfanfälle
Erythema infectiosum	4–14	vor Beginn bis wenige Tage nach Abklingen des Ausschlags	geringes Fieber; manchmal Arthralgien
Windpocken (Varizellen)	14–21	einige Tage vor Beginn der Symptome, bis alle Bläschen verkrustet sind	mittelgradiges Fieber, Kopfschmerzen, Unwohlsein, manchmal Halsweh
Infektiöse Mononukleose	10–50	unbestimmt	Unwohlsein, Kopfschmerzen, Fieber, Halsweh, Splenomegalie, generalisierte Lymphadenopathie
Scharlach	3–5 (manchmal etwas kürzer oder länger)	meist 24 h vor Beginn der Symptome über 2–3 Wochen oder länger, wenn Komplikationen auftreten (z.B. Sinusitis, Otitis media)	Halsschmerzen; Frösteln, Fieber, Kopfweh, Erbrechen, Erdbeerzunge, zervikale Lymphadenopathie, periorale Blässe, schneller Puls
Medikamentenausschlag	unterschiedlich, hängt von der Art der eingenommenen Medikamente ab	keine	variabel; Fieber, Unwohlsein, Arthralgie, Übelkeit, Lichtempfindlichkeit, Juckreiz

Ausschlag			Laborbefunde
Lokalisation	*Aussehen*	*Beginn, Dauer*	
beginnt um die Ohren, Gesicht, Hals, breitet sich über Stamm und Extremitäten aus; letztere bei leichten Fällen nicht betroffen	makulopapulös, bräunlich-rosa, unregelmäßig, konfluierend, in schweren Fällen sogar petechial. In leichten Fällen diskret	3–5 Tage nach Beginn der Symptome, Dauer 4–7 Tage	Granulozytopenie, Virus in Blut und Nasopharynx
Gesicht, Hals u. Ausbreitung auf Stamm u. Extremitäten	leichte, rosige Flecken, die konfluieren u. oft am 2. Tag scharlachförmig oder stecknadelförmig werden	1 od. 2 Tage nach Beginn der Symptome; Dauer 1–3 Tage	Leukozyten i. d. Regel normal oder leicht vermindert; Virus in Blut u. Nasopharynx
Thorax u. Abdomen, mittelgradige Beteiligung von Gesicht u. Extremitäten	diffus makulös oder makulopapulös	etwa am 4. Tag tritt der Ausschlag auf, wobei das Fieber plötzlich sinkt; Dauer 1–2 Tage	Granulozytopenie
beginnt auf den Backen, breitet sich auf Arme, Beine und Stamm aus	makulopapulös, oft fleckig oder retikulär	kurz nach Beginn der Symptome, Dauer 5–10 Tage, kann mehrere Wochen lang wieder auftreten	leichte Lymphozytose u. Eosinophilie
meist erst am Stamm, später an Gesicht, Hals, Extremitäten, selten an Handflächen u. Fußsohlen	diskrete Läsionen, fortschreitend von Makula, Papula, Vesikula bis Kruste; treten schubweise auf, schließlich finden sich alle Stadien gleichzeitig	kurz nach Beginn der Symptome, Dauer einige Tage bis 2 Wochen	Virus in Bläschenflüssigkeit; mehrkernige Riesenzellen am Bläschengrund (Tzanck-Test)
am stärksten auf dem Stamm	in etwa 15% der Fälle als morbilliformer, scharlachförmiger oder vesikulärer Ausschlag	5–14 Tage nach Beginn der Erkrankung, Dauer 3–7 Tage	positiver heterophiler Antikörpertest; Leukozytose mit atypisch vergrößerten Lymphozyten („Mononukleose"); Antikörper gegen Epstein-Barr-Virus
Gesicht, Hals, Thorax, Abdomen; Ausbreitung auf Extremitäten; gesamte Körperfläche kann betroffen sein	diffuse rosige Rötung, Abblassen auf Druck u. mit Schultz-Charlton-Auslösch-Phänomen	am 2. Tag; Dauer 4–10 Tage	Granulozytose; Rachenkultur auf β-hämolysierende Streptokokken positiv; Produktion von erythrogenem Toxin
generalisiert; manchmal auf exponierte Oberflächen beschränkt	morbilliform, scharlachförmig, erythematös, akneförmig, vesikulär, bullös, purpurähnlich oder exfoliativ	variabel	Agranulozytose möglicherweise vorhanden; Urin auf Medikamente untersuchen

Ätiologie und Epidemiologie

Masern werden von einem Paramyxovirus hervorgerufen und verbreiten sich hauptsächlich durch Tröpfchen aus Nase, Hals und Mund eines Patienten im Prodromal- oder frühen eruptiven Stadium der Erkrankung oder durch Tröpfchenkeime in der Luft. Die indirekte Verbreitung durch nichtinfizierte Personen oder Gegenstände ist ungewöhnlich. Das ansteckende Stadium beginnt 2–4 Tage vor Erscheinen des Ausschlags und hält durch die akuten Stadien an. Sobald der Ausschlag sich legt, verschwinden auch die Viren aus Nasen- und Halssekreten. Personen, die nach dem Ausschlag eine leichte Abschuppung aufweisen, sind nicht mehr ansteckend.

Masern und Windpocken scheinen zu den am leichtesten übertragbaren Infektionskrankheiten zu gehören. Vor der Einführung großangelegter Immunisierungsprogramme kamen Masernepidemien alle 2–3 Jahre vor, mit kleinen, lokalen Ausbrüchen in der Zwischenzeit. In den letzten Jahren haben sich die altersspezifischen Erkrankungsraten in den USA verlagert; die Krankheit betrifft nun häufiger Teenager und junge Erwachsene, die früher in diesem Alter immun waren, sowie Kinder im Vorschulalter ohne Immunität. Ein Säugling, dessen Mutter Masern hatte, erhält transplazentar eine passive Immunität, die fast das 1. Lebensjahr überdauert; danach ist die Anfälligkeit groß. Eine Masernerkrankung führt zu lebenslanger Immunität.

Symptomatik

Typischwerweise beginnen Masern nach einer Inkubationszeit von 7–14 Tagen mit Prodromalfieber, Schnupfen, Reizhusten und Konjunktivitis. Die pathognomischen **Koplik-Flecken** erscheinen 2–4 Tage später, meist auf der bukkalen Mukosa, gegenüber den ersten und zweiten oberen Molaren. Die Flecken gleichen kleinen, weißen Sandkörnchen, die von entzündlichen Rändern umgeben sind. Wenn sie zahlreich sind, kann der gesamte Hintergrund ein geflecktes Erythem sein. Es entwickeln sich eine Pharyngitis und eine Entzündung der laryngealen und tracheobronchialen Mukosa. Charakteristische mehrkernige Riesenzellen erscheinen im Nasensekret, in der pharnygealen und bukkalen Mukosa und oft im Urinsediment.

Der charakteristische Ausschlag tritt 3–5 Tage nach Beginn der Symptome auf, meist 1 bis 2 Tage nach den Koplik-Flecken. Er fängt vor und unter den Ohren und an der Halsseite mit irregulären Flecken an, die bald makulopapulös werden und sich schnell auf Stamm und Extremitäten ausbreiten (24–48 h), wobei sie gleichzeitig im Gesicht verblassen. Petechien und Ekchymosen können bei schweren Ausschlägen vorhanden sein.

Am Höhepunkt der Erkrankung kann die Temperatur 40 °C überschreiten, und es besteht ein periorbitales Ödem, Konjunktivitis, Lichtempfindlichkeit, Reizhusten, ausgedehnter Ausschlag und leichter Juckreiz. Im allgemeinen wirkt der Patient deutlich krank. Häufig ist eine Leukopenie mit relativer Lymphozytose. Die Symptome und Befunde entsprechen der Schwere des Ausschlags und variieren mit der jeweiligen Epidemie. In 3–5 Tagen fällt das Fieber langsam ab, der Patient fühlt sich besser, und der Ausschlag verblaßt schnell und läßt eine kupferbraune Verfärbung und danach Schuppen zurück.

Das **atypische Masern-Syndrom (AMS)** kommt am häufigsten bei jungen Erwachsenen vor und steht meist in Zusammenhang mit vorheriger Immunisierung durch Impfstoffe aus abgetöteten Masernviren, die nicht länger im Handel sind. Die Impfung mit attenuierten Masernvakzinen hat jedoch auch schon zum AM-Syndrom geführt, was vielleicht auf unbemerkte Unwirksamkeit durch falsche Lagerung zurückzuführen ist. Wahrscheinlich können inaktivierte Masernvirus-Impfstoffe Infektionen durch wilde Viren nicht verhindern und sensibilisieren die Patienten, so daß sich das Erscheinungsbild der Krankheit signifikant verändert. Das AMS kann abrupt beginnen, mit hohem Fieber, Toxizität, Kopfschmerzen, Bauchschmerzen und Husten. Der Ausschlag kann 1–2 Tage später auftreten; er beginnt oft an den Extremitäten und kann makulopapulös, vesikulär, urtikariell oder Purpura-ähnlich sein. Ein Ödem an Händen und Füßen kann vorhanden sein; eine Pneumonie ist nicht selten, und knotige Verdichtungen in der Lunge können 12 Wochen oder länger persistieren.

Prognose und Komplikationen

Bei gesunden Kindern in gutem Ernährungszustand haben Masern eine niedrige Mortalitätsrate und sind, wenn keine Komplikationen auftreten, in der Regel benigne. Pneumonie (besonders bei Säuglingen), Otitis media und andere bakterielle Infektionen sind häufig. Patienten mit Masern sind gegenüber Streptokokken besonders empfindlich. Masern verursachen eine vorübergehende Suppression der verzögerten Überempfindlichkeit und führen damit zu einer zeitweisen Negativierung der bis dahin positiven Tuberkulin- und Histoplasmin-Hauttests und manchmal zur Verschlimmerung einer aktiven Tuberkulose oder Reaktivierung einer latenten mykobakteriellen Infektion. Eine Exazerbation des Fiebers, Veränderung im Blutbild von Leukopenie zu Leukozytose und die Entwicklung von Unwohlsein, Schmerzen oder Erschöpfung weisen auf eine bakterielle Superinfektion hin. Bei Patienten mit einer Immunschwäche kann eine schwere, progrediente Riesenzellpneumonie entstehen, wobei das Exanthem fehlen kann.

Eine akute thrombozytopenische Purpura, zum Teil mit schweren hämorrhagischen Manifestationen, kann die akute Phase der Masern komplizieren.

Eine Enzephalitis kommt einmal auf 1000–2000 Fälle vor. Sie tritt meist 2 Tage bis 3 Wochen nach dem Ausschlag auf und beginnt oft mit hohem Fieber, Krämpfen und Koma. Obwohl die Lymphozytenzahl im Liquor meist zwischen 50 und 500 pro mm^3 beträgt und der Proteinspiegel erhöht ist, schließt ein normaler Liquor zu Beginn der Symptome eine Enzephalitis nicht aus. Die Dauer kann kurz sein, mit einer Genesung nach etwa einer Woche, oder sich ausdehnen und zu einer ernsten ZNS-Beeinträchtigung oder zum Tod führen.

Das Masernvirus steht auch im Zusammenhang mit der **subakuten sklerosierenden Panenzephalitis (SSPE),** die weiter unten besprochen wird, eine bisher nicht erklärbare chronische Gehirnerkrankung bei Kindern und Jugendlichen, die Monate bis Jahre (meist Jahre) nach einer Masernerkrankung auftritt, geistigen Verfall, Krampfanfälle und motorische Störungen verursacht und meist zum Tode führt. Das Masernvirus ist im Hirngewebe unter dem Elektronenmikroskop nachgewiesen worden, durch Masernantigen in Fluoreszenz-Antikörper-Techniken und durch Isolierung des Agens aus Hirnbiopsien.

Diagnostik

Typische Masern können bei einem Patienten vermutet werden, der Schnupfen, Lichtempfindlichkeit und Anzeichen einer Bronchitis aufweist, vor dem Auftreten des Ausschlags kann eine definitive Diagnose jedoch nur durch Auffinden von Koplik-Flecken gestellt werden. In den meisten Fällen stellen diese Flecken, gefolgt von hohem Fieber, Unwohlsein und dem charakteristischen, sich zephalokaudal ausbreitenden Ausschlag die Diagnose. Das Virus kann in der Frühphase der Erkrankung durch sofortige Immunfluoreszenz-Färbung von Epithelzellen des Rachenraums oder Harntrakts nachgewiesen werden. Es kann in Gewebskulturen gezüchtet werden, außerdem sind serologische Tests verfügbar.

Die Differentialdiagnose typischer Masern umfaßt Röteln, Scharlach, Medikamentenausschläge, Serumkrankheit, Roseola infantum, infektiöse Mononukleose, Adeno-, Echo- und Coxsackievirus-Infektionen. Die Röteln unterscheiden sich durch ihren leichten Verlauf mit wenigen oder fehlenden konstitutionellen Symptomen, vergrößerten (und meist druckempfindlichen) postaurikulären und subokzipitalen Lymphknoten, niedrigem Fieber, normalem weißen Blutbild, meist Fehlen eines erkennbaren Prodroms und einer kurzen Dauer. Scharlach als Diagnose kann sich initial durch Pharyngitis und Fieber anbieten, bei Masern fehlt jedoch die Leukozytose und der Ausschlag ist unterschiedlich. Koplik-Flecken, der schwere Husten und der charakteristische Masernausschlag machen eine sonst schwierige Diagnose klar. Medikamentösinduzierte Ausschläge (z. B. von Phenobarbital oder Sulfonamiden) gleichen den Masernausschlägen, es fehlt jedoch das typische Prodrom, Husten und die zephalokaudale Progression des Ausschlags, außerdem sind die Handflächen und Fußsohlen meist stärker betroffen. Hier ist, noch mehr als sonst, die Anamnese von Bedeutung. Roseola infantum ruft einen Hautausschlag hervor, der dem bei Masern gleicht, wird aber bei Kindern über 3 Jahren selten beobachtet. Man kann sie meist anhand der hohen initialen Temperaturen, dem Fehlen von Koplik-Flecken und Unwohlsein sowie dem Auftreten des Ausschlags gleichzeitig mit der Entfieberung unterscheiden.

Die Differentialdiagnose der atypischen Masern ist der der typischen Masern ähnlich, jedoch weisen die Vielgestalt des Ausschlags und die schweren konstitutionellen Befunde, die manchmal beobachtet werden, auf Rocky-Mountain-Fleckfieber, hämorrhagische Varizellen oder Meningokokkeninfektionen hin; differentialdiagnostisch kommen außerdem bestimmte bakterielle oder virale Pneumonien, Appendizitis, Kollagen-Gefäßkrankheiten wie juvenile rheumatische Arthritis und das mukokutane Lymphknotensyndrom (Kawasaki-Erkrankung) in Frage. Eine Masernexposition in der Anamnese und vorheriger Erhalt von Totimpfstoff weisen auf die Diagnose hin, es können zu ihrer Bestätigung jedoch Virusisolierung und/oder serologische Studien nötig sein.

Prophylaxe

Es steht ein lebend attenuierter Virusimpfstoff zur Verfügung, der die gleiche dauerhafte Immunität wie die natürlichen Masern gewährleistet. Der Impfstoff führt zu einer leichten oder inapparenten, nicht übertragbaren Infektion und einer den natürlichen Masern ähnlichen Antikörperreaktion. Fieber über 38 °C kommt bei unter 5% der Geimpften 5 bis 12 Tage nach der Impfung vor, oft gefolgt von einem Ausschlag. ZNS-Reaktionen sind außerordentlich selten. Eine gleichzeitige Gabe von Masernimmunglobulin **(MIG)** oder Immunserum und Impfstoff sind unnötig und kontraindiziert.

Gegenanzeigen für die Anwendung von Masernvirus-Lebendimpfstoff sind generalisierte maligne Erkrankungen (z. B. Leukämie, Lymphom), Immunschwäche und Therapie mit Kortikosteroiden, Bestrahlung, alkylierenden Agenzien oder Antimetaboliten. Gründe, von einer Impfung Abstand zu nehmen, sind u. a. Schwangerschaft, akute fieberhafte Erkrankungen jeglicher Art, aktive, unbehandelte Tb oder Antikörpergabe (als Vollblut, Plasma oder jedes Immunglobulin) in den letzten 8 Wochen.

Routine-Immunisierung *(s. Kap. KIN, 2., Immunisierungsverfahren in der Kindheit).* **Gefährdete, anfällige Personen** können durch Gabe des Lebendimpfstoffs bis 2 Tage nach Infektion geschützt werden. Als Alternative (z. B. bei Schwangeren, Kindern unter 3 Jahren oder Patienten mit Tuberkulose oder einer akuten, fiebrigen Erkrankung) gibt man sofort MIG oder Immunglobulin 0,25 ml/kg i. m., gefolgt von einer Lebendimpfung nach 8 Wochen oder sobald es der Gesundheitszustand zuläßt. Einem exponierten, anfälligen Patienten, dessen Zustand *jegliche* Impfung mit einem Masernlebendimpfstoff verbietet (Leukämie, Immunsuppression, kombinierte Immunmangelzustände usw.) wird MIG oder Immunglobulin 0,5 ml/kg i. m. (Maximum 15 ml) verabreicht. Wenn bei einem immungeschwächten Patienten gleichzeitig eine Blutungsbereitschaft besteht (z. B. Thrombozytopenie), sollte die Gabe von Gammaglobulin i. v. in Betracht gezogen werden.

Therapie

Die Therapie ist symptomatisch. Patienten sollten vor Streptokokkeninfektionen geschützt werden. Sekundäre bakterielle Komplikationen erfordern entsprechende antimikrobielle Medikamente. In einer kürzlich durchgeführten Studie wurde festgestellt, daß die orale Gabe von 400 000 IE Vitamin A die Krankheitsausprägung und Sterblichkeit bei unterernährten, schwer an Masern erkrankten, afrikanischen Kindern günstig beeinflußt hat. Immunglobulin ist bei Enzephalitis wirkungslos; die symptomatische Behandlung ist die einzig verfügbare Therapiemöglichkeit.

Subakute sklerosierende Panenzephalitis (SSPE)

Progrediente, in der Regel tödlich verlaufende, neurologische (ZNS-)Störung, die Monate oder (normalerweise) Jahre nach einer Maserninfektion auftritt und durch geistigen Abbau, Myoklonien und Krampfanfälle gekennzeichnet ist.

Ätiologie und Epidemiologie

Der Ausbreitungsmodus ist unbekannt. Ein auf natürlichem Wege übertragenes verändertes Masernvirus ist die wahrscheinlichste Ursache. Das Masernvirus wurde in Hirngewebe nachgewiesen und aus Biopsiematerial isoliert. Fälle von SSPE wurden von Kindern berichtet, die keine natürliche Maserninfektion durchgemacht, sondern Masernimpfstoff erhalten hatten. Einige dieser Fälle können die Folge unerkannter Maserninfektionen während des ersten Lebensjahrs oder möglicherweise einer Masernimpfung sein. Basierend auf der geschätzten landesweiten Abgabe von Masernimpfstoffen kommt auf ca. 1 Mio. Impfungen ein Fall von SSPE. Dies liegt weit unter der Zahl der Erkrankungsfälle, die auf natürliche Masern zurückgehen (6–22 Fälle von SSPE auf 1 Mio. Masernerkrankungen). Männliche Patienten sind häufiger betroffen als weibliche. Die Häufigkeit in den USA und Westeuropa ist rückläufig.

Symptomatik

Der Erkrankungsbeginn ist in der Regel vor dem 20. Lebensjahr. Oft gehören zu den ersten Zeichen Leistungsrückgang in der Schule, Vergeßlichkeit, Wutausbrüche, Ablenkbarkeit, Schlafstörungen und Halluzinationen. Auf die psychischen Veränderungen folgen Krampfanfälle, wobei zunächst Myoklonien – plötzliche Flexionsbewegungen der Extremitäten, des Kopfes und des Stamms auftreten. Grand-mal-Anfälle können vorkommen. Die Patienten zeigen einen intellektuellen Abbau, Veränderungen der Sprache und abnorme unwillkürliche Bewegungen, einschließlich athetotischer, choreatischer und schleudernder oder werfender Bewegungen. Dystone Bewegungen und vorübergehende Phasen mit Opisthotonus können beobachtet werden. Im weiteren Verlauf können Rigor der Körpermuskulatur, Schluckstörungen, Rindenblindheit und Optikusatrophie auftreten. Eine fokale Chorioretinitis und andere Veränderungen des Augenhintergrundes kommen bei zahlreichen Patienten vor. Gegen Ende werden die Patienten zunehmend steif mit intermittierenden Zeichen einer hypothalamischen Beteiligung (z.B. Hyperthermie, starkes Schwitzen und Puls- und Blutdruckstörungen).

Die Krankheit führt fast ausnahmslos zum Tod innerhalb von 1–3 Jahren (oft als Folge einer terminalen Pneumonie), manchmal ist der Verlauf auch langwieriger, wobei starke neurologische Defizite auftreten. Einige Patienten zeigen einen wellenförmigen Verlauf mit Remissionen und Exazerbationen.

Patienten mit SSPE weisen typische EEG-Veränderungen mit paroxysmalen Salven (2–3 Zyklen/s), Hochvoltage und diphasischen, während der gesamten Ableitung auftretenden, synchronen Wellen auf. Im CT kann man eine Rindenatrophie oder Herde verminderter Dichte in der weißen Substanz sehen. Liquordruck, Zellzahl und Gesamteiweiß sind in der Regel normal. Die δ-Globulinfraktion ist meist deutlich erhöht und kann 20–60% des Gesamteiweiß im Liquor ausmachen. Das Patientenserum und der Liquor weisen erhöhte Werte von Masern-Antikörpern auf. Das Anti-Masern-IgG scheint mit Fortschreiten der Krankheit zuzunehmen. Trotz heftiger serologischer Reaktion auf das Masernvirus produzieren diese Patienten keine Antikörper gegen das M-Protein des Virions.

Diagnostik

Bei Kindern oder Jugendlichen, die einen zunehmenden geistigen Abbau und Myoklonien oder Krampfanfälle zeigen, sollte an SSPE gedacht werden. Die Diagnose wird durch den charakteristischen EEG-Befund, die erhöhte δ-Globulinfraktion im Liquor und stark erhöhte Masern-Antikörper in Serum und Liquor bestätigt. Zu den pathologischen CT-Befunden gehören erweiterte Seitenventrikel und Atrophien von Kortex, Hirnstamm und Kleinhirn.

Therapie

Virostatika haben sich nicht bewährt; Inosiplex soll den Krankheitsverlauf verzögern, aber seine Wirkung ist umstritten. Insgesamt kann nur eine symptomatische Therapie mit Antikonvulsiva und allgemeinen Maßnahmen angeboten werden.

Röteln

(Rubella, Rubeola)

Eine ansteckende Erkrankung mit Exanthem, meist mit leichten konstitutionellen Symptomen, die zu einem Abgang, Totgeburt oder kongenitalen Defekten bei Kindern führen kann, deren Mütter während der frühen Schwangerschaftsmonate infiziert worden sind. Die kongenitale Rubella wird in *Kap. KIN, 6.*, unter *Neonatale Infektionen* besprochen.

Ätiologie und Epidemiologie

Die Erkrankung wird von einem RNS-Virus hervorgerufen, das durch Tröpfcheninfektion oder engen Kontakt verbreitet wird. Ein Patient kann die Erkrankung von einer Woche vor dem Ausschlag bis eine Woche, nachdem der Ausschlag verschwunden ist, übertragen (kongenital infizierte Säuglinge sind monatelang potentiell infektiös). Röteln sind offensichtlich weniger ansteckend als Masern, und viele Personen infizieren sich während der Kindheit nicht; folglich sind 10–15% der jungen erwachsenen Frauen anfällig. Viele Fälle werden falsch diagnostiziert, sind leicht oder inapparent. Epidemien kommen in unregelmäßigen Abständen im Frühling vor; große Epidemien treten alle 6–9 Jahre auf. In den USA hat die Anzahl der Rötelnerkrankungen und der Rötelnembryopathie seit 1988 zugenommen. Die Immunität scheint nach natürlicher Infektion lebenslang zu sein.

Symptomatik

Nach 14–21 Tagen kommt bei Kindern (bei Erwachsenen minimal oder fehlend) ein 1- bis 5tägiges Prodromalstadium vor, das in der Regel aus Unwohlsein und Lymphadenopathie besteht. Eine druckempfindliche Schwellung der subokzipitalen retroaurikulären und postzervikalen Drüsenknoten ist charakteristisch und weist zusammen mit dem typischen Ausschlag auf die Diagnose hin.

Der Ausschlag ähnelt dem bei Masern, ist aber weniger ausgebreitet und flüchtig. Er beginnt an Gesicht und Hals und breitet sich schnell auf Stamm und Extremitäten aus. Zu Beginn des Ausbruchs kann besonders im Gesicht eine scharlachähnliche Rötung auftreten. Ein leichtes Enanthem von diskret rosafarbenen Flecken besteht am Gaumen und konfluiert später zu einem roten Farbton, der den ganzen Rachen überzieht. Initial besteht eine Rötung des Pharynx, aber keine Halsschmerzen. Der Ausschlag dauert meist 3 Tage. Am 2. Tag wird er oft scharlachförmig (Stecknadelkopf), bei rötlicher Gesichtsfarbe. Die leichte Farbänderung der Haut, die nach Abklingen des Ausschlags zurückbleibt, kann sich nach einem Tag verflüchtigen.

Konstitutionelle Symptome sind bei Kindern schwach ausgeprägt – leichtes Unwohlsein und gelegentliche Arthralgien. Erwachsene klagen charakteristischerweise kaum oder gar nicht über konstitutionelle Symptome, obwohl Fieber, Unwohlsein, Kopfweh, steife Gelenke (manchmal mit Durchgangsarthralgien), eine gewisse Apathie und milde Rhinitis vorkommen können. Sie können durch den Ausschlag am Stamm, an den Armen oder der Stirn auf die Erkrankung aufmerksam werden, oder durch die charakteristische postaurikuläre Lymphadenopathie während des Waschens oder Kämmens der Haare. Eine Enzephalitis ist selten, verläuft aber manchmal tödlich; sie kommt bei ausgedehnten Rötelninfektionen unter jungen Erwachsenen im Wehrdienst vor. Bei betroffenen männlichen Erwachsenen wird auch oft ein vorübergehender Hodenschmerz beobachtet.

Diagnostik

An Masern, Scharlach, sekundäre Syphilis, Medikamentenausschläge, Erythema infectiosum, infektiöse Mononukleose und Echo-, Coxsackie- und Adenovirusinfektionen muß gedacht werden. Röteln unterscheiden sich klinisch von den Masern durch leichteren, flüchtigeren Ausschlag und die Abwesenheit von Koplik-Flecken, Schnupfen, Lichtempfindlichkeit und Husten. Der typische Masern-Patient ist schwerer erkrankt und die Krankheit dauert länger. Sogar bei leichtem Scharlach sind meist häufiger und länger konstitutionelle Symptome vorhanden als bei Röteln, z. B. ein tiefroter, schmerzhafter Hals. Die Leukozytenzahl ist bei Scharlach vermehrt, bei Röteln normal. Bei Scharlach genügt meist ein Tag Beobachtung zur Diagnosestellung.

Der Ausschlag und die Adenopathie bei Röteln können durch sekundäre Syphilis imitiert werden, wobei die Adenopathie bei Syphilis nicht berührungs- und druckempfindlich ist und der Hautausschlag an Handflächen und Fußsohlen erhaben wird. Wenn Zweifel bestehen, sollten ein quantitativer serologischer Syphilistest und mehrfache Untersuchungen durchgeführt werden. Die infektiöse Mononukleose kann auch rötelnähnliche Adenopathien und Ausschläge zeigen, wird aber durch die initiale Leukopenie und folgende Leukozytose, die vielen typischen mononukleären Zellen im Blutausstrich, das Auftauchen von Antikörpern gegen Epstein-Barr-Virus und in vielen Fällen einen Anstieg des heterophilen Antikörpertiters unterscheidbar. Außerdem ist die pharyngeale Angina bei infektiöser Mononukleose in der Regel hervorstechend, und das Unwohlsein ist ausgeprägter und dauert länger als bei Röteln.

Eine klinische Röteldiagnose ist ohne Bestätigung durch Laborbefunde nicht sicher zu stellen, besonders da durch Enteroviren oder Parvovirus B hervorgerufene Exantheme die Röteln weitgehend imitieren. Daher sind anamnestische Angaben über die durchgemachte Rötelninfektion unzuverlässig hinsichtlich einer tatsächlichen Infektion und Immunität. Wenn möglich, sollten Serumproben aus dem Akut- und Genesungsstadium für serologische Untersuchungen gewonnen werden. Ein 4facher oder noch höherer Anstieg der spezifischen HHT-Antikörper (Hämagglutininhemmungstest) ist beweisend.

Prophylaxe *(s. a. Kap. KIN, 2., Immunisierungsverfahren)*

Das Ziel der Röteln-Immunisierungsprogramme ist, die katastrophalen Folgen der kongenitalen Röteln zu vermeiden. Die erfolgreichste Methode ist aber noch nicht ermittelt. Es wurde die routinemäßige Anwendung von Röteln-Lebendimpfstoff bei allen anfälligen Müttern gleich nach der Entbindung vorgeschlagen, die Routineimpfung von Kindern zwischen 15 Monaten und der Pubertät wird jedoch häufiger angewandt. Dahinter steht die Absicht, daß dadurch das Infektionsreservoir bei der Altersgruppe, die wahrscheinlich für die meisten Infektionen bei Erwachsenen verantwortlich ist, ausgelöscht wird. Eine weitere Methode ist die Erfassung aller Frauen im gebärfähigen Alter hinsichtlich Rötelnantikörpern (die Anamnese, ob positiv oder negativ, ist für die Abschätzung der Immunitätslage zu unzuverlässig) und eine nachfolgende Immunisierung der seronegativen Frauen. Diese Immunisierung kann jedoch nur dann erfolgen, wenn danach eine Konzeption für mindestens 3 Monate vermieden wird.

Lebendvirusimpfstoffe aus menschlichen diploiden Fibroblastenkulturen sind effektiv, mit einer Antikörperproduktion bei 95% der Empfänger. Die Übertragung von Geimpften auf anfällige Kontaktpersonen kommt so gut wie nie vor und ist keine Kontraindikation für die Immunisierung. Bei Kindern, die mit Lebendvirus-Vakzinen geimpft werden, hält die Immunität mindestens 15 Jahre vor.

Fieber, Ausschlag, Lymphadenopathie, Polyneuropathie, Arthralgien oder Arthritis kommen bei Impfung von Kindern selten vor. Bei erwachsenen Frauen führt eine Impfung manchmal zu Gelenkschmerzen und Schwellung.

Die Impfstoffe sollten Personen mit defekten oder veränderten Immunmechanismen (z. B. Leukämie, Lymphom, andere maligne Erkrankungen, febrile Erkrankungen, längere Kortikosteroid-, Strahlen- oder Chemotherapie) *nicht gegeben werden.* Die Gabe während der Schwangerschaft ist **kontraindiziert,** da der Impfstoff einen Feten während der Frühschwangerschaft infizieren kann. Fälle von Rötelnembryopathie sind nicht beobachtet worden und die Gefahr einer Schädigung des Feten ist sehr gering (schätzungsweise ≤ 3%).

Therapie

Röteln benötigen wenig oder gar keine Behandlung. Eine Otitis media muß als seltene Komplikation entsprechend therapiert werden. Eine spezifische Enzephalitistherapie ist nicht bekannt.

Progrediente Röteln-Panenzephalitis

Eine progrediente neurologische Störung bei Kindern mit Rötelnembryopathie; wahrscheinlich verursacht durch Reaktivierung der Virusinfektion.

Symptomatik

Kinder mit konnatalen Schäden aufgrund einer Rötelninfektion (z. B. Taubheit, Katarakt, Mikrozephalus und geistige Behinderung) bekommen diese Krankheit im frühen Teenageralter. Es zeigen sich zunehmende Spastik, Ataxie, geistiger Abbau und Krampfanfälle. Der Zustand kann mit der durch das Masernvirus verursachten subakuten sklerosierenden Panenzephalitis **(SSPE),** die weiter oben beschrieben wird, verwechselt werden. Myoklonische Krämpfe kommen allerdings bei der SSPE häufiger vor.

Diagnostik und Behandlung

Die Diagnose kommt in Frage, wenn bei einem Patienten mit konnataler Rötelnembryopathie progrediente neurologische Defizite in Kombination mit erhöhter Zellzahl, erhöhtem Gesamteiweiß und δ-Globulin und erhöhte Röteln-Antikörpertiter in Liquor und Serum beobachtet werden; außerdem, wenn das Rötelnvirus aus dem Hirngewebe isoliert wird. Im Unterschied zur SSPE sind die Masern-Antikörpertiter normal und das EEG zeigt nicht das für SSPE typische Salven. Das CT kann durch Kleinhirnatrophie bedingte Ventrikelerweiterungen (v. a. des 4. Ventrikels) zeigen.

Eine spezifische Behandlung gibt es nicht.

Roseola infantum

(Exanthema subitum; Dreitagefieber)

Eine akute Säuglings- oder Kleinkinderkrankung, die von hohem Fieber, Fehlen lokaler Symptome oder Befunde und Auftreten eines rötelnförmigen Ausschlags gleichzeitig mit oder kurz nach der Entfieberung gekennzeichnet ist.

Ätiologie und Epidemiologie

Die häufigste Ursache der Erkrankung ist das vor kurzem entdeckte humane Herpesvirus Typ 6 (HHV-6). Sie kommt meist im Frühling und im Herbst vor. Kleinere lokale Epidemien sind beobachtet worden.

Symptomatik

Die Inkubationszeit beträgt wahrscheinlich 5–15 Tage. Das Fieber erreicht 39,5–40,5 °C, beginnt abrupt und hält ohne ersichtlichen Grund 3–4 Tage an. Während dieser Zeit treten nicht selten Krämpfe auf, v. a. bei Anstieg der Körpertemperatur. Trotz des hohen Fiebers sind die Kinder zumeist wach und aktiv. Es besteht eine Leukopenie mit relativer Lymphozytose, meist ab dem 3. Tag. Die Milz kann leicht vergrößert sein.

Das Fieber fällt plötzlich am 4. Tag, der makulöse oder makulopapulöse Ausschlag tritt auf, er ist am Stamm ausgeprägt und im Gesicht und an den Extremitäten leicht. Die Temperatur ist zu diesem Zeitpunkt normal, und das Kind verhält und fühlt sich gut. Der flüchtige Ausschlag kann bei leichten Fällen unbemerkt bleiben. Bei 70% aller HHV-6-Infektionen bleibt das typische Exanthem aus.

Diagnostik

Wenn Roseola infantum in der Umgebung bekannt ist, sollte man daran denken, wenn ein Kind zwischen 1 und 3 Jahren ohne ersichtlichen Grund lange hohe Temperaturen aufweist. Die Diagnose wird durch die Keimkultur und serologische Tests bestätigt, allerdings sind diese Techniken nicht sehr verbreitet. Wenn Pyelonephritis, Otitis media und bakterielle Pneumonie ausgeschlossen werden, kann meist die Verdachtsdiagnose Roseola infantum gestellt werden.

Therapie

Die Therapie ist symptomatisch und beinhaltet antipyretische Maßnahmen, damit sich das Kind wohler fühlt. Zur Behandlung von Krämpfen s. Kap. NEU, 5. Wenn die Temperatur auf Normalwerte fällt und der Ausschlag auftritt, ist der Patient der Genesung so nahe, daß eine weitere Therapie unnötig wird.

Erythema infectiosum

(Ringelröteln; Parvovirus-B-19-Infektion)

Eine akute, wahrscheinlich virale Erkrankung, charakterisiert durch leichte konstitutionelle Symptome und einen fleckigen makulopapulösen Ausschlag, der an den Wangen beginnt und sich hauptsächlich auf die exponierten Teile der Extremitäten ausbreitet.

Ätiologie und Epidemiologie

Die Erkrankung wird durch das humane Parvovirus B19 verursacht. Sie kommt meist im Frühling vor, gebietsweises Auftreten bei Kindern und Jugendlichen ist häufig. Das Parvovirus B 19 ist auch einer der Hauptgründe für aplastische Krisen bei chronisch hämolytischen Erkrankungen, wie bei der Sichelzellanämie. Die Ausbreitung geschieht wahrscheinlich über die Atemwege. Inapparente Infektionen kommen vor.

Symptomatik

Die Inkubationszeit beträgt 4–12 Tage. Die Symptome können individuell sehr verschieden sein. Typische Manifestationen sind leichtes Fieber und Unwohlsein sowie ein induriertes konfluierendes Erythem über den Wangen („Ohrfeigenkrankheit"). Nach 1–2 Tagen erscheint ein symmetrisches Exanthem an Armen, Beinen und am Stamm, das die Handflächen und Fußsohlen meist ausspart. Der Ausschlag ist makulopapulös und neigt zum Konfluieren. Er bildet leicht erhabene, fleckige Areale und retikuläre Muster, die auf den exponierten Gebieten der Arme am stärksten auffallen. Die Erkrankung dauert in der Regel 5 bis 10 Tage, der Ausschlag kann aber mehrere Wochen später wiederkehren und wird durch Sonnenlicht, körperliche Betätigung, Hitze, Fieber oder psychische Belastung verschlimmert. Leichte Gelenkschmerzen und -schwellung, die über Wochen und Monate bestehen oder wiederkehren können, werden manchmal bei Erwachsenen beobachtet. Bei immunschwachen Patienten kann es zu langdauernden Infektionen mit schweren Anämien kommen. Ebenso wie bei Röteln können die Ringelröteln während der Schwangerschaft transplazentar übertragen werden, was manchmal zu einer Totgeburt oder schwerer fetaler Anämie mit ausgedehnten Ödemen (Hydrops fetalis) führen kann. Die Häufigkeit dieser Komplikationen ist unbekannt.

Diagnostik und Therapie

Die einzigen diagnostischen Leitlinien sind der Ausschlag und seine Ausdehnungsmuster; da Röteln und Enteroviren ähnliche Merkmale haben, muß die Diagnose mit Vorsicht gestellt werden. Wenn Zweifel bestehen, sollten Röteln durch die Serologie ausgeschlossen werden. Die virämische Phase bei Infektionen mit Parvovirus B19 dauert 7–12 Tage und kann z. B. durch Immunpräzipitation oder molekularbiologische Techniken nachgewiesen werden. Der Nachweis von IgM-Antikörpern während der Akut- oder frühen Genesungsphase unterstützt die Diagnose ebenso.

Die Therapie ist nur symptomatisch.

Windpocken

(Varizellen; Wasserpocken)

Eine akute virale Erkrankung mit initial leichten konstitutionellen Symptomen, denen bald ein Exanthem folgt, das in Schüben auftritt und von Makulae, Papulae, Vesiculae und Krusten charakterisiert ist.

Ätiologie und Epidemiologie

Durch immunologische und Antigenanalysen wurde nachgewiesen, daß Windpocken und Herpes zoster vom gleichen Virus hervorgerufen werden. Windpocken stellen die akute invasive Phase dar und Zoster (Gürtelrose) die Reaktivierung der latenten Virusphase.

Windpocken sind, wie Masern, sehr ansteckend. Epidemien treten in Drei- bis Vierjahresabständen (der Zeit, die zum Aufbau einer neuen Gruppe von Anfälligen nötig ist) im Winter und Frühling auf. Die Anfälligkeit ist von der Geburt bis zur Ansteckung hoch. Einige Säuglinge weisen eine wahrscheinlich transplazentar erworbene, partielle Immunität bis zum Alter von 6 Monaten auf.

Windpocken werden wahrscheinlich durch Tröpfcheninfektion aus Nase und Hals übertragen. Die Zeit größter Ansteckungsgefahr liegt während des kurzen Prodroms und in den frühen Stadien des Exanthems. Die übliche Inkubationszeit beträgt 14–16 Tage, und die Übertragung auf andere ist wahrscheinlich zwischen dem 10. und 21. Tag nach der Exposition möglich. Wenn die letzten Läsionen überkrustet sind, kann der Patient die Krankheit nicht mehr übertragen.

Um eine Kreuzinfektion zu vermeiden, genügt meist eine Isolierung für 6 Tage nach Auftreten der ersten Bläschen. Eine direkte Übertragung (durch immune Personen) ist wahrscheinlich nicht möglich.

Symptomatik

Leichte Kopfschmerzen, Unwohlsein und mittelhohes Fieber können vom 11.–15. Tag nach Exposition zu finden sein, etwa 24–36 h bevor die ersten Läsionen auftreten. Das Prodrom wird bei kleinen Kindern meist nicht erkannt, zeigt sich bei Kindern über 10 Jahren öfter und ist bei Erwachsenen meist schwer.

Der initiale Ausschlag, eine makuläre Eruption, kann von einer flüchtigen Gesichtsröte begleitet werden. Die Diagnose kann in der Regel nach Auftreten der charakteristischen juckenden, mononukleären „Tränen"-Bläschen, die klare Flüssigkeit enthalten und sich von ihren roten Höfen abheben, gestellt werden. Die typischen Windpockenläsionen entwickeln sich innerhalb 6–8 h von der Makula zur Vesikula. Die Läsionen treten in Schüben auf, einige Maculae erscheinen, wenn der vorhergehende Schub gerade verkrustet. In schweren Fällen kann das Exanthem generalisiert sein; in der Regel bleiben Gesicht und Extremitäten zum Teil verschont. Sind nur wenige Läsionen vorhanden, ist der Oberkörper Prädilektionsstelle. Ulzerierte Läsionen können auch auf den Schleimhäuten einschließlich des Oropharynx und der oberen Atemwege, der Konjunktiven und der Rektum- und Vaginalschleimhaut vorkommen. Im Mund platzen die Bläschen sofort, sind nicht von der Herpes-Stomatitis zu unterscheiden und führen oft zu Schmerzen beim Schlucken. Laryngeale oder tracheale Bläschen können eine schwere Dyspnoe hervorrufen. Auch auf der Kopfhaut kommen häufig Läsionen vor; sie führen zu empfindlichen, vergrößerten subokzipitalen und posterioren zervikalen Lymphknoten. Die akute Phase der Erkrankung dauert meist 4–7 Tage; die meisten Krusten verschwinden in weniger als 20 Tagen nach dem Ausbruch.

Windpocken während des Kindesalters sind in der Regel harmlos. Bei Patienten mit supprimierter T-Zell-Funktion (z.B. bei Malignomen der lymphoretikulären Organe) oder bei Empfängern von Kortikosteroiden oder Chemotherapeutika können sie jedoch schwer und auch tödlich sein.

Komplikationen

Sekundäre Streptokokkeninfektionen der Bläschen können zu Erysipel, Sepsis, akuter hämorrhagischer Nephritis oder, selten, Hautgangrän führen. Auch Staphylokokken können die Bläschen infizieren und eine Pyodermie oder eine bullöse Impetigo zur Folge haben. Schwere Windpocken können von einer Pneumonie kompliziert werden, die bei Erwachsenen, Säuglingen und immunsupprimierten Patienten, selten aber bei jungen Kindern auftritt. Myokarditis, flüchtige Arthritis oder Hepatitis und hämorrhagische Komplikationen sind beobachtet worden. Bei hämorrhagischen Varizellen besteht der Verdacht auf eine Varicella-assoziierte thrombozytopenische Purpura oder auf sekundäre Meningokokkensepsis.

Eine Enzephalitis nach Windpocken ist selten (< 1:1000). Wie die Enzephalitis nach Masern, kommt sie gegen Ende der Erkrankung oder 1–2 Wochen nach deren Abschluß vor. Eine der häufigsten neurologischen Komplikationen ist die akute postinfektiöse zerebellare Ataxie. Querschnittsmyelitis, Hirnnervenlähmungen und multiple-Sklerose-ähnliche klinische Bilder kommen ebenfalls in Betracht. Die Enzephalitis kann tödlich verlaufen, die Prognose für eine absolute Heilung von ZNS-Komplikationen ist jedoch allgemein gut und wesentlich besser als für die Masernenzephalitis. Das Reye-Syndrom, eine seltene, schwere Komplikation, kann 3–8 Tage nach Auftreten des Ausschlags beginnen *(s. Reye-Syndrom, unten).*

Diagnostik

Sekundäre Syphilis, Impetigo, infiziertes Ekzem, Insektenstiche und -bisse, Medikamentenausschläge, Kontaktdermatitis, erythropoetische Porphyrie (Hydroa aestivale) und manchmal Coxsackie- und disseminierte Herpes-simplex-Virusinfektionen müssen bei der Differentialdiagnose berücksichtigt werden. Der Nachweis des viralen Antigens in den Läsionen mit Hilfe von Immunfluoreszenz, Kulturen oder serologischen Befunden bestätigt die Diagnose.

Prophylaxe

Windpocken können durch Zoster-Immunglobulin **(ZIG)** verhindert oder abgeschwächt werden, das man aus Rekonvaleszentenserum gewinnt, oder durch Varicella-Zoster-Immunglobulin **(VZIG),** das aus Plasma mit hohen spezifischen Antikörpertitern gewonnen wird. Die empfohlene Dosis beträgt 125 E (etwa 1,25 ml/10 kg). Die Maximaldosis soll 625 E nicht übersteigen. Solche Präparate sollten bis 96 h nach der Exposition verabreicht werden, um effektiv zu sein. Da sie nur beschränkt verfügbar sind, ist ihr Gebrauch auf anfällige Personen mit leukämischen Immunstörungen oder anderen schweren Erkrankungen unter immunsuppressiver Therapie eingeschränkt. Weiterhin bedürfen Neugeborene von Müttern, die 4 Tage vor bis 2 Tage nach der Geburt Windpocken bekamen, der Prophylaxe. Hohe Dosen von menschlichem Gammaglobulin mitigieren die Erkrankung bei intramuskulärer Gabe kurz nach dem Auftreten, die erforderliche Menge ist jedoch so groß (0,6–1,2 ml/kg i.m.), daß sie nicht empfohlen wird. Begrenzte Studien weisen darauf hin, daß auch Zoster-Immun-Plasma **(ZIP)** i.v., in Dosen von 3–14 ml/kg bis 6 Tage nach Exposition gegeben, für die Prophylaxe wertvoll sein kann. Diese Präparate haben nach Ausbruch der Erkrankung keinen therapeutischen Nutzen mehr. Attenuierte Lebendimpfstoffe werden derzeit geprüft und scheinen sehr wirksam zu sein. Es ist zu erwarten, daß sie in den USA bald für den Routinegebrauch zur Verfügung stehen.

Therapie

Leichte Fälle benötigen nur eine symptomatische Behandlung. Feuchte Kompressen können zur Unterdrückung des zum Teil erheblichen Juckreizes und zur Verhinderung von Kratzen, was zur Infektionsausbreitung und Verunstaltung führen kann, aufgelegt werden. Systemische Anwendung von Antihistaminika oder Hydroxyzin kann in schweren Fällen angezeigt sein. Wegen der Häufigkeit von Staphylokokken- und Streptokokkeninfektionen der Bläschen sollten die Patienten oft mit Wasser und Seife gebadet werden und saubere Unterwäsche tragen; die Hände sollten saubergehalten, die Nägel geschnitten werden. Einzelne

Läsionen sollten nur bei sekundärer Infektion antiseptisch behandelt werden. Eine ausgebreitete Staphylokokken- oder β-hämolysierende Streptokokkeninfektion wird mit entsprechenden Antibiotika therapiert.

In **schweren Fällen** mit ausgedehnter Erkrankung kann Aciclovir (20 mg/kg 4 × tgl. oral, 5–7 Tage bei 5–7jährigen, 15 mg/kg bei 7–12jährigen und 10 mg/kg bei 12–16jährigen, gegeben werden. Bei immunsupprimierten Patienten sollte Aciclovir 1500 mg/m²/Tag i. v., unterteilt in Einzeldosen alle 8 h, verabreicht werden.

RS-Virusinfektionen

(Respiratory-Syncytial-Virus)

Das RS-Virus ist eine der wichtigsten Ursachen von Erkrankungen des unteren Respirationstrakts (inklusive Bronchiolitis und Pneumonie) bei Säuglingen und kleinen Kindern, die tödlich verlaufen können. Der plötzliche Tod eines Babys mit Atemwegserkrankungen wird oft auf das RS-Virus zurückgeführt. Bei gesunden Erwachsenen und Kleinkindern ruft das RS-Virus eine leichte Erkrankung der oberen Atemwege hervor, es ist aber auch eine Hauptursache von Grippe, Bronchopneumonie und von Exazerbationen einer chronischen Bronchitis. Ältere Personen und solche mit Lungenerkrankungen anderer Art sind gegenüber RS-Virus besonders anfällig.

Ätiologie und Epidemiologie

Das RS-Virus ist ein RNS-Virus und als Paramyxovirus klassifiziert. Nur ein Serotyp ist von klinischer Bedeutung. Biologisch und vom Verhalten her gleicht es Influenza- und Parainfluenzaviren eher als anderen taxonomisch verwandten Virusgruppen, es unterscheidet sich aber von diesen serologisch und biologisch (z. B. durch das fehlende Wachstum in Eiern oder fehlende Hämagglutininproduktion).

Das RS-Virus steht in Zusammenhang mit einem krassen alljährlichen Ausbruch akuter respiratorischer Erkrankungen im Spätherbst bis Winter.

Wie Grippe erhöht es die Morbidität und Mortalität bei Bronchitis und Pneumonie. Die jährliche Wiederkehr von bestimmten RS-Virus-Untergruppen beweist, daß die Reinfektion mit Erkrankung vorkommt. Obwohl etwa 70% aller Personen bis zum 5. Lebensjahr Serumantikörper gegen RS-Viren aufweisen, treten weiterhin in allen Altersstufen Erkrankungen auf. Der schwache Schutzeffekt der Serumantikörper gegen eine Infektion zeigt sich beispielhaft, wenn Säuglinge unter 6 Monaten infiziert werden. Obwohl sie mütterliche Antikörper besitzen, bekommen sie schwere Erkrankungen der unteren Atemwege, welche in einem hohen Prozentsatz tödlich verlaufen.

Symptomatik

Die klinischen Manifestationen der RS-Virusinfektion sind variabel und unterscheiden sich in der Regel je nach Alter, früherer Exposition und Grundkrankheiten (v. a. respiratorischer Art). Das klinische Syndrom hat wenig spezifische Zeichen, mit Hilfe derer das RS-Virus als Ursache der Infektion identifiziert werden kann. In Kombination mit epidemiologischen Daten können die Symptome den Verdacht auf eine RS-Virusinfektion verstärken. Dyspnoe, Husten und Giemen sind die hervorstechenden Symptome, die in der Regel mehrere Tage nach Auftreten der Symptome in den oberen Atemwegen, bei Säuglingen manchmal auch mit Fieber verbunden, erscheinen. Bronchopneumonie und/oder Bronchiolitis sind auf dem Röntgenbild häufig erkennbar. Die Leukozytenzahl ist normal, allerdings kommen auch erhöhte Werte vor und die Granulozyten können leicht ansteigen. Bei Erwachsenen und älteren Kindern verläuft die Infektion möglicherweise inapparent oder nur als afebrile Infektion der oberen Atemwege (grippaler Infekt). Allerdings kann sie eine Grippe imitieren. RS-Virusinfektionen stellen 15% der Krankenhauseinweisungen aufgrund akuter Exazerbationen chronischer Bronchitiden. Eine sekundäre bakterielle Pneumonie (die meist von

Pneumokokken ausgelöst wird) kann ein Hinweis für eine vorausgegangene RS-Virusinfektion sein.

Diagnostik

Das RS-Virus kann aus Atemwegssekreten auf empfindlichen Gewebekulturen isoliert werden. Da das Virus tiefe und hohe Temperaturen, außer in speziellen Medien, schlecht toleriert, kann es schwierig sein, Proben zu lagern oder zu transportieren. Eine RS-Virusinfektion wird meist serologisch bestätigt. Eine Erhöhung der Serumantikörper kann durch die KBR mit einem Standardantigen bestimmt werden. Serologische Ergebnisse sind aber u.U. schlecht verwertbar. Sehr junge Säuglinge haben oft mütterliche Antikörper, Kinder können im Serum in der Frühphase erworbene Antikörper aufweisen, ein Antikörperanstieg muß bei kleinen Kindern nicht nachweisbar sein, eine leichte Erkrankung führt bei Erwachsenen nicht zu einem Titeranstieg. Ein in einem Speziallabor durchgeführter ELISA-Test weist eine Sensitivität und Spezifität von 98 bzw. 96% auf. Wenn er in einer Klinik durchgeführt wird, bleibt die Sensitivität erhalten, die Spezifität beträgt 85%. Es handelt sich um eine bequeme Technik zum Nachweis der RSV-Antigene in Sekreten. Der Nachweis des RSV-Antigens durch Immunfluoreszenz in infizierten Zellen der Atemwege hat eine Sensitivität von 88% und eine Spezifität von 100%, sofern die Präparation eine ausreichend hohe Anzahl Zellen enthält.

Therapie

Leichte und inapparente Infektionen kommen wahrscheinlich relativ oft vor und vergehen ohne besondere Behandlung. Schwere Erkrankungen bei Säuglingen und Kindern machen eine Krankenhausaufnahme sowie sorgfältige Beobachtung nötig, um eine adäquate Atmung zu gewährleisten. Bei RSV-infizierten Säuglingen kommt es häufig zu Hypoxämien. O_2-Bestimmungen im arteriellen Blut und/oder die Oxymetrie liefern objektive Informationen über die Schwere der Infektion und die erforderliche Überwachung. In Studien über Säuglinge mit Bronchiolitiden oder Pneumonien aufgrund von RS-Virusinfektionen hat Ribavirin (ein neueres Virostatikum) die Ausbreitung des Virus reduziert und die Genesung bei schwer Erkrankten beschleunigt. Ribavirin, 10 mg/kg, wurde in Form eines Aerosols über 12 h, 3–5 Tage lang gegeben. Praktische Probleme treten bei der Aerosolanwendung häufig auf. Hautreaktionen und andere Kontaktsymptome sind bei Pflegepersonen aufgetreten. Schwangere Frauen sollten den Kontakt mit Ribavirin meiden.

Erkrankungen durch Enteroviren

(s.a. Tab. 38.)

*Eine von Enteroviren **(Polio-, Coxsackie-** oder **Echoviren)** hervorgerufene Gruppe von Erkrankungen.*

Ätiologie und Epidemiologie

Wegen ihrer ähnlichen biologischen, chemischen und physikalischen Eigenschaften werden die **Enteroviren** und Rhinoviren als Untergruppen der Familie der **Picornaviren** (*pico* = klein; *rna* = charakteristische Nukleinsäurenkomponente) geführt. Zu Polioviren *siehe Poliomyelitis, unten.* Zu Rhinoviren *s. Kap. INF, 14., Erkältungskrankheiten.*

Die **Coxsackieviren** bilden eine antigen-heterogene Gruppe, die in die Gruppen A (23 Typen) und B (6 Typen) aufgeteilt ist. Sie gleichen den Polioviren in Größe, Resistenz gegen physikalische und chemische Agenzien, Prävalenz in Sommer und Herbst hauptsächlicher Übertragung von Mensch zu Mensch. Sie sind in oralen Sekreten, Stuhl, Blut und Liquor isoliert worden.

Die **Echoviren** (**E**nteric, **C**ytopathogenic **H**uman **O**rphan) sind wie die Coxsackieviren klein, heterogen, im Sommer und Herbst vorherrschend und geographisch weit verteilt;

Tab. 38. Syndrome durch Enteroviren

Erkrankung	*Häufigste Serotypen*	*Bemerkungen*
Herpangina	Coxsackievirus A 2, 4–6, 8, 10, wahrscheinlich 3 und weitere	am häufigsten bei Säuglingen und Kindern; charakteristische pharyngeale Läsionen
Hand-, Fuß-, Mundkrankheit	Coxsackievirus A 16 Enterovirus 71	am häufigsten bei Kleinkindern; vesikuläres Exanthem meist kurz und leicht
Epidemische Pleurodynie (Bornholmer Krankheit)	Coxsackievirus B 1–6	meist bei Kindern, es kann aber jede Altersgruppe betroffen sein
Aseptische Meningitis	Coxsackievirus A 2, 4, 7, 9, 23 und andere, B 1–6 Poliovirus 1–3 Echovirus 4, 6; andere selten	meist bei Säuglingen und Kindern; Verlauf meist leicht
Paralytische Erkrankung	Poliovirus 1–3 Coxsackievirus A 7 und andere Echovirus 4, 6 und andere Enterovirus 71	*s. Poliomyelitis, unten*
Myokarditis Perikarditis	Coxsackievirus B 2–5 Coxsackievirus A 23; B 1–5 Echovirus 1, 6, 8, 16	kann in jedem Alter auftreten; Myocarditis neonatorum mit hoher Mortalität
Exantheme nur mit Fieber	Coxsackievirus A 23, B 2, 3, 5; auch A 4–6, 9, 16 Echovirus 4; auch 2, 6, 11, 14, 16, 18, 30	Verlauf meist leicht
mit aseptischer Meningitis	Coxsackievirus A 16, 23; B 4 Echovirus 4, 16	Verlauf meist leicht
Atemwegserkrankung	Echovirus 4, 8, 20 und andere Coxsackievirus A 21; B 1, 3, 4, 5 Poliovirus 1–3	meist bei Säuglingen und Kindern; Verlauf meist leicht
Gastroenteritis	Echovirus 6, 14 und 18 bei Neugeborenen nachgewiesen; viele andere Enteroviren bei immunsupprimierten Patienten vermutet	wahrscheinlich von großer Bedeutung auf Neugeborenen- und Frühgeburtenstationen
Konjunktivitis	Enterovirus 70 Coxsackievirus A 24 Echovirus 7	hämorrhagische Konjunktivitis am häufigsten bei Enterovirus 70

31 Serotypen sind identifiziert. Die Viren sind aus dem Pharynx, dem Stuhl, Blut, Liquor und aus ZNS-Gewebe isoliert worden.

In der letzten Zeit identifizierte Enteroviren zeigen Wachstums- und Wirtscharakteristika, die sich mit denen von Coxsackieviren und Echoviren überschneiden. Sie werden einfach als höher numerierte Enteroviren klassifiziert (Typen 68–72).

Definierte Krankheitsbilder

Herpangina

Jedes der 23 Coxsackieviren der Gruppe A und manchmal auch andere Enteroviren können eine Herpangina bedingen. Sie tritt meist als Epidemie auf und ist bei Kleinkindern und Säuglingen am häufigsten. Sie ist durch plötzlichen Beginn von Fieber mit Halsweh, Kopfschmerzen, Anorexie und häufig Schmerzen in Hals, Abdomen und Extremitäten gekennzeichnet.

Bei Säuglingen können Erbrechen und Krämpfe vorkommen. Innerhalb von 2 Tagen nach Ausbruch der Erkrankung erscheinen einige (selten > 12) kleine (1–2 mm Durchmesser), gräuliche, papulovesikuläre Läsionen mit erythematösen Areolae, meist auf dem Gaumenbogen, jedoch auch auf dem weichen Gaumen, den Tonsillen, der Uvula oder der Zunge. Während der nächsten 24 h werden die Läsionen zu flachen Ulzera, selten über 5 mm im Durchmesser, die in 1–5 Tagen heilen. Komplikationen sind ungewöhnlich, und der Patient ist in der Regel bis zum 7. Tag symptomfrei. Die Infektion verursacht gegenüber dem Stamm dauerhafte Immunität, wiederholte Infektionen durch andere Viren der Gruppe A sind jedoch möglich. Das Coxsackievirus A 10 kann eine ähnliche Erkrankung auslösen, die oralen und pharyngealen Läsionen sind hier jedoch erhabene, weißlich bis gelbliche Knötchen. Die Krankheit wird **lymphonoduläre Pharyngitis** genannt.

Die **Diagnostik** stützt sich auf die Symptome und die charakteristischen oralen Läsionen. Sie wird am besten durch Isolierung des Virus aus der Läsion oder durch den Anstieg des spezifischen Antikörpertiters untermauert. Die Differentialdiagnose umfaßt die herpetische Stomatitis (die zu jeder Jahreszeit vorkommt und größere, länger bestehende Ulzera aufweist), rezidivierende Aphthen und Bednar-Aphthen (die selten im Pharynx auftreten und in der Regel nicht mit systemischen Symptomen einhergehen). Die **Therapie** ist symptomatisch.

Hand-, Fuß-, Mundkrankheit

Sie wird meist vom Coxsackievirus A 16 hervorgerufen und tritt besonders bei kleinen Kindern auf. Der Verlauf ähnelt dem der Herpangina, jedoch verteilt sich ein vesikuläres Exanthem über die bukkale Mukosa und den Gaumen. Die gleichen Läsionen befallen auch die Hände und Füße und manchmal auch den Windelbereich. Die **Therapie** ist symptomatisch.

Epidemische Pleurodynie (Bornholmer Krankheit)

Die Erkrankung kann in jedem Lebensalter auftreten, ist aber bei Kindern am häufigsten. Sie kann von jedem der 6 Coxsackieviren der Gruppe B verursacht werden und ist durch plötzliche, schwere, oft intermittierende (häufig pleuritische) Schmerzen im Epigastrium und im unteren Thorax sowie durch Fieber und oft Kopfschmerzen, Halsschmerzen und Unwohlsein gekennzeichnet. Lokale Berührungsempfindlichkeit, Hyperästhesie, Muskelschwellung und Myalgien von Stamm und Extremitäten können vorkommen. Die Erkrankung legt sich meist nach 2–4 Tagen, Rezidive können sich nach ein paar Tagen einstellen, die Symptome über Wochen. Komplikationen sind Orchitis, fibrinöse Pleuritis, Perikarditis und, selten, aseptische Meningitis.

Die **Diagnose** ist während einer Epidemie offensichtlich. Bei sporadischen Fällen oder in den Frühstadien einer Epidemie kann die Erkrankung jedoch mit Poliomyelitis, Myokardinfarkt, spontanem Pneumothorax, akuter Appendizitis, Pankreatitis, Kostochondritis, einem perforierten Organ oder einer influenzaähnlichen respiratorischen Infektion verwechselt werden. Die Labordiagnose besteht aus der Isolierung des Virus aus Rachenspülsekret oder Stuhl sowie dem Nachweis des Anstiegs spezifischer neutralisierender Antikörpertiter.

Die **Prognose** ist bei unkomplizierten Fällen gut, obwohl von einigen Todesfällen berichtet wurde. Wiederholte Infektionen mit anderen Coxsackieviren der Gruppe B sind möglich. Die **Therapie** ist gänzlich symptomatisch.

Aseptische Meningitis

Die aseptische Meningitis wird bei Säuglingen und kleinen Kindern häufig durch ein Coxsackievirus der Gruppe A oder B oder ein Echovirus verursacht, bei älteren Kindern und Erwachsenen sind meist andere als Enteroviren *(s. Kap. INF, 14., Arbovirus-Enzephalitiden, und Kap. NEU, 9., Akute Virusenzephalitis und aseptische Meningitis)* verantwortlich. Kopfschmerzen, Schmerzen und Steifheit im Genick und Rücken sowie Muskelbeschwerden können plötzlich auftreten oder durch ein Fieberprodrom, Unwohlsein, Anorexie und Erbrechen eingeleitet werden. Die Kernig- und Brudzinski-Zeichen sind meist positiv. Nach etwa einer Woche legen sich die Symptome in der Regel, Müdigkeit und Reizbarkeit können über Monate bestehen bleiben. Im Liquor findet man normale oder leicht erhöhte Proteinspiegel, einen normalen Glukosespiegel und eine Zellzahl, die meist unter 500/mm^3 liegt. Neutrophile können in den Frühstadien vorherrschen, nach 1–2 Tagen sind Lymphozyten häufiger. Manchmal entwickeln sich z.T. schwere Zeichen einer Enzephalitis.

Die auf Coxsackie- und Echoviren zurückzuführende Meningitis kann in den akuten Stadien klinisch meist nicht von anderen viralen Meningitiden unterschieden werden. Gelegentlich wird zusätzlich zur Neutrophilie ein verminderter Zuckergehalt im Liquor gefunden, was auf eine bakterielle Meningitis hinweist. Wenn auch ein fleckförmiger Ausschlag vorhanden ist, kann dies zusätzlich zu Verwirrung führen. Die **Diagnose** wird durch Isolierung des Virus aus Rachenspülsekret, Stuhlproben oder manchmal aus dem Liquor gestellt oder mit dem Anstieg des spezifischen neutralisierenden Antikörpertiters belegt.

Die **Prognose** ist im allgemeinen gut, bei Neugeborenen kann jedoch der Tod eintreten. Die **Therapie** entspricht der für nicht-paralytische Poliomyelitis *(s. Poliomyelitis, unten)*, da die beiden Erkrankungen in den akuten Stadien klinisch nicht voneinander zu unterscheiden sind.

Paralyse

Bestimmte Coxsackieviren der Gruppe A und B (besonders A 7), mehrere Echoviren und Enterovirus Typ 71 können Muskelschwäche oder Lähmungen hervorrufen, die klinisch nicht von der paralytischen Poliomyelitis zu unterscheiden sind. Das kausale Virus kann durch labortechnische Untersuchungen bestimmt werden. Die **Therapie** entspricht der bei paralytischer Poliomyelitis.

Myokarditis; Perikarditis

Die Myocarditis neonatorum, die durch Coxsackieviren der Gruppe B und einige Echoviren verursacht wird, kommt bei Neugeborenen vor, die sich nach der Geburt infizieren (selten intrauterin). Sie wird gekennzeichnet durch plötzliches Fieber, Fütterungsschwierigkeiten, Pharyngitis, Tachykardie, Zyanose und Tachypnoe und zeigt häufig Herzgeräusche und Hepatomegalie. Das EKG kann Zeichen einer Myokarditis aufweisen. ZNS-, Leber-, Pankreas- oder Nebennierenläsionen können gleichzeitig vorkommen. Die Gesundung kann in wenigen Wochen erfolgen, der Tod durch Kreislaufversagen ist jedoch nicht ungewöhnlich.

Bei älteren Kindern oder Erwachsenen kann die Myo- oder Perikarditis auch auf ein Coxsackievirus der Gruppe B und, selten, der Gruppe A oder ein Echovirus zurückzuführen sein. Die Befunde und Symptome beschränken sich in der Regel auf Myo- und Perikard, die Genesung ist fast immer vollständig.

Die **Diagnose** wird, wie bei anderen Coxsackievirusinfektionen, durch Isolierung des Virus oder durch Antikörpertiter-Untersuchungen gestellt. Die **Therapie** ist symptomatisch und umfaßt strenge Bettruhe und die Kontrolle von Herzversagen und Arrhythmien. Kortikosteroide haben sich nicht als hilfreich erwiesen, ihr Einsatz sollte schweren Myokarditiden mit Herzversagen vorbehalten bleiben. Andere Behandlungsmethoden, die speziell auf die T-Zell-Suppression zielen, befinden sich in der Prüfung.

Exantheme mit oder ohne aseptische Meningitis

Bestimmte Echo- und Coxsackieviren können einen rötelnförmigen Ausschlag hervorrufen, der meist diskret, ohne Juckreiz und Schuppenbildung einhergeht und auf Gesicht, Nacken und Stamm beschränkt bleibt. Manchmal ist der Ausschlag makulopapulös oder masernähnlich, dann wieder hämorrhagisch, petechial oder vesikulär. Fieber tritt häufig auf, es kann sich eine aseptische Meningitis entwickeln. Die Erkrankung tritt meist epidemisch auf. Die Exantheme kommen hauptsächlich bei Kindern und Säuglingen vor. Es gibt jedoch auch sporadische Fälle. Der Verlauf ist in der Regel harmlos.

Atemwegserkrankung

Enteroviren rufen bei einigen Atemwegserkrankungen von Säuglingen und Kindern Fieber, Schnupfen und Pharyngitis hervor, manchmal auch Durchfall und Erbrechen. Bei Säuglingen sind auch Bronchitis und interstitielle Pneumonie aufgetreten. Die **Therapie** ist symptomatisch *(s. Kap. INF, 14., Erkältungskrankheiten).*

Diarrhö, Gastroenteritis

Enteroviren werden in der Regel aus dem Stuhl Neugeborener mit akuten Durchfallerkrankungen und immunsupprimierter Patienten mit langwierigen Diarrhöen isoliert. Insgesamt ist ihre Bedeutung für die Entstehung der Krankheit aber zweifelhaft. Die **Therapie** ist symptomatisch (*s. Akute infektiöse Gastroenteritis*, weiter oben in diesem Kapitel).

Konjunktivitis

Die akute hämorrhagische Konjunktivitis wurde bisher als epidemisch für Afrika, Asien und Mexiko beschrieben, und in der Zukunft sind auch Fälle in den USA zu erwarten. Die vom Enterovirus Typ 70 verursachte Erkrankung ist durch rapide Schwellung der Augenlider mit Stauung, Schmerzen und verstärktem Tränenfluß gekennzeichnet. Einige Patienten zeigen auch subkonjunktivale Blutungen und epitheliale Keratitis. Die Systemerkrankung ist selten, obwohl einige Fälle von flüchtiger lumbosakraler Radikulomyelopathie und poliomyelitisähnlichen Erkrankungen beschrieben sind. Die Genesung erfolgt in der Regel in 1–2 Wochen. Andere, mit der Konjunktivitis in Verbindung stehende Enteroviren sind Coxsackie-A-24-Stämme und Echovirus 7. Sie gehen meist nicht mit Blutungen einher. Die **Therapie** ist symptomatisch.

Poliomyelitis

(Spinale Kinderlähmung)

Eine akute virale Infektion mit großer Manifestationsbreite, die unspezifische, leichte Erkrankung, aseptische Meningitis (nicht-paralytische Poliomyelitis) und schlaffe Lähmung verschiedener Muskelgruppen (paralytische Poliomyelitis) umfaßt.

Ätiologie und Epidemiologie

Das Poliovirus, ein Enterovirus der Picornavirusgruppe (mit einsträngiger RNS, 22–30 nm groß, hüllenlos und unempfindlich gegen Äther und andere Lösungsmittel), kommt in 3 immunologischen Formen vor: Typ I, der am häufigsten Lähmungen erzeugt, verursacht die meisten Poliomyelitisepidemien. Der Mensch ist der einzige natürliche Wirt für Polioviren. Die Infektion wird durch direkten Kontakt übertragen und ist höchst ansteckend. Inapparente Infektionen (die Hauptansteckungsquelle) sind bei nichtimmunisierten Populationen häufig, die manifeste Erkrankung ist aber, außer während Epidemien, selten. Auch in diesem Fall beträgt das Verhältnis von inapparenten Infektionen zu klinischen Erkrankungen über 100:1. Bisher hat man angenommen, daß die paralytische Erkrankung in Entwicklungsländern (hauptsächlich in tropischen Ländern) selten sei, aber neuere Studien haben dort eine gleiche Häufigkeit gezeigt wie in den Spitzenjahren in den USA vor Einführung der Impfung. Bei mangelhafter Hygiene und unzureichenden sanitären Einrichtungen ist die Virusverbeitung ausgedehnt; Infektion und Immunität werden in den ersten Lebensjahren erworben, mehr als 90% der paralytischen Fälle betreffen Kinder unter 5 Jahren, Epidemien kommen nicht vor. Sind Hygiene und sanitäre Einrichtungen verbessert, wird die Infektion verzögert, viele ältere Kinder und junge Erwachsene bleiben anfällig, und eine Epidemie kann durch Auftauchen eines virulenten Stamms entstehen. In gemäßigten Klimazonen steigt die Inzidenz im Sommer und Herbst stark an, dagegen treten in tropischen Gebieten im ganzen Jahr Erkrankungen auf. Der ausgedehnte Einsatz von Impfstoffen hat die Inzidenz in den Industrienationen deutlich gesenkt. Die *International Task Force for Disease Elimination* erachtet die weltweite Ausrottung der Krankheit bis zum Jahr 2000 für technisch durchführbar.

Pathologie und Pathogenese

Nach oraler Aufnahme kommt es primär zu einer Virusvermehrung im Lymphgewebe des Oropharynx und Intestinaltrakts, hauptsächlich im Ileum. Geringe Virusmengen gelangen auf dem Blutwege an andere Stellen des RES, wo eine extensive Vermehrung einsetzt. Es kommt zu einer sekundären Virämie mit Invasion in das ZNS. Unter bestimmten Umständen kann das Virus auch das ZNS vom Verdauungstrakt aus entlang der autonomen Nerven erreichen. Das Agens findet sich während der Inkubationszeit in Blut, Rachen und Stuhl, nach Ausbruch der Erkrankung kann es im Rachen 1–2 Wochen, im Stuhl 3–6 Wochen oder länger nachgewiesen werden. Die Virämie, die häufigste Ursache der ZNS-Beteiligung, dauert mehrere Tage und verschwindet etwa zum Zeitpunkt des Ausbruchs der Erkrankung, wenn sich Antikörper entwickeln. Rückenmark und Gehirn sind die einzigen wesentlichen Stellen für die Erkrankung. Beteiligt sind die motorischen Neurone der Vorderhörner, die Medulla und in geringerem Ausmaß bestimmte Teile des Gehirns, einschließlich Cerebellum und motorische Hirnrinde. Zuerst kommt es zu einer Schädigung der Neuronen mit intensiver Entzündungsreaktion. Der Umfang und die Schwere der Paralyse sind durch die neuronalen Läsionen bedingt. Faktoren, die für schwere neurologische Schäden prädisponieren, sind steigendes Alter, vorausgegangene Tonsillektomie, Impfungen (hauptsächlich DTP), Schwangerschaft und körperliche Anstrengung zum Zeitpunkt der ZNS-Besiedlung.

Symptomatik

Die klinischen Formen sind vielgestaltig, es zeigen sich jedoch zwei Grundmuster, die „leichte Erkrankung" (Abortivform) und die „schwere Erkrankung" (die mit oder ohne Lähmungen einhergehen kann). Die **leichte Erkrankung,** die für 80–90% der klinischen Infektionen verantwortlich zeichnet, kommt hauptsächlich bei kleinen Kindern vor, ist harmlos und betrifft das ZNS nicht. Symptome sind geringes Fieber, Unwohlsein, Kopf- und Halsweh sowie Erbrechen. Sie entwickeln sich 3–5 Tage nach der Ansteckung. Die Genesung erfolgt innerhalb von 24–72 h.

Die Symptome der **schweren Erkrankung** können nach einigen Tagen des Wohlbefindens folgen, treten aber öfter ohne vorhergegangene leichte Erkrankung auf, besonders bei älteren Kindern und Erwachsenen. Die Inkubationszeit beträgt in der Regel 7–14 Tage, selten länger. Fieber, starke Kopfschmerzen, steifes Genick und steifer Rücken, tiefe Muskelschmerzen und manchmal Hyperästhesien und Parästhesien können bestehen. Es muß von diesem Bild der aseptischen Meningitis (die von dem gleichen, durch andere Enteroviren hervorgerufenen Syndrom nicht unterschieden werden kann) keine Weiterentwicklung erfolgen. Die Erkrankung kann aber auch progressiv sein, mit Verlust der Sehnenreflexe und asymmetrischer Schwäche und Lähmung von Muskelgruppen, je nach Länge der Läsionen in Rückenmark oder Medulla. Dysphagie, nasale Regurgitation und nasale Stimme sind Frühzeichen bulbärer Beteiligung. Manchmal herrschen die Zeichen einer Enzephalitis vor. Der Liquorzucker ist normal, das Protein ist leicht erhöht, und die Zellzahl liegt zwischen 20 und 300 Zellen/mm^3 (hauptsächlich Lymphozyten). Die periphere Leukozytenzahl kann normal oder mittelgradig erhöht sein.

Diagnostik und Differentialdiagnose

Schlaffe, asymmetrische Lähmungen der Extremitäten oder Bulbärparalysen ohne Sensibilitätsverlust während einer akuten fiebrigen Erkrankung bei einem Kind oder jungen Erwachsenen weisen fast immer auf eine Poliomyelitis hin, obgleich bestimmte Coxsackieviren und Echoviren in seltenen Fällen das gleiche klinische Bild erzeugen können. Beim Guillain-Barré-Syndrom *(s. Kap. NEU, 15.)*, das oft mit der paralytischen Poliomyelitis verwechselt wird, kommt in der Regel kein Fieber vor, die Muskelschwäche ist symmetrisch, sensible Ausfälle sind in 70% der Fälle vorhanden, und das Liquorprotein ist bei normaler Zellzahl normalerweise erhöht. An eine ZNS-Beteiligung bei Mumps- oder Herpesviren, an tuberkulöse Meningitis oder einen Hirnabszeß sollte ebenfalls gedacht werden, in manchen geographischen Gebieten auch an Enzephalitis durch Arboviren. Die nicht-paralytische Poliomyelitis kann klinisch nicht von der aseptischen Meningitis durch andere Agenzien unterschieden werden. Um die Diagnose zu sichern, muß ein Virus isoliert werden oder ein Anstieg der spezifischen Antikörper zu beobachten sein.

Prognose

Bei den leichten und nicht-paralytischen Formen ist die Genesung vollständig. Weniger als 25% der Patienten mit paralytischer Poliomyelitis erleiden permanente schwere, etwa 25% geringe Schäden und über 50% genesen ohne Residualzustände. In den ersten 6 Monaten tritt die größte Verbesserung der Muskelfunktion auf, positive Veränderungen können sich aber über 2 Jahre erstrecken. Die Mortalität beträgt 1–4%, kann sich aber bei Erwachsenen oder Patienten mit Bulbärerkrankungen auf 10% erhöhen.

Kürzlich ist ein **postmyelitisches Syndrom** beschrieben worden, das durch Muskelschwäche und verminderte Ausdauer charakterisiert ist und oft von Schwäche, Faszikulationen und Atrophie bestimmter Muskeln begleitet wird. Das Syndrom entsteht viele Jahre nach einer paralytischen Poliomyelitis, wobei in erster Linie ältere und initial schwerer erkrankte Patienten betroffen sind. Es wird angenommen, daß die Ursache mit Alterungsprozessen in Verbindung zu bringen ist und mit zunehmenden Verlusten von Vorderhornzellen innerhalb einer bereits durch die frühere Polioinfektion reduzierten Neuronenpopulation.

Prophylaxe

Die **aktive Immunisierung** wird für alle Säuglinge und Kinder empfohlen *(s. Kap. KIN, 2., Immunisierungsverfahren)*. Zwei Impfstoffe sind eingesetzt worden: Inaktivierter **Salk**-Impfstoff **(IPV)**, der in einer Injektionsserie mit periodischen Auffrischdosen verabreicht wird, und oraler **Sabin**-(abgeschwächter) Lebendimpfstoff **(OPV)**. Eine verstärkte Form des IPV, das eine vermehrte Antikörper-Antwort hervorruft, wurde in den USA vor kurzem zugelassen. Sofern es zur Verfügung steht, sollte es bevorzugt eingesetzt werden, allerdings ist es noch nicht sehr verbreitet. Beide Vakzinen induzieren die Bildung zirkulierender Antikörper; OPV bedingt jedoch zusätzlich eine Resistenz des Verdauungstrakts durch lokale sekretorische (IgA-) Antikörperproduktion, was wiederum die Viruseinbettung und Vermehrung blockiert und die Verbreitung des Virus verhindert. Wegen seiner immunologischen Überlegenheit und logistischen Einfachheit wird der trivalente OPV zur routinemäßigen Impfung von Kindern empfohlen. OPV kann extrem selten eine paralytische Poliomyelitis hervorrufen, die Fallzahl liegt unter 1 auf 3 Mio Impfungen. Bei Patienten mit Immundefekten ist OPV kontraindiziert; hier sollte IPV gegeben werden. Da die Inzidenz der Poliomyelitis sehr rar ist, wird eine primäre Impfung von Personen über 18 Jahren nicht empfohlen. Erwachsene, die noch nie geimpft worden sind und eine Reise in Endemie- oder Epidemiegebiete unternehmen, sollten eine IPV-Serie erhalten. Wenn die Zeit für mindestens 2 Dosen IPV zu kurz ist, ist eine einzelne trivalente OPV-Dosis angebracht.

Therapie

Die Therapie ist symptomatisch. Patienten mit leichter oder mittlerer nicht-paralytischer Poliomyelitis benötigen nur wenige Tage Bettruhe. Die symptomatische Behandlung mit Analgetika und Antipyretika kann hilfreich sein. **Während einer aktiven Myelitis** ist ein Bett mit harter Unterlage (mit Fußstütze, um einen Hängefuß bei Peronäuslähmung zu vermeiden) indiziert. Muskelkrämpfe und Schmerzen kann man durch mehrmals täglich verabreichte, 20minütige heiße, feuchte Umschläge mildern. Die Urinretention, eine häufige Komplikation bei Patienten mit Beinlähmungen, kann auf Parasympathomimetika wie Bethanechol, 5–30 mg oral oder 0,6 mg/kg/Tag s. c. unterteilt in Einzeldosen alle 6–8 h, ansprechen. Intermittierend kann die Katheterisierung wünschenswert sein, um etwaige Harnwegsinfekte möglichst zu vermeiden. Wenn es zur Infektion kommt, sollte mit einem geeigneten Antibiotikum behandelt werden. Zusätzlich sollte die Flüssigkeitszufuhr hoch sein, um die Entstehung von Calcium-Phosphat-Steinen im Harntrakt zu verhindern. Der wichtigste Teil der Therapie einer paralytischen Poliomyelitis während der Rekonvaleszenzzeit ist die physikalische Therapie.

Ein **Atemstillstand** kann durch Lähmung der Atemmuskulatur, durch Einbeziehung des Rückenmarks entstehen, oder durch Virusschädigung der Atemzentren in der Medulla und durch Lähmung von Hirnnerven. Die künstliche Beatmung ist bei beiden Fällen angezeigt. Bei Patienten mit Schwäche der Rachenmuskeln, Schluckbeschwerden, Unfähigkeit zu husten und Ansammlung bronchotrachealer Sekretionen sollte eine Saugdrainage angelegt werden. Um die Luftwege offenzuhalten, ist oft eine Intubation oder eine Tracheotomie nötig. Lungenatelektasen sind beim Atemversagen häufig, und Bronchoskopie und Absaugen sind oft erforderlich. Weitere Einzelheiten zur Intensivbehandlung des Atemtrakts finden sich in *Kap. LUN, 4.* Antimikrobielle Agenzien sind, außer bei Infektionen, nicht zu empfehlen.

Mumps

(Parotitis epidemica; Ziegenpeter)

Eine akute, ansteckende, generalisierte Viruserkrankung, die in der Regel eine schmerzhafte Vergrößerung der Speicheldrüsen, besonders der Parotis, bedingt.

Ätiologie und Inzidenz

Das kausale Agens, ein Paramyxovirus, wird durch Tröpfcheninfektion oder direkten Kontakt mit Material, das mit infiziertem Speichel kontaminiert worden ist, verbreitet. Das Virus dringt wahrscheinlich durch den Mund ein und kann im Speichel 1–6 Tage, bevor die Speicheldrüsen anschwellen und solange die Drüsen vergrößert sind, gefunden werden. Das Virus wurde aus Blut und Urin sowie, bei ZNS-Beteiligung, auch aus dem Liquor isoliert.

Mumps ist in dicht bevölkerten Gebieten endemisch, kann aber auch als Epidemie auftreten, wenn sich viele anfällige Personen auf engem Raum aufhalten. Die Ansteckungsgefahr ist geringer als bei Masern und Windpocken. Im Spätwinter und am Anfang des Frühlings ist die Inzidenz am höchsten. Obwohl die Krankheit in jedem Alter vorkommen kann, sind die meisten Fälle bei Kindern zwischen 5 bis 15 Jahren zu beobachten, bei Kindern unter 2 Jahren ist die Erkrankung selten, und Kinder bis zu 1 Jahr sind in der Regel immun. Die Ersterkrankung führt meist zur dauerhaften Immunität, auch wenn nur eine Speicheldrüse vergrößert war. Etwa 25–30% der Fälle verlaufen klinisch inapparent.

Symptomatik und Verlauf

Nach einer Inkubationszeit von 14–24 Tagen beginnt die Erkrankung mit Frösteln, Kopfschmerzen, Anorexie, Unwohlsein und leichtem bis mittelschwerem Fieber, das 12–24 h dauern kann, bis die Speicheldrüsenbeteiligung bemerkt wird. Dieses Prodrom kann bei leichten Fällen fehlen, Schmerzen beim Kauen oder Schlucken, letzteres besonders von sauren Flüssigkeiten wie Essig oder Zitronensaft, sind das erste Symptom der Parotitis. Über der Parotis oder anderen beteiligten Speicheldrüsen besteht ein deutlicher Druckschmerz. Die Temperatur steigt oft auf 39,5 oder 40 °C. Etwa am 2. Tag erreicht die Schwellung der Drüse ein Maximum und wird begleitet von Gewebsödemen, die sich vor und unter dem Ohr über die Parotis hinaus erstrecken.

Meist sind beide Parotiden betroffen. Manchmal schwellen auch die submaxillären und sublingualen Drüsen an, seltener sind sie die einzigen befallenen Drüsen. In solchen Fällen tritt eine Schwellung des Halses unterhalb des Unterkiefers auf oder, bei Beteiligung der Glandula submaxillaris, ein suprasternales Ödem. Die oralen Öffnungen der Drüsenausführungsgänge sind prominent und leicht entzündet. Die Haut über den Drüsen kann gespannt und glänzend sein. Betroffene Drüsen sind während der 24–72 h andauernden Fieberphase äußerst empfindlich. Die Leukozytenzahl kann normal sein, obgleich meist eine leichte Leukopenie mit Verminderung der Granulozyten vorliegt.

Die **Prognose** ist ohne Komplikationen ausgezeichnet, nach 2 Wochen kann in seltenen Fällen ein Rückfall auftreten.

Komplikationen

Besonders bei Patienten nach der Pubertät kann die Krankheit außer den Speicheldrüsen auch andere Organe befallen. Die Symptome können der Speicheldrüsenbeteiligung vorausgehen, sie begleiten oder ihr folgen und auch ohne primäre Sialadenitis auftreten.

Orchitis: Ungefähr ca. 20% aller postpubertären männlichen Patienten haben eine Hodeninfektion, die in der Regel einseitig ist. Es kann eine testikuläre Atrophie folgen. Sterilität ist ungwöhnlich, kann aber Folge der bilateralen postorchitischen Atrophie sein; die hormonale Funktion geht nicht verloren. Bei weiblichen Patienten wird die Beteiligung der Gonaden **(Oophoritis)** seltener erkannt und ist wesentlich weniger schmerzhaft.

Meningoenzephalitis: Kopfschmerzen, steifer Hals und Pleozytose des Liquors sind bei Mumps häufig. Liquorglukosespiegel sind meist normal, manchmal aber auf 20–40 mg/100 ml erniedrigt und imitieren eine bakterielle Meningitis. Schwerere enzephalitische Zeichen kommen bei 5–10% der Fälle vor, begleitet von Abgeschlagenheit oder sogar Koma oder Krampfanfällen, die plötzlich auftreten können. Etwa 30% der ZNS-Mumpsinfektionen laufen ohne Parotitis ab. In den meisten Fällen mit ZNS-Beteiligung ist die Prognose gut, bedeutend besser als bei Masernenzephalitis, obwohl Dauerschäden wie einseitige (selten beidseitige) Nerven-Taubheit oder Gesichtsparese auftreten können. Wie bei anderen Viruserkrankungen kann es zu einer para- oder postinfektiösen Form der Enzephalitis kommen; sie ist aber selten. Andere seltene Manifestationen sind u.a. akute zerebelläre Ataxie, Querschnitts-Myelitis und Polyneuritis.

Pankreatitis: Gegen Ende der 1. Woche können einige wenige Patienten plötzlich starke Übelkeit und Erbrechen zeigen, mit Abdominalschmerzen, besonders im Epigastrium, die eine Pankreatitis nahelegen. Diese Symptome verschwinden in etwa 1 Woche, und der Patient erholt sich vollständig.

Verschiedenes: Prostatitis, Nephritis, Myokarditis, Mastitis, Polyarthritis und Tränendrüsenbeteiligung werden manchmal beobachtet. Eine Entzündung der Schilddrüse und des Thymus kann zu einem Ödem und einer Schwellung über dem Sternum führen, was aber häufiger auf die Beteiligung der Glandula submaxillaris zurückzuführen ist.

Diagnostik

Während einer Epidemie ist die Diagnose einer typischen Erkrankung einfach, sporadische Fälle sind jedoch schwieriger einzuordnen. Die von Mumpsviren ausgelöste Schwellung der Parotis und anderer Speicheldrüsen muß unterschieden werden 1. vom bakteriellen Befall der Parotis bei Halsinfektionen durch Streptokokken, Diphtherie oder bei entkräfteten Patienten mit schlechter Mundhygiene oder Typhus; 2. vom Mikulicz-Syndrom, einer chronischen, meist schmerzlosen Schwellung der Ohrspeichel- und Tränendrüsen unbekannter Genese, die bei Tb, Sarkoidose, SLE, Leukämie und Lymphosarkom vorkommt; 3. von malignen und benignen Tumoren der Speicheldrüse; 4. von medikamentenbedingter Parotisvergrößerung (z.B. durch Jodide oder Guanethidin) und 5. von Obstruktion durch einen Stein im Ductus parotideus. Vergrößerte Lymphknoten entlang der Mandibula können mit geschwollenen Speicheldrüsen verwechselt werden. Die Mumps-Meningoenzephalitis, manchmal die einzige klinische Manifestation, muß man von anderen viralen Meningitiden unterscheiden.

Paarweise Untersuchung von Seren, die aus der Akut- und Rekonvaleszenzphase stammen, mittels der KBR, am besten mit löslichen **(S)** und viralen **(V)** Antigenen, erlaubt die

Diagnosestellung. S-Antikörper vermehren sich in der 1. Infektionswoche und fallen dann relativ schnell ab; sie verschwinden oft schon nach 6–8 Monaten. V-Antikörpertiter steigen meist später an als S-Antikörpertiter, fallen aber dann langsam auf ein Plateau ab. Eine einzelne Serumprobe kann unter Umständen zur Diagnose führen, wenn beide KBR-Antigene eingesetzt werden. Ein erhöhter Serumamylasespiegel kann ebenfalls auf die Erkrankung hinweisen. Wenn Labors zur Virusdiagnostik verfügbar sind, kann das Virus leicht aus dem Hals, dem Liquor und manchmal dem Urin isoliert werden.

Prophylaxe

Der Patient sollte isoliert bleiben, bis sich die Drüsenschwellung legt. Anfällige Kontaktpersonen sollte man vom 14.–28. Tag nach der Exposition beobachten. Mumpsimmunglobulin und Gammaglobulin sind nicht hilfreich.

Mumpsvirus-Lebendimpfstoff ist bei aktiver Immunisierung Mittel der Wahl *(s. Kap. KIN, 2., Immunisierungsverfahren).* Ein Mumpsneutralisations-Antikörpertiter von 1 : 2 oder mehr ist zum Schutz ausreichend. Dieser Impfstoff führt nicht zu signifikanten lokalen oder systemischen Reaktionen und benötigt nur eine Injektion. Es ist bis jetzt noch nicht klar, ob eine Wiederholungsimpfung zur Erlangung der lebenslangen Immunität nötig ist. Eine Impfung nach der Ansteckung führt nicht zur Immunität gegenüber dieser Ansteckung.

Therapie

Die Behandlung ist symptomatisch. Saure Lebensmittel (z. B. Säfte aus Zitrusfrüchten) können unangenehm sein und sollten vermieden werden. Analgetika können gegen Kopfschmerzen und allgemeines Unwohlsein gegeben werden.

Komplikationen werden auch symptomatisch behandelt. Patienten mit Orchitis bedürfen der Bettruhe. Oft können die Schmerzen durch Unterlegen des Skrotums mit Watte auf einer Brücke aus Klebeband zwischen den Oberschenkeln (zur Verminderung der Spannung) oder durch das Auflegen von Eisbeuteln gelindert werden.

Wenn Übelkeit und Erbrechen bei der Pankreatitis schwerwiegend sind, sollte oral keine Nahrung zugeführt und die Flüssigkeitsbilanz durch Dextrose und Salzlösungen i. v. ausgeglichen werden.

Weder Kortikosteroide noch Mumpsimmunglobulin sind in der Regel nötig, obwohl Steroide bei akuter Orchitis Schmerzen und Schwellung mindern können.

Krupp

(Akute Laryngotracheobronchitis)

Eine akute virale Entzündung des oberen und unteren Respirationstraktes, charakterisiert durch inspiratorischen Stridor, subglottische Schwellung und Atemnot, die am stärksten bei der Inspiration ausgeprägt ist.

Ätiologie, Epidemiologie und Pathophysiologie

Der Krupp ist primär eine Erkrankung der Kinder im Alter von 3 Mo. bis 3 Jahren, obgleich er gelegentlich früher oder später auftreten kann. Die Parainfluenzaviren, besonders Typ 1, sind die Haupterreger. Weniger häufige Ursachen sind das Respiratory-Syncytial-Virus **(RSV)** und Influenza-A- und B-Viren, gefolgt von Adeno-, Entero-, Rhino- und Masernviren und *Mycoplasma pneumoniae.* Häufig sind die Epidemien saisonbedingt; Fälle, die auf Parainfluenzaviren zurückzuführen sind, treten vor allem im Herbst auf und diejenigen, die auf RSV und Influenzaviren zurückzuführen sind, meist im Winter und Frühjahr. Die Verbreitung erfolgt meist über die Luft oder durch Kontakt mit infizierten Sekreten.

Die Infektion verursacht die Entzündung von Larynx, Trachea, Bronchus, Bronchiolen und Lungenparenchym. Die durch Schwellung und Entzündungsexsudate verursachte Obstruktion ist jedoch in der subglottischen Region am stärksten ausgebildet. Die Verlegung erhöht die Atemarbeit und führt, während das Kind ermüdet, zu einer Hyperkapnie. Zu einer Hypoxämie ohne Hyperkapnie kommt es im allgemeinen aufgrund einer zusätzlichen Lungenparenchyminfektion. Atelektasen können gleichzeitig beobachtet werden, wenn die Bronchiolen verlegt werden.

Symptomatik

Dem Krupp geht meist eine Infektion der oberen Luftwege voraus. Meistens setzt der inspiratorische Stridor nachts akut ein, mit „bellendem", oft krampfhaftem Husten und Heiserkeit. Das Kind kann während der Nacht mit Atemnot, Tachypnoe und supraklavikulären, suprasternalen und interkostalen inspiratorischen Einziehungen aufwachen. In schweren Fällen kann sich eine Zyanose mit zunehmend flacher Atmung entwickeln, da das Kind ermüdet. Die offensichtliche Atemnot und der rauhe, inspiratorische Stridor sind die auffälligsten körperlichen Befunde.

Die Auskultation enthüllt eine verlängerte Inspiration und einen Stridor, oft mit einigen exspiratorischen pfeifenden Rasselgeräuschen und Giemen. Das Geräusch kann durch eine Atelektase abgeschwächt sein. Etwa die Hälfte der Kinder hat Fieber. Anfangs besteht eine Leukozytose mit vermehrten polymorphkernigen Zellen, nachfolgend eine Verschiebung zur Leukopenie und Lymphozytose. Bei Beteiligung des Lungenparenchyms enthüllt die arterielle Blutgasanalyse eine Hypoxämie mit oder ohne Hyperkapnie. Bei 80% aller hospitalisierten Kinder wurde eine Hypoxämie festgestellt. Die subepiglottische Verengung kann im anteroposterioren Röntgenbild des Halses gesehen werden. Der Zustand des Kindes kann am Morgen verbessert erscheinen, doch verschlechtert er sich wieder in der Nacht. Die Krankheit dauert gewöhnlich 3–4 Tage. Es gibt Kinder, bei denen Anfälle von spasmoidem, Krupp-artigem Husten wiederholt auftreten. Klinisch kann eine Episode eines solchen spasmoiden Hustens nicht von einem echten viralen Krupp unterschieden werden. Auslösend sind meist Virusinfekte, aber auch Allergene.

Differentialdiagnose

Der Krupp muß von der **Epiglottitis** unterschieden werden, unterschiedliche Merkmale sind bei der Besprechung der akuten Epiglottitis beschrieben (oben). Ein anderes Krankheitsbild ist eine **bakterielle Tracheitis,** die jedoch sehr leicht mit einer Epiglottitis verwechselt wird. Charakteristisch hierfür sind ein akuter Beginn mit Fieber, Dyspnoe und Stridor bei Kleinkindern. Obwohl die bakterielle Tracheitis sich manchmal an einen Viruskrupp anschließt, ist sie gewöhnlich leicht von einem solchen zu unterscheiden. Das klinische Bild ist dramatischer, die Atemnot stärker, es liegt eine Linksverschiebung des weißen Blutbildes vor, meist bestehen eine dickflüssige Sekretion und laryngeale exsudative Membranen, die man direkt oder im Röntgenbild sehen kann. Kulturen, die aus den Membranen oder dem Trachealsekret gewonnen werden, lassen meist *Staphylococcus aureus* oder β-hämolysierende Streptokokken der Gruppe A wachsen. *Streptococcus pneumoniae* und *Haemophilus influenzae* Typ B sind seltenere Ursachen. Ein **Fremdkörper** kann Atemnot und den typischen Krupphusten verursachen, doch fehlen Fieber und die vorangehende Infektion der oberen Atemwege. Röntgenbilder des Halses können einen Fremdkörper zeigen, doch eine indirekte und direkte Laryngoskopie können erforderlich sein, um die Diagnose zu bestätigen. **Diphtherie** wird durch die Anamnese einer ausreichenden Immunisation ausgeschlossen oder durch die Identifizierung des Erregers durch Spezialkulturen des Abstrichs von der typisch grauen, diphtherischen Pharynx- oder Larynxschleimhaut bewiesen. Selten kann man einen **retropharyngealen Abszeß** mit Stridor finden. Die Diagnose kann durch Inspektion, seitliche Röntgenaufnahme des Halses oder durch CT gestellt werden.

Therapie

Häusliche Pflege: Das leicht erkrankte Kind kann zu Hause mit Hilfsmaßnahmen versorgt werden. Es sollte bequem liegen und ausreichend Flüssigkeit bekommen. Ruhe ist wichtig, da Erschöpfung und Schreien den Zustand verschlimmern können. Feuchte Luft zu Hause (z. B. mittels „Kaltdampf"-Verdampfer, Luftbefeuchter oder Dampf von einer heißen Dusche in einem anschließenden Badezimmer) kann dem Austrocknen der oberen Luftwege entgegenwirken, doch die gebildeten Wassertröpfchen sind zu groß, um die Sekrete im unteren Respirationstrakt zu mobilisieren. Zunehmende oder persistierende Dyspnoe, Tachykardie, Müdigkeit, Zyanose oder Dehydratation indizieren die Notwendigkeit für stationäre Aufnahme.

Krankenhaustherapie: Da eine mäßige Hypoxämie ohne Zyanose existieren kann, ist eine arterielle Blutgasanalyse bei allen stationären Krupp-Patienten angezeigt. Wenn der Pa_{O_2} < 60 mmHg liegt, sollte Sauerstoff zugeführt werden. Im allgemeinen reicht es, 40%igen Sauerstoff einatmen zu lassen, am besten über eine Gesichtsmaske. Zelte können ebenfalls verwendet werden, doch sind sie weniger effizient. Die CO_2-Retention (Pa_{CO_2} > 45 mmHg) zeigt im allgemeinen die Erschöpfung und die Notwendigkeit einer engen Überwachung des Patienten an. *Man rechne damit, intubieren zu müssen, Ausrüstung und Personal sollten bereitstehen.* Indikation: 1. Steigende C_{O_2}-Retention, trotz ausreichender Oxygenierung, Sprühnebeltherapie und Hydratation, 2. eine Hypoxämie, die auf die Sauerstoffzufuhr nicht anspricht, und 3. Sekrete, die durch Husten nicht mobilisiert werden können.

Eine rechtzeitige nasotracheale Intubation durch geübtes Personal verursacht weniger Komplikationen als die Tracheotomie. Die Viskosität der tracheobronchialen Sekrete kann durch eine Nebeltherapie verringert und ihr Abfluß verbessert werden. Standard-Düsentyp-Vernebler können verwendet werden, um die Befeuchtung des Larynx zu verbessern; die Befeuchtung der Bronchioli jedoch erfordert einen Ultraschall-Vernebler, der an einer Maske oder einem Sauerstoffzelt befestigt wird.

Die Viren, die den Krupp am häufigsten verursachen, prädisponieren nicht für eine bakterielle Sekundärinfektion, und Antibiotika sind selten angezeigt. Kortikosteroide werden nicht empfohlen. Vernebelte razemische Epinephrine führen zu einer Besserung der Symptome und der Müdigkeit. Jedoch sollten sie nur mit dem Wissen eingesetzt werden, daß die Wirkung vorübergehend ist und daß der Verlauf der Erkrankung, die virale Infektion und der PaO_2 nicht verändert werden, eine Tachykardie und andere Nebeneffekte aber auftreten können. Der Einsatz von Kortikosteroiden bleibt umstritten, wird aber von vielen Ärzten bei hospitalisierten Patienten mit schwerem Virus-Krupp im Frühstadium angewandt.

Bronchiolitis

Eine akute Virusinfektion des unteren Respirationstraktes, die durch Atemnot, erschwertes Exspirium und Giemen charakterisiert ist und Säuglinge und Kleinkinder befällt.

Die Bronchiolitis tritt oft als Epidemie auf, meist bei Kindern < 18 Mo. mit einem Altersgipfel bei Säuglingen < 6 Mo. (bevorzugtes Alter für das Respiratory-Syncytial-Virus **[RSV]** und das Parainfluenza-3-Virus). Die jährliche Erkrankungshäufigkeit während des ersten Lebensjahrs wird auf 11 von 100 Kindern geschätzt.

Ätiologie und Pathophysiologie

Die Haupterreger der Bronchiolitis sind RSV und das Parainfluenza-3-Virus. Influenza A und B, Parainfluenza 1 und 2 und Adenoviren sind weniger häufige Ursachen. Rhino-, Entero- und Masernviren und *Mycoplasma pneumoniae* sind untypische Erreger. Das infizierende Virus breitet sich vom oberen Respirationstrakt auf die mittleren und kleinen Bronchien und Bronchioli aus und verursacht eine Epithelnekrose. Die sich entwickelnden Ödeme und Exsudate führen zu einer teilweisen Obstruktion, die bei der Exspiration am meisten ins Gewicht fällt und „air-trapping" zur Folge hat. Bei vollständiger Obstruktion und Absorption der eingeschlossenen Luft kann es zu mehreren atelektatischen Gebieten kommen.

Symptomatik

Typischerweise hat ein betroffener Säugling zuvor eine Infektion der oberen Luftwege gehabt, auf die rasch einsetzende Atemnot mit Tachypnoe, Tachykardie und ein trockener Husten folgen, der paroxysmal werden kann. Die zunehmende Notsituation zeigt sich durch die zirkumorale Zyanose, vertiefte Einziehungen der subkostalen, interkostalen und suprasternalen Gebiete und durch hörbares Giemen. Das Kind erscheint oft deutlich apathisch, doch Fieber tritt nicht immer auf. Durch Erbrechen und die verminderte orale Zufuhr kann sich Dehydratation entwickeln. Die Atemzüge können flacher und uneffektiver werden, was zu einer respiratorischen Azidose führt. Die Brust ist bei der Perkussion hyposonor und die Auskultation ergibt Giemen, ein verlängertes Exspirium und oft feinblasige, feuchte Rasselgeräusche; das Röntgenbild zeigt meist überbelüftete Lungen, ein tiefstehendes Zwerchfell und eine deutliche Hiluszeichnung. Infiltrationen können von den Atelektasen stammen, oder es kann sich auch eine Pneumonie entwickeln. Die RSV-Pneumonie begleitet relativ häufig eine RSV-Bronchiolitis.

Diagnostik

Die ersten Laborbefunde sind nicht typisch. Etwa ²/₃ der Kinder haben Leukozytenzahlen von 10000–15000. Die meisten haben 50–75% Lymphozyten. Bei schweren Fällen zeigen Serum-Harnstoff und -elektrolyte den Grad und den Typ der Dehydratation, und die Blutgase weisen tendenziell eine Hypoxämie nach. Die spezifische ätiologische Diagnose erfolgt durch Isolierung des Virus oder schnelle diagnostische Techniken, wie z. B. Immunfluoreszenz und ELISA-Test.

Asthma ist der wichtigste differentialdiagnostische Aspekt und bei einem Kind > 18 Mo. wahrscheinlicher, besonders wenn zuvor über zeitweises Giemen geklagt wurde und eine Familienanamnese mit einer Allergie bekannt wird. Ein Refluxmagen mit Aspiration von Mageninhalt kann ebenfalls das klinische Bild einer Bronchiolitis machen. Ein Kind, das angeblich multiple Phasen einer Bronchiolitis hat, sollte im Hinblick darauf untersucht werden. Auch eine Fremdkörperaspiration kann eine ähnliche Klinik bedingen, der Beginn wäre hierbei jedoch plötzlicher und nicht von den Symptomen des oberen Respirationstraktes (z. B. Schnupfen) begleitet.

Prognose und Therapie

Die meisten Kinder können zu Hause behandelt werden und genesen in 3–5 Tagen ohne Folgeerscheinungen. Die Mortalitätsrate beträgt ≤ 1%,wenn die medizinische Versorgung entsprechend ist. Sich verstärkende Atemnot, Zyanose, Müdigkeit und Dehydratation machen eine stationäre Aufnahme notwendig. Kinder mit bestimmten Grunderkrankungen, wie z. B. Herzerkrankungen, Immunschwäche oder bronchopulmonaler Dysplasie, die ein hohes Risiko für einen schweren oder komplizierten Krankheitsverlauf darstellen, sollten sorgfältig überwacht und eine stationäre Aufnahme sollte bereits in der frühen Krankheitsphase erwogen werden.

Oxygenierung: Das Erkennen und die Behandlung der Hypoxämie sind am wichtigsten. Im Krankenhaus werden die arteriellen Blutgaswerte bestimmt, da der Grad der Hypoxämie klinisch nicht genau bestimmt werden kann. Eine ausreichende Oxygenierung (Pa_{O_2} > 60 mmHg) erreicht man gewöhnlich mit einer 40%igen Sauerstoffmischung, die über ein Zelt oder eine Gesichtsmaske zugeführt wird. Die endotracheale Intubation ist notwendig, wenn eine zunehmende CO_2-Retention zu beobachten ist, wenn das Kind die Bronchialsekrete nicht abhusten kann oder wenn sich die Hypoxämie auf die Sauerstoffzufuhr hin nicht verbessert. Nach der Intubation sollte man mit der Sauerstoffgabe fortfahren und versuchen, die Sekretansammlungen zu beseitigen (durch Lagedrainage und tracheales Absaugen) und den unteren Tracheobronchialbaum mit einem Ultraschall-Vernebler zu befeuchten.

Flüssigkeiten: Zu Hause wird die Hydratation durch orale Zufuhr kleiner Mengen klarer Flüssigkeiten aufrechterhalten. Im Krankenhaus sollten Flüssigkeiten i. v. gegeben und der Hydratationszustand durch die Urinausscheidung, das spezifische Gewicht des Urins und die Bestimmung der Serumelektrolyte überwacht werden.

Pharmakologische Substanzen: Kortikosteroide sind wertlos und Sedativa sind kontraindiziert. Antibiotika sollten vermieden werden, wenn nicht, als seltene Folgeerscheinung, eine sekundäre Infektion auftritt. Bronchodilatatoren zeigen gewöhnlich keine Wirkung, und die wiederholte Zufuhr kann dem jungen Säugling schaden. Neuerdings gibt es ein Medikament gegen RS-Viren, das Ribavirin. Das Medikament wird als Aerosol über 12–18 Stunden/Tag für 3–5 Tage gegeben. Es sollte unreifen hospitalisierten Säuglingen gegeben werden, bei denen infolge der Grunderkrankung ein hohes Risiko für einen schweren Krankheitsverlauf besteht, oder die mäßig bis schwer erkrankt sind. Da sich Ribavirin in den Rohrleitungen der Belüftungsanlage ablagern kann, sollten Vorsichtsmaßnahmen ergriffen werden, indem z.B. Filter und Einwegklappen verwendet werden. Säuglinge, die mechanisch beatmet werden, sollten Ribavirin nur in Zentren erhalten, die Erfahrung damit haben.

HIV-Infektion bei Kindern

(s.a. Kap. INF 9.)

Eine durch ein zellschädigendes Retrovirus verursachte Infektion, die zu kontinuierlicher und progredienter Verschlechterung des Immunsystems und des klinischen Zustandsbildes führt. Das Endstadium ist das erworbene Immunschwächesyndrom (AIDS = acquired immunodeficiency syndrome). Seit das Virus erstmals in den USA aufgetaucht ist, haben die Infektionsraten epidemische Ausmaße angenommen.

AIDS wurde 1981 erstmals bei Erwachsenen beschrieben, obwohl seit mindestens Mitte der 70er Jahre Fälle von AIDS aufgetreten waren. Rückblickend sind Fälle bei Kindern fast genauso früh aufgetreten wie bei Erwachsenen. In den USA kommen HIV-Infektionen und AIDS hauptsächlich bei jungen Erwachsenen vor. Nur 2% der bekanntgewordenen Fälle sind bei Kindern und Jugendlichen aufgetreten.

Ätiologie und Epidemiologie

Der wichtigste zelluläre Rezeptor für HIV ist das *CD4-Molekül.* Daher werden in erster Linie T4-Lymphozyten und Monozyten bzw. Makrophagen infiziert. Sobald eine Zelle infiziert worden ist, wird das provirale Genom in die DNA der Wirtszelle eingebaut, womit eine chronische Infektion eingeleitet wird. Zur komplexen Genstruktur des HIV-Virus gehören Regulatorgene, die Zeitpunkt und Häufigkeit der Virusreplikation festlegen, die Einzelheiten dieses Regelmechanismus innerhalb der infizierten Zelle sind jedoch nicht vollständig aufgeklärt.

Bisher sind zwei Haupttypen des HIV-Virus identifiziert worden: HIV-1 und HIV-2. *HIV-1* ist weltweit die Hauptursache für die HIV-Infektion, während die durch HIV-2 hervorgerufene Infektion in erster Linie auf einige westafrikanische Länder und angrenzende Inseln beschränkt ist. Obwohl einzelne Regionen der Hüllproteine des HIV-1 relativ schnell mutieren, was zur Entstehung zahlreicher Stämme führt, reagieren praktisch alle HIV-1-Stämme mit den handelsüblichen diagnostischen Tests.

Menschen sind die einzigen bekannten Träger des HIV und es wird wie folgt übertragen: 1. durch sexuellen Kontakt (männlich homosexuell oder heterosexuell) mit einer infizierten Person; 2. durch Injektion von infiziertem Blut, in der Regel durch gemeinsames Benutzen von Spritzen in Drogenkreisen, gelegentlich aber auch durch akzidentielle Nadelstiche (z.B. bei medizinischem Personal) oder durch Transfusion von kontaminiertem Blut oder Blutprodukten (in den USA ist das Risiko neuer Infektionen auf diesem Wege sehr gering); 3. konnatale oder perinatale Übertragung von einer infizierten Mutter auf den Fötus bzw. Säugling. Bei Säuglingen oder Kleinkindern entsteht die Krankheit hauptsächlich auf diesem Weg. Allerdings kann der Säugling unter bestimmten Umständen auch durch den Stillvorgang infiziert werden.

Eine Übertragung auf anderem Wege (z.B. über Nahrung oder Wasser, Ausscheidungen oder alltägliche Kontakte zu Hause, am Arbeitsplatz oder in der Schule) ist bisher nicht dokumentiert. Von einigen wenigen Fällen (jeweils innerhalb medizinischer Einrichtungen), bei denen HIV anscheinend durch Kontakt mit infiziertem Blut auf Händen und Gesicht übertragen wurde, ist berichtet worden; allerdings war die Haut dabei meist nicht intakt, d.h. es waren Erosionen oder offene Wunden vorhanden. Viele Menschen waren besorgt, ob eine Übertragung durch Bißverletzungen möglich ist, da das Virus aus dem Speichel mancher infizierter Personen isoliert wurde. Allerdings liegen keine Berichte über Ansteckung durch Speichel vor.

Die HIV-Infektion bei älteren Kindern oder Jugendlichen bleibt, ebenso wie bei Erwachsenen, oft über Monate oder Jahre latent. Der Beginn der chronischen, klinisch apparenten Erkrankung setzt typischerweise erst Jahre nach der Infektion ein. Ca. 50% der infizierten Erwachsenen erfüllen 8 bis 10 Jahre nach dem Zeitpunkt der Infektion die Kriterien für die Diagnose AIDS *(s. Kap. INF, Tab. 6.)*.

Das größte Risiko einer HIV-Infektion besteht bei Säuglingen und Kindern, deren Mütter selbst drogenabhängig sind oder die einen drogenabhängigen Sexualpartner haben. Bei hämophilen Knaben, die vor Mitte der 80er Jahre Gerinnungsfaktoren, und Kindern, die vor 1985 Bluttransfusionen erhalten haben, bestand ebenfalls ein hohes Infektionsrisiko. Seit 1985 werden alle Blutspender auf HIV-Antikörper untersucht und seit Mitte der 80er Jahre wurde die Sicherheit bei Gerinnungsfaktorkonzentraten entscheidend verbessert, was dazu geführt hat, daß die Zahl der Neuinfektionen auf diesem Weg extrem niedrig ist.

Die Zahl der AIDS-Erkrankungen bei amerikanischen Kindern unter 13 Jahren nimmt immer noch stark zu. Mehr als 3000 Fälle insgesamt und 700–800 neue Fälle pro Jahr wurden Anfang 1991 gemeldet. Konnatale oder perinatale Übertragung war für 85% der 1990 diagnostizierten Fälle verantwortlich. Infektionen durch Bluttransfusionen sind zurückgegangen (6% 1990 verglichen mit 17% Mitte der 80er Jahre). Der Anteil hämophiler Kinder scheint ein Plateau erreicht zu haben (4%). In ca. 5% der Fälle kann keine Infektionsquelle ausfindig gemacht werden.

Aus serologischen Studien kann geschlossen werden, daß jährlich ca. 6000 HIV-infizierte Frauen in den USA ein Kind zur Welt bringen, wobei 2000 der Kinder infiziert sind. 1990 lag der durchschnittliche Anteil HIV-infizierter Frauen an der Gesamtheit aller Frauen im gebärfähigen Alter bei ca. 0,15%, allerdings waren in manchen Regionen, wie z.B. New York City oder einigen Städten im Norden von New Jersey, bis zu 1 bis 3% aller schwangeren Frauen infiziert. Es gibt keine Gegend in den USA, die vom Risiko einer HIV-Infektion ausgenommen ist.

Männliche und weibliche Säuglinge sind von der konnatalen bzw. perinatalen HIV-Infektion im gleichen Maße betroffen, zwischen den verschiedenen Rassen und ethnischen Gruppen ist die Verteilung jedoch sehr unterschiedlich. Fast 52% der betroffenen Kinder sind schwarz, 26% gehören zur lateinamerikanischen Bevölkerungsgruppe und nur 22% sind weiß. Dies spiegelt die Verteilung und Häufigkeit von HIV-Infektionen bei den Müttern wider. Das Risiko des Säuglings einer konnatalen oder perinatalen Infektion bei einer infizierten Mutter liegt in den meisten Studien zwischen 20 und 40%. Faktoren, die hinsichtlich der Übertragung oder des Schutzes davor relevant sind, werden z. Zt. untersucht.

Symptomatik und Verlauf

Eine konnatale oder perinatale Infektion ist in der Regel nicht unmittelbar nach der Geburt klinisch apparent. Die Probleme manifestieren sich oft während des 1. oder 2. Lebensjahres. Allerdings können sie auch erst Jahre später auftreten. Basierend auf prospektiven Studien wird geschätzt, daß bei ca. der Hälfte aller perinatal infizierten Kinder bis zu deren 3. Geburtstag die Diagnose AIDS gestellt wird.

HIV-Infektionen können einen sehr variablen klinischen Verlauf nehmen, der durch vielerlei Komplikationen und Krankheitsbilder gekennzeichnet ist, die mit zunehmendem Verlust der Immunfunktionen fortschreiten. Zu den **häufigen Frühmanifestationen** gehören Wachstumsstörungen oder körperlicher Verfall, Fieber, chronische oder rezidivierende Durchfälle ohne identifizierbare Ursache, generalisierte Lymphadenopathie, Hepatosplenomegalie und Parotitis, persistierende oder rezidivierende orale oder perineale Candidiasis und eine Vielzahl wiederkehrender Infektionen einschließlich Sepsis, Otitis media, Pneumonie und, in der Regel bakterielle, Meningitis. Zu den häufigsten bakteriellen Erregern zählen *Streptococcus pneumoniae, Salmonellen* und *Haemophilus influenzae.* Verschiedene opportunistische Virus-, Pilz- und parasitäre Infektionen kommen auch vor *(s. Kap. INF, Tab. 6.).* Über immunologisch bedingte Thrombozytopenien mit sekundären Blutungen ist berichtet worden.

Eine Mitbeteiligung des ZNS kommt bei 50–60% der infizierten Kinder vor, was zu Entwicklungsverzögerung, dem Verlust bereits erlernter Fähigkeiten, intellektueller Behinderung und erworbener Mikrozephalie führt. Während die neurologischen Defizite bei manchen Kindern relativ stabil bleiben, kommt es bei ca. 20% der betroffenen Kinder zu einer fortschreitenden Enzephalopathie mit Verlust sozialer, sprachlicher oder motorischer Fähigkeiten. Fokale neurologische Störungen einschließlich Pyramidenbahnzeichen, Paresen, Ataxie und Rigor kommen ebenfalls vor, außerdem können eine zerebrale Atrophie mit Ventrikelerweiterung und eine Verkalkung der Basalganglien nachgewiesen werden.

Manche Kinder leiden an einer Kardiomyopathie, Hepatitis oder Nephropathie. Maligne Erkrankungen im Zusammenhang mit AIDS sind bei Kindern ungewöhnlich, obwohl Non-Hodgkin-Lymphome und primäre Lymphome des ZNS beschrieben worden sind. Das Kaposi-Syndrom tritt äußerst selten auf.

Eine lymphozytäre interstitielle Pneumonie unbekannten Ursprungs (auch als pulmonale lymphoide Hyperplasie bekannt) kommt bei mindestens 30% dieser Kinder vor, in der Regel während der ersten Lebensjahre. Husten, Trommelschlegelfinger, Lymphadenopathie, Hepatosplenomegalie und deutlich erhöhte Immunglobuline im Serum gehören zu den häufigen Befunden. Bei diesen Kindern neigt die Krankheit dazu, weniger schnell fortzuschreiten als bei Kindern mit schweren Infektionen. Allerdings können sich virale oder bakterielle Pneumonien aufpfropfen.

Durch *Pneumocystis carinii* hervorgerufene Pneumonien sind die in Zusammenhang mit AIDS am häufigsten auftretenden opportunistischen Infektionen. Bei Kindern mit konnataler oder perinataler HIV-Infektion tritt sie in der Regel während der ersten 15 Lebensmonate auf, bei über der Hälfte der übrigen Kinder zu einem beliebigen Zeitpunkt. Sie ist eine der wichtigsten Todesursachen. Obwohl milde Verläufe möglich sind, ist ein akutes Auftreten wahrscheinlicher. Typisch sind Fieber, Tachypnoe und ein abnormer Auskultationsbefund. Die Krankheit zeigt oftmals einen rapid progredienten Verlauf. Atemhilfe kann notwendig werden.

Disseminierte mykobakterielle Infektionen können auch vorkommen, zumeist hervorgerufen durch *Mycobacterium avium intracellulare.* Pulmonale und extrapulmonale Tuberkulose, die immer häufiger bei HIV-infizierten Erwachsenen in selektierten Bevölkerungsgruppen vorkommt, tritt auch bei Kindern auf. Generalisierte Zytomegalieinfektionen, chronische oder rezidivierende mukokutane Herpes-simplex-Infektionen, ulcerierende Varicella-Zoster-Infektionen, Kryptokokkenmeningitis, tödlich verlaufende Maserninfektionen und eine Vielzahl weiterer opportunistischer Infektionen kommen oft als multiple simultane Komplikationen im Spätstadium von AIDS vor.

Bei Kindern mit späterem Krankheitsbeginn können sich die akuten komplizierenden Infektionen mit Phasen weitgehender normaler Funktion abwechseln. Mit Fortschreiten der Krankheit können multiple Organsysteme betroffen sein, und mehrere Infektionen oder Krankheitsbilder können gleichzeitig auftreten.

Laborbefunde und Diagnostik

Bei Säuglingen und Kleinkindern können Störungen der humoralen Immunität den Störungen der zellulären Immunität vorausgehen. Oft sind die Immunglobulinspiegel im Serum, v. a. das IgG, deutlich erhöht, die Anzahl der B-Zellen kann erhöht sein bei spontaner Antikörperproduktion. Trotzdem wird lediglich eine schwache primäre und eine verminderte sekundäre Antwort auf Antigene wie z. B. Toxoid-Polysaccharidimpfstoffe verzeichnet. Der In-vitro-Lymphozyten-Proliferationstest mit Pokeweed-Mitogen fällt abnorm aus. Zirkulierende Immunkomplexe kommen häufig vor. Eine mögliche Spätmanifestation ist die Hypogammaglobulinämie.

Funktionsstörungen der zellvermittelten Immunität, die charakteristisch für HIV-Infektionen bei Erwachsenen sind, kommen auch bei Kindern vor. Ein typischer Befund ist die Abnahme des T4/T8-Quotienten (Helfer-/Suppressorzellen) mit kontinuierlichem Rückgang der T4-Zellen. Die absolute Zahl der T8-Zellen ist oft erhöht. Allerdings unterscheiden sich die T4-Zellzahlen von Säuglingen und Kleinkindern absolut und prozentual von denen Erwachsener *(s. Tab. 39.)*; daher müssen sich die Empfehlungen für die Einleitung einer Antibiotikatherapie gegen eine Pneumocystis-carinii-Pneumonie nach altersabhängigen Kriterien richten *(s. Abb. 26.)*. Die In-vitro-Antwort der Lymphozyten auf Mitogenstimulation mit Phyto-Hämagglutinin und Connavalin A ist schwach ausgeprägt. Paradoxerweise können bei Kindern der T4/T8-Quotient normal oder erhöht und die Lymphozytenantwort auf Mitogen- und Antigenstimulation normal sein, trotz klinisch schwerwiegender bakterieller oder opportunistischer Infektionen. Typisch ist die kutane Allergie.

Tab. 39. Altersberichtigte CD4+-Lymphozyten-Parameter für gesunde Kinder und Erwachsene

Parameter	*Alter* 1–6 Monate	7–12 Monate	13–24 Monate	25–74 Monate	Erwachsene
Anzahl der Testpersonen	106	28	46	29	327
Absolute Anzahl der CD4⁺-Zellen					
Mittelwert (Zellen/μl)	3211	3128	2601	1668	1027
5.–95. Perzentile (Zellen/μl)	1153–5285	967–5289	739–4463	505–2831	237–1817
Prozentualer Anteil der CD4⁺-Zellen					
Mittelwert (%)	51,6	47,9	45,8	42,1	50,9
5.–95. Perzentile (%)	36,3–67,1	32,8–63,0	31,2–60,4	32,2–52,0	34,7–67,1
CD4/CD8-Quotient					
Mittelwert	2,2	2,1	2,0	1,4	1,7
5.–95. Perzentile	0,9–3,5	0,8–3,4	0,6–3,4	0,7–2,1	0,4–3,0

Aus: „Guidelines for prophylaxis against *Pneumocystis carinii* pneumonia for children infected with human immunodeficiency virus." Morbidity and Mortality Weekly Report 40: 1–11, 1991.

Anämie, Leukopenie und Thrombozytopenie sind häufige Befunde, obwohl eine Lymphopenie bei Säuglingen nicht unbedingt vorkommt. Leberfunktionsstörungen sind ebenfalls häufig.

Die **Diagnose** einer HIV-Infektion oder AIDS-Erkrankung bei Säuglingen und Kindern hängt vom Nachweis der HIV-Infektion, von der Bestimmung des Immunstatus und von den Folgekrankheiten ab, die sekundär aufgrund der Infektioin und des Verlustes der Immunfunktionen auftreten. Kommerziell erhältliche diagnostische Tests haben die Unterscheidung zwischen HIV-induzierten Immunfunktionsstörungen und anderen primären Immunschwächeerkrankungen erleichtert.

Säuglinge HIV-infizierter Mütter sind im Test fast regelmäßig HIV-positiv aufgrund der passiven plazentaren Übertragung der mütterlichen IgG-Antikörper. Die meisten dieser Kinder sind allerdings nicht infiziert. Die mütterlichen Antikörper werden, allerdings unterschiedlich schnell, abgebaut, wobei sie bei manchen der Säuglinge noch nach 15 Monaten und länger vorhanden sind. Wenn diese Säuglinge keine Symptome haben, kann es sich um eine sehr komplexe Variante einer HIV-Infektion handeln, die durch eine Viruskultur, eine HIV-Antigenbestimmung oder den labortechnischen Nachweis einer Immunstörung nachge-

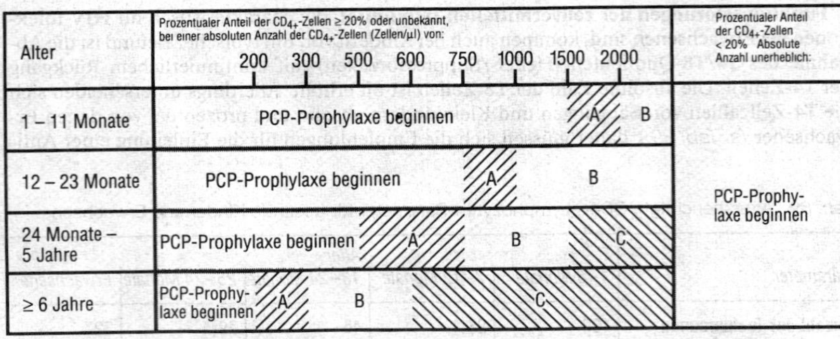

Abb. 26. Empfehlungen für die Einleitung einer Prophylaxe gegen Pneumocystis-carinii-Pneumonie (PCP) bei HIV-infizierten oder HIV-positiven Kindern ≥ 1 Monat oder bei Kindern infizierter Mütter < 12 Monaten. Es ist wichtig, für jedes Kind die absolute Anzahl und den prozentualen Anteil der $CD4^+$-Zellen bestimmen zu lassen. Die Ergebnisse dieser Untersuchung und das Alter des Kindes bilden die Grundlage für den Beginn der PCP-Prophylaxe.
A = Prophylaxe nicht empfohlen, Überprüfung der $CD4^+$-Zellzahl nach 1 Monat.
B = Prophylaxe nicht empfohlen, Überprüfung der $CD4^+$-Zellzahl mindestens alle 3 bis 4 Monate.
C = Prophylaxe nicht empfohlen, Überprüfung der $CD4^+$-Zellzahl mindestens alle 6 Monate.
(Aus „Guidelines for prophylaxis against Pneumocystis carinii pneumonia for children infected with human immunodeficiency virus." Morbidity and Mortality Weekly Report 40: 2–11, 1991.)

wiesen werden muß. Nachweisverfahren zur Bestimmung der IgM-Antikörper sind bisher noch nicht erfolgreich gewesen. Verschiedene, sehr spezielle Tests und Verfahren befinden sich noch im Versuchsstadium.

Der Verlust der Antikörper bei einem asymptomatischen Kind mit normaler Immunfunktion spricht dafür, daß das Kind nicht infiziert ist, es ist allerdings nicht beweisend. Einige Säuglinge, die erwiesenermaßen infiziert sind, haben aus verschiedenen Gründen keine Antikörper. Bei Säuglingen, die HIV-Antikörper und auch Infektionen oder andere Symptome haben, die mit der Definition des Krankheitsbildes AIDS übereinstimmen, oder die eine zelluläre und humorale Immunschwäche einschließlich klinischer Erscheinungen aufweisen, nimmt man eine Infektion an.

Bei einem asymptomatischen Kind ab 15–18 Monaten wird die Infektion mittels eines positiven Antikörpertests oder anderer positiver HIV-Tests im Serum oder Gewebe diagnostiziert. Bei Kindern jeder Altersstufe sollten komplizierende Infektionen oder Krankheitsbilder, die mit AIDS vereinbar sind, die Diagnose einer HIV-Infektion nahelegen, ohne Berücksichtigung etwaiger Risikofaktoren.

Serologische HIV-Tests sind hochsensitiv und -spezifisch, sofern sie von einem zuverlässigen Labor mit angemessenen Vorsichtsmaßnahmen durchgeführt werden. Die Bestätigung der Screening-Tests durch weitere Verfahren (z. B. Western Blot) ist essentiell. Außerdem sollten bestimmte Faktoren, die die Testgenauigkeit beeinflussen können (z. B. immunologische Toleranz oder Hypogammaglobulinämie) berücksichtigt werden.

Das Klassifikationsschema der Centers for Disease Control (CDC) beschreibt die verschiedenen klinischen Befunde und Komplikationen in systematischer, für die Diagnosestellung hilfreicher Form *(s. Tab. 40.)*.

Prognose und Therapie

Die beiden folgenden **Überlebensmuster,** die von Faktoren wie Zeit und klinisches Erscheinungsbild abhängen, sind beschrieben worden: 1. Bei Kindern, bei denen sich die

Tab. 40. CDC-Klassifikation für HIV-Infektionen bei Kindern

Klasse P-0: Infektion nicht gesichert	
Säuglinge < 15 Monate mit HIV-infizierten Müttern, jedoch ohne definitiven Nachweis einer HIV-Infektion oder AIDS-Erkrankung.	
Klasse P-1: Asymptomatische Infektion	
Unterklasse A:	Normale Immunfunktion.
Unterklasse B:	Gestörte Immunfunktion – Hypergammaglobulinämie, T4-Lymphopenie, verminderter T4/T8-Quotient oder absolute Lymphopenie.
Unterklasse C:	Immunfunktionen noch nicht überprüft.
Klasse P-2: Symptomatische Infektion	
Unterklasse A:	Unspezifische Befunde (≥ 2 über ≥ 2 Monate) – Fieber, Gedeihstörungen, generalisierte Lymphadenopathie, Hepatomegalie, Splenomegalie, vergrößerte Parotiden, persistierende Durchfälle.
Unterklasse B:	Progrediente neurologische Symptome, Rückschritte in der Entwicklung und Verlust intellektueller Fähigkeiten, gestörtes Hirnwachstum oder progrediente symmetrische motorische Defizite.
Unterklasse C:	Lymphoide interstitielle Pneumonie.
Unterklasse D:	Sekundäre Infektionen.
Kategorie D-1:	Opportunistische Infektion entsprechend der CDC-Definition. Bakterien: Mykobakterien (nichtkutan, extrapulmonal oder disseminiert), Nokardiose. Pilze: Candidiasis (ösophageal, bronchial oder pulmonal), Kokzidioidomykose, disseminierte Histoplasmose, extrapulmonale Kryptokokkose. Parasiten: Pneumocystis-carinii-Pneumonie, disseminierte Toxoplasmose mit Beginn ab dem 2. Lebensmonat, chronische Kryptosporidiose oder Isosporose, extraintestinale Strongyloidose. Viren: Zytomegalie-Syndrom (Beginn ab dem 2. Lebensmonat), progrediente multifokale Leukoenzephalopathie.
Kategorie D-2:	Andere rezidivierende, ernste bakterielle Infektionen (≥ 2 innerhalb von 2 Jahren), wie z. B. Sepsis, Meningitis, Pneumonie, Abszeßbildungen an inneren Organen, Knochen- bzw. Gelenkinfektionen.
Kategorie D-3:	Andere Infektionskrankheiten, wie z. B. persistierende orale Candidiasis, rezidivierende Herpes-Stomatitiden (≥ 2/Jahr), Herpes zoster (Befall mehrerer Dermatome oder disseminiert) etc.
Unterklasse E:	Sekundäre Malignome
Kategorie E-1:	Malignome, die AIDS definieren, wie z. B. Kaposi-Sarkom, Non-Hodgkin-Lymphome der B-Zell-Linie oder primäre ZNS-Lymphome.
Kategorie E-2:	Andere Malignome, die möglicherweise mit HIV assoziiert sind.
Unterklasse F:	Andere Erkrankungen, die vermutlich auf die HIV-Infektion zurückzuführen sind, wie z. B. Hepatitis, Herz- und Nierenerkrankungen, hämatologische Störungen, dermatologische Erkrankungen etc.

CDC = Centers for Disease Control

Krankheit hauptsächlich durch das Auftreten opportunistischer Infektionen (v.a. *Pneumocystis carinii*) manifestiert, ist der Krankheitsbeginn charakteristischerweise früher, oftmals während des 1. Lebensjahres. Der weitere Krankheitsverlauf ist rapide, mit einer mittleren Überlebenszeit von ½ Jahr nach Krankheitsbeginn. 2. Kinder, deren primäres klinisches Erscheinungsbild die interstitielle lymphozytäre Pneumonie ist, sind zum Zeitpunkt des Krankheitsbeginns und der Diagnosestellung häufig älter als 1 Jahr und der Verlauf ist langsamer progredient mit einer mittleren Überlebenszeit von 18 Monaten nach Krankheitsbeginn. Kinder mit fortschreitender Enzephalopathie haben in der Regel ebenfalls eine schlechte Prognose.

Die **Therapie** der HIV-Infektion und der komplizierenden Infektionen entwickelt sich rasch weiter. Man sollte sich an die jeweils neuesten Empfehlungen halten. Ganz allgemein bestand die bisher erfolgreichste Methode in der Bereitstellung gründlicher medizinischer und unterstützender Maßnahmen, adäquater Ernährung und schneller Diagnose und aggressiver Therapie auftretender Infektionen. Die erfolgreiche Behandlung der komplexen Probleme, die im Zusammenhang mit AIDS auftauchen, erfordert ebenfalls die Einbeziehung verschiedener Fachrichtungen innerhalb eines Teams, wozu auch Hauspflege und Sozialdienste gehören, damit das Kind so viel Zeit wie möglich zu Hause statt in der Klinik verbringen kann.

Azidothymidin (AZT), auch unter dem Namen **Zidovudin** (ZDU) bekannt, steht zur Behandlung der HIV-Infektion im Rahmen der AIDS-Erkrankung bei Kindern zur Verfügung. Gegenwärtig wird es zur Behandlung von HIV-Infektionen bei Kindern mit fehlender bis milder Symptomatik nicht in dem Maße eingesetzt wie bei Erwachsenen. Zur Zeit werden klinische Untersuchungen durchgeführt mit dem Ziel, den optimalen Zeitpunkt, die Dosierung und den Modus der Anwendung zu bestimmen. Ende 1991 wurde in den USA ein zweites Medikament, Dideoxyinosin (DDI) für die Anwendung bei Kindern und Erwachsenen zugelassen, die AZT nicht vertragen bzw. deren T-Zell-Zahlen trotz der Einnahme von AZT in gefährlich niedrige Bereiche abfallen. Andere gegen Retroviren gerichtete Medikamente befinden sich z.T. in der klinischen Prüfphase. Da alle diese Substanzen stark toxisch wirken, ist eine engmaschige Betreuung des Kindes besonders wichtig.

Die periodische intravenöse Gabe von IgG an HIV-infizierte Kinder wird teilweise befürwortet, aber eine abschließende Beurteilung seiner Wirksamkeit steht noch aus. Eine Prophylaxe gegen *Pneumocystis carinii* mit Trimethoprim-Sulfamethoxazol **(TMP/SMX)** bei Säuglingen ab 1 Monat und bei Kindern mit deutlich geschwächten Immunfunktionen wird empfohlen *(s. Abb. 26.)*.

Sofern TMP/SMX nicht toleriert wird, können alternative Behandlungsansätze mit Pentamidin Aerosol (bei Kindern ab 5 Jahren) oder Dapson (ab 1 Monat) versucht werden. Wenn diese Medikamente nicht vertragen werden, wird von manchen Kritikern die i.v. Gabe von Pentamidin empfohlen.

Die American Academy of Pediatrics und das Immunization Practices Advisory Committee der CDC haben Empfehlungen für *Impfungen gegen sonstige Krankheiten* bei HIV-infizierten Kindern herausgegeben; man sollte sich an die aktuellen Empfehlungen halten *(s. a. Kap. KIN, 2.)*.

Sowohl symptomatische als auch asymptomatische HIV-infizierte Kinder sollten gegen Diphtherie, Tetanus und Pertussis (DTP), Masern, Mumps und Röteln geimpft werden. Ferner sollten sie *inaktivierte* Polio-Vakzine (IPV) und *Haemophilus*-B-Impfstoff-Konjugat gemäß dem Routine-Impfplan erhalten. Allgemein sollten keine viralen (z.B. Polio) oder bakteriellen (z.B. BCG) Lebendimpfstoffe gegeben werden, allerdings wird die Masern-Mumps-Röteln-Impfung empfohlen, da Masern bei HIV-infizierten Kindern einen schweren oder tödlichen Verlauf nehmen können und von dem Impfstoff keine Nebenwirkungen bekannt geworden sind. Polyvalenter Pneumokokkenimpfstoff sollte Kindern ab 6 Monaten gegeben werden. Da Kinder mit einer symptomatischen HIV-Infektion oftmals nur eine schwache Immunantwort auf Impfstoffe zeigen, sollten sie eine Impffolgeprophylaxe (z.B. mit Immunglobulinen gegen Masern bzw. gegen Varizellen) erhalten. HIV-positive Kinder brauchen mit

Fortschreiten der Krankheit eine enge medizinische Betreuung, allerdings sollten sie durch die Umgebung möglichst wenig eingeschränkt werden.

HIV bei Jugendlichen

HIV-Infektionen und AIDS bei Jugendlichen waren in der Vergangenheit aus nachfolgend beschriebenen Gründen keine vordergründigen Probleme. Die Anzahl der Fälle war gering (< 700 insgesamt im Jahr 1990 und < 200 neu aufgetretene pro Jahr). Die lange Latenz zwischen Ansteckung und Krankheitsausbruch führt dazu, daß die Anzahl der Patienten, die während ihrer Jugend infiziert wurden, verschleiert und unterschätzt wird. Im Gegensatz dazu liegt die Anzahl der gemeldeten AIDS-Fälle bei jungen Erwachsenen (20–24 Jahre) um mehr als das Zehnfache höher als bei Jugendlichen, wobei viele, wenn nicht sogar die meisten dieser jungen Erwachsenen bereits als Jugendliche infiziert wurden.

Der Infektionsweg bei Jugendlichen entspricht dem bei Erwachsenen. Geschlechtsverkehr, sowohl männlich homosexuell (24% der neu aufgetretenen Fälle) als auch heterosexuell (20% der neu aufgetretenen Fälle) und gemeinsames Benutzen von Injektionsnadeln bei intravenösem Drogenkonsum (11% der neu aufgetretenen Fälle). Der Anteil weiblicher Jugendlicher liegt höher als der Anteil weiblicher Erwachsener (23% im Vergleich zu 10%) und der Anteil nichtweißer Bevölkerungsgruppen ist unverhältnismäßig hoch (71% der betroffenen weiblichen Jugendlichen und 49% der männlichen Jugendlichen sind schwarz oder gehören zur lateinamerikanischen Bevölkerungsgruppe). Bei jüngeren Jugendlichen ist die frühere Behandlung der Hämophilie mit Gerinnungsfaktorkonzentraten eine wichtige Infektionsursache (31%).

Diagnose, klinische Merkmale und Therapie der Infektion bei Jugendlichen sind ähnlich wie bei Erwachsenen *(s. Kap. INF, 9.)*. Die Prävention hängt von Aufklärung, Verhaltensmustern und Akzeptanz eines Lebensstils ab, der möglichst wenig Risiken für eine HIV-Infektion mit sich bringt.

Gesundheitspolitische Probleme

Zur Zeit steht kein **Impfstoff gegen HIV oder AIDS** zur Verfügung, auch auf Jahre hinaus ist dies nicht zu erwarten. Die Prävention ist davon abhängig, daß die Infektionswege bekannt und geeignete Schutzmaßnahmen getroffen werden. Weitreichende, effiziente Aufklärungsprogramme sind essentiell, wozu auch Gesundheitserziehung in den Schulen und spezielle Programme für Jugendliche jenseits des schulpflichtigen Alters gehören.

Öffentliche Präventionsprogramme zielen auf individuelle Aufklärung und das Erkennen von riskanten Verhaltensmustern ab. Außerdem zählen dazu Beratung, das Angebot von AIDS-Tests und die Einbeziehung der Sexualpartner bzw. Drogensüchtiger, mit denen eine gemeinsame Benutzung von Injektionsnadeln stattgefunden hat *(s. a. Kap. INF, 9.)*.

Das wirksamste Mittel, konnatale und perinatale HIV-Infektionen zu verhindern, ist, die Infektion bei Frauen im gebärfähigen Alter zu verhindern, was im Hinblick auf deren begrenzten Zugang zu medizinischen Versorgungseinrichtungen und die persönlichen, sozialen und wirtschaftlichen Gegebenheiten schwierig ist. Trotz der Risiken entscheiden sich letztlich viele Frauen oder Paare, bei denen einer oder beide Partner infiziert sind, für das Kind.

Obwohl das Risiko einer HIV-Infektion durch Stillen für die Säuglinge in den meisten Fällen gering ist, wird infizierten Müttern in den USA und anderen industrialisierten Ländern, wo Säuglingsnahrung kommerziell erhältlich und vom hygienischen Standpunkt aus sicher ist, generell empfohlen, darauf zu verzichten. In Ländern, wo die Flaschennahrung ein erhöhtes Risiko für Unterernährung oder infektiöse Diarrhöen darstellt, überwiegen die Vorteile des Stillens das Risiko einer HIV-Infektion bei weitem.

Schule und Kinderbetreuungseinrichtungen: Die American Academy of Pediatrics und die CDC haben Richtlinien für die Betreuung HIV-infizierter Säuglinge und Kinder in Pflegefamilien, Tageseinrichtungen und Schulen herausgegeben. Generell sollten diese Kinder durch die Umgebung so wenig wie möglich eingeschränkt werden. Der Schulbesuch wird empfohlen. Der betreuende Arzt soll in entsprechende Entscheidungen mit einbezogen werden, um das Risiko ernsthafter Infektionen abschätzen zu können.

Tageseinrichtungen für kleine HIV-infizierte Kinder sind problematischer. Es sollte jeweils individuell unter Einbeziehung qualifizierter Fachleute, einschließlich des Arztes, entschieden werden. Zu den berücksichtigenden Faktoren gehören die Art der Betreuung, möglicher Kontakt mit Infektionskrankheiten und das potentielle Risiko einer HIV-Übertragung auf andere. Jüngere Kinder mit offenen Hautläsionen oder gefährlichen Verhaltensweisen (z.B. Beißen etc.) sind keine geeigneten Kandidaten für Betreuungseinrichtungen, in denen sich auch andere kleine Kinder befinden. Da die HIV-Infektion zu neurologischen Störungen und Entwicklungsverzögerungen führt, sollten sich Entscheidungen über eine Plazierung nach dem Entwicklungs- und nicht nach dem chronologischen Alter richten. Neubeurteilungen des Kindes in bestimmten Abständen sind wichtig. HIV-Tests aller übrigen Kinder vor Eintritt eines HIV-infizierten Kindes in eine Betreuungseinrichtung oder nach Entdeckung eines HIV-positiven Kindes sind nicht gerechtfertigt.

Da die HIV-Infektion oder andere, durch Blut übertragene Infektionen, wie z.B. Hepatitis B, bei einem Kind nicht unbedingt bekannt sein müssen, sollten in allen Kinderbetreuungseinrichtungen vernünftige Leitlinien für den Umgang mit kleinen Unfällen, wie z.B. Nasenbluten, oder die Reinigung und Desinfektion von mit Blut kontaminierten Oberflächen vorhanden sein. Der direkte Hautkontakt mit Blut sollte vermieden werden. Handschuhe können nützlich sein, sind aber unnötig, wenn Papierhandtücher o.ä. verwendet werden. Kontaminierte Flächen sollten gereinigt und mit geeigneten Desinfektionsmitteln behandelt werden. Das gesamte Personal der Betreuungseinrichtung sollte über die Leitlinien informiert sein und Zugang zu den notwendigen Hilfsmitteln haben.

Soziale und ethische Probleme

Die AIDS-Epidemie hat zu zahlreichen sozialen und ethischen Fragen hinsichtlich potentieller Konsequenzen und Problemstellungen geführt. Soziale Ächtung in Verbindung mit Verlust von Arbeitsplatz, Wohnung und, in den USA, Versicherungsschutz sind unglückliche, jedoch häufige Nebenerscheinungen. Deshalb sind Fragen wie Vertraulichkeit bei der Behandlung medizinischer Information, ausführliche Information vor Entscheidungen und Aufklärung über die möglichen Konsequenzen bestimmter Entscheidungen äußerst wichtig.

HIV-Tests sollten als hilfreiches diagnostisches Verfahren bei Risikopersonen betrachtet, allerdings nur auf freiwilliger Basis nach entsprechender Information und Zustimmung und mit Beratung und Aufklärung über die Bedeutung des Ergebnisses, über riskante Verhaltensweisen und Präventionsmaßnahmen durchgeführt werden.

In einer Schule oder Kinderbetreuungsstelle sollen nur die direkt an der Betreuung des HIV-infizierten Kindes beteiligten Personen über den Infektionsstatus informiert werden. Sie sollten auch über die Rechte des Kindes und der Familie auf Geheimhaltung und Vertraulichkeit informiert werden.

AIDS kann als Familienkrankheit betrachtet werden, mit vielen mit der Diagnose unmittelbar zusammenhängenden Konsequenzen. Ein infizierter Erwachsener kann die Krankheit durch Sexualkontakt auf den Ehepartner, eine infizierte Frau auf den Fötus oder das Neugeborene übertragen. Die Diagnose einer konnatalen oder perinatalen HIV-Infektion ist gleichbedeutend mit einer HIV-Infektion der Mutter. Viele infizierte Säuglinge werden von ihren Eltern, die nicht in der Lage oder bereit sind, für sie zu sorgen, in den Kliniken als „Pensionsgäste" zurückgelassen. Auch Kinder infizierter Eltern, die selbst nicht infiziert sind, brauchen Betreuung, wenn die Eltern krank werden oder sterben. Dies führt dazu, daß noch *mehr Kinder Pflege-* oder Adoptiveltern brauchen.

Aufgrund der großen Anzahl bereits infizierter Menschen wird die AIDS-Epidemie vorläufig noch weiterbestehen. Die HIV-Infektion kann verhindert werden, wenn sowohl die Übertragungswege als auch die Präventivmaßnahmen bekannt sind. Bevölkerung und medizinisches Personal müssen informiert und einbezogen werden, wenn die Epidemie unter Kontrolle gebracht und die Betroffenen adäquat betreut werden sollen.

Verschiedene Infektionen

Fieber ungeklärter Ursache (FUU) bei Kindern

Eine Rektaltemperatur (oder äquivalente Temperatur) von 38,5 °C (101,3 °F) oder höher, die wenigstens viermal über einen Zeitraum von mindestens 2 Wo. gemessen wird. Diese Definition schließt die Mehrzahl der kurzen, spontan heilenden, fieberhaften Erkrankungen aus, die etwa 30% der ambulanten pädiatrischen Besuche in den USA ausmachen. Aufgrund fehlender Daten ist das FUU bei Kindern nicht so gut beschrieben wie das bei Erwachsenen, doch bestimmte Unterschiede sind offensichtlich.

Ätiologie

Wie bei den Erwachsenen hängt die Ätiologie des FUU teilweise von der geographischen Lage ab, z. B. sind typhusartige Fieber und Malaria häufiger ein Problem in Indien als in den USA. Die hier verwendeten Daten basieren auf Informationen, die von Kindern in gemäßigten Klimazonen der USA stammen.

Eine **Infektion** ist bei etwa 50% der Kinder die Ursache des FUU, wobei Viren vermutlich in fast der Hälfte dieser Fälle die Ursache sind. Die Art der Infektion variiert mit dem Alter: Beim Kind < 2 Jahren sind Infektionen der oberen Atemwege und Virusinfektionen am häufigsten, während die Endokarditis und die infektiöse Mononukleose vorwiegend beim Kind > 6 Jahren zu beobachten sind. Insgesamt sind 65% der Kinder mit einer Infektion als Ursache des FUU 6 Jahre alt oder jünger. Kinder haben in der Regel mehr virale und häufig vorkommende bakterielle Erkrankungen, wobei Tuberkulose, versteckte Abszesse und weniger häufige Erreger eher bei Erwachsenen vorkommen.

Entzündliche Erkrankungen des kollagenen Bindegewebes (collagen inflammatory diseases – CID, Kollagenosen) machen etwa 20% des FUU in der Kindheit aus. Auch hier ist das Alter eine differentialdiagnostische Hilfe. 80% der Kinder dieser Gruppe mit FUU, einschließlich aller Patienten mit einer entzündlichen Darmerkrankung (Morbus Crohn des Dünn- und Dickdarms, Colitis ulcerosa), sind älter als 6 Jahre. Die Arthritis rheumatica des Jugendlichen ist eine häufige Ursache von FUU bei Kindern mit CID.

Die **neoplastischen Erkrankungen** verursachen 10% des FUU bei pädiatrischen Patienten, wobei die Leukämie das häufigste Krankheitsbild ist. Kinder aller Altersstufen sind davon betroffen. Bei Erwachsenen macht die Neoplasie 20% des FUU mit einer Prädominanz solider Tumoren (z. B. Lymphom, disseminierte Karzinomatose) aus.

Verschiedene Ursachen (z. B. Milchallergie, Behçet-Syndrom, diezephales Syndrom, Thyreoiditis) machen ungefähr 10% des FUU bei Kindern aus. Die Ursache des FUU bleibt bei etwa 12% der Kinder (7% der Erwachsenen) **unbekannt,** trotz ausgiebigster diagnostischer Untersuchungen.

Symptomatik, Diagnostik und Prognose

Unspezifische Symptome (z. B. Anorexie, Gewichtsverlust, Müdigkeit, Frösteln, Schwitzen) sind häufig und haben einen geringen differentialdiagnostischen und prognostischen Wert. Im Gegensatz dazu weisen Hautsymptome und -erscheinungen (z. B. Pruritus, Rötung, Pigmentveränderungen) eher auf eine schwere Erkrankung (Malignität oder Kollagenose) mit einer schlechten Prognose hin. Brustschmerz, Dyspnoe, ein signifikantes Herzgeräusch, eine Arthropathie und Zyanose sind gleichermaßen mit schweren, zugrundeliegenden Erkrankungen verbunden (z. B. bakterielle Endokarditis, Lupus erythematodes disseminatus [= SLE]). Lokalisierende Befunde gibt es nur bei 60% der Patienten mit FUU, doch bei fast allen Patienten mit tödlichem Ausgang der Erkrankung.

Seltene Krankheiten sind ungewöhnliche Ursachen des FUU bei Kindern. Für mehr als 85% der FUU bei Kindern kann eine Ätiologie gefunden werden, meist eine gewöhnliche

Kinderkrankheit. Hochentwickelte, oftmals invasive und in der Regel teure diagnostische Verfahren werden bei der Untersuchung von Kindern mit FUU seltener benötigt als bei Erwachsenen.

Das *routinemäßige* Blutbild, die Urinanalyse und die Thoraxaufnahme erweisen sich oft als unzureichend zur Erkennung einer ernsten Erkrankung oder um eine spezifische Ätiologie herauszufinden. Andererseits ist es bei etwa 75% der Patienten mit einer malignen Erkrankung oder einer Kollagenose die BKS erhöht und das Albumin-Globulin-Verhältnis verändert, während nur 10% der Patienten mit FUU, das auf virale oder gutartige Krankheiten zurückzuführen ist, diese Anomalien zeigen.

Vielleicht nirgendwo anders in der Medizin werden die Fähigkeiten des Arztes, eine Anamnese zu erstellen, eine körperliche Untersuchung durchzuführen, die Labortests auszusuchen und die erhaltenen klinischen Informationen in einen Zusammenhang zu bringen, gründlicher getestet als bei der Beurteilung eines Kindes mit FUU. Die Daten, die bei diesen Verfahren erhalten werden, bestimmen den weiteren diagnostischen Weg. Eine Untersuchung des Knochenmarks kann besonders hilfreich sein. Sie kann eine Infektion (durch Kultur, besonders bei *Salmonella*-Infektionen) oder bestimmte maligne Erkrankungen diagnostizieren, und möglicherweise läßt sie an eine CID (durch Entdecken einer Plasmazellvermehrung) oder eine Infektion denken (bei einem erhöhten Verhältnis Myeloblasten/Erythrozyten). Gewebsbiopsien (z. B. Lymphknoten, Haut) verhelfen bei etwa 40% der Kinder, bei denen sie entnommen werden, zur Diagnose. Primär beim FUU bei Kindern sind eine Laparotomie und selektive angiographische und radioisotopische Techniken weniger häufig als diagnostische Mittel erforderlich, obwohl sie bei ausgewählten Patienten hilfreich sein können. Auch Ultraschall oder CT können zur Abklärung klinisch gestellter Diagnosen hilfreich sein, wobei diese Verfahren nur selektiv und zur Diagnosebestätigung und nicht als Routinemethoden eingesetzt werden sollten.

80% der Kinder mit FUU haben Antibiotika und fast 100% Antipyretika zu irgendeinem Zeitpunkt der Erkrankung bekommen. Keines von beiden ist der Diagnose dienlich; beide können den zugrundeliegenden Prozeß maskieren.

Die **Prognose** hängt mit der zugrundeliegenden Ursache des FUU zusammen. Vollständige Heilung kann mit folgender Wahrscheinlichkeit, abhängig von der Ätiologie, erwartet werden: Infektion 90%, CID 10%; unbekannte Ätiologie 33%; Malignität in Abhängigkeit vom Typ und Stadium des Tumors.

Reye-Syndrom

Syndrom der akuten Enzephalopathie und der fettigen Degeneration der Eingeweide **(AEFDV),** meist im Anschluß an akute Virusinfektionen.

Das Reye-Syndrom wurde erstmals 1963 als eigenes klinisches und pathologisches Erscheinungsbild charakterisiert. Die Ursache ist unbekannt, doch sind virale Erreger wie Influenza-A- oder B- und Varicellavirus, exogene Toxine wie das Aflatoxin von *Aspergillus flavus* und Stoffwechseldefekte der Enzyme des Harnstoffzyklus, etwa der Ornithintranscarbamylase, damit in Zusammenhang gebracht und als mitursächlich betrachtet worden.

Epidemiologie

Das Syndrom wird in der Regel bei Kindern unter 18 Jahren beobachtet, gelegentlich kommen aber Fälle bei 50- bis 70jährigen Patienten vor. In den USA treten die meisten Fälle im *späten Herbst oder im Winter* auf. Ein geographisch und zeitlich bedingtes Mehrauftreten der Krankheit wurde ebenso wie sporadische Fälle beschrieben. Weitgestreute Epidemien wurden in Zusammenhang Influenza- und Varizellenviren beobachtet. Epstein-Barr-, Entero- und Myxoviren sind mit den sporadischen Fällen in Zusammenhang gebracht worden. In Thailand wurde AEFDV mit der Aufnahme von Aflatoxin in Verbindung gebracht. Bei Geschwistern ist eine erhöhte Häufigkeit bemerkt worden, doch ob Umweltfaktoren (z. B. häufiger Kontakt mit Giften oder Viren) oder genetische Prädisposition (z.B. ein vererbter Enzymmangel) für die familiäre Häufung verantwortlich sind, ist nicht bekannt. Die Einnahme von Salizylaten während der akuten Grippephase kann das Erkrankungsrisiko um das 35fache steigern. Tatsächlich wird die Verwendung von Salizylsäure bei Patienten unter 18 Jahren, außer in wenigen Ausnahmen, als gefährlich eingestuft, wegen der besonderen Gefahr für die Entstehung des Reye-Syndroms.

Pathologie

Mit dem Lichtmikroskop werden gleichmäßige intrazytoplasmatische, panlobuläre, mikrovesikuläre Fettinfiltrationen der Leber gesehen, die sich mit Sudanfarbe im Gefrierschnitt anfärben. Fettansammlungen in Pankreas, Herz, Nieren, Milz, Lymphknoten und den Histiozyten der Lunge wurden auch beschrieben. Die Fettinfiltration besteht wohl aus Neutralfett (wahrscheinlich Triglyzeride); eine Entzündung der Leber fehlt oder ist leicht. Gelegentlich kann der Patient, besonders wenn er eine ausgeprägte Hypotonie hat, umschriebene Nekrosen der Leber aufweisen, typischerweise zentral im Leberläppchen. Elektronenmikroskopische Schnitte der Leber zeigen mitochondriale Schäden, die mit dem Schweregrad der Erkrankung variieren; man sieht entleerte Glykogenspeicher, eine Proliferation des glatten endoplasmatischen Retikulums, eine Schädigung der Peroxisomen und ein Anschwellen der mitochondrialen Matrix. Histologische Abweichungen der Leber bilden sich üblicherweise in 8–12 Wo. nach dem Beginn der Erkrankung wieder zurück. Die ZNS-Befunde sind im allgemeinen unspezifisch, in Form von Hirnödem, Abflachungen der Gyri, geschwollener weißer Substanz und einer Ventrikelkompression. Im Mikroskop sieht man perineuronale und perivaskuläre, deutliche Spalträume mit geschwollenen Astrozyten.

Symptomatik

Der Schweregrad der Krankheit variiert stark, doch ist das Syndrom durch einen biphasischen Krankheitsverlauf charakterisiert. Zu Beginn besteht eine Virusinfektion meist der oberen Luftwege, gelegentlich exanthematös, die etwa am 6. Tag durch den Beginn vehementer Übelkeit und Erbrechen und einen plötzlichen Wechsel des geistigen Zustandes abgelöst wird. Wenn sie mit Varizellen verbunden ist, entwickelt sich die Enzephalopathie am 4. oder 5. Tag des Exanthems. Die Veränderungen des Geisteszustandes können von einer leichten Amnesie und merklichen Lethargie bis zu zwischenzeitlichen Episoden einer Desorientierung und Erregung reichen, die sich oft rasch zu einem tiefen Koma weiterentwickeln. Dieses äußert sich in fortschreitender Unansprechbarkeit, einer Rinden- oder Hirnlosigkeit entsprechend Körperhaltung, in Krämpfen, Schlaffheit, fixierten, dilatierten Pupillen und Atemstillstand.

Fokale neurologische Zeichen fehlen meist. Eine Hepatomegalie ist in etwa 40% der Fälle zu beobachten, ein Ikterus jedoch ist selten. Die Komplikationen sind Störungen des Elektrolyt- und Flüssigkeitshaushaltes, ein Diabetes insipidus, das Syndrom der inadäquaten ADH-Sekretion, Hypotonie, kardiale Arrhythmien, Blutungen (besonders GI), eine Pankreatitis, Ateminsuffizienz und eine Aspirationspneumonie. Bei tödlichen Fällen beträgt die Durchschnittszeit von der stationären Aufnahme bis zum Tod 4 Tage.

Diagnostik und Laborbefunde

Das Reye-Syndrom sollte bei jedem Kind vermutet werden, bei dem akut eine Enzephalopathie auftritt (ohne bekannte Schwermetall- oder Giftexposition) und unstillbares Erbrechen, verbunden mit einer Leberdysfunktion. Die Leberbiopsie ergibt die definitive Diagnose und ist besonders bei sporadischen Fällen und Kleinkindern nützlich. Die Diagnose kann auch gestellt werden, wenn die typischen klinischen Befunde und die Anamnese mit folgender Konstellation der Laborbefunde in Zusammenhang stehen: Erhöhte Lebertransaminasen (SGOT, SGPT > 3facher normaler Wert), Bilirubin < 2,5 mg/100 ml, erhöhter Blutammoniakspiegel, eine Prothrombinzeit < 60% des Normalwerts, Liquor ohne Entzündungszeichen. Die Liquoruntersuchung zeigt meist einen erhöhten Druck,

< 8–10 Leukozyten/mm³ und normalen Proteingehalt; der Glutaminspiegel im Liquor kann erhöht sein. Eine Hypoglykämie und Hypoglykorrhagie werden in 15% der Fälle beobachtet, besonders bei Kindern < 4 Jahren. Es können auch Anzeichen einer ausgedehnten Stoffwechselstörung auftreten: Erhöhter Serumspiegel der Aminosäuren Glutamin, Alanin, Lysin, des α-Amino-N-butyrats und der mittelkettigen freien Fettsäuren; Störungen des Säure-Basen-Haushaltes, meist eine Hyperventilation mit respiratorischer Alkalose und metabolischer Azidose; und andere Veränderungen des Elektrolythaushaltes wie eine Hyper- und Hypoosmolarität, Hypernatriämie, Hypokaliämie und eine Hypophosphatämie. Erhöhte CPK-Spiegel und Amylase spiegeln die weitgestreute Beteiligung der Organe wider.

Bei der **Differentialdiagnose** denke man an andere Ursachen von Dehydratation, Schock und Koma, etwa an eine Sepsis oder Enteritis (besonders bei Säuglingen), sowie an behandelbare angeborene Anomalien der Harnsäuresynthese oder der Fettsäureoxidation, wie z. B. Karnitinmangel oder Acyl-CoA-Dehydrogenasemangel mit episodischer Hypoglykämie und Hyperammoniämie angeborene Störungen des Kohlenhydratstoffwechsels (vor allem auch bei Säuglingen), Aminoazidurien (z. B. bei Lysinintoleranz), an eine Phosphor- oder Kohlenstofftetrachloridvergiftung; eine akute Enzephalopathie verursacht durch Salicylismus oder andere Medikamente oder Gifte; an eine virale Enzephalitis oder Meningitis und an eine akute Hepatitis. Ähnliche mikroskopische Befunde der Leberbiopsie können bei der idiopathischen Steatose der Schwangerschaft und bei einer Tetracyclinvergiftung der Leber beobachtet werden.

Prognose

Das Ergebnis ist abhängig von der Schwere des Komas und der Geschwindigkeit, mit der es sich entwickelt, von der Erhöhung des intrakraniellen Drucks und dem Grad der Blutammoniakerhöhung. Eine mögliche Stadieneinteilung ist aus *Tab. 41.* ersichtlich. Ein Übergang von Stadium I zu einem höheren Stadium kann angekündigt werden durch einen initialen Blutammoniakspiegel über 100 mg/dl (60 mmol/l) und einer gegenüber der Kontrolluntersuchung um mindestens 3 Sekunden verlängerten Prothrombin-Zeit. Die Mortalitätsrate beträgt im Durchschnitt 21%, bei Patienten mit Stadium I beträgt sie weniger als 2%, bei Patienten mit Stadium IV–V bis über 80%. Glücklicherweise werden die meisten Patienten im Stadium I diagnostiziert, wobei man sich von einer frühen Intervention eine Besserung oder verminderte Progression des Leidens verspricht. Die Sterb-

Tab. 41. Stadien des Reye-Syndroms

	Stadien				
	I	II	III	IV	V
Bewußtseinslage	apathisch, reagiert auf Befehl	Stupor	Koma	Koma	Koma
Haltung	normal	normal	Dekortikation	Dezerebration	schlaff
Reaktion auf Schmerzreize	gerichtet	gerichtet	Dekortikation	Dezerebration	fehlt
Pupillenreaktion	prompt	verzögert	verzögert	verzögert	fehlt
okulozephaler Reflex	normal	Déviation conjugée	Déviation conjugée	inkonstant	fehlt

Aus: NIH Development Conference, Diagnosis and Treatment of Reye-syndrome, JAMA 246: 2441–2444, Nov. 27, 1981. Mit freundlicher Genehmigung.

lichkeit ist besonders hoch bei Patienten, die an Krampfanfällen, Muskelschwäche und Atemstillständen leiden. Die Prognose für Überlebende ist gewöhnlich gut. Rückfälle sind selten. Die Häufigkeit neurologischer Folgeerscheinungen (geistige Retardierung, Krampfleiden, Hirnnervenlähmung, motorische Dysfunktion) liegt bei 30% bei denjenigen Patienten, die während der Hospitalisation Krampfanfälle oder Dezerebrationszeichen gezeigt haben.

Therapie

Wenn die Ursache des Syndroms unbekannt ist und es zu ausgedehnten Stoffwechselstörungen kommt, gibt es keine allgemein anerkannte Therapie. Eine intensive symptomatische Therapie ist der Hauptteil der Behandlung. Von größter Bedeutung ist die genaue und ständige Überwachung des neurologischen Zustandes, der Elektrolyte, des Stoffwechsels, des kardiovaskulären Status, der Atmung und des Flüssigkeitsstatus, um mit plötzlichen Veränderungen fertig zu werden. Die Behandlung besteht aus der i. v.-Zufuhr von Flüssigkeit und Elektrolytlösungen, die Glukose enthalten (meist 5–10%, doch gelegentlich bis zu 50%), aus geringen Insulindosen, der umsichtigen Verwendung von Abführmitteln und nicht-absorbierbaren Antibiotika (z. B. Neomycin, 100 mg/kg/Tag oral, in mehreren Dosen alle 6 h) und aus einer Vitamin-K_1-Gabe, 5 mg/Tag i. v. oder i. m. Ein erhöhter intrakranieller Druck muß kontrolliert werden mit Mitteln wie Mannitol, 0,5–1 g/kg, das in 45 min i. v. gegeben wird, Dexamethason, 0,5 mg/kg/Tag i. v. oder Glycerol, 3–6 g/kg/Tag über die Magensonde; eine ständige Überwachung des intrakraniellen Drucks kann helfen, diese Therapie abzustimmen. Allgemeine Maßnahmen sind: Überwachung der Blutgase, des Blut-pH und des Blutdrucks durch Arterienkatheter; das Legen eines Endotrachealtubus; die Kontrolle der Atmung. Andere Behandlungsmaßanhmen, z. B. Austauschtransfusionen, Hämodialyse und Komainduktion durch Barbituratgabe (zur Senkung des intrakraniellen Drucks), haben sich nicht als wirksam erwiesen. Versuche, Defekte des Harnstoffzyklus mit Substanzen wie L-Carnithin zu behandeln, werden zur Zeit überprüft.

Kawasaki-Syndrom

(„Mukokutanes Lymphknoten-Syndrom" MLKS)

Ein Syndrom, das gewöhnlich bei Säuglingen und Kindern im Alter unter 5 Jahren auftritt, mit charakteristischem Exanthem, Enanthem, Fieber, Lymphadenopathie und Polyarteriitis verschiedenen Schweregrades.

Ätiologie, Epidemiologie und Pathologie

Die Ätiologie dieser Krankheit ist unbekannt. Erstmals in den 60er Jahren in Japan beschrieben, findet das MLKS jetzt in den USA, Europa und Asien Beachtung. Tausende von Fällen sind weltweit in allen rassischen und ethnischen Gruppen bekannt, obwohl allerdings bei Kindern japanischer Herkunft die Erkrankungswahrscheinlichkeit höher liegt.

Die meisten sind im Alter zwischen 2 Mo. bis zu 5 Jahren, doch wurde das MLKS bei Individuen bis zu 34 Jahren bekannt. Das Verhältnis männlich zu weiblich beträgt 1,8:1. Es wurde kein klarbegrenztes jahreszeitliches oder geographisches Muster beobachtet. In Japan wurde angenommen, daß genetische Faktoren die Anfälligkeit für dieses Syndrom beeinflussen; das Histokompatibilitäts-Antigen HLA-Bw 22 wurde bei diesen Patienten etwa doppelt so oft gefunden wie bei der durchschnittlichen Bevölkerung (25% gegenüber 12%), aber es gibt kein einzelnes HLA-Antigen, das in allen Fällen vorkommt. Mehrere Personen eines Haushalts können betroffen sein. Das geschätzte Risiko für Geschwister, an dem Syndrom zu erkranken, liegt bei 2% (bei 8–9% für Kinder unter 2 Jahren).

Die Pathologie ist fast identisch mit derjenigen der Periarteriitis nodosa im Säuglingsalter mit einer primär die großen und mittleren Arterien betreffenden Vaskulitis. Besonders bevorzugt sind die Koronargefäße. Es ist wahrscheinlich, daß die gemeinsame immunologische Ursache für die pathologischen Veränderungen verantwortlich sind.

Symptomatik und Verlauf

Die Erkrankung beginnt mit Fieber, meist remittierend und unter 39 °C (102,2 °F), zusammen mit Reizbarkeit, oft Lethargie und gelegentlich intermittierenden kolikartigen Bauchschmerzen. In der Regel breitet sich innerhalb des 1. Tages mit Fieber ein polymorphes, makuläres Exanthem primär über den Rumpf und hier vor allem in der Perinealregion aus. Das Exanthem kann morphologisch unterschiedlich bzw. auch als Urtikaria auftreten. Dem Ausschlag folgen innerhalb mehrerer Tage Schleimhautveränderungen einschließlich gerötetem Rachen, geröteten, trockenen, rissigen Lippen, bilateraler Konjunktiveninjektion meist Erytheme und veränderliche Ödeme der Hände und Füße an etwa dem 3.–5. Tag der Erkrankung. Das Ödem kann zwar diskret sein, ist jedoch meist prall, hart und nicht eindrückbar. Ungefähr am 10. Tag nach Beginn kommt es zu einer periungualen, palmaren und plantaren Abschuppung. Eine zervikale Lymphadenopathie (≥ 1 Knoten ≥ 1,5 cm) besteht oft während des gesamten Verlaufs. Die Krankheit kann 2–12 Wo. oder länger dauern. Rückfälle können ebenso auftreten.

Die am meisten gefürchteten Begleiterscheinungen des MLKS betreffen das Herz. Die Symptome seitens des Herzens beginnen meist in der subakuten Erkrankungsphase, d. h. ungefähr um den 10. Tag, wenn Ausschlag, Fieber und andere akute Krankheitserscheinungen nachlassen. Eine Entzündung der Koronararterien ist in 5–20% aller Fälle zu beobachten und führt manchmal zur akuten Myokarditis mit kongestivem Herzversagen, Arrhythmien, Perikarditis, Herztamponade, Thrombose, Infarkt oder Entwicklung eines Koronararterienaneurysmas.

Andere Befunde können sein: Pneumonie, aseptische Meningitis, Arthritis oder Gelenkschmerzen, Diarrhö und Tympanitis. Weniger häufige Erscheinungsbilder sind Ikterus, Gallenblasenhydrops, Enzephalopathie, Pleuraergüsse, Tonsillarexsudat und ungewöhnliche Exantheme – petechial, vesikulär oder mit Pruritus.

Laborbefunde

Eine Leukozytose, häufig mit einem deutlichen Anstieg der unreifen („Band"-)Formen, ist in der akuten Phase der Erkrankung häufig. Andere hämatologische Befunde sind: eine schwache Anämie, eine Thrombozytose (500 000/mm^3 oder mehr) in der 2. oder 3. Wo. der Erkrankung und eine erhöhte BKS. Die Serumimmunglobuline sind charakteristischerweise erhöht, besonders IgE. Serumkomplement und Transaminasenwerte sind oft leicht erhöht.

Außerdem können beobachtet werden: eine Pyurie, Proteinurie, Pleozytose des Liquors und EKG-Veränderungen (Arrhythmien, Niedervoltage oder Linksherzhypertrophie). Eine **Echokardiographie** zum Nachweis koronarer Aneurysmen sollte bei allen Patienten in der 5. Erkrankungswoche durchgeführt werden. Eine Koronarangiographie kann in ausgewählten Fällen von Nutzen sein. Kulturen für Bakterien und Viren sind bislang ebenso wie serologische Tests zum Nachweis einer Infektion unergiebig gewesen; jedoch gibt es einige unbestätigte Berichte über die Isolierung eines Rickettsien-ähnlichen Erregers. Einige Patienten zeigen positive Antikörperreaktionen auf Proteus-OX-19- oder OX-K-Antigene, doch waren die spezifischen Rickettsienserologien negativ. In der 5. Woche der Erkrankung sollte eine Echokardiographie zum Ausschluß eines Koronararterienaneurysmas durchgeführt werden. In manchen Fällen kann eine Koronararteriographie sinnvoll sein.

Diagnostik

Diese basiert auf den klinischen Befunden und dem Ausschluß anderer Erkrankungen, die bei der Differentialdiagnose beachtet werden. Die Diagnose wird anerkannt, wenn über mindestens 5 Tage Fieber bestanden hat und 4 von den 5 folgenden Kriterien erfüllt sind: 1. beidseitige Konjunktiveninjektion; 2. Veränderungen der Lippe, Zunge oder Mundschleimhaut (Injektion, Austrocknung, Risse, „Erdbeerzunge"); 3. Veränderungen der peripheren Extremitäten (Ödeme, Erytheme, Schuppung); 4. polymorphes Rumpfexanthem; 5. zervikale Lymphadenopathie. Manche Kinder mit atypischen Verläufen, die diese Kriterien nicht erfüllen, haben Aneurysmen der Koronararterien entwickelt.

Bei der Differentialdiagnose denke man an bakterielle Erkrankungen (besonders Scharlach, staphylokokkenbedingte, exfoliative Syndrome und Leptospirose), an virale Exantheme (z.B. Masern), Rickettsiose, eine Toxoplasmose, Akrodynie, an das Stevens-Johnson-Syndrom und an die juvenile rheumatoide Arthritis.

Prognose

Die Gesamtsterbequote aller Fälle wird auf 2% geschätzt und hängt am häufigsten von kardialen Komplikationen ab. Unglücklicherweise ist der Tod unvorhersehbar; bei mehr als 50% tritt er während des 1. Monats nach Beginn, bei 75% innerhalb von 2 Mo., und bei 95% innerhalb von 6 Mo. ein. Es gibt Berichte, nach denen der Tod auch erst 10 Jahre später eingetroffen war. Er kann plötzlich und unerwartet zu jedem Zeitpunkt eintreten. Wenn keine Koronararterienerkrankung nachgewiesen werden kann, ist jedoch die Prognose für eine vollständige Heilung ausgezeichnet.

Therapie

Es gibt keine spezifische Therapie. Während der akuten Fieberphase kann Aspirin in einer Dosis von 80–150 mg/kg KG, unterteilt in 4 Tagesdosen, das Risiko einer Koronararterienbeteiligung senken. Es sollten dabei Serumspiegel von 20–25 mg/dl angestrebt werden. Nach der Fieberphase ist Aspirin 5–10 mg/kg einmal täglich empfohlen worden, primär wegen seiner antithrombotischen Wirkung. Die Dauer der Acetylsalicylsäure-Behandlung richtet sich nach dem klinischen Verlauf und wird in der Regel mehrere Monate fortgesetzt. Wenn sich Koronaraneurysmen entwickeln, kann eine antithrombotische Therapie mit Warfarin und Dipyridamol das Risiko einer Koronararterienthrombose reduzieren. Das EKG sollte häufig überprüft werden, und einige Fachleute empfehlen eine enge Überwachung mit der zweidimensionalen Echokardiographie und die Durchführung einer Koronarangiographie, wann immer ein Koronaraneurysma vermutet wird. In Japan und den USA durchgeführte kontrollierte Multicenter-Studien, in denen die Behandlung mit Aspirin alleine und die Behandlung mit Aspirin und i.v. Gammalgobulinen 400 mg/kg/Tag über 4 Tage verglichen wurden, zeigte signifikant weniger Koronararterienläsionen in der Gruppe, die mit Gammaglobuline i.v. behandelt wurde. Vergleichbare Ergebnisse wurden mit einer Einzeldosis Gammaglobulin i.v. 2 g/kg erzielt. Frühzeitiger Verdacht, Diagnose und Therapie sind von größter Bedeutung für die Vermeidung von Aneurysmen. Kortikosteroide werden als Routinetherapie dieses Syndroms nicht empfohlen, da sie das Risiko der Entwicklung von Koronaraneurysmen erhöhen.

Oxyuriasis

(Enterobiusinfektion, Madenwurmbefall)

Ein Befall des Darms durch Enterobius vermicularis, *charakterisiert durch perinatales Jucken.* Der Madenwurm ist der häufigste Parasit, der Kinder in gemäßigten Breitengraden befällt. Bei mindestens 20% der gesamten Kinderpopulation ist der *Enterobius* verbreitet; zu 90% bei Heimkindern.

Ätiologie

Der Befall ist die Folge einer Übertragung von Eiern aus dem Perianalbereich über die Finger auf Infektionsträger (Kleidung, Betten, Spielzeug), von wo die Eier vom neuen Wirt aufgenommen, zum Mund übertragen und verschluckt werden. In der Luft befindliche Eier können eingeatmet und dann verschluckt werden. Ein Wiederbefall (oder Autoinfektion) passiert leicht durch Fingerübertragung der Eier vom Perianalgebiet in den Mund. Innerhalb von

2–6 Wo. reifen die Parasiten im unteren GI-Trakt aus. Der weibliche Wurm wandert in die Perianalregion (meist in der Nacht), um seine Eier in den Hautfalten abzulegen. Die klebrige, gelatineartige Substanz, in die die Eier eingebettet sind, und die Bewegungen des weiblichen Wurms verursachen Juckreiz. Die Eier überleben normalerweise bis zu 3 Wo. bei Raumtemperatur, allerdings können die Larven in dieser Zeit schlüpfen und in das Rektum und den unteren Darm zurückwandern (Retroinfestation).

Symptomatik

Die meisten Personen, die Madenwürmer tragen, zeigen keine Symptome. Einige jedoch spüren einen peranalen Juckreiz und entwickeln an dieser Stelle Abschürfungen vom ständigen Kratzen. Entzündungen der Scheide bei jungen Mädchen können durch Madenwürmer hervorgerufen werden. Ebenso sind Bauchschmerz, eine toxische Synovitis, Schlaflosigkeit und viele andere Erkrankungen dem Madenwurmbefall zugeordnet worden, doch eine ursächliche Beziehung wurde nie nachgewiesen. Eine Appendizitis aufgrund einer Verstopfung des Appendixlumens durch Madenwürmer kommt selten vor. Der Parasitenbefall kann ein reiner Zufallsbefund sein.

Diagnostik

Ein Madenwurmbefall kann diagnostiziert werden durch Auffinden des weiblichen Wurms, der etwa 10 mm lang ist (männliche Würmer etwa 3 mm), in der Perianalregion, 1 oder 2 h nachdem das Kind für die Nacht zu Bett gebracht worden ist, oder durch Identifizierung der Eier unter dem Mikroskop bei schwacher Vergrößerung. Die Eier sind oval und haben eine dünne Schale, die die aufgerollte Larve enthält. Die Eier werden am frühen Morgen, bevor das Kind aufsteht, gewonnen, indem man mit einem Streifen transparenten Klebebandes die perianalen Hautfalten berührt, wobei die klebrige Seite nach außen über das Ende eines Spatels befestigt wird.

Das Band wird dann mit der klebrigen Seite nach unten auf einen Glasobjektträger gebracht. Ein Tropfen Tolulol zwischen Band und Objektträger löst den Schleim und beseitigt die Luftblasen in dem Band, die die Bestimmung der Eier behindern.

Therapie und Prognose

Da die parasitäre Beziehung selten schädlich, die Häufigkeit hoch und ein Wiederbefall wahrscheinlich ist, ist die Behandlung gewöhnlich nicht angezeigt. Jedoch sind die meisten Eltern bei der Vorstellung eines Befalls schockiert und suchen aktiv eine Behandlung, auch dann, wenn ihre Kinder Madenwürmer bereits mehrere Male gehabt haben. Eine Einzeldosis Mebendazol 100 mg oral wirkt in ca. 90% aller Fälle. 1mal 11 mg/kg (Maximum 1 g) Pyranpamoat oral, und nach 2 Wo. noch einmal, beseitigt die Madenwürmer in etwa 90% der Fälle. Retro- und Wiederbefall sind wahrscheinlich, da die Eier bis zu 1 Wo. nach der Therapie abgelegt werden können, und da die Eier, die vor der Therapie abgelegt wurden, bis zu 3 Wo. überleben. Die Behandlung von nur einem Familienmitglied ist nutzlos, da ein mehrfacher Befall in einem Haushalt die Regel ist. Peinlichstes Händewaschen und eine saubere Haushaltsführung haben nur einen geringen Effekt auf die Kontrolle oder die Behandlung des Madenwurmbefalls.

Juckreizhemmende Cremes oder Salben, lokal in der Perianalregion 2–3mal täglich aufgetragen, können den Juckreiz beseitigen.

Wenn ein Befall wiederholt auftritt, ist die vollständige Beseitigung der Madenwürmer in einer einzelnen Familie unter den meisten Bedingungen mit folgender extremer Behandlung möglich:

*1. Alle Familienmitgli*eder bekommen die therapeutische Dosis Pyranpamoat; 2. die Familie zieht für 3 Wo. aus ihrer Wohnung aus, vorzugsweise macht sie Ferien und verbringt dabei jede Nacht an einem anderen Ort; und 3. Pyranpamoat wird am Ende der 2. Wo. allen wiederholt gegeben.

Da nur 20% der Kinderpopulation Madenwürmer tragen und ein großer Prozentsatz derjenigen, die diesen Parasiten haben, niemals eine Behandlung bekommt, muß es unbekannte Methoden geben, nach denen ein Individuum sich selbst vom Madenwurm befreit oder der Madenwurm seine parasitäre Beziehung zum Menschen aufgibt.

12. TUMOREN IM KINDESALTER

Tumoren im Kindesalter werden auch an anderer Stelle des Manuals (z. B. in *Kap. HÄM, 7., HÄM, 11. und NEU, 10.*) diskutiert.

Wilms-Tumor

(Nephroblastom)

Ein embryonales Adenomyosarkom der Nieren mit heterogenen karzinomatösen Anteilen, das bereits fetal angelegt wird, sich klinisch jedoch jahrelang nicht manifestieren muß. In einigen Fällen waren begleitend genetische Defekte festzustellen *(s. a. Kap. KIN, 23., Genetik maligner Erkrankungen).*

Symptomatik und Diagnostik

Meist wird die Diagnose bei Kindern vor dem 5. Lebensjahr gestellt, der Tumor kann aber gelegentlich auch bei älteren Kindern und Erwachsenen beobachtet werden. Das erste Symptom ist meist eine tastbare abdominelle Raumforderung mit Bauchschmerzen, Hämaturie, Fieber, Anorexie, Unwohlsein und Erbrechen. Die Hämaturie (in 15–20% der Fälle vorhanden) ist Zeichen eines Einbruches in das Nierenbeckenkelchsystem. Hypertension kann sekundär als Zeichen einer Ischämie durch Kompression der renalen Gefäße oder des Nierenparenchyms auftreten.

Der intrarenale Tumor verdrängt meist das normale Parenchym. Im Ultraschall des Abdomens sieht man einen zystischen oder soliden Tumor und kann beurteilen, ob die Nierenvene oder die Hohlvene beteiligt sind, zur weiteren Diagnostik wird meist ein Ausscheidungsurogramm durchgeführt. Eine renale Arteriographie, eine Darstellung der Vena cava oder eine retrograde Darstellung des Nierenhohlsystems sind selten nötig. Ein CT des Abdomens ist zur Bestimmung der Tumorausbreitung sehr hilfreich, kann aber bei kleinen Kindern schwer durchzuführen sein. Eine Röntgenaufnahme (und möglichst ein CT) des Thorax sind ebenfalls indiziert, da zum Zeitpunkt der Diagnose eine metastatische Beteiligung der Lungen vorhanden sein kann. In 4% der Fälle liegt synchron ein bilateraler Wilms-Tumor vor. Kongenitale Anomalien wie Aniridie und Hemihypertrophie kommen gehäuft im Zusammenhang mit Wilms-Tumoren vor.

Prognose und Behandlung

Die Prognose ist abhängig von Histologie des Tumors, Stadium zur Zeit der Diagnose und Alter des Patienten (je jünger desto besser). Im allgemeinen hat der Tumor nach chirurgischer Behandlung in Kombination mit Strahlentherapie und Chemotherapie eine gute Heilungsrate. Eine baldige chirurgische Intervention ist wünschenswert, eine genaue Untersuchung der kontralateralen Niere sollte dabei durchgeführt werden. Je nach Stadium der Erkrankung wird Chemotherapie mit Aktinomycin D und Vincristin mit oder ohne Strahlentherapie durchgeführt. (Zur Therapie *s. a. Kap. HÄM, 11., Antineoplastische Chemotherapie*). Für den Wilms-Tumor liegen genaue Stadieneinteilungen und Behandlungsvorschläge vor.

Neuroblastom

Ein häufiger solider Tumor der Kindheit, der meist von der Nebenniere, aber auch jedem anderen Anteil des sympathischen Nervensystems einschließlich Grenzstrang im Retroperitoneum oder Thorax ausgeht. In seltenen Fällen kann es als Primärtumor im ZNS vorkommen. Eine familiäre Häufung des Neuroblastoms wird beobachtet *(s. a. Kap. KIN, 23., Genetik maligner Erkrankungen).* Neuroblastome sind oft humoral aktive Tumoren und produzieren erhöhte Spiegel von Serum- und Urinkatecholaminen.

Das Ganglioneuron ist eine gutartige Geschwulst, die gelegentlich als reifes Neuroblastom angesehen wird. Das Ganglioneuron tritt gewöhnlich im Erwachsenenalter auf.

Symptomatik und Diagnostik

Ungefähr 75% der Tumoren werden bei Kindern vor dem 5. Lebensjahr diagnostiziert. Ca. 50% beginnen im Abdomen, 15–20% im Thorax. Die führenden Symptome sind abhängig von Sitz und Stadium des Tumors. Führende initiale Symptome sind z. B. eine tastbare Raumforderung im Abdomen, Zeichen von Metastasen in Leber, Lunge oder Knochen, hier speziell in der knöchernen Orbita. Sind die Knochen befallen, so können Knochenschmerzen vorhanden sein. Befall des Knochenmarks kann Blässe (Anämie), Petechien (Thrombozytopenie) und Leukopenie bewirken. Selten kommt es zu einem Befall von Haut und Gehirn. Blutungen und Nekrosen innerhalb des Tumors kommen vor, die abdominelle Raumforderung kann die Mittellinie überschreiten. Differentialdiagnostisch sind auszuschließen der Wilms-Tumor, eine Raumforderung der Niere, ein Rhabdomyosarkom, eine Raumforderung der Leber und andere Tumoren, z. B. des Gastrointestinal- oder Genitaltraktes. Diagnostisch sind durchzuführen Ultraschall, Knochenmarkspunktion, i. v. Pyelogramm, Knochenszintigraphie und CT. Die Vanillinmandelsäure im Urin ist bei ≥ 65% der Patienten erhöht. Die Messung erhöhter Vanillinmandelsäure- und Homovanillinsäurewerte im 24-Stunden-Urin führt bei 90% der Patienten zur richtigen Diagnose.

Prognose und Therapie

Eine lokalisierte primäre Raumforderung, die chirurgisch exzidiert werden kann, hat beste Chancen auf Heilung. Die meisten Patienten (besonders diejenigen, die das erste Lebensjahr vollendet haben) haben jedoch metastatische Mitbeteiligung von Leber, Lunge oder Knochen. Bei fortgeschrittener Erkrankung werden Chemotherapeutika wie Vincristin, Cyclophosphamid, Doxorubicin und Cisplatin sowie Strahlentherapie angewandt. Spontane Regressionen von Neuroblastomen sind ebenfalls bekannt. Je jünger das Kind zum Zeitpunkt der Diagnose ist, desto besser ist seine Prognose. Jüngere Kinder haben weniger disseminierte Erkrankungen.

Retinoblastom

Ein maligner Tumor, der von der unreifen Retina ausgeht. Er kommt bei 1:15000 bis 1:30000 aller Lebendgeborenen vor und repräsentiert ungefähr 2% aller Malignome der Kindheit. Die Erkrankung kann angeboren oder Ergebnis einer Neumutation sein. Ca. 10% der Patienten haben Vorfahren mit Retinoblastomen, 30% haben eine bilaterale Erkrankung. *All diese Patienten* (ungefähr 30–40% aller Patienten) geben die autosomal-dominante Anlage an ihre Kinder weiter. Diese Patienten haben vermutlich einen wesentlichen genetischen Defekt, der in mindestens 25% der Fälle auf einer Deletion, die das Chromosom 13q14 betrifft, zu beruhen scheint.

Kleinere, nicht ohne weiteres erkennbare Anomalien können bei all diesen Patienten vorhanden sein. Man nimmt an, daß eine Mutation auf dem zweiten Chromosom 13 („second hit") zu dem Tumor führt. Die meisten der übrigen 60% der Patienten mit unilateralem Befall ohne familiäre Belastung haben eine nichterbliche Erkrankung.

Allerdings können ca. 5% dieser Patienten das „Retinoblastomgen" ebenfalls haben, wobei die Gefahr einer Vererbung besteht *(s.a. Kap. KIN, 23., Genetik maligner Erkrankungen).*

Die Diagnose wird meist vor dem 2. Lebensjahr gestellt, es wird dabei ein weißer Reflex der Pupille („Katzenauge") oder ein Strabismus festgestellt. Beide Fundi müssen sorgfältig durch indirekte Ophthalmoskopie bei weit dilatierter Pupille und anästhesiertem Kind untersucht werden. Der Tumor erscheint in Form von einzelnen oder multiplen grau-weißen Erhebungen der Retina, eine Tumoraussaat in den Glaskörper kann öfters beobachtet werden. Bei fast allen Tumoren kann man im CT eine Kalzifikation feststellen.

Behandlung

Ein ausschließlich intraokulär gelegener Tumor kann in über 90% der Fälle geheilt werden. Bei einem unilateral gelegenen Retinoblastom besteht die Behandlung meist in Enukleation des Auges und Entfernung eines größtmöglichen Anteils des Nervus opticus. Bei Patienten mit einer bilateralen Erkrankung kann der Visus im allgemeinen durch bilaterale Koagulation oder unilaterale Enukleation und Photokoagulation, Kryotherapie oder Bestrahlung des anderen Auges erhalten werden. Eine systemische Chemotherapie kann hilfreich sein, v.a. wenn sich die Krankheit über den Augapfel hinaus ausgebreitet hat. Ophthalmologische Nachuntersuchungen sind in 2–4-Monatsintervallen notwendig. Gleichzeitig sollten Untersuchungen des Liquors und des Knochenmarks auf maligne Zellen durchgeführt werden. Patienten mit der hereditären Form des Retinoblastoms haben ein erhöhtes Risiko für weitere, später auftretende Malignome. 50% davon entstehen im Bestrahlungsgebiet. Dreißig Jahre nach der ersten Diagnosestellung leiden 70% der Patienten an einem weiteren Tumor.

Screening-Tests: Familienmitglieder von Retinoblastompatienten sollten über die genetischen Zusammenhänge und Risiken aufgeklärt werden. Die Erkrankungswahrscheinlichkeit liegt bei ca. 80–100%, wobei das Retinoblastom bei manchen Merkmalsträgern nicht diagnostiziert wird. Blutsverwandte von erkrankten Kindern sollten zum Ausschluß eines Retinoblastoms (bei kleinen Kindern) oder eines Retinozytoms (bei älteren Personen) zumindest einmal ophthalmologisch untersucht werden. DNA-Untersuchungen können zur Identifizierung asymptomatischer Genträger hilfreich sein.

13. ERKRANKUNGEN DER LUNGE

Zystische Fibrose

(Mukoviszidose; fibrozystische Erkrankung des Pankreas; zystische Fibrose des Pankreas)

Angeborene Erkrankung der exokrinen Drüsen und der ekkrinen Schweißdrüsen, die primär den Digestions- und Respirationstrakt befällt, im Kindesalter beginnt und durch eine chronisch obstruktive Lungenerkrankung, Pankreasinsuffizienz und anormal hohe Elektrolyte im Schweiß gekennzeichnet ist.

Ätiologie und Häufigkeit

Die zystische Fibrose ist die häufigste letal verlaufende genetische Erkrankung mit einer Häufigkeit von 1:2400 Lebendgeburten bei Weißen. Die Inzidenz bei der schwarzen Bevölkerung der USA beträgt 1:17000. Selten kommt die Erkrankung bei Orientalen vor. 25% der Patienten in den USA sind Erwachsene. Es handelt sich um eine autosomal-rezessive Erbkrankheit (5% der weißen Bevölkerung sind Träger). Das verantwortliche Gen ist auf dem Chromosom 6 (langer Arm) lokalisiert worden. Es kodiert ein membranständiges Protein (cystic fibrosis transmembrane conductance regulator – **CFTR**). Die häufigste Genmutation findet man bei 70% der Patienten mit zystischer Fibrose. Eine große Anzahl von weniger häufigen Mutationen sind für die übrigen 30% verantwortlich. Obwohl die Funktion des CFTR unklar bleibt, scheint es eng mit dem Chloridtransport über die epithelialen Membranen zusammenzuhängen. Heterozygote Träger können eine leichte Beeinträchtigung des epithelialen Transports zeigen, wobei sie aber klinisch unauffällig bleiben.

Pathologie und Pathophysiologie

Nahezu sämtliche exokrinen Drüsen sind betroffen, aber in unterschiedlicher Verteilung und unterschiedlichem Schweregrad. Die betroffenen Drüsen gehören zu drei Typen: 1. Jene, deren Lumen durch visköses oder sehr zähes Material, mit Nachweis von eosinophilen Zellen, verlegt wird (Pankreas, intestinale Drüsen, intrahepatische Gallengänge, Gallenblase, submaxilläre Drüsen); 2. jene, die große Mengen histologisch normalen Sekrets produzieren (tracheobronchiale und Brunnersche Drüsen); und 3. jene, die histologisch normal beschaffen sind, aber ausgesprochen große Mengen Natrium und Chlorid sezernieren (Schweißdrüsen, Glandula parotis und kleine Speicheldrüsen). Die Sekrete des Duodenums sind viskös und enthalten ein anomales Mukopolysaccharid. Bei erwachsenen Männern sind gewöhnlich die Fortpflanzungsorgane betroffen, es liegt eine Entwicklungsstörung des Vas deferens vor, was zur Aspermie führt. Manche Frauen können wegen eines zähflüssigen Zervikalschleims nicht konzipieren, aber viele Frauen mit zystischer Fibrose haben andererseits Schwangerschaften ausgetragen. Allerdings kommt es häufiger zu Schwangerschaftskomplikationen und Abgängen.

Man stellt sich vor, daß die pulmonale Läsion mit einer Obstruktion der kleinen Luftwege durch abnorm zähen Schleim beginnt. Das Fortschreiten der Erkrankung wird charakterisiert durch Hinzutreten bakterieller Infektionen, welche zu chronischer Bronchitis und Bronchiektasie führen. Neuere Arbeiten lassen vermuten, daß die Lungen bei der Geburt normal sind und daß das auslösende Ereignis in den Lungen tatsächlich eine Bronchiolitis ist, die sekundär zur Produktion eines abnormen Schleims führt. Bronchiale Veränderungen sind häufiger als parenchymatöse. Die Entwicklung eines Emphysems ist kein herausragendes Merkmal der Erkrankung. Möglicherweise können sich die größeren Luftwege mit eitrigen und viskösen Sekretionen anfüllen; frühzeitig im Laufe der Erkrankung wird am häufigsten *Staphylococcus aureus* in den Lungen von Patienten mit zystischer Fibrose nachgewiesen; *Pseudomonas aeruginosa* wird zum häufigsten im Sputum nachgewiesenen Keim bei fortschreitender Erkrankung. Als Unikum tritt bei der zystischen Fibrose eine mukoide Variante von Pseudomonas auf. Eine Besiedelung mit *P. cepacia* führt oft zu einer rapiden respiratorischen Verschlechterung. Bei Fortschreiten der Erkrankung werden die Bronchialwände dicker, es kommt zur Ausbildung bronchogener Abszesse, und die hilären Lymphknoten sind vergrößert. Die chronische Hypoxämie führt zur muskulären Hypertrophie der Pulmonalarterien, zu pulmonaler Hypertension und zur Hypertrophie des rechten Ventrikels. Zum Teil ist die Lungenschädigung vermutlich auf die immunvermittelte Entzündung zurückzuführen, die durch die Freisetzung von Proteasen aus Neutrophilen in den Luftwegen bedingt ist. Der Tod wird in der Regel durch das gemeinsame Auftreten von respiratorischer Insuffizienz und Cor pulmonale herbeigeführt.

Symptomatik

Der **Mekoniumileus** durch die Verlegung des Dünndarms mit zähem Mekonium stellt die früheste Manifestation der Erkrankung dar *(s. Kap. KIN, 7., Gastrointestinale Erkrankungen)*. Bei etwa 7–10% der betroffenen Kinder liegt der Mekoniumileus zum Zeitpunkt der Geburt vor, häufig in Verbindung mit einem Volvulus oder einer Atresie, dem folgen in der Regel die anderen Manifestationen der zystischen Fibrose. Außerdem können sich in der Neugeborenenperiode durch Eindickung von Mekonium im Kolon oder Enddarm Pfröpfe bilden, die dann zu einer vorübergehenden distalen Darmobstruktion führen.

Bei jenen Kindern, die keinen Mekoniumileus entwickeln, kündigt sich der Krankheitsbeginn häufig durch ein verzögertes Wiedererreichen des Geburtsgewichts und eine inadäquate Gewichtszunahme im Alter von 4–6 Wochen an. Bei 85–90% der Patienten besteht eine klinisch feststellbare Pankreasinsuffizienz. Sie zeigt sich meist schon frühzeitig und kann progredient verlaufen. Es kommt zu häufigen, reichlichen, faulig riechenden und fettigen Stühlen. Das Abdomen ist vorgewölbt, das subkutane Gewebe und die Muskelmasse sind trotz guten Appetits vermindert. Bei 20% der nichtbehandelten Kinder kommt es zum Rektumprolaps. Die klinischen Zeichen können mit einem Mangel an fettlöslichen Vitaminen zusammenhängen. Bei jedem Kind mit Hypoprothrombinämie sollte an eine zystische Fibrose gedacht werden. Durch eine Protein-Malabsorption kann sich bei Kindern mit zystischer Fibrose sekundär eine Hypoproteinämie mit Ödemen und Anämie entwickeln. Durch exzessives Schwitzen kann es zu einer hypotonen Dehydratation und Kreislaufinsuffizienz kommen. In trockener Luft kann sich bei Säuglingen eine metabolische Alkalose entwickeln. Ablagerungen von kristallisiertem Salz auf der Haut legen den Verdacht auf eine zystische Fibrose nahe.

50% aller Patienten haben Lungenmanifestationen mit chronischem Husten und mit rezidivierenden oder chronischen Lungeninfektionen. Der Husten ist das störendste Symptom, häufig begleitet von Würgen, Erbrechen und gestörtem Schlaf. Mit Fortschreiten der Erkrankung kommt es zu interkostalen Einziehungen, Gebrauch der Atemhilfsmuskulatur, faßförmigem Thorax, Trommelschlegelfingern und Zyanose. Zur Beteiligung des oberen Respirationstrakts gehören eine Verschattung der Nasennebenhöhlen und eine nasale Polyposе. Heranwachsende zeigen Verzögerung des Wachstums und der Pubertät. Lungenkomplikationen von Erwachsenen sind Pneumothorax, Hämoptyse und eine durch die pulmonale Hypertension bedingte Rechtsherzinsuffizienz. Bei 2–3% der Patienten entwickelt sich ein Diabetes mellitus und bei 4–5% der Jugendlichen und Erwachsenen eine multinoduläre biliäre Zirrhose mit portaler Hypertension. Chronische oder rezidivierende Bauchschmerzen können durch Invagination, Ulcera, perityphlitische Abszesse, Pankreatitis, gastroösophagealen Reflux, Gallenblasenerkrankung oder durch partielle Darmobstruktionen nach Stuhleindickungen bedingt sein.

Laborbefunde

Da das Mekonium der meisten Neugeborenen mit zystischer Fibrose große Mengen von Serumproteinen (hauptsächlich Albumin) enthält, wurde die Untersuchung des Mekoniums als Screeningtest für zystische Fibrose eingesetzt. Da aber dieser Test nicht in der Lage ist, die 10 bis 15% der Patienten mit normalen oder annähernd normalen Pankreasenzymen zu entdecken, wird er für das Screening nicht mehr empfohlen. Bei 85% der Patienten mit zystischer Fibrose besteht eine Pankreasinsuffizienz. Der Duodenalsaft ist anormal zäh mit einer Verminderung der Enzymaktivität und der HCO_3^--Konzentration. Trypsin und Chymotrypsin fehlen im Stuhl oder sind vermindert. Fettabsorptionstests, einschl. der Fettausscheidung innerhalb 72 Stunden, erlauben eine indirekte Bewertung der exogenen Funktion des Pankreas. Patienten mit normaler Pankreasfunktion produzieren nach intravenöser Sekretin-Stimulation kein HCO_3^-. Etwa 40% der Patienten zeigen eine orale Glukosetoleranz-Kurve, die einer verminderten oder fehlenden Insulinproduktion entspricht. Weniger als 3% entwickeln einen Diabetes mellitus. Die Nüchternblutwerte der Karotinoide, der Vitamine A und E, der essentiellen Fettsäuren und des Cholesterins sind bei Patienten mit Steatorrhö vermindert. Das Gesamtserumprotein ist anfänglich normal, aber mit fortschreitender Erkrankung sind die α_1-, α_2- und γ-Globulinfraktionen erhöht und das Albumin vermindert.

Neugeborene mit systemischer Fibrose haben erhöhte Serumkonzentrationen immunreaktiven Trypsins. Es wurde bereits ein Radioimmunoassay entwickelt, der ein Routinescreening für Neugeborene auf einem getrockneten Blutstropfen ermöglicht. Dieser Test wird heutzutage in Neugeborenen-Screening-Tests verwendet. Allerdings sollte die Diagnose niemals allein auf diesem Test beruhen.

Röntgenologische Lungenbefunde können bei der Verdachtsdiagnose nützlich sein. Überbelüftete Lungen und Verdickungen der Bronchialwand sind die frühesten Anzeichen, danach folgen Infiltrate, Atelektase und Adenopathie der Hilusdrüsen. Mit fortschreitender Erkrankung kommt es zu segmentalen oder lobären Atelektasen, zystischen Veränderungen, Bronchiektasen und Erweiterungen der Pulmonalarterie und des rechten Ventrikels. Verzweigte, fingerartige Verschattungen werden durch Schleimansammlungen in den dilatierten Bronchien hervorgerufen und sind charakteristisch. Lungenfunktionstests ergeben eine Hypoxämie, eine reduzierte Vitalkapazität, ein vermindertes maximales Exspirationsvolumen in 1 sec und FEV_1/FVC%, eine Erhöhung des Residualvolumens und des Verhältnisses von Residualvolumen zu totaler Lungenkapazität. 50% der Patienten leiden an einer pulmonalen Hyperreagibilität.

Diagnostik

In Familien, die bereits ein erkranktes Kind haben, kann eine Mutationsanalyse für die pränatale Diagnostik und eine Trägeridentifikation verwendet werden. Die Analyse der häufigen Mutation Δ F 508 kann in der Allgemeinbevölkerung ebenfalls für die Identifikation der Träger und die pränatale Diagnostik verwendet werden. Für das Screening innerhalb der betroffenen Population wird sie jedoch nicht empfohlen. Die Diagnose wird normalerweise in der frühen Kindheit bestätigt, aber 10% entgehen diesem Nachweis bis zum Jugend- oder frühen Erwachsenenalter.

Die durch die Laborbefunde gestellte klinische Verdachtsdiagnose wird durch den Nachweis der erhöhten Na- und/oder Cl-Konzentrationen im Schweiß gestellt. Der einzig verfügbare Test ist der **quantitative Pilocarpin-Iontophorese-Schweißtest.** Dabei wird pharmakologisch eine lokalisierte Schweißabsonderung stimuliert, die Menge des Schweißes gemessen und die Elektrolytkonzentration bestimmt. Bei Patienten mit dem Verdacht auf eine zystische Fibrose oder mit einer positiven Familienanamnese bestätigt eine Na- oder Cl-Konzentration von mehr als 60 mÄq/l die Diagnose einer zystischen Fibrose. Es wird geschätzt, daß weniger als 1 von 1000 Patienten mit zystischer Fibrose einen Chloridgehalt im Schweiß von unter 50 mÄq/l hat. Falsch-negative Ergebnisse sind selten, können aber bei Ödemen, Hypoproteinämie oder inadäquaten Schweißmengen vorkommen. Falsch-positive Ergebnisse sind durch methodische Fehler bedingt. Eine vorübergehende Erhöhung der Elektrolytkonzentration kann bei emotionaler Deprivation und bei Patienten mit Anorexia nervosa vorkommen. Wenn auch die Ergebnisse des Schweißtests bereits am 2. Lebenstag beweiskräftig sind, so ist es doch schwierig, vor der 3.–4. Lebenswoche ausreichende Schweißmengen zu sammeln (> 50 mg). Die Elektrolytkonzentrationen nehmen normalerweise mit steigendem Lebensalter leicht zu. Bei Erwachsenen ist der Schweißtest beweisend.

Es gibt eine kleine Gruppe von Patienten mit zystischer Fibrose, die eine chronische Pseudomonas-Bronchitis haben bei normaler Pankreasfunktion und einer Cl-Konzentration von 40–60 mÄq/l. Diese Patienten werden als **CF-Varianten** bezeichnet.

Bei Patienten mit zystischer Fibrose findet man nasal erhöhte transepitheliale Potentialunterschiede aufgrund der erhöhten Natrium-Reabsorption über das Epithel, das für Chlorid relativ undurchlässig ist. Zusätzlich zum Schweißtest direkt nach der Geburt und bei Patienten mit fraglich positivem Schweißtest stellt dies eine weitere diagnostische Möglichkeit dar.

Prognose

Der Verlauf der zystischen Fibrose, abhängig von dem Ausmaß der Lungenbeteiligung, variiert erheblich. Eine Verschlechterung ist jedoch unausweichlich und führt schließlich zur Entkräftung und evtl. zum Tod. Die Prognose wurde in den letzten 4 Jahrzehnten ständig verbessert, hauptsächlich durch eine aggressive Behandlung, bevor es zu schweren irreversiblen Lungenveränderungen kommt. Die mittlere Überlebenszeit geht bis zum 28. Lebensjahr. Die Chance einer längeren Überlebenszeit ist etwas größer bei Männern, Schwarzen, Patienten ohne Pankreasinsuffizienz und denjenigen, die lediglich gastrointestinale Symptome haben. Eine frühe Besiedelung mit *Pseudomonas* und pulmonale Hyperreagibilität bedeuten eine etwas schlechtere Prognose. Alle, die mit der Behandlung und Pflege der Patienten zu tun haben, können durch die Art der Unterstützung die Bedingungen für die Patienten und deren Familien annehmbarer gestalten. Mit entsprechender Unterstützung können sich die meisten

Patienten zu Hause und in der Schule altersentsprechend anpassen. Die Erfolge im Beruf und in der Ehe dieser Patienten sind beeindruckend. Die meisten Patienten arbeiten oder besuchen die Schule bis kurz vor ihrem Tod.

Eine genetische Beratung kann für die Risikofamilien sehr wertvoll sein, indem die Vererbbarkeit der zystischen Fibrose, die Risikofaktoren und die Möglichkeit der pränatalen Diagnostik und des Trägernachweises erklärt werden.

Therapie

Wichtig ist eine intensive Therapie, die Pflege, Ernährung, physikalische und respiratorische Therapie und die Beratung umfaßt. Die Ziele der Therapie sind die Erhaltung eines ausreichenden Ernährungszustandes, Vorbeugung oder aggressive Therapie von Lungenkomplikationen, Ermutigung zu körperlicher Aktivität und Sorge für psychosoziale Hilfe.

Die **Obstruktion** bei einem unkomplizierten Mekonium-Ileus kann manchmal schon durch ein Klistier, das hyperosmolares Röntgenkontrastmittel enthält, beseitigt werden, wenn erforderlich, mit chirurgischen Maßnahmen. Nach der Neugeborenenperiode wird ein partieller intestinaler Ileus mit Einläufen, die hyperosmolare Röntgenkontrastmittel oder N-Acetylcystein enthalten, oder durch die perorale Gabe einer balancierten intestinalen Spülflüssigkeit behandelt. Durch die perorale Gabe von Dioctyl-Na-Succinat, Laktulose oder N-Acetylcystein können solche Episoden u.U. verhindert werden. Wenn eine **Pankreasinsuffizienz** besteht, werden Pankreasenzyme als Pulver, Tabletten oder Kapseln zu jeder Mahlzeit gegeben. Die Menge richtet sich nach der Größe der Mahlzeit, nach der Wirksamkeit des Präparates und nach der Stuhlzusammensetzung. Die wirksamsten Enzympräparate enthalten Pankreaslipase, sind pH-empfindlich und daher mit einem dünndarmlöslichen Überzug versehen.

Zur **Diättherapie** gehören: 1. Ausreichende Kalorien und Proteine, um das normale Wachstum zu gewährleisten. Die normalen Bedürfnisse werden dabei um 50% überschritten. 2. Normale bis hohe Fettzufuhr, um den Kalorienbedarf zu erhöhen. 3. Multivitamine werden in der doppelten Menge der sonst empfohlenen Dosis verabreicht. 4. Zufuhr eines wasserlöslichen Vitamin-E-Präparates; 5. Bei Hitze und vermehrtem Schwitzen Zufuhr von Salzen. Säuglinge, die mit einem Breitspektrum-Antibiotikum behandelt werden, und Patienten mit Lebererkrankungen und Hämoptoe erhalten Vitamin K. Bei Säuglingen mit schwerer Pankreasinsuffizienz sollten anstatt Vollmilch Zubereitungen aus Proteinhydrolysaten und Triglyzeriden gegeben werden. Um die Kalorienmenge zu erhöhen, können Glukose-Polysaccharide und mittelkettige Triglyzeride zugeführt werden. Bei Patienten mit unbefriedigendem Ernährungszustand kann eine zusätzliche Nahrungszufuhr über eine Magensonde oder eine Gastro- bzw. Jejunostomie wieder zu einem normalen Wachstumsprozeß und einer Stabilisierung der pulmonalen Funktion führen *(s. Kap. ERN, 1.)*.

Eine **Prophylaxe gegen Atemwegsinfektionen** besteht in der Aufrechterhaltung der Immunität gegen Pertussis und Masern und in der jährlichen Grippeschutzimpfung. Bei nicht geimpften Patienten kann Amantadin als Prophylaxe gegen Influenzavirus Typ A eingesetzt werden. Da keine erhöhte Empfänglichkeit für Pneumokokken oder keine vermehrten Pneumokokkeninfektionen bestehen, ist eine Pneumokokkenschutzimpfung nicht erforderlich.

Die **Behandlung der Lungenmanifestationen** schließt die Vorbeugung gegen Atemwegsobstruktionen und die Infektionskontrolle ein. Bei einer Lungenbeteiligung besteht die physikalische Therapie aus Lagerungsdrainage, Perkussion, Vibration und Hustenunterstützung *(s. Kap. LUN, 3.)*. Bei einer auftretenden Atemwegsobstruktion können Bronchodilatatoren oral oder als Aerosol gegeben werden. Besteht eine schwere Lungeninsuffizienz und Hypoxämie, ist eine O_2-Therapie indiziert. Eine Unterstützung der Ventilation ist bei CF-Patienten mit chronischer Ateminsuffizienz nicht angezeigt. Der gelegentliche Einsatz sollte auf Patienten beschränkt bleiben, bei denen sich bei gutem Grundzustand eine akute Ateminsuffizienz entwickelt, oder als Unterstützung in der Lungenchirurgie.

Ein Pneumothorax kann durch eine geschlossene Thorakostomie in Kombination mit einer intrapleuralen Instillation eines sklerosierenden Mittels (z. B. Qinacrin 2%, 100 mg in 50 ml isotonischer Kochsalzlösung) behandelt werden, um Adhäsionen zwischen der viszeralen und parietalen Pleura hervorzurufen. Dieses Mittel wird täglich, 3 Tage lang, instilliert. Eine Behandlungsmöglichkeit besteht auch durch eine offene Thorakotomie mit Resektion und pleuraler Abrasio.

Schleimlösende Aerosole und orale Expektorantien sind weit verbreitet, aber nur wenige Daten sprechen für ihre Wirksamkeit. Eine tracheobronchiale Lavage bringt bei manchen Patienten eine zeitweilige Besserung, aber die Ergebnisse zeigen, daß diese Methode einer intensiven physikalischen Therapie und der i. v.-Antibiotikagabe nicht überlegen ist. Die positive inspiratorische Druckatmung wird wegen der Möglichkeit der Entstehung eines Pneumothorax nicht empfohlen.

Orale Glukokortikoide sind indiziert bei Säuglingen mit langwierigen Bronchiolitiden und bei Patienten mit ansonsten therapierefraktären Bronchospasmen, allergischer bronchopulmonaler Aspergillose und komplizierenden entzündlichen Erkrankungen (z. B. Arthritis und Vaskulitis).

Die Langzeittherapie mit Glukokortikoidgaben im Abstand von 2 Tagen wird zur Zeit untersucht, allerdings wird sie nicht routinemäßig empfohlen. Patienten, die Glukokortikoide erhalten, müssen hinsichtlich ihres Kohlenhydratstoffwechsels und evtl. Wachstumsstörungen engmaschig kontrolliert werden.

Antibiotika: Bei ambulanten Patienten werden Erkrankungen durch pathogene Bakterien im Respirationstrakt nach Kultur und Empfindlichkeitstestung mit wirksamen Dosen der entsprechenden Präparate behandelt. Gegen *Staphylokokken* sind Penicillinase-resistente Penicilline (z. B. Cloxacillin oder Dicloxacillin) oder ein Cephalosporin (z. B. Cefalexin) die Mittel der Wahl. Erythromycin, Ampicillin, TMP/SMX, Tetracycline oder gelegentlich Chloramphenicol können individuell oder in Kombination für eine verlängerte ambulante Behandlung einer Lungeninfektion durch die verschiedenen Keime eingesetzt werden. Bei erwachsenen Patienten, bei denen eine Besiedelung mit empfindlichen Stämmen vorliegt, ist das Fluorquinolon-Antibiotikum Ciprofloxazin ein wirksames Mittel gegen Pseudomonasinfektionen. Bei schwerer Lungenexazerbation, besonders bei Patienten mit *Pseudomonas*-Infektionen, wird eine parenterale Antibiotikatherapie empfohlen. In der Regel ist dazu ein Krankenhausaufenthalt erforderlich, bei älteren Patienten kann die Therapie jedoch problemlos zu Hause durchgeführt werden. In diesen Fällen wird häufig ein gegen Pseudomonas wirksames Penicillin in Kombination mit einem Aminoglykosid i. v. verabreicht. Einige der neueren Cephalosporine mit einer Wirksamkeit gegen Pseudomonas können ebenfalls nützlich sein. Die Serum-Aminoglykosid-Konzentration muß überwacht und die Dosis so eingestellt werden, daß ein Spitzenspiegel von 8–10 μg/ml und ein Dauerspiegel von 2 μg/ml gewährleistet sind. Bei Patienten mit zystischer Fibrose können hohe Aminoglykosid-Dosen erforderlich sein, um die notwendigen Serumkonzentrationen zu erreichen. Es kommt auch bei einigen Penicillinen zu einer erhöhten Nieren-Clearance, so daß hohe Dosen für adäquate Serumspiegel notwendig sind. Das Ziel der Behandlung von Lungeninfektionen ist, das klinische Bild so weit zu bessern, daß ein dauernder Gebrauch von Antibiotika nicht erforderlich ist. Trotzdem kann bei einigen ambulanten Patienten mit Rezidiven ein Langzeiteinsatz entsprechender Antibiotika indiziert sein. In ausgewählten Fällen mit einer dauernden Antipseudomonas-Therapie kann eine Aerosolbehandlung wirksam sein.

Eine **massive** oder **rezidivierende Hämoptoe** wird durch Embolisation der betroffenen Bronchialarterien behandelt.

Patienten mit einer **Rechtsherzinsuffizienz** werden mit Diuretika, salzarmer Diät und Sauerstoff behandelt.

Chirurgische Eingriffe sind bei den folgenden Erkrankungen angezeigt: Lokalisierte Bronchiektasen und Atelektasen, die medikamentös nicht zufriedenstellend behandelt werden können, Nasenpolypen, chronische Sinusitiden, Blutungen aus Ösophagusvarizen nach portaler Hypertension, Gallenblasenerkrankungen und Darmobstruktionen durch einen Volvulus oder eine Invagination, die medikamentös nicht beseitigt werden können. Bei Patienten mit terminalen Lebererkrankungen sind Lebertransplantationen und bei Patienten mit fortgeschrittenen kardiopulmonalen Schäden Herz-Lungen- und Doppel-Lungen-Transplantationen mit Erfolg durchgeführt worden.

14. ERKRANKUNGEN DES GASTROINTESTINALTRAKTES

Rezidivierende Bauchschmerzen

(s. a. Kap. MDA, 7., Bauchschmerzen)

Drei- oder mehrmaliges Auftreten von Bauchschmerzen innerhalb der letzten 3 Monate. Die Persistenz, das Wiederholen oder die Chronizität der rezidivierenden Bauchschmerzen unterscheiden sich von den akuten Bauchschmerzen des Kindes. Die Inzidenz einer normalen Population ist etwas über 10%, das Verhältnis Mädchen zu Jungen beträgt dabei 4:3. Rezidivierende Bauchschmerzen sind bei Kindern unter dem 4. Lebensjahr selten, sie treten meist zwischen dem 8. und 10. Lebensjahr auf. Ein zweiter Gipfel wird bei Mädchen in der Pubertät beobachtet. Man unterscheidet 3 Typen der rezidivierenden Bauchschmerzen, je nach dem, ob die Probleme bedingt sind durch eine organische Erkrankung, eine allgemeine Dysfunktion oder ob sie rein psychogener Natur sind.

Rezidivierende Bauchschmerzen organischer Ursache

Eine organische Ursache für die Symptome wird nur bei 5–10% aller Kinder mit rezidivierenden Bauchschmerzen gefunden, obwohl es eine große Anzahl möglicher Ursachen gibt. *Tab. 42.* zeigt die häufigsten organischen Erkrankungen, die differentialdiagnostisch in Betracht gezogen werden müssen. Von diesen Ursachen sind die häufigsten entzündliche Darmerkrankungen, chronische Appendizitis, peptische Ulzera, Infektionen mit Helicobacter pylori, Parasiten (besonders in endemischen Gebieten), Harnwegsinfektionen und Sichelzellanämie. Bei pubertierenden Mädchen müssen entzündliche Unterleibserkrankungen und Ovarialzysten ausgeschlossen werden.

Symptomatik und Diagnostik

Schmerzen organischer Ursache haben meistens besondere Charakteristika. Sie sind meist als konstant oder zyklisch (in Verbindung mit bestimmten Aktivitäten oder Essensgewohnheiten) und gut lokalisierbar beschrieben. Die Schmerzen werden selten in der periumbilikalen Region lokalisiert, sie können in den Rücken ausstrahlen. Häufig kann das Kind von den Schmerzen aufwachen. Begleitend treten, je nach Erkrankung, rekurrierendes oder persistierendes Fieber, Gelbsucht, Stuhlunregelmäßigkeiten, Blut im Stuhl, Erbrechen, Bluterbrechen, abdominelle Abwehrspannung, Appetitschwankungen und Gewichtsverlust auf.

Zwei Erkankungen erfordern bei pädiatrischen Patienten besondere Erklärung, da die Symptome oft verwirrend sind: **1. Peptische Ulzera** werden beim Kind oft übersehen, da typische Abhängigkeit von Nahrungsaufnahme zur Schmerzsensation sowie die gewöhnliche Lokalisation der Schmerzen im Epigastrium, die bei Erwachsenen typisch sind, bei Kindern oft fehlen, s. Ulcus pepticum im Kindesalter, unten. **2. HWI** wird leicht übersehen, da die Schmerzen vom Kind als Schmerzen, die vom Abdomen oder vom kleinen Becken ausgehen, beschrieben werden, ein Flankenschmerz wird selten angegeben.

Behandlung

Wird eine organische Erkrankung angenommen, sollte eine entsprechende Diagnostik *(s. Tab. 42.)* erfolgen und schließlich die spezifische Therapie eingeleitet werden.

Tab. 42. Organische Ursachen für rezidivierende Bauchschmerzen

Ätiologien	*Diagnostisches Vorgehen*
Störungen des Genito-Urethraltraktes	
kongenitale Abnormitäten	i.v. Pyelogramm und/oder Ultraschall
HWI	Urinbakt.
entzündliche Erkrankungen des kleinen Beckens	Untersuchung des kleinen Beckens
Ovarialzyste, Endometriose	gynäkologisches Konsil
Störungen des Gastrointestinaltraktes	
Hiatushernie	Bariumbreischluck, Fluoroskopie
Hepatitis	Leberfunktionstests
Cholezystitis	Ultraschall, Cholangiographie
Pankreatitis	Serumamylasewerte
peptische Ulzera	Radiologie, Endoskopie, Nachweis von Helicobacter pylori durch Silberfärbung, Hämokkulttest
Infektion mit Parasiten (z.B. Giardiasis)	Stuhl auf Parasiteneier, Parasiten
Meckelsches Divertikel	Technetiumszintigraphie
granulomatöse Enterokolitis	BSG, Bariumeinlauf
intestinale Tbc	Tuberkulintest
Colitis ulcerosa (postoperative)	Sigmoidoskopie, Rektumbiopsie
Strikturen	Radiologie
Pseudozysten des Pankreas	Ultraschall
chronische Appendizitis	Abdomenleeraufnahme, Ultraschall
Systemische Störungen	
Bleiintoxikation	Blutspiegel, freies Erythrozytenprotoporphyrin
Purpura Schoenlein-Henoch	Anamnese, Urinstatus
Sichelzellanämie	Blutausstrich, Hb-Elektrophorese
Nahrungsmittelallergie	Entzugsdiät
Abdominalepilepsie	EEG
Porphyrie	Urinuroporphyrinspiegel
Thalassämie, familiäres angioneurotisches Ödem, Migräneäquivalent	Familienanamnese

Aus: Barbero G. J.: Recurrent abdominal pain. *Pediatrics in Review* 4: 30, 1982. Abdruck mit Genehmigung von Pediatrics.

Rezidivierende Bauchschmerzen als Folge allgemeiner Dysfunktion

Schmerzen, die von einem nicht erkrankten Organ ausgehen und ihren Ursprung in konstitutionellen und äußeren Gegebenheiten haben. Genaue Zahlen bezüglich der Häufigkeit können nicht angegeben werden, da die Einteilung relativ neu ist. Diese Einteilung ist wichtig, da hierunter einige Erkrankungen zusammengefaßt sind, die eine genau definierte pathophysiologische Schmerzursache haben und gut auf eine spezifische Therapie, wie z.B. Diätvorschläge oder Medikamente, ansprechen.

Ätiologie

Warum manche Patienten mit pathophysiologischen Störungen Bauchschmerzen entwickeln und andere nicht, ist unklar. Möglicherweise verändert die Angst autonome und intestinale Funktionen, was bei bestimmter konstitutioneller Veranlagung als Schmerz ausgedrückt wird.

Diagnostik

Als Differentialdiagnose müssen verschiedene Zustände in Betracht gezogen werden. So z.B. inadäquate Ernährung, ineffizientes Toilettentraining oder eine für Kinder ungeeignete Toiletteneinrichtung, was zu Obstipation oder Stuhlverhalt und Inkontinenz führen kann, Dysmenorrhoe, Mittelschmerz *(s.a. Kap. GYN, 5.)*, Laktoseintoleranz *(s.a. Kap. MDA, 10.)*. Die Laktoseintoleranz wird in vielen Populationen im Alter zwischen 4 und 5 Jahren aufgrund der physiologischen Abnahme der Laktaseaktivität gesehen. Aufgrund der Tatsache, daß die Bauchschmerzen oft erst 2 Stunden nach Milch- oder Milchprodukteinnahme auftreten, wird die Laktoseintoleranz initial oft übersehen.

Eine sorgfältige Anamnese, die Begleitsymptome und auslösende Faktoren heraushebt, gehört zu den wichtigsten diagnostischen Mitteln. Eine 24-Stunden-Diät kann z.B. die Wahrscheinlichkeit einer Nahrungsmittelallergie oder falscher Ernährungsgewohnheiten als Schmerzquelle hervorheben. Sobald der Grund der Schmerzen herausgefunden ist, sollte die Therapie beginnen.

Psychogene rezidivierende Bauchschmerzen

80–90% aller rezidivierenden Bauchschmerzen sind psychogen. Die Pathophysiologie ist unbekannt, eine Beziehung zu Streß, Angst, Depression oder Spannung ist festzustellen.

Symptomatik

Die Schmerzen können täglich oder mehrmals in der Woche bzw. im Monat auftreten. Gelegentlich ist das Kind Wochen oder Monate symptomfrei. Die Schmerzen sind selten scharf, meist werden sie vage beschrieben, manchmal jedoch auch als krampf- oder kolikartig. Es ist selten, daß die Kinder nachts von den Schmerzen aufwachen, einige Patienten erwachen jedoch früh aufgrund eines Unwohlseins. Psychogene Bauchschmerzen sind meist periumbilikal, man möchte sagen, je weiter der Schmerz vom Bauchnabel entfernt, desto größer ist die Wahrscheinlichkeit, daß er organischer Genese ist. Der psychogene Schmerz kann jedoch auch jeden anderen Symptomkomplex imitieren. Häufigkeit, Art und Lokalisation der Schmerzen sind also keine verläßlichen Unterscheidungskriterien zwischen den verschiedenen Typen der Bauchschmerzen. Jede Änderung von Schmerzcharakter oder Lokalisation verlangt sofortige Aufklärung, da akute abdominale Situationen organischer Ätiologie bei Patienten mit chronischen psychogenen Bauchschmerzen wie bei allen anderen auftreten können.

Diagnostik und Differentialdiagnose

Es kann schwierig sein, Kinder mit organischen Bauchschmerzen von solchen mit psychogenen Schmerzen zu unterscheiden. Die Diagnose psychogene Bauchschmerzen ist keine Ausschlußdiagnose; Anamnese, Persönlichkeit, familiäre Charakteristika, physikalische Untersuchungsergebnisse und Laborergebnisse müssen die Diagnose untermauern.

Die **Anamnese:** Auffällig ist, daß sich die Symptome bei psychogenen Bauchschmerzen wenig oder gar nicht verschlimmern. Der Zustand des Kindes bleibt unverändert. Man beginnt mit der ersten Schmerzattacke, dokumentiert Häufigkeit, Art, Lokalisation der Schmerzen, Beziehung zu Mahlzeiten, Stuhlgang und Wasserlassen; weiter sollte gefragt werden nach Hilfe durch z.B. Lagewechsel, Hausmittel oder andere Medikamente. Wichtige Hinweise, jedoch auch nicht pathognomonisch für psychogene Bauchschmerzen sind das Fehlen konsistenter Darmsymptome, das Fehlen von Fieber, Gewichtsverlust oder Wachstumsstörungen. Nebensymptome sind häufig und bestehen in Kopfschmerzen, Schwindel (kein Vertigo), Gesichtsblässe und Schwitzen. Müdigkeit, Anorexie, Erbrechen, Übelsein, Durchfall, Verstopfung und Flankenschmerz können vorkommen, sind jedoch typischere Symptome für Bauchschmerzen organischer Genese.

Psychosoziale Charakteristika sind z.B. Unreife, ungewöhnliche Abhängigkeit von den Eltern, Ängstlichkeit oder Depression, Besorgtheit, Spannung und Perfektionismus. Das

Kind wird von den Eltern oft als anders gesehen, entweder aufgrund seiner Stellung in der Familie (Einzelkind, jüngstes Kind oder einziges Mädchen bzw. einziger Junge vieler Geschwister), wegen früherer Probleme (Koliken, Eßschwierigkeiten) oder aufgrund irgendwelcher anderer Krankheiten. Die Eltern werden oft als ängstlich, überprotektiv und autoritär beschrieben. Weiterhin sollen vorausgehende Faktoren erhoben werden, wie Krankheit, familiäre Probleme, Trennung oder Verlust, Schulschwierigkeiten; Möglichkeiten primären Krankheitsgewinns (Was vermeidet das Kind durch den Schmerz?) oder sekundären Krankheitsgewinns (Welche psychosozialen Vorteile gewinnt das Kind durch die Krankheit?) und die kindliche Persönlichkeit.

Es ist hilfreich, zu Beginn der Behandlungsphase ein Treffen mit beiden Elternteilen (bzw. Stief- oder Pflegeeltern) zu arrangieren. Unterschiedliche Meinungen zur Frage, wodurch die Bauchschmerzen ausgelöst werden und wie die Schmerzen eingesetzt werden, erlauben einen Einblick in die Familiendynamik. Dieser Einblick kann dabei helfen, ein konsequentes und für beide Elternteile praktikables Konzept für die Schmerzbehandlung zu erstellen. Die Einbeziehung beider Elternteile unterstreicht, daß beide eine wichtige Rolle im Leben des Kindes spielen, was auch hinsichtlich der Entstehung, des Fortbestehens und schließlich der Bekämpfung des Schmerzes gilt.

Informationen aus der Schule geben Hinweise darauf, in welchem Maß der Schmerz die Leistungen im Unterricht beeinflußt. Eine frühzeitige Einbeziehung der Lehrer ist wichtig für die Durchführung eines umfassenden Therapiekonzeptes.

In der **Familienanamnese** finden sich häufig chronische somatische Beschwerden, Magenulzera, Kopfschmerzen, Nervosität oder Depression. Die Anamnese sollte auch ähnliche Erkrankungen bei anderen Familienmitgliedern, besonders den Eltern, in diesem Alter erfragen. Eine überanstrengende Situation ist ein relativer Begriff, die Eltern der erkrankten Kinder erscheinen leicht überanstrengt. Oft sind vorausgehende Ereignisse zu Hause (kürzliche Erkrankung, finanzielle Probleme, Trennung oder Verlust) oder in der Schule (Lernschwierigkeiten oder persönliche Schwierigkeiten mit Lehrer oder Klasse) festzustellen. Die Krankheit selbst ruft ebenfalls Probleme hervor, z.B. durch das Fehlen in der Schule, die Isolation von der Klasse und die steigende Rivalität der Geschwister.

Körperliche Untersuchung: Die meisten Kinder werden initial symptomfrei gesehen. Bevor eine endgültige Diagnose gestellt wird, sollte eine Untersuchung während einer akuten Schmerzattacke durchgeführt werden, um den Zustand des Darms zu beurteilen und sicherzugehen, keine Zeichen organischer Störungen zu übersehen. Normalerweise sind die Untersuchungsergebnisse bis auf leichte Empfindlichkeit periumbilikal bei Palpation des Abdomens normal. Ist der Arzt einer Angabe sicher, sollten wiederholte Untersuchungen vermieden werden, da eine Fokussierung oder Verschlimmerung der Beschwerden herbeigeführt werden und das Vertrauen in die diagnostische Sicherheit des Arztes verlorengehen kann.

Laboruntersuchungen sollten sofort eingeleitet werden, um Patient und Eltern zu beruhigen. Die initialen Laboruntersuchungen sollten sich jedoch auf die Suche nach häufigen organischen Ursachen der Bauchschmerzen beschränken. Angemessene Untersuchungen sind z.B. Hb, Hkt, Ausstrich, kleines Blutbild und Blutsenkung; Urinstatus und Urinkultur; Untersuchung des Stuhls auf Eier, Parasiten, *H. pylori,* Blut, pH und reduzierende Substanzen; Tuberkulintest; Leberfunktionsuntersuchungen; Serumamylasespiegel und Abdomenleeraufnahme. Eine Untersuchung auf Sichelzellanämie kann bei bestimmten Patientengruppen sinnvoll sein. Spezielle Nahrungsmittelunverträglichkeit, z.B. Laktose, sollte eingehender untersucht werden (z.B. laktosefreie Diät). Weitere Untersuchungen wären Kontrastmitteluntersuchungen des Gastrointestinal- oder Harntrakts, EEG, Endoskopie; diese Untersuchungen sollten jedoch nur bei spezieller Indikation durchgeführt werden.

Behandlung

Es sind mindestens zwei Untersuchungen notwendig. Die Behandlung beginnt damit, eine Beziehung zwischen Arzt und Familie aufzubauen. Eltern und Kind sollten zuerst getrennt, dann zusammen befragt werden, jeder sollte sagen, was er denkt (oder befürchtet), was der Grund des Problems ist. Reaktionen der Eltern auf die Schmerzen sowie Reaktion des Kindes auf die elterliche Reaktion sollten festgehalten werden.

Bei jüngeren Kindern sollte die gesamte körperliche Untersuchung generell in Anwesenheit der Eltern durchgeführt werden, um ihnen zu zeigen, daß dies mit Sorgfalt geschieht. Bei älteren Kindern oder in der Pubertät kann der gleichgeschlechtliche Elternteil darum gebeten werden, anwesend zu sein, sofern dies dem Patienten angenehm ist. In jedem Fall sollten die Befunde dem Patienten und beiden Elternteilen im Detail mitgeteilt werden. Die Laboruntersuchungen und der Grund, warum diese durchgeführt werden, sollten mit den Eltern besprochen werden.

Nach dem ersten Arztbesuch ist es verfrüht, eine spezifische Therapie anzubieten, auch wenn der Arzt sich relativ sicher ist, daß das Problem primär psychogen ist. Die meisten Eltern sorgen sich um organische Ursachen; nur wenn diese Bedenken ausreichend berücksichtigt und durch adäquate Untersuchungen behoben werden, werden die Eltern bereit sein, Verhaltensweisen zu ändern. Zwischen den einzelnen Untersuchungen ist zu empfehlen, daß der Patient und die Familie ein Tagebuch über Schmerzattacken führen, wobei zu berücksichtigen ist: Art, Intensität und Dauer der Schmerzen, vorausgehende Faktoren wie Ernährung, Stuhlgewohnheiten; Medikamentennahme und ihre Wirkung. Durch dieses Tagebuch werden ungewöhnliches Verhalten und übertriebene Schmerzreaktion dem Patienten und der Familie manchmal deutlich, eine verhaltensorientierte Therapie wird dadurch leichter gemacht.

Die Nachuntersuchung sollte möglichst schnell den Resultaten der Laboruntersuchung folgen, so daß Laborergebnisse besprochen werden können und weiteres Vorgehen geplant werden kann. Die Sorgen von Eltern und Kind sollten angesprochen werden, es sollte betont werden, daß das Kind sich körperlich nicht in Gefahr befindet. Der Arzt muß den Eltern die Diagnose erklären, die Natur des Problems verständlich machen und den Mechanismus der Schmerzentstehung und Schmerzempfindung durch das Kind darlegen.

Es ist hilfreich, die Bauchschmerzen des Kindes damit zu erklären, daß er oder sie von der Konstitution her dazu neigt, in Streßsituationen Schmerzen zu spüren. Fast immer gibt es ein weiteres Familienmitglied mit ähnlichen Problemen. Selbst wenn der Schmerz sich an einem anderen Körperteil zeigt (Kopf- oder Rückenschmerzen), kann dieses Modell dazu dienen, eine familiäre Veranlagung aufzuzeigen und Schuldgefühle zu beseitigen. Es ist wichtig, daran zu denken, daß manche Familien Schwierigkeiten haben, über Gefühle zu sprechen, v.a. über negative Emotionen wie z.B. Ärger oder Traurigkeit, und sich wohler fühlen, wenn sie sich auf körperliche Symptome konzentrieren. In solchen Familien hat der Patient ein Problem, über das er sich nicht beklagen kann. Durch die Krankheit kann das Kind die Unzufriedenheit mit der Situation indirekt ausdrücken. Obwohl die Eltern in solchen Familien häufig nur zögernd zugeben, daß auch sie selbst keine negativen Gefühle ausdrücken können, so können sie doch diesen Wesenszug an ihrem Kind akzeptieren. Diese Einsicht kann sie von unnötiger Besorgnis über eine organische Ursache befreien und dazu verhelfen, daß sie bereit sind, dem Kind den sekundären Krankheitsgewinn zu nehmen. Wenn dies nicht geschieht, dann besteht für das Kind kein Anreiz, wieder gesund zu werden.

Das Hauptziel der Behandlung ist, den Kreislauf negativer psychosozialer Aspekte der Schmerzen (z.B. längeres Fehlen in der Schule, längeres Getrenntsein von Altersgenossen) zu unterbrechen und altersentsprechende Aktivitäten, Unabhängigkeit und Selbstvertrauen zu stärken. Solche Strategien stützen die Ansicht, daß ein Kind lernen kann, die Symptome zu beherrschen oder mit ihnen zu leben, indem es vollständig in das Alltagsleben integriert ist. Es ist wichtig, darauf hinzuweisen, daß die Symptome vorübergehend noch zunehmen können, sobald die Eltern ihre Haltung ändern und das Kind nicht mehr besonders rücksichtsvoll oder als krank behandeln.

Der nächste Schritt ist, gemeinsam mit der Familie Streß- und Spannungsquellen so weit wie möglich zu reduzieren und dem Kind dabei zu helfen, unumgängliche Streßsituationen besser zu bewältigen. Die Einbeziehung der Lehrer ist besonders wichtig bei Kindern, deren

Schmerzzustände sich negativ auf die Anwesenheit und die Leistungen in der Schule auswirken. Das Ziel dieses Konzeptes ist, die Anwesenheit trotz der Schmerzen zu fördern. Es kann z.B. ein Platz bereitgestellt werden, wo sich das Kind während der Schulzeit jeweils kurz hinlegen kann mit der Abmachung, nach einer viertel bis einer halben Stunde wieder zum Unterricht zurückzukehren. Evtl. kann auch ein leichtes Analgetikum (z.B. Paracetamol) gegeben werden. Man kann auch vereinbaren, daß das Kind gelegentlich die Eltern anruft, die es dann zum Bleiben ermuntern. Typischerweise wird sich das Kind in der ersten oder den ersten beiden Wochen mehrmals täglich mit Schmerzen melden. Dies wird jedoch mit der Zeit weniger. Unterstützende Nachuntersuchungen sollten regelmäßig (wöchentlich, monatlich) stattfinden, bis das Problem beseitigt ist. Eine Überweisung zur psychiatrischen Behandlung kann nötig sein (bis zu 50% der Familien), wenn die Symptome trotz adäquater unterstützender Therapie persistieren, besonders wenn das Kind zu Depressionen neigt oder schwerwiegende Probleme bei den Eltern vorliegen.

Eine Medikation wird nicht empfohlen, es gibt kein erwiesen effektives Medikament; Medikamente können Hypochondrie fördern oder zur Abhängigkeit führen.

Hospitalisation ist bei solchen Patienten nötig, bei denen die Familie eine nicht organische Erkrankung nicht akzeptiert oder bei denen weitere Untersuchungen (einschließlich psychologischer Untersuchungen und Beobachtung der familiären Interaktion) nötig sind. Die Hospitalisation sollte kurz und zielgerichtet sein, um Symptome nicht zu fixieren und das Problem nicht aufzublähen.

Prognose

Es gibt keine allgemein hilfreiche Behandlung. Einige Kinder entwickeln später andere somatische Beschwerden sowie emotionale Probleme.

Ulcus pepticum im Kindesalter

Die Diagnose Ulcus pepticum im Säuglings- und Kindesalter ist ungewöhnlich. Ein Grund mag sein, daß eine klinische Anamnese bei kleineren Kindern nicht zu erheben ist. In der Neugeborenenperiode können Perforation und Blutung die Erstmanifestation sein. Blutungen können auch in späterer Kindheit die ersten Symptome sein, obwohl Erbrechen und Bauchschmerzen schon vorher zur Diagnose führen könnten. Im Schulalter ist bereits eine bessere Schmerzlokalisation und -beschreibung möglich. Die Kinder sind in der Lage, eine Beziehung zu Tageszeit und Mahlzeiten herzustellen. Eine Beziehung zur Nahrungsaufnahme sowie das Auftreten der Symptome in der Nacht machen die Diagnose wahrscheinlich, obwohl diese typische Symptomatik bei Kindern nicht unbedingt vorhanden sein muß.

Zur **Diagnosestellung** sollte zunächst eine Röntgenkontrastaufnahme gemacht werden. Wenn das Ergebnis negativ ist und noch immer Verdacht auf ein Ulkus besteht, gibt es zwei Möglichkeiten. Die erste und beste von beiden für die definitive Diagnose ist die Endoskopie, die bei Kindern < 8 Jahren eine allgemeine Anästhesie erfordert. Die zweite Möglichkeit, wenn z.B. eine endoskopische Untersuchung nicht möglich ist und alle anderen möglichen Ursachen für einen ulkusartigen Schmerz ausgeschlossen wurden, ist, das Kind mit Antazida oder H_2-Antagonisten zu behandeln (s. unten).

Die **Behandlung** erfolgt nach dem gleichen Prinzip wie bei Erwachsenen *(s.a. Kap. MDA, 5.)*. Die basale und die stimulierte Sekretion/kg/Zeiteinheit unterscheiden sich nicht von der bei Erwachsenen. Daher sollte man sich bei den Dosierungen für die orale oder, falls erforderlich, i.v. Therapie an die Empfehlungen für Erwachsene halten. Prinzipiell sollten Erwachsenendosen von H_2-Rezeptorantagonisten *(s.a. Kap. MDA, 5.)* bei Kindern angewendet werden, die ≥ 40 kg wiegen. Bei niedrigerem Körpergewicht beträgt die orale Dosierung von Ranitidin 4 mg/kg/Tag und von Cimetidin 20 mg/kg, aufgeteilt auf zwei Dosen alle 12 h. Die

Wirksamkeit einer einmaligen Tagesdosis statt der aufgeteilten Dosis konnte bisher noch nicht nachgewiesen werden. Bei ösophagealem Reflux sollte die Dosierung mindestens auf zwei, möglichst auf drei Dosen alle 8 h aufgeteilt werden. Vorsichtigerweise sollte die Therapie auf 6 bis 8 Wochen beschränkt werden. Rezidive und Komplikationen kommen ebenso wie bei Erwachsenen vor. Allerdings kommt es selten zu Obstruktionen.

Meckelsches Divertikel

Eine angeborene Aussackung des distalen Ileum, die man bei ca. 2% der erwachsenen chirurgischen Patienten findet. Es liegt normalerweise ca. 91,5–183 cm proximal der Ileozökalklappe und kann zwischen 2,5 und 15,2 cm lang sein.

Pathophysiologie

In der frühen fetalen Entwicklung verbindet der Ductus omphaloentericus das terminale Ileum mit dem Nabel und dem Dottersack. Dieser Gang verschließt sich normalerweise bis zur 7. Woche. Seine Nichtrückbildung führt zu verschiedenen Anomalien. Es können sich eine Nabelzyste, eine Ileumbilikalzyste oder ein Meckelsches Divertikel bilden. Letzteres ist die häufigste Form, die dann entsteht, wenn sich der Gang bis auf den ileumnahen Anteil verschließt. Es enthält alle Darmwandschichten. Mindestens 25% der chirurgisch entfernten Divertikel enthalten heterotope Inseln von Magenschleimhaut. Diese wiederum enthalten Parietalzellen, die Salzsäure sezernieren. Außerdem können sie Pankreas- oder Dickdarmschleimhaut enthalten.

Symptomatik und Diagnostik

Die Diagnose ist schwierig und beruht in der Regel auf den Symptomen, die bei Säuglingen und Kindern häufiger vorkommen. Es kommt zu wiederholten Blutungen (hellrotes Blut) aufgrund peptischer Ulzera, die sich im angrenzenden Ileum bilden. Es handelt sich um akute, heftige Blutungen, allerdings sind sie nicht so stark, daß es zum Schock kommt. Bei Jugendlichen und Erwachsenen kommt es eher zu Obstruktionen, die sich durch Krämpfe und Erbrechen manifestieren. Die Obstruktionen entstehen durch Adhäsionen, Invagination, Fremdkörper, Darmverschlingung, Tumoren oder Inkarzeration in eine vorbestehende Hernie (z. B. Littré-Hernie). Zu einer akuten Divertikulitis kann es in jedem Alter kommen *(s. Kap. MDA, 14.).* Die Diagnose wird aufgrund lokalisierter abdominaler Schmerzen und Druckempfindlichkeit unterhalb oder links des Nabels gestellt. Es handelt sich um ein akutes Geschehen, das oft von Erbrechen begleitet wird. Die Symptome ähneln denen einer akuten Appendizitis, lediglich die Lokalisation ist unterschiedlich.

Gelegentlich sieht man ein kleines Divertikel bei der Röntgenuntersuchung mit Barium als Kontrastmittel. Sind säureproduzierende Zellen vorhanden, erlaubt dies die Durchführung einer Untersuchung mit Technetium Pertechnetat. Diese Methode führt bei 50% der rektalen Blutungen zu einem Resultat.

Therapie

Ein blutendes Divertikel mit Indurationen im angrenzenden Ileum erfordert eine chirurgische Entfernung sowohl dieses Darmabschnitts als auch des Divertikels. Bei symptomatischen Patienten, die keine Indurationen aufweisen, wird allein das Divertikel entfernt. Kleine asymptomatische Divertikel, die als Zufallsbefund bei abdominalen Eingriffen gefunden werden, bedürfen keiner Exzision. Falls sich während der Operation bei v. a. Appendizitis herausstellt, daß der Appendix normal ist, sollte untersucht werden, ob ein Divertikel vorhanden ist. Eine intestinale Obstruktion ist eine gefährliche Komplikation, da die Torsion bzw. die Gangrän tödlich verlaufen können, wenn nicht operiert wird. Behandlung der intestinalen Obstruktion *s. Kap. MDA, 7.*

15. ERNÄHRUNGSSTÖRUNGEN

(s. a. Kap. ERN, 1. und 2.)

Ernährungszustand des Kindes

Obwohl reine Mangelzustände bei Kindern entwickelter Gesellschaften selten sind, sind Formen der Unterernährung in armen Familien oder Familien, die aus Überzeugungsgründen eine beschränkte Ernährung einhalten, nicht selten. Unter solchen Umständen ist meist zuerst das Wachstum eingeschränkt, oft ist die Gewichtszunahme stärker als das Größenwachstum eingeschränkt. Abweichungen können durch regelmäßige Messungen und Gebrauch von Standardkurven festgestellt werden. Einzelbeobachtungen sind nicht signifikant, da jedes Kind individuelle Wachstumsverläufe hat. Signifikant häufig sind Blutspiegel von Vitamin A und B, Thiamin, Riboflavin, Eisen und die Transferrinsättigung bei diesen Kindern erniedrigt. Zinkmangel kann für Wachstumsverzögerung und Verlust des Geschmackssinns verantwortlich sein *(s. Kap. ERN, 4.)*.

Bei jedem Kind, bei dem Verdacht auf Mangelernährung besteht, sollte die Anamnese die genaue tägliche Nahrungsaufnahme und mögliche Nahrungsmittelintoleranzen erfragen *(s. Kap. IMM, 3.)*. Eine gründliche körperliche Untersuchung sollte durchgeführt werden, und systemische Erkrankungen, die Unterernährung und Minderwuchs hervorrufen, sollten ausgeschlossen werden (z. B. intestinale, hepatische, hormonelle, renale oder kardiale Erkrankungen). Spezifische Untersuchungen auf Mangel an Vitaminen oder Spurenelementen sind nur notwendig, falls Anamnese und körperliche Untersuchung ihr Vorhandensein nahelegen. Gibt es keinen Hinweis auf Minderwuchs, sollte der Patient beruhigt werden, Wachstum und tägliche Nahrungsaufnahme aber regelmäßig beobachtet werden.

Essentielle Fettsäuren (EFS)

Die essentiellen Fettsäuren sind ungesättigte Fettsäuren, die nicht im Körper hergestellt werden können und deshalb mit der Nahrung aufgenommen werden müssen. Sie sind für einige physiologische Vorgänge essentiell, z. B. für Wachstum, Integrität der Zellmembranen und Synthese von Prostaglandinen *(s. Kap. PHA, 10.)*. Die drei wichtigsten essentiellen Fettsäuren sind Linolsäure, Linolensäure und Arachidonsäure *(s. Kap. ERN, 1., Ernährung)*.

Bei langer fettfreier Ernährung oder totaler parenteraler Ernährung kann bei Kindern ein Mangel an essentiellen Fettsäuren beobachtet werden. Man sieht dann eine schuppige Dermatitis, Thrombozytopenie, schlechtes Gedeihen, mangelnde Wundheilung und erhöhte Infektneigung. Bei beginnendem Mangel an essentiellen Fettsäuren werden besonders niedrige Plasmaspiegel von Linolen- und Arachidonsäure beobachtet.

Zur Erhaltung der normalen Gesundheit sollten 2–3% der gesamten Nahrungskalorien in Form von essentiellen Fettsäuren aufgenommen werden. Normales Pflanzenkeimöl (z. B. Mais-, Sonnenblumen- oder Sojabohnenöl) ist eine hervorragende Linolen- und Linolsäurequelle. Arachidonsäure kann im Körper aus Linolensäure synthetisiert werden. Im Mangelzustand ist die Aufnahme von bis zu 10 g/Tag essentieller Fettsäuren nötig.

Infantiler Skorbut

(s. a. Kap. ERN, 3., Vitamin-C(Ascorbinsäure)-Mangel

Eine akute oder chronische Erkrankung, hervorgerufen durch einen Mangel an Ascorbinsäure, die mit hämorrhagischen Symptomen und anormaler Osteoid- und Dentinbildung einhergeht. Ursache eines primären Vitamin-C-Mangels bei Kindern ist eine ungenügende Versorgung mit diesem Vitamin.

Symptomatik

Der **infantile Skorbut** (Moeller-Barlowsche Krankheit) tritt gewöhnlich zwischen dem 6. und 12. Lebensmonat auf. Frühsymptome sind Nervosität, Anorexie und mangelnde Gewichtszunahme. Aufgrund der ausgedehnten subperiostalen Hämatome schreit der Säugling bei jeder Bewegung (Schonhaltung der Extremitäten) oder er zuckt bei der geringsten Berührung zusammen („Hampelmann-Phänomen"). In fortgeschrittenen Fällen entstehen an den kostochondralen Verbindungen nicht selten rachitisähnliche Auftreibungen („Rosenkranz"), die sich über die Enden der langen Röhrenknochen ausdehnen können (insbesondere am distalen Ende des Femurs), und eine Blutungsneigung, die sich in Form von angeschwollenem, hämorrhagischem Zahnfleisch, das die durchtretenden Zähne umgibt, zeigt. Hautblutungen sind in diesem Alter eher selten, am Zahnfleisch kommt es erst nach Durchbruch der Zähne zu Entzündungserscheinungen. Fieber, Anämie, erhöhter Puls und erhöhte Atemfrequenz sind häufige Symptome. Die Anämie ist gewöhnlich normozytisch und normochrom. Eine makrozytische, megaloblastäre Anämie kann jedoch auch beobachtet werden. Sie ist entweder Folge eines kombinierten Vitamin-C- und Folsäuremangels oder Folge der Oxidation der Tetrahydrofolsäure zu 10-Formylfolsäure in Abwesenheit von Vitamin C.

Die **röntgenologischen Befunde** sind charakteristisch. Die Enden der langen Röhrenknochen zeigen eine diagonale Verdichtung und Verdickung – die „weiße Linie". Schaftwärts, kurz nach der weißen Linie, sieht man Aufhellungsbezirke, die zuerst an den lateralen Rändern sichtbar werden und die im Röntgenbild als kleine Frakturen erscheinen. Die Zeichnung der Bälkchen des Knochenschafts wird undeutlich, was dem Ganzen ein milchglasartiges Aussehen verleiht. 7–10 Tage nach Therapiebeginn kommt es zur Kalzifizierung; das Röntgenbild zeigt keulenartige Auftreibungen, die von der weißen Linie in Richtung Schaftmitte ausgehen (niemals in Richtung Gelenk). Das Blut wird resorbiert und der Knochen nimmt bei Weiterbehandlung seine ursprüngliche Form wieder an.

Diagnostik

Der infantile Skorbut muß differentialdiagnostisch von Rachitis, Poliomyelitis, Osteomyelitis, rheumatischem Fieber und von hämorrhagischen Diathesen (z.B. Bluterkrankungen, allergische Pupura) abgegrenzt werden. Rachitis tritt oft vor dem 5. Lebensmonat, Skorbut fast immer nach dem 6. Lebensmonat auf. Die kostochondralen Verbindungen sind bei beiden Erkrankungen aufgetrieben, bei Rachitis eher abgerundet, bei Skorbut eher kantig. Da die Säuglinge ihre Beine nicht bewegen und bei Berührung schreien, wird oft fälschlicherweise die Diagnose Poliomyelitis gestellt; die durch Skorbut hervorgerufenen Blutungen, die Knochenveränderungen und das Ausbleiben von neurologischen Veränderungen ermöglichen die Unterscheidung. Die Beteiligung der Gelenke kann zur Fehldiagnose „rheumatisches Fieber" verleiten. Diese Erkrankung tritt jedoch gewöhnlich nicht vor dem 2. Lebensjahr auf. Die Knochenaustreibungen bei Skorbut erstrecken sich nie bis zum Gelenk. Andere Erkrankungen, die mit spontanen Blutungen einhergehen, können durch die entsprechenden Laboruntersuchungen ausgeschlossen werden *(s. Kap. HÄM, 4.)*. In zweifelhaften Fällen können durch einen therapeutischen Versuch, wobei 300–500 mg Ascorbinsäure oral verabreicht werden, die bei infantilem Skorbut auftretenden Schmerzen innerhalb von

24–48 Stunden zum Verschwinden gebracht werden. Die Zahnfleischschwellung und die Blutungen nehmen bei diesem Therapieversuch innerhalb von 72 Stunden signifikant ab.

Prophylaxe

In industrialisierten Ländern ist der normalen Babynahrung Vitamin C zugesetzt, flüssige Multivitaminpräparate sind erhältlich. Alternativ empfiehlt es sich, dem Säugling täglich frischen Orangensaft zu geben, beginnend mit einem Teelöffel täglich in der 2.–4. Lebenswoche. Im 5. Lebensmonat soll die Tagesmenge zwischen 50 und 75 ml liegen. Wird Tomatensaft bevorzugt, muß die Dosis 2–3mal höher sein.

Therapie

Beim infantilen Skorbut sollte über eine Woche 50 mg Ascorbinsäure viermal am Tag oral verabreicht werden, danach einen Monat lang dreimal täglich 50 mg Ascorbinsäure, später eine prophylaktische Dosis. Bei Erbrechen oder Durchfall kann die Hälfte der empfohlenen oralen Dosis als Natriumascorbat i. m. oder i. v. gegeben werden.

16. HORMON- UND STOFFWECHSELSTÖRUNGEN

Kongenitale Struma

Eine Vergrößerung der Schilddrüse, die bei Geburt vorliegt und mit Hypothyreose einhergeht oder nicht. Es gibt vier Typen der kongenitalen Struma.

Typ I ist bedingt durch einen Defekt des Jodid-Transportes, wahrscheinlich aufgrund einer Änderung der Synthese eines Zelloberflächenproteins, das für den Transport benötigt wird.

Typ II ist bedingt durch diverse Defekte des Jodinationsvorganges in der Schilddrüse. Ein Grund ist das Fehlen des Enzyms Peroxidase, das für die Oxidation des Jods gebraucht wird, Kretinismus kann die Folge sein. Ein anderer Defekt, der autosomal-rezessiv vererbt wird, betrifft die Wasserstoffperoxidbildung, er kann mit Taubheit einhergehen und ist dann als **Pendred-Syndrom** bekannt. Patienten mit Pendred-Syndrom sind in der Regel euthyreot, die Taubheit ist nicht Folge der Hypothyreose. Ein dritter Defekt, der ebenfalls mit einer abnormalen Peroxidase einhergeht, ist nicht soweit kompensiert, daß er der Aufrechterhaltung einer Euthyreose zuläßt.

Typ III wird bei Patienten mit einem Dehalogenasedefekt beobachtet. Sie weisen einen partiellen oder vollständigen Ausfall der Dejodination von Monojodthyrosin und Dijodthyrosin am Thyreoglobinmolekül auf.

Typ IV ist der **kongenitale Kretinismus,** der bei Kindern, die mit fehlender Anlage der Schilddrüse geboren werden, beobachtet wird.

Hypothyreose

Mangel an Schilddrüsenaktivität. **Die jugendliche Hypothyreose** unterscheidet sich in den Symptomen von der Hypothyreose der Erwachsenen *(s. Kap. END, 3., Hypothyreose).* Für die **Hypothyreose des Neugeborenen** (Kretinismus) sind typisch: Atemnot, Zyanose, Gelbsucht, schlechte Nahrungsaufnahme, heiseres Schreien, Nabelhernien und eine Störung des Knochenwachstums. Die Diagnose erfordert große klinische Aufmerksamkeit und wird unterstützt durch die Routinebestimmung von Serum-T_4 und TSH (thyroid stimulating hormone) im Nabelschnurblut, die 2–5 Tage nach der Entbindung mit Hilfe der Filterpapiermethode durchgeführt werden sollte. Eine sofortige Behandlung (am besten noch in utero, sicher nicht später als 7–10 Tage post partum) verhindert oder mindert zumindest die Störung der geistigen Entwicklung. Die notwendige Dosis von Schilddrüsenhormonen während des ersten Lebensjahres schwankt zwischen 25 und 90 μg/Tag Natrium-L-Thyroxin oral (Säuglinge 0–3 Monate: 10 μg/kg/Tag; 3–6 Monate: 7–10 μg/kg/Tag; 6–12 Monate: 6–8 μg/kg/Tag). Eine Therapiekontrolle erfolgt durch Bestimmung der Serum-T_4- und TSH-Spiegel, sowie anhand der klinischen Erscheinungen der Hypothyreose, wie z. B. der Makroglossie und der langsamen Wachstumsrate, die sich oft erst nach Monaten normalisiert. Es ist Vorsicht angebracht, nicht zu hoch zu dosieren und damit eine Hypothyreose zu produzieren. Die **kindliche (juvenile) Hypothyreose** ist charakterisiert durch Wachstumsverzögerung, verzögerte Zahnentwicklung sowie eine Störung der geistigen Entwicklung. Man behandelt mit Natrium-L-Thyroxin oral. Die durchschnittlichen Dosen für 1- bis 5jährige sind 4–6 μg/kg/Tag, für 6- bis 12jährige 3–5 μg/kg/Tag. Die Symptome der **Hyperthyreose des Jugendlichen** sind denen der Erwachsenen ähnlich; zusätzlich kann jedoch auch Minderwuchs und eine Pubertas praecox mit erweiterter Sella turcica beobachtet werden.

Hyperthyreose

Die Hyperthyreose des Neugeborenen ist eine ernsthafte und möglicherweise lebensgefährliche Erkrankung Neugeborener von Müttern, die eine Hyperthyreose haben bzw. hatten. Häufig sind die Mütter während der Schwangerschaft wegen ihrer Hyperthyreose in Behandlung, haben jedoch meist hohe Titer schilddrüsenstimulierender Antikörper **(TSAk)** in ihrem Blut. Diese Antikörper passieren wahrscheinlich die Plazenta und stimulieren die Schilddrüse des Kindes. Die klinische Manifestation der Neugeborenenhyperthyreose kann bereits wenige Tage nach der Geburt auftreten, sie unterscheidet sich in einigen Aspekten von der Hyperthyreose des Erwachsenen und Jugendlichen. Fütterprobleme, Erbrechen und Durchfall können zu signifikanten Elektrolytstörungen führen, die Struma kann zu einem Atemhindernis werden; Tachykardie kann zum Herzversagen führen. Eine Ophthalmopathie kommt selten vor.

Die betroffenen Kinder erholen sich normalerweise innerhalb der ersten 3–4 Monate, gelegentlich ist der Verlauf verlängert und dauert 6 Monate, ein Jahr oder sogar mehr. Die Dauer der Erkrankung scheint abhängig zu sein von den TSAk-Konzentrationen im kindlichen Blut nach der Geburt und von der Geschwindigkeit, mit der die TSAk metabolisiert werden. Da die Halbwertszeit der TSAk ungefähr 2 Wochen beträgt, ist es schwierig, eine Erkrankung, die länger als 4 Monate nach der Geburt anhält, durch das Vorhandensein mütterlicher TSAk zu erklären. Kinder mit Neugeborenenhyperthyreose sind möglicherweise eine heterogene Gruppe mit verschiedenen pathogenetischen Mechanismen der Hyperthyreose.

Morbidität und Mortalität der Hyperthyreose sind signifikant. Die Persistenz erhöhter Schilddrüsenhormone kann zu verfrühtem Verschluß der Schädelnähte, intellektueller Minderbegabung (beurteilt als IQ), Hyperaktivität und Wachstumsverzögerung führen. Die Mortalität kann bis zu 15–20% betragen. Intrauterine Hyperthyreose kann zu Fruchttod, Todgeburt oder Frühgeburt führen. Deshalb muß die Möglichkeit einer Neugeborenenhyperthyreose rechtzeitig bei jeder schwangeren Frau, die eine aktive Hyperthyreose hat oder bei der einmal eine Hyperthyreose bekannt war, bedacht werden. TSAk-Titer sollten dann während der Schwangerschaft bestimmt werden.

Behandlung: Während der hyperthyreoten Phase ist der Grundstein der Therapie die orale Propylthiouraciltherapie (5 mg/kg KG/Tag in 3 Einzeldosen). Lugol'sche Lösung kann in der Dosis von 6–12 mg/Tag (1–2 Tropfen) gegeben werden. Kinder mit schweren kardiovaskulären Erscheinungen benötigen häufig Digitalis und/oder einen Betablocker, wie z. B. Propanolol. Schwere Fälle mit hohen TSAk-Titern benötigen manchmal Austauschtransfusionen.

Hypopituitarismus

Normal proportioniertes Minderwachstum aufgrund einer Unterfunktion des Hypophysenvorderlappens. Die Größe liegt unter der dritten Perzentile, die Wachstumsgeschwindigkeit ist ≤ 4 cm/Jahr und das Knochenalter liegt ≥ 2 Jahre hinter dem chronologischen Alter.

Ätiologie

Eine mögliche Ätiologie des Hypopituitarismus wird aufgezeigt in *Tab. 43.*, die meisten Kinder mit Minderwuchs haben keine nachweisbare Unterfunktion der Hypophyse. Obwohl endokrinologische Störungen nur bei einem sehr kleinen Prozentsatz von Wachstumsverzögerung nachweisbar sind, ist es wichtig, sie nachzuweisen, denn sie sind behandelbar.

Kinder mit Hypopituitarismus haben gewöhnlich entweder einen **Hypophysentumor** (meist ein Kraniopharyngeom) oder eine nicht nachweisbare Ätiologie **(idiopathischer**

Tab. 43. Endokrinologische Hauptursachen für Minderwuchs

Verminderte Sekretion des Wachstumshormons (GH)
- Hypothalamische Ursachen
  - Mindersekretion von Wachstumshormon-Releasinghormon (GHRH)
  - Organläsionen
- Hypophysäre Ursachen
  - Mindersekretion von GH (und anderen hypophysären Hormonen)
  - Organläsionen
- funktioneller GH-Mangel (emotionale Deprivation)

Gestörte GH-Aktion
- gestörte GH-Rezeptoren
- Sekretion eines anormalen GH
- nutritiv bedingter Mangel an GH-induzierter Somatomedinbildung (z. B. Kwashiorkor)

Gestörte Reaktion des Skeletts auf Somatomedin (oder GH)
- konstitutioneller Minderwuchs
- Gonadendysgenesie (Turnersche Erkrankung)
- primäre Erkrankung des Knorpels oder Knochens
- chronische Nierenerkrankung
- chronisch entzündliche Erkrankung
- Überschuß an Kortikosteroiden
  - hypophysär oder adrenal
  - Behandlung mit pharmakologischen Dosen von Kortikosteroiden

Hypothyreose (primär oder sekundär)

Pubertas praecox
- Organisch
  - Zentral (Pubertas praecox vera mit vorzeitigem Epiphysenschluß)
  - Pseudopubertas praecox
- Idiopathisch (Pubertas praecox vera)

Diabetes mellitus

Adrenokortikale Insuffizienz

GH = growth hormone (Somatotropin, STH); GRH = growth hormone – releasing hormone

Hypopituitarismus). Die Kombination osteolytischer Defekte des knöchernen Schädels mit einem Diabetes insipidus deutet auf die **Hand-Schüller-Christiansche Erkrankung** hin *(s. Kap. LUN, 15., Histiozytosis).* **Isolierter Wachstumshormon (STH bzw. GH)-Mangel** kann in Verbindung mit Defekten der Mittellinie, wie Gaumenspalte, fehlendes Septum pellucidum, Hypoplasie des Nervus opticus und Nystagmus, auftreten. Ein alleiniger STH-Mangel, wie auch in Verbindung mit anderen Anomalien, ist in 10% der Fälle erblich *(s. a. Kap. KIN, 8., Wachstumsstörungen).*

Symptomatik

Die Wachstumsverzögerung mit normalen Proportionen ist das Hauptmerkmal des Hypopituitarismus der Kindheit. Ebenso wird bei Individuen mit Hypopituitarismus der Beginn der Pubertätsentwicklung aussetzen. Diejenigen mit isoliertem STH-Mangel haben normale Körperproportionen, werden (obwohl manchmal verzögert) eine normale Pubertätsentwicklung durchmachen und haben ein normales Reproduktionsvermögen.

Die Bestimmung des Knochenalters anhand von Röntgenbildern des Handskeletts ist, wie die sorgfältige Bestimmung von Größe und Gewicht über die Zeit auf irgendeiner der verschiedenen erhältlichen Wachstumskurven, wichtig zur Befundung von Wachstumsstörungen *(s. Kap. KIN, 2.).* Bei hypophysärem Zwergwuchs ist die epiphysäre Reifung gewöhnlich im gleichen Ausmaß wie die Größe retardiert. Selbstverständlich ist die radiologische Diagnostik der Sella turcica mittels CT oder NMR ebenso zum Ausschluß von Verkalkungen und Neoplasmen indiziert. Zusätzlich sei bemerkt, daß die Sella in 10 bis 20% bei Kindern mit hypophysärem STH-Mangel abnorm klein ist.

Diagnostik

Die große Mehrheit der Kinder, die unterhalb der 3. Perzentile bei ihrer Größe liegen, zeigen normale STH- und Somatomedin-C-Spiegel (identisch mit dem Insulin-ähnlichen Wachstumsfaktor I, IGF-I). Sowohl das Knochen- als auch das Größenalter sind im allgemeinen etwas zurückgeblieben. Eine Familienanamnese mit kleiner Gestalt und verzögerter Pubertät ist häufig. Solche Kinder werden im allgemeinen unter der Anamnese diagnostiziert, eine **hereditäre (familiäre) geringe Körpergröße** zu besitzen oder eine **konstitutionelle (physiologische) verzögerte Pubertät** zu haben.

Wenn sich die diagnostischen Verfahren verbessern, werden sich einige dieser Kinder als Träger von Somatomedinrezeptor- und Postrezeptor-Defekten erweisen. Die geringe Körpergröße bestimmter rassischer Gruppen, beispielsweise der afrikanischen Pygmäen, beruht teilweise darauf, daß sich der Somatomedin-C-Spiegel während der Pubertät nicht erhöht.

Somatomedin-C-Spiegel sind ein nützliches indirektes Maß für die Wachstumshormon-Sekretion. Normale Somatomedin-C-Spiegel bei Kindern, die älter als 6 Jahre sind, schließen einen schweren STH-Mangel aus. Bei kleineren Kindern ist der Unterschied von normalem und niedrigem Somatomedin-C-Spiegel zu gering für ein aussagekräftiges Screening. Die Referenzwerte des Nichol-Institute (Referenzlabor in den USA) für Somatomedin sind folgende: 2–6 Jahre, 0,65 ± 0,55 U/ml; 6 bis Jahre, 1,21 ± 0,75 U/ml; 10–17 Jahre; 1,72 ± 1,01 U/ml. Weil der Somatomedinspiegel bei anderen Krankheiten als dem STH-Mangel niedrig sein kann (z.B. Proteinmangelernährung), muß die Diagnose mit einem STH-Provokationstest bestätigt werden.

Die basalen STH-Werte variieren stark. Werte > 6 ng/ml schließen in der Regel einen STH-Mangel aus, allerdings müssen für jedes Zentrum eigene Normalwerte festgelegt werden. Über die endogene STH-Sekretion weiß man noch nicht genügend, um sich allein auf die STH-Bestimmung verlassen zu können. eine verminderte STH-Antwort auf Provokationsstimuli (mit Arginin, Insulin, L-Dopa, Clonidin, durch körperliche Betätigung oder Schlaf) weisen auf einen STH-Mangel hin *(s. Kap. END, 2., STH-Bestimmung).* Wenn eine verminderte STH-Antwort festgestellt wurde, muß auch die Sekretion der anderen Hypophysen-Hormone überprüft werden. Die Prolaktinspiegel können bei Kindern mit Kraniopharyngeomen erhöht sein.

Kinder mit normalen STH-Spiegeln und sehr niedrigen Somatomedin-C-Spiegeln sind ebenso beschrieben worden. Da solche Kinder bei der Gabe von exogenem STH eine Erhöhung von Somatomedin-C und der Wachstumsgeschwindigkeit zeigen, wird vermutet, daß diese Individuen biologisch inaktives STH produzieren.

Zwergwuchs aufgrund ungünstiger Umgebungseinflüsse: Eine extreme emotionale Deprivation kann, vermutlich durch hypothalamische Unterdrückung der GRH-Ausschüttung, ebenfalls zu Wachstumsverzögerungen führen. Charakteristischerweise ist das familiäre Umfeld gestört. Das Kind kann vernachlässigt oder isoliert sein, vielleicht wird es auch mißhandelt. Schnell tritt eine Erholung des normalen Wachstums nach Entfernung des Kindes aus der einschränkenden Umgebung ein *(s. a. Kap. KIN, 8. und 10.)*.

Patienten mit **Laron-Zwergwuchs** zeigen eine schwere proportionierte Wachstumsverminderung, erhöhte STH-Spiegel und niedrige Somatomedin-C-Spiegel. Nach Gabe von exogenem STH erhöhen sich die Somatomedin-C-Spiegel und die Wachstumsgeschwindigkeit nicht, was einen Defekt des STH-Rezeptors impliziert.

Bei **Hypothyreose** ist die Wachstumsverminderung nicht proportioniert; speziell die Extremitäten sind im Vergleich zum restlichen Körper zu kurz.

Beim **Turner-Syndrom** wird die geringe Körpergröße oft mit einem hypophysären Zwergwuchs verwechselt. Ein Turner-Syndrom kann bei zu kleinen Mädchen angenommen werden, die eine primäre Amenorrhoe, Flügelfell am Nacken, einen niedrigen nuchalen Haaransatz, zu kurze 4. Metakarpal- oder Metatarsalknochen, einen schildförmigen Thorax mit weitauseinanderstehenden Brustwarzen und kardialen Abnormitäten, insbesondere der Transposition der Aorta, zeigen. Patienten mit diesen Störungen haben (wie in *Gonadale Dysgenesien, unter Syndrome, die mit der Aberration der Geschlechtschromosomen assoziiert sind, Kap. KIN, 23.*, besprochen wird) Abnormitäten, welche eine Veränderung des X-Chromosoms einschließen. Aus diesem Grund sollte bei zu kleinen Mädchen, bei denen es keinen offensichtlichen Grund der Wachstumsverminderung gibt, eine Chromosomenbestimmung ein Teil des diagnostischen Vorgehens sein.

Ebenso sollte die Möglichkeit einer verborgenen **chronisch entzündlichen Erkrankung** in Betracht gezogen werden. Kinder mit juveniler rheumatoider Arthritis, rheumatischem Fieber und entzündlichen Darmerkrankungen zeigen oft eine Wachstumseinschränkung. Eine gewissenhafte Untersuchung führt für gewöhnlich zum Auffinden der Ursache. Falls indiziert, sollten **Kortikosteroide** zur Behandlung betroffener Kinder verwendet werden, wobei aber daran erinnert werden muß, daß übermäßige Glukokortikoidspiegel jeglicher Herkunft auch das Skelettwachstum unterdrücken.

Es muß an eine Vielzahl kongenitaler und hereditärer Skeletterkrankungen gedacht werden; ein dysproportioniertes Wachstum aber wird im allgemeinen leicht erkannt *(s. Kap. KIN, 7. und Kap. KIN, 17., Schäden des Muskel- und Skelettsystems)*.

Viele **Nierenerkrankungen,** einschließlich chronischer renaler Insuffizienz, renaler tubulärer Azidose und dem Bartter-Syndrom, sind ebenfalls mit einer Wachstumsverminderung verbunden. Da klinische Abnormitäten bei solchen Patienten fehlen können, sollten alle Personen mit unklarer Wachstumseinschränkung Screeningtests auf renale Erkrankungen unterzogen werden.

Ebenso können Kinder mit einer schweren kongenitalen **Herzerkrankung** und mental retardierte Kinder mit einer **Erkrankung des ZNS** an eingeschränktem Wachstum leiden.

Therapie

Bei allen Kindern mit zu geringer Körpergröße, bei denen ein STH-Mangel gesichert ist, ist die Substitutionstherapie mit exogenem humanem STH indiziert. Die Verwendung von *teilgereinigtem humanem STH* wurde eingestellt, da auf diesem Wege Fälle von Jakob-Creutzfeld-Krankheit übertragen worden sind. Heute ist es klar, daß die STH-Reinigungsverfahren nicht die Schritte zum Ausschluß und der Inaktivierung der Agenzien, welche subakute spongiforme virale Enzephalopathien verursachen, enthielten (man sollte sich immer die Möglichkeit zur Übertragung infektiöser Erkrankungen mit anderen gereinigten Hormonen humaner Herkunft bewußt machen).

Zwei gentechnisch synthetisierte humane STH-Produkte (Somatrem und Somatropin) ersetzen das Naturprodukt. Die Ergebnisse mit diesen synthetischen Hormonen scheinen denjenigen zu entsprechen, die mit hochgereinigtem monomeren STH hypophysären Ursprungs erzielt worden sind. Es wird dreimal pro Woche gegeben, allerdings gibt es noch keine optimalen Dosierungsschemata. Es gibt Berichte über tägliche s.c. Gaben, außerdem gibt es unterschiedliche Meinungen zur empfohlenen Wochendosis. Höhere Dosen können zu schnellerem Wachstum führen, und es ist ermittelt worden, daß die (im Bereich von 30 bis 100 IU/kg) Wachstumsreaktion direkt mit dem Logarithmus der Dosis korreliert. Es treten häufig Größenzunahmen von 10 bis 15 cm im ersten Behandlungsjahr auf; das Wachstum aber kann sich danach verlangsamen. Eine Verdreifachung der Dosis von 0,1 IU auf 0,3 IU/kg 3×/Woche verhilft oftmals zur Wiedererlangung der ursprünglichen Wachstumsgeschwindigkeit. Jetzt, wo synthetisches STH zur Verfügung steht, taucht die Frage auf, ob Kinder mit normalen STH-Spiegeln und normalen STH-Provokationstests mit für ihr Alter niedrigen Somatomedin-C-Spiegeln behandelt werden sollten. Die Frage ist schwierig, da die zur Verfügung stehenden Testverfahren nicht alle Stufen und Formen *funktioneller* Mangelzustände aufdecken können. Viele der kleinen, langsam wachsenden Kinder reagieren gut auf das synthetische STH. Eine geringe Körpergröße führt bei uns wie in den USA zu Diskriminierung. Es wurde bereits vorgeschlagen, daß solche Kinder probeweise kurzfristig STH erhalten sollen, um den therapeutischen Erfolg beurteilen zu können. Eine Steigerung der Wachstumsrate von mindestens 2 cm/Jahr unter Behandlung wird als zufriedenstellende Reaktion bewertet und ist eine mögliche Indikation für eine langfristige Behandlung mit STH. Allerdings ist die Anwendung von STH zur Behandlung von Personen ohne STH-Mangel umstritten. Die meisten Spezialisten sprechen sich dagegen aus. Die Kosten sind enorm, es gibt keine optimalen Dosierungsempfehlungen und es gibt wenig bis keine Daten hinsichtlich der Langzeitergebnisse oder eventueller Nebenwirkungen. Solche Daten müssen erst noch mit Hilfe kontrollierter Studien gewonnen werden. Die Verwendung von STH bei Kindern mit zu geringer Körpergröße anderer Ursache ist nicht untersucht worden. Mädchen mit Turner-Syndrom, die mit STH behandelt werden, wachsen schneller, und viele erreichen im Erwachsenenalter eine Größe, die über der vorhergesagten liegt. Wann immer indiziert, sollte eine Cortisol- *(s. Kap. END, 4.)* und Schilddrüsenhormonsubstitution *(Kap. END, 3.)* durchgeführt werden. Die Überbehandlung thyreoidalen und adrenalen Mangels muß vermieden werden, oder es wird die STH-Antwort vermindert. Bis zum Einsetzen der normalen Pubertät ist die Substitution mit gonadalen Hormonen nicht indiziert, die Behandlung mit exogenem STH abgeschlossen, oder die pubertäre Entwicklung muß wegen eines Hypogonadismus mit gonadalen Steroiden induziert werden. Die Gabe von Steroiden in hohen Dosen leitet den Epiphysenfugenschluß ein, wodurch letztendlich die Größe eingeschränkt wird.

Kongentiale adrenale Hyperplasie

(s. a. Kap. GYN, 6., Amenorrhö)

Die Bezeichnung kongenitale adrenale Hyperplasie faßt eine Gruppe von Erkrankungen zusammen, die durch Störungen der Nebennierensteroidbiosynthese hervorgerufen werden *(s. Tab. 44.)*. Die daraus folgenden niedrigen Cortisolspiegel führen zu einer vermehrten Freisetzung von ACTH, wodurch es zu einer Hyperplasie der Nebennierenrinde kommt. Bei den häufig auftretenden Formen, dem 21- und 11-Hydroxylasemangel, bewirkt dies eine erhöhte Freisetzung von Cortisolvorstufen und ACTH-abhängigen Androgenen aus der Nebennierenrinde. Die intrauterine Mehrsekretion adrenaler Androgene kann zu einer Virilisierung der weiblichen externen Genitalien führen (**Pseudohermaphroditismus,** *s. Kap. KIN, 7., Intersexualität*). Die Differenzierung von Ovarien, Adnexen und Uterus bleibt normal. Wenn

Tab. 44. Enzymdefekte bei der kongenitalen adrenalen Hyperplasie

Fehlendes Enzym	*Steroidmangel*	*Steroidexzeß*	*Phänotypische Ausprägung*
Desmolase	Sämtliche Nebennierenrindenhormone	Lipideinlagerung in der Nebennierenrinde	Nebennierenrindeninsuffizienz
3-β-OL-Dehydrogenase	Kortikosteroide Aldosteron	Dehydroepiandrosteron Pregnenolon 17-Hydroxypregnenolon	Salzverlust, Nebennierenrindeninsuffizienz männlich: Hypospadien weiblich: leichter Virilismus
17-Hydroxylase	Androgene Östrogene Cortisol Aldosteron	Kortikosteron 11-Desoxykortikosteron	Frauen mit fehlender sexueller Reife Zweigeschlechtliche Genitalien bei Männern Bluthochdruck Hypokaliämie Alkalose
21-Hydroxylase	Aldosteron Kortikosteroide	Androgene	Virilisierung bisweilen Salzverlust, Nebennierenrindeninsuffizienz
11-Hydroxylase	Kortikosteroide Aldosteron	Androgene 11-Desoxykortikosteron	Virilisierung Hypertonie
18-Hydroxylase	Aldosteron	Kortikosteron	Salzverlust

Nach: Metabolic Control and Disease [früher Duncan's Diseases of Metabolism], 8. Auflage, herausgegeben von P. K. Bondy und L. E. Rosenberg. Mit Erlaubnis der W. B. Saunders Company. Copyright 1980.

die Hypersekretion vor der 12. Schwangerschaftswoche auftritt, bildet sich ein persistierender urogenitaler Sinus mit einer einzigen Öffnung für Scheide und Urethra aus. Daneben kommt es zu einer skrotalen Fusion der Labien. Nach der 12. Wo. kommt es nur zu einer Klitorishypertrophie. Synthetische Gestagene oder Androgene, die im 1. Schwangerschaftstrimenon eingenommen werden, können ebenfalls zu einer Virilisierung der externen Genitalien führen. Bei Jungen ist der Phallus vergrößert **(Makrogenitosomie)**, aber die Hoden und die Prostata bleiben auch während der Pubertätsentwicklung wegen der Suppression der Gonadotropine (luteinisierendes Hormon oder das Interstitialzellen-stimulierende Hormon, **LH oder ICSH**) und des Follikel-stimulierenden Hormons **(FSH)** durch die vermehrt sezernierten Androgene atrophisch. Diese Kinder wachsen anfangs sehr schnell und haben eine beschleunigte Knochenreifung. Allerdings ist die Endgröße unterhalb der Norm, da es zu einem vorzeitigen Schluß der Epiphysenfugen kommt.

Ein ausgeprägter Enzymmangel, der eine regelrechte Cortisolbiosynthese verhindert, bedingt eine Nebennierenrindeninsuffizienz. Ist der Defekt so ausgeprägt, daß die ganze Cortisolproduktion darniederliegt, insbesondere wenn auch die Aldosteronproduktion blockiert ist, wird das Kind mit dem Bild einer akuten Nebennierenrindeninsuffizienz zu Tode kommen, falls nicht rechtzeitig mit einer Cortisol- und Mineralokortikoidtherapie wie auch einer entsprechenden Flüssigkeits- und Elektrolytzufuhr begonnen wird. Bei Patienten mit einem 11-Hydroxylaseblock wird das überschüssige Mineralokortikoid Desoxykortikosteron gebildet, das einen Bluthochdruck verursacht, aber gegen frühzeitiges Nebennierenversagen schützt.

Andere Defekte, speziell der 17-Hydroxylase, verursachen in Verbindung mit anderen Charakteristika exzessiver Mineralokortikoidaktivität eine phänotypische Feminisierung des genetisch männlichen Säuglings.

Erhöhte 17-Ketosteroide, v.a. Dehydroepiandrostenon und sein Sulfat (DHEA und DHEAS), sowie Androstenon bei normalen oder verminderten 17-Hydroxykortikosteroiden, wie z.B. freies Cortisol, legen die Diagnose eines Defektes der 11-Hydroxylase oder 21-Hydroxylase nahe. Die zwischen der 14. und 20. Schwangerschaftswoche gewonnene Amnionflüssigkeit zeigt bei Föten mit einem Defekt der 21-Hydroxylase erhöhte 12-OH-Progesteron- und Δ^4-Androstendion-Werte. Dies sollte durch eine HLA-Typisierung (HLA Bw47) bestätigt werden. HLA Bw51, Bw53, Bw60 und Dr7 sind weniger beweisend. Hohe Werte von 11-Deoxycortisol finden sich beim 11-Hydroxylase-Defekt. Post partum findet sich bei Patienten mit 21-Hydroxylase-Defekt ein erhöhter 17-OH-Progesteronspiegel im Serum. Überhöhte Pregnanetriolausscheidung im Urin deutet auf einen 21-Hydroxylase-Defekt hin, während beim 11-Hydroxylase-Block große Mengen von Tetrahydrodeoxykortikosteron ausgeschieden werden und das Deoxykortikosteron und das Deoxycortisol im Serum erhöht sind. Die Plasma-Testosteronspiegel sind bei beiden Defekten erhöht. Die Plasma-Reninaktivität ist bei Patienten mit Mineralokortikoid-Defekten (z.B. 21-Hydroxylase) erhöht.

Der weibliche Genotyp beim weiblichen Pseudohermaphroditismus kann durch Karyotypisierung der Leukozyten festgestellt werden. Bei Jungen mit Makrogenitosomie muß eine echte Pubertas praecox *(s. Kap. KIN, 22.)* ausgeschlossen werden. Alle diese Defekte werden autosomal-rezessiv vererbt. Der 21-Hydroxylase-Defekt hat eine Verbindung zu HLA-Genen auf dem Chromosom 6. Von den anderen ist eine Verbindung mit HLA-Genen nicht bekannt. Das Gen für die 11-Hydroxylase befindet sich auf dem Chromosom 8.

Therapie

Die Therapie mit Hydrocortison ist die Therapie der Wahl. 0,3 mg/kg Körpergewicht/Tag oder 10 bis 20 mg/m² KO/Tag, s.c. in Einzeldosen bei Säuglingen über drei Tage gegeben, führt zu einer Reduktion der 17-Ketosteroidausscheidung (DHEA und DHEAS) auf mehr als die Hälfte. Bei Patienten, die alt genug zur Tabletteneinnahme sind, kann Hydrocortison oral verabreicht werden, wobei mit zweimal 25 mg pro Tag oder 20 bis 25 mg/m² KO/Tag begonnen wird. Prednisolon kann substituiert werden in einer Dosis von 2mal 5 mg/Tag. Bei Patienten mit Salzverlustsyndromen kann Desoxykortikosteron oder Fludrocortison erforderlich sein, so z.B.bei der Nebennierenrindeninsuffizienz *(s. Kap. END, 4., Nebennierenunterfunktion)*. Die Dosis sollte so titriert werden, daß normale 17-OH-Progesteronspiegel (< 50 ng/100 ml in der Kindheit) oder DHEAS-Exkretionsspiegel gehalten werden (< 10 μg/24 h für jedes Lebensjahr vor der Pubertät). Die Serumelektrolytspiegel und der RR sollten streng überwacht werden, speziell, wenn der Patient eine Salzverlustform der Krankheit hat (21-Hydroxylase-Defekt). Mit Hilfe einer geeigneten Behandlung kann der Plasmarenin-Spiegel auf Werte im unteren Normalbereich gesenkt werden. Dies ist nützlich für die Überwachung der Mineralokortikoidsubstitution. Die Wachstumsgeschwindigkeit sollte mindestens 2 × /Jahr kontrolliert werden und das Knochenalter sollte alle paar Jahre geprüft werden. Gewöhnlich werden diese Werte innerhalb der normalen Grenze liegen, wenn die Steroidsuppression aufrechterhalten wurde. Operative Rekonstruktion des externen Genitales ist bei Mädchen in der Regel erforderlich. Die Hydrocortisonbehandlung erlaubt eine regelrechte Feminisierung des Mädchens; die Menarche tritt auf, und manche der behandelten Patientinnen können normale Schwangerschaften haben. Die Hydrocortisonbehandlung führt auch bei Knaben zu einer Suppression der Androgene und zu einer Normalisierung der LH- und FSH-Suppression während der Pubertät. Dies erlaubt eine regelrechte testikuläre Entwicklung mit normaler Spermatogenese.

Erkrankungen der Hoden

Männlicher Hypogonadismus

Verminderte funktionelle Aktivität der Hoden (sowohl endokrin als auch auf die Gametogenese bezogen, oder beides), was zu einer Verzögerung hinsichtlich des Wachstums und der sexuellen Entwicklung und/oder zu Störungen der Fortpflanzungsfähigkeit führt.

Die Hoden haben zweierlei Funktion – Synthese und Sekretion von Testosteron durch die interstitiellen (Leydig-Zwischen-)Zellen und die Spermaproduktion in den Tubuli seminiferi. Der vorliegende Text behandelt hauptsächlich diejenigen Probleme, die zu einem Androgenmangel führen. Zu Syndromen der Androgenresistenz *s. Kap. KIN, 7., Intersexualität*, zu kongenitalen Krankheiten der Hoden und des Skrotums *s. Kap. KIN, 7., Nieren- und Urogenitaldefekte*.

Testikuläre Entwicklung

Während der 7. Woche der männlichen Fetalentwicklung findet eine Differenzierung der Gonaden in Testes statt, vermutlich unter dem Einfluß des H-Y-Antigens, einem Protein des Y-Chromosoms, das an Membranrezeptoren der Gonadenzellen bindet. Die Leydig-Zellen entstehen während der 8. Gestationswoche. Diese Zellen sezernieren aktiv **Testosteron,** zunächst unter dem Einfluß von **HCG** (humanes Choriongonadotropin), später durch Stimulation durch das fötale hypophysäre **LH** (luteinisierendes Hormon). Testosteron stimuliert die Entwicklung der Struktur des Wolff-Gangs, wozu Nebenhoden, Ductus deferens, Samenbläschen und Ductus ejaculatorius zählen. Das Testosteron wird vom externen primordialen Genitalgewebe aufgenommen und durch die 5α-Reduktase in **Dihydrotestosteron** umgewandelt, das zu einer Verschmelzung der Labioskrotalfalten führt. Hierdurch entstehen das Skrotum und die penile Urethra. Dieser Prozeß läuft in der 12. Gestationswoche ab. Die Sertolizellen sezernieren ein Peptid, das die Regression der Müller-Gänge verursacht („Anti-Müller-Hormon"), wodurch die Ausbildung der Tuba uterina, des Uterus und des unteren Drittels der Vagina verhindert wird.

Während der ersten Monate nach der Geburt sind die Serumkonzentrationen von LH, **FSH** (follikelstimulierendes Hormon) und Testosteron meist höher als während der pränatalen oder frühkindlichen Entwicklung. Ab dem 6. Lebensmonat bleiben die Gonadotropin- und Testosteronspiegel niedrig bis zum Eintritt in die Pubertät. Bei ca. 99% der männlichen Amerikaner beginnt die Pubertät zwischen dem 9. und dem 14. Lebensjahr. Mit dem Anstieg der Gonadotropine kommt es zu einer Vergrößerung der Hoden, hauptsächlich infolge eines schnellen Wachstums der Tubuli seminiferi, die 80% des Testisvolumens ausmachen. Das früheste Pubertätszeichen ist eine Hodenvergrößerung > 2,5 cm im Längsdurchmesser (> 5 ml). Die sekundäre Geschlechtsentwicklung, zu der die Entwicklung einer tieferen Stimmlage, Schambehaarung und Bartwuchs, Zunahme der Muskelmasse, Wachstum des Skrotums und ein Wachstumsschub gehören, findet in der Regel in den darauffolgenden 2–4½ Jahren statt und beruht auf einer steigenden Testosteronsekretion der Leydigzellen.

Postpubertär wird die Hodenfunktion durch ein komplexes Zusammenwirken zwischen Hypothalamus, Hypophyse und Hoden aufrechterhalten. Der Hypothalamus sezerniert pulsatil ca. alle 90 bis 120 Minuten **GnRH** (Gonadotropin-Releasing-Hormon). Das *GnRH wiederum stimuliert* die Gonadotropine im vorderen Hypophysenvorderlappen zur Sekretion von LH und FSH. LH zirkuliert im Blut und bindet an die Membranrezeptoren der Leydigzellen und fördert über einen **cAMP** (zyklisches Adenosinmonophosphat)-vermittelten Mechanismus die Umwandlung von Cholesterol in Pregnenolon, dem ersten Schritt der gonadalen Steroidbiosynthese. Das Endergebnis ist eine erhöhte Testosteronausschüttung, die über einen negativen Feedback-Mechanismus auf den Hypothalamus oder die Hypophyse wirkt. Dies geschieht entweder direkt oder durch Umwandlung des Testosteron in Östradiol. Das FSH bindet an Membranrezeptoren der Sertolizellen und stimuliert die Sekretion von androgenbindendem Protein und von Inhibin. Das **androgenbindende Protein** fängt das von den benachbarten Leydigzellen sezernierte Testosteron ab und sorgt damit für die zur Spermatogenese erforderliche hohe Testosteronkonzentration. **Inhibin,** das Einfluß auf die Umwandlung des Wachstumsfaktor β hat, wird ins Blut sezerniert und inhibiert die hypophysäre Sekretion von FSH. Ein Verlust der Leydig-Zellfunktion führt daher zu einem Abfall des Testosteron und einem kompensatorischen Anstieg des LH, während eine Destruktion der Tubuli zu Oligo- bzw. Azoospermie, verminderter Inhibinproduktion und einer Erhöhung der FSH-Serumkonzentration führen kann. Funktionsstörungen des Hypothalamus oder der Hypophyse können niedrige Gonadotropin- und Testosteronwerte und eine eingeschränkte Spermatogenese mit sich bringen (s. unten).

Symptomatik

Das klinische Bild wird durch das Alter bestimmt, in dem der Androgenmangel auftritt. Ein früher pränataler Androgenmangel (< 12. Woche) oder Störungen der Androgenfunktion führen zu einer fehlerhaften Geschlechtsdifferenzierung bezüglich der äußeren Geschlechtsmerkmale. Die Möglichkeiten reichen von einer leichten Hypospadie bis hin zu vollständig ausgebildeten weiblichen äußeren Genitalien (männlicher Pseudohermaphroditismus). Ein Androgenmangel zu einem späteren Entwicklungszeitpunkt kann zu einem Mikrophallus und einer Hodenretention führen.

Ein postnataler oder präpubertärer Androgenmangel führt zu Störungen bei der Ausbildung der sekundären Geschlechtsmerkmale, wozu eine unverändert hohe Stimmlage, eine schwache Muskelentwicklung und ein vermindertes Penis-, Hoden- oder Skrotumwachstum gehören. Spärliches Wachstum der Achsel-, Scham- und sonstigen Körperbehaarung und ein eunuchoider Habitus (Abstand Schambein-Boden ≥ 5 cm länger als Abstand Schambein-Scheitel, Spannweite 5 cm länger als Körpergröße) aufgrund eines verzögerten Epiphysenschlusses der langen Röhrenknochen infolge der Wachstumshormonstimulation sind weitere Kennzeichen.

Ein postpubertärer Testosteronmangel kann sich unterschiedlich manifestieren, je nach Ausprägung und Dauer des Zustands. Verminderte Libido, Potenz und Körperkraft sind häufige Symptome. Hodenatrophie, periorbitale und periorale Fältchenbildung und eine spärliche Körperbehaarung können bei längerdauerndem Hypogonadismus beobachtet werden. Ebenso kann es zu Knochenschwund kommen. Wenn der Zustand auf einer gestörten Hodenfunktion beruht, kann sich auch eine Gynäkomastie ausbilden.

Labordiagnostik der Hodenfunktion

1. Spermatogramm: Durch Masturbation gewonnenes Sperma (nach mindestens 2tägiger sexueller Karenz) ist ein ausgezeichneter Index für die tubuläre Funktion. Die normale Ejakulatmenge beträgt 1 bis 6 ml, die Spermienzahl $> 20 \times 10^6$ Spermien/ml, wovon 60% normal ausgebildet und motil sind.

2. Serumtestosteronkonzentration: Die Serumtestosteronspiegel verändern sich im Lauf des Tages, weshalb 3 verschiedene Blutproben im Abstand von 20 Minuten entnommen werden sollten. Ca. 98% des Testosteron ist an Serumproteine gebunden, 2% sind frei. Veränderungen der Serumproteinmenge können sich auf das Gesamttestosteron auswirken, daher ist bei grenzwertigen Testosteronkonzentrationen die Messung des freien Testosterons oft hilfreich. Die Normalwerte für erwachsene Männer sind in der Regel > 300 ng/dl für das Gesamttestosteron und > 50 pg/ml für das freie Testosteron.

3. Serumgonadotropine: Für die Bestimmung der Serumkonzentrationen von LH und FSH sollte man wie unter 2. beschrieben vorgehen. Normalerweise liegen die Werte sowohl von FSH als auch LH zwischen 2 und 15 mIE/ml, allerdings sind sie gelegentlich bei gesunden Personen zeitweise nicht nachweisbar. Wenn die Testosteronkonzentration niedrig und die Gonadotropine erhöht sind, so deutet dies auf eine primäre Funktionsstörung der Hoden hin. Niedrige oder normale Gonadotropine bedeuten eine hypothalamisch-hypophysäre Störung.

4. Choriongonadotropin-Stimulationstest: Da das HCG dem LH strukturell sehr ähnlich ist, bindet es an die Leydig-Zellrezeptoren und stimuliert die Testosteronsekretion. Im Anschluß an eine HCG-Injektion von 500 IE/1,7 m^2 bei Erwachsenen oder 100 IE/kg bei Kindern sollten sich die Testosteronspiegel nach 72 bis 96 h mindestens verdoppeln.

5. Clomiphenzitrat-Stimulationstest: Clomiphenzitrat ist ein schwach wirksames Östrogen, das die Bindung von Östradiol an verschiedenen Rezeptoren hemmt. Da Östradiol ein wichtiger Inhibitor der Serumgonadotropin-Sekretion ist, sollte die Rezeptorblockierung durch Clomiphenzitrat zu einer verminderten Hemmung der Gonadotropinsekretion durch Östrogene führen. Bei Normalpersonen steigt 10 Tage nach oraler Einnahme von 2×100 mg Clomiphenzitrat das LH um 50–250%, das FSH um 30 bis 200% und das Testosteron um 30–220% an. Bei Patienten mit hypothalamisch-hypophysären Störungen bleiben diese Anstiege in der Regel aus.

6. GnRH-Test: Die Gabe von 100 µg GnRH durch schnelle i.v. Injektion führt zu einer direkten Stimulation der Hypophysenhormone mit nachfolgender Sekretion von LH und FSH. Normalerweise steigt 15–60 Minuten nach der Injektion das LH um das Zwei- bis Dreifache und das FSH um das Zweifache der Basiskonzentration an. Bei Patienten mit hypophysären Störungen bleibt der Anstieg der Gonadotropine aus, während bei Patienten mit hypothalamischen Störungen ein normaler oder verminderter Anstieg beobachtet werden kann, wobei letzteres auf einen atrophischen Prozeß aufgrund ungenügender GnRH-Stimulation zurückzuführen ist. Bei diesen Patienten können wiederholte pulsatile Gaben von GnRH zu einer Normalisierung der gonadotropen Funktionen führen.

7. Hodenbiopsie: Diese wird zur Diagnose eines Hypogonadismus nur selten benötigt. In der Regel wird sie nur bei Männern mit Azoospermie bei normalgroßen Hoden angewendet, um zwischen Obstruktionen der ableitenden Samenwege und insuffizienter Spermatogenese unterscheiden zu können.

Klassifikation des Hypogonadismus

Der Hypogonadismus kann in drei Kategorien unterteilt werden: hypothalamisch-hypophysäre Störungen (sekundärer Hypogonadismus), Störungen im Bereich der Gonaden (primärer Hypogonadismus) und gestörte Androgenfunktion. Letztere wird unter *Intersexualität, Kap. KIN, 7.* besprochen.

Hypothalamisch-hypophysäre Störungen

Ein **Panhypopituitarismus** kann angeboren sein, entweder aufgrund einer strukturellen Anomalie der Hypophyse oder aufgrund einer Produktionsminderung bzw. eines Produktionsausfalls der Hypophysenhormone. Zu den erworbenen Ursachen eines Panhypopituitarismus gehören Hypophysentumoren, Gefäßerkrankungen, infiltrierende Erkrankungen, wie z.B. Sarkoidose oder Histiozytose, die sowohl den Hypothalamus als auch die Hypophyse befallen können, Infektionen, Traumen, Neoplasmen und Metastasen. Solche Patienten haben multiple Hormonmangelsymptome. Bei Patienten im vorpubertären Alter kann es zu Wachstumsverzögerungen sowie sekundärer Hypothyreose und sekundärem Adrenalinmangel kommen. Außerdem findet sich ein sexueller Infantilismus. Bei postpubertären Patienten finden sich neben einer Hypothyreose Adrenalinmangelsymptome, außerdem Impotenz, Libidoverlust und testikuläre Atrophie.

LH- und FSH-Mangel (hypogonadotroper *Hypogonadismus*) kann mit normalem Geruchssinn oder mit Hyposmie bzw. Anosmie **(Kallmann Syndrom)** einhergehen. Dieses Syndrom kommt familiär gehäuft vor, allerdings wurden mehrere Erbgänge beschrieben, z.B. x-chromosomale, autosomal-dominante und autosomal-rezessive Vererbung. Zu den weiteren Manifestationen des Syndroms gehören eine Verkürzung des 4. Metakarpalknochens, Syndaktylien und weitere knöcherne Defekte. Der primäre Defekt bei diesen Patienten ist eine ungenügende oder fehlende GnRH-Sekretion im Hypothalamus. Die pulsatile Gabe von

GnRH im normalen biologischen Rhythmus von 90 bis 120 Minuten führt zu einem Anstieg des LH und FSH und zur Virilisierung des betroffenen Patienten.

Konstitutionelle Entwicklungsverzögerungen: Das Ausbleiben einer pubertären Entwicklung bei Jungen im Alter von 14 Jahren wird als verspäteter Pubertätsbeginn betrachtet. Oftmals sind familienanamnestisch bei Brüdern oder beim Vater ähnliche Fälle bekannt. Die meisten Jungen haben bis zum 18. Lebensjahr eine gewisse Geschlechtsreife erreicht. Zur fehlenden Geschlechtsreife kommt meist ein verzögertes Längenwachstum, da der Testosteron-induzierte Wachstumsschub und der Epiphysenschluß ausbleiben. Verläßliche diagnostische Kriterien zur Unterscheidung zwischen verzögertem Pubertätsbeginn und einem Kallmann Syndrom gibt es nicht. Es empfiehlt sich jedoch, die Entwicklung sorgfältig zu überwachen.

Isolierter LH-Mangel (fertiler Eunuchoidismus): Bei einigen Patienten beobachtet man einen isolierten Verlust der LH-Sekretion, während die FSH-Sekretion völlig unbeeinträchtigt ist. Während der Pubertät kommt es zum Hodenwachstum, da der Hauptanteil des testikulären Volumens aus Tubuli seminiferi besteht, deren Reifung durch FSH stimuliert wird. Im weiteren Verlauf kann die Spermatogenese einsetzen. Allerdings führt das Fehlen von LH zu einer Leydig-Zellatrophie mit präpubertärem Testosteronspiegel. Daher bleibt bei diesen Patienten die Ausbildung normaler sekundärer Geschlechtsmerkmale aus, das Längenwachstum wird ungehindert fortgesetzt. Es kommt zu eunuchoiden Proportionen, da der Testosteron-induzierte Epiphysenschluß ausbleibt.

Weitere Syndrome: Verschiedene komplexe hypothalamische Syndrome sind mit sekundärem Hypogonadismus in Verbindung gebracht worden. Hierzu gehören das Prader-Willi- und das Laurence-Moon-Biedl-Bardet-Syndrom. Akute Erkrankungen sowie chronische Systemerkrankungen können mit hypogonadotropem Hypogonadismus einhergehen. Nach Behebung der Grundstörung bildet sich dieser jedoch wieder zurück.

Primärer Hypogonadismus

Klinefelter-Syndrom *(s. a. Kap. KIN, 23., Syndrome im Zusammenhang mit Aberrationen der Geschlechtschromosomen).* Die häufigste Ursache des primären Hypogonadismus ist die Dysgenese der Tubuli seminiferi aufgrund eines XXY-Genotyps, wobei ein zusätzliches X-Chromosom aufgrund einer meiotischen Nondisjunction mütterlicherseits (selten väterlicherseits) vorhanden ist. Bei den meisten Patienten wird die Störung erst während der Pubertät entdeckt. Es werden unterschiedliche Reifegrade erreicht, wobei das Spektrum von praktisch nicht vorhandener Geschlechtsentwicklung bis hin zur fast normalen Geschlechtsreife reicht. Die Hoden sind klein (< 2 cm), fest und fibrotisch. Bei den meisten Patienten kommt es zu einer Gynäkomastie und eunuchoidem Habitus. Bei manchen sind auch Symptome wie dissoziales Verhalten, chronische Lungenerkrankungen, variköse Venenerkrankungen, Glukoseintoleranz, primäre Hypothyreose und Mammakarzinome zu beobachten. Die Gonadotropine sind erhöht, die Testosteronspiegel können im unteren Normalbereich liegen oder vermindert sein. Die Untersuchung der Mundschleimhautzellen entspricht dem weiblichen Befund, außerdem liegt ein XXY-Karyotyp vor.

Agenesie des Testes („Syndrom der verschwundenen Hoden"): Bei ca. *1:20000 Männern* kommt es vor, daß die Hoden zwar angelegt, jedoch zu irgendeinem Zeitpunkt vor oder nach der Geburt resorbiert wurden. Da diese Patienten normale männliche äußere Geschlechtsmerkmale haben und die Strukturen des Wolff-Gangs normal entwickelt sind, muß das Hodengewebe zum Zeitpunkt der 12. Gestationswoche vorhanden gewesen sein, da ansonsten eine normale Differenzierung der Geschlechtsorgane sowie eine Regression des Müller-Gangs nicht möglich gewesen wäre. Diese Patienten zeigen ein klinisches Bild, das dem des bilateralen Kryptorchismus (s. unten) ähnelt, allerdings bleibt bei den Patineten mit einer Agenesie im Vergleich zu den letztgenannten ein Anstieg des Testosteron nach HCG-Injektion aus.

Leydigzell-Aplasie: Das angeborene Fehlen von Leydig-Zellen ist eine Ursache des männlichen Pseudohermaphroditismus mit intersexuellen Geschlechtsorganen. Obwohl sich der Wolff-Gang zum Teil entwickelt hat, ist die vorhandene Testosteronmenge für die Differenzierung normaler äußerer Geschlechtsorgane ungenügend. Strukturen des Müller-Gangs fehlen, da die Sertolizellen genügend inhibierendes Hormon produzieren. Man findet erhöhte Serumgonadotropine und niedrige Testosteronkonzentrationen. Der Testosteronanstieg nach HCG-Gabe bleibt aus.

Kryptorchismus *(s. a. Kap. KIN, 7., Kryptorchismus, unter Nieren- und Urogenitaldefekte).* Zum Zeitpunkt der Geburt findet sich bei 3% der männlichen Säuglinge ein Kryptorchismus, der im Verlauf des 1. Lebensjahres meist verschwindet. Ein längerdauernder beidseitiger Kryptorchismus führt zu Oligospermie und Unfruchtbarkeit, was vermutlich auf die höhere Umgebungstemperatur in der Bauchhöhle oder in der Leiste zurückzuführen ist. Um diese Komplikationen zu umgehen und mögliche Hodentorsion oder eventuelle testikuläre Neoplasien zu verhindern, ist eine frühe Korrektur dieser Störung angezeigt.

Das **Noonan-Syndrom (männlicher Turner)** ist eine komplexe Störung, die sporadisch oder autosomal dominant vererbt vorkommen kann. Sie geht mit mehreren somatischen Störungen einher. Hierzu gehören eine Hyperelastizität der Haut, Pterygium colli, Hypertelorismus, Ptose, tief angesetzte Ohren, Kleinwuchs, Verkürzung des 4. Metakarpalknochens, hoher Gaumenbogen und kardiovaskuläre Anomalien, wie z. B. Pulmonalisstenose, Vorhofseptumdefekt und Aortenisthmusstenose. Die Hoden sind oft verkleinert, die Testosteronspiegel niedrig, die Gonadotropinspiegel hoch.

Dystrophische Myotonie: Ca. 80% der Männer mit einer dystrophischen Myotonie haben eine primäre Störung der Genitalfunktionen. Das Hodenbiopsat zeigt eine gestörte Spermatogenese, Hyalinisierung und Fibrose. Zusätzlich zur Muskelschwäche und -atrophie kommt es häufig zu Stirnglatze, geistiger Behinderung, Katarakt, Diabetes mellitus, primärer Hypothyreose und kranialer Hyperostose. Wie bei anderen Ursachen des primären Hypogonadismus sind die Gonadotropine erhöht und die Testosteronspiegel niedrig oder im unteren Normalbereich.

Funktionsstörungen der Tubuli seminiferi bei Erwachsenen: Bei Männern mit idiopathischen Funktionsstörungen der Tubuli seminiferi oder infolge von Infektionen (Mumps oder Gonorrhö), Kryptorchismus, Urämie, Chemotherapie bei malignen Neoplasien, Alkoholismus, Bestrahlung, Gefäßschädigung oder Traumen kann es zu Oligospermie bzw. Azoospermie kommen. Zusätzlich zum pathologischen Spermatogramm kann der FSH-Spiegel erhöht sein. Sofern lediglich eine leichte Oligospermie vorliegt, kann das FSH im Normbereich liegen. Das Serumtestosteron und das LH sind meist nicht erhöht, allerdings kann es zu einem drastischen Anstieg nach GnRH-Stimulation kommen, was auf einen leichten Androgenmangel hinweist.

Enzymatische Defekte: Multiple Defekte im Enzymmetabolismus der Testosteronsynthese sind beschrieben worden. Diese von Geburt an bestehenden Defekte gehen mit intersexuellen Geschlechtsorganen einher und sind eine Ursache des männlichen Pseudohermaphroditismus.

Therapie

Patienten mit hypogonadotropem Hypogonadismus sollten eine Therapie erhalten, die auf die zugrundeliegende hypophysär-hypothalamische Störung abgestimmt ist, sofern diese gefunden wird. Jungen mit verzögertem Pubertätsbeginn, die aufgrund ihres sexuellen Entwicklungsrückstands schwerwiegende psychosoziale Anpassungsprobleme haben, können über drei Monate mit Testosteronenanthat oder Testosteroncypionat (100 mg i. m. 1 ×/Monat behandelt werden). Diese Behandlung führt eine gewisse Virilisierung herbei, außerdem kommt es zum Längenwachstum, wobei die zu erwartende Körpergröße im Erwachsenenalter nicht signifikant beeinträchtigt wird.

Ein Androgenmangel im Erwachsenenalter sollte mit langwirksamen Testosteron-Präparaten (z. B. Testosteronenanthat oder Testosteroncypionat) behandelt werden. Beide können in Dosierungen von 200 mg i. m. alle 2 Wochen gegeben werden, um einen optimalen therapeutischen Spiegel zu erreichen. Zu den wichtigsten Nebenwirkungen gehören eine Flüssigkeitsretention, Akne und gelegentlich eine vorübergehende Gynäkomastie. Orale Androgenpräparate sollten nicht angewendet werden, da sie weniger gut wirken und ein gewisses Risiko für Leberfunktionsstörungen und Tumorbildungen mit sich bringen. Männer mit hypogonadotropem Hypogonadismus, bei denen eine normale Spermatogenese angestrebt wird, können mit einer Kombination von jeweils 75–150 IE FSH und LH i.m. 3×/Woche zusammen mit 2000 IE HCG i. m. 3×/Woche behandelt werden. Um einen positiven Effekt zu erzielen, muß diese Therapie über einen Zeitraum von mindestens 3 Monaten gegeben werden. Alternativ dazu kann der Versuch einer pulsatilen Zufuhr von GnRH mittels einer tragbaren Pumpe unternommen werden.

Patienten mit primärem Hypogonadismus sollten, sofern keine schweren Kontraindikationen vorliegen, eine Testosteron-Substitutionstherapie erhalten. Die Therapie mit Testosteroncypionat oder -enanthat 200 mg i. m. alle 2 Wochen stellt eine adäquate Substitution dar und vermindert das Auftreten von Knochenschwund, vasomotorischen Störungen, Libidoverlust und Impotenz. Es gibt keine allgemeingültigen Therapieansätze zur Behandlung einer idiopathischen Oligospermie. Allerdings kann bei ausreichender Spermienkonzentration der Versuch einer In-vitro-Fertilisation mit gewaschenen und kapazitierten Spermien unternommen werden *(s. a. Kap. GYN, 3.)*.

Genetische Störungen des Kohlenhydratstoffwechsels

Galaktosämie

Stoffwechselstörungen, die durch erhöhte Galaktosewerte im Blut charakterisiert sind. Die Galaktose kann aufgrund eines Enzymdefektes nicht in Glukose umgewandelt werden. Die an der Umwandlung beteiligten Enzyme sind in *Abb. 27.* aufgelistet. Die klinischen Manifestationen hängen von der Lokalisation des Defekts ab.

Der **Galaktokinasemangel** ist eine seltene Störung, die schon früh zur Ausbildung eines Katarakts führt, wenn sie nicht bald nach der Geburt diagnostiziert und durch konsequente

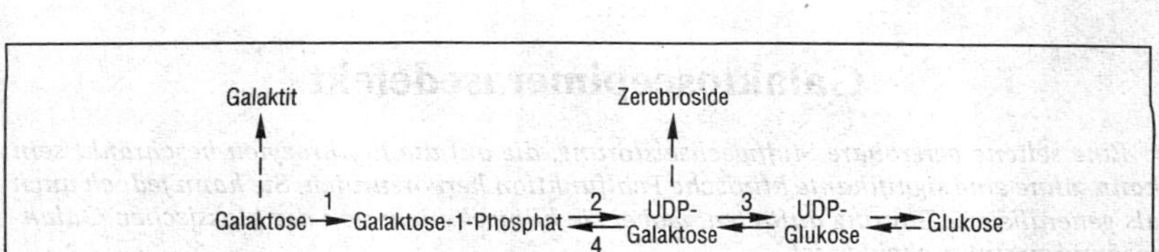

Abb. 27. **Der Galaktosestoffwechsel.**- UDP = Uridindiphosphat.

Vermeidung von Galaktose in der Nahrung behandelt wird. Die Anhäufung von Galaktose und Galaktit, das durch Reduktion von Galaktose entsteht, verursacht eine osmotische Schädigung der Linsenfasern. Die **Diagnose** wird durch den Nachweis von Galaktose im Blut oder Urin des Säuglings nach den ersten laktosehaltigen Milchmahlzeiten gestellt. Laktose ist ein Milchzucker, der im Darm zu Galaktose und Glukose hydrolysiert wird. Bei dieser Erkrankung kommt es nicht zu Leberfunktionsstörungen oder neurologischen Schäden, da galaktosehaltige Zerebroside aus Glukose synthetisiert werden.

Die **klassische Galaktosämie** wird autosomal-rezessiv vererbt und durch das Fehlen der Galaktose-1-Phosphat-Uridyl-Transferase hervorgerufen. Sie kommt bei ca. 1:80000 Geburten vor. Das Gen kommt bei 1:150 Personen vor.

Zum Zeitpunkt der Geburt erscheint der Säugling normal, aber nach wenigen Tagen der Milchdiät kommt es zu Nahrungsverweigerung, Erbrechen, Ikterus und Gedeihstörungen. Es kommt außerdem zu einer Lebervergrößerung, zu exzessiver Aminosäuren- und Eiweißausscheidung im Urin, im weiteren Verlauf entstehen Ödeme und Aszites. Wenn die Behandlung nicht rechtzeitig einsetzt, bleibt das Kind im Wachstum und in der geistigen Entwicklung retardiert. Diese schweren Störungen werden durch die intrazelluläre Anhäufung von Galaktose-1-Phosphat verursacht, die eine große Anzahl von Stoffwechselabläufen beeinträchtigt. Die **Diagnose** kann vermutet werden, wenn Galaktose und Galaktose-1-Phosphat im Urin gefunden werden. Sie wird bestätigt, wenn sich in den Zellen und im Gewebe, z.B. den Erythrozyten und dem Lebergewebe, keine Transferase-Enzyme finden. Wenn die Galaktosämie bereits vor der Geburt vermutet wird (z.B. aufgrund der Familienanamnese), kann die Diagnose bereits zum Zeitpunkt der Geburt durch Untersuchung der Erythrozyten aus dem Nabelschnurblut gestellt werden. Dabei finden sich eine verminderte Konzentration der Galaktose-1-Phosphat-Uridyl-Transferase und eine erhöhte Konzentration von Galaktose-1-Phosphat. Eine Bestätigung der Diagnose zu einem späteren Zeitpunkt postnatal ist weiterhin umstritten. Wenn die an Galaktosämie erkrankte Mutter hohe Blutgalaktosewerte hat, kann der Fetus bereits im Mutterleib einen Kararakt entwickeln. Allerdings kommt es nur dann zu einer Beeinträchtigung der Hirnentwicklung, wenn es selbst an einem Enzymdefekt leidet, da das mütterliche Galaktose-1-Phosphat nicht plazentagängig ist.

Therapie

Die Ernährung darf keine Milch und milchhaltigen Nahrungsmittel enthalten, v.a. auch bei Genträgerinnen während der Schwangerschaft. Synthetische galaktose- und laktosefreie Milchersatzprodukte sind erhältlich. Diese Einschränkung gilt lebenslang. Eine frühe Behandlung führt zu normalem Wachstum und zu einer unauffälligen Entwicklung. Obwohl der IQ im Normalbereich liegt, bleiben Kinder mit Galaktosämie in ihren Leistungen meist etwas zurück. Dies kann durch die Synthese von Galaktose-1-Phosphat aus Uridin-Diphosphat (UDP)-Galaktose aufgrund der Pyrophosphorylase-Aktivität verursacht sein, die sich in großen Mengen anhäufen kann.

Galaktoseepimerasedefekt

Eine seltene vererbbare Stoffwechselstörung, die auf die Erythrozyten beschränkt sein kann, ohne eine signifikante klinische Fehlfunktion hervorzurufen. Sie kann jedoch auch als generalisierte Störung auftreten, wobei sie klinisch nicht von der klassischen Galaktosämie zu unterscheiden ist.

Eine verminderte UDP-Galaktose-4-Epimerase-Aktivität führt zu einer Anhäufung von Galaktose-1-Phosphat in den betroffenen Zellen aufgrund der Umwandlung der UDP-Galaktose durch die Pyrophosphorylase *(s. Abb. 27.)*.

Glykogenspeicherkrankheiten

(Glykogenosen)

Eine Gruppe von Erbkrankheiten, die verursacht sind durch den Mangel eines spezifischen Enzyms, das bei der Glykogensynthese oder beim Abbau beteiligt ist. Die Krankheit ist charakterisiert durch die Ablagerung unnatürlich großer Mengen oder Formen des Glykogens in Geweben (s. Tab. 45.) zu Klassifikation und Charakteristika). Die Symptomatik entsteht entweder durch die Akkumulation von Glykogen oder anderer Stoffwechselmetaboliten oder durch den Mangel eines Endproduktes des Glykogenabbaus, insbesondere Glukose. Glykogen und einige andere im Gewebe eingelagerte Metaboliten können nichtinvasiv durch NMR (nuclear magnetic resonance) gefunden werden. Das Vorkommen aller Glykogenspeicherkrankheiten beträgt 1:40 000, aber dieser Wert ist sicherlich unterschätzt, weil einige Formen der Glykogenose nur minimale Störungen verursachen und aus diesem Grunde nicht diagnostiziert werden. Der Schweregrad und das klinische Manifestationsalter sind von der Beteiligung verschiedener Isoenzyme oder anderer Komponenten der betroffenen

Tab. 45. Charakteristika der Glykogenosen

Typ	*Enzymmangel*	*Betroffene Organe*	*Symptome*	*Eponym*
0	Glykogensynthetase	Leber, Muskel	große Fettleber, Nüchternhypoglykämie	–
Ia	Glukose-6-Phosphatase	Leber, Niere	große Leber und Niere, Wachstumsverzögerung, schwere Hypoglykämie, Azidose, Hyperlipämie, Hyperurikämie	von Gierke
Ib	Glukose-6-Phosphatase-Translokase	Leber, Leukozyten	wie vorher (weniger schwer), Neutropenie, rezidivierende GI-Infektionen	–
II	Lysosomale Glukosidase (verschiedene Typen)	alle Organe	große Leber, großes Herz, normale Blutchemie	Pompe
III	Abbausystem der Verzweigungsstellen	eber, Muskel, Herz, Leukozyten	große Leber, Fastenhypoglykämie, unterschiedl. Muskelbeteiligung	Forbes
IV	Verzweigungsenzyme	Leber, Muskel und die meisten Gewebe	progressive Zirrhose des juvenilen Typs, Myopathie, Herzversagen vom Spättyp	Andersen
V	Muskelphosphorylase	Skelettmuskel	Krämpfe bei körperlicher Anstrengung, kein Blutlaktatanstieg	McArdle
VI	Leberphosphorylase	Leber	große Leber, Fastenhypoglykämie, oft keine Symptome	Hers
VII	Phosphofruktokinase	Skelettmuskel, Erythrozyten	Krämpfe bei körperlicher Anstrengung, kein Blutlaktatanstieg, Hämolyse	Tarui

VIII, IX, X, XI: Selten Veränderungen des Kontrollmechanismus der Leber-Phosphorylase

Enzymsysteme abhängig. Die Vererbung ist autosomal-rezessiv, mit Ausnahme des Typs IX, welcher X-chromosomal vererbt wird. Die Formen 0, I, IV und VI betreffen hauptsächlich die Leber, Typ II und III die meisten Gewebe, Typ V und VII nur den Skelettmuskel *(s. Kap. NEU, 16., Glykogenspeicherkrankheiten)* und der Typ II auch das Myokard. Der Nachweis des Enzymmangels in den betroffenen Geweben (anhand einer Biopsie) sichert die **Diagnose.** Die **Therapie** von Typ 0, I und III besteht in der Verhinderung von Hypoglykämie und Ketose durch häufige kleine Kohlenhydratmahlzeiten und eine hohe Proteinzufuhr während des Tages sowie eine kontinuierliche nächtliche Ernährung über die Magensonde mit einer extrem kalorienreichen Nahrung. Rohes, ungekochtes Maismehl, alle 4 oder 6 h, Tag und Nacht, hat sich speziell als nützlich zur Erhaltung eines gleichmäßigen Blutglukosespiegels erwiesen. Hiermit kann das Wachstum nachgeholt und die Senkung der Ketose, der Hyperurikämie und Hyperlipidämie erzielt werden. Alternativ kann eine kontinuierliche Fütterung eines Dextronpräparates (z. B. Vivomex) über eine Nasogastralsonde versucht werden, wobei aber bei dieser Methode das Risiko der zufälligen Aspiration der Nahrung besteht. Möglicherweise muß Allopurinol zur Verhinderung einer Gicht oder von Uratsteinen in der Niere gegeben werden. Eine Begrenzung der körperlichen Bewegung reduziert die Muskelkrämpfe, die bei Typ V vorkommen. Es gibt keine wirksame Therapie für die anderen Typen der Erkrankung.

Hereditäre Fruktoseintoleranz

Eine Hemmung des Fruktoseabbaus, die durch den Mangel des Enzyms 1-Phosphat-Fruktoaldolase verursacht und autosomal-rezessiv vererbt wird. Die Häufigkeit dieser Krankheit ist in der Schweiz, wo sie zuerst beschrieben wurde, 1:20000. Fruktose-1-Phosphat akkumuliert im Körper, wobei es die Glykogenolyse und Glukoneogenese inhibiert. Die Aufnahme schon geringer Fruktose- und Saccharosemengen (bei deren Hydrolyse Glukose und Fruktose freigesetzt werden) führt zu Hypoglykämien mit exzessivem Schwitzen, Zittern, Verwirrung, Übelkeit, Erbrechen, Bauchschmerzen und möglichen Krampfanfällen und Koma. Bei einer über längere Zeit bestehenden Zufuhr von Fruktose kann eine proximale renale tubuläre Azidose mit Phosphat- und Glukoseverlusten über die Niere auftreten; ebenso können sich eine Leberzirrhose und geistiger Verfall entwickeln. Die Patienten entwickeln als Selbstschutz eine starke Abneigung gegen Süßigkeiten und Obst; ihre Zähne sind gewöhnlich kariesfrei.

Die **Diagnose** wird bei Einsetzen der Symptome während der Säuglingszeit und bei Fruktose-positivem Urinbefund vermutet. Sie wird durch die Darstellung des Enzymmangels durch eine Leberbiopsie gesichert oder indem ein Blutzuckerabfall 5–40 min nach Fruktosegabe (250 mg/kg KG i.v.) nachgewiesen wird, wobei direkt nach der Dokumentation des Blutzuckerabfalls Glukose i.v. verabreicht wird. Es ist heutzutage möglich, über eine direkte DNA-Analyse der Epithelzellen der Mundschleimhaut die Diagnose zu stellen und heterozygote Genträger zu identifizieren. Die **Therapie** besteht in einer Fruktose- (kommt vornehmlich in süßen Früchten vor), Saccharose- und Sorbitol-freien Diät. Fruktoseinduzierte hypoglykämische Anfälle werden mit Glukose behandelt.

Fruktosurie

Die harmlose Ausscheidung von Fruktose im Urin, verursacht durch einen autosomal-rezessiv vererbten Mangel des Enzyms Fruktokinase. Die Häufigkeit beträgt etwa 1:130000. Dieser benigne, asymptomatische Defekt verhindert eine normale Utilisation der zugeführten Fruktose und führt zu abnorm erhöhten Fruktosespiegeln im Blut und Urin. Die Fruktosurie kann zu der falschen Diagnose eines Diabetes mellitus führen (Fruktose kann Kupfersulfat reduzieren, aber nicht mit Glukoseoxidase reagieren). Eine Behandlung ist nicht erforderlich.

Fruktose-1,6-Diphosphatase-Defekt

Eine seltene Stoffwechselstörung, die durch einen Defekt der Fruktose-1,6-Diphosphatase, dem Schlüsselenzym der Glukoneogenese, verursacht wird. Es resultieren daraus eine Hypoglykämie und Azidose, die auf der Akkumulation der vor dem Block befindlichen Metaboliten – bestimmte Aminosäuren, Milchsäure und Ketosäuren – beruht. Die Symptome können durch die orale Gabe von Glukose oder bei schwerer Hypoglykämie i. v. gemindert werden.

Pentosurie

Eine harmlose, autosomal-rezessiv vererbte Stoffwechselerkrankung, die charakterisiert ist durch die Ausscheidung von L-Xylulose im Urin und die auf einem Mangel des Enzyms L-Xylulose-Dehydrogenase beruht. Diese Erkrankung kommt nahezu ausschließlich bei Juden vor, mit einer Häufigkeit von etwa 1:2500 bei amerikanischen Juden. Wie auch bei der Fruktosurie besteht die einzige Gefahr in der fälschlichen Diagnose eines Diabetes mellitus aufgrund des Vorkommens von Xylulose im Urin. Eine Behandlungist nicht erforderlich.

Hereditäre Pyruvatstoffwechselstörungen

Pyruvat erscheint im Stoffwechselweg der Kohlenhydrate, Fette und Aminosäuren. Angeborene Fehler im Pyruvatmetabolismus können daher ein weites Spektrum an Störungen verursachen.

Defekte des Pyruvatdehydrogenasekomplexes: Ein Defekt eines der Proteine dieses Multienzymkomplexes ergibt eine inadäquate Acetyl-CoA-Produktion und daraus folgend von Acetylcholin, welches essentiell für die normale Entwicklung des Nervensystems ist. Vorwiegend erscheinen als klinische Manifestationen eine Ataxie und psychomotorische Retardierung. Dieser Defekt ist vermutlich eine der Ursachen des Reye-Syndroms. Es gibt für diese Störung keine Therapie.

Pyruvatkarboxylasemangel: Das Fehlen dieses Enzyms bedingt eine inadäquate Oxalsäureproduktion; die Glukoneogenese ist daher reduziert und verursacht eine Fastenhypoglykämie, eine Laktatazidose und eine Ketoazidose. Die Aminosäuresynthese ist ebenfalls eingeschränkt und bedingt eine eingeschränkte Bildung von Aminosäureneurotransmittern mit einer Vielfalt neurologischer Symptome. Die Hypoglykämie und Azidämie kann durch häufiges Füttern mit kohlenhydratreichen Nahrungsmitteln gemindert werden, wobei es aber keine Beschreibungen über den spezifischen Ersatz mit Neurotransmittern (z. B. Dopamin, Tyrosin) als Therapie neurologischer Symptome gibt.

Mitochondriale Defekte: Pyruvat ist eines der Hauptsubstrate für die mitochondriale *Energiegewinnung.* Patienten mit Defekten der oxydativen Phosphorylierung oder der Atmungskette zeigen klinisch und biochemisch heterogene Zeichen. Diese können sich jederzeit zwischen dem Säuglings- und dem Erwachsenenalter in Form von Myopathien, geistiger Behinderung oder Krampfanfällen, Laktatazidose und Herz-, Leber- oder Nierenversagen bemerkbar machen. Exazerbationen, die durch körperliches Training, Infektionen oder Alkohol hervorgerufen werden, machen eine i. v.-Behandlung mit Natriumbikarbonat erforderlich.

Die Übertragung des Defektes durch die Mutter ist zehnmal häufiger als diejenige durch den Vater, da viele am mitochondrialen Stoffwechsel beteiligten Enzyme durch die mitochondriale DNA kodiert werden, die ausschließlich mütterlicherseits vererbt wird.

Störungen des Aminosäurestoffwechsels

Zwei Typen von Störungen des Aminosäurestoffwechsels lassen sich unterscheiden: Aminosäuretransportdefekte und Aminosäureabbaudefekte. Beide sind genetisch determiniert. Obwohl normalerweise nur letztere als wahre metabolische Störungen angesehen werden, sind Defekte im Aminosäuretransport des Tubulusapparates der Niere *(s. a. Kap. KIN, 7.)* oder der Mukosazellen des Gastrointestinaltraktes ebenfalls metabolischer Natur, da sie ebenfalls durch Enzymdefekte verursacht werden. Bei der Gruppe der Abbaudefekte können bezüglich der verschiedenen Metaboliten erhöhte Plasmaspiegel beobachtet werden, jedoch nicht bei der Gruppe der Transportdefekte. Neu entdeckte katabolische Erkrankungen sowie das Erkennen von Variationen vieler klassischer Stoffwechselstörungen führen zur Definition einer zunehmenden Zahl katabolischer Erkrankungen.

Die bemerkenswertesten Charakteristika der katabolischen Aminosäurestoffwechselerkrankungen sind in *Tab. 46.* aufgelistet. Die Phenylketonurie als Prototyp dieser Störung wird weiter unten detaillierter besprochen, da sie die häufigste ist und als erste beschrieben wurde.

Tab. 46. Anomalien im Aminosäurestoffwechsel

Erkrankung	*Betroffene Aminosäure*	*Enzymdefekt*	*Pränatale Diagnostik*	*Klinische Erscheinungen*	*Behandlung (Diät)*
Phenylketonurie	Phenylalanin	Phenylalaninhydroxylase	RFLP-Analyse	Neurologische Symptome; geistige Retardierung	Beschränkung des Phenylalanins
Tyrosinose	Tyrosin	Tyrosin-α-Ketoglutarat-Aminotransferase (?)		Ein Fall bekannt, wahrscheinlich benigne	
Tyrosinämie	Tyrosin	Tyrosin-Aminotransferase (?)		Geistige Retardierung; Keratitis, Dermatitis	Beschränkung des Phenylalanins u. Tyrosins
Tyrosinämie	Tyrosin u. Methionin	Fumarylacetoacetat Fumarylhydrolase	Enzym-Assay, Anhäufung von Succinyl-Aceton	Fanconi-Syndrom; Leberzirrhose, fulminantes Leberversagen	Beschränkung des Phenylalanins, Tyrosins u. Methionins, Lebertransplantation
Albinismus	Tyrosin	Tyrosinase		Pigmentmangel in Haut, Auge und Haar	Symptomatisch mit Augenschutzgläsern u. Schutzsalben
Alkaptonurie	Tyrosin	Homogentisatoxidase		Arthritis; dunkler Urin	
Histidinämie *Klassische* Form	Histidin	Histidin-Am*moniaklyse* (Leber u. Haut)	Enzym-Assay	Retardierung; neurologische Manifestationen; häufig benigne	Proteinarme Kost, Beschränkung des Histidins
Sonderform	Histidin	Histidin-Ammoniaklyase (nur Leber)		wie oben	wie oben

Fortsetzung Tab. 46.

Erkrankung	*Betroffene Aminosäure*	*Enzymdefekt*	*Pränatale Diagnostik*	*Klinische Erscheinungen*	*Behandlung (Diät)*
Ahornsiruperkrankheit (Verzweigtketten-Ketonurie)	Leuzin, Isoleuzin, Valin, Allo-isoleuzin	Verzweigtketten-Ketoazido-dekarboxylase	Enzym-Assay	Reflexänderungen, Hypertonus, Urin- und Schweißgeruch, Konvulsionen, Koma, Tod	Beschränkung der Aufnahme von verzweigtkettigen Aminosäuren; Peritoneal- und/oder Hämodialyse bei akuten Episoden
Klassische Form Intermittierende Form	wie oben	Restaktivität vorhanden		Symptome werden durch Streßfaktoren ausgelöst (Fieber, Infektion)	Beschränkungen gelten nur für akute Episoden, dazwischen keine Beschränkung notwendig
Intermediäre Form	wie oben	Restaktivität liegt zwischen klassischer u. intermittierender Form		Retardierung; neurologische Symptome; das ausgeprägte Krankheitsbild wird durch Streßfaktoren ausgelöst	Proteinarme Diät oder Beschränkung der Aufnahme von verzweigtkettigen Aminosäuren
Form, die auf Thiamingabe anspricht	wie oben	Enzym wird durch Kofaktor stabilisiert		ähnlich wie bei der leichten intermediären Form	Thiamin in hohen Dosen
Valinämie	Valin	Valin-Aminotransferase		Retardierung	Beschränkung des Valins
Homozystinämie	Methionin	Zystathionin-Synthetase (1) Form, die auf Pyridoxingabe anspricht (2) Form, die nicht auf Pyridoxingabe anspricht	Enzym-Assay	Skelettabnormitäten; Linsenektopie; Retardierung; thromboembolische Erkrankung	(1) Hohe Pyridoxingaben (2) Methioninarme Diät; exogene Zystin- und Folsäuregaben
Zystinose	Zystin	Defektes lysosomales Membranprotein	Anhäufung von Zystin	Anhäufung von Zystin im gesamten RES, Leukozyten, Kornea; Fanconi-Syndrom; Nierenversagen	Bei Vorliegen des Fanconi-Syndroms symptomatisch, bei Nierenversagen Nierentransplantation, Merkaptamin
Zystathioninämie	Methionin	Zystathionase		Retardierung (?); viele Träger sind asymptomatisch, gutartig	Unphysiologisch hohe Pyridoxingaben
Glyzinämie (ohne Ketonkörper)	Glyzin	Abbau des Glyzins durch Enzymdefekte blockiert	Enzym-Assay (Chorionzotten, **nicht** im Amnion)	Retardierung, Konvulsionen	Proteinarme Diät Strychnin (?), Natrium-Benzoat

Fortsetzung Tab. 46.

Erkrankung	*Betroffene Aminosäure*	*Enzymdefekt*	*Pränatale Diagnostik*	*Klinische Erscheinungen*	*Behandlung (Diät)*
β-Alaninämie	β-Alanin	β-Alanin-α-Ketoglutarat-Aminotransferase		Krämpfe; Somnolenz; Tod	Pyridoxin (?)
Prolinämie Typ I	Prolin	Prolinoxidase		Hereditäre Nephritis; nervale Taubheit (?)	Möglicherweise mit benignem Charakter
Prolinämie Typ II	Prolin	Δ^1Pyrrolin-5-Karboxylat-Dehydrogenase		Konvulsionen; mentale Retardierung	Proteinarme Diät; Beschränkung des Prolins und der Glutaminsäure
Hydroxyprolinämie	Hydroxyprolin	Hydroxyprolinoxidase		ZNS-Symptome; mentale Retardierung	Proteinarme Diät (?); benigne (?)
Lysinämie	Lysin	Lysin-Ketoglutaratreduktase		Muskelschwäche, Retardierung, in einigen Fällen benigne	Beschränkung des Lysins (?)
Lysinintoleranz	Lysin Arginin	Lysin: NAD-Oxidoreduktase (desaminierend)		Erbrechen; Koma	wie oben, zusätzlich proteinarme Diät
Saccharopinurie	Lysin	Aminoadipinsäure-Semialdehyd-Glutamatreduktase		Retardierung	Beschränkung des Lysins
Pipecolicazidämie	Lysin	Pipecolatoxidase	Bestimmung der langkettigen Fettsäuren, Plasmalogensynthese (Zellweger)	Normalerweise Manifestation des zerebro-hepatorenalen Syndroms (Zellweger)	Beschränkung der Aufnahme sehr langkettiger Fettsäuren
N-Acetyl-Glutamat-Mangel	Ammoniak	N-Acetylglutamatsynthesemangel		Erbrechen; Lethargie; Koma	Proteinarme Diät; Natriumbenzoat, Arginin, Natrium-Phenylazetat
Karbamylphosphatasesynthesemangel	Ammoniak	Karbamylphosphatasesynthetase	RFLP-Analyse	Erbrechen, Lethargie, Azidose, Koma, Tod	Proteinarme Diät, essentielle Aminosäuren, Ketosäurenanaloga der Aminosäuren, Arginin, Na-Benzoat, Na-Phenylazetat
Ornithintranskarbamylasemangel	Ammoniak	Ornithintranskarbamylase	RFLP-Analyse	wiederholtes Erbrechen, Nervosität, Lethargie, Koma, Krämpfe, X-chromosomal, bei Männern tödlich	wie oben

Fortsetzung Tab. 46.

Erkrankung	*Betroffene Aminosäure*	*Enzymdefekt*	*Pränatale Diagnostik*	*Klinische Erscheinungen*	*Behandlung (Diät)*
Zitrullinämie	Zitrullin	Argininbernsteinsäure-Synthetase	Enzym-Assay, RFLP-Analyse	Erbrechen; Koma; Konvulsionen	wie oben
Argininbernsteinsäure-Azidämie	Argininbernsteinsäure	Argininsuccinase	Enzym-Assay	Krämpfe; Retardierung; Koma, Erbrechen	wie oben
Argininämie	Arginin	Arginase	Enzym-Assay, RFLP-Analyse	Retardierung; Krämpfe; Spastik	wie oben, außer Arginin und Na-Benzoat
Ornithinämie	Ornithin	Ornithinketosäuretransaminase	Enzym-Assay	Atrophia gyrata chorioideae et retinae	Protein- und argininarme Diät, Prolingabe
Syndrom der Hyperornithinämie, Hyperammonämie u. Homozitrullinämie	Ornithin Ammoniak Homozitrullin	Transportdefekt in die Mitochondrien		Krämpfe, Retardierung	Proteinarme Diät
Sarkosinämie	Sarkosin	Sarkosin-Dehydrogenase		geistige Retardierung (?), keine Symptome	Benigne, keine Behandlung
Glutaminazidämie	Glutaminsäure	?		Geistige u. physische Retardierung; Krämpfe; Trichorrhexis nodosa	?
Pyroglutaminazidämie	Pyroglutaminsäure	5-Oxoprolin-Glutathion-Synthetase	Enzym-Assay	Azidose, gesteigerte Hämolyse, episodisches Erbrechen; Retardierung	?
Isovalerianazidämie	Leuzin	Isovaleryl-CoA-Dehydrogenase	Enzym-Assay	Erbrechen, Lethargie, Azidose, Retardierung, Fußschweißgeruch, Tod von Neugeborenen	Beschränkung von Leuzin, Glyzin
β-Hydroxyisovalerianazidurie	Leuzin	β-Methylcrotonyl-CoA-Karboxylase	Enzym-Assay, erhöhte β-Hydroxyvaleriansäure	Retardierung, Muskelatrophie, unangenehmer Uringeruch	Beschränkung des Leuzins

Fortsetzung Tab. 46.

Erkrankung	*Betroffene Aminosäure*	*Enzymdefekt*	*Pränatale Diagnostik*	*Klinische Erscheinungen*	*Behandlung (Diät)*
HMG-CoA-Lyasemangel	Leuzin	3-Hydroxy-3-Methyl-Glutaryl-CoA-Lyase	Enzym-Assay, erhöhte 3-Hydroxy-3-Methylglutar-, 3-Methylglutar- und 3-Hydroxyisovaleriansäure im mütterlichen Urin	Azidose, Hypoglykämie, Hypotonie, Lethargie	Proteinarme Diät, Beschränkung des Leuzins, Hypoglykämiekontrolle
Akkumulierung von α-Methylacetoacetat	Isoleuzin	Acetyl-CoA-Thiolase	Enzym-Assay	Azidotische Episoden, Koma, Retardierung	Proteinarme Diät, Beschränkung des Isoleuzins
Propionazidämie (Form der ketonischen Glyzinämie)	Threonin Isoleuzin Methionin Valin	Propionyl-CoA-Karboxylase 1. Apoenzymmangel 2. Koenzymmangel	Enzym-Assay	Azidose, Lethargie, Koma, geistige und körperliche Retardierung	1. Proteinarme Diät, Beschränkung von Threonin, Valin, Isoleuzin u. Methionin und Carnitin
Multipler Karboxylasemangel	Leuzin Isoleuzin Valin Methionin Threonin	1. Holokarboxylase-Synthetase 2. Biotinidase	Enzym-Assay	Azidose, Hautausschlag, Alopezie, Hypotonie, mangelhafte T- u. B-Zellimmunität, Hörverlust	Biotin 5–10 mg/Tag
Methylmalonazidämie (Form der ketonischen Glyzinämie)	Isoleuzin Valin Threonin Methionin	Methylmalonyl-CoA-Mutase 1. Apoenzymmangel 2. Vitamin-B_{12}-Kofaktormangel	Enzym-Assay	Azidose, Lethargie, Koma, geistige u. körperliche Retardierung	1. Proteinarme Diät, Beschränkung von Isoleuzin, Valin, Threonin, Methionin und Carnitin 2. Hohe Dosen Vitamin B_{12}
·	wie vorher	Methylmalonyl-CoA-Razemase	Enzym-Assay	wie vorher	wie vorher unter 1.
Methylmalonazidämische Homozystinurie	Isoleuzin Valin Threonin Methionin	Methylmalonyl-CoA-Mutase u. Homozystein, Methyltetrahydrofolat-Methyltransferase	Enzym-Assay	Retardierung, Wachstumsinsuffizienz, Krämpfe, megaloblastische Anämie	Hydroxocobalamin

NAD = Nikotinamid-adenin-dinukleotid; RES = retikuloendotheliales System; RFLP = restriction fragment length polymorphism

Die Fortschritte auf diesem Gebiet sind enorm, so daß für eine Reihe weiterer Störungen möglicherweise bald molekularbiologische Diagnosetechniken zur Verfügung stehen.

Phenylketonurie

(PKU; Phenylalaninämie; Oligophrenia phenylpyruvica)

Eine Stoffwechselanomalie, die auf einem angeborenen genetischen Defekt beruht, der biochemisch durch die Inaktivität der Phenylalanin-Hydroxylase und durch Erhöhung von Phenylalanin im Plasma charakterisiert ist und häufig mit mentaler Retardierung einhergeht.

Ätiologie und Inzidenz

Überschüssiges Phenylalanin, eine essentielle Aminosäure, wird normalerweise im Körper durch Hydroxylierung zu Tyrosin abgebaut, wobei das Enzym **Phenylalanin-Hydroxylase** für diese Reaktion verantwortlich ist. Wenn es inaktiv ist, sammelt sich Phenylalanin im Blut an und wird in exzessivem Umfang im Urin ausgeschieden. Ein anderer Teil wird zu Phenylbrenztraubensäure und im weiteren Verlauf zu Phenylazetat, Phenyllaktat und o-Hydroxyphenylessigsäure umgewandelt und ebenfalls im Urin ausgeschieden. Der biochemische Defekt hat eine geistige Retardierung zur Folge, deren genaue Ätiologie nicht bekannt ist. Diese Enzymstörung, die autosomal-rezessiv vererbt wird, verteilt sich auf die meisten Bevölkerungsgruppen, wird jedoch nur selten bei aschkenasischen Juden und Schwarzen beobachtet. Die Erkrankungsfrequenz beträgt in allen Bevölkerungsgruppen etwa 1:16000.

Klinik

Da in der Neugeborenenphase gewöhnlich keine klinischen Symptome der PKU auftreten – ein Säugling kann manchmal lethargisch sein oder zu wenig gefüttert werden – *sind Suchtests für den Nachweis obligatorisch.* Die meisten der unbehandelten Patienten zeigen als wichtigstes Symptom eine gewisse, meist schwerwiegende, geistige Retardierung. Sie haben oft hellere Haut, Haare und Augen als die nichtbetroffenen Familienmitglieder. Bei einigen Kindern ist manchmal die Haut durch Ekzeme, Seborrhö oder Dermatitis verändert.

Es gibt viele neurologische Symptome und Anzeichen, insbesondere geistige Eigenreflexe, Tremor und Hypertonie der Muskulatur. Bei älteren Kindern treten häufig Petit- und Grand-mal-Krampfanfälle auf, und zu 75–90% lassen sich im EEG schwere Störungen, meist Krampfpotentiale, nachweisen. Bei Kindern manifestiert sich eine extreme Hyperaktivität und progrediente, psychomotorische Retardierung. Durch die Ausscheidung von Phenylazetat in Schweiß und Urin riechen die Kinder nach Mäusekot.

Diagnostik

Die Früherkennung ist durch den Nachweis einer hohen Plasmakonzentration von Phenylalanin, verbunden mit einem normalen oder niedrigen Tyrosinspiegel, möglich. Die genaue Plasmakonzentration, die die klassische PKU von ihren Varianten abgrenzt, kann nicht festgelegt werden, obwohl ein Grenzwert von 20 mg/100 ml (1,2 mmol/l) vorgeschlagen wurde. Bessere Differenzierungsmethoden sind erforderlich. Bei der Mehrheit der PKU-Familien ist derzeit die pränatale Diagnose möglich. DNS wird aus Fruchtwasserzellkulturen oder Chorionzottenpräparaten isoliert, anhand des restriktiven Fragmentlängenpolymorphismus analysiert und die Genprofile der Eltern mit denen des Probanden verglichen.

Nachdem das Neugeborene über 48 Std. eine geringe Menge Milch (als Phenylalaninquelle) zu sich genommen hat, sollte es der Routineuntersuchung auf die PKU unterzogen werden. Üblicherweise wird der **Guthrie-Test** verwendet. Ein Abstrich des phenylalaninabhängigen *Bacillus subtilis* wird zur Anzüchtung auf einem Medium auf eine mit mehreren Tropfen Kapillarblut getränkte Scheibe Filterpapier und andere, verschiedene Mengen Phenylalanin enthaltene Scheiben (Kontrolle) gebracht. Die Wachstumszone um die Scheibe, welche die Blutprobe enthält, ist proportional dem Phenylalaningehalt. Nach der 4. bis 6. Lebenswoche können im Urin abnorme Spiegel von Phenylalanin-Metaboliten erscheinen (Phenylpyruvat, Phenyllaktat, Phenylessigsäure und o-Hydroxyphenylessigsäure). Ein anderer **Suchtest** zum Nachweis von Phenylalanin und Phenylpyruvat im Urin ist die **Fölling-Probe.** Durch Zugabe von Eisenchlorid zum angesäuerten Urin oder in die nasse Windel entsteht ein instabiler grüner Farbstoff, der die Anwesenheit von Phenylpyruvat anzeigt (in Handel sind Teststäbchen zum Schnellnachweis erhältlich). Der Urintest wird *nach* der Neonatalperiode durchgeführt und sollte innerhalb eines Jahres in regelmäßigen Zeitabständen wiederholt werden, wenn durch die Familienanamnese der Verdacht auf das Vorliegen einer PKU begründet ist. Die Ergebnisse der Suchtests sind semiquantitativ und müssen durch säulenchromatographische oder fluorimetrische Methoden ergänzt werden.

Sonderformen der Phenylketonurie

Durch umfangreiche Screening-Untersuchungen konnte eine Vielzahl von Säuglingen mit pathologisch erhöhtem Phenylalaninspiegel aufgespürt werden. Die erhobenen Befunde müssen bei vielen als Folgeerscheinung der neonatalen (entwicklungsbedingten) Tyrosinämie gewertet werden, die durch das Vorliegen von pathologisch erhöhten Plasmatyrosinwerten abgegrenzt werden kann. Die verbleibenden Fälle können auf die klassische Form der PKU sowie auf leichtere und schwerere Verlaufsformen der **„Hyperphenylalaninämie“** verteilt werden. Leichte Verlaufsformen zeigen im allgemeinen einen Plasmaspiegel, der bei normaler Ernährung zwischen 8–10 mg/100 ml liegt; schwere Verlaufsformen gehen mit höheren Werten einher. Die Unterscheidung zwischen der schweren Hyperphenylalaninämie und der klassischen PKU kann nicht allein durch die Bestimmung des Phenylalanins im Plasma vorgenommen werden. Zur genauen Differenzierung muß die Aktivität der Leber-Phenylalanin-Hydroxylase bestimmt werden, die im Fall der klassischen PKU völlig fehlt und bei der Hyperphenylalaninämie zwischen 5–15% des Normalwertes ausmacht. Die Leber ist normalerweise der einzige Ort, wo nachweisbare Mengen dieses Enzyms vorzufinden sind.

Bei der leichten Verlaufsform muß nicht mit Folgeerscheinungen gerechnet werden. Über Folgeerscheinungen bei schweren Verlaufsformen ist nichts bekannt. Deshalb sollten diese Patienten genauso behandelt werden wie die Fälle, die an einer klassichen PKU leiden.

Erhöhte Plasmakonzentrationen von Phenylalanin können auch als Folge eines **Tetrahydrobiopterin-Mangels** auftreten. Mit diätetischen Maßnahmen kann der erhöhte Phenylalaninspiegel gesenkt werden, jedoch bleibt die schwere neurologische Symptomatik bestehen. Dies kommt dadurch zustande, daß Tetrahydrobiopterin als Kofaktor für die Synthese von Dopamin, Noradrenalin und Serotonin benötigt wird. Der Mangel an Neurotransmittern ist verantwortlich für die neurologische Symptomatik. Der Tetrahydrobiopterin-Mangel wird entweder verursacht durch eine gestörte Synthese des Biopterins oder durch ein Fehlen der Aktivität der Dihydropteridin-Reduktase, die Biopterin in seine aktive Form, das Tetrahydrobiopterin, umsetzt. Zusätzlich zu den diätetischen Maßnahmen, mit denen man so früh wie möglich beginnen sollte, erfolgt eine Substitutionstherapie mit den Präparaten Levo-dopa, Carbidopa, 5-OH-Tryptophan und Tetrahydrobiopterin.

Bei Nichtbehandlung verursacht die **maternale Phenylketonurie** beim Feten tiefgreifende Schäden. Die überwiegende Mehrheit solcher Schwangerschaften bringen ein geistig und körperlich behindertes Kind und eine hohe Inzidenz von Mikrozephalie und Herzerkrankungen. Kontrolluntersuchungen des mütterlichen Phenylalaninspiegels im Blut vor einer Schwangerschaft können die Folgen verhindern helfen, aber die bislang gemachten Erfahrungen sind zu begrenzt, um sich der Effektivität einer Frühbehandlung sicher zu sein.

Therapie

Die Therapie besteht in der rigorosen Beschränkung der Phenylalaninzufuhr mit der Nahrung des Säuglings, so daß die erforderliche Menge an essentiellen Aminosäuren erreicht, nicht aber überschritten wird. Hierdurch werden Wachstum und Entwicklung normalisiert, die Anhäufung von Phenylalanin und seiner abnormalen Endprodukte im Körper aber verhindert. Ständige Kontrolluntersuchungen des Kindes und seiner Phenylalaninspiegel sind erforderlich. Da alle natürlichen Proteine ungefähr 4% Phenylalanin enthalten, ist es möglich, den erforderlichen Proteinbedarf zu decken, ohne die maximal tolerable Phenylalaninmenge zu überschreiten. Daher sollte mit Caseinhydrolysaten (aus denen Phenylalanin entzogen wurde) oder Aminosäuremischungen der Proteinanteil der Diät ersetzt werden. Das Handelspräparat Lofenac®, ein in den USA weitverbreitetes Produkt, ist mit Ausnahme des Gehaltes an Phenylalanin ein vollwertiges Nahrungsmittel und wird anstelle von Milch als Diätetikum eingesetzt. Proteinarme natürliche Nahrungsmittel, wie z.B. Früchte, Gemüse und bestimmte Getreidesorten, sind erlaubt. Um die Gefahr der Phenylalaninunterdosierung zu vermeiden, muß der lebensnotwendige Bedarf an dieser essentiellen Aminosäure zugeführt werden, wobei der verbleibende Gehalt an Phenylalanin des Diätetikums (80 mg/100 g Trockenpulver) von der gemessenen Menge der natürlichen Proteine abgezogen wird. Bezogen auf das Körpergewicht nimmt der Bedarf mit zunehmendem Alter ab; er schwankt zwischen 60–90 mg/kg Körpergewicht/Tag in den ersten Lebensmonaten und fällt auf 20–30 mg/kg KG/Tag am Ende des ersten Lebensjahres. Völlig phenylalaninfreie Diätetika sind jetzt erhältlich. Sie erleichtern die Kontrolle des Phenylalalinblutspiegels und lassen einen größeren Spielraum bei der Verwendung natürlicher Produkte zu. Phenylfree (Mead Johnson) ist, ohne Phenylalanin, eine vollwertige Nahrung. PKU-1, PKU-2 (Milupa) und Maximal (Scientific Hospital Supplies) enthalten kein Fett und stellen daher weniger Kalorien zur Verfügung als andere Präparate.

Die Verabreichung einer phenylarmen Diät muß innerhalb der ersten Lebenstage erfolgen, damit Entwicklungsstörungen und Schwachsinn ausbleiben. Eine frühe und konsequente Therapie ermöglicht eine normale Entwicklung und verhindert eine Beeinträchtigung des ZNS. Wenn die Behandlung erst im 2. oder 3. Lebensjahr einsetzt, dann können nur noch die extreme Hyperaktivität und die Krampfanfälle wirksam behandelt werden. Bis zu welchem Lebensjahr die Diät fortzusetzen ist, ist bisher ungeklärt. Obwohl man früher der Meinung war, daß es relativ sicher ist, die Diät nach Beendigung der Myelinisierung einzustellen, haben Berichte über einen Abfall des IQ und die Entstehung von Lern- und Verhaltensstörungen zu einer erneuten Überprüfung der Empfehlung geführt. Eine zunehmende Anzahl von Ärzten ist heutzutage der Ansicht, daß die Therapie lebenslang fortgesetzt werden sollte.

17. MUSKEL-, SKELETT- UND BINDEGEWEBSERKRANKUNGEN

Rheumatisches Fieber

Eine nichteitrige, akute Entzündung als Komplikation einer Streptokokkeninfektion der Gruppe A, die hauptsächlich durch Arthritis, Chorea oder Karditis, allein oder in Kombination, charakterisiert ist. Als mögliche Folge der Karditis kann ein chronischer Herzfehler auftreten. Subkutanes Bindegewebe (Knötchen) und Haut (Erythema marginatum) können ebenso betroffen sein.

Ätiologie und Inzidenz

Streptokokken der Gruppe A sind Vorbedingung des rheumatischen Fiebers, aber über die Rolle des Zustandes des Wirts und der Anfälligkeit gegenüber der Umgebung ist man sich noch nicht im klaren. Niedriges Einkommen, Mangelernährung und Überbevölkerung scheinen prädisponierend zu sein für die Infektionsanfälligkeit und die darauffolgenden rheumatischen Episoden. Die Erkrankungshäufigkeit an rheumatischem Fieber liegt zwischen 0,1% bei unbehandelten Patienten mit leichter oder asymptomatischer Streptokokkeninfektion bis zu 3% bei Patienten mit fiebrigen exsudativen Halsentzündungen. Am häufigsten kommt das rheumatische Fieber im Schulalter vor, Anfälle vor dem 4. und nach dem 18. Lebensjahr sind selten. Die familiäre Häufung ist ein signifikanter, aber nicht der ausschlaggebende Faktor. Aus unbekannten Gründen ist heute, selbst bei fehlender Therapie einer Streptokokkenpharyngitis, das rheumatische Fieber in den USA eine seltene Krankheit, allerdings hat die Anzahl der Fälle seit 1985 zugenommen und scheint weniger mit Armut und Überbevölkerung zusammenzuhängen.

Die genaue Häufigkeitsrate des akuten rheumatischen Fiebers ist schwer zu bestimmen, da viele Erkrankungen, besonders die mit nur leichten oder asymptomatischen Karditiden, nicht vom Arzt behandelt werden. Obwohl das Vorkommen in den letzten Jahren in höher entwickelten Ländern abgenommen hat, nimmt das rheumatische Fieber in Entwicklungsländern immer noch zu. Der Beitrag der Antibiotika ist schwer zu trennen vom Einfluß besserer diagnostischer Kriterien. Das Vorkommen rheumatischer Herzerkrankungen ist ebenso schwer zu bestimmen, da die diagnostischen Kriterien nicht standardisiert sind und Autopsien nicht routinemäßig durchgeführt werden. Nach neuesten Untersuchungen nimmt das rheumatische Fieber in den USA wieder zu. 1985 gab es eine Erkrankungswelle in Salt Lake City und den nahegelegenen Bergstaaten. Kleinere Epidemiegebiete fanden sich in Ohio und Pennsylvania. Überraschenderweise wurde die Krankheit hauptsächlich bei weißen Kindern der Mittelschicht aus Vororten oder ländlichen Gebieten gefunden. Ein mukoider Streptokokkentyp der Gruppe A schien hauptsächlich daran beteiligt zu sein; dieser Typus war bereits zuvor mit dem rheumatischen Fieber in Verbindung gebracht worden, allerdings war er über Jahrzehnte in den USA nicht verbreitet. Eine weitere Häufung von Erkrankungsfällen wurde 1989 aus einem Militärlager berichtet. Drei von zehn erwachsenen Männern mit der Erkrankung entwickelten eine Karditis.

Pathologie

Die Histopathologie des akuten rheumatischen Fiebers ist schwer zu beurteilen, da wenige Patienten während eines akuten Anfalls sterben. Oft, aber nicht immer, findet man Aschoffsche Knötchen im Myokard und in anderen Teilen des Herzens bei Patienten mit Karditis. Die Biopsie von subkutanen Knötchen kann ähnliche Läsionen aufzeigen, ist jedoch schwer von der rheumatogenen Arthritis zu unterscheiden. Ein unspezifisches Ödem und eine Hyperämie finden sich in der Biopsie von entzündetem Gewebe der Synovialmembran. Das Erythema marginatum dauert selten lange genug für eine Biopsie und zeigt bei mikroskopischer Untersuchung keine spezifischen Läsionen. In den Gehirnen der wenigen Patienten, die während einer akuten Choreaattacke starben, oder bei Untersuchungen an choreatischen Patienten, die Jahre später gestorben sind, wurde nur eine Hyperämie gefunden.

Die typischsten und potentiell gefährlichsten anatomischen Läsionen des rheumatischen Fiebers sind die Auswirkungen auf die Herzklappen. Am häufigsten wird die Mitralklappe betroffen, gefolgt von der Aortenklappe, die Trikuspidalklappe ist selten, die Pulmonalklappe ist fast nie befallen. Eine akute interstitielle Klappenentzündung kann zu einem Ödem, einer Verdickung, Verbackung und Schrumpfung sowie zu anderen Zerstörungen der Klappen und Segel führen, was eine Stenose oder Insuffizienz zur Folge hat. Eine Beteiligung der Chordae tendineae kann bei deren Schrumpfung und Verdickung die Insuffizienz verstärken oder sonst gesunde Klappen erst insuffizient werden lassen. Ein dritter Mechanismus, der zur Insuffizienz führt, ist die Erweiterung des Klappenrings. Insuffizienz und Stenose sind die charakteristischen Läsionen der Mitral- und Trikuspidalklappen, die Aortenklappe wird meist zuerst insuffizient und erst später stenotisch.

Eine fibrinöse, unspezifische Perikarditis, die manchmal von einem Erguß begleitet wird, findet sich nur bei gleichzeitiger endokardialer Entzündung und heilt in der Regel ohne Dauerschäden aus.

Symptomatik

Da die 5 im folgenden beschriebenen Hauptmanifestationen des rheumatischen Fiebers (Karditis, wandernde Polyarthritis, Chorea, Erythema marginatum und subkutane Knötchen) allein oder in verschiedenen Kombinationen auftreten können, zeigt das rheumatische Fieber viele klinische Muster. Haut- und Unterhauterscheinungen sind selten und kommen fast nie allein vor, sie treten meist bei Patienten auf, die bereits an Chorea, Arthritis oder Karditis leiden. Fieber ist ein Hauptsymptom, aber nicht spezifisch.

Die **Arthritis** ist die häufigste klinische Manifestation des rheumatischen Fiebers, von der die Erkrankung ihren Namen hat. Die Gelenke werden schmerzhaft und berührungsempfindlich und können auch Röte, Überwärmung und Schwellungen, manchmal mit Ergüssen, zeigen. An den Muskelansatzstellen können sich Sehnenscheidenentzündungen entwickeln. Betroffen sind meist die Knöchel, Knie, Ellbogen oder Handgelenke. Ebenso kann es zum Befall von Schultern, Hüften und der kleinen Gelenke von Händen und Füßen kommen, aber fast nie isoliert. Wenn Wirbelgelenke betroffen sind, sollte man an andere Erkrankungen denken. Die rheumatische Arthropathie kann nur ein oder auch mehrere Gelenke befallen; das typische Muster einer **wandernden Polyarthritis** findet sich dann, wenn nicht sofort eine Behandlung mit Bettruhe und entzündungshemmender Therapie eingesetzt hat. Eine Tendosynovitis kann sich an den Muskelansätzen entwickeln.

Die **Chorea,** eine Komplikation nach Streptokokkenentzündung, kann allein oder im Zusammenhang mit anderen rheumatischen Manifestationen auftreten *(s. Kap. KIN, 18., Chorea minor)*.

Die **Karditis** zeigt eigene Manifestationen mit dem alleinigen oder gleichzeitigen Auftreten von Perikardreiben, deutlichen Herzgeräuschen, Vergrößerung des Herzens oder Stauungsinsuffizienz. Beim ersten Anfall von rheumatischem Fieber zeigt sich die Karditis bei etwa 50% der Patienten mit Arthritis. Wenn keine Arthritis (oder Chorea) vorliegt, begibt sich ein Patient mit Karditis nur dann in ärztliche Behandlung, wenn das Fieber ausreichend hoch ansteigt, eine Perikarditis vorliegt, die schmerzhaft ist, oder wenn die Herzinsuffizienz zu respiratorischen, peripheren oder abdominalen Symptomen führt. Fehlen diese Anzeichen, suchen Patienten mit symptomlosen Herzgeräuschen oder Herzvergrößerungen während einer akuten rheumatischen Attacke u.U. keinen Arzt auf. Die Herzfehler werden dann manchmal erst wesentlich später gefunden, wenn sich beim Patienten „eine rheumatische Herzerkrankung ohne Anzeichen eines rheumatischen Fiebers" zeigt. Diese Form der Entwicklung, daß das Leiden anfangs nicht erkannt wurde, weil keine ärztliche Untersuchung stattfand, kommt bei etwa der Hälfte der Erwachsenen mit rheumatischen Herzerkrankungen vor.

Da Herzgeräusche die häufigste Manifestation einer Karditis darstellen, müssen zur Vermeidung von Fehlern bei der Auskultation des Herzens sorgfältige Technik und strenge Interpretationskriterien angelegt werden. Das weiche diastolische Geräusch der Aorteninsuffizienz (am besten zu hören über dem linken unteren Sternalrand) und das präsystolische Geräusch der Mitralstenose (am besten über oder medial von der Herzspitze) können auch übersehen werden. Normale dritte Herztöne an der Herzspitze können als Geräusche in Diastolenmitte fehlgedeutet werden, gespaltene erste Herztöne als präsystolische Geräusche, und das physiologische systolische Geräusch der Pulmonalarterie kann als Aortenstenose fehlinterpretiert werden, wenn man es an der Herzbasis hört, oder als Mitralinsuffizienz, wenn es an der Spitze auftritt. Ebenso benötigt man Interpretationskriterien für Röntgenbilder, um Fehldeutungen normaler Variationen der Herzsilhouette durch Ausdehnung während der Atmungsphase oder Diastole zu vermeiden. Der Ösophagus-Bariumbreischluck kann nicht nur durch einen vergrößerten linken Vorhof, sondern auch durch verschluckte Luft oder eine nach hinten verlagerte linke Kammer eine Verengung aufweisen. Ein normales, aber prominentes Pulmonalsegment kann als Vergrößerung der rechten Herzkammer ausgelegt werden.

Eine **Herzinsuffizienz** kann **bei akut erkrankten Kindern** unerkannt bleiben, da sie sich anders als bei Erwachsenen manifestieren kann. Es kommt zu Dyspnoe ohne Rasselgeräusche, zu Unwohlsein und Erbrechen (durch Hyperämie des Magens), Schmerzen im Epigastrium oder rechten oberen Quadranten (durch Kapselspannung in der Leber) und zu einem trockenen Husten (durch Lungenstauung).

Subkutane Knötchen, die am häufigsten auf der Streckseite großer Gelenke vorkommen, sind meist im Zusammenhang mit einer Karditis zu finden. In der Regel sind die Knötchen schmerzlos, flüchtig und reagieren meist gut auf die Medikation der gleichzeitig bestehenden Arthritis oder Karditis.

Das **Erythema marginatum,** ein serpiginöser, flacher, schmerzloser Ausschlag, ist flüchtig und dauert manchmal weniger als 1 Tag. Es tritt oft eine gewisse Zeit nach der auslösenden

Streptokokkeninfektion auf und sollte, wenn es dann auftritt, wo andere Befunde gerade abklingen (oder schon abgeklungen sind), nicht für einen neuen Anfall gehalten werden.

Weitere Symptome sind: Schmerzen im Abdomen („Wachstumsschmerzen") und Anorexie können bei rheumatischem Fieber entweder durch die Leber, wie eben beschrieben, oder durch eine gleichzeitig auftretende Adenitis des Mesenteriums hervorgerufen werden. Durch die erhöhte Leukozytenzahl und die Abwehrspannung des Abdomens kann das Krankheitsbild der akuten Appendizitis gleichen, besonders wenn andere rheumatische Zeichen fehlen. Die Diagnose kann durch schnelles Ansprechen auf Diuretika oder entzündungshemmende Medikamente bestätigt werden.

Die Arthralgien („Wachstumsschmerzen"), die in der Vergangenheit oft dem rheumatischen Fieber zugeschrieben wurden, sind nicht Teil der rheumatischen Entzündung und werden meist durch unspezifische Myalgien oder Tenalgien in der Umgebung der Gelenke verursacht. Diese Schmerzen kann man von der rheumatischen Arthropathie dadurch unterscheiden, daß während der passiven Bewegung des betroffenen Gelenks kein Berührungsschmerz besteht. Die isometrische Kontraktion der benachbarten Muskeln oder Sehnen führt oft zu den gleichen Schmerzen.

Die bisher ebenfalls dem rheumatischen Fieber zugesprochene Apathie, das Unwohlsein oder die Ermüdung, können durch das Linksherzversagen verursacht sein, sind jedoch bei fehlender Herzinsuffizienz eher psychogen als rheumatisch bedingt. Die „rheumatische" Pneumonie oder Pleuritis kann man nicht weiter als spezifisch für das rheumatische Fieber betrachten. Sie können durch andere Erkrankungen hervorgerufen werden, z.B. rheumatoide Arthritis, systemischen Lupus erythematodes, Lungeninfektionen oder Infarkte, die mit einer dekompensierten rheumatischen Herzerkrankung einhergehen.

Laborbefunde

Die klinische Pathologie des rheumatischen Fiebers zeigt sich in systemischen und lokalen akuten Entzündungszeichen. Systemisch ist die BSG erhöht, oft bis zu Werten von > 120 mm/h in der Westergren-Methode und > 50 in der unkorrigierten Wintrobe-Methode. Die Leukozytenzahl erreicht Werte von 12000–20000 und kann unter Kortikosteroidtherapie höher liegen. Das C-reaktive Protein im Serum ist stark erhöht; da es schneller steigt und fällt als die BSG, eignet sich ein negativer Befund zur Sicherung der Ausschlußdiagnose einer Entzündung bei einem Patienten, dessen BSG noch einige Zeit nach einem Anfall rheumatischen Fiebers erhöht ist.

Die lokalen Entzündungszeichen zeigen sich in der Synovialflüssigkeit, obwohl hier eine Punktion selten zur Diagnose und Therapie nötig ist. Die Flüssigkeit ist in der Regel klar und steril, mit einem normalen Muzingehalt, einer erhöhten Leukozytenzahl und einem fädigen Essigsäurepräzipitat.

Die häufigste Veränderung im EKG ist eine Verlängerung des P-R-Intervalls. Dieser Befund läßt sich *nicht* gut mit der Prognose oder mit anderen Aussagen einer Karditis in Zusammenhang bringen. Er wird nun als Anzeichen einer unspezifischen Störung betrachtet, nicht als Zeichen einer Herzentzündung, die chemisch eine Verzögerung der AV-Überleitung bei etwa 30% der Patienten mit Poststreptokokkenkomplikationen hervorruft. Andere EKG-Störungen werden, wenn sie auftreten, durch die Perikarditis, Vergrößerung der Kammern oder Vorhöfe oder durch Herzrhythmusstörungen verursacht.

Diagnostik

Es gibt keinen einzelnen Test oder Beweis, der pathognomonisch für das rheumatische Fieber ist, die Diagnose stützt sich heute in der Regel auf eine Übereinstimmung der Symptome mit den modifizierten Jones-Kriterien, die das Vorhandensein von mindestens 1, wenn möglich 2 der 5 Hauptmanifestationen, wie vorher beschrieben, erfordert, in Zusammenhang mit dem Beweis einer kürzlich durchgemachten Streptokokkeninfektion der Gruppe A (Scharlach, positive Kulturen eines Rachenabstrichs oder erhöhte Antistreptolysin O- oder andere Streptokokken-Antikörper-Titer) und dem Auftreten von Zeichen einer akuten Entzündung wie Fieber, einer erhöhten BSG oder Leukozytose.

Gicht, Sichelzellanämie, Leukämie, LED und embolische bakterielle Endokarditis können ebenfalls zur akuten Arthropathie führen. Andere Ursachen von Gelenkschmerzen (z. B. Serumkrankheit, Reaktion auf Medikamente, traumatische Arthritis, Gonokokkenarthritis) kann man in der Regel durch die Anamnese oder durch spezifische Laboruntersuchungen erkennen. Die häufigste Fehldiagnose ist die juvenile rheumatoide Arthritis, die manchmal relativ plötzlich beginnt, manchmal eine Beteiligung des Herzens zeigt und oft Rheumafaktor-negativ ist. Das Fehlen einer vorhergehenden Streptokokkeninfektion und der langdauernde klinische Verlauf einer Arthropathie unterscheidet in der Regel die rheumatoide von der rheumatischen Arthritis.

Eine kongenitale Herzerkrankung mit Herzgeräuschen, Kardiomegalie oder Stauungsinsuffizienz bei Kindern und Jugendlichen unterscheidet man durch ihre charakteristischen Herzgeräusche und, falls vorhanden, durch die Zyanose. Um schwierige Diagnosen zu bestätigen, können Echokardiographie, Herzkatheter oder Angiographie eingesetzt werden. Eine weitere Fehldiagnose ist die subendokardiale Fibroelastose, die vermutet werden kann, wenn es keine überzeugenden Beweise für rheumatische oder kongenitale Läsionen gibt.

Verlauf

Mit Ausnahme der Karditis heilen alle Manifestationen des rheumatischen Fiebers ohne Dauerschäden aus. Gelenkschmerzen und Fieber legen sich in der Regel nach 2 Wo., oft noch früher, und dauern selten länger als 1 Mo. Die BSG normalisiert sich meist innerhalb von 3 Mo., wenn keine Karditis besteht. Wenn sie erstmals den Arzt aufsuchen, zeigen Patienten mit einer Karditis in der Regel zumindest akustische Befunde. Wenn sich in den nächsten 2–3 Wo. keine Verschlechterung ergibt, treten bei einer Karditis selten neue Symptome auf. Da die Herzgeräusche oft nicht mehr verschwinden, und da neuauftretende Herzphänomene während der klinischen Beobachtungszeit nicht häufig sind, sind die besten Kriterien für ein Ansprechen auf die Therapie nicht die kardialen Zeichen, sondern die der Entzündung. Die akuten Anzeichen einer Entzündung, die BSG eingeschlossen, normalisieren sich bei Bestehen einer unkomplizierten Karditis in der Regel innerhalb von 5 Mo.

Etwa 5% der rheumatischen Patienten zeigen **langandauernde Episoden** mit klinischen und Laborbefunden einer Entzündung (8 Mo. oder länger), die in **spontanen Rezidiven** auftreten und nicht mit einer Streptokokkeninfektion oder dem Absetzen einer anti-inflammatorischen Therapie zusammenhängen. Solche Anfälle finden sich eher bei rezidivierenden rheumatischen Schüben mit gleichzeitiger Karditis.

Das rheumatische Fieber scheint keine latente chronische Herzentzündung hervorzurufen. Narben, die von akuten Schädigungen der Klappen herrühren, können sich kontrahieren und verändern und so zu sekundären hämodynamischen Störungen im Myokard führen, ohne daß weiter eine akute Entzündung besteht.

Die **Langzeitprognose** hängt von dem Grad der Herzbeteiligung beim ersten Anfall ab. Patienten ohne Karditis entwickeln nur selten eine Schädigung der Herzklappen, sie zeigen weniger rheumatische Rezidive als Patienten mit Karditis, und sie entwickeln während der Rezidive weniger Karditiden. Patienten, die während der ersten Attacke eine schwere Karditis durchmachen, zeigen oft Spätschäden am Herzen, die von den hier besonders häufig auftretenden rheumatischen Rezidiven verschlimmert werden. Bei etwa der Hälfte der Patienten, deren akute Anfälle mit einer leichten Karditis ohne ausgedehnte Vergrößerung des Herzens oder Insuffizienz einhergehen, verschwinden die organischen Geräusche nach einiger Zeit. Die Anfälligkeit gegenüber Rezidiven ist in dieser Gruppe mittelgradig; sie liegt zwischen dem geringen Risiko der Patienten ohne Karditis und dem hohen Risiko der Patienten mit schwerer Karditis. Die Rezidive können jedoch immer zu permanenten oder weiteren Herzfehlern führen.

Therapie

Weisen Patienten nur eine **Arthritis** auf, konzentriert sich die Therapie auf die Schmerzbekämpfung. In leichten Fällen sind Codein, andere Analgetika oder relativ kleine Dosen Aspirin indiziert. In schweren Fällen ist die Aufsättigung mit **Salicylaten** nötig. Aspirin wird ähnlich wie bei der Digitalisierung in aufsteigenden Dosen gegeben, bis die klinische Wirkung einsetzt oder die Toxizität zu groß wird. Messungen der Blut- oder Urinspiegel der Salicylate sind überflüssig, da die Beziehung zu den klinischen Defekten nicht verläßlich ist. Die anfängliche Dosierung bei Kindern und Jugendlichen beträgt 60 mg/kg, aufgeteilt in 4 Dosen täglich. Wenn sie nicht über Nacht reicht, wird die Dosis am nächsten Tag auf 90 mg/kg erhöht, danach auf 120 mg/kg und 180 mg/kg, jeweils an folgenden Tagen. Hohe Dosierungen können in 5 oder 6 Gaben aufgeteilt werden. Wenn sich innerhalb von 4 Tagen kein therapeutischer Effekt ergibt, sollte man Aspirin durch Kortikosteroide ersetzen.

Darmlösliche, gepufferte oder komplexe Salicylatmoleküle scheinen keine Vorteile gegenüber dem gewöhnlichen Aspirin zu haben. Lokale Reaktionen der Magenschleimhaut können vermieden oder, wenn sie auftreten, behandelt werden, indem man Milch oder Antazida ½ h nach Aufnahme des Aspirins gibt. Die systemische Toxizität der Salicylate zeigt sich in Tinnitus, Kopfschmerzen oder Tachypnoe und kann bis zu 1 Wo. oder länger nach Erreichen der Höchstdosis auftreten. Die Beherrschung der Toxizität besteht in der Verminderung der Dosis, solange die therapeutische Wirksamkeit gewahrt bleibt, oder in Absetzen des Aspirins.

Bei der **Karditis** besteht das therapeutische Ziel in der Unterdrückung der klinischen Entzündung, während gleichzeitig eine überschießende posttherapeutische Reaktion vermieden werden soll, die oft auf eine entzündungshemmende Suppression folgt. **Salicylate** sind Kortikosteroiden vorzuziehen, da auf eine 8wöchige Behandlung mit Salicylaten selten derartige überschießende Reaktionen folgen und sich bei Salicylatbehandlung keine Striae und Akne der Haut bilden, die oft Begleiterscheinungen einer hochdosierten Dauertherapie mit Kortikosteroiden sind.

Besonders wenn eine Stauungsinsuffizienz besteht, kann die akute Entzündung bei schwerer Karditis zu gravierend für eine Unterdrückung mit Salicylaten sein. Es sollte sofort eine **Kortikosteroidtherapie** begonnen werden, wenn ein Versuch mit Salicylaten fehlschlägt. Man kann z. B. Prednison in einer Tagesdosis von 40–80 mg (0,5–2 mg/kg/Tag) alle 6–12 h, je nach Größe des Patienten, verabreichen. Wenn sich nach 2 Tagen keine Unterdrückung der Entzündung ergibt, kann eine Dosis von 120–160 mg/Tag nötig sein. Die Suppressionsdosis des Kortikosteroids sollte aufrechterhalten werden, bis die BSG für mindestens 1 Wo. normal ist. Die Dosis wird dann für die nächste Wo. halbiert. Um überschießende Reaktionen zu vermeiden, wird gleichzeitig mit einer überlappenden Salicylattherapie begonnen, die die Kortikosteroidtherapie um 2 Wo. überdauern sollte. Die Kortikosteroiddosis sollte sich alle 2 Tage um 5 mg vermindern.

Dies gilt nur für akute rheumatische Entzündungen. **Herzrhythmusstörungen oder -insuffizienzen** sollten mit den entsprechenden Medikamenten behandelt werden. Eine überschießende Reaktion nach der Therapie, die sich nur durch Fieber oder Gelenkschmerzen manifestiert, legt sich oft spontan und bedarf keiner entzündungshemmenden Therapie, die ihrerseits wiederum eine überschießende Reaktion hervorrufen kann. Kommt es jedoch dabei zu einer Stauungsinsuffizienz, die gegen spezifische Pharmaka resistent ist, muß die antiinflammatorische Therapie wieder aufgenommen werden. Bei Patienten, die die langdauernde, schubweise verlaufende Form der Erkrankung aufweisen, können Immunsuppressiva wirksam sein.

Weitere therapeutische Maßnahmen: Die Auswahl der **körperlichen Aktivität,** die ein akut erkrankter Patient selbst trifft, ist meist ebenso günstig wie ein verordnetes Bewegungsprogramm. Wenn Patienten Arthritis, Chorea oder Herzinsuffizienz aufweisen, beschränken sie sich meist entsprechend. Wenn keine Karditis besteht, sind nach Abklingen der akuten Arthritis oder Chorea keine Einschränkungen nötig. Die schwierigsten Entscheidungen sind bei Patienten zu treffen, die bei bestehender Karditis asymptomatisch sind. Eine strenge Bettruhe zeigt hier keine Vorteile und kann zu unerwünschten psychologischen Reaktionen führen. Nur bei Patienten mit symptomatischem Herzversagen scheint eine **Einschränkung der körperlichen Aktivität** zur Verminderung oder Beseitigung der Symptome angeraten zu sein.

Obwohl die Poststreptokokkenentzündung bereits gut ausgeprägt ist, sobald ein rheumatischer Patient erstmals ausfällt, ist eine Behandlung mit **Antibiotika** sinnvoll, um restliche Keime zu vernichten. Die entsprechenden Behandlungsdosen und Medikamente sind unter *Verlauf und Behandlung der Streptokokkeninfektionen in Kap. INF, 10.* abgehandelt worden.

Es ist keine besondere Diät erforderlich, außer eine Salzeinschränkung bei Stauungsinsuffizienz, die sich nicht durch andere Maßnahmen behandeln läßt.

Eine **Prophylaxe gegen Streptokokken** sollte nach einem Anfall rheumatischen Fiebers (oder von Chorea) zur Verhinderung von Rezidiven andauernd betrieben werden. Die wirksamste Methode ist die monatliche i.m. Injektion von 1,2 Mio IE Benzathin-Penicillin G, die jedoch den Nachteil hat, schmerzhaft zu sein und den monatlichen Besuch beim Arzt erfordert. Sulfadiazin, als Einzeldosis von 1 g/Tag (500 mg/Tag bei Patienten < 27 kg), ist ebenso effektiv wie andere orale Medikamente. Die prophylaktische Tagesdosis von oralem Penicillin G beträgt 400 000 IE und von Penicillin V 250 mg.

Die optimale Dauer einer Antistreptokokkenprophylaxe ist umstritten. Einige halten eine lebenslange Prophylaxe für indiziert, wenn ein Patient rheumatisches Fieber oder Chorea durchlaufen hat oder solange er in direkten Kontakt mit Kindern kommt, die wahrscheinlich Träger von Streptokokken der Gruppe A sind. Andere schlagen die Prophylaxe für mehrere Jahre nach einer akuten Attacke vor, sowie bei allen Patienten < 18 Jahren und zur Erhaltung des Lebens nur bei Patienten mit schwerem Herzfehler. Danach kann die Prophylaxe bei Patienten ohne Herzschäden abgesetzt werden, muß jedoch für Patienten mit schweren Beeinträchtigungen am Herzen lebenslang aufrechterhalten werden. Bei Patienten mit leichten Herzschäden (z.B. deutliche Geräusche, aber keine Kardiomegalie oder Insuffizienz) kann die Prophylaxe abgesetzt und nur jeweils bei Streptokokkeninfektionen fortgesetzt werden.

Bei Patienten, die rheumatische Klappenfehler aufweisen oder bei denen ein dahingehender Verdacht besteht, sollte eine Prophylaxe gegen die bakterielle Endokarditis erfolgen, wenn **Eingriffe an den Zähnen** zu Zahnfleischblutungen führen oder **Operationen der oberen Atemwege, des UG-Trakts und unteren Verdauungstrakts** geplant sind *(s. Tab. 47.)*.

Tab. 47. Prophylaxe der bakteriellen Endokarditis bei Risikokindern[1]

Indikation	*Medikament*	*Dosierung*
Zahnärztliche und andere Eingriffe im Mund und oberen Respirationstrakt[2] Standarddosierung	Amoxicillin	50 mg/kg (max. 3 g[3]) oral, 1 h vor dem Eingriff; anschließend ½ Dosis nach der Anfangsdosis. (Alternative Anfangsdosis: < 15 kg, 750 mg; 15–30 kg, 1,5 g; > 30 kg, 3 g)
Für Patienten mit Penicillin- oder Amoxicillinallergie	Erythromycin-ethylsuccinat *oder* Erythromycin-stearat *oder* Clindamycin	20 mg/kg (max. 800 mg) oral 2 h vor dem Eingriff; anschließend ½ Dosis 6 h nach der Anfangsdosis 20 mg/kg (max. 1 g) oral 2 h vor dem Eingriff; anschließend ½ Dosis 6 h nach der Anfangsdosis 10 mg/kg (max. 300 mg) oral 1 h vor dem Eingriff; anschließend ½ Dosis nach der Anfangsdosis
Für Patienten, die zu Behandlungsbeginn keine orale Medikation einnehmen können	Ampicillin[1]	50 mg/kg (max. 1 g) i.v. oder i.m. 30 min vor dem Eingriff; anschließend ½ Dosis (oder Amoxicillin 25 mg/kg oral) 6 h nach der Anfangsdosis
Für Patienten mit Ampicillin-, Amoxicillin- oder Penicillintherapie, die zu Behandlungsbeginn keine orale Medikation einnehmen können	Clindamycin	10 mg/kg (max. 300 mg) i.v. 30 min vor dem Eingriff; anschließend ½ Dosis (i.v. oder oral) 6 h nach der Anfangsdosis

Fortsetzung Tab. 47.

Indikation	*Medikament*	*Dosierung*
Für Patienten mit hohem Risiko, für die die Standarddosierung ungeeignet ist	Ampicillin, Gentamicin und Amoxicillin	Ampicillin 50 mg/kg (max. 2 g) plus Gentamicin 2 g/kg[5] (max. 80 mg) i.v. oder i.m. 30 min vor dem Eingriff; anschließend Amoxicillin 25 mg/kg oral 6 h nach der Anfangsdosis. Alternativ dazu kann die i.v. Dosierung 8 h nach der Anfangsdosis wiederholt werden
Für Patienten mit hohem Risiko mit Ampicillin-, Amoxicillin- oder Penicillinallergie	Vancomycin	20 mg/kg (max. 1 g) i.v. über 1 h, Beginn 1 h vor dem Eingriff; keine Wiederholungsdosis erforderlich
Eingriffe im Urogenital- und- Gastrointestinalbereich Standarddosierung	Ampicillin, Gentamicin und Amoxicillin	Ampicillin 50 mg/kg (max. 2 g) plus Gentamicin 2 mg/kg[5] (max. 80 mg) i.v. oder i.m. 30 min vor dem Eingriff; anschließend Amoxicillin 25 mg/kg oral 6 h nach der Anfangsdosis. Alternativ dazu kann die i.v. Dosierung 8 h nach der Anfangsdosis wiederholt werden
Für Patienten mit Ampicillin-, Amoxicillin- oder Penicillinallergie	Vancomycin oder Gentamicin	Vancomycin 20 mg/kg (max. 1 g) i.v. über 1 h plus Gentamicin 2 mg/kg[5] (max. 80 mg) i.v. oder i.m. 1 h vor dem Eingriff; kann einmal wiederholt werden, 8 h nach der Anfangsdosis
Alternative Dosierungen für Patienten mit geringem Risiko	Amoxicillin	50 mg/kg (max. 3 g) oral 1 h vor dem Eingriff; anschließend ½ Dosis 6 h nach der Anfangsdosis

[1] Empfehlungen der American Heart Association.
[2] Schließt Patienten mit Herzklappenersatz und andere Patienten mit hohem Risiko ein.
[3] Die Maximaldosen in Klammern entsprechen in der ganzen Tabelle den Erwachsenendosen; die Gesamtdosierung bei Kindern sollte diejenige bei Erwachsenen nicht übersteigen.
[4] Hier wird Ampicillin empfohlen, da parenterales Amoxicillin in den USA nicht erhältlich ist (in Deutschland ist es erhältlich).
[5] Die Erwachsenendosis für Gentamicin beträgt 1,5 mg/kg (max. 80 mg).
Anmerkung: Antibiotikadosierungen zur Rezidivprophylaxe des rheumatischen Fiebers sind zur Verhütung einer bakteriellen Endokarditis unzureichend. Außerdem können sie zur Entstehung resistenter Organismen in der Mundhöhle führen. Patienten, bei denen eine solche Rezidivprophylaxe mit Penicillin durchgeführt wird, sollten zur Endokarditisprophylaxe Erythromycin oder eine der genannten Alternativen erhalten (kein Amoxicillin oder sonstiges Penicillin).
Aus: Dajani, A. S., Bisno, A. L., Chung, K. J. et al.: Prevention of bacterial endocarditis: Recommendations by the American Heart Association. *Journal of the American Medical Association* 264: 2919–2922, 1990. Copyright 1990, American Medical Association.

Juvenile rheumatoide Arthritis (JRA)

(Morbus Still)

Die rheumatoide Arthritis (JRA) mit Beginn vor dem 16. Lebensjahr ist in mehrfacher Hinsicht der des Erwachsenen ähnlich, kann aber in drei Untergruppen (systemisch, pauciartikulär, polyartikulär) unterteilt werden, wobei jede ein verschiedenes klinisches Bild zeigt. Die Erkrankung neigt zum Befall sowohl der großen als auch der kleinen Gelenke, woraus eine gegenseitige Beeinflussung mit Wachstum und Entwicklung resultieren kann. Eine Mikrognathie, bedingt durch gestörtes Wachstum des Unterkiefers, kann beobachtet werden. Kinder zeigen einen **systemischen Befall** (häufig auch M. Still genannt). Es treten häufig hohes Fieber, Exanthem, Splenomegalie, generalisierte Adenopathie, Serositis und eine neutrophile Leukozytose auf. Bisweilen gehen diese systemischen Erscheinungen dem Auftreten der Arthritis voraus. Der Rheumafaktor **(RF)** ist für gewöhnlich nicht vorhanden. Der **pauci-**

artikuläre Befall betrifft ungefähr 40% der Kinder. Speziell Mädchen, die von dieser Art betroffen sind, haben häufig antinukleäre Antikörper und eine hohe Inzidenz zur chronischen Iridozyklitis. Die Iridozyklitis ist oft asymptomatisch und wird nur bei periodischen Untersuchungen mit der Spaltlampe gefunden. In der Untergruppe von Knaben mit pauciartikulärem Befall kommen viele Jungen mit dem HLA-B-27-Antigen vor; die meisten von ihnen entwickeln darauf folgend das klassische Bild einer der seronegativen Spondylarthropathien. Die restlichen 40% der Kinder mit JRA zeigen den **polyartikulären Befall,** der oft der RA des Erwachsenen entspricht. Der RF ist in der Regel negativ, allerdings ist er bei manchen Patienten, v. a. bei Mädchen im Jugendalter, positiv. Bei dieser Gruppe bedeutet ein positiver RF eine schlechte Prognose. Die Prognose ist günstiger als beim Erwachsenen. Eine komplette Remission tritt bei bis zu 75% der Patienten auf.

Therapie

Die Therapie ist grundsätzlich der bei Erwachsenen ähnlich. Aspirin wird gut vertragen und ist in hohen Dosen (80–130 mg/kg/Tag) wirksam, wobei bei höheren Dosierungen die Salizylatspiegel (20–30 mg/100 ml) kontrolliert werden sollten. Es können erhöhte AST-(SGOT-)Spiegel auftreten, aber auf den Normalwert abfallen, sobald die Aspirin-Therapie beendet wird. Bei Kindern unter 15 Jahren sind in den USA nur Aspirin, Naproxen und Tolmetin anerkannt, sollten sich aber diese Medikamente als toxisch oder ineffektiv erweisen, können andere nichtsteroidale entzündungshemmende Medikamente (**NSAID's** = non steroidal antiinflammatory drugs) versucht werden. Das Reye-Syndrom ist eine Komplikation, die gelegentlich bei Kindern unter Aspirin-Behandlung auftritt. Die systemische Anwendung von Kortikosteroiden kann gewöhnlich vermieden werden, mit Ausnahme schwerer, generalisierter Erkrankungen. Wachstumsverzögerungen sind eine zusätzliche Gefahr der Kortikosteroidbehandlung bei Kindern. Intraartikuläre Steroidinjektionen können gegeben werden, wenn die Dosis der geringeren Gelenkgröße angepaßt wird. Kindern, die nicht auf Aspirin ansprechen, können Goldsalze oder andere NSAID's gegeben werden. Die Dosierung wird, wie bei Erwachsenen, vorsichtig eingestellt, bei kleineren Kindern unter Berücksichtigung des Körpergewichts; anfangs wöchentlich 1 g/kg KG, dann langsames Entwöhnen auf 1 mg/kg KG/Monat, sofern diese Dosis wirksam ist (eine Erörterung des Gebrauchs von Gold bei der RA findet sich unter *Rheumatoide Arthritis, Kap. BEW, 3.*). Obwohl Penicillamin und Hydroxychloroquin zur Verwendung bei Kindern nicht anerkannt sind, können sie bei Patienten verwendet werden, bei denen die Goldsalztherapie nicht anspricht oder nicht toleriert wird.

Passive und aktive Übungen und Schienen verhindern gewöhnlich Beugekontrakturen, orthopädische Hilfsmittel ermöglichen den Kindern, ihr Leben so normal wie möglich zu leben. Ophthalmologische Untersuchungen sollten halbjährlich durchgeführt werden, um asymptomatische Iridozyklitiden (*Uveitis anterior – s. Kap. AUG, 10.*) zu entdecken und damit die frühzeitige Therapie mit Kortikosteroid-Augentropfen (und Mydriatika) zu ermöglichen.

Häufige Erkrankungen des Fußes und der Beine bei Kindern und Jugendlichen

Mit der Entwicklung des Kindes erfährt das Muskel- und Skelettsystem dramatische Veränderungen in Form sich verändernder Winkel, Drehungen und des Längenwachstums. Viele Beschwerden der unteren Extremitäten werden durch diese Veränderungen hervorgerufen und verbessern bzw. verschlechtern sich während des Wachstums; z. B. sind während der Säuglingszeit die Außendrehung der Hüfte (Retroversio femoris), die Innenrotation der Tibia (Torsio tibiae) und ein Metatarsus adductus ein häufiges Problem. Im allgemeinen tritt mit der Zeit und bei konservativer Behandlung die Besserung ein.

Die Diagnostik bei Fuß- und Beinerkrankungen des Kindes erfordert dessen Kooperation und eine regelmäßige individuelle Analyse der beiden Extremitäten. Asymmetrische Befunde oder progrediente Deformierung sind für Normvarianten untypisch und man sollte nach einer neurologischen Ursache suchen (Myelodysplasie, zerebrale Lähmungserscheinungen etc.). Es sollten die Mobilität jedes Gelenkes und die Winkel und Rotation von Femur, Knien und Füßen am stehenen, sitzenden und liegenden Patienten gemessen werden. Um die Torsion der Tibia festzustellen, sitzt der Patient mit 90° gebeugten Knien und freihängenden Unterschenkeln. Als nächstes wird die Längsachse der Tibia und das Tuberculum tibiae mit dem Os metacarpale II in eine Ebene gebracht. Jetzt stelle man sich eine Linie zwischen den zwei Malleolen vor. Der Winkel, unter dem sich, von der Tibia aus gesehen, diese beiden Linien treffen, ist ungefähr das Maß für die Außen- bzw. Innenrotation der Tibia. Ebenfalls sollte der Gang kontrolliert werden.

Hüftgelenke und Femur: Die **Innenrotation des Femurs** ist bei Kindern häufig, da zwischen Geburt und Jugend sich die Anteversion von 40° auf 15° vermindert. Stark ausgeprägte **Anteversio femoris** verursacht „kissing knees“, das „Laufen über den großen Zeh“ und Tollpatschigkeit. Es kann sich eine Sitzstellung wie ein „W“ einstellen, oder im Schlaf werden die Beine gestreckt oder gebeugt (Knie an der Burst und einwärts rotiert). Diese Stellungen können das Problem verstärken und sollten vermieden werden. Wenn ein massiver Befund das 8. Lebensjahr überdauert, ist die Überweisung zum Orthopäden indiziert. Die **Außenrotation des Femurs** wird für gewöhnlich beim Kind, welches noch nicht „laufen“ gelernt hat, gesehen und beruht offensichtlich auf einer auf den in utero stattgefundenen Lagewechsel folgenden, durch Kontraktur des Bindegewebes verursachten Abduktion mit gleichzeitiger Außenrotation. Das Schlafen mit außenrotierten Beinen kann die Dauer dieses Zustandes verlängern. Hilfreich kann das Innenrotieren während des Windelwechsels sein, aber in den meisten Fällen stellt sich eine Spontankorrektur ein, wenn das Kind läuft. Indiziert ist die sorgfältige Untersuchung auf eine Dislokation im Hüftgelenk *(s. Kap. KIN, 7., Erkrankungen des Skelett- und Muskelsystems).*

Schmerzen im Hüftgelenk und Hinken sind Charakteristika der Epiphyseolysis capitis femoris in der Adoleszenz oder der aseptischen Osteonekrose des Femurkopfs (M. Legg-Calvé-Perthes, *s. Osteochondrosen, unten*) bei jüngeren Kindern. Die Frühdiagnose einer „slipped epiphysis“ beeinflußt deren Ausgang in hohem Ausmaße. Die Verschiebung des Femurkopfes geschieht langsam und tritt überaus häufig bei adipösen Jungen vom 10. Lebensjahr an auf. Bei 20% der Patienten ist der Vorgang bilateral. Die Ursache ist unbekannt. Hormonelle Ursachen werden aber vermutet. Der Röntgenbefund bestätigt die Diagnose und schließt eine Dysplasie des Acetabulums oder eine atypische Veränderung aus. Die Therapie geschieht operativ. **M. Legg-Calvé-Perthes** wird unten, bei Osteochondrosen, besprochen.

Veränderungen des **Knie- oder Femoro-Tibial-Winkels** zeigen zwei Haupttypen: 1. O-Beine (Genu varum) und 2. X-Beine (Genu valgum). Bei fehlender Behandlung können beide Variationen zu einer Osteoarthritis des Kniegelenkes beim Erwachsenen führen. Bei Wickelkindern sind **O-Beine** häufig und korrigieren sich spontan bis ins Alter von ca. 18 Monaten. Falls die O-Beine über diesen Zeitraum hinaus bestehen oder die Schwere des Zustandes zunimmt, muß ein **M. Blount** (Osteochondrosis tibiae) vermutet werden. Die Frühdiagnose eines M. Blount gestaltet sich schwierig, da der Röntgenbefund negativ sein kann. Eine Rachitis muß ausgeschlossen werden. Bei frühzeitigem Beginn ist die Therapie mit einer Nachtschiene erfolgreich; ansonsten muß operativ vorgegangen werden. Weniger häufig sind **X-Beine,** und sogar schwere Ausprägungen korrigieren sich bis zum Alter von 9 Jahren spontan. Eine Knochendysplasie oder eine Hypophosphatämie müssen ausgeschlossen werden. Wenn die massive Deformität über das 10. Lebensjahr hinaus andauert, besteht die Therapie in der operativen Abtragung der distalen medialen Femurepiphyse.

Knieschmerzen mit Schwellung über dem Tuberculum tibiae in der Adoleszenz sind gewöhnlich die Zeichen des **M. Osgood-Schlatter** *(s. uner Osteochondrosen)*. Adoleszenten sind ebenfalls bevorzugt von einer **Chondromalazia patellae** (Erweichung des Patellargelenkknorpels) befallen. Winkel- oder Rotationsveränderungen des Beines sind durch die Kombination dysbalancierender Elemente des Quadrizeps oder durch patellare Fehlstellung während der Bewegung verursacht, Knieschmerzen treten beim Klettern, speziell beim Auf- und Abwärtsgehen von Treppen, auf. Die Therapie besteht in der isometrischen Kräftigung des Quadrizeps, Aspirin und dem Vermeiden schmerzerzeugender Aktivitäten.

Die **Tibiatorsion** tritt mit dem Wachstum auf, wobei sie sich von 0° lateraler Außenrotation bei der Geburt auf 20° im Erwachsenenalter verändert. Selten ist die Außenrotation der Tibia ein Problem. Die Innenrotation der Tibia ist zur Zeit der Geburt normal, verstärkt sich aber mit dem Wachstum. Sie ist assoziiert mit einwärts gerichteten Zehen und O-Beinen. Rachitis oder eine neuromuskuläre Störung sollten ausgeschlossen werden. Bisweilen können passive Übungen (Außenrotation des Fußes) oder orthopädische Schuhe (Erhöhung der medialen Ferse und des lateralen Vorderfußes, Thomasferse u. a.) hilfreich sein. Eine über das 7. Lebensjahr hinaus bestehende Torsion bedarf der orthopädischen Therapie.

Vorderfußanomalien treten bei 1:100 Geburten auf. Glücklicherweise sind sie funktionell, wie der Metatarsus adductus, auch strukturell, wie der partielle Klumpfuß (Talipes varus) oder Metatarsus varus. Beim **Metatarsus adductus** kann bei fehlender Inversion der Vorderfuß passiv abduziert und über die Neutrallage hinaus invertiert werden, und bei Stimulation der Sohle können laterale Bewegungen des Vorderfußes gesehen werden. Gewöhnlich tritt im Laufe des 1. Lebensjahres die Besserung ein. Der **Metatarsus varus** bedarf unter Umständen der orthopädischen Therapie mit einem Korrekturgips. **Pronation, Plattfuß und Pes planovalgus** werden anhand des abgeflachten Fußlängsgewölbes mit Auswärtsabrollen des Fußes erkannt. Wenn sie zu laufen beginnen, haben die meisten Kinder eine leichte Pronation aufgrund schwächerer Bänder und ihres „breiteren Ganges", die sich aber bis zum Alter von 2½ Jahren ohne Therapie ausgleicht. Häufig scheinen Säuglinge wegen des Fettpolsters des Fußlängsgewölbes fälschlicherweise Plattfüße zu haben. Wenn die Deformität funktionell ist, erscheint gewöhnlich das Gewölbe beim Zehenstand. Bei Schmerzen oder Krämpfen der Füße ist die Behandlung mit orthopädischen Schuhen indiziert (Unterstützung des Gewölbes oder Schuhe mit langem Innenrand und Thomas-Ferse).

Hereditäre Bindegewebserkrankungen

Ehlers-Danlos-Syndrom (EDS)

(s.a. Kap. HÄM, 4.)

Eine erbliche Bindegewebskrankheit mit artikulärer Hypermotilität, dermaler Hyperelastizität und verbreiteter Gewebsbrüchigkeit.

Obwohl es gewöhnlich als eine autosomal-dominante Krankheit vererbt wird, beruht das EDS heterogen auf verschiedenen Genmutationen, welche die Struktur oder die Zusammensetzung der verschiedenen Kollagene betreffen, und es werden wenigstens 9 Varianten, einschließlich ungewöhnlicher, an das X-Chromosom gebundener und rezessiver Formen, beschrieben *(s. Tab. 48.)*. Bei der üblichen dominanten Form wurden keine spezifischen biochemischen und histologischen Veränderungen nachgewiesen, obwohl angenommen wird, daß die Vernetzung der Kollagenfibrillen defekt ist. Beim rezessiven Typ fehlt die Aktivität des Enzyms Lysyl-Hydroxylase.

Tab. 48. Nomenklatur der erblichen Bindegewebserkrankungen mit Erbgang, klinischen Merkmalen und zugrundeliegendem Defekt

Typ	*Allgemeine Bezeichnung*	*Unterkategorien*	*Erbgang*	*Klinische Merkmale*
EDS I	Gravis-Typ		AD	kardinale klinische Merkmale schwerer Ausprägung
EDS II	Mitis-Typ		AD	Kardinale klinische Merkmale leichter Ausprägung
EDS III	hypermobiler Typ		AD	Deutliche artikuläre Hypermobilität, mäßige kutane Hyperelastizität, geringe Neigung zu Narbenbildung
EDS IV	vaskulärer Typ		heterogen	Ausgeprägte Neigung zu Hautverletzungen und/oder Narbenbildung, dünne Haut mit prominenten Venengeflechten, Gefäßrupturen, charakteristische Facies
		IV-A: akrogerischer Typ	AD	
		IV-B: akrogerischer Typ	AR	
		IV-C: ekchymotischer Typ	AD	
		IV-D: sonstige	AD/AR	
		(Bei allen Formen, außer IV-D, AR liegt ein Defekt des Kollagen Typ III vor)		
EDS V	X-chromosomaler Typ		XL	Kardinale klinische Merkmale mäßiger Ausprägung
EDS VI	okulär-skoliotischer Typ		AR	Kardinale klinische Merkmale schwerer Ausprägung, okuläre Beteiligung (Mikrokornea, Sklerenperforation, Netzhautablösung), Skoliose
		VI-A: verminderte Lysyl-Hydroxylase-Aktivität		
		VI-B: normale Lysyl-Hydroxylase-Aktivität		
EDS VII	Arthrochalasis multiplex congenita		heterogen	Kardinale klinische Merkmale mit deutlicher artikulärer Hypermobilität, kleine Statur und Mikrognathie
		VII-A: Strukturdefekt des Pro-alpha-1(1)-Kollagen	AD	
		VII-B: Strukturdefekt des Pro-alpha-2(1)-Kollagen	AD	
		VII-C: Prokollagen-N-Proteinase-Mangel?	AR	
EDS VIII	Periodontaler Typ		AD	Kardinale klinische Merkmale mäßiger Ausprägung, aggressive Periodontitis, Zahnfleischschwund, früher Zahnausfall
EDS IX	nicht beschrieben (früher Okzipitalhornsyndrom oder x-chromosomale Cutis laxa, jetzt neu kategorisiert)			

Fortsetzung Tab. 48.

Typ	*Allgemeine Bezeichnung*	*Unterkategorien*	*Erbgang*	*Klinische Merkmale*
EDS X	Fibronektindefekt		AR	Kardinale klinische Merkmale bei normaler Hautbeschaffenheit, Petechien, Defekt der durch Fibrinektin korrigierten Thrombozytenaggregation
EDS XI	nicht beschrieben (früher familiäre Gelenkinstabilität, jetzt neu kategorisiert)			

EDS = Ehlers-Danlos-Syndrom, AD = autosomal dominant, AR = autosomal-rezessiv, XL = X-chromosomal. Bearbeitet nach Beighton, P., de Paepe, A., Danks, D.: International nosology of heritable disorders of connective tissue, Berlin, 1986. *American Journal of Medical Genetics* 29: 581–594, 1988. Copyright 1988. Abdruck mit Genehmigung von John Wiley & Sons, Inc.

Symptomatik und Diagnostik

Abhängig von der spezifischen Genmutation und dem daraus folgenden Phänotyp des Ehlers-Danlos-Syndroms variieren die klinischen Symptome in großem Maße. Die folgende Beschreibung beinhaltet die Fülle der Möglichkeiten, die entsprechend der individuell verschiedenen Ausprägungen beim Patienten auftreten. Die Haut kann um mehrere Zentimeter gedehnt werden, kehrt aber beim Loslassen wieder in ihre Ausgangsposition zurück. Breite, papierartige Narben sind über Knochenvorsprüngen oft vorhanden, besonders über den Ellenbogen, Knien und Schienbeinen. Das Ausmaß der Gelenkhypermotilität schwankt, kann aber ausgeprägt sein. Betroffene Personen sind oft die „elastischen Damen" und die „indischen Gummimänner" von Zirkusvorstellungen geworden. Eine Blutungsneigung kann vorhanden sein, führt jedoch nur bei einer kleinen Zahl von Patienten zu Problemen *(s. Kap. HÄM, 4., Vaskuläre Erkrankungen).* Fleischige Auswüchse (molluskoide Pseudotumoren) bilden sich häufig an der Narbenoberfläche oder an Druckpunkten. Subkutane, verkalkte Knoten können getastet und radiologisch nachgewiesen werden.

Kleine Traumen können weit klaffende Wunden verursachen, die wenig bluten. Der Wundverschluß kann schwierig sein, weil die Nähte in dem fragilen Gewebe zum Ausreißen neigen. Chirurgische Komplikationen ergeben sich aus der Brüchigkeit der tiefen Gewebe. Gelenkergüsse, Zerrungen und Dislokationen sind häufig. Klumpfüße kommen bei 5% der Patienten vor, kongenitale Hüftgelenksluxationen bei 1%, Kyphoskoliosen bei 25% und Thoraxdeformationen bei 20%. Pes planus ist bei 90% der erwachsenen Patienten ausgebildet. Dissezierende Aortenaneurysmen und spontane Rupturen großer Arterien kommen selten vor. Gastrointestinale Hernien und Divertikel sind häufig. Spontanblutungen und Perforation von Teilen des Gastrointestinaltrakts, ebenso dissezierende Aortenaneurysmen und spontane Rupturen großer Arterien, sind seltene Komplikationen. Frühgeburten können wegen der Dehnbarkeit des Gewebes bei betroffenen Müttern vorkommen. Auch die Fragilität des Fruchtsacks und die damit verbundene frühe Ruptur kann bei erkrankten Feten zur Frühgeburt führen. Die Fragilität des mütterlichen Gewebes kann Episiotomie und die Sectio caesarea komplizieren. Ante-, per- und postnatale Blutungen können eintreten. Epikanthus ist bei Kindern häufig, Myopie bei Erwachsenen. Fragilität der Sklera und Perforation des Augapfels wurden bei der okulär-skoliotischen Form des EDS beschrieben.

Prognose und Therapie

Obwohl zahlreiche und variierende Komplikationen auftreten können, ist die Lebenserwartung meist normal. In wenigen der betroffenen Familien herrschen letale Komplikationen vor. Es gibt keine spezifische Behandlung. Traumen sollten vermieden werden. Schutzkleidung und Polsterungen können von Nutzen sein. Wenn eine Operation vorgenommen wird, ist der Hämostase eine peinlich genaue Aufmerksamkeit zu widmen. Wunden sollten mit äußerster Sorgfalt genäht werden, wobei Gewebsspannungen tunlichst zu vermeiden sind. Gynäkologische Überwachung in der Schwangerschaft und bei der Entbindung ist unbedingt erforderlich. Eine genetische Beratung sollte durchgeführt werden.

Marfan-Syndrom

(Arachnodaktylie)

Eine Erbkrankheit des Bindegewebes mit autosomal-dominantem Erbgang, die mit Anomalien der Augen, des Skeletts und des kardiovaskulären Systems verbunden ist. Das marfanoide Hypermotilitätssyndrom und die kongenitale, einsteifende Arachnodaktylie sind seltene, aber unterscheidbare Varianten. Eine Abnormität der Media der Aorta ist der hauptsächliche Strukturdefekt in den Gefäßen. Die vaskulären Veränderungen sind jenen der Erdheimschen zystischen Medianekrose ähnlich. Trotz intensiver Forschung ist der zugrundeliegende molekulare Defekt weiterhin unbekannt. Vorläufige Ergebnisse deuten auf ein defektes Bindegewebsprotein (Mikrofibrillin) hin.

Klinik

Der Schweregrad des Syndroms variiert stark. Patienten mit Marfan-Syndrom sind schlanker als der Durchschnitt der Kinder im gleichen Lebensalter oder in der Familie und sind meist um eine Armspanne größer. Die Finger sind disproportional lang und dünn (Arachnodaktylie). Abnormes Längenwachstum der Rippen kann eine Dislokation des Sternums nach außen (Pectus carinatum, Hühnerbrust) oder innen (Pectus excavatum, Trichterbrust) verursachen. Überstreckbare Gelenke, nach hinten gerichtete gestreckte Knie (Genu recurvatum), Plattfüße und Kyphoskoliosen kommen oft vor. Hernien sind häufig. Das subkutane Fettgewebe ist meist spärlich. Der Gaumen hat oft ein hohes Gewölbe. Die Augenbefunde betreffen Subluxationen und Dislokationen der Linse (Ectopia lentis) und Iridodonesien (Irisschlottern). Der Rand der dislozierten Linse kann oft durch die nicht erweiterte Pupille gesehen werden. Hochgradige Myopie kann vorhanden sein, und spontane Netzhautablösungen kommen vor.

Die kardiovaskulären Veränderungen stehen mit der Mediaschwäche der Aorta im Bereich der größten hämodynamischen Belastung im Zusammenhang. Die aufsteigende Aorta unterliegt einer progressiven Dilatation oder einer Dissektion, die an den Koronarsinus ansetzt und zwischen dem ersten und fünften Lebensjahrzehnt beginnt. Blutrückfluß aus der Aorta kann dem röntgenologischen Nachweis einer Aortendilatation vorausgehen. Eine bakterielle Endokarditis kann sich aufpfropfen. Blutrückfluß an der Mitralis, durch überdehnte Papillarmuskeln und Chordae tendineae, kann vorkommen, was zu systolischem Klick und systolischen Geräuschen führt. Zystische Veränderungen der Lungen und wiederholte Entstehung eines Spontanpneumothorax sind vorgekommen.

Diagnostik

Die Diagnose wird durch den Nachweis von kardiovaskulären, okulären und Skelettmanifestationen gestellt, besonders wenn eine positive Familienanamnese vorhanden ist. Sie kann sich schwierig gestalten, weil viele Patienten nur wenige Hauptsymptome haben, insbesondere histologische und biochemische Veränderungen fehlen, und zur Sicherung der Diagnose gibt es keine objektiven Tests. Es gibt zahlreiche Fälle von „partiellen" Marfan-Erkrankungen, wobei die genaue Diagnose jedoch meist unklar bleibt. Die Homozystinurie kann aufgrund ähnlicher klinischer Bilder mit dem Marfan-Syndrom verwechselt, aber durch den Nachweis von Homozystin im Urin abgegrenzt werden. Eine eingehende genetische Beratung ist indiziert. Zur Zeit gibt es keine adäquate pränatale Diagnosemethode.

Prognose und Therapie

Im allgemeinen hängt das Auftreten von Komplikationen vom Schweregrad der klinischen Manifestationen ab. Bei sehr schlanken Mädchen kann durch Auslösung einer frühzeitigen Pubertät im Alter von 10 Jahren (durch Verabreichung von Östrogenen und Progesteron) das endgültige Längenwachstum reduziert werden. Anabole Steroide können Kindern und Erwachsenen mit Aortendilatation helfen, aber virilisierende Effekte begrenzen ihre Anwendungsmöglichkeit bei Frauen. Reserpin und Propanolol reduzieren die Plötzlichkeit der ventrikulären Ejektion, sie wurden versuchsweise eingesetzt, um die Aortendilatation und -dissektion zu verhüten. Die Resultate waren zufriedenstellend, aber es herrscht keine Einigkeit hinsichtlich dieses Therapieansatzes. Die Aorta ascendens wurde bei einigen Patienten mit Erfolg ersetzt.

Pseudoxanthoma elasticum

(PXE; Groenblad-Strandberg-Syndrom)

Eine genetische Bindegewebserkrankung, charakterisiert durch vorzeitige Infiltration und Erschlaffung der Haut in den Beugebereichen, angioide Streifen im Augenfundus und hämorrhagische arterielle Degeneration.

Die PXE ist heterogen. Es gibt 5 Subtypen, die übliche Form hat einen autosomal-rezessiven Erbgang.

Die frühesten histologischen Veränderungen erfassen die elastischen Fasern der Haut, der Media der mittelgroßen und kleinen Arterien und gelegentlich des Endo- und Perikards (Basophilie, Verkalkungen und Fragmentierung). Basophilie und nachfolgendes Reißen der Bruch-Membran verursachen die angioiden Streifen der Retina.

Symptomatik und Diagnostik

Die Haut des Halses, der Axilla und der inguinalen und periumbilikalen Bezirke ist verdickt, eingekerbt, unelastisch, schlaff und faltig, mit gelblichen, kieselsteinartigen Knoten zwischen den Einkerbungen. Die Hautveränderungen ähneln jenen bei aktinischer (seniler) Elastose, aber bei letzterer sind nur exponierte Bereiche befallen. Bräunliche oder graue Bänder entlang der Gefäße, breiter als retinale Venen, aber ähnlich über den Fundus verlaufend, sind in charakteristischer Weise auf der Netzhaut verteilt. Netzhautblutungen und ausgeprägter Sehverlust können vorkommen. Schwache oder fehlende Pulse, Claudicatio intermittens und leichte Ermüdbarkeit sind an den Extremitäten vorkommende Symptome. Arterielle Karzifikation kann schon in jungen Jahren radiologisch nachweisbar sein.

Arteriographie der Brachialarterie zeigt Okklusionen der Aa. radialis et ulnaris mit dilatierten Aa. interosseae, die die Hand mit Blut versorgen. Angina pectoris und Hypertension sind häufig. Uterine, urogenitale, nasale und subarachnoidale Blutungen können vorkommen.

Therapie und Prognose

Der klinische Verlauf variiert je nach Schwere und Lokalisation der Gefäßbeteiligung. Erblindung infolge einer retinalen Beteiligung kommt häufig bei Erwachsenen mit PXE Typ 5 vor. Tod durch diese Krankheit oder ihre Komplikationen wurde von Patienten im Alter zwischen 30 und 70 Jahren berichtet. Die Therapie ist konservativ und symptomatisch.

Cutis laxa

Eine seltene Krankheit, die durch eine schlaffe, in losen Falten herabhängende Haut charakterisiert ist. Eine vergleichsweise benigne Form der Cutis laxa wird als autosomaldominante Krankheit vererbt, eine potentiell letale Form mit kardiorespiratorischen Komplikationen hat einen autosomal-rezessiven Erbgang. Eine weitere relativ benigne Variante mit Entwicklungsverzögerung und Gelenkschlaffheit wird autosomal-rezessiv vererbt.

Bei allen Formen der Cutis laxa zeigt die histologische Untersuchung der Haut fragmentiertes Elastin. Der zugrundeliegende Defekt ist unbekannt.

Symptomatik

Vererbte Fromen: Die Hautschlaffheit kann bei Geburt vorhanden sein oder sich später entwickeln. Sie kommt an den Stellen vor, wo die Haut normalerweise locker ist und herabhängt, und ist im Gesicht am deutlichsten. Betroffene Kinder haben ein trauriges oder „Churchill"-Gesicht, bedingt durch die schlaffen Hautfalten. Die Hakennase ist ein weiteres Charakteristikum. Hernien und Divertikel des Gastrointestinaltrakts sind häufig. Ein fortschreitendes Lungenemphysem kann sich bei schwerer betroffenen Patienten in einem Cor pulmonale niederschlagen.

Die **erworbene Cutis laxa** ist klinisch von den genetischen Formen der Krankheit unterschieden (später Beginn, unterschiedliche Verteilung und Erscheinungsform der Hautdeformitäten, keine Hakennase). Sie kann sich im Erwachsenenalter heimlich entwickeln und durch Aortenruptur oder wegen pulmonaler Komplikationen zum Tode führen. Sie kann sich auch in der Folge schwerer Krankheiten, einschließlich Fieber, Polyserositis und Erythema multiforme, meist bei Kindern und Jugendlichen, entwickeln.

Differentialdiagnose

Die Brüchigkeit der Haut und die Überstreckbarkeit der Gelenke, wie sie beim **Ehlers-Danlos-Syndrom** vorkommen, fehlen bei der typischen Cutis laxa. Lokalisierte Gebiete erschlaffter Haut sind manchmal auch bei anderen häufigen Erkrankungen zu finden. Als Beispiel sind das **Turner-Syndrom** *(s. a. Kap. KIN, 23.)*, bei welchem Konduktorinnen eines XO-Chromosomensatzes mit schlaffen Hautfalten an der Basis des Halses geboren werden können (wenn das betroffene Kind älter wird, strafft sich die schlaffe Haut und wird einer Schwimmhaut ähnlich), und die **Neurofibromatose** *(s. a. Kap. NEU, 15.)* zu nennen, bei der sich gelegentlich frei bewegliche, plexiforme Neurome entwickeln. Sie sind jedoch unilateral ausgebildet. Bei jeder dieser Erkrankungen machen die anderen assoziierten Stigmata der Grunderkrankung, der Krankheitsverlauf und die klinischen Erscheinungsformen die Unterscheidung von den primären Formen der Cutis laxa leicht.

Therapie

Es existiert keine spezifische Therapie. Plastisch-chirurgische Maßnahmen verbessern das äußerliche Erscheinungsbild der vererbten Cutis laxa beträchtlich. Der Heilungsverlauf ist in der Regel unkompliziert, aber die Hautschlaffheit kann wiederkehren. Bei der erworbenen Cutis laxa ist die plastische Chirurgie weniger erfolgreich. Kardiorespiratorische Komplikationen sollten in angemessener Weise behandelt werden.

Mukopolysaccharidosen (MPS)

Genetisch bedingte Erkrankungen, die durch erhöhte Ausscheidung von Mukopolysacchariden im Harn und variable systemische Manifestationen gekennzeichnet sind, wozu typische Gesichtsveränderungen, Skelettdysplasien, mentale Defekte, Hornhauttrübungen und Hepatosplenomegalien zählen. Jede Mukopolysaccharidose hat unterschiedliche klinische Merkmale, einen spezifischen genetischen Defekt und eine voraussagbare Prognose *(s. Tab. 49.)*. Die Erkrankungen sind mit MPS I bis MPS VII (mit spezifischen Eponymen) bezeichnet, durch Nachweis der im Überschuß ausgeschiedenen Mukopolysaccharide im Urin. Der primäre Enzymdefekt wurde in einigen Fällen identifiziert.

Symptomatik und Diagnostik

Die klinischen Merkmale der Mukopolysaccharidose sind bei der Geburt meistens noch nicht ausgeprägt. Im Säuglingsalter und während der Kindheit macht sich die Krankheit durch Kleinwuchs, Knochendysplasien, Hirsutismus und abnorme Entwicklung bemerkbar.

Tab. 49. Genetische Mukopolysaccharidosen (MPS)

	Bezeichnung	*Klinische Merkmale*	*Erhöhte Mukopolysaccharide im Harn*	*Enzymmangel*
MPS I H	Hurler-Syndrom*	Frühe Hornhauttrübung, schwere Manifestationen, Tod gewöhnlich vor dem 10 Lj.	Dermatansulfat Heparansulfat	α-L-Iduronidase (früher Hurler-Korrekturfaktor genannt)
MPS I S	Scheie-Syndrom	Gelenksteifigkeit, Hornhauttrübung, Blutrückfluß aus der Aorta, normale Intelligenz, normale Lebenserwartung fraglich	Dermatansulfat Heparansulfat	α-L-Iduronidase
MPS I S/H	Hurler-Scheie-Mischsyndrom	Phänotyp zwischen Hurler- und Scheie-Syndrom liegend	Dermatansulfat Heparansulfat	α-L-Iduronidase
MPS II	Hunter-Syndrom (schwere und milde Form)	Keine Hornhauttrübungen, leichterer Verlauf als bei MPS I H, aber Tod gewöhnlich vor dem 15. Lebensjahr In der milden Form Überleben bis zu einem Alter von 30–50 Jahren, gute Intelligenz	Dermatansulfat Heparansulfat	L-Iduronsulfat-Sulfatase
MPS III	Sanfilippo-Syndrom (verschiedene Formen)	Identischer Phänotyp: leichte somatische und schwere ZNS-Effekte	Heparansulfat	Heparansulfat-Sulfatase N-Acetyl-L-D-Glukosaminidase
MPS IV	Morquio-Syndrom	Schwere Knochenveränderungen von unterschiedlichem Typ, Hornhauttrübung, Blutrückfluß aus der Aorta	Keratansulfat	N-Acetylhexos-Aminidase-6-SO_4-Sulfatase
MPS IV A	Morquio-Syndrom Typ A (schwere, mittelschwere und leichte Form)	Schwere Knochenveränderungen von unterschiedlichem Typ, Hornhauttrübung, Blutrückfluß aus der Aorta	Keratansulfat	N-Acetylhexos-Aminidase-6-SO_4-Sulfatase
MPS IV B	Morquio-Syndrom Typ B	Mittelschwere Knochenveränderungen, die zu Zwergwuchs und spinaler Deformierung führen		β-Galactosidase
MPS V	Vakant			
MPS VI	Maroteaux-Lamy-Syndrom (schwere und leichte Form)	Schwere ossäre und korneale Veränderungen, normale Intelligenz	Dermatansulfat	Arylsulfatase B
MPS VII	B-Glukuronidase-Mangel (mehr als eine allele Form)	Hepatosplenomegalie, Dysostosis multiplex, Leukozyten-Einschlußkörper, mentale Retardierung	Dermatansulfat	β-Glukuronidase

* Andere seltene Krankheiten, wie die Mukolipidosen, zeigen klinische Ähnlichkeiten zum Hurler-Syndrom. Sie können jedoch biochemisch differenziert werden.

Modifiziert aus *Heritable Disorders of Connective Tissue,* ed. 4, von V. A. McKusick, Copyright 1972 bei der C. V. Mosby Co., St. Louis. Abdruck mit Genehmigung.

Die Verdachtsdiagnose wird weiterhin durch das Vorhandensein der charakteristischen groben Gesichtszüge mit verdickten Lippen, einem geöffneten Mund und einem abgeflachten Nasenrücken verstärkt. Die Familienanamnese kann bei der Diagnose helfen. Mit Ausnahme der MPS II, die an das X-Chromosom gebunden vererbt wird, sind alle MPS-Formen mit einem autosomal-rezessiven Erbgang verbunden.

Die Mukopolysaccharidose-Gruppe von Erkrankungen kann vor der Geburt durch Bestimmung der Enzymaktivität in Amnionzellkulturen oder im Chorionzottenbiopsat diagnostiziert werden. Postnatale Urin-Screening-Tests sind vorsichtig zu interpretieren, da falsch-negative und falsch-positive Ergebnisse häufig sind. Auch bei schweren Erkrankungen kann der Test in frühem Säuglingsalter negativ sein. Die Diagnose wird durch die Bestimmung der leukozytären Enzymaktivitäten, Fibroblastenkulturen oder, bei einigen Varianten, von Serumparametern gesichert. Reillysche Granulationen (zytoplasmatische Polysaccharid-Einschlüsse) werden durch ihre metachromatische Färbung im Zytoplasma von Lymphozyten gefunden. Auch Hautfibroblasten, von denen eine Kultur angelegt wurde, färben sich mit einer charakteristischen Metachromasie. Radiologisch sichtbare Skelettveränderungen sind typisch für die Dysostosis multiplex. Sie variieren in der Schwere mit der Form der Mukopolysaccharidose und können ausreichend spezifisch sein, um eine präzise Diagnose zu erlauben. Diese radiologischen Merkmale schwanken jedoch im Lauf der Kindheit beträchtlich und müssen mit großer Vorsicht interpretiert werden.

Prognose und Therapie

Zur Prognose s. *Tab. 49*.

Zur Zeit gibt es keine suffiziente Therapie. Versuche, das fehlende Enzym durch Plasmainfusionen oder Hauttransplantationen zu substituieren, haben nur eine begrenzte und temporäre Wirkung. In einigen Fällen hat die Knochenmarkstransplantation eine biochemische Remission gebracht, wobei aber die eingeschränkte Funktion des Intellekts überdauerte. Die Knochenmarkstransplantation geht mit einer hohen Morbiditäts- und Mortalitätsziffer einher, und der Wert des Vorgehens bei diesen Störungen ist fragwürdig.

Osteochondrodysplasien

Eine Gruppe erblicher Krankheiten, bei denen Wachstumsanomalien des Knochens und des Knorpels zu einer Fehlentwicklung des Skeletts führen. Zwergwuchs ist eine der zahlreichen Manifestationen. Die **Achondroplasie** ist die häufigste und bekannteste Form, aber es wurden viele andere unterschiedliche Formen des Zergwuchses bei kurzen Gliedern beschrieben. Sie differieren stark hinsichtlich des genetischen Hintergrunds, des Verlaufs und der Prognose. Die Erarbeitung der Diagnose erfordert Präzision. Die genetische Beratung kann effektiv sein, seit die Vererbungsmodi der meisten Osteochondrodysplasien bekannt sind. In einigen Fällen ist die pränatale Diagnosestellung durch Fetoskopie oder Ultraschall möglich. Hierzu gehören die Fälle schwerer Gliedmaßenverkürzung beim Feten. Krankheiten, welche mit schweren fetalen Gliedverkürzungen einhergehen, können auf Ultraschallaufnahmen gesehen werden. Neue radiologische und Molekulartechniken sind für die Zukunft erfolgversprechend. Das Kollagen vom Typ II ist bei einigen wenigen Fällen beteiligt, der zugrundeliegende Defekt ist jedoch noch unbekannt.

Die Merkmale der wichtigsten Erkrankungen dieser Gruppe sind in *Tab. 50.* zusammengefaßt.

Für die **Therapie** ist die orthopädische Chirurgie von großer Bedeutung. Besonders der endoprothetische Hüftgelenkersatz verspricht, in bestimmten Fällen von einigem Wert zu sein. Die Hypoplasie des Processus odontoides, die zur Subluxation des ersten und zweiten Halswirbels disponiert und zur Kompression des Rückenmarks führen kann, ist ein unregelmäßiges Merkmal dieser Erkrankungen. Aus diesem Grund sollte der Kopf des Patienten bei

Tab. 50. Formen des disproportionierten Zwergwuchses

Krankheit	*Zusätzliche klinische Manifestationen*	*Vererbungs-modus*	*Berichtete Fälle*
Achondroplasie	massige Stirn, Sattelnase, Lendenlordose, gebogene Beine	AD	häufig
Hypochondroplasie	ähnelt der Achondroplasie in leichter Form, heterogen?	AD	100
Pseudoachondroplasie	normales Gesicht, Zwergwuchs und Kyphoskoliose variieren im Schweregrad, heterogen	AD/AR	200
Diastrophische Dysplasie	schwerer Zwergwuchs mit rigidem „Anhalter"-Daumen und fixierten Klumpfüßen	AR	200
Multiple epiphyseale Dysplasie	leichter Zwergwuchs, Wirbelsäule und Gesicht normal, Finger manchmal stumpfartig; oft mit Dysplasie der Hüfte, sehr heterogen	AD	häufig
Spondyloepiphyseale Dysplasie	Kyphoskoliose ist ein Hauptmerkmal; Myopie und ein „flaches" Gesicht sind manchmal vorhanden, heterogen	AD/AR/XL	100
Metaphyseale Chondrodysplasie	viele verschiedene eponyme Typen (z. B. Jansen, Schmid, McKusick), assoziierte Merkmale in einigen Fällen, Malabsorption, Neutropenie und Thymolymphopenie	AR/AD	200
Mesomele Dysplasie	Verkürzung der Vorderarme und Unterschenkel vorherrschend; Gesicht und Wirbelsäule sind normal; verschiedene eponyme Formen (z. B. Nievergelt, Langer)	AD/AR	50
Chondrodysplasia punctata	alle Formen haben Mopsnasen, ichthyotische Hautveränderungen und radiographische Epiphysenfleckung		
a) Rhizomele Form	deutliche proximale Gliedverkürzung, letal in der Kindheit	AR	30
b) Conradi-Hünermannsche Form	leichte asymmetrische Gliedverkürzung, benigne	AD/XL dominant	100
Chondroektodermale Dysplasie (Ellis-van-Creveld-Syndrom	distale Gliedverkürzung, postaxiale Polydaktylie. Strukturelle Herzfehler	AR	100

AD = Autosomal-dominant, AR = Autosomal-rezessiv, XL = X-Chromosomal

Bedarf sorgfältig unterstützt werden, wenn er zur Durchführung einer endotrachealen Intubation in Anästhesie überstreckt wird.

Organisationen wie die Vereinigung kleiner Menschen e.V. (Hamburg) bieten betroffenen Personen sozialen Kontakt und wirken als Lobby für ihre Belange. Ähnliche Gesellschaften wurden in Österreich und in der Schweiz gegründet.

Letaler Zwergwuchs mit kurzen Gliedern

Osteochondrodystrophien, vorkommend beim Neugeborenen als letaler oder potentiell letaler Zwergwuchs mit Kurzgliedrigkeit. Charakteristische Röntgenbilder sind diagnostisch beweisend. Bei jedem neugeborenen kurzgliedrigen Zwerg sollten Ganzkörperaufnahmen angefertigt werden. Dies ist auch von Bedeutung, wenn das Kind totgeboren ist, da die Präzision der Diagnostik von grundlegender Bedeutung für die genetische Prognostik ist. Diese Krankheiten sind in *Tab. 51.* zusammengefaßt.

Bei einigen Osteochondroplasien hat man spezifische histologische Abnormitäten feststellen können; aufgrund dieser Befunde kann eine Unterteilung vorgenommen werden.

Tab. 51. Formen des letalen kurzgliedrigen Zwergwuchses*

Krankheit	*Zusätzliche Merkmale*	*Vererbungsmodus*	*Berichtete Fälle*
Achondrogenesis	starke Gliederverkürzung; hydropischer Kopf und Stamm, heterogen	AR	50
Thanatophorische Dysplasie	auf a.p. Röntgenbildern sind die Wirbel „H-förmig" und die Femurknochen haben eine „Telefonhörer"-Konfiguration	polygenisch	häufig
Thorax-Dysplasie mit Asphyxie (Jeune-Syndrom)	Obere Thoraxkonstriktion; Polydaktylie manchmal vorhanden; Prognose variabel	AR	50
Kurzrippen-Polydaktylie-Syndrom	Thoraxkonstriktion; Polydaktylie; invariabel letal; heterogen	AR	50
Chondrodysplasia punctata (schwere rhizomelische Form)	schwere proximale Gliedverkürzung, Sattelnase, Ichthyose	AR	30
Campomelische Dysplasie	merkliche Verbiegung der unteren Gliedmaßen; heterogen	AR	30
Osteogenesis imperfecta congenita	Gliedmaßendeformation, bedingt durch Frakturen *(s. a. Kap. KIN, 7., Skelett- und Muskeldefekte)*	AR/AD	100
***Hypophosphatasia* letalis**	*multiple* Frakturen	AR	50
Fibrochondrogenese	kurze Gliedmaßen, „hantelförmige" Röhrenknochen, Platyspondylie mit Spaltwirbelbildung	AR	10

Fortsetzung Tab. 51.

Krankheit	*Zusätzliche Merkmale*	*Vererbungsmodus*	*Berichtete Fälle*
Hypochondrogenese	verzögerte vertikale und pelvine Ossifikation	AR	520
Atelosteogenese	kurze Gliedmaßen, Klumpfüße, Gaumenspalte	?	10
Dyssegmentale Dysplasie	kurze Gliedmaßen, Gelenksteifigkeit, starke vertebrale Segmentierungsmißbildung	AR	20
Bumerang-Dysplasie	kurze Gliedmaßen, Biegung der langen Knochen	?	3
De-La-Chapelle-Dysplasie	schwere Mikromelie, gebogene Gliedmaßen, Gaumenspalte	AR	5
Schneckenbecken-Dysplasie	„schneckenförmiges" Becken	AR	10

AD = Autosomal-dominant, AR = Autosomal-rezessiv

* Chondrodysplasia punctata (schwere rhizometische Form) s. Tab. 50.

Osteopetrose

(Albers-Schönberg-Krankheit; Marmorknochenkrankheit)

Diese genetisch bedingten Krankheiten unbekannter Pathogenese sind durch verstärkte Knochendichte und Abnormitäten bei der Skelettbildung gekennzeichnet. Früher unter den obengenannten unspezifischen Bezeichnungen zusammengefaßt, können die Erkrankungen heute nach definierten Erscheinungsformen in verschiedene Einheiten unterteilt werden. Die Klassifizierung in **Osteosklerose, kraniotubuläre Dysplasien** und **kraniotubuläre Hyperostosen** basiert auf dem Vorherrschen von Knochensklerose oder fehlerhafter Skelettentwicklung. Weil einige dieser Krankheiten vergleichsweise benigne sind oder andere einen progressiven Verlauf mit tödlichem Ende haben, ist die diagnostische Genauigkeit von ausschlaggebender Bedeutung. Bei dem größten Teil dieser Störungen gibt es keine spezifische Therapie. Eine operative Druckentlastung kann bei erhöhtem intrakraniellem Druck und zur Entlastung der Gesichts- und Hörnerven erforderlich sein. Eine Malokklusion der Zähne kann spezielle kieferorthopädische Maßnahmen notwendig werden lassen. Eine auf erhöhtem Knochenwachstum beruhende Asymmetrie des Gesichts kann in einigen Fällen dermaßen ausgeprägt sein, daß sie psychologische Probleme verursacht. Die wichtigsten Erkrankungen sind unten zusammengefaßt.

Osteosklerosen

Vergrößerte Skelettdichte mit geringen Entwicklungsstörungen.

Osteoporose mit verzögerter Manifestation (in Kindheit, Jugend und frühem Erwachsenenalter): Die Bezeichnung **Albers-Schönberg-Krankheit** im strengen Sinn gehört zu der autosomal-dominanten **(AD)**, verzögerten oder gutartigen Form der Osteopetrose. Die Erkrankung ist relativ häufig, mit breiter geographischer und ethnischer Verteilung. Betroffene Individuen können vollständig asymptomatisch sein, wobei die Diagnose oft durch Zufall gestellt wird, wenn Röntgenuntersuchungen aus ganz anderen Gründen vorgenommen werden. Das Gesicht, der Körperbau, die geistige Leistung und die Lebenserwartung sind normal, und das Allgemeinbefinden ist nicht beeinträchtigt. Eine leichte Anämie ist eine seltene Komplikation. Gelegentlich ist eine Gesichtslähmung oder Taubheit das sichtbare Krankheitsmerkmal, hervorgerufen durch Kompression der kranialen Nerven bei übermäßigem Knochenwachstum.

Das Skelett ist bei Geburt gewöhnlich normal, bei fortschreitender Entwicklung in der Kindheit wird die Knochensklerose sichtbar. Die Knochen sind ausgedehnt, aber unregelmäßig beteiligt, die Extremitäten sind manchmal ausgespart. Die Kalotte ist dicht, und die Sinus können obliteriert sein. Die Sklerose der Wibeldeckplatten gibt der Wirbelsäule das charakteristische Aussehen „groben Jerseys".

Osteopetrose mit vorzeitiger Manifestation (die autosomal-rezessive, vorzeitige, maligne oder kongenitale Form der Osteoporose der Säuglingszeit): Sie ist eine gut definierte Erkrankung und unterscheidet sich klinisch und genetisch vom benignen, autosomal-dominanten Typ. Die Erkrankung wird im Säuglingsalter manifest. Überstarkes Knochenwachstum ist mit Knochenmarksdysfunktion verbunden und zeigt Symptome wie Gedeihstörungen und spontanes Auftreten subkutaner Blutungen sowie abnorme Blutungen und Anämien. Eine Hepatosplenomegalie entwickelt sich, Lähmungen der Nn. optici, oculomotorii und faciales treten in späteren Jahren auf. Fulminant verlaufende Injektionen oder Hämorrhagien manifestieren sich meist im 1. Lebensjahr.

Eine generalisierte Knochenverdickung ist das vorherrschende radiologische Merkmal. Röntgenaufnahmen der langen Röhrenknochen zeigen transversale Bänder in den epiphysealen Gebieten und Längsstreifen in den Schäften. Wenn die Erkrankung fortschreitet, entwickeln die Enden der langen Röhrenknochen, besonders des proximalen Humerus und des distalen Femurs, eine flaschenförmige Konfiguration. Verknöcherungen des Markraums bilden sich in den Wirbelkörpern, im Becken und in den Röhrenknochen, der Schädelknochen verdickt sich, und die Wirbelsäule zeigt das Bild des „groben Jerseys".

Knochenmarktransplantationen haben bei manchen Säuglingen zu ausgezeichneten Anfangserfolgen geführt, allerdings sind Langzeitergebnisse noch nicht bekannt.

„Immediate-Type"-Osteopetrose-Patienten mit dieser autosomal-rezessiv vererbten Erkrankung können bis ins Erwachsenenalter überleben. Eine Einklemmung der Gesichts- und Hörnerven, Knochenbrüchigkeit und eine Neigung zu Osteomyelitis im Kieferbereich sind die wichtigsten Kennzeichen.

Osteopetrose mit renaler tubulärer Azidose betroffene Kinder zeigen Schwäche, Kümmerwuchs und Gedeihstörungen. Das Skelett ist radiologisch dicht, es besteht eine renale tubuläre Azidose und ein Defekt der Karboanhydrase.

Pyknodysostose (autosomal-rezessive Vererbung). Der Kurzwuchs wird in der frühen Kindheit evident. Die Größe der Erwachsenen überschreitet 150 cm nicht. Weitere Manifestationen dieser Krankheit (vergrößerter Schädel, kurze und breite Hände und Füße, dystrophe Fingernägel und blaue Skleren) werden normalerweise in der Säuglingszeit erkannt. Betroffene Personen sind einander sehr ähnlich. Sie haben schmale Gesichter, ein zurücktretendes Kinn und kariöse, fehlstehende Zähne. Der Kopfschädel zeigt beulenartige Vorsprünge und die vordere Fontanelle bleibt offen. Die Endphalangen sind kurz, mit Dysplasie der Fingernägel. Pathologische Frakturen sind eine wichtige Komplikation. Auf Röntgenaufnahmen erscheinen Knochensklerosen während der Kindheit, aber nie werden Knochenstreifungen oder Innenknochenbildungen gesehen. Die Kalotte ist nicht besonders dicht, die Fontanellen bleiben offen, und man sieht multiple Wormesche Knochen. Die Gesichtsknochen und die paranasalen Sinus sind hypoplastisch, der Kieferwinkel ist stumpf. Die

Schlüsselbeine können grazil sein, mit Unterentwicklung ihrer lateralen Anteile. Die distalen Phalangen sind rudimentär.

Kraniotubuläre Dysplasie

Abnorme Skelettbildung mit wenig Knochensklerose.

Die **metaphyseale Dysplasie (Pyle-Syndrom)** ist eine seltene, autosomal-rezessiv vererbte Krankheit, die im Sprachgebrauch oft mit der karniometaphysealen Dyplasie (siehe unten) verwechselt wird. Individuen mit metaphysealer Dysplasie sind klinisch normal, abgesehen von Valgus-Deformationen der Knie; Skoliose und Knochenfragilität sind eine gelegentliche Komplikation. Die Diagnose wird üblicherweise durch Zufall gestellt, meist bei Röntgenuntersuchungen aus anderen Gründen.

Im Gegensatz zu den geringen klinischen Zeichen sind die Veränderungen im Röntgenbild auffallend. Die langen Röhrenknochen sind unterentwickelt und die Kortikalisschicht ist generell dünn. Die Röhrenknochen der Beine haben derbe „Erlemeyerkolben“-artige Auswüchse, besonders in den distalen Femurabschnitten. Der Schädelknochen ist eigentlich spärlich ausgeprägt, abgesehen von einer supraorbitalen Prominenz. Der Kieferwinkel ist stumpf, und die Becken- und Thoraxknochen sind vergrößert.

Die **kraniometaphyseale Dysplasie** (autosomal-dominante Vererbung) ist, verglichen mit den anderen Erkrankungen in dieser Gruppe, relativ häufig. Eine paranasale Buckelung entwickelt sich im Säuglingsalter, die fortschreitende Verdickung und Vergrößerung der Schädelknochen und der Mandibulae verursachen Verzerrungen des Gesichts und der Kiefer. Übergreifendes Knochenwachstum führt zum Umwachsen und damit zum Funktionsausfall von Hirnnerven, besonders des 7. und 8. Eine Kiefersperre kann lästig sein, während die teilweise Obliteration der Nebenhöhlen zu rekurrierenden, nasorespiratorischen Infektionen prädisponiert. Das Längenwachstum und der allgemeine Gesundheitszustand sind normal, aber ein progredienter Anstieg des intrakraniellen Drucks ist eine seltene und schwere Komplikation. Die Veränderungen im Röntgenbild sind altersabhängig und werden gewöhnlich im Alter von 5 Jahren sichtbar. Das Hauptmerkmal am Schädel ist die Sklerose, die an der Basis maximal ausgeprägt ist, obwohl auch das Kranium bis zu einem gewissen Grad einbezogen ist. Die langen Röhrenknochen haben erweiterte Metaphysen von keulenartiger Konfiguration, besonders an den unteren Femurenden. Insgesamt sind die Veränderungen sehr viel weniger schwer als bei der Pyle-Krankheit. Wirbelsäule und Becken sind nicht beteiligt.

Frontometaphyseale Dysplasie: Unterschiedliche, autosomal-dominante und ans X-Chromosom gebundene Formen können existieren. Diese Krankheit manifestiert sich in der frühen Kindheit. Der supraorbitale Randwulst springt vor und ähnelt einem Rittervisier. Der Unterkiefer ist hypoplastisch, mit anteriorer Verengung. Zahnanomalien sind häufig, im Erwachsenenalter entwickelt sich aufgrund der sklerotischen Verengung des inneren Gehörganges und des Mittelohres eine Taubheit. Die langen Knochen der Beine sind mäßig gebogen. Fortschreitende Kontrakturen der Finger können eine rheumatische Arthritis vortäuschen. Der allgemeine Gesundheitszustand und das Längenwachstum sind normal.

Im Röntgenbild ist das übermäßige frontale Knochenwachstum offensichtlich. Herdförmige Sklerose ist entlang des Kranialgewölbes vorhanden. Die Wirbelkörper sind dysplastisch, aber nicht sklerotisch. Die Darmbeinkanten springen abrupt vor, und der Beckeneingang ist verformt. Die Epiphysen der Femurköpfe sind abgeflacht, die Femurköpfe sind vergrößert und wie bei einer Coxa valga deformiert. Die Fingerknochen sind unterentwickelt, der Gelenkspalt ist erodiert oder nicht vorhanden.

Kraniotubuläre Hyperostosen

Übermäßiges Knochenwachstum, das sowohl Konturveränderungen als auch Dichteverstärkungen des Skeletts verursacht.

Endosteale Hyperostosis (von-Buchem-Syndrom): In früheren Fallbeschreibungen war der Erbgang autosomal-rezessiv. Es wurde ebenfalls eine mäßige autosomal-dominante Variation beschrieben. Übermäßiges Knochenwachstum und Kieferverformung tritt im mittleren Kindesalter auf. In der Folge führt das Umwachsen der Hirnnerven zu Fazialisparesen und Ertaubung. Die Lebenserwartung ist nicht beeinträchtigt. Die Statur ist normal, und die Knochen sind nicht brüchig. Erweiterung und Sklerose der Schädeldecke, der Schädelbasis und der Unterkiefer sind die Hauptmerkmale im Röntgenbild. Endosteale Verdickungen sind in den Diaphysen der Röhrenknochen vorhanden.

Sklerosteose (autosomal-rezessive Vererbung) findet man am häufigsten bei der schwarzen Bevölkerung Südafrikas. Übermäßiges Knochenwachstum und Skelettsklerose entwickeln sich in der frühen Kindheit. Längenwachstum und Gewicht sind oft exzessiv, Taubheit und Fazialislähmung durch Ummauerung der Hirnnerven können Symptome sein, die zum Arztbesuch führen. Verformungen des Gesichts, die etwa im Alter von 10 Jahren deutlich werden, können unter Umständen erheblich sein. Bei Erwachsenen kann die Erhöhung des intrakraniellen Drucks Kopfschmerzen verursachen, verschiedene plötzliche Todesfälle kommen durch Einklemmung des Hirnstamms im Foramen magnum zustande. Kutane oder knöcherne Syndaktylie der zweiten und dritten Finger unterscheiden die Sklerosteose von den anderen Krankheiten dieser Gruppe.

Starke Erweiterung und Sklerose der Schädeldecke und der Unterkiefer sind die vorherrschenden Merkmale im Röntgenbild. Die Wirbelkörper sind strahlendurchlässiger als normal, obwohl ihre Pedikel dicht sind. Die Beckenknochen sind sklerotisch, ihre Kontur normal. Die Kortizes der langen Röhrenknochen sind sklerotisch und von Hyperostosen überzogen und ihre Schäfte unterentwickelt.

Dysplasie der Diaphysen (Camurati-Engelmann-Krankheit) ist eine vergleichsweise gut bekannte, autosomal-dominant vererbte Krankheit, die im mittleren Kindesalter auftritt und sich mit Muskelschmerzen, -schwäche und -schwund, typischerweise in den Beinen, bemerkbar macht. Diese Symptome verschwinden meist bis zum Alter von 30 Jahren. Hirnnervenkompression und Erhöhung des intrakraniellen Drucks sind gelegentliche Komplikationen. Die Krankheitsmanifestationen sind variabel, einige Patienten sind schwer behindert, während andere im Grunde symptomfrei sind.

Das vorherrschende Merkmal im Röntgenbild ist eine bemerkenswerte Verdickung der periostalen und medullären Seiten der Diaphysenkortizes der langen Röhrenknochen. Die medullären Kanäle und die externen Knochenkonturen sind irregulär. Die Extremität und das axiale Skelett sind gewöhnlich ausgespart. Selten ist der Schädel mit einer Verbreiterung des Schädeldaches und einer Sklerose der Schädelbasis beteiligt. Wie die klinischen Merkmale sind die Veränderungen im Röntgenbild sehr variabel. Die Kortikosteroidtherapie kann zur Linderung der Knochenschmerzen und zur Verbesserung der Muskelkraft effektiv eingesetzt werden.

Osteochondrosen

Krankheitsgruppe, welche mit einer Störung der Epiphyse während der Kindheit einhergeht. Charakterisiert wird sie durch nichtentzündliche, nichtinfektiöse Abweichungen vom normalen Knochenwachstum an verschiedenen Ossifikationszentren zum Zeitpunkt ihrer größten Wachstumsaktivität. Die Ätiologie ist unbekannt. Die Osteochondrosen haben keine einfache genetische Herkunft. Sie unterscheiden sich in anatomischer Verteilung, Verlauf und Prognose. Ihre Bedeutung liegt in ihrer orthopädischen Implikation. Seltene Osteochondrosen umfassen die Freibergsche Krankheit (2. Metatarsalköpfchen), die Pannersche Krankheit (Capitulum), die Seversche Krankheit und das Johannson-Larsen-Syndrom (Patella).

M. Legg-Calvé-Perthes

Idiopathische aseptische Nekrose der Femurkopfepiphyse. Die Krankheit ist die bei weitem häufigste Osteochondrose. Die maximale Wahrscheinlichkeit des Auftretens liegt zwischen dem 5. und 10. Lebensjahr mit der Prädilektion bei Männern. Gewöhnlich tritt sie einseitig auf.

Symptomatik und Diagnostik: Leitsymptome sind Hüftschmerz und Gangstörungen, die gewöhnlich schrittweise einsetzen und langsam progredient sind. Die Gelenkbeweglichkeit ist eingeschränkt und die Oberschenkelmuskulatur kann verkümmern. Die Röntgenbilder zeigen zu Anfang eine Abflachung und später Fragmentierung des Femurkopfes, der Areale verstärkter Strahlendurchlässigkeit und Sklerose enthält. **Differentialdiagnose:** Vererbte Skelettstörungen, besonders die multiple Epiphysendysplasie, werden häufig als M. Legg-Calvé-Perthes fehldiagnostiziert. Bei jeglichem atypischen oder familiären Fall ist es unbedingt notwendig, diese Störungen auszuschließen, da sich die Prognose und die optimale Form des therapeutischen Procedere bei diesen verschiedenen Störungen voneinander unterscheiden. Ein Hypothyreoidismus, Sichelzellanämie und Trauma müssen ebenso ausgeschlossen werden.

Der unbehandelte Fall hat gewöhnlich einen prolongierten, aber sich selbst begrenzenden Verlauf (2–3 Jahre). Falls die Erkrankung bisweilen zur Ruhe kommt, prädisponieren die verbleibende Distorsion des Femurkopfes und des Acetabulums zu sekundärer degenerativer Osteoarthrose. Nach erfolgter Therapie sind die Folgeerscheinungen weniger schwer.

Die **Therapie** ist orthopädisch und besteht aus längerer Bettruhe, mobiler Extension, Schlingen und Erhalt des Femurkopfes durch einen Abduktions-Pflasterverband und Nagelung. Einige Autoren raten zur subtrochantären Osteotomie mit Nagelung und früher Mobilisation.

Osgood-Schlatter-Krankheit

Die *Osteochondritis des Tuberculum tibiae* ist in der Regel unilateral, tritt zwischen dem 10. und 15. Lebensjahr auf und kommt bei Jungen häufiger als bei Mädchen vor. Die Ätiologie basiert vermutlich auf einem Trauma, das durch exzessive Traktion der Patella über die Lig. patellae am unreifen epiphysären Ansatz bedingt wird. Die Krankheit tritt gewöhnlich einseitig auf.

Symptomatik und Diagnostik: Die Leitsymptome sind Schmerzen und Schwellung am Patellasehnenansatz über dem Tuberculum tibiae. Es gibt keine systemischen Störungen. Im seitlichen Strahlengang zeigt das Kniegelenk eine Fragmentierung des Tuberculum tibiae.

Therapie: Nach wochen- bis monatelangem Verlauf bildet sich die Erkrankung gewöhnlich spontan zurück. Die einzig notwendigen Maßnahmen bestehen in Schmerzlinderung und Vermeidung von Sport und übermäßigen Anstrengungen, speziell von tiefem Beugen im Kniegelenk. Selten werden eine Immobilisation im Pflasterverband, Hydrocortisoninjektionen und eine operative Entfernung freier Gelenkskörper sowie Bohrungen und Transplantationen erforderlich.

M. Scheuermann

Eine relativ häufige Erkrankung, bei der Rückenschmerz und Kyphose mit lokalen Veränderungen der Wirbelkörper einhergehen. Die Krankheit tritt in der Adoleszenz auf, wobei Jungen häufiger als Mädchen betroffen sind. Höchstwahrscheinlich ist der M. Scheuermann heterogenen Ursprungs (d.h. nicht eine einzige Krankheitseinheit, sondern eine Gruppe von Erkrankungen, welche das gleiche Krankheitsbild miteinander teilen). Ätiologie und Pathogenese stehen noch zur Diskussion. Verdächtigt werden die Osteochondritis der oberen und unteren knorpeligen Wirbelendplatten, aber bisweilen gelten auch Traumen als ursächlicher Faktor. Bei manchen der betroffenen Personen fällt ein marfanoider Habitus auf (lange Gliedmaßen im Vergleich zum Rumpf). Andere weisen familiäre Tendenzen auf.

Symptomatik und Diagnostik: Die „Rundrückenstellung" und persistierende, weniger heftige Rückenschmerzen zeigen sich gewöhnlich als klinische Erscheinungen. Milde Verlaufsformen werden oft im Zuge routinemäßiger Schuluntersuchungen von Schulkindern auf Wirbelsäulendeformitäten erkannt. Das Leitsymptom ist die Verstärkung der normalen thorakalen Brustkyphose, die diffus oder lokalisiert sein kann. Der Verlauf des M. Scheuermann ist lang (sehr variabel – häufig mehrere Jahre), aber häufig milde; eine gewöhnliche Wirbelsäulenfehlstellung bleibt, wenn die Erkrankung zum Stillstand gekommen ist. Das Röntgenbild der Wirbelsäule im seitlichen Strahlengang zeigt gewöhnlich in der unteren Thorakal- und oberen Lumbalgegend eine anteriore Keilbildung der Wirbelkörper. Die Deckplatten werden unregelmäßig und in späterem Stadium sklerotisch. Die Wirbelsäulenfehlstellung zeigt vorwiegend eine Kyphose, aber bisweilen sind skoliotische Anteile vorhanden. Die Veränderungen im Röntgenbild sind häufig inkonsistent, was möglicherweise die zugrundeliegende Heterogenität widerspiegelt. Bei atypischen Verläufen müssen eine generalisierte Skelettdysplasie und eine Spinaltuberkulose ausgeschlossen werden.

Therapie: Milde, nicht progrediente Verläufe können durch Reduktion streßerzeugenden Gewichts und die Vermeidung anstrengender Aktivitäten behandelt werden. Falls die Kyphose ausgeprägter ist, sind bisweilen ein Stützkorsett oder Ruhe und Schlaf auf einem harten Bett indiziert. Weniger häufig sind bei progressiven Verläufen die operative Stabilisation und Korrektur der fehlgestellten Wirbelsäule erforderlich.

Köhlersche Krankheit

Seltene Form von Osteochondritis des tarsalen Os naviculare. Die Krankheit betrifft Kinder zwischen dem 3. und 5. Lebensjahr und hat eine erhöhte Inzidenz bei Jungen.

Symptomatik und Diagnostik: Der Fuß schwillt an und wird, mit maximaler über dem Längsgewölbe des Fußes gelegener Spannung, schmerzhaft. Tragen von Lasten und Laufen verstärkt die Beschwerden und den gestörten Gang. Die Krankheit zeigt einen chronischen Verlauf, dauert aber selten länger als zwei Jahre.

Auf dem Röntgenbild ist anfangs das Os naviculare abgeflacht und sklerotisch und wird später fragmentiert, bevor es reossifiziert wird. Die Krankheit tritt unilateral auf und vergleichende Röntgenbilder der nicht betroffenen Seite sind für die Verlaufsbeobachtung wichtig.

Therapie: Die Therapie ist symptomatisch, erfordert Ruhe, Schmerzlinderung und das Vermeiden des Tragens größerer Lasten. Im Frühstadium kann im akuten Fall ein Pflasterverband hilfreich sein, der unterhalb des Knies sorgfältig dem Längsgewölbe angepaßt wird.

18. NEUROLOGISCHE ERKRANKUNGEN

Chorea minor

(Sydenham-Chorea; Veitstanz)

Eine ZNS-Erkrankung, die oft schleichend beginnt, von begrenzter Dauer, heilbar ist und durch unwillkürliche, sinnlose und sich nicht wiederholende Bewegungen charakterisiert ist, sowie ohne neurologische Restzustände ausheilt.

Ätiologie

Die Chorea minor wird allgemein als Entzündungskomplikation von β-hämolysierenden Streptokokkeninfektionen der Gruppe A angesehen. Die Krankheit entsteht vermutlich immunvermittelt: Streptokokkenantigene haben eine Ähnlichkeit mit Antigenen neuronalen Ursprungs. Kreuzreaktive Antikörper binden an das Nervengewebe, das durch Lymphozyten zerstört wird. Der zeitliche Abstand zwischen der Infektion und dem Einsetzen der Chorea (bis zu 6 Mo.) ist länger als bei anderen rheumatischen Manifestationen. Die Chorea kann einsetzen, wenn andere klinische oder Laborwerte sich normalisieren oder sogar später. Wenn sie die einzige Manifestation der Poststreptokokkenentzündung darstellt, kann die Chorea minor daher auch isoliert und ohne Bezug zur Ersterkrankung dastehen.

Die Erkrankung zeigt eine Häufung bei Mädchen, in der Kindheit und (in gemäßigtem Klima) im Sommer und frühen Herbst, nach der hohen Inzidenzrate von rheumatischem Fieber im Frühling und frühen Sommer. Eine Chorea kommt bei etwa 10% der rheumatischen Anfälle vor.

Symptomatik

Der Patient entwickelt schnelle, sinnlose und sich nicht wiederholende, unwillkürliche Bewegungen, die im Schlaf verschwinden und die alle Muskeln, außer den Augen, befallen können. Willkürliche Bewegungen sind abrupt, mit eingeschränkter Koordination. Grimassenschneiden ist häufig. In leichten Fällen erscheint der Patient unbeholfen und kann beim Bekleiden und Essen leichte Schwierigkeiten haben. In schweren Fällen brauchen die Patienten zum Teil große Mengen an Beruhigungsmitteln und Schutz vor Selbstverletzung durch das Werfen der Arme und Beine. Die neurologische Untersuchung ergibt keine Defekte der Muskelstärke oder der Sensibilität, außer einem manchmal abgeschwächten Patellarsehnenreflex.

Der Verlauf der Chorea variiert und ist durch den schleichenden Beginn und die ebenso schleichende Ausheilung schwer zu beurteilen. Es kann 1 Monat oder mehr vergehen, bis die Bewegungen so heftig sind, daß der Patient oder dessen Eltern zum Arzt gehen. Bei vielen Patienten dauert die Krankheit etwa 3 Mo. nach dem ersten Arztbesuch, sie kann jedoch bis zu 6 oder 8 Mo. andauern.

Diagnostik

Die athetotischen Bewegungen der Chorea sind pathognomonisch. Sie gleichen denen der Gehirnlähmung, unterscheiden sich aber durch die kurze Anamnese. Weitere Differentialdiagnosen sind Myospasmus impulsivus, der sich wiederholt, und die Bewegungen beim hyperkinetischen Syndrom der Kinder, die jedoch sinnvolle Bewegungen sind. Bei der Chorea Huntington findet sich in der Regel eine Familienanamnese, sie kommt im Erwachsenenalter vor. Die Parkinson-ähnlichen Nebenwirkungen von Beruhigungsmitteln, die zur Kontrolle des anscheinend „hyperaktiven" Kindes eingesetzt werden, können die Diagnose Chorea minor verwässern, bis die Therapie abgesetzt ist und die unverfälschten Bewegungen wieder erkennbar werden.

Außer Restzuständen von den vorhergehenden Streptokokkeninfektionen, die manchmal noch vorhanden sind, zeigt die Chorea keine charakteristischen Laborwerte. Der Liquor ist in der Regel unauffällig, im EEG zeigen sich höchstens unspezifische Dysrhythmien.

Therapie

Ein in jedem Fall wirksames Medikament steht nicht zur Verfügung. Wenn die Bewegungen sehr heftig sind, kann eine Beruhigung mit Barbituraten versucht werden, die den Patienten nur leicht schläfrig machen sollen. Wenn die Barbiturate nicht wirken, kann ein Tranquilizer – wie Diazepam, 5 mg 4–6mal/Tag – wirksam sein. Zeigen diese Medikamente beide keine Wirkung, sollte man einen Therapieversuch mit Salizylaten oder Kortikosteroiden durchführen, die in der gleichen Dosierung wie für das rheumatische Fieber gegeben werden *(s. oben, Kap. KIN, 17.)*.

Man sollte die Chorea als flüchtige reversible Form einer Gehirnlähmung betrachten und behandeln. Es ist wichtig, den Patienten und seinen Angehörigen sowie Freunden, Pflegerinnen, Lehrern und Mitschülern zu versichern, daß die Krankheit von selbst ausheilt, keine Restzustände zurückbleiben und die zeitlich begrenzte Beeinträchtigung der motorischen Funktionen die intellektuellen Fähigkeiten in keinster Weise mindern wird. Die Patienten sollten vom Schulbesuch nur dann absehen, wenn die Bewegungsstörung sehr ausgeprägt ist, und sie sollten, sobald die nötige Bewegungskoordination wieder erreicht ist, den Schulbesuch wieder aufnehmen, auch wenn noch eine gewisse Dysfunktion vorhanden ist. Viele der psychologischen Auswirkungen, die der Chorea zugeschrieben werden, entstammen nicht der eigentlichen Krankheit, sondern ergeben sich aus dem fehlenden Schulbesuch sowie der Angst und Verzweiflung des Patienten gegenüber seinen bizarren Bewegungen und den Reaktionen von Personen, die seine Krankheit nicht verstehen.

Patienten mit aktiver Chorea zeigen selten eine schwerwiegende Beteiligung des Herzens, ist sie jedoch vorhanden, kann sie wie beim rheumatischen Fieber behandelt werden *(s. oben, Kap. KIN, 17.)*. Nach Beendigung eines Anfalls sollte, wie beim rheumatischen Fieber, eine Antistreptokokkenprophylaxe gegen Rezidive einer Chorea (oder des rheumatischen Fiebers) angestrebt werden.

Zerebrale Lähmungssyndrome

Hierbei handelt es sich um einen weiten Begriff, der zahlreiche motorische Störungen umfaßt, die auf einer pränatalen Entwicklungsstörung, perinataler oder postnataler ZNS-Schädigung, die vor dem 5. Lebensjahr auftritt, beruhen und die sich in einer Störung der Willkürbewegung äußert. Der Begriff stellt keine Diagnose dar, bietet aber eine nützliche Einteilung bei Kindern mit spastischer Parese, Koordinationsstörungen oder unwillkürlichen Bewegungen, die komplexes Training und individuelle Therapie benötigen, um ihre optimale Leistungsfähigkeit zu erreichen.

Ätiologie und Inzidenz

0,1 bis 0,2% der Kinder (etwa 0,5% der Aufnahmen in Kinderkliniken) leiden unter zerebralen Lähmungssymptomen. Bis zu 1% der Frühgeburten oder der untergewichtig Geborenen sind betroffen. Die *Ursache* ist oft schwer festzustellen, doch spielen intrauterine Erkrankungen, Geburtstraumen, neonatale Asphyxie und Neugeborenenikterus eine wichtige Rolle. *Neuere Studien weisen darauf hin, daß Asphyxie und Geburtstraumen für* ≤ 15% der Fälle verantwortlich sind. Spastische Paraplegie tritt besonders häufig bei Frühgeburten auf, spastische Tetraplegie nach perinataler Asphyxie sowie athetotische und dystonische Formen nach perinataler Asphyxie oder Kernikterus. Schädel-Hirn-Traumen oder schwere

Systemerkrankungen in der frühen Kindheit (z.B. Meningitis, Sepsis oder Dehydratation) können auch ein zerebrales Lähmungssyndrom verursachen.

Symptomatik

Eine Vielzahl von Syndromen wurde beschrieben und in vier Kategorien eingeteilt: spastische, athetotische, ataktische und gemischte Formen.

Spastische Syndrome sind die häufigsten, sie repräsentieren über 70% der Fälle. Die Spastik ist auf eine Störung der supraspinalen motorischen Neurone zurückzuführen und kann die motorische Funktion leicht oder schwer beeinträchtigen. **Hemiplegie** bedeutet Störungen beider Gliedmaßen auf einer Seite, der Arm ist meist schwer betroffen. **Paraplegie** bedeutet: beide Beine sind betroffen, mit teilweiser oder vollständiger Aussparung der Arme. **Quadriplegie** oder **Tetraplegie** bedeutet eine relativ gleichmäßige Störung aller Gliedmaßen. **Diplegie** bezieht sich auf eine zwischen Para- und Tetraplegie liegende Form mit überwiegendem Befall der Beine.

Die betroffenen Gliedmaßen sind gewöhnlich unterentwickelt und zeigen gesteigerte Muskeldehnungsreflexe (Eigenreflexe), Muskelhypertonie, Schwäche und die Neigung zu Kontrakturen. „Scherengang" und „Zehengang" sind charakteristisch. Bei weniger stark betroffenen Kindern treten die Behinderungen häufig nur bei bestimmten Aktivitäten auf, wie z.B. beim Laufen. Bei Tetraplegie besteht häufig zusätzlich eine kortikobulbäre Störung der oralen, lingualen und palatinalen Bewegungen mit einer sich daraus ergebenden Dysarthrie.

Athetotische oder dyskinetische Syndrome stellen etwa 20% der Fälle und beruhen auf einer Schädigung der Basalganglien. Die daraus resultierenden langsamen, wurmartigen, unwillkürlichen Bewegungen können die Extremitäten (Athetose) betreffen oder die proximalen Anteile der Gliedmaßen und des Stammes (Dystonie). Abrupte, ruckartige distale Bewegungen (choreiform) können ebenfalls auftreten. Die Bewegung verstärkt sich unter emotionalem Streß und verschwindet während des Schlafs. Die Patienten haben eine häufig sehr schwere Dysarthrie.

Ataktische Syndrome sind weniger häufig (etwa 10% der Fälle) und auf eine Störung des Kleinhirns oder seiner Bahnen zurückzuführen. Schwäche, Koordinationsstörungen und Intentionstremor bewirken einen unsicheren Stand, breitbeinigen, schwankenden Gang und Schwierigkeiten bei schnellen oder feinen Bewegungen.

Gemischte Formen sind häufig: sehr oft Spastik mit Athetose, seltener Ataxie mit Athetose.

Zusätzliche Störungen: Etwa 25% der Patienten leiden unter Krampfanfällen, am häufigsten Patienten mit Hemiplegie. Strabismus und andere Sehstörungen können auftreten. Kinder mit Athetose, die auf einen Kernikterus zurückzuführen ist, haben üblicherweise noch eine Taubheit und eine Blickparese nach oben.

Kinder mit spastischer Hemiplegie oder Paraplegie sind häufig normal intelligent, und die Prognose für eine soziale Unabhängigkeit ist günstig. Spastische Tetraplegie und gemischte Formen sind häufig mit lebenseinschränkender geistiger Retardierung verbunden. Die Aufmerksamkeit bei Kindern mit zerebraler Lähmung ist oft eingeschränkt, außerdem beobachtet man häufig Hyperaktivität.

Diagnostik

Es ist nur selten möglich, schon in früher Kindheit festzustellen, ob ein Kind an zerebraler Lähmung leidet. Nichtsdestoweniger ist eine frühe Diagnose und Therapie sehr wünschenswert, und Kinder, die als besonders risikoreich eingestuft werden (Kinder mit Geburtstrauma, Asphyxie, Neugeborenenikterus, Meningitis, Neugeborenenkrämpfen, Hypotonie oder Reflexminderung), sollten lückenlos überwacht werden.

Spezielle Formen der zerebralen Kinderlähmung können oft nicht vor dem 2. Lebensjahr charakterisiert werden. Bevor die spezifischen motorischen Syndrome entstehen, zeigt das Kind eine Verzögerung in seiner motorischen Entwicklung, persistierende frühkindliche Reflexmuster, Hyperreflexie und veränderten Muskeltonus. Es ist wichtig, die spezifischen zerebralen Lähmungssymptome von progredienten hereditären neurologischen Erkrankungen zu unterscheiden oder von solchen, die einen chirurgischen Eingriff oder sonstige spezielle Formen der neurologischen Behandlung benötigen. Die relativ seltenen Ataxie-Formen sind besonders schwer zu unterscheiden, und viele ataktische Kinder haben letztlich eine progrediente degenerative Kleinhirnerkrankung.

Laboruntersuchungen sind nützlich, um bestimmte fortschreitende, biochemisch bedingte Erkrankungen der motorischen Systeme auszuschließen, wie z. B. die Tay-Sachs-Erkrankung, die metachromatische Leukodystrophie und die Mukopolysaccharidosen.

Andere progrediente Erkrankungen, wie z. B. die Adrenoleukodystrophie, können durch Laboruntersuchungen ausgeschlossen werden und müssen aufgrund klinischer oder pathologischer Kriterien diagnostiziert werden. Kinder mit ausgeprägter geistiger Retardierung und symmetrischen motorischen Störungen sollten hinsichtlich der Aminosäuren und anderer biochemischer Störungen untersucht werden.

Athetose, Selbstverstümmelung und Hyperurikämie bei Jungen bilden das **Lesch-Nyhan-Syndrom.** Veränderungen an den Augen und im Bereich der Haut können **tuberöse Sklerose, Neurofibromatose, Ataxia teleangiectatica Louis-Bar, von-Hippel-Lindau-Erkrankung** oder **Sturge-Weber-Syndrom** anzeigen, diese Störungen sind gelegentlich fortschreitend. Der infantilen spinalen Muskelatrophie, spinozerebellaren Degenerationen und der Muskeldystrophie fehlen die Zeichen einer zerebralen Erkrankung. Die **Adrenoleukodystrophie** beginnt später in der Kindheit.

Bildgebende Verfahren (NMR, CT) sind hilfreich, wenn Unsicherheit hinsichtlich der Diagnose oder der Ursache einer zerebralen Lähmung besteht.

Therapie

Zerebrale Lähmungssyndrome bleiben lebenslang bestehen. Ziel der Behandlung ist es, im Rahmen der motorischen und sonstigen Behinderungen des Patienten eine größtmögliche Unabhängigkeit zu entwickeln. Viele Patienten, insbesondere jene mit spastischer Paraplegie oder Hemiplegie, können lernen, die motorische Behinderung zu meistern und ein fast normales Leben zu führen. Krampfanfälle erfordern Antikonvulsiva *(s. Kap. NEU, 5.)*. Physikalische Therapie, Beschäftigungstherapie, Stützbehandlung oder operative Verfahren sowie Sprachtraining können sämtlich erforderlich werden. Der Besuch einer regulären Schulklasse ist wünschenswert, wenn die intellektuellen und körperlichen Einschränkungen nicht ernsthaft sind.

Völlige Unabhängigkeit von ihrer Umgebung ist für viele zerebral gelähmte Patienten, die in unterschiedlichem Umfang lebenslang Überwachung und Hilfe benötigen, kein realistisches Ziel. Für Kinder ist eine besondere Schulung höchst wünschenswert. Sogar die schwer Betroffenen können von der Einübung einfacher Alltagsverrichtungen, die die Unabhängigkeit fördern, profitieren, wie z. B. Waschen, Anziehen und Essen, was zu einer großen Entlastung der Familien oder Pflegeeinrichtungen führt.

Bei allen chronisch behinderten Kindern benötigen die Eltern dauernde Hilfe und Beratung, um den Zustand und die Möglichkeiten des Kindes zu verstehen und ihren eigenen Gefühlen Luft machen zu können *(s. Kap. KIN, 3., Betreuung der chronischen Behinderung).* Diese Kinder können ihre maximalen Möglichkeiten nur mit Hilfe stabiler und einfühlsamer elterlicher Fürsorge und mit Hilfe öffentlicher und privater Mittel erreichen (z. B. Wohlfahrtsverbände, Rehabilitationszentren und Hilfsorganisationen).

19. ERKRANKUNGEN DES NASEN-RACHEN-RAUMS

(s. a. unter HNO)

Fremdkörper

Fremdkörper in der Nase finden sich häufig bei Kleinkindern. Sie verursachen einen fötiden, blutigen Ausfluß auf einer Seite. Bleibt der Fremdkörper lange in der Nase, so lagern sich Mineralsalze ab und bilden einen Rhinolithen. **Therapie:** Die Entfernung erfordert bei Kindern meist eine Allgemeinnarkose. Sie wird durch eine Vasokonstriktion mit lokalen Sympathikomimetika (z. B. Phenylephrin 0,25%ig, 10 Tropfen) erleichtert. Ein stumpfer Haken wird hinter den Fremdkörper gebracht und dieser dann nach vorne gezogen. Bei dem Versuch, einen glatten, festen Fremdkörper mit der Zange zu fassen, wird dieser häufig nur noch tiefer in die Nase hineingeschoben. Rhinolithe sind schwierig zu entfernen, weil sie sich der Nasenkontur anpassen.

Juveniles Nasenrachenfibrom (Angiofibrom)

Gutartiger Tumor des Bindegewebes des nasopharyngealen Gewölbes, der nahezu ausschließlich bei männlichen Jugendlichen in der Pubertät vorkommt. Das Angiofibrom ist rot und hart und besteht aus Bindegewebe und zahlreichen dünnwandigen Gefäßen ohne kontraktile Elemente. Nasenbluten ist das Hauptsymptom. Das Angiofibrom kann die Nasenhöhle verlegen und in die Orbita und die Schädelhöhle eindringen. Die Fissura pterygopalatina ist oft erweitert, wenn sich der Tumor auf die Fossa infratemporalis ausdehnt. Die Erweiterung kann röntgenologisch nachgewiesen werden; die Tumorausdehnung läßt sich durch Computertomographie bestimmen. Die Blutversorgung und die intrakranielle Ausdehnung kann mit Hilfe bilateraler, selektiver interner und externer Karotisangiographie festgestellt werden.

Obwohl sich Angiofibrome in der Regel bei Erreichen des Erwachsenenalters zurückbilden, ist eine **Therapie** notwendig, um rezidivierende, starke Blutungen zu vermeiden.

Eine Östrogenbehandlung mit Diäthylstilböstrol (vor der Operation über 6 Wochen 2×5 mg/Tag oral) reduziert Größe und Vaskularisation des Tumors. Die angiographische Embolisation mit nachfolgender Exzision ist die allgemein übliche Behandlungsmethode, für Patienten mit extrakranieller oder orbitaler Ausdehnung ist jedoch die Bestrahlung die Therapie der Wahl. Eine Östrogentherapie mit Diäthylstilböstrol 5 mg oral 3×tgl. über 6 Wochen vor der Exzision führt zu einer Abnahme der Größe und der Vaskularisierung des Tumors.

Juvenile Papillome

Gutartige Tumoren des Larynx, welche an multiplen Stellen des Larynx in solcher Fülle wachsen, daß zum Freihalten der Atemwege eine Tracheotomie erforderlich ist. Die Papillome sind viralen Ursprungs und können in Epidemiegebieten schon im Alter von 1 Jahr auftreten. Sie verursachen eine Rauhigkeit im Hals, die bis zum Stimmverlust führen kann, und zu einer Obstruktion, die durch einen inspiratorischen Stridor und interkostale, supraklavikuläre, suprasternale und subxiphoidale Einziehungen gekennzeichnet ist. Die Diagnose wird mittels der Laryngoskopie gestellt und durch die histopathologische Untersuchung bestätigt. Die **Therapie** besteht in einer regelmäßigen Exzision der Papillome. Rezidive sind häufig. In der Pubertät kommt es gewöhnlich zur spontanen Remission.

20. AUGENERKRANKUNGEN

(s. a. Kap. AUG; Kap. KIN, 7., Angeborfene Defekte des Auges, und Kap. NEU, 3., Augenmuskellähmungen)

Schielen

(Strabismus, Heterotropie)

Abweichung des Auges von der Blickrichtungsgemeinschaft beider Augen. **Paralytischer (inkomitanter) Strabismus** ist die Folge einer Lähmung eines oder mehrerer Augenmuskeln und kann durch spezifische Läsionen der Augenmuskelnerven hervorgerufen werden *(s. unter Kap. NEU, 3., Augenmuskellähmungen).* Er ist gekennzeichnet durch eine Bewegungseinschränkung mit zunehmender Doppelbildwahrnehmung in Zugrichtung des gelähmten Muskels. Bei angeborenen Lähmungen besteht keine Diplopie, da das Bild des abgewichenen Auges supprimiert wird. **Nichtparalytischer (konkomitanter) Strabismus** ist vermutlich die Folge ungleichen Muskeltonus aufgrund einer supranuklearen Störung im ZNS. Konkomitanter Strabismus kann konvergent **(Esotropie),** divergent **(Exotropie)** oder vertikal **(Hyper-** oder **Hypotropie)** sein. Die Abweichung von der Blickrichtungsgemeinschaft bleibt in allen Blickrichtungen gleich, und die Funktion der einzelnen Augenmuskeln ist in der Regel normal, wenn nicht eine sekundäre Kontraktur eintritt. **Latentes Schielen (Phorie)** ist immer konkomitant und kann ebenfalls als **Esophorie, Exophorie, Hyper-** oder **Hypophorie** auftreten. Bei der Phorie wird das Augenmuskelungleichgewicht durch die zentrale Tendenz, die Bilder beider Augen zu verschmelzen (fusionieren), wettgemacht. Phorien verursachen selten Beschwerden, außer wenn die latente Abweichung sehr groß ist, und lassen sich nur durch künstliche Unterdrückung der Fusion nachweisen.

Die **Untersuchung** kann eingeleitet werden, indem man den Patienten einen Bleistift oder einen Lichtpunkt fixieren läßt. Indem er ein Auge abwechselnd ab- und aufdeckt, kann der Untersucher die Stellung des Auges beobachten, sobald es aufgedeckt wird und einen Gegenstand fixiert. Bei der Exotropie dreht sich das vorher abgedeckte Auge beim Fixieren nach innen, bei der Esotropie dreht es sich nach außen. Das Ausmaß des Schielens kann mit Hilfe von Prismengläsern abgeschätzt werden, die so ausgerichtet sind, daß sich das abweichende Auge zum Fixieren nicht bewegen muß. Die Stärke der Prismen (in Dioptrien), die zum Ausgleich der Abweichung erforderlich ist, quantifiziert den durch das Schielen hervorgerufenen Sehfehler.

Eine **Amblyopie** (Schwachsichtigkeit) ist in der Regel das Ergebnis der zentralnervösen Suppression des Bildes des abgewichenen Auges, die Verwechslungen und Doppelbilder vermeiden soll. Auch die Nichtbenutzung eines Auges, wie etwa bei hohen Refraktionsfehlern oder organisch bedingter Sehverschlechterung, kann zu einem Schielen (sekundärer Strabismus) führen.

Therapie

Da eine Schielstellung das Ergebnis ernstzunehmender ophthalmologischer oder neurologischer Erkrankungen sein kann, ist eine komplette Durchuntersuchung der Augen (insbesondere optische Medien, Netzhaut und Optikus) sowie ein neurologischer Status des Patienten unabhängig vom Alter unabdingbar. Besteht eine konstante Schielstellung, so ist eine Abklärung bereits kurz nach der Geburt notwendig; ist sie intermittierend vorhanden, sollte mit etwa sechs Monaten untersucht werden. Reine Beobachtung, in der Annahme, das Schielen werde „sich auswachsen", ist immer falsch und kann zum Übersehen von Erkrankungen führen. Eine frühe Behandlung der Amblyopie durch Abdecken des normalsichtigen Auges kann zu einer Visusverbesserung führen, was wiederum zu einer Verbesserung der Prognose für das binokulare Sehen und zu einer Stabilisierung führt, sofern ein operativer Eingriff erforderlich ist.

Wenn es sich allein um ein frühkindliches konkomitierendes Schielen handelt, so muß die Behandlung so früh wie möglich einsetzen und eine optische Korrektur (Gläser, Kontaktlinsen), orthoptische Behandlung (z. B. durch Okklusion des gut sehenden Auges), Botulinustoxin und ggf. eine Schieloperation umfassen. Frühe Behandlung ist zur Vermeidung einer Amblyopie erforderlich und kann die Aussichten für die Entwicklung des Binokularsehens verbessern. Ein dauernder Visusverlust kann die Folge sein, wenn das Schielen bzw. die begleitende Amblyopie nicht vor dem 4. bis 6. Lebensjahr behandelt wird; Verlaufskontrollen in regelmäßigen Abständen sind bis wenigstens zum 10. Lebensjahr des Kindes, oft darüber hinaus, erforderlich.

21. PSYCHIATRISCHE STÖRUNGEN IM KINDES- UND JUGENDALTER

Psychosen des Kleinkindes

Psychosen sind pathologische Erscheinungsbilder der geistigen Funktionen und können Verhalten, Wahrnehmung und Affekt betreffen. Sie sind relativ selten (4–10 Fälle/10 000 Kinder), werfen jedoch deutliche Probleme bei ihrer medizinischen Versorgung auf. Sie können in 3 Hauptgruppen unterteilt werden, die sich im Alter des Beginns, im Verlauf und in der Prognose unterscheiden: 1. Autismus des Kleinkindes und in der Kindheit einsetzende fortschreitende Entwicklungsstörung; 2. Desintegrationspsychosen und 3. die Schizophrenie im Kindesalter.

Autismus des Kleinkindes

(Kanner-Syndrom)

Ein Syndrom in der frühen Kindheit, charakterisiert durch 1. abnormale soziale Beziehungen; 2. Sprachstörungen mit vermindertem Verständnis, Echolalie und Vertauschen der Pronomen („du" statt „ich" oder „mich" statt „ich"). 3. Rituale und Zwangsphänomene (ein Beharren auf der Bewahrung des gleichen Zustands); und 4. in den meisten Fällen durch eine ungleichmäßige intellektuelle Entwicklung. Das Verhältnis von männlichen zu weiblichen Fällen liegt zwischen 2:1 bis 4:1. Eine epidemiologische Untersuchung aller Zwillinge in England, von denen bekannt war, daß Autismus bei wenigstens einem der Zwillinge aufgetreten ist, zeigte, daß die Konkordanzrate bei eineiigen Zwillingen signifikant höher war als bei zweieiigen Zwillingen; dies deutet auf die wichtige Rolle genetischer Faktoren hin.

Als das Syndrom das erste Mal beschrieben wurde, wurde betont, daß es von Geistesschwäche und von einem manifesten Hirnschaden abzugrenzen ist; jetzt wird es durch seine Verhaltensmerkmale definiert, und das intellektuelle Niveau und die An- oder Abwesenheit eines neurologischen Schadens werden unter Verwendung eines vielschichtigen diagnostischen Systems getrennt betrachtet.

Symptomatik und Diagnostik

Der Autismus des Kleinkindes manifestiert sich im ersten Lebensjahr; *er entsteht nicht später als im Alter von 30 Mo.* Das Syndrom wird charakterisiert durch: Extreme Einsamkeit (fehlende Anhänglichkeit, mangelnde Liebkosungen, Vermeiden des Augenkontaktes), durch Beharren auf Eigenheiten (Widerstand gegen Veränderungen, Rituale, pathologische Anhänglichkeit an vertraute Objekte, stereotype Handlungen), durch Sprech- und Sprachstörungen (die von totaler Stummheit über spät einsetzendes Sprechen bis zu einer deutlich idiosynkratischen Verwendung der Sprache reichen) und durch eine unharmonische intellektuelle Entwicklung.

Autistische Kinder sind schwierig zu testen; sie sind gewöhnlich bei Standard-IQ-Tests im Handlungsteil besser als im verbalen Teil und können vereinzelt altersentsprechende Leistungen zeigen, trotz ihrer Retardierung auf den meisten Gebieten. Dennoch ergibt ein IQ-Test in den Händen eines erfahrenen Prüfers eine nützliche Vorhersage, was die weitere Entwicklung betrifft. Kinder mit einem IQ < 50 haben eine fast gleichmäßig schlechte Prognose; etwa die Hälfte derer, die im Test höhere Werte erreichen, können sich mäßig gut entwickeln. Die Störung hat die Tendenz, während der gesamten Entwicklung ein gleichbleibendes Krankheitsbild beizubehalten, wobei einige Individuen während der Adoleszenz oder der Erwachsenenzeit Schizophreniesymptome erwerben (Illusionen und Halluzinationen). Die Ergebnisse der neurologischen Untersuchung bringen keine fokalen Befunde, obwohl zwischen 20 und 40% der Kinder (speziell diejenigen mit einem IQ < 50) vor der Adoleszenz Krampfanfälle entwickeln. Ein EEG ist gewöhnlich wenig informativ. Das CT hat eine Untergruppe autistischer Kinder mit vergrößerten Ventrikeln isoliert. Durch den Einsatz des NMR hat man eine Untergruppe autistischer Erwachsener entdeckt, bei denen eine Atrophie des Vermis cerebelli vorliegt. Einzelfälle von Autismus sind mit dem kongenitalen Syndrom bei Röteln und bei Zytomegalie-Einschluß-Krankheit, der Phenylketonurie und dem Syndrom des instabilen X. in Verbindung gebracht worden.

Therapie

Den am schwersten beeinträchtigten Kindern hilft nur die systematische Anwendung der Verhaltenstherapie, einer Methode, die den Eltern beigebracht werden kann, damit sie das Kind zu Hause und in der Schule besser betreuen können. Die Vorteile für autistische Kinder, die sogar die Geduld der liebevollen Eltern und des engagiertesten Lehrers auf die Probe stellen, sind beträchtlich. Butyrophenon führt zu einer begrenzten Verbesserung, hauptsächlich bei der Kontrolle der schwersten Formen aggressiven und selbstzerstörerischen Verhaltens; es beseitigt aber die Psychose nicht. Die Verwendung von Fenfluramin, einem Serotoninantagonisten, zur Kontrolle unbeherrschbarer Verhaltensstörungen bleibt umstritten. Elektroschocks, die in der Vergangenheit eingesetzt wurden, bleiben umstritten. Die Sprachtherapie sollte frühzeitig beginnen. Die Wertigkeit des Erlernens der Zeichensprache bei stummen Kindern ist bislang noch nicht festgesetzt worden.

Bei Kindern mit fast normalem oder höherem IQ sind Psychotherapie und Spezialschulungen oftmals hilfreich.

Perivasive Entwicklungsstörungen mit Beginn in der Kindheit

Eine neue nosologische Einheit, welche die Unterscheidung von einem dem kindlichen Autismus ähnlichen Syndrom zum Ziel hat, das bei seinem Beginn aber ein höheres Alter aufweist (30 Mo. bis 12 Jahre). Es wird durch abnormale soziale Beziehungen (z. B. Weggetretensein, unangemessener Affekt und Mangel an Fähigkeit, Freundschaft zu schließen), bizarren Manierismus, der gewöhnlich Eigenarten der Bewegungen beinhaltet, bizarre Gestik und ungewöhnliche Sprachmuster charakterisiert. Die Störung erscheint als Vollbild nicht vor dem 30. Mo., obwohl einige Bilder früher erscheinen können. Im Gegensatz zum Autismus sind Illusionen und Halluzinationen charakteristischerweise nicht vorhanden.

Außer bei Beginn in späterem Alter scheint das Syndrom eine Variante des Autismus zu sein. Die Störung koexistiert und vermischt sich häufig mit der Tourette-Krankheit, BNS und Hyperaktivität.

Therapie und Prognose sind ähnlich der des Autismus, siehe oben.

Desintegrationspsychosen

Eine heterogene Ansammlung von Syndromen, die nach einem Alter von 3 Jahren das erste Mal bei einer Anamnese mit zuvor normaler Entwicklung auftauchen. Die typische Anamnese ist die eines Kindes mit normaler Entwicklung bis ins Alter von 3 oder 4 Jahren (einschließlich des Spracherwerbs, Sauberkeitstrainings und entsprechenden Sozialverhaltens). Nachfolgend auf einen Zeitraum mit unklarer Erkrankung und Stimmungswechsel, in dem das Kind reizbar und weinerlich ist, unterliegt es einer deutlichen Regression mit Verlust der Fähigkeiten, die zuvor erworben wurden. Das Kind verschlechtert sich auf ein völlig unvollkommenes Niveau. Unter desintegrative Psychosen fallen auch einige Fälle, die später als spezifische neurodegenerative Syndrome identifiziert werden (z. B. Slow-virus-Erkrankung *[s. Kap. INF, 14., Virale Erkrankungen des ZNS]*, juvenile zerebromakulare Degeneration), ebenso wie diejenigen, bei denen keine Ursache identifiziert werden kann. Der Verlauf der Krankheit ist unerbittlich schwer, und das Kind benötigt wegen seiner schweren geistigen Defekte lebenslange Pflege: die Lebenserwartung muß bei den ätiologisch unklaren Fällen nicht eingeschränkt sein. Derzeit gibt es keine spezielle Behandlung für Störungen dieser Art.

Schizophrenie im Kindesalter

(s. a. Kap. PSY, 10.)

Psychotische Zustände mit Beginn nach dem 7. Jahr und Ähnlichkeiten im Verhalten mit der Schizophrenie des Erwachsenen. Nachforschungen führten zu der Annahme, daß eine belastende Umgebung eine manifeste Erkrankung bei einem Individuum mit genetischer Prädisposition auslöst. Obwohl biochemische Hypothesen, welche Anomalien des Dopaminstoffwechsels indizieren, geprüft wurden, sind deren Ergebnisse nicht beweiskräftig.

Die Häufigkeit dieser Störung steigt mit zunehmendem Alter. Während der infantile Autismus und die pervasive Entwicklungsstörung sich deutlich von der Schizophrenie der Erwachsenen unterscheiden, bildet die Schizophrenie im Kindesalter ein Kontinuum mit der Krankheitsform des Jugendlichen und des Erwachsenen. Sie ist charakterisiert durch sinkendes Interesse, nicht-intensive Affekte, Gedankenstörungen (Blockade oder Perseveration), durch Bezugsstörungen, Halluzinationen und Wahnvorstellungen und durch Klagen über Gedankenkontrolle. Die **Diagnose** basiert auf deskriptiven, klinischen Phänomenen.

Therapie

Eine kombinierte psychotrope und psychotherapeutische Behandlung ist erforderlich. Phenothiazine (z. B. Tiotixen 0,10–0,40 mg/kg KG/Tag) und Butyrophenone (Haloperidol, 0,15–0,30 mg/kg/Tag) können zur Kontrolle der akuten psychotischen Symptome wirkungsvoll sein, doch ist ein Rückfall die Regel. (Weil Kinder anfällig sind für die extrapyramidalen Nebeneffekte dieser Medikamente, müssen sie vorsichtig verabreicht werden.) Die stationäre Aufnahme ist zur Behandlung akuter Verschlimmerungen nützlich; einige Kinder benötigen eine ständige stationäre psychiatrische Betreuung.

Affektstörungen (Depression und Manie)

(s. a. Kap. PSY, 9.)

Schwere Affekt-(Stimmungs-)Störungen, vergleichbar mit denen der Erwachsenen, sind bei Kindern relativ selten. In den letzten Jahren ist jedoch die Aufmerksamkeit auf die Erkrankung der Depression bei Kindern im Schulalter gelenkt worden. Eine schwere Symptomatik wird oft mit depressiven Störungen in der Familienanamnese in Zusammenhang gebracht. Untersuchungen bei Erwachsenen unterstützen die Ansicht, daß Affekterkrankungen zum großen Teil genetisch bedingt sind, daß innerhalb der Population eines Stammbaums eine größere Häufigkeit angetroffen werden kann als in der allgemeinen Population.

Symptomatik und Diagnostik

Die Symptome der **Depression** beinhalten ein trauriges und unlustiges Erscheinungsbild, Apathie und Widerwillen, eine verringerte Fähigkeit sich zu freuen, das Gefühl abgelehnt und ungeliebt zu sein, Schlafstörungen, somatische Beschwerden (Kopfschmerzen, Bauchschmerzen, Schlaflosigkeit), Episoden mit clownhaftem oder dummem Verhalten und ständige Selbstvorwürfe. Chronisch depressive Reaktionen gehen mit Anorexie, Gewichtsverlust, Mutlosigkeit und Suizidgedanken einher. Einige nehmen an, daß eine Depression durch Überaktivität und aggressives, unsoziales Verhalten maskiert sein kann.

Die **bipolare Affektstörung (manisch-depressive Psychose)** ist vor der Pubertät außerordentlich selten und in der frühen Kindheit unbekannt. Einige Kinder zeigen deutliche Stimmungsschwankungen (zyklothymes Temperament), doch erreichen diese nie psychotische Ausmaße, außer als Folge der Einnahme von Giften und Medikamenten.

Therapie

Die Untersuchung der Familien- und der sozialen Verhältnisse ist erforderlich, um Belastungen zu erkennen, welche diese Störungen ausgelöst haben oder sie aufrechterhalten. Entsprechende Maßregeln für die Familie und die Schule müssen die direkte Behandlung des Kindes, die sich auf die Stärkung seines Selbstbewußtseins konzentriert, begleiten. Eine kurze stationäre Behandlung kann sich während akuter Krisen als notwendig erweisen. Obwohl Kontrolluntersuchungen noch ausstehen, glauben die meisten Kliniker, daß trizyklische Antidepressiva (z. B. Imipramin, 1–2,5 mg/kg/Tag) nützliche Hilfsmittel der Behandlung sind. Bei gegebener individueller Bandbreite der Pharmakokinetik trizyklischer Antidepressiva ist zur Wahl von optimalen Wirkspiegeln die Verlaufsmessung der Plasmakonzentration sinnvoll. Obwohl ein oberer Grenzwert bei Kindern noch nicht sicher bestimmt worden ist, gilt ein Plasmaspiegel von 125–250 ng/ml als empfohlener therapeutischer Wirkungsbereich. Vor Beginn einer Therapie mit trizyklischen Antidepressiva sollte ein EKG durchgeführt werden. Während der ganzen Behandlung sollten immer wieder Kontroll-EKG's durchgeführt werden (v. a. auf PR-Strecke und QRS-Komplex achten). Ob Lithium zur Verhütung von Rückfällen nützlich ist, muß noch bewiesen werden; seine Verwendung bei Kindern bleibt experimentell, weil es noch keine Daten gibt über möglicherweise toxische Effekte auf den sich entwickelnden Organismus, besonders die Nieren, die Schilddrüse und das Gehirn.

Störungen der Geschlechtsidentität im Kindesalter

Die grundlegenden Ausprägungen dieser Störung sind ein persistierendes Gefühl von Unbequemlichkeit und des Nicht-Passens beim präpubertären Kind in bezug auf sein oder ihr anatomisches Geschlecht und der Wunsch oder die Überzeugung, daß er oder sie dem anderen Geschlecht zugehört. Offensichtlich muß die Störung von dem viel häufiger auftretenden Zurückweisen des stereotypen Verhaltens in der Geschlechtsrolle (z. B. Jungenhaftigkeit bei Mädchen oder Mädchenhaftigkeit bei Jungen) selten unterschieden werden. Kinder mit einer Störung ihrer Geschlechtsidentität haben eine tiefgehende Störung des normalen Gefühls zu ihrer Männlich-/Weiblichkeit und werden heftig und ununterbrochen den Wunsch kundtun, andersgeschlechtlich zu sein, oder darauf bestehen, es zu sein. (Individuen, die eine **Transsexualität** *[s. Kap. PSY, 6.]* entwickeln, haben als Kind Geschlechtsidentitätsprobleme gezeigt.)

Mädchen haben regelmäßig männliche Bezugsgruppen und zeigen ein brennendes Interesse an Sport und Balgereien; sie sind nicht interessiert am Spiel mit weiblich aussehenden Puppen oder daran, Familie zu spielen („Vater-Mutter-Kind-Spiel"). Sie bestehen auf dem Tragen stereotyper männlicher Kleidung. Ohne Ausnahme sind Jungen ausschließlich besetzt mit Stereotypen weiblicher Beschäftigungen, wie das Kleiden in Mädchen- oder Frauenkleidung, oder sie haben den zwanghaften Wunsch, an Mädchenspielen teilzunehmen. Sie wählen Spielzeug und Spiele, die überwiegend von Mädchen bevorzugt werden, und häufig zeigen sie eine Gestik und Handlungen, die sich auf Frauen beziehen. Sie haben sehr häufig Hänseleien und Zurückweisungen von ihrer männlichen Bezugsgruppe zu ertragen.

Von den Jungen, die sich andersgeschlechtlich kleiden, beginnen 75% vor ihrem 4. Geburtstag damit. Das Spielen mit Puppen beginnt in der gleichen Zeitperiode. Der gesellschaftliche Ostrazismus und Konflikt wird ungefähr im 7. oder 8. Lebensjahr offensichtlich. Ca. 1/3 dieser Jungen wird homosexuell. Das Alter, in dem die Störung bei Mädchen einsetzt, ist ebenfalls recht früh, aber ein Großteil gibt dieses Muster in der späteren Kindheit oder Adoleszenz wieder auf. Ein geringerer Teil der Mädchen bleibt bei der Identifikation als Mann und einige Mädchen dieser Gruppe entwickeln ein homosexuelles Erregungsmuster. Eine geringere Anzahl jeden Geschlechts kann später einen Transsexualismus entwickeln. Der Zustand kann unter Langzeit-Psychotherapie und Familientherapie reversibel sein. Die vorhandenen Daten sind noch nicht endgültig.

Intersexualität

Verwirrung betreffs der Geschlechtszugehörigkeit kann bei Kindern entstehen, die mit zweigeschlechtlichen Genitalien geboren werden. Diese Kinder werden bisweilen, obwohl die meisten **Pseudohermaphroditen** sind, als **Hermaphroditen** bezeichnet. Maskuline Pseudohermaphroditen haben Hodengewebe; feminine Hermaphroditen haben Ovarialgewebe. Bei echten Hermaphroditen besteht zugleich Hoden- wie auch Ovarialgewebe. Die Geschlechterrolle bei der Erziehung sollte nach der wahrscheinlichen Entwicklungsrichtung in der Adoleszenz entschieden werden. Falls korrektive operative Eingriffe erforderlich sind, sollten sie so früh wie möglich, am besten vor dem 18. Lebensmonat, durchgeführt werden. Mehr ins Detail in bezug auf Intersexualität gehen die *Kap. KIN, 7., und 23.*

Psychiatrische Störungen bei Jugendlichen

Die Population der Adoleszenten zeigt keine größere Häufigkeit bei psychiatrischen Erkrankungen als alle anderen Altersgruppen. Die Fehlannahme einer typischen Psychopathologie der Adoleszenz führt sowohl zur „Über-" als auch „Unterdiagnose" (wenn alle Jugendlichen „gestört" sind, ist die Störung normal). Folgestudien deuten darauf hin, daß jene Jugendlichen, die wegen Verhaltensproblemen in Klinik und Notfallmedizin gesehen werden, tatsächlich von der großen Mehrheit der Gleichaltrigen verschieden sind und ohne adäquates Eingreifen wahrscheinlich auch so bleiben.

Einige für die Adoleszenz typischen Probleme werden hier besprochen, genauere Informationen über psychische Störungen, die bei allen Altersgruppen auftreten, können im *Kap. PSY* gefunden werden. Suizid bei Adoleszenten wird getrennt, unten, besprochen.

Anpassungsreaktionen

Akute Reaktionen eines Jugendlichen mit grundsätzlich gutem Anpassungsvermögen auf eine belastende Umgebung. Die Symptome verschwinden, wenn die Belastung aufhört. Diese Diagnose wird oft bei chronischen Anpassungsschwierigkeiten und psychischen Erberkrankungen fälschlicherweise gestellt, weil man meist den Jugendlichen nicht ungünstig beurteilen und ihm keine schlechte Prognose stellen will. Sie ist jedoch angebracht, wenn keine echten Hinweise auf eine zugrundeliegende Störung vorliegen und wenn die Belastung durch die Umgebung vermieden werden kann.

Gelegentlich erleidet ein im allgemeinen stabiler Jugendlicher, der eine außerordentliche Belastung erfährt, eine **posttraumatische Streßreaktion** *(s.a. Kap. PSY, 8.)*, wobei es immer wieder zu Erinnerungen an das Ereignis kommt und der Patient sich bemüht, diese zu unterdrücken. Außerdem befindet er sich in einem Zustand permanenter Angst und Erregung mit extremen, teilweise sogar bizarren Symptomen und Verhaltensweisen. In diesen Fällen ist eine Krisenintervention erforderlich. Die entgegengebrachte Empathie, Unterstützung und Anleitung können zu einer schnellen Remission führen. Manchmal ist jedoch eine individuelle Psychotherapie, eine Gruppen- oder Familientherapie, über längere Zeit erforderlich.

Gespräche mit den Eltern oder eine Familiengruppentherapie können helfen; doch bei manchen älteren Jugendlichen oder bei Fällen mit unlösbaren Familienproblemen sollte der Jugendliche allein behandelt werden. Dazu kann er in einem Jugendheim untergebracht werden und den Arzt weiter besuchen. Eine Überweisung zu einem Psychiater kann notwendig sein.

Mißbrauch von Substanzen

(s.a. Kap. PSY, 5.).

Die Muster des Mißbrauchs von Substanzen in der Adoleszenz ändern sich. Der tägliche Gebrauch von Marihuana und das Experimentieren mit einer Vielzahl von Verbindungen ist seit den 70er Jahren gesunken, der Alkoholgebrauch ist leicht zurückgegangen und Kokain, Crack und andere Stimulantien werden in höherem Maß verbraucht. Obwohl sich die Bevorzugung der Substanzen ändert, ist der dafür empfängliche Jugendliche der gleiche geblieben: Schlechtere Leistungen in der Schule, mehr Interesse an der Freizeit. Es gibt offensichtlich eine voraussagbare Abfolge von Alkohol über Marihuana zu anderen Verbindungen: Eine Erhöhung des Alkoholgebrauchs im mittleren bis späten Jugendalter und ein relativ stabiles Muster des Gebrauchs danach. Die meisten Personen beginnen mit ernstem Mißbrauch vor dem 20. Lebensjahr. Präventivprogramme für Jugendliche haben sich aber als nicht so erfolgreich wie erhofft erwiesen. Die schrittweise Verringerung des Tabakgebrauchs bei Männern jedoch läßt darauf schließen, daß Verhaltensänderungen möglich sind. Falls der Substanzmißbrauch als Selbstmedikation gegen Depression oder Zustände von Mißstimmung dient, kann, auf die individuelle Lage bezogen, ein therapeutisches Eingreifen – in Gruppen- oder Einzeltherapie oder mittels antidepressiv wirksamer Medikamente – hilfreich sein. Speziell wenn von Schul- und Verhaltensproblemen bei bisher unproblematischen Jugendlichen oder bei Familien mit anamnestisch bekanntem Substanzenmißbrauch berichtet wird, sollte im Verlauf der Routineuntersuchung gewissenhaft nach detaillierten Informationen bezüglich Alkohol- und Substanzenmißbrauch gefahndet werden.

Verhaltensstörungen

Diese Störungen sind häufiger und schwieriger als Anpassungsstörungen zu behandeln. Personen mit **mindersozialisierten** Verhaltensstörungen zeigen Selbstbezogenheit, einen Mangel an normalen Beziehungen mit anderen und ein Fehlen eines angemessenen Schuldgefühls. Der **sozialisierte** Typ besitzt eine Gruppenloyalität – des öfteren jedoch auf Kosten von Außenseitern. Diejenigen mit **aggressiven** Verhaltensstörungen ergehen sich in wiederholter asozialer Gewaltanwendung; der **nichtaggressive Typ** vermeidet solche Handlungen, kann aber familiäre und soziale Normen durch wiederholtes Lügen, Davonlaufen, Schuleschwänzen oder Substanzenmißbrauch verletzen. Jugendliche mit Verhaltensstörungen haben eine größere Inzidenz, Rezidive medizinischer Pathologie und psychiatrische Erkrankungen zu entwickeln. Die Behandlung der medizinischen, neurologischen und psychiatrischen Erscheinungen kann das Selbstbewußtsein und die Selbstkontrolle des Patienten verbessern. Moralisieren oder angsterregende Ermahnungen sind uneffektiv und zu vermeiden. Oft bietet nur die Trennung von der schädigenden Umgebung und die Auferlegung von Disziplin eine Hoffnung auf Erfolg.

Konzentrationsmangel

(s. Kap. KIN, 8., Lernstörungen)

Umstellungsstörungen und Somatisation

Diese Störungen werden in *Kap. PSY, 8.* und *Psychosomatische Medizin, Kap. PSY, 3.* besprochen. Sie sind jedoch hier erwähnenswert, weil sie in früher Jugend beginnen, häufig zusammen auftreten, in zu geringem Maß diagnostiziert werden und durch energisches medikamentöses Eingreifen unbeabsichtigt verstärkt werden können. **Umstellungsstörungen** erscheinen, wenn ein unverarbeiteter psychischer Konflikt als somatisches Symptom, häufig als neurologische Erkrankung, ausgedrückt wird. Die Inzidenz bei Kindern ist bei beiden Geschlechtern gleich, häufiger aber bei Mädchen zur Mitte der Adoleszenzperiode. Häufig entwickelt sich eine **somatoforme Schmerzstörung.** Die Stellung der Diagnose **Somatisierungsstörung** erfordert bei den Patienten – fast alle sind weiblichen Geschlechts – eine Vielfalt an Symptomen, die während des gesamten Lebens krank machen. Diese Störungen treten häufiger dort auf, wo Eltern und andere Familienmitglieder Symptome zeigen, welche Muster für die Symptomatologie des Jugendlichen liefern. Jede Störung kann sowohl einen „Primär-" (durch Unbewußtheiten des Grundkonfliktes) als auch einen „Sekundärgewinn" (durch Vermeiden einer unerwünschten Situation oder durch Erregen vermehrter Aufmerksamkeit) liefern. Obwohl sie früher synonym mit Hysterie waren, haben beide Störungen tatsächlich ein weites psychopathologisches Spektrum: insbesondere Depression, ebenso aber Schizophrenie, Retardierung und viele Persönlichkeitsstörungen.

Werden diese Störungen vermutet, sollte der Arzt umfassende Laboruntersuchungen und weitergehende medizinische oder chirurgische Interventionen vermeiden, die diagnostische Unsicherheit vermitteln und dahin führen können, daß der Patient sie als Bestätigung seiner körperlichen Probleme interpretiert. Die psychiatrische Untersuchung kann oft nicht hingenommen werden, da sie die Lösung des Patienten, in Form der Somatisierung, bedroht. Relativ kurze Besuche in der Sprechstunde jedoch, mit Rückversicherung und Fragen, die in nicht-medizinische Gebiete führen, können den Patienten schrittweise von der Störung entwöhnen, und Unterstützung durch die Familienmitglieder hilft, die somatischen Symptome, die als Hinweis zur wiederholten Aufmerksamkeit von seiten des Arztes dienen, zu reduzieren.

Selbstmord bei Kindern und Jugendlichen

(s. a. Kap. PSY, 12.)

Die Selbstmordrate während der Kindheit hat sich, zumindest bei Jungen und insbesondere bei Jugendlichen (bereits an zweiter Stelle nach den Unfällen als Hauptursache für Todesfälle bei Jugendlichen), erhöht. In der Gruppe der 15- bis 24jährigen hat sich die Selbstmordrate bei Männern seit 1970 um 50% erhöht. Bei Frauen hat sie sich nur leicht erhöht. Für die Gesamtheit der Jugendlichen zwischen 15 und 24 Jahren lag die Selbstmordrate 1989 bei 13,8:100000 (Verhältnis Männer zu Frauen = 4:1). Die vorläufige Selbstmordquote für die Gesamtheit aller Kinder vom 5. bis 14. Lebensjahr lag 1981 bei 0,5:100000. Diese Zahlen repräsentieren einen minimalen Inzidenzquotienten, weil die offizielle Definition des Todes als Selbstmord des Nachweises der Vorsätzlichkeit bedarf. Daher sind viele Todesfälle, die als Unfälle (im Verkehr oder im Umgang mit Feuerwaffen) deklariert werden, im Grunde genommen Suizide.

Erkennen des Suizidpatienten: Selbstmordfällen gehen häufig Besuche in der Sprechstunde voraus, bei denen sich unter Umständen Verhaltensänderungen in der letzten Zeit offenbaren (z.B. Verzagen, niedriges Selbstwertgefühl, Schlaf- und Appetitstörungen, Konzentrationsunfähigkeit, Schuleschwänzen, Klagen über körperliche Beschwerden und besitzergreifende Suizidgedanken). Bemerkungen, wie „ich wäre lieber nie geboren worden" oder „am liebsten möchte ich ins Bett gehen und nie wieder aufwachen", sollten als mögliche suizidale Intention ernstgenommen werden. Direktes Befragen pädiatrischer Patienten über Selbstmord vermindert das Risiko der Durchführung. **Prädisponierende Faktoren** beinhalten eine Suizidanamnese von Familienangehörigen oder naher Freunde, Sterbefall in der Familie, Alkoholismus und Verhaltensstörungen (s. oben, Psychiatrische Störungen in der Adoleszenz), wegen der damit verbundenen Möglichkeit zur Durchführung des Selbstmordes. **Auswirkende Faktoren** beinhalten oft **Verluste:** z.B. des Selbstwertes, bezogen auf den familiären Rahmen; eine erniedrigende Episode disziplinärer Maßnahmen; Schwangerschaft; Verlust von Freund oder Freundin und gewohnter Umgebung (Schule, Nachbarschaft, Freunde), hervorgerufen durch Ortswechsel. Weitere Faktoren sind Mangel an Strukturen und Grenzen, der zu einem überwältigenden Gefühl der Richtungslosigkeit führen kann, oder der Erfolgsdruck in manchen Familien, wobei das Kind oder der Jugendliche davon überzeugt ist, den Erwartungen nicht gerecht zu werden. Ein häufiges Motiv eines Selbstmordversuches ist das Bestreben, andere mit der Vorstellung „du wirst es noch bereuen, wenn ich *tot bin"* zu manipulieren oder zu bestrafen. Die allgemeine Wirkung, Aufmerksamkeit zu erregen, wird häufig von ähnlichen Episoden gefolgt. Das gehäufte Auftreten von Suiziden in abgeschlossenen, auf sich selbst bezogenen Gruppen (z.B. Schlafsaal eines Internats) weist auch auf die Wichtigkeit der Suggestion hin. Eine frühe Intervention gemeindenaher Institutionen mit dem erklärten Ziel der Unterstützung suizidgefährdeter Jugendlicher kann hilfreich sein.

Das Reagieren auf suizidales Verhalten: Das Androhen eines Selbstmordes oder dessen Versuch vermittelt einen wichtigen Einblick in die Intensität erfahrener Verzweiflung. Wenn somatische Beschwerden ein Kind oder einen Jugendlichen in die Praxis kommen lassen, kann frühzeitiges Erkennen der oben erwähnten Risikofaktoren einen Suizidversuch verhindern helfen. Als Reaktion auf diese frühen Hinweise oder bei Konfrontation mit angedrohtem oder versuchtem Suizid oder bei eindeutig riskantem Verhalten ist ein beherztes Eingreifen nötig, und die Patienten sollten direkt zu ihren selbstdestruktiven Gefühlen befragt werden. Der Arzt sollte eine Rückkopplung nicht eher geben, als er die betreffenden Umstände versteht, da fehlendes Verständnis seine Glaubwürdigkeit zu untergraben vermag und das Selbstwertgefühl des betreffenden Jugendlichen noch weiter vermindert.

Jeder Selbstmordversuch ist ein medizinischer Notfall. Sobald die unmittelbare Lebensbedrohung beseitigt ist, muß eine Entscheidung über die Notwendigkeit der Hospitalisation getroffen werden. Diese stützt sich auf die Abwägung zwischen dem Grad des Risikos und der Fähigkeit der Familie, Unterstützung zu bieten. Der Grad des tödlichen Ausganges eines beabsichtigten Selbstmordes kann abgeschätzt werden anhand des Ausmaßes der Vorausplanung (Abschiedsbrief) und der durch die angewendete Suizidmethode erlittenen Selbstverletzung (Feuerwaffen töten mit höherer Wahrscheinlichkeit als Tabletten) und der Umstände oder der unmittelbar auslösenden Faktoren. Negatives oder nicht unterstützendes Verhalten ist verdächtig. Zeigt die Familie ein liebevolles und besorgtes Verhalten, ist ein positiver Ausgang eher möglich. Die Hospitalisierung ist, sofern notwendig, selbst auf einer offenen Station bei besonderer Überwachung die sicherste Form des Schutzes und ist gewöhnlich indiziert, wenn eine schwere Depression und/oder Psychose besteht. Die Entlassung aus der stationären Psychiatrie verläuft meistens erfolgreich, wenn der kontinuierliche Bezug zur für die Fürsorge verantwortlichen Person gewährleistet ist. Von grundlegender Bedeutung für die nachfolgende Behandlung ist der Wiederaufbau der Moral und des emotionalen Gleichgewichtes in der Familie.

22. DIE KÖRPERLICHE ENTWICKLUNG DES JUGENDLICHEN

Die am häufigsten auftretenden Gesundheitsprobleme des Jugendlichen beziehen sich auf Wachstum und Entwicklung, Erscheinung, zunehmende Sozialisierung und bestimmte Stoffwechsel- und infektiöse Erkrankungen, die während dieser Zeit vorherrschend sind. Periodische medizinische Untersuchungen sind zur Dokumentation und Bewertung des Wachstums und der Entwicklung und zum Beibehalten einer günstigen Arzt-Patient-Beziehung von Bedeutung. *(Immunisierungsverfahren bei Jugendlichen, s. Kap. KIN, 2.).*

Unfälle (oft mit dem Motorrad) sind die Hauptursache für den Tod während des Jugendalters, und viele tödliche Unfälle werden mit motorisierten Fahrzeugen verursacht. Unfälle *ohne tödlichen* Ausgang, wie Verbrennungen *(s. Kap. PHY, 2.)* und multiple Frakturen, sind für eine hohe Anzahl von stationär aufgenommenen Jugendlichen verantwortlich. Nach einem Unfall sollte eine sorgfältige Anamnese erstellt werden, da bei Jugendlichen, die schwere Verletzungen davontragen, Verhaltensprobleme vor der Erkrankung häufig sind. Jeder Jugendliche mit einer auffallenden Anamnese von Verhaltensproblemen, wie Davonlaufen, Depressionen, Schuleschwänzen, benötigt eine weitere psychologische Untersuchung *(s. Kap. KIN, 21., Jugendliche Störungen).*

Wachstum und Entwicklung

Normales Wachstum und normale Entwicklung

Das körperliche Wachstum des Jugendlichen betrifft sowohl die körperliche als auch die sexuelle Reifung. Das Alter des Einsetzens und die Geschwindigkeit der sexuellen Entwicklung schwanken individuell und werden durch genetische und Umweltfaktoren beeinflußt. Die Pubertät setzt heute, wahrscheinlich wegen der Verbesserung der Ernährung und der allgemeinen Gesundheits- und Lebensbedingungen, in einem früheren Alter ein als vor einem Jahrhundert; z.B. ist das durchschnittliche Alter der Menarche in den USA 3–4 Mo./Dekade während dieser Zeit gesunken; allerdings hat es sich jetzt eingependelt.

Das **Körperwachstum** sowohl der Knaben als auch der Mädchen beinhaltet das Erreichen der Größe und des Gewichts des Erwachsenen, Skelettmuskelwachstum und eine Größenzunahme aller Organe (außer den lymphatischen, die in der Größe abnehmen) und des Gehirns, dessen Gewicht während des Jugendalters den größten Wert erreicht. Am meisten wachsen die Knaben zwischen 13 und 15½ Jahren. Während dieser Zeit kann man einen Zuwachs von 10 cm/Jahr erwarten. Bei Mädchen setzt das stärkste Größenwachstum etwa im Alter von 11 Jahren ein, kann zur Zeit des stärksten Größenwachstum bis zu ca. 9 cm/Jahr betragen und ist mit 13½ Jahren fast beendet. Die längere Wachstumsperiode der Knaben erklärt, warum sie im allgemeinen schwerer und größer sind als Mädchen. Im Alter von 18 Jahren ist das Wachstum bei Mädchen zu 99% abgeschlossen, etwa 2 cm des Wachstums verbleiben für Knaben, etwas weniger für Mädchen. Der eine Jugendliche kann sich früher, der andere später entwickeln, doch können beide die gleiche Größe erreichen. Faktoren, die die Zunahme des Knochenalters beeinflussen, üben gleichzeitig einen beträchtlichen Einfluß auf die Menarche und, zu einem geringeren Ausmaß, auf die Schamhaarentwicklung aus.

Sobald die **sexuelle Entwicklung** beginnt, läuft sie in einer festgelegten Reihenfolge bei beiden Geschlechtern ab. **Beim Knaben** beginnen die sexuellen Veränderungen mit dem Wachstum des Skrotums und der Testes, einer Verlängerung des Penis, gefolgt von der Schambehaarung und dem Wachstum der Samenblase und der Prostata. Das stärkste Größenwachstum beginnt im allgemeinen 1 Jahr nachdem die Testes begonnen haben zu wachsen. Die Axillar- und Gesichtsbehaarung erscheinen etwa 2 Jahre nach der Schambehaarung. Das mittlere Alter der ersten Ejakulation (zwischen 12½ und 14 Jahren in den USA) wird durch psychologische und kulturelle ebenso wie durch biologische Faktoren beeinflußt. Die erste Ejakulation findet etwa 1 Jahr nach dem beschleunigten Peniswachstum statt. Reife Spermatozoen erscheinen im Alter von 14–16 Jahren, doch ist die maximale Fertilität nicht vor dem Ende des jugendlichen oder frühen Erwachsenenalters erreicht. Uni- oder bilaterale Gynäkomastie ist bei jugendlichen Knaben häufig und bildet sich gewöhnlich innerhalb 1 Jahres zurück.

Chronologisch entsprechen die sexuellen Umgestaltungen **beim Mädchen** dem Wachstum des knöchernen Beckens, der Entwicklung der Brust, dem uterinen, vaginalen, labialen und klitoralen Wachstum, dem Erscheinen der Geschlechtsbehaarung und der Menarche. Die Menarche tritt etwa 2–2½ Jahre nach dem Beginn der Brustentwicklung ein und wenn die Verlangsamung des Größenwachstums nach Überschreiten des Wachstumspeaks beginnt. Der Beginn der Menstruation wird mit unterschiedlichen Gefühlen der Freude, der Scham, des Ekels und der Furcht zur Kenntnis genommen. Die Stufen de Brustwachstums und der Schamhaarentwicklung können durch die Verwendung der Tanner-Kriterien genau definiert werden *(s. Abb. 6. und 7. im Kap. GYN)*.

Wenn der Ablauf der sexuellen Entwicklung und das Wachstum gestört sind, sollte der Arzt pathologische Gründe vermuten; s. unten, *Verzögerte sexuelle Reifung*, und *Pubertas praecox*.

Idiopathische Skoliose

Eine strukturelle laterale Verkrümmung der Wirbelsäule. 60–80% der Fälle sind bei Mädchen zu beobachten. Der Verdacht auf Skoliose besteht, wenn man bemerkt, daß eine Schulter des Jugendlichen höher ist als die andere, oder wenn die Kleidung nicht gerade hängt.

Das erste Zeichen kann eine Ermüdung in der Lumbalregion nach langandauerndem Sitzen oder Stehen sein. Dem können muskuläre Rückenschmerzen an belasteten Stellen wie dem Lumbosakralbereich folgen. Der sich spät ausbildende Schmerz kann dauerhaft werden, während die Reizung der Bänder zunimmt. Neue Schätzungen zeigen, daß von den 4% der Kinder im Alter von 10 bis 14 Jahren, die eine sichtbare Abweichung von der normalen Ausrichtung der Wirbelsäule zeigen, die Hälfte einer Behandlung oder kontinuierlichen medizinischen Überwachung bedarf, die andere Hälfte kann im Verlauf während der Schulzeit auf ein Fortschreiten des Zustandes kontrolliert werden.

Der Jugendliche sollte in nach vorne gebeugter Stellung untersucht werden, weil die Krümmung der Wirbelsäule nach der Seite in dieser Position ausgeprägt ist. Die meisten Krümmungen verlaufen in Thorakalhöhe konvex nach rechts und in Lumbalhöhe konvex nach links, so daß die rechte Schulter höher ist als die linke. Die eine Hüfte kann stärker vorstehen als die andere. Die röntgenologische Beurteilung sollte anhand von anteroposterioren und seitlichen Aufnahmen der Wirbelsäule beim stehenden Patienten erfolgen. Die Prognose hängt von der Lokalisation und dem Schweregrad der Verkrümmung ab und von dem Alter, in dem die Symptome beginnen. Der Typ der Verkrümmung steht in Relation zu den Komplikationen. Je größer die Verkrümmung, desto größer ist die Wahrscheinlichkeit des Fortschreitens nach Abschluß des Knochenwachstums. Eine sofortige Überweisung zu einem Orthopäden ist angezeigt, damit weitere Maßnahmen getroffen werden können, um weitere Deformation zu verhindern (Gips, Milwaukee-Stützkorsett), oder es kann die Korrektur (Operation oder elektrospinale Stimulation) der Deformität angeordnet werden. Die Skoliose und ihre Behandlung bedrohen das Selbstbewußtsein des Jugendlichen. Das Tragen eines Stützkorsetts oder eines Gipses läßt ihn möglicherweise befürchten, von den anderen ausgeschlossen zu werden, und Krankenhausaufenthalt und die Operation beeinträchtigen das Unabhängigkeitsgefühl des Jugendlichen, doch die einzige Alternative ist eine deutliche Deformität. Eine Beratung und Unterstützung sind die Hauptkomponenten der Betreuung des skoliotischen Jugendlichen durch den Hausarzt.

Epiphysiolysis femoris

Die Ätiologie ist nicht bekannt, kann aber mit den Wirkungen des Wachstumshormons und des Östrogens auf die Dicke der Epiphysenplatte zusammenhängen. Die Erkrankung wird oft bei übergewichtigen Jugendlichen, vor allem bei Jungen, beobachtet. Der Beginn ist meist schleichend, und die Symptome hängen vom Grad der Verschiebung ab. Anfangs kann eine Hüftsteifheit bestehen, die bei Ruhe besser wird. Danach folgen Humpeln und ein Hüftschmerz, der über den anteromedialen Oberschenkel bis zum Knie ausstrahlt. Die Untersuchung des Hüftgelenks im frühen Stadium kann eine Schmerzhaftigkeit oder Bewegungseinschränkung als Befund erbringen. In fortgeschrittenen Stadien treten beim Bewegungsversuch Schmerzen im betroffenen Hüftgelenk auf, auch eingeschränkte Flexion, Abduktion und Medialrotation sowie Knieschmerzen ohne spezifische Kniebefunde und Humpeln. Das betroffene Bein ist außenrotiert. Wenn die Blutversorgung des Gebietes beeinträchtigt ist, kann es zur ischämischen Nekrose und dem Zusammenbruch der Epiphyse kommen.

Die frühe Diagnose ist lebenswichtig, da die Behandlung in den fortgeschritteneren Stadien schwieriger wird. Es sollten anteroposteriore und seitliche Röntgenaufnahmen beider Hüftgelenke angefertigt werden. Die Röntgenbilder der betroffenen Gelenke zeigen eine Erweiterung der Epiphysenfuge oder eine Verlagerung nach posterior und inferior des Humeruskopfes. Die orthopädische Befunderhebung ist wichtig, um die Diagnose zu bestätigen und die Notwendigkeit einer korrigierenden Operation abzuschätzen. Die operative Behandlung erfordert Immobilisierung, die die Unabhängigkeit des Jugendlichen einschränkt.

Verzögerte sexuelle Reifung

(s. a. Kap. KIN, 16., Hypophysärer Zwergwuchs)

Eine verzögerte sexuelle Reifung ist bei Knaben vorhanden, wenn im Alter von 13½ Jahren keine Vergrößerung der Hoden vorhanden ist oder wenn > 5 Jahre zwischen Beginn und Einstellung des Wachstums der Genitalien liegen. Bei Mädchen bedeuten eine im Alter von 13 Jahren unterentwickelte Brust oder ein Zeitraum von > 5 Jahren zwischen dem Beginn des Brustwachstums und der Menarche eine verzögerte sexuelle Reifung. Eine kleine Statur weist auf die verzögerte Reifung bei Knaben und Mädchen hin.

Hauptursachen einer verspäteten Pubertät sind: 1. **Konstitutionelle Verzögerung,** sie tritt bei Jugendlichen auf, deren Familienanamnese ein spätes Wachstum ergibt. Ihre präpubertäre Wachstumsrate ist normal, und das Skelettwachstum und der jugendliche, größte Wachstumsschub sind verzögert. Die sexuelle Reifung ist verspätet, aber normal. 2. **Genetische Störung,** das Turner-Syndrom (Gonadendysgenesie) bei der Frau und das Klinefelter-Syndrom (primäre testikuläre Dysfunktion) beim Mann. 3. **ZNS-Erkrankungen,** etwa ein destruktiver Tumor der Hypophyse, der zu einer verringerten Gonadotropinausschüttung führt. 4. **Chronische Erkrankungen,** wie der Diabetes mellitus, die chronische Nierenerkrankung und zystische Fibrose.

Pubertas praecox

Einsetzen der Pubertät bei Mädchen vor einem Alter von 8 Jahren und bei Jungen vor einem Alter von 10 Jahren.

Die **echte verfrühte Pubertät** beruht auf der Aktivierung der hypothalamisch-hypophysären Achse mit einer daraus folgenden Vergrößerung und Reifung der Gonaden, Entwicklung der sekundären Geschlechtsmerkmale, Serumtestosteronspiegel wie bei Erwachsenen und Spermatogenese. Im Gegensatz dazu zeigt sich bei der **pseudoverfrühten Pubertät,** daß die sekundären Geschlechtsmerkmale durch erhöhte Spiegel an zirkulierenden Androgenen verursacht sind, die gewöhnlich von einem gonadalen oder Nebennierentumor sezerniert werden; die Gonaden bleiben aber unreif, und die Spermatogenese oder Oogenese setzt nicht ein. Andere Gründe für eine pseudoverfrühte Pubertät bei Jungen sind HCG-sezernierende Tumoren (HCG = humanes Choriongonadotropin) wie Hepatoblastome und seltene Pinealtumoren. Bei Mädchen kommen als Ursachen für eine persistierende oder rezidivierende pseudoverfrühte Pubertät Follikelzysten der Ovarien, Granulosa- und/oder Thekazelltumoren in Frage, in seltenen Fällen auch feminisierende Nebennierentumoren.

Die echte verfrühte Pubertät kommt häufiger bei der Frau vor (2:1); ungefähr 80% der Fälle bei Mädchen ≥ 6 Jahren zeigen keine erkennbare Anomalie, allerdings finden sich bei Mädchen < 4 Jahren häufige ZNS-Läsionen, wie z. B. Hamartome. Im Gegensatz dazu findet sich in 60% der männlichen Fälle eine identifizierbare organische Grunderkrankung. Die organischen Erkrankungen bei beiden Geschlechtern bestehen in Hypothalamusveränderungen (Hamartomen, gelegentlich Kraniopharyngeomen), intrakranialen Tumoren (Pinealomen), *Neurofibromatose und* anderen seltenen Erkrankungen. Bei einem kürzlich erkannten Syndrom ist eine kleine Gruppe Jungen mit einer offensichtlich autonomen, **Gonadotropin-unabhängigen Leydig-Zellfunktion (familiäre männliche Pubertas praecox)** gefunden worden. Bei diesem Syndrom werden bei Fehlen jeglichen Ansteigens der Gonadotropinsekretion sowohl Gametogenese als auch Steroidgenese stimuliert. Die verfrühte Pubertät, die mit der polyostotischen Fibroplasie und Café-au-lait-Flecken einhergeht, ist die klassische Triade, die bei Kindern mit der **Albright-McCune-Sternberg-Krankheit** auftritt. Die hypothalamisch-hypophysäre Achse ist präpuberal. Für die Geschlechtsreifung sind Ovarialzysten verantwortlich.

Die **verfrühte Pubarche** bezieht sich allein auf das Erscheinen der Pubesbehaarung vor dem 8. Lebensjahr bei Mädchen und vor dem 10. Lebensjahr bei Jungen, der Begriff **verfrühte Thelarche** bezieht sich auf das Einsetzen der Brustentwicklung bei Mädchen vor dem 8. Lebensjahr.

Adrenarche bezieht sich allein auf das Erscheinen der Axillarbehaarung vor dem 8. Lj. bei Mädchen und bei Jungen vor dem 10. Lj. Diese Störungen können den Beginn einer Pubertas praecox anzeigen, die **verfrühte Pubarche, Adrenarche und Thelarche** aber können unabhängig von jeglicher weiteren Entwicklung auftreten. Wenn diese letztgenannten Störungen allein auftreten und es kein pubertäres Fortschreiten gibt, sind sie gewöhnlich gutartig. Verschiedene Formen konnataler Nebennierenhyperplasien sollten bei verfrühtem Einsetzen der Körperbehaarung ausgeschlossen werden. Gelegentlich kann es bei Mädchen zu sporadischen Vaginalblutungen im Zusammenhang mit Ovarialzysten kommen, wobei die Entwicklung der Brust oder der Pubesbehaarung jedoch minimal oder nicht zu beobachten ist. Das Knochenalter ist entweder normal oder leicht fortgeschritten. Eine Weiterentwicklung bis zur Pubertät ist trotz Auftreten intermittierender vaginaler Blutungen nicht unbedingt der Fall. Eine sorgfältige Nachsorge der betroffenen Kinder ist erforderlich, v.a. um die weitere pubertäre Entwicklung zu beobachten.

Symptomatik und Diagnostik

Sowohl bei der echten wie auch bei der pseudoverfrühten Pubertät zeigen die Knaben eine Gesichts-, Achsel- und Pubesbehaarung, Peniswachstum und eine verfrühte männliche Entwicklung. Bei Mädchen kommt es zur Brustentwicklung, Pubes- und Axillarbehaarung. Zur Menstruation kommt es bei Mädchen eher bei der verfrühten Pubertät, aber Vaginalblutungen können auch bei der pseudoverfrühten Pubertät auftreten, z. B. bei der Albright-McCune-Sternberg-Krankheit. Körpergeruch und Akne, sowie pubertäre Verhaltensweisen können bei beiden Geschlechtern auftreten. Das Längenwachstum ist anfangs schnell, die Endgröße jedoch durch den frühzeitigen Schluß der Epiphysenfugen vermindert. Die testikuläre Vergrößerung oder das Wachstum der Ovarien, die bei der echten verfrühten Pubertät vorkommen, werden bei der pseudoverfrühten Pubertät nicht gefunden, allerdings können bei einigen Fällen der Albright-McCune-Sternberg-Krankheit Ovarialzysten in Verbindung mit Vaginalblutungen auftreten. Die labordiagnostischen Maßnahmen sollten die Bestimmung des Skelettalters, Schädelröntgenaufnahmen und die Serumspiegelbestimmung von Testosteron, Dehydroepiandrosteronsulfat, 17-Hydroxyprogesteron, Östrogen, luteinisierendem Hormon **(LH),** Follikel-stimulierendem Hormon **(FSH)** und Prolaktik enthalten. Zu den durchzuführenden bildgebenden Verfahren gehören eine Röntgenaufnahme der linken Hand einschließlich des Handgelenks zur Bestimmung des Knochenalters sowie eine Sonographie des Beckens als auch der Nebennieren. Ein NMR oder CT des Gehirns ist bei allen Kindern mit verfrühter Pubertät indiziert. Eine Gonadotropin-unabhängige Pubertas praecox kann bei Jungen oder Mädchen mit offensichtlich nicht vorhandenem Neoplasma oder einem anderen Grund für das frühe Wachstum durch die Erstellung von Gonadotropinreaktionen auf exogene Gaben von Gonadotropin-Releasing-Hormon (**GnRH,** auch als LHRH = luteinizing hormone releasing hormone bekannt) dokumentiert werden.

Therapie

Echte verfrühte Pubertät: Ein GnRH-Agonist (ein Analog des GnRH), wie z. B. D-Trp^6-Pro^9-NEt-GnRH (Deslorelin) oder D-His^6-Pro^{9}NEt-GnRH (Histrelinacetat) in einer Dosis von 8–10 μg/kg/Tag s.c. oder D-Ser(tBU)^{6}NEt-GnRH (1-9)Ethylamid 400–1200 μg/Tag intranasal in 2–4 geteilten Dosen, oder Nafarelinacetat 800 bis 1600 μg/Tag intranasal einmalig oder in geteilter Dosis alle 12 h, oder Triptorelin (D-Trp^6 GnRH) 60 μg/kg/Monat i.m. als Mikrokapsel, oder Leuprolidacetat 30 μg/kg/Tag s.c. (maximal 50 μg/kg/Tag) oder 7,5–11,25 mg i.m. Depot alle 3–4 Wochen. Diese Substanzen können bis zum regulären Eintritt der Pubertät gegeben werden und unterdrücken die hypophysären Gonadotropine (LH und FSH), wodurch das verfrühte Einsetzen der Pubertät unterbunden wird. Die Behandlung hat sich in allen Fällen echter verfrühter Pubertät als erfolgreich erwiesen. Bei Gonadotropin-unabhängiger Pubertas praecox mildern Androgenantagonisten (z. B. Spironolacton in einer Dosis von 1,5 mg/kg KG/Tag in drei über den Tag verteilten oralen Gaben oder Cyproteronacetat zu 75–100 mg/m² in drei oralen Einzeldosen) die Auswirkungen des überschüssigen Androgens. Die antimykotische Substanz Ketoconazol 30 µg/kg/Tag in 2–3 Einzeldosen reduziert das Testosteron bei Jungen mit einer Gonadotropin-unabhängigen Funktion der Leydig-Zellen. Testolakton, ein Inhibitor der Aromatase, 20–40 µg/kg/Tag oral in 4 Einzeldosen reduziert das Serum-Östradiol und ist wirksam zur Behandlung von Mädchen mit der Albright-McCune-Sternberg-Krankheit. Schließlich kann in fortgeschrittenen Fällen von pseudoverfrühter Pubertät eine Aktivierung der hypothalamisch-hypophysären Achse auftreten, was den Einsatz eines GnRH-Analogs erforderlich macht.

Die Entfernung hormonproduzierender Tumoren, v. a. Granulosazelltumoren bei Mädchen, die die häufigsten Neoplasmen des Ovars darstellen, ist kurativ. Allerdings ist eine längerfristige Beobachtung erforderlich, für den Fall eines Rezidivs im kontralateralen Ovar. Die Exzision ist auch eine Option für verschiedene Neoplasmen, die zur Pseudopubertät bei Männern führen. Allerdings sind diese Tumoren in der Regel aggressiv maligne mit einer hohen Mortalität.

Anabolikamißbrauch

Anabolika sind synthetische Derivate des Testosterons. Die kontroverse Diskussion dreht sich um ihre Fähigkeit zur Steigerung sportlicher Leistungen und die sich daraus ergebenden Fragen hinsichtlich der Ethik und der Sicherheit. Für viele Kraftsportarten stellt sich hier ein ernstes Problem, obwohl die Einnahme von Anabolika von allen Amateur- und Profisportorganisationen weltweit verboten und dies von allen größeren Medizin- und Sportverbänden unterstützt wird.

Die Diskussion hier zentriert sich auf das Problem des Anabolikamißbrauchs bei Jugendlichen und jungen Erwachsenen. Ca. 6–11% der männlichen Jugendlichen im High-School-Alter in den USA sind davon betroffen, dazu gehört auch eine unerwartet hohe Anzahl von Nichtsportlern. In einer in den USA auf nationaler Ebene durchgeführten Studie wurde als zweithäufigster Grund für die Anabolikaeinnahme angegeben, daß Anabolika das Erscheinungsbild verbessern (27%); 35% der Betroffenen nahmen nicht an schulischen Sportaktivitäten teil.

Das typische Profil des Anabolikakonsumenten ist wie folgt: männlich (95%), Sportler (65%), zumeist Football-Spieler, Schwergewichtsringer oder Gewichtsheber. Er besucht eine öffentliche Schule mit > 700 Schülern und gehört meist einer ethnischen Minderheit an. Die Eltern haben meist keinen Abschluß einer höheren Schule, und seine Anabolika bezieht er in der Regel auf dem Schwarzmarkt (60%).

Ärzte, die in der Primärversorgung tätig sind, sind meist mehr mit den Patienten und ihren Familien vertraut als andere Kollegen, was dazu führt, daß sie leichter Veränderungen am Patienten bemerken, daß sie in der Regel einen besseren Kontakt zur Familie haben und früher eine Diagnose stellen und die entsprechende Therapie einleiten können.

Symptomatik

Das charakteristischste Kennzeichen des Anabolikaabusus ist eine rapide und dramatische Zunahme der Körpermasse. Wenn der Patient eine hochkalorische, proteinreiche Diät und zusätzlich Anabolika zu sich nimmt, führt dies im allgemeinen zu einer Zunahme der Muskelmasse und der Kraft. Eine Zunahme der Energie und der Libido (bei Männern) gelten als gesichert, sind jedoch von Familienmitgliedern oder vom Arzt schwieriger zu identifizieren.

Von der Familie werden oft psychische Auswirkungen bemerkt, z.B. unberechenbare und eklatante Stimmungsschwankungen, irrationale Verhaltensweisen und zunehmende Aggressivität („steroid rage").

Das Auftreten von Akne ist eine verbreitete Nebenwirkung. Sie gehört zu den wenigen unangenehmen Effekten, die den Jugendlichen eventuell zum Arzt führen. Ein anderes mögliches Hauptsymptom ist eine Gelbsucht als Zeichen für eine Funktionsstörung der Leber.

Weitere mögliche Nebenwirkungen sind Muskel- oder Sehnenverletzungen, ein vorzeitiger Epiphysenschluß bei Patienten vor oder während der Pubertät, Gynäkomastie, Azoospermie, Leberfunktionsstörungen oder Tumoren (gut- oder bösartige) und ein erhöhtes kardiovaskuläres Risiko aufgrund der Hypertonie, erhöhtem LDL- und vermindertem HDL-Cholesterin.

Zu den Nebenwirkungen bei Frauen gehören einige irreversible Virilisierungseffekte, wie z.B. Alopezie, Klitorisvergrößerung, Hirsutismus und Heiserkeit. Weitere Symptome sind eine Verkleinerung der Brust, Atrophie der Vaginalschleimhaut, Störungen des Menstruationszyklus (die Menstruation kann vollständig ausbleiben) und der Libido (diese kann zu- oder, häufiger, abnehmen). Außerdem kann es zu vermehrter Aggressivität, einer Appetitsteigerung und Akne kommen.

Diagnostik

Der Anabolikamißbrauch kann bis zu 6 Monate (bei manchen Typen sogar noch länger) nach der letzten Einnahme durch Nachweis von Anabolika-Steroid-Metaboliten im Urin festgestellt werden. Bei den meisten Patienten kann also der Mißbrauch durch eine Urinuntersuchung nachgewiesen werden.

Prävention

Präventivmaßnahmen sollten bereits zu Beginn der Mittelstufe einsetzen, da die Hauptgruppe der Erstkonsumenten jünger als 15 Jahre alt war. Zu den spezifischen Maßnahmen gehört die Aufklärungsarbeit in Gruppen oder durch den Hausarzt. Eine weitere Möglichkeit sind Vorträge von Ärzten, Sportphysiologen, Trainern oder Sportlern an den Schulen. Schuldirektoren, Trainer (v.a. für Fußball und andere Ballsportarten, Ringen, Leichtathletik) sollten ebenso aufgeklärt werden wie die Jugendlichen und deren Eltern.

Therapie

Da viele Patienten zusätzlich Mißbrauch anderer Drogen betreiben, sollten möglichst stationäre Behandlungsmaßnahmen erwogen werden. Die Therapie sollte auf die Schwere der physischen und psychischen Effekte zugeschnitten werden *(s.a. Kap. PSY, 5.)*.

Schwangerschaft im Jugendalter und Kontrazeption

Im Jahr 1987 wurden in den USA 472623 Säuglinge von Jugendlichen geboren (geschätzte 12% aller Geburten). Von diesen wurden 64% unehelich geboren. Schätzungsweise 9773 Babys wurden von Müttern unter 15 Jahren geboren. Ungefähr 400000 Abtreibungen werden jährlich bei Jugendlichen vorgenommen. In den USA beträgt die Scheidungsrate für im Jugendalter geschlossene Ehen 50% während der ersten beiden Jahre und 80% nach 5 Jahren. Die Geschichte vieler jugendlicher Mütter erzählt von Schulversagen, psychologischen Problemen und oft von wiederholten Schwangerschaften.

Die pränatale Betreuung sollte eine gründliche medizinische und psychologische Versorgung einschließen, wobei auch mit der jungen Frau ihre Zukunft geplant wird. Bei jugendlichen Schwangeren, besonders den sehr jungen, kommt eine Anämie und Toxämie häufiger vor als bei einer Mutter zwischen 20–30 Jahren; doch bei entsprechender Schwangerschaftsvorsorge sollte die Rate der Geburtskomplikationen nicht größer sein als bei erwachsenen Frauen mit ähnlichem sozialen Hintergrund. Kinder junger Mütter, v.a. wenn sie jünger als 15 Jahre sind, sind häufiger Frühgeburten oder Kinder mit Atemnotsyndrom und/oder einem niedrigen Geburtsgewicht.

Jugendliche befinden sich in einer wachstumsbedingten Übergangsphase, und Schwangerschaft oder Heirat bedeutet eine zusätzliche emotionale Belastung. Schwangere Mädchen und ihre Partner brechen oft die Schule oder die Berufsausbildung ab und vergrößern damit ihr wirtschaftliches Problem, den Verlust an Selbstachtung und gespannte persönliche Beziehungen. Der Ausweg eines Schwangerschaftsabbruchs beseitigt die psychologischen Probleme einer ungewollten Schwangerschaft für das Mädchen und den Knaben nicht. Emotionale Krisen tauchen auf, wenn eine Schwangerschaft diagnostiziert wird, wenn die Entscheidung zugunsten eines Schwangerschaftsabbruchs fällt, nach dem Schwangerschaftsabbruch (ähnlich der Depressionsperiode nach einer Geburt), zu dem Zeitpunkt, an dem das Baby geboren worden wäre und an Jahrestagen dieses Datums. Die Nachsorge ist zwingend und sollte in Familien- und psychosozialer Beratung sowohl des Jungen als auch des Mädchens und in der Aufklärung über kontrazeptive Maßnahmen bestehen. Familienberatung für beide, den Knaben und das Mädchen, ist notwendig.

Trotz der sexuellen Aktivität wissen viele Jugendliche über anatomische Details und Empfängnis nicht Bescheid. Nichtschwangere, sexuell aktive Jugendliche, die Informationen betreffs einer Schwangerschaft zu erhalten suchen, sollten, falls indiziert, beraten werden und Kontrazeptiva erhalten *(s.a. Kap. GYN, 4.)*.

Die medizinischen Probleme der Kontrazeption *(s. Kap. GYN, 7.)* sind während des Jugend- und Erwachsenenalters ähnlich, doch sind sie bei Jugendlichen komplizierter aufgrund ihrer möglicherweise geringeren Kenntnisse und Erfahrungen und ihrer entwicklungsbedingten Belastungen. Probleme verursachen vor allem die Unregelmäßigkeit der Pilleneinnahme (Jugendliche vergessen oft, ihre Medikation regelmäßig zu nehmen); der romantische Wunsch, den Geschlechtsverkehr als ungeplant und spontan zu betrachten, was die Verwendung von Kontrazeptiva kompliziert; die Neigung, „Unfälle" herbeizuführen – z.B. durch den unbewußten Wunsch, ein Baby zu haben, oder aus Zorn gegen die Eltern; die Angst vor der Pille und dem IUP (Intrauterinpessar, z.B. Spirale), oft aufgrund von Falschinformationen, die sie von anderen erhalten haben, und des weiteren die begrenzte Auswahl von Verhütungsmethoden, da besonders das Diaphragma Planung erfordert und vor dem Geschlechtsverkehr eingeführt werden muß, um wirksam zu sein. Neuere Methoden, wie z.B. ein Implantat von Polysiloxonkapseln, die Levonorgestrel enthalten, die über einen Zeitraum von 5 Jahren wirksam sind, garantieren die Compliance und sind möglicherweise erfolgreicher als andere Maßnahmen. Trotz dieser Schwierigkeiten können auch junge Jugendliche, bei entsprechender professioneller Anleitung, empfängnisverhütende Methoden effektiv handhaben.

Eßstörungen

Anorexia nervosa

Eine Krankheit, die durch eine gestörte Körperwahrnehmung, starken Gewichtsverlust, eine krankhafte Angst vor dem Dickwerden und durch Armenorrhö gekennzeichnet ist. Frauen sind vorwiegend betroffen; nur ca. 5% der Fälle betreffen Männer. Der Beginn liegt gewöhnlich im Jugendalter, gelegentlich präpubertär und sehr selten im frühen Erwachsenenalter. Ein hoher Prozentsatz von Patienten wird in Familien der Mittel- und Oberschicht beschrieben. Die Häufigkeit der Krankheit scheint in der westlichen Gesellschaft zuzunehmen.

Anorexia nervosa kann schwach ausgeprägt, aber auch schwer und lebensbedrohend sein; es gibt Mortalitätsraten, die sich zwischen 2 und 5% bewegen, und einige katamnestische Untersuchungen ergeben 15–21%. Die wahre Häufigkeit der Krankheit und ihre Mortalitätsrate sind jedoch nicht bekannt, da die meisten milden Fälle wahrscheinlich nicht als Anorexia nervosa diagnostiziert werden.

Ätiologie

Die Ätiologie ist unbekannt, doch die Anorexia nervosa kommt selten dort vor, wo echte Nahrungsknappheit besteht. Soziale Faktoren scheinen eine wichtige Rolle zu spielen. Die Betonung, daß es wünschenswert ist, schlank zu sein, durchzieht unsere Gesellschaft, und Gewichtszunahme wird mit einem Spektrum unliebsamer Eigenschaften in Verbindung gebracht. Jüngste Beobachtungen haben aufgedeckt, daß 80–90% der präpubertären Kinder sich dieser Einstellungen bewußt sind, und sich mehr als 50% dieser Mädchen Diäten unterziehen und andere Maßnahmen treffen, ihr Gewicht zu kontrollieren. Da nur ein geringer Prozentsatz eine Anorexia nervosa ausbildet, müssen andere Faktoren von Bedeutung sein. Einige werden wahrscheinlich prädisponiert durch eine bis jetzt nicht definierte intrinsische psychologische und möglicherweise klinische und metabolische Störung.

Symptomatik

Sogar vor Beginn der Krankheit werden viele Patienten als impulsiv, intelligent und stark erfolgsorientiert beschrieben. Das erste spezifische Zeichen der bevorstehenden Störung ist die Sorge um das Körpergewicht (selbst bei schlanken Patienten, was meistens der Fall ist) und eine Restriktion der Nahrungsaufnahme. Die Beschäftigung mit dem Gewicht bleibt sogar weiter bestehen, wenn sich eine Auszehrung entwickelt, und die Verleugnung der Krankheit ist ein hervorstechendes Merkmal. Die Patienten beklagen sich nicht über ihre Anorexie oder den Gewichtsverlust, widersetzen sich gewöhnlich der Behandlung und werden durch ihre Familie, immer wiederkehrende Infekte oder aufgrund von Klagen über andere Symptome, z.B. erschwerte Atmung, Abdominalbeschwerden, Verstopfung, zum Arzt gebracht.

Anorexie ist eine falsche Bezeichnung, da der Appetit bleibt, außer wenn der Patient kachektisch wird. Die Patienten beschäftigen sich ausschließlich mit dem Essen: Sie studieren Diäten und Kalorien, horten, verstecken und vergeuden Nahrungsmittel, sammeln Rezepte und kochen üppige Mahlzeiten für andere. Übermäßiges Essen **(Bulimie)** mit darauf folgendem absichtlichem Erbrechen und der Gebrauch von Abführmitteln und Diuretika **(Freß-Abführ-Verhalten)** tritt bei 50% der Anorektiker auf. Amenorrhö stellt sich üblicherweise bei allen anorektischen Frauen ein und erscheint oft vor einem erkennbaren Gewichtsverlust. Bei Männern und Frauen gibt es gewöhnlich einen Interesseverlust an Sex. Andere häufige Befunde sind Bradykardie, niedriger Blutdruck, Hypothermie, die Entwicklung von Lanugo oder deutlichem Hirsutismus und Ödeme. Häufig ist eine Parotitis, und zusammen mit Zahnerosionen (als Folge des absichtlichen Erbrechens) ist sie ein hinweisendes körperliches Zeichen bei Patienten, die zusätzlich bulimisch sind. Bemerkenswerterweise neigen sogar Patienten, die kachektisch erscheinen, dazu, sehr aktiv zu bleiben (einschließlich anstrengender Übungsprogramme) und frei von Symptomen eines Nahrungsmangels oder einer anomalen Infektionsneigung zu sein. Die Patienten sind gewöhnlich depressiv und versuchen, ihre Umwelt zu manipulieren. Sie lügen häufig bezüglich ihrer Nahrungsaufnahme und verbergen Verhaltensweisen wie das gezielt ausgelöste Erbrechen.

Viele endokrine Veränderungen sind beschrieben worden, z.B. die Sekretion des luteinisierenden Hormons in prä- oder frühpubertären Mustern oder niedrige Thyroxin- und Trijodthyroninspiegel und eine erhöhte Cortisolsekretion. Dysfunktionen können bei dem stark unterernährten Patienten in scheinbar jedem Hauptorgansystem gefunden werden, aber am gefährlichsten sind Herz-, Flüssigkeits- und Elektrolytstörungen. Die Herzmuskelmasse, Kammergröße und das Auswurfvolumen sind vermindert. Es können Dehydratation, metabolische Azidose und niedriges Serumkalium auftreten; alle werden verstärkt, wenn der Patient Erbrechen auslöst und Laxantien und/oder Diuretika gebraucht. Plötzliche Todesfälle, meist verursacht durch ventrikuläre Tachyarrhythmien, sind selten. Bei einigen Patienten wurde in Abhängigkeit von der Herzfrequenz ein verlängertes QT-Intervall gefunden, das zusätzlich zu den durch die Hypokaliämie bedingten Risiken zu derartigen Arrhythmien prädisponiert.

Diagnostik

Die Diagnose **Anorexia nervosa** ergibt sich gewöhnlich aus der Konstellation der oben beschriebenen Symptome, besonders wenn ein Gewichtsverlust von ≥ 15% bei einem jungen Menschen festgestellt wird, der noch dazu Fettleibigkeit fürchtet, eine Amenorrhö entwickelt, die Erkrankung nicht zur Kenntnis nimmt und ansonsten gesund aussieht. Schlüssel zur Diagnose ist die zentrale Angst vor Fettleibigkeit, die durch Gewichtsreduktion nicht vermindert wird. Bei schweren Fällen können eine Depression oder Symptome, die an andere Erkrankungen wie die Schizophrenie denken lassen, eine Differenzierung oder vielleicht zusätzliche diagnostische Bemühungen erforderlich machen.

Therapie

Die Behandlung der **Anorexia nervosa** kann in zwei unterschiedliche Phasen eingeteilt werden – Kurzzeitintervention zur Wiederherstellung des Körpergewichtes und der Erhaltung des Lebens und Langzeittherapie, um langbestehende Persönlichkeits- und Familienprobleme zu verbessern.

Wenn der Gewichtsverlust stark oder schnell war oder wenn das Gewicht unter einem Mindestgrenzwert (z.B. 80% des Idealgewichts) gelegen hat, ist die sofortige Wiederherstellung des Gewichtes von vorrangiger Bedeutung und die Einweisung ins Krankenhaus ist zwingend gefordert. Wenn Zweifel bestehen, hat die Einweisung ins Krankenhaus zu erfolgen. Das einfache Entfernen des Patienten von seinem Zuhause vermag bisweilen einen „Abwärtstrend" umzukehren, aber oft ist eine energischere psychiatrische Behandlung erforderlich. Manchmal ist die Ernährung per Sonde oder parenteral erforderlich, und für Patienten, die deprimiert sind, kann eine antidepressive Medikation günstig sein.

Sobald sich der Ernährungs-, Wasser- und Elektrolytzustand des Patienten stabilisiert hat, beginnt die schwierige Therapie, die durch den starken Widerwillen des Patienten, an Gewicht zuzunehmen, die Verleugnung der Krankheit und sein manipulatives Verhalten kompliziert wird. Der Arzt sollte versuchen, eine ruhige, bestimmte und stabile Beziehung zu vermitteln, während eine vernünftige Kalorienzufuhr ermöglicht wird. Die kombinierte Führung durch Hausarzt und Psychiater kann nützlich sein. Eine Familientherapie sowie eine Einzelpsychotherapie, Verhaltens-, kognitive und psychodynamische Therapie sind häufig hilfreich.

Bulimia nervosa

Die Bulimia nervosa ist nach DSM-III-R (Diagnostisches und Statistisches Manual psychischer Störungen der American Psychiatric Association, 3. überarbeitete Auflage von 1987) ein eigenständiges Krankheitsbild. Die Störung wird charakterisiert durch *wiederholte Episoden von Freßanfällen, wobei der Patient keine Kontrolle mehr über sein Eßverhalten hat und Erbrechen induziert, Laxanzien und/oder Diuretika einnimmt oder versucht, die Freßanfälle mit strengen Diäten oder Fastenkuren auszugleichen. Die Patienten beschäftigen sich dauerhaft übertrieben mit Figur und Gewicht.*

Die Bulimia nervosa betrifft, wie die Anorexia nervosa, hauptsächlich Frauen aus der Mittel- oder Oberschicht. Obwohl in der Presse viel über die Bulimie berichtet wurde und sogar von einer „Epidemie" die Rede war, ging es dabei oftmals um relativ benigne Formen der „Freßsucht". Sorgfältige epidemiologische Studien in den USA haben eine Häufigkeit von < 2% der echten Bulimia nervosa bei Collegestudentinnen ergeben. Hierbei handelt es sich um diejenige Gruppe, bei der man das höchste Risiko vermutet.

Symptomatik

Freßattacken können eine akute Dilatation und sogar Ruptur des Magens verursachen. Das eingeleitete Erbrechen ist verbunden mit Zahnschmelzerosionen, Größenzunahme der Parotitis, Ösophagitis und Ösophagusruptur. Aspirationspneumonien treten auf, wenn selbstausgelöstes Erbrechen bei reduziertem Bewußtsein (bei Drogen- oder Alkoholgebrauch) erfolgt. Eine Hypokaliämie kann die Folge des Erbrechens und Abführens sein und Todesfälle sind bei Mißbrauch von Ipecacuanha zur Einleitung von Erbrechen beschrieben worden.

Personen mit Bulimie haben die Tendenz, sich ihres Verhaltens bewußter zu sein und/oder sich schuldiger zu fühlen als Anorektiker und teilen eher ihre Sorgen mit, wenn sie von einem einfühlsamen Arzt befragt werden. Sie erscheinen weniger introvertiert als Patienten mit Anorexia nervosa und neigen mehr zu impulsivem Verhalten, Drogen- und Alkoholabusus und Depression.

Bulimie kann bei Patienten vermutet werden, die schwerwiegende Sorgen über die Gewichtszunahme und gravierende Gewichtsveränderungen äußern, insbesondere wenn offensichtlich Laxantien gebraucht werden oder unerklärbare Hypokaliämien auftreten. Der Verdacht wird ebenfalls bei geschwollener Parotis, Narben auf den Fingerknöcheln (durch herbeigeführtes Erbrechen) und Zahnerosionen erhoben. Die Diagnose jedoch beruht auf der Beschreibung des Patienten von Freßattacken oder Freß-Abführ-Verhalten.

Nach dem DSM-III-R ist für die Diagnose eine Häufigkeit der Freßattacken von zwei Episoden pro Woche über einen Zeitraum von wenigstens drei Monaten erforderlich. Typisch für diese Freßattacken ist das Verschlingen von (meist sehr kalorienreichen) Nahrungsmitteln. Der Nährwert solcher Freßmahlzeiten kann Tausende von Kalorien betragen, doch in mehr als der Hälfte der Fälle liegt er unter 1000 kcal. Die Freßattacken treten episodisch und mitunter mehrmals täglich auf, werden oft durch psychosozialen Streß ausgelöst und finden heimlich statt. Bulimiepatienten sind mitunter darüber besorgt, zu fettleibig zu werden, oder sind tatsächlich fettleibig, meist jedoch bewegt sich ihr Körpergewicht im Normbereich. Sie sind meist nicht in dem Ausmaß ausgezehrt wie Patienten mit gleichzeitig bestehender Anorexie.

Therapie

Es gibt zwei Behandlungsansätze: kognitiv-verhaltenstherapeutisch und pharmakologisch. Die kognitiv-verhaltenstherapeutische Behandlung, normalerweise von Psychologen durchgeführt, ist wirksam und steht im Mittelpunkt intensiver Forschungsarbeit. Eine antidepressive Medikation ist oft wirksam bei der Kontrolle der Bulimie, selbst wenn keine eindeutig depressiven Symptome vorhanden sind. Allerdings kommt es bei deren Absetzen häufig zu einem Rückfall. Die Natur der Krankheit, die sich oft als hartnäckig erweist, erfordert eine sehr spezielle Behandlung. Daher sollte der Patient bei Fortbestehen der Störung an einen Spezialisten für Eßstörungen überwiesen werden.

Adipositas

(s. a. Kap. ERN, 5.)

Willkürliche Festlegung, Körpergewicht 20% über den Werten der Sollgewichtstabellen.
Schwere Fettsucht *> 100% Übergewicht.*

Die Fettsucht in der Jugend ist so schwierig und entmutigend zu behandeln wie in jedem anderen Alter und ist eine der am häufigsten vorgebrachten Klagen in Jugendlichenkliniken. Primäre endokrine oder metabolische Störungen sind ungewöhnlich, aber einige bei übergewichtigen Erwachsenen vorhandenen medizinische Probleme können ebenfalls auftreten; z. B. Bluthochdruck, Knie- und Rückenprobleme. Nicht selten nimmt ein gering fettleibiger Jugendlicher während der Jugend rasch an Gewicht zu und wird signifikant fettsüchtig. Unbehandelt ist ein Fortbestehen der Fettsucht im Erwachsenenalter sehr wahrscheinlich. Der fettsüchtige Jugendliche neigt dazu, ein schlechtes Selbstbild zu haben und träge und sozial isoliert zu werden. Die Eltern sind häufig überfürsorglich und können subtil das übermäßige Eßverhalten fördern.

Therapie

Ansätze gibt es viele, die langfristigen Erfolge sind aber gering. Die Schule ist ein günstiger Ort zur spezialisierten Erziehung des Ernährungsverhaltens und körperlicher Aktivität; es gibt jedoch wenig Programme, die für übergewichtige Jugendliche entworfen sind. Derzeit erhältliche Medikamente sollten vermieden werden, da sie auf lange Sicht nicht helfen. Chirurgische Therapieansätze, wie Operationen zur Verringerung der Magengröße, können bei krankhafter Fettsucht angewendet werden. Verhaltenstherapeutische Ansätze sind die besten, da sie die für den Langzeiterfolg grundlegend wichtigen Faktoren fördern: Reduktion und Kontrolle der kalorischen Zufuhr, mit ausgewogener Wahl normaler Nahrungsmittel, permanente Veränderungen des Eßverhaltens und gesteigerte körperliche Aktivität (vorzüglich sind Spazierengehen, Wandern, Schwimmen und Tanzen).

Infektiöse Mononukleose

(Pfeiffer-Drüsenfieber)

Eine akute Erkrankung, hervorgerufen durch das Epstein-Barr-Virus (EBV), die klinisch durch Fieber, Pharyngitis und Lymphadenopathie gekennzeichnet ist. In der Regel treten gleichzeitig heterophile Antikörper und eine atypische Lymphozytose auf.

Ätiologie

EBV ist ein ubiquitär auftretendes Herpesvirus, dessen Wirtszellen die B-Lymphozyten und die nasopharyngealen Zellen bei Menschen und bestimmter Primaten sind. Nach der zu Beginn stattfindenden Virusreplikation im Nasopharynx infiziert das Virus die B-Lymphozyten, die daraufhin ein Immunglobulin sezernieren. Dieses Immunglobulin reagiert spezifisch mit Antigenen, die sich auf Schaf- und Rindererythrozyten befinden. Die entsprechenden Antikörper, **heterophile Antikörper** genannt, sind hilfreich für die Diagnostik *(s. Laborbefunde und Diagnostik, unten).*

Die vom Virus befallenen B-Lymphozyten sind das Ziel einer komplexen Immunantwort. Die **humorale Immunantwort** dokumentiert die Primärinfektion; die **zelluläre Immunantwort,** die hauptsächlich aus einer Induktion aktivierter T-Lymphozyten mit dem CD8-Oberflächenantigen besteht, ist hauptsächlich für die atypische Lymphozytose, die im Zusammenhang mit der primären EBV-Infektion auftritt, verantwortlich. Daher spielt die zellvermittelte Immunantwort eine wichtige Rolle für die Verhinderung einer uneingeschränkten Proliferation der transformierten B-Lymphozyten während der Primärinfektion und der Umkehrung der EBV-induzierten B-Zell-Aktivierung.

Epidemiologie

Die Primärinfektion kann während der Kindheit, Jugend oder im Erwachsenenalter stattfinden. Bei ca. 50% der betroffenen Kinder tritt die Krankheit vor dem 5. Lebensjahr auf. Bei den meisten dieser Kinder ist der Verlauf subklinisch. Bei Jugendlichen oder Erwachsenen *kann die Infektion subklinisch* verlaufen oder als klinisches Syndrom imponieren (infektiöse Mononukleose), was aber in gewissem Maße vom klinischen Rahmen abhängt. In einer bei Universitätsstudenten durchgeführten prospektiven Studie wurden 30–70% der Primärinfektionen bei Vorliegen einer Serokonversion als infektiöse Mononukleose erkannt, während bei ähnlichen Studien, die bei Militärrekruten und Freiwilligen des Peace-Corps durchgeführt wurden, bei bis zu 90% der Fälle keine klinisch apparente Symptomatik gefunden wurde. Die meisten Menschen haben bis zum Eintritt in das Erwachsenenalter zu irgendeinem Zeitpunkt eine Infektion durchgemacht, aber selbst wenn die Primärinfektion erst im späteren Erwachsenenalter stattfindet, können die typischen Symptome der Mononukleose noch auftreten.

Nach der Primärinfektion bleibt das EBV lebenslang im Wirt vorhanden und wird gelegentlich aus dem Oropharynx abgesondert. Das Virus ist bei 15–25% der gesunden, EBV-positiven Erwachsenen jederzeit in den oropharyngealen Sekreten nachweisbar. Das Virus wird häufiger und mit höherem Titer von immungeschwächten Patienten ausgeschieden (z. B. bei Organtransplantierten oder HIV-Patienten). Eine Reaktivierung des EBV verläuft im Gegensatz zu einer Reaktivierung von Herpes simplex oder Varicella Zoster in der Regel subklinisch.

Das EBV ist ein relativ labiles Virus und es ist nicht besonders kontagiös. Nur ca. 5% der Patienten geben an, daß sie Kontakt mit einer an Mononukleose erkrankten Person hatten. Die Inkubationszeit beträgt in den meisten Fällen vermutlich 30 bis 50 Tage. Die **Übertragung** geschieht durch Transfusion von Blutprodukten, allerdings in den meisten Fällen über direkten Kontakt (küssen) zwischen einer nicht infizierten und einer gesunden EBV-positiven Person, die das Virus aus den oropharyngealen Zellen ausscheidet. Eine Übertragung in der frühen Kindheit kommt häufiger in sozioökonomisch ungünstigen Verhältnissen oder in überbevölkerten Regionen vor.

Es gibt Zusammenhänge zwischen dem EBV und dem afrikanischen Burkitt-Lymphom, bestimmten B-Zell-Neoplasmen bei immungeschwächten Patienten (v.a. Organtransplantierte, HIV-Infizierte und Teleangiektasie-Patienten) und dem nasopharyngealen Karzinom. Diese Verbindungen basieren auf dem serologischen Nachweis einer erhöhten EBV-Aktivität und viraler nukleärer Antigene **(EBNA)** und DNA im Tumorbiopsat. Es ist postuliert worden, daß EBV eine Rolle bei bestimmten B-Zell-Lymphomen spielt, indem es B-Zellen transformiert und polyklonal stimuliert, wodurch sie empfänglicher für eine nachfolgende chromosomale Translokation und die Entwicklung einer oligoklonalen oder monoklonalen Lymphoproliferation werden. Obwohl die EBNA in den nasopharyngealen Zellen und Rezeptoren am nasopharyngealen Epithel nachgewiesen wurden, wird die genaue Rolle des EBV bei der Pathogenese des nasopharyngealen Karzinoms noch nicht verstanden.

Während der vergangenen Jahre haben eine Anzahl von Forschern Patienten mit einer Krankheit gefunden, deren Hauptmerkmale Ermüdung, eine leichte kognitive Beeinträchtigung und, in einigen Fällen, leichtes Fieber mit Lymphadenopathie sind. Diese Krankheit, als „chronic fatigue syndrome" (chronischer Ermüdungszustand) bezeichnet, wird hauptsächlich bei jungen Erwachsenen im Alter zwischen 20 und 40 Jahren beobachtet. In den meisten klinischen Studien beträgt das Verhältnis Männer/Frauen 2:1. Obwohl teilweise spekuliert wird, daß EBV eine Rolle in der Pathogenese dieses Syndroms spielt, gibt es wenig Hinweise, die diese Hypothese stützen. Daher sind EBV-spezifische serologische Untersuchungen bei Symptomen, die sich im wesentlichen auf einen Ermüdungszustand beschränken, nicht indiziert. Gelegentlich beschriebene Fälle unterstützen einen Zusammenhang zwischen einer **chronischen EBV-Infektion** und einem Syndrom, zu dem Fieber, interstitielle Pneumonie, Panzytopenie und Uveitis gehören. Diese Patienten, bei denen eine chronische EBV-Infektion vorliegt, sollten klar von denen mit einem chronischen Ermüdungszustand, bei denen keinerlei objektive Symptome vorliegen, abgegrenzt werden.

Symptomatik

Die infektiöse Mononukleose besteht typischerweise aus der Tetrade **Müdigkeit, Fieber, Pharyngitis und Lymphadenopathie.** Allerdings kann es auch vorkommen, daß nur ein Teil der Merkmale vorliegt. In der Regel stellt sich der Patient mit einem mehrere Tage bis zu einer Woche dauernden Krankheitsgefühl vor, auf das Fieber, Pharyngitis und Adenopathie folgen. Die Pharyngitis kann stark ausgeprägt, schmerzhaft und exsudativ sein und kann einer Streptokokkenpharyngitis gleichen. Die Lymphadenopathie kann alle Lymphknotenstationen befallen, allerdings ist sie in der Regel symmetrisch. Die anteriore oder posteriore zervikale Adenopathie ist oftmals prominent. Eine Vergrößerung eines solitären Lymphknotens oder einer Gruppe benachbarter Lymphknoten kann oftmals das erste klinische Zeichen sein. In solchen Fällen kann sich die Notwendigkeit einer Lymphknotenbiopsie durch die Bestimmung heterophiler Antikörper erübrigen, oder diese kann bei der Beurteilung besorgniserregender histopathologischer Befunde behilflich sein. Das Fieber erreicht seinen Höhepunkt meist am Nachmittag oder am frühen Abend mit Temperaturen um 39,5 °C, allerdings werden auch Werte um 40,5 °C erreicht. Die Müdigkeit ist gewöhnlich während der ersten 2 bis 3 Wochen am stärksten ausgeprägt. Wenn Fieber und Müdigkeit als Symptome im Vordergrund stehen (typhoidaler Typ), kann der Krankheitsverlauf sehr viel langwieriger sein.

Die **Splenomegalie,** die bei ca. 50% der Fälle beobachtet wird, ist während der 2. und 3. Woche am stärksten ausgeprägt und beschränkt sich in der Regel auf eine unter dem linken Rippenbogen tastbare Vergrößerung der Milz. Eine leichte **Hepatomegalie** und Druckempfindlichkeit können ebenfalls beobachtet werden. Zu den weniger häufigen Befunden gehören ein makulopapuläres Exanthem, Ikterus, periorbitale Ödeme und ein Enanthem des Gaumens.

Komplikationen

Obwohl die meisten Fälle klinisch inapparent verlaufen, können dramatische Komplikationen auftreten, die andere klinische Symptome überdecken.

Zu den **ZNS-Komplikationen** gehören Enzephalitiden, Krampfanfälle, ein Guillain-Barré-Syndrom, periphere Neuropathien, aseptische Meningitis, Myelitis, Hirnnervenlähmungen und Psychosen. Eine EBV-Enzephalitis kann sich mit Kleinhirnsymptomen manifestieren. Sie kann jedoch auch global und rasch progredient verlaufen, wobei sie eine Herpes-simplex-Enzephalitis imitieren kann. Im Gegensatz zur letzteren ist die EBV-Enzephalitis in der Regel selbstlimitierend und vollständig reversibel.

Zu den **hämatologischen Komplikationen** gehören Milzruptur, Granulozytopenie, Thrombozytopenie und hämolytische Anämie. Die Milzruptur ist eine Folge der Milzvergrößerung und einer Kapselschwellung, die 10 bis 21 Tage nach Krankheitsbeginn am stärksten ausgeprägt ist. Obwohl die meisten Patienten abdominale Schmerzen verspüren, verläuft die Milzruptur gelegentlich schmerzlos und die Patienten entwickeln eine Hypotonie. Bei der Hälfte der Fälle gehen dem Ereignis traumatische Einflüsse voraus. Eine leichte transiente Granulozytopenie oder Thrombozytopenie wird bei ca. 50% der Patienten beobachtet. Schwere Fälle, die meist bei bakteriellen Infektionen oder Blutungen auftreten, werden seltener beobachtet. Eine hämolytische Anämie beruht meist auf anti-i-spezifischen Antikörpern. Hämatologische Manifestationen sind in der Regel selbstlimitierend und bedürfen keiner spezifischen therapeutischen Intervention.

Die pulmonalen Komplikationen beinhalten Obstruktionen der Atemwege oder interstitielle pulmonale Infiltrationen. Die Obstruktion der Atemwege wird meist durch die pharyngeale oder paratracheale Lymphadenopathie hervorgerufen und ist eine Indikation für die stationäre Aufnahme und eventuelle chirurgische Intervention, sofern der Prozeß nicht mit Hilfe von Kortikosteroiden kontrolliert werden kann. Interstitielle pulmonale Infiltrate kommen häufiger bei Kindern vor und sind radiologisch nachweisbar. Ansonsten bleiben sie meist klinisch inapparent.

Hepatische Komplikationen kündigen sich durch erhöhte Leberfunktionswerte an. Erhöhte Enzymwerte (2- bis 3fach erhöht, wobei die Normalwerte nach 3 bis 4 Wochen wieder erreicht werden) können in 95% der Fälle beobachtet werden. Wenn ein Ikterus oder gravierende Anstiege der Leberenzyme vorhanden sind, sollte nach anderen Ursachen für eine *Hepatitis* gesucht werden.

Fulminant verlaufende EBV-Infektionen kommen vor, gelegentlich auch familiär. Vor allem wurde das x-chromosomal übertragene **lymphoproliferative Syndrom** oder **Duncan-Syndrom** bei verschiedenen Blutsverwandten nachgewiesen. Bei diesen Genträgern kann die EBV-Infektion zu einer unkontrollierten Lymphoproliferation mit aplastischer Anämie oder Hypogammaglobulinämie führen.

Laborbefunde und Diagnostik

Obwohl das klinische Erscheinungsbild der infektiösen Mononukleose und seine epidemiologischen Begleitumstände so typisch sein können, daß die Diagnose klar ist, gibt es genügend Überschneidungen mit anderen Krankheiten, so daß Laboruntersuchungen erforderlich werden.

Hämatologische Befunde: Bei den meisten Patienten kann eine leichte Leukozytose beobachtet werden, die in der Regel von einer deutlicheren relativen und absoluten Lymphozytose begleitet wird, die wiederum aufgrund reaktiver und morphologisch verschiedener Lymphozyten entsteht. Atypische Lymphozyten können fehlen, sie können jedoch bis zu 80% der Lymphozytenzahl erreichen. Einzelne Lymphozyten können derart extreme und bizarre morphologische Charakteristika aufweisen, daß maligne hämatologische Erkrankungen vermutet werden. Allerdings unterscheidet die Heterogenität dieser atypischen Lymphozyten die EBV von der Leukämie, bei der die atypischen Lymphozyten eher homogen sind.

Serologische Befunde: Heterophile Antikörper reagieren mit Antigenen, die sich auf Schaf-, Pferde- oder Rindererythrozyten befinden. Diese Antikörper werden nur bei 50% der Patienten unter 5 Jahren gefunden, allerdings findet man sie bei 90% der Jugendlichen oder Erwachsenen mit einer EBV-Primärinfektion. Titer und Wahrscheinlichkeit des Auftretens heterophiler Antikörper steigen während der 2. und 3. Krankheitswoche. Wenn daher die Diagnose einer infektiösen Mononukleose aufgrund der klinischen Symptome anzunehmen, der Test auf heterophile Antikörper jedoch negativ ist, empfiehlt sich eine Wiederholung des Tests 7–10 Tage nach Auftreten der Symptome. Die heterophilen Antikörper können noch 6–12 Monate nach Beendigung der Krankheit vorhanden sein.

Die EBV-Antikörper können normalerweise zu dem Zeitpunkt, an dem der Patient symptomatisch wird und Zeichen einer Primärinfektion zeigt, nachgewiesen werden. Sie können auch für die Diagnose benutzt werden. Wenn neben einem typischen klinischen Syndrom nachweisbare heterophile Antikörper vorhanden sind, sind EBV-spezifische serologische Untersuchungen nicht indiziert. Bei Kindern ≤ 4 Jahren, bei denen die heterophilen Antikörper eventuell während der ganzen Zeit negativ bleiben, ist der Nachweis von EBV-Kapsid-Antikörpern (EBV-VCA = viral capsid antigen) diagnostisch hilfreich. Ein überlegter Einsatz der Antikörperdiagnostik erfordert, daß man weiß, in welcher zeitlichen Relation zur Primärinfektion sie auftreten. EBV-VCA-Antikörper werden in der Regel während der Inkubationsphase gebildet. Die VCA-IgG-Antikörper bleiben lebenslang bestehen, wobei die Titer so hoch bleiben, daß der Nachweis dieser Antikörper nicht ausreicht, um festzustellen, ob der Patient eine EBV-Primärinfektion oder eine andere Krankheit bei abgelaufener EBV-Infektion hat. Die VCA-IgM-Antikörper sind allerdings bei allen Patienten mit einer Primärinfektion vorhanden. Sie verschwinden 2–3 Monate nach Krankheitsende. Daher ist der Nachweis dieser Antikörper wichtig für die Diagnose der EBV-Infektion. Da manche Laboratorien nicht über die entsprechende Einrichtung für die Bestimmung der IgM-Antikörper verfügen, sollte im Zweifelsfall ein Speziallabor eingeschaltet werden. Antikörper gegen zwei unterschiedliche frühe Antigene („diffuse" und „restricted" antigens) werden als **anti-EAD-** und **anti-EAR-Antikörper** bezeichnet. Anti-EAD-Antikörper findet man bei ca. 70% der Jugendlichen und Erwachsenen mit infektiöser Mononukleose, wobei ein Zusammenhang mit schweren klinischen Symptomen und dem nasopharyngealen Karzinom besteht. Anti-EAR-Antikörper sind weniger häufig und haben einen Zusammenhang mit dem afrikanischen Burkitt-Lymphom. Die **EBNA** treten erst zu einem späteren Zeitpunkt der Primärinfektion auf als die anti-VCA-Antikörper und daher lassen sie sich oft leichter nachweisen als die VCA-IgM-Antikörper.

Differentialdiagnose

Das klinische Syndrom der infektiösen Mononukleose kann durch bakteriell oder auch andere virale Pathogene hervorgerufen werden. Pharyngitis, Lymphadenopathie und Fieber unterscheiden sich oft klinisch nicht von dem klinischen Bild, das eine Infektion mit β-hämolytischen Streptokokken der Gruppe A hervorruft. Allerdings schließt der Nachweis dieses Erregers im Oropharynx eine infektiöse Mononukleose nicht aus. Die häufigste Ursache der heterophil-negativen Mononukleose ist das Zytomegalievirus **(CMV).** Obwohl die CMV-Mononukleose meist nicht mit einer schweren Pharyngitis einhergeht, können bei dieser Krankheit auch eine atypische Lymphozytose sowie eine Hepatosplenomegalie und Hepatitis auftreten. Die Diagnose der primären CMV-Infektion beruht auf dem Nachweis der anti-CMV-IgM-Antikörper und/oder der Isolierung des Erregers aus dem Blut *(s. Kap. INF, 14., Cytomegalievirus- und Herpesvirus-Infektion).* Eine heterophil-negative Mononukleose kann auch bei der Toxoplasmose, Hepatitis B oder Rötelninfektion auftreten. Atypische Lymphozyten können auch als Nebenwirkung auf bestimmte Arzneimittel auftreten. In den meisten Fällen helfen die weiteren klinischen Merkmale des Syndroms bei der Diagnosefindung.

Prognose

Die infektiöse Mononukleose ist in der Regel selbstlimitierend. Die Dauer der Krankheit ist unterschiedlich, die akute Phase dauert ca. 2 Wochen. Die Patienten können danach meist wieder ihren gewohnten Beschäftigungen nachgehen, allerdings kann die Müdigkeit noch über Wochen und Monate weiterbestehen. Prospektive Studien bei Universitätsstudenten und Militärpersonal haben ergeben, daß 20% der Patienten nach 1 Woche wieder zur Schule oder zur Arbeit zurückkehren können, 50% innerhalb 2 Wochen. Eine chronische Müdigkeit über Monate, die meist intermittierend und nur mäßig ausgeprägt ist, tritt nur in 1–2% der Fälle auf.

Zu Todesfällen kommt es bei < 1% der Erkrankungen. Diese sind meist auf Komplikationen der primären EBV-Infektion zurückzuführen (z. B. Enzephalitis, Milzruptur, Obstruktionen der Atemwege).

Therapie

Die Therapie ist in erster Linie symptomatisch. Wenn keine Komplikationen auftreten, sind keine zusätzlichen Labortests erforderlich, da kein Zusammenhang zwischen Heilung und dem Vorhandensein oder dem Titer der heterophilen Antikörper, den atypischen Lymphozyten im peripheren Blut oder dem Anstieg der Leberenzyme besteht. Die Patienten sollten während der akuten Krankheitsphase Bettruhe einhalten, allerdings sollten sie mobilisiert werden, sobald Fieber, Pharyngitis und Krankheitsgefühl zurückgehen. Wegen des Risikos einer Milzruptur sollten die Patienten 2 Monate lang nicht schwer heben und keine Sportarten mit Körperkontakt betreiben, selbst dann, wenn keine Milzvergrößerung festzustellen ist.

Paracetamol ist dem Aspirin als Schmerzmittel und Antipyretikum vorzuziehen, da es bei letzteren in seltenen Fällen zu einem Reye-Syndrom kommen kann. **Kortikosteroide** tragen zur raschen Entfieberung bei und helfen gegen die Pharyngitis, allerdings sollten sie nur zur Behandlung spezifischer Komplikationen eingesetzt werden, wie z. B. zur Verhinderung einer drohenden Atemwegsobstruktion. Ihre Wirksamkeit bei der Behandlung der Thrombozytopenie und der hämolytischen Anämie ist weniger gut belegt. **Aciclovir** i. v. oder oral vermindert die Verbreitung des Virus aus dem Oropharynx, allerdings gibt es keine überzeugenden Argumente für seinen Einsatz bei unkomplizierten Fällen. Ebenso ist seine Wirksamkeit bei fulminant verlaufenden Infektionen oder lymphoproliferativen Syndromen der B-Zellen bei Transplantierten noch nicht erwiesen.

23. ALLGEMEINE GRUNDSÄTZE DER MEDIZINISCHEN GENETIK

Die Entwicklung eines Individuums hängt von zwei miteinander verknüpften Einflüssen ab – von genetischen Faktoren und von der Umwelt. Der Gen-Bestand eines Individuums oder das **Genom** wird durch die Empfängnis begründet; danach formt eine komplizierte Wechselwirkung zwischen Genen und Umwelt (beide intern und extern) seine Entwicklung: Obwohl die Gene weitgehend unverändert bleiben, wechseln die Umwelteinflüsse dauernd und können das Genom (Chromosomensatz) durch Mutation ändern, d.h. eine erbliche Veränderung der Gene herbeiführen.

Einige genetische Komponenten existieren bei fast jeder Krankheit, aber ihr Anteil variiert. Bakterienerkrankungen beruhen z.B. ausschließlich auf Umwelteinflüssen, jedoch sind Männer geringfügig anfälliger als Frauen. Es gibt kaum Zweifel darüber, daß genetische Faktoren dabei eine Rolle spielen, aber es ist noch nichts Genaueres bekannt. Im Gegensatz dazu werden Krankheiten wie das Down-Syndrom (Mongolismus) und Phenylketonurie **(PKU)** von spezifischen genetischen Defekten hervorgerufen und Umwelteinflüsse spielen hier eine relativ geringe Rolle. Zwischen diesen Extremen gibt es eine Unmenge von Fällen, bei denen das Zusammenwirken von genetischen und umweltbedingten Faktoren Erberkrankungen, z.B. angeborene Stoffwechselstörungen und andere krankhafte Zustände verursacht.

Die **Gene** – die Basiseinheiten der Vererbung – sind Desoxyribonukleinsäure (DNS)-Moleküle. Das Vermögen der DNS, sich selbst zu verdoppeln, ist die Grundvoraussetzung für die Vererbung. Die DNS enthält auch den **genetischen Code,** der die Entwicklung und den Stoffwechsel der Zelle bestimmt, indem er die Synthese der Ribonukleinsäure (RNS) kontrolliert. Die Sequenz der RNS-Bausteine bestimmt das Aminosäurenmuster der Proteine, welches wiederum die Funktionen der Proteine und damit auch die der Zellen bestimmt.

Träger der vielen Tausenden von Genen sind die **Chromosomen** (fadenartige Strukturen in den Zellkernen). Beim Menschen hat jede Zelle normalerweise 46 Chromosomen, in 23 Paaren angeordnet. Ein Paar, die **Geschlechtschromosomen,** bestimmt das Geschlecht des Menschen. Die Frau hat zwei X-Chromosomen in jedem Zellkern; der Mann besitzt ein X- und ein Y-Chromosom. Die männlichen Geschlechtschromosomen sind **heterolog,** weil die beiden Chromosomen des Paares nicht identisch sind; das X-Chromosom ist größer und trägt Gene, die sowohl für viele erbliche Eigenschaften als auch für die Geschlechtsbestimmung verantwortlich sind; das Y-Chromosom ist klein, anders geformt und trägt primär, wenn auch nicht ausschließlich, Gene, die nur die männliche Geschlechtsbestimmung betreffen. Die verbleibenden 22 Paare der Chromosomen, die **Autosomen,** sind **homolog,** weil beide Teile eines jeweiligen Paares normalerweise identisch in Größe, Form und Gen-Locus sind.

Die Gene sind entlang des Chromosoms linear angeordnet und jedes Gen hat seinen eigenen spezifischen Gen-**Locus.** Die Anzahl und Anordnung der Gen-Loci auf den homologen Chromosomen sind identisch, und Gene, die homologe Gen-Loci besetzen, werden **Allele** genannt. Jeder Mensch hat 2 Allele für jede Art von Genen, eines auf jedem Chromosom eines Paares, davon ausgenommen sind die meisten Gene auf den X- und Y-Chromosomen beim Mann. Ein Mensch, der ein Paar identischer Allele für ein einziges Gen besitzt, ist **homozygot;** jemand der ein ungleiches Paar von Allelen besitzt, ist **heterozygot.** Wenn ein Gen seine Wirkung auch dann hat, wenn es sich nur auf einem Chromosom befindet, so ist das Gen **dominant.** Ein **rezessives** Gen kommt nur dann zur Wirkung, wenn es auf beiden Chromosomen eines Paares vorhanden ist (oder auf dem einzelnen X-Chromosom des genetisch normalen Mannes oder einer Frau mit einer 45,X-Chromosomen-Anordnung). Das Gen oder das damit verbundene Merkmal ist **X-gekoppelt,** wenn es auf dem X-Chromosom liegt; andernfalls ist es **autosomal.**

Die drei Typen der genetischen Veränderung sind 1. der Mendeltyp oder die **Einzelgenmutation,** die sich nach einem erkennbaren Schema vererbt; 2. **polygene** oder **multifaktori-**

elle Vererbung, bei der genetische Mutationen, die mehr als ein Gen betreffen, und nicht-genetische Faktoren in einer Weise zusammenwirken, die nicht immer klar erkennbar ist, und 3. **Chromosomenaberrationen** oder **-anomalien,** die sowohl strukturelle Defekte der Chromosomen als auch Abweichungen von deren normaler Zahl beinhalten.

Hereditäre Erkrankungen

Erstellung eines Stammbaumes

Die wichtigste Methode genetischer Studien beim Menschen ist die Beurteilung der Ahnentafel oder des **Stammbaumes,** der die Verteilung der genetischen Eigenschaften in der Verwandtschaft zeigt. Eine sorgfältige Familienanamnese muß erstellt und ein Stammbaum konstruiert werden, um den Erbgang zu bestimmen. Einige familiäre Krankheiten mit identischem **Phänotyp** (identische körperliche Merkmale oder mit beobachtbar identischem Krankheitsbild) werden nach verschiedenen Mustern vererbt. So kann z. B. die Gaumenspalte durch ein autosomal-dominantes, ein autosomal-rezessives oder durch ein X-chromosomales, rezessives Gen vererbt werden, oder sie unterliegt multifaktoriellen Bedingungen (ist z. B. familiär bedingt, aber ohne vorhersagbaren Erbgang).

Abb. 28. zeigt die Symbole, die man zur Darstellung eines Stammbaumes benutzt. Wie bei den verschiedenen Stammbäumen zu sehen ist *(Abb. 29. bis 32.)* werden die Generationen mit römischen Ziffern gekennzeichnet, und zwar steht die älteste Generation oben und die jüngste unten. Innerhalb jeder Generation werden die Vertreter von links nach rechts mit arabischen Ziffern gekennzeichnet. So kann jede Person im Stammbaum genauestens durch zwei Ziffern identifiziert werden (z. B. II, 4). Einem Ehepartner, der auch im Stammbaum enthalten ist, wird ebenfalls eine Code-Nummer zugeordnet (z. B. II, 6 *in Abb. 29.*). Geschwister werden normalerweise dem Alter nach angeordnet, wobei das älteste links steht.

Die Studie eines Merkmals oder einer Krankheit in einer bestimmten Familie beginnt mit der befallenen Person (**Proband, Propositus [-a]** oder **Indexfall**). Wenn man eine Familien-

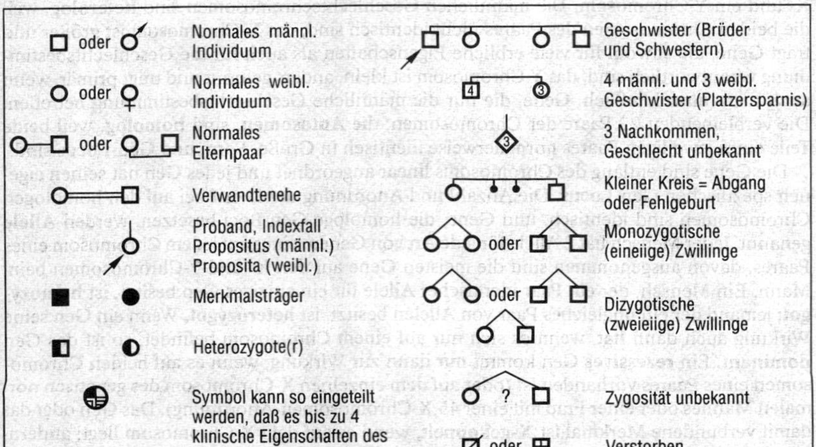

Abb. 28. **Symbole, die zur Aufstellung eines Stammbaumes verwendet werden.**

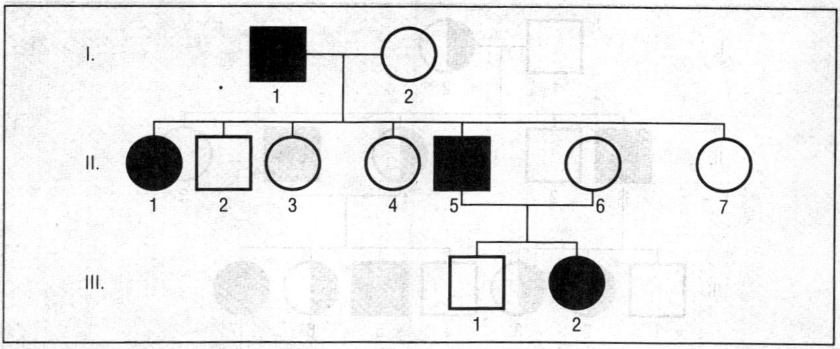

Abb. 29. **Autosomal-dominante Vererbung**

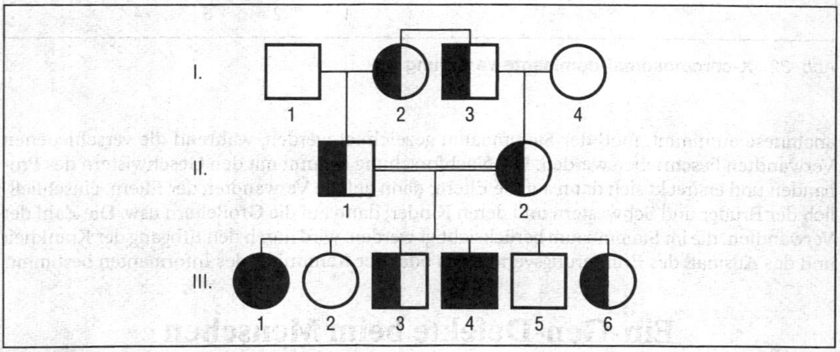

Abb. 30. **Autosomal-rezessive Vererbung**

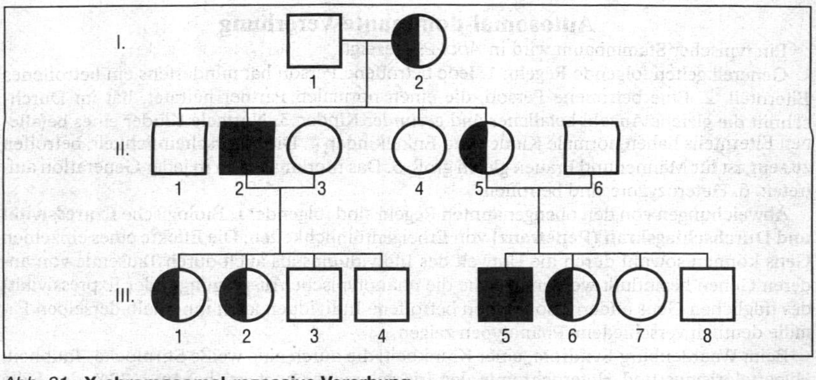

Abb. 31. **X-chromosomal-rezessive Vererbung**

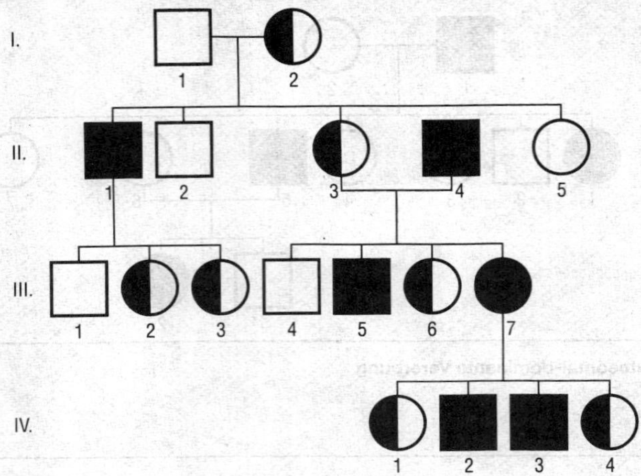

Abb. 32. **X-chromosomal-dominante Vererbung**

anamnese aufnimmt, muß der Stammbaum gezeichnet werden, während die verschiedenen Verwandten beschrieben werden. Die Nachforschung beginnt mit den Geschwistern des Probanden und erstreckt sich dann auf die Eltern; dann auf die Verwandten der Eltern, einschließlich der Brüder und Schwestern und deren Kinder; dann auf die Großeltern usw. Die Zahl der Verwandten, die im Stammbaum berücksichtigt werden, wird durch den Erbgang der Krankheit und das Ausmaß des Erinnerungsvermögens oder der Kenntnisse des Informanten bestimmt.

Ein-Gen-Defekte beim Menschen

Genetische Störungen, die durch ein einziges Gen hervorgerufen werden, sind am einfachsten zu analysieren und sind deshalb auch am häufigsten untersucht worden. Ein-Gen-Defekte können autosomal oder X-chromosomal, dominant oder rezessiv sein.

Autosomal-dominante Vererbung

Ein typischer Stammbaum wird in *Abb. 29.* gezeigt.

Generell gelten folgende Regeln: 1. Jede betroffene Person hat mindestens ein betroffenes Elternteil. 2. Eine betroffene Person, die einen normalen Partner heiratet, hat im Durchschnitt die gleiche Anzahl befallener und gesunder Kinder. 3. Normale Kinder eines befallenen Elternteils haben normale Kinder und Enkelkinder. 4. Die Wahrscheinlichkeit, betroffen zu sein, ist für Männer und Frauen gleich groß. 5. Das Merkmal kann in jeder Generation auftreten. 6. Heterozygote sind betroffen.

Abweichungen von den obengenannten Regeln sind folgende: **1.** Biologische **Expressivität und Durchschlagskraft (Penetranz)** von Erbeigentümlichkeiten: Die Effekte eines einzelnen Gens können sowohl durch die Umwelt des Individuums als auch durch Tausende von anderen Genen beeinflußt werden, welche die phänotypische Ausprägung (oder Expressivität) des fraglichen Gens ändern. So können betroffene Individuen auch innerhalb derselben Familie deutlich verschiedene Phänotypen zeigen.

Beim Waardenburg-Syndrom, einer Krankheit, die durch eine weiße Stirnlocke, Taubheit, Hypertelorismus und Heterochromie der Iris gekennzeichnet ist, haben < 20% der Fälle einen signifikanten Gehörverlust. Einige Menschen, die kein Merkmal außer der weißen Stirnlocke haben, hatten Kinder mit schwerer angeborener Taubheit. In seltenen Fällen ist die Expressivität eines dominanten Gens so modifiziert, daß eine klinische Anomalie nicht entdeckt werden kann, doch kann der Mensch das Gen den Nachkommen vererben, die dann das volle klinische Bild entwickeln können. In diesem Fall ist die Expressivität dieses Gens gleich Null, und im Stammbaum scheint es eine Generation zu überspringen. Dieses seltene Phänomen ist als **mangelnde Penetranz** bekannt. Andererseits sind einige Fälle eines offensichtlichen Bildes von mangelnder Penetranz auf die fehlende Fähigkeit des Untersuchers zurückzuführen, sie zu erkennen oder mit den geringeren Ausprägungen der dominanten Form vertraut zu sein. Fälle mit minimaler Expressivität zeigen manchmal ein atypisches Bild **(Forme fruste)** der Krankheit.

2. Pleiotropie (wörtlich: Vielförmigkeit): Ein Ein-Gen-Defekt kann mannigfaltige Anomalien hervorrufen.

So sind z.B. bei einer **Osteogenesis imperfecta** (Bindegewebserkrankung) verschiedene Strukturen betroffen *(s. Kap. KIN, 7., Skelett- und Muskeldefekte)*, inbegriffen, weil sie nicht genug verkalken, **zerbrechlicher Knochen** und **überstreckbarer Gelenke,** welche die Tendenz haben, zu luxieren. Kleinere Merkmale anderer pleiotroper Gene können leicht übersehen werden.

3. Mutationen erscheinen spontan von Zeit zu Zeit. Ein autosomal-dominanter Stammbaum beginnt mit einer Neumutation und diese Mutationen sind bei autosomal-dominanten Krankheiten überraschend häufig.

In einer Population von nicht miteinander verwandten achondroplastischen Zwergen würden über 80% eine negative Familienanamnese haben und so vermutlich eine Neumutation repräsentieren. Folglich wären alle fähig, das neu mutierte Gen ihren Nachkommen zu vererben. Im allgemeinen besteht bei nicht betroffenen Eltern kein erhöhtes Risiko für weitere erkrankte Nachkommen. Allerdings ist es in einigen wenigen Fällen vorgekommen, daß nicht erkrankte Eltern zwei oder sogar drei Kinder mit typischen achondroplastischem Zwergwuchs hatten. Die Erklärung hierfür ist eine Mutation der Keimzellen, ein Ereignis, das im frühen embryonalen Leben eines Elternteils, zu einem Zeitpunkt, an dem nur wenige Keimzellvorläufer vorhanden waren, vorgekommen sein kann. Die neu mutierte Zelle könnte dann Vorläufer für eine große Anzahl weiterer mutierter Zellen in den sich entwickelnden Gonaden sein. In solchen Fällen ist es unmöglich, das Risiko für weitere Schwangerschaften vorherzusagen. Glücklicherweise kommt dies selten vor. Daß es tatsächlich zu solchen Keimzellmutationen kommt, wurde durch molekulare Untersuchungen der tatsächlich vorhandenen Genmutationen bei Eltern und Nachkommen bestätigt.

4. Phänokopien: Sehr selten erscheint ein Individuum mit einem nicht von einer Neumutation zu unterscheidenden Syndrom, vererbt aber die Krankheit nicht auf seine Nachkommen und hat anscheinend auch das mutierte Gen nicht – d.h., das Syndrom scheint durch nichtgenetisch bedingte Phänomene oder zumindest durch einen anderen Genotyp verursacht zu sein. Eine Phänokopie ist nicht unterscheidbar von einem Individuum mit einem abnormen dominanten Gen, das zufällig nicht an die Nachkommen weitergegeben wird.

5. Geschlechtsgebundene Vererbung: Ein Merkmal, das nur bei einem Geschlecht erscheint, ist geschlechtsgebunden. Fast immer ist das männliche Geschlecht betroffen, und meist ist der Grund die X-chromosomale Vererbung (siehe unten). Geschlechtsorgane und andere physiologische Unterschiede zwischen Männern und Frauen können allerdings die Expressivität eines Allels beträchtlich verändern. Frühzeitige Kahlheit zum Beispiel wird fast immer als ein autosomal-dominantes Merkmal vererbt, tritt aber, vermutlich durch den Einfluß der weiblichen Geschlechtshormone, bei Frauen kaum auf, und dann gewöhnlich nur nach der Menopause. So ist hier geschlechtsgebundene, oder vielleicht korrekter, geschlechtsbeeinflußte Vererbung ein Spezialfall von begrenzter Expressivität und Penetranz.

6. Homozygot-dominanter Gentyp: Dies kann nur bei der Nachkommenschaft von zwei Individuen auftauchen, die für dasselbe dominante Gen heterozygot (oder homozygot) sind; z.B. der Nachkomme von zwei achondroplastischen Zwergen. Theoretisch ist der Homozygote, der das dominante Gen 2fach trägt, vom Heterozygoten nicht zu unterscheiden. Bei den wenigen bekannten Ehen zwischen Trägern derselben autosomal-dominanten Anomalie hatten jedoch einige Nachkommen viel schwerere Anomalien als ihre Eltern, was besagt, daß ein Paar dominanter Allele schlimmere Auswirkungen haben kann als ein Allel. Ebenso trat bei einigen dieser Paarungen eine vermehrte Anzahl von spontanen Aborten und Totgeburten mit multiplen Mißbildungen auf, was beweist, daß die Anwesenheit von zwei dominanten Allelen manchmal letal sein kann. Im Gegensatz dazu konnte anhand der bei der Chorea Huntington vorhandenen Genmarker nachgewiesen werden, daß es bei dieser autosomal-dominant vererbten Krankheit keine phänotypischen Unterschiede zwischen Heterozygoten und Homozygoten gibt. Die Nachkommen eines homozygoten Anlageträgers wären zu 100% betroffen.

Autosomal-rezessive Vererbung

Ein typischer Stammbaum wird in *Abb. 30.* dargestellt.

Im allgemeinen sind folgende Regeln anzuwenden: 1. Wenn normalen Eltern ein krankes Kind geboren wird, sind beide Eltern heterozygot; im Durchschnitt wird ein Viertel der Nachkommen betroffen sein, die Hälfte wird heterozygot und ein Viertel normal sein. 2. Wenn betroffene Kinder aus einer Ehe zwischen Blutsverwandten stammen, ist dies ein starker Beweis für eine rezessive Vererbung. 3. Wenn eine betroffene und eine genotypisch normale Person heiraten, werden alle ihre Kinder phänotypisch normale Heterozygoten sein. 4. Wenn eine betroffene Person einen heterozygoten Partner heiratet, wird im Durchschnitt die Hälfte der Kinder betroffen und die andere Hälfte heterozygot sein. 5. Wenn zwei betroffene Personen heiraten, werden alle Kinder ebenfalls betroffen sein. 6. Männer und Frauen sind gleich oft betroffen. 7. Heterozygote sind phänotypisch normal, sind aber Träger des Merkmals. Wo ein Defekt eines spezifischen Proteins (z.B. Enzyms) als Grund für die Krankheit beobachtet wird, hat der Träger meist eine reduzierte Menge dieses Proteins.

Die meisten Krankheiten durch Homozygotie autosomal-rezessiv mutierter Gene sind selten (z.B. die meisten angeborenen Stoffwechselerkrankungen). Der Großteil angeborener Stoffwechselfehler wird auf diese Weise vererbt. Betroffene Individuen sind homozygot und jedes Elternteil ist heterozygot oder Träger.

Blutsverwandtschaft wird zu einem wichtigen Faktor bei autosomal-rezessiven Erkrankungen, da verwandte Individuen sehr viel wahrscheinlicher das gleiche mutierte Allel tragen.

Eine detaillierte Familienanamnese, die von beiden Eltern aufgenommen wird, kann eine unbekannte oder vergessene Blutsverwandtschaft aufdecken.

X-chromosomal-rezessive Vererbung

Ein typischer Stammbaum wird in *Abb. 31.* gezeigt.

Im allgemeinen gelten folgende Regeln: 1. Fast alle betroffenen Personen sind männlich. 2. Das Merkmal wird immer durch eine heterozygote Mutter übertragen, die phänotypisch normal ist. 3. Ein betroffener Mann gibt die Eigenschaft niemals seinen Söhnen weiter. 4. Alle Töchter eines betroffenen Mannes sind Träger. 5. Eine weibliche Trägerin gibt das Merkmal an die Hälfte ihrer Söhne weiter. Keine ihrer Töchter wird das Merkmal zeigen, aber die Hälfte ihrer Töchter wird Träger sein.

Mehr als 150 Merkmale, die meisten von ihnen sind Krankheiten (z.B. angeborene Stoffwechselfehler), sind Ergebnisse eines mutierten Gens auf dem X-Chromosom. Da der Mann nur ein X-Chromosom hat, wird der Terminus **hemizygot** angewendet. Bei Männern sind alle Gene des X-Chromosoms, ob rezessiv oder dominant, expressiv; dies erklärt das Vorherrschen von Männern bei X-chromosomal-rezessiven Erkrankungen. Eine betroffene Frau muß, mit nur seltenen Ausnahmen, homozygot für das mutierte Allel sein; d.h. es muß auf beiden ihrer X-Chromosomen vorhanden sein. Dies kann nur der Fall sein, wenn ihr Vater betroffen ist und ihre Mutter entweder heterozygot oder homozygot für dieses mutierte Allel ist. Da die meisten X-chromosomalen Mutationen selten sind, sind betroffene Frauen sehr selten (die Inzidenz bei Frauen beträgt das Quadrat dieses Wertes bei Männern). Zusätzlich sind im Durchschnitt die Hälfte der Onkel des Probanden mütterlicherseits betroffen, und weil die Hälfte der Tanten mütterlicherseits Träger sind, sind einige der Vettern des Probanden mütterlicherseits auch betroffen.

Gelegentlich zeigen Frauen, die als heterozygot für X-chromosomale Mutationen bekannt sind, einen variierenden Grad der Expressivität, aber selten so schwer wie die betroffenen hemizygoten Männer *(s. Lyon-Hypothese, unter Syndrome im Zusammenhang mit Aberrationen der Geschlechtschromosomen, unten).* Zusätzlich kann bei einer betroffenen Frau, selbst wenn sie heterozygote Trägerin ist, wie bei der X-autosomalen Translokation, eine Wiederverknüpfung von Strukturchromosomen ablaufen.

X-chromosomal-dominante Vererbung

Ein typischer Stammbaum wird in *Abb. 32.* gezeigt.

Im allgemeinen gelten folgende Regeln: 1. Betroffene Männer übertragen das Merkmal all ihren Töchtern, aber keinem ihrer Söhne. 2. Betroffene heterozygote Frauen übertragen die Eigenschaft der Hälfte ihrer Kinder, unabhängig vom Geschlecht. 3. Betroffene homozygote Frauen übertragen das Merkmal allen ihren Kindern.

X-chromosomal-dominante Mutationen sind sehr selten, und Frauen sind gewöhnlich milder betroffen als Männer. Bei dem nephrogenen Diabetes insipidus z.B. zeigen Frauen eine weniger ausgeprägte Polydipsie und Polyurie. Bei der Incontinentia pigmenti scheint das X-chromosomale Gen für Männer letal zu sein; bei betroffenen Frauen bedingt es eine seltsame, girlandenartig angeordnete Melaninpigmentation und andere größere Anomalien.

Da es schwierig ist, X-chromosomal-dominante von autosomal-dominanter Vererbung zu unterscheiden, sind ausführliche Stammbäume erforderlich, wobei man auf die Nachkommen der betroffenen Männer achtet, weil die Vater-Sohn-Übertragung eine X-chromosomale Vererbung ausschließt. Allerdings liefert die moderne Gentechnologie die Mittel zur Lösung dieses Problems *(s. Der Fortschritt in der Molekulargenetik, unten).* Beim Alport-Syndrom *(Nephropathie-Taubheitssyndrom)* ist man zum Beispiel davon ausgegangen, daß es sich um einen autosomal-dominanten Erbgang handelt. Eines der Probleme bei dieser Krankheit ist, daß die Nierenstörung bei den betroffenen Männern früher und heftiger auftritt als bei den betroffenen Frauen und somit nur wenige Männer Nachkommen zeugen. Vor kurzem konnte eindeutig gezeigt werden, daß es sich um ein Gen auf dem X-Chromosom handelt. Ebenso kann man heutzutage anhand von Genuntersuchungen zwischen der X-chromosomalen und der autosomal-dominanten Form des Charcot-Marie-Tooth-Syndroms (peroneale Muskeldystrophie) unterscheiden. Die genetische Beratung ist aufgrund dieser Fortschritte wesentlich genauer und hilfreicher geworden.

Kodominante Vererbung

Nur ein *Merkmal* oder eine *Krankheit* kann dominant oder rezessiv sein, nicht das *Gen* selbst, weil in den meisten Fällen jedes der beiden Allele auf einem Gen-Locus gewisse Auswirkungen hat. Kodominanz kann nur beobachtet werden, wenn die Phänotypen qualitativ unterschiedlich sind, wie bei den Blutgruppen-Antigenen (AB, MN), den Leukozyten-Antigenen und den Serumproteinen, deren elektrophoretische Mobilität (Albumin, Haptoglobin etc.) verschieden ist. Verwirrung herrscht dort, wo Heterozygote klinisch normal sind und die Krankheit in der Regel als rezessiv betrachtet wird, wie bei der Sichelzellanämie. Wenn man jedoch zur Begründung des Phänotyps den Nachweis von Sichelzellen nimmt, der bei Heterozygoten ebenso positiv ist wie bei Homozygoten, so könnte die Krankheit als dominant betrachtet werden. Oder man kann die Krankheit für kodominant halten, wenn man davon ausgeht, daß in der Elektrophorese das Verhältnis von Sichelzell-Hb zu normalem Hb bei Heterozygoten fast 40:60 beträgt.

Multifaktorielle Vererbung

Nahe Verwandte neigen dazu, sich in bezug auf eine Reihe quantitativer oder meßbarer Merkmale wie Höhe, Gewicht, Größe, Nasenform oder andere Gesichtszüge, Blutdruck und „Intelligenz" zu gleichen. Viele dieser Merkmale haben eine Normalverteilung, die sich in der bekannten glockenförmigen Kurve darstellt; eine Erscheinung, die mit der Bestimmung des

Merkmals durch eine Anzahl von Genen vereinbar ist. Jedes Gen verstärkt oder vermindert ein Merkmal und jedes Gen agiert verstärkend, unabhängig von anderen Genen ohne Dominanz. Es gibt wenige Individuen unter den Extremen der Verteilungskurve, aber viele in der Mitte, weil es unwahrscheinlich ist, daß ein Individuum eine große Anzahl von Faktoren erbt, die alle in die gleiche Richtung wirken. Zusätzlich bewirken eine Reihe von Umweltfaktoren ebenfalls eine Normalverteilung, da jeder einzelne das Endresultat verstärkt oder vermindert. Meistens resultiert die Verschiedenheit innerhalb einer Population aus dem Zusammenwirken mehrerer Gene und Umweltbedingungen, die das Endresultat bestimmen. Dies nennt man **multifaktorielle Vererbung.**

Eine große Anzahl von relativ häufigen, angeborenen Anomalien und Krankheiten, die offenbar familiär sind, stimmt nicht mit den Gesetzen der Mendelschen Vererbung überein. Mit größerer Wahrscheinlichkeit sind diese Veränderungen die Folge einer multifaktoriellen Vererbung einer kontinuierlich verteilten Variablen, mit einer Schwelle, die die betroffenen Individuen von den normalen trennt. So besitzt der betroffene Patient die Anlage oder Prädisposition für die Erkrankung, die die Summe aller genetischen und Umwelteinflüsse darstellt.

Dieses Konzept erklärt das relativ hohe Risiko eines Merkmals bei Verwandten ersten Grades (Geschwister und Kinder), die zu 50% gleiche Gene tragen, und das viel geringere Risiko bei entfernteren Verwandten, die meist nur ein paar der hoch-verantwortlichen Gene erben.

Die **Rückenmarksdefekte** (Anenzephalie, Enzephalozele, Myelomeningozele), die häufig zusammenfassend als **Spina bifida** bezeichnet werden, sind ein gängiges Beispiel. Bei der weißen Bevölkerung Nordamerikas tauchen sie mit einer gemeinsamen Häufigkeit von über 1,5 : 1000 Lebendgeburten auf. Die Eltern eines betroffenen Kindes, die damit als Träger einer relativ großen Anzahl verantwortlicher Gene gelten, riskieren mit einer Wahrscheinlichkeit von über 1:30, ein zweites betroffenes Kind zu bekommen (dieses 3%-Risiko wurde mathematisch errechnet und durch empirische Daten von Bevölkerungsstudien bestätigt). Ähnlich liegt bei einem Patienten mit Rückenmarksdefekt die Wahrscheinlichkeit bei 3–4%, ein krankes Kind zu bekommen, falls er überhaupt Kinder bekommen kann. In dem seltenen Fall, bei dem ein Paar 2 betroffene Kinder hat, steigt das Risiko für das 3. Kind weiter an (7–8%).

Bei Rückenmarksdefekten spielen Umwelteinflüsse ohne Frage eine Rolle. Zum Beispiel nähert sich die Häufigkeit in Gegenden im westlichen Teil Englands an 1:100, und eine ganze Reihe von Fällen tauchte in bestimmten Bezirken auf. Wenn Leute aus diesen „Risiko-Gegenden" nach Nordamerika auswandern, fällt ihr Risiko, bleibt aber höher als das der amerikanischen Bevölkerung. Eine kürzlich durchgeführte internationale Multicenter-Studie hat ergeben, daß die tägliche orale Substitution von Folsäure vor einer erneuten Empfängnis und während der Frühschwangerschaft das Risiko eines Rückenmarksdefektes deutlich verringert. Ob der Folsäuremangel der einzige Umweltfaktor ist, oder einer von mehreren, bleibt noch festzustellen.

Andere Beispiel für multifaktorielle Vererbung mit ähnlichen Risiken für Geschwister und Nachkommen betroffener Personen sind angeborene Anomalien des Herzens *(s. Kap. KIN, 7.)*, eine idiopathische Epilepsie (petit mal oder grand mal), angeborenes Megakolon (Hirschsprung-Krankheit), die meisten Lippenspalten mit oder ohne Gaumenspalte und viele Formen von Krebs (siehe unten). Die angeborene Pylorusstenose bleibt eine interessante Variante auf dem Gebiet der multifaktoriellen Vererbung. Es gibt ein auffallendes Geschlechtsverhältnis von 5 Männern zu 1 Frau, was vermuten läßt, daß die Schwelle für Mädchen höher liegt. So sind bei der Frau offenbar mehr wirksame Gene für die Entwicklung einer Krankheit verantwortlich, und sie sollte im Fall der Erkrankung mehr betroffene Geschwister haben und ein größeres Risiko, betroffene Nachkommen zu haben, als ein Mann mit einer Pylorusstenose. Familienstudien haben dies bestätigt. In jüngster Zeit ist das wissenschaftliche Interesse auf eine Gruppe bekannter Störungen mit multifaktorieller Ätiologie gerichtet: z. B. arteriosklerotische Herzerkrankungen, Diabetes mellitus, Krebs und Arthritis. Um Personen mit erhöhtem Risiko zu selektieren, die höchstwahrscheinlich sehr guten Erfolg durch Präventivmaßnahmen wie Medikamente, Spezialdiäten, Änderung des Lebensstils und Berufswechsel hätten, werden genetisch determinierte Prädispositionsfaktoren wie eine positive Familienanamnese, biochemische und molekulare Parameter benötigt *(z. B. Prophylaxe genetischer Störungen, unten).*

Genetische Heterogenität

Die erstaunliche Fähigkeit des menschlichen Organismus, sowohl phänotypisch als auch genotypisch zu variieren, sollte betont werden. Heterogenität tritt bei fast allen angeborenen Stoffwechselerkrankungen auf, die aus verschiedenen Allelen oder Mutationen auf verschiedenen Gen-Loci resultieren: Es sind z.B. mehr als 12 Mutationen bekannt, die den Phänotypus des Hurler-Syndroms hervorrufen *(s. Tab. 49.)*. Über 60 spezifische Arten von angeborener Taubheit wurden identifiziert; einige sind genetisch bedingt, andere entstehen durch das Rötelnvirus und andere Umweltbedingungen. Ein wachsendes Interesse wird den teratogenen Wirkungen von Medikamenten geschenkt, die während der Schwangerschaft genommen werden. Frauen, die während der Schwangerschaft große Mengen Alkohol zu sich nehmen, tragen ein höheres Risiko, ein Kind mit schwerer intrauteriner Wachstumshemmung und geistiger Minderentwicklung oder auch angeborenen Mißbildungen zu bekommen *(s. Kap. KIN, 6., Fetales Alkoholsyndrom, unter Stoffwechselstörungen des Neugeborenen)*.

So können phänotypisch ähnliche Erkrankungen von verschiedenen Mutationen, nichtgenetischen Faktoren oder von Kombinationen aus beiden herrühren. Um dem Problem des Patienten auf die Spur zu kommen und um das Risiko für zukünftige Nachkommen so genau wie möglich zu bestimmen, muß der Arzt eine gründliche Familienanamnese aufnehmen, die die Nachforschungen nach möglichen umweltbedingten Teratogenen beinhaltet und die Heterogenität beachtet.

Anomalien der mitochondrialen DNS

Mitochondrien *sind intrazelluläre Organellen, die über eine Reihe von Multienzymsystemen der Atmungskette Energie erzeugen.* Sie enthalten ein einziges kreisförmiges Chromosom, das 13 Proteine kodiert, verschiedene Typen von RNS und verschiedene Regulatorenzyme. Allerdings werden > 90% der mitochondrialen Proteine durch die nukleären Gene kodiert.

Obwohl die erste mitochondriale Erkrankung des Menschen bereits vor mehr als 30 Jahren identifiziert wurde, wurden erst 1988 Verbindungen zwischen Anomalien der mitochondrialen DNS (größere Deletionen) und Erkrankungen des Menschen, der chronisch progredienten externen Ophthalmoplegie (CPEO) und seiner Variante, dem **Kearns-Sayre-Syndrom,** einer Multisystemerkrankung mit CPEO, Reizleitungsstörungen, Retinitis pigmentosa und ZNS-Degeneration hergestellt. Ähnliche Deletionen findet man beim Pearson-Syndrom (Sideroblastenanämie, Pankreasinsuffizienz und progrediente Lebererkrankungen, die bereits während der ersten Lebensmonate beginnen und oft bereits im Säuglingsalter zum Tode führen). Bei verschiedenen anderen klinischen Syndromen besteht der Verdacht, daß sie auf einem Mitochondriendefekt beruhen. Hierzu gehört das **Leber-Syndrom** (hereditäre Optikusneuropathie), ein unterschiedlich, jedoch verheerend verlaufender bilateraler Visusverlust, der oftmals bereits im Alter zwischen 10 und 20 Jahren auftritt und auf einer Punkt*mutation* der mitochondrialen DNS beruht.

Anomalien der mitochondrialen DNS *werden durch die* **mütterlichen Erbanlagen** charakterisiert, da die Mitochondrien über das Ovum vererbt werden. Daher sind alle Nachkommen einer betroffenen Frau, jedoch nicht die Nachkommen eines betroffenen Mannes betroffen. Das Ausmaß der klinischen Manifestationen ist variabel und kann auf eine Vermischung von Mutanten und normalen Mitochondriengenomen innerhalb der Zellen und Gewebe beruhen. Mitochondriale Störungen finden sich auch bei den häufigeren Krankheiten (z.B. ausgeprägte mitochondriale Deletionen in den Zellen der Basalganglien bei Parkinsonpatienten). Von größerem Interesse ist vielleicht, daß eine Abnahme der Effizienz der Atmungskette und eine zunehmende Akkumulation mitochondrialer DNS-Deletionen im Alter gezeigt worden ist, was möglicherweise bedeutet, daß die Mitochondrien eine Rolle im natürlichen Alterungsprozeß spielen.

Genetik maligner Erkrankungen

(Die Neurofibromatose [Morbus Recklinghausen] wird in Kap. NEU, 15. besprochen)

Über die Genetik der meisten Krebsarten ist wenig bekannt, aber langsam versteht man das „Puzzle-Spiel" zu einem Bild zu ordnen. Die neuen Techniken der Molekulargenetik haben die Existenz von **„Onkogenen"** bestätigt, im ursprünglichen Sinne Tumorgene, die wenigstens in einigen Fällen normale Gene und für die Kontrolle embryonalen oder fetalenWachstums zuständig und bei jedem Menschen vorhanden sind. Normalerweise sind sie inaktiviert und bleiben dies auch. In jüngster Zeit ist es jedoch klar, daß das menschliche Genom nicht so stabil ist, wie früher angenommen wurde, und wenn einige dieser „Regulationsgene" als Folge einer chromosomalen Translokation, Inversion oder sogar eines einfachen Bruchs disloziert oder umgeordnet werden, können sie als Initiatoren eines malignen Prozesses fungieren. Die Dislokationen können durch eine Vielzahl von Umweltfaktoren oder genetisch determinierte Ereignisse, die bis heute noch schlecht verstanden werden, ausgelöst werden. Bei einigen Familien scheint es viele Fälle verschiedener und offenbar nicht miteinander genetisch in Beziehung stehender, maligner Erkrankungen zu geben, während in anderen Familien mit ähnlichen Umweltbedingungen wenig Fälle von Krebs erscheinen. Die meisten malignen Erkrankungen scheinen bei genetisch prädisponierten Menschen aufzutreten, die irgendwann einmal umweltbedingten Karzinogenen ausgesetzt waren (viele von ihnen sind noch unbekannt); manche malignen Erkrankungen zeigen jedoch klar einen Mendelschen oder multifaktoriellen Erbgang.

Familiäre Polyposis des Kolons *(s. a. Kap. MDA, 15.).*

Diese bekannte, autosomal-dominant vererbte Krankheit ist ein gutes Beispiel für die Präventionsmöglichkeiten, die sich durch die moderne molekulargenetische Technologie ergeben. Gegenwärtig müssen Risikopersonen regelmäßige Rektsigmoidoskopien, Koloskopien und Bariumeinläufe über sich ergehen lassen, damit prämaligne Polypen so früh wie möglich erkannt werden können. Durch eine Entfernung des betroffenen Darmanteils kann ein maligner Prozeß verhindert werden. In naher Zukunft wird man bereits in der Lage sein, Blutsverwandte, die die Krankheit geerbt haben, mit Hilfe von Genuntersuchungen zu identifizieren. Die Darmuntersuchungen werden daher für diejenigen, die das Gen nicht geerbt haben, nicht mehr erforderlich sein.

Noch wichtiger ist die Verbindung, die zwischen Mutationen nahe oder direkt am Genort liegen, der für die familäre Polyposis verantwortlich ist, und einiger Kolonkarzinome, die nicht mit Polypen einhergehen. Dies könnte letztlich dazu führen, daß mittels Genuntersuchungen diejenigen Individuen identifiziert werden können, für die aufgrund einer oder mehrerer prädisponierender Erbanlagen ein erhöhtes Risiko besteht, an einem Kolonkarzinom, das immerhin mit einer Häufigkeit von 5% auftritt, zu erkranken.

Das **Retinoblastom,** ein relativ häufiger Tumor, ist für 2% der malignen Erkrankungen im Kindesalter verantwortlich. Sein in über 40% familiär gehäuftes Auftreten zeigt an, daß einige Fälle von einem autosomal-dominanten Gen herrühren, besonders wenn der Tumor bilateral ist. Jüngste Studien haben gezeigt, daß es bei einigen Retinoblastom-Patienten eine Selektion eines Segmentes am langen Arm des Chromosoms 13 gibt, und das Gen ist darauf zur 13q14-Bande zugehörig kartographiert und kloniert worden *(s. unter Glossar genetischer Begriffe, unten, Chromosomenaberrationen).* Zur Identifikation potentiell befallener Neugeborener sind schon Gentests gefunden worden, aber solange sie nicht der breiteren Öffentlichkeit zugänglich sind, sind sorgfältige und wiederholte Augenüberprüfungen bei Nachkommen *dringend notwendig;* bei früher Diagnose und Behandlung kann das Überleben und die Erhaltung des Augenlichts (auch des betroffenen Auges) erwartet werden. Das **Neuroblastom,** eine verwandte und häufiger vorkommende maligne Erkrankung im Kindesalter, beginnt eine ähnliche, aber geringere familiäre Häufung zu zeigen, da mehr Patienten überleben und Kinder haben. Die Urinkatecholaminspiegel sollten bei Geschwistern und Nachkommen im Alter von 6 und 12 Mo. bestimmt werden. In gleicher Weise ist ein kleiner Teil der Wilms-Tumoren durch eine angeborene Mutation bedingt, und das Aniridie-Wilms-Tumor-Syndrom tritt bei Individuen mit spezifischer Deletion des kurzen Arms von Chromosom 11 (11p13) auf.

Xeroderma pigmentosum ist ein seltenes, entstellendes Syndrom, das autosomal-rezessiv vererbt wird. Gebiete mit Pigmentverlust, Hyperpigmentation, Teleangiektasie und Narbenbildung der Epidermis tauchen auf, und es entwickeln sich häufig Hautkarzinome (besonders bei Sonneneinstrahlung).

Immunmangelerkrankungen (die ererbte Agamma- und Dysgammaglobulinämie) bringen ein erhöhtes Risiko einer malignen Erkrankung des Lymphsystems mit sich, besonders für Lymphome und Leukämie.

Bei Patienten mit dem Down-Syndrom (Mongolismus, s. unter *Chromosomenaberrationen*, unten) entwickelt sich eine **Leukämie** 15mal häufiger als bei der normalen Bevölkerung. Ähnlich existiert eine Gruppe von **„Chromosomeninstabilitäts"-Syndromen** (z. B. Fanconi-Anämie, Bloom-Syndrom, Louis-Bar-Syndrom), die durch erhöhte Chromosomenbrüchigkeit und ein hohes Risiko für Leukämie und Lymphombildung charakterisiert sind; jede dieser Krankheiten wird autosomal-rezessiv vererbt.

Brustkrebs tritt bei Frauen, deren Mütter ebenfalls befallen waren, signifikant öfter auf als bei der allgemeinen Bevölkerung. Vermutlich ist dies ein Beispiel einer multifaktoriellen Vererbung. Gefährdete Frauen sollten davon in Kenntnis gesetzt werden, und eine regelmäßige Selbstuntersuchung der Brust sowie Mammographien sollten ausdrücklich angeraten werden.

Bronchialkarzinom: Verwandte ersten Grades eines Menschen mit Bronchialkarzinom tragen ein signifikant höheres Risiko, besonders wenn sie Zigaretten rauchen.

Populationsgenetik

Es ist wichtig, die Häufigkeit verschiedener Mutationen in verschiedenen Populationen zu kennen. Wenn z. B. ein Fall von Phenylketonurie (PKU) auftaucht, werden die Familienmitglieder, die Träger des abnormen Gens sind, wissen wollen, wie hoch das Risiko ist, einen anderen Träger zu heiraten. Dieses Risiko hängt von der Häufigkeit ab, mit der das bestimmte Gen in der Population auftaucht. Ferner treten viele Gene, die beim Menschen schwere Krankheit verursachen, bei verschiedenen Rassen und ethnischen Gruppen mit unterschiedlicher Häufigkeit auf. Zum Beispiel ist die Tay-Sachs-Krankheit bei aschkenasischen Juden fast 100 mal häufiger als bei Nichtjuden, und die Häufigkeit der Heterozygoten bei den Aschkenasim beträgt 1:30 *(s. Prophylaxe genetischer Störungen, unten)*.

Bei genetischen Untersuchungen werden repräsentative Gruppen der Population registriert, um Genhäufigkeiten auszurechnen. Bei autosomal-dominanten Genen kann die Häufigkeit in einer gegebenen Population allein durch Identifizierung der Krankheitsfälle ausgerechnet werden. Die Häufigkeit X-chromosomaler-rezessiver Gene kann einfach ausgerechnet werden, indem man die Häufigkeit betroffener Männer in einer männlichen Population bestimmt. Bei autosomal-rezessiven Krankheiten kann mit Sicherheit in der Regel nur der *Homozygote* oder der Betroffene erfaßt werden; der symptomfreie Merkmalsträger ist selten als solcher zu identifizieren. Die Häufigkeit der Träger einer autosomal-rezessiven Krankheit kann jedoch durch die Häufigkeit der Homozygoten bestimmt werden, indem man folgendermaßen mathematisch vorgeht: Zu je 2 Allelen, A und a, gibt es 3 mögliche Genotypen: AA, Aa und aa. Wenn der Anteil der „A"-Gene in der Population gleich p und der Anteil der „a"-Gene gleich q ist, dann muß $q + p = 100\%$ ergeben. Da Genhäufigkeiten als ein Bruchteil von 1 ausgedrückt werden, gilt die Gleichung $p + q = 1$.

Bei Zufallspaarung können die verschiedenen Gametenkombinationen als einfacher binomischer Ausdruck dargestellt werden und die Häufigkeit der verschiedenen Nachkommen wird im Verhältnis p^2 (AA), $2pq$ (Aa) und q^2 (aa) stehen. Diese Verteilung der Genotypen bleibt notwendigerweise von Generation zu Generation dieselbe **(Hardy-Weinbergsches Gesetz).**

Diese Analyse ist mehr als eine Rechenübung, da man, wenn man das Verhältnis der verschiedenen Genotypen *(p^2, $2pq$, q^2)* kennt, die Häufigkeit der Genotypen bestimmen kann, sofern die Häufigkeit der betroffenen Homozygoten ebenfalls bekannt ist. So tritt z. B. die zystische Fibrose (aa) unter Weißen mit einer Häufigkeit von 1:2500 Lebendgeburten auf. Es gilt:

$$
\begin{aligned}
& q^2 = 1/2500, \\
\text{daraus folgt } & q = 1/50 \\
\text{da aber } & p = 1-q, \\
\text{ist } & p = 1-1/50 \\
& = 49/50 \\
& \cong 1 \\
\text{Die Häufigkeit der Träger (Aa) } & = 2pq \\
& = 2 \times 1 \times 1/50 \\
& = 1/25
\end{aligned}
$$

Dieses einfache Beispiel zeigt, daß *Träger eines rezessiven Merkmals viel häufiger vorkommen als betroffene Personen.* Da die meisten rezessiv vererbten Krankheiten selten sind, kann p als 1 angenommen werden und die Häufigkeit der Träger kann schnell ermittelt werden, indem man q ausrechnet und mit 2 multipliziert.

Wenn **die zystische Fibrose** (Mukoviszidose) bei einem oder mehreren Geschwistern einer Familie auftaucht, besteht für jedes normale Geschwister eine Wahrscheinlichkeit von 2:3, ein Heterozygot zu sein (noch existieren keine genauen biochemischen Tests, um einen Heterozygoten zu bestimmen). Diese normalen Geschwister sollten das Risiko kennen, betroffene Kinder zu haben. Wenn ein normales Geschwister einen nicht-verwandten Partner heiratet, ist dieser Partner mit einer Wahrscheinlichkeit von 1:25 ein Träger. Wenn 2 Heterozygoten heiraten, beträgt bei ihnen die Wahrscheinlichkeit, ein betroffenes Kind zu haben, 1:4. Deshalb ist das Risiko, ein betroffenes Kind zu haben, 2:3×1:25×1:4 oder rund 1:50. Da das Gen der zystischen Fibrose kloniert worden ist, können diese Risiken heutzutage durch geeignete Familienuntersuchungen modifiziert werden *(s. unter Prophylaxe genetischer Störungen, unten).*

Blutsverwandtschaft ist eine allgemeine Indikation für eine genetische Beratung; autosomal-rezessive Krankheiten sind von größtem Interesse. Jeder Mensch ist heterozygot für 6–8 Allele, die homozygot zu einer der 100 schwersten bekannten rezessiven Krankheiten führen. Bei inzestuösen Verbindungen, wie Eltern-Kind oder Bruder-Schwester, wo 50% der Gene die gleichen sind, sind kranke Nachkommen die Regel. Doch für die öfter angetroffene Verbindung von Vetter und Kusine ersten Grades, bei denen ⅛ der Gene identisch sind, liegt das Risiko von genetisch bedingten Krankheiten bei 3–5%, verglichen mit 2% bei nichtverwandten Eltern. Einige Studien sprechen von einer vermehrten Häufigkeit für spontane Abgänge, Totgeburten, Frühgeburten, Zerebralparesen, multifaktorielle Krankheiten (z. B. angeborene Hüftgelenksluxation) und Unfruchtbarkeit bei Ehen zwischen Vettern und Kusinen ersten Grades, aber die Zunahme ist gering und gewöhnlich statistisch nicht signifikant.

Für Paare, die weniger nah verwandt sind als Vetter und Kusine ersten Grades, sind die Daten recht spärlich, aber das Risiko erscheint niedrig, wenn auch höher als in einer nichtverwandten Population. So gibt es nur wenig Veranlassung, von einer Ehe zwischen Vetter und Kusine ersten Grades abzuraten und keinen Grund, von Verbindungen von weniger nah verwandten Paaren abzuraten, wenn es sich nicht um Gruppen mit hoher Inzuchtrate (z. B. Amish und Mennoniten) handelt, bei denen es oft mehr heterozygote Träger eines schädlichen Gens gibt.

Genetische Beratung bei Erbkrankheiten

Ärzte müssen die erbliche Natur vieler Krankheiten der Menschen beachten und diese Information an den Patienten oder die Familien weitergeben. Die genetische Beratung sollte sich nicht von einer ärztlichen Beratung bei irgendwelchen anderen Krankheiten unterscheiden. Die Tatsachen sollten allen betroffenen Familienmitgliedern dargelegt werden, so daß sie bezüglich weiterer Schwangerschaften vernünftige Entscheidungen treffen können. Patienten mißverstehen oder mißinterpretieren oft Informationen über Genetik während einer Beratung. Weitere Besuche und schriftliche Mitteilungen sind deshalb angezeigt. Zusätzlich gibt es eine große Anzahl von Selbsthilfegruppen für verschiedene Erbkrankheiten (z. B. für Neurofibromatose und Chorea Huntington). Die meisten von ihnen veröffentlichen Informationsbroschüren und Mitteilungsblätter und viele halten regelmäßige Versammlungen an unterschiedlichen Orten ab. Genetische Beratungszentren sind an allen medizinischen Universitäten der USA und Kanadas eingerichtet worden und es entstehen auch private genetische Beratungsprogramme. Patienten und Familien können zur Diagnose, Beratung und Anleitung überwiesen werden, und Ärzten werden aktuelle nformationen zur Verfügung gestellt, wenn der überweisende Arzt wünscht, die Beratung selber durchzuführen. Speziell bei der Frühdiagnose, Entdeckung von Merkmalsträgern und der Prävention *(s. Prävention genetischer Störungen, unten)* ist für den praktizierenden Arzt eine enge Beziehung zu einem genetischen Zentrum, hauptsächlich wegen der sich rasch entwickelnden Neuerungen auf dem Gebiet der Molekulargenetik, unentbehrlich geworden.

Ein-Gen-Defekte

Mehr als 4000 Krankheiten konnten als Ein-Gen-Defekte identifiziert werden, für die das Risiko, betroffene Kinder zu bekommen, mathematisch vorhergesagt werden kann.

Autosomal-dominante Krankheiten

Das statistische Risiko des Wiederauftretens beträgt 50%, unabhängig vom Ausgang vorhergegangener Schwangerschaften; kein Geschlecht ist bevorzugt betroffen. Wenn die Familienanamnese negativ ist und man eine Neumutation vermuten kann, ist das Risiko für Geschwister gleich Null, aber die betroffenen Personen riskieren es, die dominante Mutation an 50% ihrer Nachkommen weiterzugeben (dies trifft auf Phänokopien nicht zu).

Die **Huntington-Chorea** dient als Beispiel für ein wichtiges Problem, das einige autosomal-dominante Krankheiten betrifft. Obgleich das abnorme Gen bei der Befruchtung schon vorhanden ist, treten die Symptome oft erst nach dem 35. Lebensjahr oder später auf. Bis dahin hat der unverdächtige Kranke möglicherweise schon Kinder gezeugt, von denen 50% Träger der HD-Gens (Huntington-Disease) sind und eventuell diese Krankheit entwickeln. Die meisten Ärzte meinen deshalb, daß man allen gefährdeten Personen – allen Kindern und Geschwistern eines Betroffenen – abraten sollte, Kinder zu bekommen. Dies sind jedoch individuelle Entscheidungen, und der Arzt sollte sich nicht mit persönlichen Ansichten einmischen. Neueste Entwicklungen in der Molekulargenetik haben neue Behandlungsmöglichkeiten für HD-Familien zur Verfügung gestellt *(s. Prophylaxe genetischer Störungen, unten, und Kap. NEU, 12., Chorea Huntington).*

Autosomal-rezessive Krankheiten

Das Risiko für die Geschwister einer betroffenen Person beträgt 25% und die Familie muß wieder bedenken, daß dieses Risiko für jede Schwangerschaft zutrifft. Der Vergleich mit dem Ziehen von Karten aus einem Stapel kann dies verdeutlichen: Die Chance, ein Herz, Kreuz, Pik oder Karo zu ziehen, steht 1:4, aber es ist nicht ungewöhnlich, 2 oder 3 Karten derselben Farbe nacheinander zu ziehen.

Da Blutsverwandtschaft das Risiko erhöht, sollte vor der Beratung ein Familienstammbaum erstellt werden, und der Patient sollte darauf hingewiesen werden, wie gefährlich es wäre, nahe Verwandte zu heiraten. Die Entdeckung der Heterozygoten ist ebenfalls ein wichtiger Faktor bei autosomal-rezessiven Krankheiten (s. unten).

X-chromosomal-rezessive Krankheiten

Bei einer heterozygoten Frau besteht eine Wahrscheinlichkeit von 25%, ein krankes Kind zu haben, da sie mit 50%iger Wahrscheinlichkeit einen Jungen bekommt und 50% der männlichen Nachkommen betroffen sind. Da heterozygote Frauen normale Mädchen haben, ist eine pränatale Bestimmung des fetalen Geschlechts durch Amniozentese eine Möglichkeit zur Verhütung der Krankheit. Die rasch steigende Möglichkeit, X-chromosomale Gentests verfügbar zu haben, hat die Entdeckung betroffener männlicher Feten bei einer Reihe von Erkrankungen möglich gemacht *(s. Prophylaxe genetischer Störungen, unten).*

X-chromosomal-dominante Krankheiten

Von den Kindern betroffener Frauen ist die Hälfte, ungeachtet des Geschlechts, krank; d.h., das Risiko für die Nachkommen betroffener Frauen ist das gleiche wie bei autosomal-dominanten Merkmalen. *Alle* Töchter, aber *keiner* der Söhne eines betroffenen Mannes sind krank.

Multifaktorielle Vererbung

Viele angeborene Anomalien und Syndrome sind multifaktoriellen Ursprungs. Das niedrige Risiko des Wiederauftretens wurde oben erläutert, und die Möglichkeit der Verhütung durch pränatale Diagnose und selektive Abtreibung muß den Paaren, die dieses Risiko tragen, mitgeteilt werden *(s. Prophylaxe genetischer Störungen; unten, und Kap. GYN, 12.).*

Entdeckung von Heterozygoten

Dies ist ein vernachlässigter, aber besonders wichtiger Aspekt der genetischen Beratung, besonders bei X-chromosomal-rezessiven Erkrankungen. In solchen Familien tragen die weiblichen Geschwister eines betroffenen Knaben, genauso wie die Tanten mütterlicherseits, ein hohes Risiko, heterozygot zu sein, und können so selbst betroffene Kinder haben. Es ist die Verpflichtung des Arztes, die Familien darauf hinzuweisen und mit den molekulargenetischen Methoden zur Entdeckung von Merkmalsträgern fortzufahren.

Heterozygote für X-chromosomale Krankheiten

Hereditäre Muskeldystrophie (Duchenne-Krankheit oder pseudohypertrophischer Typ, *s.a. Kap. NEU, 16.):* Bei betroffenen Männern wird die Diagnose aufgrund des klinischen Bildes gestellt, aufgrund von Muskelbiopsien und hohen Serumkonzentrationen von Enzymen, die aus dem geschädigten Muskel ins Blut abgegeben werden. Am wertvollsten ist die Bestimmung der Serum-Kreatinphosphokinase **(CPK).** Bei Heterozygoten liegt der CPK-Spiegel zwischen dem betroffener und normaler Individuen. Unglücklicherweise überlappen die CPK-Werte normaler und heterozygoter Frauen beträchtlich, so daß nur 70% der heterozygoten Frauen tatsächlich identifiziert werden können. Heutzutage stehen jedoch für die Duchenne-Krankheit und das weniger schwer verlaufende Becker-Kiener-Syndrom DNS-Tests zur Verfügung. Diese stellen die langerwarteten Techniken zur Entdeckung der Merkmalsträger und zur Diagnostik betroffener männlicher Feten bereit *(s. Prophylaxe genetischer Störungen, unten).*

Hämophilie: Betroffene Männer haben einen sehr niedrigen Serumspiegel des antihämophilen Globulins **(AHG).** Heterozygote Frauen haben im Durchschnitt 50% der normalen AHG-Menge, und Tests, bei denen die AHG-Aktivität mit der immunologischen Mengenbestimmung des AHG-Proteins kombiniert wird, scheinen > 90% der Heterozygoten aufdecken zu können. Neue Therapiemethoden, bei denen AHG-Konzentrate von Patienten selbst appliziert werden, und in sehr naher Zukunft durch die rekombinierende DNS-Technologie hergestelltes reines AHG verändern die Prognose bei Hämophilie. Die pränatale Diagnostik der Hämophilie anhand von Gentests ist heute möglich. Die Prophylaxe durch selektiven Schwangerschaftsabbruch bei männlichen Feten ist klinische Realität. Die sich daraus ergebenden ethischen Probleme müssen jeweils mit den betroffenen Familien diskutiert werden.

Hunter-Syndrom (X-chromosomale Mukopolysaccharidose): Die betroffenen hemizygoten Männer und heterozygoten Frauen können beide mit nahezu 100%iger Sicherheit biochemisch entdeckt werden, und ein betroffenes männliches Kind kann pränatal durch eine

Enzymprobe oder durch Untersuchungen der X-Chromosomen aus Fruchtwasserzellkulturen und Chorionzotten erfaßt werden *(s. Amniozentese, unter Diagnostik und Screeningmethoden, unten).*

Lesch-Nyhan-Syndrom (hereditäre Hyperurikämie): Meist sind betroffene Männer geistig und körperlich schwer retardiert, haben eine ausgeprägte Hyperurikämie und die seltsame Neigung, sich selbst zu verstümmeln, wobei sie an ihren Lippen und Fingerspitzen kauen, was zu Gewebeverlust und Narbenbildung führt. Der zugrundeliegende Enzymdefekt ist bekannt, und Betroffene wie Merkmalsträger können mit fast 100%iger Sicherheit durch biochemische Untersuchungen an Zellkulturen erkannt werden. Betroffene männliche Individuen können, wie beim Hunter-Syndrom, pränatal entdeckt werden.

Autosomal-rezessive-Krankheiten

Bei autosomal-rezessiven Erkrankungen ist die Entdeckung der Heterozygoten weniger lebenswichtig als bei X-chromosomalen Erkrankungen. Die meisten zu einer Krankheit führenden autosomal-rezessiven Genmutationen sind selten; obwohl mehr als 2:3 der phänotypisch normalen Geschwister einer betroffenen Person heterozygot sind, ist ihr Risiko, einen Träger des gleichen mutierten Gens zu heiraten, recht niedrig, und das Risiko, betroffene Nachkommen zu haben, sogar noch geringer. Eine Heirat unter Blutsverwandten erhöht jedoch das Risiko, kranke Nachkommen zu zeugen, erheblich. Das tatsächliche Risiko für diese Fälle kann mit der oben, unter *Populationsgenetik* angegebenen Formel berechnet werden. Die Entdeckung Heterozygoter ist wichtig, wenn die Genhäufigkeit hoch ist, wie es bei einigen ethnischen Gruppen und Rassen der Fall ist *(s. Screening-Programme, unter Diagnostik und Screening-Methoden, unten).*

Chromosomenaberrationen

Heute ist es relativ einfach, Zellkulturen anzulegen und Chromosomendarstellungen von vielen menschlichen Zellen und Geweben, einschließlich der Lymphozyten des peripheren Blutes, zu erhalten. Ärzte können, unabhängig vom Ort ihrer Tätigkeit, einige Milliliter heparinisiertes Venenblut an ein zytogenetisches Labor schicken. Die Proben sollten nicht eingefroren werden, müssen aber in einen gut isolierten Behälter gepackt werden, um das Einfrieren oder Brechen zu vermeiden. Im Labor müssen sich die Erythrozyten absetzen und die Leukozyten werden in einem Kulturmedium für 2–3 Tage inkubiert. Ein Bohnenextrakt, Phytohämagglutinin, beschleunigt die Präzipitation der Erythrozyten und stimuliert die Teilung der Lymphozyten. Dann wird Colchicin, ein Pharmakon, das die Mitose während der Metaphase stoppt, zu der Kultur gegeben. So sammelt sich eine große Anzahl von Zellen an, die sich in der Metaphase befinden, der Zeit während des Zellzyklus, in der die Chromosomen am besten sichtbar sind. Jedes Chromosom hat sich verdoppelt (eine Kopie von sich selbst gemacht) und erscheint als 2 Chromatiden, die am Zentrometer oder der zentralen Anhaftstelle zusammenhängen. Viele verschiedene Techniken der Chromosomenfärbung sind anwendbar. Nachdem die behandelten Zellen auf einen Objektträger aufgetragen worden sind, werden die Chromosomen einzelner Zellen photographiert. Individuelle Chromosomen können aus der Photographie ausgeschnitten und auf ein Stück Papier geklebt werden. Diese Chromosomenkarte wird **Karyogramm** genannt. Chromosomen können gefärbt werden, indem man die Giemsa- oder G-Banden-Technik benutzt. Das Bandenmuster, das durch diese Prozedur entsteht, und eine verwandte Technik, bei der Quinacrin als Färbung benutzt wird (die Q-Banden-Technik, erzielt fluoreszierende Banden), erlaubt die Identifizierung jedes einzelnen Chromosoms des menschlichen Chromosomensatzes und hat die Genauigkeit der zytogenetischen Diagnose erheblich vergrößert *(s. Abb. 33.).*

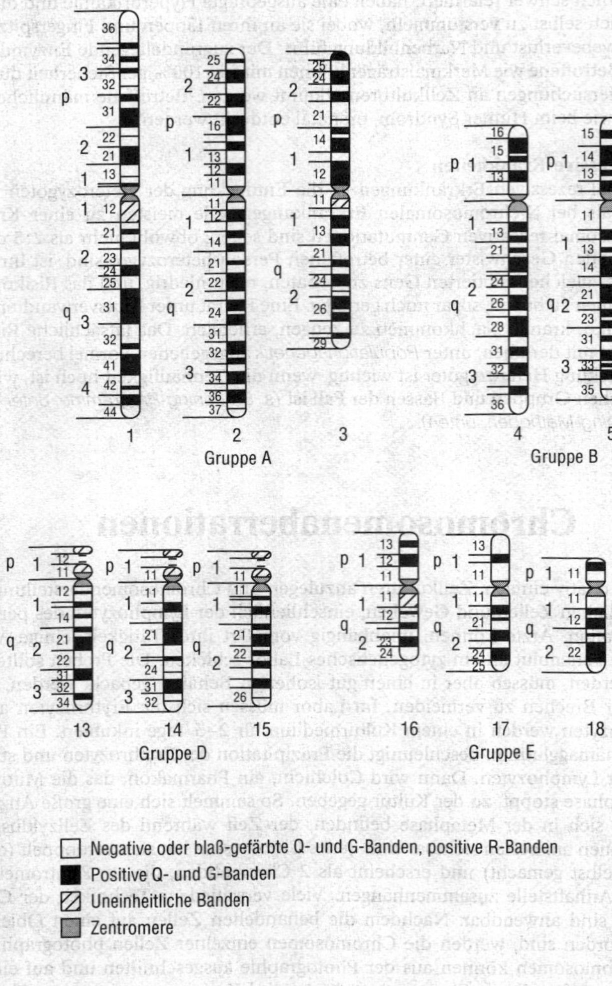

Abb. 33. Schematische Darstellung der Chromosomenbanden bei A-, G-, und R-Färbung, Zentromere sind nur bei der Q-Färbung vertreten. Jedes Chromosom erscheint als Einzelstrang, verbunden am Zentromer oder an der zentralen Anhaftungsstelle. Die 23 Chromosomenpaare sind nach Größe, Position des Zentromers und spezifischen Bandenmustern sortiert und die Autosomen sind von 1 bis 22 durchnumeriert. Die Geschlechtschromosomen behalten die

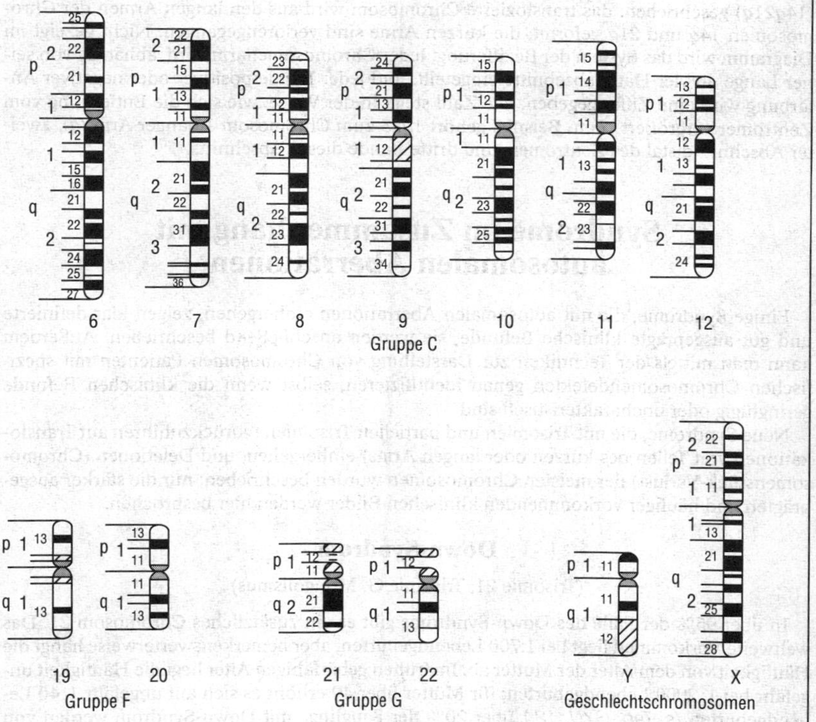

klassische Bezeichnung X und Y. Die ältere Klassifikation der Chromosomen nach Buchstaben, wie sie vor Einführung der Bandentechnik gebräuchlich war, ist ebenfalls ersichtlich. (Bearbeitet nach McKusick V. A.: Mendelian Inheritance in Man, 8. Auflage. Anhang B, The Human Gene Map, S. XLII–XLIII. Baltimore, The Johns Hopkins University Press, 1988, Abdruck mit Genehmigung.)

Die **Nomenklatur** zur Beschreibung des menschlichen Karyotyps erfordert eine kurze Erklärung. Der normale Mann und die normale Frau sind gekennzeichnet durch 46,XY bzw. 46,XX. Beim Down-Syndrom, bei dem es ein zusätzliches Chromosom 21 (Trisomie 21) gibt, schreibt man 47,XX,+21 für eine Frau und 47,XY,+21 für einen Mann. Wenn ein Chromosom eine strukturelle Aberration aufweist, ist es notwendig zu spezifizieren, ob der lange oder der kurze Arm betroffen ist; der Buchstabe „*p*" repräsentiert den kurzen Arm und „*q*" den langen Arm, „t" steht für eine Translokation. So ist bei einer Deletion des kurzen Arms des Chromosoms 5, wie es beim Katzenschrei-Syndrom gefunden wird, der weibliche Karyotyp 46,XX,5*p*–.

Der typische 14/21-Träger einer balancierten Translokation, evtl. Elternteil (in diesem Beispiel die Mutter) eines Down-Syndrom-Patienten mit Translokation, wird als 45,XX,t (14*q*21*q*) geschrieben: das translozierte Chromosom wird aus den langen Armen der Chromosomen 14*q* und 21*q* geformt, die kurzen Arme sind verlorengegangen. Nicht gezeigt im Diagramm wird das System der Bezifferung: Jeder Chromosomenarm wird, abhängig von seiner Länge, in vier Hauptabschnitte eingeteilt, und jeder Bande positiver oder negativer Anfärbung wird eine Ziffer gegeben. Die Zahl steigt in der Weise, wie sich die Entfernung vom Zentromer vergrößert. Zum Beispiel gehört 1*q*23 zum Chromosom 1, langer Arm *(q)*, zweiter Abschnitt distal des Zentromers und dritte Bande dieses Abschnitts.

Syndrome im Zusammenhang mit autosomalen Aberrationen

Einige Syndrome, die mit autosomalen Aberrationen einhergehen, zeigen klar definierte und gut ausgeprägte klinische Befunde; sie werden anschließend beschrieben. Außerdem kann man mittels der Techniken zur Darstellung von Chromosomen Patienten mit spezifischen Chromosomendefekten genau identifizieren, selbst wenn die klinischen Befunde geringfügig oder uncharakteristisch sind.

Neue Syndrome, die mit Trisomien und partiellen Trisomien (zurückzuführen auf Translokationen von Teilen des kurzen oder langen Arms) einhergehen, und Deletionen (Chromosomenstück-Verlust) der meisten Chromosomen wurden beschrieben; nur die stärker ausgeprägten und häufiger vorkommenden klinischen Bilder werden hier besprochen.

Down-Syndrom

(Trisomie 21, Trisomie G, Mongolismus)

In über 95% der Fälle des Down-Syndroms gibt es ein zusätzliches Chromosom 21. Das weltweite Vorkommen liegt bei 1:700 Lebendgeburten, aber bemerkenswerterweise hängt die Häufigkeit von dem Alter der Mutter ab. Im frühen gebärfähigen Alter liegt die Häufigkeit ungefähr bei 1:2000 Lebendgeburten; für Mütter über 40 erhöht es sich auf ungefähr 1:40 Lebendgeburten *(s. Tab. GYN, 12.);* über 20% der Säuglinge mit Down-Syndrom werden von Müttern über 35 geboren, obwohl diese älteren Mütter nur 7 bis 8% aller Kinder haben. Jedoch ist die Anzahl der Frauen, die Kinder nach dem 35. Lebensjahr bekommen, in den letzten Jahren ziemlich rasch gestiegen. Das zusätzliche Chromosom 21 stammt in einem Viertel bis einem Drittel der Fälle vom Vater.

Symptomatik

Die Säuglinge sind meist ruhig, schreien selten und zeigen einen erniedrigten Muskeltonus. Ein nuchales Lymphödem, ähnlich dem beim Turner-Syndrom beobachteten, kommt auch bei Down-Syndrom vor und wird immer häufiger bereits pränatal durch die Ultraschalluntersuchung des Feten entdeckt. Die körperliche und geistige Entwicklung ist retardiert, der mittlere IQ liegt um 50.

Mikrozephalie, Brachyzephalie und ein flaches Hinterhaupt sind charakteristisch. Die Augen sind schräg gestellt und meist bemerkt man Epikanthusfalten. **Brushfieldsche Flecken** (graue oder weiße Flecken, die an Salzkörner um den Rand der Iris erinnern) sind meistens in der Neugeborenenperiode sichtbar und verschwinden während der ersten 12 Mo. Der Nasenrücken ist abgeplattet und der Mund wird oft wegen der großen vorgestreckten Zunge, die rissig und ohne Zentralfurche ist, offen gehalten. Die Ohren sind klein, die Helix nach unten gefaltet. Die Hände sind kurz und breit mit einer einzelnen Palmarfalte **(„Affenfurche");** die Finger kurz, und es besteht eine Klinodaktylie (Schiefstellung) des 5. Fingers, der oft nur 2 Phalangen hat. An den Füßen sieht man einen weiten Abstand zwischen der 1. und 2. Zehe und eine Plantarfurche erstreckt sich bis nach hinten. Hände und Füße zeigen ein charakteristisches Hautleistenmuster (Dermatoglyphen). Röntgenbilder der Hüften decken verringerte Azetabular- und Darmbeinwinkel auf, und als die Chromosomenanalyse noch nicht verfügbar war, waren dies die Hauptbefunde, um die Diagnose zu sichern.

Eine kongenitale Herzerkrankung wird bei etwa 35% der Patienten gefunden: Atrioventrikularkanaldefekte und Ventrikelseptumdefekte sind am häufigsten.

Prognose

Die Lebenserwartung beim Down-Syndrom wird durch die Herzerkrankung und die größere Häufigkeit akuter Leukämien herabgesetzt. Heute erleben die meisten Patienten ohne einen größeren Herzdefekt das Erwachsenenalter, doch scheint der Alterungsprozeß beschleunigt zu sein, wobei es im 4. oder 5. Dezennium zum Tod kommt. Die Autopsiebefunde ergeben, daß offenbar alle Gehirne erwachsener Patienten mit dem Down-Syndrom die typischen mikroskopischen Befunde des Morbus Alzheimer aufweisen. Viele der Betroffenen zeigen auch entsprechende klinische Zeichen. Dies legt nahe, daß ein Zusammenhang zwischen den Genen des Chromosoms 21 und dem Morbus Alzheimer besteht, ein Thema, das zur Zeit intensiv beforscht wird.

Chromosomenvarianten

1. Translokationen: Einige Patienten mit Down-Syndrom haben 46 Chromosomen. Jedoch besitzen diese Kinder offensichtlich das genetische Material von 47 Chromosomen – das zusätzliche Chromosom 21 ist transloziert worden. Bei den meisten dieser Fälle wurde das zusätzliche Chromosom übertragen und an das Chromosom 14-t (14;21) angehängt. Bei etwa der Hälfte der Fälle haben beide Eltern einen normalen Karyotyp, was eine **de-novo-**Translokation beim Kind anzeigt. Unter den verbleibenden Paaren besitzt ein Elternteil (fast immer die Mutter), obwohl es phänotypisch normal ist, nur 45 Chromsomen; eines davon ist das t (14;21). Theoretisch beträgt die Wahrscheinlichkeit 1:3, daß eine Mutter mit einer t (14;21) ein Kind mit Down-Syndrom bekommt, doch ist das wirkliche Risiko aus unbekannten Gründen geringer (etwa 1:10). Wenn der Vater die t (14;21) trägt, ist die Chance, ein Kind mit Down-Syndrom zu haben, nur 1:20, der Grund dafür ist unbekannt. Die nächste sehr häufig vorkommende Translokation ist die t (21;22). In diesem Fall ist die Chance, daß der Träger ein Down-Syndrom-Kind hat, ungefähr 1:10, das Risiko von Vätern als Merkmalsträger ist gering.

In extrem seltenen Fällen kann ein Elternteil eine t (21;21) haben. In diesem Fall haben 100% der überlebenden Kinder das Down-Syndrom.

2. Mosaikbildung: Vermutlich als ein Ergebnis der Nondisjunction der befruchteten Zygoten haben einige Fälle 2 Zellinien, eine normale und eine mit 47 Chromosomen. Der relative Anteil jeder Zellinie variiert erheblich, sowohl von Individuum zu Individuum als auch in verschiedenen Geweben und Organen des gleichen Individuums. Die Prognose wird, soweit sie die Intelligenz betrifft, schwierig und hängt vermutlich vom Anteil der Trisomie-21-Zellen im Gehirn ab. Einige Mosaik-Down-Syndrom-Patienten wurden mit kaum erkennbaren klinischen Kennzeichen und normaler Intelligenz gefunden und somit ist die Inzidenz dieser Variante unbekannt. Eigenartigerweise vermindern sich in einigen Fällen bei Älterwerden des Kindes sowohl die körperlichen Kennzeichen als auch das intellektuelle Defizit. Das Risiko, ein Trisomie-21-Kind zu bekommen, wenn ein Elternteil ein Mosaiktyp ist, wird von einem unberechenbaren Faktor erhöht, der vom Grad der Mosaikbildung in den Gonaden abhängt.

Eine vollständige zytogenetische Untersuchung des Patienten mit Trisomie 21 schließt die Chromosomenanalyse beider Eltern ein, um eine Mosaikbildung auszuschließen und eine Diskussion über die Möglichkeit, Indikationen und Risiken einer Amniozentese bei zukünftigen Schwangerschaften zu erlauben *(s. Prophylaxe genetischer Störungen, unten).*

Trisomie 18

(Edward-Syndrom)

Ein zusätzliches Chromosom 18 tritt bei 1:3000 Lebendgeburten auf, mit zwar kleinem, aber dennoch signifikantem mütterlichen Alterseinfluß. Es ist ein besonderes Geschlechtsverhältnis von 3 weiblichen : 1 männlichen Betroffenen vorhanden.

Der neugeborene Säugling ist unreif oder für sein Gestationsalter klein, zeigt eine deutliche Hypoplasie der Skelettmuskeln und des subkutanen Fettgewebes und ist hypoton. Sein Schrei ist schwach und die Reaktion auf Töne abgeschwächt. Anamnestisch läßt sich oft eine schwache fetale Aktivität, ein Polyhydramnion, eine kleine Plazenta und eine einzige Nabelschnurarterie feststellen.

Der Hinterkopf steht hervor, der bifrontale Durchmesser ist verringert, die Supraorbitalbogen sind hypoplastisch, die Lidspalten kurz, der Mund ist klein; dies alles gibt dem Gesicht zusammen mit der Mikrognathie ein verkniffenes Aussehen. Häufig beobachtet man eine Mikrozephalie, Epikanthusfalten (Augenwinkelfalten), niedrig ansetzende Ohren und eine Lippen- und/oder Gaumenspalte. Die seltsam geballte Faust mit dem Zeigefinger, der über den 3. und 4. Finger geschlagen ist, ist fast pathognomonisch. Das Fehlen der distalen Furche am 5. Finger ist häufig, ebenso ein flachbogiges Hautleistenmuster an den Fingerendgliedern. Die Nägel sind hypoplastisch, die große Zehe ist verkürzt und häufig dorsal flektiert. Hypoplastische oder fehlende Daumen, Klumpfüße, Schaukelstuhlfüße und Syndaktylie sind ebenfalls zu sehen.

Ventrikelseptumdefekte, ein offener Ductus arteriosus, Vorhofseptumdefekte, abweichende Pulmonal- und/oder Aortenklappen, eine angeborene Anomalie der Lunge, des Zwerchfells, der Nieren und der Ureteren sind häufig. Ebenfalls häufig beobachtet man Hernien und/oder Rektusdiastasen, Kryptorchismus beim Knaben und üppige Hautfalten (besonders über dem Nacken).

Selten überleben Betroffene mehr als ein paar Wochen, und die geistige Retardierung ist bei den Überlebenden erheblich.

Trisomie 13

(Patau-Syndrom)

Dieses Syndrom, das durch die Trisomie des Chromosoms 13 verursacht wird, ist bei 1:5000 Lebendgeburten zu beobachten und durch Mittellinienanomalien charakterisiert. Die Säuglinge sind bei der Geburt meist klein. Apnoische Anfälle sind in der frühen Säuglingszeit häufig. Es tritt eine schwere geistige Retardierung auf. Viele scheinen taub zu sein. Man beobachtet eine mäßige Mikrozephalie mit schräger Stirn, weiten, sagittalen Nähten und weit offenen Fontanellen.

Grobe anatomische Defekte des Gehirns, besonders eine Holoprosenzephalie (Ausbleiben der normalen Teilung des Vorderhirns), sind häufig, Myelomeningozelen werden in fast 50% der Fälle gefunden.

Eine Mikrophthalmie, ein Kolobom (Fissuren) der Iris und eine retinale Dysplasie tauchen häufig auf. Die Supraorbitalbogen sind flach, und die Lidspalten stehen meist schräg. In den meisten Fällen sieht man eine Lippenspalte, Gaumenspalte oder beides. Die Ohren sind abnorm geformt und niedrigsitzend. „Affenfurche" (Vierfinger-Furche), Polydaktylie und hyperkonvexe, schmale Fingernägel kommen oft vor. Die Finger stehen meist in Flexionsstellung, aber nicht in der charakteristischen Art, wie man sie bei der Trisomie 18 sieht. Die Fersen stehen hinten stark hervor, und gelegentlich sieht man einen Schaukelstuhlfuß. Etwa 80% der Fälle zeigen dieselben kongenitalen, kardiovaskulären Anomalien, wie sie bei der *Trisomie 18 (oben)* beschrieben wurden.

Häufig ist das Herz nach der rechten Thoraxseite verlagert.

In vielen Fällen treten kapilläre Hämangiome auf, besonders in der Mittellinie der Stirn. Andere Mittelliniendefekte sind dermale Nebenhöhlen der Kopfhaut und lose Hautfalten über dem Nacken. Die Genitalien sind bei beiden Geschlechtern meist abnorm: Kryptorchismus und ein verändertes Skrotum bei Knaben, ein Uterus bicornis bei Mädchen.

Hämatologisch ist die Häufigkeit der Kernschatten bei polymorphkernigen Leukozyten erhöht und das fetale Hämoglobin persistiert. Die meisten Patienten (70%) sind so schwer betroffen, daß sie vor einem Alter von 6 Mo. sterben; weniger als 20% leben länger als 1 Jahr.

Partielle Trisomie 22

(Cat-Eye-Syndrom)

Der Zusammenhang zwischen dem Kolobom der Iris (Katzenauge) und/oder der Analatresie mit einem zusätzlichen, kleinen Chromosom 22 (22*q*⁺) ist bestätigt worden. Zusätzlich zeigen sich Anomalien wie eine schwere psychomotorische Retardierung, Hypertelorismus, Augen mit einer antimongoloiden Abschrägung, abnorme Ohren mit präaurikulären Anhängseln oder Fisteln und angeborene Herzerkrankungen. Über eine vollständige Trisomie 22 ist bei einigen Patienten mit ähnlichem Phänotyp berichtet worden, doch häufig sind dabei auch eine Mikrozephalie, Mikrognathie und eine Hypotonie zu beobachten.

Deletionssyndrome

Beim seltenen **Katzenschrei-Syndrom (Cri-du-chat-Syndrom, 5p-Syndrom)** handelt es sich um eine Deletion des kurzen Arms des Chromosoms 5. Das Syndrom ist durch einen hochtonigen, miauenden Schrei charakterisiert, der stark an den Schrei von Kätzchen erinnert, in der unmittelbaren Neugeborenenperiode zu hören ist, mehrere Wochen andauert und dann verschwindet. Betroffene Säuglinge haben ein niedriges Geburtsgewicht, Mikrozephalie, eine Asymmetrie des Gesichts und/oder ein merkwürdig rundes Mondgesicht mit weit auseinanderstehenden Augen, antimongoloiden oder abwärts gerichteten Lidspalten mit oder ohne Epikanthusfalten, Strabismus und eine breitbasige Nase. Die Ohren sitzen tief und sind abnorm geformt, haben häufig einen engen äußeren Gehörgang und präaurikuläre Anhängsel. Mikrognathie, ein kurzer Hals und verschiedene Grade der Syndaktylie liegen vor; Herzfehler sind häufig, und die Säuglinge sind hypoton.

Die geistige und körperliche Entwicklung ist deutlich retardiert. Eine signifikante Anzahl überlebt bis ins Erwachsenenalter, wobei Gesichtsasymmetrien und Malokklusion oft zu einem grotesken Erscheinungsbild führen.

Das **4p-Syndrom** ist extrem selten. Der kurze Arm des Chromosoms 4 ist verlorengegangen und das Syndrom zeigt die meisten der Kennzeichen des Katzenschrei-Syndroms, doch fehlt der Katzenschrei. Die geistige Retardierung ist ausgeprägt. Zusätzlich beobachtet man in der Mittellinie liegende Kopfhautdefekte, Ptose und Kolobom, eine vorspringende Nase, eine Gaumenspalte, verzögertes Knochenalter und beim Knaben Hypospadie und Hodenhochstand. Im Säuglingsalter besteht eine hohe Mortalität. Die relativ wenigen Überlebenden sind infektions- und epilepsiegefährdet. Diejenigen, die das 20. Lebensjahr erreichen, dabei handelt es sich jedoch um wenige Ausnahmen, sind durchwegs schwer behindert.

Mikrodeletionen benachbarter Gene eines Chromosoms, die heutzutage aufgrund neuer Techniken nachweisbar sind, verursachen Krankheiten wie z. B. das Prader-Willi-, das Miller-Dieker und das DiGeorge-Syndrom. Es handelt sich fast immer um sporadisch auftretende Fälle. Ein Nachweis der Mikrodeletion mit Hilfe zytogenetischer Techniken ist oftmals nicht möglich, in diesen Fällen kann man sich jedoch mit spezifischen, auf die fragliche Region zugeschnittenen, DNS-Tests behelfen.

Syndrome im Zusammenhang mit Aberrationen der Geschlechtschromosomen

Lyon-Hypothese (X-Inaktivierungstheorie)

Die Geschlechtsbestimmung wird beim Menschen durch ein einziges Chromosomenpaar, das X und das Y kontrolliert. Das weibliche Geschlecht hat zwei X-Chromosomen und das männliche hat ein X und ein Y. Das Y-Chromosom ist in der Regel das kleinste der 46 Chromosomen, und die Genetiker konnten entdecken, daß nur höchstens ein nicht geschlechtsbezogenes Gen auf ihm ist. Andererseits ist das X-Chromosom eines der größten Chromosomen in der Gruppe C und enthält Hunderte von Genen, von denen die meisten nichts mit dem Geschlecht zu tun haben.

Diese Situation scheint ein genetisches „Dosierungsproblem" zu ergeben, da die normale Frau 2 Loci für jedes X-gebundene Gen im Vergleich zu dem einzelnen Locus des Mannes hat. Nach der **Lyon-Hypothese** *wird jedoch eines der zwei X-Chromosomen in jeder Körperzelle der Frau während der frühen embryonalen Entwicklung genetisch aktiviert.* Es ist bewiesen, daß das **Barr-Körperchen** oder der **Chromatinknäuel**, innerhalb der Kerne der weiblichen Körperzellen zu sehen, das ganze (oder fast das ganze) zweite X-Chromosom darstellt. Tatsächlich scheinen, egal wieviele X-Chromosomen in dem Genom verbunden sind, alle bis auf eines inaktiviert zu sein. Deshalb findet sich immer ein Chromatinknäuel weniger als X-Chromosomen vorhanden sind.

Die X-Inaktivierung ergibt interessante Hinweise für die klinische Medizin. Zum Beispiel sind X-Chromosomen-Anomalien relativ gutartig im Vergleich zu analogen autosomalen Anomalien. Frauen mit 3 X-Chromosomen sind gewöhnlich körperlich und geistig normal und offenbar auch fertig. Im Gegensatz dazu haben alle bekannten autosomalen Trisomien wie das Down-Syndrom und die Trisomien 18 und 13 verheerende Folgen. Die relativ gutartige Natur der zusätzlichen X-Chromosomen ist vermutlich die Folge der Inaktivierung des größten Anteils des überzähligen Chromosomenmaterials. Ähnlich ist das vollständige Fehlen eines Autosoms letal, während das vollständige Fehlen eines X-Chromosoms, obwohl es zu einem spezifischen Syndrom (Turner-Syndrom) führt, relativ gutartig ist.

Die symptomatische Heterozygotie für eine X-chromosomal-rezessive Störung kann auch auf der Basis dieser Theorie erklärt werden. Frauen, die für Hämophilie oder Muskeldystrophie heterozygot sind, zeigen gelegentlich Blutungsneigung beziehungsweise Muskelschwäche. Die Lyon-Hypothese behauptet auch, daß die X-Inaktivierung ein Zufallsereignis ist und bei jedem Individuum deshalb 50% mütterliche und 50% väterliche X-Inaktivierung zu beobachten sein sollte. Ein Zufallsprozeß folgt jedoch auch der normalen Verteilungskurve, und die meisten aller mütterlichen X-Chromosomen können in bestimmten Körpergeweben bei einigen Frauen und fast alle väterlichen X-Chromosomen bei anderen Frauen inaktiviert werden.

Wenn in einem bestimmten Gewebe einer Heterozygoten zufällig fast alle Zellen, die das normale Allel enthalten, inaktiviert würden, müßte sich die Erkrankung in der gleichen Form manifestieren wie bei einem hemizygoten betroffenen Mann.

Gonadendysgenesie

(Turner-Syndrom, Bonnevie-Ullrich-Syndrom)

Dieses Syndrom ist im allgemeinen auf das vollständige oder teilweise Fehlen eines der beiden X-Chromosomen bei der Frau zurückzuführen. Seine Häufigkeit beträgt etwa 1:3000 weibliche Lebendgeburten. Viele betroffene Neugeborene zeigen deutliche dorsale Lymphödeme der Hände und Füße und Lymphödeme oder lose Hautfalten über dem Nacken.

Dieses Erscheinungsbild ist nahezu pathognomonisch, allerdings wird es gelegentlich auch beim Down-Syndrom beobachtet.

Zum vollständigen Bild beim älteren Kind oder Erwachsenen gehören: Kleine Statur, ein Faltenhals (Pterygium colli), tiefer Haaransatz im Nacken, Ptose, breite Brust mit weitstehenden Mamillen, multiple pigmentierte Nävi, kurze vierte Metakarpalia und eine Hypoplasie der Nägel, Aortenisthmusstenose, Amenorrhoe, fehlende Brustentwicklung und infantile äußere Geschlechtsmerkmale. Die Ovarien sind durch bilaterale Stränge aus fibrösem Stroma ersetzt, die meist keine sich entwickelnden Eier enthalten.

Nierenanomalien und Hämangiome sind häufig. Gelegentlich kommt es im GI-Trakt zu Teleangiektasen mit daraus resultierenden intestinalen Blutungen. Geistige Mängel sind selten, doch leiden viele Patientinnen unter einer räumlichen Desorientierung und schneiden so bei Leistungstests schlechter ab, obwohl sie beim verbalen IQ durchschnittliche oder höhere Werte erreichen.

Varianten: 1. **Mosaikbildung:** Eine Anzahl von Patienten mit Turner-Syndrom sind Mosaike (z.B. 45,X/46, XX oder 45,X/47,XXX). Der Phänotyp kann dem des Turner-Syndroms entsprechen, er kann jedoch auch völlig unauffällig sein. Viele der Patienten sind fruchtbar. 2. **Ringchromosomen:** Gelegentlich haben betroffene Individuen ein normales X und ein abnormes X, das ein Ringchromosom bildet. Hierzu ist erforderlich, daß sowohl vom kurzen als auch vom langen Arm des abnormen X ein Stück verloren geht. 3. **Langarm-Isochromosomen:** Einige Patienten haben ein normales X-Chromosom und ein Langarm-Isochromosom, das durch den Verlust der kurzen Arme und die Entwicklung eines Chromosoms, das nur aus zwei langen Armen besteht, gebildet wurde. Diese Individuen entwickeln oft das vollständige Syndrom, so daß der Verlust des kurzen Arms des X-Chromosoms der wichtigste Faktor bei diesem Syndrom zu sein scheint. 4. **Turner-Phänotyp mit normalen Geschlechtschromosomen (Noonan-Syndrom):** In verschiedenen Familien zeigen sowohl die Frauen als auch die Mütter viele Charakteristika des Turner-Syndroms, obwohl ihre Chromosomen dem Karyotyp 46,XX oder 46,XY entsprechen. Dies ist offenbar in einigen Fällen auf die Homozygotie für eine autosomal-rezessive Mutante und in anderen Fällen auf einen autosomal-dominanten Erbgang zurückzuführen. Allerdings kommen die meisten Fälle sporadisch vor mit multifaktorieller Ätiologie. Man beobachtet phänotypische Unterschiede, in erster Linie eine normalere Statur, eine normale sexuelle Entwicklung und Fertilität, Pectus excavatum und häufiger eine Mißbildung des rechten Herzens (Pulmonalstenose) als eine Aortenisthmusstenose. Häufig ist der Patient gewöhnlich in geringer Ausprägung geistig retardiert.

Eine zytogenetische Analyse muß bei allen Patienten mit Gonadendysgenesie durchgeführt werden, um Mosaikformen mit einer Y-Zellinie, z.B. 46,XY/45,X, auszuschließen. Diese Patienten sind meist phänotypisch Frauen, die verschiedene Kennzeichen des Turner-Syndroms aufweisen, obwohl einige Hermaphroditen sind. Bei ihnen besteht ein hohes Risiko, daß die Gonaden maligne entarten (Gonadoblastom), und man sollte ihnen während der frühen Kindheit prophylaktisch die Gonaden entfernen.

Triplo-X-Syndrom (47,XXX)

Diese Individuen haben drei X-Chromosomen und zwei Barrkörperchen oder Geschlechtschromatinäquivalente. Diese Anomalie, die erstmals in Kliniken für geistig Behinderte gefunden wurde, ist auch bei 1:1000 offensichtlich normalen weiblichen Neugeborenen während der Routineuntersuchung entdeckt worden. Sterilität kommt zwar manchmal vor, mehrere normale XXX-Frauen brachten jedoch Nachkommen zur Welt, die sowohl genotypisch als auch phänotypisch normal waren. Folgestudien nicht ausgewählter Kinder, die anhand von Neugeborenenüberwachungsprogrammen unternommen wurden, haben im Vergleich zu den Geschwistern eine verminderte Intelligenz mit durchschnittlichen IQ-Werten von < 90 und den damit verbundenen Schulproblemen auf allen Gebieten aufgedeckt. Einige zeigen mäßige bis schwere Defizite im Sprachbereich, die ihre Schwierigkeiten in der visuellmotorischen und senso-rezeptiven Integration widerspiegeln.

Seltene Anomalien des X-Chromosoms

Obwohl selten, sind 48,XXXX- oder 49,XXXXX-Frauen gefunden worden. Es gibt keinen einheitlichen Phänotyp, obwohl das Risiko der geistigen Retardierung und der kongenitalen Anomalien deutlich mit der Zahl der X-Chromosomen, besonders wenn es mehr als 3 sind, ansteigt. Das genetische Ungleichgewicht kann früh im embryonalen Leben, vor der X-Inaktivierung, eine anomale Entwicklung verursachen.

Klinefelter-Syndrom (47,XXY)

Diese relativ häufige Chromosomenanomalie ist bei etwa 1:700 männlichen Lebendgeburten zu beobachten. Früher war man der Meinung, daß 47,XXY-Individuen geistig retardiert seien, und Nervenheilanstalten haben eine Häufigkeit von etwa 1:50 geistig retardierter männlicher Patienten aufgedeckt. Das typische betroffene Individuum ist groß und eunuchoid mit kleinen, festen Hoden und einer Gynäkomastie. Die Pubertät setzt in der Regel zum normalen Zeitpunkt ein. Der Bartwuchs ist oft schwach ausgeprägt und ein geringer Anteil der Patienten benötigt eine Testosteron-Substitution. Das klinische Bild variiert jedoch stark, und wir wissen jetzt, daß die meisten 47,XXY-Männer in Erscheinungsbild und Intellekt normal sind und im Verlauf einer Infertilitätsabklärung (wahrscheinlich sind alle steril) oder bei zytogenetischen Untersuchungen normaler Populationen entdeckt werden. Die Jungen der letztgenannten Gruppe haben in ihrer Entwicklung aufgeholt. Es wurde keine geistige Retardierung gefunden, aber viele zeigen spezifische Defizite im verbalen IQ und beim Lesen. In ihrem Sprachgebrauch sind sie ineffizient und langsam in der Verarbeitung des Gehörten; Sprech- und Sprachtherapie haben sich als günstig erwiesen und bisweilen zeigen sie in der Schule gute Ergebnisse. Homosexualität kommt bei diesen Patienten nicht häufiger vor als im Bevölkerungsdurchschnitt. Die Hodenentwicklung reicht von hyalinisierten, funktionsuntüchtigen Tubuli bis zu einer gewissen Produktion von Spermatozoen, und die Ausscheidung des follikelstimulierenden Hormons **(FSH)** mit dem Urin ist häufig erhöht.

Varianten: Einige Patienten mit Klinefelter-Syndrom haben drei, vier und sogar fünf X-Chromosomen zusammen mit dem Y. Im allgemeinen nimmt der Schweregrad der geistigen Retardierung und der Mißbildung mit der Anzahl der X-Chromosomen zu. Die Ursache mag wieder das genetische Ungleichgewicht vor der X-Inaktivierung sein. Ein paar Individuen scheinen vom Genotyp 46,XX zu sein; diese Fälle sind wahrscheinlich die Folge der Translokation eines winzigen und deshalb nicht entdeckbaren Fragments eines Y-Chromosoms auf eines der X-Chromosomen oder auf andere Chromosomen. Spezielle Genuntersuchungen bestätigen, daß in praktisch allen Fällen Y-chromosomale DNS vorhanden ist. In seltenen Fällen kommt es beim Klinefelter-Syndrom zu Mosaikbildungen.

Das 47,XYY-Syndrom

Diese Chromosomenanomalie wurde erstmals 1961 bei einem 1,83 m großen Weißen beschrieben, der keine besonderen Probleme aufwies. Eine Anzahl von Männern mit diesem Syndrom, besonders aggressive oder gewalttätige, wurden in Einrichtungen für Kriminelle mit subnormalem IQ gefunden, und es wurde angenommen, daß das zusätzliche Y-Chromosom Männer für kriminelle, aggressive Neigungen prädisponiert. Neuere Daten zeigen, daß praktisch alle diese Männer aus sehr armen Verhältnissen stammten. Außerdem sind auch 47,XYY-Individuen in normalen Populationen mit etwa der gleichen Häufigkeit wie 47,XXY entdeckt worden, und die Rolle des zusätzlichen Y-Chromosoms in bezug auf kriminelle Tendenzen ist fragwürdig. Ergebnisse von Frühuntersuchungen bei Jungen, die bei Neugeborenenscreenings gefunden wurden, zeigen eine erhöhte Beeinträchtigung der Sprache, ähnlich der von 47,XXY-Männern.

X-chromosomale geistige Retardierung

(Syndrom des instabilen X-Chromosoms, *s. a. Kap. KIN, 8., Geistige Retardierung)*

Unter Personen, die wegen einer geistigen Retardierung in Heimen sind, wurde ein 30–50%iger Mehranteil an Männern gut dokumentiert. Familienuntersuchungen enthüllten *häufig* betroffene männliche Geschwister und Onkel mütterlicherseits und ließen keinen Zweifel daran, daß eine Gruppe von X-chromosomalen mutierten Genen vorhanden ist, die eine geistige Retardierung ohne auffällige kongenitale Anomalien verursachen. Dies kann zumindest teilweise für den prozentualen Mehranteil an retardierten Männern verantwortlich sein. Einige dieser Männer haben ein X-Chromosom mit einer Einschnürung nahe dem Ende des langen Arms, die wie ein kleiner Knopf aussieht, der vom Hauptteil des Chromosoms durch einen dünnen Stiel getrennt ist. Der Stiel, der bei der Vorbereitung des Karyotyps oft bricht, wird als Bruchstelle bezeichnet und sein Vorkommen kann durch Verwendung spezieller Zellkulturtechniken ausfindig gemacht werden. Das klinische Bild umfaßt große Hoden, speziell nach der Pubertät, abstehende Ohren und prominentes Kinn und Stirn. Wenn betroffene Mänmner ein instabiles X-Chromosom aufweisen, kann häufig, aber nicht immer, das instabile X auch bei weiblichen Merkmalsträgern nachgewiesen werden. Einige Merkmalsträgerinnen sind auch geistig retardiert und eigenartigerweise sind einige männliche Träger normal. Das instabile X kann zuverlässig in Amnionzell- bzw. Chorionzottenkulturen nachgewiesen werden. Die pränatale Diagnostik ist allerdings aus obengenannten Gründen für beide Geschlechter problematisch. Ein akkurater prä- und postnataler Nachweis wird dann möglich sein, sobald das instabile X kloniert und charakterisiert ist. Dieses instabile X-Chromosom ist von großer Wichtigkeit, weil es nach dem Down-Syndrom die häufigste Ursache für eine geistige Retardierung darstellt, die spezifisch diagnostiziert werden kann.

Intersexualität

(s. a. Kap. KIN, 7.)

Auf vielfältige Weise können genetische Störungen für die Intersexualität verantwortlich sein. Ein hilfreicher diagnostischer Ansatz beruht bei Fällen mit zweigeschlechtlichen Genitalien auf den Ergebnissen der Chromosomenanalyse. Viele Patienten können einer der drei folgenden Kategorien zugeordnet werden:

1. **Chromosomenanomalien.** Anomalien der Geschlechtschromosomen umfassen eine Vielzahl von Mosaiken mit oder ohne Y-Chromosom, Syndrome der Gonadendysgenesie (dies können 46,XX oder 46,XY sein) und echte Hermaphroditen (häufig 46, XX bei Lymphozyten, Mosaik aber im Ovotestesgewebe). Zweigeschlechtliche Genitalien können ebenfalls bei den Trisomien 13 und 18 und bei anderen autosomalen Chromosomenstörungen auftreten.

2. **Maskulinisierung von 46,XX-Frauen (weibliche Hermaphroditen).** Eine häufige Ursache ist die angeborene virilisierende Nebennierenrindenhyperplasie (adrenogenitales Syndrom), eine Gruppe von auf Enzymdefekten der Biosynthese der Nebennierenrinde beruhenden Störungen, von denen jede im autosomal-rezessiven Erbgang weitergegeben wird *(s. a. Kap. END, 4., Adrenaler Virilismus).* Ebenso können exogene androgene oder mütterliche Tumoren den Fetus virilisieren.

3. **Mindermaskulinisierung von 46,XY-Männern (männliche Pseudohermaphroditen).** Einige Enzymdefekte der angeborenen Nebennierenrindenhyperplasie führen zur Bildung abnormer Androgene, die bei der vollständigen Maskulinisierung des männlichen Feten versagen. Zusätzlich gibt es eine Gruppe **„androgenresistenter Syndrome"**, die auf Defekten der Androgenrezeptoren der Zellmembran (die totale Resistenz verursacht das Syndrom der testikulären Feminisierung) beruhen. Die meisten dieser Syndrome werden X-chromosomal vererbt.

Besonders zu erwähnen ist, daß die meisten Fälle zweigeschlechtlicher Genitalien als Syndromkomponenten multipler Mißbildungen oder als Entwicklungsdefekte häufig in Verbindung mit Anomalien des Urogenitaltraktes und/oder des Dickdarmtraktes auftreten. Wenn die Verdachtsdiagnose auf ein adrenogenitales Syndrom besteht, muß in der Zeit, in der das Ergebnis der Steroidmetabolitenmessung im Urin abgewartet wird, das Kind sorgfältig auf Natriumverluste und/oder Bluthochdruck hin überwacht werden.

Indikationen für eine Chromosomenanalyse

1. Angeborene Mißbildung: Säuglinge mit multiplen, kongenitalen Anomalien unbekannter Ätiologie besitzen oft Chromosomenanomalien (siehe oben). Einzelne Mißbildungen, selbst wenn sie schwer sind (z. B. angeborene Herzdefekte, Neuralrohrdefekte), gehen selten mit Chromosomenaberrationen einher, doch sollte nach kleineren Defekten, die leicht übersehen werden können, sorgfältig gesucht werden. Häufig wird der Radiologe unerwartete Skelettanomalien finden, und aus diesem Grund sind Röntgenaufnahmen ein Teil des diagnostischen Programms von jedem Patienten, bei dem der Verdacht auf ein Syndrom besteht. Ähnlich zeigen Patienten mit **unspezifischer geistiger Retardierung,** Säuglinge mit **Gedeihstörungen** und Neugeborene, die für ihr **Gestationsalter klein** sind, nur eine geringe Häufigkeit abnormer Karyotypen, doch können sie dennoch Indikationen für die Analyse darstellen: Die Entdeckung einer Chromosomenanomalie kann zu einer detaillierten Suche nach Mißbildungen veranlassen, von denen einige korrigierbar sein können (frühe Diagnose der Harnwegsobstruktion oder abnormer Wirbel z. B. kann dem Patienten viel helfen).

2. Durch Ultraschall nachweisbare fetale Fehlbildungen. Chromosomenanomalien werden meist bei Feten mit nuchalen Hygromen, Gliedmaßendefekten, Omphalozelen, Duodenalstenose, Hydrozephalus/Holoprosenzephalie und Gesichtsschädeldefekten (z. B. Spaltbildung) gefunden. Wenn zwei Fehlbildungen gleich welchen Typs zusammen oder eine Fehlbildung in Verbindung mit einer intrauterinen Wachstumsverzögerung oder einer erhöhten oder verminderten Fruchtwassermenge auftreten, steigt das Risiko einer chromosomalen Anomalie um ein Mehrfaches. Die fetale Blutuntersuchung ist zu einem wichtigen Bestandteil der modernen pränatalen Diagnostik geworden *(s. Diagnostik und Screening-Methoden, unten).*

3. Nicht-eindeutige äußere Genitalien *(s. oben und unter Intersexualität, Kap. KIN, 7.).* Aufgrund der großen Breite der chromosomalen Variationen, die zum Zwittertum führen können, ist der Abstrich der Mundschleimhaut auch für eine Bestimmung des vermutlichen Geschlechts nicht länger akzeptabel. Für den seltenen Fall, daß das biologische Geschlecht schnell bestimmt werden muß (z. B. um schwere psychische Probleme für die Eltern zu vermeiden), muß zur sofortigen Bestimmung des Karyotyps ein Knochenmarkspunktat verwendet werden.

4. Habitueller Abort: Obwohl eine größere Chromosomenanomalie bei lediglich 3 bis 5% der Paare, die 3 oder mehr Spontanaborte gehabt haben, festgestellt werden konnte, ist die Erstellung des Karyotyps beider Eltern Teil der Untersuchung.

5. Infertilität: Nachdem anatomische Defekte als Ursache ausgeschlossen wurden, sollte das Ehepaar karyotypisiert werden. Auch hier erweist sich der Abstrich der Wangenschleimhaut als inadäquate Methode. 47,XXY-Männer und Frauen mit einer Vielfalt an X-Chromosomenanomalien können als vollständig normal erscheinen, aber trotzdem steril sein.

6. Samen- oder Eispender: Männer oder Frauen, die an einer künstlichen Befruchtung im Rahmen von Spenderprogrammen teilnehmen, sollten karyotypisiert werden, um eine Translokation oder andere erbliche Chromosomenanomalien auszuschließen.

7. X-chromosomal übertragene geistige Retardierung: Spezialstudien zur Suche nach einem zerbrechlichen X-Chromosom sind indiziert.

8. Krebszytogenetik: Die Daten von Chromosomenanalysen werden verwendet zur Diagnosestellung und Behandlung einer wachsenden Anzahl maligner Erkrankungen, speziell von Leukämien und Lymphomen.

Genetische Beratung bei Chromosomenanomalien

Glücklicherweise tauchen die meisten Syndrome, die mit Chromosomenanomalien einhergehen, nur einmal in einer Familie auf, und nachdem entsprechende Untersuchungen abgeschlossen wurden, kann meist für zukünftige Nachkommen eine optimistische Prognose gestellt werden. Elterliche Karyotypen sind bei allen Patienten mit einem Translokations- oder Deletions-Syndrom notwendig, um sicher zu sein, daß die Chromosomenanomalie nicht vererbt wurde. Wenn festgestellt wird, daß ein Elternteil ein balancierter Träger irgendeiner Chromosomenaberration ist, sind sowohl die Geschwister des Patienten als auch die des betroffenen Elternteils Risikopersonen, und zusätzliche Chromosomenuntersuchungen sind angezeigt. Die Möglichkeit der pränatalen Diagnose und der Prophylaxe durch selektiven Schwangerschaftsabbruch muß den Risikoträgern (s. unten) dargelegt werden.

Patienten mit **Down-Syndrom,** aufgrund einer Trisomie 21, stellen besondere Probleme. Überraschenderweise sind die Mehrzahl der familiären Fälle eher eine Trisomie 21 als eine Translokation, und von diesen sind nur wenige die Folge einer elterlichen Mosaikbildung (Mosaikbildung kann vielfältige Bilder verursachen, aber diese nur bei Geschwistern eines Elternpaares). So haben die Eltern eines Kindes mit Down-Syndrom, unabhängig vom Alter der Mutter, ein erhöhtes Risiko (mindestens 1%), ein weiteres betroffenes Kind zu haben, und man sollte sie auf die Möglichkeit der pränatalen Diagnostik aufmerksam machen. Die Geschwister dieser Eltern tragen jedoch kein erhöhtes Risiko, solange es keine anderen nahen Verwandten mit Trisomie 21 gibt.

Prophylaxe genetischer Störungen

Das Ziel der medizinisch-genetischen Beratung ist es, Individuen zu identifizieren, die aufgrund ihres besonderen Karyotyps und ihrer speziellen Prägung für die Umwelt, in der sie leben, schlecht ausgerüstet sind. Weder die Gene noch die Umwelt allein verursachen Erkrankungen, und für Individuen mit hohem Risiko gibt es immer mehr Möglichkeiten, die Effekte sowohl des Genoms als auch der besonderen offensiven Umweltkomponenten zu mildern. Für Erkrankungen, die pränatal noch nicht behandelbar oder entdeckbar sind, bleibt die Prophylaxe durch Kontrazeption und die Möglichkeit einer Adoption oder künstlichen Besamung (letzteres wird immer öfter in Betracht gezogen und sollte zum geeigneten Zeitpunkt besprochen werden).

Der Fortschritt in der Molekulargenetik

Ohne Vergleich in der Geschichte der Medizin ist die Geschwindigkeit, mit der die neue DNS-Technologie aus der Entwicklungsphase im Labor als ausgereifte Behandlungstechnik zum Patienten gelangt. Einige der Hauptakte dieses sich überaus rasch entwickelnden Schauspiels werden unten näher beleuchtet.

Isolierung menschlicher Gene: Von grundlegender Bedeutung waren die Techniken zur Reindarstellung von DNS und RNS, die Auftrennung der zwei Polynukleotidstränge der Doppelhelix und das Verstehen des Tripletcodes zur Translokation der Basensequenz des genetischen Materials in die ihr entsprechende Aminosäuresequenz zur Bildung von Polypeptidketten. Zum Beispiel wurde das Gen für Humaninsulin synthetisiert und die vorausgehende Reindarstellung der zwei Polypeptidketten des Hormons selber. Die Sequenz der Aminosäuren ergab die Basensequenz, die ihren Code darstellte, und die passenden Basen wurden in vitro auf chemischem Weg in der richtigen Reihenfolge zusammengesetzt. Die Gene der Polypeptidketten des α- und β-Hämoglobins wurden aus rein dargestellter Messenger-RNS (mRNS) synthetisiert. Die spezifische RNS war relativ leicht aus den Vorläuferzellen der Erythropoese darzustellen, weil die Hälfte der gesamten RNS der Hb-Produktion untersteht. Die Transkription von der RNS-Matrize auf die DNS vollzieht sich durch die reverse Transkriptase. Verschiedene zusätzliche Methoden zur Darstellung und Analyse menschlicher Gene sind entwickelt worden, und die Ergebnisse zeigen, daß ein Gen nicht einfach ein Abschnitt der DNS-Kodierung der Aminosäuresequenz einer Polypeptidkette ist. Statt dessen besteht sie aus als **Exone** bezeichneten Kodierungsabschnitten, die mit dazwischenliegenden, nicht kodierenden, als **Introne** bezeichneten Abschnitten gemischt sind. Die Introne werden initial transkribiert, darauf aber von der Messenger-RNS abgespalten, bevor sie den Zellkern verlassen. Die Funktion der Introne ist unbekannt, aber viele der Mutationen, die z. B. die β-Thalassämie hervorrufen, sind auf sie zurückzuführen. Zusätzlich befinden sich auf beiden Seiten der Strukturgene begrenzende Sequenzen, die deren Aktivität regulieren und Start- oder Stopsignale zu deren Transkription abgeben.

Restriktive Endonukleasen sind Bakterienenzyme, die das genetische Material in Tausende von Stücken zerlegen, wobei aber jede spezifische Endonuklease die DNS und RNS nur bei Auftreten einer hochspezifischen Basensequenz abtrennt. Als Beispiel sei eine Endonuklease genannt, welche die Sequenz G-C-C-T-A-A zu erkennen und die Kette zwischen T und A zu brechen vermag (die vier Basen, welche die DNS zusammensetzen, sind Cytosin, Guanin, Thymidin und Adenin). Diese Sequenz wird im menschlichen Genom zufällig immer wieder auftreten, was somit, wie in *Abb. 34.* gezeigt, die vielen Fragmente unterschiedlicher Länge zur Folge hat.

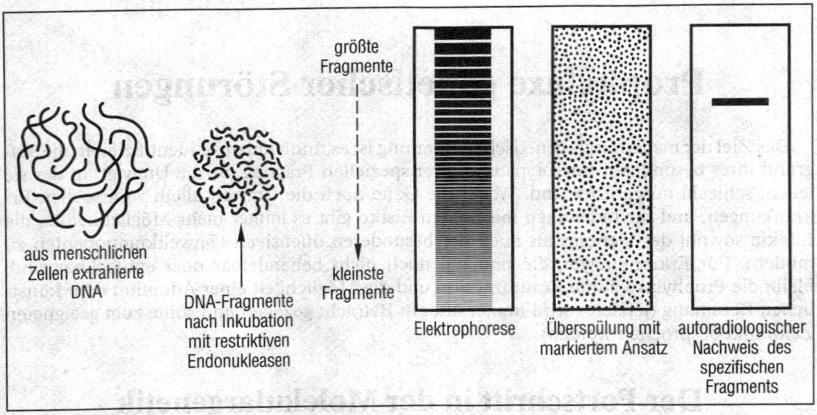

Abb. 34. **Die Southern-Blot-Technik**

Die **Klonierung von Genen** ist der In-vitro-Schritt, bei dem ein Stück menschlicher DNS, gereinigt oder nicht, in ein Vehikel zum Klonieren eingeführt wird, welches üblicherweise ein bakterielles **Plasmid** (ein Stück ringförmiger DNS, das natürlich bei Bakterien vorkommt) ist. Danach wird das Bakterium kultiviert. Jedes erneut hergestellte Plasmid enthält menschliche DNS und im wahrsten Sinne des Wortes können in dieser „Bakterienfabrik" millionenfach Kopien menschlicher Gene oder DNS-Segmente produziert werden. Die Ringplasmide können zum Einfügen fremder DNS unter der Verwendung restriktiver Endonukleasen geöffnet werden. Das Kombinieren bakteriellen Plasmids und menschlicher DNS-Segmente ist ein Beispiel rekombinierter DNS.

Genmarkierung: Jedes DNS- und RNS-Segment verbindet sich mit seiner komplementären Sequenz. Auf diese Weise wird die Doppelhelix zuerst aus einem Einzelstrang gebildet – G bindet sich immer an C und A an T. Wenn man die vielen Kopien eines der oben beschriebenen klonierten Gene nimmt und einen radioaktiven Marker zu jeder Kopie gibt, erhält man einen markierten Testansatz. Durch den Ansatz werden die komplementären DNS-Segmente herausgesucht, die dann durch Autoradiographie dargestellt werden können. Radioaktiver Testansatz, der zum ausgezogenen Chromosom gegeben wird, vermag ein auf einem spezifischen Chromosom gelegenes Gen zu lokalisieren oder er kann, wie in *Abb. 34.* abgebildet, im *Southern-Blot*-Verfahren zur Identifikation eines DNS-Stückes verwendet werden.

Southern-Blot, ein nach seinem Erfinder benanntes und von ihm entwickeltes Verfahren, ist eine der Säulen der Anwendung rekombinierter DNS bei der Verhütung genetisch determinierter Krankheiten. Die Technik wird in *Abb. 34.* dargestellt. Aus Patientenzellen wird langsam DNS extrahiert und durch eine spezifische Endonuklease fragmentiert. Die Fragmente werden durch Elektrophorese hauptsächlich nach ihrer Größe getrennt, wobei die kleineren Stücke schneller durch die Gelporen wandern. Die Fragmente werden dann auf Nitrozellulose-Filterpapiere getropft und mit einem markierten Ansatz überspült. Der Ansatz bindet sich nur an die komplementäre Sequenz, was zur Identifizierung des interessierenden Gens als Bande oder mehrere Banden auf dem Papier führt.

Restriktions-Fragment-Längen-Polymorphismus (RFLP): Die verschiedenen zur Verfügung stehenden restriktiven Endonukleasen haben eine beachtliche Variabilität des menschlichen Genoms aufgedeckt. Wenn in der von der Endonuklease erkannten Sequenz nur eine Basensubstitution auftritt, wird die DNS an dieser Stelle nicht brechen und anstatt zweier kleiner Fragmente gibt es ein großes. Die Fragmente verschiedener Größe wandern bei der Southern-Blot-Technik an verschiedene Stellen und mit dem markierten Testansatz ist dann, wie in *Abb. 35.* abgebildet, die Identifizierung der unterschiedlich großen Fragmente möglich. Weil zuvor beschriebene Varianten sehr üblich sind, haben sie fast nicht enden wollende

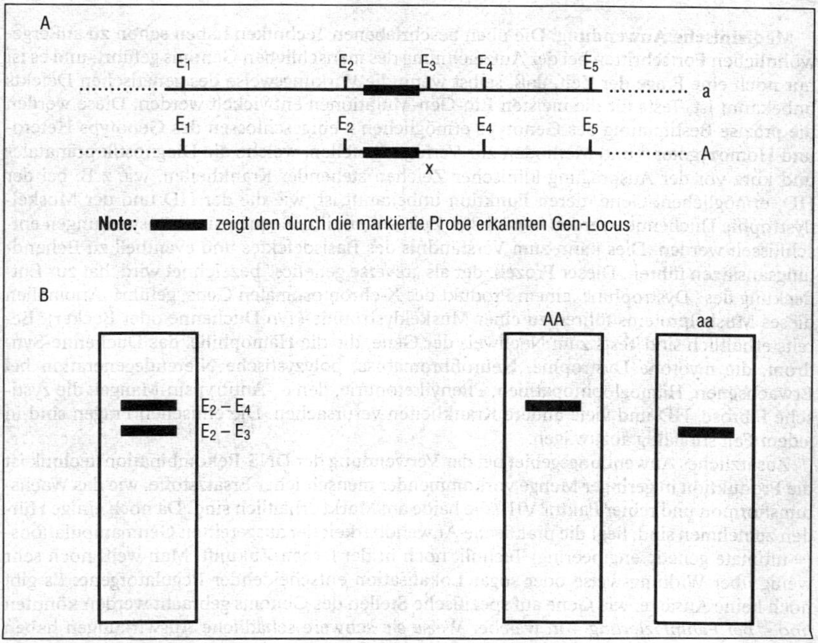

Abb. 35. **Nachweis von Restriktion-Fragmentlängen-Polymorphismen**

A: Abgebildet sind kleine Abschnitte von 2 homologen Chromosomen, a und A. E_1, E_2 … E_5 sind die Bruchstellen, die durch die restriktive Endonuklease E verursacht werden. Auf Chromosom A ist eine Basensubstitution an der mit x markierten Stelle vorhanden; somit wird diese Stelle von E nicht erkannt. Es tritt kein Bruch auf und ein langes Fragment resultiert. Der markierte Testansatz wird sich sowohl an das E_2–E_3-Bruchstück des Chromosoms a als auch an das E_2–E_4-Bruchstück des Chromosoms A binden, wobei das letztere das größere ist. Durch das Southern-Blot-Verfahren und die Autoradiographie werden beide Fragmente dargestellt *(s. Bild B).*

B: Einige Personen werden homozygot AA oder aa sein. AA-Individuen haben nur das große Fragment E_2–E_4, aa-Individuen das E_2–E_3.

Serien von als RFLP bekannten Markern hervorgebracht. Wenn eine substituierte Base innerhalb des in Frage kommenden Gens auftritt und sich zufällig, wie bei der Sichelzellanämie, am Ort der Mutation befindet, welche die Krankheit bedingt, dann vermag man ohne Familienstudie anhand der Markierung den individuellen Genotyp zu identifizieren. Wenn die Variante des in Frage kommenden Gens wie bei der **Huntingtonschen Krankheit (HD)** sehr ähnlich begrenzt ist, sind Familienuntersuchungen erforderlich, um herauszufinden, welches nach der Größe geordnete Fragment mit dem HD-Gen der betreffenden Familie assoziiert ist.

Gen-Amplifikation: Die Polymerase-Kettenreaktion für die DNS-Amplifikation ist eine bemerkenswerte Innovation, wobei ein spezifisches DNS-Segment, das wiederum ein spezifisches Gen enthält, mittels eines In-vitro-Verfahrens innerhalb einiger Stunden um mehr als das 200000fache vergrößert werden kann. Die DNS einer einzelnen Zelle und die produzierten Mengen sind ausreichend, so daß nach der Elektrophorese DNS-Färbemethoden statt radioaktiver Tests verwendet werden können. Dank dieser Technik wird die molekulare Diagnostik vermutlich bald in den klinischen Laboratorien zur Verfügung stehen.

Medizinische Anwendung: Die oben beschriebenen Techniken haben schon zu außergewöhnlichen Fortschritten bei der Aufzeichnung des menschlichen Genoms geführt, und es ist nur noch eine Frage der Zeit, daß, selbst wenn die Wirkungsweise des genetischen Defekts unbekannt ist, Tests für die meisten Ein-Gen-Mutationen entwickelt werden. Diese werden die präzise Bestimmung des Genotyps ermöglichen – eingeschlossen des Genotyps Hetero- und Homozygoter – und Methoden zur Verfügung stellen, welche die Diagnostik pränataler und kurz vor der Ausprägung klinischer Zeichen stehender Krankheiten, wie z. B. bei der HD, ermöglichen. Gene, deren Funktion unbekannt ist, wie die der HD und der Muskeldystrophie Duchenne, werden in nächster Zeit isoliert, ihre Sequenz und Auswirkungen entschlüsselt werden. Dies kann zum Verständnis des Basisdefektes und eventuell zu Behandlungsansätzen führen. Dieser Prozeß, der als „reverse genetics" bezeichnet wird, hat zur Entdeckung des „Dystrophin", einem Produkt des X-chromosomalen Gens, geführt. Anomalien dieses Muskelproteins führen zu einer Muskeldystrophie (Typ Duchenne oder Becker). Bereits erhältlich sind Tests zum Nachweis der Gene, die die Hämophilie, das Duchenne-Syndrom, die myotone Dystrophie, Neurofibromatose, polyzystische Nierendegeneration bei Erwachsenen, Hämoglobinopathien, Phenylketonurie, den α_1-Antitrypsin-Mangel, die zystische Fibrose, HD und viele andere Krankheiten verursachen. Die ethischen Fragen sind in jedem Fall sorgfältig abzuwägen.

Zusätzliches Anwendungsgebiet bei der Verwendung der DNS-Rekombinationstechnik ist die Produktion in geringer Menge vorkommender menschlicher Ersatzstoffe, wie das Wachstumshormon und reiner Faktor VIII, die beide am Markt erhältlich sind. Da noch einige Hürden zu nehmen sind, liegt die praktische Anwendbarkeit der ausgereiften Genmanipulations- (= ultimate genetic engineering) Technik noch in der fernen Zukunft. Man weiß noch sehr wenig über Wirkungsweise oder sogar Lokalisation entscheidender Regulatorgene. Es gibt noch keine Ansätze, wie Gene auf spezifische Stellen des Genoms gebracht werden könnten und – bei Fehlplazierung – in welcher Weise sie schwere schädliche Auswirkungen haben könnten.

Wahrscheinlich sind die aufregendsten Entdeckungen der letzten Zeit die Marker für unterschiedliche, genetisch beeinflußte, wahrscheinlich multifaktorielle Krankheitsbilder, welche sowohl häufig auftretende, als auch ernste medizinische Probleme darstellen. Sie umfassen die spezifischen HLA-assoziierten Krankheiten mit spezifischen Formen der Arthritis und des Diabetes, die Entwicklung spezifischer Tests für Mutationen, die an der Kontrolle der Serum- und intrazellulären Lipidspiegel beteiligt sind, und Tests, die auf Mutationen im Zusammenhang mit häufigen Erkrankungen spezialisiert sind (z. B. Kolonkarzinom, *s. Genetik maligner Erkrankungen, oben*). Die Frühentdeckung dieser mit hohem Risiko behafteten Untergruppen kann Eingriffe ermöglichen, welche die Auswirkungen der Krankheit verzögern oder sogar verhindern können.

Molekulargenetische Service-Laboratorien werden in Verbindung mit Genetikzentren entwickelt, um dem praktizierenden Arzt aktuelle Informationen wie auch diagnostische Hilfeleistungen anbieten zu können.

Diagnostik und Screening-Methoden

Amniozentese

Dabei wird durch transabdominalen Zugang 10–20 ml Fruchtwasser aus der Fruchtblase zwischen der 14. und 16. Gestationswoche entnommen. Fruchtwasserzellen sind hauptsächlich fetalen Ursprungs und können für zytogenetische, biochemische und molekulare Untersuchungen rasch kultiviert werden. Indikationen für die Amniozentese sind:

1. Fortgeschrittenes Alter der Mutter. Das Risiko, ein Kind mit einer Trisomie, besonders Trisomie 21, zu bekommen, beginnt ab Mitte 30 zu steigen *(s. Tab. GYN, 12.)*. Unstimmigkeiten zwischen auf Lebendgeburten und auf der Amniozentese basierenden Studien existieren, doch bei den letzteren reicht die Häufigkeit des Down-Syndroms von 1:200 bis 1:50 bei einem Alter von 35–39 Jahren, während im Alter von 40–45 das Risiko bei 2 bis 6:100 liegt. Die meisten Ärzte meinen, daß den Frauen, die zum Zeitpunkt der Entbindung über 35 Jahre alt sind, das Risiko mitgeteilt und die Amniozentese angeboten werden sollte. Es gibt einen geringeren Effekt durch das Alter des Vaters, der aber wenig praktische Bedeutung hat; z. B. müßte der Ehemann einer 34jährigen Frau 70 Jahre alt sein, um das Risiko seiner Frau auf das einer 35jährigen zu erhöhen.

2. Frühere Kinder mit Trisomie. Wenn ein Paar ein tot- oder lebendgeborenes Kind mit einer Trisomie bekommen hat, ist das Risiko bei einer erneuten Schwangerschaft erhöht.

3. Translokationsträger. Wenn ein Elternteil eine chromosomale Translokation trägt, können 5 bis 100% der Kinder abgehen oder mit multiplen Mißbildungen lebend geboren werden, in Abhängigkeit davon, welches Elternteil und welche Chromosomen betroffen sind. Im allgemeinen ist das Risiko bei nicht-homologen Translokationen größer, wenn die Mutter der Träger ist.

4. Geschlechtsbestimmung. Der Karyotyp, der mittels der kultivierten Fetalzellen erstellt wird, erlaubt die Bestimmung des fetalen Geschlechts vor der Geburt. Wo die Mutter als Trägerin einer X-chromosomalen Mutante (z. B. für Muskeldystrophie) identifiziert worden ist und es keinen spezifischen Test für den betroffenen Fetus gibt, kann die fetale Geschlechtsbestimmung bei dem Wunsch, einen männlichen Feten abzutreiben, durchgeführt werden, obwohl die Hälfte der männlichen Feten normal sein wird. Die Verfügbarkeit spezifischer X-chromosomaler DNS-Tests wird in nächster Zeit die Bestimmung betroffener Männer (s. oben) ermöglichen. Die pränatale Geschlechtsbestimmung sollte Paaren, die sich aus nichtgenetischen Gründen ein Kind eines bestimmten Geschlechts wünschen, nicht angeboten werden.

5. Stoffwechselerkrankungen. Wenn beide Eltern als Träger des gleichen, pathologischen, autosomal-rezessiven Gens (d.h. sie haben bereits ein Kind mit einem angeborenen Stoffwechselfehler oder sie haben sich an einem Heterozygoten-Suchprogramm beteiligt) identifiziert worden sind, und die Krankheit pränatal entdeckt werden kann, sollte die Amniozentese angeboten werden. Mehr als 100 Erkrankungen können zur Zeit pränatal diagnostiziert werden, einschließlich der Glykogenspeicherkrankheiten, der Mukopolysaccharidosen, Aminoazidurien, der Erkrankungen des Lipidstoffwechsels und verschiedener Störungen wie das adrenogenitale Syndrom. Einige X-chromosomal bedingte Erkrankungen (z. B. Hunter-Syndrom, Lesch-Nyhan-Syndrom) können ebenfalls durch Enzymassays kultivierter Fruchtwasserzellen entdeckt werden.

6. Vorausgegangene Neuralrohrdefekte. Paare, die bereits ein Baby mit einem Neuralrohrdefekt (z. B. Anenzephalie, Myelomeningozele oder Enzephalozele) bekommen haben, tragen ein 2- bis 5%iges Risiko, daß solch ein Defekt bei einer erneuten Schwangerschaft wieder auftaucht, im Vergleich zu der Populationshäufigkeit, die bei nordamerikanischen Weißen etwa bei 1:700 Geburten liegt. Die Häufigkeit bei Schwarzen liegt unter 1:3000. Das gleiche erhöhte Risiko gilt für die Kinder eines betroffenen Elternteils. Zweitgradige Verwandte eines betroffenen Individuums (nicht die Neffen) haben ungefähr ein Risiko von 1:100, für erstgradige Cousins besteht ein Risiko von 1:200. Ein erhöhtes Risiko ist aber kaum, wenn überhaupt, für andere Familienmitglieder vorhanden. Das α-Fetoprotein ist im Fruchtwasser von Feten mit Neuralrohrdefekten in ca. 99% erhöht, und dieser Test wird verwendet, um Risikoschwangerschaften zu suchen. Heute raten die meisten Genetiker zu Amniozentese und Ultraschallaufnahmen mit hoher Auflösung bei erstgradigen Verwandten und Bestimmung des mütterlichen α-Fetoproteins in Verbindung mit Ultraschall bei zweit- und drittgradigen Verwandten. Andere Störungen (z.B. Austreten von fetalem Blut, drohende Fehlgeburt, Zwillinge, eine Omphalozele oder Ekstrophie der Blase, Tod des Feten, Turner-Syndrom, kongenitale Nephrose, Duodenalatresie) haben ebenfalls ein erhöhtes α-Fetoprotein zur Folge und erfordern die Bestätigung der Diagnose durch Ultraschalluntersuchung und Assays zur Aktivitätsbestimmung der Acetylcholinesterase neurologischen Ursprungs aus dem Fruchtwasser. Weder die Spina bifida occulta noch der isolierte kongenitale Hydrozephalus werden als Neuralrohrdefekt betrachtet.

7. Andere kongenitale Defekte. Durch raschen technischen Fortschritt wurde die pränatale Diagnose der Nierenanomalien wie der Nierenagenesie (Potter-Syndrom) und der polyzystischen Erkrankung, letaler Formen des kurzgliedrigen Zwergwuchses (thanatophorer Zwerg, Achondrogenese), Anomalien des Darms (Zwerchfellhernie, Obstruktion) und des Mikro- und Hydrozephalus unter Verwendung der sich rasch entwickelnden Techniken der Ultraschalluntersuchung, Amniozentese und der Fetoskopie möglich.

8. Mütterlicher insulinabhängiger Diabetes. Es gibt ein bis zu 10fach erhöhtes Risiko, einen Neuralrohrdefekt zu entwickeln, welches die Inzidenz auf 1 bis 2% steigen läßt. Zusätzlich ist das Risiko weiterer angeborener Anomalien, insbesondere im Sakralbereich und den unteren Extremitäten, erhöht. Heutzutage ist jedoch klar, daß speziell in der Zeit vor der Konzeption und durch die gesamte Embryogenese hindurch sorgfältige Kontrollen des Blutzuckers das Risiko fetaler Fehlentwicklungen signifikant senken. Beim Feten der 16.–18.Schwangerschaftswoche sollten detaillierte Ultraschalluntersuchungen mit gleichzeitigen Serumbestimmungen des mütterlichen α-Fetoproteins stattfinden.

Komplikationen der Amniozentese in der 16. Wo. sind selten. Der Verlust des Feten aufgrund dieses Verfahrens ist in etwa 1:200 Amniozentesen zu beobachten, doch wurde über andere schwere Schäden am Feten nicht berichtet. Eine Infektion ist selten. In 1 bis 2% der Fälle kommt es zu Fruchtwasserabgang und/oder Blutungen (fetal oder maternal); dies hört aber gewöhnlich nach einem kurzen Zeitraum der Bettruhe wieder auf. In Laboratorien mit großer Erfahrung sind Versager bei Zellkulturen und unkorrekte zytogenetische Diagnosen sehr selten.

Chorionzottenprobeexzision (CVS – chorion villus sampling)

Eine Chorionzottenprobe kann unter direkter Ultraschallführung durch Einführungen eines flexiblen Katheters durch Vagina und Zervix und Vorschieben zum fetalen Implantationsort gewonnen werden. Ungefähr 10–30 mg Zottengewebe wird dann mit der Kanüle aspiriert; unter dem Trennmikroskop wird jegliches kontaminierende mütterliche Gewebe entfernt und der Karyotyp wird aus einer Kurz- (3–5 Tage) oder Langzeit-Zellkultur (10–14 Tage) gewonnen. Letztere soll nach heutzutage vorherrschender Meinung ein exakteres Bild des fetalen Karyotyps ergeben. Die meisten, wenn nicht sogar alle in Fruchtwasser-Zellkulturen vorhandenen Enzyme sind ebenfalls in den Chorionzottenextrakten oder den Zottenzellkulturen meßbar und DNS kann aus diesen Zellen zu genetischen Studien gewonnen werden.

Folgend die wichtigsten Vorteile des CVS: Es wird zwischen der 8. und 10. SSW durchgeführt, also zwei Monate früher als eine Amniozentese, und Ergebnisse stehen schneller zur Verfügung. So ist der aufgrund eines pathol gischen Untersuchungsergebnisses gewählte Schwangerschaftsabbruch im ersten Trimester leichter und sicherer, als der um die 20. Woche. Das Hauptproblem des CVS besteht darin, daß die Größe des Risikos nicht bekannt ist. Neuere Daten zeigen als direkte Folge des Verfahrens eine Fehlgeburtenrate zwischen 1 und

2%. Es gibt keine Hinweise darauf, daß der Fetus, der ausgetragen wird, durch das Verfahren verletzt wird. Ca. 1–2% der Frauen, bei denen ein CVS durchgeführt wird, verlangen eine zusätzliche Amniozentese wegen nicht interpretierbarer zytogenetischer Befunde (z.B. bei einem Mosaik). Die Betreffenden müssen vor Durchführung des Verfahrens auf diese Möglichkeit aufmerksam gemacht werden.

Perkutane Blutentnahme aus der Nabelschnur (PUBS – percutaneous umbilical blood sampling**)**

Zur Entnahme von fetalem Blut wird eine Nadel ins mütterliche Abdomen eingeführt, wobei ein plazentares Blutgefäß im Bereich der Anheftungsstelle der Nabelschnur angesteuert wird. Früher war hierzu eine Fetoskopie erforderlich, heutzutage ist dies bereits ab der 12. Woche bis zum Geburtstermin unter Ultraschallkontrolle möglich. Dieses Verfahren ist hilfreich für die schnelle Bestimmung des Karyotyps (Dauer 2–3 Tage), wenn z.B. im Ultraschall kongenitale Mißbildungen entdeckt worden sind oder Leukozyten-, Serum- oder Hämoglobinuntersuchungen durchgeführt werden müssen, für die noch keine Enzymuntersuchungen oder molekularen Verfahren zur Verfügung stehen. Das Risiko einer Fehlgeburt beträgt 1–5%.

Screening-Programme

Neugeborene: Die Untersuchung des neugeborenen Säuglings auf PKU, um die Erkrankung zu entdecken, bevor eine signifikante ZNS-Schädigung auftritt, erfolgt fast weltweit. Wenn die Diagnose gesichert ist, wird die diätetische Behandlung begonnen, damit eine geistige Retardierung verhindert wird. Screening-Tests, bei denen getrocknete Blutpfropfen auf Filterpapier verwendet werden, sind automatisiert und erweitert worden, um die frühe Erkennung anderer angeborener Stoffwechselstörungen, die einer Behandlung zugänglich sind, zu erlauben (Galaktosämie, Ahornsirup-Krankheit und einige Formen der Homozystinurie). Musterstudien an der gleichen Patientengruppe sind so modifiziert worden, daß die kongenitale Hypothyreose entdeckt werden kann, eine relativ häufige Ursache geistiger Retardierung (1:3000 Geburten), bei der der frühe Beginn der Therapie entscheidend ist. Derartige Screening-Programme gibt es in ganz Nordamerika.

Erfassen der Heterozygoten: Die **Tay-Sachs-Krankheit,** der Modellfall für die Prophylaxe genetischer Krankheiten, wird autosomal-rezessiv vererbt und wird primär bei den Aschkenasim (osteuropäische Juden) und einer Bevölkerungsgruppe in der kanadischen Provinz Quebec gefunden. Die Krankheit kann mit Genauigkeit prä- und postnatal diagnostiziert werden und der Träger oder Heterozygote kann ebenfalls genauestens entdeckt werden. Screening-Tests in mehreren städtischen Zentren bestätigten die geschätzte Trägerhäufigkeit von 1:20–1:30 Aschkenasim. Man identifizierte viele Risikopaare und entdeckte mehrere betroffene Feten pränatal durch die Amniozentese und unterbrach die Schwangerschaft. Da nur ein Teil der jüdischen Gemeinschaft untersucht worden ist, sollte der Arzt, vorzugsweise vor dem Beginn der ersten Schwangerschaft, jede schwangere aschkenasische Jüdin sogleich über das Risiko der Tay-Sachs-Krankheit aufklären. Die Eltern sollten dann die Gelegenheit bekommen, untersucht zu werden, sofern sie es wünschen. Informationen sowohl für den Arzt als auch für den Patienten sind bei der Tay-Sachs-Foundation erhältlich. Dieser Ansatz hat zum nahezu vollständigen Verschwinden der Tay-Sachs-Krankheit unter der jüdischen Bevölkerung geführt.

Sichelzellanämie, Thalassämie und andere Hämoglobinopathien sind heutzutage verhütbar. Die Risikopopulationen wurden identifiziert (Süditaliener, Griechen und andere Völker des Mittelmeerraumes bei der β-Thalassämie; Orientalen bei α-Thalassämie-Varianten und Schwarze sowohl bei Sichelzellanämie wie auch den Thalassämien) und die Entdeckung der Träger ist leicht möglich, präzise und recht billig. Molekulare Techniken, die mit Hilfe von Restriktionsendonukleosen, Southern Blot und/oder Polymerase-Kettenreaktionen durchgeführt werden, können betroffene Feten anhand von DNS-Untersuchungen aus Amnionzellen und Chorionzotten (s. o.) indizieren. Die Entnahme von fetalem Blut (PUBS, s. oben) ist für die pränatale Diagnostik der meisten Hämoglobinopathien nur selten erforderlich. Heutzutage sind Ärzte sowohl in ethischer als auch in rechtlicher Hinsicht verpflichtet, die Eltern über deren ethnischen Hintergrund zu befragen und sie über Risiken und Präventivmaßnahmen aufzuklären.

Die **zystische Fibrose,** die mit einer Häufigkeit von 1:2500 auftritt, ist eine Krankheit, bei der durch die pränatale Diagnostik 70 bis 85% der homozygoten Träger entdeckt werden können. Das Gen ist isoliert worden, wobei eine Mutation, die aus einer Deletion von 3 Basenpaaren besteht, als Ursache für 70% der die zystische Fibrose verursachenden Mutationen gefunden wurde. Screening-Untersuchungen bei engeren Verwandten der Patienten werden bereits regelmäßig durchgeführt, für die übrige Bevölkerung werden diese empfohlen.

Screening-Tests auf Neuralrohrdefekte: Da 9 von 10 Säuglingen mit solchen Defekten von Paaren stammen, die zuvor kein betroffenes Baby bekommen hatten, kann die Amniozentese für hochgefährdete Paare nur einen kleinen Effekt auf die Häufigkeit haben. Jedoch ist in > 80% der Fälle das α-Fetoprotein um die 16.–18. SSW im mütterlichen Serum signifikant erhöht.

Mehrere Pilotforschungsprojekte in Kanada, den USA und dem United Kingdom haben gezeigt, daß das Screening des mütterlichen Serum-α-Fetoproteins bei allen Schwangeren, welche daran teilnehmen wollen, durchführbar, genügend exakt, kosteneffizient und einem Großteil der Population zuzumuten ist. Die FDA hat die Verbote der in Serumtests verwendeten Reagenzien aufgehoben, und das Serumscreening ist heute fast überall in den USA erhältlich. Jedoch muß der Arzt große Sorgfalt bei der Wahl des von ihm benutzten Laboratoriums oder Zentrums walten lassen. Die Interpretation der Serum- und Fruchtwasser-α-Fetoproteinspiegel erfordert Erfahrung und die Zusammenarbeit mit einem erfahrenen Sonographen, sowohl für die Bestätigung des Schwangerschaftsalters als auch zur ausführlichen Sonographie, die bei eindeutig erhöhten Serum-α-Fetoproteinspiegeln erforderlich sind. Erhöhte α-Fetoprotein-Werte bedeuten ein erhöhtes Risiko für intrauterine Wachstumsstörungen, Fehl- und Frühgeburt und kongenitale Mißbildungen.

Screening auf Down-Syndrom: Jüngst erhaltene Daten zeigen, daß bei den meisten Schwangerschaften mit Feten, die ein Down-Syndrom haben, das mütteliche Serum-α-Fetoprotein während der 16.–18. Schwangerschaftswoche unterhalb des mittleren Normalwertes liegt. Es gibt Grenzwerte für die verschiedenen mütterlichen Altersstufen, unterhalb derer die Amniozentese zur fetalen Karyotypisierung angezeigt ist. Hierdurch und mit Hilfe anderer Serumuntersuchungen (z. B. HCG- und Östradiolspiegel) können 70% der Feten mit Down-Syndrom und anderen Trisomien bei Frauen < 35 Jahren nachgewiesen werden. Diese Untersuchungen ermöglichen gleichermaßen, die Anzahl der Amniozentesen bei Frauen > 35 Jahren zu reduzieren.

Ethische Aspekte des genetischen Screening am Arbeitsplatz

Dieses neue Konzept verursacht einen beträchtlichen Konflikt zwischen Arbeitern und Arbeitgebern. Der Fall trifft auf den Angestellten oder potentiellen Angestellten zu, der aufgrund irgendeines genetischen Charakterzuges für eine bestimmte Arbeit weniger geeignet ist als ein Individuum, welches diesen Zug nicht hat. Viele Menschen meinen, daß solch ein Screening in Konflikt gerät mit dem Recht auf die Freiheit der Wahl des Arbeitsplatzes, daß man dies als unfaire Arbeitspraktik betrachten muß, und bestehen darauf, den Arbeitsplatz, ohne nach seiner/ihrer genetischen Ausstattung zu schauen, für jedermann sicher zu gestalten.

Andererseits kann dieser genetische Ansatz begründbar sein für Individuen, die Entscheidungen zu Karriere oder Lebensstil treffen. An erster Stelle jedoch müssen eindeutige Verbindungen zwischen „schädlichen Genen“ und spezifischen Umweltfaktoren festgesetzt werden und müssen dann als sich effektiv erweisende Interventionsverfahren entwickelt werden.

Teratologie

Die Exposition auf potentiell teratogene Medikamente *(s. Kap. GYN, 13., Medikamente in der Schwangerschaft)*, verschiedene Strahlungsarten und industrielle Faktoren der Umweltverschmutzung sind für den die Schwangerschaft überwachenden Arzt zu einem Hauptproblem geworden. Aktuelle auf den Menschen bezogene Informationen sind schwierig zu erhalten und zu interpretieren und viele der vorhandenen Daten sind nicht kritisch abgeschätzt worden. Die meisten Genetikzentren Nordamerikas haben heute Zugang zu gut durchgeplanten, computerisierten Informationsstellen für Teratogene, welche neueste Informationen sowohl zu Tier- wie auch Menschenstudien anbieten. Dringend anzuraten ist dem Arzt, das Vorhandensein einer solchen Stelle in seinem Einzugsbereich herauszufinden und sie bei Bedarf zu benutzen.

ERKRANKUNGEN DER LEBER, DER GALLENBLASE UND DER GALLENWEGE

1. EINFÜHRUNG

Die Leber, das größte und, vom Stoffwechsel her betrachtet, vielseitigste Organ, besteht aus unendlich vielen mikroskopischen Funktionseinheiten. Diese bezeichnet man traditionsgemäß als Läppchen, die durch Glissonsche Trias und Zentralvene untergliedert werden. Rappaports Konzept des Leberläppchens (Azinus) entspricht jedoch mehr physiologischen Grundlagen. Dieses Konzept sieht die Glissonsche Trias als das Zentrum, nicht als die Peripherie einer funktionellen mikrovaskulären Einheit oder eines Azinus an. Jeder Azinus ist in drei Zonen, in Abhängigkeit der Entfernung von den Versorgungsgefäßen, unterteilt; die herkömmliche, zentral liegende Zone eines Lobulus ist in Wirklichkeit die Peripherie (Zone 3) von zwei oder mehr Azini.

Klinisch läßt sich die Leber vom Blickwinkel der Blutversorgung, der Leberzellen, der Gallenwege, der Kupfferschen Sternzellen sowie der extrazellulären Matrix betrachten.

Die Leber erhält **Blut** sowohl aus der Pfortader als auch aus der Leberarterie. 75% des gesamten Blutes, das die Leber durchströmt (1500 ml/min), stammen aus der Pfortader. Die feinsten Äste beider Gefäßsysteme, die terminalen Venolen der Pfortader und die terminalen Arteriolen der Leberarterien, verzweigen sich bis in die einzelnen Leberläppchen (Zone 1 nach Rappaport). Das Blut aus der Pfortader und der A. hepatica vermischt sich und fließt durch die Sinusoide zwischen den in Reihen angeordneten Leberzellen. Nahrungsstoffe werden durch die Disseschen Räume ausgetauscht, die die Leberzellen von den porösen Sinusoiden trennen. Der sinusoidale Blutstrom benachbarter Leberläppchen vermischt sich an der kleinen terminalen Lebervenole (Zentralvene, Zone 3). Diese feinen Gefäße verschmelzen miteinander und bilden schließlich die Lebervene, die das gesamte venöse Blut in die untere Hohlvene leitet. Die Leber wird auch von zahlreichen Lymphgefäßen drainiert. Störungen der Leberdurchblutung kommen bei Zirrhose und anderen chronischen Lebererkrankungen vor und führen im allgemeinen zur portalen Hypertension *(s. Kap. LEB, 3.)*.

Die **Leberzellen (Parenchymzellen)** stellen die Hauptmasse des Organs dar. Diese polygonalen Zellen liegen neben den blutgefüllten Sinusoiden und sind in Reihen nebeneinander angeordnet, die von den Portalfeldern zu den benachbarten Zentralvenen verlaufen. Die Leberzellen führen überaus komplexe metabolische Vorgänge durch und sind für die zentrale Rolle der Leber im Stoffwechsel verantwortlich. Zu ihren wichtigsten Funktionen gehören: Bildung und Ausscheidung der Galle; Regulation der Kohlenhydrathomöostase; Lipidsynthese und Sekretion der Plasmalipoproteine; Kontrolle des Cholesterinstoffwechsels; Bildung von Harnstoff, Serumalbumin, Gerinnungsfaktoren, Enzymen und zahlreichen anderen Proteinen; Stoffwechsel und Entgiftung von Medikamenten und anderen Fremdstoffen. Die Leberzellen in den verschiedenen Abschnitten eines Azinus (Leberläppchens) spiegeln die Unterschiede bei der Ausführung dieser Stoffwechselfunktionen wieder (z. B. ist die Glukoneogenese vorwiegend Aufgabe der Leberzellen in Zone 1, während die Glykolyse vorwiegend in Zone 3 stattfindet.) Die meisten Lebererkrankungen gehen mit Funktionsstörungen der Leberzellen einher und führen zu verschiedenartigen klinischen und laborchemischen Veränderungen (s. unten).

Die **Kupfferschen Sternzellen** säumen die Lebersinusoide und stellen einen wichtigen Teil des retikuloendothelialen Systems dar. Diese spindelförmigen Zellen filtern kleinste Fremdpartikel, Bakterien und aus dem Verdauungstrakt stammende Toxine und spielen bei Immunprozessen der Leber eine Rolle. Andere endotheliale Zellen unbekannter Funktion säumen ebenfalls die Sinusoide. Wegen der Kupfferschen Sternzellen und der reichlichen Durchblutung wird die Leber oft sekundär bei Infektionen und anderen systemischen Erkrankungen in Mitleidenschaft gezogen.

Die **Gallenwege** beginnen als feine Gallencanaliculi, die durch die anliegenden Leberzellen gebildet werden. Diese von Mikrovilli ausgekleideten Caraliculi fließen zu Kanälchen, interlobulären Gallengängen und größeren hepatischen Gallengängen zusammen. Außerhalb der Leberpforte vereinigt sich der Ductus hepaticus mit dem Ductus cysticus der Gallenblase zum Ductus choledochus, der ins Duodenum mündet. Wird der Gallefluß an irgendeiner Stelle dieses Systems gestört, entsteht das charakteristische klinische und laborchemische Bild der Cholestase *(s. Kap. LEB, 3.)*.

2. LABORUNTERSUCHUNGEN UND RADIOLOGISCHE UNTERSUCHUNGEN BEI ERKRANKUNGEN DER LEBER, DER GALLENBLASE UND DER GALLENWEGE

Die Leber ist ein komplexes Organ mit voneinander abhängigen metabolischen, exkretorischen und immunologischen Funktionen. Es gibt keinen Test, mit dem die Gesamtfunktion der Leber abgeklärt werden könnte: Die Sensitivität und Spezifität sind jeweils eingeschränkt. Der Einsatz mehrerer Screening-Untersuchungen verbessert den Nachweis von hepatobiliären Abnormitäten, hilft eine klinische Verdachtsdiagnose weiter zu differenzieren und weist die Schwere der Lebererkrankung nach. Derzeit sind viele Tests durchführbar, aber nur einige wenige sind auch für die Behandlung der Patienten von Relevanz.

In klinischen Laboratorien werden in der Regel eine Reihe verschiedener automatisierter Analysen durchgeführt. Die wichtigsten sind das Serum-Bilirubin, die alkalische Phosphatase und die Aminotransferase **(Transaminase):** Cholesterin und die Laktatdehydrogenase sind von geringerer Bedeutung. Die Prothrombinzeit, die meist nur auf besondere Anforderung hin durchgeführt wird, ist ein Hinweis auf die Schwere der hepatozellulären Erkrankung. Nur wenige biochemische und serologische Tests sind im eigentlichen Sinne diagnostische Verfahren (z.B. HBsAg für den Nachweis des Hepatitis-B-Virus, Serum-Kupfer und Coeruloplasmin bei Morbus Wilson, und α_1-Antitrypsin für eine Defizienz).

Eine Leberbiopsie, eine Ultraschalluntersuchung und eine röntgenologische Darstellung der Gallengänge erlauben bereits oft die Diagnose. Eine Reihe von Röntgenverfahren sind verfügbar: Ihr Einsatz sollte 1. auf die diagnostischen und therapeutischen Möglichkeiten (z.B. endoskopische retrograde Cholangiographie mit chirurgischer Manipulation zur Entfernung eines Gallensteines im Ductus choldochus) sowie 2. auf die Erfahrung der behandelnden Ärzte (Gastroenterologen, Chirurgen oder Radiologen) zugeschnitten sein. Im folgenden soll auf die praktisch-relevanten Punkte eingegangen werden.

Notwendige routinemäßige Testverfahren

Bilirubin: Die Hyperbilirubinämie ist die Folge einer erhöhten Produktion von Bilirubin, einer verminderten Aufnahme und/oder Konjugation, oder einer verminderten biliären Exkretion *(s. Kap. LEB, 3., Ikterus).* Eine Störung in der Bilirubin-Produktion, in der hepatischen Aufnahme oder Konjugation führt zu einer Erhöhung des unkonjugierten Bilirubins im Serum; dies wiederum bewirkt eine Zunahme des konjugierten Bilirubins im Serum und dem Auftreten im Urin. Die Bestimmung von **Serum-Bilirubin** basiert auf der van-den-Bergh-Reaktion. Dabei bedeutet eine direkte Reaktion den Nachweis von konjugiertem Bilirubin. Die Zugabe von Methanol erlaubt eine vollständige Reaktion, mit der das Gesamt-Bilirubin (konjugiertes und unkonjugiertes) gemessen werden kann, wobei der Unterschied dem unkonjugierten (indirekten) Bilirubin entspricht.

Das Serum-Bilirubin ist kein besonders sensitiver Index einer Lebererkrankung oder deren Prognose, nimmt aber trotzdem einen wichtigen Stellenwert ein. Der Normbereich von Gesamt-Bilirubin beträgt < 17 µmol/l (1 mg/dl). Der einzige Grund zur Fraktionierung von Bilirubin in Gesamt- und direkt reagierendem Bilirubin ist der Nachweis einer unkonjugierten Hyperbilirubinämie (in diesem Fall muß die unkonjugierte Fraktion > 15% des Gesamt-

Bilirubins betragen). Dies ist in der Regel nur notwendig, wenn eine isolierte Bilirubin-Erhöhung (bei gleichzeitigen, normalen sonstigen Leberwerten) oder ein Neugeborenen-Ikterus vorliegt. Die Abschätzung der restlichen Bilirubin-Bindungskapazität des Serums ist für die Behandlung des Neugeborenen-Ikterus wichtig, um so einen Kernikterus zu verhindern *(s. Kap. KIN, 6., Metabolische Probleme des Neugeborenen).* Mit neueren, aufwendigen Verfahren lassen sich die konjugierten Bestandteile des Bilirubins auftrennen, was aber keine klinische Bedeutung hat.

Bilirubin im Urin (normalerweise nicht vorhanden) läßt sich einfach mit einem handelsüblichen Teststreifen nachweisen. Bei der unkonjugierten Hyperbilirubinämie tritt ebenfalls keine Bilirubinurie auf. Der Nachweis von Bilirubin im Urin bestätigt, daß erhöhte Plasmaspiegel durch eine konjugierte (direkt reagierende) Hyperbilirubinämie verursacht werden. Ein frühzeitiges Anzeichen einer hepatobiliären Erkrankung ist die Bilirubinämie, die sich bei einer akuten viralen Hepatitis bereits vor dem Auftreten des Ikterus einstellt. Sie kann jedoch trotz erhöhtem Serum-Bilirubin, aufgrund anderer Ursachen, fehlen. Falsch-negative Befunde treten bei längerer Lagerung der Urinprobe auf, wodurch es zur Oxidation des Bilirubins kommt durch Ascorbinsäure (durch Einnahme von Vitamin C) oder durch Nitrate im Urin (durch Infektion der Harnwege).

Urobilinogen ist normalerweise in Spurenmengen (17 μmol/l) im Urin vorhanden und läßt sich auch durch handelsübliche Teststreifen nachweisen. Der intestinale Metabolit des Bilirubins ist bei einer Hämolyse (überschüssige Farbstoffbildung) oder bei einer leicht gestörten hepatischen Aufnahme und Exkretion (beispielsweise, wenn die enterohepatische Zirkulation dieses Farbstoffes die Kapazität der Leber zur Klärung und Exkretion überschreitet) erhöht. Ein Versagen der Bilirubin-Exkretion in den Dünndarm vermindert die Bildung von Urobilinogen, was zur Folge hat, daß der Urin-Test falsch-niedrig oder negativ sein kann. Aus diesem Grunde ist Urobilinogen trotz seiner Sensivität, bei einer leichten Lebererkrankung, zu unspezifisch und deshalb schwierig zu interpretieren.

Die **alkalischen Phosphatasen** sind eine Gruppe von Isoenzymen mit der gemeinsamen Eigenschaft, organische Phosphatase-Ester-Bindungen in einem alkalischen Medium zu hydrolysieren, wobei es zur Bildung eines organischen Radikals und eines anorganischen Phosphats kommt. Ihre biologischen Funktionen sind nicht bekannt. Die alkalische Phosphatase im Serum stammt normalerweise aus der Leber und dem Knochen sowie, während der Schwangerschaft, aus der Plazenta. Sie kommt auch bei einigen Tumoren vor (z. B. bronchogenen Karzinomen). Das Knochenwachstum bei Kindern führt zu einer altersabhängigen Erhöhung der Normalwerte, vor allem bei Kindern unter 2 Jahren. Danach nimmt die Aktivität der alkalischen Phosphatase ab, erreicht bei Erwachsenen, nach einer kurzzeitigen Erhöhung während des Wachstums in der Pubertät, den Normalbereich. Bei älteren Menschen ist sie leicht erhöht. Während der Schwangerschaft kommt es zum zwei- bis vierfachen Anstieg bis zum 9. Schwangerschaftsmonat und die Werte sinken danach bis zum 21. Tag nach der Geburt wieder in den Normbereich ab.

Die alkalische Phosphatase ist bei Erkrankungen stark erhöht, bei denen die Gallenbildung (Cholestasis) gestört ist sowie in geringerem Maße bei hepatozellulären Erkrankungen. Die Werte der Cholestase, ob durch intrahepatische Ursachen (primäre biliäre Zirrhose, medikamentös-induzierte Lebererkrankung, Abstoßung nach einer Lebertransplantation) oder durch eine „Graft-versus-Host (GvH)"-Erkrankung bedingt, werden ähnlich hoch sein wie durch extrahepatische Ursachen (Gallengangsobstruktion durch eine Striktur, einen Stein oder einen Tumor) und mindestens um das Vierfache erhöht sein. Bei hepatozellulären Erkrankungen (z. B. verschiedene Formen der Hepatitis, Zirrhose, infiltrative Störungen) sind die Spiegel meist niedriger. Zu einer isolierten Erhöhung (sonstige Lebertests im Normbereich) kommt es bei granulomatöser oder herdförmiger Lebererkrankung (z. B. Abszeß, neoplastischer Infiltration oder partieller Gallengangsobstruktion). Bei einigen extrahepatischen Malignomen ohne Lebermetastasen ist die Ursache unklar; beim Hypernephrom kommt es in 15% der Fälle zu einer unspezifischen Hepatitis als wahrscheinliche Ursache der Enzym-Erhöhung. Beim Hodgkin Lymphom ist die Ursache für die Erhöhung der alkalischen Phosphatase nicht bekannt. Im allgemeinen bedarf eine isolierte Erhöhung der alkalischen Phosphatase bei sonst asymptomatischen Erwachsenen, vor allem bei älteren Menschen, keiner weiteren Abklärung.

Verfahren, bei denen eine Hitzeinaktivierung oder eine Elektrophorese durchgeführt werden, erlauben eine Unterscheidung zwischen einer alkalischen Phosphatase aus dem Knochen oder aus der Leber. Einfacher jedoch ist die Unterscheidung unter Zuhilfenahme eines anderen Serum-Enzyms: Die 5'Nukleotidase repräsentiert eine Gruppe von Phosphatasen, die sich biochemisch von der alkalischen Phosphatase unterscheiden; sie katalysieren die Hydrolyse von Nukleotiden (z.B. Adenosin-5'-Phosphat) unter Freisetzung von anorganischem Phosphat aus der 5'-Position und beschränken ihre Wirkung auf die Membranen der Leberzellen. Dieses Enzym wirkt bei hepatobiliären, nicht jedoch bei ossären Erkrankungen, verstärkt. In der klinischen Diagnostik sollte dieses Verfahren bei antikterischen Patienten angewendet werden. Die Werte sind im Kindesalter niedrig, steigen allmählich während der Adoleszenz an und erreichen im Alter von 50 Jahren ein Plateau. Die 5'-Nukleotidase ist normalerweise bei einigen Frauen im letzten Trimenon der Schwangerschaft erhöht. Wegen ihrer Spezifität bei Lebererkrankungen weist die 5'-Nukleotidase gegenüber der alkalischen Phosphatase einige Vorteile auf, jedoch läßt sich durch keines der beiden Enzyme eine obstruktive von einer hepatozellulären Erkrankung differenzieren. Sie können parallel ansteigen oder auch absinken.

Die **γ-Glutamyl-Transpeptidase** (oder γ-Glutamyl-Transferase, -γGT) ist ein Enzym (nachweisbar in Leber, Pankreas und Nieren), das die γ-Glutamyl-Gruppe von einem auf ein anderes Peptid oder auf eine L-Aminosäure überträgt. Die γ-GT-Spiegel sind bei hepatobiliären und pankreatischen Erkrankungen, bei denen eine Obstruktion des Ductus choledochus vorliegt, erhöht, sind jedoch in der Schwangerschaft und bei ossären Erkrankungen normal. Die γ-GT-Spiegel verlaufen bei cholestatischen Krankheitsbildern parallel mit der alkalischen Phosphatase und der 5'-Nukleotidase. Da sie physiologischerweise in der Schwangerschaft und der Kindheit nicht erhöht ist, spielt die γ-GT beim Nachweis von hepatobiliären Erkrankungen eine Rolle. Bei einer Medikamenteneinnahme und Alkoholzufuhr, die zu einer Induktion von mikrosomalen Enzymen führen, ist die γ-GT auch erhöht; als Marker für eine alkoholische Leberkrankung ist ihre Aussagekraft dagegen bei alleiniger Bestimmung nur gering. In Verbindung mit den Transaminasen wird der Nachweis eines Alkoholabusus jedoch wahrscheinlicher. Die außerordentliche Sensitivität (größer als die der alkalischen Phosphatase) dieses Enzyms begrenzt ihre Aussagekraft, ersetzt allerdings die Bestimmung der 5'-Nukleotidase zum Nachweis einer hepatobiliären Erkrankung als Ursache eines isolierten Anstiegs der alkalischen Phosphatase.

Transaminasen: Die **Aspartat-Transaminase** (AST; frühere Bezeichnung: SGOT) ist im Herz, im Skelettmuskel, im Gehirn und in den Nieren als auch in der Leber nachweisbar. Die AST-Spiegel sind auch bei einer Mitralklappeninsuffizienz, bei Herzversagen, Muskelverletzungen, ZNS-Erkrankungen und anderen nichthepatischen Störungen erhöht. Trotz dieser gewissen Unspezifität weisen hohe Spiegel auf eine Leberzellschädigung hin. Werte über 500 IU/l (> 400 u/ml) lassen eine akute virale oder toxische Hepatitis vermuten. Solch hohe Werte treten auch beim Rechtsherzversagen (ischämische Hepatitis) und sogar bei gewöhnlichen Gallengangssteinen auf. Das Ausmaß der Erhöhung hat keine prognostische Bedeutung und korreliert nicht mit dem Grad der Leberschädigung. Die AST ist ein verläßlicher Parameter und ist Teil des Routine-Screening-Programms bei Lebererkrankungen. Eine sequentielle Bestimmung ermöglicht eine gute Beurteilung des Krankheitsverlaufs. Dabei kann ein Absinken in den Normalbereich als eine Erholung interpretiert werden, außer sie ist mit dem Endstadium einer massiven hepatischen Nekrose assoziiert.

Die **Alanin-Transaminase** (ALT – frühere Bezeichnung: SGPT) wird vor allem in den Leberzellen nachgewiesen und besitzt deshalb bei Lebererkrankungen eine größere Spezifität, bietet jedoch keine weiteren Vorteile. Bei den meisten Lebererkrankungen ist die Erhöhung der AST geringer als die der ALT (AST/ALT-Quotient < 1), mit Ausnahme der alkoholischen Leberschädigung, bei der der Quotient häufig > 2 ist. (Der Grund für diesen Zusammenhang ist der höhere Bedarf von Pyridoxal-5'-Phosphat als Ko-Faktor für die ALT; da dieser Ko-Faktor bei Alkoholikern vermindert vorhanden ist, ist der ALT-Anstieg nur eingeschränkt). Eine

Reihe von Ausnahmen schränken die Praktikabilität dieses Quotienten ein. Ein Quotient von > 3 bei einer starken γ-GT-Erhöhung (größer als das Zweifache der alkalischen Phosphatase) ist jedoch weitgehend beweisend.

Laktat-Dehydrogenase (LDH): Die LDH, die bei automatisierten Diagnostikprogrammen routinemäßig getestet wird, ist als Indikator einer hepatozellulären Schädigung nicht sehr sensitiv. Sie eignet sich besser als Marker für eine Hämolyse oder einer Mitralklappeninsuffizienz. Sie kann bei Malignomen der Leber auffällig erhöht sein.

Spezielle Tests

Serumproteine: Die Leber synthetisiert die meisten Proteine des Serums: α- und β-Globuline, Albumin und Gerinnungsfaktoren (nicht jedoch γ-Globulin, welches von den B-Lymphozyten produziert wird). Die Hepatozyten produzieren spezifische Proteine: α_1-Antitrypsin (AAT, welches bei AAT-Defizienz fehlt), Coeruloplasmin (ist bei Morbus Wilson reduziert) und Transferrin und Ferritin (bei Hämochromatose mit Eisen gesättigt bzw. auffällig erhöht). Diese und einige andere Serumproteine nehmen als Antwort auf die Gewebeschädigung (z. B. eine Entzündung) zu; solche Akutphase-Reaktionen können fälschlich normale oder erhöhte Werte bewirken.

Das **Serumalbumin,** der Hauptbestandteil des kolloidosmotischen Drucks des Plasma, transportiert eine Vielzahl von Substanzen (z. B. unkonjugiertes Bilirubin). Die Serumkonzentration von Albumin wird durch die relative Rate der Synthese und des Abbaus oder Verlusts, der Verteilung zwischen intra- und extravaskulären Kompartimenten und durch das Plasmavolumen bestimmt. Bei Erwachsenen synthetisiert die Leber normalerweise 10–15 g (0,2 mmol)/Tag, was etwa 3% der Gesamtalbuminmenge des Körpers entspricht. Die biologische Halbwertszeit beträgt etwa 20 Tage, was bedeutet, daß die Serumspiegel bei einer akuten Lebererkrankung die hepatozelluläre Funktion nicht klar widergeben. Das Serumalbumin (und seine Synthese) ist bei einer chronischen Lebererkrankung (z. B. bei einer Zirrhose, Aszites) wegen der Zunahme des zu verteilenden Volumens vermindert. Die Albuminsynthese ist bei Alkoholismus und Mangelernährung ebenfalls unterdrückt. Eine Hypoalbuminämie tritt bei einem exzessiven Albuminverlust über die Nieren (nephrotisches Syndrom), über den Darm (Gastroenteropathien, die mit einem Proteinverlust assoziiert sind) und über die Haut (Verbrennungen) auf.

Die **Prothrombinzeit (PT)** verknüpft die Interaktion von Fibrinogen, Prothrombin und den Faktoren V, VII, X, die in der Leber synthetisiert werden. Vitamin K ist für die Produktion von Prothrombin und den Faktoren VII und X als aktive Form notwendig. Ein Vitamin-K-Mangel entsteht entweder durch eine ungenügende Aufnahme oder eine Malabsorption (aufgrund seiner Fettlöslichkeit benötigt Vitamin K für die intestinale Absorption Gallensalze und steht deswegen bei einer Cholestase nur ungenügend zur Verfügung). Eine Malabsorption von Vitamin K als Ursache einer verlängerten PT läßt sich demonstrieren, indem man es parenteral verabreicht (z. B. 10 mg s. c.) und dann bei erneuter Bestimmung der PT nach 24–48 h eine signifikante Verbesserung feststellt.

Die PT ist ein relativ unempfindlicher Parameter, um eine hepatozelluläre Dysfunktion nachzuweisen. Da jedoch die biologische Halbwertszeit der betreffenden Gerinnungsfaktoren nur kurz ist (Stunden bis zu einigen Tagen), ist die PT bei akuter Leberzellschädigung von hoher prognostischer Relevanz. Ist bei einer akuten viralen oder toxischen Hepatitis die PT um > 5 Sek. im Vergleich zu den Kontrollen verlängert, ist dies ein frühzeitiger Indikator eines fulminanten, hepatischen Leberversagens.

Die **Serum-Immunglobuline** steigen in den meisten Fällen einer chronischen Lebererkrankung, wenn das retikuloendotheliale System geschädigt ist oder durch vaskuläre Shunts umgangen wird. Das Unvermögen, des Pfortaderblut bei einer transienten Bakteriämie ausgehend von der normalen Darmflora zu klären, führt zu einer chronischen antigenen Stimulation des extrahepatischen, lymphoiden Gewebes und zu einer Hypergammaglobulinämie. Die Serum-Immunglobulinspiegel steigen bei einer akuten Hepatitis leicht und bei einer chronisch-aktiven Hepatitis, vor allem bei denjenigen mit einer autoimmunologischen Ätiologie, wesentlich stärker an. Das Muster der Immunglobuline trägt nur wenig zur Information bei: IgM ist bei einer primär biliären Zirrhose, IgA bei einer alkoholischen Lebererkrankung und IgG bei einer chronisch-aktiven Hepatitis etwas erhöht.

Spezifische Proteine können von diagnostischer Bedeutung sein: **Virale Antigene** und **Antikörper** sind mit spezifischen Ursachen einer Hepatitis assoziiert *(s. Kap. LEB, 7., Akute Virushepatitis, und KIN, 22., Infektiöse Mononukleose).*

Mitochondriale Antikörper sind bei > 95% der Patienten mit einer primär chronischen Zirrhose in hohen Titern positiv. Diese heterologen Antikörper sind auch bei 30% der Patienten mit einer „autoimmunen" chronisch-aktiven Hepatitis (HBsAG-negativ) und in einigen Fällen von Bindegewebserkrankungen nachweisbar. Sie fehlen bei einer mechanischen Obstruktion des Gallensystems und bei einer primär-sklerosierenden Cholangitis; sie sind jedoch dann von großer diagnostischer Bedeutung, wenn die Leberhistopathologie zweifelhaft ist.

Andere Antikörper treten bei der autoimmunen, chronisch-aktiven Hepatitis auf: Antikörper gegen die glatte Muskulatur (GMA), die hauptsächlich gegen Aktin gerichtet sind, werden bei 70% gefunden, und Antikörper gegen Doppelstrang-DNS (ANA) lassen sich in hohen Titern nachweisen. Bei einigen Patienten kommen noch weitere Autoantikörper, die Anti-Leber-Nieren-Mikrosomen (LKM)-Antikörper, vor, die anscheinend eine Untergruppe der Patienten mit einer chronisch-aktiven Hepatitis definiert. Keiner dieser Autoantikörper erlaubt eine Diagnose. Ebenso läßt sich die Pathogenese der Erkrankungen nicht durch die Bestimmung der Autoantikörper erklären.

α-Fetoprotein (AFP), das durch die fetale Leber synthetisiert wird, ist normalerweise bei der Mutter und dem Neugeborenen erhöht. Im Alter von 1 Jahr erreichen die Kinder die den Erwachsenen entsprechenden Normalwerte (< 20 ng/ml). Auffällige Erhöhungen finden sich bei primären hepatozellulären Karzinomen: AFP ist ein geeigneter Screening-Test, da nur bei wenigen Krankheitsbildern AFP-Werte von > 400 ng/ml erreicht werden. Zu diesen gehören die embryonalen Teratokarzinome, Hepatoblastome, in manchen Fällen hepatitische Metastasen aus dem Gastrointestinaltrakt und selten Cholangiokarzinome. AFP kann auf Werte über 1000 ng/ml ansteigen; geringere Erhöhungen (100–400 ng/ml) treten bei der akuten und chronischen Hepatitis auf (diese Werte können auf eine hepatische Regeneration hinweisen).

Tests zum Nachweis des hepatischen Transports und Metabolismus

Mittels verschiedener Tests kann die Fähigkeit der Leber, organisches Material zu transportieren und Substanzen zu metabolisieren, bestimmt werden. Die Messung von Bilirubin wird in der Regel durchgeführt; die anderen Tests, obwohl sie oft sehr sensitiv sind, sind umfangreich, teuer und nicht spezifisch.

Durch **Tests, mit denen die Ausscheidung von Farbstoffen gemessen** wird, wird die Fähigkeit geprüft, organische Anionen zu eliminieren. Dadurch läßt sich die Exkretions-Kapazität der Leber abklären. Die **BSP** (Bromsulphalein)-Retention nach intravenöser Injektion ist bei Abwesenheit einer Hyperbilirubinämie (die mit der BSP-Messung interferiert) ein sensitiver Index für eine Lebererkrankung. Beim **Dubin-Johnson-Syndrom** fällt das Serum-BSP 45 Min. nach der Injektion ab, steigt 2 Std. später nach Aufnahme durch die Leber, Konjugation und erneutem Auftreten im Blut, jedoch wieder an. Toxische Reaktionen schränken die Verwendbarkeit von BSP ein. **Indozyaningrün,** ein weiteres, weniger toxisches, organisches Anion, wird durch die Leber nicht konjugiert. Sein Einsatz ist experimentellen Untersuchungen (z.B. Studien zur Messung des hepatischen Blutflusses) vorbehalten. Bessere Techniken sind beim Menschen verfügbar (z.B. Doppler-Untersuchungen).

Gallensäuren sind für die Leber spezifisch, da sie nur in diesem Organ synthetisiert werden und die Gallebildung ermöglichen sowie eine 70–90%ige hepatische Extraktion beim erstmaligen Durchfluß erreichen. Die Serum-Gallensäure-Konzentration ist normalerweise extrem niedrig (ungefähr 5 µmol/l); Erhöhungen sind für eine hepatobiliäre Erkrankung spezifisch und sehr sensitiv. Leider helfen erhöhte Serum-Galle-Spiegel weder in der Differentialdiagnose noch erlauben sie eine Aussage zur Prognose. Die Werte sind bei einer isolierten Hyperbilirubinämie (z.B. Morbus Gilbert) im Normbereich. Technisch aufwendigere Verfahren erlauben die Messung der jeweiligen Gallensäure im Serum, was in klinischen Studien zur Therapie der Gallensteinserkrankung und der primär biliären Zirrhose von wissenschaftlichem Interesse ist.

Durch **Atemtests** wird die metabolische Kapazität der Leber gemessen. Eine Substanz oder ein Pharmakon, welches mit Kohlenstoff-14 (^{14}C) markiert ist, wird oral oder intravenös verabreicht und das $^{14}CO_2$, ein hepatisches, metabolisches Produkt, anschließend ausgeatmet. Ein Vergleich der Menge des verabreichten $^{14}CO_2$ mit dem abgeatmeten erlaubt eine Beurteilung der metabolischen, funktionalen Reserve der Leber. Der ^{14}C-Aminopyrin-Test spiegelt die Kapazität der medikamentenmetabolisierenden Enzymsysteme der Leber wider, was jedoch durch die gleichzeitige Einnahme von Phenobarbital oder anderen Substanzen, die diese Enzymsysteme (dies ist ein gemischtes Funktions-Oxidase-System mit dem Hauptenzym Cytochrom P-450) beeinträchtigen, beeinflußt werden kann. Der Stellenwert dieses Atemtests ist bisher nicht klar.

Radiologie der Leber und des Gallengangssystems

Das Scanning mit Radionukleotiden, Ultraschall (US), Computertomogramm und Kernspintomographie haben die traditionellen Techniken (z.B. das orale Cholezystogramm, das intravenöse Cholangiogramm) abgelöst. Die invasiveren radiographischen Verfahren (z.B. endoskopische retrograde Cholangiographie) erlauben einen verfeinerten Instrumenteneinsatz, der auch auf die chirurgische Therapie Auswirkungen hat.

Mittels **Röntgenübersichtsaufnahmen des Abdomens** lassen sich nur Verkalkungen in der Leber oder der Gallenblase, opaque Gallensteine und Luft in den Gallenwegen darstellen. Eine Vergrößerung der Leber oder der Milz sowie Aszites lassen sich ebenfalls nachweisen.

Das **orale Cholezystogramm** ist einfach durchführbar, verläßlich und ziemlich sicher; allerdings kommt es bei 25% der Patienten zu einer Diarrhö und in seltenen Fällen zu einer Hypersensitivitätsreaktion auf das Jod enthaltende Kontrastmittel. Ein abnormes Ergebnis schließt auch die fehlende Darstellung der Gallenblase nach einer zweiten Verabreichung des Kontrastmittels ein, vorausgesetzt offensichtliche Fehler, wie Erbrechen, eine Magenausgangsstenose, eine Malabsorption, das Dubin-Johnson-Syndrom oder eine offensichtliche hepatozelluläre Erkrankung, wurden ausgeschlossen. Die Sensitivität des Nachweises einer Gallenblasenerkrankung beträgt ungefähr 95%, wobei die Spezifität allerdings weitaus geringer ist. Im Gegensatz dazu lassen sich Gallensteine und Tumore, sofern sie zur Darstellung kommen, leicht nachweisen und differenzieren. Neben der Beschreibung der Gallenblasenanatomie erlaubt die orale Cholangiographie auch, die Durchgängigkeit des Ductus choledochus und in geringerem Maße die Konzentrierfähigkeit der Gallenblase abzuklären. Die radiologisch darstellbare Füllung der Gallenblase ist ein wichtiges Kriterium bei der Auswahl der Patienten, bei denen eine Gallensteinauflösung mittels Gallensäuren oder durch Lithotripsie versucht werden soll. Es ist sinnvoller, die Anzahl der Steine und ihre Art (ein Glänzen weist auf Cholesterinsteine hin) abzuklären, als eine Ultraschalluntersuchung durchzuführen. Im allgemeinen sind die Ultraschalluntersuchung und eine Choleszintigraphie an die Stelle dieses früheren „Goldstandard" getreten, da sie einfacher durchführbar sind und mit ihnen eine niedrigere Rate falsch-negativer Ergebnisse erzielt wird. Mittels Choleszintigraphie läßt sich die Füllung und Entleerung der Gallenblase auch besser abklären.

Die **Ultraschalluntersuchung** beruht auf der Reflexion der Schallwellen an der Interphase zwischen Geweben unterschiedlicher akustischer Widerstände. Die Real-Zeit-Systeme ermöglichen ein 2dimensionales Bild mit einer Grau-Skala (bis zu 60/sec), was eine dynamische Darstellung der Organe erlaubt. Die Ultraschallbefunde sind morphologisch und funktionsunabhängig.

Bei der Untersuchung der Leber eignet sich der Ultraschall zum Nachweis von fokalen Läsionen (> 1 cm im Durchmesser) besser als für diffuse Erkrankungen: Im allgemeinen stellen sich Zysten als echoarme Regionen; solide Läsionen (z.B. Neoplasmen und Abszesse) sind echoreich. Die Fähigkeit, fokale Läsionen zu lokalisieren, erlaubt es eine Ultraschall-gestützte Aspiration und eine Biopsie anzuwenden.

Die Ultraschalluntersuchung ist die am wenigsten teuere, sicherste sowie sensitivste Technik, um das Gallensystem darzustellen, vor allem die Gallenblase. Die Genauigkeit der Abklärung einer Gallenblasen- bzw. Gallensteinerkrankung ist nahezu 100%, obwohl eine gewisse Erfahrung des Untersuchers notwendig ist. Gallensteine intensivieren das Echo mit einer distalen Verschattung und können bei aufrechter Haltung wandern. Die Größe läßt sich genau messen, allerdings kann es beim Vorhandensein von vielen Steinen manchmal schwierig sein, die Anzahl wegen einer Überlappung zu bestimmen. Die Kriterien für eine akute Cholezystitis umfassen eine Verdickung der Gallenblasenwand, pericholezystische Flüssigkeit um die Gallenblase, einen eingeklemmten Stein im Gallenblasenhals und Schmerzhaftigkeit bei Palpation der Gallenblase (sonographisches Murphy'sches Zeichen). Polypen der Gallenblase, meist zufällige Befunde, sind häufig.

Die Ultraschalluntersuchung ist die Methode der Wahl, eine Cholestasis abzuklären und eine extrahepatische von einer intrahepatischen Ursache eines Ikterus zu differenzieren. Die Gallengänge fallen normalerweise als echo-arme tubuläre Struktur auf. Der Ductus choledochus ist gewöhnlich < 6 mm im Durchmesser und nimmt leicht mit zunehmendem Alter zu. Dilatierte Gänge sind praktisch für eine extrahepatische Obstruktion pathognomonisch. Ein unauffälliger Gallengang schließt dies allerdings nicht vollkommen aus, da die Obstruktion erst seit kurzem aufgetreten sein kann oder rezidivierend ist. Mittels einer Ultraschalluntersuchung lassen sich gewöhnlich Steine nicht unbedingt darstellen. Ihre Anwesenheit läßt sich allerdings vermuten, wenn der Gallenhauptgang erweitert ist und Steine in der Gallenblase nachgewiesen werden. Die Darstellung des Pankreas, der Nieren und der Blutgefäße ist ein zusätzlicher Vorteil. Kann eine Vergrößerung oder eine Masse im Pankreaskopf nachgewiesen werden, erklärt dies die Ursache der Cholestase oder der Oberbauchbeschwerden. Der Gefäß-Doppler-Ultraschall mißt die Frequenzänderungen der Ultraschallwellen, die von den fließenden roten Blutkörperchen reflektiert werden. Dies zeigt die Durchgängigkeit der Lebergefäße, vor allem der Pfortader sowie die Richtung des Blutflusses.

Das **Radionuklid-Scanning** basiert auf der hepatischen Extraktion der injizierten radiopharmazeutischen Substanz aus dem Blut. Das am häufigsten verwendete Radioisotop ist Technetium 99m (^{99m}Tc). Bei der Untersuchung (Scanning) der Leber und Milz wird ^{99m}Tc-Schwefel-Kolloid verwendet, welches rasch durch die retikuloendothelialen Zellen aus dem Blut extrahiert wird. In der Regel ergibt sich eine gleichmäßige Verteilung der Radioaktivität, und die Lage, die Größe und die Konturen der Leber lassen sich leicht bestimmen. Durch einen Ersatz von Zellen durch eine raumfordernde Läsion (z.B. eine Zyste, Abszeß, Metastasen, hepatischen Tumor) ergibt sich ein „kalter" Herd. Die Differenzierung der fokalen, nodulären Hyperplasie von einem benignen Adenom wird durch die retikuloendothelialen Zellen unterstützt: bei der ersten wird Radioaktivität aufgenommen, nicht dagegen bei benignen Adenomen. Eine generalisierte Lebererkrankung (z. B. eine Zirrhose oder eine Hepatitis) verursacht eine heterogene Abnahme der Leberaufnahme und eine Zunahme der Aufnahme durch die Milz und das Knochenmark. Eine Splenomegalie läßt sich darstellen, aber keines der jeweils erhaltenen Leber-Milz-Muster spielt diagnostisch eine Rolle.

Eine Obstruktion der Lebervenen ist mit einer verminderten Darstellbarkeit der Leber, mit Ausnahme des kaudalen Lobus, der sich durch seine spezielle Drainage in die Vena cava inferior unterscheidet, assoziiert.

Mittels „Scanning" der Leber, unter Verwendung von ^{99m}Tc-markierten roten Blutkörperchen, lassen sich Areale mit verändertem Blutfluß (z. B. eine arteriovenöse Fehlbildung) oder vergrößerten Blutansammlungen (z. B. ein vaskulärer Tumor) darstellen. Beim letzteren ist eine verzögerte Aufnahme notwendig.

Gallium-67-Zitrat (^{67}Ga) hat die Eigenschaft, sich im Tumor und in entzündlichen Läsionen anzureichern, was sich in Form eines „heißen" Spots darstellt. Diese bildgebende Methode wurde allerdings durch die Ultraschall- und Computertomographie weitgehend verdrängt.

Zum Scanning des hepatobiliären Systems werden bei der Choleszintigraphie ^{99m}Tc-Iminodiazetat-Derivate (HIDA, DISIDA, PIPIDA) verwendet – sie sind organische Anionen –, die im selben Maße wie Bilirubin aus dem Plasma in die Galle transloziert werden. Ein zweistündiges Fasten ist hierfür notwendig. Die Clearance ist beim Morbus Gilbert im Normbereich, jedoch beim Dubin-Johnson-Syndrom vermindert. Ein unauffälliges Scan zeigt eine rasche, gleichmäßige Aufnahme in die Leber, eine prompte Exkretion in die Gallengänge; ferner stellen sich die Gallenblase und das Duodenum nach 1 h dar. Bei der akuten Cholezystitis (mit einer zystischen Obstruktion des Ductus) stellt sich die Gallenblase dagegen nicht nach 1 h dar. Eine chronische Cholezystitis wrid am sichersten diagnostiziert, wenn sich die Gallenblase nach 1 h verzögert, manchmal erst nach 24 h und in seltenen Fällen überhaupt nicht darstellt. Leider erscheint die Gallenblase in einigen Fällen weitgehend unauffällig. Eine Reihe von Faktoren können dazu beitragen, die Gallenblase nicht darzustellen (z. B. bei einer signifikanten Cholestase bei stark erhöhtem Bilirubin, bei nicht-eingehaltener Nahrungskarenz, beim Fasten > 24 h und bei der Einnahme bestimmter Medikamente).

Die Choleszintigraphie erlaubt auch die Bestimmung der hepatobiliären Integrität (Austritt von Galle vor allem nach einer Operation oder einem Trauma) und Anatomie (von einer kongenitalen choledochalen Zyste bis hin zu einer choledochoenteralen Anastomose). Nach einer Cholezystektomie läßt sich durch Scanning Dysfunktion des Sphincter Oddi abklären. Beim Neugeborenen-Ikterus ermöglicht die bildliche hepatobiliäre Darstellung die Abgrenzung zwischen einer neonatalen Hepatitis und einer biliären Atresie.

Bei der **Computertomographie** werden computer-gestützte axiale Tomogramme mathematisch erstellt. Die Sensitivität der Computertomographie geht von Variationen in der Dichte der verschiedenen hepatischen Läsionen aus, die die Grundlage der Präzision bilden. Die Zugabe eines intravenösen Kontrastmittels erlaubt es, isodense Strukturen zu differenzieren sowie das vaskuläre System und (indirekterweise) den Gallenbaum zu beurteilen. Das Computertomogramm stellt die Leberstrukturen regelmäßiger dar als der Ultraschall: Weder Fettleibigkeit noch intestinale Gasbildung stört die Untersuchungen. Das Computertomogramm ist besonders bei der Darstellung von raumfordernden Läsionen hilfreich (z. B. Metastasen der Leber); das Pankreas läßt sich ebenfalls gut abgrenzen, um es als Ursache für eine extrahepatische Obstruktion auszuschließen. Durch Computertomographie kann eine Fettleber und eine Zunahme der hepatischen Dichte, bedingt durch eine Eisenüberladung, nachgewiesen werden. Das Computertomogramm ist teuer und bedingt eine Strahlenbelastung; beide Faktoren schränken die routinemäßige Verwendung im Vergleich zum Ultraschall ein.

Die **Kernspintomographie** ist eine aufregende, experimentelle Technologie, die sich als vorteilhaft erweisen wird, um Neoplasien und den hepatischen Blutfluß nachzuweisen. Durch Kernspintomographie lassen sich Charakteristika von Geweben darstellen, und es kann das Ansprechen auf eine Therapie überwacht werden.

Invasive bildgebende Verfahren der Leber und des Gallengangssystems

Bei der **operativen Cholangiographie** wird Kontrastmittel während der Laparatomie direkt in den Zystengang oder den Ductus choledochus injiziert. Dies ergibt eine hervorragende Darstellung. Dieser diagnostische Weg ist bei Gallensteinen indiziert, wenn ein Ikterus aufgetreten ist oder ein Gallenstein im Gallenhauptgang vermutet wird. Die direkte Darstellung des Ductus choledochus kann auch durch eine Choledochoskopie erreicht werden. Zur Darstellung des Ductus choledochus wurde die intravenöse Cholangiographie, wegen der schlechten diagnostischen Ergebnisse und dem Risiko einer Hypersensitivitätsreaktion, fast gänzlich aufgegeben.

Die **endoskopische retrograde Cholangiopankreatographie (ERCP)** verbindet 1. die Endoskopie (Endoskopie des oberen Gastrointestinaltrakts, *s. Kap. MDA, 1.*) zur Darstellung und Sondierung der Ampulla Vateri im zweiten Teil des Duodenums und 2. die Radiologie nach Injektion von Kontrastmittel in den Gallen- und Pankreasgang. Bei dieser Technik wird ein Endoskop, bei dem die Seiten beurteilt werden können, in das absteigende Duodenum eingeführt. Die Papilla Vateri wird identifiziert und sondiert; anschließend wird Kontrastmittel injiziert, um den Pankreasgang und die Gallengänge darzustellen. Neben der hervorragenden bildlichen Darstellung der Gallenblase und des Pankreas erlaubt die ERCP auch eine Beurteilung des oberen Gastrointestinaltrakts und der periampullären Region. Auch können Biopsien und chirurgische Verfahren (z.B. die Sphinkterotomie, die Entfernung eines Gallensteines oder eine Plazierung einer Gallen-Drainage bei einer Striktur, *s. Kap. LEB, 14.*) durchgeführt werden. Bei erfahrenen Untersuchern birgt die ERCP nur ein geringes Risiko (im wesentlichen in 3 bis 5% eine Pankreatitis): sie hat die Diagnostik und das Management der pankreatobiliären Erkrankungen revolutioniert. Die ERCP ist besonders zur Abklärung einer Gallengangserkrankung in Fällen eines persistierenden Ikterus sowie zur Frage nach einer operablen Läsion geeignet (z.B. fokale Gallenwegserkrankung oder eine im Pankreasschwanz lokalisierte Pankreatitis).

Die **perkutane transhepatische Cholangiographie (PTC)** erfolgt durch eine Punktion der Leber mit einer Nadel (Größe: 22-gauge) unter fluoroskopischer oder Ultraschallkontrolle. Dabei soll ein peripherer intrahepatischer Gallengang über dem gemeinsamen hepatischen Gang getroffen werden. Nach der Entfernung des Stiletts läßt sich durch die Aspiration von Galle die Lage der Nadel bestimmen; im anderen Fall wird ein wasserlösliches Kontrastmittel unter langsamem Herausziehen der Nadel injiziert, bis sich das Gallensystem darstellen läßt. Einige therapeutische Techniken (z.B. die Dekompression des Gallensystems, die Insertion einer Endoprothese) sind verfügbar. Die ERCP bietet jedoch im allgemeinen die größten Vorteile und wird bevorzugt, wenn die Gänge nicht erweitert sind (z.B. bei sklerotisierender Cholangitis). Die PTC wird bevorzugt, wenn sich im Ultraschall eine Cholestase und dilatierte Gänge zeigen. Sie ist besonders für diagnostische und therapeutische Manöver, die bei hohen Läsionen angezeigt sind, wie z.B. über der Porta hepatis (intrahepatisch), geeignet. Sie ist im allgemeinen sicher, Komplikationen (z.B. Sepsis, Blutung, Austritt von Galle) kommen jedoch vor. Oft hängt es von der Erfahrung der klinischen Einrichtung ab, ob eine PTC oder ERCP angewendet wird.

Leberbiopsie

Die **perkutane Leberbiopsie** erlaubt es, wichtige diagnostische Informationen, bei relativ geringem Risiko und ohne den Patienten besonders zu belasten, zu erhalten. Sie wird unter Lokalanästhesie am Bett des Patienten durchgeführt. Dabei wird entweder eine Aspirationsbiopsie (benützt wird eine Menghini Nadel oder eine einmal verwendbare und deshalb immer scharfe Jamshedi®-Nadel) angewendet oder mittels eines Schneidemechanismus (die einmal verwendbare Trucut® – sie ist eine Variation der Vim-Silverman-Nadel) – die Probe entnommen. Die Nadel wird durch den anästhesierten Interkostalraum, anterior der midaxillaren Linie, unterhalb des Punkts der maximalen Dämpfung bei Exspiration, eingestochen. Der Patient muß ruhig liegen und in Aspiration verbleiben. In die Leber wird rasch eingestochen, wobei entweder aspiriert wird (Jamshedi®) oder das schneidende Blatt (Trucut®) vorgeschoben wird. Das Ergebnis ist eine 1–2-sec-Biopsie, durch die eine Leberprobe von etwa 1 mm Durchmesser und einer Länge von 2 cm erhalten wird.

Gelegentlich ist ein zweiter Versuch notwendig: Wenn ein zweiter oder ein dritter Versuch erfolglos waren, sollte die Nadelbiopsie Ultraschall- oder CT-gestützt durchgeführt werden. Biopsien, die unter Kontrolle von bildgebenden Verfahren durchgeführt werden, haben eine hohe Erfolgsquote. Die letztere ist besonders gut zur Punktion einer fokalen Läsion oder zur Vermeidung einer vaskulären Läsion (z. B. einem Hämangiom) geeignet.

Eine Fragmentierung weist auf eine Zirrhose hin: eine Fettleber ist blaß gelb und schwimmt im Formaldehyd; Karzinome sind weißlich. Nach dem Einstechen der Nadel erhält der Untersucher einen Eindruck von der Beschaffenheit des Lebergewebes: ein hartes, sandiges Gefühl legt eine Zirrhose nahe. Die Biopsie wird routinemäßig histopathologisch untersucht; die Zytologie, Gefrierschnitte und eine Kultur können in bestimmten Fällen angezeigt sein. Bei Verdacht auf Morbus Wilson sollte der Kupfergehalt bestimmt werden.

In vielen Zentren wird die Leberbiopsie als so sicher angesehen, daß sie auch bei ambulanten Patienten durchgeführt wird. Nach der Biopsie wird der Patient für 3–4 h überwacht. Wenn es zu Komplikationen (z. B. intra-abdomineller Blutung, Galle-Peritonitis, Leberzerreißung) kommt, treten sie am wahrscheinlichsten innerhalb dieser Zeit auf. Da eine verzögerte Blutung noch bis zu 15 Tagen später auftreten kann, sollten sich die Patienten nach der Entlassung in der Nähe (innerhalb der Stadt oder nicht weiter als 1 h entfernt) eines Krankenhauses aufhalten. Gewöhnlich vorkommende, leichte Beschwerden im rechten oberen Quadranten, die manchmal vom Diaphragma bis zur Schulterspitze ausstrahlen können, sprechen auf leichte Analgetica an. Die Mortalität ist niedrig und liegt bei 0,01%; schwerwiegende Komplikationen werden in ungefähr 2% berichtet.

Zu den **Indikationen** gehören: 1. Hepatosplenomegalie unklarer Genese, 2. ungeklärte Leberfunktionsstörungen, 3. Diagnose und Stadieneinteilung alkoholinduzierter Leberschäden (die Befunde sind im allgemeinen charakteristisch; außerdem läßt sich die Ausdehnung einer irreversiblen Fibrose gegenüber einer reversiblen Entzündung angeben), 4. atypische Hepatitis (die Leberbiopsie ist bei einer gewöhnlichen akuten Virushepatitis nicht, wohl aber bei unklarer Diagnose oder bei atypischem klinischen Verlauf indiziert), 5. Diagnostik der chronischen Hepatitis (die Biopsie ist wichtig für die Diagnose und den Verlauf; oft genug werden dadurch eine nicht vermutete alkoholbedingte Hepatopathie oder andere Erkrankungen entdeckt, so daß bei den meisten Patienten mit chronischer Leberparenchymerkrankung eine Biopsie gerechtfertigt ist), 6. Differentialdiagnose der Cholestase, falls die Befunde auf eine intrahepatische Ursache hindeuten, 7. Verdacht auf Malignom (durch die Biopsie wird in etwa ²/₃ der Fälle ein metastasierendes Karzinom entdeckt und die Diagnose trotz eines negativen Ausfalls der Leberszintigraphie ermöglicht. Durch die zytologische Untersuchung der Biopsieflüssigkeit erhält man in ungefähr 10 weiteren Prozent der Fälle positive Befunde. Die Ergebnisse sind bei Lymphomen weniger verwertbar, da sie nur wenig mit dem klinischen Eindruck des Leberbefalls korrelieren) und 8. Fieber unklarer Genese (dadurch werden oft unklare Fälle geklärt, besonders wenn eine erhöhte alkalische Phosphatase oder andere pathologische Leberfunktionstests vorliegen. Besonders aussagekräftig ist die Leberbiopsie beim Nachweis der Tuberkulose oder anderer granulomatöser Infiltrationen).

Für diese **Untersuchungsmethode** gelten folgende **Einschränkungen:** 1. Der befundende Arzt muß erfahren sein (viele Pathologen haben wenig Erfahrung mit Nadelpunktionsproben), 2. falsches Probenmaterial (die Entnahme von Gewebe aus einem nicht repräsentativen Bereich der Leber kommt bei einer Hepatitis und anderen diffusen Hepatopathien nur selten vor, sie kann aber Probleme bereiten bei einer Zirrhose und bei raumverdrängenden Prozessen), 3. ist es nicht möglich, die Hepatitis ätiologisch zu differenzieren (z.B. virus- und arzneimittelinduzierte Hepatitis), und 4. gelegentliche Fehldiagnosen oder Unsicherheit in Fällen von Cholestase.

Relative Kontraindikationen sind eine klinische Blutungsneigung oder eine Blutgerinnungsstörung (Prothrombinzeit > 3 sec über den Kontrollwerten trotz Vit.-K-Gabe, Blutungszeit > 10 min), eine schwere Thrombozytopenie (50000), eine schwere Anämie, eine Peritonitis, ein deutlicher Aszites, eine hochgradige Gallenwegsobstruktion, eine subphrenische Infektion oder eine rechtsseitige Pleuritis.

Eine **transvenöse Leberbiopsie** läßt sich ebenfalls über einen Katheter mit Hilfe einer Trucut®-Nadel durchführen; dieser Katheter liegt in der rechten V. jugularis interna und wird über den rechten Vorhof in die V. cava inferior und in eine V. hepatica vorgeschoben. Die Nadel wird über die Lebervene (V. hepatica) ins Leberparenchym plaziert. Druckwerte in V. hepatica und Leberkapillaren lassen sich ebenfalls bestimmen. Wenn auch die Proben, die sich entnehmen lassen, relativ klein sind und der untersuchende Arzt gut in angiographischen Techniken ausgebildet sein muß, kann diese Technik auch dann angewendet werden, wenn der Patient eine schwere Störung der Blutgerinnung aufweist. Dieses Untersuchungsverfahren wird überraschenderweise gut vertragen und erfordert in den meisten Fällen nur eine leichte Sedierung (außer bei unkooperativen Patienten). Bei gekonnter Durchführung erhält man in > 95% der Fälle eine brauchbare Lebergewebsprobe, und die Komplikationsrate ist sehr gering: 0,2% Blutung durch Punktion der Leberkapsel. Ein Zentrum in Paris berichtete von keinem Todesfall bei > 1000 transvenösen Biopsien.

3. KLINIK DER LEBERERKRANKUNGEN

Funktionsstörungen der Leber gehen mit zahlreichen Symptomen einher. An dieser Stelle sollen nur die wichtigsten klinischen Merkmale erörtert werden. Manche Störungen kommen nur bei chronischen, andere dagegen bei akuten und chronischen Lebererkrankungen vor.

Ikterus

Gelbfärbung der Haut, Skleren oder anderer Gewebe infolge erhöhten Bilirubins. Eine leichte Form der Gelbsucht läßt sich durch Untersuchung der Skleren bei natürlichem Licht meist dann nachweisen, wenn das Serumbilirubin auf 2,0–2,5 mg/100 ml angestiegen ist.

Störungen des Bilirubinstoffwechsels

(s. a. Kap. KIN, 6., Hyperbilirubinämie beim Neugeborenen, und Stoffwechselprobleme beim Neugeborenen)

Bilirubinstoffwechsel

Häm wird zu Gallepigmenten abgebaut. Diese stammen aus dem Hämoglobin alternder Erythrozyten, aus den roten Vorstufen im Knochenmark und aus Hämproteinen der Leber oder anderer Gewebe. Offensichtlich wird Bilirubin nicht direkt aus Hämvorstufen synthetisiert. Bilirubin ist ein pigmentiertes organisches Anion und eng mit Porphyrinen und anderen Tetrapyrrolen verwandt. Als unlösliches Abfallprodukt muß es in eine wasserlösliche Form umgewandelt werden, um ausgeschieden werden zu können. Dies ist der Sinn des Bilirubinstoffwechsels, der in fünf Schritten abläuft:

1. Bildung: Täglich werden etwa 250–350 mg Bilirubin gebildet. 70–80% davon stammen vom Abbau überalterter roter Blutkörperchen. Die übrigen 20–30%, das sog. **„frühe Bilirubin"**, rühren von anderen Hämproteinen aus Knochenmark und Leber her. Das Häm des Hämoglobins wird durch das Enzym Hämoxygenase in Eisen und in das Zwischenprodukt Biliverdin gespalten. Biliverdin geht mit Hilfe eines weiteren Enzyms, der Biliverdinreduktase, in Bilirubin über. Diese Reaktionen spielen sich hauptsächlich in den Zellen des retikuloendothelialen Systems (mononukleäre Phagozyten) ab.

Ein vermehrter Abbau roter Blutkörperchen (Hämolyse) stellt die wichtigste Ursache einer verstärkten Bilirubinbildung dar. „Frühes Bilirubin" wird auch bei manchen hämatologischen Erkrankungen mit ineffektiver Erythropoese in erhöhtem Maße gebildet. Klinisch ist dies meist jedoch nicht von Bedeutung.

2. Plasmatransport: Das in Wasser unlösliche Bilirubin wird im Plasma an Albumin gebunden transportiert. Diese Bindung wird unter bestimmten Bedingungen, wie etwa bei Azidose, gelockert. Um die Bindungsstellen konkurrieren außerdem z. B. bestimmte Antibiotika und Salizylate. Da das zirkulierende **nichtkonjugierte** („indirekte") Bilirubin keine anderen Zellmembranen als die der Leber passieren kann, erscheint es nicht im Urin.

3. Aufnahme in der Leber: Wie das Bilirubin von der Leber aufgenommen wird, ist noch nicht in allen Einzelheiten geklärt. Es handelt sich um einen rasch ablaufenden und wahrscheinlich auf einem aktiven Transport beruhenden Prozeß. Das an Bilirubin gebundene Serumalbumin wird dabei jedoch nicht aufgenommen. Die Bedeutung der intrazellulären Bindungsproteine (Ligandin oder Y-Protein usw.) ist noch unklar.

4. Konjugation: Freies Bilirubin sammelt sich in der Leber an, wird an Glukuronsäure gebunden und bildet so Bilirubindiglukuronid oder **konjugiertes** („direktes") Bilirubin. Diese durch das mikrosomale Enzym Glukuronyltransferase katalysierte Reaktion wandelt den Gallenfarbstoff in eine wasserlösliche Form um. Eine gegenteilige Meinung ist, daß die Glukuronyltransferase nur Bilirubinmonoglukuronid bildet und das zweite Glukuronsäuremolekül erst durch ein anderes Enzymsystem in den Gallencanaliculi hinzugefügt wird. Dieser letztere Reaktionsweg wird jedoch nicht allgemein als physiologisch akzeptiert. Außer dem Diglukuroid entstehen auch noch andere Bilirubinverbindungen; ihre Bedeutung jedoch ist noch unklar.

5. Galleausscheidung: Konjugiertes Bilirubin wird zusammen mit anderen Gallenbestandteilen in die feinen Gallengänge ausgeschieden. Dieser komplexe Vorgang kann durch andere organische Anionen oder durch Medikamente beeinflußt werden. Im Darm wird der Gallenfarbstoff durch die Bakterienflora dekonjugiert und zu den verschiedenen sog. **Sterkobilinogenen** abgebaut. Diese werden größtenteils mit den Fäzes ausgeschieden und sind für die braune Stuhlfarbe verantwortlich. Ein beträchtlicher Anteil wird resorbiert und wieder in die Galle ausgeschieden. Nur in geringen Mengen gelangen Gallenfarbstoffe als **Urobilinogen** in den Urin. Auch die Niere kann Bilirubindiglukuronid ausscheiden, jedoch kein unkonjugiertes Bilirubin. Aus diesem Grund färbt sich charakteristischerweise der Urin bei hepatozellulärem oder cholestatischem Ikterus dunkel, während bei hämolytischem Ikterus im Harn kein Bilirubin nachweisbar ist.

Bei jedem dieser dargelegten Schritte sind Störungen des Bilirubinstoffwechsels möglich, die zu einer Gelbsucht führen können. Wird Bilirubin vermehrt gebildet, zu wenig von der Leber aufgenommen oder unzureichend konjugiert, hat das eine durch **unkonjugiertes Bilirubin** verursachte **(indirekte) Hyperbilirubinämie** zur Folge. Eine behinderte Gallenausscheidung führt zu einer **(direkten) Hyperbilirubinämie,** weil **konjugiertes Bilirubin** ansteigt. In der Praxis rufen jedoch Lebererkrankungen und Gallenstau verschiedenartige Störungen hervor, aus denen sich **Mischformen** dieser beiden Hyperbilirubinämiearten entwickeln. Wenn ferner das konjugierte Bilirubin im Plasma ansteigt, wird ein Teil fest kovalent in Albumin gebunden. Dieser proteingebundene Anteil (δ-Bilirubin) ist nicht mit Routinemethoden nachweisbar, ist aber oft ein Teil des zirkulierenden Bilirubins, besonders während der Regenerationsphase eines Ikterus. Daher ist bei den meisten Patienten mit einer offensichtlich hepatobilären Erkrankung eine Unterscheidung in direktes und indirektes Bilirubin nur von geringem diagnostischen Wert, denn sie erlaubt nicht einmal die Abgrenzung des hepatozellulären vom cholestatischen Ikterus. Die Bestimmung des direkten und indirekten Bilirubins ist nur dann sinnvoll, wenn eine der weiter unten angeführten Erkrankungen vermutet wird; diese können mit einem Ikterus ohne Leberbeteiligung einhergehen.

Indirekte Hyperbilirubinämie (Erhöhung nichtkonjugierten Bilirubins)

Hämolyse: Obgleich eine gesunde Leber übergroße Mengen von Bilirubin verstoffwechseln kann, kann ein erhöhter Bilirubingehalt, wie er bei einer Hämolyse auftritt, sogar diese Kapazität übersteigen. Da das erhöhte Bilirubin nicht konjugiert ist, geht es nicht in den Urin über. Auch bei schwerer Hämolyse steigt das Serumbilirubin selten höher als 3–5 mg/100 ml an, es sei denn, es besteht zusätzlich ein Leberparenchymschaden. Die Kombination einer mäßigen Hämolyse und einer leichten Lebererkrankung kann allerdings zu einem überraschend ausgeprägten Ikterus führen, dem eine Mischform der Hyperbilirubinämie zugrunde liegt, da ja die Gallengangssekretion ungenügend ist. Die hämolytische Anämie wird in *Kap. HÄM, 1.* besprochen.

Gilbert-Syndrom: *Eine leichte indirekte Hyperbilirubinämie ist der einzig auffallende Parameter, der klinisch nur deswegen bedeutsam ist, weil er häufig als chronische Hepatitis fehldiagnostiziert wird.* Die vermutlich lebenslange Störung wird meist bei jungen Erwachsenen mit unklaren, unspezifischen Beschwerden gefunden. Obwohl diese Stoffwechselstörung früher als seltenes Krankheitsbild galt, handelt es sich dabei um die weitaus häufigste Form der chronischen benignen Hyperbilirubinämien. Bis zu 3–5% der Bevölkerung können davon betroffen sein. Einige Familienmitglieder können betroffen sein, aber eine eindeutige genetische Prädisposition ist meist schwierig herzustellen. Die Pathogenese des Gilbert-Syndroms ist unklar. Anscheinend liegen komplexe Störungen bei der Bilirubinaufnahme durch die Leber vor, die meist zwischen 2 und 5 mg/100 ml schwankt und dazu neigt, während des Fastens und anderer Streßumstände anzusteigen. Darüber hinaus ist die Aktivität der Glukuronyltransferase vermindert. Aus diesem Grund bestehen möglicherweise Beziehungen zu dem viel selteneren Typ II des Crigler-Najjar-Syndroms (s. unten). Viele Patienten zeigen auch eine leicht verminderte Erythrozytenüberlebenszeit. Dieser Befund reicht jedoch nicht aus, um die Hyperbilirubinämie zu erklären.

Ein Gilbert-Syndrom kann leicht von einer Hepatitis durch normale Werte bei den Leberfunktionstests, fehlendes Bilirubin im Urin und charakteristisches Verhältnis von indirektem und direktem Bilirubin abgegrenzt werden. Von einer Hämolyse unterscheidet sich das Gilbert-Syndrom durch das Fehlen einer Anämie oder eines Anstiegs der Retikulozyten. Die Leberhistologie ist normal, obwohl für die Diagnosestellung keine Biopsie erforderlich ist. Patienten mit einem Gilbert-Syndrom müssen dahingehend beruhigt werden, daß sie keine Leberkrankheit haben.

Crigler-Najjar-Syndrom: *Diese seltene familiäre Erkrankung geht mit einem Glukuronyltransferase-Mangel einher* und tritt in zwei Varianten auf: Patienten mit dem Typ I (vollständiger Mangel der Glukuronyltransferase), der autosomal-rezessiv vererbt wird, zeigen eine ausgeprägte Hyperbilirubinämie und sterben im allgemeinen im Laufe des ersten Lebensjahres am Kernikterus. Bei Patienten mit Typ II, dem anscheinend autosomal-dominant vererbten partiellen Fehlen der Glukuronyltransferase, ist die Hyperbilirubinämie weniger stark (< 20 mg/100 ml) ausgeprägt, so daß das Erwachsenenalter gewöhnlich ohne neurologische Schäden erreicht wird. Phenobarbital, das die Bildung der teilweise fehlenden Glukuronyltransferase induziert, kann die Gelbsucht vermindern.

Primäre Shunt-Hyperbilirubinämie: Diese seltene, familiär gehäuft auftretende, benigne Erkrankung geht mit einer Überproduktion des frühen Bilirubins einher.

Nichtcholestatische konjugierte Hyperbilirubinämie

Dubin-Johnson-Syndrom: Typisch für diese seltene autosomal-rezessiv vererbte Störung ist ein symptomloser leichter Ikterus. Der zugrundeliegende Defekt ist *eine unzureichende Sekretion verschiedener organischer Anionen und von Bilirubin,* während die Sekretion von Gallensalzen nicht gestört ist. Im Gegensatz zum Gilbert-Syndrom liegt eine Erhöhung des konjugierten Bilirubins vor, die mit einer Bilirubinurie einhergeht. Die Leber ist durch eine intrazelluläre melaninähnliche Substanz dunkel pigmentiert, histologisch sonst jedoch unauffällig. Die Ursache der Pigmentablagerung ist unbekannt. Die Transaminasen und die alkalische Phosphatase sind im allgemeinen normal. Aus unbekannten Gründen kann dieses Syndrom mit einer charakteristischen Störung bei der Harnausscheidung des Koproporphyrins – mit Umkehrung des Verhältnisses der Isomeren I und III – verbunden sein.

Rotor-Syndrom: Diese seltene Erkrankung zeigt Ähnlichkeit mit dem Dubin-Johnson-Syndrom. Die Leber ist jedoch nicht pigmentiert, und außerdem bestehen noch andere feine Stoffwechselunterschiede.

Differentialdiagnose des Ikterus

Bei der Differentialdiagnose des Ikterus sollte versucht werden, Antworten auf folgende Fragen zu finden, um die verschiedenen möglicherweise in Frage kommenden Krankheiten einzugrenzen: 1. Ist der Ikterus Folge einer Hämolyse (selten), einer Leberfunktionsstörung (häufig) oder eines Gallengangsverschlusses (gelegentlich)? Wenn eine hepatobiliäre Erkrankung vorliegt, folgen weitere wichtige Fragen: Handelt es sich um ein akutes oder ein chronisches Krankheitsbild? Ist die Leber primär erkrankt oder liegt eine systemische Erkrankung mit Leberbefall vor? Spielen Alkohol oder Medikamente eine Rolle? Ist die Cholestase auf eine intra- oder extrahepatische Ursache zurückzuführen? Ist eine chirurgische Behandlung erforderlich? Liegen Komplikationen vor? Diesen Fragen sollte durch Funktionstests sowie durch klinische und morphologische Untersuchungen nachgegangen werden.

Fehldiagnosen werden meist dann gestellt, wenn Anamnese und körperliche Untersuchung unzureichend durchgeführt werden und zu großes Vertrauen auf Labordaten gesetzt wird.

Symptomatik und Diagnostik

Bei einem leichten Ikterus ohne Dunkelfärbung des Urins kommt eine Erhöhung des unkonjugierten Bilirubins infolge Hämolyse oder im Rahmen des Gilbert-Syndroms eher in Frage als eine Leber- oder Gallenwegserkranung. Eine schwere Form eines Ikterus oder ein dunkler Urin sind Anzeichen von Erkrankungen der Leber oder der Gallenwege. Weitere Befunde und Symptome, die den Verdacht auf eine parenchymatöse oder cholestatische Lebererkrankung lenken, werden später besprochen. Aszites, Zeichen einer portalen Hypertension oder Hautveränderungen und endokrine Störungen sprechen im allgemeinen eher für einen chronischen als für einen akuten Prozeß. Die Patienten bemerken den dunklen Urin häufig noch vor der Hautverfärbung. Dies kann bezüglich der Dauer des Ikterus Hinweise liefern. Treten plötzlich Übelkeit und Erbrechen vor einem Ikterus auf, weist dies meist auf eine akute Hepatitis oder auf einen Gallengangsverschluß infolge von Gallensteinen hin. Bauchschmerzen oder Schüttelfrost sprechen mehr für das genannte Verschlußsyndrom. Eine mehr schleichende Appetitlosigkeit und Unwohlsein kommen bei vielen Erkrankungen vor, sie lenken den Verdacht jedoch besonders auf eine alkoholinduzierte Lebererkrankung oder auf eine chronische Hepatitis.

Die Suche sollte eher einer Systemkrankheit als einer primären Lebererkrankung gelten. So stellen z.B. bei einem Patienten mit Hepatomegalie und Aszites gestaute Jugularvenen wichtige Hinweise für das Vorliegen einer Herzinsuffizienz oder konstriktiven Perikarditis dar. Kachexie und eine ungewöhnlich harte oder höckerige Leber sind häufiger auf Tumormetastasen als auf eine Zirrhose zurückzuführen. Eine diffuse Lymphknotenschwellung lenkt bei einem Patienten mit akut aufgetretener Gelbsucht den Verdacht auf eine infektiöse Mononukleose, bei einer chronischen Erkrankung dagegen auf ein Lymphom oder auf eine Leukämie. Eine Hepatosplenomegalie ohne sonstige Zeichen einer chronischen Lebererkrankung kann Folge einer Infiltration durch ein Lymphom oder eine Amyloidose sein, wenngleich ein Ikterus bei diesen Störungen meist minimal ist oder ganz fehlt; Schistosomiasis und Malaria rufen dieses klinische Bild im allgemeinen in Endemiegebieten hervor.

Weitere differentialdiagnostische Gesichtspunkte zum cholestatischen Ikterus werden später besprochen.

Laborbefunde

Die einzelnen Leberfunktionstests werden in *Kap. LEB, 2.* besprochen.

Eine leichte Hyperbilirubinämie mit Normalwerten der Transaminasen und der alkalischen Phosphatase spricht eher für eine Hämolyse oder für das Gilbert-Syndrom als für eine Lebererkrankung. Hier ist die Bestimmung des direkten und indirekten Bilirubins entscheidend. Im Gegensatz dazu können bei der Unterscheidung des hepatozellulären vom cholestatischen Ikterus weder die Stärke der Gelbsucht noch die direkte und indirekte Bilirubinbestimmung weiterhelfen. Starke Transaminaseerhöhungen (> 500 U) lassen eine Hepatitis oder einen akuten hypoxischen Prozeß vermuten. Ein relativ hoher Anstieg der alkalischen Phosphatase spricht dagegen für eine cholestatische oder infiltrative Erkrankung. Das Bilirubin ist dabei typischerweise normal oder nur leicht erhöht. Bilirubinspiegel über 25–30 mg/100 ml werden im allgemeinen nur bei einer schweren hepatobiliären Erkrankung in Verbindung mit einer Hämolyse und/oder Niereninsuffizienz gesehen; bei alleinigem Auftreten einer Leber- oder Gallenwegserkrankung entwickelt sich nur selten eine so ausgeprägte Gelbsucht. Niedrige Albumin- und hohe Globulinfraktionen weisen eher auf eine chronische als auf eine akute Lebererkrankung hin. Bessert sich eine verlängerte Prothrombinzeit nach Vitamin-K-Gabe (5–10 mg i.m. für 2–3 Tage), ist ein cholestatischer Prozeß wahrscheinlicher als ein hepatozellulärer. Dieser Test ist jedoch nur von begrenztem diagnostischem Wert, da Patienten mit hepatozellulärer Erkrankung ebenfalls auf Vitamin-K-Gaben ansprechen können.

Radiologische Verfahren besitzen die größte Anziehungskraft bei der Diagnose infiltrativer oder cholestatischer Störungen. Sonographie und Computertomographie des Abdomens decken oft metastatische und andere fokale Leberschäden auf und haben in großem Maße szintigraphische Verfahren bei diesen Fragestellungen verdrängt. Die ebenfalls aussagekräftige Kernspintomographie ist auf wenige Zentren beschränkt. Diese Verfahren sind bei diffusen, hepatozellulären Störungen (wie z.B. bei Zirrhose) weniger geeignet, da die Befunde meist unspezifisch sind. Die schwierige Aufgabe der Radiologie, eine cholestatische Gelbsucht abzuklären, wird unten erörtert.

Morphologie

Die **perkutane Leberbiopsie** ist von großem diagnostischen Wert, bei den meisten Ikterusfällen jedoch nicht erforderlich. Die **Laparoskopie** (Peritoneoskopie) erlaubt eine direkte Inspektion der Leber und Gallenblase, ohne daß das Trauma einer vollständigen Laparotomie erforderlich ist, und ist bei ausgewählten Patienten von Nutzen. Sie ist in ausgewählten Ikterusfällen nützlich. Die **diagnostische Laparotomie** (selten) kann bei manchen Patienten mit cholestatischem Ikterus oder unklarer Hepatosplenomegalie notwendig werden. Diese Untersuchungen werden ausführlicher in *Kap. MDA, 1., und LEB, 2.* besprochen.

Cholestase

(zur Diskussion der Cholestase bei Kindern *s. a. Kap. KIN, 7., Gastrointestinale Störungen)*

Ein klinisches und laborchemisches Syndrom, das bei gestörtem Galleфluß entsteht. Dabei wird der Ausdruck „Cholestase" lieber angewandt als „Verschlußikterus", da ein mechanisches Hindernis nicht immer vorhanden ist.

Ätiologie

Der Gallefluß kann an jeder Stelle, vom Leberzell-Canaliculus bis zur Papilla Vateri gestört sein. Für klinische Zwecke ist eine Unterscheidung zwischen intra- und extrahepatischen Ursachen von Bedeutung.

Die häufigsten **intrahepatischen** Ursachen sind virale oder andere Hepatitiden *(s. Kap. LEB, 7.)*, Medikamente *(s. Kap. LEB, 8.)* und die alkoholinduzierte Leberschädigung *(s. Kap. LEB, 5.)*. Weniger häufige Ursachen sind die primäre biliäre Zirrhose *(s. Kap. LEB, 6.)*, die Cholestase in der Schwangerschaft *(s. Kap. GYN, 16., Lebererkrankungen im Rahmen der Schwangerschaft)*, Karzinommetastasen und zahlreiche seltene Erkrankungen.

Die **extrahepatische** Cholestase wird meist durch einen Gallengangsstein oder ein Pankreaskarzinom hervorgerufen. Weniger häufige Ursachen sind eine benigne Striktur des Choledochus (meist nach vorhergegangenem chirurgischen Eingriff), das Gallengangskarzinom, die Pankreatitis oder Pankreaspseudozyste und die sklerosierende Cholangitis.

Die Cholestase bei Kindern, wie sie im Rahmen einer neonatalen Hepatitis und bei Gallengangsatresie auftritt, wird in *Kap. KIN, 7., Gastrointestinale Defekte,* abgehandelt.

Pathophysiologie

Eine Cholestase ist Ausdruck einer **Gallensekretionsstörung,** der auch bei einem mechanischen Hindernis komplexe Mechanismen zugrunde liegen. Dazu können folgende Faktoren beitragen: Eine Störung mikrosomaler hydroxylierender Enzyme, die zur Bildung schlecht löslicher Gallensäuren führen; eine verminderte Aktivität der Na^+-, K^+-ATPase, die für den Gallefluß in den Canaliculi erforderlich ist; eine Änderung der Lipidzusammensetzung und der Durchlässigkeit der Membran; eine Beeinträchtigung der Mikrofilamente, die vermutlich für die Funktion der Canaliculi eine wichtige Rolle spielen, und eine erhöhte Rückresorption von Gallenbestandteilen durch das Gallengangssystem.

Die Cholestase wirkt sich pathophysiologisch unabhängig von der zugrundliegenen Ursache aus. Daraus ergeben sich zwei wesentliche Konsequenzen: Die Gallenbestandteile wandern in den Systemkreislauf und gelangen nicht mehr zur Ausscheidung in den Darm. Bilirubinretention führt zu einer gemischten Hyperbilirubinämie mit einem Überschuß konjugierten Farbstoffs im Urin; die Stühle sind meist hell, da weniger Bilirubin in den Verdauungstrakt gelangt. Hohe Spiegel im Kreislauf zirkulierender Gallensalze werden von jeher dafür verantwortlich gemacht, einen Pruritus zu verursachen, aber es besteht nur eine geringe Korrelation, und die Pathogenese des Juckreizes bleibt weiterhin unklar. Da ja Gallensalze zur Resorption von Fetten und Vitamin K gebraucht werden, kann eine beeinträchtigte biliäre Sekretion von Gallensalzen zu Steatorrhö und Hypoprothrombinämie führen. Falls eine Cholestase bereits über einen längeren Zeitraum besteht, kann eine zusätzlich auftretende Ca- und Vit.-D-Malabsorption sich unter Umständen in einer Osteoporose und einer Osteomalazie zeigen. Cholesterol- und Phospholipid-Retention führen zu einer Hyperlipidämie, obgleich eine vermehrte Lebersynthese und eine verminderte Veresterung des Cholesterols im Plasma auch eine Rolle spielen; die Triglyzeridspiegel sind weitgehend unbeeinflußt. Die Lipide werden im Blut als einheitliches, pathologisches Low-density-Lipoprotein gefunden und als Lipoprotein X bezeichnet.

Symptomatik

Ikterus, dunkler Urin, helle Stühle und generalisierter Pruritus sind die klinischen Leitsymptome einer Cholestase. Eine chronische Cholestase kann zu einer fleckigen Hautpigmentierung, zu Abschürfungen aufgrund eines Pruritus, zu einer Blutungsdiathese, zu Knochenschmerzen und zu Lipidablagerungen in der Haut (Xanthelasmen oder Xanthomen) führen. Diese Formen sind von der Ätiologie unabhängig. Jede Form von Bauchschmerzen, Allgemeinsymptomen (z.B. Apetitlosigkeit, Erbrechen, Fieber) oder zusätzliche körperliche Beschwerden liegen eher ursächlich in der Grunderkrankung als in der Cholestase selbst begründet und sind deshalb brauchbare ätiologische Zeichen.

Diagnostik

Zunächst muß zwischen intra- und extrahepatischer Cholestase unterschieden werden. Eine ausführliche **Anamnese** und sorgfältige **körperliche Untersuchung** sind von besonderer Wichtigkeit, da für die meisten Fehldiagnosen eine unzureichende klinische Untersuchung und eine Überbewertung der Labordaten verantwortlich sind. Eine intrahepatische Cholestase kommt in Frage bei Hepatitissymptomen, Alkoholabusus, nach Einnahme von Medikamenten, die zu einer Cholestase führen können, oder bei den Zeichen einer chronischen Leberparenchymerkrankung in Form von Spider-Nävi, Splenomegalie oder Aszites. Eine extrahepatische Cholestase ist bei gallen- oder pankreasbedingten Schmerzen, Schüttelfrost oder bei einer tastbaren Gallenblase anzunehmen.

Laboruntersuchungen sind von begrenztem diagnostischem Wert. Am meisten fällt ein unverhältnismäßig hoher Serumspiegel der alkalischen Phosphatase auf; dies ist eher Folge einer vermehrten Synthese in der Leber als einer gestörten Ausscheidung und liefert somit keine Hinweise auf die Ursache. Die Bilirubinwerte im Serum spiegeln in etwa die Schwere, aber nicht die Ursache einer Gallenstauung wider, und die Fraktionierung wird nicht eine intrahepatische von einer extrahepatischen Störung abgrenzen können. Die Aminotransferase-Spiegel stehen in hohem Maße mit der Grunderkrankung in Zusammenhang, sind jedoch meist nur geringfügig erhöht. Starke Erhöhungen lassen zwar an einen hepatozellulären Prozeß denken, werden jedoch auch gelegentlich bei extrahepatischer Cholestase gesehen, besonders bei einem akuten Verschluß infolge eines Gallengangssteins. Hohe Amylasewerte im Serum weisen meist auf einen extrahepatischen Verschluß hin. Eine Besserung der Prothrombinzeit nach Vit.-K-Gabe legt einen extrahepatischen Verschluß nahe, jedoch können auch hepatozelluläre Störungen ansprechen. Der Nachweis antimitochondrialer Antikörper läßt in erster Linie auf eine primäre biliäre Zirrhose als auf andere Ursachen schließen.

Röntgenologische Untersuchungen der Gallenwege sind unerläßlich *(s. Kap. LEB, 2.)*. Ultraschall und CT weisen zuverlässig erweiterte Gallengänge nach; dieser Befund deutet mechanische Verschlüsse an. Jedoch kann man bei Fehlen eines derartigen Befundes nicht zwangsläufig – besonders in akuten Fällen – auf eine intrahepatische Cholestase schließen. Die auslösende Ursache einer Obstruktion läßt sich auch zeigen. Im allgemeinen lassen sich Gallensteine zuverlässiger mit Ultraschall, Pankreasläsionen oder mit dem CT darstellen.

Eine perkutane transhepatische Cholangiographie **(PTC)** oder eine endoskopische retrograde Cholangiopankreatographie **(ERCP)** liefern eine radiologische Darstellung der Gallenwege unter direkter Sicht, erfordern aber besonders ausgebildete Fachleute und beinhalten ein gewisses Risiko für den Patienten. Diese Verfahren sind, falls durchführbar, besonders präoperativ von Nutzen, um so einen extrahepatischen Verschluß abzugrenzen.

Eine **Leberbiopsie** führt normalerweise zu einer eindeutigen Diagnose; jedoch können auch hier Fehldeutungen, besonders bei unerfahrenen Begutachtern, vorkommen, und extrahepatische Verschlüsse können im Frühstadium einen intrahepatischen Prozeß vortäuschen. Die Biopsie ist bei den meisten cholestatischen Patienten ungefährlich, ist jedoch bei schwerer oder länger bestehender extrahepatischer Obstruktion riskanter, die deshalb mittels Sonographie oder CT ausgeschlossen werden sollte, bevor eine Biopsie durchgeführt wird.

Abgesehen von Patienten mit eitriger Cholangitis stellt die Cholestase keinen Notfall dar. Die Diagnose sollte sich auf den klinischen Befund – und je nach örtlichen Gegebenheiten – auf den Einsatz spezieller Techniken stützen. Wenn die Diagnose zu Beginn noch unklar ist, sollten Sonographie (oder CT) als erstes durchgeführt werden. Eine mechanische Obstruktion kann sicher diagnostiziert werden, wenn diese erweiterte Gallengänge, besonders bei einem Patienten mit fortschreitender Cholestase, zeigt; eine weitere Abklärung durch eine direkte Cholangiographie (transhepatisch oder mittels ERCP) kann anschließend in Betracht gezogen werden. Falls keine dilatierten Gallenwege sonographisch zu sehen sind, ist ein intrahepatischer Prozeß in hohem Maße wahrscheinlich, und eine Leberbiopsie sollte dann in Erwägung gezogen werden.

In Kliniken, die die oben erwähnten Verfahren nicht durchführen können, sollte eine **diagnostische Laparotomie** in Betracht gezogen werden, falls die klinische Beurteilung auf eine mechanische Obstruktion hindeutet und eine Cholestase sich fortlaufend verschlimmert. Man sollte jedoch Sorgfalt walten lassen, um eine Operation bei Patienten mit cholestatischer, viraler oder alkoholischer Hepatitis zu vermeiden.

Therapie

Ein extrahepatischer Gallengangsverschluß macht normalerweise einen Eingriff erforderlich, die Operation, die endoskopische Entfernung von Gallengangssteinen oder die Anlage von Schienungen oder Drainagekathetern bei (oft malignen) Strikturen oder teilweise verschlossenen Abschnitten. Bei inoperablem tumorbedingten Verschluß läßt sich meist durch transhepatisch oder endoskopisch plazierte Katheter palliativ eine Galledrainage erreichen *(s. Kap. LEB, 14.)*. Eine endoskopische Papillotomie mit Steinextraktion hat weitgehend die Laparatomie bei Patienten verdrängt, die wiederholt Steine im Ductus choledochus haben. In bestimmten Fällen bei großen Steinen in den ableitenden Gallenwegen kann die Lithotripsie notwendig werden, um die Entfernung von Steinen zu ermöglichen. Manchmal gehen die Steine oder deren Teile auch spontan ab.

Eine Laparatomie ist bei intrahepatischer Cholestase kontraindiziert. Hier reicht im allgemeinen die Behandlung der zugrundeliegenden Ursache aus. Der Pruritus bei unheilbaren Erkrankungen, wie primär biliärer Zirrhose, spricht im allgemeinen auf Cholestyramin an (8–16 g täglich in 2–4 Einzeldosen), das die Gallensalze im Darm bindet. Eine Prothrombinverminderung bessert sich nach Gabe von Phytomenadion (Vitamin K_1) in einer Dosierung von 5–10 mg täglich i.m. für 2–3 Tage, es sei denn, es liegt ein schwerer Leberparenchymschaden vor. Kalzium sowie die fettlöslichen Vitamine A und D müssen in langwierigen Fällen substituiert werden. Eine schwere Steatorrhö kann diätetisch gebessert werden, indem Fette teilweise durch Triglyzeride mit mittellangen Ketten ersetzt werden.

Hepatomegalie

Eine *Lebervergrößerung* spricht für eine primäre oder sekundäre Lebererkrankung, eine fehlende Hepatomegalie schließt jedoch eine schwerwiegende Leberstörung nicht aus. Ist die Leber tastbar, sollte der obere Leberrand perkutorisch bestimmt werden. Dadurch läßt sich sicherstellen, daß dieser Befund nicht durch eine tiefstehende Leber vorgetäuscht wird, denn der Unterrand einer normalen Leber kann oft an oder etwas unter dem rechten Rippenbogenrand getastet werden. Regelmäßige Kontrollen der Lebergröße können von prognostischer Bedeutung sein. So sprechen z.B. eine rasch schrumpfende Leber bei fulminanter Hepatitis oder die rasche Vergrößerung dieses Organs bei einem metastasierenden Karzinom für einen infausten Verlauf. Eine Blutung in eine Zyste oder allgemein ins Lebergewebe kann mit einer akuten, druckempfindlichen Lebervergrößerung einhergehen.

Genauso wichtig wie die Bestimmung der Lebergröße ist auch die Konsistenz des Organs. Die normale Leber hat einen schwammig weichen, scharfen und glatten Rand. Ihre Konsistenz bleibt oft unverändert bei Vergrößerung infolge akuter Hepatitis, Fettinfiltration, Stauung und beginnendem Gallengangsverschluß. Bei Zirrhose ist der Leberrand im allgemeinen fest, derb und unregelmäßig. Einzelne zirrhotische Knoten sind nur selten tastbar. Sind Knoten fühlbar, besteht der Verdacht auf eine maligne Infiltration. In seltenen Fällen lassen sich Reibegeräusche über der Leber als Tumorhinweise verwerten.

Eine Druckempfindlichkeit in der Lebergegend wird meist wegen der Ängstlichkeit des Patienten während der Leberpalpation überbewertet. Bei einem echten Druckschmerz, einem tief lokalisierten Schmerz, besteht in der Tiefe eine schmerzhafte Empfindlichkeit, die am besten durch einen Perkussionsschlag oder durch Kompression des knöchernen Thorax ausgelöst wird. Druckschmerz ist vorhanden bei akuter Hepatitis, Leberstauung und beim Malignom. Spontane Beschwerden im rechten oberen Quadranten sind meist bei diesen Erkrankungen äußerst gering, schwere Schmerzen und Druckempfindlichkeit können aber gelegentlich ein akutes chirurgisches Geschehen vortäuschen.

Portale Hypertension

Erhöhter Druck der Pfortader, bedingt durch eine intrinsische Lebererkrankung oder eine Obstruktion in der extrahepatischen Pfortader oder im intrahepatischen venösen Abflußsystem.

Das Portalvenensystem führt alles Blut des abdominalen GI-Traktes, der Milz, des Pankreas und der Gallenblase durch die Leber zurück zum Herzen. Die Pfortader wird gebildet durch den Zusammenfluß von der Vena mesenterica superior und der Vena lienalis. An der Leberpforte verzweigt sich die Pfortader in einen rechten und einen linken Ast, die sich intrahepatisch segmental verzweigen und terminal in die Sinusoide abfließen. Im Ruhezustand führt die Pfortader ca. 1–1,2 l/min Blut durch die Leber (etwa 75% der Gesamtdurchblutung) und stellt 2/3 der O_2-Versorgung der Leber zur Verfügung. Die Pfortader ist klappenlos: daher hängt der Druck im portalen Strömungsgebiet vom Produkt des Blutzuflusses durch die portale Vene und des totalen hepatischen Abflußwiderstandes ab. Der Normaldruck der Pfortader liegt 1–4 mmHg höher als der freie Druck der Vena hepatica, oder bis zu 6 mmHg höher als der Druck im rechten Vorhof. Die portale Hypertension wird definiert als Druck oberhalb dieser Grenzwerte.

Pathogenese

Der portale Druck läßt sich durch folgende Gleichung definieren :

P (portaler Druck) = Q (Blutfluß im portalen Strömungsgebiet) × R (hepatischer Widerstand).

Jede Bedingung, die einen erhöhten Blutfluß in der Pfortader oder einen erhöhten hepatischen Widerstand hervorruft, kann zu portaler Hypertension führen. In der Praxis sind die meisten Bedingungen, die mit portaler Hypertension assoziiert sind, auf eine Kombination dieser zwei Faktoren zurückzuführen.

Die Leberzirrhose jeglicher Ätiologie ist in der westlichen Welt die häufigste Ursache einer portalen Hypertension. In der zirrhotischen Leber führt der architektonische Umbau mit nodulärer Regeneration und Fibrose zu einem starken Anstieg des intrahepatischen Widerstandes infolge vaskulärer Destruktion und Distortion. Die normalerweise glatten, regelmäßigen Gefäßkanäle werden geschlängelt und unregelmäßig, was ebenfalls den Widerstand erhöht. Weiterhin kommt es zu einem erhöhten arteriellen Zufluß aus dem Splanchnicus-Stromgebiet und damit auch zu erhöhtem Flow in der Pfortader. Obwohl es scheint, daß die Widerstandserhöhung der dominierende Faktor bei der Zirrhose ist, trägt der erhöhte Blutfluß ebenfalls zur portalen Hypertension bei. Seltene Bedingungen, die alle lediglich zu einer Flußerhöhung im portalen System führen, sind fast immer nur mit einer milden portalen Druckerhöhung assoziiert. Sekundäre Veränderungen in der Mikrozirkulation der Leber führen jedoch zu einer Widerstandserhöhung (z. B. kann sich ein Splanchnikus arteriovenöser A-V-Shunt nach einem abdominalen Trauma entwickeln). Obgleich eine signifikante portale Hypertension unter diesen Umständen dokumentiert wurde, sind subtile, doch signifikante Veränderungen in der Mikrozirkulation bei einer sorgfältigen Detailuntersuchung der Leber vorhanden (z. B. Kollagenablagerung im Disse-Raum). Bedingungen, die alleine mit einer Erhöhung des portalen Blutflusses assoziiert sind (z. B. massive Splenomegalie und splanchnische A-V-Mißbildungen und Shunts), sind von signifikanter portaler Hypertension nur in Gegenwart von sekundären intrahepatischen Veränderungen der Mikrozirkulation begleitet.

Symptomatik und Diagnostik

Die meisten klinischen Folgen von portaler Hypertension können der Entwicklung eines porto-kavalen Kollateralkreislaufs zugeschrieben werden, der das Blut zum Herzen zurückführt. Diese Kollateralen können sich an mehreren Stellen in der viszeralen Zirkulation bilden. Am bedeutendsten sind die Ösophagusvarizen, gebildet durch eine starke Dilatation der submukösen Venen des Ösophagus. Diese Gefäße transportieren das Blut von den Koronarvenen des portalen Gefäßsystems in das Azygos- und Hemiazygosvenensystem. Andere Kollateralkreisläufe beinhalten auch die Umbilikalvene mit Einfluß in die V. omphalomesenterica. Dies resultiert gelegentlich in einer auffallenden Erweiterung und Prominenz der Kollateralgefäße auf der vorderen Bauchwand mit zentrifugaler Ausstrahlung vom Nabel her: ein Gefäßmuster, das als caput medusae (Medusenhaupt) bekannt ist. Selten ist ein venöses Geräusch über derart dilatierten Gefäßen hörbar **(Cruveilhier-Zeichen)**. Weitere Lokalisationen derartiger Kollateralkreisläufe sind die Gefäße des Retroperitoneums, die splenorenalen Venen zwischen linker Niere und Milz und die Gefäße zwischen rektalem und unterem Mesenterialkreislauf. Letzteres führt zu starker Dilatation der unteren Rektalvenen, oftmals fälschlicherweise als harte Hämorrhoiden interpretiert. Selten können sich Kollateralen an atypischen Orten entwickeln (z. B. Duodenum, Kolon oder Vagina). Portopulmonale Kollateralen sind ebenfalls beschrieben worden. Durch diese Kollateralkreisläufe kommt es zu einem Shunt zwischen portalem und systemischen Blut und damit zu hohen systemischen Konzentrationen von verschiedenen Hormonen und Substanzen, die normalerweise von der Leber extrahiert werden. Die Pathogenese von hepatischer oder portosystemischer Enzephalopathie wird oftmals einem Leberversagen zugeschrieben wie etwa dem Unvermögen der Leber, ein mutmaßliches metabolisches Toxin abzubauen, das im Darm produziert wird.

Da die Zirrhose die Hauptursache von portaler Hypertension in der westlichen Welt ist, soll hier die Zirrhose mit Dekompensation dargestellt werden und die direkten Folgen der portalen Hypertension. Dazu gehören GI-Blutungen, Aszites und Ödeme, Enzephalopathie und unspezifische konstitutionelle Symptome (z. B. Müdigkeit, Lethargie, Anorexie).

Radiologische Untersuchungen können Hinweise auf das Vorliegen einer portalen Hypertension liefern. Eine einfache Röntgenaufnahme des Abdomens kann eine vergrößerte Milz sowie aufgrund des Aszites das Erscheinungsbild von mattem Glas zeigen. Mit Hilfe eines Ultraschalls des Abdomens lassen sich Aszites, pathologische Dichte und Gewebestruktur der Leber sowie gelegentlich erweiterte Portalvenen und Kollateralen (wenn sie massiv dilatiert sind) diagnostizieren. Mittels Dopplersonographie sind Blutfluß sowie Ausbildung und Kaliber der Pfortader bestimmbar. Ösophagusvarizen zeigten sich bei Röntgenaufnahmen mit bariumsulfathaltigem Kontrastmittel als perlschnurartige Füllungsdefekte der Ösophagusschleimhaut. Ösophagusvarizen werden aber am besten endoskopisch beurteilt. Ein Leberszintigramm mit Radionukleiden zeigt oft eine fleckenartige Aufnahme in der Leber, begleitet von erhöhter Aufnahme in Knochenmark und Milz. CT-Scans des Abdomens können eine Pfortaderdilatation und oft kollaterale Gefäße (z. B. Vena azygos) identifizieren. Durch eine Venographie, entweder indirekt (venöse Phase eines Angiogramms in Truncus-coeliacus-Achse insbesondere unter Anwendung von Subtraktionstechniken) oder direkt (Venographie der Milz oder Transportographie der Leber), stellt sich das portale Gefäßsystem dar und lassen sich venöse Okklusionen und Kollateralkreisläufe diagnostizieren.

Der **Pfortaderdruck** kann mit mehreren Methoden gemessen werden. Man kann eine dünne Nadel perkutan direkt ins Leberparenchym einführen. In ähnlicher Weise läßt sich eine Nadel perkutan in die Milz einführen, um den Druck im Milzmark zu messen – dies spiegelt den Milzvenendruck exakt wider. Die letztere Technik bietet zudem den Vorteil, Kontrastmittel in das venöse System der Milz zu erstellen. Eine andere Möglichkeit besteht in der fluoroskopischen Einführung in einen Ast der Pfortader. Alternativ läßt sich eine dünne

Kanüle perkutan oder durch Laparotomie in die Umbilikalvene und so in die Vena omphalomesenterica einführen, da dieses Gefäßsystem bei portaler Hypertension oft prominent erscheint. Nachteil all dieser Verfahren ist das Fehlen einer internen Nullreferenz mit Null gleich dem geschätzten Wert im rechten Vorhof. Zusätzlich besteht beim Einstich ins Parenchym von Milz oder Leber ein kleines, aber beachtenswertes Risiko einer Blutung (1–3%). Wahrscheinlich ist die beste Technik eine Katheterisierung der Vena hepatica durch einen entweder jugulären oder femoralen Venenzugang. Durch Einführen des Katheters in einen kleinen Ast der hepatischen Vene mißt man einen Druck, der bei den meisten Ursachen von Lebererkrankungen dem Pfortaderdruck sehr nahe kommt. Liegt die Katheterspitze frei in der hepatischen Vene, so sollte dieser freie hepatische Venendruck 1–4 mmHg niedriger liegen als der Druck bei Hineinpressen des Katheters in die Leber. Der Unterschied zwischen Quetsch- und freiem hepatischen Venendruck, auch bekannt als hepatisch-venöser Druckgradient, portohepatischer Gradient oder korrigierter sinusoidaler Druck, stellt den Betrag der Lebersinusoiden zum Pfortaderdruck dar.

Klassifizierung: Die portale Hypertension wurde traditionell entsprechend der vermuteten Lokalisation der Widerstandserhöhung unterteilt. Präsinusoidale Hypertension kann entweder intra- oder prähepatisch bedingt sein. Prähepatische (extrahepatische) Ursachen sind portale oder Splanchnikusvenenthrombosen. Eine intrahepatische, präsinusoidale Hypertension kommt vor bei der Schistomiasis, Myelofibrose, leukämischer Leberinfiltration, idiopathischer Portalfibrose, nodulärer regenerativer Hyperplasie und bei granulomatösen Krankheiten (z.B. Sarkoidose und frühen Stadien von primärer biliärer Zirrhose). In allen Fällen von präsinusoidaler Hypertension wird der direkt gemessene portalvenöse Druck den hepatischen Druckgradienten stark übersteigen, der normal oder nahezu normal sein sollte. Der präsinusoidale Block verhindert einen Übergriff des erhöhten Pfortaderdruckes auf die eingezwängte Vena hepatica. Die Hauptursache für sinusoidale und postsinusoidale portale Hypertension ist die Zirrhose, v.a. die alkoholtoxische Zirrhose. Postsinusoidale Hypertension kann wiederum unterteilt werden in eine intrahepatische und eine posthepatische Hypertension. Zu den posthepatischen Ursachen zählen chronisches Herzversagen, konstriktive Perikarditis und eine Obstruktion im hepatisch-venösen Abflußtrakt durch membranöse Spinnengewebsbildung in der Vena cava inferior. Zu den intrahepatischen postsinusoidalen Ursachen einer portalen Hypertension zählen die okklusive Erkrankung der kleinen Venen und Venolen (Veno-okklusive Krankheit) und die Okklusionen der großen hepatischen Venen (Budd-Chiari-Syndrom). Alle Fälle von sinusoidaler und postsinusoidaler portaler Hypertension zeigen einen hepatisch-venösen Druckgradienten, der ungefähr dem direkt gemessenem Pfortaderdruck entspricht. Der Flußwiderstand erstreckt sich vom hepatisch-venösen System bis zur Pfortader.

Diese traditionelle Klassifikation ist relativ willkürlich, da in vielen Fällen die wirkliche Lokalisation der Widerstandserhöhung unklar ist. Praktisch zeigen fast alle Fälle einer präsinusoidalen portalen Hypertension eine relativ gut erhaltene Leberfunktion, wohingegen die sinusoidale und postsinusoidale portale Hypertension im allgemeinen mit einer Zirrhose oder einer anderen Leberfunktionsstörung einhergeht. Daher werden Blutungen und chirurgische Eingriffe i.a. von Patienten mit präsinusoidaler Hypertension besser verkraftet.

Prognose und Therapie

Die **Prognose** ist von der Leberfunktion abhängig. Das Leberversagen ist der Hauptgrund oder zumindest ein bedeutender Faktor für die Mortalität. Die stationäre Mortalität (alles inclusive) bei GI-Blutung bei Child-Pugh Grad A (5–10%), B (15–20%) und C (50–70%) erlaubt eine Einteilung der Patienten und eine Einschätzung ihrer Prognose. Die Kriterien für die einzelnen Grade sind in *Tab. 1.* angegeben.

Therapie: Alle Patienten mit portaler Hypertension und GI-Blutung müssen stationär behandelt werden *(s.a. Kap. MDA, 4.).* Ca. 50–75% der Blutungen bei Patienten mit Leberzirrhose sind eine direkte Folge der portalen Hypertension: die Blutungen stammen entweder von rupturierten gastro-ösophagealen Varizen oder von diffusem Nässen der Magenschleim-

Tab. 1. Pugh-Modifikation der Child-Turcotte-Kriterien

	Punkte-Score entsprechend pathologischen Veränderungen		
	1	2	3
Aszites	fehlt	diskret	mäßig
Enzephalopathie-Grad*	0	1–2	3–4
Bilirubin (μmol/l)	< 34	34–51	> 51
Albumin (g/l)	> 35	28–35	< 28
Prothrombinzeit (Verzögerung in s)	1–4	4–6	> 6

Gesamtpunktzahl steigt mit dem Schweregrad der Lebererkrankung: Grad A = 5–6; Grad B = 7–9; Grad C = 10–15.

* nach Trey et al. New England Journal of Medicine 271: 473, 1966

Mit freundlicher Genehmigung nach Pugh, R. N., I. M. Murray-Lyon, J. L. Dawson et al.: „Transecetion of the oesophagus for bleeding oesopageal varices." Brit. J. Surg. 60 (1973) 646–649.

haut (kongestive Gastropathie). Bei der kongestiven Gastropathie führt die Hypertension der Mesenterialgefäße zu einem Stau in der Magenschleimhaut, besonders im Bereich des Fundus, und erhöht die Vulnerabilität des Gewebes. So führen bereits geringe Belastungen (z.B. geringer Alkoholkonsum oder Aspirin) zu Schädigungen und Blutungen der Schleimhaut. Bei den verbleibenden Patienten gibt es andere Ursachen für die GI-Blutung (z.B. Magengeschwür, Ulcus duodenale, Mallory-Weiss-Syndrom).

Standardwiederbelebungsversuche umfassen Transfusion von Flüssigkeiten und Blut. Im Hinblick auf eine mögliche Enzephalopathie sollten Sedativa vermieden werden. Bei letzterer werden reinigende Darmeinläufe gemacht, um den Darm von Blutprodukten zu befreien, und mittels Lactulose wird die hepatische Enzephalopathie gebessert. Zur Lokalisierung der Blutungsquelle sollte eine endoskopische Untersuchung innerhalb von 24 h nach stationärer Aufnahme stattfinden. Die schwierigste, letale Blutung wird durch Varizenruptur verursacht.

Notfallmaßnahmen zur Blutstillung umfassen eine mechanische Ballontamponade, vasokonstriktorische Arzneimittel und insbesondere eine endoskopische Varizensklerosierung. Varizensklerosierung ist die Therapie der Wahl! Wegen der hohen operativen Mortalitätsrate sollte man chirurgische Eingriffe möglichst vermeiden.

Zur **Ballontamponade** der Varizen stehen zur Verfügung die Minnesota-Sonde mit einem ösophagealen „suction port", die Senstaken-Blakemore-Sonde und die Linton-Nachlas-Sonde mit nur einem großen gastrischen Ballon. In der Praxis sind alle Katheter gleich wirksam, jedoch potentiell gefährlich. Nur erfahrene Ärzte sollten diese Katheter benützen; selbst dann beträgt die Komplikationsrate 10–20%. Zu den Komplikationen zählen Aspirations-Pneumonie, Ösophagusruptur und Asphyxie.

Vasoaktive Agentien senken den vasoportalen Druck. Zu ihnen zählen Vasopressin (20 E i.v. über 10–20 min) und ein langwirksames Analogon (Terlipressin und Somatostatin oder eines seiner Analoga). Eine verlängerte Infusion von Vasopressin bei niedriger Dosierung (z.B. 0,1–0,4 E/min, verabreicht über > 4 h) sollte wegen des Nebeneffektes der koronaren und mesenterialen Vasokonstriktion vermieden werden. Es könnte sonst zum Infarkt, zu einem renalen Verschluß mit Oligurie und, falls die i.v. Infusion in den extravasalen Raum gelangt, zu einer lokalen Gewebsnekrose führen. Die Langzeitanwendung ist außerdem limitiert durch die Entwicklung einer Tachyphylaxie. Gleichzeitige Gabe von Nitroglycerin sublingual (0,3 mg/h) kann helfen, einige Nebenwirkungen von Vasopressin zu vermeiden. Die europäischen Erfahrungen mit Terlipressin zeigen, daß es sowohl in seiner Wirksamkeit als auch in seinen Nebenwirkungen mit Vasopressin vergleichbar ist. Möglicherweise zeigt Somatostatin weniger Nebenwirkungen bei gleicher Wirksamkeit.

Die Methode der Wahl ist die **endoskopische Sklerosierung.** Varizeale Injektionen von verschiedenen skerlosierenden Agentien dämmen effektiv die akute Blutung ein und veröden später die Varizen – als elektive Therapiemaßnahme nach Stabilisierung des Zustandes des Patienten. Zu den Komplikationen der Sklerosierung zählen die Ulceration und Perforation der Ösophagusschleimhaut und selten pulmonale Probleme oder eine Pfortaderthrombose.

Die **Chirurgie** spielt eine begrenzte Rolle. Wenn eine Blutstillung mit den obengenannten Maßnahmen nicht erreicht wird oder wenn es zu einer erneuten Blutung kommt, ist die einfachste und sicherste Intervention die ösophageale Transsektion mit einem Stappler. Diese Maßnahme führt in 90–95% der Fälle zu einer Blutstillung. Eine positive Auswirkung der Überlebensrate mit jeglicher Form einer chirurgischen Therapie muß noch gezeigt werden.

Langzeittherapie: Sobald die akute Blutung gestillt ist und sich der Zustand des zirrhotischen Patienten stabilisiert hat, kann eine weitere Therapie erfolgen mit Medikamenten, Sklerosierung oder Chirurgie. Propranolol scheint das Risiko einer erneuten Blutung bei einer Minderheit der Patienten zu reduzieren. Diese können jedoch nicht identifiziert werden, so daß ein routinemäßiger Gebrauch von Propranolol noch nicht empfohlen werden kann. Andere Arzneimittel (z.B. Clonidin, Prazosin, Ketanserin und Verapamil) befinden sich noch mehr im Versuchsstadium. Die Sklerosierung ist gegenwärtig die Methode der Wahl, jedoch Veränderungen in der Langzeitprognose bleiben unbewiesen. Bei Patienten, die trotz Sklerosierung erneut bluten, zählt zu den operativen Möglichkeiten – falls indiziert – auch die Lebertransplantation oder eine Shunt-Operation zur Drucksenkung im portalen Gefäßsystem. Verschiedene Arten von portokavalen und mesokavalen sowie von splenorenalen Shunts (inklusive des distalen splenorenalen Shunts, des Warren-Shunts) leiten alle einen Teil oder das gesamte portale Blut in den systemischen Kreislauf – unter Umgehung der Leber. Diese Methoden neigen dazu, eine hepatische Enzephalopathie auszulösen. Daher ist der Stellenwert der portalen Dekompression limitiert. Weitere Nebeneffekte sind die Verschlechterung der Leberfunktion und der Beginn oder die Progression von hepatischer Eisenablagerung (Hämosiderose).

Aszites

Freie Flüssigkeit in der Peritonealhöhle.

Ätiologie

Bei Lebererkrankungen zeigt der Aszites eine chronische oder subakute Krankheit an. Bei akuten Krankheitsbildern, wie unkomplizierter Virushepatitis, medikamentös bedingten Reaktionen oder Gallengangsverschluß, wird dagegen kein Aszites beobachtet. Die häufigste Ursache ist die Zirrhose, insbesondere alkoholischer Genese. Weitere Ursachen stellen die chronisch aktive Hepatitis, die schwere alkoholinduzierte Hepatitis ohne Zirrhose und der Lebervenenverschluß **(Budd-Chiari-Syndrom)** dar. Liegt kein Leberparenchymschaden vor, führt die Pfortaderthrombose im allgemeinen nicht zu einer Aszitesbildung.

Zu den nicht-hepatischen Ursachen des Aszites gehören eine generalisierte Flüssigkeitsretention, wie sie im Rahmen systemischer Grunderkrankungen, z.B. bei Herzinsuffizienz, nephrotischem Syndrom, schwerer Hypalbuminämie oder konstriktiver Perikarditis und bei intraabdominellen Prozessen, wie Karzinomatose oder tuberkulöser Peritonitis, auftritt. Gelegentlich ruft eine Hypothyreose einen Aszites hervor. Bei der Pankreatitis sammeln sich nur selten größere Flüssigkeitsmengen an („pankreatischer Aszites"). Patienten mit Niereninsuffizienz, insbesondere Hämodialysepatienten, entwickeln gelegentlich intraabdominelle Flüssigkeitsansammlungen unklarer Genese („nephrogener Aszites").

Pathophysiologie

Der Aszites entsteht als Folge komplexer und noch nicht vollständig geklärter Mechanismen. Zwei wichtige Faktoren sind bei Lebererkrankungen der erniedrigte onkotische Druck im Serum als Folge der Hypalbuminämie und der erhöhte Pfortaderdruck. Zwischen beiden scheint ein Synergismus durch Änderung des Starling-Mechanismus zu bestehen, die den Flüssigkeitsaustausch durch die Peritonealmembran steuern. Auch ein Verschluß der Lymphgefäße in der Leber kann daran beteiligt sein. Das Blutvolumen ist im allgemeinen normal oder erhöht, doch die Niere verhält sich so, als ob es vermindert wäre, und retiniert Natrium. Die Natriumkonzentration im Urin liegt typischerweise unter 5 mval/l. Dies hat zu dem Konzept geführt, daß die Natriumretention in der Niere eine Folge des durch den Aszites verminderten „effektiven" Blutvolumens ist. Es gibt jedoch auch andere Hinweise, nach denen die Niere möglicherweise durch einen nervalen oder humoralen Mechanismus eine primäre Rolle bei der Auslösung dieses Prozesses spielen und der Aszites eher die Folge als die Ursache der Natriumrentention darstellen soll (sog. „over flow"-Theorie des Aszites). Neuerdings stützen diese Theorien Hinweise, daß das zentrale Blutvolumen immer – außer bei einer generellen Erhöhung des intravaskulären Volumens – niedrig ist. Die pathogenetische Bedeutung von peripherer arterieller Gefäßerweiterung, antidiuretischem Hormon, Kininen, Prostaglandinen und atrialem natriuretischem Faktor bleibt offen.

Symptomatik und Diagnostik

Unspezifische Bauchbeschwerden und Atemnot können bei massivem Aszites vorkommen, geringere Aszitesmengen verursachen im allgemeinen keine Symptome. Zur Diagnose gelangt man durch den Nachweis einer veränderten Dämpfung bei der abdominellen Perkussion, wenngleich man durch Ultraschall oder CT wesentlich geringere Flüssigkeitsmengen nachweisen kann. In fortgeschrittenen Fällen ist der Bauch prall gespannt. Der Nabel ist verstrichen oder nach außen gestülpt. Außerdem läßt sich eine flüssigkeitsbedingte Wellenbewegung auslösen. Obwohl im allgemeinen die Differentialdiagnose gegenüber Fettsucht, Meteorismus, Schwangerschaft, Ovarialtumoren und anderen intraabdominellen raumfordernden Prozessen leicht durch klinische Untersuchungen zu stellen ist, können gelegentlich moderne bildgebende Verfahren im Bereich des Abdomens oder eine diagnostische Punktion erforderlich sein. Bei Lebererkrankungen oder intraabdominellen Prozessen liegt gewöhnlich ausschließlich ein Aszites vor, oder er ist im Vergleich zu peripheren Ödemen unverhältnismäßig stark ausgeprägt. Bei systemischen Erkrankungen sind die Verhältnisse im allgemeinen umgekehrt.

Bei unklarer Ursache des Aszites ist eine **diagnostische Punktion** *(s. Kap. MDA, 1.)* indiziert. Dabei werden etwa 50–100 ml Flüssigkeit gewonnen und je nach klinischer Fragestellung das makroskopische Aussehen beurteilt. Ferner werden in der Probe Eiweißgehalt und Blutzellen ermittelt. Oft sind auch zytologische und kulturelle Untersuchungen z. B. auf säurefeste Stäbchen sinnvoll und/oder die Bestimmung der Amylase. Bei den meisten Erkrankungen ist die Flüssigkeit klar und gelblich. Trübung und hohe Leukozytenzahlen (> 300 bis 500 Zellen/ml) weisen auf eine Infektion hin, während Blutbeimengungen im allgemeinen für ein Neoplasma oder eine Tuberkulose sprechen. Der seltene milchige (chylöse) Aszites wird meist beim Lymphom beobachtet. Eine Eiweißkonzentration unter 3 g/100 ml spricht für eine Lebererkrankung oder eine Systemkrankheit. Ein höherer Eiweißgehalt läßt an eine exsudative Ursache, etwa einen Tumor oder eine Infektion, denken, aber auch bei einer Zirrhose übersteigt die Eiweißkonzentration im Aszites gelegentlich 4 g/100 ml. Ein Unterschied in der Albumin-Konzentration von Serum zu Aszites von > 1,1 g/100 ml spricht eher für einen Aszites infolge portaler Hypertension als die Gesamtproteinkonzentration des Aszites.

Ein Aszites infolge Zirrhose, besonders bei Alkoholikern, wird gelegentlich ohne ersichtlichen Grund infektiös („spontane bakterielle Peritonitis"). Eine klinische Diagnose kann schwierig sein, da die Flüssigkeit die Symptome einer Peritonitis verdeckt. So sollte frühzeitig eine diagnostische Punktion und eine Kultur bei Zirrhotikern mit unerklärlicher Verschlechterung und Fieber durchgeführt werden, besonders wenn Bauchbeschwerden vorhanden sind; das Auftreten von > 300–500 Leukozyten/µl Exsudat erfordert eine Therapie. Das Überleben hängt an einer frühzeitigen und konsequenten Antibiotikatherapie.

Therapie

Bettruhe und diätetische Natriumrestriktion sind die Grundpfeiler der Behandlung. Eine allerdings nicht schmackhafte Diät mit 20–40 mval Natrium täglich bringt im allgemeinen innerhalb weniger Tage die Diurese in Gang und verursacht nur selten schwere Elektrolytstörungen. Diuretika sollten nur angewandt werden, wenn eine strenge Natriumrestriktion nicht anspricht. Spironolacton (100–300 mg täglich oral) in 2 oder 3 Einzeldosen ist im allgemeinen wirksam, ohne daß es zu einem beträchtlichen Kaliumverlust kommt, wie er oft bei Thiaziden oder verwandten Diuretika beobachtet wird. Falls dies nicht wirksam ist, sollte ein Thiazid oder ein Schleifendiuretikum zusätzlich verabreicht werden (z. B. Hydrochlorothiazid 50–100 mg/Tag oder Furosemid 40–160 mg/Tag oral, in Einzeldosen unterteilt). Eine Flüssigkeitseinschränkung ist nicht notwendig, es sei denn, der Natriumspiegel sinkt im Serum unter 130 mval/l.

Der Therapieerfolg wird durch die Änderung des Körpergewichts und durch Natriumbestimmungen im Harn gemessen. Der optimale Gewichtsverlust liegt bei 0,5 kg/Tag. Schneller läßt sich der Aszites kaum entleeren. Eine zu kräftige Diurese führt zu Flüssigkeitsverlusten auf Kosten des intravaskulären Raumes, insbesondere wenn keine peripheren Ödeme vorhanden sind. Sie kann eine Niereninsuffizenz oder Elektrolytstörungen in Form von Hypokaliämien hervorrufen, die ihrerseits eine hepatische Enzephalopathie beschleunigen können. Im allgemeinen ist eine unzureichende diätetische Natriumrestriktion schuld an einem anhaltenden Aszites.

Das Interesse an einer therapeutischen Punktion hat wieder zugenommen. Die Entnahme von 4–6 l/Tag kann gefahrlos sein, wenn man daran denkt, gleichzeitig Na-arme Albumin-Lösung (etwa 40 g/therapeutischer Punktion) i.v. zu applizieren, um einer Abnahme des Blutvolumens vorzubeugen. Sogar die vollständige Entfernung eines Aszites mittels therapeutischer Punktion kann sinnvoll sein, wenngleich dazu noch mehr klinische Studien erforderlich sind. Das Therapieverfahren einer therapeutischen Punktion verkürzt den Krankenhausaufenthalt bei nur geringem Risiko einer Elektrolytstörung oder eines Nierenversagens. Trotzdem brauchen Patienten weiter Diuretika (und sie scheinen offenbar eher erneut einen Aszites zu bekommen im Vergleich zu jenen Patienten, die traditionell behandelt wurden). Techniken mit autologer Infusion des Aszites in Form des peritoneovenösen Shunts nach LeVeen sind mit Komplikationen belastet. Ihre Bedeutung bei der Behandlung des therapieresistenten Aszites wird kontrovers beurteilt.

Portokavale Enzephalopathie

(hepatische Enzephalopathie; Leberkoma)

Ein neuropsychiatrisches Syndrom bei Lebererkrankung, das gewöhnlich mit einem portokavalen Shunt des Venenblutes einhergeht. Im Hinblick auf die Pathophysiologie ist der Begriff „portokavale Enzephalopathie“ eher deskriptiv als „hepatische Enzephalopathie“ oder „Leberkoma“, klinisch werden alle drei Begriffe jedoch synonym gebraucht.

Ätiologie

Eine portokavale Enzephalopathie wird bei fulminanter Hepatitis infolge von Virusinfektionen oder medikamentös-toxischen Schädigungen beobachtet. Sie kommt jedoch häufiger bei Zirrhose oder anderen chronischen Erkrankungen vor, bei denen sich ausgedehnte portokavale Kollateralen entwickelt haben. Das Syndrom entsteht auch nach einem portokavalen Shunt oder ähnlichen chirurgischen Eingriffen, bei denen Verbindungen zwischen der V. portae und den Hohlvenen hergestellt werden.

Bei Patienten mit chronischer Lebererkrankung wird die Enzephalopathie im allgemeinen hervorgerufen durch spezielle, potentiell reversible Streßeinflüsse, wie z. B. gastrointestinale Blutungen, Infektionen, Elektrolytstörungen, insbesondere Hypokaliämien, Alkoholexzesse oder iatrogen durch Tranquilizer, Sedativa, Analgetika und Diuretika.

Pathogenese

Die Leber metabolisiert und entgiftet Verdauungsprodukte, die ihr vom Darm über die Pfortader zugeführt werden. Bei Lebererkrankungen gelangen diese Stoffe in den Systemkreislauf, wenn das Pfortaderblut die Parenchymzellen umgeht oder wenn die Funktion dieser Zellen erheblich gestört ist. Dadurch entsteht eine Vergiftung des Gehirns, die zu dem klinischen Bild der Enzephalopathie führt.

Die schädlichen toxischen Substanzen sind nicht genau bekannt. Wahrscheinlich liegen dem Syndrom viele Ursachen zugrunde. Ammoniak, ein Abbauprodukt aus dem Eiweißstoffwechsel, spielt wahrscheinlich eine wichtige Rolle, jedoch können auch biogene Amine, Fettsäuren mit kurzen Ketten und andere Verdauungsprodukte allein oder in Verbindung mit Ammoniak beteiligt sein. Im Serum sind die Spiegel der aromatischen Aminosäuren im allgemeinen erhöht und diejenigen von Aminosäuren mit verzweigten Ketten erniedrigt, aber dies hat wahrscheinlich keine kausale Bedeutung. Die Pathogenese der zerebralen Toxizität ist ebenfalls noch unklar. Änderungen der zerebrovaskulären Permeabilität und der zellulären Integrität könnten vor allem bei der fulminanten Hepatitis eine Rolle spielen. Das Gehirn von Patienten mit Lebererkrankungen scheint gegenüber Stoffwechseleinflüssen besonders empfindlich zu sein. Außerdem kann es zu Störungen des zerebralen Energiestoffwechsels und zu einer Hemmung nervaler Impulse durch toxische Amine kommen, indem diese als „falsche“ Neurotransmitter agieren. Neuere Befunde deuten eine Beteiligung der γ-Amino-Buttersäure (GABA) an, dem vornehmlich inhibitorischen Transmitter des Gehirns; die Synthese scheint vermehrt, und es kann eine vermehrte Anzahl von GABA-Rezeptoren im Gehirn vorhanden sein.

Die pathologischen Veränderungen sind im allgemeinen auf eine Hyperplasie der Astrozyten mit nur leichter oder gar keiner neuronalen Schädigung begrenzt. Bei fulminanter Hepatitis wird jedoch häufig auch ein Hirnödem beobachtet.

Symptomatik und Diagnostik

Persönlichkeitsveränderungen, wie z. B. unangemessenes Verhalten, Stimmungsschwankungen und eingeschränktes Urteilsvermögen, sind häufig frühzeitige Manifestationen, die jeder sichtbaren Veränderung der Bewußtseinslage vorausgehen können. Durch komplizierte psychomotorische Tests können bei Patienten mit Leberzirrhose oft solche klinisch nicht vermuteten Veränderungen nachgewiesen werden. Meist tritt auch eine **Einschränkung der Bewußtseinslage** auf. Zu Beginn können leichte Veränderungen im Schlafverhalten oder eine Verlangsamung in Motorik und Sprache auftreten. Schläfrigkeit, Verwirrung, Stupor ud das Vollbild eines Komas zeigen die zunehmende Enzephalopathie an. Ein charakteristisches Frühsymptom ist die konstruktive **Apraxie,** bei der der Patient einfache Zeichnungen, wie z. B. einen Stern, nicht mehr reproduzieren kann. Häufig ist ein typischer, modrig-süßlicher Geruch der Atemluft im Sinne eines **Foetor hepaticus** wahrzunehmen. Hält der Patient seine Arme mit dem Handrücken nach oben ausgestreckt, zeigt er einen eigenartigen und charakteristischen Flapping Tremor, die sog. **Asterixis.** Bei fortschreitendem Koma verschwindet dieses Symptom, und man beobachtet eine **Hyperreflexie** und einen positiven **Babinski-Reflex.** In fulminanten Fällen und bei Kindern kann auch eine sonst nur selten beobachtete **Agitation** oder **Manie** auftreten. **Krampfanfälle** und **lokalisierte neurologische Ausfälle** sind ebenfalls selten. Treten sie auf, muß an eine andere Komaursache, z. B. ein subdurales Hämatom, gedacht werden.

Die Diagnose sollte aufgrund des klinischen Bildes möglich sein. Es besteht keine Korrelation zu den Leberfunktionstests. Das **EEG** zeigt auch in leichten Fällen eine diffuse Aktivität mit langsamen Wellen und kann in fraglichen Frühstadien einer Enzephalopathie von Nutzen sein. Der Liquor ist, abgesehen von einer leichten Eiweißvermehrung, unauffällig.

Die **Ammoniakspiegel** im **Blut** sind im allgemeinen erhöht, die Werte korrelieren jedoch kaum mit dem klinischen Bild. Man läßt sich also besser von dem klinischen Eindruck leiten.

Prognose

Die Enzephalopathie im Rahmen einer chronischen Lebererkrankung spricht im allgemeinen auf eine Behandlung an, insbesondere, wenn die Ursache behoben werden kann. In den meisten Fällen klingt das Syndrom dann vollständig und ohne bleibende neurologische Ausfälle ab. Manche Patienten, vor allem diejenigen mit einem portokavalen Shunt, benötigen eine ständige Behandlung. Sie können sehr selten irreversible extrapyramidale Symptome oder eine spastische Paraparese entwickeln. Trotz intensiver Therapie verläuft ein Koma bei fulminanter Hepatitis in 80% der Fälle tödlich. Patienten mit fortgeschrittenem chronischem Leberversagen sterben oft im Coma hepaticum.

Therapie

Zunächst muß nach Ursachen gefahndet werden; in leichteren Fällen genügt deren Behandlung. Ein weiteres wichtiges Therapieziel ist die Beseitigung toxischer Stoffwechselprodukte aus dem Gastrointestinaltrakt: 1. Der Darm muß durch Einläufe gereinigt werden. 2. Aus der Nahrung muß Eiweiß entfernt werden (20–40 g/Tag können in leichteren Fällen zugelassen werden). Die fehlenden Kalorien können durch oral oder i. v. verabreichte Kohlenhydrate ersetzt werden. 3. Neomycin 4–6 g täglich oral, aufgeteilt in 4 Einzeldosen, trägt zur Reduktion bakterieninduzierter Toxine bei und kann komatösen Patienten auch durch eine Sonde in flüssiger Form verabreicht werden. Parenteral applizierte Antibiotika sind im allgemeinen wirkungslos. 4. Eine wichtige Alternative zu Neomycin ist oral verabreichte Lactulose, vor allem in Fällen mit leichter und chronischer Enzephalopathie. Dieser synthetische Disaccharid-Sirup verändert die pH-Verhältnisse und die Bakterienflora im Dickdarm und hat außerdem eine osmotisch abführende Wirkung. Die Initialdosis von 3mal täglich 30–45 ml sollte auf eine Erhaltungsdosis reduziert werden, die zu 2–3 weichen Stühlen täglich führt. Viele Patienten ziehen den Geschmack von Lactitol, einem Lactulose-Analogon vor. Es scheint gleich wirksam zu sein, ist in den Vereinigten Staaten aber nicht im Handel.

Da eine Sedierung das Koma vertieft, sollte es vermieden werden, auch wenn der Patient agitiert ist. Die Behandlung des Komas bei fulminanter Hepatitis durch hohe Dosen von Kortikosteroiden oder durch Austauschtransfusion oder andere aufwendige Prozeduren, die die Entfernung zirkulierender Toxine zum Ziel haben, haben sich nicht als wirksam erwiesen. Statt dessen bieten eine gute pflegerische Betreuung und das sorgfältige Achten auf eintretende Komplikationen die beste Überlebenschance. Andere Behandlungsformen sind L-Dopa, ein Vorläufer normaler Neurotransmittersubstanzen; Bromocriptin, ein Dopamin-Agonist; Infusionen von Aminosäuren mit verzweigten Ketten oder von Ketoanalogen essentieller Aminosäuren; Flumazenil, ein Benzodiazepin-Inhibitor; Natriumbenzoat, zur verstärkten Ausscheidung harnpflichtiger Substanzen; Prostaglandininfusionen und die Entwicklung einer „künstlichen Leber“. Derzeit hat sich nichts als wirkungsvoll herausgestellt.

Weitere Symptome und Befunde

Systemische Störungen

Appetitlosigkeit, Müdigkeit und Schwäche sind allgemeine Symptome einer Lebererkrankung infolge Parenchymschädigung. Fieber kann vor allem bei viraler oder alkoholinduzierter Hepatitis auftreten. Schüttelfrost ist dagegen selten und lenkt bei einem ikterischen

Patienten den Verdacht auf einen Gallengangsverschluß mit Cholangitis. Eine ausgeprägte Appetitlosigkeit und Übelkeit sind besonders häufig bei viraler und alkoholbedingter Hepatitis. Eine erhebliche Verschlechterung des Allgemeinzustandes und die Entwicklung eines „zirrhotischen Habitus" mit abgemagerten Extremitäten und vorstehendem Bauch zeigen oft eine fortgeschrittene Zirrhose an.

Hautveränderungen und hormonelle Störungen

Patienten mit chronischer Lebererkrankung können verschiedene kutane und hormonelle Störungen entwickeln. Spider naevi (Gefäßspinne), Palmarerythem und Dupuytrensche Kontrakturen sind, besonders bei alkoholischer Zirrhose, häufig. Bei der Hämochromatose verfärbt sich die Haut infolge Eisen- und Melaninablagerung schiefergrau oder bronzefarben. Eine chronische Cholestase führt oft zu einer schmutziggelblichen Hautpigmentation, zu Kratzspuren infolge des ständigen Pruritus und zu kutanen Fettablagerungen (Xanthelasmen oder Xanthome).

Glukoseintoleranz, Hyperinsulinismus, Insulinresistenz und Hyperglukagonämie werden bei Zirrhose häufig beobachtet. Erhöhte Insulinspiegel lassen sich eher auf einen vermehrten Abbau in der Leber als auf eine erhöhte Sekretion zurückführen. Beim Glukagon liegen die Verhältnisse genau umgekehrt. Schilddrüsenfunktionstests müssen mit Vorsicht interpretiert werden, da die Schilddrüsenhormone durch die Leber anders metabolisiert werden und Veränderungen in der Plasmaproteinbildung auftreten.

Komplexe Störungen kommen im Stoffwechsel der Sexualhormone vor. Amenorrhö und verminderte Fertilität sind bei Frauen mit chronischen Lebererkrankungen häufig. Männliche Zirrhosepatienten, speziell Alkoholiker, zeigen häufig sowohl einen Hypogonadismus (Hodenatrophie, Impotenz, verminderte Spermatogenese) als auch eine Feminisierung (Gynäkomastie, weibliche Körperformen). Die biochemischen Grundlagen werden derzeit noch nicht vollständig verstanden. Die Gonadotropin-Reserve der Hypothalamus-Hypophysen-Schiene spricht oft nicht mehr an. Die Testosteronspiegel im Blut sind niedrig, oft als Folge einer verminderten Synthese, aber auch einer vermehrten Umwandlung in Östrogene in der Peripherie. Die Spiegel der einfachen Östrogene sind meist erhöht, aber die Östradiolspiegel sind unterschiedlich und korrelieren kaum mit dem klinischen Bild der Feminisierung. Diese Veränderungen treten eher bei alkoholischen Lebererkrankungen als bei Zirrhosen anderer Ätiologien auf; Hinweise deuten auf einen direkten alkoholtoxischen Effekt am Hoden hin.

Hämatologische Störungen

Lebererkrankungen gehen mit zahlreichen hämatologischen Störungen einher. Eine Anämie ist häufig. Bei ihrer Pathogenese können Blutverluste, ein nutritiver Folsäuremangel, eine Hämolyse, eine alkaholbedingte Knochenmarkdepression und eine chronische Lebererkrankung an sich eine Rolle spielen. Leukopenie und Thrombozytopenie sind oft Begleitersymptome einer Splenomegalie bei portaler Hypertension, während eine Leukozytose bei Cholangitis Tumoren, alkoholischer Hepatitis und fulminanter Lebernekrose beobachtet wird.

Gerinnungsstörungen sind häufig und von komplexer Natur. Oft findet man eine gestörte Synthese der Gerinnungsfaktoren in der Leber. Sie ist auf einen Parenchymschaden und eine gestörte Vitamin-K-Resorption zurückzuführen, denn die Leber benötigt Vitamin K für die Synthese der Faktoren II, VII, und X. Dies führt zu einer pathologischen Prothrombinzeit, die je nach Schwere der hepatozellulären Funktionsstörung auf parenteral verabreichtes Phytomenadion (Vitamin-K_1, 5–10 mg täglich für 2–3 Tage) ansprechen kann. Bei vielen Patienten tragen eine Thrombozytopenie, eine disseminierte intravaskuläre Gerinnung und eine Dysfibrinogenämie ebenfalls zu Gerinnungsstörungen bei.

Nieren- und Elektrolytstörungen

Vor allem bei chronischer Lebererkrankung mit Aszites sind Nieren- und Elektrolytstörungen häufig. Eine **Hypokaliämie** wird durch einen übermäßigen Kaliumverlust im Urin hervorgerufen. Dies wird einerseits durch einen erhöhten Aldosteronspiegel im Blut und durch eine im Austausch gegen Kaliumionen erfolgende Retention von Ammoniumionen in der Niere verursacht, andererseits tritt eine Hypokaliämie als Folge einer Azidose in den Nierentubuli und der diuretischen Therapie auf. Die Behandlung besteht in oraler Kaliumsubstitution. Außerdem sollten zum Kaliumverlust führende Diuretika vermieden werden. Die Niere ist zwar in der Lage, reichlich Natrium zu retinieren (s. oben unter Aszites), dennoch kommt eine **Hyponatriämie** häufig vor. Sie spiegelt im allgemeinen eine fortgeschrittene Erkrankung der Leberzellen wider und kann nur schwerlich ausgeglichen werden. Ursache ist seltener eine Verminderung des gesamten Natriumbestandes im Körper als eine relative **Wasserüberladung.** Dazu kann auch noch ein Kaliummangel beitragen. Eine entsprechende Einschränkung der Wasserzufuhr und eine ausreichende Kaliumsubstitution können eine Besserung herbeiführen. Die Anwendung von Diuretika, die zu vermehrter Ausscheidung freien Wassers führen, ist umstritten. Intravenöse Kochsalzzufuhr ist nur selten von Nutzen, es sei denn, die Hyponatriämie ist lebensbedrohlich oder es liegt offensichtlich eine Verminderung des gesamten Natriumbestandes des Körpers vor. Die intravenöse Kochsalzgabe sollte bei Zirrhosepatienten mit Flüssigkeitsretention vermieden werden, da sie den Aszites verschlimmert und nur eine vorübergehende Wirkung auf Natriumspiegel im Serum hat. Bei fortgeschrittenem Leberversagen können verschiedene metabolische und respiratorische Störungen zu einer **Alkalose** oder **Azidose** führen. Infolge eingeschränkter Synthese in der Leber sind die **Harnstoffkonzentrationen im Blut** häufig erniedrigt. Sie sind erhöht bei einer zusätzlich auftretenden gastrointestinalen Blutung. Ursache dürfte eher eine erhöhte Belastung des Darmes als eine echte Verschlechterung der Nierenfunktion sein, denn die Kreatininwerte bleiben im allgemeinen normal.

Kommt es im Rahmen von Lebererkrankungen zu einer **Niereninsuffizienz,** kann dies Ausdruck folgender Störungen sein: 1. Es können beide Organe erkrankt sein, wie z.B. bei einer toxischen Einwirkung von Tetrachlorkohlenstoff (selten). 2. Es liegt eine Kreislaufstörung mit verminderter Nierendurchblutung oder 3. eine funktionelle Niereninsuffizienz vor, häufig als **„hepatorenales Syndrom“** bezeichnet. Dies ist eine fortschreitende Erkrankung ohne auffällige anatomische Veränderungen in der Niere und kommt gewöhnlich bei fulminanter Hepatitis oder fortgeschrittener Zirrhose mit Aszites vor. An der noch unbekannten Pathogenese sind vielleicht neurale oder humorale Veränderungen der Blutversorgung der Nierenrinde beteiligt. Eine langsam zunehmende Oligurie und Azotämie kündigen den Beginn dieser Erkrankung an. Sie läßt sich im allgemeinen von der tubulären Nekrose durch eine niedrige Natriumkonzentration im Urin und einen normalen Harnsedimentbefund unterscheiden. Größere Schwierigkeiten kann jedoch die Differentialdiagnose zum prärenalen Nierenversagen bereiten. In Zweifelsfällen sollte getestet werden, ob auf eine Volumenbelastung eine Besserung erfolgt oder nicht. Eine einmal aufgetretene Niereninsuffizienz verläuft fast immer progredient und tödlich. Obwohl eine terminale Hypotonie mit tubulärer Nekrose das Krankheitsbild verschlimmern kann, zeigen die Nieren bei der Autopsie charakteristischerweise keine bemerkenswerten Veränderungen.

Kreislaufstörungen

Ein akutes Leberversagen oder eine fortgeschrittene Zirrhose können von einem hyperkinetischen Kreislaufzustand oder erhöhtem Herzminutenvolumen und Tachykardie begleitet werden. Zirrhosepatienten mit kollateralen Anastomosen können auch das Blut eines arteriellen Sauerstoffmangels mit Ausbildung von Trommelschlegelfingern entwickeln. Bei fortgeschrittenem Leberversagen tritt oft eine Hypotonie auf, die zur Entwicklung einer Niereninsuffizienz beiträgt. Über die Pathogenese dieser Kreislaufstörungen ist noch wenig bekannt.

Die speziellen Erkrankungen des Leberkreislaufs (z. B. Budd-Chiari-Syndrom, portale Hypertension) werden *in Kap. LEB, 12.* behandelt.

4. FETTLEBER

Eine exzessive Anhäufung von Fett in Hepatozyten; gleichzeitig ist dies die häufigste Reaktion der Leber auf eine Schädigung.

Die Leber nimmt im Lipidstoffwechsel eine zentrale Stellung ein. Nicht veresterte Fettsäuren, die aus der Nahrung resorbiert oder die aus Chylomikronen oder Fettablagerungen in das Blut freigesetzt werden, bilden einen kleinen, aber rasch austauschbaren Pool, der für fast alle Energiebedürfnüsse eines fastenden Lebewesens ausreicht. Einige der nicht veresterten Fettsäuren werden von der Leber in den Pool freier Fettsäuren aufgenommen. Ein Teil der freien Fettsäuren wird in der Leber synthetisiert. Einige aus den Leberzellen stammende nicht veresterte Fettsäuren werden zur Energiegewinnung oxydiert, die meisten werden jedoch rasch in komplexe Lipide wie Triglyzeride, Phospholipide, Glykolipide, Cholesterine und Cholesterinester eingebaut. Manche dieser komplexen Lipide wandern in einen langsam austauschbaren Pool, der die Strukturlipide der Zellen umfaßt und in dem auch Lipide gespeichert werden. Die meisten Triglyzeride gehen in einen aktiven Pool über, wo sie an spezielle Apoproteine zur Bildung von Lipoproteinen gekoppelt werden; als derartige Lipoproteine werden sie ins Plasma freigesetzt (z. B. als VLDL [very low density lipoproteins]). Die Leber ist auch am Fettabbau beteiligt (z. B. aus LDL oder Chylomikronenresten).

In einer Fettleber vom **makrovesikulären Typ** (mit makrovakulären Fetteinlagerungen) wird Fett meist in Form von Triglyzeriden abgelagert. Die Usache ist darin zu suchen, daß die hepatischen Triglyzeride die höchste Umsatzrate aller Fettsäureester in der Leber aufweisen und daß kein rückkoppelnder Hemmechanismus in der Leber existiert, der die Aufnahme der Fettsäuren durch die Leber reguliert.

In einer Fettleber vom **mikrovesikulären Typ** (mit mikrovakuolären Fetteinlagerungen) werden Lipide (z. B. freie Fettsäuren) in nur wenig nachvollziehbaren Mechanismen gespeichert (z. B. bei einer akuten Fettleber in der Schwangerschaft oder beim Reye-Syndrom).

Ätiologie

Diffuse fettige, oft zonenartig verteilte **Veränderungen** in der Leber gehen mit zahlreichen klinischen Krankheitsbildern einher. In der Neonatalperiode kann eine Fettleber familiär oder idiopathisch im Rahmen des Wolman-Syndroms, bei der zystischen Fibrose (häufig verknüpft mit Malnutrition) und in Verbindung mit angeborenen Glykogen-, Galaktose-, Tyrosin- und Homozystinstoffwechselstörungen auftreten. In späteren Lebensjahren kann sie beim Reye-Syndrom vorkommen, beim Mittelketten-Aryldehydrogenase-Mangel, bei der *Phytansäurespeicher*krankheit (Refsum-Syndrom), beim M. Wilson, bei der Hämochromatose, bei der Abetalipoproteinämie, beim Cholinesterasemangel, bei Vitamin-A-Toxizität, bei der Fettsucht und beim Diabetes mellitus. Eine Fettleber kann als Komplikation einer Diät auftreten, die proteinarm ist (meist Kwashiorkor) oder in der der Aminosäuregehalt nicht ausgewogen ist. Die Fettleber kann auch durch die große Zahl von Chemikalien und Arzneimittel verursacht werden, einschließlich Alkohol, Kortikosteroiden, Tetrazyklinen, Valproinsäure, Tetrachlorkohlenstoff und gelbem Phosphor. Auch nach einer Dünndarmbypassoperation und bei Schwangerschaft kann es zu einer diffusen fettigen Umwandlung der Leber kommen.

Fokale fettige Veränderungen treten in der Leber viel seltener auf; sie werden auch weniger gut erkannt. Da die fokale Verfettung der Leber in nodulärer Form und gewöhnlich subkapsulär vorkommt, kann sie als Differentialdiagnose raumfordernder Prozesse in der Leber von Bedeutung sein.

Pathogenese

Die Anhäufung der Triglyzeride in der Leber ist die Folge einer erhöhten Synthese oder einer verminderten Elimination der Triglyzeride durch die Leberzellen. Eine verstärkte Triglyzeridsynthese kann vorkommen bei einer erhöhten Aktivität der Triglyzeridsynthetase, bei einem Konzentrationsanstieg der nicht veresterten Fettsäuren infolge verstärkter Aufnahme, bei einer erhöhten Synthese durch Azetyl-CoA oder bei einer verminderten Oxydation durch die Leberzellen. Eine reduzierte Elimination nicht veresterter Fettsäuren kann mit einer verminderten Hydrolyse durch lysosomale Lipasen, einer reduzierten Lipoproteinsekretion oder einer eingeschränkten Synthese der Lipide oder anderer Triglyzeride verbunden sein.

Die verschiedenen Mechanismen, die bei der Pathogenese der Fettleber eine Rolle spielen, können allein oder zusammen wirksam sein. Eine vermehrte Aufnahme nicht veresterter Fettsäuren durch die Leber scheint dann zur Entwicklung einer Fettleber beizutragen, wenn diese durch Tetrachlorkohlenstoff, Phosphor, Isopropanol und verschiedene Proteinsynthesehemmer induziert wird. Eine erhöhte Synthese nicht veresterter Fettsäuren durch Azetyl-CoA dagegen ist anscheinend an der Entstehung einer Fettleber beteiligt, wenn dafür ein Mangel essentieller Fettsäuren, eine akute Äthanolvergiftung und eine Phenobarbitalbehandlung verantwortlich zu machen sind. Auch eine verminderte Oxydation von Fettsäuren kann für eine Fettleber mitverantwortlich sein, wenn diese durch Tetrachlorkohlenstoff, Phosphor, Hypoxie und bestimmte Vitaminmangelzustände (Niazin, Riboflavin und Pantothensäure) verursacht wird. Eine Hemmung der Produktion und Sekretion von Lipoproteinen durch die Leberzelle stellt oft die Hauptursache einer Triglyzeridablagerung in der Leber dar. Eine Behinderung der Apolipoproteinsynthese scheint der wichtigste pathogenetische Faktor bei verschiedenen Formen der toxischen Fettleber und bei der durch Eiweißmangelernährung (Kwashiorkor) oder unausgewogene Aminosäurezusammensetzung hervorgerufenen Fettleber zu sein. Eine toxisch bedingte Hemmung der Proteinsynthese kann durch folgende Mechanismen zu einer Fettleber führen: Hemmung der mRNS-Synthese (Aflatoxin, Toxine von Amanita phalloides, D-Galaktosamin und Dimethylnitrosamin), Hemmung der Aminoacyl-Transfer-RNS-Synthese, Bindung an Ribosomen (Puromycin, Tetrazyklin), Hemmung der mRNS-Übertragung (Cycloheximid, Emetin) oder initiale Hemmung der Proteinsynthese (Tetrachlorkohlenstoff, Phosphor).

Eine Fettleber kann durch die Akkumulation anderer neutraler Lipide entstehen. Bei der Wolman-Krankheit und bei der Cholesterinspeicherkrankheit sind Fett und Cholesterin (im polarisierten Licht als doppelbrechende rhomboide Kristalle zu sehen) mit kleinen bis mittleren Fettvakuolen vorhanden. Bei der Niemann-Pick-Krankheit akkumuliert das Phospholipid Sphingomyelin in den Hepatozyten und Kupffer-Sternzellen, die dann schaumig erscheinen.

Bei der mikrovesikulären Verfettung sammeln sich kleine Tropfen freier Fettsäuren, Cholesterin und Phospholipide in den Lysosomen an. Die Ursache dafür ist unbekannt, wenn auch pathologische und klinische Erscheinungen bei der akuten Fettleber in der Schwangerschaft, dem Reye-Syndrom, einer toxischen Wirkung auf die Leber durch Valproatnatrium oder Tetrazykline, bei der Salicylsäurevergiftung von Kindern, der Wolman-Krankheit, dem Gelbfieber und bei angeborenen Enzymdefekten im Harnstoffzyklus ähnlich sind. Eine biochemische Erscheinung kann eine Störung der oxidativen Vorgänge in den Mitochondrien sein, wodurch es zur Akkumulation toxischer Fettsäuren kommen kann. Carnitin-Mangel kann zur akuten Fettleber in der Schwangerschaft führen.

Pathologie

Bei beträchtlicher Fettablagerung neigt die Leber dazu, stark vergrößert, weich und blaß zu werden. Die allgmeine Struktur kann dabei mikroskopisch normal sein. Das Fett tendiert dazu, in Triglyzeridform als große Tropfen zusammenzuschmelzen und den Zellkern in die Peripherie zu drängen. Beim typischen Fall der alkoholbedingten Leberverfettung sind die Hepatozyten so mit Fettvakuolen gefüllt, daß häufig die Zellkerne an den Rand der Zellen verdrängt werden, wodurch die Hepatozyten wie große Fettzellen aussehen *(s. Kap. LEB, 5., Diskussion der Fettleber).* Bei mikrovakuolärer Verfettung sammeln sich kleine Tröpfchen von Triglyzeriden oder anderen Fetten in bestimmten Lysosomen; letztere bleiben aber als eigenständige Zellorganellen erhalten. Die Hepatozyten zeigen in diesem Fall ein schaumiges Zytoplasma und einen zentral gelegenen Zellkern.

Bei Einwirkung von Lebertoxinen, die primär die Eiweißsynthese angreifen, oder bei Eiweißmangelernährung sammelt sich das Lipid eher in Zone I an. Andere Hepatoxine und Diäten, denen andere Faktoren fehlen als Aminosäuren, führen dazu, daß das Fett dagegen mehr in Zone 3 abgelagert wird. Bei der akuten Fettleber in der Schwangerschaft sind die feintropfigen Veränderungen diffus, sie sparen jedoch die Hepatozyten in Zone I aus, die unmittelbar in der Umgebung der portalen Felder liegen. Im Gegensatz dazu spielt sich beim Reye-Syndrom die Fettablagerung hauptsächlich in Zone I ab.

Symptomatik und Diagnostik

Die Fettleber stellt sich meist bei der körperlichen Untersuchung als druckunempfindliche, meist asymptomatische Hepatomegalie dar. Die Patienten sind gewöhnlich beschwerdefrei. Es können jedoch auch Schmerzen im rechten oberen Quadranten des Abdomens, Abwehrspannung und Ikterus auftreten, oder die Fettleber kann als einziger pathologischer Befund nach einem plötzlichen, unerwarteten und vermutlich metabolisch bedingten Tod gefunden werden.

Es besteht nur eine geringe Verbindung zwischen Fettleber und den Störungen der allgemeingebräuchlichen biochemischen Tests für Lebererkrankungen. Die Diagnose der Fettleber kann nur auf histologischer Grundlage (z.B. einer Leberbiopsie) gestellt werden. Da eine Leberbiopsie z.B. auf die Wirkung eines Hepatotoxins oder auf das Auftreten einer nicht erkannten Erkrankung oder einer Stoffwechselstörung hinweisen kann, erfordert eine derartige Diagnose die sorgfältige weitergehende Untersuchung des Patienten.

Prognose und Therapie

Die Fettleber ist zwar meist potentiell reversibel, aber nicht an sich harmlos. So kann auch bei der alkoholbedingten Fettleber plötzlich der Tod eintreten. Eine Fettleber vom mikrovakuolären Typ (z.B. eine akute Fettleber in der Schwangerschaft, beim Reye-Syndrom, bei Vergiftung mit Valproinsäure oder anderen Hepatotoxinen) kann mit Übelkeit, Erbrechen und Bauchschmerzen einhergehen. Diese Fälle sind oft dramatisch progredient, wobei das klinische Bild eines Leberversagens im Vordergrund steht.

Abgesehen von der Beseitigung der Ursache oder der Behandlung der Grunderkrankung ist keine spezifische Therapie bekannt. In den meisten Fällen führt eine Fettleber nicht zur Zirrhose; das klinische Bild ist sogar in scheinbar aussichtslosen Fällen (wie Fettleber in der Schwangerschaft oder Lebervergiftung durch Tetrazykline) reversibel. Sogar eine Fettleber bei Fettsucht bei Diabetes mellitus führt nicht zwangsläufig – wie man allgemein annimmt – zur Leberzirrhose. Wenngleich Leberzellgifte wie Alkohol oder Tetrachlorkohlenstoff (letzterer bewirkt auch eine Leberzellnekrose) unter Umständen eine Leberzirrhose bewirken können, fehlt immer noch der schlüssige Beweis, daß jede Fettleber per se zur Leberzirrhose führt. Einige weitere klinische Umstände müssen zudem wahrscheinlich vorhanden sein.

5. ALKOHOLINDUZIERTE LEBERERKRANKUNGEN

(s. a. Kap. PSY, 5., Alkoholabhängigkeit)

Eine Reihe klinischer Syndrome und pathologischer Veränderungen der Leber, die durch Alkohol verursacht werden. Sie stellen ein großes und potentiell vermeidbares Gesundheitsproblem dar.

Pathogenese

Zwischen der Schwere des Leberschadens und der Intensität des Alkoholmißbrauchs, der sowohl nach der Zeitdauer als auch nach der Dosierung zu bemessen ist, besteht im allgemeinen eine lineare Korrelation. Einen Leberschaden kann bereits die geringe Menge von 20 g Alkohol (etwa 200 ml Wein oder 60 ml Whiskey) bei Frauen, bzw. 60 g Alkohol (etwa 1200 ml 5%igen Biers) bei Männern auslösen, wenn sie täglich über Jahre zu sich genommen wird. Die Mechanismen, durch die der Alkohol die Leber tatsächlich schädigt, sind jedoch noch nicht ausreichend bekannt.

Äthanol fördert die Fehlernährung, indem er ohne wichtige Nährstoffe Kalorien zuführt, den Appetit vermindert und durch seine toxischen Wirkungen auf Darm und Pankreas eine Malabsorption verursacht. Eine Fehlernährung allein bewirkt noch keine Leberzirrhose, aber einer und mehrere ernährungsbedingte Mängel können die Alkoholwirkung verschlimmern. Äthanol ist auch ein Leberschadstoff, dessen Stoffwechsel tiefgreifende Störungen in der Leberzelle hervorruft. Vermutlich spielen auch andere Faktoren für die Entwicklung einer alkoholischen Lebererkrankung eine wichtige Rolle, denn die Empfänglichkeit unterliegt offensichtlich individuellen Schwankungen (nur 10–15% der Alkoholiker entwickeln eine Leberzirrhose) und ist für Frauen größer (auch wenn man die Alkoholmenge der geringeren Körpergröße anpaßt). Familiäre Anhäufungen einer alkoholbedingten Lebererkrankung kommen häufig genug vor, so daß der Einfluß genetischer Faktoren auf den Alkoholstoffwechsel nicht von der Hand zu weisen ist. Einige Menschen können Alkohol nur unzureichend oxidieren. Bei bestimmten Formen der HLA-Histokompatibilität findet man ebenfalls immer eine alkoholbedingte Lebererkrankung. Der Immunstatus spielt offenbar keine Rolle im Sinne des individuellen Ansprechens auf Alkohol, doch scheinen immunologische Reaktionsmechanismen (vermutlich Zytokine als Mediatoren) offensichtlich eine Rolle beim Entzündungsprozeß und bei der Leberzellschädigung zu spielen.

Stoffwechsel des Äthanols

Äthanol wird rasch aus dem Magen-Darm-Trakt resorbiert und zu über 90% durch Oxidation mit Hilfe der Alkoholdehydrogenase **(ADH)** und bestimmter mikrosomaler Enzyme in der Leber metabolisiert (mikrosomales Alkoholoxidationssystem **[MEOS]**). Alkohol läßt sich nicht speichern und muß verstoffwechselt werden. Acetaldehyd, das Hauptoxidationsprodukt, wird wiederum oxidiert (u.U. zu Acetat). Obwohl Einzelheiten des weiteren Stoffwechsels nicht ganz klar sind, kann Acetaldehyd selbst an manchen toxischen Wirkungen des Alkohols auf die Leber und andere Organe beteiligt sein. Wird Äthanol zu Acetaldehyd und dieses entweder zu Acetat oder Acetyl-Coenzym-A umgewandelt, entsteht reduziertes Nikotinamid-Adenin-Dinukleotid **(NADH)**. Das so entstandene NADH gelangt in die Mitochondrien, wobei sich das Verhältnis NADH/NAD zugunsten des NADH verändert und somit das Redox-System der Leber. Der Äthanolstoffwechsel fördert daher in der Zelle die Bildung reduzierter Substanzen, die zu Störungen des Kohlenhydrat-, Lipid- und anderer Intermediärstoffwechselprozesse führen. Die Oxidation von Äthanol ist gekoppelt mit der Reduktion von Pyruvat zu Milchsäure, die ihrerseits eine Hyperurikämie, Hypoglykämie und Azidose fördert *(s. Kap. END, 7., Hypoglykämie)*. Mit der Äthanoloxidation geht auch die Reduktion von Oxalessigsäure zu Malat einher. Dies kann nicht nur die verminderte Aktivität des Zitronensäurezyklus und die Herabsetzung der Glukoneogenese erklären, sondern auch die im Zusammenhang mit dem Äthanolstoffwechsel erhöhte Fettsäuresynthese. Nach Äthanolzufuhr wird eine Erhöhung von α-Glycerophosphat beobachtet. Das so produzierte Glycerin kann eine erhöhte Triglyzeridsynthese fördern und bewirkt so eine Hyperlipidämie. Obwohl nach Alkoholgenuß der O_2-Verbrauch normal ist, findet eine Stoffwechselverschiebung in der Form statt, daß der für den Abbau der Fettsäuren verwendete Sauerstoff für die Oxidation von Alkohol zu Acetat benötigt wird. Durch diese Verschiebung läßt sich die reduzierte Lipidoxidation und die erhöhte Bildung von Ketonkörpern erklären, wie sie nach Äthanoleinnahme beobachtet wird. Es existieren auch Hinweise dafür, daß der Alkoholabbau in der Leber eine lokale Stoffwechselsteigerung verursacht, die in Zone 3, dem Gebiet in der Umgebung der terminalen Lebervenolen, einen hypoxischen Schaden fördert.

Obwohl die Hypothese, daß Alkoholiker Äthanol anders metabolisieren als Nichtalkoholiker, noch untersucht wird, besteht kein Zweifel, daß sich die Leber an den chronischen Alkoholkonsum anpaßt: Es kommt zu einer Hypertrophie des glatten endoplasmatischen Retikulums und zu einer erhöhten Aktivität der am Metabolismus von Medikamenten beteiligten Enzyme in der Leber. Alkohol induziert das MEOS-System, was zum Teil beim Alkoholabbau beteiligt ist, und die mikrosomale P-450, die beim Medikamentenabbau beteiligt ist. So entwickelt sich beim Alkoholabhängigen eine erhöhte Alkohol- und Medikamententoleranz (z. B. gegenüber Sedativa, Tranquilizer und Antibiotika); ferner kommt es zu einer neurologischen Adaption. Das Ergebnis ist eine vielschichtige Interaktion von Medikamenten, anderen Chemikalien und Alkohol.

Pathologie

Das Spektrum pathologischer Leberveränderungen, die bei einem langdauernden Alkoholmißbrauch entstehen, reicht von einer einfachen Ablagerung von Neutralfetten in den Leberzellen bis zur Zirrhose und zum hepatozellulären Karzinom. Allgemein bekannt ist, daß sich das Spektrum alkoholischer Lebererkrankungen von der Fettleber über die alkoholinduzierte Hepatitis bis zur Zirrhose erstreckt. Die Befunde überlappen sich gewöhnlich. Viele Patienten können Symptome aus dem gesamten Spektrum dieser Lebererkrankungen zeigen. Die pathognomonische Veränderung stellt wohl die Fibrose im Umfeld der terminalen Lebervenolen dar. Unter pathologischen Gesichtspunkten ist es besser, eine alkoholische Lebererkrankung zu diagnostizieren und bei jedem Patienten die speziellen Befunde zu beschreiben.

Die **Fettleber** (Steatose) scheint der erste pathologische Befund bei einer alkoholischen Lebererkrankung zu sein. Sie stellt die häufigste Leberveränderung bei stationär behandelten Alkoholikern dar. Die Leber ist vergrößert; die Schnittfläche ist gelb. Der erhöhte Fettgehalt in der Leber stammt aus der Nahrung, aus freien Fettsäuren, die wiederum aus dem Fettgewebe mobilisiert werden, und aus in der Leber selbst synthetisierten Fettsäuren, die unzureichend abgebaut oder freigesetzt werden. Fetttröpfchen unterschiedlicher Größe finden sich in den meisten Leberzellen, außer in Regeneratfeldern. Die Tröpfchen neigen zum Verschmelzen und bilden so große Tropfen, die häufig das gesamte Zytoplasma einnehmen. Fett reichert sich in den Zonen 3 (zentroazinär) und 2 (Mittelzone) an. Fettzysten stellen wahrscheinlich Spätstadien der Verfettung dar. Diese Zysten sind im allgemeinen periportal lokalisiert und bilden sich durch Fusion der Fettanteile mehrerer Hepathozyten *(s. Kap. LEB, 4.)*. Weitere Stadien sind hydropische Veränderungen in den Frühstadien einer alkoholbedingten Leberschädigung und große kugelförmige (sphärische) Mitochondrien. Die ersteren, aufgeblähte, ballonartige Hepatozyten, bilden sich infolge unzureichender Freisetzung von Proteinen und Lipoproteinen aus der Leberzelle. Diese Zellen degenerieren und sterben ab.

Die **alkoholbedingte Hepatitis** schließt fetthaltige makrovakuoläre Veränderungen mit einer diffusen Entzündungsreaktion auf die Schädigung und auf die (oft fokal umschriebene) Nekrose ein; auch kann es zu einer manifesten Leberzirrhose kommen. Alkoholinduzierte Mallory-Körperchen bestehen aus fibrillärem Protein von intrazytoplasmatischen Einschlüssen mit aufgetriebenen Hepatozyten; diese Zellen enthalten wenig oder gar kein Fett. Im HE-gefärbten Schnitt erscheinen die Mallory-Körperchen als unregelmäßige Anhäufungen purpurfarbenen Materials. Alkoholinduzierte Mallory-Körperchen sind charakteristisch für alkoholische Lebererkrankungen. Sie werden jedoch auch in manchen Fällen eines M. Wilson, einer Zirrhose bei Kindern in Indien, einer Zirrhose nach Dünndarm-Bypass-Operation, einer primären biliären Zirrhose (oder anderen Ursachen einer verlängerten Cholestase), Diabetes mellitus, krankhafter Fettsucht und eines hepatozellulären Karzinoms gefunden. Eine Ansammlung von Leukozyten entwickelt sich lokal umschrieben als Reaktion auf die intrazellulären Mallory-Körperchen und die nekrotischen Hepatozyten. In Zone 3 des Leberazinus lagert sich in die Lebersinusoide und in die Umgebung der Hepatozyten Bindegewebe ab. Kollagene Fasern dringen auch in den Disse'schen Raum vor und bilden eine kontinuierliche Membran unmittelbar unter dem Sinusendothel. Es kommt auch zu Venenschäden.

Man sieht eine auffallende Sklerose in der Umgebung der terminalen Lebervenolen, die man als sklerosierende hyaline Nekrose oder zentrale hyaline Sklerose bezeichnet. Diese Veränderung kann noch vor der Entwicklung einer Zirrhose zu einer portalen Hypertension führen und kann so die früheste Manifestation einer beginnenden Leberzirrhose darstellen. Eine alleinige Venenbeteiligung (wie sie bei venösen Verschlußkrankheiten zu sehen ist) kann zur Entstehung einer portalen Hypertension ohne gleichzeitige Zirrhose führen.

Man kennzeichnet die alkoholbedingte Hepatitis mit ihrer diffusen entzündlichen Zellinfiltration und Zellnekrose oft als Zwischenstadium zwischen Fettleber und Leberzirrhose. Zellnekrose und zentroazinäre Hypoxie (Zone 3 betroffen) können die Kollagenbildung anregen. Die Fibrose entwickelt sich jedoch durch die Umwandlung von Fibroblasten in fettspeichernde Ito-Zellen; so kann die Fibrose auch in Richtung Zirrhose fortschreiten, ohne das Zwischenstadium einer alkoholbedingten Hepatitis zu durchlaufen. Das Fortschreiten der alkoholischen Hepatitis zur Zirrhose ist hinreichend dokumentiert. Ungefähr 20% der starken Trinker entwickeln eine Zirrhose, bei der die Leber eine feinknotige Struktur sowie eine durch dünne Fibrosesepten und -knötchen zerstörte Architektur zeigt. Wird Abstinenz geübt und reagiert die Leber mit einer deutlichen Regeneration, kann das klinische Bild einer gemischten Zirrhose entsprechen *(s. Kap. LEB, 6.)*.

Erhöhte **Eisen**speicherung in der Leber wird bei Alkoholikern mit normaler Leber, mit Fettleber oder mit Zirrhose beobachtet, sie kommt jedoch nur in weniger als 10% der Fälle vor. Eisen lagert sich in Parenchymzellen und v. Kupfferschen Sternzellen ab. Es scheint jedoch keine Beziehung zu den mit dem Alkohol konsumierten Eisenmengen oder zu der Dauer des Alkoholabusus zu bestehen. Die Eisenspeicher im Körper sind nicht signifikant vergrößert. Histologisches Bild und klinisches Erscheinungsbild reichen von leichten Formen einer alkoholbedingten Hepatitis bis zum fortgeschrittenen Stadium mit Nekrose, Fibrose und Regenerationsknötchen, die zur Zirrhose führen. Wenngleich entzündliche Zellinfiltrate und Leberverfettung pathognomonisch sind, kann gelegentlich das histologische Bild der chronischen Form einer floriden Hepatitis ähneln. Die alkoholbedingte Zirrhose ist eine Erkrankung im Finalstadium. Die kleinknotige Zirrhose ist vorhanden, obgleich dies auch schleichende Erscheinungsformen einer Fettleber oder einer alkoholbedingten Hepatitis sein können. Eine gewisse Regeneration geschieht durch die verbliebenen intakten Hepatozyten. Die Zirrhose kann langsam in Richtung größerer Knoten fortschreiten. Die Leber schrumpft dann und verkleinert sich.

Symptomatik und Diagnostik

Unterschiedliche Trinkgewohnheiten, individuelle Empfindlichkeit gegenüber den hepatotoxischen Wirkungen des Alkohols und die verschiedenen, oben bereits beschriebenen Arten der Gewebeschädigung führen zu einem stark wechselnden klinischen Bild. Über lange Zeit können Symptome und lebertypische Befunde fehlen. Im allgemeinen korrelieren die Symptome mit den konsumierten Alkoholmengen und der Gesamtdauer des Alkoholmißbrauchs. So treten die Symptome gewöhnlich erst nach dem 30. Lebensjahr auf, schwere Schäden kommen eher nach dem 40. Lebensjahr vor.

Patienten, die lediglich eine Fettleber haben, sind gewöhnlich symptomfrei, die Leber kann bei einem Drittel der Fälle jedoch vergrößert, glatt und gelegentlich auch druckempfindlich sein. Routinemäßige Laboruntersuchungen bewegen sich oft im Normbereich; die γ-Glutamyl-Transpeptidase (γ-GT) ist häufig erhöht. Spider naevi und das klinische Bild von Hyperöstrogenismus und Hypoandrogenismus aufgrund des exzessiven Alkoholkonsums an sich sind offenkundig.

Eine alkoholische Hepatitis kann auf klinischer Basis vermutet werden, aber es handelt sich um eine pathologische Diagnose, und die histologischen Veränderungen können bei jeder Art einer alkoholbedingten Lebererkrankung gefunden werden. Patienten mit alkoholischer Hepatitis können Fieber, Gelbsucht, Schmerzen im rechten oberen Quadranten sowie eine Leukozytose, Leberknarren und druckdolente Hepatomegalie zeigen. Die gleichen Symptome können jedoch auch bei Patienten mit Sepsis, Cholezystitis oder mechanischem extrahepatischem Gallengangsverschluß beobachtet werden. Eine Zirrhose kann auch relativ asymptomatisch ablaufen, kann das klinische Bild einer alkoholbedingten Hepatitis zeigen oder kann in erster Linie durch Komplikationen in Erscheinung treten: Pfortaderhochdruck mit Splenomegalie; Aszites, hepatorenales Syndrom, hepatische Enzephalopathie oder sogar die Entstehung eines hepatozellulären Karzinoms.

Laborbefunde

Wenn auch manchmal richtungweisend, so sind die Routinebestimmungen von Blutparametern und andere Routinetests nicht spezifisch und erlauben keine eindeutige, endgültige Diagnose. Für die Diagnosestellung der alkoholischen Lebererkrankung helfen Laboruntersuchungen u. U. überhaupt nicht weiter. Wenn auch hämatologische und biochemische Routinetests manchmal eine alkoholische Lebererkrankung vermuten lassen, so sind sie doch unspezifisch: eine definitive Diagnose ermöglichen sie nicht. Bei einer alkoholischen Lebererkrankung kann man verschiedene Störungen der Erythrozytenmorphologie finden, wie Targetzellen, Makrozyten, Stechapfelformen und Stomatozyten. Das mittlere Erythrozytenvolumen **(MCV)** ist meist erhöht, und diese Tatsache kann ein nützlicher Hinweis auf einen Alkoholabusus sein, da das MCV ganz langsam zu Normalwerten nach Absetzen des Alkoholgenusses zurückgeht. Eine Thrombozytopenie ist häufig nachzuweisen. Sie ist entweder direkter toxischer Effekt des Alkohols auf das Knochenmark oder Sekundärfolge eines Hypersplenismus. Bei einer alkoholbedingten Hepatitis liegen die Transaminasewerte im leicht erhöhten Bereich (~ 250 μ/l). Das konjugierte Bilirubin geht nach stationärer Aufnahme auffallend zurück. Die Aktivität der Serumalanintransferase (ALT, früher SGPT) ist im Vergleich zu der der Serumaspartattransferase (AST, früher SGOT) vermindert (infolge Mangels an Pyridoxal-5-Phosphat). Das Verhältnis AST zu ALT ist > 2. Die Höhe der γ-Glutamyltranspeptidase (γ-GT) im Serum kann beim Nachweis eines Alkoholmißbrauchs hilfreich sein. Der Wert des Enzyms liegt jedoch nicht in seiner Spezifität, sondern in seiner Empfindlichkeit gegenüber Veränderungen der Leber. Er ist bei Patienten mit exzessivem Alkoholkonsum und/oder mit alkoholbedingter Lebererkrankung deutlich erhöht. Das MCV, die γ-GT und die alkalische Phosphatase stellen anscheinend die beste Kombination von Routinetests im Labor dar, um einen chronischen Alkoholabusus nachzuweisen. Szintigramme der Leber und Ultraschalluntersuchungen sind manchmal von Nutzen. Zur endgültigen Analyse ist man jedoch auf einen morphologischen Leberbefund angewiesen. Die Leberbiopsie *(s. Kap. LEB, 2.)* ist die alleinige Grundlage einer klaren, eindeutigen Diagnose, insbesondere bei einer alkoholbedingten Hepatitis. Bei Alkoholikern kann es auch zu anderen Lebererkrankungen kommen.

Prognose und Therapie

Bei Abstinenz kann eine nichtfibrotische Leberschädigung wieder ausheilen, und die Überlebenschance eines Patienten mit alkoholischer Hepatitis, Fibrose und Zirrhose bessert sich. Die Prognose der alkoholischen Hepatitis scheint von dem Grad der gleichzeitig bestehenden Fibrose und Leberzellnekrose abhängig zu sein. Die Rückbildungsfähigkeit einer sklerosierenden Fibrose ist ungeklärt.

Theoretisch ist die Behandlung dieses Krankheitsbildes einfach und problemlos. In der Praxis ist sie schwierig. *Der Patient muß mit dem Alkoholtrinken aufhören.* Viele Alkoholiker sind erst dann bereit, das Trinken zu beenden, wenn sie durch die Krankheit schweres Leid und schlimme soziale Folgen (z. B. Verlust des Arbeitsplatzes und drohende Scheidung) erlitten haben und wenn ihnen diese Fakten durch einen Arzt vor Augen gehalten worden sind. Dabei hilft es sehr, wenn der Arzt hervorhebt, daß viele Symptome der alkoholischen Leberkrankheit reversibel sind. Im übrigen ist die Behandlung unspezifisch und auf allgemein unterstützende Maßnahmen ausgerichtet. Einen akuten Alkoholentzug sollte man mit unterstützenden Maßnahmen begleiten; ferner mit einem Ausgleich von Flüssigkeit und Elektrolyten und mit Sedativa (z. B. Benzodiazepinen). Letztere sollten sorgfältig entsprechend dem Schweregrad der Entzugssymptomatik dosiert werden. Eine übermäßige Sedierung kann bei Patienten mit einer ausgeprägten Lebererkrankung die portosystemische Enzephalopathie beschleunigen *(s. Kap. PSY, 5., Alkoholabhängigkeit)*.

Die Gabe von Nahrung und allgemeine pflegerische Maßnahmen sind sehr zeitaufwendig. Der Stellenwert der Kortikosteroide bei einer alkoholbedingten Hepatitis ist umstritten; vielleicht zeigen sie den größten Benefit bei schwereren Krankheitsverläufen, insbesondere bei hepatischer Enzephalopathie. Die Anwendung von Substanzen, welche die Bindegewebsbildung stoppen sollen (wie Colchizin und Penicillamin), steckt noch im experimentellen Stadium. Dies gilt auch für Propylthiouracil, das bei möglichen Stoffwechselentgleisungen der alkoholgeschädigten Leber eingesetzt wird. Traumen, Infektionen, gastrointestinale Blutungen, Ernährungsmangelzustände, Flüssigkeitsretention und hepatische Enzephalopathie erfordern spezifische Maßnahmen, wie sie an anderen Stellen im Manual besprochen werden.

6. FIBROSE UND ZIRRHOSE

Fibrose

Eine Vermehrung von Bindegewebe in der Leber infolge eines Mißverhältnisses zwischen Synthese und Abbau der extrazellulären Matrix, wobei die Situation durch Zerstörung und Kondensation vorhandener Faserstrukturen noch verstärkt wird.

Ätiologie

Eine Fibrose ist eine allgemeine Reaktion auf eine Leberzellschädigung, wie sie durch eine große Zahl von Stoffen verursacht wird: Jeder die Homöostase der Leber zerstörende Prozeß, insbesondere ein entzündliches Geschehen, eine toxische Schädigung oder veränderte Durchblutungsverhältnisse in der Leber; ferner Infektionen der Leber (durch Viren, Bakterien, Spirochäten oder Parasiten). Zahlreiche, auf angeborenen Stoffwechselerkrankungen beruhende, Speicherkrankheiten findet man hierbei häufig; hierzu zählen Fettstoffwechselstörungen (M. Gaucher), Glykogenspeicherkrankheiten (insbesondere die Typen III, IV, VI, IX und X); der α_1-Antitrypsinmangel; Speicherkrankheiten von durch Nahrung aufgenommenen Substanzen, wie z.B. Eisenüberladungssyndrome (Hämochromatose) und Kupferspeicherkrankheiten (M. Wilson); ferner Erkrankungen, bei denen es zur Anhäufung toxischer Metaboliten kommt (wie bei der Tyrosinämie, Fructosämie und Galactosämie); weiter paroxismale Störungen (wie Zellweger-Syndrom). Dazu gehören zahlreiche Chemikalien und Arzneimittel (insbesondere Alkohol, Methotrexat, Insoniazid, Oxyphenisatin, Methyldopa, Chlorpromazin, Tolbutamid und Amiodaron). Auch Gefäßerkrankungen können eine Fibrose auslösen: Verschlüsse des intrahepatischen und extrahepatischen Galleflusses sowie verschiedene Störungen der Leberdurchblutung (wie Rechtsherzinsuffizienz, Budd-Chiari-Syndrom, Venenverschlußkrankheiten und Pfortaderthrombose).

Pathogenese

Die Leber ist normalerweise aus Hepatozyten und Sinusoiden aufgebaut; diese Bauelemente befinden sich in einer Matrix aus Kollagen (vorwiegend Typen I, III und IV), aus nicht kollagenen Proteinen einschließlich Glykoproteinen (wie Fibronektin und Laminin) sowie aus mehreren Proteoglykanen (wie Heparinsulfat, Chondroitinsulfat, Dermatansulfat und Hyaluronsäure). Fibroblasten in den Periportalfeldern sind zuallererst die Produzenten für Kollagen, hochmolekulare Glykoproteine und Proteoglykane. Andere Zellen in der Leber (vornehmlich Hepatozyten und Endothelzellen, v. Kupffersche Sternzellen und Lipozyten [Ito-Zellen]) können ebenfalls Komponenten der extrazellulären Matrix liefern. Lipozyten sind unmittelbar unter dem Sinusoidendothel im Disseschen Raum zu finden und sehen wie

Fibroblasten aus. Bei einer Fibrose proliferieren die Ito-Zellen und häufen in sich Überschüsse der Komponenten extrazellulärer Matrix an. Regeneriert sich die Leber wieder, differenzieren sich die Ito-Zellen zu Myofibroblasten und ändern so die ursprünglich vorwiegend aus Kollagen Typ III und Typ IV bestehende Produktion in die Produktion von Kollagen Typ I. Typ-I-Kollagen findet man bei den meisten Zirrhoseformen. Die Kontrolle der Bindegewebsbildung in der Leber ist auch heute noch weitgehend ungeklärt, scheint aber mit Zellkontakten in den Lebersinusoiden in Kontakt zu stehen. Die v. Kupfferschen Sternzellen sezernieren einen derzeit nur vage charakterisierten Faktor, der wiederum die Ito-Zellen zur Kollagenbildung anregt. O_2-freie Radikale, die von v. Kupfferschen Sternzellen und anderen Makrophagen freigesetzt werden, haben eine ähnliche Wirkung. Das Fibroblastenwachstum wird durch Faktoren gesteuert, die von v. Kupfferschen Sternzellen stammen; hier sind Interleukin-1 (IL-1), Tumor-Nekrose-Faktor α (TNFα) und Thrombozyten-Wachstums-Faktor (PDGF) zu nennen. Leukotrine – aus Makrophagen freigesetzt – sind chemotaktisch für weitere, am Entzündungsgeschehen beteiligte Zellen, deren Zellprodukte wiederum die Fibrose in Gang setzen. Hochdosiertes Vitamin A und Transformin-Growth-Faktor β (TGFβ) regen ebenfalls die Fibrogenese durch die Lipozyten (Ito-Zellen) an. TGFβ aus Zellen des hämatopoetischen Systems kann die Bindegewebsbildung in mehreren Studien regulieren: durch Anstieg der mRNA-Produktion von Prokollagen und Fibronektin; durch Produktion eines Kollagenase-Inhibitors sowie durch Chemotaxis von Monozyten und Fibroblasten. Eine Fibrose muß nicht zwangsläufig aus einer regen Bindegewebsneubildung entstehen; sie kann auch Folge eines unzureichenden Abbaus normalen oder veränderten Kollagens sein. Unter diesem Gesichtspunkt haben Endothelzellen, Lipozyten (Ito-Zellen) und v. Kupffersche Sternzellen große Bedeutung bei der Clearance von Kollagen Typ I, mehreren Proteoglykanen und denaturierten Kollagens. Aktivitätsveränderungen in den oben genannten Zellen können das Ausmaß einer Fibrose beeinflussen. Aus passivem Abbau und aus Kondensation vorhandener Fasern kann der Histopathologe weiterhin in zunehmendem Maße Informationen gewinnen.

Vermehrte Kollagensynthese und/oder eingeschränkter Kollagenabbau führen somit zu vermehrten Bindegewebsanteilen, die die Funktionen der Leber beeinträchtigen: 1. eine perizelluläre Fibrose schränkt die Versorgung der Zellen ein und es kommt zu einer hepatozellulären Atrophie. 2. Bindegewebe, das sich um die Sinusoide im Disse'schen Raum anhäuft, behindert die freie Passage von Substanzen aus dem Blut zu den Leberzellen. 3. Eine Fibrose um die Lebervenen und in den Periportalfeldern unterbricht den Blutfluß in der Leber. Der venöse Gefäßwiderstand innerhalb der Leber erhöht sich dadurch von den Ästen der Pfortader (Vv. interlobulares) zu den Sinusoiden und letztendlich bis zu den Lebervenen (Vv. hepaticae). Alle 3 Bereiche können dabei betroffen sein.

Die Bindegewebsstränge verbinden Periportalfelder mit Sammelvenen und können anastomotische Verbindungen schaffen: Arterielles Blut, das eigentlich an den Hepatozyten vorbeiströmt, fließt unmittelbar in die ableitenden Lebervenen, was ebenso die Leberfunktion beeinträchtigt und zu einer Leberzellnekrose führt. Das Ausmaß eines jeden der oben genannten Prozesse bestimmt die Größe der Leberfunktionseinschränkung. So findet man bei der kongenitalen Leberfibrose (CHF) breite Bindegewebsstränge, die vorwiegend die Periportalfelder betreffen, aber meist das eigentliche Leberparenchym aussparen. So zeigt eine kongenitale Leberfibrose eine portale Hypertension bei intakter Leberfunktion.

Diagnostik und Therapie

Wenngleich man eine Fibrose bei mehreren schweren Lebererkrankungen findet, ist das eindeutig auf eine Leberfibrose zeigende klinische Bild die portale Hypertension *(s. Kap. LEB, 3.)*.

Die histologische Diagnose beruht auf der Untersuchung einer Leberbiopsie. Durch Spezialverfahren (wie Anilinblau, Trichrom, Silberimprägnationen) läßt sich das Bindegewebe besonders darstellen. Da eine Fibrose Zeichen einer Leberschädigung ist, richtet sich die Therapie einer Fibrose unmittelbar an die Grunderkrankung.

Zirrhose

Diffuse Desorganisation der normalen Leberstruktur durch regenerative Knötchen, die von fibrösem Gewebe umgeben sind. Ein typisches Knötchen enthält 2–4 Zellen dicke Leberzellplatten mit spärlichen Venolen. Der Übergang in eine Zirrhose betrifft generell die ganze Leber. Eine ausgedehnte Fibrose mit regenerativen Knötchen ist gewöhnlich irreversibel, und eine Zirrhose bedeutet bleibende Zerstörung von Lebergewebe. Die Knötchen stellen einen vergeblichen Versuch einer Regeneration dar. Die **partielle knotige Umwandlung** der Leber und solitäre hyperplastische Knoten oder eine **fokale Zirrhose** stellen eine echte Zirrhose dar. Diese Läsionen sind knotige Areale in einer sonst normalen Leber. Die Fibrose ist nicht gleichbedeutend mit einer Zirrhose, zu der die Knötchenbildung und die Verschlechterung der Leberfunktion gehören.

Ätiologie und Vorkommen

Die Zirrhose wird in den USA als Todesursache in der Altersgruppe zwischen 45 und 60 Jahren nur durch Herz/Kreislauferkrankungen und Karzinome übertroffen. Die überwiegende Mehrzahl der Fälle ist auf chronischen Alkoholabusus zurückzuführen. In vielen Teilen Asiens und Afrikas stellt die Zirrhose auf dem Boden einer chronischen Hepatitis B eine Haupttodesursache dar.

Die Ätiologie der Fibrose und die der Zirrhose sind – davon geht man aus – identisch (s. oben): Infektion, Toxine, veränderter Immunstatus, Gallengangsverschluß und Gefäßschäden. Eine Hepatitis C kann auch zu einem chronischen Leberschaden führen: eine chronische Hepatitis geht in eine Zirrhose über. Andere Formen einer chronischen Hepatitis (infolge Autoimmunerkrankungen, α_1-Antitrypsin-Mangel, M. Wilson und bestimmte Medikamente) bewirken ebenfalls eine Zirrhose. Stoffwechselursache sind Hämochromatose, Galactosämie, angeborene Tyrosinose und auch Diabetes mellitus. Langdauernder Verschluß der Gallenwege (infolge biliärer Zirrhose), chronischer Verschluß des venösen Abflusses (Budd-Chiari-Syndrom) und Mangelernährung können zirrhotische Veränderungen der Leber auslösen. Der Begriff „kryptogenetische Zirrhose“ steht für eine Zirrhose unbekannter Ätiologie. Die miprimär biliäre Zirrhose wird unten besprochen und die sklerotisierene Cholangitis wird getrennt in *Kap. LEB, 9.* abgehandelt.

Pathogenese

Eine Zirrhose ist das Endstadium vieler Formen einer Leberschädigung, die initial durch eine Fibrose charakterisiert sind. Das morphologische Bild einer Zirrhose ist nicht so sehr von den schädigenden Agenzien geprägt, als vielmehr von der Art der Schädigung und der Reaktion der Leber auf diese Schädigung. Die Leber kann zum einen akut und schwer (wie bei der massiven Nekrose infolge einer Hepatitis) oder mäßig stark über Monate oder Jahre (wie beim Gallengangsverschluß und der chronisch aktiven Hepatitis) oder mäßig, aber kontinuierlich (wie beim Alkoholabusus) geschädigt werden. Fibrose in Bereichen der Parenchymregeneration ergibt sich als natürliche, jedoch änderungsfähige Reaktion auf eine derartige Schädigung.

Beim Regenerationsprozeß bilden sich um die noch bestehenden Parenchymknötchen neue Gefäße, die die Leberarterie und die Pfortader mit den Venolen verbinden und so den intrahepatischen Kreislauf wiederherstellen. Diese neuen Verbindungsgefäße nehmen den sinusoidalen Blutstrom auf, und es entsteht ein Drainagesystem mit relativ geringem Volumen, hohem Druck und einer geringeren Effizienz. Durch die Druckerhöhung kommt es zu einer **portalen Hypertension,** wozu auch der ungeordnete Blutfluß zu den Knötchen und die Kompression der Venolen beim Regenerationsprozeß beitragen.

Pathologie

Ein elementarer Bestandteil ist die Fibrose, deren Entstehung und Ausmaß von vielen Faktoren abhängt. Die Progression einer Fibrose in eine Zirrhose ist ebenfalls vom Ausmaß einer Schädigung, vom Auftreten eines dauernd vorhandenen Schadens und von der Reaktion der Leber auf derartige Noxen abhängig. Jede zirrhotische Leber hat eine unterschiedliche Struktur; das Endergebnis des Zusammenspiels vieler Faktoren und der Verlauf der Zirrhose sind nicht statisch. Die Läsion bei der portalen Zirrhose liegt anfangs meist in der Zone 3, und jeder Zirrhose folgen Zellnekrosen sowie entzündliche Veränderungen. Die Aktivität, der Entwicklungsstand und die Komplikationen des Krankheitsprozesses sind äußerst bedeutsam, und gegenwärtig besteht die Tendenz, eine Klassifikation der Zirrhose zu vermeiden und eine morphologische Beschreibung der pathologischen Vorgänge anzustreben.

Allgemeine histopathologische Klassifikation einer Zirrhose

Die **mikronoduläre Zirrhose** ist gekennzeichnet durch dünne, regelmäßige Bindegewebsstreifen und durch kleine, in der Größe nur geringgradig variierende Knötchen (bis zu 1 cm Durchmesser). Terminale Lebervenen oder Portalfelder lassen sich charakteristischerweise nicht nachweisen.

Die **makronoduläre Zirrhose** ist durch Bindegewebsstreifen unterschiedlicher Dicke und durch größenmäßig variierende Knötchen (bis zu 5 cm Durchmesser) charakterisiert. Diese Knötchen enthalten Portalfelder und Lebervenen. Breite Bindegewebsstraßen unterschiedlicher Dicke umgeben die Knötchen. Die Zerstörung der normalen Leberarchitektur wird veranschaulicht durch die Einbeziehung der Periportalfelder in die Bindegewebsnarben.

Die **gemischte Zirrhose** (inkomplette septale Zirrhose) stellt eine Kombination der mikro- und makronodulären Zirrhose dar. Die Regeneration innerhalb der Knötchen verläuft weniger auffällig, und die Venolen sowie die Periportalfelder beherrschen mehr das Bild.

Symptomatik

Viele Zirrhosepatienten sind asymptomatisch und offenbar über Jahre beschwerdefrei. Dadurch gestaltet sich die Diagnose schwierig und in gewisser Weise überraschend. Allgemeine Müdigkeit, Appetitlosigkeit, Unwohlsein, Gewichtsabnahme und Libidoverlust sind häufig. Kommt es zur Obstruktion des Galleflusses, bestimmen Gelbsucht, Pruritus und Xanthelasmen das klinische Bild. Malnutrition ist häufig Folge einer Anorexie, einer Malabsorptionsstörung, die die Fette betrifft, sowie eines Mangels fettlöslicher Vitamine, was auf die Wirkung einer eingeschränkten Gallesekretion zurückzuführen ist. Eine wesentlich dramatischere Folge ist die massive gastrointestinale Blutung aus Ösophagusvarizen als Folge der portalen Hypertension. Zu Beginn kann das klinische Bild gelegentlich vom portalsystemischen Leberversagen mit Aszitesbildung oder einer portalsystemischen Enzephalopathie geprägt sein *(s. Kap. LEB, 3.)*.

Charakteristisch ist eine tastbare, derbe und glatte Leber mit einem stumpfen Rand, aber manchmal ist die Leber auch klein und schwierig zu palpieren. Richtige zirrhotische Knoten sind, wenn überhaupt, nur selten palpabel. Hinweise auf einen kollateralen Venenkreislauf, Aszites und Splenomegalie können bei portaler Hypertension auftreten. Trommelschlegelfinger, Dupuytrensche Kontraktur und Foetor hepaticus sind häufig. Weitere klinische Symptome können an eine chronische Lebererkrankung denken lassen, sind aber keineswegs spezifisch: Muskelschwund, Palmarerythem, Spider naevi (< 10 sind nicht als pathologisch zu betrachten), Gynäkomastie, Parotisschwellung, Haarverlust, Hodenatrophie und periphere Neuropathie.

Laborbefunde

Routineuntersuchungen zur Leberfunktion können bei Zirrhose ganz normal sein. Ein verminderter Serumalbuminwert und eine verlängerte Prothrombinzeit geben die verläßlichsten Hinweise auf eine Beeinträchtigung der Leberfunktion. Ein verminderter γ-Globulinwert findet sich bei vielen Formen einer chronischen Lebererkrankung. GOT und GPT sind oft nur leicht erhöht, während die alkalische Phosphatase normal oder erhöht sein kann (insbesondere bei Gallengangsverschluß). Bilirubin liegt meist im Normalbereich. Eine erhöhte Gesamtglobulinkonzentration im Serum ist häufig. Man findet eine normochrome, normozytäre (gelegentlich makrozytäre) Anämie, Thrombozytopenie und Leukopenie. Bei einer alkoholbedingten Lebererkrankung ist die Anämie gelegentlich makrozytär.

Leberszintigramme zeigen ein inhomogenes Speicherungsmuster in der Leber und eine vermehrte Anreicherung in Milz und Knochenmark. Ultraschalluntersuchungen des Abdomens können zur Verifizierung einer Hepatosplenomegalie eingesetzt werden und können auch eine Dilatation oder einen Verschluß von Pfortader oder Milzvenen bei Pfortaderhochdruck darstellen. Eine kavernöse Transformation der Pfortader läßt sich auch nachweisen und das Auftreten von Ösophagusvarizen läßt sich vermuten. Mit neuen Ultraschallquellen lassen sich auch erstmalig Flowmessungen im Bereich der Pfortader durchführen.

Komplikationen

Die meisten der schweren Zirrhosekomplikationen sind Folge einer portalen Hypertension, da diese ja zur Ausbildung eines Kollateralkreislaufs vom Pfortadersystem zum Körperkreislauf führt. Beim Pfortaderhochdruck kommt es zur Splenomegalie, woraus sich ein Hypersplenismus und die Bildung von Kollateralgefäßen aus Ösophagus und Magen entwickeln; diese Kollateralgefäße bilden Varizen aus. Ösophagusvarizen und, seltener, Magenvarizen neigen hauptsächlich zu Blutungen, die oft sehr massiv sein können. Eine weitere Komplikation ist die Hypoxämie mit verminderter arterieller O_2-Sättigung, infolge intrapulmonaler Shunts, eines ungünstigen Ventilations-Perfusions-Verhältnisses und einer Reduktion der O_2-Diffusionskapazität. Zudem kommt es zur Gelbsucht, Aszites, Nierenversagen *(s. Kap. LEB, 3.)* und zu hepatischer Enzephalopathie infolge portaler Hypertension, portalsystemischem Shunt, weiteren Durchblutungsstörungen und eingeschränkter Stoffwechselfunktion der Leber. Schließlich verschlimmert häufig ein hepatozelluläres Karzinom die Zirrhose, die aufgrund von chronischer Hepatitis B (und vielleicht auch Hepatitis-C-Virus), Hämochromatose sowie bereits lange bestehenden Glykogenspeicherkrankheiten auftritt.

Prognose und Therapie

Die **Prognose** für Patienten mit Zirrhose ist infolge der vielfältigen ätiologischen Möglichkeiten schwierig abzuschätzen. Im allgemeinen ist die Prognose schlechter bei gravierenden Komplikationen (wie Hämatemesis, Aszites, hepatische Enzephalopathie). Die Möglichkeit der Lebertransplantation bei Patienten mit fortgeschrittener Zirrhose hat die Langzeitperspektive dieser Patienten verändert.

Im allgemeinen beschränkt sich die **Therapie** der Zirrhose auf Begleitmaßnahmen: Entzug der toxischen Agenzien, besondere Beachtung der Ernährung (additive Vitamingabe) und – falls es dazu kommt – Therapie der Komplikationen. Spezifische Therapien, die in Richtung einer Änderung der Kollagenproduktion wirken, werden derzeit klinisch erprobt: Kortikosteroide, die die mRNA-Spiegel von Prokollagen senken und antiinflammatorisch wirken; Penicillamin, das in die Vernetzung des Kollagens eingreift, sowie Kolchizin, das die Polymerisation der Kollagen-Mikrotubuli unterbindet; alle drei o.g. Medikamente werden derzeit in klinischen Prüfungen untersucht. Kortikosteroide und Penicillamin haben wahrscheinlich in der Dauertherapie zu toxische Nebenwirkungen, während die Wirkung des Kolchizins auf die Reduktion der Ansammlung von Kollagen kontrovers diskutiert wird. Neuere Substanzen (wie γ-Interferon, 2-Oxoglutarat-Analoga; Prostaglandin-Analoga) scheinen die Erwartungen zu erfüllen und die Kollagenbildung bei möglichst geringen toxischen Nebenwirkungen zu senken. Prolin-Analoga bewirken die Bildung eines weniger stabilen Prokollagens, aber ihre Toxizität kann u. U. den klinischen Einsatz ausschließen. Andere antiinflammatorische Substanzen (z.B. Azathioprin) bieten einige Vorteile, insbesondere bei immunbedingten Leberschäden.

7. HEPATITIS

Ein entzündlicher Prozeß in der Leber, der durch diffuse oder unregelmäßige Leberzellnekrosen mit Befall aller Acini gekennzeichnet ist.

Die Hauptursachen der Hepatitis sind spezifische Hepatitisviren, Alkohol und Medikamente *(s. unten in den Kap. LEB, 5. und 8.).* Zu den seltenen Ätiologien gehören die infektiöse Mononukleose, das Gelbfieber, Zytomegalievirusinfektionen und die Leptospirose.

Parasitische Infektionen, wie Schistosomiasis, Malaria und Amöbiasis, befallen zwar die Leber, verursachen jedoch keine echte Hepatitis. Eitrige Infektionen und Abszesse stellen nach allgemeiner Ansicht gesonderte Probleme dar. Ein Befall der Leber durch die Tuberkulose und andere granulomatöse Infiltrationen wird manchmal als **„granulomatöse Hepatitis"** bezeichnet, er führt jedoch im Vergleich zur diffusen Hepatitis zu unterschiedlichen klinischen, biochemischen und histologischen Veränderungen *(s. Kap. LEB, 11.).*

Kleine fokale Nekrose- und Entzündungsbezirke in der Leber können bei einer Vielzahl systemischer Infektionen und anderer Krankheiten auftreten. Diese unspezifische **reaktive Hepatitis** verursacht nur leichtere Leberfunktionsstörungen. Im allgemeinen verläuft sie asymptomatisch.

Die nicht-infektiöse Hepatitis und einige Infektionen der Leber werden unter ihrer speziellen Überschrift *in Tab. 2.* zusammengefaßt.

Tab. 2. Ausgewählte entzündliche Erkrankungen der Leber

Erkrankung oder Erreger	*Bemerkungen*
Virusarten	
Epstein-Barr-Virus	Infektiöse Mononukleose. Klinische Hepatitis mit Gelbsucht in 5–10%; bei den übrigen subklinische Leberbeteiligung. Wichtige Ursache einer akuten Hepatitis bei jungen Erwachsenen.
Gelbfiebervirus	Gelbsucht mit schwerer Allgemeinerkrankung, Blutungen, Lebernekrose mit geringer entzündlicher Reaktion.
Zytomegalievirus	*bei Neugeborenen:* Hepatomegalie, Gelbsucht, kongenitale Mißbildungen. Bei Erwachsenen: mononukleoseähnliche Erkrankung mit Hepatitis; kann nach Transfusion auftreten.
Andere Viren	Gelegentlich Hepatitis durch Herpes-simplex-, ECHO-, Coxsackie-, Masern-, Röteln- und Windpockenviren.
Bakterien	
Tuberkulose	Häufig Leberbeteiligung. Granulomatöse Infiltration. Gewöhnlich subklinisch; selten Ikterus. Auffällig hohe alkalische Phosphatase. Leberbiopsie diagnostisch wertvoll.
Aktinomykose	Granulomatöse Reaktion mit zunehmenden nekrotisierenden Abszessen.
Pyogene Abszesse	Schwerwiegende Infektion, die über eine Pfortaderpyämie, Cholangitis, hämatogene oder direkte Ausbreitung erworben wird. Verschiedenartige Mikroorganismen, insbesondere gramnegative und anaerobe Keime. Der Patient wirkt schwer krank; jedoch nur leichte Leberfunktionsstörung. Differentialdiagnostisch abzugrenzen vom Amöbenabszeß, chirurgischer Drainage oder Aspiration unter sonographischer Kontrolle.
Andere	Kleinere fokale Hepatitis häufig bei zahlreichen systemischen Infektionen. Gewöhnlich subklinisch verlaufend.

Fortsetzung Tab. 2.

Erkrankung oder Erreger	*Bemerkungen*
Pilze	
Histoplasmose	Granulome in Milz und Leber, im allgemeinen subklinisch verlaufend; heilt mit Verkalkung aus.
Andere	Manchmal granulomatöse Infiltration bei Kryptokokkose, Kokzidioidomykose, Blastomykose usw.
Protozoen	
Amöbiasis	Wichtige Erkrankung, oft ohne manifeste Dysenterie. Gewöhnlich großer einzelner Abszeß mit Verflüssigung. Der Patient ist krank; druckempfindliche Hepatomegalie, auffällig geringere Leberfunktionsstörung. Differentialdiagnostisch gegenüber pyogenem Abszeß abzugrenzen.
Malaria	Hauptursache für Hepatosplenomegalie in Endemiegebieten. Außer bei aktiver Hämolyse keine oder nur leichte Gelbsucht.
Toxoplasmose	Intrauterine Infektion. Neonataler Ikterus; ZNS und andere systemische Manifestationen.
Kala-Azar	Parasiteninfiltration des retikuloendothelialen Systems. Hepatosplenomegalie.
Würmer	
Schistosomiasis	Wichtige Krankheit. Periportale Reaktionen auf die Eier mit zunehmender Hepatosplenomegalie, „Tonpfeifenstiel"-Fibrose, portale Hypertension, Varizen. Erhaltene Parenchymfunktion; keine echte Zirrhose.
Clonorchiasis	Gallengangsbefall; Cholangitis, Steine, Cholangiokarzinom.
Faszioliasis	*Akut:* druckempfindliche Hepatomegalie, Fieber, Eosinophilie. *Chronisch:* biliäre Fibrose, Cholangitis.
Echinokokkose	Eine oder mehrere Hydatidenzysten, gewöhnlich mit verkalkter Schale. Obwohl sie groß sein können, sind sie oft asymptomatisch; erhaltene Leberfunktion. Kann ins Peritoneum oder in die Gallenwege rupturieren.
Askariasis	Gallengangsverschluß durch erwachsene Würmer, Parenchymgranulome durch Larven.
Toxokariasis	Viszerales Larva-migrans-Syndrom. Hepatomegalie mit Granulomen, Eosinophilie.
Spirochäten	
Leptospirose	Akutes Fieber, Mattigkeit, Ikterus, Blutungen, Nierenschädigung. Trotz ausgeprägtem Ikterus oft nur leichte Lebernekrose.
Syphilis	*Angeboren:* neonatale Hepatosplenomegalie, Fibrose. *Erworben:* im Stadium II wechselnde Hepatitis, im Stadium III Gummen mit irregulärer Vernarbung.
Rückfallfieber	Borellien-Befall. Systemische Symptome, Hepatomegalie, manchmal Ikterus.

Fortsetzung Tab. 2.

Erkrankung oder Erreger	*Bemerkungen*
Pilze	
Unbekannt	
Sarkoidose	Häufig granulomatöse Infiltration. Gewöhnlich subklinisch verlaufend; selten Ikterus. Gelegentlich progrediente Entzündung mit Vernarbung, portale Hypertension. Diagnose durch Leberbiopsie.
Idiopathische granulomatöse Hepatitis	Aktive chronische granulomatöse Entzündung unbekannter Genese (Variante der Sarkoidose?). Systemische Symptome mit Fieber und Unwohlsein können vorherrschen. Die Symptome sprechen auf Kortikosteroide an.
Colitis ulcerosa Morbus Crohn	Weites Spektrum der Lebererkrankungen, besonders bei Colitis ulcerosa. Dazu gehören periportale Entzündungen („Pericholangitis"), sklerosierende Cholangitis, Cholangiokarzinom, häufig chronisch aktive Hepatitis. Nur geringe Korrelation mit Aktivität oder Behandlung der Darmerkrankung.

Akute Virushepatitis

(s. a. Kap. KIN, 6., Neonatale Hepatitis-B-Virusinfektion)

Diffuse hepatozelluläre Entzündung, die durch unterschiedliche hepatotrophe Viren verursacht wird.

Dies ist eine allgemeine, wichtige Gruppe von Krankheiten, die weltweit vorkommen. Sie bieten ein einheitliches klinisches, biochemisches und morphologisches Erscheinungsbild, sind aber durch verschiedene Viren verursacht.

Ätiologie und Charakteristika der Viren

Insgesamt scheinen 5 verschiedene Stoffe verantwortlich zu sein *(s. Tab. 3.)*. Hepatitiden infolge anderer bestimmter Viren (z. B. Epstein-Barr-Virus, Zytomegalievirus, Gelbfiebervirus) werden nach allgemeiner Ansicht als eigenständige Erkrankungen betrachtet und fallen im allgemeinen nicht unter den Begriff „Akute Virushepatitis".

Das **Hepatitis A-Virus (HAV)** ist ein einsträngiges, Picorna-Virus-ähnliches RNA-Virus. Man findet das Virusantigen (Ag) im Serum, im Stuhl und in der Leber nur während der akuten Infektion. IgM-Antikörper (Ak) findet man bereits früh im Krankheitsverlauf, die IgM-Spiegel gehen aber innerhalb weniger Wochen zurück, wobei dann zunehmende IgG-Antikörper auftreten; letztere bleiben meist ein Leben lang bestehen (anti-HA). Somit gilt der

Tab. 3. Klassifikation der Hepatitis

Typ	*auslösendes Agens*	*sekundäres Agens*
A	Hepatitis-A-Virus (HAV)	–
B	Hepatitis-B-Virus (HBV)	Hepatitis-D-Virus (HDV, Delta-Faktor)
Non-A-Non-B (NANB)	Hepatitis-C-Virus (HCV) Hepatitis-E-Virus (HEV)	nicht nachgewiesen

Antikörper vom IgM-Typ als Marker einer akuten Infektion, während IgG-anti-HA eher eine vorherige Exposition mit Hepatitis-A-Virus verdeutlichen und eine Immunität gegen ein Rezidiv gewähren. Das Hepatitis-A-Virus verschwindet immer nach einer akuten Infektion. Im Gegensatz zu Hepatitis-B-Virus und Hepatitis-C-Virus ist vom Hepatitis-A-Virus kein Dauerträgerstatus bekannt und das Hepatitis-A-Virus spielt auch bei der Entstehung einer chronisch aktiven Hepatitis oder einer Zirrhose keine Rolle.

Hepatitis-B-Virus (HBV): Dieses Virus ist am besten untersucht. Das infektiöse Teilchen (sog. „Dane"-Partikel) besteht aus einem inneren Kern (core) und einer äußeren Oberflächenschicht (surface). Der Kern enthält DNS und DNS-Polymerase und vermehrt sich in den Zellkernen der infizierten Hepatozyten. Die Oberflächenschicht wird im Zytoplasma gebildet und aus unbekannten Gründen in großem Überschuß produziert. Sie kann durch immunologische Methoden im Serum als Hepatitis-B-Oberflächenantigen nachgewiesen werden (s. unten).

Mindestens **4 Antigen-Antikörper-Komplexe** sind beim Hepatitis-B-Virus nachzuweisen:

1. Das Hepatitis-B-Surface-Antigen (**HBsAg,** Australia-Antigen) steht in Beziehung zu der Oberflächenschicht des Virus. Ist dieses Antigen im Serum nachweisbar, spricht dieser Befund für eine aktive Hepatits-B-Infektion und für eine Infektiosität des Blutes. Es gibt noch einige Antigenuntertypen des HBsAG, die zwar von epidemiologischem Interesse, jedoch nur von geringer klinischer Bedeutung sind. Charakteristischerweise tritt es während der Inkubationszeit auf, normalerweise 1–6 Wochen vor dem Ausbruch klinischer oder laborchemischer Krankheitszeichen, und verschwindet während der Rekonvaleszenz. Der zugehörige Antikörper (anti-HBs) tritt erst Wochen oder Monate später nach dem Abklingen der klinischen Symptome auf und bleibt gewöhnlich zeitlebens bestehen. Sein Nachweis spricht daher für eine durchgemachte Hepatitis-B-Infektion und für einen relativen Schutz gegen diese Infektion. In bis zu 10% der Fälle kommt es vor, daß das HBsAg nach einer akuten Infektion bestehen bleibt und kein anti-HBs auftritt. Diese Patienten können eine chronische Hepatitis entwickeln oder asymptomatische Virusträger werden.

2. Das Core-Antigen **(HBcAg)** steht in Beziehung zu dem inneren Kern des Virus. Es kann in infizierten Leberzellen gefunden werden, ist jedoch im Serum nicht nachweisbar, außer durch spezielle Techniken mit Zerstörung des Dane-Partikels. Gegen den Kern gerichtete Antikörper (anti-HBc) sollen eine aktive Virusvermehrung widerspiegeln. Sie treten im allgemeinen zu Beginn der klinischen Symptome auf. Danach sinkt der Titer meist im Laufe von Jahren allmählich wieder ab. Das Auftreten von Anti-HBs hat keine spezielle Bedeutung außer dem Hinweis auf eine früher abgelaufene Hepatitis-B-Infektion. Anti-HBc wird auch regelmäßig bei chronischen HBsAg-Trägern gefunden, die kein Anti-HBs bilden. Bei dieser Konstellation gehört Anti-HBc zur IgG-Klasse, während bei der akuten Infektion Anti-HBc der IgM-Klasse dominiert. Gelegentlich kann das letztere den einzigen Hinweis auf eine bestehende HBV-Infektion darstellen, was einen Zeitraum zwischen dem Verschwinden des HBsAG und dem Auftreten des Anti-HBs umfaßt.

3. Das e-Antigen **(HBeAg)** scheint ein Peptid aus dem Virus-Core zu sein. Es ist nur in HBsAg-positivem Serum nachweisbar und bei der Produktion von DNA-Polymerase durch das Virus beteiligt. Das Auftreten von e-Antigen spiegelt daher die stärkere Virusreplikation wider, was für eine größere Infektiosität des Blutes und für eine höhere Wahrscheinlichkeit für die Entwicklung einer chronischen Lebererkrankung spricht. Im Gegensatz dazu kann der entsprechende Antikörper (anti-BHe) eine geringere Infektiosität andeuten. Gewöhnlich gilt er als Hinweis für einen gutartigen Verlauf.

4. Das Delta-Antigen (Hepatitis-D-Virus, **HDV**) ist einzelnes, unvollständiges RNA-Virus, das sich nur in Gegenwart eines Hepatitis-B-Virus replizieren kann, jedoch niemals allein. *Die Replikation* geschieht entweder im Rahmen einer akuten Hepatitis-B-Infektion oder als Superinfektion bei bestehender chronischer Hepatitis B. Infizierte Leberzellen enthalten δ-Partikel, die von HBsAg umgeben sind. Die Prävalenz des Partikels variiert bei Endemieherden in mehreren Ländern, in weiten geographischen Grenzen. Rauschgiftsüchtige besitzen ein relativ hohes Risiko, jedoch hat sich das Virus noch nicht unter Homosexuellen weit verbreitet. Unter klinischen Gesichtspunkten wird eine HDV-Infektion typischerweise ent-

weder bei einer äußerst schweren akuten Hepatitis (bis zu 50% der fulminanten Hepatitis-B-Infektionen können gleichzeitig mit einer HDV-Infektion einhergehen), einem akuten „Schub" bei chronischen HBV-Trägern (Superinfektion) oder bei einem relativ aggressiven Verlauf einer chronischen Hepatitis B manifest.

Der Begriff **Non-A-Non-B-Hepatitis** (NANB) wurde geprägt, um Infektionen, die nicht auf Hepatitis-A- oder Hepatitis-B-Virus zurückzuführen sind, zu klassifizieren. Neuere Arbeiten haben ein spezifisches, einsträngiges, Flavus-Virus-ähnliches RNA-Virus **(Hepatitis-C-Virus, HCV)** nachgewiesen, das die meisten Posttransfusionshepatitiden und sporadisch auftretenden NANB-Hepatitiden verursacht. Ein geringerer Teil dieser Infektionen scheint auf andere Substanzen zurückzugehen, die man aber bis jetzt noch nicht kennt.

Antikörper gegen HCV erscheinen oft erst mehrere Monate nach einer akuten Infektion im Serum. Die Antikörpertiter nehmen dann in der Regel langsam ab, es sei denn, die Infektion nimmt einen chronischen Verlauf, was in bis zu 50% aller Fälle eintritt. Das Virus selbst läßt sich in neuester Zeit mit sehr ausgefeilten Methoden im Serum nachweisen; HCV-Antigene haben sich im Zytoplasma infizierter Hepatozyten nachweisen lassen.

Eine NANB-Hepatitis kann auch als Epidemie auftreten. Dies läßt sich mit einem ganz bestimmten Virus korrelieren, das versuchsweise als **Hepatitis-E-Virus (HEV)** bezeichnet wird; sein Aufbau ist derzeit noch nicht geklärt.

Epidemiologie

Das Virus A wird vornehmlich durch fäkal-oralen Kontakt übertragen, obwohl auch Blut und möglicherweise Ausscheidungen infektiös sind. Eine Virusausscheidung im Stuhl beobachtet man während der Inkubationszeit. Sie hört im allgemeinen wenige Tage nach Beginn der klinischen Symptomatik auf. Dadurch ist die Infektiosität oft schon vorbei, wenn die Diagnose gestellt wird. Durch verschmutztes Wasser und kontaminierte Nahrungsmittel verursachte Epidemien sind häufig, insbesondere in Entwicklungsländern. Der Genuß virusverseuchter roher Schalentiere kann dafür verantwortlich sein. Sporadische Fälle sind im allgemeinen auf engen persönlichen Kontakt zurückzuführen. Die meisten Infektionen verlaufen subklinisch oder unerkannt. Untersuchungen großer Bevölkerungsgruppen auf anti-HA haben eine bemerkenswert verbreitete Exposition gegenüber diesem Virus nachgewiesen. Diese Exposition ist abhängig von Alter, Gesellschaftsschicht, den geographischen Verhältnissen und anderen Faktoren. In manchen Ländern sind anscheinend mehr als drei Viertel der erwachsenen Bevölkerung zu einem frühen Zeitpunkt einer Virusexposition ausgesetzt gewesen.

Das Virus B wird hauptsächlich parenteral übertragen. Transfusionen von kontaminiertem Blut oder von Blutbestandteilen stellen die typischen Infektionsquellen dar, obwohl bei Drogensüchtigen oft der gemeinsame Gebrauch von Kanülen verantwortlich zu machen ist. Für Patienten und Personal in Dialyseeinheiten und auf onkologischen Stationen ist ebenfalls ein erhöhtes Risiko nachgewiesen worden. Es kommt auch eine nicht-parenterale Ausbreitung sowohl bei Heterosexuellen wie bei männlichen Homosexuellen und in geschlossenen Anstalten (geistig Behinderte und Gefangene) vor. Die Infektiosität ist jedoch weitaus geringer als für das A-Virus, und die Art und Weise, wie die Infektion erworben wurde, bleibt in vielen Fällen unbekannt. Die Rolle der Übertragung durch Insektenstiche ist unklar. Epidemiologische Untersuchungen des anti-HBs haben gezeigt, daß nicht erkannte Virus-B-Infektionen häufig, jedoch weniger stark verbreitet sind als die Hepatitis A.

Chronische Virusträger stellen ein weltweites Reservoir dar. Ihre Häufigkeit wechselt stark mit geographischen und anderen Faktoren. Sie reicht von < 0,5% in der Bevölkerung in Nordamerika und Nordeuropa bis zu > 10% in manchen Gebieten des Fernen Ostens. Dafür ist z.T. eine direkte Übertragung von der Mutter auf das Kind verantwortlich, besonders in Gegenden mit hoher Prävalenz *(s. Kap. GYN, 16., Lebererkrankungen)*.

Das Hepatitis-B-Virus steht für eine Vielzahl von Lebererkrankungen, vom subklinischen Trägerstatus bis zur akuten Hepatitis, zur chronischen Hepatitis, zur Zirrhose und zum hepatozellulären Karzinom. Das Hepatitis-B-Virus zeigt auch eine – derzeit noch nicht entschlüsselte – Verknüpfung mit mehreren primär nicht die Leber betreffenden Erkrankungen wie

Panarteriitis nodosa und anderen Kollagenosen mit Gefäßbeteiligung, die essentielle gemischte Kryoglobulinämie sowie die papilläre Akrodermatitis des Kindes. Die pathogenetische Bedeutung des Hepatitis-B-Virus bei diesen Krankheiten ist noch nicht geklärt, aber bei einigen Patienten finden sich Gewebsablagerungen von Immunkomplexen (bestehend aus viralem Antigen).

Vom Hepatitis-C-Virus weiß man, daß bis zu 80% der Posttransfusionshepatitiden und ein nicht unerheblicher Anteil der sporadisch auftretenden Virushepatitis darauf zurückzuführen sind. Vorläufige Befunde legen zudem den Schluß nahe, daß das Hepatitis-C-Virus bei vielen Fällen von „idiopathischer" chronischer Hepatitis, bei „kryptogener" Zirrhose und wahrscheinlich auch bei – nicht auf HBV zurückzuführenden – hepatozellulären Karzinomen beteiligt ist. Eine kleine Gruppe gesunder Personen scheinen chronische HCV-Träger zu sein, obwohl geographische und epidemiologische Faktoren mitbeteiligt sind. Die Zahl der HCV-Träger kann deutlich die der HBV-Träger übersteigen, wenngleich die derzeit verfügbaren Mitteilungen nur vorläufigen Charakter besitzen; wieviele Menschen dieses Personenkreises eine subklinische Lebererkrankung haben, ist nicht bekannt.

Das versuchsweise als HEV bezeichnete Virus steht für gelegentliche Epidemien einer Virushepatitis; diese ähneln offenbar nach epidemiologischen Gesichtspunkten den HAV-Epidemien. Einige Fälle von sporadisch auftretender akuter und chronischer Hepatitis sind nicht zuzuordnen und sind zweifelsfrei einem oder mehreren unbekannten NANB-Substanzen zugehörig.

Die Hepatitis-A-Infektion hat eine Inkubationszeit von etwa 2–6 Wochen; eine Hepatitis-B-Infektion eine von etwa 6–25 Wochen und eine Infektion mit Non-A-Non-B-Viren eine von < 2 Wochen bis zu etwa 25 Wochen (im Mittel 7–8 Wochen für Hepatitis-C-Virus). Alle Altersgruppen sind betroffen, obgleich die Hepatitis A am häufigsten bei Kindern und jungen Erwachsenen auftritt.

Pathologie

Alle Leberacini zeigen – unabhängig von der verursachenden Noxe – einen unregelmäßigen Zelluntergang, eine acidophile hepatozelluläre Nekrose und mononukleäre entzündliche Infiltrate. Schon in frühen Fällen liegen auch histologische Hinweise für eine Regeneration vor. Das zugrundeliegende Retikulinnetzwerk bleibt im allgemeinen erhalten. In der Regel kommt es histologisch zu einer vollständigen Ausheilung, wenn nicht ausgedehnte Nekrosen ganze Acini überbrücken. In den meisten Fällen ist das histopathologische Bild ähnlich, unabhängig vom spezifischen Virus; eine Hepatitis-B-Infektion kann gelegentlich durch das Auftreten von „Milchglas"-Hepatozyten (Folge des HBsAg-beladenen Zytoplasmas) und durch spezielle immunzytochemische Reaktionen gegen die Virusbestandteile diagnostiziert werden. Diese Befunde sind jedoch wider Erwarten bei der akuten Hepatitis-B-Infektion selten, aber eher typisch für eine chronische Hepatitis-B-Infektion. Auf eine Non-A-Non-B-Infektion kann man manchmal aus diskreten morphologischen Befunden schließen.

Symptomatik

In Abhängigkeit von der Immunantwort des Patienten und anderen noch unklaren Beziehungen zwischen Virus und Wirt kann die Hepatitis als leichtere grippeähnliche Erkrankung bis zum fulminanten tödlichen Leberversagen auftreten. Im folgenden wird der typische Verlauf beschrieben; Varianten werden später besprochen.

Die **Prodromalphase** beginnt plötzlich mit Appetitlosigkeit, Unwohlsein, Übelkeit, Erbrechen und Fieber. Widerwillen gegen Zigaretten ist eine charakteristische frühzeitige Manifestation einer ausgeprägten Anorexie. Ein urtikarieller Ausschlag und Arthralgien können vor allem bei der Hepatitis-B-Infektion gelegentlich vorkommen. Nach 3–10 Tagen kündigt sich die **ikterische Phase** an: Der Urin färbt sich dunkel, dann tritt die Gelbsucht auf. Zu diesem Zeitpunkt gehen die systemischen Symptome typischerweise zurück, und der Patient fühlt sich trotz des zunehmenden Ikterus besser. Es können sich Zeichen einer Cholestase entwickeln. Der Ikterus erreicht gewöhnlich seinen Höhepunkt nach 1–2 Wochen, anschließend blaßt er während einer 2- bis 4wöchigen **Genesungsphase** wieder ab.

Bei der körperlichen Untersuchung sieht man einen wechselnd starken Ikterus. Die Leber ist im allgemeinen vergrößert und oft druckempfindlich, der Leberrand bleibt jedoch weich und glatt. Bei 15–20% der Patienten besteht eine leichte Splenomegalie. In unkomplizierten Fällen sieht man keine Zeichen einer chronischen Lebererkrankung.

Laborbefunde

Pathognomonisch für die Erkrankung sind auffallende Transaminasenerhöhungen. Hohe Werte treten schon früh in der Prodromalphase auf mit einem Maximalanstieg vor der ikterischen Phase. Während der Genesungsphase fallen sie langsam wieder ab. Die Aspartat-Aminotransferase **(AST)** und Alanin-Aminotransferase **(ALT)** (früher SGOT bzw. SGPT) liegen typischerweise zwischen 500 und 2000 U/l. Die Korrelation zum Schweregrad des klinischen Krankheitsbildes ist jedoch gering. Die ALT ist typischerweise stärker erhöht als die AST, dieser Befund ist jedoch der Differentialdiagnose gegenüber der alkoholischen oder obstruktiven Lebererkrankung nur von begrenztem Wert. Im Urin treten Gallenfarbstoffe noch vor dem Ikterus auf. Ihr frühzeitiger Nachweis liefert einen wichtigen Hinweis auf die Diagnose. Das Ausmaß der Hyperbilirubinämie ist unterschiedlich. Die Bestimmung des direkten und indirekten Bilirubins ist nur von geringer klinischer Bedeutung. Wenn keine schwere Cholestase besteht, ist die alkalische Phosphatase nur leicht erhöht. Die Prothrombinzeit ist nur selten stärker verlängert und deutet, falls dies doch der Fall ist, auf einen schweren Krankheitsverlauf hin. Die Leukozytenzahl ist gewöhnlich normal, der periphere Blutausstrich zeigt oft einige atypische Lymphozyten.

Diagnostik und Differentialdiagnose

In der Prodromalphase zeigt die Hepatitis Ähnlichkeit mit einer großen Zahl grippaler Infekte, so daß sie schwierig zu diagnostizieren ist. Die Differentialdiagnose des Ikterus wird *in Kap. LEB, 2.* ausgeführt. Eine arzneimittel- oder toxisch bedingte Hepatitis ist gegenüber der akuten Virushepatitis primär durch die Anamnese abzugrenzen. Prodromalsymptome wie Halsschmerzen, diffuse Lymphadenopathie und eine deutliche Vermehrung atypischer Lymphozyten lenken den Verdacht auf eine infektiöse Mononukleose. Eine alkoholbedingte Hepatitis ist anzunehmen bei entsprechender Anamnese, bei langsamerem Auftreten der Symptome sowie bei Nachweis von Spider naevi oder anderen Zeichen einer chronischen Leberzellerkrankung. Zusätzlich steigen die Transaminasewerte, sogar in schweren Fällen, selten über 300 U/l. Die AST liegt typischerweise höher als die ALT. Ein extrahepatischer Gallengangsverschluß sowie ein Neoplasma lassen sich im allgemeinen leicht von der Hepatitis unterscheiden, gelegentlich jedoch bereitet die Differentialdiagnose größere Schwierigkeiten. In den meisten Fällen ist keine Leberbiopsie erforderlich. Sie sollte jedoch unter folgenden Bedingungen in Betracht gezogen werden: Wenn die Diagnose unklar ist, wenn die klinische Symptomatik atypisch ist oder sich unverhältnismäßig in die Länge zieht, wenn Spider naevi, Palmarerythem oder andere Hinweise auf eine chronische Lebererkrankung vorliegen oder wenn sich Komplikationen wie eine Enzephalopathie oder Ödeme entwickeln.

Im Hinblick auf die spezifische Ätiologie wird die B-Hepatitis durch den Nachweis des HBsAG im Serum diagnostiziert, mit oder ohne vorhandenes Anti-HBc. Wird kein HBsAg nachgewiesen, ist dadurch eine Infektion mit dem Hepatitis-B-Virus noch nicht vollständig ausgeschlossen, da die Antigene auch nur vorübergehend im Blut vorhanden sein können. Die Hepatitis A wird im Augenblick gewöhnlich indirekt durch den Nachweis von Antikörpern vom IgM-Typ diagnostiziert. IgG-Anti-HA ist lediglich ein Marker der geringeren Exposition und weist nicht eine gerade stattfindende HAV-Infektion nach. Bei der NANB-Hepatitis handelt es sich gegenwärtig noch um eine Ausschlußdiagnose, wenngleich es aber schon in nächster Zeit Tests für HCV-Antigen käuflich zu erwerben geben wird. Falsch-positive Reaktionen sind relativ selten, jedoch werden verbesserte Testverfahren derzeit geprüft.

Prognose

Die Hepatitis heilt in der überwiegenden Mehrzahl der Fälle spontan aus, wobei die Krankheit im allgemeinen 4–8 Wochen dauert. Atypische Verläufe werden später besprochen. Eine günstige Prognose ist bei der Hepatitis B weniger sicher als bei der Virus-A-Infektion, besonders bei älteren Patienten und bei Posttransfusionshepatitiden, wo die Mortalitätsrate 10–15% erreichen kann. Hepatitis-C-Infektionen scheinen eher zu einem schwankenden klinischen Verlauf mit wechselnden Aminotransferasewerten über einige Monate hinweg zu neigen.

Bei einer HAV-Infektion kommt es selten zur Entwicklung einer chronischen Hepatitis. Eine aggressive chronische Erkrankung oder eine Zirrhose entwickeln sich nicht.

Bei einer HBV-Infektion kommt es in 5–10% der Fälle zu einer chronischen Hepatitis: als leichte persistierende Hepatitis, als ausgeprägte chronisch aktive Hepatitis mit eventueller Zirrhose und als subklinischer chronischer Trägerstatus. Besonders bei der Hepatitis B kann es letztlich zu einem hepatozellulären Karzinom kommen *(s. Kap. Leb, 13.)*.

Bei der Hepatitis-C besteht die größte Wahrscheinlichkeit einer chronischen Entwicklung (bis zu 50% der Fälle), auch wenn die ursprüngliche Erkrankung paradoxerweise relativ mild zu verlaufen scheint. Meist ist die entstandene chronische Hepatitis gutartig und oft subklinisch, aber manchmal entwickelt sich bei etwa 20% der Patienten mit chronischer Hepatitis C eine Zirrhose.

Prophylaxe

Durch persönliche Hygiene kann man dazu beitragen, einer Verbreitung der Hepatitis A vorzubeugen. Das Blut von Patienten mit akuter Hepatitis muß mit Vorsicht behandelt werden. Bei der Hepatitis A ist auch der Stuhl als infektiös anzusehen. Die Isolierung der Patienten ist jedoch überbetont worden. Damit läßt sich die Ausbreitung des Virus A kaum verhindern. Bei der B- oder C-Hepatitis ist eine Isolierung nutzlos. Das Risiko einer Posttransfusionshepatitis kann stark verringert werden, wenn unnötige Transfusionen vermieden, freiwillige Blutspender bezahlten vorgezogen und Screening-Untersuchungen auf HBsAg bei allen Blutspendern durchgeführt werden. Die HBsAg-Untersuchung ist heute fast überall eingeführt. Sie hat die iatrogene Hepatitis B entscheidend reduziert, wenn auch nicht eliminiert. Da heute die meisten Transfusionshepatitiden auf das Hepatitis-C-Virus zurückzuführen sind, sollte die Verfügbarkeit eines Spenderblutscreenings auf anti-HC diese Erkrankung dramatisch zurückgehen lassen. Einige Fälle einer Posttransfusionshepatitis können dadurch verhindert werden, indem Spenderblut auf ALT-Erhöhungen getestet wird, jedoch ist das Kosten-Nutzen-Verhältnis umstritten und dieses Vorhaben nicht weit verbreitet.

Der prophylaktische Wert von γ-Globulin-Präparationen wird noch diskutiert. Die Unsicherheit ist weitgehend auf wechselnde Antikörpertiter zurückzuführen. Das Standard-**Immunglobulin (Ig)** vermittelt einen guten Schutz gegenüber einer klinisch manifesten Hepatitis A und sollte in Fällen mit positiver Hepatitisserologie im selben Haushalt lebenden Kontaktpersonen appliziert werden. Eine Prophylaxe mit γ-Globulinen ist auch bei Personen indiziert, die eine längere Reise in endemische Gebiete planen. Im allgemeinen wird die i.m. Gabe von 0,02 ml/kg KG empfohlen, manche Experten raten jedoch zu 0,06 ml/kg KG (= 3–5 ml für Erwachsene). Ig ist weniger deutlich wirksam gegen eine Hepatitis Non-A-Non-B, es sollte jedoch in der höheren Dosierung Sexualpartnern von Personen mit positiver Hepatitisserologie appliziert werden. Bei den übrigen Kontaktpersonen in der Familie ist keine Behandlung erforderlich. Sei kurzem ist auch ein **Hepatitis-B-Immunglobulin (HBIg)** verfügbar, das viel höhere Antikörpertiter gegen das B-Virus enthält. Es ist jedoch unsicher, ob es klinisch viel besser ist als Ig. Außerdem schränken die hohen Kosten seine Anwendung ein. HBIg sollte Personen verabreicht werden, die sich aus Versehen an einer Nadel mit HBsAg-positivem Blut verletzt haben, und bei serologisch positiven Sexualpartnern; bei den anderen Kontaktpersonen in der Familie ist keine Behandlung erforderlich. Hepatitis-B-Immunglobulin (HBIg) enthält weitaus höhere Antikörper gegen Hepatitis-B-Virus. Es ist *jedoch noch nicht sicher, um wieviel* besser es im klinischen Bereich gegenüber dem Ig ist, und die enormen Kosten schränken seine Anwendung ein. Eine Impfung sollte in Erwägung gezogen werden (s. unten). HBIg hat sich in 70% als effektiv erwiesen, um eine chronische Hepatitis-B-Infektion bei Kindern von HBsAG-positiven Müttern zu verhindern; derzeitige Empfehlungen fordern 0,5 ml i.m. innerhalb von 12 Std. nach der Geburt, gekoppelt mit einer aktiven Prophylaxe durch eine Impfung (s. unten).

Die **Impfung** gegen HBV zeigt eine nahezu vollständige Bildung von HBs-Antikörpern und einen Rückgang von 90% in der Inzidenz einer Hepatitis-B-Infektion; Dialysepatienten, Zirrhotiker und andere immunsupprimierte Empfänger sprechen nicht so gut an. Die wenigen gesunden Personen, die keinen deutlichen Anstieg in der anti-HBs-Reaktion zeigen, besitzen keinen eindeutigen immunologischen Defekt. Die ursprünglichen aus Plasma genommenen Vakzinen sind nun durch gentechnisch hergestellte Produkte ersetzt worden, die zudem in größeren Mengen hergestellt werden können. Beide Vakzine-Typen sind sicher und haben nur geringe Nebenwirkungen.

Impfkampagnen werden derzeit durch beschränkte Mengen und hohe Kosten beeinflußt. Eine **Impfung nach einer Exposition** ist bei Neugeborenen von HBsAg-positiven Müttern (in Verbindung mit HBIg, siehe oben) zu empfehlen. Sie sollte ebenso in Erwägung gezogen werden nach Verletzung an einer Nadel mit bekannt HBsAg-positivem Blut (zusätzlich mit HBIg) und bei Ehepartnern oder bei Sexualpartnern von Personen mit positiver Hepatitisserologie. Eine Impfung ist nicht in der Lage; eine bereits bestehende Hepatitis-B-Infektion zu beseitigen. Eine Impfprophylaxe vor einer Exposition ist bei Personen zu fordern, die mit einem erhöhten Risiko leben, mit Hepatitis B in Berührung zu kommen, z. B. Patienten und Personal in Dialyseeinheiten, medizinisches und anderes Personal von Kliniken, das einem Blutkontakt ausgesetzt ist, Zahnärzte und zahnärtzliches Hilfspersonal, Patienten und Betreuer psychiatrischer Einrichtungen und männliche Homosexuelle.

Eine Routineimpfung aller Neugeborenen würde u. U. dramatisch das weltweit bestehende Reservoir von HBV-Trägern schrumpfen lassen; jedoch bräuchte man dazu unzählige Chargen eines wesentlich billigeren Impfstoffs, um dieses epidemiologische Ziel erreichen zu können. Diese großangelegten Impfkampagnen – insbesondere in Regionen mit einer hohen Epidemierate – würden schlagartig und nachhaltig die Fälle hepatozellulären Karzinoms sinken lassen, was ja bekanntlich bei einer chronischen HBV-Infektion auftreten kann *(s. Kap. LEB, 13.)*.

Therapie

In den meisten Fällen ist keine spezielle Behandlung erforderlich. Nach den ersten paar Tagen kehrt der Appetit im allgemeinen wieder zurück. Bettruhe ist nicht notwendig. Übermäßige Einschränkungen bezüglich Diät oder körperlicher Aktivität entbehren jeglicher wissenschaftlichen Grundlage. Vitaminsubstitutionen sind selten erforderlich. In normalen Fällen sind Kortikosteroide kontraindiziert. Die meisten Patienten können ohne Gefahr zur Arbeit zurückkehren, bevor der Ikterus vollkommen verschwunden ist und bevor die AST oder ALT wieder auf Normalwerte abgefallen sind.

Varianten der akuten Virushepatitis

Die **anikterische Hepatitis,** eine leichtere grippeähnliche Erkrankung ohne Gelbsucht, kann vor allem bei Kindern mit Hepatitis-A-Infektionen und Posttransfusions-Hepatitis-C-Infektion die einzige klinische Manifestation einer akuten Hepatitis sein. Es gibt Hinweise dafür, daß diese Hepatitisform die „typische" Hepatitis an Häufigkeit weit übertrifft. Die Diagnose wird jedoch gewöhnlich übersehen, es sei denn, man sucht nach den charakteristischen Anstiegen der AST und ALT.

Eine **rezidivierende Hepatitis** kommt bei einer kleinen Zahl von Patienten während der Rekonvaleszenzphase vor. Die Prognose bleibt gut. Es entwickelt sich nur selten eine chronische Hepatitis. Wiederholte Rezidive und Schwankungen in den Transaminasewerten sind relativ häufig bei einer Hepatitis-C-Infektion und oft mit der Tendenz zu einer chronischen Verlaufsform (s. oben).

Trotz einer allgemeinen Rückbildung des entzündlichen Prozesses bleibt die **cholestatische Hepatitis** gelegentlich mit Ikterus, erhöhter alkalischer Phosphatase und Pruritus länger bestehen. Die Differentialdiagnose gegenüber dem extrahepatischen Gallengangsverschluß kann nötig sein. In der Regel heilt diese Hepatitisform schließlich aus. Cholestyramin in einer Dosierung von 8–16 g/Tag kann den Juckreiz lindern.

Das seltene Syndrom der **fulminanten Hepatitis** wird gewöhnlich bei der Hepatitis B, bei der Non-A-Non-B-Infektion oder bei arzneimittelbedingter Leberschädigung gesehen. Das A-Virus ist selten die Ursache. Rasche klinische Verschlechterung mit Auftreten der hepatischen Enzephalopathie deuten auf die Bedrohlichkeit der Krankheit hin. In manchen Fällen entwickelt sich innerhalb von Stunden ein Koma. Es kommt zu einer massiven Nekrose des Leberparenchyms und zu einer Verkleinerung der Leber („akute gelbe Leberdystrophie"). Infolge Leberzellversagens und disseminierter intravaskulärer Gerinnung treten häufig Blutungen auf. Die Zunahme der Thromboplastinzeit ist ein schlechtes prognostisches Zeichen. Oft entwickelt sich ein funktionelles Nierenversagen, das gewöhnlich den tödlichen Ausgang anzeigt.

Trotz Einsatz aufwendiger Maßnahmen ist bei Erwachsenen die Überlebensrate gering. Für Kinder ist die Prognose nicht ganz so schlecht. Sorgfältigste Pflege und gewissenhafte Behandlung der spezifischen Komplikationen schaffen die besten Aussichten für eine Genesung. Therapeutische Maßnahmen, wie hohe Kortikosteroiddosen oder Austauschtransfusionen, haben sich nicht als wirksam erwiesen. Das jüngste Interesse an der Prostaglandintherapie erfordert weitere klinische Studien. In spezialisierten Zentren wird heute die notfallmäßige Lebertransplantation mit mäßigem Erfolg durchgeführt, wenngleich die Interpretation der Resultate schwierig ist. Bemerkenswerterweise erholen sich überlebende Patienten im allgemeinen vollständig ohne bleibenden Leberschaden.

Daneben gibt eine ungewöhnliche Variante, die histologisch gekennzeichnet ist durch Nekrosezonen, die benachbarte Portalfelder und/oder zentrale Leberläppchenanteile verbindet. Klinisch läßt sich eine **Brückennekrose** kaum von einer normalen Virushepatitis unterscheiden. Der Verdacht wird jedoch geweckt, wenn die Erkrankung eher schleichend als plötzlich auftritt und sich Ödeme oder eine leichte Enzephalopathie entwickeln. Die prognostische Bedeutung dieser Nekroseform wird noch diskutiert. Obwohl die meisten Patienten mit Brückennekrose vollständig genesen, kann es sein, daß ein großer Teil der Patienten mit chronisch aktiver Hepatitis aus dieser Untergruppe stammt. Die Kortikosteroidtherapie wird kontrovers beurteilt.

Chronische Hepatitis

Eine Gruppe von Erkrankungen, die sich in ihrem klinischen Bild einerseits mit der akuten Hepatitis, andererseits mit der Zirrhose überlappen. Eine Hepatitis, die 6 Monate dauert, wird im allgemeinen als „chronisch" bezeichnet, auch wenn es sich dabei um eine willkürliche Definition handelt. Durch eine vielfältige Terminologie ist um die chronische Hepatitis Verwirrung entstanden. Die meisten Fälle können jedoch in chronisch persistierende oder chronisch aggressive Formen klassifiziert werden.

Chronisch persistierende Hepatitis (persistierende Hepatitis)

Diese *benigne* Erkrankung schließt sich im allgemeinen an eine typische akute Hepatitis an, sie kann jedoch als Neuerkrankung entdeckt werden. Anhaltend hohe Transaminasenwerte mit vagen oder fehlenden Symptomen sind charakteristisch. Andere Leberfunktionstests sind gewöhnlich unauffällig. Ein Ikterus tritt selten auf. Klinische Zeichen einer chronischen Lebererkrankung fehlen.

Die **Diagnose** stützt sich auf eine Nadelbiopsie, die eine Infiltration der Portalfelder mit Monozyten ohne auffällige Fibrose oder Zerstörung der Acini zeigt. Überlappungen mit der chronisch aktiven Hepatitis kommen vor, sind jedoch ungewöhnlich. Gelegentlich wird die diffuse lobuläre Entzündung durch die Zeichen der persistierenden akuten Hepatitis (chronisch lobuläre Hepatitis) überlagert. Obwohl die Erkrankung über Jahre andauern kann, heilt sie im allgemeinen schließlich aus. Eine Behandlung ist nicht nötig. Erforderlich ist weder eine spezielle Diät noch die körperliche Schonung.

Chronisch aktive (aggressive) Hepatitis

Diese *schwerwiegende* Erkrankung geht oft in ein Leberversagen und/oder eine Zirrhose über. Die chronisch aktive Hepatitis läßt sich eher als eine Gruppe eng verwandter Krankheitsbilder dem als einzelne Erkrankung betrachten. Bei den meisten Patienten ist die **Ätiologie** unbekannt. Eine kleine Zahl von Fällen, mit oder ohne Hepatitis-D-Koinfektion, wird durch das Hepatitis-B-Virus verursacht. Dem Hepatitis-A-Virus wird dagegen keine ätiologische Bedeutung zugeschrieben. Das Hepatitis-C-Virus wird bekanntermaßen als Auslöser der meisten Hepatitiden nach einer Transfusion und einem eindeutigen Anteil der „idiopathischen" chronischen akuten Hepatitis angesehen; die Bedeutung der NANB-Viren ist weiter nicht geklärt. Gelegentlich können Medikamente (wie z. B. Methyldopa, Isoniazid, Nitrofurantoin und möglicherweise Acetaminophen) verantwortlich gemacht werden. Der M. Wilson kann als chronisch-aktive Hepatitis auftreten und sollte bei Kindern und jungen Erwachsenen differentialdiagnostisch erwogen werden. Die meisten Fälle besitzen jedoch eine unbekannte Ätiologie; viele dieser idiopathischen Fälle zeigen herausragende, „immunologische" Merkmale.

Die **Pathogenese** ist unklar, es liegen jedoch einige Hinweise vor, die für eine pathologische Immunantwort auf auslösende Substanzen sprechen. Die Leberschädigung bei Fällen, die auf HBV zurückzuführen sind, korreliert nicht so sehr mit einem direkten zytotoxischen Effekt des Virus, als vielmehr mit einem Autoimmunreaktionsmechanismus auf die Infektion. Fälle, die durch Medikamente hervorgerufen wurden, können z. T. auf eine veränderte Immunantwort gegenüber dem auslösenden Agens, auf zytotoxische Intermediärprodukte des Stoffwechsels und/oder auf genetisch bedingte Stoffwechseldefekte zurückgeführt werden. Ein eindeutiger Beweis leitet sich aus den immunologischen Reaktionsmechanismen bei idiopathischen „autoimmun"-bedingten Fällen her, was auch gleichzeitig vorhandene klinische und serologische Immunmarker (s. unten) einschließt: eine Korrelation mit HLA-B8 und HLA-DR3 Haplotypen; eine ausgeprägte periportale Infiltration mit T-Lymphozyten und Plasmazellen sowie komplexe In-vitro-Defekte bei zellulärer Immunität und immunregulatorischen Funktionen. Abgesehen davon fehlt jedoch immer noch der eindeutige Beweis für einen echten Autoimmunmechanismus, da spezifisch gegen Leberzellantigene gerichtete Autoantikörper trotz mutiger Versuche nicht nachgewiesen worden sind.

Die **Symptomatik** ist wechselnd. In einem Drittel der Fälle ist die chronische aktive Hepatitis Folge einer akuten Hepatitis, meist entwickelt sie sich jedoch schleichend als Neuerkrankung. Unspezifische Erscheinungen wie Unwohlsein, Appetitlosigkeit und Müdigkeit, manchmal mit subfebrilen Temperaturen und unklaren Oberbauchbeschwerden, beherrschen oft das klinische Bild. Der Ikterus ist wechselnd und nicht immer vorhanden. Gewöhnlich entwickeln sich die Zeichen einer chronischen Lebererkrankung, wie Splenomegalie, Spider naevi und Ödeme. Vor allem bei jungen Frauen und in Fällen idiopathischen Ursprungs kommen oft ein Befall verschiedener Organsysteme der „Immun"-Reaktionen vor. Diese können im Grunde jedes Organsystem des Körpers betreffen und als Akne, Amenorrhö, Arthralgien, Colitis ulcerosa, Lungenfibrose, Thyroiditis, Nephritis und hämolytische Anämie auftreten. Eine kleine Minderheit von Patienten entwickelt vornehmlich cholestatische Beschwerden, was den Verdacht einer primär biliären Zirrhose nahelegt.

Pathologische Laborbefunde beruhen auf der floriden hepatozellulären Entzündung mit auffallenden Erhöhungen der Aminotransferase und unterschiedlichen Bilirubin – bzw. alkalischen Phosphatase-Werten. ALT und AST liegen in der Regel zwischen 100–500 U/l, wenngleich auch Werte von 1000 U/l zu sehen sein können, was die Abgrenzung zur Virushepatitis erschweren kann; in derartigen Fällen kann der chronische Verlauf bei der Diagnose helfen (z. B. geringer Serumalbuminwert). Gelegentlich bestimmen auch die klinisch-chemischen Parameter einer Cholestase das Bild. sog. „Immun"-Marker finden sich häufig bei der idiopathischen chronischen aktiven Hepatitis (wie auffallende IgG-Erhöhungen, ANA, Antiaktin-Antikörper [Ak gegen glatte Muskelzellen], LE-Zellen, Rheumafaktoren); diese Marker fehlen in der Regel bei einer chronischen aktiven Hepatitis, die durch Viren oder Medikamente ausgelöst wird.

Diagnose: Diese Erkrankung muß differentialdiagnostisch abgegrenzt werden von der alkoholinduzierten Hepatopathie, von der rezidivierenden Virushepatitis, von der chronisch persistierenden Hepatitis und von der primären biliären Zirrhose. Klinik und Laborbefunde sind hilfreich, **die Leberbiopsie ist jedoch wesentlich für die definitive Diagnosestellung.** Die Biopsie zeigt eine periportale Nekrose mit Infiltration von Lymphozyten und Plasmazellen (sog. „Mottenfraß-Nekrose"), wobei es gleichzeitig zu einer unterschiedlich starken Periportalfibrose und zur Proliferation der kleinen Gallengänge kommt. Die Läppchenarchitektur ist im allgemeinen durch Zonen mit Zellnekrosen und Fibrose zerstört. Oft bestehen neben einer Zirrhose die Zeichen einer fortschreitenden Hepatitis. In den meisten Fällen läßt sich eine spezifische Ätiologie nicht abgrenzen. Fälle, die auf Hepatitis-B-Viren zurückzuführen sind, können oft durch das Auftreten von „Milchglas"-Leberzellen und durch spezielle Färbungen gegen Komponenten des Hepatitis-B-Virus abgegrenzt werden. Durch „Autoimmunmechanismen" bedingte Fälle zeigen eine deutlichere Infiltration durch Lymphozyten und Plasmazellen.

Die **Prognose** ist äußerst unterschiedlich. Im Falle einer Auslösung durch Medikamente kann die Erkrankung vollständig ausheilen, wenn die schädigende Noxe abgesetzt wird. HBsAg-positive oder HCV-Ag-positive Fälle neigen dazu, sich zu verschlimmern und sind, wie unten ausgeführt, meist relativ therapieresistent. Idiopathische Fälle verbessern sich im allgemeinen unter Therapie, insbesondere wenn Autoimmunmechanismen vorliegen. Bei angemessener Therapie überleben die Patienten im allgemeinen einige Jahre, allerdings kommt es in vielen Fällen schließlich zu der Entwicklung eines Leberparenchymversagens, einer Leberzirrhose, oder es tritt beides zusammen auf.

Die **Therapie** besteht im Absetzen der auslösenden Medikamente und in der Behandlung der Komplikationen (wie Aszites und Enzephalopathie). Eine idiopathische chronische aktive Hepatitis läßt sich am besten mit Kortikosteroiden mit/ohne Azathioprin behandeln. Diese Medikamente supprimieren die Entzündungsreaktion und begünstigen teilweise vielleicht auch die Immunantwort; sie haben auch in kontrollierten klinischen Studien die Langzeitüberlebensrate günstig beeinflußt. Bei den meisten Patienten bessert sich die Symptomatik, normalisieren sich weitgehend die pathologischen Laborwerte und geht das histologische Bild der Entzündung zurück. Die Fibrose kann jedoch ungeachtet der klinischen und laborchemischen Kontrolle fortschreiten, und Versuche, die Therapie abzubrechen, führen meist zum Wiederaufflackern der Erkrankung; die meisten Patienten benötigen eine Dauertherapie über einen langen Zeitraum. Die entsprechende Dosis sollte durch einen Spezialisten überwacht werden.

HBsAG-positive Fälle sprechen dagegen meist nur wenig auf eine Therapie mit Kortikosteroiden an, und die Virusproliferation kann zudem erhöht sein. Die Wirkung von HCV-bedingten Fällen erfordert weitere Studien, aber nach gegenwärtigem Stand sollte eine chroni*sche aktive Hepatitis be*kannter viraler Ätiologie nur dann mit Kortikosteroiden behandelt werden, wenn eine rasante Verschlimmerung eintritt. Die Therapieerfolge mit antiviralen Substanzen (wie Acyclovir, Adenin-Arabinosid und Interferonen) haben keine überzeugenden Ergebnisse erbracht, wenngleich α-Interferon den überzeugendsten Eindruck hinterließ.

Sowohl bei HBV- als auch bei HCV-Infektionen sinken die Aminotransferase-Spiegel und verringert sich die histologisch sichtbare Entzündungsaktivität in etwa 50% der Fälle nach

Behandlung über 4 bis 6 Monate. Jedoch kommt es nach Therapieabbruch bei den meisten Patienten zu Rückfällen, und nur ganz wenige Patienten kommen in eine länger anhaltende Remission. Darüberhinaus muß α-Interferon s.c. appliziert werden, es ist sehr teuer und bewirkt lästige grippeähnliche Nebenwirkungen bei fast allen Patienten. Weitere klinische Studien sind nötig, und die Therapie ist im jetzigen Stadium als semiexperimentell zu betrachten, da die Substanz für klinische Studien inzwischen zur Verfügung steht.

8. ARZNEIMITTEL UND LEBER

Die Interaktionen zwischen Arzneimitteln und der Leber können in drei grundlegende Kategorien unterteilt werden: 1. Medikamentenmetabolismus in der Leber, 2. Einflüsse der Lebererkrankung auf den Metabolismus der Medikamente und 3. Leberschädigung infolge der Medikamente.

Medikamentenmetabolismus in der Leber *(s.a. Kap. PHA, 1.)*

Die Leber spielt eine zentrale Rolle beim Abbau von Medikamenten, die in der Regel durch Biotransformation pharmakologisch aktiviert und/oder ausgeschieden werden. Der Metabolismus geschieht im allgemeinen in 2 Stufen: Reaktionswege der Phase I metabolisieren die ursprüngliche Substanz durch Oxidations-, Reduktions- und Konjugationsprozesse. Reaktionswege der Phase II schaffen ein polares Produkt, das ausgeschieden werden kann, indem die Substanz oder deren Metabolit an ein körpereigenes Substrat (wie Glucuronsäure oder -sulfat) gekoppelt wird. Die Oxidation in Phase I geschieht in erster Linie über das Mono-Oxygenase-System der Leber, ein Komplex mikrosomaler Enzyme, der sich um das Häm-Protein Cytochrom P-450 gruppiert. Dieser Enzymkomplex unterliegt einer genetischen Kontrolle und ist sehr leicht durch verschiedene Faktoren zu induzieren (stimulieren) oder zu hemmen (wie Medikamente und andere aufgenommene Substanzen, Ernährung, Rauchen, Koffein). So spielt sich der Abbau von Medikamenten (unter gesunden Personen) in einem weiten Rahmen ab.

Viele Medikamente setzen via P-450-Induktion ihren eigenen Katabolismus in Gang. Diese Wirkung ist in der Regel unspezifisch, so daß auch die Umwandlung anderer wirksamer Medikamente mit wichtigen Konsequenzen gesteigert werden kann; so kann z.B. ein Patient, der orale Antikoagulanzien und Phenobarbital erhält, plötzlich bluten, wenn Phenobarbital, ein potentieller Enzyminduktor, abgesetzt wird. Auch Alkohol wirkt diesbezüglich als Enzyminduktor, was für die bekannte Toleranz der Alkoholiker auf Sedativa und andere Substanzen verantwortlich ist. Im Gegensatz dazu hemmen wenige Medikamente (z.B. Cimetidin) den P-450-Enzymkomplex und beeinträchtigen so den Katabolismus anderer Medikamente in der Leber. Die Bioverfügbarkeit wird zudem durch die Kapazität der Leber kontrolliert, die jeweilige Substanz aus dem zirkulierenden Blut zu extrahieren. Dieser Vorgang hängt zum einen von der Leberdurchblutung und von der tatsächlichen Aufnahme des Medikaments in die Hepatozyten ab (Extraktions-Ratio). Falls letzteres sehr hoch ist, ist die Medikamenten-Clearance in erster Linie von der Leberdurchblutung beeinflußt (wie bei Propranolol und Lidocain); wenn dagegen die Durchblutung nur einen geringen Einfluß auf Medikamente hat, gelangen diese nur langsam in die Hepatozyten (wie bei Theophyllin, Warfarin und Diazepam). Im Alltag werden die meisten Medikamente in durchschnittlichen Raten von den Leberzellen entnommen, wobei dies durch Änderungen von Leberdurchblutung und Ausscheidungskapazität beeinflußt werden kann.

Einfluß der Lebererkrankung auf den Medikamentenmetabolismus

Bei Lebererkrankungen können vielfältige Auswirkungen auf die Clearance und Biotransformation und Pharmakokinetik von Medikamenten auftreten. Sie hängen ab von Veränderungen der Resorption, der Plasmaproteinbindungskapazität, der intrinsischen Clearance, der Ausscheidungskapazität der Leber, der Leberdurchblutung, der Shuntbildung, der Gallesekretion, des enterohepatischen Kreislaufs und der renalen Clearance. Die Endresultate lassen sich für ein individuelles Medikament nicht vorhersagen. Sie korrelieren auch nicht gut mit der Art der Leberschädigung, mit ihrem Schweregrad oder mit den Leberfunktionstests. So lassen sich keine allgemeinen Regeln für die Medikamentendosierung bei Patienten mit Lebererkrankung aufstellen. Es kann auch zu pharmakodynamischen Veränderungen, insbesondere bei chronischen Lebererkrankungen, kommen. So kann die zerebrale Sensitivität auf Narkotika und Sedative oft gesteigert sein, so daß scheinbar kleine Dosen bei Zirrhotikern eine Enzephalopathie beschleunigen können. Der zugrundeliegende Wirkmechanismus ist nicht geklärt, aber wahrscheinlich spielen Veränderungen an den zerebralen Medikamentenrezeptoren eine Rolle.

Leberschädigung durch Arzneimittel

Arzneimittel sind eine wichtige Ursache für Lebererkrankungen. Die Mechanismen sind unterschiedlich, komplex und in den meisten Fällen unklar. Einige Substanzen wirken als direkte Zelltoxine. Eine Schädigung durch diese Medikamente kann im allgemeinen vorausgesagt werden. Sie ist dosisbezogen und für die einzelne Substanz charakteristisch. Andere Medikamente verursachen nur selten bei empfindlichen Individuen eine Leberschädigung; sie kann bei diesen Medikamenten im allgemeinen nicht vorhergesehen werden und ist auch nicht dosisabhängig. Obwohl in diesem Fall oft von einer Überempfindlichkeit gesprochen wird, besteht im allgemeinen kein Hinweis auf eine echte allergische Reaktion. Man sollte besser den Begriff Idiosynkrasie gebrauchen. Allerdings scheint die Unterscheidung zwischen direkter Toxizität und Idiosynkrasie weniger klar zu sein, als früher angenommen wurde. So schädigen z. B. bei empfindlichen Patienten manche Medikamente, die früher für Allergene gehalten wurden, offensichtlich direkt die Zellmembranen über toxische Stoffwechselzwischenprodukte.

Keine Klassifikation des arzneimittelinduzierten Ikterus ist vollständig zufriedenstellend. Die meisten akuten Fälle lassen sich jedoch in hämolytische, hepatozelluläre, cholestatische und gemischte Formen unterteilen. Einige Medikamente können einen chronischen Leberschaden einschließlich Neoplasmen hervorrufen.

Hämolyse: Medikamente können durch eine Vielzahl von Mechanismen eine Hämolyse auslösen. Eine leichte Gelbsucht kann Folge einer unkonjugierten Hyperbilirubinämie sein. Dabei kommt jedoch kein echter Leberschaden vor. Darüber hinaus fallen die Leberfunktionstests normal aus.

Die **hepatozelluläre Nekrose** kann begriffsmäßig Folge einer direkten Toxizität und einer Idiosynthese sein, obwohl es sich, wie oben ausgeführt, bei dieser Unterteilung wohl um eine artifizielle Unterscheidung handelt.

Direkte Toxizität: Die meisten direkten Hepatotoxine führen zu einer dosisabhängigen Lebernekrose, häufig mit Wirkungen auch auf andere Organe, wie z. B. die Nieren. Der Leberschaden kann verschiedene Formen annehmen: Tetrachlorkohlenstoff und verwandte Kohlenwasserstoffe verursachen z. B. eine schwere zentroazinäre Nekrose und fettige Infiltrationen. Phosphor ruft primär eine periportale Schädigung hervor. Die Einnahme zahlreicher *Amanita*-Pilze führt zu einer tödlichen hämorrhagischen Nekrose. Schließlich rufen vor allem bei schwangeren Frauen hochdosierte Tetrazyklingaben eine diffuse, feintropfige, fettige Infiltration der Leber mit einem hepatitisähnlichen klinischen Bild hervor.

Die akute Überdosierung des leichten Analgetikums **Acetaminophen (Paracetamol)** ist eine wichtige Ursache des fulminanten Leberversagens *(s. a. Kap. KIN, 9., Acetaminophen-Vergiftung)*. Dosen über 10 bis 15 g führen bei Erwachsenen zu einer Glutathionverarmung der Leber. Glutathion entgiftet jedoch normalerweise das Medikament, indem es die potentiell gefährlichen Stoffwechselzwischenprodukte bindet. Ist dieser Mechanismus abgesättigt, binden sich die freien Intermediärprodukte an Makromoleküle der Leber und rufen eine zentrale Leberläppchennekrose hervor. Die Leberschädigung tritt oft erst 3–5 Tage nach der Medikamenteneinnahme in Erscheinung, wenn sich das Bild eines akuten Leberversagens entwickelt. Die Mortalität steigt steil an, wenn mehr als 25 g eingenommen werden. Bei Alkoholikern können wesentlich geringere Dosen tödlich sein; dies beruht wahrscheinlich auf der Induktion des P-450-Enzymkomplexes und des ernährungsbedingten Glutathionmangels. Eine frühzeitige Behandlung mit N-Acetylcystein, das Glutathion wieder bereitstellt, wird eine Lebernekrose verhüten und kann lebensrettend sein, aber die Behandlung muß innerhalb 10 bis 12 Std. nach Vergiftung begonnen werden; bei einer Verzögerung von mehr als 16–20 Std. ist die Therapie ineffektiv. N-Acetylcystein ist ungiftig und kann entweder oral (140 mg/kg KG, anschließend 70 mg/kg KG alle 4 Std. 3 Tage lang) oder i. v. (300 mg/kg KG über 20 Std. infundiert, wobei die halbe Dosis in der ersten halben Stunde verabreicht wird) gegeben werden. Neuere Hinweise sprechen dafür, daß Acetaminophen auch eine chronische Leberschädigung verursachen kann (s. unten).

Idiosynkrasie: Medikamente können eine akute Leberzellnekrose hervorrufen, die klinisch, laborchemisch und histologisch von einer Virushepatitis nicht unterschieden werden kann. Dieser Reaktionstyp scheint sich von den oben erwähnten Formen einer toxischen Nekrose zu unterscheiden und wird allgemein einer Idiosynkrasie zugeschrieben. Der Mechanismus ist jedoch ungewiß. Wahrscheinlich wechselt er je nach Medikamentenart. Es gibt zahlreiche schädliche Noxen: Dazu gehören Isoniazid (INH), Methyldopa, Monoaminooxidasehemmer, Indomethazin, Propylthiouracil, Phenytoin und das Anästhetikum Halothan. Am eingehendsten sind davon INH und Halothan untersucht worden.

INH verursacht geringe, gewöhnlich vorübergehende Aminotransferaseanstiege bei bis zu 20% der Patienten. In 1–2% kommt eine Hepatitis vor, *die auch tödlich ausgehen kann.* Patienten über 35 Jahre und solche, die gleichzeitig Rifampicin erhalten, sind anscheinend empfindlicher. Im Gegensatz zu den meisten ähnlichen arzneimittelinduzierten Hepatitiden, die wenige Wochen nach Beginn der Medikamentenbehandlung auftreten, kann die INH-verursachte Leberschädigung mit einer zeitlichen Verschiebung bis zu einem Jahr manifest werden, so daß möglicherweise die Beziehung Medikament – Leber übersehen wird. Wird das Medikament nicht abgesetzt, kann sich eine chronisch aggressive Hepatitis und eine Zirrhose entwickeln. Dabei wird noch diskutiert, ob die Reaktion auf einen Überempfindlichkeitsmechanismus oder, wofür die meisten Hinweise sprechen, auf hepatotoxische Metaboliten zurückzuführen ist *(s. a. Kap. INF, 10., Toxische Nebenwirkungen von INH,* unter *Therapie der Tuberkulose).*

Die seltene Halothan-induzierte Hepatitis tritt nach wiederholter Anwendung des Anästhetitkums in relativ kurzen Zeiträumen auf. Unklares postoperatives Fieber nach vorheriger Exposition kann ein Warnsignal darstellen. Der Mechanismus der Leberschädigung ist noch unklar. Die Bildung reaktiver Intermediärprodukte, die zelluläre Hypoxämie und Störungen im Immunsystem können dabei eine Rolle spielen. Fettleibigkeit scheint möglicherweise deswegen einen Risikofaktor darzustellen, weil die Halothanstoffwechselprodukte im Fettgewebe abgelagert werden. Die Hepatitis entwickelt sich typischerweise wenige Tage bis 2 Wochen nach der Operation. Sie beginnt mit Fieber und verläuft oft schwer. Die Unterscheidung von der Virushepatitis nach einer Transfusion wird erleichtert durch eine kürzere Latenzzeit, durch fehlende Hepatitisantigene im Serum, durch gelegentliches Auftreten einer Eosinophilie oder eines Hautausschlags und manchmal durch feine histologische Unterschiede. Die Mortalität ist hoch, bei überlebenden Patienten heilt die Krankheit jedoch gewöhnlich vollständig aus. Methoxyfluran und Enfluran, verwandte Anästhetika, können dasselbe Syndrom auslösen.

Cholestase: Eine große Zahl von Substanzen kann primär eine cholestatische Reaktion hervorrufen. In den meisten Fällen ist die Pathogenese unklar, es gibt jedoch mindestens zwei klinisch unterschiedliche Formen einer cholestatischen Schädigung.

Beim **Phenothiazintyp** liegt eine periportale Entzündungsreaktion vor, die oft mit einem akuten klinischen Krankheitsbeginn, Fieber und hohen Transaminasen sowie alkalischen Phosphatasewerten einhergeht. Auch mit Leberbiopsie kann sich die Differentialdiagnose gegenüber dem extrahepatischen Gallengangsverschluß schwierig gestalten. Die Reaktion scheint Folge einer individuellen Idiosynkrasie zu sein. In manchen Fällen kommen eine Eosinophilie und andere Hinweise auf eine allergische Reaktion vor. Es gibt jedoch auch andere Anhaltspunkte für eine direkte toxische Einwirkung auf die Gallencanaliculi in der Leber, möglicherweise über eine Störung der Membran-ATPase. Dieser Cholestasetyp kommt in etwa 1% der mit Chlorpromazin behandelten Patienten, weniger häufig jedoch bei einer Therapie mit anderen Phenothiazinen vor. Die Erkrankung heilt gewöhnlich vollständig aus, obwohl sie in seltenen Fällen trotz Unterbrechung der Medikamentenexposition bis zu einem Krankheitsbild fortschreiten kann, das einer chronisch biliären Zirrhose ähnelt. Ähnliche Krankheitserscheinungen können verursacht werden durch trizyklische Antidepressiva, Chlorpropamid, Phenylbutazon, Erythromycin-Estolat und andere Medikamente, obwohl diese weniger eingehend untersucht worden sind und ein Fortschreiten zu chronischen Lebererkrankungen noch nicht beobachtet wurde.

Der **Steroidtyp** stellt eine rein cholestatische Reaktion mit geringer oder gar keiner hepatozellulären Entzündung dar. Gewöhnlich tritt eine allmähliche Cholestase ohne systemische Symptome auf. Die alkalische Phosphatase ist erhöht, während die Transaminasespiegel im allgemeinen unauffällig sind. Die Leberbiopsie zeigt nur einen zentrolobulären Gallenstau mit geringer Reaktion der Portalfelder oder Parenchymveränderung. Nach Absetzen des schädlichen Steroids kommt es zur vollständigen Ausheilung. Dieser Cholestasetyp wird hervorgerufen durch orale Kontrazeptiva, Methyltestosteron und verwandte Medikamente, von denen die meisten C-17-alkylierte Steroide darstellen. Ungefähr 1–2% der Frauen, die orale Kontrazeptiva einnehmen, entwickeln dieses Syndrom. Die Zahlen sind weltweit unterschiedlich, möglicherweise aufgrund genetischer Faktoren. Bei der Reaktion scheint es sich eher um eine überschießende physiologische Wirkung der Sexualhormone auf die Gallenbildung in der Leber als um eine allergische Reaktion oder um eine Zellmembranschädigung zu handeln. Es kann dafür auch eine Störung des Wasserflusses in den Gallencanaliculi, der Funktion der Mikrofilamente oder eine Änderung der Membrandurchlässigkeit verantwortlich sein, obwohl der genaue Mechanismus des gestörten Gallentransports noch unklar ist. Das Syndrom ist eng verwandt mit der Cholestase in der Schwangerschaft *(s. Kap. GYN, 16.)*. Frauen, die an dieser Erkrankung leiden, entwickeln oft eine Cholestase, wenn ihnen orale Kontrazeptiva verordnet werden, und umgekehrt.

Mischreaktionen: Einige Medikamente rufen verschiedene Formen von Leberfunktionsstörungen hervor, eine granulomatöse Reaktion oder andere Formen einer Leberschädigung, die nur schwer zu klassifizieren sind. Zu den auslösenden Substanzen gehören p-Aminosalicylsäure (PAS), Sulfonamide, einige andere Antibiotika, Chinidin, Allopurinol, Valproinsäure, Aspirin und zahlreiche andere Substanzen. Auch viele Zytostatika verursachen Leberschädigungen. Die Mechanismen sind unterschiedlich.

Chronische Lebererkrankung

Eine fortschreitende Leberschädigung, die sich von einer chronisch aktiven Hepatitis nicht unterscheiden läßt, kann auch hervorgerufen werden durch INH, Methyldopa und Nitrofurantoin. In einigen Fällen beginnt die Erkrankung wie eine akute Hepatitis, in anderen mehr schleichend. Sie kann bis zur Zirrhose fortschreiten. Ein der chronisch aktiven Hepatitis ähnliches Krankheitsbild mit Vernarbungen in der Leber ist erst kürzlich bei Patienten beschrieben worden, die lange Zeit Acetaminophen in niedrigen Dosen um 3 g täglich eingenommen hatten. Alkoholiker scheinen besonders anfällig zu sein. Die Herzmittel Perhexilenmaleat und Amiodaron führen gelegentlich zu einer chronischen Leberschädigung, die im histologischen Bild eine alkoholische Lebererkrankung vortäuscht, einschließlich dem Auftreten von Mallory-Körperchen. Eine Membranphospholipidose kann bei der Pathogenese eine Rolle spielen.

Wie oben erwähnt, kann Chlorpromazin nur selten zu einer chronischen Cholestase mit progressiver biliärer Fibrose führen. Ein Syndrom, das einer sklerosierenden Cholangitis ähnelt, kann sich bei intraarterieller Applikation von Zytostatika in die Leber – insbesondere bei Floxuridin – entwickeln. Gelegentlich ist für Patienten mit Methotrexat-Langzeitbehandlung eine Leberbiopsie zu empfehlen. Dies gilt im allgemeinen für Psoriasispatienten oder für Patienten mit rheumatoider Arthritis. Leberfunktionsteste sind in der Regel meist unauffällig und man benötigt eine Leberbiopsie zur Diagnosestellung. Wenngleich eine Methotrexat-Fibrose nur selten klinisch bedeutsam ist, fordern doch die meisten Spezialisten eine Leberbiopsie, wenn die kumulative Medikamentendosis 1,5–2 g und gelegentlich mehr beträgt. Arsenhaltige Mittel können eine nicht-zirrhotische Leberfibrose mit portaler Hypertension verursachen. Darüber hinaus kann eine chronische Vernarbung gelegentlich auch bei Gesundheitsfanatikern beobachtet werden, die enorme Mengen von Vitamin A oder Niazin einnehmen. In vielen tropischen und subtropischen Ländern soll die chronische Lebererkrankung und das hepatozelluläre Karzinom auf die Einnahme von Pilzprodukten zurückzuführen sein, die in der Nahrung als Aflatoxine bekannt sind.

Abgesehen von der oben erwähnten Cholestase scheinen nach jüngsten Hinweisen Beziehungen zu bestehen zwischen der Einnahme oraler Kontrazeptiva und der gelegentlichen Entwicklung eines benignen Leberadenoms, einer fokalen nodulären Hyperplasie (eine ungewöhnliche, adenomähnliche Erkrankung der Leber) und in seltenen Fällen auch einem hepatozellulären Karzinom *(s. Kap. LEB, 13.)*. Eine fokale noduläre Hyperplasie, eine adenomähnliche, mit Hamartomen verbundene Läsion, kann auch unter dem Einfluß oraler Kontrazeptiva zunehmen. Adenome und fokale, noduläre Hyperplasie verlaufen meist subklinisch. Sie können jedoch zu einer plötzlichen intraperitonealen Ruptur und Blutung führen, die eine Notfallaparotomie erforderlich machen. Bei Frauen, die orale Kontrazeptiva einnehmen, kann als Teil einer allgemeinen erhöhten Gerinnungsneigung auch eine Lebervenenthrombose mit dem Budd-Chiari-Syndrom auftreten. Diese Medikamente verstärken auch die Lithogenität der Galle, was zu einem häufigen Auftreten von Gallensteinen führt.

9. CHRONISCHE LEBERERKRANKUNGEN

Primär sklerosierende Cholangitis

Ein chronisches, cholestatisches Syndrom unbekannter Ätiologie, welches durch eine fibrosierende Entzündung der intra- und extrahepatischen Gallengänge charakterisiert ist und zu einer Verengung und in der Folge zu einer Obliteration des Gallenganges und zur Entwicklung einer Zirrhose führt. Pericholangitis: Entzündung und Fibrose, die die mikroskopischen, kleinen Gänge betrifft.

Ätiologie

Die Ätiologie der primär sklerosierenden Cholangitis ist unbekannt. Theoretische Pathogene umfassen Toxine, vor allem Kupfer, infektiöse Agenzien oder Störungen der Immunregulation. Obwohl ein Überschuß an Kupfer mit in Zusammenhang gebracht wurde, sprach eine Therapie mit Chelatbildner, wie Penicillinamin, nicht an, was darauf hinweist, daß erhöhte Kupferspiegel ein sekundäres Phänomen (wie bei der primär biliären Zirrhose) sind. Obwohl die beiden Erreger, Zytomegalie-Virus und Reovirus Typ 3, eine Affektion der intrahepatischen Gallengänge hervorrufen können, gibt es wenig Hinweise, daß sie bei allen Patienten mit dieser Erkrankung vorhanden sind. Störungen der Immunmechanismen dürften mit der Ätiologie am wahrscheinlichsten zusammenhängen; HLA-B8 und HLA-DR3, die oft bei Autoimmunerkrankungen nachgewiesen werden, sind mit einer primär sklerosierenden Cholangitis assoziiert. Bei der Zerstörung der Gallengänge bei der primär sklerosierenden Cholangitis sind T-Lymphozyten mitbeteiligt, und bei Patienten mit dieser Erkrankung wurden Störungen in vielen Armen des Immunsystems nachgewiesen.

Symptomatik

Die primär sklerosierende Cholangitis kommt am häufigsten bei jungen Männern vor und ist in der Regel mit einer chronisch-entzündlichen Darmerkrankung, vor allem der Colitis ulcerosa, assoziiert. Der Beginn ist gewöhnlich schleichend, mit einer allmählichen, fortschreitenden Müdigkeit, Pruritus und Ikterus. Episoden einer aszendierenden Cholangitis mit Schmerzen im rechten oberen Quadranten und Fieber kommen vor, sind allerdings selten. Einige Patienten stellen sich mit einer Hepatosplenomegalie oder Anzeichen einer Zirrhose vor. Die Endphase ist durch eine dekompensierte Zirrhose, eine portale Hypertension, Aszites und Leberversagen charakterisiert.

Diagnostik

Die meisten Patienten mit primär sklerosierender Cholangitis weisen erhöhte alkalische Phosphatase-Spiegel auf, die von leicht erhöhten Transaminasen-Werten begleitet werden können. Die Serum-Bilirubin-Erhöhung ist variabel. Obwohl die hepatischen Cu-Spiegel bei > 90% der Patienten mit einer primär sklerosierenden Cholangitis bis zu einer Höhe, die bei der primär biliären Zirrhose und beim Morbus Wilson beobachtet werden, erhöht sein können, sind die Cu- und Coeruloplasmin-Spiegel im Serum gewöhnlich erhöht, was die primär sklerosierende Cholangitis vom Morbus Wilson unterscheidet. Im Gegensatz zur primär biliären Zirrhose sind die mitochondrialen Antikörpertests negativ. Die Diagnose wird am verläßlichsten durch die perkutane Cholangiographie oder, bevorzugt, durch die endoskopische retrograde Cholangiopankreatikographie gestellt. Es finden sich multiple kurze Strikturen und sakkuläre Dilatationen im Bereich der intra- und extrahepatischen Gallengänge, die dem Gallenbaum ein irreguläres Aussehen, ähnlich einer Perlenkette, geben. Die Diagnose wird auch durch die Befunde der Leberbiopsie gestützt, die eine Proliferation des Gallenganges, eine periduktale Fibrose, eine Entzündung und einen Verlust von Gallengängen zeigt. Mit fortschreitender Erkrankung dehnt sich die Fibrose von der portalen Region aus und führt in der Folge zur biliären Zirrhose.

Prognose und Therapie

Einige Patienten können über 10 Jahre hinweg asymptomatisch bleiben. Deshalb bedürfen diese Fälle nur einer Verlaufskontrolle (z. B. routinemäßige körperliche und laborchemische Untersuchung zweimal pro Jahr). Im allgmeinen schreitet die Erkrankung weiter fort. Zusätzliche Medikamente sind angezeigt, wenn Symptome einer chronischen Cholestase *(s. Kap. LEB, 3.)* und Komplikationen der Zirrhose (s. o.) auftreten. Rezidivierende bakterielle Cholangitiden werden mit entsprechenden Antibiotika behandelt. Relevante Strikturen können durch eine transhepatische oder endoskopische Dilatation, mit oder ohne T-Drain-Einsatz, behandelt werden. Die Proktocholektomie bei Patienten mit Colitis ulcerosa stellt keine effektive Behandlungsform der primär sklerosierenden Cholangitis dar. 10–15% der Patienten mit einer primären sklerosierenden Cholangitis entwickeln ein resektionsbedürftiges Cholangiokarzinom. Die durch die Verwendung von Kortikosteroiden, Azathioprin, Penicillamin und Methotrexat erzielten Ergebnisse waren variabel. Zusätzlich weisen diese Substanzen eine hohe Toxizität auf. Nur vereinzelte Berichte über die Verwendung von Ursodesoxycholsäure sind verfügbar. Die primär sklerosierende Cholangitis ist eine der häufigsten Indikationen für eine Lebertransplantation, die die einzige derzeit verfügbare Therapie mit Heilungsaussichten darstellt.

Alpha$_1$-Antitrypsin(AAT)-Mangel

Das Glykoprotein AAT, welches durch die Leber produziert wird, macht einen Anteil von 80–90% des alpha$_1$-Globulins im Serum aus. Die Fähigkeit des Serums zur Inhibition von Trypsin ist überwiegend durch AAT bedingt. AAT ist im Speichel, im Duodenalsekret, im Pulmonalsekret, in der Tränenflüssigkeit, in Nasensekreten und dem Liquor vorhanden. Eine Vielzahl von Phänotypen unterscheiden sich in der physikalischen Struktur und (vermutlichen) Funktion. Jeder Mensch hat zwei Allele, die alphabetisch, entsprechend ihrer elektrophoretischen Auftrennbarkeit auf einem Stärkegel, bezeichnet werden: Schnell laufende Proteine werden mit den Anfangsbuchstaben des Alphabets bezeichnet, die langsamsten mit Z. Bei diesem Proteaseinhibitor(Pi)-System stellt PiM den prädominierenden Normaltyp mit Serumspiegeln, die von 200–400 mg/dl reichen, dar. Die genetische Defizienz, die zu einer Lebererkrankung führt, ist mit PiZZ assoziiert, einem homozygoten Phänotyp mit zirkulierenden Spiegeln, die nur 10 bis 15% der Norm ausmachen. Ebenso besteht eine starke Tendenz zur Ausbildung eines adulten panazinären Emphysems.

Pathogenese

Die AAT-Defizienz entsteht durch eine Aminosäuresubstitution aufgrund von Veränderungen in der Nukleotidkette, die sekundäre Veränderungen der Kohlenhydrat-Seitenkette zur Folge haben. Eine defektive Glukosylierung verhindert die Freisetzung von AAT aus den Hepatozyten. AAT stellt sich als amorphe, intrazelluläre Einschlüsse, die in der Perjodsäure-Schiff (PAS)-Reaktion positiv reagieren, dar. Die Pathogenese der Leberzellschädigung ist unklar, aber wahrscheinlich durch die ungehemmte Wirkung der Proteasen, vielleicht von den Kupfferzellen aus, die zu einer Zellzerstörung führen, bedingt. Der Grund, weswegen nur 15 bis 30% der Kinder mit dem Phänotyp ZZ eine Cholestase entwickeln und es nur in einigen wenigen Fällen in der Kindheit oder im Erwachsenenalter zur Zirrhose kommt, ist ungeklärt.

Symptomatik und Diagnostik

Durch eine pränatale Diagnostik, bei der Amnionzellen untersucht werden, läßt sich heute der Phänotyp PiZZ nachweisen.

Ein niedriges Serum-Globulin und vor allem ein verminderter AAT-Spiegel (bis 10% des Normbereichs) sind für eine AAT-Defizienz charakteristisch. Die Diagnose läßt sich durch den Nachweis von eosinophilen, intrazellulären Einschlüssen, die sich bei der Hämatoxylin-Eosin-Färbung der Leberbiopsie-Proben darstellen, bestätigen. Die Zelleinschlüsse sind PAS-positiv. Bei Neugeborenen mit einer Cholestase kann es ohne ausgeprägte, entzündliche, zelluläre Gallengangsproliferation oder duktale Hypoplasie zu einer Leberzell-Schädigung kommen. Eine Zirrhose ist ein Spätbefund.

Prognose und Therapie

Von den **Kindern mit einer AAT-Defizienz** mit dem Phänotyp PiZZ entwickeln bis zu 25% eine Zirrhose sowie eine portale Hypertension und versterben an den Komplikationen vor Erreichen des 12. Lebensjahres. Weitere 25% versterben aufgrund des gleichen Prozesses bis zum 20. Lebensjahr, während weitere 25% eine Leberfibrose und eine minimale, hepatische Dysfunktion ausbilden und bis in das Erwachsenenalter am Leben bleiben können. Bei den restlichen 25% zeigen sich keine Anzeichen einer progressiven Erkrankung; über ihre weitere Zukunft besteht noch Unklarheit. Diese Zahlen mögen die wahre Häufigkeit der Lebererkrankungen überschätzen. Die Neugeborenen-Hepatitis stellt die früheste Ausprägung dar und viele Patienten werden bis zur zweiten Lebensdekade zur Zirrhose hin fortschreiten. Die Langzeitkonsequenzen derjenigen Kinder mit dem Phänotyp PiZZ, ohne Neugeborenen-Hepatitis, sind nicht bekannt.

Die **AAT-Defizienz** der Erwachsenen ist mit einem chronischen, pulmonalen Emphysem (bei 60%) und einer Leberzirrhose (bei 12%) assoziiert. Umgekehrt haben 2/3 der Patienten mit Lebererkrankung eine pulmonale Erkrankung. Bei Erwachsenen ist eine symptomatische Zirrhose, die von einer mikro- zu einer makronodulären Form und in der Folge durch die Ausbildung eines hepatozellulären Karzinoms kompliziert werden kann, die häufigste Manifestation der AAT-Defizienz. Eine Lebererkrankung, die im Erwachsenenalter erstmals auftritt, ist meist mit einer Neugeborenen-Hepatitis in der Anamnese assoziiert.

Die **Therapie** sollte nach der Lungenerkrankung ausgerichtet werden, einschließlich Erziehung zum Nichtraucher, Beseitigung reversibler Komponenten einer Luftwegsobstruktion, Ausheilung und Vorbeugung bei bronchopulmonalen Infekten und allgemeiner Gesundheitsmaßnahmen. Bei schwerer Leberverletzung ist eine Transplantation die einzige erfolgreiche therapeutische Maßnahme. AAT-Präparate sind noch nicht im klinischen Versuch.

Primäre biliäre Zirrhose (PBZ)

Eine Erkrankung unklarer Ätiologie, die anfangs die intrahepatischen Gallengänge betrifft und durch eine chronische Cholestase charakterisiert ist.

Pathogenese

Obwohl man die Entwicklung dieser Krankheit in vier typische Stadien eingeteilt hat, zeigt sie einen fokalen Charakter, wobei im Einzelfall erhebliche Überlappung der Stadien auftreten. Eine **Entzündung der mittelgroßen Gallengänge** (die Läsion am Beginn [Stadium 1]) geht mit einer chronischen Entzündung der Portalfelder einher. Es können auch Granulome auftreten. Mit Progression der primären biliären Zirrhose werden zunehmend die Portalfelder verändert. Die Entzündung breitet sich in das Parenchym aus, die Gallengänge proliferieren intensiv, und es entwickelt sich eine periportale Fibrose. Zu diesem Zeitpunkt sind die meisten Portalfelder betroffen. Bei Rückgang der Proliferation und der Entzündung der Gallengänge schreitet die Vernarbung immer weiter fort. Fibröse Stränge verbinden die Portalfelder. Es wird eine Cholestase in der Zone I erkennbar. Oft findet man auch Mallory-Körperchen. Das Fortschreiten dieser Veränderungen ist, wenn auch oft nur sehr langsam, häufig. Am Ende entsteht eine derbe, regelmäßig strukturierte und intensiv gallig gefärbte Zirrhose. Wenn keine Granulome und keine pathognomonische Gallengangsläsionen nachweisbar sind, kann es schwierig sein, mikroskopisch die primäre biliäre Zirrhose von anderen zirrhotischen Prozessen zu unterscheiden.

Symptomatik und Befunde

Obwohl diese Krankheit beide Geschlechter und ein breites Altersspektrum betreffen kann, befällt sie im allgemeinen Frauen im Alter von 35 bis 60 Jahren. Sie tritt meist schleichend auf. Schließlich zeigen 30% der Patienten keine Symptome, die medizinisch durch Abweichungen oder klinisch-chemische Parameter im Serum bei Routinekontrollen auffielen. Pruritus und/oder spezifische Mattigkeit sind bei etwa 50% der Patienten Initialsymptome und können klinisch manifesten Symptomen Monate oder sogar Jahre vorausgehen. Etwa 50% der Patienten werden eine vergrößerte, derbe, nicht schmerzhafte Leber und 25% eine *Splenomegalie* aufweisen. Etwa 15% werden Xanthome oder Xanthelasmen der Haut zeigen, und etwa 10% können hyperpigmentiert sein; < 10% werden einen Ikterus als einziges klinisches Merkmal der Störung aufweisen. Weitere mögliche Entwicklungen sind Trommelschlegelfinger, metabolische Knochenerkrankungen, periphere Neuropathien, renale tubuläre Azidose und Steatorrhö. Schreitet die Krankheit fort, kann sich das Vollbild der Zirrhose einschließlich aller Komplikationen entwickeln.

Die primäre biliäre Zirrhose geht mit vielen anderen Krankheitsbildern einher, insbesondere mit den Kollagenosen. Sie wird häufig in Verbindung mit Autoimmunerkrankungen wie rheumatoider Arthritis, Sklerodermie, Sicca-Syndrom (Sjögren-Syndrom) und Autoimmunthyreoiditis beobachtet.

Laborbefunde

Als frühzeitige Laborbefunde treten die Zeichen der Cholestase mit einem Anstieg der alkalischen Phosphatase im Serum auf, der verhältnismäßig sehr viel stärker ausfällt als die Erhöhung des Bilirubins und der Aminotransferasen. Tatsächlich kann das Serumbilirubin im Frühstadium der Erkrankung sogar oft normal sein. Die Konzentration der Gallensäuren im Serum ist erhöht, ebenso die Serumaktivitäten der γ-GT und der 5'-Nukleotidase. Der Serumcholesterinspiegel kann in der Regel erhöht sein. Die Gesamtlipide im Serum sind im allgemeinen erhöht. Die Serumlipoproteine sind hauptsächlich wegen des vorhandenen Lipoproteins X erhöht. Im Frühstadium der Erkrankung ist das Serumalbumin normal, die Globuline steigen jedoch gewöhnlich an, die Serum-IgM-Globuline oft sogar auf sehr hohe Werte. Gegen eine Komponente der inneren Metochondrienmembran gerichtete Antikörper sind in 85–95% der Fälle nachweisbar und von großem diagnostischen Wert. Solche mitochondrialen Antikörper können auch bei manchen Patienten mit HBsAg-negativer chronisch aktiver Hepatitis gefunden werden. Daher kann es manchmal sehr schwierig werden, diese beiden Krankheitsbilder gegeneinander abzugrenzen.

Diagnostik und Prognose

Zur Differentialdiagnose gehören der extrahepatische Gallengangsverschluß, die chronisch aktive Hepatitis, die primär sklerosierende Cholangitis, die arzneimittelinduzierte Cholestase und cholangitische Veränderungen in Verbindung mit einer entzündlichen Darmerkrankung. Ein möglicherweise heilbarer extrahepatischer Gallengangsverschluß muß frühzeitig ausgeschlossen werden. Die Leberbiopsie kann die Diagnose ermöglichen, sie bringt jedoch oft nur unspezifische Befunde. Die intravenöse Cholangiographie fällt häufig wegen der Cholestase negativ aus. Die endoskopische retrograde Cholangiopankreatographie **(ERCP)** ist im Augenblick die zufriedenstellendste Methode, um einen extrahepatischen Gallengangsverschluß auszuschließen. Weitere Möglichkeiten sind die Ultraschalluntersuchung der Leber und die perkutane transhepatische Cholangiographie. Die diagnostische Laparotomie ist nur selten erforderlich.

Der Verlauf einer primären biliären Zirrhose umfaßt ein weites Spektrum. Bei einigen Patienten beeinträchtigt die Erkrankung weder Qualität noch Dauer des Lebens. Weniger als 50% der Patienten, die keine Symptome zeigen, werden eine klinisch manifeste Lebererkrankung im Verlauf von 15 Jahren aufweisen. Der langsam progrediente Verlauf der Erkrankung deckt sich mit der verlängerten Lebenserwartung. Ein Anstieg des Serumbilirubins, bei gleichzeitig auftretenden Störungen des Autoimmunsystems, und fortgeschrittene histologische Veränderungen deuten eine schlechte Prognose an.

Therapie

Eine spezielle Therapie ist nicht bekannt. Der Pruritus kann mit Cholestyramin, 6–12 g/Tag oral, verteilt auf mehrere *Einzeldosen, beherrscht werden.* Das Fehlen von Gallensäuren bei gleichzeitiger Steatorrhö kann Substitutionen mit Ca und mit den Vitaminen A, D und K erforderlich machen, um Mangelzuständen vorzubeugen. Die Komplikationen einer primären biliären Zirrhose werden wie bei anderen Zirrhoseformen behandelt.

Kortikosteroide werden zwar angewandt, sind aber im allgemeinen obsolet, da bei primär biliärer Zirrhose von Haus aus der Knochenstoffwechsel betroffen ist. Azathioprin ist in klinischen Studien verwandt worden, aber die erzielten Ergebnisse sind nicht ermutigend gewesen. Eine Penicillamintherapie hat eine Verbesserung der Überlebensrate in randomisierten, kontrollierten klinischen Studien erbracht, aber die positiven Wirkungen sind klein, und die Nebenwirkungen sind häufig und manchmal schwerwiegend. Eine primäre biliäre Zirrhose ist eine der ersten Indikationen für eine Lebertransplantation.

10. LEBERERKRANKUNGEN NACH OPERATIONEN

Nach einem größeren chirurgischen Eingriff kommen manchmal leichte Leberfunktionsstörungen vor. Sie spiegeln die noch weitgehend unklaren Wirkungen des Narkose- und Operationsstresses wider. Patienten, die bereits an einer Lebererkrankung leiden, können postoperativ eine schwere Leberfunktionsstörung zeigen. So kann z.B. eine Laparotomie bei einem Patienten mit virus- oder alkoholinduzierter Hepatitis ein akutes Leberversagen auslösen. Patienten mit einer gut-kompensierten Lebererkrankung (wie z.B. eine inaktive Zirrhose) haben dagegen sehr wohl von chirurgischen Maßnahmen einen Benefit.

Ein postoperativer Ikterus bei Patienten ohne vorausgehende Lebererkrankung kann in mehreren Formen auftreten. Die häufigste Form ist eine **multifaktorielle gemischte Hyperbilirubinämie** als Folge eines komplexen Wechselspiels zwischen erhöhter Bilirubinbelastung und verminderter Leberausscheidung. Dies wird am häufigsten nach größeren chirurgischen Eingriffen oder größeren Verletzungen gesehen, die vielfach Transfusionen erfordern. Hämolyse, Sepsis, Hämatomresorption und Bluttransfusionen können insgesamt zu einer vermehrten Pigmentsynthese führen; gleichzeitig ist die Leberfunktion durch Hypoxämie, Durchblutungsstörungen und andere, noch wenig bekannte Faktoren eingeschränkt. Das sich daraus entwickelnde Krankheitsbild ist unterschiedlich, aber ein schwerer Ikterus mit Erhöhung der Transaminasen und der alkalischen Phosphatase tritt oft auf. Ein Leberversagen ist selten, und das Syndrom geht typischerweise langsam, aber vollständig wieder zurück.

Eine vorübergehende Hypotension während einer Narkose oder aufgrund eines perioperativen Schocks kann eine akute zentroazinäre Lebernekrose verursachen, mit einem raschen und dramatischen Anstieg bei den Transaminasen (oft > 1000 U/l). Ein Ikterus ist meist geringgradig. Diese sog. **ischämische Hepatitis** ist keine tatsächliche Entzündungsnekrose und geht in charakteristischer Weise innerhalb weniger Tage zurück, sofern keine Komplikationen auftreten.

Eine **echte Hepatitis** nach einer Operation ist meist Folge einer Virusübertragung durch eine Transfusion, besonders eine Non-A-Non-B-Hepatitis (Hepatitis C), und muß von den oben genannten Leberfunktionsstörungen unterschieden werden. Die letzteren erreichen innerhalb weniger Tage ihren Höhepunkt im Krankheitsverlauf, während sich eine Virushepatitis selten vor der 2. Woche manifestiert. Postoperative Virushepatitiden sind häufiger als man allgemein glaubt; die meisten von ihnen verlaufen subklinisch und zeigen keinen Ikterus. Auch eine Narkose mit Halothan oder verwandten Substanzen kann eine postoperative Hepatitis verursachen. Diese Möglichkeit sollte in Betracht gezogen werden, wenn sich die Hepatitis innerhalb von 10 Tagen nach dem operativen Eingriff entwickelt, insbesondere wenn Fieber unklarer Genese vorausgegangen ist *(s. Kap. LEB, 8.)*.

Cholestatische Reaktionen sind am häufigsten entweder auf einen durch intraabdominelle Komplikationen hervorgerufenen Gallengangsverschluß oder auf postoperativ verordnete Medikamente zurückzuführen *(s. Kap. LEB, 8.)*. Eine unklare intrahepatische Cholestase entwickelt sich gelegentlich bei Patienten, die sich größeren chirurgischen Eingriffen, wie abdominalen oder kardiovaskulären Operationen, unterzogen haben **(„benigne postoperative intrahepatische Cholestase")**. Die Pathogenese ist unbekannt, und die Störung geht meist langsam und spontan zurück; die Sonographie läßt diese Störung vom mechanischen Verschluß abgrenzen. Patienten, die über lange Zeit vollständig parenteral ernährt werden, können ebenso ein progressives cholestatisches Syndrom entwickeln, meist mit einer zusätzlichen Leberzellentzündung. Diese wird selten bei vollständiger parenteraler Ernährung unter 3 Wochen angetroffen, aber das Risiko steigt dann mit der Dauer der Therapie an; Kinder scheinen besonders empfänglich dafür zu sein. Trotz intensiver Studien ist die Pathogenese immer noch nicht bekannt. Die Leberbiopsie zeigt meist ein unspezifisch-cholestatisches Bild mit gelegentlicher Fibrose. Das Syndrom geht bei Unterbrechung der dauernden parenteralen Ernährung zurück, kann aber andererseits zu Leberversagen oder irreversibler Narbenbildung führen. Gelegentlich führen eine akute Cholezystitis (ohne Steine) oder eine Pankreatitis zum postoperativen cholestatischen Ikterus.

11. LEBERGRANULOME

Eine multifaktorielle infiltrative Lebererkrankung mit oder ohne zusätzliche entzündliche Veränderungen und Fibrose. Der Begriff **granulomatöse Hepatitis** wird oft gebraucht, aber die Krankheitsform ist keine Hepatitis im eigentlichen Sinne. Lebergranulome finden sich bei etwa 3 bis 10% der Leberbiopsien. Sie können unspezifische, zufällige Befunde sein, sie deuten aber häufiger eine klinisch bedeutsame Erkrankung, meist eher eine allgemeine Störung als eine primäre Lebererkrankung, an.

Ätiologie

Die Ursachen von Lebergranulomen sind unzählige. **Infektionen** sind am wichtigsten: durch Bakterien (z.B. Tb und andere Infektionen durch Mykobakterien, Brucellose, Tularämie und Aktinomykose); durch Pilze (z.B. Histoplasmose, Kryptokokkose, Blastomykose); durch Parasiten (z.B. Schistosomiasis – weltweit die bedeutendste, Toxoplasmose, viszerale Larva migrans); virale Infektionen, die seltener sind (z.B. infektiöse Mononukleose, Zytomegalievirus) und zahlreiche weitere Infektionen (z.B. Q-Fieber, Syphilis, Katzenkratzkrankheit).

Die **Sarkoidose** ist die bedeutendste nichtinfektiöse Ursache; die Leber ist bei etwa zwei Drittel der Patienten betroffen und ist gelegentlich der Hauptmanifestationsort. Eine große Zahl von **Medikamenten** kann verantwortlich sein (z.B. Chinidin, Sulfonamide, Allopurinol, Phenylbutazon). Lebergranulome können auch bei einer Polymyalgia rheumatica und anderen **Kollagenosen mit Gefäßbeteiligung,** bei **M. Hodgkin,** manchmal ohne weitere Lymphombildung, und bei vielen weiteren Allgemeinerkrankungen auftreten.

Granulome sind seltener bei primären Lebererkrankungen. Von denen ist die **primäre biliäre Zirrhose** die einzig bedeutende Ursache; periportale Granulome sind bei dieser Erkrankung, besonders in den frühen Stadien, typisch. Kleine Granulome findet man gelegentlich auch bei verschiedenen anderen Lebererkrankungen, sehr häufig zusammen mit Fetttröpfchen **(Lipogranulome),** aber oft ohne klinische Bedeutung.

In vielen Fällen kann eine auslösende Ursache nachgewiesen werden. Einige dieser Patienten haben ein Syndrom mit rezidivierenden Fieberschüben, Myalgien, Mattigkeit und anderen Allgemeinsymptomen, die oft intermittierend über Jahre auftreten. Ob diese **„idiopathische granulomatöse Hepatitis"** ein spezifisches Syndrom oder eine Variante der Sarkoidose ist, wird derzeit diskutiert.

Pathophysiologie

Die Bildung von Granulomen ist völlig ungeklärt. *Die Läsionen werden* als ein genereller Versuch angesehen, sich gegen schwach lösliche endogene und exogene Noxen zu schützen. Immunologische Mechanismen wandeln Zellen der mononukleären, phagozytierenden Reihe in eine typische Formation von Epitheloidzellen, die ein Granulom enthält; vielkernige Riesenzellen entstammen, wie man vermutet, der Fusion von Makrophagen.

In der Leber lösen Granulome meist nur eine geringe oder keine Reaktion der Leberzellen aus, und lediglich schwere Reaktionen geben einen morphologischen Hinweis auf den zugrundeliegenden systemischen Prozeß; eine Erkrankung der Leber ist klinisch nicht manifest, und die Leberfunktion ist gut erhalten. Wenn jedoch Granulome als Teil einer allgemeinen Entzündung der Leber dort zu finden sind (z.B. Medikamentenreaktion, infektiöse Mononukleose), treten klinisch und nach Laborparametern meist Zeichen einer hepatozellulären

Dysfunktion auf. Manchmal folgt in der Nähe der Granulome eine aggressive Entzündungsreaktion, was zu progressiver Fibrose und zu portaler Hypertension führt. Dies ist typisch für eine Schistosomiasis und tritt gelegentlich bei extensiver Sarkoidose auf.

Symptomatik und Laborbefunde

Das klinische Erscheinungsbild spiegelt die zugrundeliegende Ätiologie wider. Granulome sind an sich im klassischen Fall ohne klinischen Befund; sogar eine ausgedehnte Infiltration führt meist nur zu einer geringen Hepatomegalie und zu einer geringen oder keiner Gelbsucht. Fieber, Unwohlsein und andere Allgemeinsymptome stehen meist im Vordergrund bei einer infektiösen Ursache; verlängertes Fieber unbestimmter Genese ist besonders typisch für eine Tb oder eine Pilzinfektion. Die Anamnese ist wichtig bei der Suche nach medikamentösen Ursachen. Verschiedene Allgemeinsymptome können Hinweise auf eine Sarkoidose, auf kollagene Gefäßerkrankungen, Lymphome und andere Ursachen liefern. Es fehlen meist Symptome einer primären Lebererkrankung, und eine Hepatosplenomegalie fehlt meist im klassischen Fall oder ist nur schwach, außer bei Schistosomiasis, ausgeprägt.

In den meisten Fällen sind die Leberfunktionstests nur leicht verändert, meist mit einer unverhältnismäßig starken Erhöhung der alkalischen Phosphatase. Die Bilirubinspiegel sind im klassischen Fall normal oder nur leicht erhöht. Die Enzymspiegel können eine Virushepatitis vortäuschen, falls eine ausgedehnte Leberzellnekrose stattfindet (z. B. bei infektiöser Mononukleose oder bei einer Medikamentenreaktion). Eine vorherrschende cholestatische Reaktion läßt eine primäre biliäre Zirrhose vermuten, besonders wenn sie über längere Zeit besteht. Weitere laborchemische Abweichungen von der Norm hängen von der jeweiligen speziellen Ursache ab.

Diagnostik

Eine Leberbiopsie ist zur Diagnose unerläßlich und sollte immer dann in Erwägung gezogen werden, wenn eine systemische granulomatöse Erkrankung vermutet wird, und auch dann, wenn keine offensichtliche Leberbeteiligung vorliegt. Die Biopsie zeigt Granulome und kann den histologischen Nachweis einer speziellen Ursache liefern (z. B. Schistosoma-Eier, Verkäsung bei Tb, Pilze, primäre biliäre Zirrhose). Das morphologische Erscheinungsbild ist jedoch meist unspezifisch, und die Diagnose muß mit entsprechenden Untersuchungen bestätigt werden (z. B. Kultur, Hauttests, Labor- und Röntgenuntersuchungen und weitere Gewebeproben). Infektionen als Ursache sind besonders bei Patienten mit Fieber unklarer Genese zu vermuten. Dies erfordert besondere Aufmerksamkeit. Ein Teil der frisch entnommenen Biopsieproben sollte zur Anlegung einer Kultur verwandt werden; Spezialfärbungen auf säurefeste Stäbchen, Pilze und andere Keime können gelegentlich die Ursache aufdecken, wenngleich negative Ergebnisse eine infektiöse Ätiologie nicht ausschließen.

Prognose und Therapie

Lebergranulome infektiöser oder medikamentöser Ursache gehen vollständig nach entsprechender Therapie zurück. Sarkoid-Granulome können spontan verschwinden oder über Jahre bestehen bleiben, meist ohne eine klinisch manifeste Lebererkrankung, aber gelegentlich kann sich eine progressive Fibrose oder eine portale Hypertension entwickeln (Sarkoid-Zirrhose). Bei Schistosomiasis tritt in der Regel eine progressive portale Vernarbung auf („Pfeifenstiel-Fibrose"), die Leberfunktion bleibt meist gut erhalten, aber eine zunehmende Pfortaderstauung führt zu einer deutlichen Splenomegalie und zum Risiko einer Varizenblutung. Die **Therapie** hängt vom zugrundeliegenden Syndrom ab. Ohne eine Ursachendiagnose ist es im allgemeinen besser, den Patienten zu beobachten, als blind mit Antibiotika zu therapieren oder andere Therapien ziellos zu beginnen. Eine tuberkulostatische Therapie kann bei einem Patienten mit länger bestehendem Fieber, einem entsprechenden klinischen Bild und einem sich verschlechternden Allgemeinzustand gerechtfertigt sein. Bei Patienten mit einer progressiven Sarkoidose der Leber kann eine Kortikosteroidtherapie vorteilhaft sein, obgleich es unklar bleibt, ob dies einer Leberfibrose vorbeugt; Kortikosteroide sind bei den meisten Patienten mit Sarkoidose nicht indiziert und sollten nur verabreicht werden, wenn eine Tb oder andere Infektionen sicher ausgeschlossen werden können. Kortikosteroide unterdrücken bei Patienten mit dem Syndrom einer idiopathischen granulomatösen Hepatitis die rezdivierenden Fieberschübe.

12. GEFÄSSERKRANKUNGEN DER LEBER

Thrombosen, Verschlüsse und entzündliche Veränderungen der Arterien und Venen im Inneren und in der Umgebung der Leber.

Erkrankungen der Arteria hepatica

Angeborene Anomalien der Leberarterie sind häufig. Bei 50% von ihnen handelt es sich um Variationen der üblichen Gefäßversorgung. Die Hauptvarianten sind: ein abnormer Verlauf der linken oder rechten Leberarterie, eine akzessorische linke oder rechte Leberarterie oder eine gemeinsame Leberarterie, die aus der Arteria mesenterica superior abgeht. Diese Anomalien, denen gewöhnlich keine klinische Bedeutung zukommt, können für den Chirurgen wichtig und für den angiographierenden Röntgenologen von Interesse sein.

Ein **Verschluß der Leberarterie** wird im allgemeinen durch eine Thrombose, Embolie, Bauchverletzung oder operative Ligatur verursacht. Der Verschluß kann zu einem ischämischen Leberinfarkt führen. Die Folgen können jedoch nicht vorausgesagt werden, da sowohl die Gefäßversorgung der Leber als auch die Ausdehnung eines Kollateralkreislaufs individuelle Unterschiede aufweisen. Eine Thrombose folgt in der Regel einer Arteriitis. Bei der Panarteriitis nodosa sind bei ca. 60% der Patienten die Leberarterie und deren Äste betroffen und in 15% der Fälle folgt dem thrombotischen Verschluß der Leberinfarkt. Eine Thrombose in einer Leberarterie kann auch die interventionellen angiographischen Untersuchungsverfahren, wie z. B. die Leberperfusion mit Zytostatika, erschweren.

Aneurysmen der Leberarterie sind nicht so selten. Sie sind meist sackförmig und oft zahlreich. Wenn sie ausreichend groß sind, können sie eine extrahepatische Obstruktion der Gallenwege verursachen. Ohne Behandlung und bei hoher Mortalität rupturieren bis zu 75% der Aneurysmen der Leberarterie in den Ductus hepaticus communis, ins Peritoneum oder in benachbarte Organe. Die Läsionen sind meist Folge einer Infektion, einer Arteriosklerose, eines Traumas und einer Panarteriitis nodosa. Die Diagnose kann aufgrund weiterer Röntgenuntersuchungen vermutet werden, sie kann jedoch nur durch eine Arteriographie eindeutig gestellt werden. Wenn die Diagnose eindeutig gestellt ist, sollten diese Aneurysmen mit transarteriellen Kathetertechniken embolisiert werden; falls dies mißlingt, ist eine direkte chirurgische Ligatur der Leberarterie geboten.

Erkrankungen des Portalvenensystems

Lebervenenverschluß: *Eine obliterierende Schädigung der Lebervenolen und ihrer kleinen Nebenäste im Lebervenensystem; die größeren Äste der Lebervenen sind nicht betroffen. Die Läsion führt zu Ischämie, Leberzellnekrose und zu einer Schädigung* *der Sinusoid-Zellen.* Man hat diese Veränderung experimentell durch Pyrrolizidinalkaloide von Crotalaria- und Senecio-Pflanzen, durch andere Hepatotoxine (Dimenthylnitrosamin, Aflatoxin und Azathioprin) und durch Bestrahlung erzeugen können, und sie ist bei der Graft-versus-Host-Reaktion beteiligt. Die venöse Verschlußkrankheit ist auch in einer Familie mit Immunmangelerkrankungen beschrieben worden. Die venöse Verschlußkrankheit ist endemisch in Jamaika, wo Tee aus Senecio-Blättern gewonnen wird. Beim akuten Lebervenenschluß treten plötzlich ein Aszites und eine druckempfindliche glatte Hepatomegalie auf; dies ist das Ergebnis des Verschlusses der kleinen Lebervenenäste, was eine Stauung und ein Absterben von Leberzellen auslöst. Obwohl Patienten jeder Altersgruppe betroffen sind, erkranken primär Kinder im Alter von 1½–3 Jahren. Charakteristischerweise erholen sich die Patienten rasch mit oder ohne Behandlung. Manche Kranke sterben jedoch an akutem Leberversagen. Wieder andere entwickeln zu einem späteren Zeitpunkt eine portale Hypertension mit oder ohne Zirrhose. Abgesehen von der Vermeidung jeglicher lebertoxischer Substanz gibt es keine spezifische Behandlung. Die Therapie der begleitenden portalen Hypertension ist ähnlich wie die beim Budd-Chiari-Syndrom (s. unten).

Budd-Chiari-Syndrom

Ein seltenes Syndrom, das sich als Folge der Obstruktion des venösen Abflusses, insbesondere einer Thrombose der größeren Lebervenen entwickelt.

Ätiologie

Das kongenitale Fehlen von Lebervenenmündungen ist die Ursache des Budd-Chiari-Syndroms. Meist ist die Erkrankung aber erworben, und es kann keine Ursache nachgewiesen werden. Eine zugrundeliegende Störung mit Thromboseneigung ist oft mit dem Budd-Chiari-Syndrom vergesellschaftet. So kann sich beispielsweise eine Thrombose der V. hepatica oder V. cava inferior bei Patienten mit Plycythaemia vera und anderen proliferativen Störungen der Knochenmarkszellen, Sichelzellanämie, paroxyxsmaler nächtlicher Hämoglobinurie mit vorhandenen Antikörpern gegen Phospholipide und bei Schwangeren entwickeln. Eine verstärkte Thromboseneigung kann auch bei Einnahme von oralen Kontrazeptiva, bei Bauchverletzungen, eitrigen Leberverletzungen und Tumoren im Bereich der Lebervenen, insbesondere bei primären hepatozellulären Karzinomen und Nierenkarzinomen, auftreten.

Pathologie

Ein Lebervenenverschluß findet sich entweder im intrahepatischen Abschnitt der unteren Hohlvene oder häufiger in den großen Lebervenen in der Nähe ihrer Einmündung in die V. cava inferior. Verursacht wird der Verschluß gewöhnlich durch Thromben, manchmal durch Bindegewebsstränge, Gerinnsel oder Membranen, die vermutlich Restbestandteile von Thromben oder eine proliferative Entzündung darstellen. Makroskopisch ist die Leber in den akuten Krankheitsstadien geschwollen, vergrößert, mit glatter Oberfläche und purpurrot. Das Leberparenchym zeigt histopathologisch dann eine starke sinusoidale Stauung, eine Atrophie und/oder eine Zerstörung der Hepatozyten in Zone 3. In chronischen Fällen entwickelt sich eine perivaskuläre Fibrose. Außerdem kann es zu einer nodulären Regeneration mit Verlust der normalen Leberstruktur kommen. Es entwickeln sich eine portale Hypertension mit Splenomegalie sowie portosystemische Anastomosen. In ungefähr 20% der Fälle kommt eine sekundäre Pfortaderthrombose vor. Darüber hinaus wurde von Spontanrupturen der Leber berichtet. Der Lobus caudatus ist oft – wegen seines eigenständigen Abflusses in die V. cava inferior – ausgespart; der Lobus candatus bei offensichtlichen Kompensationsmechanismen erst zu einem späteren Zeitpunkt.

Symptomatik

Die Patienten weisen im allgemeinen Bauchschmerzen, eine vergrößerte, druckempfindliche, aber glatte Leber, einen ausgeprägten, therapieresistenten Aszites sowie einen leichten

Ikterus auf. Der Krankheitsbeginn kann akut und fulminant sein, gewöhnlich ist er jedoch subakut: Es dauert meist Wochen oder Monate, bevor sich das Vollbild der portalen Hypertension und der Leberinsuffizienz entwickelt. Die Prognose ist schlecht; weniger als ein Drittel der Patienten überleben ein Jahr. Der Verlauf kann akut und fulminant sein, aber häufig ist er chronisch mit unklaren Bauchbeschwerden, die über Wochen oder Monate sich verstärken; das Krankheitsgeschehen kann unter Umständen in Richtung idiopathische Zirrhose fehldiagnostiziert werden. Der Lobus candatus läßt sich als Tumor im Epigastrium tasten. Druck auf die Leber läßt nicht die Jugularvenen hervortreten (negativer hepatojugulärer Reflux). Ein Verschluß der V. cava inferior führt auch zu großen Ödemen in der Bauchwand und zum Caput medusae (Umgehungskreisläufe bei Pfortaderhochdruck) sowie zu Beinödemen.

Diagnostik

Laborchemische Routineuntersuchungen sind nur von geringem Wert, die Leberszintigraphie zeigt eine vermehrte Anreicherung im Lobus caudatus. Durch die Leberphlebographie läßt sich das Ausmaß der Thrombose und die Beteiligung der V. cava inferior abklären. Eine Leberbiopsie zeigt die Stauung und das Verschwinden der Hepatozyten in Zone 3. Die Ultraschalluntersuchung sichert pathologische Veränderungen in den Lebervenen und eine Vergrößerung des Lobus candatus; mittels Doppleruntersuchung lassen sich veränderte Strömungsverhältnisse nachweisen.

Therapie

Bei der Behandlung von Fällen mit einer durchgängigen Pfortader und unteren Hohlvene sollte frühzeitig eine operative Anlage einer druckentlastenden Seit-zu-Seit-Anastomose zwischen der V. portae und der V. cava inferior in Betracht gezogen werden. Eine Lebertransplantation sollte frühzeitig erwogen werden. Eine hepato-atriale Anastomose ist in jüngster Zeit als eine effektive Behandlungsform dieses Syndroms vorgestellt worden. Eine konservative Behandlung mit Antikoagulanzien oder mit einer Fibrinolysetherapie sollte nur bei Patienten mit unvollständigem Verschluß der Lebervenen begonnen und dann fortgeführt werden, wenn eine rasche klinische Besserung sowie ein nachweisbarer Rückgang der Thrombose eintritt. Bei einigen Patienten ist eine Lebertransplantation notwendig.

Erkrankungen der Pfortader

Zu den **angeborenen Anomalien** der Pfortader gehören die Aplasie und die Striktur, die von einer abnormalen Obliteration der Nabelvenen und ihrer ventralen Anastomosen herrühren. Die kavernöse Umwandlung der Pfortader kann eine angeborene Mißbildung darstellen. Gewöhnlich ist sie jedoch das Endresultat einer **postpartalen Thrombose,** an die sich eine Rekanalisation und eine Gefäßneubildung (z.B. bei Omphalitis mit Pfortaderthrombose) angeschlossen haben.

Lebervenenaneurysmen sind äußerst selten.

Eine **Pfortaderthrombose** kann an jeder beliebigen Stelle des Gefäßes auftreten. In mehr als der Hälfte der Fälle kann kein ätiologischer Faktor nachgewiesen werden. Die Pfortaderthrombose kann jedoch im Zusammenhang mit entzündlichen Prozessen wie einer Cholangitis, einer benachbarten eitrigen Lymphadenitis oder einem Leberabszeß auftreten. Bei Kindern kann sich eine Pfortaderthrombose aus einer Umbilikalinfektion in der Neugeborenenperiode entwickeln; jedoch kann in diesem Fall über Jahre hinweg Pfortaderhochdruck entstehen, da dies von der Ausbildung eines Kollateralkreislaufs abhängt. Die lokale oder systemische Infektion ist ein möglicher auslösender Faktor in den meisten Fällen. Die Pfortaderthrombose tritt bei 10% der Patienten mit Zirrhose und besonders bei jenen mit Leberzellkarzinom auf. Sie kommt in der Schwangerschaft vor, besonders bei Präeklampsie und anderen Formen, die eine Pfortaderstauung verursachen (z. B. Lebervenenverschluß, chronische Herzinsuffizienz und Pericarditis constrictiva). Eine Umhüllung der Pfortader durch Pankreas-, Magen- und andere Tumoren kann zu einer Pfortaderthrombose führen. Wie beim Budd-Chiari-Syndrom verursachen auch hämatologische Störungen mit Blutungsneigung eine Pfortaderthrombose.

Symptomatik: Die klinischen Auswirkungen der Pfortaderthrombose hängen von der Lokalisation und Ausdehnung der Thrombose, von ihrer raschen Entwicklung und der Natur der jeweils zugrundeliegenden Lebererkrankung ab. Sie kann zu einem Leberinfarkt **(Zahnscher Infarkt)** oder zu einer segmentalen Atrophie führen. Besteht gleichzeitig eine Mesenterialvenenthrombose, ist das Krankheitsbild akut lebensbedrohlich. In etwa 1/3 der Fälle bildet sich die Pfortaderthrombose langsam und es kann dann über die Bildung von Kollateralen zu einer Rekanalisation der Pfortader kommen (Kava-Transformation der Pfortader). Dennoch ergibt sich als Endzustand eine **portale Hypertension**.

Das klinische Hauptproblem stellt die Grunderkrankung (z. B. ein hepatozelluläres Karzinom) dar, aber das klinische Charakteristikum sind blutende Ösophagusvarizen. Rezidivierende Hämorrhagien werden eher gut toleriert, weil die Funktion der Hepatozyten regulär abläuft. Eine Splenomegalie ist, besonders bei Kindern, charakteristisch.

Die **Diagnose** sollte bei jedem Verdacht eines Pfortaderhochdrucks mit einer üblichen Leberbiopsie gestellt werden. Ultraschall und CT können helfen, aber die Diagnose sollte angiographisch (z. B. durch Splenoportographie oder durch eine Arteriographie der A. mesenterica superior) gestellt werden.

Die **Therapie** sollte konservativ sein mit endoskopischer Obliterierung der Varizen, was die Therapie der Wahl und die endgültige Therapie darstellt. Falls dies mißlingt und die V. lienalis in Ordnung ist, ist ein splenorenaler Shunt die chirurgische Therapie der Wahl. Schlägt auch dies fehl, sollte ein mesokavaler Shunt durchgeführt werden. Da es bei kleinen Venen eher zu Shuntthrombosen kommt, sollten bei einem Kind Shuntoperationen so lange wie möglich hinausgeschoben werden. In dieser Situation kann man die endoskopische Sklerosierung der Ösophagusvarizen befürworten.

Die **knotige regenerative Hyperplasie** ist eine seltene Erkrankung, bei der einige Patienten pathologische Veränderungen in der Pfortader haben, die zum Pfortaderhochdruck führen. Innerhalb der Leber sieht man verstreut Gruppen hyperplastischer Hepatozyten, die von retikulären Bindegewebsfasern umgeben werden. Bei entsprechender Größe erscheinen die Knötchen weiß. Die Regenerationsknötchen komprimieren die Zentralvenen. Die noduläre regenerative Hyperplasie findet sich nach Gabe von hepatotoxischen Substanzen und von Zytostatika, die bei Nierentransplantation und bei Herzinsuffizienz verordnet werden. Das klinische Erscheinungsbild wird vom Pfortaderhochdruck bestimmt.

Erkrankungen der Lebersinusoide

Die **Peliosis hepatis** ist eine seltene Erkrankung mit multiplen, kleinen, blutgefüllten zystischen Räumen, die im Leberparenchym offensichtlich zufällig verteilt sind. Die Pathogenese dieser Leberveränderung bleibt unklar. Am meisten wird jedoch die Vorstellung einer fokalen Parenchymzellnekrose mit Hämorrhagien akzeptiert. Die Peliosis der Leber geht mit chronisch konsumierenden Erkrankungen einher, insbesondere mit einer fortgeschrittenen Lungen-Tb, mit einer Reihe unterschiedlicher maligner Neoplasmen sowie mit der Einnahme anaboler androgener Steroide und oraler Kontrazeptiva. Die Peliosis der Leber verläuft *gewöhnlich* asymptomatisch. Oft wird sie nur zufällig diagnostiziert, sie kann jedoch auch zu einer Leberinsuffizienz und zur Ruptur der zystischen Veränderungen führen.

Eine **sinusoidale Erweiterung** ist nicht nur bei Kortikosteroidtherapie und Einnahme von oralen Kontrazeptiva, sondern auch bei raumfordernden Prozessen der Leber beobachtet worden. In letzterem Fall kann die Veränderung Ausdruck einer örtlichen Behinderung der Mikrozirkulation sein.

Gefäßerkrankungen der Leber bei Systemerkrankungen

Kreislaufversagen

Bei einer **akuten Herzinsuffizienz** sind ischämische Veränderungen der Leber häufig. Die Frühsymptome sind Erhöhungen der Transaminasen in Dimensionen, die eine akute Hepatitis vermuten lassen (gelegentlich auch als „ischämische Hepatitis" bezeichnet). Histologisch ist die Leber durch eine Leberzellnekrose und durch eine Stauung in Zone 3 charakterisiert. Die entzündliche Reaktion ist gewöhnlich gering; auch die Läppchenstruktur bleibt erhalten.

Bei der **chronischen Herzinsuffizienz** ist die Leber im allgemeinen derb. Das muskatnußartige Aussehen beim Durchschneiden des Organs wird durch das Zusammenspiel der dunklen Stauungsareale in Zone 3 und der blassen, manchmal verfetteten Bereiche in Zone 1 hervorgerufen. Eine Fibrose ist häufig, eine Zirrhose jedoch selten. Für ihre Pathogenese ist eine wiederholte und länger anhaltende Herzinsuffizienz erforderlich. Histologisch findet man eine Stauung und den Verlust von Hepatozyten in Zone 3. Die Nekroseareale können miteinander in Verbindung treten, so daß in schweren Fällen eine Überbrückung von Zone 1 zu Zone 3 gefunden werden kann. Das lobuläre Retikulingerüst kann zerstört werden, so daß sich in der Umgebung der terminalen Lebervenen neues Kollagen bildet.

Therapeutische Maßnahmen betreffen die zugrundeliegende Herzerkrankung.

Sichelzellanämie *(s. Kap. HÄM, 1.)*

Eine Leberschädigung als Folge gestörter sinusoidaler Durchblutung ist häufig bei der Sichelzellanämie. Erythrozyten- und Thrombozytenaggregationen verlegen die Sinusoide, insbesondere in Zone 3, und führen zu einer sinusoidalen Stauung und fokalen Nekrose. Die Kupfferschen Zellen sind vergrößert und enthalten Zeroid, Hämosiderin und phagozytierte Erythrozyten. Primär kann eine ischämische Läsion das klinische Bild einer akuten viralen oder toxischen Hepatitis vortäuschen. Eine Sichelzellanämie kann mit einem Budd-Chiari-Syndrom vergesellschaftet sein (s. oben).

Rendu-Osler-Webersche-Krankheit *(s. Kap. HÄM, 4.)*

Bei der Teleangiektasie hereditaria findet man in der Leber Teleangiektasien, Hämangiome, eine Fibrose und eine Zirrhose. Ein gleichzeitig auftretender arteriovenöser Shunt kann zu einer vergrößerten Leber mit fühlbarem Schwirren und einem kontinuierlichen Geräusch führen. Eine Herzinsuffizienz infolge einer Volumenbelastung kann ausgeprägt sein und die Leber weiter schädigen.

13. LEBERTUMOREN

(s. a. Kap. HÄM, 11.)

Benigne Lebertumoren

Benigne Lebertumoren sind relativ häufig, verlaufen aber meist subklinisch. Viele werden zufällig durch Ultraschall **(US)** oder andere bildgebende Verfahren entdeckt. Andere werden infolge einer Hepatomegalie, wegen Beschwerden im rechten oberen Quadranten oder durch eine intraperitoneale Blutung diagnostiziert. Die Leberfunktionstests fallen normal oder nur geringgradig aus. Die Diagnose wird gewöhnlich erst bei der Laparotomie gestellt, obwohl Szintigraphietechniken und die Arteriographie präoperative Hinweise liefern können.

Der wichtigste benigne Lebertumor ist das **hepatozelluläre Adenom.** Es wird hauptsächlich bei Frauen in gebärfähigem Alter beobachtet. Die Häufigkeit des hepatozellulären Adenoms hat zugenommen infolge der verbreiteten Anwendung oraler Kontrazeptiva, die eine Rolle in der Pathogenese zu spielen scheinen *(s. a. die Kap. LEB, 8., und GYN, 4.).* Die meisten Fälle verlaufen symptomlos, aber das hepatozelluläre Adenom kann infolge einer plötzlichen Ruptur und Blutung in die Peritonealhöhle als akuter Notfall in der Bauchchirurgie auftreten. Obwohl das hepatozelluläre Adenom im allgemeinen nicht als Präkanzerose angesehen wird, sind kürzlich einige Fälle mit maligner Entartung beschrieben worden. Adenome, die infolge einer Behandlung mit Kontrazeptiva entstanden sind, bilden sich manchmal zurück, wenn das Medikament abgesetzt wird. Die **fokale noduläre Hyperplasie** stellt eine ähnlich lokalisierte tumorähnliche Erkrankung dar, die histologisch wie eine makronoduläre Zirrhose aussehen kann. Wahrscheinlich handelt es sich eher um ein Hamartom als um ein echtes Neoplasma. Orale Kontrazeptiva sollen eine Rolle beim Umfang einer Läsion spielen, stellen aber wahrscheinlich nicht die Ursache dar. Es kommen eng verwandte Formen vor; außerdem können histologischerseits Überlappungen mit dem Adenom auftreten. Asymptomatische kleine **Hämangiome** sind bei Erwachsenen relativ häufig und zeigen oft ein charakteristisches Erscheinungsbild im Ultraschall oder CT; sie sollten nicht behandelt werden. Bei Kindern werden gelegentlich große Hämangiome aufgrund einer damit verbundenen Verbrauchskoagulopathie oder hämodynamische Störungen auffällig. **Gallengangsadenome** und eine Vielzahl seltener **mesenchymaler** Tumoren können ebenfalls vorkommen.

Leberzysten

Leberzysten sind keine Tumoren, werden aber als gutartige Tumoren angesehen. **Isolierte Zysten** findet man meist zufällig im Ultraschall oder CT des Abdomens; sie besitzen keine klinische Bedeutung. Die seltene **kongenitale polyzystische Leber** führt bei Erwachsenen zu progressiver, herdförmig-klumpiger Hepatomegalie mit manchmal enormen Ausmaßen. Trotzdem ist die Funktion der Leberzellen bemerkenswert gut erhalten, und eine portale Hypertension entwickelt sich nicht. Im Gegensatz dazu ist die verwandte **kongenitale Fibrose** charakterisiert durch zystische Proliferation der kleinen Gallenkanälchen, durch Leberfibrose und durch zunehmenden Pfortaderhochdruck; diese Form wird meist als Zirrhose unbekannter Genese fehldiagnostiziert. Beide Formen sind häufig mit einer polyzystischen Nierenerkrankung und mit anderen Erkrankungen vergesellschaftet *(s. Kap. NIE, 11., Zystische Erkrankungen).* Weitere zystische Erkrankungen der Leber sind **Echinokokkuszysten** *(s. Kap. INF, 15., Wurmerkrankungen),* das seltene **Caroli-Syndrom,** gekennzeichnet durch segmentale zystische Dilatation intrahepatischer Gallenwege (oft verschlimmert durch Steinbildung und Cholangitis), und echte zystische Tumoren (selten).

Maligne Lebertumoren

Karzinommetastasen

Bei Karzinommetastasen handelt es sich bei weitem um die häufigste Form eines Lebertumors. Die Leber stellt einen günstigen Nährboden für hämatogene Metastasen dar. Die Primärtumoren findet man am häufigsten in Lunge, Mamma, Kolon, Pankreas und Magen, obwohl das Karzinom auch von jedem Organ ausgehen kann. Die Lebermetastasen stellen nicht selten die klinische Manifestation eines anderswo ansässigen Karzinoms dar.

Klinisch treten häufig unspezifische Hinweise auf ein Malignom auf, wie z. B. Gewichtsverlust, Appetitlosigkeit und Fieber. Die Leber ist in typischer Weise vergrößert und hart, eventuell auch druckschmerzhaft. Eine massive Hepatomegalie mit leicht tastbaren Höckern spricht für ein fortgeschrittenes Erkrankungsstadium. Geräusche über der Leber und ein pleuritisähnlicher Schmerz mit Reibegeräuschen stellen seltene, aber charakteristische Befunde dar. Eine Splenomegalie ist gelegentlich vorhanden, vor allem bei einem primären Pankreaskarzinom. Häufig besteht – je nach Tumorlage – ein begleitender Aszites. Ein Ikterus liegt bis zu den Spätstadien gewöhnlich nicht oder nur in geringem Maße vor, es sei denn, es besteht gleichzeitig ein tumorbedingter Gallengangsverschluß. Die alkalische Phosphatase, die γ-GT und manchmal die LDH sind typischerweise früher oder in stärkerem Maß erhöht als die anderen Leberfunktionstests. Die Bilirubin- und Transaminasenspiegel verhalten sich wechselhaft. Im Endstadium kündigen progressiv verlaufender Ikterus und eine hepatische Enzephalopathie den Tod an.

Die **Diagnose** von **Lebermetastasen** ist meist im Endstadium einfach, aber oft bei Patienten ohne Symptome in einem fortgeschrittenen Stadium schwierig. Verschiedene bildgebende Verfahren sind bei der Diagnose weit verbreitet *(s. Kap. LEB, 2., und Kap. SPS, 3., Spezielle Verfahren der Organdarstellung).* Obgleich sie oft sehr aussagekräftig sind, können sie keine kleinen Metastasen nachweisen oder eindeutig Tumoren von Zirrhose und anderen gutartigen Ursachen eines pathologischen Erscheinungsbildes abgrenzen. Im allgemeinen sind jedoch Ultraschall- und CT-Aufnahmen genauer als Szintigramme. Die meisten Kliniken setzen heute die Sonographie als Erstuntersuchung ein. Die Routineuntersuchung durch Sonographie und Leberfunktionstests wird allgemein bei Patienten mit bekanntem Tumor angewandt. Dies ist vernünftig, wenn die Therapie von der Frage abhängt, ob eine Metastasierung stattgefunden hat, aber die Sensitivität und Spezifität begrenzen die Aussagekraft.

Eine Leberbiopsie erbringt eine endgültige Diagnose und sollte dann durchgeführt werden, wenn Zweifel bestehen oder ein histologischer Nachweis für therapeutische Entscheidungen gefordert ist. Eine Biopsie erbringt in zwei Drittel der Fälle positive Ergebnisse; weitere 10% können durch zytologische Begutachtung von entnommenen Flüssigkeiten aufgedeckt werden, und das Ergebnis kann durch eine Biopsie unter sonographischer Kontrolle verbessert werden. Einige Experten bevorzugen eine Biopsie unter direkter Sichtkontrolle durch ein Laparoskop, obgleich dies umständlicher ist.

Die **Therapie** von Lebermetastasen ist meist wirkungslos. Eine systemische Chemotherapie kann eine zeitlich begrenzte Verkleinerung bewirken und das Leben, abhängig von der Primärerkrankung, verlängern, kann aber die Krankheit nicht heilen. Einige Zentren befürworten in ausgewählten Fällen die lokoregionäre Chemotherapie über die A. hepatica; wenn dabei auch die Responderraten ansteigen und die systemische Toxizität – im Vergleich zur i. v. Zytostatikagabe – sich verringert, bessert sich nicht eindeutig die Überlebensrate. Eine Strahlentherapie der Leber ist gelegentlich bei schweren Schmerzen hilfreich, ist aber aus anderen Gründen nicht gerechtfertigt. Einige Chirurgen wollen isolierte Metastasen, insbesondere eines Primärtumors des Kolons, resezieren, obgleich dies nicht allgemein anerkannt wird. Die meisten Patienten mit ausgedehnter Erkrankung werden am besten durch palliative Maßnahmen therapiert.

Primäre Leberkarzinome

Hepatozelluläres Karzinom

(Hepatom)

Das **hepatozelluläre Karzinom** tritt in den meisten Gegenden der Welt viel seltener auf als eine Erkrankung durch Metastasen, ist aber eine bedeutende Todesursache in bestimmten Gegenden Afrikas und Südostasiens, wo es das häufigste Karzinom innerer Organe ist. Eine chronische Hepatitis-B-Infektion **(HBV)** ist in hohem Maß für das gehäufte Auftreten des Tumors in Endemiegebieten verantwortlich; das Risiko ist mehr als hundertmal größer unter HBV-Trägern, und die Tumorinzidenz läuft allgemein mit der HBV-Prävalenz unter geographischen Gesichtspunkten parallel. Die meisten HBV-Träger zeigen keine Symptome, und die Virus-DNA wird u. U. in das Wirtsgenom von infizierten Leberzellen aufgenommen. Dies führt mit der Zeit zu einer malignen Transformation, wenngleich der genaue Mechanismus unbekannt ist. Kanzerogene aus der Umwelt können auch eine Rolle spielen; z. B. nimmt man an, daß die Ingestion von Nahrungsmitteln, die mit Aflatoxinen kontaminiert sind, viel zur hohen Inzidenz von Hepatomen in den Subtropen beitragen.

In Nordamerika, Europa und anderen Regionen mit geringer Prävalenz haben 50% der Patienten eine Zirrhose als Grundkrankheit: Eine alkoholische, postnekrotische und besonders eine Hämochromatose-bedingte Zirrhose zeigen allesamt eine Tendenz zur malignen Entartung, während die primäre biliäre Zirrhose dies wider Erwarten weniger zeigt. Wie oben angemerkt, kann eine maligne Entartung von Leberadenomen auftreten, ist aber selten. Die restlichen Patienten haben keine auffallenden Leberstörungen als Grunderkrankung.

Symptomatik

Bauchschmerzen, Gewichtsverlust, ein raumfordernder Prozeß im rechten oberen Quadranten oder eine unerklärliche Verschlechterung des Allgemeinzustandes bei einem Zirrhosepatienten mit bisher stabilem Krankheitsverlauf sind die häufigsten klinischen Symptome. Fieber ist verhältnismäßig häufig und kann auch eine Infektion vortäuschen. Gelegentlich ist die Erstmanifestation ein akutes Abdomen als Folge einer Ruptur oder Tumorbildung. Allgemeine Stoffwechselstörungen treten gelegentlich mit Hypoglykämie, Erythrozytose, Hyperkalzämie und Hyperlipidämie auf.

Befunde einer körperlichen Untersuchung sind meist nicht typisch. Eine schmerzhafte oder zunehmende Hepatomegalie, ein Reiben der Leber oder ein Geräusch lassen an ein Karzinom, besonders bei Patienten mit bekannter Zirrhose oder in Endemiegebieten, denken.

Diagnostik

Abgesehen vom Auftreten von α-Fetoprotein im Serum, sind klinisch-chemische Parameter von geringem diagnostischen Wert. α-Fetoprotein ist ein fetales Protein, das bald nach der Geburt verschwindet. Sein Vorkommen beim Erwachsenen deutet eine Entdifferenzierung der Leberzellen an und ist charakteristisch beim hepatozellulären Karzinom. Werte > 400 µg/l sind typisch, während es in anderen Fällen, außer bei dem weniger häufigen Hodenteratom, seltener auftritt; geringere Werte sind unspezifischer und treten meist bei einer Leberzellregeneration (z. B. der Hepatitis) auf. Die meisten Hepatome in Endemiegebieten gehen u. U. mit eindeutig erhöhten α-Fetoproteinspiegeln einher; hohe Spiegel finden sich seltener in Gebieten geringerer Prävalenz. Neuere Ergebnisse lassen vermuten, daß erhöhte Serumspiegel von Des-γ-Carboxyprothrombin, eine Prothrombinvorstufe, als biochemische Marker eines hepatozellulären Karzinoms gelten können; es sind jedoch weitere klinische Studien nötig, um die klinische Bedeutung dieses Markers zu bestätigen.

Sonographie und CT des Abdomens sind die häufigsten diagnostischen Hilfsmittel und können gelegentlich subklinische Karzinome aufdecken; ein Ultraschall-Screening chronischer HBV-Träger wird heute aus diesem Grunde in einigen Gegenden hoher Prävalenz (z. B.

Japan) durchgeführt. Ultraschalltechniken sind weniger brauchbar bei Patienten mit Zirrhose als Grundkrankheit, weil die Ergebnisse schwieriger zu interpretieren sind. Eine Arteriographie der Leber zeigt oft charakteristische Befunde eines Tumors und sollte in Erwägung gezogen werden, wenn die Diagnose sehr wahrscheinlich ist, sowie zur Darstellung einer Gefäßanomalie, wenn eine Operation geplant ist.

Eine Leberbiopsie beweist die Diagnose und hat eine große Bedeutung, besonders wenn sie unter sonographischer Kontrolle durchgeführt wird; das Risiko ist im allgemeinen gering, nimmt aber zu, wenn der Tumor stark vaskularisiert oder nekrotisch ist.

Prognose und Therapie

Die Prognose hepatozellulärer Karzinome ist in der Regel infaust und die Behandlung meist unzulänglich. Eine chirurgische Resektion hat die beste Prognose, ist aber nur bei einer geringen Zahl der Fälle möglich. Ausgesuchte Patienten mit örtlich begrenzten kleinen Tumoren haben nach Resektion verlängerte Überlebenszeiten, aber bei den meisten Patienten wird die Diagnose zu spät gestellt, und der Tod tritt innerhalb weniger Monate ein. Der Tumor ist nicht strahlensensibel, und die Ergebnisse einer Chemotherapie sind meist nicht überzeugend, sogar dann, wenn diese über eine Infusion der Leberarterie durchgeführt wird. Es bleibt abzuwarten, ob Screeningverfahren von Hochrisikopatienten die Mortalität bei dieser Erkrankung senken können. Die Bereitstellung einer Vakzine gegen Hepatitis-B-Virus könnte – insbesondere in Endemiegebieten *(s. Kap. LEB, 7.)* – von Vorteil sein.

Fibrolammelläres Karinom

Eine Sonderform des hepatozellulären Karzinoms mit charakteristischer Morphologie der malignen Hepatozyten, die von lockerem Bindegewebe umgeben sind. Es tritt in der Regel bei relativ jungen Leuten auf und entsteht nicht auf dem Boden einer vorbestehenden Zirrhose, bei HBV-Trägern oder anderen bekannten Risikofaktoren. α-Foetoprotein ist nur in Ausnahmefällen erhöht. Die Prognose ist im Vergleich zum allgemeinen hepatozellulären Karzinom besser, und einige Patienten überleben einige Jahre nach Tumorresektion.

Andere primäre Leberkarzinome

Das **Cholangiokarzinom,** ein vom intrahepatischen Gallengangsepithel ausgehender Tumor, kommt häufig im Orient vor, wo dafür teilweise ein Befall mit Leberegeln verantwortlich sein soll. Anderswo ist das Cholangiokarzinom weniger häufig als das hepatozelluläre Karzinom. Zwischen diesen beiden Tumorarten können histologische Überlappungen vorkommen. Patienten mit einer lange bestehenden Colitis ulcerosa entwickeln gelegentlich ein Cholangiokarzinom. Das **Hepatoblastom** ist eines der häufigeren Karzinome bei Kindern. Infolge einer ektopischen Gonadotropinproduktion manifestiert es sich gelegentlich mit einer Pubertas praecox. Gewöhnlich wird es jedoch infolge einer Verschlechterung des Allgemeinzustandes und wegen einer Raumforderung im rechten oberen Quadranten entdeckt. Das seltene **Angiosarkom** hat erst kürzlich Aufmerksamkeit erregt, da eine Beziehung zu industrieller Exposition gegenüber Vinychlorid hergestellt worden ist. Bei all diesen Tumoren wird die Diagnose auf der Basis einer histologischen Untersuchung gestellt. Eine Therapie ist gewöhnlich von geringem Wert, die Prognose ist schlecht.

Hämatologische Malignome mit Leberbeteiligung

Eine Leberbeteiligung bei **Leukämie** und entsprechenden Erkrankungen ist, abhängig von der Infiltration mit malignen Zellen, häufig. Die Diagnose ist meist aufgrund des hämatologischen Status klar, und eine Leberbiopsie ist nicht erforderlich. Die Diagnose eines **Lymphoms der Leber,** besonders der M. Hodgkin, ist schwieriger. Die Kenntnis des Leberbefalls ist für Staging und therapeutische Strategien bedeutsam, aber es besteht möglicherweise eine geringe Korrelation zwischen klinischen, klinisch-chemischen und histologischen Befunden. Eine Hepatomegalie und pathologische Leberfunktionstests können eher eine unspezifische

Reaktion bei M. Hodgkin als einen tatsächlichen Leberbefall widerspiegeln, und eine Biopsie zeigt oft nicht umschriebene, fokale, mononukleäre Infiltrate oder Granulome ungeklärter Bedeutung. Die Rolle der Laparoskopie oder die offene Biopsie wird immer noch diskutiert.

14. EXTRAHEPATISCHE GALLENWEGSERKRANKUNGEN

Physiologie des Gallensäurestoffwechsels

Galle wird in der Leber als eine isotonische Lösung von Gallensäuren, Elektrolyten, Bilirubin, Cholesterin und Phospholipiden gebildet. Der Gallefluß entsteht durch den aktiven Transport von Gallensalzen und Elektrolyten und dem gleichzeitig stattfindenden passiven Wasserzustrom. Von diesen Bestandteilen korreliert die Menge an Gallensäuren am besten mit der gesamten Galleproduktion.

Die Leber synthetisiert Gallensäuren aus wasserlöslichem Cholesterin, wobei der genaue Vorgang und die Regulation noch nicht vollständig geklärt sind. Cholsäure und Chenodesoxycholsäure sind die zwei primären Gallensäuren, die in der Leber im Verhältnis 2:1 gebildet werden; sie bilden zu 80% die Gallensäuren beim Menschen. Nach vollständiger Konjugation in den Leberzellen mit Glyzin und Taurin werden konjugierte Gallensäuren in die Galle sezerniert. Die Galle fließt dann vom intrahepatischen Gallenwegssystem in den proximalen Ductus oder Ductus hepaticus communis. Etwa 50% der im nüchternen Zustand produzierten Galle gelangt über den Ductus choledochus. Bis zu 90% der Flüssigkeit wird in der Gallenblase als Elektrolytlösung resorbiert, prinzipiell über intrazelluläre Wege in der Gallenblasenschleimhaut. Die Galle, die in der Gallenblase verbleibt, ist somit ein Konzentrat vornehmlich aus Gallensäuren und Natrium.

Während des Fastens werden Gallensäuren in der Gallenblase konzentriert, und es fließt wenig gallensäurehaltige Galle aus der Leber. Wenn Nahrung ins Duodenum gelangt, läuft eine fein abgestimmte hormonelle und nervale Reizfolge ab. Cholezystokinin und vielleicht weitere gastrointestinale Hormone (z. B. gastrinreleasing peptide, GRP) werden aus der Duodenalschleimhaut freigesetzt; Cholezystokinin regt die Gallenblase zur Kontraktion an und entspannt den Gallensphinkter. Galle fließt ins Duodenum, um sich mit den Nahrungsbestandteilen zu vermischen und mehrere Funktionen wahrzunehmen: 1. Gallensalze lösen mit der Nahrung aufgenommenes Cholesterin, Fette und fettlösliche Vitamine, um ihre Resorption in Form gemischter Mizellen zu erleichtern; 2. Gallensäuren induzieren die Wassersekretion, wenn sie das Kolon erreichen, und förden so den Stuhlgang; 3. Bilirubin wird in die Galle sezerniert als Mischung von Abbauprodukten der Hämbestandteile zugrundegegangener Erythrozyten. 4. Medikamente, Ionen und endoge synthetisierte Stoffe werden in die Galle abgegeben und im Anschluß daran auf diese Weise aus dem Organismus eliminiert. 5. Verschiedene, für die Funktion des Gastrointestinaltrakts wichtige Proteine werden in die Galle sezerniert.

Wenn Nahrung das Duodenum erreicht, setzt die Gallenblasensekretion einen großen Anteil der Gesamtgallenmenge in den Dünndarm frei. Gallensäuren werden nur wenig durch passive Diffusion im proximalen Dünndarm resorbiert; der Hauptbestandteil des Pools erreicht das terminale Ileum, wo 90% durch aktive Resorptionsvorgänge in den Pfortaderkreislauf gelangen. Gallensalze werden wirksam durch die Leber extrahiert, dann sofort umgebaut und wieder in die Galle ausgeschieden. Die Gallensäurefraktion, die durch die Leber modifiziert wird, bleibt relativ konstant und unabhängig von den vorliegenden Konzentrationen. Der Anstieg bei der Lebersekretion von Gallensäuren nach jeder Mahlzeit ist somit eine Funktion der angestiegenen Konzentration von Gallensäuren in der V. portae, die aus dem Ileum stammen. Die Gesamtmenge von Gallensäuren beträgt 3–4 g, die einem enterohepatischen Kreislauf 10- bis 12mal/Tag unterworfen ist.

Während jeder Passage erreicht ein kleiner Teil der primär gebildeten Gallensäuren das Kolon, wo anaerobe Bakterien, die 7α-Hydroxylase enthalten, sekundär Gallensäuren bilden. Cholsäure wird in Desoxycholsäure umgewandelt, die zum großen Teil rückresorbiert und konjugiert wird und ebenso wie ihre Vorgänger wirkt. Chenodesoxycholsäure-Konjugate werden im Kolon in ihre sekundäre Form, Lithocholsäure, umgewandelt. Diese unlösliche Form der Gallensäuren wird teilweise rückresorbiert; der Rest wird mit den Fäzes ausgeschieden.

Anatomie der Gallenwege

Abgesehen von den Resorptionsaufgaben der normalen Gallenblase und einer Speicherfunktion, ermöglicht durch Sphinkteren, ist das extrahepatische Gallengangssystem lediglich ein Rohrsystem. Es gibt keine glatten Muskelfasern mit speziellen Funktionen in den Wänden der Gallengänge. Die Gallengangssekretion, durch Sekretin stimuliert, enthält eine hohe Bikarbonatkonzentration und trägt in unterschiedlichem Maß zum Gesamtvolumen der Galle bei.

Die Papilla Vateri besteht aus den Endabschnitten des Ductus choledochus und des Ductus pancreaticus, zwei oder drei Sphinkteren und dem umgebenden Bindegewebe. Der Sphinkter Oddi umgibt die beiden Gänge oder deren gemeinsames Endstück, und zudem hat jeder Gang einen eigenen (inkonstanten) Sphinkter. Die Sphinkteren haben einen basalen Tonus von bis zu 10 mmHg und eine phasische Kontraktion, die von der Aktivität der glatten Muskulatur des Duodenums unabhängig ist. Diese Muskelzüge sprechen auf extrem kleine Konzentrationen gastrointestinaler Peptidhormone, Anticholinergika und andere Medikamente an. Vieles wird derzeit gerade über die wichtigen und überaus fein abgestimmten Vorgänge erforscht, die an einer für die Ernährung wichtigen Kreuzungsstelle von Galle, Pankreassekret und Nahrung ablaufen. Eine intakte Sphinkterleistung bewirkt die zeitentsprechende Freisetzung von Galle und Pankreasenzymen während einer Nahrungspassage; während des Fastens wird jedoch die Gallenblasenfüllung gefördert. Die zwei Systeme arbeiten normalerweise voneinander unabhängig; so fließt z.B. die Galle nicht retrograd in den Pankreasgang.

Gallensteine

Auftreten von Steinen in der Gallenblase (Cholelithiasis) oder im Gallengangssystem (Choledocholithiasis).

Die meisten klinischen Störungen der extrahepatischen Gallenwege rühren von Gallensteinen her, die häufiger bei Frauen und in einigen Bevölkerungsgruppen auftreten (z.B. die Indianer Nordamerikas) und mit dem Alter zunehmen. In den USA haben 20% der Menschen über 65 Jahre Gallensteine, und jedes Jahr unterziehen sich > 500000 einer Cholezystektomie. Weitere Faktoren, die Gallensteine begünstigen, sind Übergewicht, falsche Ernährung und Gallensteine in der Familienanamnese.

Pathophysiologie

Cholesterin, der Hauptbestandteil der meisten Gallensteine, ist unlöslich in Wasser und das Cholesterin der Galle ist in Gallensalz-Phospholipid-Mizellen und Phospholipid-Vesikel gelöst. Durch Einbau in diese 2 Formen kann die Cholesterin-Transportkapazität der Galle wesentlich erhöht werden. Durch Einschluß in Mizellen ist Cholesterin wasserlöslich und wird so normalerweise in die Galle ausgeschieden. Gallensäuremizellen sind Aggregate von Gallensalzen, in denen wasserlösliche (Ionen) Abschnitte aus der molekularen Oberfläche nach außen in die wäßrige Lösung ragen, während die wasserunlöslichen (unpolaren) Abschnitte den Steroidkern im Innern formen. Cholesterin ist löslich im Inneren dieser kugelförmigen Mizellen, und deren Cholesterinkapazität ist zusätzlich durch Gabe von Lezithin, einem polaren Phospholipid, zu steigern. In jüngster Zeit hat man große Cholesterin-Phospholipid-Vesikel ohne Beteiligung von Gallensalzen in der Galle nachgewiesen. Der Anteil von Cholesterin, der in Gallevesikeln oder in Mizellen transportiert wird, ändert sich mit der Sekretionsrate von Galle.

Warum entwickeln einige Patienten Gallensteine und andere nicht? Die Übersättigung der Galle mit Cholesterin ist eine Voraussetzung, aber nicht der einzige Grund der Gallensteinbildung, da ja eine Übersättigung auch bei Personen ohne Steine während des Fastens häufig vorkommt. Der andere kritische Faktor auf die Frage, ob Gallensteine gebildet werden, ist der Anfangsprozeß, die Cholesterin-Monohydrat-Kristallbildung. Bei der Galle in der Gallenblase, die steinbildend ist, besteht eine Übersättigung mit Cholesterin und ebenso eine relativ rasche Kristallisation von Cholesterin. Normalerweise findet ein dynamisches Wechselspiel zwischen Kräften statt, die eine Kristallisation von Cholesterin begünstigen, und jenen, die dieser entgegenwirken, was eine Wirkung spezieller Proteine oder Apoproteine, des Schleims der Gallenblase oder einer Gallenstase umfaßt. Eigentlich bilden sich alle Gallensteine in der Gallenblase. Unter seltenen Voraussetzungen bilden sich Steine jenseits der Sphinkteren des Gallengangssystems bei Stase, oder in den Gallengängen nach einer Cholezystektomie.

Symptomatik

Die klinischen Konsequenzen der Steinbildung in der Gallenblase liegen in einem weiten Entscheidungsbereich. Die meisten Patienten bleiben über lange Zeiten, häufig ein Leben lang, ohne Symptome. Steine können den Ductus cysticus mit oder ohne Verschlußsymptomatik passieren. Ein vorübergehender Verschluß des Ductus cysticus führt zu kolikartigen Schmerzen, während ein dauernder Verschluß meist die Entzündung und eine Cholezystitis (siehe unten) verursacht. Die meisten Okklusionen sind vorübergehend, wobei sie eine Gallenkolik mit bis zu mehreren Stunden Dauer verursachen. Die Lokalisation der Schmerzen ist nicht immer gleich, aber oft finden sie sich im Epigastrium oder im rechten oberen Quadranten, wobei sie in den unteren Bereich der rechten Scapula ausstrahlen. Im Gegensatz zu anderen Ursachen von Koliken, ist die typische Schmerzsensation bei Gallenkoliken konstant, die Schmerzen erreichen ein Plateau und lassen dann nach. Übelkeit und Erbrechen treten häufig hinzu. Fieber und Schüttelfrost fehlen bei einer unkomplizierten Gallenkolik. Der Patient oder der Arzt können eine Druckschmerzhaftigkeit im rechten oberen Quadranten feststellen.

Steine, die aus der Gallenblase in den Ductus choledochus gelangen, können dort stumm und unerkannt bleiben oder können ins Duodenum mit oder ohne Symptome weiterwandern. Stumme Steine im Ductus choledochus bleiben oft so lange unerkannt, bis sie den Gallen- oder Pankreasgang verschließen und ein ernst zu nehmendes Krankheitsbild hervorrufen: Schmerzen, Ikterus, Pankreatitis oder Infektion **(Cholangitis)**. Schließlich können große Steine, die durch die Gallenblasenwand penetrieren, selten einen Dünndarmverschluß hervorrufen **(Gallensteinileus).** Eine akute Cholezystitis und die selteneren Komplikationen einer Pankreatitis oder einer Cholangitis treten selten als Erstmanifestationen einer Gallensteinerkrankung auf; ihnen gehen meist Koliken voraus. Die Häufigkeit von Komplikationen – als Folge der Erkrankung selbst oder als Folge notfallsmäßiger Eingriffe – nimmt zu bei Patienten, die akut erkranken, eine schwere Erkrankung in anderen Organsystemen haben oder bei denen weitere diagnostische Maßnahmen (z. B. Untersuchung des Ductus choledochus) vorgenommen werden. Diese Risikofaktoren erfordern eine sorgfältige individuelle Bewertung der Schwere der Erkrankung und des richtigen Zeitpunkts der Behandlung bei jedem Patienten. Symptome einer Dyspepsie und eine Unverträglichkeit fettreicher Nahrung werden oft fälschlicherweise einer Gallenblasenerkrankung zugeschrieben. Aufstoßen, Völlegefühl oder Erbrechen kommen gleichermaßen bei Gallensteinen, Ulcus pepticum und funktionellen Streßsymptomen vor. Derartige Symptome können nach einer Cholezystektomie verschwinden, sollten aber nicht die alleinige Indikation zur Operation darstellen. Eine postprandiale Unverträglichkeit fetthaltiger Nahrung tritt eher bei Gallensteinen auf, falls die Symptome Schmerzen im rechten oberen Quadranten einschließen. Da jedoch die Prävalenz postprandialer, funktioneller Beschwerden in der Allgemeinbevölkerung so groß ist, lassen derartige Symptome allein keine eindeutige Diagnose einer Gallenblasenerkrankung zu, es sei denn, man findet zusätzlich klinische Zeichen und man unternimmt weitere diagnostische Untersuchungen.

Diagnostik

Kleine Steine können noch nicht nachgewiesen werden. Die relative Genauigkeit, Patientenverträglichkeit, Sicherheit und die Kosten der diagnostischen Verfahren beeinflussen Änderungen in der Diagnostik, Überlegungen und die örtliche Verfügbarkeit sowie die Geschicklichkeit.

Der **Real-time-Ultraschall** ist die diagnostische Methode der Wahl bei der Suche nach eventuellen Gallensteinen. Die Sonographie im B-Mode und die **orale Cholezystographie** sind ebenso spezifisch und sensitiv. Die Sensivität (die Diagnose einer bestehenden Erkrankung) beträgt 98%; die Spezifität (das Erstellen keiner Diagnose, wenn keine Erkrankung vorliegt) ist ausreichend, meist nahe 90%. Weitere Angaben zur Sonographie kann man *in Kap. LEB, 2.* finden.

Therapie

Symptomlose Gallensteine: Da sie oft bei der Beurteilung anderer Beschwerden entdeckt werden, entsteht die Frage, ob sie zu beachten sind oder ob die Gallenblase bei Cholelithiasis zu entfernen ist. Keine Methode wird allen Umständen gerecht werden. Der Verlauf bei symptomlosen Gallensteinen ist nicht vorhersehbar.

Bei etwa 1–2% der Patienten werden sich Symptome entwickeln. Die meisten Patienten mit klinisch stummen Gallensteinen werden sich dazu entscheiden, daß die Beeinträchtigung, der Aufwand und das Risiko eines rein elektiven chirurgischen Eingriffs den potentiellen Gewinn des Organverlusts nicht lohnt, der niemals eine klinisch-manifeste Erkrankung zu verursachen braucht, obgleich die möglichen Komplikationen ernsthafte Erkrankungen darstellen. Falls jedoch Symptome auftreten, ist selbstverständlich eine aktive Therapie ratsam.

Gallensteine mit Symptomen: Eine Gallensteinkolik wiederholt sich nach sehr unterschiedlichen, schmerzfreien Intervallen von Tagen oder Monaten. Die Symptome sind oft nicht in Schwere oder Häufigkeit zunehmend, aber sie hören auch nicht vollkommen auf. Mit dem Auftreten von Symptomen besteht für den Patienten ein erhöhtes Risiko, Komplikationen zu entwickeln. Diät und Medikamente sind kein entsprechender Ersatz der Cholezystektomie, die bei den meisten Patienten mit Symptomen indiziert ist. Falls eine Cholezystektomie bei einer Erkrankung mit eindeutigem Gallenblasenursprung durchgeführt wird, kann man mit der Ausheilung der Erkrankung mit Sicherheit rechnen. Auch unspezifische Symptome einer postprandialen Dyspepsie lassen bei den Patienten nach, die Koliken hatten. Eine sogar nach Jahren neu auftretende Kolik sollte unverzüglich eine Untersuchung auf Steine im Ductus choledochus nach sich ziehen. Nach einer Cholezystektomie gibt es keine Ernährungsprobleme, und es sind keine Einschränkungen in der Ernährung post operationem erforderlich. Wenn die Gallenblase durch einen erfahrenen Chirurgen während eines symptomfreien Intervalls entfernt wird, ist das Verfahren mit einer Mortalität von 0,1–0,5% relativ sicher.

Medikamentöse Therapie: Gallensteine können manchmal in vivo durch orale Gabe von Gallensäuren über viele Monate aufgelöst werden. Zur Wahl stehen: Ursodesoxycholinsäure 10 mg/kg/Tag oder Chenodiol (Chenodesoxycholinsäure) 15 mg/kg/Tag oder eine Kombination von beiden. Beide bewirken eine Einschränkung der Cholesterinsekretion in die Galle. Die Cholesterinsättigung der Galle ist vermindert, und die Cholesterin-enthaltenden Steine können sich langsam auflösen (bei 30–40% der Patienten). Die besten Ergebnisse sieht man bei kleinen, beweglichen und röntgendichten Gallensteinen. Man muß unbedingt die Gallenblasenfunktion anhand eines oralen Cholezystogramms bestimmen. Die Steine müssen nicht Kalk enthalten. Das erneute Auftreten von Steinen nach Absetzen des Medikaments sieht man häufig, wie man durch Ultraschalluntersuchungen in einem Zeitraum von 1 bis 2 Jahren nachweisen kann. Diarrhö und irreguläre Leberfunktionstests können bei Chenodiol, nicht aber bei Ursodesoxycholinsäure auftreten.

Vielversprechende neue Methoden zur Entfernung symptomatischer Gallensteine sind die Steinauflösung mit Methyl-Tertbutyläther (MTBE) und die Steinzertrümmerung mittels extrakorporaler Steinlithotripsie. In klinischen Studien scheint die direkte Applikation von MTBE in die Gallenblase über einen perkutanen transhepatischen Katheter sicher und wirksam zu sein. Die Lithotripsie ist seit mehr als 5 Jahren eine erfolgreiche Methode zur Behandlung von Nierensteinen. Die Methode wurde auf Verhältnisse der Gallenblase und der möglichen, darin befindlichen Steine angepaßt und wird laufend verbessert. Beide Verfahren wirken am besten bei der Zertrümmerung von Cholesterin-haltigen Steinen. Steine können sich nach jeder Methode bei bis zu 50% der Patienten in einem Zeitraum von 5 Jahren wieder bilden; und zudem ist eine relativ teure Begleittherapie für die Gallensäuren erforderlich, um eine Steinneubildung zu verhindern. Die Rolle dieser interessanten Therapieansätze ist noch nicht endgültig geklärt.

Cholezystitis

Chronische Cholezystitis

Ein pathologischer Begriff für eine verdickte, fibrotische, kontrahierte Gallenblase; klinisch wird der Begriff gebraucht, um eine chronische Gallenblasenerkrankung zu beschreiben, bei der als Symptome wiederkehrende Koliken auftreten. Die Schleimhaut kann ulzeriert und vernarbt sein, und das Lumen enthält Schleim oder Steine, die häufig den Ductus cysticus verlegen. Man ist versucht, diese Befunde den Folgen und der Heilung früherer Schübe einer Cholezystitis zuzuschreiben, aber die klinische Anamnese kann nicht alle derartigen Ereignisse erfassen. Eine geringe Korrelation besteht zwischen klinischen und pathologischem Befund. Beide sind nahezu immer mit Gallensteinen vergesellschaftet.

Akute Cholezystitis

Eine akute Entzündung der Gallenblasenwand, meist als Reaktion auf einen Verschluß des Ductus cysticus durch einen Gallenstein.

Obgleich dies die häufigste Folge einer Cholelithiasis ist, sind die pathophysiologischen Vorgänge noch nicht vollständig geklärt. Die Freisetzung von Sekret durch die Gallenblasenschleimhaut gegen einen verschlossenen Ductus cysticus kann regelmäßig auftreten. Die Bestandteile der Galle, wie Gallensäuren, Phospholipide und sogar Cholesterin, können verändert sein, wodurch eine Entzündung der Schleimhaut hervorgerufen wird. Der Verschluß einer Arterie und eine Ischämie können Spätveränderungen sein. Eine akute Cholezystitis ist nur selten Folge einer bakteriellen Infektion, und intraoperativ entnommene Bakterienkulturen aus der Gallenblase während der ersten Tage der Erkrankung sind nur in einem Drittel der Fälle positiv. Mindestens 95% der Patienten mit akuter Cholezystitis haben Gallensteine.

Wenn eine akute Cholezystitis ohne Steine auftritt **(akute steinlose Cholezystitis),** ist das bei Erwachsenen und Kindern eine ernsthafte Erkrankung nach Traumen, Operationen, Verbrennungen, Sepsis oder kritischen Krankheitszuständen. Eine zu lange Gabe einer vollständigen parenteralen Ernährung schafft die Grundlage für eine Gallenstase und eine akute, steinlose Cholezystitis. Anamnestische Symptome, die an eine Gallenblasenerkrankung denken lassen, fehlen meist. Die Symptomatik ist typisch für eine Cholezystitis, obgleich der klinische Verlauf fulminant, mit Gangrän oder Perforation, ist. Ein chirurgischer Eingriff ist unverzüglich indiziert. Die Pathologie zeigt eine ausgeprägte Gefäßschädigung, ein Ödem und eine fokale Nekrose, die hauptsächlich die Muskularis und die Serosa betrifft.

Symptomatik

Eine akute Cholezystitis beginnt mit plötzlichen kolikartigen Schmerzen, die bei 75% der Patienten bereits früher aufgetreten sind. Die Schmerzen sind stark, im rechten oberen Quadranten lokalisiert und strahlen oft rechts unten in die Scapula aus. Übelkeit und Erbrechen treten häufig auf. Innerhalb weniger Stunden kommt es zur Abwehrspannung der Bauchmuskeln der rechten Seite, ohne anfänglichen Loslaßschmerz. Die Gallenblase läßt sich in weniger als 50% der Fälle palpieren. Eine schmerzhafte Unterbrechung der Atmung beim tiefen Einatmen und gleichzeitiger Palpation des rechten oberen Quadranten **(Murphys Zeichen)** ist häufig vorhanden. Anfangs ist die Temperatur nur geringradig erhöht und die Zahl der neutrophilen Granulozyten mäßig angestiegen.

Ein typischer Schub einer akuten Cholezystitis bessert sich in 2–3 Tagen und verschwindet innerhalb einer Woche. Tritt ein derartiger Verlauf nicht ein, ist an ernsthafte Komplikationen zu denken. Hohes Fieber, Leukozytose und Muskelspannungen, in Zusammenhang mit Befunden eines Loslaßschmerzes oder eines Ileus, lassen an ein Empyem, eine Gangrän und eine Perforation denken, die einen unverzüglichen chirurgischen Eingriff notwendig machen. Wenn eine akute Cholezystitis vermutet wird, lassen Ikterus oder Cholestase an einen teilweisen Verschluß des Ductus choledochus durch Steine oder durch Entzündung in der Umgebung denken. Eine Erhöhung der Amylase läßt eine Gallenstein-Pankreatitis vermuten, ist aber keine endgültige Diagnose.

Diagnostik

Eine klinisch vermutete Cholezystitis wird am sichersten durch eine Szintigraphie von Leber und Galle und durch eine Ultraschalluntersuchung bestätigt. Iminodiazetsäurepartikel, mit 99m-Technetium konjugiert, werden rasch aufgenommen und durch eine gesunde Leber nach i.v. Injektion sezerniert. Mit nuklearmedizinischen Verfahren können nacheinander Leber, extrahepatische Gallengänge, Gallenblase und Duodenum dargestellt werden. Eine fehlende Darstellung der Gallenblase bei normaler Darstellung von Leber und Gallengängen weist eigentlich immer auf einen Verschluß des Ductus cysticus hin, und dieser Befund stützt die klinische Diagnose einer akuten Cholezystitis mit einer Sensitivität von 95%. Die Realtime-Sonographie ist beim Nachweis einer Cholelithiasis wertvoll, und die bildliche Darstellung einer verdickten Gallenblasenwand, falls vorhanden, ist für die Diagnose von Bedeutung. Die klinische Diagnose einer akuten Cholezystitis kann schwierig sein, wenn die Befunde untypisch sind und eine Cholangitis, eine Pankreatitis, eine Appendizitis, ein Ulcus pepticum und eine Pleuritis in Erwägung gezogen werden müssen. Jede Erkrankung besitzt abgrenzbare klinische Zeichen, und die nuklearmedizinischen Methoden und der Ultraschall liefern einen aussagekräftigen Hinweis auf eine akute Cholezystitis.

Therapie

Die Therapie umfaßt die Rehydration mit Infusionen und Elektrolyten. Der Patient bleibt nüchtern, und eine Magensonde wird über die Nase zur Absaugung angelegt. Antibiotika sollten bei Vorliegen einer Verdachtsdiagnose appliziert werden.

Eine Cholezystektomie ist bei der Therapie einer akuten Cholezystitis mit Koliken bei fast allen Patienten indiziert. Wenn die Diagnose eindeutig ist und der Patient nur einem üblichen Operationsrisiko unterliegt, kann eine Operation als ein frühzeitiger, aber elektiver Eingriff während der ersten ein oder zwei Tage der Erkrankung festgesetzt werden. Wenn durch zusätzliche Therapie einer anderen (meist eine des Herz-Kreislauf-Systems und der Atemwege) Erkrankung das Operationsrisiko vermindert werden kann, sollte eine Cholezystektomie verschoben und die internistische Therapie fortgeführt werden. Falls die akute Erkrankung nachläßt, kann eine nachfolgende oder späte Cholezystektomie bis zu 6 Wochen danach geplant werden. Wenn jedoch Komplikationen eines Empyems, eine Gangrän oder einer Perforation vermutet werden, ist ein unverzügliches chirurgisches Eingreifen infolge zunehmender Bauchschmerzen, Leukozytose und Fieber angezeigt.

Postcholezystektomie-Schmerzen: Nach einer Cholezystektomie leidet ein geringer Prozentsatz der Patienten unter neuen oder erneuten kolikartigen Beschwerden. Obgleich die Pathogenese und der klinische Verlauf nicht geklärt sind, definiert man eine **Papillenstenose** als *eine morphologische oder funktionelle Störung der Papilla Vateri, die auch die terminalen Abschnitte der Gänge und die Sphinkteren betrifft und die Schmerzen verursacht, da der Gallefluß und/oder die Pankreassekretion behindert sind.* Selten liegt eine nachweisbare **Papillenfibrose** des Sphinkterbereiches vor, vielleicht als Folge einer früheren Entzündung oder eines früheren operativen Eingriffs. Beim Rest der Patienten mit **Sphinkter-Dysfunktion** ist keine morphologische Mißbildung vorhanden, obgleich eine gestörte Funktion und Symptome deutlich in bestimmten Zeitabständen vorhanden sind. Beide Patientengruppen leiden unter periodischem Kolikschmerz mit verschiedenen zusätzlichen Befunden einer vorübergehenden Bilirubinerhöhung oder einer Erhöhung der Leberenzyme, die eine Cholestase vermuten lassen, oder einer Erhöhung der Amylasewerte im Serum. Die Gallenwege und seltener der Pankreasgang können bei einer direkten Cholangiographie und Pankreatographie erweitert sein.

Der Sphinkterdruck kann erhöht sein, wenn er während direkter endoskopischer Untersuchungen der Gänge gemessen wird. Diese Befunde der endoskopischen retrograden Cholangiopankreatographie und vielleicht der Sphinktermanometrie sind äußerst hilfreich bei der Diagnose. Kleine verbliebene Steine können bei einigen Patienten entdeckt werden. Eine Therapie durch endoskopische Sphinktertomie stellt bei der Patientengruppe mit objektiven Befunden, jedoch nicht bei der Gruppe, die nur Schmerzen haben, die Heilung dar. Episodische Schmerzen infolge Beschwerden im Bereich der Papille bieten gelegentlich die Symptomatik, die eine Cholezystektomie erfordert, können aber auch die Ursache für postoperative, weiterhin bestehende Schmerzen sein.

Choledocholithiasis

Steine in den Gallengängen, wenngleich seltener als in der Gallenblase vorkommend, sind sie die häufigste Ursache eines extrahepatischen Verschlußikterus, der möglicherweise zu einer ernsten oder tödlichen Infektion (Cholangitis), zu Pankreatitis oder zu einer chronischen Leberschädigung führen kann. Ein verschlossenes Gallenwegssystem wird ziemlich schnell mit meist gram-negativen Bakterien besiedelt. Die daraus entstehende Cholangitis kann eine bedeutsame Quelle einer Bakteriämie und einer allgemeinen Infektion werden. Ein frühzeitiger chirurgischer oder endoskopischer Eingriff ist meist indiziert.

Wie oben unter Kapitel Gallensteine angemerkt, können Gallensteine stumm in das Duodenum gelangen, können stumm über lange Zeit im Gallengang bleiben oder können teilweise den Endabschnitt eines Gangs verlegen, was zu vorübergehenden oder dauernden Schmerzen, zu Ikterus und zu Infektionen führt. (Meist ältere) Patienten, deren Steine in der Gallenblase niemals eine Cholezystitis oder eine Kolik verursacht haben, können einen Gallengangsverschluß als Ersterkrankung bekommen. Viele Steine des Ductus choledochus können nachgewiesen und bei einer Operation der Gallenblase entfernt werden. Die meisten Steine, die auch nach gewissenhafter intraoperativer Suche unentdeckt blieben, werden in den folgenden Monaten oder Jahren mit klinischer Symptomatik einen Verschluß bewirken.

Diagnostik

Die diagnostischen Überlegungen bei einer Choledocholithiasis sind im Grund genommen die bei einem extrahepatischen Verschlußikterus, ob nun als Folge von Steinen, einer malignen Erkrankung oder gutartiger Strikturen. Bauchschmerzen, Ikterus und Schüttelfrost und Fieber **(Charcotsche Trias)** findet man (mit Abweichungen) am häufigsten bei Steinverschluß. Die Diagnose kann genau unter klinischen Gesichtspunkten gestellt werden, erfordert aber meist eine Absicherung vor der endgültigen Therapie. Leberteste, die die Obstruktion belegen (wie erhöhtes Serumbilirubin und erhöhte alkalische Phosphatase), findet sich bei dieser Symptomatik.

Mehrere Verfahren liefern diagnostische Informationen verschiedener Einzelheiten und Genauigkeit, wie die endoskopische retrograde Cholangiopankreatographie **(ERCP)**, die perkutane transhepatische Cholangiographie **(PTC)**, das **CT** und der Ultraschall **(US)**. Die Wahl hängt von den Fertigkeiten und der Verfügbarkeit ab, und jede Methode hat ihre Befürworter. Ein extrahepatischer Verschluß wird eigentlich immer durch ein erfolgreiches direktes Cholangiogramm nachgewiesen, und Steine werden, wenn es sie gibt, zuverlässig entdeckt. Eine direkte Cholangiographie entweder durch ERCP oder durch PTC beinhaltet ein kleines, aber definiertes Risiko einer Sepsis oder eines Mißlingens. US und CT weisen zuverlässig eine Gangerweiterung als Ausdruck eines Verschlusses nach; jedoch verlegen Steine mit einer gewissen Häufgkeit auch Gänge, die nicht dilatieren.

Wie sollte eine schnelle, kostengünstige Untersuchung vonstatten gehen? Der klinische Eindruck eines extrahepatischen Verschlusses ist meist ziemlich genau, wenn er auf der Anamnese, einer körperlichen Untersuchung und einfacher Labortests beruht, und kann für das Procedere beim weiteren endgültigen Nachweis benutzt werden. Vor der Überlegung einer chirurgischen oder endoskopischen Therapie sollte, sobald ein extrahepatischer Verschluß angenommen wird, das Gallengangssystem und sein Inhalt meist durch eine direkte Cholangiographie dargestellt werden. Der Ultraschall ist oft als Erstuntersuchung angezeigt, wenn das klinische Bild nicht so ganz eindeutig ist. Die Ergebnisse einer Ultraschalluntersuchung können die Durchführung einer Leberbiopsie nahelegen, um eine intrahepatische Cholestase abzuklären, und können invasivere Tests, wenigstens zu Anfang, verhindern.

Therapie

Abgesehen von ihrem unterschiedlichen Verhalten sind Steine im Ductus choledochus eine mögliche Quelle schwerwiegender Erkrankungen und sollten entfernt werden. Sie können chirurgisch oder endoskopisch nach anfänglicher Antibiotikatherapie und nach Besserung von Sepsis oder Schock entfernt werden.

Die **endoskopische retrograde Sphinkterotomie (ERS)** ist eine therapeutische Anwendung der ERCP, bei der Bindegewebe und Sphinkterfasern der Papille und der Gangabschnitte innerhalb der Duodenalwand mittels Elektroresektion durchtrennt werden, um den Abgang der Steine ins Duodenum zu ermöglichen. Die erfolgreiche Entleerung der Gänge erwartet man in 90% der durchgeführten Versuche, wobei die Patienten danach für ein bis zwei Tage beobachtet und dann entlassen werden. Die Mortalität (0,3–1,0%) und die Morbidität (3–7%) sind nach Literaturangaben niedriger als bei den chirurgischen Eingriffen. Die unmittelbare Morbidität ist Folge von Blutungen, Pankreatitis, Perforation und Cholangitis. Eine Spätkomplikationsrate von 2–6% beinhaltet eine erneute Stenose oder erneute Steinbildung in den offenen Gängen.

Bei älteren Patienten mit einer Choledocholithiasis und früher durchgeführter Cholezystektomie ist eine ERS das Verfahren der Wahl. Wenn diese Patienten eine akute Cholangitis oder eine gallensteinbedingte Pankreatitis zeigen, führt meist eine endoskopische Entlastung zu einer dramatischen klinischen Besserung, wie sie auch bei einer chirurgischen Entlastung zu sehen ist. Patienten mit einem Gangverschluß durch Steine und einer intakten Gallenblase sollten heute vorzugsweise endoskopisch durch Sphinkterotomie behandelt werden, um Steine zu entfernen. Falls der Patient über 60 Jahre alt ist oder anamnestisch eine Cholezystitis angibt, ist die Therapie der Wahl die elektiv durchgeführte Cholezystektomie. Bei den meisten älteren Patienten, die zuvor nie eine akute Gallenblasenerkrankung hatten, sollte man eine Operation zurückstellen. Eine erneute Symptomatik wird sich in 5%/Jahr entwickeln.

Wenn Patienten über 2 Jahre nach einer ERS beobachtet werden, werden 10–14% Symptome entwickeln, die eine Cholezystektomie erforderlich machen; dies ist ein wahrscheinlich akzeptables Vorgehen bei Patienten, die bei einem chirurgischen Eingriff an den Gallenwegen mit einem höheren Risiko belastet sind.

Ortsständige Steine: Wenn Steine auch nach maximalen Anstrengungen, sie zu finden, in den Gallenwegen verbleiben, werden sie oft bei einer Cholangiographie nachgewiesen, die post operationem über ein extern gelegenes T-Rohr durchgeführt wird. Eine erneute Operation ist selten notwendig.

Wenn der Durchmesser des T-Rohrs > 14 mm ist, kann es über 4–6 Wochen belassen werden, während der Gang sich formt. Kleine Steine können spontan hindurchgehen, und ortsständige Steine können auf mechanischem Weg sicher in dieser Zeit entfernt werden. Eine ERS ist Situationen vorbehalten, bei denen eine mechanische Entfernung mißlingt, bei großen Steinen oder bei Patienten mit kleinkalibrigen T-Rohren. Eine Auflösung der Steine durch Lösungsmittel und die extrakorporale Lithotripsie mittels Ultraschall werden derzeit bei Steinen im Ductus choledochus untersucht (s. oben unter Gallensteine).

Neoplasmen der Gallenwege

(s. a. Kap. HÄM, 11.)

Nahezu 50% der Patienten mit extrahepatischem Gallenwegsverschluß haben einige nicht steinbedingte Ursachen, von denen eine maligne Erkrankung die häufigste ist. Die häufigsten nehmen im Pankreaskopf ihren Ausgang, durch den ja der distale Ductus choledochus normalerweise verläuft *(s. Kap. MDA, 7., Pankreaskarzinom).* Seltenere Tumoren nehmen ihren Ausgang von der Ampulle, vom Gallengang, von der Gallenblase oder von der Leber. Cholangiokarzinome entwickeln sich mit zunehmender Häufigkeit bei Patienten mit sklerosierender Cholangitis und mit Zysten im Ductus choledochus (s. unten, *Nicht tumorbedingte Ursachen einer extrahepatischen Obstruktion*). Ganz selten können Gallengänge durch Metastasen oder Lymphome in Lymphknoten verschlossen werden. Gutartige Tumoren, am häufigsten Papillom oder villöses Adenom, können ebenso in den Gallengängen zu finden sein und einen Verschluß verursachen.

Symptomatik und Diagnostik

Die Verschlußsymptomatik ist meist zunehmend: Ikterus, unterschiedliche Mißempfindungen im Bauchraum, Appetitlosigkeit, Gewichtsverlust, Pruritus und ein palpabler Tumor oder eine palpable Gallenblase. Fieber und Schüttelfrost sind nicht üblich. Die Diagnose eines tumorösen Gangverschlusses wird anhand von Befunden aus Ultraschall, CT oder direkter Cholangiographie erstellt. Eine spezielle Zytologie kann mit Sicherheit bei 85% der Pankreastumoren durch direkte, transabdominale Feinnadelbiopsie des Tumors erhalten werden. Durch eine Feinnadelbiopsie der Leber werden gelegentlich Metastasen nachgewiesen.

Therapie

Die individuellen Befunde und Umstände werden den besten therapeutischen Ansatz bestimmen. Eine Probelaparotomie ist der direkteste Weg, die Operationsmöglichkeiten und die spezielle Histologie abzuklären und ebenso einen geeigneten inneren Bypaß für den Gallefluß anzulegen. Tumoren sind meist Adenokarzinome und nicht auf eine Heilung hin zu entfernen, mit der gelegentlichen Ausnahme eines primären ampullären Karzinoms. In neuerer Zeit wecken chemotherapeutische Ansätze Hoffnung auf eine Linderung.

Alternativen zu chirurgischen Eingriffen sind die endoskopische Anlage flexibler Prothesen entlang der tumorösen Gangstrikturen, um eine innere Gallendrainage aufrechtzuerhalten.

Ähnliche Ergebnisse erhält man durch die Anlage relativ langer Prothesen entlang der tumorösen Strikturen oder durch externe Gallendrainage mittels eines transhepatischen Zugangs. Diese nichtchirurgischen Drainageverfahren sind speziell einer Erleichterung von

Pruritus, Sepsis oder Schmerzen vorbehalten. Viele Patienten mit tumoröser Obstruktion erleben glücklicherweise nie diese Probleme.

Nicht tumorbedingte Ursachen einer extrahepatischen Obstruktion

Andere Krankheiten als Steine oder Tumoren verschließen gelegentlich die extrahepatischen Gallengänge. Die Verletzung eines Gangs als Ergebnis eines chirurgischen Eingriffs oder einer Gallenerkrankung mit Komplikationen sind dabei die häufigsten Ursachen. Die Bindegewebsneubildung bei einer chronischen Pankreatitis kann den Ductus choledochus abschnüren, wenn er durch den Pankreaskopf zieht. Eine Kompression von außen geschieht selten als Kompression des Ductus choledochus durch eine Choledochocele oder durch eine benachbarte Pseudozyste des Pankreas. Infolge einer primär sklerosierenden Cholangitis kann es zu extrahepatischen, aber auch zu intrahepatischen Gangstrikturen kommen. Ascaris lumbricoides nistet sich im Gallengangssystem ein, aber im Orient ist Clonorchis sinensis eine bedeutsame Ursache für einen Verschlußikterus mit intrahepatischer Gallengangsentzündung, proximaler Stase, Steinbildung und Cholangitis *(s. Kap. INF, 15.)*.

Cholesteatose der Gallenblase

Ablagerungen von Cholesterinestern in Makrophagen der Lamina propria der Gallenblase als auffallende kleine gelbe Punkte auf dem Hintergrund einer rötlichen Schleimhaut **(Erdbeergallenblase);** falls die Lipidablagerung sich weiter fortsetzt, können Wucherungen in das Lumen ragen. Die Inzidenz und die Ursache der Cholesterinablagerungen sind unbekannt. Falls sie nicht mit einer Übersättigung der Galle oder mit einer Hypercholesterinämie einhergeht, bilden sich dennoch bei 50% der Patienten Cholesterinsteine. Eine orale Cholezystographie zeigt meist eine funktionsfähige Gallenblase. Die Polypen können einzeln oder zahlreich auftreten und sind überall in der Gallenblase zu finden und von der Lage des Patienten unabhängig. Steine können zudem bestehen. Schmerzen werden regelwidrig dieser Form zugeordnet, und eine Cholezystektomie kann bei Patienten mit eindeutiger Symptomatik und/oder Cholelithiasis in Erwägung gezogen werden.

Divertikulose oder Gallenblase

(Adenomatose)

Rokitansky-Aschoff-Sinus, normalerweise kleinfingerähnliche Invaginationen der Gallenblasenschleimhaut, nehmen im Alter zu und können sich in die Muskularis oder Serosa als unterschiedlich zystische Räume ausdehnen. Ihr Bild im Cholezystogramm variiert von feinen generalisierten Auszackungen bis zu großen lokalen Ausbuchtungen. Zusätzlich können eine chronische Cholezystitis und ein zunehmender intraluminaler Druck bestehen. Die Indikation für eine Cholezystektomie ist eine akute oder chronische Cholezystitis.

LUNGENKRANKHEITEN

1. WESENTLICHE SYMPTOME DES LUNGENKRANKEN PATIENTEN

Zur Feststellung der Diagnose und Behandlung pulmonaler Erkrankungen ist die Vorgeschichte des Patienten, die körperliche Untersuchung und in den meisten Fällen auch die Anfertigung einer Röntgenthoraxaufnahme erforderlich. Eine Prüfung der Lungenfunktion, Untersuchung der arteriellen Blutgase, laborchemische oder mikrobiologische Untersuchungen sowie spezielle Untersuchungen wie Endoskopie, bronchoalveoläre Lavage, Biopsie oder Szintigraphie können notwendig sein; eine Dyspnoe oder Hämoptyse z. B. indizieren die Prüfung der Lungenfunktion bzw. eine bronchoskopische Untersuchung. Diese speziellen Untersuchungen und Techniken werden auch in den übrigen Kapiteln des Manuals erörtert.

Die Aufnahme der Anamnese sichert wichtige Informationen und führt zum bessern Verständnis des Patienten als Person, seiner Umwelt, seiner Erwartungen und Ängste und ist der beste Weg, ihn für das Verständnis seiner Krankheit und zur Mitarbeit zu gewinnen. Erwünscht sind auch Angaben über berufliche und andere Expositionen, eine familiäre Reise- und Kontaktanamnese, ein Bericht über Vorerkrankungen und medikamentöse Behandlungen sowie über Ergebnisse von Untersuchungen (z. B. Tuberkulintest, Röntgenthoraxaufnahmen). Sehr wichtig jedoch sind klare Definition der gegenwärtigen Beschwerden, der allgemeinen Symptome (z. B. Mattigkeit, Gewichtsverlust oder Fieber) wie auch der im Vordergrund der Beschwerden stehenden Atemsymptome wie Husten, Auswurf, Kurzatmigkeit, Thoraxschmerzen, pfeifend-ziehende Atmung und Hämoptyse, die im folgenden einzeln erörtert werden. Ein Elternteil oder Vormund kann Auskunft über einen Säugling oder ein Kleinkind geben; bei einem älteren, vergeßlichen oder apathischen Patienten sollte von Verwandten oder Kollegen zusätzliche Information eingeholt werden.

Die körperliche Untersuchung ist bei den meisten Patienten und bei den meisten Lungenerkrankungen die wichtigste Untersuchung nach der Aufnahme der Anamnese. Einige Informationen (allgemeine Verfassung, Verhalten, körperliches Unbehagen, Unruhe, Belastungskurzatmigkeit während des Ganges vom Warteraum zum Untersuchungsraum) werden unterbewußt aufgenommen, während andere allgemeine und respiratorische Zeichen einzeln erforscht und schriftlich festgehalten werden. Die Untersuchung der Lungen soll in der Reihenfolge Inspektion, Palpation, Perkussion und Auskultation durchgeführt werden. In einigen Fällen kann die körperliche Untersuchung des Brustkorbes auch bei einer schwerwiegenden Erkrankung völlig negativ sein; in anderen Fällen werden aber Informationen gesichert, die sonst nicht erhältlich wären (z. B. nicht koordinierte Tätigkeit der Atemmuskulatur, Pleurareiben oder umschriebenes monophones, ziehendes Atemgeräusch).

Husten

Ein plötzlicher, explosiver, exspiratorischer Vorgang zur Selbstreinigung der Atemwege. Der Husten ist ein geläufiger, aber komplizierter Reflex. Die Klangqualität und die Art des Hustens ändern sich in Abhängigkeit von der Verschiedenheit des Ortes, an dem der Hustenreiz entsteht. Der Husten schützt die Lungen vor der Aspiration, und die Reizung des Larynx verursacht einen Erstickungshusten ohne vorausgegangene Inspiration. Andererseits tritt bei einem Patienten mit gestörter mukoziliärer Clearance z. B. bei Bronchiektasien oder zystischer Fibrose, eine Art Husten auf, der mit einer weniger heftigen Luftbeschleunigung einhergeht, jedoch mit einer Reihe anhaltend verlaufender Exspirationsunterbrechungen ohne jede dazwischenliegende Inspiration, mit niedrigem Lungenvolumen als Folge. Die Beachtung des Hustens variiert erheblich; er kann besorgniserregend sei, wenn er plötzlich auftritt und vor allem, wenn er von Brustkorbschmerzen, Kurzatmigkeit oder reichlicher Sekretion begleitet wird. Wenn sich jedoch der Husten langsam über Jahrzehnte entwickelt (z. B. Rauchen mit leichter chronischer Bronchitis), wird der Patient den Husten kaum beachten oder er wird ihn als normal bezeichnen. Der Husten kann auch verneint werden, um den Empfehlungen, das Rauchen aufzugeben, auszuweichen. Husten ist jedoch eine der am häufigsten angegebenen Beschwerden.

Durch die Frage nach dem Husten soll die Dauer des Hustens ermittelt werden; ob er plötzlich auftrat; ob er sich kürzlich änderte; von welchen Faktoren er beeinflußt wird (z. B. kalte Luft, Sprechen, Lage des Körpers, Essen oder Trinken, Tageszeit); und ob er mit Auswurfproduktion, mit retrosternalen Brustkorb- oder Rachenschmerzen, mit Kurzatmigkeit, Heiserkeit, Schwindel oder anderen Symptomen einhergeht. Der Patient sollte gefragt werden, was er über die Ursachen denkt, denn manchmal kann er „etwas ist in meiner Lunge, das ausgehustet werden muß" oder „etwas kratzt in meinem Rachen" angeben. Die Art des Hustens oder der jäh auftretenden Faktoren kann der Schlüssel zur Ursache des Hustens sein, und der Patient könnte auch Zusammenhänge mit der Arbeit oder körperlichem Training feststellen. Ein Husten, der durch Lageänderungen des Körpers auftritt, läßt an einen chronischen Lungenabszeß, kavernöse Tuberkulose, Bronchiektasen oder an einen gestielten Tumor denken, während ein Husten, der beim Essen auftritt, an eine Störung des Schluckaktes oder möglicherweise sogar an eine tracheoösophageale Fistel denken läßt. In kalter Luft oder bei Belastung auftretender Husten deutet auf Asthma hin. Morgendlicher Husten, der so lange anhält, bis der Auswurf ausgehustet wird, ist charakteristisch für chronische Bronchitis. Mit einer Rhinitis, mit giemendem Atemgeräusch einhergehender oder saisonal auftretender Husten kann für eine allergische Reaktion sprechen.

Während der Anamneseaufnahme wird ein aufmerksamer Arzt jeden spontanen Husten vermerken, weil ihm seine Tonlage nützliche Informationen bringen kann: z. B. hörbares Rasseln des Sekretes, der trockene bellende Reizhusten eines Patienten mit akuter Tracheitis oder der tiefe, keuchende „bovine" Husten ohne explosionsartigen Beginn, den man bei Patienten mit einer Lähmung des N. laryngeus reccurens hört. Wenn der Patient nicht spontan hustet, soll er nach der beendeten Untersuchung des Brustkorbes zum Husten aufgefordert werden, weil sich die Sekretionsgeräusche oder die Rasselgeräusche über die Lungenbasen durch Hutsen vor der Auskulation lösen können. Die Lunge des Patienten sollte man bei geschlossenem und offenem Mund und vor sowie nach dem Husten abhören, weil die Bewegungen des Sekretes die physikalischen Befunde dramatisch ändern können; andererseits können Rasselgeräusche auch nach dem Husten gehört werden, besonders über den tuberkulösen Läsionen in den Oberlappen der Lungen.

Sputumproduktion: Die Atemwege von den Sekretionen zu befreien und vor allem den Auswurf durch den Larynx befördern zu helfen, ist die Hauptfunktion des Hustenreflexes. Die Produktion des Sputums sollte eine Thema der Anamneseerhebung sein; die Fragen über den Husten und Auswurf sind gewöhnlich zusammenhängend, gelegentlich wird jedoch ein Patient, der den Husten verneint, angeben, daß er Auswurf produziert (in den Fragebogen übertreffen gewöhnlich die bejahenden Angaben über die Auswurfproduktion jene des Hustens). Aus den Fragen sollen das Aussehen des Auswurfs und die Schwierigkeiten bei der Expektoration zu ersehen sein. Änderungen des Charakters (z. B. Übergang vom klar-weißen Schleim zum gelblichen, grünen oder braun-eitrigen Material) sind wichtige Hinweise auf eine Infektion. Blutspuren im Auswurf und echte Hämoptysen sind von großer Wichtigkeit und werden wahrscheinlich vom Patienten beachtet werden. Körniges Material im Auswurf, das für eine Broncholithiasis charakateristisch ist, mag weniger bemerkenswert sein, weil der Patient diese Beobachtung bei der ersten Befragung eher verneinen, später aber beachten und darüber berichten wird.

Untersuchung des Sputums: Wenn möglich sollte der Patient eine Probe des Auswurfs während der Untersuchung aushusten. Sein Aussehen soll zunächst mit dem Auge beurteilt werden. Die anschließende mikroskopische Untersuchung ist einfach. Der bei einer schwachen mikroskopischen Vergrößerung untersuchte kleine Tropfen, den man einer größeren Portion frisch gesammelten Auswurfs entnimmt, auf einem Objektträger ungefärbt unter einem Deckglas verteilt, erbringt nützliche Informationen. Der Nachweis von Plattenepithelzellen weist auf ein Material aus dem oberen Larynx hin: der Auswurf aus den Atemwegen ist charakterisiert durch den Nachweis von Alveolarmakrophagen oder Histiozyten. Die eosinophilen Zellen werden färberisch nach Wright nachgewiesen. Liegt eine Eosinophilie vor, ist mit Wahrscheinlichkeit eine allergische Ursache anzunehmen. Neutrophile Zellen überwiegen häufig im eitrigen Auswurf als Hinweis auf einen entzündlichen und gewöhnlich auf einen infektiösen Prozeß. Durch die Färbung nach Gram wird die Anwesenheit von Bakterien bestätigt und ihre Bestimmung eingeleitet.

Behandlung

Die Behandlung des Hustens ist hauptsächlich die Behandlung der zugrundeliegenden Ursache. Ein produktiver Husten sollte nur unter besonderen Umständen (z. B. wenn er den Patienten erschöpft oder ihn am Ruhen oder Schlafen hindert) unterdrückt werden. Gewöhnlich wird eine symptomatische Behandlung angewandt, die dann angebracht sein kann, wenn die Ursache erkannt worden und der Husten unproduktiv ist und den Patienten stört. Die meisten Hustenmittel werden in Antitussiva und Expektorantia eingeteilt.

Zentral wirkende hustenlindernde Medikamente verhindern oder unterdrücken den Hustenreflex durch Depression des medullären Hustenzentrums oder der damit verbundenen höheren Zentren. Codein und Dextromethorphan sind die am häufigsten angewandten Medikamente dieser Gruppe. **Codein** besitzt eine hustenlindernde, analgetische und leicht sedierende Wirkung und ist bei der Linderung schmerzhaften Hustens besonders wirkungsvoll. Des weiteren führt es zum Austrocknen der Atemwegsschleimhaut, was z. B. bei einer Bronchorrhö hilfreich oder auch deletär sein kann (z. B. wenn die Bronchialsekrete bereits viskös sind). Die durchschnittliche Dosis für einen Erwachsenen beträgt 10–20 mg oral alle 4–6 h; es können aber auch Einzeldosen bis zu 60 mg erforderlich sein. Kindern verabreicht man gewöhnlich 1–1,5 mg/kg oral alle 4–6 h. Codein in diesen Mengen hat eine minimale depressorische Wirkung auf die Atemwege. Es kann zu Übelkeit, Erbrechen, Konstipation und Toleranz sowohl gegenüber hustenlindernden als auch analgetischen Wirkungen kommen. Physische Abhängigkeit ist möglich, die Wahrscheinlichkeit des Mißbrauchs ist jedoch gering.

Dextromethorphan, mit dem narkotischen Analgetikum Levorphenol verwandt, besitzt keine bedeutenden analgetischen oder sedierenden Eigenschaften, dämpft die Atmung in der üblichen Dosierung nicht und ist nicht suchtbildend. Bei Langzeitbehandlung gab es keine Hinweise auf Gewöhnung. Die durchschnittliche Dosis für Erwachsene beträgt 15–30 mg 1–4mal pro Tag als Tabletten oder Sirup; Kinder erhalten 1 mg/kg/Tag in mehreren Dosen. Extrem hohe Dosen können dämpfend auf die Atmung wirken.

Zu den **anderen zentral wirkenden hustenlindernden Medikamenten** gehören Chlophedianol, Levopropoxyphen und Noscapin in der Gruppe der nichtnarkotisch wirkenden Stoffe und Hydrocodon, Hydromorphon, Methadon und Morphin in der narkotisch wirkenden Gruppe.

Peripher wirkende Antitussiva können entweder auf den afferenten oder efferenten Schenkel des Hustenreflexes wirken. Auf der afferenten Seite kann ein Hustenmittel den Einfluß von Reizen durch seine milde analgesierende oder anästhetische Wirkung auf die respiratorische Schleimhaut, durch eine Veränderung der Ergiebigkeit und der Viskosität der Bronchialsekrete oder durch Erschlaffung der glatten Bronchialmuskulatur bei Auftreten von Bronchospasmen vermindern. Auf der efferenten Seite kann ein Antitussivum Sekrete leichter entfernbar machen und so die Wirksamkeit des Hustenmechanismus erhöhen. Peripher wirkende Mittel werden in folgende Gruppen eingeteilt:

Linderne Mittel sind bei Husten von Nutzen, der über dem Kehlkopf entsteht. Ihre Wirkung besteht in der Bildung eines Schutzüberzuges über die gereizte pharyngeale Schleimhaut. Gewöhnlich werden sie als Sirup oder Lutschtabletten verabreicht und enthalten Akazie, Lakritze, Glyzerin, Honig und Sirup aus wilden Kirschen.

Lokalanästhetika (z.B. Benzocain, Cyclain und Tetracain) werden zur Hemmung des Hustenreflexes unter besonderen Umständen (z.B. vor einer Bronchoskopie oder Bronchographie) benutzt. Bei Benzoantat (100 mg oral 3×pro Tag), das mit Tetracain verwandt ist, handelt es sich um ein Lokalanästhetikum; seine hustenhemmende Wirkung kann auf einer Kombination von lokalanästhetischer Wirkung, einer Hemmung der pulmonalen Dehnungsrezeptoren und unspezifischer zentraler Dämpfung beruhen.

Befeuchtende Sprays und Dampfinhaltionen üben durch Linderung und eine verminderte Viskosität des Bronchialsekrets eine hustenlindernde Wirkung aus. Die am häufigsten angewandte Befeuchtungsmethode ist die Inhalation von Wasser als Spray oder Dampf mit oder ohne Medikamentenzusatz (Natriumchlorid, Benzoin-Tinktur, Eukalyptol). Die Wirksamkeit der zugesetzten Medikamente ist nicht eindeutig erwiesen.

Expektorantien sind Medikamente, die durch Viskositätsverminderung dazu beitragen, daß die Bronchialsekrete aus dem Respirationstrakt leichter abgehustet werden. Durch Vermehrung der Bronchialflüssigkeit wirken sie beruhigend auf die Schleimhaut der Bronchien. Die meisten Expektoranzien führen über eine Störung der Reflexe in der Bronchialschleimhaut zu erhöhter Sekretion. Andere, wie z.B. die Jodide, wirken direkt auf die bronchialen Sekretionszellen und werden in den Respirationstrakt ausgeschieden. Die Anwendung von Expektorantien ist sehr umstritten. Es gibt keine objektiven experimentellen Daten darüber, daß auch nur eines der erhältlichen Expektoranzien die Viskosität des Sputums vermindert oder die Expektoration erleichtert. Zum Teil mag dies auf das Fehlen adäquater Methoden für die Gewinnung solcher Beweise zurückzuführen sein. Die Anwendung und Auswahl der Expektorantien beruht folglich oft auf Tradition und dem weitverbreiteten klinischen Eindruck, daß sie in einigen Fällen durchaus wirksam sind.

Adäquate Hydratation ist die einfachste wichtige Maßnahme zur Förderung der Expektoration. Wenn sie ergebnislos bleibt, kann die zusätzliche Anwendung eines Expektorans zum gewünschten Ergebnis führen.

Jodidlösungen werden angewendet, um zähe Bronchialsekrete (z.B. in späten Stadien der Bronchitis, der Bronchiektasie und des Asthma) zu verflüssigen. Eine gesättigte Kaliumjodlösung ist das billigste und am häufigsten benutzte Präparat. Die Anfangsdosis beträgt 0,5 ml oral 4×pro Tag, nach den Mahlzeiten und vor dem Schlafengehen, und es wird nach und nach auf 1–4 ml 4× per Tag erhöht. Gewöhnlich wird es zur Überdeckung seines unangenehmen Geschmacks mit Milch eingenommen. Um wirksam zu sein, muß die Jodidlösung in an Unverträglichkeit grenzenden Dosen eingenommen werden. Ihre Brauchbarkeit ist aufgrund ihres unangenehmen Geschmacks und der dadurch bedingten geringen Akzeptanz durch die Patienten das häufige Auftreten von Nebenwirkungen in Form von akneähnlichen Hauterscheinungen, Schnupfen, Gesichts- und Brusterythemen sowie schmerzhafter Schwellung der Speicheldrüsen begrenzt. Die Nebenwirkungen sind reversibel und klingen mit dem Absetzen des Medikamentes ab. Jodiniertes Glyzerin wird besser vertragen als Kaliumjodidlösung, ist aber wahrscheinlich weniger wirksam. Die übliche orale Dosis beträgt 60 mg 4× pro Tag als Tabletten oder Elixier; es sollte bei jodempfindlichen Patienten vermieden werden.

Sirup aus Radix Ipecacuanha 0,5 mg oral 4× pro Tag (Anm.: Diese Dosis liegt erheblich unter der emetischen) kann bei jodempfindlichen Patienten als Expektorans angewendet werden. Er empfiehlt sich zur Linderung von laryngealen Spasmen bei Kindern mit Krupp und beseitigt oft dicken, zähen Schleim aus den Bronchien.

Guaifenesin (100–200 mg oral alle 2–4 h) ist das am häufigsten verwendete Expektorans der zahlreichen freiverkäuflichen Hustenmittel. Es hat keine ernsthaften Nebenwirkungen; es existieren jedoch auch keine eindeutigen Beweise für seine Wirksamkeit.

Viele andere herkömmliche Expektoranzien (z.B. Ammoniumchlorid, Terpinhydrat, Kreosot und Meerzwiebel) kommen in zahlreichen freiverkäuflichen Hustenmedikamenten vor. Ihre Wirksamkeit ist besonders wegen der Dosierungen in den meisten Präparationen zweifelhaft. **Mukolytika** (z.B. **Acetylcystein**) besitzen freie Sulfhydrilgruppen, die Mukoproteindisulfid-Ketten öffnen und dabei die Viskosität des Schleims verringern. In der Regel ist ihr

Nutzen auf einige Sonderfälle wie die Verflüssigung von dicken, zähen mukopurulenten Sekretionen (z. B. bei chronischer Bronchitis und zystischer Fibrose) beschränkt. Acetylcystein wird als 10–20%ige Lösung durch Vernebelung oder Instillation verabreicht. Bei einigen Patienten können diese Substanzen zu einer Verschlimmerung der Atemwegsobstruktion führen. Wenn dies eintritt, kann vor der Behandlung mit dem Mukolytikum die Inhalation eines sympathikomimetischen Bronchodilatators als Aerosol vorgenommen oder eine Zubereitung aus 10% Acetylcystein und 0,05% Isoproterenol gegeben werden.

Proteolytische Enzyme (z. B. pankreatische Dornase) sind nur von Nutzen, wenn grobeitriger Auswurf ein größeres Problem darstellt. Offensichtlich bieten sie Mukolytika gegenüber keine Vorteile. Lokale Irritation der Mund- und pharyngealen Schleimhaut sowie allergische Reaktionen sind eine häufige Folge von wiederholten Dosen.

Antihistamine sind bei der Hustenbehandlung von wenig oder keinem Nutzen. Ihre austrocknende Wirkung auf die Schleimhaut des Respirationstrakts kann in der frühen kongestiven Phase des akuten Schnupfens hilfreich sein, andererseits können sie besonders für Patienten mit einem durch Verhaltung visköser Sekrete bedingten nichtproduktiven Husten schädlich sein.

Dekongestiva wie Phenylephrin sind zur Hustenlinderung nicht geeignet. Bronchodilatatoren wie Ephedrin und Theophyllin können von Nutzen sein, wenn der Husten durch Bronchospasmen kompliziert wird. Von Atropin wird abgeraten, da es Bronchialsekrete verdickt.

Kombinationspräparate bei der Hustenbehandlung

Viele verschreibungspflichtige und freiverkäufliche Hustenmittel enthalten 2 oder mehr Medikamente, die gewöhnlich in Sirupform angeboten werden. Dabei kann es sich in der Regel um ein zentral wirkendes Antitussivum, ein Antihistaminikum, ein Expektorans und ein abschwellendes Mittel handeln. Häufig werden sie auch mit Bronchodilatatoren und Antipyretika kombiniert. Diese Zusammensetzungen sind zur Behandlung der zahlreichen Symptome einer akuten Infektion des oberen Respirationstrakts vorgesehen. Sie sollten nicht zur Hustenbehandlung allein angewandt werden. Einige Kombinationen antitussiver Mittel sind durchaus sinnvoll (z. B. ein zentral wirkendes Antitussivum wie Dextrometorphan und ein peripher wirkender lindernder Sirup bei Husten, der oberhalb des Larynx seinen Ursprung hat). Die Bestandteile anderer Wirkstoffkombinationen üben jedoch gegenläufige Wirkungen auf die Sekretionen des Respirationstraktes aus (z. B. Expektoranzien und Antihistaminika). Viele kombinierte Hustenmittel enthalten unzureichende oder wirkungslose Konzentrationen von potentiell nützlichen Bestandteilen.

Medikamentenwahl bei Husten

Wenn nur der Husten ein größeres Problem darstellt, ist es in der Regel besser, die volle Dosierung eines einzigen Medikamentes, das für einen bestimmten Bestandteil des Hustenreflexes konzipiert ist, anzuwenden. Die folgenden Gesichtspunkte stellen allgemeine Prinzipien und Empfehlungen dar: 1. Zur einfachen Unterdrückung von unproduktivem Husten wird Dextromethorphan bevorzugt; aber auch Codein ist brauchbar. Stärkere narkotisierende Hustenmittel sollten in den Fällen eingesetzt werden, wo eine analgesierende und sedierende Wirkung erforderlich ist. 2. Zur Verstärkung der bronchialen Sekretion und Verflüssigung zäher Bronchialsekrete ist eine ausreichende Anfeuchtung erforderlich (Wasser- oder Dampfinhalation); wenn die Anfeuchtung allein nicht zum Erfolg führt, kann ein Versuch mit gesättigter Kaliumjodlösung oder Ipecancuanhae-Sirup oral gemacht werden. 3. Lindernder Sirup oder Hustenpastillen, falls nötig mit Dextromethorphan kombiniert, kommen bei der Erleichterung des in der pharyngealen Gegend entstehenden Hustens zur Anwendung. 4. Bei einer den Husten komplizierenden Bronchokonstriktion werden Bronchodilatatoren, möglicherweise in Kombination mit Expektoranzien, empfohlen.

Dyspnoe

Das unangenehme Gefühl einer erschwerten Atmung: Die Dyspnoe is ein Symptom, kein Zeichen und ist eine von verschiedenen Wahrnehmungen, die vom Patienten beschrieben werden können.

Ein gesunder Mensch wird eine zunehmende, während der Belastung auftretende Ventilation nicht als besonders unangenehm empfinden, solange sie nicht extrem ist. Die unverhältnismäßig starke Zunahme der Ventilation bei einer geringen Arbeitsbelastung ist die übliche Art von Dyspnoe, die gewöhnlich als Atemnot oder Kurzatmigkeit bei Belastungen beschrieben wird. Sie wird nur teilweise als unangenehm empfunden, weil sie nachläßt, oder als Zeichen einer Krankheit gedeutet. Einem normalen Menschen wird die Zunahme der Ventilation durch die Belastung in größeren Höhen unverhältnismäßig groß vorkommen; er wird sie als leistungsmindernd, aber nicht als unangenehm empfinden. Der Vergleich der durchgemachten mit den erwarteten Beschwerden ergibt einen großen Teil dieser Art von Dyspnoe, die durch sorgfältiges Befragen herausgefunden werden kann.

Andere atemabhängige Beschwerden sind das Gefühl zunehmender Muskelarbeit, die für die Ausdehnung des Brustkorbes während der Einatmung erforderlich ist, die zunehmende Anstrengung bei der Ausatmung, das Gefühl der Ermüdung der Atemmuskulatur, die erschwerte Ausatmung, das unangenehme Gefühl einatmen zu müssen, bevor die Ausatmung beendet ist, und verschiedene Beschwerden, die als „Enge im Brustkorb" beschrieben werden. Letzteres ist möglicherweise ein vernehmbares Zeichen für einen Kollaps oder eine Überbelastung der Lungeneinheiten, für Obstruktion der Atemwege und für die Verziehung oder Verlagerung der Lunge, des Mediastinums oder der Thoraxwand.

Afferente Reize zum Gehirn, die die Kurzatmigkeit hervorrufen, entstehen an vielen verschiedenen Stellen; einige kommen von den Lungen, andere scheinen ihren Ursprung in den Rippengelenken und in der Atemmuskulatur einschließlich des Zwerchfells zu haben. Periphere und zentrale Chemorezeptoren als Teil des sensorischen Systems, das bei der Wahrnehmung der Dyspnoe, sei es direkt oder indirekt, in Frage kommt, können ebenso beteiligt sein wie die viszeralen, neuralen und emotionellen Reize.

Typen der Dyspnoe

1. Physiologisch bedingt: Die gewöhnlichste Art der Atemnot (Dyspnoe) ist jene, die in Verbindung mit körperlicher Anstrengung auftritt. Die Ventilation ist gesteigert und wird gesteuert durch eine vermehrte Anregung der Atmung infolge metabolischer und anderer nicht definierter Faktoren. Dyspnoe tritt gewöhnlich auch bei akuter Hypoxämie auf, wie beispielsweise in großer Höhe, wo der verstärkte Atemanreiz teilweise durch den Effekt der arteriellen Hypoxämie auf die Karotis-Rezeptoren bedingt ist. Dyspnoe wird durch die Einatmung hoher CO_2-Konzentrationen in einem abgeschlossenen Raum hervorgerufen oder durch die Rückatmung in einem geschlossenen System ohne CO_2-Absorption. In dieser Situation wird die Atemnot ähnlich wie bei der Anstrengung empfunden. Sie wird in erster Linie als zunehmende Atemtätigkeit wahrgenommen. Erhöhte CO_2-Konzentrationen verursachen verschiedene Beschwerden durch erniedrigten O_2-Gehalt der eingeatmeten Luft. Für die meisten Menschen ist die Hypoxämie ein schwächerer Reiz für eine zunehmende Atemtätigkeit als die Hyperkapnie; die Hypoxämie kann zu anderen Folgen, z. B. zur Verwirrung – einer unklaren, schwer definierbaren, unangenehmen Empfindung – oder zur Bewußtlosigkeit führen. Wenn eine Person einen Raum betritt, in dem sich kein Sauerstoff befindet (der z. B. 100% Stickstoff enthält), so tritt innerhalb von etwa 30 sec Bewußtlosigkeit ein, noch bevor das Einsetzen von Atemnot vor der drohenden Gefahr warnt. Taucher, die zuerst hyperventilieren, um das CO_2 abzuatmen und damit die Notwendigkeit aufzutauchen, um Luft zu holen, verzögern, verlieren ihr Bewußtsein und ertrinken wegen Hypoxämie *(s. Kap. PHY, 10.)*.

Die Empfindung von Dyspnoe mag auch in Fällen einer Kohlenmonoxidvergiftung gering sein.

2. Pulmonal bedingt: Dyspnoe pulmonaler Genese beruht entweder auf einer **Restriktion** durch verringerte Dehnbarkeit der Lungen oder des Brustkorbes oder auf einer **Obstruktion** durch hohen Atemwegswiderstand (partielle Obstruktion der Luftwege). Patienten mit Dyspnoe aufgrund einer restriktiven Lungenerkrankung (z. B. Lungenfibrose oder Thoraxdeformitäten) fühlen sich normalerweise in Ruhe wohl, werden aber ausgesprochen dyspnoisch, sobald sie durch eine Anstrengung dazu gezwungen werden, die Lungenbelüftung im Rahmen der stark eingeschränkten Atemkapazität zu steigern. Bei Dyspnoe infolge obstruktiver Erkrankungen (z. B. obstruktives Lungenemphysem oder Asthma) führt die vermehrte Anstrengung bei der Atmung bereits in Ruhe zur Dyspnoe; die Atmung ist mühsam und verlangsamt, besonders während der Exspiration.

Während die sorgfältig gestellten Fragen nach der Art der Beschwerden eine Unterscheidung zwischen obstruktiver und restriktiver Dyspnoe ermöglichen, werden diese Störungen der Lungenfunktion gewöhnlich in Kombination gesehen und die Dyspnoe kann kombinierte oder vorübergehende Merkmale zeigen.

Die körperliche Untersuchung und die Prüfung der Lungenfunktion ergänzen die ausführlichen, bei der Anamneseaufnahme erhaltenen Informationen. Die körperlichen Untersuchungsergebnisse können durch die Einschränkung der Atembewegungen nicht nur eine Restriktion aufdecken, sondern auch zur Klärung der Ursache beitragen (z. B. bei Pleuraergüssen, beim Pneumothorax und bei einigen Patienten mit interstitiellem Lungenkrankheiten). Die Zeichen eines Emphysems, einer Bronchitis und eines Asthmas sind häufig bei der Definition der Art und der Schwere der zugrundeliegenden obstruktiven Lungenerkrankung hilfreich. Die Prüfung der Lungenfunktion beschafft numerische Werte von jeder bestehenden Restriktion oder Obstruktion der Atemwege, die einen Vergleich mit normalen und allen vorherigen und künftigen Werten desselben Patienten erlauben *(s. Kap. LUN, 2.)*. Das Fortschreiten oder die Besserung der Krankheit und das Ansprechen auf die Behandlung kann durch wiederholte Beurteilung bewertet werden. Ihre Häufigkeit wird von der Schnelligkeit des Krankheitsverlaufes bestimmt. Die Reversibilität der Atemwegsobstruktion wird vor allem durch die Änderung des forcierten Exspirationsvolumens in 1 sec (FEV_1) als Wirkungsfolge der angewandten Bronchodilatatoren beurteilt. Ein Patient mit anfallsweise auftretender Dyspnoe in der Anamnese kann normale Ergebnisse der Lungenfunktionsprüfung haben, wenn er in Remission untersucht wurde. Bei der Provokation durch Belastung, durch Inhalation von kalter Luft oder mit Metacholinaerosol kann eine Hyperreagibilität der Atemwege aufgedeckt werden. Solche Provokationen werden am besten von in der Untersuchungstechnik erfahrenen Ärzten durchgeführt.

Verschiedene pulmonale Erkrankungen, mit oder ohne Hypoxie, werden oft von einer Hyperventilation und Erniedrigung des arteriellen Kohlendioxidpartialdrucks (Pa_{CO_2}) begleitet. Es gibt dyspnoische Patienten mit hohem Pa_{CO_2} und niedrigem Pa_{CO_2}; das ist insbesondere zurückzuführen auf vermehrten Reiz durch die Dehnungsrezeptoren der erkrankten Lunge.

3. Kardial bedingt: In frühen Stadien der Herzinsuffizienz *(s. Kap. HKR, 4.)* kann die Herzförderleistung mit dem gesteigerten metabolischen Bedarf während Belastung nicht Schritt halten. Daraus resultiert eine gesteigerte Atemtätigkeit (vorwiegend wegen der Azidose der Gewebe und des Gehirns) – der Patient hyperventiliert deshalb. Verschiedene reflektorische Faktoren, darunter auch die Dehnungsrezeptoren in der Lunge, können zu dieser Hyperventilation beitragen. Die Kurzatmigkeit wird oft begleitet von Müdigkeit, Erstickungsgefühl oder sternalem Oppressionsgefühl. In späteren Stadien der Stauungsinsuffizienz – die Lungen sind dann blutgefüllt und ödematös – ist die ventilatorische Kapazität der verhärteten Lungen vermindert, die Atemarbeit ist gesteigert. Reflektorische Faktoren, insbesondere die juxtakapillären Rezeptoren in den alveolokapillaren Septen, tragen zum übermäßigen Anstieg der pulmonalen Ventilation bei. Lungenödeme, die nicht kardial bedingt sind, oder das

Atemnotsyndrom bei Erwachsenen treten, verursacht durch ähnliche Mechanismen mit ähnlichem klinischen Bild, akuter auf. **Kardiales Asthma** ist ein Zustand der akuten respiratorischen Insuffizienz mit Bronchospasmus, Giemen und Hyperventilation. Die Erscheinungsformen können eine Unterscheidung von anderen Arten des Asthmas unmöglich machen. Ursache ist jedoch ein Versagen des linken Ventrikels. Die Obstruktion der Atemwege wird begleitet von einer Hperventilation. **Periodische oder Cheyne-Stokes-Atmung** ist charakterisiert durch abwechselnde Perioden von Apnoe und Hyperpnoe, wobei oft sowohl eine neurologische Störung des medullären Atemzentrums als auch kardiologische Komponenten eine Rolle spielen. Bei der Herzinsuffizienz steht die Verlangsamung der Zirkulation im Vordergrund; Azidose und Hypoxie in den respiratorischen Zentren stellen wesentliche Mitfaktoren dar.

Als **Orthopnoe** *bezeichnet man Atemnot, die im Liegen auftritt* und den Patienten veranlaßt, sich aufzurichten. Die Orthopnoe wird verursacht durch einen gesteigerten venösen Rückfluß zum insuffizienten linken Ventrikel, der nicht fähig ist, diese Steigerung des Preloads zu bewältigen. Von geringerer Bedeutung ist die Steigerung der Atemarbeit im Liegen. Die Orthopnoe, gewöhnlich eine Manifestation der Linksherzinsuffizienz, tritt gelegentlich auch bei anderen kardiovaskulären Erkrankungen auf, z.B. beim Perikarderguß.

Beim Vorliegen einer **paroxysmalen nächtlichen Dyspnoe,** die dramatisch und beängstigend sein kann, wacht der Patient nach Atem ringend auf und muß sich aufsetzen oder aufstehen, um Luft zu bekommen. Diese Art der Dyspnoe kann bei Mitralstenose, Aorteninsuffizienz, beim Bluthochdruck oder bei anderen Zuständen, die den linken Ventrikel in Mitleidenschaft ziehen, auftreten. Es spielen dieselben Faktoren eine Rolle, die die Orthopnoe verursachen, aber durch ihr Zusammenspiel rufen sie eine bedrohliche Atemnot hervor.

4. Zirkulatorisch bedingt: **„Lufthunger"** *(akute Dyspnoe, die terminal bei Ausblutung auftritt)* ist ein ernstes Zeichen, das die sofortige Bluttransfusion erforderlich macht. Dyspnoe tritt auch im Rahmen einer chronischen Anämie auf, dann nur bei Belastung, außer bei schwersten Formen der Anämie.

5. Chemisch bedingt: Die diabetische Azidose (Blut-pH 7,2–6,95) induziert ein charakteristisches Atemmuster mit langsamen, tiefen Atemzügen **(Kußmaul-Atmung).** Dabei bleibt die Atemkapazität jedoch erhalten, der betroffene Patient klagt selten über Dyspnoe. Im Gegensatz hieru kann der urämische Patient durchaus über Atemnot klagen. Die keuchende Atmung ist dann Folge eines Zusammenspiels von Azidose, Herzinsuffizienz, Lungenödem und Anämie.

6. Zentral bedingt: Zerebrale Läsionen, wie Blutungen, sind oft verbunden mit einer intensiven Hyperventilation. Die Atmung ist manchmal geräuschvoll und röchelnd, gelegentlich irregulär mit apnoischen Pausen, die mit 4 oder 5 aufeinanderfolgenden Atemzügen von annähernd gleicher Tiefe alternieren **(Biot-Atmung)**. Eine Hyperventilation wird auch häufig nach Kopfverletzungen gesehen. Die Senkung des Pa_{CO_2} verursacht eine reflektorische Gefäßverengung im ZNS mit verringerter zerebraler Perfusion, die zu einer vorteilhaften sekundären Senkung des intrakranialen Druckes führt.

7. Psychogen bedingt: Hysterisch bedingte Formen einer vermehrten Atmung sind sehr verbreitet. Ein Typ zeigt kontinuierliche Hyperventilation, welche manchmal zu akuter Alkalose durch Abatmung von CO_2 führt *(s. a. Kap. ERN, 6., Respiratorische Alkalose).* Bei dieser Form läßt sich ein positives Trousseausches und Chvosteksches Zeichen nachweisen, bedingt durch eine Erniedrigung des ionisierten Serumkalziums. Ein anderer Typ ist charakterisiert durch tiefe, seufzende Atmung, wobei der Patient so tief wie möglich einatmet, bis die Inspiration „ausreichend" ist. Zu diesem Zeitpunkt schwindet der Impuls zur Hyperventilation. Dies wiederholt sich in kurzen Intervallen.

Thoraxschmerzen

Bei der Beurteilung von Thoraxschmerzen, der ersten und nicht immer einfachen Aufgabe, muß man zunächst unterscheiden zwischen Schmerzen beim Atmen und solchen, die mit anderen Systemen zusammenhängen. Durch die Art der Beschwerden und ihre Erscheinungsform lassen sich gewöhnlich pektangiöse Beschwerden von Myokardinfarkten unterscheiden; mit Aneurysma dissecans zusammenhängende Schmerzen können nicht ohne weiteres aus der Krankheitsgeschichte allein festgestellt werden. Körperliche und röntgenologische Untersuchung, manchmal auch CT oder Angiogramme, und EKGs ermöglichen normalerweise eine genaue Unterscheidung. Ösophageale Beschwerden weisen gewöhnlich Merkmale auf, die diese auf das Essen oder saures Aufstoßen zurückführen. Zur weiteren Besprechung von Thoraxschmerzen *s. Kap. MDA, 2., Dysphagie und Thoraxschmerzen, und Kap. HKR, 4., Symptomatik, unter Angina pectoris und Myokardinfarkt.*

Die meisten nichtkardialen Thoraxschmerzen finden ihren Ursprung in der Pleura oder der Brustwand. **Pleuritische Schmerzen** verschlimmern sich im allgemeinen beim tiefen Atmen oder Husten und können durch Ruhigstellung des Brustkorbs beseitigt werden; der Patient kann z. B. die Seite schonen, tiefes Atmen vermeiden oder auch seinen Husten unterdrücken. Normalerweise kann der Patient pleuristische Beschwerden lokalisieren, die im Laufe der Zeit wandern können. Wenn sich ein Pleuraerguß entwickelt, können die Schmerzen aufhören, da die entzündeten pleuralen Flächen voneinander getrennt werden. Das Pleurareiben findet sich oft zusammen mit pleuritischen Schmerzen; beides kann jedoch auch einzeln auftreten. Tiefes Atmen oder Husten kann **Brustkorbschmerzen** verschlimmern; sie können aber im allgemeinen durch örtlich begrenzte Empfindlichkeit erkannt werden. In bestimmten Fällen gehen die Beschwerden mit pleuritischen Schmerzen (z.B. in Zusammenhang mit Pneumokokkenpneumonie) einher, sind aber normalerweise geringfügig, schwer zu lokalisieren und können nur durch erhöhtes Pressen festgestellt werden. Thoraxtrauma oder eine gebrochene Rippe können oft aus der Krankengeschichte hervorgehen, ein Muskelfaserriß oder sogar eine Rippenfraktur hingegen können von einem starken Husten herrühren. Ein die Brustwand infiltrierender Tumor kann lokale, oder, falls interkostale Nerven betroffen sind, ausstrahlende Schmerzen hervorrufen. Herpes zoster kann vor seinem Ausbruch unerklärliche Thoraxbeschwerden verursachen.

Beschwerden, die ihren Ursprung in anderen Teilen des Atemsystems haben, sind gewöhnlich schwieriger zu charakterisieren als eine Pleuritis. Tiefsitzende, unklare Lungenbeschwerden kommen gelegentlich in Zusammenhang mit Lungenabszessen, tuberkulösen Kavernen oder einer Riesenbulla vor und können von mit Lungengefäßen verbundenen Dehnungsrezeptoren herrühren.

Eine schnell wachsende Masse im Mediastinum oder in der Lunge wird gelegentlich mit nicht lokalisierbaren Schmerzen in Verbindung gebracht. Im Normalfall kann deren Ursprung durch körperliche Untersuchung und Röntgenuntersuchung des Thorax festgestellt werden.

Giemen

Giemende oder pfeifende Geräusche beim Atmen. Aufgrund ihrer „musikalischen" Eigenschaften unterscheiden sie sich vom geräuschvollen Atmen bei der Obstruktion der Atemwege. Das giemende oder pfeifende Atemgeräusch wird als eines der Symptome bei Thoraxerkrankungen entweder vom Patienten oder anderen Personen (z.B. Eltern) wahrgenommen. Gewöhnlich hängt dies mit Dyspnoe zusammen. Die meisten (jedoch nicht alle) Asthmapatienten giemen bei der Verschlimmerung der Krankheitssymptome, und Asthma ist die häufigste, aber nicht einzige Ursache von Giemen. In einer epidemiologischen Studie, durchgeführt bei einem repräsentativen Bevölkerungsquerschnitt, überwog Asthma in 6,6% aller Fälle, 30% der Befragten hatten jedoch zum einen oder anderen Zeitpunkt ihres Lebens giemendes Atmen bei sich festgestellt. Die Obstruktion bestimmter Atemwegsabschnitte ist eine Voraussetzung für das giemende Atemgeräusch.

Die Auskultation des Brustkorbes über dem Kehlkopf und bei offenem Mund wird das Giemen bestätigen und eine genauere Lokalisierung bzw. Bestimmung der Tonhöhe – oder der Tonhöhen, falls polyphon – ermöglichen. Monophones Giemen an einer Stelle ist meist wahrscheinlicher auf eine lokale Obstruktion der Bronchien, z.B. durch einen Tumor, zurückzuführen. Bei Asthmatikern mit reversiblem Bronchospasmus können Bronchodilatatoren Abhilfe schaffen oder die Tonhöhe verringern und den Anteil des durch Giemen beeinträchtigten Atemvorgangs reduzieren.

Lungenfunktionsuntersuchungen *(s. Kap. LUN, 2.)* dienen zur Einschätzung des Giemens; eine Röntgenuntersuchung des Thorax ist wichtig, um z.B. Tumoren oder Fremdkörper auszuschließen. Bei anhaltendem fokalen Giemen unter entsprechenden klinischen Bedingungen sind besondere Untersuchungen wie z.B. eine Sputumzytologie und flexible Bronchoskopie gerechtfertigt.

Hämoptyse

Aushusten von Blut als Folge einer Blutung im Respirationstrakt.

Ätiologie

Die Blutung kann entweder von pulmonalen oder bronchialen Gefäßen ausgehen, oder von Granulationsgewebe, das beide vaskulären Elemente enthält. Etwa 95% der pulmonalen Blutzirkulation werden von der Pulmonalarterie und ihren Ästen, einem Niederdrucksystem, versorgt. Die bronchiale Zirkulation, angeschlossen an den peripheren Kreislauf, nimmt ihren Ursprung von der Aorta und versorgt die Lungen zu etwa 5% mit Blut, in erster Linie die Luftwege und sie umgebende Strukturen. Eine Blutung kann auftreten, wenn Äste des jeweiligen Gefäßsystems in Mitleidenschaft gezogen werden. In der Regel nehmen Blutungen ihren Ursprung vom bronchialen Gefäßsystem, außer es ist ein größeres Pulmonalgefäß verletzt oder durch einen granulomatös veränderten oder verkalkten Lymphknoten oder einen Tumor arrodiert werden. Eine Ruptur von Pulmonalarterien, verursacht durch einen aufblasbaren Ballon am Ende eines Pulmonalarterienkatheters, kann zu einer schweren und sogar fatalen pulmonalen Blutung führen und hat mit dem vermehrten Gebrauch dieser Katheter an Bedeutung gewonnen. Eine Blutung aus dem pulmonalen Gefäßsystem kann ihren Ursprung aus den Kapillaren, kleinen Gefäßen (normalerweise Arterien) oder großen Gefäßen nehmen. Eine Blutung aus dem venösen Schenkel des pulmonalen Gefäßsystems ist gewöhnlich geringfügig. Sie tritt in erster Linie in Verbindung mit venöser pulmonaler Hypertension auf, insbesondere in Verbindung mit einer Linksherzinsuffizienz. Blutungen aus dem venösen Teil des bronchialen Gefäßsystems komplizieren gelegentlich hochgradige Mitralstenosen und können lebensbedrohlich sein.

Blutig tingiertes Sputum wird als Symptom recht häufig angeführt, aber gewöhnlich als nicht bedrohlich empfunden (beispielsweise kann ein Patient mit einer Infektion der oberen Atemwege und Bronchitis gelegentlich Blutspuren aushusten). 80–90% der Fälle mit Hämoptysen sind durch ein entzündliches Geschehen verursacht. Vermutlich die häufigste Ursache stellt die aktue oder chronische Bronchitis dar. Bronchitis und Bronchiektasien liegen etwa der Hälfte aller Fälle zugrunde. Eine frische Infektion in einer alten bronchiektatischen Aussackung, eine abgeheilte Kaverne oder eine zystische Läsion verursachen Vasodilatation und vermehrte Blutfülle der Gefäße. Daraus kann eine mäßige Sickerblutung bis hin zu einer starken Blutung resultieren. Die Besiedelung einer Kaverne durch *Aspergillusarten* (Myzetom,

Pilzball) ist eine zunehmend beachtete Ursache signifikanter Hämoptysen. In 10–20% der Fälle liegt eine Tuberkulose zugrunde. Tumoren, insbesondere Karzinome, welche primär durch bronchiale Gefäße versorgt werden, kommen in etwa 20% der Fälle als Blutungsquelle in Frage; ein Bronchialkarzinom ist in erster Linie bei Hämoptysen von Rauchern in Betracht zu ziehen, die über 40 Jahre alt sind. Krebsmetastasen verursachen selten eine Hämoptyse. Ein Lungeninfarkt in Verbindung mit Thromboembolie und Linksherzinsuffizienz (insbesondere aufgrund einer Mitralstenose) sind seltenere Ursachen der Hämoptyse.

Andere ungewöhnliche Ursachen (z. B. das primäre Bronchialadenom, arteriovenöse Fehlbildungen) sind aufgrund ihrer Tendenz, schwere Blutungen zu verursachen, überproportional von Bedeutung. Hämoptysen unklaren Ursprungs treten in seltenen Fällen gleichzeitig mit der Menstruation auf. In *Tab. 1.* sind die Ursachen aufgeführt, die für Hämoptysen verantwortlich sein können.

Tab. 1. Hämoptyse bei verschiedenen Krankheitsbildern

Larynx und Pharynx	**Kleinere bronchiale Strukturen**
Lymphom	Karzinom
Karzinom	Adenom (Karzinoid oder Zylindrom)
Tuberkulöse Ulzeration	Akute Bronchitis
	Bronchiektasie
Trachea und große Bronchien	Bronchopulmonale Sequestration
Benigner oder maligner Primärtumor (Karzinom und Adenom)	Chronische Bronchitis
Teleangiektasien	Trauma
Erosion durch ein Aortenaneurysma	**Lungenparenchym**
Bronchogene Zyste	Primärer oder metastatischer Tumor
Broncholithiasis	Infarkt
Erosion durch einen kalzifizierten Lymphknoten	Abszeß
Erosion durch einen Tumor, ausgehend von Lymphknoten, Ösophagus oder anderen mediastinalen Strukturen	Aktive granulomatöse Erkrankungen (tuberkulös, parasitär, luetisch, durch Pilze hervorgerufen)
Schwere akute Bronchitis	Aspergillus in einer alten Kaverne
Trauma	Akute Pneumonie
	Idiopathische Hämosiderose
	Goodpasture-Syndrom
	Trauma
Kardiovaskulär	**Gerinnungsstörungen**
Linksherzinsuffizienz	Thrombozytopenie
Mitralstenose	Vitamin-K-abhängige Faktoren: Prothrombin (II), Stuart-Faktor (X), Faktor VII, Christmas-Faktor (IX)
Lungenembolie/Lungeninfarkt	Disseminierte intravasale Gerinnung
Primäre pulmonale Hypertension	Heparintherapie
Pulmonale arteriovenöse Fistel	Fibrinolytische Therapie: Urokinase, Streptokinase
Vorhofmyxom	Verschiedene angeborene Gerinnungsstörungen
Fibröse Mediastinitis mit Obstruktion der Pulmonalvenen	
Aortenaneurysma mit Sickerblutung in das Lungenparenchym	

Diagnostik

Abhusten erheblicher Mengen von Blut oder wiederholte Hämoptysen sind ein erschreckendes und möglicherweise tödliches Ereignis; alle diagnostischen Möglichkeiten müssen eingesetzt werden, um die Ätiologie zu klären. Eine Menge von mehr als 2 Teelöffel hellroten Blutes stellt ein ominöses Zeichen dar und läßt eine ernsthafte Blutung annehmen. Es muß nicht nur die Menge, sondern auch die präzise Lokalisation der Blutungsquelle bestimmt werden. Eine sinnvolle Definition für massive Hämoptyse ist das Abhusten von 600 ml Blut (etwa eine Nierenschale voll) oder mehr in einem Zeitraum bis zu 24 h. Hämoptysen müssen abgegrenzt werden von der Hämatemesis und von Blut oder hämorrhagischem Exsudat, welches von der Nase, dem Mund oder dem Nasopharnyx aus in den Tracheobronchialbaum gelangt. Mancher Patient spürt, woher die Blutung kommt, und kann dies dem Untersucher mitteilen; möglicherweise kann er sogar die Thoraxseite angeben, von der die Hämoptyse ihren Ursprung nimmt. Vorgeschichte, körperliche Untersuchung, Röntgenthoraxbild und Bronchoskopie sind die wichtigsten diagnostischen Schritte.

Zur Sicherung der Diagnose einer Lungenembolie sind Lungenszintigrahie und Pulmonalisangiographie nützlich. Durch die Angiographie läßt sich ein Aortenaneurysma oder eine pulmonale arteriovenöse Fistel nachweisen. Die endoskopische Überprüfung ist während oder kurz nach dem Ereignis einer akuten Blutung entscheidend, besonders wenn es sich um eine größere Blutung handelt. Die Benutzung eines Fieberbronchoskops bereitet dem Patienten weniger Unannehmlichkeiten, bei profuser Blutung ist aber das starre Bronchoskop vorzuziehen. Bei unklarer Ätiologie ist die sorgfältige Überprüfung der oberen Luftwege durch Inspektion und Spiegelung, eine Bronchographie und die Überprüfung der Blutgerinnungsmechanismen indiziert. In 30–40% aller Fälle wird die Ursache einer Hämoptyse trotz intensiver und systematischer Suche nicht gefunden. Die Prognose für Patienten mit Hämoptysen unbekannter Herkunft ist im allgemeinen günstig; gewöhnlich sistiert die Blutung innerhalb von 6 Monaten nach der Erstfeststellung.

Therapie

Die Ziele sind: 1. Prävention der Verblutung; 2. Prävention einer Erstickung durch das ausgetretene Blut; 3. Verhütung einer Verlegung der Bronchien durch Blutgerinnsel, wodurch einerseits ein segmentaler, lobärer oder kompletter Kollaps einer Lunge, andererseits auch eine Überblähung der genannten anatomischen Strukturen entstünde; 4. Lokalisierung der Blutaspiration; 5. Beherrschung einer Infektion, die sich durch Aspiration von Blut aus einem infizierten Fokus ausbreiten könnte; 6. Stillegung der Blutung; 7. Linderung von Furcht und Angst.

Ziel 1 (Prävention der Verblutung) erfordert sorgfältige klinische Überwachung der Schockzeichen *(s. Kap. HKR, 3.)*. Der Patient sollte bei massiver Blutung auf einer Intensivstation versorgt werden. 3–4 Blutkonserven sollten gekreuzt werden und zur Verfügung stehen. Es sollte für parenteralen Volumenersatz gesorgt und der Hämatokrit bei starker Blutung alle 30 min überprüft werden. Blutvolumen muß rasch ersetzt werden, und zwar so lange, bis die Blutung entweder spontan oder durch chirurgische oder allgemein-medizinische Therapie zum Stillstand kommt. Blutungszeit, Gerinnungszeit, Thrombozytenzahl, Prothrombinzeit und partielle Thromboplastinzeit sollten sofort bestimmt werden, um feststellen zu können, ob Blutgerinnungsstörungen vorliegen. *Narkotika sollten nicht gegeben werden.*

Ziele 2, 3 und 4 (Prävention von Erstickung und Verlegung der Luftwege sowie Lokalisierung des aspirierten Blutes) werden erfüllt durch die Entfernung extravasalen Blutes aus der Lunge. Der wirkungsvollste Weg, dies zu erreichen, ist Husten. Der Patient muß ermutigt werden, auszuhusten, es muß ihm gezeigt werden, wie der produzierte Auswurf allmählich klarer wird, indem er vor dem Abhusten den Glottisschluß etwas verlängert. Die Inhalation angewärmten Wasserdampfs oder eine Mixtur hilft, die Irritation der Rachenschleimhaut zu mindern, und erleichtert den Drang, „explosiv" abzuhusten. Die häufig wiederholte Ermunterung des Patienten durch den Arzt ist eine sehr effektive Methode, den Patienten zu wirkungsvollem Abhusten anzuhalten. Lagerungsdrainage kann bei massiver Blutung hilfreich sein. Der Patient sollte nicht immobilisiert werden, man sollte ihn dazu ermuntern, vorsichtig auf und ab zu gehen und dabei die Seite, aus der die Blutung kommt (wenn bekannt), tiefer zu halten. Wenn ein größerer Bronchus durch einen Blutpropf verlegt wird, eine Atelektase sich entwickelt oder es zu progressiver Überblähung kommt (durch den Blutpfropf bedingtes Check-Valve-Phänomen), sollte, um den Bronchus freimachen zu können, sofort eine Bronchoskopie vorgenommen werden.

Ziel 5 (Prävention der Streuung einer Infektion) bezieht sich besonders auf die Tuberkulose. Wird eine Tuberkulose als Blutungsursache vermutet, so sollte sofort eine antituberkulöse Therapie mit zumindest zwei effektiven Tuberkulostatika (unter Einschluß von INH oder Rifampicin oder beider Medikamente) begonnen werden. Wird ein Lungenabszeß als Folge einer Aspiration vermutet, so sollte sofort Penicillin oder Clindamycin gegeben werden. Kommt eine Pilzinfektion als Blutungsursache in Frage, so sollte eine Therapie mit Amphotericin B erwogen werden.

Ziel 6 (Stillegung der Blutung): Das Vorgehen hängt von der Blutungsursache ab. Auf eine Blutung aus einem großen Gefäß kann sogar mit einer Lungenresektion oder Unterbindung des blutenden Gefäßes reagiert werden, aber dies birgt ein hohes Mortalitätsrisiko in sich und soll nur dann erfolgen, wenn sich alle anderen Maßnahmen als fruchtlos erwiesen haben. Eine Embolisierung der Bronchialarterien kann eine hilfreiche Alternative sein. Jede Blutung aus einem großen Gefäß erfordert frühzeitigen Blutersatz; der Blutersatz wird die Blutung *nicht* weiter unterhalten. Blutungen aus kleineren Gefäßen sistieren gewöhnlich spontan.

Da eine Infektion bronchiektatischer Areale in aller Regel zu einer Blutung führt, gewöhnlich von benachbarten erweiterten Bronchialarterien aus, ist die Behandlung der Infektion mit entsprechenden Antibiotika und Lagerungsdrainage wichtig.

Wenn Gerinnungsstörungen zur Blutung beitragen, ist die Transfusion von Blut, spezifischer Faktoren, frischen gefrorenen Plasmas oder von Thrombozyten indiziert *(s. Kap. HÄM, 4.)*.

Frühzeitige chirurgische Resektion ist indiziert bei Vorliegen eines Bronchialadenoms oder -karzinoms. Eine Broncholithiasis kann eine Resektion erforderlich machen – ***niemals*** die endobronchiale Entfernung des Broncholithen. Eine Hämosiderose kann multiple Bluttransfusionen erforderlich machen, bis die Blutung zum Stillstand kommt. Eine Blutung auf dem Boden einer Herzinsuffizienz oder einer Mitralstenose spricht in der Regel auf die spezifische Therapie der Herzinsuffizienz an, obwohl eine notfallmäßige Mitralvalvulotomie bei einer lebensbedrohlichen Hämoptyse aufgrund einer Mitralstenose nur in seltenen Fällen notwendig sein kann. Die Blutung beim Lungeninfarkt ist selten massiv und kommt fast immer spontan zum Stillstand. Persistiert die Blutung bei rezidivierender Embolie, so kann die Antikoagulation kontraindiziert sein; dann wäre die Ligatur der Vena cava inferior die Therapie der Wahl.

Ziel 7 (Linderung der Angst) ist am schwierigsten für den Arzt, die Schwester und besonders den Patienten. Wenn möglich, sollte die Gabe von Sedativa und Tranquilizern vermieden werden. Es kann aber, wenn unbedingt nötig, Chlorpromazin in einer Dosis von 10–25 mg oral, alle 6–8 h oder Haloperidol gegeben werden. Narkotika sind **kontraindiziert**. Die nahezu ständige Anwesenheit eines sympathischen und Ruhe ausstrahlenden Arztes ist sicherlich das beste Beruhigungsmittel.

Stridor

Ein musikalisches, vorwiegend inspiratorisches Geräusch, das ohne Stethoskop hörbar ist.

Bei Stridor handelt es sich um ein physikalisches Phänomen als Begleiterscheinung einer Obstruktion der oberen Atemwege. Gewöhnlich ist es laut genug, um in einiger Entfernung vom Patienten gehört werden zu können. Es ist nur bei tiefer Atmung des Patienten und vor allem inspiratorisch zu hören; es kann jedoch sowohl bei der In- als auch der Exspiration gehört werden. Die Geräuschfrequenz liegt bei 400–800 Hz ähnlich wie bei Asthma. Stridor und Giemen unterscheiden sich gewöhnlich durch die Lautstärke, die inspiratorische Prädominanz und den Vergleich der Geräuschintensität beim Abhören des Larynx und des Thorax. Stridor ist meist lauter, fast immer überwiegend inspiratorisch, und das Geräusch ist über dem Hals lauter als über dem Thorax. Stridor kann willkürlich im Kehlkopf erzeugt werden und auch das Ergebnis einer paradoxen Bewegung der Stimmbänder während der Atmung sein. Eine Unterscheidung dieser Geräusche von Asthma ist wichtig, da die Behandlung abweicht.

Das Vorhandensein von Stridor ist ein Grund zu Besorgnis und sorgfältiger Beobachtung. Es kann ein frühes Anzeichen einer bevorstehenden, lebensbedrohlichen Obstruktion der oberen Atemwege sein. Bei Kindern kann es durch Epiglottis hervorgerufen und als Krupp beschrieben werden. Bei Erwachsenen können mehrere Mechanismen, die zu einer Obstruktion der oberen Atemwege führen, wie z. B. Glottisödeme, Tumoren, aspirierte Fremdkörper oder retropharyngeale Abszesse, Ursache dafür sein. Bei drohender vollständiger Obstruktion und Asphyxie können eine orotracheale Intubation oder eine Tracheostomie als lebensrettende Maßnahme erforderlich sein.

Zyanose

Eine bläuliche Verfärbung der Haut oder der Schleimhäute, die bei einem Überschuß von reduziertem Hämoglobin im Blut zu beobachten ist.

Periphere Zyanose ist eine Begleiterscheinung der Stase, wobei das Oxyhämoglobin mehr als gewöhnlich durch die verlängerte Blutdurchlaufzeit reduziert wird.

Zentrale Zyanose wird durch arterielle Hypoxämie hervorgerufen und ist sowohl in warmen Schleimhäuten als auch an kühlerer Haut zu beobachten. Zyanose ist gewöhnlich erst feststellbar, wenn die Sa_{O_2} weniger als 85% beträgt. Bei Anämie ist sie, im Gegensatz zu Polyzythämie, noch schwerer festzustellen.

Pulmonale Ursachen für zentrale Zyanose sind diejenigen, die eine arterielle Hypoxämie hervorrufen können: intrapulmonaler Shunt, gestörte Diffusion, unzureichende alveoläre Ventilation und Unregelmäßigkeit bei Ventilation und Perfusion. Das Vorliegen einer zentralen Zyanose wird immer eine Indikation für die Messung der arteriellen Blutgase sowie für diagnostische Maßnahmen sein, mit denen festgestellt werden soll, ob die Zyanose pulmonalen Ursprungs oder das Ergebnis einer Herzerkrankung oder kardiovaskulärer Anomalien ist. Falls die arterielle Hypoxämie von einer Lungenerkrankung hervorgerufen wurde, kann die Untersuchung eine Messung der Shunt-Fraktion durch Bestimmung der Blutgase bei Raumluftatmung und Einatmen von 100%igem O_2 beinhalten.

Trommelschlegelfinger

Eine Verbreiterung der Fingerendglieder mit Verlust des Nagelbettes.

Die Trommelschlegefinger werden bei einer Vielzahl von Erkrankungen wie z. B. einer zyanotischen, kongenitalen Herzerkrankung und einer Reihe von Lungenerkrankungen beobachtet. Gelegentlich treten sie auch kongenital auf und werden von keinerlei Krankheitserscheinungen begleitet. Verschiedene Erscheinungsformen sind davon abhängig, wie schnell sich Trommelschlegelfinger entwickeln. Als ein Hinweis auf die trommelschlegelartige Verdickung wird die Messung des Verhältnisses zwischen dem anterioposterioren Durchmesser des Finges in Höhe des Nagelbettes und dem anterioposterioren Durchmesser am distalen interphalangealen Gelenk vorgeschlagen. Wenn dieses Verhältnis > 1 ist, kann das Vorliegen eines Trommelschlegelfingers angenommen werden. Dabei tritt häufig eine Fluktuation des Nagelbettes und eine Krümmung des Fingernagels auf. Vor kurzem wurde angedeutet, daß Trommelschlegelfinger mit Veränderungen in der Vaskulatur am Nagelbett zu tun haben, wie durch Kapillarmikroskopie festgestellt wurde. Die Kapillaren an der Nagelbasis sind durch Aufbringen eines Tropfens Immersionsöl auf den Finger und dessen Untersuchung unter einem Präparationsmikroskop leicht ersichtlich. Bei Patienten mit Trommelschlegelfingern sind Veränderungen in der Konfiguration der normalen kapillären Schleifen zu beobachten. Bei Lungenerkrankungen tritt das Phänomen sehr häufig bei Patienten mit Lungentumoren oder chronischen septischen Zuständen (z. B. Bronchiektasie oder Lungenabszeß) auf. Ein Shunt in der Lunge (z. B. mit arteriovenösen Fisteln einhergehend) wurde als Ursache von Trommelschlegelfingern genannt. Von diesem Phänomen begleitete Tumoren sind gewöhnlich maligne; es wurde jedoch auch bei Patienten mit gutartigem Lungen- oder Pleurafibrom beobachtet.

Trommelschlegelfinger sind nicht häufig bei Patienten mit chronisch obstruktiven Lungenerkrankungen oder chronischer Lungentuberkulose. Falls das Phänomen bei Patienten mit diesen Erkrankungen auftreten sollte, kann gegebenenfalls Verdacht auf die Entwicklung eines Tumors entstehen.

2. LUNGENFUNKTIONSPRÜFUNG

In der vergangenen Dekade hat sich die Lungenfunktionsprüfung von der einfachen Spirometrie zur anspruchsvollen physiologischen Testung entwickelt. In diesem Kapitel wird der Versuch gemacht, einen Überblick über die wesentlichen klinisch zur Verfügung stehenden Tests zu schaffen und ihre Bedeutung für die klinische Therapie herauszuarbeiten. Empfehlungen zur Anforderung von Funktionsprüfungen sind mit eingeschlossen. Die Abkürzungen in der Lungenfunktionsprüfung sind in *Tab. 2.* erklärt.

Tab. 2. Abkürzungen in der Lungenfunktionsprüfung

$A\text{-}aD_{O_2}$	Alveolo-arterielle O_2-Druckdifferenz
C_{STAT}	Statische Lungencompliance (l/kPa)
DL_{CO}	Diffusionskapazität für CO
ERV	Exspiratorisches Reservevolumen (l)
$FEF_{25-75\%}$	Maximale exspiratorische Flußrate während der mittleren FVC
FEV_1	Forciertes exspiratorisches Volumen in der 1. Sekunde (l)
$FEV_{1\%VC}$	Forciertes exspiratorisches Volumen in der 1. Sekunde in Prozent der VC
F_{IO_2}	Prozent des inspirierten O_2
FRC	Funktionelle Residualkapazität (l)
FVC	Forcierte Vitalkapazität (l)
$[H^+]$	Konzentration der Wasserstoffionen (nMol/l)
$MEF_{50\%VC}$	Mittlere exspiratorische Flußrate bei 50% der VC
MEP	Maximaler exspiratorischer Druck (cm H_2O)
$MIF_{50\%VC}$	Mittlere inspiratorische Flußrate bei 50% der VC
MIP	Maximaler inspiratorischer Druck (cm H_2O)
MVV	Maximale willkürliche Ventilation (l/min)
P_{AO_2}	Alveolärer O_2-Partialdruck
P_{ACO_2}	Alveolärer CO_2-Partialdruck
Pa_{O_2}	Arterieller O_2-Partialdruck
Pa_{CO_2}	Arterieller CO_2-Partialdruck
P_B	Barometerdruck
P_{CO_2}	CO_2-Partialdruck
PEF	Exspiratorischer Spitzenfluß (l/min)
PET_{CO_2}	Partieller endexspiratorischer CO_2-Druck
P_{IO_2}	Partieller, inspiratorischer O_2-Druck
P_{O_2}	O_2-Partialdruck
$P\bar{v}$	Partialdruck des venösen Mischblutes
$P\bar{v}O_2$	O_2-Partialdruck im venösen Mischblut
$P\bar{v}CO_2$	CO_2-Partialdruck im venösen Mischblut
$\dot{Q}$	Perfusion (l/min)
R_{AW}	Atemwegswiderstand (kPa/l/sec)
RV	Residualvolumen (l)
TLC	Totalkapazität der Lunge (l)
VC	Vitalkapazität der Lunge (l)
$\dot{V}$	Ventilation/Atemvolumen (l/min)
$\dot{V}_A$	Alveoläre Ventilation (l/min)
$\dot{V}_{CO_2}$	CO_2-Abgabe (l/min)
$\dot{V}_{O_2}$	O_2-Aufnahme (l/min)

Physiologie (s. ebenso Messungen der arteriellen Blutgase wie folgt)

Im normalen respiratorischen System wird das Volumen und die Art der Ventilation durch neurale Impulse des respiratorischen Zentrums in der Medulla oblongata des Hirnstamms gesteuert. Modulierend auf diese efferenten Impulse wirken Afferenzen aus verschiedenen Regionen, von höher gelegenen Zentren des Gehirns, von den Chemorezeptoren in den Karotiden (Pa_{O_2}), von zentralen Chemorezeptoren ($Pa_{CO_2}[H^+]$) und von Sehnen und Gelenken. Die Nervenimpulse gelangen vom Atemzentrum über das Rückenmark und die peripheren Nerven zur Interkostalmuskulatur und zum Diaphragma, wo entsprechende synchrone Muskelkontraktionen einen negativen intrapleuralen Druck erzeugen. Wenn die resultierende Inspiration sich über strukturell gesunde, nicht verlegte Atemwege zu offenen, adäquat durchbluteten Alveolen fortsetzt, dann wird O_2 dem Blut zugeführt und CO_2 dem venösen Blut entzogen. Dieser Rückkoppelungsmechanismus zur Kontrolle der Atmung ist normalerweise sehr sensibel, so daß die alveoläre Ventilation proportional zu den metabolischen Verhältnissen und der arteriellen Blutgasspannung in einem engen Schwankungsbereich gehalten wird.

Eine gestörte Funktion des respiratorischen Systems, an jedem Punkt des Systems, kann zu einer Abweichung vom Normalbereich und in der Folge zu respiratorischer Insuffizienz führen. Eine Störung der Funktion an einem bestimmten Punkt des Systems kann oft spezifisch gemessen werden, wenn die verfügbaren Tests und die bekannten Muster pathophysiologischer Störungen wohl verstanden werden.

Statische Lungenvolumina *(s. Abb. 1.)*

Statische Lungenvolumina geben die elastischen Eigenschaften der Lungen und der Brustwand wieder. Die **Vitalkapazität (VC)** ist das maximale Luftvolumen, das langsam und vollständig nach einer tiefen Inspiration ausgeatmet werden kann (exspiratorische Vitalkapazität). Dieser einfach auszuführende Test ergibt ein nach wie vor wertvolles Maß der Lungenfunktion. Da die Vitalkapazität progressiv in dem Maße abnimmt, in dem eine restriktive Lungenerkrankung sich verschlechtert, kann die Vitalkapazität zusammen mit der Diffusionskapazität herangezogen werden, um bei einer restriktiven Lungenerkrankung Verlauf und Ansprechen auf die Therapie zu verfolgen.

Die **forcierte Vitalkapazität (FCV)** stellt ein ähnliches Manöver bei maximaler forcierter Ausatmung dar. Dies wird gewöhnlich, zusammen mit der Bestimmung der exspiratorischen Flußraten, bei der einfachen Spirometrie vorgenommen *(Lungenvolumina und Flußraten, s. unten).*

Bei Patienten mit Obstruktion der Atemwege kann die VC erheblich größer sein als die FVC. Bei dem forcierten Atemmanöver können die terminalen Atemwege sich frühzeitig schließen (das bedeutet: vor dem Erreichen des realen Residualvolumens), so daß Atemluft distal vom Verschluß „eingefangen" ist und durch den Spirometer nicht gemessen wird.

Bei der **totalen Lungenkapazität (TLC)** handelt es sich um das gesamte Luftvolumen im Thorax nach maximaler Inspiration.

Die **funktionelle Residualkapazität (FRC)** ist definiert als das Luftvolumen in den Lungen am Ende einer normalen Exspiration, wenn alle respiratorischen Muskeln entspannt sind. Es ist physiologisch gesehen das wichtigste Lungenvolumen, und das aufgrund seiner Nähe zum normalen Wechsel der Atemlage. Die FRC wird durch die elastischen Kräfte der Brustwand, die das Lungenvolumen vergrößern, und die elastischen Retraktionskräfte der Lunge selbst, welche es vermindern, ausgeglichen. Bei etwa 40% der **totalen Lungenkapazität (TLC)** sind diese Kräfte normalerweise gleich und einander entgegengesetzt. Veränderungen dieser elastischen Eigenschaften bewirken Veränderungen der FRC. Der Verlust der elastischen Retraktionskraft der Lungen, wie er beim Emphysem beobachtet wird, führt zu einer Zunahme der FRC. Im Gegensatz dazu führt eine vermehrte Steifigkeit der Lungen, wie beim Lungenödem, der insterstitiellen Fibrose und anderen restriktiven Lungenerkrankungen, zu einer Verkleinerung der FRC. Die Kyphoskoliose verursacht ebenso eine Abnahme der FRC und der anderen Lungenvolumina, da eine starre, nichtdehnbare Brustwand die Ventilation beeinträchtigt. Der Unterschied zwischen TLC und FRC liegt in der inspiratorischen Kapazität.

Die FRC hat zwei Komponenten, **Residualvolumen (RV),** also das Luftvolumen, das in den Lungen am Ende einer maximalen Exspiration verbleibt, und das **exspiratorische Reservevolumen (ERV);** d.h. FRC = RV + ERV. Das RV beträgt normalerweise etwa 25% der TLC *(s. Abb. 1a.).* Es verändert sich parallel zur FRC, mit zwei Ausnahmen. Bei restriktiven Lungenerkrankungen bleibt das RV eher im Normbereich als FRC und TLC *(Abb. 1b.),* bei „small airways disease" (Erkrankung der kleinen Luftwege) kann, vorwiegend weil ein vorzeitiger Verschluß der Luftwege zu „air-trapping" führt, das RV erhöht sein, während FRC und FEV_1 normal bleiben.

TLC ergibt sich aus der Summe von VC und RV. Bei üblichen obstruktiven Lungenerkrankungen (z.B. chronischer obstruktiver Lungenerkrankung (COPD), Asthma *[s. Abb. 1c.]*) steigt RV stärker an als TLC, was zu einem gewissen Abfall der VC führt, besonders bei schweren Erkrankungsfällen (TLC = VC + RV).

Bei Adipositas ist das ERV charakteristischerweise vermindert; dies ist auf eine deutlich eingeschränkte FRC und ein relativ unverändertes RV zurückzuführen.

Dynamische Lugenvolumina und Flußraten

Die **dynamischen Lungenvolumina** spiegeln die nicht elastischen Eigenschaften der Lunge wider, in erster Linie den Zustand der Luftwege. Das Spirogramm *(Abb. 1a).* mittels eines Wasser- oder eines elektronischen Spirometers zeichnet das Lungenvolumen aufgetragen gegen die Zeit während eines FCV-Manövers auf. FEV_1 ist das Luftvolumen, welches forciert während der ersten Sekunde nach einer tiefen Inspiration ausgeatmet werden kann. Es erreicht normalerweise mehr als 75% der VC, oft in % der Vitalkapazität ($FEV_{1\%\,VC}$) angegeben. Als maximaler mittelexspiratorischer Fluß über der mittleren Hälfte der FVC ($FEF_{25-75\%}$) wird der Kurvenanteil des Spirogramms zwischen 25 und 75% der VC bezeichnet. $FEF_{25-75\%}$ ist weniger anstrengungsabhängig als FEV_1 und somit ein feinerer Indikator für eine beginnende Atemwegsobstruktion.

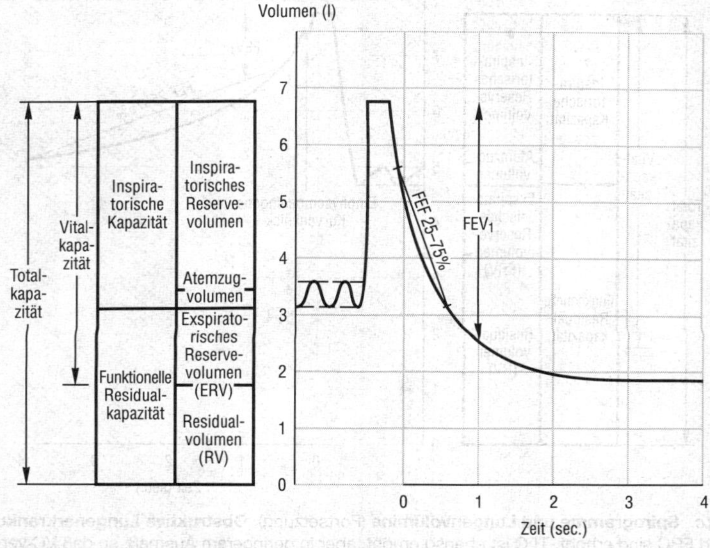

Abb. 1a. **Spirogramme und Lungenvolumina.** FRC = RV + ERV. VC = TLC – RV.
Normal. RV ≈ 25% der TLC; FRC ≈ 40% der TLC; FEV_1 = > 75% der FVC. *Abkürzungen s. Tab. 2.*

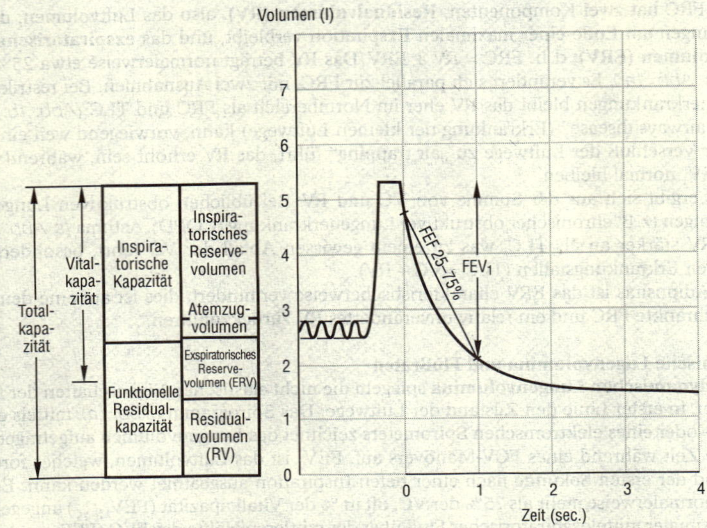

Abb. 1b. **Spirogramme und Lungenvolumina** (Fortsetzung). **Restriktive Lungenerkrankung.** Alle Lungenvolumina sind vermindert, das RV weniger als FRC, FVC und TLC, $FEV_{1\%VC}$ ist normal oder größer als normal. Das Atemzugsvolumen ist klein bei hoher Frequenz. *Abkürzungen s. Tab. 2.*

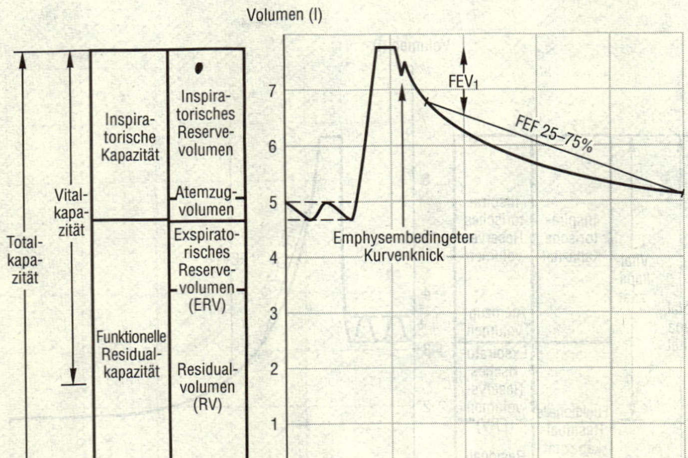

Abb. 1c. **Spirogramme und Lungenvolumina** (Fortsetzung). **Obstruktive Lungenerkrankung.** RV und FRC sind erhöht. TLC ist ebenso erhöht, aber in geringerem Ausmaß, so daß VC vermindert ist. Die Ausatmung ist verlängert. FEV_1 = < 75% der FVC. Beachte die Knickbildung im Spirogramm bei forcierter Exspiration im Rahmen eines Emphysems. *Abkürzungen s. Tab. 2.*

Da das Kaliber der Atemwege (und daher auch der Fluß) in direkter Beziehung zum Lungenvolumen steht, ist es am größten bei TLC und nimmt zu RV hin progressiv ab. Wegen des positiven intrathorakalen Drucks verengen sich die Atemwege bei *forcierter* Exspiration noch mehr. Diese dynamische Kompression der Atemwege limitiert die maximalen exspiratorischen Flußraten. Der gegensätzliche Effekt tritt beim inspiratorischen Manöver auf, wenn negativer intrathorakaler Druck das Kaliber der Atemwege aufrecht erhält. Die Differenz im Atemwegsdurchmesser während Inspiration und Exspiration führt so zu größeren Flußraten in der Inspiration während eines Großteils des Atemzyklus *(s. Abb. 2a.)*. Bei chronisch obstruktiver Atemwegserkrankung und Asthma bronchiale ist die Behinderung des exspiratorischen Flusses noch verstärkt durch Verengung der Atemwege (Asthma bronchiale), durch Verlust der strukturellen Integrität der Atemwege (Bronchitis) und durch einen Verlust der elastischen Spannkraft der Lunge (Emphysem). Bei fixierter Obstruktion der oberen Atemwege ist der Atemfluß mehr durch den Durchmesser des stenosierten Segments als durch dynamische Kompression behindert, was zu einer *gleichförmigen* Reduzierung des inspiratorischen und exspiratorischen Flusses führt *(s. Abb. 2d.)*.

Bei restriktiven Lungenerkrankungen besteht durch die erhöhte Elastizität des Gewebes (bei vergleichbaren Lungenvolumina) eine Tendenz, während der Exspiration einen größeren Durchmesser der Atemwege aufrecht zu erhalten, so daß die Flußraten oft größer als normal sind. (Die Funktionstests der kleinen Atemwege jedoch können von der Norm abweichen – siehe unten.)

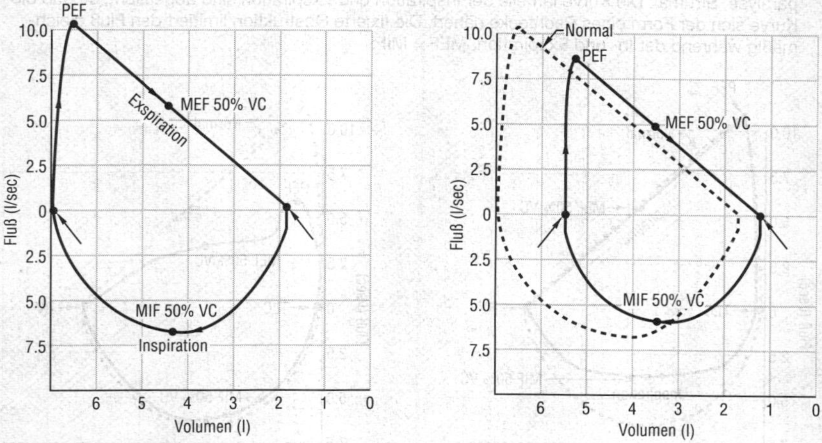

Abb. 2. **Fluß-Volumen-Kurven.** *Abkürzungen s. Tab. 2.*

a) **Normalbefund.** Der inspiratorische Anteil der Kurve ist symmetrisch und konvex. Der exspiratorische Kurvenanteil verläuft linear. Die Flußraten bei Erreichen der Hälfte der Vitalkapazität werden oft gemessen. Wegen der dynamischen Kompression der Atemwege ist der mittlere inspiratorische Fluß ($MIF_{50\%VC}$ oder MIF) größer als der mittlere exspiratorische Fluß ($MEF_{50\%VC}$ oder MEF). Der exspiratorische Spitzenfluß wird manchmal herangezogen, um den Grad der Atemwegsobstruktion abzuschätzen, ist aber in ausgeprägtem Maß abhängig von der Anstrengung des Patienten. Die exspiratorischen Flußraten jenseits 50% der forcierten VC (d.h. nahe des RV) sind empfindliche Indikatoren für den Zustand der kleinen Atemwege.

b) **Restriktive Erkrankungen** (z.B. Sarkoidose, Kyphoskoliose). Wegen der verkleinerten Lungenvolumina sind die Kurvenanteile einander angenähert, aber die Form entspricht dem Prinzip der in *Abb. 2a.* wiedergegebenen. Die Flußraten sind normal (bei *vergleichbaren Lungenvolumina* sogar größer als normal, da eine gesteigerte elastische Rückzugskraft der Lungen und/oder der Brustwand die Luftwege offenhält).

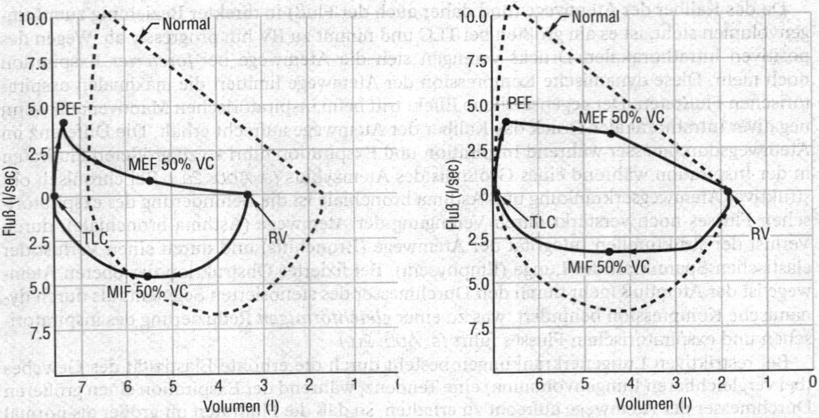

Abb. 2. **Fluß-Volumen-Kurven.**

c) **Chronisch obstruktive Atemwegserkrankung,** Asthma bronchiale. Obwohl alle Flußraten vermindert sind, überwiegt die Verlängerung der Exspiration; MEF ≪ MIF.

d) **Fixierte Obstruktion der oberen Atemwege** (z. B. Trachealstenose, beidseitige Stimmbandparalyse, Struma). Die Kurvenanteile der Inspiration und Exspiration sind abgeflacht, so daß die Kurve sich der Form eines Rechtecks nähert. Die fixierte Obstruktion limitiert den Fluß gleichmäßig während der In- und Exspiration, MEF = MIF:

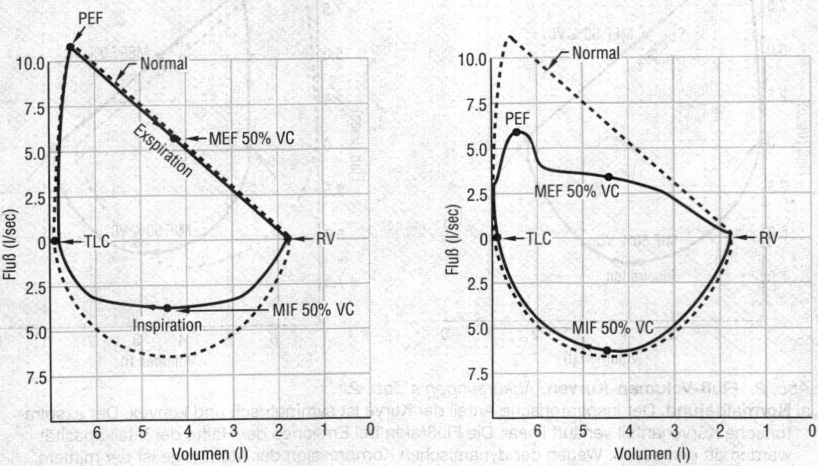

Abb. 2. **Fluß-Volumen-Kurven.**

e) **Variable extrathorakale Obstruktion** (z. B. Stimmbandlähmung). Bei einseitiger Lähmung und verstärkter Inspiration wird das gelähmte Stimmband passiv in das Lumen gezogen und es resultiert ein verminderter Inspirationsfluß. Während einer verstärkten Exspiration wird dieses Stimmband passiv seitwärts geblasen und der Exspirationsfluß ist normal, d. h. $MIF_{50\%VC} \ll MEF_{50\%VC}$.

f) **Variable intrathorakale Obstruktion** (z. B. Tracheomalazie). Während einer forcierten Inspiration wird die „schlaffe" Trachea durch negativen pleuralen Druck offengehalten. Bei forcierter Exspiration hat der Verlust an Stabilisierung durch Knorpelspangen einen Trachealprolaps mit einem Plateau des verringerten Atemflusses zur Folge (der Atemfluß wird vor der Kompression der Atemwege für kurze Zeit aufrechterhalten).

Die Wiederholung der Lungenfunktionsprüfung nach Inhalation eines bronchodilatatorisch wirksamen Aerosols (z. B. Isoproterenol) verschafft Information über die Reversibilität eines obstruktiven Prozesses (beispielsweise einer asthmatischen Komponente). Eine Verbesserung der VC und/oder von FEV_1 (l) von mehr als 15% wird normalerweise als signifikantes Ansprechen auf den Bronchodilatator gewertet. Die Normalisierung dieser Parameter nach Inhalation eines bronchodilatatorisch wirksamen Aerosols weist auf Asthma hin. Fehlendes Ansprechen auf einmaliges Inhalieren schließt ein positives Ansprechen bei einer Dauertherapie der Patienten mit COPD jedoch nicht aus.

Die **maximale willkürliche Ventilation (MVV)** wird bestimmt, indem man den Patienten auffordert, bei maximaler Atmung und Frequenz über 12 Sek. zu atmen; die Menge der exspirierten Luft wird in l/min ausgedrückt. MVV entspricht gewöhnlich dem FEV_1 und kann als ein Maß für die Übereinstimmung einerseits und zur Abschätzung der Mitarbeit des Patienten andererseits herangezogen werden. Die MVV kann aus dem Spirogramm durch die Multiplikation der FEV_1 (l) mit 40 ermittelt werden. Dieses Verhältnis trifft sowohl bei Gesunden als auch bei Patienten mit verschiedensten restriktiven und obstruktiven Störungen zu.

Wenn die MVV bei einem Patienten, dessen Mitarbeit gut zu sein scheint, unverhältnismäßig niedrig ist, besteht der Verdacht auf eine neuromuskuläre Schwäche. Von Patienten mit fortgeschrittenen neuromuskulären Erkrankungen abgesehen, sind bei den meisten relativ ausreichende Einzelatemzugsanstrengungen (z. B. FVC) möglich. MVV ist wesentlich anstrengender und zeigt die Ermüdung geschwächter Atemmuskeln auf. Die MVV nimmt zunehmend mit steigender Atemmuskelschwäche ab und kann, zugleich mit maximalem inspiratorischem und exspiratorischem Druck, die einzige nachweisbare Lungenfunktionsabnormität bei Patienten mit mäßig ausgeprägter neuromuskulärer Erkrankung sein.

Die MVV wird als wichtiger präoperativer Test angesehen, da sie einerseits den Grad einer Atemwegsobstruktion widerspiegelt und andererseits Informationen über die respiratorischen Reserven eines Patienten, seine Muskelkraft und seine Motivation gibt.

Fluß-Volumen-Kurve

Abb. 2. stellt einige charakteristische Veränderungen der Fluß-Volumen-Kurve dar.

Der Nachteil der bisher geschilderten Meßvorgänge besteht darin, daß hierbei komplexe dynamische Wechselbeziehungen des Atemflusses von Druck und Volumen willkürlich in einfache Dimensionen zerlegt werden. Die kontinuierliche Analyse dieser Parameter während des forcierten Atemmanövers ist physiologischer und vermittelt mehr Information. Es bietet sich ein Vergleich mit der Kardiologie an, wo aus der Vektorkardiographie weitere Erkenntnis gewonnen werden kann, zusätzlich zu der aus dem konventionellen EKG. Zur Erstellung der Fluß-Volumen-Kurve atmet der Patient an einem elektronischen Spirometer und vollführt ein forciertes inspiratorisches und exspiratorisches VC-Manöver, während Fluß und Volumen kontinuierlich auf einem Oszilloskop dargestellt werden. Die Form der Schleife spiegelt den Status der Lungenvolumina und der Luftwege während des Atemzyklus und kann diagnostische Aussagen zulassen. Charakteristische Veränderungen werden bei restriktiven und obstruktiven Erkrankungen beobachtet. Die Kurve ist besonders hilfreich zur Feststellung von laryngealen und trachealen Läsionen. Die Unterscheidung zwischen einer fixierten (z. B. Trachealstenose) und variablen (z. B. Tracheomalazie, Stimmbandlähmung) Obstruktion der oberen Atemwege ist möglich.

Lungenmechanik

Der **Atemwegswiderstand (R_{AW})** kann in einem Laboratorium mit einem Ganzkörper-Plethysmographen direkt gemessen werden durch die Bestimmung des Druckes, der nötig ist, um einen vorgegebenen Fluß zu erreichen. Häufiger jedoch wird auf den Atemwegswiderstand von den dynamischen Lungenvolumina und den exspiratorischen Flußraten ausgehend geschlossen, da diese im klinischen Labor auf einfachere Weise zu messen sind.

Der **maximale inspiratorische (MIP) und exspiratorische Druck (MEP)** ist ein Maß für die Kraft der respiratorischen Muskulatur. Diese Drücke werden gemessen, indem man den

Patienten bei geschlossenem Mundstück zu forcierter In- und Exspiration aus RV bzw. TLC auffordert. Das Mundstück ist dabei mit einem Manometer verbunden. Die maximalen Drücke sind wie MVV (s. oben) bei neuromuskulären Erkrankungen vermindert (z.B. Myasthenia gravis, muskuläre Dystrophie, Guillain-Barré-Syndrom). Diese Messungen sowie die der VC werden oft am Bett des intubierten Patienten vorgenommen, um eine Entwöhnung von der mechanischen Beatmung vorhersehen zu können.

Diffusionskapazität (DL_{CO_2})

Die **DL_{CO_2}** ist definiert durch das Volumen von Kohlenmonoxid (CO), das pro Minute/mmHg absorbiert wird. Die DL_{CO} wird bestimmt, indem man den Patienten ein Gas, das eine bekannte kleine Konzentration von CO enthält, maximal einatmen läßt und ihn auffordert, den Atem 10 Sek. anzuhalten, um dann rasch bis zum RV auszuatmen. Eine bestimmte Menge alveolären Gases (d.h. exspiratorischen Atemgases) wird hinsichtlich ihres CO-Gehaltes analysiert und die Menge des während der Atmung absorbierten CO dann errechnet (ml/min/mmHg).

Es besteht eine allgemeine Übereinstimmung darüber, daß eine abnorm niedrige DL_{CO} nicht allein Ausdruck einer Verdickung der alveolokapillären Membran ist, sondern auch wahrscheinlich ein gestörtes Ventilations-Perfusionsverhältnis (V/Q) in den erkrankten Lungen widerspiegelt. Diese Untersuchung beruht auf der erhöhten Bindungsfähigkeit des CO mit Hb und wird somit von den Blutvolumina und dem ungesättigten Hb beeinflußt, die sich zum Zeitpunkt der Untersuchung in den Lungen befinden. Die DL_{CO} ist niedrig bei Prozessen, welche die alveolokapillären Membranen zerstören; diese schließen Emphysem und entzündliche fibrotische interstitielle Prozesse ein. Bei ausgeprägter Anämie (es ist weniger Hb verfügbar, um das eingeatmete CO zu binden) wird die DL_{CO} auch vermindert sein; artifiziell erniedrigt wird die DL_{CO} sein, wenn das Hb des Patienten bereits von CO besetzt ist (z.B. durch Rauchen wenige Stunden vor dem Test). Die DL_{CO} nimmt zu bei Polyzythämie und einer Zunahme des pulmonalen Blutflusses, wie er bei Belastung auftritt und auch bei geringgradiger (interstitieller) Stauungsinsuffizienz (vermehrter Blutfluß zu den normalerweise geringer perfundierten Lungenspitzen). Des weiteren kann man auf die Steady-state-Technik zurückgreifen, die eine Bestimmung der DL_{CO} bei Belastung ermöglicht und einen etwas empfindlicheren Indikator für abnorme Versorgung mit Sauerstoff darstellt. Neue diagnostische Anwendungen der DL_{CO} wurden bei Lungenblutungen und beginnender Pneumonie durch *Pneumocystis carinii* beschrieben. Eine hohe DL_{CO} bei einem leukämischen Patienten mit Lungeninfiltration läßt auf eine Lungenblutung schließen, da das in den Alveolen befindliche HB das inhalierte CO bindet. Bei AIDS-Patienten kann eine niedrige DL_{CO} das erste Anzeichen für eine Infektion durch *P. carinii* sein.

Untersuchung der kleinen Atemwege

Messungen von R_{AW} und FEV geben in erster Linie Auskunft über den Zustand der größeren Atemwege. In der normalen Lunge tragen die Bronchien unter 2 mm Durchmesser < 10% zum gesamten Atemwegswiderstand bei, obwohl ihr Gesamtquerschnitt groß ist. Erkrankungen, die primär die kleineren Luftwege befallen, können sehr ausgedehnt sein und dennoch nicht zu Veränderungen des R_{AW} oder irgendeines korrespondierenden Tests, wie beispielsweise des FEV_1, führen. Dies trifft für frühe Stadien obstruktiver Lungenerkrankungen zu, wahrscheinlich auch bei interstitiellen granulomatösen fibrotischen oder entzündlichen Erkrankungen. Der Zustand der kleineren Luftwege wird dargestellt durch die $FEF_{25-75\%}$ und durch den exspiratorischen Fluß in den letzten 25–50% der forcierten Vitalkapazität (FVC), am besten erfaßt in der Fluß-Volumen-Kurve *(s. Abb. 2a.)*. Komplexere und speziellere Tests der Funktion der kleinen Atemwege sind entwickelt worden. Diese umfassen von der Frequenz abhängige Veränderungen der Lungencompliance (dynamische Compliance), Verschlußvolumen und Verschlußkapazität. Im allgemeinen tragen diese komplexeren Messungen wenig zur Aussage der leichter zu erstellenden Messungen bei (s. oben) und haben im klinischen Labor wenig Bedeutung.

Kontrolle der Atemregulation *(s. a. Kap. NEU, 6., Syndrome der Schlafapnoe)*

Neue Dokumentationen über die Häufigkeit und klinische Bedeutung der Schlafapnoe haben zur Überprüfung der zentralen Atemregulation im klinisch-physiologischen Labor geführt. Der hypoxische Antrieb (Funktion der Chemorezeptoren in den Karotiden) kann durch Registrierung der reaktiven Ventilation auf progressive Verminderung der Sauerstoffkonzentration in der eingeatmeten Luft untersucht werden. Die Reizempfindlichkeit für die Kohlendioxidkonzentration (Funktion der zentralen, medullären Chemorezeptoren) wird wiedergegeben durch die reaktive Ventilation auf progressive Zunahme der CO_2-Konzentration in der eingeatmeten Luft.

Durch Protokollierung der Respiration während des Schlafs können zentrale und obstruktive Schlafapnoe unterschieden werden. Mittels eines Ohr- oder Fingeroxymeters wird die Sauerstoffsättigung aufgezeichnet. Eine im Nasenloch angebrachte CO_2-Elektrode registriert den P_{CO_2} und dient auch zur Überwachung des Luftflusses. Die Brustwandbewegung wird über eine Dehnungsmessung oder durch Impedanzelektroden überwacht. Bei einer obstruktiven Schlafapnoe hört der Luftfluß in der Nase trotz anhaltender Brustwandbewegung auf, die Sauerstoffsättigung fällt ab und der P_{CO_2} steigt an. Bei der zentralen Schlafapnoe kommen Brustwandbewegung und Luftfluß gleichzeitig zum Stillstand.

Verordnung und Interpretation von Lungenfunktionsprüfungen

Ein „vollständiges" Angebot von Lungenfunktionsprüfungen in einem guten klinischen Labor umfaßt die Bestimmung sämtlicher Lungenvolumina (VC, FRC, RV, TLC), Spirometrie (FVC, FEV_1, $FEV_{1\%\,VC}$, $FEF_{25-75\%}$), Diffusionskapazität, Fluß-Volumen-Kurve, maximale willkürliche Ventilation (MVV) und maximale inspiratorische und exspiratorische Drücke. Eine solch ausgedehnte Testung ist ermüdend, zeitaufwendig, teuer und zur adäquaten klinischen Beurteilung oft nicht nötig.

Jeder Arzt, der Patienten mit Lungenerkrankungen beurteilt, sollte die Möglichkeit zur einfachen Spirometrie in der Praxis haben. Die einfache Spirometrie stellt das Rückgrat zur Überprüfung der Lungenfunktion dar und vermittelt gewöhnlich ausreichende Information. Eine Anzahl von billigen elektronischen Spirometern steht heute zur Verfügung. Mit ihnen ist es möglich, VC, FEV_1 und den exspiratorischen Spitzenfluß (PEF) zu messen. Der Ablauf der Spirometrie kann dem Patienten vom Untersucher rasch erklärt werden und liefert ständig reproduzierbare und genaue Daten. Die Spirometrie allein erlaubt zwar keine spezifische Diagnose, es kann jedoch zwischen obstruktiven und restriktiven Erkrankungen unterschieden werden. Eine Einschätzung des Schweregrades der Erkrankung ist möglich.

Mit einigen wenigen einfachen Richtlinien kann aus einem einfachen Spirogramm eine Menge nützlicher Informationen gewonnen werden. Eine VC in Verbindung mit normalen Flußraten läßt gewöhnlich eine **restriktive Erkrankung** annehmen *(s. Abb. 1b.).* **Chronisch obstruktive Lungenerkrankungen** und **Asthma bronchiale** weisen die charakteristischen exponentiell abnehmbaren Flußraten auf *(s. Abb. 1c.).* Beim Patienten, bei dem ein Emphysem im Vordergrund steht, kann die Beschaffenheit der Atemwege an sich normal sein; die exspiratorischen Flußraten werden limitiert durch die dynamische Kompression der Luftwege, welche auf dem Elastizitätsverlust der umgebenden Gewebe beruht. Die Atemwege (weit *geöffnet bei TLC*) benötigen einen begrenzten Zeitraum, um nach dem Beginn des FVC-Manövers zu kollabieren. Daher wird die Beendigung des raschen Atemflusses häufig am Beginn der Fluß-Volumen-Kurve durch einen Knick gekennzeichnet. Das Spirogramm in *Abb. 1c.* zeigt diese charakteristische Knickbildung (der anglo-amerikanische Sprachgebrauch kennt dafür den Begriff „emphysematous notch") und läßt annehmen, daß hier bereits ein erheblicher Verlust der elastischen Retraktionskraft der Lungen eingetreten ist; d.h. hier besteht bereits ein signifikantes Zeichen eines Emphysems. Bei schwerwiegender chronisch obstruktiver Atemwegserkrankung kann der exspiratorische Fluß in einem solchen Maße verlängert sein, daß die Kurve der Spirographie bei visueller Analyse nahezu linear verlaufend erscheint. Da das Lungenvolumen das Kaliber der Atemwege wesentlich mitbestimmt, sollte der Kurvenverlauf des Spirogramms kontinuierlich von TLC zu RV abfallen. Ein sicher linearer Abfall von TLC zu RV ist pathognomonisch für eine fixierte Obstruktion des Larynx oder der Trachea (z.B. Trachealstenose oder Tumor). Die Limitierung des maximalen Flusses ist hier nicht Ausdruck einer dynamischen Kompression der Luftwege, sondern einer fixierten Verengung der großen Atemwege.

Das Spirogramm kann gelegentlich beim Asthma bronchiale zu falschen Schlüssen führen, da es, wenn eine schwere Obstruktion vorwiegend der kleineren Atemwege besteht, unter Umständen eine restriktive Erkrankung vortäuscht. Der völlige Verschluß der Atemwege verhindert jeglichen Atemfluß und Luft wird distal des Verschlusses festgehalten, was zu einer falschen Einschätzung der VC führt. Die größeren Atemwege sind offen, so daß R_{AW} nicht wesentlich erhöht ist und $FEV_{1\%\,VC}$ normal bleibt.

Der Schweregrad einer chronisch obstruktiven Atemwegserkrankung und das mögliche Ansprechen auf einen Bronchialdilatatoren als Aerosol kann durch die einfache Spirometrie (mit oder ohne Fluß-Volumen-Kurve) vor und nach Inhalation eines Bronchodilatators adäquat bestimmt werden. Bei exazerbiertem Asthma kann und soll die Wirkung der Behandlung mit einem tragbaren Spirometer oder Spitzenflußmesser (peak flow meter) am Krankenbett überwacht werden.

Für eine allgemeine präoperative Diagnostik ist eine einfache Spirometrie mit Bestimmung der FVC, FEV_1, $FEV_{1\%\,VC}$ und des MVV gewöhnlich ausreichend. Sie soll bei allen über 40jährigen Rauchern und bei allen Patienten mit Atembeschwerden vor Eingriffen am Thorax oder Abdomen durchgeführt werden.

Eine adäquate und spezifische Methode zur Untersuchung von Patienten, bei denen ein pathologischer Befund im Bereich des Larynx oder der Trachea angenommen wird, stellt die Aufzeichnung der Fluß-Volumina-Kurve dar *(s. Abb. 2d. u. e.)*.

Wird eine Schwäche der respiratorischen Muskulatur angenommen, so bieten sich als geeignete Testungen die Bestimmung von MVV, der maximalen inspiratorischen und exspiratorischen Drücke und der FVC an.

Eine komplette Testung im Lungenfunktionslabor sollte angefordert werden, wenn das klinische Bild (Vorgeschichte, körperliche Untersuchung, Röntgenthorax) nicht mit den durch die einfache Spirometrie gewonnenen Daten in Einklang gebracht werden kann, oder wenn eine umfassende Charakterisierung eines anomalen pulmonalen Prozesses gewünscht wird. Diese Untersuchungen sind vor einer Thorakotomie oder ausgedehnten abdominalen Operation angezeigt (besonders bei Patienten mit bekannter oder angenommener Schädigung der Lunge). Sie sind ferner angezeigt, um den Schweregrad interstitieller Lungenerkrankungen zu dokumentieren. Periodisch vorgenommene Messungen von VC und DL_{CO} reichen normalerweise zur Verlaufsbeobachtung eines restriktiven Prozesses aus.

Die *Tab. 3. und 4.* sollen als generelle Richtlinien zur Interpretation von Lungenfunktionsprüfungen dienen. Es sei daran erinnert, daß sich einfache Muster pathologischer Lungenfunktionsbefunde nicht notwendigerweise gegenseitig ausschließen; ein Patient kann eine Kombination von Erkrankungen haben (z.B. eine restriktive und obstruktive Erkrankung), was die Interpretation kompliziert. Lungenfunktionsprüfungen sind in Verbindung mit klinischen und röntgenologischen Untersuchungen am aufschlußreichsten.

Bestimmung der arteriellen Blutgase

Die Hauptinfektion der Lungen ist die Arterialisation des venösen Blutes, d.h. O_2-Aufnahme und CO_2-Ausscheidung. Der Pa_{O_2} und der Pa_{CO_2} sind leicht zu bestimmen; aus ihren Werten ist der ausreichende und wirksame Gasaustausch zwischen Lungen und venösem Blut zu ersehen. Die Größe des Pa_{CO_2} ist normalerweise um 35 bis 45 Torr. Eine zunehmende V_A und Pa_{CO_2} sind umgekehrt proportional zu jeder ermittelten Größe der V_{CO_2}, d.h. $V_A \times Pa_{CO_2} = K \times V_{CO_2}$. *Der Wert des Pa_{CO_2} bei einem Patienten bestimmt seinen ventilatorischen Status: die Hyperkapnie ist gleichbedeutend mit der Hypoventilation und die Hypokapnie gleichbedeutend mit der Hyperventilation.*

Der Pa_{O_2} ist erheblich niedriger als der P_{O_2} bei der Inspiration (PI_{O_2}) und ein wenig niedriger als der Pa_{O_2}. Die *Abb. 3.* zeigt die Veränderungen des P_{O_2} beim Transport der eingeatmeten Luft in die Alveolen. Der P_{O_2} in der eingeatmeten Luft wird aus dem prozentualen Anteil an inspiriertem O_2 (FI_{O_2}) und dem Barometerdruck P_B, die miteinander multipliziert

Tab. 3. Charakteristische Veränderungen der Lungenfunktion bei einigen Erkrankungen

Test	*Restriktive Lungenerkrankungen*	*Obstruktive Erkrankungen der Luftwege*		*Neuromuskuläre Erkrankungen*	*Obesitas*
		*konventionelle***	*zentral, fixiert****		
VC/FVC	↓*	N oder ↓	N	N oder ↓	N oder ↓
TLC	↓*	↑	N	N	↓
RV/FRC	↓/↓*	↑/↑*	N/N	N/N	N/↓*
$FEV_{1\%VC}$	N oder ↑	↓*	↓	N	N
FEF	↓	↓	↓	N	N
MVV	N	↓*	↓	↓*	N
$MEF_{50\%VC}$	N oder ↓	↓	↓*	N	N
$MIF_{50\%VC}$	N	N	↓*	N	N
MIP, MEPZ	N	N	N	↓*	N
Ventilationsverteilung	± anomal	anomal*	N*	N	N
DL_{CO}	↓*	↓ Emphysem N Bronchitis	N	N	N oder ↓

Abkürzungen *s. Tab. 2.*
* besonderes Merkmal, N = normal
** z. B. chronisch obstruktive Atemwegserkrankung
*** Trachealstenose

Tab. 4. Charakteristische Veränderungen der Lungenfunktion bei restriktiven und obstruktiven Erkrankungen unterschiedlichen Schweregrades

Beeinträchtigung	*keine*	*gering*	*mäßig*	*schwer*	*hochgradig*
Restriktive Erkrankungen					
VC (% des Sollwerts)	> 80	60–80	50–60	35–50	< 35
FEV_1 (% VC)	> 75	> 75	> 75	> 75	> 75
MVV (% des Sollwerts)	> 80	> 80	> 80	60–80	< 60
RV (% des Sollwerts)	80–120	80–120	70–80	60–70	< 60
DL_{CO}	N	↓ E	↓ R	↓	↓↓
Pa_{O_2}	N	N	↓ E	↓	↓↓
Pa_{CO_2}	N	N	↓	↓	±↑
Dyspnoe (Schweregrad)	0	+	++	+++	++++
Chronisch obstruktive Erkrankungen					
VC (% des Sollwerts)	> 80	> 80	> 80	↓	↓
FEV_1 (% VC)	> 75	60–75	40–60	< 40	< 40
MVV (% des Sollwerts)	> 80	65–80	45–65	30–45	< 30
RV (% des Sollwerts)	80–120	120–150	150–175	> 200	> 200
DL_{CO}	N	N	N	↓	↓↓
Pa_{O_2}	N	↓ E	↓	↓	↓↓
Pa_{CO_2}	N	N	↓	↑ E	↑ R
Dyspnoe (Schweregrad)	0	+	++	+++	++++

Abkürzungen *s. Tab. 2.*
N = normal; R = Ruhe; E = Belastung

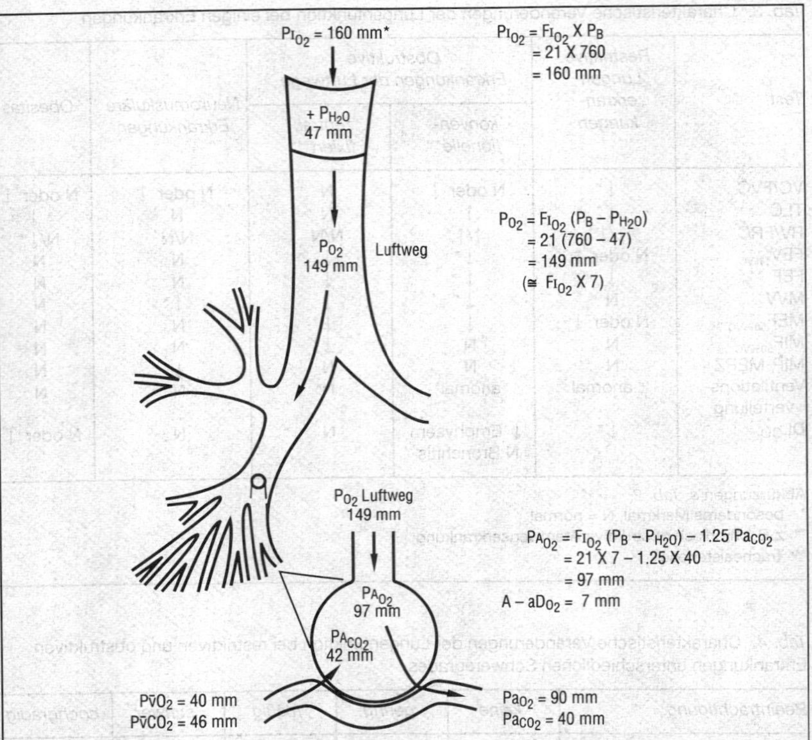

Abb. 3. **Sauerstoffdruckausgleich in den Alveolen.**
Während einer typischen Inspiration zwischen dem Mund und der systemischen Arterie werden auftretende Partialdrücke des O_2 und CO_2 bei einem normalen Patienten aufgezeigt. In der eingeatmeten Luft ist P_{CO_2} unbedeutend (0,3 Torr). Der normale gemischte, venöse P_{O_2} ($P\bar{V}O_2$) beträgt 35–40 Torr und ist ein sehr empfindlicher Index für die ausreichende Versorgung der Gewebe mit O_2. Wenn die Kombination mit Herzminutenvolumen, Hb und Pa_{O_2} nicht ausreicht, den Gewebsbedarf an O_2 zu erfüllen, wird der $P\bar{V}O_2$ fallen wegen der zunehmenden O_2-Ausscheidung aus den Geweben.
Aliquote Teile des Lungenarterienblutes sind typisch für venöses Mischblut, das mit dem Pulmonalarterienkatheter auf der Intensivstation leicht gewonnen wird, und das die Feststellung, ob das Gewebe ausreichend mit O_2 versorgt ist, ermöglicht. Fiberoptische Lungenarterienkatheter gewährleisten eine durchgehende Überwachung des $P\bar{V}O_2$.
* alle Druckangaben in mmHg
Abkürzungen s. Tab. 2.

werden, errechnet. Für die Raumluft in Meereshöhe gilt $P_{I_{O_2}} = 0{,}21 \times 760 = 160$ Torr. Bei der Passage der oberen Atemwege wird die eingeatmete Luft mit Wasserdampf gesättigt. In Meereshöhe und bei normaler Körpertemperatur (37 °C) übt das Wasser einen Partialdruck von 47 Torr aus. Der P_{O_2} ist nach der Sättigung mit Wasserdampf leicht erniedrigt ($P_{O_2} = 0{,}21 \times [760-47] = 149$ Torr). Für praktische Anwendungen kann dieser Wert (der P_{O_2} der eingeatmeten Luft beim Eintritt in die Alveolen) durch die Multiplikation des $F_{I_{O_2}}$ mit 7 (d.h. für die Raumluft $21 \times 7 = 147$ Torr; für 40% O_2 $40 \times 7 = 280$ Torr) errechnet werden.

Während O_2 dauernd aus der Alveolarluft weiter transportiert wird und CO_2 ununterbrochen hinzufließt, wird der P_{AO_2} erheblich niedriger und der P_{ACO_2} erheblich höher als in der eingeatmeten Luft.

Weil die *totale* Gasspannung in den Alveolen konstant bleiben muß, wird der Pa_{O_2} um so niedriger sein müssen, je größer die Menge des in die Alveolen einströmenden CO_2 sein wird.

Bei einem normal ernährten Patienten ist der respiratorische Quotient (d. h. das Verhältnis von V_{CO_2} und V_{O_2}) nicht ausgeglichen, beträgt aber etwa 0,8, so daß mit jedem Torr des PA_{CO_2} effektiv 1,25 Torr des P_{AO_2} ersetzt wird. Im klinischen Gebrauch kann der PA_{CO_2} Mit dem Pa_{CO_2} als gleich betrachtet werden. daraus folgt, daß der P_{AO_2} durch die Gleichung errechnet werden kann.

$$P_{AO_2} = F_{IO_2}\,(PB - P_{H_2O}) - 1{,}25\ P_{ACO_2}$$ *(s. Abb. 3.)*

Für die Raumluft mit einem Pa_{CO_2} von 40 Torr beträgt der $P_{AO_2} = 147 - 50 = 97$ Torr. Eine V_A von 5 l/min ist normal und entspricht Q (Herzminutenvolumen). Wenn V_A und Q genau übereinstimmen (d. h. $\dot{V}/\dot{Q} = 1$), dann wären der P_{AO_2} und der Pa_{O_2} gleich. Das gesamte $\dot{V}/\dot{Q}$-Verhältnis einer normalen Lunge beträgt jedoch 0,8. Dieser „normale“ Wert des $\dot{V}/\dot{Q}$-Mißverhältnisses ergibt einen Pa_{O_2}, der 5 bis 15 Torr niedriger ist als P_{AO_2}. Das ist der Gegenwert eines arterio-venösen Shunts von 2% ohne Teilnahme am Gasaustausch. Die alveolo-arterielle Sauerstoffdruckdifferenz (A-aD_{O_2}) ist die direkte Auswirkung des Mißverhältnisses zwischen V und Q, d. h. des Schweregrades einer intrinschen Lungenerkrankung.

Der Pa_{O_2} beträgt bei einem gesunden 20jährigen Menschen, der Raumluft atmet, etwa 90 Torr. Im Beispiel der *Abb. 3.* ist die A-aD_{O_2} 7 Torr. Die A-aD_{O_2} nimmt mit dem Alter zu, so daß ein „normaler“ Pa_{O_2} bei 70 Jahren 75 Torr beträgt. Der physiologisch abnehmbare Pa_{O_2} im Alter ergibt sich aus der verminderten Elastizität der Lungen **(„seniles Emphysem“),** die bei zeitlichen Volumenschwankungen zum Verschluß der kleinen Atemwege führt mit einem weiteren Abfall im gesamten $\dot{V}/\dot{Q}$-Verhältnis in der Lunge und so zur Zunahme der A-aD_{O_2}.

Die physiologischen Ursachen der Hypoxämie sind in der *Tab. 5.* aufgeführt. Sie sollten in Verbindung mit der *Abb. 3.* betrachtet werden. Niedriger P_{IO_2} führt zwangsläufig in die Hypoxämie ohne jede Änderung des $\dot{V}/\dot{Q}$-Verhältnisses und ohne Anstieg des A-aD_{O_2}. Es wird allgemein nicht beachtet, daß der Druck in den Passagierkabinen der Verkehrsflugzeuge nicht dem atmosphärischen Druck angepaßt wird, sondern nur einer Höhe von 1500 m bis 2400 m entspricht. Der P_B beträgt in der Höhe von 2400 m 560 Torr und der P_{IO_2} beträgt 117 Torr ($0{,}21 \times 560$). Das entspricht der Atmung mit 17% O_2 in Meereshöhe. Die Hypoxämie

Tab. 5. Physiologische Ursachen der Hypoxämie

Mechanismus	*Beispiele*	*A-aD_{O_2}*
erniedrigter P_{IO_2}	Höhenaufenthalt, Höhenflüge	normal
Hypoventilation	Pickwick-Syndrom, Schlafapnoe, neuromuskuläre Störungen, Medikamentenüberdosierung	normal
$\dot{V}/\dot{Q}$-Mißverhältnis (korrigiert durch geringe Zunahme der F_{IO_2})	COPD, Asthma, die meisten interstitiellen Lungenerkrankungen	erhöht
Rechts-links-Shunt (Hypoxämie ist resistent gegenüber der erhöhten F_{IO_2})	Lungenödem, ARDS, Atelektase, Pneumonie	stark erhöht
beeinträchtigte Diffusion	? Interstitielle Erkrankungen (wahrscheinlich keine beachtenswerte Ursache; die meisten anderen Hypoxämien werden als Folge des $\dot{V}/\dot{Q}$-Mißverhältnisses angesehen)	erhöht

wird ein wenig durch Hyperventilation ausgeglichen. Bei Patienten mit chronisch obstruktiver Lungenerkrankung (COPD) konnte während des Fluges ein Pa_{O_2} von 30 Torr festgestellt werden (s.a. Kap. PHY, 8.).

Wie es der Druckausgleich in den Alveolen zeigt, kann die Hypoventilation allein ohne Anstieg der $A\text{-}aD_{O_2}$ zu Hypoxämie führen (d.h. ohne eine eigentliche Lungenerkrankung). Wenn der Pa_{CO_2} von 40 auf 80 Torr ansteigt, was bei einer Überdosierung von Sedativa vorkommen kann, muß der Pa_{O_2} um 50 Torr (d.h. $40 \times 1{,}25$) von 90 auf 40 Torr fallen. Wenn die Hypoventilation als die Hauptursache der Hypoxämie erkannt wird (d.h. Hypoxämie mit einer normalen $A\text{-}aD_{O_2}$), sollte man die in der *Tab. 5.* aufgeführten Diagnosen beachten. In diesen Fällen kann die Hypoxämie durch gesteigerte Ventilation ohne Erholung des Sauerstoffanteils im Einatmungsgas (FI_{O_2}) korrigiert werden.

Die gewöhnlichste Ursache der Hypoxämie ist bei weitem das $\dot{V}/\dot{Q}$-Mißverhältnis *(s. Abb. 4.).* Der Verlust der Gewebselastizität, Bronchospasmus und zähe Sekretion verursachen bei Patienten mit COPD eine Verschlechterung des $\dot{V}/\dot{Q}$-Verhältnisses in den Lungen. Anteile der Lunge mit niedrigem $\dot{V}/\dot{Q}$-Verhältnis führen zur Hypoxämie, Anteile mit hohem Verhältnis zur **nutzlosen Totraumventilation,** die wiederum zur erhöhten Atemarbeit führt und zur Entstehung der Hyperkapnie beiträgt. Solange die Atemwege nicht vollkommen verschlossen sind, wird die Hypoxämie prompt durch geringe Zunahme des FI_{O_2} korrigiert, weil zu den Anteilen mit alveolärer Hypoxie ein starkes Diffusionsgefälle besteht. Bezeichnenderweise ist ein FI_{O_2} von 24–28% ausreichend, um eine Hypoxämie aufgrund des $\dot{V}/\dot{Q}$-Mißverhältnisses zu korrigieren.

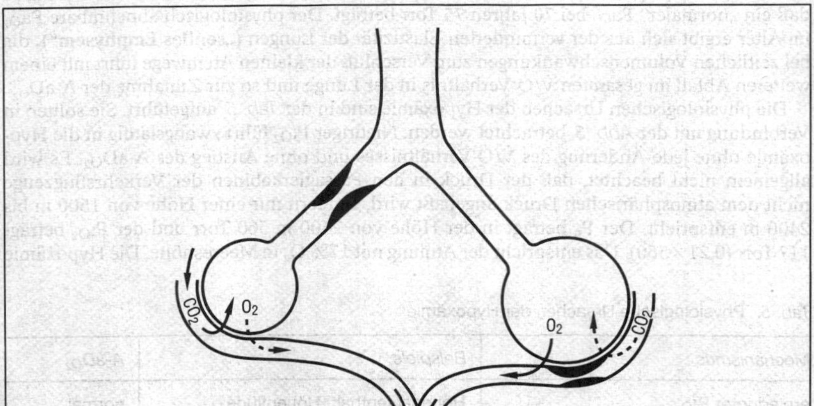

Abb. 4. **Störung des $\dot{V}/\dot{Q}$-Gleichgewichtes bei COPD.** Die Ventilation der linken Alveole ist kleiner (z.B. Sekretion, Bronchospasmus); die reflektorische Gefäßverengung verringert den Blutstrom zu den Anteilen mit geringer Ventilation. $\dot{Q}$ jedoch ist noch immer größer als $\dot{V}$, und die unzureichende Oxygenation des venösen Mischblutes führt zur arteriellen Hypoxämie. Eine *Steigerung des PA_{O_2} umd somit auch des Pa_{O_2} erfolgt nach* geringer Zunahme des PI_{O_2} mit schneller Diffusion in solche Anteile. Die rechte Alveole ist gut ventiliert, jedoch mangelhaft durchblutet; die reflektorische Gefäßverengung verringert die Ventilation in den Anteilen mit mangelhafter Durchblutung. Die $\dot{V}$ ist noch immer größer als $\dot{Q}$, was zur nutzlosen oder unzureichenden Ventilaton führt. Ventilierte Anteile der Lunge mit aufgehobener Durchblutung weisen auf einen Totraum hin.
Abkürzungen s. Tab. 2.

Die Belüftungsstörungen bestimmter Lungenanteile *(Abb. 5.)*, die aber noch durchblutet werden, führen zum Rechts-links-Shunt. Diese Kurzschlußdurchblutung ist die Ursache der Hypoxämie, die sich bei Behandlung mit O_2 refraktär verhält, weil der O_2 die diffundierende Oberfläche nicht erreichen kann. Solche Patienten müssen häufig mechanisch und mit positivem endexspiratorischem Druck (PEEP) beatmet werden, um eine Erhöhung der FRC und eine Öffnung der verschlossenen Atemwege zu erreichen *(s. Kap. LUN, 4.)*.

Als Ursache für eine Hypoxämie bei atmosphärischem Druck ist die gestörte Diffusion durch die alveolo-kapillare Membran von geringer Bedeutung.

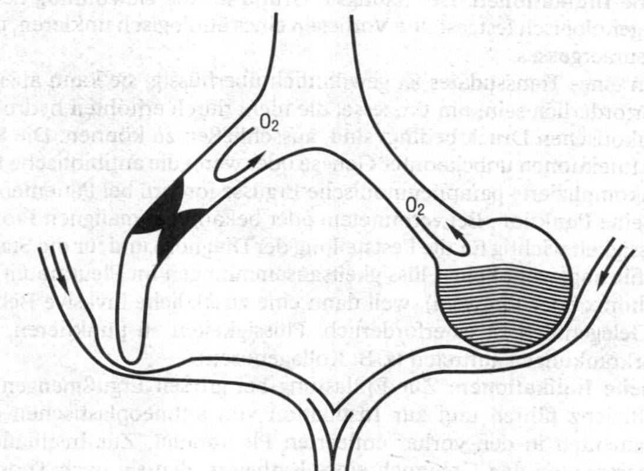

Abb. 5. **Pulmonaler Rechts-links-Shunt.**
Alveolen, die völlig kollabiert (links) oder mit Flüssigkeit gefüllt sind (rechts), können auch mit starker Steigerung des Partialdrucks des eingeatmeten O_2 an der Oxygenierung nicht teilnehmen. Obwohl die alveoläre Hypoxämie zur reflektorischen Gefäßverengung und zu einem gewissen Abfall der Perfusion führt, durchfließt noch immer eine kleine Blutmenge den Lungenanteil mit aufgehobener Ventilation, so daß eine arterielle Hypoxämie, die sich durch Sauerstoffverabreichung nicht beeinflussen läßt, entstehen kann.

3. SPEZIELLE UNTERSUCHUNGS-METHODEN

Darstellungstechniken des Thorax

Nach vollständiger Erhebung der Krankengeschichte und physikalischen sowie lungenfunktionstechnischen Untersuchungen wird die Diagnose der thorakalen Erkrankungen der Lunge, der Pleura, des Brustkorbs, der Zwerchfelle und des Mediastinums mit Hilfe zahlreicher bildgebender Darstellungstechniken gestellt, wie z. B. mit konventionellen Röntgenaufnahmen im posterioren, frontalen, lateralen und gelegentlich im schrägen oder liegenden seitlichen Strahlengang; mit konventioneller Tomographie; CT mit oder ohne Kontrastmittelinjektion oder mit hochauflösenden Verfahrenstechniken; mit Angiographie der Lungen-

oder Bronchialgefäße unter Anwendung von Kontrastmittel und/oder mit digitalen Subtraktionsmethoden; mit Ultrasonographie speziell des Pleuraraumes; mit Szintigraphie mit MRI (Kernspintomographie). Die Bronchographie ist obsolet und wird aufgrund der Anwendung anderer moderner bildgebender Verfahren nur selten durchgeführt.

Pleurapunktion

Diagnostische Indikationen: Der häufigste Grund für die Gewinnung der Pleuraflüssigkeit ist das röntgenologisch festgestellte Vorliegen eines ätiologisch unklaren, möglicherweise exsudativen Pleuraergusses.

Die Punktion eines Transsudates ist gewöhnlich überflüssig, sie kann aber bei suspekten Transsudaten erforderlich sein, um Prozesse, die nicht durch erhöhten hydrostatischen oder erniedrigten onkotischen Druck bedingt sind, ausschließen zu können. Die Pleurapunktion ist indiziert bei Infektionen unbekannter Genese oder wenn die antibiotische Behandlung erfolglos war. Unkomplizierte parapneumonische Ergüsse fordern bei Patienten, die sich erholen, nur selten eine Punktion. Bei vermutetem oder bekanntem malignen Prozeß ist die Entnahme der Flüssigkeit wichtig für die Feststellung der Diagnose und für die Stadieneinteilung. Dies gilt auch für ungewöhnliche Flüssigkeitsansammlungen im Pleuraraum (z.B. Hämatothorax, Chylothorax oder Empyem), weil dann eine zusätzliche invasive Behandlung erforderlich wird. Gelegentlich ist es erforderlich. Flüssigkeiten zu punktieren, die im Verlauf systemischer Erkrankungen auftreten (z.B. Kollagenosen).

Therapeutische Indikationen: Zur Entlastung bei großen Ergußmengen, die zu Atemnot oder Insuffizienz führen und zur Instillation von antineoplastischen oder sklerosierenden Medikamenten in den vorher entleerten Pleuraraum. Zur Instillation bevorzugen die meisten Therapeuten den Gebrauch eines Katheters, den sie nach Thorakostomie einführen.

Kontraindikationen schließen den nicht zur Mitarbeit bereiten und sich wehrenden Patienten ein, sowie nichtkompensierte Patienten mit ungenügender systemischer Oxygenierung bei respiratorischer Insuffizienz, schwerer Hypoxämie, instabiler kardialer Hämodynamik, Rhythmusstörungen oder Angina pectoris; Koagulopathien als Folge der Erkrankung oder der Behandlung beim beatmeten Patienten (relativ) oder bullöse Lungenerkrankungen.

Vorgehen: Zu Beginn muß der Pleuraerguß festgestellt, erkannt und lokalisiert werden. Gelegentlich erfolgt dies durch physikalische Untersuchung; es kann aber eine Röntgenaufnahme in seitlicher Lage erforderlich werden, um einen frei fließenden Erguß erkennen zu können (vor allem, wenn er subpulmonal lokalisiert ist) oder eine sonographische Untersuchung und/oder CT, wenn es sich um einen abgekapselten Erguß handelt. Obwohl die Pleurapunktion gefahrlos ohne Prämedikation durchgeführt werden kann, bevorzugen einige Ärzte die Gabe von Adrenalin, um die vasovagalen Reaktionen während der Entleerung der Flüssigkeit zu blockieren; Narkotika oder Sedativa sind unerwünscht. Die meisten bevorzugen zu Beginn die Gabe von Atropin 0,011 mg/kg i.v. am liegenden Patienten, damit die bekannten vagotonen Wirkungen kleinerer Mengen beim aufrechtstehenden Patienten vermieden werden.

Die Pleuraktion wird am besten am bequem sitzenden, leicht nach vorne geneigten Patienten durchgeführt, dessen Arme auf einer Stütze ruhen. Obwohl etwas schwieriger, ist die Punktion auch am liegenden Patienten möglich. Eine Assistenz ist sehr wünschenswert. Nur bei hohem Risiko und nichtkompensierten Patienten ist eine Überwachung während der Punktion erforderlich (z.B. EKG, Puls-Oxymeter). Der gewählte Interkostalraum muß oberhalb der größten Flüssigkeitsmasse liegen. Wenn die Lokalisation und die Tiefe des Flüssigkeitsmantels bestimmt wurden, liegt die Punktionsstelle bei freiem Erguß einen Interkostalraum tiefer als das Flüssigkeitsniveau zwischen der hinteren und mittleren Axillarlinie. Nach Reinigung und Abdeckung der Haut setzt der behandschuhte Arzt eine Hautquaddel mit 1%igem Lidocain als Lokalanästhetikum. Anschließend werden das subkutane Gewebe, das Periost am oberen Rand der unteren Rippe und die parietale Pleura infiltriert (durch Beachtung des Unterrandes der oberen Rippe wird die Verletzung der subkostal verlaufenden Nerven und Gefäße vermieden). Wenn die parietale Pleura erreicht ist und man mit der anästhesierenden Nadel Pleuraflüssigkeit aspiriert, markiert man den Abstand der Nadelspitze von der Hautoberfläche mit einer Klemme. Eine großkalibrige Punktionsnadel (18–16 gauge) wird mit einem Dreiwegehahn und einer 30–50 ml großen Spritze verbunden, um über einen Schlauch die Spritze in einen Behälter entleeren zu können. Um eine ausreichende Punktionstiefe zu erreichen, werden der Punktionsnadel 0,5 cm der markierten Anästhesienadellänge dazugegeben. So kann die großkalibrige Nadel ohne Verletzungsgefahr für die Lunge eingeführt werden. Die Punktionsnadel wird rechtwinklig auf die Brustwand angesetzt, durch die Haut, das subkutane Gewebe und entlang des oberen Rippenrandes der unteren Rippe in den Erguß eingeführt. Mehrere kleine Proben (15–30 ml) werden in Untersuchungsröhren mit 0,1 ml wäßriger Heparinlösung für die kulturellen Untersuchungen, Zellzählung und chemische Untersuchungen abgefüllt. Von der übrigen Flüssigkeit werden Proben für die Bestimmung des spezifischen Gewichtes und die zytologischen Untersuchungen entnommen. In einer Sitzung sollen bei Patienten mit großen Ergußmengen nicht mehr als 1500 ml entleert werden, um hämodynamische Störungen zu vermeiden. Während der Punktion muß auf die dichte Verbindung des Dreiwegehahns mit der Nadel und der Spitze geachtet werden, um das Eindringen von Luft in den Pleuraraum und den Pneumothorax als Folge zu vermeiden. Die Verletzung der Lunge mit der Nadelspitze muß ebenfalls vermieden werden. Der Erguß soll niemals forciert aspiriert werden.

Während der Ausdehnung der Lunge zur Thoraxwand können pleuritische Schmerzen auftreten. Bei schweren Schmerzen, Atembeschwerden, Bradykardie (bei Patienten, die kein Atropin erhalten haben), Ohnmachtsgefühl oder anderen deutlichen Symptomen soll der Eingriff beendet werden, auch wenn noch größere Ergußmengen im Pleuraraum verbleiben. Bei schwerkranken Patienten und bei jenen mit erhöhtem Pneumothoraxrisiko kann man einen Katheter in den Pleuraraum einlegen (die meisten Krankenhäuser verfügen über Pleurapunktionssets mit Nadeln, Dreiwegehahnspritzen und Katheter, die eine sichere, erfolgreiche Pleurapunktion gewährleisten. Die Ärzte sollten bei der Wahl solcher Sets mitentscheiden, weil die einen deutlich besser sind als die anderen). Zur Dokumentation der verbliebenen Flüssigkeit sollten nach beendeter Pleurapunktion Röntgenaufnahmen (frontal und seitlich) angefertigt werden. Sie ermöglichen auch die Begutachtung der vorher von der Flüssigkeit überschatteten Lunge und den Ausschluß möglicher Komplikationen des Eingriffs.

Komplikationen: Ihre wirkliche Zahl ist bei den Pleurapunktionen unbekannt, man hält sie aber für niedrig. Die Mortalität ist sehr selten. Die wesentliche Komplikation besteht in einer Blutung – intrapleural oder intramural als Folge einer Verletzung der subkostalen Gefäße durch die Punktionsnadel. Ein Pneumothorax kann infolge eines Lecks im Punktionssystem oder durch eine Verletzung der Lungenoberfläche auftreten (merke: nicht alle Pneumothoraces erfordern eine Drainage. Sie können durch eine einfache Absaugung mit einem Intracath behoben werden); als Folge von vagalen Reflexen kann es zur Synkope kommen. Eine Luftembolie durch Anpunktieren der Lunge ist selten, kann aber katastrophale Folgen haben. Eine Verletzung der Leber oder Milz durch die Punktionsnadel kann auftreten, wenn die Nadel durch das Zwerchfell oder unterhalb davon eingeführt wird, und es kann durch Einschleppung von pathogenen Keimen eine Infektion entstehen.

Perkutane Nadelbiopsie der Pleura

Es gelten dieselben **Indikationen** wie für die Pleurapunktion, wenn durch die Untersuchungen des Ergusses allein die Diagnose nicht geklärt werden konnte. Es spricht aber nichts dagegen, die Pleurabiopsie schon während der ersten Ergußpunktion durchzuführen. Neben dem diagnostischen Zeitgewinn ist bei der Wahl einer entsprechenden Biopsienadel (z.B. nach Abrams) die Gefahr einer Verletzung der Lunge praktisch ausgeschlossen. Die meisten Biopsien werden bei Patienten mit einem zellreichen, exsudativen Erguß, bei vermuteten malignen Prozessen, Tuberkulose oder anderen granulomatösen Infektionen durchgeführt. In etwa 50% der Fälle kann die endgültige Diagnose gestellt werden. Die Tuberkulose als Ursache der Erkrankung wird in 80% mit der Biopsie und weiteren 10% mit der zweiten Biopsie nachgewiesen. Bei Patienten mit malignen pleuralen Prozessen kann die Diagnose in 90% der Fälle mit einer Kombination von zytologischen Untersuchungen des Ergusses und der Nadelbiopsie der Pleura festgestellt werden. Die Kontraindikationen sind dieselben wie bei der Pleurapunktion (s. oben).

Vorgehen: Die Prämedikation, die Vorbereitung und die Techniken der Nadelbiopsie der Pleura sind einschließlich der Anästhesie der parietalen Pleura mit jenen bei der Pleurapunktion identisch (s. oben). Durch eine kleine Inzision der Haut wird die mit einer Spritze verbundene Nadel nach Abrams über den Oberrand der unteren Rippe in den Erguß eingeführt. Die schneidende Hülse der Nadel wird geöffnet und mit der zur Seite oder nach unten gedrückten Nadel die parietale Pleura mit der Kerbe der Schneidekammer eingehackt. Mit dem Schließen der Schneidekammer gelangt das abgescherte Biopsat aus der Pleura parietalis in die Hülse der Nadel, aus der es in die Spritze aspiriert wird. Man kann auch die Nadel herausziehen und die Gewebsprobe aus der Hülse entnehmen. Mindestens 3 Proben, die man von einer Einstichstelle ausgehend, hintereinander um 3, 6 und 9 Uhr (nicht aber 12 Uhr) entnimmt, sind für die histologischen und kulturellen Untersuchungen erforderlich. Um eine Läsion der interkostalen Gefäße und Nerven zu vermeiden, darf der Operateur die Biopsien nie mit der nach oben offenen Schneidekammer durchführen. Wie bei der Pleurapunktion sind Röntgenkontrollen obligatorisch. Komplikationen sind ähnlich jenen bei der Pleurapunktion, wobei die Wahrscheinlichkeit, daß ein Pneumothorax oder Blutungen auftreten, etwas höher ist.

Thorakoskopie

Untersuchung der Pleura in Lokalanästhesie mittels eines Thorakoskopes.

Indikationen: Wenn bei Patienten mit festgestellter Pleuraerkrankung die Punktion und die Biopsie der Pleura zu keinem Untersuchungsergebnis führten, kann eine unter Sicht durchgeführte Biopsie schon vor einer offenen, chirurgischen Biopsie erfolgreich sein. Die Methode kann auch zur Instillation von sklerosierenden oder chemotherapeutischen Mitteln angewendet werden. Fast bei der Hälfte der Patienten, die zytologisch oder bioptisch nicht abgeklärt werden können, wird die Diagnose thorakoskopisch geklärt. Die **Kontraindikationen** sind im allgemeinen dieselben wie bei der Pleurabiopsie und Pleurapunktion (s. oben); der Eingriff kann auch nicht durchgeführt werden, wenn ein eventuell während der Untersuchung auftretender einseitiger Kollaps der Lunge dem Patienten nicht zugemutet werden kann. Ausgedehnte pleurale Verwachsungen erhöhen außerordentlich das Komplikationsrisiko.

Vorgehen: In Lokalanästhesie wird nach Inzision der Haut ein starres Thorakoskop (bevorzugt) oder ein flexibles Fiberskop durch die Brustwand eingeführt, nachdem man vorher einen Pneumothorax angelegt hat (entfällt bei Vorliegen eines Ergusses oder bereits bestehendem Pneumothorax). Dies ermöglicht auch den lagerungsbedingten Überblick der gesamten Pleurahöhle einschließlich der intralobulären Fissuren, der apikalen und hilären Region, des Zwerchfells und des Perikards. Gewebsproben können gezielt entnommen werden. Abschließend wird für 1–2 Tage eine Saugdrainage angelegt.

Die **Komplikationen** sind ähnlich jenen bei der Pleurapunktion und Pleurabiopsie. Pleurale Läsionen mit Blutung und/oder länger bestehende Lecks in der Lunge können als Folge der Gewebsprobeentnahme auftreten.

Thoraxdrainage

Einführen eines Schlauches in den Pleuraraum mittels einer kleinen Hautinzision.

Indikationen: Die Thoraxdrainage wird im allgemeinen bei zahlreichen Ereignissen durchgeführt: beim Kollaps oder zur Expansion der Lunge als Folge eines spontanen oder traumatischen Pneumothorax in mehr als 25% der Fälle und vor allem dann, wenn dabei eine Atemnot oder schwere Unregelmäßigkeiten des Gasaustausches vorliegen; bei massiven oder rezidivierenden benignen Pleuraergüssen, die mit Pleurapunktion nicht beseitigt werden können; bei malignen Ergüssen, bevor intrapleural chemotherapeutische oder sklerosierende Mittel instilliert werden und zur kurzdauernden Drainage bei rezidivierendem Erguß nach Instillation solcher Mittel; beim Empyem und Hämatothorax. **Kontraindikationen:** Unter Beachtung der Koagulopathien wird bei den oben angeführten Indikationen gelegentlich eine Thorakotomie erforderlich.

Vorgehen: Bei Patienten mit Pneumothorax wird der Drain medioklavikulär im 2. oder 3. Interkostalraum mit der zur Thoraxkuppe gerichteten Spitze eingeführt. Bei Ergüssen und anderen Flüssigkeitsansammlungen im Thorax wird ein Drain mit der nach hinten gerichteten Spitze in der mittleren Axillarlinie im 5. oder 6. Interkostalraum eingeführt. Bei abgekapselten Ergüssen oder beim Empyem wird die Drainage den Gegebenheiten entsprechend angelegt. Wie bei der Pleurapunktion wird eine Lokalanästhesie der Haut des Subkutangewebes, des Periostes und der parietalen Pleura mit Lidocain durchgeführt (s.o.). Um die Hautinzision wird eine Tabakbeutelnaht gelegt. Danach wird der vorgesehene Schlauchkanal bis zur parietalen Pleura mit einer Klemme erweitert, um den durch eine Klemme fixierten Drain einführen zu können. Am einfachsten führt man aber den Drainageschlauch mit Hilfe der Hülse eines Trokars ein, mit dessen Dorn vorher die Brustwand durchstoßen wurde. Abschließend erfolgt die Fixierung des Schlauches mit der vorher gelegten Hautnaht.

Der Schlauch wird an eine einfache Unterwasserdrainage (bei Erguß, Empyem) oder eine Saugpumpe angeschlossen. Für die Überprüfung der Lage und der Funktion des Schlauches ist eine Röntgenaufnahme erforderlich. Nach erfolgreicher Drainage wird der Schlauch entfernt. Bei Pneumothorax wird vor der Entfernung der Schlauch für 2–4 h abgeklemmt und eine Röntgenaufnahme angefertigt, um sicherzugehen, daß das Leck in der Lunge behoben und eine totale Ausdehnung erreicht wurde. Bei mit Überdruck beatmeten Patienten wird der Schlauch oft bis zur völligen Entwöhnung im Intrapleuralraum belassen. Gelegentlich sind mehrere Schläuche erforderlich, besonders bei Patienten mit bullösen Lungenerkrankungen oder iatrogenen Pneumothoraces bei beatmeten Patienten.

Komplikationen: Bei Adhäsionen oder sehr dicken Pleura parietalis können bei der Schlauchanlage Schwierigkeiten auftreten. Eine insuffiziente Drainage des Pleuraraumes wird zum Problem bei gerinnendem oder gelatinösem, entzündlichen Inhalt oder bei Verstopfung oder Abknickung des Schlauches. Schwierigkeiten entstehen auch durch Blutungen bei Verletzung der Interkostalgefäße, beim subkutanen Emphysem, falscher Lage des Schlauches (z. B. in der großen Fissur), lokalen Infektionen und Schmerzen. Blutkapilläre Schäden können zum Entfaltungsödem der wiederausgedehnten Lunge führen, besonders nach länger bestehendem Kollaps der Lunge.

Bronchoskopie

(Flexible fiberoptische Bronchoskopie)

Untersuchung unter direkter Sicht des Larynx und des Bronchialbaumes; Probeentnahmen der Sekrete und der Zellen des Respirationstraktes; das Bronchoskop ermöglicht Gewebsentnahmen aus der Bronchialschleimhaut, aus der Lunge und von mediastinalen Strukturen. Starre Bronchoskope sind Rohre mit distaler Beleuchtung, über die der Zugang zu Larynx, Trachea, Hauptkarina, Hauptbronchien und den Segmentbronchien ermöglicht wird. Außer bei schweren Blutungen, ungewöhnlich großen, aspirierten Fremdkörpern und gewissen Lasertechniken (z. B. CO_2-Laser) werden die starren Bronchoskope in den meisten Fällen durch flexible Fiberbronchoskope ersetzt. Fiberbronchoskope mit einem Durchmesser von 2,5–6,0 mm belasten den Patienten weniger, und ihre Handhabung ist aufgrund der geringeren Prämedikation und Anästhesie für die Ärzte einfacher und sicherer. Sie erweitern den Sichtbereich bis zu den Subsegmentbronchien und sogar hinter die Verzweigungen 6. oder 7. Ordnung genauso wie über die Nase bis zum Nasopharynx und Pharynx. Die Entwicklung von zusätzlichen Aspirations- und Arbeitskanälen im Fiberskop ermöglicht die Einführung zahlreicher neuer Techniken von großem diagnostischen und therapeutischen Wert. In diesem Kapitel werden fiberskopische und ähnliche Untersuchungsmethoden erörtert.

Therapeutische Indikationen: Die Anwendung des Fiberskopes ermöglicht die Entfernung der übermäßigen Sekretansammlungen, des Eiters, des Blutes und der Fremkörper aus dem Bronchialbaum durch Absaugen, Lavage und zusätzliche Techniken; die Behandlung von Mikroatelektasen, die durch physikalische und beatmungstechnische Maßnahmen nicht beseitigt werden konnten; die gezielte Instillation von Medikamenten in betroffene Lungenabschnitte; die naso- oder orotracheale Intubation als Führungshilfe.

Diagnostische Indikationen sind zahlreich: zur Bestimmung der Diagnose und zur Stadieneinteilung bei der durch Untersuchungen begründeten Annahme, daß ein primärer oder metastatischer, maligner Lungenprozeß vorliegt; zur Feststellung der Ursachen bei chronischem Husten; zur Lokalisation und Klärung der Ursachen bei Hämoptysen unbekannten Ursprungs; zur Bestimmung der die Infektionen verursachenden Keime bei Atemwegserkrankungen; zur ätiologischen Abklärung der Lungeninfiltrate, des Fiebers oder der Verschlechterung des Gasaustausches beim abwehrgeschwächten Patienten, besonders mit AIDS; zur transbronchialen Gewinnung von Lungenbiopsaten und Proben nach Bronchiallavage für die Diagnostik interstitieller Lungenerkrankungen; zur Kontrolle der Behandlung und des Therapieerfolges; zur Gewinnung von perbronchialem und mediastinalem Lymphknotengewebe für die Differentialdiagnostik bei einer großen Anzahl von Lungenerkrankungen und zur Beurteilung der Schäden, die nach Rauchinhalation und Verbrennungen auftreten.

Kontraindikationen: Die fiberskopischen Untersuchungsmethoden können bei nichtkooperativen oder sich wehrenden Patienten nicht angewendet werden. Dasselbe gilt für Patienten mit nichtkompensiertem kardiovaskulären Status als Folge von Hypotonus, niedrigem Herzschlagvolumen, Arrhythmien oder nichtkompensierten, ischämischen Erkrankungen des Herzens. Nach akutem Herzinfarkt sollte eine Bronchoskopie um 3–6 Wochen verschoben werden.

Genauso gefährlich ist die Bronchoskopie bei Patienten mit nichtkompensiertem Gasaustausch, ungenügender systemischer O_2-Sättigung oder bestehendem Bronchospasmus. Wenn unter solchen Bedingungen eine Bronchoskopie unbedingt durchgeführt werden muß, kann der Patient intubiert und gleichzeitig beatmet werden, um sie gefahrlos zu Ende zu führen. Zurückhaltung ist geboten bei hämorrhagischer Diathese, außer wenn sie mit frischem Gefrierplasma, Vollblut oder Thrombozytenkonzentrat beherrscht werden kann (die urämische Thrombasthenie ist besonders unangenehm); bei schwerer Anämie bis zur Korrektur des Hämatokritwertes auf mehr als 30–35% und bei Überempfindlichkeit gegen Lidocain (äußerst selten).

Vorgehen: Vor der Fiberskopie soll der Patient mindestens 4 h nüchtern bleiben. Die Untersuchung wird am liegenden Patienten mit angelegtem i.v. Zugang und idealerweise mit röntgenologischer Durchleuchtung oder Aufnahmemöglichkeit im Bronchoskopieraum durchgeführt. In vielen Bronchoskopieräumen stehen Video-Farbkameras zur Verfügung, die an das Fiberskop angeschlossen werden können, um die Befunde dokumentieren zu können. Die Untersuchung kann bei ambulanten oder stationären Patienten erfolgen, auch am Bett oder bei beatmeten Patienten auf der Intensivstation.

Als Prämedikation wird Atropin 0,011 mg/kg i.v. gegeben sowie Codein 60 mg i.m. zur Unterdrückung des Hustens. Andere Sedativa oder Narkotika sind nicht erforderlich, sie erhöhen nur die Morbidität. Alle Patienten erhalten zusätzlich O_2 in ausreichenden Mengen, um eine 90%ige Hb-Sättigung aufrechtzuerhalten; die modifizierte Nasensonde, mit der gewöhnlich O_2 zugeführt wird, ist bei der Bronchoskopie nicht zu gebrauchen.

Während und bis zu 8 h nach der Untersuchung kann der Pa_{O_2} auf 20–25 mmHg fallen. Deshalb sollten vulnerierte Patienten bis zu 8 h nach der Untersuchung O_2 erhalten. Während des Eingriffs wird der Patient kontinuierlich oxymetrisch und durch EKG-Schreibung überwacht. Das Fiberskop wird gewöhnlich über die Nase eingeführt, nachdem die oberen Luftwege mit 2% Lidocain-Gel und Pharynx sowie Stimmbänder mit Lidocain-Spray anästhesiert worden sind. Nach der Inspektion des nasopharyngealen und laryngealen Raumes wird während der Inspiration die Stimmritze passiert. Während des weiteren Vordringens wird nach Bedarf durch den Arbeitskanal des Fiberskops zusätzlich bis zu einer Gesamtmenge von 300 mg Lidocain instilliert; diese Menge sollte nicht überschritten werden.

Die Trachea, die Hauptcarina und alle Segmentverzweigungen werden systematisch aufgesucht und begutachtet. Pathologische Abweichungen vom Normalbild werden vermarktet und ergänzende Untersuchungen, wenn erforderlich, mit oder ohne Röntgenkontrolle durchgeführt. Davon ist die bis zu 24stündige Überwachungsdauer abhängig. Nach transbronchialer Lungenbiopsie wird der Patient noch vor dem Verlassen des Bronchoskopiesaales röntgenologisch untersucht, um einen Pneumothorax auszuschließen; unabhängig davon sollten bei jedem Patienten innerhalb der ersten 2–4 h nach der Bronchoskopie Röntgenaufnahmen im p-a und seitlichen Strahlengang angefertigt werden, um Komplikationen rechtzeitig zu erkennen. Die Nahrungsaufnahme soll bis 4 h nach der Untersuchung oder bis zum Abklingen der Anästhesie im Bereich des Nasopharynx vermieden werden.

Komplikationen: Bei der Fiberskopie beträgt die Mortalität 1–4 auf 10000 Patienten und tritt meist bei schwerer chronisch obstruktiver Atemwegserkrankung, Erkrankung der Koronararterien, Pneumonie oder fortgeschrittenen malignen Prozessen auf. Die Ursachen der Morbidität, die bei 8–15 Patienten auf 10000 auftritt, sind der seltene Pneumothorax, vorwiegend als Folge der transbronchialen Lungenbiopsie; gelegentliche Blutung nach Biopsien, kardiale Arrhythmie; Fieber nach der Bronchoskopie in 16% der Fälle, selten eine Pneumonie und nie eine Bakteriämie; Bronchospasmus ist ungewöhnlich, es sei denn, ein Asthma bronchiale wird unzureichend behandelt; und letzlich der selten vorkommende Laryngospasmus.

Ergänzende Untersuchungsmethoden sind zahlreich. Die **Spülungen mit Salzlösung** und die Aspiration des Sekretes können für zytologische Untersuchungen ohne zusätzliches Risiko durchgeführt werden. Die **Bürstenbiopsie und die Curettage der Schleimhautveränderungen** erhöhen bei geringem Risiko (ausgenommen bei urämischen Patienten) das zytologische Untersuchungsergebnis. Steril in einem Katheter versiegelte Bürsten werden durch den Arbeitskanal des Fiberskopes eingeführt, um nichtkontaminiertes Material, z.B. aus dem Lungenparenchym, für die kulturellen Untersuchungen zu gewinnen. Dabei entsteht kein zusätzliches Untersuchungsrisiko. Nur in der Kombination mit quantitativen Untersuchungen wird eine gute Sensibilität und Spezifität der Ergebnisse erreicht. Für die Probeentnahmen aus den endobronchialen Wucherungen gilt die Zangenbiopsie als Methode der Wahl. Das zusätzliche, geringe Risiko ist bei Patienten mit Koagulopathien erhöht.

Die **bronchoalveoläre Lavage (BAL)** erfüllt den Zweck einer „flüssigen Biopsie" aus den distalen Atemwegen und Alveolen. Sie wird endoskopisch unter Obturation der lobären oder segmentären Bronchusverzweigungen mit einem Katheter oder Fiberskop durchgeführt. Durch die BAL gewonnene oberflächlich liegende Flüssigkeiten und Zellverbände tragen zur Diagnose der malignen Erkrankungen, der Infektionen (besonders beim abwehrgeschwächten Patienten) und der interstitiellen Lungnerkrankungen bei. Die Untersuchungsergebnisse sind von sehr hoher Genauigkeit, die Risiken minimal. (Merke: es handelt sich nicht um eine Lungenwaschung wie bei alveolärer Proteinose.)

Die **transbronchiale Lungenbiopsie** mit der Alligatorzange, die durch das Fiberskop eingeführt wird, erlaubt die Entnahme von 2–3 Proben aus dem alveolären oder anderen Gewebe außerhalb des Verzweigungssystems. Das Pneumothoraxrisiko liegt bei erfahrenen Untersuchern auch ohne röntgenologisch überwachte Zangenführung zwischen 3 und 12%. Obwohl die Mortalität bei der transbronchialen Lungenbiopsie auf 12 von 10000 Patienten und die Morbidität auf 27 von 10000 Patienten ansteigt, handelt es sich um ein Verfahren mit sehr hohen Erfolgsergebnissen, so daß sich die Notwendigkeit einer offenen Lungenbiopsie oft erübrigt, besonders wenn sie mit BAL kombiniert wird. Die Methode wird hauptsächlich bei Patienten mit Lungeninfektionen, diffusen interstitiellen Lungenerkrankungen und mit Lymphangiosis carcinomatosa angewendet: bei Patienten mit Immunsuppression und Lungeninfiltraten, mit Fieber und Störungen des Gasaustausches sowie bei Patienten mit nicht abgeklärten peripheren Lungenherden, die größer sind als 2 cm im Durchmesser.

Die **transbronchiale Nadelbiopsie** wird unter starkem Sog beim Durchstoßen der Bronchialwand durchgeführt. Sie ermöglicht die Diagnosefindung bei endobronchialen Neoplasmen, die Zytologie extrabronchialer Herde und die Entnahme von Gewebsproben aus den unter den Karinen, paratracheal oder mediastinal liegenden Knoten, die zytologisch, histologisch und kulturell untersucht werden können. Sie ist hilfreich bei der Stadieneinteilung der malignen Prozesse. Im Vergleich mit der einfachen Bronchoskopie konnte kein zusätzliches erhöhtes Risiko festgestellt werden.

Perkutane transthorakale Feinnadelaspiration

Indikationen: Wenn für die zytologischen Untersuchungen eine Probeentnahme aus der Lunge oder dem Mediastinum erforderlich ist, besonders bei peripheren Rundherden; wenn man aus den infizierten Lungenanteilen Material für direkte Abstriche und für kulturelle Untersuchungen zur Bestimmung der spezifischen Krankheitserreger benötigt. Die Ergebnisse der diagnostischen Untersuchungen sind bei ausgewählten Patienten recht gut (gewöhnlich mehr als 90% bei Patienten mit malignen und mehr als 85% mit gutartigen Erkrankungen). **Kontraindikationen:** nicht kooperative oder unruhige Patienten; kardiovaskuläre Dekompensation; bullöse Lungenerkrankungen; beatmete Patienten; kontralaterale Pneumonektomie; vermutete Gefäßerkrankungen oder Echinokokkenzysten; pulmonaler arterieller oder venöser Hochdruck; unbeherrschbarer Husten oder Störungen der Blutgerinnung.

Vorgehen: nach Reinigung der Haut Anästhesie der Haut, des subkutanen Gewebes und der parietalen Pleura mit Lidocain. Die zu biopsierende Läsion wird mit der Durchleuchtung in 2 Ebenen, dem Ultraschall oder CT lokalisiert (die Methode spielt hierbei keine Rolle). Eine lange Nadel, verbunden mit einer Spritze, die Kochsalzlösung enthält, wird unter Durchleuchtungskontrolle zur Läsion geführt, während der Patient den Atem anhält. Dann wird das erkrankte Gewebe mit oder ohne Injektion von 1 ml der Kochsalzlösung aspiriert; für die zytologischen und bakteriologischen Untersuchungen werden 2 oder 3 Proben entnommen. Nach der Untersuchung wird zum Ausschluß eines Pneumothorax oder einer Blutung durchleuchtet, und Thoraxaufnahmen werden angefertigt.

Komplikationen: Die transthorakale Nadelbiopsie hat eine niedrige Mortalität von weniger als 1 auf 100 Patienten; die Morbidität dagegen ist deutlich höher: 10–25% haben Hämoptysen (gewöhnlich weniger als 50 ml, 20–30% haben einen Pneumothorax, und gelegentlich kommt es zur Lungenembolie).

Die **perkutanen Lungenbiopsien mit der großkalibrigen Schneidenadel** ermöglichen die Gewinnung von Gewebszylindern aus peripheren Lungenläsionen, wenn der Pleuraraum obliteriert ist. Unter diesen Bedingungen ist der Eingriff ungefährlich und von sehr hohem diagnostischem Wert. Seitdem mehrere erfolgreichere Methoden zur Verfügung stehen, wird die Lungenbiopsie mit der Drillnadel selten durchgeführt.

Mediastinoskopie und anteriore Mediastinotomie

Untersuchung des Mediastinums mit einem Endoskop in Allgemeinnarkose.

Indikationen: Fast alle invasiven Untersuchungen des Mediastinums werden bei Patienten mit Lungenkarzinom und röntgenologisch oder durch CT nachgewiesenen, vergrößerten Lymphknoten durchgeführt. Einige Ärzte vertreten die Ansicht, daß eine invasive Untersuchung zur Stadieneinteilung bei allen Patienten mit Lungenkarzinomen erfolgen sollte; andere beschränken diese Untersuchungen auf Patienten mit röntgenologisch nachgewiesenen, abnormalen Lymphknoten. Einige invasive Mediastinaluntersuchungen werden zur Diagnostizierung von unklaren Mediastinalmassen durchgeführt oder zur Entnahme von Lymphknoten bei Patienten mit Lymphomen oder granulomatösen Erkrankungen. **Kontraindikationen:** Unzumutbare Allgemeinnarkose, Syndrom der V. cava superior, vorangegangene Bestrahlung des Mediastinums, mediane Sternotomie oder Tracheostomie, Aneurysma des Aortenbogens.

Vorgehen: Jede Untersuchung wird im Operationssaal in Intubationsnarkose durchgeführt. Nach einem queren Hautschnitt oberhalb des Jugulums wird die Fascia praetrachealis stumpf mit dem Finger gespalten und das vordere Mediastinum bis zur Bifurkation der Trachea ausgetastet. Das Einführen des Mediastinoskopes erlaubt den Zugang zu den paratracheal, tracheobronchial und den im oberen Mediastinum sowie in der Bifurkationsgegend liegenden Lymphknoten. Anteriore Mediastinostomie wird gewöhnlich im 2. linken Interkostalraum parasternal durchgeführt, wobei bei der Präparation des Mediastinums die A. mamaria beachtet werden muß. Der Eingriff ermöglicht den Zugang zu den im aortopulmonalen Fenster liegenden Lymphknoten, die gewöhnlich bei Karzinomen im linken Lungenoberlappen metatastisch befallen sind.

Komplikationen treten bei weniger als 1% der Patienten auf: Blutung, Stimmbandlähmung als Folge der Rekurrensverletzung und Chylothorax durch Verletzung des Ductus thoracicus.

Kleine Thorakotomie

(Offene Lungenbiopsie)

Während jede der oben beschriebenen Untersuchungsmethoden – einzeln oder kombiniert angewendet – erfolgreich eingesetzt werden kann, ist die Thorakotomie zur Lungenbiopsie eine Methode von so hohem diagnostischen Wert, daß an ihr alle anderen Untersuchungsmethoden gemessen werden müssen. Es hat sich aber gezeigt, daß durch indizierte Anwendung der oben erwähnten Untersuchungsmethoden die Zahl der kleinen Thorakotomien zur diagnostischen Abklärung der Lungenkrankheiten und der Karzinome vermindert werden kann. Beachtlich war der Rückgang der „Auf-und-zu-Chirurgie" bei Patienten mit inoperablem Bronchuskarzinom.

Indikationen: Eine offene Lungenbiopsie ist vor allem dann indiziert, wenn es sich um einen unklaren herdförmigen oder diffusen Lungenprozeß handelt, bei dem sie mit einer endgültigen Diagnose voraussichtlich zur Optimierung des Behandlungsplanes beiträgt. Sie wird bei Patienten mit ätiologisch unklaren Lungenerkrankungen angewendet, nachdem weniger invasive Untersuchungsmethoden zu keinem Ergebnis führten oder wenn sie diagnostisch ungeeignet oder zu gefährlich waren (z. B. keine Diagnose trotz transbronchialer Lungenbiopsie, BAL mit Fiberskopie bei Patienten mit diffusen Lungenerkrankungen, Lungeninfektionen oder immunsuppressiven Patienten mit Fieber und Lungeninfiltrationen). **Kontraindikationen** schließen nichtkompensierte Patienten ein, deren Allgemeinzustand (z. B. kardiopulmonaler, Ernährungs-, metabolischer und renaler Status) die großchirurgische Traumatisierung nicht erlaubt.

Vorgehen: Für die diagnostische Thorakotomie kommen grundsätzlich drei Zugänge in Frage. Bei allen ist eine Intubationsnarkose erforderlich. Die kleine anteriore oder laterale Thorakotomie erfolgt nach einem 6 bis 8 cm langen Interkostalschnitt. Nach Spreizung der Rippen wird der geblähte Lungenanteil hervorgezogen und die Biopsie durchgeführt. Bei der Abklärung von diffusen, interstitiellen und lokalisierten, peripheren Lungenerkrankungen sowie bei immunsuppressiven Patienten mit Infektionskrankheiten ist die Morbidität und Mortalität nach solchen Biopsien sehr niedrig. Nach dem Eingriff ist die Intubierung noch über 24 bis 48 h erforderlich. Die Patienten können häufig schon nach 3–4 Tagen das Krankenhaus verlassen.

Endgültige diagnostische Untersuchungsergebnisse werden bei mehr als 90% der Patienten erwartet, einschließlich einiger falsch-negativer Diagnosen durch andere Untersuchungsmethoden. Nach offener Lungenbiopsie sind die sehr genauen Untersuchungsergebnisse deshalb möglich, weil die Gewebsproben unter Sicht und mit Hilfe des Tastgefühls entnommen werden und weil bei gewissen spezifischen Erkrankungen (z. B. Lungenvaskulitiden) die Entnahme von mehreren, ausreichend großen Gewebsproben erfolgen kann.

Die große Thorakostomie ermöglicht den Zugang zu Pleura, Hilus, Mediastinum und der gesamten Lunge. Sie ist bei Verdacht auf Neoplasien indiziert oder wenn Biopsien aus zahlreichen Lungenarealen erforderlich sind.

Mediane Sternotomie wird immer häufiger angewendet, vor allem, wenn Läsionen in beiden Lungen eine Biopsie erfordern.

Komplikationen: Die Risiken der Intubationsnarkose, große chirurgische Traumatisierung und längerer Krankenhausaufenthalt mit größeren postoperativen Beschwerden führen nach einer Thorakotomie zu höherer Morbidität als nach manchen anderen bioptischen Verfahren. Die größten Risiken sind Blutung, Infektion, Pneumothorax, bronchopleurale Fistel und die Auswirkungen der Narkosemittel.

Tracheale Aspiration

Das Absaugen von Sekret und Zellen aus der Trachea und den Bronchien. Abhängig von der klinischen Situation stehen mehrere Methoden zur Wahl.

Indikationen: Das tracheale Absaugen erfolgt bei Patienten, die übermäßige Sekretansammlungen nicht abhusten können. Das Sekret beeinträchtigt die Verteilung und das Aufnahmevolumen der Umgebungsluft an den Orten des Gasaustausches in der Lunge und erschwert die Atemarbeit. In einigen Fällen entstehen diese Schwierigkeiten wegen der großen Menge und der Zähigkeit der Sekrete. Bei den meisten Patienten wird aber das Abhusten in folgenden Situationen zum Problem: bei der Änderung des Bewußtseins während der Anästhesie, bei Überdosierung der Medikamente, im Koma oder bei schwerer Betäubung, bei neuromuskulären „Problemen“ oder Erkrankungen (z. B. Myasthenia gravis, amyothrophe Lateralsklerose, Guillain-Barré-Syndrom, Rückenmarksverletzung im Halsbereich, Muskeldystrophie oder Zwerchfellähmung); durch Schwäche bei Unterernährung und Kachexie infolge der fortgeschrittenen Erkrankung; Schmerzen nach chirurgischen Eingriffen oder anderen Verletzungen des Brustkorbes oder des oberen Abdomens und durch akute oder chronisch-obstruktive Erkrankung der Atemwege mit Einschränkung des forcierten exspiratorischen Volumens.

Sputumprovokation: Bei Patienten, die trotz ausreichender Atemmechanik keinen Auswurf produzieren können, ist bei Verdacht auf Infektion oder malignen Prozeß eine Untersuchung des Auswurfs (abgehustetes tracheobronchiales Sekret und Zellen) erforderlich. Um Auswurf produzieren zu können, ist bei solchen Patienten eine optimale Hydratation notwendig. Dies wird durch Inhalation einer erhitzten, hypertonen Kochsalzlösung oder mit Glycerol erreicht. Dadurch erübrigt sich gewöhnlich eine tracheobronchiale Absaugung.

Kontraindikationen sind abhängig von der angewandten Methode, aber alle Untersuchungsarten erfordern die Erfahrung und die Kunstfertigkeit der speziellen, auch aseptischen Untersuchungstechniken. Bei Larynxödem ist der translaryngeale Zugang kontraindiziert, bei Blutungsneigung ist die transtracheale Aspiration nicht angezeigt. Jede dieser Untersuchungsmethoden gefährdet Patienten, bei denen während der Absaugung Arrhythmien, Bronchospasmen, Hypoxämie und Hyperkapnie auftreten.

Vorgehen: Man saugt bei einem negativen H_2O-Druck von 20–30 cm mit einem Schlauch, der an einen weichen, sterilen Einmalkatheter angeschlossen wird. Zur Aktivierung des Saugvorganges sollte der Katheter am proximalen Ende eine seitliche Öffnung aufweisen und am distalen Ende mehrere seitliche Fenster zusätzlich zum offenen Ende haben. Der Katheter kann mit einer Vorrichtung zum Auffangen des Sekretes verbunden werden, wenn Proben für die bakteriologischen und zytologischen Untersuchungen benötigt werden. Der Operateur sollte Handschuhe tragen und ein kleines Gefäß mit steriler Kochsalzlösung oder Wasser zur Durchspülung des Katheters bei zähem Sekret bereithalten. Bei unterstützter Atmung verdoppelt man gewöhnlich die zugeführte O_2-Menge; die Patienten am Beatmungsgerät werden vor dem Absaugen mit Atembeutel und 100% O_2 beatmet.

Beim **transnasalen Zugang** soll der Patient mit überstrecktem Nacken nach vorne geneigt aufrecht sitzen. Die freie Hand des Untersuchers ergreift mit Gaze die Zunge und zieht sie nach vorne; mit der anderen Hand führt er den Katheter durch das Nasenloch während der

Inspiration langsam in die Trachea. Mit kurzen Unterbrechungen wird 2–5 sec lang abgesaugt. Der transorale Zugang ist schwieriger und erfordert die Anwendung eines Bißkeils sowie eines Güdeltubus. Dabei ist der Hals des Patienten bei leicht gebeugtem Nacken vollkommen ausgestreckt. Bei nasotrachealem Zugang kann der Hauptbronchus, aus dem abgesaugt werden sollte, durch Drehen und Neigen des Kopfes auf die Gegenseite und durch Vorschieben des Katheters entlang der Trachea erreicht werden.

Die **naso- und orotracheale Aspiration** oder Aspiration durch Tracheostomie erfordert eine sorgfältige Beachtung der Sterilität. Während der Beatmung mit 100% O_2 werden unmittelbar vor dem Absaugen einige ml steriler Kochsalzlösung öfters in den Schlauch instilliert. Der Katheter wird in seiner vollen Länge eingeführt; während des langsamen Herausziehens wird intermittierend gesaugt. Der Reihe nach werden die Trachea und der rechte wie der linke Hauptbronchus abgesaugt; bei länger andauernder Aspiration muß zwischendurch beatmet werden.

Komplikationen: Laryngospasmus, Bronchospasmus und Atemstillstand; Arrhythmien oder Herzstillstand, Verletzung des respiratorischen Epithels mit Blutung sowie Einschleppung von Infektion.

Perkutane transtracheale Aspiration

Die perkutane transtracheale Aspiration dient zur Gewinnung zuverlässiger Untersuchungsproben aus der Trachea. Sie wird gewöhnlich therapeutisch nicht angewendet. Das Verfahren ist zur Identifizierung pathologischer Keime im Respirationstrakt bei lebensbedrohlichen Infektionen indiziert. Um eine zuverlässige Sensibilität und Spezifität zu sichern, ist eine zusätzliche kulturelle Untersuchung erforderlich. (Für die gezielte Aspiration aus Lungenlappen oder Segmenten für die mikroskopische, kulturelle und zytologische Untersuchung eignen sich am besten das Fibroskop und die oben beschriebenen zusätzlichen Untersuchungsmethoden.)

Die Anästhesie der Haut, des Unterhautgewebes und der Membrana cricothyreoidea erfolgt mit Lidocain, ohne daß dabei Kochsalzlösung oder Betäubungsmittel in die Trachea eingebracht wird. Durch die Cricothyreoidmembran wird ein Intracath eingeführt, danach die Nadel herausgezogen, wobei darauf geachtet werden muß, daß der Katheter in der Trachea nicht abgeschert wird. Komplikationen: Blutung in 10%, Hautemphysem in 7%, Luftembolie, Punktion der Hinterwand, nicht beherrschbarer Husten, abnehmender Gasaustausch, Arrhythmien und Blutdruckabfall.

Sofortmaßnahmen und Überwachung bei akuter respiratorischer Insuffizienz

Bei dramatischen und verhängnisvollen Ereignissen muß eine sorgfältige Ventilation der Alveolen gesichert werden, um eine kontinuierliche O_2-Zufuhr und Befreiung des Körpers vom akkumulierten CO_2 zu gewährleisten. Eine Unterbrechung dieses kritischen Prozesses für 4–5 Min. führt fast immer zu irreversiblen Schäden der Vitalorgane, speziell des Hirns *(s. Kap. HKR, 4., Herzstillstand und kardiopulmonale Wiederbelebung)*. Wenn im Unglücksfall die Atemwege des Patienten frei sind oder bei regelrechter Kopf-, Nacken- oder Kieferhaltung, bei vorgezogener Zunge oder nach Entfernung eines Fremdkörpers aus der Stimmritze oder durch sofortiges oropharyngeales Absaugen frei gemacht werden, können die Alveolen mit Beatmungsbeutel und Maske ausreichend ventiliert werden. Dadurch gewinnt man die erforderliche Zeit für die naso- oder orotracheale Intubation. Wenn aber wegen einer Verletzung der Nase, des Mundes, Pharynx oder Larynx eine Obstruktion der oberen Luftwege vorliegt, kann nur ein direkter Zugang in die Trachea eine Erstickung vermeiden.

Indikationen: Einige Situationen erfordern eine notfallmäßige Überwachug der Atemwege: Herzstillstand, Atemstillstand oder Apnoe durch Schädigung des ZNS, durch Medikamente, bei Hypoxie oder anderen Ursachen; tiefes Koma, relaxierte, die Glottis verschließende Zunge; akutes Larynxödem, Larynxspasmus, Fremdkörper im Larynx, Ertrinken; Rauchvergiftung, Verbrennung der Atemwege durch Hitze oder Chemikalien, Inhalation toxischer, chemischer Stoffe, Aspiration von Mageninhalt; Verletzung der oberen Atemwege; Verletzungen des Kopfes oder des Rückenmarks in oberen Abschnitten.

In anderen Situationen ist eine sofortige Überwachung der Atemwege ebenfalls erforderlich, jedoch hat man mehr Zeit für die Behandlung des Patienten. So bei respiratorischer Insuffizienz, bei Patienten mit ARDS, die beatmet werden müssen, Exazerbation von chronisch obstruktiven Atemwegserkrankungen (z.B. chronisch obstruktive Lungenerkrankung oder Asthma), bei diffusen, infektbedingten oder anderen parenchymatösen Lungenproblemen, neuromuskulären Erkrankungen und Depressionen des Atemzentrums; bei Patienten mit extremer Ermüdung der Atemmuskulatur und drohender Erschöpfung durch vermehrte Atemarbeit (respiratorische Arrhythmie, paradoxe Zwerchfellbewegungen); bei erforderlicher Entlastung der Atemarbeit bei Patienten im Schock, mit niedrigem Herzzeitvolumen oder überlastetem Myokard; bei schwerer CO-Vergiftung; vor der Magenspülung bei bewußtlosen Patienten mit oraler Medikamentenvergiftung; bei Patienten mit sehr hohem O_2-Verbrauch (z.B. Peritonitis mit eingeschränkten Atemreserven); und vor Bronchoskopie bei Patienten mit drohender Ateminsuffizienz. **Kontraindikationen:** Es bestehen keine Kontraindikationen für die Aufrechterhaltung freier Atemwege.

Vorgehen

Bei obstruierten oberen Atemwegen sind einfache Eingriffe ausreichend (z.B. Streckung des Nackens; Anhebung des Unterkiefers, Herzvorziehung der Zunge; Ausräumen der Mundhöhle und des Rachens mit dem Finger; Absaugen über die Nase oder Einführung eines Güdeltubus). Der Handgriff nach Heimlich *(s. u. Kap. HKR, 4., Techniken der kardiopulmonalen Wiederbelebung)* ist indiziert, wenn Nahrungsbestandteile oder Fremdkörper mit Wahrscheinlichkeit die Glottis verschließen.

Eine **großkalibrige Nadel** (12–14 gauge), eingeführt durch die Membrana cricothyreoidea, kann bei verlegten oberen Atemwegen die notwendige Atmung gewährleisten. Dies kann inner- oder außerhalb des Krankenhauses lebensrettend sein. Damit gewinnt man Zeit für die endgültigen Überwachungsmaßnahmen der Atmung. Der Larynx wird mit einer Hand während der perkutanen Einführung der Nadel genau in der Mitte der cricothyreoiden Membran festgehalten, wobei die Spitze der Nadel leicht nach unten gerichtet wird. Eine Perforation der hinteren membranösen Tracheawand oder Verletzung eines großen Gefäßes durch Abgleiten von der Mittellinie muß vermieden werden. Der Anschluß an einen Dreiwegehahn und eine O_2-Quelle erlaubt sogar eine intermittierende, primitive, positive Druckbeatmung, auch wenn der Patient apnoisch ist. **Cricothyreotomie im Notfall** ist ein anderes Verfahren, das von verhältnismäßig unerfahrenen Personen mit geringer Ausrüstung durchgeführt werden kann, um einen Notzugang zu den Atemwegen zu sichern, bis endgültige Hilfe eintrifft. Die Lagerung des Patienten ist ähnlich der bei Tracheostomie oder beim Wechsel des Tracheostomiekatheters: bei gestrecktem Kopf und Nacken liegt der Patient mit etwas angehobenen Schultern auf dem Rücken. Der Kehlkopf wird mit einer Hand festgehalten, während man mit einer Klinge die Haut, das subkutane Gewebe und die Membrana cricothyreoida genau in der Mitte durchstößt. Der so erreichte Zugang zur Trachea kann mit einem Messergriff, Bleistiftgehäuse oder irgendeinem zur Hand liegenden Gegenstand offengehalten werden. O_2 wird, wenn es verfügbar ist, einfach über den dazugehörigen Schlauch insuffliert.

Tracheostomie im Notfall ist ein komplexes Verfahren, das nur von geschultem Personal durchgeführt werden sollte. Obwohl sie sowohl im Freien als auch am Krankenbett durchgeführt werden kann, wird sie am besten im Operationssaal von einem verantwortlichen, erfahrenen Chirurgen vorgenommen. Folglich ist es besser, die Überwachung der Atmung mit anderen Mitteln zu sichern und die Tracheostomie nur wahlweise durchzuführen (s.u.).

Der Patient ist weniger gefährdet, wenn die oberen Luftwege nicht verlegt sind; die manuelle Beutelbeatmung mit Maske kann dann ohne Zeitbegrenzung durchgeführt werden (Merke: wenn die Beatmung lange dauert, ist es bei relaxiertem gastro-ösophagealen Sphinkter wünschenswert, eine Magensonde einzuführen, damit die in den Magen gepreßte Luft entweichen kann). Nach einer solchen Oxygenierung und Maskenbeatmung kann die Intubation leichter und sicherer erfolgen. Ein Mitglied der Behandlungsgruppe am Krankenbett sollte den Intubationsvorgang überwachen und die erneute Maskenbeatmung veranlassen, wenn die Intubationsversuche länger als 1–1½ Minuten beanspruchen.

Die **endotracheale Intubation** sollte die manuelle Beutel- und Maskenbeatmung sobald wie möglich ersetzen; die so erreichte volle Kontrolle der Atmung vermindert signifikant das Risiko für den Patienten. Da die orotracheale Intubation schneller durchführbar ist als die nasotracheale, wird sie in Notfällen der letzteren vorgezogen; in ausgesuchten Fällen ist der nasotracheale Zugang für den Patienten angenehmer. Endobronchiale Tuben sind kompliziert gebaut: verschiedene zuverlässige, einmal anwendbare, nichtknickbare und nichttoxische Tuben mit atraumatischem, distalen Ende und großvolumiger Unterdruckmanschette stehen zur Verfügung. Vor der Intubation muß man sich mit dem ausgewählten Tubus vertraut machen und die Luftdichte sowie die Ausdehnungssymmetrie der Manschette prüfen. Tuben in verschiedenen Größen sollen verfügbar sein; bei den meisten Erwachsenen sind Tuben mit einer inneren Weite von mindestens 8 mm anwendbar. Eine 10-ml-Spritze für das Aufblasen und ein Druckmanometer für die Messung des Drucks in der Manschette des plazierten Tubus sind erforderlich, damit ein Manschettendruck von 30 cm H_2O nicht überschritten wird. Laryngoskope, ausgerüstet mit geradem Spatel nach Magill oder gebogenem Spatel nach McIntosh, werden je nach Erfahrung des Intubators angewendet, entscheidend für den Patienten sind jedoch seine Erfahrungen und die Wahl der entsprechenden Größe des Spatels.

Von der Wahl des Spatels ist die Art der Lagerung und der Glottisdarstellung abhängig. Für die Verbindung des Tubus mit einem Ambu-Beutel, einem T-Verbindungsstück als Anschluß zum Befeuchter für die Atemluft oder O_2-Quelle oder mit einem Beatmungsgerät sind Adapter erforderlich. Einige Ärzte verwenden einen biegsamen, in den Tubus eingeführten Metalldraht zur Erleichterung der Intubation, einige aber dazu nur ein Gleitmittel, mit dem sie den Tubus benetzen. Ein kurzer Spraystoß oder das Gurgeln mit Lidocain erleichtert bei ängstlichen Patienten ebenfalls die Intubation. Bei der orotrachealen Intubation wird ein Bißkeil zwischen die Zähne geklemmt und der Tubus mit Pflaster am Mundwinkel fixiert. Bei korrektem Sitz des Tubus hört man über beiden Lungen ein deutliches Atemgeräusch, aber kein Blubbern über dem Magen. Der zuverlässigste Weg für die Überprüfung der Tubuslage in der Trachea ist die Registrierung des endexspiratorischen CO_2. Der fehlende CO_2-Nachweis spricht für ösophageale Intubation, auf die eine Reintubation erfolgen muß. Ein zuverlässiges, einmal anwendbares CO_2-Prüfgerät sollte deshalb zur Verfügung stehen. Bei leisem oder fehlendem Atemgeräusch über der linken Lunge muß der Tubus 1–2 cm weit aus dem rechten Hauptbronchus zurückgezogen werden (mit aus der Manschette abgelassener Luft). Nach der Intubation kann der korrekte Sitz des Tubus röntgenologisch überprüft werden. Auf der Übersichtsaufnahme darf der Tubus nicht in den Hauptbronchus ragen; das distale Ende soll 2 cm oberhalb der Hauptkarina und die Manschette mindestens 2 cm unterhalb der Stimmritze liegen.

Eine orotracheale Intubation ist erschwert oder unmöglich bei Patienten mit Rückenmarksverletzungen oder Erkrankungen im Zervikalbereich, bei Kieferklemme oder vorübergehenden Erkrankungen des Kiefergelenks. Bei erfolglosem nasotrachealen Intubationsversuch sollte mit Hilfe eines durch den Tubus eingeschobenen Fiberskopes so rasch wie möglich intubiert werden. Über das auf natürliche Weise eingeführte Fiberskop als Leitschiene wird der Tubus in die Trachea geschoben.

Wenn kein erfahrenes Personal zur Verfügung steht, kann ein Ösophagusobturator angewendet werden, um einen freien Atemweg für den beatmeten Patienten zu sichern. Mit der aufblasbaren Manschette des durch den Mund eingeführten Gerätes werden der obere Ösophagus und die nasalen Passagen verschoben. Der zum Larynx aufrechterhaltene Kanal ermöglicht eine Mund-zu-Mund-Beatmung der Lunge und verhindert die Aspiration des regurgitierten Mageninhaltes.

Wegen des zunehmenden Einsatzes anderer bewährter Überwachungsmethoden und der häufigeren Anwendung der endotrachealen Intubation nimmt die Zahl der Tracheostomien ab. Notfalltracheostomie wird selten durchgeführt, die meisten bei einem kompensierten Patienten mit bereits kontrollierter Atmung über den endotrachealen Tubus. Die Tracheostomie wurde zu einer im Operationssaal durchzuführenden Methode der Wahl. Die meisten Tracheostomiekanülen aus Metall gehören in das Museum, sie werden durch hochentwickelte, großvolumige Kunststofftuben mit Niederdruckmanschetten ersetzt (bei kleinen Kindern werden Tuben ohne Manschette angewendet). Mit gefensterten Mantelkanülen können Patienten mit Dauertracheostoma sprechen, wenn sie nicht gerade beatmet werden. Dabei bleibt die Manschette aufgeblasen, damit eine Aspiration soweit wie möglich vermieden und die Lage fixiert werden kann. Die ständige Befeuchtung über T-förmige Zwischenstücke und die Tracheostomiekragen haben Verstopfungen der Tuben praktisch beseitigt.

In den ersten Tagen nach der Intubation ist der Wechsel der Tracheostomietuben gefährlich, weil sich der Tubuskanal noch nicht ausgeformt hat. Spätere Wechsel sind weniger gefährlich, wenn die Lage des Patienten, die aseptische Technik, das Absaugen des Sekretes aus der Trachea, die Entleerung der Luft aus der Manschette unter Benutzung eines Führungskatheters, über den der alte Tubus entfernt und der neue eingeführt wird, sorgsam beachtet werden. Bei der endgültigen Entfernung des Tubus vermeidet ein Druckverband mit Vaseline das Entweichen der Luft und beschleunigt den Verschluß des Tracheostomas. Durch ordnungsgemäße Befeuchtung, aspetische Wundversorgung, Beachtung des entsprechenden Druckes in der Manschette, richtige Befestigung um den Hals und sorgfältige, aseptische Absaugungstechnik wird sowohl die Tracheostomie als auch der endotracheale Tubus verträglicher.

Komplikationen: Sie sind abhängig von den angewendeten Methoden und dem Zustand des Patienten. Die Risiken der endotrachealen Intubation schließen die Verletzung von Lippen, Zähnen und Zunge sowie der supra- und subglottischen Region ein. Falsche Lage des Tubus im Ösophagus kann zur Magenaufblähung oder sogar Ruptur führen sowie zur Aspiration des erbrochenen Mageninhalts. Alle translaryngealen Tuben verletzen bis zu einem gewissen Grad die Stimmbänder. In einigen Fällen kommt es zu Ulzeration, Ischämie und länger dauernder Paralyse. Als Spätfolge kann eine subglottische Stenose auftreten.

Bei der Durchführung der Tracheostomie können Blutungen, Verletzung der Schilddrüse, Pneumothorax, Lähmung der Rekurrensnerven, Verletzung der großen Gefäße oder spät auftretende Stenosen in Höhe des Stomas auftreten.

Bei allen Tuben in der Trachea besteht die Gefahr einer Erosion der Wand der Trachea mit ihrem distalen Ende oder einer manschettenbedingten ischämischen Drucknekrose. Nach allen Intubationen sind eine Blutung aus den großen Gefäßen (A. anonyma), die Entstehung von Fisteln (vor allem tracheo-oesophageale) und Stenosen möglich. Bei Tuben mit symmetrisch aufblasbaren Manschetten und entsprechender Fixierung sind Berührungsverletzungen geringer. Der Gebrauch entsprechend großer Niederdruckmanschetten, deren Druck von weniger als 30 cm H_2O regelmäßig etwa alle 8 h geprüft wird, führte zur Abnahme der ischämischen Drucknekrosen. Die Patienten im Schock, mit niedrigem Herzzeitvolumen und Sepsis sind besonders verletzungsgefährdet.

Physikalische Therapie bei broncho-pulmonalen Erkrankungen

Von den vielen angewendeten physikalischen Therapiemethoden werden im folgenden drei erörtert.

Lagerungsdrainage

Indikationen: Die Lagerungsdrainage wird gewöhnlich zusammen mit Klopf- und Vibrationsmassage in folgenden Fällen angewendet: bei Makroatelektasen als Folge der Sekretverhaltung; bei länger bestehender Unfähigkeit, die Sekrete abzuhusten, häufig mit gleichzeitigem Bestehen von Sekretansammlungen in abnormen Gewebsstrukturen (z. B. Bronchiektasen, zystischer Fibrose oder Lungenabszeß); bei akuten Infektionen, die das Expektorieren bei schon begrenztem, forciertem Exspirationsvolumen (z. B. COPD, Lungenfibrose) zusätzlich erschweren; bei fehlender Kraft zum Husten (z. B. bei älteren oder kachektischen Patienten, oder bei neuromuskulären Erkrankungen, postoperativen oder traumatisch bedingten Schmerzen sowie bei Tracheostomie).

Kontraindikationen bestehen, wenn die erforderliche Lagerung dem Patienten nicht zugemutet werden kann und wenn keine Expektoration möglich ist (in diesen Fällen kommt es durch physikalische Therapie zur Hypoxämie); bei therapeutischer Antikoagulation, thorakaler Oppression oder Fraktur der Wirbelsäule, bei starken Hämoptysen in der Vergangenheit und fortgeschrittenen Osteoporosen.

Vorgehen: Eine spezielle Lagerung des Patienten fördert optimal den schwerkraftbedingten Abfluß der Sekrete aus jedem Lungenlappen oder Segment beider Lungen. Die Lagerung hilft dem Patienten, die angesammelten Sekrete zu entleeren, besonders wenn der Hustenstoß nach tiefem Atemholen endexspiratorisch erfolgt. Klopfmassagen des Thorax mit im Gelenk beweglichen, hohlen Händen oder mit mechanischem Vibrator mobilisieren und lösen die Sekrete, die dann ausgehustet oder abgesaugt werden können. Da verschiedene Lagerungen während der Behandlung erforderlich sein können, ist der Vorgang ermüdend, so daß man dem Patienten selten mehr als 2–3 Behandlungen pro Tag, die zwischen 30–45 min dauern können, zumuten kann.

Atemgymnastik für Zwerchfell und Atemmuskulatur

Indikationen: Obwohl die Atemgymnastik die Lungenfunktion nicht verbessert, führt sie doch zum Gefühl des Wohlbefindens und der Verbesserung der Lebensqualität. Sie wird im Rehabilitations- und Konditionsprogramm bei Patienten angewendet, die wegen COPD meist sitzen müssen; in solchen Situationen muß ihre Atmung öfters mit O_2 unterstützt werden. Die Atemgymnastik ist hilfreich beim Entwöhnungsprozeß und Konditionstraining der Patienten, die längere Zeit beatmet wurden. Sie ist ein nützlicher Bestandteil der präoperativen Atemübungen, um die postoperativen Atemkomplikationen zu begrenzen, besonders bei Patienten mit COPD, die sich einem kardiopulmonalen oder abdominellen chirurgischen Eingriff unterziehen mußten. In diesen Fällen wird die Atemgymnastik öfters mit der Anleitung zum inspiratorischen Atemtraining kombiniert, um eine postoperative Entstehung von Mikroatelektasen und Sekretretentionen durch tiefes Atemholen zu vermeiden.

Risiken: Bei chronischen Erkrankungen können die Übungsprogramme andere Komplikationen demaskieren oder beschleunigen (z. B. Angina pectoris oder Insuffizienz des linken Ventrikels). Einer solchen Therapie mit Atemgymnastik müssen Untersuchungen des Gasaustausches oder eine puls-oxymetrische Überwachung vorangehen, um jene Patienten herauszufinden, die während der atemgymnastischen Übungen zusätzlich O_2 brauchen werden.

Vorgehen: Während die speziellen Widerstandsübungen mit der Zwerchfellmuskulatur dem Patienten am Beatmungsgerät helfen können, sind der individuellen Leistungsfähigkeit angepaßte ganzkörperliche Übungen (z. B. Gehen) sehr nützlich.

Lippenbremse

Das Verfahren kommt bei Patienten mit fortgeschrittener COPD in Frage, die während des Asthmaanfalls aus Angst oder Unruhe ihre Lungen überblähen, sowie als zusätzliche Maßnahme bei Patienten, bei denen eine Rehabilitation oder ein Training der Atemmuskulatur durchgeführt wird. Es gibt keine Kontraindikationen. Durch Übung der Ausatmung gegen teilweise geschlossene Lippen (als ob sie pfeifen wollten) müssen die Patienten dazu angehalten werden, die Lippenbremse anzuwenden. Dies führt zur Druckerhöhung innerhalb der Atemwege und Verhinderung des exspiratorischen Kollapses der Alveolen. Die Methode erlaubt eine Entblähung der überblähten Lunge und eine Verschiebung zur niedrigeren Atemmittellage im Druck-Volumen-Diagramm, sobald der Patient die Lippenbremse mit kleinen Ein- und langen Ausatemzügen beherrscht. Wenn in Ruhe eingeübt, kann sie auch während der Arbeit und bei Angstzuständen angewendet werden.

4. RESPIRATORISCHE INSUFFIZIENZ

Störung des Gasaustausches zwischen der umgebenden Atmosphäre und dem zirkulierenden Blut. Bei schweren oder lebensbedrohlichen Störungen des Gewebsmetabolismus liegt eine akute respiratorische Insuffizienz vor.

Die primäre Funktion der Lungen und des Thorax ist die **Oxygenierung** des arteriellen Blutes und die Elimination des CO_2. Störungen der Funktion können bei der Oxygenierung (intrapulmonaler Gasaustausch, bei dem das venöse Mischblut CO_2 abgibt und O_2 aufnimmt) oder der **Ventilation** (Belüftung der Atemwege) auftreten. Obwohl von vielen pathologischen Prozessen eine gleichzeitige Insuffizienz beider primärer Funktionen verursacht wird, treten gewöhnlich nur gewisse, unverhältnismäßig große Störungen der Oxygenierung oder Ventilation auf. Da sich die Behandlungsmethoden der respiratorischen Insuffizienz öfters unterscheiden, wird der Vorgang im nachfolgenden entsprechend untersucht und besprochen.

Pathophysiologie der Hypoxämie

Folgende Mechanismen können allein oder gemeinsam eine arterielle Hypoxämie verursachen:

1. **Die Erniedrigung der Sauerstoffspannung in der eingeatmeten Luft (P_{IO_2})** tritt in großen Höhen auf als Folge des reduzierten Barometerdruckes, bei Einatmung von toxischen Gasen und bei O_2-verzehrenden Bränden.

2. Die **Hypoventilation** verursacht eine Erniedrigung des P_{AO_2} und P_{aO_2}. In der Anfangsphase der Hypoventilation oder des Atemstillstands kann der PaO_2 steiler abfallen als P_{aCO_2} ansteigt. Im Steady-state ist dagegen die Konzentration von P_{AO_2} immer von $PaCO_2$ abhängig, wie aus der Gleichung für Alveolargase $P_{AO_2} = P_{IO_2} - P_{aCO_2}/R$ hervorgeht (in dieser Gleichung ist R der respiratorische Quotient, d. h. das Verhältnis zwischen CO_2-Produktion und dem O_2-Verbrauch im Steady-state).

3. Bei der **Störung der Diffusion,** entstanden durch physikalische Trennung des Gases vom Blut (wie bei interstitieller Lungenerkrankung), oder bei verkürzten Kreislaufzeiten (transit time) der Erythrozyten durch die Kapillaren (wie beim Lungenemphysem mit Verlust der kapillären Austauschfläche) wird der Ausgleich des Druckes der Gase in den Alveolen und im Kapillarblut der Lungen verhindert.

4. **Störungen des regionalen Ventilations-Perfusions-Verhältnisses ($\dot{V}/\dot{Q}$)** tragen fast immer zur klinisch wichtigen Hypoxämie bei. Lungenregionen, die im Vergleich mit der Perfu-

sion schlecht ventiliert werden, sind für die Entsättigung verantwortlich, die vom O_2-Gehalt des venösen Mischblutes teilweise druckabhängig ist. Die häufigsten Ursachen sind Störungen durch unventilierte Lungenregionen, z. B. Obstruktion der Atemwege, Atelektase, Konsolidation oder Ödem. Das Ausmaß der Ventilationseinschränkung, die zur Hypoxämie beiträgt, hängt vom Grad der hypoxischen Verengung der Lungengefäße ab, die das Blut aus den wenig ventilierten Lungenregionen ableiten.

Da da Kapillarblut aus den gut ventilierten Lungenabschnitten bereits mit O_2 gesättigt ist, kann die Störung des Ventilations-Perfusions-Verhältnisses mit der Hyperventilation nicht voll kompensiert werden. Die zusätzliche O_2-Zufuhr verbessert jedoch beträchtlich die Hypoxämie bei ursächlicher $\dot{V}/\dot{Q}$-Störung, Hypoventilation oder Diffusionsstörung, weil die Steigerung des PAO_2 in den sogar schlecht ventilierten Einheiten eine volle Hb-Sättigung erlaubt. Wenn Patienten reines O_2 einatmen, tragen nur die perfundierten, aber total unventilierten Alveolen (Shunt-Region) zur Hypoxämie bei.

5. **Shunt** *(der direkte Bypass des systemischen venösen Blutes zum arteriellen Kreislauf)* kann intrakardial bedingt sein wie der Rechts-links-Shunt bei Septumdefekt, oder er ist Folge des Blutdurchflusses durch abnorme vaskuläre Verbindungen innerhalb der Lunge (z. B. pulmonale arterio-venöse Anastomosen). Die häufigsten Ursachen sind Lungenerkrankungen, die zu regionalen $\dot{V}/\dot{Q}$-Störungen führen.

6. **Die Beimischung des abnorm desaturierten venösen Blutes** ist ein wichtiger Mechanismus, der bei Patienten mit Lungenerkrankungen und Störungen des Gasaustausches den Pa_{O_2} erniedrigt. Die gemischt-venöse O_2-Sättigung (SV_{O_2}) wird von jeder Störung des Gleichgewichts zwischen O_2-Verbrauch und O_2-Angebot direkt beeinflußt. Folglich kann eine Anämie, die durch Ansteigen des Herzvolumens nicht kompensiert wird, Schwankungen der SV_{O_2} und des Pa_{O_2} verursachen, auch wenn die Schwere der Lungenerkrankung unverändert bleibt.

Ventilationsstörung

Unfähigkeit, das CO_2 ausreichend zu eliminieren, um einen stabilen und homöostatischen pH-Wert aufrechtzuerhalten ohne Ermüdung der Muskulatur, unerträgliche Dyspnoe oder mechanische Unterstützung der Atmung.

Mangelhafte alveoläre Ventilation wird gewöhnlich an CO_2-Retention und Azidose erkannt. Ein Ansteigen des Pa_{CO_2} auf über 50 mmHg wurde als Hinweis auf ventilatorische Insuffizienz empfohlen, obwohl sie auch bei niedrigeren Pa_{CO_2}-Werten bestehen kann. Eine mäßige metabolische Azidose z. B., die durch Hyperventilation verursacht wird, kann bei Patienten mit Quadriplegie oder ARDS die begrenzten ventilatorischen Reserven aufbrauchen. Ähnlich entsteht bei Patienten mit Asthma, die anfangs hyperventilieren, eine respiratorische Alkalose, die sich bei Auftreten von Müdigkeit und ventilatorischer Insuffizienz zu „normalen" pH- und Pa_{CO_2}-Werten verschlechtert. Ein weiterer Beweis, daß ein hoher, aber stabiler Pa_{CO_2} nicht unbedingt eine Ventilationsstörung bedeutet, ist die Anpassung vieler Patienten an die Atembelastung unter Aufrechterhaltung des Pa_{CO_2} über 50 mmHg, ohne daß eine Dekompensation auftritt.

Physiologie der CO_2-Elimination: Mit dem Blut der Lungenvenen wird CO_2 den Lungen zugeführt, wo es in die Alveolen diffundiert und durch die Pumpaktion der Thoraxmuskulatur aus den Alveolen eliminiert wird. Die in den nicht durchbluteten Alveolen in- und exspiratorisch bewegte Luft trägt nicht zur CO_2-Eliminierung bei. Solche gut ventilierte, aber dürftig perfundierte oder nichtperfundierte Lungenregionen sind für die Ventilation „verloren" – es handelt sich um den physiologischen Totraum. Der Anteil eines jeden Atemzugvolumens, das an der CO_2-Elimination nicht beteiligt ist – VD/VT (Verhältnis von Totraumvolumen zu Atemvolumen) oder physiologischer Totraumanteil – kann geschätzt werden:

$$VD/VT = (Pa_{CO_2} - PE_{CO_2})/Pa_{CO_2}$$

Pa_{CO_2} und PE_{CO_2} beziehen sich dabei auf die arteriellen und gemischten exspiratorischen Konzentrationen des CO_2.

Normalerweise reguliert der ventilatorische Antrieb die Aktivität der Muskelpumpe (Blasebalgfunktion), um den pH-Wert innerhalb von engen Grenzen aufrechterhalten zu können. Zuerst muß ein Signal vom Gehirn zur Atemmuskulatur gesendet werden, die durch koordinierte Aktionen Schwankungen des Pleuradrucks verursacht und als Folge angemessene Atemexkursionen bewirkt. Wenn die ventilatorische Pumpe eine CO_2-Retention nicht verhindern kann, kommt es zu ventilatorischen Störungen.

Drei Hauptmechanismen können zur ventilatorischen Störung beitragen: 1. der respiratorische Antrieb kann insuffizient sein; 2. die Arbeitsbelastung kann zu hoch sein, entweder, weil zu viele Liter Luft bewegt werden müssen oder weil der Energieverbrauch für die Bewegung eines Liters zu hoch ist, oder 3. die ventilatorische Pumpe wegen der Strukturprobleme in der Thoraxwand, der Störungen der Muskelkraft oder der Koordination nicht funktioniert. Die für den respiratorischen Antrieb bestimmenden Faktoren sind folgende: Die Empfindlichkeit des Zentrums für den respiratorischen Antrieb auf Hyperkapnie (und Hypoxämie) ist teilweise kongenital bedingt, aber auch viele mögliche reversible Faktoren beeinflussen den respiratorischen Antrieb. Mit metabolischen Aktivitäten neigt die Intensität des Antriebs zu Schwankungen, sodaß für den gleichen Pa_{CO_2}-Wert das exspiratorische Atemzugvolumen (VE) mit der VO_2 (Sauerstoffaufnahme und -verbrauch) variieren wird. Zustände wie Hypothyreoidismus und Unterernährung hemmen gleichzeitig die restliche VO_2 und die Intensität des respiratorischen Antriebs. Andere Faktoren, die zur Einschränkung des Antriebs beitragen, sind Sedativa, Depressionen, chronische Belastung der Ventilation (z. B. während eines anhaltenden Asthmaanfalls), Schlafentzug und metabolische Alkalose.

Grundbedingungen für ventilatorische Arbeitsbelastung: Das exspiratorische Atemzugvolumen (VE), das für die pH-Stabilisierung erforderlich ist, wird beeinflußt von der CO_2-Produktion, dem ventilatorischen Totraumanteil und der Notwendigkeit, die metabolische Azidose zu kompensieren. Die CO_2-Retention kann als eine adaptive Änderung zur Reduktion der Atemarbeit angesehen werden, während dieselbe Menge CO_2 eliminiert wird, wie sie produziert wurde (etwa dieselbe Menge CO_2 wird eliminiert, wenn ein Patient mit Pa_{CO_2} um 60 mmHg 8mal in der Minute atmet oder wenn ein Patient mit Pa_{CO_2} von 40 mmHg 12mal in der Minute mit gleichem Atemzugvolumen atmet. Weniger Arbeit wird jedoch im ersten Falle geleistet). Abgesehen von den Grundbedingungen des VE ist die geleistete Arbeit für die Ventilation mit einem Liter der andere große Bestandteil, der die totale Arbeitslast bestimmt. Atemarbeit muß primär gegen reibende und elastische Kräfte geleistet werden. Restriktive Erkrankungen der Lungen, des Pleuraraumes oder der Thoraxwand erhöhen die elastische Komponente. Solche Probleme entstehen durch jeden Prozeß, der die Lunge infiltriert, die Verminderung der Zahl der funktionierenden Lungenregionen verursacht und die Expansion der Lunge verhindert. Eine solche Lunge kann die Folge einer Reihe von Problemen sein; z. B. Pneumothorax, Pleuraerguß oder durch Fettleibigkeit bedingte Starre der Thoraxwand, Aszites oder Schorf nach Verbrennung. Es ist wichtig zu wissen, daß die zahlen- und kalibermäßige Reduzierung der Atemwege den Reibungsaufwand der Ventilation beeinträchtigt. Die Obstruktion der Atemwege (z. B. Bronchospasmen, Ödem der Mukosa und Sekretansammlungen) erhöht die Reibungskomponente, und der Energieaufwand wird mit der Abnahme der Bronchienweite auffallend größer.

Blasebalgfunktion: Für eine wirksame Ventilation muß der Pleuradruck durch eine koordinierte im intakten Brustkorb arbeitende Atemmuskulatur aufgebaut werden. Krankheiten (z. B. Flatterbrust, Kyphoskoliose) können das Gefüge der Thoraxwand verändern und die Unwirksamkeit der Zusammenwirkung zwischen der Kontraktion der Muskulatur und der Entwicklung des Pleuradrucks verursachen. Bei asynchronen Kontraktionen der inspiratorischen Muskulatur der Zwerchfelle und des Brustkorbs wie Zwerchfellähmung, Quadriplegie oder Schlaganfall kann Hypoventilation auftreten. Bei vielen kritisch kranken Patienten tragen unkoordinierte Ventilationsmuster zur Entstehung und Aufrechterhaltung der Abhängigkeit vom Beatmungsgerät bei.

In vielen Fällen ist die primäre Ursache für die Störung des Pumpmechanismus die **reduzierte Muskelkraft.** Der entscheidende Faktor für die Kraft und Ausdauer, die totale Muskelmasse, steht im Verhältnis zu Alter, Geschlecht, Körpergröße und Ernährungszustand. Die Leistung jeder Muskelfaser ist abhängig von der präkontraktilen Länge, der Schnelligkeit der Kontraktion und der metabolischen Umgebung. Störungen des Säure-Basen-Verhältnisses, akute CO_2-Retention, O_2-Mangel, Ischämie, Mangel an Phosphat, MG, K, Cl, Ca und Eisen verschlechtern die Faserkontraktilität. Sepsis verschlechtert deutlich die kontraktile Funktion; der Mechanismus ist unklar. Auch bei normaler Kraft der einzelnen Faser vermindert die **akute Überblähung** bedenklich die Wirksamkeit der ventilatorischen Pumpe. Die Fasern der inspiratorischen Muskulatur sind nicht nur verkürzt, so daß sie weniger Kraft entwickeln, sondern die elastische Arbeit, die von der Muskulatur geleistet werden muß, ist auch wegen der residualen endexspiratorischen, alveolären Recoil-Spannung und der reduzierten Dehnbarkeit des Lungenbindegewebes bei großem Lungenvolumen erhöht. Außerdem begrenzt das veränderte Gefüge (z.B. Zwerchfellflattern oder überdehnter Brustkorb) den pleuralen Druckwechsel, der während einer kräftigen Kontraktion entstehen kann. Während der Ventilation mit positivem Druck geht die akute Überblähung mit der positiven endexspiratorischen Druckdifferenz zwischen dem alveolären und zentralen Atemwegsdruck einher (auto-PEEP).

Ausdauer und Erschöpfung: Die Ausdauer der Muskelfasern wird vom Gleichgewicht zwischen Angebot und Nachfrage der Nährstoffe bestimmt. Deshalb arbeitet die Atemmuskulatur bei Mangel an Nährstoffen während der Hypotonie oder Hypoxämie wirkungslos. Die ersten physikalischen Anzeichen der ventilatorischen Erschöpfung sind die starke Zuhilfenahme der zusätzlichen Atemmuskulatur, Tachypnoe, Tachykardie, abnehmendes Atemzeitvolumen, unregelmäßiges oder keuchendes Atmen und paradoxe Bewegungen des Abdomens.

Erkrankungen, die mit respiratorischer Insuffizienz einhergehen

Es bestehen 3 pathophysiologische Gruppen, die mit respiratorischer Insuffizienz einhergehen: 1. solche mit hauptsächlich vorherrschender Atemwegsobstruktion; 2. solche mit weitgehendem Befall des Lungenparenchyms und nicht der Bronchien und 3. solche mit primärer Insuffizienz der ventilatorischen Pumpe, verursacht in erster Linie entweder durch eine Funktionsstörung des respiratorischen Zentrums, des ventilatorischen neuromuskulären Apparates oder durch Veränderungen der thorakalen Skelettstrukturen, die eine wirksame Kräfteübertragung der Atemmuskulatur verhindern. In dieser letzten Gruppe können die Atemwege und das Lungenparenchym anatomisch normal sein. Diese Gruppen bilden trotz verschiedener Ursachen charakteristische Muster der veränderten Lungenphysiologie. Spezifische Störungen (z.B. Lungenödem, Pneumonie, Atelektase, **ARDS**) werden an anderer Stelle des Manuals erörtert. *Tab. 6.* führt bekannte akute und chronische Lungenerkrankungen auf, die eine pulmonale Insuffizienz und akutes respiratorisches Versagen verursachen; die Pathophysiologie der pulmonalen Insuffizienz und die Prinzipien der Behandlung werden weiter unten besprochen.

Pathophysiologische Veränderungen bei Atemwegsobstruktion: Die Erkrankungen dieser Kategorien *(s. Kap. LUN, 6.)* rufen einen abnorm hohen Widerstand gegen den Luftfluß im Bronchialbaum hervor. Die Krankheitssymptome variieren je nach Ätiologie, schließen aber Sekretion, Ödem der Bronchialschleimhaut, Spasmen der glatten Muskulatur der Bronchien oder Schwächung der der Bronchialwand benachbarten und sie stützenden Strukturen ein. Eine abnorm große Anstrengung und daher vermehrter Energieaufwand ist bei der Atmung nötig, um die bei Exspiration und Inspiration nötigen Druckdifferenzen zwischen Mund und Alveolen zu erzeugen. Durch die Störung der Belüftung unterschiedlicher Teile der Lunge im Hinblick auf die regionale Perfusion mit venösem Mischblut kann der hohe gegen den Luftfluß gerichtete Widerstand die Gasaustauschfunktion der Lungen in den Alveolen erheblich beeinträchtigen.

Tab. 6. Ursachen der respiratorischen Insuffizienz

Pathogenese	*Erkrankung*
Atemwegsobstruktion	Chronische Bronchitis, Emphysem, diffuse Bronchiektasie, zystische Fibrose, Asthma, Bronchiolitis
Veränderungen des Lungeninterstitiums	Sarkoidose, Pneumokoniose, progressive systemische Sklerose, Rheumalunge, SLE, fibrosierende Alveolitis (Hamman-Rich-Syndrom), idiopathische Lungenfibrose, Arzneimittelallergie (Hydralazin, Bleomycin, Busulfan usw.), disseminiertes Karzinom, Hodgkin- und Non-Hodgkin-Lymphom, Histiozytose, Bestrahlung
Alveoläre Hypoventilation ohne primäre bronchopulmonale Erkrankung	Funktionell: Schlafapnoe, metabolische Alkalose Anatomisch: Störungen des Atemzentrums, Abnormitäten des Brustkorbs (Kyphoskoliose, Fibrothorax) Störung der neuromuskulären Funktion: Myasthenia gravis, infektiöse Polyneuritis, Muskeldystrophie, Poliomyelitis, Polymyositis Adipositas Hypothyreose

Die **charakteristischen Veränderungen der Lungenvolumina und der Funktion bei der intrathorakalen Obstruktion** sind 1. reduzierte Vitalkapazität **(VC);** 2. erhöhtes Residualvolumen **(RV)** sowie erhöhte funktionelle Residualkapazität **(FRC),** obwohl die Totalkapazität **(TLC)** normal oder erhöht sein kann, und 3. verringertes maximales Atemminutenvolumen **(MVV),** reduzierte Sekundenkapazität **(FEV_1)** und exspiratorische Flußraten in allen Phasen des FEV *(s. Kap. LUN, 2.).* Bezeichnenderweise ist die maximale exspiratorische Atemstromstärke **(MEF)** in größerem Maße betroffen als die maximale inspiratorische Stromstärke (MIAS). Das Gegenteil kann zutreffen, wenn eine strukturelle Instabilität (z. B. Stimmbandparese) eine variable extrathorakale Obstruktion verursacht.

Diffuse Infiltration oder Ödem des Parenchyms führt zu physiologischen Abnormitätsmustern, die sich auffallend von der Obstruktion der Atemwege unterscheiden. Alle Lungenvolumina, einschließlich RV, FRC, VC und TLC, sind erniedrigt. Obwohl die forcierten exspiratorischen Flußraten (z. B. FEV_1 und MVV) ebenfalls erniedrigt sind, verhalten sich die beobachteten Reduktionen proportional zu den Reduktionen von TLC und VC. Pa_{CO_2} liegt gewöhnlich im Normbereich und aufgrund der Hyperventilation häufig unter normal; er wird aber fast nie ansteigen, es sei denn, der Patient dekompensiert akut. Pa_{CO_2} ist dagegen leicht bis mäßig erniedrigt, beides in Ruhe, und stärker während Belastung. Bei Störungen des $\dot{V}/\dot{Q}$-Gleichgewichts ist die Diffusion von O_2 aus den Aveolen in die Kapillaren vermindert. Diese Einschränkung der Diffusion wird meistens durch Oberflächenverluste für den Gasaustausch und bis zu einem gewissen Grad durch strukturelle Veränderungen des alveolokapillären Zwischenraumes verursacht. Die Diffusionskapazität für Kohlenmonoxid (DL_{CO}) oder O_2 (DL_{O_2}) ist charakteristischerweise in Ruhe und bei Belastung erniedrigt.

Anders als bei obstruktiven Lungenerkrankungen ist die mechanische Hauptabnormität die erhöhte Steifheit der Lunge (verminderte Compliance). Die verschlechterte thorakale Compliance kann die Folge einer Verkleinerung der ventilierten Lungenregionen (z. B. akutes kardiales Ödem oder frühes ARDS-Stadium) oder das Ergebnis ansteigender elastischer Retraktionskraft des Lungengewebes sein (z. B. interstitielle Fibrose). Der ventilatorische Antrieb nimmt gewöhnlich zu und führt häufig in Verbindung mit Hyperkapnie zu Tachypnoe und Hyperventilation. Erniedrigte Lungencompliance, zunehmender ventilatorischer Antrieb und Hypoxämie tragen alle zu Dyspnoe als auffälligem Symptom in dieser Krankheitsgruppe bei.

Alveoläre Hypoventilation ohne primäre bronchopulmonale Erkrankung: Wenn die alveoläre Hypoventilation bei Abwesenheit echter Erkrankungen der Lunge oder der Thoraxwandstrukturen auftritt, dann ist Pa_{CO_2} erhöht und Pa_{O_2} erniedrigt. Die $P(A\text{-}a)_{O_2}$-Differenz tendiert zum Normalwert. Häufig jedoch tritt in Verbindung mit der alveolären Hypoventilation eine $\dot{V}/\dot{Q}$-Gleichgewichtsstörung aufgrund von Atelektase, Sekretverhaltung und/oder Pneumonitis auf. Folglich steigt der $P(A\text{-}a)_{O_2}$, indem er weiter zur arteriellen Hypoxämie beiträgt. (Diese Kombination findet man öfter bei Übergewicht und schwerer Kyphoskoliose mit gleichzeitig bestehenden basalen Atelektasen und alveolärer Hypoventilation).

Bei normalen Lungenstrukturen *(s. Tab. 6.)* variieren die pathologischen Grundlagen für die alveoläre Hypoventilation von Schwäche oder Paralyse der Atemmuskulatur (z.B. bei Myasthenia gravis, infektiöser Polyneuritis) bis zu erworbenen oder kongenitalen Schäden des medullären Atemzentrums. In den meisten Fällen sind Lungencompliance und Atemwegswiderstand nicht verändert oder lediglich leicht abnorm, und die willkürliche Hyperventilation führt gewöhnlich zur Verbesserung der Blutgaszusammensetzung. Bei massivem Übergewicht kann sich der ventilatorische Antrieb in erster Linie als Folge der chronischen Belastung der Atemmuskulatur und in zweiter Linie wegen verminderter Brustwandcompliance abschwächen.

Symptomatik und Diagnostik

Da die klinischen Symptome der akuten Ateminsuffizienz diagnostisch unspezifisch sind und gering sein können, wenn eine schwere Hypoxämie, Hyperkapnie und Azidose bestehen, hängt der Nachweis einer akuten Ateminsuffizienz verschiedener Ursache von der Analyse des Pa_{O_2}, Pa_{CO_2} und des ph-Wertes ab.

Eine akute Senkung der O_2-Sättigung in den Geweben beeinflußt den zellulären Metabolismus und kann, wenn sie schwerwiegend ist, innerhalb von Minuten zu einer irreversiblen Schädigung der empfindlichen Gewebe führen (z.B. Hirn, Herz). Akute Hypoxämie kann Schwierigkeiten verursachen, die von kardialer Arrhythmie bis zum Koma reichen. Obwohl eine chronische Senkung des Pa_{CO_2} von Patienten mit ausreichender kardiovaskulärer Reserve gewöhnlich gut vertragen wird, kann eine alveoläre Hypoxie (PA_{O_2} unter 60 mmHg) eine pulmonal-arterielle Vasokonstriktion und einen erhöhten Lungengefäßwiderstand herbeiführen. Nach Tagen oder Wochen kann dieser Prozeß zu pulmonaler Hypertonie, Hypertrophie des rechten Ventrikels (Cor pulmonale) und eventuell zu Rechtsherzinsuffizienz führen.

Eine Erhöhung des arteriellen Gewebs-P_{CO_2} wirkt sich primär auf das Säure-Basen-Gleichgewicht aus. Wie bei Hypoxie werden die Auswirkungen einer akuten Hyperkapnie weniger gut vertragen als die einer chronischen Hyperkapnie. Eine akute Senkung des zerebralen pH-Wertes mit gleichzeitigem Anstieg in Plasma und Gewebe erhöht den ventilatorischen Antrieb. Die erhöhte Pufferkapazität im ZNS kann jedoch mit der Zeit den zerebralen pH-Wert senken, indem der ventilatorische Antrieb abgeschwächt wird.

Zu einem plötzlichen Anstieg des Pa_{CO_2} kommt es wesentlich rascher als zum kompensatorischen Anstieg der extrazellulären Pufferbasen; dies verursacht eine ausgesprochene Azidose ($pH < 7{,}3$), welche zusätzlich zur Vasokonstriktion pulmonaler Arteriolen zu verminderter myokardialer Kontraktilität, Hyperkaliämie, Hypotension und kardialer Irritabilität führt. Ein akuter Anstieg des Pa_{CO_2} (gewöhnlich über 70 mmHg) verursacht Veränderungen des Sensoriums, die von subtilen Änderungen der Persönlichkeit bis zu deutlicher Verwirrung und Narkose reichen. Die Hyperkapnie führt auch zu zerebraler Vasodilatation und erhöhtem Liquordruck, einem Problem von großer Bedeutung beim klinischen Bild der akuten Kopfverletzung. Die akute Azidose als Folge des Pa_{CO_2}-Anstiegs wird durch eine Steigerung der alveolären Ventilation zur Senkung des Pa_{CO_2} (falls nötig mit mechanischer Hyperventilation) rasch normalisiert.

Therapie der respiratorischen Insuffizienz

Grundsätzliche Prinzipien: Die zugrundeliegende Erkrankung muß so schnell wie möglich beseitigt werden. Obwohl solche Probleme wie Atelektase, Überwässerung, Asthma und Infektion zu spezifischen Maßnahmen zwingen, ist die Behandlung anderer Probleme (z. B. ARDS und organische Probleme der Lunge und es Brustkorbs) in hohem Maße lebenserhaltend. Die primären therapeutischen Hilfen sind die Aufrechterhaltung einer ausreichenden O_2-Zufuhr, die Unterstützung einer exzessiven Atemarbeit und die Herstellung des Elektrolyt- und pH-Gleichgewichts unter Abwendung weiterer Schäden durch O_2-Toxizität, Barotrauma, Infektion oder andere iatrogene Komplikationen.

Indikationen für mechanische Beatmung: Zu den Kriterien für die Intubation und mechanische Beatmung gehören fortschreitende Azidose, Hypoxämie und Störungen der Zirkulation. Vor der Einleitung der mechanischen Beatmung muß der Kliniker zuerst das entsprechende Beatmungsgerät auswählen (Modell und Frequenz der vom Gerät unterstützten Atemzyklen) und die funktionelle Konzentration des zugeführten O_2 in der Inspirationsluft (F_{IO_2}) bestimmen. Er muß die Sensitivität des Gerätes den Anstrengungen des Patienten entsprechend einstellen und das anzuwendende Niveau des positiven endexspiratorischen Drucks **(PEEP)** bestimmen.

Die möglicherweise toxischen Therapien sollten zurückhaltend angewendet werden. Unabhängig vom bestehenden Problem sind die meisten Arzneimittel potentiell schädlich; z. B. sind bei akuter Lungenschädigung ein positiver Druck in den Atemwegen, O_2 und vasoaktive Medikamente potentiell gefährlich. Deshalb sollte eine häufig wiederholte Überprüfung der Notwendigkeit für PEEP, der maschinellen Beatmung und der F_{IO_2} erfolgen. Toxische Konzentrationen der F_{IO_2} und erhöhter PEEP sind nicht immer erfolgreich; eine O_2-Sättigung von 80–85% ist bei Patienten mit ausreichender O_2-Aufnahmefähigkeit und guter kardiovaskulärer Funktion ohne Anzeichen eines O_2-Mangels (z. B. Laktatazidose) annehmbar. Entsprechend wird mit der Steigerung des Pa_{CO_2} (wenn erforderlich, Pufferung des pH mit $NaHCO_3$) der Beatmungsbedarf auf ein Mindestmaß zurückgeführt und das Risiko eines Barotraumas reduziert. Obwohl dyspnoische oder schwer hypoxämische Patienten voll unterstützt werden müssen, kann der mittlere intrathorakale Druck erniedrigt werden, wenn man dem Patienten erlaubt, soviel ventilatorische Kraft als möglich anzuwenden, wie sie mit dem Wohlbefinden und der intermittierenden zwangsweisen Beatmung vereinbar ist.

Therapeutische Katastrophen müssen vermieden werden. Kritisch kranke Patienten müssen ständig überwacht werden. Bewußtseinsgestörten, unruhigen, verwirrten oder desorientierten Patienten müssen die Hände gebunden werden, da eine plötzliche Unterbrechung des Beatmungsgerätes und Extubation rasch eine letale Bradyarrhythmie, Hypoxämie, Asphyxie oder Aspiration von Mageninhalt zur Folge haben kann. Bei Patienten mit Lungenödem kann eine auch nur kurzzeitige Unterbrechung des PEEP (Absaugen, Tubuswechsel) eine schwere Entsättigung verursachen, die aufgrund der Abnahme des Lungenvolumens und der Überflutung der Atemwege mit Ödemflüssigkeit nur mühsam zu beheben ist. Gelähmte Patienten müssen besonders sorgfältig überwacht werden, da die Ventilation völlig von der Maschine abhängig ist. Die Lähmung erfordert vom Ärzteteam eine uneingeschränkte Verantwortung für angemessene Oxygenierung und Ventilation. Außerdem ist der Patient bei einer Unterbrechung der Beatmung völlig hilflos. Wegen des häufigen Luftaufstoßens und Ileus bei intubierten Patienten sollte der Magen vom Druck befreit werden. Der Arzt muß zur sofortigen Druckentlastung bei Spannungszyste oder Pneumothorax bereit sein.

Behandlung der Hypoxämie

Spezifische Maßnahmen: Während einer akuten parenchymatösen Lungenerkrankung konzentriert sich die Aufmerksamkeit auf die Aufrechterhaltung des ausreichenden O_2-Zufuhr-/Verbrauchsverhältnisses, während man bemüht ist, die zugrundeliegende Erkrankung zu beherrschen. Obwohl das Lungenödem und die Pneumonitis durch spezifische Maßnahmen behandelt werden können, steht in den meisten Fällen die Aufrechterhaltung einer ausreichenden O_2-Zufuhr im Mittelpunkt der Bemühungen, während weitere Schäden vermieden werden. **Drei grundlegende Methoden helfen einen verschlechterten O_2-Austausch zu kompensieren:** Erhöhung der FI_{O_2}, Anwendung von positivem Druck zur Entfaltung der Alveolen und zur Förderung der Resorption der Lungenflüssigkeit sowie die Unterstützung der Herzfunktion. Entscheidend ist die Aufrechterhaltung des Herzminutenvolumens mit angemessener Flüssigkeitszufuhr und inotropen Medikamenten. Da sich die extravasale Flüssigkeit beim Auftreten eines Permeabilitätsödems leicht staut, sollte die Flüssigkeitszufuhr sehr sorgfältig vorgenommen werden, um den vaskulären Filtrationsdruck in Übereinstimmung mit der O_2-Zufuhr so niedrig wie möglich halten zu können. Ein genaues Einhalten des Gleichgewichts ist erforderlich, weil schwere Einschränkungen der Zufuhr die Lungenflüssigkeit reduzieren und den O_2-Austausch verbessern, aber die Perfusion über Darm und Nieren beeinträchtigen können.

Die Transportkapazität des O_2 kann durch Optimierung der Hb-Konzentration und Dissoziation verbessert werden. Die Hb-Bildung wird durch Beseitigung nachweisbarer Alkaliämie verbessert, um die O_2-Entladung zu fördern. Mit der zunehmenden Konzentration der Erythrozyten wächst die Viskosität, wodurch die Passage der Erythrozyten durch die Kapillaren verlangsamt wird. Die O_2-Zufuhr kann sich mit der Zunahme des Hct (Hämatokrit) abhängig von der Menge des zirkulierenden Blutes über eine bestimmte Grenze verschlechtern. Obwohl umstritten, sollte der Hb-Wert bei akut erkrankten Patienten mit schwerer Hypoxämie im Bereich von 10–12 g/dl liegen.

Der routinemäßige Gebrauch von Kortikosteroiden bei diffusen, parenchymatösen Lungenerkrankungen, Lungenödem oder ARDS ist nicht berechtigt; der steigende Katabolismus und Proteinverlust sowie zunehmendes Infektionsrisiko übersteigen bei weitem den möglichen therapeutischen Nutzen. Trotzdem kann er bei gewissen einzelnen Patienten von Nutzen sein, wie bei nachgewiesener Vaskulitis, Fettembolie, adrenaler Insuffizienz, Asthma oder allergischen Reaktionen, die zur Hypoxämie beitragen oder sie komplizieren. Wichtige zusätzliche Maßnahmen sind ausreichende Ernährung und Prophylaxe gegen gastro-intestinale Blutungen.

PEEP (positiver endexspiratorischer Druck), CPAP (kontinuierlicher positiver Atemwegsdruck), Lagerung und andere Methoden für die Vergrößerung des Lungenvolumens: PEEP, CPAP und neuere, spezialisierte Techniken (z.B. Inverse Ratio Ventilation, s. unten) zur Erhöhung des mittleren Druckes in den Alveolen werden häufig erfolgreich zur Eröffnung von Mikroatelektasen angewendet und erreichen dadurch eine Reduktion des Rechts-links-Shunts und des O_2-Bedarfs. CPAP, eine Form der assistierten Beatmung, mit der das Lungenvolumen vergrößert und häufig das Pa_{O_2}/FI_{O_2}-Verhältnis verbessert wird, ist am besten geeignet, den Patienten mit mäßigen ventilatorischen Anforderungen und akuten Atelektasen oder Lungenödem zu helfen.

Praktisch haben alle intubierten Patienten mit Ateminsuffizienz einen Nutzen von der Beatmung mit niedrigem positiven endexspiratorischen Druck (PEEP) von 3–5 cm H_2O, mit dem der Volumenverlust, verursacht durch die Rückenlage und translaryngeale Intubation, kompensiert wird. Obwohl hilfreich bei seiner Behandlung, kann man mit PEEP das ARDS nicht verhindern. PEEP kann in höchstem Maße erfolgreich angewendet werden, aber seine volumensteigernde Wirkung und Fähigkeit, den Pa_{O_2} zu verbessern, kann unwirksam werden, wenn anstrengende Kontraktionen der Atemmuskulatur den Thorax zu einem Lungenvolumen zwingen, das kleiner ist als in der relaxierten endexspiratorischen Lage (Gleichgewicht der Kräfte). Bei erkennbarem Atemmuster dieser Art kann erfahrungsgemäß die Sedierung oder Lähmung erfolgreich sein. Bei vorwiegend einseitiger Lungeninfiltration kann sich der übliche PEEP in beiden Lungen als unwirksam erweisen, weil bei diesen Ereignissen PEEP die Ableitung des Blutes aus der gesunden in die erkrankte Lunge bewirkt. Unabhängige Lungenventilation erlaubt dann eine individuelle Anpassung des Beatmungsmusters, der FI_{O_2} und des PEEP.

Der mögliche Nutzen des **Körperlagewechsels** wird häufig nicht beachtet. Hinsichtlich des Lungenvolumens entspricht der Wechsel aus der Rücken- in die aufrechte Körperlage abhängig von der thorakalen Compliance einem PEEP von etwa 5–12 cm H_2O. Wann immer es die Umstände erlauben, sollte der bettlägrige Patient öfters umgelagert werden (besonders bei Koma oder Lähmung). Abwechselnde liegende Seitenlagen führen zur maximalen Ausdehnung verschiedener Lungenregionen und verbessern die Drainage der Sekrete. Wenn eine Lunge unterschiedlich betroffen ist, kann sich mit der gesunden Lunge in abhängiger Lage die Oxygenierung dramatisch verbessern. Sorgfältig sollte man während dieses Vorgangs die Aspiration der Sekrete aus den infiltrierten Lungenregionen in abhängige Partien vermeiden. Bei einigen Patienten mit ARDS tritt deutliche O_2-Untersättigung auf, wenn man sie umlagert (die Gründe sind noch unklar).

Beeinflussung der Hämodynamik: Niedriger Pa_{O_2} kann auf Maßnahmen für die Behandlung des Kreislaufversagens ansprechen: Manipulation mit Flüssigkeit, blutdrucksenkende Mittel, inotrop wirkende Mittel und Reduktion des O_2-Verbrauchs. Bei Patienten mit Lungenödem können Diuretika und andere Maßnahmen die Mobilisierung extravasaler Flüssigkeit fördern; deshalb reduziert die zunehmende Lungencompliance das „kardiale Asthma" und die Belastung der Atemmuskulatur. Die Beseitigung der kardialen Ischämie oder Anwendung des Ca-Kanal-Blockers kann den Blutstau in den Lungengefäßen und die Hypoxämie bei Patienten mit „diastolischer Funktionsstörung des Herzens" verbessern.

Eine **Reduzierung des O_2-Bedarfs im Gewebe** kann ebenso wirksam sein wie die Verbesserung des O_2-Angebotes. Fieber, Unruhe, Übergewicht, anstrengende Atemtätigkeit, Schüttelfrost, Sepsis, Verbrennung, Anfälle und andere gewöhnlich beobachtete klinische Zustände erhöhen den O_2-Verbrauch. Aggressive Maßnahmen müssen zur Beseitigung solcher Stimuli durchgeführt werden.

Mit Sedierung und pharmakologischer Lähmung wird der O_2-Verbrauch bei Patienten, die unruhig bleiben oder sich in den ersten Stunden der maschinellen Beatmung gegen das Gerät wehren, gesenkt. Eine langdauernde Lähmung muß vermieden werden, weil sie den Hustenreflex unterdrückt, ein monotones Atemmuster erzeugt, das die Sekretverhaltung in abhängigen Lungenregionen fördert und zur Muskelatrophie führen kann.

Behandlung der Ateminsuffizienz

Die Behandlung der Ateminsuffizienz wird erledigt nach genauer Feststellung ihrer Ursachen durch Beseitigung der reversiblen Faktoren und, wenn erforderlich, mittels Bereitstellung der mechanischen Atmungsassistenz.

Feststellung der Ursachen: Gewöhnlich sollte die Ermittlung bestimmter Ursachen der ventilatorischen Insuffizienz anhand einer systematischen Bewertung des ventilatorischen Antriebs, des exspiratorischen Ventilationsvolumens pro Minute (VE), der Atemarbeit und der neuromuskulären Leistung erfolgen.

Die neuromuskuläre Funktion wird durch Beobachtung des ventilatorischen Musters, der Vitalkapazität, des Atemzugvolumens, der Atemfrequenz und des maximalen inspiratorischen Drucks bewertet. Besonders aussagekräftig ist das Verhältnis zwischen Atemfrequenz und Atemzugvolumen; Werte von über 100 Atemzügen/min/l weisen auf schwere Schwäche oder Erschöpfung hin. Die Stärke des ventilatorischen Antriebs wird am besten durch die Beobachtung der Beschwerden wie Schmerzen und Erschöpfung (über 30 Atemzüge/min, anstrengender Gebrauch der Atemhilfsmuskulatur, paradoxe Bewegungen des Abdomens) sowie die Untersuchung des Pa_{CO_2} in Abhängigkeit vom VE-Bedarf ermittelt. Wenn z. B. der Pa_{CO_2} hoch ist (> 45 mmHg) und das VE genauso wie die Atemfrequenz mäßig oder niedrig ist, dann kann der Antrieb unterdrückt oder mechanisch verschlechtert sein; offensichtliche Unruhe oder Schmerzen sprechen für das letztere.

Wenn die Ursache der ventilatorischen Insuffizienz nicht klar ist, dann sind Messungen, die am Bett mit dem Ziel, die verantwortlichen Mechanismen festzustellen, durchgeführt wurden, von besonderer Bedeutung. Ventilatorische Arbeitsbelastung reflektiert sich im VE nach Grad der respiratorischen Muskeltätigkeit und in solchen Anzeichen der Belastung der

Atemarbeit wie dem mittleren und höchsten inspiratorischen Druck, den man während der passiven maschinellen Beatmung beobachtet. Bei der Fortsetzung der ventilatorischen Voraussetzungen ist die Berechnung des Totraumes und die Messung der CO_2-Produktion besonders hilfreich. Bei akuter Ateminsuffizienz ist eine genaue Beurteilung des Atemwiderstandes außer während der mechanischen Beatmung erschwert. Dann wird sie am besten anhand der Meßgrößen der Thoraxmechanik (z.B. Atemwiderstand und Compliance des respiratorischen Systems) beurteilt.

Verbesserung reversibler Faktoren: Die Behandlung der ventilatorischen Insuffizienz sollte auf Kenntnissen des zugrundeliegenden Schadens beruhen. Das VE kann z.B. durch Senkung des Fiebers, Beruhigung des Patienten und Verkleinerung des Totraumes vermindert werden. Der Widerstand kann optimiert werden durch Beseitigung der Obstruktion (Bronchodilatation: Verbesserung der Sekretentleerung; wenn indiziert, Anwendung von Kortikosteroiden oder Diuretika; Wahl eines größeren endotrachealen Tubus); Erhöhung der parenchymalen Compliance (Beseitigung des Ödems, der Atelektasen und der Entzündung) und Verbesserung der Thoraxcompliance (z.B. Luft- oder Flüssigkeitsdrainage aus dem Pleuraraum, Beseitigung der Überblähung im Abdomen). Die neuromuskuläre Leistung sollte durch eine mechanisch günstige Lagerung des Patienten (gewöhnlich mit erhöhtem Oberkörper) sowie ferner durch Schmerzbekämpfung und Regulierung des Elektrolythaushaltes, der inkretorischen Dysfunktion und der Ernährungsmängel verbessert werden. Maßnahmen, die ein suboptimales Herzzeitvolumen oder die arterielle Oxygenierung verbessern, erhöhen auch die neuromuskuläre Leistung. Behandlungsfähige neuromuskuläre Erkrankungen (z.B. Myasthenia gravis, Myositis) müssen entsprechend behandelt werden. Einige Probleme des niedrigen Ventilationsantriebs haben ihre Ursache in der Überdosierung mit Sedativa und Opiaten; andere erholen sich im Schlaf, nach neuromuskulärer Entspannung oder übermäßiger Nahrungsaufnahme; einige reagieren auf so unspezifische ventilatorische Stimulanzien wie Progesteron.

Leider sind viele dieser Probleme auf medikamentöse Behandlung refraktär, so daß zur Wiederherstellung der Kompensation der ventilatorische Widerstand mit dem Ziel, die Atemarbeit ausreichend zu reduzieren, optimiert werden muß.

Spezifische Maßnahmen: Die Befreiung der oberen und unteren Atemwege von Sekreten ist für die Behandlung der akuten Ateminsuffizienz von entscheidender Bedeutung. Bei Erfolglosigkeit eigener Hustenanstrengungen kann man dem Patienten mit physiotherapeutischen Methoden (Lagerung, Vibrationsmassage) helfen. Wenn trotz dieser Maßnahmen die Sekrete nicht abfließen können, müssen sie abgesaugt werden. Sekrete aus den unteren Atemwegen können mit einem über die Nase eingeführten Katheter abgesaugt werden. Wenn dies nicht zum Erfolg führt oder bei zu reichlichen Sekretmengen ist gewöhnlich ein künstlicher Zugang erforderlich. Kurzzeitig kann ein nasaler oder oraler Endotrachealtubus eingeführt werden. Bei der Notwendigkeit, über Tage oder Wochen absaugen zu müssen, stellt sich die Frage der Tracheostomie *(s. Kap. LUN, 3.)*. Bei einigen Patienten mit diffuser Lungenerkrankung entwickelt sich während der Unterbrechung der Notfallmaßnahmen aufgrund der Sekretabsaugung eine Bradykardie, die von der Bronchialtoilette abhält. Es handelt sich um einen natürlichen Reflex, den man mit prophylaktischer, parenteraler Gabe von Atropin oder erneuter positiver Druckbeatmung beherrschen kann.

Parenterale Flüssigkeitszufuhr unterstützt die ausreichenden Fließeigenschaften der Sekrete. Gelegentlich werden mukolytische Mittel eingesetzt (z.B. Acetylcystein oder Ambroxolhydrochlorid), wenn trotz ausreichender Hydratation und angefeuchteter Atemluft die Sekrete zäh bleiben. Bei ausgesuchten Patienten können Antibiotika und Kortikosteroide die Sekretmenge reduzieren.

Befeuchtung: Bei Körpertemperatur ist Alveolarluft immer 100%ig angefeuchtet. Jedes Gas, das aus einem Behälter oder Respirator strömt und nicht mit Wasserdampf gesättigt ist, trocknet die mukösen Membranen aus und erhöht die Störungen der Sekretion. Alle eingeatmeten Gasmischungen müssen voll befeuchtet werden, damit die reduzierte Viskosität der Sekrete gesichert werden kann. Dies wird mit beheizten Verneblern erreicht, die eine hohe Feuchtigkeit des inspiratorischen Atemstroms ermöglichen.

Bronchodilatatoren: Bei Bronchospasmus oder bronchialem Ödem kann der Atemwegswiderstand erniedrigt und der Gasaustausch mit der Verabreichung von β-adrenergen Substanzen oder anticholinergischen Mitteln als Aerosol und mit Theophyllinderivaten oder Kortikosteroiden als i.v. Gabe verbessert werden. Diese Mittel werden in *Kap. LUN, 6., Asthma,* im einzelnen besprochen.

Antibiotika werden zur Beherrschung der Infektion verabreicht.

Die **Behandlung mit O_2** zur Steigerung des F_{IO_2} verbessert den Pa_{O_2} dann, wenn ein echter Shunt nicht für die Hypoxämie verantwortlich ist. Außergewöhnliche Umstände ausgenommen, besteht das Ziel darin, die Hb-Sättigung auf mindestens 85–90% zu erhöhen, ohne eine O_2-Vergiftung zu riskieren. Die O_2-Toxizität ist sowohl von der Konzentration als auch der Anwendungszeit abhängig. Eine anhaltende Erhöhung des F_{IO_2} um mehr als 60% führt zu entzündlichen Veränderungen, alveolären Infiltrationen und eventuell zu Fibrose. Es sollte die niedrigste Konzentration des inspirierten O_2 gewählt werden, die einen annehmbaren Pa_{O_2} ermöglicht. Inspirierte O_2-Konzentrationen über 60% sollten vermieden werden, es sei denn, sie sind für das Überleben des Patienten erforderlich. Konzentrationen unter 60% werden über lange Perioden ohne klinisch erkennbare Toxizität vertragen.

Physiologisch vertragen viele Patienten mit chronischer Hypoxämie einen Pa_{O_2}, der unter 55 mmHg liegt; für eine ausreichende O_2-Versorgung der Gewebe und die Verbesserung der durch die Hypoxämie verursachten pulmonalen Hypertension werden unabhängig von den Ursachen der ventilatorischen Störungen Pa_{O_2}-Werte zwischen 60 und 80 mmHg angestrebt. Wegen der Art der Dissoziationskurve des Oxyhämoglobins erhöhen Pa_{O_2}-Werte über 80 mmHg nicht signifikant den O_2-Gehalt des Blutes. Bei pulmonaler Insuffizienz, die durch Störungen des $\dot{V}/\dot{Q}$-Gleichgewichts und Einschränkungen der Diffusion verursacht wird (z.B. obstruktive Lungenerkrankungen), genügt gewöhnlich eine F_{IO_2}-Konzentration von weniger als 40%, um die meisten Patienten mit 25–35% ausreichend zu oxygenieren. Solche Konzentrationen können mit speziell dafür konstruierten Gesichtsmasken oder über Nasensonden verabreicht werden. Bei der Gesichtsmaske ist der erforderliche O_2-Fluß von der gewünschten Konzentration des O_2 und der Form der Maske abhängig.

Bei der O_2-Zufuhr über die Nasensonde kann die F_{IO_2} nur geschätzt werden. Solche Schätzungen erfordern die Kenntnis des totalen Atemminutenvolumens bei Raumluftatmung und der Dauer der In- und Exspiration. Wenn die Dauer beider Atemphasen gleich ist, kann angenommen werden, daß nur die Hälfte des 100%igen O_2-Flusses aus einem Behälter den Patienten erreichen wird. Bei einem Atemminutenvolumen von 10 l/min und einem 100%igen O_2-Fluß von 4 l/min über die Nasensonde wird die dem Patienten zugeführte O_2-Konzentration auf $(2 \times 100\%) + (8 \times 21\%)/10\ l = 37\%$ geschätzt. Wenn das Atemminutenvolumen steigt und der O_2-Fluß unverändert bleibt, fällt die F_{IO_2}. Wegen der Unsicherheiten bei solchen Schätzungen (einschließlich der Mischung des O_2 mit der Raumluft, der Mundatmung und wechselnden Atemfrequenz) muß der Pa_{O_2} regelmäßig geprüft werden, um die Ergebnisse der Therapie zu bestimmen. Gewöhnlich sind O_2-Flußraten von 2–4 l/min für die Anhebung des Pa_{O_2} auf therapeutische Werte ausreichend.

Wenn trotz aller therapeutischen Bemühungen O_2-Konzentrationen von mehr als 60–80% über längere Zeit erforderlich sind, wird die endotracheale Intubation und mechanische Ventilation notwendig.

Eine häufige Ursache der Atemschwäche bei der Behandlung der CO_2-Retention ist die übermäßige O_2-Zufuhr. Bei Hyperkapnie kann das Atemzentrum unempfindlich gegenüber Schwankungen des P_{CO_2} werden und reagiert primär auf hypoxische Reize. Wenn Pa_{O_2} übermäßig steigt, ist der hypoxische Atemantrieb ausgelöscht und weiteres CO_2 kann folgen. Durch vernünftige O_2-Zufuhr werden solche Komplikationen vermieden und schon im frühen Stadium durch Analyse der arteriellen Blutgase entdeckt. Wenn die mit O_2 angereicherte Luft, die während der Spontanatmung zugeführt wird, eine anhaltende Steigerung des Pa_{CO_2} verursacht, ist mechanische Beatmung erforderlich.

Mechanische Beatmung

Typeneinteilung: Obwohl die mechanische Beatmung mit negativem Druck erfolgen kann, ist in der gegenwärtigen Praxis die Überdruckbeatmung (PPV) die einzige Methode, eine akute respiratorische Insuffizienz zu behandeln. Geräte, die eine Beatmung mit negativem Druck ermöglichen (O_2-Bombe, Küraß usw.) sind aufgrund ihrer starren Konstruktionen ein Hindernis für intensive Krankenpflege.

Druckgesteuerte Beatmungsgeräte (PLVS) sind einfach gebaut und nicht teuer. Da aber die Menge des Atemzugvolumens, die während eines einzelnen Atemzyklus zugeführt wird, von der Dauer der Einatemphase und dem Widerstand des Thorax abhängt, ermöglicht das PLVS kein bestimmtes Atemzugvolumen oder Atemminutenvolumen. Sein Einsatz wird jetzt auf die Therapie der nichtintubierten Patienten beschränkt, die eine Insufflation von Bronchodilatatoren oder große Atemvolumina zur Beseitigung von Atelektasen benötigen.

Die volumengesteuerte Beatmung (VCV) war lange Zeit der Standard für die Unterstützung der Ventilation bei allen Formen schwerer Ateminsuffizienz. Alle modernen Geräte ermöglichen eine volumengesteuerte Ventilation genauso wie einige andere Steuerungsformen, die in Bezug auf Atemintervalle, Atemzyklen, den Anteil der vorgesehenen Unterstützung und die Terminierung des vom Gerät unterstützten Zyklus variieren.

Beatmungsformen: Die Maschinenzyklen sind entweder druck- oder flußbegrenzt oder volumen- und zeitgesteuert.

Kontrollierte maschinelle Beatmung: Für die vollständige Übernahme der Atemarbeit entwickelte Beatmungsform, die ein adäquates Atemzugvolumen mit bestimmter Frequenz ermöglicht. Volumengesteuerte Atemzüge mit vorgegebenem Fluß sind herkömmlicher Standard. Der Arzt wählt das erforderliche Atemzugvolumen und die Flußrate (z. B. akzelerierend oder dezelerierend) und die maximale Strömungsgeschwindigkeit. Ist dies einmal festgelegt, ist der maximale Druck der Atemzyklen eine variable Größe, die vom Blähungswiderstand und dem endexspiratorischen Alveolardruck abhängt. Bei druckkontrollierter Beatmung sind der Druck und die Dauer der Inspiration festgelegt, so daß das Atemzugvolumen mit dem Blähungswiderstand variieren kann. Jede Art des Zyklus kann eingestellt werden: allein durch das Beatmungsgerät vorgegebene Beatmungsparameter (kontrollierte Beatmung) oder als Antwort auf Einatmungsversuche des Patienten (Triggermechanismus) bei gemischten Steuerungsformen (assistierte/kontrollierte Beatmung). Unterbleibt der Einatmungsversuch des Patienten, wird durch die Empfindlichkeit des Mechanismus die Umschaltung ausgelöst.

Eine **assistierte Beatmung** ist in der Phase der Entwöhnung indiziert, wenn eine ausreichende Eigenatmung des Patienten besteht. Der Respirator unterstützt den Atemzug des Patienten durch Flußsteuerung, die bei jedem Atemzug rasch ein fixiertes Druckplateau in den Atemwegen aufbaut. Die Größe des vorgegebenen Atemzugvolumens hängt vom gewählten Druck ab. Die Druckunterstützung hilft den Tubuluswiderstand zu überwinden, der bei der respiratorischen Insuffizienz überraschend hoch sein kann. Bei geeignetem beruhigenden Druckniveau hat der Patient die Möglichkeit, das Strömungsprofil und die Zyklusdauer selbst zu bestimmen. Bei der intermittierend angewandten synchronisierten Beatmung (SIMV) ermöglichen die volumengesteuerten Atemzüge eine maschinelle Unterstützung bei einer vom Arzt bestimmten Frequenz. Die Art der Atemunterstützung ändert sich nicht durch Regulierung der Zyklenmerkmale, sondern durch Regulierung der Zahl der von der Maschine unterstützten Zyklen. SIMV wird öfters mit der Druckunterstützung kombiniert, um eine optimale Entwöhnung zu ermöglichen.

Spezialisierte Beatmungsmethoden: Andere Formen der mechanischen Beatmung werden seltener eingesetzt. **High frequency ventilation** (Beatmung mit hoher Frequenz – Jet oder Oszillation) ist eine alternative Technik, bei der über einen 7F-Katheter kleine Gasgemischmengen (180–250 ml) mit hoher Geschwindigkeit (Frequenz von 100–120/min) in die Lunge eingebracht werden, wobei die Atemzugvolumina sehr klein sind. Der erreichte Gasaustausch ist vorwiegend ein empirischer Prozeß. Deshalb hat z. Zt. diese exotische Methode einen sehr begrenzten Wert bei der Behandlung der respiratorischen Insuffizienz. Die **Inverse ratio ventilation (IRV)** verlängert die inspiratorische Phase um mehr als 50%, wodurch der mittlere alveoläre Druck ansteigt und der endexspiratorische Atemstrom verlangsamt wird. IRV wird gewöhnlich mit Sedierung und Lähmung der respiratorisch insuffizienten Patienten eingesetzt. PEEP und CPAP, die durch den endexspiratorischen Druck das thorakale Gasvolumen vergrößern, werden weiter unten erörtert. PEEP kann sowohl mit Systemen, die eine Hochfrequenz- oder IRV-Beatmung ermöglichen, als auch mit allen konventionellen Beatmungsmethoden kombiniert werden.

Komplikationen bei der mechanischen Ventilation: Jedes mechanische Beatmungsgerät kann, besonders wenn der Antriebsdruck in die Lunge hoch ist, einen verringerten venösen Rückfluß in den Thorax, eine Verkleinerung des Herzzeitvolumens und ein Abfallen des systemischen Blutdrucks bewirken. Dies neigt dazu, dann aufzutreten, wenn die inspiratorisch positiven Drücke hoch sind, eine Hypovolämie vorliegt und die Regulation der Vasomotorik durch Medikamente, periphere Neuropathie oder Muskelschwäche gestört ist. Barotrauma: Lungenläsionen, die durch hohe positive Druckventilation entstehen und die Form einer Lungenruptur annehmen können (z.B. Pneumomediastinum, Pneumothorax, subkutanes Emphysem, systemische Gasembolie); Verletzungen der Bronchien (bronchopulmonale Dysplasie) oder sogar Lungenödem. Solche Läsionen treten mit Wahrscheinlichkeit bei übermäßig hohem Druck, der die Alveolen überdehnt, auf (> 35 cm H_2O) oder wenn große Atemzugvolumina (> 12 ml/kg) gebraucht werden.

5. AKUTES ATEMNOTSYNDROM DER ERWACHSENEN (ARDS)

Respiratorische Insuffizienz infolge verschiedener Lungenschädigungen, charakterisiert durch nichtkardiogenes Lungenödem, respiratorische Erschöpfung und Hypoxämie.

Ätiologie

Dieser wichtige und häufige medizinische Notfall wird durch eine akute Erkrankung oder Schädigung hervorgerufen, die direkt oder indirekt die Lungen betrifft; hierzu gehören bakterielle und virale Pneumonien, Aspiration von Mageninhalt, direktes Thoraxtrauma, längerdauernder schwerer Schock, Verbrennungen, Fettembolie, massive Bluttransfusion, kardiopulmonaler Bypass, O_2-Intoxikation oder akute hämorrhagische Pankreatitis. Obwohl als „der Erwachsenen" bezeichnet, kann das Atemnotsyndrom auch bei Kindern auftreten. In mehr als 30% der Fälle tritt als Folge des „septikämischen Syndroms", charakterisiert durch Leukozytose oder Leukopenie, Fieber und niedrigen Blutdruck, ein akutes Atemnotsyndrom auf, das als potentielle Ursache von systemischer Infektion gilt, unabhängig davon, ob die *Blutkulturen für einen* bakteriellen Krankheitserreger positiv sind. In der Regel haben die Patienten vorher keine Lungenerkrankung durchgemacht.

Pathophysiologie

Die Pathophysiologie der ursprünglichen Lungenschädigung wird immer noch als Stiefkind behandelt. Untersuchungen bei Tieren sagen aus, daß sich aktivierte Leukozyten und Blutplättchen in den Kapillaren, dem Interstitium und den intraalveolären Räumen ansammeln und Produkte freisetzen können, die Prostaglandine, toxische O_2-Radikale, proteolytische Enzyme und andere Mediatoren enthalten, die die Zellen schädigen, Fibrosen fördern und die Bronchomotorik und die Reaktivität der Gefäße verändern.

Werden das Endothel der Lungenkapillaren und das Alveolarepithel in Mitleidenschaft gezogen, so treten Plasma und Blut in das Interstitium und den intraalveolären Raum aus. Das Übertreten von Plasma in die Alveolen und die Atelektase sind die Folge, wobei letztere teilweise auf verminderte Aktivität des Surfactant zurückzuführen ist. Innerhalb von 2–3 Tagen kommt es in der 2. Phase der Lungenschädigung zu interstitiellen und bronchoalveolären Entzündungen sowie zur Proliferation der epithelialen und interstitiellen Zellen. In der 3. Phase kann ein rasches Fortschreiten der Kollagenbildung eintreten und innerhalb von 2 bis 3 Wochen zu schwerer interstitieller Fibrose führen. Diese pathologischen Veränderungen führen zu einem Mißverhältnis von Ventilation und Perfusion und zur Hypoxämie.

Symptomatik und Diagnostik

Gewöhnlich tritt ARDS 24–48 h nach der primären Schädigung oder Erkrankung auf. Zuerst entwickelt sich eine Dyspnoe, in der Regel begleitet von schnellem, flachem Atmen. Interkostale und suprasternale Einziehungen bei der Inspiration können auftreten. Die Haut kann zyanotisch oder gefleckt erscheinen, und durch die Gabe von Sauerstoff wird möglicherweise keine Besserung erzielt. Die Auskultation kann Rasselgeräusche, Giemen oder Pfeifen erbringen, jedoch auch normal sein.

Eine **frühzeitige Diagnose** kann nur gestellt werden, wenn der Verdacht bereits beim Auftreten von Dyspnoe infolge einer bekannten Prädisposition für ARDS aufkommt. Eine voraussichtliche Diagnose kann zu diesem Zeitpunkt mittels einer sofortigen arteriellen Blutgasbestimmung und Röntgenaufnahmen gestellt werden. Die arterielle Blutgasanalyse zeigt anfangs eine akute respiratorische Alkalose, einen sehr niedrigen Pa_{O_2}, normalen oder niedrigen Pa_{CO_2} und erhöhten pH-Wert. Das Thoraxröntgenbild zeigt gewöhnlich eine diffuse bilaterale alveoläre Infiltration, ähnlich dem kardial bedingten Lungenödem; die Herzshilhouette ist jedoch in der Regel normal abgrenzbar. Man muß dabei bedenken, daß Veränderungen im Röntgenbild oft erst viele Stunden nach funktionellen Veränderungen erfolgen und die Hypoxämie im Vergleich zu dem röntgenologisch festgestellten Ödem unverhältnismäßig schwer erscheinen kann. Häufig bleibt der Pa_{O_2} trotz hoher eingeatmeter Sauerstoffkonzentrationen auf einem extrem niedrigen Niveau (FI_{O_2}).

Nach einer rasch eingeleiteten Behandlung der Hypoxämie (siehe unter Therapie) sind weitere diagnostische Schritte vonnöten. Wenn Zweifel darüber bestehen, ob es sich um das Syndrom einer kardialen Stauungsinsuffizienz handelt, sollte ein Swan-Ganz-Katheter in die Pulmonalarterie eingeführt werden. Niedriger Wedge-Druck (pulmonaler Kapillardruck [PAWP] geringer als 15 mmHg) ist charakteristisch für ARDS, hoher Wedge-Druck (mehr als 20 mmHg) dagegen für kardiale Stauungsinsuffizienz. Das klinische Bild kann einer akuten pulmonalen Embolie ähneln, obwohl ein ausgedehntes Lungenödem bei pulmonalen Embolien ungewöhnlich ist. Bei Verdacht auf Lungenembolie sollten nach der Stabilisierung des Patienten die entsprechenden diagnostischen Schritte (z.B. pulmonale Angiographie) unternommen werden *(s. Kap. LUN, 9.)*. Auch *Pneumocystis-carinii*-Pneumonie und gelegentlich andere primäre Lungeninfektionen können ARDS-Symptome nachahmen und sollten deshalb besonders bei abwehrgeschwächten Patienten in Erwägung gezogen werden. Dazu empfiehlt sich eine Lungenbiopsie oder eine bronchoalveoläre Lavage.

Komplikationen und Prognose

Bei schwerem ARDS liegt die Überlebensrate bei entsprechender frühzeitiger Behandlung bei 50%. Wenn die schwere, mit ARDS einhergehende Hypoxämie nicht erkannt und behandelt wird, kommt es in 90% der Fälle zum Stillstand der Herztätigkeit und der Atmung. Patienten, die rasch auf die Therapie ansprechen, zeigen gewöhnlich keine weitere Störung oder Schädigung der Lungenfunktion. Diejenigen Patienten jedoch, die einer längeren ventilatorischen Unterstützung mit mehr als 50% FI_{O_2} bedürfen, können eine Lungenfibrose entwickeln. In den meisten Fällen verschwinden die physiologischen Zeichen einer Lungenfibrose, wenn die Überlebenden mehrere Monate beobachtet wurden; der Mechanismus, der die Auflösung bewirkt, ist jedoch unbekannt.

Komplikationen: Die sekundäre bakterielle Besiedelung der Lungen, das Versagen zahlreicher Organsysteme (v.a. Nierenversagen) und die Komplikationen der invasiven lebensrettenden Maßnahmen sind verbunden mit einer hohen Morbidität und Mortalität. In der Lunge überwiegen gramnegative Bakterien, besonders Klebsiella, Pseudomonas und Proteusarten. Ein Spannungspneumothorax kann in Verbindung mit dem Anlegen von zentralen venösen Kathetern und dem Einsatz positiver Druckventilation und PEEP-Beatmung plötzlich auftreten. Rasches Erkennen und Behandeln sind nötig, um einen plötzlichen Todesfall zu vermeiden.

Tachykardie, Hypotonie und ein plötzlicher Anstieg der für die mechanische Beatmung notwendigen hohen inspiratorischen Drücke sollte auf einen möglichen Pneumothorax hinweisen. Ein spät im Rahmen von ARDS auftretender Pneumothorax stellt ein venöses Zeichen dar, da er in der Regel mit einer schweren Schädigung der Lunge einhergeht und hohe ventilatorische Drücke zur Behandlung erfordert.

Eine CO_2-Depression infolge verminderten venösen Rückflusses, verursacht durch positive Druckventilation und PEEP-Beatmung ohne adäquates Auffüllen des intravaskulären Volumens, kann zu einem sekundären Organsystemversagen führen.

Therapie

Trotz unterschiedlicher Ätiologie sind die Behandlungsprinzipien die gleichen. Es muß die Ventilation verbessert und die der akuten Lungenschädigung zugrundeliegende Ursache beseitigt werden. Höchste Sorgfalt ist geboten, um ernährungsbedingten Flüssigkeitsverlust, Sauerstoffintoxikation, Superinfektion, Barotrauma und Nierenversagen zu verhindern, wobei letzteres durch intravaskuläre Flüssigkeitsverluste verschlimmert werden kann.

Während die Diagnose noch nicht feststeht, ist es absolut erforderlich, eine lebensbedrohliche Hypoxämie mit einem hohen Sauerstoffanteil im Einatmungsgas zu behandeln und daraufhin wiederholt arterielle Blutgasanalysen durchzuführen, um sicherzugehen, daß eine adäquate Therapie erfolgt. Da Hypoxämie häufig keine Sauerstoffzufuhr mit einer Gesichtsmaske zuläßt, kann eine sofortige endotracheale Intubation erforderlich werden, um die Beatmung mit Sauerstoff und positivem end-exspiratorischem Druck (PEEP) zu ermöglichen. Intravaskulärer Volumenverlust fällt häufig mit dem Beginn von ARDS zusammen, da die Ätiologie mit der schon bestehenden Sepsis feststeht, vor dem Verdacht auf ARDS eine diuretische Therapie angewandt wurde und der Einsatz positiver Druckventilation den venösen Rückfluß verringert. Falls notwendig, sollte man trotz bestehenden alveolären Ödems zur Wiederherstellung der peripheren Perfusion, der normalen Harnausscheidung und des normalen Blutdrucks Flüssigkeiten intravenös substituieren. Entscheidend ist die Überwachung des vaskulären Volumens.

Die körperliche Untersuchung kann bei schwerkranken Patienten, die mechanisch beatmet werden, schwierig und irreführend sein. Hypovolämie wie auch die Hyperhydratation haben schädliche Auswirkungen auf die Gesundheit. Darüber hinaus stellt der zentrale venöse Druck nur einen unzuverlässigen Indikator für den linksventrikulären Füllungsdruck dar. Aus diesem Grunde wird sofort ein verläßlicher Index des intravaskulären Volumens benötigt, falls die schwere Hypoxämie weiter anhält, die Hauptperfusion gering und die geistige Verfassung beeinträchtigt ist oder die Harnausscheidung abnimmt (weniger als 0,5 ml/kg/h). In der Regel bedient man sich hierzu eines Swan-Ganz-Katheters zur Bestimmung des *pulmonalen Kapillardruckes* und des Herzzeitvolumens. Dies kann dann auch zur Planung der intravenösen Volumensubstitution verwendet werden, v.a. wenn eine PEEP-Beatmung erforderlich ist (s. unten). Ein pulmonaler Kapillardruck (PAWP) von weniger als 15 mmHg stellt eine Indikation zur Volumensubstitution bei verringertem Herzzeitvolumen dar; pulmonale Kapillardrücke über 18 mmHg weisen bei geringem Herzzeitvolumen auf kardiale Insuffizienz und den Bedarf von inotrop wirkenden Mitteln (z. B. Dopamin beginnend mit 5 μg/kg/min) hin. Den Gefäßtonus steigernde Mittel sollten jedoch nicht ohne gleichzeitige Korrektur des intravaskulären Volumenverlustes zur Erhöhung des Blutdruckes eingesetzt werden.

Falls eine Sepsis als Ursache von ARDS nachgewiesen oder vermutet wird, sollte eine entsprechende empirische Behandlung mit Antibiotika begonnen werden, bis die Ergebnisse der kulturellen Untersuchung feststehen. Weiterhin sollte eine chirurgische Drainage eitrig infizierter Hohlräume vorgenommen werden. Kulturelle Untersuchungen und Grampräparate von Sputum oder des trachealen Aspirates helfen eine pulmonale Infektion frühzeitig nachzuweisen und führen zur richtigen antibiotischen Therapie. Innerhalb von 72 h sollte eine Überernährung – entweder auf enteralem oder parenteralem Wege – begonnen werden. Die Wirksamkeit von Kortikosteroiden wurde nicht nachgewiesen.

Mechanische Beatmung: Die meisten Patienten müssen intubiert und mit einem volumenkontrollierten mechanischen Atemgerät beatmet werden. Endotracheale Intubation und positive Druckventilation (PPV = positive pressure ventilation) sollten in Erwägung gezogen werden, wenn die Atemfrequenz größer als 30/min ist oder wenn ein F_{IO_2} größer als 0,6 bei Maskenbeatmung erforderlich ist, um einen P_{O_2} über mehrere Std. im Bereich von 70 mmHg zu halten. Eine Alternative zur Intubation stellt die CPAP-Maske dar, die bei Patienten mit gering- oder mäßiggradigem ARDS eine erfolgreiche Überdruckbeatmung (PEEP) ermöglicht. Bei Patienten mit verringertem Bewußtsein wird von CPAP-Masken wegen der Aspirationsgefahr abgeraten. Zu Beginn empfiehlt sich gewöhnlich ein Atemzugvolumen von 10–15 ml/kg, ein PEEP von 5 cm H_2O, ein F_{IO_2} von 60%; gewöhnlich ist eine anfangs patientengetriggerte assistierte Kontrolle angebracht. Eine intermittierende Zwangsventilation kann auch mit einem Anfangsvolumen von 10–12 ml/kg erfolgen.

Arterielle Blutgasanalysen und das Wohlbefinden des Patienten bestimmen in der Folge die Einstellungsregulierungen des Beatmungsgerätes. Sedativa oder Narkotika können das Wohlbefinden des Patienten steigern und die synchrone Beatmung während der mechanischen Beatmung fördern. PEEP wird gewöhnlich benötigt, um die Sauerstoffsättigung aufrechtzuerhalten, während der F_{IO_2} gleichzeitig langsam gesenkt wird.

Ein F_{IO_2} größer als 50% über mehr als 24–48 Std. kann zur Sauerstoffintoxikation und Verschlimmerung der Lungenschädigug führen. Ein arterieller P_{O_2} von 60–70 Torr gewährleistet eine adäquate Hb-Sättigung und sollte das Ziel jeder Therapie sein. Dieses Ziel im Auge behaltend kann man in der Regel bei sorgfältiger Regulierung des PEEP den F_{IO_2} innerhalb weniger Std. langsam auf ein Niveau von unter 50% senken.

End-exspiratorische Drücke von 5–10 cm H_2O sind normalerweise ausreichend, aber gelegentlich werden bis zu 15 cm oder mehr benötigt. PEEP kann das Herzzeitvolumen bei hypovolämischen und normovolämischen Patienten – im letzteren Falle mit hohen PEEP-Plateaus – verringern. Die Korrektur der Hypovolämie ist ein wesentlicher Bestandteil der Therapie. Eine systemische Hypoperfusion als Ergebnis der Kombination vom Verlust des Volumens und PEEP kann unbeabsichtigt zum sekundären Versagen vieler Organsysteme führen.

Die Bereitschaft zur „Entwöhnung" beruht auf einer kontinuierlich verbesserten Lungenfunktion, angezeigt durch einen abnehmbaren Bedarf an O_2 und der PEEP-Beatmung, auf röntgenologisch festgestellten Befundverbesserungen und dem Rückgang der Tachypnoe. Bei Patienten ohne vorherige Lungenerkrankung kann eine solche „Entwöhnung" in der Regel allmählich herbeigeführt werden; dabei auftretende Schwierigkeiten können Anzeichen sein für eine unbehandelte oder neue Infektion, Hyperhydratation, Bronchospasmen, Anämie, Elektrolytstörung oder einen mangelhaften Ernährungszustand als Ursache von Ermüdung der Atemmuskulatur. Wenn diese Faktoren erkannt und behandelt werden, kann eine erfolgreiche „Entwöhnung" entweder durch ein Herabsetzen der mechanischen Frequenz mit Hilfe intermittierender mechanischer Beatmung oder durch probeweise spontanes Atmen von zunehmender Dauer durchgeführt werden, wobei ein T-Stück an dem endotrachealen Tubus angebracht wird.

6. ATEMWEGSOBSTRUKTION
Bronchialasthma

(s. dazu a. Kap. GYN, 16., Abhandlung über Asthma bei der Schwangerschaft)

Eine Lungenerkrankung mit folgenden Charakteristiken: 1. Atemwegsobstruktion, die entweder spontan oder mit Therapie reversibel ist (jedoch nicht völlig bei einigen Patienten); 2. Entzündung der Atemwege und 3. gesteigerte Empfindlichkeit der Atemwege gegenüber einer Vielzahl von Reizen.

Epidemiologie

In den USA leben etwa 10 Mio. Asthmatiker. Zwischen 1980 und 1987 stieg die Verbreitungsrate von Asthma um 29%, während sich zwischen 1970 und 1987 die Entlassungen von Asthmapatienten verdreifachten. Mehr als doppelt so viele Schwarze als Weiße mußten hospitalisiert werden. Die Anzahl der Todesfälle wegen Asthma nimmt weltweit zu; zwischen 1980 und 1987 stieg die Todesrate in den USA um 31%.

Pathophysiologie

Die Atemwegsobstruktion bei Asthma ist auf eine Kombination folgender Faktoren zurückzuführen: 1. Spasmus der glatten Atemwegsmuskulatur; 2. Ödem der Atemwegsschleimhaut; 3. erhöhte Schleimsekretion; 4. zelluläre, insbesondere eosinophile Infiltration der Bronchialwände und 5. Verletzung und Desquamation des Atemwegsepithels. Früher wurde der Bronchospasmus infolge einer Kontraktion der glatten Muskulatur als Hauptursache der Atemwegsobstruktion angesehen. Neuerdings ist man sich jedoch bewußt, daß Asthma besonders in seiner chronischen Form in Wahrheit eine entzündliche Atemwegserkrankung ist.

Bronchoalveoläre Lavagen **(BAL)** und Untersuchungen der Gewebsproben zeigen sogar bei Patienten mit leichtem Asthma v.a. eosinophile und lymphozytäre Infiltrationen und Desquamation der Epithelzellen als Folge einer entzündlichen Reaktion. Charakteristisch für alle Asthmatiker mit klinischer Aktualität ist eine Hyperreagibilität des Bronchialsystems, die sich in einer verstärkten Bronchokonstriktion als Reaktion auf viele verschiedene Reize manifestiert. Der Grad an Überempfindlichkeit hängt eng mit dem Ausmaß der Entzündung zusammen. Beide stehen in enger Verbindung mit der Schwere der Erkrankung und dem Bedarf an Medikamenten. In den letzten 10 Jahren haben sich wissenschaftliche Untersuchungen zur Pathophysiologie von Asthma auf die entzündlichen Zellen und ihre Mediatoren, neurogene Mechanismen und die damit zusammenhängenden vaskulären Veränderungen konzentriert. Die Mastzelle scheint bei der akuten Bronchokonstriktion als Reaktion auf inhalierte Allergene und vielleicht auch Belastung eine wichtige Rolle zu spielen; anscheinend ist sie aber bei der Pathogenese chronischer Entzündung weniger bedeutsam als andere Zellen wie v.a. die eosinophile Zelle, die Proteine enthält, welche das Atemwegsepithel schädigen können. Die Anzahl der eosinophilen Zellen im peripheren Blut wie auch in der BAL-Flüssigkeit steht in engem Zusammenhang mit dem Grad der bronchialen Überempfindlichkeit. Makrophagen, Lymphozyten und ihre sekrotischen Produkte können zur Fortdauer der Atemwegsentzündung beitragen. Welche Rolle dabei neutrophile Zellen spielen, ist nicht bekannt.

Viele der Entzündungsmediatoren, die in den Bronchialsekreten von Asthmatikern festgestellt werden, tragen zu Bronchokonstriktion, Schleimsekretion und mikrovaskulären Schäden bei. Bei letzterem handelt es sich um eine konstante Komponente entzündlicher Reaktionen, die zu submukösem Ödem führt, den Atemwegswiderstand erhöht und zur Überempfindlichkeit des Bronchialsystems beiträgt. Entzündungsmediatoren werden als Folge allergischer Reaktionen in der Lunge entweder freigesetzt oder gebildet: es handelt sich um Histamine, metabolische Produkte der Arachidonsäure (Leukotriene und Prostaglandine, die beide zu einem vorübergehenden Anstieg der Atemwegsüberempfindlichkeit führen können) und, was vielleicht am wichtigsten ist, den plättchenaktivierenden Faktor (PAF). Nach Inhalation kann PAF, ein Lipid-Derivat, bei Nicht-Asthmatikern zu einem verlängerten Zustand bronchialer Überempfindlichkeit führen (bis zu 4 Wochen).

Früheste Mutmaßungen über neurogene Einflüsse auf die Pathogenese von Asthma führten zur cholinergen Theorie. Während die cholinergische Reflexbronchokonstriktion wahrscheinlich als akute Antwort auf die Inhalation von Irritanzien auftritt, hat sich das neueste Interesse an neurogenen Mechanismen auf die Neuropeptide konzentriert, die von den sensorischen Nerven über einen Axonreflex freigesetzt werden. Diese Peptide enthalten Substanz P, Neurokinin A und calcitoninverwandte Peptide, die in der aufgeführten Reihenfolge die vaskuläre Permeabilität, schleimfördernde Aktivität, bronchokonstriktorische Aktivität sowie die bronchiale Gefäßerweiterung beeinflussen. Entzündliche Zellen, von diesen Zellen freigesetzte oder von anderen Zellen synthetisierte Mediatoren und biologisch aktive Moleküle, die von sensorischen Nerven freigesetzt werden, wirken auf die Bronchien und ihr Mikro-Gefäßsystem und tragen somit zur besonderen Art der Atemwegsentzündung bei, der für Asthma so charakteristisch ist.

Symptomatik

Die oben beschriebenen pathophysiologischen Veränderungen führen zu Atemwegsobstruktion in verschiedenen Stadien und zu einer charakteristisch ungleichmäßigen Ventilation. Der kontinuierliche Blutstrom durch einige der hypoventilierten Lungenareale führt zur Störung des Ventilations-Perfusions-Gleichgewichtes, die sich in einer arteriellen Hypoxämie ausdrückt. Sie liegt immer bei Anfällen vor, die so ernst sind, daß sie eine medizinische Versorgung erfordern. Die charakteristische schon zu Beginn des Anfalls auftretende Hyperventilation führt zum Abfall des Pa_{CO_2}. Beim fortschreitenden Anfall wird die Fähigkeit des Patienten, die nichtobstruierten Areale mit Hyperventilation zu kompensieren, durch eine stärkere Verengung der Luftwege und muskuläre Ermüdung aufgrund der erheblichen Atemanstrengungen weiter verschlechtert. Die arterielle Hypoxämie verschlechtert sich, und der Pa_{CO_2} beginnt anzusteigen, was zur respiratorischen Azidose führt. In diesem Zustand befindet sich der Patient in der respiratorischen Insuffizienz, Stadium IV des akuten Asthmaanfalls *(s. Tab. 7.)*.

Bei Beginn des akuten Anfalls kann nur eine geringfügige Abnahme des maximalen mittelexspiratorischen Flusses ($FEF_{25-75\%}$) vorliegen. Mit fortschreitendem Anfall fallen die forcierte Vitalkapazität (FVC) und das in der 1. Sekunde der FCV ausgeatmete Volumen (FEV_1) progressiv ab, und es kommt zu gefesselter Luft und einer Zunahme des Residualvolumens, was zur Überblähung der Lungen führt. Veränderungen der Flußraten können auch nach einem akuten Anfall über Wochen persistieren, wie gezeigt werden konnte.

Patienten mit Asthma bronchiale zeigen große Unterschiede hinsichtlich der Frequenz und des Ausmaßes ihrer Symptome. Einige haben nur gelegentlich symptomatische Episoden geringen Ausmaßes und von kurzer Dauer und sind sonst völlig frei von Symptomen. Andere haben mäßigen Husten und Giemen über die meiste Zeit, punktuell verschlimmert durch schwerwiegende Exazerbation ihrer Symptome infolge einer Exposition gegen bekannte Allergene, viraler Infektionen, Belastungen oder Exposition gegen unspezifische Irritanzien.

Psychologische Faktoren, insbesondere solche in Verbindung mit Weinen, Schreien oder lautem Gelächter, können die Symptome herbeiführen.

Vor allem Kinder können einen Juckreiz in der vorderen Halsregion oder am oberen Brustkorb als ein frühes Zeichen eines bevorstehenden Anfalls beobachten. Ein trockener Husten besonders in der Nacht oder bei Belastung kann besonders bei Kindern das einzig auftretende Symptom sein.

Ein Asthmaanfall kann akut mit Anfällen giemender Atmung, mit Hustenanfällen und Kurzatmigkeit oder schleichend mit allmählicher Zunahme der Symptome und Zeichen der Atemnot auftreten. In jedem Fall bemerkt der Patient mit Asthma bronchiale gewöhnlich zuerst das Auftreten von Dyspnoe, Tachypnoe, Husten und Engegefühl oder Druckgefühl auf der Brust, er kann sogar über Tage bestehenbleiben. Veränderungen der Lungenfunktion

Tab. 7. Einstufung des Schweregrads eines akuten Asthmaanfalls

Stadium	*Symptomatik*	*FEV_1 oder FVC*	*pH*	*Pa_{CO_2}*	*Pa_{O_2} (Raumluft)*
I (leicht)	geringe Dyspnoe; diffuses Giemen; adäquater Gasaustausch	50–80% des Normalwerts	normal oder leicht erhöht	normal oder erniedrigt	gelegentlich normal oder meist erniedrigt
II (mäßig)	Ruheatemnot; Hyperpnoe; Gebrauch der akzessorischen Atemmuskulatur; ausgesprochenes Giemen; Gasaustausch normal oder eingeschränkt	50% des Normalwerts	normal oder erhöht	gewöhnlich erniedrigt	erhöht
III (schwer)	ausgesprochene Atemnot; Zyanose; Gebrauch der akzessorischen Atemmuskulatur; ausgesprochenes Giemen oder Fehlen von Atemgeräuschen; Pulsus paradoxus 20–30 mmHg	25% des Nomalwerts	meist erniedrigt	normal oder erhöht	stark erniedrigt
IV (respirat. Insuffizienz)	schwerste Atemnot; Lethargie; Verwirrung; auffallender Pulsus paradoxus 30–50 mmHg; Gebrauch der akzessorischen Atemmuskulatur	10% des Normalwerts	stark erniedrigt	stark erhöht	sehr stark erniedrigt

(s. Diagnostische Prüfungen, unten) können für Wochen bis Monate nach einem akuten Anfall, auch bei asymptomatischen Patienten, bestehen.

Der Husten während eines akuten Anfalls klingt rauh und geht in der Regel nicht mit Auswurf von Schleim einher. Abgesehen von kleinen Kindern, die selten expektorieren, wird am Ende eines Anfalls zähes, schleimiges Sputum produziert.

Bei der **körperlichen Untersuchung** während des akuten Asthmaanfalls zeigt der Patient unterschiedliche Grade in Atemnot in Abhängigkeit vom Schweregrad und der Dauer einer Episode. Häufig findet man Tachypnoe und hörbares Giemen. Tachykardie und Erhöhung des systolischen Blutdrucks sind ebenfalls häufig; dies ist auf die primär bestehende Erkrankung oder auf Auswirkungen der zurückliegenden Behandlung oder auf beides zurückzuführen. Unterschiedliche Grade der Dehydratration können bei Patienten mit länger dauernden Episoden vorliegen, bedingt durch Schwitzen und Zunahme des unmerklichen Wasserverlustes über die Lungen als sekundäre Wirkung der Tachypnoe. Der Patient zieht es vor, aufrecht zu sitzen oder sich nach vorne zu beugen. Die akzessorische Atemmuskulatur wird eingesetzt, und es kann sein, daß der Patient ängstlich ist und nach Luft ringt. Die Untersuchung des Thorax zeigt eine Verlängerung des Exspiriums mit relativ hochfrequenter, giemender Atmung über den Großteil der Exspiration und während der Inspiration. Bedingt durch eingeschlossene Luft kann der Thorax ziemlich überbläht erscheinen. Giemen kann von groben Rasselgeräuschen begleitet sein; diskrete feuchte Rasselgeräusche hört man gewöhnlich nicht, wenn nicht eine Pneumonie, Atelektase oder kardiale Dekompensation zusätzlich vorliegt.

Bei schwerwiegenden Episoden kann der Patient nicht fähig sein, mehr als ein paar Worte auf einmal zu sprechen, ohne sich zur Atmung anzuhalten. Ermüdung und schwere Atemnot sind bei der raschen, oberflächlichen und uneffektiven Atembewegung offensichtlich. Bei Verschlechterung im Rahmen des Anfalls tritt Zyanose auf. Verwirrung mit Lethargie können auf den Beginn einer progressiven respiratorischen Insuffizienz mit CO_2-Narkose hinweisen. Bei solchen Patienten ist es nicht ungewöhnlich, wenn man bei der Auskultation **kaum Giemen** hört. Eine ausgedehnte Verlegung der Atemwege durch Schleimpfröpfe führt bei ermüdeten Patienten zu ausgesprochener Verminderung des Luftflusses in den Atemwegen und des Gasaustausches, so daß sich bei der Auskultation des Thorax keine Geräusche nachweisen lassen. Bei einem Asthmatiker mit einem solchen Auskultationsbefund kann ein unerfahrener Untersucher irrtümlicherweise die Angst und Atemnot auf emotionale Faktoren zurückführen oder die Ernsthaftigkeit der Atemwegsobstruktion unterschätzen. Ein solcher Patient kann tatsächlich wesentlich größere Schwierigkeiten haben als ein Patient mit nachweisbaren spastischen Geräuschen. Eine ausgedehnte Verlegung der kleinen Luftwege kann mit nur geringen auskultatorischen Zeichen einhergehen.

Es korreliert also das Vorliegen, die Abwesenheit oder das Überwiegen spastischer Geräusche nicht exakt mit dem Schweregrad des Asthmaanfalls. Zu den verläßlichsten Zeichen, die auf einen schweren Asthmaanfall hinweisen, gehören die Beurteilung des Ausmaßes der Ruheatemnot, Zyanose, Schwierigkeiten beim Sprechen, Pulsus paradoxus von mehr als 20 bis 30 mmHg und der Einsatz der Atemhilfsmuskulatur. Am exaktesten kann der Schweregrad eines Asthmaanfalls durch die Bestimmung der Blutgase (ABG) beurteilt werden.

Zwischen akuten Anfällen kann die körperliche Untersuchung in Ruheatmung normal sein. Bei forcierter Exspiration oder nach Belastung des Patienten wird man jedoch diskrete giemende Geräusche hören. Geringes oder mäßiges Giemen kann bei manchen Patienten jederzeit auskultiert werden, sogar wenn diese angeben, völlig beschwerdefrei zu sein. Bei einem über lange Zeit bestehenden schweren Asthma bronchiale, besonders wenn es seit Kindheit besteht, können sich sekundäre Effekte der chronischen Überblähung nachweisen lassen, wie ein Emphysemthorax, Krümmung des Sternums nach ventral und Abflachung des Diaphragmas.

Komplikationen während eines akuten Asthmaanfalls

Im Laufe eines akuten Asthmaanfalls kann ein **Pneumothorax** auftreten. Er zeigt sich in einer plötzlichen Verschlechterung der Atemnot des Patienten, begleitet von einem stechenden Brustschmerz, bei der körperlichen Untersuchung durch eine Mediastinalverschiebung. Die Röntgenuntersuchung sichert die Diagnose. Gelegentlich kann man das Auftreten eines **mediastinalen und subkutanen Emphysems** im Rahmen eines Asthmaanfalls beobachten; Ursache ist die Ruptur von Alveolen und das Entweichen von Luft entlang der Gefäßbündel. Häufiger ist eine **Atelektase,** gelegentlich des rechten Mittellappens oder sogar einer ganzen Lunge. Wenn der Kollaps nicht einen erheblichen Teil des Lungengewebes in Mitleidenschaft zieht, so wird die Atelektase in der Regel nur nach Röntgenuntersuchung erkannt. Allem Anschein nach waren **Bronchiektasen** eine Komplikation des Asthmas in jenen Zeiten, als noch keine Antibiotika zur Verfügung standen, heute sind sie selten. Es können zwar während einer schweren Asthmaepisode elektrokardiographische Zeichen eines **akuten Cor pulmonale** registriert werden, dagegen ist das chronische Cor pulmonale als Folge von Asthma selten. Entgegen einer verbreiteten Meinung führt das unkomplizierte Asthma, vor allem beim Nichtraucher, selten zum chronisch obstruktiven Lungenemphysem.

Laborbefunde

Eine **Bluteosinophilie** von mehr als 250–400 Zellen/mm^3 ist in der Regel unabhängig davon, ob allergische Faktoren eine nachweisbare ätiologische Bedeutung bei der vorliegenden Erkrankung haben oder nicht; bei vielen Asthmatikern korreliert der Grad der Eosinophilie mit dem Schweregrad des Asthmas. Das Ausmaß, in dem die Bluteosinophilie (bei Messung der absoluten Zahl der eosinophilen Zellen) durch Kortikosteroide supprimiert werden kann, ist als Maß für die therapeutische Wirksamkeit dieser Medikamente herangezogen worden.

Die Bestimmung der **arteriellen Blutgase und des pH** ist von wesentlicher Bedeutung für die adäquate Untersuchung eines Patienten mit symptomatischem Asthma bronchiale *(s. Tab. 7. und Kap. LUN, 4.)*.

Das **Sputum** von Patienten mit unkompliziertem Asthma bronchiale zeigt besondere Eigenschaften. Meist ist es von zäher, gummiartiger Beschaffenheit und weißlich. Bei Vorliegen einer Infektion, besonders bei Erwachsenen, kann das Sputum gelblich sein. Mikroskopisch sieht man viele Eosinophile, häufig lagenweise angeordnet; es sind auch Histiozyten und polymorphkernige Leukozyten vorhanden. Eosinophile Granula von zerfallenen Zellen lassen sich im Ausstrich des Sputums nachweisen. Häufig findet man längliche, rautenförmige Kristalle **(Charcot-Leyden-Kristalle),** die sich von eosinophilen Zellen herleiten. Liegt eine bakterielle Infektion der Atemwege vor, besonders wenn eine bronchitische Komponente besteht, dann überwiegen polymorphkernige Leukoyzten und Bakterien. Beim unkomplizierten Asthma bronchiale lassen sich durch die kulturelle Untersuchung des Sputums selten pathogene Bakterien nachweisen.

Die **Röntgenthoraxaufnahme** variiert zwischen Normalbefund und Zeichen der Überblähung. Besonders bei chronischen Fällen ist die Lungenzeichnung in der Regel vermehrt. Bei Kindern sind Atelektasen häufig, meist des rechten Mittellappens, sie können rezidivierend auftreten. Bei akuter Exazerbation eines Asthma bronchiale werden häufig kleine, segmentale Atelektasen beobachtet und können fälschlich als Pneumonie interpretiert werden. Allerdings läßt die rasche Auflösung dieser Verschattung eher eine Atelektase als eine Pneumonie annehmen. Im Rahmen der Abklärung bei Kindern oder Kleinkindern, bei denen ein Asthma bronchiale vermutet wird, sollte die Vornahme eines Ösophagusbreischlucks erwogen werden, um kongenitale Anomalien nachzuweisen, die durch Kompression der Trachea oder der Bronchien Symptome und Zeichen einer Atemwegsobstruktion verursachen können. Inspiratorische und exspiratorische Röntgenthoraxaufnahmen sind hilfreich bei der Diagnose einer Fremdkörperaspiration, die Ursache einer obstruktiven Lungenerkrankung bei Kindern sein kann. Die exspiratorische Röntgenaufnahme zeigt eine verschlechterte Ausatmung von der erkrankten Lunge und ist besonders wichtig bei sich nicht darstellenden Fremdkörpern *(s. unten, Obstruktion durch Fremdkörper)*.

Lungenfunktionsprüfungen *(s. a. Kap. LUN, 2.)* sind nicht nur wertvoll für die Differentialdiagnose, sondern auch bei Patienten mit bekanntem Asthma bronchiale zur Bestimmung des Ausmaßes einer Atemwegsobstruktion und der Störung des Gasaustausches, ferner zur Messung der Reaktion auf die Inhalation von Allergenen und Chemikalien, wie beispielsweise Histamin und Methacholin (bronchiale Provokationstestung), zur Quantifizierung des Ansprechens auf therapeutische Agenzien und zur Langzeitbeobachtung. Die Lungenfunktionsprüfung ist vor allem diagnostisch von Bedeutung, wenn sie vor und nach Vereinbarung eines Bronchialdilatators in Aerosolform vorgenommen wird, um das Ausmaß der Reversibilität einer Atemwegsobstruktion zu bestimmen.

*Die **statischen*** **Lungenvolumina und -kapazitäten** zeigen unterschiedliche Kombinationen von Veränderungen: in der Remission lassen sich jedoch möglicherweise bei geringfügigen Fällen keine Veränderungen nachweisen. Von den Prüfungen, die klinisch am häufigsten eingesetzt werden, sind die totale Lungenkapazität **(TLC),** das funktionelle Residualvolumen **(FRC)** und das Residualvolumen **(RV)** in der Regel erhöht. Die Vitalkapazität kann normal oder eingeschränkt sein.

Die **dynamischen Lungenvolumina und -kapazitäten** vermitteln Anhaltspunkte für die Atemwegsobstruktion. Bei Asthmatikern sind sie eingeschränkt und normalisieren sich nach der Verabreichung eines Bronchodilatators in Aerosolform. Bei Patienten mit geringfügigem Asthma bronchiale können die dynamischen Parameter der Lungenfunktion während asymptomatischer Perioden im Normbereich liegen. Da der exspiratorische Atemfluß (EF) nicht nur durch den Durchmesser der Luftwege, sondern auch durch die elastischen Rückzugskräfte der Lunge bestimmt wird, wird der Atemfluß bei hohen Lungenvolumina den Fluß bei niedrigen Volumina übersteigen. Tests, mit denen der Atemfluß bei relativ großen Lungenvolumina gemessen wird (forciertes exspiratorisches Volumen in der ersten halben Sekunde **[$FEV_{0,5}$]** und exspiratorischer Spitzenfluß **[PEF]**, sind in ausgesprochenem Maß anstrengungsabhängig und weniger zuverlässig als die Prüfungen, mit denen der Atemfluß über ein größeres Lungenvolumen hinweg gemessen wird. Hierzu gehören FEV_1 und der forcierte mittelexspiratorische Fluß **($FEF_{25-75\%}$)**, womit der Fluß zwischen 25 und 75% der FVC gemessen wird. $FEF_{25-75\%}$ ist von besonderer Bedeutung, da hiermit die Obstruktion der kleineren Luftwege erfaßt werden soll. Messungen des exspiratorischen Flusses bei großen Lungenvolumina geben Veränderungen prinzipiell in den zentralen Luftwegen wieder, stellen aber keine sensitive Methode zur Erfassung von Veränderungen des Atemwegswiderstandes in den peripheren Atemwegen dar. Von größtem Wert ist wahrscheinlich die exspiratorische Fluß-Volumen-Kurve, bei der das ausgeatmete Lungenvolumen gegen die Flußrate aufgetragen wird. Diese Fluß-Volumen-Kurve gibt ein klares, graphisches Bild des Flusses bei großen und kleinen Lungenvolumina wieder und deckt vermutlich deshalb Veränderungen sowohl in den zentralen als auch in den peripheren Atemwegen auf *(s. Abb. 2c. in Kap. LUN, 2.)*. FEV_1 gibt am besten Auskunft darüber, wie ein Patient mit Asthma bronchiale zu behandeln ist. Vor der Durchführung einer Spirometrie sollten die Patienten wenigstens 4 h lang inhalierbare adrenerge Bronchodilatatoren und wenigstens 12 h lang Theophyllin (besonders Retardpräparate) absetzen.

Wegen der bestehenden Atemwegsobstruktion ist bei Patienten mit Asthma bronchiale die Verteilung der Ventilation häufig abnorm; so füllen und entleeren sich beispielsweise unterschiedliche Areale der Lunge asynchron. Die Maldistribution der Ventilation läßt sich durch die Stickstoff-1-Atemzug-Methode **(SBN_2)** und die Prüfung der Abatmung (washout) des Stickstoffs über 7 min quantifizieren. Das Closing Volume (CV) is ein weiterer Test zum Nachweis einer Erkrankung der kleineren Luftwege (small airways disease); es ist bei Asthmatikern gesteigert. Messungen der Lungenelastizität (Lungencompliance) bei Asthmatikern (unter Verwendung eines Ösophagusballons zur Bestimmung des Pleuradrucks) ließen einen Verlust der elastischen Rückzugskraft (besonders während eines akuten Asthmaanfalls) nachweisen, der in der Remission der Erkrankung häufig reversibel ist. In der Regel ist die Diffusionskapazität für CO (DL_{CO}) beim Asthmatiker normal; sie ist erniedrigt beim Emphysem (bei diesem liegt ein Verlust des funktionsfähigen kapillaren Gefäßbetts in den Alveolen bei erhöhtem Lungenvolumen vor).

Andere Laboratoriumstests: Die **Feststellung der ätiologischen Faktoren** ist schwieriger. Unspezifische Faktoren, vor allem der Zigarettenrauch und die Zeichen einer meist viralen Infektion sollten bewertet werden. Exazerbationen aufgrund der Exposition auf Umgebungsallergene, wie eine Rhinitis in der Anamnese oder atopische Erkrankungen in der Familiengeschichte, weisen auf wahrscheinlich bestehende extrinsisch-allergische Faktoren hin *(s. a. Kap. LUN, 12., Berufsbedingtes Asthma)*. Ihre Feststellung wird am besten durch die allergologische Untersuchung durchgeführt, die Hauttests mit Allergen-Extrakten zum Nachweis von IgE-Antikörpern gegen häufige inhalative (Pollen, Schimmelpilze, Hautschuppen [Schuppen von Pelztieren wie Hunden und Katzen: bei den Katzen befindet sich das Antigen im Speichel; dies stellt kein ernsthaftes Problem dar, da sich Katzen regelmäßig putzen], Hausstaubmilben) und andere Allergene (z. B. Nahrungsmittel), auf die anamnestisch hingewiesen wurde, einschließt. Adrenergische Bronchodilatatoren sollen für 12 Stunden, Antihistaminpräparate für 48 Stunden (sogar länger bei einigen der neueren Langzeitsubstanzen) abgesetzt werden, Kortikosteroide dagegen (z. B. Prednison in einer Dosis von 40–60 mg/Tag) können weiter verabreicht werden, ohne daß sie die sofortige Hautreaktion unterbrechen. Negative Hautreaktion auf die geeignete Allergenreihe spricht grundsätzlich gegen eine allergische Komponente. Positive Hauttests zeigen an, daß IgE-Antikörper gegen Testallergene bestehen, stellen aber nur eine mögliche allergische Reaktivität gegen fragliche Allergene dar. Ihre klinische Bedeutung wird erst mit dem Beschwerdebild und mit der Feststellung der Beziehung zu der Umgebungsexposition erhärtet.

Spezifische IgE-Antikörper gegen inhalative Allergene können auch durch In-vitro-Methoden (wie z.B. Radioallergosorbent-Tests (RAST) – *s. Kap. IMM, 3.*) oder ähnliche Tests im Patientenserum nachgewiesen werden; In-vitro-Tests sind jedoch teuer, können zu falschen Untersuchungsergebnissen im Laboratorium führen und bieten wenig Vorteile gegenüber sachgemäß vorgenommenen und interpretierten Hauttests. Die Messung des Gesamt-IgE oder spezifischer IgE-Antikörper gegen eine kleine Reihe von häufigen Allergenen mit einer von mehreren In-vitro-Methoden kann beim Nachweis einer atopischen Konstitution eines Patienten von Nutzen sein. Der **inhalative bronchiale Provokationstest** wird 1. mit Allergenen zum Nachweis der klinischen Aktualität positiver Hauttests 2. mit Methacholin oder Histamin zur Bestimmung der bronchialen Hyperreagibilität bei Patienten mit bekanntem Asthma bronchiale vorgenommen werden oder 3. zur Diagnose eines Asthma bronchiale bei Fällen mit atypischen Symptomen, z.B. bei Patienten mit andauerndem Husten, jedoch ohne Giemen wie bei Asthma als Hustenvariante. Der **Belastungstest** mit der Tretmühle oder dem Fahrradergometer ist besonders bei Kindern eingesetzt worden, um die Diagnose des Asthma bronchiale in zweideutigen Fällen zu stützen. Bei über 90% der Kinder mit Asthma bronchiale tritt ein Abfall der Lungenfunktion nach Belastung ein, d.h. nach 7 min langer, angemessener Belastung mit der Tretmühle oder dem Fahrradergometer.

Diagnostik und Einteilung

Die Diagnose eines Asthma bronchiale sollte bei jedem Patienten mit Giemen erwogen werden. Asthma bronchiale ist die wahrscheinliche Diagnose, wenn die typische, paroxysmale Atemnot in der Kindheit oder bei jungen Erwachsenen beginnt und zwischenzeitlich asymptomatische Intervalle bestehen. Das Vorliegen einer Allergie oder eines Asthma bronchiale in der Familienanamnese kann bei den meisten Asthmatikern erfragt werden. Schwierigkeiten bei der Diagnosestellung bestehen bei erstmaligem Auftreten eines Asthma bronchiale bei Erwachsenen, besonders bei Patienten über 50 Jahren oder wenn atypische Symptome (z.B. Husten ohne hörbare giemende Atmung), physikalische oder Röntgenbefunde festgestellt werden. Bei einer Reihe anderer Erkrankungen kann Giemen auftreten.

Kinder mit angeborenen Fehlbildungen des Gefäßsystems sowie des Gastrointestinal- und des Respirationstrakts (tracheoösophageale Fistel) können Atemnot (giemende Atmung) haben. Das Vorliegen anderer angeborener Fehlbildungen, besondere Beachtung von Symptomen, die vor dem 1. Lebensjahr auftreten, Röntgenuntersuchungen und „eine Nase für besondere Fälle" wird zur Diagnose kongenitaler Fehlbildungen als Ursache der Atemnot führen.

An die **Verlegung der Atemwege durch Fremdkörper** muß man besonders bei Kindern mit einseitigem Giemen oder plötzlichem Auftreten der Beschwerden ohne respiratorische Symptome in der Vorgeschichte denken. Schattengebende Fremdkörper sind im Röntgenbild leicht erkennbar. Ein größeres Problem stellen nichtschattengebende Fremdkörper dar, aber die Diagnose kann an Hand der Anamnese eines plötzlichen Einsetzens von Husten und Atemnot bei einem vorher gesunden Kind in Kombination mit asymmetrischer Zwerchfellbewegung auf Thoraxaufnahmen in In- und Exspiration gestellt werden.

Virale Infektionen des oberen Respirationstrakts, welche die Epiglottis, die Glottis und Subglottis befallen, rufen in der Regel Symptome und Krankheitszeichen eines Krupp hervor (*inspiratorischer Stridor, hochtönender Husten und Heiserkeit*). Diese Symptome unterscheiden sich von denen bei Erkrankungen der tieferen Luftwege und den Symptomen des Asthma bronchiale *(s. Kap. KIN, 11., Krupp, unter Virusinfektionen)*. Wird eine Epiglottis angenommen, dann sollte die direkte Untersuchung der Glottis mit großer Vorsicht und der Möglichkeit zur sofortigen Intubation vorgenommen werden, wenn sich während der Untersuchung eine akute Obstruktion der Luftwege entwickelt. Eine primär bakterielle Infektion der unteren Luftwege ohne zugrundeliegende, prädisponierende Erkrankung ist bei Kindern und Kleinkindern selten. Andererseits können virale Erreger, besonders das Respiratory-syncytial-Virus, eine **Bronchiolitis** verursachen, deren klinisches Bild tatsächlich während der ersten zwei Lebensjahre vom Asthma nicht zu unterscheiden ist. Bronchiolitis, insbesondere von Respiratory-syncytial-Viren verursacht, kann ein Vorläufer von nachfolgendem Asthma sein. Bei einem Test zeigen etwa 50% der an Bronchiolitis erkrankten Kleinkinder Veränderungen der Lungenfunktion sowie veränderte bronchiale Reaktionen auf eine Provokation mit Histamin und Methacholin. Selten hat ein Kind oder Kleinkind mehr als 1–2 Episoden einer infektiösen Bronchiolitis; unabhängig vom Alter sollte eine Vorgeschichte mit rezidivierenden Episoden von Symptomen einer obstruktiven Atemwegserkrankung vor allem die Diagnose eines Asthma bronchiale nahelegen. Chronische Bronchitis als primäre Diagnose bei Kindern ist selten, und es muß immer an andere zugrundeliegende Erkrankungen, wie die zystische Fibrose, Immundefekterkrankungen oder ziliäres Dyskinese-Syndrom, gedacht werden. Diese Erkrankungen lassen sich durch sorgfältige Erhebung der Vorgeschichte, durch Schweißtest, Überprüfung des immunologischen Status durch In-vivo- und In-vitro-Tests und durch elektronenmikroskopische Untersuchung des Flimmerepithels der Atemwegsmukosa nachweisen. Bei den meisten Kindern, bei denen eine chronische Bronchitis aufgrund chronischen Hustens diagnostiziert wird, läßt sich Asthma bronchiale nachweisen.

Bei **Erwachsenen** lassen sich Symptome und Krankheitszeichen einer Atemwegsobstruktion durch Befall der oberen Luftwege mit Hilfe einer Fluß-Volumen-Kurve abklären. Eine Obstruktion der oberen Luftwege durch eine Dysfunktion der Stimmbänder kann während eines Anfalls mittels eines flexiblen Bronchoskops diagnostiziert werden. Bei Bestehen einer giemenden Atmung ist in der Differentialdiagnose in erster Linie an eine chronisch obstruktive Atemwegserkrankung und eine kardiale Stauungsinsuffizienz zu denken, obwohl rezidivierende pulmonale Mikroembolien auch unter diesem Bild auftreten können. Oberflächlich besehen haben Patienten mit Hypersensitivitätspneumonien ein klinisch den Asthmatikern ähnliches Bild, zeigen jedoch nach Exposition gegen die schädigende Noxe häufiger Allgemeinsymptome; abgesehen von der allergischen bronchopulmonalen Aspergillose, die weiter unten und in *Kap. LUN, 13.* besprochen wird, weisen sie typischerweise kein Giemen auf. Patienten mit einer Bronchialobstruktion aufgrund eines Malignoms, eines Aortenaneurysmas, einer endobronchialen Tuberkulose oder Sarkoidose können gelegentlich spastische Atmung zeigen.

Patienten mit allergischer, bronchopulmonaler Aspergillose *(s. a. Kap. INF, 11., Aspergillose)* können typische asthmatische Symptome zeigen. Die Diagnose der Aspergillose wird gestützt durch den Nachweis einer hohen Eosinophilie im peripheren Blut, positiver Sofortreaktion gegen *Aspergillus*-Antigen im Hauttest, präzipitierende Antikörper gegen *Aspergillus*-Antigen, erhöhte IgE-Konzentrationen im Serum (die je nach Aktivität der Erkrankung zu fluktuieren scheinen), pulmonale Infiltrate (wechselnd oder persistierend) und eine besondere Art der zentral sich manifestierenden Bronchiektasenbildung.

Andere, seltene Erkrankungen, bei welchen Symptome und Krankheitszeichen des Asthmas bestehen können, umfassen das Karzinoid-Syndrom, die allergische Churg-Strauss-Angiitis und Granulomatose und die eosinophilen Pneumonien (hierzu gehören die tropische Eosinophilie und andere parasitäre Infestationen mit Befall der Lunge in bestimmten Krankheitsphasen). Bei all diesen Erkrankungen ist die Vorgeschichte für Asthma meist so untypisch, daß die Vermutung naheliegt, eine andere Erkrankung verursache die bestehende Atemwegsobstruktion.

Bei der **körperlichen Untersuchung** sollte man vor allem nach Zeichen der Herzinsuffizienz und der chronischen Hypoxämie suchen (Trommelschlegelfinger oder pulmonale Osteoatrophie). Der Nachweis einer nasalen Polyposis sollte an eine Aspirin-Intoleranz denken lassen. Einseitiges Giemen sollte zur Suche nach einer durch einen Fremdkörper, vaskuläre Fehlbildungen, Aneurysmen oder Tumor bedingten Obstruktion veranlassen. Man versuche auch, einen inspiratorischen Stridor über den oberen Luftwegen bei trachealer Obstruktion zu hören.

Die **Einstufung des Schweregrads eines Asthmaanfalls** ist nach Stellung der Diagnose von Bedeutung. Dies erreicht man am besten durch die Bewertung der Atemnot und die Vornahme von Lungenfunktionsprüfungen am Krankenbett einerseits und durch die Bestimmung der arteriellen Blutgase andererseits *(s. Tab. 7.)*.

Prophylaxe

Die Bedeutung von **Umweltfaktoren** (in der Regel Tierhaare, -schuppen und -federn, Hausstaubmilben, durch die Luft übertragene Schimmelpilze und Pollen) sollte intensiv untersucht werden. Im Verdachtsfall sollte die Anamnese durch allergologische Hauttests erhärtet werden. Allergene, welche durch Karenzmaßnahmen vermieden werden können (Tierschuppen, Hausstaubmilben), sollten eliminiert werden (Matratze und Sprungfedern sollten von einem undurchlässigen Überzug mit Reißverschluß umgeben sein. Vor allem in einem warmen, feuchten Klima, das die Verbreitung von Hausstaubmilben begünstigt, sollte auch der Teppich entfernt werden). Andere Allergene (Staubmilben, Schimmelpilze und Pollen) können für den Versuch einer Immunotherapie der Allergie (früher als Hyposensibilisierung bezeichnet) ausgewählt werden. 12–24 Monate nach Beginn der Therapie sollte eine Besserung eintreten. Tritt während dieses Zeitraums keine erhebliche Besserung ein, dann sollte die Immunotherapie abgebrochen werden. Bei einer Besserung ist die optimale Therapiedauer unbekannt, es werden aber wenigestens 3 Jahre empfohlen.

Unspezifische exazerbierende Faktoren (wie z.B. v.a. Zigarettenrauch, Gerüche, irritierende Dämpfe sowie Änderungen der Temperatur, des Luftdruckes und der Luftfeuchtigkeit) sollten ebenfalls untersucht und nach Möglichkeit beachtet werden. Besonders bei Patienten mit Polyposis nasi sollte Aspirin vermieden werden, da hier eine signifikante Inzidenz des „Aspirin-Asthmas" besteht. Vereinzelte Asthmatiker mit Aspirin-Unverträglichkeit zeigen auch Unverträglichkeitsreaktionen auf Indomethacin und andere nichtsteroide, entzündungshemmende Medikamente (NSAID), selten auf Tartrazin (Lebensmittelfarbstoff und Gelb Nr. 5). Asthmaanfälle nach Genuß von Salaten, Rotwein oder Bier sind vermutlich durch eine Überempfindlichkeit gegen Sulfite bedingt, die als Konservierungsstoffe für Nahrungsmittel weit verbreitet sind.

Therapie

Die Behandlung des akuten Anfalls und die tägliche Behandlung können zweckdienlich geplant werden. Die medikamentöse Behandlung ermöglicht den meisten Patienten mit wenigen Medikamentennebenwirkungen, relativ normal zu leben. Eines von zahlreichen Vorgehen, die man versuchen sollte, wird im folgenden beschrieben, im Hinblick auf besondere oder angewandte Medikamente sind aber **allgemeine Grundsätze** zu beachten: 1. Die Einteilung nach dem Schweregrad des Anfalls steht an erster Stelle, besonders wenn er länger als 12 Stunden dauert oder wenn der Patient dem Untersucher unbekannt ist; 2. Die Bronchodilatatoren sollen in festgelegter Reihenfolge unter ständiger Beobachtung zu Beginn der Behandlung verabreicht werden. Wenn die Behandlung der akuten Atemnot nicht ständig überwacht wird, kommt es häufig innerhalb von 24 Stunden zum erneuten Auftreten der akuten Symptome. 3. Obwohl bei einigen Asthmatikern die Inhalation von Bronchodilatatoren in Aerosolform von Vorteil ist, können viele das Aerosol nicht wirksam inhalieren, so daß parenteral anwendbare Medikamente eingesetzt werden müssen.

Medikamentöse Therapie: Es gibt fünf anwendbare Medikamentengruppen:

1. β-adrenerge Substanzen führen zu einer Relaxation der glatten Bronchialmuskulatur und regulieren die Hemmung der Mediatorenfreisetzung zumindest teilweise durch die Stimulation des Adenylzyklase-AMP-Systems. Des weiteren haben sie eine Schutzwirkung gegen verschiedene bronchokonstriktorische Substanzen und können die mikrovaskulären Lecks in den Atemwegen verhindern. Dazu gehören Epinephrin, Isoproterenol, Ephedrin und einige selektiv wirksame β-adrenerge Substanzen (relativ hoher bronchodilatatorischer β_2-Effekt und geringerer kardiostimulatorischer β_1-Effekt). Zu den am häufigsten eingesetzten β_2-adrenergen Substanzen gehören Metaproterenol, Terbutalin, Isoetharin, Abluterol, Bitolterol und Pirbuterol. Gewöhnlich wird der akute Anfall am erfolgreichsten mit Epinephrin s.c. und einer der inhalierbaren β_2-Substanzen behandelt. Nach der Inhalation setzt die Wirkung von β-adrenergen Substanzen rasch ein (innerhalb von Minuten); sie dauert jedoch nur max. 4–6 h an. β-adrenerge Substanzen sind die Medikamente der Wahl für die Behandlung akuter Asthmaexazerbationen und zur Vorbeugung der Bronchokonstriktion nach Belastung oder anderen Reizstoffen. Die Nebenwirkungen sind von der Dosis abhängig; sie treten häufiger nach oraler Einnahme als nach Verabreichung in Aerosolform auf, da bei oralen Medikamenten die Dosis um ein vielfaches höher ist. Orale Darreichungsformen in Retardform können bei der Vorbeugung nächtlichen Asthmas hilfreich sein.

2. Theophyllin, ein Methylxanthin, führt zur Relaxation der glatten Bronchialsmuskulatur und regelt die Mediatorenfreisetzung; sein Wirkungsmechanismus ist unklar, es scheint aber die intrazelluläre Freisetzung von Ca zu hemmen, verringert mikrovaskuläre Lecks in der Atemwegsschleimhaut, verhindert das späte Ansprechen auf Allergene und die Freisetzung chemischer Mediatoren aus den Mastzellen. Es hemmt jedoch nicht die Mediatorenfreisetzung aus den Eosinophilen und verhindert weder die bronchiale Überreaktion auf einen Allergenreiz noch vermindert es diese bei Asthma nach Langzeiteinnahme. Im begrenzten Umfang hemmt es in vivo die cAMP-Phosphodiesterase. Das Theophyllin ist eine wertvolle Ergänzung der adrenergischen Medikamente bei der Behandlung akuter Ereignisse, vor allem bei Patienten, die auf eine optimale Therapie mit Bronchodilatatoren in Aerosolform nicht ansprechen. Bei der Behandlung nächtlichen Asthmas hat sich Theophyllin in Retardform sehr bewährt.

3. Die Kortikosteroide hemmen die Abwanderung der polymorphonukleären Leukozyten an Orte mit allergischer Reaktion, regen die β_2-Rezeptorsynthese an und blockieren die Leukotriensynthese. Ganz entscheidend ist auch, daß Kortikosteroide, besonders in Aerosolform, die späte (jedoch nicht die frühe) Reaktion auf inhalierte Allergene und die darauffolgende bronchiale Hyperreagibilität blockieren. Mit der Langzeitbehandlung nimmt die bronchiale Hyperreagibilität auch stufenweise ab. Obwohl systemische Kortikosteroide außerordentlich wirksam sind, werden sie wegen der möglichen Nebenwirkungen für die Behandlung schwerwiegender Fälle reserviert. Eine Kurzzeitbehandlung mit hohen Dosen (z. B. über 5–7 Tage, um einen Anfall zu verhindern) wird nicht von besonderen Problemen begleitet. Die neue Generation der oberflächenaktiven inhalierbaren Steroide hat sich bei der Langzeitbehandlung sehr bewährt, nicht jedoch bei der Behandlung akuter Episoden, obwohl intensiv darüber geforscht wird.

4. Das Dinatriumcromoglykat (Cromoglicinsäure, DNCG) wird vorbeugend eingesetzt, scheint die Freisetzung der Mediatoren zu hemmen und vermindert die bronchiale Hyperreagibilität. Das DNCG wird vor allem bei Kindern eingesetzt, bei Erwachsenen dagegen kommt es als Erhaltungstherapie in Frage, nicht aber für die Behandlung akuter Anfälle. Hohe Kosten und schlechte Mitarbeit der Patienten haben die Anwendung dieses Medikamentes in den USA eingeschränkt. Cromoglicinsäure ist das sicherste aller bei der Asthmatherapie angewandten Medikamente.

5. Anticholinerge Substanzen (z. B. Atropin und sein Derivat Ipratropiumbromid blockieren die cholinerge Rezeptoren, die eine Obstruktion stimulieren. Bei Patienten, die bereits inhalative β-adrenerge Substanzen gegen akutes Asthma verabreicht bekommen haben, können sie einen zusätzlichen bronchodilatatorischen Effekt bewirken. Die Bedeutung anticholinerger Substanzen bei der täglichen Behandlung ist noch nicht genau festgelegt worden. Besonders nach der Therapie ist die Messung von FEV_1 und PEF ein sehr hilfreiches Kriterium für die Krankenhauseinweisung. Eine Verbesserung des FEV_1 um < 40% des vorhergesagten Wertes, beispielsweise, indiziert zusammen mit anderen Faktoren eine notwendige Hospitalisierung des Patienten.

Behandlung des akuten Asthmaanfalls

Medikamentöse Therapie: Die Patienten mit akutem Asthma im Stadium I oder II *(s. Tab. 7.)* können wirksam mit einem Bronchodilatator in Aerosolform (z. B. Albuterol 0,5%) durch die Anwendung eines Druckluft-Verneblers behandelt werden (z. B. Isoetharin 1% 0,5 ml oder Metaproterenol 5% 0,3 ml in 2 ml einer 0,9% NACl-Lösung). Bei einigen Untersuchungen (jedoch nicht allen) hat sich gezeigt, daß bei Erwachsenen mit akutem Asthma Albuterol als Dosieraerosol mit Spacer genauso wirkungsvoll ist wie ein Aerosol aus dem Kompressor.

Alternativ kann Epinephrin 1:1000 mit einer Dosis von 0,01 ml/kg s. c. bis maximal 0,2 ml bei Kindern und 0,3 ml bei Erwachsenen, alle 20-30 min wiederholt, bei entsprechender Indikation gegeben werden. Terbutalin, das statt Epinephrin in derselben Dosierung verabreicht werden kann, wird wegen geringerer kardiovaskulärer Nebenwirkungen bevorzugt bei Erwachsenen gegeben. Wenn nach drei Behandlungen mit adrenergen Aerosolen und/oder Injektion von Epinephrin keine Wirkung eintritt, sollte das Theophyllin (als Aminophyllin) i. v. injiziert werden. Obwohl zahlreiche Untersuchungen darauf hinweisen, daß in einem Überwachungsraum i. v. injiziertes Aminophyllin bei Patienten, die schon optimal mit β-adrenergen Substanzen therapiert wurden (3malige Behandlung in Abständen von 20 min), keine oder höchstens nachteilige Wirkungen zeigt, glauben viele erfahrene Kliniker, daß Aminophyllin noch immer indiziert ist. Wenn ein Patient nicht optimal auf inhalierte β-adrenerge Substanzen anspricht und hospitalisiert werden muß, würden die meisten Kliniker trotz der auch hier bestehenden kontroversen Meinungen die Verabreichung von Aminophyllin i. v. empfehlen.

Für die Verabreichung von Aminophyllin sind unterschiedliche Dosierungen empfohlen worden, wobei die individuell verschiedene Empfindlichkeit der Patienten gegenüber den Vorteilen und Nebenwirkungen dieses Medikamentes berücksichtigt wird. Am wirksamsten ist es, wenn man den Theophyllinspiegel im Serum zwischen 10 und 20 μg/ml halten kann. Nach den meisten Behandlungsplänen wird bei Kindern und Erwachsenen mit einer Anfangsdosis von 6 mg/kg Aminophyllin über 20 min infundiert, begonnen (25 mg/ml einer Lösung zur i. v. Infusion im Verhältnis 1:1 zugesetzt). Danach wird eine Dauerinfusion eingeleitet (0,45 mg/kg/h bei Erwachsenen und 0,8–1,0 mg/kg/h bei Kindern, die jünger als 12 Jahre sind). Die Serumkonzentrationen sollten alle 1, 12 und 24 h nach Beginn der Infusion kontrolliert werden. Wenn eine Dauerinfusion nicht durchführbar ist, dann stellt Aminophyllin 4–6 mg/kg i. v. über 20 min alle 6 h infundiert eine vertretbare Alternative dar. Die arteriellen Blutgase sollten bestimmt werden, besonders wenn keine Anzeichen für ein rasches Ansprechen auf die Therapie (innerhalb von 30 min) erkennbar ist, wenn der Patient schwere Atemnot hat oder sich sein Zustand verschlechtert oder wenn Unklarheit darüber besteht, in welchem Stadium sich der Patient befindet.

Bei jedem Patienten im Stadium III sollte sofort eine arterielle Blutgasbestimmung vorgenommen und die intravenöse Gabe von Aminophyllin begonnen werden. Auch bei Patienten mit schwerer Atemnot sollten die Dosen bei kontinuierlicher Infusion nicht höher als 1 mg/kg/h bei Erwachsenen und 1,25 mg/kg/h bei Kindern sein. Zur Vermeidung einer Theophyllinintoxikation ist die Bestimmung der Serumspiegel von wesentlicher Bedeutung. Bei Patienten mit kardialer Stauungsinsuffizienz, mit Lebererkrankungen oder bei älteren Patienten ist größere Vorsicht angebracht, niedrigere Dosierungen (die Hälfte oder ein Drittel) sollten angewandt werden. Bei Patienten, die Medikamente einnehmen, die bekannterweise die Serum-Clearance von Theophyllin reduzieren (z. B. Cimetidin, Erythromycin, Ciprofloxacin), sollten die Dosierung um 25–50% verringert und die Serumkonzentrationen sorgfältig überwacht werden. Sauerstoff (F_{IO_2} von 40%) sollte zur Behebung der Hypoxämie gegeben werden.

Patienten im Stadium III, deren Zustand sich nicht bessert oder deren Krankheitszeichen und Symptome sich trotz einer Gabe von Aminophyllin verschlechtern, sollten intravenöse Kortikosteroide erhalten. Die Kriterien zur Krankenhauseinweisung sind nicht eindeutig festgelegt, aber es besteht eine eindeutige Indikation, wenn 1. nach 2 Dosen Aminophyllin keine Besserung oder 2. ein Rückfall auftreten und 3. eine signifikante Verschlechterung des Pa_{O_2} (Pa_{O_2} < 50 mmHg) oder Anstieg des Pa_{CO_2} (Pa_{CO_2} > 50 mmHg) eintritt, was für eine Verschlechterung der respiratorischen Insuffizienz spricht. Es werden entschieden zu viele Patienten mit schweren Asthmaanfällen aus den Überwachungsräumen der Krankenhäuser wieder nach Hause geschickt.

Jeder Patient, der sich im Stadium IV befindet oder es erreicht, sollte sofort Hydrocortison-Natriumsukzinase (4 mg/kg i. v. alle 2–4 h) oder Methylprednisolon (1–2 mg/kg i. v. alle 4–6 h) erhalten.

Die intravenöse Gabe von Kortikosteroiden in dieser Dosierung (oder in doppelter Erhaltungsdosis, die immer höher liegt) ist ebenfalls sofort bei jedem Asthmaanfall indiziert, wenn ein Patient während der letzten 6–12 Wochen irgendwann Kortikosteroide in Erhaltungsdosis erhalten hat.

Patienten im Stadium IV, die auf aggressive Bronchodilatator- und entzündungshemmende Therapie keine entsprechende Besserung, sondern Schwächung und progrediente Verschlechterung der Blutgase und des pH zeigen, sollte man einer endotrachealen Intubation und Respiratorbehandlung zuführen *(s. Kap. LUN, 4.)*. Solche Patienten sollten auf eine Intensivabteilung verlegt werden.

Kinder im Stadium III oder IV hat man Isoproterenol in einer Dosis von 0,08–2,7 µg/kg/min in einer kontinuierlichen intravenösen Infusion mit der Harvardpumpe verabreicht. Dieses Vorgehen erfordert EKG- und Blutgaskontrolle auf einer Intensivstation und Überwachung durch Kliniker, die Erfahrung in der Intensivüberwachung asthmatischer Kinder haben. Dabei wird auch Terbutalin in einer Anfangsdosis von 0,5 mg über 20 min als Dauerinfusion bei solchen Ereignissen angewendet. Wenn ohne Nebenwirkungen (z.B. Abfall des diastolischen Blutdruckes, Arrhythmie) eine Besserung eintritt, kann dieselbe oder sogar eine höhere Dosis verabreicht werden, wenn der Patient wieder dyspnoisch wird. Wegen des Aufretens von Arrhythmien bei Erwachsenen sollte Isoproterenol i.v. nicht eingesetzt werden.

Wenn einmal die intravenöse Verabreichung von Aminophyllin und Kortikosteroiden bei einem hospitalisierten Patienten begonnen worden ist, dann sollte sie so lange beibehalten werden, bis sich der Zustand des Patienten stabilisiert hat und keine Gefahr eines Fortschreitens der respiratorischen Insuffizienz mehr besteht. Auf pädiatrischen Intensivstationen wird bei Kindern mit schwerem Status asthmaticus erfolgreich eine kontinuierliche Vernebelung von Albuterol-0,5%-Lösung in einer Konzentration von 0,833 mg/ml in Kochsalzlösung angewandt. Zur Vernebelung sollte statt Raumluft besser Sauerstoff verwendet werden. Antihistaminika bringen keine Hilfe und können von **Nachteil** sein. Zu diesem Zeitpunkt sind auch Sedativa und Antitussiva **kontraindiziert.**

Angstgefühl: Patienten mit Atemnot können wegen der bestehenden Hypoxie und wegen des Erstickungsgefühls ausgesprochen ängstlich sein. Besonders wenn die therapeutischen Maßnahmen begleitet sind von Ruhe, Aufmerksamkeit und einem Unterstützung gewährenden medizinischen Personal, stellt die Behandlung des zugrundeliegenden respiratorischen Problems unter Einschluß einer kritisch vorgenommenen Sauerstofftherapie (siehe unten) die in diesem Fall vorzuziehende Lösung dar.

Flüssigkeits- und Elektrolyttherapie: Diese ist bei der Behandlung von Patienten im Status asthmaticus notwendig, besonders wenn die Episode länger als 12 h dauert, da diese Patienten gewöhnlich dehydriert sind. Die Flüssigkeitstherapie umfaßt den Ersatz vorausgegangener und laufender Flüssigkeitsverluste, nicht nach willkürlicher, einmaliger Verabreichung einer Flüssigkeitsmenge für 24 h, sondern durch konstante Infusionen von Flüssigkeitsmengen, welche zu einer dem Alter des Patienten angemessenen Urinausscheidung führen. Hyperhydratation kann ein Lungenödem zur Folge haben. Zudem können die Anfeuchtung der Atemluft oder der verwendeten Gase einen überschüssigen Flüssigkeitsverlust über den Respirationstrakt vermeiden helfen, dies gilt besonders in warmer oder trockener Umgebung. Mit zunehmendem Schweregrad und längerer Dauer des Anfalls kann eine respiratorische Azidose hinzukommen und der arterielle pH auf alarmierende Werte von 7–7,1 abfallen. Die meisten Erwachsenen werden in diesem Stadium intubiert und künstlich beatmet, weil *die Azidose in der Hauptsache das mechanische respiratorische Problem widerspiegelt, das behoben werden muß.* Der Einsatz alkalischer Lösungen (z.B. Natriumbikarbonat) in den i.v. Infusionen sollte begrenzt werden, damit sich der pH auf Werte zwischen 7,2 und 7,3 einstellen kann, da Hinweise darauf bestehen, daß sich das schlechte Ansprechen der adrenergen Substanzen in das Gegenteil umkehrt, wenn sich der pH normalisiert. Obwohl einige theoretische Bedenken gegen die Verabreichung von Bikarbonaten im geschlossenen System bestehen, wurde Natriumbikarbonat sicher und erfolgreich bei Kindern im Status asthmaticus eingesetzt. Es soll nur unter sorgfältiger Überwachung der Blutgase und des pH verabreicht werden.

Weil Verschiebungen der Kaliumwerte bei Änderungen des arteriellen und des Gewebe-pH sowie des Flüssigkeitsumsatzes beim dehydrierten Patienten auftreten, können zusätzliche Gaben von Kalium erforderlich sein. Zusätzlich fördern im Gegensatz zum Methylprednisolon hohe Dosen von Hydrocortison, die während der Therapie verabreicht werden, den Kaliumverlust über die Niere.

Sauerstofftherapie ist stets bei Patienten mit schweren Asthmaanfällen, welche die Krankenhausaufnahme erforderlich machen, indiziert, da diese Patienten nahezu immer hypoxämisch sind. Die inspirierte Sauerstoffkonzentration (F_{IO_2}) richtet sich nach den Blutgasbestimmungen; der Pa_{O_2} sollte über 60 mmHg gehalten werden, wenn möglich, ist ein Bereich zwischen 70 und 90 mmHg anzustreben. Der Verabreichung von Sauerstoff sollte die arterielle Blutgasanalyse vorausgehen. Mit einer Venturi-Maske kann der Sauerstoff effektiv verabreicht werden. Bei manchen Patienten, die wegen Erstickungsgefühl keine Maske tolerieren, läßt sich unter nasaler Sauerstoffapplikation mit niedrigem Sauerstofffluß (2–4 l/min) ein ähnliches Resultat erreichen. Da Sauerstoff ausgesprochen austrocknend auf die Schleimhaut des Respirationstrakts wirkt, sollte er im zuleitenden System immer angefeuchtet werden.

Infektionen des Respirationstrakts spielen wahrscheinlich eine überragende Rolle bei der Exazerbation von Asthmaanfällen. Diese Infektionen sind vorwiegend viraler Art; bakterielle Infektionen spielen selten eine wesentliche Rolle, besonders bei Kindern. Dennoch führt man erfahrungsgemäß während einer Exazerbation eine antibakterielle Chemotherapie durch, wenn der Patient gelbliches, grünes oder braunes Sputum expektoriert und die Färbung des Sputums nach Wright ein Überwiegen polymorphkerniger Leukozyten zeigt. Dies stellt besonders bei Erwachsenen, von denen eine Tendenz zur chronischen oder rezidivierenden Bronchitis bekannt ist, ein angemessenes Vorgehen dar. Bei Kindern werden selten Antibiotika benötigt, da die meisten Infektionen viraler Art sind. Ein Antbiotikum sollte gemäß dem bakteriologischen Befund ausgewählt werden, aber Ampicillin ist gewöhnlich am wirksamsten. Wenn der Patient eine Allergie gegen Betalaktam-Antibiotika hat, können Erythromycin, Tetracyclin (letzteres sollte bei kleinen Kindern nicht eingesetzt werden) oder auch Trimethoprim/Sulfamethoxazol gegeben werden. Die Gramfärbung des Sputums, welche intrazelluläre Bakterien erkennen läßt, und die Röntgenthoraxaufnahme sind für die Therapie von Nutzen.

Eine **Röntgenthoraxaufnahme** muß bei allen hospitalisierten Asthmapatienten angefertigt werden. Besonders bei Kindern stellen Pneumothorax und subkutanes sowie mediastinales Emphysem Komplikationen des akuten Asthma bronchiale dar. Ein ausgedehnter Pneumothorax erfordert sofortige Behandlung. Sogar bei größerer Ausdehnung bereitet ein mediastinales oder subkutanes Emphysem selten Schwierigkeiten. Selten kann eine Kompression der Glottis in Verbindung mit dem Austreten von Luft in die Weichteilgewebe des Halses auftreten.

Dauertherapie des Asthmatikers

Durch angemessenen Medikamentengebrauch läßt sich bei den meisten Asthmatikern ein Aufenthalt im Überwachungsraum oder Krankenhaus vermeiden. Die Medikamentenauswahl hängt vom Schweregrad der Erkrankung ab. Bei einer symptomatischen Erkrankung können Patienten mit geringem, intermittierenden Asthma erfolgreich mit β-adrenergen Substanzen aus einem dosierten Inhaliergerät behandelt werden. Wenn die Symptome andauern, können adrenerge Aerosole regelmäßig in einer Dosierung von 2 Hüben 3 × pro Tag bis 4 × pro Tag erforderlich werden. Die Patienten müssen gründlich in der richtigen Anwendung des Dosieraerosols unterwiesen werden. Für diejenigen, denen die richtige Anwendung des Dosieraerosols Schwierigkeiten bereitet, kann die Verschreibung einer der verschiedenen Arten von „Spacern" (z. B. Nebulator) von großem Nutzen sein. Wenn trotz korrekter Anwendung des Dosieraerosols 3 × pro Tag bis 4 × pro Tag die Beschwerden des Patienten nicht gemildert werden (geringe Belastungstoleranz, erhebliche nächtliche Symptome), sollte ein anderes Medikament wie Cromolyn oder inhalierbare Kortikosteroide hinzukommen. Cromolyn, das als Pulver in Inhalationskapseln, Dosieraerosol oder in Lösung auf dem Markt ist, hat sich als besonders hilfreich bei Kindern erwiesen, wenn es 3 × pro Tag oder 4 × pro Tag verabreicht wird. Bei Klein- und Vorschulkindern, die an einem durch virale Infektion der Luftwege beschleunigtem Asthma leiden, verringert eine Prophylaxe mit Cromolynlösung (2 ml) mit oder ohne Albuterol (0,25–0,5 ml) als kompressorbetriebenes Aerosol die Häufigkeit von Exazerbation. Während Cromolyn auf Belastung zurückzuführendes Asthma blockiert, ist es in dieser Hinsicht jedoch weniger wirksam als eine β-adrenerge Substanz. Bei einer Exazerbation ist es nicht notwendig, die Anwendung der Lösung oder des Dosieraerosols abzubrechen; dies empfiehlt sich jedoch beim Pulver, da es wie ein Reizstoff wirken kann. Viele Ärzte verschreiben stattdessen Theophyllin zur Ergänzung der regelmäßigen Therapie mit inhalativen β-adrenergen Substanzen.

Orale Theophyllin-Zusammensetzung sind als Tabletten, Kapseln oder in flüssiger Form erhältlich. Nichthydrierte Präparate werden den Theophyllinkombinationen vorgezogen. Retarddarreichungsformen sichern therapeutisch wirksame Theophyllinkonzentrationen im Serum, auch wenn sie 3mal, 2mal oder nur 1mal pro Tag bei Patienten mit besonders niedrigem Theophyllinmetabolismus verabreicht werden.

Da die Kinder die Theophylline besonders schnell metabolisieren, können oft zu hohe Theophyllinkonzentrationen (die toxische Symptome hervorrufen können) und ebenso zu niedrige (welche therapeutisch unwirksam sein können) bei den konventionellen, rasch resorbierbaren Darreichungsformen auftreten. Retardformen überwinden dieses Problem und sind sowohl für Erwachsene als auch ältere Kinder geeignet. Kapseln eignen sich für Kleinkinder, weil sie geöffnet werden können und der Inhalt mit flüssiger Nahrung vermischt verabreicht werden kann. Weder die Tabletten noch das Granulat sollten gekaut werden. Wie bei der intravenösen Verabreichung können toxische Symptome bei Konzentrationen über 20 μg/ml beobachtet werden. Auf Übelkeit, Erbrechen und Reizung des ZNS sollte man achten, den Theophyllinserumspiegel messen und die Dosis oder das Dosierungsintervall entsprechend modifizieren. Inhalierbare Kortikosteroide sind in den letzten Jahren als äußerst wirksame Erhaltungsdosis sowohl bei Kindern als auch Erwachsenen mit Asthma bronchiale immer beliebter geworden. Bei Patienten in fortgeschrittenen Stadien von Asthma, das mit Bronchodilatatoren allein nicht mehr kontrolliert werden kann, gelten diese Medikamente als außerordentlich sicher und wirksam.

Die Bedeutung der Patientenaufklärung kann nicht genug betont werden; je mehr sie über Asthma und beschleunigende Faktoren wissen, darüber, wann welches Medikament angewendet werden soll, und über die Bedeutung einer frühen Intervention von Kortikosteroiden bei einer Verschlimmerung des Asthmas, desto besser wird es ihnen gehen. Besonders wertvoll sind Asthmaaufklärungen, die die Anwendung von Peak Flow Meters zur Messung von PEF 2 × pro Tag oder 3 × pro Tag zu Hause berücksichtigen. Der Gebrauch eines Spitzenflußmeßgerätes hilft die täglichen Schwankungen der Beschwerden in ihrer Aktivität zu beherrschen und dient dem Patienten als Orientierungshilfe bei der Frage, wann die Medikamentendosis erhöht oder ein Arzt konsultiert werden muß.

Chirurgische Eingriffe sollten vorgenommen werden, wenn sich der Patient, was die Lunge angeht, in einem optimalen Zustand befindet, auch wenn dies den Einsatz von Kortikosteroiden erforderlich macht. Ihr kurzzeitiger Einsatz postoperativ ist weniger gefährlich als eine Beeinträchtigung des respiratorischen Status. Besondere Probleme bereiten Eingriffe im Bereich von Nase und Trachea; die Vornahme einer Polypektomie bei einem Asthmatiker mit Aspirin-Intoleranz kann eine 1wöchige Vorbehandlung mit 50–60 mg Prednisolon/Tag erforderlich machen.

Akute Bronchitis

Akute Entzündung des Tracheobronchialbaums, die in der Regel von selbst zum Stillstand kommt, möglicherweise mit völliger Ausheilung und Wiedererlangung der Funktionsfähigkeit. Obwohl in der Regel mild verlaufend, kann eine Bronchitis bei geschwächten Patienten und Patienten mit chronischer pulmonaler oder kardialer Erkrankung einen ernsthaften Verlauf nehmen. Das Auftreten einer Pneumonie stellt eine kritische Komplikation dar.

Ätiologie

Die akute infektiöse Bronchitis, meist im Winter, ist Teil einer akuten Entzündung des oberen Respirationstrakts. Sie kann sich nach einem Schnupfen oder einer anderen viralen Infektion des Nasopharynx, des Rachens oder des Tracheobronchialbaums entwickeln, häufig mit einer bakteriellen Superinfektion. Auch *Mycoplasma pneumoniae* und Chlamydien können, oft bei jungen Erwachsenen, eine akute, infektiöse Bronchitis hervorrufen. Prädisponierende und mitwirkende Faktoren sind Exposition gegen Luftverunreinigung, möglicherweise Erkältungen, Schwächung und Unterernährung. Rezidivierende Attacken komplizieren häufig chronische bronchopulmonale Erkrankungen, die die Mechanismen der bronchialen Clearance beeinträchtigen. Diese rezidivierenden Bronchitiden können im Rahmen einer chronischen Sinusitis, von Bronchiektasien, bronchopulmonalen Allergien oder bei Kindern mit hypertrophierten Tonsillen und Adenoiden auftreten.

Die akute irritative Bronchitis kann durch verschiedene organische und anorganische Irritanzien bedingt sein; Dämpfe von starken Säuren, Ammoniak, bestimmte flüchtige organische Lösungsmittel, Chlor, Schwefelwasserstoff, Schwefeldioxid und Brom; Ozon und NO_2 als Umweltreizstoffe; auch Tabak oder anderer Rauch.

Asthma als Hustenvariante ist ein Asthma, bei dem das Ausmaß der Bronchokonstriktion für die Entstehung eines hörbaren, giemenden Geräusches nicht ausreicht und das durch die Allergeninhalation bei einem Atopiker oder durch chronische Einwirkung eines die Atemwege reizenden Stoffes bei relativ geringer Hyperreagibilität der Atemwege verursacht wird. (Zu bronchialem Provokationstest s.o., Asthma.) Die Behandlung ist ähnlich wie bei gewöhnlichem Asthma *(s. Bronchialasthma).*

Pathologie und Pathophysiologie

Die erste Veränderung besteht in der Hyperämie der Schleimhäute, gefolgt von Desquamation, Ödem, leukozytärer Infiltration der Submukosa und Produktion eines zähen oder mukopurulenten Exsudats. Die protektive Funktion des Zilienepithels der Bronchien, der phagozytierenden Zellen und der Lymphgefäße ist gestört. Bakterien können in die normalerweise sterilen Bronchien gelangen, was zur Anhäufung von Zellschutt und mukopurulentem Exsudat führt. Der Husten ist, obwohl für den Patienten störend, zur Elimination der bronchialen Sekrete wesentlich. Eine Atemwegsobstruktion kann als Folge eines Ödems der Bronchialwände retinierter Sekretionen und, in manchen Fällen, eines Spasmas der Bronchialmuskulatur auftreten.

Symptomatik

Der akuten infektiösen Bronchitis gehen häufig die Symptome eines Infekts der oberen Atemwege voraus: Schnupfen, Krankheitsgefühl, Schüttelfrost, Rücken- und Muskelschmerz und ein rauher Hals. Der Beginn des Hustens weist gewöhnlich auf den Beginn der Bronchitis hin. Anfangs ist der Husten trocken und nicht produktiv, aber nach einigen Stunden oder Tagen werden geringe Mengen eines viskösen Sputums produziert. Später kann die Sputummenge größer und die Beschaffenheit schleimig oder mukopurulent werden. Purulentes Sputum läßt an eine bakterielle Superinfektion denken. In einem schweren, unkomplizierten Fall kann Fieber von 38–40 °C über 3–5 Tage auftreten, wonach die akuten Symptome abklingen (hingegen kann der Husten für 2–3 Wochen weiterbestehen). Persistierendes Fieber läßt eine komplizierende Pneumonie annehmen. Infolge einer Atemwegsobstruktion kann eine Dyspnoe auftreten.

Der physikalische Lungenbefund bei unkomplizierter akuter Bronchitis ist wenig ausgeprägt. Vereinzelte, pfeifende, oder brummende Geräusche können auskultiert werden, ebenso gelegentlich Knistern oder feuchte Rasselgeräusche über den Basen. Gewöhnlich stellt man, besonders nach Abhusten, Giemen fest. Lokalisierte, persistierende physikalische Befunde lassen die Entwicklung einer Bronchopneumonie annehmen.

Ernsthafte Komplikationen werden in der Regel nur bei Patienten mit einer zugrundeliegenden chronischen Erkrankung des Respirationstrakts beobachtet. Bei solchen Patienten kann das Auftreten einer akuten Bronchitis zu schwerwiegenden Veränderungen der Blutgase (akute respiratorische Insuffizienz) führen.

Diagnostik

Die Diagnose kann in der Regel aufgrund der Symptome und Krankheitszeichen gestellt werden, aber die Anfertigung einer Röntgenthoraxübersicht zum Nachweis anderer Erkrankungen oder Komplikationen ist indiziert, wenn die Symptome ernst sind und längere Zeit andauern. Wenn eine zusätzliche respiratorische Erkrankung zugrunde liegt, sollten die arteriellen Blutgase überprüft werden. In Fällen, die auf die antibiotische Therapie nicht ansprechen, oder bei besonderen Umständen, wie z. B. Immunsuppression, sollte eine Gramfärbung und kulturelle Untersuchung des Sputums vorgenommen werden, um zu einer spezifischen ätiologischen Diagnose zu kommen.

Therapie

Regelfall: Bettruhe ist bis zum Abfallen des Fiebers indiziert. Während der Fieberperiode wird Flüssigkeit oral (bis zu 3–4 l am Tag) verabreicht. Antipyretische Medikation (bei Erwachsenen beispielsweise Aspirin, 600 mg, oder Acetaminophen, 500 mg alle 4–6 h; bei Kindern Acetaminophen, 10–15 mg/kg alle 4–6 h) lindert das Krankheitsgefühl und mindert das Fieber.

Lokal: Zur symptomatischen Therapie von Husten *s. Kap. LUN, 1.*

Antibiotika sind indiziert, wenn eine begleitende chronisch obstruktive Atemwegserkrankung besteht, wenn eitriges Sputum produziert wird oder wenn hohes Fieber bestehen bleibt und der Patient mehr als nur mittelgradig krank ist. Bei Erwachsenen stellt in den meisten Fällen die orale Gabe von Tetracyclin oder Ampicillin 4×250 mg/Tag eine vernünftige erste Wahl dar. Bei Kindern unter 8 Jahren sollte von der Verabreichung von Tetracyclin abgesehen und stattdessen Amoxicillin, 40 mg/kg/Tag 3× pro Tag in aufgeteilten Dosierungen gegeben werden. Bei persistierenden oder rezidivierenden Symptomen oder bei einer ungewöhnlich ernsthaften Erkrankung ist die Vornahme einer mikroskopischen und kulturellen Untersuchung des Sputums indiziert. Die antibiotische Therapie wird dann bestimmt durch den wesentlichen pathogenen Erreger und seine Empfindlichkeit. Falls *M. pneumoniae* als Ursache angenommen wird, kann Erythromycin, 250–500 mg oral 4× pro Tag verabreicht werden. Trimethoprim/Sulfamethoxazol (160/800 mg oral 2× pro Tag) kann als Alternative zu Tetracyclin eingesetzt werden.

Chronisch obstruktive Atemwegserkrankungen

(Chronisch obstruktive Lungenerkrankung [COPD]; Chronisch asthmatische Bronchitis)

In diesem Kapitel wird die generalisierte, persistierende Atemwegsobstruktion in Verbindung mit verschiedenen Kombinationen von chronischer Bronchitis, respiratorischer Bronchiolitis (Erkrankung der kleinen Atemwege), Asthma und Emphysem behandelt. Die Bezeichnung chronisch obstruktive Lungenerkrankung wurde eingeführt, weil diese Bedingungen oft gleichzeitig bestehen und es im Individualfall schwierig sein kann zu entscheiden, welches der wesentliche Faktor für die Atemwegsobstruktion ist. Die **Atemwegsobstruktion** wird definiert als *gesteigerter Widerstand gegen den Atemfluß während forcierter Exspiration.* Typisch dafür ist eine Verlangsamung der forcierten Exspiration und das Vorhandensein charakteristischer spirometrischer Befunde. Sie kann bedingt sein durch die Einengung oder Verlegung der Atemwege an sich, durch einen übermäßigen exspiratorischen Kollaps der Atemwege während einer forcierten Exspiration bei einem Emphysem, durch Bronchospasmen wie beim Asthma, oder sie kann als Folge der Kombination dieser Faktoren auftreten. Obwohl eine Obstruktion der großen Atemwege bei allen aufgeführten Störungen, vor allem bei Asthma, auftreten kann, findet man bei Patienten mit schwerer chronisch obstruktiver Lungenerkrankung die größten Regelwidrigkeiten meist in jenem Bereich der Lunge, in dem die Atemwege einen Innendurchmesser von weniger als 2 mm aufweisen. Die Obstruktion der Atemwege ist irreversibel mit Ausnahme jener, die man dem Asthma zuordnen kann. Dieser Typ des Asthma ist häufig ziemlich hartnäckig und spricht auf die übliche bronchodilatatorische Therapie nicht an.

Um die mit der Besprechung dieser Erkrankungen verbundenen terminologischen Schwierigkeiten zu vermeiden, sind die nachfolgenden Definitionen vorgesehen. **Chronische Bronchitis** wird, wenn nicht näher qualifiziert, definiert als ein *Zustand, welcher in Verbindung mit längerdauernder Exposition gegen unspezifische bronchiale Irritanzien auftritt und mit der Hypersekretion von Schleim und bestimmten strukturellen Veränderungen der Bronchien einhergeht.* Klinisch ist sie charakterisiert durch einen chronischen, produktiven Husten und in der Regel verbunden mit Zigarettenrauchen. Dasselbe Syndrom kann jedoch infolge einer Allergenexposition bei Patienten auftreten, die in der Regel nicht auf eine für Asthma typische Weise zur Bronchokonstriktion neigen. Der Begriff **chronisch obstruktive Bronchitis** wird gebraucht, wenn eine Erkrankung der kleinen Luftwege in dem Maße vorliegt, daß sie schließlich zu einer klinisch signifikanten Atemwegsobstruktion führt. Hierbei handelt es sich eigentlich um einen unzutreffenden Begriff, da es sich bei der zugrundeliegenden Schädigung in Wirklichkeit um eine „respiratorische Bronchiolitis" handelt, die häufig mit den Symptomen einer chronischen Bronchitis einhergeht. Das **Lungenemphysem** wird definiert als *eine Erweiterung der Lufträume distal der terminalen, nicht-respiratorischen Bronchiolen, begleitet von destruktiven Veränderungen der Alveolarwände.* Die Bezeichnung **chronisch obstruktives Emphysem** wird angewandt, wenn ein ausreichender Verlust der Retraktionskraft vorliegt, der bei Exspiration einen merklichen Kollaps der Atemwege zuläßt, der so zum physiologischen Muster einer Atemwegsobstruktion wird.

Die Bezeichnung **„chronische asthmatische Bronchitis"** leitet weiter zu einem zugrundeliegenden asthmatischen Problem bei Patienten, bei denen Asthma so persistent wurde, daß die klinisch relevante, chronische Obstruktion der Atemwege trotz der antiasthmatischen Therapie bestehen bleibt. In der Regel sind auch die Symptome einer chronischen Bronchitis vorhanden.

Diese Zustände existieren häufig nebeneinander, und in einem Einzelfall mag die Entscheidung schwer fallen, welche als Hauptursache für die Obstruktion in Frage kommen. Dies trifft in besonderem Maße für die Kombination einer chronisch obstruktiven Bronchitis mit einem Emphysem zu, die häufig mit dem unverbindlichen Begriff **„chronisch obstruktive Lungenerkrankung" (COPD)** beschrieben wird. Trotz der häufigen Überlappung dieser Störungen sollten, wann immer möglich, Personen mit chronisch asthmatischer Bronchitis von denen mit einer vorwiegend emphysematösen Art von COPD unterschieden werden, da sich Ablauf, Prognose und Ansprechen auf die Therapie deutlich voneinander unterscheiden.

Die Wechselbeziehungen zwischen diesen Störungen sind in *Abb. 6.* schematisch dargestellt. Ein gewisses Maß emphysematöser Veränderungen ist bei Rauchern ausgesprochen verbreitet, aber nicht alle Patienten mit Emphysem haben solche Beschwerden durch die Atemwegsobstruktion, daß sie als Patienten mit chronisch obstruktiver Atemwegserkrankung eingeschätzt werden müssen. In gleicher Weise haben viele Zigarettenraucher Hinweise für das Vorliegen einer Erkrankung der kleinen Atemwege, jedoch nur eine Minderheit entwickelt eine klinisch relevante Atemwegsobstruktion. Die meisten Patienten mit chronisch

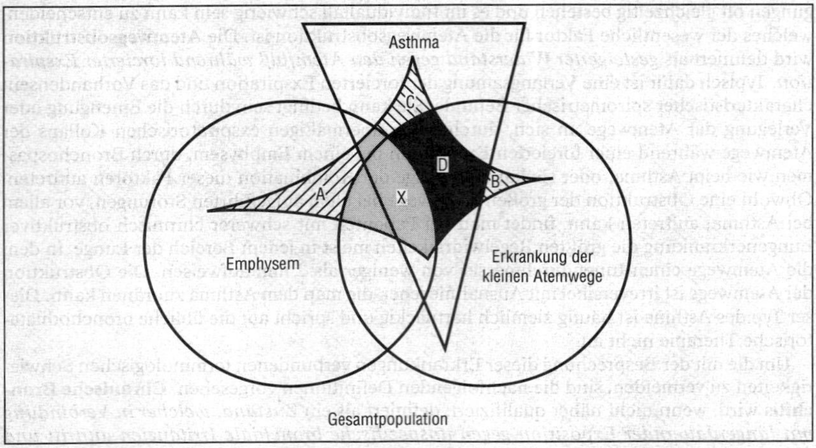

Abb. 6. **Beziehung zwischen Asthma, Emphysem, Erkrankung der kleinen Atemwege und persistierender Obstruktion der Atemwege.** Die schraffierten Areale repräsentieren Patienten mit klinisch relevanter, chronischer Atemwegsobstruktion. A = Patienten mit relativ unvermischtem Emphysem (Typ A); B = Patienten mit primärer chronisch obstruktiver Bronchitis (Typ B); C = Patientengruppe mit typischem Asthma, das so persistent ist, daß eine klinisch relevante, chronische Einschränkung des Luftflusses besteht. D = Personengruppe mit chronisch asthmatischer Bronchitis, die erhebliche Schwankungen der Schwere der Atemwegsobstruktion aufweist, die sich nie normalisiert. X = Personen mit gemischtem Typ der Erkrankung. Alle diese Syndrome können von chronisch produktivem Husten (chronische Bronchitis) begleitet sein.

obstruktiver Lungenerkrankung zeigen eine gewisse Kombination einer Erkrankung der kleinen Atemwege mit einem Emphysem, wobei einige eine gewisse Reversibilität ihrer Erkrankung aufweisen, die darauf schließen läßt, daß auch Asthma eine Rolle spielt. Es ist dennoch unsicher, ob diese Überlappung sich aus einem gemeinsamen ursächlichen Faktor ergibt oder ob Emphysem und chronische Bronchitis wechselseitig füreinander disponieren. Die Erkrankung neigt im Alter zu zunehmender Persistenz, während die meisten, vor allem aber die weniger als 40 Jahre alten Asthmatiker, eine unter Therapie fast vollkommen reversible Erkrankung aufweisen, die man nicht für eine chronisch obstruktive Lungenerkrankung halten sollte. Persistierende Atemwegsobstruktion wechselnder Intensität ist relativ häufig bei alten Asthmatikern zu finden. Das Ausmaß irreversibler Schädigung der kleinen Atemwege, die bei diesen Patienten mit chronisch asthmatischer Bronchitis vorliegt, bleibt unbekannt.

Ätiologie

Die Entwicklung einer chronischen Bronchitis, eines Emphysems und einer chronischen Obstruktion der Luftwege scheint bestimmt zu sein durch ein Gleichgewicht von individueller Prädisposition und der Exposition gegenüber verursachenden Faktoren.

Offensichtlich wird die grundlegende Schädigung beim **Emphysem** durch die Wirkung proteolytischer Enzyme auf die Alveolarwand verursacht. Solche Enzyme können von Leukozyten freigesetzt werden, welche am entzündlichen Prozeß beteiligt sind. Auf diese Weise unterstützt jeder Faktor, der zu chronischer Entzündungsreaktion auf dem Alveolarniveau führt, die Entwicklung einer emphysematösen Veränderung, soweit er nicht von den antiproteolytischen Mechanismen des Körpers neutralisiert wird. Rauchen spielt wahrscheinlich wegen seiner negativen Auswirkungen auf die Abwehrmechanismen der Lunge hierbei eine Rolle (besonders durch die Störung der Funktion von Alveolarmakrophagen), wodurch mäßige Entzündungsreaktionen in Gang gesetzt werden, welche zu chronischer oder intermittierender Freisetzung leukozytärer, proteolytischer Enzyme führen. Des weiteren kann es auch die antiproteolytische Aktivität der Lungen nachteilig beeinflussen. Glücklicherweise können die meisten Menschen diese Enzyme durch die antiproteolytische Aktivität der α_1-Globulinfraktion im Serum neutralisieren. Bei einer seltenen Erkrankung, bekannt als **homozygoter α_1-Antitrypsinmangel,** ist jedoch die Fähigkeit des Patienten, Proteasen zu neutralisieren, ausgesprochen vermindert. Bei solchen Patienten kann sich ein Emphysem auch bei fehlender Exposition gegen Substanzen, welche mit den Abwehrmechanismen der Lunge interferieren, im mittleren Alter entwickeln. Bei Rauchern macht sich ein schweres Emphysem möglicherweise bereits zu Beginn des mittleren Alters bemerkbar. Abgesehen von diesem schweren kongenitalen Defekt, sind jedoch die Faktoren, welche manche Zigarettenraucher gegenüber anderen Menschen eher zur Entwicklung eines Emphysems prädisponieren, unklar. Ebenso ist unklar, warum Personen mit vergleichbar ausgeprägtem Emphysem sich im Grad der Atemwegsobstruktion ganz erheblich unterscheiden.

Bei ausreichender Exposition gegen bronchial irritierend wirkende Substanzen, besonders Zigarettenrauch, entwickeln die meisten Menschen einen bestimmten Grad der **chronischen Bronchitis.** In den meisten Fällen scheint diese eine direkte Auswirkung der bronchialen Reizung zu sein. Die Inhalation von Allergenen bei einer Person, die keine entsprechende bronchiale Reagibilität aufweist, um klare Bronchospasmuscharakteristika von typischem Asthma zu entwickeln, kann zu einem klinisch ähnlichen Syndrom führen.

Es ist unklar, warum als Antwort auf Inhalation bronchialer Reizstoffe so große Unterschiede der Anfälligkeit für Abnormitäten der kleinen Atemwege bestehen. Infekte während der frühen Kindheit, nichtidentifizierte immunologische Mechanismen sowie bronchiale Hyperreagibilität könnten für die Disposition eine Rolle spielen. Veränderungen der kleinen Atemwege können sich bei Personen mit persistierendem Asthma entwickeln, und Asthmatiker sind tatsächlich ungewöhnlich empfindlich gegen Zigarettenrauch.

Neuere Forschungsergebnisse weisen darauf hin, daß Asthma in den meisten Fällen mit einer IgE-vermittelten Reaktion zusammenhängt, selbst wenn kein offensichtlich allergischer Faktor identifiziert werden kann. Solche Reaktionen können eine chronisch entzündliche Veränderung in den Atemwegen hervorrufen, welche in der schweren Form als desquamative eosinophile Bronchitis bezeichnet wurde. Das wichtigste Basisprotein aus den Eosinophilen im Sputum von Asthmatikern kann bekannterweise diese Abart einer entzündlichen Veränderung hervorrufen. Die Faktoren, die zu Irreversibilität bei Asthma führen, bleiben jedoch unklar. Zur vollständigen Beschreibung der an Asthma beteiligten Mechanismen *s. o. unter Asthma.*

Häufigkeit

Chronisch obstruktive Atemwegserkrankungen stellen eine wesentliche Ursache der Arbeitsunfähigkeit oder der Mortalität dar. In den USA stehen sie gemäß den Sozialversicherungsstatistiken nach den Herzerkrankungen als Ursache der Arbeitsunfähigkeit an zweiter Stelle, und die Mortalität nimmt weiterhin zu, was z.T. auf die alternde Population zurückzuführen ist. Während der emphysematöse Typ der Erkrankung häufiger bei Männern als bei Frauen auftritt, ist die Inzidenz bei Frauen wahrscheinlich wegen Änderungen der Rauchgewohnheiten im Ansteigen begriffen. Über die Häufigkeit von chronisch asthmatischer Bronchitis insgesamt sind keine zufriedenstellenden Informationen verfügbar. Die meisten praktizierenden Pneumologen sind jedoch der Meinung, daß die Erkrankung zunehmend bei älteren Menschen auftritt und eine Hauptursache pulmonaler Insuffizienz bei älteren Frauen darstellt.

Pathologie

Bei Patienten mit schwerem **Emphysem** sind die Lungen groß, von heller Farbe und kollabieren häufig nicht nach Eröffnung des Thorax. Die mikroskopische Untersuchung zeigt eine Rarefikation der Lungen aufgrund eines Verlusts von Alveolarwänden. Bei fortgeschrittener Erkrankung können große Bullae vorliegen. Die Veränderungen können am ausgeprägtesten im Zentrum der sekundären Lobuli **(zentrilobuläres Emphysem)** oder mehr diffus über den Lobulus verbreitet sein **(panazinäres Emphysem).** Bei allen Formen ist die normale Lungenarchitektur zerstört; die Ruptur der Septen führt zu „Luftsäcken" verschiedener Größe. Die Anzahl der Kapillaren in den verbleibenden Alveolarwänden ist reduziert, und die arteriellen Pulmonalgefäße können sklerotische Veränderungen zeigen. Diese Veränderungen führen nicht nur zu einer Verminderung der Gasaustauschfläche der Alveolarmembran, sondern auch zur Perfusion nicht-ventilierter Areale und zur Ventilation nicht-perfundierter Anteile der Lunge, z. B. **Ventilations-Perfusionsstörungen.** Die Veränderungen bedingen auch eine mangelnde Unterstützung der Luftwege in den Lungen, was bei der Exspiration zu einem exzessiven Kollaps der Luftwege führt.

Bei der **chronischen Bronchitis** sind die Bronchialwände verdickt, im Lumen der Bronchien befindet sich Schleim, und die Zahl der Becherzellen und der Schleimdrüsen ist vermehrt. In den Bronchialwänden und dem umgebenden Lungenparenchym können bei bestehender Infektion purulente Sekretionen und entzündliche Veränderungen vorliegen. Derartige Veränderungen in den großen Luftwegen führen zu keiner schweren Atemwegsobstruktion, es wird aber bei Patienten, die an chronisch obstruktiver Atemwegserkrankung versterben, eine Einengung oder Verlegung (auch beides) der kleinen Luftwege beobachtet. Wie bereits bemerkt, scheint dies das Endergebnis einer respiratorischen Bronchiolitis zu sein. Schweres Asthma ist, wie weiter oben erwähnt, von einer desquamativen, eosinophilen Bronchitis begleitet. Es ist jedoch nicht klar, wie dies zu der bei einigen Patienten auftretenden irreversiblen Atemwegserkranung führt und in welchem Maße die kleinen Luftwege dabei eine Rolle spielen können.

Eine Hypertrophie des rechten Ventrikels (Cor pulmonale) liegt gewöhnlich bei Patienten mit fortgeschrittener respiratorischer Insuffizienz und chronischer Hypoxämie vor.

Symptomatik und Röntgenbefunde

Man nimmt an, daß die chronisch obstruktive Atemwegserkrankung im jüngeren Alter beginnt, obwohl relevante Symptome und Beschwerden gewöhnlich erst im mittleren Lebensalter auftreten. Mäßige Ventilationsstörungen können lange Zeit vor dem Beginn klinisch relevanter Symptome erkennbar sein. Deshalb wird Rauchern empfohlen, sich spirometrisch überprüfen zu lassen, um diejenigen zu entdecken, die am meisten gefährdet sind, eine zur Arbeitsunfähigkeit führende chronisch obstruktive Atemwegserkrankung zu entwickeln. Ein geringer „Raucherhusten" liegt oft schon Jahre vor dem Beginn einer Belastungsdyspnoe vor.

Am häufigsten wird über eine allmählich zunehmende Belastungsdyspnoe geklagt. Patienten datieren den Beginn ihrer Dyspnoe häufig auf eine akute respiratorische Erkrankung, aber die akute Infektion demaskiert meist eine schon vorliegende, klinisch noch nicht relevante, chronische Erkrankung der Atemwege. Initiale Beschwerden können Husten, Atemnot, rezidivierende Infektion des Respirationstrakts, gelegentlich Schwäche, Gewichtsverlust oder Libidoverlust sein. Selten sind die anfänglichen Beschwerden auf eine Stauungsinsuffizienz bei Cor pulmonale zu beziehen, wobei Patienten mit derartigen Beschwerden offensichtlich Husten und Atemnot vor dem Eintritt von Beinödemen und schwerer Zyanose ignorieren.

Husten und Sputumproduktion nehmen ganz unterschiedliche Ausmaße an. Manche Patienten geben lediglich ein Abhusten beim Aufwachen morgens oder nach dem Rauchen der 1. Zigarette am Tag an. Andere Patienten können einen schweren, quälenden Husten haben. Das Sputum reicht von wenigen Milliliter eines klaren, viskösen Schleims bis hin zu großen Mengen purulenten Auswurfs wie Bronchiektasen.

Charakter und Intensität der Atemnot sind ebenso ganz unterschiedlich. Bei akuten Infektionen können asthmaähnliche Episoden auftreten. Eine chronisch bestehende, geringe Atemnot, die sich vor allem beim Hinlegen bemerkbar macht, kann registriert werden. Viele Patienten verneinen, überhaupt Atemnot zu haben.

Die physikalischen Befunde bei chronisch obstruktiven Atemwegserkrankungen unterscheiden sich bekanntermaßen erheblich, besonders bei Frühfällen. Die Behinderung des exspiratorischen Luftflusses gehört zu den nachweisbaren Veränderungen und manifestiert sich in einer Verlangsamung der forcierten Exspiration. Um dies zu demonstrieren, fordert man den Patienten auf, tief einzuatmen und dann so rasch und vollständig wie möglich die Lungen zu entleeren. Die forcierte Exspiration ist in der Regel in weniger als 4 sec völlig abgeschlossen. Gegen Ende einer forcierten Exspiration ist häufig leises Giemen bemerkbar. Dieser Test, der Teil jeder körperlichen Untersuchung sein sollte, kann pathologisch verändert sein, obwohl der Patient nicht über Dyspnoe klagt.

Andere Befunde, wie Rasselgeräusche, Abschwächung des Atemgeräuschs, Tachykardie, Abschwächung der Herztöne und eingeschränkte Zwerchfellbeweglichkeit müssen nicht unbedingt nachzuweisen sein. Der Thorax kann bei einem Emphysem in fortgeschrittenem Stadium bemerkenswert „leise" sein; er ist aber gewöhnlich bei Patienten mit asthmatischer Bronchitis geräuschvoll. Die typischen Befunde, wie erhebliche Überblähung der Lungen, Verlängerung des Exspiriums bei Ruheatmung, abgeflachte Zwerchfellkuppen, Atmung bei zugespitzten Lippen, gebeugte Haltung, verschwielte Ellenbogen durch wiederholte Einnahme der „Dreifußstellung" und deutliches Einsetzen der Atemhilfsmuskulatur, werden erst in fortgeschrittenen Stadien der chronisch obstruktiven Atemwegserkrankung beobachtet. Der faßförmige Thorax ist kein verläßlicher Befund, da er häufig bei älteren Patienten ohne relevante respiratorische Probleme gefunden wird. Im späteren Verlauf der Erkrankung können deutliche Zyanose durch die Hypoxie, ein plethorisches Aussehen in Verbindung mit sekundärer Erythrozytose und bei Patienten mit schwerem Cor pulmonale Zeichen der Stauungsinsuffizienz bestehen. Mäßige, chronische Beinödeme stellen einen häufigen Befund dar und sind nicht zwangsläufig ein Hinweis auf eine Herzinsuffizienz. Auch bei Fehlen eines Cor pulmonale können sie durch längeres Sitzen, erhöhte intrathorakale Drücke und renale Salzretention aufgrund von Blutgasveränderungen bedingt sein.

Auch die **Röntgenbefunde** sind verschiedenartig. In frühen Stadien der Erkrankung ist der Röntgenthoraxbefund häufig unauffällig. Veränderungen, welche auf Überblähung hinweisen (z.B. Abflachung des Zwerchfells, vermehrte Transparenz der Lungenfelder, Zunahme des retrosternalen Luftraums und Auszipfelungen des Diaphragmas im Bereich der Insertionsstellen an den Rippen) und die emphymatöse Veränderungen annehmen lassen, sind häufig, besitzen jedoch keinen diagnostischen Wert und erscheinen in der Regel nur bei fortgeschrittener chronisch obstruktiver Atemwegserkrankung. Sie können ebenso bei Patienten mit Asthma bronchiale und gelegentlich bei gesunden Personen nachgewiesen werden. Die lokalisierte Transparenzvermehrung mit Minderung der Gefäßzeichnung ist ein verläßlicher Indikator für das Vorliegen eines Emphysems. Bei Patienten mit rezidivierenden Infektionen des Atemtrakts kann eine Reihe nicht näher beschriebener postentzündlicher Veränderungen auffallen, wie z.B. lokalisierte fibrotische Veränderungen, Honigwabenlunge oder Kontraktionsatelektase eines Segments oder Lappens.

Gelegentlich sieht man Bullae bei chronisch obstruktiver Atemwegserkrankung. Auf einfachen Röntgenthoraxaufnahmen können große Bullae in der Regel gut erkannt werden, kleine lassen sich verläßlicher durch **Tomographie** nachweisen. Sie können als Teil eines diffusen emphysematösen Prozesses oder als isoliertes Phänomen, dann nicht notwendigerweise als Zeichen einer generalisierten Lungenerkrankung, auftreten.

Die Bronchitis selbst zeigt auf dem herkömmlichen Röntgenthoraxbild keine charakteristischen Veränderungen, aber durch die **Bronchographie** können sich zylindrische Erweiterungen der Bronchien bei Inspiration, ein Bronchialkollaps bei forcierter Exspiration und Erweiterung der Gänge der Schleimdrüsen nachweisen lassen. Ausgesprochen sakkuläre Bronchiektasen sind ungewöhnlich und treten in der Regel nur bei Patienten auf, die eine vorausgehende schwere Infektion des Atemtrakts durchgemacht haben. Eine Bronchographie soll nicht zum Nachweis einer Bronchitis durchgeführt werden, wenn nicht eine schwere Bronchiektasie mit lokalisierten zystischen Veränderungen vermutet wird.

Die **Lungenszintigraphie** zeigt in der Regel ungleichmäßige Ventilation und Perfusion.

Diagnostik

Eine obstruktive Atemwegserkrankung sollte bei jedem Patienten mit chronisch produktivem Husten, ungeklärter Belastungsdyspnoe oder dann vermutet werden, wenn bei der körperlichen Untersuchung Hinweise für eine Verlangsamung der forcierten Exspiration bestehen. Die Diagnose hängt ab 1. vom Nachweis einer trotz intensiver und umfassender medikamentöser Therapie persistierenden Atemwegsobstruktion und 2. vom Ausschluß jeglicher spezifischer Erkrankungen (z.B. Silikose, Tuberkulose, Neoplasie der oberen Luftwege) als Ursache dieser Veränderung der physiologischen Gegebenheiten. Durch die Inhalation mit einem Bronchodilatator zeigt der Anstieg des forcierten Exspirationsvolumens in 1 sec **(FEV_1)** um mehr als 15% eine deutlich reversible Komponente an; dies wird öfter bei Patienten mit einer chronisch asthmatischen Bronchitis beobachtet. Das Fehlen einer reversiblen Atemwegsobstruktion in einem Fall läßt nicht immer auf eine fixierte Atemwegsobstruktion schließen. Nach maximaler ärztlicher Behandlung über längere Zeit weisen die Patienten oft eine Reversibilität der Atemwegsobstruktion auf.

Bei der **Auszählung der Erythrozyten** kann bei chronisch hypoxämischen Patienten eine Erythrozytose festgestellt werden. Im weißen Differentialblutbild kann eine Eosinophilie bestehen, die sehr für einen chronisch asthmatisch-bronchitischen Typ der Erkrankung spricht.

Die spirometrische Prüfung *(s.a. Kap. LUN, 2.)* zeigt die charakteristische Behinderung des exspiratorischen Flusses mit verlangsamter forcierter Exspiration, die sich in einer Verminderung des forcierten 1-Sekundenvolumens **(FEV_1)** und einem niedrigen maximalen mittelexspiratorischen Fluß manifestiert. Die Verlangsamung der forcierten Exspiration geht auch aus den Fluß-Volumen-Kurven hervor. Vitalkapazität **(VC)** und forcierte Vitalkapazität **(FVC)** sind bei Patienten mit schwerer Erkrankung etwas eingeschränkt, jedoch insgesamt weniger als die Meßwerte der forcierten Exspiration. Aus diesem Grunde ist bei klinisch signifikanter, chronisch obstruktiver Atemwegserkrankung das Verhältnis FEV_1/VC und FEV_1/FVC in der Regel auf weniger als 60% vermindert, und FEV_1 liegt deutlich unter Normal. Bevor die Diagnose chronisch obstruktive Atemwegserkrankung als gesichert angesehen wird, sollte der Grad dieser Einschränkung trotz langzeitiger und umfassender Therapie bestehenbleiben.

Verteilungsstörungen von Ventilation und Perfusion treten bei chronisch obstruktiver Atemwegserkrankung auf und manifestieren sich auf verschiedene Art und Weise. Eine vermehrte physiologische Totraumventilation weist darauf hin, daß in bestimmten Regionen der Lunge eine in Relation zum Blutfluß hohe Ventilation besteht (ein hohes Ventilations-Perfusionsverhältnis), was zu überflüssiger Ventilation führt. Das Vorliegen einer physiologischen Shuntdurchblutung weist darauf hin, daß bestimmte Alveolarbezirke im Verhältnis zum Blutfluß vermindert ventiliert werden (ein niedriges Ventilations-Perfusionsverhältnis), wodurch ein Teil des Bluts ohne vollständige Oxygenierung durch das pulmonale Gefäßbett zum linken Herzen gelangen kann, was zur Hypoxämie führt. In fortgeschrittenen Stadien der Erkrankung tritt eine allgemeine alveoläre Hypoventilation mit Hyperkapnie auf, welche jede aufgrund einer physiologischen Shuntdurchblutung bestehende Hypoxämie verschlimmert. Die chronische Hyperkapnie ist in der Regel gut kompensiert und die pH-Werte liegen nahe dem Normbereich, ausgenommen bei einer akuten Exazerbation.

Die Art der individuellen pathologischen Veränderungen hängt zu einem gewissen Grad vom relativen Schweregrad der bronchialen Erkrankung und morphologisch gesehen vom Vorliegen eines Emphysems ab. Die Diffusionskapazität ist in der Regel bei Patienten mit schwerem Emphysem vermindert, sie verhält sich variabel bei Patienten mit Atemwegsobstruktion im Rahmen einer Erkrankung mit vorwiegend intrinsischer Atemwegserkrankung und ist in der Regel bei chronisch asthmatischer Bronchitis normal. Bei Patienten mit schwerem Emphysem ist die Hypoxämie in Ruhe in der Regel geringgradig, und eine Hyperkapnie tritt erst in terminalen Stadien der Erkrankung auf. Die Herzförderleistung kann bei diesen Patienten sogar relativ niedrig sein, aber eine ausgesprochene pulmonale Hypertonie und Cor pulmonale entwickeln sich in der Regel erst später. Bei Patienten, deren Atemwegsobstruktion vorwiegend durch eine bronchiale Erkrankung bedingt ist, kann eine schwere Hypoxämie und Hyperkapnie relativ früh nachweisbar sein. Solche Patienten neigen zur Entwicklung schwerer Hypoxämie mit pulmonaler Hypertonie und chronischem Cor pulmonale; Hyperkapnie tritt oft im Frühstadium ihrer Erkrankung auf. Bei Patienten mit schwerwiegenden Blutgasveränderungen oder Cor pulmonale, deren FEV_1 nur mäßig vermindert ist, ist eine Polysomnographie indiziert. Das Residualvolumen (RV) und die totale Lungenkapazität (TLC) sind bei emphysematösen Patienten deutlich erhöht, während die Lungenüberblähung beim „bronchitischen Typ" der chronisch obstruktiven Atemwegserkrankung relativ gering sein kann, es ist jedoch das Verhältnis von RV zu TLC meist bei beiden Typen dieser Erkrankung erhöht.

Detaillierte Lungenfunktionsmessungen sind hilfreich bei der Bestimmung des Schweregrads einer emphysematösen und bronchialen Erkrankung, werden aber selten für die routinemäßige klinische Bewertung benötigt. Beim schweren Emphysem zeigen die Druck-Volumen-Kurven einen charakteristischen Verlust der elastischen Retraktionskraft und eine vermehrte Compliance. Der mit dem Body-Plethysmographen gemessene Atemwegswiderstand ist ein gutes Maß für den Schweregrad der Einengung der Bronchien.

In wenigen Fällen mit schwerem Emphysem, aber geringer Bronchitis oder mit schwerer obstruktiver Bronchitis, aber geringem oder kleinem Emphysem ist es aufgrund der klinischen und physiologischen Befunde möglich, zwischen einem **emphysematösen Typ (Typ A)** und einem **bronchialen Typ (Typ B)** zu unterscheiden. Die typische Erkrankung vom Typ B wird als wahrscheinliche Folge einer persistierenden bronchialen Infektion immer seltener, ausgenommen bei Personen mit nachgewiesenen Bronchiektasen.

Wichtiger ist das Erkennen der Patienten mit chronisch asthmatischer Bronchitis, weil diese Patienten häufiger eine deutliche Besserung unter der Kortikosteroid-Therapie zeigen. Die Anamnese, aus der eine wechselnde Schwere einer Erkrankung hervorgeht, eine gute Reaktion auf eine Therapie mit Bronchodilatatoren und eine Eosinophilie im Blut oder Sputum können den Verdacht auf dieses Syndrom erwecken. Die Charakteristiken der verschiedenen Typen der chronisch obstruktiven Lungenerkrankung sind in der *Tab. 8.* zusammengefaßt.

Tab. 8. Klinische Typen der chronisch obstruktiven Atemwegserkrankung

Charakteristika	*Emphysematöser Typ (Typ A)*	*Bronchialer Typ (Typ B)*	*Chronisch asthmatische Bronchitis*
Geschlecht	primär beim Mann	primär beim Mann	beide Geschlechter
Alter zum Zeitpunkt der Diagnose	55–75	45–65	45–70
Asthmaanamnese	selten	selten	häufig
Raucheranamnese	schwer	schwer	gewöhnlich gering oder keine
Sputum	spärlich, schleimig	reichlich, eitrig	spärlich, oft mit Eosinophilen
Infektionen	gelegentlich	häufig	variabel
Röntgenthorax	rarefizierte Gefäßzeichnung, Überblähung	normal, lokalisierte Fibrose oder Bronchiektasen	normal oder Überblähung
Chronisches Cor pulmonale	i.a. im späteren Krankheitsverlauf	häufig	selten
Diffusionskapazität	niedrig	variabel	gewöhnlich normal
Chronische Hypoxämie	in Ruhe spät im Krankheitsverlauf, bei Belastung früher feststellbar	häufig, kann schwer sein	gewöhnlich gering oder mäßig
Chronische Hyperkapnie	i.a. im späteren Krankheitsverlauf	häufig	ungewöhnlich
Reaktion auf Bronchodilatatoren	keine bis schwach	keine bis schwach	gewöhnlich signifikant
Bluteosinophilie	selten	selten	häufig

Eigenständige parenchymatöse Lungenerkrankungen, welche zur Atemwegsobstruktion führen können, lassen sich in der Regel durch die Röntgenthoraxaufnahme ausschließen. Erkrankungen der oberen Luftwege (gewöhnlich verbunden mit Stridor) und lokalisierte bronchiale Obstruktion (häufig verbunden mit lokalisierter spastischer Atmung) müssen ebenso ausgeschlossen werden. Insbesondere ist es von wesentlicher Bedeutung, eine primäre kardiale Erkrankung mit Stauungsinsuffizienz als Ursache der respiratorischen Insuffizienz eines Patienten auszuschließen. Eine normale oder kleine Herzsilhouette auf dem Röntgenthoraxbild ist charakteristisch für eine chronisch obstruktive Atemwegserkrankung, bevor sich ein ausgesprochenes Cor pulmonale entwickelt, sie ist jedoch ungewöhnlich für Patienten, die aufgrund einer kardialen Erkrankung dyspnoisch sind.

Der Verdacht auf einen **homozygoten α_1-Antitrypsinmangel** kann ausgesprochen werden, wenn in der Familie obstruktive Atemwegserkrankungen bekannt sind oder wenn bei einer Frau, einem relativ jungen Mann oder Nichtraucher ein Emphysem auftritt. Die Diagnose kann durch Messung der α_1-Antitrypsinspiegel im Serum oder spezifische Phänotypisierung gesichert werden. Mit dem Beginn der Ersatztherapie empfiehlt es sich, bei allen Patienten mit chronisch obstruktiver Atemwegserkrankung die Untersuchung der α_1-Antitrypsin-Konzentration im Serum durchzuführen.

Verlauf und Prognose

Anfänglich ist eine gewisse Verbesserung der Atemwegsobstruktion und erhebliche symptomatische Besserung häufig möglich, aber die Langzeitprognose bei Patienten mit chronisch obstruktiver Atemwegserkrankung ist weniger günstig. Nach anfänglicher Besserung fällt das FEV_1 in der Regel um 50–70 ml pro Jahr ab, was 2–3mal mehr ausmacht als der durch die Alterung bedingte Abfall. Begleitend kommt es zu einer allmählichen Zunahme der Dyspnoe und zur Einschränkung der Leistungsfähigkeit. Der Verlauf ist zeitweise gekennzeichnet durch Symptome akuter Exazerbation, in der Regel verursacht durch eine überlagerte bronchiale Infektion.

Die Prognose ist eng korreliert mit dem Schweregrad der Behinderung der Exspiration. Liegt die FEV_1 über 1,25 l, dann beträgt die 10-Jahres-Überlebensrate etwa 50%; wenn die FEV_1 1 l beträgt, überleben die Patienten im Mittel 5 Jahre; besteht eine hochgradige Einschränkung der Exspiration (FEV_1 etwa 0,5 l), dann überleben die Patienten selten mehr als 2 Jahre, insbesondere wenn ein Patient zusätzlich eine chronische Hyperkapnie oder ein nachweisbares Cor pulmonale hat. Neuere Serien zeigen eine bessere Überlebensrate wahrscheinlich als Folge der häufigeren Anwendung der ambulanten O_2-Therapie bei Patienten mit Hypoxämie.

Der Verlauf der chronisch asthmatischen Bronchitis ist erheblich günstiger. Bei richtiger Behandlung können die meisten dieser Patienten kompensiert werden und scheinen eher mit als wegen dieser Krankheit zu sterben.

Therapie

Die Therapie führt nicht zur Heilung, gewährt jedoch symptomatische Linderung und hilft bei der Beherrschung möglicherweise fataler Exazerbationen. Sie kann auch das Fortschreiten der Erkrankung verlangsamen, obwohl dies nicht bewiesen ist. Die Behandlung richtet sich auf die Linderung von Zuständen, welche Beschwerden und ausgesprochene Einschränkung der Leistungsfähigkeit verursachen (z.B. Infektion, Bronchospasmus, bronchiale Hypersekretion, Hypoxämie und unnötige Einschränkung der körperlichen Aktivität). Besonders wichtig ist die Vermeidung bronchialer Irritationen, besonders des Rauchens.

Infektion: Es sollte durch den Einsatz von Breitspektrumantibiotika (z.B. Trimethoprim/Sulfamethoxazol (80/400 mg) 2 Tabletten oral 2× pro Tag oder Tetracyclin oder Ampicillin 250 mg/Tag über 10 Tage) versucht werden, eitriges Sputum zu bekämpfen; hierbei wird die Behandlung beim ersten Zeichen eines rezidivierenden Bronchialinfekts oder purulenten Sputums sofort wiederholt. Ampicillin oder Cefalotin können zur Behandlung schwerer Exazerbationen eingesetzt werden. Regelmäßige Therapiezyklen mit Breitbandantibiotika sind als Prophylaxe bei Patienten mit sehr häufig auftretenden, infektbedingten Exazerbationen indiziert.

Bronchospasmus: Der Grad der Reversibilität der Atemwegsobstruktion kann nur durch nachdrücklich und langdauernden therapeutischen Einsatz von Bronchodilatatoren gesteuert werden. Zur eingehenderen Besprechung dieser Medikamente *siehe oben, bei Bronchialasthma.* Bei Patienten mit chronischer Atemwegsobstruktion stellt Ipratropriumbromid häufig einen wirksameren inhalierbaren Bronchodilatator dar als β-adrenerge Substanzen. Theophyllindosierungen sollten überwacht werden, um sicherzustellen, daß die Blutspiegel innerhalb der therapeutischen Breite liegen. Blutspiegel nicht über 15 mg/l sind bei älteren Patienten mit chronisch obstruktiver Atemwegserkrankung vorzuziehen, da bei ihnen eher eine toxische Wirkung von Theophyllin auftreten kann.

Kortikosteroide spielen bei der Behandlung der chronisch obstruktiven Atemwegserkrankung eine untergeordnete Rolle, aber ein Behandlungsversuch mit diesen Medikamenten sollte unternommen werden, um schlüssig zu beweisen, daß die Atemwegsobstruktion nicht durch eine chronische asthmatische Bronchitis bedingt ist. Dies trifft insbesondere dann zu, wenn die Vorgeschichte den Verdacht auf ein Asthma bronchiale nahelegt, wenn eine Blut- oder Sputumeosinophilie besteht, wechselnde Schweregrade der Atemwegsobstruktion, ein gutes, sofortiges Ansprechen auf die Inhalation eines Bronchodilatators nachgewiesen ist oder der Patient wenig oder nie geraucht hat. Bevor eine Langzeittherapie mit Kortikosteroiden empfohlen wird, sollte ihr Wert durch die objektive meßbare Verbesserung der spirometrischen Tests dokumentiert werden, wenn ein Behandlungsversuch mit Kortikosteroiden unternommen wurde (z. B. Prednison, 30–40 mg jeden Morgen über 3–6 Wo.). Es wird dann die niedrigste Erhaltungsdosis eingesetzt, mit der eine Aufrechterhaltung des verbesserten Zustands möglich ist. Bei manchen Patienten kann zur Dauertherapie die alternierende Behandlung jeden 2. Tag eingesetzt werden. Falls mit dem anfänglichen Behandlungsversuch mit Steroiden objektiv keine Verbesserung eintritt, sollte jede Anstrengung unternommen werden, die Therapie mit Steroiden völlig abzubrechen.

Bronchialsekret: Eine angemessene, systemische Hydratation ist notwendig, um der Eindickung des Sekrets vorzubeugen. Bei manchen Patienten läßt sich die Bronchialtoilette durch die Inhalation von Feuchtigkeit, durch Lagerungsdrainage und physikalische Therapie, besonders nach Inhalation eines Bronchodilatators, verbessern. Eine gesättigte Lösung von Kaliumjodid, 10 Tropfen in Wasser gelöst, 2mal täglich, wird von manchen Ärzten eingesetzt, um eine Verdünnung des Bronchialsekrets zu erreichen. Der Einsatz von IPPB-Geräten war früher zwar weit verbreitet, es konnte jedoch nicht nachgewiesen werden, daß sich das Sekret dadurch leichter löst oder sich der allgemeine Zustand ambulanter Patienten mit chronisch obstruktiver Atemwegserkrankung günstig beeinflussen läßt.

Hypoxämie: Eine schwere chronische Hypoxämie, häufig in Verbindung mit einer Hyperkapnie, verschlimmert eine pulmonale Hypertonie und führt zur Entwicklung eines Cor pulmonale bei Patienten mit chronisch obstruktiver Atemwegserkrankung. Bei Patienten mit schwerer chronischer Hypoxämie (arterieller Sauerstoffdruck beständig unter 55 mmHg in Ruhe oder zwischen 56 und 59 mmHg bei Patienten mit sekundärer Polyzythämie [Hzt 55 % oder mehr] oder mit Anhaltspunkten für Cor pulmonale) wirkt sich, wie gezeigt werden konnte, die Verabreichung von Sauerstoff über 24 h günstiger aus und scheint die Überlebenszeit zu verlängern. Bei Einleitung einer Sauerstofftherapie auf lange Sicht ist es wesentlich, das Ansprechen der Blutgase zu überwachen. Es sollte nicht mehr Sauerstoff gegeben werden, als zur Anhebung des arteriellen PaO_2 auf 55 mmHg nötig ist. Man sollte sich auch vergewissern, daß die chronische Sauerstofftherapie nicht zu einem progressiven Anstieg des $PaCO_2$ führt, wenn die als Atemstimulus wirksame Hypoxie behoben wird; tatsächlich hat sich aber herausgestellt, daß dies selten ein wesentliches Problem darstellt. Der Einsatz von Sauerstoff zur symptomatischen Behebung einer Dyspnoe, ohne Nachweis einer schweren Hypoxämie, ist jedoch nicht gerechtfertigt und potentiell gefährlich.

Hyperkapnie: Patienten mit einer rasch sich entwickelnden und verschlechternden Hyperkapnie bedürfen einer sofortigen Hospitalisierung und Intensivtherapie *(s. Kap. LUN, 4., Therapie der respiratorischen Insuffizienz)*, eine chronische, gut kompensierte Hyperkapnie jedoch wird in der Regel gut toleriert und bedarf keiner spezifischen Therapie.

Herzinsuffizienz: Die wesentlichste Maßnahme zur Beherrschung einer Herzinsuffizienz aufgrund eines Cor pulmonale besteht in der Behebung einer schweren Hypoxämie. Diuretische Therapie und kontrollierte Natriumaufnahme stellen weitere wesentliche Maßnahmen dar. Digitalis muß, wenn überhaupt, vorsichtig eingesetzt werden, da bei Patienten mit chronisch obstruktiver Atemwegserkrankung, die bereits zu Arrhythmien neigen, häufig eine Digitalisintoxikation auftritt.

Verträglichkeit körperlicher Belastung: Inaktivität über längere Zeit führt zu ausgesprochenem Leistungsabfall bei Patienten mit chronisch obstruktiver Atemwegserkrankung. Solange keine schwere kardiale Erkrankung besteht, ist es wesentlich, ein regelmäßiges Trainingsprogramm durchzuführen. Dies kann in der Regel einfach vom Arzt verordnet werden. Wenn ein Patient bereits in seiner Leistungsfähigkeit ausgesprochen eingeschränkt ist, wird ein solches Programm wirkungsvoller sein, wenn es durch einen ausgebildeten Physiotherapeuten überwacht wird. Das Belastungsprogramm sollte eine bestimmte und sinnvolle Bedeutung haben (z.B. Einkaufsgänge, Golfspiel) und sollte jene Muskel trainieren, die für diese spezifische Aktivität benötigt werden, einschließlich der Muskeln der oberen Extremitäten, die die inspiratorische Hilfsmuskulatur unterstützen und Aufgaben wie Haarekämmen, Essen und Zähneputzen ermöglichen. Atemübungen (Atemtraining) mögen bei der Behandlung ängstlicher Patienten, die bei Belastung rasch eine ausgesprochen hohe Atemfrequenz entwickeln, am Platz sein, aber es ist nicht nachgewiesen, daß derartige Übungen die ventilatorische Kapazität verbessern.

Depression: Bei Patienten mit chronisch obstruktiver Atemwegserkrankung sind Episoden schwerer Depression oder ausgesprochenen Angstgefühls häufig. Ein wirkungsvoller Therapieplan und ein aufmunternder Arzt sind wohl am hilfreichsten. Ein nihilistischer Standpunkt gegenüber der Behandlung dieser Erkrankung ist unentschuldbar. Der Patient muß das Wesen der Erkrankung, Ziel und Möglichkeiten der Therapie verstehen. Antidepressiva sind manchmal hilfreich; sie müssen jedoch vorsichtig eingesetzt werden, da eine exzessive Sedierung vermieden werden muß.

Exazerbationen: Die Behandlung sollte rasch erfolgen. Wird beispielsweise das Sputum purulent, so verordne man Breitbandantibiotika und gestalte einen intensiven Therapieplan mit Bronchodilatatoren und Bronchialtoilette (siehe oben). Patienten mit zunehmender Hypoxämie oder Hyperkapnie sollten rasch zur Vornahme intensiver Therapie hospitalisiert werden. Bei Patienten mit chronisch obstruktiver Atemwegserkrankung sollten *Sedativa und Hypnotika immer vermieden werden,* besonders bei Exazerbationen, da sie das Risiko einer akuten respiratorischen Insuffizienz steigern.

α_1-Antitrypsinmangel: Für Patienten mit schweren Mangelzuständen ist eine Ersatztherapie verfügbar; sie ist jedoch teuer und muß in regelmäßigen Abständen i.v. verabreicht werden. Selbst bei Patienten mit schweren Mangelerscheinungen muß deren klinische Wirksamkeit noch bewiesen werden. Ihre Anwendung bei einem gewöhnlichen Emphysem, in dem kein schwerer homozygotischer *α_1-Antitrypsinmangel nach*gewiesen wurde, ist nicht begründet.

7. BRONCHIEKTASIE

Chronische kongenitale und/oder erworbene Erkrankung, charakterisiert durch irreversible, zylindrische, sackartige oder zystische Erweiterung der Bronchien mit sekundärer Infektion.

Ätiologie und Pathogenese

Kongenitale Bronchiektasien sind eine *seltenere Erkrankung, bei der sich wegen der ausgebliebenen Entwicklung der Lungenperipherie die entwickelten Bronchien zystisch erweitern.* **Erworbene Bronchiektasien** entstehen 1. durch direkte Zerstörung der Bronchialwand nach Infektion, nach Inhalation schädlicher Chemikalien, durch immunologische Reaktionen oder durch abnorme Veränderungen der Gefäße mit Störung der bronchialen Versorgung oder 2. durch mechanischen Umbau bei Atelektasen sowie durch den Verlust des Parenchymvolumens, der zur Erweiterung der Bronchien und zur sekundären Infektion führt. Bakterielle Endotoxine, Proteasen (z. B. neutrophile Elastase), Freisetzung von Superoxidradikalen und Antigen-Antikörper-Komplexe können zur Schädigung der Bronchialwand beitragen.

Zustände, durch die gewöhnlich Bronchiektasien entstehen, sind schwere Pneumonie (besonders als Komplikation bei Masern, Keuchhusten oder gewissen Adenovirus-Infektionen bei Kindern); mit Nekrosen einhergehende Infekte in jedem Alter durch *Klebsiellen,* Staphylokokken, Influenzaviren, Pilze, Mykobakterien und möglicherweise auch Mykoplasmen, sowie Bronchusverlegungen aus irgendeinem anderen Grund (z. B. Fremdkörper, vergrößerte Lymphknoten, „mucus impaction" oder Lungenkarzinom). Verschiedenartige, chronisch fibrosierende Lungenerkrankungen (z. B. nach Aspirationspneumonien, Inhalation von schädlichen Gasen oder durch Reizstoffe und immunologisch aktive Partikel [z.B Quarzsand, Talkum oder Bakelit]) prädisponieren ebenfalls die Bronchiektasienbildung. Wichtig sind auch immunologische Mängel und verschiedene kongenitale und/oder vererbbare Abnormitäten, die die Infektanfälligkeit erhöhen oder die respiratorische Abwehr und Beseitigung der Bronchialsekretionen verschlechtern. Obwohl Inzidenz und Mortalität mit weitverbreitetem Einsatz von Antibiotika und der Schutzimpfung bei Kindern abgenommen haben, sind Bronchiektasien noch immer eine häufige Manifestation der zystischen Fibrose *(s. Kap. KIN, 13., Zystische Fibrose).* Die Bronchiektasien sind mit Situs inversus und Sinusitis auch ein Merkmal des **Kartagener-Syndroms,** einer Untergruppe des primären ziliären Dyskinesie(PCD)-Syndroms, bei welchem verschiedene strukturelle oder funktionelle Störungen der ziliären Bewegung zur defekten mukoziliären Klärfunktion als Ursache für eitrige Bronchialinfekte, Bronchiektasien aber auch für chronische Rhinitis, Otitis, männliche Sterilität, Hornhautschäden, Kopfschmerzen und Störung des Geruchssinns führen. Bronchiektasien wurden auch beim **Young-Syndrom** beobachtet, das mit obstruktiver Azoospermie, chronischen sino-pulmonalen Infektionen, normaler Spermatogenese, erweitertem, mit Spermatozoen gefülltem Nebenhodenkopf und mit amorphem Material ohne Spermatozoen im Korpusteil einhergeht. Es fehlen Abnormitäten der ziliären Ultrastrukturen, wie man sie beim PCD-Syndrom sehen kann, und die Elektrolytstörungen wie bei zystischer Fibrose. Eine ungewöhnliche Art der Bronchiektasen kommt bei der allergischen, bronchopulmonalen Aspergillose vor *(s. Kap. LUN, 13., Allergische, bronchpulmonale Aspergillose),* nämlich die Erweiterung der proximalen Verzweigungen der Segment- und Subsegmentbronchien (eher als in den peripheren Bronchien, wie bei den idiopathischen Bronchiektasien).

Man nimmt an, daß die Schädigung der Bronchialwand auf eine immunologische Reaktion auf einen Pilz im Bronchuslumen, meist Aspergillus fumigatus, zurückzuführen ist.

Pathologie

Bronchiektasien können ein- oder beidseitig vorliegen, am häufigsten in den Unterlappen, obwohl der rechte Mittellappen und die Lingula des linken Oberlappens auch häufig betroffen sind. Je nach dem pathologischen und radiographischen Erscheinungsbild kann sie als zylindrisch, zystisch oder sakkulär beschrieben werden. Bei einer zylindrischen Bronchiektasie enden die Bronchien, statt sich wie normal nach unten zu verengen, abrupt, da ein Schleimpfropf oder ein narbiger Verschluß vorhanden ist. Bei sakkulären und zystischen Bronchiektasien sind die distalen Bronchien verschlossen; die Bronchien haben ein ballonartiges Aussehen. Diese Unterscheidungen sind jedoch von geringem klinischen Wert. Bei allen Arten von Bronchiektasien sind Erscheinungsbild und Krankheitsverlauf ähnlich. Die Bronchialwände zeigen ausgeprägte, entzündlich bedingte Destruktionen, chronische Entzündung, Steigerung der Schleimsekretion und Verlust von Zillen. Dort, wo angrenzende interstitielle und alveoläre Strukturen zerstört sind, kommt es aufgrund von Gewebereorganisation und Fibrose zu einem Volumenverlust. Bronchiektasien treten gemeinsam mit chronischer Bronchitis und/oder Emphysem auf. Ausgedehnte Anastomosen können zwischen den bronchialen und pulmonalen Arterien mit deutlich verbreiterten Bronchialarterien gesehen werden. Anastomosen zwischen bronchialen und pulmonalen Venen erweitern sich ebenso. Im Spätstadium der Krankheit führen der daraus resultierende erhöhte Fluß, Rechts-links-Shunts und Hypoxämie zu pulmonaler Hypertonie und zu Cor pulmonale.

Symptomatik

Bronchiektasien können sich in jedem Alter entwickeln. Es beginnt oft schon in der frühen Kindheit, aber die Symptome treten erst viel später auf.

Schweregrad und Art der Symptomatik sind von Patient zu Patient ausgesprochen unterschiedlich und hängen bei manchen Patienten zeitweise weitgehend von der Ausdehnung der Erkrankung und vom Schweregrad der bestehenden, komplizierenden chronischen Infektion ab. Chronischer Husten und Sputumproduktion sind die charakteristischen und häufigsten Symptome. Sie beginnen häufig schleichend, gewöhnlich nach einer Infektion des Atemtrakts, und zeigen über Jahre hin die Tendenz zur allmählichen Verschlechterung. Häufig steht am Anfang eine schwere Lungenentzündung mit unvollständiger Rückbildung der Symptome und Persistieren von Husten und Sputumproduktion. Bei fortschreitender Erkrankung wird der Husten produktiver und sein Auftreten zeigt eine gewisse typische Regelmäßigkeit: erstmaliges Auftreten am Morgen beim Aufstehen, dann am späten Nachmittag und beim Zubettgehen. Viele Patienten sind in den dazwischenliegenden Stunden relativ frei von Husten. Das Sputum sieht ähnlich aus wie bei der Bronchitis, der Befund ist nicht charakteristisch. Seltener kommt es bei langer Krankheitsdauer zu exzessiver Sputumproduktion; läßt man das Sputum stehen, so kann es sich in drei verschiedene Lagen auftrennen: schaumig oben, grünlich und trüb in der Mitte, dicklich und mit Eiter unten. Hämoptysen sind häufig und können das erste und einzige Symptom sein. Rezidivierende, akute Pneumonien stellen eine häufige Komplikation dar, bei ihrer Abklärung kann man zu der Diagnose von Bronchiektasien gelangen. Rasselgeräusche, Kurzatmigkeit und andere Erscheinungen der respiratorischen Insuffizienz *(s. Kap. LUN, 4.)* und durch ein Cor pulmonale bedingte Rechtsherzinsuffizienz *(s. Kap. HKR, 4.)* können in fortgeschrittenen Fällen zusammen mit chronischer Bronchitis und Emphysem auftreten.

Die physikalischen Befunde sind nicht spezifisch, aber persistierende Rasselgeräusche über jeglicher Lungenregion lassen an Bronchiektasien denken. Bei fortgeschrittener Erkrankung und persistierender, chronischer Infektion können manchmal Trommelschlegelfinger und -zehen auftreten. Die Veränderungen der Lungenfunktion und die hämodynamischen Veränderungen hängen weitgehend von den pathologischen Veränderungen ab, wie einer diffusen chronischen Bronchitis, eines Lungenemphysems oder einer Lungenfibrose. Sie können eine Verminderung des Lungenvolumens, der Flußraten, eine Störung von Ventilation/Perfusion, Hypoxämie und in schweren Fällen eine pulmonale Hypertension sowie Cor pulmonale einschließen.

Diagnostik

Bronchiektasien müssen bei allen Patienten mit den oben erwähnten Symptomen und Krankheitszeichen angenommen werden. Standardröntgenaufnahmen des Thorax können vermehrt Ansammlungen von bronchovaskulären Zeichnungen aufgrund von peribronchialer Fibrose und intrabronchialen Sekretionen, vermehrte dazwischenliegende atelektatische Lungenanteile, das sogenannte „Schienenphänomen", stellenweise honigwabenartige oder zystische Veränderungen mit oder ohne Flüssigkeitsansammlungen zeigen; oft aber sind sie normal. Eine sachkundige Interpretation der dünnschichtigen CT (z. B. Schnitte von 1,5 mm) kann eine Bronchographie überflüssig machen; sie ist jedoch erforderlich, um die Diagnose zu sichern und das Ausmaß der Erkrankung festzustellen, v. a. in unklaren Fällen oder wenn ein chirurgischer Eingriff in Erwägung gezogen wird. Eine Bronchographie sollte nach der Stabilisierung des Patienten und nach einer rigoros durchgeführten Bronchialtoilette erfolgen. Übermäßige Sekretbildung oder Blut im Bronchialbaum sowie akute Bronchopneumonie können zu Fehlinterpretationen führen. Die reversible Dilatation, die bei einer Konsolidierung der Lufträume, wie z. B. bei Pneumonien, auftritt, darf nicht mit einer echten Bronchiektasie verwechselt werden. Eine Bronchographie sollte nicht durchgeführt werden, wenn von seiten des Patienten eine Intoleranz gegenüber jodhaltigen Materialien bekannt ist oder eine signifikante Beeinträchtigung der Lungenfunktion vorliegt. Chronische Bronchitis, mykobakterielle und Pilzinfektionen müssen ausgeschlossen werden. Wenn eine einseitige oder erst seit kurzer Zeit bestehende Erkrankung vorliegt, empfiehlt sich eine fiberoptische Bronchoskopie, um einen Tumor, Fremdkörper oder eine andere lokalisierte endobronchiale Normabweichung auszuschließen. Eine fiberoptische Bronchoskopie kann auch mit einer Bronchographie kombiniert werden; durch einen Katheter, der durch das Bronchoskop in das zu untersuchende Areal der Lunge eingeführt wurde, wird ein Kontrastmittel instilliert; der Katheter kann aber auch über einen Führungsdraht, der zuerst durch das Bronchoskop eingeführt und in die richtige Position gebracht wurde, eingeführt werden. Nach gleichzeitig bestehenden Krankheiten sollte gesucht werden; in erster Linie denke man hierbei an kardiale Insuffizienz, die in zunehmendem Maße bei Erwachsenen beobachtet wird, an einen Immunmangel und prädisponierende kongenitale Normabweichungen.

Veränderungen auf dem Röntgenbild, die vorwiegend apikal oder im Oberlappen auftreten, legen einen Verdacht auf kardiale Insuffizienz nahe. Insuffizienz der Pankreas findet man häufig bei Kindern, nicht jedoch bei Erwachsenen, bei denen das pulmonale Erscheinungsbild überwiegt. Diagnostisch ist ein Schweißtest (quantitative Pilocarpin-Iontophorese) mit einer Na- oder Cl-Konzentration von mehr als 60 mÄq/l bei Kindern oder über 80 mÄq/l bei Erwachsenen. Werte zwischen 45 und 60 mÄq/l bei Kindern und 50–80 mÄq/l bei Erwachsenen rechtfertigen eine Wiederholung des Tests. Die Messung der nasalen transepithelialen, elektrischen Potential-Differenz (PD) kann ebenso dazu beitragen, kardiale Insuffizienz von anderen Zuständen mit ähnlichen Symptomen zu unterscheiden. Die negative PD ist bei kardialer Insuffizienz 2–3mal höher (z. B. 45 mv) als bei Gesunden und Patienten mit Young-Syndrom oder Bronchiektasie (17–20 mv).

Verdacht auf ein Young-Syndrom, das häufiger ist als die Syndrome kardialer Insuffizienz oder primärer ziliärer Dyskinesie, liegt bei Männern mit chronisch rezidivierenden sinopulmonalen Symptomen und Unfruchtbarkeit vor. Normale Spermatozoen, Hodenfunktions- und Schweißtests unterscheiden dieses Syndrom von kardialer Insuffizienz und primärer ziliärer Dyskinesie.

Eine primäre ziliäre Dyskinesie kann bei 11% der Kinder mit chronischer Atemwegserkrankung auftreten. Die Erhärtung der Diagnose erfolgt durch ultrastrukturelle und funktionelle (Beweglichkeit, Pulsfrequenz) Untersuchung nasaler oder anderer respiratorischer Zilien, die man mittels Biopsie oder Rachenabstrich erhält, sowie durch die nasale ziliäre Clearance-Zeit. Diese wird ermittelt, indem man auf die untere Nasenmuschel Saccharin instilliert und die Zeit notiert, die die Versuchsperson bis zum ersten Schmecken benötigt (normalerweise 12–15 min). Bei der Interpretation von Störungen dürfen die ultrastrukturellen Untersuchungen einer Reihe von bioptisch gewonnenen Gewebsproben zum Ausschluß nichtspezifischer ziliärer Defekte, die bei bis zu 10% der Patienten mit erworbener Lungenerkrankung und bei Gesunden vorliegen können, die Erkenntnis, daß eine Infektion zu vorübergehender Dyskinesie führen kann sowie die Berücksichtigung einer Überschneidung der ziliären Merkmale beim Patienten und bei der Kontrolle nicht außer acht gelassen werden.

Immunoglobulin(Ig)-Mängel können durch Serum-Ig-Messungen *(s. Kap. IMM, 1. und 2.)* identifiziert werden. Ein Verdacht auf α_1-Antitrypsin-Mangel liegt nahe, wenn das α_1-Globulin niedrig ist; er wird durch Phenotypisierung mittels einer gekreuzten Immunelektrophorese *(s. Kap. LUN, 6., Chronisch obstruktive Atemwegserkrankungen)* bestätigt. Kongenitale Veränderungen trachealer oder bronchialer Knorpel und von Bindegewebe entdeckt man in der Regel auf dem Röntgenbild.

Bei einer Tracheobronchomegalie ist die Trachea etwa 2mal so breit als normal. Beim seltenen Williams-Campbell-Syndrom führt das völlige oder teilweise Fehlen von Knorpel jenseits der Hauptsegmentbronchien in frühester Kindheit zu Giemen und Dyspnoe. Die Bronchographie der betroffenen Bronchien zeigt ballonartiges Aufblähen bei Inspiration und Kollaps bei Exspiration.

Das **Syndrom der gelben Fingernägel,** das wahrscheinlich auf eine kongenitale Hypoplasie des lymphatischen Systems zurückzuführen ist, erkennt man an den verdickten, gekrümmten, gelblich-grünlich verfärbten Nägeln und an primärem Lymphödem; bei einigen Patienten kommt es zu exsudativem Pleuraerguß und Bronchiektasie.

Ein Verdacht auf allergische bronchopulmonale Aspergillose liegt vor, wenn die Reaktion auf Pilzantigene in Striemen und Hautrötung besteht, das Serum-Ig hoch ist, die Serum-Präzipitine für Aspergillus fumigatus oder einige andere Pilze erhöht sind und das klinische Bild darauf hinweist. Oft liegen Blut- und Sputumeosinophile vor.

Prophylaxe

Bronchiektasen können früh behandelt und somit ihre Entwicklung und Schwere vermieden werden. Dazu muß man sich der mit der Erkrankung einhergehenden Zustände bewußt sein und sie früh identifizieren. Wenn in der Familiengeschichte eine kardiale Insuffizienz vorhanden ist, kann eine pränatale Diagnose mittels eines immunoreaktiven Trypsinogentests oder eine DNA-Analyse von Nutzen sein. In der Kindheit vorgenommene Immunisierung gegen Pertussis und Masern, der weitverbreitete Gebrauch von Antibiotika, verbesserte Lebensbedingungen sowie die Ernährung haben dazu beigetragen, die Prävalenz, Morbidität und Mortalität von Bronchiektasen zu reduzieren. Eine jährliche Grippeimpfung und einmal verabreichte Pneumokokkenvakzine dort, wo ein besonderes Risiko besteht und ein Ansprechen wahrscheinlich ist, können von Nutzen sein. Eine frühe Behandlung des RS-Virus mit Ribavirin-Spray und von mykoplasmalen Infekten mit Erythromycin über 7–10 Tage (Erwachsene 250–500 mg oral 4 × pro Tag; Kinder: Erythromycin-Base 40 mg/kg alle 6 h, Erythromycin-Estolat 30–40 mg/kg alle 8–12 h oder Erythromycin-Sukzinat 40 mg/kg alle 6 h) kann deren potentielle schädigende Wirkung abschwächen. Wiederholte Thoraxinfektionen, die zu Bronchiektasen führen, können durch Frühentdeckung und bronchoskopische, chirurgische oder andere geeignete Maßnahmen zur Entfernung von Fremdkörpern und Beseitigung lokalisierter bronchialer Obstruktion sowie durch Behandlung rezidivierender Sinusitis und gastro-ösophagealen Refluxes verhindert werden. Die Inhalation schädlicher Gase und Partikel, einschließlich Zigarettenrauch, sollte vollständig vermieden oder mittels wirksamer Umweltkontrollen oder persönlicher Schutzvorrichtungen auf ein Minimum reduziert werden.

Therapie

Die Therapie ist dahingehend ausgerichtet, akute und chronische Infekte, Sekretionen, Atemwegsobstruktionen und Komplikationen (z.B. Hämoptyse, Hypoxämie, respiratorische *Insuffizienz und Cor* pulmonale) unter Kontrolle zu halten.

Gegen die Infektion werden geeignete Antibiotika, Bronchialdilatatoren, Medikamente und Lagerungsdrainage angewandt. Die Sputumflora besteht häufig aus grampositiven und gramnegativen Keimen, die bronchiektatischen Zysten sind meist von Anaerobiern besiedelt. Breitspektrum-Antibiotika wie z.B. Ampicillin (250–500 mg oral, 4mal tgl. in 6stündigem Abstand; bei Kindern werden 50–100 mg/kg/Tag, aufgeteilt auf 3–4 Einzeldosen, gegeben, bei größeren Kindern eine max. Dosis von 2–3 g) oder Tetracyclin (250–500 mg oral in 6stündigem Abstand) werden gegeben, bis das Sputum nicht mehr purulent und weniger voluminös ist (ungefähr 1–2 Wochen).

Trimethoprim/Sulfamethoxazol, 320/1600 mg oral alle 12 h über 2 Wochen, tragen ebenfalls erfolgreich zur Reduzierung der Sputummenge und zur Beseitigung der Krankheitserreger bei. Bei Kindern wird Trimethoprim/Sulfamethoxazol (6–12/30–60 mg/kg/Tag), aufgeteilt auf Einzeldosen alle 12 h, gegeben, je nach Größe des Kindes und Schweregrad der Infektion. Bei ersten Anzeichen einer wiederkehrenden Infektion (meist angedeutet durch eine Mengenzunahme oder Produktion eitrigen Sputums) sollte eine antibiotische Therapie wiederholt werden. In Fällen häufig wiederkehrender Infektionen kann eine längerdauernde Chemoprophylaxe mit Ampicillin oder Tetracyclin versucht werden; das Ergebnis ist jedoch in der Regel unbefriedigend. In schweren Krankheitsfällen soll eine Gabe hoher Dosen von Amoxicillin (3 g oral 2mal täglich) höhere Serum- und Sputumkonzentrationen erreichen als gleiche Dosen von Ampicillin; sie wird jedoch nicht allgemein befürwortet. Bei Bronchopneumonie oder einer anderen ernsten Atemwegserkrankung sind parenterale Antibiotika, entsprechend den Ergebnissen der Gramfärbung, der kulturellen Untersuchungen und der Empfindlichkeitsprüfung, indiziert. Zur Behandlung kardialer Insuffizienz *s. Kap. KIN, 13.* Über die optimale Behandlung von Herzinsuffizienz, die durch Bronchiektasen kompliziert wird, ist man sich noch uneinig; eine solche Therapie ist jedenfalls in der Regel gegen *Staphylococcus aureus, Haemophilus influenzae* und *Pseudomonas* gerichtet. Ob die Entscheidung, den Patienten ins Krankenhaus einzuweisen oder nicht, intensive parenterale, antimikrobielle Therapie, Atemgymnastik und/oder die Behandlung mit Antibiotika in Aerosolform die Prognose oder Lebensqualität verbessert, bleibt dahingestellt. Eine Impfung mit Pneumokokkenvakzinen und eine jährliche Influenzavirusimpfung werden empfohlen. An Bronchiektasen erkrankte Patienten sollten Zigarettenrauch und andere Reizstoffe meiden und keine Sedativa oder Hustenmittel einnehmen. Regelmäßig vorgenommene Lagerungsdrainagen, Klopf- und Vibrationsmassagen *(s. Kap. LUN, 3., Physikalische Therapie)* können hilfreich sein, da in einigen Fällen die Sputum-Clearance erleichtert wird. Bronchiektasen gehen oft mit einer diffusen, chronischen Bronchitis einher, die entsprechend behandelt werden sollte *(s. Kap. LUN, 6., Chronisch obstruktive Atemwegserkrankungen).* β-adrenerge Substanzen, Theophylline und gelegentlich auch Kortikosteroide können die Obstruktion des Luftflusses verringern. Bei Asthma oder allergischer bronchopulmonaler Aspergillose können sich Kortikosteroide als hilfreich erweisen.

Chronische Hypoxämie sollte mit Sauerstoff behandelt werden und zwar besonders dann, wenn der arterielle Pa_{O_2} bei einem kompensierten Patienten < 55 mmHg bei Raumluft ist oder Anzeichen einer pulmonalen Hypertonie oder sekundären Polyzythämie bestehen. Respiratorische Insuffizienz und Cor pulmonale sollten auch so behandelt werden wie bei anderen Patienten mit chronisch obstruktiver Atemwegserkrankung *(s. Kap. LUN, 6., Chronisch obstruktive Atemwegserkrankungen).* Intubation und mechanische Beatmung sollten möglichst vermieden werden, da die Fähigkeit zu husten verloren geht und ein erhöhtes Risiko unzureichender Sekretionsevakuation durch Absaugen allein sowie die Gefahr einer weiteren Infektion besteht (zur spezifischen Behandlung akuter respiratorischer Dekompensation *s. Kap. LUN, 4.).*

Eine Resektionsbehandlung ist selten notwendig; sie sollte jedoch in Erwägung gezogen werden, wenn die konservative Therapie erfolglos bleibt (hierauf deuten rezidivierende Pneumonien, Infektionen der Bronchien oder gehäufte Hämoptysen) und die Erkrankung in ausreichendem Maße lokalisiert und stabil ist. Bei einer massiven Lungenblutung hat sich notfallmäßige Resektion oder Embolisierung des blutenden Gefäßes (gewöhnlich die Bronchialarterie) als lebensrettend erwiesen.

8. ATELEKTASE

Zustand der Schrumpfung oder der Luftleere eines Teils oder der ganzen Lunge; die Erkrankung kann akut, chronisch, vollständig oder unvollständig (Teilelektase) sein. Die Atelektase wird häufig von einer Infektion begleitet. Die atelektatische Lunge oder der betroffene Lappen spiegelt ein komplexes Geschehen aus Infektion, Luftleere, Bronchiektasie, Zerstörung und Fibrose wider.

Ätiologie

Die Hauptursache der **akuten oder chronischen Atelektase** bei Erwachsenen ist die Bronchialobstruktion (z. B. durch Pfropfen eines zähen, bronchialen Exsudats; Fremdkörper; endobronchiale Tumoren; Granulome, Tumoren, Lymphknoten oder Aneurysmen, die zur Kompression der Bronchien führen. Atelektasen können auch auf Distorsion oder Abknickung von Bronchien sowie Kompression eines Bronchus von außen durch vergrößerte Lymphknoten, Tumoren oder ein Aneurysma zurückzuführen sein. Eine Kompression der Lunge von außen durch Pleuraflüssigkeit oder Luft (z. B. bei Pleuraergüssen, Pneumothorax) kann auch zur Atelektase führen). Surfactant, eine komplexe Mischung aus Phospholipiden und Lipoproteinen, überzieht die Oberfläche der Alveolen, vermindert die Oberflächenspannung und trägt zur Stabilität der Alveolen bei. Zur Störung der Surfactantproduktion oder seiner Wirksamkeit kann es bei Sauerstoffintoxikation, Lungenödem, Atemnotsyndrom – sowohl beim Erwachsenen als auch beim Neugeborenen – *(s. Kap. LUN, 5., und Kap. KIN, 6., Respiratorische Störungen)*, Lungenembolie *(s. Kap. LUN, 9.)* und wahrscheinlich während Allgemeinnarkose und mechanischer Beatmung kommen, und dies spielt wahrscheinlich für die Aufrechterhaltung einer Atelektase eine bedeutsame Rolle.

Der **akute massive Lungenkollaps** ist gewöhnlich eine postoperative Komplikation, am häufigsten nach operativen Eingriffen im Oberbauch und nach einer kardiopulmonalen Bypass-Operation (endotheliale Zellschädigung durch Hypothermie und die intravaskuläre kardioplegische Lösung tragen vermutlich zur Atelektase bei). Hohe Dosen von Opiaten oder Sedativa, sehr hohe Sauerstoffkonzentrationen während der Anästhesie, eng anliegende Verbände, Blähung des Abdomens und Unbeweglichkeit begünstigen die Entwicklung einer Atelektase infolge einer begrenzten Atembeweglichkeit, eines hochstehenden Zwerchfells, von Ansammlungen visköser Bronchialsekrete und einer Suppression des Hustenreflexes. Auch andere Zustände können flaches Atmen hervorrufen, das sich mit Husten und wirksamer Befreiung von Sekreten überschneidet. Bei diesen Gegebenheiten handelt es sich um depressive Störungen des ZNS, Deformierungen des Brustkorbs, Schmerz, Muskelspasmus und neuromuskuläre Erkrankungen. Bei Diabetikern mit Ketoazidose beobachtete Hyperosmolarität und okkulte Schleimpfröpfe können einen zusätzlichen Faktor darstellen, der vermutlich die Retention zäher Sekrete vermehrt.

Das **Mittellappensyndrom,** eine Form der chronischen Atelektase, ist durch den Kollaps des Mittellappens bedingt, gewöhnlich infolge einer Kompression der Bronchien durch umgebende Lymphknoten. Es kann sich auch eine akute Pneumonie, gewöhnlich mit verzögerter und unvollständiger Lösung, entwickeln. Eine partielle Obstruktion der Bronchien bei Infektionen kann auch zu einer chronischen Atelektase führen und schließlich auch zu chronischer Pneumonie, wegen der mangelnden Drainage von Bronchialsekreten. Bei dem Syndrom treten jedoch keine veränderten bronchoskopischen Befunde auf, die Atelektase kann von der Länge und dem engen Kaliber der rechten Mittellappenbronchie sowie von einer unwirksamen kollateralen Ventilation herrühren.

Pathologie und Pathophysiologie

Nach der Verlegung eines Bronchus führen Absorption der Luft in den peripheren Alveolen durch das zirkulierende Blut und die nachfolgende Retraktion der Lunge innerhalb weniger Stunden zu einem luftleeren Zustand; liegt keine Infektion vor, so kann die Schrumpfung oder der Kollaps der Lunge vollständig sein. Zunächst wird die luftleere Lunge noch perfundiert, was zur arteriellen Hypoxie führt. Die Hypoxie in den Kapillaren und im Gewebe kann zur Transsudation von Flüssigkeit und zum Lungenödem führen, dadurch füllen sich die Alveolarräume mit Sekreten und Zellen, und der vollständige Kollaps der atelektatischen Lunge wird verhindert. Obwohl eine Überdehnung der nicht betroffenen, benachbarten Lunge den Volumenverlust teilweise ausgleichen kann, ist bei einem extensiven Kollaps das Zwerchfell unter Umständen angehoben, und die Konturen der Brustwand sind abgeflacht. Der atelektatische Volumenverlust einer ganzen Lungenhälfte kann zur Verlagerung des Herzens und des Mediastinums zur befallenen Seite hin führen.

Hyperventilation und Dyspnoe sind häufig. Gewöhnlich kommt es zu einem Abfall des Pa_{O_2}, der beträchtlich sein kann, wenn die atelektatische Region groß ist; oft bessert sich der Pa_{O_2} während und nach den ersten 24 h, vor allem, da der Blutfluß zur atelektatischen Region abnimmt. Der Pa_{O_2} ist gewöhnlich normal oder als Ausdruck der gesteigerten Ventilation erniedrigt.

Wird die Obstruktion beseitigt, dann gelangt wieder Luft in die betroffene Region, eine komplizierende Infektion kommt zum Stillstand und nach unterschiedlicher Dauer gelangt die Lunge wieder zu einem physiologischen Status, abhängig vom Ausmaß der bestehenden Infektion. Wird die Obstruktion nicht beseitigt und besteht eine Infektion, so werden bei Luftleere und fehlender Zirkulation Mechanismen in Gang gesetzt, die zur Entwicklung einer Fibrose und einer Bronchiektasie führen. Selbst ohne Obstruktion können Veränderungen bei der alveolären Oberflächenspannung, eine Verringerung der Alveolengröße und Veränderungen des Verhältnisses zwischen Atemwegs- und Pleuradruck zu inadäquater, regionaler Ventilation und kleinen Regionen von fleckiger Atelektase oder diffuser Mikroatelektase führen. Mäßige bis schwergradige Störungen des Gasaustausches können die Folge sein *(s. Kap. LUN, 5.)*. **Beschleunigungsatelektase** bei Militärpiloten wird durch Absorption von in den Alveolen eingeschlossener Luft verursacht, wenn hohe Beschleunigungskräfte abhängige Atemwege schließen und geschlossen halten.

Symptomatik

Die meisten Symptome und Krankheitszeichen werden dadurch beeinflußt, wie rasch der bronchiale Verschluß auftritt, wie groß der betroffene Anteil der Lunge ist und ob eine komplizierende Infektion besteht oder nicht. **Ein rascher Verschluß mit ausgedehntem Kollaps** verursacht auf der betroffenen Seite, besonders bei gleichzeitig bestehender Infektion, Schmerzen, plötzliches Auftreten von Atemnot, Zyanose, Blutdruckabfall, Tachykardie, erhöhte Temperatur und manchmal auch Schock. Bei der körperlichen Untersuchung zeigt sich über dem betroffenen Areal eine Verkürzung des Klopfschalls oder Dämpfung und abgeschwächtes oder fehlendes Atemgeräusch. Die Thoraxexkursion im betroffenen Bereich ist vermindert oder fehlt. Trachea und Herz sind zur betroffenen Seite hin verlagert. Die Patienten neigen dazu, so zu liegen, daß die atelektatische Region nach unten zu liegen kommt. **Eine langsam sich entwickelnde Atelektase** kann keine oder nur geringe pulmonale Symptome verursachen. **Das Mittellappensyndrom** verläuft ebenso häufig symptomlos, obwohl durch die Irritation der Bronchien des rechten Unter- und Mittellappens ein unangenehmer, rauher, unproduktiver Husten auftreten kann. Die Thoraxuntersuchung ergibt dieselben Befunde wie bei raschem Verschluß.

Die Röntgenthoraxaufnahme kann einen luftleeren Bezirk der Lunge zeigen, dessen Ausdehnung und Lokalisation vom betroffenen Bronchus abhängt. Sind nur segmentale Areale betroffen, dann ist der Schatten dreieckig, wobei die Spitze zum Hilus zeigt. Wenn kleine Areale in Mitleidenschaft gezogen werden, dann verursacht die Dehnung durch das umgebende Lungengewebe ein merkwürdiges, diskoides Aussehen der atelektatischen Region, besonders bei subsegmentalen Atelektasen der Unterlappen. Handelt es sich um eine lobäre Atelektase, dann ist der gesamte Lappen luftlos. Trachea, Herz und Mediastinum sind zur atelaktischen Region hin verlagert, das Diaphragma auf der betroffenen Seite ist angehoben, und die Zwischenrippenräume sind verengt. Die diffuse Mikroatelektase, ein frühes Zeichen von Sauerstoffintoxikation und akutem Atemnotsyndrom, ist in der Regel anfangs nicht sichtbar;

sie wird jedoch an ihren Auswirkungen wie arterieller Hypoxämie, verminderter Lungen-Compliance und reduziertem Lungenvolumen erkannt oder aufgrunddessen vermutet.

Diagnostik und Differentialdiagnose

Die Diagnose wird in der Regel nach den klinischen Befunden in Zusammenhang mit der Röntgenthoraxaufnahme gestellt, die Hinweise auf eine Volumenminderung der Lunge (darauf deuten die Minderung des Zwischenrippenraums, die Anhebung des Diaphragmas und Verlagerung des Mediastinums hin) und eine solide, luftleere Masse zeigt. Unabhängig vom Alter des Patienten sollte immer nach der Ursache einer Obstruktion gesucht werden. Segmentale und subsegmentale Verzweigungen können mit dem fiberoptischen Bronchoskop gesehen werden. Eine Computertomographie kann zur Klärung des Kollapsmechanismus beitragen; ein erfahrener Untersucher kann dann eine Atelektase als Begleiterscheinung einer endobronchialen Obstruktion von einer durch Flüssigkeit oder Luft hervorgerufenen Kompressionsatelektase und einer Vernarbung aufgrund chronischer Entzündung unterscheiden. Ein ausgedehnter Erguß kann auch Dyspnoe, Zyanose, Schwächegefühl, Dämpfung über dem betroffenen Bezirk und fehlende Atemgeräusche verursachen, die Verlagerung von Herz und Mediastinum zur Gegenseite der betroffenen Region und das Fehlen einer abgeflachten Brustwand unterscheiden sie aber von massiver Atelektase.

Ein Spontanpneumothorax kann klinisch ähnliche Symptome wie die Atelektase hervorrufen, aber der Klopfschall ist tympanitisch, Herz und Mediastinum sind zur Gegenseite verlagert; der Röntgenbefund mit Luft im Pleuraraum bestätigt die Diagnose.

Eine ungewöhnliche Form des peripheren, lobären Kollapses, die runde Atelektase oder „Lungenfaltung", wird oft irrtümlicherweise für einen Tumor gehalten. Dabei handelt es sich meist um eine Komplikation einer durch Asbest hervorgerufenen pleuralen Erkrankung; auf der Röntgenaufnahme zeigt sich ein charakteristisches Erscheinungsbild, das diese besondere Form der Atelektase von einem Tumor unterscheidet. Die Lungenverdichtung ist rund und unmittelbar subpleural gelegen und steht in einem spitzen Winkel zur Pleura. Häufig besitzt sie einen „Kometenschweif", der sich bis zum Hilus erstreckt und von dem angenommen wird, daß er aus komprimierten Gefäßen und Bronchien besteht, die in das atelektatische Areal übergreifen. Eine Computertomographie erhöht die Verläßlichkeit der Diagnose; eine diagnostische Thorakotomie ist dann in manchen Fällen überflüssig. Eine Nadelbiopsie ist oft nicht von Nutzen, aber sie kann versucht werden, bevor als letzter Ausweg eine Thorakotomie durchgeführt wird, wenn die Unterscheidung zwischen runder Atelektase und einem subpleuralen Tumor unsicher ist.

Prophylaxe

Eine akute, massive Atelektase kann vermieden werden. Da eine vorher bestehende chronische Bronchitis und starkes Rauchen das Risiko einer postoperativen Atelektase erhöhen, sollte vor der Operation das Rauchen aufgegeben und eine Verbesserung der bronchialen Hygiene *(s. Kap. LUN, 6., Chronisch obstruktive Atemwegserkrankungen,* und *Kap. LUN, 3., Respiratorische Physiotherapie)* gefördert werden. Anästhesiemittel, die zu einer lange über die Anästhesie hinaus andauernden Narkose führen, sollten vermieden werden und Narkotika nach einer Operation nur sehr begrenzt eingesetzt werden, da sie den Hustenreflex dämpfen. Bei Beendigung der Anästhesie sollten die Lungen mit Luft und nicht mit 100% Sauerstoff gefüllt werden. Man darf dem Patienten nicht erlauben, länger als 1 h in einer bestimmten Position zu liegen. Frühzeitige Mobilisierung ist wichtig. Die Patienten müssen aufgefordert werden, zu husten und tief durchzuatmen; zusätzlich erweist sich die Verwendung von vernebelten Bronchodilatatoren und Aerosolen in Wasser- oder Kochsalzlösung zur Verflüssigung und zum leichteren Abtransport der Sekrete sowie tracheales Absaugen bei Bedarf als äußerst wirkungsvoll. Die relative Wirksamkeit von IPPB, inzentiver Spirometrie (bei der ein einfaches Gerät verwendet wird, um spontane, maximal anhaltende [3–5 s] inspiratorische Atembewegungen zu fördern) und der einzelnen Methoden der physikalischen Therapie (Perkussion, Vibration, Lagerungsdrainage und tiefes Durchatmen) ist umstritten. Um einen positiven Effekt erzielen zu können, muß jede dieser Maßnahmen angemessen und in

Kombination mit anderen Möglichkeiten angewandt werden. Eine Klopfmassage nach der Operation kann tatsächlich das Risiko einer Atelektase erhöhen, wenn dadurch Schmerzen und muskuläre Verhärtungen hervorgerufen werden. Patienten, die zu Hypoventilation neigen oder bei denen wegen einer Veränderung des Brustkorbes, neuromuskulärer Schwäche, Paralyse oder Störungen des zentralen Nervensystems über längere Zeit flaches Atmen zu beobachten ist, sowie diejenigen, die länger mechanisch beatmet werden, sind besonders atelektasegefährdet und sollten bei frühen Zeichen wie Tachypnoe, Hypoxämie, abnehmendem Lungenvolumen (z. B. reduzierte Vitalkapazität) und entsprechenden Röntgenbefunden überwacht werden.

Therapie

Die **akute Atelektase** (einschließlich des postoperativ auftretenden, akuten, massiven Lungenkollapses) erfordert die Beseitigung der zugrundeliegenden Ursache. Wenn eine mechanische Obstruktion angenommen wird, aber durch Abhusten oder Absaugen und einen 24stündigen Versuch mit intensiven respiratorischen und physiotherapeutischen Maßnahmen keine Besserung zu erreichen ist oder der Patient nicht fähig ist, zu solchen Maßnahmen durch seine Mitarbeit beizutragen, sollte eine fiberoptische Bronchoskopie vorgenommen werden *(s. Kap. LUN, 3., Bronchoskopie)*. Sobald sich eine bronchiale Obstruktion entwickelt hat, richtet sich die Therapie gegen die Obstruktion und gegen die unweigerlich bestehende Infektion. Oft können Schleimpfropfen oder eingedickte Sekrete bronchoskopisch entfernt werden, und die befallene Lunge dehnt sich wieder aus; die intensive, physikalische Thoraxtherapie und andere oben erwähnte Maßnahmen sollten jedoch fortgesetzt werden. Wenn Verdacht auf Aspiration eines Fremdkörpers besteht, sollte sofort eine Bronchoskopie vorgenommen werden; zur Entfernung des Fremdkörpers kann ein starres Bronchoskop erforderlich sein. Patienten mit Atelektase sollten 1. so gelagert werden, daß die betroffene Seite nach oben zu liegen kommt, um dadurch die Drainage der betroffenen Region zu unterstützen, 2. intensive physikalische Therapie erhalten und 3. zum Abhusten aufgefordert werden. Anschließend sollten die Patienten dazu aufgefordert werden, sich von einer Seite auf die andere zu drehen und tief durchzuatmen. Ein häufiger, überwachter Einsatz von IPPB (alle 1–2 h) oder eines inzentiven Spirometers kann tiefe Atemzüge unterstützen. Wenn sich die Atelektase außerhalb des Krankenhauses entwickelte (z. B. Aspiration von Fremdkörpern), sollte zu Beginn ein Breitspektrumantibiotikum, wie beispielsweise Ampicillin (500 mg oral oder 1 g parenteral alle 6 h oder 50–100 mg/kg/Tag in Einzeldosen alle 6–8 h bei Kindern) gegeben werden, wenn klinische oder Laborbefunde für eine Infektion vorliegen oder die klinischen Gegebenheiten einen starken Verdacht auf eine Infektion nahelegen. Bei hospitalisierten, schwerkranken Patienten sollte sich die antimikrobielle Therapie nach den bekannten Krankenhauskeimen und ihrer Medikamentenempfindlichkeit richten. Im allgemeinen werden u. a. ein Penicillin (z. B. Ampicillin) oder Clindamycin (1200 bis 2700 mg/Tag i. v., bei Kleinkindern > 1 Mon. und Kindern 25–40 mg/kg/Tag i. m. oder i. v. 3 × pro Tag, oder 4 × pro Tag) und ein Aminoglykosid (z. B. Amikacin, 15–30 mg/kg/Tag i. m. oder i. v. in 3 gleichen Dosen oder Gentamicin 3–7,5 mg/kg/Tag i. m. oder i. v. in 3 gleichen Dosen oder ein Cephalosporin der 2. oder 3. Generation (wie Cefuroxim, 0,75–1,5 g alle 8 h i. v. [bei Kleinkindern > 1 Mon. und Kindern 75–150 mg/kg/Tag i. m. oder i. v. in Einzeldosen alle 6–8 h] oder Cefamandol, 0,5–1 g alle 4–6 h i.v.) verabreicht. Bei älteren Patienten muß die Dosierung gegebenenfalls modifiziert werden; bei Patienten mit vorhergehenden gastrointestinalen Erkrankungen oder schwerer Störung der Nieren- oder Leberfunktion ist Vorsicht angebracht. Beim Nachweis eines spezifischen Krankheitserregers aus dem Sputum oder Bronchialsekret sollte das Antibiotikum in angemessener Weise modifiziert werden. Ein Versuch mit nasalem kontinuierlichen positiven Atemwegsdruck (CPAP) um 5–15 cmH_2O kann bei Patienten mit rezidivierender Atelektase (z. B. bei neuromuskulärer Erkrankung) hilfreich sein.

Chronische Atelektase: Je länger die Lunge unausgedehnt bleibt, desto wahrscheinlicher entwickeln sich destruktive, fibrotische, bronchiektatische Veränderungen. Da eine sekundär auftretende Atelektase in der Regel unabhängig von der Obstruktion als Ursache identifiziert wird, sollte ein Breitspektrumantibiotikum (wie beispielsweise Ampicillin, Tetracyclin oder andere, abhängig von der Gramfärbung des Sputums und der Kulturergebnisse) verabreicht werden, wenn Sputummenge und Purulenz zunehmen. Eine operative Resektion des atelektatischen Segmentes oder Lappens sollte vor allem dann in Erwägung gezogen werden, wenn der Patient an rezidivierenden, das Allgemeinbefinden beeinträchtigenden Atemwegsinfektionen und/oder rezidivierenden Hämoptysen aus der betroffenen Region litt. Wenn eine Obstruktion durch einen Tumor verursacht wird, bestimmen dessen Zelltyp und Ausdehnung, der Allgemeinzustand des Patienten und seine Lungenfunktion, ob die Obstruktion am besten operativ, durch Bestrahlung oder Chemotherapie beseitigt werden kann. In Einzelfällen erwies sich eine Lasertherapie als besonders wirksam zur Beseitigung einer durch eine endobronchiale Läsion hervorgerufenen Obstruktion.

9. THROMBOEMBOLIE UND INFARKT

Lungenembolie (Thromboembolie): *Plötzliches Festsetzen eines Blutgerinnsels in einer Pulmonalarterie mit nachfolgender Behinderung des Blutzuflusses zum Lungenparenchym.*

Lungeninfarkt: *Hämorrhagische Konsolidierung (oft gefolgt von Nekrose) des Lungenparenchyms durch Verlegung einer Pulmonalarterie infolge Thromboembolie.*

Ätiologie und Pathogenese

Die häufigste Ursache eines pulmonalen Embolus ist ein Thrombus, der sich in der Regel in den Bein- und Beckenvenen gebildet hat *(s. Kap. HKR, 7.).* Die Mehrzahl jener Thromben, welche zu ernsten hämodynamischen Störungen führen, bildet sich in den iliofemoralen Venen, entweder primär oder sekundär, ausgehend von Unterschenkelvenenthromben. Eine von den Venen der oberen Extremitäten oder den Kammern des rechten Herzens ausgehende Embolie ist selten. Viel seltenere Arten der Lungenembolie sind Fruchtwasser- und Fettembolie nach Frakturen, wobei die Verlegung des Gefäßbetts primär im Bereich der pulmonalen Mikrozirkulation eintritt (Arteriolen und Kapillaren eher als Pulmonalarterien); wenn die Mikrozirkulation betroffen ist, kann dies zur Entwicklung des sogenannten „akuten Atemnotsyndroms“ führen *(s. Kap. LUN, 5.).* Luft- und Gasembolien werden in *Kap. HÄM, 2. und PHY, 10.* besprochen.

Der Lungeninfarkt ist eine seltene Folge (weniger als 10% der Fälle) der Lungenembolie. Gelegentlich ist er Folge einer in situ entstanden Thrombose der Pulmonalarterie, die bei kongenitalen Herzerkrankungen in Verbindung mit schwerer Hypertonie oder bei hämatologischen Erkrankungen, wie beispielsweise der Sichelzellanämie, aufreten kann.

Die Pathogenese der venösen Thrombose wird in *Kap. HKR, 7.* behandelt. Bei vielen Patienten können keine prädisponierenden Faktoren nachgewiesen werden.

Sobald sich Emboli lösen und in die venöse Zirkulation gelangen, verteilen sie sich etwa in 65% der Fälle auf beide Lungen, in nur 20% auf die rechte Lunge und in weniger als 10% auf die linke Lunge. Die Unterlappen sind 4mal häufiger betroffen als die Oberlappen. Die meisten Thromben gelangen in die größeren und intermediären (elastischen oder muskulären Pulmonalarterien; 35% oder weniger erreichen die kleineren Arterien.

Pathophysiologie

Die pathophysiologischen Veränderungen infolge einer Lungenembolie sind komplex und umfassen Veränderungen der komplexen Hämodynamik, des Gasaustausches und der pulmonalen Mechanik. Das Ausmaß der Veränderung in der kardiopulmonalen Funktion wird bestimmt durch den Grad der Verlegung von Pulmonalarterien, der von Größe und Zahl der

Emboli und verlegten Arterien abhängt, wie auch vom kardiopulmonalen Status des Patienten vor Ablauf der Embolie. Überlegungen zur Pathophysiologie der Lungenembolie müssen die Ursachen folgender Mechanismen miteinschließen: 1. pulmonale Hypertonie, Rechtsherzversagen und Schock; 2. Dyspnoe mit Tachypnoe und Hyperventilation; 3. arterielle Hypoxämie; 4. Lungeninfarkt.

1. Die pulmonale Hypertonie, eine der wichtigsten pathophysiologischen Veränderungen nach einer Embolie, resultiert aus dem angestiegenen Widerstand im pulmonalen Gefäßbett. Als Konsequenz muß der rechte Ventrikel einen höheren Druck erzeugen, um eine normale Förderleistung aufrechtzuerhalten. Eine signifikante, pulmonale Hypertonie (mehr als 25 mmHg Mitteldruck) tritt in der Regel nur auf, wenn mehr als 30–50% des arteriellen Strombetts der Lunge in der vorher gesunden Lunge verlegt sind. Eine pulmonale Hypertonie kann durch eine bereits vorher bestehende kardiopulmonale Erkrankung wie beispielsweise einen Klappenfehler (z.B. Mitralstenose) oder eine obstruktive Atemwegserkrankung (COPD) noch zusätzlich verstärkt werden.

Den primären, für die Zunahme des Widerstands verantwortlichen Mechanismus stellt die Verlegung der Pulmonalarterien durch Thromben dar; d.h. eine Abnahme des Gesamtquerschnitts des pulmonalen Gefäßbetts. Da sich ein gewisser Grad pulmonaler Hypertonie häufig auch bei einer Verlegung von weniger als 50% des Gefäßbetts entwickelt, scheint jedoch die Vasokonstriktion pulmonaler Gefäße eine gewisse, wenn auch sekundäre Rolle zu spielen. Die Vasokonstriktion wird zum Teil durch die Hypoxämie, durch Serotoninfreisetzung aus den Plättchenaggregaten der Thromben und möglicherweise durch andere humorale Substanzen, wozu die Prostaglandine gehören, hervorgerufen. Der arterielle systolische Druck in den Lungenarterien kann sich bei akuter Embolie bis auf 100 mmHg erhöhen; eine niedrigere Erhöhung auf 70–80 mmHg einhergehend mit einem pulmonalen Gefäßverschluß ähnlicher Größenordnung ist in der Regel auf die Entwicklung einer erheblichen Trikuspidalregurgitation zurückzuführen. Höhere Drücke treten häufiger bei Patienten mit einer bereits bestehenden kardiopulmonalen Erkrankung auf als bei denjenigen, wo eine solche nicht vorliegt.

Steigt der pulmonale Gefäßwiderstand in einem Maße an, daß der rechte Ventrikel nicht mehr fähig ist, einen ausreichenden Druck zu erzeugen (> 70–80 mmHg systolisch), um die Förderleistung aufrecht zu erhalten, dann entwickelt sich eine **Hypertension** (wobei der zentrale Venendruck und der rechte Vorhofdruck erhöht sind). Dies tritt nur nach einer massiven Embolie auf, die zumindest 50 und gewöhnlich 75% des pulmonalen Gefäßbettes oder mehr, falls nicht bereits eine kardiopulmonale Vorerkrankung besteht, in Mitleidenschaft zieht. Bei schwerer Hypertension und **Schock** neigt der zentrale Venendruck zum Abfall.

2. Tachypnoe, häufig mit **Dyspnoe,** tritt immer nach einem embolischen Ereignis auf. Es handelt sich anscheinend um ein reflektorisches Geschehen, höchstwahrscheinlich ausgelöst durch die Stimulation intrapulmonaler Rezeptoren in den Alveolen (J-Rezeptoren). Diese Stimulation führt zu vermehrter afferenter vagaler Aktivität, die wiederum die medullären, respiratorischen Neurone stimuliert. Die nachfolgende alveoläre Hyperventilation manifestiert sich in einer Erniedrigung des Pa_{CO_2}.

Nach einem Verschluß der pulmonalen arteriellen Gefäßbahn werden Areale der Lunge ventiliert, aber nicht perfundiert, was zu einer „Luxusventilation" führt (dies ist ein führendes pathophysiologisches Zeichen der Lungenembolie) und weiter zum hyperventilatorischen Zustand beiträgt. Die Verminderung des alveolären Surfactant innerhalb weniger Stunden nach dem Auftreten der Embolie führt zu vermindertem Lungenvolumen und verminderter Lungencompliance. Ein reduziertes Lungenvolumen aufgrund von Atelektase oder Infarkt nach Thromboembolie manifestiert sich manchmal auf der Thoraxaufnahme durch eine Anhebung des Zwerchfells. Ein Anstieg des Atemwegswiderstands, einhergehend mit vermindertem Lungenvolumen und möglicherweise einer durch erniedrigten P_{CO_2} in den Atemwegen verursachten Bronchokonstriktion, kann ein Giemen bei der Exspiration hervorrufen.

Wie durch eine Verbesserung der maximalen exspiratorischen Flußraten gezeigt werden konnte, scheint Heparin den Grad einer bestehenden Bronchokonstriktion zu vermindern. Da die Veränderungen der Lungenmechanik in der Regel vorübergehend und von geringer

Bedeutung sind, ist es unwahrscheinlich, daß sie wesentlich zur Entstehung einer längerdauernden Dyspnoe beitragen, wahrscheinlich jedoch zur Entwicklung der arteriellen Hypoxämie, wie nachfolgend beschrieben wird.

3. Arterielle Hypoxämie: Die arterielle Sauerstoffsättigung ist charakteristischerweise vermindert (94–85% oder niedriger), kann aber normal sein. Die Hypoxämie entsteht durch einen Rechts-links-Shunt in Regionen einer partiellen oder kompletten Atelektase; charakteristischerweise kann diese Atelektase teilweise durch tiefe Atmung behoben werden, entweder willkürlich oder durch Beatmung mit positiven Drücken. Eine Störung des Ventilations-Perfusionsausgleichs (V_A/Q) trägt wahrscheinlich ebenfalls zur Hypoxämie bei. Die Mechanismen, die für die Störung des Ventilations-Perfusionsgleichgewichts und die Entstehung von Atelektasen verantwortlich sind, sind nicht genau bekannt. Bei massiver Embolie führt die Druckerhöhung im rechten Atrium zur schweren Hypoxämie, die einen Rechts-links-Shunt bei offenem Foramen ovale verursacht. Arterielle Hypoxämie kann sich auch entwickeln, wenn die gemischte venöse O_2-Spannung niedrig ist.

4. Lungeninfarkt: Die meisten Lungenembolien führen nicht zu einem Infarkt. Bei ungestörter und normaler bronchialer Zirkulation (z. B. bei Fehlen einer Stauungsinsuffizienz des Herzens oder einer vorbestehenden, chronischen Lungenerkrankung) entwickelt sich ein Lungeninfarkt selten. Es liegt die Vermutung nahe, daß eine kollaterale Zirkulation über die Bronchialarterien trotz fehlender Durchblutung über die Pulmonalarterien das Lungengewebe lebensfähig erhält. Patienten mit bereits vorher bestehenden Veränderungen der pulmonalen Zirkulation neigen jedoch zur Entwicklung eines Lungeninfarkts. Ein Lungeninfarkt kann durch Resorption und Fibrosierung unter Hinterlassen einer streifigen Narbe abheilen oder kann komplett resorbiert werden und es bleibt eine normale Lunge zurück (inkompletter Infarkt).

Die akute Lungenembolie ist ein dynamischer Prozeß. Die Lyse der Thromben beginnt sofort, nachdem diese die Lunge erreicht haben. Bei Fehlen einer präexistierenden, kardiopulmonalen Erkrankung läuft die komplette Lyse der Blutgerinnsel innerhalb mehrerer Wochen ab, aber unter gewissen Umständen können sogar große Thromben innerhalb weniger Tage aufgelöst werden. Die pathophysiologischen Veränderungen bilden sich innerhalb von Stunden oder Tagen zurück, sobald die pulmonale Zirkulation weniger behindert ist. Massive Embolien können den Tod innerhalb von wenigen Minuten oder Stunden herbeiführen, so daß sich in so kurzer Zeit gar keine Infarzierung entwickeln kann. Kleinere Embolien können zum Infarkt führen, der durch Rekanalisierung und Wiederherstellung des Blutflusses durch das verlegte Gefäß abheilen kann. Selten wiederholen sich embolische Perioden über Monate und Jahre hin, dies führt zu einer progressiven Verlegung des pulmonalen Arteriengefäßbetts mit chronischer pulmonaler Hypertonie, zunehmender Dyspnoe und Cor pulmonale.

Symptomatik

Die klinische Manifestation der Lungenembolie zeigt kein spezifisches Bild. Abhängig vom Ausmaß der Verlegung des Gefäßbetts, von der Entwicklung eines Lungeninfarkts und vom kardiopulmonalen Zustand des Patienten vor der Embolie, variieren Symptome und Krankheitszeichen nach Häufigkeit und Intensität. Bei kleinen Embolien können unter Umständen gar keine Symptome auftreten.

Die **Embolie ohne Infarkt** manifestiert sich in Kurzatmigkeit, die das einzige Symptom bleiben kann, wenn sich kein Lungeninfarkt entwickelt. Die Tachypnoe stellt ein wesentliches und häufiges charakteristisches Symptom dar. Es können auch Ängstlichkeit und Ruhelosigkeit im Vordergrund stehen.

Das Auftreten einer schweren **pulmonalen Hypertonie** kann einen dumpfen, retrosternalen Brustschmerz verursachen, der durch die Überdehnung der Pulmonalarterien und möglicherweise durch eine myokardiale Ischämie bedingt ist. Auf eine pulmonale Hypertonie kann eine zunehmende Akzentuierung des pulmonalen Anteils des 2. Herztons oder eine abnorme Spaltung (d. h. verbreitert, mit geringerer Veränderung der Spaltung bei Inspiration) des Aorten- und Pulmonalklappenanteils des 2. Herztons folgen. Liegt eine massive Verlegung des pulmonalen arteriellen Gefäßbetts vor, so kann eine akute Rechtsherzinsuffizienz auftreten.

Darauf weisen gestaute Halsvenen, ein hebender rechter Ventrikel, ein rechtsventrikulärer (protodiastolischer) Galopprhythmus, gelegentlich eine arterielle Hypotonie und Zeichen einer peripheren Vasokonstriktion hin. Bei einer erheblichen Zahl von Patienten können Verwirrtheitszustände, synkopale Anfälle, Krampfanfälle und neurologische Ausfälle vorliegen, was gewöhnlich Ausdruck eines vorübergehenden Abfalls der Herzförderleistung mit sekundärer zerebraler Ischämie ist. Eine Zyanose tritt gewöhnlich bei Patienten mit massiver Embolie auf, nicht aber bei Patienten mit einem weniger schwerwiegenden Ereignis. Ein kleiner Embolus im peripheren Lungenbereich kann zum Infarkt führen, ohne eine pulmonale Hypertonie hervorzurufen. Beim Fehlen eines Lungeninfarkts ist der physikalische Lungenbefund gewöhnlich unauffällig. Manchmal kann man Giemen auskultieren, insbesondere dann, wenn bereits eine kardiale oder bronchopulmonale Erkrankung besteht.

Zusätzlich zu den oben genannten Symptomen und Krankheitszeichen können beim **Lungeninfarkt** Husten, Hämoptysen, pleuritischer Brustschmerz, Fieber und Zeichen einer pulmonalen Konsolidierung oder ein Pleuraerguß auftreten. Bei der Auskultation kann Pleurareiben entstehen.

Die Zeichen einer Embolie entwickeln sich gewöhnlich rasch, innerhalb weniger Minuten nach dem Ereignis, die Zeichen des Lungeninfarkts in einem Zeitraum von Stunden. Sie dauern häufig über mehrere Tage an, dies hängt vom Ausmaß der Thrombolyse und anderer Faktoren ab, ihre Intensität nimmt jedoch gewöhnlich täglich ab. Bei Patienten mit chronischen, rezidivierenden Embolien entwickeln sich die Symptome und Zeichen eines chronischen Cor pulmonale eher schleichend über einen Zeitraum von Wochen und Monaten oder Jahren.

Diagnostik und Differentialdiagnostik

Die Diagnose einer Lungenembolie mit oder ohne Infarkt ist häufig ohne Anwendung spezieller Verfahren – die wichtigsten sind hierbei die Perfusionsszintigraphie der Lunge und die Pulmonalisangiographie – schwer zu stellen. Bei Patienten mit massiver Lungenembolie schließt die Differentialdiagnose einen septischen Schock, einen akuten Myokardinfarkt, eine Peritonitis und eine Herzbeuteltamponade mit ein. Bei Fehlen eines Lungeninfarkts können die Symptome des Patienten auch als Folge der Angst und Hyperventilation gewertet werden, da die objektivierbaren pulmonalen Befunde gering sind. Beim Nachweis eines Infarkts besteht die Differentialdiagnose in Pneumonie, Atelektase, Stauungsinsuffizienz und Perikarditis. Die klinischen Symptome und Krankheitszeichen sollten an die Diagnose denken lassen. Eine systematische Klärung ist beim nachfolgend beschriebenen Vorgehen möglich.

Beim Vorliegen eines Infarkts zeigt das **Röntgenthoraxbild** häufig eine peripher liegende Infiltration, oft mit Beteiligung des Sinus phrenicocostalis, mit Anhebung des Diaphragmas und Ausbildung eines Pleuraergusses auf der betroffenen Seite. Beim Fehlen eines Infarkts kann eine Rarefizierung der Gefäßzeichnung im von der Embolie betroffenen Areal beobachtet werden. Eine Dilatation der Pulmonalarterien im Hilusbereich, der Vena cava superior und der Vena azygos weist auf pulmonale Hypertonie und Rechtsherzbelastung hin. Da die **EKG-Veränderungen** charakteristischerweise vorübergehend sind, können regelmäßige Aufzeichnungen der Herzstromkurve für die Diagnose und den Ausschluß eines akuten Myokardinfarkts hilfreich sein. Zu den häufigsten EKG-Veränderungen gehören: P. pulmonale, Rechtsschenkelblock, Drehung der Herzachse nach rechts und supraventrikuläre Arrhythmien. Die **Untersuchungen der Serumenzyme** sind relativ unempfindliche und unspezifische Parameter und selten hilfreich bei der Diagnosefindung. Die Trias erhöhte LDH und erhöhtes Biliburin bei normaler GOT tritt bei weniger als 15% der Patienten mit akuter Lungenembolie und Infarkt auf. Eine Erhöhung der LDH kann bei etwa 85% der Patienten mit Lungeninfarkt nachweisbar sein, ist aber kein spezifischer Befund und tritt auch bei Herzinsuffizienz, Schock, Schwangerschaft, Nieren- und Lebererkrankungen, Anämie, Pneumonie, Karzinom und nach operativen Eingriffen auf. Für die Diagnose des Lungeninfarkts ist ein Enzymprofil mit erhöhter LDH, normaler CPK und normaler Hydroxybutyratdehydrogenase (HBDH) spezifischer und kann eine Differenzierung vom akuten Myokardinfarkt zulassen, ist aber von geringem Wert für die Diagnose der Lungenembolie ohne Infarkt. Die Blutspiegel von **Fibrinspaltprodukten** scheinen nach einer Lungenembolie mit oder ohne Infarkt relativ deutlich anzusteigen; solche Untersuchungen sind jedoch wegen der geringen Spezifität nicht zu empfehlen.

Sehr wertvoll für die Darstellung der Diagnose ist die **Lungenperfusionsszintigraphie** in Verbindung mit der **Ventilationsszintigraphie**. Die Lungenperfusionsszintigraphie erfolgt nach einer i.v. Injektion von 20–50 µm albuminpartikelgebundenen Technetiums 99m, das biologisch abgebaut wird. Diese Partikel durchqueren die rechte Herzhälfte und lassen sich über die Lungenarterien schließlich in den kleinen, präkapillaren Arteriolen beider Lungen nieder. Fast 100% der Partikel verbleiben in den Lungen, außer wenn ein kardialer oder pulmonaler Rechts-links-Shunt vorhanden ist. Die regionale Verteilung dieser Partikel ist direkt proportional zum regionalen, arteriolären Blutkreislauf der Lungen. Bei Gesunden ist diese Verteilung relativ homogen; die sichtbare Aktivität ist jedoch an der Basis am größten und verringert sich allmählich bis zum Apex hinauf, wobei sich gleichzeitig die Wirkung der Schwerkraft auf die Perfusion zeigt, wenn die Injektion in sitzender Position vorgenommen wird. Die Verteilung der Partikel hängt von der Position des Patienten und der Verteilung des pulmonalen Blutkreislaufs zum Zeitpunkt der Injektion ab. Ein Perfusionsdefizit mit verringerter oder fehlender Radioaktivität kann durch eine vaskuläre Obstruktion, Verschiebung der Lunge durch Flüssigkeit oder Thoraxmassen, durch jede Bedingung, die eine pulmonale, arterielle oder venöse Hypertension hervorruft, oder einen Verlust des Lungenparenchyms wie beim Lungenemphysem verursacht werden.

Die Lungenperfusionsszintigraphie stellt, besonders bei normalem Röntgenbefund, eine wertvolle, nicht-invasive Methode zur Entdeckung akuter Lungenembolien dar. Eine normale Szintigraphie kann lebensbedrohliche Thromboembolien mit hoher Genauigkeit ausschließen. Im umgekehrten Fall sind einzelne oder mehrere keilförmige, marginale Ausfälle im Szintigramm, v.a. in segmentaler oder lobärer Ausdehnung, höchst verdächtige Hinweise auf eine vaskuläre Obstruktion. Manchmal kann jedoch auch eine akute Atemwegserkrankung oder COPD das Bild fokaler Normabweichungen der Perfusion aufweisen. Charakteristischerweise wird dies jedoch von einer entsprechenden Ventilationsstörung der Lungen begleitet, die gewöhnlich nicht bei einer Thromboembolie auftritt. Eine progressive Auflösung der Läsionen läßt eher auf Embolie, ein statisches Bild hingegen auf chronische, schon vorher bestehende Veränderungen schließen. Serienszintigraphie über einen Zeitraum von 3–6 Tagen können eine Klärung dieser Frage herbeiführen. Auch Ödeme und durch Lungeninfektion verursachte alveoläre Sekretionen führen zu Perfusionsstörungen. Charakteristische Röntgenbildveränderungen bei Pneumonie und positive mikrobiologische Untersuchungen erleichtern die Unterscheidung zwischen Pneumonie und Thromboembolie.

Wenn sich diese Differenzierung als schwierig erweist, kann die Xenon-133-**Lungenventilationsszintigraphie** von Nutzen sein. Inhaliertes radioaktives Gas vermischt sich mit der Atemluft. Bei akuter Lungenembolie mit großen Perfusionsausfällen zeigt diese Radioxenonszintigraphie gewöhnlich eine verhältnismäßig normale Ventilation dieser Areale mit $\dot{V}/\dot{Q}$-Mißverhältnissen. Areale mit Erkrankung des Parenchyms (z.B. Lobärpneumonie) weisen in der Regel Normabweichungen sowohl bei der Perfusion als auch der Ventilation auf sowie eine verzögerte Ventilation und Fesselung radioaktiven Gases (Trapping).

Kombinierte Ventilations-Perfusionsmängel können jedoch auch bei Lungenödemen auftreten. Manchmal sind sie ebenso in Verbindung mit einer Lungenembolie zu finden, vor allem wenn erst mehr als 24 h nach dem Ereignis eine Szintigraphie durchgeführt wird.

Jeder Prozeß, der zu einem erhöhten Lungenvenendruck führt (z.B. Herzinsuffizienz, Mitralklappenfehler oder veno-okklusive Erkrankung), kann eine Umverteilung des pulmonalen Blutkreislaufs verursachen. So kann es zur Entwicklung basaler Perfusionsmängel ohne Lungenembolie anstelle einer normalerweise an der Lungenbasis vorherrschenden Radioaktivität kommen. Die Ergebnisse einer Szintigraphie, die gewöhnlich verschiedene Wahrscheinlichkeitsgrade für eine Lungenembolie angeben soll, müssen mit einiger Vorsicht interpretiert werden. Bei völliger normaler Lungenszintigraphie ist eine Diagnose von Lungenembolie praktisch ausgeschlossen; wenn sie als höchstwahrscheinlich angenommen wurde, beträgt die diagnostische Sensitivität nahezu 90%. Während jedoch praktisch alle an Lungenembolie erkrankten Patienten abnormale Szintigramme aufweisen, wird weniger als die Hälfte aus der Höchstwahrscheinlichkeitsgruppe als LE erkannt. Die klinische Beurteilung spielt folglich häufig eine Rolle bei der Überlegung, ob nicht eine Pulmonalisangiographie durchgeführt werden soll.

Pulmonalisangiographie: Die Angiographie bleibt die sicherste diagnostische Methode zum Nachweis von Emboli. Eine Angiographie sollte durchgeführt werden, wenn die Diagnose zweifelhaft ist und eine Sicherung der Diagnose dringlich erscheint. Die beiden wesentlichen Kriterien für die Diagnose sind intraarterielle Füllungsdefekte und vollständige Verlegung der arteriellen Pulmonalgefäßverzweigungen (plötzlicher Gefäßabbruch). Andere, häufig nachgewiesene, jedoch weniger schlüssige Befunde sind teilweise Verlegung der arteriellen Gefäßverzweigungen mit einer Zunahme des Gefäßkalibers proximal und einer Abnahme distal der Stenose sowie verzögerter Konstrastmittelabfluß aus dem proximalen Anteil der Arterie während der späten (venösen) Phase des Arteriogramms. In den vom arteriellen Gefäßverschluß betroffenen Lungensegmenten ist die venöse Phase der Kontrastmitteldarstellung verzögert oder sie fehlt.

Zusätzliche diagnostische Untersuchungen zum Nachweis oder Ausschluß einer Thrombose in den Iliofemoralvenen können bei der Behandlung der Lungenembolie hilfreich sein. Dies ist besonders von Bedeutung, wenn rezidivierende Embolien trotz der Behandlung mit Antikoagulanzien oder Kontraindikationen gegen eine Therapie mit Antikoagulanzien als wichtige therapeutische Maßnahme eine Unterbindung der Vena cava in Betracht ziehen lassen. Zur Doppler-Ultrasonographie, Plethysmographie und Venographie mit Kontrastmittel *s. in Kap. HKR, 7., Venenthrombose.*

Prognose

Die Mortalität nach einem ersten thromboembolischen Ereignis ist je nach Ausmaß der Embolie und dem vorhergehenden kardiorespiratorischen Zustand des Patienten ganz unterschiedlich. Die Wahrscheinlichkeit, daß ein Patient mit deutlich eingeschränkter kardiopulmonaler Funktion an den Folgen einer erheblichen Embolie stirbt, ist hoch (wahrscheinlich über 25%). Andererseits ist es unwahrscheinlich, daß ein Patient mit normaler kardiopulmonaler Funktion stirbt, wenn es sich nicht um eine massive Embolie handelt (d. h. der Verschluß zieht mehr als 50% des pulmonalen Gefäßbetts in Mitleidenschaft). Handelt es sich initial um eine ausgesprochen schwere Lungenembolie, dann tritt ein plötzlicher Tod häufig innerhalb von 1–2 h ein.

Wenn ein Patient das initiale embolische Ereignis überlebt, jedoch nicht behandelt wird, beträgt die Wahrscheinlichkeit, daß ein Embolierezidiv auftritt, etwa 50%; etwa die Hälfte dieser Rezidive nimmt einen tödlichen Ausgang. Der weitere Verlauf wird signifikant durch Therapie mit Antikoagulantien beeinflußt, welche die Häufigkeit von Rezidiven auf etwa 5% reduzieren; nur etwa 20% dieser embolischen Ereignisse sind dann tödlich.

Prophylaxe

Einer Lungenembolie kann durch die Reduktion von Faktoren, die zur venösen Thrombose prädisponieren, vor allem jener, die eine venöse Stasis minimieren, vorgebeugt werden. Zur Senkung der Häufigkeit von postoperativ auftretenden Lungenembolien ist besonders bei älteren Patienten der Gebrauch von Stützstrümpfen, um den venösen Rückfluß in den Beinen zu beschleunigen, von Beinübungen und frühzeitige Mobilisierung weit verbreitet; aber der Nutzen dieser Maßnahmen ist in Frage gestellt worden, da sie nur geringen Einfluß auf die Entwicklung von Thrombosen in den tiefen Unterschenkelvenen haben. Der intra- und postoperative Einsatz einer pneumatischen Beinkompression und abgestufter Kompressionsstrümpfe reduziert deutlich die Häufigkeit tiefer Unterschenkelvenenthrombosen und scheint bei der Verminderung von Komplikationen durch Lungenembolie wirksam zu sein.

5000 E Heparin werden 2 h präoperativ s.c. verabreicht und danach über 7 Tage alle 8–12 h (oder bis der Patient völlig mobil ist) weiter gegeben. Obwohl in der Regel keine Überwachung seitens des Labors erforderlich ist, sollte darauf hingewiesen werden, daß in dieser

Dosierung verabreichtes Heparin nicht gänzlich ohne Risiko ist. Blutungen, beeinträchtige Wundheilung, eine totale Antikoagulation und Thrombozytopenie wurden beobachtet. Darüber hinaus wurde die Wirksamkeit von Heparin bisher nur bei bestimmten operativen Eingriffen bewiesen; dies schließt orthopädische Maßnahmen oder transabdominell vorgenommene Prostatektomien aus. Die niedrige Gesamtinzidenz von Lungenembolien mit tödlichem Ausgang bei bestimmten Operationen (etwa 0,2%) rechtfertigt offensichtlich nicht die routinemäßige Verabreichung von Heparin. Angesichts dieser Betrachtungen wird Low-dose-Heparin nur für Patienten empfohlen, die einen Risikofaktor aufweisen, so z. B. eine vorausgegangene Thromboembolie, Paralyse der unteren Extremitäten, Fettsucht, Herzinsuffizienz, COPD, längere immobilisierende Erkrankung oder eine chronische venöse Stase der unteren Extremitäten. In der Gehirn- oder Rückenmarkschirurgie ist es **kontraindiziert.**

Die prophylaktische Low-dose-Heparin-Gabe (5000 E Heparin s. c. alle 8–12 h) wird auch bei hospitalisierten Patienten mit einem hohen Risiko einer Lungenembolie, mit akutem Myokardinfarkt, Herzinsuffizienz, Apoplexie, Paraplegie oder anderen die Kräfte lähmenden Erkrankungen angewandt. Bei fehlender Blutungsdiathese können Patienten aus der Gruppe mit dem höchsten Myokardinfarktrisiko, einschließlich älterer Patienten, und solcher mit Herzinsuffizienz, Hypotonie oder Schock, Fettsucht und vorausgegangenen Thromboembolien, eine angepaßte Heparindosis (alle 12 h), die ausreicht, um die Thromboplastinzeit (PTT) um 2–4 s zu verlängern, erhalten. Die Behandlung sollte während der Dauer des Krankenhausaufenthaltes oder bis zu dem Zeitpunkt, an dem der Patient gehfähig ist, fortgesetzt werden. Eine orale Antikoagulantientherapie kann bei der Aufnahme begonnen werden (siehe unten), wobei die Heparingabe einige Tage später eingestellt wird, wenn eine Antikoagulation erfolgt ist.

Medikamente, die die Plättchenaggregation verhindern (Acetysalicylsäure, Dipyridamol), sind zur Prävention venöser Thromboembolien eingesetzt worden, aber die Ergebnisse dieser Versuche haben keine weiteren Aufschlüsse erbracht oder wurden schlichtweg negativ beurteilt. Postoperativ scheint Dextran die Häufigkeit von Thromboembolien effektiv zu reduzieren, es ist jedoch die intravenöse Gabe erforderlich; Dextran ist zudem nicht wirkungsvoller als Warfarin, und hämorrhagische Komplikationen treten nicht seltener auf.

Therapie

Die **Therapie des initialen thromboembolischen Ereignisses** ist zunächst symptomatisch. Bei schwerem, pleuralem Schmerz werden Analgetika gegeben. Obwohl häufig von seiten des Patienten die Angst im Vordergrund steht, sollte eine Sedierung, besonders mit Barbituraten, mit großer Vorsicht vorgenommen werden. Sauerstofftherapie ist indiziert, wenn eine ausgesprochene arterielle Hypoxämie besteht ($Pa_{O_2} < 60–65$ mmHg), und besonders dann, wenn auch die Herzförderleistung reduziert ist. Es sollte kontinuierlich Sauerstoff verabreicht werden, gewöhnlich mit Hilfe einer Maske und in einer Konzentration, die ausreicht, die arterielle Sauerstoffspannung und -sättigung in den Normalbereich anzuheben (85–95 mmHg, 95–98%) oder so weit wie möglich dem Normbereich anzunähern (zumindest > 50–60 mmHg).

Bei Patienten mit klinischen Zeichen, die eine pulmonale Hypertonie und ein akutes Cor pulmonale annehmen lassen, kann der Einsatz von β-adrenerg stimulierenden Substanzen besonders während diagnostischer Maßnahmen, wie z. B. Lungenszintigraphie und/oder Arteriographie, aufgrund des dilatierenden Effekts auf die Pulmonalgefäße und der kardiotonen Wirkung bei der Aufrechterhaltung der Gewebsperfusion hilfreich sein. Man kann Isoproterenol (2–4 mg/l einer 5%igen Dextroselösung) unter kontinuierlicher EKG-Kontrolle in einer Dosierung infundieren, die ausreicht, um den systolischen Blutdruck bei 90–100 mmHg zu halten. Bei der Behandlung von Hypotonie als Komplikation einer Lungenembolie wurden auch Dopamin und Norepinephrin erfolgreich eingesetzt. Entsprechende Pharmaka können zur Beseitigung und Prävention supraventrikulärer Tachyarrhythmien von Nutzen sein. Digitalis sollte während einer akuten Hypoxämie vermieden werden, wenn nicht eine absolute Notwendigkeit besteht, z. B. bei einer ernsten Arrhythmie oder bei Herzinsuffizienz. Bei intravenöser Verabreichung ist gewöhnlich eine kleine Initialdosis wünschenswert (Digoxin 0,25–0,5 mg; Deslanosid 0,4–0,8 mg). Die Therapieantwort von Patienten, bei denen hämodynamische Störungen im Rahmen eines akuten Cor pulmonale angenommen werden, kann durch regelmäßige Messung der arteriellen Blutgase und hämodynamischer Parameter überwacht werden. Der Einsatz eines Einschwemm-Ballonkatheters (Swan-Ganz) ist zur Bestimmung des Pulmonalarteriendruckes ebenso wie zur Bestimmung der Sauerstoffsättigung des venösen Mischbluts und/oder Gehalt und Thermodilution von CO wertvoll.

Die **Verhinderung weiterer Thrombenbildung und ihrer Embolisierung** steht im Mittelpunkt der therapeutischen Bemühungen. Heparin kann alle 4–6 h i.v. oder kontinuierlich mit einer Infusionspumpe verabreicht werden. Eine Blutungskrankheit oder eine aktive Blutungsquelle stellt jedoch eine **absolute Kontraindikation** für die Heparintherapie dar; septische Embolien werden in der Regel als Kontraindikation angesehen. Blutungskomplikationen bei Heparintherapie werden im folgenden besprochen. Sie treten häufig bei Patienten über 65 Jahre auf, besonders bei Frauen; Heparin sollte bei diesen Patienten nur über kurze Zeit gegeben werden – gewöhnlich nicht länger als einige Tage –, bevor man auf orale Antikoagulanzien übergeht. Es bestehen einige Hinweise darauf, daß Blutungskomplikationen durch die kontinuierliche Infusion reduziert werden, wodurch den Maxima und Minima des Blutspiegels bei rascher Bolusinjektion abgeholfen wird. Bei jeder der beiden Verabreichungsarten kann in den ersten 48 h eine höhere Dosierung erforderlich sein.

Nach einer 1. Dosis von 100 E/kg Heparin zur Aufsättigung wird Heparin so dosiert, daß die Gerinnungszeit 2–2,5mal oder die partielle Thromboplastinzeit **(PTT)** 1,5–2mal so hoch wie der Normalwert liegt; die Spiegel werden jeweils, wenn man sich für intermittierende Dosierung entschieden hat, 30 min vor der nächsten Heparindosis kontrolliert. Die Erhaltungsdosis bei kontinuierlicher Infusion liegt in der Regel im Bereich von 10–50 E/kg/h. Wenn der therapeutische Spiegel einmal durch kontinuierliche Infusion eingestellt ist, muß die Gerinnungszeit und/oder PTT nur 1–2mal täglich kontrolliert werden.

Die Gabe von Natrium-Warfarin oral kann am ersten Tag der Heparintherapie begonnen werden. Das orale Antikoagulans und Heparin sollten sich für 5–7 Tage überlappen, um ein allmähliches Eintreten der Wirkung der oralen Antikoagulation zu ermöglichen. Am ersten Tag können 10 mg Natrium-Warfarin verabreicht werden; danach wird die tägliche Dosis in angemessener Weise modifiziert, um die Prothrombinzeit in einem Bereich zu halten, der 1,3–1,5mal so hoch wie der Kontrollwert ist.

Die Dauer der Therapie mit Antikoagulanzien wird nach dem individuellen Fall bemessen. Patienten, bei denen eine umschriebene, reversible Ursache vorliegt (z. B. postoperativer Status), benötigen eine Antikoagulation für 2–3 Mon.). In anderen Fällen kann die Antikoagulation erfahrungsgemäß für 3–6 Mo. fortgesetzt werden. Ein Patient mit einer chronischen Erkrankung, die ein hohes Embolierisiko in sich birgt, sollte auf lange Sicht antikoaguliert werden. Patienten, die mit oralen Antikoagulantien behandelt werden, neigen zu Blutungskomplikationen, die zum Teil sehr schwer sein können. Die Ansicht, daß hämorrhagische Komplikationen bei Patienten über 65 Jahre (besonders bei Frauen) häufiger auftreten, kann nicht mit stichhaltigen wissenschaftlichen Daten belegt werden, ist aber bei Klinikern weitverbreitet. Patienten, die Antikoagulanzien einnehmen, sollten keine Aspirin-haltigen Medikamente verschrieben werden, da sie die hämorrhagischen Mechanismen weiter beeinträchtigen können. Andere Medikamentenwechselwirkungen von möglicher klinischer Bedeutung bei der Verstärkung oder Verminderung der Wirkung oraler Antikoagulanzien können bei einer größeren Anzahl von Medikamenten und durch eine Vielzahl von Mechanismen auftreten. z. B. können alle Medikamente, die die intestinale Synthese von Vitamin K verringern oder andere Komponenten der normalen Hämostase beeinträchtigen, Medikamente, die sich bei der Absorption oder Bindung der Proteine überlagern, und solche, die den Lebermetabolismus erhöhen oder vermindern, die Pharmakokinetik und Pharmakodynamik von Warfarin verändern. Die Richtung und das Ausmaß der Auswirkungen solcher Wechselwirkungen sind nicht völlig vorhersehbar; es sind jedoch Wachsamkeit und eine häufigere Bestimmung der Prothrombinzeit angezeigt, wenn irgendein Medikament bei der Therapie eines mit einem oralen Antikoagulans kompensierten Patienten hinzugefügt oder abgesetzt wird. Des weiteren sollten die Patienten davor gewarnt werden, rezeptfreie oder von anderen Ärzten verschriebene Medikamente einzunehmen, ohne vorher ihren erstbehandelnden Arzt zu informieren.

Komplikationen der Antikoagulation: Zeichen **kleinerer Blutungen** (Ekchymosen an Injektionsstellen, Mikrohämaturie, Zahnfleischblutung) oder eine Verlängerung der Gerinnungszeit auf mehr als 60 min können gewöhnlich durch Absetzen der nächsten planmäßigen Dosis und Reduzierung der folgenden Dosis beherrscht werden. Beim Auftreten **großer Blutungen** sollte Protamin, ein Protein, das in Kombination mit Heparin einen inaktiven Komplex bildet, zur Neutralisierung der Antikoagulationswirkung des Heparins verabreicht werden. Eine Ampulle mit 50 mg/5 ml wird mit 20 ml einer 0,9%igen NaCl-Lösung verdünnt und langsam über 5 min injiziert (Warnung: rasche Injektion kann Hypotension, Dyspnoe und Bradykardie verursachen). Es neutralisiert etwa 5000 E Heparin und reicht gewöhnlich aus, die Überheparinisierung zu kompensieren. Von der Verabreichung von mehr als 100 mg Protamin über kurze Zeit wird aufgrund seiner Antikoagulationswirkung abgeraten. Der therapeutische Effekt des Protamins kann durch die Prüfung der Gerinnungszeit 5 min nach der Injektion kontrolliert werden. Um große Blutverluste ersetzen zu können, sind Bluttransfusionen erforderlich, die aber den Antikoagulationseffekt der Überheparinisation nicht reduzieren. Eine Langzeittherapie mit Heparin kann von K-Retention, Hypoaldosteronismus und Osteoporose begleitet sein. Wenig häufige Nebenwirkungen sind Thrombozytopenie, Urtikaria und anaphylaktischer Schock.

Nach **massiver Lungenembolie** (LE), besonders mit Hypotonie, oder wenig massiver Lungenembolie mit Hypotonie bei Patienten mit bestehender kardiorespiratorischer Erkrankung sollten 2 Behandlungsmöglichkeiten überlegt werden: Embolektomie und Thrombolyse. Die pulmonale **Embolektomie** kommt in Frage, wenn 1 h nach erfolgter massiver Lungenembolie der systolische Blutdruck 90 mmHg oder weniger, die Urinausscheidung 20 ml/h oder weniger und der Pa_{O_2} 60 mmHg oder weniger beträgt. Angesichts der großen Möglichkeit, daß anstatt Lungenembolie eine Reihe anderer Diagnosen gestellt werden kann, wird dringend geraten, vor der Embolektomie eine angiographische Bestätigung der Lungenembolie herbeizuführen, mit Unterbindung der V. cava inferior (s.u.) und anschließender Behandlung mit Heparin i.v. Aufgund der Obstruktion der Lungendurchblutung zeigen die üblichen Wiederbelebungsmaßnahmen bei Fällen mit Herzstillstand und massiver Lungenembolie keine Wirkung. Bei solchen Ereignissen kann ein partieller notfallmäßiger Bypass (femoral, venoarterial) bis zur Durchführung einer pulmonalen Embolektomie lebensrettend sein.

Die **thrombolytische Behandlung** stellt heutzutage eine Alternative zur Embolektomie dar, wenn eine massive Lungenembolie nicht durch Hypotonie kompliziert wird oder der systolische Blutdruck durch moderat dosierte blutdrucksenkende Mittel bei 90–100 mmHg gehalten werden kann. Streptokinase, Urokinase und der Gewebeaktivator (tissue plasminogen activator; TPA) fördern die Umwandlung von Plasminogen in das aktive fibrinolytische Enzym Plasmin.

Die thrombolytische Behandlung ist **kontraindiziert** bei intrakraniellen Erkrankungen, Schlaganfall innerhalb der letzten 2 Monate, Blutung jedweden Ursprungs, bestehender hämorrhagischer Diathese (wie bei der Verschlechterung der Leber- oder Nierenfunktion), Schwangerschaft, schwerer oder beschleunigter Hypertonie (diastolischer Druck > 110 mmHg) und chirurgischen Eingriffen innerhalb der vorhergehenden 10 Tage, wobei letztere das größte Hindernis für die Thrombolyse sind. Stand der Patient unter Heparintherapie, so soll die Prothrombinzeit vor Einleitung der Therapie auf weniger als das Doppelte des Kontrollwertes abfallen. Eine vorherige Behandlung mit Hydrokortison-Natriumsukzinat 100 mg i.v. und Wiederholung alle 12 h mindert allergische und pyrogene Reaktionen auf Streptokinase. Nach der Bestimmung des Fibrinogenvergleichswertes oder der Thrombinzeit werden 250000 E Streptokinase i.v. über 20 min injiziert, mit anschließender Dauerinfusion von 100000 E/h über 24 h. Der Fibrinogenspiegel sollte nach 3–4 h etwa die Hälfte des Kontrollwertes betragen; PTT, Thrombinzeit oder Euglobulinolysezeit sollten verlängert sein, um Fibrinolyse anzuzeigen. Wenn keine Veränderung eintritt, ist der Patient gegen Streptokinase resistent und kann auf alternative thrombolytische Behandlung umgestellt werden. Die optimale Dosis bei Urokinase beträgt 4400 E/kg, verabreicht über 10 min, gefolgt von 4400 E/kg/h über 12 h. Der Gewebeaktivator kann in einer Dosis von 25 mg/h i.v. in 2 h infundiert werden. Wenn das wiederholte Lungenangiogramm ohne Hinweis auf die Lyse der Blutgerinnsel bleibt und keine Blutungskomplikationen eine Fortführung der Behandlung ausschließen, können weitere 40 mg in den nächsten 4 h (10 mg/h) verabreicht werden. Nach der Infusion eines Thrombolysemittels sollte PTT auf den 1,5–2,5maligen Basiswert fallen, bevor eine unterstützende Heparininfusion ohne Einleitungsdosis stattfindet. Alle Patienten unter thrombolytischer Therapie haben ein erhöhtes Blutungsrisiko, besonders aus frischen Operationswunden, an Stellen, an den Nadelpunktionen und invasive Maßnahmen durchgeführt wurden sowie im Gastrointestinaltrakt. Invasive Maßnahmen sollten aus diesem Grunde vermieden werden. Um Sickerblutungen zum Stillstand zu bringen, sind gewöhnlich Druckverbände nötig: schwere oder katastrophale Blutungen erfordern das Absetzen des thrombolytischen Mittels und eine Verabreichung von Kryopräzipitaten oder frischem gefrorenem Plasma. Zusätzlich dazu kann der fibrinolytische Status durch die sofortige Gabe von Aminokapronsäure, 5 g i.v. und danach 1 g/h, wirksam du. .brochen werden.

Die partielle **chirurgische Unterbindung der Vena cava inferior** sollte unter bestimmten Umständen erwogen werden: 1. Kontraindikation gegen die Antikoagulation, 2. rezidivierende Embolien trotz adäquater Antikoagulation, 3. eine septische Thrombophlebitis der Beckenvenen mit Embolie ohne Ansprechen auf Antibiotika und Heparin und 4. in Zusammenhang mit einer pulmonalen Embolektomie. Die venöse Ligatur in Höhe der Femoralvenen ist mit einer nicht zu akzeptierenden Mortalität hinsichtlich postoperativer Lungenembolien verbunden. Das optimale Areal zur Unterbindung liegt im Bereich der Vena cava inferior, genau unter der Einmündung der Nierenvenen und der Vena spermatica bzw. der Ovarialvenen. Methoden zur Unterbindung sind chirurgisch eingeführte, teilweise verschließende Klammern oder Nähte sowie schirmähnliche Vorrichtungen, die über die Vena jugularis interna in die Vena cava inferior eingeführt werden. Patienten, bei denen eine Unterbindung der Vena cava vorgenommen worden ist, bedürfen einer Antikoagulation für mindestens 6 Monate nach dem Eingriff zur Behandlung einer zugrundeliegenden tiefen Venenthrombose. Die Morbidität nach solchen Eingriffen ist erheblich (10–15%), und rezidivierende Embolien können bei nahezu 50% der Patienten vom Ort der Unterbindung aus oder, wenn eine komplette Unterbrechung angelegt wurde, von großen Kollateralvenen (Lumbalvenen) ihren Ursprung nehmen.

10. PNEUMONIE

(S. ebenso Kap. INF, 10., Tularämische Pneumonie, unter Tularämie und Lungenpest, unter Pest, und Kap. INF, 12., Rickettsienpneumonie, unter Q-Fieber)

Eine akute Infektion des Lungenparenchyms einschließlich der Alveolarräume und des Interstitiums; es können ein ganzer Lappen **(Lobärpneumonie),** *ein Segment* **(segmentale** *oder* **lobuläre Pneumonie),** *den Bronchien benachbarte Alveolen* **(Bronchopneumonie)** *oder das interstitielle Gewebe* **(interstitielle Pneumonie)** *betroffen werden.* Diese Unterscheidungen stützen sich allgemein auf röntgenologische Beobachtungen.

Ätiologie und Epidemiologie

Meist sind es Bakterien, die bei Erwachsenen Pneumonien hervorrufen können, so z.B. *Streptococcus pneumoniae,* anaerobe Bakterien, *Staphylococcus aureus, Haemophilus influenzae, Chlamydia pneumoniae, Moraxella catarrhalis, Legionella pneumophila, Klebsiella pneumoniae* und andere gramnegative Bakterien. Eine besonders häufige Ursache für das Auftreten von Pneumonien bei älteren Kindern und Jugendlichen ist *Mycoplasma pneumoniae,* ein bakterienähnlicher Mikroorganismus. Die hauptsächlichen Krankheitserreger bei Kleinkindern und Kindern sind Viren, wie das respiratorische synzytiale Virus, das Adenovirus, Parainfluenza, Influenza A und B, der Erreger der viralen Exantheme (z. B. Windpocken, Masern, Röteln), Epstein-Barr-Virus und Enterovirus. Diese Erreger können ebenso eine Pneumonie bei Erwachsenen hervorrufen; die einzigen möglicherweise gefährlichen und vorherrschenden Viren bei vorher gesunden Erwachsenen stellen die der Influenza A und gelegentlich der Influenza B dar.

Hinzu kommen u. a. höher entwickelte Bakterien wie z. B. Nocardia und Aktinomyzeten; Mykobakterien einschließlich typischer *(M. tuberculosis)* und atypischer Bakterienstämme (v. a. *M. Kansasii* und *M. avium-intracellulare*); Pilze wie *Histoplasma capsulatum, Coccidioides immitis, Blastomyces dermatitidis, Cryptococcus neoformans, Aspergillus fumigatus;* und *schleimbildende* Spezies, Parasiten wie v. a. *Pneumocystis carinii* und *Toxoplasma gondii;* Rickettsien, v. a. *Coxiella burnetii* (Q-Fieber) und Chlamydien, besonders *C. psittaci* (Psittakose) und *C. trachomatis,* ein relativ häufiger Erreger bei Kindern. (Die Beschreibung bakterieller und chlamydialer Pneumonien bei Neugeborenen *s. Kap. KIN, 6., Neonatale Pneumonie.*)

Zu den prädisponierenden Faktoren gehören viele virale Infektionen des Respirationstraktes, Alkoholismus, Institutionalisierung, Zigarettenrauchen, Herzinsuffizienz, chronisch obstruktive Atemwegserkrankung, Alter unter 1 Jahr bzw. über 60 Jahre, Debilität, immunsuppressive Störungen und Behandlungen, Bewußtseinsstörungen, Dysphagie und Exposition gegen übertragbare Erreger. In der Regel werden Tröpfchen eingeatmet, die klein genug sind, um in die Alveolen zu gelangen, oder aspirierte Sekrete aus den oberen Luftwegen. Zur Pneumonie kommt es u. a. auch durch lymphogen bedingte hämatogene Aussaat oder direkt durch ansteckende Infektionen.

Von den 2 Mio Menschen, die jährlich in den USA an Pneumonie erkranken, sterben 40000–70000; als häufigste tödlich verlaufende Infektion liegt die Pneumonie bei den Krankheiten, die als Todesursache aufgeführt werden, an 6. Stelle; die tödliche Infektion wird am häufigsten durch Ansteckung im Krankenhaus erworben. In Entwicklungsländern sind die Infektionen des unteren Respirationstraktes gewöhnlich die Haupttodesursache oder liegen gleich an 2. Stelle hinter den Durchfallerkrankungen. Trotz der weiten Verbreitung von Pneumonie gibt es wenige Infektionen, deren Ursachen so schwer zu identifizieren sind. Obwohl bei 30–50% aller Patienten das klinische Bild für eine bakterielle Pneumonie spricht, ist der Krankheitserreger nicht identifizierbar. Trotz der altbewährten Methode, das ausgehustete Sekret zur Identifizierung bakterieller Erreger kulturell zu untersuchen, sind diese Proben aufgrund der Kontamination durch die normale oropharyngeale Flora während des Passierens der oberen Luftwege oft irreführend. Der verläßlichste Nachweis erfolgt durch positive Blutkulturen bei Patienten mit bakteriämischer Pneumonie, durch kulturelle Untersuchungen von Pleuraflüssigkeit bei Patienten mit Empyem und von transtrachealen und transthorakalen Aspiraten, die mehr aus den unteren Luftwegen entnommen werden. Besondere Techniken der kulturellen Untersuchung, serologische Untersuchungen oder Lungenbiopsien sind zur Identifizierung vieler Erreger wie Mykobakterien, Mykoplasmen, anaerobe Bakterien, Chlamydien, Viren, Pilze, Legionellen, Rickettsien und Parasiten erforderlich.

Pneumokokkenpneumonie

S. pneumoniae ist der häufigste Erreger der bakteriellen Pneumonie, obwohl er in unserem chemotherapeutischen Zeitalter weniger vorherrschend sein mag. Die Erkrankung tritt in der Regel sporadisch auf, in den meisten Fällen jedoch im Winter. Studien der pharyngealen Flora weisen darauf hin, daß 5–25% aller gesunden Personen Pneumokokkenträger sind, wobei der höchste Prozentsatz bei Kindern und Älteren im Winter festgestellt wurde. Es gibt mehr als 80 Serotypen aufgrund der unterschiedlichen antigen wirkenden kapsulären Polysaccharide, die offensichtlich nach einer Infektion eine typenspezifische Immunität bewirken.

Pathologie und Pathogenese

Die Pneumokokken erreichen die Lunge meist durch Inhalation oder Aspiration über den oberen Respirationstrakt. Sie setzen sich in den Bronchiolen ab, proliferieren und verursachen einen entzündlichen Prozeß, der mit der Freisetzung einer proteinreichen Flüssigkeit in den Alveolarräumen beginnt. Diese Flüssigkeit wirkt für die Pneumokokken wie ein Kulturmedium und stellt ein Vehikel zu ihrer Verbreitung in andere angrenzende Alveolen dar.

Das früheste Stadium der Pneumonie, **die Kongestion,** zeichnet sich durch extensive seröse Exsudation, vaskuläre Anschoppung und rasche Bakterienproliferation aus. Das nächste Stadium wird **„rote Hepatisation"** genannt, da die konsolidierte Lunge wie die Leber aussieht: Die Lufträume sind mit polymorphkernigen Zellen angefüllt, vaskuläre Kongestion tritt auf. Die bei einer groben Untersuchung rötliche Verfärbung beruht auf der Extravasation der Erythrozyten. Das Parenchym ist intakt, aber die Umwandlung der normalerweise luftgefüllten Räume in ein solides Organ mit dichter entzündlicher Reaktion liefert die anatomische Basis für den Begriff „Hepatisation".

Das nächste Stadium ist die **„graue Hepatisation";** sie tritt ein bei einer Anhäufung von Fibrin in Verbindung mit entzündlichen Leukozyten und Erythrozyten in verschiedenen Stadien der Zerstörung, wobei die Alveolarräume angefüllt sind mit entzündlichem Exsudat. Die **Resolution** als letztes Stadium wird gekennzeichnet durch die Resorption des Exsudates.

Symptomatik

Häufig geht der Pneumokokkenpneumonie eine Infektion des oberen Respirationstraktes voraus. Der häufig plötzliche Beginn ist verbunden mit einem einzigen Schüttelfrostanfall; anhaltender Schüttelfrost läßt auf eine andere Diagnose schließen. In der Regel folgen Fieber, Schmerzen beim Atmen im Bereich des betroffenen Hemithorax (Pleuritis), Husten, Dyspnoe und Sputumproduktion. Der Schmerz kann ausstrahlen und beim Befall eines Lungenunterlappens eine intraabdominale Sepsis suggerieren. Die Temperatur steigt rasch auf 38–40 °C; der Puls ist auf Werte zwischen 100 und 140 Schläge/min erhöht, die Atmung auf 20–45/min beschleunigt. Weiter übliche Symptome sind Nausea, Erbrechen, Übelkeit und Myalgien. Der Husten ist anfänglich trocken, wird dann aber in der Regel produktiv mit purulentem, blutig tingiertem oder rostbraunem Sputum. Die o.g. Eigenschaften sind typisch für Pneumokokkenpneumonie bei vorher gesunden Personen. In vielen Fällen, besonders bei Patienten im Alter unter 1 bzw. über 60 Jahre, verläuft die Krankheit eher schleichend mit verhältnismäßig wenigen Symptomen, die auf eine Infektion des unteren Respirationstraktes hinweisen.

Die Ergebnisse der körperlichen Untersuchung variieren je nach Art des Prozesses und des Stadiums, in welchem der Patient untersucht wird. **Typische Zeichen einer lobären Pneumonie** sind vermehrter Tastfremitus, perkutorische Dämpfung, bronchiales Atemgeräusch und Bronchophonie. Bei Pleuraergüssen oder Empyem sind perkutorische Dämpfung, abgeschwächtes Atemgeräusch oder Pleurareiben zu finden. Bei Bronchopneumonie können die üblichen Zeichen einer Konsolidierung auftreten, meist werden jedoch nur Rasselgeräusche festgestellt.

Komplikationen

Schwere und möglicherweise tödliche Komplikationen treten nur bei fulminanter Sepsis, manchmal in Verbindung mit akutem Atemnotsyndrom und/oder septischem Schock auf. Manche Patienten entwickeln Infektionen in angrenzenden Regionen (z.B. Empyem oder purulente Perikarditis). Bakteriämie kann zu extrapulmonalen Infektionen wie septischer Arthritis, Endokarditis, Meningitis oder Peritonitis (bei Patienten mit Aszites) führen. Manche Patienten entwickeln pulmonale Superinfektionen; eine zeitweilige Besserung im üblichen Behandlungsverlauf wird von einer Verschlimmerung mit erneutem Auftreten von Fieber und neuen pulmonalen Infiltraten abgelöst. Bei etwa 25% der Patienten werden röntgenologische Pleuraergüsse festgestellt, aber nur bei weniger als 1% der Patienten ein Empyem.

Laborbefunde

Laboruntersuchungen zeigen in der Regel eine nach links verschobene Leukozytose. Aufgrund der Perfusion in der mangelhaft beatmeten Lunge können die Blutgaswerte von der Norm abweichen, Hypoxämie und respiratorische Alkalose sind die Folge.

Grampräparate von Exsudat zeigen in typischer Weise grampositive, in kurzen Ketten angeordnete, lanzettenförmige Diplokokken. Im Sputum sollten mindestens 10 typische Morphotypen pro Ölimmersionsfeld vorkommen. Ein definitiver Beweis dafür, daß es sich bei diesen im ausgehusteten Sputum oder in anderen Proben befindlichen Streptokokken um *S. pneumoniae* handelt, kann durch das Aufzeigen kapsulärer Quellung mittels eines polyvalenten pneumokokkalen Antiserums erbracht werden. Diese sogenannte Kapselquellungstechnik liefert unmittelbare Information, erfordert jedoch einen erfahrenen Untersucher. Ein typenspezifisches Antiserum mit isolierten Stämmen ermöglicht bei dieser Technik die Typenspezifizierung. Manche Laboratorien bestimmen jetzt auch mit Hife der Gegenstromelektrophorese als alternativer Antigenbestimmungsmethode die Serotypen isolierter Stämme oder bedienen sich ihrer zum Nachweis von Pneumokokkenpneumoniefällen anhand von Sputum-, Urin- und anderen Körperflüssigkeitsproben.

Röntgenbefunde

Ein Röntgenbild zeigt in jedem Falle ein pulmonales Infiltrat, obwohl die Befunde vielleicht in den ersten Stunden minimal oder nicht nachweisbar sind. Pneumokokken sind eindeutig die Ursache der meisten Lungenklappenpneumonien, bei denen das Röntgenbild eine Verdichtung, beschränkt auf einen Lungenlappen, mit typischen Bronchaerogrammen zeigt.

Pneumokokken sind jedoch ebenfalls relativ oft verantwortlich für die Bronchopneumonie und ein häufiger Röntgenbefund. So ist *S. pneumoniae* die häufigste Ursache für die lobäre Pneumonie. Bei allen Patienten mit Pneumokokkenpneumonie findet man jedoch als häufigstes Erebnis der röntgenologischen Untersuchung das Bild einer Bronchopneumonie.

Diagnostik

Bei jeder akuten fieberhaften Erkrankung, die mit Schüttelfrost, Thoraxschmerz und Husten verbunden ist, sollte eine Pneumokokkenpneumonie angenommen werden. Aufgrund der Krankengeschichte, Veränderungen im Röntgenbild, Kultur und Grampräparate geeigneter Proben, Kapselquellungsreaktion oder Gegenstromelektrophorese kann eine vorläufige Diagnose gestellt werden. Die endgültige Diagnose erfordert einen Nachweis von *S. pneumoniae* in der Pleuraflüssigkeit, in Blut oder Lungen- bzw. transtrachealen Aspiraten.

Prognose

Obwohl sich die Morbidität und Mortalität der Pneumokokkenpneumonie seit der Entdeckung des Penicillins wesentlich geändert haben (in Zusammenhang mit anderen Antibiotika sind keine wesentlichen Veränderungen bekannt), haben Antibiotika während der ersten 5 Krankheitstage nur minimalen Einfluß auf die Mortalitätsrate, welche insgesamt 5% beträgt. Jeder der nachfolgenden Faktoren macht die Prognose ungünstiger: Alter unter 1 oder über 60 Jahre; positive Blutkultur; Befall von mehr als 1 Lungenlappen; Leukozytenzahl unter 5000; Vorhandensein von gleichzeitig mit Pneumokokkenpneumonie bestehenden Krankheiten (z.B. Zirrhose, Herzschwäche, Immunsuppression, Agammaglobulinämie, Splenektomie oder funktionelle Asplenie und Urämie); Befall mit bestimmten Serotypen (v.a. 3 und 8) und Auftreten extrapulmonaler Komplikationen (z.B. Meningitis oder Endokarditis).

Prophylaxe

Zur Verfügung steht ein Impfstoff, der aus 23 der über 80 bestimmten für Pneumokokken spezifischen Polysaccharide besteht. Diese Serotypen erfassen 85–90% der Pneumokokken, die ernsthafte Infektionen verursachen. Die meisten Kinder älter als 2 Jahre und fast alle Erwachsenen sprechen innerhalb von 2–3 Wochen mit Antikörperbildung auf die Impfung an, obwohl die Bestimmung der Antikörpertiter nicht indiziert ist, da genaue Angaben über protektive Spiegelwerte nicht bekannt sind. Etwa 50% der geimpften Patienten entwickeln

Erytheme und/oder verspüren Schmerzen an der Impfstelle; in etwa 1% der Fälle kommt es zu Fieber, Myalgien oder schweren lokalen Reaktionen, und bei 5 auf 1 Mio. Geimpfter tritt eine anaphylaktoide oder andere schwere Reaktion auf. Stärker ausgeprägte Impfreaktionen erfolgen häufiger nach einer Revakzination. Eine Impfung empfiehlt sich für Kinder über 2 Jahre und für Erwachsene, bei denen ein erhöhtes Risiko für eine Pneumokokkenerkrankung oder deren Komplikationen besteht, d.h. also für Personen mit chronischen – v.a. kardiovaskulären und pulmonalen – Erkrankungen, Patienten mit splenischer Dysfunktion oder anatomischer Asplenie, Hodgkinscher Krankheit, multiplem Myelom, Diabetes mellitus, HIV-Infektion, Zirrhose, Alkoholismus, Nierenversagen, Organtransplantation und anderen mit Immunsuppression zusammenhängenden Zuständen, Kinder mit Nephrose, ältere Erwachsene, besonders solche über 65 Jahre, die sonst gesund sind, und Patienten, bei denen die Leukozytenvermehrung durch die fehlende stimulierende Substanz gestört ist (Colony Stimulating Factor, CSF). Die Bildung von Antikörpern ist bei immunsuppressiv behandelten Patienten verringert. Kinder mit Sichelzellenkrankheit oder anderen Asplenie hervorrufenden Erkrankungen sollten prophylaktisch sowohl Penicillin als auch Pneumokokkenvakzine erhalten. Wiederkehrende Infektionen des oberen Respirationstraktes bei Kindern (einschl. Otitis media und Sinusitis) werden nicht als Indikation für eine Impfung angesehen. Die Dauer des Schutzes ist nicht bekannt, obwohl es sich um einen längeren Zeitraum zu handeln scheint. Eine Revakzination wird manchmal bei 5–10jährigen mit hohem Risiko befürwortet.

Therapie

Penicillin G ist das Mittel der Wahl bei vermuteter oder festgestellter Pneumokokkenpneumonie, aber Cephalosporine, Erythromycin und Clindamycin sind ebenfalls wertvolle Medikamente. Da die Wirksamkeit der Tetracycline gegen *S. pneumoniae* unsicher ist, *sollten sie bei schwerkranken Patienten nicht angewendet werden.* Die Pneumokokkenresistenz gegenüber Penicillin wird als „relative Resistenz" (minimale Hemmkonzentration **MIC** 0,1–1,0 µg/ml) oder als „resistent" (minimale Hemmkonzentration MIC mindestens 1 µg/ml) eingestuft. Das Vorherrschen relativer Resistenz bei isolierten Populationen beträgt zwischen 1 und 16, in der Regel jedoch 2%. Die Auswirkungen auf die Therapie sind nicht eindeutig, gewöhnlich wird aber hochdosiertes Penicillin empfohlen. Hochresistente Stämme sollten mit Erythromycin, Chloramphenicol, Tetracyclin oder Vancomycin behandelt werden. Der Agrardiffusionstest mit 1 µg Oxacillin-Testplättchen empfiehlt sich als geeignete Methode zur Ermittlung resistenter Stämme. Isolierte Populationen mit Hemmhöfen von 19 mm oder darunter sollten durch einen Reihenverdünnungstest geprüft werden.

Spezifische Therapie: Patienten, die nicht schwer krank sind, können alle 6 h 250–500 mg Penicillin G oder V erhalten. Alternativ dazu können auch Tetracyclin, Erythromycin, Cefalexin, 500 mg, oder Clindamycin, 300 mg, alle 6 h oral verabreicht werden. Zur parenteralen Behandlung von unkomplizierten Pneumokokkenpneumonien empfehlen sich Depotpenicillin G, 600000 E i.m. alle 12 h oder wasserlösliches Penicillin G 500000–1 Mio E i.v. alle 4–6 h. Alternativ können verabreicht werden: Cefalotin, 500 mg alle 6 h i.v.; Cefazolin, 500 mg i.m. oder i.v. alle 8–12 h; Erythromycin, 500 mg–1 g i.v. alle 6 h, oder Clindamycin, 300–600 mg i.v. alle 6–8 h. *Die meisten Cephalosporine der 3. Generation sind gegen S. pneumoniae* wirksam; sie sind jedoch weniger wirkungsvoll als Penicillin G in vitro und sollten nicht als Medikamente der Wahl betrachtet werden. Ciprofloxacin zeigt relativ wenig Wirkung gegen S. pneumoniae.

Bei Verdacht auf Meningitis oder Endokarditis sollte alle 2 h eine Penicillin-G-Dosis von 2 Mio E i.v. (18–24 Mio E/Tag) verabreicht werden. Zur Behandlung der Pneumokokkenmeningitis bei Patienten mit Überempfindlichkeit gegen Penicillin empfiehlt sich Chloramphenicol, 1 g i.v. alle 6 h. Patienten mit Empyem sollten sowohl entsprechend drainiert als auch antibiotisch behandelt werden.

Unterstützende Maßnahmen sind Bettruhe, Flüssigkeitssubstitution sowie Analgetika gegen Pleuraschmerzen. Sauerstoff wird Patienten mit Zyanose, eindeutig bewiesener Hypoxie, schwerer Dyspnoe, Kreislaufstörungen oder Delirium verabreicht. Die Wirksamkeit der Sauerstofftherapie sollte durch regelmäßige Blutgasbestimmungen überwacht werden, besonders bei Patienten mit chronischen Lungenerkrankungen.

Das Ansprechen auf die Therapie ist unterschiedlich: Bei leichtkranken Patienten, die relativ früh im Verlauf der Krankheit behandelt werden, tritt die Entfieberung in der Regel während der ersten 24–28 h ein. Bei schwerkranken Patienten jedoch, und solchen mit ungünstiger Prognose (s.o.), kann es 4 Tage oder länger dauern, bis sie afebril werden. Die Therapie muß nicht modifiziert werden, solange Anhaltspunkte für eine stetige klinische Besserung bestehen und die Ätiologie geklärt wurde.

Falls keine Besserung eintritt, sollten folgende Faktoren in Betracht gezogen werden: falsche ätiologische Diagnose, ungünstige Reaktion auf die Medikamente, weit fortgeschrittene Infektion oder Superinfektion, inadäquate Abwehr des Wirtes aufgrund der gleichzeitig vorliegenden Bedingungen, fehlende Mitarbeit ambulanter Patienten beim vorgeschriebenen Behandlungsplan, antibiotische Resistenz des betreffenden *S.-pneumoniae*-Stammes und Komplikationen wie Empyeme, die eine Drainage erforderlich machen, oder metastatische Infektionsherde, bei denen die Penicillindosis erhöht werden müßte (z.B. Meningitis, Endokarditis oder septische Arthritis). Penicillinresistente Pneumokokken sind kürzlich v.a. in Südafrika festgestellt worden. Diese Stämme sind in den USA relativ selten; die meisten sind nur „mäßig resistent“ mit einer minimalen Hemmkonzentration von unter 1 μg/ml, so daß sie auf Penicillin oder andere β-Lactam-Antibiotika in etwas höheren Dosen als den oben empfohlenen ansprechen sollten. Bei Patienten über 35 Jahre sind in der Regel weiter röntgenologische Verlaufskontrollen angebracht. Die Rückbildung der röntgenologisch erfaßten Infiltrate kann v.a. bei Patienten mit schwerer Erkrankung, Bakteriämie oder vorbestehender chronischer Lungenerkrankung mehrere Wochen dauern. Eine nach Therapiebeginn mehr als 6 Wochen anhaltende Infiltration läßt auf das Vorliegen eines bronchogenen Neoplasma oder auf Tuberkulose schließen.

Staphylokokkenpneumonie

Inzidenz und Epidemiologie

10–15% der Pneumonien bei hospitalisierten Patienten und etwa 2% häuslich erworbener Pneumonien werden durch *S. aureus* verursacht. Besonders gefährdet sind Kleinkinder, geschwächte und ältere sowie hospitalisierte Patienten, v.a. solche im schlechten Allgemeinzustand; tracheotomierte, operierte und intubierte Patienten sowie Immunsupprimierte; Kinder und Jugendliche mit zystischer Fibrose; Patienten mit bakterieller Superinfektion bei Viruspneumonien, besonders Influenza A und B; Patienten mit intravenösem Medikamentenmißbrauch, die anfällig sind für Staphylokokkenendokarditis der Trikuspidalklappen mit embolischer Pneumonie; Patienten mit bestimmten Typen von Immunsuppression, v.a. solche mit chronischer Granulomatose der Kinder, bei der die Fähigkeit, Bakterien durch Phagozyten zu zerstören, beeinträchtigt ist.

Symptomatik

Klinische Beobachtungen sind in der Regel vergleichbar mit den bei Pneumokokkenpneumonie gemachten Beobachtungen (s. oben). Im Unterschied dazu zeigt die Staphylokokkenpneumonie eine Tendenz zu wiederkehrendem Schüttelfrost, Gewebsnekrosen mit Abszeßbildung (selten bei Pneumokokkenpneumonie) und Pneumatozelen (sehr häufig bei Kleinkindern und Kindern) und fulminanten Krankheitsverlauf mit ausgeprägtem Versagen der Körperkräfte sowie spezifischen, oben erwähnten Begleiterscheinungen. Die röntgenologischen Veränderungen sind variabel. Am häufigsten erscheint das Bild einer Bronchopneumonie mit oder ohne Abszeßbildung oder Pleuraerguß; eine lobäre Konsolidierung ist nicht die Regel. Pneumatozelen treten am häufigsten bei Kindern auf und weisen eindeutig auf diese ätiologische Diagnose hin. Embolische Staphylokokkenpneumonie wird charakterisiert durch mehrfache Infiltrate an verschiedenen Stellen. Diese Infiltrate neigen zu Hohlraumbildung und lassen auf einen endovaskulären Ursprung (z.B. rechtsseitige Endokarditis oder septische Thrombophlebitis) schließen. Gewöhnlich besteht eine Leukozytose. Oft treten Empyeme auf, die häufig eine bronchopleurale Fistel komplizieren. *S. aureus* tritt vorwiegend bei Empyemen nach Thorakotomien oder solchen Empyemen auf, die eine nach einer Brustwandverletzung erforderliche Hämothoraxdrainage komplizieren. Obwohl die Staphylokokkenpneumonie häufig fulminant verläuft, tritt sie auch bei Patienten auf, die nicht schwer krank zu sein scheinen. Manchmal verläuft die Krankheit ohne Beschwerden, gelegentlich mit chronischer Pneumonie oder chronischem Lungenabszeß verbunden. Bei den meisten Erwachsenen mit Bronchopneumonien treten diese Komplikationen jedoch nicht auf.

Diagnostik

Der Verdacht auf Pneumonie, verursacht durch *S. aureus,* besteht bei Patienten mit *S. aureus* im Sputum, der kulturell und durch Gramfärbung nachgewiesen wurde; er wird durch Nachweis von *S. aureus* in Blutkulturen, Empyemen oder transtrachealen bzw. transthorakalen Aspiraten erhärtet. Im Gegensatz zum Pneumokokkus kann dieser Organismus relativ leicht kultiviert werden, so daß falsch-negative Kulturen gewöhnlich nicht üblich sind.

Prognose und Therapie

Die Mortalitätsrate beträgt in der Regel 30–40%. Dies gibt z.T. die schweren Begleitumstände, die bei den meisten Patienten vorherrschen, wieder, obwohl ein fulminanter Krankheitsverlauf mit tödlichem Ausgang manchmal bei ursprünglich gesunden Erwachsenen zu beobachten ist, die diese Infektion als Folge von Influenza entwickeln. Auf Antibiotika sprechen sie nur langsam an, die Rekonvaleszenz ist verlängert.

Die meisten Staphylokokkenstämme produzieren Penicillinase, und die Methicillinresistenz nimmt ebenfalls zu. Daher sollte ein penicillinasefestes Penicillin (z.B. Oxacillin oder Nafcillin, 2 g i.v. alle 4–6 h) verabreicht werden. Eine gute Alternative hierzu bieten Cephalosporine; bevorzugt werden Cefalotin oder Cefamandol, 2 g i.v. alle 4–6 h, Cefazolin 0,5–1 g i.v. alle 8 h oder Cefuroxim 750 mg i.v. alle 6–8 h verabreicht. Die Cephalosporine der 3. Generation sind etwas weniger aktiv als jene der 1. oder 2. Generation. Eine weitere Möglichkeit stellt Clindamycin, 600 mg i.v. alle 6–8 h dar, das gegen 90–95% der Staphylokokkenstämme wirksam ist.

Man geht davon aus, daß methicillinresistente Stämme gegen alle β-Lactam-Antibiotika resistent sind. Diese Stämme können in vielen Krankenhäusern 30–40% aller nosokomial erworbenen Staphylokokkenisolate ausmachen.

Vancomycin wird bevorzugt, wenn der Verdacht auf Methicillinresistenz besteht oder diese im Empfindlichkeitstest festgestellt wird. Die übliche Dosierung beträgt 1 g i.v. alle 12 h, die bei vorhandener Niereninsuffizienz entsprechend modifiziert werden kann.

Streptokokkenpneumonie

Diese Pneumonie wird relativ selten durch β-hämolysierende Streptokokken der Gruppe A nach der Einteilung von Lancefield verursacht. Die größten Epidemien traten wärend des Ersten Weltkriegs unter den Rekruten auf; seit damals treten nicht einmal mehr sporadische Fälle häufig auf. Gelegentliche Streptokokkenpneumonien werden heutzutage in der Regel als Komplikation von Influenza, Masern, Windpocken oder Keuchhusten angesehen.

Symptomatik

Genauso wie bei anderen bakteriellen Pneumonien treten Fieber, Dyspnoe, Husten und Brustschmerz gewöhnlich abrupt auf. Anders als bei Pneumokokkenpneumonie tritt Schüttelfrost nur selten auf, was möglicherweise auf das nur seltene Vorkommen von Bakteriämie zurückzuführen ist. Ein Anzeichen von Streptokokkenpneumonie ist die Pleuritis; diese weist in der Regel auf pleurale Komplikationen hin. Auf dem Röntgenbild ist gewöhnlich eine interstitielle Bronchopneumonie mit einem ausgedehnten Pleuraerguß festzustellen. Eine Thorakozentese kann eine seröse, serosanguinöse oder purulente Flüssigkeit nachweisen. Gelegentlich tritt eine lobäre Pneumonie mit Abszeßbildung auf.

Diagnostik

Bei einem schwerkranken Patienten soll eine Streptokokkenpneumonie angenommen werden, wenn sie durch einen früh aufgetretenen Pleuraerguß kompliziert wird und wenn gleichzeitig Masern, Windpocken, Keuchhusten, Influenza, Streptokokkenpharyngitis, Scharlach oder toxisches Schocksyndrom bestehen. Die Pneumonie ist jedoch eine selten vorkommende Komplikation einer Streptokokkentonsillitis, Pharyngitis oder von Scharlach. Ein Grampräparat von expektoriertem Sputum zeigt Ketten von vielen grampositiven Kokken, die sich von *S. pneumoniae* durch die fehlende Lanzettform und eine negative Kapselquellungsreaktion unterscheiden. Diese Organismen ähneln jedoch den α-hämolysierenden Streptokokken, die zur normalen Mundflora gehören. Sputumkulturen lassen gewöhnlich typische hämolysierende Streptokokken erkennen, obwohl sie Verunreiniger aus den oberen Luftwegen sein können. Entscheidend ist die Einteilung nach Lancefield. Die Gruppe A stellt den normalerweise auftretenden pulmonalen Krankheitserreger dar; andere Gruppen als β-hämolysierende vertreten eher oropharyngeale Verunreiniger. Die Kulturen des Materials aus dem Rachen weisen in 20–70% aller Fälle hämolysierende Streptokokken nach. Kulturen aus der Pleuraflüssigkeit sind zu 30–50% positiv, Blutkulturen dagegen in der Regel negativ. Der serologische Beweis einer Streptokokkeninfektion kann durch den Nachweis eines markanten Anstiegs des Antistreptolysin-O-Titers im Serientest erbracht werden.

Therapie

Obwohl die Patienten bei Streptokokkenpneumonie nur sehr zögernd auf die Therapie ansprechen, ist die Mortalitätsrate im Gegensatz zu Pneumokokkenpneumonie sehr niedrig.

Penicillin G (500000–1 Mio. E i.v. alle 4–6 h) wird bevorzugt zur Behandlung angewandt. Alternativen dazu sind Cephalosporine, Erythromycin oder Clindamycin. Tetracycline zeigen unterschiedliche Aktivität gegen hämolysierende Streptokokken und sollten daher nicht verwendet werden. Ausgedehnte Pleuraergüsse sind vorauszusehen; die Flüssigkeit bleibt jedoch über einen längeren Zeitraum hinweg dünnflüssig, so daß in der Regel mit wiederholter Thorakozentese oder geschlossener Katheterdrainage Abhilfe geschaffen werden kann. Eiteransammlungen und abgekapselte Ergüsse sollten nach Thorakostomie drainiert werden.

Pneumonie durch Klebsiellen und andere gramnegative Bakterien

Ätiologie

Die meisten Arten von *Enterobacteriaceae* und *Pseudomonas* werden als pulmonale Krankheitserreger angesehen. Am häufigsten auftretend und am besten beschrieben ist *K. pneumoniae*, welches die sogenannte **Friedländerpneumonie** verursacht. Diese Organismen werden bei vorher gesunden Patienten selten als Auslöser von Lungeninfektionen festgestellt. Betroffen sind meist Kleinkinder und ältere Menschen und geschwächte oder immungeschädigte Personen, v.a. solche, die an Neutropenie leiden, sowie Alkoholiker. Oft werden auch in Krankenhäusern oder Pflegeheimen erworbene Pneumonien durch *K. pneumoniae* verursacht. Pathophysiologisch erfolgt zunächst eine Besiedelung des Oropharynx und danach eine Mikroaspiration von Sekreten aus den oberen Atemwegen. In Verbindung mit schweren Erkrankungen besiedeln gramnegative Bakterien die oberen Atemwege in einer Häufigkeit, die direkt mit dem Schweregrad des vorgegebenen Allgemeinzustands korreliert. Gramnegative Bakterien findet man häufig bei im Krankenhaus erworbener Pneumonie; die von ihnen verursachten Pneumonien zählen zu den häufigsten nosokomialen Infektionen mit tödlichem Ausgang. Die üblichen Krankheitserreger sind *K. pneumoniae, Pseudomonas aeruginosa, E. coli, Enterobacter, Proteus, Serratia marcescens* und Acinetobacter.

Symptomatik

Die Friedländer-Pneumonie zeichnet sich aus durch häufigen Befall des oberen Lungenlappens, Sputum von ziegelartiger Farbe, Gewebenekrose mit frühzeitiger Abszeßbildung und fulminantem Krankheitsverlauf. Während die Serotypen 1 bis 6 als virulenteste Typen angesehen werden, weiß man doch aus Erfahrung, daß durch *K. pneumoniae* verursachte Lungeninfektionen in der Regel höhere Serotypen einschließen und daß die in klassischen Studien aufgeführten besonderen Merkmale gewöhnlich nicht vorliegen. Die meisten Patienten mit durch Klebsiellen oder andere gramnegative Bakterien hervorgerufenen Lungeninfektionen weisen eine Bronchopneumonie auf, deren Erscheinungsbild abgesehen von der damit verbundenen hohen Mortalitätsrate anderen bakteriellen Lungeninfekten ähnelt. Alle diese Organismen, und besonders *K. pneumoniae* und *P. aeruginosa,* können zur Bildung von Abszessen führen.

Diagnostik

Verdacht auf Vorliegen gramnegativer Bakterien besteht bei an Pneumonie erkrankten Patienten, die einer der o.g. Risikogruppen angehören, v.a. bei solchen, die an Neutropenie oder nosokomialer Pneumonie leiden. Grampräparate von Sputum zeigen gewöhnlich eine große Anzahl von gramnegativen Bakterien; es ist jedoch unmöglich, die verschiedenen Spezies und Stämme dieser Gruppe auf der Basis morphologischer Charakteristika zu unterscheiden. Sputumkulturen deuten in der Regel auf die Krankheitserreger hin; das Hauptproblem stellen dabei falsch-positive Kulturen von Organismen dar, die die oberen Luftwege besiedeln, und das v.a. bei Patienten, die vorher zur Behandlung einer durch andere Bakterien hervorgerufenen Pneumonie Antibiotika verabreicht bekamen. (Man beachte, daß unterschieden werden muß zwischen der „Superinfektion des Sputums" und der „Superinfektion des Patienten".) Positive Blutkulturen, Pleuraflüssigkeit oder ein transtracheales Aspirat, die vor der Behandlung untersucht wurden, sind bei der Stellung einer Diagnose zu beachten.

Prognose und Therapie

Die Mortalität bei durch gramnegative Bakterien verursachten Pneumonien beträgt trotz der als wirksam angesehenen Antibiotika, die zur Verfügung stehen, etwa 25–50%.

Therapien mit Antibiotika beruhen auf antimikrobiellen Sensibilitätsprüfungen. Gewöhnlich werden Aminoglykoside kombiniert mit einem β-Lactam-Antibiotikum oder ein β-Lactam-Präparat alleine verabreicht. Meist werden jedoch Medikamentenkombinationen gegenüber der alleinigen Verabreichung von Aminoglykosiden bevorzugt. Erfahrungsgemäß wird bei Verdacht auf Friedländersche oder andere durch Enterobakterien verursachte Pneumonien wegen des Krankheitsbildes oder der Gramfärbung des Sputums meist Gentamicin oder Tobramycin, 1,7 mg/kg i.v. alle 8 h, oder auch Amikacin (5 mg/kg alle 8 h) verabreicht. Eines dieser Mittel wird mit einem Cephalosporin, einem Breitspektrumpenicillin oder beidem kombiniert. Zu den wahrscheinlich wirksamsten β-Lactam-Medikamenten gehören Cephalosporine, auf Pseudomonas wirksame Penicilline, Imipenem oder Aztreonam. Die Auswahl sollte aufgrund der in vitro getesteten Empfindlichkeit erfolgen. Bei den Cephalosporinen kommen für eine optimale Behandlung nosokomialer Stämme von gramnegativen Bakterien Cefotaxim (2 g i.v. alle 6 h), Ceftazidim (2 g i.v. alle 8 h), Ceftriaxon (1–2 g i.v. alle 12 h) oder andere Medikamente der 3. Generation in Betracht. Die üblicherweise mit einem

Aminoglykosid kombinierten Penicilline sind Ticarcillin (plus Clavulansäure) 3 g i.v. alle 4 h, oder Piperacillin, 3 g i.v. alle 4 h. Zusätzlich können Imipenem, 1 g i.v. 2× pro Tag, oder Ciprofloxacin, 500–750 mg oral 2× pro Tag, verabreicht werden.

Ein Breitspektrumcephalosporin wie Cefotaxim kann alleine verabreicht werden, obwohl dies viele Infektionen, *P. aeruginosa* inbegriffen, nur inadäquat behandelt und die Gefahr einer während der Therapie auftretenden Resistenz nach sich zieht. Die meisten durch *P. aeruginosa* verursachten Infektionen werden mit einem Aminoglykosid, kombiniert mit einem auf Pseudomonas stark aktiven Penicillin, aufgrund der in vitro getesteten Empfindlichkeit behandelt. Diese Behandlungsempfehlungen können bei Verdacht auf mehrere Krankheitserreger eine Änderung erfordern, da Sputumkulturen oft eine polymikrobielle Flora aufweisen. Optimale Behandlungsmethoden können darüber hinaus In-vitro-Studien des Synergismus erforderlich machen. Die oben empfohlenen Dosierungen sind nur auf Erwachsene bezogen und sollten bei Patienten mit eingeschränkter Nierenfunktion entsprechend angepaßt werden.

Pneumonie durch Haemophilus influenzae

Ätiologie und Vorkommen

H. influenzae, fälschlicherweise als Verursacher der Grippepandemie von 1889 angenommen, ist den Untersuchungen häuslich erworbener Lungeninfektionen zufolge gleich nach *S. pneumoniae* ein relativ häufiger Auslöser bakterieller Pneumonien. Die Stämme des Typs b (mit Polysaccharid bekapselte Bakterien = **Hib**) sind höchst virulent und verursachen in vielen Fällen schwere Erkrankungen wie Meningitis, Epiglottis und bakteriämische Pneumonie. Durch Hib hervorgerufene Pneumonien treten gehäuft bei bestimmten hochgradig gefährdeten Risikogruppen wie Indianern und Eskimos, Schwarzen, Personen, die einer niedrigen sozioökonomischen Schicht angehören, und Patienten mit Asplenie, Sichelzellanämie, Hodgkinscher Krankheit und Antikörpermangelsyndrom auf. Darüber hinaus weisen neuere Studien darauf hin, daß das Risiko, an durch Hib verursachten Pneumonien zu erkranken, bei Kindern unter 5 Jahren, die in Kindertagesstätten untergebracht sind, größer ist als bei solchen, die zu Hause sind. Bis zum Alter von 6 Jahren haben die meisten einmal Antikörper gegen Hib entwickelt und sind so relativ geschützt. Stämme von *H. influenzae* (die in der Regel bei Erwachsenen die oberen Luftwege besiedeln) können den unteren Respirationstrakt bei Patienten mit chronischer Bronchitis besiedeln und zu einer Exazerbation der chronischen Bronchitis führen. Nicht bekapselte oder nicht typisierbare Stämme sind verantwortlich für Lungeninfektionen bei Erwachsenen.

Symptomatik und Diagnostik

Durch Hib verursachte Pneumonie tritt gewöhnlich bei Kindern in einem Durchschnittsalter von 1 Jahr auf. In vielen Fällen geht ein Schnupfen der Erkrankung voran; bei 50% werden frühzeitige Pleuraergüsse beobachtet. Viele Erwachsene weisen Infektionen durch Stämme, die nicht bekapselt sind, in Verbindung mit einer Bronchopneumonie, die anderen bakteriellen Pneumonien ähnelt, auf. Manche Patienten leiden an chronischen Lungenerkrankungen, besonders Bronchitis.

Das Grampräparat des Sputums zeigt zahlreiche kleine, gramnegative Bakterien. Der Organismus ist relativ anspruchsvoll und besiedelt meist die oberen Atemwege, so daß es häufig *zu falsch*-negativen und -positiven Kulturen kommt. Bei Kindern gehen durch Hib hervorgerufene Infektionen in der Regel mit Bakteriämie und Empyem einher.

Prophylaxe

H. influenzae-Vakzine vom b-Typ werden zur Behandlung bei allen Kindern empfohlen und sollen im Alter von 2, 4, und 6 Monaten in je 3 Dosen verabreicht werden.

Therapie

Üblicherweise wird Kindern unter 20 kg Ampicillin, 100 mg/kg/Tag i. v., und Kindern über 20 kg bzw. Erwachsenen Ampicillin, 250 mg–1 g alle 6 h, verabreicht. Alternativen dazu sind Amoxicillin, 20–40 mg/kg oral 3× pro Tag für Kinder unter 20 kg oder 250–500 mg oral 3× pro Tag für Kinder über 20 kg und Erwachsene; Trimethoprim/Sulfamethoxazol (TMP/SMX) für Kinder 8 bzw. 40 mg/kg/Tag oral oder i. v., oder für Erwachsene 80–160 bzw. 400–800 mg alle 12 h; Cefuroxim 0,25–1 g i. v. alle 6 h; Cefaclor, 20–40 mg/kg/Tag oral für Kinder oder 500 mg oral alle 6 h für Erwachsene; Tetracyclin, 500 mg oral alle 6 h (kontraindiziert bei Kindern im Alter von 8 Jahren oder jünger), und Chloramphenicol, 50 mg/kg/Tag oral oder i. v. für Kinder oder 500 mg–1 g alle 6 h oral i. v. für Erwachsene. In den meisten Gegenden sind 20–30% der Stämme vom Typ b und 10–20% der nicht-typisierbaren Stämme gegen Ampicillin resistent. Schwere, durch resistente Stämme hervorgerufene Infektionen sollten mit Chloramphenicol, SMX/TMP, Cefuroxim oder einem Cephalosporin der 3. Generation behandelt werden.

Pneumonie bei Legionärskrankheit

Ätiologie und Epidemiologie

Die Untersuchung des Ausbruchs einer akuten fieberhaften Atemwegserkrankung, die bei amerikanischen Legionären 1976 in Philadelphia auftrat, führte zur Entdeckung eines heute unter dem Namen *Legionella pneumophila* bekannten Bakteriums. In der Folge wurde eine Vielzahl von verwandten Organismen vorläufig in diese Kategorie eingeordnet, und retrospektive Studien haben erwiesen, daß dokumentierte Fälle von Legionärskrankheit erstmals 1943 aufgetreten sind. Heute nimmt man über 30 Arten von Legionella an, wovon mindestens 19 als Erreger von Pneumonie beim Menschen bekannt sind. Der häufigste Krankheitserreger für Menschen ist *L. pneumophila*, gefolgt von *L. micdadei* und *L. bozemanii* sowie *L. dumoffii*.

Diese Organismen sind morphologisch ähnlich, weisen die gleichen Charakteristika auf und verursachen ähnliche Krankheiten. Das Krankheitsspektrum reicht von asymptomatischer Serokonversion über eine abgrenzbare grippeähnliche Erkrankung ohne Pneumonie, die manchmal **Pontiacfieber** genannt wird, bis hin zur Legionärserkrankung, der schwersten und bekanntesten Art von Pneumonie, und lokalisierten seltenen Infektionen der Weichteile.

1–8% aller Pneumonien und etwa 4% der letalen nosokomialen Pneumonien lassen sich auf Legionärserkrankung zurückführen. Diese Prozentsätze können jedoch in Gebieten oder Krankenhäusern, in denen die Erkrankung endemisch ist, wesentlich höher liegen. Die meisten Fälle treten sporadisch v. a. im Spätsommer und frühen Herbst auf. Die Erkrankung zeigt, analog zum ersten Ausbruch in Philadelphia, schließlich noch eine deutliche Tendenz, sich in Gebäuden, besonders Krankenhäusern und Hotels, oder begrenzten geographischen Regionen zu manifestieren. Wasserquellen wie Seen, Bäche und Flüsse bilden den natürlichen Lebensraum von *L. pneumophila*. Hauptquellen aerogener Verbreitung stellen Dampfkondensatoren von Klimaanlagen oder Trinkwasser aus verunreinigten Duschköpfen dar. Die Übertragung von Mensch zu Mensch ist nicht nachgewiesen worden.

Symptomatik

Die übliche Inkubationszeit beträgt 2–10 Tage. Die Erkrankung kann in jedem Lebensalter auftreten; meist werden jedoch männliche Personen im mittleren Lebensalter betroffen. Zu den nachgewiesenen Risikofaktoren gehören Rauchen, Alkoholabusus und Immunsuppression, besonders mit Kortikosteroiden. Ein charakteristisches Zeichen von Legionärserkrankung ist hohes Fieber mit relativer Bradykardie. Bei den meisten Patienten ist eine prodromale Phase zu beobachten, die grippeähnlich sein kann und von Unwohlsein, Fieber, Kopfschmerz und Myalgien begleitet wird. Der auftretende Husten ist ursprünglich nicht produktiv; im weiteren Verlauf kommt es zur Produktion von schleimigem Sputum. Ein anderes wesentliches Symptom ist Diarrhö. Weniger häufig tritt ein veränderter Gemütszustand mit Verwirrungszuständen, Lethargie oder Delirium auf.

Im Frühstadium der Erkrankung zeigen die Röntgenaufnahmen des Thorax in der Regel unilaterale, fleckige segmentale oder lobäre alveoläre Infiltrate. Im weiteren Verlauf der Krankheit kommt es bei vielen Patienten zur Entwicklung bilateralen Befalls; Pleuraergüsse sind relativ häufig. Gelegentlich entwickeln sich Lungenabszesse und zahlreiche Rundschatten, die auf septische Embolien schließen lassen. Bei Patienten mit verändertem Gemütszustand sind die Liquor-Untersuchungen normal; bei Patienten mit Diarrhö befinden sich weder Blut noch Leukozyten im Stuhl. Mäßige Leukozytose mit peripheren Leukozytenzahlen von 10000–15000/μl ist nicht selten. Andere häufige Laborbefunde sind Hyponatriämie, Hypophosphatämie und abnorme Leberfunktionstests. Gelegentlich tritt eine Mikrohämaturie in Verbindung mit beeinträchtigter Nierenfunktion auf.

Diagnostik

Zur Bestimmung von Legionella gibt es 4 verschiedene diagnostische Möglichkeiten: Kulturen des Organismus, Nachweis durch direkte und indirekte Fluoreszenztests sowie Urinantigentests. All diese Möglichkeiten sind relativ spezifisch, keine davon ist jedoch besonders empfindlich. Zahlreiche Spezies der Gattung wurden bereits oben beschrieben (s. Ätiologie), und die meisten sind die Ursache ähnlicher Typen von Lungeninfektionen.

Diese Organismen können in Sputum, transtrachealen Aspiraten, Bronchoskopieaspiraten- oder Rachenabstrichen, Lungenbiopsien, Pleuraflüssigkeit oder Blut nachgewiesen werden. Als bevorzugtes Medium für die Kultur nicht verunreinigter Proben wird Holzkohle-Hefeextrakt-Agar empfohlen. Dieser Agar kann, zusammen mit Antibiotika zur Hemmung kompetitiver Flora, für Sputum verwendet werden. Da Legionellen kein Bestandteil der normalen Flora sind, bestätigen positive Kulturen die Diagnose, jedoch ist das Ergebnis von Sputumkulturen in durch andere Techniken nachgewiesenen Fällen nur in 30–70% positiv. Obwohl der direkte Nachweis mit fluoreszierenden Antikörpern rasche Resultate ergibt, erfordert dieser Test erhebliche Erfahrung. Serologisch wird die Diagnose durch den Nachweis eines 4fachen Titeranstiegs auf ≥ 1:128 gestellt. Als äußerst hilfreich im Einklang mit dem klinischen Bild der Erkrankung erweist sich ein Rekonvaleszentenserum mit einem Titer von 1:256 oder mehr. Der zur Diagnose führende Titeranstieg tritt gewöhnlich 3–6 Wochen nach dem Beginn der Erkrankung ein und ist daher nur zur retrospektiven Sicherung der Diagnose wertvoll.

Therapie und Prognose

Erythromycin ist das Medikament der Wahl. Nur leichterkrankte Patienten sollten 500 mg oral alle 6 h erhalten; bei Schwerkranken sollte Erythromycin, 1 g i.v. alle 6 h, oder Erythromycin kombiniert mit Rifampicin 300 mg 2× pro Tag verabreicht werden. Die Therapie sollte zur Vermeidung von Rückfällen über 3 Wochen fortgesetzt werden; die i.v. Therapie kann jedoch in eine Therapie mit Erythromycin oral, 500 mg alle 6 h, umgewandelt werden, wenn kein Fieber und keine akuten Symptome mehr vorhanden sind. Ohne Behandlung beträgt die Mortalitätsrate im Falle häuslich erworbener Legionärskrankheit 15–25% und ist bei immunsupprimierten oder hospitalisierten Patienten wesentlich höher. Gewöhnlich sprechen die Patienten auf eine Behandlung mit Erythromycin an, die Rekonvaleszenz kann sich jedoch hinauszögern. Meist persistieren noch 1 Monat oder länger Abnormitäten im Röntgenbild.

Mykoplasmenpneumonie

(Primär-atypische Pneumonie; Eaton-Agent-Pneumonie; durch pleuropneumonieähnliche Organismen verursachte Pneumonie)

Ätiologie

Lungeninfektionen durch *Mycoplasma pneumoniae* treten am häufigsten bei Kindern und jungen Erwachsenen im Alter von 5–35 Jahren auf und sind sonst eher selten zu beobachten. Dieser übertragbare Krankheitserreger kann zu Epidemien führen, die sich aufgrund der 10–14tägigen Inkubationszeit nur langsam ausbreiten. Es können in engem sozialen Kontakt oder in geschlossenen Siedlungen wie Schulen, Militär und Familien lebende Menschen betroffen werden.

Pathologie

M. pneumoniae heftet sich an das Zilienepithel der Schleimhaut des Respirationstraktes und führt zur Zerstörung der Epithelzellen. Mikroskopisch beobachtet man interstitielle Pneumonitis, Bronchitis und Bronchiolitis. Peribronchiales Gewebe zeigt eine Infiltration von Plasmazellen und kleinen Lymphozyten; im Lumen der Bronchiolen erscheinen polymorphkernige Leukozyten, Makrophagen, Fibrinfasern und Trümmer zerstörter Epithelzellen.

Symptomatik

Frühe Symptome, ähnlich wie bei Grippe, sind Krankheitsgefühl, Halsschmerzen und trockener Husten. Im weiteren Verlauf der Krankheit verschlimmern sich die Symptome; Hustenanfälle sind nicht selten. Das produzierte Sputum ist schleimig, mukopurulent oder blutig tingiert. Im Gegensatz zur klassischen Pneumokokkenpneumonie entwickelt sich die Mykoplasmenpneumonie gewöhnlich schrittweise. In der Regel besteht eine Diskrepanz zwischen körperlichem Untersuchungsbefund und den Beschwerden des Patienten sowie den Veränderungen in der Röntgenthoraxaufnahme. Die akuten Symptome persistieren gewöhnlich über 1–2 Wochen, bevor eine schrittweise Besserung eintritt; bei vielen Patienten dauern die veranlagungsabhängigen Symptome mit Müdigkeit und Krankheitsgefühl jedoch noch mehrere Wochen lang an. Bei der Mykoplasmenpneumonie handelt es sich im allgemeinen um eine leichte Krankheit mit in der Regel rascher Rekonvaleszenz. In Einzelfällen leiden die Patienten an schwerer Pneumonie, die manchmal auch zum akuten Atemnotsyndrom führen kann.

Darüber hinaus kommt es vereinzelt zu hämolytischer Anämie, thromboembolischen Komplikationen, Polyarthritis oder neurologischen Syndromen wie Meningoenzephalitis, transversaler Myelitis, peripheren Neuropathien oder zerebellärer Ataxie. In 20–30% aller Fälle treten makulopapulöse Ausschläge auf, die ggf. wichtige diagnostische Hinweise liefern; z.T. entwickelt sich auch Erythema multiforme oder ein Stevens-Johnson-Syndrom. Die bullöse Trommelfellentzündung, ursprünglich für Mykoplasmenpneumonie als mehr oder weniger diagnostisch beweisend angesehen, stellt heutzutage nur noch einen unspezifischen Befund bei relativ wenigen Patienten dar.

Diagnostik

M. pneumoniae läßt sich aus Sputum oder Kulturen vom Rachenabstrich isolieren; in der Regel jedoch dauert die Isolierung und Identifizierung 7–10 Tage. Die meisten Krankenhauslaboratorien greifen daher auf andere Testverfahren zurück. Grampräparate vom Sputum zeigen vereinzelte Bakterien, eine Mischung von polymorphkernigen Leukozyten und Makrophagen sowie Ansammlungen von desquamierten Epithelzellen des Respirationstrakts. Verschiedene Veränderungen im Röntgenthorax treten auf, meist zeigt sich jedoch eine fleckige Bronchopneumonie in den unteren Lappen. Lobäre Konsolidierung und Pleuraergüsse sind selten. Die Leukozytenzahl liegt gewöhnlich im Normbereich oder ist evtl. leicht erhöht. Die Kältehämagglutininreaktion wird als positiv angesehen, wenn sich eine 4fache

Erhöhung des Titers in aufeinanderfolgenden Proben oder ein einzelner Titer von mindestens 1:64 ergibt. Der Test indessen ist nur bei 50–75% aller Patienten positiv und wird daher als mehr oder weniger unspezifisch angesehen. Die beste Methode zur Sicherung der Diagnose sind serologische Tests (meist Komplementbindungsreaktion), die mit den höchsten Werten nach 2–4 Wochen einen 4fachen Titeranstieg zeigen, nachdem der Titer beim Auftreten der Symptome mindestens 1:64 betrug.

Prognose und Therapie

Da Mykoplasmen unvollständige Zellwände besitzen, sprechen sie nicht auf zellwand-aktive Antibiotika, alle β-Lactam-Präparate eingeschlossen, an. Die Medikamente der Wahl sind Tetracyclin oder Erythromycin (500 mg oral alle 6 h) für Erwachsene oder Erythromycin, 30–50 mg/kg/Tag für Kinder unter 8 Jahren. Diese Therapie trägt zur Senkung des Fiebers und zur Beseitigung pulmonaler Infiltrate bei und beschleunigt die symptomatische Rekonvaleszenz. Antibiotika sind jedoch nicht zur antibakteriellen Behandlung geeignet, da die meisten Patienten den Organismus noch mehrere Wochen nach der Therapie beherbergen. Fast alle Patienten genesen mit oder ohne Therapie.

Chlamydienpneumonie

(Akute Pneumonie durch Taiwan-Erreger [TWAR])

Ätiologie

Der Taiwan-Erreger sowie der akute Atemwegserreger wurden fast zur gleichen Zeit als Chlamydien beschrieben, welche für Infektionen der Atemwege verantwortlich sind. Der Organismus wurde ursprünglich als TWAR-Erreger bezeichnet, später jedoch in *Chlamydia pneumoniae* umbenannt. *C. pneumoniae* ähnelt *C. psittaci,* ist aber hinsichtlich der Antigene verschieden; am wichtigsten hierbei ist; daß durch *C. pneumoniae* verursachte Atemwegsinfektionen klinisch von Psittakose unterschieden werden und epidemiologisch in keinerlei Zusammenhang mit Vögeln stehen. Man nimmt an, daß die Übertragung durch Atemtröpfchen zwischen Menschen vor sich geht. Bei 3–8 Wochen alten Säuglingen ist *C. trachomatis* eine häufige Ursache von Pneumonie; bei älteren Kindern oder Erwachsenen spielt es jedoch als Erreger von Pneumonie keine bedeutende Rolle.

Symptomatik

Vor allem bei älteren Kindern und jungen Erwachsenen verursacht *C. pneumoniae* Pharyngitis, Bronchitis und Pneumonitis. Bei 5–35jährigen Patienten steht es hinter Mycoplasma pneumoniae als Ursache von Pneumonitis an zweiter Stelle. Das klinische Krankheitsbild in dieser Altersgruppe weist auch eine Ähnlichkeit mit Mykoplasmenpneumonie auf. Die meisten Patienten haben Husten, Fieber und produzieren Auswurf, sie sind jedoch nicht ernsthaft krank. *C. pneumoniae* wurde auch bei 5–10% der älteren Erwachsenen entdeckt, welche an einer häuslich erworbenen Pneumonie litten, die schwer genug war, um eine Krankenhauseinweisung erforderlich zu machen. Aufgrund anderer Ursachen kann das klinische Bild bei diesen älteren Patienten nicht ohne weiteres von Pneumonie unterschieden werden. Etwa 50% der älteren Erwachsenen weisen serologische Anzeichen für eine frühere Infektion auf. 5–10% der Fälle mit nosokomialer Pneumonie sind auf *C. pneumoniae* zurückzuführen; es ist jedoch relativ wenig über ihre Epidemiologie bekannt.

Diagnostik

C. pneumoniae kann (wie bei anderen Chlamydien) auf befruchteten Eizellkulturen kultiviert werden; nachgewiesen werden kann es mit direkten Fluoreszenztests, oder es wird in serologischen Reihentests zum Nachweis von Serokonversion verwendet – diese Tests stehen jedoch in den meisten klinischen Labors nicht zur Verfügung. In der Regel verläuft die Erkrankung wie bei M. pneumoniae: Verdacht auf Chlamydienpneumonie liegt nahe, wenn der Patient typische Symptome zeigt und es keine alternative Diagnose gibt. Pneumonitis ohne wahrscheinliche Krankheitserreger bei Sputumuntersuchungen und/oder fehlendes Ansprechen auf die Behandlung mit β-Lactam-Antibiotika weisen auf eine derartige Erkrankung hin.

Prognose und Therapie

Medikamente der Wahl sind Tetracyclin und Erythromycin, die in derselben Dosierung wie bei Mykoplasmenpneumonie verabreicht werden. Die übliche Behandlungsdauer beträgt 10–21 Tage. β-Lactam-Medikamente zeigen keine Wirkung gegen *C. pneumoniae* und andere Chlamydia-Arten, *M. pneumoniae* sowie *Legionella*. Aus diesem Grunde ist Erythromycin das bevorzugte Medikament bei Pneumonien, deren Ursachen nicht bekannt sind. Die Patienten sprechen langsamer als bei Mykosplasmenpneumonie auf die Therapie an; bei vorzeitigem Abbruch der Therapie kann es zu einer Rezidivierung der Symptome kommen. Junge Erwachsene genesen in der Regel; bei älteren jedoch beträgt die Mortalitätsrate 5–10%. Eine Pneumonie durch *C. trachomatis* bei Kleinkindern wird mit Erythromycin behandelt.

Viruspneumonie

Ätiologie und Epidemiologie

Infektionen des unteren Respirationstraktes können durch viele Viren verursacht werden; je nach Alter und epidemiologischen Gegebenheiten sind aber bestimmte Erreger vorherrschend. Bei Kleinkindern und Kindern sind dies das Respiratory-Syncytial-Virus, Adenovirus, Parainfluenzavirus und Influenzaviren vom Typ A und B, gelegentlich auch Rhino- und Coronaviren. Masern sind weiterhin eine nicht zu unterschätzende Ursache von Infektionen des Respirationstraktes in den Gegenden, wo Immunisierung unüblich und mangelhafte Ernährung die Regel ist. Bei sonst gesunden Erwachsenen werden einzig und allein Influenzaviren vom Typ A und B häufig festgestellt; bei älteren Menschen sind dies Influenza- und Parainfluenzaviren und das Respiratory-syncytial-Virus. Patienten mit beeinträchtigter Zellimmunität entwickeln besonders häufig pulmonale Infektionen aufgrund latenter Viren, besonders Zytomegalieviren **(CMV)** oder Herpes-simplex-Viren. Von dieser Ausnahme abgesehen entstehen Viruspneumonien gewöhnlich durch die Exposition eines nichtimmunisierten Individuums gegen infizierte und Viren ausscheidende Personen.

Der wichtigste und am besten erforschte virale Krankheitserreger ist das Influenza-A-Virus, das aufgrund von 2 Antigendeterminanten, nämlich des Hämagglutinin- und des Neuraminidaseantigens, in Untergruppen eingeteilt wird. Immunität gegen diese Antigene vermindert die Infektionsgefahr und verhindert im Falle eingetretener Infektion einen schweren Krankheitsverlauf. Der Wechsel der Antigenstruktur innerhalb einer Untergruppe ist jedoch so groß, daß die Infektion oder Immunisierung mit einem Virusstamm nicht unbedingt Schutz vor anderen Stämmen bedeutet. Zu großen, weltweiten Epidemien kommt es häufig dann, wenn durch das Auftreten neuer Subtypen (Antigenwechsel) antigenunbelastete Populationen exponiert werden. Schwere Krankheitsverläufe treten v.a. bei älteren Menschen auf; mehr als 90% aller Todesfälle der letzten Jahre betrafen Personen über 65 Jahre.

Das Antigen der Influenza-B-Viren ist stabiler; der Krankheitsverlauf ist leichter, obwohl es bei darauffolgenden Krankheitsausbrüchen zum Antigenwechsel kommen kann. Schwere Krankheitsverläufe mit hohen Mortalitätsraten wurden in Pflegeheimen beobachtet.

Pathologie

Viren dringen in das Bronchiolenepithel ein und verursachen so eine Bronchitis; diese Infektion kann sich bis zum pulmonalen Interstitium und den Alveolen ausdehnen und eine

Pneumonie hervorrufen. Die betroffenen Areale der Lungen zeigen vermehrte Blutfülle, manchmal kommt es zu Blutungen. Unter Beteiligung von mononukleären Zellen läuft eine starke entzündliche Reaktion ab. Die Alveolen können Fibrin, mononukleäre Zellen und gelegentlich einige polymorphkernige Leukozyten enthalten. Bei schweren Fällen von Viruspneumonie finden sich dort auch hyaline Membranen. Bei Adenovirus-, Zytomegalievirus-, Respiratory-syncytial-Virus- oder Varizellenvirusinfektionen können charakteristischerweise virale, intrazelluläre Einschlüsse nachgewiesen werden.

Symptomatik

Zum klinischen Spektrum viraler Infektionen der unteren Atemwege gehören Bronchitis, Bronchiolitis und Pneumonie. Allgemeine Symptome sind Kopfschmerz, Fieber, Myalgie und Husten mit gewöhnlich mukopurulentem Sputum. Röntgenthoraxaufnahmen zeigen meist eine interstitielle Pneumonie und peribronchiale Verdickungen. Seltene Befunde dagegen sind lobäre Konsolidierung und Pleuraergüsse. Die Leukozytenzahl kann oft niedriger, aber auch normal oder mäßig erhöht sein.

Diagnostik

Der Erregernachweis ist in der Regel schwierig, kann jedoch bei Ausbruch der Krankheit, bei schwerkranken Patienten und bei Infektionen mit behandelbaren Viren von Bedeutung sein. Das Vorhandensein von Bakterien in kleiner Zahl und ein Vorherrschen mononukleärer Zellen in Sputumausstrichen sowie fehlender Nachweis bakterieller Krankheitserreger lassen auf eine Viruspneumonie schließen. Pneumonien, die virusbedingte Exantheme (z. B. Masern, Varizellen oder Herpes) komplizieren, können versuchsweise aufgrund anderer in Zusammenhang stehender klinischer Befunde, wie z. B. flüchtiger Hautausschlag, identifiziert werden.

Bei den meisten Virusinfektionen des Respirationstraktes erfordert eine spezifische Diagnose den Nachweis des Virus im Spülmaterial des Rachens oder im Gewebe und eine Identifizierung typischer Einschlüsse in zytopathologischen oder bioptischen Präparaten oder serologische Tests. Da die Virusisolierung in vielen Krankenhäusern noch nicht durchführbar ist, basiert die Diagnose einer Influenza gewöhnlich auf den bei Krankheitsausbruch bestehenden typischen Symptomen und auf serologischen Tests mit Seren von akut Erkrankten und Rekonvaleszenten.

Prophylaxe

Zur Verhinderung oder Behandlung von Influenza-A-Infektionen kann prophylaktisch oder innerhalb von 48 Std. nach Einsetzen der Symptome Amantadin verabreicht werden. Üblicherweise werden unter 65 Jahre alten Erwachsenen 100 mg oral 2 × pro Tag und über 65 Jahre alten Patienten 100 mg/Tag verabreicht. Niedrigere Dosierungen (100 mg/Tag) empfehlen sich bei Patienten mit Anfallsleiden und solchen mit Niereninsuffizienz. Kindern werden gewöhnlich 4 mg/kg/Tag 2 × pro Tag oder 3 × pro Tag gegeben. Bei unter 1 Jahr alten Kleinkindern sollte von einer Behandlung mit Amantadin abgesehen werden. Bei Herpes simplex, Herpes zoster oder Varizellen (Windpocken) empfiehlt sich die Gabe von Aciclovir, 5–10 mg/kg alle 8 h, bei Erwachsenen und Aciclovir, 250–500 mg/m^2 Körperoberfläche alle 8 h, bei Kindern. Pneumonie durch Zytomegalieviren (CMV) kann mit Ganciclovir, 5 mg/kg i. v. 2 × pro Tag, und bei Patienten mit Organtransplantat mit Immunglobulin behandelt werden; bei anderen Populationen gibt es jedoch keine Therapie von deutlichem Nutzen. Eine weitere Möglichkeit stellt eine prophylaktische Impfung gegen Influenza A und B dar, die gemischte Antigenpräparate aufgrund neuester Forschungsergebnisse und der angenommenen *epidemischen Stämme* enthält. Kindern unter 12 Jahren werden im Abstand von mindestens 4 Wochen 2 Dosen dieses Impfstoffs verabreicht.

Personen über 12 Jahre sollten nur eine einzige Dosis erhalten, da sie bereits in höherem Maße immunisiert sind. Die gesamte Schutzwirkung beträgt in der Regel etwa 70%; die Wirksamkeit des Impfstoffs variiert jedoch abhängig von Patient und epidemischem Stamm. Für die meisten Patienten kommt die Impfung, mit der ein möglicher Nutzen erlangt werden kann, in Frage. Zielgruppen höchster Priorität sind Personen mit chronischen kardiovaskulären und pulmonalen Erkrankungen, Bewohner von Pflegeheimen und medizinisches Personal, das extensiven Kontakt mit stark gefährdeten Patienten hat. In der nächsten Prioritätsstufe sind Personen über 65 Jahre und solche mit zahlreichen chronischen Krankheitszuständen wie z. B. metabolischen Erkrankungen (Diabetes mellitus), Nierenfunktionsstörung, Anämie, Immunsuppression (auch HIV-Infektion) und Asthma. Eine jährliche Wiederholung der Impfung ist erforderlich.

Bei einigen Patienten, v. a. bei solchen mit Influenza, treten sekundäre Bakterieninfektionen auf, die mit Antibiotika behandelt werden müssen. Hauptkrankheitserreger sind dabei *Streptococcus pneumoniae* und *Staphylococcus aureus;* weniger häufig findet man *H. influenzae,* β-hämolysierende Streptokokken der Gruppe A und *Neisseria meningitidis.* Die Prognose variiert sehr unterschiedlich je nach Krankheitserreger, Alter des Patienten und den gleichzeitig bestehenden Erkrankungen.

Pneumonie bei Psittakose

(Ornithose; Papageienkrankheit)

Infektiöse, „atypische" Pneumonie, hervorgerufen durch Chlamydia psittaci; übertragen durch bestimmte Vogelarten.

Ätiologie und Epidemiologie

Der Erreger der Psittakose gehört zur Gattung *Chlamydia* (s. Kap. INF, 13.). Die Psittakose findet sich vorwiegend bei Papageienarten (Papageien, Sittiche, Sperlingspapageien), weniger oft bei Hühnern, Tauben und Kanarienvögeln (hier wird die Krankheit oft als Ornithose bezeichnet) und gelegentlich beim Silberreiher und manchen Seevögeln (z. B. Heringsmöwen, Sturmvögel und Eissturmvögel). Zur Infektion des Menschen kommt es durch die Einatmung von Staub, der Federbestandteile enthält oder von Exkreten infizierter Vögel herrührt; die Infektion kann auch durch den Biß eines infizierten Vogels auf den Menschen übertragen werden oder, dies aber selten, durch Tröpfchen vom Husten infizierter Patienten. Die Übertragung von Mensch zu Mensch kommt in Verbindung mit hochvirulenten, aviären Stämmen vor, die Erkrankung kann auch venerisch übertragen werden. Die pathologischen Veränderungen entsprechen denen einer Pneumonie mit Beteiligung mononukleärer Zellen wie bei anderen „primär atypischen" Pneumonien (s. weiter oben Virus- und Mykoplasmenpneumonien, sowie Kap. INF, 12., Rickettsienpneumonien).

Symptomatik

Nach einer 1- bis 3wöchigen Inkubationszeit kann der Beginn allmählich oder plötzlich mit Fieber, Schüttelfrost, allgemeinem Krankheitsgefühl und Anorexie erfolgen. Die Temperatur steigt allmählich an und es entwickelt sich Husten, der anfänglich trocken ist, aber mit der Zeit mukopurulent wird. Die Röntgenthoraxaufnahme zeigt in der 1. Woche eine vom Hilus ausgehende Pneumonie; wandernde Infiltrate können vorliegen. In der 2. Krankheitswoche kann eine Lungenentzündung und deutliche Konsolidierung mit sekundärer, eitriger Infektion der Lungen auftreten. Die Temperatur ist über 2–3 Wochen erhöht, um dann langsam abzufallen. Der Krankheitsverlauf kann leicht oder schwer sein, was vom Alter des Patienten und dem Ausmaß der Pneumonie abhängt. Ein zunehmender, ausgesprochener Anstieg der Puls- und Atemfrequenz ist ein schlechtes Zeichen. Bei schweren, nichtbehandelten Fällen kann die Mortalität bis zu 30% erreichen, bei virulenten Stämmen ist sogar über höhere Frequenzen berichtet worden. Die Rekonvaleszenz tritt allmählich ein und kann sich, besondes bei schweren Fällen, über einen längeren Zeitraum erstrecken.

Diagnostik und Laborbefunde

Die klinische Unterscheidung von anderen atypischen Pneumonien ist schwierig. Anfänglich kann die Erkrankung mit Influenza, Typhus, Mykoplasmenpneumonie, Legionärserkrankung oder Q-Fieber verwechselt werden. Findet sich in der Vorgeschichte Kontakt zu Vögeln, so fällt der Verdacht auf die Psittakose; sie wird durch den Erregernachweis oder durch serologische Untersuchungen (Komplementbindungsreaktion) gesichert.

Prophylaxe

Infizierte Taubenschwärme in den Taubenschlägen von Züchtern (z. B. von Brieftauben) sowie Staub und Federn und der Inhalt von Käfigen müssen vermieden werden; kranke Vögel sollte man nicht anfassen. Die Erregerausbreitung durch importierte Papageienarten versucht man durch die gesetzlich verordnete Verfütterung von (Chlortetracyclin-)behandeltem Futter über 45 Tage zu vermeiden; auf diese Art wird gewöhnlich, jedoch nicht immer, der Erreger aus dem Blut und den Fäzes der Vögel eliminiert. Dies kann auch zur Bekämpfung der Erkrankung bei Truthähnen, die zum Verkauf aufgezogen werden, von Nutzen sein. Da es durch Hustentröpfchen und Sputum zur Infektion anderer Personen kommen kann, sollten die betroffenen Personen streng isoliert werden, wenn aufgrund chemischer und epidemiologischer Fakten (Exposition gegen mögliche Erregerquellen) die Verdachtsdiagnose gestellt wird.

Therapie

Tetracyclin ist in einer Dosierung von 1–2 g/Tag wirksam, es wird oral, aufgeteilt in 6stündliche Dosen, verabreicht. Innerhalb von 48–72 h werden Fieber und andere Symptome gewöhnlich beherrscht, aber die antibiotische Behandlung sollte mindestens für 10 Tage beibehalten werden. Strikte Bettruhe, bei Bedarf Sauerstoffgabe und Bekämpfung des Hustens mit Codein (15 mg alle 3 oder 4 h oral) sind indiziert.

Pilzpneumonie

Primäre Pilzpneumonien werden am häufigsten durch *Blastocystis hominis, Histoplasma capsulatum* oder *Coccidioides immitis,* seltener durch die Spezies *Candida, Cryptococcus, Aspergillus* oder *Mucor* *(s. Kap. INF, 11.)* verursacht. Eine Pilzpneumonie kann auch als Komplikation bei AIDS-Patienten und einer antibakteriellen Therapie auftreten, besonders bei Patienten mit veränderter Abwehrlage als Folge einer Erkrankungen oder einer immunsuppressiven Therapie *(s. Kap. INF, 8.).*

Pneumonie durch Pneumocystis carinii

Ätiologie

Pneumocystis carinii, neuerdings eher als Pilz als als Parasit angesehen und gewöhnlich in der Wirtslunge nur in latentem Zustand zu finden, ruft bei einer Störung des Abwehrsystems eine Erkrankung hervor. Eine Übertragung von Patient zu Patient ist möglich. Fast alle *Patienten weisen Immundefekte auf.* Am häufigsten werden Schäden der zellvermittelten Immunität wie bei Neoplasien blutbildender Organe, lymphoproliferativen Erkrankungen, Chemotherapie des Krebses und AIDS beobachtet. Etwa 60% aller Patienten mit HIV-Infektion enwickeln eine Pneumonie durch *P. carinii* als erste AIDS-bestimmende Diagnose, und über 80% aller an AIDS Erkrankten haben diese Infektion zu irgendeinem Zeitpunkt während des Krankenheitsverlaufs. Diese Patienten erklären den großen Anteil der Pneumonien bei Patienten, bei denen eine Einweisung ins Krankenhaus in Gebieten, wo AIDS epidemisch ist *(s. Kap. INF, 9.)*, erforderlich ist.

Symptomatik

Gewöhnlich berichten die meisten Patienten über Beschwerden wie Fieber, Dyspnoe und trockenen, nichtproduktiven Husten, die sich subakut in mehreren Wochen oder akut in einigen Tagen entwickeln können. Die Röntgenthoraxaufnahme zeigt in der Regel diffuse, bilaterale perihiläre Infiltrate; bei 10–20% aller Patienten sind die Röntgenaufnahmen jedoch normal. Vor allem bei Patienten mit typischen Symptomen und negativem Röntgenbefund kann sich das Galliumszintigramm als besonders hilfreich erweisen. Die arterielle Blutgasanalyse weist auf Hypoxämie hin; der alveolo-arterielle O_2-Gradient ist erheblich erhöht und die Lungenfunktion zeigt eine veränderte Diffusionskapazität. Patienten mit HIV werden für Pneumonie durch *P. carinii* anfällig, wenn die Anzahl der CD4-Helferzellen unter 200/µl liegt.

Diagnostik

Zur Stellung einer Diagnose ist ein histopathologischer Nachweis des Organismus mit Methenaminsilber-, Giemsa-, Wright-Giemsa-, modifizierten Grocott-, Gram-Weigert- oder monoklonalen Antikörper-Färbungen oder mit Proben, die durch transtracheale Aspiration, Feinnadalaspiration, offene Lungenbiopsie, Sputumprovokation oder Bronchoskopie gewonnen wurden, erforderlich. Bei Vorhandensein technischer Sachkenntnis ist Sputumprovokation die bevorzugte diagnostische Methode. Als Alternative wird die Bronchoskopie mit Bronchiallavage und Bürstenbiopsie *(s. Kap. LUN, 3.)* bevorzugt.

Therapie

Das Medikament der Wahl ist Trimethoprim-Sulfamethoxazol (TMP/SMX): TMP, 20 mg, und SMX, 100 mg/kg/Tag, in 4 Dosen i. v. oder oral über 21 Tage. Der Therapiebeginn muß nicht aufgrund der Befürchtung, daß die Diagnose beeinträchtigt werden könnte, hinausgezögert werden, da die Zysten über Wochen vorhanden sind. Potentielle Nebenwirkungen, besonders bei AIDS-Patienten, sind flüchtiger Hautausschlag, Neutropenie und Fieber. Eine Alternative zu TMP/SMX stellt die Gabe von Pentamidin, 4 mg/kg i. v. 1 × pro Tag über 21 Tage dar. Da bei Pentamidin in hohem Maße toxische Nebenwirkungen, so z. B. Nierenversagen, Leberschäden, Hypoglykämie, Leukopenie, Fieber, flüchtiger Hautausschlag und Magenunverträglichkeit auftreten, kann es nur begrenzt verabreicht werden. Die Mortalitätsrate bei Behandelten beträgt 10–30%.

Patienten, die mit Pentamidin behandelt werden, weil sie nicht auf TMP/SMX ansprechen, weisen eine sehr hohe Mortalitätsrate auf; diejenigen, die aufgrund der Nebenwirkungen von TMP/SMX auf Pentamidin umgestellt werden, sprechen gewöhnlich gut auf die Therapie an. Bei Patienten, deren P_{O_2} unter 70 mmHg liegt, wird eine zusätzliche Therapie mit Kortikosteroiden empfohlen, in diesem Falle die Verabreichung von Prednison 40mg 2 × pro Tag (oder ein Äquivalent dazu) über 5 Tage, 20 mg 2 × pro Tag über 5 Tage und danach 20 mg/Tag über die Dauer der Behandlung. Dadurch werden Hypoxie, die Notwendigkeit der Intubation und späteinsetzende Fibrose vermindert. Unterstützende Maßnahmen beinhalten eine Sauerstofftherapie, gelegentlich mit PEEP-Beatmung, um den Pa_{O_2} auf einem Niveau von 60 Torr und höher zu halten. AIDS-Patienten, die an einer Pneumonie durch *P. carinii* erkrankt waren, sollten prophylaktisch mit Pentamidin in Aerosolform, TMP/SMX, Sulfadoxin und Pyrimethamin, Dapson oder Dapson plus TMP behandelt werden.

Pneumonie beim abwehrgeschwächten Patienten

Ätiologie

Die Liste potentieller Krankheitserreger bei Patienten mit Immunschädigung ist endlos. Mögliche ätiologische Erreger können jedoch oft von der Art der Schädigung des Patienten, von den röntgenologischen Veränderungen und der Entwicklung klinischer Symptome bestimmt werden. Auf der Art des Defektes beim abwehrgeschwächten Patienten basierende Möglichkeiten sind *in Tab. 9.* zusammengestellt.

Tab. 9. Diagnostik der Krankheitserreger beim abwehrgeschwächten Patienten

Schädigung des Patienten	*Beispiel*	*Mögliche Krankheitserreger*
Humorale Schwäche der Immunabwehr	Multiples Myelom	Bakterien: *S. pneumoniae, H. influenzae, N. meningitidis*
Hypogammaglobulinämie		
Selektive Abwehrschwäche: IgA, IgG, IgM		
Defekte polymorphkernige Neutrophile		
Neutropenie	Akute Leukämie, aplastische Anämie, Chemotherapie des Krebses	Bakterien: gramnegative Bakterien; *S. aureus,* Aspergillus sp.
gestörte Chemotaxis	Diabetes	Bakterien
gestörte intrazelluläre Abtötung	Chronische granulomatöse Erkrankung	Bakterien: *S. aureus*
Störung des alternativen Aktivierungsweges	Sichelzellanämie	*S. pneumoniae; H. influenzae;*
C5-Mangel		*S. pneumoniae; S. aureus;* gramnegative Bakterien
Zellvermittelte Immunität	Hodgkinsche Krankheit; Chemotherapie des Krebses, AIDS, Kortikosteroide	Mykobakterien; Viren (Herpes, Zytomegalievirus); Strongyloides; opportunistische Pilze *(Aspergillus, Mucor* oder *Cryptococcus); P. carinii; Nocardia; Toxoplasma*

Es sei darauf hingewiesen, daß respiratorische Symptome und Veränderungen in der Röntgenthoraxaufnahme vielerlei Ursachen haben können und nicht auf Infektionen zurückzuführen sein müssen. In andere differentialdiagnostische Überlegungen sollten Lungenblutung, Lungenödem, Strahlenschäden, Lungenschäden aufgrund zytotoxischer Medikamente und Tumorinfiltrate einbezogen werden.

Die Schnelligkeit des Krankheitsverlaufes trägt ebenfalls dazu bei, die Ursache zu identifizieren. Bei Patienten mit akuten Symptomen stellen bakterielle Infektionen, Blutung, Lungenödeme, Leukoagglutininreaktion oder Lungenembolien wahrscheinliche Diagnosen dar. Subakute oder chronische Verlaufsbilder lassen eher auf Pilz- oder Mykobakterieninfektionen, opportunistische Virusinfektionen, Pneumonie durch *Pneumocystis,* Tumoren, Reaktionen auf zytotoxische Medikamente oder Strahlenschäden schließen.

Eine weitere Möglichkeit zur Stellung einer Diagnose sind Veränderungen im Röntgenbild. Röntgenaufnahmen, die eine lokalisierte Erkrankung mit Konsolidierung zeigen, weisen in der Regel auf eine Infektion durch Bakterien, Mykobakterien, Pilze oder Nokardien hin. Ein interstitielles Erscheinungsbild läßt eher auf eine Virusinfektion, Pneumonie durch *Pneumocystis carinii,* Schäden durch Medikamente oder Bestrahlung oder ein Lungenödem schließen. Diffuse noduläre Läsionen weisen auf Mykobakterien, Nokardien, Pilze oder Tumoren, zerfallende Prozesse auf Mykobakterien, Nokardien, Pilze oder Bakterien hin.

Diagnostik

Aufgrund der Vielzahl der Krankheitserreger und der Tatsache, daß für die meisten Infektionskrankheiten spezifische Therapien zur Verfügung stehen, sowie der hohen Mortalitätsrate im Zusammenhang mit ungeeigneter Therapie, wird die Notwendigkeit einer ätiologischen Abklärung nur noch deutlicher unterstrichen. Das diagnostische Vorgehen variiert je nach klinischen Gegebenheiten und verfügbaren Mitteln. Als erstes wird gewöhnlich das Sputum färberisch und kulturell untersucht; für viele oder die meisten diagnostischen Betrachtungen ist dies jedoch oft nicht aufschlußreich genug. Ein invasives Vorgehen (z.B. transtracheale Aspiration, Feinnadelbiopsien, Bronchoskopie oder offene Lungenbiopsie) empfiehlt sich häufig bei Patienten mit zweideutigen Diagnosen oder bei denen andere Befunde auf alternative Diagnosen hinweisen. Eine Biopsie ermöglicht histologische und kulturelle Gewebsuntersuchungen; mittels einer Bronchoskopie (einer transbronchialen Biopsie) oder eines offenen chirurgischen Eingriffes kann Gewebe gewonnen werden. Obwohl letzteres in der Regel eine Vollnarkose und nach dem Eingriff eine Intubation erforderlich macht, ermöglicht eine Biopsie unter direkter Sicht doch eine Entnahme repräsentativer Proben direkt aus den betroffenen Stellen; die Biopsie stellt daher die wichtigste Untersuchungsmethode mit gleichzeitig höchster diagnostischer Ausbeute dar.

Therapie

Akut erkrankte Patienten, bei denen ein Verdacht auf bakterielle Infektionen besteht, werden oft mit Antibiotika behandelt, die nach Wahrscheinlichkeit und aufgrund der Untersuchungsergebnisse der Gramfärbung und der kulturellen Untersuchungen des Sputums ausgewählt werden. Wie oben beschrieben, wird die Therapie unter Zugrundelegung der endgültigen diagnostischen Beurteilung modifiziert.

Postoperative und posttraumatische Pneumonien

Ätiologie

Zur Retention bronchialer Sekrete kann es durch Hypoventilation, Behinderung oder Hemmung des Hustenreflexes, Bronchospasmus und Dehydratation kommen; dies führt dann zur segmentalen Atelektase und weiterhin zur pulmonalen Infektion. Solche Infektionen treten häufiger in den Wintermonaten sowie bei älteren oder entkräfteten Patienten auf. Etwa 60% postoperativer pulmonaler Infektionen treten infolge abdomineller Eingriffe und ungefähr 20% nach Operation an Kopf und Hals auf. Häufig werden diese Infektionen auch nach Thoraxoperationen mit Eingriffen an Lungen und Ösophagus beobachtet. Pneumonien treten in gleicher Weise nach Intubationsnarkose und Spinalanästhesie auf; nur etwa 10% derartiger Infektionen entwickeln sich nach Operationen, die unter lokaler intravenöser Anästhesie vorgenommen wurden. Etwa 40% der posttraumatischen Pneumonien stellen Komplikationen von Rippenfrakturen oder eines Thoraxtraumas dar; die übrigen Pneumonien treten zu gleichen Teilen nach Schädelfrakturen oder anderen Schädelverletzungen, Frakturen, Verbrennungen oder ausgedehnteren Kontusionen auf. Die postoperative Pneumonie unterscheidet sich von der Aspirationspneumonie durch das Fehlen der irrtierenden Magensekrete, anaerobe Keime sind gewöhnlich nicht beteiligt.

Bakteriologische Untersuchungen von Sputum und Bronchialsekret zeigen oft gramnegative Bakterien, *Staphylococcus aureus*, Pneumokokken, *Haemophilus influenzae* oder Mischinfektionen mit diesen Keimen. Eitriges Sputum weist gewöhnlich auf eine Infektion hin, aber es lassen sich auch bei geringer Sputumproduktion oder in schleimigem Sputum gelegentlich große Mengen von Erregern finden.

Symptomatik und Diagnostik

Es gilt das gleiche wie für andere bakterielle Pneumonien, die durch die jeweiligen Erreger hervorgerufen werden. Die Röntgenthoraxaufnahme zeigt atelektatische Areale und gelegentlich Hinweise auf eine Lungenembolie oder einen Lungeninfarkt; in Zusammenhang mit den beiden zuletzt genannten Erscheinungen tritt gewöhnlich blutiger Auswurf auf.

Therapie und Prognose

Die Prognose hängt vom jeweiligen zugrundeliegenden Zustand ab, der Anlaß zur Vornahme einer Operation war, weiterhin vom Alter und vorhergehenden Gesundheitszustand des Patienten sowie von der Art, Lokalisation und Ausdehnung eines Traumas. Die Komplikationen gleichen denen anderer bakterieller Pneumonien, aber es können sich in Zusammenhang mit Pneumonien, die als Folge eines Traumas oder einer Operation von Lunge und Mediastinum auftraten, häufiger Empyeme entwickeln.

Aspirationspneumonie

Pathologische Folgen abnormen Eintritts von Flüssigkeit, verschiedenen Partikeln oder Sekreten in den unteren Respirationstrakt.

Bei gesunden Personen kommt es üblicherweise zu Aspirationen, das Inoculum wird jedoch in der Regel durch die normalen Abwehrmechanismen sofort und ohne Folgen beseitigt. Die Aspirationspneumonie weist je nach Art des Inoculums 3 verschiedene Syndrome auf. Diese unterscheiden sich in Pathophysiologie, Symptomen und Therapie.

Zu einer durch *chemische* Einwirkung entstandenen **Pneumonitis** kommt es, wenn das aspirierte Material eine unmittelbare toxische Wirkung auf die Lungen hat. Am besten untersucht und vielleicht am häufigsten auftretend ist die durch Säure verursachte Pneumonitis nach Aspiration von Magensäure **(Mendelsonsches Syndrom).** Tierversuchen zufolge ist die Voraussetzung dazu die Aspiration einer relativ großen Flüssigkeitsmenge mit einem pH-Wert unter 3, die rasch zu einer akuten Lungenschädigung führt. Es kommt zu akuter Dyspnoe, Tachypnoe und Tachykardie. Weitere Befunde in diesem Zusammenhang sind Zyanose, Bronchospasmus, Fieber und hellrotes, schaumiges Sputum. Röntgenthoraxaufnahmen zeigen Infiltrate, die in der Regel einen oder beide untere Lungenlappen befallen. Eine arterielle Blutgasanalyse weist auf Hypoxämie hin. Das wichtigste therapeutische Mittel ist eine gewöhnlich mit positiven Drücken erfolgende Verabreichung von Sauerstoff *(s. Kap. LUN, 5.)*. Eine Absaugung der Sekrete aus dem Tracheobronchialbaum sollte im frühen Verlauf der Erkrankung erfolgen. Die Schädigung bildet sich jedoch so rasch aus, ähnlich einer rasanten Verbrennung, und die Säure wird so schnell von pulmonalen Sekreten neutralisiert, daß nur eine geringe Chance besteht, den chemisch verursachten Schaden rückgängig zu machen. Eine tracheale Absaugung dient in erster Linie dazu, die Luftwege von fremden Partikeln zu befreien, die aspiriert werden könnten *(s. Kap. LUN, 3.)*. Der Wert häufig verabreichter Kortikosteroide und Antibiotika ist ungewiß. Der wichtigste Bestandteil der Therapie ist die mit O_2 unterstützte Atmung und, falls notwendig, die mechanische Beatmung.

Neuere Untersuchungen dieser Art von Pneumonien zeigen jeweils 1 von 3 Erscheinungsbildern: 1. rasche Rekonvaleszenz ähnlich der von Mendelson beschriebenen, 2. Entwicklung eines akuten Atemnotsyndroms, 3. bakterielle Superinfektion. Die veröffentlichten Mortalitätsraten betragen 30–50%.

Die häufigste Art von Aspirationspneumonie ist eine **bakterielle Infektion** des unteren Respirationstraktes, an der vor allem anaerobe Bakterien, die die Zahnfleischtasche des Oropharynx besiedeln, beteiligt sind. Sie tritt in der Regel erst verzögert ein, und ihre Symptome entwickeln sich langsamer als bei durch Magensäure verursachter Pneumonitis. Die üblichen Befunde sind die einer bakteriellen Lungeninfektion mit Husten, Fieber und purulentem Sputum. Röntgenthoraxaufnahmen zeigen ein Infiltrat in einem von der Position des Patienten während der Aspiration in gewissem Maße abhängigen Lungensegment. In liegender Position sind das apikale Anteile eines Unterlappens oder der posteriore Anteil eines Oberlappens; nach einer Aspiratoin in aufrechter Position werden vor allem die Lungenunterlappen bevorzugt betroffen. Bei einer Beteiligung anaerober Bakterien ist häufig eine pulmonale Nekrose mit einem durch eine bronchopleurale Fistel oder Zerfallshöhle (d.h. Lungenabszeß) verursachten Empyem die Folge. Bei der Therapie empfehlen sich vor allem Antibiotika zur Bekämpfung der beteiligten Krankheitserreger. Da bei der Behandlung der durch anaerobe Bakterien verursachten Infektionen die Ergebnisse der Sputumsuntersuchung nicht aussagekräftig genug sind, ist die bevorzugte Untersuchungsprobe das transtracheale Aspirat. Aspirationen bei nicht hospitalisierten Patienten führen in der Regel zu anaeroben Infektionen; die nosokomiale Aspirationspneumonie hingegen umfaßt gewöhnlich komplexe Mischungen von Organismen wie z.B. gramnegative Bakterien und *S. aureus* sowie anaerobe Bakterien. Diese Unterscheidungen sind bei der Auswahl der Medikamente von Bedeutung. Zur Behandlung anaerober Infektionen wird bevorzugt wasserlösliches Penicillin G, 4–10 Mio E/Tag i.v. in 4 Dosen, oder Clindamycin, 600 g i.v. alle 6–8 h, verabreicht. Vergleichende Versuche mit Penicillin und Clindamycin bei Patienten mit eitrigen Lungenabszessen zeigten, daß mit Clindamycin eine bessere Wirkung erzielt werden konnte. Die wahrscheinlichste Erklärung hierfür ist, daß in etwa 25% aller Fälle penicillinresistente Anaerobier beteiligt sind (z.B. *B. melaninogenicus, B. ruminicola, B. ureolyticus* oder *B. fragilis*). Bei Patienten mit im Krankenhaus erworbener Aspirationspneumonie gilt die größte Aufmerksamkeit zunächst den gramnegativen Keimen und *Staphylococcus aureus* als Bestandteil gemischter Infektionen. Diese Organismen sind mit Sputumkulturen leicht nachzuweisen; In-vitro-Empfindlichkeitstests werden verwendet, um die Wahl der Antibiotika zu erleichtern.

Eine **mechanische Obstruktion** des unteren Respirationstraktes kann durch Aspiration inerter Flüssigkeiten oder von festen Partikeln (z.B. bei Ertrunkenen oder Patienten mit schweren Bewußtseinsstörungen, die nichtsaures Erbrochenes, oral verabreichte Nahrung etc. aspirieren können) verursacht werden. Bei diesen Patienten kann eine sofortige Absaugung des Tracheobronchialbaumes erforderlich sein, um eine akute Dyspnoe und Zyanose zu verhindern.

Fremdkörper, meist pflanzlichen Ursprungs wie z.B. Erdnüsse, können sich ebenfalls in den unteren Atemwegen festsetzen. Diese Art von Ereignissen beobachtet man gewöhnlich bei Kindern während der oralen Entwicklungsphase, aber auch bei Erwachsenen. Im letzteren Falle handelt es sich vor allem um die Aspiration von Fleisch während des Essens, das sogenannte „Café-Koronarsyndrom" *(s. Kap. HKR, 4., Kardiopulmonale Wiederbelebungstechniken, unter Herzstillstand und Kardiopulmonale Wiederbelebung, und Kap. LUN, 3., Tracheale Aspiration)*. Die Symptome hängen von der Größe des Objektes und der Weite der Luftwege ab. Eine Obstruktion im oberen Teil der Trachea kann zu akuter Apnoe führen, die oft mit Aphonie einhergeht und einen raschen Tod herbeiführt. Eine Obstruktion mehr distaler Luftwege führt zu einem chronischen Reizhusten und ist manchmal von rezidivierenden Infektionen distal der Obstruktion begleitet. Eine Atelektase oder eine Überblähung der betroffenen Lunge zeigt sich am besten auf Röntgenthoraxbildern, die während der Ausatmung aufgenommen werden. Eine partielle Obstruktion mit gefesselter Luft verschiebt den Herzschatten während dieser Atemphase zur gesunden Lunge. Auf diese Diagnose weisen ebenfalls rezidivierende parenchymale Infektionen in demselben Lungensegment hin. Die Therapie besteht gewöhnlich darin, den Fremdkörper bronchoskopisch zu entfernen.

11. LUNGENABSZESS

Lokalisierte Höhle mit Eiter, hervorgerufen durch eine Nekrose von Lungengewebe, mit umgebender Pneumonitis. Der Terminus „Lungengangrän" beschreibt einen ähnlichen, jedoch mehr diffusen und ausgedehnten Prozeß, bei dem die Nekrose überwiegt. Ein Lungenabszeß kann **putrid** (verursacht durch anaerobe Bakterien) oder **nichtputrid** (verursacht durch anaerobe oder aerobe Bakterien) sein.

Ätiologie und Pathologie

Lungenabszesse sind gewöhnlich Folge einer Aspiration von infiziertem Material aus den oberen Luftwegen bei bewußtlosen oder durch die Einwirkung von Alkohol betäubten Patienten, bei Erkrankungen des ZNS, bei Allgemeinanästhesie oder ausgeprägter Sedierung. Sie werden hauptsächlich durch Anaerobier hervorgerufen und sind oft mit Erkrankungen des Periodontiums vergesellschaftet. Manchmal wirken viele Keime synergistisch zusammen. Die Bakterien aus Lungenabszessen umfassen pyogene Bakterien und Bakterien der nasopharyngealen Flora, hauptsächlich Anaerobier und weniger häufig anaerobe Keime und Pilze. Das Bronchialkarzinom ist eine gelegentliche Ursache von Lungenabszessen bei Personen über 55 Jahre.

Pneumonien durch *Klebsiella pneumoniae, S. aureus, Actinomyces israeli, β-hämolysierende Streptokokken, Streptococcus milleri* (und andere aerobe oder mikroaerophile Streptokokken), *Legionella sp.* oder *Haemophilus influenzae* weisen manchmal eine Abszeßbildung als Komplikation auf. Bei Immunsupprimierten werden Lungenabszesse gewöhnlich durch *Nocardia, Cryptococcus, Aspergillus, Phycomyces,* atypische Mykobakterien (v.a. *M. avium intracellulare* oder *M. kansasii*) oder gramnegative Keime verursacht. Auch Blastomykose, Histoplasmose und Kokzidioidomykose können zu akuten oder chronischen Lungenabszessen führen; auf sie weisen nichtputride Abszesse in endemischen Gebieten hin.

Zu anderen, selteneren Ursachen von Lungenabszessen gehören septische Lungenembolien, Sekundärinfektionen von Lungeninfarkten und direkte Ausbreitung eines Amöben- oder bakteriellen Abszesses von der Leber aus durch das Zwerchfell in den Lungenunterlappen. Aus klinischer Sicht wird eine Tuberkulose mit Kavernenbildung nicht als Lungenabszeß bezeichnet.

Am häufigsten sind solitäre Lungenabszesse. Multiple Abszesse entwickeln sich gewöhnlich einseitig und simultan oder durch Streuung aus einem Herd. Abszesse, die als Folge einer Aspiration auftreten, betreffen meist das apikale Unterlappensegment und das posteriore Oberlappensegment der rechten Lunge. Ein solitärer Abszeß, der sich als Folge einer bronchialen Obstruktion oder einer infizierten Lungenembolie entwickelt, beginnt als Nekrose eines Großteils des betroffenen bronchopulmonalen Segments. Die Basis des betroffenen Segments liegt gewöhnlich der Brustwand an und der benachbarte Pleuraspalt ist oft durch entzündliche Verklebungen verödet. Eine hämatogene Streuung, häufig bei i.v. Drogenabhängigen von einer Endokarditis der Trikuspidalklappe ausgehend und durch *S. aureus* bedingt, ist jetzt häufiger zu beobachten und gewöhnlich charakterisiert durch multiple Läsionen an nicht zusammenhängenden Stellen. Embolische Lungenabszesse können ebenso aerobe oder anaerobe Bakterien enthalten, die bei einer eitrigen venösen Thrombophlebitis eine Rolle spielen.

Der Abszeß bricht *gewöhnlich in einen Bronchus ein* und der Abszeßinhalt wird *expektoriert.* Es entsteht eine Höhle, die mit Flüssigkeit und Luft gefüllt ist. Gelegentlich bricht ein Abszeß auch in die Pleurahöhle ein, es kommt zum plötzlichen Auftreten eines Empyems, manchmal mit bronchopleuraler Fistel. In ähnlicher Weise können das Einbrechen eines großen Abszesses oder heftige Drainageversuche eine weitgestreute bronchiale Dissemination von Eiter mit diffuser Pneumonie und ein akutes Atemnotsyndrom hervorrufen *(s.a. Kap. LUN, 17., Empyem).*

Bronchien oder große Blutgefäße können sich auf dem Röntgenbild als vorspringende Leisten im Bereich der Höhlenwand darstellen. Eine Erosion der Gefäße kann zu schweren Blutungen führen. Selten gelangen septische Embolien durch die Pulmonalvenen in das arterielle Gefäßsystem und rufen dann einen sekundären Hirnabszeß hervor. Bronchiektasen und Amyloidose sind andere, spät auftretende, aber seltene Komplikationen.

Symptomatik

Der Prozeß kann akut oder schleichend beginnen. Die Frühsymptome ähneln oft denen einer Pneumonie, wie z. B. Krankheitsgefühl, Anorexie, produktiver Husten, Schweißausbrüche und Fieber. Abgesehen von vollständig umwallten Abszessen, ist das Sputum purulent und häufig blutig tingiert. Ein fauliger Geruch (ein durchdringender übler Geruch, der noch in einiger Entfernung vom Patienten wahrgenommen werden kann) weist ursächlich auf anaerobe Bakterien hin; dadurch wird die Wahl des Antibiotikums vereinfacht. 30–50% aller Patienten mit Lungenabszessen weisen faulig riechendes Sputum auf. Bei etwa 40% der Patienten mit durch Anaerobier hervorgerufenen Abszessen ist jedoch kein fauliger Geruch festzustellen; folglich schließt das Fehlen fauligen Geruchs diese Diagnose nicht aus. Ausgesprochene Entkräftung und Temperaturen von 39 °C oder mehr können vorliegen. Bestehender Brustschmerz weist auf eine pleurale Beteiligung hin. Rezidivierende Schüttelfröste bei einem Patienten mit Pneumonie legen den Verdacht auf eine Abszeßbildung nahe.

Zu den physikalischen Zeichen gehören folgende: Ein kleines Dämpfungsareal weist auf eine lokalisierte pneumonische Konsolidierung hin; gewöhnlich ist das Atemgeräusch abgeschwächt, seltener kann man Bronchialatmen auskultieren. Fein- oder mittelblasige Rasselgeräusche können vorliegen. Tympanitischer Klopfschall und amphorisches Atmen sind Zeichen einer ausgedehnten Höhlenbildung.

Manchmal besteht nicht einmal der Verdacht auf das Vorliegen eines Abszesses, bis es zum Einbruch in den Bronchus kommt, dann entleeren sich große Mengen eines purulenten, fötiden oder auch nichtfötiden Sputums über wenige Stunden bis hin zu einigen Tagen. Das Sputum kann gangränöses Lungengewebe enthalten. Gewöhnlich bestehen Fieber, Anorexie und Schwäche, manchmal auch nur geringe Beschwerden, wenn es sich um eine wenig ausgedehnte Erkrankung handelt oder der Abszeß gut drainiert ist. Bei ausgedehntem Befall tritt Dyspnoe auf.

Im Rahmen einer angemessenen antibiotischen Therapie bilden sich gewöhnlich die Zeichen pulmonaler Eiterung zurück, obwohl dies nicht notwendigerweise auf eine Heilung hinweist. Wird ein Abszeß chronisch, so können Gewichtsverlust, Anämie und hypertrophische, pulmonale Osteoarthropathie auftreten. In der Phase der Chronifizierung kann der physikalische Befund der Lunge und der Thoraxorgane unauffällig sein, aber gewöhnlich sind Rasselgeräusche nachzuweisen.

Diagnostik

Initial zeigt die Röntgenthoraxaufnahme eine segmentale oder lobäre Verdichtung, die manchmal ein kugelförmiges Aussehen erreicht, wenn sie sich durch Eiter ausdehnt. Nach dem Einbruch in einen Bronchus erscheint auf dem Röntgenbild eine Höhlenbildung mit Flüssigkeitsspiegel. Bei Fehlen eines pneumonischen Herdes besteht der Verdacht auf einen Abszeß oder ein Bronchialkarzinom oder beides. In 1–2 Wochenabständen muß dann nach zentralen Herden mit verminderter Dichte röntgenologisch gesucht werden. Kommt durch das Röntgenthoraxbild der Verdacht auf einen anderen zugrundeliegenden Prozeß auf (z. B. Bronchialkarzinom) oder ist das Erscheinungsbild atypisch, so kann eine Computertomographie eine bessere anatomische Definition ermöglichen.

Das Sputum sollte mikroskopisch und kulturell auf Bakterien, Pilze und Mykobakterien untersucht werden. Transtracheale Aspiration, Feinnadelaspiration sowie fiberoptische Bronchoskopie mit steriler Bürste und quantitativen Kulturen sind die in der Regel angewandten Methoden zum Erhalt von Proben, die auf Anaerobier als Krankheitsursache schließen lassen. Sputum ist hierbei für die Untersuchungen nicht geeignet, da die Mundflora normalerweise anaerobe Organismen enthält, die die Probe bei der Passage durch die oberen Luftwege kontaminieren. Invasie Untersuchungsmethoden sollten atypischen Fällen vorbehalten bleiben. Die Methoden zum Erhalt geeigneter Proben sind nur solange zuverlässig, bis eine Therapie mit Antibiotika begonnen wird.

Ist das Ansprechen auf die Antibiotikabehandlung zufriedenstellend und kein Anhaltspunkt für einen Fremdkörper oder einen Tumor vorhanden, dann ist eine Bronchoskopie nicht nötig. Müssen letztere aber ausgeschlossen werden und ist der klinische Behandlungserfolg zufriedenstellend, kann die Bronchoskopie in der Regel verschoben werden.

Prozesse, die einen Lungenabszeß vortäuschen können, sind das kavernisierende Bronchialkarzinom, Bronchiektasen, Empyem als Folge einer bronchopleuralen Fistel, Tuberkulose, Kokzidioidomykose, infizierte Bullae oder lufthaltige Zysten, silikotische Schwielen mit zentraler Nekrose, subphrenische oder hepatische (Amöben - oder Echinokokken-)Abszesse mit Perforation in einen Bronchus und Wegener-Granulomatose. Zur Unterscheidung dieser Erkrankungen von einem einfachen akuten Lungenabszeß sind bakteriologische und zytologische Untersuchungen des Sputums, Röntgenverlaufskontrollen, Computertomographie, Bronchoskopie und Mediastinoskopie ebenso wie wiederholte klinische Untersuchungen von Bedeutung.

Prognose und Therapie

Eine rasche, vollkommene Abheilung eines Lungenabszesses hängt ab von der adäquaten Antibiotikabehandlung und Drainage. Beinahe alle Patienten gesunden ohne chirurgische Behandlung.

Sobald Sputum und Blutproben zur kulturellen Untersuchung und Sensibilitätsprüfung gewonnen wurden, sollte eine Behandlung mit Antibiotika begonnen werden. Das Medikament der Wahl ist Clindamycin, initial 600 mg i.v. 3 × pro Tag und danach 300 mg oral 4 × pro Tag. Alternativ dazu wird Penicillin G i.v., 2–10 Mio. E/Tag, und danach Penicillin V oral 500–750 mg 4 × pro Tag verabreicht; manchmal wird Penicillin vorzugsweise mit Metronidazol 500 mg oral 4 × pro Tag kombiniert. Wird ein gramnegativer Erreger, *Staphylococcus aureus* oder ein anderer aerober Erreger isoliert, hängt die Wahl des Antibiotikums von den Ergebnissen der Sensibilitätstests ab. Die Behandlung sollte so lange fortgesetzt werden, bis sich die Pneumonie gelöst hat, die Höhlenbildung verschwunden ist und nur einen kleinen, stabilen Restprozeß, eine dünnwandige Zyste oder klare Lungenfelder zurückläßt. Dazu sind in der Regel mehrere Wochen oder Monate erforderlich; viele Ergebnisse können ambulant mit oralen Antibiotika erzielt werden.

Eine Lagerungsdrainage ist sehr hilfreich, aber es kann dadurch auch zu einem Übergreifen auf andere Bronchien, zur Ausdehnung des Prozesses oder zur akuten Obstruktion kommen. Handelt es sich um einen schwachen oder gelähmten Patienten, dann kann das Anlegen eines Tracheostomas und Absaugen nötig sein. In seltenen Fällen ist eine bronchoskopische Absaugung zur Erleichterung der Drainage von Nutzen. Eine operative Drainage ist selten nötig, selbst wenn die spontane Drainage über den kommunizierenden Bronchus anfänglich nicht ausreicht, da der Prozeß gewöhnlich auf die antibiotische Therapie anspricht.

Erweist sich ein Abszeß gegen die medikamtentöse Therapie als resistent, dann stellt die Resektionsbehandlung das Vorgehen der Wahl dar, besonders wenn ein Bronchialkarzinom angenommen wird. Am häufigsten kommt die Lobektomie zur Anwendung. Bei multiplen Abszessen kann die Pneumonektomie notwendig werden; eine segmentale Resektion reicht gewöhnlich bei kleinen Prozessen aus. Die Mortalitätsrate nach Pneumonektomie beträgt 5–10; nach weniger ausgedehnten Resektionen ist sie wesentlich niedriger. Bei Patienten mit *ausgedehnten Höhlenbild*ungen, die nicht auf die medikamentöse Behandlung ansprechen und zu schwer krank sind, als daß sie einer Thorakotomie unterzogen werden könnten, kann eine perkutane Kavernendrainage vorgenommen werden.

12. BERUFSBEDINGTE LUNGENERKRANKUNGEN

Lungenerkrankungen, die unmittelbar auf die Einatmung von Staub, Rauch, Dämpfen und Gasen am Arbeitsplatz zurückzuführen sind. Die Auswirkungen der eingeatmeten Substanzen hängen von einer Reihe von Faktoren ab – physikalische Eigenschaften, chemische Eigenschaften und Anfälligkeit des exponierten Individuums *(s. Tab. 10.)*. Ein Partikel ist ein fixiertes Teilchen, Nebel sind flüssige Teilchen, Dampf ist der Gaszustand einer Substanz, die normalerweise flüssig ist, und Gas ist der physikalische Zustand, in dem eine Substanz kein fixiertes Volumen besitzt. Unter gewissen Umständen wird das eingeatmete Material in den Lungen abgelagert und zurückgehalten; wenn das Material löslich ist, wird es in die Blutbahn aufgenommen. Unlösliche Partikel und Nebel werden zum größten Teil mit Hilfe der Reinigungsmechanismen des Körpers entfernt.

Tab. 10. Faktoren, die die Auswirkungen eingeatmeter Substanzen beeinflussen

Physikalische Eigenschaften	Physikalischer Zustand (d.h. festes Teilchen, Nebel oder Gas; Löslichkeit, Form, Dichte, Eindringfähigkeit, Konzentration, Radioaktivität, Größe)
Chemische Eigenschaften	Saure oder alkalische Eigenschaften, fibrogene Potenz, Antigenität
Individuelle Empfindlichkeit	Integrität der Abwehrmechanismen des Körpers, immunologischer Status; d.h. Atopie, Gewebetyp (HLA-Typ), Beschaffenheit der Luftwege

Modifiziert mit Erlaubnis aus: Occupational Lung Diseases, Ed. 2. W. K. C. Morgan and A. Seaton, Saunders, Philadelphia 1984

Der physikalische Zustand der eingeatmeten Substanz ist von großer Bedeutung. In Abhängigkeit von 3 physikalischen Eigenschaften werden Partikel im Atemtrakt abgelagert: Sedimentation, Trägheit und Diffusion. Die Sedimentation richtet sich nach dem Stokes-Gesetz und hängt von der Dichte eines Teilchens und dem Quadrat seines Durchmessers ab. Die Trägheit der Partikel kommt an der Aufzweigung von Luftwegen zur Auswirkung; die Partikel stoßen auf die Bronchialwand, wenn ihr Impuls zur Beibehaltung der ursprünglich eingenommenen Bewegungsrichtung ausreicht. Die Diffusion hängt zusammen mit der allen kleinen Partikeln eigenen kinetischen Energie, die Ursache von wahllosen, rein zufälligen Bewegungen ist. Meist lange Fasern (Asbest und Baumwolle) werden an der Bifurkation aufgefangen und lagern sich hier ab. Größere Partikel von 6–25 μ setzen sich durch Sedimentation in der Nase ab und nur zu einem kleineren Anteil in den weiterführenden Luftwegen. Diese Partikel sind zu groß, um bis zu einem Lungenparenchym vorzudringen; sie sind bekannt als die Fraktion, die nicht bis zur Lungenperipherie gelangt. Dagegen gehören Partikel zwischen 0,5–6 μ zur respirablen Fraktion, diese Partikel neigen größtenteils zur Deposition in den Anteilen der Lunge, in denen der Gasaustausch stattfindet. An der Entstehung von Pneumokoniosen sind am häufigsten Partikel zwischen 1–3 μ beteiligt. Zur Ablagerung im Lungenparenchym kommt es durch Diffusion bei sehr kleinen Partikeln unter 0,1 μ. Weitere physikalische Eigenschaften bestimmen die Wirkung der abgelagerten Partikel. So ist es eher wahrscheinlich, daß Asbestfasern mit ihrer sehr hohen Durchdringungsfähigkeit zur Pleura wandern, wo sie gutartige Plaques oder selten auch ein Mesotheliom hervorrufen können. Auch die chemischen Eigenschaften einer eingeatmeten Substanz sind von Bedeutung.

Während Quarz ausgesprochen fibrogen ist, weisen Steinkohlen-, Kohlen- und Zinnoxide relativ inerte Eigenschaften auf.

Die individuelle Empfänglichkeit wirkt sich ebenfalls auf die Entwicklung berufsbedingter Lungenerkrankungen aus, und es bestehen hinsichtlich der Eliminationsrate von Partikeln aus den Atemwegen erhebliche Unterschiede zwischen verschiedenen Personen. Partikel, die im Totraum abgelagert werden, werden durch den Zilienapparat bei manchen Personen schneller als bei anderen entfernt; die Clearancerate ist genetisch determiniert. Im Lungenparenchym abgelagerte Partikel werden von alveolaren Makrophagen aufgenommen, diese wandern dann mit den aufgenommenen Partikeln zu den terminalen Bronchiolen, wo sie Anschluß an den Zilienapparat gewinnen, oder sie wandern zum Interstitium, von wo sie zu Lymphknoten transportiert werden.

Der Ort der Ablagerung eines Partikels ist von führender Bedeutung und bestimmt in großem Ausmaß die Reaktion der Lunge *(s. Tab. 11.).* Die Ablagerung von Partikeln in der Nase kann zu Heuschnupfen führen, der bei landwirtschaftlich tätigen Personen als berufsbedingt angesehen werden kann. Bei Chromarbeiten kann eine Septumperforation beobachtet werden, bei Personen, die mit Möbelherstellung beschäftigt sind, ein Karzinom der Nase. Die Ablagerung von Partikeln in der Trachea und den Bronchien kann drei Auswirkungen haben. Erstens kann es, möglicherweise als Ausdruck einer Antigen-Antikörperreaktion, zur Bronchokonstriktion kommen, wie z.B. bei manchen Formen des Berufsasthmas; bei der Byssinose hingegen kann die Ablagerung von Partikeln (über pharmakologische Mechanismen) die Mastzellen der Luftwege zur Freisetzung bronchokonstriktorisch wirksamer Substanzen wie Histamin und SRS-A (slow reacting substance of anaphylaxis; Leukotriene C4, D4 und E4) anregen. Als zweites kann die langfristige Ablagerung von Partikeln zur Hypertrophie von Schleimdrüsen oder zur Bronchitis führen, die manchmal eine geringgradige, chronische Atemwegsobstruktion bedingt. Schließlich kann die Ablagerung von Asbestfasern und von Stäuben, an denen Radonabkömmlinge adsorbiert sind, ein Lungenkarzinom herbeiführen.

Tab. 11. Ort der Deposition und Gewebsreaktion

Ort der Deposition	*Klinische Auswirkung*
Nase	Rhinitis, Heuschnupfen, Septumperforation, Karzinom der Nase
Trachea und Bronchien	Bronchokonstriktion
	Antigen-Antikörper-vermittelt
	pharmakologisch vermittelt
	Reflex-induziert durch Irritation
	Bronchitis
	unspezifische Antwort auf inerte Stäube
	Lungenkarzinom (radioaktive Stäube und Gase)
Lungenparenchym	exogen-allergische Alveolitis (organische Stäube)
	Pneumokoniosen (mineralische Stäube)
	akute Schädigung der Lunge, Bronchiolitis, Lungenödem

Wenn organische Teilchen mit antigenen Eigenschaften im Lungenparenchym abgelagert werden, können sie zur Entwicklung einer exogen-allergischen Alveolitis führen (Hypersensibilitätspneumonie), einem akuten granulomatösen Prozeß, bei dem Alveolen und respiratorische Bronchiolen befallen sind *(s. Kap. LUN, 13.).* Handelt es sich um anorganische Partikel, so kann ein fibrotischer Prozeß in Gang gesetzt werden, entweder fokal und nodulär, wie bei der typischen Silikose, oder diffus und generalisiert, wie bei Asbestose und Berylliose. Sind die Teilchen inert (z. B. Zinnoxid), entwickelt sich eine benigne Pneumokoniose ohne Fibrose. Die Einatmung bestimmter Gase und Dämpfe (z. B. Quecksilber, Kadmium, Stickstoffdioxid) kann ein akutes Lungenödem, eine akute Alveolitis und eine Bronchiolitis obliterans auslösen.

Erkrankungen durch anorganischen (mineralischen) Staub

Erkrankungen durch fibrogenen Staub

Silikose

Eine zur Fibrose führende Pneumokoniose, hervorgerufen durch die Einatmung von kristallinem, freiem Siliziumdioxid (Quarz) als Staub; die Erkrankung ist charakterisiert durch eine diskrete, noduläre Lungenfibrose und in fortgeschrittenen Stadien durch eine Fibrose mit Schwielen und Störung der respiratorischen Funktion.

Ätiologie

Die Silikose ist die älteste bekannte berufsbedingte Lungenerkrankung. Nach langzeitiger Einatmung von freiem Quarz (Siliziumdioxid) in Form kleiner Partikel wird sie gewöhnlich in der Bergbauindustrie (Blei, Anthrazit, Kupfer, Silber, Gold), in Gießereien, in der Steingutindustrie und in der Sandstein- und Granitverarbeitung beobachtet. Gewöhnlich ist eine Exposition von 20–30 Jahren nötig, bis die Erkrankung apparent wird; sie kann sich aber auch nach viel kürzerer Zeit (weniger als 10 Jahre) entwickeln, wenn die Staubmenge sehr hoch ist, wie beim Tunnelbau, in der Putzmittelindustrie und bei Arbeiten mit dem Sandstrahlgebläse. Die gegenwärtige Forderung, betreffend freies Quarz in der Industrieluft, ist ein über 8 Stunden gewichteter Mittelwert (in Deutschland: Maximale Arbeitsplatzkonzentration [MAK-Wert] für Quarz: 0,15 mg/m³ [Feinstaub]; quarzhaltiger Feinstaub: 4,0 mg/m³), der auf dem prozentualen Anteil von Quarz im Staub beruht. Die Formel zur Berechnung dieses Schwellengrenzwertes (TLV = threshold limit value) für Staub in der Atemluft lautet:

$$\frac{10}{\%\ \text{Quarz} + 2}\ \text{mg/m}^3$$

Pathologie und Pathophysiologie

Freie Quarzpartikel, die eingeatmet werden können (< 5 μ im Durchmesser), werden von Alveolarmakrophagen aufgenommen. Die Makrophagen verursachen die Freisetzung zytotoxischer Enzyme, und es kommt zur Fibrose des Lungenparenchyms. Beim Absterben der Makrophagen werden die Quarzpartikel freigesetzt und von neuen Makrophagen aufgenommen; der Vorgang wiederholt sich. Die typische, initiale pathologische Veränderung besteht in der Bildung diskreter, hyalinisierter, silikotischer Knötchen, die über die ganze Lunge veteilt sind. Später kommt es im Rahmen der Fibrose durch Schrumpfungsvorgänge zu massigen Konglomeraten, Zusammenziehung der oberen Lungenpartien und Ausbildung eines Emphysems im Bereich der basalen Lungenteile mit erheblicher Störung der Lungenarchitektur. Die ventilatorischen Eigenschaften der Lunge und der Gasaustausch werden in Mitleidenschaft gezogen. Das verminderte Lungenvolumen unterscheidet gewöhnlich die allgemeine physiologische Erscheinungsform der konfluierenden Silikose von der des fortgeschrittenen Lungenemphysems. Die ausgesprochene Beeinträchtigung der Lungenfunktion tritt in den späten Stadien der konfluierenden Silikose ein. Schließlich kommt es bei der Silikose zur respiratorischen Insuffizienz, die, auch nach Beendigung der Exposition, gleichzeitig mit radiographischer Verschlimmerung über einen begrenzten Zeitraum hinweg (d.h. 2–5 Jahre) fortschreiten kann.

Ist die Staublunge ausgesprochen hoch und der Krankheitsverlauf beschleunigt, dann finden sich im Lungenparenchym eher gleichmäßige pathologische Veränderungen. Es besteht eine diffuse, interstitielle Reaktion und gelegentlich eine Anfüllung der kleinen Alveolarräume mit einem eiweißreichen Material, das dem gleicht, welches man bei der Alveolarproteinose findet.

Symptomatik und Verlauf

Patienten mit der **einfachen, nodulären Form der Silikose** haben keine respiratorischen Symptome und gewöhnlich keine Beeinträchtigung zur Atemfunktion. Manchmal besteht Husten und Sputumproduktion, aber diese Symptome sind Zeichen der durch die industrielle Umgebung bedingten Bronchitis; sie treten in gleicher Häufigkeit bei Personen mit normalem Röntgenthoraxbild auf. Obwohl die einfache Silikose nur geringe Auswirkungen auf die Lungenfunktion hat, können Formen der Kategorien 2 und 3 mit einer geringgradigen Verminderung der Lungenvolumina einhergehen, aber die Meßwerte liegen selten außerhalb des Normbereichs. Die **Silikose mit Schwielenbildung** dagegen führt zu ausgesprochener Kurzatmigkeit, Husten und Sputumproduktion. Der Schweregrad der Kurzatmigkeit steht in Beziehung zum Ausmaß der Schwielenbildung in den Lungen; ist sie sehr ausgedehnt, wird der Patient völlig leistungsunfähig (schwerbehindert). Wenn die massigen Konglomerate an Größe zunehmen und das Gefäßbett in Mitleidenschaft ziehen, dann treten eine pulmonale Hypertonie und eine Hypertrophie des rechten Ventrikels hinzu. Bei fortgeschrittener, zur Schwielenbildung neigender Silikose können die Zeichen einer Konsolidierung im betroffenen Bereich und ebenso die Zeichen der pulmonalen Hypertonie nachweisbar sein. Das Cor pulmonale stellt eine mögliche Todesursache dar.

Bei komplizierter Pneumokoniose treten häufig Veränderungen der Lungenfunktion auf, insbesondere in den fortgeschrittenen Stadien. Die Veränderungen bestehen in einer Abnahme der Lungenvolumina und der Diffusionskapazität, in einer Atemwegsobstruktion, in pulmonaler Hypertonie und einem Sauerstoffdefizit. CO_2-Retention ist ungewöhnlich. Populationen mit Quarzexposition haben ein 3mal höheres Risiko, eine Tuberkulose zu entwickeln. Allgemein kann gelten: Je mehr Quarz in der Lunge vorhanden ist, desto höher ist das Risiko. Mit der Abnahme der Silikose hat sich gleichzeitig die Zahl der Tuberkuloseerkrankungen verringert. Die **Silikotuberkulose** gleicht röntgenologisch einer Silikose mit Konglomeratbildung, eine Unterscheidung ist nur durch die kulturelle Untersuchung des Sputums möglich. Das Serum vieler Patienten mit Silikose enthält Autoantikörper gegen Lungengewebe und antinukleäre Faktoren.

Diagnostik

Die Diagnose einer Silikose wird nach charakteristischen, röntgenologischen Veränderungen und bei einer Exposition gegen freien Quarz in der Anamnese gestellt. Die einfache Silikose erkennt man an multiplen, kleinen, rundlichen, regelmäßigen Fleckschatten auf der Röntgenthoraxübersicht; sie wird je nach ihrer Ausdehnung in die Kategorien 1, 2 und 3 unterteilt (Einteilung der Pneumokoniosen heute: nach der ILO-Klassifikation). Die Silikose mit Schwielenbildung erkennt man an der Entstehung von Verschattungen mit mehr als 1 cm Durchmesser vor dem Hintergrund radiologischer Veränderungen der Kategorie 2 oder 3. Eine Vielzahl anderer Erkrankungen kann der einfachen Silikose gleichen. Hierzu gehören Miliartuberkulose, die Siderose der Schweißer, Hämosiderose, Sarkoidose und die Kohlenbergarbeiterpneumokoniose (Anthrakosilikose der Bergarbeiter). Der Nachweis von eierschalenartigen Kalzifikationen in den Hilus- und Mediastinallymphknoten jedoch erlaubt die Unterscheidung der Silikose von den meisten anderen berufsbedingten Lungenerkrankungen.

Prophylaxe

Der Silikose kann man durch Methoden einer effektiven Bekämpfung von Staubentwicklung vorbeugen. Da bei Sandstrahlarbeiten das Risiko durch Reduzierung der Staubentwicklung nicht gemindert werden kann, sollten bei den entsprechenden Arbeiten mit Außenluft versorgte Masken getragen werden. Ein solcher Schutz steht möglicherweise für Beschäftigte anderer Berufe (Maler, Schweißer), die im selben Arbeitsbereich tätig sind, nicht zur Verfügung. Aus diesem Grunde sollte der für das Sandstrahlgebläse nötige Sand so rasch wie möglich durch andere geeignete Materialen ersetzt werden. Zur medizinischen Überwachung aller exponierten Arbeiter gehört die regelmäßige Röntgenthoraxuntersuchung (alle 6 Monate für Sandstrahlarbeiter und alle 2–5 Jahr für andere Berufe).

Therapie

Für die Silikose ist keine wirksame Therapie bekannt. Personen mit begleitender Atemwegsobstruktion bei Silikose sollten wie bei einer chronischen Behinderung des Atemflusses behandelt werden *(s. Kap. LUN, 6., Chronisch obstruktive Atemwegserkrankungen)*. Patienten, die einerseits gegen Kieselsäure exponiert sind und andererseits einen positiven Tuberkulintest haben, sollten für mindestens 1 Jahr Isoniazid erhalten. Manche Fachkenner empfehlen eine lebenslange Therapie, da die Alveolarmakrophagen in ihrer Funktion durch Kieselsäure ständig beeinträchtigt werden. Isoniazid ist als Prophylaktikum bei all denen indiziert, die früher wegen einer aktiven Lungentuberkulose behandelt wurden.

Anthrakose

(Kohlenstaublunge)

Diffuse, noduläre Staubdeposition in den Lungen als Ausdruck einer langdauernden Exposition gegen bituminösen (asphalthaltigen) oder Anthrazitkohlenstaub im Kohlenbergbau.

Pathologie und Pathophysiologie

Bei der **einfachen Anthrakose** ist Kohlenstaub diffus in den Lungen abgelagert, dies führt zur herdförmigen, schwarzen Pigmentierung in der Umgebung der Bronchioli respiratorii. Später kommt es hier zu einer mäßigen Erweiterung. Diese Erweiterung kennt man als zentrilobuläres Emphysem; es dehnt sich nicht auf die Alveolen aus und geht nicht mit einer Atemwegsobstruktion einher. Da Kohle an sich kaum fibrogene Eigenschaften besitzt, sind Zerstörung der Lungenarchitektur und funktionelle Einschränkung gering. Bei 1–2% in jedem Jahr im Kohlenbergbau tätigen Arbeitern mit einer einfachen Anthrakose schreiten die Erscheinungen zu einer **progredienten, ausgedehnten Fibrose** fort. Diese ist definiert durch die *Entwicklung einer größeren Verschattung, größer als 1 cm, vor dem Hintergrund einer einfachen Anthrakose* (Kategorie 2 o. 3). Eine progrediente, ausgedehnte Fibrose kann sich auch nach Beendigung der Exposition entwickeln und ohne weitere Exposition fortschreiten. Die progrediente, ausgedehnte Fibrose zieht, wie die Silikose, das Gefäßbett und die Atemwege in Mitleidenschaft, aber die als Verschattung imponierende Masse ist amorph und schwarz. Die Entwicklung einer progredienten, ausgedehnten Fibrose scheint nicht mit dem Kieselsäuregehalt der Kohle zu korrelieren; es können jedoch, wie bei der Silikose, antinukleäre Antikörper und Lungenantikörper im Serum der Betroffenen nachweisbar sein.

Caplan-Syndrom: Hat oder entwickelt ein Kohlenbergarbeiter rheumatische Arthritis, können sich in der Lunge über eine relativ kurze Zeit multiple runde Knötchen bilden. Zu solchen Knötchen kommt es manchmal auch, wenn keine einfache Anthrakose vorliegt. Histologisch gesehen ähneln sie rheumatoiden Knötchen; sie weisen jedoch eine periphere Zone mit stärkerer akuter Entzündung auf. Man nimmt an, daß die durch Staub geschädigte Lunge eher zu einer Reaktion neigt, wenn eine rheumatoide Diathese vorliegt.

Symptomatik und Diagnostik

Die Anthrakose geht nicht mit respiratorischen Symptomen einher. Husten und Sputumproduktion treten genau so oft wie bei anderen Menschen ohne röntgenologische Zeichen einer Anthrakose auf. Liegt eine Atemwegsobstruktion vor, ist diese entweder durch ein gleichzeitig bestehendes, durch Rauchen verursachtes Lungenemphysem, durch eine Bronchitis als Folge industrieller Irritanzien oder durch das Vorliegen einer ausgedehnten Fibrose bedingt, welche die einzige, zur Minderung der Erwerbsfähigkeit führende Form der Anthrakose ist. Von geringerer Bedeutung sind Verteilungsstörungen bei der einfachen Anthrakose, diese führen aber nicht zu respiratorischen Symptomen. Die Diagnose hängt ab von einer Anamnese mit entsprechender Exposition, gewöhnlich mindestens 10 Jahre Arbeit unter Tage, und dem charakteristischen röntgenologischen Befund, mit kleinen, rundlichen Herden in beiden Lungen (einfache Anthrakose). Bei der ausgedehnten Fibrose richtet sich die Diagnose nach einer Verschattung von mehr als 1 cm Durchmesser, die sich vor dem Hintergrund einer Anthrakose, zumindest der Kategorie 2 oder 3, abbildet.

Prophylaxe und Therapie

Der Anthrakose kann durch wirksame Methoden der Staubunterdrückung bei der Kohlegewinnung vorgebeugt werden. Der Entwicklung einer progressiven, ausgedehnten Fibrose kann gewöhnlich dadurch vorgebeugt werden, daß man Patienten mit röntgenologischen Veränderungen, die einer Anthrakose entsprechen, vor einer weiteren Kohlenstaubexposition bewahrt. Es gibt keine spezifisch wirksame Behandlung; die Therapie gleicht der unspezifischer, chronisch obstruktiver Erkrankungen *(s. Kap. LUN, 6., Chronisch obstruktive Atemwegserkrankungen)*.

Asbestose und andere mit Asbest assoziierte Erkrankungen des Thorax

Diffuse, fibrosierende Pneumokoniose, als Folge der Einatmung von Asbeststaub (faserige, mineralische Silikate von unterschiedlicher chemischer Zusammensetzung).

Ätiologie

Die Asbestose ist Folge der langzeitigen Einatmung von Asbestfasern im Bergbau und bei der Herstellung, Verarbeitung oder Verwendung von Asbestprodukten (z. B. Isolation). Das Risiko einer Asbestose, eines Lungenkrebses oder Mesothelioms steht in Beziehung zur Menge des Asbeststaubs, dem ein Arbeiter ausgesetzt war. Asbestfasern scheinen die Karzinombildung zu fördern; sie sind jedoch selbst keine Initiatoren oder vollständige Karzinogene. Die Häufigkeit von Lungenkrebs ist bei Personen mit Asbestose erhöht. Eine Beziehung zwischen Dosis und Ansprechen scheint vorhanden zu sein; es ist jedoch sehr zweifelhaft, ob das Risiko eines Lungenkrebses bei an Asbestose erkrankten Nichtrauchern vorhanden ist. Bei Zigarettenrauchern, besonders denen, die mehr als 1 Schachtel pro Tag rauchen, ist die Wahrscheinlichkeit, daß sich Lungenkrebs entwickelt, um ein vielfaches erhöht. **Maligne pleurale und peritoneale Mesotheliome,** seltene Tumoren des Mesothels, sind ebenfalls mit Asbestexposition in Verbindung gebracht worden. Obwohl die Exposition viele Jahre zurückliegen und relativ kurz (d. h. 12 Monate) gewesen sein kann, war sie doch häufig verhältnismäßig intensiv. Ein Mesotheliom wird fast immer von Fasern des Crocidolits, einer der 4 hauptsächlichen gewerblichen Fasern, verursacht. Auch Amosit kann ein Mesotheliom hervorrufen, welches bei Exposition gegen Chrysotil und Anthophyllit jedoch sehr selten auftritt. Erfahrungsgemäß wird das Mesotheliom nicht durch Chrysotil, sondern das Vorhandensein von Tremolit als Verunreiniger der Chrysotilablagerungen verursacht. Maligne pleurale Mesotheliome sind zwar selten, treten jedoch häufiger auf als benigne Mesotheliome. Der Tumor ist diffus, dringt weit in die Pleura ein und ist immer mit Pleuraergüssen verbunden. Aufgrund einer hohen Konzentration von Hyaluronsäure kann die Flüssigkeit von zäher Beschaffenheit sein. Nach einer Asbestexposition kann es auch zu benignen Pleuraplaques und -ergüssen kommen; **benigne pleurale Mesotheliome** hingegen stehen in keinerlei Beziehug zu Asbestexposition.

Asbestbedingte Pleuraergüsse: Weniger als 3% der asbestexponierten Personen entwickeln 5–20 Jahre nach der Exposition einen exsudativen Pleuraerguß. Ein Erguß ist eher die Folge einer schweren als einer leichten Exposition, wobei der Mechanismus nicht bekannt ist. Die meisten Ergüsse klären sich nach vielen Monaten; 20% der Patienten entwickeln pleurale Fibrose, und bei einigen kann es viele Jahre später zur Entwicklung eines malignen Mesothelioms kommen.

Pathologie und Pathophysiologie

Asbestfasern spalten sich kontinuierlich entlang ihrer Längsachse auf, wobei ihr Durchmesser schließlich sehr klein wird (< 1 μ). Diese kleinen Fasern können bis weit in die Peripherie eingeatmet werden und gelangen zum Lungenparenchym, wo sie abgelagert werden und bei Retention eine diffuse alveoläre, interstitielle und pleurale Fibrose hervorrufen, die zu einer Verkleinerung der Lungenvolumina, zur Minderung der Compliance (vermehrte Steifigkeit der Lungen) und zur Beeinträchtigung des Gasaustausches führt. Im Lungengewebe lassen sich freie und von einem Eisen-Protein-Komplex umgebene Asbestfasern (letztere nennt man **„Asbestkörperchen"**) nachweisen. Wichtig ist zu bedenken, daß von einem eisenhaltigen Protein umgebene Fasern gelegentlich echte Asbestfasern nachahmen können. Man nimmt an, daß die Fasern harmlos werden, sobald sie umhüllt sind. Besteht keine begleitende Fibrose, so weisen vohandene Fasern im Lungengewebe lediglich auf eine Exposition, nicht auf eine Erkrankung hin.

Symptomatik

Dem Patienten fällt charakteristischerweise der allmähliche Beginn einer Belastungsdyspnoe und eine geringere Belastbarkeit auf. Die Zeichen einer Atemwegserkrankung (Husten, Spastik) bestehen gewöhnlich nicht, können aber auch bei starken Rauchern mit begleitender chronischer Bronchitis auftreten. Das Röntgenthoraxbild zeigt diffuse gestreute, irreguläre oder lineare kleine Verschattungen, die gewöhnlich am deutlichsten in den unteren Lungenpartien sind. Manchmal zeigt das Röntgenbild nur geringe Veränderungen. Diffuse oder lokale Verdickungen der Pleura, mit oder ohne Parenchymerkrankung, können erkennbar sein. Bei etwa 12–15% der Patienten verläuft die parenchymale Fibrose progredient und die Symptome werden in Verbindung mit fortschreitenden röntgenologischen und pathophysiologischen Veränderungen schwerwiegender. Schließlich besteht eine respiratorische Insuffizienz mit ausgesprochener Beeinträchtigung der Sauerstoffaufnahme. Lokalisierte Pleuraplaques werden nicht mit der Beeinträchtigung in Verbindung gebracht, obwohl eine diffuse Pleurafibrose, nach einem Pleuraerguß z. B., mit einer restriktiven Beeinträchtigung assoziiert werden kann.

In Verbindung mit Asbestexposition auftretende mesotheliale Tumoren haben einen unabänderlich tödlichen Ausgang. Häufig bestehen schmerzhafte, blutige Ergüsse. Die Ausbreitung erfolgt gewöhnlich durch lokales Wachstum oder selten mit Fernmetastasen.

Diagnostik

Die Diagnose einer Asbestose erfordert eine Anamnese mit beruflicher Exposition, zusammen mit röntgenologischen, klinischen und pathophysiologischen Hinweisen auf eine diffuse Lungenfibrose. Histologische Sicherung ist selten nötig oder indiziert. Die Diagnose eines Mesothelioms ist schwieriger und kann nur durch Biopsie oder Autopsie gesichert werden. Während die Diagnose eines Bronchialkarzinoms rasch gestellt werden kann, bietet im individuellen Fall die Herstellung eines Bezugs zu Asbestexposition ausgesprochene medizinische und rechtliche Probleme, besonders bei Zigarettenrauchern. Erst wenn eine Asbestose eindeutig nachgewiesen ist, sollte man davon ausgehen, daß eine Asbestexposition bei der Entwicklung von Lungenkrebs eine Rolle gespielt hat.

Prophylaxe und Therapie

Der Asbestose kann vorgebeugt werden, insbesondere durch effektive Bekämpfung der Staubentwicklung am Arbeitsplatz. Eine deutliche Reduzierung der Asbestexposition hat dazu geführt, daß die Asbestose seltener vorkommt; weitere Fortschritte der industriellen Hygiene sind von wesentlicher Bedeutung für die Ausrottung dieser Erkrankung. Sobald die Bekämpfung der Staubentwicklung so weit gelingt, daß die Asbestose kein Problem mehr darstellt, ist auch anzunehmen, daß das ausgesprochen hohe Risiko eines Lungenkarzinoms bei Asbestarbeitern geringer wird. Zur wirkungsvollsten Maßnahme kann der betroffene Arbeiter jedoch selbst beitragen, indem er das Zigarettenrauchen einstellt. Da eine kurze, jedoch in der Regel starke Asbestexposition (von einer Dauer von mindestens 6 Mon.–2 Jahren) zur Entwicklung von Mesotheliomen führen kann, können zu deren Prävention keine verläßlichen Aussagen gemacht werden. Den letzten Untersuchungen zufolge stellt aber nur das Crocidolit ein ernsthaftes Risiko dar.

Für die Asbestose oder das Mesotheliom gibt es keine spezifische Therapie. Die Behandlung ist symptomatisch. Eine chirurgische Resektion bringt gelegentlich beim Bronchialkarzinom Heilung, ist jedoch bei der Therapie des Mesothelioms nicht wirksam.

Berylliose

(Berylliumerkrankung, -vergiftung oder -granulomatose)

Generalisierte, granulomatöse Erkrankung mit pulmonaler Manifestation, die durch die Einatmung von Staub oder Rauch entsteht, der Berylliumverbindungen oder -produkte enthält.

Ätiologie

Berylliumexposition lag in einer Vielzahl von Industrien vor, hierzu gehörten Berylliumbergbau und -gewinnung, elektronische Industrie, chemische Anlagen und die Herstellung fluoreszierender Glühbirnen. Die Nachfrage ist jedoch zurückgegangen, und Beryllium findet jetzt hauptsächlich in der Luftfahrtindustrie Verwendung. Die Berylliose unterscheidet sich von den anderen Pneumokoniosen insofern, als hier eine Hypersensitivitätserkrankung vorzuliegen scheint, die nur bei einem kleinen Bruchteil (etwa 2%) der Exponierten auftritt. Die Exposition kann von relativ kurzer Dauer sein, und der Beginn der Erkrankung kann sich um mehr als 10 oder 20 Jahre verzögern. Bei Menschen, die in der Nachbarschaft von Berylliumraffinerien leben, ist über wenige Fälle von Berylliose berichtet worden.

Pathologie und Pathophysiologie

Die akute Berylliose gleicht einer chemisch induzierten Pneumonie, es können aber auch andere Organe, wie Haut und Konjunktiven, betroffen sein. Die pathologischen Veränderungen der Lungen zeigen ein unspezifisches, intraalveoläres Ödem und diffuse, entzündliche Infiltrationen des Parenchyms. Frühzeitige Granulombildungen mit mononukleären Zellen und Riesenzellen können auch auftreten. Das wesentliche Merkmal der chronischen Berylliose ist eine diffuse, granulomatöse Reaktion in den Lungen und den hiliären Lymphknoten, die histologisch von der Sarkoidose nicht unterschieden werden kann.

Symptomatik und Diagnostik

Patienten mit einer akuten, durch Beryllium ausgelösten Erkrankung haben oft Dyspnoe, Husten, Gewichtsverlust und zeigen einen äußerst unterschiedlichen Röntgenthoraxbefund, der gewöhnlich auf eine diffuse, alveoläre Infiltration hinweist. Bei der chronisch verlaufenden Form der Erkrankung klagen die Patienten über eine schleichend beginnende und fortschreitende Belastungsdyspnoe, Husten, Brustschmerzen, Gewichtsverlust und Ermüdungserscheinungen. Die Röntgenthoraxaufnahme zeigt ein Bild mit diffus gestreuten Verschattungen, häufig mit Vergrößerung der hiliären Lymphknoten, ein Bild, das an Sarkoidose erinnert. Die Diagnose ist abhängig von einer Anamnese mit entsprechender Exposition und entsprechenden klinischen Befunden. Es ist jedoch in den meisten Fällen, wenn keine Möglichkeit zu speziellen immunologischen Untersuchungen besteht, unmöglich, die Berylliose von der Sarkoidose zu differenzieren.

Prognose

Die akute Erkrankung kann zum Tode führen. Überlebt ein Patient, dann ist die Prognose gut. Die chronische Verlaufsform führt jedoch häufig zur progressiven Einschränkung der respiratorischen Funktion. Es kann zur Rechtsherzbelastung kommen und zum Tod durch Cor pulmonale.

Prophylaxe und Therapie

Bei der Berylliumexposition beruht die Prävention auf der Minderung der Staubentwicklung in der Industrie, aber die Wirksamkeit dieser Maßnahmen ist unvollständig. Die Erkrankung, sowohl die akute als auch die chronische Form, muß rasch erkannt werden, um die betroffenen Arbeiter dann vor weiterer Berylliumexposition zu bewahren.

Die Therapie der akuten Erkrankung stützt sich im allgemeinen auf symptomatische Maßnahmen. Bei Schwerkranken treten häufig Lungenödem und Hämorrhagie auf und eine mechanische Beatmung ist erforderlich. Die klinischen Manifestationen sind bei denen, die die Erkrankung überleben, meist von kurzer Dauer und vollständig reversibel.

Obwohl die Kortikosteroide bei der Therapie chronischer Berylliose Anwendung fanden, war der Erfolg in der Regel unbefriedigend. Eine beachtenswerte und anhaltende Besserung deutet eher auf eine Sarkoidose als auf eine Berylliose hin. Bei Entscheidung zugunsten einer Kortikosteroidtherapie sollte eine volle Prednisondosis von 60 mg/Tag 2–3 Wochen lang oral verabreicht und in den folgenden 3 oder 4 Wochen allmählich auf 10–15 mg/Tag herabgesetzt werden.

Seltenere Ursachen der Lungenfibrosen

Selten sind Schwermetall- und Aluminiumstaub mit der Entstehung diffuser Lungenfibrosen in Verbindung gebracht worden. Die klinischen, röntgenologischen und pathophysiologischen Veränderungen gleichen denen, die bei anderen, durch Staubinhalation und eine diffuse Lungenfibrose charakterisierten Erkrankungen gefunden werden.

Benigne Pneumokoniosen

Einige inerte Stäube, zu denen Eisenoxid, Barium und Zinn gehören, können zu „Krankheitszuständen“ führen, die als **Siderose, Bariumstaublunge** und **Zinnstaublunge** bekannt sind. Diese Stäube rufen keine Fibrosen hervor, und der Zustand, zu dem diese Stäube führen, sollte nicht als Krankheit betrachtet werden, da keine funktionelle Beeinträchtigung vorliegt.

Erkrankungen durch organischen Staub

Berufsbedingtes Asthma

Anfallsweise, reversible, diffuse Atemwegsobstruktion, hervorgerufen durch die Einatmung irritierender oder allergischer Partikel oder Dämpfe von industriellen Arbeitsprozessen.

Ätiologie

Eine Vielzahl allergener und nichtallergener Stoffe der Umgebung am Arbeitsplatz sind bekannte Ursachen einer reversiblen Atemwegsobstruktion. Als Beispiele seien Kastornuß, Getreide, proteolytische Enzyme, die bei der Reinigungsmittelherstellung und bei der Herstellung von Bier und Leder zur Anwendung kommen, das Holz der Redwoodzedern aus dem Westen der USA, Isozyanate, Baumwolle, Flachs, Formalin, Antibiotika (z. B. Ampicillin und Spiramycin), Tee, Epoxy-Harze und Hanf genannt. Die Liste wächst beständig (Textilstaubexposition s. unter *Byssinose*, unten).

Pathophysiologie

Obwohl die Versuchung besteht, die meisten Formen des Asthmas entweder der immunologischen Antwort vom Typ I (IgE) oder vom Typ III (IgG) zuzuordnen, so ist doch ein derart vereinfachender Versuch der Erklärung nicht gerechtfertigt. So rufen Isozyanate und Redwood zum Beispiel einen Bronchospasmus bis zu 24 h nach der Exposition hervor, dies kann sich zudem über 1 Wo. oder länger, bei Fehlen einer nochmaligen Exposition, jede Nacht wiederholen.

Symptomatik und Diagnostik

Die Patienten klagen im allgemeinen über Kurzatmigkeit, Engegefühl in der Brust, pfeifende Atmung und Husten, oft in Verbindung mit Symptomen der oberen Luftwege, wie Niesen, Nasenlaufen und Tränenfluß. Die Symptome können sich während der Arbeitszeit in Zusammenhang mit der Exposition gegen bestimmte Stäube und Dämpfe einstellen; häufig aber werden sie erst einige Stunden nach Verlassen des Arbeitsplatzes apparent. Dies macht es schwieriger, die Verbindung zur beruflichen Exposition herzustellen. Oft verschwinden die Symptome an Wochenenden oder zur Urlaubszeit. Nächtliche Atemnot kann das einzige Symptom eines berufsbedingten Asthmas sein.

Die Diagnose ergibt sich aus der Erkennung des ursächlichen Agens am Arbeitsplatz und aus immunologischen Tests (z. B. Hauttests) unter Verwendung des verdächtigen Antigens. In schwierigen Fällen dient ein positiver, vorsichtig ausgeführter inhalativer Provokationstest im Labor dem Nachweis der Ätiologie der Atemwegsobstruktion. Eine Differenzierung vom idiopathischen Asthma basiert in der Regel auf dem Symptomenmuster oder auf dem Zusammenhang mit einer Allergendisposition. Die Lungenfunktionstests zeigen eine Abnahme des Flusses in den Atemwegen während der Arbeit und sind damit eine weitere Bestätigung für die ursächliche Bedeutung der beruflichen Exposition.

Prophylaxe und Therapie

Die Unterdrückung der Staubentwicklung ist in Industrien, in denen bekannte Allergene oder bronchokonstriktorisch wirksame Substanzen nachgewiesen worden sind, von Bedeutung, obwohl sich sicher nicht alle Möglichkeiten einer Sensibilisierung und einer klinisch bedeutsamen Erkrankung ausschalten lassen. Eine in hohem Maße empfindliche und disponierte Person muß aus einem Milieu entfernt werden, das nachweislich an der Auslösung asthmatischer Symptome beteiligt ist.

Die Therapie des Asthmas (wozu gewöhnlich von Bronchodilatator, oral oder als Aerosol verabreicht, Theophyllin und in schweren Fällen Kortikosteroide gehören) gewährt symptomatische Zustandsbesserung *(s. Kap. LUN, 6., Asthma bronchiale).*

Byssinose

Bronchokonstriktion, die bei der Verarbeitung von Baumwoll-, Flachs- und Hanffasern auftritt.

Byssinose tritt in erster Linie bei Arbeiten auf, die mit Baumwollabfall (d. h. unverarbeiteter, ungereinigter Baumwolle) in Berührung kommen. Am meisten gefährdet sind diejenigen, die Ballen öffnen oder dort arbeiten, wo das Material gekämmt wird. Erfahrungsgemäß ist eine Bronchokonstriktion wahrscheinlich auf einen Stoff in den Kelchblättern der Baumwollpflanze zurückzuführen. Früher nahm man an, daß eine länger andauernde Exposition gegen Baumwollstaub Emphyseme und irreversible Obstruktionen verursache; angesichts einer Reihe von postmortalen Untersuchungen aber, bei denen in einigen Fällen Bronchitis, jedoch kein gehäuftes Auftreten von Emphysem und destruktiven parenchymalen Veränderungen festgestellt wurde, erscheint die oben genannte Annahme sehr unwahrscheinlich.

Ein Gefühl der Enge im Brustkorb entwickelt sich am ersten Tag der Rückkehr zum Arbeitsplatz aus einem Wochenende oder Urlaub. Bei vielen Betroffenen, die über ein beklemmendes Gefühl klagen, ist darüber hinaus im Verlauf der ersten Arbeitsschicht ein Abfall der ventilatorischen Atemkapazität zu beobachten. Im Gegensatz zu Asthma, das sich bei wiederholter Allergenexposition verschlimmert, schwächen sich die Symptome und das Beklemmungsgefühl bei wiederholter Exposition ab; der Betroffene ist gewöhnlich am Wochenende frei von Symptomen. Bei wiederholter, jahrelanger Exposition besteht dienstags und mittwochs, gelegentlich auch an Wochenenden, eine Tendenz zu anhaltendem beklemmendem Gefühl.

Erkrankungen durch Reizgase und Chemikalien

Akute Einwirkung

Ätiologie

Zu den wesentlichen irritativ-toxisch wirkenden Gasen, gegen die Arbeiter im Rahmen eines Arbeitsunfalls exponiert werden können, gehören Chlor, Phosgen, Schwefeldioxid, Schwefelwasserstoff, nitrose Gase und Ammoniak. Zur akuten, schwerwiegenden Exposition kann es durch den Defekt eines Ventils, einer Pumpe oder auch während des Gastransports kommen.

Pathologie und Pathophysiologie

Die Schädigung des Respirationstrakts hängt von verschiedenen Faktoren ab, zu diesen gehört auch die Löslichkeit des Gases. Relativ leicht lösliche Gase (z. B. Chlor, Ammoniak) führen anfänglich zur Irritation des oberen Respirationstrakts. Die tiefer gelegenen Anteile der Atemwege und das Lungenparenchym werden nur in Mitleidenschaft gezogen, wenn sich der Betroffene dem entweichenden Gas nicht entziehen kann. Weniger gut lösliche Gase (z. B. NO_2) rufen keine warnenden Symptome des oberen Respirationstrakts hervor, sie verursachen mit großer Wahrscheinlichkeit eine schwere Bronchitis, ein Lungenödem oder beides. Bei der Intoxikation mit NO_2 **(Silofüllerkrankheit)** kann ein Zeitraum bis zu 12 h verstreichen, bis sich die Symptome eines Lungenödems entwickeln; eine gelegentlich auftretende Spätfolge ist eine Bronchiolitis obliterans, die 10–14 Tage nach der akuten Exposition bis zur respiratorischen Insuffizienz fortschreitet.

Symptomatik

Die besser löslichen irritativ-toxischen Gase verursachen schwere Verätzungen und andere Manifestationen an Augen, Nase, Rachen, Trachea und den größeren Bronchien. Starker Husten, Hämoptysen, Giemen, Brechreiz und Dyspnoe sind häufig vorkommende Symptome, ihr Schweregrad ist gewöhnlich dosisabhängig. Bei Personen mit starker Exposition weisen im Röntgenthoraxbild erkennbare, fleckige oder konfluierende alveoläre Verdichtungen auf das Vorliegen eines Lungenödems hin. Die meisten Personen überleben eine schwere, akute Exposition gegen irritativ-toxische Gase, gewöhnlich kommt es zu einer vollständigen Restitution. Bakterielle Infektionen, die häufig während der akuten Phase auftreten, stellen die ernsteste Komplikation dar.

Prophylaxe und Therapie

Die wirksamste Maßnahme zur Prävention stellt der vorsichtige Umgang mit diesen Gasen dar. Darüber hinaus ist die Verfügbarkeit entsprechender Geräte zum Schutz der Atemwege (Atemschutzgeräte) von großer Bedeutung, falls im Rahmen eines Unfalls eine Expositionsmöglichkeit entsteht.

Die Therapie bei schwerer, akuter Exposition gilt der Aufrechterhaltung des vitalen Gasaustausches und der Sicherstellung einer adäquaten Oxygenierung und alveolären Ventilation, hierzu ist manchmal die Anwendung von Beatmungsgeräten über einen artifiziellen Zugang zu den Luftwegen (z.B. Endotrachealtubus) nötig. Bronchodilatatoren, leichte Sedierung, intravenöse Flüssigkeitszufuhr und Antibiotika sowie Sauerstoffzufuhr über die Nase sind in weniger schweren Fällen erforderlich und mögen hier ausreichen. Eine adäquate Anfeuchtung der eingeatmeten Luft muß sichergestellt sein. Die Wirksamkeit einer Kortikosteroidtherapie (z.B. Prednison, 45–60 mg für 1–2 Wo.) ist schwer nachweisbar, es werden allerdings häufig Kortikosteroide eingesetzt.

Chronische Einwirkung

Die chronische, kontinuierliche Exposition auf einem niedrigen Niveau oder die intermittierende Exposition gegen irritativ-toxische Gase oder chemische Dämpfe kann ein wichtiger Faktor für die Auslösung oder die Beschleunigung der Entwicklung einer chronischen Bronchitis sein, obwohl die Bedeutung einer solchen Exposition bei diesen Erkrankungen schwer einzuschätzen ist. Ein weiterer bedeutsamer Erkrankungsmechanismus ist die Exposition gegen karzinogene Chemikalien. Obwohl die Aufnahme der betreffenden Substanzen in den Körper über die Lungen erfolgt, können Lungentumoren (durch die Exposition gegen Dichlormethyläther oder bestimmte Metalle) und Tumoren in anderen Körperorganen (z.B. Leberangiosarkom nach Exposition gegen monomeres Vinylchlorid) entstehen.

13. ALLERGISCH-IMMUNOLOGISCH BEDINGTE LUNGENERKRANKUNGEN

Zu diesen Erkrankungen der Lunge gehören die exogen-allergischen Alveolitiden, die allergische bronchopulmonale Aspergillose und viele Medikamentenreaktionen. Für andere eosinophile Pneumonien und pulmonale Granulomatosen wird eine allergische Genese angenommen. Das Bronchialasthma wird in *Kap. LUN, 6.* abgehandelt; das berufsbedingte Asthma bronchiale in *Kap. LUN, 12.*

Entsprechend ihren pathogenetischen Mechanismen unterteilt man die allergischen Reaktionen *(s.a. Kap. IMM, 3.)* in 4 Typen. **Typ-I- (atopische oder anaphylaktische)** Reaktionen (z.B. allergisches [extrinsisches] Asthma bronchiale) sind eine Folge der Freisetzung pharmakologisch aktiver Substanzen (z.B. Histamin, Leukotriene) aus Basophilen und Mastzellen, wenn es zum Kontakt zwischen IgE und dem entsprechenden Antigen kommt. Zur **Typ-II**-Reaktion (**zytotoxische** Reaktion; z.B. Goodpasture-Syndrom) gehören Komplement-verbrauchende Antigen-Antikörperreaktionen mit nachfolgender Zytolyse oder zytotoxische Mechanismen, die von der Anwesenheit von Antikörpern abhängen. **Typ-III**-Reaktionen (**Immunkomplex-Mechanismen;** z.B. systemischer Lupus erythematodes) sind assoziiert mit löslichen Antigen-Antikörperkomplexen, mit der Aktivierung von Komplement, mit der Chemotaxis polymorphkerniger Leukozyten und mit einer Vaskulitis. **Typ-IV**-Reaktionen (**zellvermittelte oder verzögerte** Reaktionen; z.B. Tuberkulin-Hauttest) sind die Folge der Freisetzung von Lymphokinen (diese greifen andere Zellen an und führen zur Gewebszerstörung) durch sensibilisierte Lymphozyten, nachdem es zum Kontakt mit dem Antigen gekommen ist.

Häufiger als nur ein einzelner Mechanismus sind bei allergischen Erkrankungen der Lunge verschiedene Typen der allergischen Reaktionsweise beteiligt. So können beispielsweise an der Entstehung einer exogen-allergischen Alveolitis sowohl Typ III als auch Typ IV beteiligt sein; bei der allergischen bronchopulmonalen Aspergillose sind es die Typen I und III.

Exogen-allergische Alveolitis

(Allergische, interstitielle Pneumonitis; Lungenerkrankungen durch organischen Staub)

Diffuse, interstitielle granulomatöse Lungenerkrankung, hervorgerufen durch die allergische Reaktion auf eine Vielzahl inhalativer Noxen in Form organischer Stäube.

Der Prototyp einer Reihe ähnlicher Lungenerkrankungen, die mit spezifischen Antigenen in Verbindung gebracht werden, ist die **Farmerlunge,** die hervorgerufen wird durch die wiederholte Einatmung von Heustaub, der thermophile Aktinomyzeten enthält.

Ätiologie und Pathogenese

Die Zahl spezifischer organischer Stäube, von denen bekannt ist, daß sie eine exogene allergische Alveolitis hervorrufen können, wächst fortwährend. Der Staub stammt gewöhnlich von Mikroorganismen, Tieren oder pflanzlichen Proteinen und wird in beträchtlichen Mengen eingeatmet. Neuere Untersuchungen zeigen, daß auch einfache Chemikalien eine Erkrankung auslösen können. In *Tab. 12.* ist jeweils das Antigen mit der entsprechenden Erkrankung aufgelistet.

Man nimmt an, daß die Erkrankung immunologisch ausgelöst wird. Es lassen sich gewöhnlich präzipitierende Antikörper gegen das auslösende Antigen nachweisen; dies läßt eine allergische Reaktion vom Typ III annehmen, obwohl eine Vaskulitis nicht so häufig nachweisbar ist. Die Annahme der Beteiligung einer Reaktion vom Typ IV stützt sich auf die granulomatöse Gewebsreaktion und auf Tierversuche.

Nur ein kleiner Teil der exponierten Personen entwickelt Symptome und dies schließlich erst nur nach einer beträchtlichen Zeit der Exposition, die zur Sensibilisierung erforderlich ist. Durch kontinuierlichen Allergeneinstrom oder häufige Exposition gegen geringe Mengen des Allergens kann es zu einem chronisch progredienten parenchymatösen Prozeß kommen. Eine vorausgehende allergische Erkrankung (z. B. Asthma, Heuschnupfen) findet sich selten in der Anamnese und ist kein prädisponierender Faktor.

Pathophysiologie

Charakteristisch ist eine diffuse granulomatöse interstitielle Pneumonie. In den verdickten Alveolarsepten sind Lymphozyten und Plasmazellen nachweisbar; das Ausmaß der Fibrose ist gewöhnlich gering, aber abhängig vom Stadium der Erkrankung. Eine Bronchiolitis in unterschiedlichem Schweregrad wird bei etwa 50% der Patienten mit Farmerlunge festgestellt. Einige Fälle einer idiopathischen Lungenfibrose können den Endzustand einer Sensibilisierung gegen organischen Staub darstellen.

Symptomatik

Während der **akuten Erkrankung** treten Fieberepisoden, Schüttelfrost, Husten und Dyspnoe bei einer vorher sensibilisierten Person typischerweise 4–8 h nach Reexposition gegen das Antigen auf. Auch Anorexie, Nausea und Erbrechen können vorliegen. Bei der Auskultation hört man fein- bis mittelbasige Rasselgeräusche im Inspirium. Giemen ist gewöhnlich nicht nachweisbar. Bei Antigenkarenz bessern sich die Symptome innerhalb von Stunden, obwohl die vollständige Rückbildung sich über Wochen hin erstrecken und bei wiederholten Episoden eine Lungenfibrose auftreten kann. Die **subakute Form** kann schleichend mit Husten und Dyspnoe über einen Zeitraum von Tagen bis Wochen beginnen und bei Progredienz umgehende Hospitalisierung erforderlich machen. Bei der **chronischen Verlaufsform** der Erkrankung können über Monate und Jahre eine progressive Belastungsdyspnoe, produktiver

Tab. 12. Ursachen exogen-allergischer Alveolitiden

Erkrankung	*Antigen*	*Antigenquelle*
Farmerlunge	*Micropolyspora faeni* od. *Thermoactinomyces vulgaris*	verschimmeltes Heu
Vogelhalterlunge, Taubenzüchterkrankheit, Hühnerzüchterlunge	Serumproteine und Exkremente	Sittiche; Tauben; Hühner
Befeuchterlunge	*M. faeni, T. vulgaris* etc.	Befeuchter, Klimaanlagen
Begassose	*T. vulgaris* od. *M. faeni*	Bagasse (Abfälle des Zuckerrohrs)
Champignonzüchterlunge	*M. faeni* od. *T. vulgaris*	Kompost von Champignonkulturen
Suberose (Korkrindenschälerkrankheit)	schimmeliger Korkstaub	schimmeliger Kork
Ahornrindenschälerkrankheit	*Cryptostroma corticale*	befallene Ahornrinde
Mälzerlunge, Malzarbeiterlunge	*Aspergillus fumigatus* od. *A. clavatus*	schimmelige Gerste u. Malz
Sequoiose	*Pullularia pullulans* od. *Graphium species*	schimmeliger Holzstaub des Mammutbaums
Käsewäscherlunge	*Penicillium species*	schimmeliger Käse
Kornkäferkrankheit	*Sitophilus granarius*	befallenes Korn
Hypophysenextrakt-Schnupfer-Lunge	Schnupfpulver aus Hypophysenhinterlappen von Rindern und Schweinen	heterologes Schnupfpulver aus Hypophysenhinterlappen
Kaffeearbeiterlunge	Kaffeebohnenstaub	Kaffeebohnen
Dachdeckerlunge	unbekannt	Stroh, Schilf (usw.), das beim Dachdecken Verwendung findet
Chemiearbeiterlunge	Isozyanate (TDI, MDI), Isobenzofurandion, Vinylchlorid etc.	Polyurethanschaum, modellieren, isolieren, synthet. Radiergummi, Fleischwaren verpacken und etikettieren etc.

TDI = Toluoldiisozyanat; MDI = Diphenylmethandiisozyanat

Husten, Leistungsabfall und Gewichtsverlust auftreten. Die Erkrankung kann fortschreiten bis zur respiratorischen Insuffizienz.

Das Röntgenthoraxbild zeigt Variationen vom Normalbefund bis zur diffusen, interstitiellen Fibrose. Gewöhnlich finden sich bilaterale, fleckige oder noduläre Infiltrate und eine Vergröberung der bronchovaskulären Zeichnung, oder auch eine feine azinäre Zeichnung, die an ein Lungenödem denken läßt. Vergrößerung der hilären Lymphknoten und Pleuraergüsse sind selten. Die Lungenfunktionsprüfung zeigt restriktive Veränderungen: Abnahme des Lungenvolumens und der CO-Diffusionskapazität, Hypoxämie und Veränderungen des Ventilations-Perfusions-Verhältnisses. Bei der akuten Erkrankung liegt gewöhnlich keine Atemwegsobstruktion vor, sie kann sich jedoch bei der chronischen Verlaufsform entwickeln. Eine Eosinophilie ist nicht zu erwarten.

Diagnostik

Die Diagnose hängt ab von der Umgebungsanamnese sowie von entsprechenden klinischen, röntgenologischen und funktionellen Veränderungen. Der Nachweis spezifischer präzipitierender Antikörper im Serum, die gegen das verdächtige Antigen gerichtet sind, trägt zur Untermauerung der Diagnose bei, obwohl weder der Nachweis noch das Fehlen von derartigen Antikörpern einen schlüssigen Beweis darstellt. Da die Symptome in Beziehung zur Antigenexposition stehen, kann die Anamnese hervorragende Hinweise geben; beispielsweise können Personen, die am Arbeitsplatz exponiert sind, während des Wochenendes symptomfrei sein, oder es treten immer wieder 4–8 h nach Reexposition Symptome auf. Bei Fällen, deren Diagnose Schwierigkeiten bereitet, oder in Fällen ohne hinweisende Umgebungsanamnese, kann eine Lungenbiopsie nötig sein. Eine bronchoalveoläre Lavage soll die diagnostischen Untersuchungen interstitieller Lungenerkrankungen unterstützen, ihr diagnostischer Wert ist jedoch nicht eindeutig erwiesen. Bei Hypersensitivitätspneumonie und Sarkoidose wurde eine erhöhte Zahl von Lymphozyten, v.a. von T-Zellen, festgestellt. Die $OKT8^+$-T-Zellen-Population (Verhältnis zwischen den Suppressor- und Killer-Zellen) kann bei Hypersensitivitätspneumonie vorherrschen, wogegen die $OKT4^+$-Population (Verhältnis zwischen den Helfer- und Förder-Zellen) die Mehrheit der T-Zellen bei der Sarkoidose ausmachen kann.

Als **atypische Farmerlunge** wird ein Syndrom von Fieber, Schüttelfrost und Husten bezeichnet, das innerhalb von Stunden nach einer massiven Exposition durch schimmlige Silage (z.B. bei Öffnung eines Silos) oder schimmliges Heu auftritt. Das Fehlen von Präzipitinen weist auf einen nichtimmunologischen Mechanismus hin. In der Regel bestehen Lungeninfiltrate. Dieser Zustand in Zusammenhang mit alter, durch Aspergillus kontaminierter Silage muß von der sog. Silofüller-Erkrankung unterschieden werden, die durch toxische Nitrogenoxide hervorgerufen wird, welche sich in frischer Silage bilden. Vorübergehendes Auftreten von Fieber und Muskelschmerzen mit oder ohne respiratorische Symptome sowie fehlende Sensibilisierung nach Exposition durch landwirtschaftliche Stäube (z.B. Getreidefieber) werden als Symptom des toxischen organischen Staubes bezeichnet. Unter **Befeuchterfieber** versteht man Fälle in Zusammenhang mit kontaminierten Heiz-, Kühl- und Befeuchtungsanlagen. Durch kulturelle und serologische Untersuchung läßt sich die exogen-allergische Alveolitis von der Psittakose, viralen und anderen infektiösen Pneumonien unterscheiden. Die Unterscheidung von idiopathischen, interstitiellen Pneumonien oder Fibrosen (Hamman-Rich-Syndrom, kryptogene fibrosierende Alveolitis, „intrinsische allergische Alveolitis") kann wegen ähnlicher klinischer Erscheinungen und ähnlicher röntgenologischer und funktioneller Veränderungen schwierig sein, wenn die typische Anamnese mit Exposition und nachfolgender akuter Krankheitsperiode nicht erfragt werden kann. Hinweise für eine Autoimmunerkrankung (Nachweis von Anti-DNS-Antikörpern oder positiver Latextest; Vorliegen einer Kollagenose) lassen eine idiopathische interstitielle Pneumonie vermuten. Chronische eosinophile Pneumonien werden gewöhnlich von einer Eosionophilie des peripheren Bluts begleitet. Die Sarkoidose führt oft zu einer Vergrößerung hilärer und paratrachealer Lymphknoten, auch andere Organe können befallen sein. Syndrome einer pulmonalen, granulomatösen Angiitis (Wegener- und allergische Granulomatose) werden gewöhnlich von einer Erkrankung des oberen Respirationstrakts oder einer Erkrankung der Nieren begleitet. Beim Bronchialasthma und der allergischen, bronchopulmonalen Aspergillose liegt eine Eosinophilie vor, in der überwiegenden Mehrzahl der Fälle bestehen obstruktive, seltener restriktive pulmonale Veränderungen.

Prophylaxe

Die Vermeidung des verantwortlichen Antigens ist nötig, es können aber sozioökonomische Faktoren einen Orts- oder Arbeitsplatzwechsel erschweren. Die Unterdrückung der Staubentwicklung oder der Einsatz von Schutzmasken zur Filterung schädlicher Staubpartikel im kontaminierten Milieu können effektiv wirksame Maßnahmen sein. Eine Möglichkeit, dem Wachstum antigen wirksamer Mikroorganismen (z.B. in Bagasse oder Heu) vorzubeugen, besteht in der Anwendung von Chemikalien. In manchen Fällen hat sich eine gründliche Reinigung der Trockensysteme und der dazugehörigen Arbeitsbereiche als von Nutzen erwiesen.

Therapie

Die wirksamste therapeutische Maßnahme besteht in der Unterbindung weiterer Exposition. Bei Antigenkarenz kommt die akute Erkrankung selbst zum Stillstand. In schweren, akuten oder subakuten Krankheitsfällen kann die Anwendung von Kortikosteroiden nützlich sein, dies kann aber zur Verzögerung der Diagnosefindung führen, weil die Symptome und Krankheitszeichen verwischt werden, wenn Kortikosteroide vor Erkennung der Ursache eingesetzt werden. 60 mg Prednison werden, über den Tag in 4 Dosen aufgeteilt, über 1–2 Wo. verabreicht und während der folgenden 2 Wo. auf eine tägliche Einzeldosis von 20 mg reduziert, dann verringert man die Dosis wöchentlich um 2,5 mg, bis zur endgültigen Beendigung der Therapie. Eine Abänderung des Therapieplans wird bei einem Rezidiv oder bei Fortschreiten der Symptome erforderlich. Die beim Gebrauch von Kortikosteroiden nötigen Kautelen sollten beachtet werden. Besteht keine Superinfektion, sind Antibiotika nicht indiziert.

Eosinophile Pneumonien

(Eosinophile pulmonale Infiltrate; Löffler-Syndrom)

Eine Gruppe von Erkrankungen, sowohl bekannter als auch unbekannte Ätiologie, charakterisiert durch eosinophile pulmonale Infiltrate und in der Regel einer Eosinophilie des peripheren Bluts.

Ätiologie und Pathogenese

Ursache können sein: Parasiten unter Beteiligung von Rundwürmern, *Toxocara*-Larven und Filarien; Medikamente wie Penicillin, Aminosalicylsäure, Hydralazin, Nitrofurantoin, Chlorpropamid, Sulfadimethoxin; Chemikalien mit sensibilisierender Eigenschaft, wie beispielsweise als Dampf eingeatmetes Nickelcarbonyl; schließlich Pilze wie z.B. *Aspergillus fumigatus,* Verursacher der allergischen bronchopulmonalen Aspergillose, die nachfolgend gesondert besprochen wird. Die Ätiologie der meisten eosinophilen Pneumonien jedoch ist unbekannt, obwohl allergische Mechanismen vermutet werden. Die Eosinophilie läßt eine allergische Reaktion vom Typ I annehmen, während andere Eigenheiten des Syndroms (Vaskulitis, Rundzellinfiltrate) eine Reaktion vom Typ III, möglicherweise auch vom Typ IV, als möglich erscheinen lassen.

Viele Patienten haben zusätzlich Asthma bronchiale. Die eosinophilen Pneumonien unbekannter Ätiologie, die in Zusammenhang mit einem Asthma bronchiale auftreten, lassen sich in drei übergreifende Gruppen einteilen: 1. exogen-allergisches Asthma bronchiale mit eosinophilen Infiltraten, oft handelt es sich hierbei um eine allergische bronchopulmonale Aspergillose; 2. intrinsisches Asthma bronchiale mit chronischen eosinophilen Infiltraten, wobei häufig eigentümliche, peripher liegende Infiltrate auf dem Röntgenthoraxbild nachweisbar sind; 3. allergische Granulomatose (Churg-Strauss-Syndrom, eine Variante der Periarteriitis nodosa mit Prädilektion der Lunge).

Eine mögliche Klassifikation der eosinophilen Pneumonien fußt auf klinischen und pathologischen Charakteristika, sie wird in *Tab. 13.* dargestellt.

Pathologie

Zum charakteristischen Erscheinungsbild gehört eine Anfüllung der Alveolen mit eosinophilen Zellen und reichlich mononukleären Zellen sowie septale Infiltration durch eosino-

Tab. 13. Charakteristika der eosinophilen Pneumonien

Erkrankung	*Ätiologie*	*Auftreten in Verbindung mit Asthma bronchiale*	*Ausmaß der peripheren Eosinophilie*	*Systemische Beteiligung*	*Prognose*
Einfache eosinophile Pneumonie (unter Einschluß des idiopathischen Löffler-Syndroms)	unbekannt, Medikamente, Parasiten	selten	gering	selten	sehr gut
Chronische eosinophile Pneumonie	unbekannt, Medikamente, Parasiten	üblich	hoch (kann auch gering oder normal sein)	selten	gut
Allergische bronchopulmonale Aspergillose	*Aspergillus fumigatus* (gelegentlich andere Spezies)	immer	hoch	keine	günstig
Tropische Eosinophilie	Parasiten	gelegentlich	hoch	gelegentlich	gut
Allergische Granulomatose nach Churg-Strauss	unbekannt, Medikamente?	immer	hoch	gewöhnlich	günstig bis schlecht

phile Zellen, Plasmazellen, große und kleine mononukleäre Zellen. Verstopfung der Bronchiolen durch Schleimpfröpfe und vaskuläre Infiltrationen finden sich ebenso.

Symptomatik

Symptome und Krankheitszeichen können gering ausgeprägt, aber auch lebensbedrohlich sein. Eine unkomplizierte pulmonale Eosinophilie **(Löffler-Syndrom)** kann mit niedrigem Fieber und (wenn überhaupt) geringen respiratorischen Symptomen aufreten, es kommt zur raschen Rückbildung. Bei anderen Formen der eosinophilen Pneumonie können Fieber und Erscheinungen eines Bronchialasthmas, also Husten, Atemnot in Ruhe (Giemen) auftreten. Die chronische eosinophile Pneumonie verläuft häufig ohne Behandlung progredient und lebensbedrohlich.

Auffällig ist gewöhnlich eine ausgesprochene Bluteosinophilie (20–40%, gelegentlich auch beträchtlich höher). Das Röntgenthoraxbild zeigt sich rasch entwickelnde und wieder auflösende Infiltrate in verschiedenen Lungenlappen, wobei die Erkennung abhängig ist vom zeitlichen Abstand und der Zahl der angefertigten Röntgenthoraxaufnahmen (wandernde Infiltrate).

Diagnostik

Nach Helmintheninfektionen sollte je nach regionaler Herkunft eines Patienten gesucht werden. Parasiten und *A. fumigatus* lassen sich im Sputum nachweisen. Die Medikamentenanamnese sollte sorgfältig erhoben werden. Die Differentialdiagnose umschließt Tuberkulose, Sarkoidose, M. Hodgkin und andere lymphoproliferative Erkrankungen, eosinophiles Granulom der Lunge, desquamative interstitielle Pneumonien, Kollagenerkrankungen und das hypereosinophile Syndrom („eosinophile Leukämie"). Exogen-allergische Alveolitis und Wegener-Granulomatose gehen in seltenen Fällen mit einer Eosinophilie einher.

Therapie

Die Erkrankung kann benigne sein und selbst zum Stillstand kommen, dann ist keine Therapie erforderlich. Macht der Schweregrad der Symptomatik allerdings eine Therapie mit Kortikosteroiden (z. B. Prednison, wie bei der exogen-allergischen Alveolitis, siehe oben) erforderlich, so kann ihre Wirkung schlagartig einsetzen, sie ist bei der idiopathischen, chronischen eosinophilen Pneumonie möglicherweise lebensrettend. Bei Vorliegen eines Bronchialasthmas ist die gewöhnlich angewandte Therapie indiziert *(s. Kap. LUN, 6., Bronchialasthma)*. Bei Vorliegen einer Helmintheninfektion sollten entsprechende Anthelminthika eingesetzt werden *(s. Kap. INF, 15., Durch Würmer verursachte Erkrankungen)*.

Allergische bronchopulmonale Aspergillose

Nichtinvasive Form der Aspergillose, die bei Asthmapatienten in Form einer eosinophilen Pneumonie als Ausdruck einer allergischen Reaktion gegen Aspergillus fumigatus auftritt.

Ätiologie, Pathologie und Pathogenese

Wachstum von *A. fumigatus* im Bronchiallumen führt zu einer allergischen Reaktion der Atemwege und des Lungenparenchyms. An der Pathogenese sind allergische Reaktionen nach Typ I und III (und möglicherweise Typ IV) beteiligt. Die betroffenen Alveolen sind angefüllt mit Eosinophilen. Es kann eine interstitielle, granulomatöse Pneumonie mit Infiltration der Alveolarsepten und peribronchial, unter Beteiligung von Plasmazellen, mononukleären Zellen und zahlreichen Eosinophilen, vorliegen. Die Zahl der Schleimdrüsen und Becherzellen in den Bronchien kann erhöht sein. In fortgeschrittenen Fällen entwickeln sich mehr im zentralen Teil des Bronchialsystems gelegene Bronchiektasen. Fibrose kann zu schwerer irreversibler Atemwegsobstruktion führen.

Symptomatik

Gewöhnlich zeigen die Patienten asthmaähnliche Symptome (Husten, giemende Atmung, Dyspnoe) und intermittierend aufretendes, niedriges Fieber. Das Sputum kann zäh und purulent sein, es enthält bräunliche „Batzen“ oder Pfröpfe. Bei der Untersuchung des Thorax sind Zeichen der Atemwegsobstruktion (verlängertes Exspirium und Giemen) nachweisbar, die sich durch die Lungenfunktionsprüfung bestätigen lassen.

Die Verlaufskontrolle der Röntgenthoraxaufnahme zeigt wechselnde Verschattungen, die von einem Lungenlappen zum anderen wandern können. Schleimpfröpfe können Ursache einer Atelektase sein. Bei chronischen Verläufen lassen sich durch Bronchographie Bronchiektasen nachweisen, die besondere Bevorzugung der zentralen Atemwege zeigen. Eine Computertomographie kann dabei von Nutzen sein. Bei der Untersuchung des Sputums lassen sich kleine, gelbliche oder bräunliche Pfröpfe nachweisen, die Myzelien von *A. fumigatus,* Curschmann-Spiralen (mukoide Ausgüsse der Bronchien), Charcot-Leyden-Kristalle (längliche, aus eosinophilen Granulozyten gebildete eosinophile Körper), Schleim und eosinophile Zellen enthalten. All dies findet sich auch im Sputum von Asthmatikern, Myzelien ausgenommen. Kulturell lassen sich im Sputum möglicherweise *Aspergillen* nachweisen. Der Nachweis gelingt allerdings nur unregelmäßig und ist gelegentlich schwer zu führen. Lungenfunktionsprüfungen zeigen das Muster einer obstruktiven Ventilationsstörung mit verminderten Flußraten. Auffällig ist eine Bluteosinophilie, gewöhnlich von mehr als 1000/µl. Serologisch sind gewöhnlich präzipitierende *Antikörper* gegen *A. fumigatus* nachweisbar. *Der IgE-Spiegel* kann ausgesprochen hoch sein, jeweils sowohl für das Gesamt-IgE wir für das spezifische IgE gegen *A. fumigatus.* Hauttests mit *Aspergillen*-Antigen zeigen möglicherweise eine biphasische Antwort mit Sofortreaktion (Reflexerythem und Quaddelbildung; Typ I), gefolgt von einer Arthus-Reaktion (Erythem, Ödem und Induration, wobei das Maximum nach 6–8 h erreicht wird; Typ III). Die Bedeutung der Spätreaktion ist ungewiß, zudem ist sie für die Diagnose nicht von Bedeutung und unnötig.

Diagnostik

Zum diagnostischen Erscheinungsbild gehören in der Regel lang anhaltendes, extrinsisches Bronchialasthma, Lungeninfiltrate, Eosinophile im Sputum und im Blut sowie Überempfindlichkeit gegenüber *Aspergillus*, die durch eine positive sofortige Quaddel-Erythem-Reaktion im Hauttest, präzipitierende Serumantikörper und einen hohen Spiegel des gesamten (und spezifischen) IgE nachgewiesen wird. Das Vorliegen der ersten 6 Kriterien der *Tab. 14.* läßt mit hoher Wahrscheinlichkeit auf eine allergische bronchopulmonale Aspergillose schließen.

Tab. 14. Diagnostische Kriterien der bronchopulmonalen Aspergillose

Hauptkriterien	Bronchialasthma
	Flüchtige oder fixierte Lungeninfiltrate
	Positive Quaddel-Erythem-Sofortreaktion im Hauttest gegenüber *Aspergillus*-Antigenen
	Eosinophilie im Sputum und Blut
	Präzipitierende Serumantikörper gegen Aspergillus
	Erhöhtes Serum-IgE
	Proximale Bronchiektasen
Nebenkriterien	Nachweis von Aspergillus fumigatus im Sputum
	Expektorierung bräunlicher Pfropfen oder Tröpfchen
	Spät einsetzende Hautreaktion gegen *Aspergillus*-Antigene

Die Krankheitszeichen können ein „einfaches" Asthma bronchiale vortäuschen und einer allergischen Granulomatose oder anderen chronischen eosinophilen Pneumonien gleichen. Bei der allergischen Alveolitis liegen eher restriktive als obstruktive funktionelle Veränderungen vor, eine Eosinophilie tritt selten auf. Invasive Formen der Aspergillose *(s. Kap. INF, 11., Aspergillose)* haben ein anderes klinisches Erscheinungsbild. Eine invasive Aspergillose tritt gewöhnlich als schwere, „opportunistische" Pneumonie bei immunsupprimierten Patienten auf oder nach antibakterieller oder antimykotischer Therapie bei Patienten, deren Bronchien durch eine Bronchitis, Bronchiektasie oder Tuberkulose vorgeschädigt sind. Aspergillome können auch bei Erkrankungen mit älteren Kavernen, wie beispielsweise bei Tuberkulose oder, wenngleich selten, in den Oberlappen von Patienten mit rheumatoider Spondylitis aufgrund einer Besiedelung in zystischen Lufträumen auftreten.

Therapie

Da *A. fumigatus* ubiquitär vorkommt, gestalten sich Maßnahmen zur Karenz nur schwierig. Gewöhnlich führt die Therapie mit Kortikosteroiden und anderen antiasthmatisch wirksamen Medikamenten (Aminophyllin, Sympathomimetika, Expektoranzien) zum Erfolg, die Expektoration der Schleimpfröpfe und damit auch der *Aspergillen* ist möglich. Angemessen ist eine Dosierung von Prednison, wie sie weiter oben für die allergische Alveolitis angegeben wurde, wenn auch 7,5–15 mg/Tag zur erfolgreichen Langzeitbehandlung und zur Vorbeugung bei einer progressiven irreversiblen Erkrankung nötig sein können. Ein Erfolg der inhalativen Dauertherapie mit Beclometason-Dipropionat ist nicht gesichert. Weder eine Immuntherapie noch eine fungizide oder fungistatische Therapie ist zu empfehlen. Die Hyposensibilisierungsbehandlung mit Extrakt von *A. fumigatus* ist **kontraindiziert,** da sie (einerseits) zu unangenehmen Lokalreaktionen und (andererseits) zur Exazerbation der Krankheitserscheinungen führen kann.

Ein gutes prognostisches Zeichen und ein Hinweis auf erfolgreiche Therapie ist ein dauerhafter Abfall des Serum-IgE-Spiegels. Da die Krankheit ohne offensichtliche klinische Symptome fortschreiten kann, sollte der Patient auch in regelmäßigen Abständen spirometrisch und röntgenologisch untersucht werden.

Wegener-Granulomatose der Lunge

Lokalisierte oder variante Form der Wegener-Granulomatose, charakterisiert durch eine nekrotisierende, granulomatöse Angiitis und Befall der Lungen. Die Besprechung der progressiven Verlaufsform der Erkrankung, die charakterisiert ist durch eine generalisierte, nekrotisierende granulomatöse Vaskulitis mit Befall des oberen und unteren Respirationstrakts, der Haut, der Lungen und der Nieren, erfolgt *in Kap. BEW, 3., Wegener-Granulomatose.*

Ätiologie, Pathogenese und Pathophysiologie

Die Ätiologie ist unbekannt; allergische Reaktionen vom Typ III und IV können beteiligt sein. Der für die Lungen charakteristische pathologische Befund äußert sich in einer fokalen Destruktion und Infiltration von Venen und Arterien, was nicht durch Thromboembolie zu erklären ist; dies wird begleitet von peripheren, chronischen nekrotischen Läsionen, die von einem Granulationsgewebe umgeben werden, das Plasmazellen, Lymphozyten, große mononukleäre Zellen und gelegentlich Epitheloid- und Riesenzellen enthält. Limitierte Varianten der Wegener-Granulomatose befallen möglicherweise nur die Lungen und den oberen Respirationstrakt; es kommen unterschiedliche Verlaufsformen, deren Verwandtschaft zur Wegener-Granulomatose ungewiß ist, mit atypischen, pathologischen Befunden vor, hierzu gehören sowohl die aktive, lymphoretikuläre Proliferation (lymphomatoide Granulomatose) als auch die mehr bronchiale, weniger vaskuläre Lokalisation (bronchozentrische Granulomatose).

Symptomatik

Lokalisierte Formen oder Varianten der Wegener-Granulomatose können asymptomatisch oder mit Fieber, Gewichtsverlust, Krankheitsgefühl, Husten, Dyspnoe und Thoraxschmerz verlaufen. Die Symptome und Krankheitszeichen der generalisierten Wegener-Granulomatose werden in *Kap. BEW, 3.,* beschrieben.

Das Röntgenthoraxbild zeigt diffuse oder noduläre Infiltrationen, die an Metastasen maligner Tumoren erinnern. Die nekrotisierenden Prozesse treten gewöhnlich multipel und bilateral auf, kommen in jedem Abschnitt der Lunge vor, Kavernenbildung ist möglich. Eine Vergrößerung der hilären Lymphknoten liegt gewöhnlich nicht vor. Eine Eosinophilie gehört selten zum Erscheinungsbild dieser Erkrankung. Die Komplementspiegel im Serum sind normal oder erhöht. Die IgE-Spiegel können erhöht sein.

Diagnostik und Therapie

Zur definitiven Diagnose ist gewöhnlich eine Lungenbiopsie nötig, wenn Krankheitserscheinungen des oberen Respirationstrakts oder typische Hautläsionen fehlen. Zur Differentialdiagnose gehören metastatische oder primäre Neoplasien, Lymphome, infektiöse granulomatöse Erkrankungen (z. B. Tuberkulose), Sarkoidose, noduläre Veränderungen bei chronischer Polyarthritis, Lungeninfarkt, Lungenabszeß, Aspirationspneumonie und Bronchiolitis obliterans.

Obwohl sich die Erkrankung spontan bessern kann, wird der Beginn einer Therapie empfohlen, sobald die Diagnose gestellt ist. Ohne Behandlung ist mit einer Progression der Erkrankung und hoher Mortalität zu rechnen. Die Therapie wird in *Kap. BEW, 3.* beschrieben. Die lokalisierte Form der Wegener-Granulomatose soll rascher auf die Behandlung mit Adrenokortikosteroiden ansprechen als die generalisierte Erkrankung, für deren Behandlung Cyclophosphamid das Medikament der Wahl ist.

14. GOODPASTURE-SYNDROM

Seltene Erkrankung im Rahmen einer allergischen Reaktion vom Typ II (s. Kap. IMM, 3.); unbekannte Ätiologie; Manifestation mit pulmonalen Blutungen in Verbindung mit einer schweren progressiven Glomerulonephritis, charakterisiert durch zirkulierende Basalmembranantikörper und lineare Deposition von Immunglobulin und Komplement an der glomerulären Basalmembran.

Pathologie

Die bei der Nierenbiopsie zu beobachtenden Veränderungen gleichen denen jeder rasch progredienten Glomerulonephritis, es finden sich halbmondförmige Veränderungen der Epithelzellen, glomeruläre Adhäsionen und ein entzündliches, interstitielles Exsudat. In den Lungen sind intraalveoläre Hämorrhagien und eine septale Fibrose nachweisbar. Durch Immunfluoreszenz gelingt der Nachweis von linear abgelagertem Immunglobulin und Komplement an der glomerulären und gelegentlich auch an der alveokapillären Basalmembran.

Symptomatik und Diagnostik

Die Patienten, meist junge Männer, zeigen charakteristischerweise eine schwere Hämoptyse, Dyspnoe und ein rasch progredientes Nierenversagen. Im Blut sind Antikörper gegen die glomeruläre Basalmembran. Gewöhnlich liegt eine Eisenmangelanämie vor. Häufig finden sich Hämaturie und Proteinurie, das Urinsediment enthält gewöhnlich zelluläre und granulierte Zylinder. Das Röntgenthoraxbild zeigt zunehmende, wechselnde, asymmetrische, bilaterale weiche Verschattungen.

Obwohl die Kombination von Lungenblutung und Nierenversagen auch bei der idiopathischen Lungenhämosiderose, bestimmten Kollagenkrankheiten (SLE, RA), der akuten Glomerulonephritis mit Zunahme des zirkulierenden Blutvolumens, bei der Wegener-Granulomatose und der bakteriellen Endokarditis vorkommt, lassen sich diese Erkrankungen in der Regel aufgrund ihrer anderen unterschiedlichen Erscheinungen und durch die Nierenbiopsie differenzieren. Die lineare Ablagerung von Immunglobulin wurde auch in einigen Fällen einer Nephritis bei Lupus erythematodes und bei der diabetischen Glomerulosklerose beschrieben, aber die in diesen Fällen aus den Nieren eluierten Antikörper wiesen keine gegen die glomeruläre Basalmembran gerichtete Aktivität auf.

Prognose und Therapie

Die Erkrankung kann einen raschen, tödlichen Verlauf nehmen. Die Behandlung des Goodpasture-Syndroms beruht auf hochdosierten Kortikosteroiden (Methylprednisolon, 7–15 mg/kg/Tag in Einzeldosen i.v. verabreicht), einer Immunsuppression mit Cyclophosphamid und wiederholter Plasmapherese zur Beseitigung antiglomerulärer Basalmembran-Antikörper aus dem Blutkreislauf. Ein früher Einsatz einer Kombination dieser Maßnahmen kann zur Erhaltung der Nierenfunktion führen. Nierenversagen im Endstadium kann langfristig mit Hämodialyse oder durch eine Nierentransplantation behandelt werden.

15. IDIOPATHISCHE INFILTRATIVE ERKRANKUNGEN DER LUNGE

Eine Reihe von Erkrankungen unterschiedlicher Ätiologie mit ähnlichen klinischen Erscheinungen und diffusen pathologisch-anatomischen Veränderungen, welche primär das interalveoläre, interstitielle Gewebe betreffen (s. Tab. 15.). Die interstitielle Infiltration wird in der akuten Phase durch die abnorme Häufung von polymorphkernigen Leukozyten, Histiozyten, Lymphozyten, Plasmazellen, eosinophilen Granulozyten und eiweißreichem Exsudat in den Alveolen und Bronchiolen charakterisiert. In einem fortgeschrittenen Stadium kann eine Hyperplasie des bronchiolären oder alveolären Epithels vorliegen. Bei Fortschreiten der Erkrankung wird das Exsudat organisiert, es kommt zu Nekrose, Vernarbung und Reepithelisierung der alveolären Septen. Der gesamte Ablauf kann schließlich zu einer ausgedehnten Fibrose mit progressiver Zerstörung der Lungen und Ausbildung von Zysten („Honigwabenlunge") führen.

Tab. 15. Klinisch-pathologische Einteilung der interstitiellen Lungenerkrankungen

Verlauf	*Ätiologie*
Akut	Biologische Ursachen (Viren, Rickettsien, Mykoplasmen, Miliartuberkulose) Physikalische Ursachen (Strahlen, Gase, Rauch, anorganische und organische Stäube) Chemische Ursachen (Aspiration von Mageninhalt) Immunsuppressive und antineoplastische Medikamente (Methotrexat, Busulfan, Cyclophosphamid, Bleomycin)
Subchronisch	Interstitielle Pneumonien: interstitielle Lungenfibrose, lymphatisch, desquamativ, Riesenzellen (selten) Eosinophiles Granulom Extrinsische allergische Alveolitis Sarkoidose Kollagenkrankheiten
Chronisch	Interstitielle Fibrose Honigwabenlunge (spätes Stadium der interstitiellen Fibrose)

Läßt sich eine spezifische Ätiologie eruieren, dann wird die pulmonale Erkrankung entsprechend klassifiziert (z.B. berufsbedingte und allergische Erkrankungen der Lungen; die Sarkoidose wird in *Kap. INF, 17.* abgehandelt).

Idiopathische Lungenfibrose (IPF) (usual interstitial pneumonia [UIP], diffuse, fibrosierende Alveolitis, Hamman-Rich-Syndrom): Läßt sich die Ätiologie der Lungenfibrose nicht klären (etwa 50% der Fälle), dann bedient man sich des Begriffs „idiopathisch". Eine Lungenfibrose kann bei mehreren Kollagenkrankheiten, wie v.a. Sklerodermie und rheumatoider Arthritis, auftreten. Sie wird weniger *häufig mit Polymyositis* in Verbindung gebracht und *stellt nur selten* eine Komplikation von systemischem Lupus erythematodes dar. Klinisches Erscheinungsbild und diagnostische Kriterien stimmen mit IPF überein. Die Prognose variiert je nach Erkrankung. Lungenfibrose bei Sklerodermie oder rheumatoider Arthritis spricht in der Regel nicht auf Kortikosteroide an.

Desquamative interstitielle Pneumonie (DIP) erinnert an die idiopathische Lungenfibrose, aber der histologische Befund sieht eher uniform aus: Die zelluläre Infiltration ist eher gering und weniger pleomorph. Es liegt eine auffällige Hyperplasie von Typ II-Pneumozyten und eine Anfüllung der lufthaltigen Räume mit Makrophagen vor. Man hat eingewandt, daß die Trennung der desquamativen interstitiellen Pneumonie von der idiopathischen Lungenfibrose einen gewollten Eingriff darstellt, da beide histologischen Befunde häufig in derselben Lunge nachweisbar sind (wahrscheinlich als Ausdruck unterschiedlicher Phasen desselben Prozesses). Dennoch ist die Erkennung einer desquamativen interstitiellen Pneumonie von Bedeutung, da dieser Prozeß eine bessere Prognose hat und besser auf die systemische Gabe von Kortikosteroiden anspricht.

Durch die *lymphoide interstitielle Pneumonie (LIP)* werden v.a. die unteren Lungenlappen befallen. In 30% der Fälle sind gleichzeitig das Sjögren-Syndrom und die Dysproteinämie zu beobachten. Der normale alveoläre Aufbau bleibt erhalten; ein weiteres Charakteristikum ist die ausgedehnte Infiltration mit reifen Lymphozyten, vereinzelten Plasmazellen und Histiozyten. Der klinische Verlauf ist langsam fortschreitend und kann schließlich zu einer sogenannten „Honigwabenlunge" führen. Die Kortikosteroide sind unterschiedlich wirksam. Im weiteren Verlauf können bei einer lymphoiden interstitiellen Pneumonie (LIP), wie kürzlich in Zusammenhang mit AIDS beschrieben, Lymphome auftreten *(s. Kap. INF, 9.)*.

Symptomatik

Diese variiert je nach Ausmaß der pulmonalen Beteiligung, je nach Fortschreiten der Erkrankung und dem Vorliegen von Komplikationen, wie z.B. Infektion oder Cor pulmonale. Die pulmonalen Symptome können gering ausgeprägt sein, aber eine schleichend beginnende Belastungsdyspnoe liegt nahezu immer vor. Husten steht gewöhnlich nicht im Vordergrund, wird jedoch wahrscheinlicher, wenn es zur sekundären Infektion der Bronchien kommt. Anorexie, Gewichtsverlust, Abgeschlagenheit, Schwäche und unbestimmter Brustschmerz sind gewöhnlich nachweisbare Symptome. Physkalische Zeichen können in frühen Stadien fehlen, aber bei Fortschreiten der Erkrankung fallen Tachypnoe und erschwerte Atmung auf, bei der Untersuchung des Thorax hört man ein verschärftes Atemgeräusch und end-inspiratorisches Knistern vor allem über den Lungenbasen. Bei weiterer Progression können Zyanose, Cor pulmonale und Trommelschlegelfinger auftreten.

Diagnostik

Die Diagnose einer diffusen, idiopathischen infiltrativen Lungenerkrankung wird bei Nachweis einer diffusen interstitiellen Erkrankung und nach Ausschluß einer spezifischen Ätiologie anhand der klinischen Veränderungen gestellt. Da die Menge des bei transbronchialer Biopsie zu erhaltenden Gewebes häufig nicht ausreicht, wird zum Nachweis einer desquamativen interstitiellen Pneumonie die offene Lungenbiopsie empfohlen. Eine offene Lungenbiopsie ist beim röntgenologischen Nachweis einer Honigwabenlunge nicht indiziert.

Die routinemäßigen Laboruntersuchungen sind wenig hilfreich. Niedrige antinukleare Antikörper- und Rheumfaktor-Titer finden sich oft bei idiopathischer Lungenfibrose und einigen interstitiellen Lungenerkrankungen als Folge von Kollagenkrankheiten. Eine durch chronische Hypoxämie bedingte Erythrozytose kann vorliegen. Das **Röntgenthoraxbild** kann sogar beim Vorliegen signifikanter Symptome oder funktioneller Veränderungen normal sein. Die röntgenologischen Veränderungen sind eher in den unteren Lungenpartien auffällig, so können diffuse oder fleckige, milchglasartige Verschattungen, eine lineare Zeichnungsvermehrung, rundliche Verschattungen, kleine zystische Veränderungen (Honigwabenbildung), Hinweise auf eine Verminderung des Lungenvolumens und Zeichen einer pulmonalen Hypertonie vorliegen. Die **Lungenfunktionsprüfung** zeigt Zeichen einer restriktiven Ventilationsstörung mit Verminderung sowohl der Vitalkapazität als auch des Residualvolumens. Der Retraktionskoeffizient (Verhältnis von maximalem, statischem transpulmonalem Druck zur totalen Lungenkapazität) kann erhöht sein. Die arterielle Blutgasanalyse zeigt einen niedrigen Pa_{CO_2} als Ausdruck einer Hyperventilation in Ruhe und eine Verminderung des Pa_{O_2}. Die abnorme Zunahme des $P(A\text{-}a)_{O_2}$ in Ruhe kann sich bei Belastung verschlechtern. Die Diffusionskapazität für CO ist gewöhnlich reduziert. Diese funktionellen Veränderungen können sich bei progredientem Krankheitsverlauf verschlechtern.

Prognose

Der Verlauf ist unterschiedlich, je nach Ätiologie und Raschheit der Progredienz. Manche Patienten können innerhalb eines Monats sterben, während andere über viele Jahre hinweg überleben. Wenn nach offener Lungenbiopsie das histologische Erscheinungsbild einer desquamativen interstitiellen Pneumonie vorliegt, ist die Mortalitätsrate kleiner und die mittlere Überlebenszeit größer.

Therapie

Bei Patienten, die keine Zeichen einer ausgedehnten Fibrose zeigen, ist ein Versuch einer systemischen Kortikoidtherapie indiziert. Man gibt gewöhnlich 40–60 mg Prednison/Tag und reduziert die Dosis schrittweise bis zur Erhaltungstherapie (10–30 mg jeden 2. Tag). Das Ansprechen auf die Therapie wird durch Verlaufskontrollen des Röntgenthoraxbildes und entsprechende Lungenfunktionsprüfungen überwacht. Bei wenigen Patienten, die auf Prednisongabe keine Besserung zeigen, wurde unter Therapie mit Azathioprin in der Dosierung von 3 mg/kg/Tag eine Zustandsbesserung beobachtet, aber die Erfahrungen mit diesem Medikament sind beschränkt. Im übrigen ist die Therapie symptomatisch und palliativ. Zur Bekämpfung der Hypoxämie kann Sauerstoff in hohen Konzentrationen hilfreich sein. Beim Auftreten sekundärer bakterieller Infektionen sind Antibiotika erforderlich. Zur Therapie der Herzinsuffizienz werden Digitalis und Diuretika gegeben. In mehreren medizinischen Zentren werden zunehmend Erfahrungen mit Lungentransplantationen bei Patienten mit idiopathischer Lungenfibrose gemacht.

Histiozytose X

(Letterer-Siwe-Erkrankung; Hand-Schüller-Christian-Syndrom; eosinophiles Granulom)

Eine Gruppe von Erkrankungen, die durch die Proliferation von Histiozyten charakterisiert ist. Granulomatöse Veränderungen können in vielen Organen, besonders den Lungen und den Knochen auftreten. Die Ätiologie der Erkrankung ist unbekannt. Pathologisch-anatomisch beginnen die Veränderungen mit einer progredienten Proliferation von Histiozyten und mit der Infiltration durch eosinophile Granulozyten. Dann bilden sich Fibrillen, es erscheinen Riesenzellen, und es kann eine Lipoidphagozytose vorliegen. Xanthome und Schaumzellen treten auf. Schließlich besteht nur noch eine fibrotische Phase mit geringer zellulärer Infiltration. Die Lungen zeigen einen granulomatösen Prozeß unterschiedlicher Ausdehnung, Fibrose und Honigwabenbildung. Der elektronenmikroskopische Nachweis von Histiozytose-X-Körpern in den Histiozyten oder alveolären Makrophagen in der Flüssigkeit einer Alveolar-Lavage ist charakteristisch für die Erkrankung.

Die **Letterer-Siwe-Erkrankung** tritt vor dem 3. Lebensjahr auf und endet ohne Therapie gewöhnlich tödlich. Haut, Lymphknoten, Knochen, Leber und Milz sind häufig befallen. Pneumothorax ist eine häufige Komplikation. Das **Hand-Schüller-Christian-Syndrom** beginnt meist frühzeitig während der Kindheit, kann aber auch im mittleren Lebensalter auftreten. Meist sind Lungen und Knochen befallen, obwohl auch andere Organe betroffen sein können. Selten tritt die Trias Knochenläsionen, Exophthalmus und Diabetes insipidus auf. Das **eosinophile Granulom** manifestiert sich am häufigsten im Alter zwischen 20 und 40 Jahren, charakteristischerweise sind die Knochen befallen, obwohl etwa 20% der Patienten einen Befall der Lungen zeigen, manchmal sind ausschließlich die Lungen befallen.

Patienten mit Hand-Schüller-Christian-Syndrom oder eosinophilem Granulom zeigen gelegentlich spontane Rückbildung. Todesursache ist in der Regel eine respiratorische oder kardiale Insuffizienz. Die **Therapie** bei Lungenbeteiligung aller drei Erkrankungen besteht in der Gabe von Kortikosteroiden. Zur Therapie der Knochenerkrankung *s. Kap., BEW, 8.*

Idiopathische Lungenhämosiderose

Seltene Erkrankung unbekannter Ätiologie, charakterisiert durch Episoden mit Hämoptysen, intrapulmonalen Blutungen, pulmonalen Infiltraten und sekundärer Eisenmangelanämie. Sie muß vom Goodpasture-Syndrom und von Lungenblutungen bei SLE oder seltener bei Wegener-Granulomatose unterschieden werden. Am häufigsten tritt diese Erkrankung bei kleinen Kindern auf, sie kann aber auch bei Erwachsenen vorkommen. Charakteristisch ist die diffuse Infiltration mit Hämosiderin enthaltenden Makrophagen, obwohl die Ablagerung von Hämosiderin auch bei vielen anderen Erkrankungen gefunden wird. Die Lungenblutungen, die den klinischen Verlauf bestimmen, können gering- oder auch schwergradig sein; sie sind jedoch oft nur geringgradig und bestehen über lange Zeit. Eine Fibrose der Lunge entsteht, wenn Blut in das Interstitium gelangt. Die Patienten können einige Jahre überleben, sie entwickeln eine Lungenfibrose, schließlich entstehen respiratorische Insuffizienz und eine sekundäre, chronische Anämie. Die **Therapie** ist symptomatisch und unterstützend. Der Tod tritt oft infolge einer massiven Lungenblutung ein.

16. ALVEOLARPROTEINOSE (AP)

Seltene Erkrankung unbekannter Ätiologie, charakterisiert durch Anfüllung der Alveolarräume mit einem granulären, ***PAS*** (***p***eriodic ***a***cid ***S***chiff reaction = Perjodsäure-Schiff-Reaktion) *– positiven Material, das zum größten Teil aus Phospholipiden und Proteinen besteht.* Die meisten Fälle treten im Alter zwischen 20 und 50 Jahren bei vorher gesunden Männern oder Frauen auf.

Pathologie

Die pathologisch-anatomisch nachweisbaren Befunde beschränken sich auf die Lungen. Die Ätiologie ist unbekannt, frühe pathologisch-anatomische Veränderungen sind bisher nicht nachgewiesen worden. Typischerweise sind die Alveolardeckzellen und die interstitiellen Zellen normal, die Alveolen jedoch ausgefüllt mit amorphen PAS-positiven Granula, welche eine Vielzahl von Serum- und Nichtserum-Proteinen enthalten. Die Lipidkonzentration in den Alveolarräumen liegt sehr hoch, möglicherweise bedingt durch eine abnorme Clearance der alveolären Phospholipide in diesen Bereichen. Eine interstitielle Fibrose tritt selten auf. Der pathologische Prozeß kann in diffuser oder umschriebener Form vorliegen, kann fortschreiten, stationär oder sich spontan zurückbilden. Die basalen und posterioren Anteile der Lungen sind am häufigsten befallen; gelegentlich sind auch nur die anterioren Segmente betroffen. Die Pleura und das Mediastinum nehmen an dem Prozeß nicht teil.

Symptomatik

Die klinischen Befunde von AP schwanken stark. Manche Patienten sind asymptomatisch; andere haben eine schwere respiratorische Insuffizienz. Die meisten Patienten klagen über allmählich zunehmende Belastungsdyspnoe und gewöhnlich unproduktiven Husten, obwohl der Husten manchmal auch produktiv sein kann, besonders bei Zigarettenrauchern. Die charakteristischen Sputumuntersuchungen helfen nicht weiter, und selten entwickelt sich eine Sekundärinfektion, beispielsweise mit *Nocardia, Aspergillus* und *Cryptococcus.* Obwohl in dem einen oder anderen Fall eine fieberhafte Erkrankung vorausgegangen sein kann oder auch Fieber besteht, so tritt doch andererseits selten Fieber auf, wenn nicht eine Sekundärinfektion vorliegt. Extrapulmonale Symptome sind ungewöhnlich. Einige Fälle sind bei Patienten mit einer myeloproliferativen Erkrankung aufgetreten, aber ob diesem Zusammenhang Bedeutung zukommt, ist unklar.

Die **physikalischen Befunde** beschränken sich auf die Lungen, können aber auch trotz diffusem, röntgenologisch nachweisbaren Parenchymbefall fehlen. Diskrete inspiratorische Rasselgeräusche lassen sich gewöhnlich über dem betroffenen Lungenareal auskultieren. Ein häufiges, wenn auch nicht immer nachweisbares röntgenologisches Erscheinungsbild bietet sich in Form einer „schmetterlingsartigen" Lokalisation der Infiltrate, ähnlich wie beim Lungenödem; die Herzshilhouette ist unauffällig. Es fehlen Vergrößerung der hilären Lymphknoten und Pleurabeteiligung.

Laborbefunde

Vitalkapazität, Residualvolumen, funktionelle Residualkapazität, totale Lungenkapazität und CO-Diffusionskapazität (single breath) sind gewöhnlich mäßig eingeschränkt. Eine obstruktive Ventilationsstörung gehört nicht zum Erscheinungsbild, FEV_1, $FEF_{25-75\%}$ und MVV sind normal. Es kann entweder eine Hypoxämie in Ruhe oder, bei weniger ausgeprägter Erkrankung, erst bei geringer bis mäßiger Belastung bestehen. Der Sauerstoffpartialdruck unter Atmung von 100%igem Sauerstoff ist gewöhnlich niedrig, was auf einen intrapulmonalen Rechts-links-Shunt hinweist. Die Serum-LDH ist in der Regel erhöht.

Eine spezifische Diagnose kann jedoch nur anhand einer Lungenbiopsie oder einer segmentalen bronchoalveolären Lavage gestellt werden. Letzteres erfordert besondere färberische Techniken.

Prognose und Therapie

Die respiratorische Insuffizienz wirkt sich gewöhnlich nachteilig aus; Todesfälle hingegen sind nicht die Regel, wenn sich Patienten mit signifikanten Symptomen einer Bronchiallavage unterziehen *(s. Kap. LUN, 3.)*.

Die Therapie ist weitgehend empirisch. Die Bewertung der Wirksamkeit jeglicher therapeutischer Maßnahmen ist schwierig, da eine spontane Remission möglich und die Zahl der für wissenschaftliche Untersuchungen zur Verfügung stehenden Fälle für einen Forscher gering ist. Eine Vielzahl von Medikamenten ist mit unterschiedlichem Erfolg eingesetzt worden, einschließlich Kaliumjodid, Tyloxapol (oberflächenaktive Substanz) und proteolytischer Enzyme, wie z.B. Trypsin und Streptokinase-Streptodornase.

Die systemische Gabe von Kortikosteroiden blieb ohne Erfolg und erhöhte die Möglichkeit einer Sekundärinfektion. Die bronchopulmonale Lavage mit physiologischer Kochsalzlösung ist die wirksamste Behandlungsmethode, indiziert ist sie jedoch nur bei Patienten mit signifikanten Symptomen und Hypoxämie. Die Lavage wird in Allgemeinanästhesie gewöhnlich in einer Sitzung nur einseitig an den Lungen, in Intervallen von 3–5 Tagen, vorgenommen. Bei manchen Patienten ist nur eine einzige Lavage nötig, erneute Symptome oder Infiltrationen treten dann nicht mehr auf; andere Patienten bedürfen über viele Jahre hinweg alle 6–12 Monate einer erneuten Lavage. Die Beurteilung der einzelnen Therapien ist schwierig, da spontane Remissionen auftreten können und für den Untersucher nur eine begrenzte Anzahl von Fällen zur Verfügung steht. Viele Substanzen, darunter Kaliumjodid und proteolytische Enzyme (z.B. Trypsin und Streptokinase-Streptodornase), sind mit wechselndem Erfolg angewandt worden. Systemische Kortikosteroide sind nicht von Nutzen und erhöhen möglicherweise das Risiko einer sekundären Infektion.

Patienten mit geringen oder fehlenden Symptomen bedürfen keiner Behandlung, sollten jedoch im Hinblick auf Exazerbationen, welche zur respiratorischen Insuffizienz führen können, überwacht werden. Sekundärinfektionen sollten rasch nachgewiesen und behandelt werden.

17. PLEURAERKRANKUNGEN

(s. Kap. INF, 10., Pleuratuberukulose und tuberkulöses Empyem, unter Tuberkulose)

Pleuritis

Entzündung der Pleura. Klinisch charakteristisch ist der Schmerz, der beim Atmen und Husten zunimmt.

Ätiologie

Zur Pleuritis kann es kommen 1. als Folge einer Schädigung der Pleura durch einen zugrundeliegenden pulmonalen Prozeß (z.B. Pneumonie, Lungeninfarkt); 2. wenn ein infektiöses Agens oder eine irritativ wirksame Substanz in den Pleuraraum gelangt (z.B. durch Amöben hervorgerufenes Empyem oder Pleuritis bei Pankreatitis); 3. durch den Transport von infektiösen oder anderen schädlichen Agenzien oder auch neoplastischen Zellen auf dem Blut- oder Lymphweg direkt zur Pleura (z.B. beim tuberkulösen Pleuraerguß, der urämischen Pleuritis, dem Pleurakarzinom oder den Kollagenosen, wie einer rheumatoiden Erkrankung und dem systemischen Lupus erythematodes); 4. durch eine Verletzung der Pleura insbesondere als Folge einer Rippenfraktur; 5. im Rahmen einer durch Asbest hervorgerufenen Pleuraerkrankung, hier erreicht das schädigende Agens (Asbestpartikel) die Pleura über die Atemwege und die verschiedenen Gewebe der Lunge; oder 6. wenn auch selten, im Rahmen eines Pleuraergusses, verursacht durch die Einnahme von Medikamenten (s. unten).

Pathologie

In den frühen Stadien der meisten Fälle von Pleuritis kommt es zur ödematösen Durchtränkung der Pleura mit vermehrter Blutfülle, die zelluläre Infiltration schließt sich an, auf der Oberfläche der Pleura entwickelt sich ein fibrinöses Exsudat. Das Exsudat wird entweder resorbiert oder zu fibrösem Gewebe organisiert, wobei dann pleurale Adhäsionen entstehen. Manche Erkrankungen, wie beispielsweise die durch Coxsackie-B-Viren hervorgerufene Pleurodynie, laufen ohne wesentliche Exsudation der entzündeten Pleura ab, die Pleuritis bleibt trocken oder fibrinös. Häufiger jedoch schließt sich an dieses frühe Stadium eine Phase pleuraler Exsudation an, es kommt hierbei durch die geschädigten Gefäße zum Austritt einer an Plasmaproteinen reichen Flüssigkeit. Manchmal tritt eine deutliche fibröse oder sogar kalzifizierte Verdickung der Pleura ohne vorausgehende akute Pleuritis auf (z.B. Pleuraplaques bei Asbestose, idiopathische pleurale Kalzifizierung).

Symptomatik

Der Beginn erfolgt meist plötzlich. Der Schmerz, das herausragende Symptom der fibrinösen Pleuritis, kann von einem umschriebenen Mißempfinden bis zu ausgeprägten, stechenden Schmerzen reichen. Durch Atmen und Husten wird der Schmerz verstärkt; Schmerzen können auch nur dann bestehen, wenn der Patient tief atmet oder hustet. Die viszerale Pleura ist nicht schmerzempfindlich; schmerzauslösend wirkt die Entzündung der Pleura parietalis. Da letztere durch die Interkostalnerven innerviert wird, wird der Schmerz gewöhnlich auf der Körperseite verspürt, auf der die Pleuritis besteht, aber der Schmerz kann auch in entlegene Körperregionen projiziert werden. Die Irritation der dorsalen und peripheren Anteile der diaphragmalen Pleura, welche durch die sechs unteren Nn. thoracici versorgt werden, kann zu Schmerzen führen, die in die unteren Anteile der Brustwand oder das Abdomen ausstrahlen. Als Folge davon kann eine diaphragmale (basale) Pleuritis eine intraabdominelle Erkrankung vortäuschen. Die zentralen Anteile der diaphragmalen Pleura werden durch die Nn. phrenici innerviert, und ein Befall dieser Region kann in den Hals oder die Schulter projizierte Schmerzen verursachen.

Die Atmung ist gewöhnlich oberflächlich und beschleunigt. Die Atemexkursion der betroffenen Körperseite kann vermindert, das Atemgeräusch abgeschwächt sein. Ein pleurales Reibegeräusch ist ein charakteristisches physikalisches Zeichen, obwohl es häufig fehlt und recht häufig nur in den ersten 24–48 h nach Beginn der Schmerzen zu hören ist. Das Reibegeräusch variiert in seiner Qualität von wenigen, intermittierend vernehmbaren Geräuschen, welche ein Knisterrasseln nachahmen können, bis hin zu einem voll ausgeprägten, rauhen Knirschen, Knarren oder einem lederartigen Geräusch, das mit der Atmung synchron geht und gewöhnlich während In- ud Exspiration auskultiert werden kann. Reibegeräusche, die auf eine Pleuritis in Nachbarschaft des Herzens zurückzuführen sind (pleuroperikardiales Reiben), können sowohl mit der Herzaktion als auch mit der Atmung variieren. Man sollte daran denken, daß das klinische Bild je nach der zugrundeliegenden Erkrankung wechselt.

Entwickelt sich ein Pleuraerguß, ist der Pleuraschmerz gewöhnlich behoben. An Befunden sind dann ein verkürzter Klopfschall, Fehlen des Stimmfremitus, fehlendes oder abgeschwächtes Atemgeräusch und Egophonie (Meckerstimme) an der oberen Begrenzung des Ergusses zu erheben. Je ausgedehnter ein Pleuraerguß ist, desto ausgeprägter sind die genannten Zeichen. Ein ausgedehnter Erguß kann das Lungenvolumen beeinträchtigen und Dyspnoe hervorrufen oder zu ihrer Entstehung beitragen. Es handelt sich um komplexe Mechanismen; ein verringertes Lungenvolumen ist besonders dann von Bedeutung, wenn eine zugrundeliegende Lungenerkrankung besteht. Ebenso können die Verlagerung des Mediastinums auf die Gegenseite sowie eine Veränderung der Funktion und der Erholungsfähigkeit der inspiratorischen Muskulatur eine Rolle spielen.

Diagnostik

Durch den charakteristischen Pleuraschmerz läßt sich eine fibrinöse Pleuritis rasch diagnostizieren. Pathognomonisch ist ein pleurales Reibegeräusch. Eine diaphragmale Pleuritis kann einen in die Schulter projizierten Schmerz hervorrufen. Eine basale Pleuritis kann in das Abdomen ausstrahlende Schmerzen verursachen und läßt sich gewöhnlich von einer akuten entzündlichen Erkrankung des Abdomens durch röntgenologische Untersuchung und klinische Zeichen eines respiratorischen Prozesses unterscheiden; Fehlen von Übelkeit, Erbrechen oder gestörter Blasenfunktion, deutliche Verschlimmerung der Schmerzen durch tiefe Atmung und Husten, rasche oberflächliche Atmung und Erleichterung der Schmerzen durch Druck auf das Abdomen sind weitere Zeichen. Eine Interkostalneuralgie kann mit einer Pleuritis verwechselt werden, aber selten ist der Schmerz atemabhängig und es besteht kein Reibegeräusch. Bei der Herpesneuritis führt die Eruption der herpetischen Effloreszenz zur Diagnose; Schmerzen können noch über Monate hinweg vorhanden sein, nachdem sich die Effloreszenz zurückgebildet hat. Ein Herzinfarkt, ein Spontanpneumothorax, eine Perikarditis und Brustwandverletzungen können eine Pleuritis vortäuschen. Das Reibegeräusch der Perikarditis kann mit der Pleuritis verwechselt werden, aber gewöhnlich ist es am besten über dem linken Sternumrand im 3. und 4. Interkostalraum auszukultieren, das Geräusch bietet synchron mit dem Herzschlag ein charakteristisches „Auf-und-Ab". Anders als das pleurale Reibegeräusch wird das perikardiale Reiben durch die Atmung nicht wesentlich beeinflußt, obwohl synchron mit der Atmung auch hier eine gewisse Variation vorliegen kann.

In der Diagnostik einer fibrinösen Pleuritis sind **Röntgenthoraxaufnahmen** von beschränktem Wert. Der pleurale Prozeß führt zu keiner Schattenbildung, anders ist dies jedoch bei einem gleichzeitig vorliegenden Prozeß der Lungen oder der Brustwand. Das Vorhandensein eines gewöhnlich kleinen Pleuraergusses *bestätigt* auch das Vorhandensein einer *akuten Entzündung* der Pleura.

Therapie

Wesentlich bei der fibrinösen Pleuritis und beim Pleuraerguß ist die Behandlung der zugrundeliegenden Erkrankung. Durch pulmonale Erkrankungen hervorgerufene Pleuraexsudate (z. B. Pneumonie, Lungeninfarkt) und Ergüsse bei systemischen Erkrankungen (z. B. Urämie oder systemischer Lupus erythematodes) sprechen gewöhnlich auf die Therapie der Grunderkrankung an.

Eine Linderung des Brustschmerzes ist unter Umständen dadurch möglich, daß man den Thorax mit zwei oder drei 15 cm breiten, nicht klebenden, elastischen Binden wickelt. Obwohl diese Bandagen 1- bis 2mal täglich neu angelegt werden müssen, fällt dadurch das Problem der Hautirritation (wie beim Aufbringen selbstklebender Bandagen auf den betroffenen Hemithorax) weg, und die erreichbare Schmerzlinderung ist vergleichbar. In vielen Fällen ist die Gabe von Acetaminophen 0,65 g 4 × pro Tag oder eines nichtsteroiden, entzündungshemmenden Medikamentes ausreichend. Ist dies nicht der Fall, so kann die orale oder s.c. Gabe von 30–40 mg Codein nötig sein, es sind jedoch die antitussiven Eigenschaften dieses Medikaments zu bedenken.

Zur Vermeidung einer komplizierenden Pneumonie muß man für eine ausreichende Bronchialdrainage sorgen. Das Abhusten wird oft dadurch erleichtert, daß man der Brust ein Widerlager schafft, indem man den Patienten oder eine Hilfsperson ein Kopfkissen gegen die schmerzhafte Seite der Brustwand drücken läßt. Patienten, die Narkotika einnehmen, sollte man zu tiefer Atmung und zum Abhusten anhalten, wenn die medikamentös erzeugte Schmerzlinderung ihr Wirkungsmaximum erreicht hat. Die Behandlung mit Wasserdampfinhalation unter zusätzlicher Gabe von Bronchodilatatoren und Antibiotika sollte zur Behandlung jeder gleichzeitig bestehenden Bronchitis erwogen werden.

Pleuraerguß

Übermäßige Flüssigkeitsansammlung im Pleuraraum.

Normalerweise sind 10–20 ml Flüssigkeit in einer dünnen Schicht über die viszerale und parietale Pleura verteilt. Die Proteinkonzentration ist niedriger als im ähnlich zusammengesetzten Serum (unter 1,5 g/dl). Nach vermehrter Extravasation tritt die pleurale Flüssigkeit über die Stomata der parietalen Pleura in das lymphatische System ein. Pleuraergüsse werden in Exsudate und Transsudate eingeteilt; erstere haben ihre Ursachen im erhöhten mikrovaskulären oder erniedrigten onkotischen Druck, letztere sind Folgen der pleuralen Entzündung mit zunehmender Durchlässigkeit der Pleuraoberfläche für Proteine. Obstruktion der Lymphgefäße kann ebenfalls zur Ansammlung der Pleuraflüssigkeit beitragen. Die Transsudate und Exsudate haben zahlreiche Ursachen; sie werden weiter unten mit ihren verschiedenen Symptomen beschrieben.

Symptomatik und Diagnostik

Pleuritischer Schmerz und Kurzatmigkeit sind die häufigsten Symptome, obwohl viele Pleuraergüsse asymptomatisch verlaufen und erst bei der körperlichen Untersuchung und auf Röntgenaufnahmen entdeckt werden. Bei der körperlichen Untersuchung findet man den Klopfschmerz, die eingeschränkte Beweglichkeit des Hemithorax, das Fehlen des taktilen Fremitus und abgeschwächte oder aufgehobene Atemgeräusche. In Anbetracht der vielen Ursachen des Pleuraergusses sind für die Diagnosefindung, die vollständige Anamnese und die körperliche Untersuchung unentbehrlich. Trotz des umfassenden diagnostischen Instrumentariums, das dem Arzt zur Verfügung steht, bleiben nach längeren Untersuchungen im Krankenhaus etwa 20% der Ergüsse ätiologisch ungeklärt: von diesen 20% handelt es sich bei 15% um eine Vermutungsdiagnose, 5% bleiben unklar.

Mit den **Röntgenaufnahmen des Thorax** werden die körperlichen Untersuchungsergebnisse und das Vorhandensein von Pleuraflüssigkeit präzise bestätigt. Wenn keine Verwachsungen zwischen der viszeralen und parietalen Pleura bestehen, sackt die Flüssigkeit in das abhängigste Gebiet des Thorax ab. Wegen der Rückstellkraft der Lunge ist der obere Flüssigkeitsrand halbmondförmig. Beim aufrechtstehenden Patienten beträgt die geringste feststellbare Flüssigkeitsmenge 300–500 ml. Wenn aber beim auf der erkrankten Seite liegenden Patienten frontale Röntgenaufnahmen im horizontalen Strahlengang angefertigt werden, sind weniger als 100 ml leicht nachweisbar; bei sorgfältiger Lagerung können so kleine Mengen wie 10–15 ml festgestellt werden. Ausgedehnte Pleuraergüsse können zur vollständigen, dichten Trübung des Hemithorax und zur Verschiebung des Mediastinums auf die kontralaterale Seite führen. Atypische Lokalisationen der Pleuraflüssigkeit entstehen durch Verwachsungen zwischen der viszeralen und parietalen Pleura. Solche umschriebenen Ansammlungen können mit einem intrapulmonalen Tumor verwechselt werden, besonders dann, wenn sie in der horizontalen Fissur zu finden sind. Bei gleichzeitiger Herzinsuffizienz bezeichnet man sie als „Vanishing Tumor", da sie nach einer Behandlung mit harntreibenden Mitteln und Digitalis verschwinden. Die Verklebung des kostophrenischen Winkels kann als Zeichen der Fibrosierung und Heilung gewertet werden, die Obliteration kann nach vollständiger Abheilung bestehen bleiben. Pleuraplaques durch Asbestexposition erscheinen als lokalisierte pleurale Verdickungen, gewöhnlich in den zwei unteren Dritteln des Thorax.

Die **Computertomographie (CT)** ist bei der Untersuchung des Lungenparenchyms bei Patienten mit ausgedehntem Pleuraerguß von großem Wert. Unterhalb eines abgekapselten Pleuraergusses liegender Lungenabszeß, Pneumonie oder karzinombedingte Schatten können festgestellt werden. Es ist möglich, zwischen einem Lungenabszeß und Empyem mit bronchopulmonaler Fistel und Flüssigkeitsspiegel zu unterscheiden. Pleuraplaques werden leicht von parenchymalen Läsionen unterschieden und die Pleuraverdickungen beim Mesotheliom ohne weiteres festgestellt. Abgekapselte Pleuraergüsse werden zwar mit dem CT nachgewiesen, besser gelingt dies aber mit der Ultrasonographie. Im Gegensatz zur Lunge und der Thoraxwand ist die Flüssigkeitsansammlung echofrei. In schwierigen Fällen kann eine Pleurapunktion nach Markierung des Zugangs auf der Thoraxwand im Sonographieraum durchgeführt werden.

Eine **Pleurapunktion** *(s. Kap. LUN, 3.)* sollte beinahe immer zum Nachweis des Ergusses und seiner Eigenschaften (Farbe, Geruch, Konsistenz) durchgeführt werden. Klare, gelbe Flüssigkeit wird als serös bezeichnet, blutige oder blutig tingierte Flüssigkeit als sanguinös oder serosanguinös, wenig transparente oder trübe, dickflüssige als purulent.

Für chemische, bakteriologische und zytologische Untersuchungen (letztere in Röhrchen mit Heparin – 3 E/mg Flüssigkeit) sollten Proben entnommen werden. Mikroskopische Untersuchungen des nach Gram gefärbten Zellsediments sind bei allen purulenten Ergüssen erforderlich. Nach Pilzen oder Aktinomyzeten sollte bei diesen Untersuchungen ebenfalls geforscht werden. Für die kulturelle Untersuchung auf anaerobe Bakterien sollten die Proben in besonderen Transportmitteln oder Wegwerfbehältern in das Laboratorium geschickt werden.

Immer ist es wichtig zu entscheiden, ob eine seröse Flüssigkeit ein Transsudat oder Exsudat darstellt. Bei den **Exsudaten** findet man mindestens folgende Eigenschaften: 1. das Verhältnis Flüssigkeit zu Serumeiweiß ist > 0,5 (der Proteinanteil im Erguß ist gewöhnlich > 3,0 g/dl); 2. das Verhältnis zur LDH des Serums ist > 0,6 und 3. die LDH im Erguß liegt $^{2}/_{3}$ über dem normalen Serumwert. Bei den **Transsudaten** trifft keines dieser Kriterien zu, und gewöhnlich werden weniger als 1000 Leukozyten/µl gezählt. Die Glukosewerte sind > 60 mg/dl, und das Verhältnis der Glukose in der Pleuraflüssigkeit zu Serum ist > 1,0. Beim klinisch vermuteten Transsudat erübrigt sich die Glukosebestimmung.

Die **Gesamt- und Differentialzählung der Zellen** soll, purulente Ergüsse ausgenommen, routinemäßig durchgeführt werden. Das Überwiegen polymorphkerniger Leukozyten läßt als Ursache eine Pneumonie mit Begleiterguß annehmen, der gewöhnlich, sogar bei bakterieller Pneumonie, steril ist.

Pleurabiopsie: Bei ätiologisch unklaren, exsudativen pleuralen Ergüssen sollte eine Biopsie der parietalen Pleura mit der Nadel nach Cope oder Abrams vorgenommen werden *(s. Kap. LUN, 3.).* Dabei können mehrere Gewebsproben für die histologische und bakteriologische Untersuchung entnommen werden. Bei Tuberkulose erbringt die Kombination der mikroskopischen und kulturellen Untersuchung des Ergusses eine Diagnose in 90% der Fälle. Bei der Abklärung der pleuralen Karzinomatose ist aber die wiederholte zytologische Untersuchung der pleuralen Flüssigkeit der Nadelbiopsie vorzuziehen. In unklaren Fällen ermöglicht die kleine Thorakotomie (offene Lungenbiopsie) die Entnahme von größeren Gewebsproben, die z. B. nach öfters erfolglosen Nadelbiopsien für die diagnostische Abklärung des Pleuramesotheliums benötigt werden. Die Substitution der abgesaugten Flüssigkeit mit Luft und die Durchführung der Biopsie unter direkter Sicht mit einem rigiden oder flexiblen Thorakoskop ist eine vergleichbare Untersuchungsmethode; jedoch bleiben die meisten unklaren Pleuraergüsse auch mit diesem invasiveren Verfahren ohne Diagnose.

Bronchoskopie: Der pleurale Erguß kompliziert viele Lungenkrankheiten. Man muß entscheiden, ob der Schwerpunkt der diagnostischen Untersuchungen die Lunge, der Pleuraraum oder beides sein soll. Wenn die klinischen und röntgenologischen Untersuchungen auf eine ernsthafte Lungenerkrankung (z. B. Neoplasma) hinweisen, sollte als erstes die Lunge schon im frühen Stadium der Untersuchungen fiberoptisch bronchoskopiert werden. Auch wenn bronchoskopisch ein Tumor gefunden wurde, benötigt man gewöhnlich für die Stadieneinteilung eine Biopsie der Pleura, um festzustellen, ob es sich um einen malignen Erguß handelt. Ohne nachgewiesene Lungenerkrankung besteht keine Indikation zur ätiologischen Abklärung des pleuralen Prozesses. Bevor man aber die Diagnose für unklar erklärt, sollte die Bronchoskopie erfolgen, wenn klinische und Laboratoriumsuntersuchungen auf eine wahrscheinliche, jedoch nicht bestätigte Ursache hinweisen (z. B. virale oder tuberkulöse Infektionen).

Pleurale Transsudate

Die **Herzinsuffizienz** mit ihrem erhöhten systemischen und lungenkapillären Druck stellt die häufigste Ursache des transsudativen Pleuraergusses dar. Dieser tritt gewöhnlich bilateral auf, ist rechts meist ausgedehnter und wenn unilateral, dann ist er im allgemeinen rechts zu finden. Das Vorliegen eines Transsudates bei einem Patienten mit Herzinsuffizienz schließt die Möglichkeit einer komplizierenden Lungenembolie nicht aus, da etwa 20% der Pleuraergüsse bei Lungenembolien als Transsudate auftreten. Hypoalbuminämien beliebiger Ursache (z. B. nephrotisches Syndrom) können Pleuraergüsse verursachen. Sie treten gewöhnlich bilateral und gleichzeitig mit generalisierter Flüssigkeitsretention auf.

Aszites-begleitende Ergüsse: Aszites kann gemeinsam mit Pleuraerguß auftreten, weil die Flüssigkeit aus dem peritonealen Raum durch Zwerchfelldefekte und Lymphbahnen in den Pleuraraum übertreten kann. 70% dieser Ergüsse treten rechts, 15% links und 15% beidseitig auf, sowie bei etwa 5% der Patienten mit Zirrhose und Aszites. Beim Meigs-Syndrom (pleuraler Erguß beim Fibrom oder anderen Tumoren des Ovars, die mit Aszites einhergehen) besteht ein ähnlicher Mechanismus. Wegen der verschiedenen Eigenschaften der Aszitesflüssigkeit bei ovariellen Tumoren hat die pleurale Flüssigkeit gewöhnlich die Eigenschaften eines Exsudates. Auf derselben Grundlage kommt es bei peritonealer Dialyse und Pankreatitis zum pleuralen Erguß.

Iatrogene Pleuraergüsse entstehen, wenn die mit einem Katheter infundierte Flüssigkeit statt, wie vermeintlich, in die V. subclavia, in Wirklichkeit in den Pleuraraum geraten ist *(s. Kap. HKR, 2.).* Kleinkalibrige, falsch angelegte nasogastrale Ernährungssonden können gelegentlich einen Hauptbronchus perforieren und in den Pleuraraum gelangen; dies tritt nachweisbar bei sehr alten Personen auf *(s. Kap. MDA, 1.).* Die Eigenschaften entsprechen der infundierten Flüssigkeit.

Pleurale Transsudate treten gewöhnlich beim Myxödem auf, aber auch Exsudate werden beobachtet.

Pleuraexsudate

Mykosen *(s. a. Kap. INF, 11. und Kap. INF, 10., Andere mykobakterielle und tuberkuloseähnliche Infektionen):* Bei etwa 10% der Patienten mit Blastomykose treten pleurale Ergüsse auf, die gewöhnlich von Erkrankungen des Parenchyms begleitet werden. Häufig ausgedehnte, unilaterale Pleuraergüsse treten bei etwa 7% der Patienten mit primärer Kokzidioidomykose auf. Bei etwa der Hälfte dieser Patienten besteht eine Läsion des Parenchyms, und häufig stellt man Erythema multiforme oder Erythema nodosum fest. Im späten Stadium der Kokzidioidomykose kann als schwere Komplikation ein Lungenabszeßdurchbruch in die Pleurahöhle auftreten. Pleuraler Erguß ist selten bei primärer Histoplasmose und Kryptokokkose, erscheint aber gewöhnlich bei disseminierter Erkrankung oder mit massiver parenchymaler Beteiligung.

Bei der mykotischen Pleuritis handelt es sich um ein Exsudat; in den Biopsaten aus der Pleura findet man Granulome. In kulturellen Biopsieproben können Organismen des Coccidioides immitis aus pleuraler Flüssigkeit und Geweben nachgewiesen werden. Die Diagnose wird aufgrund der geographischen Anamnese (Südwesten der USA), der Haut- und serologischen Tests, der mikrobiologischen Untersuchungen des Bronchialsekretes und der Histologie anderer Gewebe gestellt.

Parapneumonische Ergüsse: Die Entzündung der viszeralen Pleura führt oft zu akuter Pleuritis und Exsudation eines serösen pleuralen Ergusses. Die Flüssigkeit enthält zahlreiche neutrophile Zellen und gelegentlich auch Bakterien. Parapneumonische Ergüsse sind gewöhnlich bakteriell bedingt; kleine Ergüsse können aber auch bei viralen und Mykoplasmenpneumonien auftreten. Virale Pleuraergüsse sind ebenso ohne nachweisbare Pneumonie möglich.

Empyem *(s. Kap. LUN, 11.):* Wenn ein Patient mit Pneumonie und parapneumonischem Erguß die Infektion nicht mit eigenen Abwehrkräften beherrschen kann, nimmt die Zahl der neutrophilen Zellen und der Bakterien zu, und es entsteht eine dicke eitrige Flüssigkeit (Thoraxempyem). Flüssigkeiten mit > 100 000 Neutrophilen/µl mit gramgefärbten Bakterien im Ausstrich können als mutmaßliches Empyem angesehen werden, obwohl die Flüssigkeit noch nicht dick-eitrig aussieht. Gegenwärtig werden die meisten Empyeme von Anaerobiern verursacht. Die Kontamination des Pleuraraumes durch Ruptur eines Lungenabszesses kann ebenfalls ein Empyem zur Folge haben: der Prozeß wird durch eine bronchopleurale Fistel kompliziert; sie kann auch beim Eindringen eines Drainageschlauchs durch die Lunge in einen Bronchus entstehen. Ein Empyem kann auch als Folge von penetrierenden Wunden, Thorakotomie, Infektionen bei hepatischen oder subphrenischen Abszessen oder bei Organrupturen (z. B. Oesophagus) auftreten.

Lungenembolie *(s. Kap. LUN, 9.):* Einen Pleuraerguß findet man bei 30–50% der Patienten mit Lungenembolie. Bei etwa 20% handelt es sich um ein Transsudat, der Rest sind Exsudate, die oft blutig verfärbt sind. Die hohe Zahl der Transsudate ist nicht überraschend, da sie bei Herzinsuffizienz, die sie verschlimmern können, auftreten. Die verstärkte Durchlässigkeit der viszeralen Pleura über dem infarzierten Lungengebiet ist die Hauptursache der Ergußbildung. Differentialdiagnostisch sollte man immer an die Lungenembolie als wichtigste Ursache der ätiologisch unklaren Pleuraergüsse denken.

Neoplasmen (asbestbedingte pleurale Ergüsse und Mesotheliom *s. Kap. LUN, 12):* **Metastatische Neoplasmen** sind für den großen Anteil der Pleuraergüsse bei Personen mittleren und hohen Alters verantwortlich. Sie sind die häufigste Ursache der Exsudate bei Personen über 60 Jahren. Die Metastasierung erfolgt am häufigsten zuerst in die Lunge und am zweithäufigsten in die Brustdrüse der Frau; in die Pleura metastasieren jedoch Karzinome jedweden Ursprungs. Obstruktionen der Lymphbahnen mit pleuralem Aufpfropfen des Tumors stellen die Hauptursache der Flüssigkeitsentstehung dar. Die oft sehr ausgedehnten Ergüsse verursachen Kurzatmigkeit bei Belastung. Serosanguinöse oder sehr blutige Exsudate sind die Regel. Die meisten karzinomatösen Pleuraergüsse können mit ein oder zwei zytologischen Untersuchungen festgestellt werden.

Pleuraergüsse sind eine häufige Komplikation der **Hodgkin-Krankheit** und der **Non-Hodgkin-Lymphome.** Als seltener aktueller Befund tritt bei Hodgkin-Krankheit der Pleuraerguß gemeinsam mit Non-Hodgkin-Lymphomen zu Beginn der Erkrankung auf. Obwohl bei der Hodgkin-Krankheit der Beweis der Malignität nur selten erforderlich ist, wird die Diagnose des lymphomatösen Pleuraergusses durch die Zytologie der Pleuraflüssigkeit und die Nadelbiopsie der Pleura öfter bei beiden Krankheiten gestellt.

Verschiedene Störungen (Pleuraerguß bei Asbestose *s. Kap. LUN, 12.*): Etwa 40% der Patienten mit systemischem Lupus erythematodes (SLE) oder arzneimittelinduziertem Lupus entwickeln einen Pleuraerguß. Fieber, pleuritische Schmerzen und einige systemische Manifestationen des Lupus sind üblich; seltener tritt die Pleuraerkrankung alleine auf. Die pleurale Flüssigkeit ist ein Exsudat, wobei zunächst die Neutrophilen, später dann die Monozyten überwiegen. Die Glukosewerte sind gewöhnlich höher als 80 mg/dl, der pH-Wert liegt über 7,35 und die LDH unter 500 IU/l; das Komplement der Pleuraflüssigkeit ist niedrig, die Antikörper sind hoch, und öfters findet man LE-Zellen.

Obwohl rheumatoide Krankheiten überwiegend bei Frauen auftreten, kommt der **rheumatoide pleurale Erguß** auffallend häufig bei Männern vor. Die Ergüsse sind weniger ausgedehnt und treten charakteristischerweise bei älteren Männern auf, die schon mehrere Jahre unter der rheumatoiden Erkrankung leiden und bei denen subkutane Rheumaknoten bestehen. Die typische Flüssigkeit ist ein Exsudat mit niedrigen Glukosewerten (< 30 mg/dl), hoher LDH (> 700 IU/l), niedrigem pH-Wert (<7,2) und hohem Rheumafaktor-Titer (RF 1:320 oder höher).

Sympathische Pleuraergüsse werden sehr häufig durch **subphrenische Abszesse** verursacht; das Exsudat ist steril und die Neutrophilen überwiegen. Selten wird ein solcher Erguß kontaminiert; ¾ der subphrenischen Abszesse treten Wochen oder Monate nach chirurgischen Eingriffen im Abdomen auf. Die Diagnose wird durch CT-Untersuchung des Abdomens gestellt – eine Untersuchung, die bei jedem Patienten mit pleuralem Erguß, der ohne Verdichtung des Parenchyms auftritt, in dem aber Neutrophile überwiegen, durchgeführt werden sollte.

Pleuraerguß bei Pankreatitis: Bei etwa 10% der Patienten mit akuter Pankreatitis tritt ein pleuraler Erguß als Komplikation auf. Der Erguß ist paraaszitär. Wie die Aszitesflüssigkeit unter diesen Bedingungen ist auch die pleurale Flüssigkeit ein an Neutrophilen reiches Exsudat mit höheren Amylasewerten als im Serum. Die Ergüsse sind gewöhnlich wenig ausgedehnt: etwa 60% treten linksseitig, 30% rechtsseitig und 10% beidseitig auf.

Pseudozysten des Pankreas können durch den Hiatus der Aorta oder des Oesophagus in das Mediastinum vordringen und in einen oder beide Pleuraräume rupturieren. Die Amylase-Werte in der pleuralen Flüssigkeit sind sehr hoch (> 100000 IU/l); Serumamylase-Werte können normal sein. Bei der Diagnostik der Pankreaspseudozyste sind Untersuchungen mit dem Ultraschall und CT von Vorteil. Da die Flüssigkeit nach Pleurapunktion rasch nachläuft, ist eine Drainage der Pseudozyste erforderlich.

Pleuraerguß bei Urämie: Bei generalisierter Serositis, die öfters eine Urämie kompliziert, kann ein exsudativer Erguß mit fibrinöser Pleuritis auftreten. Die Flüssigkeit kann sanguinös sein, mit gewöhnlich wenigen, meist mononuklearen Zellen. Der Kreatinin-Wert ist erhöht, jedoch niedriger als im Serum. Dies unterscheidet den urämischen Erguß vom Erguß, der bei Harntraktobstruktion und retroperitonealem Harnstau auftritt. Unter diesen Bedingungen ist der Kreatinin-Wert in der pleuralen Flüssigkeit höher als im Serum.

Medikamenteninduzierter Pleuraerguß: Lupusähnlich; durch Medikamente verursachte Syndrome (am häufigsten bei der Behandlung mit Hydralazin, Procainamid, Isoniazid, Phenytoin und Chlorpromazin) werden gewöhnlich vom pleuralen Erguß begleitet. Nitrofurantoin, Bromocriptin, Dantrolen und Procarbazin sind selten beteiligt. Die Medikamente werden gewöhnlich über lange Zeit verabreicht. Die Patienten können febril sein; eine Parenchymläsion ist üblich, wird aber nicht immer festgestellt.

Hämothorax, *Blut im Pleuraraum,* tritt am häufigsten nach Trauma oder seltener nach einer Gefäßruptur in einer parietopleuralen Verwachsung gemeinsam mit einem Spontanpneumothorax auf. Spontaner Hämothorax kann gelegentlich auch die Folge einer Koagulopathie sein. Ein Aortenaneurysma rupturiert selten in den Pleuraraum. Pleurales Blut gerinnt öfters nicht und kann leicht mit Hilfe einer Nadel oder einer Bülau-Drainage abgelassen werden.

Als Ursache eines **Chylothorax** *(milchiger oder chylöser Pleuraerguß)* kommt die Verletzung des Ductus thoracicus oder seine neoplastische Infiltration (meist ein Lymphom) in Frage. Der Lipidgehalt der Ergußflüssigkeit (neutrale Fette und Fettsäuren) ist hoch; mikroskopisch sind oft sudanophile Fetttröpfchen erkennbar. Der Cholesteringehalt ist niedrig.

Cholesterinpleuritis (chyloformer oder pseudochylöser Erguß); Selten gewinnt man bei der Pleurapunktion einen goldfarbenen, schillernden (durch das Vorhandensein lichtreflektierender Cholesterinkristalle) Pleuraerguß. Die Kristalle lassen sich mikroskopisch erkennen; hohe Cholesterinkonzentrationen (bis zu 1 g/100 ml) können gemessen werden, aber der Neutralfett- und Fettsäuregehalt ist niedrig. Diese Art eines Pleuraergusses kommt durch eine langdauernde, chronische Ergußbildung zustande, wie bei der Pleuritis tuberculosa oder bei Pleuraergüssen im Rahmen rheumatischer Erkrankungen. Nach der zugrundeliegenden Erkrankung sollte sorgfältig gesucht werden; die Diagnose Cholesterinpleuritis per se ist nicht zu akzeptieren.

Pleurafibrose: Entzündliche Reaktionen der Pleura heilen mit Lösung und Fibrosierung ab. Auch nach langdauernder und schwerer Pleuritis ist die Menge des nach vollständiger Heilung verbleibenden Narbengewebes unter Umständen überraschend gering. Gelegentlich jedoch wurde die Lunge von einer dicken Schicht aus Fasergewebe umgeben, die die Brustwandbewegung einschränkt, zu einer Verlagerung des Mediastinums zur kranken Seite hin führt und die Funktion der Lunge beeinträchtigt. Es kann unmöglich sein, zwischen einer lokalisierten Pleuraverdickung und einem gekammerten Pleuraerguß zu unterscheiden, außer durch Thorakozentese, obwohl charakteristische Unterschiede bei der Ultrasonographie und im CT bestehen können.

Pleuraverkalkungen erscheinen als herdförmige, üblicherweise gefensterte, unregelmäßige Plaques auf der kostalen Oberfläche in der Folge einer intrapleuralen Blutung oder Infektion, obwohl ein vorausgehender, akuter Pleuraprozeß oft in der Anamnese nicht zu erfragen ist. Eine herdförmige, plaqueartige Pleurafibrose, gelegentlich mit Verkalkung, tritt viele Jahre nach einer berufsbedingten Exposition gegen Asbest auf, am häufigsten wird die diaphragmale Pleura betroffen. Dies kann das einzige Zeichen für eine niedrige, kurzdauernde Asbest-Exposition sein.

Therapie

Bei ausgedehnten Pleuraergüssen führt eine Pleurapunktion oft zu rascher Erleichterung der Dyspnoe. Da, wenn auch selten, bei zu raschem Ablassen mehrerer Liter Pleuraflüssigkeit ein kardiovaskulärer Kollaps auftreten kann, sollte die auf einmal abgelassene Menge auf 1200–1500 ml beschränkt werden. Als Komplikation der Pleurapunktion kann ein Pneumothorax auftreten, wenn die viszerale Pleura anpunktiert wird oder wenn Luft durch eine Unterbrechung der Kontinuität des eingesetzten Punktionssystems in den Pleuraraum (in welchem ein unter dem Umgebungsdruck liegender Druck herrscht) gelangt.

Eine **schmerzlose Infektion des Pleuraraums** muß über lange Zeit antibiotisch behandelt werden *(s. Kap. INF, 10., Tuberkulose, und Kap. INF, 11., Kokzidioidomykose).* Die Ergußflüssigkeit wird in solchen Fällen gewöhnlich spontan resorbiert.

Das **Empyem** *(purulentes Exsudat im Pleuraraum)* wird mit hohen Dosen parenteral verabreichter Antibiotika und durch Drainage des Pleuraraums behandelt. Die 1–2mal täglich wiederholte Punktion kann zur Gewinnung geringer Mengen dünnflüssigen Eiters ausreichen, aber gewöhnlich ist die Therapie mit der Bülau-Drainage vorzuziehen. Ist eine Empyemhöhle durch dickes, sich organisierendes fibrinöses Exsudat oder eine Schwarte begrenzt, kann die Wochen oder Monate dauernde, nach Rippenresektion vorgenommene, offene Drainagebehandlung oder ein interkostal gelegter Drainageschlauch zum Verschluß der

Höhle nötig sein. Wenn die Lunge als Folge einer ausgedehnten Schwartenbildung partiell kollabiert und die Empyemhöhle groß ist, dann stellt die Thorakotomie mit Dekortikation den erfolgversprechendsten Weg zur Expansion der Lunge einerseits und zur Obliteration der Höhle andererseits dar (am besten in den ersten 3–6 Wochen der Erkrankung). Eine weitere Indikation zum chirurgischen Eingriff besteht bei Komplikationen eines Empyems durch eine bronchopleurale Fistel *(s. a. Kap. LUN, 11.)*.

Die Therapie von Pleuraergüssen bei **Pleurakarzinose** gestaltet sich oft schwierig. Gelegentlich läuft kein Erguß mehr nach, nachdem einmal abpunktiert worden ist, dies insbesondere, wenn eine systemische, zytostatische Therapie begonnen worden ist, wie beispielsweise beim metastastierenen Mammakarzinom. Kommt es zur erneuten Ansammlung von Erguß, so ist gewöhnlich ein Ansprechen auf die Obliteration des Pleuraraums durch die Instillation eines Reizmittels, wie beispielsweise Quinacrin oder Tetracyclin, zu erwarten. Die Verklebung von viszeraler und parietaler Pleura (Obliteration des Pleuraraums) läßt sich dadurch unterstützen, daß man nach Instillation des Reizmittels den Pleuraraum mit Hilfe einer Bülau-Drainage für einige Tage freihält. Die spezifische Chemotherapie maligner Pleuraergüsse mit Substanzen wie Mechlorethamin *wird nicht empfohlen,* da es hierdurch zu einer Knochenmarksdepression kommen kann und diese Stoffe nicht besser wirksam sind als die weniger toxischen Reizstoffe. Zur Beseitigung des **Hämothorax** genügt gewöhnlich eine dicht angelegte Drainage, es sei denn, die Blutung konnte nicht zum Stillstand gebracht werden. Zur Lyse fibrinöser Verklebungen, die eine Kammerung des Ergusses verursachen, können fibrolytische Enzyme (Streptokinase, Streptodornase) durch den Drainageschlauch instilliert werden. Zur Expansion der Lunge und Obliteration des Pleuraraumes kann eine Thorakotomie und Dekortikation erforderlich werden.

Die Behandlung des **Chylothorax** richtet sich nach der auslösenden Ursache der Ductus-thoracicus-Läsion.

Die Möglichkeit der Entwicklung einer **Pleurafibrose** sollte durch entsprechende frühzeitige Therapie der pleuralen Erkrankung auf ein Minimum reduziert werden.

Pneumothorax

Freie Luft im Pleuraraum zwischen viszeraler und parietaler Pleura.

Ätiologie und Pathophysiologie

Traumatischer Pneumothorax: Normalerweise liegt, bedingt durch die elastische Rückzugskraft der Lunge, der Druck im Pleuraraum unter dem atmosphärischen Umgebungsdruck. Nach einem Trauma kann Luft auf verschiedenen Wegen in den Pleuraraum gelangen. Ein **offener Pneumothorax** tritt auf, wenn eine penetrierende Thoraxverletzung eine Verbindung (pleurokutane Fistel) zwischen Außenluft und Pleuraraum schafft, was das rasche Eindringen von Luft erlaubt und so zum Kollaps der Lunge führt. Beim **geschlossenen Pneumothorax** *schließt sich* die Brustwand nach Penetration wieder (z. B. durch Pleurapunktion, durch Legen eines zentralen Venenkatheters von der V. subclavia aus, durch eine frakturierte Rippe oder bei einem durch Stichwunde verursachten Pneumothorax), oder es besteht eine weitere kontinuierliche Luftzufuhr (z. B. bei Entweichen von Luft aus einer durch eine frakturierte Rippe verletzten Lunge). Luft kann ebenso aus einem rupturierten Bronchus oder nach Ösophagusperforation ins Mediastinum und von dort in den Pleuraraum eindringen. Bei der Pleurapunktion kann Luft in den Pleuraraum eindringen, wenn Spritze und Nadel nicht ständig fest verschlossen gehalten werden. Ein **Barotrauma der Lunge** ist heutzutage eine wichtige Ursache von Pneumomediastinum und Pneumothorax bei Patienten, die mechanisch beatmet werden. Als Komplikation tritt es am häufigsten beim akuten Atemnotsyndrom des Erwachsenen auf, in zunehmender Häufigkeit auch bei schwerkranken Patienten, die einer Beatmung mit hohen inspiratorischen Druckspitzen oder positivem end-exspiratorischen Druck **(PEEP)** bedürfen. Luft kann den Pleuraraum durch einen Riß der parietalen Pleura erreichen, es kann auch ein Pneumomediastinum durch die mediastinale Pleura in den Pleuraraum einbrechen.

Spontanpneumothorax: Luft gelangt ohne vorausgehendes Trauma in den Pleuraraum. Ein einfacher Spontanpneumothorax tritt bei vorher gesunden Menschen mit nur einer lokalisierten Lungenerkrankung auf, von einem komplizierten Pneumothorax spricht man, wenn eine ausgedehnte zugrundeliegende Erkrankung besteht.

Der einfache Pneumothorax wird in der Regel durch die Ruptur einer kleinen, lokalisierten gewöhnlich apikalen Blase verursacht. Er tritt meist bei großen, unter 40 Jahre alten Männern auf; die Prognose ist ausgezeichnet.

Die meisten Fälle eines Spontanpneumothorax treten nicht im Rahmen einer Belastung auf. Manchmal treten sie beim Tauchen oder Fliegen in großer Höhe auf, offensichtlich in Verbindung mit der Veränderung des Umgebungsdruckes, welcher ungleichmäßig auf verschiedene Anteile der Lunge ausgeübt wird. Ein einfacher Pneumothorax kann auch als Komplikation eines interstitiellen pulmonalen Luftlecks und eines unter Umständen spontanen Pneumomediastinums auftreten.

Einem komplizierten Pneumothorax liegt meist die Ruptur einer Blase mit einem schweren, generalisierten Emphysem zugrunde; es handelt sich vor allem um eine Erkrankung von Menschen über 40 Jahren. Ein Pneumothorax kann jedoch auch viele andere Lungenerkrankungen komplizieren: z.B. Asthma, eosinophiles Granulom oder Lungenabszeß mit bronchopleuraler Fistel und Empyem, zystische Fibrose, spontane Ösophagusruptur sowie traumatische Bronchusruptur. Eine aktive Tuberkulose oder andere infektiöse Granulome mit Perforation einer Kaverne in den Pleuraraum kommen (selten) als Ursache eines Pneumothorax in Frage; auch eine inaktive Tuberkulose kann durch einen Pneumothorax aufgrund eines begleitenden Emphysems kompliziert werden. Welcher Krankheitsprozeß auch immer zugrunde liegt, er ist gewöhnlich bekannt, bevor ein Pneumothorax auftritt. Aufgrund der zugrundeliegenden Lungenerkrankung sind die physiologischen Störungen viel größer, und die Prognose ist viel schlechter als beim einfachen Spontanpneumothorax.

Ein **Spannungspneumothorax (mit intrapleuralem Überdruck)** tritt auf, wenn eine bronchopleurae Fistel als Ventil wirkt, das zwar den Eintritt, nicht aber den Austritt von Luft aus dem Pleuraraum gestattet. Hierdurch kommt es zu einem Anstieg des Drucks im Pleuraraum über den atmosphärischen Umgebungsdruck; ein kompletter Kollaps der Lunge und eine Verlagerung des Mediastinums zur Gegenseite kann folgen.

Induzierter Pneumothorax: Gegebenenfalls wird zur Vorbereitung einer Thorakoskopie die Flüssigkeit durch Luft ersetzt; in seltenen Fällen dient dieses Vorgehen der besseren röntgenologischen Darstellung von Massen oder intrathorakalen Strukturen. Für thorakoskopische Untersuchungen, Gewebsentnahmen aus der Lunge und parietalen Pleura oder vor mikrochirurgischen Eingriffen wird bei intakten Pleuraverhältnissen ein sog. diagnostischer (iatrogener) Pneumothorax angelegt.

Symptomatik

Je nach Ausmaß des Pneumothorax und je nach Ausdehnung der pulmonalen Erkrankung variieren die Symptome beträchtlich. Sie wechseln von einer geringfügigen Störung des Wohlbefindens bis zu schwerer Dyspnoe, Schock und lebensbedrohlichem Kreislaufkollaps. Häufig stehen plötzlicher, scharfer Brustschmerz, Dyspnoe und gelegentlich ein trockener, rauher Husten am Beginn. Der Schmerz kann in die benachbarte Schulter, in die Brust oder das Abdomen projiziert werden; der Zustand kann den akuten Verschluß einer Koronararterie oder ein „akutes Abdomen" vortäuschen. Bei einem langsam sich entwickelnden Pneumothorax sind die Symptome eher geringfügig und lassen bei Gewöhnung an den veränderten physiologischen Zustand nach.

Die physikalischen Befunde hängen vom Ausmaß des Pneumothorax ab. Bei einer nur geringen Ansammlung von Luft können keine Zeichen nachweisbar sein, oder die Abschwächung des Stimmfremitus und des Atemgeräusches ist der einzig auffällige Befund. Bei einem ausgedehnten oder bei einem Spannungspneumothorax treten tympanitischer Klopfschall, abgeschwächter oder fehlender Stimmfremitus und verminderte Brustwandbewegung der betroffenen Seite auf. Eine Verlagerung der kardialen Dämpfung und des Spitzenstoßes kontralateral von der betroffenen Seite läßt auf eine Verlagerung des Mediastinums schließen. Das Atemgeräusch ist deutlich abgeschwächt oder fehlt ganz. Im Falle eines einfachen Spontanpneumothorax ist die Hypoxämie gering ausgeprägt oder fehlt, kann aber schwergradig sein und in Verbindung mit einer Hyperkapnie auftreten, wenn es sich um einen Patienten mit kompliziertem Pneumothorax handelt.

Die Röntgenthoraxaufnahme ist normalerweise charakteristisch; sie zeigt in der Peripherie Luft ohne Lungenzeichnung, begrenzt von einem scharfen Pleurasaum mit medial davon zur Darstellung kommender Lungenzeichnung, auf die Position der kollabierten Lunge hinweisend. Auf einer routinemäßig in Inspirationsstellung aufgenommenen Röntgenthoraxaufnahme kann ein kleiner Pneumothorax übersehen werden, aber bei Aufnahme in Exspirationsstellung ist er gut erkennbar. Grund dafür sind Veränderungen von Größe und Dichte der Lungen (nicht jedoch der pleuralen Luftansammlung) bei Exspiration. Das Mediastinum verlagert sich zur Gegenseite, dies besonders beim ausgedehnten Pneumothorax. Zur Differentialdiagnose gehören Empyhsemblasen und Herniation des Magens, des Kolons oder, wesentlich seltener, des Dünndarms durch das Diaphragma. Bei mechanisch beatmeten Patienten mit ARDS kann ein begrenzter, subpulmonal oder parakardial auftretender Pneumothorax leicht übersehen werden. Unter Umständen geht seiner Entwicklung ein Pneumomediastinum voraus.

Prognose und Therapie

Bei einem gering ausgedehnten Spontanpneumothorax ist keine spezielle Therapie erforderlich; die Luft wird innerhalb weniger Tage resorbiert. Die Resorption einer größeren Luftmenge erfordert 2–4 Wo., während dieser Zeit ist es unsicher, ob sich das Leck in der Pleura schließt und ob es zur Ausbildung eines Pleuraergusses und eines pleuralen, fibrinösen Exsudats kommt. Der Verlauf kann durch die Anlage einer Bülau-Drainage oder ein pleurokutanes Ventil, das zwar einen Luftaustritt, jedoch kein Eindringen der Luft in den Pleuraraum erlaubt, verkürzt werden. Nach Einlegen einer Saugdrainage besteht das Risiko eines Reexpansionsödems der Lunge, vor allem dann, wenn es sich um einen ausgedehnten, lange bestehenden Pneumothorax handelt und hohe Saugdrücke angewendet werden. Bei traumatisch bedingtem wie auch beim Spontanpneumothorax schließt sich und verheilt die bronchopleurale Fistel gewöhnlich, sobald die Wiederausdehnung der Lunge erreicht wird, wahrscheinlich aufgrund der Verklebung der viszeralen ud parietalen Pleura. Eine Bülau-Drainage kann jedoch angelegt werden, um die Lunge rasch zu expandieren, wenn das von einer bronchopleuralen Fistel herrührende Luftleck persistiert.

Ist die Fistel groß und persistierend oder kommt es zu einer Kammerung des Pneumothorax, dann kann ein chirurgischer Verschluß der Fistel oder eine Exzision des betroffenen Lungensegmentes erforderlich sein. Eine Sklerosierung der Pleura mit intrapleuralem Tetracyclin kommt bei persistierendem oder rezidivierendem Pneumothorax, besonders bei Patienten mit erhöhtem Thorakotomierisiko (z. B. zystische Fibrose, Emphysem) zur Anwendung.

Beim ***Spannungspneumothorax*** *kann die rasche Entfernung der Luft lebensrettend sein.* Auf einfache Weise läßt sich Luft durch Einsetzen einer *19-G- oder einer größeren* Nadel in die Brustwand entfernen, auf die Nadel setzt man einen mit einer großen Spritze verbundenen Dreiweghahn und zieht dann rasch Luft über die Nadel ab. Die Nadel kann an einem Areal mit fehlendem Atemgeräusch und hypersonorem Klopfschall ventral oder lateral eingeführt werden. Ist genügend Zeit zur Anfertigung einer Röntgenthoraxübersicht verfügbar, so sollten Stellen, an denen die Lunge durch Verklebungen an der Thoraxwand anheftet, vermieden werden. Abwechselnd wird Luft aus dem Pleuraraum entfernt und aus der Spritze in die Zimmerluft abgegeben. Auf diese Weise wird abhängig vom Zustand des Patienten so lange verfahren, bis eine Thoraxdrainage mit Anschluß an ein Bülau-System angelegt worden ist. Als Ventil kann auch der Finger eines Gummihandschuhs oder ein Stück einer Penrose-Gummidrainage, befestigt an einer Nadel oder einem in den Pleuraraum eingeführten Katheter, dienen; dieses Ventil verhindert den Eintritt von Luft in den Pleuraraum, bis ein aufwendigeres Pleuradrainagesystem angelegt worden ist.

Ein rezidivierender Pneumothorax kann Ursache einer erheblichen Beeinträchtigung der Leistungsfähigkeit sein. Eine chirurgische Intervention ist für gewöhnlich indiziert, wenn es 2mal auf der gleichen Seite zum Spontanpneumothorax gekommen ist. Als bevorzugte Maßnahmen kommen zur Anwendung: die Thorakotomie mit Übernähung oder Exzision von Blasen und „Aufrauhen" der Pleura mit Gaze; ein anderes Verfahren, besonders bei ausgedehnter Blasenbildung, ist die parietale Pleurektomie.

18. TUMOREN DER LUNGE

Ätiologie und Häufigkeit

Die Lunge ist Entstehungsort benigner und maligner primärer Tumoren, und es manifestieren sich an der Lunge Metastasen aus vielen anderen Organen und Geweben. Mehr als 90% aller Lungentumoren sind auf Bronchialkarzinom zurückzuführen. Das primäre Karzinom der Lunge stellt die häufigste Krebserkrankung bei Männern (22%) und Frauen (20%) dar. Als Hauptursache aller durch Krebs verursachten Todesfälle macht das Bronchialkarzinom bei Männern 35%, bei Frauen 30% aus. Die Inzidenz nimmt bei Frauen schneller zu. Die Erkrankung tritt am häufigsten im Alter zwischen 45 und 70 Jahren auf.

Zwischen dem Zigarettenrauchen, das in mehr als 90% der Fälle bei Männern und zu etwa 70% bei den Frauen die Ursache von Lungentumoren darstellt, und der Entstehung solcher Tumoren besteht eine hohe mengenabhängige Beziehung; nach Abgewöhnung des Rauchens nimmt die Häufigkeit von Lungenkarzinomen ab. Die dosisabhängige Beziehung zeigt sich in den 3 häufigsten Arten von Lungenkrebs: Plattenepithelkarzinom, kleinzelliges und Adenokarzinom. Die Kurve ist beim kleinzelligen Karzinom am steilsten, beim Adenokarzinom am flachsten. Ein kleiner Prozentsatz der Lungenkrebserkrankungen (15% bei Männern und 5% bei Frauen) ist berufsbedingt, wobei auch noch oft das Rauchen eine Rolle spielt: bei Personen, die mit Asbest, Arsen, Chromaten, Nickel, Dichlormethyläther und Senfgas arbeiten und den Strahlen sowie den Emissionen in den Kokereien ausgesetzt sind, ist die Häufigkeit von Karzinomen der Lunge erhöht. Welche Rolle die Luftverschmutzung dabei spielt, ist noch nicht geklärt. Die häusliche Exposition durch Radongas kann bei einer geringen Anzahl von Fällen von Bedeutung sein. Gelegentlich treten Lungenkarzinome, v.a. das Adenokarzinom und das Alveolarzellkarzinom, in Verbindung mit Lungennarben auf. Heutzutage nimmt man an, daß DNA-Schädigung, Aktivierung von Zellonkogenen und Stimulierung durch Wachstumsfaktoren eine vorrangige Rolle bei der Pathophysiologie von Lungenkrebs spielen.

Pathologie

Gewöhnlich unterscheidet man histologisch zwischen 4 Typen des Bronchialkarzinoms: **1. Plattenepithelkarzinom,** es nimmt seinen Ausgang häufig von den größeren Bronchien und breitet sich lokal und mit Lymphknotenmetastasen aus; **2. undifferenziertes, kleinzelliges Karzinom** (Oatzellkarzinom), es kommt frühzeitig zu hämatogenen Metastasen; **3. undifferenziertes, großzelliges Karzinom,** es breitet sich gewöhnlich hämatogen aus; **4. Adenokarzinom,** es liegt meist peripher und metastasiert in der Regel hämatogen. Alle Typen breiten sich auch häufig auf dem Lymphweg aus. Das **Alveolarzellkarzinom (bronchioloalveoläres Karzinom)** durchsetzt und konsolidiert den lufthaltigen Raum der Lungen, es überschreitet selten die Grenzen der Lungen und unterscheidet sich vom Bronchialkarzinom durch seine multifokale Entstehung. Die Lungen werden oft von **multifokalen Lymphomen** befallen. Zu den selteneren primären Lungentumoren gehören das **Bronchialadenom** (gelegentlich maligne), das **Chondrom** (benigne), das **solitäre Lymphom** und das **Sarkom** (maligne). Primäre

Tumoren der Mamma, des Kolons, der Prostata, der Niere, der Schilddrüse, des Magens, der Cervix, des Rektums, des Hodens und der Knochen sowie Melanome gehen häufig mit **Metastasen** in der Lunge einher.

Symptomatik

Die Erscheinungen der Erkrankung hängen von der Tumorlokalisation und von der Art der Ausbreitung ab. Da die meisten primären Tumoren endobronchial lokalisiert sind, besteht gewöhnlich **Husten** mit oder ohne Hämoptyse. Bei Patienten mit chronischer Bronchitis lassen zunehmende Intensität und Unbeeinflußbarkeit eines schon früher bestehenden Hustens ein Neoplasma annehmen. Die **Sputumproduktion** bei ulzerierenden Bronchialtumoren ist gewöhnlich nicht sehr reichlich (beim Alveolarzellkarzinom kann gelegentlich allerdings ausgesprochen viel wäßriges Sekret produziert werden), das Sputum enthält entzündliches Exsudat und ist oft blutig tingiert. Bei starker **Blutung** (selten) ist in erster Linie an den Befall eines großen, benachbarten Blutgefäßes zu denken. Hämoptyse tritt selten mit kleinzelligem Lungenkarzinom auf. Eine Einengung der Bronchien kann zu lokaler Überblähung mit umschriebener **Spastik** führen, ferner ist sie Ursache einer **Atelektasenbildung** mit Verlagerung des Mediastinums, Einschränkung der Brustwandbewegung, Verkürzung des Klopfschalls und Verlust des Atemgeräusches. Die **Infektion** der poststenotischen Lungenareale führt zu Fieber, Brustschmerz und Gewichtsverlust. Bei persistierendem, lokalisiertem **Brustschmerz** ist an einen neoplastischen Befall der Brustwand zu denken. Peripher liegende, noduläre Tumoren sind asymptomatisch bis zum Befall der Pleura oder der Brustwand, der dann mit Schmerzen einhergeht, oder bis zum Zeitpunkt der Metastasierung in andere Organe. Zu den **Spätsymptomen** gehören Gewichtsverlust (die häufigste systemische Beschwerde) und Schwäche.

Serosanguinöse **Ergußbildungen** der Pleura kommen häufig vor, sind oft ausgedehnt und rezidivierend. In Zusammenhang mit apikal gelegenen Tumoren (Pancoast-Tumoren) treten **Horner-Syndrom** (bedingt durch den Befall des Grenzstrangs) und Befall des Plexus brachialis, der benachbarten Rippen und Wirbel auf. Symptome sind Schmerzen, Taubheitsgefühl und Schwäche des betroffenen Arms. Ein Tumor kann auch auf direktem Wege in den Ösophagus einbrechen, dies führt dann zu einer Obstruktion des Ösophagus, manchmal tritt als Komplikation eine Fistelbildung auf. Eine Zwerchfellähmung kann Folge eines Befalls des N. phrenicus sein. Das klinische Erscheinungsbild einer kardialen Beteiligung umfaßt Arrhythmien, Kardiomegalie sowie perikardiale Ergüsse. Zur Obstruktion der Vena cava superior und zur Lähmung des N. recurrens (Heiserkeit) kommt es durch die Ausdehnung des Tumors von benachbarten Lymphknoten aus.

Durch Behinderung des venösen Abflusses kommt es im Rahmen des **Vena-cava-superior-Syndroms (SVCS)** zu folgenden Symptomen: Erweiterung der Kollateralvenen oberer Teile des Thorax und des Halses; Ödem und Plethora des Gesichts, des Halses, oberer Anteile des Thorax und der Mammae; Suffusion und Ödem der Konjunktiven; Atemnot in Rückenlage; schließlich zerebrale Symptome wie Kopfweh, Seh- und Bewußtseinsstörungen. Obwohl es sich beim SVCS um eine ernste klinische Situation handelt, ist wohl eine rasche, jedoch keine notfallmäßige Behandlung erforderlich. Wenn eine nichtdiagnostizierte mediastinale Masse festgestellt wird, ist zunächst eine histologische Diagnose am wichtigsten. Benigne Tumoren sind selten Ursache des *Vena-cava-superior-Syndroms, eher* die Tuberkulose; Pilzinfektionen, retrosternale Struma und das Aortenaneurysma. Maligne Neoplasmen *wie Lymphome*, kleinzellige und großzellige Lungenkarzinome sowie Mammakarzinome sind häufig als Ursache von Vena-cava-superior-Syndromen anzusehen. Nach Erstellung einer histologischen Diagnose beginnt eine Therapie mit Kortikosteroiden (bei kleinzelligem Lungenkarzinom oder Lymphom) oder eine Strahlenbehandlung (bei Mammakarzinom, Plattenepithelkarzinom oder Lymphom). Steroide können hierbei hilfreich sein; ihr Nutzen ist jedoch nicht erwiesen.

Die **intrapulmonale Ausbreitung** einer primären oder sekundären Krebsgeschwulst kann zur Lymphangiosis carcinomatosa mit subakutem Cor pulmonale, zunehmender Hypoxämie und schwerer Dyspnoe führen. Sekundäre, hämatogene noduläre Metastasen in den Lungen sind häufig; der invasive Befall der Bronchien ist jedoch selten. Häufig kommt es, unter Umständen schon in einem frühen Stadium, zur hämatogenen Aussaat eines primären Neoplasmas der Lunge in die Leber, das Gehirn, die Nebennieren und die Knochen mit entsprechenden Beschwerden, die eher als eindeutige pulmonale Symptome auftreten.

Es gibt zahlreiche **extrapulmonale paraneoplastische Erscheinungen** beim Bronchialkarzinom *(s. Tab. 16.)*. Paraneoplastische Symptome sind entfernte Auswirkungen von Tumoren. Sie führen zu metabolischen und neuromuskulären Störungen, die nicht mit dem primären Tumor oder den primären Metastasen in Zusammenhang stehen; sie können jedoch das erste Anzeichen eines Auftretens oder Rezidivs sein. Paraneoplastische Syndrome weisen nicht unbedingt darauf hin, daß sich ein Tumor extrathorakal ausgebreitet hat. Das bekannteste ist die Osteoarthropathia hypertrophica, hierbei kommt es zur Ausbildung von Trommelschlegelfingern und -zehen, ferner zu periostalen Auftreibungen an den distalen Partien der langen Knochen. Extrapulmonale Symptome (vor allem Enzephalopathie; subakute, zerebelläre Degeneration; Enzephalomyelitis, Eaton-Lambert-Syndrom und periphere Neuropathie, *s. Kap. NEU, 10.*) können auf allen Ebenen des Nervensystems auftreten. Es können auch eine Polymyositis und eine Dermatomyositis auftreten. Metabolische Syndrome können sich entwickeln, die auf der Produktion von Substanzen mit hormoneller Aktivität beruhen *(s. Kap. END, 5.)*. Beim Oatzellkarzinom kann eine ektopische ACTH- (diese führt zum Cushing-Syndrom) oder ADH-Sekretion (diese führt zu Wasserretention und Hyponatriämie) vorliegen, ferner kann auch ein Karzinoid-Syndrom (Flush, Asthma, Durchfall und Herzklappenläsionen) bestehen. Plattenepithelkarzinome können mit der Sekretion von Substanzen einhergehen, die dem Parathormon gleichen und zu Hyperkalzämie führen. Zu anderen, mit dem primären Karzinom der Lunge einhergehenden Syndromen gehören Gynäkomastie, Hyperglykämie, Thyreotoxikose und Hautpigmentierungen. Hämatologische Krankheitserscheinungen wie thrombozytopenische Purpura, leukämieartige Reaktionen, Myelophthise mit Anämie, Polyzythämie und marastische Thrombose können ebenso auftreten.

Peripher liegende, benigne Primärtumoren verursachen gewöhnlich keine Symptome. **Benigne endobronchiale Tumoren** führen zu Bronchusobstruktion und distal davon zur Infektion oder Atelektase.

Tab. 16. Paraneoplastische Syndrome (Lungenneoplasmen)

Betroffenes System	*Manifestationen*
Skelett/Gelenk	Osteoarthropathie: Trommelschlegelfinger, periostale Entzündung
Endokrines System	Hyperkalzämie Hypophosphatämie Cushing-Syndrom (durch ACTH-Sekretion) Somatostatinom-Syndrom (Erbrechen, Schmerzen im Abdomen, Diarrhö, leichter Diabetes, Cholelithiasis) Syndrom der mangelnden ADH(antidiuretisches Hormon)-Ausschüttung
Neuromuskuläres System	Eaton-Lambert-Syndrom Polymyositis Subakute zerebelläre Degeneration Spinozerebelläre Degeneration Periphere Neuropathie
Kardiovaskuläres/ hämatologisches System	Nichtbakterielle (marantische) Endokarditis Thrombophlebitis migrans (Trousseau-Syndrom) Disseminierte intravasale Koagulation

Das **Bronchialadenom** kann benigne oder maligne sein und tritt in gleicher Häufigkeit bei beiden Geschlechtern auf. Der Verlauf beim Bronchialadenom zieht sich über lange Zeit hin. Der endobronchiale Anteil des Adenoms nimmt an Größe zu und verlegt schließlich das Lumen größerer Bronchien. Häufig kommt es zu größeren Blutungen, die von der die Geschwulst überdeckenden Schleimhaut ausgehen. Rezidivierende Pneumonien im jeweils gleichen Lungenareal und begleitender, lokalisierter Pleuraschmerz sind häufig. Zur Metastasierung kommt es selten, sie kann aber in regionären Lymphknoten vorkommen.

Diagnostik

Wesentliche Anhaltspunkte von diagnostischer Bedeutung bieten die Anamnese und das Röntgenthoraxbild. Die Anamnese bietet Verdachtsmomente für einen Tumor und vermittelt Hinweise auf die Lokalisation. Das Röntgenthoraxbild ermöglicht die Erkennung der Lokalisation und der anatomischen Veränderungen. Körperliche Untersuchungen sind in der Regel nicht spezifisch. Gelegentlich finden sich Zeichen einer metastasierenden Erkrankung (vergrößerte Lymphknoten oder Hepatomegalie). Weitere extrapulmonale physische Erscheinungsbilder sind unter Symptomatik besprochen. Die röntgenologischen Befunde korrelieren eng mit der makroskopischen, pathologisch-anatomischen Tumoreinteilung: vorwiegend bronchial, segmental und peripher. Bei **asymptomatischen** Patienten läßt sich gewöhnlich eine peripher gelegene, noduläre Masse erkennen. Läsionen mit einem Durchmesser von weniger als 5–6 mm können nicht entdeckt werden. Früher angefertige Röntgenthoraxbilder sind wertvoll, um entscheiden zu können, ob eine Größenzunahme vorliegt. Bei kleineren, solitären Rundherden kann durch Hartstrahlaufnahmen und Tomographie eine Verkalkung nachweisbar sein. Diese Kalzifikation muß größer sein als nur ein kleiner Fleck, um einen gutartigen Tumor oder einen chronischen granulomatösen Prozeß nachzuweisen und ein Lungenkarzinom auszuschließen. Das CT kann kleine Prozesse, die mit anderen Techniken nicht erfaßt werden, nachweisen und kann beim Staging helfen, wenn unklar ist, ob eine Lymphknotenmetastase vorhanden ist oder nicht.

Bei **symptomatischen** Patienten können auf dem Röntgenbild bronchiale Einengungen und Unregelmäßigkeiten der Wandzeichnung, Infiltrationen und der Verlust der pneumobronchialen Zeichnung in einem atelektatischen Lungenareal erkennbar sein. Eine Volumenminderung der Lunge in Zusammenhang mit einem obstruierten Lungenareal oder einem peripher gelegenen Tumor kann erkennbar sein. Ein obstruktives Emphysem ist selten. Zur Atelektase des Mittellappens oder von Segmenten mit kleinen Bronchien kommt es gewöhnlich durch die Ausdehnung eines Tumors, der sich in einem benachbarten Lappenbronchus entwickelt hat. Selten zeigt das Röntgenbild Zonen von Infiltration und Obstruktion in verschiedenen Lappen, die nicht durch einen einzelnen neoplastischen Herd erklärbar sind; sie können dann Ausdruck einer diffusen, submukösen Ausbreitung im Bronchialbaum über die Lymphwege sein. Pleuraergüsse treten oft in Verbindung mit infiltrierenden oder peripher gelegenen Tumoren auf. Eine zytologische Untersuchung der Pleuraflüssigkeit oder eine Pleurabiopsie kann das Karzinom bestätigen.

Szintigraphisch können bisher unentdeckte Metastasen der Leber, des Gehirns und der Nebennieren sowie Skelettmetastasen nachgewiesen werden. Primäre Tumoren und Metastasen können einfach durch zytologische Untersuchungen von Sputum und Pleuraflüssigkeit und durch Gewebsbiopsien erkannt werden. In seltenen Fällen gelingt der Nachweis von Tumorzellen im Sputum, obwohl kein Krankheitsherd nachweisbar ist. Bei Verdacht auf Lungenkrebs erfolgt als nächster Schritt nach der Röntgenthoraxaufnahme die Entnahme von Gewebe zur histologischen Bestätigung der Diagnose.

Die **Bronchoskopie** dient zur Inspektion und Biopsie bronchialer Tumoren. Beim starren Bronchoskop ist der einsehbare Bereich auf die größeren Bronchien und ihre primäre Aufteilungen beschränkt. Die Ausdehnung des Tumors kann jedoch nur durch gezielte Biopsie aus den Keil- und Aufdehnungskarinen der Bronchien oder vom Tumorrand effektiv bestimmt werden; der durch extrabronchiale Massen hervorgerufene Widerstand läßt sich tasten. Mit dem Fiberbronchoskop können die Subsegmentbronchien zum Nachweis von Tumorwachstum untersucht werden. Proben von Tumoren können durch Spülung und Bürstenbiopsie gewonnen werden. Eine Mediastinoskopie empfiehlt sich zur Bestätigung der Diagnose und zur Unterscheidung zwischen operablen und inoperablen Tumoren.

Eine **Probethorakotomie** kann die Diagnose nachweisen und die Resezierbarkeit des Tumors feststellen, ist aber nur in weniger als 10% der Fälle erforderlich. Kontraindikationen sind z.B. Fernmetastasen, mediastinale Metastasen oder kardiorespiratorische Insuffizienz. Die Probethorakotomie ist nicht erforderlich, wenn durch **Mediastinoskopie** oder **parasternale Mediastinotomie** (die die Skalenuslymphknotenbiopsie weitgehend ersetzt haben; *s. dazu Kap. LUN, 3.*), durch Pleura- oder Leberbiopsie Metastasen nachweisbar sind. Tastbare Lymphknoten oder metastatische Hautknötchen liefern dann wichtiges diagnostisches Material.

Aus prognostischer Sicht ist eine Einteilung des Lungenkarzinoms in Stadien sowohl für den Vergleich als auch die Wahl der Therapie oder für die Kontrolle empfehlenswert. Diese kann klinisch vorgenommen werden, ist aber genauer, wenn vorher Untersuchungen durchgeführt wurden, die, wie es besonders bei Thorakotomien der Fall ist, Hinweise auf die lokale und systemische Ausdehnung der Erkrankung liefern. Das **TNM-System** ist bei nichtkleinzelligem Lungenkarzinom das klassische System zur Einteilung in Stadien schlechthin *(s. Kap. HÄM. 11., Diagnose und klinische Einteilung in Stadien)*. Kleinzellige Lungenkarzinome haben bei der Diagnosestellung in der Regel bereits Metastasen gebildet. Sie werden entweder als begrenzt (beschränkt auf einen Hemithorax mit oder ohne Beteiligung der mediastinalen und ipsilateralen supraklavikulären Lymphknoten) oder ausgedehnt (Ausdehnung der Erkrankung über diesen Punkt hinaus) eingestuft.

Die **Differentialdiagnose** umfaßt Fremdkörper, nicht segmental begrenzte Pneumonien, endobronchiale und fokale Manifestationen einer Tuberkulose, systemische Mykosen und Autoimmunerkrankungen. Solitäre Lungenherde sind besondrs schwer zu differenzieren.

Bei solitären Lungenherden handelt es sich unabhängig von der Größe um eine einzelne Läsion, die zumindest auf 2/3 ihres Umfangs von einem Lungenparenchym umgeben ist. Sie berührt weder den Hilus noch das Mediastinum und wird nicht von Atelektase oder Pleuraergüssen begleitet. Solitäre Lungenherde werden vor allem durch Neoplasmen, Infektionen und Kollagenkrankheiten verursacht. Etwa 40% dieser Herde sind maligne, wobei das Bronchialkarzinom am häufigsten ist (90%). In den meisten Fällen ist *Coccidioides immitis* die infektiöse Ursache. Nur in einigen geographischen Gebieten der USA kommt es zur Herdbildung infolge von C. immitis. In den anderen Fällen sind Herde aufgrund von *Histoplasma capsulatum* oder *Mycobacterium tuberculosis* die vorrangigen Infektionsursachen. Rheumatoide Arthritis und Wegener-Granulomatose sind die häufigsten Ursachen einer Kollagenkrankheit.

Solitäre Lungenherde sollten zuerst in einem Vergleich mit früheren Röntgenthoraxaufnahmen (falls vorhanden) begutachtet werden. Eine Läsion, die sich nach Ablauf von 2 Jahren oder länger nicht vergrößert hat, läßt auf eine gutartige Ätiologie schließen. Verkalkungen (in der Regel ein Hinweis auf benigne Ätiologie) und damit verbundene Herde können computertomographisch nachgewiesen werden.

Zur Bestimmung der Ätiologie von sich vergrößernden oder neuen Läsionen ist eine kulturelle oder histologische Untersuchung erforderlich. Kultur- oder Gewebsproben werden mittels Feinnadelaspiration, transbronchialer Biopsie und oder Thorakotomie gewonnen. Nur bei einer spezifischen Diagnosestellung kann eine Läsion als benigne angesehen werden.

Prophylaxe, Prognose und Therapie

Die sehr schlechte Prognose von Patienten mit **Bronchialkarzinom** unterstreicht die wesentliche Bedeutung präventiver Maßnahmen. Substanzen, die in enger Beziehung zur Entstehung von Karzinomen der Lunge stehen, wie beispielsweise Zigarettentabak, sollten vermieden werden. Die Exposition gegenüber potentiell karzinogenen Substanzen in der Industrie muß unter gefährdende Grenzen gesenkt werden.

Patienten mit unbehandeltem Bronchialkarzinom überleben im Durchschnitt 8 Monate. Nur etwa 10–35% der Tumoren können reseziert werden, die 5-Jahres-Überlebensrate für diese Gesamtgruppe beträgt weniger als 10%. Bei Patienten mit umschriebenen, langsam wachsenden Tumoren beträgt die 5-Jahres-Überlebensrate nach Resektion 25–40%. Am besten sind die Ergebnisse bei Patienten mit peripheren Prozessen, die einer Lobektomie zugeführt wurden. Überlebende sollten sorgfältig nachbeobachtet werden, weil sich bei 6–12% ein zweites Lungenkarzinom entwickelt.

Da fast alle Patienten mit einzelligem Lungenkarzinom zum Zeitpunkt der Diagnose eine Ausdehnung des Karzinoms über die Lunge hinaus aufweisen, besteht die Behandlung von kleinzelligen Lungenkarzinomen in Chemotherapie mit oder ohne Bestrahlung. Die chirurgische Resektion ist die Therapie der Wahl bei nichtkleinzelligen Lungenkarzinomen in Stadium I und II; Patienten im Stadium IV kommen nicht für einen operativen Eingriff in Frage. Patienten im Stadium T3N0M0 (oder T3N1M0 wegen Übergreifens auf die Brustwand) sollten für eine chirurgische Resektion in Betracht gezogen werden. Diese sollte vorgenommen werden, wenn Kontraindikationen, wie der Nachweis einer Ausdehnung über die Lunge hinaus, endobronchiale tracheanahe Lokalisation des Tumors und andere schwerwiegende Begleitumstände (z.B. Erkrankung der Koronararterien oder inadäquate Lungenfunktion bei chronisch obstruktiver Lungenerkrankung) nicht bestehen. Eine computertomographische Untersuchung des Thorax und des oberen Abdomens (einschließlich der Leber und der Nebennieren) sollte bei allen für eine Operation in Frage kommenden Patienten durchgeführt werden. Die Beurteilung der Lungenfunktion liefert keine eindeutige Antwort auf die Frage nach der Operabilität; es gibt jedoch einige einfache Faustregeln für die Thorakotomie, wobei man bedenken muß, daß das Ausmaß einer Resektion nur bei der Operation selbst bestimmt und unter Umständen eine Pneumonektomie erforderlich werden kann. Funktionelle Kriterien für eine Pneumonektomie sind ein forciertes Exspirationsvolumen in 1 Sekunde (FEV_1) von mehr als 2 l/s, das mehr als 50% der festgestellten – Vitalkapazität beträgt. Darüber hinaus sollte der $PaCO_2$ in Ruhe normal sein. Wenn irgendeines dieser Kriterien nicht erfüllt ist, sollte die regionale Lungenfunktion durch eine Perfusionsszintigraphie und, falls möglich, eine Ventilationsszintigraphie untersucht werden. (Der vorausberechnete postoperative FEV_1 gleicht dem Prozentsatz der Perfusion der nicht-resezierten Lunge, berechnet aufgrund des präoperativ ermittelten FEV_1-Wertes). Wenn diese Untersuchungen darauf hinweisen, daß nach einer Pneumonektomie der FEV_1 des Patienten immer noch höher als 800 ml liegen wird, kann das Risiko in Betracht gezogen werden; die Aktivität des Patienten wird allerdings umso eingeschränkter sein, je mehr sich der Wert den 800 ml nähert. Ältere Patienten sollten nicht von einer chirurgischen Resektion ausgeschlossen werden. Das Lungenkarzinom stellt bei älteren Menschen einen hochgradigen aggressiven Tumor dar. Die Überlebensdauer von Patienten mit unbehandeltem Lungenkrebs beträgt in der Regel weniger als 8 Monate. Dieser Wert steht im Vergleich zu einer durchschnittlichen Lebenserwartung in den USA von 11,1 bzw. 14,8 Jahren bei 70 Jahre alten Männern bzw. Frauen. Der Tumor und nicht das Alter ist der begrenzende Faktor für das Überleben.

Zentrale endobronchiale Prozesse erfordern gewöhnlich eine Pneumonektomie und die Entfernung benachbarter Lymphknoten, um proximal vom Tumor, an der Stelle der Durchtrennung des Bronchus, eine ausreichend sichere Zone zu haben. Tumoren, die auf die Brustwand übergreifen, können en bloc entfernt werden; als besonders nützlich v.a. bei der Resektion von apikal gelegenen Tumoren soll sich eine präoperative Strahlenbehandlung erwiesen haben.

Die erfolgreiche Strahlenbehandlung von Knochenschmerzen, Vena-cava-superior-Syndrom (SVCS), Rückenmarkskompression, Gehirnmetastasen sowie bronchialer Obstruktion ist nachgewiesen. Postoperativ wird die Strahlenbehandlung eingesetzt, wenn bei der Thorakotomie hiläre und/oder mediastinale Knoten festgestellt werden. In manchen Fällen wird anstatt der chirurgischen Therapie bestrahlt, wenn die Thorakotomie aufgrund einer kardiorespiratorischen Insuffizienz oder einer anderen ernsthaften Erkrankung kontraindiziert ist. Bestrahlte Patienten sollten bis zu 3 Monaten nach der Behandlung überwacht und sorgfältig nach röntgenologischen und klinischen Zeichen (z.B. Husten, Dyspnoe und Fieber) einer durch Bestrahlung ausgelösten Pneumonitis untersucht werden. Die so entstandene Pneumonitis läßt sich durch die orale Gabe von 60 mg Prednison/Tag über etwa 1 Monat und nachfolgende allmähliche Dosisreduzierung beherrschen. Eine prophylaktische kraniale Bestrahlung sollte Patienten mit kleinzelligem Lungenkarzinom vorbehalten bleiben, die voll und ganz auf die Behandlung angesprochen haben.

Medikamentöse Behandlung: Trotz einiger verbesserter Ergebnisse mit Chemotherapeutika konnte bis heute kein gegen das Bronchialkarzinom wirksamer medikamentöser Therapieplan aufgestellt werden. Beim kleinzelligen Karzinom hat die Kombination von Chemotherapie mit mehreren Medikamenten – mit oder ohne Bestrahlungstherapie – höhere Überlebensraten erzielt als chirurgisches Vorgehen und ggf. Kuren *(s. Kap. HÄM, 11., Onkologische Therapie und Prognose).*

Angst und persistierende Schmerzen kommen bei Patienten mit inkurablem Karzinom der Lungen häufig vor. Sedativa, Narkotika und andere Medikamente in Kombination sind zur Behandlung erforderlich *(s. Kap. NEU, 3., Schmerz).*

Bei Atemwegsobstruktion können Bronchialdilatatoren, die Gabe von Sauerstoff, Laserbronchoskopie und Physiotherapie erforderlich sein. Bei der Therapie komplizierender Infekte werden Antibiotika eingesetzt.

Solitäre Metastasen der Lungen werden nach Entfernung des Primärtumors reseziert. Die 5-Jahres-Überlebensrate nach Resektion beträgt etwa 10%. **Benigne Bronchialtumoren** sollten aus Gründen der komplizierten Lokalisation, des möglichen Wachstums und der möglichen Entartung reseziert werden. Die meisten peripher liegenden **benignen Tumoren** werden erst nach Probethorakotomie und Exzision diagnostiziert.

ERKRANKUNGEN DES MAGEN-DARM-TRAKTS

MDA

1. DIAGNOSTISCHE UND THERAPEUTISCHE VERFAHREN IM GASTROINTESTINALTRAKT

(s. a. Kap. LEB, 2., Endoskopische retrograde Cholangiopankreatographie [ERCP], Leberbiopsie und perkutane transhepatische Cholangiographie [PTC]; Kap. MDA, 2., Ösophagusdruckmessung und Bernstein-Test; Kap. MDA, 7., Sekretin-Test, unter Chronische Pankreatitis)

Die Diagnose und Behandlung von Patienten mit gastrointestinalen Beschwerden erfordert ein ausgewogenes, auf den Einzelfall bezogenes und umfassendes Vorgehen. Die diagnostische Verfahrensweise, heute verfügbar in Endoskopie, Nuklearmedizin, Angiographie und CT, erlaubt eine bemerkenswerte Genauigkeit und Treffsicherheit, beinhaltet jedoch auch einen größeren Kostenfaktor und ein vermehrtes Risiko der Morbidität. So wird bei ≤ 50% der Patienten, die sich mit gastrointestinalen Beschwerden vorstellen, die Diagnose einer „funktionellen" Erkrankung *(s. Kap. MDA, 3.)* ohne morphologischen Befund gestellt. Deshalb ist eine gewissenhafte Anamnese und körperliche Untersuchung mit Berücksichtigung biologischer und psychosozialer Aspekte, die mit der Krankheit vergesellschaftet sein können, notwendig, um unnötige diagnostische Verfahren so wenig wie möglich einzusetzen und effektive diagnostische Verfahrenswege zu beschreiten. Dieser Abschnitt gibt eine Übersicht über Indikationen, Kontraindikationen, Methoden und Komplikationen der häufig gebrauchten Verfahren bei der Mehrzahl der gastrointestinalen Erkrankungen.

Anamnese und körperliche Untersuchung bleiben die Basis der klinischen Beurteilung. Informationen sollten mittels eines Interview-Stils erhalten bleiben, der anfangs den Patienten ermutigt, über seine Symptome eher mit spontanen Gedankenassoziationen als in Beantwortung gezielter Fragen *(s. Kap. MDA, 3.)* zu berichten. Fragen, die dies erleichtern („Wie kann ich Ihnen helfen?", oder „Sagen Sie mir mehr über Ihre Beschwerden?"), sollten Fragen vorangehen, die eine Erklärung liefern („Wann begann der Schmerz?"; „Was bringt Erleichterung?"). Aus dieser Information entwickelt der Kliniker diagnostische Hypothesen, die durch gezieltere Fragen eingegrenzt werden. („Wird der Schmerz durch Antazida gemildert?"; „Haben Sie Blut erbrochen?"). Fragen, die auf Ja/Nein-Antworten abzielen, sollten nur verwendet werden, wenn spezifische diagnostische Annahmen erwogen werden.

Die eigentliche körperliche Untersuchung wird die Differentialdiagnose verbessern; der Befund einer vergrößerten Leber z. B. bei einem Patienten, der über dunkle Teerstühle klagt, kann die vorhergehende Annahme einer Gastritis oder einer peptischen Ulkuskrankheit erhärten, unter Einschluß einer Zirrhose mit Ösophagusvarizen oder eines Karzinoms des Gastrointestinaltraktes mit Lebermetastasen. Falls es noch nicht ausreicht, wird das weitere Forschen unter Einschluß der Frage nach Alkoholgenuß oder Gewichtsverlust oder die sorgfältige Untersuchung der Haut nach Spider naevi eine genauere diagnostische Bewertung erlauben.

Sondierung von Magen und Dünndarm über die Nasenwege

Indikationen: Entlastung des Magens bei Vorliegen einer Magenatonie, eines Ileus oder einer Obstruktion; Beseitigung aufgenommener Giftstoffe; Probengewinnung von Mageninhalt zur Analyse (Menge, Säuregehalt, Blut); Zufuhr von Nahrungsstoffen über eine Sonde.

Mehrere Sondentypen sind verfügbar: Eine Levin- oder Salem-Weichgummi-Sonde wird zur Magenentlastung oder zur Analyse verwendet oder – in seltenen Fällen – zur Nahrungszufuhr über einen kurzen Zeitraum. Ballonsonden mit Quecksilberbeutel, wie Miller-Abbott- oder Cantor-Sonden, erlauben die intestinale Dekompression oder Nahrungszufuhr. Der Ballon erleichtert die Passage in den Dünndarm und er wird aufgeblasen (bei der Miller-Abbott-Sonde), wenn die Spitze der Sonde im Magen liegt. Sehr flexible Sonden mit Quecksilber- oder Wolfram-Beutel an der Spitze, wie Corpak, Dobbhoff und Entriflex, werden hauptsächlich zur enteralen Nahrungszufuhr über längere Zeit verwendet.

Kontraindikationen: Nasopharyngeale oder ösophageale Obstruktion, maxillofaziales Trauma, unkontrollierbare Blutgerinnungsstörungen und große Ösophagusvarizen.

Durchführung: Der Patient sitzt aufrecht oder liegt in Linksseitenlage. Bei teilweise gebeugtem Kopf wird die mit Gleitmittel benetzte Spitze durch die Nasengänge eingeführt; sie wird nach hinten und dann nach unten geführt in Übereinstimmung mit dem anatomischen Aufbau des Nasopharynx. Wenn die Spitze die Hinterwand des Pharynx erreicht, sollte der Patient mit einem Strohhalm Wasser schlürfen. (Heftiges Husten mit Luftstrom durch die Sonde während der Atmung zeigt an, daß die Sonde fälschlicherweise in der Trachea plaziert ist.) Aspiration von Magensaft verifiziert das Erreichen des Magens. Die Lage größerer Sonden kann dadurch bestätigt werden, daß nach Instillation von 20–30 ml Luft mit dem Stethoskop ein Luftstrom über der linken subkostalen Region wahrzunehmen ist.

Kleinere, flexiblere Darmsonden zur Nahrungszufuhr erfordern die Verwendung von Versteifungsdrähten oder Mandrins und können bei der Passage des Pylorus Röntgendurchleuchtung und endoskopische Kontrolle erfordern.

Komplikationen: Nasopharynx-Trauma mit oder ohne Blutung, Lungenpunktion, Ösophagusverletzung, Magenblutung oder Magenperforation und (sehr selten) intrakranielle oder mediastinale Penetration.

Magensaftuntersuchung

Indikationen: Zur Bestimmung einer möglichen Hyperazidität (Zollinger-Ellison-Syndrom) oder bei möglichen subaziden Zuständen (perniziöse Anämie, atrophische Gastritis, Ménétrier-Syndrom); als Teil prä- oder postoperativer Maßnahmen bei Patienten, bei denen säurereduzierende chirurgische Eingriffe geplant sind; zur Bewertung einer möglicherweise inkompletten Vagotomie bei Patienten, bei denen nach chirurgischer Vagotomie erneut ein Ulcus pepticum auftritt. **Kontraindikationen:** Bestehende frische Blutung oder Schmerz, der von einem floriden Ulcus pepticum herrührt.

Durchführung: Die Levin-Magensonde wird über die Nasenwege eingeführt (Verfahrensweise s. oben). Vier 15-min-Proben des Magensaftes werden mittels kontinuierlicher manueller Aspiration gesammelt (basaler Säureausstoß; **BAO**). Als nächstes wird subkutan Pentagastrin (6 μg/kg) verabreicht und wiederum vier 15-min-Proben abgezogen (maximal stimulierte Sekretion [Spitzensekretion]; **MAO oder PAO**).

Die Proben werden mit NaOH titriert, um basalen Säureausstoß und maximal stimulierte Sekretionsraten zu berechnen.

Dünndarm-Biopsie und Aspiration von Duodenalsaft

Indikationen: Zur Unterstützung, zur Klärung oder zum Ausschluß von Dünndarmerkrankungen (Sprue, M. Whipple, Infektion mit Giardia lamblia). **Kontraindikationen:** Nicht beherrschbare Blutgerinnungsstörungen.

Durchführung: Die mit Gleitmittel benetzte und mit einer Quecksilber-Spitze ausgestattete Rubin-Quinton-Sonde oder eine Carey-Kapsel wird im Oropharynx plaziert und der Patient schluckt. Wenn die Sonde den Magen erreicht, wird sie unter Röntgenkontrolle durch den Pylorus in das proximale Viertel oder Drittel des Duodenums geführt. Es wird mittels eines negativen Drucks, der durch eine Spritze erzeugt wird, biopsiert, wobei die Spitze des Aspirationsteils geöffnet ist. Schleimhaut wird durch die Öffnung in die Sonde oder die Kapsel gesaugt und anschließend mit einem Messer abgetrennt, das der Ausführende in Position gebracht hat. Flüssigkeitsproben zur Diagnose einer Giardiasis gewinnt man durch Ansaugen von Duodenalinhalt.

Komplikationen: Blutung, Verfangen der Sonde im Duodenum, Bakteriämie; Ansaugen von Flüssigkeit oder Quecksilber während der Sondenpassage ereignen sich selten.

Fiberendoskopie des Gastrointestinaltrakts

Direkte Beurteilung des Intestinaltrakts unter Sicht mit einer flexiblen Sonde, die aus lichtleitenden Glasfasern besteht, oder mittels Videoaufzeichnung, so daß ein vergrößertes Bild entsteht. Das Verfahren kann zur Abklärung von Schmerz und Dysphagie, zur Identifikation von morphologischen Störungen oder Blutungsstellen, zur Gewinnung von Biopsiematerial oder zur Injektion von Kontrastmitteln bei Röntgenuntersuchungen angewandt werden. Therapeutische Indikationen beinhalten die Entfernung von Polypen und Fremdkörpern, die Blutstillung durch Koagulation, die Verkleinerung von Tumorgewebe und die Anlage von Ernährungssonden und Verweilsonden durch verengte Bezirke.

1. Diagnostische Indikationen für die Endoskopie des oberen Gastrointestinaltrakts *(s. a. Kap. MDA, 2., Allgemeine diagnostische Verfahren):* Zur Abklärung des Blutungsortes im oberen GI-Trakt; zur Klärung unter Sicht und zur Biopsie von krankhaften Befunden, die in Röntgenaufnahmen zur Darstellung kamen (Magenulzera, Füllungsdefekte, Tumorschäden); zur Verlaufskontrolle therapierter Ulzera; zur Bewertung von Dysphagie, Dyspepsie, Bauchschmerzen und Obstruktion des Magenausgangs. **Therapeutische Indikationen:** Entfernung von Fremdkörpern oder von Polypen des Magens oder der Speiseröhre, Sklerosierung von Ösophagusvarizen und Kontrolle von Blutungen bei Koagulationsbehandlung.

Absolute Kontraindikationen sind akuter Schock, akuter Myokardinfarkt, Koma (so lange der Patient nicht intubiert ist), Schlaganfälle, akutes perforiertes Ulkus und Subluxation im Atlantoxial-Gelenk. **Relative Kontraindikationen** sind im Hinblick auf die zu erwartenden Vorteile abzuwägen. Sie schließen mäßiges Mitwirken des Patienten, Koma (es sei denn, der Patient ist intubiert), Gerinnungsstörungen (Prothrombinzeit > 3 sec unter Kontrolle, Thrombozytenzahl 100 000/µl, Blutungszeit > 10 min), Zenkersche Divertikel, hohe Ösophagusstriktur, myokardiale Ischämie und Aneurysma der A. thoracica ein.

Durchführung: Der Patient sollte seit 4 Std. nüchtern sein. Er gurgelt mit einem Oberflächenanästhetikum oder sprüht es in den Pharynx, und meist wird ein Betäubungsmittel und/oder Diazepam i. v. zur Beruhigung verabreicht. Der Patient wird entsprechend gelagert, und die Spitze des Endoskops wird in den Hypopharynx plaziert. Sobald der Patient schluckt, wird die Optik sanft durch die krikopharyngeale Muskelschlinge (oberer Ösophagussphinkter) geführt und anschließend unter Sicht durch den Magen und in das Duodenum weitergeschoben. Die Beurteilung aller Strukturen kann durch Fotografien, Zytologie und Biopsiegewinnung ergänzt werden. Therapeutische Verfahren werden nach Indikation durchgeführt; Sklerotherapie wird z. B. durchgeführt, indem eine Kanüle mit einer Nadel an der Spitze durch das Endoskop eingeführt und das entsprechende Medikament in die Varize injiziert wird.

Komplikationen: Die Gesamtkomplikationsrate liegt zwischen 0,1 und 0,2%; die Mortalität liegt bei 0,03%. Medikamentenabhängige Komplikationen sind am häufigsten und schließen Phlebitis und Atemdepression ein. Aspiration, Blutung aus der Biopsiestelle und Perforation sind die häufigsten Verfahrenskomplikationen. Eine vorübergehende Bakteriämie ereignet sich oft (8%), aber sie ist nicht vergesellschaftet mit der Entstehung einer Endokarditis. Der Patient mit einer Gerinnungsstörung ist eher durch ein retropharyngeales Hämatom oder durch andere Blutungskomplikationen gefährdet. Verfahren wie die Entfernung von Varizen, die Dilatation von Strikturen oder die Polypektomie weisen eine höhere Komplikationsrate auf.

2. Diagnostische Indikationen für die Kolonoskopie: Zur genaueren Beurteilung eines fraglichen Befundes nach Barium-Kontrasteinlauf; zur endgültigen Klärung der Quelle einer okkulten oder frischen gastrointestinalen Blutung oder einer ungeklärten (mikrozytären) Anämie; prä- und postoperativ zur Bewertung weiterer Läsionen bei Patienten mit Kolonkarzinomen; zur Bestimmung des Ausmaßes bei Colitis ulcerosa. **Therapeutische Indikationen:** Zur Entfernung von Polypen; zur Koagulation von Blutungsstellen; zur Reposition von Volvulus und Invaginationen.

Absolute Kontraindikationen sind akuter Schock, akuter Myokardinfarkt, Peritonitis, Darmperforation und fulminante Kolitis. **Relative Kontraindikationen** sind leichte Darmeingriffe oder massive intestinale Blutungen, geringe Bereitschaft zur Mitarbeit von seiten des Patienten, Divertikulitis, frische bauchchirurgische Eingriffe, anamnestisch wiederholt chirurgische Eingriffe im Becken oder eine große Hernie. Patienten mit Prothesen am Herzen oder mit künstlichen Gelenken werden eine Antibiotika-Prophylaxe benötigen, um einer Endokarditis vorzubeugen.

Durchführung: Die Vorbereitung erfordert die Einnahme von Abführmitteln, Klistiere oder das Trinken einer Darmreinigungslösung (Polyäthylenglykol-Elektrolyt-Lösung). Der Patient wird in Linksseitenlage gelagert und es wird ein Betäubungsmittel i.v. und/oder Diazepam zur Beruhigung verabreicht. Nach rektaler Untersuchung wird das Kolonoskop sanft durch den analen Sphinkter in das Rektum eingeführt. Unter Sicht wird Luft insuffliert und das Instrument durch das Kolon zum terminalen Ileum geführt. Eine Durchleuchtung wird selten benötigt. Hat der Patient das Empfinden krampfartiger Beschwerden, so kann dies durch Luftaspiration, durch Drehen und Verlagern der Sonde oder die Begleitmedikation verursacht sein. Die diagnostische Bewertung erfolgt durch die direkte Betrachtung der Strukturen, durch Photodokumentation und durch Gewinnung von Material für die Zytologie und durch Biopsie verdächtiger Strukturen.

Die Polypektomie wird mit einer flexiblen Drahtschlinge durchgeführt, die an eine Elektrokoagulations-Einheit angeschlossen ist. Der Polyp wird an seinem Hals umschlungen und Strom wird zugeführt, sobald die Schlinge eng genug anliegt, um ihn zu resezieren. Blutungen werden mit einer bipolaren Sonde elektrokoaguliert, mit einer Wärmesonde oder mit Laser koaguliert.

Komplikationen sind ähnlich und etwas häufiger als jene bei der Endoskopie des oberen Gastrointestinaltrakts. Elektrokoagulation von Polypen mittels Schlinge ist mit einer Blutungsrate von 1,7% und einer Perforationsrate von 0,3% vergesellschaftet.

3. Starre und flexible Sigmoidoskopie und Anoskopie: Die Untersuchung der perianalen Region und des distalen Rektums erfolgt mit einem Anoskop von 7 cm Länge, die des gesamten Rektums entweder mit einem starren 25 cm langen oder mit einem flexiblen 60 cm langen Instrument und die des Sigmoids mit einem flexiblen Sigmoidoskop. Die flexible Sigmoidoskopie ist etwa doppelt so teuer wie die starre, kann aber am Patienten in Linksseitenlage durchgeführt werden und erlaubt sofort die Entnahme von Biopsien und Proben zur zytologischen Untersuchung.

Indikationen: Zur Untersuchung von Patienten mit Symptomen im rektalen oder analen Bereich (helle rektale Blutung, zu entfernende Protrusionen, Schmerzen); zur Beurteilung von Rektum oder Sigmoid vor chirurgischen Eingriffen im anorektalen Bereich; zur Befundung des Rektums bei jedem Patienten, bei dem ein Barium-Kontrasteinlauf indiziert ist (ein Barium-Kontrasteinlauf stellt diese Region nicht entsprechend dar). **Kontraindikationen:** Es gibt keine absoluten. Bei Patienten mit Herzarrhythmien oder bestehenden myokardialen Ischämien sollte das Verfahren so lange aufgeschoben werden, bis der Allgemeinzustand verbessert ist, oder es wird unter Herz-Kreislauf-Überwachung durchgeführt. Patienten mit Herzklappenprothesen können Antibiotika als Vorbeugung gegen eine Endokarditis benötigen.

Durchführung: Die flexible Sigmoidoskopie wird wie die oben beschriebene Koloskopie durchgeführt. Meist wird eine i.v. Medikation nicht benötigt. Ein Phosphateinlauf kann zur Rektumentleerung durchgeführt werden. Die starre Sigmoidoskopie erfolgt meist am Patienten in Ellenbogen-Knie-Lage. Nach rektaler Untersuchung wird die perianale Region inspiziert und das mit Gleitmittel benetzte Instrument bis 3 oder 4 cm hinter den Analsphinkter sanft eingeführt. Der Obturator wird passiert und das Instrument wird unter Sicht plaziert. Es erfordert ein beträchtliches Maß an Geschicklichkeit, den rekto-sigmoiden Übergang (15 cm) ohne Mißempfindungen beim Patienten zu passieren. Die Anoskopie kann in jeder Lage durchgeführt werden. Das Instrument wird dabei in seiner gesamten Länge, wie oben für die starre Sigmoidoskopie beschrieben, plaziert.

Komplikationen sind außerordentlich selten, wenn das Verfahren sachgerecht angewandt wird.

Aszitespunktion

Indikationen: Zur Bewertung der Herkunft von Aszites (Metastasen, TB, Pankreas); zur Diagnose einer Eingeweideperforation bei einem Patienten mit einem stumpfen Bauchtrauma in der Anamnese. Dieses Verfahren kann therapeutischen Zwecken bei Patienten mit ausgeprägtem Aszites dienen, die bereits unter Atembeschwerden, Schmerzen oder Oligurie leiden. **Absolute Kontraindikationen** sind eine Störung der Blutgerinnung und der Hämostase, Darmobstruktionen oder eine Infektion der Bauchwand. **Relative Kontraindikationen** sind geringe Kooperationsbereitschaft des Patienten, Narbenbildung im Bereich der Punktionsstelle oder schwere portale Hypertension mit Kollateralkreislaufbildung in der Bauchwand.

Durchführung: Ein vollständiges Blutbild mit Thrombozytenzählung und Blutgerinnungsstatus sollte vorausgehen. Nach Blasenentleerung sitzt der Patient mit erhobenem Kopf in 45–90°-Stellung im Bett. Ein Punkt in der Medianen etwa in der Mitte zwischen Nabel und Os pubis wird markiert und mit Antiseptika-Lösung und Alkohol gereinigt. Unter sterilen Kautelen wird die Region bis zum Peritoneum mit 1%igem Lidocain anästhesiert. Eine 18er Nadel an einer 50 ml-Spritze wird durch das Peritoneum gestochen (was allgemein einen dumpfen Ton auslöst). Flüssigkeit wird sanft angesaugt und zur Bestimmung der Zellzahl, des Protein- und Amylase-Gehalts, für Zytologie und Kultur, falls benötigt, weitergeleitet.

Komplikationen: Die häufigste Komplikation ist eine Blutung. Bei ausgeprägtem Aszites kann gelegentlich ein verlängerter Verlust von Aszites durch die Einstichstelle erfolgen.

Peritoneoskopie (Laparoskopie)

Indikationen: Zur Bewertung intraabdomineller oder pelviner pathologischer Prozesse (Tumor, Endometriose); zum Lymphknoten-Staging; zur Beurteilung der Operationsfähigkeit von Tumorpatienten; zur Beurteilung von Patienten mit akuten und chronischen Bauchbeschwerden; zur Durchführung einer Leberbiopsie unter Sicht. **Absolute Kontraindikationen:** Gerinnungs- oder Blutungsstörungen, mangelnde Bereitschaft des Patienten zur Kooperation, Peritonitis, Darmobstruktionen und Infektionen der Bauchwand. **Relative Kontraindikationen:** Schwere Herz- oder Lungenerkrankung, große abdominelle Hernien, vielfache Bauchoperationen oder ausgeprägter Aszites.

Durchführung: Vollständiges Blutbild, Blutgerinnungsstatus, Röntgenuntersuchungen des Thorax und der Nieren, Ureteren und Harnblase, ferner Blutgruppenbestimmung und Kreuzreaktion sind vor dem Untersuchungsgang durchzuführen. Die Laparoskopie wird unter sterilen Kautelen in einem gut ausgestatteten Endoskopieraum oder im Operationssaal durchgeführt. Ein Betäubungsmittel und/oder Diazepam oder Midazolam wird i.v. verabreicht, während die Bauchwand mit einer antiseptischen Lösung sterilisiert wird. 1%iges Lidocain wird ins Peritoneum an der Punktionsstelle injiziert. Ein 5 mm langer Schnitt wird gelegt und die Verres-Pneumoperitoneum-Nadel plaziert. Die Inzision wird auf 10–15 mm erweitert und die Kanüle mit Trokar in die Peritonealhöhe eingeführt. Anschließend wird der Trokar entfernt und durch das Peritoneoskop in der Kanüle ersetzt. Der Bauchinhalt wird untersucht, Aszitesflüssigkeit abgesaugt und, falls erforderlich, werden Biopsien entnommen. Ist das Verfahren abgeschlossen, wird das Stickoxid vom Patienten mit einem Valsalva-Versuch entfernt und die Nadel gezogen. Die Inzision wird vernäht. Ein i. v. Zugang wird über 24 Std. belassen und der Patient wird nach 6 und 24 Std. auf Symptome einer Blutung oder Infektion hin kontrolliert.

Komplikationen: Blutung, bakterielle Peritonitis und Perforation von Eingeweiden.

2. ERKRANKUNGEN DES ÖSOPHAGUS

(s. a. Kap. KIN, 7., Gastrointestinale Störungen, und Kap. BEW, 3., Progressive systemische Sklerose bezüglich Sklerodermie)

Der menschliche Schluckapparat besteht aus dem Pharynx und dem Ösophagus mit einem oberen und einem unteren Schließmuskel. Das obere Drittel des Ösophagus und die proximal davon liegenden Strukturen bestehen aus Skelettmuskel. Der distale Ösophagus und der untere ösophageale Sphinktermuskel bestehen aus glatter Muskulatur. Dieses integrierte System befördert Material vom Mund zum Magen und verhindert dessen Reflux in den Ösophagus.

Häufige Symptome

Dysphagie

Die subjektive Wahrnehmung einer Erschwerung des Schluckakts wegen einer verminderten Förderung von Material vom Pharynx in den Magen. Normalerweise wird angegeben, daß die Nahrung beim Weg nach unten „steckenbleibt“. Die Dysphagie, das Hauptsymptom der Ösophagus-Transportstörungen, kann mit Schmerzen einhergehen. Der Transport von flüssigen und festen Stoffen kann durch organische Verletzungen des Pharynx und Ösophagus sowie benachbarter Organe oder durch funktionelle Störungen des Nervensystems und der Muskulatur behindert sein. Die Ursache der Dysphagie, der eine präösophageale oder eine ösophageale Störung zugrunde liegen kann, sollte immer gesucht werden.

Präösophageale Dysphagie: *Die Schwierigkeit, Material vom oralen Pharynx in den Ösophagus zu entleeren.* Dieses Symptom tritt ein bei Erkrankungen proximal des Ösophagus, meistens bei Patienten mit generalisierten Skelettmuskel- oder neurologischen Erkrankungen, wie Dermatomyositis, myotonische Dystrophie, Myasthenia gravis, Bulbärpoliomyelitis, Pseudobulbärparalyse und anderen Erkrankungen des ZNS. Ein Patient mit derartigen Erkrankungen hat häufig Regurgitation in den Nasalraum oder eine Aspiration in die Trachea mit folgendem Husten.

Die **ösophageale Dysphagie** kann auf eine **Obstruktion** oder eine **Motilitätsstörung** zurückgeführt werden. **Stenosierende Erkrankungen,** wie das Karzinom, die gutartige peptische Striktur und die untere Ösophagusstenose, verursachen normalerweise eine *Dysphagie nur für feste Nahrung* auf mechanischem Weg durch Reduktion des Ösophaguslumens. Fleisch und Brot werden als die häufigsten Auslöser des Symptoms angegeben, manche Patienten vertragen sogar nur Flüssigkeiten. Der Patient, der die Dysphagie auf den unteren Ösophagus bezieht, liegt meist richtig, da ja Dysphagiebeschwerden im oberen Ösophagus von einer Schädigung im unteren Abschnitt herrühren können. Beim Ösophaguskarzinom verschlechtert sich die Dysphagie schnell innerhalb von Wochen bis Monaten. Bei der peptischen Striktur schreitet die Dysphagie langsam über Jahre fort. Ihr geht anamnestisch ein gastroösophagealer Reflux voraus. Bei der tiefen Ösophagusstenose tritt die Dysphagie intermittierend auf.

Die **Motilitätsstörungen** verursachen eine Dysfunktion des Ösophagus, die seine glatte Muskulatur betrifft. Sie führen zu einer *Dysphagie sowohl für feste Nahrungsbestandteile als auch für Flüssigkeiten*, indem sie die Peristaltik und die untere Sphinkterfunktion des Ösophagus behindern und auf diese Weise den glatten ösophagealen Transport eines Bolus unterbrechen. Am häufigsten kommen Motilitätsstörungen bei der Achalasie, dem symptomatischen diffusen Ösophagusspasmus und der Sklerodermie vor. Motorische Störungen können von obstruktiven exakt dadurch unterschieden werden, daß bei ersteren mit Beginn der Symptome die Dysphagie sowohl bei festen als auch flüssigen Stoffen auftritt.

Die Dysphagie sollte nicht mit dem sogenannten **Globus hystericus** (Globusgefühl) verwechselt werden, einem Gefühl, einen Klumpen in der Kehle zu haben, der nichts mit Schlucken zu tun hat und ohne Transportbehinderung auftritt. Das Globusgefühl wird hauptsächlich bei Kummer und Leid beobachtet und hat vor allem eine emotional begründete Ätiologie *(s. Kap. MDA, 3.)*.

Brustschmerzen ösophagealen Ursprungs

Der Brust- oder Rückenschmerz, das zweite Hauptsymptom einer Erkrankung des Ösophagus, wird als Sodbrennen, Schluckschmerz oder als spontan auftretender Ösophagusperistaltikschmerz angegeben.

Sodbrennen, ein brennender Schmerz retrosternal; dieser Schmerz entwickelt sich im Thoraxbereich und kann in den Nacken, in den Rachen oder sogar in die Gesichtsregion ausstrahlen; Sodbrennen wird durch Übersäuerung des Ösophagus bei Vorliegen eines gastroösophagealen Refluxes (s. unten) verursacht. Es tritt meistens nach den Mahlzeiten auf oder dann, wenn sich der Patient hinlegt, und wird häufig begleitet von einer Regurgitation von Mageninhalt in den Mund (saures Aufstoßen) mit nachfolgendem Speichelfluß. Es handelt sich dabei um einen vagal ausgelösten Speichelfluß als Folge der Säurestimulation des im unteren Abschnitt entzündeten Ösophagus.

Schluckschmerz (Odynophagie) kann mit oder ohne Dysphagie auftreten und kann die Folge einer Zerstörung der Schleimhaut sein, wie sie zum Beispiel im Fall einer Ösophagitis verursacht wird durch einen gastroösophagealen Reflux, eine bakterielle oder Pilzinfektion, ein Neoplasma, Chemikalien, oder durch ösophageale Motilitätsstörungen, wie bei der Achalasie und bei den symptomatischen diffusen ösophagealen Spasmen. Der Patient kann diesen Schmerz als ein brennendes Gefühl oder eine substernale Enge beschreiben, die typischerweise nach dem Genuß von sehr kalter oder sehr heißer Nahrung oder Flüssigkeit hervorgerufen wird. Der Beginn tritt prompt beim Schlucken auf. Ein schwerer drückender Brustschmerz, hervorgerufen durch das Schlucken kalter Getränke und fast immer von einer Dysphagie begleitet, ist charakteristisch für eine Motilitätsstörung des Ösophagus.

Spontan auftretende Ösophagusperistaltikschmerzen sind schwer von anderen Ösophagussymptomen abzugrenzen. Es handelt sich hier um eine Ausschlußdiagnose, die nur bei Patienten mit einer klar definierten Dysphagie in der Anamnese getroffen werden sollte. Ein spontan auftretender ösophagealer Brustschmerz kann schwer sein und eine Angina pectoris nachahmen. Eine endgültige Diagnose der ösophagusbedingten Brustschmerzen kann nicht gestellt werden, außer die motorischen Störungen stehen im Einklang mit dem typischen Schmerzbild des Patienten während einer manometrischen Untersuchung. Das Auftreten einer Dysphagie mit Brustschmerzen kann der Anhaltspunkt für eine ösophageale Ursache sein.

Allgemeine Diagnostik

Eine genaue **Krankengeschichte** mit detaillierter Angabe der Symptome des Patienten sichert zu 80% eine exakte Diagnose. Die einzigen **Organbefunde** bei Erkrankungen des Ösophagus sind:

1. Metastatische Lymphadenopathie zervikaler und supraklavikulärer Lymphknoten bei Malignom,
2. Anschwellen des Halses durch ein großes Divertikel des Pharynx,
3. Eine verlängerte Schluckzeit (die Zeit vom Schluckakt bis zum Auftreten des Geräusches, verursacht durch den Bolus von Flüssigkeit und Luft beim Eintritt in den Magen, geprüft durch Auskultation mit dem Stethoskop über dem Epigastrium, deren Dauer meist < 12 sec ist). Ösophageale Motilitätsstörungen gehen mit einer verlängerten Schluckzeit einher. Die Beobachtung eines Patienten beim Schlucken kann auch sehr hilfreich sein, um Patienten mit präösophagealer Dysphagie bei Aspiration oder nasaler Regurgitation zu beurteilen.

Laboruntersuchungen

Röntgenuntersuchungen: In Ergänzung zum standardisierten Bariumbreischluck hat die Einführung der Kinefluoroskopie zur Diagnose von Veränderungen, wie der Bildung von Ösophagusmembranen, oder in Bezug auf Motilitätsstörungen, zum Beispiel von Spasmen des Musculus cricopharyngeus oder der Achalasie, beigetragen.

Die **Ösophagoskopie** kann aus diagnostischen Gründen durchgeführt werden, um den Schmerz oder die Dysphagie abzuklären, morphologische Fehlbildungen oder Blutungsstellen zu verifizieren oder um Biopsiematerial zu gewinnen. Therapeutische Indikationen sind Entfernung von Fremdkörpern, Blutstillung mittels Koagulation oder Sklerotherapie und Verkleinerung von Tumoren durch Laseranwendung oder bipolare Elektrokoagulation und schließlich Dilatation von Belägen und Strikturen.

Die **Ösophagusmanometrie** wird eingesetzt, um bei Patienten mit Dysphagie, Sodbrennen oder Brustschmerzen einen Befund zu erheben. Sie bestimmt den Druck am oberen und unteren Ösophagussphinkter, die Effektivität und Koordination der Peristaltik und deckt abnorme Kontraktionen auf. Sie wird angewandt zur Diagnose der Achalasie, diffuser Spasmen, der Sklerodermie und der Hypo- und Hypertension des unteren Ösophagussphinkters und bewertet eindeutig therapeutische Maßnahmen (wie Anti-Reflux-Chirurgie, Ballondilatation bei Achalasie). Der Einsatz von Provokationstests bei ösophagealen Spasmen, mit Medikamenten wie Edrophoniumchlorid, erhöht die Empfindlichkeit, diffuse ösophageale Spasmen bei Patienten mit nicht kardial bedingtem Brustschmerz zu erfassen.

Die **pH-Messung** im Ösophagus wird entweder während einer Ösophagus-Manometrie durchgeführt oder in einer zeitlich verlängerten Untersuchung bei ambulanten Patienten, wie unten im Abschnitt Gastroösophagealer Reflux und dessen Komplikationen ausgeführt wird.

Der **Säureperfusionstest nach Bernstein** wird durchgeführt, indem der Ösophagus über eine Magensonde abwechselnd mit isotonischer Kochsalzlösung und 0,1 N Salzsäure mit einer Geschwindigkeit von 6 ml/min perfundiert wird. Der Bernstein-Test ist ein sensitives Verfahren, eine vorhandene Ösophagitis aufzudecken, jedoch kann er bei Patienten, die unter einer Therapie stehen, falsch-negativ sein.

Erkrankungen mit präösophagealer Dysphagie

Bei der **Fehlkoordination** des Musculus cricopharyngeus (dem oberen Ösophagussphinkter) bleibt dieser geschlossen oder öffnet sich unkoordiniert. Dies kann ein Zenkersches Divertikel verursachen (s. unter Ösophagusdivertikel, unten): die wiederholte Aspiration von

Divertikelinhalt kann zu einer chronischen Lungenerkrankung führen. Dieser Zustand kann durch die operative Trennung des Muskels **behandelt** werden.

Myasthenia gravis, progressive Muskeldystrophie, M. Parkinson, amyotrophische Lateralsklerose, Pseudobulbärparalyse, bulbäre Poliomyelitis und Blickkrämpfe unter Phenothiazin-Therapie sind weitere Ursachen einer präösophagealen Dysphagie.

Erkrankungen mit ösophagealer Dysphagie

Obstruktive Störungen

Äußere Obstruktion

Der Ösophagus kann durch benachbarte Organe oder außen liegende Tumoren zusammengedrückt werden. Als Symptom tritt Dysphagie für feste Nahrungsbestandteile auf, ähnlich wie bei der inneren Ösophagusobstruktion. Die äußere Obstruktion kann auftreten bei einem vergrößerten linken Vorhof, einem Aortenaneurysma, einer aberrierenden Arteria subclavia (s. u. Dysphagie Lusoria, unten), einer substernalen Struma, bei Exostosen oder äußeren Tumoren, meistens denen der Lunge. Die Prognose hängt von der Ursache der Obstruktion ab. Die Diagnose wird meist durch die Röntgenuntersuchung gestellt.

Ösophaguskarzinom

(s. Kap. HNO, 9.)

Ätiologie und Pathophysiologie

Veränderungen, bei denen gehäuft die Entwicklung eines Plattenepithelkarzinoms beobachtet wird, sind Strikturen nach Laugenverätzung, Achalasie, Membranbildungen im Ösophagus und Plattenepithelkarzinome im Kopf- und Halsbereich. Nahezu alle Patienten mit einem primären Adenokarzinom des Ösophagus weisen ein Barrett-Ulkus (Metaplasie) auf, ein Begriff, der dazu verwendet wird, eine säulenförmige Metaplasie des Epithels zu beschreiben, die infolge chronischer Schädigungen eines peptischen Ulkus im unteren Teil des Ösophagus auftreten kann. Diese außergewöhnlichen prämalignen metaplastischen Formen können sich bei bis zu 10% der Patienten mit gastroösophagealem Reflux entwickeln (siehe unten).

Mechanische Obstruktionen des Ösophagus können auch durch Beteiligung des Ösophagus bei Lymphomen, Leiomyosarkomen oder (sehr selten) Metastasen von Karzinomen verursacht sein.

Symptomatik und Diagnostik

Als schwerstwiegende Ursache einer Dysphagie hat ein Karzinom normalerweise eine über mehrere Wochen fortschreitende Dysphagie für feste Nahrungsbestandteile in Verbindung mit einem auffallenden Gewichtsverlust zur Folge. Das Karzinom kann in jedem Ösophagusabschnitt auftreten und als Striktur, Tumormasse oder Plaque erscheinen. Der Tumor wird am besten diagnostiziert durch die Röntgenuntersuchung, gefolgt von Endoskopie mit Biopsie und zytologischer Untersuchung. Die Ausbeute beim zytologischen Bürstenabstrich ist zu über 95% positiv, während die Biopsie in ungefähr 70% der Fälle ein positives Ergebnis bringen kann. Die Tumoren sind meistens Plattenepithelkarzinome, wobei ungefähr 15% aller Ösophaguskarzinome Adenokarzinome darstellen.

Behandlung und Prognose

Das Leiomyom, der häufigste benigne Tumor des Ösophagus, kann multipel auftreten, hat jedoch bei den meisten Patienten eine ausgezeichnete Prognose.

In allen anderen Fällen ist jedoch die Prognose mit einer Langzeit-Überlebensrate < 5% schlecht. Die Chemotherapie mag zwar bei bestimmten Patienten die Überlebenszeit verlängern. Der chirurgische Eingriff bietet dem Patienten die längste palliative Entlastung, falls er durchzuführen ist. Die Behandlung des Plattenepithelkarzinoms ist entweder die chirurgische Resektion oder die Strahlentherapie; das Adenokarzinom wird chirurgisch angegangen. Weitere palliative Maßnahmen sind Ballondilatation, Sondenprothesen, Strahlentherapie und Laserkoagulation des intraluminalen Tumors.

Unterer Ösophagusring

(Schatzki-Ring)

Eine wahrscheinlich angeborene, 2–4 mm breite submuköse Struktur, die eine ringförmige Einengung des distalen Ösophagus an der Magenschleimhautgrenze hervorruft. Eine intermittierende Dysphagie für feste Nahrungsbestandteile kann dann eintreten, wenn die Einengung so groß ist, daß eine Obstruktion hervorgerufen wird, normalerweise, wenn das Ösophaguslumen kleiner als 12 mm im Durchmesser mißt. Wenn der distale Ösophagus genügend weit aufgedehnt ist, läßt sich meist die Stenose mittels Ösophagusbreitschluck gut darstellen. Stenosen über 2 cm Durchmesser sind meist asymptomatisch, und es sollten auf sie auch keine Symptome bezogen werden.

Die Anweisung an den Patienten, sein Essen gut zu kauen, ist normalerweise die einzig notwendige **Behandlungsmaßnahme,** aber die Stenosen können auch endoskopisch, durch pneumatische Dilatation oder durch chirurgische Resektion beseitigt werden.

Ösophagusmembranen

(Plummer-Vinson- oder Paterson-Kelly-Syndrom; sideropenische Dysphagie)

Eine dünne Schleimhautmembran, die quer über das Lumen wächst, normalerweise im oberen Ösophagus. Ösophagusmembranen können sich selten bei Patienten mit einer unbehandelten schweren Eisenmangelanämie entwickeln, oder, noch seltener, ohne eine offensichtliche Anämie. Sie sitzen normalerweise im oberen Ösophagus und verursachen eine Dysphagie für feste Nahrung. Während sie meist beim Standard-Bariumbreischluck übersehen werden, können sie am besten durch die Kinematographie dargestellt werden. Die Membranen bestehen aus Plattenepithel und verschwinden mit Behandlung der Anämie. Sie können während der Ösophagoskopie leicht durchbrochen werden.

Dysphagia lusoria

Eine Dysphagie, die durch Kompression des Ösophagus von einer kongenitalen Gefäßanomalie verursacht ist (normalerweise eine aberrierende rechte Arteria subclavia, die aus der linken Seite des Aortenbogens entspringt). Die Dysphagie kann in der Kindheit auftreten oder später auf dem Boden zunehmender arteriosklerotischer Veränderungen des aberrierenden Gefäßes manifest werden. Die Röntgenuntersuchung des Ösophagus zeigt die äußere Kompression oberhalb des Aortenbogens in Höhe des 3. Brustwirbels. Zur Diagnosesicherung ist eine Arteriographie erforderlich. Eine operative Korrektur ist nur selten indiziert.

Motilitätsstörungen

Achalasie

(Kardiospasmus; Aperistaltik des Ösophagus; Megaösophagus)

Eine neuromuskuläre Erkrankung des Ösophagus unbekannter Ätiologie mit Behinderung der Ösophagusperistaltik und Erschlaffung des gastroösophagealen Sphinkters. Die Erkrankung beruht auf einer Störung des Plexus myentericus des Ösophagus, die zu einer starken Verminderung der intramuralen Ganglienzellen seiner glatten Muskulatur führt.

Symptomatik

Die Achalasie kann in jedem Lebensalter auftreten, beginnt aber meistens zwischen dem 20. und 40. Lebensjahr. Das Hauptsymptom ist eine Dysphagie sowohl für feste als auch flüssige Nahrung; weitere Symptome sind thorakale Schmerzen, Regurgitation und nächtliches Husten. Sie beginnt schleichend und verschlechtert sich langsam im Verlauf von Monaten bis Jahren. Ein Druckanstieg am gastroösophagealen Sphinkter verursacht eine Obstruktion mit einer sekundären Dilatation des Ösophagus. Wenn der Patient liegt, besteht die Tendenz einer Regurgitation und Aspiration. Eine nächtliche Regurgitation unverdauter Nahrung tritt bei $^1/_3$ der Patienten auf und kann eine Aspiration in die Lungen mit Ausbildung eines Lungenabszesses, Bronchiektasen und Pneumonie zur Folge haben. Thorakale Schmerzen sind weniger häufig und können beim Schlucken oder spontan auftreten. Der Gewichtsverlust ist meistens gering bis mäßig. Ist der Gewichtsverlust, besonders beim älteren Patienten, bei dem sich auch die Symptomatik einer Dysphagie rasch entwickelt hat, ausgeprägt, so sollte eine Achalasie als Folge eines Tumors im Bereich des gastroösophagealen Übergangs in Betracht gezogen werden.

Diagnostik

Die Röntgenuntersuchungen des Ösophagus zeigen, daß regelmäßige peristaltische Kontraktionen während des Schluckens fehlen. Der Ösophagus ist – häufig hochgradig – erweitert, zeigt aber an der Zwerchfellenge eine Engstellung und schnabelähnliche Verjüngung. Die Ösophagusmanometrie weist die fehlende Peristaltik, den erhöhten Druck an der Kardia und die unvollständige Kardiaerschlaffung während des Schluckaktes nach. Mit der Ösophagoskopie sieht man die Erweiterung des Ösophaguslumens, aber keine organisch bedingte einengende Veränderung. Das Ösophagoskop kann normalerweise ohne Schwierigkeit in den Magen eingeführt werden. Dabei auftretende Schwierigkeiten sollten an einen möglichen malignen Prozeß oder eine mögliche Striktur denken lassen. Eine gesteigerte Empfindlichkeit der denervierten Strukturen auf medikamentöse Stimuli (z.B. Methacholin) kann meist manometrisch nachgewiesen werden, kann aber auch mit unerwünschten Nebenwirkungen verbunden sein und erlaubt selten die Stellung einer Diagnose.

Eine Achalasie muß von einem distal gelegenen, stenosierenden Karzinom und einer Magenstriktur differentialdiagnostisch abgegrenzt werden; dies ist besonders bei Patienten mit Sklerodermie wichtig, bei denen die manometrischen Befunde des Ösophagus ein Fehlen der Peristaltik zeigen können. Eine Sklerodermie wird meist in der Anamnese mit einem M. Raynaud und der Symptomatik eines gastroösophagealen Refluxes vergesellschaftet sein. Eine Inspektion der Kardia bei nach rückwärts gerichteter Optik, Biopsien und Bürstenabstriche für die Zytologie sollten bei allen Patienten zum Ausschluß eines Malignoms durchgeführt werden.

Prognose

Die pulmonale Aspiration und maligne Entartung sind die wesentlichen prognostischen Faktoren. Eine nächtliche Regurgitation mit Husten läßt eine mögliche Aspiration vermuten. Pulmonale Komplikationen als Folge der Aspiration sind schwer zu behandeln. Die Häufigkeit der Entwicklung eines Ösophaguskarzinoms bei Patienten mit einer Achalasie liegt bei etwa 5%, ist aber nach der neueren Literatur wahrscheinlich geringer.

Therapie

Das Ziel der Behandlung ist die Verminderung des Drucks und damit der Engstellung an der Kardia. Initial ist die Sprengung oder pneumatische Dilatation des Sphinkters mit Dilatatoren nach Mosher oder Brown-Mc-Hardy indiziert, da befriedigende Ergebnisse bei ungefähr 85% der Patienten erreicht werden. Wiederholte Dilatationen können erforderlich werden. Eine Ösophagusruptur mit sekundärer Mediastinitis macht ein chirurgisches Eingreifen in unter 1% der Fälle notwendig. Nitrate (wie Nitroglycerin 0,4 mg sublingual vor den Mahlzeiten) oder Kalzium-Antagonisten (wie Nifedipin 10 mg viermal täglich oral) werden den Druck des unteren Ösophagussphinkters verringern und können die Dilatationszeiträume verlängern. Eine Myotomie nach Heller, bei der die Sphinktermuskeln der Kardia durchtrennt werden, wird normalerweise bei den Patienten angewandt, die auf die pneumatische Dilatation nicht reagieren. Diese Kardiomyotomie ist in 85% der Fälle erfolgreich. Ein symptomatischer gastroösophagealer Reflux tritt bei 15% der operierten Patienten auf.

Symptomatischer diffuser Ösophagusspasmus

(Spastische Pseudodivertikulose; Rosenkranz- oder Korkenzieher-Ösophagus)

Eine generalisierte neurogene Störung der Ösophagusmotilität, bei der anstatt einer normalen Peristaltik unregelmäßige segmentale Kontraktionen ablaufen und in einigen Fällen eine Sphinkterdysfunktion an der Kardia besteht.

Symptomatik

Diffuse ösophageale Spasmen verursachen in typischer Weise substernale thorakale Schmerzen in Verbindung mit Dysphagie sowohl bei flüssigen als auch bei festen Nahrungsbestandteilen. Der Schmerz kann stark sein und einen Patienten aus dem Schlaf erwachen lassen. Sehr heiße oder kalte Flüssigkeiten können den Schmerz verstärken. Im Verlauf von vielen Jahren kann dieses Beschwerdebild zur Achalasie führen.

Ösophageale Spasmen können auch starke Schmerzen ohne Dysphagie hervorrufen, die nicht von einer Angina pectoris zu unterscheiden sind. Diese Schmerzen werden oft als substernale, drückende Schmerzen beschrieben und können bei Belastung auftreten.

Diagnostik

Die Röntgenuntersuchung kann eine geringere Vorwärtsbewegung eines Bolus und gestörte simultane Kontraktionen oder tertiäre Kontraktionen zeigen. Starke Spasmen können Divertikel vortäuschen, die sich mit der Zeit in Größe und Lage verändern. Die Szintigraphie des Ösophagus kann eine sensitive Methode zur Erkennung eines beeinträchtigten Bolus-Transports sein. Die Ösophagusmanometrie liefert die empfindlichste und spezifischste Darstellung der Spasmen. Die Kontraktionen sind meist simultan, verlängert oder multiphasisch; sie können eine hohe Amplitude besitzen. Bei Patienten ohne Ausgangswerte in der Diagnostik können Provokationstests mit Medikamenten (Edrophoniumchlorid 10 mg i.v. oder mit einer Mahlzeit) eine Neigung zu symptomatischen Spasmen aufdecken. Die Kurven des unteren Ösophagussphinkters bei Druckanstieg und Erschlaffung können bei 30% der Patienten beeinträchtigt sein.

Therapie

Ösophagusspasmen sind oft schwer zu behandeln. Anticholinergika, Nitroglycerin und Nitrate mit Langzeitwirkung sind mit begrenztem Erfolg angewandt worden. Kalzium-Antagonisten (Verapamil 80 mg oral dreimal täglich, Nifedipin 10 mg oral viermal täglich) können bei bestimmten Patienten nützlich sein. Pneumatische Dilatation und Bougierung können eine Hilfe sein. Starke Analgetika werden häufig benötigt, können aber zur Gewöhnung führen. Die medikamentöse Therapie ist normalerweise nicht ausreichend, aber in einigen schwer zu behandelnden Fällen kann eine chirurgische Myotomie in voller Länge des Ösophagus hilfreich sein.

Varianten diffuser Ösophagusspasmen und der Achalasie

Bei einigen Patienten liegen Symptomenkomplexe vor, die weder mit der klassischen *Achalasie noch mit den klassischen diffusen* Ösophagusspasmen übereinstimmen. Manchmal nannte man sie **„starke Achalasie“**, da sie sowohl die schweren Schmerzen und Spasmen der diffusen Ösophagusspasmen als auch die Flüssigkeitsretention und Aspiration der Achalasie zeigten.

Gastroösophagealer Reflux

Reflux von Mageninhalt in den Ösophagus.

Ätiologie

Das Vorhandensein eines gastroösophagealen Refluxes deutet auf die Insuffizenz des unteren Ösophagussphinkters hin. Weitere Faktoren, die mit der Entstehung einer Ösophagitis einhergehen, sind der saure Gehalt der Refluxflüssigkeit, die Unfähigkeit diese aus dem Ösophagus zu entfernen, die Menge des Mageninhalts und lokale Schutzfaktoren der Schleimhaut. Faktoren, die sich auf die Insuffizienz des gastroösophagealen Übergangs beziehen, sind der innere Sphinkterdruck, der His-Winkel, die Bewegung des Zwerchfells und ein Hochstand bei Schwangerschaft. Der gastroösophageale Reflux wurde bisher allein auf eine Hiatusgleithernie zurückgeführt, aber neuerdings liegen Beweise vor, daß die Ursache eine Schwäche des gastroösophagealen Sphinkters ist.

Symptomatik

Das hervorstechendste Symptom ist Sodbrennen mit oder ohne Regurgitation von Mageninhalt in den Mund. Als Komplikationen eines gastroösophagealen Refluxes werden Ösophagitis, peptische ösophageale Strikturen, Ösophagusulzerationen und Barrett-Metaplasie beobachtet. Die Ösophagitis kann Schluckschmerzen und möglicherweise massive, aber meist begrenzte Blutungen verursachen. Die peptische Striktur hat eine langsam zunehmende Dysphagie für feste Nahrung zur Folge. Peptische Ösophagusgeschwüre verursachen denselben Schmerztyp wie Magen- oder Duodenalgeschwüre; die Schmerzen sind aber normalerweise am Xyphoid oder höher gelegen, substernal, lokalisiert. Sie heilen langsam, neigen zum Wiederauftreten und hinterlassen gewöhnlich nach dem Abheilen eine Striktur.

Diagnostik

Eine sorgfältig erhobene Krankengeschichte weist auf die Diagnose hin. Röntgenuntersuchungen, die Endoskopie, die Öspohagusmanometrie, die pH-Messung und der Säureperfusionstest nach Bernstein tragen dazu bei, die Diagnose zu bestätigen und mögliche Komplikationen zu erkennen. Röntgenuntersuchungen in der Position nach Trendelenburg können den Reflux des Bariumbreis vom Magen in den Ösophagus zeigen. Man kann zwar eine abdominale Kompression durchführen, das praktische Vorgehen beim Röntgen ist aber meist in der Erfassung des gastroösophagealen Refluxes nicht exakt genug. Eine Röntgenserie nach einem Bariumbreischluck zeigt problemlos Ösophagusgeschwüre und peptische, narbige Strikturen; sie kann aber nur selten eine Blutung bei einer Ösophagitis diagnostisch erfassen. Die Ösophagoskopie schafft die genaue Diagnose einer Ösophagitis mit oder ohne Blutung. Die Ösophagoskopie in Verbindung mit der zytologischen Untersuchung des Spülwassers und der direkten Biopsie unter endoskopischer Kontrolle dient wesentlich zur Unterscheidung einer gutartigen peptischen Striktur von einem Ösophaguskarzinom. „Barrett-Epithel" ist eine Bezeichnung für eine säulenartige epitheliale Metaplasie, die im unteren Ösophagus als Folge chronischer Verletzungen durch eine peptische Ösophagitis auftreten kann. Bei dieser Epithelveränderung tritt das Adenokarzinom des Ösophagus gehäuft auf. Die Ösophagusmanometrie gibt durch Druckmessung am unteren Ösophagussphinkter Auskunft über dessen Stärke und unterscheidet so einen normalen von einem unwirksamen Sphinkter. Die ösophageale pH-Messung erfaßt den Reflux von säurehaltigem Mageninhalt in den Ösophagus und liefert somit den direkten Beweis eines gastroösophagealen Refluxes. Der Bernstein-Test korreliert eng mit der vorherrschenden Symptomatik eines gastroösophagealen Refluxes: Die Symptome werden durch Säureperfusion prompt reproduziert und durch Kochsalzperfusion erleichtert. Die Ösophagusbiopsie ist ein genauer Indikator eines gastroösophagealen Refluxes, indem sie eine Verdünnung der Plattenepithelschicht und eine Basilarzellhyperplasie zeigt. Diese histologischen Veränderungen können ohne endoskopischen Nachweis einer ausgedehnten Ösophagitis auftreten. Eine positive Biopsie oder ein positiver Bernstein-Test korrelieren bestens mit den Symptomen eines ösophagealen Refluxes, ungeachtet der endoskopischen oder röntgenologischen Befunde. Die endoskopische Biopsie ist auch der einzige Test, der mit Bestimmtheit die säulenartigen Veränderungen der Schleimhaut bei Barrett-Metaplasie nachweist.

Therapie

Der **unkomplizierte gastroösophageale Reflux** kann jahrelang toleriert werden und gut auf die medikamentöse Therapie ansprechen. Die Behandlung erfolgt durch Maßnahmen wie 1. Anheben des Kopfteils des Bettes um ca. 15 cm; 2. Meiden von Nahrungsmitteln, die als starke Säurestimulantien gelten (z. B. Kaffee, Alkohol); 3. Vermeiden gewisser Medikamente (z. B. Anticholinergika), spezifischer Nahrungsmittel (Fette, Schokolade) und Rauchen, alles Maßnahmen, die den Sphinktertonus vermindern; 4. Gabe von Antazida (30 ml) 1 h nach dem Essen und zur Nacht zur Neutralisation der Magensäure und möglicherweise zur Tonussteigerung des unteren Ösophagussphinkters; 5. Anwendung von Cholinergika (Bethanechol 25 mg 3mal/Tag oral oder Metoclopramid 10 mg oral 30 min vor den Mahlzeiten oder dem Zubettgehen), um den Tonus des Sphinkters zu steigern; und 6. Anwendung von H_2-Antagonisten, um die Magensäure zu verringern. Der H^+/K^+-ATPase-Hemmer Omeprazol (20 mg/Tag über 4 bis 8 Wochen) ist das wirksamste Medikament zur raschen Abheilung einer Ösophagitis (Refluxösophagitis).

Behandlung von Komplikationen

Eine **Blutung** auf dem Boden einer Ösophagitis erfordert, wenn sie nicht massiv ist, kein chirurgisches Eingreifen, aber sie kann sich wiederholen.

Narbige Strikturen des Ösophagus erfordern intensive Bemühungen und wiederholte Dilatationen (z. B. mit endoskopischen Verfahren oder mittels Bougierstiften), um die Intaktheit des Ösophagus zu erreichen und aufrechtzuerhalten. Nach guter Dilatation bestehen für den Patienten keine ernsthaften Einschränkungen beim Essen.

Omeprazol oder Antirefluxoperationen (nach Belsey, Hill, Nissen) werden bei Patienten mit einer schweren Ösophagitis, Blutung, Narbenstriktur, Ulkus oder unbehandelbaren Symptomen mit oder ohne Hiatushernie angewendet.

Die Barrett-Metaplasie spricht in wenigen Fällen auf internistische oder chirurgische Therapieverfahren an. Die endoskopische Überwachung einer malignen Transformation wird oft gefordert, hat jedoch auch unverhältnismäßig hohe Kosten zur Folge.

Korrosive Ösophagitis und Striktur

(s. Kap. KIN, 9., Schlucken von ätzenden Substanzen)

Verletzungen des Ösophagus mit ätzenden Flüssigkeiten geschehen am häufigsten dadurch, daß Reinigungsmittel als Unfall oder in suizidaler Absicht inkorporiert werden *(s. Kap. KIN, 21.)*. Eine Odynophagie oder seltener ösophageale Strikturen können entstehen, wenn bestimmte Medikamente länger wegen einer Motilitätsstörung oder wegen anatomischer Varianten im Ösophagus verbleiben. Kaliumchlorid, Tetracyclin und Chinidin sind am *häufigsten beteiligt.*

Ösophagusdivertikel

Es gibt verschiedene Ösophagusdivertikel, jeweils mit unterschiedlicher Ätiologie. Das **pharyngeale Divertikel (Zenker-Divertikel)** tritt als Ausbuchtung der Mukosa und Submukosa an der Hinterwand des M. cricopharyngeus hervor. Es entsteht wahrscheinlich aus einer unkoordinierten Bewegung zwischen der pharyngealen Weiterbeförderung der krikopharyngealen Entspannung. Die **mittelösophagealen Divertikel (traditionell auch Traktionsdivertikel genannt)** werden entweder durch Zug einer entzündlichen Läsion im Mediastinum oder als Folge einer Motilitätsstörung verursacht. Das **epiphrenische Divertikel,** das wahrscheinlich ebenfalls durch Pulsion verursacht wird, tritt unmittelbar oberhalb des Zwerchfells oft im Rahmen einer Ösophagusmotilitätsstörung auf (Achalasie, diffuse Ösophagusspasmen).

Symptomatik und Diagnostik

Ein Zenker-Divertikel füllt sich mit Speisen an, die beim Bücken oder Liegen regurgitiert werden können. Wenn die Regurgitation nachts passiert, kann sie eine Aspirationspneumonie zur Folge haben. Der Divertikelsack kann u. U. so groß werden, daß er eine Dysphagie verursacht. Traktionsdivertikel und epiphrenische Divertikel verursachen selten Symptome. Alle Divertikel werden röntgenologisch durch einen Bariumbreischluck diagnostiziert.

Therapie

Eine spezielle Behandlung ist normalerweise nicht erforderlich, obwohl die operative Resektion eines Divertikels manchmal notwendig wird.

Hiatushernie

Teilweise Verlagerung des Magens über das Zwerchfell.

Ätiologie und Pathologie

Die Ätiologie ist meist unbekannt, aber eine Hiatushernie kann als kongenitale Anomalie oder als Folge eines Traumas entstanden sein. Bei der **Hiatusgleithernie** prolabieren das abdominelle Segment des Ösophagus und ein Teil des Magens (Kardia) in den Thoraxraum. Eine Seite des prolabierten Magens ist mit Peritoneum bedeckt. Bei der **paraösophagealen Hiatushernie** drängt sich ein Teil des Magens durch das Zwerchfell entlang dem in unveränderter Position verbleibenden Ösophagus.

Symptomatik

Die Gleithernie ist häufig und kann röntgenologisch in über 40% der Bevölkerung gesehen werden. Die meisten Patienten haben keine Beschwerden. Obwohl bei wenigen Patienten ein gastroösophagealer Reflux eintritt, ist es zweifelhaft, ob er auf die Hernie zurückgeführt werden muß, da ein Reflux auch bei Patienten ohne eine röntgenologisch darstellbare Hernie gesehen werden kann. Auch ohne gastroösophagealen Reflux können Brustschmerzen auftreten. Eine paraösophageale Hiatushernie verursacht normalerweise keine Beschwerden, aber es können wie bei der Hiatusgleithernie Komplikationen, wie Inkarzeration und Strangulation, vorkommen. Okkulte oder massive gastrointestinale Blutungen können bei jedem Hiatushernientyp auftreten.

Diagnostik und Therapie

Die Röntgenuntersuchung läßt eine Hiatushernie normalerweise leicht erkennen. Zur Darstellung einer Hiatusgleithernie kann die Anwendung eines abdominellen Druckversuchs erforderlich werden. Eine Hiatusgleithernie erfordert in der Regel keine speziellen therapeutischen Maßnahmen, aber jeder sie begleitende gastroösophageale Reflux sollte behandelt werden (s. oben unter *Gastroösophagealer Reflux*). Eine paraösophageale Hernie sollte wegen des Risikos einer Strangulation chirurgisch verkleinert werden.

Ösophagusverletzung und -ruptur

Mallory-Weiss-Syndrom: *Feine Einrisse des distalen Ösophagus und der Kardia durch Erbrechen, Rülpsen oder Schluckauf.* Es kommt normalerweise zu einer arteriellen gastrointestinalen Blutung. Das Mallory-Weiss-Syndrom wurde ursprünglich bei Alkoholikern beschrieben, kommt jedoch bei allen Patienten vor. Es verursacht häufig bei ungefähr 5% aller Patienten mit dieser Erkrankung gastrointestinale Blutungen. Die **Diagnose** wird durch Endoskopie oder Arteriographie gesichert. Die Läsion kann beim Routinebreischluck nicht dargestellt werden. Die meisten Blutungsepisoden hören spontan wieder auf, aber bei einigen Patienten kann eine Umstechung der Fissuren notwendig werden. Die intraarterielle Infusion von Pitressin in die A. gastrica sinistra während einer Angiographie kann die Blutung auch zum Stillstand bringen.

Durch eine Endoskopie oder ein anderweitiges instrumentelles Vorgehen kann eine Ösophagusruptur auftreten. Eine spontane *Ösophagusruptur* **(Boerhaave-Syndrom)** führt zu schwerstem Krankheitsbild mit hoher Mortalität. Die Perforation oder Ruptur des Ösophagus hat eine akute Mediastinitis und einen Pleuraerguß zur Folge. Eine unverzügliche chirurgische Versorgung und Drainage sind erforderlich.

Infektionen des Ösophagus

Candida albicans ist ein Pilz, der normalerweise bereits ein Bestandteil der Mundflora ist. Wenn der Allgemeinzustand das Pilzwachstum mehr als das der Bakterien begünstigt, tritt eine **Moniliasis** auf. Umstände, die ein Pilzwachstum begünstigen, sind Therapie mit Breitbandantibiotika, insbesondere Tetracyclin, hohe Glukosekonzentrationen im Speichel (z.B. beim Diabetes mellitus), gestörte zelluläre Immunität (z.B. bei AIDS, bei Leukämien oder unter Chemotherapie) und Nahrungsstase im Ösophagus (z.B. bei Achalasie oder Sklerodermie). Patienten klagen meist über Odynophagie, weniger über Dysphagie. Die Untersuchung des Oropharynx kann typische weiße Beläge zeigen, aber deren Fehlen schließt eine ösophageale Beteiligung nicht aus. Im Bariumbreischluck zeigen sich leicht erhabene Plaques im Verlauf des Ösophagus oder lediglich eine abnorme Motorik. Die Endoskopie des Ösophagus ermöglicht die eindeutige und genaue Diagnose. Kultur oder Histologie zeigen Haufen keimender Sporen oder Hyphen. Bei leichteren Fällen kann eine Mundspülung mit einer Nystatin-Suspension (4 mal/Tag 5 ml einer Suspension mit 100000 U/ml) anzuraten sein. In resistenteren Fällen kann eine systemische Therapie mit Fluconazol, Ketoconazol oder Amphotericin B notwendig werden *(s. Kap. INF, 11., Allgemeine therapeutische Richtlinien).*

Herpes-simplex-Viren **(HSV)** können eine schwere Odynophagie bei Patienten, die unter Immunsuppression stehen, hervorrufen. Meist ist eine endoskopische Untersuchung notwendig, um aus histologischen oder zytologischen Proben, die die typischen intranukleären Einschlüsse aufweisen, die Diagnose zu stellen. Von einer Behandlung kann in leichten Fällen abgesehen werden, doch bei schwerer oder sich verstärkender Symptomatik kann ein Versuch mit Aciclovir (oder Vidarabin) i.v. unternommen werden. Bei Patienten mit gestörtem Immunsystem verursacht das Zytomegalie-Virus eine Ösophagitis, die von der durch HSV mittels Biopsie, Kultur und Resistenz gegen Aciclovir abgegrenzt werden kann.

3. FUNKTIONELLE DYSPEPSIE UND ANDERE UNSPEZIFISCHE GASTRO-INTESTINALE BESCHWERDEN

Symptome mit Beziehung zum gastrointestinalen System, in dem entsprechende pathologisch-anatomische Veränderungen fehlen, schlecht nachweisbar sind oder, wenn vorhanden, das klinische Bild nicht völlig erklären. Patienten mit diesen Beschwerden sind in der Praxis häufig und machen 30–50% der Patienten eines Gastroenterologen aus. Sowohl der praktische Arzt als auch der Gastroenterologe halten die Erkrankung für atypisch, da sie sich nicht in die früher erlernten Kategorien einer Erkrankung einordnen läßt. Die Unsicherheit kann zur Frustration werden, zu einer strengen Haltung gegenüber dem Patienten führen und darüber hinaus zur Anordnung unangemessener Untersuchungen veranlassen, im Sinne eines schwachen Versuches, eine biologische, die Beschwerden erklärende Ursache zu finden.

Obwohl funktionelle oder unspezifische Symptome teilweise auf eine körperliche Erkrankung zurückgeführt werden können (z.B. ein peptisches Ulkus, eine Ösophagitis), erschweren miteinfließende psychologische oder kulturelle Faktoren die Diagnose und lassen eine alleinige körperliche Behandlung nicht ausreichen. Meistens findet man keine histopathologischen Veränderungen. Die Untersuchungen können auf eine veränderte physiologische Funktion hinweisen (z.B. symptomatische diffuse Ösophagusspasmen [siehe oben], das Colon irritabile *[s. Kap. MDA, 13.])*, wobei sich der Patient ständig mit einer normalen physiologischen Funktion befaßt (z.B. ein Hypochonder mit Darmgeräuschen). Andererseits kann eine psychologische Erkrankung von größter Wichtigkeit sein (z.B. eine Konversionsneurose, eine Somatisierung im Rahmen einer Depression). In den meisten Fällen spielen mehrere dieser Faktoren eine Rolle.

Ungeachtet der Ätiologie variieren Erleben und Bericht der Symptome in Abhängigkeit von der Persönlichkeit des Patienten, der psychologischen Bedeutung, die er der Krankheit zukommen läßt, und vom Einfluß soziokultureller Faktoren. So kann es vorkommen, daß Symptome wie Übelkeit und Erbrechen auf dem Boden einer Cholezystitis heruntergespielt oder in einer indirekten, sogar bizarren Weise von einem schwer depressiven Patienten berichtet werden, andererseits von einem hysteroiden Patienten mit großer Dramatik dargestellt werden. Die Erkrankung, obwohl auch beunruhigend, kann gewisse psychologische Bedürfnisse des Patienten befriedigen, sie kann z.B. die Aufdeckung eines seelischen Leidens vermeiden helfen oder dazu führen, daß er aus der Haltung und den Privilegien der Rolle des Erkrankten Nutzen zieht (sich z.B. aus seinen Verantwortlichkeiten befreit und von seiner Behinderung profitiert). Dies hilft erklären, warum viele dieser Patienten eine niedrige Compliance haben, mit unerwarteten Nebenwirkungen auf Medikamente reagieren und anscheinend keine Besserung zeigen. Schließlich können kulturelle Faktoren den Bericht der Symptome beeinflussen. Eine sonderbare Idee, wie z.B. die Annahme eines Patienten, daß seine Erkrankung auf teuflische Geister zurückzuführen ist, kann bei einem gebildeten Geschäftsmann auf eine zugrundeliegende psychiatrische Erkrankung hinweisen, jedoch bei einem Mitglied einer niederen gesellschaftlichen Schicht eine geringe ätiologische Signifikanz besitzen.

Zugang zum Patienten

Ein patientenorientiertes Herangehen mit Würdigung der psychosozialen Aspekte der Erkrankung, wie unten hervorgehoben, sollte bei Patienten mit unerklärbaren Beschwerden durchgeführt werden.

1. Die Krankengeschichte sollte man in einem unvoreingenommenen Interviewstil bekommen. Fragen, die die Patienten ermutigen spontan zu antworten, verhindern die Voreingenommenheit des Arztes, die Krankengeschichte in ihrem Ablauf zu beeinflussen. So werden dann die Symptome vom Patienten eher in bezug zu physiologischen und psychologischen, mit der Krankheit in Beziehung stehenden Ereignissen gebracht. Gezielte Fragen oder jene, die auf „Ja" oder „Nein" hinauslaufen, sollten vermieden werden. Direkt zu fragen, z. B. „Wird der Schmerz durch Speisen erleichtert?", kann zu einer falsch-positiven Antwort führen, da der Wunsch des Patienten, den Erwartungen des Arztes nachzukommen, seine Absichten, exakt zu antworten, übertrifft. Jedoch eine Erkundigung wie „Was lindert den Schmerz oder verschlechtert ihn?", kann eine Voreingenommenheit reduzieren und kann so zu wichtigen zusätzlichen Informationen führen, die durch weitere spezifische Fragen so weiterentwickelt werden, daß die Symptomatik definiert werden kann. Der Arzt muß nicht nur Ort und Qualität der Symptome herausfinden, sondern auch deren Umgebung, verschlechternde und erleichternde Faktoren und alle damit zusammenhängenden Symptome. Alle Informationen müssen dann in Zusammenhang gebracht werden, um zu sehen, wie der Symptomenkomplex und damit zusammenhängende Faktoren zu einer Diagnose zusammengefaßt werden können.

2. Die Rolle der psychologischen Streßfaktoren muß erwogen werden. Das Erleben irgendeines Ereignisses als streßvoll variiert individuell. Zum Beispiel kann eine Scheidung den einen traurig stimmen, den anderen erleichtern. Solche Angaben erhält man selten durch eine direkte Befragung. Wenn jedoch der Patient aus freien Stücken bei der Diskussion der Umstände der Symptome relevante Information bringt, sollte er ermutigt werden, detaillierter über solche Probleme zu reden. Man sollte jederzeit bemüht sein, eine nicht kritisierende Haltung einzunehmen.

3. Eine Verhaltensstörung („funktionelle Störung") schließt die aktuelle oder zukünftige Entwicklung einer körperlichen Erkrankung nicht aus. Obwohl die Darstellung der Krankengeschichte vage, dramatische oder bizarre Symptome enthält, sollten neue und möglicherweise bedeutsame Beschwerden nicht heruntergespielt werden. Eine vollkommen objektive Einstellung muß der Annäherung an jedes klinische Problem zugrunde liegen. Neue körperliche Untersuchungsbefunde oder klare Daten, die pathologische Veränderungen vermuten lassen (Blut im Stuhl, Fieber, Anämie oder Stoffwechselstörungen), sollten zu weiteren Auswertungen führen.

4. Im Zweifelsfalle „handle nicht irgendwie, sondern verweile betrachtend". Die Tendenz, überflüssige oder nicht notwendige Untersuchungen für den unbequemen Patienten mit unerklärbaren Beschwerden anzuordnen, sollte vermieden werden. Oft muß man Patienten mit unvollständigen oder unspezifischen medizinischen Fakten weiterhelfen. Wenn ein Problem sich nicht gerade kritisch zuspitzt, wird der erfahrene Arzt eher versuchen, Zeit zu gewinnen, als einem unsicheren diagnostischen oder therapeutischen Plan zu folgen. Im weiteren Verlauf können neue Informationen zu einer gezielten Beurteilung und Behandlung führen.

5. Diagnostische Studien können meistens nicht vollständig den klinischen Zustand eines Patienten erklären. Die Endoskopie kann zum Beispiel ein Duodenalulkus aufdecken, kann aber nicht klarlegen, warum der eine Patient asymptomatisch bleibt und ein anderer darunter leidet. Weiterhin muß die Indikation und Genauigkeit für alle ausgewählten Verfahren genau erwogen werden. Ein negatives Untersuchungsergebnis schließt eine körperliche Erkrankung nicht aus. Es kann sein, daß die angemessene Untersuchung noch nicht herausgefunden wurde, daß die Ergebnisse falsch interpretiert worden sind oder daß man durch eine Begrenzung der Untersuchungen falsch-negative Ergebnisse bekommen hat.

6. Eine Symptomenbefreiung ist nicht immer das Behandlungsziel. Die Erkrankung kann für den Patienten einen so ausgeprägten adaptiven Wert besitzen, daß das Aufgeben der Vorteile schwerer wiegt als das Verschwinden der Symptome. Schmerz oder körperliches Leiden können noch viel beeinträchtigendere Gefühle von Schuld und Traurigkeit überdecken. Die Aufmerksamkeit und Privilegien, die ein chronisch Kranker genießt, sind ebenfalls bedeutende Faktoren. Wenn der Patient offen oder verdeckt den Behandlungsversuchen widersteht, kann vermutet werden, daß die Krankheit gewisse Bedürfnisse befriedigt. In diesen Fällen muß die Krankheit akzeptiert werden und die Behandlung sich, *trotz des Fortbestehens der Symptome,* an ihrer Bedeutung für den Patienten orientieren. Obwohl der Arzt bei dieser Art des Herangehens an den Patienten seinen Auftrag: Erkrankungen zu behandeln und zu beseitigen, aufzugeben scheint, wird seine Frustration reduziert, wenn die therapeutischen Ziele realistisch abgesteckt sind. Die Ergebnisse bei diesen Patienten sind oft hervorragend.

Funktionelle Dyspepsie

Ein häufiger Beschwerdekomplex, der oft als „Verdauungsstörung", Blähung, Völlegefühl oder nagender oder brennender Schmerz im oberen Abdomen oder im Brustraum beschrieben wird.

Diese Symptome werden nicht auf ein einzelnes Organ oder einen Krankheitsprozeß bezogen und können viele Ätiologien haben. Die Korrelation der Symptome einer Verdauungsstörung mit pathophysiologischen Veränderungen ist schwierig. Die endoskopische und röntgenologische Aufdeckung von organischen Veränderungen, die die Symptome erklären können, variieren so stark (von 14–87%), daß eine genaue Abschätzung der Häufigkeit unsinnig ist. Die Studien sind deshalb nicht vergleichbar, weil die Methoden in bezug auf Selektion, Analyse und Interpretation differieren. Weiterhin beweist eine *Verbindung* zwischen Symptomen und pathophysiologischen Veränderungen nicht zwangsläufig den *ursächlichen Zusammenhang.* So kann z.B. der histologische Nachweis einer entzündlichen Gastritis bei 15–50% aller *asymptomatischen* gesunden freiwilligen Probanden gefunden werden. Eine röntgenologisch oder klinisch-pathologisch beschriebene „Duodenitis", eine Pylorusdysfunktion mit basischem Reflux, Störungen der Darmmotilität und eine Cholelithiasis sind andere häufige Diagnosen mit unsicherer Beziehung zum klinischen Symptom.

Symptomatik

Aufstoßen, abdominelles Spannungsgefühl und Bauchknurren werden oft zusätzlich zu epigastrischen oder substernalen Schmerzen beschrieben. Nahrungszufuhr kann den Schmerz verschlechtern oder erleichtern. Andere im engen Zusammenhang hiermit entstehende Symptome sind Appetitlosigkeit, Übelkeit und Veränderungen des Stuhlgangs. Verstimmungen, wie Angst oder Depressionen, liegen oft mit vor.

Differentialdiagnose

Dyspepsie, oft auch als „nicht organisch bedingte" oder „funktionelle" Dyspepsie bezeichnet, ist im allgemeinen bei bis zu 50% der Patienten eine gutartige Verdauungsstörung ohne pathologische Ursachen. Dyspeptische Symptome können jedoch auch bei Patienten mit einer Angina pectoris auftreten (bei welcher der Schmerz durch Anstrengung verschlimmert wird), mit einem gastroösophagealen Reflux, mit diffusen Ösophagusspasmen (besonders wenn sie mit einer Dysphagie auftreten) und mit einem peptischen Ulkus oder einer Cholezystitis. Von psychologischer Seite müssen Angst mit oder ohne Aerophagie, eine Konversionsneurose, eine Stomatisation bei einer Depression oder eine Hypochondrie abgegrenzt werden. Eine Laktoseintoleranz kann diese Beschwerden vortäuschen *(s. Kap. MDA, 10., Kohlenhydratintoleranz).* Es ist wichtig, nach den Gewohnheiten des Stuhlgangs zu fragen. Der Bericht vom Wechsel zwischen Verstopfung und Durchfall läßt eine generalisierte Motilitätsstörung genauso wie ein Colon irritabile als Ursache vermuten *(s. Kap. MDA, 13., Reizkolon-Syndrom).*

Festgelegte Untersuchungsmethoden können nicht empfohlen werden. Die Krankengeschichte und eine vollständige Untersuchung werden zeigen, ob eine weitere Abklärung indiziert ist oder nicht. Mindestens jedoch sollten eine BSG und ein Test für den Nachweis okkulten Blutes im Stuhl durchgeführt werden. Eine Magenbreipassage kann besonders dann erforderlich sein, wenn der Patient über eine Dysphagie, Gewichtsverlust, Erbrechen oder Veränderungen der Symptomencharakteristik mit der Nahrungszufuhr klagt. Eine Ösophago-Gastro-Duodenoskopie wurde für Patienten mit fortbestehenden ungeklärten Symptomen vorgeschlagen und kann von zusätzlichem Wert sein. Ihre Bedeutung liegt mehr in der Aufdeckung von Schleimhautveränderungen. So ist z.B. von einer Wechselbeziehung zwischen der nicht organisch bedingten Dyspepsie und einer Schleimhautinfektion des Magens mit Helicobacter pylori in der Literatur berichtet worden. Diese Diagnose läßt sich aus endoskopisch gewonnenen Biopsien stellen. Man sollte sich jedoch hüten, diese Diagnose oder alle anderen unspezifischen Befunde als Erklärung für die Symptome heranzuziehen. Eine Ösophagusmanometrie ist nur indiziert, wenn eine Dysphagie, ein Regurgitieren oder der Nachweis einer Aspiration eine Motilitätsstörung des Ösophagus vermuten lassen. Es ist unwahrscheinlich, daß eine Dyspepsie ohne andere klinische Befunde durch eine Cholelithiasis verursacht ist. Wenn in einer solchen Situation die orale Cholezystographie Gallensteine in einer funktionierenden Gallenblase aufdeckt, wird eine Cholezystektomie eine Dyspepsie wahrscheinlich nicht beseitigen können. Wenn jedoch ein typischer Krankheitsverlauf und objektive Befunde eine Cholezystitis oder Choledocholithiasis *(s. Kap. LEB, 14.)* (intermittierende Schmerzen im rechten Oberbauch, Erbrechen nach den Mahlzeiten, Fieber, Ikterus, pathologische Leberwerte) vermuten lassen, ist eine genaue Untersuchung des Gallenwegssystems notwendig und, wenn die Krankheit nachgewiesen ist, eine chirurgische Intervention erforderlich.

Therapie

Bei einer Dyspepsie ohne Nachweis einer zugrundeliegenden körperlichen Erkrankung muß man vor allem beruhigend auf den Patienten einwirken, symptomatisch behandeln und den Verlauf beobachten. Eine Behandlung von Refluxsymptomen oder epigastrischen Schmerzen kann für kurze Zeit mit Antazida oder H_2-Antagonisten erfolgen. Falls die Diagnose Helicobacter pylori gestellt ist, kann man einen Therapieversuch mit Wismut-subsalicylat mit oder ohne gleichzeitiger Gabe von Amoxicillin 250 mg oral zweimal täglich unternehmen.

Veränderungen des klinischen Bildes können ausgedehntere Untersuchungen notwendig machen, wenn neue Probleme anstehen oder wenn Symptome persistieren oder störender werden. Bei den meisten Patienten mit einer chronischen unspezifischen Dyspepsie genügen jedoch eine fortlaufende Beobachtung, gelegentliche Unterstützung und beruhigendes Verhalten mit minimalem diagnostischem Aufwand.

Funktionelle (psychogene) Übelkeit und Erbrechen

Übelkeit: *Das unangenehme Gefühl, daß man brechen muß.* Es kann dem Patienten afferente Reize auf das Brechzentrum in der Medulla bewußt machen. Mit Übelkeit geht eine veränderte physiologische Aktivität einher, die eine Hypomotilität des Magens und einen gesteigerten Parasympathikotonus betrifft, und sie begleitet den Brechakt. **Erbrechen:** *Das kraftvolle Auswerfen von Mageninhalt, das durch unwillkürliche Kontraktionen der Abdominalmuskulatur hervorgerufen wird, während der Magenfundus und der untere Ösophagussphinkter entspannt sind.* Das Erbrechen sollte unterschieden werden von einer **Regurgitation,** *einem Hochwürgen von Mageninhalt ohne einhergehende Übelkeit oder kraftvolle abdominale Muskelkontraktionen.*

Ätiologie und Psychophysiologie

Das Erbrechen kann als Teil eines Regulationsmechanismus gelten, der das Herausschleudern potentiell gefährlicher Substanzen ermöglicht. Das **psychogene Erbrechen** kann selbst induziert sein oder kann unfreiwillig in Situationen auftreten, die für den Patienten angstbeladen, bedrohlich oder in irgendeiner Weise „mit Abscheu" verbunden sind. Geläufige Ausdrücke, die sich auf das Verdauungssystem beziehen, drücken den Abscheu aus: „Ich kann das nicht verdauen", „Mir wird übel davon", „Das ist zum Kotzen". Die psychologischen Faktoren, die zum Erbrechen führen, können kulturell determiniert sein, z. B. wenn man Exotisches ißt, das in der eigenen kulturellen Gruppe als abscheuerregend gilt. Erbrechen kann Feindschaft ausdrücken, wenn z. B. ein Kind während eines Wutanfalls bricht, oder es kann der Versuch sein, eine verbotene Idee oder Wunsch zu zeigen, wie z. B. bei Konversionsneurosen. Ein Erbrechen bald nach oder am Jahrestag eines Abortes oder einer Hysterektomie kann oft beobachtet werden, wenn z. B. eine Frau ungelöste Konflikte in bezug auf den Verlust des Kindes oder hinsichtlich ihrer Identität als Frau oder Mutter hat. Bei diesem Beispiel einer Konversionsreaktion führt die Ambivalenz des Patienten zu Symptomen, die sowohl die Erfahrung mit der Schwangerschaft (symbolisch erhalten zu wollen, was verlorengegangen ist) als auch deren Abgang darstellen.

„Belohnungen" (wie Befreiung von der Schule oder Freistellung von der Arbeit, Stabilisierung von Streßsituationen innerhalb der Familie) können ein Erbrechen, welcher Ursache auch immer, verstärken. In solchen Situationen zerstreut das Ereignis Befürchtungen des Patienten oder schützt ihn, normalerweise unbewußt, vor einer realen oder eingebildeten Bedrohung, die ihn sonst seelisch beunruhigen würde. Der Arzt wird von diesen Faktoren so lange nichts erfahren, bis er dem Patienten die Bedeutung der Symptome erklärt.

Diagnostik

Den Verhaltensweisen, die ein Erbrechen hervorrufen, nachzugehen, um die psychogene Ätiologie daraus zu finden, kann mehr Zeit in Anspruch nehmen, als vorhanden ist. Oft wird diese Art von Bestätigung nie erreicht, und der Arzt muß unterbrechen und mit indirekten oder suggestiven Daten arbeiten: 1. Die Krankheitsgeschichte, körperliche Untersuchung und die anfänglichen Labordaten lassen oft eine wesentliche körperliche Erkrankung im Gastrointestinaltrakt (Cholezystitis, Choledocholithiasis, Ileus, peptisches Ulkus, akute Gastroenteritis, Divertikel, Perforation oder andere Ursachen für ein „akutes Abdomen", Verschlucken toxischer Substanzen), Störungen in benachbarten Organen (z. B. akute Pyelonephritis, Myokardinfarkt, akute Hepatitis), toxische oder metabolische Erkrankung (Infektion, Strahlenexposition, schädigende Arzneimittelnebenwirkungen, diabetische Ketoazidose, Krebs) oder neurogene Ursachen (Stimulation des Vestibularzentrums, Schmerz, Meningitis, Trauma des ZNS oder Tumor) ausschließen. 2. Die Episoden müssen nicht den zu erwartenden physiologischen Abläufen entsprechen, z. B. kann ein Erbrechen beim alleinigen Gedanken an eine Nahrung auftreten und muß zeitlich nicht in Zusammenhang mit den Mahlzeiten stehen. 3. Patienten können eine persönliche und Familiengeschichte mit einer funktionellen Übelkeit und Erbrechen aufweisen, Erfahrungen, die als Modell für die gegenwärtigen Symptome dienen. 4. Mit der Ermutigung, das Umfeld der Episoden zu beschreiben, werden viele Patienten den Beginn mit Streß in Zusammenhang bringen und werden das Wiederauftreten und die Verschlechterung während ähnlich streßvoller Perioden berichten. Diese Assoziation oder das Bewußtsein einer geistigen Störung wird jedoch vom Patienten nicht immer erkannt. 5. Trotz des Bestehens der Symptome über Wochen oder Monate ergibt die körperliche Untersuchung normalerweise keinen Gewichtsverlust, keine Dehydratation oder objektive klinische Abweichungen. Patienten mit einer schweren psychologischen Störung können jedoch eine Unterernährung und metabolische Störungen durch wiederholtes Erbrechen bekommen.

Wenn Krankheitsgeschichte und Untersuchung eine physische Störung nicht ausschließen lassen, hängen weitere Untersuchungen von den bereits erhaltenen klinischen Informationen ab. Diese schließen die Untersuchung eines peripheren Blutbildes, der BSG, eine Urinanalyse, Glukose, harnpflichtige Substanzen, Elektrolyte, Leberfunktionstests mit Dünndarmpassage und Sonographie des Abdomens ein. Bei normalem Ausfall (z. B. wenn metabolische oder toxische Erkrankungen des oberen Gastrointestinaltraktes ausgeschlossen sind) können Übelkeit und Erbrechen mit großer Wahrscheinlichkeit als funktionell diagnostiziert werden.

Therapie

Bemerkungen wie „Es fehlt Ihnen nichts" oder „Es handelt sich bei Ihnen um ein emotionales Problem" sollten vermieden werden. Eine Therapie im Sinne der Beruhigung des Patienten kann, ungeachtet der Ätiologie, diesem das Erfassen eines Leidensdrucks und den Wunsch, ihm zu helfen, zeigen. Eine kurze symptomatische Behandlung mit Antiemetika kann versucht werden *(s. Kap. HÄM, 11.)*. Eine Langzeitbehandlung schließt unterstützende regelmäßige Praxisbesuche ein, während derer dem Patienten geholfen werden kann, seine zugrundeliegenden Probleme zu lösen.

Globusgefühl

(„Klumpen in der Kehle", Globus hystericus)

Das subjektive Gefühl eines Klumpens oder einer Masse in der Kehle. Eine spezifische Ätiologie oder ein physiologischer Mechanismus sind nicht bekannt. Einige Untersuchungen lassen vermuten, daß ein erhöhter Druck am Musculus cricopharyngeus (dem oberen Ösophagussphinkter) oder eine abnorme hypopharyngeale Motilität während der Zeit der Symptome besteht. Das Gefühl kann durch einen ösophagealen Reflux, durch ein häufiges Erbrechen und Austrocknen der Kehle in Verbindung mit Angst oder anderen emotionalen Zuständen hervorgerufen sein. Das Globusgefühl ist wahrscheinlich eine physiologische Manifestation gewisser emotionaler Zustände. Es steht in keinerlei Verbindung mit einer psychiatrischen Erkrankung oder mit Streßfaktoren. Manche Menschen haben wahrscheinlich eine angeborene oder erlernte Disposition, in dieser Weise zu reagieren.

Das Gefühl ähnelt einer normalen Schockreaktion während Ereignissen, die Gefühle wie Leiden, Stolz oder die Freude über das Meistern einer Härte hervorrufen. Das Unterdrücken trauriger Gefühle ist meistens miteingeschlossen. Klinisch können chronische Symptome während der Zustände ungelöster oder pathologischer Leiden auftreten und sich durch Weinen lösen.

Diagnostik

Erkrankungen, die mit einem Globusgefühl verwechselt werden können, sind pharyngeale oder obere ösophageale Membranen, symptomatische diffuse Ösophagusspasmen, gastroösophagealer Reflux, Skelettmuskelerkrankungen (Myasthenia gravis, Myotonia dystrophica, Polymyositis) oder Tumorbildungen im Hals oder Mediastinum mit Kompression des Ösophagus. Meistens kann eine sorgfältige Erhebung der Krankheitsgeschichte und eine gründliche Untersuchung diese Erkrankungen ausschließen. Eine echte Dysphagie muß abgegrenzt werden, da sie eine Veränderung in Struktur oder Motilität des Pharynx oder Ösophagus vermuten ließe. Im Falle des Globusgefühls treten die Symptome bei gewissen emotionalen Zuständen auf und verschlechtern sich nicht beim Schlucken. Die Nahrung bleibt nicht stecken, und die Beschwerden werden oft beim Essen oder Trinken erleichtert. Schmerzen oder Gewichtsverlust kommen nicht vor.

Wenn man psychosoziale Faktoren herauskristallisiert hat und die körperliche Untersuchung negativ ausfällt, ist die Diagnose wahrscheinlich. Wenn noch ein Zweifel besteht, können eine BSG, ein Ösophagusbreischluck oder Kineösophagogramm, eine Röntgenuntersuchung des Thorax und eine Ösophagusmanometrie, falls entsprechend den klinischen Untersuchungsbefunden indiziert, andere Erkrankungen ausschließen.

Therapie

Die Behandlung schließt eine beruhigende Wirkung und ein mitfühlendes Interesse ein. Eine günstige Wirkung einer medikamentösen Therapie ist nicht erwiesen. Eine zugrundeliegende Depression, Angst oder andere Verhaltensstörungen sollten in einer unterstützenden Weise, wenn notwendig durch ein psychiatrisches Konsil, behandelt werden. Manchmal kann sich der Hinweis auf den Zusammenhang der Symptome mit der Stimmung des Patienten günstig auswirken.

Rumination

(Meryzismus)

Ein normalerweise unfreiwilliges Regurgitieren kleiner Speisemengen aus dem Magen (meistens 15–30 min nach dem Essen) mit Wiederkauen und meistens Wiederschlucken. Es wird normalerweise beim Kind beobachtet. Die wahre Häufigkeit beim Erwachsenen ist nicht bekannt, da es ein lustvoll betonter Akt zu sein scheint. So präsentieren sich einige Menschen öffentlich mit dem selektiven Hochwürgen beliebig verschluckter Objekte. Die Pathophysiologie ist kaum bekannt. Neuere Ergebnisse aus der Literatur lassen vermuten, daß die Störung ein angelerntes Malabsorptionsverhalten darstellt: Der entsprechende Patient lernt es, den unteren Ösophagosphinkter zu entspannen (d.h. zu öffnen) und anschließend Mageninhalt in Ösophagus und Schlund zu entleeren, wobei der Magendruck durch rhythmische Kontraktionen bei gleichzeitiger Zwerchfellerschlaffung ansteigt. Selten zeigen Bariumkontrastuntersuchungen die Störung. Eine umgekehrte Peristaltik, die bei ruminierenden Tieren bekannt ist, wurde vom Menschen nicht berichtet. Die wenigen erhältlichen psychiatrischen Studien verbinden den Akt mit einem unbewußten Wunsch, eine bedrohlich wirkende Person oder ein Objekt anzugreifen oder hinauszuwerfen.

Symptomatik

Meistens erregt die Rumination die Aufmerksamkeit des Klinikers bei Patienten mit emotionalen Störungen. Während Streßperioden kann der Patient den Akt weniger sorgfältig unterdrücken. Wenn andere dies zum ersten Mal sehen, schicken sie den Patienten zum Arzt. Der Patient berichtet weder über Übelkeit noch über Schmerz oder Dysphagie.

Therapie

Beim allgemeinen Untersuchungsgang, wie in der Einführung zu diesem Kapitel hervorgehoben, besteht die Gefahr, daß zugrundeliegende emotionale Schwierigkeiten ausgeschlossen bleiben. Magenbreipassagen und eine Ösophagusmanometrie sind notwendig, um Erkrankungen, die eine mechanische Obstruktion verursachen, wie ein Zenkersches Divertikel oder Motilitätsstörungen, auszuschließen. Die Endoskopie hilft gewöhnlich nur wenig weiter. Obwohl eine medikamentöse Therapie normalerweise nicht hilfreich ist, kann man mit Metoclopramid (4mal tgl. 10 mg oral), einem die gastrointestinale Motorik anregenden Mittel, einen unterschiedlich guten Erfolg erzielen. Falls diese Patienten motiviert sind, lassen sie sich durch verhaltensmedizinische Techniken (z.B. Relaxation, Biofeedback) ansprechen. Eine psychiatrische Konsultation wird oft notwendig, wenn Speisen ständig hochgewürgt werden und Gewichtsabnahme die Folge ist.

Mundgeruch (Halitosis), wirklicher und eingebildeter

(s. a. Kap. ZMK, 2., Mundgeruch)

Ein unangenehmer Atemgeruch kann durch die Verdauung oder die Inhalation von Substanzen entstehen, die teilweise über die Lungen ausgeschieden werden, oder bei Zahn- oder Zahnfleischerkrankungen, Verdauung von Speiseresten im Mund oder im Zusammenhang mit anderen Organerkrankungen auftreten (z. B. bei der hepatischen Enzephalopathie, der diabetischen Azidose, infektiösen oder neoplastischen Erkrankungen des Respirationstraktes). Der Ösophagus ist normalerweise kollabiert und vom Luftweg abgeschnitten. Obwohl ein fauliger Geruch in Zusammenhang mit einer gastralen Retention oder bei Magen- und Ösophagustumoren auftreten kann, verursacht eine gastrointestinale Erkrankung normalerweise keinen Mundgeruch. Es ist irreführend anzunehmen, daß ein Atemgeruch den Verdauungszustand oder die Darmfunktion widerspiegelt.

Die Reaktion der Umgebung auf Mundgeruch ist teilweise abhängig von der Gewöhnung und sozialen Faktoren. So kann ein Individuum sich seines schlechten Atemgeruchs völlig unbewußt sein und, was auf einen Fremden unerfreulich wirkt, muß für die Ehefrau/den Ehemann oder einen Verwandten noch lange nicht störend sein.

Ein **psychogener Mundgeruch** besteht dann, wenn ein Individuum sich über Mundgeruch beklagt, der durch andere nicht wahrgenommen wird. Das kann während Angstzuständen eintreten, z. B. beim ersten Ausgehen eines Teenagers. Dies kann von einem hypochondrischen Patienten berichtet werden, der üblicherweise normale körperliche Wahrnehmungen verstärkt. Manchmal kann dieses Beschwerdebild eine schwere Denkstörung widerspiegeln. Der zwangsneurotische Patient wird überall Unreinheit sehen, oder der Paranoide kann die falsche Vorstellung besitzen, daß seine Organe verfaulen.

Therapie

Wirksam ist die Beseitigung oder Behandlung spezifischer Ursachen. Eine weitere Diagnostik sollte nicht unternommen werden, wenn die Krankheitsgeschichte und gründliche Untersuchung keine weitere zugrundeliegende Erkrankung vermuten läßt. Aufmerksames Zuhören und beruhigendes Einwirken helfen den meisten Patienten. Eine Persistenz der Beschwerden trotz Beruhigungsversuchen kann eine psychiatrische Konsultation erforderlich machen.

4. GASTROINTESTINALE BLUTUNG

Bluterbrechen **(Hämatemesis);** *Teerstuhl* **(Meläna);** *massiver Blutverlust durch das Rektum* **(Hämatochezie).**

Eine gastrointestinale Blutung kann überall zwischen Mund und Anus ihren Ausgang nehmen und augenfällig oder okkult sein. **Hämatemesis** oder **„Kaffeesatz"-artiges Erbrechen** weist auf eine Blutungsquelle im oberen Gastrointestinaltrakt, meist oberhalb des Treitzschen Bandes hin. Hämatemesis zeigt oft eine frische Blutung, meist aus einer Arterie oder einer Varize, im oberen Gastrointestinaltrakt an. Kaffeesatzartiges Erbrechen resultiert aus einer Sickerblutung oder aus einer zum Stillstand gekommenen Blutung und aus der Tatsache, daß rotes Hämoglobin durch die Magensäure in braunes Hämatin umgewandelt wird. **Hämatochezie** weist auf eine Blutung im unteren Gastrointestinaltrakt hin, kann jedoch auch aus einer massiven Blutung des oberen Gastrointestinaltraktes bei schneller Darmpassage des Blutes stammen. **Meläna** ist typisch für eine Blutung des oberen Gastrointestinaltraktes, aber es kann auch eine Blutungsstelle im Dünndarm oder im rechten Kolon mit Meläna einhergehen. Etwa 100 bis 200 ml Blut aus dem oberen GI-Trakt sind nötig, um eine Meläna auszulösen. Eine Meläna kann über mehrere Tage nach einer schweren Blutung fortbestehen und zeigt so nicht ohne weiteres das Fortdauern einer Blutung an. Schwarze Stühle, die einen negativen Hämoccult-Test zeigen, können die Folge der Aufnahme von Eisen, Wismut oder einer Vielzahl von Nahrungsmitteln sein und sollten nicht mit Meläna verwechselt werden. Eine chronische okkulte Blutung kann bei einer chronischen Eisenmangelanämie auftreten, kann aber durch die chemische Untersuchung einer Stuhlprobe aufgeklärt werden.

Die **üblichen Ursachen einer gastrointestinalen Blutung** sind in *Tab. 1.* aufgelistet.

Tab. 1. Übliche Ursachen einer gastrointestinalen Blutung

Oberer GI-Trakt	
Duodenalulkus	(20–30%)
Schleimhauterosionen des Magens oder Duodenums	(20–30%)
Varizen	(15–20%)
Magenulkus	(10–20%)
Mallory-Weiss-Syndrom	(5–10%)
Erosive Ösophagitis	(5–10%)
Angiome	(5–10%)
Unterer GI-Trakt	
(die Prozentangaben verändern sich mit dem Lebensalter der untersuchten Gruppe)	
Divertikulose	
Kolonkarzinom	
Polypen im Kolon	
Entzündliche Darmerkrankungen: Proctitis ulcerosa/Colitis ulcerosa; M. Crohn; infektiöse Kolitis	
Kolitis: Bestrahlung, Ischämie	
Angiodysplasie (Gefäßektasien)	
Innere Hämorrhoiden	
Analfissuren	
Schäden im Bereich des Dünndarms	
Meckelsches Divertikel; Tumoren; Angiome	

Symptomatik

Die Erscheinungsformen einer Blutung im GI-Trakt hängen von der Lokalisation, der Blutmenge und den zugrundeliegenden oder gleichzeitig bestehenden Erkrankungen ab. Der Patient mit einer ischämischen Herzerkrankung z. B. kann nach einer starken gastrointestinalen Blutung Stenokardien oder einen Herzinfarkt bekommen. Andere wichtige Begleiterkrankungen können sich durch eine schwere gastrointestinale Blutung verschlimmern, wie etwa Herzinsuffizienz, Hochdruck, Lungenerkrankungen, Nierenversagen oder Diabetes mellitus. Massive Blutungen können zum **Schock** führen *(s. unten, Therapie, und Kap. HKR, 3., Schock).* Geringere Blutungen können sich als **orthostatische Veränderungen bei Puls oder Blutdruck** (RR-Abfall ≥ 10 mmHg oder ein Pulsanstieg > 10/min) manifestieren. Orthostatische Kreislaufbeschwerden können nachgewiesen werden, indem man den Blutdruck und Puls zuerst im Liegen bestimmt und anschließend erneut, nachdem der Patient langsam eine aufrechte Haltung eingenommen hat. Orthostatische Kreislaufveränderungen sollten mit Zurückhaltung bei Patienten gewertet werden, die an einer Herzerkrankung oder einer peripheren Gefäßerkrankung leiden, oder bei jenen, die Medikamente einnehmen, die den peripheren Gefäßwiderstand beeinflussen. Bei Patienten mit chronischem Blutverlust können Symptome einer Anämie vorliegen (Schwäche, leichte Ermüdbarkeit, Blässe, Brustschmerzen oder Schwindel). Der Symptomenkomplex einer Zirrhose und einer portalen Hypertension kann vorherrschend sein. Eine gastrointestinale Blutung kann eine **hepatische Enzephalopathie** (der geistige Status verändert sich infolge des Leberversagens) oder ein **hepatorenales Syndrom** (Nierenversagen als Folge eines Leberversagens) beschleunigen.

Diagnostik und Differentialdiagnose

Obgleich präzise Diagnosen wichtig sind, ist die Stabilisierung des Patienten mit Transfusionen und anderen Therapieverfahren essentiell vor jeder diagnostischen Abklärung. Bei allen Patienten werden eine ausführliche Anamnese und körperliche Untersuchung durchgeführt, ebenso Blutuntersuchungen unter Einschluß des Blutgerinnungsstatus (Thrombozytenzählung, Prothrombinzeit und partielle Thromboplastinzeit), Leberfunktionstests (Bilirubin, alkalische Phosphatase, Albumin, Aspartat-Aminotransferase (AST, früher SGOT) und Alanin-Aminotransferase (ALT, früher SGPT) und wiederholte Bestimmung von Hb und Hkt.

Eine Anamnese von Bauchschmerzen im Epigastrium, die durch Nahrungsaufnahme und/oder Antazida gemildert werden, läßt ein Ulcus pepticum vermuten. Viele Patienten mit einer Ulkus-Blutung haben jedoch keine Schmerzen in der Vorgeschichte. Gewichtsverlust und Abmagerung weisen auf einen gastrointestinalen Tumor. Erbrechen und Würgreiz vor dem Auftreten einer GI-Blutung könnten an ein Mallory-Weiss-Syndrom denken lassen, obgleich > 50% der Patienten mit Mallory-Weiss-Syndrom keine derartige Anamnese besitzen. Eine Blutung in der Anamnese (z.B. Purpura, Ekchymosis und Hämaturie) kann eine Blutungsdiathese andeuten. Blutige Diarrhöen, Fieber und Bauchschmerzen sind mit entzündlichen Darmerkrankungen (Colitis ulcerosa oder M. Crohn) oder einer infektiösen Kolitis (wie z.B. Shigellen, Salmonellen, Campylobacter, Amöben) vereinbar. Veränderungen im Stuhlverhalten (Obstipation oder Diarrhö) mit Hämatochezie oder okkultem Blut im Stuhl können die ersten Zeichen eines Kolonkarzinoms oder eines Polypen, insbesondere bei Patienten jenseits des 45. Lebensjahres sein. Die drei häufigsten Ursachen einer schmerzlosen massiven Blutung im GI-Trakt bei über 60jährigen Patienten sind Gefäßmißbildungen, Divertikulose sowie ein ulzerierter Polyp oder ein Karzinom. Helles („frisches“) Blut auf geformten Stühlen läßt eher an eine distal gelegene Blutungsquelle (wie innere Hämorrhoiden oder an eine andere Schleimhautläsion im Bereich des Rektums) denken.

Eine Medikamenten-Anamnese kann die Einnahme von Medikamenten aufdecken, die die Schutzschicht des Magens aufbrechen und die Magenschleimhaut schädigen (z.B. Aspirin und nichtsteroidale Antiphlogistika). Die Menge und Dauer der Einnahme dieser Medikamente sind von Bedeutung. Viele Patienten wissen nicht, daß viele rezeptfreie Hustenmittel und Analgetika Aspirin enthalten.

Die **körperliche Untersuchung** beinhaltet neben der Kontrolle der vitalen Funktionen die sorgfältige Untersuchung des Nasopharynx, um Nase und Rachen als Blutungsquellen auszuschließen. Man sollte nach einem vorhandenen Trauma, insbesondere im Hals-, Brust- und Bauchbereich, fahnden. Spider naevi, Hepatosplenomegalie oder Aszites treten bei einer chronischen Lebererkrankung auf. Eine Herzklappenerkrankung kann gemeinsam mit Blutungen aus dem GI-Trakt auftreten; arteriovenöse Anastomosen, besonders in der Mukosa, können mit hereditärer hämorrhagischer Teleangiektasie (Rendu-Osler-Weber-Syndrom) vergesellschaftet sein, bei der multiple Angiome des GI-Trakts mit wiederholten episodischen Blutungen einhergehen. Teleangiektasien des Nagelbetts und des GI-Trakts können auch bei Sklerodermie oder verschiedenen Bindegewebserkrankungen auftreten.

Keine Untersuchung ist vollständig ohne eine digitale Untersuchung des Rektums nach Tumoren, Fissuren und Hämorrhoiden. Die Farbe des Stuhls (schwarz, rot oder kastanienbraun) sollte vermerkt werden. Die Prüfung von Stuhlproben mittels Teststreifen auf okkultes Blut vervollständigt die Untersuchung.

Eine nasogastrische Saug-/Spülbehandlung sollte bei allen Patienten mit Verdacht auf eine obere GI-Blutung durchgeführt werden. Eine **umfassende Endoskopie** (Untersuchung von Ösophagus, Magen und Duodenum mit einem flexiblen Endoskop) bietet die höchste Sicherheit beim Erstellen der Diagnose und bei der Festlegung der Blutungsquelle. Bei einer akuten oberen GI-Blutung spielt eine Röntgendarstellung des oberen GI-Trakts mit Kontrastmittel keine Rolle. Außer daß die Kontrastmitteldarstellung weniger präzise als die Panendoskopie im oberen GI-Trakt ist, können die Röntgenaufnahmen zudem nicht eindeutig klären, welche Läsion, sollte es mehr als eine geben, blutet, und sie können mit einer anschließenden Endoskopie oder Angiographie, falls diese notwendig werden, interferieren.

Eine **Aspiration mittels einer Magensonde** wird meist die Diagnose einer Blutung im oberen GI-Trakt liefern und die Stärke der Blutung bestimmen (kaffeesatzartiges Blut deutet auf eine langsame oder bereits gestoppte Blutung, unverändert hellrotes Blut auf eine frische, starke Blutung hin. Eine Magensonde kann auch bei der kontinuierlichen Registrierung der Blutungssituation von Vorteil sein. Etwa bei 10% der Patienten mit einer Blutung im oberen GI-Trakt ist die Aspirationsflüssigkeit negativ.

Falls eine vollständige Endoskopie nicht möglich ist, kann man eine Kontrastmitteldarstellung durchführen, wenn der Patient mindestens 36 bis 48 Std. stabilisiert ist. Diese Art der Röntgendarstellung sollte auch dann erwogen werden, wenn bei einem Patienten ein eindeutiger Befund einer Blutung im GI-Trakt vorliegt, die ausführliche Endoskopie jedoch negativ oder ergebnislos verlief. Eine angemessene Kreislaufstabilisierung durch Volumensubstitution sollte vor der Untersuchung durchgeführt werden. Bei etwa 80% der Patienten mit Pfortaderhochdruck hört eine Blutung im oberen GI-Trakt spontan wieder auf.

Eine **Hämatochezie** läßt eine Blutung im unteren GI-Trakt vermuten. Distale Läsionen (Hämorrhoiden, Dickdarmentzündungen, Karzinome oder Polypen) sieht man meist mit der flexiblen Sigmoidoskopie. Die Rektoskopie mit einem starren Instrumentarium und die flexible Sigmoidoskopie sind gewöhnlich die ersten diagnostischen Maßnahmen bei der Abklärung einer Hämatochezie. Falls es damit nicht gelingt, eine Diagnose zu stellen, und die Blutung fortbesteht, sind weitere Untersuchungen angezeigt. Eine Aspiration von Magensaft über eine Sonde sollte durchgeführt werden, um eine Blutung im oberen GI-Trakt als Ursache auszuschließen. Falls das Aspirat keine Galle, jedoch Blut bzw. sog. „Kaffeesatz"-Beläge enthält, sollte man eine Endoskopie des oberen GI-Trakts anschließen; wenn kein Blut oder keine Galle im Aspirat nachzuweisen sind, sollte, je nach Schwere der Hämatochezie, eine elektive oder Notfall-Kolonoskopie anberaumt werden. Eine Notfall-Kolonoskopie unter erfahrener Leitung nach entsprechender Vorbereitung des Dickdarms (oral sulfathaltige Abführmittel, um den Magen-Darm-Trakt von Blut, Blutkoageln und Stuhl zu reinigen) liefert gute Resultate bei der Diagnose von Blutungsquellen im Dickdarm. Die Angiographie und Szintigraphie mit Technetium-konjugierten Erythrozyten mögen ihren Wert haben, aber die Blutungsintensität, die den Nachweis der Blutungsquelle erfordert, begrenzt deren Nutzen. Ein Blutverlust von > 0,5 ml/min kann sich angiographisch durch die Extravasation des Kontrastmittels zeigen. Wenn beim Patienten die Hämatochezie stoppt, sollte man eine elektive Kolonoskopie oder eine Doppelkontrastdarstellung des Kolons durchführen. Die Kolonoskopie wird bei etwa 10 bis 50% der Patienten mit von selbst zum Stillstand gekommener Blutung des unteren GI-Trakts die Läsionen aufdecken, bei denen ein Klistier mit Bariumkonstrastmittel ergebnislos war oder nur Divertikel zeigte.

Okkulte Blutungen erfordern oft einen sinnvollen Einsatz von Röntgenuntersuchungen des GI-Trakts und der Endoskopie, um eine Diagnose zu stellen. Die Entscheidung, Bariumkontrastmittel oder Kolonskopie einzusetzen, hängt von einer Vielzahl von Faktoren ab: Verfügbarkeit am Ort, Erfahrung und Einverständnis des Patienten. Die Kolonoskopie wird im allgemeinen bei einer Blutung im unteren GI-Trakt bevorzugt, jedoch ist eine Kombination aus Bariumkontrastmittel-Klistier und Sigmoidoskopie dort eine Alternative, wo die Kolonoskopie nicht zur Verfügung steht oder vom Patienten abgelehnt wird. Wenn eine Erstuntersuchung mit Bariumkontrastbrei und Sigmoidoskopie negativ verläuft oder nur Divertikel nachgewiesen werden, sollte eine Kolonoskopie durchgeführt werden. Wenn die Untersuchung des unteren GI-Trakts negativ verläuft, beim Patienten aber Hinweise auf eine okkulte Blutung aufgrund positiver Stuhltests oder andere Verdachtssymptome einer Erkrankung im oberen GI-Trakt fortbestehen, sollte man eine Röntgendarstellung des oberen GI-Trakts oder eine ausführliche Endoskopie anordnen. Falls eine ausführliche Endoskopie und eine

Kolonoskopie keine Ergebnisse liefern und weiterhin Hinweise auf eine okkulte Blutung durch positiven Hämoccult-Test bestehen, sollten Röntgenserien des oberen GI-Trakts unter Einbeziehung des Dünndarms, Endoskopie des Dünndarms und/oder eine nuklearmedizinische Untersuchung mit Technetium-markierten Erythrozyten erwogen werden.

Therapie

Hämatemesis, Meläna und Hämatochezie sollten, bis das Gegenteil bewiesen ist, als Notfall angesehen werden. Die Aufnahme in eine Intensivstation wird bei allen Patienten mit einer schweren gastrointestinalen Blutung empfohlen; die Beteiligung eines Teams mit Gastroenterologen, Chirurgen und speziell ausgebildetem Pflegepersonal ist unerläßlich. In allen Fällen sollte ein in der Chirurgie des GI-Trakts erfahrener Chirurg hinzugezogen werden, wenn er nicht schon konsultiert wurde. Eine Hauptursache von Morbidität und Mortalität bei Patienten mit frischen Blutungen des GI-Trakts ist die Aspiration von Blut mit nachfolgender Atmungsbeeinträchtigung, vornehmlich bei Patienten, die Störungen beim Schlucken haben oder die sediert oder bewußtlos sind. Um dieser Komplikation bei Patienten mit veränderter Bewußtseinslage vorzubeugen, sollte man zum Schutz der Luftwege eine endotracheale Intubation in Erwägung ziehen.

Schätzung und Substitution des Blutverlustes: Die meisten gastrointestinalen Blutungen hören spontan auf. Ein größerer Blutverlust äußert sich jedoch in einer Pulsfrequenz > 110 Schläge/min, in einem systolischen Blutdruck < 100 mmHg (oder es zeigt sich ein orthostatischer Abfall von 16 mmHg oder mehr), in einer Oligurie, in kalten, steifen Extremitäten und oft in Bewußtseinsveränderungen (Verwirrtheit, Desorientiertheit, Somnolenz, Bewußtseinsverlust oder Koma entsprechend der Verminderung der Gehirndurchblutung). Der Hämatokritwert ist ein verwertbarer Index des Blutverlustes, kann aber nicht präzise sein, wenn sich die Blutung wenige Stunden vorher ereignet hat, da ja die vollständige Substitution des Blutvolumens durch Hämodilution mehrere Stunden in Anspruch nimmt. Man gibt meist Transfusionen, um den Hkt bei etwa 30% zu halten, falls das Risiko einer weiteren Blutung besteht, eine Gefäßerkrankung als Komplikation vorhanden oder der Patient älter als 40 Jahre ist. Erythrozytenkonzentrate können anstelle von Blutkonserven verwendet werden, wenn eine Herzerkrankung es erforderlich macht, den Kreislauf nicht mit Volumen zu überladen. Nachdem ein ausreichendes Blutvolumen wieder substituiert ist, muß der Patient weiter unter enger klinischer Kontrolle stehen, um eine neuerliche Blutung rasch zu erkennen (bei Symptomen wie Pulsanstieg, Blutdruckabfall, Bluterbrechen oder Wiederauftreten von Teerstühlen nach unauffälligem Stuhlgang; *s. a. Kap. HKR, 3., Schock*).

Die kontinuierliche Aspiration von Magensaft über eine Magensonde (vorzugsweise eine Salem-Pumpe) kann man anwenden, wenn der Patient ständig erbricht, und um dauernde oder wiederkehrende Blutungen zu registrieren. Eine weitlumige (Ewald-) Sonde kann beim Ausspülen des Magens, insbesondere bei der Vorbereitung einer diagnostischen Endoskopie, hilfreich sein, wenn Blutkoagel vorhanden sind.

Die **spezielle Therapie** hängt von der Lage der Blutungsstelle ab. Die Therapie eines Ulcus pepticum, nachdem die Blutung unter Kontrolle ist, wird in *Kap. MDA, 5.* abgehandelt. Ein chirurgischer Notfalleingriff ist gelegentlich erforderlich, um eine akute oder wiederaufgetretene Blutung zu kontrollieren, obgleich die endoskopische Koagulation (mit bipolarer Elektrokoagulation, mit Injektionen sklerosierender Mittel oder Heißluft) in den meisten Krankenhäusern zur Kontrolle eines blutenden Ulkus zur Verfügung steht. Bei einer diagnostischen Endoskopie ist die Behandlung einer floriden Ulkusblutung oder eines auffallenden Gefäßes in Ulzera mittels endoskopischer Koagulation indiziert. Eine frische Blutung aus Varizen kann mit Vasopressin, mit einer Doppelballonsonde für Ösophagus und Magen (Sengstaken-Blakemore) oder einer Ballonsonde für Magen (Linton), mit endoskopischer Sklerotherapie oder mit Anlage eines portokavalen Shunts behandelt werden. Keine dieser Methoden ist eindeutig besser, wenn auch die Sklerotherapie in den meisten Krankenhäusern als die Erstbehandlung bei Ösophagusvarizenblutung durchgeführt wird. Bei bestimmten Patienten, bei denen eine Sklerotherapie mißlungen ist, sollten Shuntoperationen oder u.U. eine Lebertransplantation erwogen werden. Die Angiographie spielt sowohl in der Diagnostik als auch in der Therapie der Blutung im oberen GI-Trakt eine untergeordnete Rolle. Sollte die Blutungsquelle zweifelsfrei bestimmt worden sein, kann der Katheter zur Vasopressin-Infusion oder zur Embolie-Therapie an Ort und Stelle belassen werden.

Die Mehrzahl der Blutungen des unteren GI-Trakts erfordert keine Notfalltherapie. Bei schweren, fortdauernden Blutungen aus Divertikeln kann ein chirurgischer Eingriff oder eine Angiographie mit intraarterieller Vasopressin-Infusion erforderlich sein. Bei schweren oder wiederholt auftretenden Blutungen aus Angiomen des Kolons kommen endoskopische Koagulation mit Heißluft oder mit bipolaren Elektroden zur Anwendung und werden auch in den meisten Krankenhäusern als Initialtherapie eingesetzt. Unzureichende Ergebnisse nach endoskopischen Maßnahmen bei Angiomen erfordern ein chirurgisches Vorgehen.

Andere Blutungsquellen im Bereich des unteren Gastrointestinaltrakts (wie Polypen oder Karzinome) lassen sich mittels kolonoskopischer Polypektomie oder Laparotomie beseitigen. Eine akute oder chronische Blutung innerer Hämorrhoiden wird meist internistisch behandelt. Therapieversager behandelt man dann mit Hilfe des Anoskops mit Gummiband, mit Ligatur, mit Injektion oder mit Koagulation.

Arteriovenöse Fehlbildungen

Es handelt sich um mehrere eigenständige Syndrome, für die aber alle pathologisch veränderte kleine Blutgefäße in Mukosa und Submukosa charakteristisch sind. Diese pathologischen Gefäße haben einen Durchmesser von 1 bis 30 mm. Die Ätiologie arteriovenöser Mißbildungen im Magen-Darm-Trakt ist unbekannt, aber bei vielen Patienten lassen sich bestimmte klinische Gegebenheiten nachvollziehen: bestimmte Herzklappenerkrankungen, chronisches Nierenversagen, Bestrahlung des Magen-Darm-Trakts, chronische Lebererkrankungen, Kollagenosen der Gefäße und Rendu-Osler-Weber-Syndrom *(s. a. Kap. HÄM, 4., Hereditäre hämorrhagische Teleangiektasie)*.

Klinische Zeichen, Symptomatik und Diagnostik

Im allgemeinen als Quelle einer akuten oder chronischen Blutung bei Erwachsenen lassen sich arteriovenöse Fehlbildungen mittels Endoskopie oder Kolonoskopie als hellrote Gefäßläsionen von Mukosa und Submukosa am besten darstellen. Kommt es zur Blutung im Gastrointestinaltrakt aufgrund arteriovenöser Fehlbildungen, so ist der weitere klinische Verlauf im allgemeinen durch wiederholt auftretende Blutungen im GI-Trakt durch eine chronische Anämie oder durch schwere akute Blutungen im GI-Trakt gekennzeichnet.

Häufige Lokalisationen von arteriovenösen Fehlbildungen im Magen-Darm-Trakt sind Magen, Duodenum, proximaler Dünndarm sowie rektales Kolon.

Die Lokalisation einer Blutung nach Bestrahlungsteleangiektasie im Bereich des Magen-Darm-Trakts ergibt sich aus dem vorher bestrahlten Areal.

Die häufigen arteriovenösen Fehlbildungen im oberen Intestinaltrakt sind 1. Rendu-Osler-Weber-Syndrom mit Teleangiektasien in Magen, Duodenum oder proximalem Dünndarm, 2. Angiome des oberen GI-Trakts ohne weitere Merkmale des Rendu-Osler-Weber-Syndroms und 3. Wassermelonenmagen (eine umschriebene Gefäßläsion des Antrums). Diese Läsionen im oberen GI-Trakt gehen häufig mit Hämatemesis oder Meläna einher. Zu den Läsionen des unteren GI-Trakts zählen: 1. Angiodysplasie, die häufig das rektale Kolon betrifft, 2. die Bestrahlungsteleangiektasie, meist im Bereich von Rektum und Sigma (da eine Radiatio oft Bestandteil der Therapie bei Tumoren des kleinen Beckens ist) und 3. die Teleangiektasie des Kolons bei Rendu-Osler-Weber-Syndrom, die seltene Ursachen einer Blutung sind.

Die Diagnose einer Blutung bei arteriovenösen Fehlbildungen erfolgt am häufigsten durch Endoskopie des oberen GI-Trakts, durch Kolonoskopie oder durch Endoskopie des Dünndarms, jeweils in Abhängigkeit vom Blutungsort und vom Syndrom. Häufig lassen sich arteriovenöse Fehlbildungen nicht mit einer selektiven Angiographie, einer endoskopischen Biopsie oder bei einem chirurgischen Eingriff nachweisen. Ihre Verifizierung mittels Endoskopie ist abhängig von der Mikrozirkulation der Darmschleimhaut, die durch geringes Blutvolumen, Anästhesie sowie vermindertes Herzzeitvolumen verändert werden kann. Szintigramme mit Technetium-markierten Erythrozyten und Angiogramme der Bauchorgane sind weniger treffsicher und haben geringere diagnostische Bedeutung.

Therapie

Eine endgültige Therapie der Grundkrankheit oder der prädisponierenden Faktoren (wie Herzklappenersatz oder Nierentransplantation) kann die Blutung aus einem Angiom des oberen GI-Trakts oder aus einer Angiodysplasie heilen. Mittels Antrektomie läßt sich der Wassermelonenmagen therapieren. Die endoskopische Koagulation (mit Heißluft oder bipolaren Elektroden) stellt nur eine palliative Therapie dar, da sich neue arteriovenöse Fehlbildungen bei Hochrisikopatienten innerhalb von 2 Monaten bilden können.

Kombinationspräparate (Östrogen/Progesteron) können bei einigen Patienten von Vorteil sein. Substitution von Eisen ist häufig bei Eisenmangelanämie erforderlich. Das erneute Auftreten von arteriovenösen Fehlbildungen im Magen-Darm-Trakt und eine erneute Blutung im Frühstadium lassen sich durch Stuhlproben auf okkultes Blut, durch laufende Hämatokritkontrollen sowie durch Kontrollen des Serumeisens nachweisen. Bei den meisten Patienten lassen sich gastrointestinale Blutung und Anämie mit einer Dauereisentherapie und mit endoskopischer Koagulation neuer arteriovenöser Mißbildungen in regelmäßigen Abständen gut kontrollieren.

5. ERKRANKUNGEN DES MAGENS UND DUODENUMS

(s. a. Kap. MDA, 7., Zollinger-Ellison-Syndrom, unter Pankreaskarzinom)

Gastritis

Der Begriff „Diagnose Gastritis“ wird von Endoskopikern gebraucht, die eine Diagnose auf direkte Betrachtung stützen, von Pathologen, die ihn auf der Basis des histologischen Erscheinungsbilds sehen, von Radiologen aufgrund makroskopischer Veränderungen im Schleimhautrelief und von Klinikern, die bei Verdacht auf Gastritis keine der objektiven Verfahren benutzen, wenn aus dem klinischen Sachverhalt heraus (Alkoholismus, Einnahme von nichtsteroidalen Antiphlogistika oder ernsthaften Erkrankungen) eine Dyspepsie oder eine Blutung aus dem oberen GI-Trakt vorliegt.

Nach strenger Definition bedeutet Gastritis Entzündung der Magenschleimhaut, und als Grundlage sollte man die Gastritis entsprechend histologischer Kriterien definieren. Nach solchen Kriterien kann die Diagnose „Gastritis“ vorliegen oder auch nicht, obgleich sie klinisch und radiologisch gestellt ist oder sogar endoskopisch vorliegt. Auch wenn alle Informationen vorliegen, gibt es keine vollständige, befriedigende, allgemein gültige Klassifikation.

Der Magen besteht aus 1. Fundus und Korpus, deren Zellen für den Stoffwechsel Salzsäure und Pepsin sezernieren, und 2. einem endokrinen und motorischen Antrum. Beide Bereiche können zusammen oder einzeln viele Formen einer Gastritis zeigen.

Grundsätzlich findet sich bei der Gastritis im histologischen Bild eine erosive und nichterosive Form; innerhalb jeder Gruppe kann eine vorhandene Entzündung akut (polymorphkernige Infiltration) oder chronisch (rundzellige Infiltration) sein. Die letztere ist häufiger, obgleich die beiden gleichzeitig auftreten können. Die chronische, unspezifische, nicht-erosive Gastritis kann oberflächlich oder tiefgreifend (die Schleimhaut durchbrechend), mit oder ohne Drüsenatrophie oder Metaplasie sein. Eine Gastritis ist mit zunehmendem Lebensalter so häufig, daß einige sie als ein Altercharakteristikum betrachten.

Die erosive Gastritis wird am besten endoskopisch diagnostiziert, klinisch kann sich eine akute erosive Gastritis (Streßulkus) oder eine chronische, unspezifische erosive Gastritis (Aphthenulkus) darstellen.

Akute Streßgastritis

(Akute erosive Gastritis; akute Streßerosion; akutes Magenulkus; akute hämorrhagische Gastritis)

Oberflächliche Läsionen der Magenschleimhaut, die sehr rasch in Abhängigkeit von verschiedenen Streßformen auftreten.

Ätiologie und Pathologie

Diese Form ist vielleicht klinisch die bedeutendste und gefährlichste. Charakteristisch tritt sie bei einer akuten, schweren Verletzung oder Erkrankung auf (oft in der Intensivpflege) und kann einen oder mehrere der folgenden Faktoren beinhalten: 1. ausgedehntes Trauma, besonders wenn zusätzlich Schock, Anoxie, Sepsis oder ein Versagen von Leber, Nieren, Herz oder Lungen vorliegen, oder bei Erkrankungen, bei denen die Blutgerinnung gestört ist; 2. Verbrennungen, selten bei < 20%, fast immer bei > 40% der Körperoberfläche; 3. Kopfverletzungen, einschließlich eines Ulkus bei M. Cushing; und 4. Hämorrhagien, selten bei einer frischen Blutung, die weniger als 4, aber häufig bei Blutungen, die mehr als 10 Konserven zur Substitution erfordern (ein sog. Reperfusionssyndrom).

Symptomatik und Diagnostik

Charakteristischerweise ist der Patient meist zu krank, um über bemerkenswerte Magensymptome zu klagen, was häufig (falls vorhanden) eine leichte und unspezifische Dyspepsie ist. Das erste auffallende Symptom ist meist Blut innerhalb der ersten 2 bis 5 Tage nach Eintritt des Hauptstresses im Aspirat.

Die Diagnose wird endoskopisch gestellt; bei bestimmten Patienten, die oben angesprochen sind (Verbrennungen, Schock, Sepsis), sieht man frische Erosionen innerhalb weniger Stunden. Diese nehmen meist im Fundus als Petechien oder Ekchymosen ihren Ausgang, die sich zu ungewöhnlich großen Ulzera von 2 bis 20 mm ausdehnen. In diesem Stadium bluten sie selten und sind histologisch auf die Mukosa beschränkt; sie können jedoch rasch nach Korrektur oder Beseitigung der Streßursache heilen. Die Läsionen können jedoch fortschreiten, in die Submukosa vordringen und sogar die Serosa perforieren oder, häufiger, meist an vielen Stellen im Fundus bluten (aber auch das Antrum kann betroffen sein). Bei Kopfverletzungen, anders als bei anderen Formen, steigt eher die Säuresekretion an, und die *Läsionen* (Ulkus bei M. Cushing) können ebenso gut das Duodenum einbeziehen oder ausschließlich betreffen.

Therapie

Wenn eine strömende Blutung (bei etwa 2% der Intensivpatienten) vorkommt, beträgt die Mortalität nach der Literatur > 60%. Die Transfusion vieler Blutkonserven kann zusätzlich die Hämostase beeinträchtigen. Eine große Zahl chirurgischer und nichtchirurgischer Therapien setzte man ein, aber nur wenige konnten die Ausgangssituation verbessern. Die Therapien beinhalten antisekretorische Medikamente gegen Ulzera, Vasokonstriktoren (Eiswasserlavage, im Magen angewandtes Levarterenol über mittels Angiographie plazierte Katheter, intraarteriell Vasopressin oder Somatostatin), angiographische Techniken (Arterienverschluß) und Koagulation. Außer bei einer totalen Gastrektomie kommt die Blutung meist nicht zum Stillstand, und die Mortalität nach chirurgischer Intervention entspricht der nach konservativer Behandlung. Endoskopische Koagulationstechniken stoppen die Blutung diskreter Läsionen für eine Weile, aber solange die Grunderkrankung sich nicht bessert, stellt sich die Blutung wieder ein.

Es ist äußerst wichtig, zu versuchen, den Fortschritt frischer Erosionen zu verhindern oder zum Stillstand zu bringen. Berichte über einen Rückgang der Blutungsneigung durch Verhütung der intragastralen Übersäuerung mit Antazida oder H_2-Antagonisten haben dazu geführt, nach chirurgischen Eingriffen und in den meisten Intensivstationen großzügig über 24 Std. Antazida zu verabreichen und i.v. Cimetidin oder Ranitidin zu applizieren. Einige maßgebende Personen zweifeln am Wert dieser Therapieformen und schreiben bessere Resultate dem großen Fortschritt, was das Niveau der Intensivmedizin betrifft, und dem Anstieg der Zahl personell gut ausgestatteter Intensivstationen zu. Rasche Beseitigung des Schadens und Reanimation von Verletzungs- und Verbrennungsopfern; Verhütung und Therapie des Schocks (zentraler Venendruck, Swan-Ganz-Katheter), der Hämokonzentration, der Anoxämie (häufige Bestimmung der Blutgase und rasche Korrektur) und der Sepsis; früher und angemessener Einsatz des Blutersatzes bei Hämorrhagie; Kontrolle und Behandlung von Gerinnungsstörungen; Verbesserungen bei der Anästhesiekontrolle und die Dialyse haben alle zusammen in beträchtlichem Maße das Auftreten einer schweren hämorrhagischen erosiven Gastritis reduziert.

Chronisch erosive Gastritis

Vorhandensein einer Vielzahl punktförmiger oder aphthöser Magenulzera. Vornehmlich auf endoskopischen Befunden basierend, beinhaltet die Erkrankung verschiedene Ausprägungsformen, deren Ätiologie man entweder kennt oder vermutet (Medikamente [besonders nichtsteroidale Antiphlogistika], M. Crohn, Virusinfektion), oder mit idiopathischer Genese. Die Symptome sind unspezifisch, wie leichte Übelkeit und Mißempfindungen im Epigastrium, oder können sogar völlig fehlen (bei vielen Patienten mit chronischem Aspirinabusus).

Die **idiopathische chronisch erosive Gastritis** zeigt sich mit einem unbestimmten dyspeptischen oder Ulkus-ähnlichen Symptomenkomplex, und die Endoskopie zeigt an den Säumen verdickter Falten von Korpus oder Antrum des Magens sehr häufig Erosionen, wobei einige davon spontan geheilt sind und Narben hinterlassen haben. Im histologischen Bild können diese Läsionen mit und ohne Gastritis auftreten (Infiltration von Entzündungszellen). Die Differentialdiagnose beinhaltet die Sonderformen, die unten diskutiert werden, Lymphome und oberflächliche Karzinome. Es wird eine symptomatische Therapie mit Antazida durchgeführt, und möglicherweise auslösende Medikamente und Nahrungsmittel (Gepökeltes und Gewürze) werden vermieden. Die Affektion kann vorübergehend oder dauernd bestehen oder über mehrere Jahre wiederkehren. Wenn sie bestehen bleibt oder wieder auftritt, sollte die Suche nach einer Systemerkrankung (Sarkoidose-, Amyloidose-bedingte Immunschwäche), die Frage nach Ernährungsgewohnheiten, nach Medikamenten, nach Trinkgewohnheiten und eine Kultur auf Herpes- und Zytomegalieviren (CMV) durchgeführt werden. Herpesinfektionen können sich als diffuse, zottige, generalisierte erosive Gastritis äußern und sowohl Ösophagus als auch Duodenum betreffen.

Spezifische chronisch erosive Gastritis: Bekannte Ursachen der punktförmigen Ulzera, die charakteristisch für diese Form sind, schließen Aspirin und die meisten nichtsteroidalen Antiphlogistika (NSAIDs) mehr als Alkoholika, M. Crohn und Virusinfektionen ein.

NSAIDs setzen vorzugsweise im Antrum Läsionen, wahrscheinlich in der Überzahl bei ambulanten Patienten, jedoch sieht man auch Ulzera im Fundus, vornehmlich bei bettlägrigen Patienten. Die Empfindlichkeit der Patienten variiert aus unbekannten Gründen. Nach Literaturangaben hat sich gezeigt, daß Misoprostol (300 µg viermal täglich) die durch NSAIDs verursachten Magenulzera verringert. Diese Tatsache muß sich jedoch erst exakt bestätigen, zumal weder H2-Blocker noch Sucralfat sich als wirksam erwiesen haben. Bei denen, die Alkohol und Aspirin zu sich nehmen, kann der Schleimhautschaden ausgedehnter sein und häufiger Korpus, Fundus und Antrum betreffen. Die Läsionen durchbrechen selten die Submukosa, und es fehlen meist Entzündung und Fibrose. Das Auftreten von Läsionen ist im allgemeinen dosisabhängig und variiert zwischen 25 und 100% bei Personen, die mindestens 6 Aspirintabletten/Tag schlucken. Die Ulkusentstehung hängt, wie man meint, von einer Kombination aus Cyclooxygenase-Hemmung und Zellschaden durch Salicylate ab, die sich wiederum vom hydrolysierten Aspirin ableiten, nachdem sie in das Zellinnere gelangt sind. Das Auftreten von Läsionen ist wahrscheinlicher an einer direkt dem Aspirin ausgesetzten Mukosa, besonders in einem sauren Milieu. Aspirin in Dragees führt zu weniger Schäden als Aspirin ohne diese Applikationsform.

M. Crohn: Ulzerierende Läsionen bei M. Crohn können überall in der Schleimhaut des GI-Trakts auftreten. Sie finden sich im oberen Gastrointestinal-Trakt am häufigsten in Antrum und Duodenum und sind meist 1–2 mm, ringförmig, mit einem geröteten Wall umgeben, jedoch können sie auch eine irreguläre Form aufweisen und selten > 4 oder 5 mm sein. Granulome werden in einer Biopsie < 50% gefunden. Symptomatische Läsionen des oberen GI-Trakts findet man bei <5% der Patienten; sie erfordern eine systemische Behandlung mit Steroiden *(s. Kap. MDA, 11.)*.

Nichterosive Gastritis

Eine allgemeine Form der idiopathischen Gastritis mit mehreren Manifestationen, die vorwiegend auf histologischen Befunden beruhen. Antrum und Korpus/Fundus werden getrennt betrachtet.

Am häufigsten wird nach Entzündung, Atrophie oder Metaplasie eine Klassifikation vorgenommen. 1. Die Gastritis (Infiltration von Entzündungszellen) wird in eine Oberflächen- und eine tiefgreifende Gastritis oder in eine Form unterteilt, die die gesamte Schleimhaut betrifft und sich bis zur Lamina muscularis mucosae ausdehnt. 2. Eine gleichzeitige Beschreibung der gesamten Schleimhaut mit ihren Drüsen und deren Funktionszustand – die Drüsen sind meist bei unterschiedlich großem (partielle Atrophie) oder komplettem Verlust (Schleimhautatrophie des Magens) erhalten. 3. Eine Beschreibung unter dem Gesichtspunkt des Grades und der Form der Metaplasie (siehe unten). Ein Drüsenverlust oder eine Metaplasie kann mit oder ohne Gastritis oder vice versa auftreten.

Ein sauberer Gebrauch der Termini ist dringend zu fordern: 1. **Gastritis** (oberflächliche, tiefgreifende); 2. **Drüsenatrophie** (nicht vorhandene, teilweise, vollständige); 3. **Metaplasie** (Form). Die drei Betrachtungsweisen sollten jeweils für sich verwendet werden. Zur Verdeutlichung sollte man die Biopsiestelle anatomisch genau beschreiben (oberhalb oder unterhalb des Magenknies, Entfernung von Pylorus oder Ösophagus, Magenseite oder Kurvatur), und die Beziehung zu eventuellen chronischen Läsionen (Karzinom oder Ulkus) sollte bekannt sein. Eine endgültige Diagnose hängt davon ab, ob an mehr als einer Stelle dieselben Veränderungen auftreten.

Entzündung

In jüngster Zeit wird das gramnegative wellenförmige Stäbchenbakterium Helicobacter pylori (früher Campylobacter pylori genannt), das spezifisch und selektiv die schleimbildenden Zellen (Nebenzellen) des menschlichen Magens besiedelt, als ursächlicher Grund der nichterosiven Gastritis beim Menschen verantwortlich gemacht. Die Verbreitung der Bakterien (und somit der Gastritis) ist weltweit; die Prävalenz ist in den Bevölkerungsschichten höher, die in schlechteren hygienischen Verhältnissen leben.

Zudem ist die Prävalenz altersabhängig, da die Prozentzahl der betroffenen Personen stark mit dem Alter korreliert. Kein anderes Bakterium besiedelt die säurebildende Magenschleimhaut des Menschen. Bei Säuremangel, besonders bei Magenentleerungsstörungen, können viele verschiedene Bakterien den Magen besiedeln und eine akute oder chronische Gastritis auslösen.

Oberflächengastritis: Bei der gastritischen Zellinfiltration herrschen Rundzellen gemischt mit Plasmazellen vor; es besteht eine oberflächliche, meist fleckige Entzündung. Sie kann Fundus oder Antrum oder beide Anteile betreffen. Der Zustand kann sich bessern oder, meist langsam, fortschreiten. Meist liegt nicht gleichzeitig eine Atrophie oder Metaplasie vor und man braucht nicht zwangsläufig mit medizinischen Mitteln einzugreifen. Sie tritt häufiger mit zunehmendem Lebensalter auf und ist jenseits der 40 weit verbreitet. Es gibt keine typische Symptomatik und die Gastritis verläuft häufig asymptomatisch. Es gibt kein zuverlässiges Erscheinungsbild bei der Endoskopie, und sogar eine Schleimhaut, die ohne Befund erscheint, kann betroffen sein.

Eine **tiefgreifende Gastritis** bietet wahrscheinlich eher Symptome (unklare Dyspepsie), korreliert jedoch ebenfalls wieder wenig mit endoskopischen Erscheinungsbildern. Es finden sich Infiltrate von Rundzellen und polymorphkernigen Zellen der gesamten Schleimhaut bis zur Muscularis, jedoch selten Exsudation und Kryptenabszesse. Die Läsionen können fleckförmig sein und gleichzeitig mit Stellen einer Oberflächengastritis bestehen. Eine teilweise Drüsenatrophie und eine Metaplasie können vorhanden sein. Eine tiefgreifende Gastritis sieht man fast immer im Restmagen nach Gastrektomie (s. unten). Sie tritt immer in der Nähe von Magenulzera und -karzinomen auf und ist häufiger bei Verwandten von Patienten mit einem Magenkarzinom.

Diagnostik

Es läßt sich kein Symptomenkomplex oder Syndrom fassen, das der chronischen Gastritis zugeschrieben werden kann, ob nun Helicobacter pylori zu finden sind oder nicht. Eine nichterosive Gastritis läßt sich nur histologisch diagnostizieren. In den meisten Fällen findet sich dabei eine Besiedelung der Schleimhaut mit Helicobacter pylori. Dieser Zusammenhang (nichterosive Gastritis – Helicobacter pylori) findet sich so oft, daß es gewichtige Gründe zur Annahme gibt, Helicobacter pylori ist, wenn nicht ausschließlich, so doch der erste Auslöser einer nichterosiven chronischen Gastritis. Das Bakterium läßt sich am besten aus bioptischem Material mit Versilberungstechniken histologisch nachweisen. Es kann mittels spezieller Techniken in Kultur gezüchtet werden.

Da das Bakterium starke antigene Potenz besitzt, finden sich Antikörper gegen Helicobacter pylori im Blut und lassen sich mit spezifischen immunologischen Methoden (z.B. ELISA-Verfahren), die noch im Stadium der Erprobung sind, nachweisen.

Spezifität und Selektivität der Nachweisverfahren sind gleichermaßen hoch. Da das Bakterium eine hohe Urease-Aktivität besitzt, läßt sich sein Vorkommen in einer frisch entnommenen Magenbiopsie durch pH-Indikator in einer Agarplatte mit Harnstoff innerhalb von Minuten nachweisen.

Therapie

Es gibt keine eindeutigen Indikationen zur Behandlung einer Gastritis mit eindeutiger Helicobacter-pylori-Beteiligung. Helicobacter pylori zeigt eine spezifische Sensibilität für Wismut, aber eine völlige Ausrottung der Bakterien ist sogar dann schwierig, wenn man Wismut und Antibiotika (z.B. Amoxicillin) einsetzt.

Atrophie

Fundus: Da Drüsen in Korpus und Fundus reichlich vorhanden sind, können die Diagnose und der Grad der Atrophie zuverlässig bestimmt werden. Eine Atrophie kann Folge verschiedenartiger Schädigungen, insbesondere einer Gastritis, sein. Atrophie und Gastritis kann man bei etwa 50% aller Menschen über 50 finden; der Ausprägungsgrad nimmt mit dem Alter zu. Nur eine kleine Gruppe von Patienten mit atrophischer Gastritis (Typ B) besitzt Autoantikörper gegen Belegzellen, im Vergleich zur großen Gruppe von Patienten mit perniziöser Anämie (TYP-A-Gastritis).

Antrum: Da die Drüsen flacher und weniger zahlreich sind, ist der Grad der Atrophie schwieriger zu bestimmen. Mit 40 Jahren ist eine Teilatrophie bei einem Drittel der Menschen vorhanden; das Antrum ist häufiger als der Fundus betroffen.

Symptomatik, Diagnostik und Therapie

Alle Grade einer Atrophie können ohne spezifische Symptome vorkommen. Das endoskopische Bild ist nicht eindeutig und die Schleimhaut kann normal aussehen, bis die Atrophie so weit fortgeschritten ist, daß der Gefäßbaum der Submukosa sichtbar wird. Das Erscheinungsbild des Fundus bei perniziöser Anämie **(PA)** ist charakteristisch für eine fortgeschrittene Atrophie (s. unten).

Kommt es zu einer vollständigen Atrophie, vermindert sich nicht nur die Säure- und Pepsinsekretion, sondern es kann auch der intrinsic factor nicht mehr vorhanden sein, was zu einer Vitamin-B-Malabsorption führt. Das Serum-Gastrin (fehlendes Kontrollfeedback, ausgelöst durch die Säure) steigt, ist jedoch nur bei vollständiger Atrophie überhöht. Pepsinogen I (PG I) im Plasma stammt aus dem Fundus und nimmt bei Atrophie und Verlust der Hauptzellen ab. Pepsinogen II (PG II), ein weitaus geringerer Anteil, stammt aus dem Antrum, das atrophisch oder nicht atrophisch sein kann. Falls der Wert im Antrum, wie bei PA, im Normbereich liegt, sinkt das Verhältnis PG I/PG II (normal > 20) und kann < 1 betragen. Pepsinogen im Urin ist ausschließlich PG I und verschwindet bei Atrophie des Fundus.

Eine definitive Therapie ist unbekannt.

Metaplasie

Die Magenmuskosa kann sich metaplastisch in Schleimhautformen umwandeln, die sich von der ursprünglichen Schleimhaut unterscheiden. Bei einer atrophischen Gastritis geschieht meist die Metaplasie der Fundusschleimhaut in einen Antrumtyp. So scheint die antrale Schleimhaut die des Fundus, vornehmlich an der kleinen Kurvatur (antraler Mottenfraß), immer weiter zu ersetzen, was vornehmlich mit zunehmendem Alter geschieht. Magenulzera treten am häufigsten, wie man sagt, im Grenzbereich von Fundus/Korpus- und Antrumschleimhaut auf; ob als Ursache oder Folge einer Antrifikation, ist unklar. Später kann die Transformation der Schleimhaut so weit fortschreiten, daß sie sich sich der des Dünndarms angleicht, mit Becherzellen, endokrinen Zellen, rudimentären Villi und sogar funktionellen (absorptiven) Eigenschaften des Dünndarmschleimhaut. Dieser Umbau zu Darmschleimhaut geht zuerst im Antrum vonstatten und kann sich dann vom Antrum aus weiter nach oral ausdehnen. Eine Metaplasie wird nicht als Vorstufe eines Karzinoms angesehen.

Spezielle Formen der Gastritis

Postgastrektomie-Gastritis

Abgesehen von Gastrinom-Fällen tritt eine atrophische Gastritis immer in der Frühphase nach teilweiser oder totaler Gastrektomie auf, und eine Metaplasie der verbleibenden Fundusschleimhaut kommt meist hinzu. Ausmaß und Ausdehnung einer Gastritis ist meist in der Nähe eines Gastrostomas am größten (Stomatitis).

Mehrere Ursachen sind möglich: 1. Eine Vagotomie kann zum Verlust der vagalen Reizfunktion führen. 2. Ein Gallereflux kann an der Magenschleimhaut einen Schaden herbeiführen. Ein Gallereflux (galliges Erbrechen) ist ein mechanisches Problem, aber die chirurgische Maßnahme, Galle aus dem Magen umzuleiten, hat oft nicht den gewünschten Erfolg. Auch konservative Therapien sind einheitlich erfolglos. 3. Ein Verlust antralen Gastrins, des gastrotrophischen Hormons, führt zu einem größeren Verlust von Belegzellen als von peptischen Zellen. Somit haben Patienten mit einem Gastrinom, die teilweise gastrektomiert wurden, keine atrophische Gastritis, obgleich Säure und Galle vorhanden sind.

Endoskopisches und histologisches Bild stimmen nicht immer überein und die Symptome entsprechen meist nicht dem aktuellen Ausmaß der Gastritis. Eine Postgastrektomie-Gastritis nimmt meist in Richtung einer schweren Atrophie und gelegentlich einer Achlorhydrie zu. Der Intrinsic-Factor kann meist fehlen und einige Patienten können einen Vitamin-B_{12}-Mangel entwickeln (ein überschießendes Bakterienwachstum in der afferenten Schlinge kann zum B_{12}-Mangel beitragen).

Perniziöse Anämie

(s. a. Kap. HÄM, 1.)

Eine PA nach Addison kann definiert werden als Mangel von intrinsic factor **(IF)**, der mit vollständiger Atrophie der Fundusschleimhaut und Verlust der Belegzellen vergesellschaftet ist. Die Atrophie ist häufig bereits voll ausgebildet, wenn die Krankheit meist jenseits des 50. Lebensjahres diagnostiziert wird; weder der Beginn der Atrophie noch die Stadien einer PA sind bekannt. Bei Diagnosestellung liegt keine Entzündung vor; z. B. zeigt der pathologische Verlauf das Bild einer Atrophie ohne Gastritis. Das Antrum bleibt bei > 80% der Patienten mit PA ausgespart und, da ein Säuremangel besteht, nehmen die G-Zellen an Zahl zu und der Serum-Gastrin-Spiegel ist hoch (1000–6000 pg/ml). Es ist unklar, ob die 20% mit einer Antrumatrophie auch tatsächlich eine PA haben oder nur eine Unterform darstellen, die im letzten Stadium einer generalisierten Gastritis auftritt.

Mehrere Befunde sprechen für eine immunologische, erbliche Grundlage dieser Erkrankung, als Typ-A-Gastritis bekannt. 90% der Patienten haben bei PA Antikörper gegen Belegzellen und ebenso gegen die H^+/K^+-ATPase („Protonenpumpe") der Belegzellen, im Vergleich dazu < 20% der Patienten ohne PA, jedoch mit fortgeschrittener atrophischer Gastritis; Antikörper gegen den intrinsic factor (entweder IF-blockierende oder IF-bindende) werden bei 60% der PA-Fälle gefunden. Die Hälfte der PA-Patienten besitzen zusätzlich thyreoidale Antikörper; umgekehrt wurden bei 30% der Patienten mit Thyreoiditis Antikörper gegen Belegzellen gefunden. 20% haben Antikörper gegen die Nebennieren und können das Bild eines M. Addison zeigen. Vitiligo kann auch bei PA auftreten. T-Zell-Antikörper liegen bei 85% der PA-Fälle vor. Bei 10–20% der Verwandten von PA-Patienten liegt eine PA-ähnliche Gastritis und Atrophie vor, von denen 65% Belegzell-Antikörper und 20% IF-Antikörper aufweisen.

Zur **Diagnose und Therapie** der PA *s. Kap. HÄM, 1., Vitamin-B_{12}-Mangel-Anämie (Megaloblastenanämie).* Die Frage nach der Überwachung im Hinblick auf die Entwicklung eines Magenkarzinoms ist noch nicht abgeschlossen. Der relative Anstieg des Risikos (dreifach höher als das der altersentsprechenden Kontrollgruppe) macht wahrscheinlich eine Endoskopie etwa 4mal in 5 Jahren notwendig. Es gibt keine guten klinischen oder histologischen Merkmale, mit denen diese Personen bei einer Screeninguntersuchung auffallen.

Epidemische Gastritis

Es gibt mehrere Berichte über plötzliche Erkrankungen mit Dyspepsie, übelriechendem Atem, mit Bauchschmerzen, mit Verlust der Säuresekretionsfähigkeit über einen variablen Zeitraum bis zu einem Jahr oder länger, mit einem mukoiden (vielleicht alkalischen) Magensekret und erhöhtem Serum- und Harnpepsinogenspiegel (Belegzell-Antikörper werden nicht gefunden) und bei einigen Personen mit einem neu entwickelten Ulcus pepticum in Pylorus oder Duodenum. Diese Fälle sind von Einrichtungen berichtet worden, die vielfach Magensaftuntersuchungen, meist bei sonst gesunden Freiwilligen, durchführen, und die Magenbiopsien haben eine schwere Gastritis gezeigt. Bei einem epidemischen Auftreten ereigneten sich 17 Fälle inklusive eines Patienten mit einem Gastrinom. Die Epidemiologie ließ an ein infektiöses Agens denken. Ein Forscher, der Helicobacter pylori vermutete, schluckte 10^9 Keime und entwickelte Hunger, der ihn aufweckte, Reizbarkeit, Kopfschmerz, schlechten Atem und eine bioptisch gesicherte Gastritis; gleichzeitig wurde entdeckt, daß die Bakterien gegen Metronidazol und Wismutsubcitrat empfindlich sind. Er wurde nach 2 Wochen beschwerdefrei. Ein weiterer Untersucher, der diesen Versuchsansatz wiederholte, erreichte keine Beschwerdefreiheit. Eine Epidemische Gastritis kann in großem Ausmaß die Ausprägungsform einer Gastritis zeigen, aber es muß noch nachgewiesen werden, daß alle derartigen Fälle auf Helicobacter pylori zurückzuführen sind oder daß es sich dabei um ein markantes klinisches Syndrom handelt.

Seltene spezifische Gastritissyndrome

Ménétriersche Erkrankung: *Eine Störung unbekannter Genese, die sich manifestiert in großen, dicken Magenfalten, mit großen Drüsen, geringer Entzündung und zystischer Dilatation, gelegentlich auf die Submukosa übergreifend und häufig auf Korpus und Fundus beschränkt* (das Antrum bleibt meist ausgespart). Als Charakteristikum sind Säure- und Pepsinsekretion vermindert, und es besteht ein oft so bedeutender Proteinverlust, daß ein Hypalbuminämie-bedingtes Ödem entsteht, welches zusammen mit Anorexie und epigastrischen Schmerzen die auftretenden Symptome darstellen kann. Röntgenuntersuchung und Endoskopie zeigen riesige Falten, die niemals den Pylorus kreuzen (nur lymphomatöse Falten tun dies). Die Ménétriersche Erkrankung betrifft meist Erwachsene zwischen 30 und 60 Jahren und verläuft häufig chronisch. Sie kann sich aber auch spontan zurückbilden. Eine Metaplasie und ein Verlust der Belegzellen können auftreten, und ein Adenokarzinom entsteht bei etwa 10% der Fälle.

Differentialdiagnostisch sind davon Lymphome abzugrenzen, bei denen häufig multiple Magenulzera auftreten, Pseudolymphome mit einer extensiven Lymphozyteninfiltration, Karzinome (Linitis plastica), eine hypertrophische Säure-hypersezernierende Gastropathie (mit Zollinger-Ellison-Syndrom oder ohne Hypergastrinämie) und das **Cronkhite-Canada-Syndrom,** eine polypöse Form mit Proteinverlust, die die Schleimhaut betrifft und auf den Dickdarm übergreifen kann, mit Alaktasie und Diarrhö. Eine ausreichend dicke oder tiefe Schlingenbiopsie ist in Verbindung mit dem klinischen Bild bei der Erstellung einer Diagnose hilfreich. Eine Magenresektion kann bei schwerer Hypalbuminämie notwendig sein. Konservative Therapie ist nicht erfolgreich.

Eosinophile Gastritis, eine Form mit extensiver Infiltration der Schleimhaut (und gelegentlich der Magenwand in ihrer gesamten Ausdehnung) mit eosinophilen Blutzellen, häufig auch in Antrum und Darm. Sie kann von einem Nematoden-Befall herrühren. Falls eine Obstruktion des Pylorus eintritt und Steroide nicht wirksam sind, kann ein chirurgischer Eingriff notwendig werden.

Die Plasmazell-Gastritis ist eine Form der **systemischen Mastozytose,** bei der ein pigmentierter Hautausschlag, Säurehypersekretion im Magen und Diarrhö die vorherrschenden Symptome darstellen können. Die Therapie des hypersekretorischen Zustands mit H_2-Antagonisten, besonders mit Ranitidin, kann ausreichend sein, um diesen Zustand unter Kontrolle zu halten.

Vom **Pseudolymphom,** einer Form der massiven lymphoiden Hyperplasie ähnlich der Ménétrierschen Erkrankung, ist keine Ursache bekannt und es wird dadurch diagnostiziert, daß man keine einheitlichen lymphoiden Zellpopulationen mit histochemischen Färbemethoden (monoklonale Antikörper) findet, ganz im Gegensatz zu den einheitlichen Lymphozyten-Populationen beim Lymphom.

Weitere Ursachen einer Gastritis sind **Systemerkrankungen** (Sarkoidose, Tbc, Syphilis, Amyloidose und andere granulomatöse Erkrankungen). Die dabei mit auftretende Gastritis kommt eher selten vor und steht nicht im Vordergrund.

Physikalische Ursachen einer Gastritis schließen die Einnahme von Ätzmitteln und Bestrahlung ein; eine Bestrahlung mit 16 Gray (1600 rad) erzeugt eine tiefe Gastritis; 45 Gray betrifft mehr das Antrum als den Fundus, verursacht Ulzerationen, sogar Perforation, setzt Narben und verursacht eine partielle Atrophie auf Dauer; selten kann eine Stenose des Pylorus entstehen.

Infektiöse (septische) Gastritis: Infolge von Ischämie, Ätzmitteln oder Bestrahlung können Bakterien die Magenschleimhaut befallen, wobei sie eine akute phlegmonöse Gastritis mit einem Gasödem in der Schleimhaut verursachen. Diese Form zeigt ein akutes Abdomen und hat eine sehr hohe Mortalität. Ein chirurgischer Eingriff ist unerläßlich.

Geschwächte oder unter Immunsuppression stehende Patienten können virale oder durch Pilze bedingte Gastritiden entwickeln mit Candida, Histoplasmose, Zytomegalie und Mukormykose; diese Diagnosen sollte man bei Patienten stellen, bei denen eine exsudative Gastritis, Ösophagitis oder Duodenitis vermutet wird.

Peptisches Ulkus

Eine umschriebene, bis in die Lamina muscularis mucosae penetrierende Ulzeration, die jene Bezirke der Schleimhaut betrifft, die der Einwirkung des Salzsäure-Pepsin-haltigen Sekrets ausgesetzt sind.

Die meisten peptischen Ulzera entstehen in den ersten Zentimetern des Duodenums, die als Bulbus duodeni bezeichnet werden **(Duodenalgeschwüre).** Sie sind auch häufig entlang der kleinen Kurvatur des Magens lokalisiert **(Magengeschwüre).** Weniger häufig findet man Ulzera im Pyloruskanal **(pylorische Ulzera),** im Duodenum unterhalb des Bulbus **(postbulbäre Ulzera)** oder in einem Meckelschen Divertikel, das Magenschleimhautinseln enthält. Nach einer Gastrojejunostomie, mit oder ohne teilweiser Gastrektomie, können sich Ulzera im Magen am Anastomosenrand **(Marginal-** oder **Anastomosenulzera)** oder im Jejunum direkt unterhalb der Anastomose **(jejunale Ulzera)** entwickeln. Ulzera können auch am unteren Ende des Ösophagus entstehen; eine diffuse Ösophagitis ist allerdings häufiger. **Streßulzera,** die bei einer schweren Erkrankung oder einem Trauma vorkommen, werden oben im Abschnitt Akute Gastritis behandelt.

Ätiologie

Ein peptisches Ulkus entwickelt sich nur, wenn der Magen Säure sezerniert. Die meisten Menschen sezernieren Säure; < 10% entwickeln ein Ulkus. Ein Ulkus durchdringt die Mucosa muscularis. Wenn dies nicht der Fall ist, handelt es sich um eine Erosion. Das Gleichgewicht zwischen Faktoren, die die Bildung von Ulzera begünstigen (wie z. B. Sekretion von Säure oder Pepsin in den Magen) oder protektiv auf den Aufbau der Schleimhaut wirken (z. B. Schleimproduktion, Membranbarrieren für die Permeabilität, Ersatz von abgeschilferten oder geschädigten Schleimhautzellen), kann durch viele Einflüsse gestört werden, wobei allerdings die unmittelbare Ursache des peptischen Ulkus nach wie vor ungeklärt ist. Die Ursachen des Magen-Ulkus und des Duodenal-Ulkus können von unterschiedlicher Natur sein. Das Magen-Ulkus tritt im Gegensatz zum Duodenal-Ulkus im späteren Leben auf und ist nicht mit einer erhöhten Säuresekretion assoziiert. Bestimmte Medikamente (vor allem Acetylsalicylsäure, andere nichtsteroidale Antiphlogistika und wahrscheinlich auch Kortikosteroide) können zur Ausbildung von Ulzera oder Erosionen des oberen Gastrointestinaltrakts prädisponieren, die nach Absetzen der Medikation abheilen und in der Regel nicht rezidivieren, sofern das auslösende Medikament nicht erneut verabreicht wird.

Pathologie

Meistens liegt ein einziges Ulkus vor, aber zwei und gelegentlich auch mehrere (Duodenalgeschwüre, Magengeschwüre oder beide) können vorkommen. Magengeschwüre liegen meistens entlang der kleinen Kurvatur des Magens, wo die Pylorusdrüsen an die säuresezernierenden Drüsen grenzen. Sie sind zwischen wenigen mm und mehreren cm groß. Meistens liegt eine Gastritis mit vor. Duodenalgeschwüre findet man meist innerhalb der ersten 3 cm des Pylorus. Sie variieren ebenfalls in der Größe, sind aber meist kleiner als Magengeschwüre. Durchschnittlich sind sie ungefähr 1 cm im Durchmesser. Bei einer chronischen (meist durch Helicobacter pylori ausgelösten) Gastritis finden sich fast immer auch Duodenalgeschwüre.

Die Ulzera sind normalerweise rund, oval oder elliptisch und haben einen scharfen Rand. Die umgebende Schleimhaut (in einem Streifen von 1–3 mm) ist oft hyperämisch und ödematös verändert. Die Ulzera penetrieren in die Submukosa oder Muskelschichten. Ein dünner Belag eines grauen oder weißen Exsudats bedeckt meistens den Kratergrund, der aus einer Schicht von Fibrin, Granulationsgewebe und Bindegewebe besteht. In der Ausheilungsphase kann das Bindegewebe am Ulkusgrund das Ulkus zusammenziehen und das umgebende Gewebe verziehen. Granulationsgewebe füllt den Ulkusgrund aus und von den Rändern her bedeckt eine Epithelschicht dessen Oberfläche.

Duodenalgeschwüre sind meist gutartig, aber ein Magengeschwür kann bösartig sein. Eine maligne Entartung eines gutartigen Magengeschwürs kommt selten vor. Andererseits kann gelegentlich ein malignes Magengeschwür für gutartig gehalten werden, da es sogar unter Therapie abheilen kann (selten).

Symptomatik

Das gewöhnliche peptische Ulkus nimmt einen chronisch rezidivierenden Verlauf. Die Symptome ändern sich entsprechend seiner Lokalisation und dem Alter des Patienten. Die Beschwerden können bei Kindern atypisch *(s. Kap. KIN, 14., Peptisches Ulkus im Kindesalter)* und bei älteren Personen nur gering ausgeprägt sein. Einige Ulkuspatienten haben keine Symptome, andere wiederum bemerken sie zum ersten Mal, wenn sich eine Komplikation (s. unten, Komplikationen eines peptischen Ulkus) entwickelt. Nur ungefähr die Hälfte der Patienten zeigt das charakteristische Symptomenbild. Der typische Schmerz wird als Brennen, Nagen oder Stechen beschrieben, aber die Beschwerden können auch als Sodbrennen, als ein Leeregefühl empfunden werden. Der typische Schmerz ist anhaltend, schwach bis mäßig stark ausgeprägt, sitzt in einem genau umschriebenen Areal, meist im Epigastrium, und wird durch Antazida oder Milch erleichtert.

Bei Patienten mit einem **Duodenalulkus** kann ein *typisches Schmerzmuster* beobachtet werden: Er fehlt, wenn der Patient aufwacht, und erscheint im Laufe des Morgens. Er wird durch Essen erleichtert, kehrt aber 2–3 h nach der Mahlzeit wieder. Ein Schmerz, der den Patienten um 1 Uhr oder 2 Uhr nachts aufwachen läßt, ist häufig hochverdächtig auf ein Ulkus. Häufig tritt der Schmerz einmal oder mehrmals am Tag für eine bis mehrere Wochen lang auf und kann dann ohne Behandlung wieder verschwinden. Die Wiederkehr ist häufig, oft innerhalb der ersten 2 Jahre, gelegentlich nach mehreren Jahren. Die Patienten lernen oft aus Erfahrung, wann ein Rezidiv eingetreten ist (z. B. meist im Frühling und Herbst oder während emotionaler Streßperioden).

Die Symptomatik des **Magengeschwürs** entspricht häufig nicht der des Duodenalgeschwürs. Essen kann den Schmerz eher verstärken als erleichtern; dies trifft besonders auf ein Ulkus im Pyloruskanal zu. Wegen des bestehenden Ödems und der Narbenbildung bieten die pylorischen Ulzera meist die Symptomatik der Obstruktion (Völlegefühl nach dem Essen oder Übelkeit und Erbrechen). Die Schmerzen beim **postbulbären Ulkus** zeigen keine Beziehung zu den Mahlzeiten. Beim **Ösophagusulkus** oder der Ösophagitis tritt der Schmerz auf, wenn der Patient schluckt oder liegt. **Komplikationen** des peptischen Ulkus werden weiter unten behandelt.

Diagnostik und Differentialdiagnose

Die Diagnose kann anhand der Symptome vermutet und durch die unten beschriebenen Untersuchungen bestätigt werden. Ein Magenkarzinom kann ähnliche Beschwerden machen und wird weiter unten im Abschnitt Maligne Neoplasien des Magens besprochen.

Endoskopische Untersuchungen, Zytologie und vielfache Biopsien sind im allgemeinen zuverlässige Wege, benigne von malignen Magenulzera zu unterscheiden. Wenn Patienten eine schwere Ulkusdiathese aufweisen, insbesondere wenn viele Ulzera gleichzeitig oder an untypischen Stellen auftreten, sollte an das Vorliegen eines Gastrinoms und an das Zollinger-Ellison-Syndrom gedacht werden *(s. Kap. MDA, 7., Pankreaskarzinom)*.

Die **Endoskopie** *(s. oben, Kap. MDA, 1.)* kann meist die Diagnose sichern. Zunehmend empfehlen viele Kliniker, die Endoskopie der Röntgenuntersuchung als Erstuntersuchung zur Diagnosestellung vorzuziehen. Sogar bei erfahrenen Untersuchern können jedoch etwa

5–10% der Magen- oder Duodenalulzera übersehen werden. So sollte, wenn das klinische Bild dafür spricht, bei negativem endoskopischem Befund eine Untersuchung mit Bariumkontrast ergänzend durchgeführt werden. Die Endoskopie stellt im allgemeinen den einzigen Weg dar, um Ulzera im Ösophagus oder eine Ösophagitis und akute Erosionen der Schleimhaut von Magen und Duodenum zu erkennen, da diese Läsionen meist zu oberflächlich sind, um sich im Röntgenbild darzustellen. Die Endoskopie ist auch zuverlässiger, um Krater im Duodenum (besonders wenn früher abgelaufende Ulzera zu Schleimhautdeformitäten geführt haben), an der Magenhinterwand und an Stellen einer chirurgischen Anastomose, die sich nicht im Röntgen darstellen, zu entdecken. Die Endoskopie in Verbindung mit der Entnahme einer Vielzahl von Biopsien stellt eine Hilfe dar, maligne Magenulzera zu erkennen. Eine Suche nach Tumorzellen im Magen mit der **Zytologie**, aus Magenspülungen und Magenbürstenabstrichen kann in entsprechend ausgestatteten Laboratorien mit dazu beitragen, maligne Magenulzera zu entdecken.

Magenbreipassage mit Barium: Die Fluoroskopie ist wichtig, um Ulkuskrater von Barium, das zwischen den Magenfalten liegt, zu unterscheiden. Bei der Hälfte der Patienten mit Duodenalulkus kann ein Krater nicht gesehen werden. Die Verformung des Bulbus duodeni ist ein naheliegender, jedoch nicht ein beweiskräftiger Befund, da ja Narbenbildung eines abklingenden Ulkus, Ödem und ebenso ein Spasmus als Folge eines frischen Ulkus eine Verformung verursachen können. Technik mit Luftdarstellung haben die Präzision der Röntgenuntersuchungen wesentlich verbessert.

Magensaftanalysen: Magensaftanalysen können sinnvoll zum Nachweis einer Achlorhydrie oder einer Hypersekretion sein. Um vernünftige Ergebnisse zu erzielen, muß die Sondenlage fluoreskopisch geprüft und die adäquate Drainage (eines kontinuierlichen Absaugapparats) ebenso durch eine Aspiration von Hand geprüft werden. Eine Achlorhydrie (z.B. bei perniziöser Anämie) wird dadurch diagnostiziert, daß der pH-Wert des Magensafts nicht unter 6,5 bei maximaler Stimulation (mit Pentagastrin 6 μg/kg s.c.) abfällt. Eine Magensaftanalyse ist indiziert, wenn Ulzera häufig wiederkehren und wenig auf eine Therapie ansprechen. Hohe Raten einer basalen und stimulierten Sekretion lassen an ein Zollinger-Ellison-Syndrom denken; die Diagnose wird durch erhöhtes Nüchterngastrin bei gleichzeitiger Säurehypersekretion gestellt. Bei allen Patienten mit Duodenalulzera sollte ein Nüchterngastrin-Wert bestimmt werden, falls das Ulkus nach Behandlung wieder auftritt *(s. a. Kap. MDA, 7., Pankreaskarzinom)*. Bei jedem Patienten, bei dem eine Operation eines Magenulkus ansteht, sollte präoperativ eine Analyse des Magensaftes durchgeführt werden.

Medikamente zur Therapie des peptischen Ulkus

Die Behandlung eines Magen- und Duodenalgeschwürs ist darauf abgestimmt, die Magensäure zu neutralisieren oder zu reduzieren, obwohl die Azidität des Magens meistens bei Patienten mit einem Magenulkus normal ist. Wenn die Symptome nicht innerhalb weniger Tage unter einer derartigen Therapie abklingen, kann eine Fehldiagnose vorliegen; der Patient kann eine Komplikation haben – oft eine Perforation; das Behandlungsschema kann der Situation nicht entsprechen oder der Patient folgt nicht den Behandlungsrichtlinien.

Die Heilung dauert gewöhnlich 4 bis 8 Wochen und kann unter Umständen bei großen und lange bestehenden Ulzera eine noch längere Zeit in Anspruch nehmen. **Magenulzera** sollten nach 8 Wochen durch Röntgenuntersuchungen oder Endoskopien, letzteres ist vorzuziehen, bis zur vollständigen Heilung überwacht werden. Die Behandlung wird durchgeführt, bis der Heilungsprozeß gesichert ist, weil andererseits nur dann angenommen werden kann, daß das Ulkus gutartig ist. Falls eine vollständige Ausheilung nicht stattfindet, sollte das Ulkus biopsiert werden, um ein Karzinom auszuschließen.

Duodenalulzera klingen in 4 bis 6 Wochen bei etwa 80% ab, jedoch ist von einer Darstellung des Heilungsvorgangs mittels Endoskopie eher abzusehen, da sie meist benigne sind. Den meisten Patienten wird geraten, den Anweisungen zur Lebensweise über einen Zeitraum Folge zu leisten, der erfahrungsgemäß für den Heilungsprozeß nötig ist.

Antazida

Antazida *(s. Tab. 2.)* bringen eine Erleichterung der Beschwerden, fördern die Heilung und verringern die Rezidivhäufigkeit. Ganz allgemein gibt es 2 Typen von Antazida: **1. Absorbierbare Antazida** sorgen für eine schnelle, vollständige Neutralisation; Natriumbikarbonat und Kalziumkarbonat, die stärksten Antazida, werden gelegentlich zur Kurzzeitbehandlung oder zur intermittierenden Schmerzerleichterung gegeben. Weil sie aber absorbierbar sind, können sie in der Langzeitanwendung eine Alkalose bzw. das **Milchalkalisyndrom** verursachen. Da die mit dieser Störung verbundenen Komplikationen nicht besonders auffallend sind (Übelkeit, Kopfweh, Schwäche), kann die Erkrankung bis zur irreversiblen Zerstörung der Niere unerkannt fortschreiten. Diese löslichen Antazida sollten im allgemeinen vermieden werden. **2. Nicht-absorbierbare Antazida** (relativ unlösliche Salze schwacher Basen)

Tab. 2. Zusammensetzung und Neutralisierungskapazität ausgewählter handelsüblicher Antazida-Suspensionen.*

Produkt (Handelsname)	Zusammensetzung (mg/ml)					Säure-neutralisierungs-kapazität (pro 5 ml)**
	$Al(OH)_3$	$Mg(OH)_2$	$CaCO_3$	Si	Na	
Maalox TC	600	300	0	0	0,8	27
Mylanta-II	400	400	0	40	1,1	25
Kudrox Double Strength	565	180	0	0	< 15	25
Gelusil-II	400	400	0	30	1,3	24
Camalox	225	200	250	0	1,2	18
Di-Gel	200	200	0	20	< 5	–
Marblen	400 mg $MgCO_3$ + 520 $CaCO_3$ ***			0	3	18
Alternagel	600	0	0	–	< 2,5	16
Silain-Gel	282	285	0	25	4,4	15
Riopan	540 Magaldrat ***			0	< 0,1	15
Gelusil-M	300	200	0	25	1,2	15
Magnesiummilch	0	390	0	0	0,12	14
Maalox	225	200	0	0	1,4	13
Mylanta	200	200	0	20	0,7	13
Aludrox	307	103	0	–	2,3	12
Basaljel	$Al(OH)CO_3$ gleich 400 $Al(OH)_3$ ***			–	2,9	12
Gelusil	200	200	0	25	0,7	12
Wingel	180	160	0	0	–	10
Kolantyl Gel	150	150	0	0	< 5	10
Amphojel	320	0	0	–	< 2,3	10
Gaviscon	31,7 $Al(OH)_3$ + 137 $MgCO_3$ + Na alginat ***			0	13	4

$Al(OH)_3$ = Aluminiumhydroxid; $Mg(OH)_2$ = Magnesiumhydroxid; $CaCO_3$ = Calciumcarbonat; Si = Silicium; Na = Natrium; TC = therapeutische Konzentration; Al(OH)CO3 = Aluminiumhydroxidgel; $MgCO_3$ = Magnesiumcarbonat; M = mittlere Stärke

* feste Dosierungsform (meist Tabletten) sind für die meisten Präparationen verfügbar. Ihre Zusammensetzung, Gehalt und säureneutralisierende Eigenschaften pro Einheit sind denen der Suspension ähnlich.

** in Milliäquivalent. In einigen Fällen wurde der 60-Minuten-Test dem 15-Minuten-Test vorgezogen.

*** angezeigte Zusammensetzung anstatt $Al(OH)_3$, $Mg(OH)_2$ und/oder $CaCO_3$.

Mit freundlicher Genehmigung aus Bruton L. L.: „Agents for control of gastric acidity and treatment of peptic ulcers." In Goodman und Gilman's „The Pharmacological basis of therapeutics". 8. Auflage hrsg. von A. G. Gilman, T. W. Rall, A. S. Nies und P. Taylor. New York, pergamon Press, 1990, S. 908.

wird man wegen ihrer geringeren Nebenwirkungen bevorzugen. Sie verbinden sich mit der Salzsäure unter Bildung nicht oder wenig resorbierbarer Salze, wodurch der pH-Wert des Magens ansteigt. Die Pepsinaktivität verringert sich unter dem pH-Anstieg > 4, und das Pepsin kann auch durch einige Antazida gebunden werden. Antazida können die Absorption anderer Medikamente beeinflussen (z. B. Tetracyclin, Digoxin, Eisen).

Aluminiumhydroxid ist ein relativ sicheres und sehr häufig angewandtes Antazidum. Eine Erniedrigung des Phosphats im Serum kann in seltenen Fällen als Ergebnis der Bindung des Phosphats durch das Aluminium im gastrointestinalen Trakt eintreten. Die damit verbundenen Symptome sind Appetitlosigkeit, Schwäche und Krankheitsgefühl. Das Risiko eines Phosphorverlustes steigt bei Alkoholikern und bei Patienten mit Nierenerkrankungen und bei denen unter Hämodialyse; Aluminiumhydroxid kann obstipierend wirken.

Da **Magnesiumhydroxid** ein wirksameres Antazidum als Aluminiumhydroxid ist und abführend wirkt, enthalten viele handelsübliche Antazida sowohl Magnesium- als auch Aluminiumhydroxid. Einige Präparate enthalten Aluminiumhydroxid und Magnesiumtrisilikat. Letzteres hat wohl weniger neutralisierende Kraft. Darmbewegungen lassen sich normalerweise regulieren, wenn 4mal 15–30 ml/Tag genommen werden. Wenn Patienten mehr als 4 Dosen nehmen, kann die erhöhte Menge von Magnesiumhydroxid eine Diarrhö verursachen. Obwohl nur geringe Mengen von Magnesium absorbiert werden, sollten Magnesiumpräparate bei Patienten mit einer Niereninsuffizienz mit großer Vorsicht gegeben werden.

Dosierungen: Antazida-Spezialitäten variieren in ihrer Neutralisierungskapazität mit der jeweiligen Meßmethode, von einem Patienten zum anderen und beim selben Patienten zu unterschiedlichen Zeiten. Effektivität, Kosten und die Vorliebe des Patienten beeinflussen die Wahl des Antazidums. Eine optimale Darmfunktion macht u. U. den Test verschiedener Antazida notwendig. Das optimale Schema liegt bei 15 bis 30 ml Flüssigkeit oder 2 bis 4 Tabletten 1 bis 3 Std. nach jeder Mahlzeit oder vor dem Zubettgehen. (Die Magensäureproduktion kann bei Duodenalulzera zwischen 60 und > 600 mÄq/Tag variieren; zwei Drittel aller Patienten liegen bei 150–400 mÄq/Tag). Die Tagesgesamtdosis von Antazida sollte im Bereich von 200–400 mäq Pufferkapazität liegen *(s. Tab. 2.)*; Patienten mit Magenulzera liegen mehr im Bereich von 60–300 mÄq/Tag. Tabletten scheinen mehr akzeptiert zu werden, sind jedoch weniger wirksam als Suspensionen. Falls Antazida zur Erstbehandlung eines Ulkus verwendet werden, sollten sie über 6 Wochen beim Duodenal- und über 8 Wochen beim Magenulkus verwendet werden.

Histamin-H_2-Rezeptor-Antagonisten

4 H_2-Rezeptor-Antagonisten stehen zur Verfügung: Cimetidin, Ranitidin, Famotidin und Nizatidin. Jede dieser Substanzen, unterschiedlich in Wirksamkeit und Halbwertszeit, ist ein kompetitiver Histamin-Blocker am H_2-Rezeptor und wird derzeit klinisch zur Blockade der basalen Magensäuresekretion **(BAO)** eingesetzt, die nicht nur durch Histamin, sondern auch durch Gastrin, Azetylcholin, Vagusreizung, Koffein und Nahrungszufuhr stimuliert wird. Das Magensäurevolumen wird proportional vermindert. Der intrische Faktor (auch ein Produkt der Parietalzellen) wird teilweise reduziert, aber nicht so weit, daß eine Substitution von Vitamin B_{12} notwendig wäre. H_2-Antagonisten vermindern die durch Histamin stimulierte Pepsinsekretion wesentlich besser als diejenige, die durch einen Vagusreiz oder Gastrin ausgelöst wird. Alle 4 Substanzen werden gut aus dem Gastrointestinaltrakt resorbiert, wobei die Bioverfügbarkeit nach oraler Gabe 37–90% beträgt. Der Wirkungseintritt wird 30–60 min nach der Einnahme beobachtet und erreicht ein Maximum nach 1–2 Std. Eine begleitende Einnahme von Antazida oder Nahrungszufuhr verzögert die Resorption und den Zeitpunkt des Wirkungsmaximums der H_2-Antagonisten, ohne jedoch den therapeutischen Effekt zu beeinträchtigen. Durch intravenöse Verabreichung läßt sich ein rascherer Wirkungseintritt erzielen. Die Wirkungsdauer nach oraler oder intravenöser Verabreichung ist proportional zur Dosis und reicht von 6–20 h. Die Elimination der Substanzen aus dem Plasma findet innerhalb von 2–4 h statt. Es entstehen mehrere hepatische Metaboliten, die teils inaktiv oder weniger wirksam sind als die Ausgangssubstanz. Allen 4 Pharmaka ist gemeinsam, daß ein

Großteil der Substanz unverändert über die Nieren ausgeschieden wird, was eine Dosisanpassung bei Niereninsuffizienz notwendig macht *(s. Tab. 3.)*. Oral verabreichtes Famotidin wird hauptsächlich über die Fäzes eliminiert, bei intravenöser Gabe dagegen über die Nieren. Durch Hämodialyse werden H_2-Blocker entfernt, was eine erneute Verabreichung nach Beendigung der Dialyse notwendig macht.

Tab. 3. Klinische Äquivalenzdosierung (in mg) von H_2-Rezeptorblockern

Erkrankung	*Häufigkeit*	*Cimetidin*	*Ranitidin*	*Famotidin*	*Nizatidin*
Ulcus pepticum Magen/Duodenum					
aktives Ulkus	vor dem Zubettgehen	800* oder	300* oder	40* oder	300* oder
	2×tgl.	400	150	20	150
Dauertherapie		400	150	20	150
GÖR					
mäßig bis schwere Verlaufsform**	2×tgl.	800	300	40	300
leichte Verlaufsform	2×tgl.	400	150	20	150
Hypersekretion des Magens**	alle 6 Std.	400–1600	150–600	20–160	150–600
i.v. Gabe		300 alle 6 Std.	50 alle 8 Std.	20 alle 12 Std.	nicht im Handel
Nierenversagen					
KCL 20–50 ml/min	Gabe der halben Dosis oder Verdoppelung der Dosisintervalle				
KCL < 20 ml/min	Gabe der Viertel-Dosis oder Vervierfachung der Dosisintervalle				

GÖR = Gastroösophagealer Reflux; KCL = Kreatininclearance
* Einheitsdosis zur Berechnung beim Nierenversagen
** siehe Text zum Einsatz von Omeprazol, als Mittel der Wahl

Einsatz beim Duodenalulkus: Die vier Substanzen sind in entsprechender Dosierung gleich wirksam und es läßt sich eine Besserung der Beschwerden innerhalb von 1–10 Tagen in der Mehrzahl der Fälle erzielen. Endoskopisch lassen sich Abheilungsraten von 60–80% nach 4 Wochen und 80–92% nach 6wöchiger Einnahme erreichen, eine Therapiedauer, die allgemein als ausreichend zur Behandlung des Duodenalulkus angesehen wird. Bei Patienten mit ausgedehnten Ulzera, Rauchern und denjenigen Personen, die Acetylsalicylsäure und andere nicht-steroidale Antiphlogistika eingenommen haben, heilen die Duodenalulzera schlechter ab und bedürfen einer Behandlung von mehr als 6 Wochen mit endoskopischer Verlaufskontrolle. Heimlicher Acetylsalicylsäure-Abusus verhindert ein Abheilen der Duodenal- oder Magenulzera und läßt sich durch Messung von Salicylat im Serum aufdecken.

Magenulzera sprechen auf die Behandlung an, jedoch sind die Heilungsraten 10–15% niedriger als bei Duodenalulzera und werden wie bei Magenulzera durch Rauchen, die Ulkusgröße und nichtsteroidale Antiphlogistika nachteilig beeinflußt. Die Dosisregime bei Duodenal- und Magenulzera haben sich allmählich verändert, und derzeit wird eine Einmalgabe vor dem Zubettgehen empfohlen *(s. Tab. 3.)*. Eine Erhaltungsdosis, die, wenn indiziert, der Hälfte dieser Nachtdosis entspricht, vermindert Rezidive von Duodenalulzera, die bei 80% der unbehandelten Patienten nach einem Jahr vorkommen, auf etwa die Hälfte, wobei auch Komplikationen wesentlich seltener auftreten.

Krankheitsbilder mit Magensäure-Hypersekretion schließen das Zollinger-Ellison-Syndrom, die systemische Mastozytose mit peptischem Ulkus-Syndrom sowie etwa bei 10% der Patienten mit Duodenalulzera, die an keinem dieser Syndrome erkrankt sind und bei denen die Magensäureanalyse eine basale Säuresekretion von > 15 mÄq/h ergibt, ein. Diese Patienten benötigen H_2-Antagonisten über mindestens alle 12 h, besser jedoch alle 6–8 h, und in manchen Fällen muß die Dosis bis zum Vierfachen der größten Einzeldosis gesteigert werden *(s. Tab. 3.)*. Die Wirksamkeit der Behandlung sollte individuell durch Messung der basalen Säuresekretion, die auf Werte von < 5 mÄq/h vor Gabe der nächsten Dosis absinken sollte, bestimmt werden. Bei diesen Patienten ist die Substanz Omeprazol das Mittel der Wahl, von der 1 bis höchstens 2 Dosen/Tag benötigt werden (s. u., Neuere Substanzen).

Reflux-Ösophagitis: H_2-Antagonisten verbessern das Beschwerdebild bei Patienten mit symptomatischem Reflux (Brennen in der Herzgegend, retrosternaler Schmerz). Die Heilungsraten bei schwerer Reluxösophagitis sind bisher enttäuschend). Die empfohlenen Dosen, die zur Behandlung der mittelgradigen bis schweren Ösophagitis benötigt werden, sollten auf ein Maximum gesteigert werden *(s. Tab. 3.)*. Omeprazol steht für eine Kurzzeitbehandlung der schweren Ösophagitis zur Verfügung. Klinische Studien zeigten, daß eine einmal tägliche Gabe von 20–40 mg Omeprazol verglichen mit H_2-Antagonisten zu einer besseren Reduktion der Refluxsymptomatik und einer Abheilung der Ösophagitis führte. In den meisten Fällen heilte die Ösophagitis innerhalb von 4–8 Wochen ab. Eine Erhaltungsdosis von Omeprazol wurde bisher nicht ermittelt, ebensowenig liegen Erfahrungen vor, durch die eine Langzeitanwendung empfohlen werden könnte.

Die Aspiration von Säure kann Asthma auslösen oder zu einer chronischen Lungenerkrankung führen. Die Behandlung dieser klinischen Manifestation des Refluxes schließt die Gabe von Omeprazol ein. Bei allen Patienten mit reflux-bedingten pulmonalen Komplikationen sollte eine chirurgische Behandlung erwogen werden.

Einsatz von H_2-Antagonisten in der Prophylaxe: Im Rahmen der präoperativen Vorbereitung werden vielen Patienten H_2-Blocker verabreicht, um einem Magensäurereflux und einer Aspiration vorzubeugen. Dementsprechend wird eine volle orale Dosis 12 h sowie 2 h vor der Operation verabreicht.

Bei schwerkranken Patienten mit einem Risiko zur Entwicklung eines Streßulkus (Verbrennungen, Sepsis, Schock, Polytrauma oder Multiorganversagen) werden H_2-Antagonisten in der Regel alle 12 h intravenös verabreicht, um den Mageninhalt auf pH-Werten von > 4 zu halten. Die Dosierung muß bei Nierenversagen angepaßt werden. Die Blutspiegel sind nicht überall verfügbar und ihr Stellenwert wurde bisher auch nicht ermittelt. Von größerer Bedeutung ist es dagegen in der Prophylaxe, keine Anstrengung zu scheuen, um einen Schock, eine Sepsis oder ein Organversagen zu verhindern oder frühzeitig zu behandeln. Etwa die Hälfte der schwerstkranken Patienten auf chirurgischen Intensivstationen sezerniert keine Magensäure. Die vollständige Unterdrückung der Magensäuresekretion kann zu einer bakteriellen Kolonisation prädisponieren, die wiederum zu einer nosokomialen Pneumonie führen kann.

Patienten unter nichtsteroidaler antiphlogistischer Therapie: Es gibt Ansätze, H_2-Antagonisten zur Prävention eines Magen- oder Duodenalulkus, die bei regelmäßiger Einnahme von nichtsteroidalen Antiphlogistika auftreten können, einzusetzen. Das Blutungsrisiko ist bei älteren Patienten, die regelmäßige Dosen von nichtsteroidalen Antiphlogistika einnehmen, erheblich größer. Klinische Studien zeigten, daß durch Ranitidin die Rezidivrate von Duodenalulzera, nicht dagegen die Entwicklung eines Magen-Ulkus reduziert werden konnte. Die einzige klare Indikation für H_2-Antagonisten ist das Vorliegen oder eine Anamnese eines Duodenalulkus in dieser Patientengruppe, welcher eine therapeutische (volle Nachtdosis) oder eine Erhaltungsdosis (½ der Nachtdosis) notwendig macht. Beschwerden des oberen Gastrointestinaltrakts bei Patienten, die nichtsteroidale Antiphlogistika einnehmen, werden am besten durch eine Dosisreduktion oder ein Umsetzen auf eine andere Substanz angegangen. Falls die Symptome persistieren, sollte sich die Behandlung nach den endoskopischen Befunden richten. Eine generelle Verordnung von H_2-Antagonisten für alle Patienten mit nichtsteroidalen Antiphlogistika ist unlogisch und unnütz. Gefahren bei der Einnahme von H_2-Antagonisten: Die Gabe von H_2-Antagonisten, die früher beim Ersatz von Pankreasenzymen oder bei akuten Pankreatitiden empfohlen wurden, ist in diesen Fällen nicht angezeigt.

Allgemeine Gefahren: Persistierende abdominelle Beschwerden (> 1–2 Wochen nach Behandlungsbeginn) lassen eine nicht-ulzeröse Ursache vermuten und bedürfen einer erneuten diagnostischen Abklärung.

Unerwünschte Reaktionen: H_2-Antagonisten weisen eine niedrige Rate an schweren Nebenwirkungen auf und besitzen einen großen Sicherheitsfaktor. Cimetidin scheint die einzige Substanz zu sein, die einen antiandrogenen Effekt, der sich in Form einer reversiblen Gynäkomastie und in geringerem Ausmaß als Impotenz bei einigen Patienten (z. B. bei Hypersekretion von Magensäure), die hohe Dosen über einen längeren Zeitraum einnehmen, äußert, bewirkt. Berichtet wurden mentale Veränderungen (vor allem bei älteren Menschen), Diarrhöen, Exantheme, medikamenteninduziertes Fieber, Myalgien sowie nach rascher intravenöser Verabreichung eine Sinus-Bradykardie und eine Hypotension bei weniger als 1% der behandelten Patienten. Diese Effekte treten nicht generell auf, und in der Regel reicht es aus, auf eine andere Substanz in äquivalenter Dosierung umzusetzen. Ein vorübergehender Anstieg des Kreatinins, der Transaminasen und der alkalischen Phosphatase kann auftreten.

Interaktion mit anderen Pharmaka: Cimetidin bewirkt eine Interaktion mit dem mikrosomalen Enzymsystem P-450, was zu einem verzögerten Metabolismus der Substanzen, die durch dieses System eliminiert werden, führen kann. Dazu gehören Phenytoin, Warfarin, Theophyllin, Diazepam und Lidocain. Deshalb sollten bei einer Behandlung mit P-450-abhängigen Substanzen andere H_2-Antagonisten als Cimetidin verordnet werden. Die Salicylat-Serumspiegel können durch alle H_2-Antagonisten erhöht werden, weswegen die Dosis von Acetylsalicylsäure um 25% reduziert werden sollte.

Altersentsprechende Anpassung der Dosis: Für den Einsatz in der Pädiatrie wurden bisher weder ausreichende Sicherheit noch Wirksamkeit ermittelt; die Dosierung sollte entsprechend des Körpergewichts eingestellt werden, da Kinder die gleiche Menge an Magensäure und Pepsin sezernieren wie Erwachsene pro kg/KG. In der Geriatrie wurden die Sicherheit und die unerwünschten Reaktionen nicht spezifisch untersucht. Es sollte vor allem auf medikamentösinduzierte feine oder offensichtliche mentale Alterationen oder Interaktionen geachtet werden.

Sucralfat

Sucralfat ist ein Sukrose-Aluminiumkomplex, der in Kombination mit Proteinen im Ulkusgrund einen schützenden Überzug bilden und die Heilung fördern soll. Es bietet einen Nutzen bei allen Formen von Magenulzera und stellt eine überlegenswerte Alternative im Hinblick auf die Kosten der anderen Therapien dar. Die empfohlene Dosis beträgt 1 g 3mal oder 4mal/Tag. Der Komplex wird nicht resorbiert und verursacht keine systemischen Wirkungen, außer daß eine Obstipation auftreten kann.

Anticholinergika

Sie werden heute seltener in der Ulkustherapie verwendet, außer als Zugabe, wenn H_2-Antagonisten die Ulkuskrankheit im extrem hypersekretorischen Status nicht mehr unter Kontrolle bekommen. Sie können Mundtrockenheit und verschwommenes Sehen verursachen; die Dosis sollte bei jedem Patienten so hoch angesetzt werden, daß diese Wirkungen nicht auftreten. Üblich sind Dosen von Poldin 4 mg, Glycopyrrolat 1 mg, Propanthelin 7 bis 15 mg oder Isopropamid 5 mg, oral vor jeder Mahlzeit und vor dem Zubettgehen. Gelegentlich wird eine Belladonna-Tinktur verwendet, da deren Dosis exakt titriert werden kann; die Dosis kann zwischen 0,6 und 1,0 ml (0,18–0,3 mg) 4mal/Tag liegen.

Anticholinergika sind **kontraindiziert** bei erschwertem Wasserlassen, Vorliegen eines akuten Engwinkel-Glaukoms oder Magenretention. Eine vollständige Obstruktion des Pylorus kann sich bei Patienten mit teilweiser Obstruktion des Magenpförtners entwickeln; Harnretention und Glaukom treten häufig bei Patienten jenseits der 50 auf. *Patienten mit Ösopha-*

gusulzera oder einer Ösophagitis sollten keine Anticholinergika verabreicht bekommen, da sie den Tonus des unteren Ösophagussphinkters schwächen können.

Neuere Medikamente

Andere Präparate werden hauptsächlich außerhalb den USA als wirksam in der Ulkusbehandlung angesehen. Dies betrifft auch das Sulpirid, das im Hypothalamus eine neuroleptische Wirkung hat, die vagusstimulierte Magensekretion reduzieren und auf diesem Wege die Heilung fördern soll. Mehrere Wismut-enthaltende Präparate (einschl. Zolimidin und kolloidales Wismutsubzitrat) sollen nach skandinavischen und britischen Literaturangaben eine ähnliche Wirkungsweise wie Sucralfat haben (s. oben).

Carbenoxolon soll das Ausheilen eines Magen- oder Duodenalulkus fördern. Dies wird heilenden Effekten auf die Mukosa zugeschrieben. Die Behandlung kann allerdings mit Kochsalzretention, Ödemen, Hypertension und/oder Hyperkaliämie einhergehen. Das Ausmaß dieser Nebenwirkungen korreliert mit der Dosis und der Dauer der Behandlung. Man sollte jedoch bei Patienten mit kardiovaskulären, pulmonalen oder renalen Erkrankungen und besonders Hypertonie vorsichtig sein. Dieses Medikament ist in den USA nicht zugelassen.

Omeprazol, ein substituiertes Benzimidazol, ist ein potenter Inhibitor der Protonen-(Säure)-Pumpe, der H^+/K^+ATPase, die sich an der apikalen Sekretionsmembran der Belegzellen befindet. Es kann vollständig die Säuresekretion hemmen und wirkt sehr lange. Durch Dosen von 40 mg/Tag wird eine Abheilungsrate der Duodenal-Ulzera von 100% innerhalb von 2–4 Wochen erzielt. Für Magen-Ulzera betragen die Heilungsraten 80–90% und mehr innerhalb von 6 Wochen. Ösophageale Ulzerationen, die gegenüber H_2-Antagonisten resistent sind, sprechen meist auf Omeprazol an. Omeprazol ist die wirksamste Substanz zur Therapie des Gastrinoms (Zollinger-Ellison-Syndrom) und wird deshalb zur Langzeitbehandlung bevorzugt eingesetzt. Dabei sollte der Patient auf Omeprazol so eingestellt werden, daß die basale Magensäuresekretion < 5 mÄq/h beträgt. Wenn sich durch eine einmalige Gabe von 80 mg einmal täglich keine Kontrolle erzielen läßt, sollte die Dosis nach Empfinden des Patienten gegeben werden. Untersuchungen zur Sicherheit und Wirksamkeit bei Langzeitanwendung bei Duodenal- und Magenulzera stehen noch aus. Omeprazol ist für eine Kurzzeitanwendung (4–8 Wochen) in mehreren europäischen Ländern zugelassen. In den USA ist die Substanz zur Behandlung von Magensäure-Hypersekretionszuständen (z. B. bei Zollinger-Ellison-Syndrom), der Ösophagitis und der peptischen Ulzera, die gegenüber einer Therapie mit H_2-Antagonisten resistent sind, zugelassen. Eine Dosierung von 20–40 mg/Tag bei Ösophagitis und 20–80 mg/Tag bei Zollinger-Ellison-Syndrom erwiesen sich als wirksam.

Prostaglandine: Der Einsatz bestimmter Prostaglandine ist vielversprechend, da sie die Magensekretion hemmen und vermutlich die Magenschleimhaut vor schädigenden Pharmaka zu schützen vermögen *(s. Kap. PHA, 10.)*. Verschiedene Prostaglandin E_2-Analoga und andere Substanzen, die oral einsetzbar sind, werden derzeit in klinischen Studien auf ihre Wirksamkeit zur Behandlung von Duodenal- und Magenulzera untersucht. Die bisherigen Ergebnisse sind jedoch im Vergleich zu H_2-Antagonisten schlechter. Misoprostol wurde zur Prophylaxe des Magenulkus, das mit der Einnahme von nicht-steroidalen Antiphlogistika assoziiert ist, zugelassen. Allerdings ist die genaue Bedeutung von nichtsteroidalen Antiphlogistika assoziiert ist, zugelassen. Allerdings ist die genaue Bedeutung von nichtsteroidalen Antiphlogistika in der Entwicklung des Magenulkus nicht klar, weswegen nicht alle Patienten, die unter dieser Therapie stehen, routinemäßig mit Misoprostol prophylaktisch behandelt werden sollten. Die genauen Indikationen sind nicht eindeutig, da nur 10–15% der arthritischen Patienten, die mit einer vollen Dosierung von nicht-steroidalen Antiphlogistika behandelt werden, ein peptisches Ulkus ausbilden. Bis zu 30% der Patienten, die Omeprazol einnehmen, können Diarrhoen entwickeln.

Sedativa

Das Auftreten eines begleitenden Angstzustandes und einer Depression sollte man entsprechend behandeln, wobei man im Auge behalten sollte, daß das potenteste „Therapeutikum" der Arzt als der sympathische Zuhörer und die strenge Begleitperson ist. Sedativa oder Tranquilizer (z. B. Chlordiazepoxid 2–5 mg oral 1–4mal/Tag) könnten hilfreich sein, sollten jedoch nur bei eindeutigen nichtulzerativen Indikationen verschrieben werden. Prochlorperazin 5 mg 1–4 mg/Tag kann verabreicht werden, falls Schwindel ein Problem darstellt. Falls Nausea länger als 2 bis 3 Tage besteht, sollte man eine Pylorus-Obstruktion oder andere Ursachen ausschließen.

Aspirin und Aspirin enthaltende Medikamente, andere nichtsteroidale Antiphlogistika und Reserpin sollten, wenn möglich, vermieden werden.

Begleittherapie bei Magenulkus

Diät

Es ist nicht gesichert, daß irgendeine Diät die Heilung beschleunigt oder ein Rezidiv verhindert. Deshalb eliminieren einige Ärzte nur Nahrungsmittel, die Schmerzen verursachen, wie z. B. Fruchtsäfte, stark gewürzte und fette Speisen. Pfeffer, der einzige Nahrungsbestandteil, der von objektiven Untersuchungen als schädlich angesehen wird, und Kaffee (sogar der entkoffeinierte) können eine Ulkus-ähnliche Dyspepsie bei manchen Personen auslösen und sollten vermieden werden. Zwischenmahlzeiten sollte man anregen, aber während Nahrung Säure neutralisieren kann, kann sie auch die Säuresekretion stimulieren. Alkohol, der die Säuresekretion stimulieren kann, wird normalerweise, auch in kleinen Mengen nur als Lösungsvermittler, eingeschränkt. **Rauchen** verzögert oder verhindert die Rückbildung eines Ulkus und fördert zudem Rezidive. Ulkuspatienten müssen dringend davon überzeugt werden, das Rauchen zu lassen.

Nächtliche Schmerzen

Gelegentlich wacht ein Patient mehrere Stunden nach dem Einschlafen auf, obwohl die Symptome tagsüber unter Kontrolle stehen. Cimetidin 400 mg, Ranitidin 300 mg, Famotidin 40 mg oder Nizatidin 150 mg sollten die nächtlichen Schmerzen innerhalb von 3 bis 4 Tagen lindern. Auch eine hohe Dosis eines flüssigen, nicht resorbierbaren Antazidums kann nützlich sein. Wird der nächtlich auftretende Schmerz durch diese Maßnahmen nicht gelindert, sollten Komplikationen (wie Penetration oder Obstruktion) oder eine andere Diagnose (z. B. Ösophagitis oder Cholelithiasis) erwogen werden.

Rezidive

Die verfügbaren Medikamente zur Ulkustherapie druchbrechen so lange die eigentliche Entstehung eines Duodenalulkus, wie sie in ausreichender Dosierung appliziert werden. Ein Fortführen der Medikation über mehr als 2 Jahre vermindert nicht das Risiko oder Rezidiv, das bei 60–80% der Patienten innerhalb eines Jahres nach Absetzen der Therapie auftritt. Dieser Umstand zwingt zu 2 Vorgaben: 1. nur Rezidive, die eine Symptomatik aufweisen, über 6 Wochen zu behandeln, wobei 80–90% in dieser Zeit heilen und eine Rezidivrate von 60–80% in den folgenden 1 bis 2 Jahren in Kauf genommen wird; oder 2. einem Rezidiv eine Dauertherapie folgen zu lassen *(s. Tab. 3.)*. Unter diesem Verfahren treten Rezidive im ersten Jahr zu 30–50% und im zweiten Jahr zu 50–60% auf, jedoch mit weniger Blutungen und viel *weniger Schmerzen*. Bei jenen Patienten, die trotz strengem Regimen und internistischer Behandlung nicht auf die konservative Therapie ansprechen, müssen operative Maßnahmen in Erwägung gezogen werden. Das Operationsverfahren mit der geringsten Morbidität und Mortalität und gleichzeitig mit akzeptablen Ergebnissen ist die proximale selektive Vagotomie.

Klinikaufenthalt

Klinikaufenthalt ist selten notwendig, aber dann angezeigt, wenn ambulantes Vorgehen keine entsprechende Besserung bringt oder wenn Komplikationen auftreten; eine Hospitalisierung beschleunigt auch Untersuchungen zur Entdeckung einer malignen Entartung eines Magenulkus, stellt einen adäquaten Therapieversuch sicher, kann den Patienten zeitweise aus einer streßreichen Umgebung entfernen und bietet dem Patienten und dem Arzt die spezielle Möglichkeit, die psychosozialen Probleme zu erwägen.

Chirurgie: Bei der zur Verfügung stehenden Medikamententherapie werden die Indikationen für einen chirurgischen Eingriff mehr zurückgedrängt, und die Zahl der Patienten, die einen chirurgischen Eingriff benötigen, ist signifikant zurückgegangen. Indikationen (s. unten, Komplikationen des peptischen Ulkus) sind Perforation, eine Obstruktion, die nicht auf eine konservative Therapie anspricht oder die rezidivierend ist, 2 oder mehr schwere Hämorrhagien, ein Magenulkus mit Malignitätsverdacht und Auftreten unkomplizierter Ulkusrezidive, die den Patienten arbeitsunfähig machen.

Postgastrektomie-Symptomatik: Das Auftreten und die Art der Symptome variieren entsprechend der durchgeführten Operation. Eine subtotale Gastrektomie wird heute seltener als in früheren Jahren durchgeführt. In dieser Abhandlung soll die Gastrektomie Antrektomie, Hemigastrektomie, partielle Gastrektomie und die subtotale Gastrektomie (z. B. Resektion von 30 bis 90% des distalen Magens mit Gastroduodenostomie – Billroth I – oder mit Gastrojejunostomie – Billroth II) beinhalten. Eine Gastrektomie kann mit oder ohne Vagotomie durchgeführt werden. Nach einer Gastrektomie haben an die 30% der Patienten ein signifikantes Symptomenbild mit Gewichtsverlust, was vom Syndrom des kleinen Magens und der Maldigestion herrührt, mit Dumping-Syndrom, mit reaktiver Hypoglykämie, mit galligem Erbrechen und mit Anämie. Eine Diarrhö kommt besonders häufig nach trunkulärer Vagotomie, sogar ohne eine Resektion (Pyloroplastik) vor.

In neuerer Zeit ist die am häufigsten empfohlene und durchgeführte Operation eines Duodenalulkus die hohe selektive oder auf den Fundus beschränkte Vagotomie, die eine sehr geringe Mortalität besitzt und eine Morbidität vermeidet, die mit einer Gastrektomie oder mit einer trunkulären Vagotomie vergesellschaftet ist.

Eine **Ulkusrezidiv**-Rate von 5 bis 12% wird nach Fundusvagotomie berichtet. Eine derartige Rate kann auch bei der konservativen Therapie mittels H_2-Antagonisten erwartet werden. Ulkus-Rezidive zwischen 2 und 5% werden nach Gastrektomie gesehen. Die Diagnose erfolgt endoskopisch. Bei wiederauftretenden Ulzera sollte die Vollständigkeit einer Vagotomie durch eine Analyse des Magensaftes getestet und es sollte ein Zollinger-Ellison-Syndrom durch Serumgastrin-Bestimmungen ausgeschlossen werden. Durch präoperative Bestimmungen von Magensaftsekretion und Serumgastrinwerten kann ein signifikanter Anteil Patienten mit einem Zollinger-Ellison-Syndrom entdeckt werden, was zur erneuten Erwägung eines magenchirurgischen Eingriffs führen kann.

Gewichtsverlust tritt häufig nach subtotaler Gastrektomie auf; Patienten können weniger Nahrung zu sich nehmen, wegen eines frühen Sättigungsgefühls (da ja der verbliebene Magenrest klein ist) oder um ein Dumping-Syndrom oder andere postprandiale Symptome zu vermeiden. Bei einem kleinen Restmagen kann nach einer sogar angemessenen Mahlzeit ein Völlegefühl und ein Unwohlsein eintreten, und Patienten, die ihre Nahrungsaufnahme eingeschränkt und deswegen ein geringeres Gewicht haben, sollten angehalten werden, kleinere, aber häufigere Mahlzeiten zu sich zu nehmen. Maldigestion und Steatorrhö durch den pankreatobiliären Bypass, besonders bei Billroth-II-Anastomosen, können auch zum Gewichtsverlust beitragen. Eine Anämie ist häufig (meist wegen des Eisenmangels, aber gelegentlich auch wegen eines B_{12}-Mangels infolge des fehlenden Intrinsic-Factors), und eine Osteomalazie kann hinzukommen. Vitamin B_{12} 100 µg/Monat wird bei allen Patienten mit totaler Gastrektomie empfohlen, es kann jedoch auch bei Patienten mit subtotaler Gastrektomie verabreicht werden, falls ein Mangel vermutet wird.

Ein **Dumping-Syndrom** kann auf chirurgische Drainage-Maßnahmen vornehmlich im Zusammenhang mit einer Gastrektomie folgen. Mattigkeit, Schwindel, Schwitzen, Übelkeit, Erbrechen und Herzklopfen können unmittelbar nach dem Essen auftreten, besonders nach hypertensiven Mahlzeiten. Eine weitere Art des „dumping" (reaktive Hypoglykämie) kann durch einen starken Anstieg der postprandialen Blutzuckerkurve hervorgerufen werden, wegen einer zu schnellen Passage durch den Magenrest. Frühe hohe Blutzuckerspitzen stimulieren die Freisetzung von Insulin. In dieser Zeit (etwa 2 Std. nach der Mahlzeit) hat der Nahrungsbolus den Magen passiert und eine symptomatische Hypoglykämie tritt ein. Eine proteinreiche, hochkalorische Diät (in häufigen kleinen Mahlzeiten) ist zu empfehlen.

Komplikationen des peptischen Ulkus

Penetration (gedeckte Perforation)

Ein peptisches Ulkus kann in die Wand des Magens oder Duodenums penetrieren und in einen angrenzenden Raum (Omentum minus, Bursa omentalis) oder ein Organ, wie das Pankreas oder die Leber, eindringen. Adhäsionen verhüten den Durchbruch in die freie Bauchhöhle. Die Schmerzen können sich, sehr intensiv anhaltend, an andere Stellen außerhalb des Abdomens projizieren (normalerweise in den Rücken, im Falle einer Penetration eines posterioren Duodenalulkus in das Pankreas) und sich durch Lagewechsel des Patienten verändern. Wenn die medikamentöse Therapie nicht zur Heilung führt, sind operative Maßnahmen notwendig.

Perforation

Ein Ulkus, das in die freie Bauchhöhle perforiert, sitzt normalerweise an der Vorderwand des Duodenums, weniger häufig im Magen. Eine freie Perforation hat ein akutes Abdomen zur Folge. Der Patient entwickelt einen plötzlichen, intensiven und fortbestehenden Schmerz im Epigastrium, der sich schnell über das ganze Abdomen ausbreitet, oft im rechten unteren Quadranten des Abdomens besonders stark wird und gelegentlich in eine oder beide Schultern ausstrahlt. Der Patient liegt meist so ruhig wie möglich, versucht jede Bewegung zu vermeiden, da sogar tiefes Atmen den Schmerz verschlechtern kann. Das Abdomen ist gespannt, die Bauchmuskeln sind hart („brettharter Bauch"), und Darmgeräusche sind reduziert oder fehlen. Die Leberdämpfung kann fehlen. *Die Symptome können weniger stark ausgeprägt sein beim alten, moribunden oder mit Kortikosteroiden behandelten Patienten.*

Schmerz und Bauchdeckenspannung können teilweise nachlassen und der Zustand des Patienten scheint sich einige Stunden nach Beginn zu verbessern. Eine Peritonitis mit einer Temperaturerhöhung kann sich entwickeln. Nach vorausgegangenem Pulsanstieg, Blutdruckabfall und Harnretention kann eine ernsthafte Verschlechterung des Zustandes des Patienten bis hin zum Schock die Folge sein.

Die **Diagnose** wird durch eine Röntgenaufnahme im Stehen oder in einer seitlich liegenden Position durch den Nachweis von Luft unter dem Zwerchfell oder in der Bauchhöhle bestätigt, ist jedoch, wenn keine Luft gesehen wird, nicht ausgeschlossen. Eine Thoraxaufnahme im Stehen zeigt oft eindeutig Luft unter dem Zwerchfell. Eine Perforation in die Bursa omentalis und ein intermittierendes Versickern sind selten. Sie können schwierig zu diagnostizieren sein, da diese Form kein charakteristisches klinisches Bild aufweist. Am häufigsten wird sie durch Röntgen im Bariumkontrastmittel diagnostiziert, sie kann jedoch auch an einer doppelten Luftverschattung im Abdomenübersichtsbild im Stehen vermutet werden.

Therapie: Die akute Perforation erfordert eine sofortige Operation. Je länger die Verzögerung, desto schlechter die Prognose. Wenn eine Operation klar kontraindiziert ist – wie beim älteren Patienten, der ein höheres Risiko aufweist –, stellen eine kontinuierliche Drainage (wenn möglich in einer Intensivstation) und Antibiotika eine alternative Behandlungsmöglichkeit dar.

Blutung *(s. a. Kap. MDA, 4.)*

Die Blutung ist eine häufige Komplikation. Als Symptome zeigen sich u. a. Erbrechen von frischem Blut oder „kaffeesatzähnlichem" Material, Blut- oder Teerstühle, sowie Schwäche, Ohnmacht, Durst und Schweißausbruch auf dem Boden des Blutverlustes. Als mögliche Ursache der Blutung aus dem oberen gastrointestinalen Trakt muß ein Ulkus vermutet werden, auch wenn der Patient keine weiteren für ein Ulkus sprechenden Symptome abgibt. Zusätzlich zu dem hier Erwähnten erfordert die Behandlung das Auffinden der Blutungslokalisation.

Therapie: Sofortmaßnahmen werden in *Kap. MDA, 4.* abgehandelt. Die **Gabe einer milden Nahrung** wie Milch kann begonnen werden, wenn die Blutung unter Kontrolle ist und Übelkeit und Erbrechen nachlassen. **Antazida** (z.B. Morphinsulfat 2 mg 4mal alle 4 bis

6 Std.) können stündlich verabreicht werden. Wenn man Aluminiumhydroxid gibt, sollte ein abführendes Salz wie Magnesiumhydroxid mitgegeben werden, da Aluminiumhydroxid nach einer gastrointestinalen Blutung ein starkes Zusammenklumpen des Stuhls verursachen kann. In der akuten Phase werden Anticholinergika normalerweise *nicht* gegeben, da sie die Reaktion des Kreislaufsystems auf die Blutung verändern können. Ein Sedativum oder Ranitidin, 50 mg alle 6 Std., kann Angst mildern und eine Ruhelosigkeit unter Kontrolle bringen. Cimetidin, 300 mg 4mal/Tag, kann gegeben werden; es wird i.v. verabreicht, wenn der Patient Schwindel hat oder erbricht, obgleich es keine klare Indikation für diese Anwendung gibt, da ja H_2-Antagonisten, wie gezeigt worden ist, keine Hilfe in der Kontrolle der GI-Blutung darstellen.

Konservative Maßnahmen: Falls die Blutung eines Ulkus persistiert oder wiederauftritt, stehen mehrere Möglichkeiten zur Auswahl. Eine erneute Endoskopie kann durchgeführt und die Blutungsstelle mit Elektrokoagulation, Heißluftkoagulation oder Laser (falls vorhanden) behandelt werden. Eine Hämostase läßt sich auch endoskopisch mittels Injektion von Alkohol, Sklerosierungsmittel oder Adrenalin (1:10000) erreichen. Eine Blutung kann sogar nach Koagulationsbehandlung wieder auftreten. Eine angiographische Kontrolle kann ausgeführt werden, um autologes Material oder andere Materialien zur Koagulation in das Gefäß zu injizieren, das die Blutungsstelle versorgt. Diese Verfahren erfordern eine besondere Technik und viel Erfahrung, sie können aber, wenn dies vorhanden ist, als Techniken der ersten Wahl in Betracht gezogen werden. Das konservative Eingreifen kann fehlschlagen.

Eine **Notoperation ist indiziert,** wenn 1. die Pulsfrequenz, der Blutdruck und Hämatokrit eine Verschlechterung des Zustandes des Patienten trotz einer adäquaten Therapie und Transfusion erkennen lassen, 2. mehr als 6 Transfusionen in 24 h benötigt wurden, um einen stabilen Puls und Blutdruck aufrechtzuerhalten, und 3. die Blutung zwar steht, aber wiederkehrt, und zwar so stark, daß viele Transfusionen notwendig werden.

Obstruktion

Eine Obstruktion des Magenausgangs oder des Duodenums kann durch eine Vernarbung, Spasmen und entzündliche Schwellung als Begleiterscheinung des aktiven Ulkus oder meistens durch beides verursacht sein. Weitere Ursachen sind Karzinome im Bereich des Magenausgangs oder des Duodenums sowie der M. Crohn.

Symptomatik: Wiederholtes Erbrechen kann auch bei einem Ulkus, besonders bei Ulzera im Pylorus-Kanal, ohne Obstruktion auftreten und läßt deshalb eine Obstruktion nur vermuten. Allerdings kann eine Retention von Mageninhalt vermutet werden, wenn das Erbrochene ein großes Volumen ausmacht, am Abend auftritt oder Nahrung enthält, die länger als 6 h zuvor gegessen wurde. Sie ist wahrscheinlich, wenn es Reste von 2 oder mehr Mahlzeiten enthält. Dauernde Blähungen oder Völlegefühl nach dem Essen und Appetitverlust sind ebenfalls verdächtig. Ein häufiges Erbrechen kann Gewichtsverlust, Dehydratation und eine Alkalose verursachen. Nicht selten hat ein Patient nach und nach seine Nahrungsaufnahme reduziert und feste Nahrungsbestandteile eliminiert. Deshalb kann trotz eines ausgeprägten Gewichtsverlusts in der Krankengeschichte kein Erbrechen oder ein Erbrechen, das erst kurz zuvor aufgetreten ist, eruiert werden. Bei anderen Patienten mit lange fortbestehender Obstruktion wird die Häufigkeit des Erbrechens abnehmen auf einmal täglich, aber die Menge des Erbrochenen wird größer. Einige Patienten mit einer Obstruktion mißachten oder verleugnen die Symptome und kommen erst zum Arzt, wenn die Obstruktion weit fortgeschritten ist.

Diagnostik: Wenn die Krankengeschichte des Patienten eine Obstruktion vermuten läßt, kann die körperliche Untersuchung, die Aspiration von Mageninhalt oder die Röntgenuntersuchung den Nachweis einer Retention von Mageninhalt liefern. Eine Retention von Mageninhalt kann vermutet werden, wenn gluckernde Schüttelgeräusche länger als 6 h nach einer Mahlzeit nachgewiesen werden können, wenn das Aspirat nach einem nächtlichen Fasten mehr als 200 ml einer klaren Flüssigkeit oder Nahrungsreste enthält. Wenn die Aspiration eine ausgeprägte gastrale Retention zeigt, sollte man den Magen entleeren und endoskopische bzw. Röntgenuntersuchungen anschließen, um Lage, Ursache sowie Schweregrad der Obstruktion zu verifizieren. Wenn nicht, kann durch die Röntgenuntersuchung nachgewiesen werden, ob eine Obstruktion da ist, wo sie liegt, welche Ursache und welches Ausmaß sie hat. Eine Obstruktion kann vermutet werden, wenn die Röntgenuntersuchung mehr als eine Spur von Barium, 6 h nach Applikation, im Magen nachweist. Wenn die Obstruktion ausgeprägt ist, eine signifikante Retention von Barium oder Essen über 24 h hinaus zeigt, und wenn insbesondere der Magen deutlich erweitert ist, ist ein Ulkus die wahrscheinliche Ursache. Ein Magenkarzinom sollte dann in Erwägung gezogen werden, wenn die Obstruktion weniger ausgeprägt ist und wenn keine Ulkusanamnese vorliegt. Wenn der Magen entleert wurde, können Röntgenuntersuchungen und Endoskopie aufzeigen, ob der Pylorus oder das Duodenum verengt sind und die verantwortliche Läsion entdecken.

Therapie: Wenn initiale Studien andeuten, daß die Obstruktion durch das Ödem und einen Spasmus über den aktiven Kanal oder das Duodenalulkus bedingt ist, wird zur Behandlung die Absaugung der Magensäure und eine intravenöse Gabe von H_2-Antagonisten (Cimetitin 300 mg, Ranitidin 50 mg oder Famotidin 20 mg alle 6 h) durchgeführt. Eine Dehydratation und Elektrolytverschiebungen als Folge des fortgesetzten Erbrechens und kontinuierlicher nasogastraler Aspiration sollten korrigiert werden. Prokinetisch wirksame Pharmaka sind nicht indiziert. Eine Erleichterung der Obstruktion läßt sich innerhalb von 2–5 Tagen erzielen.

Jederzeit läßt sich der Entleerungsvorgang durch einen NaCl-Belastungstest messen. Normalerweise sollten < 350 ml einer 750 ml Füllung mit 0,9%iger NaCl nach 30 min im Magen verbleiben. Wenn wieder eine ausreichende Entleerung erreicht wurde, kann eine Flüssigkeitsdiät begonnen werden. Eine Verbesserung läßt sich durch Bestimmung eines Restvolumens von < 200 ml nach Fasten bestätigen. Ab dann können Pharmaka oral verabreicht und die Aufbaudiät beschleunigt fortgeführt werden. Mittels Endoskopie und Röntgenuntersuchungen können residuale Obstruktionen und der Zustand des zugrundeliegenden Ulkus entdeckt werden. Auch wenn diese erfolgreich behandelt worden sind, können sie erneut auftreten und gelegentlich eine narbige Stenose bedingen. Durch eine Ballondilatation kann versucht werden, dies zu verhindern.

Bei Obstruktionen, bei denen die Narbenbildung im Vordergrund steht, muß der Ausgang entweder durch endoskopische Ballondilatation oder falls erfolglos, operativ vergrößert werden. Im allgemeinen ist bei einem Patienten, bei dem der Magen enorm aufgedehnt ist, die Narbenbildung ausgeprägt, weswegen eine operative Korrektur nach Dekompression notwendig ist. Wenn es durch die prolongierte Obstruktion zu einer Malnutrition gekommen und eine Operation indiziert ist, bedarf es einer parenteralen Hyperalimentation sowie einer Korrektur der Elektrolytverschiebungen, um das Operationsrisiko zu reduzieren *(s. Kap. ERN, 1., Parenterale Ernährung, unter Ernährung in der klinischen Medizin)*.

Maligne Neoplasien des Magens

Dies betrifft hauptsächlich das Karzinom, das 95% aller malignen Neoplasien des Magens ausmacht. Weniger häufig sind Lymphome (die primär im Magen lokalisiert sein können) und Leiomyosarkome. Die Häufigkeit des Magenkrebses zeigt in der weltweiten Verteilung enorme Unterschiede, mit extrem hohen Häufigkeiten in Japan, Chile und Island. In den USA ist er am weitaus häufigsten im Norden, bei den Armen und bei den Schwarzen, aber seine Inzidenz hat auf etwa 8/100000 abgenommen; er steht damit an der 7. Stelle bei den Todesursachen. In Japan jedoch, wo die Häufigkeit ebenfalls abgenommen hat, ist der Magenkrebs immer noch die häufigste maligne Erkrankung. Sein Auftreten nimmt mit dem Alter zu. Weniger als 25% der Patienten sind unter 50 Jahre alt.

Ätiologie und Pathogenese

Die Ursache ist unbekannt. Der Magenkrebs entsteht oft auf dem Boden einer Gastritis und intestinalen Metaplasie der Magenschleimhaut. Man nimmt heute allgemein an, daß derartige Befunde eher Begleiterscheinungen eines Magenkarzinoms als allgemein eine Präkanzerose darstellen. Es wurde beschrieben, daß ein Magenulkus maligne entarten kann. Wenn überhaupt, dann geschieht dies nur in wenigen Fällen. In den meisten Fällen lag wahrscheinlich von Anfang an ein unentdeckter Krebs vor. Magenpolypen, ebenfalls als Präkanzerosen genannt, sind selten, aber jeder Polyp sollte mittels Endoskopie entfernt werden. Eine Malignität ist bei einem Polypen über 2 cm im Durchmesser oder, wenn mehrere Polypen vorliegen, mit Villi im histologischen Schnitt, besonders wahrscheinlich. Ein Magenkrebs ist bei Patienten mit einem Duodenalulkus selten.

Pathologie

Magenkarzinome werden entsprechend dem makroskopischen Erscheinungsbild geordnet: **1. Herausragend** (polypös), **2. penetrierend** – der Tumor hat einen scharfen gut umschriebenen Rand und kann ulzeriert sein, **3. ausbreitend,** entweder oberflächlich entlang der Mukosa oder in die Wand infiltrierend. Wenn ein Ulkus vorliegt, können seine Ränder schlecht definiert werden oder aufgeworfen sein. Wenn die Magenwand durch einen Tumor infiltriert ist und dies mit einer bindegewebigen Reaktion einhergeht, kann ein sogenannter „Lederflaschenmagen" **(Linitus plastica)** entstehen. **4. Mischtypen:** Diese Tumoren zeigen Charakteristika von zwei der anderen oben genannten Typen. Diese machen die größte Gruppe aus. Polypöse Tumoren haben eine bessere Prognose als infiltrierende.

Eine andere Klassifikation basiert auf histologischen Kriterien: Diese betreffen das Ausmaß, in welchem die Zellen zu normal erscheinenden tubulären Drüsen angeordnet sind, und den Differenzierungsgrad der Zellen. Die auf diesen Kriterien basierende Einteilung korreliert mäßig mit dem makroskopischen Bild und der Prognose.

Die Japanische Gesellschaft für Gastroenterologische Endoskopie (1962) entwickelte eine Klassifikation des Frühkarzinoms, d.h. der Krebs ist auf die Mukosa und Submukosa begrenzt. Das makroskopische Bild liefert hierzu die Grundlage. **3 Typen werden unterschieden:** I. Protrusionstyp; II. Oberflächentyp – erhöht, flach oder vertieft; III. Exkavationstyp.

Symptomatik

Im Frühstadium bestehen keine spezifischen Symptome. Patienten wie Ärzte neigen dazu, die vorhandenen Symptome ein Jahr lang oder länger zu ignorieren. Eine sorgfältige Befragung kann eine Menge typischer Hinweise zum Vorschein bringen. „Völlegefühl" oder ein leichter Schmerz nach einer ausgedehnten Mahlzeit sind ein möglicher Hinweis für ein Karzinom in der Pylorusregion, einem häufigen Sitz des Karzinoms. Die Symptome können ein peptisches Ulkus vermuten lassen, besonders, wenn das Karzinom die kleine Kurvatur betrifft. Ein Karzinom in der Kardia kann eine Obstruktion des Ösophaguseingangs und damit eine Dysphagie verursachen. Solche Karzinome können trotz sorgfältiger Untersuchungen mit einem Ösophaguskarzinom verwechselt werden. Adenokarzinome oder Tumoren des unteren Ösophagus weisen auf einen gastralen Ursprung hin. Neuere Erkenntnisse stützen die Vermutung, daß dieser Tumor aus einer Metaplasie von Zylinderepithelzellen im unteren Ösophagus (Barrett-Ulkus) entstehen kann. Ein Gewichtsverlust, der normalerweise auf dem Boden einer reduzierten Nahrungsaufnahme entstanden ist, kann den Patienten zum Arzt bringen. Eine ausgeprägte Hämatemesis oder Meläna sind selten, aber es kann sich eine sekundäre Anämie auf dem Boden okkulter Blutverluste entwickeln. Gelegentlich werden die ersten Symptome durch Metastasen verursacht. Der primäre Magentumor ist „stumm".

In einem späteren Stadium kann man Gewichtsverlust oder eine palpable Tumormasse finden. Im Endstadium kann die Ausbreitung des Tumors oder seiner Metastasen zu einer vergrößerten Leber, zu Ikterus, Aszites, Knoten in der Haut oder zu Frakturen führen.

Diagnostik

Differentialdiagnostisch ist in erster Linie das peptische Ulkus mit seinen Komplikationen, die oben erwähnt sind, zu erwägen.

Die **Endoskopie** erlaubt die direkte Betrachtung des Magens und die Durchführung einer Biopsie aus verdächtigen Arealen. Ein Magenulkus sollte an mehreren Stellen an den Rändern biopsiert werden, mit gleichzeitiger Bürsten-Zytologie (siehe unten) vom Grund und von den Rändern. Gelegentlich kann eine Biopsie, die sich auf die Mukosa beschränkt, Tumorgewebe in der Submukosa verfehlen.

Zytologische Untersuchungen aus der Magenspülflüssigkeit führen in manchen Fällen weiter. Spezielle Techniken, wie der Einsatz eines Wasserstrahls auf die Tumoroberfläche während der Endoskopie oder die Anwendung von Geräten, die die Tumoroberfläche abradieren, können die Rate positiver Ergebnisse vergrößern. In erfahrener Hand verbessert die Anwendung einer Bürste zusammen mit der Biopsie die Ergebnisse.

Röntgenuntersuchungen sind im allgemeinen unzuverlässig in der Auffindung kleiner, früher Läsionen. Allerdings konnten japanische Röntgenologen Karzinome in der Größe von 1 cm Durchmesser durch Anwendung der Doppelkontrasttechnik zur Darstellung bringen, bei der die Mukosa mit einer dünnen Bariumschicht überzogen und der Magen zur besseren Demonstration von Details in der Schleimhaut aufgebläht wird.

Die **Magensaftanalyse** ist von begrenztem Wert.

Therapie

In der Exzision des Tumors (falls sie durchführbar ist) liegt die einzige Hoffnung auf Ausheilung, und die Prognose ist gut, wenn der Tumor auf die Mukosa und Submukosa begrenzt ist. Die chirurgischen Ergebnisse in den USA sind schlecht, da die meisten Patienten ausgedehntere Karzinome haben, wenn sie zur Operation kommen. Die Ergebnisse beim primären Magenlymphom sind besser als jene bei einem Karzinom. Es kann Langzeitüberlebende oder sogar „Heilungen", besonders beim Lymphosarkom, geben. Strahlentherapie und Chemotherapie werden zur Ergänzung operativer Maßnahmen angewandt. Das Magenkarzinom betreffend, zeigen die Patienten mit malignen Ulzera die besten Ergebnisse, wahrscheinlich weil ihre Symptome zu einem frühen Aufsuchen des Arztes führen. Eine Chemotherapie hat palliativen Wert für Patienten mit fortgeschrittenen metastasierten Tumoren. Die Radiochemotherapie kann bei Patienten mit nicht resezierbarem Tumor angezeigt sein. Die Ergebnisse sind im allgemeinen aber enttäuschend. In Japan, wo Frühkarzinome durch die Vorsorgeuntersuchungen entdeckt werden, sind die Operationsergebnisse besser als in den USA.

Die Operation eines Karzinoms bedeutet die Entfernung fast des ganzen oder des gesamten Magens und der benachbarten Lymphknoten. Metastasen und ein extensives Tumorwachstum schließen eine Heilung aus. Die Entscheidung, eine Palliativoperation durchzuführen (z.B. eine Gastroenterostomie, um die Obstruktion des Pylorus zu umgehen), wird davon abhängen, ob die Lebensqualität des Patienten durch die chirurgische Maßnahme verbessert werden kann.

6. BEZOARE UND FREMDKÖRPER

Bezoare

Dicht gepackte, z.T. verdaute Knäuel von Haaren und anderem Eßbarem werden dementsprechend als Haarbezoare oder Pflanzenbezoare bezeichnet. Nahrungskonglomerate, eine eher lockere Ansammlung von Schalen, Körnern und Kernen, oder verhärtete Bestandteile von Therapeutika (Sucralfat-, Aluminium-Hydroxid-Gel), Schellack oder sogar Kaugummireste können einem tatsächlichen Magenstein zum Verwechseln ähnlich sehen.

Ätiologie

Trichobezoare, die bis zu 2,7 kg wiegen können, findet man am häufigsten bei Patienten in psychiatrischer Behandlung. Phytobezoare sieht man fast ausschließlich bei Patienten mit

Billroth I oder II, besonders wenn gleichzeitig eine Vagotomie durchgeführt wurde. Anhydrie, eingeschränkte Magenmotilität sowie unzulängliches Zerkleinern (Kauen) der Nahrung sind die vorwiegenden prädisponierenden Faktoren.

Die diabetische Gastroparese zählt ebenso als typische Grundkrankheit zur Bildung von Bezoaren. Und letztlich hat z. B. eine außergewöhnliche Frucht, die Dattelpflaume, Epidemien von Bezoaren in Folge von einer Gastrektomie ausgelöst, die einen chirurgischen Eingriff in über 90% der Fälle erforderten.

Symptomatik und Diagnostik

Die meisten Bezoare verursachen wahrscheinlich keine Symptome, und das, obgleich ihnen postprandiales Völlegefühl, Schwindel und Erbrechen, Bauchschmerzen oder peptisches Ulkus und eine gastrointestinale Blutung zugeschrieben werden. Gelegentlich können Bezoare nach Gastrektomien einen embolischen Verschluß des Dünndarms herbeiführen, wenn die Reusenfunktion des Pylorus fehlt. Meist werden Bezoare bei einer Röntgenaufnahme entdeckt, wo sie meistens als Tumor fehlinterpretiert werden. Bei der Endoskopie zeigen Magensteine eine unverwechselbare unregelmäßige, oft gelbgrüne bis grauschwarze Oberfläche. Eine endoskopische Biopsie, die Haare oder Pflanzenbestandteile enthält, ist die sichere Diagnose. Bezoare können auch mittels Sonographie des Abdomens oder CT nachgewiesen werden.

Therapie

Ein Nahrungsbolus erfordert nur Geduld; scharfkantige Konkremente und Haarbezoare müssen operativ angegangen werden. Und die Therapie der Phytobezoare liegt genau zwischen den oben genannten Extremen. Flüssige Nahrung, Absaugen des Mageninhalts und Magenspülung sowie endoskopische Zerkleinerung mit Zange und Spray bilden die mechanischen Möglichkeiten. Der chemische Weg ist aber erfolgversprechender. Der Patient sollte 1,2 l gelöster Zellulose (0,5 g/100 ml Wasser) innerhalb von 1–2 Tagen zu sich nehmen. Metoclopramid 40 mg/Tag i. v. oder 10 mg alle 4 Stunden i. m. über mehrere Tage können die Peristaltik beeinflussen, indem die Magenentleerung gefördert wird.

Fremdkörper

Von Zeit zu Zeit werden Fremdkörper von Kindern und von verwirrten oder von betrunkenen Erwachsenen verschluckt; Prothesenträger neigen dazu, Hähnchenknochen und Fischgräten zu verschlucken. Wahrscheinlich könnten die meisten Fremdkörper, die in den Magen gelangt sind, getrost vergessen werden, aber die Versuchung, einen Gegenstand aus Ösophagus, Magen oder Duodenum wiederzubekommen, wird sich als unwiderstehlich für einen Endoskopiker erweisen. Es können kleine Zwischenfälle bei dem Versuch auftreten, einen Gegenstand von so weit distal, wie eben dem Duodenum, zu entfernen, es sei denn, es wird eine weitere Röntgenüberwachung vorgenommen. Scharfe Objekte sollten, wenn möglich, herausgeholt werden, aber runde (z. B. Münzen) können wahrscheinlich ohne weitere Aktivität beobachtet werden.

Fremdkörper, die bereits ins Duodenum gelangt sind, passieren meist den GI-Trakt ohne Probleme, sogar, wenn sie Wochen und Monate dazu brauchen. Sie neigen dazu, im Ileum unmittelbar vor der Valvula ileocaecalis oder an jedweder Engstelle, wie beim M. Crohn, zu verweilen. Drogenschmuggler, die manchmal mit Drogen gefüllte Gummibeutel schlucken, um der Entdeckung zu entgehen, haben Darmverschlüsse entwickelt, wenn die Beutel auf eine Striktur trafen. Manche Gegenstände, wie Zahnstocher, verbleiben im GI-Trakt über mehrere Jahre, bis sie aus einem Granulom oder einem Abszeß, besonders bei klinisch-pathologischen Untersuchungen, geholt werden.

7. AKUTES ABDOMEN UND OPERATIVE GASTROENTEROLOGIE

Abdomineller Schmerz

(S. a. Kap. GYN, 5., Schmerz im Becken, und Kap. KIN, 14., Rezidivierender abdomineller Schmerz)

Obgleich viele Erkrankungen zu Bauchschmerzen führen können, sind jedoch akute und schwere Schmerzzustände nahezu ausschließlich Kennzeichen intraabdomineller Beschwerden. Sie können oft der einzige Leitfaden dafür sein, daß zum einen ein notfallmäßiger oder elektiver chirurgischer Eingriff nötig ist oder zum anderen die Entscheidung gefällt werden muß, ob eine internistische Therapie eingeleitet werden soll.

Die alles entscheidende Frage ist, und diese muß schnell beantwortet werden, ob der Patient ein sog. „chirurgisches Abdomen" hat oder nicht. Wertvolle Zeit wird durch nutzlose Untersuchungen oft vergeudet. Der Arzt muß sich daran erinnern, daß ein Gangrän oder eine Perforation im Bereich des Verdauungstrakts in weniger als 6 Stunden nach Unterbrechung der Blutversorgung infolge eines Strangulationsileus oder eines arteriellen Verschlusses auftreten kann.

Bauchschmerzen können akut sein; in diesem Fall stellt sich immer die Frage eines notfallmäßigen Eigriffs. Oder sie können chronisch sein; in letzterem Fall ist eine internistische Therapie (auch für einen längeren Zeitraum) ausreichend. Diese Diskussion bezieht sich in erster Linie auf akute Bauchschmerzen und chirurgische Therapie; Einzelheiten zur Therapie verschiedener Erkrankungen sind an anderer Stelle im MANUAL zu finden. Als Leitfaden allgemeiner Ursachen von Bauchschmerzen *s. Tab. 4.*

Tab. 4. Allgemeine Ursachen von Bauchschmerzen und der übliche Therapieansatz

Organ oder Indikation	*Indikationen zur Operation*	*Indikationen zur internistischen Therapie*
Ösophagus	Iatrogene Perforation (bei Endoskopie, Bougierung, Dilatation mittels Ballonkatheter); emetische Perforation (Boerhaave-Syndrom)	Refluxösophagitis
Magen	perforiertes Ulcus pepticum, paraösophageale Hernie	benignes Magenulkus ohne Komplikationen, akute Gastroenteritis, Ösophagusgleithernie
Duodenum	perforiertes Ulcus duodeni	Ulcus duodeni ohne Komplikationen
Jejunum, Ileum	Darmverschluß, Meckelsche Divertikulitis	Gastroenteritis, M. Crohn
Appendix vermiformis	Appendizitis	–
Kolon und Rektum	Divertikulitis (mit Perforationen und Verschlußsymptomatik), Volvulus (Sigma, Zökum), Karzinom, Invagination, Darmileus im Kolon, Analfistel, Analfissur	Colitis ulcerosa, M. Crohn, Divertikulitis (leichte Verlaufsformen), Koprostase, funktionelle Schmerzsymptomatik im Kolon, Motilitätsstörungen, Diarrhö, Obstipation

Fortsetzung Tab. 4.

Organ oder Indikation	*Indikationen zur Operation*	*Indikationen zur internistischen Therapie*
Leber	hepatozelluläres Adenom, Budd-Chiari-Syndrom, Leberabszeß	Leberinfiltration mit Kapselschwellung, subkapsuläres Hämatom
Gallengangssystem	Gallensteine, akute Cholezystitis, akute Cholangitis	–
Milz	Milzabszeß	–
Pankreas	Pankreatitis (schwere Verlaufsform); Pseudozysten	Pankreatitis (leichte Verlaufsform)
Blutgefäße	Aortenaneurysma (mit Leckage), Thrombose oder Embolie in den Mesenterialgefäßen, oder in Arterien oder in Venen; Ischämien in den Bauchorganen	–
Niere	Nierensteine	Pyelonephritis
Blase	Blasensteine	Zystitis
Männliche Genitalorgane	Hodentorsion	Prostatitis, Epidydimitis
Weibliche Genitalorgane	Ektopische Schwangerschaft, Abszesse in Tuben und Ovarien, inkompletter Abort (große oder maligne [?] entartete) Ovarialzyste (letztere kann gestielt sein oder in sie kann es eingeblutet haben [„Schokoladenzyste“])	Dysmenorrhö, Mittelschmerz, Entzündungen im Bereich des Beckens, (kleine und benigne) Ovarialzyste, Endometriose, normale Geburt
Peritoneum	Peritonitis unbekannter Genese, postoperativ perforierte Anastomosen, Peritonealabszesse (im Beckenbereich, subphrenisch, subhepatisch, zwischen zwei aneinandergelegten Darmschlingen)	Tuberkulose, Primärperitonitis, Peritonitis durch Talk oder Kleie
Hernie	äußere oder innere Hernien (ohne Komplikationen oder inkarzeriert oder eingeklemmt)	–
Trauma (mit Penetration des Peritoneums)	alle Verletzungen	–
stumpfes Trauma	alle Verletzungen mit Peritonitissymptomatik, traumatische Zwerchfellrupturen	Verletzungen ohne Beteiligung des Peritoneums, Milzverletzungen bei Kindern
Andere	schwere Bauchschmerzen unbekannter Genese, Hämoperitoneum unbekannter Genese	Hämoperitoneum durch Antikoagulanzientherapie, „brennende“ Schmerzen (außer beim Ulcus pepticum), Typhus, Radikulitis

Handbuchartikel über Bauchschmerzen unterliegen eindeutigen Grenzen, weil jeder Mensch unterschiedlich reagiert. Kleinkinder und Kinder können oft nicht ihre Mißempfindungen lokalisieren, und zudem gibt es bei ihnen viele Erkrankungen, die beim Erwachsenen nicht zu finden sind. Korpulente und ältere Patienten tolerieren offenbar Schmerzen besser als andere; bei ihnen ist es jedoch oft schwierig, die Schmerzen zu lokalisieren. Andererseits neigen hysterische Patienten dazu, die Symptome zu dramatisieren.

Ätiologie

Bei der körperlichen Untersuchung sollte man immer an die wichtigsten chirurgischen Notfalleingriffe, die mit Schmerzen als herausragendem Symptom einhergehen, denken: Appendizitis, perforiertes Ulkus, Dünndarmverschluß, allgemeine Peritonitis unbekannter Genese, perforierte Divertikulitis, gestielte Ovarialzyste, ektopische Schwangerschaft, ein Aneurysma der Bauchaorta mit Leckage sowie Embolie und Thrombose in den Mesenterialgefäßen.

Rasche, jedoch seltener notfallmäßige Hilfe ist bei den meisten Patienten mit Gallengangserkrankungen, Pankreatitis oder Nierensteinen erforderlich *(s. a. unten Dünndarmverschluß, Peritonitis, Pankreatitis sowie Kap. LEB, 14., Cholezystitis).*

Diagnostik

Diagnose und Therapie mit schweren Bauchschmerzen müssen quasi parallel ablaufen. Zur Erforschung der Ursachen dienen die Anamnese, die körperliche Untersuchung und eine beschränkte Zahl von klinisch chemischen Parametern. Letztere sowie Anamnese und körperliche Untersuchung sind dabei am wichtigsten. Die **Anamnese** muß sehr gewissenhaft erhoben werden und in vielen Fällen reicht sie absolut aus, eine sichere Diagnose zu stellen. Bestimmte Fragen sind hierbei immer wichtig.

Ist der Schmerz akut oder chronisch? Chronische Beschwerden können lediglich funktioneller Natur sein, oder sie können eine lange sorgfältige Diagnose-Kaskade erfordern. Leichte chronische Beschwerden jedoch, die zudem auf einen Bereich beschränkt sein können, deuten meist auf einen betroffenen Eingeweideabschnitt hin, der augenblicklich Ort einer ernsthafteren Komplikation ist (z. B. perforiertes Duodenalulkus, perforierte Divertikulitis). Wiederkehrende schwere Koliken lassen an Gallensteine und Nierensteine denken, oder plötzlich auftretende Attacken eines leichten Dünndarmverschlusses können von einem benignen Tumor (z. B. Karzinoidtumor) herrühren.

Begannen die Schmerzen plötzlich? Was tat der Patient gerade, als die Schmerzen ausbrachen? Ein plötzlicher Schmerz, der so stark ist, daß man ohnmächtig werden kann, deutet auf ein perforiertes Ulkus, eine akute Pankreatitis oder ein rupturiertes Aneurysma hin. Ähnliche Symptome bei einer Frau im gebärfähigen Alter können Hinweis für eine rupturierte ektopische Schwangerschaft sein. Symptome eines Darmverschlusses sind meist zu Beginn weniger dramatisch. Krampfartige Schmerzen, gefolgt von schweren dauernden Schmerzen, können den Beginn einer Strangulation markieren.

Wie lange dauerten die Schmerzen? Hat der Schmerz vor der körperlichen Untersuchung aufgehört, ist eine Gallen- oder Nierenkolik wahrscheinlich. Ein perforiertes Ulkus pepticum jedoch führt zu schweren Schmerzen am Beginn, die später nachzulassen scheinen, aber auch immer wieder dann an Schwere zunehmen, wenn sich eine Peritonitis ausbildet.

Wie schwer sind die Schmerzen? Die Antwort auf diese Frage ist ein sehr wichtiger Hinweis hinsichtlich der Bedeutung der Beschwerden. Schwere Schmerzen können Vorboten ernsthafter Erkrankungen sein (z. B. freie Perforation eines Eingeweideabschnitts in die Peritonealhöhle oder Ruptur eines Aortenaneurysmas); auch können Schmerzen gravierender sein, als die körperliche Untersuchung vermuten läßt (z. B. Mesenterialarterieninfarkt, Mesenterialvenenthrombose oder -embolie).

Wo ist der Schmerz lokalisiert? Die Lokalisation des Schmerzes ist wichtiger Hinweis auf den betroffenen Eingeweideabschnitt. Schmerzen im Epigastrium sind Hinweis für Beschwerden im Bereich von Magen, Duodenum, Dünndarm, Gallenblase oder Pankreas; meist finden sich die allerersten Beschwerden einer Appendizitis im Bereich des Epigastriums, bevor sie dann in den rechten unteren Quadranten projizieren. Nierenschmerzen fühlt man meist über der entsprechenden Niere, und eine Hodentorsion macht ihre Beschwerden im Hoden.

Strahlt der Schmerz aus? Die Ausstrahlung entspricht meist dem Verlauf der Nerven desselben Rückenmarksegments („projizierter Schmerz"). Schmerzen im Bereich der Gallenblase werden unter die rechte Scapula projiziert, eine Reizung des linken Zwerchfells durch Blut oder Eiter (hervorgerufen durch eine Milzruptur oder durch eine Pankreatitis) projiziert sich in den linken Schulterbereich. Nierenschmerzen strahlen in die Schambeinregion oder in die Vagina aus. Bei älteren Menschen können Schmerzen im Rücken beginnen und rasch nach vorne in die Bauchwand ausstrahlen; dies ist charakteristisch für ein rupturiertes Aortenaneurysma.

Wie wird der Schmerz beschrieben? Ein schwerer stechender Schmerz, insbesondere, wenn er mit einem Schock einhergeht, erfordert notfallmäßiges Handeln. Brennende Schmerzen finden sich sehr häufig beim Ulcus pepticum, aber sie können andererseits auch funktioneller Natur sein. Akute wellenartige, scharfe, einschnürende Schmerzen, die einem quasi die Luft nehmen, finden sich sehr häufig bei Nieren- oder Gallenkoliken. Peitschende Schmerzen sind charakteristisch für ein dissezierendes Aneurysma. Bei Appendizitis werden häufig anhaltende Schmerzen beschrieben. Eine Pyelonephritis verursacht dumpfe, anhaltende Schmerzen im Nierenlager. Kolikartige Schmerzen, die zu Dauerschmerzen werden, können Hinweis sein für Appendizitis, strangulierten Dünndarmverschluß oder für einen sehr schweren Gefäßschaden.

Wie lassen Schmerzen nach? Falls frühere Schmerzattacken mit irgendwie ähnlicher Schmerzsymptomatik bereits abgelaufen sind, lassen sich bei den Patienten sicherlich Methoden erfragen, wie die Schmerzen nachließen: Ließen die Schmerzen nach Gabe von Antazida nach, so deutet das auf ein Ulcus pepticum hin. Falls der Patient seine Schmerzen zu lindern versucht, indem er hin- und herläuft, so ist eine Gallenkolik wahrscheinlich. Bei Peritonitis will er so ruhig wie möglich liegenbleiben.

Finden sich weitere Symptome? Symptome, die unmittelbar vor dem Schmerzausbruch oder gemeinsam mit ihm auftreten, sind sehr wichtig. Erbrechen ist dabei von herausragender Bedeutung. Kommt es vor Schmerzen zum Erbrechen und tritt unmittelbar danach Durchfall auf, so ist eine Gastroenteritis die wahrscheinliche Diagnose. Erbrechen entsteht aufgrund dreier Mechanismen: 1. schwere Reizung des örtlichen Peritoneums oder Mesenteriums; 2. Verschluß eines Muskelschlauches (z. B. Gallengang, Darm oder Ureter); 3. resorbiertes Toxin oder Medikametenstimulation der Brechzentren im ZNS. Plötzliche, nachhaltige Stimulation des Plexus coeliacus führt ebenfalls zum Erbrechen (z. B. bei perforiertem Ulcus pepticum oder bei Pankreatitis).

Schweres Erbrechen, das einem akuten Schmerz im Bereich des Epigastriums, der linken Brustseite oder dem linken Schulterbereich vorausgeht, deutet eine Perforation des intraabdominellen Ösophagusabschnitts an. Erbrechen tritt meist nur ein- oder zweimal in der Stunde nach dem Schmerzbeginn bei Appendizitis auf. Bei Patienten mit einem akuten Darmverschluß gilt die Regel, je tiefer im Verdauungstrakt der Verschluß sitzt, desto später kommt es zum Erbrechen.

Schock, Blässe, Schwitzen oder Ohnmacht können ebenso bei Bauchschmerzen auftreten und liefern einen markanten Hinweis auf die Schwere des pathologischen Geschehens.

Frühere Symptome in der Anamnese und vorausgehende Symptome können den Ort des im Augenblick bestehenden Problems eingrenzen helfen. Frühere Symptome einer Ulkuskrankheit, einer Gallenkolik oder einer Divertikulose sind hierbei besonders hilfreich. Anamnestische Angaben zu Ösophagusreflux, Diarrhö, Obstipation, Ikterus, Meläna, Hämaturie, Hämatemesis, Gewichtsverlust, Sputum oder Blut im Stuhl können die Diagnose sichern helfen.

Frühere Medikamenteneinnahme sollte insbesondere Details klären, inwieweit Medikamente zu therapeutischen Zwecken oder aus anderen Gründen eingenommen wurden. Manche Medikamente (z. B. Kalium-Tabletten) reizen in starkem Maße die Dünndarmschleimhaut und können Perforationen und Peritonitis auslösen. Prednison oder Immunsuppressiva erhöhen die Möglichkeit der Perforation bestimmter Abschnitte des Verdauungstrakts, die zudem nur geringe Schmerzen und eine geringe Leukozytose auslösen. Antikoagulatien können die Blutungsneigung erhöhen.

Die **Familienanamnese** bei bestimmten Krankheiten (z.B. Gallensteinleiden) kann hilfreich sein. Falls die Symptomatik Schmerzen, Erbrechen, Diarrhö beinhaltet und sich andere Familienmitglieder gerade von ähnlichen Schmerzzuständen erholt haben, ist mit großer Wahrscheinlichkeit an eine Gastroenteritis zu denken.

Bauchschmerzen bei Neugeborenen, Kleinkindern und Kindern haben unzählige Ursachen, die bei Erwachsenen überhaupt nicht auftreten können *(s. hierzu a. Kap. KIN, 14.)*. Hier sind zu nennen: Mekoniumperitonitis, Darmverschluß infolge Atresie, Stenose oder Belägen; ferner Darmvolvulus bei einem gemeinsamen Mesenterialgefäß, Analatresie, Enterokolitis und weitere Krankheiten *(s. Kap. KIN, 7., Gastrointestinale Fehlbildungen, und Kap. KIN, 11., Akute infektiöse Gastroenteritis)*.

Bauchschmerzen bei Frauen variieren stark in ihrer Intensität. Dysmenorrhoische Beschwerden können belanglos sein oder stark beeinträchtigen. Mittelschmerz findet sich häufig; er ist jedoch nur bei gleichzeitig auftretenden Blutungen relevant und erfordert dann eine Laparotomie. Ovarialzysten können klein sein und innerhalb von drei Monaten wieder verschwinden; andere sind groß, enthalten Zähne und andere feste Gewebsbestandteile und können zudem an ihrem Stiel sich verdrillen sowie gangränös werden. Die Endometriose ist eine häufige Schmerzursache. Sie kann oft durch Hormongabe behandelt werden, in wenigen Fällen ist jedoch eine Operation erforderlich *(s. Kap. GYN, 7.)*. Eine ektopische Schwangerschaft ist lebensgefährlich, wenn nicht eine Laparatomie durchgeführt wird. IUP können in die Bauchhöhle wandern und dort Peritonitis und Darmverschluß auslösen. Das am meisten zu Sorgen Anlaß gebende Problem bei jungen Frauen ist die Beckenentzündung. Sie wird vorzugsweise mit Antibiotika behandelt. Tuben- und Ovarabszesse erfordern ein chirurgisches Vorgehen. In einigen Fällen werden die Symptome in den unteren rechten Quadranten projiziert, wobei es äußerst schwierig ist, bei einer Patientin eine Beckenentzündung von einer Appendizitis abzugrenzen. Bei unklaren Fällen ist das sicherste Vorgehen eine explorative Laparatomie und eine nachfolgende Appendektomie *(s.a. Kap. GYN, 5., Salpingitis)*.

Die **allgemeine,** umfassende **körperliche Untersuchung** sollte man nicht vernachlässigen. Blutdruck, Puls, Bewußtseinsgrad, Schockzustand sollten in schweren Fällen bestimmt werden. Das Hauptaugenmerk sollte natürlich auf das Abdomen gelegt werden. Die Peristaltik ist äußerst wichtig. Eine rege, normal klingende Peristaltik spricht für eine Erkrankung, die nicht operiert werden muß (z.B. Gastroenteritis). Eine hell klingende Peristaltik oder wellenförmiges Bauchknurren sprechen für einen Darmverschluß. Schwere Schmerzzustände mit gleichzeitig absolut geräuschlosem Abdomen sind Indikationen für einen sofortigen operativen Eingriff. Abwehrspannung, Grad der Blähung und palpable Tumoren sind wichtig. Besonderes Augenmerk gilt Operationsnarben, die die Möglichkeit von Adhäsionen und Darmverschlüssen nahelegen, und natürlichen Öffnungen, die externen Hernien Platz bieten können. Die rektale Untersuchung sowie die Untersuchung des Beckens bei Frauen sind unerläßlich. Ikterus oder das Auftreten von Blutungen im subkutanen Bindegewebe sind weitere diagnostische Kennzeichen, die vorhanden sein können (z.B. Retroperitonealblutungen aus einer hämorrhagischen Pankreatitis oder eine ausbreitende bläuliche Verfärbung oder offene Ekchymosen im Costovertebralwinkel **[Grey-Turner-Zeichen]** oder um den Nabel **[Cullen-Zeichen]).**

Diagnostische Untersuchungen

Diagnostische Hilfen sind Blut- und Urinuntersuchungen, klinisch chemische Parameter, Röntgenuntersuchungen im Liegen und im Stehen, i.v. Urogramme, Ultraschall, CT sowie Angiogramme. Jedes dieser diagnostischen Verfahren hat spezifische Indikationsfelder, die von der Art der Erkrankung abhängen. Das wichtigste diagnostische Verfahren jedoch bei Patienten mit schweren Bauschmerzen ist die ausgedehnte exploratorische Laparotomie.

Differentialdiagnose

An einige relativ seltene Erkrankungen sollte bei der Differentialdiagnose von Bauchschmerzen gedacht werden. 1. **Gastroenteritis:** Die Symptomatik besteht aus Koliken, Übelkeit und Erbrechen sowie Diarrhö; diese können von einer leichten Abwehrspannung begleitet sein, aber diese Abwehrspannung läßt sich nie eindeutig lokalisieren, und die Krankheit hört von selber wieder auf. Eine Gastroenteritis ist wahrscheinlich, wenn Verwandte oder Freunde plötzlich die gleichen Beschwerden entwickeln. 2. **Entzündliche Dickdarmerkrankung:** M. Crohn kann eine akute Appendizitis vortäuschen, und eine Divertikulitis kann eine ähnliche Symptomatik liefern (jedoch meist im linken unteren Quadranten!) 3. **Herpes zoster:** Gelegentlich tritt vor schweren Schmerzen eine typische Hautrötung auf; das könnte insbesondere dann verwirren, wenn die Nerven im rechten unteren Quadranten bei einem Patienten betroffen sind, der noch seinen Blinddarm hat. 4. Eine **Pneumonie** kann diffuse Bauchschmerzen auslösen, aber es besteht keine lokalisierte Abwehrspannung. 5. Ein **akuter Myokardinfarkt** kann diffuse Bauchschmerzen hervorrufen. 6. **Opioide** können schwere Koliken auslösen, die an einen Darmverschluß erinnern. 7. **Antikoagulanzien** und schwere Hustenanfälle können zu einem Hämatom in der Bauchwand oder zur Ruptur von tiefen epigastrischen Gefäßen führen; diese Ereignisse gehen mit lokalen Schmerzen und Abwehrspannung einher. 8. Eine **Sichelzellanämie** kann mit schweren Bauchschmerzkrämpfen einhergehen. 9. **Erkrankungen von Rückenmark oder ZNS** können Schmerzen ins Abdomen projizieren. Die häufigste Ursache ist die Radikulitis. Dieses Schmerzgeschehen bei Radikulitis ist jedoch meist mehr chronischer als akuter Natur. In der Vergangenheit waren Ausbrüche von Tabes dorsalis eine häufige Ursache schwerer Bauchschmerzattacken. 10. **Patienten mit psychogenen körperbezogenen Erkrankungen** leiden oft unter schweren Bauchschmerzen, für die sich keine organische Ursache finden läßt. Hat der Patient jedoch ein Ulcus pepticum, bleiben dann die brennenden Schmerzen gelegentlich ungeklärt. 11. **Typhus** kann mit Schmerzen im rechten unteren Quadranten einhergehen. Wenn Typhus auftritt, findet man Flecken. An diese Erkrankung sollte man denken.

Darmobstruktion

Ein Zustand, in dem die Passage von Darminhalt unmöglich oder zumindest drastisch eingeschränkt ist.

Mechanische Obstruktion

In der Klinik wird die mechanische Obstruktion in eine des Duodenums, des Dünndarms und des Dickdarms eingeteilt. Es finden sich zwei Typen: die einfache mechanische Obstruktion, die mit der Blutversorgung nicht interferiert, und die strangulierende, die eine Blockade des arteriellen und venösen Blutflusses eines Darmsegmentes zur Folge hat.

Ätiologie

Die mechanischen Obstruktionen des Duodenums, Jejunums, Ileums, Kolons oder des Rektums sind gewöhnlich Folge von Adhäsionen, Hernien, Tumoren, Fremdkörpern (inklusive Gallensteine), entzündlicher Darmerkrankungen (M. Crohn), M. Hirschsprung, von Stuhleindickungen und Volvulus.

Die häufigsten Ursachen einer **duodenalen Obstruktion** des Neugeborenen sind Atresien, Volvulus, Narbenstränge *(s. Kap. KIN, 7., Gastrointestinale Defekte)*, „congenital webs" und ein Pancreas anulare. Bei Erwachsenen ist eine duodenale Obstruktion gewöhnlich Folge eines Karzinoms hauptsächlich des Duodenums oder des Pankreaskopfes. Selten persistieren kongenitale „webs", was zu Deformierungen führen kann (sog. obstruktionsassoziierte intraluminale Divertikula).

Obstruktion des Dünndarms: Bei Kindern sind die üblichen Ursachen ein Mekoniumileus, Volvulus eines malrotierten Darmes, Atresien und Invaginationen *(s. Kap. KIN, 7.)*. Später liegen einer Obstruktion gewöhnlich eine Hernienkarzeration oder Adhäsionen zugrunde, seltener auch ein Tumor (primär oder metastatisch), eine Fremdkörpereinklemmung, ein Meckelsches Divertikel oder das eines M. Crohn. In den USA ist eine Ascarisinfektion selten, man begegnet ihr jedoch in einigen tropischen Ländern. Ein Volvulus des Mitteldarmes ist selten. Eine Invagination ist in der Adoleszenz und beim Erwachsenen immer Folge eines Tumors.

Dickdarmobstruktion: Als wichtigste Ursachen sind Tumoren, eine Divertikulus, Volvulus und Stuhleindickungen zu nennen. Die Tumoren erstrecken sich auf das Lumen einengende Karzinome und benigne Läsionen (z.B. Lipome oder große Polypen), die Ursache einer Invagination sein können. Obstruierende Malignome sind meist an der Flexura splenica oder sigmoida lokalisiert; eine Divertikulitis obstruiert gewöhnlich im Sigmoid, ein Volvulus findet sich meist im Sigmoid oder im Zökum.

Pathophysiologie

Bei einer **einfachen mechanischen Obstruktion** besteht die Blockade ohne vaskuläre oder neurologische Beteiligung. Ist die Obstruktion komplett, finden sich erhebliche Mengen akkumulierter flüssiger und fester Nahrungsbestandteile, Verdauungssekrete und Darmgase. Die Darmsegmente proximal der Obstruktion sind gedehnt, die distalen kollabiert. Die normale Sekretions- und Resorptionsfähigkeit der intestinalen Mukosa ist vermindert, die Darmwand erscheint ödematös und gestaut. Eine schwere intestinale Dehnung ist progredient, was die Störung der Peristaltik und der Sekretion noch verstärkt und das Risiko einer Dehydratation, Ischämie, Nekrose, Perforation, Peritonitis und letztlich des Todes erhöht.

Strangulation oder Infarkt des Darmes ist meist assoziiert mit Hernien, Volvulus, Invagination oder Gefäßverschlüssen. Strangulation beginnt gewöhnlich mit einer venösen Stase, die von einer arteriellen Okklusion gefolgt sein kann, was eine schnelle Ischämie der Darmwand zur Folge hat. Der Darm wird ödematös und infarziert, was zu einem Gangrän und schließlich zur Perforation führt.

Symptomatik und Diagnostik

Dünndarmobstruktion: Zuerst ist zu entscheiden, ob eine Obstruktion vorliegt, und ob sie einfach oder strangulierend ist. Die Diagnose eines einfachen Verschlusses basiert auf folgender Symptomentrias: 1. **abdominelle Krämpfe (Koliken)** konzentrieren sich um den Bauchnabel oder um das Epigastrium; werden die Schmerzen, die krampfartig beginnen, sehr stark und beständig, hat vermutlich eine Strangulation des Darmes stattgefunden.2. **Erbrechen** tritt früh bei Dünndarmobstruktion, spät bei der des Dickdarmes auf. 3. Komplette Obstruktion führt zu **Obstipation,** inkomplette jedoch u.U. zur Diarrhö. *Bei 25% aller Obstruktionen des Dünndarmes findet sich Strangulation, die bereits nach 6 Stunden zu einem Gangrän führen kann.* Strangulation manifestiert sich in beständigen und starken abdominellen Schmerzen, die entweder gleichzeitig mit den krampfartigen Schmerzen oder einige Stunden später einsetzen.

Die **körperliche Untersuchung** liefert einige Hinweise. Bauchnarben und Stellen äußerer Hernien sind sorgfältigst zu untersuchen. Bei Fehlen einer Strangulation ist der Bauch nicht weich. Typisch ist eine hyperaktive, u.U. bereits sichtbare Darmperistaltik mit kollernden Darmgeräuschen, die zeitlich mit Krämpfen zusammentreffen. Strangulation verstärkt die Blähung und der Bauch wird weich. Auskultatorisch findet sich jetzt ein stummes Abdomen bei minimaler Peristaltik. Manchmal ist eine Gewebsmasse zu tasten. Die sichere Diagnose Strangulation ist jedoch ausschließlich aufgrund einer Laparotomie zu stellen.

Eine Schocksymptomatik oder Oligurie sind ernste Anzeichen einer Strangulation oder einer späten einfachen Obstruktion und sind sofort zu behandeln. Im Falle einer unklaren Obstruktionslokalisation kann eine Koloskopie manchmal die Untersuchung des Rektums und des Beckens ergänzen.

In der Regel bestätigt eine **Röntgenuntersuchung** die Diagnose. Die Übersichtsaufnahmen des Abdomens sollten sowohl in liegender als auch in sitzender Position des Patienten angefertigt werden. Eine strickleiterartige Anordnung einiger Dünndarmschlingen ist typisch für eine Obstruktion des Dünndarmes, doch können sie sich auch bei einer obstruierenden Läsion des Colon ascendens darstellen. In aufrechter Haltung sind Flüssigkeitsspiegel im Darm zu erkennen. Gedehnte Darmschlingen können bei oberer jejunaler Obstruktion fehlen, ebenso bei strangulierenden Obstruktionen geschlossener Schlingen, wie sie bei Volvulus entstehen können. Unter Umständen kann dann jedoch eine Tumormasse ertastet werden, die einen infarzierten Darm vermuten läßt. Mit Hilfe eines Bariumkontrasteinlaufs lassen sich Läsionen abklären, die im Kolon lokalisiert sind. Bei fraglicher Dünndarmobstruktion kann Barium oral verabreicht werden. *Besteht dagegen ein Verdacht auf eine Dickdarmobstruktion, ist die orale Bariumapplikation kontraindiziert.*

Dickdarmobstruktion: Im Vergleich zur Dünndarmobstruktion treten die Symptome für gewöhnlich eher nach und nach auf. Eine sich steigernde Störung der Stuhlentleerung führt schließlich zur Obstipation und zu Auftreibung des Abdomens. Erbrechen kann bei funktionierender Ileozökalklappe fehlen. Kann Dickdarminhalt in das Ileum zurückfließen, folgt u. U. Erbrechen, dann jedoch meist mit einer Verzögerung von mehreren Stunden. Abdominale Krämpfe, die keinen Fäzes produzieren, sind im unteren Abdomen lokalisiert. Bei der **körperlichen Untersuchung** stellt sich das Abdomen aufgetrieben mit lauten Borborygmi dar. Der Bauch ist nicht weich und das Rektum ist leer. Unter Umständen ist am Ort der Obstruktion eine Gewebsmasse zu palpieren. Im Gegensatz zur Dünndarmobstruktion sind es selten Adhäsionen, die den Dickdarm verschließen. Auch sind Strangulationen (außer bei Volvulus) selten. Die Obstruktion kann jedoch zu ausgeprägter Dehnung und Ruptur des Darmes führen. Perforation eines Tumors oder einer Divertikulitis kann am Ort der Obstruktion vorkommen. Die systemischen Symptome bei Dickdarmobstruktion sind wesentlich weniger gravierend als bei der des Dünndarmes; Flüssigkeits- und Elektrolytverluste sind unüblich.

Diagnose: Handelt es sich bei der obstruierenden Läsion um einen Tumor oder eine Divertikulitis, zeigt die Abdomenübersichtsaufnahme ein proximal der Obstruktion gedehntes Kolon. Erreicht die Dehnung einen Durchmesser von 13 cm, besteht ein hohes Rupturrisiko, weshalb eine sofortige Operation indiziert ist. Eine vorbereitende Endoskopie oder einen Bariumkontrasteinlauf sollte man, um der exakten Lokalisation der Obstruktion willen, ausführen. Eine endoskopische Untersuchung sollte dann dem Bariumeinlauf vorangehen.

Ein **Volvulus** weist häufig einen abrupten Beginn auf. Die Möglichkeit einer Strangulation der Blutversorgung mit folgender Gangräniszierung besteht immer. Ein **Volvulus des Zökums** läßt sich in der Abdomenaufnahme aufgrund des Nachweises einer großen Gasblase, die im Mittelbauch oder im linken oberen Quadranten lokalisiert, diagnostizieren. Ein Volvulus des Sigmoids kommt gewöhnlich bei älteren Patienten vor. Die Stelle der Obstruktion läßt sich mittels eines Bariumkontrasteinlaufs sowohl im Sigmoid als auch im Kolon nachweisen: Man erkennt sie an einer typischen schnabelförmigen Deformität am Ort der Drehung.

Therapie

Jeder Patient mit Verdacht auf eine intestinale Obstruktion muß stationär aufgenommen werden.

Akute intestinale Obstruktion: Therapie und Diagnose müssen gleichzeitig voranschreiten. Die Therapie basiert auf folgender Tatsache: *Es gibt keine Möglichkeit, eine strangulierende Obstruktion definitiv zu diagnostizieren außer durch eine Operation.* Eine transnasale Magensonde ist zu legen und auf Saugung einzustellen. Ein transurethraler Dauerkatheter ist notwendig, um die Harnausscheidung zu kontrollieren. Infusionen (bevorzugt Ringer-Laktat) werden angehängt. Wiederholtes Erbrechen führt zu Serum-Na und K-Verlusten, die zu ersetzen sind. Flüssigkeitsbilanztabellen sind fortlaufend zu führen und die Serumelektrolyte täglich zu bestimmen. Bei dehydrierten Patienten ist fortlaufende Messung des Zentralvenendrucks hilfreich. Sobald als möglich wird die verursachende Läsion entfernt und es werden Präventivmaßnahmen eingeleitet, um ein Rezidiv zu verhindern.

Die Intubation mit langen, intestinalen Sonden ist bei Obstruktion des Dünndarmes zur Therapie einer frühen postoperativen oder rezidivierenden, durch Adhäsionen verursachenden Obstruktion eher als eine Operation angebracht. Manche Chirurgen machen von diesen Sonden reichlichen Gebrauch, doch ist eine Strangulation ausschließlich mittels einer Laparotomie zu diagnostizieren. Außerdem sind die langen Sonden u. U. schwierig durch den Pylorus oder das Duodenum zu manipulieren. Deshalb bevorzugen die meisten Chirurgen eine frühe Laparotomie, obwohl es oft 2 bis 3 Stunden dauern kann, den Status eines schwer erkrankten, dehydrierten Patienten zu verbessern und eine Harnausscheidung aufrechtzuerhalten.

Einige Typen der Dünndarmobstruktion haben eine besondere Charakteristik:

Duodenale Obstruktion: Bei Erwachsenen besteht die Therapie in einer Resektion oder, wenn die Läsion nicht entfernt werden kann, in einer palliativen Gastrojejunostomie *(Therapie bei Kindern: s. Kap. KIN, 7., Gastrointestinale Defekte).*

Verstopfungsobstruktion: Die häufigste Ursache ist ein **Gallenstein,** der eine cholezystoenterale Fistel passierte. In seltenen Fällen zeigt die Abdomenübersichtsaufnahme den Stein, doch läßt sich meist Gas in den hepatischen Gallengängen erkennen. Die Therapie besteht in einer Lithotomie; Cholezystektomie kann gleichzeitig oder später erfolgen. Gastrolithen sind eine weitere Ursache für Verstopfungsobstruktionen *(s. Kap. MDA, 6.).* Verschluckte Persimonen und erhebliche Mengen orangefarbenen Breies bei einem kürzlich magenresezierenden Patienten sind besonders berüchtigt.

Ein **disseminiertes intraperitoneales Karzinom,** das den Dünndarm mitbefällt, ist beim Erwachsenen eines der Haupttodesursachen bei intestinaler Obstruktion. Jeder Versuch, die Obstruktion kurzzuschließen, kann höchstens noch für kurze Zeit helfen.

Dickdarmobstruktion: Im Kern ist die Therapie einer Obstruktion des Dickdarmes dieselbe wie bei der des Dünndarmes. Vor einer Notoperation ist das Legen einer saugenden transnasalen Magensonde, Flüssigkeits- und Elektrolytsubstitution und das Setzen eines Harnblasenkatheters notwendig.

Obstruierende Kolonkarzinome können für gewöhnlich durch eine einzeitige Resektion und Anastomose behandelt werden. Eine Alternative wäre eine vorbereitende transverse Kolostomie oder Zökostomie, der später die Resektion und Anastomose folgt. Ist eine **Divertikulitis** die Ursache einer Obstruktion, ist sie u. U. mit einer Perforation assoziiert. Die Entfernung des umschriebenen Gebiets mag schwierig sein, doch ist sie im Falle einer Perforation oder einer generalisierten Peritonitis indiziert. Resektion und Kolostomie werden ausgeführt und die Anastomose auf später verschoben. **Stuhleindickungen** kommen üblicherweise im Rektum vor, von wo sie digital entfernt werden können. Stuhlverhärtungen, sowohl reine als auch mit Barium oder Antazida vermischte, erfordern eine Laparotomie, sofern sie Ursache kompletter Obstruktion (gewöhnlich im Sigmoid) sind. Bei sigmoidalem Volvulus ist in der Röntgenaufnahme eine typische Distension der sigmoidalen Schlinge zu erkennen. Das Endoskop oder ein langer rektaler Tubus ermöglichen meist die Lockerung der komprimierten Darmschlinge, so daß eine Resektion mit anschließender Anastomose für einige Tage verschoben werden kann. Ohne Resektion ist ein Rezidiv unvermeidbar. **Volvulus des Zökums** erfordert entweder die Resektion des betroffenen Darmabschnittes oder die *Fixation des Zökums* in seiner normalen Position mittels einer Zökostomie.

Ileus

(Paralytischer Ileus, adynamischer Ileus, Darmlähmung)

Ein temporärer Stillstand der intestinalen Peristaltik.

Ätiologie

Ileus ist meist assoziiert mit einer intra- oder retroperitonealen Infektion. Er wird verursacht durch mesenteriale Ischämie, arterielle oder venöse Verletzungen, retroperitoneale oder intraabdominale Hämatome, kann nach intraabdomineller Chirurgie vorkommen und mit metabolischen Störungen (z. B. Hypoglykämie) assoziiert sein.

Motilitätsstörungen des Magens oder des Kolons nach bauchchirurgischen Eingriffen sind zum größten Teil Folge abdominaler Manipulation. Der Dünndarm bleibt weitgehend unberührt, Motilität und Absorption normalisieren sich einige Stunden nach der Operation. Die Magenentleerung ist gewöhnlich etwa 24 Stunden lang gestört, das Kolon kann jedoch 48 bis 72 Stunden träge bleiben. Bestätigt wird dieser Umstand mittels postoperativer Abdomenübersichtsaufnahmen. Sie lassen Gasansammlungen im Kolon, nicht jedoch im Dünndarm erkennen. Das Zökum scheint seine Aktivität etwas eher als das Sigmoid aufzunehmen. Gasansammlung im Dünndarm deutet auf eine stattgehabte Komplikation (Obstruktion, Peritonitis) hin.

Symptomatik und Diagnostik

Ileus wird diagnostiziert aufgrund abdominaler Distension, von Erbrechen, Obstipation und Krämpfen. Die Auskultation läßt ein stilles Abdomen oder eine minimale Peristaltik erkennen. Röntgenaufnahmen zeigen gasig geblähte, isolierte Darmschlingen sowohl des Dünn- als auch des Dickdarmes. Zeitweilig weist das Kolon die stärkeren Distensionen auf.

Therapie

Einige Patienten mit Ileus des Kolons können über eine koloskopische Dekompression entlastet werden. Meist erfordert die Behandlung eine kontinuierliche Saugung über eine transnasale Sonde, keine orale Zufuhr, Flüssigkeits- und Elektrolytsubstitution und geringste Mengen an Sedativa. Besonders wichtig ist ein adäquater Serum-K-Spiegel (> 4). Persistiert ein Ileus länger als eine Woche, so hat er vermutlich eine mechanisch-obstruktive Komponente, eine Laparotomie sollte dann in Erwägung gezogen werden.

Pseudo-Obstruktion (Ogilvie-Syndrom) besteht in einer augenscheinlichen Obstruktion der Flexura splenica. Weshalb Darmgase und Fäzes diese Stelle nicht passieren können, ist unklar; eine Ursache läßt sich weder mittels eines Bariumkontrasteinlaufes noch mit Hilfe einer Koloskopie finden. Hilfreich ist eine koloskopische Dekompression.

Appendizitis

Akute Entzündung der Appendix vermiformis.

Ätiologie und Inzidenz

Obwohl die akute Appendizitis bei weitem die häufigste Erkrankung dieses Organs ist, können auch durch andere Ursachen, wie verschluckte Fremdkörper, Nematoden, Fäkalsteine, Karzinoide, Tumore, villöse Adenome und Divertikel, Krankheitssymptome verursacht werden. Auch bei der idiopathischen Colitis ulcerosa oder beim M. Crohn mit Ileokolitis kann der Appendix befallen sein.

Mit der Ausnahme von Hernien ist die akute Appendizitis die häufigste Ursache eines akuten Abdomens und Indikation für eine abdominelle Operation. Da die Symptome und klinischen Zeichen erheblich variieren können und weil die Risiken bei einer zu späten Operation zu groß sind, wird in Kauf genommen, daß sich bei etwa 15% der Eingriffe mit dieser Verdachtsdiagnose bei der Laparoskopie eine andere oder überhaupt keine Ursache finden läßt.

Symptomatik

Die typischen Symptome und klinischen Zeichen der akuten Appendizitis finden sich nur in weniger als der Hälfte der Fälle. Dazu zählen der plötzlich einsetzende epigastrische oder periumbilikale Schmerz, an den sich eine kurz andauernde Übelkeit und Erbrechen anschließen. Einige Stunden später verlagern sich dann die Schmerzen in den rechten unteren Quadranten. Charakteristisch sind ein direkter Druckschmerz, eine Abwehrspannung im rechten unteren Quadranten, lokalisierte Schmerzen, die durch Husten ausgelöst werden können, erhöhte Temperatur (rektal 37,7 bis 38,2 °C) und eine Leukozytose (12000 bis 15000/µl).

Der typische Schmerz ist am **McBurney'schen Punkt** (laterales Drittel der Verbindungslinie zwischen Spina ilica anterior superior und Nabel) im rechten unteren Quadranten lokalisiert. Das **Rovsing's Zeichen** (Schmerz, der sich nach Palpation des linken Quadranten in den rechten unteren Quadranten projiziert) läßt die Möglichkeit einer akuten Appendizitis vermuten. Ein positives **Psoas-Zeichen** (Zunahme des Schmerzes nach passiver Streckung des rechten Hüftgelenks, wodurch der M. iliopsoas gedehnt wird) oder ein **Adduktorenschmerz** (wird durch eine passive Einwärtsdrehung des gestreckten Beines hervorgerufen) lassen sowohl die anatomische Lokalisation des Wurmfortsatzes erahnen als auch ein Fortschreiten des entzündlichen Geschehens vermuten.

Es können mehrere Möglichkeiten vorkommen. Der Schmerz läßt sich vor allem bei Säuglingen und Kindern nicht genau lokalisieren. Die Abwehrspannung kann bei rektaler oder pelvischer Untersuchung diffus oder umschrieben sein. In seltenen Fällen findet sich keine Abwehrspannung, so daß die abdominellen Schmerzen, das persistierende Fieber und die Leukozytose die einzigen klinischen Zeichen darstellen. Darmgeräusche sind meist vermindert oder nicht vorhanden. Besteht eine Diarrhö, kann dies ein Hinweis auf eine retrozökale Lage des Appendix sein. Im Urin können einige Erythrozyten nachweisbar sein. Auch bei Schwangeren und älteren Menschen ist die Symptomatik häufig atypisch, wobei vor allem der Schmerz und die Abwehrspannung weniger ausgeprägt sind.

Diagnostik

In der Regel wird die Diagnose durch die klinische Untersuchung gestellt, und die Operation muß daraufhin schnell veranlaßt werden, um eine Perforation und eine Peritonitis zu verhindern. Im frühen Stadium der Appendizitis bietet die Röntgen- oder die Ultraschalluntersuchung sowie das Computertomogramm keine Entscheidungshilfe. Untersuchungen mittels Kontrastmittel (z. B. Barium) können gefährlich sein. Im späten Stadium der Erkrankung können die Ultraschalluntersuchung und ein Computertomogramm bei der Diagnostik eines Abszesses, vor allem in der pelvischen oder subphrenischen Region, hilfreich sein. In einigen Fällen kann die Laparoskopie wertvoll sein; dies gilt besonders bei Frauen mit pelvischer entzündlicher Erkrankung **(PID)**.

Die Differentialdiagnosen müssen schnellstens abgeklärt werden – eine sofortige Operation ist bei einem perforierten peptischen Ulkus, einer gangränösen Cholezystitis und einem akuten Darmverschluß angezeigt. Findet sich bei der Laparotomie bei Frauen ein unauffälliger Appendix, so sollten die Organe des Beckens zunächst auf eine Ovarialzyste, eine Salpingitis oder eine ektopische Schwangerschaft untersucht werden. Sowohl bei Frauen als auch bei Männern sollte der Dünndarm auf eine Länge von 2 Metern auf das Vorliegen eines Meckelschen Divertikels oder einer Ileitis (M. Crohn oder Enteritis durch Yersinien) untersucht werden. Eine mesenteriale Adenitis (hyperplastische Lymphknoten) kann im Mesenterium des terminalen Ileum gefunden werden. Eine Operation sollte bei einer Nierenkolik, einem rupturierten Ovarialfollikel (außer beit einer bedrohlichen Blutung), akuter PID bei Frauen oder einer akuten Gastroenteritis vermieden werden.

Prognose

Bei frühzeitiger Operation ist die Mortalität gering und der Patient wird gewöhnlich innerhalb einiger Tage entlassen. Die Rekonvaleszenz ist normalerweise rasch und vollständig. Bei Komplikationen ist die Prognose dagegen schlecht. Obwohl der Einsatz von Antibiotika die Mortalität bei vielen Einrichtungen auf nahezu null gesenkt hat, bedarf es oft wiederholter Operationen, weswegen die Rekonvaleszenz langwierig ist.

Therapie

Da die Perforation in weniger als 24 Std. nach Einsetzen der Beschwerden auftreten kann, ist die Laparotomie die einzige sichere Maßnahme, sofern die Verdachtsdiagnose feststeht.

Die Appendektomie stellt die Behandlung der akuten Appendizitis dar. Der Chirurg kann den Appendix fast immer entfernen, sogar bei Bestehen einer Perforation oder anderer pathologischer Zustände. Gelegentlich gibt es Probleme bei der Lokalisierung des Appendix. In diesen Fällen liegt er hinter dem Zökum, dem Ileum oder dem Mesenterium des rechten Kolons. Antibiotika sollten bereits vor, während und bis zu 48 Std. nach der Operation intramuskulär oder intravenös verabreicht werden. Mittel der Wahl sind Cephalosporine der 3. Generation.

Alternative Maßnahmen können angezeigt sein. Findet sich eine große entzündliche Masse, die den Appendix, das terminale Ileum und das Zökum einschließt, so empfiehlt sich eine Resektion des gesamten Paketes und eine Ileokolostomie. Bei einigen späten Stadien kann es bereits zum perikolischen Abszeß gekommen sein. In diesen Fällen sollte der Abszeß mittels eines Katheters unter Ultraschall-Kontrolle oder operativ drainiert werden, woran später eine Appendektomie angeschlossen werden sollte. Sofern eine ausgedehnte Entzündung diese Maßnahme nicht unmöglich macht, sollte ein Meckel'sches Divertikel gleichzeitig im Rahmen der Appendektomie mitentfernt werden. Eine Kontraindikation für eine Appendektomie ist eine chronisch-entzündliche Darmerkrankung, bei der auch das Zökum betroffen ist. Findet sich jedoch eine terminale Ileitis ohne Befall des Zökums, kann der Appendix entfernt werden.

Bei Verdacht auf eine akute Appendizitis sollte nicht ausschließlich mit Antibiotika behandelt werden, es sei denn eine Operation ist unmöglich.

Peritonitis

Entzündung der Bauchhöhle.

Eine Peritonitis ist meist akut; chronische Peritonitiden sind eher selten. Eine akute Peritonitis hat entweder eine primäre Ursache – sie ist eine seltene Erkrankung, bei der das Peritoneum über die Blutzirkulation infiziert wird – oder tritt sekundär als Folge verschiedenster Ursachen auf. Der häufigste Auslöser ist eine Perforation des Gastrointestinaltrakts. Andere kausale Erreger verursachen spezifische Syndrome, die in der Folge besprochen werden. Das Peritoneum selbst ist erstaunlich resistent gegenüber einer Infektion, mit Ausnahme der Situation, daß eine Kontamination aus einer Infektionsquelle unkontrolliert anhält, und spricht gut auf eine Behandlung an.

Ätiologie

Die wichtigsten Ursachen der Peritonitis sind Perforationen des Viscus in die Bauchhöhle (intra-abdomineller Ösophagus, Magen, Duodenum, Dünndarm, Appendix, Kolon, Rektum, Gallenblase, Gallengänge oder Harnblase), Trauma, Blut, Fremdkörper, Obstruktion als Folge von Darmverschlingungen, Pankreatitis, pelvische entzündliche Erkrankung **(PID)** und vaskuläre Ereignisse (Mesenterialvenenthrombose oder Embolien).

Die PID tritt sekundär bei sexuell aktiven Frauen nach einer Infektion durch verschiedenste Erreger auf, von denen Gonokokken und Chlamydia trachomatis am häufigsten sind. Ein breites Spektrum von bakteriellen Erregern kann sekundär nach einem septischen Abort oder bei Verwendung von Spiralen als Antikonzeptiva in die Beckenregion eindringen. Nahezu alle Erreger infizieren die Tuben und führen oft zu intraperitonealen Abszessen.

Intraperitoneales Blut aus verschiedensten Quellen (z. B. Trauma, postoperativ, ektopische Schwangerschaft) wird infiziert und hat eine Peritonitis zur Folge. Aszites, der sekundär bei einer Lebererkrankung auftritt, kann spontan infiziert werden. Peritoneo-systemische Shunts sowie andere Dauerkatheter, mit denen peritoneal drainiert wird, können leicht infiziert werden und so zu einer Peritonitis führen. Alle Drainagen können Bakterien den Eintritt in die Bauchhöhle ermöglichen. Barium, das im Rahmen einer Kontrastmitteluntersuchung des Magen-Darm-Kanals über ein perforiertes Divertikel in das Peritoneum eindringt, kann aufgrund einer Kombination von Barium mit einer Infektion sowohl eine akute als auch später eine chronische Peritonitis auslösen. Eine Mekonium-Peritonitis entsteht durch eine Perforation des Dünndarms in utero.

Aszites, als sekundäre Folge einer Leberzirrhose, kann spontan infiziert werden. Peritoneo-venöse Shunts, die zur Kontrolle des Aszites gelegt werden, stellen andererseits eine weitere Infektionsquelle dar.

Symptomatik

Die Symptomatik der Peritonitis hängt von der Virulenz und dem Ausmaß der Infektion ab. Bei einem sonst gesunden Patienten ist der plötzliche Beginn der abdominellen Schmerzen entweder umschrieben, wenn der Prozeß durch die Viscera oder das Omentum beschränkt wird, oder generalisiert, falls die gesamte Bauchhöhle betroffen ist. In schweren Fällen von generalisierter Peritonitis findet sich eine Abwehrspannung über dem gesamten Abdomen, Erbrechen und hohes Fieber. Bei der körperlichen Untersuchung läßt sich keine Peristaltik nachweisen. (Ein alter klinischer Leitsatz besagt: Ein stilles Abdomen bedarf einer Laparotomie). Ohne frühzeitige adäquate Therapie kommt es rasch zur Dehydration und zu einer Auftreibung des Abdomens. Des weiteren erscheint das Gesicht typischerweise als „Facies hippocratica" eingefallen, und der Patient verstirbt innerhalb weniger Tage.

Komplikationen

Wenn die Peritonitis nicht sofort und wirksam behandelt wird, kommt es rasch zum Multisystemversagen. Der Flüssigkeitsverlust in die Bauchhöhle und den Dünndarm hat eine schwere Dehydratation und Elektrolytverschiebungen zur Folge. Nach kurzer Zeit kommt es bereits zum Atemnotsyndrom des Erwachsenen. Ein Nieren-, ein Leberversagen und eine disseminierte intravaskuläre Gerinnung schließen sich an. Zuletzt, sollte der Patient eines oder mehrere dieser Syndrome überleben, stellt die Unterernährung ein weiteres Problem dar. Sofern die Infektion nicht schnellstens beherrscht wird, muß die Nahrungszufuhr komplett auf parenteralem Wege erfolgen *(s. Kap. ERN, 1., Unterstützende Ernährung, unter Ernährung in der klinischen Medizin.* Dazu wird ein zentraler Venenkatheter über die Subclavia direkt in die Vena cava superior gelegt.

Intraperitoneale Abszesse können in der Beckenregion, den subphrenischen Räumen, dem rechten oder linken Douglas'schen Raum, subhepatisch und zwischen den Darmschlingen vorkommen. Nach ihnen muß bei der klinischen Untersuchung, mittels Ultraschall (eignet sich besonders für Abszesse im Becken oder im subhepatischen Raum), beim Computertomogramm (besonders gut lassen sich subphrenische Ansammlungen darstellen) und manchmal durch Laparoskopie gefahndet werden. Unter Ultraschall- oder Computertomogramm-Kontrolle gelingt es oft, Abszesse über perkutane Katheter zu drainieren.

Die Ausbildung von Adhäsionen oder Verbindungen stellt eine späte Komplikation dar und verursacht dann Obstruktionen. Bisher gibt es keine spezifische Prophylaxe hierfür, jedoch lassen sie sich durch eine strikte Asepsis und durch Waschen der Handschuhe verhindern.

Diagnostik

Wann immer der Verdacht auf eine akute Peritonitis bei einem sonst gesunden Patienten besteht, sollte eine sofortige Abklärung eingeleitet werden. Einfache abdominelle Röntgenaufnahmen sollten in stehender als auch auf dem Rücken liegender Position angefertigt werden. Das Vorhandensein von Luftsicheln unter dem Diaphragma weist auf eine Perforation im Gastrointestinaltrakt hin. In einigen Fällen ist eine Aspiration von Peritonealexsudat gerechtfertigt, um durch eine Gramfärbung Aufschlüsse über die Art des Infektionserregers zu gewinnen. Die Laparotomie gilt als die wichtigste diagnostische Maßnahme.

Therapie

Es ist wichtig, sobald als möglich zu entscheiden, ob bei einem Patienten mit akut beginnender Peritonitis eine Notlaparoskopie durchgeführt werden soll oder nicht. Eine sofortige

Operation ist nahezu immer bei Patienten mit Peritonitis, die als Folge einer Appendizitis, eines perforierten peptischen Ulkus oder einer Divertikulose sowie bei einem Pneumoperitoneum (läßt sich mittels einer abdominellen Röntgenaufnahme im Stehen nachweisen) angezeigt. Eine akute Pankreatitis oder eine PID stellen nur in Ausnahmen eine Indikation für eine Laparoskopie dar. Bei Patienten mit einer traumatischen Verletzung des Pankreas durch einen Aufprall auf ein Lenkrad sollte eine Exploration veranlaßt werden, um etwaige Zerreißungen des Ductus pancreaticus auszuschließen. Bei Frauen mit einer PID, bei der die Diagnose nicht gesichert ist, stellt die Laparoskopie eine Option dar. Eine Exploration könnte angezeigt sein, um eine Appendizitis, einen tubo-ovariellen Abszeß oder eine Salpingitis auszuschließen.

Bei der Therapie der Peritonitis muß zuerst die zugrundeliegende Erkrankung behandelt werden. Die generelle Therapie besteht im Einsatz von Antibiotika, einer nasogastralen Intubation und Absaugung, einer Kontrolle der Respiration sowie des Flüssigkeits- und Elektrolythaushalts. Über das wirksamste Antibiotikum, das vor Eintreffen der Kulturergebnisse verabreicht werden sollte, besteht keine einhellige Meinung. Cephalosporine der 3. Generation sind wirksam und wahrscheinlich am sichersten. Eine Kombination von Gentamicin und Clindamycin ist wirksam, kann jedoch bei eingeschränkter Nierenfunktion gefährlich sein.

Spezifische Formen der akuten Peritonitis

Perforierter abdomineller Ösophagus: Eine iatrogene Perforation (z.B. durch ein Ösophagoskop, einen Ballon-Dilatator oder ein Bougie) kann im Ösophagus entweder über oder unter dem Diaphragma vorkommen. Überstarkes Erbrechen bei voller Magenfüllung ist der schwerste Fall der emetischen Verletzung **(Boerhaave's Syndrom).** Schmerzen, die nach einem dieser Ereignisse im linken oberen Quadranten, der linken Brusthälfte oder Schulter auftreten, sollten den Arzt alarmieren, umgehend eine Bariumbreischluck- oder eine Gastrografin®-Untersuchung zu veranlassen. Wird eine Perforation nachgewiesen, ist eine sofortige Operation angezeigt, da die Mortalität der Peritonitis und/oder eines Empyems durch eine Verzögerung rasch zunimmt.

Das **perforierte Magen- oder Duodenalulkus** ist eine der gefährlichsten Ursachen der Peritonitis. Die Mortalität beträgt nahezu 20%. Bei einigen Fällen ist anamnestisch ein peptisches Ulkus bekannt, jedoch ist ein plötzlich einsetzender starker epigastrischer Schmerz in etwa einem Drittel der Fälle das erste Symptom. Werden die Patienten kurze Zeit später untersucht, so sind sie meist relativ schmerzfrei und zeigen nur eine geringe Abwehrspannung und eine verminderte oder keine Peristaltik. Innerhalb einiger Stunden kommt es dann zum Erbrechen, einer Abwehrspannung und einem Spasmus, der entweder im Epigastrium oder über dem gesamten Abdomen ausstrahlt. Eine Röntgenaufnahme des Abdomens im Stehen, die 6 h nach der Perforation angefertigt wird, zeigt in etwa 50% der Fälle Luftsicheln unter einem oder beiden Diaphragmen. Mit zunehmender Zeitspanne nimmt die Wahrscheinlichkeit, dieses Zeichen nachzuweisen, zu. Ist die Diagnose nicht sicher, kann Gastrografin® über eine liegende nasogastrale Sonde in den Magen verabreicht werden, um die Perforation darzustellen. Je frühzeitiger eine Operation durchgeführt wird, um so höher ist die Erfolgsrate. Ob ein einfacher Verschluß der Perforation oder eine bestimmte Operation zur Behandlung der Ulkuskrankheit (Vagotomie mit Magenresektion oder Pyloroplastik) durchgeführt wird, hängt von der Krankengeschichte und dem Zustand des Patienten ab.

Perforierter Darm (z.B. nach Obstruktion durch Darmverschlingungen, perforiertes Meckel'sches Divertikel): Die Diagnose einer Peritonitis begründet sich auf dem klinischen Bild der schwersten abdominellen Schmerzen, einer Abwehrspannung und einer fehlenden Peristaltik. Da es innerhalb von 6 Std. zum Gangrän und zu einer Perforation kommen kann, sollte eine Exploration sofort veranlaßt werden. Eine Röntgenuntersuchung ist in diesen Fällen wenig hilfreich, da auffällige Befunde noch fehlen können.

Ein **perforierter Appendix** ist eine häufige Ursache einer Peritonitis bei Kindern und jungen Erwachsenen, kann aber auch in anderen Lebensaltern auftreten. Da bei Kindern das Omentum noch wenig ausgebildet ist, ist die Peritonitis meist generalisiert. Bei Erwachsenen kommt es dagegen häufiger zur lokalen Peritonitis und der Ausbildung von Abszessen. Eine Abwehrspannung findet sich entweder im rechten unteren Quadranten oder über dem gesamten Abdomen und weist somit auf das Ausmaß der Entzündung hin. Bei Kindern sollte versucht werden, ein hohes Fieber vor der Operation, falls möglich, zu senken. Als Antibiotika stehen für Erwachsene Cefoxitin in einer Dosierung von 80 bis 160 mg/kg/Tag über den Tag verteilt oder Amikacin 15 mg/kg/Tag kombiniert mit Clindamycin 20 bis 40 mg/kg/Tag zur Auswahl. Dieses Dosierungsschema gilt auch für Kinder. Es wird ferner eine nasogastrale Sonde gelegt, und die Urinproduktion muß durch adäquate intravenöse Zufuhr von Flüssigkeit und Elektrolyten gesichert werden. Wird mit der Behandlung erst in einem späteren Stadium begonnen, kann sich der Zustand des Patienten erst nach Stunden verbessern. Kommt es zur Ausheilung eines Abszesses oder einer entzündlichen Masse, kann sich die Operation auf die Drainage des Abszesses beschränken. Der Appendix sollte allerdings auf jeden Fall entfernt werden.

Perforiertes Kolon (Obstruktion, Divertikulitis, chronisch-entzündliche Erkrankung, toxisches Megakolon, spontane Perforation): Bei Vorliegen einer Obstruktion des Kolons kann es zur diastatischen Perforation des Zökums kommen. Dieses Ereignis ist bedrohlich, wenn der Durchmesser des Zökums > 13 cm ausmacht. Ein perforiertes Divertikel des Sigmoids oder des rechten Kolons sind die häufigsten Ursachen für eine Peritonitis durch ein perforiertes Kolon. Zu solchen Perforationen kommt es vor allem unter einer Prednison-Therapie. Dabei kann es auch zu stillen Perforationen in allen Bereichen des Kolons kommen. Auch andere immunsuppressive Substanzen (z. B. Zytotoxine) erhöhen das Risiko einer Perforation. Zu anderen Erkrankungen, bei denen es zu einer Perforation kommen kann, gehören die Colitis ulcerosa, der M. Crohn oder ein toxisches Megakolon aus verschiedensten Ursachen. Bei der Operation der durch diese Erkrankungen verursachten Peritonitiden bedarf es immer einer Resektion des Kolons.

Zu einer **akuten nekrotisierenden Enterokolitis (NEC)** kommt es bei Neugeborenen *(s. Kap. KIN, 6., Neonatale Infektionen)*. In etwa 1/4 der Fälle ist eine Laparotomie wegen eines perforierten Dünndarms oder einer Peritonitis notwendig. Die Therapie vor der Perforation besteht im wesentlichen in der Gabe von Antibiotika und dem Weglassen der oralen Nahrungszufuhr.

Vaskuläre Läsionen des Dünndarms und des Kolons können eine Gangrän und eine Peritonitis zur Folge haben. In der Regel ist das Ausbreitungsgebiet der Arteria mesenterica superior betroffen. Auch das Versorgungsgebiet der Arteria mesenterica inferior kann durch eine Teilung der Arterie nach einer Resektion eines Aortenaneurysmas devitalisiert werden. Liegt anamnestisch eine Angina abdominalis, die Wochen oder Monate vor dem akuten Beginn einer Peritonitis bestand, vor, sollte ein akuter thrombotischer Verschluß der Arteria mesenterica superior oder ihrer Äste, der mit einer arteriosklerotischen Gefäßerkrankung assoziiert ist, vermutet werden. Auch bei Vorhofarrhythmien, Mitralklappeninsuffizienz oder einer Endokarditis in der Anamnese sollte an eine Embolie der Arteria mesenterica superior und folglich einer intestinalen Ischämie gedacht werden. Das Kennzeichen dieser Erkrankung ist, daß die Schwere des Schmerzes bei weitem über die körperlichen Befunde in der Frühphase hinausgeht. Die Leukozyten können auf Werte von 20 000 bis 30 000 ansteigen. Mesenterialvenenthrombosen sind mit der Polycythaemia vera, einer schweren Lebererkrankung und der Einnahme von oralen Kontrazeptiva vergesellschaftet, können jedoch auch idiopathisch auftreten. Durch eine Arteriographie läßt sich die venöse Ursache des Geschehens aufklären.

Unter einer **nicht-okklusiven intestinalen Ischämie** versteht man eine teilweise oder völlige verdichtete Nekrose des Darmes bei Fehlen von begleitenden vaskulären organischen Okklusionen. Diesem Ereignis geht oft ein prolongierter Schock oder ein kardiopulmonaler

Bypass voraus, was vermuten läßt, daß der mesenteriale Blutdurchfluß reduziert ist. Um die Verdachtsdiagnose in diesen Fällen zu sichern, sollte ein Arteriogramm veranlaßt werden. Finden sich organische vaskuläre Läsionen, sollte operiert werden. Ein diffuser Spasmus spricht hingegen gut auf eine vasodilatative Therapie an. Eine transmurale Nekrose des Dünndarms mit einer Peritonitis erfordert die Resektion des Dünndarms. Die Mortalitätsrate ist bei all diesen Läsionen sehr hoch.

Perforierte Gallenblase oder Gallengänge: Eine akute Cholezystitis kann eine Perforation der Gallenblase zur Folge haben. Dies führt meist zu einem lokalen Abszeß. Gelegentlich kann es jedoch auch zu einer generalisierten Peritonitis kommen. Bei der Operation sollte auch eine Cholezystektomie mitdurchgeführt werden. Die häufigste Ursache einer Peritonitis durch Gallensekret ist die Folge einer iatrogenen Schädigung der Gallengänge bei einer Cholezystektomie.

Primäre akute Peritonitis: Die Symptomatik besteht aus generalisierten abdominellen Schmerzen, Fieber und einem Ileus, verbunden mit Erbrechen sowie entweder einer Diarrhö oder einer Obstipation. Eine Pneumokokken-Peritonitis ist selten, jedoch in dieser Gruppe die häufigste Ursache. Sie tritt hauptsächlich bei Mädchen auf. Vermutlich gelangen die Bakterien über die Vagina in das Peritoneum, aber da etwa in 1/4 der Fälle auch Männer betroffen sind, muß noch eine andere Quelle für die Septikämie vorhanden sein. Andere Organismen (z. B. Streptokokken, Staphylokokken) können diese Erkrankung auch auslösen. Bei den meisten Fällen kommt es zu einer Septikämie. Wird die Verdachtsdiagnose gestellt, sollte umgehend punktiert werden. Lassen sich Pneumokokken, Staphylokokken oder Streptokokken nachweisen, muß umgehend mit einer entsprechenden intravenösen antibiotischen Therapie begonnen werden. Wird bei der Punktion keine Flüssigkeit aspiriert, oder der Abstrich zeigt ein buntes Bild von gram-positiven Kokken und gram-negativen Stäbchen, sollte umgehend laparotomiert werden.

Bei einer **Pankreatitis** kommt es zu einem Exsudat, das sich zuerst retroperitoneal, später jedoch über die gesamte Bauchhöhle ausbreitet. Dabei handelt es sich um eine chemische Peritonitis, bei der zunächst hohe Konzentrationen an Amylase im Exsudat vorkommen. In der Folge kommt es dann zur Kontamination mit Organismen aus dem Gastrointestinaltrakt. Ist die Diagnose gesichert und war ursprünglich kein Trauma beteiligt, sollte in der frühen Phase eine Laparotomie vermieden werden. Nur bei Komplikationen der Pankreasnekrose, wie einem Abszeß oder einer Pseudozyste, sollte laparotomiert werden. Jedoch stellt eine fehlende Verbesserung des Zustands des Patienten eine Indikation für eine vorgezogene Operation dar.

Chronische Peritonitis

Diese Gruppe umfaßt Patienten mit Reinfektionen (z. B. Wiederaufflackern einer PID) und einige Fälle von postoperativen Infektionen (Peritonitis durch Talkum) sowie chronische bakterielle Entzündungen. Die Tuberkulose stellt die wichtigste Ursache einer chronischen Peritonitis dar, die in vielen Teilen der Welt häufig vorkommt *(s. in Kap. INF, 10.)*.

Eine **postoperative Peritonitis** kann durch verschiedenste Ursachen entstehen. Eine operative Verletzung eines Viskus (Gallengänge, Ureter, Harnblase oder des Gastrointestinaltrakts) bedarf einer chirurgischen Korrektur. Das Aufplatzen einer Anastomose stellt ein ernstes Problem dar, das eine sofortige Reoperation notwendig macht. Übersehene Fremdkörper (z. B. Tupfer) können eine schwere entzündliche Adhäsion und Fibrosen hervorrufen, die so lange bestehen bleiben, bis der Tupfer operativ entfernt oder, wie in seltenen Fällen, spontan ausgestoßen wird.

Talkum aus Handschuhen kann eine eigentümliche granulomatöse Reaktion bewirken, die sich durch einen langwierigen postoperativen Ileus, eine Abwehrspannung und Fieber äußert. Gewöhnlich verschwindet dieses Krankheitsbild innerhalb einiger Wochen spontan. Die Diagnose wird meist durch eine erneute Laparotomie gestellt, die durchgeführt wird, um andere Ursachen auszuschließen. Talkum läßt sich durch das Vorhandensein von Malteserkreuz-artigen Granula im Gegenlicht nachweisen. Durch antiphlogistische Substanzen (z.B. Indomethacin und Prednison) läßt sich die Rekonvaleszenz verkürzen.

Auch eine **Peritonitis durch Pilze** kann vorkommen. Patienten, die postoperativ wegen einer persistierenden Peritonitis mit Antibiotika behandelt wurden, entwickeln oftmals eine Candida-Infektion. Die Candida-Peritonitis läßt sich mit intravenösem Amphotericin B behandeln, jedoch ist die Prognose schlecht.

Die **Peritonealdialyse** wird oftmals durch eine Peritonitis kompliziert. Ein wolkiger Ausfluß weist in etwa auf das Vorliegen einer Peritonitis hin. Liegende Katheter oder Shunts, die zur Behandlung des Aszites eingesetzt werden, können eine bakterielle Invasion, vor allem durch Staphylococcus epidermidis und Staphylococcus aureus, ermöglichen. Die Therapie richtet sich nach dem Kulturergebnis und der Empfindlichkeit des Erregers. Falls notwendig, muß der Shunt entfernt werden und auf eine Hämodialyse umgesetzt werden.

Pankreatitis

Akute Pankreatitis ist meist der Terminus für eine akute Entzündung, die sich sowohl klinisch als auch histologisch nachweisen läßt (z.B. Pankreatitis bei Gallengangssteinen). Die Begriffe **chronische Pankreatitis** oder **chronisch rezidivierende Pankreatitis** deuten an, daß die histologischen Veränderungen auch dann fortbestehen, wenn das auslösende Agens (meist Alkohol) abgesetzt worden ist. Diese Einteilung verdeutlicht, daß die histologischen Veränderungen bei chronischer Pankreatitis irreversibel sind und die Tendenz haben, fortzuschreiten, was einen beträchtlichen Verlust der endokrinen und exokrinen Pankreasfunktion und die Zerstörung von Gewebsstrukturen des Pankreas mit sich bringt. Ein Problem dieser Klassifikation liegt in einer möglichen Diskordanz zwischen klinischem und histologischem Bild; so kann z.B. im Initialschub einer alkoholischen Pankreatitis diese unter klinischen Gesichtspunkten am besten als „akut" beschrieben werden, während sie unter histologischen Gesichtspunkten bereits als „chronisch" zu beschreiben ist.

Akute Pankreatitis

Ätiologie und Pathogenese

Affektionen des Gallengangssystems und Alkoholismus sind in > 80% der Krankenhauseinweisungen mit akuter Pankreatitis die Ursache. Die restlichen 20% werden durch hereditäre Pankreatitis, Hyperlipidämie (besonders Hyperlipoproteinämie Typ I und V), Hyperparathyreoidismus und Hyperkalzämie, stumpfe und perforierende Pankreastraumen, Medikamente (Azathioprin, Sulfasalazin, Furosemid, Valproinsäure), morphologische Fehlbildungen des Ductus choledochus und der Papillenregion (Choledochuszyste und Stenose des Sphincter Oddi), morphologische Fehlbildungen des Pankreasgangs selbst (wie Striktur, Karzinom oder akzessorische Pankreas), durch chirurgische Eingriffe (vornehmlich an Magen und Gallenwegen), durch Gefäßkrankheiten (besonders massive Hypotension), durch Infektionen (z.B. Mumps), durch endoskopische retrograde Pankreatographie (ERCP), durch Nierentransplantationen oder aus unbekannten Gründen verursacht. Pankreatitisschübe werden bei Gallenwegserkrankungen durch zeitweiliges Steckenbleiben eines Gallensteins im Sphincter Oddi vor dessen Passage ins Duodenum verursacht, jedoch ist der exakte pathogenetische Zusammenhang noch nicht geklärt. Alkoholgenuß von > 100 g/Tag über mehrere Jahre kann die Ausfällung von Enzymproteinen des Pankreas ohne irgendwelche Gesetzmäßigkeiten in den kleinen Pankreasgängen auslösen. Im Laufe der Zeit wird die

Ablagerung der Proteinverschlüsse ausgedehnter und setzt zusätzlich histologische Veränderungen in Gang. Nach einem Zeitraum von > 3 bis 5 Jahren setzt dann der erste klinisch manifeste Pankreatitisschub ein, wahrscheinlich infolge verfrühter Aktivierung von Pankreasenzymen.

Als makropathologische Veränderungen können Ödem oder Nekrose und Hämorrhagie vorherrschen. Die Gewebsnekrose wird von mehreren Pankreasenzymen einschließlich aktiviertem Trypsin und aktivierter Phospholipase A_2 verursacht. Die Hämorrhagie wird durch eine Pankreaselastase hervorgerufen, die die elastischen Fasern der Blutgefäße angreift. Bei der ödematösen Pankreatitis bleibt die Entzündungsreaktion meist auf das Pankreas beschränkt und die Mortalität liegt bei < 5%. Bei einer Pankreatitis, die durch ausgedehnte Nekrosen und Hömorrhagien gekennzeichnet ist, bleibt die Entzündungsreaktion nicht auf das Pankreas beschränkt und die Mortalität beträgt ≥ 10 bis 50%. Das Pankreassekret enthält Toxine und aktivierte Pankreasenzyme, dringt ins Retroperitoneum und manchmal in die Peritonealhöhle vor und verursacht einen chemischen Reizzustand und einen Permeabilitätsanstieg in den Blutgefäßen, was eine Extravasation großer, proteinreicher Flüssigkeitsmengen aus dem Gefäßsystem in „Dritträume" bewirkt und zu Hypervolämie und Schock führt. Wenn diese aktivierten Enzyme und Toxine in den Blutkreislauf gelangen, verursachen sie eine erhöhte Kapillarpermeabilität im gesamten Organismus und können auch den peripheren Gefäßwiderstand verringern, was wiederum die Hypotension verstärkt. Zirkulierende aktivierte Enzyme können direkt das Gewebe schädigen (man meint, daß Phospholipase A_2 eine Schädigung der Alveolarmembranen der Lunge verursacht).

Ein tödlicher Verlauf in den ersten kritischen Tagen einer akuten Pankreatitis wird meist durch kardiovaskuläre Instabilität (mit hartnäckigem Schock und Nierenversagen), durch respiratorische Insuffizienz (mit Hypoxämie und gelegentlich mit einem Atem-Distress-Syndrom bei Erwachsenen) und manchmal durch Herzversagen (als Folge eines nicht nachzuweisenden Lähmungsfaktors) verursacht. Zirkulierende Enzyme und Toxine spielen, wie man annimmt, beim frühen Tod eine bedeutende Rolle.

Nach der ersten Woche tritt der Tod meist durch die Komplikation einer **Pankreasnekrose** ein.

Beispiele: 1. Die Sekundärinfektion des devitalisierten Gewebes im Retroperitonealraum (z. B. infizierte Nekrose) ist meist durch gramnegative Bakterien verursacht. Die Mortalität liegt oft bei 100%, wenn kein ausgedehntes chirurgisches Dehibridement im infizierten Gewebe des Retroperitonealraums durchgeführt wird. 2. Die **Pankreaspseudozyste,** eine Ansammlung enzymhaltiger Pankreasflüssigkeit und Gewebetrümmer, die von den umgebenden Strukturen durch eine Kapsel aus gefäßreichem Bindegewebe abgegrenzt ist. Todesfälle, die man darauf zurückführen kann, treten infolge von Sekundärinfektionen, Hämorrhagie oder Ruptur auf.

Symptomatik

Fast alle Patienten haben schwere Bauchschmerzen, die bei etwa 50% der Patienten als stechende Schmerzen bis in den Rücken ausstrahlen. Selten wird ein Schmerz im Unterbauch angegeben. Der Schmerz tritt meist plötzlich auf, erreicht innerhalb von Minuten sein Maximum, ist stark und spricht meist auf Betäubungsmittel in hohen Dosen, parenteral verabreicht, nicht an, ist ein gleichmäßiger, stechender Schmerz und bleibt dauernd, ohne nachzulassen, über Stunden und meist auch über mehrere Tage bestehen. Meist vermindert keine noch so ausgeklügelte Ruhelage den Schmerz; Husten, lebhafte Bewegungen und tiefe Atemzüge können ihn jedoch verschlimmern. Die Mehrzahl der Patienten leidet unter Übelkeit und Erbrechen, manchmal bis zu einer massiven Gewichtsabnahme.

Der Patient macht einen schwerkranken Eindruck und schwitzt. Der Puls liegt meist zwischen 100 und 140 Schlägen/min. Die Atmung ist oberflächlich und schnell. Der Blutdruck kann vorübergehend hoch oder niedrig, bei orthostatischer Hypotonie, sein. Anfangs kann die Temperatur normal oder sogar subfebril sein, aber sie steigt innerhalb weniger Stunden von 37,7 auf 38,3°C. Das Sensorium kann getrübt sein. Ein Ikterus der Skleren tritt gelegentlich auf. Eine retinale Lipämie bei Hyperlipidämie ist sehr selten. Die Lungenuntersuchung kann eine eingeschränkte Zwerchfellbeweglichkeit und vorhandene Atelektasen aufdecken. Ein geblähter Oberbauch findet sich bei 20% der Patienten, verursacht durch einen Magenileus oder durch große Areale entzündeten Pankreasgewebes, das den Magen nach ventral verlagert. Es kann Aszites auftreten. Ein schmerzhafter Bauch ist beständig vorhanden. Es kann eine leichte bis mäßige Abwehrspannung stärker im Oberbauch als im Unterbauch vorliegen. Selten findet sich als Zeichen einer schweren peritonealen Reizung im gesamten Abdomen ein „brettharter" Bauch. Darmgeräusche können abgeschwächt sein. Die rektale Untersuchung zeigt keine Schmerzhaftigkeit und der Stuhl ist im Hämoccult-Test meist o.B.

Laborbefunde und Diagnostik

Die akute Pankreatitis sollte zur Differentialdiagnose eines jeden akuten Abdomens gehören. Differentialdiagnostisch abzuklären sind perforiertes Magen- oder Duodenalulkus, Mesenterialinfarkt, Darmobstruktion mit Inkarzeration, extrauterine Gravidität, Aneurysma dissecans, Gallenkolik, Appendizitis und Diverkulitis. Weitere Möglichkeiten bestehen in der Diagnose von Hinterwandinfarkt, Bauchmuskel- oder Milzhämatom.

Kein Labortest kann die Diagnose einer akuten Pankreatitis eindeutig bestätigen. Viele Untersuchungen werden jedoch durchgeführt, um den klinischen Eindruck zu stützen. Die **Konzentrationen von Serumamylase und Serumlipase** können vom ersten Tag einer akuten Pankreatitis an erhöht sein und in 3 bis 7 Tagen wieder auf den Normalwert zurückgehen, jedoch können beide Parameter auch „normal" bleiben, wenn soviel Drüsengewebe bereits in früheren Schüben zerstört worden ist, daß nur noch geringe Enzymmengen freigesetzt werden können, die für einen Anstieg des Serumspiegels nicht ausreichen. Die Serumamylase kann auch im Normalwert liegen, wenn gleichzeitig eine Hypertriglyzeridämie vorliegt (die einen zirkulierenden Inhibitor aufweist, der erst gelöst sein muß, bevor ein Anstieg der Serumamylase nachgewiesen werden kann). Serumamylase und -lipase können beim Nierenversagen und in schweren Fällen, die eine sofortige chirurgische Intervention erfordern, erhöht sein (wie z. B. perforiertes Ulkus, mesenterialer Gefäßverschluß und ischämische Darmobstruktion). Weitere Ursachen erhöhter Serumamylase-Werte sind Speicheldrüsen-Dysfunktion, vermehrt Amylase im Blut und Tumoren, die Amylase freisetzen.

Das Amylase/Kreatinin-Clearance-Verhältnis besitzt anscheinend keine ausreichende Sensitivität und Spezifität, die Diagnose einer Pankreatitis zu stützen. Die Auftrennung der Gesamt-Serumanalyse in Amylaseisoenzyme vom Pankreastyp **(p-Typ)** und vom Speicheldrüsentyp **(s-Typ)** ist heute in den meisten Labors durchführbar. P-Typ-Isoamylasen sind vom ersten Tag einer Pankreatitis an erhöht und bleiben, entsprechend der Serumlipase, länger als die Gesamtamylase erhöht. Ein Anstieg der Isoamylase vom p-Typ erfolgt jedoch auch beim Nierenversagen (wahrscheinlich) bei schweren abdominellen Leiden, die eine Pankreatitis vortäuschen.

Die Leukozytenzahl ist meist auf Werte zwischen 12000 und 20000 angestiegen. Der Hämatokrit kann Werte bis zwischen 50 und 55% erreichen, was auf Flüssigkeitsverluste in sog. „Dritträume" zurückzuführen ist. Eine Hyperglykämie kann auftreten. Die Serumkalzium-Konzentration kann vom ersten Tag an, wahrscheinlich wegen des Verlusts von Serumalbumin ins Retroperitoneum als Teil der chemischen Reizung, vermindert sein. Die Serumalbumin-Konzentration ist bei 15–25% der Patienten erhöht.

Abdomenübersichtsaufnahmen im Stehen und im Liegen können eine Vielzahl von Veränderungen aufdecken: Steine in den Pankreasgängen (Hinweis auf frühere Entzündung), kalkhaltige Gallensteine oder die Stelle eines Ileus im linken oberen Quadranten oder im zentralen Bereich des Abdomens (entweder eine „Schildwachenschlinge" des Dünndarms, Dilatation des Kolons oder ein Verschluß des Duodenums). Die **Thoraxaufnahme** kann Atelektasen oder einen Pleuraerguß nachweisen (meist links oder in beiden Hälften, selten jedoch im rechten Pleuraspalt) *(s.a. Kap. LUN, 17.)*. Eine **Ultraschalluntersuchung** sollte man durchführen, sie kann Gallensteine oder eine Dilatation dese Ductus hepaticus communis – ein Hinweis auf eine Gallenwegsobstruktion – zeigen. Ein Pankreasödem kann man aufzeigen, jedoch verdecken davorliegende Gasansammlungen das Pankreas. Das **CT** bringt meist eine weitaus bessere Pankreasdarstellung (besonders bei sehr schlanken Patienten).

Falls eine Einklemmung eines Gallensteins in der Ampulla sehr wahrscheinlich ist und man dies sofort dokumentieren muß, sollte ein **perkutanes transhepatisches Cholangiogramm** oder eine **endoskopische retrograde Cholangiopankreatikographie (ERCP)** durchgeführt werden. An einigen Kliniken werden Gallensteine, die in der Ampulla Vateri eingeklemmt sind, endoskopisch entfernt, bevor sich eine Pankreatitis bilden kann. Die Vorteile dieses Verfahrens liegen auf der Hand. Die **i.v. Cholangiographie** ist nicht länger zu empfehlen, wenn Gallensteine im Gallengangssystem nachzuweisen sind.

Prognose

Die Prognose ist schwierig abzuschätzen. Eine Pankreatitis mit Nekrose und Hämorrhagie hat eine Mortalität von > 10 bis 50%. Zeichen, die diese Wendung vermuten lassen, sind ein kräftiger Hämatokritabfall, Blut in der Aszitesflüssigkeit, vermindertes Serum-Kalzium und Auftreten des **Grey-Turner-** oder **Cullen-Zeichens** (Extravasation von hämorrhagischem Exsudat vornehmlich in Lenden- oder Nabelgegend).

Ransons 11 prognostische Punkte erleichtern dem Kliniker die Bewertung einer schweren akuten Pankreatitis. Fünf Punkte können bei Aufnahme ins Krankenhaus festgehalten werden: 1. Alter > 55 Jahre; 2. Blutzucker-Wert > 200 mg/dl; 3. LDH im Serum > 350 IE/l; 4. AST (früher SGOT) > 250 E; und 5. Leukozytenzahl > 16000/µl. Die restlichen Punkte werden innerhalb von 48 Std. nach Aufnahme erfaßt: 6. Hämatokrit-Abfall > 10%; 7. Anstieg von Harnstickstoff im Blut > 5 mg/dl; 8. Serum-Kalzium < 8 mg/dl; 9. arterieller PO_2 < 60 mmHg; 10. Basendefizit > 4 mÄq/l, und (1 Liter) geschätzter Flüssigkeitsverlust > 6 Liter. Die Mortalität steigt entsprechend der Zahl zutreffender Bewertungspunkte. Falls weniger als 3 Punkte erfüllt sind, beträgt die Mortalität < 5%; falls 3 oder 4 Punkte positiv sind, beträgt sie 15–20%.

Wenn es begründete Hinweise in Richtung einer **schweren Pankreatitis** gibt, läßt sich mit dem CT leichter die Prognose abschätzen. Zeigt das CT-Bild nur ein leichtes Pankreasödem, besteht eine sehr gute Prognose; ein deutlich aufgetriebenes Pankreas weist insbesondere dann mehr auf eine ungünstigere Prognose hin, wenn zudem Extravasate (z.B. ins Retroperitoneum oder in die Bursa omentalis) oder Pankreasnekrosen zu sehen sind. Nach i.v. Kontrastmittelgabe läßt sich eine Pankreasnekrose gut darstellen, da durch die gestörte und/oder unterbrochene Mikrozirkulation die Parenchymdurchblutung reduziert ist; so ist nach Kontrastmittelgabe die Parenchymanreicherung nicht erhöht. Ist jedoch das Pankreas nur ödematös verändert, aber seine Durchblutung intakt, so sieht man einheitliche Durchblutungsverhältnisse des Parenchyms nach i.v. Gabe eines Kontrastmittels. Eine Pankreasnekrose geht mit erhöhter Morbidität, Mortalität und erhöhter Infektionsbereitschaft einher. Bei Niereninsuffizienz sollte man nur mit besonderer Vorsicht Kontrastmittel i.v. verabreichen.

Therapie

Leichte ödematöse Pankreatitis: Das Ziel besteht darin, dem Patienten nicht zu essen und zu trinken zu geben, bis sich die Symptome einer akuten Entzündung zurückgebildet haben (Nachlassen des Bauchschmerzes bei Palpation und der Schmerzen im allgemeinen, Normalisierung der Serumamylase und Rückkehr des Hungers und des Wohlbefindens), und ihm i.v. ausreichend Flüssigkeit zu infundieren, um einer Hypovolämie und einer Hypotension vorzubeugen. Die Anlage einer Magensonde und das Absaugen von Magensaft und Luft sind hilfreich, falls Übelkeit und Erbrechen persistieren oder ein Ileus vorliegt.

Schwere akute Pankreatitis: Wenn diese Diagnose vermutet wird, sollte der Patient auf einer Intensivstation behandelt werden. Diese Entscheidung kann häufig bereits am Aufnahmetag getroffen werden und sollte sich auf eines der folgenden Warnsignale stützen: Hypotonie, Oligurie, Hypoxämie oder Hämokonzentration (z.B. Hämatokrit > 50, was auf beträchtliche Flüssigkeitsverluste ins dritte Kompartment zurückzuführen ist). Jedes dieser Warnsignale steht für eine sofortige Verlegung auf eine Intensivstation mit stündlicher Registrierung der Vitalfunktionen und der Urinmenge, manchmal auch häufiger; genaue Bilanzierung der Ausfuhr, die alle 8 h neu berechnet wird; wenigstens alle 12 h arterielle Blutgase (manchmal auch alle 2–3 h), Bestimmung des zentralen Venendrucks stündlich über Monitor oder Swan-Ganz-Katheter; Bestimmung des pH-Werts des Magens alle 2 h und entsprechende Neutralisierung mit Antazida; Hämatokrit, Glukose- und Elektrolytstatus alle 6–8 h; und täglich Bestimmungen eines vollständigen Blutbilds, der Thrombozyten, des Gerinnungsstatus, von Gesamtprotein einschließlich Albumin, von Blutharnstoffwert, von Kreatinin, von Kalzium, Magnesium, Amylase und Lipase.

Der Patient sollte für wenigstens 2 Wochen und möglicherweise 6–8 Wochen parenteral ernährt werden. Man braucht meist eine Magensonde, um dem Erbrechen und dem Darmileus entgegenzuwirken und als Möglichkeit, Antazida zu instillieren, wenn ein Streßulkus droht. Wenn der pH-Wert des Mageninhalts um den neutralen Bereich gehalten wird, besteht zusätzlich keine Notwendigkeit, H_2-Antagonisten (z. B. Cimetidin oder Ranitidin) zu applizieren. Zusätzliche Bemühungen, mit Medikamenten (z. B. Anticholinergika, Glukagon und Somatostatin) die Pankreassekretion zu reduzieren, haben keinen nachweisbaren Wert.

Die wichtigste Komponente des Therapieplans stellt die parenterale Ernährung dar, die 6–8 l/Tag Flüssigkeitsersatz erfordern kann, der adäquat Elektrolyte in kolloidaler Lösung enthält. Falls Blutungen ins Retroperitoneum auftreten, sind Transfusionen erforderlich. Die Balance beim Flüssigkeitsersatz und die kardiale Funktion sollten zumindest über ein Monitoring des zentralen Venendrucks und meist durch Messungen über den Swan-Ganz-Katheter kontrolliert werden. Falls die arteriellen Blutgase eine Hypoxämie andeuten, sollte O_2 unter feuchten Bedingungen über eine Maske oder eine Sonde verabreicht werden. Wenn sich die Hypoxämie nicht verändert, kann eine assistente Beatmung erforderlich werden. Falls die Hypoxämie bestehen bleibt und der Pulmonalisokklusionsdruck normal bleibt, hat sich wahrscheinlich ein akutes Atemnotsyndrom des Erwachsenen (ARDS) entwickelt, und eine assistierte Beatmung mit positivem endexspiratorischem Druck (PEEP) kann erforderlich werden *(s. Kap. LUN, 4.)*. Starke Schmerzen sollten mit Meperidin 75–100 mg i. m. alle 3–4 h behandelt werden (nicht mit Morphium, da dies eine Kontraktion des Sphincter Oddi verursacht); zeitweise wird Meperidin i. v. alle 2–3 h erforderlich. Ein Serum-Glukosewert von 200–250 mg/dl sollte nicht therapiert werden, aber höhere Werte sollten vorsichtig mit Insulin s. c. oder i. v. unter sorgfältigem Monitoring behandelt werden. Eine Hypokalzämie wird häufig durch zusätzliche Albumin-haltige Flüssigkeiten korrigiert. Falls eine neuromuskuläre Reizung besteht, kann Kalziumglukonat (10%ige Lösung) 10–20 ml in 1 l Ersatzlösung über 4–6 h verabreicht werden. Falls eine begleitende Hypomagnesiämie besteht, sollte Magnesium substituiert werden (mindestens 8 mÄq, den Inhalt einer 2 ml Ampulle einer 50%igen Magnesiumsulfatlösung), alle 8–12 h, verdünnt wie oben in der Ersatzflüssigkeit (falls ein Nierenversagen besteht, sollte der Serum-Magnesiumspiegel kontrolliert und Magnesium vorsichtig i. v. verabreicht werden). Wenn die Magnesiumwerte zum Normalwert zurückkehren, sollten sich auch die Serum-Kalziumwerte normalisieren.

Ein Herzversagen, dokumentiert durch einen erhöhten Pulmonalisokklusionsdruck, sollte mit Digitalisierung und durch verstärkte Diurese behandelt werden. Ein Nierenversagen sollte durch verstärkten Flüssigkeitsersatz behandelt werden, falls prärenal eine Azotämie besteht, oder durch Mannitol, falls es sich um ein akutes Nierenversagen handelt. Eine Peritonealdialyse kann auch erforderlich werden.

Der Einsatz von Antibiotika wird nicht einheitlich beurteilt. Es gibt keinen Beweis, daß eine Antibiotikaprophylaxe einen Pankreasabszeß verhindern kann. Eine hochdosierte Antibiotikatherapie sollte jedoch angewandt werden, um spezifische Infektionen zu behandeln (z. B. Gallenblasensepsis, Lungenentzündung oder eine Harnwegsinfektion). Falls eine Infektion des Pankreas zweifelsfrei nachgewiesen ist, sollte eine Antibiotikabehandlung durchgeführt werden und ein chirurgisches Debridement erfolgen. Der Wert einer Peritoneallavage, um aktivierte Pankreasenzyme und Toxine auszufällen, bleibt in der Diskussion. Trotz einzelner Falldarstellungen mit zumindest kurzzeitiger Verbesserung wird der Wert dieses Verfahrens bei der Verbesserung der Überlebensrate nicht bestätigt.

Die erforderliche Ernährung des Patienten muß adäquat bestimmt werden. Ein schwerkranker Patient sollte > 2–3 Wochen (meist 4–6 Wochen) nichts zu sich nehmen. Es ist somit wichtig, in den ersten Tagen eine totale parenterale Ernährung anzufangen *(s. Kap. ERN, 1.)*.

Ein chirurgischer Eingriff während der ersten 7 Tage ist bei stumpfen und perforierenden Traumen eindeutig gerechtfertigt. Weitere Indikationen für chirurgische Eingriffe sind eine nicht kontrollierbare Gallenblasensepsis und die Unfähigkeit, eine akute Pankreatitis von einem chirurgischen Notfall abzugrenzen. Der Wert eines chirurgischen Eingriffs während der ersten Tage, um einem fortschreitenden Verfall entgegenzuwirken, bleibt bei Fehlen einer kontrollierten Studie ungeklärt. Es gibt Einzelfallbeschreibungen über nachhaltige Verbesserungen des Zustandes als Folge des Pankreas-Débridements.

Eine Infektion des Pankreas zeigt sich meist nicht vor der ersten Krankheitswoche. An eine Infektion sollte man denken, wenn der Patient ein allgemein toxisches Bild mit erhöhter Temperatur und Leukozytose behält oder wenn eine Verschlimmerung der anfänglichen Stabilisierung folgt. Die Diagnose wird durch positive Blutkulturen und teilweise durch das Auftreten von Luftblasen im Retroperitoneum durch ein CT des Abdomens bestätigt. Die perkutane Aspiration von Pankreasexsudat unter CT-Kontrolle kann Keime für eine Gramfärbung und/oder Kultur liefern, ein Befund, der zum sofortigen chirurgischen Débridement führen sollte.

Eine **Pseudozyste des Pankreas,** die länger als 4–6 Wochen besteht, die > 5 cm im Durchmesser mißt und die abdominelle Symptome (besonders Schmerzen) verursacht, macht eine Entlastung mittels eines chirurgischen Eingriffs nötig. In dieser Zeit ist bei einer Pseudozyste, die schnell wächst und sich sekundär infiziert hat, oder wenn eine Blutung besteht oder eine Ruptur droht, ein dringender chirurgischer Eingriff eher erforderlich. Unter bestimmten Umständen ist eine perkutane Drainage mit Spiralkatheter effektiv, um eine Pseudozyste (besonders wenn sie infiziert ist) zu verschließen.

Wenn eine akute Pankreatitis durch **Gallensteine** verursacht ist, wird das chirurgische Vorgehen vom Schweregrad der Pankreatitis bestimmt. Falls sie leicht ist, kann eine elektive Cholezystektomie meist komplikationslos später, während des Krankenhausaufenthalts, durchgeführt werden. Falls die Pankreatitis schwerwiegend, aber eine Entlastung der Gallenwege erforderlich ist, gilt häufig eine Cholezystotomie als sicherer im Gegensatz zu größeren chirurgischen Eingriffen, wie z. B. eine Cholezystektomie oder eine Darstellung des gesamten Gallengangs *(s. a. Kap. LEB, 14.)*. In einigen medizinischen Zentren werden Gallensteine, die in der Ampulla Vateri liegen, endoskopisch entfernt, falls sich eine Pankreatitis nicht rasch bessert. Obgleich die endoskopische Entfernung eines ortsständigen Gallensteines von Vorteil ist, falls eine Sepsis der Gallenblase besteht, ist jedoch noch nicht eindeutig geklärt, ob dieser Verfahrensweg die Mortalität bei akuter Pankreatitis senkt.

Chronische Pankreatitis

Ätiologie und Pathogenese

In den USA ist die häufigste Ursache einer chronischen Pankreatitis der Alkoholismus; seltene Ursachen sind hereditäre Pankreatitis, Hyperparathyreoidismus und Verschluß des Pankreashauptganges durch Stenosen, Steine oder Karzinom. Selten verursacht ein Schub einer schweren akuten Pankreatitis eine manifeste Stenose des Pankreasganges, die den Abfluß von Sekret einschränkt und zu einer chronischen Pankreatitis führt.

In den Tropen (z. B. in Indien, Indonesien und Nigeria) findet sich eine idiopathische, kalzifizierende Pankreatitis bei Kindern und Jugendlichen.

Symptomatik

Bei **chronisch rezidivierender Pankreatitis** kann die Symptomatik einem Schub einer akuten Pankreatitis entsprechen. Bei chronischer Pankreatitis kommen gelegentlich keine Schmerzen vor. Jedoch können starke Schmerzen im Epigastrium, deren auslösende Ursache nicht immer klar ist, über viele Stunden oder mehrere Tage andauern. Mögliche Ursachen sind akute Entzündung, was durch herkömmliche Tests nicht erkannt wird, Erweiterung der Pankreasgänge, durch Strikturen oder Steine verursacht, Pseudozysten, eine perineurale Entzündung oder Verschluß des Duodenums oder des Ductus choledochus, durch Fibrose des

Pankreaskopfes verursacht. Wenn die Azinuszellen, die die Verdauungsenzyme des Pankreas sezernieren, mit der Zeit zunehmend zerstört werden, können die Bauchschmerzen nachlassen. Wenn Lipase- und Proteasesekretion auf < 10% des Normalwerts reduziert sind, entwickelt der Patient u. U. Steatorrhö und Kreatorrhö und kann fettige, schmierige Stühle und sogar Fetttropfen absetzen. Die Zerstörung der Inselzellen vermindert die Insulinsekretion und löst eine Glukoseintoleranz aus.

Diagnostik

Morphologische Veränderungen können mit einer Übersichtsaufnahme des Abdomens zu sehen sein (zeigt das Vorhandensein intraduktaler Steine), mit Ultraschall des Abdomens oder mit CT (zeigt Größen- und Konsistenzveränderungen des Pankreas, Pseudozysten des Pankreas oder erweiterte Pankreasgänge) und mit endoskopischer retrograder Cholangiopankreatikographie (zeigt Veränderungen des Ductus pancreaticus und seiner Äste).

Tests der Pankreasfunktion prüfen endokrine und exokrine Funktion. Diabetes mellitus liegt vor, wenn der 2-h-Serumglukose-Wert > 200 mg/dl beträgt oder wenn 2 Bestimmungen der Nüchternglukose > 120 mg liegen. Der empfindlichste Test der exokrinen Pankreasfunktion, der **Sekretin-Test,** ist in den meisten Kliniken nicht durchführbar. Er erfordert das Legen einer Sonde ins Duodenum und das Sammeln von Pankreassekret, was durch i. v. Gabe von Sekretin allein oder mit Cholezystokinin-Pankreozymin oder Caerulein stimuliert wird. Der Duodenalinhalt wird zur Bestimmung des Volumens, der Bikarbonat-Konzentration und des Enzymgehalts gesammelt. Ein Ergebnis, das eine Menge im Normbereich (> 2 ml/kg) und einen geringen Bikarbonat-Wert (< 90 mÄq/l) erbringt, läßt eine chronische Pankreatitis vermuten; eine geringe Menge (< 2 ml/kg) und eine normale Bikarbonat-Konzentration (> 90 mÄq/l) sowie normale Enzymkonzentrationen deuten auf ein Pankreaskarzinom hin. Ein 72-h-Test auf Stuhlfette ist nicht empfindlich genug, eine Dysfunktion des exokrinen Pankreas zu beurteilen, da eine Steatorrhö erst auftritt, wenn die Lipase bei < 10% ihres Normalwertes liegt. Andere sensitivere Testverfahren sind die Bestimmung von Trypsinogen im Serum, die des Chymotrypsins im Stuhl und die der p-Aminobenzoesäure im Harn (der Bentiromid-Test).

Therapie

Ein Rezidiv der chronischen Pankreatitis kann eine Therapie wie bei einem Schub einer akuten Pankreatitis erfordern.

Die konservative Therapie chronischer Schmerzzustände ist meist unbefriedigend. Die Patienten müssen Alkohol strikt meiden. Von Zeit zu Zeit erweist sich ein Intervall mit parenteraler Ernährung als vorteilhaft. Diätetische Maßnahmen von ungewissem Nutzen sind kleine Mahlzeiten mit verringertem Fett- und Proteingehalt (um die Sekretion von Pankreasenzymen zu vermindern) und entweder die Gabe eines H_2-Antagonisten oder eines Antazidums (um die Säure-stimulierte Freisetzung von Sekretin, was den Fluß von Pankreassekret verstärkt, zu verringern). Allzu häufig lindern diese Maßnahmen den Schmerz nicht, und es droht, wegen des wachsenden Bedarfs an Schmerzmitteln, eine Medikamentenabhängigkeit. Es bestand neuerdings großes Interesse, zur Behandlung chronischer Schmerzen wirksame Pankreasenzyme einzusetzen. Es ist jedoch noch nicht geklärt, wie Pankreasenzyme Schmerzzustände bessern. Eine Möglichkeit der Erklärung besteht darin, daß in großen Mengen applizierte Enzyme die Freisetzung von Cholezystokinin-Pankreozymin aus der Dünndarmschleimhaut unterbinden, wodurch sich die Sekretion von Pankreasenzymen reduziert. Als Dosisempfehlung für oral verabreichte Pankreasenzyme gilt 30 000 IE bei jeder Mahlzeit (z. B. 6 Tabletten Pankreaslipase mit jeder Mahlzeit). Der Erfolg von Pankreasextrakten im Hinblick auf eine Linderung chronischer Pankreasschmerzen scheint offenbar bei leichten Verlaufsformen einer idiopathischen Pankreatitis größer zu sein als bei alkoholbedingten Pankreatitiden.

Eine Komplikation der chronischen Pankreatitis kann chronische Schmerzen verursachen, wie bei einer Pseudozyste des Pankreas, die sich in eine benachbarte Struktur drückt (wie z. B. in den Magen, falls er eng anliegt) oder in eine funktionslose Jejunumschlinge. Falls die Schmerzen hartnäckig weiterbestehen und der Ductus pancreaticus dilatiert ist (bis zu einem Durchmesser von > 8 mm), kann man von einer lateralen Pankreatikojejunostomie erwarten, bei etwa 70–80% der Patienten eine Schmerzlinderung herbeizuführen. Ist der Gang nicht dilatiert, kann man eine Resektion in Erwägung ziehen, z.B. eine distale Pankreatektomie (falls sich die Erkrankung insbesondere auf die Canda pancreatis ausdehnt) oder eine Operation nach Whipple (falls die Erkrankung im Pankreaskopfbereich sehr ausgeprägt ist). Diese operativen Verfahren können bei 60–80% der Patienten die Schmerzen lindern und sollten Patienten mit einem nicht dilatierten Pankreasgang vorbehalten bleiben, die keinen Alkohol mehr trinken und die ihre diabetische Stoffwechsellage beherrschen können; letztere kann sich durch eine Pankreassekretion verstärken. Im allgemeinen hat man aber ausgedehntere Pankreasresektionen (z.B. die subtotale distale Pankreatektomie [zu 95%]) verlassen. Als Alternative zu chirurgischen Eingriffen kann man die perkutane Denervierung des Plexus coeliacus mit Alkohol versuchen (mit Schmerzlinderung über mehrere Monate in einigen Fällen).

Eine Steatorrhö kann erleichtert, jedoch selten mit wirksamen Pankreasextrakten beseitigt werden (die > 5000 IE Lipase/Tablette oder Kapsel enthalten), wobei 4–6 Tabletten verabreicht werden. Falls diese Therapie unbefriedigend ist, kann die Wirksamkeit von Pankreasextrakten durch 30 ml eines flüssigen Antazidums vor den Mahlzeiten und eine Stunde danach verstärkt werden (um die Säure des Magens zu vermindern und so die Enzyme vor Denaturierung im sauren Milieu zu schützen). Falls die Antazidatherapie mißlingt, können die Pankreasenyzme durch die Anwendung eines H_2-Rezeptorenblockers geschützt werden (Cimetidin 300 mg vor den Mahlzeiten und zum Schlafengehen oder Ranitidin 150 mg 2mal/Tag). Als günstiges Ansprechen auf klinische Maßnahmen kann angesehen werden: Gewichtszunahme, verminderte Stuhlhäufigkeit, Fehlen von Fettropfen und eine Verbesserung des Allgemeinbefindens. Die klinische Reaktion kann durch Vergleich des Tests auf Fettgehalt im Stuhl vor und nach Enzymtherapie quantifiziert werden (siehe oben, Diagnose). Falls eine Steatorrhö besonders schwer ist und nicht auf diese Verfahren anspricht, können mittelkettige Triglyzeride empfohlen werden, wobei der Fettgehalt in der Nahrung entsprechend reduziert wird. Von Zeit zu Zeit ist die Substitution fettlöslicher Vitamine (A, D und K) erforderlich.

Orale Antidiabetika helfen selten bei der Therapie des Diabetes mellitus, der von einer chronischen Pankreatitis herrührt. Insulin sollte mit Vorsicht verabreicht werden, da ja durch den gleichzeitig bestehenden Mangel einer Glukagon-Sekretion durch die A-Zellen es dazu kommt, daß den hypoglykämischen Wirkungen des Insulins nicht gegengesteuert wird und somit eine verlängerte hypoglykämische Phase eintreten kann. Serumglukose-Spiegel zwischen 200 und 250 mg sind zu akzeptieren und erfordern keine Therapie. Eine diabetische Ketoazidose tritt bei einer chronischen Pankreatitis selten auf; es ist günstiger, einen Patienten im leicht hyperglykämischen Status zu halten, als eine Hypoglykämie, infolge zu großzügiger Applikation von Insulin, zu riskieren.

Pankreaskarzinom

(s.a. Kap. END, 8., Karzinoidsyndrom)

Exokrine Tumoren

Adenokarzinome des Pankreasganges

Symptomatik

Die **Adenokarzinome** des exokrinen Pankreas entwickeln sich 9mal häufiger aus den Epithelzellen des Pankreasganges als aus den azinären Zellen. 80% kommen im Pankreaskopf vor und führen zu Gallenwegsobstruktionen mit Ikterus, während die Tumoren, die sich im Pankreaskorpus und -schwanz befinden, zur Milzvenenthrombose, zur Splenomegalie, zu Magen- und Ösophagusvarizen und zur gastrointestinalen Blutung führen können. Ansonsten sind die Symptome der Adenokarzinome bei allen Lokalisationen des Tumors ähnlich. Karzinome treten im Mittel im Alter von 55 Jahren auf und finden sich 1,5- bis 2mal häufiger bei Männern. Gewichtsverlust von mehr als 10% und abdominelle Schmerzen sind bei 90% der Patienten zum Zeitpunkt der Diagnosestellung vorhanden. Der starke Oberbauchschmerz strahlt meist in den Rücken aus. Durch Beugen nach vorne wie in der Fetalposition, außerdem durch Anwendung von Medikamenten (s. u., Therapie) kommt es zur Erleichterung. Symptome treten spät im Krankheitsverlauf auf. Zum Zeitpunkt der Diagnose hat bei 90% der Patienten der Tumor bereits die Organkapsel durchbrochen, die regionalen Lymphknoten erreicht oder bereits in Leber oder Lunge metastasiert.

Diagnostik

Die Tests der Laborroutine sind meist normal. Falls ein Gallengangsverschluß oder Lebermetastasen vorliegen, können alkalische Phosphatase und Bilirubin erhöht sein. Eine Hyperglykämie kommt bei 25–50% der Patienten vor. Sie tritt am häufigsten sekundär nach Pankreaskarzinom auf, aber es gibt auch einen Anstieg im Auftreten eines Pankreaskarzinoms bei Patienten mit bereits lange bestehendem Diabetes mellitus. Letzteres ist insbesondere bei Frauen zu beobachten. Pankreas-assoziierte Antigene, wie die monoklonalen Antikörper CA 19-9, CA 50, DV-PAN-2, SPAN-1, PCAA, CEA und das onkofetale Antigen des Pankreas, lassen sich nicht für sich allein zur Diagnose heranziehen, da sie keine umschriebenen primären Karzinome des Pankreas aufdecken und sie zudem bei Patienten mit anderen Karzinomen (d. h. mit keinen Pankreaskarzinomen) erhöht sind. Unter bestimmten Umständen können diese Antigene aber bei der Bestätigung einer entsprechenden Diagnose helfen, ebenso auch bei der Differenzierung zwischen gut- und bösartigen Pankreaserkrankungen sowie bei der Führung von Tumorpatienten, da sie ja eindeutig die Progression des Karzinoms belegen.

Die häufigsten Verfahren, ein Pankreaskarzinom zu diagnostizieren, sind Ultraschall **(US)**, CT und die endoskopische retrograde Pankreatographie **(ERP).** Die Diagnose wird durch eine perkutane Nadelbiopsie des Tumors unter CT- oder Ultraschall-Kontrolle meist gesichert (75 bis 95% Treffsicherheit) oder durch eine perkutane Biopsie von Lebermetastasen. Ultraschall gilt als der erstempfohlene Test, da diese Untersuchung relativ billig ist, keine Strahlenbelastung aufweist und mit 65–85% eine hohe Treffsicherheit aufweist, sofern das Pankreas überhaupt zur Darstellung kommt. Falls das Ultraschallbild jedoch negativ oder nicht eindeutig zu beurteilen ist, sollte ein CT gemacht werden. Es kann aussagekräftiger als der Ultraschall sein, und die Rate, das Pankreas nicht zu sehen, ist geringer. Wenn auch das CT negativ ist, jedoch weiter der klinische Verdacht eines Pankreaskarzinoms in hohem Maße besteht, sollte man eine ERP durchführen, die eine hohe Sensitivität und Spezifität (> 90%) aufweist, sofern der Pankreasgang kanüliert werden kann (Erfolgsrate 85%). In den seltenen Fällen, bei denen der klinische Eindruck eines Pankreaskarzinoms in hohem Maße bestehenbleibt, jedoch alle diagnostischen Verfahren unauffällig sind, kann eine diagnostische Laparotomie indiziert sein.

Mit Hilfe weiterer Untersuchungsverfahren (wie endoskopischer Ultraschall und Kernspintomographie) läßt sich ebenfalls die Diagnose „Pankreaskarzinom" sichern; letztere Verfahren sind jedoch keineswegs genauer als Ultraschall und CT oder ERCP; zudem werden sie nicht überall angewandt. Arteriographie (häufig zur Prüfung der Resektabilität) und Funktionsteste des Pankreas werden selten durchgeführt.

Prognose und Therapie

Die 5-Jahres-Überlebensrate liegt < 2%. Bei Operation zeigen nur 10% der Patienten einen ortsständigen Tumor. Falls der Tumor im Pankreaskopfgebiet lokalisiert ist, sollte eine totale Pankreatektomie oder eine Operation nach Whipple (Pankreatikoduodenektomie) durchgeführt werden; sie können eine 5-Jahres-Überlebensrate von 10% erwarten. Adjuvante Chemotherapie mit 5-FU (5-Fluorouracil) sowie Strahlentherapie im Anschluß einer Resektion erhöhten die Überlebensrate. Wenn man einen nicht resezierbaren Tumor im Operationssitus vorfindet und ein gastroduodenaler oder ein Gallengangs-Verschluß droht oder bereits vorhanden ist, wird eine doppelte Umgehung von Magen und Gallengang operativ angelegt. Bei Patienten mit inoperablen Läsionen und Gelbsucht geht eine Besserung der Gelbsucht infolge nichtoperativer, endoskopischer Plazierung eines Gallengangsdrains mit einer niedrigeren 30-Tage-Mortalität und einer nachhaltigeren Besserung der Gelbsucht einher, wenn man als Vergleich die CT- oder Ultraschall-gestützte perkutane Plazierung des Drains heranzieht. Eine Gallengangsdrain-Plazierung durch endoskopische Maßnahmen ist dem operativ angelegten Bypass bei Patienten mit kurzer Lebenserwartung (1–2 Monate) und hohem Operationsrisiko vorzuziehen. Ein operativ gelegter Bypass sollte jedoch sogar bei Patienten mit inoperablem Tumor in Erwägung gezogen werden, wenn die Lebenserwartung 6–7 Monate beträgt, weil Duodenalverschlüsse und/oder rezidivierende Gallengangsstenosen sowie andere Spätkomplikationen bei diesen Patienten mit Drains behandelt werden. Weder mit Monochemotherapien noch mit Kombinationschemotherapien ließ sich eine Lebenszeitverlängerung oder eine Verbesserung der Lebensqualität erreichen. Als einzelne Substanzen hat man 5-Fluorouracil (5-FU), Methotrexat, Actinomycin D, Doxorubicin, Carmustin (BCNU), Semnustin (Methyl-CCNU) sowie Streptozocin getestet. Als Polychemotherapien hat man die Schemata FAM (5-FU, Doxorubicin und Mitomycin C), $FAMM_c$ (5-FU, Doxorubicin, Mitomycin C und Methyl-CCNU) sowie SMF (Streptozocin, Mitomycin C und 5-FU) getestet. Dagegen verbessert die Radiochemotherapie mit 5-FU plus Strahlentherapie (Dosis 4000–5000 kGy) oder Streptozocin, Methyl-CCNU und 5-FU plus Strahlentherapie die Überlebensrate, wenn man mit 5-FU-Monotherapie oder nur Strahlentherapie mono vergleicht. Bei Patienten mit lokal inoperablen Tumoren können neueste Entwicklungen in der Strahlentherapie (z.B. intraoperative Bestrahlung [4500–5500 kGy] oder Implantate [120–210 kGy] die Tumorprogression lokal verlangsamen; sie verbessern jedoch nicht die Überlebensrate (verglichen mit herkömmlichen strahlentherapeutischen Maßnahmen). Derzeit bietet man Patienten mit lokal inoperablem Tumor eine Radiochemotherapie (Zytostatika plus Strahlentherapie); bei Auftreten von Metastasen ausschließlich in der Leber behandelt man nur mit Zytostatika.

Zur Behandlung leichter Schmerzen kann Aspirin (0,65 g) oder Acetaminophen wirksam sein (zur Schmerzbehandlung *s. Kap. NEU, 3., Schmerz*). Mittelschwere bis schwere Schmerzzustände lassen sich durch zusätzliche Gabe eines Opioids (z.B. 30–200 mg Codein oder 10–60 mg Morphin alle 4 h) behandeln. Gibt man ein Antihistaminpräparat (100 mg Hydroxyzin i.m.) oder Amphetamin (5–15 mg Dextroamphetamin oral als Retardform 2mal täglich oder 5–10 Tropfen oder Tabletten nach jeder Mahlzeit) zu einem Opioidpräparat, so verstärkt sich die analgetische Wirkung. Ein perkutaner oder operativer Splanchnikusblock kann hervorragend wirken. Bei Patienten mit permanent anhaltenden unerträglichen Schmerzen sollte man alternativ Opioide s.c. oder i.v. applizieren, sowie epidural oder mittels intrathekaler Infusionen. Kommt es nach einem palliativen Eingriff nicht zu einer merklichen Besserung des Juckreizes als Folge des Verschlußikterus, kann man therapieren mit 4 g Cholestyramin oral 1–4mal täglich sowie mit Phenobarbital (2–4 mg/kg/Tag in 3–4 Dosen geteilt, um therapeutische Spiegel von 10–50 µg/ml aufrechtzuerhalten und um exzessive Schläfrigkeit zu vermeiden).

Eine Insuffizienz des exokrinen Pankreas sollte mit Pankreaslipase therapiert werden (6–8 Tabletten zur Aufrechterhaltung einer Gesamtmenge von 30000 IE der Lipase bei den Mahlzeiten). Zwei Tabletten sollten unmittelbar vor dem Essen, zwei eher am Ende und die restlichen zwei während der Mahlzeit eingenommen werden. Ein Diabetes mellitus sollte sorgfältig überwacht und therapiert werden.

Zystadenokarzinom

Ein seltener Pankreastumor, der sich aus einer malignen Degeneration eines mukösen Zystadenoms entwickelt und der mit Schmerzen im Oberbauch und einem tastbaren Tumor einhergeht.

Bei der Sonographie oder der Computertomographie des Pankreas zeigt sich ein zystischer Tumor des Pankreas mit Sequestern innerhalb einer Zyste. Die Bilder können fälschlicherweise als nekrotisch zerfallendes Adenokarzinom oder als eine Pseudozyste des Pankreas gedeutet werden. Im Gegensatz zum Adenokarzinom des Pankreasganges hat das Zystadenokarzinom eine relativ gute Prognose. Nur 20% haben zum Zeitpunkt der Operation Metastasen, und die komplette Exzision des Tumors, entweder als distale oder totale Pankreatektomie oder als Whipplesche Operation, führt zu einer 65%igen 5-Jahres-Überlebensrate.

Endokrine Tumoren

Der Pankreasinselzelltumor kommt in zwei verschiedenen Formen vor. **Endokrin-inaktive Tumoren** können zu Obstruktionssymptomen des Gallenwegssystems oder des Duodenums sowie zu Blutungen in den Gastrointestinaltrakt führen und können als abdomineller Tumor imponieren. Hypersekretion eines bestimmten Hormons durch **endokrin-aktive Tumoren** kann verschiedene Syndrome auslösen: dazu gehören Hypoglykämie beim **Insulinom,** das vermehrt Insulin produziert, das Zollinger-Ellison-Syndrom durch Gastrin-Hypersekretion aus einem **Gastrinom,** wasserartige Diarrhö, Hypokaliämie und Alkalose (oder WDHA-Syndrom), auch pankreatische Cholera genannt (verursacht durch eine überschießende Sekretion von vasoaktivem intestinalem Polypeptid [VIP] oder von Prostaglandin E und E_2); Karzinoidsyndrom, verursacht durch **Karzinoidtumoren,** die histologisch schwer vom Inselzelltumor zu unterscheiden sind; Diabetes durch ein **Glukagonom** mit einer Glukagonhypersekretion und das **Cushing-Syndrom,** verursacht durch ACTH-Hypersekretion. Diese klinischen Symptome kommen bisweilen auch als **multiple endokrine Neoplasmen** vor, wobei ein Tumor oder eine Hyperplasie 2 oder mehr endokrine Drüsen stimuliert, z. B. die Nebenschilddrüsen, die Hypophyse, die Schilddrüse oder die Nebennieren *(s. Kap. END, 5.).*

Insulinom

Ein seltener Inselzelltumor mit Hypersekretion von Insulin.

Die **Symptome** der Hypoglykämie infolge eines Insulinoms treten bei Nahrungskarenz auf, sind trügerisch und können eine Vielzahl von psychiatrischen und neurologischen Erkrankungen vortäuschen. Charakteristisch sind Störungen des ZNS, wie Kopfschmerzen, Verwirrtheit, Sehstörungen, allgemeine Muskelschwäche, Lähmungen, Ataxie und ausgeprägte Persönlichkeitsveränderungen. Diese Veränderungen können sich weiter bis zu Bewußtseinsverlust, Krämpfen und schließlich Koma verstärken. Stimulation des sympathischen Nervensystems mit Mattigkeit, allgemeinem Krankheitsgefühl, Zittrigkeit, Extrasystolen, Schweißabsonderung, Hunger und Nervosität können auftreten, sind jedoch nicht zwingend vorhanden.

Diagnostik

Die Beziehung zwischen exzessiver Insulinämie, die durch den **Insulin-Radioimmunoassay** gemessen wird, und dem Plasmaglukosespiegel ist notwendig, um die Diagnose zu stellen. Die wichtigste Untersuchung ist eine sorgfältig überwachte Nahrungskarenz über 72 h. Die Plasma-Insulinkonzentration fällt bei gesunden Menschen kontinuierlich ab, bei solchen mit einem Insulinom sind hohe Insulinkonzentrationen, verbunden mit Hypoglykämie, vorhanden. *Man muß immer die heimliche Insulinanwendung des Patienten in Betracht ziehen.* Diese kann durch den Nachweis von zirkulierenden Insulinantikörpern nachgewiesen werden.

Normalerweise kann man die Diagnose Hypoglykämie innerhalb der ersten 24 h mit charakteristischen Symptomen der **Whippleschen Trias** stellen: 1. Der Schub tritt während des Fastens auf. 2. Die Symptome treten in Verbindung mit einer Hypoglykämie (Glukosewerte unter 40 mg/100 ml) auf. 3. Die Symptome verschwinden nach kohlenhydrathaltiger Nahrungsaufnahme. Gleichzeitig auftretende Hyperinsulinämie von über 6μE/ml ist beweisend für eine insulingesteuerte Hypoglykämie.

Wenn die Whipplesche Trias nach längerer Nahrungskarenz nicht auftritt und der Nüchternblutzucker nach 12 h nächtlichen Fastens über 50 mg/100 ml liegt, kann man zusätzlich den **Tolbutamid-Test** anwenden. Am Tag des Tests wird der Nüchternblutzuckerspiegel kontrolliert, um einen Wert über 50 mg/100 ml sicherzustellen. Danach wird Na-Tolbutamid, 1 g innerhalb 2 min i.v. gegeben. Lang andauernde Hypoglykämie mit Blutglukosewerten < 57 mg/100 ml sowie Hyperinsulinämie (Radioimmunoassay > 20 μE/ml) 2–3 h nach der Tolbutamid-Gabe sind charakteristisch für ein Insulinom.

In ganz schwierigen Fällen kann ein C-Peptid-Suppressionstest angeschlossen werden. Während Insulininfusion von 0,1 E/kg/h sind Insulinompatienten nicht in der Lage, die normalen C-Peptid-Spiegel von unter 1,2 ng/ml zu halten.

Die optimale präoperative Suche erfolgt mit Ultraschall (Sensitivität 70%) sowie mit intraoperativem Ultraschall (Sensitivität 80%). Das CT hat sich nicht als nützlich erwiesen, und Angiographie oder selektive Katheterisierung der V. portae sowie der Milzvene sind im allgemeinen unüblich, um den Ort der Insulinproduktion zu lokalisieren.

Die **Angiographie** ist die verläßlichste Methode zur Darstellung von hypervaskularisierten Inselzelltumoren im Pankreas. Die präoperative Lokalisation kann damit in 90% der Fälle erreicht werden. Die Angiographie des Truncus coeliacus und anschließende Darstellung der Arteria hepatica und der Arteria lienalis führen zur Darstellung des Tumors. Gelegentlich ist auch die selektive Darstellung der Pankreasgefäße notwendig. Stereoskopische Abbildung, verbunden mit Vergrößerungs- und Subtraktionsverfahren, werden fast routinemäßig verwendet.

Therapie

80% aller Adenome sind solitäre Adenome. Kleine, solitäre **Adenome** nahe der Pankreaskapsel können normalerweise enukleiert werden. Bei einem solitären großen, tiefsitzenden Adenom im Pankreaskorpus oder -schwanz, bei multiplen Tumoren im Korpus oder Schwanz (oder auch beiden) und auch, wenn kein Insulinom gefunden wird, was selten ist, ist die distale subtotale Pankreatektomie notwendig. In unter 1% der Fälle liegt das Insulinom ektopisch in der peripankreatischen Region, in der Duodenalwand oder der Umgebung des Duodenums und kann nur durch sorgfältige Suche gefunden werden. Die totale Pankreatektomie bleibt den resezierbaren malignen Tumoren des proximalen Pankreas vorbehalten, wenn medikamentöse Therapie versagt oder eine vorhergehende subtotale Resektion nicht zum Ziel geführt hat.

Die gesamte chirurgische Heilungsrate sollte bei 90% liegen, da nur 10% der Tumoren maligne sind. Wenn die Hypoglykämien fortbestehen, kann man Diazoxid, oral 3 bis 8 mg/kg in 2 bis 3 gleichen Dosen alle 8 bis 12 Std., in Verbindung mit einem Natriuretikum verwenden. Die angemessene Dosis zu Beginn beträgt 3 mg/kg. Die folgenden Dosen können dem entsprechenden Bedarf angepaßt werden. Die Kombination von Streptozocin (i.v. 1 g/m^2 KOF 1 mal/Woche über 4 Wochen) mit 5-Fluorouracil kann bei 50% der Patienten einen merklichen Erfolg bewirken. Dabei ist die Kontrolle der Nierenfunktion (Urineiweiß und Serumkreatinin), die Leberfunktion und die potentielle Toxizität auf das hämatopoetische System (Differentialblutbild) zu beachten. In neuerer Zeit wird ein Somatostatin-Analogon, Octreotid, klinisch geprüft (100–500 μg s.c. 2–4/tgl.); es hat sich als teilweise effektiv in der Behandlung symptomatischer endokriner Pankreastumoren erwiesen, und es sollte somit in die diagnostischen Überlegungen bei Patienten miteinbezogen werden, deren Hypoglykämie, die nicht auf Diazoxid ansprach, fortbesteht.

Zollinger-Ellison-Syndrom

(Z.-E.-Syndrom; Gastrinom)

Ein Syndrom, das durch ausgeprägte Hypersekretion des Magens und durch peptische Ulzerationen charakterisiert wird. Die Krankheit ist normalerweise mit einem Gastrin-produzierenden Tumor des Pankreas, bestehend aus Zellen des Nicht-*Beta*-Typs, verbunden. Gelegentlich liegen die Tumoren außerhalb des Pankreas, besonders in der Duodenalwand.

Viele Patienten haben multiple Tumoren, wovon die Hälfte maligne ist. Die kleinen Tumoren haben einen Durchmesser von weniger als 1 cm, ihr Wachstum und ihre Ausbreitung sind langsam. Sie kommen bei Patienten mit Abnormitäten weiterer endokriner Drüsen vor, besonders der Nebenschilddrüsen und weniger häufig der Hypophyse und der Nebennieren. Die polyglanduläre Störung **multiple endokrine Neoplasie** wird in *Kap. END, 5.* beschrieben.

Symptomatik

Im klassischen Fall geht das klinische Bild des Zollinger-Ellison-Syndroms mit einer aggressiven Diathese für peptische Ulzerationen einher, die Ulzerationen treten an typischen Stellen auf oder entstehen nach chirurgischer Behandlung (25% sind distal des Bulbus duodeni zu finden). Die Komplikationen hinsichtlich Perforation, Blutung und Obstruktion sind häufig und lebensbedrohlich. In über 50% der Fälle sind die klinischen, die röntgenologischen und die endoskopischen Befunde von einer gewöhnlichen Ulkuskrankheit nicht zu unterscheiden. Zollinger-Ellison-Ulzera können wie die sonstigen Ulzera wachsen und verschwinden, und etwa 25% der Patienten mit Zollinger-Ellison-Syndrom besitzen bei Diagnosestellung kein Ulkus. Eine Diarrhö kann das Erstsymptom bei 25–40% der Patienten sein. Oftmals entsteht der Verdacht erst nach dem operativen Eingriff und dann ist die Diagnose noch schwerer zu stellen. Deshalb sollte der Serum-Gastrin-Spiegel vor jeder Operation eines Ulcus pepticum gemessen werden.

Diagnostik

Der Verdacht besteht bei Patienten mit einer typischen Krankengeschichte mit röntgenologisch nachgewiesenem Ulcus duodeni oder einem postbulbären Ulkus, verbunden mit ausgeprägten ödematösen Magen- und Duodenalfalten und großen Flüssigkeitsmengen im Magen, sowie einer exzessiven basalen Gastrinsekretion mit Raten, die 10 mÄq/h beim unoperierten oder 5 mÄq/h beim operierten Ulkus überschreiten. Das sind mehr als 60% der Säuremenge, die nach maximaler Stimulation mit Histamin, Ametazol oder Pentagastrin auftreten. Die verläßlichste Untersuchungsmethode ist jedoch der Radioimmunoassay zur Messung des Serum-Gastrins. Im Durchschnitt liegen die Werte > 150 pg/ml; beim Vorliegen von deutlich erhöhten Werten > 1000 pg/ml bei Patienten mit eindeutiger klinischer Symptomatik und Magensäurehypersekretion ist die Diagnose sicher. Jedoch kann die Hypergastrinämie auch bei der perniziösen Anämie, bei chronischer Gastritis, bei Niereninsuffizienz, nach ausgedehnter Dünndarmresektion und beim Phäochromozytom auftreten.

Provokationstests sind sinnvoll bei Patienten ohne ausgeprägte Hypergastrinämie. Bei diesen Tests werden Kalzium (5 mg/kg/h i. v. für 3 h), Sekretin (1–2 E gastrointestinales Sekretin/kg/h als Bolus i. v.) oder eine Testmahlzeit, verbunden mit Serum-Gastrin-Messungen, verabreicht. Die charakteristischen Erscheinungen beim Zollinger-Ellison-Syndrom sind ein ausgeprägter Anstieg des Serum-Gastrins nach Kalziumgabe, ein paradoxer Anstieg nach Sekretin und kein Anstieg in über 50% der Fälle nach einer Standardmahlzeit. Patienten mit einer antralen G-Zell-Hyperplasie zeigen einen Konzentrationsanstieg von antralem Gastrin und eine Nüchtern-Hypergastrinämie, die nach Kalzium-Reiz nicht weiter ansteigen kann, mit Sekretin abfällt und nach einer Testmahlzeit deutlich ansteigt. Bei diesen Patienten liegt kein Pankreastumor vor, und nach Gastrektomie fällt der Nüchtern-Gastrinwert auf normale Werte und steigt nach der Testmahlzeit auch nicht an. Beim idiopathischen peptischen Ulkus ist nur ein geringer Anstieg von Serum-Gastrin nach Kalziumgabe zu finden, kein paradoxer Anstieg nach Sekretin und ein mäßiger Anstieg nach einer Testmahlzeit. Der Sekretintest wird am häufigsten durchgeführt; er führt in der Regel zum Nachweis oder Ausschluß eines Gastrinoms.

Gastrinome werden in weniger als 50% der Fälle durch Arteriographie dargestellt; dies ist jedoch das empfindlichste Verfahren. Da die Tumoren klein sind, erbringen Ultraschall und CT nur bei 20–30% der Patienten den Tumornachweis. Die selektive Entnahme und Bestimmung von Gastrin aus der V. portae, um den Sitz eines Gastrinoms zu lokalisieren, wird sehr selten unternommen, da dieses Verfahren technisch sehr aufwendig ist und gleichzeitig dieselbe Sensitivität wie das CT hat.

Therapie

Die Gabe von H_2-Rezeptorenblockern *(s. Kap. MDA, 5.)*, die kräftig die Magensäure-Sekretion absenken, lindert die klinischen Symptome und fördert die Heilung; dies hat die Therapie des Zollinger-Ellison-Syndroms nachhaltig beeinflußt. Da jedoch bei 20% der Patienten mit nicht familiärem Zollinger-Ellison-Syndrom die chirurgische Heilung möglich ist (Tumorresektion), sollte bei diesen Patienten eine Probelaparotomie durchgeführt werden.

Patienten mit einer multiplen endokrinen Neoplasie Typ I oder mit Tumormetastasen sollten nicht probelaparotomiert werden. Diese Patienten ebenso wie Patienten mit inoperablen Tumoren brauchen in der Regel hohe Dosen von H_2-Rezeptoren-Blockern, um die Säuresekretion zu kontrollieren. Die durchschnittlichen Dosen und der Mittelwert der stündlichen Gesamtdosis liegen bei 7,8 g Cimetidin (1,2–13,2 g), bei 2,1 g Ranitidin (0,6–3,6 g) sowie bei 0,24 g Famotidin (0,88–0,48 g). Impotenz und Gynäkomastie werden in der Literatur nur bei Cimetidin angegeben. Bei therapierefraktären Patienten kann die zusätzliche Gabe von Anticholinergika (z. B. Propanthelinbromid 15–30 mg oral 30 min vor dem Essen) oder von Antazida (z. B. Magnesium-Aluminiumhydroxid-Gel 30 ml oral 1–3 h vor dem Essen sowie vor dem Zubettgehen) oder von beiden ebenfalls helfen.

Bei Patienten, die auf die Behandlung von H_2-Rezeptoren-Blockern nicht mehr ansprechen, kann auf Omeprazol oder Octreotid, ein Somatostatin-Analogon, zurückgegriffen werden. Omeprazol hemmt die H^+/K^+-ATPase und vermindert deutlich die H-Ionenfreisetzung der Belegzellen. Bei Patienten mit Zollinger-Ellison-Syndrom lassen 20–100 mg/Tag oral die Magensaftsekretion gut kontrollieren. Octreotid vermindert geradezu dramatisch die Gastrinspiegel im Serum und die Symptome bei Patienten mit Zollinger-Ellison-Syndrom; zudem kann Octreotid die erforderlichen Dosen von H_2-Rezeptor-Antagonisten reduzieren. Ist diese Therapie erfolglos, wird eine totale Gastrektomie erforderlich; dieses Verfahren wird bei Zollinger-Ellison-Syndrom, ohne daß es zu schwerwiegenden Ernährungsstörungen kommt, gut toleriert, jedoch benötigen die Patienten Vitamin B_{12} i. m., 100 µg/Monat, Eisen- und Kalzium-Substitution täglich. Bei Patienten mit Metastasen kann Streptozocin plus 5-Fluorouracil das Tumorgewebe verkleinern und die Serum-Gastrin-Konzentration verringern; dies kann eine sinnvolle Ergänzung der Therapie mit H_2-Antagonisten oder der totalen Gastrektomie darstellen.

Omeprazol ist ein Medikament im klinischen Versuch und für Patienten mit Zollinger-Ellison-Syndrom verfügbar. Es hemmt H^+, K^+ und ATP und reduziert signifikant die Säuresekretion der Belegzellen des Magens. Bei Patienten mit Zollinger-Ellison-Syndrom ist mit 20 bis 100 mg/Tag oral die Säuresekretion zu kontrollieren. Somatostatin lindert ebenso dramatisch die Symptome bei Patienten mit Zollinger-Ellison-Syndrom wie bei jenen mit anderen aktiven Inselzelltumoren (z. B. Karzinoid, Vipom und Glukagonom); es wird wahrscheinlich bald für die Anwendung bei diesen Patienten zur Verfügung stehen.

Vipom-Syndrom

(Verner-Morrison-Syndrom; WDHA [wäßrige Diarrhö, Hypokaliämie, Achlorhydrie]; WDHH [wäßrige Diarrhö, Hypokaliämie, Hypochlorhydrie]; pankreatische Cholera)

Ein Syndrom, das durch Non-β-Inselzelltumoren verursacht ist. Es kann mit multiplen endokrinen Neoplasien vergesellschaftet sein *(s. Kap. END, 5.)*

Symptomatik

Die Hauptsymptome sind fortgesetzte massive wäßrige Diarrhö, wobei die Stuhlmengen trotz Nahrungskarenz 750–1000 ml/Tag überschreiten und Hypokaliämie und Exsikkose als Symptome auftreten. Die Hälfte der Patienten leidet unter relativ konstanter Diarrhö, während der Rest alternierende Perioden von schweren und leichten Diarrhöen hat. Ein Drittel haben die Diarrhö weniger als 1 Jahr vor Diagnosestellung, aber bei 25% besteht die Diarrhö schon 5 Jahre und länger vor der Diagnose. Häufige Symptome sind Lethargie, Muskelschwäche, Schwindel, Erbrechen und krampfartige abdominelle Schmerzen. Eine Hyperglykämie und eine eingeschränkte Glukosetoleranz findet sich bei nahezu 50% der Patienten. Selten kommt es während der Durchfallattacken zu „flushing“, ähnlich wie bei Karzinoid-Syndrom.

Diagnostik

Zur Diagnose gehört der Nachweis einer sekretorischen Diarrhö ohne offensichtliche Ursache, wobei die Stuhlosmolalität doppelt so hoch sein muß wie die Summe der Konzentration aus Natrium und Kalium im Stuhl. Andere Ursachen für einen sekretorischen Durchfall und besonders der Laxantienabusus müssen vorher ausgeschlossen werden *(s. a. Kap. MDA, 8., Diarrhö).* Die Arteriographie und Ultraschalluntersuchung sollten durchgeführt werden, was jedoch in ²/₃ der Fälle nicht zur Darstellung des Tumors führt. Zirkulierende vasoaktive intestinale Polypeptide **(VIP)** können im Radioimmunoassay erhöht sein, jedoch begrenzen viele falsch-positive und falsch-negative Ergebnisse diese Untersuchungsmethode. Die Magensäuresekretion ist normalerweise niedrig, jedoch wird durch Normalwerte die Diagnose nicht ausgeschlossen, Pankreassekretionstests, Dünndarmbiopsie (Jejunum) und die Stuhlfettanalyse sind normal oder nur geringfügig vom Normwert abweichend. Bei den meisten Fällen wird die Diagnose durch die chirurgische Exploration gestellt, wenn man einen Pankreastumor oder einen neurogenen Tumor findet.

Therapie

Zu Anfang müssen Flüssigkeit und Elektrolyte ersetzt werden. Zur Vermeidung einer Azidose gibt man Bikarbonat als Ersatz für diesen Ionenverlust im Stuhl. Da der Verlust von Wasser und Elektrolyten stärker wird, wenn eine Rehydratation erreicht ist, wird der kontinuierliche intravenöse Ersatz immer schwieriger.

Die Tumorresektion führt zu einer kompletten Heilung bei der Hälfte der Fälle. Bei Patienten mit einem metastasierenden Tumor führt die Resektion aller sichtbaren Tumoranteile zu einer zeitlich begrenzten Erleichterung der Symptome. Die Kombination von Streptozocin und 5-Fluorouracil hat sich ebenfalls als wirksam zur Reduzierung der Diarrhö und der Tumorgröße erwiesen. In der Hälfte der Fälle mit Metastasen vermindert ein Kortikosteroid, z. B. Prednison, 20 mg/Tag oral, die Diarrhö. Octreotid kontrolliert wirksam die Diarrhö und läßt bei einigen Patienten die Tumormasse verkleinern.

Glukagonom

Alphazelltumoren des Pankreas mit Glukagonsekretion sind selten und ähneln den anderen Inselzelltumoren darin, daß sowohl der Primärtumor als auch die Metastasen langsam wachsen; eine 15-Jahres-Überlebensrate ist der Normalfall. Das Durchschnittsalter bei Ausbruch der Symptome liegt bei 50 Jahren. 80% der Patienten sind Frauen und 80% der Tumoren sind maligne. Die Hypersekretion von Glukagon führt zum Diabetes mellitus *(s. a. Kap. END, 7., Glukagon).* Häufig sieht man Gewichtsverlust und eine normochrome Anämie, die herausragende klinische Erscheinung ist jedoch ein chronischer Hautausschlag mit Befall der Extremitäten, der mit einer glatten, glänzenden zinnoberroten Zunge und einer Lippenentzündung verbunden ist. Es handelt sich um ein exfoliatives, braun-rotes Erythem mit oberflächlichen Nekrosen, das als **nekrotisch-migratorisches Erythem** bezeichnet wird.

Zur **Diagnose** gehören erhöhte Spiegel von zirkulierenden Glukagonimmunantikörpern, verbunden mit dem typischen angiographischen Bild eines Inselzelltumors, der durch die Laparotomie bestätigt wird.

Die **Therapie** besteht in einer Resektion des Tumors, was die Symptome erleichtert. Beim Vorliegen eines nicht resezierbaren, metastasierenden Tumors oder eines Rezidivs kann die Kombination von Streptozocin und 5-Fluorouracil die Spiegel der zirkulierenden Glukagonimmunantikörper senken und die Symptomatik verbessern. Octreotid blockiert teilweise die Glukagonproduktion und kann Hautrötungen verschwinden lassen, aber die Glukosetoleranz kann dabei sinken. Anorexie und Gewichtsverlust, die beide auf den katabolen Effekten des Glukagonexzesses beruhen, verschwinden in der Regel rasch durch Octreotid. Lokal appliziert können Zinkgaben (orale und parenterale Form) die Hautrötungen zum Verschwinden bringen; jedoch verschwinden auch die Hautrötungen durch einfache Hydration oder durch Gabe von Amino- oder Fettsäuren, was die Vermutung nahelegt, daß die Hautrötungen nicht allein infolge des Zinkmangels entstehen.

8. DIARRHÖ UND OBSTIPATION

Keine Körperfunktion ist unterschiedlicher und unterliegt mehr äußeren Einflüssen als der Stuhlgang. Die normalen Stuhlentleerungen unterscheiden sich beträchtlich von einer Person zur anderen. Sie werden durch Alter, Ernährungsgewohnheiten sowie soziale und kulturelle Faktoren und individuelle physiologische Faktoren beeinflußt. Bei einer normalen Stadtbevölkerung beträgt die Stuhlfrequenz zwischen 2–3 mal/Tag bis 2–3 mal/Woche. Krankheitszeichen sind häufigere Stuhlfrequenz oder vermehrtes Stuhlvolumen, Änderung der Stuhlkonsistenz oder Beimengung von Blut, Schleim, Eiter und nicht resorbiertem Öl oder Fett.

Diarrhö

(S. a. Kap. MDA, 9., 10. und 11.; sowie Kap KIN, 6., Neonatale Infektionen, unter Akute infektiöse Diarrhö des Neugeborenen; ferner Kap. KIN, 11., Bakteriell bedingte Infektionen, unter Akute infektiöse Gastroenteritis)

Vermehrtes Stuhlvolumen, flüssige Konsistenz oder Häufigkeit der Stuhlentleerung.

Ätiologie und Pathophysiologie

Bei gesunden Erwachsenen der westlichen Welt beträgt das Stuhlgewicht zwischen 100 und 300 g/Tag, was abhängig von der Menge der nicht absorbierbaren Nahrungsbestandteile (hauptsächlich Kohlenhydrate) ist. Diarrhö tritt auf, wenn das Stuhlgewicht über 300 g/Tag anwächst, außer bei solchen Personen, die reichlich pflanzliche Nahrung zu sich nehmen; bei diesen sind Stuhlgewichte über 300 g normal. Da 60–90% des Stuhlgewichtes Wasser ist, entsteht die Diarrhö hauptsächlich durch ein Übermaß von fäkalem Wasser. Die Analyse der pathophysiologischen Mechanismen, die zu erhöhtem Stuhlgewicht und nachfolgender Diarrhö führen, erleichtert das ätiologische Verständnis und die gezielte Therapie.

1. Die **osmotische Diarrhö** tritt auf, wenn große Mengen nicht absorbierbarer, wasserlöslicher Stoffe im Darm vorhanden sind, die Wasser im Darmlumen halten. Dies geschieht bei Laktose infolge eines Laktatmangels und bei anderen Zuckerunverträglichkeiten; außerdem, wenn schlecht absorbierbare Salze wie Magnesiumsulfat und Natriumphosphate als salinische Laxativa oder Antazida verordnet werden.

Die Aufnahme großer Mengen von Hexosen, Sorbit und Mannit als Zuckerersatz im Rahmen einer Diät sowie von Süßigkeiten und Kaugummi verursacht eine Diarrhö als Kombination einer langsamen Absorption und einer sehr schnellen Dünndarmmotilität (**„Diät"**- oder **„Kaugummi-Diarrhö")**. Die Schwere der Symptome ist proportional der aufgenommenen Menge und des Körpergewichts. Die Störung verschwindet sofort beim Absetzen der Nahrungsmittel.

2. Sekretorische Diarrhö: Dünn- und Dickdarm resorbieren normalerweise Wasser und Salze, besonders Natriumchlorid, die oral aufgenommen wurden oder infolge der digestiven Sekretion an das Darmlumen abgegeben wurden. Eine Diarrhö tritt auf, wenn Dünn- und

Dickdarm mehr Elektrolyte und Wasser sezernieren als absorbieren. Zu den Substanzen, die eine Sekretion auslösen, gehören bakterielle Toxine, wie z. B. bei der Cholera, enteropathogene Viren, Gallensäuren z. B. nach Ileumresektionen, nicht absorbierbare Nahrungsmittelfette bei der Steatorrhö, Anthraquinone, Rizinusöl, einige Medikamente (z. B. Prostaglandine) und Peptidhormone (wie vasoaktives intestinales Peptid [VIP] aus Pankreastumoren).

3. Die **Malabsorption** *(s. a. Kap. MDA, 10.)* kann zur Diarrhö durch jeden der oben beschriebenen Mechanismen führen. Wenn es sich um große Mengen nicht absorbierbaren Materials handelt, das wasserlöslich und osmotisch aktiv ist (mit niedrigem Molekulargewicht), kann der Mechanismus osmotisch sein. Lipide können nicht in dieser Weise wirken, da sie nicht wasserlöslich sind. Fett- und Gallensäuren wirken sekretionsstimulierend für Elektrolyte und Wasser. Bei der generalisierten Malabsorption, wie z. B. bei der nicht-tropischen Sprue, können die Fettmalabsorption, die zur Kolonsekretion führt, und die Kohlenhydratmalabsorption, die zur osmotischen Diarrhö führt, zusammen auftreten.

4. Exsudative Diarrhö: Viele Schleimhauterkrankungen, wie z. B. die Enteritis regionalis, die Colitis ulcerosa, die Tuberkulose, Lymphome und Karzinome, verursachen eine „exsudative Enteropathie“. Eine Schleimhautentzündung mit Ulzerationen oder Schwellung kann zu einem Ausströmen von Plasma, Serumproteinen, Blut und Schleim führen, wodurch die Fäkalmenge und ihr Flüssigkeitsgehalt erhöht werden. Wenn die Rektumschleimhaut mitbefallen ist, kann dies zu häufigem Stuhldrang, verbunden mit einer großen Zahl von Stuhlentleerungen, führen, weil das entzündete Rektum empfindlicher auf Dehnung reagiert.

5. Veränderte Darmpassage: Damit eine normale Absorption stattfinden kann, muß der Chymus für eine ausreichend lange Zeit eine genügend große Absorptionsfläche im Gastrointestinaltrakt finden. Zu den Ursachen, die die Expositionszeit **herabsetzen,** gehören vorangegangene Resektion des Dünn- und Dickdarms, Magenresektionen, Pyloroplastik, Vagotomie, intestinale Bypass-Operationen sowie Medikamente (z. B. Magnesium-enthaltende Antazida, Laxantien) oder Hormone (wie Prostaglandine, Serotonin), die zu einer Beschleunigung der Darmpassage durch Stimulation der glatten Darmmuskulatur führen. Außerdem kann es zu Malabsorption und Diarrhö kommen, wenn der Transport von Chymus durch die Schleimhaut verlängert ist und dadurch die fäkalen Bakterien im Dünndarm zu stark proliferieren. Faktoren, die die Passagezeit verlängern und ein vermehrtes Bakterienwachstum begünstigen, sind Strikturen, Sklerodermie und durch chirurgische Eingriffe ausgeschaltete Darmschlingen.

Komplikationen

Der Elektrolytverlust, bezogen auf Natrium, Kalium, Magnesium, organische Anionen und Chloride, sowie der Flüssigkeitsverlust mit nachfolgender Exsikkose führen zum Kreislaufkollaps. Der **Kreislaufkollaps** entwickelt sich besonders schnell bei sehr jungen Menschen, bei alten und gebrechlichen Menschen oder solchen, die unter besonders schweren Formen der Diarrhö leiden, wie z. B. bei der Cholera. Eine **metabolische Azidose** entwickelt sich als Folge des Bikarbonatverlustes. Die Serum-Na-Konzentration ist unterschiedlich und abhängig von der Zusammensetzung des diarrhoischen Stuhles im Verhältnis zur Plasmakonzentration. **Hypokaliämie** entsteht bei schwerer und chronischer Diarrhö oder wenn im Stuhl besonders viel Schleim enthalten ist. Gelegentlich beobachtet man Tetanie als Folge der **Hypomagnesiämie** infolge einer langdauernden Diarrhö.

Diagnostik

Das klinische Bild zeigt große Unterschiede, abhängig von der Ätiologie, der Dauer und der Schwere der Diarrhö, von dem Darmabschnitt, der erkrankt ist, sowie vom Allgemeinzustand des Patienten. Bei der Erhebung der Krankengeschichte sollte man darauf achten, zu welcher Zeit, an welchem Ort und unter welchen Umständen die Diarrhö begonnen hat. Wichtig sind die Dauer und die Schwere sowie das Auftreten von abdominellen Schmerzen und Erbrechen. Weiterhin achtet man auf das Volumen von okkultem Blut im Stuhl, die Häufigkeit und den Zeitpunkt der Stuhlentleerungen, das Auftreten von Steatorrhö mit fettigen oder öligen Stühlen mit fauligem Geruch. Damit kommt es zu Gewichtsveränderungen und Appetitstörungen. Nicht vergessen werden sollten diätetische Diarrhöen (osmotische Diarrhö, siehe oben!) und das Auftreten von rektalen Tenesmen.

Hilfreich kann die makroskopische und mikroskopische Untersuchung des Stuhles sein. Man achte auf die Stuhlflüssigkeit, die Menge, das Vorhandensein von Blut, Eiter, Schleim und großen Fettbeimengungen. Im allgemeinen kommen bei Erkrankungen des Dünndarms voluminöse Stühle mit großen Wasser- oder Fettbeimengungen vor. Bei Erkrankungen des Kolons sind die Stuhlentleerungen häufig, meist jedoch von kleinem Volumen und gelegentlich von Blut, Eiter und Schleimbeimengungen sowie allgemeinen abdominellen Mißempfindungen begleitet. Bei Erkrankungen der Rektumschleimhaut reagiert das Rektum besonders empfindlich auf Dehnung, und die Diarrhö ist charakteristisch durch häufige kleine Stuhlmengen. Mikroskopisch können Leukozyten (Ulzeration oder Keimbesiedelung), nichtabsorbiertes Fett, Fleischfasern und Infestationen mit Parasiten (Amöbiasis, Giardiasis) nachgewiesen werden. Der Stuhl-pH-Wert, normal höher als 6,0, ist durch die bakterielle Fermentation von nichtabsorbierten Kohlenhydraten und Protein im Kolon erniedrigt. Eine Alkalisierung des Stuhls durch den mißbräuchlichen Gebrauch von Phenolphthalein als Laxans ergibt ein pinkfarbenes Aussehen.

Auf Hinweise des intravasalen Flüssigkeitsmangels, Exsikkose, Elektrolytverlust oder Anämie sollte geachtet werden. Die abdominelle sowie die rektale digitale und proktoskopische Untersuchung sollten durchgeführt werden. Während der Proktoskopie sollte die Biopsie der Rektalschleimhaut sowie der bakteriologische Abstrich zur mikroskopischen Untersuchung erwogen werden.

Therapie

Die Diarrhö ist nur ein Symptom, und die dahintersteckende Krankheit sollte gezielt behandelt werden, wenn dies möglich ist. Bisweilen ist auch eine symptomatische Therapie notwendig. Der Darmtonus kann verbessert werden durch Diphenoxylat (2,5–5 mg als Tabletten oder Flüssigkeit 3–4 mal/Tag), Codeinphosphat (15–30 mg 2–3 mal/Tag) oder Loperamidhydrochlorid (2–4 mg 3–4mal/Tag). Die Peristaltik wird vermindert durch Anticholinergika wie Belladonnatinktur, Atropin und Propanthelin. Größere Stuhlmengen erreicht man durch Psyllium oder Methylzellulose. Obwohl diese eindickenden Medikamente normalerweise zur Behandlung der Verstopfung verschrieben werden, vermindern sie das Stuhlwasser bei Anwendung in kleinen Dosen. Kaolin, Pektin und aktiviertes Aktapulgit absorbieren ebenfalls Flüssigkeit.

Zur Akuttherapie der schweren Diarrhö gehört intravenöser Flüssigkeits- und Elektrolytersatz zum Ausgleich der Exsikkose, der Elektrolytstörung und der Azidose *(s. a. Kap. ERN, 6., Regulation des Wasser- und Natriumhaushaltes)*. Natriumchlorid, Kaliumchlorid, Glukose und andere gelöste Stoffe, die einer Azidose entgegenwirken (Natriumlaktat, -azetat und -bikarbonat), können indiziert sein. Die Elektrolytbilanz und die Bestimmung der Flüssigkeitskompartimente des Organismus müssen sorgfältig beachtet werden. Ein zusätzliches Erbrechen oder eine gastrointestinale Blutung können weitere Maßnahmen erfordern.

Wenn Übelkeit und Erbrechen nicht im Vordergrund stehen, kann man eine Glukose- und Elektrolytlösung oral zuführen. Getränke, die Glukose (Rohrzucker in Form von Speisezucker), Natriumchlorid und Natriumkarbonat enthalten, kann man schnell herstellen; sie werden rasch resorbiert. 5 ml Kochsalz (1 Teelöffel), 5 ml Speisesoda (1 Teelöffel) und 20 ml Speisezucker (4 Teelöffel) werden zusammen mit einem Geschmackskorrigens mit 1 l Wasser gemischt. Die parenterale Flüssigkeitsgabe ist immer dann notwendig, wenn eine schwere Diarrhö vorliegt. Bei Übelkeit und Erbrechen wird die orale Aufnahme verboten. Wenn Wasser und Elektrolyte in großen Mengen ersetzt werden müssen, wie z. B. bei der epidemischen Cholera, gibt man manchmal oralen Glukose- und Elektrolytersatz in Verbindung mit der eher üblichen intravenösen Elektrolyt(Bikarbonat)- und Flüssigkeitstherapie *(s. Kap. INF, 10., Cholera)*. Änderungen der Ernährungsgewohnheiten können hilfreich sein *(s. Tab. 5.)*.

Tab. 5. Ernährungsfaktoren, die eine Diarrhö verursachen können

Ernährungsfaktor	*Quelle*
Laktose (bei Laktose-intoleranten Personen)	Milch, Eiscreme, (gefrorenes) Joghurt, Weichkäse, Schokolade
Fruktose (in solchen Mengen, die die Resorptionskapazität des Verdauungstrakts überschreiten)	Apfelsaft, Birnensaft, Weintrauben, Datteln, Nüsse, Feigen, Drinks (besonders aus Fruchtsäften)
Sucrose (bei wenigen Personen mit angeborenem Sucrase-Mangel)	Würfelzucker
Sorbit, Hexit und Mannit	Apfelsaft, Birnensaft, Kaugummis oder Pfefferminzbonbons „ohne Zucker"
Magnesium-haltige Antazida	Antazida
Koffein	Kaffee, Tee, Coca-Cola o. ä., freiverkäufliche Arzneimittel gegen Kopfschmerzen

Mit freundlicher Genehmigung modifiziert nach T. Bayliss: „Chronische Diarrhö". Hospital Practice, Jan. 15, 1989, S. 131

Obstipation

(Die Obstipation im Kindesalter wird im *Kap. KIN, 8., Verhaltensprobleme* behandelt)

Behinderte oder zu seltene Stuhlentleerung. Obstipation bezieht sich auf die harte Stuhlkonsistenz, schwierige Defäkation, ein Gefühl der inkompletten Entleerung oder des seltenen Stuhlganges.

Die **akute Obstipation** ist eine plötzliche Veränderung in den Gewohnheiten *des betroffenen Individuums* und legt eine organische Ursache nahe. Bei Patienten mit einer Obstipation, die einige Stunden oder Tage dauert, muß eine mechanische Darmobstruktion erwogen werden. Eine zweite organische Ursache ist der paralytische Ileus, der oftmals eine akute intraabdominelle Erkrankung begleitet (lokalisierte Peritonitis, Divertikulitis). Der paralytische Ileus kann eine Komplikation bei verschiedenen Traumata sein, wie z. B. Kopfverletzungen und Wirbelsäulenfrakturen, und kann auch einer Vollnarkose folgen. Stark wirkende Laxanzien sollten auf alle Fälle vermieden werden. Die akute Obstipation bei bettlägerigen Patienten, besonders im höheren Alter, oder die Obstipation, hervorgerufen durch Nebenwirkungen von Medikamenten, sind ein wenig gezielter Krankheitshinweis und damit oftmals verwirrend. Eine genaue Medikamentenanamnese sollte immer erhoben werden, besonders da die Obstipation durch viele Präparate verursacht werden kann, einschließlich solcher, die im Darmlumen wirken, wie Aluminiumhydroxid, Wismutsalze, Eisensalze und Colestyramin, außerdem durch Anticholinergika, Opioide, Ganglienblocker und viele Tranquilizer und Sedativa.

Wenn die Störungen der Darmfunktion über Wochen anhalten oder intermittierend mit Phasen vermehrter Stuhlfrequenz abwechseln, besteht der Verdacht auf einen Dickdarmtumor oder andere Ursachen der partiellen Obstruktion. Die zugrundeliegenden Ursachen müssen geklärt und behandelt werden. Auch lokale Ursachen des anorektalen Bereiches, wie z. B. Analfissuren mit Schmerzen und Blutungen, sollten in Betracht gezogen werden. Röntgenaufnahmen des Abdomens im Stehen, Proktosigmoidoskopie und evtl. ein Kolon-Kontrasteinlauf sind notwendige Untersuchungsverfahren. Wenn eine Erkrankung gefunden werden kann, sollte die Behandlung symptomatisch sein (s. unten).

Bei der **chronischen Obstipation** sind es gewöhnlich funktionelle Ursachen, die die Darmentleerung behindern, wobei die Verweildauer im Darm sowie die Transport- und Entleerungsfunktionen des Kolons gestört sind. Dies kann durch Systemerkrankungen wie z. B. Infektionen mit nachfolgender geistiger Behinderung (Enzephalitis, Meningitis), Hypothyreose, Hyperkalzämie, Urämie oder Porphyrie entstehen, es wird jedoch öfter durch lokale neurologische Störungen verursacht, z. B. beim irritablen Kolon *(s. Kap. MDA, 13., Reizkolon-Syndrom)*, beim inaktiven Kolon (s. unten) und beim Megakolon *(s. Kap. KIN, 7., Morbus Hirschsprung)*. Zu den wichtigen extraintestinalen Ursachen gehören bestimmte neurologische Erkrankungen wie z. B. der Morbus Parkinson, zerebrale Thrombosen und Tumoren sowie Verletzungen des Rückenmarkes. Sehr häufig sind psychische Ursachen (s. unten unter *Psychogene Obstipation* und unter *Therapievorschläge für spezielle Erkrankungen*).

Therapie

Die Diät des Patienten sollte genügend nichtresorbierbare Stoffe enthalten, um ein genügend großes Stuhlvolumen zu erreichen. Pflanzliche Fasern, die zum großen Teil nicht verdaulich und nicht absorbierbar sind, vermehren das Stuhlvolumen. Gewisse Anteile der Fasern absorbieren Flüssigkeit und machen die Stuhlkonsistenz weicher, um so die Passage zu erleichtern. Man kann Früchte und Gemüse empfehlen oder die Diät kann durch Weizenkleie (16–20 g) angereichert werden. Dies kann nach Belieben gegessen werden. 2–3 Teelöffel rohe gemahlene Kleie mit Früchten oder ausschließlich mit Getreide, 2–3mal/Tag, werden bisweilen bevorzugt.

Für die Daueranwendung sind **Quellprodukte** wie Kleie, Psyllium, Calciumpolycarbophil und Methylzellulose die einzigen Laxantien, die in Betracht kommen. Sie wirken langsam, schonend und sind die sicherste Medikation, um eine Stuhlentleerung zu erreichen. Zur richtigen Anwendung gehört die langsame Steigerung der Dosis, am besten 3–4mal/Tag, zusammen mit ausreichend Flüssigkeit, um die Eindickung der Medikation zu verhindern, bis es zu einem weicheren, volumenreicheren Stuhlgang kommt. Dieser Therapieansatz führt zu einem „natürlichen" Ablauf und verursacht keine „Gewöhnung". Quellprodukte erfüllen die schwierige Funktion eines „bidirektionalen Ausgleiches". Bei der Obstipation regen sie die Peristaltik und Stuhlentleerung an, bei der Diarrhö vermindern sie die Anzahl der wäßrigen Stuhlentleerungen.

Laxantien sollten vorsichtig angewendet werden. Sie beeinflussen durch chemische Bindung die Absorption verschiedener Medikamente, z. B. bei Tetracyclinen, Kalzium und Phosphaten, oder durch physikalische Veränderung wie die Digoxinbindung an Zellulose. Außerdem führt die beschleunigte Darmpassage dazu, daß einige Medikamente und Nahrungsmittel zu schnell den Ort der optimalen Resorption passieren. Als **Kontraindikation** zum Einsatz der Laxantien gelten akute Bauchschmerzen unklarer Genese, entzündliche Darmerkrankungen, intestinale Obstruktionen, gastrointestinale Blutungen und starke Eindickung des Stuhls. Zusätzlich zu den **Quellmitteln** (s. oben) werden die Laxantien und Kathartika in verschiedene Gruppen eingeteilt:

1. Laxantien mit Detergentienwirkung führen zu einer weicheren Stuhlkonsistenz dadurch, daß das vermehrt vorhandene intestinale Wasser in höherem Maße verflüssigend wirkt. Sie haben sowohl hydrophile als auch hydrophobe Eigenschaften, diese führen zum Herabsetzen der Oberflächenspannung, wodurch es zu einer besseren Durchmischung zwischen Wasser und Darminhalt kommt, der dadurch quillt und weicher wird. Die so vermehrte Stuhlmenge stimuliert die Peristaltik, und der weichere Stuhl bewegt sich leichter vorwärts. **Mineralische Öle** führen ebenfalls zu einem weicheren Stuhl und zu einer erleichterten Passage. Das mineralische Öl kann die Absorption von fettlöslichen Vitaminen behindern. Sowohl mineralische Öle als auch die Laxantien mit Detergentienwirkung sind langsam wirkende Medikamente und sind sowohl nach Myokardinfarkt als auch in der Anorektalchirurgie günstig einzusetzen, außerdem auch, wenn die klinische Situation eine verlängerte Bettruhe erfordert.

2. Osmotische Wirkstoffe oder **salinische Abführmittel** werden zur Vorbereitung des Patienten für diagnostische Darmeingriffe und gelegentlich in der Therapie von parasitärem

Befall angewandt. Sie enthalten schwer resorbierbare polyvalente Ionen, z.B. Phosphate, Magnesium und Sulfate, und/oder Kohlenhydrate wie Laktulose und Sorbit. Da diese Substanzen im Darmlumen bleiben, erhöhen sie den intraluminalen osmotischen Druck und ziehen Wasser in das Darmlumen hinein. Damit nimmt das Stuhlvolumen etwas zu und die Konsistenz ab. Durch das vermehrte Stuhlvolumen wird wiederum die Peristaltik angeregt und der weichere, wasserhaltige Stuhl leichter vorwärts bewegt. Diese Medikamente wirken sehr schnell, normalerweise in 3 h. Magnesium und Phosphat werden teilweise resorbiert und sind dadurch bei manchen Erkrankungen, z.B. bei der Niereninsuffizienz, nachteilig. Das in einigen Präparaten vorhandene Natrium kann eine ungünstige Wirkung bei der Herzinsuffizienz haben. Auch bei Patienten, die keine weitere Erkrankung haben, können diese Medikamente den Wasser- und Elektrolythaushalt stören, besonders wenn große und häufige Mengen eingenommen werden. Ein neuartiges Verfahren, den Darm für Untersuchungszwecke oder chirurgische Anwendungen zu reinigen, benützt große Mengen einer Substanz, die sich im osmotischen Gleichgewicht befindet (z.B. Polyäthylenglykol-Elektrolyt-Lösungen).

3. Sekretorisch wirkende Abführmittel, wie Senna und seine Derivate, Phenolphthalein, Bisacodyl und Rizinusöl, wirken durch eine Irritation der Darmschleimhaut oder direkt durch neuronale Stimulation des Plexus myentericus und des Plexus submucosus. Einige dieser Medikamente werden resorbiert, durch die Leber metabolisiert und kehren anschließend in den Darm durch die Gallensekretion zurück. Die Peristaltik wird gesteigert, ebenso nimmt die intraluminale Flüssigkeitsmenge zu; dieses führt zu krampfartigen Schmerzen und dem Absetzen von semisolidem Stuhl nach 6–8 h. Daueranwendung führt zur Melanosis coli, zur neuronalen Degeneration im Kolon, zum Syndrom des „faulen Darmes" und zu ernsthaften Flüssigkeits- und Elektrolytstörungen. Sekretorisch wirkende Abführmittel sind häufig nützlich zur Darmvorbereitung auf diagnostische Eingriffe.

Psychogene Obstipation

Viele Menschen glauben fälschlicherweise, daß die tägliche Defäkation zwingend erforderlich ist und klagen über Obstipation, wenn ihre persönliche Stuhlfrequenz nicht so ist, wie sie es erwarten. Andere wieder sind beunruhigt durch eine besondere Erscheinungsform oder Konsistenz (z.B. Farbe, schafskot- und bleistiftartige Erscheinung), obwohl bisweilen die Hauptbeschwerde eine mangelnde Befriedigung mit dem Akt der Defäkation ist. Demzufolge kommt es zum Mißbrauch von Laxanzien, Suppositorien und Einläufen. Manche Menschen, wie jene mit Eßstörungen, haben einen Laxanzienabusus aus anderen Gründen. Die übertriebene Behandlung einer *eingebildeten* Erkrankung kann zu einer *wirklichen* Erkrankung werden, nämlich dem Syndrom des irritablen Kolons. Dies kann begleitet sein von der Erscheinung des typischen **Laxantienkolons,** wobei der Darm „rohrartig", ohne jegliche Haustrierung, im Kolon-Kontrasteinlauf erscheint und dadurch eine Colitis ulcerosa vortäuschen kann. Weiterhin tritt die **Melanosis coli** auf, die mit Ablagerungen von braunem Pigment in der Mukosa verbunden ist. Dies sieht man sowohl endoskopisch als auch bei Darmbiopsien. Beide Störungen sind durch Langzeiteinnahme von Laxanzien verursacht.

Menschen mit einer zwangsneurotischen Persönlichkeitsstruktur haben Probleme mit ihrem Selbstvertrauen und ihren emotionalen Bedürfnissen. Sie kontrollieren ihre Angst durch perfektionistisches Verhalten und entwickeln ein übertriebenes Bedürfnis, ihren Körper täglich von „unsauberem" Abfall zu befreien. Das Versagen der täglichen Defäkation kann zu einem Circulus vitiosus führen, wenn Depressionen die Defäkationsfrequenz herabsetzen und es dadurch wieder zur Verstärkung der Depression kommt. Solche Menschen entwickeln dann häufig einen großen Laxanzienabusus und verbringen täglich sehr lange Zeit auf der Toilette.

Therapie

Bevor der Arzt etwas verordnet oder den Patienten hinsichtlich seiner Stuhlgewohnheiten beruhigt, muß er eine ernsthafte Erkrankung durch rektale und proktoskopische Untersuchung und u.U. auch durch einen Kolon-Kontrasteinlauf ausschließen. Außerdem sollten noch extrainstestinale Erkrankungen durch angemessene Maßnahmen ausgeschlossen werden. Nicht zu vergessen ist die indidivuelle Betrachtung der psychischen Seite der Störung. Es ist nicht taktvoll, einen zwanghaften Patienten wegen seiner ungewöhnlichen Einstellung zur Defäkation zu verurteilen, da er seine psycho-physiologische Struktur nicht ändern kann, obwohl Psychotherapie zum rationaleren Umgang mit dem Problem beitragen kann. Wenn andererseits das Problem durch eine falsche Vorstellung entstanden ist, muß der Arzt seinen Patienten dahingehend aufklären, daß tägliche Stuhlentleerungen nicht notwendig sind, und daß dem Darm Gelegenheit gegeben werden muß, ohne Hilfsmittel zu funktionieren, und daß die Einnahme von Laxanzien oder die Anwendung von Einläufen häufiger als alle 3 Tage dem Darm diese Gelegenheit nimmt. Die Vorstellung, daß der Stuhl „zu dünn" oder „zu grün" ist, kann abgemildert werden, indem man den Patienten anweist, ihn nicht ständig anzuschauen.

Atonische Obstipation

(Das inaktive Kolon; Kolonstase; inertes Kolon)

Verringerte Peristaltik des Kolons oder Insensibilität des Kolons gegen Stuhlmengen.

Ätiologie

Die atonische Obstipation kommt bei alten und gebrechlichen Patienten, besonders, wenn sie bettlägerig sind, vor. Das Kolon reagiert nicht auf die üblichen Stimuli, die zur Stuhlentleerung führen, oder auf zusätzliche Stimuli, die durch das normale Essen oder durch körperliche Aktivität entstehen. Medikamente, die für Begleiterkrankungen eingenommen werden, verstärken häufig das Problem. Die Atonie entsteht gelegentlich bei Patienten, deren rektale Sensibilität durch die ständige Mißachtung des Stuhldrangs herabgesetzt ist oder die eine ununterbrochene Abhängigkeit von Laxanzien oder Einläufen, die oft schon in der Kindheit beginnt, zeigen.

Symptomatik und Diagnostik

Das Hauptsymptom Obstipation ist nicht vergleichbar mit dem Syndrom des irritablen Kolons, da das abdominelle Unbehagen nur gering ist oder völlig fehlt und die Stühle häufig lehmartig oder weich und nicht wie Kotballen sind. Die rektale-digitale Untersuchung zeigt eine volle Ampulle, ohne daß der Patient Stuhldrang verspürt, und er ist zur Defäkation auch unter Anstrengung nicht in der Lage. Proktoskopie und Kolon-Kontrasteinlauf sind normal. Dabei stellt man fest, daß das Kontrastmittel sehr schwer wieder entleert werden kann, und das Kolon erscheint dabei ungewöhnlich gefüllt und weitgestellt.

Zu einer **Koteindickung** kann es nach einer Magenbreiuntersuchung und nach einem Kontrasteinlauf kommen. Der Patient spürt dabei rektale Schmerzen und Tenesmen, jedoch sind seine wiederholten Versuche zur Stuhlentleerung ohne Ergebnis. Das führt zu Krämpfen, und der Patient kann wäßrigen Schleim oder Stuhl absetzen, der neben der eingedickten Kotsäule vorbeiläuft und wie eine Diarrhö erscheint. Die rektale Untersuchung ergibt einen festen, bisweilen steinharten, oft jedoch auch nur lehmartig eingedickten Stuhl.

Therapie

Die Behandlung richtet sich nach dem Allgemeinbefinden des Patienten. Wenn abdominelle Schmerzen oder andere Zeichen des irritierten Darmes nicht im Vordergrund stehen, ist es ungefährlich, den älteren und invaliden Patienten mit osmotischen Laxanzien, wie z.B. Magnesiummilch, 15–30 ml, oder Natriumsulfat, 15 g in 1/2 Glas Wasser, zu behandeln. Bei den mehr chronischen Fällen sollte der Patient versuchen, seine Stuhlentleerung täglich zur gleichen Zeit zu haben, wobei es günstig ist, diese 15–45 min nach dem Frühstück festzulegen, da die Nahrungsaufnahme die Kolonmotilität stimuliert. Anfänglich können die Bemühungen zu einem regelmäßigen, nicht übereilten Stuhlgang durch die rektale Instillation von 60–90 ml warmem Olivenöl oder isotonischer Kochsalzlösung (43,3 °C) oder Glyzerinsuppositorien unterstützt werden. Laktulosesirup (anfangs etwa 5–10 ml [1–2 Teelöffel] 1mal/Tag) ist zur Aufrechterhaltung der Toleranz und zur Entwicklung weicherer Stühle einzusetzen.

Stuhleindickungen werden durch Einläufe von warmem mineralischem Öl oder Olivenöl, 60–100 ml (43,3 °C), gefolgt durch kleine Einläufe (100 ml) mit kommerziell erhältlichen hypertonen Lösungen behandelt. Wenn diese Maßnahmen fehlschlagen, ist die manuelle Zerkleinerung und Ausräumung der rektalen Masse notwendig. Dieser Eingriff ist schmerzhaft und eine peri- und intrarektale Lokalanästhesie ist zu empfehlen, z. B. mit 5%igem Lidocaingelee oder mit 1%igem Dibucain. Manche Patienten benötigen sogar eine Allgemeinnarkose.

Dyschezie (schmerzhafter Stuhlgang)

(Gestörte Entleerung: Fehlfunktion des analen Sphinkters sowie der Sphinktermuskulatur des Beckenbodens)

Schwierigkeiten bei der Defäkation infolge einer fehlenden Koordination der Beckenbodenmuskulatur und der analen Sphinktermuskulatur.

Ätiologie

Obstipation ist nicht nur durch langsame Bewegung entlang dem gesamten Dickdarm verursacht, sondern kann auch durch die Störung von koordinierten Darmbewegungen entstehen, die für eine Entleerung notwendig sind. Die Entleerung benötigt die Entspannung der Beckenbodenmuskulatur und der analen Sphinktermuskulatur; andernfalls sind die Bemühungen zur Stuhlentleerung erfolglos, auch wenn sie mit großer Anstrengung durchgeführt werden.

Symptomatik und Diagnostik

Die Patienten spüren zwar, daß im Rektum Stuhl vorhanden ist, aber sie können ihn nicht entleeren. Auch weiche Stühle können nur schwer passieren. Die rektale Untersuchung und die Untersuchung des kleinen Beckens zeigen oft eine Rektozele oder eine Enterozele und können auch mit einem einzelnen Ulkus der Rektumschleimhaut oder mit verschiedenen Schweregraden eines Rektumprolaps (wahrscheinlich aufgrund der übermäßigen Anstrengung) in Zusammenhang stehen. Anatomische Fehlbildungen können u. U. spezielle röntgenologische Untersuchungen (Proktographie mit Defäkation) erfordern.

Behandlung

Die Therapie ist nicht befriedigend. Am besten läßt sich der Mißerfolg der Standarduntersuchungs-Techniken dadurch erklären, daß sie ausschließlich auf eine Fehldiagnose der Atonie gerichtet sind. Entspannungsübungen und Biofeedback werden derzeit geprüft. Die Obstipation muß manchmal durch digitale Stuhlentleerung gelindert werden (s. oben).

9. INFEKTIÖSE UND TOXISCHE GASTROENTERITIS

(S. a. Kap. IMM, 3., Nahrungsmittelallergie und -intoleranz, unter Überempfindlichkeitsreaktionen Typ I; Kap. MDA, 8., Kap. MDA, 10., Kohlenhydratintoleranz; Kap. KIN, 6., Akute infektiöse Neugeborenenendiarrhö, unter Neugeboreneninfektionen; Kap. KIN, 11., Akute infektiöse Gastroenteritis).

Eine Gruppe klinischer Syndrome, die sich hauptsächlich durch Symptome im oberen Gastrointestinaltrakt (Anorexie, Schwindel oder Erbrechen), durch Diarrhö wechselnder Schweregrade und Bauchschmerzen manifestieren. Die Folgen des Flüssigkeits- und Elektrolytverlustes können einem ansonsten gesunden Erwachsenen nur wenig Beschwerden machen, andererseits können sie zu schweren Störungen bei Personen von geringerer Widerstandskraft führen.

Ätiologie und Epidemiologie

Der allgemeine Begriff der Gastroenteritis beinhaltet oft unspezifische, nicht definierbare und unbekannte Ursachen. Jedoch werden einige Erkrankungen mit bekannter bakterieller, viraler, parasitärer oder toxischer Ätiologie in die klinische Definition miteinbezogen. Wenn eine spezifische Ätiologie feststeht, kann man den weniger spezifischen Begriff der Gastroenteritis vermeiden. Einige Formen der bakteriellen Gastroenteritis, wie z. B. Cholera, Salmonellose und Shigellose, haben bekannte pathogenetische Mechanismen und können als Prototypen für Syndrome mit geringerer Spezifität angesehen werden. Die Pathogenese anderer Formen bakteriell bedingter Gastroenteritiden, z. B. Campylobacteriose, nicht-Cholera-bedingte Vibrioinfektionen, wird wesentlich schlechter verstanden. Infektionen mit *Campylobacter* nehmen stark zu, seitdem sie als Ursache einer Gastroenteritis erkannt wurden, und sie sind derzeit die häufigste bakterielle Ursache einer Diarrhö *(s. Kap. INF, 10., Infektionen durch Campylobacter, und Nicht-Cholera-bedingter Vibrioinfektionen).*

Mehrere Viren und deren Subtypen können ätiologisch unterschieden werden: Norwalk-Viren, Rotaviren, Adenoviren und Enteroviren (Coxsackievirus A1 und Echovirus). Weltweite Epidemien von Diarrhöen bei Kleinkindern, Kindern und Erwachsenen breiten sich meist auf dem fäkal-oralen Weg über Wasser oder Lebensmittel aus (und möglicherweise auch über die Atemwege). Ganzjährig, mit einer gesteigerten Prävalenz bei allgemeinen Erkältungskrankheiten, verursacht das **Norwalk-Virus** etwa 40% der nichtbakteriellen Diarrhöen bei Kindern und Erwachsenen. **Rotaviren** sind häufiger Verursacher von ernsteren Durchfallerkrankungen während des Winters bei mildem Klima, was zur Krankenhauseinweisung von Säuglingen und Kleinkindern < 2 Jahre führt. Erwachsene, deren Infektionen einen leichteren Verlauf zu nehmen pflegen, besitzen wahrscheinlich ein besseres Abwehrsystem. **Infektionen** durch **Enteroviren** und **Adenoviren** können weltweit nachgewiesen werden und können von Symptomen des oberen Respirationstrakts begleitet sein. Bestimmte Darmparasiten, insbesondere Giardia lamblia *(s. Kap. INF, 15., Lambliose),* setzen sich an der Darmschleimhaut fest oder dringen in sie ein und verursachen Übelkeit, Erbrechen, Diarrhö und generelles Krankheitsgefühl. Die Lambliose ist eine endemische Erkrankung in vielen kalten Klimazonen (z. B. in den Rocky Mountains, in den Nordstaaten der USA sowie in Europa). Größere Epidemien finden sich bei Reisenden. Die Erkrankung kann chronisch werden und ein Malabsorptionssyndrom verursachen *(s. Kap. MDA, 10.).*

Vielfältige Formen von Gastroenteritis können nach Aufnahme kontaminierter Nahrung oder Wassers auftreten. Einige Formen, z. B. Shigellose und die Norwalk-Virusinfektion, sind auch leicht von einer infizierten Person auf die nächste übertragbar.

Pathophysiologie

1. Durch Exotoxine verursachte bakterielle Diarrhöen: Gewisse Bakterien produzieren Exotoxine (Enterotoxine), die die intestinale Absorption stören und die Sekretion von Elektrolyten und Wasser provozieren. In einigen Fällen ist das chemisch reine Toxin, wie z. B. das Enterotoxin von *Vibrio cholerae,* charakterisiert. Das reine Toxin allein kann die voluminöse wäßrige Sekretion des Dünndarms, die klinisch im Vordergrund steht, provozieren. Dadurch wird ein typischer pathogenetischer Mechanismus der Diarrhö demonstriert. Wahrscheinlich verursachen Enterotoxine andere Formen der Diarrhö, die vorher unter die nichtspezifischen Ursachen eingeordnet wurden, z. B. das Enterotoxin von **Escherichia coli,** das den sogenannten „Kindergarten- und Reisedurchfall" verursacht.

2. Bakterielle Durchfälle aufgrund von bakterieller Invasion in die Mukosa oder Ulzerationen: Einige *Shigellen, Salmonellen* und *E.-coli*-Arten dringen in die Schleimhaut des Dünndarmes oder des Kolons ein und rufen mikroskopische Ulzerationen, Blutungen, Exsudationen von proteinreicher Flüssigkeit und Sekretion von Elektrolyten und Wasser hervor. Die bakterielle Invasion und ihre Folgen sind unabhängig davon, ob die Organismen Enterotoxine bilden.

3. Unvollständig einzuordnende Gastroenteritis-Syndrome: Zu dieser Gruppe gehören die „Darmgrippe" und einige Formen der Reisediarrhö („Tourista"). In einigen Fällen sind bakterielle Enterotoxine, in anderen virale Infektionen die Ursache.

Experimentelle Untersuchungen mit dem „Norwalk-Virus" (ein Virus, das flüchtige Symptome bei Menschen verursacht) und mit Viren, die aus dem Darm von Kindern mit Durchfällen isoliert wurden, haben gezeigt, daß beide Schleimhautschäden im Jejunum verursachen können, und daß es zu Elektrolyt- und Flüssigkeitssekretion bei infizierten Tieren kommt. Sowohl die Inkubationszeit als auch der selbstbegrenzende Verlauf dieser experimentellen viralen Erkrankungen legt eine ähnliche Pathogenese für die „Darmgrippe" nahe.

4. Nichtbakterielle Lebensmittelvergiftungen: Gastroenteritis kann nach dem Genuß chemischer Toxine, die in Pflanzen enthalten sind (z. B. Pilze, Kartoffeln und Gartenpflanzen), sowie auch durch Nahrungsmittel aus dem Meer (Fische und Muscheln) und durch kontaminierte Nahrung entstehen.

5. Weitere Ursachen: Störungen der Kohlenhydratabsorption und -digestion, z. B. Laktoseintoleranz, können abdominelle Symptome verursachen. Gelegentlich treten diese nach Milchaufnahme auf und werden fälschlicherweise als Milchallergie gedeutet *(s. a. Kap. MDA, 10., Kohlenhydratintoleranz).* Die wirkliche Lebensmittelallergie ist selten und bisher kaum erklärt. Die Aufnahme von Schwermetallen (Arsen, Blei, Quecksilber und Kadmium) kann akute Symptome von Schwindel, Erbrechen und Diarrhö verursachen. Viele therapeutische Medikamente, einschließlich der Breitbandantibiotika, haben schwere gastrointestinale Nebenwirkungen.

Symptomatik

Der Charakter und die Schwere der Symptome sind abhängig von der Art und Dosis des verursachenden Toxins, der Dauer seiner Wirkung, der Abwehrkraft des Patienten und dem Ausmaß des gastrointestinalen Befalls. Der Beginn ist oftmals plötzlich und häufig dramatisch mit Appetitlosigkeit, Schwindel und Erbrechen, Gurgeln, abdominellen Krämpfen und Durchfällen, mit oder ohne Blut- und Schleimabgang. Verbunden sind damit allgemeines Krankheitsgefühl, Muskelschmerzen und Hinfälligkeit.

Anhaltendes Erbrechen und Durchfälle führen zur schweren Exsikkose und zum Schock mit Kreislaufkollaps und oligurischem Nierenversagen. Wenn Erbrechen zu größeren Flüssigkeitsverlusten führt, entsteht eine metabolische Alkalose mit Hypochlorämie. Beim Überwiegen der Diarrhö kommt es eher zur Azidose. Die Hypokaliämie entsteht entweder durch exzessives Erbrechen oder infolge von Durchfällen. Die Hyponatriämie entwickelt sich besonders dann, wenn keine elektrolytreichen Flüssigkeiten als Ersatz infundiert werden. Schwere Exsikkose und Störungen im Säure-Basen-Gleichgewicht können zu Kopfschmerzen und Symptomen von muskulärer und nervöser Erregbarkeit führen.

Das Abdomen kann aufgetrieben und druckdolent sein. In schweren Fällen kommt es zu muskulärer Abwehrspannung. Geblähte Darmschlingen können sichtbar und tastbar sein. Abdominelles Gurgeln ist mit dem Stethoskop hörbar, auch ohne Diarrhö, was eine wichtige Unterscheidung zum paralytischen Ileus ist. Der Blutdruck kann niedrig sein, die Pulsfrequenz hoch und die Temperatur ebenfalls erhöht. Es kommt zu den Erscheinungen der extrazellulären Flüssigkeitsverarmung *(s. a. Kap. ERN, 6., Regulation von Wasser- und Natriumhomöostase).*

Diagnostik

Es ist wichtig, nach Lebensmittelallergien oder Unverträglichkeiten in der Vorgeschichte zu fragen, weiterhin nach Verzehr von potentiell kontaminierter Nahrung, ungereinigtem Wasser und einem bekannten gastrointestinalen Irritans, sowie nach Reisegewohnheiten. Eine Leukozytose ist von geringer diagnostischer Wertigkeit, jedoch kann eine Eosinophilie auf Allergien oder auf eine parasitäre Infektion hinweisen. Stuhluntersuchungen auf Leukozyten im Stuhl und -kulturen sind angezeigt, wenn die Symptome länger als 48 h anhalten. Die Sigmoidoskopie hilft bei der Diagnostik der Colitis ulcerosa und der Amöbendysenterie, obwohl die Shigellose zu Kolonläsionen führt, die nicht von denen der Colitis ulcerosa zu unterscheiden sind. Diese und weitere Differentialdiagnosen erfordern Blutkulturen sowie Kulturen von Nahrungsmitteln, Erbrochenem, Stuhl, Urin und Blut. Auch spezifische Agglutinationstests, die nach etwa 1 Wo. positiv sind, können hilfreich sein.

Ein akutes „operationsbedürftiges" Abdomen kann normalerweise durch die Vorgeschichte mit häufigen Stuhlgängen, durch eine niedrige Leukozytenzahl sowie das Fehlen von muskulärer Abwehrspannung und lokalisierter peritonealer Reizung ausgeschlossen werden. Jedoch können Durchfälle gelegentlich in Zusammenhang mit akuter Appendizitis, inkompletter Dünndarmobstruktion, anderen akuten intraabdominellen Nofallsituationen und auch Dickdarmmalignomen auftreten.

Allgemeine Prinzipien der Therapie

Unterstützende Behandlung ist sehr wichtig. Bettruhe mit einem bequemen Zugang zu einem Badezimmer, einem Sitzstuhl oder einer Bettschüssel ist wünschenswert. Wenn das Erbrechen leicht oder schon beendet ist, werden Flüssigkeiten, wie z. B. warmer, gesüßter Tee, Salzgetränke, Glukose-Elektrolytlösungen *(s. Kap. MDA, 8., Diarrhö),* Brühe, Kleie, Haferschleim oder Bouillon mit Salzzusatz gegeben, um eine Dehydratation zu vermeiden oder um eine leichte Dehydratation zu behandeln. Diese Flüssigkeiten sollten in kleinen Schlückchen eingenommen werden, insbesondere, wenn der Patient erbricht, da sich das Erbrechen durch die Volumensubstitution verbessert und zudem die orale Rehydratation oft in diesem Fall erfolgreich ist. Falls das Erbrechen anhält oder eine schwere Dehydratation vorherrscht, wird keine Nahrung oral aufgenommen. Wenn das Erbrechen anhält und die Exsikkose im Vordergrund steht, sind intravenöse Infusionen mit 5%iger Dextrose, zusammen mit einer entsprechenden Elektrolytlösung, notwendig. Das dramatischste Beispiel für die Wichtigkeit der Flüssigkeitstherapie bei akuter Gastroenteritis ist die akute Cholera *(s. Kap. INF, 10., Cholera).* Auch bei anderen Gelegenheiten kommen ähnliche Behandlungsprinzipien zum Tragen. Der Einsatz von Blut- und Plasmaexpandern ist bei schweren Fällen indiziert, besonders wenn es zum Schock kommt.

Das Erbrechen kann normalerweise durch Sedierung mit Phenobarbital, 30–100 mg s.c. 3–4mal/Tag) erleichtert werden, zusätzlich kann man Scopolamin 0,5 mg s.c. geben. Weiterhin sind Injektionen von Antiemetika, z. B. Dimenhydrinat (50 mg i.m. alle 4 h) oder Chlorpromazin (25–100 mg/Tag i.m. oder mehr) oder ein Prochlorperazin-Zäpfchen (25 mg 2mal/Tag) hilfreich. Meperidin, 50 mg i.m. alle 4 oder 6 h, oder ein Spasmolytikum (z. B. Propanthelin, 5–10 mg i.m. alle 6 h) können, wenn nötig, bei schweren abdominellen Krämpfen gegeben werden. Morphine sollten besser vermieden werden, da sie den intestinalen Muskeltonus erhöhen und das Erbrechen verstärken können.

Sobald der Patient warme Flüssigkeiten toleriert, baut man die Diät langsam auf und gibt gekochte, ungewürzte Haferflocken, Gelatine, klare Suppen, einfache Puddings, weich gekochte Eier und andere reizarme Nahrungsmittel. Wenn nach 12–24 h eine milde Diarrhö anhält, jedoch schwerere systematische Symptome nicht mehr vorhanden sind oder Blut im Stuhl nicht mehr nachzuweisen ist, kann man Diphenoxylat, 2,5–5 mg in Tabletten oder flüssiger Form 3–4mal/Tag geben, außerdem Paregoric, 5 ml oral 4mal/Tag, Codein, 15–30mal/Tag, oder eine Präparation, bestehend aus Wismutsubsalicylat, Belladonna und Kaolin.

Antibiotische Therapie: Die Rolle der Antibiotika wird auch für spezifische infektiöse Diarrhöen kontrovers beurteilt, jedoch empfehlen die meisten Fachleute, die symptomatische Shigellose zu behandeln. Beim Vorliegen einer systemischen Infektion sollten die Antibiotika nach vorheriger Empfindlichkeitstestung gegeben werden. Jedoch helfen Antibiotika weder den Patienten mit einer einfachen Gastroenteritis noch den asymptomatischen Infektionsträgern, um schnell wieder „keimfrei" zu werden. In der Tat scheint es so zu sein, daß Antibiotika den Zustand der Salmonellenausscheidung verlängern. Das Auftreten von antibiotikaresistenten Organismen scheint in Beziehung zum wahllosen Einsatz von Antibiotika zu stehen, was unterbleiben sollte.

Gastroenteritis durch bakterielle Enterotoxine

(*s. Kap. INF, 10., Cholera, Infektionen durch Campylobacter,* und *Nicht-Cholera-bedingte Vibrioinfektionen,* sowie *Salmonellosen; s. a. Kap. KIN, 6., Akute infektiöse Diarrhö des Neugeborenen* zur Diskussion der Kindergarten-Diarrhö durch *E. coli)*

Hämorrhagische Kolitis

Ein Syndrom, das durch blutige Diarrhöen, die durch eine enterohämorrhagische E.-coli-Infektion verursacht wird, gekennzeichnet ist.

Ätiologie und Pathophysiologie

Bestimmte Stämme des gram-negativen Stäbchenbakteriums E. coli produzieren große Mengen eines Toxins, das dem hoch wirksamen, von Shigella dysenteriae Typ-1-Toxin (Shiga-Toxin), ähnelt. Diese Shiga-artigen Toxine werden im Dickdarm nach einer oralen Aufnahme des Keimes gebildet und scheinen eine direkte Schädigung der Schleimhaut, einen toxischen Effekt auf die Endothelien der Gefäße der Darmwand und, falls das Toxin resorbiert wird, einen toxischen Effekt auf andere vaskuläre Entothelien (z. B. der Niere) auszuüben. Bisher wurden zwei Shiga-artige Toxine charakterisiert, aber wahrscheinlich existieren noch eine Reihe weiterer. Dabei handelt es sich um große Proteine, die, wenn sie einer Maus injiziert werden, ein charakteristisches Spektrum an Symptomen hervorrufen, darunter blutige Diarrhöen, Krampfanfälle, Lähmungen und den Tod. Andere pathogenetische Mechanismen mögen bei dieser Erkrankung ebenfalls eine Rolle spielen.

Epidemiologie

Der *E.-coli*-Serotyp 0157:H7 ist der häufigste enterohämorrhagische *E.-coli*-Serotyp, obwohl noch über eine Reihe weiterer berichtet wurde. Eine Infektion mit *E. coli* 0157:H7 ist in einigen Teilen der USA und Kanada häufiger als eine Shigellose oder eine Salmonellose. Sie kann in jeder Altersgruppe auftreten. Das Reservoir von *E. coli* 0157:H7 ist das Rind. Deshalb stehen Ausbrüche oder sporadische Fälle einer hämorrhagischen Kolitis im Zusammenhang mit dem Verzehr von nicht ausreichend gebratenem Rindfleisch oder nicht-pasteurisierter Milch. Der Organismus läßt sich auch von Mensch-zu-Mensch auf fäkal-oralem Weg übertragen, wovon besonders Säuglinge mit Windeln betroffen sind.

Symptomatik und Komplikationen

Die hämorrhagische Kolitis ist durch ein akutes Auftreten von schweren abdominellen Krämpfen und wäßrigen Diarrhöen, die typischerweise innerhalb von 24 h stark mit Blut vermischt werden, charakterisiert. Fieber, das meist nicht oder nur geringgradig auftritt, kann gelegentlich auf Werte von 39 °C ansteigen. Nur in seltenen Fällen findet man Leukozyten bei der mikroskopischen Untersuchung von frischem Stuhl. Die Diarrhöen dauern bei unkomplizierten Infektionen 1 bis 8 Tage. Bei der Sigmoidoskopie können ein Erythem und Ödem gefunden werden, und ein Bariumbreischluck zeigt Hinweise auf einen sog. „Daumenabdruck". Etwa 5% der Fälle komplizieren sich durch ein **hämolytisch-urämisches Syndrom (HUS).** Dabei kommt es zu einer hämolytischen Anämie, einer Thrombozytopenie und einem akuten Nierenversagen oder einer **thrombotischen thrombozytopenischen Purpura (TTP),** die durch die o.g. Merkmale der HUS, Fieber, und erstmals auftretende neurologische Ausfälle, charakterisiert ist *(s. Kap. HÄM, 4.).* Diese Syndrome entwickeln sich in der 2. Krankheitswoche, deuten sich durch eine Temperaturerhöhung und eine zunehmende Leukozytose an und treten meist bei < 5jährigen Kindern (HUS) oder > 59jährigen Erwachsenen (TTP) auf. Bei älteren Menschen kann diese Infektion mit oder ohne Komplikation tödlich verlaufen.

Diagnostik

Die Diagnose läßt sich durch kulturellen Nachweis von E. coli 0157:H7 im Stuhl bestätigen. Obwohl der Organismus bei routinemäßig durchgeführten Kulturen nicht nachgewiesen wird, läßt er sich durch Verimpfen eines Rektalabstriches auf dem Sorbitol-MacConkey-Agar anzüchten. E. coli 0157:H7 fermentiert kein Sorbitol, was diesen Stamm von anderen E.-coli-Bakterien unterscheiden läßt. Durch Verwendung von spezifischen Antiseren können Sorbitol-negative Kolonien sofort identifiziert werden. Die Wahrscheinlichkeit, diesen Keim aus einer Probe, die später als eine Woche nach Erkrankungsbeginn entnommen worden ist, nachzuweisen, ist gering. Diese Infektion sollte von der Dysenterie und anderen infektiösen Diarrhöen mit blutigen Stühlen abgegrenzt werden. Da eine Kombination von blutigen Diarrhöen und schweren abdominellen Schmerzen ohne Fieber auch eine Reihe von anderen, nicht-infektiösen Ätiologien vermuten läßt, sollte bei Verdacht auf eine ischämische Kolitis, eine Invagination oder eine chronisch-entzündliche Darmerkrankung an eine E.-coli-0157:H7-Infektion gedacht werden.

Prophylaxe

Eine richtige Entsorgung der Fäzes der erkrankten Patienten, eine persönliche Hygiene und sorgfältiges Händewaschen mit Seife tragen dazu bei, die Übertragung von Mensch-zu-Mensch einzuschränken. Durch Pasteurisierung von Milch und ausreichendem Braten von Rindfleisch läßt sich die Übertragung durch Nahrungsmittel verhindern. Die Beachtung der Meldepflicht dieser Infektion ist von großer Bedeutung, da so gegen weitere Ausbreitung der Infektion vorgesorgt werden kann.

Therapie

Das Hauptaugenmerk der Behandlung liegt in der unterstützenden Zufuhr von Flüssigkeit und einer Schonkost. Obwohl dieser Keim auf die meisten verwendeten antimikrobiellen Substanzen empfindlich ist, konnte durch Antibiotika keine Verbesserung der Symptomatik, keine Reduzierung des Trägertums oder eine Verhinderung von Komplikationen erreicht werden. Patienten, bei denen Komplikationen auftreten, bedürfen einer Intensivbehandlung, einschließlich einer Dialyse, Plasmapherese und anderer spezifischer Therapien in spezialisierten medizinischen Einrichtungen *(s. Kap. HÄM, 4., Thrombotische thrombozytopenische Purpura, und Hämolytisch-urämisches Syndrom).*

Lebensmittelvergiftung durch Staphylokokken

Ein akutes Syndrom, verbunden mit Erbrechen und Durchfällen, das durch den Verzehr von Lebensmitteln verursacht wird, die mit Staphylococcus-*Enterotoxinen kontaminiert sind.*

Ätiologie und Pathophysiologie

Das Staphylokokken-Enterotoxin ist, mehr als das Bakterium selbst, eine häufige Ursache von Lebensmittelvergiftungen. Die Gefahr des Auftretens dieser Infektion ist besonders hoch, wenn Lebensmittelhändler mit Hautinfektionen ihre Ware, die vorher bei Raumtemperatur aufgehoben wurde, kontaminieren. Mayonnaisen, sahnegefülltes Gebäck, Milch, zubereitetes Fleisch und Fisch bieten ein günstiges Nährmedium für koagulasepositive Staphylokokken, um zu wachsen und Enterotoxine zu produzieren. Die Infektion führt nicht zu Schleimhautulzerationen.

Symptomatik

Die Inkubationszeit beträgt 2–8 h nach dem Verzehr von kontaminierten Lebensmitteln. Der Beginn ist meist plötzlich und charakterisiert durch schweres Erbrechen und Schwindel. Die weiteren Symptome sind abdominelle Krämpfe, Durchfälle und gelegentlich Kopfschmerzen und Fieber. Darauf folgt in schweren Fällen eine Störung des Säure-Basen-Haushaltes, allgemeine Erschöpfung und Schock-Symptomatik. Gelegentlich werden mit dem Stuhl Blut und Schleim abgesetzt. Der Krankheitsverlauf ist kurz, er dauert oft nur 3–6 h, und die Patienten erholen sich vollständig. Es kommt nur sehr selten, besonders bei sehr jungen Menschen, bei alten und solchen mit chronischen Erkrankungen aufgrund von Störungen des Wasserhaushaltes und des Stoffwechsels zu Todesfällen.

Diagnostik, Prophylaxe und Therapie

Die **Diagnose** steht und fällt mit der Erkennung des oben beschriebenen klinischen Syndroms. Mit Hilfe der Gramfärbung können aus Proben von Erbrochenem sich Staphylokokken nachweisen lassen. Oft ist eine größere Zahl von Personen in ähnlicher Weise erkrankt, was meistens zur Erkennung der Infektionsquelle führt. Die diagnostische Sicherung erfordert die Isolierung von koagulasepositiven Staphylokokken aus den verdächtigen Lebensmitteln.

Prophylaxe: Sorgfältige Essenszubereitung ist zur Vorbeugung dieser Fälle unerläßlich. Personen mit Furunkulose sollten keine Nahrung für andere Personen zubereiten, bis ihre Hautläsionen verheilt sind. Hinsichtlich der **Behandlung** s. oben unter Allgemeine Prinzipien der Therapie. Schneller Ersatz von Flüssigkeiten und Elektrolyten durch i. v. Infusionen schafft häufig eine dramatische Besserung.

Therapie

Die Behandlung ist symptomatisch, wie unten unter „Allgemeine Prinzipien der Behand*lung*“ beschrieben. Der schnelle Ersatz von Wasser- und Elektrolytverlusten durch i. v.-Infusionen bringt oft schnelle Erleichterung.

Botulismus

Neuromuskuläre Vergiftung durch Clostridien botulinum-*Toxin*. Der Botulismus tritt in 3 Formen auf: durch Lebensmittel, Wunden und als Kinderbotulismus.

Ätiologie und Pathophysiologie

Durch den sporentragenden, anaeroben, grampositiven Bazillus *C. botulinum* werden 7 verschiedene, durch Antigene nachgewiesene Toxine produziert. Die Vergiftung bei Menschen wird normalerweise durch die Toxine der Typen A, B, E oder (selten) F verursacht. Die Gifttypen A und B sind hochgiftige Proteine, die resistent gegen die enzymatische Verdauung des Gastrointestinaltraktes sind. Beim lebensmittelübertragenden Botulismus wird das Toxin durch kontaminierte Nahrung aufgenommen. Beim Wund- und Kinderbotulismus wird das Neurotoxin jedoch in vivo durch das Wachstum von *C. botulinum* im infizierten Gewebe produziert oder es entsteht im Gastrointestinaltrakt. Nach seiner Resorption kommt es zur Interaktion des Toxins bei der Freisetzung von Acetylcholin an den peripheren Nervenenden.

Die Sporen von *C. botulinum* sind in hohem Maße hitzeresistent. Sie können mehrere Stunden bei 100 °C überleben. Die Exposition bei Dampf von 120 °C für eine Dauer von 30 min tötet die Sporen ab. Auf der anderen Seite werden die Toxine durch Hitze zerstört, und Kochen der Nahrung bei 80 °C für eine Dauer von 30 min ist der beste Schutz gegen Botulismus. Die Toxine, insbesondere vom Typ E, entstehen sogar bei Temperaturen von 3 °C und benötigen dazu keine strengen anaeroben Bedingungen. Zwischen 1970 und 1977 wurden die lebensmittelbedingten Epidemien in den USA oft durch den Typ A des Giftes verursacht (51%), gefolgt von Typ B (21%) und Typ E (12%). Bei 16% wurde der Typ des Toxins nicht identifiziert. Erkrankungen durch den Typ F sind sehr selten. Die häufigste Quelle sind Lebensmittel, die zu Hause in Dosen haltbar gemacht wurden, jedoch entstehen etwa 10% der Erkrankungen durch kommerziell hergestellte Lebensmittel. Die häufigsten Überträger sind Gemüse, Fisch, Früchte und Gewürze, jedoch auch Rindfleisch, Milchprodukte, Schweinefleisch, Geflügel und andere Lebensmittel können beteiligt sein. Bei Erkrankungen, die durch Meeresprodukte entstanden, verursachte Typ E die Hälfte der Fälle, während Typ A und B den Rest ausmachten.

Die Typen des Botulismustoxins sind in den USA unterschiedlich verteilt: Typ A wird vorzugsweise westlich des Mississippi gefunden, während Typ B in den Oststaaten und Typ E in Alaska und um die großen Seen herum überwiegt.

Symptomatik

Beim lebensmittelbedingten Botulismus ist der Beginn meist abrupt, etwa 18–36 h nach der Aufnahme des Toxins, obwohl die Inkubationszeit variiert und zwischen 4 h und 8 Tagen liegt. Die neurologischen Symptome sind charakteristischerweise beidseitig und symmetrisch. Sie beginnen mit den Hirnnerven und steigen nach kaudal ab, verbunden mit Schwäche und Lähmungen. Häufige Initialsymptome sind trockener Mund, Doppelbilder, abgeschwächte Wahrnehmung, Blepharoptose, Akkomodationsstörungen und verminderte oder total ausgefallene Pupillenreflexe. Schwindel, Erbrechen und abdominelle Krämpfe, verbunden mit Durchfällen, folgen den neurologischen Symptomen. Es entwickeln sich bulbäre Lähmungserscheinungen wie Dysarthrie, Dysphagie und nasale Regurgitation. Die Schluckstörungen können zu Aspirationspneumonie führen. Weiterhin werden die Muskeln der Extremitäten und des Rumpfes sowie die Atemmuskulatur schwächer. Sensorische Störungen treten nicht auf und das Sensorium bleibt meist bis kurz vor dem Tod klar. Fieber tritt nicht auf und die Pulsfrequenz bleibt normal oder sogar verlangsamt, wenn nicht zwischenzeitlich Infektionen auftreten. Die routinemäßig durchgeführten Blut-, Urin- und Liquoruntersuchungen sind meist normal. Es tritt Verstopfung als häufige Komplikation der neurologischen Störung auf. Die **Hauptkomplikationen** sind jedoch Ateminsuffizienz und Lungeninfektionen infolge der Zwerchfellähmung.

Der **Wundbotulismus** manifestiert sich mit denselben neurologischen Symptomen, wie sie nach Lebensmittelübertragung auftreten, jedoch gibt es keine gastrointestinalen Symptome und keine epidemiologischen Hinweise auf Lebensmittel als Quelle der Infektion. Der anamnestische Hinweis auf eine Verletzung (Wunde) oder eine tiefe Punktion innerhalb der letzten zwei Wochen kann u. U. zur richtigen Diagnose führen. Die Haut des Patienten sollte sorgfältig nach kleinen Verletzungen abgesucht werden.

Der **Kinderbotulismus** tritt meistens bei Kindern zwischen dem 2. und 3. Lebensmonat auf und ist eine Folge der Ingestion von Botulinussporen mit anschließender Vermehrung im Gastrointestinaltrakt und Bildung des Toxins. Anders als beim Lebensmittelbotulismus ist der Kinderbotulismus *nicht* bedingt durch die Aufnahme von vorher gebildeten Toxinen. Zu Beginn steht in 2/3 der Fälle die Verstopfung im Vordergrund und wird von neuromuskulären Lähmungen gefolgt, die bei den Hirnnerven beginnen und dann weiter die peripheren Nerven und die Atemmuskulatur befallen. Hirnnervenausfälle können asymmetrisch sein, und die Symptome zeigen ein großes Spektrum, angefangen von leichter Lethargie und Trinkstörungen bis zu schwerer muskulärer Hypotonie und Ateminsuffizienz. Charakteristischerweise sind die betroffenen Kinder vor Beginn der Erkrankung völlig normal gewesen und waren entweder gestillte oder flaschengefütterte Kinder, jedoch haben sie meist neben der Milch noch andere Nahrungsmittel bekommen, obwohl die Sporen gewöhnlich in der gesamten Umgebung zu finden sind. In manchen Fällen wurde die Aufnahme von Honig, Staubsaugerstaub und Erde, die mit *C. botulinum* kontaminiert waren, als Ursache verdächtigt.

Diagnostik

Lebensmittelbedingter Botulismus: Im Einzelfall läßt das Muster der neuromuskulären Störungen auf die Diagnose schließen. Ein wichtiger Hinweis geht von einer möglichen vergifteten Lebensmittelquelle aus. Vereinfacht wird die Diagnose, wenn zwei oder mehr Fälle zur gleichen Zeit nach der Aufnahme des gleichen Lebensmittels auftreten. Gesichert wird die Diagnose durch den Nachweis von Botulismustoxin im Serum oder in den Fäzes des Patienten oder durch Isolierung des Bakteriums aus Fäzes. Wenn man das **Toxin** von *C. botulinum* in verdächtigen Lebensmitteln identifizieren kann, ist die Quelle gefunden. Auch Haustiere können nach Aufnahme von kontaminierter Nahrung Botulismus entwickeln. Verwechselt werden kann der Botulismus mit dem Guillain-Barré-Syndrom, mit Poliomyelitis, Schlaganfall, Myasthenia gravis, mit Zeckenbißlähmung und Vergiftungen duch Curare oder Belladonna-Alkaloide. Ein charakteristisch verstärkter Response auf rasche repetitive Stimulation (> 20 Reize/sec) spricht für die Elektromyographie als wertvolles diagnostisches Hilfsmittel bei Botulismus, wenngleich diese Antwort nicht in allen Fällen zu sehen ist.

Bei Wundbotulismus wird die Diagnose bestätigt durch Toxinnachweis im Serum oder durch Isolierung von *C. botulinum* in der Anaerobierkultur.

Beim Kinderbotulismus gehören die Sepsis, die angeborene Muskeldystrophie, die Hypothyreose sowie gutartige angeborene Muskelhypotonien zu weiteren Differentialdiagnosen. Das Auffinden von *C.-botulinum*-Toxin oder von Bakterien im Stuhl sichert die Diagnose.

Vorsichtsmaßnahmen

Da selbst kleinste Mengen des Botulismustoxins durch Nahrungsaufnahme, Inhalation oder Absorption durch Auge oder kleine Hautwunden einen schweren Krankheitsverlauf auslösen können, bedürfen sämtliche Materialien, die verdächtig werden, das Toxin zu enthalten, einer besonders vorsichtigen Behandlung. Labortests sollten nur von erfahrenem Personal durchgeführt werden, besonders solchen, die vorher mit Botulinustoxoid immunisiert worden sind. Untersuchungsmaterial sollte in bruchfeste, sterile, wasserdichte Behälter gebracht werden; sie sollten gekühlt, jedoch nicht gefroren sein und so schnell wie möglich untersucht werden. Eine Ausnahme machen die Wundabstriche, die nicht gekühlt werden sollten. (Hinweise zur Gewinnung von Untersuchungsproben und für ihre Weiterbehandlung werden in den USA vom Zentrum für Krankheitsüberwachung in Atlanta, Georgia 30333 erteilt; in der BRD von Gesundheitsämtern.)

Prophylaxe und Therapie

Die richtige Konservierung von Lebensmitteln in Dosen, sowohl zu Hause wie im kommerziellen Bereich, mit ausreichender Erhitzung vor dem Servieren, ist wesentlich (siehe Ätiologie und Pathophysiologie, weiter oben). Wenn Lebensmittel irgendeinen Hinweis zeigen, nicht mehr einwandfrei zu sein, sollten sie weggeworfen werden. Kindern unter 1 Jahr sollte man keinen Honig geben. Toxoide zur aktiven Immunisierung von Personen, die mit *C. botulinum* oder seinen Toxinen arbeiten, können hergestellt werden. Jede Person, die möglicherweise mit Botulinustoxin kontaminierten Lebensmitteln exponiert war, muß sorgfältig überwacht werden. Es wird empfohlen, Erbrechen zu provozieren, Magenspülungen durchzuführen und Abführmittel zur Elimination von noch nicht absorbiertem Toxin zu geben.

Größte Lebensbedrohung geht von der Ateminsuffizienz und ihren Komplikationen aus. Alle Patienten sollten hospitalisiert und engmaschig überwacht werden, z.B. mit häufigen Messungen der Vitalkapazität. Infolge der progressiven Paralyse zeigen Patienten keine deutlichen Zeichen einer Atmungseinschränkung, während ihre Vitalkapazität sinkt. Die respiratorische Insuffizienz muß auf einer Intensivstation behandelt werden, wo Intubation, Tracheotomie und maschinelle Beatmung ständig vorhanden sind *(s. Kap. LUN, 4.).* i.v. Ernährung kann notwendig werden. Die Verbesserungen einer solchen Behandlung haben die Mortalität unter 10% gesenkt.

Trivalente Antitoxine (A, B, E) sind in den USA und in der BRD in den entsprechenden Institutionen erhältlich; dort werden auch polyvalente Antitoxine (A, B, C, D, E, F) gegen Infektionen mit C-, D- oder F-Botulismus hergestellt. Antitoxin wird nicht Toxin freisetzen, das bereits gebunden ist. Aus diesem Grunde werden sich bereits bestehende neurologische Ausfälle nicht bessern. Im besten Falle wird es zu einer Verlangsamung und zu einer schwächeren Progression der Erkrankung kommen. Man sollte das Antitoxin nach der Diagnose Botulismus so schnell wie möglich applizieren. Die Risiken müssen dabei gegen die potentiellen Vorteile abgewogen werden. Die Gabe eines Antitoxins ist mehr als 72 h nach Auftreten der Symptomatik nutzlos.

Da es sich um Pferdeantitoxine handelt, besteht das Risiko einer Anaphylaxie oder Serumkrankheit. Wegen Vorsichtsmaßnahmen beim Umgang mit Pferdeserumantitoxin siehe auch Serumkrankheit unter Medikamenten-Übersensibilität und wegen Behandlung der Reaktionen *(s. a. Kap. IMM, 3., Anaphylaxie, unter Atopische Erkrankungen).* Die Anwendung von Antitoxin bei **Kinderbotulismus** ist noch nicht ausreichend erforscht und kann zum gegenwärtigen Zeitpunkt nicht allgemein empfohlen werden.

Lebensmittelvergiftung durch Clostridium perfringens

Akute Gastroenteritis aufgrund der Aufnahme eines Enterotoxins in Lebensmitteln, die mit C. perfringens kontaminiert sind.

Ätiologie

C. perfringens ist weit verbreitet in Stuhl, Erde, Luft und Wasser. Durch kontaminiertes Fleisch sind viel Infektionen verursacht worden. Die Bakterien bilden Sporen und diese wiederum bilden ein verschieden starkes Enterotoxin. Das Toxin, das durch den Typ A erzeugt wird, verursacht milde bis mittelschwere Krankheitsverläufe, die von selbst wieder aufhören. Jene, die durch den Typ C verursacht werden, verlaufen schwer und oftmals als tödliche Gastroenteritis. Einige Toxine sind resistent und andere wieder sensibel gegen Hitze von 100 °C über 1 h.

Symptomatik und Diagnostik

Gewöhnlich verläuft die Krankheit mit einer milden Gastroenteritis. Es kann jedoch zu einem lebensbedrohlichen Syndrom mit schwerer Diarrhö, abdominellen Schmerzen und abdomineller Auftreibung mit nachfolgendem Kollaps kommen. Die Diagnose basiert auf epidemiologischen Erkenntnissen und der Isolation von Bakterien aus der kontaminierten Nahrung.

Therapie

Zur symptomatischen Therapie siehe *Allgemeine Prinzipien der Behandlung* am Beginn dieses Kapitels. Penicillin (1 Mio. E/Tag) kann in schweren Fällen nützlich sein. Die Nekrose des Dünndarms erfordert eine chirurgische Resektion der befallenen Darmabschnitte.

Infektiöse Gastroenteritis unbekannter Ätiologie

(„Reise-Diarrhö"; „Darmgrippe")

Sporadische Fälle von Gastroenteritis bei Touristen („Tourista") oder von Gastroenteritis, die Einzelpersonen oder ganze Familien befällt („Darmgrippe").

Ätiologie, Epidemiologie und Pathophysiologie

Enteropathogene Stämme von *E. coli* und unvollständig charakterisierte intestinale Viren (z. B. „Norwalk-Virus") sind die häufigsten Ursachen. Über die Epidemiologie ist wenig bekannt, das Ausbrechen der Erkrankung kann durch Aufnahme von verseuchter Nahrung oder Wasser bedingt sein. Die Pathophysiologie ist noch unerforscht, obwohl Enterotoxine und histologische Veränderungen der Jejunalschleimhaut durch die Viren, verbunden mit intestinaler Flüssigkeitssekretion, als Ursachen angesehen werden.

Symptomatik und Diagnostik

Schwindel, Erbrechen, laute Darmgeräusche, abdominelle Krämpfe sowie Durchfälle kommen in allen Schweregraden und Kombinationen vor. Erbrechen, Kopfschmerzen und Muskelschmerzen treten wesentlich häufiger bei Infektionen auf, die durch Norwalk-ähnliche Viren verursacht sind. Die meisten Verlaufsformen sind mild und vergehen von selbst. Die Diagnose wird anhand der klinischen Symptome gestellt.

Prophylaxe und Therapie

Touristen sollten Restaurants mit ausreichender Reputation besuchen und alle Lebensmittel von Straßenverkäufern vermeiden. Man sollte nur gekochte Lebensmittel, Früchte, die geschält werden können, und Getränke, die in Flaschen mit Zusatz von Kohlensäure verkauft werden, zu sich nehmen. Salate mit ungekochten Gemüsen sollten vermieden werden. Suspensionen aus Wismutsalizylat haben eine Schutzwirkung, müssen jedoch, um wirksam zu sein, in großen Dosen (60 ml 4mal/Tag) genommen werden, was sehr unverträglich ist. Die Bedeutung einer prophylaktischen Antibiotika-Therapie wird kontrovers diskutiert. Bei schweren langandauernden Fällen kann Trimethoprim/Sulfamethoxazol oder ein Fluorochinolon die adäquate Therapie darstellen, aber ihr prophylaktischer Einsatz sollte eher jenen Patienten vorbehalten bleiben, die besonders anfällig für diese Folgen des „Reisens" sind.

Zu symptomatischen Therapiemaßnahmen siehe *Allgemeine Prinzipien der Behandlung* am Beginn dieses Kapitels. Symptomatische Therapie der Diarrhö und eine milde Diät sind angezeigt. *Jodochlorhydroxyquin* (z. B. Mexaform) *sollte nicht verwendet werden,* da es zu neurologischen Schäden führen kann. Antibiotika sind bei milden Verlaufsformen einer Diarrhö nur bei Patienten erforderlich, die Fieber oder Blut im Stuhl haben. Sie können nämlich die intestinale Flora ungünstig verändern und resistente Keime begünstigen.

Abakterielle Lebensmittelvergiftungen

Vergiftungen aufgrund von Genuß gewisser Pflanzen und Tiere, die ein natürlich vorkommendes Gift enthalten.

1. Pilzvergiftungen: Für die meisten Fälle von Vergiftungen sind 2 Sorten von *Amanita* verantwortlich. Bei der **Muscarin**vergiftung von *A. muscaria* beginnen die Symptome einige Minuten bis 2 h nach dem Verzehr. Es kommt zu Tränenträufeln, Speichelfluß, Schwitzen,

Miosis, Erbrechen, abdominellen Krämpfen, Diarrhö, Schwindel, Verwirrtheit, Koma und gelegentlichen Krampfanfällen. Obwohl Patienten innerhalb weniger Stunden sterben können, ist bei angemessener Therapie eine Erholung innerhalb 24 h möglich.

Bei der **Phalloidin**vergiftung aufgrund des Verzehrs von *A. phalloides* und verwandter Arten treten die Symptome nach einem 6–24stündigen Intervall auf. Die gastrointestinalen Symptome sind ähnlich denen bei der Muscarinvergiftung, jedoch kommt es zu Oligurie und Anurie. Häufig entsteht ein Ikterus aufgrund des Leberschadens innerhalb von 2–3 Tagen. Gelegentlich kommt es zu Remissionen, jedoch ist die Todesrate wenigstens 50% innerhalb der ersten 5–8 Tage.

Die Gefahr der Pilzvergiftung ist nicht voraussehbar und unterscheidet sich innerhalb derselben Pilzspezies, ist unterschiedlich innerhalb einer Wachstumsperiode und von der Zubereitung abhängig. Alkoholgenuß kann die Symptome bei einigen Personen beschleunigen. Disulfiram wurde in einigen Pilzsorten nachgewiesen.

2. Weitere giftige Pflanzen: Eine große Anzahl wilder und gezüchteter Pflanzen und Büsche enthalten giftige Substanzen in ihren Blättern und Früchten. Zu den gängigen Beispielen gehören Taxus, Mistel, Ipomoea aus der Familie der Convolvulazeen, Nachtschattengewächse, Rhizinusbohnen, Dieffenbachia, die scharlachroten und die schwarzen Samen der Rosenerbse, die Nüsse des Tungbaumes (chinesisch), Roßkastanien und die „Paradiesvogelblume“ (Samen oder Schoten). Die Früchte des Königsbaumes verursachen eine „Krankheit mit Erbrechen“ in Jamaika. Grüne Triebe hiervon können Solanin enthalten, das zu akutem Schwindel, Erbrechen, Durchfall und allgemeiner Hinfälligkeit führt, jedoch normalerweise nicht schwer verläuft. Die Aufnahme von Favabohnen durch empfindliche Patienten kann zur akuten Hämolyse führen (Favismus). Ergotaminvergiftungen folgen der Aufnahme von Korn, das mit *Claviceps purpurea* kontaminiert ist, einem ergotaminproduzierenden Pilz. Spezielle Nachschlagwerke bieten eine vollständige Zusammenfassung der bekannten Giftpflanzen.

3. Fischvergiftung: Die meisten Fälle sind durch Aufnahme von 1–3 fischassoziierten Toxinen verursacht, z. B. solchen, die Toxine in ihrer Muskulatur, ihren Eingeweiden, der Haut und dem Schleim enthalten. Die Schwere der Schübe bei einer Fischvergiftung weist große Unterschiede auf und ist abhängig von der Menge des verzehrten Fisches. Die wichtigsten sind wie folgt: 1. **Ciguateravergiftung** tritt nach dem Genuß jeder der über 400 Spezies dieses Fisches auf, der in den tropischen Riffen Floridas, der karibischen Inseln oder des Pazifiks vorkommt. Ein Flagellat produziert das Toxin, welches sich im Fischfleisch ansammelt. Die Toxizität ist höher, je größer und älter der Fisch ist. Der Geschmack des Fisches wird nicht verändert, und es sind keine Zubereitungsmaßnahmen bekannt, die vor Vergiftung schützen. Symptome beginnen 2–8 h nach der Fischmahlzeit. Nach abdominellen Krämpfen, Schwindel, Übelkeit und Durchfall, die 6–17 h anhalten, kommt es zu Juckreiz, Parästhesien, Kopfschmerzen und Myalgien, Wechselwirkung zwischen Heiß- und Kaltgefühlen und Gesichtsschmerz. Noch für Monate können ungewöhnliche sensorische Erscheinungen die Person arbeitsunfähig machen. 2. **Tetraodenvergiftung** durch den „Pufferfisch“ (Plectognathen) verursacht ähnliche Symptome und Merkmale. Der Tod wird durch Atemlähmung verursacht. 3. **Vergiftung durch Histamin** (Scombroidea) (dazu gehören Makrelen, Thunfisch und Schwertfisch) entsteht durch bakterielle Zersetzung nach dem Fischfang. Das Gift produziert hohe Histaminspiegel in Fischfleisch. Histamin verursacht eine sofortige Reaktion mit charakteristischem „flushing“ im Gesicht. Außerdem kann es Schwindel, Übelkeit, epigastrischen Schmerz und Urtikaria innerhalb einiger Minuten nach dem Genuß des Fisches verursachen. Die Symptome dauern etwa 24 h.

4. Lähmungen durch Schalentiervergiftungen: Von Juni bis Oktober (besonders am Pazifik und an der Küste von Neuengland) nehmen Miesmuscheln, andere Muscheln sowie Austern giftige Flagellaten auf („rote Flut“), die ein Neurotoxin produzieren, das nicht durch Kochen zerstört wird. Die ersten Symptome erscheinen 5–30 min nach der Nahrungsaufnahme und bestehen aus perioralen Parästhesien. Es folgen dann Übelkeit, Erbrechen und abdominelle Krämpfe, sowie Muskelschwäche und periphere Lähmungen. Die Atemlähmung kann zum Tode führen.

Ein weiteres Schalentiergift, Venerupin, wurde in Japan nach der Aufnahme von Asarimuscheln *(Venerupis semidecussata)* und Austern *(Ostrea gigas)* isoliert. Nach einer Inkubationszeit von 24–48 h entwickeln sich gastrointestinale Symptome, Leukozytose, Verlängerung der Blutgerinnung und Leberfunktionsstörungen. In ungefähr 1/3 der Fälle kommt es zum Tode. Die neurotropen Effekte von Miesmuschelgift sind nicht vorhanden.

5. Kontaminierte Nahrungsmittel: Vergiftung durch Chemikalien entsteht nach Genuß von ungewaschenen Früchten und Gemüse, die mit Arsen, Blei und organischen Insektiziden gespritzt wurden; außerdem durch Genuß von essigsauren Flüssigkeiten, die in bleiglasierten Tongefäßen, und Lebensmitteln, die in kadmiumbeschichteten Behältern aufbewahrt wurden. Die Symptome sind in *Kap. TOX, 1.* unter den einzelnen Chemikalien gesondert beschrieben.

Therapie

Allgemeine Maßnahmen: Wenn es nicht schon zu schwerem Erbrechen und Durchfall gekommen ist oder die Symptome erst einige Stunden nach Nahrungsaufnahme aufgetreten sind, sollten alle Anstrengungen unternommen werden, das Gift durch Magenspülung zu entfernen. Man kann auch Emetika verwenden. Apomorphin, 5 mg s.c., wird 1mal gegeben. Statt dessen kann man auch Ipecac-Sirup, 15 ml oral für Kinder, bis zu 45 ml für Erwachsene, geben. Die Maßnahme kann 15 min später, wenn nötig, wiederholt werden. Dazu gibt man 200 ml Wasser. Salinische Abführmittel, wie z.B. Natriumsulfat, 15–30 g oral, in Wasser aufgelöst, können angewandt werden. Wenn Schwindel und Erbrechen persistieren, sollte man parenteral Flüssigkeit mit Salzen und Dextrose verabreichen, um die Exsikkose und die Störung des Säure-Basen-Gleichgewichtes zu bekämpfen. Bei drohendem Schock sind Dextrane, Serum-Humanalbumin oder Blut indiziert. Zur Schmerzbehandlung sollte Meperidin, 50–100 mg i.m. alle 4–6 h, gegeben werden. Mechanische Beatmung sowie intensive Atmungsüberwachung kann notwendig werden.

Spezifische Maßnahmen: Nach dem Genuß eines nicht zu identifizierenden Pilzes sollte der Patient sofort zum Erbrechen gebracht werden. Danach kann die Identifikation des Pilzes weitere Behandlungsmaßnahmen ermöglichen. Atropin, 1 mg s.c. oder i.v. alle 1–2 h, bis die Symptome unter Kontrolle sind, ist ein spezifischer Antagonist der parasympathischen Überstimulation aufgrund von **Muscarin**vergiftung. Bei der **Phalloidin**vergiftung kann eine kohlenhydratreiche Diät, wenn sie toleriert wird, zusätzlich zu der i.v. Gabe von 10%iger Dextrose, und Natriumchlorid die Hypoglykämien, die durch die schwere Leberschädigung entstehen, beseitigen. Bei **Ergotismus** kann man die arteriellen Spasmen durch Amylnitrit, 0,3 ml zur Inhalation, Nitroglyzerin, 0,4 mg sublingual, oder Papaverin, 30–60 mg i.m. oder i.v., behandeln. Sollte sich die Notwendigkeit ergeben, kann man ein Antikonvulsivum (z.B. Diazepam 5–10 mg, wenn erforderlich auch mehr) langsam i.v. geben. Mannitol bis zu 1 g/kg i.v. über 30 min gilt als ein Behandlungsweg bei schwerer Ciguatera-Fischvergiftung. Eine Antihistamin-Therapie mit H_1- und H_2-Blockern kann man bei Histaminvergiftung (Scombroidea) in Erwägung ziehen. Zur Vergiftung durch **Lebensmittelkontamination** mit Arsen, Blei, Kadmium und organischen Insektiziden *s. Kap. TOX, 1.*

Unerwünschte Medikamentenwirkungen

Viele Medikamente verursachen Schwindel, Übelkeit und Durchfall als Nebenwirkungen. Es muß eine genaue Medikamentenanamnese erhoben werden. In leichten Fällen kann die Wiederanwendung des Medikamentes nach einer Pause eine kausale Beziehung beweisen. Zu den wichtigsten Medikamenten gehören Antazida, die Magnesium als Hauptbestandteil enthalten, Antibiotika, Anthelminthika, Chemotherapeutika für die Krebstherapie, Colchicin, Digitalis, Schwermetalle, Abführmittel und Bestrahlungstherapie. Hierzu verweisen wir auf die Spezialliteratur.

Iatrogene, beabsichtigte oder versehentliche Vergiftungen mit Schwermetallen verursachen häufig Schwindel, Erbrechen, Bauchschmerzen und Durchfälle.

Laxantienabusus, der bisweilen von psychopathischen Persönlichkeiten abgestritten wird, kann zu Schwäche, Erbrechen, Durchfällen, Elektrolytverarmung und metabolischen Störungen führen.

Das „Chinese-Restaurant-Syndrom" ist ein pharmakologisches und kein allergisches Phänomen. Die häufige Verwendung von Natriumglutamat in chinesischen Speisen verursacht ein dosisabhängiges Syndrom mit brennenden Mißempfindungen im ganzen Körper, Druckgefühl im Gesicht und Thoraxschmerzen. Die Schwellendosis ist von Mensch zu Mensch sehr verschieden.

10. MALABSORPTIONS-SYNDROME

Syndrome, die durch eine gestörte Absorption von Nahrungsmitteln im Dünndarm entstehen.

Symptomatik

Viele verschiedene Erkrankungen oder ihre Folgen können eine Malabsorption verursachen, entweder durch eine gestörte Digestion oder eine gestörte Absorption *(s. Tab. 6.)*.

1. Symptome, die sich direkt auf die Malabsorption beziehen: Gewichtsverlust, Glossitis, karpopedale Spasmen, fehlende Sehnenreflexe, Einsenken der Haut, aufgetriebenes Abdomen, Flatulenz, Zunahme des Bauchumfangs und allgemeines Mißempfinden, das sich auf die vermehrte Stuhlmenge im Darm bezieht, sowie vermehrte Darmgasproduktion. Eine herpesähnliche Dermatitis ist meist mit einer Zöliakie-Enteropathie leichten Grades vergesellschaftet. Die Diarrhö tritt nicht immer in Erscheinung, bisweilen kommt es zur Steatorrhö. Dabei sieht man weißen, weichen, volumenreichen und übelriechenden Stuhl, der an der Toilettenschüssel klebt oder schwimmt und schwer wegzuspülen ist. Diese Art von Stuhl tritt oft bei der Zöliakie oder bei der tropischen Sprue auf.

Der Stuhl bei der chronischen Pankreatitis erscheint durch den Pankreaslipase-Mangel fettreich mit schwimmenden Konglomeraten von unverdautem Fett (Triglyzeride). Eine Steatorrhö kann ohne akute Abnormitäten des Stuhles vorliegen, und ungefähr 20% der Patienten haben keinen Anstieg des Fäkalfettes. Explosive Diarrhöen mit Auftreibung des Abdomens und vermehrter Gasbildung nach Aufnahme von Milch weisen auf eine Alaktasie hin (Laktasemangel).

2. Mangelsymptome infolge der Malabsorption. Das Ausmaß und die Schwere der Ernährungsmangelerscheinungen stehen in Beziehung zur Schwere der primären Erkrankung und zum Abschnitt des Gastrointestinaltraktes, der befallen ist. Viele Patienten mit einem Malabsorptions-Syndrom sind anämisch, meist aufgrund eines **Eisenmangels (mikrozytäre Anämie) sowie eines Folsäuremangels (megaloblastäre Anämie).** Der Vitamin-B_{12}-Mangel ist zum Teil selten, weil der Körper beträchtliche Reserven hat, und zum Teil auch, weil nur wenige Störungen eine B_{12}-Absorptionsstörung verursachen, die so ausgeprägt ist, daß der tägliche Bedarf nicht gedeckt werden kann *(s. Kap. HÄM, 1., Vitamin-B_{12}- und Folsäuremangel)*. Der **Vitamin-B_{12}-Mangel** entsteht beim Syndrom der blinden Schlinge oder viele Jahre nach einer ausgedehnten Resektion des distalen Dünndarmes oder Magens. Die *gängige Resektion* von 50 cm des terminalen Ileums bei einem Befall mit Morbus Crohn führt selten zu einem signifikanten B_{12}-Mangel.

Häufig kommt es zum **Kalziummangel,** teilweise aufgrund des **Vitamin-D-Mangels** mit verzögerter Absorption und teils durch Kalziumbindungen an nicht absorbierbare Fettsäuren. Dieses kann zu Knochenschmerzen und Tetanie führen. Kindliche Rachitis ist selten, aber es kann zur Osteomalazie bei der schweren Erwachsenenform der Zöliakie kommen.

Tab. 6. Erkrankungen, verbunden mit Malabsorption

	Vorliegende Störungen
Gestörte Digestion resultiert aus:	
Unzureichender Stuhldurchmengung	Gastroenterostomie Billroth-II-Gastrektomie Gastrokolische Fistel
Insuffizienz der digestiven Sekrete	Chronische Pankreatitis Zystische Fibrose Chronische Leberinsuffizienz Biliäre Obstruktion Alaktasie Sukrase-Isomaltasemangel
Störungen des Säuremilieus	Zollinger-Ellison-Symdrom (niedriger Duodenal-pH) Bakterieller Überwuchs blinder Schlingen (Dekonjugation von Gallensalzen) Divertikel
Gestörte Absorption entsteht durch:	
Akutes Auftreten von Störungen des Darmepithels	Akute intestinale Infektionen Neomycin Alkohol
Chronisches Auftreten von Störungen des Darmepithels	Zöliakie Tropische Sprue Whipplesche Erkrankung Amyloidose Ischämie Morbus Crohn
Kurzer Darm	Intestinale Resektion bei Morbus Crohn Volvulus Invagination Infarkt
Gestörter Transport	Blockierte Lymphwege – Lymphome Lymphangiektasien Morbus Addison? – ? Transportenzyme Abetalipoproteinämie

Thiaminmangel (Vitamin B_1) kann Parästhesien wie auch beim Vitamin-B_{12}-Mangel verursachen. Die Malabsorption des vorwiegend fettlöslichen **Vitamins K** kann zur Hypoprothrombinämie mit Blutungsneigung führen. Schwerer **Riboflavinmangel (Vitamin B_2)** führt zu einer Entzündung der Zunge und zu Aphthen in den Mundwinkeln. **Mangelerscheinungen von Vitamin A, C und Niacin** führen selten zu klinisch relevanten Problemen. Die **Malabsorption von Proteinen** führt zur Hypoproteinämie mit Ödemen, die normalerweise an den unteren Extremitäten auftreten. Der schweren Diarrhö können die Exsikkose mit Kaliumverlust und Muskelschwäche folgen.

Sekundär kommt es zu **endokrinen Störungen** wie z. B. der Amenorrhö (primär oder sekundär) bei jungen Mädchen mit einer Zöliakie.

3. Symptome von Krankheiten, die zur Malabsorption führen. Einige Erkrankungen, die zur Malabsorption führen, haben völlig unterschiedliche klinische Erscheinungsbilder, z. B. die Gelbsucht bei der biliären Zirrhose und beim Pankreaskarzinom, die Angina abdominalis bei der mesenterialen Ischämie, der bohrende Mittelbauchschmerz bei der chronischen Pankreatitis und die schwere persistierende Ulkuserkrankung beim Zollinger-Ellison-Syndrom.

Diagnostik und Differentialdiagnose

Die oben beschriebenen Symptome führen zum diagnostischen Eindruck einer Malabsorption. Gewichtsverlust ist eine selbstverständliche Folge der Malabsorption und nicht spezifisch. *Jede Kombination von Gewichtsverlust, Diarrhö und Anämie sollte den Verdacht auf ein Malabsorptions-Syndrom nahelegen.* Laboruntersuchungen erhärten die Diagnose.

Direkte Bestimmung der fäkalen Fettexkretion ist die zuverlässigste Einzeluntersuchung zur Diagnosestellung der Malabsorption. Die Steatorrhö oder auch überschüssiges Stuhlfett sind ein absoluter Beweis für eine bestehende Malabsorption. Für einen Erwachsenen, der täglich etwa 50–150 g Fett mit der in den westlichen Ländern üblichen Ernährung aufnimmt, ist ein fäkaler Fettverlust von ≥ 17 mÄq/Tag oder mehr pathologisch. Die Genauigkeit der Stuhlansammlung während eines bestimmten Zeitraumes ist wichtiger als genaue Fettbilanzen. Es scheint möglich und ist von Vorteil, die fäkalen Fettbestimmungen bei ambulanten Patienten durchzuführen. Ein adäquater Zeitraum zur Sammlung sind 3 oder 4 Tage. Es gibt keine vollständig befriedigende Alternative zur direkten Messung des fäkalen Fettes.

Es ist sinnvoll, den Stuhl **sowohl makroskopisch als mikroskopisch zu untersuchen.** Die typische Erscheinung des oben beschriebenen Stuhls kann nicht verwechselt werden. Wenn unverdaute Speisereste zu finden sind, ist das entweder ein Zeichen für eine extreme Hypermotilität oder intestinale Kurzschlüsse, wie z. B. bei der gastrokolischen Fistel. Fettige Stühle bei einem Patienten mit Gelbsucht sind ein Hinweis für ein Pankreaskarzinom oder eine primär biliäre Zirrhose. Wenn bei der mikroskopischen Untersuchung Fett und unverdaute Fleischfasern gefunden werden, sollte dies auf eine Pankreasinsuffizienz hinweisen. Die Mikroskopie erlaubt weiterhin die Identifikation von Parasiten oder deren Eiern. Die Sudan-III-Färbung von Stuhlausstrichen ist ein relativ einfacher, direkter, jedoch nicht quantitativer Screeningtest für Fett im Stuhl.

Absorptionstests: Der **orale Glukosetest** wird selten angewandt, da auch eine große Zahl von gesunden Menschen eine sehr flache Absorptionskurve zeigt.

D-Xyloseabsorption: Der D-Xylosetest ist ein indirekter, jedoch relativ spezifischer Test zur Beurteilung der Absorption im proximalen Dünndarm. Er ist nahezu immer pathologisch bei primären Erkrankungen des Jejunums, zeigt jedoch selten Abweichungen bei anderen Ursachen für die Malabsorption. Dem nüchternen Patienten werden 5 g D-Xylose oral gegeben, dann wird der Urin in den nächsten 5 h gesammelt. Diese Dosis ist nur geringgradig schwächer sensitiv als eine größere Dosis (25 g), jedoch wird hiermit weder Schwindel noch Diarrhö ausgelöst. Vorausgesetzt die Urinproduktion ist normal und die glomeruläre Filtrationsrate ungestört, so ist der Test unzweifelhaft pathologisch, wenn < 1,2 g Xylose im 5-h-Urin vorhanden sind. Als Grenzwerte sind 1,2–1,4 g anzusehen. In der Pädiatrie ist dieser Test weit verbreitet, da jedoch das vollständige Sammeln des Urins bei kleinen Kindern schwierig ist, ziehen manche Autoren die Blutspiegel vor. Die Überschneidungen zwischen normalen und pathologischen Spiegeln sind beträchtlich, und obwohl die Dosis mit 0,5 g/kg berechnet wird, ist der Urinspiegel verläßlicher.

Laktoseabsorption: s. Kohlenhydratintoleranz, weiter unten.

Eisenabsorption: Auf eine Malabsorption des Nahrungsmitteleisens kann geschlossen werden, wenn ein Patient mit normaler Nahrungsaufnahme, ohne anhaltenden Blutverlust oder Thalassämie, einen chronischen Eisenmangel aufweist, der sich durch einen niedrigen Serumferritin- oder Serumeisenspiegel und durch verminderte Eisendepots zeigt, die durch Knochenmarksuntersuchungen bestätigt werden können. Das Krankheitsbild kommt hauptsächlich bei der Zöliakie und bei Patienten nach Gastrektomie vor.

Folsäureabsorption: Auf eine Malabsorption der Nahrungsmittelfolsäure kann geschlossen werden, wenn ein Patient mit normaler Nahrungsaufnahme, der keine großen Mengen Alkohol trinkt, einen niedrigen Folat-Spiegel im Serum sowie in den roten Blutzellen hat. Die Folatmalabsorption bei adäquater Ernährung kommt hauptsächlich bei der Zöliakie und bei der tropischen Sprue vor.

Die **Vitamin-B_{12}-Absorption** kann mit dem Schilling-Test bestimmt werden. Eine reduzierte Urinexkretion (unter 5%) von radioaktiv markiertem B_{12} zeigt eine Malabsorption von

Vitamin B_{12}. Wenn die Ausscheidung durch die Gabe von an radioaktives B_{12} gebundenen Intrinsic-Factor bis zum Normalwert korrigiert wird (über 9%), dann besteht die Malabsorption eines Intrinsic-Factor-Mangels im Magen (häufig bei der perniziösen Anämie). Wenn das an Intrinsic-Factor gebundene B_{12} nicht regelrecht absorbiert wird, muß man eine chronische Pankreatitis, Einnahme von Medikamenten und eine Dünndarmerkrankung sowie z. B. eine blinde Schlinge, Jejunaldivertikel oder eine Erkrankung des Ileums annehmen.

^{14}C-markierter Glykocholsäure-Atemtest: Die Gallensalze werden durch intestinale Bakterien dekonjugiert. Dies geschieht im pathologischen Fall bei Störungen des Dünndarmes mit Stase und bakteriellem Überwuchs, z. B. beim Syndrom der blinden Schlinge, bei Divertikel und Sklerodermie. Eine exzessive Gallensalzdekonjugation kann man mit der oralen Gabe von ^{14}C-markierter Glykocholsäure demonstrieren. Wenn der bakterielle Überwuchs ausgeprägt ist, wird ^{14}C-markiertes Glycin abgespalten, absorbiert, metabolisiert und der radioaktiv markierte Kohlenstoff in der Atemluft als $^{14}CO_2$ gemessen. Dieser Test hat nur begrenzte Anwendbarkeit. **Lactulose-Atem-Test:** Die bakterielle Hydrolyse der Lactulose, einem nicht resorbierbaren Zucker, setzt Wasserstoff frei, der über die Atemluft ausgeschieden wird und gemessen werden kann.

Röntgenuntersuchungen: Die Erscheinungen im Röntgenbild können unspezifisch sein, aber auch zur Diagnose führen. Eine Kontrastmitteluntersuchung des oberen Gastrointestinaltraktes einschließlich des Dünndarmes kann eine Dilatation von Darmschlingen mit verschmälerten Schleimhautfalten (wie z. B. bei Zöliakie), eine Vergröberung der Schleimhautfalten (wie z. B. bei M. Whipple) und grobe Unterbrechungen der Kontrastmittelsäule zeigen. Doch sind diese Erscheinungen nur vage Hinweise für eine Malabsorption. Auf der anderen Seite kann die tomographische Röntgenuntersuchung Pankreasverkalkungen als Zeichen der chronischen Pankreatitis, sowie die Kontrastmitteluntersuchung des oberen Gastrointestinaltrakts, Fisteln, blinde Schlingen oder verschiedene Enteroanastomosen zeigen. Weiterhin findet man Jejunaldivertikel, Verschluß der Arteria mesenterica superior sowie Schleimhautzeichnungen, die einen Hinweis auf ein intestinales Lymphom geben, ferner Sklerodermie und Morbus Crohn. Die endoskopische retrograde Cholangiopankreatikographie (ERCP) kann beim Nachweis einer chronischen Pankreasinsuffizienz von Vorteil sein, aber die Verkalkung des Pankreas reicht meist als Nachweis.

Dünndarmbiopsie *(s. Tab. 7.):* Die Jejunalbiopsie ist eine Routineuntersuchung. Einige Modifikationen der Crosby-Kapsel oder der Rubin-Sonden werden verwendet. Zur gleichen Zeit können Proben des Jejunalsaftes zur mikrobiologischen Untersuchung der intestinalen Flora gewonnen werden. Auch die endoskopische Biopsie ist geeignet, die Proben sollten jedoch jenseits des 2. Duodenalabschnitts entnommen werden. Das Schleimhautpräparat kann übersichtsmäßig mit einem Vergrößerungsglas sowie licht- oder elektronenmikroskopisch untersucht werden; weiterhin können Gewebshomogenate mit dem Radioimmunoassay (RIA) auf ihre enzymatische Aktivität hin geprüft werden. Störungen, die bei diesen Untersuchungstechniken gefunden werden, können sowohl spezifisch als auch unspezifisch sein. Zu den spezifischen Diagnosen gehören die Whipplesche Erkrankung, als Lymphosarkom, die intestinale Lymphangiektasie sowie die Lambliasis, bei der der Trophozoit nahe der villösen Schleimhautoberfläche gefunden werden kann. Die Histologie des Jejunums ist weiterhin pathologisch bei der Zöliakie, der tropischen Sprue und der Dermatitis herpetiformis. Die Veränderungen können schwer mit subtotaler Atrophie der Zotten, mäßig mit partieller Zottenatrophie sowie auch leicht sein.

Pankreasfunktion: Es werden 2 Arten von Pankreasfunktionstests routinemäßig durchgeführt, wobei in beiden Fällen das Legen einer Duodenalsonde notwendig ist: 1. Beim Lundh-Test wird die Pankreassekretion *indirekt* stimuliert, indem man eine Normdiät verabreicht und anschließend die Spiegel der Lipase im Duodenalsaft mißt. 2. Die Pankreassekretion wird *direkt* stimuliert, indem man Sekretin i. v. spritzt *(s. Kap. MDA, 7., Pankreatitis).*

Der Bentiromid-Test für die Pankreasfunktion ist in jüngster Zeit vorgestellt worden, aber seine Genauigkeit und Brauchbarkeit muß noch überprüft werden. Der Test basiert auf der Spaltung des synthetischen Peptids Bentiromid durch das Pankreasenzym Chymotrypsin.

Tab. 7. Histologie des Jejunums bei verschiedenen Malabsorptions-Syndromen

Voraussetzung	*Morphologisches Erscheinungsbild*
Normal	Fingerartige Zotten mit einer Zotten-Krypten-Relation von etwa 4:1; Zylinderepithelzellen mit zahlreichen regulären Mikrovilli (Bürstensaum), geringe Rundzellinfiltration in der Lamina propria
Unbehandelte Zöliakie	Die Zotten sind scheinbar verschwunden und die Krypten elongiert; verstärkte Rundzellinfiltration in der Lamina propria (besonders durch Plasmazellen); abgeflachte (kuboide) Epithelzellen mit unregelmäßigem Mikrovillibesatz
Tropische Sprue	Bei der *leichten* Form minimale Veränderungen der Zottenhöhe mit mäßigem Epithelzellschaden Bei der *schweren* Form sieht man dasselbe Bild wie bei der unbehandelten Zöliakie, außer daß Lymphozyten in der Lamina propria überwiegen
Whipplesche Erkrankung	Die Lamina propria ist dicht mit PAS-positiven Makrophagen infiltriert; die Zottenstruktur ist bei schweren Fällen stark obliteriert
Intestinale Lymphangiektasie	Dilatation und Teleangiektasie der Lymphgänge in der Mukosa

Der p-Aminobenzoesäure-Anteil wird resorbiert, über den Urin ausgeschieden, und der Wert kann durch Titration chemisch bestimmt werden. Die Genauigkeit ist abhängig von einer normalen Magenentleerung, einer normalen Resorptionsfähigkeit und einer störungsfreien Nierenfunktion; ferner können bestimmte Medikamente (z. B. Sulfonamide und Azetaminophen) die Ergebnisse verfälschen.

Weitere Untersuchungsverfahren: Spezielle Tests werden benötigt, um weniger häufige Ursachen von Malabsorption zu diagnostizieren, z. B. den Serum-Gastrinspiegel und die Magensäuresekretion beim Zollinger-Ellison-Syndrom, den Chloridgehalt im Schweiß bei der zystischen Fibrose, die Lipoprotein-Elektrophorese bei der Abetalipoproteinämie sowie den Plasmakortisolspiegel beim Morbus Addison.

Kohlenhydratintoleranz

(Laktoseintoleranz; Laktasemangel; Disaccharidasemangel; Glukose-Galaktose-Malabsorption; Alaktasie)

Diarrhö und aufgetriebener Leib, die durch die Unfähigkeit verursacht sind, Kohlenhydrate zu verdauen, da ein oder mehrere Darmenzyme fehlen.

Pathophysiologie

Disaccharide werden im Dünndarm normalerweise durch Laktase, Maltase, Isomaltase oder Sukrase (Invertase) in Monosaccharide gespalten. Laktase spaltet Laktose in Glukose und Galaktose. Nicht gespaltene Disaccharide bleiben im Darmlumen, retinieren durch osmotische Kräfte Flüssigkeit und verursachen so Diarrhö. Die bakterielle Fermentation des Zuckers im Kolon führt zu gashaltigen und säurebildenden Stühlen. Da die Enzyme im Bürstensaum der Mukosazellen lokalisiert sind, kommen sekundäre Mangelzustände bei Erkrankungen mit morphologischen Veränderungen der Jejunalmukosa vor, wie z.B. bei der Zöliakie, bei der tropischen Sprue, bei akuten Darminfektionen und bei Neomycintoxizität. Für Kinder kann ein temporärer, sekundärer Disaccharidasemangel eine Komplikation bei enteritischen Infektionen oder bei bauchchirurgischen Eingriffen darstellen.

Die Monosaccharide Glukose und Galaktose werden im Dünndarm mit Hilfe eines aktiven Transportprozesses aufgenommen (Fruktose wird passiv resorbiert). Das **Transportsystem** für diese Monosaccharide fehlt jedoch im Dünndarm bei der Glukose-Galaktose-Malabsorption, so daß sich nach Einnahme der meisten Zuckerarten Symptome entwickeln.

Vorkommen

Ein **Laktasemangel** kommt *normalerweise* bei etwa 75% des Erwachsenen in allen ethnischen Gruppen vor, mit Ausnahme jener nordwesteuropäischen Ursprungs, bei denen die Häufigkeit unter 20% liegt. Obwohl keine zuverlässigen Angaben vorliegen, tritt bei der überwiegenden Mehrzahl der nicht-weißen Nordamerikaner im Alter von 10–20 Jahren allmählich ein Laktasemangel auf. Betroffen sind davon 90% der Orientalen und 75% der amerikanischen Schwarzen und Indianer. Aber auch bei der Bevölkerung des Mittelmeerraums kommt diese Verdauungsstörung recht häufig vor.

Die **Glukose-Galaktose-Intoleranz** stellt eine extrem seltene kongenitale Störung dar. Mangelzustände anderer mukosaler Enzyme (Sukrose, Isomaltase usw.) sind ebenfalls selten.

Symptomatik

Ungeachtet des speziellen Enzymmangels treten ähnliche Symptome auf. Ein Kind, das keinen Zucker tolerieren kann, leidet an Diarrhö und nimmt nicht an Gewicht zu. Ein Erwachsener kann an Darmkollern, Meteorismus, Blähungen, Nausea, Diarrhö und Bauchkrämpfen leiden. Selbst wenn beim Laktasemangel nur die Laktoseresorption direkt vermindert ist, kann die daraus resultierende Diarrhö so schlimm sein, daß die Nahrungsstoffe bei der raschen Darmpassage nicht resorbiert werden können. Bei Patienten mit Laktoseintoleranz sollte die eindeutige Anamnese einer Milchunverträglichkeit erhoben werden. Einige Patienten bemerken diese Unverträglichkeit schon früh im Leben und vermeiden so bewußt oder unbewußt die Einnahme von Molkereiprodukten, so daß sich daher aus der Anamnese nur unklare diagnostische Hinweise ergeben. Bei anderen Patienten können die Symptome das Syndrom des irritablen Darms vortäuschen oder die Komplikation eines Ulcus duodeni oder einer Gastrektomie darstellen.

Diagnostik

Die Verdachtsdiagnose entsteht, wenn saure Stühle (pH unter 6) abgesetzt werden.

Der **Laktosetoleranztest** ist spezifisch für die klinische Störung der Laktoseintoleranz. Eine orale Laktosedosis von 50 g ruft eine Diarrhö mit aufgetriebenem Abdomen und Bauchbeschwerden hervor. Dabei zeigt die Blutzuckerkurve einen niedrigen oder flachen Verlauf. Äquivalente Glukose- und Galaktosemengen führen zu einem normalen Blutzuckeranstieg ohne Diarrhö. Ein Blutzuckeranstieg unter 20 mg/100 ml ist pathologisch. Der Hydrogen-Atem-Test (s. oben Laktulose-Atem-Test) ist, wenn er durchgeführt werden kann, dem Laktosetoleranztest und der Dünndarmbiopsie vorzuziehen, da der Hydrogen-Atem-Test billig, sicher und zudem relativ sensitiv ist. Die Diagnose „Laktoseintoleranz“ läßt sich zweifelsfrei durch den Befune einer niedrigen Laktaseaktivität in einer Biopsie aus dem Jejunum sichern. Die Diagnose einer Glukose-Galaktose-Malabsorption läßt sich ebenfalls durch einen oralen Toleranztest nachweisen, wenn man den betroffenen Zucker zu sich nimmt.

Therapie

Die Erkrankung läßt sich bereits durch eine laktosefreie Diät oder oft einfach durch Abstinenz von Milchgetränken kontrollieren.

Ein Kind mit einem Mangel an diesem Transportenzym kann Fruktose resorbieren. Falls eine laktosefreie Diät auf Dauer gegeben wird, sollte oral Kalzium zugeführt werden. Laktose in Milch kann durch Zugabe kommerziell erhältlicher Laktase vorher bereits abgebaut werden.

Zöliakie

(Nicht-tropische Sprue; Glutenenteropathie; idiopathische Steatorrhö)

Eine chronische Darmerkrankung mit Malabsorption infolge Glutenunverträglichkeit. Die Erkrankung ist charakterisiert durch eine flache Jejunalschleimhaut, die nach Absetzen der Glutendiät eine klinische und/oder histologische Besserung zeigt.

Ätiologie und Vorkommen

Diese hereditäre kongenitale Erkrankung wird durch eine Überempfindlichkeit gegenüber der Gliadinfraktion des Glutens hervorgerufen, einem Getreideprotein, das in Weizen und Roggen, in geringerem Grade auch in Gerste und Hafer gefunden wird. Das als Antigen wirkende Gliadin verbindet sich mit Antikörpern, um in der Darmmukosa einen Immunkomplex zu bilden, der die Aggregation von K-(Killer-)Lymphozyten fördert. Diese Lymphozyten führen in irgendeiner Weise zu einer Mukosaschädigung mit Verlust der Villi und Proliferation der Kryptenzellen. Das Vorkommen der Zöliakie wechselt von etwa 1:300 in Südwestirland bis zu 1:5000 oder mehr in Nordamerika. Für dieses Krankheitsbild existiert kein einzelner genetischer Marker.

Symptomatik

Die Zöliakie kann mit oder ohne Symptome verlaufen und in jedem Lebensalter, oft ohne Diarrhö und Steatorrhö, auftreten. Zur primären Symptomatik zählen Kleinwuchs, Infertilität, Anämie, rezidivierende aphthöse Stomatitis oder eine Herpes-ähnliche Dermatitis. Familienstudien zeigen, daß typische Schleimhautveränderungen auch bei offensichtlich gesunden Geschwistern betroffener Patienten vorkommen. Die Erkrankung kann zum ersten Mal in der Kindheit oder im Erwachsenenalter auftreten. Erkrankt ein Erwachsener, besteht jedoch kein Grund zu der Annahme, daß es sich bei ihm um die Erstmanifestation handelt. Obwohl dem Patienten die in der Kindheit aufgetretene Erkrankung unbekannt sein kann, erinnert sich vielleicht die Mutter an abdominelle Symptome. Wenn der erwachsene Patient auffällig kleiner als seine Geschwister ist und Hinweise auf eine leichte Verkrümmung der langen Röhrenknochen bestehen, erhöht sich die Wahrscheinlichkeit einer in der Kindheit aufgetretenen latenten oder nicht diagnostizierten Erkrankung.

In der **Kindheit** treten so lange keine Symptome auf, bis das Kind glutenenthaltende Nahrung zu sich nimmt. Das Kind gedeiht nicht richtig, fängt an, helle übelriechende und massige Stühle abzusetzen und leidet an schmerzhaften abdominellen Blähungen. Es entwickelt sich eine Eisenmangelanämie. Wenn die Hypoproteinämie genügend ausgeprägt ist, treten auch Ödeme auf. Hochgradiger Verdacht auf eine Zöliakie besteht bei einem blassen und quengeligen Kind mit eingefallenen Gesäßbacken und einem Trommelbauch trotz ausreichender Diät. (Damit ist auch eine Protein-kalorische Malnutrition oder ein Kwashiorkor ausgeschlossen).

Bei Erwachsenen wird die Zöliakie gewöhnlich diagnostiziert, wenn ohne ersichtlichen *Grund (z.B. tropische Sprue, Neomycin-Einnahme)* eine Malabsorption in Verbindung mit einer bioptisch nachweisbaren flachen Jejunalschleimhaut gefunden wird und dem Gluten nachweislich eine ätiologische Bedeutung zukommt. Familiäres Auftreten ist manchmal ein wichtiger diagnostischer Hinweis. Die Zöliakie kann erstmalig in jedem Lebensalter auftreten. Die Erkrankung kann nach einer partiellen Gastrektomie und Drainage offen zu Tage treten. Sie tritt bei Frauen durchschnittlich 10–15 Jahre früher als bei Männern in Erscheinung, da Schwangerschaftsanämie und Amenorrhö bei jungen Frauen den klinischen Verdacht erhöhen können.

Die Erkrankung tritt nicht in einer einzigen typischen Form auf. Viele Symptome wie Anämie, Gewichtsverlust, Knochenschmerzen, Parästhesien, Ödeme und Hauterkrankungen sind Folge von Mangelzuständen. Wenn auch eindeutige Verdauungssymptome wie Diarrhö, Bauchbeschwerden und aufgetriebener Leib vorkommen, ist die richtige Diagnose kaum zu verfehlen. Ohne diese direkten Hinweise kann die Malabsorption nicht vermutet werden.

Laboruntersuchungen

Bei Kindern tritt eine Eisenmangelanämie und bei Erwachsenen eine Folsäuremangelanämie auf. Je nach Schwere und Dauer der Erkrankung sind Laborkonstellationen möglich, wie erniedrigtes Albumin, Kalzium, Kalium und Natrium sowie eine erhöhte alkalische Phosphatase und eine verlängerte Prothrombinzeit. Der 5-Gramm-D-Xylose-Test (siehe oben) fällt gewöhnlich pathologisch aus. Die meisten Patienten leiden an einer leichten bis massiven Steatorrhö (20–150 mÄq Fettsäuren/Tag).

Im Immunproteinsystem sind bei unbehandelten Patienten die C_3- und C_4-Spiegel niedrig. Wird Gluten abgesetzt, steigen sie an. Der C_3-Serumspiegel ist ein möglicher Screeningtest für die Zöliakie. Der IgA-Serumspiegel ist bei unbehandelten Patienten im allgemeinen normal oder erhöht, der IgM-Spiegel in einem Drittel bis zu einer Hälfte der Patienten vermindert. Man hat auch die Antigliadin-Antikörper-Titerspiegel im Serum als einen Screeningtest für die Zöliakie vorgeschlagen.

Diagnostik

Die Diagnose der Zöliakie läßt sich aufgrund der Symptomatik vermuten. Sie wird durch Labor- und Röntgenuntersuchungen gestützt und bioptisch durch den Nachweis einer flachen Schleimhaut sowie durch die klinische und histologische Besserung nach glutenfreier Diät gesichert. Die Jejunalschleimhautbiopsie läßt sich sogar bei Kleinkindern durchführen. Sie sollte jedoch nur von einem erfahrenen Untersucher vorgenommen werden, um dem Risiko einer Darmperforation vorzubeugen. Wenn eine Biopsie nicht durchgeführt werden kann, hängt die Diagnose möglicherweise von dem klinischen und labormäßigen Ansprechen (einschließlich der Xyloseabsorption) auf eine glutenfreie Diät ab.

Prognose und Verlauf

Obwohl das Absetzen von Gluten die Prognose für Zöliakie-Kinder gewandelt und für Erwachsene entscheidend verbessert hat, ist die Krankheit immer noch mit einer gewissen Mortalität behaftet, insbesondere bei Erwachsenen, die sich von Anfang an in einem schlechten Allgemeinzustand befinden. Eine wichtige Todesursache stellt die Entwicklung einer lymphoretikulären Erkrankung (meist eines intestinalen Lymphosarkoms) dar. Es ist noch nicht bekannt, ob sich dieses Risiko durch das strikte Festhalten an einer glutenfreien Diät vermindern läßt. Manche Patienten können die Wiederaufnahme von Gluten in die Diät tolerieren. Es ist nicht sicher, ob dies zu bedeuten hat, daß manche leichten Fälle eine komplette Remission erreichen können (unwahrscheinlich) oder ob es sich bei der Glutentoxizität um eine unspezifische Wirkung auf eine Schleimhaut handelt, die durch eine akute bakterielle oder virale Enteritis vorgeschädigt ist. In jedem Fall geht eine offensichtliche klinische Remission oft mit einem histologischen Rückfall einher, der nur dann nachweisbar ist, wenn Kontrollbiopsien durchgeführt werden.

Therapie

In der Diät muß Gluten ausgeschlossen sein, da auch die Einnahme nur kleiner Mengen eine Remission verhindern oder einen Rückfall induzieren kann. Gluten wird in handelsüblichen Suppen, Soßen, Eiscremes, Hot dogs und vielen anderen Speisen so weitverbreitet angewandt, daß die Patienten detaillierte Listen der zu meidenden Nahrungsstoffe sowie eine Beratung durch einen Diätexperten benötigen, der mit den Problemen der Zöliakie vertraut ist.

Je nach dem Ausmaß der Mangelzustände können ergänzend Vitamine, Mineralien und blutbildende Substanzen verabreicht werden. In leichten Fällen kann es sein, daß keine Substitution erforderlich ist. In schweren Fällen kann eine umfassende Ersatztherapie nötig werden. Bei Erwachsenen besteht diese in oralen Gaben von 300 mg/Tag Eisen (II)-Sulfat, 5–10 mg/Tag Folsäure, 5–10 g/Tag Kalziumglukonat und die Erde von einem Standardmultivitaminpräparat. Nur wenn die Prothrombinzeit pathologisch ist, sollten 10 mg Vitamin K i.m. appliziert werden. Kindern sind entsprechende pädiatrische Dosen zu geben. Manchmal kann bei Kindern, selten auch bei Erwachsenen, die bei der ersten Diagnosestellung sehr krank sind, eine Periode der i.v. Ernährung erforderlich werden. Diese sollte in Übereinstimmung mit den allgemeinen Prinzipien der völligen parenteralen Ernährung durchgeführt werden *(s. Kap. ERN, 1., Parenterale Ernährung)*.

Einige Patienten sprechen wenig oder gar nicht auf eine glutenfreie Diät an, entweder weil die Diagnose nicht richtig war oder weil die Erkrankung in eine refraktäre Phase eingetreten ist. In diesem Fall kann ein Therapieerfolg in die Wege geleitet werden, wenn eine Zeitlang oral mit Steroiden, wie 2mal/Tag 10–20 mg Prednison, behandelt wird.

Tropische Sprue

Eine Erkrankung unklarer Ätiologie, die durch Malabsorption, multiple ernährungsbedingte Mangelzustände und pathologische Veränderungen in der Dünndarmmukosa charakterisiert ist.

Ätiologie und Vorkommen

Die tropische Sprue ist eine erworbene Krankheit, die in gewisser Hinsicht zu Umwelt- und Ernährungsbedingungen in Beziehung steht. Sie kommt hauptsächlich auf den karibischen Inseln, in Südindien und Südostasien vor und befällt sowohl die eingeborene Bevölkerung als auch die Einwanderer. Einige der vermuteten Ursachen sind Infektion (bakteriell oder viral), Parasitenbefall, Vitaminmangel (insbesondere Folsäure) oder Nahrungstoxin, wie es in ranzigen Fetten vorkommen kann.

Symptomatik und Laborbefunde

Eine häufige Manifestation stellt die Trias Glossitis, Diarrhö und Gewichtsverlust dar. Es können sich alle Symptome des Malabsorptionssyndroms (siehe oben) entwickeln. Steatorrhö ist häufig. Auch die D-Xyloseresorption ist in mehr als 90% der Fälle pathologisch. Albumin-, Kalzium-, Prothrombin-, Folsäure-, Vitamin-B_{12}- und Eisenmangelzustände können vorkommen. Es besteht eine megaloblastische Anämie infolge Folsäure- und Vitamin-B_{12}-Mangels. Röntgenologisch zeigt der Dünndarm die unspezifischen Veränderungen bei Malabsorption – Flockenbildung und Segmentation der Bariumsäule mit Lumenerweiterung und Verdickung der Schleimhautfalten.

Diagnostik

Bei einem Individuum, das in einem endemischen Gebiet gelebt hat und bei dem eine megaloblastische Anämie sowie die Symptomatik des Malabsorptionssyndroms (s. oben) bestehen, sollte die Verdachtsdiagnose einer tropischen Sprue gestellt werden. Die Zöliakie muß ausgeschlossen werden. Die Jejunumbiopsie zeigt in unterschiedlichem Ausmaß eine Verbreiterung und Verkürzung der Villi, eine Verlängerung der Krypten mit Veränderungen im Oberflächenepithel sowie ein entzündliches Zellinfiltrat durch Lymphozyten, Plasmazellen und Eosinophile. Bei manchen Patienten können die Veränderungen minimal sein oder fehlen, während bei anderen eine subtotale Atrophie der Mikrovilli vorliegt. Die Biopsien müssen mit normalem Gewebe von Personen in der gleichen geographischen Region verglichen werden. Was in der Dünndarmschleimhaut von Europäern und Nordamerikanern wie eine „leichte" pathologische Veränderung aussieht, gilt in Gebieten von Indien, Afrika und Südostasien als „normal". Es ist noch nicht klar, ob dieser Unterschied rassisch oder genetisch bedingt ist oder ob er auf Umweltfaktoren, wie z.B. chronische Infektion oder Parasitenbefall, zurückzuführen ist.

Therapie

Die beste Behandlung besteht in Folsäure (10 mg/Tag) und Tetracyclin oder Oxytetracyclin (250 mg 4mal/Tag) für 1–2 Mo. und dann in der halben Dosierung bis zu 6 Mo., je nach Schwere der Erkrankung und je nach Therapieerfolg. Andere Stoffe werden nach Bedarf verabreicht.

Morbus Whipple

(Intestinale Lipodystrophie)

Eine seltene Erkrankung, die vorwiegend bei Männern im Alter von 30–60 Jahren vorkommt, klinisch durch Anämie, Hautpigmentation, Gelenksymptome (Polyarthralgien und Arthritis), Gewichtsverlust, Diarrhö und ausgeprägte Malabsorption charakterisiert ist. Obwohl diese systemische Erkrankung viele Organe betrifft (z.B. Herz, Lunge, Gehirn, seröse Höhlen, Gelenk, Auge, Gastrointestinaltrakt), ist die Dünndarmmukosa stets besonders schwer geschädigt, und die bioptisch nachweisbaren Mukosaveränderungen sind spezifisch und pathognomonisch.

Symptomatik

Neben den oben genannten Manifestationen hat der Patient im allgemeinen Bauchschmerzen; Husten und pleuritische Schmerzen können durch eine Hilusadenopathie und einen Pleuraerguß begleitend hinzukommen. Auch die Symptome einer kardialen, hepatischen und neuropsychiatrischen Erkrankung können auftreten. Unbehandelt verläuft die Erkrankung progressiv und fatal.

Diagnostik

Die Diagnose wird mit Hilfe von Lymphknoten- und Dünndarmbiopsie gestellt. Dabei werden Schaumzellen nachgewiesen, die ein mit dem Perjod-Schiffsäure-Reagens (PAS) färbbares Glykoprotein enthalten. Das Dünndarmgewebe kann im übrigen normal sein oder ein Verkleben der Mikrovilli, dilatierte Lymphgefäße und sogar eine partielle Atrophie der Mikrovilli zeigen. Elektronenmikroskopisch läßt sich nachweisen, daß es sich bei dem PAS-positiven Material um massenhaft stabförmige Bakterien handelt. PAS-positive Schaumzellen (Makrophagen) kann man ebenfalls bei einer Infektion des Dünndarms mit Mycobacterium avium intracellulare, einer Komplikation bei AIDS *(s. Kap. INF, 9.)* finden. Diese Makrophagen färben sich auch positiv mit Fettschnellfärbungen.

Therapie

Viele verschiedene Antibiotikaarten haben sich als kurativ erwiesen, wie z.B. Chloramphenicol, Tetracyclin, Chlortetracyclin, Sulfasalazin, Ampicillin, Penicillin und Trimethoprim/Sulfmethoxazol. Eine empfohlene Behandlung besteht in 1,2 Mio. E Procainpenicillin G und 1 g Streptomycin täglich für 10–14 Tage und anschließend 4 mal/Tag 250 mg Tetracyclin oral für 10–12 Monate. Streptomycin wird oft weggelassen. Die klinische Besserung tritt rasch ein, die histologische Ausheilung kann jedoch bis zu 2 Jahren dauern, und ein Rezidiv ist möglich.

Intestinale Lymphangiektasie

(Idiopathische Hypoproteinämie)

Ein Kinder und junge Erwachsene betreffendes Syndrom, das durch Teleangiektasie der intramukosalen Lymphgefäße des Dünndarms charakterisiert ist. Es liegt mit großer Wahrscheinlichkeit eine angeborene Mißbildung der Lymphgefäße vor, wenn die Erkrankung bereits bei der Geburt besteht. In erworbenen Fällen kann der Defekt Folge einer retroperitonealen Fibrose, einer Pankreatitis, einer konstriktiven Perikarditis und von einigen weiteren Ursachen sein.

Symptomatik und Diagnostik

Zu den frühen Manifestationen gehören massive, oft asymmetrische Ödeme und eine leichte, intermittierende Diarrhö mit Nausea, Erbrechen und Bauchschmerzen. Es können auch chylöse Ergüsse und ein Aszites vorliegen. Es besteht eine Lymphozytopenie sowie eine erhebliche Verminderung des Serumalbumins und der Immunglobuline IgA und IgG. Das Cholesterin kann erniedrigt sein. Einige Patienten leiden an einer leichten bis mäßigen Steatorrhö, ihre D-Xyloseresorption ist jedoch normal. Der intestinale Eiweißverlust läßt sich durch ^{131}Jod-markiertes Povidon oder durch ^{51}Chrom-markiertes Albumin nachweisen. Die Jejunumbiopsie zeigt die charakteristische Erweiterung und Teleangiektasie der Lymphgefäße, die dieses Krankheitsbild von anderen Erkrankungen mit Proteinverlust wie Morbus Crohn und Morbus Whipple unterscheiden.

Therapie

Manche Patienten bessern sich klinisch mit einer wenig Fett enthaltenden Diät (< 39 g/Tag) unter Zusatz von mittelkettigen Triglyzeriden und gelegentlich, wenn die Erkrankung lokal begrenzt ist, nach Resektion.

Bakterielle Infektion und Parasitenbefall

(*Giardia lamblia,* Fischbandwurm *Diphyllobothrium latum,* Rundwurm *Ascaris lumbricoides* und Hakenwürmer *Ancylostoma duodenale* oder *Necator americanus* *s. Kap. INF, 17.*).

Akute bakterielle und virale Infektionen können eine vorübergehende Malabsorption verursachen, die wahrscheinlich auf eine temporäre oberflächliche Schädigung der Villi und Mikrovilli zurückzuführen ist. Mit Ausnahme der blinden Schlingen und Divertikel sind chronische bakterielle Infektionen des Dünndarms ungewöhnlich. Die Darmbakterien können mit der Nahrung eingenommenes Vitamin B_{12} verwerten. Vielleicht ist es auch so, daß sie Enzymsysteme stören und Areale mit oberflächlicher Entzündung verursachen.

11. CHRONISCH ENTZÜNDLICHE ERKRANKUNGEN DES DARMS

Ein Spektrum von entzündlichen Darmerkrankungen mit ineinandergreifenden klinischen, epidemiologischen und pathologischen Befunden, jedoch ohne eine klar abgegrenzte Ätiologie. Sowohl Enteritis regionalis (M. Crohn) als auch Colitis ulcerosa (siehe unten) sind durch eine chronische Entzündung an verschiedenen Stellen des GI-Trakts charakterisiert. Eindeutige Unterschiede im Krankheitsmuster rechtfertigen jedoch eine Unterscheidung zwischen Colitis ulcerosa und Enteritis regionalis, obwohl eine weitere Abgrenzung oft nur künstlich durchgeführt wird. Einige Fälle werden schwierig, wenn überhaupt, abzugrenzen sein.

Morbus Crohn

(Enteritis regionalis; granulomatöse Ileitis oder Ileokolitis)

Eine unspezifische, chronische, transmurale entzündliche Erkrankung, die fast immer das distale Ileum und das Kolon betrifft, jedoch auch in jedem anderen Abschnitt des GI-Trakts, vom Mund bis zum Anus und der Perianalregion, auftreten kann.

Ätiologie

Die Ätiologie dieser Krankheitsgruppe ist unbekannt. Immunologische Faktoren wurden extensiv untersucht; mögliche auslösende Faktoren einer Infektion sind verschiedene Bakterien, Viren oder Chlamydien im Darm; zum anderen wurde in jüngster Zeit den Mykobakterien höchste Aufmerksamkeit geschenkt. Einflüsse aus der Nahrung (wie chemische Bestandteile und faserarme Kost, die ja in den hochentwickelten Industrieländern vorherrscht) wurden auch in Erwägung gezogen. Keine dieser Hypothesen konnte jedoch letztendlich schlüssig bewiesen werden.

Epidemiologie

Seit seiner Anerkennung als abgrenzbare Krankheitsform vor mehreren Jahrzehnten ist M. Crohn mit zunehmender Häufigkeit vorzugsweise in der westlichen Bevölkerung nordeuropäischer und angelsächsischer Herkunft, aber auch in den Bevölkerungen der Dritten Welt, bei Schwarzen und in der spanisch-sprechenden Bevölkerung beschrieben worden. Diese Krankheit betrifft in etwa beide Geschlechter gleich, tritt häufiger bei Juden auf und zeigt eine familiäre Prädisposition, die häufig mit dem Auftreten einer Colitis ulcerosa einhergeht. Die meisten Fälle beginnen vor dem 30. Lebensjahr mit einem Häufigkeitsgipfel zwischen dem 14. und 24. Lebensjahr.

Pathologie

Die frühesten makroskopischen Veränderungen des Morbus Crohn scheinen feine fokale „aphthoide" Schleimhautulzerationen gewöhnlich auf dem Boden von Lymphgewebe zu sein. Manchmal gehen diese initialen aphthoiden Veränderungen zurück, in anderen Fällen jedoch schreitet der entzündliche Prozeß fort, um sich in alle Schichten der Darmwand auszudehnen, die dadurch stark verdichtet wird. Am ausgeprägtesten sind die Veränderungen, die erst in Form eines Lymphödems und einer lymphatischen Infiltration und später in Form einer extensiven Fibrose auftreten, in der Submukosa. Es entwickeln sich fleckige Ulzerationen in der Mukosa. Darüber hinaus führt die Kombination longitudinal und quer verlaufender Ulzera mit dazwischenliegendem Schleimhautödem häufig zu einem charakteristischen „pflastersteinartigen" Aussehen. Das benachbarte Mesenterium ist verdickt und lymphödematös. Mesenteriales Fett dehnt sich typischerweise auf die Serosaoberfläche des Darms aus. Oft vergrößern sich die mesenterialen Lymphknoten. Die transmurale Entzündung, die tiefe Ulzeration, die Ödeme und die Fibrose sind für Verschluß, tiefe Zysten- und Fistelbildung und mesenteriale Abszesse verantwortlich, welche die wichtigsten lokalen Komplikationen darstellen.

Die Segmente des erkrankten Darms sind in charakteristischer Weise von dem benachbarten normalen Darm scharf abgegrenzt – daher der Name „regionale" Enteritis. Viele segmentale Veränderungen können durch normale Restabschnitte („skip areas") getrennt sein. Das Ileum allein **(Ileitis)** ist in ungefähr 35% der Fälle erkrankt. Ileum und Kolon **(Ileokolitis)** sind in ungefähr 45% und das Kolon allein **(granulomatöse Kolitis)** in weniger als 20% betroffen. Gelegentlich ist der gesamte Dünndarm **(Jejunoileitis)**, selten auch der Magen oder das Duodenum befallen.

Sarkoidartige epitheloide Granulome sind in der Darmwand und gelegentlich auch in den befallenen mesenterialen Lymphknoten charakteristisch, sie können jedoch auch in bis zur Hälfte der Fälle fehlen. Sie sind daher für die Diagnose „M. Crohn" nicht wesentlich. Obwohl sie vielleicht eine pathogenetische Bedeutung haben können, scheinen sie keinen Einfluß auf den klinischen Verlauf zu haben.

Symptomatik

Chronische Diarrhö in Verbindung mit Bauchschmerzen, Fieber, Anorexie, Gewichtsverlust und tastbarer Resistenz im rechten unteren Quadranten sind die häufigsten klinischen Symptome. Es werden jedoch auch viele Patienten beobachtet, die zuerst das Bild eines „akuten Abdomens" bieten und eine akute Appendizitis oder einen Darmverschluß vortäuschen – Differentialdiagnosen, die auszuschließen sind. Am häufigsten kommen 4 Formen der regionalen Enteritis vor: 1. *Entzündung,* die durch Schmerzen und Druckempfindlichkeit im rechten unteren Quadranten des Abdomens charakterisiert ist und bei akuter Symptomatik das Bild einer Appendizitis nachahmt; 2. *Verschlußsyndrom,* bei dem eine intestinale Stenose immer zu einem partiellen Verschluß mit schweren Koliken, aufgetriebenem Leib, Verstopfung und Erbrechen führt; 3. *diffuse Jejunoileitis,* bei der sowohl eine Entzündung als auch ein Verschlußsyndrom vorliegt – beides führt zu Fehlernährung und chronischer Schwäche; und 4. *abdominelle Fisteln und Abszesse,* die sich gewöhnlich erst spät entwickeln und oft Fieber, schmerzhafte abdominelle Resistenzen und eine Verschlechterung des Allgemeinzustandes herbeiführen. Dabei können Darm-zu-Darm-, enterovesikale, retroperitoneale oder enterokutane Fisteln auftreten. Verschluß sowie Fistel- und Abszeßbildung sind häufige Komplikationen der Entzündung. Selten können sich eine intestinale Blutung und Perforation sowie ein Dünndarmkarzinom entwickeln. Bei ungefähr ⅓ der Patienten läßt sich anamnestisch eine perianale Erkrankung, insbesondere Fissuren und Fisteln eruieren. Ist das Kolon allein betroffen, läßt sich das klinische Bild nicht von einer Colitis ulcerosa abgrenzen (s. unten).

Extraintestinale Manifestationen fallen unter 3 Hauptkategorien: 1. Komplikationen, die oft parallel zur Aktivität der Darmerkrankung auftreten und möglicherweise akute immunologische oder mikrobiologische Begleiterscheinungen der Darmentzündung darstellen. Dazu gehören periphere Arthritis, Episkleritis, aphthöse Stomatitis, Erythema nodosum und gangränöse Pyodermie. Diese Manifestationen können – nach Angaben in der Literatur – bei mehr als ⅓ der hospitalisierten Patienten mit entzündlicher Darmerkrankung zu sehen sein. Sie kommen bei Kolitis doppelt so häufig wie bei Beschränkung der Krankheit auf den Dünndarm vor. Extraintestinale Manifestationen treten in ungefähr ⅓ der Fälle multipel auf. 2. Erkrankungen, die mit einer entzündlichen Darmerkrankung einhergehen, jedoch einen unabhängigen Verlauf nehmen – ankylosierende Spondylitis, Sakroileitis, Uveitis und primär sklerosierende Cholangitis. Die genetischen Beziehungen zwischen diesen Syndromen sowie der (ulzerativen und granulomatösen) Kolitis auf der einen Seite und dem HLA-Antigen B27 auf der anderen Seite werden später unter den nicht das Kolon betreffenden Komplikationen der Colitis ulcerosa diskutiert. 3. Komplikationen, die direkt die gestörte Physiologie des Darms selbst betreffen. Im Vordergrund stehen dabei hauptsächlich renale Probleme. Nierensteine sind die Folge von Störungen des Harnsäurestoffwechsels, einer verminderten Dilution und Alkalisierung des Urins und einer übermäßigen Oxalatresorption. Harnwegsinfektionen treten besonders bei Fistelbildungen in die Harnwege auf. Außerdem können ein Hydroureter und eine Hydronephrose die Folge einer durch die retroperitoneale Ausdehnung des entzündlichen Darmprozesses verursachten Ureterkompression sein. Weitere mit dem Darm in Beziehung stehende Komplikationen sind: Malabsorption, insbesondere angesichts einer ausgedehnten Ileumresektion oder eines übermäßigen Bakterienwachstums infolge chronischer Dünndarmobstruktion oder Fistelbildung; Gallensteine, die in Beziehung stehen zu einer verminderten Rückresorption der Gallensalze im Ileum; und Amyloidose als Folge der lang anhaltenden entzündlichen und eiternden Erkrankung.

Bei Kindern herrschen die extraintestinalen Manifestationen häufig gegenüber den Magen-Darm-Symptomen vor. Diese Symptome können in Arthritis, Fieber unbekannter Genese, Anämie oder retardiertem Wachstum bestehen. Bauchschmerzen oder Diarrhö können fehlen. Daher gehören bei jungen Menschen zur diagnostischen Abklärung dieser systemischen Symptome unbedingt auch Röntgenuntersuchungen des Dünndarms und Kolons. Denn diese extraintestinalen Symptome können u. U. als einzige diagnostische Hinweise für die entzündliche Darmerkrankung auftreten.

Diagnostik

Die Verdachtsdiagnose M. Crohn ist bei jedem Patienten mit den oben beschriebenen entzündlichen oder obstruktiven Symptomen zu stellen, sowie bei einem Patienten ohne hervorstechende Magen-Darm-Symptome, der an perianalen Fisteln oder Abszessen leidet oder bei dem sonst nicht erklärbare Symptome wie Arthritis, Erythema nodosum, Fieber, Anämie oder (bei einem Kind) Wachstumsstörungen auftreten.

Die Laborbefunde sind unspezifisch und können Anämie, Leukozytose, Hypalbuminämie und in der akuten Phase erhöhte Werte der Parameter wie erhöhte BKS, C-reaktives Protein und/oder Orosomukoide beinhalten.

Die endgültige Diagnose wird gewöhnlich röntgenologisch gestellt. Der Röntgen-Kontrastmitteleinlauf kann einen Kontrastmittelreflux in das terminale Ileum mit Irregularität, Knötchenbildung, Versteifung und Verdickung der Darmwand sowie eine Lumenverengung des Ileums zeigen. Serienaufnahmen des Dünndarms mit Zielaufnahmen des terminalen Ileums zeigen gewöhnlich sehr deutlich Art und Ausdehnung der pathologischen Veränderung. Durch serienmäßige Röntgenaufnahmen des oberen Magen-Darm-Trakts allein, d. h. ohne vollständige Untersuchung des Dünndarms, wird die Diagnose fast unweigerlich verfehlt. In fortgeschrittenen Fällen können die röntgenologischen Zeichen „Abschnürungen" deutlich als Ileumstrikturen und starre Abgrenzungen von Darmschlingen zu sehen sein. Im Frühstadium kann die röntgenologische Diagnose manchmal schwierig sein, aber die Technik eines Kolondoppelkontrasts und eines hohen Einlaufs kann oberflächliche aphthöse, lineare Ulzera nachweisen. In fraglichen Fällen können die fiberoptische Kolonoskopie und die Biopsie verwandt werden, um die Diagnose „M. Crohn" zu bestätigen; ferner ist in vielen Fällen die direkte Betrachtung und die Biopsieentnahme unter Sicht aus dem terminalen Ileum durchführbar. Obgleich das CT immer häufiger dafür verwendet wird, pathologische Prozesse in der Darmwand zu charakterisieren und die Abszesse nachzuweisen, wird es nicht routinemäßig zur Erstdiagnose benötigt.

Differentialdiagnose

Wenn die Erkrankung auf das Kolon (granulomatöse Kolitis) begrenzt ist, kann die Differentialdiagnose gegenüber der chronischen Colitis ulcerosa schwierig sein, obwohl nur etwa 10–20% der Patienten diese strikt auf das Kolon beschränkte Darmentzündung zeigen. Die Diagnose der granulomatösen Erkrankung ist wahrscheinlicher, wenn röntgenologisch oder rektoskopisch kein Hinweis auf einen Rektumbefall besteht („rektale Aussparung") und wenn keine rektalen Blutungen auftreten. Ein asymmetrischer Befall der Darmwand und eine segmentale Verteilung der pathologischen Veränderungen auf dem Röntgenbild unterstützen die Diagnose. Eine schwere perianale Erkrankung spricht ebenfalls für eine granulomatöse Kolitis und gegen eine Colitis ulcerosa.

Bei der Diagnose eines M. Crohn im Dünndarm muß man eine Vielzahl weiterer Möglichkeiten in die Überlegung miteinbeziehen, die als Erkrankung im rechten unteren Quadranten einer granulomatösen Ileitis gleichen können. Erkrankungen der benachbarten Organe (z. B. Appendix und Adnexe) können einen M. Crohn vortäuschen. Im akuten Stadium ohne Symptome eines chronischen Darms in der Anamnese kann eine Ileitis zunächst bei der Untersuchung als Appendizitis angesehen werden. Entzündliche Erkrankungen des Beckens und eine extrauterine Gravidität, ebenso Ovarialzysten und -tumoren können Symptome einer Entzündung im rechten unteren Quadranten liefern und müssen sicherlich in die Überlegung miteinbezogen und ausgeschlossen werden, wenn bei einer Frau M. Crohn erstmalig diagnostiziert wird.

Ferner können spezifische neoplastische, vaskuläre und infektiöse Darmerkrankungen das Röntgenbild einer Enteritis regionalis aufweisen: dies sind ein Karzinom des Zäkums, ein Karzinoid im Ileum, ein Lymphosarkom, eine generalisierte Vaskulitis, eine Strahlenenteritis und eine Ileozäkal-Tuberkulose. Insbesondere, wenn man ein entzündetes und ödematöses terminales Ileum und zudem entzündete Mesenterial-Lymphknoten während eines chirurgischen Eingriffs bei Schmerzen im rechten unteren Quadranten vorfindet, muß man eine floride Enteritis durch *Yersinia enterocolitica* ausschließen, bevor man einen Patienten mit der Diagnose einer chronischen Enteritis regionalis belegt. Obwohl eine Yersinia-Enterokolitis eine abgeschlossene Infektion ohne chronische intestinale Folgeerscheinung ist, kann das klinische Bild zu Anfang nicht bei beiden Erkrankungen voneinander unterschieden werden, so daß entsprechende serologische und bakteriologische Untersuchungen notwendig sind. In fraglichen Fällen ist eine erneute Röntgenuntersuchung nach 3 Monaten sehr wertvoll, da eine vollständige Heilung in dieser Zeit meist bei Yersinia-Ileitis, nicht aber bei M. Crohn eintritt.

Prognose

Ein einmaliger isolierter Schub der **akuten Ileitis** kann vollständig ausheilen. Dieses Syndrom steht gewöhnlich nicht in Beziehung zum Morbus Crohn. Es handelt sich dabei um eine benigne, selbstlimitierte Entzündung des Ileums, die bei jungen Menschen oft in Verbindung mit einer akuten *Yersinia enterocolitica*-Infektion auftritt.

Die voll entwickelte chronische Enteritis regionalis mit peristierenden strukturellen, gewöhnlich unheilbaren pathologischen Veränderungen ist durch lebenslange Exazerbationen charakterisiert. Eine Wachstumsretardierung tritt meist auf, wenn die Erkrankung in den entsprechenden Jahren entsteht. Ohne chirurgische Manipulation am Darm breitet sich die Erkrankung selten spontan weiter aus. Fatale Komplikationen infolge freier Perforation, Sepsis, Elektrolytimbalance oder Inanition sind selten. Ein Karzinom hat sich letztlich als die häufigste mit M. Crohn korrelierte Todesursache herausgestellt.

Karzinom-Überwachung: Patienten mit lange bestehendem M. Crohn im Dünndarm tragen ein erhöhtes Karzinomrisiko, das auf der Diskontinuität des Darms wie auch auf den als Bypass ausgelegten Darmschlingen beruhen kann. Ferner haben Patienten mit M. Crohn ein Langzeitrisiko im Hinblick auf ein kolorektales Karzinom, das an das Karzinomrisiko der Kolitis ulcerosa heranreicht (sofern man die gleiche Ausdehnung und den gleichen Schweregrad der Erkrankung zugrundelegt). Da die Reliabilität der Dysplasie als präkanzeröser Marker bei M. Crohn nicht gesichert ist, gibt es keine einheitlichen Richtlinien zur Krebsüberwachung.

Therapie

Eine spezifische Therapie ist nicht bekannt. Anticholinergika und 2,5–5 mg Diphenoxylat, 2–4 mg Loperamid, 0,5–0,75 ml (10–15 Tropfen) geruchlose Opiumtinktur oder 15–30 mg Codein, oral (am besten vor den Mahlzeiten) bis zu 4mal täglich gegeben, können Krämpfe und Diarrhö mildern. Hydrophile Muzilloide (wie Methylzellulose oder Psylliumpräparate) helfen manchmal durch Erhöhung der Stuhlfestigkeit, einer analen Irritation vorzubeugen.

Breitspektrumantibiotika, die gegen die gramnegative und anaerobe Flora des Darms wirksam sind, können bei einigen Patienten akute Krankheitsschübe reduzieren, aber sie sind am wirksamsten bei Begleitkomplikationen (wie Abszeß und infizierte Fistel).

Metronidazol 1–1,5 g/Tag hat sich besonders bei M. Crohn, insbesondere hier bei der Kolitis, als nützlich erwiesen; Metronidazol hat auch die Behandlung perianaler Läsionen nachhaltig verbessert. Eine Neuropathie manifestiert sich hauptsächlich an Parästhesien und ist ein häufiger, durchaus ernstzunehmender Nebeneffekt bei Dauermedikation, der meist reversibel ist, wenn das Medikament abgesetzt wird. Es besteht eine hohe Neigung zum Rückfall bei M. Crohn, wenn die Metronidazol-Therapie unterbrochen wird.

Eine Langzeitsulfasalazintherapie ist von Nutzen, die chronisch gering-gradige Entzündung insbesondere im Kolon zu unterdrücken; sie ist aber weniger bei schweren akuten Schüben wirksam. Man hat nicht schlüssig Vorteile beim postoperativen Rezidiv für Sulfasalazin nachweisen können. Es finden sich Angaben, daß die neuen Sulfasalazin-Analoga höhere Konzentrationen des aktiven Bestandteils 5-Amino-Salicylsäure (5-ASA), ohne Sulfapyridin, liefern; denn Sulfapyridin scheint für die meisten Nebenwirkungen des Sulfasalazins verantwortlich zu sein. (Zur Sulfasalazin-Therapie siehe *Colitis ulcerosa*, unten).

Die **Kortikosteroidtherapie** ist in akuten Stadien des M. Crohn nützlich. Sie kann Fieber und Diarrhö dramatisch reduzieren, Bauchschmerzen und Druckempfindlichkeit lindern und den Appetit und das Allgemeinbefinden verbessern. Zu Beginn sollten hohe orale Prednisongaben, 40 bis 60 mg/Tag, verordnet werden. Die Äquivalenzdosis Hydrocortison (200–300 mg) kann man i.v. mittels Dauerinfusion stationären Patienten, die nicht mehr essen können, verabreichen. Nach zufriedenstellendem Ansprechen ist die Dosis allmählich so zu reduzieren, daß nach 4 Wochen die tägliche Prednison-Dosis nicht höher als 10–20 mg liegt. Wenngleich eine so geringe Dosis wie 5 oder 10 mg/Tag zur Kontrolle der Symptomatik bei einigen Patienten ausreicht, verschlimmert eine Langzeittherapie mit Kortison mehr als sie nützt. Kortikosteroide sollte man auch nicht bei floriden Infektionen (wie Abszeß und Fistel) einsetzen. Bei unklaren Fällen (wenn z.B. eine pralle, entzündliche Gewebsmasse zu tasten ist) sollte man außerdem Antibiotika zusätzlich verabreichen.

Immunsuppressiva: Die Antimetaboliten, Azathioprin und 6-Mercaptopurin, sind – insbesondere bei Kolonbefall – bei M. Crohn wirksam. In einer Dosis von 1,0–2,5 mg/kg KG/Tag oral verbessern sie deutlich das klinische Allgemeinbefinden des Patienten, reduzieren die Kortikosteroiddosis und heilen häufig Fisteln aus. Diese Medikamente wirken jedoch erst nach 3–6 Monaten und man muß auf ihre Nebenwirkungen, wie Allergie, Pankreatitis und Leukopenie, sehr sorgfältig achten. Cyclosporin, das eine schnellere Wirkung zeigt, wird derzeit klinisch geprüft. Andere immunregulatorische Therapieverfahren, die derzeit versucht oder vorgeschlagen werden, sind T-Lymphozyten-Apherese, 4-Amino-Chinolone, sowie Methotrexat; aber die wenigen, hierzu vorliegenden klinischen Studien müssen noch vervollständigt werden. Die große Zahl von Behandlungsvorschlägen beweist, wie unzulänglich die Therapie für diese heimtückische Krankheit heute noch ist.

Manche Patienten mit Darmverschluß oder Fistelbildungen zeigten zumindest über kurze Zeit eine Besserung bei **elementaren Diäten oder Hyperalimentation.** Manche Kinder zeigten damit sogar bessere Wachstumsraten. Diese Maßnahmen können sich so manchmal als wertvolle präoperative oder zusätzliche Therapie erweisen; nach Angaben mehrerer Zentren lassen sich diese Maßnahmen auch als Primärtherapie einsetzen.

Die **operative Behandlung** ist gewöhnlich dann erforderlich, wenn ein rezidivierender Darmverschluß oder unbehandelbare Abszesse oder Fisteln vorliegen. Die Resektion des betroffenen Darms oder eine Bypass-Operation, die den erkrankten Abschnitt vollständig umgeht, kann zwar zu einer Besserung der Symptome führen, chirurgische Eingriffe zeigen jedoch keine kurative Wirkung. Die Rückfallrate nach Operationen, meist an der Anastomosenstelle, liegt über 95%. Letzten Endes ist oft ein weiterer operativer Eingriff in etwa 50% der Fälle erforderlich. Daher sollte eine Operation so lange hinausgeschoben werden, bis sie nicht mehr zu umgehen ist, weil spezifische Komplikationen aufgetreten sind und auf die konservative Therapie nicht mehr angesprochen wird. Wenn Operationen notwendig geworden sind, sieht die überwiegende Mehrzahl der Patienten darin eine Verbesserung ihrer Lebensqualität.

Colitis ulcerosa

Eine chronische, unspezifische, entzündliche und ulzerative Erkrankung des Kolons, die meist durch blutige Diarrhö charakterisiert ist.

Der Begriff „Kolitis" sollte nur für entzündliche Erkrankungen des Kolons angewendet werden (wie z. B. Colitis ulcerosa; granulomatöse, ischämische oder strahlenbedingte Kolitis; bakterielle oder Amöbenruhr). Bei der „spastischen" oder „mukösen" Kolitis handelt es sich gewissermaßen um eine irreführende Bezeichnung, da es sich ja um eine funktionelle Störung handelt, die genauer mit dem Begriff „irritables Kolon" umschrieben wird *(s. Kap. MDA, 13., Reizkolon-Syndrom).*

Ätiologie und Epidemiologie

Die gleichen Überlegungen, die beim M. Crohn (s. oben) angestellt werden, lassen sich auf die Colitis ulcerosa anwenden, außer daß der Hinweis auf irgendeine bakterielle Ursache noch unwahrscheinlicher und eine familiäre Belastung noch weniger ausgeprägt ist. Wie bei M. Crohn kann die Colitis ulcerosa Patienten jeden Alters betreffen, jedoch zeigt die Kurve bezüglich der Erstmanifestation einen zweigipfligen Verlauf mit einem Hauptgipfel im Alter zwischen 15 und 30 Jahren und einem kleineren, zweiten Gipfel im Alter zwischen 50 und 70 Jahren, der einige Fälle einer ischämischen Kolitis beinhalten kann.

Pathologie

Die Erkrankung beginnt gewöhnlich im Rektosigmoidbereich. Sie kann sich proximal ausdehnen. Eventuell erstreckt sie sich auf das ganze Kolon oder befällt fast den ganzen Dickdarm auf einmal. Die **ulzerative Proktitis,** eine sehr häufige, benignere und begrenzte Form der Erkrankung, bleibt gewöhnlich im Rektum lokalisiert, obwohl sie sich in etwa 10% der Fälle später auch nach proximal ausbreiten kann.

Die pathologischen Veränderungen beginnen mit Degeneration der Retikulinfasern unter dem Schleimhautepithel, Verschluß der subepithelialen Kapillaren und fortschreitender Infiltration der Lamina propria durch Plasmazellen, Eosinophile, Lymphozyten, Mastzellen und segmentkernige Leukozyten. Schließlich entwickeln sich Abszesse in den Krypten, eine epitheliale Nekrose und eine Schleimhautulzeration.

Symptomatik

Normalerweise besteht die Manifestation in einer Reihe von Schüben mit blutiger Diarrhö, die in Intensität und Dauer variieren und durch symptomfreie Intervalle unterbrochen werden. Der Beginn eines Schubes kann akut und fulminant mit plötzlicher heftiger Diarrhö, hohem Fieber, Zeichen einer Peritonitis und ausgeprägter Toxämie auftreten. Häufiger beginnt eine solche Attacke schleichend mit erhöhtem Drang zur Defäkation, leichten Krämpfen im Unterbauch sowie blutigen und schleimigen Stühlen.

Wenn der ulzerative Prozeß auf den Rektosigmoidbereich begrenzt ist, können die Fäzes normal oder hart und trocken sein. Aus dem Rektum entleert sich jedoch gleichzeitig erythrozyten- und leukozytenhaltiger Schleim, der u. U. zwischen den Stuhlgängen auftritt. Systematische Symptome sind nur leicht oder sie fehlen ganz. Wenn sich der Prozeß nach proximal ausdehnt, werden die Stühle lockerer, und der Patient kann 10–20 Stuhlgänge/Tag haben, die oft mit schweren Krämpfen und quälenden rektalen Tenesmen ohne Aufschub zur Nacht einhergehen. Die Stühle können wäßrig sein und Eiter, Blut und Schleim enthalten.

Häufig bestehen sie fast ganz aus Blut und Eiter. Bei einer ausgedehnten aktiven Kolitis kann es zu Unwohlsein, Fieber, Anämie, Anorexie, Gewichtsverlust, Leukozytose, Hypalbuminämie und Senkungsbeschleunigung kommen.

Komplikationen

Die häufigste lokale Komplikation besteht in der **Hämorrhagie.** Bei der **toxischen Kolitis,** einer besonders schweren lokalen Komplikation, führt die transmurale Ausdehnung des ulzerativen Prozesses zu einem lokalisierten Ileus und einer Peritonitis. Wenn die toxische Kolitis fortschreitet, verliert das Kolon seinen Muskeltonus und beginnt sich innerhalb von Tagen oder sogar Stunden zu erweitern. Die Abdomen-Übersichtsaufnahmen zeigen vermehrt intraluminale Gasansammlungen entlang eines langen, ununterbrochenen, atonischen Kolonsegments, das sich durch den Verlust des Muskeltonus ausbildet. Wenn der Durchmesser des Colon transversum 6 cm überschreitet, spricht man von der Ausbildung eines **toxischen Megakolons** (oder einer toxischen Dilatation). Der schwerkranke Patient hat bis zu 40 °C Fieber, eine Leukozytose, Bauchschmerzen und Abwehrspannung. Die Behandlung muß nachhaltig in den Frühstadien begonnen werden, bevor sich das Megakolon oder andere lebensbedrohliche Komplikationen wie Perforation, generalisierte Peritonitis und Septikämie voll entwickelt haben. Die Mortalitätsrate kann bei sofortiger und wirksamer Therapie auf unter 4% gedrückt werden, steigt jedoch auf > 40% an, wenn eine Perforation eingetreten ist.

Mit Ausnahme der kleinen **rektovaginalen Fisteln** gehen gravierende perirektale Komplikationen, wie sie bei der granulomatösen Kolitis (z. B. größere Fisteln und Abszesse) gesehen werden, nicht mit der Colitis ulcerosa einher. Das Risiko eines **Kolonkarzinoms** ist bei Patienten mit lange bestehender, ausgedehnter Colitis ulcerosa erhöht; solche Patienten müssen auf Frühsymptome eines Karzinoms hin überwacht werden (s. unten, Prognose).

Komplikationen außerhalb des Kolons bestehen in peripherer Arthritis, ankylosierender Spondylitis, Sakroileitis, anteriorer Uveitis, Erythema nodosum, Pyoderma gangraenosum, Episkleritis und bei Kindern in einer starken Verlangsamung von Wachstum und Entwicklung. Es ist erwähnenswert, daß die Arthritis, Episkleritis und Hautkomplikationen oft dazu neigen, in Verbindung mit der Kolitis aufzutreten, während die Spondylitis, Sakroileitis und Uveitis gewöhnlich in einem unabhängigen Verlauf zur Darmerkrankung auftreten. Die meisten Kolitispatienten mit Beteiligung des Spinal- und Sakroiliakalbereichs zeigen auch Hinweise auf eine Uveitis und umgekehrt. Diese Erkrankungen können in der Tat der Kolitis um viele Jahre vorausgehen. Sie können sogar bei Angehörigen des Kolitispatienten ohne gleichzeitig bestehende Darmerkrankung vorkommen. Darüber hinaus zeigen sowohl die ankylosierende Spondylitis als auch die Uveitis unabhängig davon, ob sie mit oder ohne Kolitis auftreten, eine sehr enge Beziehung zu dem HLA-Antigen B 27. Alle diese Beobachtungen scheinen darauf hinzuweisen, daß zwischen Kolitis, Spondylitis, Uveitis und dem B 27-Genotyp einige genetische Überlappungen bestehen.

Während kleinere Veränderungen in den Leberfunktionstests häufig sind, kann eine klinisch eindeutige Lebererkrankung bei 1–3% der Patienten auftreten. Die Lebererkrankung kann als Fettleber oder, schwerwiegender, als chronisch aggressive Hepatitis, primär sklerosierende Cholangitis oder Zirrhose manifest werden. Die primär sklerosierende Cholangitis ist eine Komplikation, die zunehmend häufig besonders bei Patienten, die in jungen Jahren an Kolitis erkrankten, gesehen wird. Sie kann viele Jahre vor einer symptomatischen Kolitis auftreten und wird zuverlässiger mittels endoskopischer retrograder Cholangiographie als mit einer Leberbiopsie diagnostiziert. Einige Kliniker sind sogar der Meinung, daß die Symptomatik einer sog. subklinisch verlaufenden primär sklerosierenden Cholangitis – falls man gezielt nach ihr sucht – bei allen Colitis-ulcerosa-Patienten zu finden ist. Spätkomplikationen einer Colitis-ulcerosa-assoziierten primär sklerosierenden Cholangitis ist u. U. ein **Gallengangskarzinom.** Letzteres kann sogar erst 20 Jahre nach einer Kolektomie auftreten. In mehr als 50% aller Fälle einer primär sklerosierenden Cholangitis und eines Gallengangskarzinoms in den westlichen Ländern findet man bei diesen Patienten auch eine Colitis ulcerosa oder einen M. Crohn.

Diagnostik

Anamnese und Stuhluntersuchung erlauben eine Verdachtsdiagnose in Richtung Colitis ulcerosa, die fast immer durch eine **Sigmoidoskopie** bestätigt wird, welche einen direkten und sofortigen Hinweis auf die Aktivität des Krankheitsprozesses liefert. In Frühstadien ist die Schleimhautmembran feingranuliert und bröckelig, bei Verlust des normalen Gefäßmusters, und zeigt häufig verstreute hämorrhagische Bezirke; kleinste Traumen verursachen Blutungen aus vielfach stecknadelkopfgroßen Stellen. Die Schleimhaut verändert sich bald in eine rote, schwammige Oberfläche, die mit einer Unzahl blutiger und eitriger Ulzerationen durchsetzt ist. Wenn die Schleimhaut zunehmend befallen ist, breitet sich der entzündliche und hämorrhagische Prozeß in die Muskelschichten des Dickdarms aus. Große Schleimhautulzerationen mit reichlich purulentem Exsudat charakterisieren eine ernsthafte Erkrankung. Inseln relativ normaler oder hyperplastisch-entzündlicher Schleimhaut (Pseudopolypen) überragen Bezirke ulzerierter Schleimhaut. Sogar während asymptomatischer Intervalle ist der sigmoidoskopische Befund selten normal; eine Brüchigkeit und Körnung leichten Grades bestehen fast immer; zudem ist immer ein Verlust des normalen Gefäßmusters zu verzeichnen und eine Biopsie zeigt das Vorliegen einer chronischen Entzündung.

Abdomenübersichtsaufnahmen sind manchmal bei der Beurteilung des Schweregrads und der Ausdehnung einer Kolitis nach proximal hilfreich, indem sie einen Verlust der Haustrenbildung, ein Schleimhautödem und das Fehlen geformten Stuhls im erkrankten Darmabschnitt zeigen. Ein **Kolonkontrast** oder eine totale Kolonoskopie ist meist nicht vor Therapiebeginn nötig und kann im floriden Stadium ein Wagnis sein, da das Risiko einer Perforation besteht; diese Untersuchung sollte an einem bestimmten Punkt im Krankheitsverlauf durchgeführt werden, nämlich zur exakten Beurteilung der Kolonbeteiligung. Die totale Kolonoskopie gilt als die sensitivste und am weitesten verbreitete Untersuchungsmethode, wenn auch der Kolonkontrast Informationen zum Krankheitsgeschehen liefern kann. Die Röntgenkontrastdarstellung zeigt einen Haustrenverlust, ein Schleimhautödem, feine Zähnelung oder große Ulzerationen in schweren Fällen. Ein verkürztes, starres Kolon mit atrophischer oder pseudopolypöser Schleimhaut wird bei langdauernden Fällen gesehen. Eine schwere perianale Erkrankung ohne Beteiligung des Rektums, ohne Blutungen und mit asymmetrischem oder segmentalem Befall des Kolons weist eher auf eine granulomatöse als auf eine ulzeröse Kolitis hin.

Die **Kolonoskopie** mit **Biopsie** ist anzuraten, um eine Striktur ihrer Natur nach beurteilen zu können. Das endoskopische Erscheinungsbild kann auch dazu dienen, Colitis ulcerosa und M. Crohn voneinander abzugrenzen; doch helfen Biopsien nur dann weiter, wenn ein Granulom zu sehen ist.

Differentialdiagnose

Die Bedeutung des Ausschlusses der infektiösen Ursache einer akuten Kolitis vor Therapiebeginn kann nicht ausdrücklich genug betont werden, besonders im ersten Schub. Stuhlkulturen auf Salmonellen, Shigellen und Campylobacter müssen durchgeführt werden. Die Gegenwart von *Entamoeba histolytica* muß durch sofortige Untersuchung frischer und noch warmer Stuhlproben, von Kolonschleimhaut oder von Exsudat, das bei der Sigmoidoskopie aspiriert wird, ausgeschlossen werden. Rektumbiopsien und Serotiter auf Amöbiasis sollten auch durchgeführt werden, wenn eine Parasiteninfektion aufgrund epidemiologischer oder touristischer Anamnese vermutet wird. Bei anamnestischen Angaben eines früheren Antibiotika-Gebrauchs sollten unverzüglich Stuhlproben auf *Clostridium difficile* untersucht werden *(s. Kap. MDA, 12.)*. Besonders bei männlichen Homosexuellen sollte eine spezifische *infektiöse* Proktitis (z.B. Gonorrhoe, Herpesviren, Chlamydieninfektionen) ausgeschlossen sein *(s. Kap. INF, 16.)*. Ebenso sollte man detailliert nach den sexuellen Gewohnheiten bei allen Patienten fragen. Bei Frauen, die die Antibabypille einnehmen, muß man die Möglichkeit einer durch Kontrazeptiva induzierten Kolitis bedenken, ein neuerdings auftretendes Phänomen, das meist spontan nach Absetzen der Hormontherapie verschwindet. Bei älteren Patienten, besonders bei einer arteriosklerotischen Herzerkrankung in der Anamnese, sollte eine ischämische Kolitis erwogen werden, da sie die häufigste Kolitisform in dieser Altersgruppe ist. Die Röntgenbefunde der „Pflastersteine" und des segmentalen Befalls würden eher für diese Diagnose sprechen. Ein Kolonkarzinom produziert selten Fieber oder eitrigen rektalen Ausfluß, muß aber trotzdem als Ursache einer blutigen Diarrhö ausgeschlossen werden.

Prognose

Ein anfangs rasch fortschreitender Schub kann bei nahezu 10% der Patienten infolge unstillbarer Blutung, Perforation, Sepsis oder Toxämie einen fulminanten Verlauf entwickeln. Patienten, bei denen sich die Erkrankung erst nach dem 60. Lebensjahr entwickelt, zeigen eine besonders schlechte Prognose. Bei schweren Schüben zeigen sie eine Mortalität von über 25%. Weitere 10% der Patienten können nach einem einzigen Schub eine vollständige Ausheilung zeigen. In solchen Fällen bleibt jedoch immer die Möglichkeit eines nicht entdeckten spezifischen Krankheitserregers. Meist verläuft die Erkrankung chronisch mit wiederholten Exazerbationen und Remissionen.

Die Inzidenz eines Kolonkarzinoms erhöht sich, wenn das gesamte Kolon betroffen ist und die Erkrankung > 10 Jahre dauert, abhängig von den Zeiträumen eines floriden Stadiums. Nach 10 Jahren beträgt das Karzinomrisiko einer generellen Colitis ulcerosa etwa 0,5 bis 1% bei diesem Personenkreis, wobei es im Risiko der Gesamtbevölkerung liegt. Wenn auch das Karzinomrisiko in Fällen einer sich weit ausbreitenden Kolitis am größten ist, so steigt doch das Karzinomrisiko meßbar bei jeder Ausweitung einer Kolitis jenseits des Sigmoids nach oral, auch wenn das gesamte Kolon nicht befallen ist. Es liegt wahrscheinlich bei Patienten mit einer seit Kindheit bestehenden Kolitis kein spezifisch höheres Karzinomrisiko vor, trotz ihrer längeren Krankheitsdauer. Neue Untersuchungen zeigen überdies eine etwa 50%ige Langzeitüberlebensrate nach Diagnose eines Karzinoms auf dem Boden einer Kolitis, eine Zahl, die nicht ungünstiger als bei kolorektalem Karzinom in der Allgemeinbevölkerung (ohne Kolitiserkrankung) ist. Eine regelmäßige Koloskopie zur Überwachung, vorzugsweise in Zeiten einer Remission, ist Patienten anzuraten, deren Krankheitsverlauf und -ausdehnung sie in eine Gruppe mit hohem Risiko einreiht, ein Kolonkarzinom zu entwickeln. Endoskopische Biopsien sollten überall im Kolon durchgeführt und einem erfahrenen Pathologen zur Beurteilung vorgelegt werden. Der Befund einer hochgradigen Schleimhautdysplasie, bei Fehlen einer floriden Entzündung, bedeutet eine strenge Indikation zur Kolektomie, da die Wahrscheinlichkeit eines begleitenden oder bevorstehenden kolorektalen Karzinoms in solchen Fällen zwischen 30 und 80% liegen kann, besonders bei Vorhandensein einer makroskopischen dysplastischen Läsion oder Gewebewucherung. In diesen Fällen ist eine Bestätigung von seiten eines Pathologen wichtig, insbesondere im Hinblick einer Abgrenzung zwischen einer definitiven neoplastischen Dysplasie und einer reaktiven oder regenerativen Atypie (als Folge eines entzündlichen Prozesses). Pseudopolypen haben hinsichtlich einer Prognose keine Signifikanz, sind aber gelegentlich nur schwer von neoplastischen Polypen abzugrenzen. Aus diesem Grunde sollte man jeden verdächtigen Polypen bioptisch exzidieren.

Bei ungefähr 1/3 aller Patienten mit ausgedehnter Colitis ulcerosa ist schließlich eine Operation erforderlich. Die totale Proktokolektomie zeigt eine bleibende kurative Wirkung, so daß sie, wenn sie rechtzeitig durchgeführt wird, zu einer normalen Lebenserwartung führt.

Die beste Prognose haben Patienten mit lokalisierter ulzerativer Proktitis. Schwere systemische Manifestationen, toxische Komplikationen oder eine maligne Degeneration sind unwahrscheinlich. Eine spätere Ausdehnung der Erkrankung kommt nur in etwa 10% vor. Eine Operation ist selten erforderlich. Die Lebenserwartung ist normal. Die Symptome können jedoch hartnäckig und ungemein therapierefraktär sein. Da eine ausgedehnte Colitis ulcerosa im Rektum beginnt und dann proximalwärts fortschreiten kann, darf eine Proktitis so lange nicht als begrenzt angesehen werden, bis sie mindestens über 4–6 Mo. lokalisiert geblieben ist. Eine lokal umschriebene Erkrankung, die sich erst später ausdehnt, scheint eine schwerere Verlaufsform darzustellen und weniger therapeutisch zugänglich zu sein.

Therapie

Das Meiden roher Früchte und groben Gemüses, um mechanische Traumen an der entzündeten Kolonschleimhaut einzuschränken, kann zu einer symptomatischen Besserung führen. Eine Diät ohne Milch mag bei einigen Patienten die Symptome lindern, braucht aber nicht fortgeführt zu werden, wenn es nicht zu einer Besserung führt. Anticholinergika und niedrige Dosen von Diphenoxylat (2,5 mg oral 2–3 mg/Tag) sind bei relativ leichter Diarrhö indiziert. Höhere Diphenoxylatdosen (5 mg 3–4 mal/Tag), desodorierte Opiumtinktur (10 bis 15 Tropfen alle 4–6 h), Loperamid (2 mg nach jedem normalen Stuhlgang) oder Codein (10 bis 30 mg alle 4–6 h) können bei intensiver Diarrhö verordnet werden. Alle diese antidiarrhoischen Substanzen müssen in schweren Fällen mit großer Vorsicht angewandt werden, damit nicht plötzlich eine toxische Dilatation herbeigeführt wird.

Eine **leichte oder mittelgradige Erkrankungsform** kann auf Sulfasalazin ansprechen. Da eine gastrointestinale Unverträglichkeit häufig ist, sollte das Medikament mit der Nahrung genommen werden und, wenn nötig, in dünndarmlöslicher Form. Die Dosierung sollte anfangs niedrig sein (z.B. 0,5 g oral 2 mal/Tag) und allmählich über einen Zeitraum von mehreren Tagen auf 3–6 g/Tag, auf mehrere Dosen verteilt, erhöht werden. Wenn sich ein Arzneimittelexanthem entwickelt, muß eine Desensibilisierung, beginnend mit kleinen Dosen, durchgeführt werden. Ernstere Nebeneffekte (z.B. Koagulopathien, hämolytische Anämie und selten Hepatitis) können die Behandlung mit Sulfasalazin unmöglich machen. Derzeit befinden sich Analoga in der klinischen Erprobung (z.B. 5-Aminosalicylat-Klistier oder oral Azodisalicylat), die die systemischen Nebenwirkungen der Sulfa-Gruppe nicht aufweisen. Die Sulfasalazin-Dauertherapie (0,5 bis 1 g 2–3mal/Tag) kann womöglich Remissionen erreichen und die Rezidivhäufigkeit vermindern.

Wenn sich die Kolitis bei der leichten oder mittelgradigen Erkrankungsform nach proximal nicht jenseits der Flexura coli sinistra ausdehnt, läßt sich eine Remission manchmal durch Instillation eines Hydrocortisonklysmas anstelle einer oralen Kortikosteroidtherapie erreichen. Zu Beginn werden 100 mg Hydrocortison in 60 ml isotoner Kochsalzlösung sowie Methylzellulose 1–2 mal/Tag rektal appliziert. Diese Flüssigkeit soll im Darm so lange wie möglich zurückgehalten werden. Erfolgt die Instillation zur Nacht, wobei die Hüften des Patienten erhöht liegen, kann das Verweilklysma länger gehalten werden. Wenn die Behandlung effektiv ist, sollte man sie täglich für etwa 1 Wo., dann jeden 2. Tag für 1–2 Wo. fortführen und schließlich in 1–2 Wo. allmählich absetzen. Da unter oralen Kortikosteroiden systemische Nebenwirkungen auftreten können, werden derzeit Klistierpräparationen mit Steroiden, die eine geringere systemische Aktivität besitzen, in klinischen Studien erprobt. Topische 5-ASA (Mesalazin) kann auch in Form eines Klistiers verabreicht werden und hat sich bisher in vielen Fällen von ansonsten schlecht einstellbarer Proktosigmoiditis und linksseitiger Kolitis als sehr wirksam erwiesen. Die Standarddosierung von 5-ASA sind 4 g auf 60 oder 100 ml Lösung, die nachts verabreicht werden. Neuere Studien haben gezeigt, daß ähnlich gute Ergebnisse auch bei einer Dosis von 1 g 5-ASA erzielt werden können. Suppositorien mit 5-ASA erwiesen sich in der Behandlung der Proktitis sowie der Proktosigmoiditis in einer Dosierung von 1 g als besonders wirksam und werden vom Patienten bevorzugt verwendet. Nachdem klinisch und endoskopisch mit einer der verschiedenen Präparationen eine Remission (meist innerhalb einiger Wochen) erreicht wurde, kann die Häufigkeit der Einnahmen vermindert werden, jedoch wird zur Rückfallprophylaxe oftmals eine Langzeiterhaltungstherapie benötigt.

Leichte bis mittelschwere Verläufe sowie ein lokalisierter Befall der Erkrankung sprechen gut auf Sulfasalazin an. Da eine Magen-Darm-Trakt-Unverträglichkeit häufig ist, sollte die Substanz zusammen mit dem Essen und, falls notwendig, in einer speziellen enterischen Umhüllung, eingenommen werden. Die Dosierung sollte zu Beginn niedrig (z.B. 0,5 g oral) sein und allmählich über die nächsten Tage auf 3 bis 6 g/Tag aufgeteilt über den Tag, eingenommen werden. Kommt es zu einem Exanthem, so kann eine Desensibilisierung durch Beginn mit kleineren Dosen durchgeführt werden. Schwerere Nebenwirkungen (z.B. Dyskrasie des Blutes, hämolytische Anämie, paradoxe Exazerbation der Kolitis und Hepatitis in seltenen

Fällen) schließen die Verwendung von Sulfasalazin gänzlich aus. Neue orale Sulfasalazin-Analoga wurden entwickelt, um den Sulfapyridin-Bestandteil auszuschalten, der für die meisten der üblichen Nebenwirkungen verantwortlich ist, aber es der 5-ASA-Komponente erlaubt, in den erkrankten Regionen des Dünndarms und des Kolons freigesetzt zu werden. Olsalazin (Dipentum®) ist eine 5-ASA-Verbindung, die wie Sulfasalazin über eine Azo-Bindung verfügt, die die proximale Absorption der 5-ASA verhindert und die Substanz im intestinalen Lumen unverändert beläßt, bis durch enzymatische Reaktionen der bakteriellen Flora im terminalen Ileum und Kolon die Azo-Bindung hydrolisiert und aktives 5-ASA freigesetzt wird. Im Gegensatz zu Sulfasalazin, das 5-ASA an Sulfapyridin hängt, ist Olsalazin ein Dimer, der zwei Moleküle 5-ASA aneinanderzubinden vermag, so daß es durch die bakterielle ,paltung der Substanz, zur Freisetzung der doppelten Menge an 5-ASA, ohne jegliche Sulfonamide, kommt. Klinische Studien zeigen, daß Olsalazin nicht nur in der Behandlung der leichten bis mittelschweren Kolitis wirksam ist, sondern damit auch eine Remission beibehalten werden kann. Andere Formen der 5-ASA bestehen aus der monomerischen Substanz Mesalazin, für die verschiedene Mechanismen für eine verzögerte Freisetzung entwickelt wurden. Asacol® ist eine monomerische 5-ASA, die mit einem akrylischen Polymer beschichtet wurde, durch dessen pH-Löslichkeit die Freisetzung der Substanz bis zum Eintritt in das distale Ileum und Kolon verzögert wird. Claversal® ist eine ähnliche Mesalazin-Präparation mit einer pH-abhängigen akrylischen Beschichtung, die die Freisetzung der 5-ASA bereits etwas weiter proximal ermöglicht. Pentasa® stellt eine andersartige Mesalazin-Präparation dar, bei der die 5-ASA in Ethylzellulose-Mikrogranula verpackt wird, was eine zeitlich kontrollierte Freisetzung der Substanz, noch wesentlich proximaler im Dünndarm, ermöglicht. Derzeit werden klinische Studien mit diesen Substanzen durchgeführt, um die optimale Dosierung und Anwendung in der Behandlung, sowohl der Colitis ulcerosa als auch des M. Crohn, zu ermitteln. Eine Langzeit-Sulfasalazin-Therapie (1 g) ermöglicht es, die Remission beizubehalten und die Häufigkeit von neuen Schüben zu reduzieren.

Ambulante Patienten, die an der **mäßig schweren Erkrankung** leiden, benötigen im allgemeinen eine systemische Kortikosteroidtherapie. Die relativ intensive Behandlung mit 40–60 mg/Tag oral, in einer Einzeldosis oder auf mehrere Dosen verteilt, führt häufig zu einer dramatischen Remission. Nach 1–2 Wo. kann die tägliche Dosis allmählich wöchentlich um 5–10 mg reduziert werden. Mann kann auch Sulfasalazin (2–4 mg täglich auf mehrere Dosen verteilt) dazugeben, wenn die Kolitis mit etwa 20 mg/Tag unter Kontrolle steht. Dann kann das Cortison ganz allmählich reduziert und schließlich abgesetzt werden.

Patienten mit chronischem Blutverlust durch den Stuhl können Eisengaben zur Vorbeugung einer Anämie benötigen. Falls Eisen oral nicht toleriert wird, muß die Therape parenteral erfolgen.

Bei **schweren Erkrankungen,** die sich in > 10 blutigen Stühlen/Tag, in Tachykardie, hohem Fieber und starken Bauchschmerzen äußern, ist die Krankenhausaufnahme erforderlich. Falls der Patient schon eine Steroidtherapie über mehr als 30 Tage erhalten hat, sollte eine Dauertropfinfusion mit Hydrocortison 300 mg/Tag i.v. verabreicht werden. Bei Patienten, die bislang keine Kortikosteroide erhalten haben, sollte ACTH 75–120 IE/Tag als i.v. Dauertropf verabreicht werden, was als Initialtherapie wirkungsvoller sein kann (auch wenn über Hämorrhagien in der Nebenniere als seltene Komplikation berichtet wird). In beiden Fällen sollte die Behandlung 7–14 Tage durchgeführt werden, wobei ein Ansprechen auf die Therapie durch Aussehen und Häufigkeit der Stühle registriert wird. Eine Abdomenübersichtsaufnahme sollte anfangs durchgeführt werden, um Ausmaß und Grad einer Kolonbeteiligung abzuschätzen, und der Patient sollte dauernd im Hinblick auf die mögliche Entwicklung eines toxischen Megakolons beobachtet werden.

Nur wenn eine Dehydratation infolge diarrhoischer Wasserverluste droht, ist es im allgemeinen nicht ratsam, Hydrocortison oder ACTH in i.v. Kochsalzlösung (0,9%) zu verabreichen, da dann Ödeme als häufige Komplikation auftreten. Durch Zusatz von 20–40 mÄq/l zu den i.v. Flüssigkeiten kann man im allgemeinen einer Hypokaliämie vorbeugen. Für Patienten mit schweren rektalen Blutungen sind zur Korrektur der Anämie oft Bluttransfusionen erforderlich. Die parenterale Ernährung wird manchmal zur Unterstützung der Nahrungszufuhr unternommen, aber sie ist als Primärtherapie wertlos, und sie sollte nicht dazu mißbraucht werden, einen notwendigen chirurgischen Eingriff hinauszuzögern (s. o.).

Nachdem mit einer 7–10tätigen parenteralen Behandlung eine Remission erreicht worden ist, kann man 4mal täglich 15 mg Prednison oral verabreichen. Der Patient, der sich nach 3–4 Tagen oraler Behandlung wohlfühlt, kann die Klinik verlassen. Anschließend kann zu Hause unter engmaschiger medizinischer Überwachung die Kortikoiddosis allmählich vermindert werden.

Man hat auch Azathioprin, 6-Mercaptopurin und Cyclosporin bei der Behandlung der Colitis ulcerosa angewandt; das Langzeit-Nutzen/Risiko-Verhältnis steht jedoch noch nicht fest.

Bei der **toxischen Kolitis** *handelt es sich um einen schwerwiegenden Notfall.* Sobald Zeichen der toxischen Kolitis oder des drohenden toxischen Megakolons entdeckt werden, sollten sofort folgende Schritte unternommen werden: 1. Absetzen der gesamten antidiarrhoischen Medikation. 2. Es darf nichts durch den Mund verabreicht werden, außerdem ist zum intermittierenden Absaugen eine lange intestinale Sonde zu legen. 3. Es ist eine aggressive i.v. Flüssigkeits- und Elektrolytbehandlung mit Kochsalz, Kaliumchlorid, Albumin und Blut durchzuführen. 4. Mit Hilfe des i.v. Dauertropfs sind täglich 120 E ACTH oder 300 mg Hydrocortison zu applizieren. 5. Antibiotikagaben (z.B. Ampicillin, 2 g i.v. alle 4–6 h, oder Cefazolin, 1 g i.v. alle 4–6 h).

Ein Verfahren, bei dem der Patient sich alle 2–3 h im Bett von der Rücken- in die Bauchlage und umgekehrt bewegt, kann bei der erneuten Verteilung von Gasansammlungen nützen und eine fortschreitende Blähung verhindern. Auch das Einführen eines weichen Rektaltubulus kann in einigen Fällen nützlich sein, muß aber mit größter Vorsicht durchgeführt werden, um eine Perforation zu vermeiden.

Der Patient muß streng bezüglich der Anzeichen einer fortschreitenden Peritonitis oder Perforation überwacht werden. Die Leberperkussion ist wichtig, da es sich bei einem Verschwinden der Dämpfung über der Leber um das erste klinische Zeichen einer freien Perforation handeln kann. Dies trifft besonders bei den Patienten zu, deren peritonitische Zeichen durch hohe Kortisondosen unterdrückt werden, Abdomen-Leeraufnahmen sollten mindestens täglich durchgeführt werden, um die etwaige Entwicklung einer Ausweitung des Kolons zu verfolgen und freie Luft im Bauchraum nachzuweisen. Falls intensivmedizinische Maßnahmen keine nachhaltige Verbesserung innerhalb von 24–48 h herbeiführen, ist ein sofortiger chirurgischer Eingriff zu fordern, wenn der Patient nicht an Perforation und darauffolgender Sepsis sterben soll.

Chirurgische Behandlung: Eine Notfallkolektomie ist bei massiver Hämorrhagie, fulminanter toxischer Kolitis oder Perforation indiziert. Bei den beiden letztgenannten Erkrankungen stellen die subtotale Kolektomie mit Ileostomie und die rektosigmoidale Schleimhautfistel die Verfahren der Wahl dar. Bei der totalen Proktokolektomie mit abdominoperinealer Resektion handelt es sich um einen so schweren Eingriff, daß er von den meisten kritisch erkrankten Patienten nicht toleriert wird. Der Rektosigmoid-Stumpf kann dann zu einem späteren Zeitpunkt freier Wahl zurückverlegt oder in bestimmten, besonders ausgewählten Fällen zu „Schleimhaut-Stripping" und ileorektalen „Durchzugs-Techniken" mit und ohne Anlage eines intestinalen Reservoirs im Becken verwendet werden. In keinem Fall sollte der intakte Rektumstumpf unbestimmt irgendwo belassen werden, da Risiken der Krankheitsaktivierung oder der malignen Degeneration zu einem späteren Zeitpunkt bestehen.

Ein elektiver chirurgischer Eingriff ist angezeigt bei hochgradiger Schleimhautdysplasie oder klinischem Karzinomverdacht, bei allen generalisierten Strikturen, auch wenn sie gutartig sind, bei kindlichem Wachstumsrückstand oder am häufigsten bei unbehandelbaren chronischen Krankheitsverläufen, die zu Siechtum und zur Abhängigkeit von hohen Steroiddosen führen. Selten sind schwere kolitisabhängige Manifestationen außerhalb des Darms (z.B. eine gangränöse Pyodermie) Indikationen für einen chirurgischen Eingriff.

Die totale Proktokolektomie saniert auf Dauer ohne chronische Colitis ulcerosa. Ein Ileostoma auf Dauer ist meist der Preis für diese Therapie, obgleich verschiedene andere Therapieverfahren (z. B. das kontinente Ileostoma oder verschiedene „Durchzugsverfahren") alternativ an vielen Zentren durchgeführt werden in dem Bemühen, externe Hilfsmittel zu vermeiden. Die kosmetischen Details eines chirurgischen Eingriffs sind weniger gefragt als die kurative Natur einer Kolektomie bei einer Erkrankung, die so ernst ist wie die Colitis ulcerosa. Nichtsdestoweniger müssen die physischen und psychischen Belastungen, die bei jeder Form einer Kolonresektion auftreten, erwogen werden, und es sollte dafür gesorgt werden, daß der Patient all die nötige Unterweisung und psychologische Untersützung erhält, die beide äußerst wichtig vor und nach dem chirurgischen Eingriff sind.

12. ANTIBIOTIKA-ASSOZIIERTE KOLITIS

Eine akute entzündliche Darmstörung, die bei Anwendung von Antibiotika auftritt und ein Spektrum von einer flüchtigen leichten Diarrhö bis hin zur schweren Kolitis, gekennzeichnet durch exsudative Schleimhautplaques (pseudomembranöse Kolitis), aufweist.

Ätiologie und Pathologie

Verschiedene Antibiotika können das Gleichgewicht der normalen Darmflora verändern und das vermehrte Wachstum bestimmter pathogener Keime zulassen. *Clostridium difficile,* ein anaerobes grampositives Stäbchen, ist am häufigsten nachgewiesen. Dieser Keim produziert zwei Toxine, die die Kolonschleimhaut zerstören können. Obgleich frühere Berichte in der Literatur die pseudomembranöse Kolitis dem *Staphylococcus aureus* zuschrieben, ist man heute eher der Meinung, daß dieser Keim bei dieser Form der Kolitis keine Rolle spielt.

Die am häufigsten eingesetzten Antibiotika sind Clindamycin, Lincomycin, Ampicillin und die Cephalosporine. Weitere verursachende Medikamente sind Penicillin, Erythromycin, Sulfamethoxazol-Trimethoprim, Chloramphenicol und Tetracyclin. Selten können sogar bakterizide Wirkstoffe, die das Wachstum von *Clostridium difficile* in vitro hemmen, wie z. B. Metronidazol, die Krankheit auslösen. Eine Diarrhö ist häufiger bei oralen als bei parenteralen Antibiotika; sie tritt jedoch in beiden Fällen auf. Die Empfindlichkeit jedoch nimmt mit dem Alter zu, obwohl Heranwachsende oder sogar Kinder betroffen sein können.

In leichten Fällen kann die Kolonschleimhaut nur eine geringe Entzündung oder ein Ödem zeigen oder normal erscheinen. Die schwere Kolitis zeigt sich durch ein diffus unterbrochenes Schleimhautrelief mit Ulzerationen, die makroskopisch und mikroskopisch eine diffuse idiopathische Colitis ulcerosa vortäuschen. Im Extremfall sieht man abgehobene, gelbliche, nässende Plaques auf der Kolonschleimhaut. Histologisch bestehen diese Pseudomembranen aus Fibrin, Leukozyten und abgelösten, nekrotischen Epithelzellen. Eine bakterielle Besiedelung der Schleimhaut sieht man jedoch nicht.

Eine pseudomembranöse Kolitis mit positiver Stuhlprobe durch das Toxin des *Clostridium difficile* kann gelegentlich das Ergebnis anderer Ursachen als der einer antibiotischen Exposition sein. In derartigen Fällen gibt es oft einen spezifischen prädisponierenden Faktor (z. B. vor kurzem durchgeführter chirurgischer Darmeingriff, Urämie, Darmischämie, Chemotherapie oder Knochenmarktransplantation).

Symptomatik

Die Symptome beginnen meist im Verlauf einer Antibiotika-Therapie, aber bei einem Drittel der Patienten können sie erst am 1. bis 10. Tag nach Therapie auftreten. In der Tat muß die Diagnose einer Antibiotika-bedingten Kolitis bei jedem erwogen werden, der eine Diarrhö bis zu 6 Wochen nach Absetzen der Antibiotika entwickelt. Klinische Manifestationen können sich in einem weiten Spektrum bewegen, vom einfachen Stuhlverlust bis zur fulminanten Kolitis mit blutigen Diarrhöen, Bauchschmerzen, Fieber, Leukozytose und eine Enteropathie mit Proteinverlust. Bei schwersten Fällen können Dehydratation, Hypotension, ein toxisches Megakolon und eine Kolonperforation hinzukommen.

Diagnostik

Die Diagnose ist am besten zu stellen im endoskopischen Bild einer Kolitis, insbesondere einer mit Pseudomembranen. Da die meisten Fälle häufig das distale Kolon betreffen, ist eine Sigmoidoskopie meist ausreichend; aber die Koloskopie kann manchmal erforderlich werden, weil Fälle mit weiter proximaler Beteiligung unter rektalem Ausschluß vorkommen.

Abdomenübersichtsaufnahmen zeigen ein Schleimhautödem und ein abnormes Haustren-Muster. Obwohl eine Kontrastdarstellung mit Barium pathologische Veränderungen detaillierter darstellen kann, ist dieses Vorgehen bei akuten oder schweren Fällen wegen der Perforationsgefahr kontraindiziert.

Die Sicherung der Diagnose erfordert Stuhlkulturen auf *Clostridium difficile* oder Proben zum Nachweis ihres Toxins. Der Toxinnachweis ist meist die Methode der Wahl, da die Technik der Stuhlkulturen auf *Clostridium difficile* relativ anspruchsvoll und in vielen klinischen Labors nicht verfügbar ist. Ein Toxin-Assay ist positiv, wenn eine Gewebskulturprobe ein zytopathogenes Toxin nachweist, das durch spezifische Antitoxine neutralisiert wird. Die Häufigkeit eines positiven Toxin-Nachweises steigt mit der Schwere einer Kolitis, von einem Bereich um 20% bei der häufigsten Form einer einfachen Diarrhö nach Antibiotikatherapie, ohne bei einer Sigmoidoskopie faßbare Entzündung, bis > 90% bei Fällen einer offenen pseudomembranösen Kolitis. Im Gegensatz dazu zeigen gesunde Erwachsene nur eine 2–3%ige Trägerrate von *Clostridium difficile* und eigentlich kein Vorkommen des *Clostridium-difficile*-Toxins. Die Ursache einer Antibiotika-assoziierten Diarrhö ohne Clostridium-difficile-Nachweis ist nicht geklärt, aber sie kann im veränderten Fettsäureprofil oder in der eingeschränkten Kohlenhydratresorption (bei veränderter Mikroflora) zu vermuten sein.

Prophylaxe

Das beste Mittel, um eine Antibiotika-assoziierte Kolitis zu verhindern, ist es, einen unkritischen Einsatz von Antibiotika zu vermeiden und die Dauer der Anwendung bei einer angezeigten Behandlung so kurz wie möglich zu halten. Da es zum Auftreten von Clustern unter hospitalisierten Patienten gekommen ist, wäre es vernünftig, separate Toiletten für betroffene Patienten, mit besonderem Hinweis auch auf routinemäßiges Händewaschen, einzuführen. Ist es bei einem Patienten früher nach Gabe eines Antibiotikums zu einer *Clostridium-difficile*-Infektion gekommen, ist es ratsam, eine Reexposition zu vermeiden, obwohl bisher nicht bewiesen wurde, daß dadurch ein zweiter Schub ausgelöst werden kann. Ansätze, die Homöostase der Fäkalflora unter einer antibiotischen Behandlung durch Verabreichung von oralen *Lactobacillus*-Präparationen zu erhalten, erbrachten bisher keine überzeugenden Ergebnisse. Vor kurzem wurde gezeigt, daß sich durch Gabe der nicht-pathogenen Hefe *Saccharomyces boulardii* (250 mg Kapseln) eine gute Protektion erreichen ließ. Wurde diese Hefe zusammen mit den Antibiotika verabreicht, kam es zur signifikanten Reduktion der Inzidenz von Diarrhöen, ohne daß sich jedoch Auswirkungen auf die Isolierung von *C. difficile* ergaben. Über den genauen Wirkungsmechanismus besteht derzeit Unklarheit. Diese Präparation ist in den USA nicht erhältlich.

Therapie

Falls eine signifikante Diarrhö während der Antibiotikatherapie auftritt, sollte die Einnahme sofort gestoppt werden, außer die Gabe ist unerläßlich. Medikamente, die die Peristaltik hemmen (z.B. Diphenoxylat) sollten vermieden werden, weil sie die Krankheit verlängern können, indem sie die Kontaktzeit der Kolonschleimhaut mit diesem Reizstoff verlängern.

Unkomplizierte, Antibiotika-induzierte Diarrhöen ohne Nachweis einer floriden Kolitis oder Toxizität werden im allgemeinen spontan innerhalb von 10–12 Tagen nach Absetzen des Antibiotikums nachlassen; keine weitere spezielle Therapie ist erforderlich. Falls leichte Symptome bestehen bleiben, kann der Ionenaustauscher Colestyramin 4 g oral 4 mal/Tag, vermutlich durch Bindung des Toxins von *Clostridium difficile,* wirksam sein.

Für die meisten Fälle der floriden, durch Antibiotika verursachten Kolitis ist Metronidazol 250 mg 4mal/Tag das Therapeutikum der Wahl, weil es viel billiger und wirkungsvoller ist als Vancomycin oral, was in der Vergangenheit die empfohlene Therapie war. Oral Vancomycin 500 mg 4mal/Tag wird für die schwersten oder resistenten Fälle reserviert. Klinische Rezidive können, obwohl keine Fälle von Vancomycin-Resistenz in der Literatur berichtet werden, bei bis zu 20% der Patienten auftreten und müssen erneut behandelt werden. Jedoch erfordert der symptomlose fortbestehende Nachweis von *Clostridium-difficile*-Toxin im Stuhl, sogar über mehrere Monate nach Wegfall der Symptome, keine weitere Therapie. Eine längere Antibiotikatherapie, mit der Gabe von *Lactobacillus* oder rektal applizierten *Bacteroides* kombiniert, kann bei Patienten mit häufig wiederkehrenden Rezidiven angemessen sein.

In schwer zu behandelnden oder fulminanten Fällen wird eine Krankenhauseinweisung zur unterstützenden Therapie mit Infusionen, Elektrolyten und Bluttransfusionen notwendig, entsprechend denselben Richtlinien, die für das Management der idiopathischen Colitis ulcerosa gegeben wurden *(s. Kap. MDA, 11., Colitis ulcerosa).* Der Wert einer allgemeinen Kortikosteroidgabe ist nicht erforscht. Selten ist eine subtotale Kolektomie oder eine verlagerte Ileostomie als lebenserhaltende Maßnahme gefordert.

13. FUNKTIONELLE DARMERKRANKUNGEN

Reizkolon-Syndrom

(Spastisches Kolon; Colitis mucosa; Colon irritabile)

Eine Motilitätsstörung, die den gesamten Hohlraumbereich des Gastrointestinaltrakts betrifft und einen Symptomenkomplex mit Beschwerden, sowohl des oberen als auch des unteren Gastrointestinaltrakts, erzeugt. Die im Vordergrund stehenden Symptome sind wechselnde, unterschiedlich ausgeprägte, abdominelle Schmerzen, Konstipation oder Diarrhö und eine postprandiale Blähung. Die Symptome treten nahezu immer im Wachzustand auf und werden durch Streß oder Nahrungsaufnahme ausgelöst. Dieses Syndrom macht etwa die Hälfte aller Überweisungen oder erstmalig aufgetretenen Beschwerden des Gastrointestinaltrakts in medizinische Einrichtungen (Praxis, Klinik) auf. Frauen sind hiervon bei einem Verhältnis von 3:1 überdurchschnittlich häufig betroffen.

Ätiologie

Eine anatomische Ursache kann nicht gefunden werden. Emotionale Faktoren, Diät, Medikamente oder Hormone können eine erhöhte Sensitivität der gastrointestinalen Motilität beschleunigen oder aggravieren.

Eine Untergruppe von Patienten mit Reizkolon zeigen offenbar ein angelerntes pathologisches Verhalten zu ihrer Krankheit, was offenbar mit ihrer größeren Sensitivität in Zusammenhang steht, auf ihre Symptome stärker zu achten, sie zu beurteilen und auf diese Symptome stärker zu reagieren. Diese Patienten sind eher neurotisch, ängstlicher oder depressiver als andere Patienten vergleichbaren Alters. Streßperioden und emotionale Konflikte, die zur Depression führen, treffen häufig mit dem Beginn oder Wiederauftreten des Syndroms zusammen. Einige allgemeine psychosoziale Streßfaktoren, die Symptome auslösen, sind eheliche Auseinandersetzungen, Angst um die Kinder, Verlust eines geliebten Menschen, oder quälende Sorgen über unwichtige Alltagsprobleme *(s. a. Kap. MDA, 3., Zugang zum Patienten).*

Pathophysiologie

Die Ring- und Längsmuskulatur des Dünndarms und des Colon sigmoideum sind besonders empfindlich für motorische Störungen. Der proximale Dünndarm und das Kolon scheinen überreaktiv auf Nahrungszufuhr und parasympathomimetische Medikamente zu sein. Die Passage durch den Dünndarm ist rasch bei Patienten mit spastischem Kolon und vorherrschender Diarrhö und langsam bei der obstipierten Gruppe. Wenn der normale Segmentierungsmechanismus des Colon sigmoideum überschießend wird, ergibt sich eine sogenannte „spastische Obstipation". Im Kolon des Beckens sind – nach intraluminalen Druckmessungen – vermehrtes Auftreten von Kontraktionen bei vergrößerter Amplitude mit der spastischen Obstipation verbunden, während im Gegensatz dazu eine verringerte motorische Funktion mit Diarrhö-Schüben einhergeht. Zu ähnlichen Veränderungen im Kolon kommt es nach Gabe von Parasympathomimetika oder nach Nahrungsaufnahme. Eine Mukorrhö kann durch exzessive parasympathomimetische Stimulation oder durch vermehrte mechanische Reizung des Kolons hervorgerufen werden.

Patienten sind sich des Ausmaßes der normalen Menge von Darmgasansammlungen bewußt und haben auch eine feinere Empfindlichkeit gegenüber Schmerzen beim Vorliegen von Darmgasen. Die Schmerzen des Reizkolons scheinen von abnorm starken Kontraktionen der glatten Muskulatur oder unangemessener Sensitivität gegenüber der Blähung des Dünndarms herzurühren. Eine Überempfindlichkeit gegenüber den Hormonen Gastrin und Cholezystokinin kann auch vorliegen. Ein gemeinsames normales myoelektrisches Erregungsmuster zeigt bei erhöhter basaler Frequenz eine Aktivität mit langsamen Wellen (3 Zyklen/min). Das kalorische Äquivalent einer Mahlzeit kann Größe und Häufigkeit der myoelektrischen Aktivität und Motilität steigern. Fettingestion kann einen verzögerten Anstieg der motorischen Aktivität verursachen, die durch gleichzeitige Erhöhung von Proteinen und Aminosäuren gehemmt werden kann. Zusätzlich können manche Patienten eine Unverträglichkeit gegen Weizen, Milchprodukte, Kaffee, Tee oder Zitrusfrüchte aufweisen. Die Konzentration von Prostaglandin E_2 im Stuhl kann nach Ingestion dieser verantwortlichen Stoffe, besonders wenn sich eine Diarrhö entwickelt, ansteigen.

Symptomatik

Man kennt 2 klinische Haupttypen des Reizkolon-Syndroms: In der 1. Gruppe vom Typ des **spastischen Kolons** tritt eine unterschiedliche Stuhlhäufigkeit auf. Die Symptome werden häufig durch Nahrungsaufnahme ausgelöst. Die meisten Patienten klagen über Schmerzen im Bereich des Kolons in einem oder mehreren Abschnitten mit zeitweiser Verstopfung oder Diarrhö; bei manchen Patienten geschieht dies im Wechsel. Eine Mukorrhö tritt häufig auf. Die Mehrzahl klagt über Schmerzen oder Mißempfindungen im Unterbauch im Verlauf des Sigma. Der Schmerz ist entweder kolikartig und tritt anfallsartig auf oder ist ein dumpfer Dauerschmerz. Er kann nach Stuhlgang abnehmen. Die Symptome werden im allgemeinen durchs Essen verstärkt. Unspezifische Symptome sind häufig, wie Blähung, Flatulenz, Übelkeit, Kopfschmerzen, Müdigkeit, Abgeschlagenheit, Depression, Angst und Konzentrationsschwäche. Die zweite Gruppe zeigt in erster Linie **schmerzlose Diarrhöen,** die meist unaufschiebbar und urplötzlich sind. Sie treten sofort nach dem Aufstehen auf oder, typischer, während oder unmittelbar nach einer Mahlzeit. Inkontinenz kann vorkommen, aber eine nächtliche Diarrhö ist ungewöhnlich. Bei der körperlichen Untersuchung wollen Patienten mit Reizkolon den Eindruck vermitteln, sie seien bei guter Gesundheit. Die Palpation des Abdomens zeigt Druckschmerz, insbesondere im linken unteren Quadranten, was manchmal mit einem kontrahierten, gespannten Kolon korreliert.

Diagnostik

Der Schlüssel zur Diagnose ist eine sorgfältige Anamnese, bei der besonderes Augenmerk auf eine gezielte Erhebung der aktuellen Beschwerden, der Ursachen der derzeitigen Erkrankung, früherer Erkrankungen, einer Familienanamnese, familiärer Beziehungen und Anamnesen über Medikamenteneinnahmen und die Ernährungsgewohnheiten gerichtet werden sollte. Besonders wichtig ist auch die Einschätzung der persönlichen Probleme, sein Auftreten, die Art sich zu kleiden, seine Emotionalität usw. durch den Patienten selbst. Die Güte der Arzt-Patient-Beziehung ist der eigentliche Schlüssel für eine gute Diagnostik und wirksame Therapie.

Die Diagnose eines Colon irritabile basiert auf dem charakteristischen Muster der Motilitätsstörungen, der Dauer und dem Charakter des Schmerzes, einer körperlichen Untersuchung, diagnostischer Routineuntersuchungen und dem Ausschluß anderer Erkrankungen. Für ein Colon irritabile spricht eine Besserung der Beschwerden nach der Defäkation, dünnere und häufigere Stühle bei Auftreten des Schmerzes, abdominelle Blähungen, Schleimauflagerungen auf dem Stuhl und ein Gefühl der unvollständigen Entleerung nach Defäkation. Je mehr der letztgenannten Symptome beim Patienten nachzuweisen sind, um so wahrscheinlicher ist die Diagnose eines Colon irritabile. Im allgemeinen sind der Charakter und die Lokalisation des Schmerzes, sonstige provozierende Faktoren und das Defäkationsmuster bei den Patienten nur unterschiedlich reproduzierbar. Variationen oder Abweichungen von den üblichen Symptomen weisen auf eine hinzukommende organische Erkrankung hin und bedürfen einer sorgfältigen Abklärung. Proctalgia fugax, Kopf- und Rückenschmerzen sind mit steigender Häufigkeit vorhanden. Die körperliche Untersuchung schließt immer eine digitale Rektumuntersuchung und bei Frauen eine gynäkologische Untersuchung mit ein; meist finden sich ein schmerzhaftes Rektum, ein völlig oder nahezu leeres Rektum oder harte Fäzes. Das Austasten der hinteren Rektumschleimhaut löst bei den meisten Patienten mit Reizkolon einen Schmerz aus.

Stuhluntersuchungen auf okkultes Blut sollten, vorzugsweise in einer 3-Tage-Serie, durchgeführt werden. Bei Patienten mit Diarrhö allein oder alternierend mit Obstipation sollten Stuhlproben auf Wurmeier und Parasiten untersucht und Bakterienkulturen angelegt werden. Ein Stuhlausstrich oder die Analschleimhaut sollte auf Leukozyten untersucht werden, die eine entzündliche oder infektiöse Genese nahelegen und weitere Abklärung erfordern.

Eine **Proktosigmoidoskopie** mit starrem oder flexiblem Instrument sollte durchgeführt werden. Das letztere wird bevorzugt, da es den Untersucher befähigt, bis zu 60 cm weit den Darmkanal einzusehen; das ist der Bereich, in dem man 65–70% der Kolonneoplasmen und Polypen findet. Die Einführung des Instruments und die Luftinsufflation lösen häufig Darmspasmen und Schmerzen aus. Eine leichte Hyperämie ebenso wie eine deutliche Zunahme des Schleims kann bemerkt werden. Das Schleimhautrelief und das Gefäßmuster werden andererseits meist o.B. erscheinen.

Laborbefunde sollten ein vollständiges Blutbild, eine BKS, eine 6 und 12 Parameter umfassende biochemische Analyse mit Serumamylase und eine Urinanalyse einschließen. Eine Ultraschalluntersuchung des Abdomens, ein Bariumkontrasteinlauf und eine Röntgendarstellung des oberen GI-Trakts und des Dünndarms und/oder endoskopische Untersuchungsmethoden können wahlweise unter Berücksichtigung von Befunden aus Anamnese und körperlicher Untersuchung, des Alters des Patienten und weiterer Überlegungen verwendet werden.

In der Differentialdiagnose muß die *Ähnlichkeit des Colon irritabile* mit einer organischen Darmerkrankung berücksichtigt werden. Die Diagnose eines Colon irritabile darf niemals dazu verleiten, den Verdacht auf eine neu aufgetretene Erkrankung auszuschließen. Besonders sollte auf eine Veränderung der Symptomatik geachtet werden, was auf einen anderen Krankheitsprozeß hinweisen kann: z. B. können eine Verlagerung des Schmerzes, eine andere Schmerzqualität oder -intensität, Veränderungen der Stuhlgewohnheiten, Obstipation oder Diarrhöen sowie neuartige Symptome oder Beschwerden (z. B. nächtliche Diarrhöen) von klinischer Bedeutung sein. Andere Symptome, die einer Abklärung bedürfen, sind frische Blutbeimengungen auf dem Stuhl, Gewichtsverlust, eine stetige Verschlechterung der Beschwerden, schwere abdominelle Schmerzen oder ungewöhnliche Blähungen, Steatorrhöen oder ungewöhnlich übelriechende Stühle, Fieber und/oder Schüttelfrost, anhaltendes Erbrechen, Hämatemesis oder Symptome, die den Patienten aus dem Schlaf aufwachen lassen (z.B. Schmerzen oder dringender Stuhldrang).

Häufige Erkrankungen, die mit Reizkolon verwechselt werden können, sind Laktoseintoleranz, Divertikulose, Duodenalulkus (bei Antazidatherapie), Erkrankung des Gallengangssystems, Abusus von Abführmitteln, parasitäre Erkrankungen (z.B. Amöbiasis, Lamblienbefall), Campylobacter-Enteritis, allergische Gastroenteropathien und die früh ulzerative oder granulomatöse Kolitis. Die zweigipflige Alterskurve von Patienten mit Reizkolon erfordert zwingend, sowohl junge als auch alte Menschen auf diese Erkrankung hin zu untersuchen. Bei Patienten über 40 Jahren, besonders bei jenen ohne Reizkolonsymptome in der Vorgeschichte, sollte man Kolonpolypen und Neoplasmen unbedingt ausschließen. Die Beurteilung dieser Patientengruppe sollte immer mit Kolondoppelkontrastuntersuchung und/oder Kolonoskopie erfolgen. Bei Patienten über 60 Jahren sollte man auch an eine ischämische Enteropathie denken. Eine gynäkologische Untersuchung bei Frauen dient dazu, Neoplasmen und Zysten des Ovars sowie Bindegewebstumoren des Uterus auszuschließen, deren Symptome ein Reizkolon nachahmen können. Bei Patienten mit Diarrhö sollte man an die Möglichkeit eines Hyperthyreoidismus, eines Karzinoidsyndroms, eines medullären Karzinoms der Schilddrüse oder an das Zollinger-Ellison-Syndrom denken. Bei Patienten mit Verstopfung sollte ein Hypothyreoidismus oder Hyperparathyreoidismus in Betracht gezogen werden. In ausgewählten Fällen sollte man Malabsorptionsstudien zum Ausschluß einer tropischen oder einheimischen Sprue durchführen.

Therapie

Die Behandlung ist unterstützend und palliativ. Die sympathische, verständnisvolle Führung von seiten des Klinikers ist von entscheidender Bedeutung. Beide, Patient und Kliniker, sollen sich sicher sein, daß kein organisches Leiden vorliegt. Der Kliniker sollte die Natur der zugrundeliegenden Formen erklären und dem Patienten überzeugend darlegen, daß kein organisches Leiden vorliegt. Dieser Umstand erfordert Zeit zum Zuhören und zur Erläuterung und umfaßt eine Diskussion über die normale Physiologie des Darmes und die Überempfindlichkeit des Darmes gegenüber Streß, Nahrungsmitteln, Medikamenten oder Hormonen. Diese Erklärungen bilden die Grundlage für den Versuch, wieder eine regelmäßige Darmfunktion anzuregen, und für die Auswahl einer auf den Einzelfall zugeschnittenen Therapie. Die Prävalenz und die Chronizität des Syndroms sollte man herausstellen und die Notwendigkeit einer fortlaufenden Verlaufsbeobachtung (sowohl zur Kontrolle des Syndroms als auch zur Früherkennung einer möglichen, neu hinzukommenden organischen Erkrankung). Man sollte nach einem psychologischen Streßfaktor, besonders nach einer depressiven Reaktion, fahnden und sie behandeln. Ein informiertes Bewußtsein wird dem Patienten helfen, streßbeladene Situationen zu vermeiden. Körperliche Aktivität, die sich im Rahmen hält, hilft Streß abzubauen und unterstützt besonders bei Patienten, die unter Obstipation leiden, die Darmfunktion.

Diät: Im allgemeinen sollte man sich normal ernähren. Patienten mit Blähungen im Bauch und gesteigerter Flatulenz tun gut daran, Bohnen, Kohl und andere Nahrungsmittel, die Fermentzucker enthalten, zu reduzieren oder nicht zu essen. Weniger Apfel- und Grapefruit-Saft und weniger Bananen, Nüsse und Rosinen können auch das Auftreten von Flatulenz verringern. Patienten mit nachgewiesener Laktoseintoleranz sollten ihre Trinkgewohnheiten im Hinblick auf Milch überprüfen und Milch und Milchprodukte meiden. Die Darmfunktion kann auch gestört sein, wenn man Sorbit, Fruktose oder Mischungen aus Sorbit und Fruktose zu sich nimmt. Fruktose ist ein häufiger Bestandteil von Früchten, Beeren und Pflanzen, während Sorbit ein Ersatzzucker ist, der bei Diätkost und als Medikamentenzusatzstoff Verwendung findet. Patienten mit postprandialen Bauchschmerzen können eine fettarme Diät mit vermehrtem Proteingehalt versuchen.

Ballaststoffe: Bei jenen Patienten, die unter einem spastischen Kolon und Obstipation leiden, kann ein Quellmittel hilfreich sein (z.B. rohe Kleie, zu Beginn eine Dosis von 15 ml [1 Eßlöffel] zu jeder Mahlzeit mit vermehrter Flüssigkeitszufuhr). Alternativ zeigt Psylliumsamen, als hydrophiles Gel mit 2 Gläsern Wasser eingenommen, die Tendenz, den Wassergehalt des Darmes zu stabilisieren und einen Bolus zu formen. Diese Medikamente können den Durchmesser des Dickdarms, besonders den des Sigmoids, vergrößern, damit vermindert sich ein seitlicher Druck. Sie sollten 1 bis 2 Monate eingenommen werden, bis sich der intraluminale Druck verändert, aber die Symptome verschwinden eher. Bei Patienten mit einer Diarrhö können Diphenoxylat 2,5–5 mg (1–2 Tabletten) oder Loperamid 2–4 mg (1–2 Kapseln) vor den Mahlzeiten verabreicht werden. Kalziumpolycarbophil oder Methylzellulose in unterschiedlicher Dosierung kann man einsetzen, um ähnliche Ergebnisse zu erreichen.

Medikamente: Anticholinergische Substanzen (z. B. Propanthelin 7,5–15 mg) allein oder in Kombination mit einem leichten Tranquilizer (z. B. Chlordiazepoxid 5–10 mg) oder mit einem Sedativum (z. B. Phenobarbital 15–30 mg 3mal/Tag oral 30–60 Minuten vor den Mahlzeiten) können zusammen mit Quellmitteln verwendet werden. Diese Substanzen sollten nur zeitlich begrenzt angewandt werden, um die spastischen Schmerzen zu lindern. Bei depressiven Patienten besitzt Amitriptylin, 10 mg 3mal/Tag oral 30–60 min vor den Mahlzeiten, sowohl antidepressive als auch anticholinergische Effekte und kann ohne weitere Therapie mit Anticholinergika verwandt werden. Eine wirkungsvolle antidepressive Therapie kann höhere Dosen erfordern. Bei Patienten mit Diarrhö kann man vor den Mahlzeiten 2,5–5 mg (1–2 Tabletten) Diphenoxylat oder 2–4 mg (1–2 Kapseln) Loperamid geben. Die mitfühlende Unterstützung und Zuwendung im Rahmen der regelmäßigen Checkups ist ein Eckpfeiler in der internistischen Therapie von Patienten mit Reizkolon; der beste Verbündete eines Patienten, um akute Krankheitsschübe zu verhindern, ist ein geschickter, mitfühlender Arzt. Psychotherapie, Hypnose oder Techniken zur Verhaltensänderung können bei bestimmten Patienten hilfreich sein.

Meteorismus

Physiologie

Gas im Darm ist Folge von 1. Luftschlucken (Aerophagie), 2. der Eigenproduktion im Lumen oder 3. einer Diffusion vom Blut in das Darmlumen.

Eine **Aerophagie** tritt normalerweise in kleinen Mengen während des Schluckens von fester Nahrung und Flüssigkeit auf, aber manche Menschen schlucken wiederholt unbewußt größere Luftmengen, besonders wenn sie Angst haben. Die Hauptmenge der verschluckten Luft wird hinterher wieder aufgestoßen. Nur eine kleine Menge passiert in den Dünndarm. Ihre Menge wird durch die Körperhaltung beeinflußt. Der Ösophagus entleert sich in den kranialen posterioren Teil des Magens. Wenn man aufrecht steht, steigt die Luft über den flüssigen Mageninhalt auf und kommt in Kontakt mit der gastroösophagealen Verbindung, von wo aus sie leicht aufgestoßen werden kann. Wenn man auf dem Rücken liegt, hat die unter der Flüssigkeit des Magens eingeschlossene Luft die Tendenz, in das Duodenum vorangetrieben zu werden. Eine ausgeprägte Salivation kann auch zu einem vermehrten Luftschlucken führen und kann im Zusammenhang mit verschiedenen gastrointestinalen Erkrankungen (z. B. beim peptischen Ulkus), schlechtsitzenden Gebißprothesen oder mit Nausea bei Erkrankungen wie Urämie oder *Hepatopathie* vorkommen. Bei vielen Patienten kann ein Rülpsen nach Anwendung von Antazida, wie Natriumbikarbonat, ausgelöst werden. Wenn der Patient das Nachlassen der Ulkussymptome eher auf das Rülpsen als auf die Antazida zurückführt, kann sich ein gewohnheitsmäßiges Rülpsen, um Schmerzen zu erleichtern, einstellen.

Gas im Darmlumen wird durch mehrere Mechanismen **produziert.** Der Stoffwechsel der Bakterien führt zu großen Mengen von Wasserstoff, Methan und Kohlendioxid. Fast der gesamte Wasserstoff wird durch bakteriellen Metabolismus des *aufgenommenen* vergärbaren Materials (Kohlenhydrate und Aminosäuren) im Kolon produziert und ist deshalb nach einem langen Fasten oder nach einer Mahlzeit, die vollständig im Dünndarm absorbiert wird, sehr gering. Wasserstoff wird in großen Mengen nach dem Essen gewisser Früchte und Gemüse (z. B. gebackenen Bohnen), die schwerverdauliche Kohlenhydrate enthalten, produziert und von Patienten mit Malabsorptions-Syndromen. Bei Patienten mit Disaccharidasemangel (meistens Laktoseintoleranz) gelangen große Mengen Disaccharide in das Kolon, die dort zu Wasserstoff verdaut werden *(s. Kap. MDA, 10., Kohlenhydratintoleranz).* Laktasemangel, Sprue, Pankreasinsuffizienz und andere Ursachen einer Kohlenhydratmalabsorption sollten in die diagnostischen Überlegungen einfließen, wenn starker Meteorismus vorliegt. Ferner haben Studien gezeigt, daß sogar gesunde Menschen bei bestimmten Nahrungsmitteln (wie Weizen, Korn und Kartoffelchips) nur unvollständig Kohlenhydrate resorbieren. Die von Haus aus unverdaulichen Polysaccharide in Früchten und Pflanzen (wie Fasern und Raffinose) können auch Quelle erheblicher Gasbildung sein. Letztlich können aber auch nur wenig nachvollziehbare Faktoren (wie Unterschiede in der Kolonmotilität und der Bakterienflora des Kolons) erhebliche Schwankungen der Gasbildung bewirken.

Methan entsteht durch bakteriellen Metabolismus *endogener Substanzen* im Kolon. Die Menge wird nur gering durch die Nahrungsaufnahme beeinflußt. Manche Menschen bilden dauernd viel Methan, andere wenig oder nichts. Hier handelt es sich wahrscheinlich um eine familiär bedingte Anlage, die während der Kindheit auftritt und ein Leben lang weiterbesteht.

Kohlendioxid kann ebenfalls durch bakterielle Verdauungsvorgänge produziert werden. Aber eine wichtigere Quelle stellt die Reaktion von Bikarbonat und Wasserstoffionen dar, bei der 22,4 ml Kohlendioxid aus jedem mÄq Bikarbonat freigesetzt wird. Die Wasserstoffionen, die mehrere 100 mÄq ausmachen können, stammen aus der Magensäure oder den Fettsäuren, die während der Verdauung der Fette nach einer Mahlzeit freigesetzt werden. Theoretisch kann bis zu 4 l CO_2 nach einer Mahlzeit ins Duodenum freigesetzt werden. Die Säurederivate, die durch die bakterielle Verdauung von nicht-absorbierbaren Kohlenhydraten im Kolon freigesetzt werden, können ebenfalls mit Bikarbonat reagieren und Kohlendioxid produzieren. Obwohl daraus gelegentlich ein Blähungszustand entsteht, verhindert die schnelle Absorption von CO_2 in das Blut eine unerträgliche Dehnung des Darms.

Die Richtung der **Gasdiffusion zwischen Darmlumen und Blut** hängt von der Differenz des jeweiligen Partialdrucks ab. Die Produktion von Wasserstoff, Kohlendioxid und Methan kann im Darmlumen den Partialdruck für Stickstoff auf einen Wert weit unter dem des Blutes reduzieren, was möglicherweise in ursächlichem Zusammenhang mit der Stickstoffansammlung im Darm steht.

Gas wird durch Rumination **eliminiert,** weiterhin durch Diffusion vom Darmlumen in das Blut mit letztlicher Abatmung durch die Lungen, durch bakteriellen Katabolismus und die Passage durch den Anus. Antibiotika, die selektiv den bakteriellen Wasserstoffkatabolismus einschränken, erhöhen deutlich die Wasserstoffexkretion.

Symptomatik und Diagnostik

Eine starke Gasbildung wird normalerweise verantwortlich gemacht für Rumination (Rülpsen), Bauchschmerzen, Blähung, Spannungsgefühl oder die Passage von ausgesprochen voluminösen oder unangenehmen Winden. Allerdings konnte bisher eine ausgeprägte intestinale Gasbildung nicht einwandfrei auf die oben genannten Klagen bezogen werden. Es ist wahrscheinlich, daß viele Symptome in inkorrektem Zustand auf „zuviel Gas“ bezogen werden. Bei den meisten Normalpersonen wird die Applikation von 1 l Gas/h in den Darm mit minimalen Symptomen toleriert, während Patienten mit sogenannten Gasproblemen oft nicht einmal viel kleinere Mengen vertragen. In ähnlicher Weise ruft eine retrograde Dehnung des Kolons durch Ballondilatation oder im Verlaufe einer Koloskopie bei Patienten mit Reizkolon-Syndrom starke Mißempfindungen hervor, während dies bei anderen Personen sehr geringe Symptome verursacht. Daher kann die zugrundeliegende Störung bei Patienten mit Problemen, die sich auf Meteorismus zurückführen lassen, ein überempfindlicher Darm sein. Eine veränderte Motilität kann zudem zur Symptomatik beitragen; Meteorismus könnte dann das auslösende Agens sein oder vielleicht auch überhaupt keine Rolle in der Pathogenese spielen.

Ein wiederholtes Aufstoßen weist auf eine Aerophagie hin. Manche Patienten, die dieses Problem haben, können unmittelbar eine Serie von Rülpsern auf Befehl produzieren. Diese

Form des Rülpsens rührt von unbewußter Luftaspiration in den Ösophagus, oft als Antwort auf Streß, her, die rasch danach wieder freigesetzt wird. Wenn eine solche Verhaltensweise auffällig wird, sollte eher eine Schulung des Patienten als eine teure medizinische Diagnostik und Arzneimitteltherapie durchgeführt werden.

Beim sogenannten **Syndrom der linken Kolonflexur** wird verschluckte Luft in der Flexura coli sinistra eingeschlossen und kann diffuse abdominelle Schmerzen verursachen. Hieraus kann sich ein Völlegefühl im linken oberen Quadranten sowie ein Druckschmerz, der zur linken Thoraxseite ausstrahlt, ergeben. Im äußeren linken lateralen Abschnitt des oberen Abdomens kann dann ein gesteigerter tympanitischer Schall nachgewiesen werden. Eine Erleichterung tritt mit der Defäkation oder nach dem Ablassen von Winden ein. Man vermutet, daß das sog. **„infantile Kolon"** mit „krampfartigen" Bauchschmerzen einhergeht. Derartige Kinder haben in ihrem Darm eine exzessive Gasbildung. Neuere Daten zeigten jedoch keine Erhöhung der H_2-Bildung und auch keinen Anstieg der Passagezeiten (von Mund Richtung Zökum) bei mit Koliken belasteten Kindern. So bleibt auch weiterhin die Ursache dieses Syndroms unklar.

Flatulenz: Bei jenen Personen, die unter Blähungen leiden, zeigen Menge und Frequenz des Meteorismusabgangs eine große Variabilität. Was die Darmfrequenz betrifft, haben Personen, die über Blähungen klagen, oft eine falsche Vorstellung von dem, was physiologisch ist. In einer Studie mit 8 gesunden Probanden im Alter zwischen 25 und 35 Jahren betrug die durchschnittliche Zahl der Windabgänge 13 ± 4 pro Tag, mit einer oberen Grenze von 21/Tag, was sich mit vielen Personen deckte, die über exzessive Windabgänge klagten. Auf der anderen Seite berichtet eine Studie von einer Person mit einer täglichen Windabgangshäufigkeit von mehr als 141, davon 70 in einer Zeitspanne von 4 Stunden. Daher sollte die objektive Messung der Windabgangshäufigkeit der erste Schritt sein, eine Klage über exzessive Flatulenz richtig einzuschätzen.

Dieses Symptom, das große Unannehmlichkeiten im sozialen Umfeld verursachen kann, läßt sich hinter vorgehaltener Hand („inoffiziell") entsprechend seinen Hauptcharakteristika beschreiben: 1. der „Schleicher" (Typ „ungekrönter Aufzugkönig"), hier wird langsam und geräuschlos gearbeitet und zudem manchmal mit verheerendem Effekt; 2. der „Puuh"-Typ (mit offenem Sphinkter), dem man eine höhere Temperatur und mehr Aroma nachsagt; 3. der „Staccato"- oder „Paukenschlag"-Typ, der gerne in privater Umgebung abgesetzt wird; und schließlich 4. der „Böller" (wie umgangssprachlich genannt), letzterer ist durch die unüberhörbare laute Eruption gekennzeichnet, die oft jedes weitere Gespräch wirkungsvoll unterbricht. Die Geruchssensation ist nicht das herausragende Merkmal. Nur ganz selten wird sich dieses meist unangenehme Symptom in einen Vorteil ummünzen lassen, so wie bei dem Franzosen, den man „Le Petomane" nannte; letzterer wurde reich als ausgezeichneter Darsteller, indem er Melodien mit dem Gas aus seinem Rektum auf der Bühne des Moulin Rouge spielte.

Trotz der Brennbarkeit des Wasserstoffs und des Methans, das durch Flatulenz freigesetzt wird, wird es wahrscheinlich für Menschen kein Risiko darstellen, in der Nähe von Flammen zu arbeiten; ja man hat sogar junge Leute gekannt, die sich ein Spiel daraus machten, Gas über einer Flamme abzulassen. Eine Gasexplosion ist jedoch bereits in der Literatur während chirurgischer Eingriffe am Jejunum oder Kolon berichtet worden, und auch während Untersuchungen mit dem Proktosigmoideoskop, sofern die Diathermie eingesetzt wurde.

Da Symptome exzessiven Meteorismus so unspezifisch sind und sich häufig mit denen des Reizkolon-Syndroms (s. oben) ebenso wie mit denen bei einer organischen Erkrankung überlappen, ist eine sorgfältige Anamnese unerläßlich, um das Ausmaß des medizinischen Handelns in die richtigen Bahnen zu lenken. Lange bestehenden Symptomen bei jungen Menschen, denen es andererseits gut geht und die kein Gewicht verloren haben, liegt wahrscheinlich keine ernsthafte organische Erkrankung zugrunde. Bei älteren Personen, besonders wenn zusätzlich neue Symptome auftreten, ist eine gründlichere Untersuchung angezeigt, bevor „exzessiver Meteorismus", tatsächlich oder in der Vorstellung vorhanden, behandelt wird.

Therapie

Rülpsen, Blähungen und Völlegefühl sind schwer zu beseitigen, da die meisten Klagen entweder auf eine unbewußte Aerophagie oder auf eine gesteigerte Sensitivität gegenüber normalen Darmgasmengen zurückzuführen sind. Es muß ein Versuch unternommen werden, die Aerophagie zu reduzieren. Da die Aerophagie manchmal auf eine exzessive Salivation zurückgeführt werden kann, muß man Gewohnheiten wie ständiges Kaugummikauen oder Rauchen ausschließen, aber auch Erkrankungen des oberen gastrointestinalen Traktes, wie ein peptisches Ulkus, das eine reflektorische Hypersalivation verursachen kann, sowie andere Erkrankungen, die Übelkeit und reflektorische Hypersalivation auslösen können. Wenn das Rülpsen im Zusammenhang mit dem Trinken von kohlendioxidhaltigen Getränken oder der Einnahme von Antazida, wie Natriumbikarbonat, auftritt, sollten diese vermieden werden. Der Mechanismus des wiederholten Aufstoßens sollte erklärt und demonstriert werden. Durch Einklemmen eines Bleistifts oder eines anderen Gegenstandes zwischen die Zähne kann, wenn Aerophagie eine Rolle spielt, die Menge der unfreiwillig und gewohnheitsmäßig geschluckten Luft reduziert werden und der Zyklus des Luftschluckens – Spannungsgefühl – Rülpsens – Entspannens durchbrochen werden.

Nahrungsmittel, die nicht-absorbierbare Kohlenhydrate enthalten, sollten vermieden werden. Milchenthaltende Produkte sollten bei Patienten mit einer Laktoseintoleranz ausgeschlossen werden, oder man sollte Milch enthaltende Nahrungsmittel durch die Gabe kommerziell erhältlicher Laktase vorverdauen.

Es gibt nur wenige gut kontrollierte Studien, die nachweisen, daß durch die Einnahme irgendeines Medikamentes ein deutlicher Nutzen entsteht. Simethicon, ein Mittel, das kleine Gasblasen aufbricht, wurde in verschiedene Präparate aufgenommen, auch verschiedenartige anticholinergisch wirksame Präparate wurden angewandt, alle mit unterschiedlichen Ergebnissen. Einige Patienten mit einer Dyspepsie und einem postprandialen Völlegefühl im oberen Abdomen profitieren von Antazida, Metoclopramid (10 mg, 30 min vor den Mahlzeiten) oder Bethanechol (5–25 mg, 30 min vor den Mahlzeiten). Durch diese Präparate erhöht sich die Rate der Entleerungen des Magen oder der Tonus des unteren Ösophagussphinkters wird gesteigert. Beschwerden über eine ausgeprägte Flatulenz werden durch ähnliche Maßnahmen mit dem Ziel, das Gasvolumen im Darm zu reduzieren, behandelt. Schlacken (z. B. Weizenkleie und Psylliumkeime) können der Nahrung beigefügt werden, um die Darmpassagezeit zu steigern, was allerdings bei einigen Patienten zu einer Verschlimmerung der Symptome führen kann.

Ganz allgemein nehmen die Symptome des funktionellen Aufstoßens, Völlegefühl und Flatulenz einen mittleren bis chronischen Verlauf, der nur teilweise durch die therapeutischen Maßnahmen erleichtert werden kann. Es ist wichtig darauf hinzuweisen, daß diese Probleme nicht gesundheitsschädlich sind.

14. KOLOREKTALE ERKRANKUNGEN DURCH DIVERTIKEL

Divertikulose

Divertikel *sind erworbene, kleine sackartige Ausstülpungen der Schleimhaut durch die Muskelschicht des Kolon.* Sie können in jedem Kolonabschnitt auftreten, sind aber am häufigsten im Sigmoid und seltener unterhalb der peritonealen Reflexion des Rektums. Ihr Durchmesser variiert von 3 mm bis zu 3 cm. Die Divertikel treten meist multipel auf. Sie kommen vor dem 40. Lebensjahr eher selten vor, nehmen aber mit zunehmendem Alter zu, so daß im Alter von 90 Jahren nahezu jeder Mensch zahlreiche Divertikel aufweist. Riesendivertikel, die selten vorkommen, können eine Größe von 3 bis 15 cm im Durchmesser besitzen und nur vereinzelt auftreten.

Ätiologie und Pathogenese

Man nimmt an, daß Divertikel durch einen segmentalen Spasmus der muskulären Schicht des Darms entstehen. Es entsteht ein intraluminaler Druck, durch den die Schleimhaut durch Schwachstellen des Muskelmantels meist dort gedrückt werden kann, wo die Blutgefäße des Kolon zur Versorgung der Mukosa die Muskelschicht durchdringen. Eine muskuläre Hypertrophie wird regelmäßig im Sigmoid, in dem Divertikel vornehmlich auftreten, nachgewiesen. Die Ätiologie der Riesendivertikel sind nicht bekannt. Eine Theorie besagt, daß möglicherweise eine ventilartige Veränderung an der Basis des Divertikels besteht, durch die Darmgase eindringen, aber nur schlecht wieder entweichen können.

Symptomatik

Blutungen, die manchmal sogar erheblich sein können, stammen aus dem Lumen der Divertikel und entstehen wahrscheinlich durch eine Erosion der angrenzenden Gefäße, durch im Divertikel eingeschlossene Fäzes. Es gibt Hinweise (aber keine Beweise), daß nicht-entzündete Divertikel selbst einen Spasmus, Diarrhöen oder andere Stuhlunregelmäßigkeiten bewirken.

Außer den Blutungen sind Divertikel an sich harmlos. Durch die im Divertikel eingeschlossene Fäzes kann es jedoch sekundär zu einer Erosion und Entzündung kommen, was zu einer Divertikulitis mit den beachtenswerten Komplikationen (s. unten) führen kann.

Therapie

Die Behandlung der Divertikulose basiert auf der Überlegung, daß der segmentale Spasmus so weit wie möglich verhindert wird. Unverdauliche Stoffe (z.B. Vollkornbrot, Weizenkleie) sollten ausreichend in der Nahrung enthalten sein, und es sollte eine hochwertige Diät eingehalten werden. Eine Schonkost ist kontraindiziert. Theoretisch müßten Antispasmolytika (z.B. Belladonna) und leichte Sedativa (z.B. Phenobarbital) wirksam sein. In der Praxis ist ihr Wert jedoch schwierig zu beurteilen. Operative Eingriffe sind bei unkomplizierter Divertikulose nicht angezeigt. Eine Resektion und Anastomose der betroffenen Darmbereiche wegen einer „spastischen Kolitis" (eine Kombination von Divertikel, Spasmus und Diarrhö) hat nur zu fraglichen Ergebnissen geführt. Die Therapie der Blutung wird an anderer Stelle unten besprochen.

Riesendivertikel bedürfen einer Operation. Diese Läsionen lassen sich durch eine Röntgen- oder durch eine Kontrastmitteluntersuchung (Bariumbreischluck) darstellen. Da bei Riesendivertikeln die große Gefahr besteht, daß es zu Infektionen oder einer Perforation kommt, wird eine segmentale Resektion der betroffenen Region angestrebt.

Divertikulitis

Eine Entzündung der Schleimhaut der Divertikel, die zu potentiell gefährlichen Komplikationen, wie einer Peridivertikulitis, einer Phlegmone der Darmwand, einer Perforation, einem Abszeß und/oder einer Peritonitis führen kann. Des weiteren kann es zu einer Obstruktion, einer Ausbildung von Fisteln und zu einer Blutung kommen.

Die Divertikulitis ist beim älteren Menschen am gefährlichsten, vor allem bei denjenigen Patienten, die Prednison oder andere Pharmaka einnehmen, die das Risiko einer Infektion erhöhen. Die Divertikulitis verläuft meist bei Patienten, die jünger als 50 Jahre alt sind, schwer. Eine Studie an 350 Patienten, die eine Operation benötigten, ergab, daß der Anteil der Männer an den < 50jährigen Patienten 16% betrug, wobei sie hauptsächlich (Geschlechtsverhältnis: Männer/Frauen = 3:1) betroffen waren. Dagegen waren 35% der Patienten > 70jährige Frauen, die in dieser Altersgruppe hauptsächlich (Geschlechtsverhältnis: Männer/Frauen = 1:3) erkrankt waren. In 94% war das Sigmoid primär befallen.

Bei der Diskussion der Divertikulitis ist es sinnvoll, die 4 einzelnen Probleme zu besprechen: Entzündung (Divertikulitis), Obstruktion, Fistel und Blutung.

Symptomatik und Diagnostik

In der Regel führen Schmerzen, eine lokale Abwehrspannung im linken unteren Quadranten des Abdomens und Fieber den Patienten mit Divertikulitis erstmals zum Arzt. Ist eine Divertikulose bereits bekannt, ist die Diagnose dann fast bereits sicher gestellt. Diese Symptome können jedoch die ersten Hinweise auf eine Divertikulitis sein.

Die häufigsten Erkrankungen, die mit einer Divertikulitis verwechselt werden können, sind eine akute Appendizitis und ein Kolon- oder Ovarialtumor. In einigen Fällen kann es notwendig sein, eine Laparotomie durchzuführen, um die Diagnose zu sichern und die richtige Therapie einzuleiten. Als weitere Manifestationen der Divertikulitis müssen an einen perikolitischen Abszeß, einschließlich einer Arthritis und einem Pyoderma gangraenosum, gedacht werden.

Therapie

Ein Patient, der nicht schwer erkrankt ist, kann mit Bettruhe, einer Flüssigkeitsbegrenzung und oralen Antibiotika (Cephalexin 250 mg) zu Hause behandelt werden. Die Symptome klingen meist schnell ab. Mit zunehmender Besserung des Zustands des Patienten kann mit einer leichten Schonkost und einer täglichen Gabe von Weizenkleie begonnen werden. Ein Bariumbreischluck sollte zwei Wochen später durchgeführt werden, um die Diagnose zu bestätigen. Nach einem Monat kann dann eine schlackenreiche Diät gegeben werden.

Patienten mit schweren Symptomen, bei denen Schmerzen und lokalisierte Spasmen vorkommen, sowie solche Patienten, bei denen andere Komplikationen aufgetreten waren, sollten stationär behandelt werden. Etwa 80% der Patienten in der o.g. Studie wurde ohne eine Operation erfolgreich behandelt. Von denjenigen Patienten, bei denen eine Operation notwendig wurde, waren bei 70% die Schmerzen und die Entzündung und in je 10% die Obstruktion, die Fisteln und die Blutungen die Indikation für den Eingriff.

Patienten mit Schmerzen, lokalisierten Spasmen und Fieber werden mit Bettruhe, intravenöser Flüssigkeitszufuhr und Antibiotika (intravenös; Cephalosporine der 3. Generation sind Mittel der Wahl) behandelt. Spricht die Erkrankung auf die Behandlung an, sollte der Patient so lange hospitalisiert werden, bis seine Symptome verschwunden sind und er eine Schonkost zu sich nehmen kann. Ein Bariumbreischluck sollte sich erst nach 2 Wochen anschließen.

Verbessert sich der Zustand des Patienten oder verschlechtert er sich, muß an eine Operation gedacht werden. Zunehmende Schmerzen, Abwehrspannung und Fieber sind deutliche Gefahrenzeichen. Ein Computertomogramm sollte durchgeführt werden, wenn eine akute Appendizitis oder ein Abszeß nicht sicher differentialdiagnostisch auszuschließen ist. Mittels einer Ultraschalluntersuchung läßt sich ein pelvischer Abszeß nachweisen. Die operative Sanierung schließt eine Resektion der betroffenen Kolon-Region in 1–3 Sitzungen ein. Falls ein lokalisierter Abszeß durch die bildgebenden Verfahren entdeckt wurde, ist eine perkutane Drainage der erste Schritt der Behandlung.

Bei Patienten, die < 50 Jahre alt sind, besteht ein besonders gefährlicher Typ der Divertikulitis, andererseits ist die Lebenserwartung noch hoch. In diesen Fällen rechtfertigt bereits der erste Schub einer Divertikulitis die Resektion des betroffenen Segments.

Eine **Notfall-Operation** ist bei Patienten notwendig, die wegen einer Perforation oder einer Peritonitis hospitalisiert werden. Bevorzugt wird in diesen Fällen das perforierte Segment reseziert und eine doppelte Kolostomie oder eine Kolostomie mit Blindverschluß des *distalen Stumpfes durch*geführt. Später wird dann die Darmkontinenz wiederhergestellt.

Elektive Sigmoidresektion bei Divertikulitis: Da Operationen bei Komplikationen der Divertikulitis mit einer hohen Mortalität behaftet sind, ziehen es Chirurgen vor, solche Patienten zu identifizieren, die mit hoher Wahrscheinlichkeit Komplikationen entwickeln werden, um ihnen eine einfache Resektion des betroffenen Segments und eine Anastomose ohne Kolostomie anzubieten. Als Indikationen für diese nur schwer beherrschbaren Formen, die einer Operation bedürfen, gelten: 1. ein oder zwei vorangegangene Schübe mit lokaler Entzündung (bei < 50jährigen ist ein Schub ausreichend), 2. eine persistierende tastbare schmerzhafte abdominelle Masse, 3. eine röntgenologisch sichtbare Einengung oder umschriebene Deformierung des Sigmoids, die auch durch einen Tumor hervorgerufen worden sein könnte, 4. eine Dysurie, die mit einer Divertikulitis bei Männern assoziiert ist oder bei Frauen, bei denen eine Hysterektomie durchgeführt worden ist, da dieses Symptom eine Perforation in die Blase andeutet, 5. eine rasche Zunahme der Symptome seit dem Beginn der Beschwerden und 6. klinische, endoskopische oder röntgenologische Zeichen, mit denen ein Karzinom nicht sicher ausgeschlossen werden kann. Bei Patienten, die mit Prednison behandelt werden, kann es auch zu einer Perforation und einer generellen Peritonitis kommen. Sie müssen engmaschig beobachtet und eine Operation muß in Betracht gezogen werden.

Komplikationen

Obstruktion *(s. Kap. MDA, 7., Mechanische Obstruktion).*

Fisteln: Die häufigsten Fisteln sind sigmoidovesikal, sie können bei Männern auftreten sowie bei Frauen, bei denen eine Hysterektomie durchgeführt wurde. Sie verursachen Harnwegsinfektionen und eine Pneumaturie. Durch Zystoskopie lassen sie sich nachweisen. Andere Fisteln können in den Dünndarm, den Uterus, die Vagina, die Bauchwand oder sogar in den Oberschenkel oder das Mediastinum perforieren. Die Behandlung besteht in der segmentalen Resektion des Darmbereichs, von dem die Fistel ausgeht, und einer Anastomose. Dies kann meist in einer Sitzung durchgeführt werden.

Blutung: Blutungen aus Divertikeln oder einer Divertikulitis können massiv sein. Bei einer Blutrate von > 1 ml/Min. eignet sich die selektive Angiographie am besten, um die Quelle zu finden. Beide Mesenterialarterien (A. mesenterica superior et inferior) sollten katheterisiert werden. Durch eine selektive Injektion von Vasopressin gelingt es, die Blutung bei etwa 70% der Patienten zu beherrschen. Bei einigen Fällen kommt es nach Tagen zur erneuten Blutung, die dann operativ angegangen werden muß. Eine segmentale Resektion ist möglich, wenn die Blutungsquelle nicht bekannt ist, da bei etwa ³/₄ aller Patienten Divertikel hauptsächlich linksseitig liegen. Läßt sich die Blutungsquelle nicht genau bestimmen, ist eine subtotale Kolektomie angezeigt.

Wenn die Blutung spontan oder nach einer Angiographie aufhört, sollten nach 2–3 Wochen weitergehende Untersuchungen veranlaßt werden. Eine totale Koloskopie eignet sich am besten, um die Ursache nachzuweisen. Kann das rechte Kolon nicht richtig eingesehen werden, stellt eine flexible Sigmoidoskopie, verbunden mit einem Bariumbreischluck, die zweitbeste diagnostische Lösung dar.

15. NEOPLASIEN DES DARMS

Geschwülste des Dünndarms

Gutartige Geschwülste

Neoplasmen des Jejunums und Ileums machen 1–5% der Tumoren des gastrointestinalen Traktes aus. Sie sind vorzugsweise gutartig und betreffen Leiomyome, Lipome, Neurofibrome und Fibrome. Alle können Symptome verursachen, die eine Operation notwendig machen. Polypen sind häufiger im Kolon (s. unten) als im Dünndarm. In über 55% aller Fälle finden sich an verschiedensten Stellen des Dünndarms vaskulär bedingte Tumoren. Die **hereditäre hämorrhagische Teleangiektasie (Rendu-Osler-Weber-Syndrom)** ist eine angeborene Erkrankung, bei der sich zunehmend die Tendenz ergibt, erweiterte endotheliale Zwischenräume zu bilden. Hämangiome können bluten oder einen Verschluß verursachen. Angiodysplasien oder arteriovenöse Mißbildungen, Folgeerscheinungen des Alters, haben die Tendenz, im distalen Dünndarm und im Zäkum aufzutreten.

Diagnostik und Therapie

Mittels Enteroskopie (die Endoskopie des Dünndarms per os mit einem gas-sterilisierten Kolonoskop für Kinder) lassen sich Tumoren darstellen und biopsieren, sowie blutende Läsionen des Duodenums und des proximalen Jejunums koagulieren. Angiographie oder Technetiumszintigraphie können helfen, die Blutungsquellen zu lokalisieren. Mit einem hohen Einlauf lassen sich Gewebsschädigungen des Dünndarms diagnostizieren. Muß ein Chirurg ohne Kenntnis der Blutungsquelle operieren, kann eine Transillumination des Darms oder eine intraoperativ durchgeführte Endoskopie bei der Suche nach der Blutungsquelle helfen. Elektroresektion, thermische Obliteration oder Laserphototherapie während der Enteroskopie oder während eines chirurgischen Eingriffs können Alternativen zur Resektion sein.

Bösartige Geschwülste

Adenokarzinome treten selten auf. Sie beginnen normalerweise im proximalen Jejunum und verursachen nur wenig Symptome. Adenokarzinome des Dünndarms kommen häufiger bei Patienten mit M. Crohn des Dünndarms als bei jenen mit M. Crohn des Dickdarms vor, wo die Tumoren distal und in Bypass- oder entzündeten Dünndarmschlingen zu finden sind. Ein **primär malignes Lymphom**, das im Ileum beginnt, kann ein langes, starres Segment hervorrufen. Kleine intestinale Lymphome folgen häufig einer Sprue des Ileums. Der Dünndarm, besonders das Ileum, ist der zweithäufigste Ort (nach der Appendix) bei **Karzinoidtumoren.** In über 50% der Fälle finden sich multiple Tumoren. Jene mit über 2 cm Durchmesser haben in 80% zum Zeitpunkt der Operation bereits lokal oder in die Leber metastasiert. Ungefähr 30% der Karzinoide des Dünndarms verursachen eine Obstruktion, Schmerzen, Blutung oder das sogenannte Karzinoidsyndrom *(s. Kap. END, 8.).* Man behandelt durch operative Resektion. Es können wiederholte Operationen erforderlich werden. Ein **Kaposi-Syndrom,** erstmals als Erkrankung älterer jüdischer und italienischer Männer beschrieben, findet sich in seiner aggressiven Form bei Afrikanern, Transplantatempfängern sowie AIDS-Patienten; letztere Patienten (mit Kaposi-Syndrom) haben eine Beteiligung des Verdauungstraktes in etwa 60–80%. Läsionen sind überall im Verdauungstrakt, aber bevorzugt im Magen, Dünndarm oder distalen Kolon zu finden. Läsionen im Gastrointestinaltrakt sind meist asymptomatisch, aber es kann zu Blutungen, Diarrhö, Enteropathie mit Proteinverlust sowie zu Invagination von Darmteilen kommen. Man sieht bei < 20% der Patienten zudem das gleichzeitige Auftreten einer primär bösartigen intestinalen Geschwulst. Meist sind dies Lymphozytenleukämien, Lymphosarkome, M. Hodgkin oder Adenosarkome des Gastrointestinaltrakts.

Geschwülste des Dickdarms

Polypen des Kolons und Rektums

Polyp ist eine klinische Bezeichnung ohne signifikante pathologische Bedeutung und bezieht sich auf *jede Gewebsbildung, die von einer Schleimhaut gebildet wird und in das Lumen vortritt.* Polypen können breit aufsitzen oder gestielt sein und erheblich in der Größe variieren. Solche Prozesse werden histologisch als tubuläre Adenome, tubulo-villöse Adenome (villös-glanduläre Polypen), villöse (papilläre) Adenome (mit oder ohne Adenokarzinom), hyperplastische Polypen, Hamartome, juvenile Polypen, polypoide Karzinome, Pseudopolypen, Lipome, Leiomyome oder andere seltenere Tumoren klassifiziert.

Die **Häufigkeit** variiert von 7–50%. In der Mehrzahl sind es sehr kleine Polypen von 6 mm oder kleiner (meist hyperplastische Polypen oder Adenome), die durch die Autopsie gefunden wurden. Polypen werden bei ungefähr 5% aller Patienten, bei denen ein Kolonkontrasteinlauf routinemäßig durchgeführt wird, gefunden und in größerer Zahl mit einer Sigmoidoskopie mit flexibler Glasfiberoptik, einer Koloskopie oder einem Kolondoppelkontrasteinlauf. Polypen sind oft vielfach vorhanden und treten am häufigsten in Rektum und Sigmoid, mit abnehmender Häufigkeit bis hin zum Zäkum auf. Etwa 25% der Patienten mit Dickdarmtumoren besitzen auch „Satelliten"-Polypen adenomatösen Typs.

Das Entartungsrisiko der **tubulären Adenome** wird kontrovers diskutiert, aber die überwiegende Mehrheit der Befunde weist in die Richtung, daß sie entarten können. Das Malignitätsrisiko ist von der Größe abhängig; ein 1,5 cm großes tubuläres Adenom besitzt ein Risiko von 2%. Falls die Größe zunimmt, entwickeln die Drüsen villösen Charakter. Wenn > 50% der Drüsen eines tubulären Adenoms villös sind, wird es als ein villös-glandulärer Polyp bezeichnet. Seine Malignität ist potentiell noch mit der eines tubulären Adenoms vergleichbar. Wenn > 80% der Drüsen villös sind, wird der Polyp als villöses Adenom bezeichnet und diese Adenome entarten in etwa 35% der Fälle maligne. Das Risiko einer malignen Entartung nimmt bei villösen Adenomen ebenfalls mit der Größe zu und ist größer als bei einem tubulären Adenom in vergleichbarer Größe.

Symptomatik und Diagnostik

Die meisten Polypen verursachen keine Symptome. Die häufigste Klage ist eine **rektale Blutung.** Krämpfe, Bauchschmerzen oder Obstruktion können Symptome einer großen Schädigung sein. Gelegentlich prolabiert ein langgestreckter Polyp durch den Anus. Große, villöse Adenome können mit übermäßigen wässerigen Durchfällen einhergehen, die zu einer Hypokaliämie führen können.

Rektale Polypen können bei der digitalen rektalen Untersuchung palpabel sein, werden aber in der Regel durch eine Sigmoidoskopie entdeckt. Da die Polypen oft multipel auftreten und Präkanzerosen sein können, sind weiter umfassende Untersuchungen des Kolons unbedingt notwendig, auch wenn eine Läsion anläßlich einer Sigmoidoskopie gefunden wurde.

Bei der Kolonkontrastuntersuchung erscheint ein Polyp als runder Füllungsdefekt. Die Doppelkontrast-Pneumokolonuntersuchung ist von großer Hilfe, aber die Fiberglaskoloskopie ist die zuverlässigere Untersuchungsmethode zur Diagnose der Kolonpolypen.

Therapie

Polypen sollten vollständig mit einer Schlinge oder mit elektrochirurgischer Zangenbiopsie nach totaler Koloskopie entfernt werden; *Elektroresektion (Schlingenresektion oder Fulguration) sollten nicht im unvorbereiteten Darm durchgeführt werden, wegen des bestehenden Risikos einer Explosion von Wasserstoff und Methan, die durch Darmbakterien gebildet werden.* Falls ein Polyp verwachsen ist oder falls eine Entfernung mit dem Kolonoskop mißlingt, sollte man eine Laparotomie in Erwägung ziehen. Große, villöse Adenome beinhalten ein hohes Malignitätsrisiko und müssen deshalb komplett exzidiert werden.

Die **Therapie eines entarteten Polypen** hängt von der Eindringtiefe des anaplastisch veränderten Epithels in den Polypenstiel ab, ferner von der Nähe der endoskopischen Resektionslinie sowie vom Differenzierungsgrad des maligne entarteten Gewebes. Falls das anaplastische Epithel auf das Gebiet oberhalb der Lamina muscularis mucosae beschränkt, zudem die Läsion gut differenziert ist oder es auch eine deutliche Resektionslinie im Polypenstiel gibt, sollte die endoskopische Resektion mit nachfolgendem engmaschigem Follow-up ausreichen. Eine Invasion der Lamina muscularis mucosae bedeutet immer Anschluß an die Lymphbahnen und erhöht das Potential für Lymphknotenmetastasen. Der Entfernung wenig differenzierter Läsionen oder solcher, die keine markante Resektionslinie am Polypenstiel aufweisen, sollte eine partielle Kolonresektion folgen.

Nach einer Polypektomie wird die zeitliche Abfolge möglicher Nachsorgeuntersuchungen kontrovers diskutiert. Die meisten renommierten Experten in der Klinik fordern zwei jährliche Untersuchungen des gesamten Kolons mittels Kolonoskopie (oder mit Kolonkontrastdarstellung, wenn keine Kolonoskopie durchgeführt werden kann). Hierbei sollten auch neu entdeckte Läsionen entfernt werden. Entdeckt man bei den zwei jährlichen Untersuchungen keine neuen Läsionen, ist eine Kolonoskopie alle zwei bis drei Jahre anzuempfehlen.

Familiäre multiple Polypose

Eine heterozygote, autosomal-dominant vererbte Erkrankung des Kolons, bei der 100 oder mehr Polypen das Kolon und Rektum bedecken. Bei nahezu allen unbehandelten Patienten entwickelt sich eine Malignität vor dem 40. Lebensjahr. Eine totale Proktokolektomie eliminiert das Karzinomrisiko. Da sich aber die rektalen Polypen oft nach einer abdominellen Kolektomie und ileorektalen Anastomose zurückbilden, wird diese Operation zu einem frühen Zeitpunkt von vielen Experten favorisiert. Die subtotale Kolektomie erfordert die erneute Untersuchung des Rektumstumpfes alle 3 bis 6 Monate; neue Polypen müssen reseziert oder mit Hochfrequenzstrom exzidiert werden. Neuauftretende Polypen im Rektum müssen verschorft werden. Wenn neue Polypen schnell oder in so großer Anzahl auftreten, daß sie nicht entfernt werden können, sollte das Rektum entfernt und ein Ileostoma auf Dauer angelegt werden. Eine sorgfältige Nachsorge des betroffenen Patienten und seiner Familie ist unbedingt erforderlich; eine genetische Beratung ist angezeigt.

Das **Gardner-Syndrom** *stellt eine Variante der familiären Polypose dar und tritt zusammen mit Desmoidtumoren, Osteomen des Schädels oder der Mandibula und seborrhoischen Zysten auf.* Weitere seltenere Varianten der familiären multiplen Polypose sind multiple Adenome des Kolons und andere Läsionen. Das **Peutz-Jeghers-Syndrom** ist eine autosomal-dominante kongenitale Erkrankung, bei der multiple Hamartome im Magen, Dünndarm und Kolon auftreten. Die betroffenen Individuen haben eine melanotische Pigmentation der Haut und der Schleimhäute, besonders um Lippen und Gaumen.

Andere Polypen

Juvenile Polypen treten bei Kindern auf, sind gutartig, entwachsen oft ihrer Blutversorgung und werden oft von selbst bei der Pubertät abgestoßen. Eine Behandlung ist nur dann erforderlich, wenn eine Blutung oder Invagination eintritt. **Hyperplastische Polypen** sind ebenfalls gutartig; man findet sie häufig im Kolon und Rektum. Eine Pseudopolypose, die bei der chronischen Colitis ulcerosa auftreten kann, wird oben in *Kap. MDA, 10.* besprochen. Entzündete Polypen und Pseudopolypen können auch bei der chronischen Colitis ulcerosa und beim M. Crohn des Kolons *(s. Kap. MDA, 11.)* auftreten.

Kolon- und Rektumkarzinom

In westlichen Ländern betrifft das Kolon- und Rektumkarzinom mehr Karzinomfälle als Karzinome anderen Ursprungs, außer denjenigen der Lunge. In den USA starben 1989 ungefähr 75 000 Menschen an dieser Erkrankung. Ungefähr 70% dieser Karzinome treten im *Rektum und Colon* sigmoideum auf, 95% sind Adenokarzinome. Das Kolon- und Rektumkarzinom ist die häufigste Todesursache unter den viszeralen Malignomen, die beide Geschlechter betreffen. Die Häufigkeit nimmt mit dem Alter zu, beginnt mit 40 Jahren zu steigen und erreicht ihr Maximum mit 60–75 Jahren. Kolonkarzinome treten bei Frauen, Rektumkarzinome bei Männern häufiger auf. Mehr als ein Karzinom im Kolon wird bei 5% der Patienten gefunden.

Die genetische Prädisposition für ein Dickdarmkarzinom ist klein, aber „Karzinomfamilien" und „Familien mit gehäuftem Auftreten von Kolonkarzinom" (z. B. Gardner's Syndrom [s. oben] und Lynch-Syndrom) werden beschrieben, bei denen kolorektale Karzinome über mehrere Generationen auftreten, häufig vor dem 40. Lebensjahr und häufiger im rechtsseitigen Kolon. Andere prädisponierende Faktoren sind eine chronische Colitis ulcerosa, eine granulomatöse Kolitis und familiäre Polyposis. Bei diesen Störungen ist das Risiko eines Karzinoms abhängig vom Lebensalter zur Zeit des Ausbruchs und von der Schwere der zugrundeliegenden Erkrankung.

Bevölkerungsgruppen mit einer großen Häufigkeit kolorektaler Karzinome konsumieren größere Mengen an Nahrungsmitteln, die wenig Faserstoffe und hohe Anteile an tierischem Protein, Fett und raffinierte Kohlenhydrate enthalten, als Bevölkerungsgruppen mit einer niedrigen Häufung dieser Erkrankung. Karzinogene Substanzen können mit der Nahrung aufgenommen werden, aber es ist wahrscheinlicher, daß karzinogene Stoffe endogen aus Nahrungsstoffen oder aus Gallen- oder Darmsekreten durch bakterielle Zersetzung gebildet werden. Der exakte Mechanismus der Karzinogenese ist unbekannt.

Das Kolon- und Rektumkarzinom breitet sich aus durch 1. direkte Ausdehnung durch die Darmwand, 2. hämatogene Metastasierung, 3. regionale Lymphknotenmetastasen, 4. perineurales Wachstum und 5. durch intraluminale Metastasierung.

Symptomatik und Diagnostik

Das Adenokarzinom des Kolons und Rektums wächst langsam und es dauert lange, bis eine Symptome-hervorrufende Größe erreicht ist. Die frühzeitige Diagnose hängt von der Routineuntersuchung ab. Wenn sich Symptome entwickeln, hängen sie von der Lokalisation der Läsion, ihrem Typus, ihrer Ausdehnung und den Komplikationen ab. Das **rechte Kolon** hat ein großes Kaliber, eine dünne Wand und einen flüssigen Inhalt; so ist ein Verschluß eher eine Spätfolge, die Karzinome treten hier pilzartig hervor. Sie können sehr groß werden und durch die Bauchwand zu tasten sein. Müdigkeit und Schwäche auf dem Boden einer schweren Anämie können die einzigen Klagen darstellen. Okkulte Blutungen können gelegentlich auftreten. Wegen der flüssigen Stuhlkonsistenz ist eine Obstruktion ein Spätereignis. Das **linke Kolon** hat ein kleineres Lumen, der Stuhl ist halbfest und das Karzinom hat hier die Tendenz, zirkulär zu wachsen und damit alternierend Verstopfung und Diarrhö hervorzurufen. Das klinische Bild kann in einer teilweisen Obstruktion mit kolikartigen Bauchschmerzen oder in einer kompletten Obstruktion bestehen. Der Stuhl kann mit Blut beschmiert oder durchmischt sein. Beim **Rektum**karzinom ist das häufigste auftretende Symptom ein Blutverlust mit dem Stuhlgang. Wann immer eine rektale Blutung auftritt, auch bei offensichtlichen Hämorrhoiden oder bekannter Divertikulose, muß ein mitbestehendes Karzinom ausgeschlossen werden. Es können auch Tenesmen oder das Gefühl einer inkompletten Entleerung entstehen. Es fällt auf, daß Schmerzen so lange fehlen, bis das perirektale Gewebe befallen ist.

Der einfache, billige Test auf okkultes Blut im Stuhl sollte bei symptomlosen Patienten als Teil eines Vorsorge- und Überwachungsprogramms bei Risikogruppen durchgeführt werden. Aus Gründen höchstmöglicher Testgenauigkeit sollte ein Patient eine Diät mit hohem Faseranteil und ohne rohes Fleisch drei Tage vor der Entnahme der Stuhlproben einhalten.

Über 65% des Kolon- und Rektumkarzinoms liegen innerhalb der Reichweite der flexiblen Fibersigmoidoskopie. Eine Kolonoskopie sollte bei jedem Patienten mit einem Verdacht auf Karzinom in irgendeinem Darmabschnitt durchgeführt werden und bei jedem Patienten mit Symptomen, die sich auf das Kolon beziehen lassen. Falls eine Läsion mit der Sigmoidoskopie gefunden wurde, sollte eine totale Koloskopie und eine vollständige Entfernung aller Kolonläsionen unternommen werden. Die endoskopische Entfernung gleichzeitig aufgetretener Polypen kann den Darmabschnitt verkleinern, der anschließend noch zu resezieren ist. Endoskopische Biopsien aus Teilbereichen können in 25% der Fälle irreführend sein, und eine Biopsie „o. B." schließt nicht vollständig die Möglichkeit eines Tumors in einem Polypen aus. Falls eine Läsion breitbasig aufsitzt oder nicht mittels Koloskopie entfernt werden kann, sollte eine chirurgische Exzision dringend überlegt werden.

Die Röntgenuntersuchung mit Bariumkontrast ist unzuverlässig, ein Rektumkarzinom aufzudecken, aber sie ist der wichtigste erste Schritt, ein Kolonkarzinom zu diagnostizieren. Die Luftkontrastuntersuchung kann kleinere Läsionen darstellen (< 6 mm) als die Säule des Bariumeinlaufs, jedoch können durch das luftgefüllte Kolon große Läsionen (> 2 cm) mit erstaunlicher Häufigkeit (20–30%) übersehen werden. Der essentielle Bestandteil einer jeden Bariumkolonkontrastuntersuchung oder einer endoskopischen Untersuchung ist ein gut vorbereiteter Darm, was oft Abführmittel, Darmspülungen oder mehrfache Einläufe erfordert. Barium sollte nicht oral appliziert werden, wenn eine Kolonläsion, die eine Obstruktion verursacht, vermutet wird, da ja der Wasserentzug aus der Bariumsuspension durch das Kolon Bariumsulfat ausfallen läßt und zu einer vollständigen Dickdarmobstruktion führt. Eine Koloskopie sollte durchgeführt werden, wenn die Röntgendiagnose leidlich gesichert ist; 30% der Tumoren und 40% der Polypen werden durch einen Kontrasteinlauf nicht gesehen, aber die Koloskopie wird beide Läsionen eindeutig nachweisen, wodurch das Ausmaß des Darmabschnitts festgelegt werden kann, der reseziert werden muß.

Ein erhöhtes karzinoembryonales Antigen **(CEA)** im Serum tritt nicht spezifisch bei einem kolorektalen Karzinom auf, aber die CEA-Spiegel sind bei etwa 70% der Patienten hoch. Falls CEA präoperativ hoch und nach der Resektion eines Kolontumors niedrig ist, kann CEA helfen, ein Rezidiv aufzuspüren. CA 19-9 und CA 125 sind andere Tumormarker, deren Werte ebenfalls erhöht sein können.

Therapie und Prognose

Die Behandlung des Kolonkarzinoms besteht in einer ausgedehnten operativen Resektion der Läsion und seiner regionalen Lymphknoten nach vorhergehender Präparation des Darms. Beim Rektumkarzinom hängt die Wahl der Operation von seinem Abstand vom Anus und von seiner Größe ab. Eine abdominoperineale Resektion des Rektums macht eine dauernde Sigmoidostomie erforderlich. Eine untere anteriore Resektion mit Anastomose des Colon sigmoideum mit dem Rektum ist nur dann die kurative Maßnahme der Wahl, wenn ein 5 cm breites normales Darmstück unterhalb der Läsion übrigbleibt und wenn die Operation technisch möglich ist. Der Einsatz eines Klammerapparats hat eine tiefere vordere Resektion und Anastomose näher am Rektum bei Erhalt einer rektalen Manschette bei mehreren Patienten ermöglicht.

Der Versuch einer kurativen Operation ist in 70% der Patienten möglich. Die 5-Jahres-Überlebensrate nach einer kurativen Operation bei einem Karzinom, welches auf die Mukosa begrenzt ist, erreicht annähernd 90%; bei Penetration der Lamina muscularis mucosae 80%; mit positivem Lymphknotenbefall 30%. Wenn für den Patienten ein nicht zu verantwortendes Risiko bei einer Operation besteht, kann ein Tumor lokal durch Elektroresektion eingedämmt werden. Vorläufige Ergebnisse von Untersuchungen über eine adjuvante Strahlentherapie nach „kurativer" Chirurgie des Rektumkarzinoms (nicht des Kolonkarzinoms) legen die Vermutung nahe, daß bei Patienten mit eingeschränktem (regionalem) Lymphknotenbefall das lokale Tumorwachstum kontrolliert, die Rezidivrate verzögert und die Überlebensrate verbessert werden kann.

Patienten mit Rektumkarzinom und ein bis vier positiven Lymphknoten haben den meisten Benefit mit einer Kombination aus Strahlentherapie und Chemotherapie (Radiochemotherapie); wurden > 4 befallene Lymphknoten im Resektat nachgewiesen, sind die auf Kombinationen beruhenden Behandlungsverfahren weniger wirksam. 1990 stellten führende Onkologen fest, daß das wirksamste Therapieregimen 5-Fluorouracil (5-FU) plus Methyl-CCNU (in den USA ein Medikament für klinische Studien, das nur vom National Cancer Institute zu erhalten ist) plus einer Hochdosis-Strahlentherapie des kleinen Beckens ist. Der langdauernde Einsatz von Methyl-CCNU ist jedoch verknüpft mit dem 12fach höheren Risiko einer sekundären Leukämie oder präleukämischen Erkrankung, sowie einer chronischen Nierenschädigung. Zudem ist eine sorgfältige Planung der Bestrahlung durch den Strahlentherapeuten insbesondere unter dem Gesichtspunkt notwendig, Strahlenschäden des Darms zu vermeiden.

Der Einsatz einer Bestrahlung im präoperativen Stadium mit dem Ziel, die Resektabilität eines Rektumkarzinoms zu verbessern, wird kontrovers diskutiert. Experten bezweifeln, ob diese Therapie tatsächlich die Operabilität verbessert oder ob sie die Entdeckung regionaler Lymphknotenmetastasen einschränkt. Für das Kolonkarzinom (nicht für das Rektumkarzinom) werden in der Literatur Vorteile hinsichtlich der adjuvanten Chemotherapie mit 5-FU plus Laevamisol berichtet. Wenngleich eine gewisse Begeisterung in zunehmendem Maße für diese Kombination zu verzeichnen ist, muß man deren tatsächliche Bewertung erst in klinischen Prüfungen noch abwarten.

Chemotherapie und Immuntherapie haben sich nicht als effektiver im Vergleich zu chirurgischen Verfahren in sauber kontrollierten klinischen Studien des kolorektalen Karzinoms erwiesen.

Die Häufigkeit der Nachsorge nach kurativer Chirurgie beim kolorektalen Karzinom wird kontrovers diskutiert. Die meisten Experten fordern 2 jährliche Nachuntersuchungen des Restdarms mit Koloskopie und Röntgenuntersuchung, und, falls dies o.B. ist, danach erneute Untersuchungen in 2- oder 3-Jahres-Intervallen.

Wenn der chirurgische Eingriff nicht kurativ durchgeführt werden kann, ist eine eingeschränkte palliative chirurgische Maßnahme angezeigt; die mittlere Überlebensrate beträgt 7 Monate. Das einzige Medikament mit einer nachgewiesenen Wirksamkeit beim kolorektalen Karzinom ist 5-Fluorouracil (5-FU), aber nur 15–20% der Patienten, die mit 5-FU behandelt wurden, können eine nachweisbare Tumorreduktion und eine Lebensverlängerung erwarten. Die derzeit gängigen Therapieschemata mit 5-FU erfordern eine tägliche Gabe über 5 Tage alle 4–5 Wochen, aber Ärzte, die nicht mit den Risiken von Zytostatika und einem Blutkörperchenabfall sicher umgehen können, sollten keine derartigen Therapien durchführen. Weitere Substanzen, entweder als Monosubstanz oder in Kombination mit 5-FU, haben keine besseren Resultate erbracht, wenngleich einige Onkologen der Meinung sind, daß 5-FU in der Kombination mit Leucovorin oder Laevamisol bessere Ergebnisse zeitigt. Die vorläufigen Angaben zu Laevamisol erfordern weitere Untersuchungen zur Untermauerung. Es gibt viele Therapieschemata mit dieser Kombination, die aber von einem erfahrenen Onkologen durchgeführt werden muß.

Falls Metastasen auf die Leber beschränkt sind, kann eine ambulante Infusion mit Floxuridin oder radioaktiv markierten Substanzen (Mikrosphären) in die A. hepatica über eine implantierbare Pumpe unter der Haut oder außen an einem Gürtel getragen größere Vorteile als eine systemische Chemotherapie bieten; aber diese Formen der Therapie sind teuer und ihr Nutzen bedarf noch der endgültigen Bestätigung. Wenn bereits extrahepatische Metastasen vorliegen, bietet die intrahepatische (lokoregionäre) Chemotherapie über eine Leberarterie mittels Infusionspumpen sowieso keinen Vorteil gegenüber einer systemischen Chemotherapie.

16. ANOREKTALE ERKRANKUNGEN

Der Analkanal entwickelt sich aus einer Einstülpung des Ektoderms, das Rektum aus dem Entoderm. Die daraus resultierenden anatomischen Unterschiede sind wichtig zur Beurteilung und Behandlung von anorektalen Erkrankungen. Die **Oberfläche** des Rektums besteht aus einer roten, glänzenden, drüsigen Schleimhaut. Der Analkanal ist mit dem sogenannten Anoderm, einer Fortsetzung der äußeren Haut, bedeckt. Der Analkanal und die angrenzende äußere Haut werden, was die **Nervenversorgung** betrifft, dicht mit somatischen sensorischen Nerven versorgt und reagieren hochempfindlich auf schmerzhafte Stimuli. Die Schleimhaut des Rektums wird von autonomen Nerven versorgt und ist gegenüber Schmerzen relativ unempfindlich. Der **venöse Abfluß** oberhalb der anorektalen Verbindung geschieht durch das Vena-portae-System, der Analkanal wird durch das Vena-cava-System drainiert. Die anorektale Grenzzone kann sowohl in das Pfortadersystem als auch in das System der V. cava abgeleitet werden. Der **lymphatische Rückfluß** vom Rektum läuft entlang der superioren hämorrhoidalen Gefäßsysteme zu den inferioren mesenterialen und Aortenlymphknoten. Die Lymphgefäße aus dem Analkanal aber laufen zu den inneren iliakalen Lymphknoten, zur hinteren Vaginalwand und zu den inguinalen Knoten. Die Verteilung der venösen und lymphatischen Gefäße legt den Ausbreitungsweg für maligne Erkrankungen und Infektionen und die Lage von Hämorrhoiden fest.

An der oberen Grenze des Analkanals liegt die anorektale Verbindung (Linea pectinata, mukokutane Verbindung oder Linea dentata), wo 8–12 Analkrypten und 5–8 dünne Papillen liegen. Anorektale Abszesse und Fisteln entwickeln sich im Verhältnis zu diesen Krypten.

Ein Sphinkterring umgrenzt den Analkanal. Er setzt sich aus dem internen Sphinkter, einem Längsmuskel, einer zentral liegenden Muskelschicht der Levatoren und Teilen des äußeren Sphinkters zusammen. Die vorderen Sphinkterteile sind gegenüber Traumen verletzbarer, was zu einer Inkontinenz führen kann. Der Musculus puborectalis bildet eine Schlinge um das Rektum und unterstützt den Defäkationsakt.

Bei der Diagnose anorektaler Erkrankungen sollten in der **Krankengeschichte** genaue Angaben über Blutung, Schmerz, Vorfall, Ausfluß, Schwellung, außergewöhnliche Gefühlsempfindungen, Stuhlgewohnheiten, Stuhlzusammensetzung, Anwendung von Abführmitteln oder Einläufen und abdominelle und urogenitale Symptome enthalten sein. Die **Untersuchung** sollte vorsichtig und bei guter Beleuchtung durchgeführt werden. Sie setzt sich zusammen aus der äußeren Inspektion, einer perianalen und intrarektalen digitalen Palpation, einer rektovaginalen bidigitalen Palpation bei der Frau, aus Anoskopie und Sigmoidoskopie bis 15–60 cm oberhalb des Anus sowie aus der Untersuchung des Abdomens. Die Inspektion, Palpation, Anoskopie und Sigmoidoskopie werden am besten in einer Linksseitenlage nach Sim und die Sigmoidoskopie in einer Knie-Ellenbogen-Lage oder auf dem Rücken liegend auf einem gynäkologischen Stuhl durchgeführt. Bei sehr schmerzhaften Analverletzungen kann eine örtliche oder sogar allgemeine Anästhesie notwendig werden. Falls erforderlich, kann ein phosphathaltiger Reinigungseinlauf verabreicht werden, um die Sigmoidoskopie zu erleichtern. Man kann Biopsien, Abstriche und Kulturen entnehmen und Röntgenuntersuchungen, falls erforderlich, anordnen.

Hämorrhoiden

Varikositäten (Krampfaderleiden) von Venen des Hämorrhoidalplexus, wobei häufig Komplikationen wie Entzündung, Thrombose und Blutung auftreten. Äußere Hämorrhoiden sind unterhalb der Linea dentata lokalisiert und mit Plattenepithel bedeckt. Innere Hämorrhoiden sind oberhalb der Linea dentata zu finden. Hämorrhoiden kommen typischerweise in der rechten anterioren, der rechten posterioren und der linken lateralen Lage vor. Da Hämorrhoiden bei Erwachsenen und Kindern allgemein vorkommen, sollte man sie, wenn sie keine Symptome bieten, als normal betrachten.

Symptomatik und Diagnostik

Die Hämorrhoidensymptome sind Blutung, Prolaps und Schmerzen. Bei einer rektalen Blutung sollte man immer an Hämorrhoiden denken, sofern andere, noch schwerwiegendere Möglichkeiten ausgeschlossen worden sind. Eine hämorrhoidale Blutung, die im typischen Fall nach einer Defäkation auftritt und am Toilettenpapier zu sehen ist, führt selten zu Anämie oder einer frischen Hämorrhagie. Äußere oder innere Hämorrhoiden können nach außen treten und sich dann wieder spontan zurückverlagern oder manuell reponiert werden. Hämorrhoiden sind nur schmerzhaft, wenn sie ulzeriert oder thrombosiert sind. Eine thrombosierte Hämorrhoide stellt sich als ein perianaler Prolaps dar, der Schmerzen, die eventuell von nicht wahrnehmbar bis zur Arbeitsunfähigkeit führen, verursachen kann. Ulzerierte, ödematöse, inkarzerierte Hämorrhoiden („der akute Angriff von Hämorrhoiden") können starke Schmerzen verursachen. Seltenere Symptome innerer Hämorrhoiden sind Schleimabgang und ein Gefühl der unvollständigen Entleerung und bei äußeren Hämorrhoiden die Schwierigkeit, die Analregion zu reinigen. Pruritus ani ist kein Symptom der Hämorrhoiden.

Die Diagnose äußerer oder thrombosierter Hämorrhoiden und des akuten Vorfalls von Hämorrhoiden kann sofort bei Inspektion des Rektums gestellt werden. Die Untersuchung nach belastender Stuhlentleerung oder ein Phosphateinlauf wird das Ausmaß der pathologischen Hämorrhoiden eines Patienten darstellen. Eine Rektoskopie ist bei der Beurteilung nichtschmerzender Hämorhoiden unerläßlich.

Therapie

Die Beseitigung einer Verstopfung und des Pressens beim Stuhlgang können Gleitmittel oder Psylliumsamen bewirken. Blutende Hämorrhoiden werden, nachdem andere mögliche Ursachen ausgeschlossen worden sind, durch Sklerosierung mit 5% Chinin und Harnstoffhydrochlorid oder 5% Phenol in Pflanzenöl behandelt. Die Blutung sollte vorübergehend zum Stillstand kommen.

Größere Hämorrhoiden und solche, die auf die Sklerotherapie nicht ansprechen, werden mittels Gummibandligatur behandelt: Ein elastisches Band mit ca. 0,5 cm Durchmesser wird bis zu etwa 0,9 cm gedehnt; die inneren Hämorrhoiden werden in einem für Schmerzen unempfindlichen Bereich ergriffen und durch das Gummiband gezogen, das anschließend losgelassen wird, um die Hämorrhoiden abzubinden, was zu Nekrose und Ablösung führt. Eine Hämorrhoide wird 2 Wochen lang abgebunden, und insgesamt sind 3–6 Behandlungen nötig. Neuere Methoden, schmerzlos innere Hämorrhoiden zu entfernen, sind Laseranwendung, Infrarotkontaktkoagulation oder Elektrokoagulation. Eine operative Hämorrhoidektomie wird wegen blutender Hämorrhoiden kaum mehr durchgeführt.

Wenn prolabierte Hämorrhoiden innere Hämorrhoiden sind, werden sie mit Gummibandligaturen behandelt. Bei gemischten inneren und äußeren Hämorrhoiden sollte der innere Hämorrhoidalanteil mit der Gummibandligatur-Methode behandelt werden. Wenn es keinen signifikanten inneren Anteil gibt, ist eine operative oder kryochirurgische (Kälte) Hämorrhoidektomie nötig. Schmerzhafte thrombosierte Hämorrhoiden können mit Beruhigung, warmen Sitzbädern, lokal angewandten anästhetischen Salben oder mit Haselnußstauden-Kompressen behandelt werden. Selten kann bereits die einfache Inzision und die Entfernung des Blutkoagels den Schmerz rasch lindern.

Der akute Hämorrhoidalanfall kann ähnlich konservativ behandelt werden, da die rasche Linderung der Schmerzen und der Schwellung vorgenommen werden kann und die Thrombosen innerhalb von 4–8 Wochen resorbiert werden. Sehr schwere Schmerzen können 1. durch die Anwendung eines Lokalanästhetikums mit Hyaluronidase zur Linderung des akuten Geschehens und anschließender Gummibandligatur der inneren Hämorrhoiden und vielfacher Thrombektomien behandelt werden; oder es kann 2. eine regelrechte operative Hämorrhoidektomie erforderlich werden. Schleimabgang und ein Gefühl der unvollständigen Entleerung des Rektums sind meist bei inneren Hämorrhoiden vorhanden, die am besten durch Gummibandligatur behandelt werden.

Analfissur

(Fissura in ano; Analulkus)

Ein akut auftretender länglicher Riß oder ein chronisches ovales Ulkus in der Plattenepithelzellschicht des Analkanals.

Ätiologie und Symptomatik

Die exakte Ätiologie der Analfissuren ist unbekannt. Man nimmt an, daß sie von einem traumatischen Riß bei hartem oder großem Stuhlabgang mit nachfolgender Infektion herrühren. Die Fissur bleibt auf den inneren Sphinkter beschränkt und verursacht einen Spasmus, von dem man annimmt, daß er die Fissur aufrechterhält. Kinder können akute Fissuren entwickeln. Die Fissur liegt meist in der hinteren Medianlinie, kann aber auch in der vorderen Medianlinie auftreten. Ein äußeres Hautanhängsel („sentinel pile") kann am unteren Ende der Fissur und eine vergrößerte (hypertrophische) Papille am oberen Ende vorhanden sein. Chronische Fissuren müssen differentialdiagnostisch von einem Karzinom, von Primäraffekten bei Syphilis, von Tuberkulose und von einer Ulzeration auf dem Boden eines M. Crohn abgegrenzt werden.

Fissuren verursachen Schmerzen und Blutungen bei der Defäkation. Der Schmerz tritt typischerweise gleichzeitig mit oder unmittelbar nach der Defäkation auf, bleibt mehrere Stunden bestehen und läßt dann bis zur nächsten Darmentleerung nach. Die Untersuchung muß vorsichtig sein und erfordert den Anus nur soweit zu spreizen, bis die Fissur in ihrer Mittellinie-Lage gesehen wird.

Therapie

Fissuren sprechen oft auf konservative Maßnahmen an (z.B. den Stuhl weich machende Präparate oder Laxantien mit Psylliumsamen), die das Trauma während der Defäkation verringern. Heilung wird oft auch durch die Anwendung milder Suppositorien (z.B. Glyzerin) erreicht, die schmelzen, das untere Rektum anfeuchten und als ein weichmachendes Mittel wirken. Warme (nicht heiße) Sitzbäder von 10–15 Minuten Dauer nach jedem Stuhlgang oder andere Maßnahmen, die Beschwerden zu lindern, können vorübergehende Erleichterung bringen. Wenn konservative Maßnahmen fehlschlagen, ist ein chirurgischer Eingriff erforderlich.

Anorektalabszeß

(s.a. Kap. INF., 6.)

Ätiologie und Symptomatik

Der anorektale Abszeß entsteht auf dem Boden einer bakteriellen Besiedelung von pararektalen Räumen, die von einem intermuskulären (intersphinktären) Spalt, in den eine anale Krypte penetriert ist, ausgehen. Normalerweise tritt eine Mischinfektion ein. Die Hauptvertreter sind *Escherichia coli, Proteus vulgaris,* Streptokokken, Staphylokokken und Bacteroides. Der Abszeß kann subkutan, ischiorektal, retrorektal, submukös, pelvirektal (oberhalb des Levator ani) oder intramuskulär liegen.

Oberflächliche Abszesse sind am schmerzhaftesten. Hierfür charakteristisch sind eine Schwellung, Rötung und Spannung. Tiefere Abszesse verursachen toxische Symptome, aber die Lokalschmerzen sind weniger schwer. Eine äußere Schwellung muß nicht unbedingt eintreten, aber die digitale rektale Untersuchung deckt die pralle Schwellung auf. Hochliegende pelvirektale Abszesse müssen nicht unbedingt rektale Symptome verursachen und können in Verbindung mit unteren abdominellen Schmerzen und Fieber unbekannten Ursprungs in Zusammenhang gebracht werden. Es sei daran erinnert, daß entzündliche Darmerkrankungen (z.B. M. Crohn, insbesondere des Kolons) manchmal zusammen mit anorektalen Abszessen auftreten.

Therapie

Eine rasche Inzision und adäquate Drainage sind erforderlich. Man sollte nicht warten, bis der Abszeß nach außen durchbricht. Eine Eiterbildung liegt, wenn die Diagnose gestellt ist, fast immer vor. Antibiotika sind nur von begrenztem Wert, aber sie sind bei fiebrigen Patienten oder Diabetikern erforderlich, oder wenn Verdacht auf systemische Manifestation einer Infektion besteht. Nach einer Drainage des Abszesses können persistierende anorektale Fisteln entstehen.

Anorektalfistel

(Fistula in ano)

Ein röhrenartiger Gang mit einer Öffnung in den Analkanal und der anderen Öffnung im allgemeinen in der perianale Haut.

Ätiologie

Fisteln entstehen meist spontan oder sind sekundär auf die Drainage eines perirektalen Abszesses zurückzuführen. Prädisponierende Faktoren sind M. Crohn und TB. Meist gibt es keinen erkennbaren prädisponierenden Faktor. Die meisten Fisteln entstehen in den anorektalen Krypten. Andere können sich aus einer Divertikulitis, einem Neoplasma oder einem Trauma entwickeln. Fisteln sind bei Kindern kongenital. Sie kommen bei Knaben häufiger vor. Rektovaginale Fisteln können Folge eines M. Crohn, geburtshilflicher Verletzungen, von Strahlentherapie oder eines malignen Tumors sein.

Symptomatik und Diagnostik

Anamnestisch kommen im allgemeinen rezidivierende Abszesse mit anschließendem intermittierendem oder anhaltendem Ausfluß vor. Bei der Inspektion sind eine oder meherere sekundäre Öffnungen zu sehen. Oft läßt sich ein schnurähnlicher Gang tasten. In diesen Gang kann man eine Sonde einschieben, um seine Tiefe und Richtung angeben zu können. Die primäre Öffnung läßt sich durch eine anoskopische Untersuchung mit Sondierung der Krypten nachweisen. Es ist auch eine Sigmoidoskopie erforderlich. Von den kryptogenen Fisteln müssen die Hidradenitis suppurativa, die Pilonidalzyste (Haarnestfistel), eitrige Hautzysten und urethroperineale Fisteln differentialdiagnostisch abgegrenzt werden.

Therapie

Die einzig wirksame Behandlung ist die chirurgische. Die primäre Öffnung und der gesamte Gang müssen abgedeckt und in einen „Graben“ umgewandelt werden. Es kann auch eine partielle Spaltung des Sphinkters notwendig werden. Wenn ein erheblicher Anteil des Sphinkterrings gespalten wird, kann ein gewisser Grad von Inkontinenz auftreten. Eine Fistulotomie ist nicht ratsam bei Diarrhö, aktiver Colitis ulcerosa oder aktiver granulomatöser Enterokolitis, da bei diesen Erkrankungen die verzögerte Wundheilung ein schweres Problem darstellen kann.

Proktitis

(s. a. Kap. MDA, 11.)

Entzündung der rektalen Schleimhaut.

Ätiologie

Mit zunehmender Inzidenz kann die Proktitis eine nichtspezifische (z. B. Proktitis bei Colitis ulcerosa oder M. Crohn) oder spezifische Ätiologie besitzen, die durch nachweisbare Erreger, einschließlich sexuell übertragbarer Erkrankungen (z. B. Gonorrhoe, Syphilis, gewöhnlich sekundär, Chlamydia trachomatis, Herpes simplex oder Zytomegalievirus [CMV]), verursacht wird. Einige Fälle weisen spezifische Ätiologien (z. B. Campylobacter, Shigella, Salmonella) auf oder sind mit einer vorangegangenen antibiotischen Therapie assoziiert. Zu den anderen Ursachen einer Proktitis gehört die Strahlentherapie und die „Umleitung“, die auftritt, wenn eine Kolostomie oder Ileostomie bei einem Patienten mit intaktem Rektum durchgeführt wurde. Sexuell übertragbare Erreger verursachen vor allem bei männlichen Homosexuellen eine Proktitis. Der immunsupprimierte Patient ist für eine Proktitis, vor allem durch Infektionen mit Herpes simplex und CMV, besonders anfällig.

Symptomatik und Diagnostik

Die Patienten klagen über rektale Blutungen oder aus dem Rektum abgehenden Schleim. Eine Proktitis durch eine Gonorrhoe, Herpes simplex oder CMV kann mit ausgeprägten anorektalen Schmerzen vergesellschaftet sein. Zur Diagnose wird eine Proktoskopie oder eine Sigmoidoskopie durchgeführt, bei der sich eine entzündlich-veränderte Schleimhaut findet. Die Diagnose wird durch Schleimhautbiopsien, Abstriche und Proben aus der rektalen Wand, die kulturell auf Bakterien, Pilze oder Viren untersucht werden, Tzanck-Präparationen für vielkernige Riesenzellen oder Gewebekulturen sowie durch eine serologische Untersuchung auf eine Syphilis und durch Stuhluntersuchungen auf Clostridium difficile gestellt. Die endoskopische und röntgenologische Untersuchung von anderen Darmabschnitten kann bei ausgewählten Patienten hilfreich sein.

Therapie

Die spezifische Proktitis kann sowohl bei immunkompetenten, aber auch bei immunsupprimierten Patienten mit Antibiotika behandelt werden. Die nicht-spezifische Proktitis des männlichen Homosexuellen kann empirisch mit Doxycyclin (100 mg) oder Trimethoprim/Sulfamethoxazol (160/800 mg täglich) therapiert werden. Eine Antibiotika-assoziierte Proktitis wird mit Metronidazol (250 mg oral über 7–10 Tage) oder Vancomycin (250 mg oral über 7–10 Tage) behandelt. Die Behandlung der Strahlen-Proktitis ist ähnlich der der nicht-spezifischen Proktitis, bei der topische Kortikosteroide in Form von Schäumen, oder Klistiere (enthalten Hydrokortison 100 mg oder Methylprednisolon 40 mg) über 3 Wochen, Mesalamin-Klistier (4 g) nachts für 3–6 Wochen, Sulfasalazin 500–1000 mg oral über 3 Wochen oder länger (allein oder in Kombination mit einer topischen Therapie), eingesetzt werden. Bei Patienten, die auf diese Behandlung nicht ansprechen, kann versucht werden, durch systemische Gabe von Kortikosteroiden eine Besserung zu erreichen. Bei einem geringen Prozentsatz der Patienten entwickelt sich aus der nicht-spezifischen Proktitis eine chronische Colitis ulcerosa oder sie stellt sich als eine von M. Crohn befallene Region heraus *(s. Kap. MDA, 11.)*.

Pilonidalerkrankung

Akuter Abszeß oder chronisch drainierende Zysten in der Sakrokokzygealgegend.

Die Pilonidalerkrankung kommt gewöhnlich bei jungen Weißen mit starkem Haarwuchs und häufiger bei Männern vor. In der Haut der Sakralregion treten in der Mitte oder exzentrisch gelegen eine oder mehrere Gruben oder Zysten auf, aus denen sich ein oft Haare enthaltender Hohlraum bildet. Wenn sich diese Läsion nicht akut infiziert, führt sie im allgemeinen zu keinen Symptomen.

Die **Behandlung** des akuten Abszesses erfolgt durch Inzision und Drainage. In der Regel persistieren eine oder mehrere chronisch drainierende Zysten, die dann chirurgisch durch Exzision und primären Verschluß oder besser durch eine offene Technik (z.B. Zystostomie oder Marsupialisation) exstirpiert werden müssen.

Rektumprolaps und -senkung

Vorwölbung des Rektums aus dem Anus.

Ein vorübergehender, leichter Prolaps der Rektumschleimhaut kommt häufig bei sonst gesunden Kindern vor. Bei Erwachsenen ist der Schleimhautprolaps jedoch persistierend. Er kann sich progredient verschlimmern.

Bei dem **Rektumvorfall** handelt es sich um einen kompletten Prolaps des Rektums in seiner ganzen Dicke entlang des Peritoneums in Form einer Gleithernie. Die primäre Ursache stellt wahrscheinlich eine pathologische Verlagerung des Rektums nach vorne als Folge einer Verlängerung des Mesorektums dar. Die meisten Patienten sind Frauen > 60 Jahre.

Der Patient ist im Stehen oder in Hockstellung und bei Bauchpresse zu untersuchen, um das volle Ausmaß des Prolapses bestimmen zu können. Ein verringerter Sphinktertonus ist vorhanden. Sigmoidoskopie und Röntgen-Kolonkontrasteinlauf müssen wegen der Suche nach einer inneren Erkrankung durchgeführt werden. Primär neurologische Erkrankungen müssen ausgeschlossen werden.

Therapie

Bei Kleinkindern und Kindern ist die konservative Behandlung sehr zufriedenstellend. Zugrundeliegende Ernährungsstörungen sollten ausgeglichen und Anlässe zum Pressen beim Stuhlgang beseitigt werden. Schnallt man die Gesäßbacken zwischen den Stuhlgängen fest zusammen, erleichtert dies im allgemeinen die spontane Auflösung des Prolapses. Bei Erwachsenen mit einfachem Schleimhautprolaps kann die überschüssige Mukosa exzidiert oder mit der Gummibandmethode ligiert werden (siehe oben, Hämorrhoiden). Beim vollständigen Rektumvorfall haben sich eine abdominelle Operation mit Anhebung und posteriorer Fixation des Rektums an das Kreuzbein zur Korrektur der Verlagerung nach vorne oder eine tiefe vordere Resektion als erfolgreichste Verfahren erwiesen. Bei Patienten, die sehr alt oder in schlechtem Allgemeinzustand sind, kann eine den Sphinkterring umfassende Drahtschlinge eingesetzt werden (Thiersch-Verfahren).

Maligne anorektale Tumoren

(S. a. Kap. MDA, 15., und HÄM, 11.)

Das **Epidermoid-(Plattenepithel-)Karzinom** des Anorektums umfaßt 3–5% der rektalen und analen Karzinome. Prädisponierende Ursachen sind die Leukoplakie, das Lymphogranuloma venereum, chronische Fisteln und die bestrahlte anale Haut. Metastasierungen finden sowohl entlang der Lymphgefäße des Rektums als auch in die inguinalen Lymphknoten statt. Das Basalzellkarzinom, der Morbus Bowen (intradermales Kazinom), der extramammäre Morbus Paget, das kloakogene Karzinom und das maligne Melanom kommen weniger häufig vor. Eine lokale Exzision weit im Gesunden ist oft eine zufriedenstellende Behandlung für perianale Karzinome. Eine kombinierte Chemotherapie und Bestrahlung sind erfolgreich bei Tumoren dieser Region angewandt worden. Eine abdominoperineale Resektion kann erfolgreich sein.

Stuhlinkontinenz

Unfähigkeit, die Defäkation willkürlich zu kontrollieren.

Die Anamnese versucht die Ätiologie zu erhellen. Die anale Inkontinenz kann verursacht werden durch Verletzungen und Erkrankungen des Rückenmarks, kongenitale Veränderungen, unfallbedingte Verletzungen des Rektums und Anus, durch Rektumvorfall, Senilität, Diabetes, durch fäkale Druckeinwirkung, ausgedehnte entzündliche Prozesse, Tumoren und als Folge geburtshilflicher Verletzungen oder als Folge von Operationen, die die Durchtrennung oder Dehnung der analen Sphinkteren betreffen.

Eine körperliche Untersuchung sollte die makroskopische Sphinkterfunktion und perianale Empfindung bewerten und das Vorhandensein einer fäkalen Einwirkung ausschließen. Weitere nützliche Untersuchungen sind eine Elektromyographie des Beckenbodens und eine anorektale Manometrie.

Die **Therapie** schließt ein Darmbehandlungsprogramm ein, das versucht, ein praktikables Muster der Stuhlentleerung zu entwickeln. Dies heißt adäquate Flüssigkeitsaufnahme und Sorge für eine ausreichende Nahrungsmenge. Die Darmentleerung wird unterstützt, indem der Patient auf einen Nachtstuhl gesetzt wird mit weiteren, die Defäkation anregenden Mitteln, die er gewöhnt ist (z. B. eine Tasse Kaffee). Ein Suppositorium (z. B. Glyzerin oder Bisacodyl) oder ein Phosphateinlauf kann auch verwendet werden. Falls sich kein regelhaftes Defäkationsverhalten entwickelt, kann eine leichte Fastendiät die Häufigkeit der Defäkation reduzieren. Loperamid hat diesen Effekt und kann auch die Sphinkterfunktion erhöhen.

Einfache perianale Übungen, bei denen der Patient wiederholt die Sphinkteren, die perinealen Muskeln und die Gesäßbacken kontrahiert, können dazu dienen, diese Strukturen zu kräftigen und eine Hypertrophie auszubilden, und dies kann zur Kontinenz, besonders bei leichten Fällen, beitragen. Ein Biofeedback, das benützt wird, um den Patienten zu trainieren, den Sphinkter maximal einzusetzen und die physiologischen Stimuli zu ökonomisieren, sollte bei gut motivierten Personen in Betracht gezogen werden, bevor ein chirurgischer Eingriff empfohlen wird. Letztere können die Instruktionen verstehen und diese auch befolgen; zudem haben sie einen M. sphincter ani, der das Ausmaß der Rektumdistension wahrnehmen kann.

Mehrere Operationen sind notwendig. Eine postnatale Wiederherstellung ist nützlich, wenn der Sphinktermechanismus grundsätzlich lückenlos intakt ist, was nicht bei Frauen mit spontanem Auftreten der Inkontinenz im Alter von mehr als 60 Jahren der Fall ist. Indem der vordere Knick des Rektums sich vergrößert, verstärkt sich ein Faktor, der normalerweise zur Kontinenz beiträgt.

Die direkte Naht des Sphinkters wird bei Defekt durchgeführt. Wenn ein insuffizienter Restsphinkter besteht, kann, besonders bei Patienten unter 50 Jahren, eine Transposition des M. gracilis unternommen werden, um direkt eine Wiederherstellung einzuleiten. Wo das unmöglich ist, können anale Schlingenverfahren mit Thiersch-Ring oder anderen Materialien angewandt werden. Wenn alles mißlingt, kann man eine Kolostomie in Betracht ziehen.

Pruritus ani

Analer und perianaler Juckreiz.

Ätiologie

Die perianale Haut zeigt eine maximale „Bereitschaft zum Juckreiz“. Dem Juckreiz liegen viele Ursachen zugrunde: 1. **dermatologische Erkrankungen** (z. B. Psoriasis, atopische Dermatitis); 2. **allergische Reaktionen,** wie Kontaktdermatitis nach Lokalanästhetika (vor allem nach „Cain“-Präparaten), verschiedenen Salben oder in Seifen verwendeten aromatischen und anderen Chemikalien; außerdem Ekzem nach Einnahme bestimmter Nahrungsmittel (es ist allerdings zweifelhaft, ob hierbei eine echte Allergie die Ursache darstellt); 3. **Mikroorganismen** wie Pilze (z.B. Dermatophytose, Candidose) und Bakterien (nach Infektion bei Kratzwunden); 4. **Parasiten** (Madenwürmer sowie, weniger häufig, Skabies oder Pedikulose); 5. **orale antibiotische Behandlung** (insbesondere Tetracycline); 6. **Krankheitsprozesse** wie systemische Erkrankungen (z.B. Diabetes mellitus, Lebererkrankung), proktologische Erkrankungen (z.B. Hautanhangsgebilde, Kryptitis, drainierende Fisteln) und Neoplasmen (z.B. Morbus Bowen, extramammärer Morbus Paget); 7. **Hygiene,** entweder schlechte Hygiene mit restlichen irritierenden Fäzes oder übertrieben peinlich genaue Hygiene mit übermäßigem Seifengebrauch und Reiben; 8. **Wärme und Hyperhidrosis** infolge enger Körperkleidung, Jockey shorts, warmer Bettwäsche, Adipositas und Klima; und 9. **psychogene Reaktion** (die Bedeutung des Angst-Juckreiz-Angst-Zyklus variiert von unbedeutend bis überwältigend). Hämorrhoiden verursachen keine Pruritus ani.

Die Hautveränderungen können charakteristisch oder minimal sein. Sie können durch Wundreiben infolge Kratzen und Sekundärinfektion überlagert sein.

Therapie

Gewürze, Zitrusfrüchte, Vitamin-C-Tabletten, Kaffee, Bier und Cola können alle mit Pruritus ani vergesellschaftet sein und man sollte mit Nachdruck veranlassen, diese Bestandteile aus der Nahrung wegzulassen. Die Kleidung sollte locker und die Bettwäsche leicht sein. Nach dem Stuhlgang sollte die Analgegend mit saugfähigen Baumwolltüchern, wenn möglich befeuchtet, oder noch besser unter fließendem Wasser gereinigt werden. Freizügiges und häufiges Bestäuben mit gewöhnlichem Talkumpulver kann der Befeuchtung entgegenwirken. Sparsam 4 ml/Tag aufgetragenes 1%iges Hydrocortisonacetat als Emulsion ist meist sehr wirksam. Äußerlich aufgetragene Fungizide (z.B. Amphotericin B) können verwendet werden. Systemische Ursachen und Parasitenbefall müssen speziell behandelt werden. Bei therapieresistenten Veränderungen sollten zum Nachweis einer Malignität Biopsien durchgeführt werden. Röntgenstrahlenbehandlung, eine chirurgische Intervention oder Injektionen zur Schaffung einer bleibenden lokalen Anästhesie sind, wenn überhaupt, nur selten indiziert.

Fremdkörper im Rektum

Verschluckte Fremdkörper, wie Zahnstocher, Hühnerknochen, Fischgräten, Gallensteine oder Kotsteine können am anorektalen Übergang steckenbleiben. Harnsteine, vaginale Pessare oder chirurgische Schwämme bzw. Instrumente können in das Rektum erodieren. Manche absonderliche Fremdkörper können auch absichtlich in das Rektum eingeführt werden. Klistierendstücke und Thermometer, gebrochen oder intakt, sind am häufigsten.

Plötzlicher quälender Schmerz während der Defäkation sollte den Verdacht auf einen *penetrierenden* Fremdkörper aufkommen lassen, der im allgemeinen an der anorektalen Verbindungsstelle steckengeblieben ist. Weitere Manifestationen hängen von der Größe und Form des Fremdkörpers ab. Es kommt auch darauf an, wie lange sich der Fremdkörper an dieser Stelle befindet und ob eine Infektion oder Perforation vorliegt.

Der Fremdkörper wird meist im mittleren Rektumabschnitt abgelegt, wo er nicht die Kurve um den vorderen Knick des Rektums nehmen kann. Er kann bei der digitalen Untersuchung ertastet werden. Die Untersuchung des Bauches und eine Röntgenaufnahme des Thorax können notwendig sein, eine mögliche intraperitoneale Perforation des Rektums auszuschließen.

Therapie

Falls das Objekt palpiert werden kann, sollte ein Lokalanästhetikum mittels subkutaner und submuköser Injektion, z.B. 0,5%iges Lidocain oder Bupivacain mit Hyaluronidase

150 IE/15 ml versetzt, verabreicht werden. Der Anus kann dann mit einem rektalen Retraktor gedehnt, der Fremdkörper gefaßt, nach vorne geneigt und anschließend entfernt werden. Falls der Gegenstand nicht palpiert werden kann, sollte der Patient ins Krankenhaus eingewiesen werden. Die Peristaltik treibt im allgemeinen den Fremdkörper bis in den mittleren Abschnitt des Rektums und das oben erwähnte Routineverfahren kann angeschlossen werden. Eine Entfernung mittels eines Sigmoidoskops oder Proktoskops ist selten erforderlich. Die Sigmoidoskopie bringt meist den Fremdkörper wieder in eine proximale Position, was seine Entfernung verzögert. Selten wird eine lokale oder eine systemisch angewandte Anästhesie notwendig sein und, ebenfalls selten, eine Laparotomie, um den Fremdkörper in Richtung Anus zu pressen, oder eine Kolotomie und Extraktion des Fremdkörpers. Nach der Extraktion sollte eine Sigmoidoskopie durchgeführt werden, um ein signifikantes Rektum-Trauma oder eine Perforation auszuschließen.

NEUROLOGISCHE ERKRANKUNGEN

NEU

1. DER WEG ZUR DIAGNOSE

Angesichts der Eigenheiten des Nervensystems sind Ärzte ohne spezielle Ausbildung auf diesem Sektor bei Patienten mit neurologischen Erkrankungen meist unsicher. Andererseits kommen Kopfschmerzen, Benommenheit, Schlaflosigkeit, Rückenschmerzen, Schwäche und Müdigkeit in der ärztlichen Praxis vor; Banales muß getrennt werden von ernsthaften Symptomen, die Ausdruck neurologischer Erkrankungen sind. Neurologische Problemfälle können auch Notfallmaßnahmen erforderlich machen, ohne daß zuvor ein Neurologe hinzugezogen werden kann. Unabhängig von Art und Schwere der zugrundeliegenden Störung mag das folgende Vorgehen bei Aufnahme der Anamnese, klinischer Untersuchung und der Entscheidung über das diagnostische Vorgehen hilfreich sein; zunächst den Sitz der Störung zu bestimmen (was die Vielfalt der Diagnosemöglichkeiten auf eine überschaubare Zahl vermindert) und anschließend die Pathophysiologie sowie unmittelbar lebensrettende therapeutische Eingriffe festzulegen.

Krankheitszeichen, die sich aus spezifischen neuroanatomischen Lokalisationen ergeben, und ihre Pathophysiologie werden in den entsprechenden Kapiteln dieses Abschnitts besprochen. Die Beurteilung Bewußtloser findet sich in *Kap. NEU, 2.*

Die Anamnese

Häufig ist die Anamnese der informativste Teil der neurologischen Befundaufnahme. Der Patient sollte sich wie zu Hause fühlen und seine Geschichte mit eigenen Worten berichten dürfen. Fragen dienen lediglich dazu, bestimmte Punkte zu klären und das Gespräch beim Thema zu halten. Wenn nicht von selbst berichtet, wird gezielt nach der Art, Intensität und Lokalisation eines Symptoms gefragt, wie lange es schon existiert und wie oft es auftritt. Für jede Funktionsstörung muß ihr Ausmaß quantitativ angegeben werden und ihre Auswirkung auf die Lebensführung des Patienten notiert werden. Die Art und Weise, mit der der Patient die alltäglichen Abläufe handhabt, verrät oft mehr als seine Proteste oder Negierungen zu einem Defekt. Der Arzt muß auch zwischen den eigenen Wahrnehmungen des Patienten und denjenigen unterscheiden, die seine Umgebung (z.B. Familienmitglieder oder Klinikpersonal) für wesentlich hält. Man sollte schnell zum Schluß kommen, ob die Anamnese verläßlich ist und keine Zeit mit nebensächlichen und widersprüchlichen Erklärungen vertun.

Lokalisierung der Störung: Die erste Frage ist, ob eine Schädigung des Nervensystems besteht. Es muß sich nicht immer um einen strukturellen Ausfall handeln, weil manche Klagen unspezifisch oder im Falle eines verschreckten Patienten aufgebauscht sein können. Dies trifft häufig auf psychiatrische Fälle zu, deren neurologische Beschwerden wechseln und nicht objektiv nachweisbar sein können. Andererseits muß man vorsichtig sein, zu schnell Beschwerden als „funktionell" oder „psychotisch" zu deklarieren, wenn sie nur üppiger als üblich ausgeschmückt werden. Auch subtile Ausfälle können im Gefolge organischer Erkrankungen auftreten. Solche Störungen erfordern eine sorgfältige Analyse; sie allein sollten aber kein Anlaß zu zahlreichen unnötigen Konsultationen und diagnostischen Untersuchungen sein.

Wenn klargeworden ist, daß die Symptomatik wirklich neurologischer Natur ist, muß der nächste Schritt sein, den *Funktionsausfall zu lokalisieren (muskulär, nerval, spinal, zerebral)*. Dies erfordert ausreichende Kenntnisse der Neuroanatomie ebenso wie eine gewisse Vertrautheit mit den wichtigeren neurologischen Krankheitsbildern, die in diesem Kapitel beschrieben werden. Nicht selten kann auch der Neuling bei sorgfältigem analytischen Nachdenken die anatomische Lokalisation eines umschriebenen Defekts feststellen.

Eine **allgemeine Anamnese aller Systemfunktionen** ist erforderlich, weil neurologische Funktionsstörungen häufig Ausdruck systemischer Erkrankungen sind. Beispielsweise können Alkoholismus, Krebs oder Gefäßerkrankungen ein ganzes Spektrum neurologischer Ausfälle hervorrufen. Die **Familienanamnese** ist wichtig, weil viele Stoffwechselerkrankungen und degenerative Leiden vererbt werden. Eine anamnestische Berücksichtigung von **Arbeitsplatz** und **Reisen** kann Informationen bringen über die Exposition gegenüber neurotropen Toxinen oder Infektionen.

Die neurologische Untersuchung

Die neurologische Untersuchung beginnt mit der sorgfältigen Beobachtung des normalen Verhaltens des Patienten und geht dann zu spezifischen Tests über, die helfen sollen, den anatomischen Sitz der Krankheit festzustellen. Beispielsweise sollte der Arzt die Schnelligkeit, Symmetrie und Koordination von Bewegungen schon bei ganz einfachen Abläufen erfassen; aus der Art und Weise, wie der Patient zu einem Stuhl hingeht und Platz nimmt, kann manches abgeleitet werden. Kaum einen Irrtum gibt es bei der vornübergebeugten Körperhaltung mit Bradykinesie, „en bloc"-Drehungen des Körpers und schlurfendem Gang des Parkinson-Syndroms. Benehmen und Kleidung geben Auskunft über Stimmungslagen und gesellschaftliches Angepaßtsein des Patienten. Das adrett gekleidete, anspruchsvolle Individuum, belustigt darüber, daß sein Gedächtnis es im Stich läßt, mag zu Hause noch zurechtkommen – in einer größeren Umgebung aber unter den Einschränkungen einer beginnenden Demenz, z. B. vom Alzheimer-Typ, leiden. Dies mag nicht sofort erkannt werden, wenn der Patient mit einem nicht-neurologischen Problem in die Sprechstunde kommt. Fehler in der sprachlichen Ausdrucksweise, im Ablauf des Sprechens oder in der Praxie, bizarre Körperhaltungen und andere motorische Störungen können sich im Verlauf der Untersuchung bemerkbar machen; sie sollten beachtet und aufgezeichnet werden.

Die vorschriftsmäßige neurologische Untersuchung bestätigt oft nur, was Anamnese und erste Beobachtungen nahelegten. Topographische Anatomie und Pathophysiologie bestimmen, welche Aspekte der Untersuchung ausgedehnt werden müssen und welche als nicht so wichtig erscheinen. Der weniger geübte Beobachter mag gut beraten sein, einem vollständigen neurologischen Untersuchungsschema zu folgen, um unerwartete Abweichungen zu finden und ein besseres Gefühl für normale Befunde zu entwickeln. Um Auslassungen zu vermeiden und um dem Patienten häufige Lage- und Stellungswechsel zu ersparen, sollte der Untersuchungsausgang – wie unten besprochen – aus einer systematischen Folge von Tests bestehen, die auf der Anatomie und Physiologie verschiedener Funktionssysteme basieren.

Untersuchung des geistigen Zustands *(vgl. Kap. PSY, 2.)*

Das Erfassen des geistigen Zustands – wenn er sich nicht schon aus der Anamnese klar *ergibt – schließt Fragen zur* **zeitlichen, örtlichen und persönlichen Orientierung** ein. Orientierung ad personam geht nur bei schwer abgestumpften, deliranten oder dementen Patienten verloren, und als isoliert vorkommendes Symptom weist es auf Simulation hin. Eine **gesunde, aufmerksame Person** mit mittlerer Reife sollte in der Lage sein, 7 zufällig ausgewählte einstellige Zahlen in Vorwärtsfolge und 4 Zahlen rückwärts zu wiederholen, ein Wort rückwärts zu buchstabieren und einfache Rechnungen auszuführen (z. B. wieviel 5-Pfennig-

Stücke auf DM 1,35 gehen; von 100 jeweils 7 abziehen etc.) Das **unmittelbare Erinnerungsvermögen** wird geprüft, indem man den Patienten auffordert, drei ihm benannte Gegenstände für 3 oder 5 Minuten zu erinnern. Ob er noch Ereignisse aus den Nachrichten beschreiben kann oder weiß, was es gestern zu essen gab, gibt Auskunft über das **Kurzzeitgedächtnis.** Das **Langzeitgedächtnis** kann man testen, wenn man ihn nach Fabrikat und Farbe seines ersten Autos fragt, oder nach der Farbe des Anzugs, den er bei seiner Hochzeit trug. **Abstraktionsvermögen** prüft man, indem man Sprichwörter interpretieren und sich Analogien nennen läßt. Nach **Krankheitseinsicht** muß gefragt werden, weil ihr Fehlen die Behandlung erschwert. Der **Wissensschatz** spiegelt das Erziehungsniveau des Patienten wider; die meisten US-Bürger sollten z. B. in der Lage sein, die letzten 5 Präsidenten zu benennen. **Affekte** und **Stimmungslage** werden, wie in *Kap. PSY, 9.* beschrieben, erfaßt.

Der Patient sollte ein einfaches, aus 3 Teilen bestehendes Kommando befolgen können, das periphere und zentrale Teile des Körpers sowie rechts/links-Unterscheidungen einschließt (z. B. „legen Sie Ihren rechten Daumen über Ihr linkes Ohr und strecken Sie die Zunge heraus"). **Sprachfunktionen:** Wenn bei der Benennung einfacher Objekte und Körperteile, beim Lesen, Schreiben und Wiederholen vorgesprochener Texte Schwierigkeiten auftreten, sind weiterführende Aphasie-Tests angezeigt *(s. Kap. NEU, 2., Fokale Störungen höherer Hirnfunktionen).* **Somatosensible kortikale Funktionen** werden geprüft, indem man den Patienten bittet, kleine Gegenstände in der Hand bei geschlossenen Augen durch Betasten zu identifizieren, auf die Handfläche geschriebene Zahlen zu erkennen, sowie anhand der Zwei-Punkt-Diskrimination (Größe der simultanen Raumschwelle) an Handflächen und Fingerbeere (Stereoästhesie). Das **räumliche Vorstellungsvermögen** kann am Krankenbett überprüft werden, wenn man den Patienten bittet, einfache und komplizierte Fingerstellungen nachzumachen und eine Uhr, einen Würfel oder ein Haus zu zeichnen. Der vom Patienten hierfür zu erbringende Aufwand ist ebenso informativ wie das Endresultat und kann dazu beitragen, mangelnde Beharrlichkeit oder Perseverieren ebenso wie einen halbseitigen Neglekt nachzuweisen. Die Praxie erfaßt man, indem man den Patienten bittet, sich die Zähne zu putzen oder ein Streichholz der Schachtel zu entnehmen und anzuzünden.

Untersuchung der Hirnnerven

Jede Normabweichung im Bereich eines Hirnnerven verlangt eine peinlich genaue Untersuchung seiner anatomischen Nachbarn. Ein isolierter Funktionsausfall zweier benachbarter Hirnnerven resultiert häufiger aus einer extrinsischen Massenkompression (z. B. Tumor, Aneurysma) als aus einer intrinsischen Schädigung (z. B. Demyelinisierung, Infarkt). Sind zusätzlich ipsilaterale motorische oder sensorische Bahnen betroffen, liegt die Ursache wahrscheinlich im Hirnstamm. Eine derartige Differentialdiagnostik bekommt höchst dringlichen Charakter, wenn z. B. eine Ischämie im Hirnstammbereich abgegrenzt werden muß von einem sich rasch ausdehnenden, zu Hirnnervenlähmungen führenden Aneurysma.

Intensität und Vollständigkeit einer Hirnnervenuntersuchung hängen von der Lokalisation der vermuteten Störung ab. Bei Patienten mit einer muskulären Erkrankung wird das Geruchsvermögen **(I. Hirnnerv)** nicht immer geprüft; dies ist jedoch unabdingbar, wenn Verdacht auf einen Prozeß in der vorderen Schädelgrube besteht. Man fordert den Patienten auf, Stoffe mit charakteristischen Gerüchen zu identifizieren (z. B. Seife, Kaffee, Nelkenöl), die jedem Nasenloch unter Verschluß des anderen separat abgeboten werden. Da Alkohol und andere Reizstoffe nichtolfaktorische Rezeptoren im Bereich des N. trigeminus erregen, sollten sie nicht benutzt werden, es sei denn, man müßte einen Simulanten identifizieren.

Die **II. (N. opticus), III. (N. oculomotorius), IV. (N. trochlearis) und VI. (N. abducens) Hirnnerven** sind Teil des visuellen Systems *(s. Kap. NEU, 3. und AUG 13., Erkrankungen des Gesichtssinns und der Okulomotorik).* Sehschärfe (nach Korrektur einer Refraktionsanomalie) und Gesichtsfelder werden geprüft und der Fundus mit dem Augenspiegel untersucht. Form und Größe der Pupillen, ihre Reaktion auf Licht und Nahsehen werden notiert, ebenso wie die Beweglichkeit des Augapfels durch die extraokulären Augenmuskeln.

Die Versorgungsgebiete der **3 sensorischen** Anteile **(Nn. ophthalmicus, maxillaris, mandibularis) des V. Hirnnerven (N. trigeminus)** werden mit der neurologischen Untersuchungsnadel auf ihre Sensibilität hin geprüft, und der **Kornealreflex** wird ausgelöst durch Bestreichen des unteren Limbus corneae mit einem Wattebausch. Bei einem sensorischen Ausfall im Gesicht wird der Kieferwinkelbereich besonders gründlich untersucht, weil diese Zone von den Segmentalnerven C2 und C 3 versorgt wird und bei Trigeminusprozessen nicht betroffen sein sollte. Eine facialisbedingte Blinzelschwäche (z. B. bei Facialisparese) sollte nicht als abgeschwächter Kornealreflex fehlinterpretiert werden. Eine Hypästhesie der Kornea vom supranukleären Typ (in der Regel von Hypalgesie im Gesichts- und Körperbereich begleitet) muß abgegrenzt werden von einer infranukleären Schädigung. Die **motorische Funktion des Trigeminus** (nur durch den mandibulären Ast vermittelt) testet man durch Palpation der angespannten Massetermuskulatur (Zähnezusammenbeißen) und dadurch, daß man den Kiefer gegen Widerstand öffnen läßt. Bei einseitiger Schwäche des M. pterygoideus weicht der Kiefer zu dieser Seite hin ab.

VII. Hirnnerv (N. facialis, *s. a. Kap. NEU, 15., Erkrankungen des N. facialis)*: Man diagnostiziert eine Fazialisschwäche während ungezwungener Unterhaltung (mimisch-motorische Funktion). Eine Asymmetrie der Fazialisbewegungen ist oft deutlicher, wenn der Patient lächelt oder (bei Abgestumpftheit) auf einen Schmerzreiz hin grimassiert. Man achtet auf eine eventuell verstrichene Nasolabialfalte und eine vergrößerte Lidspalte auf der Seite der Fazialisschwäche. Ist Stirnrunzeln noch möglich, hat die Fazialisschwäche wahrscheinlich eine zentrale und keine periphere Ursache. Das Geschmacksvermögen der vorderen zwei Drittel der Zunge kann man untersuchen, indem man jeweils eine Seite mit einer süß, sauer, salzig oder bitter schmeckenden Lösung bestreicht.

Der **VIII. Hirnnerv (N. vestibulocochlearis, N. acusticus)** vermittelt die auditorischen und vestibulären Eingänge und wird in *Kap. HNO, 1. besprochen (s. a. Kap. HNO, 4., Akustikusneurinom).*

IX. (N. glossopharyngeus) und **X. (N. vagus) Hirnnerv** werden gewöhnlich gemeinsam geprüft. Das Gaumensegel sollte sich symmetrisch anheben; Würgen kann beiderseits durch Berührung des hinteren Pharynx mit einem Spatel ausgelöst werden. Beiderseitiges Fehlen des Würgereflexes ist ohne Bedeutung, da man es in der Normalbevölkerung häufig findet. Bei nicht reagierenden intubierten Patienten sollte Unterdruck im endotrachealen Tubus Husten auslösen. Besteht Heiserkeit, müssen die Stimmbänder inspiziert werden.

Der **XI. Hirnnerv (N. accessorius)** versorgt den Sternocleidomastoideus und den oberen Trapezius. Zur Untersuchung des ersteren läßt man den Patienten den Kopf drehen gegen Widerstand, den der Arzt mit seiner Hand ausübt; gleichzeitig palpiert man mit der freien Hand den aktiven Muskel (kontralateral zur Seite der Kopfdrehung).

Der **XII. Hirnnerv (N. hypoglossus)** versorgt die Zungenmuskulatur. Man stellt fest, ob die Zunge atrophisch ist, faszikuliert oder Schwäche zeigt (beim Herausstrecken Abweichen zur gelähmten Seite).

Untersuchung der Motorik *(s. a. Kap. NEU, 3., Motorische Schwäche).*

Extremitäten und Schultergürtel sollten völlig entkleidet werden, damit sie auf eine Atrophie, Faszikulieren und symmetrische Ausbildung hin untersucht werden können. Passive Flexions- und Extensionsbewegungen informieren, wenn der Patient entspannt ist, über den Muskeltonus. Eine Widerstandszunahme mit nachfolgender Relaxation – das „Taschenmesserphänomen" der Spastiker – findet man bei einer Schädigung des sog. „zerebralen Motoneurons". Erkrankungen der Basalganglien rufen gewöhnlich eine vom Zahnradphänomen begleitete Rigidität hervor. Alle unwillkürlichen Bewegungen (z. B. Chorea, Athetose, Myoklonus, Tremor) müssen beachtet und notiert werden. Die **Quantifizierung der Muskelkraft** ist in *Kap. NEU, 3.* unter *Muskelschwäche* beschrieben.

Untersuchung von Bewegungskoordination, Stehen und Gehen *(s. a. Kap. NEU, 12., Zerebelläre und spinozerebelläre Erkrankungen.)*

Eine normale Koordination der Bewegungen, Gehen und Stehen setzen intakte motorische, vestibuläre und propriozeptive Bahnen voraus. Störungen jedes dieser Systeme führen zu charakteristischen Funktionsausfällen. Patienten mit zerebellärer Ataxie werden beim Gehen die Füße weiter auseinander setzen, um so an Stabilität zu gewinnen; solche mit Fallfuß werden das Bein mehr anheben (Steppergang); Schwäche der Beckengürtelmuskulatur kann zum Watschelgang führen, ein spastisch gelähmtes Bein zur Zirkumduktion. Verminderte Propriozeption kann dazu führen, daß die Betroffenen ihre Fußstellung unter ständiger visueller Kontrolle halten müssen.

Sensibilitätsprüfung

Oft ist es frustrierend und auch unnötig, alle Einzelpunkte der Sensibilitätsprüfung zu berücksichtigen, insbesondere wenn keine Anhaltspunkte für Schmerzen, Parästhesien oder Taubheitsempfindungen bestehen. Gesicht, Rumpf und die vier Extremitäten sollten dann mit einer sauberen Nadel rasch orientierend geprüft werden. Wenn man sich auf die Frage konzentriert, ob der Patient seitengleiche Empfindungen hat, vermeidet man die Schwierigkeiten, die subtile Empfindungsdifferenzen bieten können. Festgestellt wird, ob eine Seitendifferenz besteht, ob stumpf von spitz unterschieden werden kann und ob die Temperaturempfindung beeinträchtigt ist. Eine einfache Möglichkeit ist, einen Arm einer Stimmgabel warmzureiben, ihn auf die Haut zu legen und dies mit dem Effekt des kalt gebliebenen Arms zu vergleichen. Anderenfalls werden Kalt- und Warmempfindung mit entsprechend temperiertem Wasser in Reagenzgläsern geprüft. Das Lage- und Bewegungsempfinden wird durch Bewegung der Phalangen der Finger und Zehen nach oben und unten untersucht. Wenn der Patient mit geschlossenen Augen die Bewegungsrichtungen nicht korrekt angeben kann, prüft man die anderen Gelenke in distal-proximaler Reihenfolge. Grobe Ausfälle führen oft zu pseudoathetotischen Bewegungen des ausgestreckten Arms, und die Position eines Glieds im Raum kann ohne Zuhilfenahme des Gesichtssinns nicht angegeben werden. Bei Störungen der propriozeptiven Sensibilität ist der Patient auch nicht in der Lage, mit geschlossenen Füßen und ohne visuelle Hilfe ruhig zu stehen **(Romberg-Test).**

Den Vibrationssinn des Patienten kann man mit seinem eigenen vergleichen, indem man die Ventralfläche eines Fingers gegen den entsprechenden Finger des Patienten drückt und letzteren am Fingerrücken mit einer leicht angeschlagenen 128 Hz-Stimmgabel berührt. Die Vibration wird über das distale Phalanxgelenk übertragen, und Patient und Untersucher sollten das Abklingen der Vibrationsempfindung etwa gleichzeitig bemerken. Bei herabgesetzter Vibrationsempfindung müssen die proximalen Gelenke sukzessiv geprüft werden. Der Berührungssinn kann mit einem Wattebausch betestet werden. Die Erfassung von **Stereognosie** und **Graphästhesie** erfordert Tests der höheren Hirnfunktionen, die weiter unten beschrieben sind (Aufnahme des psychischen Befunds).

Wenn die somatische Sensibilität gestört ist, sollte man die anatomische Verteilung feststellen: periphere Nerven (stumpf- und handschuhförmige Ausfälle), individuelle Nerven (Mononeuritis multiplex), Spinalwurzeln (Radikulopathie), Rückenmark (Niveau, unterhalb dessen die Sensibilität gestört ist) oder ZNS (halbseitiger Sensibilitätsausfall) *(s. Abb. 1., 2a und 2b.).* Zur Bestätigung des anatomischen Sitzes der Störung untersucht man anschließend, ob motorische Schwäche und Reflexbefund einem ähnlichen Muster folgen.

Reflexstatus

Eine Änderung der Muskeldehnungsreflexe **(MDR)**, auch als Sehnenreflexe bezeichnet, kann auf Störungen im Bereich der Afferenz, der intraspinalen synaptischen Verbindungen, der motorischen Efferenz sowie der absteigenden Kontrolle der Motoneurone beruhen. An der Innervation des Biceps-MDR sind die Segmente C5/C6 beteiligt, am Radialis-MDR C6/C7, am Triceps-MDR C7/C8, am Quadriceps-MDR L2/L4 und am Gastrocnemius-MDR L5/S2. Wichtig ist eine seitendifferente Erhöhung oder Abschwächung der Reflexaktivität. Beim Fehlen der Reflexe müssen sie durch den **Jendrassik-Handgriff** verstärkt werden (d.h. beim Testen des Quadriceps-MDR läßt man den Patienten seine Hände ineinander verschränken und sie kurz vor dem Reflexschlag kräftig auseinanderziehen). Läsionen der spinalmotorischen Systeme (Vorderhornzellen, Spinalwurzeln, motorische Nerven) führen zu Reflexabschwächungen, während Schädigungen übergeordneter motorischer Systeme (d.h. supraspinal-motorischer Strukturen außerhalb der Basalganglien) Reflexe steigern.

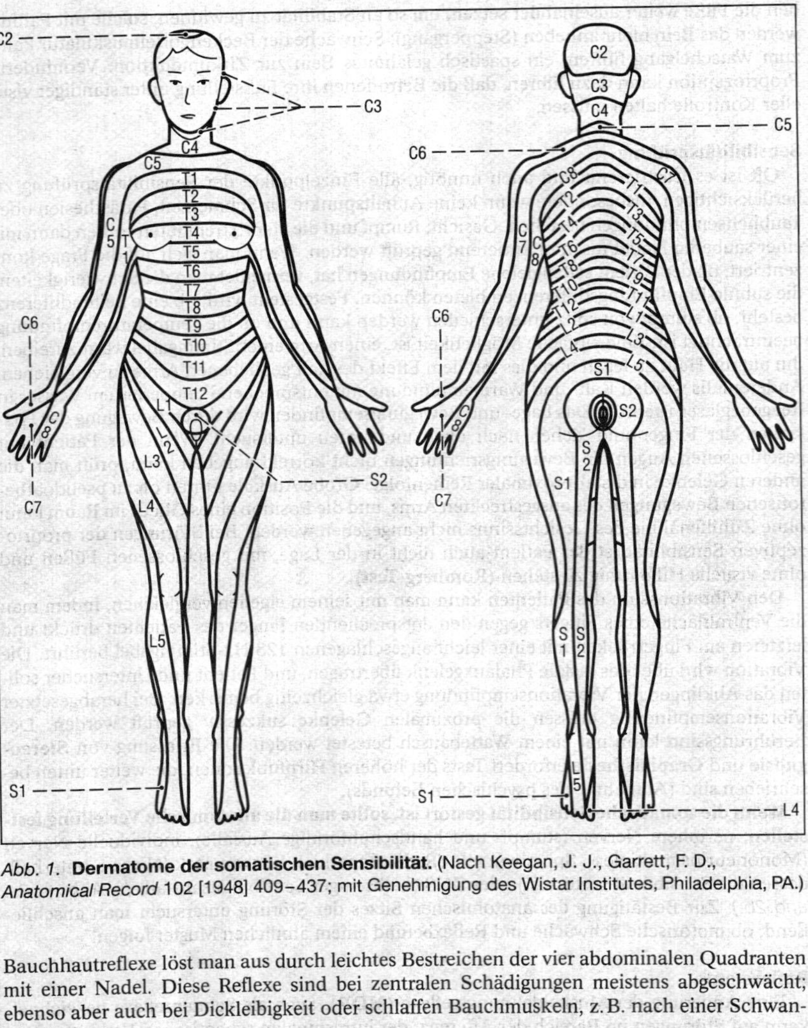

Abb. 1. **Dermatome der somatischen Sensibilität.** (Nach Keegan, J. J., Garrett, F. D., *Anatomical Record* 102 [1948] 409–437; mit Genehmigung des Wistar Institutes, Philadelphia, PA.)

Bauchhautreflexe löst man aus durch leichtes Bestreichen der vier abdominalen Quadranten mit einer Nadel. Diese Reflexe sind bei zentralen Schädigungen meistens abgeschwächt; ebenso aber auch bei Dickleibigkeit oder schlaffen Bauchmuskeln, z.B. nach einer Schwangerschaft.

Der Plantarreflex hat unterschiedliche Formen. Er kann ein rasches, willkürliches Zurückziehen sein, das man differenzieren muß vom langsameren **Babinski-Zeichen** *(Extension der Großzehe mit begleitendem Fächern der anderen Zehen, oft gemeinsam mit Beugung im Knie- und Hüftgelenk)*. Nur dieses bestätigt eine Schädigung der übergeordneten motorischen Stationen. Sorgfältig muß darauf geachtet werden, nur den seitlichen Rand der Fußsohle zu bestreichen, weil medialere Reizung einen Greifreflex auslösen kann.

Klonus ist eine *rhythmische, schnelle, alternierende Kontraktion und Erschlaffung eines Muskels, die durch plötzliche passive Muskeldehnung ausgelöst wird.* Anhaltender Klonus weist auf eine Schädigung der supraspinalen motorischen Strukturen hin. Diffuse kortikale Erkrankungen können Lippen-, Saug- oder Greifreflexe aktivierbar machen.

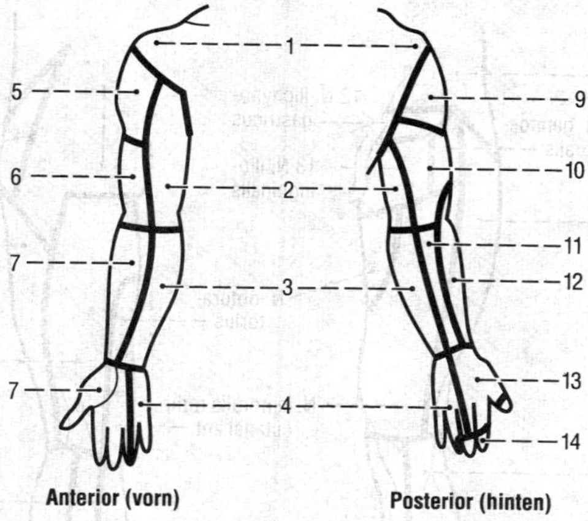

1. N. supraclavicularis
2. N. cutaneus brachii medialis et intercostobrachialis
3. N. cutaneus antebrachii med.
4. N. ulnaris
5. N. cutaneus brachii lateralis superior (axillaris)
6. N. cutaneus brachii posterior (radialis) et inferior
7. N. cutaneus antebrachii lat. (musculocutaneus)
8. N. medianus
9. N. cutaneus brachii lat. (axillaris)
10. N. cutaneus brachii post. (radialis) et lat. inferior
11. N. cutaneus antebrachii post. (radialis)
12. N. cutaneus antebrachii lat. (musculocutaneus)
13. N. radialis
14. N. medianus

Abb. 2a. **Verbreitung der Hautnerven: Obere Gliedmaßen.** (Übernommen aus; *Anatomy,* 5. Aufl. 1986, R. O'Rahilly [Hrsg.], W. B. Saunders, Philadelphia, PA, mit Genehmigung.)

Schließlich werden Sphinkterreflexe getestet als Teil einer Rektaluntersuchung oder durch Bestreichen der Perianalregion mit einem Holzstab.

Funktionsprüfung des vegetativen Nervensystems

Geprüft wird, ob eine orthostatische Hypotension vorliegt, ob die Herzfrequenz beim Valsalva-Druckversuch konstant bleibt, ob die Schweißsekretion gestört ist und ob ein Horner-Syndrom vorliegt. Symptome von seiten des Magen-Darm-Trakts, der Blase, der Sexualfunktionen und des Neuroendokriniums werden notiert (siehe die entsprechenden Erörterungen an anderer Stelle dieses *Manuals*).

Untersuchung der zerebrovaskulären Funktionen

Die Wahrscheinlichkeit eines Schlaganfalls ist bei allen älteren Patienten erhöht, vor allem beim Vorliegen von Hypertonie, Diabetes, vaskulären oder kardialen Erkrankungen. Haut, Skleren, Augenhintergrund, Mundschleimhaut und Nagelbett werden auf eventuell vorhandene Blutungen oder Emboli (Cholesterin, septisch) hin untersucht. Bei der Herzauskultation achtet man auf neu entstandene oder entstehende Geräusche und Rhythmusstörungen. Hinweise auf Vorhofflimmern kan man gewöhnlich durch Untersuchung von Puls, Präkordium und äußeren Jugularvenen gewinnen. Auskultatorische Geräusche am Schädel können auf eine arteriovenöse Mißbildung, eine Fistel oder gelegentlich einen retrograden Blutfluß über den Circulus arteriosus cerebri (Willisi) hinweisen. Die Temporalarterien werden zum

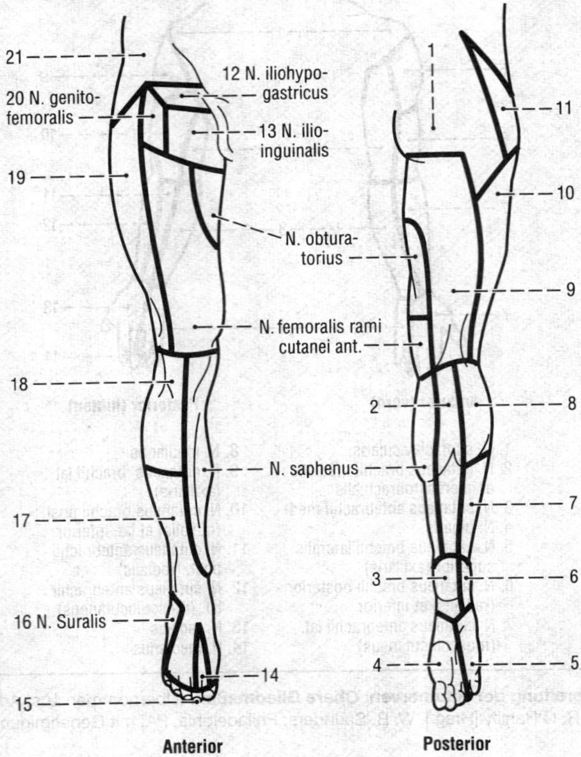

1. Nn spinales rami dorsales
2. Nn. cutanei surae med. et Nn. surae
3. N. tibialis rami calcanei med.
4. N. plantaris med.
5. N. plantaris lat.
6. N. tibialis rami calcanei lat.
7. N. peroneus superficialis
8. N. cutaneus surae lat.
9. N. cutaneus femoralis post.
10. N. femoralis rami cutanei post.
11. N. iliohypogastricus
14. N. peroneus profundus
15. Nn. plantaris med. et lat.
17. N. peroneus superficialis
18. N. cutaneus surae lat.
19. N. cutaneus femoralis lat.
21. Nn. spinales rami ventrales

Abb. 2b. **Verbreitung der Hautnerven: Untere Gliedmaßen.** (Übernommen aus: *Anatomy*, 5. Aufl. 1986, R. O'Rahilly [Hrsg.], W. B. Saunders, Philadelphia, PA, mit Genehmigung.)

Ausschluß einer Arteriitis palpatorisch auf eine Vergrößerung und Verhärtung hin untersucht. Die Karotiden werden auskultiert, wobei man auf Geräusche in der Gegend der Bifurkation achtet und kräftiges Palpieren vermeidet. Kontinuierliche Auskultation entlang dem Gefäßverlauf bis zum Herzen ermöglicht die Abgrenzung eines Karotisgeräuschs von einem systolischen Herzgeräusch, welches dabei seinen Charakter ändern kann. Die Steilheit des Druckanstiegs in der Karotis kann zusätzliche Informationen über eine eventuelle Stenose liefern.

Diagnostische Maßnahmen in der Neurologie

(s. a. Kap. HNO, 1., Besprechung der Elektronystagmographie, unter Klinische Beurteilung des Vestibularapparates)

Laboruntersuchungen, ein Hauptgrund für die Kostenexplosion im medizinischen Bereich, sollten nicht als erste diagnostische Suchverfahren eingesetzt werden – allenfalls in Notfallsituationen, wenn eine neurologische Durchuntersuchung nicht möglich ist. Sorgfältige Überlegungen mit dem Ziel, die topographische Anatomie und Pathophysiologie der Störung zu finden, sollten die Auswahl der Tests bestimmen. Beispielsweise ist ein CT-Scan oder eine NMR-Untersuchung des Gehirns angezeigt, wenn die Symptome auf eine pathologische intrakranielle Struktur hinweisen. Die Entscheidung für ein Kontrast-CT hängt von der vermuteten Pathophysiologie ab. Unmittelbarer Krankheitsbeginn mit einem Apoplex läßt an eine Blutung denken. In dem Fall ist eine CT ohne Kontrast angezeigt; das Ergebnis bestimmt, ob ein zweites CT mit Kontrast benötigt wird. Eine mehr graduelle Entwicklung der Ausfälle verlangt andererseits nach einem sofortigen Kontrast-CT, um einen Tumor oder Abszeß auszuschließen. Ein negativer Befund macht ein CT ohne Kontrast überflüssig.

Lumbalpunktion (LP)

Eine Punktion des lumbalen Subarachnoidalraums ergibt wichtige Informationen über den intrakraniellen Druck und die Zusammensetzung der Zerobrospinalflüssigkeit (Liquor cerebrospinalis, CSF, *s. Tab. 1.*). Mit Hilfe der LP kann man auch Kontrastmittel für eine

Tab. 1. Liquorbefunde bei neurologischen Erkrankungen

	Druck	*Zellen/mm³*	*überwiegender Zelltyp*	*Glukose*	*Eiweiß*
Normal	100–200 mm	0–3	L	50–100 mg/100 ml	20–45 mg/100 ml
Akute bakterielle Meningitis	↑	500–5000	SK	↓	ca. 100 mg/100 ml
Subakute Meningitis (tuberkulös, kryptokokkal, sarkoid, leukämisch, karzinomatös)	N oder ↑	100–700	L	↓	
Virusinfektionen	N oder ↑	100–2000	L	N	N oder ↑
Hirnabszeß oder Tumor	N oder ↑	0–1000	L	N	↑
Pseudotumor cerebri	↑	N	L	N	N oder ↓
Bleienzephalopathie	↑	0–500	L	N	↑
Meningismus	N oder ↑	N	L	N	N oder ↓
Akute syphilitische Meningitis	N oder ↑	25–2000	L	N	↑
Paretische Neurosyphilis	N oder ↑	15–2000	L	N	↑
Lyme-Krankheit des ZNS	N oder ↑	0–500	L	?	N oder ↑
Guillain-Barré-Syndrom	N	0–100	L	N	> 100 mg/100 ml
Zerebrale Hämorrhagie	↑	blutig	RBZ	N	↑
Zerebrale Thrombose	N oder ↑	0–100	L	N	N oder ↑
Rückenmarkstumor	N	0–50	L	N	N oder ↑

N = normal, ↑ = erhöht, ↓ = erniedrigt, SK = Segmentkernige, L = Lymphozyten, RBZ = rote Blutzellen.
Beachte: Die Angaben betreffend Druck, Zellzahl und Eiweiß sind approximativ; Ausnahmen sind nicht selten. Ähnlich können Segmentkernige dominieren bei Zuständen, welche durch lymphozytäre Reaktionen charakterisiert sind, besonders im Anfangsstadium der viralinfektiösen Meningitis. Veränderungen im Glukoseanteil sind weniger häufig, doch aussagekräftiger.

Myelographie sowie Medikamente intrathekal applizieren. **Relative Kontraindikationen** sind lokale Infekte an der Punktionsstelle, Gerinnungsstörungen und erhöhter intrakranieller Druck aufgrund eines raumfordernden Prozesses im Bereich der Hemisphären oder der hinteren Schädelgrube. Wenn ein Papillenödem oder fokale neurologische Ausfälle bestehen, sollte eine Massenblutung durch CT oder MRI zuvor ausgeschlossen werden, um eine plötzliche transtentorielle Kleinhirneinklemmung zu vermeiden. Bei Verdacht auf bakterielle Meningitis sollte man allerdings den Beginn der Antibiotikatherapie wegen einer eventuellen Verzögerung bei der LP nicht hinausschieben *(s. a. Kap. NEU, 9., Besprechung der Laborbefunde, unter Akute bakterielle Meningitis).* Bei Subarachnoidalblutungen bringt das CT oft die diagnostische Entscheidung und erübrigt damit eine LP, die sogar den tamponierenden Effekt des Gerinnsels auf das rupturierte beerenförmige Aneurysma vermindern und damit zu erneuten Blutungen führen kann.

Liquoruntersuchung *(s. Tab. 1.).*

Makroskopische Untersuchung: Normaler Liquor ist klar und farblos; ≥ 300 Zellen/mm^3 (= 900/3) verursachen eine leichte, bei höherer Zellzahl stärkere Trübung. Blutiger Liquor macht die Differenzierung zwischen Punktionstrauma und Subarachnoidalblutung erforderlich. Ersteres ist häufig, wenn die Nadel den Venenplexus der vorderen Wand des Lumbalkanals verletzt. In diesem Fall sollte der abfließende Liquor zunehmend klar werden (Liquor in sukzessive Reagenzgläschen füllen und die Zellzahl des ersten mit derjenigen des vierten Gläschens vergleichen) und nach Zentrifugieren nicht xanthochrom (zeigt Häm an) sein. Bei einer Subarachnoidalblutung andererseits bleiben aufeinanderfolgende Proben blutig, und einige Stunden nach dem Ereignis manifestiert sich die Hämolyse in Form einer Xanthochromie. Eine schwach gelbliche Färbung kann von Altersfarbstoffen, länger zurückliegenden Blutungen, schwerem Ikterus oder einem erhöhten Proteingehalt (> 100 mg%) herrühren.

Zellzahl und **unterschiedliches Verhalten von Glukose und Protein** können bei einer Reihe neurologischer Erkrankungen nützliche Informationen liefern *(Tab. 1.).*

Bei **Verdacht auf eine Infektion** wird das Liquorzentrifugat zur Darstellung von Bakterien gefärbt (Gramfärbung; bei Tuberkulose Färbung auf säurefeste Stäbchen oder Immunfluoreszenz; bei Kryptokokken Tuschepräparat). Größere Volumina (10 ml) des Ausgangsmaterials verbessern die Chance, das pathogene Agens darstellen zu können. Dies gilt besonders für säurefeste Stäbchen in Ausstrich und Kultur. Patienten mit Meningokokken-Meningitis im Frühstadium oder mit schwerer Leukopenie können eine relativ geringe Eiweißkonzentration im Liquor haben; dadurch kann es dazu kommen, daß Bakterien für eine positive Gramfärbung in zu geringem Maße an der Oberfläche des Objektträgers haften. Ein derartiges falsch-negatives Resultat vermeidet man durch Beimischung eines Tropfens eines aseptischen Serums zum Liquorzentrifugat. Bei Verdacht auf Amöben, z. B. bei einer hämorrhagischen Sommer-Meningoenzephalitis, muß eine feuchte Kammer benutzt werden. Eine **Gegen-Immunelektrophorese** *(eine durch Elektrophorese schneller und empfindlicher gemachte Antigen-Antikörper-Fällungsreaktion)* ist nützlich zur Schnellidentifizierung von Bakterien, insbesondere wenn Färbung und Kultur negativ sind (z. B. anbehandelte Meningitis). **Liquorkulturen** sollten aerob und anaerob angesetzt werden (säurefeste Stäbchen und Pilze). Viren sind aus Liquor nur selten isolierbar. Bei entsprechendem Verdacht sollten Liquorproben eingesandt werden an Laboratorien, die auf den Nachweis von Geschlechtskrankheiten bzw. Kryptokokkenantigen spezialisiert sind.

Der normale **Liquor/Blut-Quotient** für **Glukose** beträgt etwa 0,6, und abgesehen von schweren Hypoglykämien liegt der Liquorzucker normalerweise über 50 mg%. Eine Erhöhung des **Eiweißgehalts** im Liquor (über 50 mg%) ist ein empfindlicher, aber unspezifischer Indikator für einen pathologischen Prozeß. Anstiege auf mehr als 500 mg% sind ungewöhnlich, können aber bei eitriger Meningitis, Totalblock durch einen Rückenmarkstumor oder Blutbeimischung vorkommen. **Spezielle Untersuchungen** des γ-Globulin-Anteils (sollte unter 15% liegen), von oligoklonalen Banden und des basischen Markscheidenproteins sind hilfreich, wenn es um die Diagnose von Entmarkungskrankheiten geht.

Computertomographie (CT-Scan)

Die Computertomographie (CT) ermöglicht eine schnelle nichtinvasive Abbildung von Sulci und Ventrikeln des Großhirns, grauer und weißer Substanz sowie knöcherner und kalzifizierter Strukturen. Die Technik basiert darauf, daß eine Serie paralleler Röntgenstrahlen durch die zu untersuchende Region geschickt wird und die Strahlenabschwächung durch Gewebsschichten in einer Transversalebene gemessen wird. Ein Computer wandelt diese Meßwerte in ein zweidimensionales Bild hoher Auflösung um, das einem anatomischen „Schnitt" ähnelt.

Mit Hilfe des CT können viele Arten anatomischer Normabweichungen erkannt werden, darunter Hydrozephalus, Hirnrindenatrophie, porenzephale Zysten sowie Verdrängungen durch raumfordernde Prozesse. Eine verminderte Gewebsdichte kann bei Hirnödem, Infarkt, Entmarkungen, Zysten- oder Abszeßbildung auftreten. Höhere Dichte ist für frische Blutungen und kalzifizierte Läsionen (z.B. Kraniopharyngeome) typisch. Zusätzliche intravenöse Infusion eines jodierten Kontrastmittels gestattet die Darstellung von Blutgefäßen, Gefäßmißbildungen, vaskulären Tumoren und Abschnitten, in denen die Blut-Hirn-Schranken-Funktion gestört ist. Der knöcherne Schädel und die Wirbelsäule können hinsichtlich angeborener Anomalien, Brüchen, osteoarthritischen Verdickungen und tumorösen Knochenerosionen untersucht werden. Mit Hilfe von intrathekal appliziertem Metrizamid kann das CT pathologische Prozesse abgrenzen, die auf den Hirnstamm, das Rückenmark oder die Spinalwurzeln übergreifen (Karzinomatose der Meningen, Bandscheibenvorfall etc.), und auch eine Syrinx des Rückenmarks (allerdings ergibt die NMR-Technik Abbildungen bei Syringomyelie, die dem CT überlegen sind). Ein CT kann die Therapie leiten (z.B. Ausschluß einer Blutung beim akuten Schlaganfall vor Einleitung einer Antikoagulanzientherapie) oder ihre Wirksamkeit kontrollieren (z.B. intraventrikulärer Shunt bei Hydrozephalus, radiologische Behandlung zerebraler Metastasen, antibiotische Therapie beim Hirnabszeß). Mit diesen weit gefächerten Indikationen bei minimalem Risiko für den Patienten hat das CT die Arbeit des Neurologen revolutioniert.

Kernspintomographie, magnetisches Kernresonanz-Imaging (MRI)

Die magnetische Kernresonanz (nuclear magnetic resonance, **NMR**) besitzt bei der Bildgebung (MRI) neuraler Strukturen eine außerordentlich hohe Auflösung, ohne daß bisher für den Patienten irgendein Risiko bekannt geworden ist. Kopf oder Körper werden in ein starkes Magnetfeld gebracht, durch das sich die Wasserstoffkerne in der Feldrichtung ausrichten. Ein zusätzlicher Hochfrequenzpuls läßt die ausgerichteten intra- und extrazellulären Wasserstoffkerne in einen höheren Energiezustand springen. Beim Abschalten des Pulses relaxieren die Protonen in ihre ursprüngliche Ausrichtung zurück, wobei die abgestrahlte Energie Informationen liefert über die chemische Zusammensetzung des betreffenden Gewebes (beispielsweise geben stark gebundene Protonen in Festkörpern wie Knochen ein sehr schwaches Signal, in Flüssigkeiten hingegen ein starkes). Der Relaxationsprozeß wird durch die Interaktionen der ausgerichteten Wasserstoffkerne mit benachbarten Kernen (Kreiselbewegung/Kristallgitter-Relaxationszeit, T_1) und durch Einflüsse anderer Protonen (Kreisel/Kreisel-Relaxationszeit T_2) bestimmt. Die regionalen Relaxationszeiten werden dazu benutzt, anatomische Abbildungen in praktisch jeder gewünschten Ebene zu berechnen (sagittal, transversal, koronal etc.).

Die NMR-Technik ist besonders hilfreich für die Identifizierung von Hirnstammprozessen und anderen Abnormitäten der hinteren Schädelgrube, weil die Schichtung dieser Region im CT oft streifige Knochenartefakte aufweist. MRI ist auch nützlich für die Entdeckung demyelinisierender Plaques, subklinischer Hirnödeme, von Hirnkontusionen, Störungen am kraniozervikalen Übergang und der Syringomyelie. Die Abbildungsqualität von ZNS-Läsionen kann durch die Injektion paramagnetischer Kontrastmittel wie Gadolinium noch weiter verbessert werden. Hauptnachteile des MRI sind die hohen Kosten, langsame Bilderstellung und die Notwendigkeit spezieller Unterbringung mit hohem Raumbedarf. MRI ist *kontraindiziert* bei Patienten, die unter schwerer Klaustrophobie leiden, die beatmet werden, denen ein Herzschrittmacher oder ein ferromagnetischer Aneurysma-Clip implantiert wurde und die bewegliche Metallprothesen tragen.

Echoenzephalographie

Kurvenzüge, die durch reflektierte, auf ausgewählte Teile des Gehirns ausgerichtete Ultraschallwellen hervorgerufen werden. Diese am Bettlägerigen durchführbare Methode ist nützlich, um Blutungen und einen Hydrozephalus bei Kindern unter zwei Jahren zu diagnostizieren, insbesondere auf Neugeborenen-Intensivstationen. Bei älteren Kindern und Erwachsenen ist sie weitgehend vom CT-Scan verdrängt worden.

Positronen-Emissionstomographie (PET)

Eine Technik, die in der Forschung eingesetzt wird und die die Aufnahme von positronemittierenden Radioisotopen ausnützt, um am intakten Gehirn Durchblutung, Glukosestoffwechsel und Sauerstoffverbrauch zu messen. Obwohl das Verfahren wichtige Informationen über Krampfherde, Hirntumoren und zum Apoplex liefern kann, hat es bisher wenig praktische Bedeutung für die klinische Diagnostik erlangt. *(s. a. Kap. SPS, 3.)*.

Hirnszintigraphie

Einsatz intravenös injizierter Radionuklide zur Abtastung der Schädelkapsel mit einem auf γ-Strahlen empfindlichen Szintillationskristall. Die Verfahren sind mittlerweile durch CT und MRI verdrängt, weil diese eine weitaus bessere Auflösung bieten.

Zerebrale Angiographie

Verfahren, mit dem durch injizierte Kontrastmittel und Röntgenaufnahmen die arterielle und venöse Gefäßversorgung des Gehirns dargestellt wird. Die zerebrale Angiographie ergänzt CT und MRI insofern, als man bei intrakraniellen Läsionen mit ihr einen Gefäßprozeß diagnostizieren und lokalisieren kann. Sie ist die Methode der Wahl, um arterielle Stenosen oder Verschlüsse, angeborene Gefäßdefekte, Aneurysmen, arteriovenöse Mißbildungen und Sinusthrombosen zu diagnostizieren.

Vorgehen: Nach Sedierung und Lokalanästhesie wird ein flexibler Katheter in die A. femoralis, axillaris oder brachialis eingeführt und in den Aortenbogen vorgeschoben. Eine Kontrastmittelinjektion stellt den Aortenbogen und die Abgänge der größeren Arterien dar; der Patient hat dabei ein unbehagliches Hitzegefühl im Gesichts- und Kopfbereich. Die einzelnen Karotid- und Vertebralarterien können kanüliert werden, um so die individuelle Durchgängigkeit, den anatomischen Verlauf und den Zufluß zum Schädel festzustellen. Gefäße bis zu 0,1 mm Durchmesser können sichtbar gemacht werden.

Die Häufigkeit von Komplikationen hängt vom Operateur und von der Klinik ab, sollte aber keinesfalls 2–3% übersteigen. Vorübergehende neurologische Ausfälle können nach einer Injektion in eine A. vertebralis auftreten, und in jedem der größeren Gefäße können Atherome disloziert werden und als Emboli wirken. Patienten mit Herzinsuffizienz oder Nierenversagen können u.U. die Kontrastmittelbelastung nicht vertragen. Eine anamnestische Überempfindlichkeitsreaktion gegenüber Kontrastmitteln macht spezielle Sicherheitsvorkehrungen oder einen Verzicht auf den Eingriff erforderlich.

Digitale intravenöse Subtraktionsangiographie (DISA)

Rasche intravenöse Injektion von radioaktivem Kontrastmittel, mit dem Röntgenbilder gewonnen werden, die mit einer Frequenz von etwa 1/s auf einem Fernsehmonitor dargestellt und in digitalisierter Form auf einem Magnetband aufgezeichnet werden. DISA hat nicht das Auflösungsvermögen der direkten Angiographie, wird aber manchmal ambulant als orientierendes Suchverfahren angewandt. Allerdings wird der Nutzen des Verfahrens durch Schluckartefakte, ungenügende räumliche Auflösung und andere methodische Probleme eingeschränkt. Kontrastmittelreaktionen und – gelegentlich – Herzversagen können mit einer Häufigkeit auftreten, die derjenigen arterieller Untersuchungsmethoden nahekommt. Mit DISA kann man bei Patienten mit hypophysären Massenprozessen ein Aneurysma ausschließen. Die intraarterielle DSA (im Gegensatz zur intravenösen) besitzt einige Vorzüge gegenüber der konventionellen Arteriographie: Kontrastmittelmenge und Filmverbrauch, Untersuchungsdauer und Kosten sind niedriger, ohne daß die Auflösung der Bilddarstellung schlechter wäre.

Nichtinvasive Erfassung extrakranieller arterieller Störungen

Die **Doppler-Ultraschallabtastung** kann benutzt werden, um im Bereich der Karotisbifurkation Dissektionen, Stenosen, Verschlüsse oder Ulzerationen zu diagnostizieren. Auch wenn die Methode nicht die Auflösung angiographischer Techniken besitzt, ist sie doch risikolos und kann rasch ambulant eingesetzt werden. Sie stellt für Patienten mit transitorischen ischämischen Attacken im Karotisbereich den bevorzugten nichtinvasiven Test dar (z. B. im Vergleich zu DISA, dem periorbitalen Doppler-Ultraschall und der Okuloplethysmographie) und kann auch den Zeitverlauf einer Störung erfassen. Der Einsatz des transkraniellen Dopplers zur Objektivierung von intrakraniellen Gefäßverschlüssen wird gerade untersucht.

Myelographie

Röntgendarstellung des Rückenmarks nach einer subarachnoidalen Kontrastmittelinjektion. Mittels Iohexol, Metrizamid oder einem anderen wasserlöslichen Kontrastmittel mit einer Lumbalpunktion **(LP)** in den Subarachnoidalraum appliziert, kann man Veränderungen innerhalb des gesamten Wirbelkanals darstellen (Tumoren innerhalb und außerhalb des Rückenmarks, Bandscheibenvorfälle, spondylopathische Spangen, arteriovenöse Fehlbildungen, Metastasen in den Meningen, Arachnoitiden). Wasserlösliche Kontrastmittel, die hinterher nicht abgesaugt werden müssen, können in Verbindung mit einem CT-Scan eine erhöhte Auflösung bringen (speziell der Wurzeln) und differentialdiagnostische Probleme lösen (z. B. die Entscheidung Syrinx versus Spinaltumor). Die Kontraindikationen der Myelographie sind die gleichen wie diejenigen der LP (s. oben). Selten kommt es nach Metrizamid zu generalisierten Krämpfen, was im übrigen vermieden wird, wenn der Patient nach der Untersuchung in Fowler-Lagerung (Beckentieflagerung) gehalten wird. Eine Myelographie kann die Symptomatik eines spinalen Blocks verschlechtern, insbesondere wenn bei der LP zu viel Flüssigkeit zu schnell entnommen wird. *Dem Radiologen sollte die Möglichkeit eines kompletten spinalen Blocks stets klar bewußt sein.*

Elektroenzephalographie (EEG)

Aufzeichnung elektrischer Hirnströme als Spannung (μV) über die Zeit (Auslenkungen pro Sekunde). Mit dem EEG können Veränderungen der elektrischen Hirnaktivität bei Epilepsie, Schlafstörungen sowie metabolischen und strukturbedingten Enzephalopathien entdeckt werden.

Vorgehen: Zwanzig Elektroden werden symmetrisch über dem Schädel angebracht (zusätzlich eine Vertex-Elektrode), und die Spannungsdifferenzen werden zwischen jeweils zwei Elektroden in verschiedenen Kombinationen gemessen. Das normale EEG im Wachzustand zeigt sinusförmige *Alpha*-Wellen (8–12/s, 50 μV), deren Amplitude in den okzipital-parietalen Ableitungen rhythmisch zu- und abnimmt. Frontal finden sich *Beta*-Wellen (über 12/s, 10 bis 20 μV) mit eingestreuten *Theta*-Wellen (4–7/s). Die Aufzeichnung wird durchmustert nach Asymmetrien zwischen den Hirnhälften (Hinweis auf eine strukturell bedingte Störung), nach deutlicher Frequenzverlangsamung (Auftauchen von *Delta*-Wellen mit 1–4/s und 50–350 μV, z. B. bei Bewußtseinstrübung, Enzephalopathie, Demenz) und nach pathologischen Wellenformen.

Manche pathologischen Wellenformen sind unspezifisch (scharfe Wellen bei Epilepsie), andere jedoch können die Diagnose sichern (z. B. 3/s-Spike-Wave-Komplexe bei Petit-mal-Epilepsie, periodische (1/s) scharfe Wellen bei Creutzfeldt-Jakob-Erkrankung). Das EEG ist besonders nützlich für die Erfassung episodenhaft auftretender Bewußtseinsänderungen unklarer Ätiologie. Bei Verdacht auf Epilepsie und normalem Standard-EEG können Maßnahmen, die die Hirnrinde elektrisch „aktivieren", manchmal Belege für ein Krampfleiden erbringen (Hyperventilation, Stimulation mit Lichtblitzen, Einschlafen oder Schlafentzug). Eine nasopharyngeale Ableitung kann gelegentlich, bei sonst unauffälligem EEG, einen Krampfherd im Temporallappen nachweisen. Eine über 24 h laufende kontinuierliche Videoaufzeichnung von EEG und Patientenverhalten kann oft entscheiden, ob flüchtige Erinnerungslücken, subjektive Aurae oder episodenhaft auffälliges motorisches Verhalten epileptischen Ursprungs sind.

Evozierte Potentiale (EP)

Kortikale Potentiale, die durch visuelle, akustische oder taktile Reize mit nachfolgender Aktivierung der entsprechenden anatomischen Bahnen ausgelöst werden. Normalerweise gehen diese sehr kleinen Potentiale im Hintergrundrauschen des EEG unter; es ist jedoch möglich, mit einem Computer für reizgekoppelte EEG-Abschnitte Mittelwerte zu errechnen, damit die Hintergrundaktivität zu eliminieren und eine klare Kurvenform zu erhalten. Latenz, Dauer und Amplitude der EP spiegeln die Intaktheit des untersuchten Sinneskanals auf den verschiedenen ableitbaren Ebenen der Neuraxis wider.

Dieses Verfahren ist besonders nützlich für die Entdeckung stummer Läsionen bei Entmarkungserkrankungen, für die Abschätzung sensorischer Funktionen bei nicht-kooperativen Kindern, für die Quantifizierung von Ausfällen bei Hysterikern und für die Verfolgung subklinischer Krankheitsverläufe. Beispielsweise können **visuelle EP** eine sonst nicht erkennbare Beteiligung des N. opticus bei Multipler Sklerose objektivieren *(s. Kap. NEU, 11.).* Für den Fall, daß klinisch nicht entschieden werden kann, ob Läsionen im Hirnstamm existieren, besitzt man mit den **akustischen Hirnstamm-EP** eine objektive Testmöglichkeit *(s. Kap. HNO, 1.).* **Somatosensible EP** können die Orte einer Störung festlegen, wenn mehrere Höhenlokalisationen entlang der Neuraxis vom strukturellen Ausfall betroffen sind (z.B. Karzinommetastasen sowohl im peripheren Plexus als auch im Rückenmark).

Elektromyographie (EMG) und Nervenleitgeschwindigkeit (NLG)

In Fällen, in denen mangelnde Kraftenwicklung klinisch an eine Störung im Bereich der peripheren Nerven, der Muskulatur oder der neuromuskulären Synapse denken läßt, können elektrophysiologische Untersuchungsmethoden eingesetzt werden. Sie sind dann oft diagnostisch entscheidend und können topographisch festlegen, welche Nerven und Muskeln klinisch ober subklinisch betroffen sind. Beim **EMG** wird die *Messung elektrischer Eigenschaften des Muskels* auf einem Oszilloskop abgebildet (und gleichzeitig mit einem Lautsprecher hörbar gemacht). Die Messung wird gewonnen durch Einstich einer Nadelelektrode in den Muskel, wobei der Muskel sowohl im entspannten Zustand als auch bei Kontraktion geprüft wird. Der gesunde, entspannte Muskel zeigt keine elektrische Aktivität; bei minimaler Kontraktion erscheinen Aktionspotentiale einzelner motorischer Einheiten. Mit zunehmender Anspannung des Muskels nehmen sie an Zahl und Entladungsfrequenz zu (sog. Interferenzmuster). Denervierte Muskelzellen erkennt man an einer abnormen Spontanaktivität (Fibrillationen, Faszikulieren) und erhöhter Einstichaktivität. Bei der Kontraktion wird eine geringe Zahl motorischer Einheiten aktiviert (gelichtetes Interferenzmuster), und Riesen-Summenaktionspotentiale erscheinen (noch vorhandene Axone sprossen aus und innervieren benachbarte, denervierte Muskelzellen; damit vergrößert sich die motorische Einheit). Bei rein muskulären Erkrankungen sind individuelle Muskelzellen ohne Bezug zur motorischen Einheit betroffen; die Amplitude der Summenpotentiale ist in solchen Fällen verringert, das Interferenzmuster jedoch komplett.

Nervenleitgeschwindigkeit (NLG): Ein peripherer motorischer Nerv kann in seinem Verlauf an mehreren Stellen elektrisch gereizt und die Zeit bis zur Auslösung einer Kontraktion aufgezeichnet werden. Die Zeit, die die Impulsleitung in einem dem Muskel am nächsten liegenden Nervenabschnitt benötigt, bezeichnet man als distale Latenz. Aus der Zeitdifferenz, die sich im Vergleich zur Reizung einer in bekannter Entfernung liegenden proximalen Stelle ergibt, kann die NLG errechnet werden. Ähnliche Messungen kann man an sensiblen Nerven durchführen. Wenn der motorischen Schwäche eine Muskelerkrankung zugrunde liegt, *ist die NLG normal. Bei* Neuropathien ist die NLG häufig herabgesetzt, und die Antwort auf elektrische Reizung kann je nach Beteiligung myelinisierter und demyelinisierter Fasern eine Dispersion des Summenpotentials zeigen. Mit repetitiver Nervreizung kann man die Ermüdbarkeit der neuromuskulären Synapse testen (z.B. gibt es eine fortlaufende Abnahme der Antwort bei Myasthenia gravis).

2. SYNDROME DER ZEREBRALEN HEMISPHÄREN UND HÖHEREN HIRNFUNKTIONEN

Krankheiten oder Funktionsstörungen der Großhirnhemisphären können **organisch** (d.h. auf einem bekannten anatomischen, chemischen oder metabolischen Mechanismus beruhen), aber auch **nichtorganisch** (unbekannte Ursache) bedingt sein. Die großen Psychosen und auch viele Verhaltensstörungen fallen in letztere Kategorie.

Eine organische Funktionsstörung des Gehirns ist entweder **herdförmig** oder **global-diffus** verteilt. Die meisten fokalen Störungen sind durch strukturelle Veränderungen wie raumfordernde Prozesse, Schlaganfall, Traumen, Mißbildungen oder Narbenbildungen verursacht. Im Gegensatz dazu beruhen die meisten diffusen Funktionsstörungen auf metabolisch-biochemischen Erkrankungen, auf disseminierten strukturellen Schäden, wie z.B. diffusen Entzündungs- oder Gefäßprozessen, oder auf disseminierten Karzinomatosen. Die klinischen Ausdrucksformen der meisten fokalen Erkrankungen spiegeln die Prinzipien der kortikalen Lokalisation und Physiologie wider. Global-diffuse Störungen verändern hingegen nicht nur zahlreiche Parameter zerebraler Sinnes- und Verhaltensfunktionen, sondern darüber hinaus häufig auch subkortikale Funktionen. Damit interferieren sie mit dem Grad des Bewußtseins oder der normalen Verarbeitung bewußter Denkvorgänge. Fokal beginnende Krankheiten können ähnliche Sekundärsymptome verursachen, wenn sie sich ausbreiten und dabei die entsprechenden subkortikalen Mechanismen erfassen. Koma und Stupor sind in erster Linie akute Störungen des Wachbewußtseins und des Erweckens (Arousal), während eine Demenz eine chronische Unterbrechung der Gedankenverarbeitung sowie der Ausdrucksmöglichkeit von Gedanken darstellt. Delirium und Verwirrtheit sind Zwischenzustände, bei denen sich in unterschiedlichem Umfang gestörtes Wachbewußtsein mit Ausfallserscheinungen im Denk- und Wahrnehmungsbereich mischen.

Fokale Hirnerkrankungen

Die Hirnrinde enthält verhältnismäßig kleine **primäre, sensorische und motorische Areae** *(Abb. 3.).* Diese Regionen empfangen direkte somatosensible, auditorische, visuelle und olfaktorische Informationen von peripheren Rezeptoren; bzw. übertragen motorische Signale zur Skelettmuskulatur, um so die Bewegungen des Körpers mit zu ermöglichen. Die übrigen Anteile der Hirnrinde bestehen aus Regionen des **Assoziationskortex** und aus **Zonen des limbischen Systems.** Gemeinsam integrieren sie Sinneswahrnehmungen mit Instinktverhalten und erworbenen Gedächtnisinhalten, um so Lernen und Denken sowie deren Ausdrucksform – Verhalten – zu schaffen. Ein Blick auf die Abbildung macht das erstaunliche Größenverhältnis von integrativem Assoziationskortex zu Primärkortex deutlich.

Die klinischen Auswirkungen fokaler Hirnverletzungen hängen vor allem von der anatomischen Lage des Schadens, von noch vorhandenen Funktionen sowie vom Ausmaß von Anpassung und Plastizität ab, zu dem das restliche Gehirn noch fähig ist. Beim Erwachsenen sind die primären Sinnesareale, die somatosensiblen und visuellen aufsteigenden Bahnen und die motorischen Trakte weitgehend halbseitig zugeordnet. Sie weisen nur wenig Redundanz auf; unabhängig vom Alter führt ihre direkte Schädigung daher normalerweise zumindest zu bleibenden Teildefekten. Mit zunehmendem Alter werden Sprachfunktionen und das parietal organisierte räumliche Vorstellungsvermögen immer mehr lateralisiert und immer

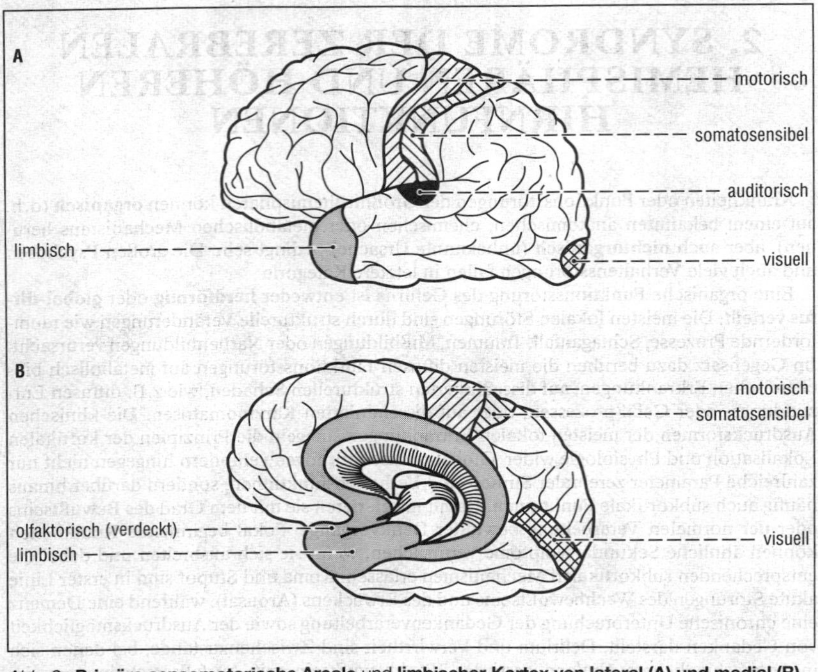

Abb. 3. **Primäre sensomotorische Areale** und **limbischer Kortex von lateral (A) und medial (B) gesehen.**

weniger redunant. Im Gegensatz zu diesen umschrieben lokalisierten Funktionen erreichen akustische Informationen von jedem der Ohren die Temporallappen beider Hemisphären. Außerdem besitzen viele Assoziationsareae manche sich überlappende Funktionen. Die **Redundanz** gestattet diesen Zonen eine **Anpassung** an sich langsam entwickelnde Schädigungen. Infolgedessen können auffindbare Symptome in den Frühstadien fehlen. Abhängig vom Alter und von der Art des Stimulus können bei richtigem Training manche Hirnregionen sogar ihre Funktion ändern. Diese **Plastizität** schließt vor allem Abläufe im Hippocampus ein, die das ganze Leben über neue Wahrnehmungen und neue Ideen in das Langzeitgedächtnis überführen können. Allerdings findet man Plastizität am ausgeprägtesten in einem noch in der Entwicklung befindlichen Gehirn. Beispielsweise kann bei einer schweren Verletzung der Sprachregion der dominanten linken Hemisphäre nur bis zum Alter von etwa 8 Jahren die rechte Hemisphäre die entsprechende Funktion übernehmen und damit eine nahezu normale Fähigkeit zu sprechen gewährleisten.

Syndrome der zerebralen Hemisphären

Die **Frontallappen** beeinflussen zwei prinzipielle Verhaltensfunktionen: erlerntes motorisches Verhalten sowie Planen und Gestalten von Ausdrucksverhalten. Der rostral der Zentralfurche gelegene Gyrus praecentralis reguliert gemeinsam mit der unmittelbar anterior anschließenden Region des Frontallappens, die man als prämotorische und supplementärmotorische Region bezeichnet, die motorischen Bewegungen der kontralateralen Körperseite. Krampfaktivität im Bereich der prämotorischen Zonen führt charakteristischerweise zu Drehbewegungen von Kopf, Augen, Rumpf und Extremitäten zur Gegenseite (Adversivanfälle); entsteht sie lokal im Gyrus praecentralis, kommt es zu den klassischen fokal-motorischen Jackson-Anfällen.

Verhaltensänderungen bei weiter anterior gelegenen Frontallappenausfällen hängen ab vom Ausmaß der Läsion und von der Geschwindigkeit, mit der sie sich entwickelt. Kleine unilaterale Läsionen (mit weniger als 2 cm Durchmesser) sind fast immer stumm, es sei denn, sie lösten Krampfanfälle aus. Selbst größere Ausfälle können sich der Aufmerksamkeit entziehen, wenn sie langsam (über einen Zeitraum von Wochen oder Monaten, gar nicht unbedingt Jahren) oder beidseitig entstehen. Patienten mit umfangreichen Ausfällen an der Basis des Frontallappens sind apathisch, achten nicht auf Reize, sind gleichgültig gegenüber den Folgen ihrer Handlungen und manchmal inkontinent. Patienten mit frontalen Herden, die am Frontalpol oder anterolateral gelegen sind, tendieren dazu, zukünftige Konsequenzen ihres Verhaltens zu mißachten, ablenkbar, euphorisch und oft vulgär zu sein, Witze zu reißen und es in gesellschaftlicher Hinsicht nicht so genau zu nehmen. Im Anschluß an ein akutes bilaterales Trauma der präfrontalen Areae kann es für Tage bis Wochen zu Ausgelassenheit, Ungestüm, Geschwätzigkeit, Ruhelosigkeit und gesellschaftlicher Zudringlichkeit kommen. Für gewöhnlich bildet sich dieses Syndrom spontan zurück.

Die **Parietallappen** integrieren somatosensible Informationen, damit Form, Struktur und Gewicht von Gegenständen erkannt und erinnert werden können. Sie integrieren diese über die Hautsinne ermöglichten Wahrnehmungen auch mit anderen Empfindungen und schaffen die Möglichkeit, in Inwelt und Umwelt sich selbst zu erkennen und zu identifizieren. Die parietale Area inferior der dominanten Hemisphäre ermöglicht das Mathematikverständnis und verknüpft Rechenfunktionen eng mit der Spracherkennung und dem Erinnerungsvermögen für Worte. Der nichtdominante rechte Scheitellappen enthält die Hauptmechanismen, welche die dreidimensionale Selbsterkennung und die Orientierung im äußeren Raum ermöglichen.

Kleine Defekte im postzentralen Kortex bedingen eine kontralaterale **Astereognosie** (Verlust des taktil-räumlichen Erkennens bei erhaltener Primärsensibilität). Größere Ausfälle im unteren Bereich des Scheitellappens der dominanten Hemisphäre gehen üblicherweise mit schwerer Aphasie einher. Schädigungen geringeren Grades dieser Zone können Apraxie, Akalkulie und gelegentlich Störungen der Rechts-links-Orientierung sowie Agraphie verursachen. Ausgedehnte Verletzungen des nichtdominanten Scheitellappens lassen den Patienten die ernstzunehmende Art seiner Krankheit negieren **(Anosognosie)** und eine zur Läsion kontralaterale Lähmung mißachten oder gar abstreiten. Diese Nichtbeachtung des Krankheitsprozesses kann sich auf den Teil der ganzen Umwelt ausbreiten, der in Funktionszusammenhang mit der rechten Hemisphäre steht. Gelegentlich begleiten Delir oder Verwirrtheitszustände diese Typen von Agnosie. Unfähigkeit sich anzuziehen und andere Apraxien sind häufig.

Temporallappen: Visuelles Erkennungsvermögen, auditorische Wahrnehmung, Gedächtnis und Emotionen hängen in kritischer Weise von den Strukturen des Temporallappens ab. Patienten mit einer erworbenen rechtsseitigen Temporallappenstörung verlieren normalerweise die Genauigkeit der nichtverbal-akustischen, aber auch anderer Gedächtnisinhalte, einschließlich der Erinnerung räumlicher Konfigurationen. Verletzungen des linken Temporallappens beeinträchtigen erheblich Spracherkennen und -gedächtnis sowie die Sprachbildung (siehe Aphasie, weiter unten). Patienten mit Krampfherden in den medial gelegenen, limbisch-emotional orientierten Zonen des Temporallappens zeigen gewöhnlich anfallsweise unkontrollierbare Gefühlsausbrüche, verbunden mit Abläufen oder Störungen im Bereich autonomvegetativer, kognitiver oder emotionaler Funktionen. Zwischen den Anfällen kommt es bei Temporallappenepilepsie oft zu Persönlichkeitsänderungen wie Humorlosigkeit, philosophierende Religiosität, Besessenheit und (bei Männern) Hyposexualität.

Fokale Störungen höherer Hirnfunktionen

Aphasie

Eine Einschränkung oder ein Verlust der Sprachfunktion mit Beeinträchtigung des Wortverständnisses oder der Wortbildung (bzw. nichtverbaler Wortäquivalente) aufgrund einer Schädigung der Sprachzentren des Kortex.

Die Sprachfunktion ist bei den meisten Menschen, auch bei den Linkshändern, vorwiegend in der linken Hemisphäre lokalisiert. Dafür spezialisiert sind Abschnitte im posteriorsuperioren Temporallappen, im anschließenden Parietallappen, im inferolateralen Frontallappen sowie die Verbindungsbahnen zwischen diesen Regionen. Schädigung irgendeines Teils dieses etwa dreieckigen Gebietes, z. B. durch Infarkt, Tumor, Trauma oder einen degenerativen Prozeß, beeinträchtigt irgendeinen Teil der Sprachfunktion und führt zu einer **Aphasie**.

Es gibt zahlreiche Einteilungen für die Aphasien. Allen ist die Erkenntnis gemein, daß bei einer Schädigung der Sprachregionen (in der posterosuperioren Temporalwindung und dem benachbarten Bezirk des Parietallappens) Störungen des Wortverständnisses auftreten; d. h. die Fähigkeit ist beeinträchtigt oder verlorengegangen, den auditorischen, visuellen oder taktilen Symbolgehalt von Worten, d. h. ihre Bedeutung, zu erfassen oder zu erinnern. Diese **sensorischen Aphasien** haben verschiedene Untergruppen, zu denen auch die **Wernicke-Aphasie** gehört *(übliche Worte werden fließend ausgesprochen, ohne daß der Wortinhalt begriffen oder der eigene Wortsalat verstanden würde).* **Alexie** bedeutet die *erworbene Unfähigkeit, speziell das geschriebene Wort nicht zu verstehen.*

Eine Schädigung der unteren Frontalwindung unmittelbar vor der fazialen und lingualen Region des motorischen Kortex **(Brocasche Region)** verursacht eine **expressive** oder **motorische Aphasie.** Dabei sind Wortverständnis und Begriffsbildungsvermögen des Patienten relativ gut erhalten, aber die Fähigkeit der Sprachbildung und des Ausdrucks ist gestört. Meist betrifft die Schädigung sowohl die Sprache **(Dysphasie)** wie auch das Schreiben **(Agraphie, Dysgraphie).** Die **Anomie,** die Unfähigkeit, Gegenstände zu benennen, kann sowohl rezeptiv wie expressiv sein. **Dysarthrie** *(die Unfähigkeit, Worte richtig zu artikulieren)* ist keine Aphasie, sondern eine Störung der Motorik. Der Sprachrhythmus und die Satzbetonung, die der Sprache ihre Bedeutung geben (Prosodie), unterliegen dem Einfluß beider Hemisphären oder manchmal nur demjenigen der nichtdominanten.

Hirnläsionen, die ausgedehnt genug sind, um die Sprachfunktion zu beeinträchtigen, verursachen nur selten reine Ausfälle; isolierte rezeptive oder expressive Aphasien sind daher selten. Ausgedehnte fronto-temporale Läsionen führen zur **globalen Aphasie** mit schweren Ausfällen sowohl bei der Sprachbildung als auch beim Sprachverständnis.

Die **Behandlung der Aphasie** wird unterschiedlich beurteilt. Die positivste der belegbaren Aussagen deutet daraufhin, daß systematisch durch erfahrene Therapeuten trainierte Patienten sich stärker verbessern als untrainierte. Ganz allgemein ist der Therapieerfolg um so besser, je früher die Therapie begonnen wurde.

Apraxie

Die Unfähigkeit zur Ausführung zweckgerichteter erlernter motorischer Handlungen trotz vorhandener körperlicher Voraussetzungen und geistiger Bereitschaft. Apraxie kommt bei vielen metabolischen und strukturellen Erkrankungen mit diffuser Hirnbeteiligung vor, insbesondere bei solchen, die wahrscheinlich die Frontalhirnfunktion beeinträchtigen. Typischerweise kann der Patient einer Bewegungsaufforderung nicht nachkommen, auch wenn er sie versteht und körperlich imstande ist, die jeweiligen Einzelbewegungen auszuführen. Der Defekt ist offenbar eine Schädigung der Nervenbahnen, die die Erinnerung erlernter Bewegungsmuster speichern. Deshalb kann der Patient das notwendige Bewegungsmuster nicht richtig planen oder es nicht in zielgerechte Handlung umsetzen. Selektive Apraxien mit Verlust eines bestimmten Bewegungsmusters (z. B. die **konstruktive Apraxie,** die Unfähigkeit, einfache Konstruktionen zu zeichnen oder zu bauen, oder eine Apraxie des Ankleidens) können bei einer Demenz oder gelegentlich bei Schädigung des Parietallappens vorkommen.

Agnosie

Eine seltene neuropsychologische Störung, die sich darin äußert, daß bei erhaltenen elementaren Sinnesleistungen die Bedeutung taktiler oder visueller Reize nicht erkannt wird. Sprachstörungen müssen dabei fehlen. Spezielle sensorische Agnosien können auftreten, wenn die Verbindungen unterbrochen sind zwischen einem primären sensorischen Projektionsfeld und dem assoziativen Areal, das die zugehörigen abstrakten Begriffe gedächtnismäßig speichert (s. z.B. Parietallappen, weiter oben). Ein typisches Beispiel ist die Unfähigkeit, Familienmitglieder zu erkennen, obwohl das Gesicht als solches realisiert wird.

Amnesien

Erkrankungen, bei denen die Erfahrungen der Vergangenheit teilweise oder vollständig nicht erinnert werden.

Das Gedächtnis kann man in drei funktionell unterschiedliche Abschnitte einteilen: **Kurzzeitgedächtnis** (einige gerade vergangene Sekunden); **intermediäres Gedächtnis** (einige Sekunden bis Tage); **Langzeitgedächtnis** (länger als einige Tage zurückliegend). Kindheitserinnerungen werden intensiver gespeichert als spätere, was vielleicht die inhärente Plastizität des jungen Gehirns widerspiegelt. Ohne Gedächtnis ist Lernen nicht möglich; daher wird die Schwere von Hirnverletzungen manchmal am Ausmaß der retrograden bzw. der anterograden Amnesie abgeschätzt.

Amnesie kann auf einer diffusen zerebralen Störung, aber auch auf bilateralen herdförmigen Läsionen beruhen, weil spezifische neuroanatomische Verbindungen im Gehirn teilhaben an dem komplexen und bisher wenig verstandenen Prozeß des Speicherns und Abrufens von Gedächtnisinhalten. Diese Bahnen finden sich im **limbischen System** und ziehen entlang des Hippocampus mit den Nucl. amygdalae in den mittleren Schläfenlappen, zu Fornix und Mamillarkörpern, zu den vorderen und dorsalen Thalamuskernen, zu Cingulum, Septum und orbitaler Oberfläche der Frontlappen. Die Gyri hippocampi, der mamillothalamische Trakt und die dorsomedialen Thalamuskerne scheinen besonders wichtig zu sein. Eine enge Verbindung besteht zwischen den hypothalamisch-mamillären Abschnitten und der Formatio reticularis des Hirnstamms (s. Bewußtseinsstörungen weiter unten); dies legt eine enge Beziehung zwischen Formatio reticularis und limbischem System in bezug auf Erinnerungsabläufe nahe. Kurzzeitgedächtnis und die Fähigkeit, neue Erinnerungsbilder zu prägen, sind bei bilateralen Läsionen der genannten limbischen Verbindungen tiefgreifend gestört. Besonders häufig ist dies zu beobachten bei Defekten in den Temporallappen (Trauma, Apoplex, Enzephalitis bei Herpes simplex) oder in den Mamillarkörpern und dem medialen Thalamus (Thiaminmangel, Hypothalamustumoren, Ischämie).

Retrograde und **posttraumatische Amnesien** für den Zeitraum unmittelbar vor und nach einer Gehirnerschütterung oder einem ernsteren Schädeltrauma scheinen ebenfalls Ergebnis einer Funktionsunterbrechung im limbischen System zu sein. Allerdings dürften auch diffuse zerebrale Prozesse, die an der Speicherung und dem Abrufen von Gedächtnisinhalten teilhaben, betroffen sein – wie das bei vielen Erkrankungen, die eine diffuse Demenz hervorrufen, der Fall ist.

Viele ältere Personen entwickeln langsam fortschreitend immer deutlichere Gedächtnisstörungen. Zunächst werden Namen vergessen, dann Ereignisse und manchmal sogar örtlich-räumliche Zusammenhänge. Für diese weithin bekannte, sogenannte **gutartige Vergeßlichkeit** ist bisher keine Beziehung zur Degenerationskrankheit der Demenz nachgewiesen; sie mag eine Vorwarnung sein, denn einige Ähnlichkeiten sind nur schwer zu übersehen. Die häufigsten Ursachen für schweren Gedächtnisverlust sind degenerative Demenz, schweres Schädel-Hirn-Trauma, Anoxie oder Ischämie des Gehirns, Alkoholismus mit Mangelernährung und verschiedene Intoxikationen.

Das **Wernicke-Korsakoff-Syndrom** beinhaltet das Miteinander von Wernicke-Enzephalopathie und Korsakoff-Psychose. Eine **akute Wernicke-Enzephalopathie** resultiert aus einer Störung des Thiaminstoffwechsels: fortlaufende und einseitige Aufnahme von Kohlenhydraten führt zur Erschöpfung der Thiaminvorräte in bestimmten Teilen des Thalamus und in der Retikulärformation des Hirnstamms. Die bekannteste auslösende Situation ist schwerer Alkoholismus; aber auch die aus anderen Gründen erfolgte Aufnahme vitaminfreier Flüssigkeit über einen Zeitraum von Tagen oder Wochen kann zu einer derartigen Mangelsituation führen (z. B. Dialysepatienten in postoperativer Überwachung, Frauen mit Hyperemesis gravidarum). Es resultieren akute Normabweichungen in den dorsomedialen Thalamuskernen, den Mamillarkörpern und der dorsalen Retikulärformation mit den Augenmuskel-, Vestibularis- und anderen Hirnnervenkernen. **Symptomatik:** Im akuten Beginn zeigen die Patienten Nystagmus, eine partielle Ophthalmoplegie und können ataktisch, verwirrt, schläfrig oder stuporös sein. Die Verwirrtheit kann global oder vom Korsakoff-Typ (s. u.) sein. Zusätzlich zu der partiellen Ophthalmoplegie bestehen oftmals klinische Störungen anderer Hirnnerven. In schweren Fällen findet sich eine auffallende Erhöhung der Schmerzschwelle, und häufig entsteht eine gravierende, u.U. tödlich verlaufende vegetative Dysfunktion. Sie kann sich als gesteigerte Aktivität des Sympathikus (z. B. Delirium tremens), aber auch als Hypoaktivität äußern (Hypothermie, Schlaffheit und Synkope). Thiamingabe bessert diese Störungen. In den meisten Fällen von Wernicke-Enzephalopathie sind auch andere Organsysteme von dem Vitaminmangel betroffen. Die akute Wernicke Enzephalopathie kann tödlich ausgehen und wird häufig übersehen; das volle Krankheitsbild sollte als Notfall gelten und lückenlos überwacht werden. Die **Therapie** besteht in der sofortigen Zufuhr von 50–100 mg Thiamin i. v. **vor** der Infusion glukosehaltiger Lösungen. Anschließend sollte unter Ausgleich von Elektrolytstörungen rehydriert und eine Normalisierung des Ernährungsstatus einschließlich Gabe von Multivitaminpräparaten angestrebt werden. Delirium tremens *(s. Kap. PSY, 5.)* verschwindet oftmals innerhalb weniger Tage nach Beginn der Behandlung und Alkoholabstinenz.

Das **amnestische Korsakoff-Syndrom** offenbart sich häufig nach einem schweren oder nach wiederholten Zuständen von postalkoholischem Delirium tremens, unabhängig davon, ob eine akute Wernicke-Enzephalopathie vorausging oder nicht. Man sieht es bei etwa 80% der Patienten mit Wernicke-Enzephalopathie; zu klinisch ähnlichen amnestischen Psychosen kann es im Gefolge von bilateralen Läsionen des Hippocampus (bei akuter Enzephalitis, nach Schädeltrauma oder Herzstillstand) kommen. Das Syndrom kann auch durch Schädigung paramedianer Thalamusstrukturen, speziell des mammillothalamischen Trakts oder des dorsomedianen Thalamus bzw. beider Strukturen verursacht sein. Kausal kommen thalamische Blutungen oder Ischämien, Subarachnoidalblutungen oder, selten, Neoplasmen dieser Gebiete in Frage.

Symptomatik der Korsakoff-Psychose: In reinen Fällen mit Korsakoff-Syndrom ist die Gedächtnisstörung höchst charakteristisch. Da das Gedächtnis für neue Informationen schwer, das Langzeitgedächtnis aber wesentlich weniger betroffen ist, kann der Patient bei seinen Tätigkeiten noch auf die frühere Lebenserfahrung zurückgreifen; der intellektuelle Verlust kann gering sein. Das Erinnerungsvermögen an Ereignisse, die nach Krankheitsbeginn eintraten – und aus unbekannten Gründen oft auch für die vorangegangenen Wochen oder Monate – ist schwer oder komplett gestört. Zeitliche Desorientierung ist obligat. **Konfabulationen** sind zu Krankheitsbeginn ein auffallendes Zeichen, das mit den Merkfähigkeitsstörungen einhergeht. Bei chronischeren Verlaufsformen sind Konfabulationen weniger offensichtlich. Der ratlose Patient ersetzt das, was er nicht erinnern kann, durch eingebildete oder verwechselte Erfahrungen. Dabei kann er so überzeugend wirken, daß der Arzt dazu gebracht wird, den psychischen Zustand des Patienten fälschlich als normal anzusehen. Da für die Ausarbeitung von Konfabulationen andere kognitive Funktionen noch erhalten sein müssen, ist dieses Symptom bei Demenz abwesend oder nur schlecht erkennbar.

Emotionale Veränderungen entwickeln sich normalerweise ebenfalls, beispielsweise Apathie, Flachheit oder milde Euphorie mit geringer oder fehlender Antwortbereitschaft auf Umgebungsreize. Letzteres kann sogar normalweise furchteinflößende Situationen betreffen.

Verlauf und Prognose: Der Verlauf spiegelt die Ursache wider; die Symptome sind oft vorübergehend. Bei Schädel-Hirn-Trauma und Subarachnoidalblutung ist die Prognose gut. Bei Thiaminmangel, akuter nekrotisierender Enzephalitis und anderen Prozessen mit irreversiblen Strukturveränderungen im Hippocampus und im Dienzephalon ist die Prognose schlecht, und langdauernde Anstaltsversorgung kann in solchen Fällen nötig werden. Allerdings kann es auch 12–24 Monate nach Krankheitsbeginn noch zu einer Besserung kommen, und man sollte sich daher vor einer frühzeitigen Dauereinweisung hüten. Die **Therapie** ergibt sich aus der zugrundeliegenden Krankheit. In Fällen langdauernder Hospitalisierung mit parenteraler Flüssigkeitszufuhr muß auf Vitaminzufuhr und Kalorienbilanz geachtet werden.

Flüchtige globale Amnesie: *Plötzliches Auftreten von totaler Vergeßlichkeit und Verwirrtheit, das von 30–60 Minuten bis zu 12 Stunden und mehr andauern kann,* ist ein auffallendes Syndrom. Bei schweren Fällen existiert völlige Verwirrtheit (mit Ausnahme der eigenen Person) in Verbindung mit einem Ausfall des retrograden Gedächtnisses, der bis zu mehreren Jahren zurückreichen kann, sich aber langsam zurückbildet, wenn die Attacke vorübergeht. In der Regel kommt es zur völligen Wiederherstellung; Krampfanfälle und andere Symptome fehlen. Ursache ist in den meisten Fällen eine vorübergehende bilaterale Ischämie von posterolateralem Thalamus und Hippocampus. Bei jungen Patienten mag Migräne einen Grund darstellen. Flüchtige Amnesien für gleichzeitig ablaufende Ereignisse können auf die Einnahme von Alkohol und Barbituraten folgen; manchmal auch auf relativ kleine Dosen des Benzodiazepins Midazolam, das zur präoperativen Vorbereitung eingesetzt wird, oder auf mäßig kleine Dosen des sedativ wirkenden Triazolam hin. Diese Zustände unterscheiden sich von der globalen Amnesie dadurch, daß die Amnesie ausschließlich retrograd und auf die mit der Medikamenteneinnahme verbundenen Umstände bezogen ist. Verwirrtheitszustände während und nach der amnestischen Periode fehlen.

Eine **simulierte (psychogene) Amnesie** kann Kurz- wie Langzeitgedächtnis in gewöhnlich leicht diagnostizierbarer Weise betreffen: sie pflegt bei emotionalen Krisen besonders hervorzutreten; sie betrifft das Langzeitgedächtnis im gleichen Maße wie die Merkfähigkeit; manchmal schließt sie die angeblich fehlende Erkennung der eigenen Person ein. Im Gegensatz dazu zeigt ein organisch bedingter Gedächtnisverlust eine Desorientierung, die am gravierendsten für Zeitabläufe ist, weniger deutlich für Ort und Personen, noch weniger für emotional getönte Aspekte, und die sich niemals auf die eigene Person erstreckt – es sei denn im Delir.

Therapie

Die **Behandlung aller Typen von Amnesie** verlangt die Beherrschung der Grundkrankheit. Bei den meisten Patienten mit einer akut erworbenen organischen Amnesie bessert sich das Krankheitsbild spontan. Für die restlichen Fälle gibt es keine spezifischen Maßnahmen, die die Wiederherstellung beschleunigen oder das Endresultat verbessern würden.

Diffus-globale Hirnkrankheiten

Bewußtseinsstörungen – Stupor und Koma

Der Wachzustand mit intaktem Denkvermögen basiert auf ungestörten Wechselwirkungen der kognitiven Funktionen beider Hemisphären und den Weckmechanismen der **Retikulärformation,** d. h. des ausgedehnten Netzwerks von Nervenkernen und Verbindungsfasern, das man in weiten Teilen des Dienzephalons, des Mittelhirns, der Pons und der Medulla findet.

Das **retikuläre Aktivierungssystem** ist eine funktionelle, keine morphologische Einheit, die man in den Zentralbereich des Dienzephalons und des oberen Hirnstamms lokalisiert. Es erhält afferente Impulse von vielen somatischen, viszeralen, akustischen und visuellen sensiblen Bahnen und leitet die Impulse zu retikulären Strukturen im Thalamus weiter, von wo aus wiederum weit verteilte Regionen des Kortex aktiviert werden.

Eine **Bewußtseinsstörung** kann kurz- oder langdauernd sein, leicht oder schwer. Kurze Bewußtlosigkeit kommt bei **Synkopen** vor *(s. Kap. HKR, 3.)*. Bei einem Krampfanfall kann sie etwas länger dauern, bei einer Gehirnerschütterung bis zu 24 Stunden. Länger anhaltende Bewußtlosigkeit entsteht meist bei schweren intrakraniellen oder metabolischen Erkrankungen. **Benommenheit** ist *reduzierte Wachheit,* die meist mit erhöhtem Schlafbedürfnis einhergeht. **Stupor** ist eine *Reaktionslosigkeit, aus der der Patient nur kurz und nur durch starke wiederholte Reize erweckt werden kann.* **Koma** bedeutet *unerweckbare Reaktionslosigkeit,* im tiefen Koma fehlen sogar primitive Fluchtreflexe. Zu den Bewußtseinsstörungen zählt man auch die **Hypersomnie** (übermäßig langer oder tiefer Schlaf, aus dem der Patient nur durch energische Reize geweckt werden kann) sowie das **Delir** und **Verwirrtheitszustände** (s. unten).

Ätiologie

Ein getrübter Bewußtseinszustand weist auf eine Funktionsstörung der Hemisphären, des oberen Hirnstamms oder beider Regionen hin. Frische, **fokale supratentorielle Läsionen** können ausgedehnte Schädigungen in beiden Hemisphären verursachen oder ein so massives Hirnödem, daß die Hemisphären das dienzephale Aktivierungssystem und den Hirnstamm komprimieren *(Tentoriumhernie – s. Kap. NEU, 10., Intrakranielle Neoplasmen)*. **Primär subtentorielle Schädigungen an Hirnstamm oder Kleinhirn** können durch Kompression oder direkt das retikuläre System zwischen Pons und Dienzephalon (letzteres durch aufwärts gerichtete Druckeinwirkung) schädigen. **Metabolische oder entzündliche Krankheiten** können die Funktion von Hemisphären und Hirnstamm durch Änderung der Blutzusammensetzung oder eine direkte toxische Wirkung beeinträchtigen. Eine Bewußtseinseinschränkung kann auch Folge einer **verminderten Durchblutung** (wie bei der Synkope oder beim Infarkt) oder einer **Änderung der elektrischen Aktivität** (wie bei der Epilepsie) sein. Sowohl Durchblutungsstörungen wie Änderungen der Zusammensetzung des Blutes können zu Veränderungen der elektrischen Aktivität führen. Eine **Gehirnerschütterung** und **psychogene Störungen** beeinträchtigen des Bewußtsein ohne nachweisbare Änderungen im Gehirn. In *Tab. 2.* sind die wesentlichen Krankheitsursachen langdauernder Bewußtseinsstörungen aufgeführt.

Diagnostik

Die Ursache einer Bewußtlosigkeit liegt häufig nicht auf der Hand, und ihre Diagnose erfordert dann ein systematisches Vorgehen. Vor einer ausführlichen Anamnese oder Untersuchung muß für freie Atemwege und ausreichend hohen Blutdruck gesorgt werden. Es kann nützlich sein, den Patienten Anhänger tragen zu lassen oder ihm einen Ausweis mit diagnostischen Angaben einzustecken. Zeugen oder Verwandte fragt man, wie die Bewußtlosigkeit eingesetzt hat. Wichtig ist die Frage nach einer Verletzung, nach Einnahme von Medikamenten, Alkohol oder anderen toxischen Substanzen, nach Infektionen, Krämpfen, Kopfschmerzen und nach vorangegangenen Erkrankungen (z.B. Diabetes mellitus, Nephritis, Herzerkrankungen, Hypertonie). Bei der Suche nach Verwandten oder Freunden wird die Polizei helfen. Behälter, die möglicherweise Speisen, Alkohol, Medikamente oder Gifte enthalten, sollten untersucht und aufgehoben werden für chemische Untersuchungen und als mögliches Beweisstück bei einem Gerichtsverfahren. Man suche nach Zeichen einer Blutung, eines Schädeltraumas und einer Inkontinenz. Auch das Alter des Patienten kann wichtig sein. Unter 40 Jahren sind Epilepsie und systemische Infektionskrankheiten häufige Gründe, über 40 Jahre stehen kardiovaskuläre Erkrankungen, besonders ein Schlaganfall, metabolische Störungen (Diabetes mellitus mit Hypoglykämie) sowie eine Urämie mehr im Vordergrund.

Tab. 2. Häufigste Ursachen von Bewußtseinsstörungen

Supratentorielle Massenläsionen
- Epidurale Hämatome
- Subdurale Hämatome
- Zerebrale Infarkte oder Hämorrhagien
- Hirntumor
- Hirnabszeß

Subtentorielle Läsionen
- Hirnstamminfarkt
- Hirnstammtumor
- Hirnstammhämorrhagie
- Hirnstammtrauma
- Zerebelläre Kleinhirnhämorrhagie

Diffuse und metabolische Hirnerkrankungen
- Trauma (Gehirnerschütterung; zerebrale Rißverletzung oder Kontusion)
- Anoxie oder Ischämie (Synkope; kardiale Arrhythmie; Lungeninfarkt; Schock; Lungeninsuffizienz; Kohlenmonoxidvergiftung; kollagene Gefäßschäden)
- Epilepsie
- Postiktaler Status (nach einem epileptischen Anfall)
- Infektion (Meningitis, Enzephalitis)
- Subarachnoidalblutung
- Exogene Toxine (Äthylalkohol; Barbiturate; Glutethimide; Morphin; Heroin, Methylalkohol; Hypothermie)
- Endogene Toxine und Mangelsituationen (Urämie; Leberkoma; diabetische Azidose; Hypoglykämie; Hyponatriämie)
- Psychomotorischer Status epilepticus

Psychische Störungen
- Simulation
- Hysterie
- Katatonie

Aus *The Diagnosis of Stupor and Coma,* 3. Aufl., F. Plum und J. B. Posner, 1982, F. A. Davis Company, mit Genehmigung.

Bei der **körperlichen Untersuchung** achte man auf folgendes: 1. **rektale Körpertemperatur,** 2. im Bereich der **Haut** auf Farbe, Zeichen von Verletzungen oder Injektionen (Drogen, Insulin), Ausschlag, Petechien, 3. an der **Kopfhaut** auf Prellungen und Platzwunden, 4. an den **Augen** auf Pupillengröße und Lichtreaktion, auf Augenmuskellähmungen, den Kornealreflex, den okulozephalen Reflex („Puppenkopfphänomen" bei Kopfwendung), am Fundus auf Zeichen einer Stauungspapille, einer Gefäßsklerose, einer diabetischen oder urämischen Retinitis, 5. am **Kopf** auf Austritt von Liquor oder Blut, Zungenbiß oder -narben, Geruch der Atemluft nach Alkohol, Azeton, Paraldehyd oder Bittermandel (bei Zyanidvergiftung), 6. auf die **Art der Atmung:** Hyperventilation, periodische Cheyne-Stokes-Atmung, 7. auf **kardiovaskuläre Symptome:** Herzfrequenz und Rhythmus, Pulscharakter, Blutdruck an beiden Armen, Symptome kardialer Dekompensation, Sklerose peripherer Gefäße, Zyanose oder Trommelschlegelfinger und -zehen, 8. am **Abdomen** auf Spasmen und Abwehrspannung, 9. auf **neurologische Symptome:** Paresen, Nackensteife, Reflexstatus, Muskelzucken, Krämpfe.

Der neurologische Befund liefert den Schlüssel zur Einschätzung, ob es sich um eine supratentorielle, infratentorielle oder metabolische Erkrankung handelt. Bei Hemisphärenschädigungen findet man die periodische **Cheyne-Stokes-Atmung,** bei Schädigungen in der Medulla oblongata eine völlig unregelmäßige Atmung. Bei metabolischen Erkrankungen kommen Hyper- oder Hypoventilation vor. Die **Pupillen** sind eng mit erhaltener Lichtreaktion bei Erkrankungen im Hypothalamus und der Pons sowie bei Betäubungsmittelvergiftungen. Bei Mittelhirnschädigungen oder schwerer Intoxikation mit Glutethimid sind sie in Mittelstellung fixiert; bei metabolischen Störungen ist die Lichtreaktion erhalten, bei Anoxie oder Schädigung des Okulomotorius sind sie erweitert, bei Hemisphärenschäden oder psychogenem Stupor reagieren sie normal. Die **okulovestibulären Reaktionen** auf kalorische Reizung zeigen beidseitig eine tonische konjugierte Deviation bei Hemisphärenläsionen, fehlen oder sind unkonjugiert bei Hirnstammläsionen und sind normal bei psychogenem Stupor. Die **motorischen Reaktionen** auf Schmerzreize zeigen bei entsprechenden Hemisphärenläsionen eine Hemiparese. Die Dezerebrierungsstarre (Überstreckung von Hals, Rücken und Extremitäten, Trismus) kommt bei Funktionsstörungen im Dienzephalon und Mittelhirn vor. Bei Funktionsstörungen in der Medulla oblongata ist der Tonus schlaff. Symmetrische motorische Störungen, häufig zusammen mit irregulärem Tremor oder multikulärem Myoklonus, kommen bei metabolischen Erkrankungen vor. Bei psychogenem Stupor sind Motorik und Reflexe normal.

Charakteristischerweise zeigen die neurologischen Symptome bei einer supratentoriellen Massenläsion mit Stupor oder Koma zunächst die Schädigung einer Hemisphäre an. Durch die Zunahme der Raumforderung und daraus resultierende Massenverschiebungen infolge der Druckänderungen kommt es zu einer rosal-kaudal zunehmenden Verschlechterung der Symptomatik. Zunächst ergeben sich Hinweise auf Beteiligung des Dienzephalons und zuletzt des Hirnstamms *(s. Kap. NEU, 8., Kopfverletzungen).* Bei Bewußtlosigkeit durch eine primäre Hirnstammläsion fallen Pupillenreaktionen und Augenmotilität von Anfang an pathologisch aus.

Laboruntersuchungen: Bei einem Koma unbekannter Ursache und nicht ausgeschlossener Hypoglykämie besteht der erste Schritt in der **Blutentnahme** für die Blutzuckerbestimmung. Anschließend gibt man ggf. 50 ml hypertone Glukoselösung i.v. Zu den übrigen Blutuntersuchungen gehören der Hämatokrit, die Blutgase, Leukozyten, Harnstoff-, Natrium-, Kalium-, Bikarbonat-, Chlorid-, Alkohol- und Bromidkonzentration, spektroskopische Untersuchungen auf Sulfhämoglobin und Methämoglobin. Der **Urin** sollte als Katheterurin gewonnen werden und auf Zucker, Azeton, Eiweiß und Sedativa untersucht werden. Bei Verdacht auf Intoxikation ist eine **Magenspülung** zur Diagnose und Behandlung erforderlich. Falls es sich um ein ätzendes Gift handeln könnte, ist dabei besondere Sorgfalt zur Vermeidung einer Perforation von Ösophagus oder Magen erforderlich *(s. a. Kap. TOX, 1.).* Bei tief komatösen Patienten ist zur Vermeidung einer Aspiration vor der Magenspülung die endotracheale Intubation erforderlich. Bei zweifelhafter Diagnose bringen Röntgenaufnahmen des Schädels erheblich weniger als ein CT- oder MRI-Scan. Bei unklarer Diagnose sollte in dringenden Fällen sobald wie möglich eine **Lumbalpunktion** zum Ausschluß einer Entzündung durchgeführt werden. Der Verdacht auf erhöhten Hirndruck durch eine Raumforderung gilt dabei als Kontraindikation.

Die **hauptsächlichen diagnostischen Kriterien** für die häufigeren Typen von Bewußtlosigkeit sind in *Tab. 3.* aufgeführt. Weitere Einzelheiten werden anderenorts in entsprechenden Kapiteln erörtert.

Therapie

Schon die ersten Untersuchungsbefunde können **Notfallmaßnahmen** erforderlich machen: Reanimation, Aufrechterhaltung der Atmung durch Intubation oder Tracheotomie, Schockbehandlung, Blutstillung, Sauerstoffgabe zur Vermeidung der fast alle Bewußtlosigkeiten komplizierenden Hypoxie. Anlegen eines Venenkatheters, Flüssigkeits- und Elektrolytersatz, Pharmakotherapie, Temperatur, Puls, Atmung und Blutdruck müssen in kurzen Abständen kontrolliert werden. Ist die Diagnose nicht sofort klar, kann mit der Infusion von Glukose gleich nach der Blutentnahme für die Blutzuckerbestimmung begonnen werden. Wegen der Aspirationsgefahr darf nichts oral eingeflößt werden. Stimulantien sollte man vermeiden. Morphin wirkt atemdepressorisch und *ist kontraindiziert.* Bei protrahierter Bewußtlosigkeit sind parenterale Ernährung und Verhinderung von Dekubitalulzera absolut notwendig.

Tab. 3. Klinisches Erscheinungsbild häufiger Typen von Bewußtlosigkeit

Ursache	*Erscheinungsbild*
Akute Alkoholintoxikation	Alkoholgeruch der Atemluft; Patient meist stuporös, nicht komatös, mit Reaktion auf Schmerzreize; Gesicht und Konjunktiven hyperämisch; Körpertemperatur normal oder erniedrigt; isokore, mäßig erweiterte Pupillen mit erhaltener Lichtreaktion, Atmung tief und laut, aber nicht röchelnd, Blutalkohol > 2‰
Schädel-Hirn-Trauma	Beginn des Komas plötzlich oder schrittweise; häufig anamnestisch oder klinisch Hinweise auf Verletzung (z. B. Kopfhautödem über der Fraktur, Blutungen aus Ohr, Nase, Rachen); Temperatur normal oder erhöht; Pupillen meist anisokor mit verlangsamter oder fehlender Reaktion; Atmung wechselnd (oft verlangsamt oder unregelmäßig); Puls ebenfalls wechselnd (zumeist rasch, im weiteren Verlauf langsam), genauso der Blutdruck; Reflexe häufig verändert, mit Paresen und Inkontinenz verbunden; CT oder MRI zeigen intrakranielle Blutung oder Schädelfraktur
Schlaganfall (Hirnstammischämie oder akute Hirnblutung)	Patient > 40 Jahre mit Herz-Kreislauf-Anamnese bzw. Hypertonie; plötzlicher Beginn mit Zeichen einer Funktionsstörung im Hirnstammbereich; Gesicht erscheint häufig asymmetrisch; Temperatur, Puls und Atmung unterschiedlich; Pupillen häufig anisokor und reaktionslos; fokale neurologische Zeichen und Hemiparese häufig; MRI oder CT zeigen intrakranielle Blutung; wenn nicht, ist eine Lumbalpunktion angezeigt.
Epilepsie	Anfälle in der Anamnese; Beginn plötzlich mit Krämpfen, häufig Inkontinenz; Temperatur, Puls und Atmung üblicherweise normal (nach wiederholten Anfällen auch erhöht); Pupillenreaktionen normal; Zeichen eines frischen Zungenbisses bzw. ältere Narben
Diabetisches Koma	Langsam fortschreitender Beginn; trockene Haut, gerötetes Gesicht; fruchtiger Geruch der Atemluft; Temperatur häufig erniedrigt, Bulbi weich; Hyperventilation; Glukosurie, Ketonurie, Hyperglykämie, metabolische Azidose
Hypoglykämischer Schock	Beginn kann akut sein mit Krämpfen, meist mit vorangehender Benommenheit, Schwitzen, Übelkeit, Erbrechen, Herzklopfen, Kopf- oder Bauchschmerzen, Hunger; Haut feucht und blaß; Hypothermie; Pupillenreaktionen normal; Muskeldehnungsreflexe gesteigert; Babinski positiv, Hypoglykämie im Anfall
Synkopen	Plötzlicher Beginn, oft verbunden mit heftiger Aufregung oder einem Herzanfall; Koma selten tief oder langdauernd; Haut blaß; Puls zu Anfang langsam, später flach und rasch; im Liegen schnelles Aufklaren
Drogen	Ursache von 70–80% der Komata „unklarer Genese" (*s. Kap. TOX, 1.* bezüglich der Substanzen)

Hirntod: Allgemein wird von Rechtsprechung und Gesellschaft das völlige Erlöschen der integrativen Hirnfunktionen als Zeichen des körperlichen Todes angesehen – insbesondere seitdem moderne Beatmungsgeräte trotz Versagens anderer Organe die kardiopulmonalen Funktionen für lange Perioden aufrechterhalten können. Um ein Gehirn für tot erklären zu können, muß eine morphologische oder metabolische Ursache bekannt und vorhanden sein; *die Möglichkeit, daß der Zustand auf Betäubungsmitteln oder Muskelrelaxanzien – insbesondere in Suizidabsicht genommen – beruht, muß ausgeschlossen sein.* Eine Hypothermie unter 30 °C muß zunächst etwa auf Normalwerte gebracht werden. Folgende Zeichen müssen seit mindestens 12 Stunden **fehlen:** motorische Reflex- und Verhaltensfunktionen im Kopfbereich einschließlich Pupillenreaktionen; okulomotorische Reaktionen auf kalorische Reizung; Masseterreflex; Würgereflex; Reaktionen auf Schmerzreize sowie jegliche Atembewegung auch nach 10minütiger Unterbrechung der O_2-Zufuhr (Beatmungsgerät abschalten). Rein spinale Reflexe können noch vorhanden sein. Wenn wegen einer beabsichtigten Organtransplantation die verfügbare Zeit knapp ist, kann die Beobachtungsdauer auf 6 Stunden verkürzt werden; dann sollten die klinischen Parameter aber durch weitere objektive Kriterien abgesichert werden: ein Null-Linien-EEG (keine elektrische Aktivität) für 30 Minuten, fehlende evozierte auditorische Hirnstammpotentiale oder fehlende zerebrale Durchblutung, die durch angiographische Untersuchung nachgewiesen wird.

Das **Locked-in-Syndrom** ist ein Zustand, in dem der Patient wach und empfindungsfähig ist, aber infolge einer kompletten motorischen Lähmung mit seiner Umgebung nicht kommunizieren kann; allenfalls ist eine Art „Augensprache" möglich. Das Syndrom beruht auf einer bilateralen Unterbrechung der kortikospinalen Bahnen zwischen Mittel- und Brückenhirn oder auf einem massiven Ausfall motorischer Vorderhornzellen bzw. der Skelettmuskulatur; ätiologisch kommen mehrere Faktoren in Frage.

Das **vegetative Stadium,** manchmal auch **Hirnrindentod** genannt, ist ein Zustandsbild, bei dem durch eine überwiegende Schädigung oder Dysfunktion der Hirnhemisphäre die Fähigkeit zum selbstkritischen Denken verlorengegangen ist. Da Dienzephalon und Hirnstamm intakt geblieben sind, sind autonome und sensomotorische Reflexe erhalten und auch der natürliche Schlaf-Wach-Zyklus kehrt zurück. Bei verschiedenartigen diffusen Hirnschädigungen kann ein vorübergehendes vegetatives Stadium auftreten. Als dauerhaftes oder chronisches Phänomen findet man es am häufigsten nach schwerem Schädeltrauma oder globaler Anoxie (z. B. nach Herzstillstand); in derartigen Fällen kann es für viele Jahre persistieren. Wenn der Zustand länger als einige Monate angehalten hat, bessert er sich nur noch selten, und kein Fall ist bekannt, in dem es nach diesem Zeitraum noch zu einer vollständigen Wiederherstellung gekommen wäre.

Delir und Verwirrtheitszustände

Delir

Ein Zustandsbild, das durch gravierende Störungen von Weckreaktion, Aufmerksamkeit, Orientierung, Wahrnehmung, intellektueller Funktionen und Affekte gekennzeichnet und sehr häufig von agitierter Angst begleitet ist. Bei Patienten mit struktureller Hirnschädigung kann eine akute delirante Reaktion schleichend in eine Demenz übergehen.

Ätiologie

Am häufigsten tritt ein Delir bei akuten allgemein-toxischen oder strukturellen Hirnerkrankungen auf. Ganz besonders häufig sieht man es im Entzugsstadium bei chronischem Mißbrauch von Alkohol oder Drogen vom Barbiturattyp, bei akuten Entzündungsprozessen wie Enzephalitis oder Meningitis sowie gelegentlich auch im höheren Alter bei rechtsseitigen Rindeninfarkten, die thalamoparietale Strukturen erfassen.

Symptomatik

Typisch ist die Desorientiertheit, die manchmal vollständig ist (d. h. fehlende Selbsterkennung einschließt). Charakteristischerweise kommt es auch zu Reizbarkeit, Angst, Wahnvorstellungen, visuellen Halluzinationen, periodenweise beeinträchtigtem Wachzustand und fehlender Weckreaktion, manchmal aber auch zu chronischer Schlaflosigkeit. Meistens verschlechtert sich die Symptomatik mit Aufkommen der Nacht; manchmal ist sie ausschließlich an die Nachtstunden gekoppelt. Viele delirante Patienten haben Fieber, die meisten zittern und Patienten im Alkoholentzug haben sehr häufig Krämpfe. Die heftige Agitation, Desorientiertheit und das gelegentliche Auftreten von akustischen statt visuellen Halluzinationen kann zu Verwechslungen mit schweren funktionellen Psychosen führen. Paranoide Züge können sich in den Vordergrund schieben; solche Patienten müssen fixiert werden, um Schaden von ihnen selbst und anderen fernzuhalten.

Differentialdiagnose

Noch vor Klärung der eigentlichen Ursache muß das akute Delir mit organischem Hintergrund von funktionellen Störungen abgegrenzt werden. In der Regel zeigen Ausfälle bei der Orientierung, dem Kurzzeitgedächtnis, einfachen Rechenoperationen und anderen Intelligenztests die organische Natur der Erkrankung an. Fieber, Medikamenteneinnahme oder systemische Krankheiten sind beim Delir häufig, fehlen aber bei funktionellen Psychosen. Für letztere sind andererseits unkontrollierbare Ausbrüche, manisch-depressive Phasen oder schizophrene Reaktionen in der psychiatrischen Anamnese wesentlich. Zu den organischen Störungen, die noch berücksichtigt werden müssen, zählt auch das sinnlose Geplapper mit phasenhafter Agitiertheit und Rededrang bei einer akuten Wernicke-Aphasie.

Behandlung

Ein Delirium ist ein bedrohlicher, manchmal tödlich endender Zustand, v.a. bei Älteren und Behinderten, bei denen es das fortgeschrittene Stadium einer Systemerkrankung anzeigen kann. Die Symptome müssen oft umgehend und unabhängig von der Grundkrankheit behandelt werden. Unter ständiger Kontrolle der Elektrolytwerte müssen Flüssigkeit und Elektrolyte infundiert werden. Prophylaktisch sollten die Infusionen Thiamin und andere Vitamine des B-Komplexes enthalten. Die Körpertemperatur sollte unter 39 °C gehalten werden. Schwere Erregung und Zittern werden akut am besten mit Diazepam i. v. unter Kontrolle gebracht (Einzeldosen von 5–10 mg alle 10–15 Minuten, bis der Patient ruhig ist, aber nicht schläft). Manchmal sind die benötigten Dosen beachtlich, und mehr als 100 mg/Tag sind nicht ungewöhnlich. Bei weniger schwerer Agitation mögen Zusprache allein oder Haloperidol oral 5–10 mg 3–4 mal tgl. genügen. Krampfanfälle sollten verhindert und, wenn sie auftreten, massiv mit Diazepam angegangen werden. Im Entzugsstadium nach chronischem Barbituratmißbrauch sollte schweres Zittern, das für mehr als 72 Stunden unaufhörlich andauert, mit Pentobarbital behandelt werden. Man gibt diejenige Dosis, die ausreicht, den Tremor zu beseitigen; anschließend wird die Dosis über einen Zeitraum von einigen Tagen verringert, wobei das Ausbleiben des Tremors Leitsymptom ist.

Verwirrtheitszustände

Zustandsbilder, die weniger floride sind als das Delir, typischerweise einen weniger akuten oder dramatischen Beginn haben und für gewöhnlich weniger massive Störungen der Orientierung und subtilere motorische Symptome aufweisen.

Ätiologie und Vorkommen: Geringgradige Verwirrtheitszustände sind häufig, gerade bei älteren, stationär aufgenommenen Patienten, insbesondere wenn noch ein größerer chirurgischer Eingriff hinzukommt. Eine metabolische Sekundärenzephalopathie aufgrund eines systemischen Organversagens, eine übertriebene Medikamenteneinnahme, ein Ernährungsdefizit oder eine fieberhafte Infektion pfropfen sich häufig auf eine traumatische, vaskuläre oder senile Hirninsuffizienz auf und lösen damit einen Verwirrtheitszustand aus.

Symptomatik: Apathie und Schläfrigkeit stehen oft im Vordergrund. Die Desorientiertheit betrifft vor allem die Zeitdomäne, weniger den Ort und fast niemals die eigene Person. Die Konzentrationsfähigkeit ist beeinträchtigt und falsche Wahrnehmungen sowie Störungen im Gedankenablauf kommen vor. Häufige Störungen der Motorik äußern sich in verstärktem physiologischem Tremor, Asterixis und Schwierigkeiten, die Muskeln zu entspannen.

Die **Therapie** richtet sich in den meisten Fällen nach der Grundkrankheit und sollte zunächst, und so schnell wie möglich, begleitende Stoffwechselanomalien korrigieren. Unnötige Medikamente sollten völlig abgesetzt werden. Auch notwendige Medikamente sollten auf eine Überdosierung hin überprüft werden (beispielsweise ist gut bekannt, daß Digitalis bei Älteren Verwirrtheit oder Halluzinationen auslösen kann). Insbesondere bei über 70jährigen kann die Besserung des klinischen Bildes gegenüber der Stoffwechselkorrektur zeitlich beträchtlich hinterherhinken.

Demenz

Dauerhafte oder fortschreitende Abnahme von intellektuellen Funktionen, die durch Strukturveränderungen verursacht ist und die normalen gesellschaftlichen oder wirtschaftlichen Tätigkeiten des Betroffenen erheblich beeinträchtigt. Über eine Million US-Bürger sind derzeit durch Demenz behindert, die in jedem Alter und nach jeder Schädigung der kortikalen Assoziationsareale auftreten kann. Die steigende Prävalenz von AIDS läßt erwarten, daß die Zahl derartiger Patienten erheblich zunehmen wird, weil schätzungsweise die Hälfte der HIV-Patienten im Endstadium eine Demenz entwickelt *(s. a. Kap. INF, 9.)*.

Ätiologie und Klassifizierung

Eine **Demenz vom stationären Typ** bleibt in ihrem Ausmaß konstant; sie ist üblicherweise Folge einer gravierenden Schädigung (oder der letzten einer ganzen Serie), wie z. B. eines schweren Kopftraumas, von Herzstillstand oder zerebraler Blutung. **Progressiv zunehmende Demenz** kann Begleitsymptome einer Reihe von Hirnerkrankungen sein, von denen einige weiter unten besprochen werden. Weitere findet man an anderer Stelle dieses Manuals, wie z. B. chronischer Alkoholmißbrauch mit Ernährungsstörungen, Hirntumoren, Huntington-Erkrankung, Dementia paralytica, Creutzfeld-Jakob-Erkrankung, sowie mehrere degenerative Krankheiten wie Wilson-Erkrankung, Parkinsonismus, Multiple Sklerose und amyotrophe Lateralsklerose.

Die **Alzheimersche Erkrankung** beruht auf einem degenerativen Prozeß mit auffälligem Zellschwund im basalen Vorderhirn, der Hirnrinde und anderen Hirnbereichen. Cholinerge Neurone und ihre Zielneurone sind besonders betroffen. Es besteht eine makroskopisch erkennbare Hirnatrophie mit weiten Sulci und erweiterten Ventrikeln sowie mit mikroskopisch nachweisbaren senilen Plaques und neurofibrillären Knötchen. Gedächtnisschwund ist das erste und auffälligste Symptom; im Frühstadium gibt es noch keine Vigilanzstörungen. **Alzheimers senile und präsenile Demenzen** sind einander in ihren klinischen und pathologischen Merkmalen ähnlich: Das Erkrankungsalter der präsenilen Form liegt bei 40–60 Jahren, das der senilen um 60–80 Jahre – manchmal früher, selten später. Üblicherweise schreitet die Demenz stetig voran und macht sich nach 2–3 Jahren eindeutig bemerkbar. Die **Picksche Krankheit** tritt ebenfalls in der präsenilen Lebensphase auf und bietet klinisch ein ähnliches Bild, allerdings mit einem etwas weniger rasch progredienten Verlauf. Der wesentliche Unterschied liegt in der Pathologie begründet: eine umschriebene Atrophie der Windungen befällt vorwiegend die Stirn- und Schläfenregion. Manche Fälle von präseniler Demenz lassen sich nur schwer klassifizieren und werden daher als **idiopathische** oder **einfache präsenile Demenz** bezeichnet. In vielen Fällen sind diese Demenzen des höheren Alters Ausdruck einer Kombination von Schädigungen in Form von Alzheimer-ähnlichen Abläufen, multiplen kleinen Infarkten und anderer, nur ungenau definierbarer alterskorrelierter Störungen.

Demenz durch multiple Infarkte wird häufiger bei Männern beobachtet und beginnt meist im Alter von über 70 Jahren. Ihr liegen kleine und große Hirninfarkte unterschiedlichen Alters zugrunde. Am anfälligsten sind Patienten mit Hypertonie; allerdings ist eine Hypertonie – auch wenn sie häufiges Begleitsymptom ist – keine zwingende Vorbedingung. Da der pathologische Prozeß auf Infarzierungen beruht, tendiert die Demenz zu schrittweisem Fortschreiten: jeder Schritt ist von einer weiteren Verminderung des Intellekts und manchmal der Ausbildung oder Verschlechterung neurologischer Symptome begleitet. Im Frühstadium der

Erkrankung sind Persönlichkeit und Krankheitseinsicht oft besser erhalten als bei seniler Demenz. Zeichen von Depression sind üblich, und Suizid kommt vor. Mit zunehmender Entwicklung der Krankheit können sich neurologische Symptome ausbilden, vor allem Hemiplegien, Pseudobulbärparalyse mit pathologischem Lachen und Weinen oder andere Zeichen einer Funktionsstörung des extrapyramidalen Systems. Die Therapie ähnelt derjenigen anderer Formen zerebraler ischämischer Erkrankungen *(s. Kap. NEU, 7.)*. Besonders wichtig ist die Kontrolle eines eventuell bestehenden Hochdrucks.

AIDS-Demenz ist ein häufiges Erscheinungsbild in den Spätstadien der HIV-Infektion. Frühzeichen bestehen u. a. in Verlangsamung von Denken und Ausdrucksfähigkeit, Konzentrationsschwäche, Apathie. Bei erhaltener Krankheitseinsicht sind Symptome einer Depression eher selten. Motorische Abläufe sind ebenfalls verlangsamt, Ataxie und Schwäche können deutlich ausgeprägt sein. Pathologische Reflexe, darunter das Babinski Zeichen, können sich entwickeln. Eine **Behandlung** mit Zidovudin führt oftmals zur Besserung, die manchmal sogar dramatisch sein kann.

Chronisch kommunizierender Hydrozephalus mit „normalem" Druck kann eine sich heimtückisch entwickelnde Demenz im mittleren oder späteren mittleren Lebensalter nach sich ziehen, die Männer häufiger als Frauen befällt. Solche Patienten sind verlangsamt und schlampig im Gegensatz zu dem aufgeweckteren Verhalten, das die Alzheimer-Krankheit kennzeichnet. Der Gang ist unsicher, langsam und schleppend, viele Patienten sind zeitweise inkontinent. Die Krankheit beruht auf einer behinderten Liquorzirkulation und -absorption. Es kann sein, daß eine Meningitis, Enzephalitis oder Kopfverletzung vorausgegangen sind, und in einigen wenigen Fällen sind Tumoren, besonders im Mittelhirn, nachgewiesen. Im CT stellen sich große ausgeweitete Ventrikel dar, ohne oder mit geringer kortikaler Atrophie. Der Liquordruck ist normal oder liegt im oberen Normalbereich. Eine Besserung ist durch Einsetzen eines Liquorventils zu erreichen, insbesondere solange Gangstörungen dem geistigen Abbau vorangehen oder im Vordergrund stehen.

Ein **schweres Schädeltrauma** kann genügend Hirnsubstanz schädigen, um zu einer nicht progredienten Demenz zu führen. In Fällen wiederholter Verletzungen, wie z. B. beim Boxen, kann sich eine progrediente Demenz entwickeln, die von extrapyramidaler Symptomatik begleitet ist **(chronisch-progrediente posttraumatische Enzephalopathie).** Sie kann auch als Spätfolge nach Beendigung des Boxens auftreten.

Symptomatik

Depression, Paranoia, Angst oder jedes andere psychische Symptom können vorherrschende Merkmale sein. Die Frühsymptome unterscheiden sich von Patient zu Patient stark. Das klinische Bild ist geprägt von einem langsamen Verfall der Persönlichkeit und des Intellekts, der auf einer Beeinträchtigung von Einsicht, Urteilsfähigkeit und Affekt beruht. Normalerweise ist der fortschreitende Krankheitsprozeß für die Familie schmerzhafter als für den Patienten. Einengung der Interessen, allgemeine Starrheit werden deutlich, konzeptionelles Denken ist erschwert und Ideenarmut fällt auf. Vertraute Aufgaben können noch gut bewältigt werden, während neue Fertigkeiten zu erwerben schwierig ist. Der Antrieb ist vermindert, und der Patient kann leicht ablenkbar werden. Schließlich entsteht mit fortschreitender Demenz ein globaler Defekt, der alle Bereiche höherer kortikaler Funktionen erfaßt. Neben der kognitiven Störung werden Aphasie, Apraxie und Agnosie erkennbar. Manchmal steht die örtliche Desorientiertheit im Vordergrund. Die Gedächtnisleistung nimmt ab, wobei zunächst die Erinnerung kurz zurückliegender Ereignisse oder Namen schwerfällt. Die Beeinträchtigung unterliegt zeitlichen Schwankungen und kann sich von einem Augenblick zum anderen ändern. Ausfälle im Langzeitgedächtnis kann der Patient anfangs noch kompensieren, aber mit zunehmendem Fortschreiten der Krankheit wird auch hier der Defekt immer deutlicher.

Bei einigen Patienten geht der Wahrnehmungsstörung eine Änderung ihres normalen Verhaltens und ihrer emotionalen Reaktionen voraus. Typisch ist eine Gemütsabstumpfung bei zu Beginn der Erkrankung übersteigerten Affekten. Ursprüngliche Züge der Persönlichkeit können bis zur Karikierung übertrieben vorkommen, ein ordentlicher Patient kann unerträglich pedantisch und rigide werden (organisch bedingter Ordnungssinn) oder ein geselliger Mensch wird übermäßig leichtsinnig und albern. Die anfängliche affektive Veränderung kann in Reizbarkeit übergehen, mit Perioden von Wut und Gewalttätigkeit. Depressionen sind üblich. Bleibt der Stimmungswechsel (Depression, Angst, gehobene Stimmung) bestehen, wird die Erkrankung möglicherweise als primäre Affektstörung fehldiagnostiziert. Der Affekt wird immer flacher und schwindet bei fortschreitender Krankheit, um in einer ernste Abstumpfung überzugehen, unter Umständen maskiert durch eine alberne Euphorie ohne Tiefgang. Das Benehmen wird schlecht, der Patient wird unordentlich, dreckig, verwahrlost, eventuell inkontinent, und im Endstadium ist er ganz auf die Hilfe des Pflegepersonals angewiesen.

Begleitende neurologische Symptome sind von Lokalisation und Art der Hirnläsion abhängig und diese wiederum von der Ätiologie. Bei manchen Syndromen sind sie deutlich, wie oben beschrieben, bei anderen allerdings, wie z. B. der senilen Demenz, trotz der weit fortgeschrittenen Hirnatrophie nicht besonders auffällig.

Während die Demenz heimtückisch und fortschreitend verläuft, ist es nicht ungewöhnlich, daß Patienten mit leichteren, begrenzten und mittleren Zeichen einer Demenz plötzlich schwer verwirrt und gestört erscheinen. Dies ist normalerweise eine Reaktion auf Streß, z. B. ausgelöst durch irgendeine Erkrankung, durch neurotrope Medikamente, durch plötzliche Veränderungen in der Umgebung oder durch psychosoziale Belastungen (Verlust einer engen Bezugsperson). Typischerweise treten derartige Belastungen meist kombiniert auf, wenn z. B. ein älterer Mensch eine Hüftgelenkfraktur erleidet, stationär aufgenommen wird, eine Narkose erhält und operiert wird, Schmerzmittel bekommt, häufigen Personalwechsel miterlebt und schließlich in ein Pflegeheim verlegt wird. Einsatz von Zeit und einfühlsame Pflege können eine wesentliche Verbesserung bewirken.

Diagnostik

Die Diagnose ist eine Frage der klinischen Beurteilung. Eine neuropsychologisch begründete Diagnose einer Demenz sollte *nicht* akzeptiert werden, wenn die klinische Bewertung zweifelhaft ist; dies gilt insbesondere für Patienten, die depressiv erscheinen oder sonst primär psychiatrische Symptome zeigen. Die Ergebnisse psychometrischer Tests sind nur verläßlich, wenn der Patient freiwillig mitarbeitet. Multismus oder die Unfähigkeit, sinnvolle Antworten zu geben, kann ebenso auf eine Dekompression wie auf eine Demenz zurückgeführt werden. CT-Befunde sollten ebenfalls mit dem klinischen Bild übereinstimmen. Die zerebrale kortikale „Atrophie" nimmt im Alter auch bei Personen mit normalem mentalem Status zu, und ein CT liefert keinen verläßlichen Hinweis auf eine intellektuelle Störung. Bei organisch bedingter Demenz ist das EEG fast immer pathologisch verlangsamt.

Da die Demenz manchmal als Sekundärphänomen behandelbarer Krankheitsbilder auftritt, müssen angemessene Untersuchungen erfolgen, bis die Ätiologie geklärt ist. Möglicherweise toxisch wirkende Medikamente sollten reduziert oder abgesetzt werden. Untersuchungen sollten jedenfalls beinhalten: vollständiges Blutbild, Serumelektrolyte, Vitamin-B_{12}-Spiegel im Serum, Schilddrüsenfunktionstests, Thoraxaufnahmen, CT-Scan und serologische Luesreaktionen. Eine Lumbalpunktion als Einzelmaßnahme gibt selten aufschlußreiche Informationen. Bei Risikopatienten sollte ein HIV-Antikörpertest erfolgen.

Demenz von Delir zu unterscheiden, macht selten Schwierigkeiten *(s. Tab. 4.).* Der delirante Patient hat gewöhnlich eine kurze Vorgeschichte und ein florides Krankheitsbild. In komplizierten Fällen kann ein EEG weiterhelfen, wenn z. B. ein verwirrter Patient ohne Begleitperson kommt, die Auskünfte geben kann; die EEG-Veränderungen sind gewöhnlich beim Delir gravierender.

Eine Demenz von einer primär psychiatrischen Erkrankung zu unterscheiden, kann ein größeres Problem sein. Die **Pseudodemenz,** eine – wenn richtig behandelt – reversible Störung, kann neuropathologisch bedingten Krankheiten ähnlich sein. Obwohl sie gewöhnlich bei depressiven älteren Menschen vorkommt, kann sie auch bei Schizophrenie oder Persönlichkeitsstörungen auftreten. Gleiches gilt für chronische Intoxikationen mit Sedativa und anderen Pharmaka. Die Diagnose ergibt sich aus einer sorgfältigen Anamnese und klinisch-

Tab. 4. Klinischer Vergleich von Delir und Demenz

Klinisches Bild	*Delir*	*Demenz*
Beginn	akut oder subakut	schleichend
Dauer	Tage bis Wochen	permanent
Begleitumstände	Drogen, Entzug oder systemische Erkrankung immer vorhanden	systemische Faktoren nicht erforderlich
nächtliche Verschlechterung	fast immer	oftmals
Aufmerksamkeit	nur schwer aufrechtzuhalten	relativ wenig beeinträchtigt
Erscheinung	nachlässig, schlampig	oft sauber, ordentlich
Wachheitsgrad	zwischen Lethargie und Agitation fluktuierend	normal
Orientierung	unterschiedlich stark beeinträchtigt, zumindest vorübergehend fast immer	vermindert, wenn die Erkrankung zur sozialen Isolierung führt
Denkprozesse	ungeordnet, Halluzinationen und Illusionen üblich	Gedankenverarmung; Wahngebilde häufig
Sprache	dysarthrisch, langsam, oft unzusammenhängend und unangemessen	Amnesie, weniger häufig Aphasie
Gedächtnis, Erinnerungsvermögen	Verwirrtheit	Verlust Kurzgedächtnis, Altgedächtnis herabgesetzt
Schlaf-Wach-Rhythmus	Verlust des zirkadianen Rhythmus, Einnicken und Schlummern exzessiv	nächtliche Schlafstörungen häufig

psychiatrischen Untersuchung. Wenn die Art der Droge oder eines anderen toxischen Stoffes genau festgestellt werden muß, wird meistens eine eingehende Erörterung mit den Familienmitgliedern notwendig. Patienten mit depressiver Komponente essen wenig, klagen über Obstipation, schlafen wenig und sind nachts am besten zu haben. Schwer Depressive haben die Tendenz, über einen stärkeren Gedächtnisverlust zu klagen, als der klinischen Untersuchung entspricht. Im Gegensatz dazu beklagen Patienten mit einer funktionell beeinträchtigenden Demenz nur selten Gedächtnisprobleme. Patienten mit einer Depression geben langsame Antworten, deren Inhalt aber oft korrekt ist, sofern sie antworten. Nur selten vergessen sie wichtigere laufende Ereignisse oder Dinge von großer persönlicher Bedeutung; sie können als beinahe stumm erscheinen, aber wenn sie sprechen, sind sie jedenfalls nicht aphasisch. Die neurologische Untersuchung ergibt keinen auffälligen Befund, und das EEG ist üblicherweise normal.

Chronische Vergiftungen mit Barbituraten oder Bromiden, Vitaminmangel und Myxödem sind behandelbare Zustände, die eine Demenz imitieren können.

Prognose

Die Demenz ist generell eine heimtückische, langsam fortschreitende, nicht zu behandelnde Krankheit. Trotzdem ist die Geschwindigkeit, mit der sich die Symptome entwickeln, sehr unterschiedlich und hängt von der Grundkrankheit ab. Die Störung muß aber nicht, wie bei einer Kopfverletzung, fortschreiten. Alkoholabstinenz bei alkoholbedingter Demenz kann zu einer langanhaltenden Besserung führen. Bei depressiven dementen Patienten können Antidepressiva eine wesentliche (wenn auch vorübergehende) Besserung herbeiführen.

Therapie

Zu **Beginn der Therapie einer akuten Demenz** sollte stets beobachtet werden, ob vor kurzem eine wesentliche Verschlechterung des psychischen Status aufgetreten ist. Dies trifft besonders dann zu, wenn sich die Demenz durch Streß plötzlich verschlechtert hat. Derartige Patienten bessern sich, wenn eine Grundkrankheit behandelt wird, bekanntgewordene toxische Drogen entzogen werden und Stoffe mit Wirkungen auf den Hirnstoffwechsel reduziert werden. Sie brauchen eine gewisse Zeit, um sich anzupassen und mit neuen Umgebungen, Abläufen und Menschen vertraut zu werden. Bei diesen Patienten sollten ruhige, dunkle Privatzimmer vermieden werden. Der Raum sollte angemessen beleuchtet sein und gewisse sensorische Reize bieten wie Nachtlicht, Radio oder Fernseher, damit der Patient Hilfe hat, sich zu orientieren und seine Aufmerksamkeit auf irgend etwas zu konzentrieren. Übermäßige Reize sollten jedoch vermieden werden. Angehörige oder vertraute Personen, die die Pflege unterstützen, und häufige Besuche des medizinischen Pflegepersonals helfen dem Patienten, Realitätsbezüge herzustellen. Erklärungen sollten genau und einfach sein und unnötiger Aufwand vermieden werden. Bei der zeitlichen Orientierung helfen große Kalender und Uhren und sich wiederholende tägliche Verrichtungen; wenn das Klinikpersonal große Namensschilder trägt und sich wiederholt selbst vorstellt, wird die Orientierung zur Person gefördert.

Patienten mit Demenz sollten sich so oft wie möglich in vertrauter Umgebung bewegen. Das Umfeld sollte sich so wenig wie möglich ändern, und sie sollten ermutigt werden, angemessene Aufgaben weiterhin zu übernehmen. Die Hauptprobleme entstehen, wenn ihnen ihre Schwierigkeiten bewußt werden und dadurch eine plötzliche Frustration entsteht, ein Verlust der Selbstachtung eintritt und sie gelegentlich Angst **(Panik, Katastrophenreaktion)** überkommt. Die Familie sollte beraten werden und den Patienten zu Aktivitäten anregen, die ihm ein Gefühl von aktiver Beteiligung und Fähigkeit vermitteln.

Wenn der Krankheitsprozeß weiter fortschreitet und unbeherrschbare Agitiertheit auftritt, führt Haloperidol (mit Einzeldosen von 0,5–1 mg sorgfältig auf den individuellen Bedarf eingestellt) zur Beruhigung ohne exzessive Schläfrigkeit. Klinikeinweisung oder Anstaltsaufnahme kann bei fortgeschrittenem Verfall notwendig werden.

3. WICHTIGE NEUROLOGISCHE SYMPTOME UND IHRE BEHANDLUNG

Schmerz

Ein komplexes Phänomen, das aus einer Empfindung besteht, die eine wirkliche oder potentielle Gewebsschädigung signalisiert und mit einer Affektantwort verbunden ist.

Einteilung

Die richtige Klassifizierung des Schmerzes ist der erste Schritt bei der Aufstellung eines Behandlungsplans; allerdings gibt es mehrere Möglichkeiten der Einteilung. Zunächst wird zwischen akutem und chronischem Schmerz unterschieden. **Akuter Schmerz** ist ein notwendiges biologisches Zeichen für das Vorhandensein und das Ausmaß einer Verletzung. Üblicherweise dauert er nur kurz und geht mit erhöhter Aktivität des sympathischen Nervensystems einher, beispielsweise Tachykardie und Blutdruckerhöhung, Hyperventilation,

Schweißsekretion und Pupillenerweiterung. Angst ist die begleitende Affekttönung. Die Therapie besteht, sofern möglich, aus der Beseitigung der Ursache und der Verordnung von Analgetika. Normalerweise läßt der Schmerz dann rasch nach.

Chronischer Schmerz wird üblicherweise definiert als Schmerz, der länger als 3–6 Monate besteht, auch wenn die charakteristischen Merkmale schon vor oder erst nach diesem willkürlichen Zeitraum auftreten. Bei dieser Dauer verliert der Schmerz seine Bedeutung als biologisches Regulans. Allmählich entwickeln sich vegetative Zeichen wie beispielsweise Abgespanntheit, Schlafstörungen, Appetitlosigkeit, herabgesetzte Geschmacksempfindung für Speisen, Gewichtsverlust, verringerte Libido und Obstipation. Affektmäßig herrscht eine depressive Stimmungslage vor. Bei vielen Patienten kann eine organische Erkrankung fehlen oder den Grad der Schmerzen nicht ausreichend erklären, oder sie ist überhaupt nicht nachweisbar. In derartigen Fällen sind psychologische Ursachen die hauptsächlichen Faktoren des Leidens. Gleiches gilt für viele Fälle mit organischer Grundkrankheit. Die Therapie gestaltet sich oft schwierig und die Prognose muß mit Zurückhaltung gestellt werden.

Chronischen Schmerz kann man auf unterschiedliche Weise klassifizieren. Ein sehr breites Schema unterscheidet zwischen **somatischem Schmerz,** d. h. Schmerzen, die durch physiologische Abläufe erklärbar sind, und **psychogenem Schmerz,** der durch psychologische Faktoren besser verständlich ist. Eine verwandte Einteilung versucht Schmerzen anhand ihrer vermutlichen Pathogenese noch weiter zu unterteilen *(vgl. Tab. 5.).* **Nozizeptiver Schmerz** entsteht durch Aktivierung nozizeptiver Schmerzfasern im somatischen oder viszeralen Bereich. Im Falle somatischer Nerven wird der Schmerz üblicherweise als gleichmäßig dumpf oder druckähnlich empfunden, z. B. in den meisten Fällen von Krebsschmerz. **Neuropathieschmerz** entsteht durch Schädigungen neuronalen Gewebes. Der resultierende chronische Schmerz kann zum einen von efferenter Aktivität des Sympathikus abhängen (sympathisch geleiteter Schmerz, unterbrechbar mittels Sympathikusblockade). Zum anderen kann er primär korreliert sein mit peripheren neuropathologischen Prozessen (z. B. Nervenkompression oder Bildung eines Neuroms) oder Veränderungen im ZNS (Deafferentierungsschmerz); derartiger chronisch-neuropathischer Schmerz wird weiter unten besprochen. Als **psychogene Schmerzen** bezeichnet man Schmerzen, bei denen kein organisches Substrat vorliegt, das

Tab. 5. Physiologische Einteilung des Schmerzes

Art des Schmerzes	*Beispiele*	*Bemerkungen*
nozizeptiv		
somatisch viszeral	Knochenmetastasen Darmverschluß	beruht auf Aktivierung nozizeptiver Afferenzen; Charakter meist dumpf oder drückend
neuropathisch		
peripher zentral sympathikusvermittelt	Phantomschmerz Thalamusschmerz Kausalgie	verursacht durch Schädigung afferenter Bahnen; Pathophysiologie schlecht verstanden; die meisten Syndrome schließen periphere und zentrale Komponenten ein; für gewöhnlich dysästhetischer Charakter, aber auch brennend oder lanzinierend
psychogen		
Somatisationskrankheit, psychogener Schmerz, Hypochondrie, spezifische Schmerzsyndrome mit organischer Komponente	Kreuzschmerzen bei Rückenschwäche, atypischer Gesichtsschmerz, chronische Kopfschmerzen	bezieht sich nicht auf „erfundene" Krankheiten, d. h. Simulation oder Münchhausen-Syndrom

das Ausmaß der Schmerzen und der körperlichen Behinderung ausreichend erklären kann (siehe unten).

Spezifische Schmerzsyndrome können multifaktoriell verursacht sein. Beispielsweise besitzen Krebsschmerzen meist eine starke nozizeptive Komponente, können aber zusätzlich Deafferentierungsschmerzen beinhalten, die durch den Tumor oder dessen Behandlung verursacht sind *(s. Neuropathischer Schmerz, weiter unten;)* hinzu kommen psychologische Abläufe, die in den Funktionsausfällen oder der Angst vor weiterem Fortschreiten des Krankheitsprozesses begründet sind. Nozizeptive Schmerzen sind für Arthritis, Sichelzellanämie und Hämophilie typisch. Wesentlich für die therapeutische Beherrschung ist bei derartigen Patienten die Quantifizierung des Schmerzes, zu der auch eine wiederholte Einschätzung des Therapieerfolgs gehört. Eine Differenzierung zwischen dauerndem und rezidivierend akut auftretendem Schmerz (wie bei Sichelzellanämie) ist ebenfalls wichtig, weil sich der Behandlungsplan in beiden Fällen unterscheidet.

Läsionen im Nervensystem können eine Reihe von chronischen Schmerzsyndromen auslösen; manche von ihnen haben peripheren Charakter (z. B. Neuropathien durch Kompression, Neurombildung). Andere entstehen durch Prozesse in zentralen Schmerzbahnen und äußern sich als Syndrome mit Deafferentierungsschmerz. Schmerzen, bei denen Abläufe im psychologischen Bereich vorherrschen, sind ebenfalls häufig; zahlreiche Schmerzsyndrome fallen in diese Kategorie (z. B. Kreuzschmerzen bei Rückenschwäche, atypische Schmerzzustände im Gesichtsbereich, chronische Schmerzen im Becken). Behandlung und Führung der Patienten sind trotz der Heterogenität des Grundleidens in vielen Fällen ähnlich.

Manche spezifischen Schmerzsyndrome sind schwer einzuordnen. Beispielsweise enthält das **myofasziale Schmerzsyndrom** (auch als **Fibromyalgie** oder **Fibromyositis** bezeichnet) eine Gruppe von Krankheitsbildern, über die keine einheitliche Meinung existiert, die aber vermutlich auf chronischen Verletzungen der Muskulatur und des umgebenden Bindegewebes beruhen. Die Häufigkeit des Syndroms ist unbekannt; es wird oft fehldiagnostiziert. Unerläßlich ist die Feststellung umschriebener Stellen im Muskel, von denen die Schmerzen ausgelöst werden können; der Schmerz kann erfolgreich angegangen werden, wenn diese Punkte durch Injektionen oder vorsichtige Dehnungsbehandlung ausgeschaltet werden *(s. a. Kap. BEW, 11., Fibromyalgie, und Kap. ZMK, 6., Schmerz und Dysfunktion im myofaszialen Bereich).*

Chronischer Kopfschmerz ist pathogenetisch ebenfalls schwer klassifizierbar und beruht bei den meisten Patienten auf einer komplexen Wechselwirkung zwischen nozizeptiven Störungen in Muskulatur und Gefäßen einerseits und psychologischen Faktoren andererseits.

Untersuchung und Beurteilung von Schmerzpatienten

Obwohl die Ätiologie akuter und chronischer Schmerzsyndrome bemerkenswert unterschiedlich ist, hat doch die genaue Erfassung, die jeder Patient erwarten kann, viele allgemeingültige Punkte. In jedem Fall ist eine genaue Schmerzanamnese erforderlich, die Schweregrad, Lokalisation, Schmerzqualität, Dauer und Verlauf (einschießlich Häufigkeit von Remissionen und Ausmaß von Fluktuationen) feststellt; Faktoren, die auslösend oder lindernd wirken, und Begleitsymptome (mit Schwergewicht auf psychologischem Zustand und vegetativen Zeichen) werden notiert. Nach den benutzten Medikamenten, ihrer Wirksamkeit und ihren Nebenwirkungen sollte gefragt und auf andere Behandlungsweisen genau eingegangen werden. Ob laufende oder angehende Rechtsstreitigkeiten bestehen, sollte eruiert werden. Die persönliche oder Familien-Anamnese kann häufig das momentane Problem erhellen. Schließlich ist eine genaue Erfassung der intakten Funktionen des Patienten erforderlich. Dabei sollte man sich auf das Familienleben (einschließlich der sexuellen Beziehungen), soziale Bindungen, Arbeitsplatz und Hobbies konzentrieren. In allen diesen Bereichen sollte versucht werden, die Bedeutung der Schmerzen für die Interaktionen des Patienten mit anderen sowie für seine Versuche, ein normales Leben zu führen, herauszufinden. In diesem umfassenden Interview wird auch das Problem einer Schmerzverstärkung durch Sekundärfaktoren angegangen, die derzeitige und die prämorbide Psychopathologie abgeschätzt, die

Bedeutung pathologischer Faktoren in der Familie geklärt und ein Eindruck über den Umfang eines abnormen Krankheitsverhaltens gewonnen.

Im Rahmen der Anamnese sollte man auch versuchen abzuklären, welche semantische Bedeutung Schmerzbegriffe für den Patienten haben. Gesellschaftlich wird Schmerz eher akzeptiert als Angst oder Depression, und der Therapieerfolg hängt oft davon ab, diese in ähnlicher Weise beschriebenen, aber unterschiedlich erlebten Empfindungen auseinander zu halten. In ähnlicher Weise sollte der Unterschied zwischen Schmerz und Leiden berücksichtigt werden. Dies gilt ganz besonders für Krebspatienten, deren Qual mindestens ebenso auf einem Funktionsverlust und der Furcht vor dem nahenden Tode beruhen kann wie auf Schmerzen.

Die **körperliche Untersuchung** dient dazu, die zugrundeliegende Ursache und den Umfang funktioneller Ausfälle festzustellen. Bei Bedarf sollten Labortests und radiologische Untersuchungen vorgenommen werden. Stets sollte man intensiv nach organischen Ursachen forschen, weil die erfolgreichste Behandlung in der Ausschaltung der zugrundeliegenden Ursache besteht; diese intensive Suche sollte durch eine möglicherweise beträchtliche psychologische Komponente nicht vermindert werden. Das Gegenteil ist richtig: sobald eine organische Ursache definitiv ausgeschlossen wurde, ist dem Patienten durch sinnlose zusätzliche Tests nicht gedient. Das falsche Empfinden von Fortschritt, das sie sowohl dem Arzt wie dem Patienten vermitteln, stellt eine Illusion dar, die in Wirklichkeit die Fehlanpassung aufrechterhält und die Rückkehr zu normaleren Funktionen behindert.

Unabhängig von der Grundkrankheit hängt die erfolgreiche Schmerzbehandlung davon ab, daß der Arzt versteht, daß die Schmerzempfindung mehr als die Pathologie der eigentlichen Krankheit bedeuten kann. Obwohl das spezifische Vorgehen im Einzelfall ebenfalls erheblich variiert, können die weiter unten besprochenen Prinzipien praktisch immer, sowohl bei akuten wie bei chronischen Schmerzzuständen, eingesetzt werden; einschließlich von Patienten mit bekannten schmerzverursachenden Erkrankungen, deren Schmerzen auf die üblichen Maßnahmen nicht ansprechen, oder deren funktionelle Ausfälle den Umfang objektiver Behinderung horrend übersteigen.

Opioidanalgetika und Opioidantagonisten

Das Konzept spezifischer Opioidrezeptoren im Gehirn und der Nachweis endogener, körpereigener Liganden für diese Rezeptoren hat unser Verständnis für Abläufe in nozizeptiven Systemen und für Mechanismen der Schmerzstillung wesentlich verbessert. **Opioide** ist eine generische Bezeichnung für *natürliche* oder *synthetisierte Substanzen, die an diesen Rezeptoren binden und dort eine agonistische Wirkung entfalten.* **Opioidantagonisten** *sind opioidähnliche Stoffe, die ebenfalls an Opioidrezeptoren binden, aber keine oder nur geringfügige agonistische Aktivität entfalten.* Allerdings werden häufig auch Opioide als körpereigene oder synthetisch hergestellte Substanzen mit morphinähnlichen Wirkungen definiert und den Opiaten (= Morphin und Alkaloide des Opiums mit morphinartigen Wirkungen) gegenübergestellt. Andere verwenden die Bezeichnungen Opioid und Opiat synonym.

Im folgenden Abschnitt werden die verfügbaren Opioide und Opioidantagonisten besprochen; ihre klinische Anwendung findet sich unter *Behandlung akuter postoperativer Schmerzen, und unter Krebsschmerz* weiter unten.

Natürliche Opioidanalgetika

Morphin, ein Opiumalkaloid, ist der Prototyp der Opioidanalgetika. Beim Patienten mit akuten Schmerzen und ohne Toleranzentwicklung führt es zur Analgesie in einer Dosis (ca. 10 mg i.m.), die keine drastischen Änderungen der Bewußtseinslage hervorruft. Morphin beeinflußt sowohl die initiale Schmerzempfindung als auch die emotionale Schmerzkomponente. Eine absolute Schmerzaufhebung ist schwer zu erreichen, eine Verminderung des Umfangs von Qual und Leiden aber möglich. Patienten mit schweren Schmerzsyndromen haben unter Morphin nur selten angenehme euphorische Empfindungen, können aber schläfrig und entspannt erscheinen, teilweise aufgrund der verminderten Qualen. Paradoxerweise kann Morphin bei Personen ohne Schmerz Dysphorie auslösen.

Traditionell hat man Morphin bei oraler Gabe als unwirksam angesehen. Es unterliegt einem schnellen, vor allem hepatischen Abbau und wird renal ausgeschieden. Allerdings kann oral gegebenes Morphin mit „Aufwärtstitrieren" der Dosis bei chronischem Schmerz sehr wirksam werden; zur Behandlung chronischer Schmerzen ist es die häufigst verwendete Substanz. Sowohl Retard-Tabletten, die mit Hilfe verzögerter Freisetzung Morphin über 8–12 h abgeben, als auch konzentrierte orale Suspensionen wurden entwickelt, um die Akzeptanz oral gegebenen Morphins zu erhöhen. **Morphinsulfat** ist das gängigste wasserlösliche Salz. In den Wirbelkanal appliziert, kann Morphin in sehr niedrigen Dosen (z.B. 5–10 mg epidural, 0,5–1 mg intrathekal) postoperativ oder bei ausgewählten Krebspatienten ohne Toleranzentwicklung zur langdauernden (bis 24 h) Schmerzausschaltung führen *(s. unter Krebsschmerz, weiter unten)*.

Nebenwirkungen des Morphins sind dosisabhängig und schließen ein: Atemdepression, Dämpfung des Hustenreflexes, Übelkeit, Erbrechen, Obstipation, Juckreiz, Sedierung und Verwirrtheit. Außerdem führt Morphin zur Miosis und zur Kontraktion peripherer glatter Muskelzellen, mit einer Hemmung der Propulsivmotorik im GI-Trakt und Obstipation als wichtigster Konsequenz (ausnützbar für die Therapie bestimmter Diarrhöen). Die Venolen als Kapazitätsgefäße des Niederdrucksystems werden dilatiert, woraus eine Hypotension bei hypovolämischen Patienten oder ein Orthostase-Syndrom resultieren kann (selten bei chronischem Gebrauch von Morphin). Morphin-6-Glukuronid, ein Metabolit des Morphins, ist kräftig wirksam und wird renal eliminiert. Es könnte die gesteigerten Morphinwirkungen erklären, die man nach mehrfacher Gabe bei Patienten mit Nierenversagen sehen kann; dieses Vorgehen sollte daher bei derartigen Patienten möglichst vermieden werden. Auch bei Patienten mit chronisch obstruktiven Lungenerkrankungen ist bei Morphin und anderen Opioiden Vorsicht angezeigt; Leberkranke sollten niedrige Anfangsdosen mit vorsichtiger Dosissteigerung erhalten. Neugeborene und vor allem Frühgeborene sind ungewöhnlich empfindlich gegenüber Morphin und anderen Opioiden, weil bei ihnen die Stoffwechselwege des Opioidkatabolismus noch unentwickelt sind.

Die Ausbildung einer Toleranz gegenüber Morphin und anderen Opioiden hängt auch vom Typ des physiologischen Funktionssystems ab. Für die obstipierenden Effekte ist die Toleranzentwicklung langsam, während Atemdepression oder Übelkeit typischerweise bald nach Behandlungsbeginn verschwinden. Bei chronischen Behandlungen kann es daher notwendig werden, die Dosis zu erhöhen, um die gleiche Schmerzstillung wie vorher zu erreichen; aufgrund von Toleranz verkürzt sich die Dauer und vermindert sich der Spitzeneffekt der Analgesie.

Codein, ein Opiumalkaloid, ist oral gut wirksam; 65 mg entsprechen in ihrer analgetischen Wirkung etwa 600 mg Acetylsalicylsäure. Da Codein zentral wirkt, erfolgt die Wirkung zusätzlich zur Analgesie peripher angreifender Analgetika (Acetylsalicylsäure, Paracetamol u.a.). Außerdem ist Codein wirksam bei Husten und Durchfällen. Unerwünschte Nebenwirkungen sind denjenigen anderer Opioide ähnlich (Atemdepression, Übelkeit, Erbrechen, Obstipation).

Synthetische Opioidanalgetika

Meperidin: 75–100 mg parenteral sind wirkungsgleich mit 10 mg Morphinsulfat, aber von kürzerer Wirkdauer (etwa 3 h). Oral ist es wenig wirksam. Meperidin wird zu dem aktiven Metaboliten Normeperidin abgebaut, der Dysphorie, zentrale Erregungszustände mit Myoklonien, Zittrigkeit und Krämpfen auslöst. Normeperidin akkumuliert über Tage, insbesondere bei Nierenversagen. Aus diesen Gründen wird Meperidin für die Behandlung von chronischem Krebsschmerz wenig eingesetzt.

Methadon hat eine sehr lange Halbwertszeit (länger als die Dauer der Analgesie) und gute Bioverfügbarkeit. Am häufigsten wird es für die Kurzzeittherapie beim Heroinentzug *(s. Kap. PSY, 5., Abhängigkeit vom Opioidtyp)*, die Langzeiterhaltungstherapie Opiatabhängiger und die Analgesie von Krebspatienten eingesetzt. Methadon hat bei oraler Gabe langdauernde Effekte und ist in der Lage, bei hoher Dosierung die heroininduzierte Euphorie zu blockieren. Die Nebenwirkungen sind denjenigen des Morphins ähnlich und sprechen auf Opioidantagonisten an. Analgesie und ZNS-Effekte (z.B. auf die Atmung) halten länger an als bei Morphin. Infolgedessen müssen Patienten, sofern sich keine Toleranz ausgebildet hat, bei Erhöhung der Dosis oder der Applikationsfrequenz für mehrere Tage oder länger eingehend überwacht werden, weil sich ernsthafte Atemdepressionen entwickeln können.

Propoxyphen ist chemisch mit Methadon verwandt. Propoxyphen-HCl führt zur Analgesie vom zentralen Typ, 65 mg sind 650 mg Acetylsalicylsäure äquivalent und entsprechen 100 mg Propoxyphen-Napsylat. Das Napsylatsalz ist in den USA in Form von Supension und Tabletten erhältlich und erlaubt damit eine größere Flexibilität bei Dosierung und Anwendung. Propoxyphen wird als Monosubstanz oder als Kombinationspräparat mit Acetylsalicylsäure oder Paracetamol zur Behandlung leichter bis mäßiggrader Schmerzen verwendet.

Levorphanol ist oral gut wirksam und kann bei allen für Morphin geltenden Indikationen an dessen Stelle gegeben werden. Trotz relativ langer Halbwertszeit (14–16 h) endet die Wirkung meist nach 4 h.

Hydromorphon ist ein sehr wirksames Opioid mit raschem Wirkungseintritt und kurzer Halbwertszeit. Es liegt in Form oraler, injizierbarer und rektal anwendbarer Präparate vor und kann anstelle von Morphin eingesetzt werden. Eine konzentrierte Injektionslösung (10 mg/ml) ist in den USA ebenfalls erhältlich und erweist sich als nützlich bei der Therapie von Krebspatienten, die Toleranz aufweisen und eine parenterale Applikation benötigen.

Oxymorphon ist ein potenter Morphinagonist, in Form von Zäpfchen und Injektionslösungen erhältlich. 10 mg rektal entsprechen etwa 10 mg Morphin i. m.

Oxycodon ist ein synthetischer Morphinabkömmling mit hoher oraler Wirksamkeit (30 mg oral entsprechen 10 mg Morphin i. m.). Obwohl als Monosubstanz erhältlich, wird es meist in Kombination mit Acetylsalicylsäure oder Paracetamol verordnet.

Der in den USA früher bekannte **Brompton-Cocktail** (eine Mischung von oralem Morphin oder Heroin, einem Antiemetikum, einem Stimulans und Alkohol) ist bei chronischem Krebsschmerz nicht wirksamer als Morphin oral allein und kann nicht empfohlen werden.

Opioidantagonisten und agonistische Antagonisten

Antagonisten: Naloxon ist ein so gut wie reiner Opioidantagonist ohne nennenswerte agonistische Aktivität und ist praktisch frei von den unangenehmen Nebenwirkungen der Opioidantagonisten mit agonistischer Wirkkomponente (s. u.). Er verursacht, wenn als einzige Substanz dem Körper zugeführt, keine Atemdepression und hat keine psychotomimetischen Wirkungen, kann jedoch in Kombination mit Opioidagonisten diese vom Rezeptor verdrängen und damit ihre Wirkungen blockieren. Intravenös gegeben wirkt es innerhalb von Minuten und bei i.m. Gabe nur wenig langsamer. Die antagonistische Wirkung dauert allerdings meist kürzer als die opioidinduzierte Atemdepression, so daß *klinische Umsicht und eventuell wiederholte Gaben von Naloxon erforderlich sind.* Die übliche Anfangsdosierung bei nichttoleranten Patienten mit akuter Opioidvergiftung liegt bei 0,4 mg i. v. alle 2–3 min.

Für **Naltrexon,** einem oral wirksamen Opioidantagonisten, konnte kürzlich gezeigt werden, daß er als Hilfsmittel bei Opioidabhängigkeit verwendet weden kann. Seine lange Wirkdauer ist hier von Vorteil; andere Indikationen sind im Versuchsstadium.

Antagonisten mit agonistischer Wirkkomponente: Pentazocin ist ein schwacher Antagonist mit erheblicher analgetischer Wirksamkeit. Es ist als Injektionslösung und in Tablettenform kombiniert mit Naloxon, Acetylsalicylsäure oder Paracetamol verfügbar. Die analgetische Wirksamkeit von 60 mg Pentazocin i. m. entspricht derjenigen von 10 mg Morphin. Bei höheren Dosen tritt ein „Ceiling"-Effekt auf (Dosis-Wirkungskurve in diesem Bereich abszissenparallel). Die daraus resultierende Möglichkeit eines pentazocinausgelösten Opioid-Entzugssyndroms in Fällen physischer Abhängigkeit von Opioidagonisten, sowie ebenfalls auftretende psychomimetische Wirkungen von Pentazocin schränken die Anwendbarkeit der Substanz stark ein auf nichttolerante, nicht physisch abhängige Patienten mit akuten Schmerzzuständen. Pentazocinwirkungen sind durch Naloxon antagonisierbar, nicht aber durch andere Opioidantagonisten.

Butorphanol (parenteral anzuwenden) hat ein ähnliches Wirkungsspektrum wie Pentazocin.

Nalbuphin (parenteral zu geben) hat geringere psychotomimetische Effekte als Pentazocin, sie sind aber häufiger als bei Morphin.

Buprenorphin ist ein hochwirksames Analgetikum mit relativ langer (6 h) Wirkdauer. Die psychotomimetischen Wirkungen sind geringer als bei anderen agonistischen Antagonisten, die übrigen Effekte sind aber ähnlich. Der Kliniker sollte wissen, daß *eine durch Buprenorphin ausgelöste Atemdepression u.U. durch Naloxon nicht komplett antagonisiert wird.*

Behandlung akuter postoperativer Schmerzen

Opioidanalgetika und -antagonisten sind unendlich nützlich, um postoperative Schmerzen erträglich zu gestalten. Auch wenn sie zu diesem Zweck nur wohlüberlegt eingesetzt werden sollten, ist ihre Nichtanwendung lediglich aus Furcht vor nachteiligen Wirkungen unangebracht. Oft werden sie zu wenig eingesetzt, mit vermeidbaren Schmerzen und Leiden als Folge. Auch die erforderliche Doisis wird oft unterschätzt und die Wirkdauer überschätzt. Die Besorgnis von Ärzten und Schwestern über die Möglichkeit einer psychischen Abhängigkeit ist übertrieben.

Morphinsulfat 2 mg i.v. oder Meperidin 12,5 mg, im Aufwachraum gegeben, sind für einen 70 kg schweren Patienten ohne Opioidtoleranz eine vernünftige Anfangsdosis. U.U. muß sie in kurzen Abständen (z.B. alle 15–30 min) wiederholt werden, bis sich Schmerzfreiheit ergeben hat. Morphinsulfat 8–10 mg i.m. oder s.c. alle 3 h genügt normalerweise zur Schmerzfreiheit auf der Wachstation. Höhere Dosen verstärken die Analgesie und halten sie länger aufrecht. Ältere kommen bei gleicher analgetischer Wirkung mit kleineren Dosen als jüngere Patienten aus und neigen eher zu Nebenwirkungen.

In Anbetracht einer erheblichen Variabilität im individuellen Ansprechen sollte die *Dosierung von Opioidanalgetika entsprechend den Reaktionen des einzelnen Patienten eingestellt werden.* Die fortlaufende Überwachung von Schmerzfreiheit, Sedierung, Atemfrequenz und Blutdruck leitet das „Titrieren" der richtigen Dosierung. Zu Anfang kann man sich auch nach dem Bedarf des Patienten richten, wobei die meisten Präparate zumindest alle 3–4 h gegeben werden müssen. Wenn die Analgesie < 3 h liegt, sind häufigere Gaben oder höhere Dosierungen nötig.

Behandlung von Krebsschmerzen

Zahlreiche Krebsschmerz-Syndrome sind bekannt *(Tab. 6.)*. Neoplasmen können invasiv in Knochen- oder Weichteilstrukturen einwachsen, Nerven oder Gefäße komprimieren oder infiltrieren, Eingeweidehöhlen verlegen etc. Operative Eingriffe und Behandlungen mit Zytostatika oder Bestrahlungen können chronische Schmerzen hervorrufen. Eine exakte Diagnose des zugrundeliegenden Prozesses ist unerläßlich, weil die Behandlung der Schmerzen unglaublich vereinfacht wird, wenn der Ansatz spezifisch sein kann. Eine adäquate Therapie *sollte begonnen werden, auch wenn die Suche* nach der Ursache noch nicht abgeschlossen ist.

Nichtopioide Analgesie

Das analgetische Vorgehen bei Krebsschmerzen erfolgt in der Regel schrittweise. **Nichtopioide Analgetika,** insbesondere Paracetamol und nichtsteroidale Antirheumatika (**NSAR,**

Tab. 6. Schmerzsyndrome bei Neoplasmen

Schmerzen bei infiltrativem Tumorwachstum	*Schmerzen nach therapeutischen Eingriffen*
Knochengewebe Lokalschmerz durch Knochenmetastasen Schädelbasis-Syndrome Wirbelkörper-Syndrome Kreuzbeinsyndrom	**Postoperative Syndrome** Postthorakotomie Postmastektomie nach Radikaloperationen im Halsbereich Phantomschmerz, Amputationsschmerz
Nervengewebe periphere Neuropathie Plexopathie (brachial oder lumbosakral) Radikulopathie leptomeningeale Metastasen epidurale Rückenmarkskompression	**Chemotherapeutische Syndrome** periphere Neuropathie aseptische Femurkopfnekrose Pseudorheumatismus bei Steroidgabe
Bauchraum	**Syndrome nach Radiotherapie** Fibrose des Plexus brachialis oder lumbosacralis Myelopathie Knochennekrose strahlenbedingte Sekundärtumoren

s. Tab. 7.) sind bei Schmerzen mäßigen Grades oft ausreichend *(vgl. Kap. BEW, 3., Primär chronische Polyarthritis).* Eine große Zahl von NSAR ist verfügbar; sie unterscheiden sich im Preis, in der Wirkdauer und im Spektrum der Nebenwirkungen, wobei das Ergebnis für den einzelnen Patienten oft nicht vorhersagbar ist. Anders als die Opioide rufen die NSAR keine phy-

Tab. 7. Nichtsteroidale Antirheumatika (NSAR)

Stoffgruppe	*Medikament*	*üblicher Dosisbereich (mg)*	
1. Abkömmlinge des Paraaminophenols	Paracetamol	650–1000	alle 4–6 h
2. Salicylate	Aspirin* Diflunisal* Cholin-Mg-Trisalycilat	650–1000 500 750–2000	alle 4–6 h alle 8–12 h alle 12 h
3. Propionsäurederivate	Ibuprofen* Naproxen* Fenoprofen* Ketoprofen*	400–800 250–500 200–800 50–75	alle 4–8 h alle 12 h alle 6 h alle 6–8 h
4. Indolderivate	Sulindac Indometacin Tolmetin Suprofen*	150 25–50 200–400 200	alle 12 h alle 8–12 h alle 6–8 h alle 6 h
5. Oxicamderivate	Piroxicam	20	alle 6 h
6. Fenamatderivate	Mefenaminsäure* Meclofenaminsäure	250	alle 6 h
7. Pyrazolderivate	Phenylbutazon	100	alle 6–8 h

Beachte: Substanzen der Klassen 1–5 werden oft als Analgetika eingesetzt, und die mit * gekennzeichneten sind für diese Indikation besonders geeignet. Wenn eine Substanz in der sonst üblichen Dosierung keine Wirkung zeigt, ist ein Wechsel der Stoffgruppe ratsam.

sische Abhängigkeit der Toleranz hervor. Sie alle haben einen Ceiling-Effekt, eine Art Sättigungsdosis, die über der normalerweise empfohlenen Anfangsdosis liegen kann. Sofern die Initialdosis zwar vertragen wird, aber zu keiner ausreichenden Analgesie führt, ist eine höhere Dosis gerechtfertigt. Wenn dies zu einer zusätzlichen, aber immer noch ungenügenden Analgesie führt, ist die Sättigung offensichtlich noch nicht erreicht und die Dosis kann weiter erhöht werden. Dieses rein empirische Vorgehen muß abgesichert werden durch die Beachtung eventueller dosisabhängiger toxischer Wirkungen. Jedenfalls sollte die Dosierung nicht über das 1,5–2fache der üblichen Anfangsdosis hinausgehen. Bei relativ hohen Dosen sollten regelmäßig (mindestens alle 4 Wochen) der Stuhl auf okkultes Blut hin untersucht sowie Blutstatus, Serumelektrolyte, Leber- und Nierenfunktion überprüft werden.

Opioidanalgesie

Wenn nichtopioide Analgetika allein nicht ausreichen, beginnt man den zweiten Schritt mit der zusätzlichen Gabe **eines Opioids,** normalerweise Propoxyphen (Dextropropoxyphen), Codein oder Odycodon, weil diese in den USA als Kombinationspräparate erhältlich sind (z. B. Acetylsalicylsäure/Oxycodon oder Paracetamol/Codein). Diese Kombination wird tagsüber und nachts verabreicht, so lange, bis die Sättigungsdosis des Nichtopioids erreicht ist (z. B. 2 Tabl. von Paracetamol 325 mg/Oxycodon 5 mg alle 3 Stunden). Wenn auch das nicht ausreicht, wird ein wirksames Opioid zusätzlich verordnet und dessen Dosis erhöht, bis sich entweder der therapeutische Effekt oder unerträgliche Nebenwirkungen einstellen.

Die (z. T. nur in den USA) verfügbaren Opioidanalgetika sind weiter oben beschrieben. Die Auswahl des bei schweren Schmerzen wirksamsten Opioids erfolgt empirisch. Morphin ist am verbreitetsten, aber auch andere Substanzen können benutzt werden, z. B. weil der Arzt vorher gute Erfahrungen mit ihnen gemacht hat, weil sie preiswerter (Methadon ist am billigsten) oder gerade verfügbar sind. Die Pharmakokinetik sollte beachtet werden: Opiate mit kurzer Halbwertszeit (Morphin und Hydromorphon) sind Mittel der Wahl bei älteren Patienten, weil es im Alter eher zu kumulativen Überdosierungen und damit zu toxischen Erscheinungen kommt. Die Anwendung von Meperidin ist wegen der oben für synthetische Opioide beschriebenen ZNS-Nebenwirkungen sehr beschränkt. Partialagonisten spielen ebenfalls eine untergeordnete Rolle, weil sie, wie schon erwähnt, unter Umständen ein Entzugssyndrom auslösen können. Pentazocin ist die einzige Substanz, die oral gegeben werden kann, neigt aber, wie ebenfalls oben ausgeführt, zu psychotomimetischen Wirkungen.

Die genaue Kenntnis der **analgetischen Äquivalenzdosen der Opioide** *(Tab. 8.)* ist absolut erforderlich, wenn Verordnungen oder Verabreichungsform geändert werden. Zwischen

Tab. 8. Analgetische Äquivalenzdosen der Opiatanalgetika

Substanz	*i. m. (mg)*	*oral (mg)*
Morphin	10	60*
Oxymorphin	1	–
Hydromorphon	1,5	7,5
Levorphanol	2	4
Methadon	10	20
Oxycodon	15	30
Meperidin	75	300
Codein	130	200
Pentazocin	60	180,5
Nalbuphin	*10*	–
Butorphanol	2	–

Die Äquivalenzdosen resultieren aus Studien mit Gaben von Einzeldosen.
*Ausgedehnte klinische Studien machen einen Quotienten von 1:2 bis 1:3 für intramuskuläre versus orale Gabe wahrscheinlich.

den Substanzen besteht eine unvollständige Kreuztoleranz, und bei einem Wechsel des Opioids sollte man daher die Äquivalenzdosis zunächst um 50% niedriger ansetzen. Die Dauer der Analgesie unterscheidet sich trotz großer Spielbreite der Plasmahalbwertszeiten bei den verschiedenen Opioiden nur wenig; meist muß man mit 3–4 Dosen pro Tag beginnen. Man muß sich darüber im klaren sein, daß Gleichgewichtswerte erst nach Ablauf von 4–5 Halbwertszeiten erreicht werden und daß Drogen mit langer Halbwertszeit (z.B. Levophanol und Methadon) das Risiko verzögerter toxischer Effekte bei noch steigenden Plasmawerten in sich bergen. Daher ist es ratsam, die Dosierung eines Opioids mit langer Halbwertszeit zunächst nach dem Bedarf zu richten und erst nach Erreichen des Gleichgewichts auf eine regelmäßige Applikation überzugehen. Genaue Überwachung des Patientenstatus ist in der „Titrationsperiode" besonders wichtig.

Applikationsform: Wenn immer möglich sollte die orale Medikation benutzt werden, um eine längere Wirkung zu erzielen und um rasche Fluktuationen der Plasmakonzentration zu vermeiden. Eine wirksame Methode verwendet „Hilfsdosen". Dabei wird zusätzlich zur gleichmäßigen Medikation „rund um die Uhr" bei Bedarf eine Zusatzdosis eines Opioids mit kurzer Halbwertszeit alle 2 h gegeben (nach Möglichkeit die gleiche wie die Normalverordnung). Die Höhe der Hilfsdosis wird empirisch ermittelt und richtet sich nach der Grunddosis (z.B. 15 mg Morphin oral alle 2 Stunden bei einer Grunddosis von 30 mg oral alle 4 Stunden). Die Erhaltungsdosis kann täglich erhöht werden, wenn Hilfsdosen weiter benötigt werden oder die Schmerzen nicht nachlassen.

Weiterführende Methoden und Applikationsarten von Opioiden sind entwickelt worden, um den analgetischen Effekt zu erhöhen und Nebenwirkungen zu verringern. Morphintabletten mit verzögerter Freisetzung gestatten Dosierungszyklen von 8–12 Stunden, was manche Patienten sehr begrüßen. Wenn die orale Applikation nicht möglich ist, wird die Substanz parenteral zugeführt; i.v. Gabe ist für den Patienten oft angenehmer. Subkutane oder intravenöse Dauerinfusionen sollen in Betracht gezogen werden, wenn die wiederholte Injektion mit einem deutlichen Boluseffekt verbunden ist, wenn sich alsbald nach Aufnahme eines Dosierungsschemas (zur Zeit der Plasmaspitzenwerte nach einer Injektion) toxische Effekte bemerkbar machen oder später im Dosisintervall die Schmerzen durchbrechen. Eine patientenkontrollierte Applikation (d.h. ein System, bei dem nach Bedarf des Patienten zusätzliche Dosen gegeben werden) kann auf die Infusion aufgesetzt werden.

Epidurale und intrathekale Applikation von Opioiden stellen neue Verfahren dar, die Spezialerfahrung erfordern. Mit Hilfe der Aktivierung spinaler Opioidrezeptoren läßt sich eine Analgesie mit geringeren Nebenwirkungen erreichen. Allerdings bieten diese Techniken mit verzögerter Toxizität (durch supraspinale Umverteilung der Droge) sowie Entwicklung von Toleranz und Kreuztoleranz gegenüber systemisch gegebenen Opioiden doch erhebliche Probleme. Der genaue Stellenwert der Methode für eine erfolgreiche Kontrolle von Krebsschmerzen ist weiterhin umstritten.

Toleranz *(Bedarf immer höherer Dosen zur Erzielung der gleichen Wirkung)* tritt unter Opioiden praktisch immer auf; erstes Zeichen ist eine verkürzte Dauer der Analgesie. Die Notwendigkeit einer Dosiserhöhung reflektiert bei Krebspatienten normalerweise das fortschreitende neoplastische Wachstum, das zu vermehrten Schmerzen führt. Trotz der sich gleichzeitig entwickelnden Drogentoleranz ist diese allein selten der Grund für die Dosiserhöhung.

Die Unterscheidung zwischen physischer und psychischer Abhängigkeit ist entscheidend wichtig. **Physische Abhängigkeit** *ist ein pharmakologischer Vorgang, der gekennzeichnet ist durch das Auftreten eines Abstinenz-(Entzugs-)Syndroms bei plötzlichem Absetzen eines Opioids oder bei Gabe eines Antagonisten.* **Psychische Abhängigkeit** (oder **Sucht**) *bezeichnet ein verhaltensmäßiges Syndrom, bei dem das rücksichtslose Bestreben besteht, die Droge zu ergattern und zu benutzen; dabei kommt es zum Horten der Droge, zu Ablenkungsmanövern und zu ungerechtfertigten Dosiserhöhungen* *(s.a. Kap. PSY, 5.).* Physische Abhängigkeit entwickelt sich bei praktisch allen Patienten, die wegen chronischer Schmerzen über längere Zeit mit Opioiden behandelt werden; psychische Abhängigkeit hingegen ist extrem selten und sollte für die Entscheidung, bei Patienten mit Krebsschmerzen Opioide einzusetzen oder die Dosis zu erhöhen, nicht berücksichtigt werden.

Um eine **zusätzliche Schmerzlinderung** zu erreichen, sollte ein NSAR *(Tab. 7.)* dem Opioidschema hinzugefügt werden. Es ist gezeigt worden, daß Knochenschmerz besonders empfindlich auf NSAR reagiert.

Zahlreiche andere Stoffe, deren primäre Indikation nicht die Schmerzbekämpfung ist, können unter bestimmten Umständen die Schmerzlinderung verstärken. Kortikosteroide (z. B. Dexamethason 4 mg oral alle 6 h oder häufiger) sind bei schweren Knochenschmerzen ebenfalls nützlich und können hilfreich sein bei Schmerzen, die auf Infiltration neuraler Strukturen beruhen. Bei Neuropathieschmerz können trizyklische Antidepressiva (z. B. Amitriptylin oder Doxepin, 10–25 mg oral zur Schlafenszeit initial, Erhöhung über 1–2 Wochen auf 75–150 mg) wirksam sein. Auch höhere Dosen können erforderlich werden, insbesondere wenn eine Depression hinzukommt. Neuropathische Schmerzen mit lanzinierender Komponente können auf Antikonvulsiva oder Baclofen ansprechen *(Tab. 9.)*. In diesen Fällen sollte mit einer niedrigen Dosis begonnen werden, die man langsam steigert. Bei Phenytoin als Ausnahme sollte bereits mit der sonst üblichen Erhaltungsdosis gestartet werden (z. B. 300 mg/d oral) oder sogar mit einer noch höheren Vorabdosis (z. B. 500 mg oral 2 × im Abstand von 6 h, danach 300 mg/d). Auch wenn eine Korrelation zwischen analgetischem Effekt und Plasmaspiegeln nicht nachgewiesen ist, ist deren Bestimmung doch nützlich, um die Compliance des Patienten abzusichern und um Referenzwerte für eventuelle zukünftige Überlegungen zu haben.

Tab. 9. Pharmaka, die zur Behandlung lanzinierender neuropathischer Schmerzen verwendet werden

Substanz	*üblicher Dosisbereich (mg/Tag oral)*
Carbamazepin	200–1000
Phenytoin	100–300
Clonazepam	1–10
Valproinsäure	750–2250
Baclofen	10–40

Medikation von Adjuvanzien bei Nebenwirkungen

Obstipation kommt häufig vor und sollte behandelt werden durch Erhöhung des Faseranteils einer Diät auf mehr als 10 g/Tag und Verschreibung eines Stuhl-Weichmachers (z. B. Docusat-Natrium 100 mg 2–3mal tgl.) mit oder ohne zusätzliches Kontakt-Laxans (z. B. Senna). Bei der Dosierung von Senna beginnt man mit geringen Mengen, die aber bei Bedarf erhöht werden können. Wenn die Obstipation sich nicht bessert, kann man mit wiederholter Gabe (2–3mal tgl.) eines osmotischen Laxativums (z. B. Magnesiumzitrat) oder mit Verordnung von Lactulose (z. B. 15 ml 2mal tgl.) über längere Zeit Erfolg haben. Übermäßige **Sedierung** kann man insbesondere mit Methylphenidat 5–20 mg alle 12–24 h oder mit Dextroamphetamin (2,5 bis 10 mg oral 1–3mal tgl.) angehen und **Nausea** mit Hydroxizin (25–50 mg oral alle 6 Stunden), Metoclopramid 10–20 mg alle 6 h oder mit einem antiemetisch wirkenden Phenothiazin (z. B. Prochlorperazin 10 mg oral alle 6 Stunden). **Atemdepression** ist bei Patienten mit Langzeittherapie selten, weil sich eine Toleranz für diese Nebenwirkung sehr schnell entfaltet; sofern sie auftritt, sollte nach einem zusätzlichen pathologischen Prozeß gefahndet werden. Falls eine Behandlung bei einem physisch abhängigen Patienten nötig wird, *sollten verdünnte Lösungen von* Naloxon (0,4 mg in 10 ml 0,9% NaCl-Lösung) langsam i. v. gegeben werden; der Effekt muß am Parameter Atemfrequenz „titriert" werden, nicht am Grad der Wachheit, und *es muß Sorge getragen werden, kein Entzugssyndrom auszulösen.* Die Naloxongabe muß solange wiederholt werden, oder es muß eine Infusion angelegt werden, bis die Plasmaspiegel des Opioids abgefallen sind. Bei Präparaten mit langer Halbwertszeit (z. B. Methadon) kann dies Tage dauern.

Schmerztherapie ohne Medikamente

Bei ausgewählten Patienten mit Krebsschmerz kann der Allgemeinarzt auch nichtpharmakologische Behandlungsmethoden einsetzen *(Tab. 10.)*. Verfügbar sind mehrere **spezielle anästhetische, neurochirurgische und invasiv-neuroaugmentative Methoden** *(s. Tab. 11.)*. Bisher existieren keine kontrollierten Studien zur Effektivität dieser Adjuvans-Techniken, aber viele Arbeiten legen nahe, daß sie wirksam sind. Der genaue Stellenwert einer gegebenen Methode für die Therapie von Krebsschmerzpatienten ist bisher nicht definiert, und Spe-

Tab. 10. Nichtpharmakologische Hilfsmethoden der Schmerzbehandlung

Ansatz	*Verfahren*	*Indikation*
Psychotherapie	Ablenkung Entspannung Hypnose Biofeedback	starke Depression oder Angst; Muskelspasmen; vorhersehbare Schmerzen
	unterstützend oder analytisch ausgerichtet; Einzel- oder Gruppenbehandlung einschließlich Familientherapie	abnormes Krankheitsverhalten; sekundäre Schmerzverstärkung; begleitende psychopathologische Züge
Physiotherapie	physikalische oder Beschäftigungstherapie; Prothesen oder orthopädische Hilfsmittel	symptomatische Schmerzen; Skelettinstabilität; Nichtgebrauch von Funktionen
Neuroaugmentation	transkutane elektrische Nervenstimulation (TENS); Verdeckungsreize	umschriebener Schmerz; neuropathischer Schmerz
Lokalanästhesie	Infiltration von Triggerpunkten	myofaszialer Schmerz

Tab. 11. Anästhesie, Neurochirurgie und neuroaugmentierendes Vorgehen bei der Behandlung von Krebsschmerzen

Wirkort	*Anästhesie*	*Neurochirurgie*	*Neuroaugmentation*
Periphere Nerven	Temporärer und neurolytischer Block	Neurektomie	Perkutane elektrische Nervenreizung; Akupunktur
Spinalwurzeln	Temporärer und neurolytischer Block	Rhizotomie	–
Rückenmark	–	Unterbrechung an der Wurzeleintrittszone; Chordotomie; Myelotomie	Hinterstrangreizung
Hirnstamm	–	Traktotomie im Mittelhirn	–
Thalamus	–	Thalamotomie	Reizung in tiefen Hirnstrukturen
Kortex	–	Lobotomie; Cingulotomie	–
Hypophyse	Chemische Hypophysektomie	Transsphenoidale Hypophysektomie	–

zialerfahrung – vermutlich nur in entsprechenden Zentren vorhanden – ist für ihre risikolose Anwendung erforderlich. Die Methoden sind besonders erfolgreich bei lokal begrenzten Schmerzen und sollten nur in Erwägung gezogen werden, wenn routinemäßige nichtinvasive Möglichkeiten fehlgeschlagen sind. Eine beachtenswerte Ausnahme dieser verallgemeinernden Feststellung ist das Anästhesieverfahren der neurolytischen Blockade des Plexus coeliacus bei Schmerzen im Mittelbauch, bei dem der Vorteil einer frühzeitigen therapeutischen Maßnahme das potentielle Risiko zu übertreffen scheint.

Neuropathischer Schmerz

Neuronale Verletzungen können auf jeder Höhe des peripheren oder zentralen Nervensystems zu chronischen Schmerzzuständen führen. Dabei hat man verschiedene spezifische Syndrome voneinander abgegrenzt, die Pathogenese ist für alle unklar. Auftreten und Häufigkeit sind im einzelnen nicht untersucht; bezogen auf die Zahl der vorangegangenen Verletzungen sind sie offenbar nicht sehr häufig, wenn man von Wurzelabrissen und vielleicht dem Phantomschmerz absieht. Zwei umfangreiche Typen von Schädigungen des Nervensystems scheinen mit einer Umorganisation der zentralen somatosensorischen Informationsverarbeitung einherzugehen: 1. **Deafferentierungsschmerz** *(aufgrund teilweiser oder vollständiger Unterbrechung peripher- oder zentralafferenter Aktivität)* und 2. **sympathisch vermittelter Schmerz** *(abhängig von efferenter Sympathikusaktivität)*. Beide Syndrome sind höchst komplex und unterscheiden sich erheblich, auch wenn sie vermutlich pathogenetisch miteinander verwandt sind. Beispielsweise ist ein Thalamussyndrom klar unterscheidbar von einer Läsion, die zur sympathischen Reflexdystrophie führt. Im ersteren Fall geht der Schmerz ohne autonome oder trophische Veränderungen einher und ändert sich nicht bei Eingriffen, die die Sympathikusaktivität beeinflussen; alle diese Charakteristika kann man hingegen bei der Reflexdystrophie finden. Gemeinsam ist diesen Krankheitsbildern, daß sie anscheinend auf eine Reorganisation zentraler Schmerzstrukturen als dem primären Substrat der Schmerzempfindung zurückführbar sind. Eine weitere Untergruppe der Neuropathieschmerzen scheint vor allem **periphere Prozesse** zu betreffen (z. B. Kompression von Nerven oder Neuronen). Zusätzlich zu den unten beschriebenen Maßnahmen können in diesen Fällen Eingriffe, die die periphere Ursache angehen (z. B. Dekompression), therapeutisch wirksam sein. Obwohl Nervenverletzungen mit dumpfem Tiefenschmerz einhergehen können, sind die Schmerzen doch meist brennend und haben oft eine lanzinierende Komponente. Andere Empfindungen wie Hyperästhesie, Hyperalgesie, Allodynie (Schmerzauslösung durch normalerweise nichtnozizeptive Reize) und Hyperpathie (besonders unangenehme gesteigerte Schmerzreaktionen) können ebenfalls auftreten.

Behandlungsprinzipien

1. **Die genaue Diagnose ist unerläßlich.** Der Deafferentierungsschmerz nach peripherer Nervenläsion muß insbesondere von anderen Typen von Neuropathieschmerz abgegrenzt werden, bei denen ein florider, potentiell therapierbarer pathologischer Prozeß abläuft – z. B. Nervenkompression oder Neuromentstehung. Phantomschmerz muß differenziert werden vom Stumpfschmerz, weil letzterer eine andere Pathophysiologie vermuten läßt (Neurom). Zusatzuntersuchungen (Ausschluß von Infekten, hypertrophischer Narbenbildung, Knochenfragmenten) und ausgefallene Behandlungsmethoden (Injektionstherapie oder Resektion des Neuroms) können angezeigt sein. Auch zentral verursachte Schmerzen können auf *einem heilbaren Prozeß* beruhen (z. B. einem Tumor oder einer Syrinx) und sollten voll abgeklärt werden. *In praktischer Hinsicht ist die Unterscheidung von Schmerzen wichtig, die sich durch Eingriffe in das sympathische Nervensystem bessern (z. B. sympathische Reflexdystrophie und postherpetische Neuralgie), und Schmerzen, bei denen dies nicht der Fall ist.* Wie schon ausgeführt, hängt die rasche Beherrschung der Symptomatik oft von dieser Klassifizierung ab.

2. **Mobilisierung des schmerzenden Körperteils.** Besonders bei Läsionen peripherer Nerven kann es zur Entwicklung trophischer Veränderungen kommen, an denen Inaktivitätsatrophie und ankylotische Gelenksprozesse beteiligt sind; diese Komplikation hat verheerende Folgen und kann Schmerz und Behinderung weiter verstärken. Energische Rehabilitationsbehandlung ist angezeigt. Das Ziel ist es, die volle Beweglichkeit an den betroffenen Gelenken zu erhalten, die Muskelkraft zu erhöhen und abnormen Muskeltonus herabzusetzen, die schmerzende Extremität durch wiederholte Reize unempfindlicher zu machen und den Funktionseinsatz der Extremität so umfangreich wie möglich zu gestalten.

3. **Beachtung psychologischer Faktoren von Therapiebeginn an.** Mit diesen Krankheiten kann eine starke psychologische Beeinträchtigung einhergehen. Angst und Depression muß man sich direkt zuwenden und sie adäquat behandeln. Soziale Isolation ist häufig, und die Wiedereingliederung in Familie und Gesellschaft sollte ein wichtiges Geasmtziel der Therapie sein. Ein über den neurologischen Defekt hinausgehender Funktionsverlust sollte mit psychologischen Techniken und Rehabilitationsverfahren energisch angegangen werden (siehe weiter unten).

Diese Behandlungsprinzipien bilden den Hintergrund für die pharmakologischen und nichtpharmakologischen Methoden der Schmerzkontrolle. Therapeutisches Vorgehen ohne Erwägung von Diagnose, Rehabilitation und psychosozialen Gesichtspunkten hat nur eine begrenzte Erfolgschance.

Reflexdystrophie des Sympathikus

(Sudeck-Atrophie, Kausalgie und posttraumatische Neuralgie)

Prototyp der sympathisch vermittelten Schmerzsyndrome, der nach Verletzungen von Knochen und Weichgewebe auftritt. Die Diagnose ergibt sich aus der Kombination von Schmerz und autonomen Störungen (z.B. Schweißabsonderung oder vasomotorischen Störungen) und/oder dystrophischen Veränderungen (z.B. Atrophie von Haut oder Knochen, Haarausfall, Kontrakturen). Szintigraphie des Knochens (vermehrte Aufnahme), Röntgenaufnahmen der Extremität (Knochenabbau) und Thermographie (erniedrigte Hauttemperatur) können nützliche Bestätigungen liefern, aber die Diagnose hängt nicht davon ab, daß alle diese Tests ein positives Resultat zeigen.

Kausalgie kann man als *Untergruppe der sympathischen Reflexdystrophie* auffassen. Bei diesem Syndrom ruft eine (meist nur partielle) Durchtrennung eines peripheren Nervenstammes heftige brennende Schmerzen in der Extremität hervor. Betroffen sind typischerweise der N. medianus oberhalb der Ellenbeuge oder der N. ischiadicus oberhalb der Kniekehle. Die Schmerzen beginnen bald nach der Verletzung, manchmal auch in unmittelbarem zeitlichem Zusammenhang, und nach einiger Zeit gesellen sich die oben beschriebenen autonomen und trophischen Veränderungen hinzu.

Therapie

Eine **anästhesiologische oder pharmakologische Blockade der Sympathikusaktivität** in Kombination mit physikalischer Therapie ist die wichtigste therapeutische Maßnahme. *Zunächst* sollte eine Nervenblockade des Sympathikus durchgeführt werden. Vorübergehende Schmerzlinderung bei temporärer Blockade spricht für eine nachfolgende operative oder pharmakologische Sympathektomie. Bei bestimmten Patienten kann die sehr spezielle Methode einer regionalen Sympathikusblockade durch intravenös gegebenes Guanethidin oder Reserpin helfen. Nichtkontrollierte Studien berichten über Erfolge mit dem Sympathikolytika Prazosin (1–8 mg oral über den Tag verteilt) und Phenoxybenzamin (40–120 mg oral über den Tag verteilt). Andere empfohlene Substanzen sind Nifedipin (10–30 mg 3×tgl.), Kortikosteroide (z.B. Prednison 60–80 mg/Tag, über 2–4 Wochen ausschleichend), trizyklische Antidepressiva (s. oben) und Antikonvulsiva *(s. Tab. 9.)*. Mehr anekdotenhaften Charakter haben Erfolgsberichte mit lokalen Anwendungen von Capsaicinsalbe (0,025%) oder bestimmten Neuroleptika (z.B. Fluphenazin 1–2 mg 3×tgl.) bei postherpetischer Neuralgie und anderen Neuropathieschmerzen. In jüngster Zeit hat man das analgetische Potential oral gegebener Lokalanästhetika getestet (bevorzugt Mexiletin 150–300 mg 3×tgl.) mit dem Resultat, daß ein Versuch bei therapierefraktärem Neuropathieschmerz empfohlen wird. Langzeittherapie mit Opioidanalgetika ist umstritten, mag aber gelegentlich bei verläßlichen Patienten von Nutzen sein; in jedem Fall sollte sie nur in Erwägung gezogen werden, wenn alle anderen Maßnahmen versagt haben und wenn eingehende ärztliche Überwachung gewährleistet ist. Richtlinien für eine Opioid-Langzeitbehandlung finden sich in *Tab. 12.*

Tab. 12. Richtlinien für die Opioid-Langzeitbehandlung von nicht krebsbedingten Schmerzen*

- Ausdrückliche Zustimmung einholen; auf Nebenwirkungen aufmerksam machen, insbesondere auf die Möglichkeit der Entwicklung von Suchtverhalten und auf die physische Abhängigkeit von Neugeborenen bei Müttern, die unter Opioidtherapie entbinden
- Akzeptierte Titrationsperiode, in der wenigstens teilweise Schmerzfreiheit angestrebt wird
- Nach der Titration Absprache der Monatsdosis mit gewissem Spielraum bei der Tagesdosis, die aber zum Ende des Monats auf die Erhaltungsdosis zurückgenommen wird
- Patientenvorstellung jeden Monat: sorgfältige Dokumentation des Falles mit wiederholter Feststellung einer weiterhin gegebenen Wirksamkeit sowie fehlender Zeichen von Toxizität oder Drogenmißbrauch
- Wiederherstellung der Funktion sollte oberstes Ziel bleiben
- Täuschungsmanöver, Horten oder anderweitiger Erwerb von Drogen sollten nicht geduldet werden; bei Vorkommen sollte die Opioidgabe vermindert und die Erhaltungstherapie gestoppt werden
- Bei schneller Verschlechterung oder Verschlechterung ohne darauffolgende Besserung sollte stationäre Behandlung erwogen werden

* Nur wenn alle therapeutischen Möglichkeiten ohne Einsatz von Opioiden ausgeschöpft sind.

Physikalische Therapie ist in allen Behandlungsstadien erforderlich. Myofasziale Triggerpunkte – wenn vorhanden – sollten einer Injektionstherapie unterzogen werden. Transkutane elektrische Nervenstimulation **(TENS)** kann hilfreich sein, und ausgedehnte Tests mit verschiedenartigen Reziparametern und multiplen Reizorten sollten erfolgen. Zu weiteren Techniken der Nervensystemreizung (neuroaugmentative Verfahren) gehören Reizverdeckung („counterirritation", z.B. kräftiges Reiben der Schmerzstelle) und Akupunktur. Bisher hat keine Publikation gezeigt, daß ein bestimmtes neuroaugmentatives Verfahren den anderen überlegen sei; oder daß der Patient auf andere Methoden schlecht anspricht, wenn ein bestimmter Typ von Reizung erfolglos bleibt. Daher bleibt die Therapie rein empirisch.

Psychologische Behandlungsmethoden sind unten *unter Psychogene Schmerzsyndrome* beschrieben.

Schließlich kann eine operative Neuentwicklung, nämlich eine **Läsion der Wurzeleintrittszone,** in Betracht gezogen werden bei Schmerzen, die zu erheblicher Behinderung führen, und die auf die genannten konservativen Maßnahmen nicht ansprechen.

Weitere neuropathische Syndrome

Die übrigen Deafferentierungssyndrome unterscheiden sich von den beschriebenen dadurch, daß die Sympathikusblockade keine langdauernde Besserung bringt. Zu dieser Gruppe gehören **postherpetische** (Zoster-)**Neuralgie** *(Kap. INF, 14.)*, **Phantomschmerz, Wurzeldurchtrennung, schmerzhafte Polyneuropathie, zentrale Schmerzsyndrome** (potentiell durch so gut wie jede Schädigung auf jeder Höhe der Neuraxis auslösbar) und postoperative Syndrome, beispielsweise im Anschluß an eine **Mastektomie, Thorakotomie** oder **Amputation** einer Extremität.

Therapie

Eine **medikamentöse Behandlung** mit trizyklischen Antidepressiva, Antikonvulsiva, oralen Lokalanästhetika oder/und Neuroleptika kann helfen (s. oben). In Einzelfällen sind für Diphenhydramin in relativ hohen Dosen (z.B. 400–600 mg über den Tag verteilt), Infusion von Naloxon sowie für L-Tryptophan (2–3 g/d über den Tag verteilt) und für 5-Hydroxytryptophan (bis zu 800 mg über den Tag verteilt) und L-Tryptophan (2–3 g über den Tag verteilt) therapeutische Effekte bei zentralen Schmerzzuständen angegeben worden. Alle oben für die sympathische Reflexdystrophie beschriebenen nichtpharmakologischen Behandlungsmöglichkeiten können erprobt werden – mit *Ausnahme derjenigen, die die Sympathikusaktivität blockieren.*

Patienten können in funktioneller und psychischer Hinsicht erheblich beeinträchtigt sein. Die Schädigungen können schwere Schmerzzustände hervorrufen; allerdings ist die Fähigkeit, mit dieser Situation fertig zu werden und weiterhin ein einigermaßen normales Leben zu führen, individuell sehr unterschiedlich ausgeprägt. Dies gilt insbesondere angesichts wiederholter therapeutischer Fehlschläge. Das Entstehen eines abnormen Krankheitsverhaltens mit ausgeprägter sozialer Abkapselung, Zerbrechen familiärer Bindungen und zunehmender Untätigkeit ist nicht unvermeidbar. Patienten, die dieses Fehlverhalten entwickeln, sind denjenigen ähnlich, die keine oder nur unzureichende Erklärungen für die Schmerzen bieten, d.h. Patienten mit chronischem nicht malignombedingten Schmerzsyndrom (s. weiter unten). Die Ausbildung psychologischen und sozialen Fehlverhaltens muß man erkennen und behandeln. Falls sich die Verhaltensmuster verfestigt haben, kann unter Umständen das umfassende Angebot einer Schmerzklinik helfen.

Psychogene Schmerzsyndrome

Organisch nur unzureichend oder gar nicht erklärbare chronische Schmerzen sind ein häufiges Problem. Charakteristische Syndrome sind z.B. chronische Kopfschmerzen, Schwäche und Schmerzen im lumbosakralen Rückenbereich, atypische Gesichtsschmerzen und Schmerzen unbekannter Ursache im Bauchraum oder Becken. Die meisten dieser Patienten erleben den Schmerz wie Patienten mit einem organischen Schmerzsyndrom, d.h. die Schmerzen sind nicht erfunden. Aber selbst wenn man den Schmerz als wirklich vorhanden akzeptiert, versteht man ihn besser, wenn man ihn als Symptom einer psychologischen und keiner organischen Erkrankung auffaßt.

Die Klassifizierung dieser Art von Schmerz war schon immer umstritten, und die aufgestellten psychologischen Hypothesen sind so zahlreich wie die verschiedenen Denkrichtungen und -schulen, denen sie entstammen. Eine Einteilung neueren Datums unterscheidet: 1. Patienten **mit** organischer Grundkrankheit, bei denen aber einer psychologischen Störung die Hauptbedeutung für das Ausmaß des Schmerzleidens und den Grad der Beeinträchtigung zukommt; 2. Patienten mit **psychogenem Schmerz** (in der Psychiatrie auch unter dem Begriff **somatoforme Konversionsstörungen** zusammengefaßt *(vgl. Kap. PSY, 8.)*, bei denen **keine** organische Grundkrankheit faßbar ist. Die meisten der chronischen Schmerzpatienten fallen in die erste Kategorie; manche aus der zweiten Gruppe können weiter differenziert werden als **Somatisationsstörung** (zahlreiche, oft dramatische körperliche Symptome – darunter auch Schmerz –, die typischerweise mehrere Organsysteme betreffen) oder **Hypochondrie** (abnorme vorzugsweise Beschäftigung mit belanglosen Symptomen).

Derartige Patienten entwickeln häufig ein Verhaltensmuster, das man als abnormes Krankheitsverhalten bezeichnet; es besteht aus Untätigkeit, sozialer Selbstisolierung, ständigem Grübeln über die mangelhafte körperliche Gesundheit und unangebrachter Inanspruchnahme öffentlicher Gesundheitseinrichtungen. Bei Patienten, die nicht an Krebs erkrankt sind, werden derartige Verhaltensweisen oft auch als **chronisches nicht malignombedingtes Schmerzsyndrom** bezeichnet. Eine Untergruppe – manchmal **nicht beeinflußbares chronisches Schmerzsyndrom** genannt – entfaltet eine schwere psychologische und soziale Beeinträchtigung, die sich in Form depressiver Affekte und in einem weitgehend totalen Funktionsverlust äußert *(s. Tab. 13.)*.

Ohne damit den Wert anderer Theorien herabsetzen zu wollen, kann der Nichtpsychiater im allgemeinen die Entwicklung derartiger chronischer Schmerzen am leichtesten anhand der Lerntheorie verstehen, insbesondere der instrumentellen Konditionierung. Vom Standpunkt der Lerntheorie aus wird das vom Patienten gebotene Schmerzverhalten (einschließlich ständiger Beschwerden und dysfunktionellen Verhaltens) oft durch Faktoren in seiner Umgebung verstärkt; dazu gehört auch das Verhalten von Familie oder engen Vertrauten.

Tab. 13. Unbeeinflußbares chronisches Schmerzsyndrom

Anamnese	andauernde Schmerzen, oft an vielen Stellen Versagen konservativer und operativer Therapie Polytoxikomanie, manchmal Drogenabhängigkeit oder Sucht gestörte familiäre Beziehungen Arbeitsunfähigkeit Schlafstörungen
Affektlage	Depression und Abgespanntheit häufig mit Verlust des Interesses, sich zu beschäftigen, soziale Isolation, Grübeln über körperliche Gebrechen, eingeschränkte Einsicht in die Entstehungsweise der Schmerzen

Therapie

Der Umfang einer organischen Erkrankung und ihr Beitrag zur Behinderung des Patienten sollten eindeutig festgestellt und, wenn dieser Faktor nicht gleichbleibt, über die Zeit verfolgt werden. In erster Linie jedoch muß die Therapie darauf ausgerichtet sein, die Funktion aufrechtzuerhalten bzw. sie zu verbessern und die psychologische Störung zu beseitigen. Schmerztherapien können eingesetzt werden; bei ausschließlichem Gebrauch sind sie allerdings zur Erfolglosigkeit verurteilt, weil der Schmerz nicht die alleinige, ja noch nicht einmal die hauptsächliche Ursache der Behinderung ist. Vielmehr sollte von Beginn an und im ganzen Verlauf der Schmerztherapie der psychosoziale Hintergrund exploriert werden.

Selbst wenn ein Psychologe oder Psychiater häufig konsultiert werden muß, kann doch der Nichtexperte ein Verhaltensprogramm organisieren, das einen verbesserten Funktionsablauf anstrebt – *sogar ohne Schmerzlinderung.* Die Patienten sollten ein Tagebuch über ihre täglichen Aktivitäten führen; auf diese Weise kann man Gebiete finden, die einer Beeinflussung zugänglich sind. Der Arzt sollte genaue Empfehlungen geben, wie körperliche Aktivität und soziales Engagement langsam zu steigern sind. Insbesondere die vorgegebenen körperlichen Tätigkeiten sollten zeitlich festgelegt und nicht auf den Schmerz bezogen sein. Mit anderen Worten, die Aktivitäten sollten in langsam wachsenden Zeiträumen verordnet werden; keinesfalls sollte erlaubt werden, daß der Schmerzen wegen die Verpflichtung zu vermehrter Funktion erlischt. Die auf diese Weise erhöhten Aktivitäten gehen oft mit verminderten Klagen über die Schmerzen einher. Eine Reihe von **mentalen Techniken der Schmerzkontrolle** können nützlich sein; hierzu gehören Entspannungsübungen, Ablenkungsverfahren, Hypnose und Biofeedback. Jeder Arzt ist in der Lage, seinen Patienten eine einfache Entspannungsmethode beizubringen, die im wiederholten und systematischen Kontrahieren und Erschlaffen verschiedener Muskelgruppen besteht. In ähnlicher Weise können Patienten über die Ablenkungstechnik bewußter Vorstellungen instruiert werden (Ausführen bestimmter Phantasien, die Ruhe und Behaglichkeit hervorrufen; beispielsweise sich einzubilden, am Strand zu ruhen oder in der Hängematte zu liegen); schon der gelegentliche Einsatz kann Erfolg bringen. Andere kognitiv-verhaltensmäßige Maßnahmen erfordern allerdings spezielle Erfahrung. Weiterhin sollte man versuchen, zu Hause und am Arbeitsplatz Verhaltensweisen, die das Schmerzverhalten verstärken, abzustellen. Beispielsweise sollte man sich nicht ständig nach der Gesundheit des Patienten erkundigen oder darauf bestehen, daß er sich an der Hausarbeit nicht beteiligen dürfe. Der Arzt muß darauf achten, sich an derartigen Verhaltensmustern nicht zu beteiligen; er sollte stattdessen mangelnde Anpassungsfähigkeit kritisieren und bei Fortschritten Beifall spenden. Auch bei einer Schmerztherapie sollte immer die funktionelle Wiederherstellung betont werden.

Nachdruck sollte auf die **nichtmedikamentösen Verfahren der Schmerzkontrolle** gelegt werden, zu denen TENS und Verdeckungsreize ebenso gehören wie die Behandlung von Triggerpunkten mit Injektion, Spray oder Dehnung sowie die physikalische Therapie.

Medikamentöse Behandlung ist manchmal von Nutzen; hierzu gehören nichtsteroidale Antirheumatika *(s. Tab. 7.)* und trizyklische Antidepressiva. Bei Zeichen einer begleitenden Depression kann man die Dosierung der letzteren heraufsetzen (z.B. 200–300 mg Amitriptylin beim Schlafengehen). Verantwortungsbewußten Patienten kann gelegentlich mit Opioiden geholfen werden *(s. weiter oben und Tab. 8. und 12.)*, obwohl über ihren Einsatz die Meinungen weiterhin auseinandergehen.

Angesehene **Schmerzkliniken** bieten einen umfassenden Katalog multidisziplinärer Maßnahmen an, der am besten geeignet ist für Patienten mit chronischem nicht malignombedingtem Schmerzsyndrom. Überweisung in ein derartiges Zentrum ist oft hilfreich bei Patienten, die eine ausgeprägte funktionelle Beeinträchtigung zeigen oder die auf vernünftige Versuche eines Arztes, das Leiden zu bessern, nicht ansprechen.

Kopfschmerz

(Zephalgie)

Ätiologie und Pathogenese

Kopfschmerz ist ein häufiges Symptom bei einer akuten systemischen oder intrakraniellen Infektion, intrakraniellem Tumor, bei Kopfverletzungen, zerebraler Hypoxie, schwerem Hochdruck sowie Erkrankungen von Auge, Nase, Hals, Zähnen und Ohr. Allerdings betrifft dies nur eine geringe Anzahl von Patienten, die wegen Kopfschmerzen einen Arzt konsultieren. Der überwiegende Rest leidet gewöhnlich an Spannungskopfschmerz, Mirgräne oder Kopfschmerz, für den kein organisches Korrelat gefunden werden kann.

Klagt ein Patient über Kopfschmerzen, ist die erste Aufgabe, Lokalisation und Charakter des Schmerzes zu bestimmen. Kopfschmerzen können durch Reizung, Zug oder Druck schmerzempfindlicher Strukturen im Kopfbereich zustande kommen. Dies sind z.B. das gesamte den Schädel bedeckende Gewebe, die fünften, neunten und zehnten Hirnnerven und die oberen Zervikalnerven, die großen intrakraniellen venösen Sinus, die basalen Hirnarterien, die Arterien der Dura und die basale Dura. Dilatation oder Kontraktion der Gefäßwand reizen Nervenenden, die Kopfschmerz verursachen. Unter den zahlreichen oben angeführten Kopfschmerzursachen überwiegen bei weitem die extrakraniellen gegenüber den intrakraniellen.

Diagnostik

Tab. 14. zeigt Charakteristika der Anamnese, Befunde und Untersuchsungsmethoden, die man üblicherweise bei Kopfschmerzen findet bzw. einsetzt. Art, Häufigkeit, Dauer, Lokalisation und Schwere des Kopfschmerzes helfen, die Ursache zu klären. Singuläre Kopfschmerzen können gewöhnlich auf akute Ursachen wie Müdigkeit, Fieber oder Alkoholkonsum zurückgeführt werden. Die Ursache für chronische und sich wiederholende Kopfschmerzen ist oft schwierig festzustellen. Derartiger Kopfschmerz, besonders bei erstmaligem Auftreten, erfordert sorgfältige Beachtung. Sinnvolle Untersuchungen sind u.a. Blutbild, serologische Tests, Serumwerte der klinischen Chemie, Liquoruntersuchung und gegebenenfalls Sehtests (Sehschärfe, Gesichtsfeld, Refraktion). Spezifische HNO-Symptome im Nasenbereich machen Röntgendarstellungen der Sinus notwendig. Wenn die Ursache erst vor kurzem aufgetretener Kopfschmerzen nicht unmittelbar eindeutig ist, ist MRI oder ein CT-Scan angezeigt, speziell wenn irgendwelche Hinweise auf neurologische Normabweichungen bestehen.

Tab. 14. Differentialdiagnose des Kopfschmerzes

Ursache	*Typische Anamnese*	*Körperliche u. neurologische Befunde*	*Angezeigte Untersuchungsmethoden*
Organschaden A. Intrakranial (erhöhter Hirndruck) 1. Raumfordernde Prozesse Hirntumor	Kopfschmerz: leicht bis schwer, lokalisiert oder generalisiert, intermittierend. Langsam voranschreitende Schwäche einer Seite, Krämpfe, Sehstörungen, Aphasie, Erbrechen, psychische Veränderungen	Stauungspapille, Gesichtsfeldausfälle, Aphasie, Paralyse, psychische Veränderungen	MRI- oder CT-Scan sichert oft die Diagnose. Andere Untersuchungen wie Thoraxröntgen, LP oder Arteriographie können folgen
Hirnabszeß	Wie oben; in der Vorgeschichte Ohrerkrankung, Sinusitis, Bronchiektasie, Lungenabszeß, rheumatische oder angeborene Herzschäden	Wie oben; lokaler oder entfernter Infektionsherd; Temperatur muß nicht erhöht sein, Puls kann langsam sein	Wie oben; Kulturen vom Infektionsherd und Blut. Liquorkulturen meist ohne Ergebnis
Subdurales Hämatom	Wie oben; Trauma, fluktuierende Bewußtseinsänderungen	Wie oben; Zeichen einer frischen Kopfverletzung	Wie oben bei nichtinfektiösen Läsionen
2. Meningeale Reizung akute Meningitis	Kopfschmerz: neu, schwer, generalisiert, konstant, zum Nacken ausstrahlend. Unwohlsein, Fieber mit Erbrechen; vorausgegangener Halsschmerz oder Atemwegsinfektion	Patient erkrankt gewöhnlich plötzlich und mit Fieber; kann verwirrt sein, irrational, erregt; kann nackensteif sein, Kernig-Zeichen positiv	Blutkultur, LP, Abstrich und Kultur vom Liquor
Chronische Meningitis Syphilis Tuberkulose Kryptokokkose Sarkoidose Krebs	Kopfschmerz: dumpf bis schwer, generalisiert oder über dem Scheitel; mäßig hohes Fieber; in der Vorgeschichte Syphilis oder Tuberkulose	Zeichen meningealer Reizung weniger ausgeprägt als im akuten Stadium; Hirnnervenlähmung, Delir oder Verwirrtheitszustand	LP mit Abstrich und Kultur des Liquors; Liquor-Eiweiß, Blutbild, Zellen und Zucker; Thoraxröntgen, Blut- und Liquor-Syphilisserologie
Subarachnoidale Blutung	Kopfschmerz: plötzlicher Beginn, schwer und gleichmäßig anhaltend; prodromaler Schmerz und über einem Auge; Ptosis	Patient ist schläfrig oder komatös; Nackensteife, positiver Kernig, beidseitiger Babinski, Okulomotoriuslähmung; erhöhter Blutdruck	CT oder MRI; falls negativ LP; Angiographie
B. Kranial (Schädelveränderungen) 1. Metastasierendes Neoplasma	Kopfschmerz: lokalisiert; Symptome eines Primärtumors an anderen Stellen; häufig neurologische Symptome	Schwellung im Bereich der Kopfhaut; Hirnnervenzeichen; Zeichen für Primärherde oder Metastasen an anderen Stellen	Röntgen des Schädels und anderer Knochen
2. Morbus Paget	*Kopfschmerz: leicht, brennend,* intermittierend oder konstant, lokalisiert oder generalisiert; in der Vorgeschichte Zunahme des Schädelumfangs; Schmerz in Rücken und Gliedmaßen	*Weicher Schädel*, veränderte Schädelform; Kompression von Hirnbasis und -nerven	Schädelröntgen; alkalische Phosphatase im Serum

Fortsetzung Tab. 14.

Ursache	*Typische Anamnese*	*Körperliche u. neurologische Befunde*	*Angezeigte Untersuchungsmethoden*
C. Erkrankung sensibler Kopfhautnerven	Kopfschmerz: ringförmig entlang des Nervenverlaufs; Herpes-zoster-Schmerz kann gleichmäßig anhaltend sein	Nerv kann druckempfindlich sein, gelegentlich Hyperalgesie der Haut entlang des Nervenverlaufs; Herpesbläschen oder Krusten	
D. Vaskuläre Erkrankungen 1. Migräne	Kopfschmerz: normalerweise generalisiert, aber auch einseitig, pochend, beginnend in und um die Augen, mit Ausbreitung auf eine oder beide Seiten, begleitet von Anorexie, Nausea und Erbrechen; periodisch in ähnlicher Form auftretende Attacken über ausgedehnte Zeiträume, Familienanamnese meist positiv. Prodrome: Stimmungswechsel, Anorexie, Flimmerskotome, gelegentlich Hemiparese	Untersuchung zwischen den Attacken negativ; einige Fälle zeigen flüchtige neurologische Ausfälle während des Anfalls	In zweifelhaften Fällen und bei frisch aufgetretenem Kopfschmerz MRI- oder CT-Scan. Sonst Versuch mit Vasokonstriktion (Dihydroergotamin oder Methysergid)
2. Toxische Zustände; Infektionen; Alkoholismus; Urämie; Blei-, Arsen-, Morphin-, Kohlenmonoxid-Vergiftung; Enzephalitiden	Kopfschmerz: mäßig stark, generalisiert, pulsierend, gleichmäßig anhaltend, Hinweise auf Gifte oder Symptome, die von Agenzien herrühren	Andere Zeichen, die durch Agenzien hervorgerufen werden	Untersuchungen auf die erwarteten Agenzien; LP; Blut- und Urinstatus
3. Hochdruck	Kopfschmerz: von Blutdruckspitzen abgesehen selten; wenn dann pochend, paroxysmal, okzipital oder über dem Scheitel. In der Vorgeschichte kardiovaskulärer Prozeß oder Nierenerkrankung	Stark erhöhter Blutdruck, Retinaveränderungen, Ödeme, kardiale Symptome	Blutchemie, Nierenuntersuchungen
4. „Cluster"-Kopfschmerz (Bing-Horton)	Kopfschmerz: Paroxysmen, die etwa 1 Std. dauern; abrupt, stark, einseitig, erfaßt Auge, Schläfen, Nacken und Gesicht; Zeichen von Gefäßerweiterung auf der Seite des Schmerzes; Ödem unter dem Auge, Tränen- u. Nasensekretfluß; Remissionsperioden. Vorzugsweise bei Männern	Zeichen ipsilateraler Gefäßerweiterung im Gesicht; Pupillenverengung; Empfindlichkeit bei Druck auf die Carotis com. und äußere Arterien; konjunktivale Injektion	Behandlungsversuch mit Methysergid oder gefäßverengenden Medikamenten; Versuch mit Kortikosteroiden oder Indometacin. O_2-Insufflation

Fortsetzung Tab. 14.

Ursache	*Typische Anamnese*	*Körperliche u. neurologische Befunde*	*Angezeigte Untersuchungsmethoden*
E. Extrakranial 1. Augenerkrankungen (Iritis, Glaukom, Überanstrengung)	Kopfschmerz: frontal oder supraorbital, mäßiger oder starker Schmerz, häufig nach Augenbelastung verstärkt; Schmerz im Auge	Sichtbare Irisveränderungen; erhöhter intraokulärer Druck; Brechungsfehler	Ophthalmologische Untersuchung
2. Mittelohraffektionen (Otitis media, Mastoiditis)	Kopfschmerz: Schläfen- und Ohrnähe, einseitig, intermittierend, stechend; Völlegefühl im Ohr, zunehmende Schwerhörigkeit und Ohrgeräusche, Ohrfluß; allgemeines Krankheitsgefühl mit Fieber und akutem Bild	Akute Erkrankung; druckempfindliches Mastoid; gerötetes, blutgefülltes oder eingezogenes Trommelfell auf der betroffenen Seite; Fieber; bei Kindern Reizerscheinungen der Meningen	Röntgen des Mastoids, Otoskopie
3. Nasale Nebenhöhlenaffektion	Kopfschmerz: frontal, dumpf oder stark, normalerweise besonders morgens, Besserung am Nachmittag, bei Kälte und schlechtem Wetter verstärkt; Schmerz in einer Gesichtshälfte, eitriges Nasensekret	Nasenverengung, geschwollene Schleimhäute, Druckempfindlichkeit der Nasennebenhöhlen	Röntgen der Nebenhöhlen, Durchleuchtung
4. Prozesse im Rachenraum (Zähne, Zunge, Pharynx)	Kopfschmerz: einseitig oder beidseits, in der Intensität wechselnd, periodisch; Schmerzen im Mund, Kiefer oder Rachen	Läsion im Rachen, Empfindlichkeit der Zähne oder Schmerz auf Eiswasser	Zahnsanierung; Röntgenuntersuchung
Posttraumatisch	Kopfschmerz: an der Stelle der Verletzung oder generalisiert, unterschiedlich in Stärke, Häufigkeit und Dauer, stärker bei emotionalen Belastungen; Schwindel, verstärkt bei Lagewechsel; in der Vorgeschichte ein Trauma, Reizbarkeit, Schlaflosigkeit, Konzentrationsschwierigkeiten, Alkoholintoleranz	Üblicherweise normaler körperlicher und neurologischer Status	CT-Scan, sorgfältige psychologische Untersuchungen, Schadenersatzklagen rasch abwickeln lassen
Psychogen 1. Konversionshysterie, Angstzustände	Kopfschmerz: häufig bizarr, bitemporal, konstant, generalisiert, schraubstockähnlich über dem Scheitel, verstärkt bei emotionaler Belastung. Jeden Tag Schmerzen, die ganztägig andauern; kein *abnormer körperlicher Befund*	Das Auftreten kann ängstlich oder einschmeichelnd sein. Tachykardie, erhöhter systolischer Druck, nässende Handflächen, gesteigerte Reflexe; häufig ist der Befund unauffällig	Untersuchungen, um organische Leiden auszuschließen; Erhebung psychologischer und persönlicher Daten
2. Muskelverspannung	Kopfschmerz: intermittierend, mäßig stark, frontookzipital oder generalisiert, Enge- oder Steifheitsgefühl	Muskeln können verspannt sein, ansonsten normal	Wie oben

Kopfschmerzen, die von Hirntumoren oder anderen intrakraniellen Läsionen herrühren, haben gewöhnlich keine längere Vorgeschichte. Sie neigen dazu, stundenweise stark wechselnd zu bestehen und können durch sich ändernde Körperhaltung verstärkt oder gemildert werden. Der Schmerz kann zunächst in der Gegend des Tumors lokalisiert sein, führt aber aufgrund des intrakraniellen Druckanstiegs später zu einem generalisierten Kopfschmerz. Kopfschmerz in Zusammenhang mit emotionalen Spannungen neigt dazu, kontinuierlich und chronisch zu werden. Er entsteht gewöhnlich im Nacken- oder Stirnbereich und breitet sich über den gesamten Kopf aus. Dies wird meist als Druckgefühl oder eine Empfindung, als ob sich der Schädel zusammenziehe, beschrieben. Fieberhafte Erkrankungen, Bluthochdruck und Migräne verursachen gewöhnlich einen pulsierenden Schmerz, der überall im Kopfbereich lokalisiert sein kann.

Therapie

Wenn die Ursache nicht beseitigt werden kann, ist eine symptomatische, schmerzlindernde Therapie angezeigt. Häufig sind Kopfschmerzen harmlos, von kurzer Dauer und erfordern keine besondere Behandlung, außer leichten Analgetika (z. B. Aspirin oder Paracetamol). Erschöpfender akuter oder migräneartiger Kopfschmerz kann auf Prochlorperazin (10 mg i. v.) o. ä. ansprechen. Nur selten sind bei rezidivierendem Kopfschmerz Opioide angezeigt. Die Behandlung von chronisch-psychogenem, posttraumatischem und migräneartigem Kopfschmerz ist ein häufiges und weit schwierigeres Problem. Psychotherapie und Pharmakotherapie sind notwendig *(s. a. oben Psychogene Schmerzsyndrome)*.

Psychotherapie braucht in den meisten Fällen nicht besonders intensiv zu sein. Ein verständnisvoller, beruhigender Arzt, der den Schmerz als wirklich empfunden und nicht als vorgegeben akzeptiert, kann viel bewirken. Der Patient sollte in regelmäßigen Abständen gesehen und ermutigt werden, seine seelischen Nöte darzulegen. Der Arzt sollte dem Patienten versichern, daß keine organische Störung vorliegt, und die seelische Ursache des Kopfschmerzes erläutern. Eine Verbesserung der Lebensumstände, Beseitigung von Belastungen und Streß sowie Umerziehung (immer wieder den Patienten zwingen, ein voll aktives Leben wiederaufzunehmen) können helfen.

Die **Pharmakotherapie** des chronischen Kopfschmerzes umfaßt eine Vielzahl von Medikamenten. Die bei Migräne angezeigten Stoffe werden unter *Migräne* aufgeführt.

Bei psychogenem und posttraumatischem Kopfschmerz sind einfache Schmerzmittel gut wirksam. 300–600 mg Aspirin oder Paracetamol 325–650 mg können oral alle 4 Stunden verabreicht werden, unter Umständen mit Coffein kombiniert. Bei chronischen oder rezidivierenden Kopfschmerzen ergänzen viele Ärzte empirisch die Analgetika durch trizyklische Antidepressiva (z. B. Amitriptylin 50–125 mg tgl.) oder, gelegentlich, Benzodiazepine (z. B. Diazepam 2–5mal tgl.). Langdauernde Einnahme von Tranquilizern oder Sedativa führt zur Gewöhnung und fördert abnormes Krankheitsverhalten. Der Wert der medikamentösen Therapie hängt bei den meisten Patienten mit chronischem Kopfschmerz vor allem von der begleitenden Psychotherapie und der Qualität des damit verbundenen Arzt-Patienten-Verhältnisses ab – und weniger von der Wahl des Medikaments.

Migräne

Ein anfallsartig auftretendes Leiden, charakterisiert durch wiederkehrende Kopfschmerzattacken, die von visuellen oder gastrointestinalen Strörungen begleitet sein können, aber nicht müssen.

Ätiologie und Vorkommen

Die Ursache ist unbekannt, aber es gibt Hinweise dafür, daß es sich um eine genetisch vermittelte funktionelle Störung der intra- und extrakraniellen Durchblutung handelt. Es ist bekannt, daß umschriebene Änderungen der Hirndurchblutung aufgrund intrakranieller Vasodilatation den Migräneanfall begleiten und ihn möglicherweise verursachen. Man nimmt an, daß phasenhafte Abfälle des Serotoninspiegels die vasomotorischen Effekte und damit den Anfall auslösen. Prodromalerscheinungen entstehen wahrscheinlich durch intrazerebrale Vasokonstriktion und der Kopfschmerz durch Dilatation der Kopfhautarterien. Migräne kann in jedem Alter auftreten, beginnt aber gewöhnlich zwischen 10 und 30 Jahren, Frauen sind häufiger betroffen als Männer. Eine Remission nach dem 50. Lebensjahr ist nicht ungewöhnlich. Eine familiäre Häufung besteht in über 50% der Fälle. Intrakranielle Gefäßmißbildungen sind eine seltene Ursache migräneartiger Kopfschmerzen.

Symptomatik

Dem Kopfschmerz kann eine kurze Phase von Depression, Reizbarkeit, Rastlosigkeit oder Gewichtsverlust vorausgehen, und bei einigen Patienten treten Flimmerskotome, Gesichtsfeldausfälle, Parästhesien und, äußerst selten, Hemiparesen auf. Diese Symptome können kurz, bevor der Kopfschmerz auftritt, verschwinden oder mit ihm verschmelzen. Der Schmerz ist entweder einseitig oder generalisiert. Die Symptome treten bei jedem Patienten nach einem bestimmten Schema auf, mit der Ausnahme, daß die einseitigen Kopfschmerzen nicht immer auf der gleichen Seite auftreten müssen. Der Patient kann täglich oder im Abstand von mehreren Monaten einen Migräneanfall bekommen.

Unbehandelt können die Anfälle über Stunden oder Tage anhalten. Übelkeit, Erbrechen und Lichtempfindlichkeit sind üblich. Die Extremitäten sind kalt und zyanotisch. Der Patient ist gereizt und sucht die Abgeschiedenheit. Die Kopfhautarterien sind ausgeprägt und zeigen eine vergrößerte Pulsamplitude. Intrakranielle Gefäßmißbildungen sind in seltenen Fällen Ursache für migräneartigen Kopfschmerz.

Diagnostik

Diese basiert auf dem beschriebenen Symptomenkomplex ohne Anzeichen intrakranieller pathologischer Veränderungen. Die Diagnose gewinnt an Wahrscheinlichkeit bei familiärer Häufung von Migräne oder bei Bestehen visueller Prodrome (klassische Migräne).

Prophylaxe

Verschiedene unspezifische medizinische und chirurgische Verfahren sind zur Reduzierung der Anfallshäufigkeit empfohlen worden. Ihre Wirkung hängt maßgeblich vom Verfahren des Patienten und dem Enthusiasmus des Arztes ab. Die wirkungsvollste Prophylaxe ist die unterstützende Psychotherapie. Methysergid, 4–8 mg/Tag, zeigt Wirkung, kann aber eine retroperitoneale Fibrose hervorrufen und sollte, selbst mit Unterbrechungen, nicht länger als 3 Monate eingenommen werden. Während der Schwangerschaft und bei Gefäßverschlußerkrankungen ist die Einnahme **kontraindiziert.** Serotoninantagonisten (s.u.) sind für die Prophylaxe bisher nur unzureichend getestet.

Propranolol, 20–40 mg oral 3–4×tgl., bringt etwa der Hälfte der Patienten langdauernd Hilfe. Neuerdings sind vorläufige Mitteilungen über Erfolge mit dem Kalziumantagonisten Verapamil (80 mg 3–4×tgl.) erschienen. Manchen Patienten wird mit Biofeedback geholfen, eine Methode, mit der sie lernen sollen, ihren Gefäßtonus zu kontrollieren; der Langzeiteffekt ist ungewiß.

Therapie im akuten Anfall

Aspirin oder Codein können leichte Attacken lindern. Der Serotoninagonist Sumatriptan erschien von Vorversuchen her als die Substanz der Wahl für die Behandlung von Migräneanfällen oder Cluster-Kopfschmerzen. Klinische Studien haben dann über eine Erfolgsrate von bis zu 70% bei oraler oder parenteraler Gabe berichtet. Die Substanz wurde daraufhin kürzlich von der FDA als Antimigränemittel zugelassen; hinsichtlich der Dosierung sollte die Herstellerinformation auf dem Beipackzettel zu Rate gezogen werden. Ernsthafte Komplikationen sind bisher nicht bekannt geworden. Wenn sich Sumatriptan als wirkungslos erweist, sind sublinguale oder orale Präparate von Ergotamintartrat und Coffein mit einem relativ kleinen, rasch resorbierbaren Ergotaminanteil (2 mg plus 200 mg Coffein, danach 1 mg plus 100 mg Coffein alle 30 min nach Bedarf bis zur Maximaldosis von 6 mg Ergotamin – oder bis zu 10 mg in einer Woche) oftmals wirksam. Bei Kopfschmerzen, die auf keine Therapie ansprechen, kann man Ergotamintartrat parenteral oder Codein versuchen. Patienten mit Selbstmedikation häufiger als alle 48 h laufen Gefahr, Toleranz und physische Abhängigkeit von Ergotamin zu entwickeln mit dem hohen zusätzlichen Risiko vasokonstriktionsbedingter Komplikationen.

Singultus

(Schluckauf)

Wiederholte unwillkürliche krampfartige Kontraktionen des Zwerchfells mit nachfolgendem plötzlichem Verschluß der Stimmritze, wodurch das Einströmen von Luft unterbrochen wird und die charakteristischen Laute entstehen.

Ätiologie

Schluckauf ist bei Männern verhältnismäßig häufiger als bei Frauen. Er kann verursacht sein durch eine Reizung der afferenten oder efferenten Nervenbahnen oder der Strukturen in der Medulla, die die Atemmuskulatur, speziell das Zwerchfell, kontrollieren. Die Ursache eines länger andauernden oder rezidivierenden Singultus kann diagnostiziert werden, in vielen Fällen eines vorübergehenden Schluckaufs wird man jedoch die Ursache nicht finden. Afferente Nerven können durch Schlucken heißer oder reizender Substanzen stimuliert werden. Schluckauf kommt nicht selten bei Pleuritis, Pneumonie, Urämie, Alkoholismus oder nach abdominellen chirurgischen Eingriffen vor. Abdominelle Ursachen schließen Erkrankungen von Magen, Ösophagus und Darm, Pankreatitis, Schwangerschaft, Blasenreizungen, Lebermetastasen und Hepatitis ein. Thorakale und mediastinale Prozesse oder chirurgische Eingriffe können ebenso verantwortlich sein. Tumoren der hinteren Schädelgrube oder Infarkte können die Zentren der Medulla oblongata stimulieren.

Therapie

Erhöhter CO_2-Gehalt im Blut erschwert Schluckauf, niedriger CO_2-Gehalt fördert ihn. Zahlreiche einfache Maßnahmen kann man versuchen: mehrmaliges tiefes Anhalten des Atems oder Ein- und Ausatmen in eine vorgehaltene gut abdichtende Papiertüte erhöhen den CO_2-Gehalt im Blut und hemmen die Zwerchfellaktivität. (Vorsicht: *Keine Plastiktüte verwenden, weil diese sich an den Nasenlöchern festsaugen kann*). Vagusreize können wirken: schnelles Trinken eines Glases Wasser, trockenes Brot oder zerkleinertes Eis schlucken, Erbrechen herbeiführen, Ziehen an der Zunge, Druck auf die Augäpfel. Unter besonderen Vorsichtsmaßnahmen, kann auch eine Kompression des Karotissinus versucht werden. Schließlich kann man starken Fingerdruck auf die Phrenikusnerven hinter den Sternoklavikulargelenken ausüben.

Andere Methoden sind: eine Magenspülung durchführen, galvanische Reizung des N. phrenicus oder Dilatation des Ösophagus mit einer kleinen Harnröhrensonde. Eine Überdehnung des Magens kann durch kontinuierliches Saugen verhindert werden. Inhalation von 5% CO_2 in O_2 ist besonders bei postoperativen Patienten sinnvoll. Bei Pleuritis mit Zwerchfellbeteiligung kann ein straffer Pflasterverband am unteren Brustkorb helfen. Die Liste der Medikamente, die persistierenden Schluckauf unterbrechen sollen, enthält Scopolamin, Amphetamin, Chlorpromazin und andere Phenothiazine, Phenobarbital sowie Narkotika. Metoclopramid 10 mg oral 2–4 × tgl. scheint manchen Patienten zu helfen. Dennoch legt die Länge der angeführten Liste nahe, daß sich der Erfolg dem Therapeuten oft verschließt.

Wenn einfachere Methoden versagen, kann der N. phrenicus durch eine kleine Menge einer 0,5%igen Procainlösung blockiert werden. Vorsicht ist angezeigt, um dabei eine Atemdepression und einen Pneumothorax zu vermeiden. Selbst beidseitige Phrenikotomie hilft nicht in allen Fällen.

Geruchs- und Geschmacksstörungen

Erkrankungen im Bereich des Geruchs- und des Geschmackssinns führen selten zur Arbeitsunfähigkeit und sind selten lebensbedrohlich; daher werden sie medizinisch häufig nicht besonders beachtet. Trotzdem kann man sich durch eine saubere Diagnostik und Therapie beträchtliche unangenehme Konsequenzen ersparen; eine Reihe systemischer oder intrakranieller Erkrankungen sollten ausgeschlossen werden, bevor die Symptome als harmlos angesehen werden können.

Weil manche Geschmackseindrücke davon abhängen, daß die Geschmacksstoffe die olfaktorischen Chemorezeptoren erregen, stehen Geschmack und Geruch in funktionellem Zusammenhang, und eine Funktionsstörung des einen Sinnessystems hat oft Rückwirkungen auf das andere. Die häufigste Störung ist wahrscheinlich die **Anosmie** *(Ausfall des Geruchsvermögens),* die unerkannt bleiben mag, wenn sie einseitig ist; allerdings klagen Patienten dann über eine **Ageusie** *(Geschmacksverlust),* obwohl die Zunge die Fähigkeit behalten kann, im klinischen Test zwischen süß, sauer, salzig und bitter zu unterscheiden. Eine Störung des Geruchssinns wird durch Anbieten einer Reihe nichtreizender Geruchsstoffe bestätigt *(s. Kap. NEU, 1., Untersuchung der Hirnnerven).* Anosmie wird *in Kap. HNO, 5.* erörtert.

Eine **Hyperosmie** (erhöhte Empfindlichkeit für Gerüche) ist normalerweise Ausdruck einer neurotischen oder hysterischen Persönlichkeitsstörung. **Dysosmie** *(unangenehmer oder veränderter Geruch)* kann bei Infekten der Nasennebenhöhlen, bei partieller Schädigung der Bulbi olfactorii oder psychischer Depression auftreten. Manche Fälle mit begleitenden unangenehmen Geschmackseindrücken beruhen auf mangelnder Zahnhygiene. Uncinatusanfälle können kurze, heftige, unangenehme Geruchshalluzinationen hervorrufen. Hin und wieder sollen idiopathische **Dysgeusie** und **Hypogeusie** *(Veränderung bzw. Abstumpfen des Geschmackssinns)* auf Zinksubstitution angesprochen haben.

Eine Beeinträchtigung des Geschmacks kann bei Austrocknen der Mundschleimhaut bei starken Rauchern, beim Sjögren-Syndrom, bei Strahlenbehandlungen im Hals- und Kopfbereich sowie bei Desquamation der Zunge auftreten. **Hyposmie** *(herabgesetzter Geruchssinn)* und Hypogeusie können Folgeerscheinungen einer Influenza sein. Verschiedene Medikamente verändern das Geschmacksempfinden (z.B. Amitriptylin, Vincristin). In diesen Fällen sind die Geschmacksrezeptoren ganz diffus betroffen. Einseitiger Geschmacksverlust (z.B. Bellsche Lähmung) wird vom Patienten selten bemerkt. Unklar ist, ob Hirnstammerkrankungen (im Gebiet des Nucl. tractus solitarii) Störungen der Geschmacks- und Geruchsempfindung hervorrufen können, weil für gewöhnlich andere Symptome im Vordergrund stehen.

Sehstörungen und Erkrankungen der Okulomotorik

Eine Reihe zentraler und peripherer neuronaler Strukturen ist am Sehvorgang beteiligt. Infolgedessen ergibt die Untersuchung des visuellen Systems Informationen über zahlreiche Abschnitte des Nervensystems; sie ist besonders gut für die Lokalisierung von Krankheitsprozessen geeignet. Die meisten Tests sind einfach und ohne spezielle Apparate durchführbar. Beispielsweise kann man Defekte in der Retina, dem N. opticus, dem Chiasma, dem Tractus opticus, den genikulokortikalen Verbindungen oder dem visuellen Kortex anhand charakteristischer Gesichtsfeldausfälle voneinander unterscheiden *(s.Kap. AUG, 13.).* Krankheitsprozesse im Hirnstamm, in den Hirnnerven II bis VIII oder im Kleinhirn können spezifische Störungen der Augenmotilität und der Pupillenmotorik hervorrufen *(s. Tab. 15.).* Auch die

Tab. 15. Nystagmus und Störungen der Okulomotorik

Art der Erkrankung	*Klinische Charakteristika*	*Ätiologie*
nystagmusähnliche Sakkaden	vorübergehend	nicht pathologisch
Pendelnystagmus	rasch pendelnde Oszillationen mit symmetrischen Ausschlägen; verstärkt beim Blick nach oben	Verlust des zentralen Gesichtsfelds in früher Kindheit; Multiple Sklerose; Spasmus nutans (Nickkrämpfe) und Spasmus rotatorius bei Kindern
Rucknystagmus, vestibulär	Schlagrichtung des Nystagmus kann horizontal, vertikal oder schräg verlaufen, oft mit rotierender Komponente; rasche Phase schlägt von der Läsion weg. Amplitude vergrößert sich beim Blick zur gesunden Seite. Begleitet von Gehörverlust und Ohrensausen sowie von Schwindel, Übelkeit, Erbrechen, Vorbeizeigen und Schwanken	akute entzündliche oder destruierende Labyrinthitis
trunkozephal	grobschlägiger Blickrichtungsnystagmus, horizontal oder vertikal, gelegentlich mit Schwindel. Abwesend bei geschlossenen Augen. Von anderen neurologischen Hirnstammsymptomen begleitet	Multiple Sklerose; akute zerebrovaskuläre Prozesse im pontinen Tegmentum (Aufwärtsnystagmus); Arnold-Chiari-Syndrom; Tumoren am zervikomedullären Übergang (Abwärtsnystagmus); Medikamente (z. B. Phenytoin, Barbiturate)
Konvergenznystagmus	langsame Abduktion, gefolgt von rascher Adduktion	Parinaud-Syndrom, Tumoren der Epiphyse; Läsionen im Tegmentum des oberen Mittelhirns
optokinetischer Nystagmus	langsame Folgebewegungen, z. B. bei bewegtem Streifenmuster; unterbrochen von unwillkürlichen Sakkaden in die Gegenrichtung	Nystagmus fehlt bei Läsionen der Bahnen, die Folgebewegungen vermitteln, oder bei Läsionen im kontralateralen temporoparietalen Kortex
Augenrucken (Bobbing)	Rasche Abwärtsrucke mit langsamer Aufwärtsbewegung zurück zur Mittellage	ausgedehnte Destruktionen oder Funktionsausfälle im Bereich des Brückenhirns
Blickdysmetrie	überschießende Blickbewegung mit nachfolgenden Einstelloszillationen	Erkrankungen des Kleinhirns oder seiner Verbindungen
Augenflattern	rasche Oszillationen um den Fixationspunkt	Erkrankungen des Kleinhirns oder seiner Verbindungen
Opsoklonus (Blickmyoklonien)	rasche konjugierte und völlig unsystematische Augenbewegungen, häufig mit generalisierten Myoklonien einhergehend	zahlreiche Ursachen: postanoxische Enzephalopathie, okkultes Neuroblastom, Ataxia teleangiectatica, Multiple Sklerose und andere Läsionen in Hirnstamm oder Kleinhirn

autonome Versorgung des Auges mag betroffen sein. Beispielsweise kann sich eine Ptosis mit Miosis (z.B. **Horner-Syndrom**) als Resultat einer Funktionsstörung sympathischer Bahnen in Dienzephalon, Hirnstamm, Rückenmark, Spinalwurzeln oder peripheren Nerven entwickeln. Die Untersuchung des Augenhintergrunds schließlich ermöglicht die direkte Betrachtung neuronalen Gewebes; unter Umständen können sich dabei Rückschlüsse auf analoge Prozesse im Gehirn ergeben (z.B. eine Arteriolitis). Die Ophthalmoskopie kann auch Hinweise geben auf ein Fortschreiten oder eine Rückbildung mancher lokal-ophthalmologischer, systemischer und neurologischer Erkrankungen (z.B. erhöhter intrakranieller Druck bei Hirntumor). Hirndurchblutungsstörungen können als Amaurosis fugax in Erscheinung treten (z.B. Karotisstenose), als hypertensive retinale Veränderungen oder als arterielle Retinaembolien (z.B. Cholesterol). Die meisten Tests sind leicht auszuführen und erfordern kein spezielles Gerät.

Die **Sehschärfe** wird mit einer an der Wand hängenden Standardtafel oder auch mit in der Hand zu haltenden Karten geprüft. Jedes Auge wird getrennt untersucht. Da neurologisch gesehen der optimale Visus maßgebend ist, soll der Patient ggf. seine Sehhilfen tragen. Um eine unkorrigierte Refraktionsanomalie zu minimalisieren, kann man den Patienten durch ein kleines Loch (Nadelstich) in einem Karton lesen lassen. Wenn der Visus auf diese Weise nicht festgestellt werden kann, ist trotzdem eine gewisse Angabe über die Sehschärfe erforderlich; beispielsweise die Fähigkeit, die Zahl der Finger in einer bestimmten Entfernung zu erkennen oder Licht wahrzunehmen. Die gemessenen Werte werden festgehalten, weil bei manchen Erkrankungen plötzliche Minderungen des Sehvermögens auftreten können, wie z.B. bei vaskulären Prozessen oder Kompression des N. opticus.

Einen Überblick über die **Gesichtsfeldgrenzen** gewinnt man, wenn der Untersucher dem Patienten gegenübersitzt, der – ein Auge abgedeckt – mit dem anderen das gegenüberliegende Auge des Arztes fixiert. Der Arzt bringt ein kleines Objekt (z.B. ein Wattestäbchen) von außen her langsam in jeden der vier Quadranten des Gesichtsfeldes; der Kopf des Patienten sollte so ausgerichtet sein, daß das Blickfeld nicht beeinträchtigt wird (z.B. durch ausgeprägte Augenbrauen oder Nasen). Jede Asymmetrie bei der Objekterkennung oder jeder Unterschied zum Gesichtsfeld des Untersuchers sollte eine genaue Vermessung der Gesichtsfelder mit quantitativer Perimetrie veranlassen. Zentrale und parazentrale Skotome kann man mit Hilfe der Amsler-Karten identifizieren (Gitter-Zeichnungen, die im Abstand von 35 cm betrachtet werden).

Augenbewegungen durch extraokuläre Muskeln werden geprüft, indem man den Patienten den Zeigefinger des Arztes fixieren läßt, den dieser horizontal, vertikal und nach jeder Seite um 45 °C geneigt bis zum extremen Blickwinkel bewegt. Das Ausmaß dieser Augenfolgebewegungen wird notiert, ebenso wie eventuelle Doppelbilder. **Diplopie** *(Doppelsehen)* kann schon bei höchst geringer Affektion von Nerv oder Muskel auftreten; nur bei Betrachtung ist die okulomotorische Funktionseinbuße oft nicht erkennbar. Wenn der Patient über Doppelsehen beim Blick in nur eine Richtung klagt, werden die Augen separat okkludiert und der Patient wird gefragt, welches der beiden Bilder verschwindet, das peripherer oder das näher gelegene. Die folgenden beiden Regeln können den geschwächten Muskel oder den betroffenen Nerv identifizieren: 1. Doppelbilder vergrößern ihren Abstand bei Blick in die Richtung der krankhaft reduzierten Bewegung; 2. Bilder, die das insuffizient bewegte Auge sieht, sind immer am periphersten gelegen. Beispielsweise müssen entweder der linke Rectus lateralis oder der rechte Rectus medialis betroffen sein, wenn bei Bewegung zur linken Patientenseite und entsprechender Augenfolgebewegung der Abstand der Finger zunimmt. Wenn nach Okklusion des linken Auges das peripherer gelegene Bild verschwindet, liegt der Defekt *im linken Rectus lateralis.* Außerdem tendieren Patienten dazu, den Kopf in die Richtung der fehlerhaften Augenbewegungen zu drehen oder zu neigen, um auf diese Weise die Doppelbilder zu vermindern.

Bei der Prüfung der Augenbewegungen wird auf die Existenz oder das Nichtvorhandensein von **Nystagmus** *(unwillkürliche Augenbewegungen in horizontaler, vertikaler oder rotierender Richtung)* geachtet. Blickrichtungsnystagmus in extremer Endstellung, der rasch nachläßt, ist in der Regel ohne pathologischen Hintergrund. Ein andauernder Nystagmus sollte erfaßt werden hinsichtlich: 1. der Schlagrichtung von rascher und langsamer Komponente; 2. seines Charakters – z.B. irregulär, rotatorisch; 3. des Umfangs, in dem jedes der Augen beteiligt ist *(vgl. Tab. 15. sowie weiter unten unter Schwindel; Kap. HNO, 1., Klinische Prüfung des Vestibularapparates, und 4.).*

Optokinetischer Nystagmus: *Augenbewegungen, die durch Betrachten eines bewegten Streifenmusters ausgelöst werden* (z.B. von regelmäßig angeordneten Telegrafenstangen aus einem fahrenden Zug). Üblicherweise zeigen die Augen langsame Folgebewegungen (langsame Nystagmuskomponente) in Richtung der Bewegung, die regelmäßig von Sakkaden in Gegenrichtung unterbrochen werden (rasche Komponente des Nystagmus). Bei parietalen Läsionen können (unabhängig von einer eventuellen Hemianopsie) efferente Bahnen vom visuellen Kortex zu tiefer gelegenen Zentren für konjugierte Blickbewegungen unterbrochen sein; in solchen Fällen ist die optokinetische Nystagmus ausgefallen, wenn man z.B. ein gestreiftes Wäschestück oder ein mit kommerziell erhältlichen Klebestreifen hergestelltes Streifenmuster über das Gesichtsfeld *in Richtung der Seite der Störung* bewegt. Optokinetischer Nystagmus ist bei hysterischer Blindheit erhalten.

Die Pupillen werden untersucht bezüglich **Durchmesser** (stecknadelkopfgroß bei Einnahme von Opioiden oder Pilocarpin und bei pontinen Blutungen), **Seitengleichheit** (z.B. Erweiterung bei Kompression des Okulomotorius infolge tentorieller Einklemmung) und **Regelmäßigkeit** (z.B. unregelmäßig bei der Argyll Robertson Pupille). Die Pupillen sollten sich prompt und gleichmäßig auf Nahesehen verengen, ebenso wie bei Lichteinfall sowohl in das belichtete (direkte Lichtreaktion) als auch in das unbelichtete kontralaterale Auge (indirekte oder konsensuelle Lichtreaktion). Wenn der Lichtreflex auf einem Auge abgeschwächt ist, kann der Test mit einer vor den Augen **schwingenden Taschenlampe** zwischen einer afferenten (Retina, N. opticus) und einer efferenten (z.B. Okulomotorius oder Ziliarmuskeln) Schädigung unterscheiden. Eine deafferentierte Pupille reagiert konsensuell, aber nicht bei direkter Belichtung; bei rasch schwingender Lampe kann sie eine paradoxe Erweiterung zeigen, wenn sich die Lichtquelle dem betroffenen Auge nähert („Marcus Gunn Pupille"). Eine efferente Läsion hebt sowohl die direkte als auch die konsensuelle Reaktion auf, während das intakte Auge noch direkt wie konsensuell reagiert.

Beim **Adie Syndrom** ist eine abnorm tonisch reagierende Pupille dilatiert (verglichen mit der unbetroffenen Seite) und direkte wie konsensuelle Lichtreaktion fehlen oder sind erheblich vermindert. Beim Nahesehen konstringiert die Pupille und kann kleiner werden als diejenige des normalen Auges; dies und die nachfolgende Dilatation erfolgen jedoch sehr langsam (Pupillotonie). Außerdem fehlen die Muskeldehnungsreflexe vor allem der unteren Extremitäten. Meist ist der Beginn akut und betrifft Frauen zwischen 20 und 40 Jahren. Das einzige weitere Symptom kann Verschwommensehen sein; die Symptomatik bildet sich nicht zurück, ist aber auch nicht progredient. Die Ätiologie ist unbekannt.

Bei einer **Ptosis** sollte man zur Quantifizierung der Lidweite messen. Das **Horner-Syndrom** tritt nach Schädigung des zentralen oder peripheren Sympathicus auf und äußert sich ipsilateral in der Ptosis variablen Ausmaßes, in Miosis und Verlust der Schweißbildung. Zentrale Läsionen (z.B. Ischämie im Hirnstamm, Syringomyelie) unterbrechen Sympathikusbahnen zwischen dem Hypothalamus und dem oberen Brustmark (C8–Th3), wo die präganglionären Fasern austreten. Periphere Schädigungen (z.B. Pancoast Tumor, Adenopathie im Halsbereich, Hals- oder Kopftrauma) betreffen den Halssympathikus, das Ggl. cervicale superius oder den sympathischen Plexus im Bereich der Karotiden. Beim kongenitalen Horner Syndrom fehlt die Pigmentierung der Iris, die blau-grau gefärbt bleibt.

Ein **Exophthalmus** kann festgestellt werden, wenn man von oben auf den Kopf herabschaut und in dieser Weise die Augen inspiziert. Prüfung des **Kornealreflexes** und Beachtung des Lidschlags ergeben Informationen über den V. und VII. Hirnnerven. Das erste Zeichen einer Facialisschwäche ist oft ein ipsilateral verminderter Lidschlag.

Die Intaktheit des Hirnstamms kann bei Bewußtseinsgetrübten mit dem **vestibulookulären Reflex** getestet werden. Rasches Kopfdrehen resultiert in einer verzögerten Augenbewegung – als ob der Blick fixiert wäre – gefolgt von einer langsamen Rückstellbewegung in die normale Fixationsstellung (Puppenauge). Ein aussagefähigerer Test ist die Auslösung des kalorischen Nystagmus durch Instillation von kaltem Wasser (50 ml, < 20 °C) in den Gehörgang (zuvor otoskopieren, um eine eventuelle Trommelfelläsion auszuschließen!). Dies sollte in einer konjugierten Augenbewegung (langsame Nystagmuskomponente) zur gereizten Seite resultieren. Beide Eingriffe testen die neuronalen Verbindungen von Labyrinth zu den okulomotorischen Hirnstammkernen. Die Auslösung einer feinschlägigen raschen Nystagmuskomponente zur Gegenseite zeigt an, daß der Patient wach ist.

Die **ophthalmoskopische Untersuchung** schließt die Inspektion des N. opticus, der Gefäße und der Transparenz der Retina ein, um ein Papillenödem, eine Optikusatrophie, Gefäßprozesse, eine Retinitis und andere Erkrankungen zu diagnostizieren. Ein Papillenödem weist in der Regel auf erhöhten intrakraniellen Druck hin. Es tritt als Verschwommenheit und Verstreichen des Papillenrandes, Erhabenheit des Papillenkopfes, Fehlen der Pulsationen retinaler Arterien sowie gelegentlich mit Blutungen und Exsudatbildung in Erscheinung. Auch bei Verdacht auf Apoplex ist eine Inspektion der retinalen Gefäße wichtig, weil dabei oft kleine Emboli entdeckt werden. Weitere typische Augenspiegelbefunde bei verschiedenartigen Krankheiten sind an entsprechender Stelle dieses *MSD MANUALS* dargestellt.

Hörverlust, Schwindel, Benommenheit

Hörverlust

Die Differentialdiagnose zwischen sensorischem und neuralem Hörverlust wird *in Kap. HNO, 1.* ausführlich besprochen. Dennoch soll hier erwähnt werden, daß neuraler Hörverlust eine Komplikation neurologischer Erkrankungen darstellen kann. In der Kindheit kann der VIII. Hirnnerv durch Mumps, Röteln, Meningitis und Innenohrinfekte geschädigt werden. Bei Erwachsenen führen Tumoren des Kleinhirnbrückenwinkels zu sensorisch-neuralem Hörverlust, der normalerweise von Funktionsstörungen benachbarter Hirnnerven und Zeichen einer Hirnstammkompression begleitet ist. Kochlearisfasern, die in den Hirnstamm eintreten, können durch Demyelinisation, Gliome, Infarkte oder andere Prozesse geschädigt werden; dies kann zu Taubheit führen. Manche Erbkrankheiten schließen neben anderen neurologischen Symptomen auch Taubheit ein (z.B. Refsum-Syndrom). Weitere Ursachen eines sensorisch-neuralen Hörverlusts werden in *Kap. HNO, 4.* besprochen.

Vertigo

(Schwindel)

Eine Störung, bei der der Betroffene den Eindruck hat, er bewege sich im Raum (subjektiver Schwindel) oder Objekte würden sich um ihn herum bewegen (objektiver Schwindel), gewöhnlich mit Gleichgewichtsverlust verbunden.

Ätiologie

Echter Schwindel beruht, im Unterschied zu Schwächeanfällen, Verwirrtheitszuständen und anderen Formen der „Benommenheit", auf einer Störung eines Teils des Gleichgewichtsapparats: Vestibulum, Bogengänge, VIII. Hirnnerv, Vestibulariskerne im Hirnstamm mit Vestibularisbahnen zum Temporallappen, aber auch den Augen.

Diese Strukturen können von einer Vielzahl von Störungen befallen werden: 1. **otogen:** Ménière-Syndrom, Myringitis, Otitis media, akute Vestibularneuritis, Herpes zoster, Labyrinthitis, Mittelohr- oder Labyrinthtumoren, Petrositis, Otosklerose, verlegter äußerer Hörgang oder Eustachische Röhre; 2. **toxisch:** Alkohol, Streptomycin, Opiate; 3. **psychogen:** Hysterie;

4. **exogen:** See-, Reisekrankheit; 5. **okular:** Diplopie; 6. **zirkulatorisch:** flüchtige vertebrobasiläre ischämische Attacken; 7. **neurologisch:** Multiple Sklerose, Schädelfraktur, Temporallappenanfälle, Enzephalitis; 8. **neoplastisch:** Brückentumor, Kleinhirnbrückenwinkeltumor, Akustikusneurinom; 9. **hämatogen:** Leukämie mit Labyrinthbeteiligung.

Stimulation der Propriozeptoren in den Muskeln, Gelenken und Sehnen kann eine gestörte Gleichgewichtsempfindung hervorrufen, dabei handelt es sich aber nicht um echten Schwindel.

Diagnostik

Nystagmus, Vorbeizeigen, Unfähigkeit auf einer geraden Linie zu gehen und konstantes Abweichen nach einer Seite beim Gehen sind Hinweise auf eine Störung des labyrinthären Vestibularapparates oder seiner ZNS-Bahnen *(s. a. weiter unten, und Kap. HNO, 1., unter Klinische Prüfung des Vestibularapparates).*

Der erste diagnostische Schritt besteht darin, festzustellen, ob es sich um einen **peripheren** (ausgehend vom Labyrinth oder dem Nervus vestibularis) oder **zentralen** Schwindel (ausgehend von den Vestibularkernen oder ihren höheren Bahnen) handelt.

Peripherer Nystagmus ist beidseits, horizontal oder rotatorisch, mit Maximum zur Seite des befallenen Labyrinths; seine rasche Phase ist von der Seite der Läsion weggerichtet. Zentraler Nystagmus kann horizontal oder vertikal sein und hat charakteristischerweise seine rasche Phase in der jeweiligen Blickrichtung. Die Bewegungen können pendelnd oder ungleich in beiden Augen sein. Ausgeprägter rotatorischer oder einseitiger Blickrichtungsnystagmus nach oben oder unten entsteht immer durch zentrale Störungen.

Anfallsweise auftretender, episodischer oder schwerer Schwindel, unterbrochen von normalen Phasen, weist auf peripheren Schwindel hin. Anhaltender Schwindel oder Gleichgewichtsstörungen mit Nystagmus und Gangstörungen sind gewöhnlich ein Hinweis auf eine Erkrankung des ZNS. Einseitige Schwerhörigkeit (Taubheit) und Ohrgeräusche deuten auf einen Befall des N. cochlearis und sind zuverlässige Hinweise auf eine periphere Nervenläsion. Labyrintherkrankungen rufen ausgeprägtere Symptome hervor als ein Befall der Vestibulariskerne. Kopfschmerz tritt gewöhnlich eher bei zentralen Läsionen auf, andere Befunde wie Doppeltsehen, Sprachstörungen, Koordinationsstörungen der Extremitäten oder einseitige Schwäche kommen bei peripheren Läsionen nicht vor.

Vestibuläre Funktionstests *(s. Kap. HNO, 1.)* sind wichtig – das Fehlen eines kalorischen Nystagmus deutet auf ein totes Labyrinth. Audiogramme können zwischen kochlearem und neuralem Hörverlust differenzieren. Spezialuntersuchungen des Vestibularapparates und des ZNS sind oft notwendig. Röntgenuntersuchungen des Schädels mit Spezialansichten und Schichtaufnahmen der Felsenbeinpyramide, Liquoruntersuchungen und EEG helfen, pathologische ZNS-Veränderungen auszuschließen. CT, MRI und zerebrale Angiographie können angezeigt sein.

Plötzliche, episodische Anfälle von Schwindel, Ohrgeräuschen und fortschreitender Schwerhörigkeit, verbunden mit über Minuten bis Stunden anhaltender Übelkeit und Erbrechen, sind charakteristisch für das **Ménière-Syndrom** *(s. a. Kap. HNO, 4.).* Für Tage oder Wochen anhaltender Schwindel kann von einer **Vestibularneuritis** *(s. a. Kap. HNO, 4.)* herrühren. Die Diagnose ergibt sich aus der langen Dauer der Attacke, der Erhaltung des Gehörs und dem Fehlen neurologischer Symptome, mit Ausnahme von Nystagmus und Gleichgewichtsstörung. Bei Patienten mit **orthostatischer Hypotonie,** denen beim Wechsel von liegender in aufrechte Stellung schwindlig wird, zeigt eine Messung vor und nach dieser Haltungsänderung einen übermäßig starken Blutdruckabfall. Häufiger jedoch ist Schwindel bei plötzlicher Änderung der Körper- oder Kopfhaltung, z. B. beim Aufstehen aus liegender Stellung oder beim Drehen im Bett *(s. Kap. HNO, 4.),* **haltungsbedingter** oder **lageabhängiger Schwindel** auf eine Labyrinthstörung, wie sie bei Schädelfrakturen vorkommt, zurückzuführen; er kommt im Alter aus unbekannten Gründen häufig vor. Schwindel bei einer plötzlichen Drehbewegung oder – häufiger – Extension des Kopfes beruht gelegentlich auf **vertebraler arterieller Insuffizienz** oder einem **Tumor im Bereich des 4. Ventrikels.**

Echter Schwindel ist nicht ein Symptom einer Psychoneurose, aber Unsicherheit und die Angst vor Gleichgewichtsverlust beim Gehen können Symptome einer Angstneurose oder Depression sein. Die Diagnose stellt man bei Fehlen objektiver Befunde, negativen Labortests und entsprechendem psychologischem Status.

Therapie

Die Behandlung ergibt sich aus der Feststellung der Ursache und ihrer Beseitigung. Die Behandlung des Ménière-Syndroms und anderer otogener Ursachen des Schwindels wird in *Kap. HNO, 4.* erörtert. ZNS-Störungen, die Schwindel verursachen (Tumoren der hinteren Schädelgrube, Kleinhirnerkrankungen und Multiple Sklerose), werden an anderer Stelle in diesem Kapitel erörtert.

Eine **Linderung der Symptomatik** kann man erreichen durch Bettruhe und Dimenhydrinat, alle 4–6 h 50–100 mg, Perphenazin, 4–8 mg oral oder 5 mg i. m. 3 × tgl., Meclizin, 25 mg oral 3 × tgl. oder Scopolamin 0,5 mg über 3 Tage transkutan. Alle diese Medikamente sind in geringem Maß bei intermittierendem und kontinuierlichem Schwindel nicht bettlägeriger Patienten wirksam.

Muskelschwäche

Schwäche ist ein gängiges Symbol bei vielen Erkrankungen, vom Muskel bis zur Psychiatrie. Die Klagen des Patienten müssen genau erfaßt werden (Schwäche kann individuell ganz unterschiedliche Bedeutung haben und Müdigkeit, Unbeholfenheit oder Starre einschließen). Wichtig sind die genaue Lokalisation, der Zeitpunkt des Auftretens, verschlimmernde oder bessernde Einflüsse sowie Begleitsymptome. Andererseits ist die Prüfung der Muskulatur nur ein Teil der neurologischen Untersuchung, die ihrerseits wiederum nur ein Teil der ärztlichen Gesamtuntersuchung darstellt. Isolierte Muskelprüfungen ohne Gesamtuntersuchung können zu gravierenden diagnostischen und therapeutischen Irrtümern führen.

Eine Zusammenfassung der anamnestischen Daten, der Ergebnisse der körperlichen Untersuchung und relevanter Laborbefunde sollte die Differentialdiagnose zwischen einer Erkrankung zentralnervös-motorischer Strukturen oder peripher-spinaler Motoneurone möglich machen. Im letzteren Fall kann der Ort der Erkrankung in der spinalen Vorderhornzelle, im peripheren Nerven, in der neuromuskulären Synapse oder im Muskel selbst liegen. Um zwischen diesen Möglichkeiten zu differenzieren, benötigt man Informationen über begleitende Sensibilitätsstörungen, Muskeltonus, Kleinhirnfunktion und Muskeldehnungsreflexe. Zur speziellen Untersuchung der Muskeln gehören Betrachtung, Palpation und Prüfung der Kraftenwicklung. *Tab. 16. und 17.* fassen einige der wesentlichen Unterscheidungsmerkmale zusammen.

Die **Inspektion der Muskeln** liefert Informationen über eventuelle Atrophien, Hypertrophien oder abnorme Bewegungen. Am entspannt sitzenden Patienten betrachtet man Umfang und Konturen der Muskeln und sucht nach Faszikulationen. Eine **Atrophie** macht sich

Tab. 16. Muskelschwäche: zentralnervöses Substrat versus peripheres Motoneuron

Symptome	*Erkrankung zentraler Motoneurone*	*Erkrankung spinaler Motoneurone*
Reflexe	gesteigert	abgeschwächt oder fehlend
Atrophie	fehlend	vorhanden
Faszikulationen	fehlend	vorhanden
Muskeltonus	erhöht	vermindert oder nicht vorhanden

Tab. 17. Muskelschwäche: neurogen versus myogen

neurogene Schwäche	*myogene Schwäche*
Muskelschwund überproportional zur Schwäche	Schwäche überproportional zum Muskelschwund
Faszikulationen	keine Faszikulationen
Reflexe oft fehlend bei minimaler Schwäche (Ausnahme: amyotrophe Lateralsklerose)	Reflexe oft vorhanden bei deutlicher Kraftminderung
sensorische Ausfälle möglich	keine sensorischen Ausfälle

durch einen verminderten Muskelumfang bemerkbar, jedoch wird dies bei großen oder tiefliegenden Muskeln erst in fortgeschrittenen Stadien augenfällig. Eine beidseitige Atrophie kann im Seitenvergleich unbemerkt bleiben. Bei alten Menschen ist ein gewisser Muskelschwund normal. **Hypertrophie** entsteht, wenn ein Muskel ersatzweise für einen anderen Mehrarbeit leistet. Bei der **Pseudohypertrophie** wird Muskelgewebe durch übermäßige Mengen von Bindegewebe oder gespeichertem Material ersetzt. Die häufigsten abnormen Bewegungen sind **Faszikulationen,** d.h. *unter der Haut sichtbare, kurze, feine, unregelmäßige Zuckungen wechselnder Muskelfasergruppen.* Faszikulationen weisen gewöhnlich auf eine Erkrankung des peripheren motorischen Neurons hin, sie können aber auch bei Gesunden vorkommen, besonders in den Wadenmuskeln älterer Menschen. **Myotonie** nennt man die *verzögerte Muskelentspannung nach länger anhaltender Kontraktion oder direktem Beklopfen des Muskels.* Man findet sie hauptsächlich bei der myotonen Dystrophie. Die Unfähigkeit zur Muskelentspannung, z.B. eine geschlossene Hand rasch zu öffnen, kann dabei zu erheblichen Behinderungen führen.

Bei der **Muskelpalpation** sucht man nach Atrophien, Faszikulationen, einer abnormen Konsistenz oder Überempfindlichkeit.

Die **Kraftprüfung** ist zum Nachweis und zur Lokalisation einer Schwäche sowie zu ihrer Quantifizierung für spätere Vergleichszwecke wichtig. Der Patient führt den Arm- und Beinhalte-Versuch aus, der Untersucher achtet auf Tremor oder andere unwillkürliche Bewegungen sowie auf Lähmungserscheinungen – eine paretische Extremität sinkt schneller ab als eine mit intakter Innervation. Die Kraft einzelner Muskelgruppen prüft man gegen Widerstand. Bei der Beurteilung ist zu berücksichtigen, daß Schmerzen im betroffenen Muskel oder Gelenk aktive Kontraktionen herabsetzen oder unmöglich machen können. Hysterische Lähmungen oder Simulationen können recht schwierig festzustellen sein. Gewöhnlich findet man jedoch eine charakteristische Reaktion, bei der der Widerstand gegen Bewegung ganz normal ist, der Untersuchte dann aber plötzlich nachgibt. Das Fehlen einer Atrophie und das Vorhandensein normaler Reflexe können ebenfalls bei der Diagnose helfen.

Eine **Klassifizierung der Muskelkraft** ist bei inkompletten Lähmungen oft schwierig. Eine mögliche Einteilung ist folgende: 0 = keine Bewegung; 1 = Spuren sichtbarer Muskelkontraktionen; 2 = aktive Bewegung bei Ausschaltung der Schwerkraft; 3 = aktive Bewegung gegen die Schwerkraft; 4 = aktive Bewegung gegen Schwerkraft und leichten Widerstand; 5 = normale Kraft.

Das Problem dieser und ähnlicher Skalen ist der relativ große Kraftbereich der Stadien 4 und 5.

Eine **Funktionsprüfung** gibt meist ein besseres Bild der Behinderung. Man läßt den Patienten verschiedene Bewegungsabläufe ausführen, achtet auf eventuelle Ausfälle und versucht diese, so gut es geht, quantitativ zu beschreiben (z.B. die Zahl möglicher Kniebeugen oder gestiegener Treppenstufen). Aus der Hocke aufstehen oder auf einen Stuhl steigen liefert gute Informationen über die Kraft im proximalen Teil des Beines. Zehen- und Hacken-Stand prüfen die distale Kraft, die sich auch im Händedruck widerspiegelt. Ein Patient mit einer Quadrizepsschädigung muß sich zum Aufstehen von einem Stuhl mit den Armen abstoßen.

Manche Patienten mit Paresen im Schultergürtel bewegen ihre Arme passiv durch Schwünge des Rumpfes. Patienten mit Paresen im Beckengürtel erheben sich charakteristischerweise aus der Rückenlage, indem sie sich zunächst in Bauchlage drehen, hinknien und sich dann langsam durch Emporklettern der Arme an den Oberschenkeln in die Senkrechte drücken.

Eine nur diskrete Muskelschwäche kann sich in vermindertem Mitschwingen der Arme beim Gehen äußern, einer Pronationstendenz im Armhalteversuch, vermindertem spontanem Einsatz einer Extremität oder einem außenrotierten Bein. Rasche alternierende Bewegungen können verlangsamt sein und die Fingerfertigkeit kann Mängel aufzeigen (auf- und zuknöpfen, Sicherheitsnadeln öffnen, Streichholz aus einer Schachtel holen). Auf Koordinationsstörungen kann weiterhin geprüft werden mit dem Finger-Nase-Versuch und dem Knie-Hacke-Test, die nützlich sind, wenn ataktische Bewegungen erfaßt werden sollen (zerebelläre Bahnen; *s. a. Kap. NEU, 12., Zerebelläre und spinozerebelläre Erkrankungen).*

4. ERNÄHRUNGSBEDINGTE NEUROLOGISCHE ERKRANKUNGEN

(s. a. Kap. NEU, 2., Wernicke-Korsakoff-Syndrom, im Abschn. Amnesien, unter Fokale Störungen höherer Hirnfunktionen; Kap. PSY, 5., Alkoholabhängigkeit; Kap. ERN, 3., Pellagra unter Niacin-Mangel; Kap. HÄM, 1., Vitamin-B_{12}-Mangel, unter Megaloblastäre Anämien.)

Ein Mangel essentieller Nahrungsstoffe kann Gehirn, Rückenmark und peripheres Nervensystem schädigen; hierzu kann es bei schrulligen Eßgewohnheiten, intestinalen Resorptionsstörungen, systemischen Krankheiten, bestimmten Erbkrankheiten und Anorexie kommen. Die häufigen Zustände von Mangelernährung bei chronischem Alkoholismus, Debilitas und Hungerzuständen sind insofern besonders wichtig, als die Komplikationen von seiten des ZNS in diesen Fällen der Therapie zugänglich sind.

Die Vorgänge, mit denen Mangelernährung neurologische Schäden verursacht, sind nicht immer klar und einfach. Oftmals handelt es sich um den Mangel eines oder mehrerer Vitamine, die essentielle Kofaktoren verschiedener Enzyme des Intermediärstoffwechsels darstellen. Da ein Vitaminmangel normalerweise nicht isoliert vorkommt, mag das für den Ausfall verantwortliche Vitamin nicht sofort auf der Hand liegen. Außerdem ist Vitaminmangel nicht immer die unmittelbare Ursache eines neurologischen Funktionsausfalls, beispielsweise wenn eine Extremität mit ungenügendem subkutanem Fett- und Bindegewebe besonders zur Kompressionsneuropathie neigt. Beim Skorbut kann eine Blutung in die Nervenscheide z. B. des N. femoralis eine Parese des Quadriceps verursachen. Weiterhin entwickeln Personen mit gleich schlechtem Ernährungszustand nicht immer im gleichen Maße neurologische Komplikationen; dies legt nahe, daß genetische Faktoren oder Umwelteinflüsse zur Ausbildung der Krankheit beitragen. So können Nahrungsstoffe, die bei Hungersnöten aufgenommen werden, Neurotoxine enthalten (z. B. Kichererbsen, die zu Lathyrismus führen, oder die Früchte der Sagopalme, die für den Parkinson-ALS-Symptomenkomplex auf Guam verantwortlich zu sein scheinen. Schließlich kann eine protein- und kalorienarme Ernährung einen schädigenden Einfluß ausüben, der nicht unmittelbar in Erscheinung tritt (z. B. verzögerte geistige Entwicklung bei Kindern). Im folgenden werden die wichtigsten neurologischen Ernährungsstörungen beschrieben.

Alkoholische oder ernährungsbedingte (dystrophische) Degeneration des Kleinhirns

Pathologische und klinische Symptome dieser Erkrankung sind die gleichen wie bei der zerebellären Komponente des Wernicke-Syndroms. Stand- und Gangataxie entwickeln sich über Wochen oder Monate, können aber auch akut auftreten. Das CT objektiviert eine Atrophie des vorderen Kleinhirnwurms und der vorderen Anteile der Kleinhirnhemisphären. Die

Erkrankung ist nicht auf Alkoholiker beschränkt, sondern tritt in Zusammenhang mit Mangelernährung auf und kann durch Thiamin in Kombination mit anderen B-Vitaminen gebessert werden.

Dystrophische Polyneuropathie

Periphere Neuropathien finden sich bei Alkoholikern oder bei Ernährungsstörungen häufig. Muskelschwund und symmetrische Paresen der distalen Extremitätenanteile entwickeln sich normalerweise schleichend; sie können dann rasch fortschreiten und in unterschiedlichem Ausmaß von sensiblen Ausfällen, Parästhesien und Schmerzen begleitet sein. Dumpfe Schmerzen, Krämpfe, Kältegefühl, Brennen und Taubheit in den Waden oder Füßen können sich durch mechanische Hautreize (z. B. Berührung) verstärken. Man nimmt an, daß bei dem Krankheitsbild eine primäre Axonopathie zu sekundärer Demyelinisation und axonaler Degeneration in den längsten und dicksten Nervenfasern führt. Ob dies Folge eines Mangels an Thiamin oder einem anderen Vitamin wie z. B. Pyridoxin, Pantothen- oder Folsäure darstellt, ist ungeklärt. **Therapie:** breite Vitaminsubstitution ist angemessen, wenn eine Ursache für die Krankheit nicht nachweisbar ist.

Dystrophische Amblyopie

Eine schwere Ernährungsstörung, die das papillomakuläre Bündel des N. opticus schädigt; dies äußert sich in symmetrischen zentralen und zäkozentralen Skotomen und führt zu bleibender Optikusatrophie. Unscharfes Sehen, Dunkelsehen, Photophobie und allgemeine okuläre Beschwerden entwickeln sich im Verlauf von Tagen bis Wochen. Eine dystrophische Amblyopie kann mit anderen ernährungsbedingten Störungen vergesellschaftet sein (z. B. **Strachan-Syndrom** – Polyneuropathie, urogenitale Dermatitis). Wenn sich die Symptome zurückbilden sollen, muß die orale und parenterale Therapie mit Vitamin-B-Komplex frühzeitig einsetzen, d. h. bevor die Amblyopie nennenswerte Ausmaße angenommen hat.

Zentrale pontine Myelinolyse

Eine Demyelinisierung im Bereich des basalen zentralen Brückenhirns kann bei chronisch Kranken auftreten, die plötzlichen Änderungen im Elektrolyt- und Wasserhaushalt ausgesetzt sind – insbesondere bei zu schnellen therapeutischen Korrekturen von Natriummangelzuständen *(s. Kap. ERN, 6., Hyponatriämie).* Tetraparesen und Muskelschwäche im unteren Gesichts- und Zungenbereich können sich im Verlauf einiger Tage oder Wochen entwickeln. Die Läsion kann sich nach dorsal hin ausdehnen und dann zu einem „Locked-in-Syndrom" führen (Zustand, in dem Wachbewußtsein und Empfindungsfähigkeit intakt sind, in dem der Patient infolge motorischer Paresen in allen Körperteilen sich aber nicht mehr mitteilen kann – es sei denn, mit einer Art Augen-Zeichensprache). Die Prognose ist schlecht, weil die Schädigung oft bleibender Natur ist und systemische Komplikationen hinzukommen.

Marchiafava-Bignami-Syndrom

Eine seltene Demyelinisierung des Corpus callosum bei, vorzugsweise männlichen, chronischen Alkoholikern. Die Patienten werden agitiert und verwirrt; es entwickelt sich eine fortschreitende Demenz mit Zeichen von Enthemmung des frontalen Kortex. Manche Patienten bessern sich im Verlauf einiger Monate; bei anderen kommt es präfinal zu Anfällen und Koma. Obwohl ursprünglich dem Abusus von einfachem italienischem Rotwein zugeschrieben, kommt die Krankheit doch in vielen anderen Ländern und mit vielen anderen Arten von alkoholischen Getränken vor. Eine Ernährungsstörung wurde postuliert, aber bisher nicht näher definiert.

Pyridoxin(Vitamin B_6)-Mangel und -Toxizität (s. a. Kap. ERN, 3.)

Periphere Neuropathien durch Pyridoxinmangel beschränken sich weitgehend auf Patienten, die zur Behandlung einer Tuberkulose Isoniazid nehmen. Bei Kindern mit Vitamin-B_6-Mangel sind Krampfanfälle beschrieben worden. Fälle von **Homozystinurie,** die Symptome eines Schlaganfalls, geistige Unterentwicklung und psychotische Zeichen bieten können, scheinen auf massive Pyridoxingaben anzusprechen. Übermäßige Aufnahme von Pyridoxin (mehr als 0,5 g pro Tag) hat bei manchen Erwachsenen zu einer sensorischen Neuropathie geführt, die sich zurückbildet, wenn die Pyridoxineinnahme gestoppt wird.

Vitamin-E-Mangel *(s. a. Kap. ERN, 3.)*

Kinder mit chronischen Lebererkrankungen, Zöliakie, Mukoviszidose und Abetalipoproteinämie (Bassen-Kornzweig-Syndrom) haben eine Resorptionsstörung für fettlösliche Vitamine und können – trotz Substitution – einen konstant erniedrigten Serumspiegel von Vitamin E aufweisen. Langsam, über Monate bis Jahre, entwickelt sich ein fortschreitender Verlust der Propriozeption und Tiefensensibilität, eine Areflexie mit Ataxie und Blicklähmung. Die wenigen vorliegenden autoptischen Untersuchungen haben eine Degeneration der Hinterstränge und spinozerebellären Bahnen sowie fleckförmige Demyelinisierungen in peripheren Nerven ergeben. Die ständige Verschlechterung des neurologischen Bildes kann durch Vitamin-E-Substitution reversibel gestaltet oder zumindest teilweise zum Stillstand gebracht werden.

Neurologische Komplikationen bei Kurzdarm-Syndromen („Short bowel"-Syndromen)

Ausgedehnte Dünndarmresektionen oder intestinale Bypassoperationen (z. B. bei krankhafter Fettleibigkeit) können von verschiedenartigen Komplikationen gefolgt sein, die sich auch in Form neurologischer Symptome manifestieren können. Unzureichende Kalorienaufnahme und die Malabsorption von Vitamin B_{12} oder anderen Vitaminen können zu schwerer Mangelernährung mit den oben aufgezeigten neurologischen Folgeerscheinungen führen. Schwere Kalzium- und Magnesiummangelzustände können Enzephalopathien, Tetanie und Krampfanfälle hervorrufen. Kohlenhydrate können sich der Resorption im Dünndarm entziehen, um dann im Kolon bakteriell zu L- und D-Milchsäure abgebaut zu werden; letztere wird nach Resorption nicht ohne weiteres verstoffwechselt. Die daraus resultierende D-Laktatazidose kann erhöhte Erregbarkeit, bizarre neurologische Funktionsstörungen oder einen echten Zustand mit Enzephalopathie hervorrufen. Bevor man merkwürdiges Verhalten eines Patienten auf Streß oder fehlende emotionelle Anpassungsfähigkeit zurückführt, sollte man auch an diese metabolischen Komplikationen denken.

5. ANFALLSLEIDEN

(Epilepsie)

(s. a. Kap. KIN, 6., Anfallskrankheiten beim Neugeborenen)

Eine sich wiederholende, paroxysmal auftretende Störung der Hirnfunktion, charakterisiert durch plötzliche kurzdauernde Perioden mit veränderter Bewußtseinslage, Krämpfen, sensorischen Phänomenen oder unangebrachtem Verhalten, ausgelöst durch abnorme exzessive und paroxysmale Entladungen zerebraler Neurone.

Krampfanfälle, die häufigste Anfallsform, gehen mit Bewußtlosigkeit und Zuckungen (tonisch oder klonisch) der Extremitäten einher; jedoch kann jedes sich wiederholende Anfallsmuster als Epilepsie bezeichnet werden.

Ätiologie

Epilepsie wird als symptomatisch oder idiopathisch klassifiziert. **Symptomatisch** bedeutet, daß die wahrscheinliche Ursache gefunden wurde, die manchmal eine spezifische Behandlung mit dem Ziel, die Ursache zu beseitigen, erlaubt. **Idiopathisch** bedeutet, daß keine eindeutige Ursache gefunden werden konnte, was auf etwa 75% der jungen Erwachsenen und einen kleineren Prozentsatz der Kinder unter 3 Jahren zutrifft. Anfälle aufgrund einer mikroskopisch kleinen Narbe im Gehirn, die auf ein Geburtstrauma oder eine andere Verletzung zurückgeführt werden kann, mögen zu Lebzeiten fälschlich oder idiopathisch eingeordnet worden sein; die ursächliche Beziehung wird dann erst bei einem neurochirurgischen Eingriff oder bei der Autopsie entdeckt. Bei derartigen Patienten können PET (Positronemissionstomographie) oder SPECT (single proton emission computerized tomography) umschriebene funktionsgestörte Hirnareale darstellen, auch wenn CT und MRI unauffällig sind. Es ist jedoch wahrscheinlicher, daß ungeklärte, überwiegend erbliche Stoffwechselstörungen meistens die idiopathische Epilepsie verursachen.

Im allgemeinen beginnt die idiopathische Epilepsie zwischen dem 2. und 14. Lebensjahr. Anfälle vor dem 2. Lebensjahr beruhen normalerweise auf Entwicklungsstörungen, Geburtsverletzungen oder Störungen des Hirnstoffwechsels. Auftreten nach dem 25. Lebensjahr spricht für Hirntrauma, Tumor oder einen anderen organischen Hirnschaden als Ursache. Lokale Hirnschäden können in jedem Alter zu Anfällen führen.

Krampfanfälle können mit einer Reihe verschiedener zerebraler oder systemischer Erkrankungen einhergehen, die sich aus einer lokalen oder generalisierten Störung der Hirnfunktion ergeben. Eingeschlossen sind **Hyperpyrexie** (akute Infektion, Hitzschlag), **ZNS-Infektionen** (Meningitis, AIDS, Enzephalitis, Hirnabszeß, Neurolues, Tollwut, Tetanus, Malaria, Toxoplasmose, Zystizerkose des Gehirns), **Stoffwechselstörungen** (Hypoglykämie, Hypoparathyreoidismus, Phenylketonurie), **krampfauslösende oder toxische Stoffe** (Kampfer, Chloroquin, Pentetrazol, Strychnin, Picrotoxin, Blei, Alkohol, Kokain), **zerebrale Hypoxie** (Adam-Stokes-Anfall, Carotis-Sinus-Syndrom, Anästhesie, Kohlenmonoxidvergiftung, Atemstillstand), **expansive Hirnprozesse** (Neoplasma, intrakranielle Blutung, subdurale Blutung in der Kindheit), **Hirnschaden** (kongenital, entwicklungsbedingt), **Hirnödem** (Hochdruckenzephalopathie, Eklampsie), **Hirntrauma** (Schädelfraktur, Geburtstrauma), **anaphylaktischer Schock** (Fremdserum oder Medikamentenallergie), **Hirninfarkt oder Hirnblutung.** Anfälle können auch als **Entzugssyndrom** nach chronischem Alkoholabusus, Schlafmitteln oder Tranquilizern auftreten. **Hysterische Patienten** können Anfälle simulieren.

In vielen dieser Fälle sind die Anfälle nur vorübergehend und treten nach Krankheitsende nicht mehr auf. Allerdings können Krampfanfälle in jahrelangen Intervallen auftreten, falls es sich um eine Narbe oder dauerhafte Läsion handelt.

Pathogenese

Krampfanfälle beruhen auf einer generalisierten Störung der Hirnfunktion. In manchen Fällen entlädt ein kleiner Herd erkrankten Hirngewebes auf bestimmte endogene oder exogene Reize hin abnorm. Die Ausbreitung der Erregungen in andere Teile des Gehirns äußert sich in Form von konvulsiven Phänomenen und Bewußtlosigkeit. Bei der primär generalisierten Epilepsie sind die Krämpfe von Anfang an generalisiert, veranlaßt durch diffuse abnorme Entladungen, die alle Großhirnareale praktisch gleichzeitig erfassen.

Einen ausreichend starken Reiz vorausgesetzt (z. B. krampfauslösende Drogen, Hypoxie, Hypoglykämie), kann auch auf das normale Gehirn generalisiert-synchron entladen und einen Anfall hervorrufen. Anfälle können bei prädestinierten Menschen durch exogene Faktoren ausgelöst werden (Geräusche, Licht, Hautreizung).

Einteilung und Vorkommen

Epileptische Anfälle können nach unterschiedlichen Gesichtspunkten eingeteilt werden. *Tab. 18.* gibt eine derzeit gebräuchliche, international anerkannte Einteilung.

Partielle Anfälle beginnen mit spezifischen sensorischen, motorischen oder psychischen Erscheinungen, die den Teil der Hemisphäre, in dem der Anfall entsteht, charakterisieren. Eine **Aura** ist eine *fokale Manifestation des Anfallsleidens, die komplexen oder generalisierten Krämpfen unmittelbar vorausgeht* und einen Hinweis darauf gibt, von welcher Lokalisation der Anfall ausgeht. Manchmal aktiviert ein in einer Hemisphäre gelegener Fokus das gesamte Gehirn bilateral so rasch, daß ein generalisierter Grand-mal-Anfall entsteht, bevor irgendwelche Prodrome auftreten können. **Generalisierte Anfälle** rufen normalerweise

Tab. 18. Internationale Einteilung epileptischer Anfälle

I. Partielle (fokale, umschriebene) Anfälle
  A. Einfache partielle Anfälle (ohne Bewußtseinsstörung)
    1. Motorische Symptome (einschließlich Jackson-Anfälle)
    2. Somatosensible oder spezielle sensorische Symptome (Halluzinationen)
    3. Autonome Symptomatik
    4. Psychische Symptome (einschließlich Dysphasie, amnestische, kognitive und affektive Zeichen)
  B. Komplexe Partialanfälle
    1. Einfache partielle Anfälle mit nachfolgender Bewußtseinsstörung
    2. Alleinige Bewußtseinsstörung

II. Generalisierte Anfälle
  A. Anfälle vom Absence-Typ
    1. Alleinige Bewußtseinsstörung
    2. Klonische Komponenten
    3. Atonische Komponenten
    4. Tonische Komponenten
    5. Mit Automatismen
    6. Autonome Komponenten
  B. Myoklonusepilepsie
  C. Klonische Anfälle
  D. Tonische Anfälle
  E. Tonisch-klonische Anfälle
  F. Atonische Anfälle

III. Unklassifizierbare Anfälle (unzureichende Daten)

Modifiziert nach Bancaud, J., O. Henriksen, F. Rubio-Donnadieu et al.: Proposal for revised clinical and electroencephalographic of epileptic seizures. Epilepsia 22 (1981) 489–501. Mit Genehmigung von Raven Press.

von Anbeginn Bewußtlosigkeit und Krämpfe hervor. Der Anfall selbst entsteht in den tieferen Hirnanteilen und hat oft genetische oder metabolische Ursachen.

2% der Bevölkerung leiden an Krämpfen; chronisch rezidivierende Anfälle (Epilepsie) machen davon etwa ein Viertel aus. Die meisten Patienten zeigen nur einen Anfallstyp; über 30% weisen jedoch zwei oder mehrere Typen auf. Über 90% sind Grand-mal-Anfälle, entweder isoliert (60%) oder kombiniert (30%) mit anderen Anfällen. Absencen (Petit mal) treten in 25% der Fälle auf (4% allein, 21% kombiniert). Psychomotorische Anfälle betreffen 18% der Patienten (6% allein, 12% kombiniert).

Symptomatik

Einfache partielle (fokal umschriebene) Anfälle beginnen mit spezifischen motorischen, sensorischen oder psychomotorischen Phänomenen, aber ohne Bewußtseinsverlust. Eine isolierte Aura ist ein einfacher Partialanfall, bei dem nur eine sensorische Modalität (häufig *der Geruch) betroffen ist* und der einem komplexen partiellen oder einem generalisierten Anfall vorangeht. Häufige klinische Erscheinungsbilder sind in *Tab. 19.* zusammengestellt.

Bei der **Jackson-Epilepsie** beginnen die fokalen motorischen Symptome in einer Hand oder einem Fuß und „wandern“ dann über die Extremität, oder sie gehen von einem Mundwinkel aus. Die Dysfunktion kann lokalisiert bleiben oder sich auch im Gehirn ausbreiten mit nachfolgender Bewußtlosigkeit und generalisierten Krämpfen.

Tab. 19. Fokale Manifestation partieller Anfälle und Sitz der begleitenden zerebralen Dysfunktion

Fokale Manifestation	*Sitz der Dysfunktion*
Umschriebene Muskelzuckungen (Jackson-Anfälle)	Stirnhirn (motorischer Kortex)
Umschriebene Taubheit oder Kribbeln	Parietallappen (sensorischer Kortex)
Kau- und Schmatzbewegungen	Anteriorer Temporallappen
Olfaktorische Halluzinationen	Antero-medialer Temporallappen
Optische Halluzinationen (Bilder)	Temporallappen
Optische Halluzinationen (Lichtblitze)	Okzipitallappen
Komplexe Automatismen im Verhalten	Temporallappen

Komplexe (psychomotorische) Partialanfälle sind durch einen Beginn mit ganz unterschiedlichen Anfallsmustern gekennzeichnet *(s. Tab. 18.).* In den meisten Fällen verliert der Patient für 1–2 min den Kontakt zur Umwelt. Der umhergehende Patient kann zunächst torkeln, ziellose, automatische Bewegungen ausführen und unverständliche Laute hervorbringen. Er versteht nicht, was gesagt wird, und kann sich der Hilfe widersetzen. Der Verwirrtheitszustand hält weitere 1–2 min an, nachdem der Anfall scheinbar abgeklungen ist. **Psychomotorische Anfälle** können in jedem Alter entstehen und gehen meist mit pathologischen Strukturveränderungen (z.B. Sklerose der medialen Temporalregion, beginnende Astrozytome) einher. Ein **Status epilepticus im psychomotorischen Bereich** kann sich einstellen, in dem die Betroffenen für Stunden, oder, selten, Tage einen verlangsamten, verwirrten, manchmal verworrenen Eindruck machen. Die Diagnose derartiger psychomotorischer Fugue-Zustände ergibt sich aus dem EEG.

Komplexe Partialanfälle mit Ursprung im Schläfenlappen äußern sich nicht in grundloser Aggressivität. Wenn man sie immobilisiert, können die Patienten gelegentlich denjenigen, die ihre Bewegungen einschränken, tätlich eingreifen, genauso wie postiktal verwirrte Patienten im Anschluß an einen generalisierten Anfall. Es gibt keinen wirklichen Beweis dafür, daß die komplexen Abläufe überlegter oder unbeabsichtigter Aggressionen durch eine Schläfenlappenepilepsie bedingt sind.

Patienten mit Temporallappenepilepsie zeigen im anfallsfreien Intervall ein wesentlich häufigeres Auftreten psychischer Störungen als die Normalbevölkerung. Nicht randomisierte Faktoren bei der Auswertung erschweren es, sich ein sicheres genaues Bild zu machen; einige Studien zeigen, daß bis zu einem Drittel der Patienten mit Temporallappenepilepsie erhebliche psychopathologische Probleme haben, davon zeigen bis zu 10% Symptome schizophrener oder depressiver Psychosen.

Generalisierte Anfälle können sich motorisch relativ diskret, aber auch sehr massiv manifestieren. Sie können primär generalisiert sein (bilaterale Beteiligung des Neokortex von Beginn an) oder sekundär generalisieren (umschriebener kortikaler Beginn mit nachfolgender bilateraler Ausbreitung). **Absencen (Petit mal)** sind kurze, primär generalisierte Anfälle mit 10–30 s andauerndem Bewußtseinsverlust, mit Augen- oder Muskelbewegungen im 3/s-Rhythmus mit oder ohne Muskeltonusverlust. Der Patient hält plötzlich inne und nimmt nach Ablauf des Anfalls seine Tätigkeit wieder auf. Petit-mal-Anfälle sind genetisch determiniert und ereignen sich überwiegend im Kindesalter. Sie beginnen niemals nach dem 20. Lebensjahr. Die Anfälle wiederholen sich mehrmals oder sehr oft am Tag; sie entstehen häufig, wenn der Patient ruhig dasitzt und seltener, wenn er sich bewegt. Im anfallsfreien Intervall sind die Patienten unauffällig.

Infantile Spasmen (Blitz-Nick-Salaam-Krämpfe, Propulsivanfälle) sind *primär generalisierte Anfälle, charakterisiert durch plötzliches Anwinkeln der Arme, Vorwärtsbeugen des Rumpfes und Strecken der Beine.* Die Anfälle dauern nur wenige Sekunden, können sich aber mehrmals am Tage wiederholen. Sie beschränken sich auf die ersten 3 Lebensjahre, gehen aber häufig in andere Anfallsformen über. Eine Schädigung des Gehirns ist offensichtlich.

Tonisch-klonische Anfälle (Grand mal) beginnen *gelegentlich mit einer „Partialaura" in Form von Unwohlsein im Epigastrikum, gefolgt von einem Aufschrei; anschließend kommt es zu Bewußtseinsverlust, Sturz und tonischen, dann klonischen Kontraktionen der Muskeln der Extremitäten, des Rumpfes und Kopfes.* Harn- und Stuhlinkontinenz können vorkommen. Der Anfall dauert 2–5 min. Es kann ein prodromaler Stimmungswechsel vorausgehen, danach folgt ein **postiktaler Zustand** mit tiefem Schlaf, Kopfschmerzen, Muskelkater oder manchmal fokalen motorischen oder sensorischen Phänomenen. Die Anfälle können in jedem Alter auftreten.

Akinetische Anfälle- sind *kurzdauernde, primär generalisierte Anfälle bei Kindern* mit vollständigem Verlust von Muskeltonus und Bewußtsein. Das Kind stürzt oder wird auf den Boden geschleudert, so daß diese Anfälle ein hohes Verletzungsrisiko insbesondere im Schädelbereich bieten.

Fieberkrämpfe sieht man vorwiegend bei 3–5 Jahre alten Kindern in Verbindung mit Fieber ohne Zeichen einer intrakraniellen Infektion oder einer anderen nachweisbaren Ursache. Bis zu 4% aller Kinder sind betroffen, wobei eine genetische Disposition besteht. „Benigne" oder „einfache" Fieberkrämpfe sind flüchtig, vereinzelt und generalisiert; „komplizierte" Attacken sind entweder vom fokalen Typ, dauern länger als 15 min oder wiederholen sich mindestens zweimal in < 24 h. Insgesamt ist das Auftreten von Fieberkrämpfen mit einer leicht erhöhten Inzidenz von späteren afebrilen Krämpfen verbunden (2% entwickeln eine Epilepsie). Die Wahrscheinlichkeit einer späteren Epilepsie und das Risiko rezidivierender Fieberkrämpfe ist wesentlich größer bei Kindern mit „komplizierten" Fieberkrämpfen, abnormem neurologischen Vorab-Befund, Beginn innerhalb des ersten Lebensjahres oder einer Epilepsie in der Familienanamnese.

Im **Status epilepticus** *folgen motorische, sensorische bzw. psychische Anfälle einander, ohne daß in der Zwischenzeit das Bewußtsein wiedererlangt wird.* Ein epileptischer Grand-mal-Status kann Stunden oder Tage andauern und tödlich enden. Er kann spontan oder durch zu rasches Absetzen von Antikonvulsiva entstehen. Eine **kontinuierliche Partialepilepsie** ist eine seltene Art von fokal-motorischen Anfällen (meist im Hand- oder Gesichtsbereich); die Attacken rezidivieren in Intervallen von einigen Sekunden oder Minuten und können Tage bis zu Wochen anhalten.

Diagnostik

Idiopathische Epilepsie muß von der symptomatischen Epilepsie unterschieden werden. Der übliche Anfallstyp der Neugeborenen eignet sich nicht für eine Unterscheidung zwischen struktur- oder stoffwechselbedingter Anfallsursache. Bei älteren Kindern und Erwachsenen jedoch weisen fokale Anfälle oder fokale postiktale Symptome auf eine lokale strukturelle Schädigung hin, während generalisierte Anfälle normalerweise eher stoffwechselbedingt sind.

Die Anamnese sollte einen Augenzeugenbericht eines typischen Anfalls und Angaben über Anzahl und Zeitabstände der Anfälle enthalten. In der Vorgeschichte sollte nach einem **Trauma** (z.B. kraniale Verletzung mit Bewußtlosigkeit, Geburtstrauma), **Infektionen** (z.B. Meningitis, Enzephalitis, Keuchhusten) oder **Vergiftungen** (z.B. exzessivem Alkoholkonsum oder Drogenmißbrauch und ihre Beziehung zu Anfällen) geforscht werden. Eine Familienanamnese von Anfällen oder neurologischen Störungen ist von Bedeutung.

Werden oftmals auftretende Anfälle von Fieber oder Nackensteife begleitet, muß an Meningitis oder Subarachnoidalblutung gedacht werden. Zerebrale Herdsymptome in Verbindung mit Anfällen weisen auf Hirntumor, zerebrale Gefäßerkrankung oder einen traumatisch bedingten Residualschaden hin. Grand-mal-Anfälle, besonders beim Erwachsenen, erfordern stets eine intensive Suche nach einem eventuellen Herd.

Geeignete Untersuchungen schließen Glukose- und Kalziumspiegel im Serum ein, sowie das EEG. Bei einem pathologischen Herdbefund und bei allen Anfällen mit Beginn im Erwachsenenalter sind CT oder MRI angezeigt.

Das interiktale EEG von primär generalisierten Grand-mal-Patienten zeigt meistens relativ symmetrische, repetitive 4–7-s-Aktivität mit scharfen Spitzen und langsamen Wellen. Unilaterale oder fokale Entladungen können bei sekundär generalisierten Anfällen auftreten. Bei Petit mal ergeben sich Spike-Wave-Muster mit 3/s. Interiktal nachweisbare Temporalherde (Krampfspritzen oder langsame Wellen) sind häufig mit psychomotorischen Epilepsieformen vergesellschaftet. Ein pathologisches EEG mit Herdzeichen ist ebenso wichtig für die Differentialdiagnose wie eine zentrenkephal bedingte bilaterale Störung. Da in 15% der Fälle im anfallsfreien Intervall das EEG normal ist, schließt ein normales EEG eine Epilepsie nicht aus. In seltenen Fällen ist das EEG sogar bei Verlaufskontrollen normal und die Diagnose Epilepsie versus Verhaltensstörung muß dann allein aufgrund des klinischen Bildes gestellt werden.

Prognose

Pharmakotherapie kann 50% der Grand-mal-Anfälle vollständig unter Kontrolle bringen und bei weiteren 35% die Anfallshäufigkeit herabsetzen; bei Petit mal lassen sich 40% kontrollieren und in 35% der Fälle wird eine Anfallsreduzierung erreicht; bei psychomotorischen Anfällen können 35% mit Medikamenten kontrolliert und 50% reduziert werden. Von den gut eingestellten Patienten kann schließlich etwa die Hälfte die Medikamente absetzen, ohne daß es zu einem Rückfall mit Krampf kommt.

Die meisten Patienten mit Epilepsie verhalten sich zwischen den Anfällen normal, obgleich eine Überdosierung von Antikonvulsiva die Aufmerksamkeit herabsetzt. Eine progressive mentale Verschlechterung ist gewöhnlich auf eine begleitende neurologische Erkrankung zurückzuführen, die die Anfälle verursacht; nur selten beeinträchtigen Anfälle per se die mentalen Funktionen. Die Prognose ist günstiger, wenn keine Hirnläsion aufgezeigt werden kann. Etwa 70% der nicht stationären Patienten sind geistig normal, 20% zeigen eine geringe Intelligenzminderung und 10% haben eine mäßige bis ausgeprägte Behinderung.

Therapie und allgemeines Vorgehen

1. Generelle Prinzipien: Bei idiopathischer Epilepsie dient die Behandlung dazu, die Anfälle unter Kontrolle zu halten. Bei symptomatischer Epilepsie muß die begleitende Störung ebenfalls behandelt werden; nach chirurgischer Entfernung eines zerebralen Herdes ist gewöhnlich eine langdauernde antikonvulsive Behandlung erforderlich. Eine normale Lebensführung sollte gefördert werden. Angemessene Bewegung wird empfohlen; Sportarten wie Schwimmen, Reiten sind bei geeigneten Schutzmaßnahmen gestattet. Kino, Tanzen und andere gesellschaftliche Unternehmungen sind wertvoll. Wenn die Anfälle seit mehr als einem Jahr nicht mehr aufgetreten sind, erteilen die meisten staatlichen Stellen eine Fahrerlaubnis. Alkoholabstinenz ist **unerläßlich.**

Die Angehörigen sollten der Krankheit des Patienten natürlich begegnen. Anstelle von übertriebenem Schutz und Fürsorglichkeit sollte verständnisvolle Unterstützung bei Minderwertigkeitsgefühlen, anderen Gefühlseinschränkungen und Selbstbeobachtungen gegeben werden; Invalidität sollte verhindert werden. Berufliche Rehabilitierung kann hilfreich sein. Eine Heimunterbringung ist nur bei hochgradiger Retardierung oder bei häufigen und sehr starken Anfällen, die medikamentös nicht beherrscht werden können, zu empfehlen.

2. Im Anfall beschränkt sich das **Handeln** darauf, eine Verletzung zu verhindern, gleich, welche Ätiologie zugrunde liegt. Versuche, die Zunge zu schützen, sollten nicht unternommen werden, weil damit die Zähne verletzt werden können. Auch sollte man keinen Finger in den Mund einführen, um die Zunge herauszuziehen; dies ist gefährlich und unnötig. Die Kleidung am Hals sollte gelockert und unter den Kopf ein Kissen gelegt werden. Der Patient sollte auf die Seite gelegt werden, um die Aspiration von Mageninhalt oder Blut zu vermeiden. Wenn der Patient einverstanden ist, kann ein verantwortungsbewußter Arbeitskollege in Erster Hilfe unterrichtet werden.

3. Beseitigung ursächlicher oder fördernder Faktoren: Die erste Regel bei der Behandlung von Anfallsleiden sollte sein, nach progressiven organischen Hirnschäden zu suchen, z. B. Tumoren oder Abszessen, und diese zu behandeln. Kortikale Narben nach Traumen, Gefäßschäden oder Geburtsverletzungen sollten unter Umständen exzidiert werden, wenn fokale Anfälle auf medikamentöse Therapie nicht ansprechen. Nach chirurgischer Beseitigung organischer Schäden ist normalerweise eine medikamentöse Dauerbehandlung erforderlich. Körperliche Erkrankungen (z.B. Infektionen, endokrine Störungen) sollten behoben werden.

4. Medikamentöse Therapie: Kein einzelnes Medikament kann alle Anfallstypen beherrschen; für die verschiedenen Patienten werden unterschiedliche Medikamente benötigt. Nur selten benötigt ein Patient mehrere Medikamente. Für den neu einzustellenden Patienten muß zunächst das Mittel der Wahl für die Behandlung seiner speziellen Epilepsie herausgefunden werden. Dabei beginnt man mit einer relativ niedrigen Dosis, die, z.B. über eine Woche, bis zum Erreichen der therapeutischen Standarddosierung erhöht wird. Nach etwa einer Woche mit dieser Dosierung sollten die **Blutspiegel** bestimmt werden, um die Pharmakokinetik des Patienten abzuschätzen und festzustellen, ob ggf. die therapeutische Dosis erreicht ist. Falls die Anfälle nicht sistieren, sollte die Dosis über das übliche Maß hinaus in kleinen Mengen erhöht werden. Bei Blutspiegeln im toxischen Bereich oder wenn Unverträglichkeitssymptome auftreten, bevor die Anfälle beherrscht werden, sollte ein weiteres antikonvulsives Medikament langsam (einschleichend) zusätzlich gegeben werden. Dabei muß wiederum auf toxische Symptome geachtet werden, weil zwei Substanzen gegenseitig ihre Abbaurate verzögern können. Die unzureichend wirksame, anfangs gegebene Substanz wird dann ausschleichend abgesetzt. Wenn die Anfälle unter Kontrolle sind, sollte das Antiepileptikum ohne Unterbrechung über einen Zeitraum von wenigstens einem anfallfreien Jahr weiter verordnet werden. Danach sollte erwogen werden, das Medikament abzusetzen, weil etwa 50% der Patienten auch ohne Medikation anfallsfrei bleiben. Patienten, deren Anfallrate anfänglich nur schwer kontrolliert werden kann, die beim Absetzen nicht anfallsfrei bleiben oder solche, bei denen soziale Gründe absolute Anfallsfreiheit verlangen, sollten zeitlich uneingeschränkt medikamentös therapiert werden.

Die wirkungsvollsten **Antikonvulsiva** für die Langzeittherapie bei Kindern und Erwachsenen sind mit therapeutischen und toxischen Blutspiegeln in *Tab. 20.* angeführt. Die Bestim-

Tab. 20. Antiepileptische Medikamente

Medikament	*Indikation*	*Tagesdosis*		*Blutspiegel*		*Zeichen von Toxizität*
		Kind	*Erw.*	*therapeutisch*	*toxisch*	
Phenytoin	Generalisierte und partielle motorische Anfälle, partielle A. mit komplexen Symptomen	5–10 mg/kg oral, in 2–4 Einzeldosen	300–500 mg	10–20 µg/ml	> 25 µg/ml	Nystagmus, Ataxie, Dysarthrie, Apathie, Megaloblastenanämie, Gingivahyperplasie Idiosynkrasie: Hautausschlag, exfoliative Dermatitis, Grand-mal-Anfälle (selten)
Phenobarbital	Generalisierte motor. u. teilmotor. Anfälle	3–5 J.: 4–6 mg/kg in 2 Dosen; Blutspiegel kontrollieren	5 J. bis Erw. 150–300 mg	20–30 µg/ml	> 35 µg/ml	Sedierung, Nystagmus, Ataxie, erschwertes Lernen Idiosynkrasie: Anämie, Hautausschlag, Hyperkinesie

Fortsetzung Tab. 20.

Medikament	*Indikation*	*Tagesdosis*		*Blutspiegel*		*Zeichen von Toxizität*
		Kind	*Erw.*	*therapeutisch*	*toxisch*	
Primidon	Partielle Anfälle mit komplexen Symptomen, partielle und generalisierte motor. Anfälle	10–20 mg/kg, in 2–4 Einzeldosen langsam ansteigend	750–1500 mg langsam ansteigend	5–12 μg/ml	15 μg/ml	siehe Phenobarbital
Carbamazepin	Partielle Komplexe u. generalisierte motor. Anfälle	< 6 J.: Beginn mit 7–8 mg/kg für 3 Tage, dann erhöhen bis 12 mg/kg in 2 Einzeldosen 6–12 Jahre: 20–30 mg/kg in 2 Einzeldosen langsam ansteigend	800–1200 mg langsam ansteigend	4–12 μg/ml	14 μg/ml	Nystagmus, Doppeltsehen, Dysarthrie, Apathie, Nausea Idiosynkrasie: Granulozytopenie, Thrombozytopenie, lebertoxisch
Ethosuximid	Petit-mal-Anfälle	20 mg/kg in 2 Einzeldosen	500 mg 4×tgl. (maximal 1500 mg, wenn keine strenge Überwachung gewährleistet)	40–100 μg/ml	> 100 μg/ml	Nausea, Apathie, Kopfschmerz, Schwindel
Clonazepam	Petit mal, atypisches Petit mal, Myoklonie Akinetische Anfälle Infantile Spasmen	initial: 0,005–0,1 mg/kg, 3×tgl. dann: 0,03–0,06 mg/kg	initial: 0,5 mg 3×tgl. dann: bis zu 5–7 mg 3×tgl., Maximum 20 mg/Tag	20–80 ng/ml (vorläufiger Wert)		Schläfrigkeit, Ataxie, Verhaltensstörungen, ernste Reaktionen sind selten, doch nach 1–6 Mo. tritt eine teilweise oder komplette Toleranz ein
Valproat	Petit mal, Myoklonie Generalis. motor., akinet., partielle motorische Anfälle, Spasmus nutans u.ä.	15–30 mg/kg (in verteilten Dosen 3×tgl. langsam beginnen, bes. wenn andere Medikamente hinzukommen)	15–30 mg/kg	50–100 μg/ml (vor der Morgendosis)	> 130 μg/ml	Nausea und Erbrechen, vorübergehende Schläfrigkeit, flüchtige Neutropenie, Hyperammoniämie, Enzephalopathie

mung der Blutspiegel ist sinnvoll, um 1. die besondere Wirkung eines spezifischen Medikaments zu prüfen (die individuelle Variationsbreite ist groß); 2. bei abnormer Höhe empfindliche Patienten vor Toxizität zu warnen; und 3. bei auffallend niedrigen Werten den Patienten auf die Notwendigkeit regelmäßiger Einnahme hinzuweisen. Trotz dieser offensichtlichen Vorteile muß zunächst und vor allem der Epilepsie des Patienten Aufmerksamkeit geschenkt werden. Ist die Wirkung eines Medikaments bekannt, ist es weniger wichtig, die Blutspiegel zu kontrollieren, als den klinischen Verlauf zu beobachten. Manche Patienten bieten toxische Symptome bei niedrigen Blutspiegeln, während andere bei hohen Spiegeln symptomfrei sind.

Bei **generalisierten motorischen (Grand mal)** oder **partiellen motorischen (fokalen) Anfällen** sind Phenytoin, Carbamazepin oder Valproat Mittel der Wahl. Erwachsene können 300 mg/Tag Phenytoin erhalten, entweder über den Tag verteilt oder in einer Einzeldosis am Abend. Dauern die Anfälle an, kann die Dosis unter Kontrolle der Blutspiegel vorsichtig auf 500 mg/Tag erhöht werden. Im höheren Dosierungsbereich kann die Aufteilung der Tagesdosis auf eine größere Zahl von Einzeldosen toxische Symptome vermindern. Carbamazepin sollte einschleichend bis zu 200 mg 4 × tgl. oder 400 mg 3 × tgl. verordnet werden. Wirksame Valproatdosen liegen typischerweise bei 250–500 mg 3–4 × tgl. 100 mg Phenobarbital können abends zusätzlich gegeben werden, oder auch bis zu 1,5 mg/Tag Primidon, diese aber sehr langsam, um Müdigkeitserscheinungen möglichst gering zu halten.

Bei psychomotorischen Anfällen beginnt die Behandlung mit Carbamazepin, Phenytoin oder Valproat. Carbamazepin ist das Mittel der Wahl; Primidon ist zwar besonders wirkungsvoll, da es aber müde macht, nicht unbedingt das Mittel der Wahl.

Bei Petit mal wird Ethosuximid oral bevorzugt. Valproat und Clonazepam sind oral ebenfalls wirksam; letzteres führt allerdings oft zur Toleranz. Trimethadon 300 mg bis 2 g/Tag oral in verteilten Gaben oder Acetazolamid, 250 mg/Tag oral, sind refraktären Fällen vorbehalten. Eine ketogene Diät kann hilreich sein, ist aber schwer einzuhalten.

Akinetische und myoklonische Anfälle und infantile Spasmen sind schwierig zu behandeln. Valproat wird bevorzugt, bei Wirkungslosigkeit gefolgt von Clonazepam. Ethosuximid ist manchmal erfolgreich, ebenso Acetazolamid (in einer Dosierung wie bei Petit mal). Phenytoin ist nur begrenzt wirksam. Bei infantilen Spasmen sind häufig Kortikosteroide, über 8–10 Wochen gegeben, wirksam. Prednison, 2 mg/kg oral, wird 4 Wochen lang gegeben und anschließend als Erhaltungsdosis um die Hälfte reduziert. Es kann auch ACTH, 20–60 E/Tag i.m., verabreicht werden. Das optimale Anwendungsschema von Kortikosteroiden wird weiterhin kontrovers diskutiert. Zu beachten ist, daß Carbamazepin die Symptomatik bei Patienten mit generalisierten oder mehrgestaltigen Anfällen verschlechtern kann.

Bei **Anfällen während der Schwangerschaft** ist zu beachten, daß die medikamentöse Einstellung zum **fetalen Antiepileptikumsyndrom** führen kann. Es äußert sich bei 2% der Kinder epileptischer Mütter in Form von Lippen- und Gaumenspalten oder sonstigen Gesichtsmißbildungen, Herzfehlern, Mikrokephalie, Wachstums- und Entwicklungsverzögerung, Fingerdysplasie. Unkontrollierte generalisierte Anfälle in der Schwangerschaft bergen sogar ein noch höheres Risiko angeborener Mißbildungen in sich und sollten daher behandelt werden. Frauen im gebährfähigen Alter sollten auf diese Probleme vor Eintritt einer Schwangerschaft hingewiesen werden.

Im Status epilepticus wird bei Erwachsenen Diazepam, 5–10 mg i.v., gegeben; alternativ kann Diazepam, 10 mg i.v. alle 10–15 min bis zu 1 h, gegeben werden, bei Kindern bis zu insgesamt 0,3 mg/kg. Um einen Rückfall zu verhindern, kann Erwachsenen 500 mg–1 g Phenytoin i.v. verabreicht werden mit einer Geschwindigkeit von 50 mg/min für die ersten 500 mg und anschließend 100 mg/30 min.

Kinder sollten Phenytoin 20 mg/kg i.v. in zwei Dosen 30 min nacheinander erhalten, wobei die erste als „Loading"-Dosis größer sein sollte.

Für die Durchbrechung des Status epilepticus ist Lorazepam (0.1 mg/kg i.v. alle 8 h) eine Alternative gegenüber Diazepam und Phenytoin; allerdings muß diese Therapie in die Gabe eines der oben für die Langzeitbehandlung genannten Antiepileptika übergehen. In einigen unbeeinflußbaren Fällen werden anästhetische Dosen von Phenobarbital (i.v. oder rektal) notwendig, in derartigen Fällen sind Intubation und O_2-Gabe wünschenswert, um eine Hypoxie zu vermeiden.

Akute Krampfanfälle bei Fieber, Intoxikation durch Alkohol oder andere Stoffe oder aufgrund einer akuten Stoffwechselstörung erfordern eine Notfalltherapie, sowohl für die Krankheitsursache als auch für den Anfall. Der Status epilepticus muß sofort behandelt werden. Ist nur ein Anfall aufgetreten, sollte beides, Phenytoin und Phenobarbital, über 7–10 Tage in voller Dosierung, wie *in Tab. 20.* angegeben, verabreicht werden. Antikonvulsiva sind bei Alkohol-Entzugsfällen von geringem Wert.

Benigne Fieberkrämpfe benötigen keine Therapie, weil sie, verglichen mit der potentiell toxischen Wirkung von Antiepileptika beim Kleinkind, eine gute Prognose bieten. Bei komplizierten oder den oben angeführten Risiken für rezidivierende Fieberkrämpfe kann eine Langzeitprophylaxe mit Phenobarbital (5–10 mg/kg/Tag) angezeigt sein. Allerdings ist nicht nachgewiesen, daß diese Behandlung den Übergang von komplizierten Fieberkrämpfen in rezidivierende nichtfebrile Krämpfe (Epilepsie) verhindert.

Unerwünschte Nebenwirkungen bei medikamentöser Therapie: Bei therapeutischen Blutspiegeln führen Phenobarbital und Primidon häufig zu leistungsmindernder Müdigkeit und können bei Kindern eine paradoxe Überaktivität hervorrufen. Phenytoin kann Gingivahyperplasie, Osteopathie, Hirsutismus, Adenopathie und eine megaloblastische Anämie auslösen. Carbamazepin ruft zu Behandlungsbeginn oft Diplopie, Benommenheit und GI-Störungen hervor. Üblicherweise vermindert Carbamazepin die Leukozytenzahl auf 3000–4000/μl; auch eine aplastische Anämie kann als allergische Reaktion auf Carbamazepin und Phenytoin vorkommen. Valproat kann Unverträglichkeitsreaktionen von seiten des GI-Trakts auslösen und als allergische Reaktion eine Ammoniak-Enzephalopathie auslösen.

In seltenen Fällen hat Valproat bei Kleinkindern mit neurologischer Vorgeschichte, die mehrere Antiepileptika erhielten, eine tödliche Lebernekrose ausgelöst. Sämtliche Antiepileptika können allergische scharlach- oder masernähnliche Exantheme hervorrufen. Bei hohen Blutspiegeln führt Phenytoin zu Schläfrigkeit, Reizbarkeit, Übelkeit, Erbrechen, Gangunsicherheit und Verwirrtheit.

Patienten, die Carbamazepin erhalten, sollten im ersten Therapiejahr einmal im Monat Blutbilduntersuchungen durchführen lassen. Bei auffälliger Verringerung der Blutzellen sollte das Medikament **sofort abgesetzt** werden. Bei Patienten unter Valproat sollten monatlich Leberfunktionstests durchgeführt werden; sofern sich die Transaminaseaktivitäten oder der N_3-Spiegel wesentlich (auf mehr als das doppelte) erhöhen, sollte Valproat abgesetzt werden. Eine Erhöhung des N_3-Spiegels auf das 1,5fache des oberen Normalwertes kann toleriert werden.

Bei Überdosierung muß das Medikament abgesetzt werden, bis die Intoxikationserscheinungen abgeklungen sind. Bei ernsthafter akuter Vergiftung kann Ipecac-Sirup versucht werden, ansonsten ist bei Somnolenz oder Bewußtlosigkeit eine Magenspülung erforderlich. Im Anschluß an Erbrechen oder Spülung wird Kohle verabreicht oder ein Salz wie z.B. Magnesiumzitrat. Gleichzeitig muß das betreffende Medikament abgesetzt und durch ein anderes Antikonvulsivum ersetzt werden.

Operative Eingriffe: Etwa 10–20% der Anfallspatienten haben Anfälle, die auf medikamentöse Therapie nicht ansprechen. Falls ein umschriebenes pathologisch verändertes Hirnareal kausal verantwortlich ist, reagieren die meisten dieser Patienten auf die neurochirurgische Resektion des Fokus mit einer drastischen Besserung; manche werden total geheilt. Weil spezielle Untersuchungen und ausgefeilte konservativ-operative Teamarbeit erforderlich sind, werden derartige Patienten am besten in entsprechenden Spezialzentren betreut.

6. SCHLAFSTÖRUNGEN

(s. a. Kap. KIN, 8., Einschlafprobleme und Enuresis, unter Verhaltensstörungen)

Störungen im Schlafablauf, die die Fähigkeit einzuschlafen und/oder durchzuschlafen beeinträchtigen, die übermäßiges Schlafen mit sich bringen oder die sich in abnormem Schlafverhalten äußern. Derartige Schlafstörungen sind häufig.

Obwohl Schlaf lebensnotwendig ist, kennen wir seine genaue Rolle bei der Homöostase nicht. Das indidivuelle Schlafbedürfnis ist sehr unterschiedlich ausgeprägt und kann bei gesunden Personen zwischen 4–9 h/Tag variieren. Dauer und Erholsamkeit des Schlafes werden durch eine Reihe von Faktoren beeinflußt, darunter der momentane emotionale Zustand. Es gibt zwei Typen von Schlaf, die ebenso wie unterschiedliche Schlaftiefen durch charakteristische Änderungen des EEG und anderer Parameter – unter ihnen Augenbewegungen – gekennzeichnet sind. Ein Schlaftyp ohne rasche Augenbewegungen (*n*on-*r*apid-*e*ye-*mo*vements, **NREM**), der 75–80% der gesamten Schlafzeit einnimmt, leitet den Schlaf ein. Er zeichnet sich durch langsame Wellen im EEG aus und durchläuft vier Stadien zunehmender Schlaftiefe mit entsprechend ansteigender Weckschwelle. Muskeltonus, Herz- und Atemfrequenz sowie Blutdruck nehmen ab. Die zweite Art von Schlaf (**REM** – *r*apid-*e*ye-*m*ovements) ist von EEG-Wellen mit kleiner Amplitude und hoher Frequenz begleitet und nimmt die restliche Dauer des Schlafes ein. Im REM-Schlaf sind Atemfrequenz und -tiefe erhöht, während der Muskeltonus noch unter das Niveau des NREM-Schlafs sinkt. Beim normalen Nachtschlaf schließen sich REM-Perioden etwa 5–6mal an vorangehende Zyklen von NREM-Schlaf an. Träume treten überwiegend im REM-Schlaf und im Stadium 3 des NREM-Schlafs auf, die meisten Alpträume, Schlafwandeln und Sprechen im Schlaf in den Stadien 3 und 4 des NREM-Schlafs.

Schlaflosigkeit

Schwierigkeiten beim Schlafen oder Schlafrhythmusstörungen, die zur Vorstellung führen, ungenügend geschlafen zu haben. Schlaflosigkeit kommt häufig vor und kann auf mehreren körperlichen und emotionalen Störungen beruhen.

Mit zunehmendem Alter verkürzt sich die Schlafdauer. Das Stadium 4 kann verschwinden und der Schlaf wird häufiger unterbrochen. Diese normalen Veränderungen können als unangenehm empfunden werden und zur Bitte nach Behandlung führen. Es gibt keinen Anhaltspunkt, daß eine solche Schlaflosigkeit sich auf die Gesundheit auswirkt.

Einschlafstörungen gehen häufig mit emotionalen Störungen wie Angst einher, mit Phobien oder Depression; meist existieren auch weitere Symptome des emotionalen Konflikts.

Bei **frühmorgendlichem Erwachen** schläft der Patient normal ein, erwacht aber einige Stunden vorzeitig und schläft entweder nicht mehr ein oder fällt in einen ruhelosen, unbefriedigenden Schlaf. Dieser Ablauf ist zwar eine häufige Alterserscheinung, manchmal aber Ausdruck einer Depression und sollte daher abgeklärt werden. Tendenzen zu Angst, Selbstvorwürfen und Selbstbestrafungsideen verstärken sich oft gegen Morgen.

Änderungen des Schlafrhythmus sind üblicherweise Ausdruck von Jet-Lag (Zeitverschiebung) oder Störungen im Bereich des Hypothalamus (z. B. nach schweren Schädelverletzungen oder Enzephalitis). Mißbrauch von Beruhigungsmitteln oder unregelmäßige Arbeitszeiten im Rahmen von Nachtschichten können gelegentlich ebenfalls derartige Änderungen hervorrufen, ebenso wie die obstruktive Schlafapnoe (s. u.).

Bei letzteren Gruppen werden die Patienten morgens schläfrig, schlafen oder dösen während beträchtlicher Teile des Tages und haben einen unregelmäßigen, unterbrochenen Nachtschlaf. Wenn man sie sediert, können nächtliche Ruhelosigkeit und Umherirren in bewußtseinsgetrübtem oder verwirrtem Zustand resultieren. Wenn Patienten, die regelmäßig hohe Dosen von Schlafmitteln nehmen, diese entzogen werden, tritt üblicherweise ein Rebound-Zustand von Wachheit auf, den der Patient als rezidivierende Schlaflosigkeit deutet.

Diagnostik

Manche Gesunde schlafen weniger als andere; eine Schlaflosigkeit kann **primär** sein (d. h. es handelt sich um Langzeitsymptome mit nur geringer Beziehung zu unmittelbaren somatischen oder psychischen Ereignissen), oder es handelt sich um eine **sekundäre** Schlaflosigkeit bei Schmerzen, Angst, Drogen- oder Alkoholentzug oder Depression. Erst kurzzeitig bestehende Schlaflosigkeit läßt sich normalerweise auf gerade existierende Sorgen zurückführen, wie z. B. Streit in der Ehe, Probleme bei der Arbeit, sexuelle Schuldgefühle oder Besorgnis um die Gesundheit. Abgesehen von den seltenen Schlafapnoe-Syndromen gibt es so gut wie niemals eine organische Ursache für eine ansonsten asymptomatische Schlaflosigkeit. Der abendliche Konsum von großen Mengen Alkohol kann die Schlafdauer abkürzen oder frühmorgens Entzugserscheinungen verursachen, so daß der Patient beim Erwachen ruhelos, und wenn er stark abhängig ist, ängstlich und zittrig ist. Schlaflosigkeit, die auf einfache Maßnahmen nicht anspricht, kann auf einer ernsten emotionalen Störung, besonders Depression, beruhen.

Therapie

Die Therapie hängt ab von der zugrundeliegenden Störung. Viele Patienten sprechen auf die Versicherung gut an, daß die Schlaflosigkeit aus verständlichen Ängsten oder behandelbaren körperlichen Störungen resultiert. Eine Gelegenheit, die Probleme zu äußern, hilft oft, die Verzweiflung zu mindern und einen normalen Schlafablauf herbeizuführen. Ältere Menschen, deren normales Schlafbedürfnis sich geändert hat, sollte man beruhigen und ermutigen, sich tagsüber mehr zu bewegen, und sie sollten Hinweise erhalten, wie man sich entspannen kann. Warme Milch hilft manchen Patienten einzuschlafen.

Bei **Schlaflosigkeit aufgrund emotionaler, aber nicht depressiver Störungen** sowie in hartnäckigen Fällen mit den üblichen Ursachen mag ein Schlafmittel benötigt werden (s. unten, Sedativa und Hypnotika), insbesondere wenn die Schlaflosigkeit die Leistungsfähigkeit und das Wohlbefinden des Patienten beeinträchtigt. Patienten, die wegen Schmerzen aufwachen, sollten abends Aspirin (325–650 mg) erhalten. Ist **Schlaflosigkeit Zeichen einer Depression,** genügt normalerweise ein heterozyklisches Antidepressivum etwa eine Stunde vor dem Schlafengehen *(s. Kap. PSY, 9.)*.

Alle Schlafmittel können zu Toleranz und Sucht führen. Es sollte daher streng darauf gedrungen werden, sie nur für kurze Zeit (2–4 Wochen) oder intermittierend zu verschreiben. Weil bei depressiven Patienten das Risiko eines Suizids durch eine Überdosis Hypnotika besteht, sollten sie hier nur in kleinen Dosen gegeben werden. Bei unklarer langdauernder Schlaflosigkeit kann eine Untersuchung in einem Schlaflabor hilfreich sein.

Sedativa und Hypnotika

Bezeichnungen wie sedierende, hypnagogische oder angstlösende Stoffe, Minor Tranquilizer, Anxiolytika sind unklar und oft austauschbar. In Abhängigkeit von der Dosierung ist ein Medikament häufig für mehrere Indikationen einsetzbar (zur Diskussion der Verwendung von Medikamenten als Nicht-Schlafmittel *s. Kap. PSY, 14.*).

Sämtliche verfügbaren Hypnotika bergen das Risiko einer Überdosierung, Gewöhnung, Toleranz- und Suchtentwicklung – sowie das von Entzugssymptomen, die eine vorübergehende rezidivierende Schlaflosigkeit einschließen. Die Präparate mit der größten Wirksamkeit und Sicherheit sind in *Tab. 21.* aufgeführt. Ambulante Patienten unter derartiger medikamentöser Therapie sollten vermeiden, diese Medikamente zu nehmen, wenn Aktivitäten gefordert werden, die auf mentaler Wachheit, Urteilskraft und körperlicher Koordinations-

Tab. 21. Gebräuchliche, relativ unbedenkliche Hypnotika

Substanz	*Halbwertszeit (h)*	*Vorteile und Nachteile*	*Dosierung[1] (mg)*
Benzodiazepine[2]			
Triazolam	1,5–3	Wirkung rasch eintretend und kurzdauernd, daher v.a. bei Einschlafstörungen. Höhere Dosen können anterograde Amnesie auslösen	0,125–0,250
Temazepam	10–17	Längerdauernde Wirkung, vorzugsweise bei Patienten mit Aufwachstörung. Gewisse Nachwirkungen („Hangover") möglich	15–30
Flurazepam	50–100	Langdauernde Effekte, geeignet für Aufwachstörungen; gewisser Hangover nicht ungewöhnlich	15–30
Antidepressiva			
Amitriptylin	16	Gesamtdosis beim Schlafengehen kann Schlaflosigkeit bei Depressionen und frühmorgendliches panikartiges Erwachen (nächtliches Entsetzen) bessern	50–75 ist gewöhnlich das Minimum bei dieser Indikation
Sonstige			
Chloralhydrat	4–10	Mittellange Wirkdauer: häufig unangenehme Empfindungen von seiten des GI-Trakts; Hangover möglich	500–1000
Meprobamat	6–17	Geringgradige Sedation, kann bei älteren Patienten nützlich sein. Hangover möglich, verstärkt Effekte von Alkohol und Antidepressiva	800
Unübliche Sedativa			
Diphenhydramin, Pyrilamin etc.		Meist geringgradige Sedation; wenig Nebenwirkungen und wenig Hangover. Meist Wirkungsverlust nach 3–4 Tagen	25–30

[1] bei älteren oder geschwächten Patienten genügt zu Beginn oftmals die Hälfte der angegebenen Minimaldosis.
[2] *s. a. Kap. PSY, 14.*

fähigkeit (z. B. Autofahren oder Bedienen einer Maschine) basieren. Bei Patienten mit pulmonaler Insuffizienz sollten Hypnotika mit besonderer Vorsicht verordnet werden. Zu weiteren möglichen Problemen in Zusammenhang mit Schlafmitteln *s. Kap. PSY, 5. und 12.*

Nebenwirkungen (s. auch unter *Spezielle Pharmakawirkungen,* weiter unten): Nach exzessiver Einnahme mancher sedierender Hypnotika werden Schläfrigkeit, Lethargie und Katerzustände regelmäßig beobachtet. Selten kommen auch Hauteffloreszenzen (z. B. Urtikaria, anginoneurotisches Ödem, Erythema bullosum multiforme) und gastrointestinale Störungen (z. B. Übelkeit und Erbrechen) vor. Bei älteren Patienten kann jeder Typ von Sedativum (sogar in kleinen Dosen) Ruhelosigkeit, Erregung oder Exazerbation einer hirnorganischen Grundkrankheit auslösen.

Zahlreiche Patienten gebrauchen höhere Dosen von Hypnotika als sie zugeben. Verwaschene Sprache, Koordinationsstörungen, Zittrigkeit und Nystagmus sollten den Verdacht auf eine Überdosierung wecken. Für viele Substanzen können Laborwerte (und damit die Serumspiegel) bestimmt werden.

Die Effekte der Sedativ-Hypnotika addieren sich mit denjenigen anderer ZNS-depressiver Stoffe (z. B. Alkohol, Anxiolytika, Opioide, Antihistaminika, Phenothiazine und Antidepressiva). Bei gemeinsamer Verordnung sollte daher die Dosis verringert werden. Plötzliches Absetzen nach langdauerndem Gebrauch kann schwere Tremorzustände oder Krampfanfälle auslösen und sollte daher vermieden werden. Barbiturate, Chloralhydrat und Glutethimid können mit Antikoagulantien vom Cumarintyp interagieren *(s. a. Stoffwechselveränderungen, in Kap. PHA, 5., Wechselwirkungen von Pharmaka).*

Gebräuchliche Schlafmittel

Triazolam, Temazepam und **Flurazepam** sind Benzodiazepinabkömmlinge mit ausgeprägtem hypnotischem Effekt. Sie besitzen nur ein sehr kleines Suizidpotential, verändern den REM-Schlaf nur wenig und verursachen daher kein REM-Rebound. Triazolam in mäßiger Dosierung (z. B. 0,06–0,25 mg) hat manchmal eine vorübergehende anterograde Amnesie zur Folge. In niedrigen Dosen macht die Tatsache, daß es nur kurzdauernde Effekte ohne unangenehme Nachwirkungen hat, es zum Mittel der Wahl für die meisten akuten Schlaflosigkeiten (einschließlich Jeg-Lag). Flurazepam wird in ein Stoffwechselprodukt mit verzögerter Pharmakokinetik umgewandelt, das Nachwirkungen in Form von Schläfrigkeit oder Ataxie entfalten kann und daher seine Einsatzfähigkeit für den Langzeitgebrauch einschränkt.

Die genannten Stoffe haben ein weit geringeres Suchtpotential als andere Hypnotika. Die Dosen, die ernsthafte Atemdepression oder Depression vitaler ZNS-Funktionen verursachen, liegen erheblich über denjenigen der Barbiturate und auch der meisten anderen nichtbarbiturathaltigen Sedativ-Hypnotika. Allerdings können die Benzodiazepine genauso wie alle anderen Sedativa die ZNS-depressiven Effekte des Alkohols und anderer Drogen verstärken. Gelegentlich wird von Patienten nach wiederholtem Gebrauch oder nach Entzug sedierender Benzodiazepine über eine Zunahme angsterfüllter Beklemmungen während der Tageszeit berichtet.

Chloralhydrat ist ein relativ schwach wirksames, aber risikoarmes Schlafmittel. Üblicherweise liegt die Dosierung bei 1–2 g; älteren Patienten sollte man 0,5–1 g verordnen und bei Bedarf nach einer Stunde weitere 0,5 g. Chloralhydrat ist in Kapseln und als Lösung verfügbar, die einen unangenehmen, beißenden Geschmack haben. Wie die Barbiturate kann Chloralhydrat Toleranz, Sucht und eine hepatische Enzyminduktion verursachen, die Konsequenzen für den Katabolismus von Pharmaka hat.

Barbiturate werden als Sedativa nicht mehr empfohlen. Sie prädisponieren zu Toleranz, Gewöhnung und Drogenabhängigkeit. Auch das Suizidrisiko ist höher als bei anderen Hypnotika. Versuche des Patienten, die Medikation abzusetzen, kann zu Entzugssymptomen führen, was die Abhängigkeit noch verstärkt. In solchen Fällen sollte versucht werden, mit einem Benzodiazepin zu substituieren und das Barbiturat langsam abzusetzen. Barbiturate sind kontraindiziert bei Porphyrie, weil sie einen akuten Anfall provozieren können. Barbiturate induzieren Leberenzyme, die Pharmaka metaboliseren, und können so unerwünschte Rückwirkungen auf andere Medikamente haben.

Glutethimid und **Methyprylon** sind selten verwendete Substanzen mit recht langer Wirkdauer und können wie Barbiturate Toleranz und Sucht hervorrufen. Sie sind keine empfehlenswerten Hypnotika. *Vergiftungen mit Glutethimid sind besonders gefährlich, weil bei langdauernder Wirkung die toxische Dosis nur wenig über der hypnotischen liegt.* Möglicherweise weil die Substanz im Gastrointestinaltrakt rezirkuliert, fluktuieren die Blutspiegel und können so zu zyklischen Änderungen der Tiefe eines Komas führen. Wenn bei Glutethimidvergiftung eine Hämodialyse eingesetzt wird, sollte man ein lipophiles Lösungsmittel im Dialysat verwenden, weil dies die Extraktionsrate des Medikaments aus dem Blut vergrößert.

Hypersomnie

Eine abnorme Zunahme der Schlafdauer um 25% oder mehr, insbesondere in dem Ausmaß, das mit den sozialen und ökonomischen Verpflichtungen des Betroffenen interferiert. Chronisches oder halbchronisches pathologisches Schlafbedürfnis kann in Zusammenhang mit raumfordernden Prozessen auftreten, die den Hypothalamus oder den oberen Hirnstamm in Mitleidenschaft ziehen oder zu erhöhtem Hirndruck führen. Hypersomnie wird auch gesehen bei übermäßigem Gebrauch von Schlafmitteln, bestimmten Formen von Enzephalitis oder bei einer Depression. Akute, relativ kurzdauernde Insomnie kann akute systemische Erkrankungen wie eine Influenza begleiten. Sorgfältige Anamnese und klinische Untersuchung, gegebenenfalls mit CT und MRI oder toxikologischen Tests, können in der Regel die Ursachen aufklären. Selten ist das **Klein-Levin-Syndrom,** das sich bei männlichen Jugendlichen in phasenweiser Somnolenz und Hyperphagie äußern kann. Patienten mit Schlafapnoe (s. u.) leiden häufig tagsüber unter einer kompensatorischen Schläfrigkeit.

Narkolepsie

Ein seltenes Syndrom wiederholter Schlafanfälle mit plötzlichem Muskeltonusverlust (Kataplexie), Schlafparalyse und hypnagogischen Phänomenen und einem charakteristischen initialen REM-Schlafmuster. Über 10% der Narkolepsie-Patienten weisen alle vier Symptome auf.

Ätiologie und Inzidenz

Die Ursache ist unbekannt, auch wenn alle bisher darauf hin getesteten Patienten zum Haplotyp HLA-DR2 gehörten. Pathologische Hirnveränderungen sind nicht festzustellen. Die Symptome beginnen normalerweise in der Adoleszenz oder bei jungen Erwachsenen ohne vorausgehende Erkrankung und bleiben während des ganzen Lebens bestehen; die Lebensdauer wird nicht verkürzt. Narkolepsie ist bei beiden Geschlechtern gleich häufig; einige Patienten weisen eine Familienanamnese auf.

Symptomatik

Sämtliche Symptome kann man als verstärkte Ausprägung normaler Phänomene auffassen.

Schlafanfälle: *Häufige, jederzeit und momentan einsetzende Phasen von REM-Schlaf (ohne wesentliche oder jegliche vorangehende NREM-Periode).* Dieses Schlafmuster unterscheidet sich vom normalen Schlaf, bei dem eine Phase von Schlaf mit langsamen Wellen (NREM), normalerweise für etwa 60 Minuten, dem REM-Schlaf vorangeht. Äußerlich sind die Anfälle normalem Schlaf ähnlich, wenn man von der Häufigkeit und den abnormen Zeitpunkten, zu denen sie auftreten, absieht. Die Zahl der Schlafanfälle bewegt sich zwischen wenigen bis zu vielen an einem Tag; sie können Minuten bis Stunden dauern. Dem Schlafverlangen kann nur zeitweise widerstanden werden, doch der Patient ist aus normalem Schlaf genauso schnell erweckbar wie aus der Narkolepsie. Die Anfälle sind besonders häufig unter monotonen Bedingungen, die auch normalerweise einschläfernd wirken; sie können aber auch in riskanten Situationen auftreten, wie z. B. beim Autofahren. Der Patient kann sich beim Erwachen erfrischt fühlen, aber nach wenigen Minuten wieder einschlafen. Trotz der häufigen Schlafepisoden während des Tages ist die Gesamtschlafzeit nicht erhöht; der Nachtschlaf kann trotz zahlreicher Schlafepisoden unzureichend und von heftigen, angsterregenden Träumen unterbrochen sein.

Kataplexie: *Eine momentane Lähmung ohne Bewußtseinsverlust in Verbindung mit plötzlichen emotionalen Reaktionen wie Heiterkeit, Zorn, Angst oder Freude.* Ein Überraschungsmoment scheint wichtig zu sein. Die Lähmung kann auf die Gliedmaßen beschränkt bleiben (z. B. läßt der Patient die Angel fallen, wenn der Fisch anbeißt), oder es kann zu einem schlaffen Hinfallen kommen (z. B. wenn der Patient herzhaft lacht oder plötzlich zornig wird). Diese Anfälle gleichen einem Muskeltonusverlust, wie er im REM-Schlaf vorkommt oder in geringerem Maß bei Personen, die „vor Lachen schwach werden".

Schlafparalyse: *Gelegentliche Perioden beim Einschlafen oder unmittelbar nach dem Aufwachen, in denen der Patient, wenn er sich bewegen möchte, dies momentan nicht kann.* Diese Ereignisse können mit einem durchdringenden Angstgefühl einhergehen. Auch diese Episoden sind der motorischen Hemmung ähnlich, die den REM-Schlaf begleitet. Allerdings kommen sie häufiger auch bei gesunden Kindern und manchmal bei gesunden Erwachsenen vor.

Hypnagogische Phänomene: *Besonders lebhafte akustische oder optische Illusionen oder Halluzinationen* können beim Einschlafen oder, seltener, beim Aufwachen auftreten und sind schwer von lebhaften Träumen zu unterscheiden. Derartige Episoden gleichen den lebhaften Träumen der REM-Phase. Hypnagogische Phänomene ereignen sich meist bei jungen Kindern und gelegentlich bei Erwachsenen, die nicht unter Narkolepsie oder sonstigen Schlafstörungen leiden.

Es können keine pathologischen Laborwerte gefunden werden, außer daß in einem während des Anfalls abgeleiteten EEG die niedergespannten raschen Aktivitäten der REM-Phase unmittelbar auftreten.

Diagnostik

Die Anamnese der typischen Schlafanfälle ist kennzeichnend und einige der vier klinischen Hauptsymptome sollten nachgewiesen werden. Gelegentlich leiden die Patienten nur unter Schlafanfällen und auch das typische prompte Auftreten der REM-Phase fehlt. Viele normalerweise gesunde Menschen haben gelegentlich Episoden von Schlafparalyse oder hypnagogische Phänomene. Meistens sehen sie sie als gutartig an und suchen keinen Arzt auf. Die oben genannten Ursachen einer Hypersomnie müssen ausgeschlossen werden.

Therapie

Stimulierende Medikamente können helfen; die Dosis ist vom individuellen Bedarf abhängig: 25 mg Ephedrin, 10–20 mg Amphetamin oder Dextroamphetamin, 5–10 mg oral alle 3–4 h/Tag. Methylphenidat oral (60–120 mg auf mehrere Einzeldosen verteilt) kann manchmal noch erfolgreicher sein. Die empfohlenen Dosierungen werden ohne ernste Nebenwirkungen vertragen. Imipramin (10–75 mg/Tag) ist das Medikament der Wahl bei Kataplexie, sollte aber abends nicht gegeben werden, um nächtliche Arousal-Effekte zu vermeiden. Patienten, die gleichzeitig Imipramin und Stimulantien erhalten, sind hypertoniegefährdet und sollten sorgfältig beobachtet werden.

Schlafapnoe-Syndrome

Eine Gruppe potentiell tödlicher Erkrankungen, bei der im Schlaf die Atmung wiederholt sistiert; dies kann länger als 10 s dauern, häufiger als 30 mal/Nacht vorkommen und zu einer herabgesetzten O_2-Sättigung im Blut führen.

Ätiologie und klinische Merkmale

Eine Schlafapnoe kann **peripher-obstruktiv** *(Blockade des Luftstroms im oberen Bronchialbereich bei vorhandener Muskelpresse)*, **zentralnervös** *(reduzierte Ausgangsaktivität des Atemzentrums)* oder **gemischt zentral-peripher** verursacht sein. Am häufigsten ist die weiter unten besprochene Verlegung der Atemwege. Ein seltenes Krankheitsbild ist die Schlafapnoe aufgrund primärer Hirnstamminsuffizienz, d. h. aufgrund herabgesetzter respiratorischer Medullafunktion, beispielsweise durch Poliomyelitis, Tumoren der hinteren Schädelgrube oder einer idiopathischen zentralen Hypoventilation, wenn die Patienten außerhalb des vollen Wachzustands unzureichend atmen. Eine gemischte Apnoe beginnt zwar nicht obstruktiv, ist aber alsbald von thorakoabdominalen Bewegungen mit Obstruktion der oberen

Luftwege gefolgt. Die gemischte Form ist häufiger als die rein zentrale, aber seltener als die peripher-obstruktive.

Obstruktive Schlafapnoe (Pickwickier-Syndrom) kommt am häufigsten bei Fettleibigen vor, von denen die meisten in aufrechter Oberkörperhaltung zu schlafen versuchen. Männer sind häufiger betroffen als Frauen. Die Fettleibigkeit führt, vielleicht in Kombination mit einer konstitutionellen Schwäche, zur Verengung der oberen Atemwege, zur Obstruktion der Glottis und zur Möglichkeit einer respiratorischen Insuffizienz. Schließlich kann die Kombination von Hypoxie und Hyperkapnie zusätzlich eine zentrale Apnoe auslösen. Die wiederholte nächtliche Obstruktion kann eine weitere Verschlechterung der respiratorischen Insuffizienz mit rezidivierendem Erwachen herbeiführen; es resultiert ein dauernder zyklischer Wechsel (am Tag wie in der Nacht) von Schlafperioden, obstruktivem Ersticken und erschrecktem Erwachen mit Keuchen und Schläfrigkeit. Gelegentlich kann man ähnliche, allerdings weniger deutlich ausgeprägte Abfolgen bei nicht adipösen Patienten sehen – vermutlich aufgrund von Altersprozessen oder von konstitutionellen Störungen der oberen Luftwege. **Komplikationen** betreffen u.a. kardiale Störungen (z.B. Sinusarrhythmien, extreme Bradykardie, Vorhofflattern und ventrikuläre Tachykardien), übermäßige Schläfrigkeit während des Tages, morgendlicher Kopfschmerz und verlangsamtes Denken.

Schnarchen *(teilweise behinderte Atmung im Schlaf)* ist dreimal häufiger bei Adipösen als bei Normalgewichtigen und bewegt sich in seiner Bedeutung zwischen einem lästigen zwischenmenschlichen Problem auf der einen Seite und der Extremform der obstruktiven Schlafapnoe auf der anderen.

Therapie und Prognose

Beim **Pickwickier-Syndrom** sollte eine Gewichtsreduktion, wann immer möglich, im Vordergrund stehen, weil sie die apnoischen Perioden reduziert und die Blutgasverhältnisse sowie die Schläfrigkeit zur Tageszeit verbessert. Manchmal hilft auch eine assistierte positive Druckbeatmung während der Nacht. Einige Patienten müssen tracheotomiert werden. Gelegentlich hat man eine Uvulopalatopharyngoplastik durchgeführt, um den Nasenrachenraum zu erweitern; sie hat allerdings nur in 50% der Fälle Besserung erbracht. Beseitigung der Obstruktion führt normalerweise zur Rückbildung von Begleitsymptomen wie einer Hypertension im großen und kleinen Kreislauf und kardialer Arrhythmien.

Beim **Schnarchen** können leichtere Fälle dadurch gebessert werden, daß man darauf verzichtet, abends alkoholische Getränke, Tranquilizer, Schlafmittel oder Antihistaminika einzunehmen, oder daß man auf der Seite schläft oder das Kopfende des Bettes höher stellt. Für starke Schnarcher kann die Therapie von der Beseitigung einer Infektion oder Allergie im Nasenrachenraum bis zur operativen Korrektur im Bereich von Nase, Rachen oder Gaumensegel reichen. Eine Tracheotomie ist normalerweise nicht gerechtfertigt.

Parasomnien

Nächtliches Entsetzen: *Angsterfüllte Episoden mit Schreien und Umsichschlagen, die das NREM-Stadium 4 unterbrechen,* sind bei Kindern häufiger als bei Erwachsenen und häufig von Schlafwandeln begleitet. Beim teilweisen Erwachen aus dem Tiefschlaf mögen die Episoden hypnagogische Phänomene darstellen (s. Narkolepsie weiter oben). Bei Erwachsenen stehen sie oft in Zusammenhang mit psychischen Problemen oder Alkoholismus. Manchmal ist Diazepam, 2–5 mg abends, prophylaktisch wirksam.

Alpträume *(schreckenerregende Träume)* können Erwachsene und ganz besonders Kinder *stark beeinträchtigen.* Sie treten in REM-Phasen auf, insbesondere unter Fieber, starker Erschöpfung oder nach Alkoholabusus. Die Behandlung richtet sich nach den entsprechenden Konflikten oder der Grundstörung.

Somnambulismus (Schlafwandeln) ist gekennzeichnet durch *Umherlaufen, Sitzen oder andere komplexe Verhaltensweisen im Schlafzustand;* dabei sind die Augen üblicherweise geöffnet, ohne erkennen zu lassen, daß etwas wahrgenommen wird. Das Phänomen ist am häufigsten bei älteren Kindern oder Jugendlichen. Die Patienten können ununterbrochen murmeln, manche verletzen sich an Hindernissen oder Treppen. Träume treten dabei nicht auf, und das EEG erinnert eher an einen Wach- als an einen Schlafzustand. Normalerweise besteht eine Amnesie für die Episode. Die Behandlung sollte die Grundstörung berücksichtigen und den Patienten vor Verletzungen schützen.

7. ZEREBROVASKULÄRE ERKRANKUNGEN

(Hirndurchblutungsstörungen; Schlaganfall)

Zerebrovaskuläre Erkrankungen sind in den westlichen Ländern die häufigste neurologische Ursache einer Invalidität. Zwar hat ihre Häufigkeit in den letzten Jahrzehnten abgenommen; es gibt aber Anhaltspunkte, daß diese Tendenz nunmehr abgeschlossen ist. Obwohl ein Gefäßschaden im Gehirn Teilsymptom einer Reihe relativ seltener Krankheiten sein kann, treten die meisten zerebrovaskulären Erkrankungen sekundär bei Arteriosklerose, Hochdruck oder einer Kombination von beiden auf. Die wichtigsten Arten zerebrovaskulärer Erkrankung sind: 1. **Zerebrale Insuffizienz:** Es handelt sich um eine Folge einer flüchtigen Durchblutungsstörung oder, seltener, einer hypertensiven Enzephalopathie. 2. **Zerebraler Infarkt:** Er entsteht entweder durch Embolie oder Thrombose der intra- oder extrakranialen Arterien. 3. **Zerebrale Blutungen:** Diese beruhen auf einer hochdruckbedingten Parenchymblutung oder einer von einem angeborenen Aneurysma ausgehenden Subarachnoidalblutung. 4. **Zerebrovaskuläre arteriovenöse Mißbildungen:** Sie können Symptome einer zerebralen Massenverschiebung, eines Infarkts oder einer Blutung verursachen. Die umgangssprachliche Bezeichnung „zerebrovaskulärer Unfall“ ist unspezifisch und bezieht sich normalerweise auf die klinischen Symptome sowohl einer Ischämie als auch einer Blutung. Die Bezeichnung **Schlaganfall** wird üblicherweise nur noch auf ischämiebedingte Ausfälle angewendet. Ischämischer Schlaganfall und zerebrale Massenblutung treten meist plötzlich auf, wobei die Massenblutung im allgemeinen einen katastrophenartigen hochakuten Beginn zeigt.

Die Symptomatik der zerebrovaskulären Krankheit richtet sich nach dem betroffenen Hirnabschnitt und nicht unbedingt nach dem geschädigten Gefäß. Verschluß der Arteria cerebri media oder der Carotis interna, beispielsweise, kann die gleiche klinisch-neurologische Störung hervorrufen. Trotzdem folgt der zerebrale Schaden meistens einem recht spezifischen Muster der arteriellen Gefäßversorgung, und die Kenntnis der Gefäßverteilung ist wichtig, um einen Schlaganfall von einem raumfordernden Prozeß, wie er durch Hirntumor oder Abszeß entsteht, zu unterscheiden.

Der wichtigste Schritt bei der Diagnosestellung ist die Erhebung einer ausführlichen Anamnese. Das Wesentliche bei der Behandlung ist, mögliche oder beginnende Schlaganfälle oder zerebrale Blutungen rechtzeitig zu erkennen, um Maßnahmen einzuleiten, die einer *Hirnschädigung* vorbeugen.

Ischämische Syndrome

Zerebrovaskuläre Erkrankungen aufgrund einer ungenügenden zerebralen Durchblutung.

Ätiologie und Pathophysiologie

Normalerweise ist ein ausreichender Blutfluß zum Gehirn durch ein wirkungsvolles Kollateralsystem gesichert: von einer Vertebralarterie zur anderen und zwischen Karotiden und

Vertebralarterien über den zu den Karotiden über die Anastomosen des Circulus Willisii; auch in den Hemisphären existieren Kollateralkreisläufe. Kongenitale Anomalien und arteriosklerotische Gefäßveränderungen beeinträchtigen diesen Kompensationsmechanismus, so daß eine **Ischämie des Gehirns** mit entsprechenden neurologischen Symptomen das Ergebnis einer intra- oder extrakraniellen Unterbrechung des arteriellen Blutflusses darstellt. Eine Thrombose oder Embolie, ausgehend von einer arteriosklerotischen Plaque oder einer anderen Ursache (z.B. Arteriitis, rheumatischer Herzschaden), führt gewöhnlich zu einem ischämischen arteriellen Verschluß. Wenn die Blutversorgung in dem ischämischen Gebiet schnell wieder hergestellt wird, erholt sich das Hirngewebe und die Symptome verschwinden; sofern die Ischämie länger als einige Minuten dauert, kommt es zum **Infarkt** und der neurologische Schaden ist dauerhaft.

Atherome, die Ursache der meisten Thrombosen sind, können jede der größeren Hirnarterien befallen. Große Atherome liegen normalerweise **extrankranial** und betreffen vor allem die Ursprünge von Karotis und Vertebralis, die zervikale Bifurkation der A. carotis communis, den Karotis-Siphon und die Basilaris gerade proximal des Abgangs der A. cerebri posterior. Komplette oder partielle Verschlüsse können entweder in diesen großen extrakraniellen Gefäßen entstehen oder in irgendeinem der kleineren intrakraniellen Gefäße. Ob es zu einer Ischämie und/oder einem Infarkt kommt, hängt von der Effizienz des Kollateralkreislaufs ab: z.B. kann eine begleitende Stenose der Vertebralis, die die kollaterale Durchblutung einschränkt, die Auswirkungen des Karotisschadens verstärken. Eine **intrakranielle Thrombose** kann in einer der großen Arterien an der Hirnbasis entstehen, in einem tief hindurchtretenden Gefäß oder in einem kleinen kortikalen Ast. Prädilektionsstellen sind allerdings der Hauptast der A. cerebri media und seine Abzweigungen.

Weniger häufig kommt ein thrombotischer Verschluß sekundär bei einer **Gefäßentzündung** vor, z.B. im Rahmen einer vaskulären Kollagenose, einer akuten oder chronischen Meningitis oder einer Syphilis. Sympathomimetika (z.B. Kokain, Amphetamin) können zu ischämischen Schlaganfällen führen, wahrscheinlich auf der Basis einer Vaskulitis. Auch die früheren oralen Kontrazeptiva waren mit dem Risiko eines Apoplexes behaftet; dieses Risiko hat mit den niedrigdosierten Präparaten der neuen Generation abgenommen. Sehr selten führen Osteophyten der Wirbelknochen zu einer arteriellen **Gefäßkompression.**

Zerebrale Embolien leiten sich normalerweise von Atheromen extrakranieller Gefäße ab oder (bei Kindern wie Erwachsenen) von Thromben im geschädigten Herzen. Die abgesprengten Teile können zeitweilig oder dauerhaft in Äste der zerebralen Arterien gelangen. Sie entstehen durch Akkumulation von Fibrin und Cholesterin auf der Oberfläche ulzerierter Plaques bei Arteriosklerose; durch Wucherungen an den Herzklappen bei bakterieller, mykotischer oder marastischer Endokarditis; durch Wandthromben bei Vorhofflimmern (besonders bei rheumatischem Herzschaden) oder als Folge eines Myokardinfarkts; oder durch Gerinnsel nach Operation am offenen Herzen. Selten entsteht eine Hirnembolie durch Fett (Fraktur der Röhrenknochen), Luft (Caissonarbeiterkrankheit) oder venöse Gerinnsel, die von der rechten zur linken Herzseite durch ein offenes Foramen ovale gelangen (paradoxer Embolus). Vor kurzem wurde beschrieben, daß auch die Arteriosklerose des Aortenbogens Ursache einer Embolie sein kann, die spontan oder durch invasive kardiovaskuläre Eingriffe z.B. bei einem Aortenkatheter entstehen kann.

Physiologische Kreislaufinsuffizienz ist eine relativ ungewöhnliche Ursache für Ischämie und Infarkt. Die Perfusionsminderung kann von allein entstehen oder durch einen schon bestehenden partiellen Verschluß überlagert sein. Es gibt viele Auslöser für eine Perfusionsminderung. Ausgeprägte Anämie oder CO-Vergiftung mit nachfolgender Reduzierung der O_2-Transportkapazität des Blutes, sowie schwere *Polyzythämie* mit erhöhter Viskosität des *Blutes können* zu zerebralen Gefäßproblemen beitragen. Normalerweise wird ein starker arterieller Druckabfall für einige Zeit benötigt, um eine genügend schwere Beeinträchtigung der lokalen Blutzirkulation zu erreichen. Bei einem vorbestehenden Gefäßschaden oder Hochdruck kann allerdings schon ein geringfügiger Blutdruckabfall eine lokale Ischämie oder einen Infarkt verursachen. Orthostase, akuter Blutverlust, Myokardinfarkt oder, weniger oft, Herzrhythmusstörungen bewirken gewöhnlich einen Blutdruckabfall. Eine Überempfindlichkeit bei Karotis-Sinus-Kompression (z. B. durch eine plötzliche Kopfdrehung) erzeugt normalerweise Bradykardie und Synkopen; es ist zweifelhaft, ob dadurch eine flüchtige Ischämie oder ein Infarkt bei Arteriosklerotikern entstehen kann.

Flüchtige ischämische Attacken (TIA)

Fokale neurologische Störungen mit plötzlichem Beginn und kurzer Dauer (Minuten, nie länger als einige Stunden), die auf einer Blutverteilungsstörung zwischen den Systemen der A. carotis interna/A. cerebri media oder A. vertebralis/A. basilaris beruhen.

Ätiologie

Die Attacken wiederholen sich häufig und täuschen zeitweise einen Schlaganfall vor. Die meisten TIAs sind auf Hirnembolien zurückzuführen, die von Plaques oder arteriosklerotischen Geschwüren der A. carotis oder A. vertebralis entspringen, eine kleinere Zahl auch auf wandständige Thromben in einem vorgeschädigten Herzen. Die Attacken treten meist im mittleren Alter oder später auf, kommen aber auch im Kindesalter vor, wenn durch eine Gefäßschädigung des Herzens Thromben entstehen, oder bei stark erhöhtem Hämatokrit. Risikofaktoren sind Hochdruck, Arteriosklerose, Herzschäden, Diabetes mellitus und Polyzythämie. Einige TIAs beruhen möglicherweise auf einer kurzen Verminderung der Blutzirkulation durch stenosierte Arterien. Eine seltene Variante ist das **Subklavia-Anzapfsyndrom** („Steal-Effekt") bei einer Stenose des Anfangsteils der A. subclavia (d. h. die Stenose liegt vor dem Abgang der A. vertebralis). Bei Arbeitsleistung im Bereich des Arms wird die notwendige Erhöhung der Armdurchblutung nicht durch Erhöhung des Subklaviaflusses, sondern durch Flußumkehr, d. h. Blutentzug aus der Vertebralis, realisiert.

Symptomatik und Verlauf

TIAs entstehen plötzlich, dauern 2 oder 3 bis 30 min (selten länger als 1 oder 2 h) und klingen ohne neurologische Restsymptome ab. Während der Episode ist das Bewußtsein erhalten. Bei TIAs, die über Stunden andauern, können die Patienten auch ohne persistierende neurologische Symptome einen Infarkt erlitten haben, der im CT oder MRI sichtbar wird. Die Symptome sind vom befallenen Gefäßsystem abhängig. Wenn die **Karotis** betroffen ist, treten Symptome normalerweise einseitig auf. Erblindung auf der gleichen Seite und Hemiparese auf der Gegenseite, oft in Verbindung mit Parästhesien, ist die klassische Konstellation, aber meistens ist die Symptomatik weniger komplett. Aphasie weist auf Befall der dominanten Hemisphäre hin. Im Fall des **Vertebrobasilarissystems** treten Hirnstamm-Symptome auf: Verwirrtheitszustände, Schwindel, Doppeltsehen oder beidseitige Blindheit sowie einseitige oder häufiger, beidseitige Schwäche und Parästhesie der Extremitäten. „Drop-Attacks", bei denen die Beine des bewußtseinsintakten Patienten abknicken mit nachfolgendem Hinstürzen, werden oft einer vertebrobasilaren Ischämie zugeordnet, aber die wirkliche Ursache dieses nicht seltenen Phänomens ist unklar. Dysarthrie kann sowohl bei Störung der Karotis als auch der Vertebrobasilaris vorkommen.

Die Patienten können täglich mehrere Attacken haben oder auch nur 2–3 innerhalb einiger Jahre. Die Symptome bei wiederholten Karotis-Attacken ähneln einander, sind aber etwas andersartiger als bei Vertebrobasilaris-Attacken. Wie oft TIAs einen echten Schlaganfall vorhersagen, ist nicht bekannt. Bei einigen Patienten, besonders solchen mit Karotisbeteiligung, tritt schließlich ein Schlaganfall auf; bei anderen kommt es kurz vor einem Schlaganfall zum TIA; bei weiteren wiederholen sich die Symptome ohne Folgeerscheinungen.

Diagnostik

Eine Differentialdiagnose zu Krampfanfällen, Neoplasma, Migräne, Ménièrescher Krankheit oder anderen Schwindelzuständen oder Hyperinsulinismus bei Diabetes mellitus ist manchmal notwendig. Die nichtinvasive Ultraschalluntersuchung oder eine invasive Arteriographie können das Vorliegen einer Stenose bestätigen, die betroffene Arterie identifizieren und sind notwendig, um möglicherweise operierbare Schäden in den Karotiden zu lokalisieren. Bei einem Verschluß der Subklavia ist der Blutdruck in dem betroffenen Arm deutlich geringer als auf der Gegenseite.

Therapie

Den zugrundeliegenden Risikofaktoren sollte zuerst Aufmerksamkeit gewidmet werden: Hypertonie, Diabetes mellitus, Adipositas oder erhöhte Lipidspiegel, Rauchen. Thrombozytenaggregationshemmer, Antikoagulantien (v.a. bei Gefahr von kardiogenen Embolien), manchmal auch gefäßchirurgische Eingriffe sind angezeigt. Bei Patienten mit TIAs der Karotis können eine Endarteriektomie oder eine Resektion mit prothetischem Ersatz von Nutzen sein, wenn in der ipsilateralen A. carotis über 70% des Lumens verschlossen sind oder ein ulzerierter Plaque existiert; der Wert dieser Eingriffe ist allerdings umstritten. Keine Erfolge konnten erzielt werden für operative Eingriffe bei asymptomatischen Stenosen oder bei Stenosen, die nicht unmittelbar mit der Symptomatik des Patienten korreliert sind.

Liegt der Verschluß intrakraniell oder vertebrobasilar oder sind die Vertebralis und Karotis beide betroffen, ohne daß ein Hochdruck besteht, sollte eine Therapie mit Plättcheninhibitoren oder Antikoagulantien durchgeführt werden. Chirurgische Anastomosen oder Bypass zwischen der Carotis externa und A. cerebri media haben keinen therapeutischen Nutzen ergeben. Eine sorfortige Therapie mit Heparin ist angezeigt, wenn Attacken täglich und erst seit kurzem auftreten. Ein Warfarin-Derivat kann gegeben werden, wenn die Attacken regelmäßig, aber seltener sind. Wenn man einmal mit Antikoagulanzien begonnen hat, ist es schwierig, Angaben über die Therapiedauer zu machen. Die meisten Experten setzen die Antikoagulanzientherapie 2–3 Monate fort; anschließend versucht man, ohne Behandlung auszukommen. Treten Attacken von TIAs nur gelegentlich auf, geben heutzutage die meisten Spezialisten zunächst versuchsweise Aspirin, bevor sie Antikoagulanzien einsetzen. Abgesehen von Kontraindikationen sollte eine Behandlung mit Thrombozytenaggregationshemmern langfristig durchgeführt werden. Gegenwärtig ist Aspirin, 650–1300 mg/Tag, das Mittel der Wahl; die optimale Dosis ist unbekannt (in Deutschland liegt die Dosierung deutlich niedriger). Eine eventuelle Wirksamkeit von Sulfinpyrazon, Dipyridamol oder Clofibrat ist noch nicht nachgewiesen.

Beginnender und kompletter Schlaganfall

Beginnender Schlaganfall: *Eine sich ausdehnende Infarktzone, die zu neurologischen Störungen führt, deren Ausprägung innerhalb von 24–48 h zunimmt.*

Kompletter Schlaganfall: *Ein Hirninfarkt mit neurologischen Ausfällen unterschiedlichen Schweregrades.* Er beruht auf einer arteriosklerotischen oder hochdruckbedingten Stenose, einer Thrombose oder einer Embolie und beginnt meistens akut. Der Verlauf ist in höchstem Maße unterschiedlich.

Symptomatik und Verlauf

Bei einem **sich entwickelnden Schlaganfall** nimmt die neurologische Störung (einseitig und oft in einem Arm beginnend) über einige Stunden oder ein bis zwei Tage langsam zu, um fortschreitend größere Abschnitte des Körpers ipsilateral zu erfassen. Schmerzen, Kopfschmerz und Fieber bestehen in der Regel nicht. Gewöhnlich verschlechtert sich die Situation schrittweise, zwischendurch können Phasen der Stabilität auftreten. Ein **akuter, vollständiger Schlaganfall** ist jedoch wesentlich häufiger. Hierbei entwickeln sich die Symptome rapide und erreichen innerhalb weniger Minuten ihren Höhepunkt. Der **komplette Schlaganfall,** ob langsam beginnend oder akut, betrifft auch die Verfassung des Patienten zu einem Zeitpunkt, zu dem die Symptomausbildung beendet und damit entweder stabil ist oder sich bessert.

Bei entstehendem oder akutem vollständigem Schlaganfall können über die folgenden Tage sich (wegen eines begleitenden Hirnödems oder, seltener, einer Infarktausdehnung)

Ausfälle verstärken, und das Bewußtsein kann sich eintrüben. Ein schweres Ödem kann eine tödliche Verschiebung der intrakraniellen Strukturen zur Folge haben *(s. Kap. NEU, 10., Intrakranielles Neoplasma,).* In der Regel kommt es allerdings zu einer Funktionsverbesserung, es sei denn, der Infarkt war sehr ausgedehnt. Eine weitere Besserung ist dann über Tage, Wochen und Monate zu erwarten.

Spezielle neurologische Symptome sind vom Sitz des Hirninfarkts abhängig. Aufgrund des Symptomenkomplexes kann die betroffene Arterie häufig bestimmt werden, obwohl die Korrelation nicht ganz exakt ist. Relativ typisch für den Verschluß bestimmter Arterien sind nachfolgend beschriebene Symptome.

Die **A. cerebri media** oder eine ihrer tieferen Verzweigungen ist häufig betroffen. Verschluß des proximalen Teils der Arterie, der große Bereiche der frontalen, parietalen und temporalen Hirnoberfläche versorgt, führt zu einer meist schweren kontralateralen Hemiplegie mit Hemianästhesie und homonymer Hemianopsie. Aphasie entsteht, wenn die dominante Hemisphäre betroffen ist; Apraxie und Anosognosie oder sensorischer Neglect im Falle der nichtdominanten Hemisphäre. Eine kontralaterale Hemiplegie von Gesicht, Arm und Bein, manchmal in Verbindung mit Hemianästhesie, entsteht auch durch Verschluß eines der tiefen Äste, die die Basalganglien, die Capsulae interna und externa und den Thalamus versorgen. Die motorische oder sensorische Störung kann weniger ausgeprägt sein, wenn die Endverzweigungen betroffen sind.

Verschluß der **Carotis interna** führt zu einem Infarkt des lateralen Bereichs der zerebralen Hemisphäre, mit Symptomen, die von denen der Media nicht unterschieden werden können, mit Ausnahme gelegentlich auftretender okulärer Symptome, ipsilateral zur betroffenen Karotis.

Ein Verschluß der **A. cerebri anterior** ist selten und betrifft Teile des Frontal- und Parietallappens, des Corpus callosum und manchmal den Nucleus caudatus und die Capsula interna. Kontralaterale Hemiplegie, insbesondere des Beines, kann auftreten, ebenso wie Greifreflex und Harninkontinenz. Beidseitige Verschlüsse können emotionale Störungen mit Apathie, Verwirrtheit und gelegentlich Multismus hervorrufen, zusätzlich spastische Paraparesen.

Verschluß der **A. cerebri posterior** betrifft in der Regel Zonen im Temporal- und Okzipitallappen, der Capsula interna, im Hippocampus, im Thalamus, der Corpora mamillaria und genicula, des Plexus chorioideus und des oberen Hirnstamms. Außerdem können kontralaterale homonyme Hemianopsie, hemisensorischer Ausfall, spontaner Thalamusschmerz oder plötzlicher Hemiballismus auftreten; Alexie kann auf einen Infarkt in der dominanten Hemisphäre folgen.

Das **vertebrobasiläre System** versorgt den Hirnstamm, das Kleinhirn und Teile des Temporal- und Okzipitallappens. Verschluß eines Astes ruft eine Kombination von zerebellaren, kortikospinalen und sensorischen Symptomen sowie Hirnnervenzeichen hervor. Betrifft der Verschluß nur eine Seite, finden sich Hirnnervenzeichen oft kontralateral zur Seite der somatosensorischen oder motorischen Ausfälle. Kompletter Verschluß der Basilaris verursacht normalerweise Ophthalmoplegie, Pupillenstörungen, bilaterale kortikospinale Symptome (Tetraparese oder Tetraplegie) und Bewußtseinsveränderungen. Häufig treten pseudobulbäre Erscheinungen auf (Dysarthrie, Dysphagie, emotionale Labilität). Der Verlauf ist tödlich.

Diagnostik

Der Schlaganfall kann normalerweise aufgrund des klinischen Bildes diagnostiziert werden, insbesondere wenn der Patient über 50 Jahre alt ist, unter Hochdruck und Diabetes mellitus leidet oder Zeichen von Arteriosklerose zeigt, sowie bei Patienten mit Embolien verursachenden Grundkrankheiten. Die klinische Diagnose ist selten schwierig. Bei einem untypischen Fall kann die Differentialdiagnose schnellwachsender oder plötzlich Symptome verursachender Tumoren mit Hilfe von CT- oder MRI-Scan gestellt werden (manchmal über einige Tage bei Infarkt negativ). Eine Arteriographie sollte auf Patienten beschränkt sein, bei denen die Diagnose zweifelhaft ist oder ein operativ zu behebender Gefäßverschluß erwartet wird.

Die unmittelbare Ursache des Schlaganfalls festzustellen, kann schwierig sein. Auftreten während des Schlafs oder beim Erwachen deutet auf einen Infarkt hin; Auftreten bei körperlicher Arbeit läßt eine Butung vermuten. Kopfschmerz, Koma, Stupor, auffälliger Hochdruck oder Krampfanfälle sieht man eher bei einer Blutung.

Lokale Gefäßerweiterungen und Nackenverspannungen (Nackensteife) können auftreten und lassen eine Stenose oder Plaques in einem extrakraniellen Gefäß vermuten. Die neurologische Symptomatik kann Hinweis auf die befallene Arterie geben.

Ein Schlaganfall, der auf einem großen Embolus beruht, ist gewöhnlich ein kompletter Schlaganfall mit schlagartigem Beginn und fokalen Störungen, die innerhalb weniger Minuten ihr Maximum erreichen; Kopfschmerz kann vorausgehen. Thrombosen sind seltener und entwickeln sich eher allmählich; die Symptome werden langsam stärker, wie bei einem langsam beginnenden Schlaganfall. Die Unterscheidung gelingt allerdings nicht immer zuverlässig. Begleitende Zeichen eines Myokardinfarkts, Vorhofflimmern oder Vegetationen am Herzen weisen auf eine Embolisierung hin.

Laboruntersuchungen sollten eine Hypertension sichern bzw. Anämie, Polyzythämie und Infektionen ausschließen. Die Lipide im Plasma sollten bestimmt werden, und die BSG hilft, eine Vaskulitis auszuschließen. Röntgenuntersuchungen des Thorax sollten nach einem Primärtumor in der Lunge fahnden und Gefäßschäden am Herzen feststellen, ein EKG sollte gemacht werden.

Die Laborwerte sind unspezifisch. Der Liquor ist bei allen Ischämieformen gewöhnlich unauffällig, die Leukozyten können vorübergehend auf 500/mm^3 ansteigen, Zucker ist geringgradig vermindert und Eiweiß kann sich auf 80 mg/100 ml erhöhen. Normalerweise ist der Liquor nach einem Infarkt klar, aber blutig bei erhöhtem Druck nach einer intrakraniellen Blutung. Auch bei einem Infarkt kann eine kleine Zahl von Erythrozyten im Liquor auftauchen. Manchmal ist eine arterielle Angiographie notwendig, um die Stelle des Verschlusses oder der Einengung zu bestimmen (z. B. wenn ein chirurgisches Vorgehen geplant ist). CT und MRI können hilfreich sein, einen ischämischen Schlaganfall von einer intrazerebralen Blutung, von einem Hämatom oder einem Tumor zu unterscheiden.

Prognose

Während der ersten Tage eines beginnenden oder kompletten Schlaganfalls kann weder ein Voranschreiten noch das Endresultat vorausgesagt werden. Etwa 20% der Patienten sterben im Krankenhaus; die Mortalitätsrate nimmt mit zunehmendem Alter zu. Das mögliche Ausmaß der Rückbildung neurologischer Störungen hängt vom Alter des Patienten und seinem Allgemeinzustand ab sowie von Lokalisation und Größe des Infarkts. Bewußtseinstrübung, Orientierungsstörungen, Aphasie oder ernste Hirnstammzeichen lassen die Prognose ungünstig erscheinen. Komplette Rückbildung ist selten, aber je früher die Besserung eintritt, um so günstiger ist die Prognose. Über 50% der Patienten mit mäßig ausgeprägter oder schwerer Hemiplegie, die meisten von ihnen mit wenigen Störungen, erholen sich mit der Zeit von ihren Schäden und sind bald wieder in der Lage, für ihre Grundbedürfnisse zu sorgen. Sie haben ungestörte Sinnesempfindungen und können sich entsprechend bewegen, wenn auch der Gebrauch der betroffenen Gliedmaßen eingeschränkt bleiben kann. Jeder Schaden, der nach 6 Monaten noch besteht, bleibt in der Regel erhalten, obwohl es bei einigen Patienten zu weiterer langsamer Verbesserung kommt. Ein Rezidiv ist bei zerebralem Infarkt häufig, und mit jedem Rückfall wächst die Wahrscheinlichkeit zunehmender neurologischer Schäden.

Therapie

Die **unmittelbare Versorgung** eines komatösen Patienten umfaßt die Freihaltung der Atemwege, angemessene Sauerstoffversorgung und Infusionstherapie, um die Ernährung und die Flüssigkeitsversorgung zu gewährleisten. Beobachtung der Blasenfunktion und des Kreislaufs sowie Verhinderung von Dekubitalgeschwüren sind erforderlich. Kortikosteroide können eher schaden.

Herzversagen, kardiale Arrhythmie, ausgeprägter Hochdruck und hinzutretende respiratorische Infektionen müssen behandelt werden. Bei malignem Hochdruck sind i. v. Gaben von Spasmolytika, wie z. B. Natriumnitroprussid, vorzuziehen. Barbiturate und Sedativa sind *kontraindiziert,* weil sie das Risiko einer Atemdepression mit nachfolgender Pneumonie erhöhen. Passive Bewegung, besonders der gelähmten Extremitäten und Atemübungen, sollten, wenn möglich, bald eingesetzt werden.

Heparin kann die Symptome bei einem sich langsam entwickelnden Schlaganfall stabilisieren, aber Antikoagulantien sind nutzlos (möglicherweise gefährlich) bei akutem, komplettem Schlaganfall und sind *kontraindiziert* bei Hochdruckpatienten, weil sie die Möglichkeit einer Blutung ins Gehirn oder in andere Organe verstärken. Bei kardiogener Embolie kann man prophylaktisch mit Antikoagulantien beginnen, um weitere Embolien zu verhindern; allerdings besteht keine einhellige Meinung über den Zeitpunkt ihres Einsatzes. Für die Frühbehandlung des akuten Schlaganfalls werden derzeit Fibrinolytika erprobt, darunter Plasminogenaktivator und Streptokinase. Nimodipin (30 mg oral alle 6 h) verbessert, wie kürzlich berichtet, nach ischämischem Schlaganfall Überlebensrate und klinisches Bild. Weitere aussichtsreiche Substanzen (z. B. Antioxidantien und N-Methyl-D-Aspartat-Antagonisten werden erprobt).

Gefäßchirurgie kommt als Notfallmaßnahme nicht in Frage und ist zwecklos nach einem Schlaganfall mit kompletter Hemiplegie, oder wenn die atheromatöse Stenose ausgedehnt ist. Thrombarteriektomie ist in hohem Maße wirksam, wenn es darum geht, bei Patienten mit hochgradiger (70–99%) Karotisstenose, die vor kurzem kleine Schlaganfälle oder TIAs hatten, rezidivierenden neurologischen Episoden vorzubeugen. Keine Hinweise gibt es für den Nutzen einer operativen Behandlung asymptomatischer Karotisgeräusche. Behandlungsverfahren, die darauf abzielen, beim akuten Schlaganfall die Hirnschädigung zu minimalisieren, müssen extrem früh nach dem Beginn des Apoplex eingesetzt werden, wenn sie einen Effekt haben sollen.

Rehabilitation und Nachsorge: Frühe und wiederholte Prüfung des Zustands des Patienten durch Arzt, Physiotherapeut und Pflegepersonal ermöglichen die Planung eines Heilungsprogramms. Speziell ausgearbeitete Programme sind wahrscheinlich nicht nötig, und der Wert einer Sprachtherapie ist nicht erwiesen, insbesondere nicht im frühen Erholungsstadium. Junges Alter, begrenzte sensorische und motorische Ausfälle, intakte Gedächtnisleistung und eine hilfsbereite heimische Umgebung beeinflussen die Rehabilitation günstig. Frühe Behandlung, fortwährende Ermutigung und eine Orientierung zur Außenwelt sind wichtig. Der Patient und seine Verwandten und Freunde müssen das Zustandekommen der Ausfälle verstehen und wissen, daß er wahrscheinlich Fortschritte machen wird, aber nur mit Zeit, Geduld und beharrlichem Üben. Stimmungsschwankungen können sowohl das Ergebnis eines Infarkts als auch die Reaktion auf die Situation sein; man sollte mit ihnen rechnen und sie mit Verständnis und ständiger Ermutigung behandeln. Tranquilizer und Antidepressiva können von Nutzen sein, wenn sich der Zustand des Patienten stabilisiert hat. Beschäftigungs- und physikalische Therápie sollten den Gebrauch der betroffenen Gliedmaßen verstärken und Fähigkeiten beim Anziehen, Essen, der Toilettenfunktion und anderen Grundbedürfnissen fördern. Vorrichtungen wie Hörhilfen und Gehgestelle werden häufig benötigt. In den Wohnungen können Handstangen (z. B. in Bad und Toiletten) und Rampen von großem Nutzen sein.

Hypertensive Enzephalopathie

(s. a. Kap. HKR, 3., Arterielle Hypertension)

Eine akute oder subakute Folge schwerer Hypertension, die durch Kopfschmerz, Abstumpfung, Verwirrtheitszustände oder Stupor und Krämpfe gekennzeichnet ist. Durch die moderne Hochdruckbehandlung sind diese Zustände selten geworden. Obwohl ischämischer und hämorrhagischer Schlaganfall bei Hochdruck häufig vorkommen, ist die hypertensive Enzephalopathie eine zusätzliche spezifische zerebrale Störung, beschränkt auf

Patienten mit schwerem Hochdruck. Häufig findet man eine rapide Veränderung neurologischer Störungen wie kortikale Blindheit, Hemiparese und hemisensorische Defekte. Der Blutdruck ist immer erhöht, gewöhnlich mit diastolischen Werten über 110 und bis 140 mmHg. Normalerweise liegt eine Retinopathie 3. oder 4. Grades vor und ein Liquordruck von über 200 mmHg mit einem Eiweißgehalt von über 60 mg/100 ml. Für pathogenetisch verantwortlich hält man entweder multiple hochdruckinduzierte arterioläre Spasmen oder eine Durchlässigkeit der Hirn-Blut-Schranke in Regionen, in denen die vaskuläre Autoregulation aufgehoben ist.

Die **Diagnose** hängt von dem charakteristischen klinischen Bild und dem Ausschluß anderer möglicher Krankheiten ab. Klinisch ähnelt das Bild am meisten einer *Urämie*, unterscheidet sich aber durch einen Harnstoffwert von unter 100 mg/100 ml. Andere stoffwechselbedingte Enzephalopathien müssen ebenfalls ausgeschlossen werden, sind aber unproblematischer, da die meisten nicht mit einem erhöhten Blutdruck einhergehen.

Die **Therapie** *(s. a. Kap. HKR, 3., Arterielle Hypertension)* besteht in einer überlegten, nicht abrupten, aber langsam zunehmenden Blutdrucksenkung auf einigermaßen normale Werte. Falls konventionelle Antihypertonika versagen, sollte Nitroprussid eingesetzt werden.

Hämorrhagische Syndrome

Zerebrovaskuläre Störungen, die durch Blutung in das Hirngewebe oder die Meningen verursacht werden.

Eine intrakranielle Blutung kann in der Hirnsubstanz, den epi- oder subduralen Räumen, dem Subarachnoidalraum oder einer Kombination von diesen auftreten. Epi- oder subdurale Blutung ist oft das Ergebnis eines Schädeltraumas und wird in *Kap. NEU, 8.* besprochen.

Intrazerebrale Blutung

Ätiologie und Pathogenese

Intrazerebrale Blutungen entstehen meist durch Ruptur eines arteriosklerotischen Gefäßes, das arteriellem Hochdruck ausgesetzt war oder durch eine Thrombusbildung ischämisch wurde. Weniger oft sind die Ursachen ein angeborenes Aneurysma oder andere Gefäßmißbildungen. Eine amyloide Angiopathie wird immer häufiger als eine Ursache von Blutungen im Bereich der Großhirnkonvexität angesehen. Mykotisches Aneurymsa, Hirninfarkt, Blutdyskrasie, Kollagenerkrankungen und andere Systemerkrankungen können gelegentlich verantwortlich sein. Eine hochdruckbedingte oder auf ein Aneurysma zurückzuführende zerebrale Blutung tritt normalerweise nur an einer Stelle auf, ist aber relativ ausgedehnt und hat katastrophale Folgen. Blutungen aus anderen Gründen sind meist diffus und weniger ausgedehnt.

Intrazerebrale Blutungen, im CT-Scan nachweisbar, können so gut wie überall im Gehirn entstehen. Die klinisch deletärsten sind in den Basalganglien, der inneren Kapsel, in Thalamus, Kleinhirn und Hirnstamm lokalisiert.

Das Hämatom trennt und komprimiert das Hirngewebe und verschiebt es; wenn es ausgedehnt ist, steigt der intrakranielle Druck an. Der Druck, der durch supratentorielle Hämatome und das begleitende Ödem ausgeübt wird, kann zu **Tentoriumeinklemmungen** führen *(s. Kap. NEU, 10., Intrakranielle Neoplasmen)*, damit den Hirnstamm komprimieren und oft sekundäre Blutungen in Mittelhirn und Pons auslösen. Wenn die Blutung ins Ventrikelsystem einbricht, kann das Blut den Subarachnoidalraum erreichen. Zerebelläre Blutungen können sich so weit ausdehnen, daß sie das Hirnventrikelsystem verlegen und so einen akuten Hydrozephalus verursachen, oder sie können sich in den Hirnstamm drängen und ihn dabei zerteilen. In beiden Fällen kann es zu Stupor oder Koma kommen.

Symptomatik

Eine zerebrale Blutung beginnt typischerweise abrupt mit Kopfschmerz, gefolgt von gleichmäßig zunehmenden neurologischen Ausfällen. Große Blutungen rufen eine Hemiparese hervor, wenn sie in den Hemisphären liegen und Kleinhirn- und/oder Hirnstammsymptome (konjugierte Deviation der Augen oder Ophthalmoplegie, röchelnder Atem, stecknadelkopfkleine Pupillen und Koma), wenn sie in der hinteren Schädelgrube liegen. Es kommt meistens zum Bewußtseinsverlust; dieser kann sich innerhalb weniger Minuten einstellen oder sich allmählich entwickeln; hinzu kommen oft Nausea, Erbrechen, Delir und fokale oder generalisierte Krampfanfälle. Große Blutungen führen bei über 50% der Patienten innerhalb weniger Tage zum Tod. Bei denen, die überleben, kehrt das Bewußtsein zurück und die neurologischen Symptome verlieren sich langsam, wenn das Hämatom resorbiert wird. Eine gewisse Beeinträchtigung bleibt meistens bestehen, einschließlich der Dysphagie im Fall der dominanten Hemisphäre. Bei vielen Patienten wird die Funktion in annehmbarem Umfang wiederhergestellt, insbesondere wenn die die Blutung „stumme" Bezirke erfaßt hatte. Kleinere Blutungen verursachen lokale Ausfälle, wie sie bei einem ischämischen Schlaganfall vorkommen; wie bei Infarkten sind die Ausfälle vom Sitz der Schädigung abhängig (s. oben).

Diagnostik und Therapie

Es ist oft schwierig, kleinere Blutungen klinisch von einem ischämischen Schlaganfall zu unterscheiden. Ein CT-Scan ist die diagnostische Methode der Wahl, weil Blutungen leicht als Intensitätsverstärkung zu erkennen sind. Auch MRI kann zur differentialdiagnostischen Entscheidung zwischen hämorrhagischem und ischämischem Schlaganfall beitragen, obwohl im Augenblick die ganze Logistik des MRI seine Einsetzbarkeit einschränkt, wenn Geschwindigkeit und unbehinderter Zugang zum Patienten entscheidend sind. Eine LP sollte, wenn überhaupt, dann bei Bewußtlosen oder bei Zunahme der Symptomatik sehr vorsichtig durchgeführt werden, weil die resultierende Änderung des Liquordrucks eine transtentorielle oder eine zerebelläre Einklemmung auslösen kann. Bei großen Blutungen ist der Liquor meist blutig (Hk über 1%) und steht unter Druck. Andere Unterscheidungsmerkmale wurden oben mit „Diagnostik ischämischer Schlaganfälle" beschrieben.

Die Behandlung ist ähnlich der eines ischämischen Schlaganfalls (s. oben), mit der Ausnahme, daß Antikoagulantien bei Blutung **kontraindiziert** sind. 60 mg Kodein alle 4 h kann den Kopfschmerz mildern, Diazepam die Angst lindern. Hypnotika sind wie beim ischämischen Schlaganfall kontraindiziert. Nausea und Erbrechen können während der ersten Tage eine Infusionstherapie und die Gabe von Prochlorperazin 2,5–5 mg erforderlich machen.

Das operative Absaugen einer Massenblutung, die eine Hirnverdrängung verursacht, ist bei Patienten mit Hämatomen der Kleinhirnhemisphäre von über 3 cm Durchmesser oft lebensrettend. Auch das frühe Absaugen von Hämatomen der Hemisphärenkonvexität kann lebensrettend sein, obwohl bei älteren Patienten mit amyloider Angiopathie Nachblutungen vorkommen und die neurologischen Ausfälle letztendlich größer sein können. Absaugen tieferliegender zerebraler Hämatome ist selten gerechtfertigt, weil die operative Mortalität groß ist und die nachfolgenden neurologischen Ausfälle gravierend sind. Patienten, die das akute Stadium überleben, erholen sich manchmal in erstaunlicher Weise, weil eine Blutung das Hirngewebe weniger in Mitleidenschaft zieht als ein ischämischer Infarkt.

Subarachnoidalblutung

Plötzliche Blutung in den Subarachnoidalraum.

Ätiologie und Pathologie

Eine sekundäre Blutung in den Subarachnoidalraum beruht häufig auf einem Schädeltrauma. Spontane oder primäre Subarachnoidalblutungen hingegen sind meistens auf die Ruptur eines angeborenen Aneurysmas zurückzuführen oder – seltener – auf ein mykotisch oder arteriosklerotisch bedingtes Aneurysma, eine arteriovenöse Mißbildung oder eine hämorrhagische Erkrankung. Sie kann in jedem Alter auftreten, vorzugsweise aber zwischen dem 25. und 50. Lebensjahr. Insgesamt gesehen sind Schädeltraumen die häufigste Ursache einer Subarachnoidalblutung, wobei diese sich aber meist weniger gravierend auswirkt als die anderen Folgen des Traumas.

Die Aneurysmablutung entspringt üblicherweise einer Aussackung an arteriellen Bifurkationen im Bereich der Hirnbasis; es sind Stellen, an denen die Muskelwand schwach entwickelt ist. Arteriosklerose und Hochdruck spielen wahrscheinlich auch eine Rolle. Die meisten Aneurysmen liegen entlang der Media oder der Anterior oder der kommunizierenden Äste des Circulus Willisii.

Nach einer Subarachnoidalblutung kommt es oft zu einem sekundären intrakraniellen Druckanstieg, der Tage oder Wochen andauern kann. Üblicherweise entsteht ein Begleithydrozephalus, der zu Kopfschmerz oder posthämorrhagischer Abgestumpftheit oder Demenz beitragen kann.

Symptomatik

Vor der Ruptur zeigen die meisten Aneurysmen keine Symptome. Plötzliche schwere Kopfschmerzen mit normalem CT oder MRI und Liquorstatus hat man mit dem Auftreten einer nachfolgenden Subarachnoidalblutung nicht korrelieren können. Stattdessen äußert sie sich häufig als Spannungs- oder migräneartiger Kopfschmerz. Einige Aneurysmen machen sich durch Druck auf benachbarte Strukturen bemerkbar. Druck auf die Hirnnerven III–IV kann Augenmuskellähmung, Doppeltsehen, Schielen und Gesichtsschmerz hervorrufen. Visusminderung und bitemporale Gesichtsfeldausfälle sind Zeichen einer Kompression des Chiasma opticum. Druck auf den Tractus opticus erzeugt eine homonyme Hemianopsie.

Auf die Ruptur folgt normalerweise ein akuter schwerer Kopfschmerz und nachfolgend oder begleitend eine kurze Ohnmacht. Einige Patienten bleiben im Koma, häufiger aber wirkt der Patient nur stumpf. Das ausgetretene Blut reizt die Meningen und erhöt den intrakraniellen Druck, was Kopfschmerz, Erbrechen, Schwindel, Krämpfe und Veränderungen von Atmung und Kreislauf zur Folge hat. Gelegentlich kommt es zu Krampfanfällen. Nackensteife tritt anfänglich nicht auf, außer wenn die Kleinhirntonsille nach unten verdrängt wird. In den folgenden 24 h kommt es jedoch zu mäßiger bis starker Nackensteife, Kernigschem Zeichen und beidseitigem Babinski. Die Temperatur kann in den ersten 5–10 Tagen ansteigen, in dieser Zeit leidet der Patient weiterhin unter Kopfschmerz und Verwirrtheitszuständen. Als Ergebnis der Blutung in die Hirnsubstanz oder aufgrund von begleitenden Gefäßspasmen und Ischämie treten bei etwa 25% der Fälle fokale Zeichen, meist gemeinsam mit einer Hemiplegie auf. Rezidivblutungen sind bei nachgewiesenen, nicht chirurgisch angegangenen Aneurysmen häufig.

Diagnostik

Die Diagnose ergibt sich oft aus dem CT, wodurch sich die Notwendigkeit einer LP erübrigen kann. Im CT nicht erkennbare Subarachnoidalblutungen sind für gewöhnlich weniger schwer und werden bei der LP durch blutigen Liquor mit erhöhtem Druck diagnostiziert. Nach 6 h oder später findet man einen xanthrochromen Überstand. Wenn keine Nachblutung erfolgt, wird der Liquor allmählich klar und der Druck normalisiert sich innerhalb von 3 Wochen, wenn sich kein Hydrozephalus entwickelt.

Akute Subarachnoidalblutungen können gelegentlich aufgrund der begleitenden Ohnmacht und neurogener EKG-Veränderungen einen Myokardinfarkt vortäuschen. Bei Fällen *mit offensichtlich* neurologischen Symptomen muß die Subarachnoidalblutung von einer (häufig mit ihr einhergehenden) parenchymatösen zerebralen Blutung, einer Blutung aus einer arteriovenösen Mißbildung, einer Läsion nach Kontusion, einem subduralen Hämatom und manchmal einem blutenden Hirntumor unterschieden werden. Für die Differentialdiagnose und zur Vorbereitung eines chirurgischen Eingriffs sind ein CT und oftmals eine zerebrale Angiographie erforderlich. Alle vier Hirnarterien sollten geprüft werden, weil mehrere

Aneurysmen auftreten können. Röntgenaufnahmen können Verkalkungen in der Wand von Aneurysmen und arteriovenösen Mißbildungen erkennen lassen.

Prognose

Die Mortalität liegt bei der ersten Blutung bei etwa 35%; zusätzlich sterben 15% der Patienten innerhalb weniger Wochen an einer nachfolgenden Ruptur. Eine zweite Ruptur tritt häufig auch nach etwa 6 Monaten auf. Im allgemeinen ist die Prognose bei Aneurysmen ungünstig, sie ist besser bei arteriovenösen Mißbildungen und am besten, wenn in der Angiographie der vier Zentralgefäße keine Läsion entdeckt wird, möglicherweise weil die Blutungsquelle klein war und sich selbst verschlossen hatte.

Therapie

Zugrundeliegende Gefäßerkrankungen, Blutdyskrasie, Herzkrankheiten oder Syphilis sollten entsprechend behandelt werden. Jegliche Anstrengung sollte vermieden werden; absolute Bettruhe ist oberstes Gebot. Bilanzierte Flüssigkeits- und Nahrungszufuhr, wenn nötig parenteral, sollte gewährleistet sein. Diazepam kann bei Unruhe gegeben werden; Ursache von Unruhe und gleichzeitig erhöhtem Blutdruck kann aber auch ein erhöhter Hirndruck sein. Kodein oder Meperidin, 25–50 mg parenteral, können zur Linderung des Kopfschmerzes notwendig sein. Obstipation bedeutet Anstrengung und sollte vermieden werden. Antikoagulantien sind **kontraindiziert.**

Der Versuch, durch Lumbalpunktion den intrakraniellen Druck zu senken, ist von der Reaktion des Patienten auf die erste, diagnostische, Punktion abhängig. Wenn der Zustand sich dadurch verbessert, können vorsichtig und in Abständen kleine Mengen Liquor entnommen werden, um so den intrakraniellen Druck auf Normalwerte abzusenken. Die Möglichkeit eines akuten Hydrozephalus sollte ebenso bedacht werden wie diejenige einer Ventrikeldrainage (einschließlich einer ventrikulo-systemischen Shuntoperation). ε-Aminocapronsäure und ähnliche Stoffe haben keinen Wert.

Eine chirurgische Intervention durch einen erfahrenen Chirurgen, die zur erfolgreichen Beseitigung des Aneurysmas führt, kann das Risiko einer nachfolgenden tödlichen Blutung herabsetzen und die Überlebenschance vergrößern. Clippen des Aneurysmas ist die bevorzugte Methode, aber gelegentlich werden auch andere Verfahren eingesetzt wie: Unterbindung der proximalen Karotis, künstliche Thrombosierung oder Abdecken des Aneurysmasacks mit Kunststoff, Gaze oder Muskulatur. Die chirurgische Sterblichkeitsrate ist unverhältnismäßig hoch, wenn bei Koma oder Stupor operiert wird, es sei denn, die Bewußtseinstrübung beruht auf einem behandelbaren Hämatom oder Hydrozephalus. Im Falle neurologisch weniger gestörter Patienten besteht keine einheitliche Meinung hinsichtlich des optimalen Zeitpunkts eines chirurgischen Eingriffs; die meisten Experten befürworten heutzutage den Eingriff innerhalb der ersten 72 h. Eine Angiographie sollte sobald wie möglich nach der anfänglichen Blutungsperiode erfolgen. Frühzeitige operative Eingriffe minimalisieren das Risiko von Nachblutungen und können das Auftreten postoperativer Gefäßspasmen mit nachfolgenden Infarkten und systemischen Komplikationen vermindern. Hinausschieben des Eingriffs um 10 oder mehr Tage vermindert das operative Risiko, bedingt aber häufigere Nachblutungen und eine höhere Mortalität im Gesamtverlauf.

Auch bei chirurgischer Behandlung hinterläßt die Subarachnoidalblutung bei vielen Patienten eine neurologische Restschädigung. Ischämische Ausfälle können durch reaktive Vasokonstriktion (Vasospasmen) entstehen; ihr Ausmaß kann durch frühzeitige Gabe des Ca-Blockers Nimodipin (90 mg oral alle 4 h, solange der Blutdruck aufrecht erhalten werden kann) verringert werden. Bei einigen Patienten dauern Abstumpfung, Verwirrtheit und die Erholung von der motorischen Schwäche wegen eines sekundären Hydrozephalus über Wochen an. Ein zerebraler ventrikulärer Shunt ist bei Fortbestehen dieser Situation u.U. erforderlich.

Arteriovenöse (AV-)Fehlbildungen

Kongenitale Mißbildung miteinander verwickelter, erweiterter Blutgefäße. Die arteriellen Afferenzen gehen dabei ohne das üblicherweise zwischengeschaltete Kapillarbett direkt in die venösen Efferenzen über.

Das Ergebnis ist eine fortschreitend sich vergrößernde Anomalie. Sie verursacht neurologische Störungen, weil sie das in den Zwischenräumen liegende neurale Gewebe komprimiert oder reizt, weil sie Blut vom benachbarten Hirngewebe ableitet oder weil sie blutet. Die Mißbildungen entstehen besonders im Grenzbereich der verschiedenen arteriellen Gefäßbetten und werden am häufigsten gefunden innerhalb des Parenchyms der frontoparietalen Region, im Frontlappen, im seitlichen Kleinhirn oder dem darüberliegenden Okzipitallappen.

Klinische Syndrome

AV-Fehlbildungen rufen drei relativ unterschiedliche neurologische Krankheiten hervor. Am häufigsten, etwa in 50% der Fälle, entsteht das Bild einer **parenchymatösen** oder einer **subarachnoidalen Blutung.** Es gibt meist wenig Greifbares, mit dem AV-Fehlbildungen als Blutungsquelle identifiziert werden können; es sei denn, daß diese Blutungen weniger ausgeprägte neurologische Schäden hervorrufen als jene, die auf einen Hochdruck oder ein angeborenes Aneurysma zurückzuführen sind. Außerdem zeigen sie über Jahre hinaus häufige Rückfälle. Die beiden anderen Syndrome sind: **fokale Epilepsie,** bei welcher die Lokalisation des Herdes dem Sitz der Mißbildungen entspricht *(s. Tab. 19.)*, sowie ein progressiver **fokalneurologischer sensomotorischer Defekt** aufgrund einer Massenläsion oder fortschreitenden Ischämie durch die wachsende Mißbildung.

Diagnostik und Therapie

Eine genaue Diagnose von AV-Fehlbildungen ist ohne Einsatz von Labortechniken schwierig. Bei einigen Patienten treten Gefäßgeräusche auf, die über der Schädeldecke abzuhören sind. Das CT zeichnet im allgemeinen Mißbildungen über 1 cm Durchmesser auf, aber um festzustellen, ob die Läsion operabel ist, wird eine Arteriographie erforderlich. Im speziellen Fall eines Angioms des Sinus cavernosus kann ein MRI die Diagnose sichern. Um die Krampfanfälle unter Kontrolle zu bekommen, sind Antikonvulsiva notwendig *(s. Kap. NEU, 5., Medikamentöse Therapie)*. Eine chirurgische Beseitigung wird meistens empfohlen für oberflächliche AV-Fehlbildungen, die geblutet haben. Die Resektion tiefliegender oder sehr großer Mißbildungen ist mit hohem Risiko hinsichtlich Letalität oder postoperativer Invalidität behaftet. Andererseits vermindert die Resektion das Risiko einer Nachblutung und wahrscheinlich auch das Auftreten von Krämpfen. Intravaskuläre Thrombosierung mittels intraarterieller Katheter sowie Koagulation mit Hilfe fokussierter Protonenstrahlen hat man ebenfalls versucht.

8. TRAUMEN VON KOPF UND WIRBELSÄULE

Kopfverletzungen

Kopfverletzungen rufen bei Menschen unter 50 Jahren mehr Todesfälle und Behinderungen hervor als jede andere neurologische Erkrankung und sind die hauptsächliche Todesursache bei Männern und Jungen unter 35 Jahren. Bei ernsthaften Verletzungen nähert sich die Mortalitätsrate 50% und verringert sich auch bei Behandlung nur geringfügig. Der Schaden ist davon abhängig, ob die Schädeldecke penetriert wurde und wie stark das Gehirn einer Hin- und Herbewegung ausgesetzt war, was Gewebeverletzungen am Punkt des Aufpralls, an seinem gegenüberliegenden Pol **(Contre Coup)** sowie diffus entlang des Frontal- und Temporallappens hervorruft. Nervengewebe, Blutgefäße und Meningen scheren ab und zerreißen, was zu einer neuralen Unterbrechung, intra- und extrazerebraler Ischämie oder Blutung und zu einem zerebralen Ödem führt. Blutung und Ödem wirken wie eine wachsende intrazerebrale Läsion, verursachen entweder fokale neurologische Symptome oder zunehmende intrakranielle Schwellung und ansteigenden Hirndruck, was zu einer Einklemmung von Hirngewebe im Tentorium oder Foramen magnum mit letalem Ausgang führen kann. Schädelfrakturen können die Arterien der Meningen und die großen Sinusvenen zerreißen, wodurch ein epi- oder subdurales Hämatom entsteht. Frakturen, insbesondere der Schädelbasis, können auch die Meningen selbst lazerieren, wodurch es zu Liquorfistel mit Liquorrhö aus Nase oder Ohr kommen kann sowie zum Eindringen von Keimen oder Luft in die Verletzung. Erreger können die Meningen auch durch stumme Frakturen erreichen, besonders wenn die paranasalen Sinus miteinbezogen sind *(s. Kap. HNO, 5.)*. Wenige Kopfverletzungen treten isoliert auf, so daß in den meisten Fällen andere ernsthaft verletzte Teile des Körpers untersucht und mitversorgt werden müssen.

Symptomatik und Diagnostik

Die **Gehirnerschütterung** ist durch vorübergehenden posttraumatischen Bewußtseinsverlust gekennzeichnet, der mit keiner gröberen strukturellen Läsion einhergeht und damit auch zu keiner neurologischen Restsymptomatik führt. Obgleich bewußtlos, kann ein Patient mit Gehirnerschütterung motorisch reagieren. Die Pupillen- und andere Hirnstammreaktionen sind intakt; Babinski kann positiv sein, doch Hemiplegie oder Enthirnungsstarre treten nicht auf *(s. Kap. NEU, 2., Motorische Antworten, unter Bewußtseinsstörungen – Stupor und Koma, Diagnostik)*. Eine LP ist bei Schädelverletzungen *kontraindiziert*, ausgenommen es besteht Verdacht auf eine Meningitis.

Contusio cerebri, Zerreißung und Ödem bilden wesentlich ernsthaftere Verletzungen. Abhängig vom Schweregrad sind sie oft von schweren äußeren Wunden und Frakturen an der Schädelbasis oder an eingedrückten Knochenfragmenten begleitet *(s. a. Kap. HNO, 4., Frakturen des Temporalschädels)*. Hemiplegie oder andere Zeichen einer kortikalen Dysfunktion sind häufig. Schwerere Verletzungen können ein gravierendes Hirnödem, eine Dekortikationsstarre (Arme gebeugt und adduziert, Beine und Rumpf in Streckstarre) oder Dezerebrierungsstarre (Kiefer aufeinandergepreßt, Hals nach hinten gebogen, alle Glieder in Streckstarre) auslösen. Bildgebende Verfahren und LP, falls durchgeführt, ergeben blutigen Liquor. Koma, Hemiplegie, ein- oder beidseitig erweiterte und reaktionslose Pupillen sowie unregelmäßige Atmung können Resultat einer internen *Hirneinklemmung* sein, was eine Sofortbehandlung erfordert. Erhöhter Hirndruck kann eine Kompression oder Verformung des Hirnstamms hervorrufen, was sich in der Kombination von erhöhtem Blutdruck mit Verlangsamung von Puls und Atmung äußern kann.

Die zerebralen Hemisphären und das darunterliegende Dienzephalon sind den Wirkungen eines nicht penetrierenden Traumas mehr ausgesetzt und auch empfänglicher für dessen Auswirkungen als der Hirnstamm. **Zeichen einer primären Hirnstammverletzung** (Koma, röchelnde Atmung, lichtstarre Pupillen, Fehlen vestibulookulärer Reflexe oder genereller Tonusverlust der Muskulatur) weisen fast immer auf eine schwere Verletzung hin und haben eine schlechte Prognose. Da schwere Kopfverletzungen häufig mit Thoraxschäden verbunden sind, kommen zu den neurologischen Störungen häufig Komplikationen in Form von Lungenödem (teilweise anscheinend neurogen bedingt), Hypoxie und Kreislauflabilität. Eine Schädigung der Halswirbelsäule, auch eine häufige Begleiterscheinung, kann zu tödlicher Atemlähmung führen oder eine persistierende Tetraplegie aufgrund einer Querschnittsverletzung nach sich ziehen; andere Arten von Rückenmarksverletzungen können ebenfalls verheerend sein.

Akute subdurale oder **intrazerebrale Hämatome** sind bei ernsten Kopfverletzungen nicht ungewöhnlich. Zusammen mit schwerem **Hirnödem** sind sie für die meisten Todesfälle verantwortlich. Alle drei Zustandsbilder können eine transtentorielle Einklemmung und damit Zeichen einer rostrokaudal fortschreitenden neurologischen Verschlechterung hervorrufen: Vertiefung des Koma, Vergrößerung der Pulsamplitude, weite und reaktionslose Pupillen, spastische Hemiplegie mit Hyperreflexie, Tetraspastik, Dekortikations- oder Enthirnungsstarre (Symptomatik siehe oben). CT- oder MRI-Scan sichern üblicherweise die Diagnose.

Epidurale Hämatome liegen meist temporal (A. meningea media). Die Symptome, einschließlich verstärktem Kopfschmerz, zunehmender Bewußtseinstrübung, motorischer Schwäche und Pupillenveränderungen können innerhalb von Minuten oder Stunden nach dem Trauma entstehen – häufig nach einem bewußtseinsklaren Intervall mit relativ unauffälligem neurologischen Befund.

Epidurale Hämatome sind seltener als subdurale. Es ist aber wichtig, sie differentialdiagnostisch zu berücksichtigen, weil die schnelle Kompression des Gehirns mit Massenverdrängung zu neurologischen Dauerfolgen oder zum Tode führt, wenn das Hämatom nicht sofort abgesaugt wird. Temporale Frakturlinien können die Diagnose nahelegen, können aber fehlen. Ein CT- oder MRI-Scan bzw. ein Angiogramm sollten umgehend erhoben werden. Falls Scans nicht erhältlich sind, sollten sofort Bohrlöcher gesetzt werden, um rasch die Diagnose sichern und ggf. das extradurale Gerinnsel absaugen zu können.

Chronisch subdurale Hämatome können bis mehrere Wochen nach dem Trauma symptomlos bleiben. Obgleich die Diagnose bei frühen Fällen (2–4 Wochen nach dem Trauma) aufgrund des klinischen Verlaufs mit verspäteter neurologischer Verschlechterung gestellt werden kann, ist bei Spätfällen die Diagnose schwierig, da der Zeitraum zwischen dem Trauma und dem Beginn der Symptomatik lang ist. Subdurale Hämatome sind relativ häufig bei Alkoholikern und bei Patienten über 50; die Kopfverletzung kann relativ unbedeutend gewesen und sogar vergessen worden sein. Zunehmende, tägliche Kopfschmerzen, schwankende Müdigkeit oder Verwirrtheit und leichte bis mäßige Hemiparese sind typisch. Bei Säuglingen kann ein chronisch subdurales Hämatom den Kopfumfang vergrößern und damit einen Hydrozephalus vortäuschen. MRI oder ein Angiogramm führen zur Diagnose; CT-Scans sind hier weniger verläßlich.

Posttraumatische Epilepsie mit Beginn der Anfälle bis zu mehreren Jahren nach dem Trauma folgt in 10% auf schwere geschlossene Kopfverletzungen und in 40% der Fälle mit offenen Verletzungen. Der Wert einer Prophylaxe mit Antikonvulsiva in solchen Fällen ist umstritten; manche Neurologen und Neurochirurgen empfehlen Antikonvulsiva in therapeutischen Dosierungen für einen Zeitraum bis zu 3 Jahren.

Die schlimmste Komplikation einer schweren Schädelverletzung ist eine nahezu komplette Schädigung der Vorderhirnfunktionen bei Aussparung des Hirnstamms. Patienten, die das Trauma überleben, geraten in einen chronisch-vegetativen Zustand **(apallisches Syndrom),** der bei intensiver Pflege viele Jahre dauern kann. Wenige Patienten erholen sich von einem apallischen Zustand, wenn er länger als 3 Monate gedauert hat, und so gut wie keiner nach 6 Monaten.

Therapie

Sofortmaßnahmen: Bei Verkehrsunfällen mit schweren Schädelverletzungen sind weitere multiple Verletzungen wahrscheinlich, weniger bei Schußverletzungen oder anderen lokalisierten Schädeltraumen. Deshalb ist es wichtig, daß am Unfallort für freie Atemwege gesorgt (mit einem einfachen Tubus oder, besser, einem Endotrachealtubus) und eine akute Blutung gestillt wird. Das Unfallopfer sollte nur als Ganzes bewegt werden, wobei mit besonderer Sorgfalt eine Verlagerung der Wirbelsäule oder anderer Knochen vermieden werden muß, damit es zu keiner Verletzung des Rückenmarks und der Blutgefäße kommt. Das Schienen kann sich darauf beschränken, den ganzen Körper für den Transport in eine medizinische Einrichtung zu unterstützen. Vorsorge bei Unfallopfern mit möglicher Rückenmarksverletzung: s. Rückenmarksverletzungen, weiter unten. *Morphin und andere depressiv wirkende Stoffe sind in der initialen Versorgungsphase kontraindiziert.*

Im Krankenhaus werden nach der Sicherung der Atemwege (notfalls mittels Tracheotomie, wenn die Verletzungen schwerwiegend sind) und nach Legen eines venösen Zugangs innere Blutungen und andere Notfallskomplikationen diagnostiziert und therapiert. Eine Hypoxie kann die Hirnverletzung schnell verstärken und macht deshalb häufig eine Atemunterstützung erforderlich.

Anschließend wird der Bewußtseinszustand sorgfältig geprüft, ebenso wie Atmung, Pupillengröße und -reaktion, okulomotorische und motorische Aktivität, Reflexe. Eine anfängliche, laufend überprüfte Punktvergabe nach der „Glasgow-Koma-Skala" *(s. Tab. 22.)* ergibt eine näherungsweise Abschätzung des Schweregrades des Traumas und der Prognose. Neurologischen Status sowie Blutdruck, Puls und Temperatur sollte man wenigstens stündlich aufzeichnen, da jede Verschlechterung sofort beachtet werden muß. Wenn die Grunddaten feststehen und der Zustand des Patienten sich stabilisiert hat, sollten bildgebende Verfahren herangezogen werden, oder, falls kein Zugriff besteht, Röntgenaufnahmen erfolgen und kontrolliert werden. CT- oder MRI-Scan sind wertvoll für die Entdeckung potentiell operabler intrakranieller Hämatome und sollten, wenn möglich, bei allen Patienten mit einer länger als 2 h dauernden Bewußtlosigkeit ebenso wie bei fokalen neurologischen Symptomen eingesetzt werden. Sind diese Untersuchungsmöglichkeiten nicht vorhanden, ist es besser, die Patienten sofort in entsprechend ausgestattete Zentren zu verlegen. Nur wenn auch dies nicht möglich ist, sollte eine Angiographie erfolgen. In ähnlicher Weise sind Hirnszintigraphie und EEG in der unmittelbaren posttraumatischen Situation von so gut wie keinem diagnostischen Wert. Durchgesetzt hat sich die fortlaufende Aufzeichnung des Hirndrucks, um Besserung und Verlauf bei schweren Schädelverletzungen verfolgen zu können.

Die Patienten sollten vor Wärmeverlust, Hyponatriämie und Störungen im Wasserhaushalt sowie einer Atemwegsverlegung geschützt werden und auf Zeichen einer Verschlechterung hin ständig beobachtet werden. Patienten mit einer Gehirnerschütterung sollten entweder in der Klinik oder – wenn ohne neurologischen Befund – auch zu Hause mindestens für 24 h überwacht werden, um Komplikationen auszuschließen.

Tab. 22. Glasgow-Koma-Skala

	Punkte
Öffnung der Augen	
niemals	1
auf schmerzhafte Reize	2
auf Ansprechen	3
spontan	4
Verbale Reaktion	
keine	1
unverständliche Laute	2
unpassende Worte	3
Fragen beantwortet, aber desorientiert	4
orientiert und Fragen beantwortet	5
Motorische Reaktion	
keine	1
generelle Extension (Dezerebierungsstarre)	2
Flexion obere Extremität (Dekortikationsstarre)	3
Fluchtreflex	4
Reaktion bei umschriebenem Schmerzreiz	5
Befolgung von Kommandos	6
Insgesamt	**3–15**

Unmittelbar nach dem Trauma erhoben, gibt die Skala einen gewissen Eindruck über den Schweregrad der Hirnverletzung. Koma-Werte von 3–5 weisen auf einen möglicherweise letalen Ausgang hin, vor allem, wenn von reaktionslosen Pupillen oder fehlenden vestibulookulären Antworten begleitet. Umgekehrt beinhalten Werte von 8 und höher eine gute Chance für eine Wiederherstellung.

Aus Jennet, B., M. Bon: Assessment of outcome after severe brain damage: A practical scale. Lancet 1 (1975) 480–485; Abdruck mit Genehmigung.

Schädelfrakturen benötigen keine Behandlung, falls sie exakt positioniert geblieben sind. Eingedrückte Frakturen werden am besten vom Neurochirurgen versorgt; sie können eine Notfallbehandlung zerrissener Gefäße erfordern. Antibiotische Prophylaxe ist zu vermeiden, da sie zu resistenten Stämmen führt, wird aber bei Liquorrhö häufig eingesetzt.

Um Komplikationen vorzubeugen, muß eine arterielle Hypoxie durch Zufuhr eines 40%igen Sauerstoffgasgemisches (O_2/N_2) verringert werden, wenn nötig mit intermittierender Druckbeatmung. Fieber sollte durch kühlende Decken kontrolliert, Blut- und Flüssigkeitsverlust sofort ersetzt werden. Man muß einer Hypo- und Hyperthermie vorbeugen und auf ein eventuelles akutes Nierenversagen achten. Antikonvulsiva (z. B. Phenytoin mit einer Initialdosis von 50 mg/min i. v. bis zu einer Gesamtmenge von 1 g, anschließend 300–400 mg/Tag) sollen Krampfanfällen vorbeugen. Osmotische Diuretika (Mannit, Glyzerin, Harnstoff), i. v. verabreicht, vermindern eine Hirnschwellung, sollten aber Patienten mit einer Verschlechterung oder dem präoperativen Gebrauch bei Patienten mit Hämatomen vorbehalten sein. Mannitol 12,5–25 g wird i. v. über 15–30 min injiziert und alle 1–4 h wiederholt. Wegen der raschen Ausdehnung des intravasalen Volumens ist bei Patienten mit kardialen Erkrankungen oder pulmonaler Kongestion Vorsicht geboten. Längerdauernde Anwendung kann zu Wasserverlust und Hypernatriämie führen, weil bei der osmotischen Diurese die renale Wasserausscheidung relativ zur Na-Exkretion erhöht ist. Elektrolyt- und Wasserbalance müssen daher genau kontrolliert werden. *Kortikoide sind kontraindiziert.*

Die **Erholungsphase** nach jeder schweren Kopfverletzung ist gekennzeichnet durch die **Amnesie** für die Zeit, die dem Bewußtseinsverlust unmittelbar voranging und nachfolgte. **Retrograde Amnesie** ist normalerweise kurz. Die Dauer der **posttraumatischen Amnesie** (gemessen als die Zeit bis zur Wiederherstellung des kompletten anhaltenden bewußten Wachzustandes) läßt das Ausmaß der Hirnschädigung bei geschlossenen Kopfverletzungen gut abschätzen. Aufmerksamkeitsstörungen, Schwindel, Angst und Kopfschmerz **(postkontusionales Syndrom** – s. unten) treten für eine unterschiedlich lange Zeit nach der Gehirnerschütterung auf. Sie persistieren selten und verlangen meist nicht mehr als Aufmunterung, es sei denn, psychosoziale Faktoren spielen eine Rolle.

Eine **objektive Einschätzung der Restinvalidität** ist nach schweren Kopfverletzungen wichtig. Neuropsychologische Störungen mit Beeinträchtigung von Konzentrationsfähigkeit, Aufmerksamkeit und Gedächtnis sowie leichte bis mäßige Persönlichkeitsänderungen wirken sich auf soziale Beziehungen und Anstellungsverhältnis häufiger aus als spezielle neurologische Behinderungen. Posttraumatische Anosmie ist relativ häufig und bildet sich nicht zurück. Der gleiche negative Ausgang betrifft auch die, allerdings seltene, akute traumatische Erblindung. Hemiparese und Aphasie bessern sich üblicherweise, außer bei Älteren und bei schweren zerebralen Lazerationen. Die meisten Patienten mit schweren (z. B. initialen Glasgow-Koma-Werten < 8 bei Einlieferung *[s. Tab. 22.]*) Schädelverletzungen erholen sich in der Rehabilitation.

Bei Erwachsenen erfolgt der größte Teil der Wiederherstellung innerhalb der ersten 6 Monate nach einer schweren Kopfverletzung, geringere Verbesserungen treten in den darauffolgenden 2 Jahren ein. Kinder genesen besser von oft sehr schweren Verletzungen und über einen längeren Zeitraum.

Postkommotionelles Syndrom

Ein Syndrom mit einer Reihe nicht genau beschreibbarer subjektiver Störungen, jedoch keinen objektiv nachweisbaren Ausfällen.

Nach leichten Schädel-Hirn-Traumen kommen Kopfschmerzen, Schwindel, Konzentrationsschwäche, wechselnd ausgeprägte retro- und anterograde Amnesie, Depression, Apathie und gelegentlich Angst häufiger vor als nach schweren Traumen. Resultieren kann eine erhebliche Einschränkung der Leistungsfähigkeit. Der Anteil einer organischen Hirnschädigung am Krankheitsbild ist unklar. Das postkommotionelle Syndrom findet sich häufiger bei Patienten mit prämorbider neurotischer Disposition; allerdings haben neuere experimentelle Studien darauf hingewiesen, daß selbst geringgradige Traumata neuronale Schädigungen hervorrufen können. Epidemiologische Untersuchungen legen nahe, daß die Häufigkeit des Syndroms keine Beziehung zu einem möglichen Schadensersatz für die Körperverletzung hat. Die Ergebnisse von Pharmako- und Psychotherapie sind uneinheitlich, und die Symptome ziehen sich meistens hin, auch wenn Schadensersatzansprüche geregelt sind.

Rückenmarksverletzungen

Ein neurologischer Funktionsverlust nach einer Rückenmarksverletzung kann kurzdauernd aufgrund einer Erschütterung auftreten, längerdauernd von einer Kompression aufgrund einer Quetschung oder Blutung herrühren und als permanenter Schaden durch Lazeration oder einen Querschnitt entstehen. Bei einer **Kontusion** kann eine ödematöse Schwellung des Rückenmarks mit Anstieg des intraduralen Drucks für einige Tage eine schwere Dysfunktion hervorrufen. Es folgt eine spontane Besserung, doch können Restschäden bleiben. Die **Blutung** bleibt normalerweise auf die zentrale graue Substanz beschränkt **(Hämatomyelie)** und ruft Störungen im Bereich der motorischen Vorderhornzellen hervor (Muskelschwäche und -schwund, Faszikulieren, herabgesetzte Sehnenreflexe), die sich üblicherweise nicht mehr zurückbilden. Die motorische Schwäche ist oftmals proximal ausgeprägter als distal und wird begleitet von einer entstehenden Schädigung des Schmerz- und Temperaturempfindens. Es können auch **extradurale, subdurale** und **subarachnoidale Blutungen** auftreten. **Lazeration** und **Querschnittsverletzung** hinterlassen unausweichlich eine permanente Schädigung.

Symptomatik und Diagnostik

Eine akute Querschnittsverletzung verursacht eine unmittelbare schlaffe Lähmung und den Verlust aller sensiblen und reflektorischen Aktivitäten (einschließlich der autonomen Funktionen) unterhalb der Verletzungsstelle **(Spinalschock).** Die schlaffe Lähmung ändert sich allmählich über Stunden und Tage in eine spastische Paraplegie, die auf eine Steigerung der normalen Dehnungsreflexe zurückzuführen ist. Später, wenn das Lumbosakralmark intakt ist, kommt es zu Spasmen der Extensoren und Flexoren, und auch die autonomen Reflexe kehren zurück *(s. a. Kap. NIE, 13., Neurogene Blasenstörung).*

Weniger vollständige Läsionen führen zu einem partiellen motorischen und sensiblen Ausfall. Willkürbewegungen werden gestört. Die sensiblen Ausfälle hängen von der betroffenen Bahn ab: Halte- und Vibrationssinn sowie Berührungsempfinden sind bei Läsionen im Hinterstrang betroffen; Schmerz- und Temperatursinn sowie Druck- und ebenfalls Berührungsempfinden beim Tractus spinothalamicus. Halbseitenläsion des Rückenmarks führt zu einer ipsilateralen Lähmung mit Verlust des Lagesinns sowie Störung des Schmerz- und Temperatursinns auf der Gegenseite **(Brown-Séquard-Syndrom).**

Das **klinische Bild zeigt die segmentale Lokalisation der Läsion.** (Die folgenden Abkürzungen beziehen sich auf die Wirbelkörper; man muß daran denken, daß das Rückenmark kürzer ist als die Wirbelsäule und daher die Rückenmarksegmente und Höhe der Wirbelkörper zunehmend auseinanderweichen). Läsionen oberhalb von C5 führen, wenn sie ernster sind, zu einer Atemlähmung und verlaufen tödlich. Läsionen in Höhe oder über C4–C5 rufen eine komplette Tetraplegie hervor; bei einer Läsion zwischen C5–C6 können die Arme abduziert und gebeugt werden. Eine Schädigung zwischen C6–C7 lähmt Beine, Handgelenke und Hände, erlaubt aber Schulterbewegungen und Beugen des Ellenbogengelenks. Querschnittsverletzungen oberhalb Th1 verursachen eine Miosis, Läsionen in Höhe C8–Th1 ein

Horner-Syndrom (enge Pupillen, Ptosis, Anhidrose des Gesichts). Zwischen Th11–Th12 werden die Beine oberhalb und unterhalb des Knies betroffen, in Höhe Th12–L1 entsteht eine Lähmung unterhalb des Knies. Ein Trauma der Cauda equina ruft eine Hypo- oder Areflexie und Parese der unteren Extremitäten hervor und normalerweise Schmerzen und Hyperästhesien im Verlauf der Nervenwurzeln. Eine Schädigung der 3., 4. und 5. Sakralwurzel oder des Conus medullaris bei L1 bewirkt einen Totalausfall von Blasen- und Darmfunktionskontrolle.

Prognose

Unterbrochene oder degenerierte Nervenfasern können sich nicht neu bilden. Daraus resultiert eine dauerhafte Schädigung, während komprimiertes Nervengewebe nach Dekompression seine Funktion wiedererlangen kann. Kehren die Bewegungen oder Empfindungen innerhalb der ersten Wochen nach der Verletzung zurück, kann die Heilung günstig verlaufen; jede Dysfunktion, die nach 6 Monaten noch besteht, bleibt möglicherweise dauerhaft.

Eine schwere Rückenmarksverletzung oberhalb von C5 verläuft gewöhnlich tödlich. Cauda-Verletzungen sind selten vollständig und die motorischen und sensiblen Ausfälle daher meist partiell. Die Reflexbogen aber, welche die Miktion, die sexuelle Aktivität bei Männern und die Darmfunktion kontrollieren, liegen im Conus medullaris. Wenn diese zerstört sind, ist auch eine reflektorische Miktion nicht mehr möglich. Eine Schädigung irgendwo im lumbalen oder sakralen Bereich des Rückenmarks oder der Cauda hat eine irreversible Impotenz und den Ausfall der Schließmuskelkontrolle von Blase und Darm zur Folge.

Therapie

Sofortmaßnahmen: Um das Rückenmark vor weiterer Schädigung zu schützen, muß jedes Unfallopfer, bei dem eine Verletzung des Rückenmarks, insbesondere des Zervikalmarks vermutet wird, mit äußerster Sorgfalt behandelt werden. Bis das Ausmaß der Verletzung bekannt ist, sollten alle Rückenmarksverletzte als möglicherweise instabil behandelt werden. Beugen oder Strecken der Wirbelsäule kann das Rückenmark quetschen oder durchtrennen, wenn eine Zwischenwirbelscheibe gerissen oder die Wirbelsäule gebrochen ist. Unfallopfer aus beschädigten Autos zu holen, schließt das Risiko ein, durch zervikale Rückenmarksverletzung eine Tetraplegie oder sogar den Tod zu verursachen. Der Patient sollte nur „in toto" und auf einem festen flachen Brett oder einer Tür transportiert werden, wobei seine Lage durch sorgfältige Polsterung ohne besondere Druckausübung stabilisiert werden sollte. Korrekte Ausrichtung des Rückgrats durch Zug ist ein wesentlicher Punkt. Patienten mit thorakalen oder lumbalen Rückgratsverletzungen können auf dem Rücken oder auf dem Bauch liegend transportiert werden. Halsmarkverletzte neigen dazu, Atembeschwerden zu bekommen, und sollten auf dem Bauch liegend getragen werden, wobei auf offene Luftwege und mögliche Einengung des Brustkorbs zu achten ist. Neuere gut kontrollierte Studien weisen darauf hin, daß massiver Einsatz von Kortikosteroiden, mit dem innerhalb von 12 h nach dem Trauma begonnen wird, das Endergebnis erheblich verbessert. Empfohlen wird die sofortige Injektion von Methylprednisolon 30 mg/kg, gefolgt von 5,4 mg/kg/h über die nächsten 23 h.

Bei stabiler oder stabilisierter Wirbelsäule werden die Verletzungen durch Ruhigstellen, sedierende Analgetika und Muskelrelaxantien behandelt, bis die Schwellung und der lokale Schmerz nachgelassen haben. Instabile Verletzungen müssen immobilisiert werden, bis Knochen und Gewebe geheilt sind, und zwar unter Zugentlastung zur richtigen Einstellung der Bruchflächen. Gelegentlich ist die operative Fixierung erforderlich. Es ist zweifelhaft, ob eine chirurgische Dekompression traumatische Rückenmarksverletzungen vorteilhaft beeinflußt, aber entwässernde Medikamente können angezeigt sein, um das Ödem (wie bei Schädel*traumen) zu reduzieren.*

Die **pflegerische Versorgung** schließt die Prophylaxe von Harnwegs- und Pulmonalinfektionen ein. Der gelähmte Patient soll alle 2 h bewegt werden, wenn notwendig auf einem Strykerrahmen. Sämtliche Maßnahmen zur Verhinderung von Wundliegen sollten eingesetzt werden. Mit Übungen und rehabilitierenden Maßnahmen sollte so früh wie möglich begonnen werden. Hilfen für Behinderte werden in *Kap. SPS, 2.* besprochen.

Die **emotionale Betreuung** eines Patienten mit Rückenmarksverletzung zielt darauf ab, die Depersonalisierungsstörung zu bekämpfen, die mit dem Verlust der Kontrolle über den eigenen Körper auftreten kann. Sie sollte sicherstellen: 1. Erläuterung, was geschieht und weshalb etwas geschieht; 2. beruhigende Bestätigung, daß er nicht alleingelassen ist, sondern daß man ihm helfen wird; 3. Anerkennung der Persönlichkeit durch Würdigung der vorherigen Hobbies und Interessen, durch Versorgung mit liebgewordenen und bequemlichkeitsfördernden Dingen der häuslichen Umgebung etc.; man muß sein Verlangen nach Privatsphäre, seine Besorgnis über den körperlichen Eindruck, den er macht, seine Gefühle hinsichtlich Sexualität sowie Verlust von Würde und Selbstachtung respektieren; 4. Verständnis für die außergewöhnlich intensiven Emotionen, die er erfährt – wozu direktes Erfragen von Angstgefühlen gehört; 5. die durchdachte Anwesenheit von Pflegepersonen, die sich z. B. um seinen austrocknenden Mund oder ablaufende Tränen kümmern, und die für die Dinge des täglichen Lebens sorgen wie Shampoos und Rasierwasser, Make-up, Nagellack und Kämmen vor Beginn der Besuchszeit; 6. Bewußtsein dafür, daß das Verhalten des Patienten, selbst wenn es abgeschliffen oder gekünstelt wirkt, für ihn Anpassung bedeutet. Dabei können Kompromisse erzielt werden; beispielsweise kann man das Bedürfnis des Patienten nach Kontrolle seiner Umgebung in Dimensionen lenken, die er beeinflussen kann, wie physikalische Therapie, Auswahl von Mahlzeiten, Besuchern etc.

Aufrichtigkeit, Verständnis und Fürsorge des verantwortlichen Personals können einen unermeßlichen Unterschied im Ergebnis für den Patienten ausmachen.

9. INFEKTIONEN DES ZNS

Meningitis: *Entzündungen der Meningen des Gehirns oder Rückenmarks.*

Ebenso wie die Meningen kann das Gehirn betroffen sein: **Enzephalitis,** oder beide zusammen: **Meningoenzephalitis.** Bakterielle Infektionen verursachen zumeist akute Meningitiden; tuberkulöse und syphilitische Meningitiden hingegen sind subakut, Virusinfektionen führen zu einer **akuten spastischen Meningitis,** während Pilzinfektionen, disseminierte Karzinomatosen und Reaktionen auf manche intrathekal applizierte Stoffe sich normalerweise im Bild einer **subakuten aseptischen Meningitis** äußern.

Die tuberkulöse Meningitis wird in *Kap. INF, 10.* abgehandelt.

Akute bakterielle Meningitis

(s. a. Kap. KIN, 6., Infektionen des Neugeborenen, unter Neugeborenen-Meningitis)

Ätiologie und Vorkommen

Obwohl zahlreiche Bakterienarten eine Meningitis hervorrufen können, *zeichnen lediglich* drei Typen für 80% aller Meningitiden verantwortlich: *Neisseria meningitidis* (Meningokokken), *Haemophilus influenzae Typ b* und *Streptococcus pneumoniae* (Pneumokokken). Manche Faktoren wie Alter, Schädeltrauma und reduzierter Immunstatus können Hinweise auf den Erregertyp geben.

Meningokokken finden sich im Nasenrachenraum von etwa 5% der Bevölkerung; sie werden durch Tröpfcheninfektion und engen Kontakt verbreitet. Aus unbekannten Gründen entwickelt nur ein kleiner Prozentsatz der Bakterienträger eine Meningitis. Eine Meningokokkenmeningitis ist am häufigsten während des ersten Lebensjahres. Außerdem kann sie epidemisch in abgeschlossenen Populationen auftreten (z. B. in Kasernen und Internaten).

H. influenzae Typ b ist für die meisten Meningitiden bei Kindern über einem Monat verantwortlich, nicht aber bei Erwachsenen – es sei denn, ein disponierender Faktor läge vor (z.B. Schädeltrauma, Immunschwäche). Pneumokokken sind die häufigsten Erreger bei der Erwachsenenmeningitis. Besonders exponiert sind Individuen mit Alkoholismus, chronischer Otitis, Sinusitis, Mastoiditis, geschlossener Schädelverletzung, rezidivierender Meningitis, Pneumokokkenpneumonie, Sichelzellanämie und Asplenie.

Meningitis durch gramnegative Erreger (am häufigsten *Escherichia coli* und *Klebsiella-Enterobacter*) sieht man nach neurochirurgischen Eingriffen am ZNS, nach ZNS-Traumen, bei Bakteriämie (z.B. genitourethrale Eingriffe bei älteren Patienten), bei infektiösem Hospitalismus und bei Immunschwäche. *Staphylokokkenmeningitis* tritt auf nach penetrierenden Kopfverletzungen (häufig als Teilaspekt einer gemischten Infektion), Bakteriämie (z.B. durch Endokarditis) oder neurochirurgischen Eingriffen. Meningitis durch *Listeria* findet man bei chronischem Nierenversagen und bei Steroidbehandlung.

Das **Vorkommen** der Meningitis ist am häufigsten im ersten Lebensmonat, wobei die meisten Infektionen durch *E. coli* und Streptokokken der B-Gruppe zustandekommen. Die relative Häufigkeit bleibt hoch für Kinder bis zum Ende des zweiten Lebensjahres.

Pathophysiologie

Die Bakterien können die Meningen durch hämatogene Aussaat, durch Ausbreitung von nahegelegenen Infektionsherden (z.B. Sinusitis, epiduraler Abszeß) und über Verbindungen des Liquorraumes (z.B. Meningozele, Hauteinziehungen bei Spina bifida, penetrierende Verletzungen oder neurochirurgische Eingriffe) erreichen. Entscheidend für ihre Ansiedelung (z.B. Nasopharynx im Meningokokken, *H. influenzae b* und *Pneumokokken*) und Übertritt in den Liquor ist die bakterielle Oberflächenmembran (z.B. spezialisierte „Haare", mit denen Meningokokken an nasopharyngeale Zellen binden und somit über die Mukosamembran gelangen). Intravasal ist die Bakterienkapsel neutrophilen Leukozyten, Zellen des RES und dem Komplementsystem gegenüber resistent. Rezeptoren für die „Haare" und andere Oberflächenkomponenten im Plexus chorioideus, einem Ort frühzeitiger ZNS-Entzündungen, erleichtern das Eindringen in den Liquorraum. Dort floriert die Entzündung, weil sich relativ wenige Antikörper, Komplementanteile oder Leukozyten im Liquor befinden. Bestandteile der Bakterienmembran, Komplement (z.B. C5a) und Zytokine (z.B. Tumornekrosefaktor, Interleukin-1) locken Neutrophile in den Liquorraum, und das anwachsende Exsudat (besonders dicht in den basalen Zisternen) schädigt Hirnnerven, verlegt Liquorwege (führt damit zum Hydrozephalus) und verursacht Vaskulitiden und Thrombophlebiditen (und damit Ischämien). Produkte des Arachidonsäurestoffwechsels und Zytokine schädigen Zellmembranen und damit die Blut-Hirn-Schranke, wodurch es zum Hirnödem kommt, das durch ischämische Hirnschädigung und durch das Syndrom der inadäquaten ADH-Sekretion (SIADH) weiter verstärkt wird. Der Hirndruck steigt, der Blutdruck fällt (septischer Schock), und der Patient kann den systemischen Komplikationen oder einem ausgedehnten Hirninfarkt erliegen.

Symptomatik und Komplikationen

Eine prodromale Atemwegserkrankung oder Halsschmerzen gehen oft Fieber, Kopfschmerz, Nackensteife und Erbrechen voraus, welche die akute Meningitis charakterisieren. Erwachsene werden innerhalb von 24 h erschreckend krank; der Verlauf kann noch kürzer sein als bei Kindern. Bei älteren Kindern und Erwachsenen treten Bewußtseinsveränderungen auf und entwickeln sich über Reizbarkeit, Verwirrung, Schläfrigkeit, Stupor bis hin zum Koma. Krampfanfälle und Hirnnervenlähmungen kommen vor. Dehydratation und Gefäßkollaps können zum Schock führen **(Waterhouse-Friderichsen-Syndrom),** besonders bei *einer Meningokokkensepsis.* Hemiparese und fokale Ausfälle können Zeichen eines Hirninfarkts sein; ihr Auftreten zu Beginn der Erkrankung ist allerdings ungewöhnlich und spricht dann beispielsweise für einen Hirnabszeß, eine bakterielle Endokarditis oder eine Toddsche postiktale Paralyse.

Bei Kindern im Alter zwischen 3 Monaten und 2 Jahren ist die Symptomatik weniger gut voraussehbar. Gewöhnlich kommt es zu Fieber, Erbrechen, Reizbarkeit, Krämpfen, Aufschreien und zu vorstehender oder harter Fontanelle; Nackensteife kann fehlen. Im Verlauf einiger Tage kann sich bei Neugeborenen und Kleinkindern ein **subduraler Erguß** entwickeln. Typische Zeichen dafür sind Anfälle, ständiges Fieber oder zunehmender Kopfumfang. Subdurale Punktionen durch die Kranznähte ergeben einen hohen Proteingehalt der Subduralflüssigkeit. Hydrozephalus und Thrombophlebitis (s. Pathophysiologie, oben) können eine Meningitis ebenfalls komplizieren.

Diagnostik

Da eine akute bakterielle Meningitis, insbesondere die Meningokokkenmeningitis, innerhalb von Stunden zum Tode führen kann, sind genaue Diagnostik und Therapie vordringlich. Jeder unklare Fieberzustand bei Kleinkindern zwischen 3 Monaten und 2 Jahren erfordert eine LP, wenn das Kind zunehmende Reizbarkeit, unzureichende Nahrungsaufnahme, Erbrechen, Lethargie, Krämpfe oder Zeichen meningealer Reizung entwickelt. *Wenn ernsthafter Verdacht auf eine Meningitis besteht, sollte man mit einer Antibiotikatherapie nicht warten, bis die Resultate der diagnostischen Laboruntersuchung vorliegen.*

Bei allen Patienten sollten Kopf, Ohren und Haut gründlich auf Infektionsherde hin untersucht werden. Petechiale oder purpuraähnliche Hauteffloreszenzen kommen bei generalisierter Septikämie vor; in Kombination mit Zeichen einer Meningitis muß eine Meningokokkenmeningitis angenommen werden – so lange, bis das Gegenteil bewiesen wird. Die Haut über der Wirbelsäule sollte nach Einziehungen, Furchen, Nävi oder Haarbüscheln untersucht werden, die auf eine angeborene Anomalie mit einer Verbindung zum Subarachnoidalraum hinweisen können. Die Gelenke können von Meningokokken und *H. influenzae* befallen werden.

Ein abruptes Beugen des Nackens bei einem auf dem Rücken liegenden Patienten führt zu einem unwillkürlichen Beugen von Hüften und Knie **(Brudzinski-Zeichen).** Der Versuch, das gebeugte Knie plötzlich zu strecken, führt zu einem starken passiven Widerstand **(Kernig-Zeichen).** Beide Zeichen sind vermutlich auf eine Reizung der motorischen Nervenwurzeln an den Durchtrittstellen durch die entzündeten Meningen zurückzuführen, wenn diese genannt werden. Einseitiger oder beidseitiger **Babinski** ist möglich. Hirnnervenanomalie (Okulomotorius- oder Fazialislähmung) und gelegentlich Taubheit können auftreten.

Laborbefunde: Unverzüglich sollte eine Lumbalpunktion **(LP)** mit Untersuchung des Liquors und Anlegen von Kulturen erfolgen, wobei berücksichtigt werden muß, daß eine LP bei Vorliegen eines Hirnabszesses oder einer Massenläsion zur akuten Verschlechterung neurologischer Symptome führen kann (*s. Kap. NEU, 1.*, in dem die relativen Kontraindikationen der LP und Gründe für vorangehende CT-Scans dargelegt sind). Wenn man den Erreger nicht sofort im Liquorausstrich sieht, kann man manchmal mit Hilfe der Gegenstromimmunelektrophorese, der Latexagglutination oder mit anderen serologischen Darstellungsmethoden von Bakterienantigenen zu einer raschen Entscheidung kommen (in manchen Labors sind bis zu 80% der Proben positiv bei Meningitiden durch Meningokokken, *H. influenzae* und Pneumokokken). In jüngster Zeit ist die Polymerase-Kettenreaktion (polymerase chain reaction, PCR) erfolgreich für die schnelle Frühdiagnose der Meningokokkenmeningitis eingesetzt worden (sie ist auch von Nutzen bei negativen Kulturen). Die Suche nach Infektionsquellen sollte das Anlegen von Kulturen aus Blut, Harn, Nasenrachenabstrich, Sekreten der Atemwege und aus eventuellen Hautverletzungen einschließen. Diffuse intravasale Koagulopathien komplizieren häufig eine Meningitis; sie sind durch Verlängerung der Prothrombin- und der partiellen Thromboplastinzeit, durch Thrombozytopenie, vermindertes Fibrinogen und vermehrte Fibrinabbauprodukte gekennzeichnet. Elektrolyte sollten bestimmt werden, um ein SIADH (Bartter Syndrom) auszuschließen.

Der CT-Scan kann normal ausfallen oder verkleinerte Hirnventrikel, Verstreichen der Sulci oder verstärkten Kontrast über den Konvexitäten zeigen. MRI mit Gadolinium ist die Methode der Wahl, um subarachnoidale Entzündungen zu erkennen. Die Filme sollten sorgfältig nach Hinweisen auf Hirnabszesse oder Infektionen der Sinus oder des Mastoids, auf Schädelbrüche und kongenitale Anomalien durchmustert werden. Im weiteren Verlauf können venöse Infarkte oder ein kommunizierender Hydrozephalus nachweisbar werden.

Differentialdiagnose

Eine Reihe von infektiösen und nicht infektiösen Krankheiten ähnelt der bakteriellen Meningitis. Besonders wichtig ist die Abgrenzung zur **aseptischen Meningitis** (insbesondere der Virusmeningitis, s.u.) und zur bakteriellen **Enzephalitis.** In diesen Fällen hängt die Diagnose weitgehend von den Liquoruntersuchungen ab *(s. Tab. 1., und Akute Virusenzephalitis und aseptische Meningitis, weiter unten).* Der weitgehende Gebrauch von Antibiotika (z.B. zur Behandlung unbedeutender Atemwegsinfektionen) hat **unterbehandelte Meningitiden** zu einem Problem werden lassen (s.u.), weil die Infektion weiter bestehen kann, obwohl die Zeichen der Meningitis verschwinden, der Liquorstatus sich normalisiert und Kulturen negativ werden. Liquorbefund und Symptome, die sich nur langsam entwickeln, differenzieren die **subakute Meningitis** von der akuten bakteriellen *(s. Subakute und chronische Meningitis, unten).* Felsengebirgsfieber (Rocky Mountain spotted fever) und andere **Rickettsiosen** können Fieber, Kopfschmerz, makulösen und petechialen Ausschlag (im Gegensatz zur Meningokokkämie an Handgelenken und Knöcheln beginnend) und Delir, das zum Koma fortschreitet, verursachen. Der Liquor ist dabei normal oder zeigt eine mäßige Erhöhung der Lymphozyten *(s. Kap. INF, 12.).* **Leptospirosen** verursachen aseptische Meningitiden mit Fieber, Myalgie, Kopfschmerz, Meningismus, gefolgt von Exanthem sowie Leber- und Nierenschädigung. Ein wichtiger Hinweis ist ggf. die Exposition gegenüber Wasser oder Erdboden, die mit Urin von Ratten, Hunden, Schweinen oder Kühen verunreinigt sind *(s. Kap. INF, 10., Leptospirosen, unter Erkrankungen durch Spirochäten).* Freilebende Amöben *(Naegleria)* können Badende infizieren und eine purulente, häufig letal ausgehende **Amöbenmeningoenzephalitis** hervorrufen. In unzentrifugierten Liquorproben können amöboide Bewegungen mikroskopisch beobachtet werden; auch Kulturen sind möglich. Gemeinsame intravenöse und intrathekale Gabe von Amphotericin B *(s. Subakute und chronische Meningitis, unten, hinsichtlich Dosierungen)* kann lebensrettend sein. Eine **subakute bakterielle Endokarditis** *(s. a. Kap. HKR, 4., Endokarditis)* kann Fieber, umschriebene Hautnekrosen, fokale Infarkte oder Embolien sowie eine Pleozytose im Liquor verursachen. Ein apoplexähnlicher Beginn neurologischer Ausfälle spricht für Embolie und gegen eine Thrombose, deren Symptome sich langsamer aufwickeln. **Parameningeale Infektionen** bzw. **Entzündungen** (z.B. Mastoiditis, epidurale Abszesse) können Fieber, Pleozytose im Liquor und manchmal einen erhöhten Liquordruck (z.B. bei einer Thrombose des Sinus lateralis nach einer Phlebitis) hervorrufen. Färbeverfahren und Kulturen ergeben negative Liquorresultate; eine Behandlung mit Antibiotika sollte mit einer Drainage der infizierten Strukturen einhergehen. Kleinkinder mit Pneumonie oder Shigelleninfektionen können bei normalem Liquorstatus **Meningismus** entwickeln. **Unspezifische Infektionen des Neugeborenen** können unspezifische Symptome wie Lethargie oder Reizbarkeit mit oder ohne Fieber hervorrufen und damit eine LP zum Ausschluß einer Meningitis erforderlich machen.

Bleienzephalopathie: Die klinischen Befunde können eine bakterielle Meningitis nachahmen, obgleich der Beginn weniger explosiv und Fieber ungewöhnlich ist. Liquorglukose ist normal *(s. Kap. KIN, 9., Bleivergiftung).*

Eine **chemische Meningitis** kann bei Epidermoidzysten oder Kraniopharyngeomen vorkommen, wenn diese ihren reizenden Inhalt in den Liquorraum entleeren. Fieber fehlt dabei in der Regel. Durch intrathekale Chemotherapeutika, Spinalanästhetika oder Kontrastmittel können die Meningen gelegentlich gereizt werden, wobei eine Infektion stets ausgeschlossen werden muß.

Die **Mollaret-Meningitis** ist eine seltene, nicht progrediente, aber häufig rezidivierende Erkrankung mit großen retikuloendothelialen Zellen im Liquor. Polymorphkernige Leukozyten können anwesend sein, die im weiteren Verlauf durch Lymphozyten ersetzt werden. Manche Fälle sind durch unerkannte intrakranielle Epitheliome verursacht. Akute **zerebelläre Blutungen** oder **Infarkte** können zur Einklemmung der Kleinhirntonsillen führen mit Nackensteife, Stupor, Koma und letalem Ausgang. Begleitendes Fieber kann die Diagnostik fehlleiten, und eine LP hat katastrophale Folgen. Schlüsselsymptome sind neurologische Ausfälle, die auf die hintere Schädelgrube hinweisen *(s. Kap. NEU, 12., Strukturelle Läsionen des Kleinhirns, unter Zerebelläre und spinozerebelläre Erkrankungen).*

Prognose und Prophylaxe

Antibiotika und unterstützende Fürsorge haben die Mortalitätsrate akuter bakterieller Meningitiden bei früh erkannten Fällen auf unter 10% gesenkt. Wird die Meningitis jedoch spät diagnostiziert oder betrifft sie Neugeborene oder ältere Menschen, verläuft sie häufig noch tödlich. Eine niedrige Leukozytenzahl im Blut ist ein schlechtes Zeichen für die Prognose. Anhaltende Leukopenie, verspätete Therapie und Ausbildung des Waterhouse-Friderichsen-Syndroms verringern die Überlebenschancen. Überlebende zeigen manchmal Zeichen einer Hirnnervenschädigung, eines zerebralen Infarkts, wiederholte Anfälle und geistige Retardierung. **Meningokokkenvakzine** wird vor allem beim Ausbruch von Epidemien eingesetzt, sowie bei abgeschlossenen Bevölkerungsgruppen, für die die Gefahr einer Epidemie besteht. Familienangehörige, Krankenhauspersonal und andere enge Kontaktpersonen von Patienten, die an Meningitis erkrankt sind, sollten eine Rifampicinprophylaxe für 2 Tage erhalten (Erwachsene 600 mg 2×tgl., Kinder 10 mg/kg 2×tgl., bis zu einem Monat alte Säuglinge 5 mg/kg 2×tgl.). Minocyclin ist wegen vestibulärer Nebenwirkungen als Chemoprophylaktikum weniger wünschenswert. Ein Impfstoff gegen *H. influenzae b* schützt Kinder, die älter als 2 Monate sind. Kinder und Erwachsene, die engen Kontakt mit Patienten mit einer *H.-influenzae-b*-Meningitis hatten, sollten Rifampicin erhalten (20 mg/Tag oral über 4 Tage, maximal 600 mg/Tag).

Therapie

1. Die **Initialbehandlung** sollte sich nach dem Alter des Patienten, den klinischen Befunden, dem vermuteten Erregertyp und den Ereignissen der Liquoruntersuchungen richten. Eine Gramfärbung des Liquorsediments kann normalerweise zwischen Meningokokken, Hämophilus, Pneumo- und Staphylokokken sowie gramnegativen Bakterien unterscheiden. Antibiotika sollten unmittelbar nach der Entnahme von Proben für die Kultur (Liquor, Blut, Sekret vom Nasenrachenraum etc.) gegeben werden; wenn der Patient ernsthaft erkrankt ist, sollten keinesfalls die Ergebnisse dieser oder anderer Tests (z.B. CT, MRI) abgewartet werden. Kann der Erreger im Ausstrich nicht sicher identifiziert werden, wird eine empirische Therapie, abhängig von den Kulturergebnissen, eingeleitet *(s. Tab. 23.)*. Dies beinhaltet ein Cephalosporin der 3. Generation (z.B. Ceftriaxon oder Cefotaxim) wegen ihrer hohen Aktivität gegenüber den üblichen Meningitiserregern bei Kindern und Erwachsenen (einschließlich Hämophilusstämmen, die gegenüber Ampicillin und Chloramphenicol resistent, sowie Pneumokokkenstämmen, die teilresistent gegenüber Penicillin sind). Bei sonst gesunden Erwachsenen beruht eine bakterielle Meningitis in mindestens 80% der Fälle auf Pneumokokken oder Meningokokken, und Penicillin G oder Ampicillin bleiben die Mittel der Wahl. Bei Patienten über 60 Jahren sind andere Erreger als *Haemophilus, Meningococcus* oder *Pneumococcus*, d.h. gramnegative Keime für etwa die Hälfte der Fälle verantwortlich und deshalb sollte ein Cephalosporin der 3. Generation Teil des initialen Therapieplans sein. Derartige Cephalosporine sind wirksam gegen die meisten aeroben gramnegativen Keime, sind aber nur wenig effektiv gegenüber *Listeria* und Enterokokken und wechselnd gegenüber grampositiven Kokken und *Pseudomonas* (Ceftazidin ist gegenüber *Pseudomonas* wirksam, aber es kann sich eine Resistenz entwickeln). Zusätzliche antibiotische Absicherung wird erforderlich, wenn derartige Erreger auftauchen.

Probleme bei der therapeutischen Entscheidungsfindung treten auf, wenn Pleozytose und normaler Glukosegehalt des Liquors bei fehlendem Bakteriennachweis die Differentialdiagnose zwischen einer Virusmeningitis, einer anbehandelten bakteriellen Meningitis oder einer bakteriellen Meningitis im Frühstadium schwierig machen. Die Tauglichkeit mancher serologischer Tests variiert von Laboratorium zu Laboratorium, und ein negativer Befund schließt eine bakterielle Meningitis nicht aus. Antibiotika können anaphylaktische Reaktionen und Medikamentenfieber auslösen, und es kann Schwierigkeiten bei der Beurteilung des Ansprechens geben. Sofern der Zustand des Patienten es erlaubt, mag es daher empfehlenswert sein, mit Antibiotika noch zu warten und den Liquor nach 8–12 Stunden nochmals zu untersuchen. Wenn die zunächst überwiegenden Granulozyten von mononukleären Zellen ausgelöst werden, die Glukose normal bleibt und der Patient gut aussieht, ist es unwahr-

Tab. 23. Antibiotikatherapie bei akuter bakterieller Meningitis

Erreger	*Antibiotikum*	*Tagesdosis (in Klammern für Kinder)*	*zeitl. Abstand der Einzeldosen (in h)*
Unbekannt Neugeborene bis zu 1 Monat	Ampicillin	100–150 mg/kg i.v. (0–7 Tage alt)	8–12
		150–200 mg/kg i.v. (> 7 Tage alt)	6–8
	plus Cefotaxim	200 mg/kg i.v.	6
	oder Gentamicin	7,5 mg/kg i.v. (> 7 Tage alt 5 mg/kg)	8 12
	oder Tobramycin	5 mg/kg i.v.	12
Kinder über 1 Monat	Cefotaxim	Dosis wie oben	
	oder Ceftriaxon	4 g i.v.	12
	oder Ampicillin	100–200 mg/kg i.v.	3–4
	plus Chloramphenicol	50–75 mg/kg i.v.	6
Erwachsene	Cefotaxim	12 g i.v.	4–6
	oder Ceftriaxon	Dosis s.o.	
	oder Chloramphenicol	50–100 mg/kg i.v.	6
	plus Penicillin G	24 Mio IE i.v.	2–4
	oder Ampicillin	12 g i.v.	2–4
Gramnegative Stäbchen im Liquor (Spezies nicht identifiziert)	Cefotaxim	Dosis s.o.	4–6
	oder Ceftriaxon	Dosis s.o.	12
	plus Gentamicin	Dosis s.o.	
	oder Tobramycin	Dosis s.o.	
	oder Amikacin[1]	15 mg/kg i.v.	8
Meningokokken	Penicillin G	24 Mio IE i.v.	2–4
Haemophilus influenzae b	Cefotaxim	Dosis s.o.	4–6
	oder Ceftriaxon	2–4 g i.v.	12
	oder Ampicillin	Dosis s.o.	3–4
	plus Chloramphenicol	Dosis s.o.	6
Streptokokken (Pneumokokken)	Penicillin G	Dosis s.o.	2–4
	oder Ampicillin	Dosis s.o.	2–4

Fortsetzung Tab. 23.

Erreger	*Antibiotikum*	*Tagesdosis (in Klammern für Kinder)*	*zeitl. Abstand der Einzeldosen (in h)*
Staphylokokken	Oxacillin oder Nafcillin oder Vancomycin[2]	12 g (100–200 mg/kg) i.v. 12 g (100–200 mg/kg) i.v. 2 g (40 mg/kg) i.v.	4–6 4 6–12
Listeria	Ampicillin oder Penicillin G (mit Gentamicin)[3]	Dosis s. o. Dosis s. o.	
Gramnegative enterische Keime (z. B. *E. coli, Klebsiella, Proteus*)	Cefotaxim oder Ceftriaxon oder Chloramphenicol[4] mit Gentamicin, Tobramycin oder Amikacin[1]	Dosis s. o. Dosis s. o. Dosis s. o.	
Pseudomonas	Ceftazidim mit Gentamicin oder Tobramycin oder Amikacin[1]	6–8 g i. v. Dosis s. o. Dosis s. o. Dosis s. o.	6–8
	Azlocillin oder Piperacillin oder Cabenicillin oder *Ticarcillin*	18 g (225–300 mg/kg) i. v. 18 g (200–300 mg/kg) i. v. 30–40 g (0–7 Tage alt 200 mg/kg; Säuglinge 300–400 mg/kg; Kinder 400–500 mg/kg) i. v. 200–300 mg/kg (0–7 Tage alt 150–225 mg/kg; > 7 Tage alt 225–300 mg/kg) i. v.	4 4–6 2–4 2–4 2–4 4 8–12 4–6

[1] Falls Gentamicin-Resistenz verbreitet ist. Wegen schlechter Penetration in den Liquorraum kann es sein, daß Aminoglykoside intrathekal oder über ein Ommaya-Reservoir appliziert werden müssen, insbesondere bei Pseudomonas-Meningitis
[2] Im Falle Methicillin-resistenter Staphylokokken oder bei Penicillinallergie
[3] Bei schwerkranken, immundefizienten Patienten
[4] Bei schwerer Penicillinallergie

scheinlich, daß die Infektion bakterieller Natur ist, und Antibiotika können zurückgestellt werden, bis die Ergebnisse der Kulturen vorliegen. Ist der Zustand des Patienten ernst und besonders dann, wenn er schon Antibiotika erhalten hat, die das Wachstum der Erreger in der Kultur verhindern können, muß eine bakterielle Infektion angenommen und eine angemessene Antibiotikatherapie begonnen werden.

2. Spezifische Therapie: *(Dosierung s. Tab. 23.).* Ist der Erreger bekannt, kann Ampicillin durch Penicillin G ersetzt werden, wenn es sich um Infektionen durch Meningokokken, Pneumokokken, β-hämolysierende Streptokokken und empfindliche Staphylokokken handelt. Penicillinerzeugende Staphylokokken sollten mit Methicillin oder Nafcillin behandelt werden. In Krankenhäusern, in denen Methicillin- (Oxacillin-) resistenter *S. aureus* endemisch ist, sollte die Therapie mit Vancomycin begonnen werden, bis die Empfindlichkeit des Erregers bekannt ist. Weil eine zunehmende Zahl von *H.-influenzae*-Stämmen ampicillinresistent ist (und gelegentlich auch chloramphenicolresistent, speziell außerhalb der USA), sollte bei Kindern die Behandlung der bakteriellen Meningitis mit Cefotaxim oder Ceftriaxon begonnen werden. Alternativ kann Chloramphenicol zusätzlich zu Ampicillin gegeben werden. Die weiterführende Behandlung kann in Abhängigkeit von den Ergebnissen der Kulturen und der Resistenzprüfung dann abgeändert werden. Untersucht wird augenblicklich der Einsatz von Dexamethason (0,15 mg/kg alle 6 h über 4 Tage) als Adjuvans, von dem berichtet wurde, daß es die Häufigkeit der Taubheit als Komplikation einer *H.-influenzae*-Meningitis herabsetzt.

Enthält der **Liquor gramnegative Stäbchen,** sollte die Therapie mit Cefotaxim beginnen, auf das zahlreiche gramnegative Keime empfindlich sind (nicht aber *Pseudomonas* und *Acinetobacter*). Cefotaxim und andere Cephalosporine der 3. Generation scheinen ebenso wirksam zu sein wie die Aminoglykosid-Antibiotika, ohne deren Nephro- und Ototoxizität zu besitzen. *Pseudomonas* kann beherrscht werden durch gemeinschaftlichen Einsatz von Azlocillin, Piperacillin und Carbenicillin, oder durch Ceftazidim zusammen mit Gentamicin, Tobramycin oder Amikacin. Amikacin sollte in Krankenhäusern verordnet werden, in denen eine Gentamicinresistenz gegenüber intestinalen Keimen verbreitet ist.

Der Liquor sollte 24–48 h nach Beginn der Antibiotikatherapie erneut auf Erreger sowie auf eine lymphozytäre Antwort hin untersucht werden. Antibiotika sollten allgemein wenigstens eine Woche nach Abklingen des Fiebers und Normalisierung der Liquorwerte weiter gegeben werden (Normalisierung der Liquorwerte bedeutet allerdings nicht immer Therapieerfolg). Auch die Dosierung sollte nicht unmittelbar der klinischen Besserung folgend reduziert werden, weil die Penetration in den Liquor mit abklingender Entzündung der Meningen häufig abnimmt.

3. Unterstützende Therapie: Fieber, Dehydratation und Elektrolytverschiebungen müssen korrigiert werden *(s. Kap. ERN, 6., und KIN, 5.).* Sorgsam ist darauf zu achten, daß Patienten mit Hirnödem nicht zu viel Flüssigkeit zugeführt wird. Anfälle und ein Status epilepticus werden entsprechend behandelt *(s. Kap. NEU, 5., und Kap. KIN, 6., Krampfleiden des Neugeborenen).*

Kreislaufkollaps und Schock (Waterhouse-Friderichsen-Syndrom): Obgleich dieses Syndrom in Beziehung zur Nebenniereninsuffizienz gesetzt wurde, kann der Verlust von Gewebsflüssigkeit ebenso wichtig sein. Der Wert von ACTH und Kortikosteroiden ist immer noch umstritten.

Ein **Hirnödem,** das im übrigen manchmal schwer genug sein kann, um eine zentrale oder transtentorielle Einklemmung auszulösen, kann mit kontrollierter Hyperventilation (Pa_{CO_2} 25–30 Torr), Mannitol (0,25–0,5 g/kg i.v.) und Dexamethason (4 mg i.v. alle 4 h) angegangen werden.

Bei **Kindern mit subduralem Erguß** vermindert sich die Flüssigkeit gewöhnlich durch täglich wiederholte subdurale Punktionen durch die Nähte. Um plötzliche Verschiebungen in die intrakraniellen Hohlräume zu vermeiden, sollten auf einer Seite nicht mehr als 20 ml Liquor täglich entnommen werden. Besteht der Erguß noch nach 3–4 Wochen, ist eine chirurgische Exploration mit der Frage der Exzision einer subduralen Membran erforderlich.

Isolierung: alle Patienten mit Verdacht auf bakterielle Meningitis unklarer Ursache sollten für die ersten 24 h der Therapie isoliert werden.

Akute Virusenzephalitis und aseptische Meningitis

(s. a. Kap. INF, 14., Viruserkrankungen des ZNS)

Enzephalitis: Eine *akute entzündliche Erkrankung des Gehirns, die auf einen direkten Virusbefall oder eine allergische Überempfindlichkeit auf einen Virus oder ein anderes Fremdeiweiß zurückzuführen ist.* **Enzephalomyelitis:** *Die gleiche Störung, wenn sie Rükkenmarksstrukturen ebenso befällt wie das Gehirn.*

Aseptische Meningitis: *Eine fieberhafte Entzündung der Meningen, charakterisiert durch mononukleäre Pleozytose des Liquors, normale Glukose, eine mäßige Erhöhung des Proteingehalts und einen fehlenden Bakteriennachweis in allen Untersuchungen und in der Kultur.*

Ätiologie

Eine Virusinfektion kann Enzephalitis als Primärerkrankung oder als Sekundärkomplikation verursachen. Die Viren, die eine **primäre Enzephalitis** hervorrufen, können epidemisch (Arbo-, Polio-, Echo- und Coxsackievirus) oder sporadisch (Herpes simplex, Herpes zoster, Mumps) auftreten. Arbovirus-Enzephalitiden (St. Louis-E., Westl. und Östl. Pferde-E., Kalifornische E.) werden durch Moskitos übertragen, die die Menschen nur bei warmem Wetter infizieren. (Diese Ursachen sind auch in *Kap. INF, 14.* besprochen).

Die meisten **Sekundärenzephalitiden** treten als Komplikation einer Virusinfektion auf, und es wird vermutet, daß sie einem immunologischen Mechanismus unterworfen sind. Beispiele sind Enzephalitiden bei Masern, Windpocken, Röteln, Vakziniavirus, Pockenimpfung und vielen anderen, weniger gut definierten Virusinfektionen. Diese **parainfektiösen** oder **postinfektiösen Enzephalitiden** treten typischerweise 5–10 Tage nach Krankheitsbeginn auf und zeigen eine charakteristische perivaskuläre Demyelisation im Gehirn Verstorbener. Ein Virus konnte nur selten aus dem Gehirn isoliert werden. (Der Zustand wird manchmal als **akute disseminierte Enzephalomyelitis** bezeichnet und den primären demyelinisierenden Erkrankungen zugeordnet – *s. in Kap. NEU, 11.*). Bei Mumps kann beides auftreten, primärer und postinfektiöser ZNS-Befall.

Meningitis mit Pleozytose, normaler Glukose und ohne Erreger im Liquor (daher **„aseptisch"**) kann nicht nur durch Virusinfektion entstehen *(s. a. Kap. KIN, 11., Enterovirale Erkrankungen),* sondern auch durch andere Organismen und nichtinfektiöse Ursachen *(s. Tab. 24.).*

Sehr selten kommt es zu Enzephalitis oder anderen Enzephalopathien als Spätfolge einer Viruserkrankung. Die bekanntesten sind die **subakute sklerosierende Panenzephalitis** (**SSPE** – *s. in Kap. KIN, 11.*) in Verbindung mit dem Masernvirus; **Kuru,** eine Slow-virus-Infektion, die in Neuguinea vorkommt, und die **Creutzfeld-Jakob-Krankheit,** eine seltene Slow-Virus-Erkrankung mit Demenz im mittleren Alter. Die beiden letzten Enzephalitiden werden *unter Slow-Virus-Infektionen in Kap. INF, 14. besprochen.*

Pathologie

Es besteht ein Hirnödem, und zahlreiche petechiale Blutungen sind über die Hemisphären, den Hirnstamm, das Kleinhirn und gelegentlich das Rückenmark verteilt. Direkter Virusbefall geht oft mit Nekrose des Neurons einher und häufig mit sichtbaren Einschlußkörperchen. Bei para- oder postinfektiöser Enzephalomyelitis sind perivenöse demyelinisierende Schäden charakteristisch.

Symptomatik

ZNS-Virusinfektionen kommen in drei Formen vor: **1. Asymptomatisch:** Fieber und Krankheitsgefühl können ohne klinische meningeale Zeichen auftreten. Der Liquor kann je-

Tab. 24. Ursachen aseptischer Meningitiden (einschließlich Enzephalitiden)

Infektiös

Virus: Mumps, Echovirus, Poliovirus, Coxsackievirus, lymphozytäre Choriomeningitis, Herpes simplex, Herpes zoster, St. Louis, infektiöse Hepatitis, infektiöse Mononukleose, Östliche und Westliche Pferdeenzephalitis

Postinfektiös: Masern, Röteln, Windpocken, Vakzinia, Pocken

Bakteriell: Tuberkulose, Syphilis, anbehandelte bakterielle Meningitis

Gemischt infektiös: Leptospirose, Toxoplasmose, Torulose, Trichinose, Syphilis, Kokzidioidomykose, Mykoplasmeninfektion, Lymphogranuloma venereum, Katzenkratzkrankheit, Bruzellose, Rickettsiose, Zystizerkose, Malaria, Amöbiasis, zerebraler M. Whipple

Nichtinfektiös

Parameningeale Erkrankungen: Hirntumor, Schlaganfall, Multiple Sklerose, Hirnabszeß, chronische Sinusitis oder Otitis

Reaktion auf Injektionen in den Liquorraum: Luft, Serum, Antibiotika, Iophendylat und andere Farbstoffe

Vergiftungen: Blei

Vakzine-Reaktionen: Zahlreiche, insbesondere Tollwut, Keuchhusten, Pocken

Erkrankungen der Meningen: Sarkoidose, meningeale Leukämie, meningeale Karzinomatose

Medimamente: Trimethoprim/Sulfamethoxazol, Azathioprin, Carbamazepin, NSAID (z.B. Ibuprofen, Naproxen)

doch pathologisch sein, mit Lymphozytose, und aus dem Liquor mag ein Virus isoliert werden können (selten). **2. Meningitis:** Fieber, Kopfschmerz, Erbrechen, Krankheitsgefühl und Nackensteife sowie Steife des Rückens können die vorherrschenden Symptome sein. **3. Enzephalitis:** Meningitis kann von Zeichen zerebraler Dysfunktion begleitet werden (Bewußtseinstrübung, Persönlichkeitsveränderungen, Anfälle und Paresen) und von Hirnnervenstörungen. Die Unterscheidung von aseptischer Meningitis und Enzephalitis beruht auf der Ausdehnung und Schwere der Hirnfunktionsstörungen, unabhängig von Zeichen einer Entzündung der Meningen.

Diagnostik

Virale ZNS-Infektionen müssen von anderen infektiösen und nichtinfektiösen Ursachen unterschieden werden *(s. Tab. 24.)*. Ein größeres diagnostisches Problem ist allerdings die Unterscheidung von akuter und anbehandelter bakterieller Meningitis *(s. Akute bakterielle Meningitis, oben, und Kap. NEU, 1., Tab. 1.)*. Die Diagnose wird gewöhnlich aufgrund der charakteristischen Liquorveränderungen, einschließlich normaler Glukosewerte und negativer Bakterienkultur, gestellt. Gelegentlich können Viren direkt aus dem Liquor oder anderen Geweben isoliert werden; aber selbst unter idealen Voraussetzungen werden die Viren, die aseptische Meningitiden und Enzephalitiden verursachen, in weniger als der Hälfte der Fälle identifiziert. Eine exakte Diagnose erfordert normalerweise die sukzessive Untersuchung von mindestens zwei Seren mit Dokumentation eines Anstiegs spezifischer Antikörper. Kulturen von peripheren Proben (z.B. Nasen-Rachen-Raum, Stuhl) können hilfreich sein, ebenso wie die Beachtung von Epidemie-Erregern in der Umgebung. Da viele Formen von Enzephalitis und aseptischer Meningitis wesentliche Bedeutung für die öffentliche Gesundheit haben, sollte Serum entnommen und konserviert werden, wann immer die Diagnose Enzephalitis und aseptische Meningitis ungewisser Ätiologie vermutet wird. Informationen über die genauere Virusdiagnostik können von den örtlichen Gesundheitsbehörden erhalten werden.

Obwohl die **Herpes-simplex-Enzephalitis** anderen Enzephalitiden klinisch ähnlich ist, weisen wiederholte Anfälle im frühen Krankheitsverlauf und Zeichen einer Beteiligung von Temporal- oder Frontallappen auf eine Herpes-simplex-Infektion hin. Erythrozyten im Liquor nach nichttraumatischer Lumbalpunktion sprechen ebenfalls für Herpes simplex. Das

Virus ist selten im Liquor zu finden, und serologische Untersuchungen, auch wenn sie mit gepaarten Seren innerhalb der ersten 10–12 Krankheitstage einen Anstieg von Herpes-simplex-IgM erkennen lassen, liefern das Ergebnis zu spät, als daß es von praktischem Nutzen für die Therapieentscheidung sein könnte. Im MRI hingegen kann man eine Schläfenlappenentzündung früher als mit dem EEG, dem CT oder einer Hirnszintigraphie erkennen und eine virustatische Therapie einleiten, bevor die neurologische Symptomatik sich verschlechtert. Gleichzeitig kann das MRI Prozesse ausschließen, die klinisch eine Virusenzephalitis imitieren können, wie Hirnabszeß, subdurales Empyem oder Hämatom, Tumoren oder eine Thrombose des Sinus sagittalis. Eine Hirnbiopsie kann die Diagnose sichern, wenn das Virus aus der Probe isoliert oder immunologisch identifiziert wird. Allerdings muß jeweils von Fall zu Fall deren Morbidität gegenüber der relativ geringen Morbidität einer Aciclovirtherapie (s. u.) abgewogen werden. In der Regel ist eine Biopsie nur angezeigt bei Patienten, die auf Aciclovir nicht ansprechen und im CT oder MRI eine Schädigung unbekannter Natur zeigen.

Prognose und Therapie

Sogar schwerstkranke Patienten können sich vollkommen erholen. Die Mortalitätsrate ist je nach Ätiologie verschieden, und Epidemien durch dasselbe Virus fallen in verschiedenen Jahren unterschiedlich schwer aus. Anhaltende zerebrale Schäden sind bei Säuglingen häufiger anzutreffen, doch zeigen junge Kinder über einen längeren Zeitraum eine andauerndere Besserung als Erwachsene mit einer vergleichbaren Infektion.

Eine Behandlung mit Aciclovir muß sofort – bevor der Patient ins Koma gleitet – begonnen werden (10 mg/kg i. v. alle 8 h) und für mindestens 10 Tage fortgeführt werden, um einen möglichst großen therapeutischen Effekt zu erzielen. Aciclovir ist verhältnismäßig wenig toxisch, kann aber zu Leberfunktionsstörungen, Knochenmarkshemmung und vorübergehender Niereninsuffizienz führen. Um die Nephrotoxizität zu vermindern, sollte Aciclovir nur sehr langsam, über 1 h, infundiert werden. Die unterstützende Therapie entspricht derjenigen für akute bakterielle Meningitis (s. o.). Die Flüssigkeitsbilanz sollte aufrechterhalten, eine Überwässerung aber vermieden werden.

Subakute und chronische Meningitis

Eine meningeale Entzündung, die ohne Verwendung von Antibiotika mehr als 2 Wochen (subakut) bzw. über 1 Monat (chronisch) dauert.

Ätiologie

Subakute und chronische Meningitiden können auftreten bei Pilzinfektionen, Tb, Sarkoidose, Lyme-Krankheit, AIDS, Syphilis und Neoplasmen (z. B. Leukämie, Lymphome, Melanome, metastasierende Karzinome oder Hirntumoren wie Gliome). Die chronische Meningitis muß unterschieden werden von einer akuten Meningitis oder Enzephalitis mit protrahiertem Verlauf, sowie von einer rezidivierenden Meningitis (z. B. bei Absonderungen eines Kraniopharyngeoms oder posttraumatisch).

Die Zunahme der immunsuppressiven Therapie und das Auftreten von AIDS haben zu einem Anstieg von Pilzinfektionen des ZNS geführt. Der häufigste Pilzerreger ist *Cryptococcus,* der AIDS, Hodgkin-Lymphom, Lymphosarkome und langdauernde hochdosierte Steroidtherapie komplizieren kann. *Coccidioides, Mucorales, Candida, Actinomyces* und *Aspergillus* treten weniger häufig auf.

Neoplastische Meningitis mit diffusem Befall der Leptomeningen ist ein ständiges Problem bei akuter Lymphoblastenleukämie, besonders, wenn sie im Kindesalter mit antileukämischen Medikamenten behandelt wird, die die Blut-Hirn-Schranke nicht durchqueren. Neoplastische Meningitis kommt ebenfalls bei Gliomen vor (insbesondere Glioblastom, Ependymom oder Medulloblastom) oder bei Tumoren mit Hirnmetastasen. In seltenen Fällen kann die subakute Meningitis das erste Zeichen einer malignen Erkrankung sein.

Symptomatik

Die Symptome sind im wesentlichen die gleichen wie bei akuter Meningitis, aber die Krankheit entwickelt sich langsamer – eher über einen Zeitraum von Wochen als von Tagen. Das Fieber kann gering sein. Als Komplikation kann ein Hydrozephalus entstehen. Bei neoplastischer Meningitis treten gewöhnlich Kopfschmerz, Demenz, Rückenschmerzen, Hirnnervenlähmungen und periphere Neuropathien auf. Der Verlauf kann progredient sein mit letalem Ausgang im Verlauf einiger Wochen oder Monate.

Diagnostik

Wegen der langsamen Entwicklung der zerebralen Symptome betrifft die Differentialdiagnose vor allem strukturelle Prozesse wie Hirntumor, Abszeß und subduralen Erguß. Eine aktive Organtuberkulose oder ein bekanntes Malignom geben in derartigen Fällen ätiologische Hinweise. Zur Sicherung der Diagnose muß der Liquor untersucht werden, es sei denn, ein erhöhter intrakranieller Druck durch eine sich ausdehnende Läsion bedeutet eine Kontraindikation. Die Liquor-Zellzahl liegt normalerweise unter 1000/µl mit vorherrschend Lymphozyten; Glukose ist häufig erniedrigt, außer bei Syphilis, das Eiweiß kann hoch sein *(s. Tab. 1.)*. Neben Lymphozytose zeigen die Liquorbefunde bei neoplastischer Meningitis eine verminderte Glukose, leicht erhöhtes Eiweiß und häufig einen erhöhten Druck; manchmal werden Tumorzellen gefunden. Mikroskopische Untersuchungen oder Liquorkulturen sind notwendig, um maligne Zellen oder Erreger zu finden. Pilze sind häufig im zentrifugierten Sediment zu finden. Tuberkelbakterien können mit Färbungen auf säurefeste Stäbchen oder Immunfluoreszenz nachgewiesen werden. Bei Syphilis sind die Liquorbefunde denen bei subakuter Meningitis anderer Genese ähnlich (Druck, Zellzahl und Eiweiß), aber die Glukose ist gewöhnlich normal. Liquor- und Blutuntersuchungen sind bei den meisten Patienten positiv, ebenso spezielle venerologisch-serologische Tests. Da die meisten Infektionen über einen längeren Zeitraum hochdosiert mit speziellen Medikamenten behandelt werden müssen, ist eine genaue Identifizierung des Erregers vor Therapiebeginn erforderlich.

Therapie

Tuberkulöse Meningitis: *s. Kap. INF, 10., Extrapulmonale Tuberkulose.* **Syphilitische Meningitis:** *s. Kap. INF, 16.* **Lyme-Krankheit:** *s. Kap. INF, 10.* **Leukämische Meningitis:** *s. Kap. HÄM, 7., Akute Leukämie.* **Meningitis bei Sarkoidose:** Prednison 80 mg/Tag oral über 3 Wochen, dann reduzieren bis 5 mg jeden 3. Tag.

***Actinomyces*-Meningitis:** Mittel der Wahl ist Penicillin G, 20 Mio. E/Tag i.m. oder i.v. (200000 E/kg/Tag, aufgeteilt in Einzeldosen alle 4 h bei Kindern), für wenigstens 6 Wochen. Die Behandlung kann für weitere 2–3 Monate mit Penicillin V fortgesetzt werden (100 mg/kg/Tag oral, aufgeteilt in Einzeldosen alle 6 h).

Mykotische Meningitis: Das Mittel der Wahl ist Amphotericin B für alle Pilze und Hefen. Beginnend mit einer Testdosis von 1 mg wird Amphotericin B je nach Verträglichkeit langsam in ansteigender Dosierung bis zu 1 mg/kg/Tag infundiert. *Achtung: Die Tagesdosis sollte für Erwachsene und Kinder 1,0 mg/kg nicht überschreiten. S. Kap. INF, 11., Allgemeine therapeutische Prinzipien, für weitere Informationen und Vorsichtsmaßnahmen.* Eine Gesamtdosis von 2–6 g wird normalerweise verabreicht, aber die optimale Gesamtdosis ist unbekannt. Vorgehen bei Kindern: Amphotericin B 0,25 mg/kg, zunächst als Testdosis in einer 6stündigen Infusion (0,1 mg/ml). Die Dosierung kann dann schrittweise um 0,25 mg/kg/Tag bis zum Maximum von 1 mg/kg/Tag erhöht werden. Die Behandlung braucht nicht länger als 10 Wochen zu dauern, wenn der Blutspiegel ständig um mindestens das Doppelte über der Konzentration liegt, die ein Pilzwachstum in der Kultur verhindert. Obwohl der Eingriff mit Risiko verbunden ist, ist es manchmal für eine effektive Therapie doch notwendig,

Amphotericin B intrathekal oder intraventrikulär (über ein Ommaya-Reservoir) zu applizieren.

Kryptokokkenmeningitis: Die Therapie der Wahl besteht in der Kombination von Amphotericin B 0,3 mg/kg/Tag plus 5-Flucytosin 150 mg/kg/Tag (aufgeteilt in Einzeldosen alle 6 h) über 6 Wochen.

Das neu entwickelte Antimykotikum Fluconazol ist bei Kryptokokkenmeningitis ebenfalls wirksam. Es ist weniger toxisch als Amphotericin B und Flucytosin, und oral gegeben führt es zu maximalen Plasmaspiegeln ähnlich denen bei i.v. Injektionen. Ob Fluconazol wirksamer als Amphotericin oder Flucytosin bzw. deren Kombination ist, wird derzeit geprüft. Die Initialdosis beträgt am ersten Tag 400 mg und anschließend 200–400 mg als eine Dosis/Tag über 10–12 Wochen, solange bis Liquorkulturen negativ geworden sind. Rückfällen, z.B. bei AIDS-Patienten, kann mit einer Langzeiterhaltungstherapie (200 mg/Tag) begegnet werden. Eine kleine Zahl von Kindern über 3 Jahren wurde bisher behandelt, ohne daß Nebenwirkungen auftraten; die Wirksamkeit ist allerdings noch nicht allgemein nachgewiesen.

Hirnabszeß

(s.a. Kap. NEU, 14., Subduraler oder epiduraler Abszeß, unter Erkrankungen des Rückenmarks)

Eine intrazerebrale abgekapselte Ansammlung von Eiter.

Ätiologie und Pathologie

Ein Hirnabszeß kann ebenso wie eine Meningitis durch direkte Ausbreitung einer Infektion im Schädelbereich (z.B. Osteomyelitis, Mastoiditis, Sinusitis, subdurales Empyem), durch penetrierende Kopfverletzungen oder durch hämatogene Streuung (z.B. bei bakterieller Endokarditis, Bronchiektasen, angeborenen Herzfehlern mit Rechts-links-Shunt, Abusus mit intravenöser Injektion von Drogen) entstehen.

Das Parenchym zeigt eine wenig umschriebene entzündliche Antwort (Cerebritis), die später nekrotisiert und durch Gliazellen und Fibroblasten abgekapselt wird. Nach Tagen oder Wochen führt das den Abszeß umgebende Ödem zu erhöhtem intrakraniellen Druck und damit zu einer Symptomatik wie bei Hirntumoren. Bakterien, die aus Abszessen isoliert werden, sind meist anaerob *(Kulturen aus Eiter sollten unter anaeroben Bedingungen angelegt werden),* nicht selten auch gemischt; sie enthalten oft die anaeroben *Streptokokken* oder *Bacteroides.* Pilze (z.B. Aspergillus), Protozoen (z.B. *Toxoplasma gondii)* und Parasiten (z.B. *Cysticercus*) können ebenfalls umschriebene intrakranielle Infektionen hervorrufen.

Symptomatik

Kopfschmerz, Schwindel, Erbrechen, Papillenödem, Lethargie, Krampfanfälle, Persönlichkeitsveränderungen und fokale neurologische Anfälle entwickeln sich über Tage bis Wochen. Fieber, Schüttelfrost und Leukozytose können abklingen, wenn der Infektionsherd abgekapselt ist. Bei einem vorangegangenen Infekt oder bei Vorliegen eines anderen Risikofaktors sollte immer Verdacht auf einen Hirnabszeß aufkommen.

CT oder MRI ergeben in der Regel die Diagnose, und die meisten Patienten werden behandelt, ohne daß eine bakterielle Klärung vorliegt. Eine LP ist kontraindiziert, weil der Eingriff eine transtentorielle Einklemmung provozieren kann und die Liquorwerte, jedenfalls beim abgekapselten Abszeß, gemeinhin zur Diagnosefindung nichts beitragen *(s. Tab. 1.).* Bakterien können nur in weniger als 10% der Fälle (nach einer Ruptur 20%) aus dem Liquor isoliert werden.

Primäre oder metastatische Hirntumoren, subdurale Ergüsse, zerebrale Gefäßschäden, subakute und chronische Meningitiden und degenerative Erkrankungen müssen differentialdiagnostisch ausgeschlossen werden.

Therapie

Unbehandelt verläuft der Hirnabszeß in der Regel tödlich. Penicillin G, 24 Mio. IE/Tag i.v. (Einzeldosen alle 6 h) hilft bei Streptokokken und den meisten Anaerobiern, nicht aber bei *Bacteroides fragilis;* dessen Behandlung erfordert Metronidazol 3 g/Tag i.v. (Einzeldosen alle 6 h). Bei Verdacht auf *Staphylococcus aureus* (z.B. nach Schädeltraumen, neurochirurgischen Eingriffen oder bei Endokarditis) sollte zusätzlich Nafcillin 2 g/Tag (Einzeldosen alle 6 h) verordnet werden. Da aus Hirnabszessen, die vom Ohr ausgehen, häufig Enterobacteriaceae isoliert werden, kann man ggf. ein Cephalosporin der 3. Generation dem Therapieplan hinzufügen (z.B. Ceftizoxim 6 g/Tag, Einzeldosen alle 6 h). Die Antibiotika müssen mindestens für 4–8 Wochen gegeben werden; der Therapieerfolg wird am besten durch laufende CT- oder MRI-Aufnahmen kontrolliert. Bei Therapierefraktärität oder drohender transtentorieller Einklemmung ist die chirurgische Exzision oder eine Aspiration unter stereotaktischer CT-Führung angezeigt. Wenn Symptome eines erhöhten Hirndrucks auftreten, sollte dieser energischst bekämpft werden *(s. Hirnödem, unter Unterstützende Behandlung bei akuter bakterieller Meningitis, oben).*

Subdurales Empyem

Eiteransammlung zwischen Dura mater und Arachnoidea.

Ätiologie und Pathologie

Die meisten Fälle entstehen als Komplikation von Infektionen der Sinus (insbesondere des frontalen und der ethmoidalen), aber auch von Otitis, Schädeltraumen oder -operationen und infolge pulmonal ausgelösten Bakteriämien. Die Erreger sind ähnlich wie oben beim Hirnabszeß beschrieben. Bei Kindern unter 5 Jahren ist das subdurale Empyem in der Regel die Folge einer bakteriellen Meningitis (z.B. *Haemophilus influenzae,* bei Neugeborenen gramnegative Erreger).

Symptomatik und Diagnostik

Über mehrere Tage entwickeln sich Kopfschmerzen, Lethargie, fokale neurologische Ausfälle und Krämpfe; unbehandelt verschlechtert sich der Zustand rasch über Koma zum Exitus. Ebenso wie beim Hirnabszeß ergibt die LP nur wenig nützliche Information und kann sogar eine transtentorielle Einklemmung auslösen. CT und MRI erbringen die Diagnose. Bei Kindern kann auch eine Subduralpunktion die Diagnose sichern. Mit Sorgfalt angelegte Anaerobierkulturen aus Blut und operativ gewonnenen Proben können die diagnostischen Ergebnisse und die Antibiotikatherapie verbessern.

Therapie

Maßnahmen zur Verminderung des Hirndrucks *(s. Hirnödem, unter Behandlung der akuten bakteriellen Meningitis, oben)* sollten einhergehen mit sofortiger chirurgischer Drainage des Empyems (und der darunter befindlichen Sinus, um Rückfälle zu vermeiden). In Abhängigkeit von den Ergebnissen der Kulturen erfolgt die Therapie mit Antibiotika im Prinzip ebenso wie beim Hirnabszeß (s.o.), mit Ausnahme junger Kinder, bei denen auch die begleitende Meningitis antibiotisch abgedeckt werden muß *(s. Tab. 23.).*

Wurminfektionen

Helminthiasis

In unterentwickelten Ländern kann Wurmbefall des ZNS zu entzündlichen Zysten führen. In der westlichen Hemisphäre ist die häufigste Ursache die **Zystizerkose** *(s. Kap. INF, 15., Schweinebandwurminfektion, unter Zestoden).* Die kleinen, im Gehirn von Zysten umgebenen Larven verursachen solange nur wenig Symptome, bis ihr Absterben lokale Entzündung, Gliose, Ödem, umschriebene neurologische Ausfälle, Krämpfe oder einen obstruktiven Hydrozephalus auslösen. Ruptur der Zysten mit Entleerung in den Liquorraum führt zur subakuten Meningitis mit Eosinophilie. **Schistosomiasis** *(s. Kap. INF, 15., Schistosomiasis, unter Trematoden):* Nekrotisierende eosinophile Granulome im Gehirn verursachen Krampfanfälle, erhöhten Hirndruck sowie diffuse aber auch umschriebene neurologische Symptome. Große solitäre **Echinokokkenzysten** *(s. Kap. INF, 15., Echinokokkose, unter Zestoden)* können mit fokalen Zeichen einhergehen, gelegentlich auch mit Krämpfen. **Coenurosis** kommt meist in Form traubenartiger Zysten vor, die den Liquorabfluß in den 4. Ventrikel verlegen können.

10. NEOPLASMEN DES ZNS

(s. a. Kap. HÄM, 11., und Kap. HNO, 9.)

Intrakranielle Neoplasmen

(Hirntumoren)

Eine sich ausdehnende intrazerebrale Läsion kann ein Neoplasma (metastatisch oder primär), ein Granulom, eine parasitäre Zyste, eine Blutung (intrazerebral, extradural oder subdural), ein Aneurysma oder ein Abszeß sein. Neoplasmen kommen häufig vor und werden oft fehldiagnostiziert.

Primär intrakranielle Neoplasmen werden in sechs Klassen eingeteilt: Tumoren 1. der Schädeldecke (Osteome, Hämangiome, Granulome, Xanthome, Osteitis deformans); 2. der Meningen (Meningeome, Sarkome, Gliomatose); 3. der Hirnnerven (Gliome des Optikus, Neurilemmome des 5. und 8. Hirnnerven); 4. der Neuroglia (Gliome) und des Ependyms (Ependymome); 5. der Hypophyse oder der Pinealkörperchen (Hypophysenadenome, Pinealome); 6. kongenitalen Ursprungs (Kraniopharyngeome, Chordome, Germinome, Teratome, Dermoidzysten, Angiome, Hämangioblastome).

Sekundäre Metastasen können den Schädel oder intrakranielle Strukturen befallen.

Pathologie und Inzidenz

ZNS-Veränderungen resultieren sowohl aus dem invasiven und destruktiven Wachstum des Tumors als auch aus seinen Sekundärwirkungen (erhöhtem intrakraniellem Druck, Hirnödem und Kompression von Hirngeweben, Hirnnerven und Hirngefäßen). Selten finden sich neurologische Symptome als Fernwirkung eines „paraneoplastischen Syndroms“ *(s. u., und Kap. HÄM, 11.).*

In über 2% der routinemäßigen Autopsien liegen Hirntumoren vor. Sie können in jedem Alter auftreten, sind aber im frühen Erwachsenenalter und im mittleren Lebensalter am häufigsten. **Primäre Tumoren im Kindesalter** sind vorwiegend Kleinhirn-Astrozytome und Medulloblastome, Ependymome, Hirnstamm-Gliome, Gliome des Optikus, Pinealome und angeborene Tumoren. **Die häufigsten Metastasen in der Kindheit** verursachen Neuroblastome (gewöhnlich epidural) und Leukämie (Meningen). **Primäre Tumoren bei Erwachsenen** sind Meningeome, Schwannome, Gliome der Hemisphären (besonders das maligne Glioblastoma multiforme, und mehr gutartige Astrozytome und Oligodendrogliome). **Metastasen** rühren bei Erwachsenen normalerweise von Bronchialtumoren her, von Adenokarzinomen der Brust und malignen Melanomen.

Die relative Verteilung der verschiedenen Tumortypen ist folgendermaßen: Gliome 45%, Hypophysenadenome 15%, Meningeome 15%, Schwannome 7%, angeborene Tumoren 3%, Metastasen und andere Typen 15%. Die Gesamthäufigkeit der Tumoren ist bei Männern und Frauen etwa gleich groß; allerdings sind zerebelläre Medulloblastome und das Glioblastoma multiforme bei Männern und Meningeome und Schwannome bei Frauen relativ häufiger. Die Häufigkeit primärer Lymphome des ZNS nimmt sowohl bei AIDS-Patienten als auch bei Personen ohne AIDS zu.

Die Bösartigkeit eines Hirntumors wird bestimmt durch seine Lokalisation, durch Größe und Wachstumsrate und durch den Grad der histologischen Malignität. **Gutartige intrakranielle Tumoren** wachsen langsam und zeigen nur wenige Mitosen, keine Nekrosen und keine Gefäßproliferation im Tumor. Sie können eine beträchtliche Größe erreichen, ohne Symptome zu verursachen, z.T. weil sie selten mit einem Hirnödem einhergehen. **Bösartige Tumoren** sind durch rasches und invasives Wachstum, häufige Mitosefiguren, Nekrosen, Gefäßproliferation mit Endothelhyperplasie gekennzeichnet. Trotzdem führen „benigne" Hirntumoren, die wegen ihrer Lokalisation nicht total entfernt werden können, in der Regel zum Tode. Die „malignen" Hirngeschwülste metastasieren nur selten außerhalb des ZNS und führen durch unaufhaltsames lokales Wachstum zum Tode. Daher ist der Unterschied zwischen benigne und maligne bei intrakraniellen Neoplasmen weniger deutlich als bei systemischen Tumoren.

Die modernen Technologien der Molekularbiologie erlauben es, Tumoren auf der Ebene des Genotyps zu untersuchen. Ergebnisse von Chromosomenstudien haben die von der Histopathologie her bekannte größere Homogenität des Astrozytoms, verglichen mit dem Glioblastoma multiforme, bestätigt. Die meisten Astrozytomzellen enthalten nahezu diploide Chromosomensätze (42–50 Chromosomen/Metaphase). Im Vergleich dazu zeigt die zytogenetische Analyse der meisten schnellwachsenden Tumoren eine ausgeprägte Heterogenität mit zahlreichen Sub- und Einzelzelltypen. Die Streubreite der Chromsomenploidie ist zahlenmäßig größer (35–200 Chromosomen/Metaphase) und Chromosomentranslokationen sind häufiger als bei weniger malignen Tumoren. Darüber hinaus haben einige Labors auch gezeigt, daß Doppel-Minute-Chromosomen (sehr kleine Doppelbruchstücke von DNA) häufig sind, denen man eine Rolle bei der Genamplifikation zuschreibt.

Das Onkogen c-*erb*-B ist in Gliomen häufig vermehrt, und das Produkt dieses Gens, der „epidermal growth factor receptor" **(EGFR),** kann übermäßig gebildet werden. Die aktuelle Bedeutung der EGFR-Verstärkung ist nicht bekannt. Manche malignen Gliome bilden auch „platelet derived growth factor" **(PDGF).** Die spezifische Bedeutung von PDGF und anderen Wachstumsfaktoren für das Tumorwachstum wird gegenwärtig in USA, wo sich die Tierschutzgesetzgebung nicht so prohibitiv auswirkt wie in Deutschland, intensivst untersucht.

Symptomatik

Das **allgemeine Erscheinungsbild** ergibt sich aus dem gesteigerten intrakraniellen Druck. Diese Drucksteigerung kann direkt durch den raumfordernden Prozeß des Tumors entstehen oder indirekt zusammenhängen mit einem Hirnödem, einer Liquorabflußbehinderung (frühzeitig im 3. Ventrikel oder der hinteren Tumorgrube), einer Verlegung des venösen Abstroms aus dem Sinus der Dura (besonders bei knöchernen oder extradural metastasierenden Tumoren) oder einer Verringerung der Liquorresorption (wie bei Leukämie oder karzinomatöser Mitbeteiligung der Meningen). Es resultieren Kopfschmerzen und Erbrechen, mitunter auch psychische Symptome. Eine Stauungspapille entsteht bei ca. 25% der Patienten mit Gehirntumoren; sie stellt nicht immer ein Frühsymptom dar. Ebenso schließt das Fehlen eines Papillenödems einen Tumor oder eine Steigerung des intrakraniellen Druckes nicht aus. Bei Kleinkindern kann ein erhöhter intrakranieller Druck zur Vergrößerung des Kopfes führen. Im übrigen ist der Hirndruck üblicherweise normal bei Patienten mit kleinen Hemisphärentumoren, bei Hypophysenadenomen oder bei Stammhirntumoren, die den Aquaeductus silvii nicht verlegen. Änderung der Temperatur, der Puls- und Atemfrequenz oder des Blutdruckes sind eher ungewöhnlich, bis auf das Terminalstadium.

Fokale oder generalisierte **Krampfanfälle** kommen bei Tumoren der Großhirnhemisphäre vor und können über Monate und Jahre anderen Symptomen vorangehen. Anfälle sind vor Meningeomen und langsam wachsenden Astrozytomen häufiger als bei malignen Gliomen. Fokale Anfälle helfen bei der Lokalisierung des Tumors.

Psychische Symptome (z.B. Somnolenz, Apathie, Stumpfheit, Persönlichkeitsveränderungen, gestörtes Verhalten, beeinträchtigte geistige Fähigkeiten, psychotische Episoden) können jederzeit auftreten. Bei 25% der malignen Hirntumoren stellen psychische Abnormitäten die Initialsymptome dar.

Das **spezifische (fokale) Erscheinungsbild** ergibt sich aus der lokalisierten Destruktion oder Kompression von Nervengewebe oder veränderter neuroendokriner Funktionen und entsprechender Lokalisation des Tumors.

Tumoren der Großhemisphäre

Frontallappentumoren (in der Regel Meningeome oder Gliome), welche die Konvexität befallen, sind charakterisiert durch progrediente Hemiplegie, fokale oder generalisierte Anfälle und psychische Veränderungen. Ein Tumor an der Basis des Frontallappens (besonders Meningeome der Olfaktoriusrinne) verursachen ipsilaterale Anosmie (Ausfall des Geruchssinnes). Ein Tumor an der medialen Oberfläche eines Frontallappens kann Störungen beim Wasserlassen hervorrufen. Psychische Veränderungen (besonders mangelnde Aufmerksamkeit und Motivationsverlust) und ataktischer Gang sind häufig, wenn der Tumor sich über das Corpus callosum auf beide Frontallappen erstreckt. Meningeome des Tuberculum sellae können zur Kompression des Chiasma opticum führen und somit einen Gesichtsfeldausfall verursachen, ähnlich wie er bei den Hypophysenadenomen vorkommt *(s. Tumoren der Hypophyse und der suprasellären Region, weiter unten)*. Meningeome des inneren Drittels des Sphenoids können Exophthalmus und einseitige Amblyopie bewirken. Meningeome des äußeren Teils des Sphenoids beeinträchtigen den Temporallappen *(s. Temporallappentumor)*.

Parietallappentumoren können generalisierte oder fokale sensorische Anfälle verursachen. Die Oberflächensensibilität (Berührungsempfindlichkeit, Schmerz- und Temperatursinn) sind nicht betroffen, aber Stereognosie und kortikale Sinnesfunktionen (Lagesinn und die Fähigkeit, zwei Punkte voneinander zu unterscheiden) sind auf der Gegenseite gestört. Kontralaterale homonyme Hemianopsie, Apraxie und Anosognosie (Nichterkennung von Ausfällen von Körperfunktionen) können auch auftreten. Das Vorliegen einer Erkrankung wird oft abgestritten. Sprachstörungen, Agraphie und Fingeragnosie können bei Tumoren der dominanten Hemisphäre auftreten.

Temporallappentumoren, insbesondere der nichtdominanten Hemisphäre, verlaufen häufig, von eventuellen Anfällen abgesehen, relativ stumm. Ein Tumor in der Tiefe des Temporallappens kann kontralaterale Hemianopsie, psychomotorische Anfälle, Krampfanfälle mit Geruchsaura oder optische Halluzinationen mit komplex geformten Bildern hervorrufen. Tumoren der Oberfläche des dominanten Temporallappens führen zu gemischter motorisch-sensorischer Aphasie oder Dysphasie.

Okzipitallappentumoren bedingen einen kontralateralen Quadrantenausfall im Gesichtsfeld oder eine Hemianopsie mit Aussparung der Makula. Eventuelle Anfälle können eine Aura mit Lichtblitzen, aber ohne Bilder zeigen.

Subkortikale Tumoren befallen normalerweise die Capsula interna und bewirken eine kontralaterale Hemiplegie. Sie können in jeden Lappen des Großhirns einwachsen und dann entsprechende Symptome hervorrufen. Ist der Thalamus betroffen, kommt es zur Störung der Oberflächensensibilität. Befall der Basalganglien führt normalerweise nicht zu einer Parkinson-Symptomatik, aber Athetose, bizarre Tremorformen oder Dystonien kommen gelegentlich vor. Hypothalamustumoren können zu Eßstörungen oder bei Kindern zur Pubertas praecox führen.

Kraniale, extradurale oder subdurale Metastasen können die gleichen Symptome hervorrufen wie primäre kortikale Hirntumoren, sofern sie in benachbarte Kortexabschnitte einwachsen oder diese komprimieren.

Einklemmungssyndrome können entstehen, wenn der Massenprozeß sich vergrößert und damit Hirngewebe durch vorgegebene intrakranielle Öffnungen gepreßt wird. Auf diese Weise kann die mediale Oberfläche einer Hemisphäre unter die Falx cerebri gedrängt werden. **Transtentorielle Einklemmung** beruht auf einer Verschiebung von Hirngewebe durch die Tentoriumaussparung. Eine **zentrale Einklemmung** erfaßt Hirngewebe beidseits symmetrisch, während bei einer **Einklemmung des Temporallappens** eine asymmetrische Verschiebung eines Zapfens von Temporallappengewebe durch den Tentoriumschlitz vorkommt. Beide Einklemmungstypen komprimieren vitale Hirnstammzentren: die zentrale Einklemmung bedingt ein Koma, in Mittelstellung fixierte Pupillen, veränderte Atmung, Verlust der okulovestibulären Reflexe (Ausfall des rotatorischen und kalorischen Nystagmus) und beidseitige motorische Paralyse (Enthirnungsstarre oder auch schlaffe Lähmungen). Temporallappeneinklemmung kann zusätzlich zu zentralen Symptomen frühzeitig eine Okulomotoriuslähmung hervorrufen (einseitig erweitert fixierte Pupille und Lähmung extraokulärer Muskeln). Seltener kommt es zum Durchtritt von Teilen des Kleinhirns durch das Foramen magnum mit nachfolgendem plötzlichen Atem- und Herzstillstand.

Ein langdauernd erhöhter intrakranieller Druck kann Symptome verursachen, die zur **Fehllokalisierung** führen. Derartige Symptome sind einseitige oder beidseitige Lähmung des M. rectus lateralis durch Kompression des 6. Hirnnerven, Hemiplegie ipsilateral zum Tumor (durch Andrücken des gegenüberliegenden Pedunculums gegen das Tentorium) sowie Gesichtsfeldausfall auf der Seite des Tumors durch Kompression der gegenseitigen A. cerebri posterior.

Tumoren der Hypophyse und der suprasellären Region

Adenome der Glandula pituitaria (Hypophyse) sind intraselläre sezernierende oder nichtsezernierende Tumoren oder Gewächse mit extrasellärer Ausdehnung. Sekretorische Adenome produzieren endokrin aktive Hormone. Adenome können charakteristische histologische Färbungen aufweisen, die mit speziellen Endokrinopathien korrelieren: z. B. **azidophile** Adenome zeigen eine Überproduktion von Wachstumshormon, das präpubertär zu Riesenwuchs und nach der Pubertät zu Akromegalie führt; **basophile** Adenome produzieren **ACTH** mit und damit ein Cushing-Syndrom Von **chromophoben** Adenomen ist bekannt, daß sie für die meisten Endokrinopathien bei Hypophysentumoren verantwortlich sind. Die häufigste endokrine Hypersekretion betrifft Prolaktin, das Amenorrhö und Galaktorrhö bei Frauen hervorruft und, seltener, bei Männern Impotenz und Gynäkomastie. Viele sezernierende Tumoren sind Mikroadenome, die nur entdeckt werden, weil eine endokrinologische Störung auftritt *(s. Kap. END, 2., Galaktorrhö)*.

Ausgedehnte Hypophysenadenome bewirken Kopfschmerzen. Falls der Tumor über die Sella hinauswächst, können Nervus oder Tractus opticus, Chiasma opticum oder der Hypothalamus komprimiert werden. Der übliche Gesichtsfeldausfall ist eine bitemporale Hemianopsie, aber einseitige Optikusatrophie, kontralaterale Hemianopsie oder Kombinationen dieser drei Möglichkeiten können auch vorkommen. Kompression des Hypothalamus führt zu einem Diabetes insipidus durch Schädigung der efferenten Bahn zum Hypophysenhinterlappen. In diesen Fällen zerstört der Tumor funktionstüchtiges Drüsengewebe und verursacht ein entsprechendes Defizitsyndrom. MRI- und CT-Scans haben die radiologische Diagnostik des Hypophysenadenoms revolutioniert. MRI ist das beste Verfahren, um Mikroadenome darzustellen. Das CT ist am informativsten, wenn sich der Tumor über die Sella hinaus ausgedehnt hat, aber der hochauflösende CT-Scan kann auch für die Diagnostik von Mikroadenomen herangezogen werden. Bei großen Tumoren kann das Röntgenbild des Schädels eine ballonförmig aufgetriebene Sella zeigen.

Andere Tumoren in der Region der Sella turcica (z. B. Meningeome, Kraniopharyngeome, Metastasen, Dermoidzysten oder Aneurysmen) können das Chiasma opticum komprimieren, in die Sella einwachsen und Symptome verursachen, die denen der chromophoben Adenome ähneln.

Tumoren der Zirbeldrüse

Pinealtumoren (normalerweise Germinome) treten in jedem Alter auf, sind jedoch im Kindesalter am häufigsten. Pubertas praecox, besonders bei Jungen, kann durch sie ausgelöst werden. Der Tumor komprimiert den Aquaeductus sylvii und verursacht einen Hydrozephalus, Stauungspapille und andere Zeichen erhöhten Hirndrucks. Die prätekale Region rostral der oberen Vierhügel ist ebenfalls komprimiert; dies resultiert in einer Blicklähmung beim Blick nach oben, in Ptosis und einem Verlust der Pupillenreaktionen auf Licht und Nahesehen.

Hirnstammtumoren

Gliome des Hirnstamms sind gewöhnlich Astrozytome. Häufige Symptome, die auf der Schädigung von Kerngebieten beruhen, sind einseitige oder bilaterale Lähmungen der 5., 6., 7. und 10. Hirnnerven und laterale Blicklähmung. Schädigung der motorischen oder sensiblen Bahnen führt zu Hemiplegie, Hemianästhesie oder Kleinhirnstörungen (Ataxie, Nystagmus, Intentionstremor). Intrakranieller Druckanstieg erfolgt bei Hirnstammtumoren spät.

Tumoren der hinteren Schädelgrube

Tumoren des 4. Ventrikels und des Kleinhirns (gewöhnlich Medulloblastome, Ependymome, Gliome oder Metastasen) stören die Liquorzirkulation und führen zu einem frühzeitigen intrakraniellen Druckanstieg mit entsprechender Symptomatik. Ataktischer Gang, Intensionstremor und andere Zeichen einer Kleinhirnstörung folgen.

Kleinhirnbrückenwinkeltumoren, insbesondere Neurilemmome (Akustikusneurinom, Schwannom) sind charakterisiert durch Ohrgeräusch, einseitige Hörstörung und manchmal Schwindel. Druck auf benachbarte Hirnnerven, Hirnstamm und Kleinhirn führen zu Verlust des Kornealreflexes, Lähmung und Anästhesie im Facialisbereich, Schwäche beim Heben des Gaumensegels, Zeichen einer Kleinhirndysfunktion und, seltener, kontralateraler Hemiplegie oder Hemianästhesie. Ausfall des kalorischen Nystagmus, Vergrößerung des Porus acusticus auf Röntgenaufnahmen und ein hoher Eiweißgehalt weisen auf ein Akustikusneurinom hin *(s. Kap. HNO, 4., auch Akustikusneurinom).*

Meningeome

Gutartige Tumoren, die von Zellen der Arachnoidea auszugehen scheinen und daher überall dort vorkommen können, wo sich Dura befindet. Am häufigsten sieht man sie über der Konvexität in der Nähe der Venensinus, entlang der Schädelbasis und in der Fossa posterior. In seltenen Fällen können sie auch im Ventrikelraum entstehen, vermutlich von Zellen stammend, die mit dem Plexus chorioideus dorthin gelangt sind. Meningeome mit Durchmessern unter 2 cm sind die häufigsten Tumoren, die man bei einer Biopsie findet. Obwohl eine Reihe pathologisch unterschiedlicher Typen beschrieben ist, unterscheiden sie sich in der Regel nicht im klinischen Verlauf. Als einzige intrakranielle Neoplasmen kommen Meningeome bei Frauen häufiger vor. Sie haben die Tendenz, vorzugsweise zwischen dem 40. und 60. Lebensjahr aufzutreten, aber auch bei Kindern gibt es sie. Meningeome können multipel sein und maligne entarten, insbesondere der Typ des Hämangioperizytoms.

Meningeome gehören zu den wenigen Tumoren, die sich mit typischen Zeichen in der Röntgen-Schädelübersicht bemerkbar machen. Das spezifischste Verfahren ist das CT, aber die meisten Meningeome findet man auch im MRI. Meningeome der Konvexität lösen oft Krampfanfälle aus und schließlich auch Zeichen einer hemisphärischen Massenverschiebung. Röntgenologisch können sie eine Schädelatrophie, Gefäßerweiterung und manchmal

Hyperostosen hervorrufen. Parasagittal oder in der Falx lokalisierte Meningeome können zur zunehmenden spastischen Lähmung oder zu Störungen der Oberflächensensibilität führen; die Symptomatik beginnt meist im kontralateralen Bein, kann aber gelegentlich auch in eine Paraspastik übergehen. Letztere kann den Arzt zu der Annahme fehlleiten, daß eine Schädigung im Bereich des Rückenmarks vorliegt. Abweichend von den supratentoriellen Geschwülsten äußern sich Tumoren der Schädelbasis primär in visuellen Störungen und Exophthalamus, während Meningeome der hinteren Schädelgrube zum Hydrozephalus führen. Meningeome der Olfaktoriusrinne beeinträchtigen die Geruchsempfindung und können ein Papillenödem mit nachfolgendem Sehverlust auslösen; solche des Tuberculum sellae führen ebenfalls zur Anopsie und außerdem zu typischen Knochenveränderungen. Keilbeinflügelmeningeome können in jedem Abschnitt des Keilbeinflügels entstehen. Medial haben sie die Tendenz, in den Sinus cavernosus einzuwachsen; vom mittleren Abschnitt aus invadieren sie nach vorne die Orbita und vom lateralen Teil breiten sie sich in den Schläfenknochen aus und bilden eine kugelförmige Masse oder ein Meningeom *en plaque* (d.h. Invasion der Dura mit entsprechender Verdickung und flächiges Einwachsen in den benachbarten Knochen). Meningeome der hinteren Schädelgrube können Tumoren des Tentorium cerebelli bilden, mit supra- oder subtentoriellem Wachstum, die vorzugsweise zum Hydrozephalus führen. Meningeome des Clivus oder des apikalen Felsenbeins resultieren in Gangunsicherheit und Gliedataxie sowie in Störungen von seiten der Hirnnerven V, VII und VIII. Tumoren im Bereich des Foramen magnum lösen ipsilateral lokalisierten Subokzipitalschmerz aus, der zunächst mit typischer Schwäche im ipsilateralen Arm einhergeht, die dann ipsilateral auf das Bein und schließlich auf Arm und Bein der Gegenseite übergreift. Auch das Lhermitte Zeichen, ähnlich wie man es bei der MS sieht, kommt vor. Die Beteiligung von Hirnnerven kann sich in Schluckstörungen, Dysarthrie, Nystagmus, Doppelsehen und Störungen der somatischen Sensibilität im Gesichtsbereich äußern.

Diagnostik

Ein Hirntumor sollte erwogen und eine neurologische Untersuchung durchgeführt werden bei Patienten mit langsam progredienten Zeichen einer lokalen zerebralen Dysfunktion, fokalen oder generalisierten Krampfanfällen, akutem Kopfschmerz oder anderen Zeichen eines erhöhten intrazerebralen Drucks (z.B. Erbrechen, Papillenödem).

Die Untersuchung sollte einen kompletten Neurostatus umfassen, Visusbestimmung und Perimetrie, Audiometrie, CT, Röntgen-Thorax (zur Suche eines Primärtumors). MRI kann kleine Astrozytome früher entdecken als ein CT-Scan. Zerebrale Angiographie kann als präoperative Maßnahme notwendig sein, seltener zu diagnostischen Zwecken.

Liquoruntersuchungen können Zusatzinformation bringen, wenn die Diagnose oder die Art der Läsion nach vorläufigen Untersuchungen noch unklar ist; steht die Diagnose fest, sind sie nicht notwendig. Zuverlässige Liquorwerte sind wesentlich für die Diagnose einer chronischen oder subakuten neoplastischen Meningitis oder einer gutartigen Hirndrucksteigerung (s. unten, Pseudotumor cerebri). Besteht eine Stauungspapille mit Verdacht auf einen raumfordernden Prozeß, ist die Lumbalpunktion **kontraindiziert,** da die plötzliche Druckänderung bei der Liquorentnahme ein Einklemmungssyndrom auslösen kann. Da Tumoren des Pinealbereichs oft Germinome darstellen, kann die Bestimmung von Choriongonadotropin oder von α-Fetoprotein Veranlassung für eine histologische Untersuchung ergeben.

Therapie

Die Behandlung des Hirntumors ist oftmals multimodal, wobei das Einzelvorgehen von Pathologie und Lokalisation abhängt. Operative Exzision sollte erfolgen zur Sicherung der Diagnose, zur Tumorentfernung und um die Symptomatik zu bessern. Bei gutartigen Tumoren kann dies kurativen Charakter haben. Bei Resttumoren und bei den meisten infiltrativ wachsenden neuroektodermalen Tumoren ist eine Bestrahlung erforderlich. Chemotherapie scheint manchen Patienten mit infiltrierenden Gliomen zu helfen.

Die **Therapie des Meningeoms** besteht, wenn möglich, in der operativen Exzision. Bei kleinen Geschwülsten oder im Fall älterer Patienten kann der Eingriff hinausgeschoben werden, wenn er lebensbedrohlich sein könnte. Im allgemeinen können Tumoren bis zu mittlerer Größe total und risikolos entfernt werden; sehr große Exemplare können schwer zu entfernen sein, wenn sie Gefäßelemente, insbesondere umliegende Venen, einbeziehen. Es mag von Nutzen sein, Rest- oder rezidivierende Meningeome zu bestrahlen. **Schwannome** sollten operativ entfernt werden.

Die **Versorgung maligner Gliome** sollte nach dem Prinzip der Verkleinerung durch multimodales Vorgehen mit Einsatz von Chirurgie, Bestrahlung und Chemotherapie erfolgen. Der erste Schritt sollte die operative Resektion sein – soweit es ohne wesentliche neurologische Ausfälle möglich ist. Anschließend sollte mit der vollen Tumordosis von 60 Gy (6000 rd) bestrahlt werden. Chemotherapie mit einem Nitrosoharnstoffderivat (z. B. Carmustin 200 mg/m^2 i. v. alle 6–8 Wochen oder Lomustin 130 mg/m^2 oral alle 6–8 Wochen) sollte erfolgen. Diesen Patienten sollte man eine Überweisung in ein überregionales Zentrum mit aktuellen Forschungsprogrammen (z. B. Implantation spezieller Radionuklidträger, Chemotherapeutika im Forschungsstadium) anbieten. Die Prognose allerdings ist zurückhaltend zu stellen. In internationalen Studien liegt der Medianwert der Überlebensrate nach allen drei Maßnahmen bei etwa 1 Jahr, und 25% der Patienten überleben 2 Jahre. Als prognostisch günstige Faktoren gelten: Alter unter 45 Jahren, ein anaplastisches Astrozytom im Vergleich zu einem Gliobastoma multiforme, besserer klinischer Zustand und möglichst kleiner Resttumor nach der Resektion.

Gliome (Astrozytome, Oligodendrogliome) mit niedriger WHO-Einstufung (low-grade WHO) sollten nach Möglichkeit exzidiert oder, wenn das Risiko einer Resektion zu groß ist, einer Nadelbiopsie mit anschließender Strahlentherapie unterzogen werden. Der genaue zeitliche Ablauf einer Bestrahlung wird nicht übereinstimmend beurteilt. Die Einführung des MRI hat zwar den Zeitpunkt der Diagnose vorverlegt, zu dem eine Bestrahlung vielleicht bessere therapeutische Aussichten bietet, das Gehirn aber auch früher als nötig einer Strahlenschädigung ausgesetzt wird. Insgesamt ist die Prognose wesentlich besser als bei den malignen (high-grade) Gliomen (Glioblastome), man kann mit 3–5 Jahren rechnen, bevor der Tumor rezidiviert.

Bei **Medulloblastomen** besteht die Strahlentherapie in einer Ganzschädelbestrahlung mit etwa 35 Gy, einer Verstärkungsdosis für die hintere Schädelgrube (15 Gy) und einer Bestrahlung des Rückenmarks (35 Gy). In den letzten Jahren wurde die Chemotherapie als Adjuvans und bei Rezidiven eingeführt. Mehrere Chemotherapeutika sind als wirksam bei rezidivierendem Medulloblastom beschrieben worden; für ein Adjuvans-Therapieschema muß die Wirksamkeit noch gezeigt werden, auch wenn Hinweise existieren, daß Hochrisiko-Patienten vielleicht davon profitieren. Positive Berichte liegen u. a. vor über Nitrosoharnstoffe, Procarbazin, Vicristin in Einzel- und Kombinationspräparaten, Methotraxat intrathekal sowie eine Polychemotherapie. Prognostisch gesehen überleben wenigstens 50% dieser Patienten 5 Jahre und vielleicht 40% 10 Jahre.

Das typische **intrakranielle Ependymom** entsteht normalerweise bei Kindern im 4. Ventrikel und verlegt den Liquorweg. Dadurch kommt es zu Kopfschmerzen, Erbrechen und später Hirnnervenlähmungen und Ataxie. Obwohl sie meistens gutartig sind, kommt eine maligne Degeneration doch vor; in diesen Fällen bildet der Tumor Absiedlungen entlang der Liquorwege, ähnlich denen des Medulloblastoms. Ependymome werden in der Regel operativ angegangen wie Medulloblastome, d. h. mit dem Ziel, den Tumor so weit wie möglich ohne neurologisches Risiko zu resezieren und die Liquorwege freizumachen. Die Häufigkeit von Metastasen variiert zwischen verschiedenen Studien, und insofern unterscheiden sich auch die Behandlungsschemata der betroffenen Zentren. Eine der Empfehlungen ist, bei allen Patienten mit supratentoriellen low-grade Ependymomen eine Ganzhirnbestrahlung durchzuführen, eine Bestrahlung des Hirns plus des zervikalen Rückenmarks bei infratentoriellen low-grade Ependymomen ohne Hinweis auf Metastasen im Liquorbereich, sowie eine totale kraniospinale Bestrahlung bei allen high-grade Ependymomen und low-grade metastasierenden Tumoren. In prognostischer Hinsicht kommt eine Untersuchung zu einer 10-Jahres-

Überlebensrate bei intrakraniellen Ependymomen von 69% (75% low-grade, 67% high-grade); diese Zahlen sind allerdings optimistischer als diejenigen anderer Studien.

Die Bestrahlung von **Tumormetastasen** zeigt oft ein gutes kurzfristiges Ergebnis. Patienten mit Solitärmetastasen können länger überleben und ihre neurologischen Ausfälle sich schneller rückbilden, wenn die Metastase vor der Bestrahlung reseziert wird.

Ist die neurologische oder neurochirurgische Untersuchung nicht gleich möglich, können temporäre Maßnahmen erforderlich werden, um den erhöhten intrakraniellen Druck zu vermindern und um einer Einklemmung vorzubeugen. Mannit, 25–100 g per infusionem, sollte gegeben werden, um den Druck sofort zu senken. Es sollte in Verbindung mit einem Kortikosteroid verabreicht werden (z.B. Dexamethason, 1 mg/Tag oral oder parenteral, oder Prednison, 60–80 mg/Tag oral in verteilten Dosen), um den gesenkten Druck niedrig zu halten. Lumbalpunktion mit dem Ziel, den Hirndruck herabzusetzen, ist bei einem Hirntumor **kontraindiziert.**

Pseudotumor cerebri

(Benigne intrakranielle Hypertension)

Eine Erkrankung, die mit einem erhöhten Hirndruck einhergeht, ohne daß ein intrakranieller raumfordernder Prozeß, eine Verlegung der Ventrikel oder der subarachnoidalen Wege, eine Infektion oder eine hypertensive Enzephalopathie besteht. Die Ätiologie ist in den meisten Fällen unbekannt, das Syndrom zweifelsohne ätiologisch heterogen. Bei Kindern kann sich ein Pseudotumor nach Absetzen von Kortikosteroiden oder exzessiver Einnahme von Vitamin A oder Tetrazyklinen entwickeln. Normalerweise erfolgen Beginn und Verschwinden spontan. Der Zustand ist bei Frauen zwischen 20 und 50 Jahren häufiger und betrifft insbesondere Übergewichtige. Die Symptome bestehen in unterschiedlich starken, oft leichten Kopfschmerzen, Stauungspapille und ansonsten gutem Allgemeinbefinden. Teilweiser oder vollständiger monokulärer Sehverlust bei über 5% der Patienten ist das einzige ernste neurologische Zeichen. Andererseits ist der blinde Fleck häufig beidseits vergrößert. Das CT ist gewöhnlich normal oder zeigt ein etwas schmales Ventrikelsystem; das EEG ist normal. Der intraspinale Druck ist erhöht, die Flüssigkeit aber normal. Ein ähnliches Bild kann bei einem Verschluß eines intrakraniellen venösen Sinus auftreten, wenn das hintere Drittel des sagittalen Sinus oder einer der Sinus circumflexus betroffen ist. Auch erhöhter intrakranieller Druck sekundär bei CO_2-Retention und Hypoxie sowie andere, weniger gut nachgewiesene pathologische Veränderungen einschließlich Eisenmangelanämie und Hypoparathyreoidismus können mit derartigen Zuständen korreliert sein.

Die **Therapie** ist von der Ursache abhängig. Wenn die Diagnose gesichert ist, hat das Syndrom keine besonderen therapeutischen Konsequenzen; es kann eine symptomatische Behandlung stattfinden. Allerdings erleiden 10–20% der Patienten Rückfälle, und manche schreiten ohne Besserung bis zum Visusverlust fort. Zur medizinischen Behandlung wird Azetazolamid verordnet (750 mg/Tag, z.B. 250 mg 3×tgl.). Kortikosteroide werden nicht empfohlen, da die Patienten schon von vornherein übergewichtig sind: Ziel ist die Gewichtsreduktion, und dazu sind Kortikoide kontraproduktiv. Die Gesichtsfelder sollten ausgemessen und dokumentiert, sowie regelmäßig kontrolliert werden. Wenn über den beidseits vergrößerten blinden Fleck hinaus Skotome auftreten oder die Sehschärfe sich verschlechtert, sollte erwogen werden, den Hirndruck mit chirurgischen Verfahren herabzusetzen. Das Verfahren der Wahl ist ein lumboperitonealer Shunt. Ein Visusverlust kann trotz Therapie irreparabel sein.

Neoplasmen des Rückenmarks

Tumoren, die das Rückenmark oder seine Wurzeln komprimieren und aus dem Parenchym des Marks, den Wurzeln, Meningen oder Wirbeln entspringen.

Pathologie und Inzidenz

Primäre Neoplasmen des Rückenmarks sind wesentlich seltener als intrakranielle Tumoren und kommen im Kindesalter oder bei Greisen kaum vor. Nur etwa 10% der Spinaltumoren liegen intramedullär. Meningeome oder Neurofibrome machen ungefähr zwei Drittel aller primären Spinaltumoren aus; die restlichen bestehen hauptsächlich aus Gliomen und Sarkomen. Extradurale metastatische Tumoren sind nicht ungewöhnlich; sie treten in Verbindung mit Karzinomen der Lunge auf, der Mamma, Prostata, Niere, Schilddrüse oder der Lymphknoten (Hodgkinsche Erkrankung, Lymphosarkom und Retikulosarkom).

Symptomatik

Extramedulläre Neoplasmen: Die ersten Symptome entstehen gewöhnlich durch Kompression der Nervenwurzeln – Schmerzen und Parästhesien, gefolgt von Sensibilitätsausfällen, Muskelschwäche und Atrophien im Bereich der betroffenen Wurzeln. Weiteres Wachstum des Tumors führt zur Kompression des Rückenmarks und damit zu einer progredienten spastischen Lähmung, sowie an Störungen der Oberflächen- und Tiefensensibilität unterhalb der Läsion. Die Sphinkterkontrolle kann betroffen sein. Abhängig von der Lokalisation und Art des Tumors können leichte, aber auch schwere Symptome oft asymmetrisch auftreten. Ein Verschluß der Spinalgefäße durch den Tumor kann eine Myelomalazie mit Querschnittssymptomen bewirken *(s. Kap. NEU, 8., Rückenmarksverletzungen).*

Intramedulläre Neoplasmen (Gliome, Ependymome) erstrecken sich häufig über mehrere Rückenmarkssegmente und bieten klinisch das Bild einer Syringomyelie. Ein auf ein Segment beschränkter Tumor kann klinisch an einen extramedullären Tumor erinnern, aber der Schmerz ist weniger stark ausgeprägt, und die Sphinktersymptome treten früher auf.

Diagnostik

Spinale Neoplasmen müssen von anderen Erkrankungen des Spinalmarks unterschieden werden, z. B. von Gefäßmißbildungen, Syphilis, multipler Sklerose, Syringomyelie, perniziöser Anämie, amyotropher Lateralsklerose, Anomalien der Halswirbelsäule oder der Schädelbasis, zervikaler Spondylose und Bandscheibenruptur. Röntgenuntersuchungen der Wirbelsäule können Knochendestruktionen aufzeigen, verbreiterte Wirbelfortsätze oder eine Verformung des paraspinalen Gewebes. Die Eiweißkonzentration des Liquors ist üblicherweise erhöht, und die manometrische Untersuchung zeigt eine subarachnoidale Blockierung. Die entscheidende diagnostische Untersuchung ist das MRI, obwohl gelegentlich, insbesondere bei extraduralen Tumoren, eine CT-Myelografie notwendig werden kann. Letztere mag auch einen ersten Hinweis darauf geben, ob es sich um eine Gefäßmißbildung handelt; diese kann durch eine gezielte Arteriographie dargestellt werden.

Therapie

Extramedulläre komprimierende Geschwülste können operativ beseitigt werden. Die Prognose ist vom schon entstandenen Schaden abhängig. Bei intramedullären und nicht exzidierbaren extramedullären Tumoren ist Radiotherapie angezeigt, entweder als einzige Maßnahme oder im Anschluß an die operative Entfernung. Das Tumorwachstum kann dadurch zum Stillstand gebracht werden; in über 50% der Fälle bilden sich die klinischen Symptome zurück. Kortikosteroide können das Rückenmarksödem verringern.

Paraneoplastische Syndrome

(s. a. Kap. LUN, 18., und Kap. HÄM, 11., Komplikationen von Malignomen)

Neurologische Fernsymptome von Neoplasmen, bei denen sich ungewöhnlicherweise Funktionsstörungen auf jeder Höhe des Nervensystems entwickeln können, ohne daß eine direkte Invasion des Tumors oder indirekte Komplikationen eines Tumors (Infektionen, Gefäßprozesse) nachweisbar sind. Paraneoplastische Syndrome treten in < 1% der Krebskranken auf, meist bei Karzinomen des Bronchialsystems (meist Haferzellkarzinom) oder der Ovarien. Die **Ätiologie** ist unbekannt; Autoimmunprozesse sind vorgeschlagen worden, weil bei manchen Patienten zirkulierende Antikörper gegen Nervensystemgewebe nachgewiesen wurden. Die Syndrome werden nach ihrer Lokalisation eingeteilt. Die **Diagnose** ist eine Ausschlußdiagnose, wenn nicht typische Auto-Antikörper im Serum gefunden werden, und sollte nicht akzeptiert werden, wenn nicht Metastasen oder andere Ursachen sicher ausgeschlossen sind.

Symptomatik und Syndromtypen

Zerebrale Fernwirkungen sind charakterisiert durch fortschreitende Demenz, veränderte Stimmungslage, Anfälle und (seltener) motorische oder sensorische Herdsymptome. In neuropathologischer Hinsicht treten bei manchen Patienten lymphozytäre Ansammlungen im medianen Temporallappen auf (limbische Enzephalitis), während man bei anderen kaum Normabweichungen findet. Gelegentlich mag die Demenz Teilsymptom einer zerebellären Degeneration ohne Hirnstammzeichen sein (siehe unten). Die Differentialdiagnose muß Stoffwechselerkrankungen des Gehirns, Karzinomatose der Meningen und progrediente multifokale Leukoenzephalopathie berücksichtigen. Eine spezifische Behandlung gibt es nicht.

Kleinhirn: Die subakute zerebelläre Degeneration bei Krebserkrankung hat ein charakteristisches klinisches Bild. Der Beginn ist subakut mit progressiver bilateraler Ataxie an Beinen und Armen, Dysarthrie sowie manchmal Schwindel und Doppeltsehen. Begleitende Symptome von seiten des ZNS können u.a. Demenz, Augenmuskellähmungen, Nystagmus und Babinskisches Zeichen sein. Der Liquor zeigt gelegentlich eine mäßig ausgeprägte lymphozytäre Pleozytose. Bei manchen Patienten können zirkulierende Autoantikörper nachgewiesen werden, speziell bei Frauen mit Mamma- oder Ovarialkarzinom. Die Zeichen einer zerebellären Degeneration können dem Nachweis der neoplastischen Grundkrankheit um Wochen bis zu Jahren vorausgehen. Der CT-Scan kann eine zerebelläre Atrophie objektivieren, insbesondere im Endstadium. Der Krankheitsverlauf ist üblicherweise über Wochen bis Monate progredient und führt oft zu massiver Behinderung des Patienten. Typische neuropathologische Befunde sind u.a. eine weitgehende Degeneration der Purkinje-Zellen und eine lymphozytäre Kompression von Blutgefäßen im Kleinhirnstiel. Vom alkoholischen Syndrom der Kleinhirndegeneration grenzt sich die Krankheit dadurch ab, daß im Falle des krebskorrelierten Syndroms die Arme mehr betroffen sind und die Dysarthrie deutlicher ist. Eine spezifische Behandlung gibt es nicht, aber eine gewisse Besserung der Symptomatik kann einer erfolgreichen Therapie der Krebserkrankung folgen.

Opsoklonus *(spontane, chaotische Augenbewegungen)* ist ein seltenes zerebelläres Symptom, das bei Neuroblastomen bei Kindern vorkommt und mit zerebellärer Ataxie und myoklonischen Zuckungen von Rumpf und Extremitäten einhergeht. Häufig spricht die Symptomatik auf Behandlung des Tumors und auf Kortikosteroide an.

Rückenmark: Die subakute motorische Neuropathie ist eine seltene Erkrankung mit schlaffen Paresen der Arme und Beine bei Patienten mit Hodgkin- oder anderen Lymphomen. Neuropathologisch besteht eine Degeneration der spinalen Vorderhornzellen. Üblicherweise kommen spontane Remissionen vor. Eine **subakute nekrotisierende Myelopathie** ist ebenfalls selten und kann weiße wie graue Substanz betreffen; dabei ergibt sich ein rasch aufsteigender Verlust von Sensibilität und Motorik bis zur klinischen Paraplegie. Die Erkrankung ist der idiopathischen subakuten nekrotisierenden Myelopathie ähnlich. Ein MRI kann benutzt werden, um eine epidurale Kompression durch einen metastasierenden Tumor auszuschließen; letzteres ist die weitaus häufigere Ursache eines rasch fortschreitenden Ausfalls spinaler Funktionen bei Krebspatienten. Ein MRI stellt ggf. auch die nekrotische Rückenmarksläsion selbst dar.

Periphere Nerven: Der vielleicht bekannteste Effekt von Neoplasmen auf das Nervensystem ist eine distal betonte **Polyneuropathie** mit geringgradiger motorischer Schwäche, sensiblen Ausfällen und fehlenden distalen Reflexen. Genaugenommen ist das Syndrom keine spezifische krebsbedingte Erkrankung, da es nicht zu unterscheiden ist von denen, die viele chronische Erkrankungen begleiten und auf ernährungsbedingten Mangelerscheinungen beruhen dürfte. Das Syndrom spricht allerdings nur schlecht auf Vitamine an. Eine spezifischere, aber seltenere Erkrankung des peripheren Nervensystems ist die **subakute somatosensorische Neuropathie**, die der direkten Manifestation der Krebserkrankung vorangehen kann. Sie äußert sich in Degeneration der Spinalganglien. Die Patienten entwickeln fortschreitende sensorische Ausfälle mit Ataxie, aber nur geringer motorischer Schwäche; die Erkrankung kann zur Invalidität führen und ist nicht behandelbar. Bei einigen Patienten mit somatosensorischer Neuropathie beim Lungenkarzinom hat man einen Autoantikörper im Serum gefunden. Polyneuropathien vom Typ Guillain-Barré sind bei Hodgkin-Syndrom häufiger als in der Normalbevölkerung.

Das **Eaton-Lambert-Syndrom (ELS)** ist *eine Myasthenie-ähnliche Erkrankung, die üblicherweise die Extremitäten betrifft und äußere Augenmuskeln sowie die von der hinteren Hirnnervengruppe innervierten Skelettmuskeln ausspart.* Es handelt sich um eine Erkrankung des präsynaptischen Anteils der neuromuskulären Synapse, die sich in einer verminderten Freisetzung von Acetylcholin aus den Terminalen äußert. Diese immunologisch bedingte Symptomatik kann durch Injektion von IgG von Patienten mit ELS experimentell auf Tiere übertragen werden. Die Neuropathie kann sich vor, gleichzeitig oder nach der Krebsdiagnose entwickeln. ELS tritt besonders häufig bei Männern mit intrathorakalen Tumoren auf, 70% haben ein kleinzelliges (z. B. Haferzell-)Karzinom der Bronchien. Die Patienten klagen über Ermüdbarkeit und Schwäche, manchmal auch über Muskelschmerzen in den proximalen Extremitäten, periphere Parästhesien, Mundtrockenheit, Impotenz und Ptosis. Muskeldehnungsreflexe fehlen oder sind reduziert. Die **Diagnose** wird gesichert durch ein Anwachsen des Summenaktionspotentials um über 200% bei repetitiver Reizung der motorischen Nerven mit Frequenzen > 10/s – d. h. durch ein der Myasthenie entgegengesetztes Verhalten. Die **Therapie** richtet sich in erster Linie gegen die maligne Grundkrankheit. Guanidin (zu Anfang 125 mg 4 × tgl. oral, langsam ansteigend bis maximal 35 mg/kg/Tag), das die Acetylcholinfreisetzung erhöht, bessert häufig die Symptomatik, kann aber zu Knochenmarkshemmung und Leberfunktionsstörungen führen. Kortikosteroide und Plasmapherese haben in einigen Fällen geholfen. Manchmal bewirkt die Behandlung des zugrundeliegenden Malignoms eine Remission.

Muskel: Man geht davon aus, daß die Häufigkeit sowohl der **Dermatomyositis** als auch der **Polymyositis** *(s. in Kap. BEW, 3.)* bei Krebspatienten zunimmt, insbesondere bei Patienten, die älter als 50 sind. Typischerweise findet sich eine fortschreitende motorische Schwäche, verbunden mit entzündlichen und nekrotisierenden Prozessen im histologischen Bild. Ein dunkler erythemartiger, schmetterlingsähnlicher Ausschlag kann sich im Gesichtsbereich entwickeln und ein purpurfarbenes Periorbitalödem. Besserung kann u.U. durch Kortikosteroide erreicht werden.

Strahlenschäden des Nervensystems

Als Komplikation einer radiologischen Therapie kann es bei exzessiv hohen Gewebsdosen zu Schäden im Nervensystem kommen, sowohl akute als auch subakute flüchtige Symptome können frühzeitig auftreten; progrediente und bleibende Schäden des Nervensystems, die den Patienten häufig sogar invalidisieren, stellen sich aber erst Monate bis Jahre nach einer Routinetherapie heraus. Faktoren, die in die Wahrscheinlichkeit einer späteren Schädigung einfließen, sind: Gesamtstrahlendosis, Dosen der Einzelsitzungen, Dauer der Therapie und Volumen des bestrahlten Nervengewebes *(s. Kap. PHY, 5.)*. Bemühungen, eine vorhersagbare sichere Grenzdosis für alle Patienten zu finden, sind durch erhebliche individuelle Unterschiede in der Strahlenempfindlichkeit kompliziert.

Eine **akute Enzephalopathie** mit Kopfschmerzen, Übelkeit und Erbrechen, Somnolenz und sich verschlechternden neurologischen Zeichen kann nach der ersten oder zweiten Teilbestrahlung auftreten, insbesondere wenn der Hirndruck erhöht ist und der Patient keine genügende Kortikosteroidvorbereitung über einige Tage erhalten kann. Mit zunehmender Behandlungsdauer und unter Gabe von Kortikosteroiden nehmen die Symptome der Enzephalopathie ab. Zu einer **früh-verzögerten Enzephalopathie** kommt es 2–4 Monate nach der Therapie. Bei Kindern kann ein Somnolenz-Syndrom auf eine prophylaktische Bestrahlung des Gehirns bei Leukämie folgen; die Symptomatik bessert sich im Verlauf von Tagen oder Wochen; dies kann durch Kortikosteroide beschleunigt werden. Bei Erwachsenen muß das Syndrom mit Hilfe des CT-Scans zunächst von einem wachsenden Hirntumor oder einem Tumorrezidiv abgegrenzt werden. Eine **früh-verzögerte Myelopathie** kann einer Radiotherapie im Hals- oder oberen Thoraxbereich folgen; sie ist durch Lhermitte-Zeichen charakterisiert *(bei Halsbeugung auftretende Dysästhesie – Gefühl eines elektrischen Schlags –, die den Rücken hinunter in die Beine zieht)*. Die Symptomatik bildet sich spontan zurück.

Spät-verzögerte Strahlenschäden des Gehirns machen sich nach Monaten bis Jahren bemerkbar – entweder nach prophylaktischer Bestrahlung bei Leukämie im Kindesalter oder nach prophylaktischer oder therapierter Bestrahlung von Hirntumoren bei Erwachsenen. Eine fortschreitende Demenz ohne Herdsymptome ist für derartige Fälle typisch, obwohl Erwachsene oft auch Gangstörungen entwickeln. Im CT-Scan findet sich eine Hirnatrophie. Ein anderes Syndrom kann der Bestrahlung intrakranieller Geschwülste mit hohen Dosen folgen. Hier haben die Symptome mehr fokalen Charakter, und CT oder MRI zeigen eine Masse, deren Dichte nach Kontrastgabe zunehmen und die nur schwer von einem Rezidiv des Primärtumors unterschieden werden kann. Eine Exzision für Biopsiezwecke bessert oft die Symptome; damit kann die Ursache von einem Tumorrezidiv unterschieden werden. **Spätverzögerte Strahlenmyelopathien** entstehen Monate bis Jahre nach der Therapie extraspinaler Tumoren (z. B. bei Hodgkin-Syndrom). Sie sind durch progrediente motorische Schwäche und sensible Ausfälle – oft als dissoziierte Empfindungsstörung vom **Typ Brown-Séquard** – gekennzeichnet *(Schwäche und Ausfall der Tiefensensibilität auf einer Körperseite verbunden mit Ausfall der Schmerz- und Temperaturempfindung auf der anderen)*. Die Schnelligkeit des Verlaufs ist individuell unterschiedlich; die meisten Patienten werden jedoch paraplegisch. Die **spät-verzögerte Strahlenneuropathie** tritt z. B. in Form einer Neuropathie des Plexus brachialis nach Strahlentherapie eines pulmonalen Tumors oder eines Mammakarzinoms in Erscheinung.

In seltenen Fällen kann eine Bestrahlung als Spätfolge nach Jahren zu einem Gliom, einem Meningeom oder einem Tumor des Neurolemms führen.

11. ENTMARKUNGSKRANKHEITEN

(s. a. Kap. NEU, 14., Akute Querschnittsmyelitis, unter Demyelinisierende Erkrankungen des Rückenmarks, und Kap. INF, 14., Progressive multifokale Leukoenzephalopathie, unter Slow-Virus-Infektionen)

Die Myelinscheide der Nervenfasern besteht aus Lipoproteinschichten, die von der Oligodendroglia im ZNS und den Schwannschen Zellen im peripheren Nervensystem gebildet werden *(s. Kap. NEU, 15.)*. Die beiden Typen von Myelin unterscheiden sich in chemischer und immunologischer Hinsicht, dienen aber der gleichen Funktion: die Leitung der Nervenimpulse entlang des Axons zu beschleunigen.

Viele angeborene Stoffwechselkrankheiten (z. B. Phenylketonurie und andere Aminoazidurien; Tay-Sachs-, Niemann-Pick- und Gaucher-Krankheit; Hurler- und Krabbe-Syndrom und andere Leukodystrophien) betreffen die Entwicklung der Myelinscheiden – hauptsächlich im ZNS. Wenn der angeborene biochemische Defekt nicht beseitigt oder kompensiert werden kann, kommt es zu dauerhaften und ausgedehnten neurologischen Ausfällen.

Demyelinisationen sind für viele neurologische Erkrankungen charakteristisch. Sie können Ergebnis einer neuronalen Erkrankung sein, aber auch aus einer Schädigung des Myelins selbst resultieren. Dabei spielt es keine Rolle, ob die Schädigung auf eine lokale Verletzung, Ischämie, toxisch wirkende Stoffe oder Stoffwechselstörungen zurückzuführen ist. Ausgeprägter Myelinverlust führt sekundär zu einer axonalen Degeneration und häufig auch zu einer Zellkörperdegeneration und kann irreversibel sein. In vielen Fällen kommt es jedoch zu einer Remyelinisierung. Besserung, Regeneration und vollständige Wiederherstellung der Nervenfunktion können sich rasch einstellen – oft sieht man das z. B. im Anschluß an segmentale Demyelinisation, die für viele periphere Neuropathien charakteristisch ist. Entsprechend kann man sich so die Exazerbationen und Remissionen bei der multiplen Sklerose erklären.

Demyelinisation des ZNS ist der vorherrschende Befund einer Reihe von Krankheiten unklarer Ätiologie, die bekannt sind als **primäre demyelinisierende Erkrankungen.** Von ihnen ist die **multiple Sklerose (MS)** die bekannteste und wird im einzelnen weiter unten besprochen. Es folgt eine kurze Beschreibung der anderen Erkrankungen.

Akute disseminierte Enzephalomyelitis (postinfektiöse Enzephalitis – *s. a. Kap. NEU, 9., Akute Virusenzephalitis*) ist eine perivaskuläre ZNS-Demyelinisation, die spontan entstehen kann, aber normalerweise einer Virusinfektion oder -impfung (oder sehr selten nach bakterieller Vakzine) folgt, was auf eine immunologische Ursache hinweist. Die „Unfälle mit Nervenlähmung" und periphere Neuropathien, die nach Tollwut-Impfung mit aufbereitetem Hirngewebe auftreten können, sowie das Guillain-Barré-Syndrom *(Kap. NEU, 15., unter Periphere Neuropathie, besprochen)*, sind ähnliche Demyelinisationserkrankungen mit vermutlich der gleichen immunologischen Pathogenese.

Bei der **optischen Neuromyelitis** kommt es zu einer selektiven und akuten Demyelinisation des N. opticus und (für gewöhnlich etwas später) des Rückenmarks in einem thorakalen oder, seltener, in einem zervikalen Segment. Die Demyelinisation des Optikus führt zu akutem Visusverlust oder einem Zentralskotom; bei Rückenmarksbefall treten die gleichen Symptome auf wie bei einer MS. Das Syndrom kann nach einer fieberhaften Erkrankung auftreten, als Merkmal einer MS in Erscheinung treten oder anscheinend spontan vorkommen. Eine frühzeitige **Therapie** mit ACTH oder Kortikosteroiden mit dem Ziel, die angenommene Entzündung unter Kontrolle zu bringen, wird empirisch eingesetzt.

Adrenoleukodystrophie (früher **Schildersche Krankheit** genannt) ist eine seltene, an das X-Chromosom gebundene rezessive Stoffwechselstörung, die bei Knaben vorkommt. Sie ist durch eine Atrophie der Nebenniere und ausgedehnte diffuse zerebrale Demyelinisationen gekennzeichnet. Sie führt zum geistigen Abbau, zur Dysfunktion des Tractus corticospinalis und zur Rindenblindheit. Die Laborwerte zeigen eine Nebennierenrindenfunktionsstörung. Der Tod tritt unaufhaltsam nach 1–5 Jahren ein.

Multiple Sklerose

(MS; disseminierte Sklerose)

Eine langsam fortschreitende ZNS-Erkrankung, die durch fleckförmig verstreute Zonen von Demyelinisation in Gehirn und Rückenmark gekennzeichnet ist. Sie führt zu multiplen und unterschiedlichen neurologischen Symptomen, bei denen Remissionen und Exazerbationen üblich sind.

Ätiologie und Inzidenz

Die Ursache ist nicht bekannt. Man nimmt eine immunologische Störung an, wobei nur wenig Hinweise auf einen spezifischen Mechanismus vorliegen. Ätiologisch wird eine Infektion mit einem „slow virus" oder einem latenten Virus und Myelinolyse durch ein Enzym angenommen. Bei den meisten Patienten ist das IgG im Liquor vermehrt, und erhöhte Titer sind mit einer Vielzahl von Viren, einschließlich Masern, in Verbindung gebracht worden. Die Bedeutung dieser Befunde, wie auch der verschiedentlich berichteten Beziehungen zu HLA-Allotypen und zu veränderten Zahlen der T-Lymphozyten im Blut, ist gegenwärtig noch unklar, und selbst das Beweismaterial ist widersprüchlich. Ein gehäuftes familiäres Auftreten läßt vermuten, daß wahrscheinlich auch genetische Faktoren einen Einfluß haben. Frauen werden etwas häufiger befallen als Männer. Auch Umweltfaktoren spielen eine Rolle. Die Krankheit kommt öfter im gemäßigten Klima als in tropischen Ländern vor (1:2000 bzw. 1:10000). Obwohl der Krankheitsbeginn in der Regel zwischen dem 20. und dem 40. Lebensjahr liegt, hat man die MS mit dem Ort in Verbindung gebracht, an dem ein Patient die ersten 15 Jahre seines Lebens verbracht hat. Ein Ortswechsel nach dem 15. Lebensjahr verändert nicht das Risiko.

Pathologie

Plaques oder Inseln von Demyelinisation mit Zerstörung der Oligodendroglia und perivaskuläre Entzündungen findet man über das ZNS verstreut. Sie liegen vor allem in der weißen Substanz, mit Bevorzugung der Seiten- und Hinterstränge, des Nervus opticus und periventrikulärer Areale. Bahnen im Mittelhirn, der Brücke und dem Kleinhirn werden ebenfalls befallen, und die graue Substanz kann im Gehirn wie im Rückenmark betroffen sein. Zellkörper und Axone sind normalerweise noch erhalten, jedenfalls zu Beginn der Krankheit. Später werden die Axone insbesondere der langen Bahnen auch zerstört, und eine fibröse Gliosis gibt den Bahnen ihr „sklerotisches" Aussehen. Späte und frühe Herde können nebeneinander angetroffen werden. Chemische Veränderungen der Lipid- und Eiweißbestandteile des Myelins wurden in den Plaques und ihrer Umgebung gefunden.

Symptomatik

Die Krankheit ist durch verschiedenartigste Beschwerden und Befunde von Funktionsstörungen des ZNS gekennzeichnet, mit Remissionen und immer wiederkehrenden Exazerbationen. Der Beginn ist für gewöhnlich schleichend. Häufigste Symptome sind Parästhesien in einer oder mehreren Extremitäten, am Stamm oder einer Gesichtshälfte; Schwäche oder Unbeholfenheit einer Hand oder eines Beins, Sehstörungen, wie partielle Blindheit oder Schmerz in einem Auge **(Retrobulbärneuritis des Optikus)**, Doppelbilder, trübes Bild oder *Skotome*. Weitere häufige Frühsymptome sind flüchtige Augenmuskellähmungen, vorübergehende Schwäche, leichte Steifheit oder ungewöhnliche Ermüdbarkeit eines Beins, leichte Gangstörungen, Schwierigkeiten beim Wasserlassen, Schwindel oder leichte Verstimmungen. Alle diese Hinweise auf eine disseminierte Beteiligung des ZNS treten häufig Monate oder Jahre vor der endgültigen Diagnosestellung auf. Hitzeexposition kann die Symptomatik verschlechtern.

Klinische Untersuchung

Psychisch: Apathie, Kritiklosigkeit oder Unaufmerksamkeit können auftreten. Emotionale Labilität ist häufig und kann in Verbindung mit den vielfältigen und uncharakteristischen Symptomen zunächst den Eindruck von Hysterie entstehen lassen. Plötzliches Weinen oder forciertes Lachen (Begleiterscheinungen einer Pseudobulbärparalyse) zeigen, daß kortikobulbäre Kontrollsysteme der Emotion betroffen sind. Krampfanfälle können auftreten. Schwere Veränderungen wie Manie oder Demenz sind ungewöhnlich und kommen erst sehr spät vor. Skandierende Sprache (langsame Aussprache mit der Tendenz, am Wort- und Silbenbeginn zu zögern und damit das Wort zu zerhacken) ist bei fortgeschrittener Erkrankung häufig. Aphasien sind selten.

Hirnnerven: Zusätzlich zu der initialen Optikusneuritis (siehe oben) finden sich zumindest zeitweise eines oder mehrere der folgenden okulären Symptome: partielle Atrophie des Nervus opticus mit temporaler Abblassung; Gesichtsfeldausfälle (Zentralskotom oder allgemeine Gesichtsfeldeinengung); flüchtige Ophthalmoplegie mit Doppelbildern (Korrelat sind Hirnstammverbindungen zwischen den 3., 4. und 6. Hirnnervenkernen). Linsentrübung bei Optikusneuritis ist möglich, doch sind Pupillenveränderungen, Argyll-Robertson-Phänomen oder völlige Blindheit selten. Nystagmus, ein häufiger Befund, mag auf eine Schädigung im Kleinhirn oder in den Vestibulariskernen zurückzuführen sein. Andere Zeichen von Hirnnervenstörungen sind ungewöhnlich, und wenn sie auftreten, beruhen sie normalerweise auf einer Hirnstammschädigung im Bereich der Hirnnervenkerne. Taubheit ist selten, nicht aber Schwindel. Taubheitsgefühl auf einer Gesichtshälfte oder Schmerz ähnlich dem einer Trigeminusneuralgie kommt vor.

Motorisch: Eigenreflexe (z. B. PSR und TSR) sind gewöhnlich gesteigert, das Babinskische Zeichen und Klonus sind vorhanden. Kutane Reflexe, besonders obere und untere BHR, sind herabgesetzt oder fehlen. Oft klagen die Patienten über Symptome auf einer Körperseite, doch die Untersuchung ergibt Hinweise auf eine beidseitige Störung der kortikospinalen Bahn. Es besteht ein Intentionstremor aufgrund der Kleinhirnschädigung, der bei Zielbewegungen zunimmt. Die Bewegungen sind ataktisch: schwankend, unregelmäßig, zittrig, und ineffektiv. Ein Haltungstremor ist besonders auffallend, wenn der Kopf nicht unterstützt wird. Muskelschwäche und Spastik durch die kortikospinale Läsion bewirken einen stolpernden, torkelnden Gang. Im weiteren Verlauf kann die Kombination von Spastik und Kleinhirnataxie zur völligen Invalidität führen. Die zerebrale Läsion kann auch eine Hemiplegie verursachen, manchmal als das vorherrschende Symptom. Muskelatrophie oder schmerzhafte Beugespasmen als Antwort auf sensible Reize (z. B. Bettwäsche) können im späteren Stadium auftreten.

Die Charcotsche Trias (Nystagmus, Intentionstremor und skandierende Sprache) ist Ausdruck einer massiven Kleinhirnbeteiligung in fortgeschrittenen Krankheitsstadien. Eine leichte Dysarthrie kann auf eine Kleinhirnschädigung, Störung der kortikalen Kontrolle oder Beteiligung der Bulbärkerne zurückgeführt werden.

Sensibel: Völliger Sensibilitätsverlust ist selten, aber Parästhesien, Taubheitsgefühl und Herabsetzung der Sensibilität wie Hemianalgesie oder Störung des Vibrationsempfindens oder des Lagesinns können vorkommen. Sie sind oft räumlich begrenzt und betreffen z. B. nur die Hand oder ein Bein. Die objektiven Veränderungen sind flüchtig und werden oft nur durch sorgfältige Untersuchung entdeckt.

Autonom: Harndrang oder Miktionsbeschwerden, teilweise Harnretention oder leichte Inkontinenz treten bei Rückenmarksbeteiligung auf, ebenso wie Impotenz beim Mann und Genitalanästhesie bei Frauen. Harnblasen- und rektale Inkontinenz sieht man in fortgeschrittenen Krankheitsstadien.

Verlauf

Der Verlauf ist uneinheitlich und nicht vorhersagbar, bei den meisten Patienten jedoch remittierend. Anfangs können Monate oder Jahre zwischen den Schüben liegen, besonders wenn die Erkrankung mit Retrobulbärneuritis beginnt. Typischerweise werden die freien Intervalle kürzer, und schließlich kommt es zu dauernder und fortschreitender Invalidität. Die Lebensdauer ist in den meisten Fällen nicht verkürzt. Die durchschnittliche Dauer der Erkrankung beträgt mehr als 25 Jahre, doch gibt es große Unterschiede. Remissionen haben schon über 25 Jahre angehalten. Manche Patienten haben häufige Schübe und sind schnell behindert; bei einigen, insbesondere wenn die Krankheit im mittleren Alter beginnt, verläuft sie progredient und unaufhaltsam bergab und kann gelegentlich innerhalb eines Jahres tödlich enden.

Diagnostik

Die Diagnose wird indirekt gestellt, d.h. aus klinischen Merkmalen und Laborbefunden abgeleitet. Typische Fälle kann man normalerweise – auf der Klinik basierend – zuverlässig diagnostizieren. Eine Diagnose kann allerdings beim ersten Krankheitsschub nicht sicher gestellt, sondern allenfalls vermutet werden. Zu einem späteren Zeitpunkt machen dann eine Anamnese mit Remissionen und Exazerbationen sowie klinische Hinweise auf multiple disseminierte ZNS-Schädigungen die Diagnose höchst wahrscheinlich. Die Diagnose sollte aber nur gestellt werden, wenn alle anderen Möglichkeiten sicher ausgeschlossen wurden.

Die **Differentialdiagnose** muß berücksichtigen: kleine zerebrale Infarkte, Syringomyelie, amyotrophe Lateralsklerose, Syphilis, perniziöse Anämie, Arthritis der Halswirbelsäule, Bandscheibenvorfall, basilare Impression, systemischer Lupus erythematodes und hereditäre Ataxien, ZNS-Tumoren, Abszesse oder andere Massenläsionen, Gefäßmißbildungen des Gehirns oder des Rückenmarks, Anomalien der Wirbelsäule oder der Schädelbasis müssen durch die klinischen Befunde ausgeschlossen werden. Sind diese nicht eindeutig, werden CT, MRI und Liquordiagnostik notwendig. Besondere Aufmerksamkeit sollte der Gegend um das Foramen magnum geschenkt werden, da therapierbare Störungen am Übergang vom Rückenmark zur Medulla (z.B. subarachnoidale Zysten, Foramen-magnum-Tumoren) gelegentlich Ursache für ein unterschiedliches und fluktuierendes Spektrum motorischer und sensibler Symptome sein können.

Laborbefunde: In über 55% der Fälle sind die Liquorwerte pathologisch verändert. Der Anteil von IgG kann über 13% liegen, Zellzahl (Lymphozyten) und Proteingehalt können leicht erhöht sein; allerdings sind diese Daten nicht pathognomonisch. Bei bis zu 90% der MS-Patienten kann man mit Hilfe der Agarosegel-Elektrophorese oligoklonale Banden nachweisen, was auf eine Synthese von IgG innerhalb der Bluthirnschranke hinweist; ihr Fehlen wiederum schließt eine MS nicht aus. Im Stadium florider Entmarkungen kann die Konzentration des basischen Myelinproteins im Liquor erhöht sein.

Das **MRI-Bildverfahren** ist die für den Nachweis einer MS empfindlichste Technik, die u.U. zahlreiche Plaques zeigen kann. Läsionen können auch mit kontrastvergrößertem CT-Scan nachweisbar sein; CT-Abbildungen kann man durch Verdoppelung der Joddosierung und Hinauszögern des Scan-Prozesses verbessern („doppelt dosierter verzögerter CT-Scan").

Evozierte Potentiale *(s.a. Kap. NEU, 1.)* sind abgeleitete elektrische Antworten auf Reizung eines Sinnessystems. Visuell evozierte Potentiale bei Änderung eines visuellen Reizmusters (z.B. Schachbrett), somatosensorisch evozierte Potentiale bei elektrischer Reizung peripherer Nerven oder akustisch evozierte Hirnstammpotentiale können bereits in Frühstadien der Erkrankung pathologisch verändert sein.

Therapie

Es gibt keine spezifische Therapie. Spontane Remissionen erschweren die Beurteilung jeder Behandlung. Viele Experten glauben, daß orales Prednison 60 mg/Tag oder Dexamethason 16 mg/Tag, bis zum Eintritt der Remission (typischerweise 1–3 Tage) und anschließend über 5–7 Tage bis auf Null ausschleichend gegeben, die Wiederherstellung vom akuten Schub (z.B. einer Retrobulbärneuritis) beschleunigen und dauerhafte neurologische Defizite klein halten oder verhindern; *insbesondere, wenn sie sehr frühzeitig im Schub gegeben werden.* Eine Langzeitbehandlung mit Kortikosteroiden ist selten gerechtfertigt. Der Einsatz immunsuppressiver Medikamente ist noch in Erprobung. Weitere therapeutische Möglichkeiten, die derzeit getestet werden, sind: Azothioprin, Copolymer-Cyclophosphamid, Interferon, Plasmapherese und Totalbestrahlung lymphoider Zellen; keine von ihnen ist bisher allgemein anerkannt worden.

Der Patient sollte sich so normal wie möglich verhalten, aber Überarbeitung und Übermüdung vermeiden. Massagen und passive Bewegung der geschwächten spastischen Gliedmaßen bringen dem Patienten gewisse Erleichterung. Muskeltraining ist körperlich und psychologisch vorteilhaft. Ermutigung und Beruhigung sind wesentlich. Hoffnungslosigkeit sollte verhindert werden. Einer Invalidität kann durch rechtzeitige Behandlung vorgebeugt werden, und in späteren Stadien kann sie durch Physiotherapie und sofortige Behandlung von Infekten und Blasenstörungen verzögert werden. Dekubitalgeschwüre und Infektionen der Harnwege sollten bei bettlägerigen Patienten verhütet werden. Periodische, d.h. zeitweilig ausgesetzte Katheterisierung hat sich als nützlich erwiesen für die Erzielung eines möglichst kleinen Restharnvolumens. Dem Patienten kann die Technik zum häuslichen Selbstgebrauch beigebracht werden. Verschiedene Medikamente verringern die Spastizität dadurch, daß sie Rückenmarksreflexe hemmen; Baclofen (40–80 mg/Tag, auf mehrere Gaben verteilt) wird heutzutage bevorzugt. Während die akute Toxizität dieser Mittel gering zu sein scheint (üblicherweise Apathie), ist ihre langfristige Wirkung noch nahezu unbekannt. Vorsichtiger und überlegter Gebrauch ist außerdem notwendig, da eine Verringerung der Spastizität häufig die Schwäche verstärkt, was den Patienten eher unfähiger macht.

12. MOTORISCHE SYNDROME: EXTRAPYRAMIDALE UND ZEREBELLÄRE ERKRANKUNGEN

Eine willkürliche Bewegung ist das Endergebnis einer komplizierten Abfolge neuronaler und neuromuskulärer Ereignisse. Das motorische System besteht aus drei Komponenten: 1. den **kortikospinalen Trakten (Pyramidenbahn),** die die motorische Großhirnrinde mit den tiefergelegenen motorischen Strukturen von Hirnstamm und Rückenmark verbinden und durch die Pyramiden der Medulla ziehen; 2. den **Basalganglien** (Nucl. caudatus, Putamen, Globus pallidus, Substantia nigra – d.h. dem **extrapyramidalen System**), die aus einer Reihe miteinander verbundener Strukturen bestehen, die in der Tiefe des Vorderhirns liegen und deren Ausgang vorwiegend rostral durch den Thalamus zum motorischen Kortex zieht – im Gegensatz zur kaudal gerichteten Pyramidenbahn; 3. dem **Zerebellum – Kleinhirn –,** einem motorischen Koordinationszentrum, das der Dorsalfläche des Hirnstamms aufgelagert ist. Die Anteile dieser Komponenten des motorischen Systems am Bewegungsablauf werden in abnormen Bewegungsmustern deutlich, die zustandekommen, wenn eine Komponente geschädigt ist oder ausfällt.

Läsionen der Pyramidenbahn führen zu distal betonter motorischer Schwäche (Paresen) oder zu distal betonten Lähmungen (Paralysen) mit Babinski-Zeichen und oft **Spastizität** *(erhöhter Muskeltonus bei gesteigerten Muskeldehnungsreflexen).* Das Ausmaß der spastischen Tonuserhöhung ist proportional zum Ausmaß und zur Geschwindigkeit der Dehnung eines Muskels – bis zu einem Grade, bei dem der Widerstand plötzlich nachgibt: sog. **Taschenmesserphänomen.** Lästige spastische Symptome bei Rückenmarksverletzungen oder MS kann man oft wirksam vermindern mit Baclofen (30–120 mg tgl.) oder Diazepam (6–20 mg tgl.). Allerdings wird dadurch die Entwicklung der Muskelkraft nicht verbessert.

Erkrankungen der Basalganglien (extrapyramidale Störungen) verursachen keine motorische Schwäche oder Reflexstörungen. Ihr Kennzeichen sind **unwillkürliche Bewegungen,** die sich in übermäßigen **(Hyperkinesen)** oder verminderten **(Hypokinesen)** Bewegungen sowie in Änderungen von Muskeltonus und Körperhaltung äußern.

Kleinhirnerkrankungen stören das Zusammenspiel von Ausmaß, Geschwindigkeit und Kraft der Bewegungen. Die Entwicklung grober Muskelkraft ist nur wenig beeinträchtigt.

Hyperkinetische Bewegungsstörungen

Tremor

Rhythmisch alternierende, oszillierende Bewegungen, die auf wiederholten Mustern von Muskelkontraktion und -erschlaffung beruhen. Tremor wird eingeteilt nach der Tremorfrequenz (langsam, 3–5/s; schnell, 6–12/s), nach dem Rhythmus und der Verteilung, ob er in Ruhe vorhanden ist **(Ruhetremor)** oder nur bei Muskelaktivität auftritt **(Halte-, Aktions- oder Intentionstremor).**

Ätiologie

Physiologischer Tremor: Die meisten Personen zeigen unter bestimmten Bedingungen einen raschen, feinschlägigen Tremor der ausgestreckten Hände und Finger. **Verstärkter physiologischer Tremor** kann bei Angst, Streß, Ermüdung oder metabolischer Entgleisung wie Alkoholentzug oder Thyreotoxikose auftreten, oder auch unter bestimmten Medikamenten einschließlich Koffein und anderen Phosphodiesterasehemmern, β-adrenergen Agonisten und Kortikosteroiden der Nebenniere. **Gutartiger hereditärer (essentieller) Tremor** ist ein fein- bis grobschlägiger Tremor, der sich üblicherweise an Händen, Kopf und Stimme zeigt. Diese Art von Tremor, die auch unilateral auftritt, fehlt oder ist nur wenig ausgeprägt in Ruhe; er tritt auf bei Bewegungen, die Geschicklichkeit verlangen, und kann durch alle Faktoren verstärkt werden, die auch den physiologischen Tremor verstärken. Hereditärer Tremor nimmt mit dem Alter zu und wird manchmal fälschlicherweise **seniler Tremor** genannt. Bei der Hälfte der Fälle scheint ein autosomal-dominanter Erbgang vorzuliegen. In manchen Familien unterdrücken kleine Mengen von Alkohol den Tremor deutlich. **Ruhetremor** bei **Parkinson-Syndrom** wird in diesem Kapitel weiter unten besprochen.

Tremor bei Kleinhirnerkrankungen: Intentionstremor tritt bei MS und anderen Affektionen des zerebellären Ausgangs auf und resultiert aus Oszillationen einer Extremität, die an ein Ziel herangeführt wird. **Haltetremor** ist ein grobschlägiger rotierender Tremor der proximalen Extremitäten, der besonders deutlich wird, wenn versucht wird, eine bestimmte Haltung fest einzunehmen oder ein Gewicht zu tragen. **Titubatio** (Schwanken) stellt einen groben Tremor von Kopf und Rumpf dar, der eine Art von Haltetremor ist und auftritt, wenn aufrechte Haltung eingenommen wird; er verschwindet beim Hinlegen. Haltetremor und Titubatio sind typisch für Kleinhirnerkrankungen. Bei der **hepatolentikulären Degeneration** *(s. Kap. ERN, 4., Wilson-Syndrom)* findet man sowohl Intentions- als auch Parkinson-ähnlichen Ruhetremor. Am typischsten ist ein rhythmischer Flatter- (flapping tremor) oder Flügelschlagtremor der distalen oder auch proximalen Extremitäten. **Asterixis** („Leberflattern") ist ein grober, langsamer und nicht rhythmischer Tremor (Flügelschlagen) beim Einnehmen einer bestimmten Armhaltung, der auch an den ausgestreckten Händen sichtbar ist; man findet ihn bei Patienten mit hepatischen (portal-systemisch) und anderen vorwiegend metabolisch bedingten Enzephalopathien. Asterixis ist das Resultat von periodischem Sistieren elektrischer Aktivität in den Antischwerkraftmuskeln während des Versuchs, eine bestimmte Haltung einzunehmen, d.h. das Phänomen hat Beziehung zur Myoklonie („negativer Myoklonus") und ist kein echter Tremor.

Therapie

Die Behandlung eines verstärkten physiologischen Tremors hängt von der Ursache ab. Der Tremor bei Thyreotoxikose und Alkoholentzug spricht auf die Therapie der zugrundeliegenden Krankheit an. Überlegter Einsatz anxiolytischer Benzodiazepine oral 3–4 × tgl. (z.B. Diazepam 2–10 mg, Lorazepam 1–2,5 mg, Oxazepam 10–30 mg) kann nützlich sein bei Tremor in Verbindung mit chronischen Angstzuständen. Gewöhnung an diese Medikamente sollte vermieden werden. Propranolol (20–80 mg 4 × tgl.) ist oftmals erfolgreich bei der Behandlung des gutartigen essentiellen Tremors und des durch Medikamente und akute Angstzustände verstärkten physiologischen Tremors. Primidon (50–250 mg 3 × tgl.) kann versucht werden, wenn Propranolol keinen Effekt hat oder schlecht vertragen wird. Die Therapie des Parkinsontremors wird weiter unten besprochen und diejenige der portal-systemischen Enzephalopathie *in Kap. LEB, 3.* Für den zerebellären Tremor gibt es keine wirksame medikamentöse Behandlung; physikalische Maßnahmen wie z. B. Erhöhung des Gewichts der betroffenen Extremität oder den Patienten zu lehren, den proximalen Teil der Extremität bei Bewegungen mit dem (anderen) Arm zu umfassen, sind manchmal von gewissem Nutzen.

Dyskinesien

Unwillkürliche, sich nicht rhythmisch wiederholende, gelegentlich aber stereotype Bewegungen, die in unterschiedlichen Kombinationen distale oder proximale Extremitätenabschnitte sowie die axiale Muskulatur betreffen. Die meisten der Dyskinesien sind Ausdruck von Basalganglienstörungen. Obwohl genaue neuroanatomische Korrelate meist fehlen, kann man sich vorstellen, daß die verschiedenen Formen der Dyskinesien ein Kontinuum bilden, das sich von den blitzartigen Zuckungen der Myoklonie bis zu den langsamen gewundenen Bewegungsmustern der Dystonie erstreckt.

Myoklonie

Kurzdauernde, blitzartige Kontraktionen eines Muskels oder einer Muskelgruppe. Myoklonien können bei Normalpersonen im Einschlafstadium vorkommen **(nächtlicher Myoklonus).** Schluckauf (Singultus) ist auch eine Form von Myoklonie, die speziell das Zwerchfell betrifft. Die **Ätiologie** umfaßt u. a. Stoffwechselstörungen wie z. B. Urämie, verschiedene degenerative Erkrankungen (z. B. Alzheimer-Demenz und progressive Myoklonusepilepsie) sowie Slow-Virus-Infektionen (z. B. Jakob-Creutzfeldt-Krankheit und subakute sklerosierende Panenzephalitis). Myoklonien aufgrund geschlossener Schädel-Hirn-Traumen oder hypoxisch-ischämischer Hirnschädigung können bei intendierten Bewegungen zunehmen; daher rührt die Bezeichnung **Aktionsmyoklonus. Palatinaler Myoklonus,** d. h. kontinuierlich ablaufende rhythmische Kontraktionen der hinteren Pharynxmuskeln, ist eine Tremorform und das Resultat einer Schädigung in den dentato-olivozerebellären Verbindungen.

Die **Therapie** sollte mit der Korrektur eventuell zugrundeliegender Stoffwechselstörungen beginnen. Oft ist Clonazepam (0,5–2 mg 3 × tgl.) wirksam, und Valproat manchmal ebenfalls. Andere Antikonvulsiva sind selten von Nutzen. Zahlreiche Myoklonusformen sprechen auf den Serotonin (5HT)-Vorläufer L-5-Hydroxytryptophan (L-5HTP) an. Allerdings ist der Gebrauch dieser Substanz, die zusammen mit dem Dekarboxylasehemmer Carbidopa eingesetzt werden muß, noch im Versuchsstadium.

Tics

Kurze, schnelle, unwillkürliche Bewegungen, die einfach oder komplex sein können. Sie erfolgen in stereotyper Weise und wiederholen sich, sind aber nicht rhythmisch.

Einfache Tics (z. B. Blinzeln) beginnen oft in Form einer nervösen Manieriertheit in der Kindheit oder später und verschwinden wieder von selbst. **Komplexe Tics** erinnern oft an Fragmente normaler Bewegungen.

Tourette-Syndrom (TS)

(Gilles-de-la-Tourette-Syndrom)

Eine hereditäre Erkrankung mit multiplen Tics, die mit unterschiedlicher Penetranz autosomal-dominant vererbt wird. Sie beginnt in der Kindheit oft mit einfachen Tics und schreitet dann fort bis zu multiplen Komplexbewegungen einschließlich respiratorischen und vokalisatorischen Tics. Das Syndrom tritt überwiegend (3:1) bei Männern auf. Die vokalisatorischen Tics können als grunzende oder bellende Geräusche beginnen und in Zwangsäußerungen einmünden. Bei der Hälfte der Patienten kommt es zur **Koprolalie** *(unwillkürliche Äußerungen aus dem skatologischen Bereich)*. Tics und Koprolalie können so schwerwiegend sein, daß der Patient in körperlicher und sozialer Hinsicht vollkommen ausfällt.

Diagnostik und Behandlung

Tics haben die Tendenz, komplexere Bewegungen darzustellen als die Myoklonien; sie sind weniger fließend als choreatische Bewegungen, von denen sie abgegrenzt werden müssen. Tics können u.U. für Sekunden oder sogar Minuten willkürlich unterdrückt werden.

Einfache Tics können auf anxiolytische Benzodiazepine ansprechen. Beim Tourette-Syndrom ist Haloperidol (0,5–40 mg/Tag) das Medikament der Wahl. Nebenwirkungen wie Dysphorie, Parkinson-Symptome und Akathisie limitieren seinen Einsatz. Bei jeder Neuroleptikabehandlung einer chronisch-neurologischen Erkrankung muß die Möglichkeit berücksichtigt werden, daß sich eine Spätdyskinesie entwickeln kann. Das Risiko des Entstehens medikamentösbedingter unwillkürlicher Bewegungsmuster dürfte beim Tourette-Syndrom nicht anders liegen als bei psychiatrischen Patienten. Daher sollte Vorsicht walten, wenn eine derartige Therapie begonnen werden soll, und die Patienten sind über die Möglichkeit dieser Nebenwirkung zu informieren. In Fällen, in denen die Tics leichten Grades oder jedenfalls nicht behindernd sind, kann man Anxiolytika in Erwägung ziehen; sie vermindern die Häufigkeit der Tics. Bei manchen Patienten können Clonidin (0,1–0,6 mg/Tag) oder Pimozid (1–20 mg/Tag) genauso wirksam wie Haloperidol sein. Clonidin hat den Vorzug, bei Dauergebrauch keine Spätdyskinesien hervorzurufen. Die limitierende Nebenwirkung von Clonidin hat eine Blutdrucksenkung. In solchen Fällen kann die unterstützende Gabe von Benzodiazepinen mittlerer Halbwertszeit wie Lorazepam (0,5–2 mg 3–4×tgl.) nützlich sein.

Chorea und Athetose

(s. a. Kap. KIN, 18., Sydenham-Chorea)

Chorea: *Kurze, sinnlose, unwillkürliche Bewegungen im Bereich der distalen Extremitäten und des Gesichts.* **Athetose:** *Gewundene, proximale, oft alternierende Haltungsänderungen, die sich in einen Bewegungsfluß ständig einmischen.* Choreatische Bewegungen können unmerklich in zweckgerichtete oder halbwegs sinnvolle motorische Akte einmünden, die dazu dienen, die unwillkürliche Bewegung zu vertuschen. Häufig sind Chorea und Athetose miteinander vergesellschaftet **(Choreoathetose).**

In pharmakologischer Hinsicht nimmt man an, daß Chorea und Athetose Ausdruck einer gesteigerten dopaminergen Aktivität in den Basalganglien sind – das Gegenstück zum Parkinson-Syndrom. Die Bedeutung von Acetylcholin und anderen Transmittersystemen für die Pathophysiologie der Dyskinesien ist allerdings weniger klar als beim Parkinson-Syndrom.

Die **Chorea Huntington** (Huntingtonsche Chorea bzw. Krankheit, progrediente hereditäre Chorea – *s. a. Kap. KIN, 23.*) *hat einen autosomal-rezessiven Erbgang, beginnt üblicherweise im mittleren Lebensalter (35–50 Jahre) und ist durch choreatische Bewegungsabläufe und fortschreitende intellektuellen Abbau charakterisiert.* Beide Geschlechter sind gleich häufig betroffen. Neuropathologisch handelt es sich um eine Atrophie des Nucl. caudatus mit Degeneration der kleinzelligen Neurone und Abnahme der Neurotransmitter Aminobuttersäure **(GABA)** und Substanz P (SP, ein Peptid aus 11 Aminosäuren). Diese Degeneration führt zum typischen Bild güterwagenähnlicher Hirnventrikel im CT-Scan.

Symptomatik: Schleichender Beginn; psychiatrische Zeichen, die von Persönlichkeitsänderungen mit Apathie und Reizbarkeit bis zu voll ausgeprägten manisch-depressiven oder schizophrenen Bildern reichen, können den motorischen Symptomen vorangehen oder sich parallel zu ihnen entwickeln. Eine Unfähigkeit zu angenehm-positiven Empfindungen oder asoziales Verhalten können die ersten verhaltensmäßigen Krankheitszeichen sein. Motorische Manifestationen sind u.a. schnelle Extremitätenbewegungen, eine Art fröhlich-hüpfender Gang sowie mangelnde Fähigkeit zu motorischen Dauerleistungen (testbar z.B. am Herausstrecken der Zunge). Grimassieren, Ataxie und Dystonien können ebenfalls auftreten.

Prognose und Therapie: Der Krankheitsverlauf schreitet unerbittlich fort; eine wirksame Behandlung ist nicht bekannt. Zum Schluß verlieren die Patienten die Fähigkeit, sich selbst zu versorgen – physisch wie psychisch. Umhergehen wird unmöglich, schlucken wird schwierig und die Demenz nimmt gravierende Ausmaße an. Im Endstadium der Krankheit müssen fast alle Patienten hospitalisiert werden. Neuroleptika vom Phenothiazin-(Chlorpromazin 100–900 mg/Tag) oder Butyrophenon-Typ (Haloperidol 10–90 mg/Tag) oder Reserpin können choreatische Bewegungen und agitiertes Verhalten unterdrücken, wenn auch nur teilweise. Bei Reserpin beginnt man mit 0,1 mg/Tag und steigert diese Dosis, bis die Wirkung einsetzt bzw. sich Nebenwirkungen wie Teilnahmslosigkeit, Blutdrucksenkung oder Parkinson-Symptome in den Vordergrund schieben. Therapeutische Strategien mit dem Ziel, die GABA-Speicher im Gehirn aufzufüllen, haben sich als wirkungslos erwiesen.

Genetische Beratung ist extrem wichtig, weil die Hälfte der Nachkommen eines betroffenen Elternteils Risikopatienten sind und sich die Erkrankung klinisch erst nach oder gegen Ende des gebärfähigen Alters manifestiert. In Familien mit genügend großer Blutsverwandtschaft und damit genügend verfügbarem genetischen Material kann das Huntington-Gen durch DNA-Analyse der Chromosomen (z.B. Restriktionsfragmente) identifiziert werden. Dieses Gen scheint auf dem kurzen Arm des Chromosoms 4 lokalisiert zu sein. Risikopersonen kann man auf diese Weise noch im asymptomatischen Stadium erkennen. Allerdings sollten interessierte Betroffene wegen der komplexen Situation um die Testung (praktische Durchführung, ethische Probleme, psychosoziale Aspekte etc.) an spezialisierte Zentren mit entsprechenden Erfahrungen und Möglichkeiten überwiesen werden.

Senile Chorea kommt im Alter vor und betrifft vorwiegend die orobukkale und linguale Muskulatur. Obwohl ebenfalls hereditär, kann sie ohne eine ähnliche Erkrankung in der Familienanamnese auftreten, geht allerdings nicht mit dem vernichtenden intellektuellen Abbau und den Persönlichkeitsveränderungen der Chorea Huntington einher. Die **Therapie** besteht in der Verabreichung von Dopaminrezeptorantagonisten (z.B. Chlorpromazin oder Haloperidol), wenn die Chorea ausgeprägt ist und den Patienten behindert. Der Einsatz derartiger Medikamente, insbesondere bei älteren Patienten, birgt immer das Risiko nachfolgender Spätdyskinesien in sich, die manchmal von der ursprünglichen Erkrankung nicht zu unterscheiden sind und daher als Verschlechterung der Ersterkrankung aufgefaßt werden.

Chorea gravidarum *(choreatische Bewegungen im Verlauf einer Schwangerschaft):* Die Patienten haben oft eine Anamnese mit rheumatischem Fieber. Die Symptome setzen üblicherweise im ersten Drittel der Schwangerschaft ein und verschwinden wieder spontan oder nach der Geburt. Wegen potentiell embryotoxischer Effekte anderer Medikamente besteht die **Therapie** in einer Sedierung mit Barbituraten. Eine ähnliche Symptomatik gibt es in seltenen Fällen bei Frauen, die orale Kontrazeptiva nehmen.

Weitere Ursachen einer Chorea sind u.a. Thyreotoxikose, Lupus erythematodes des ZNS und Medikamente *(s. Bewegungsstörungen durch Medikamente, weiter unten).*

Hemiballismus *(heftige, andauernde Schleuderbewegungen im Bereich einer Körperhälfte – üblicherweise des Armes mehr als des Beines –, die durch eine Läsion – für gewöhnlich aufgrund eines Infarkts – in der Gegend des kontralateralen Nucl. subthalamicus Luysi verursacht sind):* Die Differentialdiagnose schließt eine **akute,** tumor- oder infarktbedingte **Hemichorea** ein, sowie entsprechende fokale Krampfanfälle. Hemiballismus – wenn auch körperlich invalidisierend – ist meistens vorübergehender Natur und dauert 6–8 Wochen. **Therapie:** Neuroleptika vom Phenothiazin- oder Butyrophenon-Typ sind häufig wirksam.

Dystonie

Andauernde abnorme Haltungen und Unterbrechungen gerade ablaufender Bewegungen, die durch Änderungen im Muskeltonus zustande kommen. Sie werden in generalisierte, segmentale oder fokale Dystonien eingeteilt.

Generalisierte Dystonie (Torsionsdystonie, Dystonia musculorum deformans): *Ein seltenes, progredientes Syndrom, das üblicherweise in der Kindheit beginnt und durch dystonische Bewegungen charakterisiert ist, die zu langdauernden, oft bizarren Körperhaltungen führen.* Die Symptomatik beginnt normalerweise mit einer Einwärtsdrehung und Plantarfixation des Fußes beim Gehen. Die generalisierte Dystonie ist oft hereditär. Scheinbar Unbetroffene im Stammbaum eines Patienten können Abortiverscheinungen („Formes frustes") zeigen. Der vorherrschende Erbgang scheint autosomaldominant mit Partialpenetranz zu sein. In mehreren in letzter Zeit erfaßten Stammbäumen scheint das verantwortliche Gen an das Chromosom 9q gebunden zu sein. In der schwersten Form schreitet die Krankheit erbarmungslos voran. In fortgeschrittenen Stadien kann der Patient in grotesken Haltungen fixiert sein. Das Denkvermögen ist üblicherweise erhalten, die pathoanatomische Grundlage des Leidens unbekannt.

Die **fokale Dystonie** erfaßt einzelne Körperregionen. Nur selten breitet sie sich nach Beginn auf benachbarte Gelenke aus **(segmentale Dystonie),** und noch seltener geht ein fokaler Ablauf in einen generalisierten über. Entsprechend der betroffenen Körperregion hat man eine Reihe dystonischer Syndrome beschrieben und bezeichnet. Das **Meige-Syndrom** (blepharo-oro-mandibuläre Dystonie) besteht aus unwillkürlichem Blinzeln, mahlenden Kieferbewegungen und Grimassieren. Es beginnt meist im späteren mittleren Lebensalter und muß von den bukko-linguo-fazialen Bewegungen einer Spätdyskinesie abgegrenzt werden. Ein **Torticollis** beginnt oft mit einem ziehenden Gefühl im Halsbereich, auf das eine anhaltende Verdrehung von Kopf und Hals mit Abweichung von der Normalhaltung folgt. Im Frühstadium gelingt es den Patienten noch, die Dystonie willkürlich zu überwinden. Die **spastische Dystonie** ist durch abnorme, unwillkürliche Kokontraktionen der Larynxmuskulatur gekennzeichnet, was zu einer angespannten, heiseren oder knarrenden Stimme führt. **Beschäftigungsdystonie** besteht aus dystonischen Spasmen, die bei der Ausübung geschickter motorischer Akte auftreten. Dazu gehören Schreibkrampf, Krampf der Stenotypistinnen etc. **Symptomatische Dystonien** treten im Rahmen einer Reihe degenerativer, metabolischer oder sonstiger Erkrankungen des ZNS auf, wie z. B. bei Wilson- oder Hallervorden-Spatz-Krankheit, verschiedenen Typen von Lipoidose sowie apoplektischen Insulten.

Therapie

Die Therapie bleibt oft unbefriedigend. Bei **generalisierten Dystonien** werden Anticholinergika in hohen Dosen (Trihexyphenidyl 6–30 mg/Tag), Benztropin 3–15 mg/Tag) und/oder die Dopaminspeicher-entleerende Substanz Reserpin (0,1–0,6 mg/Tag) eingesetzt. Levodopa und Carbamazepin haben einigen Patienten geholfen; eine L-Dopa-empfindliche, autosomaldominante hereditäre Dystonie, oft mit Parkinson-ähnlichen Symptomen, ist beschrieben worden.

Für Patienten mit **fokaler oder segmentaler Dystonie** und für besonders schwer betroffene Körperregionen bei generalisierter Dystonie hat sich derzeit die lokale Injektion gereinigten Botulinus-A-Toxins als die Behandlungsmethode der Wahl herauskristallisiert. Das Toxin wird in die betroffenen Muskelgruppen injiziert und wirkt durch Abschwächung der Kraft der unwillkürlichen Kontraktionen. Die zugrundeliegenden zentralen Entstehungsmechanismen der dystonischen Bewegungsstörungen werden dadurch nicht beeinflußt. Die Dosierung muß in hohem Maße individuell gestaltet und die Injektion in Abständen von 3–6 Monaten wiederholt werden. Die Injektionen sollten durch besonders erfahrene Ärzte erfolgen. Botulinustoxin ist vor allem bei Blepharospasmus und spastischer Dystonie wirksam.

Bewegungsstörungen durch Medikamente

Der weitverbreitete Gebrauch von Neuroleptika des Phenothiazin-, Thioxanthin- und Butyrophenon-Typs und von Antiemetika (sämtlich Dopaminrezeptorantagonisten im ZNS) hat dazu geführt, daß sich eine ganze Reihe von medikamentenbezogenen Syndromen herausgebildet haben; fast alle imitieren sonst spontan auftretende Störungen im Bereich der Basalganglien. **Parkinsonismus** wird unten besprochen; **akute Dystonie, Spätdyskinesien** und das **maligne Neuroleptikasyndrom** werden in *Kap. PSY, 15.* besprochen.

Hypokinetische Bewegungsstörungen

Parkinsonsche Krankheit

(Paralysis agitans, Schüttellähmung)

Eine idiopathische, langsam fortschreitende degenerative Erkrankung des ZNS mit vier charakteristischen Merkmalen: Bewegungsverlangsamung und -armut, Rigor der Muskulatur, Ruhetremor und Instabilität der Körperhaltung. Die Parkinson'sche Krankheit ist die vierthäufigste neurodegenerative Erkrankung im höheren Alter. Sie betrifft etwa 1% der über 65jährigen und 0,4% aller über 40jährigen. Im Mittel liegt der Krankheitsbeginn bei 57 Jahren. Als **juveniler Parkinsonismus** kann die Krankheit auch im Kindes- oder Jugendalter beginnen.

Ätiologie und Pathophysiologie

Primärer Parkinsonismus: Charakteristisch ist der Untergang von pigmentierten Neuronen in der Substantia nigra, dem Locus coeruleus und in weiteren dopaminergen Zellgruppen des Hirnstamms. Der Verlust der Neurone der S. nigra, deren dopaminhaltige Axone zum Nucl. caudatus und zum Putamen ziehen, bedeutet, daß der Neurotransmitter Dopamin in diesen Regionen vermindert ist. Beim postenzephalitischen Parkinson (s. unten) wird die Gegend des Mittelhirns, die die S. nigra enthält, durch einen entzündlichen Prozeß zerstört. Die Krankheit beginnt üblicherweise im Alter von über 40 Jahren, wobei die Häufigkeit mit dem Alter zunimmt.

Sekundärer Parkinsonismus entsteht durch Verlust der Dopaminwirkung oder durch Interferenz mit der Dopaminwirkung in den Basalganglien aufgrund von idiopathischer neuronaler Degeneration, Medikamenten oder exogenen Giften. Die häufigste Ursache eines sekundären Parkinsonismus ist die Einnahme von Neuroleptika oder Reserpin. Alle derartigen *Medikamente können* aufgrund ihrer Aktivität als Dopaminrezeptorantagonisten einen Parkinsonismus erzeugen. Bei Thioridazin allerdings, das eine hohe anticholinerge Aktivität besitzt, ist die Wahrscheinlichkeit eines Parkinsonismus geringer als bei den anderen klassischen Neuroleptika. Bei Clozapin, einem atypischen Neuroleptikum, ist es noch offen, ob es zum Parkinsonismus führt oder nicht. Andererseits besteht bei dieser Substanz ein zwar geringes, aber doch nachgewiesenes Risiko einer Agranulozytose. Neuroleptika mit der relativ geringsten anticholinergischen Wirkkomponente (Haloperidol) lösen am häufigsten Parkinsonismus aus. Gleichzeitige Verordnung einer anticholinergen Substanz, beispielsweise Benztropin (0,5–2 mg 3 tgl.) oder Amantadine (100 mg 2 tgl.), kann den Zustand bessern.

Zu den selteneren Ursachen eines Parkinsonismus gehören: Kohlenmonoxid- oder Manganvergiftungen, Hydrozephalus, strukturelle Läsionen (Tumoren, Infarkte im Bereich des Mittelhirns oder der Basalganglien), subdurale Hämatome, degenerative Erkrankungen einschließlich einer striato-nigralen und einer olivo-ponto-zerebellären Degeneration, sowie multiple Systematrophien *(s. u. Spinozerebelläre Degenerationen, weiter unten).* In letzter Zeit hat MPTP (1-Methyl-4-phenyl-1,2,3,6-tetrahydropyridin) – ein Beiprodukt der Synthese eines meperidinähnlichen Heroinersatzes – bei einer Reihe von injizierenden Drogenabhängigen zu Parkinsonismus geführt.

Symptomatik

Bei 50–80% der Patienten beginnt die Parkinson-Krankheit schleichend mit einem Ruhetremor (4–8/s, „Pillendrehen") einer Hand. Der Tremor ist in Ruhe maximal ausgeprägt, vermindert sich bei Bewegungen und fehlt im Schlaf; er wird durch emotionale Spannungen oder Ermüdung verstärkt. Hände, Arme und Beine sind üblicherweise in dieser Reihenfolge betroffen. Kiefer, Zunge, Stirn und Augenlider können auch betroffen sein, die Stimme allerdings nicht. Viele Patienten zeigen nur eine Rigidität, niemals aber Tremor. Fortschreitende Rigidität, Bewegungsverlangsamung und -armut **(Bradykinese)** sowie Schwierigkeiten bei der Initiierung von Bewegungen **(Akinese)** folgen. Rigor und Hypokinese mögen zu Muskelschmerzen und einem Gefühl von Müdigkeit beitragen. Das Gesicht bekommt einen maskenartigen Ausdruck mit geöffnetem Mund und seltenem Lidschlag, die Körperhaltung verändert sich, Kopf und Rumpf werden vornübergebeugt. Die Erkrankten finden es zunehmend schwierig, mit dem Gehen zu beginnen; der Gang wird schlurfend mit kleinen Schrittchen, die Arme werden gebeugt an den Hüften gehalten und beim Gehen nicht mehr mitbewegt. Die Schritte können sich auch unbeabsichtigt beschleunigen, so daß der Patient gezwungen ist zu rennen, um nicht hinzufallen (Festination). Eine Tendenz, bei Verlagerung des Schwerpunktes nach vorne oder hinten zu fallen **(Pro- bzw. Retropulsion)** ist das Ergebnis erloschener Haltungsreflexe. Die Sprache wird leise mit einer typischen, monotonen und stotternden Dysarthrie. Die Hypokinese und die Beeinträchtigung der motorischen Kontrolle der distalen Muskeln führen zu Mikrographie und zunehmenden Schwierigkeiten bei den Verrichtungen des täglichen Lebens.

Bei der Untersuchung findet man, daß passive Bewegung der Extremitäten eine gleichbleibende plastische **„Bleirohr"-Rigidität** hervorruft; aufgesetzte Tremorstöße und abnorme Reflexabläufe können zu einer Art **Zahnradphänomen** führen. Die sinnesphysiologische Untersuchung ergibt einen Normalbefund. Andererseits finden sich häufig Zeichen einer Dysfunktion im Bereich des autonomen Nervensystems (z. B. Seborrhö, Obstipation, Probleme beim Wasserlassen, Orthostasesyndrom). Die vorschriftsmäßig geprüfte Entwicklung der groben Kraft fällt ebenfalls meist normal aus; die für einen Bewegungsablauf relevante Kraft mag allerdings reduziert sein, und die Fähigkeit zu raschen alternierenden Bewegungen ist beeinträchtigt. Muskeldehnungsreflexe sind meist normal, können aber bei starkem Tremor oder Rigor schwierig auslösbar sein. Bei etwa 50% der Patienten entwickelt sich eine Demenz, und Depressionen sieht man ebenfalls häufig. In manchen Fällen stellen Demenz und Depression die Hauptfaktoren für die körperliche Invalidität dar.

Patienten mit **postenzephalitischem Parkinsonismus,** der eine Folgekrankheit der Epidemie einer von Economo-Enzephalitis in den Jahren 1918–1924 darstellte, heutzutage aber selten ist, zeigten häufig **okulogyre Krisen** *(zwangsweise, langdauernde Abweichung des Kopfes und der Augen von ihrer Normalstellung),* weitere Arten von Dystonie, Instabilität des autonomen Nervensystems und Persönlichkeitsveränderungen.

Diagnostik

Frühzeitig erkennbare klinische Hinweise bestehen in seltenem Lidschlag und ausdrucksarmer Mimik, Bewegungsarmut, herabgesetzten Haltungsreflexen und typischen Gangänderungen. Tremor fehlt zu Beginn bei etwa 30% der Fälle und wird mit fortschreitender Krankheit oft sogar weniger deutlich; dies sollte die Diagnose nicht verschleiern. Auch Rigor kann gelegentlich kaum oder gar nicht ausgebildet sein; allerdings hat ein Tremor ohne die oben erwähnten Charakteristika meistens eine andere Ursache als die Parkinson-Krankheit. Nach dieser sollte geforscht werden. Im negativen Fall sollte der Patient wiederholt nachuntersucht werden. Patienten mit essentiellem Tremor (s. Tremor, oben), derjenigen Erkrankung, die am häufigsten mit der Parkinson-Krankheit verwechselt wird, haben einen lebhaften Gesichtsausdruck, normale Bewegungsabläufe und keine Gangstörung. Außerdem ist der essentielle Tremor kein Ruhetremor, sondern tritt bei Bewegungen auf. Ältere Individuen, die verminderte Spontanbewegungen mit kleinschrittigem oder rheumatischem Gang haben und eine leichte Depression und/oder Demenz zeigen, sind manchmal schwer von Parkinson-Kranken zu unterscheiden.

Weitere Ursachen des Parkinsonismus können abgegrenzt werden mit Hilfe der Anamnese oder fehlendem Ansprechen auf Medikamente, wie es bei Degeneration postsynaptischer Elemente in den Basalganglien vorkommen kann.

Therapie *(s. Tab. 25.)*

Medikamentöse Therapie: Levodopa passiert als Vorläufer des Dopamins die Bluthirnschranke und gelangt somit in die Basalganglien, wo es zu Dopamin dekarboxyliert wird; auf diese Weise wird der fehlende Transmitter substituiert. Bradykinese und Rigor werden am deutlichsten verbessert, obwohl sich oft auch der Tremor wesentlich vermindert. Eine leichte

Tab. 25. Arzneimittel bei Parkinsonismus

Substanz	*Dosierungsbereich (mg/Tag)*
Dopaminerge Stoffe	
Dopaminvorstufen (mit Decarboxylasehemmern)	75/380–250/2500
Carbidopa/Levodopa	
Dopaminagonisten	25–100
Bromocriptin	0,1–7
Pergolid	
MAO-B-Hemmer	
Selegilin	5–10
Anticholinergika	
Trihexyphenidyl	2–20
Benztropinmesilat	0,5–6
Procyclidon	5–40
Biperiden	2–6
Ethopropazin	40–400
Antihistaminika	
Diphenhydramin	50–200
Orphenadrin	50–200
Wirkungsmechanismus unbekannt	
Amantadin	100–300
Antidepressiva (z. B.)	
Amitriptylin	
Imipramin	10–150
Nortriptylin	
Doxepin	

In Anlehnung an McDowell, F. A., J. M. Cedarbaum: „The extrapyramidal system and disorders of movement" in *Clinical Neurology* (Loseblattausgabe), Joynt, R. J. (Hrsg.) Lippincott, Philadelphia; Abdruck mit Genehmigung.

Symptomatik kann sich völlig normalisieren, bettlägrige Patienten können u.U. wieder laufen. Die Tatsache, daß Levodopa außerhalb des Nervensystems rasch katabolisiert wird, hat Konsequenzen: die Substanz muß in sehr hohen Dosierungen gegeben werden, und daher können Nebenwirkungen wie Schwindel, Herzklopfen und Flushs beträchtliche Ausmaße annehmen. Gleichzeitige Gabe des peripheren Dekarboxylasehemmers **Carbidopa** verringert die erforderliche Dosierung von Levodopa, weil dieses weniger schnell katabolisiert wird. Dadurch wird relativ mehr Levodopa im Gehirn angeflutet und die Nebenwirkungen werden vermindert. **Carbidopa/Levodopa** sind als Kombinationspräparate im Verhältnis von 10/100, 25/100 und 25/250 mg und als Retardpräparat 50/200 mg in Tablettenform erhältlich.

Man beginnt die Behandlung mit einer Tablette zu 10/100 oder 25/100 mg 3tgl. Alle 4–7 Tage wird die Dosis entsprechend der Verträglichkeit langsam erhöht, bis eine maximale Besserung erreicht ist. Nebenwirkungen können gering gehalten werden, wenn man die Dosierung nur langsam und vorsichtig steigert und die Tabletten zu oder nach den Mahlzeiten gibt. Allerdings können sehr proteinreiche Mahlzeiten mit der Resorption von Levodopa interferieren. Die meisten Patienten benötigen 400 bis 1000 mg/Tag Levodopa, verteilt auf 2 bis 5 Stunden auseinanderliegende Einzelgaben. Um periphere Nebenwirkungen kleinzuhalten, ist eine Mindestmenge von 100 mg/Tag Carbidopa erforderlich. Die 25/100 mg-Kombination ist daher von Nutzen bei Patienten, die mit einer niedrigen Dosierung auskommen oder die mit der Therapie beginnen. Manche Patienten benötigen bis zu 2 g Levodopa (und 200 mg Carbidopa) pro Tag.

Unwillkürliche Bewegungen (Dyskinesien) in Form einer Chorea oder Dystonie der Extremitäten oder des orofazialen Bereichs stellen häufig die dosisbegrenzenden Nebenwirkungen der Levodopatherapie dar. Die Schwelle, bei der sie auftreten, scheint sich mit der Länge der Behandlung zu erniedrigen. Bei manchen Patienten kann eine wirksame Verminderung der Parkinson-Symptome nicht erreicht werden, ohne daß man ein gewisses Ausmaß an Dyskinesien in Kauf nimmt. Nach 2–5 Jahren Behandlungsdauer bemerkt über die Hälfte der Patienten, daß ihr Ansprechen auf Levodopa zu fluktuieren beginnt **(„on-off"-Effekt).** Der Zeitraum nach einer Medikation, während dem sich die Symptome bessern, wird immer kürzer und die Überlagerung durch Dyskinesien kann zwischen völliger Akinese und unkontrollierbarer Hyperaktivität schwanken. Derartige Schwankungen versucht man durch möglichst niedrige und gleichmäßige Levodopadosierung zu vermindern, insbesondere durch kurze Medikationsintervalle bis zu 1–2 Std. Dopaminagonisten, Retardpräparate und Selegilin (s.u) können in diesem Zusammenhang nützlich sein. Zu weiteren Nebenwirkungen von Levodopa gehören orthostatische Hypotension, Halluzinationen und gelegentlich eine Intoxikation mit Delirium. Die beiden letzteren Effekte sind am häufigsten bei älteren, dementen Patienten.

Amantadin (100–200 mg/Tag) ist nützlich für die Behandlung von 50% der Fälle leichter Symptome im Frühstadium und zur Verstärkung der Levodopaeffekte im späteren Verlauf der Krankheit. Der Wirkungsmechanismus von Amantadin ist unbekannt; möglicherweise verstärkt es dopaminerge Aktivität oder/und hat anticholinerge Effekte. Wenn es als Monosubstanz verordnet wird, verliert es nach einigen Monaten oft seine Wirksamkeit. Nebenwirkungen bestehen aus Ödemen der Beine, Cutis marmorata und Verwirrtheitszuständen.

Bromocriptin und **Pergolid** sind Ergotalkaloide mit Antiparkinsonwirkung, weil sie in den Basalganglien als Dopaminrezeptoragonisten wirken. Bromocriptin (5–60 mg/Tag) oder Pergolid (0,1–7,0 mg/Tag) sind in allen Krankheitsstadien wirksam. Sie sind vor allem in den späteren Stadien wertvoll, wenn die Wirksamkeit von L-Dopa nachläßt oder On-off-Effekte in den Vordergrund treten. Allerdings ist ihr Gebrauch oft durch die hohe Inzidenz von Nebenwirkungen begrenzt (u.a. Übelkeit, Orthostasesyndrom, Verwirrtheit, Delir und offene Psychosen). Derartige Nebenwirkungen können u.U. durch Herabsetzen der Dosis von L-Dopa unter Kontrolle gebracht werden. In jüngster Zeit deutet immer mehr darauf hin, daß ein frühzeitiger Einsatz von Bromocriptin oder Pergolid zusammen mit niedrigdosiertem L-Dopa das Auftreten von arzneimittelinduzierten unkontrollierten Bewegungen und On-off-Effekten hinauszögern kann. Möglicherweise beruht dies auf der langen Halbwertszeit der synthetischen Substanzen; eine prolongierte Stimulation von Dopaminrezeptoren ist physiologischer als diejenige durch L-Dopa mit seiner kurzen Plasma-Halbwertszeit. Andererseits können Bromocriptin oder Pergolid nur selten als alleiniges Medikament benutzt werden – fast immer ist die gleichzeitige Verabreichung von L-Dopa erforderlich.

Der optimale therapeutische Einsatz von Dopaminagonisten wie den Ergotalkaloiden muß noch geklärt werden. Manche Experten glauben, daß ein frühzeitiger Gebrauch von Levodopa das Auftreten der Langzeitprobleme (Dyskinesien, On-off-Effekte) beschleunigt. Sie zögern deshalb die Medikation von L-Dopa so lange wie möglich hinaus und setzen zunächst auf Anticholinergika oder Amantadin. Andere Spezialisten fassen diese Probleme als Teil des Verlaufs und der Schwere der Grundkrankheit auf und beginnen die L-Dopa-Therapie so früh wie möglich, um die Lebensqualität zu verbessern. Eine umfangreiche, mehrere Zentren umfassende Studie hat kürzlich gezeigt, daß die Verordnung von Selegilin zu einem frühen Zeitpunkt die Notwendigkeit von L-Dopa um etwa ein Jahr hinauszögern kann. Dieser Effekt kann darauf beruhen, daß die Substanz als Monoaminooxidasehemmer die Wirkungen des im ZNS noch vorhandenen Dopamins potenziert. Andererseits besteht die Ansicht, daß Selegilin dadurch, daß es den oxidativen Katabolismus von Dopamin im Gehirn reduziert, die degenerativen Abläufe im Endeffekt verlangsamen kann. Detaillierte experimentelle Untersuchungen sind allerdings notwendig, um den genauen Wirkungsmechanismus von Selegilin in den Frühstadien des Parkinsonismus aufklären zu können.

Monoaminooxidase B (MAO-B)-Hemmer: Selegilin hemmt eines der beiden Haupt-Isoenzyme des Dopaminabbaus im Gehirn und verlängert dadurch die Wirkung von injiziertem Levodopa. Im Dosisbereich von 5–10 mg/Tag hat es keine der krisenhaft blutdrucksteigernden Effekte der unselektiven MAO-Hemmer, die alle Isoenzyme blockieren. Bei manchen Patienten mit leichten On-off-Problemen kann Selegilin den abklingenden Levodopaeffekt vor der nächsten On-off-Phase stabilisieren. Selegilin hat zwar keine eigenen Nebenwirkungen, kann aber Levodopanebenwirkungen verstärken (Dyskinesien, psychische Veränderungen, Übelkeit), weswegen die L-Dopa-Dosierung u.U. reduziert werden muß.

Anticholinergika waren die Hauptstütze der Parkinsontherapie vor Einführung dopaminerger Medikamente. Im Augenblick werden sie als Monosubstanz nur im Frühstadium eingesetzt und in späteren Stadien als Ergänzung zu Levodopa. Übliche Medikamente sind Benztropin (0,5–2 mg 3tgl.) und Trihexyphenidyl (2,5 mg 3tgl.). Ebenso wie bei Levodopa sollte die Anfangsdosis niedrig gehalten und dann nach Verträglichkeit langsam erhöht werden. Zu den Nebenwirkungen gehören Mundtrockenheit, Harnverhaltung, Obstipation und Verschwommensehen. Bei älteren Patienten besonders lästig sind Verwirrtheitszustände, Delir und eine durch verminderte Schweißbildung beeinträchtigte Thermoregulation. **Antihistaminika** mit anticholinerger Wirkkomponente (u.a. Diphenhydramin, 25–100 mg/Tag, und Orphenadrin, 50–200 mg/Tag) wirken als milde Sedativa und sind insbesondere bei Tremor günstig.

Trizyklische Antidepressiva wie z.B. Amitriptylin, in niedrigen Dosierungen bis zu 25–50 mg zum Schlafengehen verordnet, sind neben ihrer Wirkung bei Depression noch nützlich als nächtliche Sedativa und Adjuvantien bei der Levodopatherapie. **Propranolol** (10 mg 2tgl. bis 40 mg 4tgl.) ist gelegentlich hilfreich, wenn der Tremor bei motorischer Aktivität oder Bewegungsintention nicht abnimmt, sondern sich verstärkt.

Operative Eingriffe: Aufgrund von tierexperimentellen Untersuchungen an Ratten hat man die Vorstellung entwickelt, die Übertragung von Nebennierenmarkgewebe oder von fetalen dopaminergen Neuronen können die biochemischen Defizite der Parkinson-Krankheit beheben. Weltweit haben einige Zentren derartige Behandlungen vorgenommen. Der vorläufige Stand zeigt hohe Morbidität und Mortalität bei der Transplantation von Nebennierengewebe. Manche Patienten haben eine leichte Besserung dadurch verzeichnet, daß sich der Schweregrad der On-off-Phasen vermindert hat. Nur wenige Patienten haben bisher fetale dopaminerge Neurone erhalten, so daß es noch zu früh ist, hier ein Ergebnis zu ziehen.

Physikalische Maßnahmen: Wie bei jeder anderen Erkrankung, die für die Betroffenen eine körperliche Behinderung bedeutet, ist es wichtig, so aktiv wie möglich zu bleiben. Im Frühstadium sollte der Patient seinen täglichen Aufgaben so weit wie möglich nachkommen. Wenn die Einschränkung der motorischen Funktionen gravierender wird, ist es wichtig, ein regelmäßiges Übungsprogramm zu absolvieren. Die physikalische Therapie kann mithelfen, die körperliche Verfassung zu bessern und Anpassungsstrategien zu entwickeln. Da die eigentliche Krankheit, die medikamentöse Therapie und die Inaktivität sämtlich die Magen-Darm-Funktion beeinträchtigen können, sollte für eine ballaststoffreiche Diät gesorgt und die Nahrungsaufnahme sichergestellt werden. Diätetische Ergänzungsstoffe und Stuhlgleitmittel können unterstützend wirken.

Progressive supranukleäre Lähmung

(Steele-Richardson-Olszewski-Syndrom)

Eine seltene Krankheit des mittleren Lebensalters, die sich in einem Verlust willkürlicher Augenbewegungen bei erhaltener reflektorischer Augenmotorik äußert; Muskelrigidität mit fortschreitenden axialen Dystonien; **Pseudobulbärparalyse** *(spastische Parese der Pharynxmuskulatur, die Dysphagie und Dysarthrie verursacht und von emotionaler Labilität begleitet ist); Demenz.* Die Störung der Okulomotorik beginnt oft mit einer vertikalen Blickparese. Patienten haben Schwierigkeiten beim Treppensteigen oder -hinabgehen und wenn sie ohne Extension des Nackens nach oben schauen müssen. Die Ätiologie ist unbekannt. Neuropathologisch besteht eine neuronale Degeneration im Bereich der Basalganglien und des Hirnstamms. Ein ähnliches klinisches Bild kann durch multiple kleine Infarkte in den Basalganglien und dem tiefen Marklager der Hemisphären ausgelöst werden: **Status lacunaris;** letzteres Krankheitsbild kann aufgrund der Anamnese mit schrittweiser Entwicklung der Symptome, wie sie für Schlaganfälle typisch ist, abgegrenzt werden. Die **Therapie** ist unbefriedigend; gelegentlich ermöglichen Dopaminagonisten und Amantadin einen teilweisen Rückgang des Rigors.

Zerebelläre und spinozerebelläre Erkrankungen

Erkrankungen des Kleinhirns und seiner Ein- oder Ausgänge führen zu Störungen von Geschwindigkeit, Ausmaß und Kraft der Bewegungen. Anatomisch besitzt das Kleinhirn drei Unterabschnitte. Der phylogenetisch älteste Teil, das **Archi-** oder **Vestibulozerebellum** umfaßt Flocculus und Nodulus, ist mit der Aufrechterhaltung des Gleichgewichts und Augen-Kopf-Hals-Bewegungen befaßt und hat enge wechselseitige Verbindungen mit den Vestibulariskernen. Der median gelegene Kleinhirnwurm **(Vermis, Paläozerebellum)** ist an der Koordination von Rumpf- und Extremitätenbewegungen beteiligt. Läsionen im Bereich des Vermis führen zu Störungen von Stehen und Gehen. Die lateralen **Hemisphären,** die das **Neozerebellum** bilden, kontrollieren sowohl ballistische als auch feinmotorische Bewegungen der Extremitäten, insbesondere der Hände und Arme.

Zeichen einer Kleinhirnerkrankung sind: **Ataxie** *(schwankender breitbeiniger Gang);* **Dysmetrie** *(Unfähigkeit, den Umfang von Bewegungen zu kontrollieren);* **Dysdiadochokinese** *(Unfähigkeit zur raschen alternierenden Bewegungen);* **Hypotonie** *(verminderter Muskeltonus);* **Dekomposition von Bewegungen** *(Unfähigkeit, die richtige Abfolge von feinmotorischen, koordinierten Bewegungsmustern sicherzustellen);* **Tremor,** der als Intentions- oder Haltetremor in Erscheinung tritt; **Dysarthrie** mit verwaschener, unangemessener Aussprache und fehlender Modulation beim Sprechen mit abgehackten Silben **(skandierende Sprache);** sowie **Nystagmus,** bei dem die rasche Komponente in Richtung der zerebellären Schädigung schlägt.

Strukturelle Läsionen des Kleinhirns

Gefäßschäden (Infarkte) und Tumorabsonderungen, die ihrer Lokalisation im Zerebellum entsprechende Symptome verursachen. Bei entsprechender Größenzunahme können Infarkte, Blutungen und Tumoren durch Verlegung des Liquorabflusses einen akuten Hydrozephalus oder erhöhten Hirndruck mit Papillenödem hervorrufen. Die mittelliniennahen Kleinhirnanteile sind am häufigsten Sitz primärer Hirntumoren (Medulloblastom, zystisches Astrozytom) des Kindesalters. Demyelinisierende Plaques bei MS können an jedem Ort in der weißen Substanz des Kleinhirns auftreten und zu verschiedenartigsten zerebellären Defiziten führen. Die Arnold-Chiari-Mißbildung und Platybasie mit basilarer Impression führen ebenfalls zu einer Kleinhirnsymptomatik.

Alkoholismus in Verbindung mit schwerer Mangelernährung *(s. Kap. NEU, 4.)* kann zur Degeneration des Kleinhirnwurms und des Vorderlappens führen und damit zu schwerer Gangataxie. Weitere erworbene Kleinhirnsyndrome sind z. B. durch Hypothyreose, verschiedenartige Vergiftungen (Kohlenmonoxid, Schwermetalle, Phenytoin), Hyperpyrexie und rezidivierende Schädeltraumen verursacht. Selten folgt ein reversibler Funktionsausfall des gesamten Kleinhirns einer Virusinfektion bei Kindern. Seltene, schwere Degenerationen können bei Erwachsenen manche malignen Erkrankungen begleiten.

Spinozerebelläre Degenerationen

(Hereditäre Ataxien)

Eine Gruppe degenerativer Erkrankungen, die gekennzeichnet ist durch progrediente Ataxie aufgrund von Degenerationen in Kleinhirn, Hirnstamm, Rückenmark und peripheren Nerven sowie gelegentlich in den Basalganglien. Bei vielen dieser Syndrome ist ein Erbgang nachweisbar; andere treten sporadisch auf. Man kann die spinozerebellären Degenerationen in drei große Gruppen aufteilen: vorwiegend spinale Ataxien, zerebelläre Ataxien und multiple Systemdegenerationen *(s. Tab. 26.).* Die klinische Symptomatik vererbt sich normalerweise relativ rein; erhebliche Symptomenvielfalt kann allerdings bei ataktischen Verwandten auftreten. Behandlungsmöglichkeiten existieren nicht.

Die **Friedreich-Ataxie** ist der Prototyp spinaler Ataxien. Der Erbgang ist autosomal rezessiv, das verantwortliche Gen ist Teil des Chromosoms 9. Schwankender Gang macht sich im Alter von 5–15 Jahren bemerkbar und ist von Ataxie der Arme und Dysarthrie gefolgt. Tremor, wenn überhaupt vorhanden, ist von untergeordneter Bedeutung. Die Patienten haben eine Areflexie und Ausfall der epikritischen Sensibilität (Vibration und Lagesinn). Hohlfuß und Skoliose sind üblich, ebenso eine Kardiomyopathie. **Bassen-Kornzweig-Syndrom** (Abetalipoproteinämie, Vitamin-E-Mangel) und **Refsum-Krankheit** (Phytansäurespeicherkrankheit) haben einige klinische Merkmale mit der Friedreich-Ataxie gemeinsam; die metabolische Ursache der Friedreich-Ataxie ist noch unbekannt.

Kortikale Kleinhirndegenerationen beginnen im allgemeinen zwischen dem 30. und dem 50. Lebensjahr. Klinisch findet man lediglich Zeichen eines zerebellären Funktionsausfalls; neuropathologische Veränderungen sind auf das Kleinhirn und gelegentlich die unteren Oliven beschränkt. Sporadische Fälle sind ebenso bekannt geworden wie solche mit dominantem Erbgang.

Bei den **multiplen Systemdegenerationen (olivopontozerebelläre Atrophien)** beginnt die Ataxie im jungen bis mittleren Erwachsenenalter in wechselnden Kombinationen mit Spasti-

Tab. 26. Klinische Merkmale spinozerebellärer Erkrankungen

Syndrom	*Schwäche und Atrophie*	*extrapyramidal*	*Hirnnerven*	*sensible Ausfälle*	*Areflexie*	*periphere Neuropathie*	*Optikusatrophie*	*Retinopathia pigmentosa*	*Skelettveränderungen*	*Beginn*	*Erbgang*	*Bemerkungen*
Spinale Ataxien												
Friedreich-Ataxie	+	–	–	+	+	+	±	–	+	J	R	Kardiomyopathie Pes cavus
Kleinhirnrinden-degeneration												
Holmes	–	–	–	–	–	–	±	–	–	E	D	Hypogonadismus
Marie (*)	–	–	–	–	–	–	–	–	–	E	R/S	
Multiple System-degenerationen												
Menzel	–	±	±	–	–	–	±	–	–	E	D	
Déjerine-Thomas	–	±	–	–	–	±	–	–	–	E	R/S	
Shy-Drager	±	±	±	–	–	–	–	–	–	E	S	Autonome Insuffizienz
Machado-Joseph	±	±	±	–	–	–	–	–	–	E	D	
Systemische Erkrankungen												
Refsum-Krankheit	+	–	–	+	+	+	±	+	–	J	R	Ichthyosis, Phytansäurespeicherung
Abetalipoproteinämie	+	+	+	+	+	+	±	+	+	J	R	Steatorrhö
Ataxia teleangiectatica	+	±	–	–	+	–	–	–	–	J	R	Teleangiektasien IgA, Infekte
Mitochondriale Multisystemerkrankung	+	–	±	–	–	–	–	±	–	J/E	S	Ophthalmoplegie, kardialer Leitungsblock, „zerfetzte rote Muskelfasern“

R = rezessiv; D = dominant; S = sporadisch; J = Jugendliche; E = Erwachsene; * Großhirnrindenatrophie im Spätstadium; + = stets vorhanden; – = stets nicht vorhanden; ± = wechselnd ausgeprägt

zität, extrapyramidalen Zeichen, sensorischen und spinalmotorischen Ausfällen sowie autonomen Funktionsstörungen. Optikusatrophie, Retinopathia pigmentosa, Ophthalmoplegien und Demenz kommen in der Verwandtschaft vor. Zu dieser Gruppe von Syndromen gehören: Menzelsche dominante Krankheit (mit Hirnnnervenbefunden und Spastizität); Déjerine-Thomas-Syndrom (sporadisch oder rezessiv), bei dem ein Parkinsonismus mit im Vordergrund steht; Degeneration motorischer Systeme bei der Bevölkerung der Azoren (Machado-Joseph-Krankheit). Die zerebelläre Ataxie mit Zeichen einer Insuffizienz im autonomen System (Shy-Drager-Syndrom) wird nachfolgend besprochen.

Verschiedenartige Kleinhirnstörungen: Ataxien können auch im Rahmen systemischer Erkrankungen unbekannter Pathogenese vorkommen. **Ataxia teleangiectatica** ist *in Kap. IMM, 2.* besprochen. Bei der **mitochondrialen Multisystemerkrankung** findet sich eine Ataxie in wechselnden Kombinationen mit Ophthalmoplegien, kardialem Leitungsblock und

Myopathie. Die Muskelbiopsie ergibt typische zerfetzte rote Muskelfasern. Bei manchen dieser Patienten hat man eine herabgesetzte Aktivität mehrerer Atmungskettenenzyme und mitochondriale DNA-Defekte gefunden.

Idiopathische orthostatische Hypotension; Shy-Drager-Syndrom

(s. a. Kap. HKR, 3., Orthostatische Hypotension)

Eine **Insuffizienz des autonomen Systems** kommt bei einer Reihe von Störungen des Nervensystems vor. Wenn sie Ausdruck einer primären Krankheit des Nervensystems ist, kann sie Teilsymptom eines ganzen Spektrums von Krankheitszeichen sein. Symptome autonomen Versagens sind neben der orthostatischen Hypotension beispielsweise noch: Impotenz, Harnverhalten, Darminkontinenz, verminderte Schweißbildung, Irisatrophie, herabgesetzte Tränensekretion und verminderter Speichelfluß. Die **idiopathische orthostatische Hypotension** ist ein *Syndrom, bei dem die Symptomatik auf das autonome Nervensystem beschränkt ist.* Neuropathologisch besteht eine Degeneration der postganglionären Sympathikusneurone. Ausbleiben eines Blutdruckanstiegs auf eine Infusion von Tyramin hin und eine Überempfindlichkeit auf infundiertes Noradrenalin stützen den Verdacht auf eine periphere sympathische Degeneration. Das **Shy-Drager-Syndrom** ist eine *Degeneration multipler Systeme mit Zeichen ausgedehnter neurologischer Schädigungen.* Dazu gehören: autonome Funktionsstörung mit zerebellärer Ataxie, Parkinsonismus, Funktionsstörungen im Bereich der kortikospinalen und kortikobulbären Trakte sowie Muskelatrophien. Bulbäre Ausfälle und Laryngospasmus können zum tödlichen Ausgang führen. Gelegentlich entsprechen die klinischen und pathologischen Daten lediglich denjenigen einer Parkinson-Krankheit mit Beteiligung der intermediolateralen Zellsäulen des Rückenmarks.

Die **Therapie** umfaßt u.a. eine Volumenexpansion, Fludrocortison 0,1–0,6 mg/Tag oral, Salzsubstitution, Kompressionsverbände im unteren Körperbereich (einschließlich des Abdomens) und adrenerge Stimulation mit Ephedrin (25–50 mg 3 tgl., *s. a. Kap. HKR, 3., Orthostatische Hypotension).* Kopfhochlage während der Nacht kann die morgendliche Orthostase abschwächen. Metoclopramid 30–60 mg/Tag, parenterales Dihydroergotamin und Indometacin 25 mg 3–4 tgl. sollen in einigen Fällen eine Wirkung gezeigt haben. Bei Patienten mit multiplen Systemdegenerationen kann Metoclopramid die Parkinsonsymptomatik verschlechtern, und sein längerdauernder Gebrauch kann zu Spätdyskinesien, Dystonie oder Akathisie führen.

13. ANOMALIEN AM KRANIOZERVIKALEN ÜBERGANG

Mißbildungen oder erworbene Deformationen des Knochens im Bereich der Schädelbasis oder der oberen Halswirbelsäule, die den für die Medulla oblongata und das Halsmark verfügbaren Raum einschränken. Dies führt zu einer Symptomatik von seiten des Kleinhirns, der unteren Hirnnerven und des Rückenmarks. Das Rückenmark ist verformbar und daher gegenüber intermittierenden Kompressionen empfindlich. Infolgedessen können verschiedenartige mechanische Schäden in diesem Bereich Symptome auslösen, die von Patient zu Patient variieren und außerdem flüchtig und rezidivierend sein können.

Verschmelzungen von Atlas und Foramen magnum verursachen Zeichen einer zervikalen Myelopathie, wenn der antero-posteriore Durchmesser des Spinalkanals hinter dem Fortsatz des 2. Halswirbels auf weniger als 19 mm eingeengt wird. **Platybasie** ist *eine asymptomatische Abplattung der Schädelbasis* (d.h. der Basiswinkel am Schnittpunkt der Ebenen von Clivus und vorderer Schädelgrube beträgt mehr als 135°). Patienten mit **basilarer Impression** (oder **Invagination**; *trichterförmige Einstülpung der Umgebung des Foramen magnum in die hintere Schädelgrube mit Einengung des Foramens durch Hochstand des Dens epistrophei)* haben einen kurzen Hals und zeigen variable Kombinationen von Symptomen seitens des Kleinhirns, Rückenmarks, Hirnstamms und der unteren Hirnnerven. Die **Klippel-Feil-Mißbildung** *(Verschmelzung mehrerer Halswirbel)* verursacht normalerweise keine Symptome außer einer Bewegungseinschränkung durch die Halsdeformität. Eine **atlantoaxiale Dislokation** *(relative Verschiebung des Atlas in anteriorer Richtung)* führt zu akuter oder chronischer Rückenmarkskompression.

Ätiologie

Die **kongenitalen Anomalien** sind bei der Geburt vorhanden. Bei ihnen besteht eine erhöhte Wahrscheinlichkeit weiterer begleitender neurologischer Defekte wie z.B. Syringomyelie (s. unten) und Arnold-Chiari-Mißbildung (dysrhaphische Mißbildung mit u.a. Verlagerung der Kleinhirntonsillen in den zervikalen Spinalkanal – s. Kap. KIN, 7., Neurologische Defekte). Beim Morquio-Syndrom (Mukopolysaccharidose IV) verursacht eine Hypoplasie des Dens epistrophei eine atlantoaxiale Subluxation und damit eine Rückenmarkskompression.

Ein **Trauma im Halsbereich** kann zu einer akuten atlantoaxialen Verlagerung und einer akuten zervikalen Myelopathie führen. **Rheumatische Prozesse** und **Metastasenbildung** im Bereich der Halswirbel sind andere erworbene Möglichkeiten einer atlantoaxialen Dislozierung. Das **Paget-Syndrom** kann durch die fortschreitende Knochenerkrankung Zeichen einer Platybasie, einer basilaren Impression oder einer Rückenmarkskompression zeigen. **Langsam wachsende Tumoren** (z.B. ein Meningeom oder ein Chordom) am kraniozervikalen Übergang schränken ebenfalls den für die Neuraxis verfügbaren Raum ein und verursachen ähnliche Symptome einer Myelopathie.

Symptomatik

Die Axone der Pyramidenbahn können in der Pyramidenkreuzung geschädigt werden. Dies ruft Schwäche, Spastik und gesteigerte Reflexe in einer der oberen oder in beiden unteren Extremitäten hervor. Sind spinale Motoneurone betroffen, kann Muskelatrophie und Schwäche in den Armen und Händen resultieren. Schädigung sensibler Fasern kann Schmerzen im Hinterkopf und Nackenbereich verursachen. Berührungsempfindung, Vibrations- oder Lagesinn der Gliedmaßen können herabgesetzt sein, entweder einzeln oder kombiniert, bi-, ipsi- oder kontralateral und segmentabhängig sogar ipsi- und kontralateral. Als Zeichen des auf den Hirnstamm oder die unteren Hirnnerven ausgeübten Drucks kann es zu Dysarthrie und Dysphagie kommen. Manche Patienten beschreiben bei Nackenbeugung Dys- oder Parästhesien, die am Rücken nach unten laufen **(Lhermittesches Zeichen).** Schädigung des medianen Längsbündels im Halsmark oder, am wahrscheinlichsten, eine Ischämie aufgrund einer Kompression der A. vertebralis am Foramen magnum kann Nystagmus oder eine internukleäre Ophthalmoplegie mit Horizontalnystagmus beim Blick zur Seite bewirken. Schädigung im kraniozervikalen Übergang ist durch einen Nystagmus gekennzeichnet, der seine schnelle Komponente beim Blick nach unten hat. Bewegungen des Halses können Schmerzen und motorische Schwäche verstärken.

Diagnostik

Angeborene Anomalien, Paget-Syndrom, fibröse Osteodysplasie, metastasierende Karzinome, rheumatische Prozesse und frakturbedingte knöcherne Dislozierungen können sämtlich im MRI-Scan diagnostiziert werden. Im Bereich der Wirbelkörper und des Schädels lassen sich im MRI klar erkennen: Höhenlokalisation und Ausmaß jeglicher Mißbildung einschließlich eines eventuellen epiduralen Prozesses sowie von Tumoren einschließlich begleitender Defekte (z.B. Arnold-Chiari-Mißbildung oder Syringomyelie). Eine Myelographie wird selten erforderlich, es sei denn, ein MRI steht nicht zur Verfügung.

Therapie

Bei progredienter Symptomatik ist eine operative Dekompression von hinterer Schädelgrube und oberem Zervikalmark angezeigt, sowohl bei angeborenen als auch erworbenen Störungen. Bestrahlung und eine harte Halskrause bessern häufig den Verlauf einer metastasierenden Karzinomkrankheit. Calcitonin sollte im Falle eines Paget-Syndroms verordnet werden.

14. ERKRANKUNGEN DES RÜCKENMARKS

(s. a. Kap. INF, 16., die Besprechung der Tabes dorsalis, unter Syphilis).

Das Rückenmark schließt an die Medulla oblongata im Bereich des Foramen magnum an und erstreckt sich kaudalwärts normalerweise bis zum obersten Lendenwirbel. In der Peripherie der **weißen Substanz** verlaufen die auf- und absteigenden Bahnen der sensiblen und motorischen myelinisierten Nervenfasern. Im **Innern** der im Querschnitt **H-förmigen grauen Substanz** liegen Zellkörper und nichtmyelinisierte Fasern. Die **vorderen Hörner des H** enthalten Motoneurone, die u.a. Impulse von der motorischen Rinde über die absteigenden kortikospinalen und extrapyramidalen Bahnen erhalten. Die Axone der Vorderhornzellen werden zu den efferenten Fasern der Spinalnerven. Die **Hinterhörner** enthalten die afferenten sensiblen Nervenfasern, deren Zellkörper in den Ganglien der Hinterwurzel liegen. Die **graue Substanz des Marks** enthält viele Zwischenneurone, die motorische, sensible oder integrative Informationen zu den Vorderhornzellen, von einer Seite des Marks zur anderen und von einer Höhe des Marks zur anderen leiten.

Die **Segmente des Rückenmarks** sind funktionelle Unterabschnitte, die annähernd den 31 Paaren der Spinalnerven entsprechen. Allerdings sind interneuronale Verschaltungen segmentübergreifend. Bei Rückenmarkserkrankungen wird die Unversehrtheit der individuellen Segmente klinisch anhand der Intaktheit der Reflexe, der segmentalen Sensibilität und der segmentalen Motorik abgeschätzt *(s. Kap. NEU, 8., Rückenmarksverletzungen).*

Rückenmarkskompression

Viele Erkrankungen bewirken eine mechanische Kompression des Rückenmarks, die sich häufig in der gleichen Art und Weise darstellt und wirkungsvoll behandelt werden kann, wenn sie früh erkannt wird.

Akute Rückenmarkskompression ist für gewöhnlich traumatisch verursacht und gekennzeichnet durch die Kombination segmentaler Zeichen im Höhebereich der Kompression mit kaudaleren Symptomen langer sensomotorischer Leitungsbahnen *(s. Kap. NEU, 8., Rückenmarksverletzungen).*

Subakute Rückenmarkskompression wird normalerweise durch extramedulläre Neoplasmen verursacht *(s. Kap. NEU, 10., Rückenmarksneoplasmen)*, durch einen subduralen oder epiduralen Abszeß oder ein Hämatom (siehe unten) oder auch einen zervikalen (selten thorakalen) Bandscheibenprolaps. Sie kündigt sich durch lokalen Rückenschmerz an, mit oder ohne radikuläre Verteilung. Reflexveränderungen durch Dysfunktion der kortikospinalen Bahnen (gestiegerte Reflexe, Babinski-Zeichen) folgen, an die sich eine oft proximal betonte Schwäche der unteren Extremitäten, Sensibilitätsausfälle und schließlich Ausfall der Sphinkterkontrolle anschließen. Segmentale motorische oder somatosensorische Ausfälle im Bereich der Arme treten bei zervikalen Prozessen häufig auf. Die Phase des Rückenschmerzes und der leichten Schwäche kann Stunden bis Tage dauern, doch der Übergang zum totalen Funktionsverlust kaudal der Läsion braucht nur Minuten, falls sich eine vaskuläre Versorgungsstörung im Bereich des Rückenmarks entwickelt.

Chronische Rückenmarkskompression ist die Folge eines Knochen- oder Knorpelvorsprungs in den zervikalen oder thorakalen Spinalkanal (z. B. durch Osteophyten, Spondylose oder Bandscheibenvorfall, insbesondere bei Patienten mit kongenital engem Rückenmarkskanal – diese werden in *Kap. NEU, 15.* besprochen) oder durch langsam wachsende extra- oder intramedulläre Neoplasmen (Neurofibrom, Meningeom – *s. Kap. NEU, 10., Rückenmarksneoplasmen).* Der Verlauf bei chronischer Kompression entspricht demjenigen bei subakuter Kompression, außer daß der Schmerz weniger stark sein kann, motorische und sensible Störungen gleichzeitig auftreten können und in den unteren Gliedmaßen eine Spastik entsteht. Auch hier wieder sind zervikale Prozesse in der Regel von segmentalen Ausfällen in den Armen begleitet.

Die **Diagnose** basiert auf den klinischen Zeichen – Druckempfindlichkeit (Perkussionsempfindlichkeit ist besonders auffallend bei metastasierendem Karzinom oder Infektion eines Wirbelkörpers), Paraparese, sensible Ausfälle in Extremitäten oder am Stamm und Pyramidenbahnzeichen. Röntgenuntersuchungen der Wirbelsäule decken Erosion, schwere hypertrophische Veränderungen, Kollaps, Fraktur oder Subluxation in der Höhe der Läsion auf. Ein Myelogramm, ein CT- oder ein MRI-Scan des richtigen Höhenabschnitts sind erforderlich, um die Kompression zu bestätigen und die genaue Höhe der Läsion festzustellen.

Die **Therapie** hängt von der zugrundeliegenden Erkrankung ab. Maßnahmen bei akuten Verletzungen und bei chronisch komprimierenden Prozessen sind in den oben erwähnten Kapiteln zu finden.

Die Notwendigkeit einer sofortigen Intervention bei subakuter Kompression kann nicht genügend betont werden. Viele Patienten, die behandelt werden, bevor die Schwäche sehr ausgeprägt ist, können die vollen neurologischen Funktionen wiedergewinnen, wohingegen nur wenige sich erholen, wenn einmal Paraplegie oder autonome Ausfälle aufgetreten sind. Im Falle metastasierender Prozesse sollten sofort Kortikosteroide (z. B. Dexamethason oral oder i. v.) in hoher Dosierung verabreicht werden. Ist die Gewebeart strahlenempfindlich, kann eine umgehende Bestrahlung wirksam sein. Wenn eine Strahlentherapie nicht verfügbar ist und sich die neurologische Symptomatik trotz medizinischer Behandlung verschlechtert, sollte eine chirurgische Dekompression erfolgen, es sei denn, sie würde sich wegen systemischer Komplikationen verbieten. Sofortige Operation ist in ähnlicher Weise angezeigt, wenn eine Gewebsdiagnose erforderlich ist, und bei subduralen und epiduralen Hämatomen sowie Abszessen. Bei Patienten, die wegen epiduraler Metastasen operiert wurden, sollte postoperativ eine Strahlenbehandlung begonnen werden.

Subduraler oder epiduraler Abszeß und Hämatom

Ein **spinaler subduraler oder epiduraler Abszeß** tritt meistens bei Patienten mit einer zugrundeliegenden Infektion auf, die entweder entfernt (z. B. Furunkel oder Zahnabszeß) oder unmittelbar benachbart (z. B. vertebrale Osteomyelitis, Dekubitalgeschwür oder retroperitonealer Abszeß) lokalisiert sein kann. Ein Drittel der Fälle tritt allerdings spontan auf. *Staphylococcus aureus* ist der häufigste Erreger, gefolgt von *Escherichia coli* und gemischten Anaerobiern. In seltenen Fällen kann sich ein tuberkulöser Abszeß in der Brustwirbelsäule, z. B. als Teil der Pott-Krankheit, entwickeln. **Spinale subdurale oder epidurale Hämatome** können durch ein Rückentrauma oder nach einer LP bei Patienten mit hämorrhagischer Diathese entstehen.

Beide Erkrankungen beginnen mit lokalem Rückenschmerz und Perkussionsempfindlichkeit, normalerweise thorakal oder lumbal. Die Schmerzen können heftig sein und in die Wurzeln ausstrahlen. Die Kompression des Rückenmarks führt zu Muskelschwäche in Form einer Para- oder Quadriplegie. Sie entwickelt sich bei einem Abszeß anfänglich über Stunden oder Tage, wobei es oft zu einer abrupten Verschlechterung kommt; beim Hämatom erscheint die Symptomatik innerhalb von Minuten bis zu einigen Stunden. Ob sensible oder Sphinkterausfälle auftreten, hängt von Sitz und Art der Läsion ab. Bei einem Abszeß haben die Patienten normalerweise Fieber, und im Liquor finden sich ein hoher Eiweißgehalt und eine lymphozytäre Pleozytose. Bei etwa einem Drittel der Fälle zeigen Röntgenuntersuchungen der Wirbelsäule osteomyelitische Befunde.

Beide Zustandsbilder können durch MRI **diagnostiziert** werden, allerdings wird manchmal noch eine Myelographie mit oder ohne CT eingesetzt. Bei einer vermutlich lumbalen Lokalisation ist es sinnvoll, das Kontrastmittel in den Subarachnoidalraum durch hochzervikale oder zisternale Punktur zu instillieren, um ein Durchstechen des Abszesses oder des Hämatoms zu vermeiden.

Die **Therapie** eines komprimierenden subduralen Abszesses oder Hämatoms und der meisten epiduralen Abszesse und Hämatome besteht in der sofortigen operativen Dekompression und Drainage. In Fällen mit nur teilweisem Funktionsausfall sind auch Erfolge mit konservativer Behandlung von epiduralen Abszessen berichtet worden. Wird ein Abszeß vermutet, sollten vor der Operation umgehend Kulturen aus Blut und Material eventueller lokaler Infektionen angelegt und die Behandlung mit einem penicillinaseresistenten Penicillin begonnen werden. Bei der Operation gefundener Eiter sollte in Gramfärbung und Kultur dargestellt werden. Patienten, bei denen ein Hämatom vermutet wird und die Cumarinantikoagulantien bekommen, sollten Vitamin K_1, 2,5–10 mg subkutan erhalten, sowie frisches tiefgefrorenes Plasma. Patienten mit Thrombozytopenie benötigen Blutplättcheninfusionen.

Syringomyelie; Syringobulbie

Eine selten auftretende flüssigkeitsgefüllte Neurogliahöhle **(Syrinx)** *in der Substanz des Rückenmarks* **(Syringomyelie)** *oder des Hirnstamms* **(Syringobulbie).** Ungefähr die Hälfte der Fälle ist angeboren, doch aus unbekannten Gründen nimmt sie häufig während der Pubertät oder des frühen Erwachsenenalters an Umfang zu. Die restlichen Fälle entstehen in Verbindung mit intramedullären Tumoren oder posttraumatisch. Die **spinale Syrinx** ist normalerweise unregelmäßig gestaltet, liegt paramedian in Längsrichtung mit rostralem Beginn im Halsmarkbereich. Sie kann sich auch in transversaler Richtung ausdehnen und praktisch die gesamte Länge des Rückenmarks einnehmen. Kongenitale Fälle gehen häufig einher mit einer weiteren angeborenen Anomalie wie bei der Arnold-Chiari-Mißbildung (bei welcher sich Kleinhirngewebe in den Spinalkanal fortsetzt) oder mit Dysrhaphie-Syndromen (z.B. Enzephalozele, Myelomeningozele, *s.a. Kap. KIN, 7., Neurologische Defekte).* Ungefähr 30% *der Rückenmarkstumoren treten in Verbindung mit einer* Syrinx auf. Bei der **Syringobulbie** besteht normalerweise eine spaltähnliche Lücke innerhalb des unteren Hirnstamms, die die unteren Hirnnerven, die aufsteigenden sensiblen oder die absteigenden motorischen Bahnen unterbrechen oder komprimieren kann.

Symptomatik

Die paramedian liegende **Syrinx** unterbricht zuerst Fasern, die von einer Seite des Rückenmarks zur anderen kreuzen. Da dies vor allem Schmerz- und Temperaturfasern sind, die außerdem vor allem zervikal betroffen sind, bemerkt der Patient zuerst eine Schmerzunempfindlichkeit in seinen Fingern (z.B. Schmerzlosigkeit bei Verbrennen oder Schneiden). Andere sensible Ausfälle folgen. Häufig wird eine capeförmige Sensibilitätsstörung über den Schultern und dem Rücken empfunden. Eine Schädigung der kortikospinalen Bahnen führt zu Spastik und Schwäche der unteren Extremitäten. Vorderhornzellen können in Höhe der Syrinx betroffen sein und rufen dann eine segmentale Muskelatrophie und Faszikulationen hervor. **Syringobulbie** kann Schwindel, Nystagmus, ein- oder beidseitige Sensibilitätsstörung im Gesicht, Atrophie der Zunge, Dysarthrie und Dysphagie verursachen und zeitweise eine distal betonte oder motorische Dysfunktion, die auf medulläre Kompression zurückzuführen ist.

Diagnostik

Syringomyelie muß von Neoplasmen und Gefäßmißbildungen abgegrenzt werden. Stets muß ein begleitender parenchymaler Rückenmarkstumor ausgeschlossen werden. Mit MRI kann man die Syrinx und ein ggf. vorhandenes Neoplasma abgrenzen, ebenso wie begleitende Anomalien am kraniozervikalen Übergang. Wenn ein MRI nicht verfügbar ist, kann eine Myelographie mit nachfolgendem verzögerten CT-Scan für die Diagnose hilfreich sein, falls das Kontrastmittel in den Hohlraum eindringt und dessen Begrenzung darstellt.

Therapie

Operative Drainage der Syrinx, Instillationen in den 4. Ventrikel, Shuntoperationen oder Sektion des Rückenmarks (und des Zentralkanals) am Filum terminale sind von einigen Autoren vorgeschlagen worden, doch der Nutzen ist schwer abzuschätzen, da der Verlauf der Symptomatik bei Syringomyelie unterschiedlich ist. Neurologische Verschlechterung des Krankheitsbildes kann durch operative Eingriffe nicht rückgängig gemacht werden. Strahlentherapie hat sich als wirkungslos erwiesen.

Demyelinisierende Rückenmarks-erkrankungen

(s. a. Kap. NEU, 11., Multiple Sklerose).

Akute Querschnittsmyelitis

Ein Syndrom und keine einheitliche Krankheit, bei dem ein akuter Rückenmarksquerschnitt unbekannter Ursache sowohl graue als auch weiße Substanz in einem oder mehreren Segmenten erfaßt. Manche Fälle stehen in Zusammenhang mit unspezifischen „Virus"-Erkrankungen, was eine immunbezogene Entstehung nahelegt; andere Fälle findet man bei Vaskulitis oder intravenösem Gebrauch von Heroin oder Amphetamin. Häufig bleibt die Ursache unbekannt. Plötzlicher umschriebener Rückenschmerz ist gefolgt von sensiblen Reiz- und Ausfallserscheinungen sowie motorischer Schwäche, die vom Fuß aus aufsteigt. Die Ausfälle können sich über einige Tage fortentwickeln und eine ausgesprochen schwere Symptomatik verursachen – meist mit einer totalen sensibel-motorischen Paraplegie kaudal der Läsion, mit Harnverhaltung und Verlust der autonomen Kontrolle des Gastrointestinaltrakts. Manchmal sind die Hinterstränge – wenigstens im Frühstadium – ausgespart. Das Syndrom rezidiviert gelegentlich.

Diagnostik und Therapie

Das Zustandsbild muß differentialdiagnostisch von einem Verschluß der vorderen Spinalarterie und von akuter Markkompression unterschieden werden, insbesondere von einem epiduralen Abszeß, einem Hämatom oder einem Tumor. Als behandelbare Fälle von Querschnittsmyelitis sollten die akut meningovaskuläre Syphilis und Mykoplasmainfektionen angesehen werden. Der Liquor kann mononukleäre Leukozyten und einen leicht erhöhten Eiweißgehalt aufweisen. Raumfordernde extramedulläre Prozesse werden durch ein MRI ausgeschlossen. MRI oder Myelographie können eine Schwellung des Marks demonstrieren, die gelegentlich sogar in Höhe des Prozesses einen subarachnoidalen Block verursacht. Zum Abschluß einer Gefäßmißbildung sollte die Myelographie, falls herangezogen, sowohl in Bauch- als auch in Rückenlage erfolgen. In den seltenen Fällen einer vaskulären Kollagenose sind serologisch-hämatologische Tests positiv. Fälle, die in Zusammenhang mit einer Virusmeningoenzephalitis stehen, unterscheiden sich für gewöhnlich durch mehr subakuten Beginn, begleitende Symptome einer Virusinfektion und eine lymphozytäre Pleozytose im Liquor.

In den meisten Fällen bleibt die **Therapie** unspezifisch und symptomatisch. Von der virusbedingten Meningoenzephalitis abgesehen bleibt bei den meisten Patienten eine erhebliche körperliche Behinderung zurück. Ein therapeutischer Effekt von Kortikosteroiden ist nicht nachgewiesen.

Gefäßerkrankungen

Die vaskuläre Versorgung des Rückenmarks entstammt größtenteils den Vertebralarterien und im unteren zervikalen und thorakalen Bereich Ästen der Aorta, oftmals mit einem besonders großen Ast im unteren thorakalen Bereich. Äste der vorderen Spinalarterie versorgen die ventralen zwei Drittel des Rückenmarks und Äste der hinteren Spinalarterie das dorsale Drittel.

Infarkt

Da der spinale Kreislauf von zwei oder drei arteriellen Hauptästen versorgt wird, sind die Segmente im Gebiet der „Wasserscheide" zwischen diesen Arterienästen – etwa in der Zone der 2.–4. Thorakalsegmente – gegenüber einer Ischämie besonders anfällig. Vaskuläre Thrombosen sind ungewöhnlich; Gefäßkompressionen (z.B. Tumoren, akuter Bandscheibenvorfall) oder Verschlüsse als Fernsymptom (z.B. operative Eingriffe an der Aorta, Aneurysma dissecans) sind wesentliche Ursache eines Infarkts als intrinsische Gefäßerkrankungen der Spinalarterien. In seltenen Fällen kann eine Polyarteriitis nodosa einen Verschluß der Spinalarterien herbeiführen.

Symptomatik

Plötzlicher Schmerz im Rücken und in dem Versorgungsgebiet des betroffenen Segments ist gefolgt von bilateraler Schwäche und dissoziierter Empfindungsstörung mit herabgesetzter Schmerz- und Temperaturempfindung unterhalb der infarzierten Stelle. Das Ausbreitungsgebiet der vorderen Spinalarterie ist normalerweise betroffen, so daß es wahrscheinlich ist, daß Berührungsempfinden, Propriozeption und Vibrationssinn erhalten bleiben, da sie *die Hinterstränge benutzen.* Wie bei allen Infarkten sind die Ausfälle in den ersten Tagen am schwersten und können sich teilweise mit der Zeit zurückbilden.

Diagnostik und Therapie

Querschnittsmyelitis, Kompression durch Tumoren oder andere raumfordernde Prozesse und demyelinisierende Erkrankungen rufen ähnliche Befunde hervor und müssen mit Hilfe geeigneter Imaging-Verfahren (MRI oder Myelographie) und einer Liquoruntersuchung ausgeschlossen werden. Die Behandlung ist symptomatisch, wobei häufige Umlagerung des Patienten und Hautpflege wichtig sind *(s. Kap. HAU, 14.)* Bronchialtoilette sowie physikalische und Beschäftigungstherapie sind ebenfalls erforderlich. Wenn die Harnblasenfunktion gestört ist, ist häufiges Katheterisieren mit strenger Beachtung der Asepsis einem Dauerkatheter vorzuziehen *(s. Kap. NIE, 13., Neurogene Blasenstörung).*

Arteriovenöse Fehlbildungen

Große, gewundene Venen sind bei arteriovenösen Fehlbildungen des Marks vorherrschend. Die Fehlbildungen können klein und lokalisiert sein oder bis zur Hälfte des Rückenmarks einnehmen. Sie können wie ein raumfordernder Prozeß komprimierend wirken oder sogar normales Parenchymgewebe ersetzen. Sie können rupturieren und eine fokale oder sich ausbreitende Blutung verursachen. Die häufigste Lokalisation ist der hintere Teil des Rückenmarks im Bereich der Thorakalsegmente. Manchmal liegt über dem Spinalangiom ein Angiom der Haut.

Symptomatik und Diagnostik

Die Blutung kann plötzlich Schmerz in dem betreffenden Bereich hervorrufen und einen neurologischen Funktionsverlust unterhalb des Niveaus der Blutung bewirken. Fieber und Nackensteife können ein Symptom einer Blutung im subarachnoidalen Spalt sein. Fehlbildungen, die das Mark komprimieren oder infiltrieren, führen zu subakut verlaufenden Myelopathien oder zu Symptomen einer intrinsischen Rückenmarkskrankheit mit dissoziierter Empfindungsstörung und segmentaler motorischer Schwäche. Die Verdachtsdiagnose kann gestellt werden, wenn im Myelogramm ein sogenannter „Sack voller Würmer" erscheint. Sie wird durch selektive Arteriographie bestätigt, wenn die thorakalen Äste der Aorta injiziert werden, bis der Ast, der die Fehlbildung versorgt, dargestellt wird.

Therapie

Operative Eingriffe basieren auf speziellen mikrochirurgischen Verfahren. Sie sind angezeigt, wenn Funktionsausfälle durch Rückenmarksschädigung auftreten. Allerdings ist für derartige Eingriffe besondere Erfahrung notwendig. In einigen großen Kliniken wird der Verschluß der versorgenden Arterien durch Embolisierung über einen arteriellen Katheter praktiziert.

15. ERKRANKUNGEN DES PERIPHEREN NERVENSYSTEMS

Das periphere Nervensystem umfaßt die Hirn- und Spinalnerven von ihrem Austrittspunkt aus dem ZNS bis zu ihrem Endpunkt in den peripheren Strukturen. In allgemeiner Übereinstimmung sind der N. olfactorius und der N. opticus ebenfalls eingeschlossen, obwohl sie keine wirklichen Nerven, sondern ZNS-Bahnen darstellen.

Die **Hirnnerven** (außer Olfaktorius, Optikus und einem Teil des spinalen Akzessorius) verlassen das ZNS im Hirnstamm. Ihre motorischen Nuclei liegen tief innerhalb des Hirnstamms, ihre sensorischen Kerne in Ganglien außerhalb. Die 31 Paare der **Spinalnerven** entsprechen jeweils einem Segment des Rückenmarks und bilden ventrale motorische und dorsale sensible Wurzeln. Die efferenten motorischen Fasern gehen aus den Vorderhornzellen der grauen Substanz des Rückenmarks hervor, die afferenten sensiblen Fasern entstammen den dorsalen Wurzelganglien. Die ventralen und dorsalen Wurzeln vereinigen sich zu einem Nerv, der durch ein intervertebrales Foramen aus- bzw. eintritt. Da das Rückenmark kürzer als die Wirbelsäule ist, liegen die Foramina zunehmend weiter vom ursprünglichen Segment entfernt, so daß im Lumbosakralbereich die Wurzeln der unteren Segmente innerhalb des Wirbelkanals in einem nahezu vertikalen Bündel absteigen **(Cauda equina).**

Die Spinalwurzeln anastomosieren peripher in die zervikalen, brachialen und lumbosakralen **Plexus** (die Interkostalnerven bleiben segmental angeordnet) und verzweigen sich dann in Nervenstämme, die bis zu 1 m oder weiter entfernt in peripheren Strukturen enden.

Im allgemeinen wird der Begriff **„peripherer Nerv"** benutzt, um die Teile der Spinalnerven zu bezeichnen, die peripher von Wurzeln und Plexus liegen. Die peripheren Nerven sind Bündel von Nervenfasern mit Durchmessern von 0,3–22 μm. Die dicken Fasern übermitteln motorische Impulse, Berührungsinformationen und propriozeptive Meldungen. Die dünnen Fasern vermitteln Schmerz, Temperatur und autonome Impulse. **Schwannsche Zellen** umgeben jede Nervenfaser mit einer dünnen Zytoplasmaschicht, die umhüllt ist von der Zellmembran, dem **Neurolemm (Schwannsche Scheide).** Bei den dickeren Fasern (über 1 μm Durchmesser) umhüllt die Membran der Schwannschen Zellen die Nervenfasern in vielfachen Wicklungen. Diese **Myelinscheide** erhöht die Leitungsgeschwindigkeit der Nervenfasern. Je dicker die Myelinscheide, desto höher die Nervenleitgeschwindigkeit.

Funktionsstörungen der peripheren Nerven können durch eine Schädigung der Nervenfasern, der Zellkörper oder der Myelinscheide entstehen. Wenn ischämische oder traumatische Verletzungen den Fluß des Axoplasmas entlang der Nervenfaser behindern, stirbt der Nerv unterhalb des Vorgangs ab **(Wallersche Degeneration).** Wenn eine Stoffwechselstörung der Zellkörper die Produktion des Axoplasmas vermindert, wird zuerst der distalere Teil des Axons befallen. Mit zunehmender Störung steigt die axonale Degeneration nach proximal auf und führt zu den bei Stoffwechselneuropathien typischen Mustern der von distal nach zentral fortschreitenden Symptome. Eine Schädigung der Myelinscheide, entweder direkt durch Beeinträchtigung der Schwannschen Zellen oder durch eine neuronale Schädigung, führt zur **Demyelinisation** mit einer daraus resultierenden langsamen oder gar blockierten Nervenleitung. Jede Schwannsche Zelle erhält die Myelinscheide entlang eines Nervenfasersegments, so daß eine selektive Schädigung der Schwannschen Zelle eine **segmentale Demyelinisierung** verursacht; dies ist ein charakteristischer pathologischer Befund bei vielen Neuropathien.

Nach einer traumatischen Verletzung mit Degeneration erneuert sich die Nervenfaser innerhalb der Schwannschen Zellhülse um etwa 1–3 mm pro Tag. Bei Fehlen dieser Leitstruktur kann das Wachstum ungerichtet sein und eine aberrierende Innervation verursachen oder bei fehlender Reinnervation zu regellosen Aufwicklungen der Aufsprossungen in einem pathologischen Neurom führen. Die Myelinscheide kann sich schnell regenerieren, besonders nach segmentaler Demyelinisation. Die Funktion wird völlig wiederhergestellt, wenn es nicht zur axonalen Zerstörung gekommen ist.

Hirnnervenstörungen

(s. a. Kap. HNO, 5., Besprechung der Erkrankungen des N. olfactorius, unter Anosmie, und Kap. AUG. 13., des N. opticus, Kap. NEU, 3., der Ophthalmoplegie, unter Sehstörungen, und Erkrankungen der Okulomotorik, unter Schwindel, und Kap. HNO, 1., Erkrankungen des N. VIII, unter Sensorischer [Cochlea] und neuraler [N. acusticus] Hörverlust).

Trigeminusneuralgie

(Tic douloureux)

Eine Erkrankung des sensiblen Trigeminusnerven, die im Versorgungsbereich eines oder mehrerer Trigeminusäste zu Anfällen von starken, sekunden- bis minutenlang anhaltenden lanzinierenden Schmerzen führt; am häufigsten sind der N. mandibularis und der N. maxillaris betroffen. Die Ursache ist unbekannt. In letzter Zeit hat sich das Augenmerk bei operativen Eingriffen oder Autopsien auf arterielle und (seltener) venöse Gefäßschleifen gerichtet, die den Trigeminus an seiner Eintrittsstelle in den Hirnstamm komprimieren, was nahelegt, daß der Erkrankung eine mechanisch induzierte Neuropathie zugrunde liegt. In erster Linie sind Erwachsene betroffen, vor allem ältere Patienten. Der Schmerzanfall wird oft durch Berührung eines Triggerpunktes oder durch Aktivität wie Kauen oder Zähneputzen ausgelöst. Der Schmerz ist intensiv, und obgleich jeder Anfall nur kurze Zeit andauert, können rasch aufeinanderfolgende Anfälle den Patienten stark beeinträchtigen.

Diagnostik

Die Anamnese ist typisch und ergibt normalerweise bereits die Diagnose. Bei Trigeminusneuralgie gibt es keine klinischen oder pathologischen Befunde, so daß ein Sensibilitätsausfall oder eine Hirnnervenstörung die Trigeminusneuralgie als Ursache für den Schmerz praktisch ausschließt. Wenn ein Funktionsausfall im Trigeminusbereich gefunden wird, sollte man nach einem Neoplasma oder einem anderen Prozeß, der auf den Nerv oder seine Verzweigung im Hirnstamm übergreift, fahnden. Pontine Läsionen führen in der Regel zu sensiblen und motorischen Ausfällen; medulläre Strukturschäden resultieren in einer dissoziierten Empfindungsstörung mit Verlust von Schmerz- und Temperaturempfindung sowie Ausfall des Kornealreflexes. Die **Differentialdiagnose** muß u.a. Neoplasmen und Gefäßmißbildungen des Hirnstamms oder vaskuläre Infarkte berücksichtigen. Bei Patienten, die zu Beginn der Krankheit jünger als üblich sind, liegt häufig eine MS vor. Schmerz nach einer Herpesinfektion wird durch den typischen vorausgegangenen Hautausschlag, die Vernarbung und die Bevorzugung des ophthalmischen Teiles des Trigeminus diagnostiziert. Trigeminusneuropathie kann beim Sjögren-Syndrom oder bei der chronischen Polyarthritis auftreten, geht aber dann einher mit einem sensiblen Ausfall im perioralen oder nasalen Bereich. Bei Patienten mit Migräne und atypischen Fazialisschmerzen gibt es ebenfalls keine neurologischen Funktionsausfälle, ihre Schmerzen dauern aber länger an und haben mehr brennenden oder pochenden Charakter. Chronische Meningitiden oder akute Polyneuropathien verursachen gelegentlich einen Trigeminusausfall, wenn sie durch den subarachnoidalen Raum ziehende Fasern erfassen.

Therapie

Carbamazepin, 200–1600 mg/Tag, ist im allgemeinen wirksam und die Besserung hält häufig längere Zeit an; Leber und Blutbild sollten überwacht werden. In einigen Fällen helfen auch **Phenytoin,** 300–600 mg/Tag, **Baclofen** 30–80 mg/Tag, Amitriptylin oder Trazodon zur Schlafenszeit oder in niedriger Dosierung tagsüber. **Operative Behandlungsversuche** schließen das Entfernen von Strukturen (besonders von Arterien), die die Trigeminuswurzel in der hinteren Schädelgrube komprimieren (Jennetta-Eingriff) sowie elektrolytische Koagulationen, Läsionen durch chemische Agenzien oder Ballonkompression des Ganglion gasseri ein. Gelegentlich hat man versucht, therapieresistenten Schmerz durch operative Durchtrennung von Fasern proximal des Ganglion gasseri in Höhe des Hirnstamms zu beseitigen.

Glossopharyngeusneuralgie

Ein seltenes Syndrom, das charakterisiert ist durch wiederkehrende Attacken starker Schmerzen im hinteren Pharynx, den Tonsillen, dem Zungenrücken und dem Mittelohr. Die Ursache ist unbekannt, und pathologische Befunde hat man bisher nicht erhoben, außer in seltenen Fällen mit Tumoren im Kleinhirnbrückenwinkel oder im Halsbereich. Männer sind häufiger betroffen als Frauen; das Syndrom tritt normalerweise nach dem 40. Lebensjahr auf.

Symptomatik

Wie bei der Trigeminusneuralgie kommt es zu anfallsartigen intermittierenden Attacken kurzer, starker, quälender Schmerzen, die entweder spontan auftreten oder durch Bewegung hervorgerufen werden (z.B. Kauen, Schlucken, Reden, Niesen). Der Schmerz, der Sekunden bis einige Minuten dauert, beginnt normalerweise in der Tonsillenregion oder an der Zungenbasis und breitet sich zum Ohr aus. Der Schmerz ist streng einseitig begrenzt. Gelegentlich blockiert erhöhte Vagusaktivität die Erregungsbildung im Sinusknoten und führt damit zu Synkopen. Die Attacken können durch langdauernde anfallsfreie Intervalle unterbrochen sein.

Diagnostik

Die Lokalisation des Schmerzes, seine Verstärkung durch Schlucken oder Berühren der Tonsillen mit einem Gegenstand und kurzzeitige Unterbrechung des Schmerzes durch Lokalanästhesie mit 2%igem Tetracain (woraufhin der Schmerz auch nicht durch Stimulation hervorgerufen werden kann), unterscheidet die Glossopharyngeusneuralgie von der Trigeminusneuralgie. Tonsillen-, Pharyngeal- und Kleinhirnbrückenwinkeltumoren sowie Metastasen im vorderen Halsdreieck müssen ausgeschlossen werden.

Therapie

Wie bei Trigeminusneuralgie ist Carbamazepin das Mittel der Wahl. Phenytoin, Baclofen, Amitriptylin oder Trazodon können bei Bedarf zusätzlich gegeben werden. Falls auch dies wirkungslos bleibt, kann eine Anästhesierung des Pharynx kurzzeitige Besserung verschaffen; ein operativer Eingriff kann notwendig werden. Ist der Schmerz auf den Pharynx beschränkt, kann eine Durchtrennung des Nervs im Nacken versucht werden. Er muß weiter proximal intrakraniell durchtrennt werden, wenn der Schmerz sich weiter ausbreitet.

Fazialisstörungen

(s. a. Kap. NEU, 1., Untersuchung der Hirnnerven)

Einseitige Fazialisschwäche ist ein häufiges neurologisches Zeichen. Von den vielen Störungen, die den Fazialis betreffen und eine Fazialisschwäche bewirken können, soll hier nur die häufigste, die Bellsche Lähmung, besprochen werden. Andere Fazialiserkrankungen sind unter der Diagnostik dieses Zustandsbildes erwähnt.

Kryptogenetische periphere Fazialisparese

(Bellsche Lähmung)

Eine idiopathische einseitige Fazialislähmung mit plötzlichem Beginn und unbekannter Ursache. Als Entstehungsmechanismus wird eine Schwellung der Nerven angenommen. Sie ist primär durch einen immunologischen Prozeß oder eine Virusinfektion bedingt und führt zu Ischämie und Kompression des Fazialis an den engen Durchtrittsstellen im Schläfenbein.

Symptomatik

Retroaurikulär lokalisierter Schmerz kann der motorischen Fazialisschwäche vorausgehen, die sich manchmal innerhalb weniger Stunden zu einer vollständigen Lähmung entwickelt. Die betroffene Seite ist abgeflacht und mimisch ausdruckslos; die Patienten können allerdings die scheinbar verzogene intakte Seite als störend empfinden und nicht die betroffene. In schweren Fällen ist die Lidspalte erweitert, und der Patient kann sein Auge nicht schließen. Beim Versuch, das paretische Lid zu schließen, wendet sich der sichtbare Bulbus nach oben (Bellsches Phänomen). Ein Taubheits- oder Schweregefühl im Gesicht kann angegeben werden, jedoch ohne nachweisbaren Sensibilitätsausfall. Eine Läsion proximal der Fazialisverzweigungen und im Bereich des N. intermedius kann Speichelfluß, Geschmacksstörung, Tränenfluß und Hyperakusis bewirken.

Diagnostik

Schwäche einer ganzen Gesichtshälfte unterscheidet die periphere Fazialisparese von supranukleären Läsionen (z. B. nach Schlaganfällen oder bei Hirntumoren). Bei letzteren ist wegen der beidseitigen Innervation des M. frontalis die Parese hauptsächlich im unteren Gesichtsbereich zu finden. Außerdem kann es bei einer supranukleären Läsion zur Dissoziation von (verlorengegangenen) willkürlichen und (erhaltenen) emotionalen Gesichtsbewegungen kommen. Eine akut einsetzende Fazialislähmung bereitet nur selten diagnostische Probleme. Allerdings muß die idiopathische Parese unterschieden werden von unilateralen Fazialisparesen, die auf andere Schäden des Fazialis oder seiner Nuclei zurückzuführen sind. Insbesondere sind auszuschließen: Herpesknötchen **(Ramsey-Hunt-Syndrom),** Mittelohr- oder Mastoidinfektionen, Lyme-Krankheit, Frakturen des Felsenbeins, karzinomatöse oder leukämische Infiltrationen des Nerven, chronische Infektion der Meningen und Tumoren des Kleinhirnbrückenwinkels oder des Glomus jugulare. Röntgenaufnahmen des Schädels, CT- und MRI-Scans sind bei der peripheren idiopathischen Fazialisparese negativ, können aber zum Nachweis einer Fraktur, einer infekt- oder karzinombedingten Knochenerosion oder einer Erweiterung des inneren Gehörkanals aufgrund eines Kleinhirnbrückenwinkeltumors führen. CT- und MRI-Scans können die kontrastverstärkenden Tumormassen im Kleinhirnbrückenwinkel oder im Glomus jugulare zeigen. Im Falle einer Lyme-Krankheit sind bei Betroffenen mit sekundärer Fazialisschwäche die entsprechenden serologischen Tests positiv.

Prognose

Das Ausmaß der Nervenschädigung bestimmt das Endergebnis. Messung der Nervenleitgeschwindigkeit und EMG sind daher sinnvoll. Vollständige Wiederherstellung innerhalb einiger Monate folgt meist auf eine partielle Parese. Die Ergebnisse nach kompletter Lähmung sind unterschiedlich. Die Wahrscheinlichkeit vollständiger Wiederherstellung beträgt 90%, falls die Nervenäste im Gesichtsbereich bei supramaximaler elektrischer Stimulierung normal reagieren, beträgt aber nur 20%, wenn auf elektrische Reizung keine Antwort kommt. Regeneratives Auswachsen der Nervenfasern in die falsche Richtung kann zur Innervation der unteren Gesichtsmuskeln durch ursprünglich periokuläre Fasern führen und umgekehrt. Auf diese Weise kommen anomale Muskelkontraktionen bei willkürlichen Gesichtsbewegungen **(Synkinesien)** zustande oder „Krokodilstränen" bei Speichelfluß. Kontrakturen der Gesichtsmuskeln können auf chronische Schwäche folgen.

Therapie

Methylzellulose-Tropfen oder kurzfristiges Zukleben können als Maßnahmen zum Schutz des exponierten Auges genügen. Bei längerdauernder Lidschwäche kann eine operative Lidhebung nötig werden. Kortikosteroide (z.B. Prednison, 60–80 mg/Tag oral 1–2 Tage nach Beginn der Erkrankung für eine Woche, dann im Verlauf der 2. Woche langsam ausschleichend) vermindern die akuten Schmerzen oder die Restlähmung. Allerdings gibt es keine kontrollierte Studie, die dies unterstützt. Faradische Stimulation des Nerven und physikalische Therapie sind nur sinnvoll, um Bewegung anzuregen und Kontrakturen in den gelähmten Muskeln zu vermeiden. Falls innerhalb von 6–12 Monaten keine Besserung eintritt, können operativ vorgenommene Anastomosen zwischen Fazialis und Hypoglossus die Fazialisfunktion teilweise wieder herstellen.

Erkrankungen der motorischen Einheit

Eine **motorische Einheit** *besteht aus einer motorischen Vorderhornzelle mit ihrem efferenten Axon, dessen terminalen Verzweigungen und sämtlichen von ihnen innervierten Muskelfasern.*

Es ist zweckmäßig, die Erkrankungen der motorischen Einheit nach dem hauptsächlich betroffenen Abschnitt einzuteilen *(s. Tab. 27.)*. Bei den **Erkrankungen des Motoneurons** (Muskelatrophien) besteht der Hauptdefekt in einem Verlust der efferenten Innervation auf dem Niveau der Vorderhornzelle (Motoneuron). Bei manchen dieser Atrophien sind die

Tab. 27. Einteilung der Erkrankungen der motorischen Einheit

Motoneuron	
Kongenital	Infantile (Werdnig-Hoffmann), juvenile (Kugelberg-Welander) und intermediäre Formen der spinalen Muskelatrophie
Erworben	
Akut	Poliomyelitis, Coxsackie- und andere Enteroviren
Chronisch	ALS (einschließlich progressive Muskelatrophie, primäre Lateralsklerose, progressive Bulbärparalyse, progressive Pseudobulbärparalyse) sowie ALS bei Creutzfeld-Jakob-Erkrankung, Parkinsonismus, Shy-Drager-Syndrom und Neoplasmen
Vorderwurzel und peripherer Nerv	
Neuropathien	kongenital, entzündlich, metabolisch, infektiös
Neuromuskuläre Synapse	Myastenia gravis, Eaton-Lambert-Syndrom, kongenitales myasthenisches Syndrom, Botulismus, toxische Erkrankungen der Endplatte
Muskelfaser-Myopathien	
Muskulär	Duchenne-Syndrom; fazioskapulohumerale Beckenschultergürtel- und seltene Dystrophien (z. B. okulopharyngeal muskulär, distal muskulär)
Kongenital	Central Core Disease, zentromuskuläre Myopathie, Nemalin-Myopathie
Myotonisch	myotone Dystrophie (Steinert), Myotonia congenita (Thomsen)
Entzündlich	Polymyositis/Dermatomyositis, Infektionen
Speicherkrankheiten	z. B. Glykogen, Lipide
Familiäre periodische Paralyse	hypokaliämisch, hyperkaliämisch, normokaliämische Formen
Endokrin	z. B. Störungen der Schilddrüse, Nebenschilddrüsen oder Nebennieren

ALS = Amyotrophe Lateralsklerose.
In Anlehnung an Tandan, R., W. A. Bradley: „Amyotrophic lateral sclerosis. Part I: Clinical features, pathology and ethical issues in management". *Annals Neurol* 18 (1985) 271–280; Little, Brown Co. Abdruck mit Genehmigung.

efferenten Neurone des Motorkortex oder deren Axone zum Hirnstamm (kortikobulbäre Verbindungen) bzw. zum Rückenmark (kortikospinale Bahnen) betroffen; bei anderen Erkrankungen sind speziell die motorischen Hirnnervenkerne im Hirnstamm erfaßt (Bulbärparalyse).

Im Falle der **Myasthenia gravis,** dem **myasthenischen Syndrom** und der **medikamenteninduzierten Cholinesterasehemmung** liegt die Störung im Bereich der neuromuskulären Synapse.

Bei den **Myopathien** sind in erster Linie die Muskelfasern betroffen. Es ist üblich, bestimmte hereditäre, progressiv verlaufende Myopathien als **Muskeldystrophien** zu bezeichnen. Andere Myopathien können durch Entzündungsprozesse, endokrine oder metabolische Abnormitäten bedingt sein. Die hereditären Myopathien werden im folgenden besprochen; andere Erkrankungen, die Myopathien oder Muskelschwäche verursachen können (Polymyositis, Dermatomyositis, Trichinose, Erkrankungen von Schilddrüse oder Nebennieren, Hyperkalzämie, Hypophosphatämie) werden an anderen Stellen dieses MANUALS erörtert.

Erkrankungen des zentralen und peripheren Motoneurons

Amyotrophe Lateralsklerose (ALS); primäre Lateralsklerose; progressive Muskelatrophie; progressive Bulbärparalyse; progressive Pseudobulbärparalyse

Eine Erkrankung des Motoneurons unbekannter Ätiologie, die durch fortschreitende Degeneration der kortikospinalen Bahnen und/oder spinaler Motoneurone und/oder bulbär-motorischer Kerne charakterisiert ist. Symptome und phänomenologische Klassifizierung richten sich nach dem am meisten betroffenen Teil des Nervensystems. Der Krankheitsbeginn liegt im Mittel bei 55 Jahren, und Männer sind häufiger betroffen. 5–10% der Fälle sind familiär gehäuft mit einem autosomal-dominanten Erbgang.

Symptomatik

Amyotrophe Lateralsklerose (ALS): Muskelschwäche und Atrophie als Zeichen der motoneuronalen Degeneration beginnen am häufigsten in den Händen, weniger oft in den Füßen. Der Ort des Beginns ist nicht vorhersagbar, das Fortschreiten asymmetrisch. Muskelkrämpfe sind häufig und können der Schwäche vorangehen. Sichtbare Faszikulationen, Spastizität, gesteigerte Muskeldehnungsreflexe und Babinski-Zeichen – alles Hinweise auf eine Beteiligung kortikospinaler Bahnen – kommen bald zu den spinalmotorischen Symptomen hinzu. Dysarthrie und Dysphagie entstehen durch Beteiligung von Hirnstammkernen und -verbindungen. Die Sinnessysteme, Systeme der willkürlichen Augenbewegungen und die autonome Innervation der Blase sind nicht betroffen. In extrem seltenen Fällen kann die Überlebenszeit 30 Jahre betragen. Die Hälfte der Betroffenen stirbt innerhalb von 3 Jahren nach Beginn, 20% leben 5 Jahre, 10% 10 Jahre.

Die **progressive Muskelatrophie (Duchenne-Aran)** betrifft Erwachsene. Bei ihr überwiegt die Degeneration der spinalen Motoneurone diejenige der kortikospinalen Bahnen; das Zustandsbild ist gutartiger. Muskelschwund und ausgeprägte Schwäche beginnen in den Händen, greifen dann auf Arme, Schultern und Beine über und gelegentlich auf den ganzen Körper. Faszikulieren ist in den Extremitäten deutlich erkennbar und kann das erste Krankheitszeichen sein. Der Krankheitsbeginn betrifft jedes Alter, und eine Überlebensrate von 25 Jahren oder mehr ist möglich. Etwa 10% der Patienten lassen einen autosomal-dominanten Erbgang erkennen.

Progressive Bulbärparalyse (labioglossolaryngeale Paralyse): bei dieser Variante sind vorzugsweise Muskeln betroffen, die von den Motoneuronen der Hirnnerven und den entsprechenden kortikobulbären Bahnen versorgt werden; daher fallen Vorgänge wie Kauen, Schlucken und Sprechen zunehmend schwerer. Pseudobulbäre emotionale Antworten mit labilen unangemessenen Stimmungen können auftreten. Insbesondere wegen der Dysphagie ist die Prognose schlecht und der Tod in 1–3 Jahren (oft wegen atmungsbedingter Komplikationen) ist üblich.

Primäre Lateralsklerose (PLS) und progressive Pseudobulbärparalyse (PSB) sind seltene Varianten von Erkrankungen des Motoneurons, bei denen langsam zunehmende Muskelsteife und Muskelschwäche in den distalen Extremitäten (PLS) bzw. im Bereich der unteren Hirnnervengruppe (PSB) entweder isoliert oder viele Jahre früher als Faszikulieren und Muskelatrophie als Zeichen der Erkrankung der Vorderhornzellen auftreten. Multiple Sklerose, Rückenmarkskompression oder Hirntumoren müssen ausgeschlossen werden. In den meisten Fällen zieht sich die Erkrankung über mehrere Jahre hin, bevor sie mit völliger Invalidisierung endet.

Diagnostik

Zu den diagnostischen Kriterien der Erkrankungen des Motoneurons gehören: Krankheitsbeginn in der Mitte oder am Ende des Erwachsenenalters, fortschreitender generalisierter motorischer Prozeß ohne begleitende sensible Störungen. Die Nervenleitgeschwindigkeit ist bis in das Spätstadium hinein normal. Das EMG kann die Diagnose sichern. Man findet Fibrillationspotentiale, positive Welle und Faszikulationen zusammen mit Riesenpotentialen motorischer Einheiten – auch in klinisch noch unauffälligen Muskeln. Differentialdiagnostisch müssen als Ursache der Atrophie ausgeschlossen werden: Myopathien, Spondylopathien der HWS, Bandscheibenvorfall, Rückenmarkstumoren, Syringomyelie, angeborene Mißbildungen der HWS, diabetische Amyotrophie und Folgeerscheinungen einer Poliomyelitis.

Therapie

Eine spezifische Behandlung gibt es nicht. Physiotherapie kann helfen, die Muskelfunktion länger zu erhalten. Patienten mit Schwäche der Pharynxmuskeln sollten extrem vorsichtig gefüttert werden; gegebenenfalls wird eine Gastrostomie notwendig. Baclofen kann hilfreich sein zur Unterdrückung von Spastik, Chinin oder Phenytoin zur Unterdrückung von Muskelkrämpfen. Trizyklische Antidepressiva können benutzt werden, die Speichelsekretion zu vermindern (Amitriptylin oral 10 mg 4 × tgl). Operativen Eingriffen, um bei Bulbärparalyse den Schluckakt zu verbessern, war nur begrenzter Erfolg beschieden.

Kongenitale spinale Muskelatrophien

(Werdnig-Hoffmann-Erkrankung, Wohlfahrt-Kugelberg-Welander-Erkrankung)

Krankheiten, die im Säuglings- oder Kleinkindesalter bzw. in der Kindheit oder Jugend beginnen und durch Muskelschwund gekennzeichnet sind, der auf einer fortschreitenden Degeneration der Motoneurone des Rückenmarks und des Hirnstamms beruht. Die meisten Fälle sind familiär vererbt; drei verschiedene Varianten der Erkrankung sind bekannt.

Symptomatik

Die **akute infantile spinale Muskelatrophie (Werdnig-Hoffmann-Erkrankung)** ist eine autosomal-rezessiv vererbte Krankheit, die im Alter von 2–4 Monaten deutlich wird. Die meisten später Erkrankten waren bei der Geburt hypoton. Ohne Ausnahme sind die betroffenen Säuglinge im Alter von 6 Monaten in ihrer motorischen Entwicklung retardiert.

Eine **intermediäre Form** ist im Alter von 2 Jahren entwickelt; erste Symptome treten in den meisten Fällen zwischen 6 und 12 Monaten auf. Weniger als ein Viertel der Kinder lernt zu sitzen, und keines kann kriechen oder gehen. Unabhängig vom Erkrankungsalter sind die Kinder hypoton mit einer schwachen Muskelschwäche, fehlenden Muskeldehnungsreflexen und Faszikulationen (bei Kleinkindern manchmal schwer erkennbar). Eine Dysphagie kann vorkommen. Die Krankheit endet häufig schon frühzeitig mit dem Tode, meist aufgrund respiratorischer Komplikationen. Auch ein spontaner Stillstand ist jedoch möglich, der das Kind in einem Zustand chronischer, aber nicht fortschreitender Muskelschwäche beläßt.

Die **chronische spinale Muskelatrophie (Wohlfahrt-Kugelberg-Welander-Erkrankung)** beginnt zwischen dem 2. und 17. Lebensjahr mit ähnlichen pathologischen Befunden und einem ähnlichen Erbgang; die Symptomatik entwickelt sich allerdings langsamer und die Lebenserwartung ist länger. Schwäche und Muskelschwund sind am auffälligsten in den Beinen, mit Beginn im Quadrizeps und in den Hüftbeugern (Beckengürtel). Die Arme sind erst später betroffen. Häufig schreitet die Schwäche von proximal nach distal fort. Manche familiär gehäuften Fälle mögen Folgekrankheiten eines spezifischen Enzymdefekts sein (z. B. Hexosaminidase-A-Mangel).

Diagnostik und Therapie

Die Diagnose ergibt sich üblicherweise aus dem Nachweis einer Denervation ohne Beteiligung der peripheren Nerven, in erster Linie aufgrund des abnormen Elektromyogramms und der Messung der Nervenleitgeschwindigkeit (üblicherweise normal). Gelegentlich wird eine Muskelbiopsie herangezogen. Serumenzyme (Kreatinkinase, Aldolase) können leicht erhöht sein. Die Störung ist mit Hilfe einer Amniozentese und Fruchtwasserdiagnostik nicht diagnostizierbar.

Eine spezifische Behandlung gibt es nicht. Physikalische Therapie, kräftigende Maßnahmen und spezielle Anwendungen können bei stationären oder nur langsam fortschreitenden Fällen einer Skoliose oder Kontrakturen vorbeugen und damit hilfreich sein.

Spinale radikuläre Syndrome

Funktionsstörungen der Spinalwurzeln, üblicherweise infolge chronischer Kompression oder Invasion einer Wurzel, die charakteristischerweise radikuläre Syndrome mit Schmerz und segmentalen neurologischen Ausfällen verursachen. **Beteiligung der (motorischen) Vorderwurzel** führt zu Muskelschwäche und Atrophie in den von der betroffenen Wurzel versorgten Muskeln. **Störungen der (sensiblen) Hinterwurzel** verursachen eine sensible Symptomatik im Dermatom der betroffenen Wurzel. Die dem Segment entsprechenden Muskeldehnungsreflexe sind abgeschwächt oder fehlen. Umfangreiche Massenläsionen können – insbesondere bei Patienten mit engem Wirbelkanal – auf zervikalem, thorakalem oder lumbalem Niveau nicht nur die Wurzel, sondern zusätzlich auch das Rückenmark komprimieren; in solchen Fällen ergeben sich zusätzlich zum Wurzelsyndrom Zeichen einer Myelopathie *(s. a. Kap. BEW, 11.)*.

Radikulär verteilte Schmerzen können ausgelöst werden durch Bewegungen der Wirbelsäule, durch Husten oder Schneuzen sowie durch das Valsalva-Manöver. Sind die unteren Lumbal- und oberen Sakralwurzeln, die den N. ischiadicus bilden, betroffen, wird der Schmerz ins Gesäß und in den posterolateralen Ober- und Unterschenkel projiziert. Prozesse im Bereich der **Cauda equina,** die eine größere Zahl lumbosakraler Wurzeln erfassen, resultieren in radikulären Symptomen beider Beine sowie in Störungen der Kontinenz und der Sexualfunktionen. **Thorakale Läsionen** äußern sich in Form bandartiger Dysästhesien um Thorax oder Flanken. Schmerz im Bereich **zervikaler Wurzeln** strahlt in Abhängigkeit der aktuell betroffenen Wurzeln in den Arm, die Schulter oder zum Hinterhaupt aus.

Ätiologie

Die häufigste Ursache eines Wurzelsyndroms ist der Bandscheibenvorfall – mit oder ohne begleitende degenerative Schäden an der Wirbelsäule. Weniger häufig können auch chronische Meningitiden, insbesondere solche mit Karzinomatose, multiple, ungleichmäßig verteilte Wurzelfunktionsstörungen hervorrufen. Epidurale Abszesse und Tumoren können sich mit radikulärer Symptomatik bemerkbar machen – Meningeome und Neurofibrome des Rückenmarks beispielsweise können mit einer isolierten Wurzelproblematik beginnen *(s. Kap. NEU, 10.)*. Diabetes mellitus verursacht schmerzhafte Radikulopathien im Bereich von Thorax oder Extremitäten. Knochenveränderungen bei rheumatischer Polyarthritis oder Osteoarthritis können insbesondere in der Hals- oder Lumbalregion einzelne Wurzeln komprimieren. Herpes zoster führt zu schmerzhafter Radikulopathie mit sensiblen Ausfällen und typischem Hautausschlag im Dermatom. Außerdem kann er sich in einer motorischen Radikulopathie mit Muskelschwäche und Areflexie äußern.

Diagnostik

Röntgenaufnahmen der Wirbelsäule objektivieren die degenerative Arthritis und Knochenmetastasen. Ein CT-Scan zeigt die Abmessungen des Innenlumens des Wirbelkanals und Einengungen der lateralen Rezessus. Die Myelographie grenzt Weichgewebe ab und demonstriert die Höhe und oft auch das Ausmaß eines Bandscheibenvorfalls oder eines intra- oder extramedullären Massenprozesses. MRI ergibt hervorragende Darstellungen spinaler Prozesse und kann in vielen Fällen die Myelographie ersetzen. Die Liquordiagnostik (Zytologie und Kultur, Protein- und Glukosegehalt) trennt karzinomatöse Meningitiden von Meningitiden anderer Ursache. EMG und evozierte Potentiale können helfen, Segmenthöhe und Schweregrad einer Wurzelläsion festzulegen. Die Nervenleitgeschwindigkeit ist normal, aber man findet Spontanaktivität (positive Wellen und Fibrillationen) und gelichtete Interferenzmuster in Muskeln, die von einer oder mehreren betroffenen Wurzeln versorgt werden. Die Latenz der F-Welle im EMG kann verlängert sein und der H-Reflex des Tibialis fehlt bei einer S1-Radikulopathie. Evozierte Potentiale können in Höhe des Wurzeleintritts nach repetitiver Reizung der entsprechenden peripheren Nerven verzögert sein.

Therapie

Die spezifische Therapie ergibt sich aus der Ätiologie. Patienten mit epiduralen oder meningealen Tumoren sollen bestrahlt werden und Kortikosteroide (Dexamethason 100 mg i.v. oder 4×tgl. 24 mg i.v. oder oral) erhalten. Wenn sich die Symptomatik rasch verschlechtert, kann eine operative Dekompression erforderlich werden. Patienten mit diffuser meningealer Metastasierung wird in größeren Krebszentren Methotrexat intrathekal appliziert, um auf diese Weise zu versuchen, die Progredienz des Prozesses zu verlangsamen. Epi- und subdurale Abszesse erfordern eine sofortige operative Drainage und eine 6- bis 8wöchige Antibiotikatherapie. Diabetes mellitus wird am besten behandelt durch eine optimale Kontrolle der Glukosezufuhr. Schwere Zoster-Infektionen sollte man mit Virostatika angehen (Aciclovir, Vidarabin). Akute Gabe von Kortikosteroiden kann bei Patienten im Alter von über 60 Jahren die Häufigkeit einer postherpetischen Neuralgie herabsetzen. Meningeome und Neurofibrome müssen chirurgisch exzidiert werden. Symptomatisch können eingesetzt werden: Muskelrelaxantien, Analgetika *(s. Behandlung der Trigeminusneuralgie, oben)*, transkutane elektrische Nervenstimulation oder lokale Anwendungen.

Nucleus-pulposus-Prolaps

(Hernie oder Prolaps der Zwischenwirbelscheibe; Bandscheibensyndrom)

Ätiologie

Knorpelige Scheiben, die aus einem äußeren Anulus fibrosus und einem inneren Nucleus pulposus bestehen, trennen die Wirbelkörper voneinander. Degenerative Veränderungen können – mit oder ohne auslösendes Trauma – zum Vordringen (Prolaps) des Nucleus pulposus führen. Der Nucleus bewegt sich nach dorsolateral oder dorsal in den Extraduralraum; betroffen sind meist lumbosakrale oder zervikale Zwischenwirbelscheiben. Zu Symptomen kommt es, wenn der prolabierte Nucleus eine Spinalwurzel komprimiert oder irritiert. Ein dorsaler Vorfall kann das Rückenmark oder die Cauda equina komprimieren, besonders bei Patienten, die entwicklungsbedingt einen engen Spinalkanal haben.

Im lumbosakralen Abschnitt betreffen über 80% der Fälle die Wurzeln L5 oder S1. Schwere L5-Radikulopathien verursachen einen Fallfuß mit Schwäche der vorderen und hinteren Tibial- sowie der Peronealmuskeln, darüberhinaus Sensibilitätsausfälle im Bereich von Schienbein und Fußrücken. S1-Radikulopathien führen zu Schwäche des medialen Gastroknemius und damit zur Schwäche bei der Extension im Fußgelenk, zum Ausfall des Muskeldehnungsreflexes des Triceps surae (Achillessehnenreflex) und zu Sensibilitätsausfällen im lateralen Bein- und Fußbereich. Im Zervikalbereich sind Radikulopathien in Höhe C7 und C6 am häufigsten. Im ersten Fall wird der Schmerz in das Schulterblatt und die Achsel projiziert; er strahlt in den Mittelfinger aus. Wenn die Wurzel C6 betroffen ist, kommt es zu Schmerzen am Trapeziusrand und im obersten Teil der Schulter, die oft in den Daumen ausstrahlen. Im gleichen Bereich finden sich Parästhesien und Sensibilitätsausfälle; motorische Kraft und Muskeldehnungsreflexe sind im entsprechenden Myotom herabgesetzt, vor allem im Triceps bzw. Biceps bracchii.

Symptomatik

Schmerz im Versorgungsgebiet der komprimierten Wurzel kann plötzlich beginnen und fast unerträglich sein. Er verschlechtert sich bei Bewegung und kann durch den Valsalva-Versuch verstärkt werden (Husten, Lachen, Pressen beim Stuhlgang usw.), weil dadurch über den subarachnoidalen Spalt Druck auf die Wurzel übertragen wird. Es kann zu Parästhesien oder Taubheitsgefühl im sensiblen Ausbreitungsgebiet der Wurzeln kommen. Die Muskeldehnungsreflexe (Sehnenreflexe) sind in diesem Gebiet herabgesetzt. Bei einer Lumbosakralhernie treten bei Anhebung des ausgestreckten Beines Schmerzen im Rücken und/oder Bein auf, weil dabei die Wurzeln gedehnt werden *(s. Kap. BEW, 11.)*. Beugung oder Drehen des Nackens ist ähnlich schmerzhaft bei zervikaler Diskushernie. Muskeln, die von den betroffenen Wurzeln versorgt werden, zeigen unter Umständen Schwäche und Schlaffheit, und es können Faszikulationen auftreten. Kompression des Halsmarks kann zu spastischer Paraparese der unteren Extremitäten führen, und Cauda-equina-Kompression kann Harnretention oder -inkontinenz hervorrufen aufgrund des Verlusts der Sphinkterfunktion. *Diese Ereignisse signalisieren eine Situation, die sofortige Behandlung und strenge Überwachung verlangt.*

Diagnostik

Die klinische Symptomatik ist typisch und legt die Diagnose nahe. Röntgenaufnahmen lassen normalerweise einen verengten Zwischenwirbelspalt erkennen. Mit dem CT- oder MRI-Scan werden die Abmessungen des Wirbelkanals erfaßt und u.U. die Protrusion des Nucleus nachgewiesen. Größe und Lokalisation der Hernie dokumentiert eine Myelographie, die aber in dieser Beziehung zur Zeit von MRI oder CT abgelöst wird. Die Elektromyographie kann helfen, die betroffene Wurzel zu identifizieren.

Therapie

Die Behandlung sollte konservativ erfolgen, da sich die meisten Patienten mit schweren Kreuz- und/oder Wurzelschmerzen ohne operativen Eingriff erholen, – es sei denn, das klinische Bild sei progredient oder es bestünden ernsthafte neurologische Ausfälle. Die akuten Beschwerden können sich bei strikter Bettruhe geben – in Rückenlage auf einer harten Unterlage. Längerdauernde Bettruhe ist kontraindiziert. **Bei lumbalen Radikulopathien** bringt eine Zugentlastung üblicherweise keine zusätzliche Besserung. Analgetika, Tranquilizer und Muskelrelaxantien sind hilfreich bei der Schmerzbekämpfung. Wenn die neurologischen Befunde persistieren oder sich verschlechtern (motorische Schwäche, sensible Ausfälle) oder wenn der Wurzelschmerz unerträglich ist und auf Behandlung nicht anspricht, sollte eine invasive Therapie erwogen werden. Einige Chirurgen versuchen, das herausdrängende Bandscheibenmaterial mit lokaler Injektion des Enzyms Chymopapain aufzulösen; allerdings ist dies von geringem Wert, falls nur Fragmente abgestoßen werden oder wenn der Patient überwiegend unter ausschließlichen Rückenschmerzen leidet. In den meisten Spezialkliniken sind Laminektomien und Entfernung des prolabierten Materials unter dem Mikroskop zur Methode der Wahl geworden. Einige Zentren erproben derzeit den perkutanen Zugang, um prolabierendes Material zu entfernen. Jeder Prozeß mit akuter Kompression des Rückenmarks oder der Cauda (kenntlich z.B. an Harnverhalten oder Inkontinenz) erfordert einen sofortigen chirurgischen Eingriff.

Bei zervikalen Wurzelschäden wird neben der Zugentlastung noch eine Halskrause empfohlen, weil dadurch selbst bei schweren Wurzelprozessen mit Muskelschwäche die begleitenden Muskelspasmen wirkungsvoll verringert werden können. Üblicherweise werden diese *Maßnahmen unter Zuhilfenahme statischer* Gewichte zu Hause 3 bis 4×tgl. für jeweils 1 h durchgeführt. Die Größe der Zugentlastung hängt von der Größe und dem Körperbau des Patienten ab und davon, ob die Entlastung in Rückenlage oder sitzend erfolgt (üblicherweise bei 2,5–7,5 kg). Wesentlich ist die Position des Halses bei der Zugentlastung: man benutzt die bequemste gerade oder leicht gebeugte Haltung. *Eine Halsstreckung muß vermieden werden.* Zug wird über einen Kopfhalter angewendet; die Gewichte werden an einem Seil befestigt, das über eine Rolle geführt wird, die oberhalb und etwas ventral des Kopfes des sitzenden oder liegenden Patienten angebracht ist. Wenn sich die Symptome verringern, kann die Häufigkeit der Behandlungen reduziert werden.

Falls die drastische Zugbehandlung zu Hause nicht fruchtet, ist eine intermittierende Zugbehandlung mit motorgetriebenen Geräten in einer Einrichtung für physikalische Therapie angezeigt. Eine medikamentöse Therapie, wie oben für lumbale Radikulopathien beschrieben, ist häufig nützlich. Wenn sich motorische Schwäche und Schmerzen nicht rasch zurückbilden oder gar fortschreiten, ist eine Klinikaufnahme zur weiteren Abklärung erforderlich. Operative Dekompression ist üblicherweise wirksam, wenn die konservative Therapie keinen Erfolg bringt.

Spondylosis deformans der Halswirbelsäule

Ein Zustandsbild mit Einengung des Spinalkanals oder der Foramina intervertebralia durch degenerative Veränderungen der Zwischenwirbelsäule und des Anulus sowie durch Bildung von Osteophyten. Im Falle einer Kompression des Rückenmarks kommt es zu einer fortschreitenden Myelopathie, die sich insbesondere an der Ausbildung einer spastischen Gangstörung bemerkbar macht. Personen mit kongenital engem Spinalkanal tragen ein erhöhtes Krankheitsrisiko. Wenn das zervikale Wurzelreizsyndrom sich vorwiegend in Form von Schmerzen äußert, finden sich die segmentalen Symptome als Indikatoren für die am schwersten betroffene Wurzel, am häufigsten zwischen C5/C6 und C6/C7. Muskelschwäche, Atrophie und Verlust der Muskeldehnungsreflexe im Bereich der oberen Extremität finden sich bei einer Kompression in der Wurzeldurchtrittszone. Eine spinale Kompression hingegen führt zu Reflexsteigerung, erhöhtem Muskeltonus, verminderter Tiefensensibilität und Babinski-Zeichen in den Beinen.

Diagnostik

Röntgenaufnahmen der Wirbelsäule einschließlich von Schrägaufnahmen der Foramina zeigen degenerative Veränderungen mit Osteophyten und Verschmälerung des Zwischenwirbelspalts. Bei einem Sagittaldurchmesser des Zervikalkanals von weniger als 10 mm ist eine Rückenmarkskompression wahrscheinlich. Mit Hilfe des CT kann der Durchmesser bestimmt werden. Die Myelographie demonstriert Höhenlokalisation und Ausdehnung des epiduralen Blocks. Allerdings wird das MRI immer mehr zur Methode der Wahl.

Therapie

Gelegentlich bessert oder stabilisiert sich die Symptomatik spontan. Die konservative Therapie greift u.a. auf eine Halskrause, zervikale Zugentlastung, entzündungshemmende Medikamente, Muskelrelaxantien oder leichte Analgetika zurück. Zur Entlastungslaminektomie wird nur gegriffen als einem Mittel, mit dem das Fortschreiten des Prozesses gestoppt und die Myelopathie stabilisiert werden kann. Der bessere operative Zugang (ventral versus dorsal) ergibt sich im Einzelfall aus der Pathoanatomie und der Art der Symptomatologie.

Plexusschäden

Erkrankungen des **Arm-** oder **Lumbosakralplexus** rufen gemischte motorische und sensible Störungen der korrespondierenden Gliedmaßen hervor. Das Symptommuster paßt nicht zur Verteilung individueller Wurzeln oder Nerven. Schädigungen des rostralen Armplexus bewirken eine Schwäche in der Schulter und jene des kaudalen Armplexus eine Funktionsstörung der Hand. Bei Säuglingen können sie durch Armzug bei der Geburt entstanden sein. Bei Erwachsenen kommen ein Trauma oder die Invasion eines metastasierenden Karzinoms in Frage – typischerweise ein Mamma- oder Bronchialkarzinom bei Armplexuslähmung – und Neoplasmen des Darms, der Blase und der Genitalorgane bei Störung des Lumbosakralplexus. Nach einer Strahlentherapie kann eine Plexopathie aufgrund einer Fibrose entstehen, sofern der Plexus im Strahlengang lag (z. B. bei einem Mammakarzinom). Diabetiker können eine schmerzhafte, mit Gewichtsverlust einhergehende Neuropathie des oberen lumbalen Plexus entwickeln. Bei Patienten, die unter Antikoagulanzientherapie stehen, ist eine Kompression des Lumbosakralplexus durch ein Hämatom möglich. Gelegentlich kann eine Neurofibromatose (s. unten) einen Plexus erfassen.

Akute Brachialneuritis (amyotrophe Neuralgie) tritt hauptsächlich bei jungen Männern auf, führt zu supraklavikulärem Schmerz, Schwäche und verminderten Reflexen sowie zu geringgradigen sensiblen Ausfällen im Ausbreitungsgebiet des Armplexus. Sensible Ausfälle sind gering. Eine ausgeprägte Schwäche entsteht innerhalb weniger Tage oder Wochen nach Beginn und bildet sich im Verlauf einiger Monate zurück. Der rostrale Plexus und daher die proximalen Muskeln sind in zwei Drittel der Fälle betroffen. Die **Ätiologie** ist unbekannt, obgleich virale oder immunologische Prozesse vermutet werden.

Laborbefunde und Diagnostik

Ein CT- oder MRI-Scan des betroffenen Plexus kann bei Patienten mit Tumoren oder Hämatomen den Massenprozeß aufdecken. Bei tumorbedingten kompletten Plexusläsionen kann man je nachdem durch MRI oder Myelographie das Eindringen des Tumors in den Epiduralraum nachweisen. Elektromyographie und Messung der Nervenleitgeschwindigkeit sind nützlich für die Lokalisierung einer Plexusläsion. Sensorische Summenaktionspotentiale können im Verteilungsgebiet reduziert sein oder fehlen, und Denervierungszeichen finden sich in den Muskeln, die von dem betroffenen Teil des Plexus innerviert sind. Im Falle von Läsionen durch Metastasen ist es möglich, nach Medianusreizung am Erbschen Punkt verzögerte evozierte Potentiale abzuleiten. Entzündungsbedingte Prozesse müssen in erster Linie von der akuten Wurzelkompression abgegrenzt werden.

Therapie

Metastasen sollten durch Bestrahlung und/oder Chemotherapie angegangen werden. Bei diabetischen Plexopathien ist eine sorgfältige Einstellung des Glukosespiegels hilfreich. Im Falle akuter Plexusentzündungen haben sich Kortikosteroide nicht als wirksam erwiesen. Gelegentlich ist bei Traumen, Hämatomen sowie gutartigen oder metastasierenden Neoplasmen ein operativer Eingriff angezeigt.

Obstruktionssyndrome im Thorakalbereich

(Neurovaskuläre Kompressionssyndrome im Schultergürtel; Skalenus-Syndrom; Halsrippen-Syndrom)

Eine Gruppe schwer definierbarer Syndrome, die durch Schmerzen und Parästhesien in Nacken, Schulter, Händen oder Armen gekennzeichnet sind. Am häufigsten sind die Symptome an der Medialseite der Arme lokalisiert und strahlen manchmal in die anliegende Brustwand aus. Die Erkrankungen kommen bei Frauen häufiger vor, am häufigsten zwischen 35 und 55. Viele Patienten haben auf der schmerzhaften Seite zwischen C8 und Th1 leichte bis mäßige Sensibilitätsausfälle. Einige leiden unter auffälligen autonom bedingten Gefäßveränderungen in der Hand einschließlich Zyanose, Schwellung und (selten) Raynaud-Symptomatik oder distaler Gangrän. Die Pathogenese ist unklar. Manchmal wird eine Kompression der Subklaviaäste, gelegentlich auch der unteren oder mittleren Äste des Armplexus, durch eine Halsrippe, eine anomale erste thorakale Rippe oder ein anomaler Ansatz der Skalenusmuskeln vermutet.

Symptomatik und Diagnostik

Wesentlich verbesserte bildgebende Verfahren und spezielle Methoden, die die Funktionsfähigkeit peripherer Nerven und Spinalwurzeln erfassen, haben die häufigsten Fehldiagnosen zahlenmäßig vermindert: das Karpaltunnelsyndrom (Kompression des N. medianus) und die spondylopathische Wurzelkompression. Der Verdacht auf eine echte neurovaskuläre Ursache kommt durch die Verteilung der Symptome auf. Die Diagnose wird durch den Nachweis erhärtet, daß der Radialispuls verschwindet, wenn nach maximaler Einatmung und Atemanhalten der Nacken überstreckt und der Kopf zur nicht betroffenen Seite gedreht wird **(Adson-Test)** bzw. wenn der Arm um 90° angehoben, bei rechtwinkeligem Ellenbogengelenk außenrotiert und der Kopf kräftig zur nicht betroffenen Seite gedreht wird **(Allen-Test).** Ebenfalls hilfreich sind die Auskultation von Geräuschen über der Klavikula oder dem Scheitelpunkt der Axilla bzw. der röntgenologische Nachweis einer Halsrippe. Einige Patienten zeigen im Angiogramm eine Abknickung oder eine partielle Einengung der axillären Arterien oder Venen; allerdings ist dies kein unanfechtbarer Nachweis der Erkrankung.

Therapie

Die meisten Patienten sprechen auf physikalische Therapie und Bewegungsübungen an. Ein operativer Eingriff durch einen erfahrenen Spezialisten ist nur bei sicher nachgewiesener Halsrippe oder obstruktiver Einengung der Subklavia angezeigt.

Periphere Neuropathie

(Periphere Neuritis)

Ein Syndrom mit sensiblen Ausfällen, Muskelschwäche und -atrophie, abgeschwächten Muskeldehnungsreflexen und vasomotorischen Symptomen, einzeln oder in Kombination. Die Symptomatik kann auf der Erkrankung eines einzelnen Nerven **(Mononeuropathie, Mononeuritis),** *von zwei oder mehr Nerven in getrennten Arealen* **(multiple Mononeuropathien,** *Mononeuritis multiplex*) *oder von einer großen Zahl von Nerven* **(Polyneuropathie)** *beruhen.* Sensibilitätsstörungen, Muskelschwäche und -atrophie zusammen mit abgeschwächten Muskeldehnungsreflexen sind die Kennzeichen einer Erkrankung peripherer Nerven. Als primärer Ort der Schädigung kommen entweder das Axon (Diabetes, Urämie, toxische Stoffe) oder die Myelinscheide mit den Schwannschen Zellen (akute und chronische entzündliche Polyneuropathie, Leukodystrophien) in Frage. Betroffen sein können sowohl dünne myelinisierte Fasern (die Schmerz- und Temperaturempfindung vermitteln) als auch dicke Fasern (für motorische Ausfälle und Störungen der epikritischen Sensibilität verantwortlich). Manch Neuropathien (Blei, Dapson, Zeckenbiß, Porphyrie, Guillain-Barré) befallen vorwiegend motorische Fasern und verursachen daher vorwiegend sensible Symptome (karzinomatöse spinale Ganglionitis, Lepra, AIDS, Diabetes und chronische Pyridoxinvergiftung). Gelegentlich werden auch Hirnnerven erfaßt (Guillain-Barré, Diabetes mellitus, Diphtherie). Kenntnis der Besonderheiten hilft dem Arzt, die Ätiologie sicherzustellen, obwohl die Ursache mancher Neuropathien nicht aufgeklärt werden kann. Bei Fällen, die im Rahmen einer epidemieartigen Situation unklar bleiben, sollte man stets an AIDS denken.

Ätiologie

Traumen sind die häufigste Ursache einer umschriebenen Schädigung eines einzelnen peripheren Nerven. Eine Schädigung durch **Druck** betrifft üblicherweise oberflächlich gelegene Nerven (N. ulnaris, radialis, peronealis) an Knochenvorsprüngen (z.B. während langdauernden Schlafs oder Narkose bei dünnen oder kachektischen Personen und häufig bei Alkoholikern) oder Nerven, die in engen Kanälen verlaufen (z.B. Neuropathie des N. medianus beim Karpaltunnel-Syndrom). Drucklähmungen können auch durch Tumoren entstehen, durch Hyperostosis, falsch sitzende Gipsverbände, Krücken oder längere verkrampfte Stellungen (z.B. Gartenarbeit). **Heftige Muskelkontraktionen oder gewaltsame Überdeh-**

nung eines Gelenks können eine isolierte Mononeuropathie (simplex) verursachen, ebenso wie ständige Mikrotraumen, z. B. bei Graveuren durch festes Greifen kleiner Werkzeuge, oder anhaltende Vibration bei Arbeiten an Preßlufthämmern. **Blutung** in einen Nerven oder **Einwirkung von Kälte** oder **Strahlung** kann eine Neuropathie auslösen.

Eine **Mononeuritis multiplex** ist üblicherweise Folgekrankheit einer vaskulären Kollagenose (Polyarthritis nodosa, systemischer Lupus erythematodes, Sklerodermie, Sarkoidose, rheumatische Polyarthritis), von Stoffwechselstörungen (Diabetes mellitus) oder infektiösen Erkrankungen (Lyme- bzw. Bannwarth-Syndrom, HIV).

Mikroorganismen können Mononeuritis durch direkten Befall verursachen (z. B. bei Lepra). Polyneuritis bei akuten fieberhaften Erkrankungen kann durch ein Toxin bedingt sein (Diphtherie), durch direkten Befall zahlreicher Nerven (Malaria) oder durch Autoimmunreaktionen (Guillain-Barré-Syndrom). Die Polyneuritis, die manchmal auch Impfungen folgt, ist wahrscheinlich ebenfalls eine Autoimmunerkrankung *(s. a. Kap. NEU, 11., und Kap. NEU, 9., Akute Virusenzephalitis).*

Toxisch wirkende Stoffe verursachen für gewöhnlich Polyneuropathie, manchmal aber auch Mononeuropathie. Sie umfassen Emetika, Hexobarbital, Barbital, Chlorbutanol, Sulfonamide, Phenytoin, Nitrofurantoin, die Vinca-Alkaloide, Schwermetalle, Kohlenmonoxid, Triorthokresylphosphat, Orthodinitrophenol, organische Lösungsmittel und andere industrielle Gifte.

Ernährungsstörungen und Stoffwechselerkrankungen können eine Polyneuropathie verursachen – oft durch Mangel an Vitamin B (z. B. bei Alkoholismus, Berberi, perniziöser Anämie, isoniazidinduziertem Pyridoxinmangel, Malabsorptionssyndrom, Psychosen und Hyperemesis gravidarum). Polyneuropathie tritt auch bei Hypothyreoidismus, akuter Porphyrie, Sarkoidose, Amyloidose und bei Urämie auf. Diabetes mellitus verursacht mehrere Typen von Neuropathie: eine sensomotorische distale Polyneuropathie (am häufigsten), eine multiple oder auch eine isolierte Mononeuropathie und eine isolierte Mononeuritis (häufig des Okulomotorius oder Abduzens).

Maligne Prozesse können eine sekundäre Polyneuropathie infolge monoklonaler Gammopathie (multiple Myelome, Lymphome), durch Einlagerung von Paraproteinen in die Nerven oder/und durch Ernährungsstörungen verursachen.

Symptomatik und Klinik

Die **Mononeuropathie,** sowohl vom simplex- als auch vom multiplex-Typ, ist durch Schmerzen charakterisiert, durch Schwäche und Parästhesien im Ausbreitungsgebiet des betroffenen Nervs. Motoneuritis multiplex ist asymmetrisch, und alle betroffenen Nerven können von Anbeginn befallen sein oder nacheinander. Ausgedehnter Befall vieler Nerven kann eine Polyneuropathie simulieren.

Neuropathien durch Kompression und Einengung entstehen durch mechanischen Druck auf einen Nerv. **Ulnarislähmung** wird durch Kompression oder ein Trauma des Nervs im Sulcus ulnaris des Ellenbogens, z. B. durch wiederholtes Aufstützen hervorgerufen oder durch asymmetrisches Knochenwachstum nach einer Fraktur in der Kindheit („späte Ulnarislähmung"). Es entstehen Parästhesien und sensible Ausfälle im 5. und seitlichen 4. Finger plus Schwäche und Atrophie des Daumenadduktors, des Abduktors des 5. Fingers und der M. interossei. Schwere, langdauernde Ulnarislähmung führt zu einer deformierten „Klauenhand". Eine sorfältige Messung der regionalen Nervenleitgeschwindigkeit ergibt die Lokalisation der Schädigung. Konservatives Vorgehen sollte versucht werden, weil operative Versuche oft erfolglos sind. Das **Karpaltunnelsyndrom** entsteht durch Kompression des Medianus volar im Handgelenk zwischen den längsverlaufenden Sehnen der Unterarmmuskeln, die die Hand beugen, und dem querverlaufenden obersten Ligamentum carpale. Diese Kompression ruft Parästhesien der Hand im radial-palmaren Bereich hervor plus Schmerzen im Handgelenk oder in der Handfläche, manchmal auch proximal vom Sitz der Kompression im Unterarm und in der Schulter. Die Schmerzen können nachts zunehmen. Sensible Ausfälle auf der Palmarseite der ersten drei Finger und/oder Schwäche und Atrophie in den Muskeln, die den Daumen abduzieren und opponieren, können folgen. Das Syndrom ist relativ häufig, vor allem bei Frauen, und kann auch beidseitig auftreten. Es ist assoziiert mit Beschäftigungen, die ständige kräftige Beugebewegungen des Handgelenks erfordern, aber auch mit Akromegalie, Myxödem und Änderungen der Wasserbalance in der Schwangerschaft. Differentialdiagnostisch muß in erster Linie eine C6-Radikulopathie aufgrund einer zervikalen Kompression abgegrenzt werden.

Therapie: Beschäftigungen, die kräftige Beugungen im Handgelenk erfordern, sollten aufgegeben werden. Hochhaltende Schienen können vorübergehend zur Druckentlastung führen und damit die nächtlichen Schmerzen vermindern. Gelegentlich bringen auch lokale Kortikoidinjektionen Erleichterung. Wenn die Beschwerden anhalten oder sogar zunehmen, wird die operative Dekompression des Medianus erforderlich.

Peroneuslähmung wird üblicherweise durch Druck des Nervs gegen das anterolaterale Fibulaköpfchen hervorgerufen. Sie tritt häufig bei kachektischen, bettlägerigen Patienten und dünnen Menschen auf, die gewohnheitsmäßig ihre Beine kreuzen. Es besteht eine Schwäche bei der Dorsalflexion und Auswärtsdrehung des Fußes (Fallfuß). Gelegentlich finden sich sensible Ausfälle vorne seitlich an Unterschenkel und Fußrücken, sowie zwischen dem 1. und 2. Metatarsale. **Radialislähmung** („Samstagnacht-Lähmung") wird durch Kompression des Nervs am Humerus hervorgerufen – z.B. wenn der Arm nach übermäßigem Alkoholgenuß oder bewegungslosem Schlaf über der Stuhllehne hängt. Die Symptome umfassen Schwäche im Handgelenk und in den Extensoren der Finger (Fallhand) sowie manchmal einen Sensibilitätsausfall dorsal etwa über dem 1. Interosseus.

Der Ort einer lokalen Nervenschädigung kann durch das **Hoffmann-Tinelsche-Zeichen** festgelegt werden. Durch Beklopfen des Nervs über der Kompressionsstelle kann im Ausbreitungsgebiet des Nervs eine distal lokalisierte Parästhesie hervorgerufen werden. Untersuchung der Nervenleitgeschwindigkeit und EMG sind entscheidend für die Lokalisierung.

Die Polyneuropathie ist relativ symmetrisch ausgeprägt und sensible, motorische und vasomotorische Fasern sind oft gleichzeitig betroffen. Eine akute, rasch fortschreitende Form – das Guillain-Barré-Syndrom – und hereditäre Neuropathien werden weiter unten getrennt besprochen. Die häufigste Polyneuropathieform entsteht bei Stoffwechselstörungen, wie z.B. Diabetes mellitus, Nierenversagen oder Mangelernährung. Die Symptome entwickeln sich langsam, häufig über Monate oder Jahre, und beginnen oft mit sensiblen Störungen in den unteren Extremitäten. Oft sind die Störungen distalbetont, und peripheres Kribbeln, Taubheitsgefühl, brennender Schmerz oder Ausfälle im Bereich der Propriozeption und der Vibrationsempfindungen stehen im Vordergrund. Der Schmerz ist nachts häufig stärker und nimmt bei Berührung des betroffenen Bereichs oder bei Temperaturänderungen zu. In schweren Fällen können kutane Sensibilitätsausfälle objektiviert werden, typischerweise mit einer strumpf- oder handschuhförmigen Verteilung. Der Achillessehnenreflex oder andere Eigenreflexe sind vermindert oder fehlen. Schmerzlose Geschwüre an den Zehen oder Charcot-Gelenke können auftreten, wenn der Sensibilitätsverlust tiefgreifend ist. Sensible oder reflektorische Ausfälle können zu Gangstörungen führen, Schwäche und Atrophie der Muskeln der distalen Gliedmaßen sind Ausdruck der Beteiligung motorischer Fasern.

Autonome Nerven können zusätzlich, aber auch ausschließlich erkrankt sein. Zeichen sind: nächtliche Diarrhö, Blasen- und Darminkontinenz, Impotenz oder orthostatische Hypotonie. Vasomotorische Symptome variieren: die Haut kann blasser und trockener als normal sein, andererseits können übermäßiges Schwitzen und/oder eine dunkle Verfärbung bestehen. Trophische Veränderungen sind häufig bei schweren und langdauernden Erkrankungen; sie äußern sich in glatter, durchscheinender Haut, eingefallenen oder zerfurchten Nägeln und Osteoporose.

Eine seltene Störung bildet die ausschließlich sensible Neuropathie, die mit peripheren Schmerzen und Parästhesien beginnt, nach zentral fortschreitet und zu einem völligen Ausfall sämtlicher Sinnesqualitäten der somatischen Sensibilität führt. Diesen Typ von Neuropathie findet man als Fernwirkung von Karzinomen (insbesondere Bronchialkarzinomen), nach Vergiftungen mit Megadosen von Pyridoxin (Vitamin B_6) sowie bei Amyloidose, Schilddrüsenunterfunktion, Plasmozytom und Urämie. Sitz der Störung sind die bipolaren Zellen der Spinalganglien.

Diagnostik

Die Neuropathie ist eher ein Symptomenkomplex als eine einheitliche Krankheit; ihre Ursache muß gefunden werden. Hinweise auf eine systemische Erkrankung können sich aus der Anamnese oder der klinischen Untersuchung ergeben. Zu ihnen gehören arterielle Hypertonie, Hautausschlag, Hautulzerationen, Raynaud-Phänomen, Gewichtsverlust, Fieber, Lymphadenopathie oder Massenläsionen.

Laborbefunde sind oft hilfreich. Ein Blutbild kann Megaloblasten bei perniziöser Anämie, punktierte Erythrozyten bei Bleivergiftung und Eosinophilie bei Polyarteriitis aufdecken. Abnorme Leberfunktionstests und alkalische Phosphatase geben Hinweise auf einen malignen Prozeß, ebenso wie Kreatinin- und Glukosespiegel im Blut auf Nierenversagen bzw. Diabetes mellitus. Den Urin sollte man auf Porphyrinogene, Porphobilinogene und Schwermetalle hin untersuchen. Abnorme Serumproteine und Immunelektrophorese können die Diagnose einer Neuropathie bei Plasmozytom bzw. monoklonaler Gammopathie stützen. Unter gegebenen Umständen sollte man Kryoglobuline und Komplementfixation testen lassen. Bei jedem Patienten mit Karpaltunnelsyndrom sollten die Schilddrüsenfunktionen einschließlich TSH untersucht werden. Der Liquor ist normal oder zeigt allenfalls einen erhöhten Proteinspiegel.

Elektromyographie und Messung der Nervenleitgeschwindigkeit können eine Neuropathie bestätigen und die betroffenen Nerven sowie den vorzugsweise betroffenen Fasertyp (motorisch, sensibel) dokumentieren. Entmarkungsherde verlangsamen die Nervenleitgeschwindigkeit und fokale Leitungsblocks sind nachweisbar. Axonale Prozesse verursachen Spontanaktivität im EMG zusammen mit Summenpotentialen reduzierter Amplitude, aber relativ normaler Leitungszeit. Beim Karpaltunnelsyndrom verlangsamt sich die Fortleitung unter dem Ligamentum carpale, was zur Verzögerung oder zum totalen Ausfall der motorischen Reizantwort des Abductor pollicis brevis führt. Die distale sensible Leitungszeit ist ähnlich verlängert. In solchen Fällen sollen die motorischen und sensorischen Latenzen des Ulnaris des gleichen Arms normal ausfallen. Eine **Muskelbiopsie** kann gelegentlich spezielle Diagnosen sichern (Trichinose, Sarkoidose, Polyarteriitis). Biopsien des N. suralis sind selten erforderlich.

Prognose und Therapie

Behandlung der systemischen Erkrankung (Diabetes, Nierenversagen, Plasmozytome oder Tumoren) kann die Progredienz der Symptomatik stoppen oder die Symptomatik bessern; die Wiederherstellung dauert allerdings lange. Traumatische Schäden mit Totaldurchtrennung erfordern chirurgische Apposition mit Nervennaht. Neuropathien aufgrund von Einengung können Kortikosteroidinjektionen oder eine chirurgische Dekompression erforderlich machen. Physikalische Therapie und Schienung verringern Häufigkeit und Schweregrad von Kontrakturen.

Guillain-Barré-Syndrom (GBS)

(Akute Polyneuropathie; akute Polyradikulitis; infektiöse oder akute idiopathische Polyneuritis; aufsteigende Landrysche Paralyse; akute segmentale Demyelinisation; Polyradikulopathie)

Eine akute, normalerweise schnell voranschreitende Form einer entzündlichen Polyneuropathie, charakterisiert durch Muskelschwäche und leichte distale Sensibilitätsausfälle, die bei etwa 2/3 der Fälle 5 Tage bis 3 Wochen nach einem banalen Infekt, einer Operation oder einer Impfung auftritt.

Das Guillain-Barré-Syndrom ist die häufigste erworbene demyelinisierende Neuropathie. Die **Ursache** ist unbekannt, wenn auch eine Autoimmunkrankheit wahrscheinlich ist. Im histologischen Bild sind herdförmige Bezirke erkennbar, die über periphere Nerven, Spinalwurzeln und Hirnnerven verteilt sind und die segmentale Entmarkungen mit perivaskulären und endoneuralen Lymphozyten- und Monozyteninfiltraten zeigen. In schweren Fällen geht eine axonale Degeneration mit der segmentalen Demyelinisierung einher.

Symptomatik

Die Krankheit beginnt mit relativ symmetrisch verteilter Muskelschwäche, die, von Parästhesien begleitet, normalerweise zunächst die Beine betrifft und dann auf die Arme übergreift. Die Schwäche, die zunächst proximal betont sein kann, ist stets deutlicher als die sensible Symptomatik. Muskeldehnungsreflexe fehlen, die Sphinkterfunktionen sind jedoch normalerweise erhalten. In ausgeprägten Fällen zeigen mehr als die Hälfte der Patienten motorische Schwächezeichen auch im fazialen und oropharyngealen Bereich, und 5–10% müssen wegen Beteiligung der Atemmuskulatur intubiert werden. Auch Funktionsstörungen des autonomen Systems kommen in schweren Fällen vor, wie z. B. Fluktuationen des Blutdrucks, unangemessene ADH-Sekretion, kardiale Arrhythmien und Pupillenveränderungen. Die Atemlähmung und die autonomen Ausfälle können lebensbedrohlich werden. Trotz Fortschritten bei der Versorgung von Patienten mit Atemstörungen sterben bis zu 5% der Patienten. Das Maximum der Muskelschwäche erreichen 90% der Patienten innerhalb von 3 Wochen, die meisten innerhalb von 2 Wochen.

Eine ungewöhnliche Variante der akuten idiopathischen Polyneuropathie, das **Miller-Fisher-Syndrom,** entwickelt nur Ophthalmoparesen, Ataxie und Areflexie. In diesen Fällen ist es wichtig, Myasthenia gravis, ein akutes Thiaminmangelsyndrom und, selten, Botulismus auszuschließen.

Diagnostik

Die Diagnose eines akuten GBS ergibt sich aus dem klinischen Syndrom. Laborbefunde wie z. B. erhöhter Proteingehalt des Liquors ohne Erhöhung der Zellzahl und die elektrophysiologischen Daten stützen die Diagnose; letztere sind in typischen Fällen allerdings kaum erforderlich. Zwei Drittel der Patienten haben schon zu Krankheitsbeginn eine herabgesetzte Nervenleitgeschwindigkeit und Zeichen einer segmentalen Demyelinisation. Die Latenz der F-Welle als Maß einer proximalen Demyelinisation hat eine Tendenz zur Vergrößerung. Vorangegangene Mononukleosen, Infektionen mit Zytomegalievirus, Mumps und Röteln können durch die entsprechenden serologischen Tests ausgeschlossen werden, ändern aber nicht die Prognose.

Die **Differentialdiagnose** muß Toxine berücksichtigen, die an der neuromuskulären Synapse angreifen, wie z. B. Organophosphate und Botulismus *(s. weitere Störungen der neuromuskulären Transmission, unten, und Kap. MDA, 9.).* Akute Poliomyelitis tritt epidemieartig auf, geht mit Fieber, starkem Krankheitsgefühl und Pleozytose im Liquor einher und kann serologisch abgegrenzt werden. Durch Zecken, die sich am Kopf festgebissen haben, kann, vor allem bei Kindern, ein akutes Bild einer aufsteigenden motorischen Neuropathie entstehen; Muskeldehnungsreflexe sind dabei erloschen und die Sensiblität ist normal. Entfernung der Zecke läßt die Symptome verschwinden.

Prognose und Therapie

Eine schwere akute Polyneuropathie stellt einen medizinischen Notfall dar. Er erfordert konstante Überwachung und energische Unterstützung der vitalen Funktionen. Die Atemwege müssen freigehalten werden, und die Vitalkapazität sollte häufig gemessen werden, so daß die Atmung, falls notwendig, unterstützt werden kann. Die Flüssigkeitszufuhr sollte hoch genug sein, um ein Urinvolumen von mindestens 1–1,5 l/Tag zu gewährleisten. Die Serumelektrolyte sollten überwacht und auf eine mögliche Wasserintoxikation geachtet werden. Die Extremitäten müssen vor traumatischen Einwirkungen und sogar vor Druck durch die Bettdecken geschützt werden. Immobilisierung kann eine Gelenkversteifung bewirken und ist zu vermeiden. Wärme erleichtert Schmerzen und ermöglicht frühzeitige physikalische Therapie. Passives Durchbewegen aller Gelenke in allen Ebenen sollte sofort begonnen werden und aktive Übungsbehandlung, sobald die akuten Symptome nachlassen. Heparin 500 IE 2×tgl. kann bei Bettlägerigen von Nutzen sein.

Kortikosteroide verschlechtern das Ergebnis und sollten nicht benutzt werden. **Plasmapherese** *(s. a. Kap. HÄM, 2.),* ist nachgewiesenermaßen von Nutzen, wenn sie unmittelbar eingesetzt wird, und unter dieser Voraussetzung ist sie die Therapie der Wahl für Patienten mit akutem GBS. Der Eingriff ist verhältnismäßig komplikationslos, verkürzt den Verlauf, vermindert die Mortalität, verringert die Zahl der Fälle mit permanenten Ausfällen und verkürzt die Dauer des stationären Aufenthalts.

Der übliche Verlauf zeigt eine beträchtliche Besserung über einen Zeitraum von einigen Monaten, wenn auch ungefähr 30% der Erwachsenen eine motorische Restschwäche noch nach 3 Jahren aufweisen; bei Kindern ist der Prozentsatz noch höher. Langdauernde Schäden können Übungsbehandlung, orthopädische Hilfsmittel oder plastisch-chirurgische Eingriffe notwendig machen. Etwa 10% der Erkrankten erleiden nach anfänglicher Besserung einen Rückfall und geraten in einen chronischen Zustand **(chronische Rückfallneuropathie).** Pathologische Befunde und Laborwerte sind ähnlich wie bei den akuten Formen, aber die Schwäche kann sich mehr asymmetrisch entwickeln und schreitet langsamer voran. Schließlich werden die Nervenstämme wegen rekurrierender Phasen segmentaler De- und Remyelinisationen palpabel. Kortikosteroide verbessern in derartigen Fällen die Schwäche; Langzeittherapie ist erforderlich. Immunsuppressiva (Azathioprin) helfen in manchen Fällen.

Hereditäre Neuropathien

Hereditäre Neuropathien werden in **hereditäre sensomotorische Neuropathien (HSMN)** und **hereditäre Neuropathien (HSN)** unterteilt. (Erbliche motorische Neuropathien sind unter *Erkrankungen der motorischen Einheit, oben,* erörtert. Die Neurofibromatose, eine eigenständige erbliche Neuropathie mit ausgeprägter Hautbeteiligung, wird unten besprochen. Die häufigste HSMN, früher als peroneale Muskelatrophie [Charcot-Marie-Tooth] bezeichnet, wird ebenfalls im folgenden erörtert.) Weitere, seltenere HSMN sind bei der Geburt evident, die Betroffenen sind schwächer und behinderter als bei der neuralen Muskelatrophie. HSN sind selten. Verlust von Schmerz- und Temperaturempfindung sind deutlicher als Störungen der Tiefensensibilität. Ein besonderes Problem in diesen Fällen sind Verstümmelungen der Füße, die sich die Patienten wegen der fehlenden Schmerzempfindung zuziehen und die zu häufigen Infektionen und Osteomyelitiden führen. Gute Fußpflege ist absolut vordringlich.

Neurale Muskelatrophie; hypertrophische interstitielle Neuropathie

(Charcot-Marie-Tooth-Krankheit; Déjerine-Sotta-Krankheit)

Die **neurale (peroneale) Muskelatrophie (Charcot-Marie-Tooth-Krankheit)** ist eine verhältnismäßig hereditäre (in der Regel autosomal-dominante) Erkrankung des peripheren Nervensystems; sie ist durch Muskelschwäche und Atrophie vor allem der Peroneusgruppe und der distalen Beinmuskeln gekennzeichnet. Der Erbgang ist üblicherweise autosomal-dominant. Andere degenerative Erkrankungen, wie z.B. Friedreich-Ataxie, können mit der Krankheit vergesellschaftet sein oder in der Verwandtschaft vorkommen.

Symptomatik

Patienten vom Typ 1 *entwickeln im mittleren Kindesalter* Zeichen eines Fallfußes und langsam fortschreitende Atrophien distaler Muskeln, durch die „Storchenbeine" entstehen. Atrophien der kleinen Handmuskeln treten später auf. Muskeldehnungsreflexe fehlen, und im Bereich der Sensibilität kommt es zu strumpf- und handschubförmig verteilten Ausfällen von Tiefensensibilität, Schmerz- und Temperaturempfindung. Bei weniger stark betroffenen Merkmalsträgern können Fußdeformitäten, wie Hohlfuß oder Hammerzehen, die einzigen Manifestationen sein. Typ-1-Patienten zeigen eine herabgesetzte Nervenleitgeschwindigkeit mit vor allem distal verlängerten Latenzen. Im Biopsiematerial findet man segmentale De- und Remyelinisationen; verdickte periphere Nerven können palpabel werden. Die Krankheit schreitet langsam voran, geht aber mit einer normalen Lebenserwartung einher. Bei Patienten vom Typ 2 tritt die Muskelschwäche in der Regel später auf und die Entwicklung des ganzen Krankheitsbildes erfolgt langsamer. Die Nervenleitgeschwindigkeit ist verhältnismäßig wenig verändert, die Amplituden evozierter Potentiale sind aber vermindert, und bei der Biopsie zeigt sich eine Wallersche Degeneration.

Die **hypertrophische interstitielle Neuropathie (Déjerine-Sotta-Krankheit)** ist eine seltene autosomal-rezessiv vererbte Erkrankung der peripheren Nerven, die sich im Kindesalter mit fortschreitender Schwäche und Sensibilitätsausfällen bei fehlenden Muskeldehnungsreflexen bemerkbar macht. Im Initialstadium der Charcot-Marie-Tooth-Krankheit ähnlich, bildet sich die motorische Schwäche aber wesentlich rascher aus. Es handelt sich ebenfalls um eine Erkrankung mit abwechselnden De- und Remyelinisierungen, die zu verdickten Nerven und „Zwiebelknollen" im bioptischen Bild führen.

Diagnostik und Therapie

Die typische Verteilung der motorischen Schwäche, Fußdeformitäten, Familienanamnese und elektrophysiologische Daten sichern die Diagnose.

Eine spezifische Therapie ist für diese Störungen nicht verfügbar. Eine Berufsberatung, die die fortschreitende Natur des Leidens berücksichtigt, ist für junge Patienten wichtig. Kräftigungsübungen können dem Fallfuß entgegenwirken; ggf. kann ein orthopädischer Eingriff, mit dem der Fuß stabilisiert wird, nützen.

Neurofibromatose

Eine Erkrankung mit autosomal-dominantem Erbgang und zwei Schwerpunkten, die als Typ 1 (manchmal v. Recklinghausen-Krankheit genannt und an das Chromosom 17 gebunden) bzw. Typ 2 (durch bilaterale Akustikusneurinome gekennzeichnet) bezeichnet werden (s. Tab. 28.).

Tab. 28. Diagnostische Merkmale der Neurofibromatosen

Eine Neurofibromatose Typ 1 kann diagnostiziert werden, wenn mindestens 2 der folgenden Zeichen vorhanden sind
mindestens 6 Café-au-lait-Flecken, deren größter präpubertär > 5 mm und postpubertär > 15 mm Durchmesser hat
mindestens 2 Neurofibrome, gleich welchen Typs, oder ein plexiformes Neurofibrom
Sommersprossen in der Achsel- oder Inguinalgegend
Optikusgliom
mindestens 2 Lisch-Knötchen (Hamartome der Iris)
eindeutige Skelettveränderung (z. B. Keilbeindysplasie, Verschmälerung der Rinde der Röhrenknochen) mit oder ohne Pseudarthrose
ein Eltern- oder Geschwisterteil oder ein Kind mit einer Neurofibromatose Typ 1, den vorstehenden Kriterien entsprechend
Eine Neurofibromatose Typ 2 kann diagnostiziert werden, wenn mindestens eines der folgenden Merkmale vorliegt
beidseitige Tumoren des N. VIII im CT oder MRI
ein Eltern- oder Geschwisterteil oder ein Kind mit Neurofibromatose 2 und entweder einem einseitigen Tumor des N. VIII oder mindestens 2 der folgenden Merkmale: Neurofibrom, Meningeom, Gliom, Schwannom oder juvenile posterior-subkapsuläre Katarakt

Aus Martuza, R. L., R. Eldredge: Neurofibromatosis 2. *New Engl. J. Med.* 318 (1988) 684–688; Abdruck mit Genehmigung.

Symptomatik und Diagnostik

Ein Drittel der Patienten mit Neurofibromatose Typ 1 ist asymptomatisch und wird nur bei Routineuntersuchungen entdeckt. Bei einem weiteren Drittel der Patienten betreffen die ersten Klagen kosmetische Probleme. Charakteristische Hauterscheinungen, die in über 90% der Fälle seit der Geburt oder seit der Kindheit bestehen, sind mittelbraune (café-au-lait) Flecken, häufig über den Stamm, das Becken und die Beugefalten von Ellbogen und Knie verstreut. Die Anwesenheit von sechs oder mehr dieser fleckförmigen Veränderungen (von denen eine größer als 1,5 cm sein sollte) wird definitionsgemäß als für Neurofibromatose kennzeichnend angesehen. Multiple Hauttumoren, fleischfarben und von unterschiedlicher Größe und Gestalt, treten in der späteren Kindheit auf. Es können nur einige wenige oder auch Tausende von diesen Flecken und Tumoren auftreten. Subkutane Knoten oder amorphes Wachstum subkutaner Gewebe **(plexiforme Neurome)** und der darunterliegenden Knochen können eine große Deformierung hervorrufen; dies ist allerdings selten. Skelettanomalien umfassen: einen fehlenden großen Flügel des Sphenoids (hinterer orbitaler Rand) mit daraus resultierendem pulsierendem Exophthalmus, fibröse Dysplasie, subperiostale Knochenzysten, Wirbelzacken, Skoliose und Pseudoarthrose der Tibia.

Das restliche Drittel der Patienten zeigt neurologische Probleme. **Neurofibrome** (Tumoren der Schwannschen Zellen und der Nervenfibroblasten), die selten vor der Pubertät erscheinen, sind entlang des Verlaufs der peripheren Hautnerven tastbar. Diese Tumoren können Spinalwurzeln befallen, charakteristischerweise durch ein Foramen intervertebrale hindurchwachsen und intra- und extraspinale Gewächse bilden („Hantel-Tumor“). Der intraspinale Anteil kann eine Rückenmarkskompression verursachen. Plexiforme Neurome können die peripheren Nerven betreffen und distal ihres Sitzes Ausfälle bewirken. Tumoren der Hirnnerven können zunehmende Erblindung bewirken (Optikusgliom) oder Schwindel, Ataxie und Taubheit (Akustikusneurinom). Eine Studie über Patienten mit Neurofibromatose zeigte im Vergleich zur Allgemeinbevölkerung ein 40- (Männer) bis 87mal (Frauen) höheres Risiko für neurale Tumoren. Die Zahl der Neurofibrome, die 5–10% der Typ-1-Patienten betreffen, kann zwischen 1 oder 2 und Hunderten liegen. Rückfälle sind üblich, und in den meisten Fällen verläuft die Erkrankung progressiv.

Die seltenere Typ-2-Neurofibromatose ist durch beidseitige Akustikusneurinome gekennzeichnet, die etwa im Alter von 20 Jahren beginnen, Krankheitszeichen zu verursachen. Familiär treten auch Gliome oder Meningeome auf, manchmal auch eine juvenile Katarakt.

Therapie

Die Tumoren werden operativ entfernt oder bestrahlt, wenn sie ernstzunehmende Beschwerden verursachen; in der Regel bedeutet der chirurgische Eingriff die Opferung des betroffenen Nervs und damit seiner Funktion. Die dem Krankheitsbild zugrundeliegende zelluläre Störung ist unbekannt und es gibt keine allgemeine Behandlung. Eine genetische Untersuchung ist anzuraten.

Störungen der neuromuskulären Übertragung

Myasthenia gravis

Eine Krankheit mit phasenweise auftretender Muskelschwäche, vorwiegend in Muskeln, die von Hirnnerven versorgt werden; charakteristischerweise wird das Krankheitsbild durch Cholinesterasehemmer gebessert.

Die Erkrankung beruht auf einer autoimmunologischen Affektion der Azetylcholinrezeptoren der postsynaptischen Muskelmembran, die zu einem Funktionsverlust dieser Rezeptoren und damit zu einer Beeinträchtigung der Übertragungsfunktion im Endplattenbereich führt. Das auslösende, zur Antikörperbildung führende Ereignis ist unbekannt. Üblicherweise macht die Störung sich zwischen dem 20. und dem 40. Lebensjahr bemerkbar, kann aber in jedem Alter vorkommen. Überwiegend sind Frauen betroffen.

Die **Myasthenie des Neugeborenen** stellt ein Syndrom mit generalisierter Muskelschwäche dar, das bei 12% der Geburten myasthenischer Mütter auftritt; es beruht auf einer passiven transplazentaren Antikörperübertragung auf das noch ungeborene Kind. Die Symptome verschwinden mit dem Rückgang des Antikörpertiters über Tage bis Wochen. Die **angeborene Myasthenie** ist eine seltene autosomal-rezessiv vererbte Störung der neuromuskulären Übertragung, die in der Kindheit üblicherweise mit einer Ophthalmoplegie beginnt. Antikörper gegen den Azetylcholinrezeptor fehlen; das Zustandsbild wird daher nicht als Autoimmunerkrankung angesehen.

Symptomatik

Die häufigsten Symptome sind Ptosis, Doppeltsehen und Ermüdung der Muskulatur bei Belastung. Die Augenmuskeln sind initial bei 40% der Fälle betroffen und in den Spätstadien bei 85%. Dysarthrie und Schwäche der proximalen Muskeln finden sich häufig; die Prüfungen der Sinnessysteme und der Muskeldehnungsreflexe fallen hingegen normal aus. Die Symptome können in ihrem Ausprägungsgrad über Stunden oder Tage fluktuieren. Schwere generalisierte Tetraparesen sind möglich, insbesondere Rückfälle. Manche Patienten kommen mit bulbären Zeichen, d. h. mit veränderter Stimme, Rückfluß von Getränken durch die Nase, mit Erstickungszeichen verbundenem Würgen oder Dysphagie. Bei etwa 10% der Fälle sind die Atemmuskeln in lebensbedrohlicher Weise mitbetroffen **(myasthenische Krise).** Die **okuläre Myasthenie** stellt eine Untergruppe dieser sonst generalisiert ablaufenden Krankheit dar, bei der die Symptomatik auf die extraokulären Muskeln beschränkt bleibt.

Diagnostik

Jedes der oben beschriebenen Symptome muß an eine Myasthenie denken lassen; dies wird durch eine Besserung der Krankheitszeichen unter Anticholinesterasestoffen bestätigt. **Edrophonium** (Tensilon) hat eine Wirkdauer von weniger als 5 Minuten und wird zur Sicherung der Diagnose eingesetzt, sowie für die Unterscheidung zwischen myasthenischer und cholinerger Krise. Für den **Diagnosetest** werden 10 mg Edrophonium in einer Spritze aufgezogen; 2 mg werden i. v. injiziert, und wenn innerhalb von 30 Sekunden keine Reaktion einsetzt, injiziert man den Rest. Myasthenische Patienten zeigen eine plötzliche, wenn auch kurzdauernde Besserung ihrer Muskelfunktionen. Myasthenische und cholinerge Krise können dadurch unterschieden werden, daß die Injektion erstere verbessert, letztere aber verschlimmert. In letzterem Fall kann eine *lebensbedrohliche kardiorespiratorische Depression auftreten. Die technischen Voraussetzungen für eine künstliche Beatmung sowie Atropin als Antidot müssen daher während des Tests verfügbar sein.*

Elektrophysiologie und serologische Untersuchungen sichern die Diagnose eindeutig ab. Bei 60% der Erkrankten zeigt die Untersuchung der neuromuskulären Übertragung, daß bei repetitiver Reizung motorischer Nerven mit 2/s oder 3/s die Amplitude des vom Muskel abgeleiteten Summenpotentials deutlich abnimmt. Einzelfaserelektromyographie kann die Nachweisrate auf 95% anheben. Antikörper gegen Azetylcholinrezeptoren findet man im Serum von 90% der Patienten mit generalisierter Myasthenie, aber nur bei 50% im Falle der rein okulären Form. Die Höhe der Antikörpertiter ist nicht mit dem Schweregrad der Erkrankung korreliert. Ein CT-Scan des Mediastinums kann ein begleitendes Thymom nachweisen.

Therapie

Cholinesterasehemmer und Plasmapherese beeinflussen die gerade vorherrschende Symptomatik, während Kortikosteroide, Immunsuppressiva und Thymektomie mit dem Autoimmunprozeß interferieren und auf diese Weise den Krankheitsverlauf ändern können.

Pyridostigmin (60–240 mg oral alle 3–4 h) und **Neostigmin** (15–60 mg oral alle 3–4 h) sind die am häufigsten benutzten Cholinesterasehemmer. Die Dosierung muß sorgfältig den individuellen Anforderungen angepaßt werden, und leichte Exazerbationen verlangen eine

Dosiserhöhung. Langdauernd wirksame Kapseln sind für den nächtlichen Gebrauch bei Patienten mit starker Dysphagie verfügbar; diese Patienten haben sonst Schwierigkeiten, morgens Medikamente zu schlucken. Bei einigen Patienten machen Magenkrämpfe und Diarrhö mit Pyridostigmin weniger Beschwerden. Bei gastrointestinalen Nebenwirkungen können **Atropin** (0,4–0,6 mg oral 2–3×tgl.) oder **Propanthelin** (15 mg 3–4×tgl.) gegeben werden. Falls parenterale Therapie notwendig wird (z.B. bei Dysphagie), kann man Neostigmin, 0,5 mg i.v. oder 1,5 mg i.m. anstatt 15 mg oral, geben. Es kommt vor, insbesondere bei Lähmungen extraokulärer Muskeln, daß die cholinergischen Medikamente nicht alle Symptome beseitigen; in solchen Fällen kann zusätzlich **Ephedrin,** 25 mg oral, versucht werden. Eine genaue Überwachung der Medikamenteneinnahme und der Symptomatik ist erforderlich.

Exzessive Neostigmin- oder Pyridostigmindosierungen verursachen Schwäche, die *klinisch von der Myasthenie selbst nicht unterschieden werden kann;* Patienten können auch auf die Medikation unempfindlich werden. Wenn sich das Befinden eines Patienten, dem es vorher besser ging, verschlechtert, muß deshalb die Ursache herausgefunden werden. Edrophonium i.v. sollte gegeben werden. Wenn sich die Schwäche des Patienten bessert, war die Erhaltungsdosis nicht angemessen. Wenn die Schwäche sich verstärkt, war entweder die Dosis zu groß oder die Krankheit des Patienten ist refraktär. *Patienten mit respiratorischer Parese, die auf Medikamente nicht ansprechen, müssen auf einer Intensivstation beatmet werden (s. Kap. LUN, 4.).*

Kortikosteroide kann man für eine semichronische Behandlung verwenden; für die myasthenische Krise sind sie weniger geeignet. Prednison 60–70 mg jeden zweiten Tag, mit der üblichen Vorsicht gegeben, führt üblicherweise im Verlauf einiger Monate zur Besserung. Danach sollte die Dosierung auf das notwendige Minimum herabgesetzt werden. Azathioprin 150–200 mg/Tag, ebenfalls mit der nötigen Vorsicht gegeben, hat eine ähnliche Erfolgsrate.

Eine **Thymektomie** ist bei den meisten Patienten mit generalisierter Myasthenie indiziert, weil 80% postoperativ eine Remission zeigen oder jedenfalls eine niedrigere Erhaltungsmedikation benötigen. Wenn ein Thymom vorhanden ist, sollte es operativ entfernt werden, allein schon, um einer weiteren Ausbreitung im Mediastinum entgegenzuwirken. Eine **Plasmapherese** kann für die Operationsvorbereitung (Thymektomie) und bei (respiratorischer) myasthenischer Krise nützlich sein.

Bei einer schweren cholinergen Krise sollten die Atmung unterstützt und Cholinesterasehemmer abgesetzt werden, sowie eine parenterale Ernährung erfolgen. Die Myasthenie kann erhebliche Probleme bereiten bei der genauen Einstellung der Therapie; daher sollten sich selbst nur mäßig schwer Erkrankte am besten in die Hände eines erfahrenen Spezialisten begeben.

Andere Störungen der neuromuskulären Synapse

Zum **Eaton-Lambert-Syndrom,** einer Erkrankung des präsynaptischen Anteils der neuromuskulären Synapse, die sich als verminderte Freisetzung von Acetylcholin äußert, *s. Kap. NEU, 10.*

Botulismus *(s. Kap. MDA, 9.)* beruht ebenfalls auf einer herabgesetzten Acetylcholinfreisetzung aus präsynaptischen neuromuskulären Terminalen und wird durch ein Toxin verursacht, das durch die Sporen von *Clostridium botulinum* gebildet wird; man nimmt an, daß es die terminalen cholinergen Aufzweigungen zerstört. In diesen Fällen sieht man eine leichte Abnahme des Muskel-Summenpotentials bei repetitiver Nervenreizung.

Pharmakologische Blockade der neuromuskulären Übertragung

Cholinergisch wirkende Stoffe und Stoffe, die die Cholinesterase hemmen – darunter Medikamente zur Therapie der Myasthenia gravis, Organophosphat-Insektizide und die meisten Nervengase – unterbrechen die neuromuskuläre Übertragung. Cholinergika bzw. die Produktion von Acetylcholin aktivieren die postsynaptischen Rezeptoren, womit die postsynaptische Membran dauerdepolarisiert wird. Damit kann die Muskelfasermembran keine oder weniger Aktionspotentiale bilden. Es resultieren Miosis, Bronchorrhö und myasthenieartige Muskelschwäche. Aminoglykosid- und Polypeptidantibiotika vermindern die präsynaptische Acetylcholinfreisetzung und darüber hinaus die Empfindlichkeit der postsynaptischen Membran gegenüber Acetylcholin. Daher können diese Antibiotika – insbesondere im Falle hoher Dosierungen bzw. Blutspiegel – bei Patienten mit latentem oder manifestem neuromuskulären Block die Symptome aggravieren. Langzeittherapie mit D-Penicillamin kann ein (reversibles) Syndrom auslösen, das klinisch und elektrophysiologisch der Myasthenia gravis entspricht.

Therapie: Toxisch wirkende Stoffe müssen abgesetzt werden. Patienten mit medikamenteninduzierten oder toxischen Unterbrechungen der neuromuskulären Übertragung sollten, falls notwendig, beatmet und auf eine Intensivstation eingewiesen werden. Atropin 0,4–0,6 mg oral 3×tgl. vermindert die Sekretbildung im Bronchialsystem bei Patienten mit cholinerger Überdosierung bzw. Krise. Patienten mit einer neuromuskulären Intoxikation durch Aminoglykosidantibiotika sollten auf ein anderes Antibiotikum umgesetzt werden.

16. MUSKELDYSTROPHIEN UND ANDERE MYOPATHIEN

(Die maligne Hyperthermie wird in *Kap. PHA, 5., Pharmakogenetik*, besprochen)

Duchenne-Muskeldystrophie

Rezessiv-X-chromsomale Erkrankung, die typischerweise bei Jungen im Alter von 3–7 Jahren beginnt. Sie macht sich als Schwäche der proximalen Muskulatur bemerkbar, die zu watschelnder Gangart mit Zehengang und Lordose, häufigen Stürzen und Schwierigkeiten beim Aufstehen und Treppensteigen führt. Ursache der Duchenne Dystrophie ist eine Mutation am Genort Xp21, die im Ausfall des Genprodukts Dystrophin resultiert. Dieses Protein ist normalerweise Bestandteil des Sarkolemms der Muskelzelle. Der Beckengürtel wird vor dem Schultergürtel erfaßt. Die Serumenzymaktivitäten sind deutlich erhöht, insbesondere diejenige der Kreatinkinase (bis zum 50–100fachen), auch früh im Krankheitsverlauf bzw. schon innerhalb des ersten Lebensjahres, d.h. noch bevor sich Symptome entwickeln. Das Leiden schreitet stetig voran, und die meisten Patienten sind im Alter von 10–12 Jahren an den Rollstuhl gefesselt. Eine kardiale Beteiligung ist üblich: 90% der Erkrankten zeigen Veränderungen im EKG. Eine deutliche Pseudohypertrophie der Wadenmuskulatur beruht auf einer fettigen und fibrösen Infiltration der Muskeln. Der IQ liegt im Mittel eine Standardabweichung unter dem der Normalbevölkerung. Schließlich entstehen Beugekontrakturen und Skoliose, und die meisten Patienten versterben bis zum 20. Lebensjahr.

Becker-Dystrophie. Diese Variante der progressiven Muskeldystrophie ist ebenfalls eine rezessiv-X-chromosomale Erkrankung mit der gleichen Genmutation bei Xp21. Bei diesen Patienten fehlt Dystrophin nicht, sein Molekulargewicht ist jedoch verändert. Der klinische Verlauf ist weniger rasch progredient als bei der Duchenne Krankheit. Nur wenige Patienten sind im Alter von 16 Jahren an den Rollstuhl gebunden und mehr als 90% leben noch mit 20 Jahren. Patienten, bei denen der klinische Verlauf einer X-chromosomalen Muskeldystrophie noch leichter ist, weisen mengenmäßig reduziertes, ansonsten normales Dystrophin auf.

Die **Diagnostik** basiert auf den typischen klinischen Befunden, dem Erkrankungsalter und der Familienanamnese, unterstützt von Elektromyographie, Muskelbiopsie und Dystrophin-Immunoblots. Die Nervenleitgeschwindigkeit liegt im Normbereich. Im EMG findet man, daß myopathisch veränderte Entladungen motorischer Einheiten schon bei verhältnismäßig geringer Kraftentwicklung voll rekrutiert werden; Spontanaktivität fehlt. Die Biopsie zeigt Nekrosen und eine erhöhte Variabilität der Fasergröße. Später ersetzen Bindegewebe und Fett die Muskelfasern. Im Falle der Duchenne Dystrophie ist Dystrophin nicht nachweisbar.

Bei vielen Familien ist es möglich, Merkmalsträger aufzufinden und eine pränatale Diagnostik durchzuführen. Dazu werden konventionelle Verfahren (Stammbaumanalyse, Bestimmung der CK, Geschlechtsbestimmung des Feten) mit den leistungsfähigen modernen Techniken der rekombinanten DNA-Analyse und des Dystrophin-Immunoblottings kombiniert. Die Überweisung an Zentren, die auf diesem Sektor Spezialerfahrung haben, ist empfehlenswert.

Therapie: Es gibt keine spezifische Therapie. Die Patienten sollen zu Übungen ermutigt werden und diese so lange wie möglich durchführen. Bei nur langsam fortschreitenden Fällen kann man u.U. an operative Korrekturen denken. Passive Übungsbehandlung kann bei schwer Betroffenen den Zeitraum, in dem sie noch gehfähig sind, verlängern. Adipositas sollte vermieden werden, da sie zusätzlich belastet; man kann davon ausgehen, daß der Kalorienbedarf (Arbeitsumsatz) herabgesetzt ist. Vereinzelt ist berichtet worden, daß Prednison den funktionellen Rahmen erweitern würde. Kontrollierte Studien werden gerade durchgeführt.

Eine **genetische Beratung** ist angezeigt *(s. Kap. KIN, 23., Genetische Beratung bei Erbkrankheiten).*

Andere Muskeldystrophien

Eine Gruppe hereditärer progredienter Muskelkrankheiten unbekannter Ursache. Die verschiedenen Untergruppen werden in erster Linie nach klinischen Gesichtspunkten unterschieden.

Die **fazioskapulohumerale (Landouzy-Déjerine) Muskeldystrophie** ist *eine autosomaldominant vererbte Form mit Muskelschwäche im Gesichtsbereich und im Schultergürtel,* die üblicherweise zwischen dem 7. und 20. Lebensjahr beginnt. Frühsymptome sind Schwierigkeiten beim Pfeifen, Augenschließen und Anheben der Arme. Bei manchen Blutsverwandten entwickelt sich eine Schwäche auch in den Mm. tibialis anterior und peroneus; trotz eines Fallfußes bleibt die Gehfähigkeit meistens erhalten. Die Lebenserwartung ist normal.

Die **Muskeldystrophie vom Glieder-Gürtel-Typ** betrifft Patienten, die an einer *Muskelschwäche des Beckengürtels* **(pelvifemoraler Typ Leyden-Möbius)** *bzw. Schultergürtels* **(skapulohumeraler Typ Erb)** leiden. Sie ist nosologisch uneinheitlich, oft mit Myopathien und neurogenen Atrophien im Stammbaum vergesellschaftet und macht sich normalerweise erst im Erwachsenenalter bemerkbar.

Mitochrondriale Myopathien werden ausschließlich über die mitochondriale DNA der Mutter vererbt. Manche dieser Myopathien äußern sich lediglich in einer progressiven externen Ophthalmoplegie (okuläre Myopathie oder Muskeldystrophie). Bei anderen entwickeln die Betroffenen auch noch Muskelschwäche im Extremitätenbereich und Multisystemerkrankungen, vorzugsweise von ZNS und Muskulatur. Die Diagnose ergibt sich aus dem Nachweis biochemischer Abnormitäten oder von „zerfetzten" roten Muskelfasern in bioptisch gewonnenen, mit Trichrom gefärbten Muskelgewebeproben. Dieses Erscheinungsbild beruht auf der massenhaften Akkumulation von Mitochondrien. Bei manchen dieser Patienten wurden in letzter Zeit DNA-Fehler beschrieben.

Kongenitale Myopathien werden nach typischen Befunden bei der Muskelbiopsie benannt **(Central Core Disease, zentronukleäre Myopathie, Nemalin-Myopathie).** Die betroffenen Kinder zeigen *leichte, nicht progredient proximale Muskelschwäche und lernen verspätet zu gehen.* Die biochemische Ursache ist unbekannt.

Myotone Myopathien

Eine Gruppe von Krankheitsbildern, die durch abnorm langsame Muskelerschlaffung nach Willkürkontraktionen gekennzeichnet ist; zugrunde liegt ein Defekt der Muskelfasermembran.

Die **myotone Muskeldystrophie (Curschmann-Steinert-Krankheit, Myotonia atrophica, Dystrophia myotonica)** ist eine *autosomal-dominante Erkrankung, die dystrophische Muskelschwäche mit Myotonie kombiniert.* Das für diese Krankheit verantwortliche anomale Gen konnte 19q zugeordnet werden. Die Krankheit tritt in jedem Alter auf und zeigt Unterschiede im Schweregrad. Die Myotonie ist in den Handmuskeln vorherrschend, und häufig besteht eine Ptosis sogar bei leicht betroffenen Individuen. Schwere Fälle zeigen beträchtliche periphere Muskelschwäche in Verbindung mit häufigen Katarakten, Hodenatrophie, frühzeitigem Haarverlust, eingeschnittenen Gesichtszügen, Defekten des kardialen Erregungsleitungssystems und endokrinologischen Störungen, z. B. Diabetes mellitus. Demenz oder geistige Retardierung sind relativ häufig, das 50. Lebensjahr wird in schwer betroffenen Familien selten überlebt.

Die **Myotonia congenita (Thomsen-Krankheit)** ist eine *seltene autosomal-dominante Myotonie, die üblicherweise in der frühen Kindheit beginnt. Die myotonischen Beschwerden sind am ausgeprägtesten in Händen, Beinen und Augenlidern. Muskelschwäche ist meist wenig ausgeprägt.* Die Muskeln können hypertrophieren; das größte Problem stellt jedoch die myotone Muskelsteifigkeit dar.

Die **Diagnose** ergibt sich aus dem typischen körperlichen Erscheinungsbild; aus der Unfähigkeit, nach einer Kontraktion (z. B. Handschluß) die Muskulatur rasch erschlaffen zu lassen (d. h. die Hand zu öffnen); aus dem Nachweis einer langdauernden (myotonen) Kontraktion nach Beklopfen des Muskels (Perkussionsmyotonie). Macht man bei der Elektromyographie die Aktionspotentiale der myotonen Kontraktion im Lautsprecher hörbar, ergibt dies einen „Sturzkampfbomber"-Eindruck. Die Erfassung der Verwandtschaft ist wichtig.

Therapie: Bei der Myotonia congenita kann eine orale Therapie mit Phenytoin (5 mg/kg/Tag), Chininsulfat (300–600 mg 2–3 × tgl.) oder Procainamid (mit niedriger Dosierung beginnend, die man bis auf 4–6 g/Tag erhöht) Muskelsteife und -krämpfe vermindern. Im Falle der myotonen Dystrophie besteht allerdings die Gefahr, daß Chinin und Procainamid die kardiale Erregungsleitungsstörung verschlechtern. Kürzlich wurde angegeben, daß der Ca-Kanalblocker Nifedipin bei Myotonien wirksam war, die auf andere Substanzen nicht angesprochen hatten. Die Muskelschwäche der myotonen Dystrophie ist therapierefraktär; wie bei anderen Muskeldystrophien kann allerdings aktive und passive Übungsbehandlung hilfreich sein.

Glykogenspeicherkrankheiten des Muskels

(s. a. Kap. KIN, 16., Genetische Störungen des Kohlenhydratstoffwechsels)

Seltene, autosomal-rezessiv vererbte Krankheiten, die sich durch abnorme Anhäufung von Glykogen im Skelettmuskel auszeichnen; diese Störung beruht auf spezifischen biochemischen Defekten im Kohlenhydratstoffwechsel.

Diese Erkrankungen können klinisch recht unterschiedlich schwer verlaufen. Die ernstere **Pompe-Krankheit** (Fehlen der α-1,4-Glucosidase, „saure Maltase") ist im ersten Lebensjahr ausgebildet und endet vor dem 2. Lebensjahr tödlich. Glykogen sammelt sich in der Leber, im Skelett- und Herzmuskel sowie im Nervengewebe an. Bei einer leichter verlaufenden Variante zeigen die erwachsenen Patienten eine proximale Muskelschwäche mit Beteiligung der Atemmuskeln, die sich in einer Hypoventilation äußert. Myotone Zeichen kann man mit elektrophysiologischen Methoden nachweisen, nicht aber bei der körperlichen Untersuchung.

Bei vier weiteren Enzymdefekten *(s. Tab. 45. in Kap. KIN, 16.).* sind die klinischen Folgen relativ geringgradig. Nach körperlicher Arbeit entwickeln sich Muskelkrämpfe mit anschließender Myoglobinurie. Die Diagnose wird gestützt durch das Ergebnis des Ischämie-Arbeitstests und bestätigt durch die Bestimmung eines Enzymdefekts. Induktion einer Diurese ist in Phasen mit Myoglobinurie wichtig, um ein Nierenversagen zu vermeiden. Die meisten Patienten lernen, ihre körperlichen Aktivitäten einzuschränken und nach körperlicher Arbeit genügend Füssigkeit aufzunehmen.

Familiäre periodische Lähmung

Eine seltene Gruppe von autosomal-dominanten hereditären Krankheiten unbekannter Ursache, die durch phasenweises Auftreten einer schlaffen Lähmung gekennzeichnet sind. Gleichzeitig sind Muskeldehnungsreflexe nicht auslösbar und der Muskel kontrahiert sich nicht bei elektrischer Reizung. Das Bewußtsein ist intakt. **Hypokaliämische** und **hyperkaliämische Formen der Lähmung** sind beschrieben (die **normokaliämische** Form ist wahrscheinlich mit der hyperkaliämischen identisch).

Symptomatik: Bei der **hypokaliämischen Variante** beginnen die anfallsweisen Lähmungen im Jugendlichenalter. Oft wachen die Patienten morgens mit Muskelschwäche auf, nachdem sie am vorangegangenen Tag schwere körperliche Arbeit geleistet haben. Die Schwäche kann leicht sein und auf bestimmte Muskelgruppen beschränkt bleiben – oder als Lähmung alle vier Extremitäten erfassen. Oropharyngeale Muskeln und die Atemmuskulatur bleiben meistens verschont. Serumkalium und Kaliumausscheidung im Urin sind vermindert. Die Muskelschwäche dauert 24–48 Stunden an. Bei der **hyperkaliämischen Variante (Gamstorp)** beginnen die Attacken häufig in jüngerem Lebensalter; sie sind gewöhnlich häufiger, aber von kürzerer Dauer und weniger schwer. Oft sind sie von myotonen Symptomen begleitet (bei asymptomatischen Familienangehörigen kann ein verzögerter myotoner Lidschlag der einzige Hinweis sein).

Diagnostik: Der beste Fingerzeig ist eine Anamnese mit einem typischen Anfall. Während der Episode ist die Bestimmung des Serumkaliums wichtig. Die Attacken können bei der hypokaliämischen Form durch Glukose und Insulin sowie bei der hyperkaliämischen Variante durch Gabe von Kaliumchlorid provoziert werden. Eine derartige Provokation darf allerdings nur von erfahrenen Ärzten in entsprechend ausgerüsteten Klinikzentren vorgenommen werden, weil mit Atemlähmung und kardialem Leitungsblock gerechnet werden muß. Differentialdiagnostisch müssen persistierende Hypokaliämien anderer Ursache sowie eine Hyperthyreose (insbesondere bei männlichen Orientalen) ausgeschlossen werden.

Therapie: Acetazolamid (250–1000 mg oral pro Tag) kann sowohl hyper- als auch hypokaliämischen Attacken vorbeugen, möglicherweise durch Auslösung einer leichten metabolischen Azidose. Bei hypokaliämischen Lähmungen sollte man Kaliumchlorid oral 2–10 g in einer ungesüßten 10–25%igen wäßrigen Lösung geben.

ERKRANKUNGEN DER NIEREN UND DER ABLEITENDEN HARNWEGE

1. KLINISCHE BEURTEILUNG BEI ERKRANKUNGEN DES UROGENITAL-SYSTEMS (UG-ERKRANKUNGEN)

Die Symptome der UG-Erkrankungen können unspezifisch sein, andererseits sollten eine sorgfältige Anamnese, körperliche Untersuchung und eingehende Laboranalysen eine genaue Diagnose ermöglichen. Eine Familienanamnese renaler Erkrankungen bei Erwachsenen kann Hinweise auf eine polyzystische Erkrankung oder, bei gleichzeitigem Vorhandensein von Ohren- und Augenschäden, auf eine hereditäre Nephropathie geben. Eine Anamnese kürzlich überstandener Infektionen mit Haut-, Atemwegs- und Endokardbeteiligung kann bei der Diagnose möglicher Ursachen einer Glomerulonephritis hilfreich sein. Die spezifische Anamnese von Nierenstörungen, Verletzungen des Harntraktes, Steinerkrankungen oder Operationen des Harnwegssystems ist ebenso wichtig wie eine Vorgeschichte mit Hypertension oder einer systemischen Erkrankung, die die Nieren in Mitleidenschaft ziehen kann (z.B. Diabetes mellitus, LE). In diesem Kapitel sollen die klinischen Zusammenhänge solcher Daten besprochen werden; spezielle Erkrankungen werden in den folgenden Kapiteln behandelt.

Symptomatik

Fieber, Gewichtsverlust und allgemeines Krankheitsgefühl sind häufig. Fieber in Zusammenhang mit Symptomen der Harnwegsinfektion hilft, die Infektion zu lokalisieren. Bei einer einfachen akuten Zystitis handelt es sich um eine afebrile Erkrankung, während die akute Pyelonephritis oder Prostatitis gewöhnlich mit hohem Fieber einhergehen. Gelegentlich tritt auch beim Nierenkarzinom Fieber auf. Gewichtsverlust ist erst im fortgeschrittenen Stadium eines Karzinoms zu erwarten, kann jedoch auch bei Niereninsuffizienz unterschiedlicher Genese auftreten.

Miktionsstörungen

Die meisten Menschen lassen 4–6mal/Tag Wasser, meistens tagsüber. **Häufige Miktion,** ohne Zunahme des Urinvolumens, ist ein Symptom einer verminderten funktionellen Blasenkapazität. Infektion, Fremdkörper, Steine und Tumoren können die Blasenschleimhaut oder darunterliegende Strukturen schädigen und führen zu entzündlicher Infiltration und Ödem. Es folgen eine mäßige Dehnung der Blase und ein Verlust der Blasenelastizität, was Funktionsverlust, Schmerz und Harndrang mit sich bringt. Es tritt auch unfreiwilliger Harnabgang auf, falls keine Möglichkeit zur sofortigen Miktion besteht. Das Miktionsvolumen ist gewöhnlich gering, und der Harndrang wird fast konstant als **Blasentenesmus** wahrgenommen, bis die Reizung aufhört. **Dysurie** *(schmerzhafte Miktion)* läßt auf Irritation oder Entzündung in Blasenhals oder Urethra schließen, meistens als Folge einer bakteriellen Infektion. Bleibende Symptome ohne Infektion erfordern die sorgfältige Untersuchung von Blase und Harnröhre. **Nykturie** *(nächtliche Miktion)* ist ein pathologisches, aber unspezifisches Symptom, das auf das frühe Stadium einer Nierenerkrankung mit Abnahme der Konzentrationsfähigkeit hinweist, jedoch gewöhnlich mit kardialer oder hepatischer Insuffizienz verbunden ist, ohne Anhalt für pathologische Veränderungen der Niere selbst. Nykturie kann auch ohne Krankheit auftreten, so z.B. nach exzessiver Flüssigkeitsaufnahme am späten Abend oder als Harnretention infolge einer Obstruktion des Blasenhalses bei Prostatahypertrophie. **Enuresis** *(Bettnässen)* ist physiologisch während der ersten 2 oder 3 Lebensjahre, wird jedoch zum wachsenden Problem nach diesem Alter. Sie kann durch verzögerte neuromuskuläre Reifung der unteren Harnwege verursacht sein oder auf eine organische Erkrankung hinweisen, z. B. eine Infektion oder distale Harnröhrenenge bei Mädchen (Meatusstenose), Harnröhrenklappen bei Knaben oder eine neurogenen Blase *(s. Kap. NIE, 14., und Kap. KIN, 8., Verhaltensstörungen).*

Verzögerte Miktion, starkes Pressen, dünner kraftloser Harnstrahl und terminales Harnträufeln sind allgemeine Symptome für Obstruktionen distal der Blase. Bei Männern sind diese meistens durch eine prostatische Obstruktion verursacht, weniger häufig durch eine Urethrastriktur. Ähnliche Symptome bei Knaben lassen auf Urethralklappen, kongenitale Urethrastrikturen oder eine Meatusstenose schließen. Bei Frauen weisen die Symptome meistens auf eine Meatusstenose hin.

Inkontinenz *(unwillkürlicher Urinabgang – s. a. Kap. NIE, 14., Harninkontinenz)* tritt bei Blasenekstrophie, Epispadie, vesikovaginalen Fisteln, ektopischen Harnleiteröffnungen, kongenitalen oder erworbenen neurogenen Blasenstörungen (periphere Nervenerkrankung, Schlaganfall, Demenz) sowie bei Verletzungen infolge einer Prostatektomie oder einer Entbindung auf. Bei Frauen ist eine geringe Streßinkontinenz, wie sie beim Husten, Lachen, Laufen oder Heben auftritt, häufig mit einer Zystozele verbunden. Dies ist entweder eine Folge des Lebensalters oder einer Dehnung der Beckenbodenmuskulatur nach einer Entbindung. Der Verlust von Urin aufgrund einer Blasenauslaßenge oder einer atonischen Blase verursacht eine **Überlaufinkontinenz,** wenn der intravesikale Druck den Auslaßwiderstand überschreitet. Bei Überlaufinkontinenz sind immer Restharnmengen nachweisbar.

Pneumaturie *(Auftreten von Gasbläschen im Urin)* ist ein seltenes Symptom und weist auf eine Fistel zwischen Harntrakt und Darm hin. Dies kann als Komplikation bei Divertikulitis, Abszessen, Enterokolitiden, Kolonkarzinomen oder vesikovaginalen Fisteln auftreten. Selten ist eine Pneumaturie auf alleinige Gasbildung durch Bakterien zurückzuführen. **Chylurie** deutet die *Anwesenheit von Lymphe im Urin infolge einer Lymphgefäßruptur,* hauptsächlich nach Verschluß bei Filariasis.

Veränderungen des Harnvolumens

Normalerweise entleeren Erwachsene zwischen 700 und 2000 ml/Tag. Störungen der renalen Konzentrationsfähigkeit können mit vielen Arten von Nierenerkrankungen einhergehen und **Polyurie** *(tgl. Harnvolumen > 2500 ml – s. a. Kap. END, Tab. 4.)* verursachen. **Oligurie** *(< 500 ml/Tag)* kann zur Notfallsituation werden und die Folge verminderter renaler Perfusion (prärenale Faktoren), einer Harnleiter- oder Blasenauslaßenge (postrenale Faktoren) bzw. primären Niereninsuffizienz sein. Fortbestehende **Anurie** *(< 100 ml/Tag)* ist gewöhnlich mit einer Urämie verbunden und zeigt ein akutes Nierenversagen oder das Endstadium einer chronisch progressiven Niereninsuffizienz an. Da Anurie auch auf einer reversiblen Harnwegsobstruktion beruhen kann, muß diese Möglichkeit bei Auftreten einer akuten Anurie sofort ausgeschlossen werden.

Veränderungen des Urins

Der Urin ist klar bei Wasserdiurese oder tiefgelb aufgrund chromogener Substanzen, wie z. B. Urobilin bei maximaler Konzentration. Nach Ausschluß einer Ausscheidung von Farbstoffen, die mit der Nahrung (meistens rot) oder mit Medikamenten (braun, schwarz, blau, grün oder rot) aufgenommen wurden, lassen Farbänderungen des Urins eine Erkrankung vermuten, wie z. B. Hämaturie, Hämoglobinurie, Myoglobinurie, Pyurie, Porphyrie oder ein Melanom. Häufig ist der Urin wolkig getrübt, so daß man geneigt ist, eine Pyurie infolge einer Harnwegsinfektion anzunehmen. Die Trübung wird jedoch meistens durch Präzipitation amorpher Phosphatsalze in alkalischem Urin verursacht. Durch die mikroskopische Untersuchung des Sediments und die chemische Analyse des Urins kann die Ursache gewöhnlich geklärt werden.

Hämaturie *(Blut im Urin)* färbt den Urin rot bis braun, abhängig von der Menge des vorhandenen Blutes und der Azidität des Urins. Eine geringgradige Hämaturie verursacht keine Verfärbung und kann nur durch mikroskopische Untersuchung oder chemische Analyse nachgewiesen werden. Bei Nachweis einer Hämaturie ist das gleichzeitige Fehlen oder Vorhandensein von Schmerzen wichtig. Schmerzlose Hämaturie besteht meistens bei Erkrankungen der Niere, der Blase oder der Prostata. Bei Fehlen von Erythrozytenzylindern (die auf eine Glomerulonephritis hinweisen) kann eine schmerzlose Hämaturie durch einen Blasen- oder Nierentumor verursacht werden. Solche Tumoren bluten meistens intermittierend, so daß auch bei spontanem Sistieren der Blutung auf eine weiterführende Diagnostik nicht verzichtet werden darf. Andere Ursachen für eine asymptomatische Hämaturie können Steine, polyzystische Degeneration, Nierenzysten, Sichelzellanämie, Hydronephrose oder benigne Prostatahyperplasie sein. Wenn Beschwerden, wie Nierenkoliken, mit der Hämaturie einhergehen, ist ein Nieren- oder Ureterstein zu vermuten, obwohl ein Koagel bei Nierenblutung denselben Schmerz verursachen kann. Hämaturie mit Dysurie tritt auch bei Blaseninfektionen oder -steinen auf.

Milchiger Urin kann durch präzipitierte Phosphate im alkalischen Urin entstehen. **Ziegelrote Verfärbung** des Urins beruht meistens auf präzipitierten Uraten in saurem Urin.

Schmerzen *(s.a. Kap. NIE, 15., Nierenkolik)*

Schmerzen aufgrund von Nierenerkrankungen treten gewöhnlich an Flanke oder Rükken zwischen 12. Rippe und Darmbeinkamm, mit gelegentlicher Ausstrahlung ins Epigastrium auf. Die mögliche Ursache liegt in der Dehnung der schmerzempfindlichen Nierenkapsel und kann somit bei allen Erkrankungen, die eine Parenchymschwellung verursachen, auftreten. Dies sind die akute Glomerulonephritis oder die akute Harnleiterobstruktion. Häufig besteht eine deutliche Empfindlichkeit über der Niere im kostovertebralen Winkel von 12. Rippe und LWS. Entzündung oder Dehnung des Nierenbeckens oder des Ureters verursachen Schmerzen in Flanke und Hypochondrium mit Ausstrahlung in die ipsilaterale Fossa iliaca und häufig in den Oberschenkel, die Hoden oder Schamlippen. Der Schmerz ist intermittierend, hört jedoch zwischen den Koliken nicht ganz auf. Die häufigste Ursache für **Blasenschmerzen** ist die bakterielle Zystitis, der Schmerz ist meistens suprapubisch lokalisiert und während des Wasserlassens auch in der distalen Urethra. Akute Harnretention verursacht einen quälenden Schmerz im suprapubischen Bereich, chronische Harnretention aufgrund einer Blasenhalsobstruktion oder neurogenen Blase hat gewöhnlich nur geringe Beschwerden zur Folge.

Prostataerkrankungen sind im allgemeinen schmerzlos, bei Prostatitis hingegen treten geringe Beschwerden oder Druckgefühl im perinealen oder rektalen Bereich auf. Andererseits sind **Hodenschmerzen** infolge eines Traumas oder einer Infektion meistens ausgeprägt und lokalisiert.

Ödem

Ödeme beruhen meistens auf exzessiven Wasser- und Natrium-Einlagerungen im extrazellulären Raum infolge pathologischer renaler Exkretion, können jedoch auch durch kardiale, hepatische oder renale Erkrankungen verursacht sein. Zunächst zeigt sich das Problem nur als Gewichtszunahme, später wird das Ödem offensichtlich. Ein aufgedunsenes Gesicht ist das erste Zeichen eines renalen Ödems, noch bevor Ödeme in abhängigen, tieferen Körperregionen auftreten; dieses Charakteristikum ist jedoch weder zwingend noch spezifisch. Hält die Flüssigkeitsretention an, so sind **Anasarka** *(generalisiertes Ödem)* mit Flüssigkeitstranssudaten (Ergüssen) in Pleura- und Peritonealhöhle die Folge. Meistens tritt gleichzeitig eine schwere Proteinurie auf (nephrotisches Syndrom).

Hämatospermie

Bei weniger als 2% der urologischen Patienten wird ein blutiges Sperma beobachtet. Die meisten Patienen klagen über wiederholte Episoden von Hämatospermie, bei einigen tritt sie nur einmal auf. Gewöhnlich ist sie idiopathisch, kann jedoch auch mit langer sexueller Abstinenz in Zusammenhang stehen, andererseits wiederum auch mit häufigem Koitus, Coitus interruptus oder aber Blutgerinnungsstörungen. Viele Urologen schreiben die Symptome einer Erkrankung der Samenblase infolge einer nicht erkannten Infektion oder eines Blutstaus in den Gefäßen zu. Die Störung ist benigne und selten mit malignen Erkrankungen oder ernsthaften Infektionen verbunden. Es empfiehlt sich jedoch, diese Patienten im Hinblick auf Prostatainfektionen oder Urethrastrikturen zu untersuchen. Da die Ätiologie in den meisten Fällen unbekannt ist, ist die Therapie empirisch. Einige Urologen befürworten eine 5- bis 7tägige Tetracyclin-Behandlung (250 mg 4 × tgl.) mit anschließender vorsichtiger Massage. Liegt keine erkennbare urologische Erkrankung vor, sollten die Patienten beruhigt und darin bestärkt werden, daß es sich weder um ein ernstes noch um ein progressives Leiden handelt.

Unspezifische Symptomatik

Die meisten Patienten mit fortschreitender Dekompensation der Nierenfunktion sind im Frühstadium asymptomatisch. Besteht jedoch keine ausreichende Nierenfunktion mehr (GFR <10% des Normalwertes), so treten **urämische Störungen** unterschiedlichster Organsysteme auf (toxische Stoffwechsellage mit exzessiver Anhäufung von Abbauprodukten des Proteinstoffwechsels im Blut). Gewichtsverlust, Schwäche, Müdigkeit, Dyspnoe, Anorexie, Übelkeit und Erbrechen, Juckreiz, Wachstumsstörungen, Tetanie, periphere Neuropathie, Perikarditis und Konvulsionen sind die häufigsten Symptome. Die meisten können durch Dialyse oder Nierentransplantation und geeignete Ernährung verbessert oder rückgängig gemacht werden.

Hypertension in der Kindheit tritt im allgemeinen nur als Sekundärfolge einer Nierenerkrankung auf (Gefäßverschluß, Glomerulonephritis); fortschreitende Niereninsuffizienz führt bei Kindern und Erwachsenen zu Hypertension. Allerdings sind nur 5% der Hypertension bei Erwachsenen auf renovaskuläre Ursachen zurückzuführen (mit Obstruktion der Hauptnierenarterie oder der Segmentalarterien und nachweisbarer Steigerung der Reninsekretion auf der betroffenen Seite).

Die **Haut** ist blaß und weist auf die bei Nierenerkrankung häufige Anämie hin. Infolge des Pruritus können bei Glomerulonephritis Exkoriationen und Infektionen, wie Karbunkel oder Gewebsentzündungen, vorhanden sein. Gelegentlich führt eine Endokarditis zu Hautläsionen; dadurch erhält man einen Hinweis auf die mögliche Ursache einer Nierenerkrankung.

Die Untersuchung des **Augenfundus** hilft beim Nachweis der Gefäßerkrankung und kann Hämorrhagien, Exsudate und Papillenödem aufzeigen. Bei diesen Patienten findet man häufig eine Stomatitis oder bemerkt im fortgeschrittenen Stadium einen Ammoniakgeruch. Ein Blick in das **Gesicht,** auf den **Bauch** oder die **Extremitäten** läßt Ödeme erkennen. Findet man bei der Palpation eine Vergrößerung der Nieren, der Blase oder der Prostata, so bildet dies einen wichtigen Hinweis für die Diagnose einer Erkrankung im Bereich des Harntrakts.

Diagnostik

Eine hypoproliferative Anämie kann, nach Ausschluß anderer Ursachen (z. B. Neoplasma oder system. Entzündungen), ein Hinweis auf eine Niereninsuffizienz bei einem sonst asymptomatischen Patienten sein. Ebenso kann beim Nierenzellkarzinom oder bei der polyzystischen Degeneration eine Polyzythämie auftreten, jedoch sollten häufigere Ursachen zuerst in Betracht gezogen werden. Serumanalysen sind bei Störungen der Nierenfunktion oft pathologisch, die Veränderungen sind jedoch unspezifisch und können sowohl durch Schwankungen der renalen Durchblutung als auch durch parenchymatöse Nierenerkrankungen entstehen. Hypernatriämie z. B. ist meistens die Folge mangelnder Flüssigkeitszufuhr bei einem *bewußtlosen Patienten,* kann aber auch auf einen exzessiven Flüssigkeitsverlust bei renalem Konzentrationsdefekt infolge einer tubulointerstitiellen Erkrankung (z. B. nephrogenem Diabetes insipidus, hyperkalzämischer oder K-Verlust-Nephropathie) zurückzuführen sein. Das Serumbikarbonat kann bei einer metabolischen Azidose aufgrund einer Nierenerkrankung reduziert sein, wobei jedoch andere Ursachen, wie Laktatazidose oder Ketoazidose, ausgeschlossen werden müssen. Der spezifischste Serumnachweis für die Diagnose einer Nierenfunktionsstörung ist der des Serumkreatinins (s. *Nierenfunktionsprüfungen,* weiter unten).

Urinanalyse

Die Urinanalyse stellt den besten Weg zur Diagnose einer UG-Erkrankung dar. Sie schließt die mikroskopische Untersuchung des Sediments und die qualitative Untersuchung auf Protein, Glukose, Ketonkörper, Blut und Nitrite sowie die Leukozytenesterase-Bestimmung und die Bestimmung des Urin-pH ein. Die Konzentration gelöster Stoffe im Urin sollte entweder refraktometrisch oder osmometrisch gemessen werden (Osmolarität).

Proteinurie *(s.a. Kap. NIE, 5.,* Nephrotisches Syndrom: Kommerziell erhältliche Teststäbchen reagieren bereits auf 5–20 mg/dl Albumin (das bei renalen Erkrankungen am häufigsten ausgeschiedene Protein), sind jedoch weniger zur Testung von Globulin und Mukoproteinen geeignet und können bei Anwesenheit von Bence-Jones-Proteinen (wie sie beim Plasmozytom oder bei verwandten lymphoproliferativen Erkrankungen auftreten) zu falsch-negativen Ergebnissen führen. Elektrophorese, Immunelektrophorese und Radioimmunoassays stehen zur Separierung und Quantifizierung der verschiedenen Urinproteine zur Verfügung.

Die Hauptmechanismen, die zur Proteinurie führen, sind: 1. erhöhte Plasmaspiegel normaler oder pathologischer Proteine (sog. Überfluß-Proteinurie, z.B. Lysozymurie bei myeloischer Monozytenleukämie oder Bence-Jones-Proteinurie beim Plasmozytom), 2. erhöhte Tubuluszellsekretion (Tamm-Horsefall-Proteinurie), 3. verminderte tubuläre Resorption normal filtrierter Proteine und 4. Zunahme der filtrierten Proteine infolge veränderter glomerulokapillärer Permeabilität.

Bei Erwachsenen wird die Proteinurie zunächst meistens als „isoliertes“ Syndrom bei einer Routineuntersuchung entdeckt. Die Patienten sind asymptomatisch und scheinen gesund zu sein. Hinweise auf eine systemische oder renale Erkrankung sind nicht erkennbar. Die tägliche totale Proteinausscheidung liegt gewöhnlich < 1 g (Urinprotein/Kreatinin < 0,1). Es wurden unterschiedliche qualitative Symptome der Proteinurie beschrieben; allerdings korrelieren diese Symptome nicht mit der Langzeitprognose. Es bestehen zwei unterschiedliche Klassifikationsschemata. Das eine basiert auf der Körperhaltung, das andere berücksichtigt die Körperhaltung nicht. Im ersten Fall wird eine Proteinurie als „konstant“ bezeichnet, wenn sie bei mehreren Untersuchungen sowohl im Liegen als auch bei ruhigem Umhergehen auftritt, und als „orthostatisch“, wenn sie nur bei aufrechter Körperhaltung nachweisbar ist. Nach dem zweiten Einteilungsschema ist die Proteinurie **„intermittierend“**, wenn sie kommt und geht, und **„persistierend“**, wenn sie in allen Urinproben nachzuweisen ist. Die Bedeutung einer intermittierenden oder orthostatischen Proteinurie ist nicht genau geklärt. Die meisten Patienten haben eine normale Nierenfunktion, und in etwa 50% der Fälle sistiert die Proteinurie nach einigen Jahren von selbst. Demgegenüber ist das Vorliegen einer konstanten oder persistierenden Proteinurie schwerwiegender. Obwohl der Verlauf beim Fehlen anderer Symptome einer Nierenerkrankung meist beschwerdefrei ist, persistiert die Proteinurie bei den meisten Patienten über mehrere Jahre. Viele bilden pathologische Urinsedimente und entwickeln eine Hypertonie, einige enden in der Niereninsuffizienz. Bei konstanter oder persistierender Proteinurie erleichtern quantitative Messungen der Proteinausscheidung die Diagnose und die Beurteilung des klinischen Verlaufs. Diese Messungen werden ergänzt durch die Bestimmung der Gesamtproteinmenge, die in einer 24-h-Periode ausgeschieden wird. Die Normalausscheidung beträgt < 150 mg/Tag. Man kann auch den Kreatiningehalt einer Urinprobe im Verhältnis zur Menge des enthaltenen Proteins bestimmen. Normalerweise ist das Protein/Kreatinin-Verhältnis < 0,1. Eine schwere Proteinurie (> 2 g/m^2/Tag bzw. Protein/Kreatinin ≥ 2) tritt meistens bei Patienten mit Glomerulopathie auf, die zum nephrotischen Syndrom führt. Bei Erkrankungen, die vorwiegend die tubulointerstitielle Region betreffen (Pyelonephritis, schmerzfreie Nephropathie, benigne Nephrosklerose, Nephropathien bei Hyperkalzämie und K-Verlust), ist die Proteinurie gewöhnlich minimal, intermittierend oder überhaupt nicht vorhanden.

Streßproteinurie kommt manchmal bei Joggern, Marathonläufern und Boxern vor. Gleichzeitig tritt eine Erhöhung der Katecholamine auf; es kann auch eine Hämoglobinurie, Hämaturie oder sogar Myoglobinurie bestehen.

Glukosurie: Die Testung mittels Teststäbchen ist spezifisch und sehr empfindlich. Es können bereits weniger als 100 mg/dl Glukose festgestellt werden. Die häufigste Ursache der

Glukosurie ist eine diabetische Hyperglykämie bei normalem renalem Glukosetransport. Man sollte jedoch, wenn Glukosurie bei normalen Blutglukosekonzentrationen auftritt, eine renale Tubulusstörung in Betracht ziehen.

Ketonurie: Das Reagens der Teststäbchen reagiert wesentlich empfindlicher auf Azetessigsäure als auf Azeton. Es reagiert nicht mit β-Hydroxybuttersäure. In den meisten Fällen ist die Ketonurie unspezifisch auf Azetessigsäure, Azeton und β-Hydroxybuttersäure werden gleichzeitig im Urin ausgeschieden. Infolgedessen ist ein Test, mit dem eine dieser drei Komponenten bestimmt werden kann, zufriedenstellend für die Diagnose der Ketonurie. Die Ketonurie gibt Hinweise auf die möglichen Ursachen einer metabolischen Azidose. Sie kommt vor bei Hunger, unkontrolliertem Diabetes mellitus und gelegentlich bei Äthanolvergiftung und ist nicht spezifisch für eine Erkrankung des Harntrakts.

Hämaturie: Teststäbchen reagieren mit freiem Hb und Myoglobin. Ein positiver Test ohne mikroskopischen Nachweis von Erythrozyten weist auf das Vorhandensein einer Hämoglobin- bzw. Myoglobinurie hin, was bei Patienten mit akutem Nierenversagen einen wichtigen Hinweis auf die Ätiologie gibt.

Nitriturie wird mittels Teststäbchen nachgewiesen, wobei die Umwandlung von Nitrat (aus diätetischen Metaboliten) in Nitrit durch bestimmte Bakterien ausgenützt wird. Bei Anwesenheit von Nitrit verfärbt sich das Teststäbchen rosa. Normalerweise ist kein Nitrit nachweisbar. Bei signifikanter Bakteriurie ist der Test in 80% der Fälle positiv, bei denen der Urin wenigstens 4 h in der Blase inkubiert wurde. Ein positiver Test ist also ein sicheres Zeichen für eine signifikante Bakteriurie. Jedoch sollte ein negativer Test nie dahingehend interpretiert werden, daß keine Bakterien vorhanden sind. Es gibt wenigstens vier Gründe für einen negativen Test bei bestehender Bakteriurie: 1. ungenügende Verweildauer des Urins in der Blase, deshalb keine Umwandlung von Nitrat zu Nitrit, 2. geringe Nitratausscheidung, 3. manche im Urin vorkommende pathogene Keime besitzen keine Enzyme, um Nitrat in Nitrit umzuwandeln, 4. bakterielle Enzyme können Nitrat sofort vollständig zu Stickstoff abbauen.

Die **Leukozyten-Esterase** findet sich in azurophilen oder primär neutrophilen Granula und färbt auf dem Teststreifen blau. Dieser Leukozytentest ist ein Detektor für Bakteriurie; er weist aber auch das Vorliegen einer Infektion an jedem Ort des Organismus nach, wobei die bakteriell bedingte Infektion am häufigsten ist. Falsch negative Testergebnisse können bei hochkonzentriertem Harn, Glukosurie, Urobilinogen, Phenazopyridin, Nitrofurantoin, Rifampicin sowie bei großen Vitamin-C-Mengen im Harn auftreten.

Urin-pH: Das Teststäbchen ist mit verschiedenen Farben versehen, die auf eine pH-Änderung im Bereich von 5–9 mit Farbänderungen reagieren. Obwohl dies ein Routinetest ist, kann man mit seiner Hilfe Erkrankungen der ableitenden Harnwege weder feststellen noch ausschließen. Er ist jedoch oft nützlich für die Bestimmung von Kristallen, die mikroskopisch festgestellt wurden. Die genaue Messung des Urin-pH mit einem pH-Meter ist entscheidend für die Diagnostizierung des distalen Typs einer renalen tubulären Azidose. In diesem Fall kann man bei einem Urin-pH über 5,5 nach Säurebelastung auf die Diagnose schließen. Bei Patienten mit anderen Arten von renalen Erkrankungen kann der pH für gewöhnlich im Normbereich variieren, auch wenn die quantitative Kapazität zur Ausscheidung von titrierbarer Säure und Ammoniak reduziert ist.

Konzentration des Urins: Die Osmolarität (die Gesamtkonzentration der gelösten Stoffe in mOsm/l oder – in SI-Einheiten – mmol/l Urin) wird am besten mittels Osmometer bestimmt. Für die meisten klinischen Erfordernisse reicht jedoch die Messung des spezifischen Gewichts des Urins durch ein Urometer oder die Schätzung des spezifischen Gewichts durch den Refraktionsindex (mittels Refraktometer) oder durch einen speziellen Teststreifen; die letzteren Bestimmungsmethoden sind durch die Korrelation zwischen diesen Bestimmungen und der Harnosmolarität sinnvoll. Obwohl die Korrelation nicht linear ist, ist diese Messung für klinische Erfordernisse ausreichend, außer wenn der Urin große Mengen Glukose oder gelöste Stoffe mit hohem Molekulargewicht enthält, wie z. B. Protein oder organische Jodide (Röntgenkontrastmittel). Im Gegensatz zu Refraktometer oder Urometer benötigt man beim Teststreifen keinen Korrekturfaktor, wenn sich die oben genannten Bestandteile im Urin finden.

Die normale Urinosmolarität schwankt zwischen 50 und 1200 mOsm/l, abhängig vom Titer des zirkulierenden ADH und der Menge der mit dem Urin ausgeschiedenen gelösten Stoffe. Obwohl eine Nierenfunktionsstörung sich schon frühzeitig an einer Verminderung der Urinkonzentrationskapazität ablesen läßt, hilft die Messung der Osmolarität (oder des spez. Gew.) einer beliebigen Urinprobe bei der Diagnose jedoch nur weiter, wenn sie eine Osmolarität von > 700 mOsm/l (ein spez. Gew. von 1020) ergibt, da dann eine signifikante tubulointerstitielle Erkrankung ausgeschlossen werden kann. Osmolaritäten, die darunter liegen, können normal oder pathologisch sein, je nach dem vorherigen Hydrationszustand. Die genaue Anwendung dieses Tests zur Bestimmung der Nierenfunktion wird im Absatz über Nierenfunktionsprüfungen beschrieben.

Die **Routine-Urinanalyse** bei asymptomatischen Patienten ist selten positiv und zieht selten zusätzliche Tests oder Änderungen in der Therapie nach sich. Nur bei Schwangeren liefert sie gute Hinweise auf eine Bakteriurie im Screening. Die konventionelle Antibiotikatherapie einer asymptomatischen Bakteriurie hat sich bezüglich Wirksamkeit nachhaltig verbessert, insbesondere hinsichtlich ernster Folgen für Mutter und Kind. Die Routineuntersuchung des Urins deckt aber immerhin 2% der Patienten mit einer Bakteriurie nicht auf; somit sind quantitative Urinkulturen sofort erforderlich.

Wiederholte Nitrattests der „freien" Morgenurinproben können ein nützlicher und wirtschaftlicher Weg sein, Frauen im weiteren Verlauf ihrer Schwangerschaft nach einer negativen Urinkultur weiter zu kontrollieren.

Untersuchung des Urinsediments: Der normale Urin enthält eine geringe Anzahl von Zellen und anderen geformten Elementen, die von dem gesamten Harnwegssystem abgeschieden werden. Bei Erkrankungen sind diese Zellen vermehrt und können helfen, die Art und Lokalisation der Schädigung festzustellen. Bestimmte Elemente des Urins können separiert und konzentriert werden, indem man den Urin durch ein Membranfilter preßt. Das Filtrat muß, um es unter dem Mikroskop besser sichtbar zu machen, nach speziellen Methoden gefärbt werden. Auf diese Weise erhält man jedoch die Möglichkeit einer permanenten Verlaufskontrolle. Einfacher ist es, 10–15 ml frisch entleerten Urin über 5 min mit geringer Geschwindigkeit (1500 U/min) zu zentrifugieren und den Überstand abzugießen. Der Sedimentrückstand im Zentrifugenröhrchen wird am besten in einem Hämozytometer sichtbar gemacht, es reicht jedoch auch ein normaler Objektträger mit Abdeckglas aus. Mit reduziertem Licht und einem wenig vergrößernden Objektiv werden mehrere Felder nach Zylindern und Zellen abgesucht. Dann wird das Licht verstärkt, um unter stärkerer Vergrößerung Zellen und Zylinder zu identifizieren. Eine semiquantitative Messung dieser geformten Elemente kann mittels einer Hoch- oder Niedrig-Kraftfeld-Zählung (z.B. 10–15 Leukozyten/Hoch-Kraftfeld **[hpf]**) erfolgen.

Eine **Klassifizierung der Urinsedimente** zeigt *Tab. 1.* Der weibliche Urin enthält zusätzlich Zellen aus dem Genitaltrakt. Es ist ungewöhnlich, wenn beim gesunden Mann mehr als je 1 Leukozyt, Erythrozyt oder eine Epithelzelle/hpf (400 ×) vorkommen – z. B. > 1000 Zellen/ml – bzw. bei der gesunden Frau mehr als 4 Leukozyten/hpf. Eine erhöhte Anzahl von Zellen läßt eine Erkrankung des Harntraktes vermuten. Stark vermehrte Erythrozyten wei-

Tab. 1. Urinsediment

Blutzellen	*Zellen aus dem UG-Trakt*	*Fremdzellen*	*Kristalle*
Erythrozyten Leukozyten Plasmazellen	Epithelzellen Nierentubulus Übergangsepithel Plattenepithel Spermien	Bakterien Pilze Parasiten Tumorzellen	Oxalate Phosphate Urate Medikamente

Modifiziert nach W. H. Chapman et al., The Urinary System, S. 236, © W. B. Saunders Co., 1973. Mit freundlicher Genehmigung des Verlages.

sen auf Infektionen, Tumoren, Steine oder Entzündungen in der Niere oder in den ableitenden Harnwegen hin. Wenn jedoch > 75% der Erythrozyten fehlgebildet (dysmorph) sind (mit einer weiten Vielfalt im morphologischen Erscheinungsbild; zudem häufig mit Hb-Verlust) oder wenn das durchschnittliche Erythrozytenvolumen, mit einem automatischen Blutzellmeßgerät bestimmt, < 50 μm^3 beträgt, liegt höchstwahrscheinlich eine renal bedingte Hämaturie vor. Eine nicht renal bedingte Hämaturie ist dann anzunehmen, wenn die dysmorphen Erythrozyten < 17% der gesamten Erythrozyten betragen oder das Durchschnittsvolumen des Erythrozyten > 50 μm^3 beträgt. Exzessive Leukozytenausscheidung spricht für eine Infektion oder eine andere entzündliche Erkankung. Bei Patienten mit entsprechender Symptomatik bedeutet der Befund > 10 Leukozyten/µl einen starken Hinweis auf eine bestehende Bakteriurie. Jedoch ist der Nachweis von Bakterien in der unzentrifugierten frischen Urinprobe im allgemeinen gleichbedeutend mit Urinkulturen von > 10^5 Keimen/ml und läßt eher eine Harnwegsinfektion als eine Kontamination vermuten. Kristalle verschiedener Salze (Oxalat, Phosphat, Urat) oder Medikamente (z.B. Sulfonamide) können auch gefunden werden, wenn deren Konzentrationen und der Urin-pH-Wert die Löslichkeitsgrenzen übersteigen.

Der Nachweis von **Zylindern** *(zylindrisch geformte Mukoproteinklumpen mit Einschlüssen von Zellen, Protein, Fetttröpfchen)* im Urinsediment ist besonders wichtig zur Unterscheidung einer primären Nierenerkrankung von Erkrankungen der unteren Harnwege. Die möglichen Varianten der Zylinder und die Erkrankungen, bei denen sie vorkommen, sind in *Tab. 2.* aufgelistet. **Erythrozytenzylinder sind praktisch pathognomonisch für**

Tab. 2. Urinzylinder

Art	*Beschreibung*	*Bemerkungen*
Einfache Zylinder		
Hyalin	Mukoproteinmatrix aus den Tubuli	Unspezifisch, kommt auch im Normalurin vor, jedoch bei reduziertem Urinvolumen vermehrt
Wächsern	Matrix enthält Serumproteine aus dem distalen Nephron	Bei fortgeschrittenem Nierenversagen
Zylinder mit Einschlüssen		
Erythrozyten	Proteinmatrix mit unterschiedlichen Erythrozytenmengen. Farbe oft rot-orange	Bei der proliferativen Glomerulonephritis (selten, kommt auch bei Rindennekrosen und akuter Tubulusläsion vor)
Epithelzellen	Proteinmatrix mit Tubuluszellen	Bei akuter Tubulusläsion, GN, nephrotischem Syndrom
Leukozyten	Proteinmatrix mit Leukozyten	Bei proliferativer GN u. interstitieller Nephritis
Granula	Tubuläre Proteintröpfchen in hyalinen Zylindern	Bei jeder Art der Nephritis mit tubulärer Schädigung
Fetttröpfchen	Freie Fetttröpfchen oder Tubuluszellen mit Fetttröpfchen in Proteinmatrix	Bei jeder Art der Nephritis, am ausgeprägtesten beim nephrotischen Syndrom und Fabry-Syndrom
Gemischt	Hyalin mit Erythrozyten, Leukozyten und Tubuluszellen	Bei der proliferativen Glomerulonephritis
Sonstige	Bakterien oder Kristalle	Pathognomonisch für die bakterielle Pyelonephritis
Pseudozylinder	Bestehend aus verklumpten Uraten, Leukozyten, Bakterien, Artefakten	Dürfen nicht mit echten Zylindern verwechselt werden

eine Glomerulonephritis (Ausnahmen sind selten). Obwohl **Leukozytenzylinder** eine Pyelonephritis vermuten lassen, beweisen sie lediglich das Vorliegen einer tubulointerstitiellen Entzündung und kommen auch im exsudativen Stadium der Glomerulonephritis vor. Andererseits ist der seltene **bakterielle Zylinder** pathognomonisch für die bakterielle Pyelonephritis. Nierenzellen mit Fetteinschlüssen kommen bei verschiedenen Arten tubulointerstitieller Erkrankungen vor; jedoch sind große Mengen solcher Zellen und Fettzylinder hochverdächtig auf ein nephrotisches Syndrom. Der Nachweis von **wächsernen Zylindern,** die im distalsten Teil des Nephrons gebildet werden, läßt auf eine ausgedehnte, diffuse Nephron-Schädigung mit tubulärer Dilatation der restlichen Nephrone schließen und kommt häufig bei weit fortgeschrittenem Nierenversagen vor. Obwohl die sorgfältige Untersuchung frischen, ungefärbten und vorschriftsmäßig präparierten Urinsediments den Experten alle wichtigen diagnostischen Merkmale erkennen läßt, kann eine Färbung des Sediments die Erkennung bestimmter morphologisch ähnlicher Elemente erleichtern, wie z.B. renale Tubuluszellen und Leukozyten. Spezialfärbungen wie Sudan III geben Aufschluß über das Vorhandensein freier und zellulärer Fettkügelchen. *Tab. 3.* enthält die gebräuchlichsten Vitalfärbungen und ihre Charakteristika.

Tab. 3. Urinsediment-Färbungen

Färbung	*Charakteristika*
Benzidin oder Orthotoluidin	Zur Identifizierung von Hämoglobin; Unterscheidung zwischen Hefe undErythrozyten sowie zwischen Pigmentzylindern und Hb-Zylindern möglich
Gram	Zur Differenzierung von grampositiven (blau) und gramnegativen (rot) Bakterien
Papanicolaou	Zur Identifizierung maligner Zellen, zellulärer Einschlüsse bei Masern und intranukleärer Einschlüsse bei Zytomegalie
Prescott-Brodie	Peroxidasefärbung mit Eosin, färbt Leukozyten blau-grau bis schwarz und andere Zellen rosa-rot
Sternheimer-Malbin	Kristallviolett- und Safranfärbung zur Identifizierung „weißer" Zellen (Zellen mit mobilen Granula oder „Glitzer"-Zellen)
Sudan III	Roter, fettlöslicher Azo-Farbstoff in 70%igem Alkohol, der Fett rosa-rot färbt
Wright	Mischung aus Eosin und Methylenblau zur Differenzierung von Leukozyten

Urinkulturen. Sammeln von Proben *(s.a. Kap. NIE, 8., Infektionen der unteren Harnwege und des männlichen Genitales):* Um Infektionen des Harntraktes zu diagnostizieren, muß der Blasenurin möglichst ohne Fremdkontamination gewonnen werden. Dies kann entweder durch einen Blasenkatheter oder eine suprabubische Blasenpunktion erreicht werden. Jedoch können bei den meisten Patienten auch Proben aus dem Mittelstrahlurin und quantitative Kultivierungsverfahren ausreichende Ergebnisse liefern. Die Interpretation der Urinsedimente oder Urinkulturen muß immer unter Berücksichtigung des aktuellen klinischen Zustands des Patienten geschehen, wie aus *Tab. 4.* zu ersehen ist.

Lokalisierung der Infektion *(s.a. Kap. NIE, 8.):* Eine Bakteriurie kann durch Infektionen in jedem Teil des Harntraktes ebenso wie in bestimmten Abschnitten des Fortpflanzungsapparates verursacht sein. Die meisten Patienten haben aber anscheinend nur eine Blasenbakteriurie ohne Invasion der Bakterien ins Gewebe. Wenn nicht gleichzeitig eine Obstruktion vorliegt, sprechen diese Patienten rasch auf eine entsprechende antimikrobielle Therapie an, so daß die genaue Lokalisation des Infektes sich erübrigt. Bei Patienten mit häufigen Rezidiven hingegen kann die Lokalisation des Infekts zur Klärung der Ursache beitragen und zum Wechsel der Therapie führen.

Tab. 4. Klinische und laborchemische Kriterien zur Diagnose einer Harnwegsinfektion

Kategorie	*Kriterien* *klinisch*	*laborchemisch*
Asymptomatische Bakteriurie	keine Harntrakt-bezogene Symptomatik	> 10^5 Keime/ml in 2 Kulturen aus Mittelstrahlurin im Abstand von 24 Stunden; > 10 Leukozyten/µl
Akuter unkomplizierter Harnwegsinfekt bei Frauen	Dysurie, Harndrang, häufiges Wasserlassen, suprapubische Schmerzen; keine Infektion in den letzten zwei Wochen; kein Fieber oder Flankenschmerz	> 10 Leukozyten/µl; > 10^2 Keime/ml; uropathogene Keime im Mittelstrahlurin
Akute unkomplizierte Pyelonephritis	Fieber, Schüttelfrost; Flankenschmerz bei körperlicher Untersuchung; andere Diagnosen ausgeschlossen; pathologische Veränderungen im Harntrakt weder anamnestisch noch derzeit aktuell zu eruieren	> 10 Leukozyten/µl; > 10^4 Keime/ml; uropathogene Keime im Mittelstrahlurin
Harnwegsinfektion mit Komplikationen	o.g. Symptome in jeder möglichen Kombination; einer oder mehrere Faktoren, die bei einem HWI mit Komplikationen auftreten	> 10 Leukozyten/µl; > 10^5 Keime/ml; uropathogene Keime im Mittelstrahlurin
Rezidivierende Harnwegsinfekte bei Frauen	> 2 mit Kulturen nachgewiesene Schübe einer akuten unkomplizierten Infektion in den letzten 12 Monaten; keine morphologischen und funktionellen Einschränkungen	> 10 Leukozyten/µl; > 10^5 Keime/ml; uropathogene Keime im Mittelstrahlurin

Die Untersuchungsverfahren zur Lokalisierung eines Infektes können in verschiedene Typen unterteilt werden, wie in *Tab. 5.* gezeigt wird. **Ureterkatheterisierung und Blasenspülungen** sind die Standardmethoden zur Differenzierung von Infektionen der unteren und oberen Harnwege. Sie basieren auf der Hypothese, daß die Bakterien, die aus dem Ureter kommen, eine Niereninfektion vermuten lassen. Tatsächlich sind solche Lokalisationsuntersuchungen so lange kein Beweis für eine Niereninfektion, bis Nierengewebe entnommen und untersucht wurde. Die Blasenspülung ist sicherlich die schonendste Methode zur Lokalisierung, da hierbei keine Zystoskopie und keine Ureterkatheterisierung notwendig sind.

Tab. 5. Lokalisationsmethoden für Infektionen der Harnwege

Methoden	*Anmerkungen*
Klinik	Klinische Hinweise auf Pyelonephritis, perinephritischen Abszeß, Zystitis, Prostatitis, Urethritis
Urinanalyse	Bakterienzylinder: pathognomonisch für Pyelonephritis. Leukozytenzylinder weisen auf unspezifische tubulointerstitielle Entzündung hin. Gewebefragmente können eine papilläre Nekrose anzeigen
Kultur	Urin-, Prostataexprimat- oder Samenkulturen; Blasenspülung oder Ureterkatheterisierung zur Differenzierung von Infektionen der oberen und der unteren Harnwege
„antibody-coated"-Bakterien	Anzeichen für den bakteriellen Gewebebefall (Nieren, Prostata)

Zur Lokalisation von Infektionen der unteren Harnwege **beim Mann** werden der entleerte Urin und das Prostataexprimat in Portionen getrennt: Die ersten 5–10 ml entsprechen der Flüssigkeit in der Harnröhre, der Mittelstrahlurin dem Blasenanteil, und die ersten 5–10 ml unmittelbar nach der Prostatamassage dem Prostatasekret.

Nierenfunktionstests

Nierenfunktionstests sind hilfreich für die Beurteilung der Schwere einer Nierenerkrankung und die Verlaufskontrolle. Mit ihrer Hilfe können die Einzelfunktionen des Nephrons, wie z. B. die glomeruläre Filtration, die Durchblutung und der tubuläre Transport, untersucht werden. *Tab. 6.* führt eine Anzahl der gebräuchlichsten Tests auf.

Tab. 6. Nierenfunktionstests

Nephronfunktion	*Spezifische Tests*	*Klinische Tests*
Glomeruläre Filtration	Inulin-Clearance ^{125}J-Jothalamat ^{169}Yb-DTPA ^{51}Cr-EDTA	Kreatinin-Clearance Serumkreatinin Serumharnstoff
Renaler Plasmadurchfluß	PAH-Clearance ^{125}J-Hippuran	
Proximaler Tubulus-transport	T_m Glukose (Reabsorption)	Serumphosphat, Harnstoff, Urinaminosäuren
Distaler Tubulus-transport	Maximale Urin-/Plasmaosmolarität, Ansäuerungskapazität (Urin-pH, titrierbare Säure, NH_4^+)	Maximale Urinosmolarität, Säure- und Bikarbonat-Belastung

DTPA = Diethylentriaminpentoazetsäure; EDTA = Ethylendiamintetraazetsäure; PAH = Paraaminohippurat; T_m = Transportmaximum. Modifiziert nach W. H. Chapman et al., *The Urinary System,* S. 239. © W. B. Saunders Co., 1973. Mit freundlicher Genehmigung des Verlages.

In der klinischen Praxis wird die **GFR** mittels der endogenen Kreatinin-Clearance beurteilt. Der Normalwert für Männer liegt zwischen 140–200 l/Tag (70 ± 14 ml/min/m²) und für Frauen zwischen 120 und 180 l/Tag (60 ± 10 ml/min/m²). Die Serumkonzentration von Kreatinin variiert umgekehrt zur GFR und ist deshalb ein brauchbarer Index für die GFR unter Berücksichtigung von Produktion (bezogen auf Muskelmasse und Alter) und Metabolismus (gesteigert bei Urämie). Die obere Plasmakreatininkonzentration liegt beim Mann mit normaler GFR bei 1,2 mg/dl, bei der Frau bei 1 mg/dl. Für die Berechnung der GFR aus der Plasmakreatininkonzentration besteht folgende Gleichung:

$$C_{\text{Kreat.}} = \frac{(140 - \text{Alter [Jahren]})\ (\text{KG [kg]})}{(72)\ (\text{Serumkreat. [mg/dl]})}$$

Bei Frauen müssen die errechneten Werte mit 0,85 multipliziert werden.

Die **Kreatinin-Clearance** ist nicht geeignet zur Diagnostizierung einer Nierenschädigung im Frühstadium, da die übrigen Glomeruli hypertrophieren und den Funktionsverlust der geschädigten ausgleichen. Erst nach Verlust von 50–75% der normalen glomerulären Filtrationsoberfläche ist eine Abnahme der Kreatinin-Clearance klar zu erkennen. Deshalb kann eine normale Kreatinin-Clearance eine geringfügige renale Erkrankung nicht ausschließen. Aufgrund klinischer Eignung werden **Serumkreatinin**messungen als Index für die Nierenfunktion verwendet. Dies ist möglich, da Kreatininproduktion und -exkretion ohne gleichzeitig bestehende Muskelerkrankung relativ konstant sind. Im Gegensatz zum Serumkreatinin ist der **Blut-Harnstoff-Stickstoff** als einzelner Meßwert für die Nierenfunktion ungeeignet (die Blutkonzentration wird durch Schwankungen in der Urinausscheidung ebenso wie durch die Harnstoffproduktion und den Metabolismus beeinflußt). Das Verhältnis von Blut-Harnstoff-Stickstoff/Kreatinin wird häufig zur Differenzierung von prärenaler, renaler oder postrenaler (obstruktiver) Azotämie verwendet. Ein Verhältnis von > 15 ist pathologisch und läßt eine prärenale oder postrenale Azotämie vermuten. Das Blut-Harnstoff-Stickstoff/Kreatinin-Verhältnis ist auch erhöht bei gesteigerter Harnstoffproduktion infolge Diät, vollständiger parenteraler Ernährung oder Glukokortikoidtherapie, bei einigen Neoplasmen und Antibiotika und bei exzessivem Proteinkatabolismus, wie er bei Infektionen und unkontrolliertem Diabetes mellitus vorkommt. Eine prärenale Azotämie kann häufig hervorgerufen werden durch Schock, Dehydratation und massive GI-Blutung, ferner durch schweres Herz- und Leberversagen sowie durch bilaterale deutliche Nierenarterienstenose. Bei renaler Azotämie ist das Blut-Harnstoff-Stickstoff/Kreatinin-Verhältnis normal. Ein niedriges Verhältnis kommt in der Schwangerschaft, bei Überhydratation, schwerer Lebererkrankung und Mangelernährung vor.

Die Messung des **renalen Plasmaflusses** ist klinisch nicht relevanter als der GFR und zudem schwieriger und kostspieliger. Allerdings sind Tests der **renalen Konzentrationsfähigkeit** einfach und diagnostisch hilfreich. Ein Verlust der Konzentrationsfähigkeit bei adäquater ADH-Stimulation weist auf eine tubulointerstitielle Erkrankung (Ödem, Fibrose, Infiltrat) hin, es sei denn, es liegt ein nephrogener Diabetes insipidus vor. Der Verlust der Konzentrationsfähigkeit ist häufig schon lange vor einer Abnahme der GFR nachzuweisen.

Die **renale Konzentrationsfähigkeit** wird am besten mittels 2 Verfahren getestet: 1. Flüssigkeitsentzug über einen Zeitraum von 12–14 Std. und 2. Reaktion auf exogenes Vasopressin. Nachdem der Patient 12–14 Std. über Nacht keine Flüssigkeit bekam, wird die Osmolarität des ersten Morgenurins und in der Folge nach jeder zweiten Stunde gemessen. Beträgt das spez. Gewicht < 0,001 oder die Osmolaritätsdifferenz < 30 mOsm/l zwischen aufeinanderfolgenden Messungen, wurde die maximale Konzentrationsfähigkeit mittels Flüssigkeitmangel erreicht. Es werden 5 E einer wäßrigen Vasopressinsuspension s.c. gegeben, und nach einer weiteren Stunde wird die Urinosmolarität gemessen. Die Ergebnisse dieser Testung zeigt *Abb. 1*. (Vorsicht: *Bei Patienten mit Nierenversagen kann Flüssigkeitsmangel deletär sein. Die Konzentrationsfähigkeit weicht immer dann von der Norm ab, wenn die GFR signifikant vermindert ist.*) Eine ausbleibende Wirkung nach Flüssigkeitsmangel bzw. nach der Gabe von exogenem Vasopressin läßt einen intrarenalen Konzentrationsdefekt vermuten, der auf eine oder mehrere der folgenden Ursachen zurückzuführen ist: Auf eine **Tubulusfunktionsstörung**, die kongenital sein kann (nephrogener Diabetes insipidus **[DI]** oder Fanconi-Syndrom) oder erworben (osmotische Diurese, bestimmte Diuretika wie Furosemid oder Etacrynsäure, Kaliummangel, Hyperkalzämie). Andererseits kann eine **tubulointerstitielle Erkrankung** in Frage kommen wie bei Sichelzellanämie, toxischer Nephritis, Pyelonephritis, Nephrosklerose oder bei jeder anderen renalen Erkrankung, die schwer genug ist, um eine Azotämie hervorzurufen. Zu weiteren Ergebnissen dieser Tests s. Diabetes inspidus in *Kap. END, 2.*

Zusätzliche Spezialuntersuchungen der renalen Tubulusfunktion erfordern Forschungslaboratorien und sind Patienten mit spezifischen Fragestellungen vorbehalten. Jedoch sind Untersuchungen von Plasmaphosphaten, Harnstoff, Harnaminosäuren und Urin-pH einfach verfügbar und können zum Screening bei speziellen klinischen Problemen eingesetzt werden.

Bildgebende Verfahren

Nuklearmedizinische Verfahren (*s. Kap. SPS, 3.*)

Röntgenuntersuchungen: Durch eine **Abdomenübersichtsaufnahme** (Niere, Ureter, Blase) können Größe und Lage der Nieren festgestellt werden. Da GI- und UG-Erkrankungen häufig gleiche Erscheinungsformen haben, kann die Röntgenaufnahme wichtig für die Differentialdiagnose sein. Die Nierenkontur kann durch Darminhalt, Fehlen der renalen Fettkapsel, ein perirenales Hämatom oder einen Abszeß verschattet sein. In diesen Fällen hilft die Computertomographie. Das Röntgenbild kann auch zum Verdacht einer kongenitalen Nierenaplasie führen. Erscheinen beide Nieren ungewöhnlich groß, so können eine polyzystische

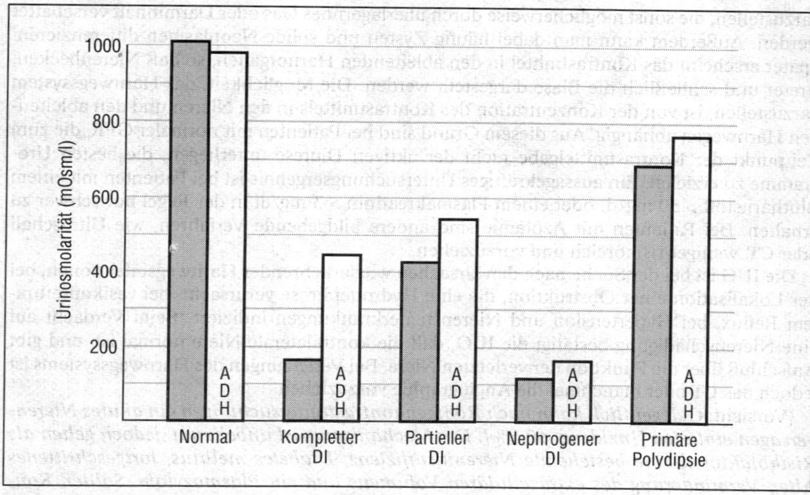

Abb. 1. **Maximale Urinosmolaritäten nach Flüssigkeitsentzug (dunkle Säulen), Urinosmolarität nach Gabe von exogenem Vasopressin (helle Säulen) (DI = Diabetes insipidus).** Angaben aus A. Miller et al., „Recognition of partial defects in antidiuretic hormone secretion", in *Annals of Internal Medicine*, Bd. 73, Nr. 5, S. 721–729. Nov. 1970. Mit freundlicher Genehmigung des American College of Physicians u. d. Autoren.

Nierendegeneration, ein Plasmozytom, ein Lymphom, eine Amyloidose oder eine Hydronephrose vorliegen. Sind beide Nieren klein, muß an das Endstadium einer sklerosierenden Erkrankung wie Glomerulonephritis, tubulointerstitielle Nephritis oder Nephrosklerose gedacht werden. Einseitige Vergrößerung sollte an einen Nierentumor, eine Zyste oder Hydronephrose denken lassen, wogegen eine einseitige kleine Niere für eine kongenitale Hypoplasie, atrophische Pyelonephritis oder postischämische Niere spricht. Normalerweise ist die linke Niere ½ cm länger als die rechte.

In 90% der Fälle liegt die rechte Niere aufgrund der Verdrängung durch die Leber tiefer als die linke. Die Längsachsen der Nieren verlaufen schräg zur Wirbelsäule und parallel zu den Rändern der Psoasmuskulatur. Liegen beide Nieren parallel zur Wirbelsäule, so kann es sich um Hufeisennieren handeln. Ist nur eine Niere disloziert, können ein Tumor oder eine Zyste vorliegen.

Da ein Röntgenfilm zweidimensional ist, ist die definitive Diagnose eines Steines im Harnsystem, außer im Falle eines Ausgußsteines, praktisch unmöglich. Allerdings können verdächtige schattengebende Konkremente im Bereich von Nebenniere, Niere, Ureter, Blase oder Prostata nachgewiesen werden. Schräge und seitliche Aufnahmen sind ebenso wie Röntgenkontrastdarstellungen, Sonographie oder Computertomographie notwendig, um eine Kalzifikation exakt innerhalb dieser Organe zu lokalisieren.

Die **intravenöse Urographie** (**IUG;** allgemein fälschlich als i. v.-Pyelographie, IVP, bezeichnet) dient der Sichtbarmachung von Niere und harnableitendem System. Die Untersuchungen werden mittels i. v.-Infusion eines Trijodbenzoesäurederivates durchgeführt. Das Jodmolekül ist röntgendicht, während das Benzoesäuremolekül schnell durch die Niere filtriert wird. Nach i. v.-Injektion eines Kontrastmittels wird das Medikament innerhalb der ersten 5 min in den renalen Tubuli konzentriert und liefert ein Nephrogramm. Zu diesem Zeitpunkt sollte routinemäßig ein Tomogramm der Niere erstellt werden, um die Nierenkonturen darzustellen, die sonst möglicherweise durch überlagerndes Gas oder Darminhalt verschattet werden. Außerdem kann man dabei häufig Zysten und solide Neoplasmen differenzieren. Später erscheint das Kontrastmittel in den ableitenden Harnorganen, so daß Nierenbecken, Ureter und schließlich die Blase dargestellt werden. Die Möglichkeit, das Harnwegssystem darzustellen, ist von der Konzentration des Kontrastmittels in den Nieren und den ableitenden Harnwegen abhängig. Aus diesem Grund sind bei Patienten mit normaler GFR, die zum Zeitpunkt der Kontrastmittelgabe nicht der aktiven Diurese unterliegen, die besten Urogramme zu erzielen. Ein aussagekräftiges Untersuchungsergebnis ist bei Patienten mit einem Bluthamstoff > 50 mg/dl oder einem Plasmakreatinin > 3 mg/dl in der Regel nur schwer zu erhalten. Bei Patienten mit Azotämie sind andere bildgebende Verfahren, wie Ultraschall oder CT, weniger risikoreich und vorzuziehen.

Die IUG ist bei der Suche nach den Ursachen wiederkehrender Harnwegsinfektionen, bei der Lokalisation einer Obstruktion, die eine Hydronephrose verursacht, bei vesikourethralem Reflux, bei Hypertension und Nierensteinerkrankungen indiziert. Beim Verdacht auf eine Nierenschädigung bestätigt die IUG, daß die kontralaterale Niere normal ist, und gibt Aufschluß über die Funktion der verletzten Niere. Bei Verletzungen des Harnwegssystems ist jedoch das CT oder manchmal die Angiographie vorzuziehen.

(Vorsicht: *Gelegentlich kann nach Röntgenkontrastuntersuchungen ein akutes Nierenversagen eintreten [Inzidenz < 0,5%]. Der Mechanismus ist unbekannt, jedoch gelten als Risikofaktoren eine bestehende Niereninsuffizienz, Diabetes mellitus, fortgeschrittenes Alter, Verminderung des extrazellulären Volumens und ein Plasmozytom. Sollten Kontrastuntersuchungen bei Risikopatienten notwendig werden, so können ein ausreichende Flüssigkeitszufuhr und die Reduzierung der Kontrastmitteldosis diese Gefahr verringern.*)

Beim **retrograden Pyelogramm** wird das Kontrastmittel, das dem bei der IUG ähnelt, mittels Zystoskopie und Ureterkatheter direkt in den Ureter eingebracht. Diese Technik gewährleistet eine intensivere Darstellung des Sammel- und Ausscheidungssystems in den Fällen, in denen ein IUG wegen der schlechten Nierenfunktion zu keinen brauchbaren Ergebnissen geführt hat. Die retrograde Untersuchung ist auch zur Fragestellung des Ausmaßes und der Ursache einer Ureterobstruktion bzw. bei Allergie des Patienten auf i.v. Kontrastmittel indiziert. Die retrograde Pyelographie ist von Nutzen bei der detaillierten Untersuchung des Becken-Kelchsystems, des Ureters und der Blase. Ihre Nachteile sind 1. potentielle Infektion, 2. Distorsion der Kelche durch Überdehnung, 3. Refluxphänomene, die Einzelheiten verschatten, 4. akutes Ureterödem und Obstruktion infolge sekundärer Strikturen und 5. die Notwendigkeit einer Narkose.

Das **Zystogramm** ist Teil eines IUG, kann jedoch infolge schlechter Kontrastdarstellung oder unvollständiger Füllung unbefriedigend ausfallen. In diesem Fall wird die kontrollierte Blasenfüllung mittels Katheter **(retrogrades Zystogramm)** notwendig. Retrograde Zystogramme sind zweckmäßig bei neurogener Blase, Blasenruptur und rezidivierenden Harnwegsinfekten. Ein vesikoureteraler Reflux oder Blasenfisteln können sowohl durch diese Methode als auch durch ein Isotopenszintigramm der Blase nachgewiesen werden. Die männliche Harnröhre kann auch während der Miktion mittels Zystogramm untersucht werden **(Miktions-Urethrozystographie).** Falls ein Urethra-Katheter nicht gelegt werden kann, wird eine retrograde Injektion des Kontrastmittels durchgeführt **(retrograde Urethrozystographie),** um pathologische Veränderungen der Urethra abzugrenzen.

Beim **Ultraschall (US),** einer nichtinvasiven, gefahrlosen Methode, liegt der Vorteil darin, daß die Bildgebung nicht von der Funktion abhängt. Man kann trotzdem einige Informationen über die Organfunktion erhalten, besonders beim Feten, bei dem die Nieren sicher ungefähr ab der 20. Schwangerschaftswoche identifiziert werden können, wobei die Harnproduktion durch wiederholte Bestimmungen des Blasenvolumens gemessen werden kann. Bei Neugeborenen ist die Ultraschalluntersuchung die Methode der Wahl zur Feststellung intraabdomineller Raumforderungen, zum Nachweis von Harninfektionen und beim Verdacht auf

Anomalien des Harnwegssystems. Das Verfahren ist atraumatisch, und die Ergebnisse sind sehr genau.

Die Nieren können eindeutig abgegrenzt werden, und die Reflexmuster des Nierenkelchsystems aus verschiedenen Blickwinkeln ermöglichen eine kritische Untersuchung. Der Ultraschall hat die diagnostischen Möglichkeiten nachhaltig verbessert, so in der Diagnose der polyzystischen Nierenerkrankung, in der Differenzierung von Nierenzysten und Tumoren, in der Erfassung der Hydronephrose und perirenaler Flüssigkeitsansammlungen oder intrarenaler Blutungen, in der Bestimmung von Nierengröße und Parenchymdicke und nicht zuletzt in der optimalen Wahl des Punktionsortes bei perkutaner Nierenbiopsie oder bei der Anlage einer Nierenfistel.

Ultraschall ist die diagnostische Methode der Wahl beim urämischen Patienten, wenn die Aufnahme von Kontrastmittel oder Isotopen herabgesetzt ist. Ultraschall ist eine effektive Methode zur Beurteilung plötzlicher Veränderungen in der Nierengröße nach Nierentransplantation, zur Erkennung von Obstruktion, Lymphozele oder perirenaler Blutung, ferner zur Erkennung retroperitonealer Prozesse, wie etwa Tumoren, Lymphopathien oder Blutungen.

Die gefüllte Blase ist durch US ausreichend gut konturiert. Die Kontur der Blasenwand ändert sich normalerweise mit dem Füllungszustand der Blase. Das Fehlen dieser normalen Konturänderungen, eine Verformung in der Blasentopographie oder eine abnorme Wanddicke geben Hinweise auf pathologische Prozesse im Becken oder in der Blasenwand. Wenn auch Blasentumoren durch US feststellbar sind, so ist hier doch die CT die bessere Nachweismethode.

Die **Computertomographie (CT)** ist teurer als eine Ultraschalluntersuchung und ein IUG, bietet aber spezifische Vorteile. CT-Scans sind besonders nützlich für die Beurteilung der Art und Ausdehnung renaler Gewebsschäden und bei der ätiologischen Abklärung retroperitonealer Raumforderungen, die zu Verdrängungen des Harntraktes führen (z. B. ein vergrößerter abdomineller Lymphknoten). Nierenzysten sind im CT von geringer Dichte. Auch nach i. v.-Gabe von Kontrastmedium erfolgt keine Verstärkung. Vielmehr imponiert die Zyste als Aufhellung gegenüber dem kontrastgebenden Parenchym. Andererseits ist das Nierenkarzinom im allgemeinen von gleicher Dichte wie das normale Nierenparenchym; nach i. v. Gabe eines Kontrastmittels zeigt das Karzinom eine vermehrte Dichte aufgrund der Hypervaskularisierung der betroffenen Region. Die Kontrastmittelintensivierung hilft häufig bei der Darstellung nekrotischer und fetthaltiger Bezirke innerhalb der Raumforderung, was an ein Angiomyolipom denken läßt. Es ist weiterhin oft möglich, mittels CT-Scan das Ausmaß einer extrarenalen Tumorbeteiligung zu bestimmen.

Bei Verdacht auf oder nachgewiesenem Blasenkarzinom stellt das CT nach aufeinanderfolgender Luft- und Kontrastmittelzufuhr in die Blase eine andere Möglichkeit zur Feststellung des Tumorausmaßes dar.

Die **Angiographie** ist die invasivste aller bildgebenden Verfahren an der Niere und nur bestimmten Indikationen vorbehalten. Zu den Techniken, Kontrastmittel zu verabreichen, gehören die retrograde Methode, bei der der Katheter durch eine periphere Arterie (A. femoralis, A. axillaris) bis zur erforderlichen Höhe im Aortenlumen vorgeschoben wird, und die – heute selten angewandte – translumbale Methode, bei der eine perkutane Punktion der Aorta durchgeführt wird. Die retrograde Methode ist die sicherste und einfachste und liefert die besten Arteriogramme. Vielfach wurde die konventionelle Arteriographie durch digitale Subtraktionsverfahren ersetzt, weil diese durch geringere Kontrastmitteldosen und die Verwendung dünnerer Katheter sicherer sind.

Die Angiographie ist die Methode der Wahl zur Untersuchung 1. möglicher Gefäßprozesse, wie etwa eines Aneurysmas, 2. eines nicht eindeutigen CT-Befundes bei raumfordernden Prozessen, 3. bei Tumorembolisation und 4. bei ungenügender CT-Darstellung renaler Venen oder der V. cava inferior. Eine Darstellung des Gefäßverlaufs durch die Arteriographie ist gelegentlich bei großen Tumoren wünschenswert.

Eine Angiographie kann weiterhelfen bei 1. Verdacht auf renale Hypertension, 2. kongenitalen Nierenanomalien bezüglich Struktur, Lage und Gefäßversorgung, 3. anhaltender, einseitiger Nierenblutung bei unauffälligem Ausscheidungsurogramm, 4. schlecht funktionierender Niere bei relativ kurzer Anamnese und normalem retrogradem Pyelogramm bzw. bei technisch nicht durchführbarer retrograder Ureterkatheterisierung, und 5. in Fällen, bei denen eine partielle oder einseitige Nephrektomie erwogen wird, oder bei Nierenspendern, um die genaue Blutversorgung präoperativ festzustellen.

Mögliche Komplikationen sind die Verletzung der kanülierten Gefäße und benachbarter Organe sowie Reaktionen auf das Kontrastmittel und Blutungen.

Venographie: Die Darstellung der V. cava inferior für diagnostische Zwecke wird mittels perkutaner Punktion der V. femoralis erreicht. Die Komplikationen sind gering und bestehen hauptsächlich in der Extravasation von Blut und Kontrastmittel im Bereich der Punktionsstelle. Die Katheterisierung der V. renalis liefert Proben zur Analyse des Reningehaltes im Nierenvenenblut, zur Diagnose einer Nierenvenenthrombose und zur Abschätzung des Ausmaßes eines Nierenmalignoms, wenn US und CT nicht eindeutig sind.

Die **Kernspintomographie (NMR)** ermöglicht zusätzliche Informationen bei renalen Raumforderungen, die durch andere bildgebende Verfahren nicht gewonnen werden können. Die NMR ermöglicht eine direkte Bildwiedergabe in transversalen, koronaren und sagittalen Schichten. Morphologische Daten sind aus der dreidimensionalen Rekonstruktion des Gewebes zu erhalten. Die NMR ist das einzige bildgebende Verfahren, das die Verzeichnung der Rinden-Mark-Grenze vom nachfolgenden Ödem, einem Frühsymptom der Transplantatabstoßung, abgrenzen kann. Solide und zystische Nierenprozesse sind genauso eindeutig wie im CT abgrenzbar, jedoch liefert die NMR Angaben zur Zystenflüssigkeit, wodurch eine Unterscheidung zwischen Blutung oder Infektion möglich wird. Zusätzlich liefert die NMR ausgezeichnete Details zu Gefäßen und perirenalen Strukturen, was die Diagnose einer Thrombose, eines Aneurysmas, einer arteriovenösen Fistel oder einer Tumorausbreitung sichert. Im Becken zeigt die NMR Gewebsschichten, die Samenbläschen können dargestellt und das Ausmaß der Wandinfiltration bei Blasenkarzinom erkannt werden. Die NMR wird durch Atembewegungen und Peristaltik eingeschränkt. Intrarenale Verkalkungen sind weniger gut nachweisbar, weil Verkalkungen wenig freie Protonen besitzen.

Morphologische Untersuchungen

Eine **Nierenbiopsie** wird aus 4 Gründen durchgeführt: 1. Zur histologischen Diagnosefindung, 2. zur Abschätzung der Prognose und einer potentiellen Reversibilität oder Progression des Nierenprozesses, 3. zur Erfolgskontrolle therapeutischer Maßnahmen und 4. zur Bestimmung der Herkunft von Nierenerkrankungen. Die einzige absolute Kontraindikation für eine Biopsie ist eine unkontrollierte Gerinnungsstörung. Eine Solitärniere stellt eine relative Kontraindikation für eine Biopsie dar, wobei das Risiko der Biopsie und und die Notwendigkeit der Information gegeneinander abgewogen werden müssen. Biopsien eines einzelnen funktionierenden Nierentransplantates werden häufig durchgeführt, um verschiedene Formen einer Nephropathie (wie z. B. Abstoßungsreaktionen, Medikamententoxizitäten oder erneutes Auftreten einer Primärerkrankung der Niere) festzustellen. Zustände mit erhöhter Morbiditätsrate nach Biopsie werden als relative Kontraindikationen bezeichnet; hierzu zählen Nierentumoren, große Nierenzysten, Hydronephrose, perinephritische Abszesse, ernsthafter Blut- oder Plasmaverlust, maligner Bluthochdruck und fortgeschrittenes Nierenversagen mit Symptomen der Urämie.

Es gibt zwei Möglichkeiten der Biopsie, die **offene** und die **perkutane**. Die perkutane Methode ist die gebräuchlichste. Die offene, chirurgische, ist selten erforderlich – nur bei Erfolglosigkeit der perkutanen, oder wenn die Biopsie unter Sicht erforderlich ist. Bei der perkutanen Biopsie ist der Patient sediert, und die Niere wird mittels radiographischer oder Ultraschallmethoden sichtbar gemacht. Der Patient befindet sich in Bauchlage, nach Lokalanästhesie der darüberliegenden Haut und Rückenmuskulatur wird die Biopsienadel eingestochen und Gewebe für Licht-, Elektronen- und Immunfluoreszenzmikroskopie entnommen.

Die **Urinzytologie** ist nützlich für das Screening einer möglichen Neoplasie des Harntraktes bei gefährdeten Personen, wie Arbeitern der Farbindustrie oder Patienten mit schmerzloser Hämaturie bei nicht-renalen Ursachen, und zur Kontrolle von Patienten nach Resektion eines Blasentumors. Der Morgenurin und nachfolgende Urinproben werden auf pathologische Zellen hin untersucht. Eine pathologische Zytologie kommt bei 70–85% der Patienten mit bekannter Epithelneoplasie des Harntraktes vor, jedoch können entzündliche Hyperplasien der Harnwege oder Zytostatika (gegen Karzinome außerhalb des Urogenitaltrakts verabreicht) zu falsch-positiven Ergebnissen führen. Bei asymptomatischen Patienten liegt die Inzidenz von Karzinomzellen bei etwa 0,1%. Falsch-negative Untersuchungen kommen häufig bei niederdifferenzierten Neoplasien vor. Die diagnostische Genauigkeit bei Blasentumoren kann durch eine kräftige Blasenspülung mit einer kleinen Menge 0,9%iger NaCl-Lösung (50 ml werden eingespritzt und anschließend wieder durch den Katheter abgesaugt) gesteigert werden. Die Zellen, in der 0,9%igen NaCl-Lösung gesammelt, reichern sich an und können untersucht werden.

Wenn auch derzeit die Erfahrungsberichte nur auf wenige Transplantationszentren beschränkt sind, ist offensichtlich die Harnsedimentzytologie im Therapieregimen von Patienten nach Nierentransplantation hilfreich. In Transplantationszentren mit angeschlossener zytologischer Abteilung korrelieren die Ergebnisse erfreulich gut mit jenen aus der Nierenbiopsie. Während einer Abstoßungsreaktion steigt die Zahl der zu sammelnden Gangzellen, Lymphozyten, Zylinder und mißgestalteten Erythrozyten. Wenn auch eine vermehrte Zahl abgeschilferter Zellen ebenso bei akuter Cyclosporin-Nephrotoxizität zu registrieren ist, wird doch dieser Anstieg primär durch neutrophile Granulozyten oder Zellen aus dem Tubulussystem hervorgerufen.

2. NIERENINSUFFIZIENZ

(s. a. Kap. GYN, 16., unter Nierenerkrankung und Diabetes mellitus und Kap. LEB, 3., unter Nieren- und Elektrolyt-Anomalien)

Akutes Nierenversagen (ANV)

Klinischer Zustand bei rapid fortschreitender Azotämie, mit oder ohne gleichzeitige Oligurie (< 500 ml/Tag).

Ätiologie und Klassifizierung

Die Ursachen für das ANV können in drei diagnostische Kategorien unterteilt werden: **prärenal** (ungenügende renale Perfusion), **postrenal** (Obstruktion) und **intrarenal.** Die *Hauptursachen zeigt Tab. 7.* Prärenale und postrenale Ursachen sind potentiell reversibel, wenn sie frühzeitig diagnostiziert und behandelt werden. Auch einige der Ursachen primärer Nierenstörung, die zu akuter vaskulärer und tubulointerstitieller Nephropathie führen, können behandelt werden, wie die maligne Hypertension, Vaskulitis, bakterielle Infektionen, medikamentöse Nebenwirkungen und metabolische Störungen (z. B. Hyperkalzämie oder Hyperurikämie).

Pathophysiologie

Die **prärenale Azotämie** entsteht aufgrund einer Nierenminderperfusion infolge extrazellulären Volumenmangels, Herz- oder Leberversagens, Sepsis; die Oligurie tritt bei reduzierter GFR und gesteigerter Na- und Wasserresorption auf, die die normale Reaktion auf ein zu geringes zirkulierendes Blutvolumen bilden.

Tab. 7. Hauptursachen für das akute Nierenversagen

Prärenal	*Postrenal*	*Intrarenal*
Flüssigkeits- und Elektrolytmangel Blutungen Septikämie Herzversagen Leberversagen Hitzschlag (Myoglobinurie ± Flüssigkeits- und Elektrolytmangel) Verbrennungen (Flüssigkeits- und Elektrolytmangel + Myoglobinurie + Hämoglobinurie)	Prostatahypertrophie Blasen-, Becken- oder retroperitoneale Tumoren Harnsteine	Akute Tubulusschädigung (Ischämie, Toxine, Röntgenkontrastmittel, Hämoglobinurie, Myoglobinurie) Akute Glomerulonephritis Disseminierte intravaskuläre Koagulopathie mit Rindennekrose Arterielle oder venöse Obstruktion Akute tubulointerstitielle Nephritis (Medikamente, Pyelonephritis, Papillennekrose) Intrarenale Präzipitation (Hyperkalzämie, Urate, Myelomproteine)

Die **intrarenalen Ursachen des ANV** sind multifaktoriell, wobei die häufigsten eine länger andauernde renale Ischämie oder ein Nephrotoxin sind. Experimentell konnte gezeigt werden, daß die Faktoren, die das ANV hervorrufen, und diejenigen, die es aufrechterhalten, differieren können. Wenigstens vier Mechanismen gelten als verantwortlich für die Oligurie: 1. eine deutliche Abnahme des renalen Blutflusses; 2. eine Reduktion der glomerulären Permeabilität; 3. eine tubuläre Obstruktion aufgrund eines zellulären und interstitiellen Ödems und/oder eine Blockade durch Zelldebris und 4. Diffusion des Glomerulusfiltrates durch verletztes Tubulusepithel. Diese Faktoren sind voneinander abhängig, müssen jedoch nicht bei jedem Patienten notwendigerweise alle vorhanden sein; vielmehr variiert die Bedeutung jedes einzelnen von Patient zu Patient und sogar von Zeit zu Zeit bei ein und demselben Patienten. Die Bedeutung dieser unterschiedlichen Faktoren bei der Entstehung des ANV unterstreicht die Unangemessenheit des bisher gebrauchten Terminus der **„akuten tubulären Nekrose"** als Beschreibung der zugrundeliegenden Störung. Die tubulären Läsionen sind variabel, Ödem und Entzündung des interstitiellen Gewebes jedoch immer vorhanden. Wie elektronenmikroskopisch nachgewiesen werden kann, sind die glomerulären Epithelzellen meistens gequollen, während die allgemeine Struktur der Gefäße normal erscheint.

Die **postrenale Azotämie** ist für gewöhnlich mit glomerulärer und tubulärer Dysfunktion verbunden, und die Urinveränderungen gleichen denen von Patienten mit primärer Nierenfunktionsstörung.

Symptomatik und Diagnostik

Spezifische Symptome sind abhängig vom Ausmaß der Nierendysfunktion, der Schwere der Niereninsuffizienz und von ätiologischen Faktoren (s. unter *Chronische Niereninsuffizienz*).

Zunächst liegt der diagnostische Schwerpunkt auf dem Ausschluß sofort reversibler prä- oder postrenaler Faktoren. Extrazellulärer Volumenmangel, Herz- und Leberversagen und Vasodilatation infolge Sepsis können die Hauptfaktoren für die renale Hypoperfusion und prärenale Azotämie sein. Den Beweis liefert die Besserung des ANV nach Beseitigung der zugrundeliegenden hämodynamischen Störung.

Beim Fehlen prärenaler Faktoren sind obstruktive Ursachen auszuschließen. Eine postvesikale Obstruktion ist vermutlich die häufigste Ursache einer plötzlichen Anurie. Die Anamnese mit Miktionsbeschwerden oder Verminderung des Harnstrahles ist besonders wichtig bei Kindern und älteren Männern. Eine vergrößerte Niere oder eine tastbare Blase sind verdächtig. Bei Verdacht auf eine obstruktive Uropathie muß rektal und vaginal untersucht werden *(s. Kap. NIE, 12.)*.

Häufig besteht bei einer renalen Erkrankung keine Anamnese, jedoch lassen Ödem, nephrotisches Syndrom, Anzeichen einer Arteriitis der Haut und Retina eine Glomerulonephritis vermuten *(s. Kap. NIE, 5.)*. Hämoptoe in der Anamnese läßt auf eine Wegenersche Granulomatose oder ein Goodpasture-Syndrom, ein Exanthem auf eine Polyarteriitis oder LE schließen. Medikamenteneinnahme bei einem makulopapulösen oder purpurnen Exanthem weist auf eine Medikamentenallergie und tubulointerstitielle Nephritis hin. Primär gefäßbedingte Ursachen des ANV können ohne Symptome oder Beschwerden ablaufen. Der beidseitige Verschluß der Nierenarterien kann ein Strömungsgeräusch oder Flankenschmerz hervorrufen, ist jedoch meistens asymptomatisch. Bei Kindern führt die beidseitige Thrombose der Nierenvenen zu vergrößerten, empfindlichen Nieren.

Oligurie oder **Anurie** lassen ein ANV bzw. ein terminales Nierenversagen vermuten. Jedoch kann bei ANV auch eine tägliche Urinmenge von 1–2,5 l ausgeschieden werden. Eine Anurie spricht mehr für eine bilaterale Nierenarterienobstruktion, eine obstruktive Nephropathie, eine akute kortikale Nekrose oder eine rasch progressiv verlaufende Glomerulonephritis.

Laborbefunde: Das **Urinsediment** gibt ätiologische Hinweise. Bei einer prärenalen Azotämie ist das Sediment meistens unauffällig. Dies kann ebenso für die obstruktive Uropathie zutreffen, obwohl hierbei weiße und rote Blutzellen ebenso wie Zylinder (granuläre und tubuläre Zellen) häufig sind. Bei primärer Nierenerkrankung enthält das Sediment charakteristischerweise Tubuluszellen, Tubuluszellzylinder und zahlreiche braun-pigmentierte granuläre Zylinder. Eosinophile Zellen im Urin weisen auf eine allergische tubulointerstitielle Nephritis hin, Erythrozytenzylinder auf eine Vaskulitis oder Glomerulonephritis.

Als Tests sollten durchgeführt werden: im Blut die Bestimmung von Na, K, Ca, Harnstickstoff, Kreatinin, Harnsäure und Kreatininkinase sowie Antistreptolysin- und Komplementtiter, antinukleäre Antikörper (ANA); im Harn die Bestimmung von Na und Kreatinin; ferner sollte man Blut- und Urinkulturen anlegen. Darstellungen der Nieren mit bildgebenden Verfahren (Ultraschall und CT) sind sinnvoll, da normale Größe oder Größenzunahme für die Reversibilität des Krankheitsgeschehens, während Schrumpfung für eine chronische Niereninsuffizienz spricht. Die Arteriographie oder Venographie der Nieren ist u. U. dann indiziert, wenn der Verdacht auf Gefäßprozesse aus klinischer Sicht besteht. Die Bedeutung der Kernspintomographie ist in letzterem Fall noch nicht endgültig belegt, kann aber nützlich sein, wenn die Gabe von Röntgenkontrastmitteln für zu gefährlich angesehen wird. Szintigraphische Darstellungen der Nieren sind nur bei Nierenarterienverschluß sinnvoll, da die szintigraphischen Bilder schwer zu interpretieren sind, wenn die Nierenfunktion deutlich eingeschränkt ist. Ist eine Diagnose auch nach den o.g. Untersuchungen nicht eindeutig zu stellen, kann man u. U. eine Nierenbiopsie durchführen.

Ein *fortschreitender täglicher Anstieg des Serumkreatinins ist kennzeichnend für das ANV.* Jedoch erlauben Harn- und Serumanalysen die Verwendung von Indizes bereits im Frühstadium des ANV, was bei der Unterscheidung der Ätiologien hilft *(s. Tab. 8.)*. Obwohl das Verhältnis von Urin-/Plasmaosmolarität, die Urin-Na-Konzentration, das Verhältnis von Urinkreatinin/Serumkreatinin und die fraktionierte Na-Ausscheidung bei den meisten Patienten brauchbare Unterscheidungsmerkmale bilden, ist der beste Index zur Differenzierung der „Index des Nierenversagens“, der < 1 liegt bei prärenaler Azotämie oder akuter Glomerulonephritis und > 2 bei Patienten mit postrenalen oder anderen renalen Ursachen des ANV.

Charakteristische Laborbefunde beim ANV sind die progressive Azotämie, Azidose, Hyperkaliämie und Hyponatriämie. Meistens kommt es täglich zu einem geringen Anstieg des Serumkreatinins (1–2 mg/dl) und des Harnstoff-Stickstoffs (10–15 mg/dl). Ein täglicher Anstieg des Serumkreatinins auf > 2 mg/dl weist darauf hin, daß die Überproduktion von einer Rhabdomyolyse herrührt. Die Azidose ist häufig gering, mit einem CO_2-Gehalt im Plasma zwischen 15 und 20 mmol/l. Die Serumkaliumkonzentration steigt langsam. Allerdings können bei erhöhtem Katabolismus infolge Traumas, Sepsis, Operation oder Steroidgabe oder bei vermehrter Harnstoffbildung nach Aminosäure-Infusionen der Harnstoff-Stickstoff im Serum auf 30 bis 100 mg/dl/Tag und das Serumkalium um 1–2 mÄq/l/Tag steigen. Die Hyponatriämie ist meistens geringfügig (Serum-Na 125–135 mÄq/l) und korreliert mit einem

Tab. 8. Diagnostische Indizes beim akuten Nierenversagen

Index	*Prärenal*	*Postrenal*	*Intrarenal*	*AGN*
U/P osm[1]	> 1,5	1–1,5	1–1,5	1–1,5
Urin-Na mmol/l	< 20	> 40	> 40	< 30
FE_{Na}[2]	< 0,01	> 0,04	> 0,02	< 0,01
Nierenvers. Index[3]	< 1	> 2	> 2	< 1

AGN = akute Glomerulonephritis
[1] = Verhältnis Urin-/Plasmaosmolarität
[2] = fraktionierte Ausscheidung von Na, U/P Na ÷ U/P Kreatinin
[3] = Urin-Na in mÄq/l/Verhältnis Urin- zu Serumkreatinin
Aus: T. R. Miller et al., „Urinary. Diagnostic Indices in Acute Renal Failure", in *Annals of Internal Medicine*, Bd. 89, Nr. 1, S. 47–50, Juli 1978, mit freundlicher Genehmigung des American College of Physicians u. d. Autoren.

Überschuß an Körperflüssigkeit. Hämatologisch zeigt sich das Bild einer normochromen normozytischen Anämie mittleren Schweregrades *(s. Kap. HÄM, 1.)*. Der Hkt liegt gewöhnlich zwischen 25 und 30%.

Bei Verdacht auf eine postrenale Azotämie hilft die Katheterisierung nach Miktion, um eine Blasenhals-Obstruktion zu diagnostizieren. Die Urolithiasis als Ursache einer obstruktiven Azotämie wird für gewöhnlich nicht fehldiagnostiziert, da sie selten stumm verläuft und die gleichzeitige Obstruktion beider Ureteren unwahrscheinlich ist. Eine Abdomenübersichtsaufnahme kann 90% der röntgendichten Steine im Harntrakt nachweisen. Ultraschall und Szintigraphie werden ebenfalls zum Nachweis einer möglichen Obstruktion der oberen Harnwege eingesetzt und können eine retrograde Ureterkatheterisierung unnötig machen. Die intravenöse Urographie ist mit Vorsicht anzuwenden, da sie gelegentlich zur Auslösung bzw. Verschlechterung des ANV führt. Für das ANV aufgrund einer akuten Tubulusstörung sind drei Phasen charakteristisch: prodromal, oligurisch und postoligurisch. Die **Prodromalphase** variiert in ihrer Dauer in Abhängigkeit von den kausalen Faktoren wie z. B. der Menge des aufgenommenen Toxins oder der Dauer und Schwere der bestehenden Hypotension. Während der **oligurischen Phase** variiert die Urinmenge im typischen Fall zwischen 50 und 400 ml/Tag. Eine große Anzahl dieser Patienten wird jedoch nie oligurisch, bei diesen liegt die Mortalitäts- und Morbiditätsrate niedriger, und eine Dialyse wird seltener notwendig. Die durchschnittliche Dauer einer oligurischen Phase beträgt etwa 10–14 Tage, kann aber auch nach 1–2 Tagen beendet sein oder aber 6–8 Wo. dauern. Während dieser Phase steigt das Serumkreatinin typischerweise täglich um 1–2 mg/dl und der Harnstoff-Stickstoff um 10–20 mg/dl. Die Harnstoff-Stickstoff-Serumspiegel können jedoch als frühzeitiger Index für die Nierenfunktion irreführend sein, da erhöhte Werte häufig mit gesteigerten Proteinkatabolismus einhergehen, als Folge von Operationen, Traumen, Verbrennungen, Transfusionsreaktionen und GI- oder inneren Blutungen.

In der **postoligurischen Phase** normalisiert sich die Urinausscheidung allmählich; allerdings bleiben Serumkreatinin- und Harnstoffspiegel noch mehrere Tage erhöht. Die Tubulusfunktionsstörung kann weiterbestehen und manifestiert sich durch Na-Verlust, Vasopressin-areaktive Polyurie *(u. U. massiv)* oder hyperchlorämische metabolische Azidose.

Prognose

Ein Nierenversagen und seine unmittelbaren Folgen (Hyperkaliämie, Urämie, Blutungsdiathese) sind therapierbar. Die Überlebensrate hat sich in den letzten Jahren – abgesehen bei älteren oder ernster erkrankten Patienten – leicht gebessert (ca. 60%). Eine weitere Verbesserung ist dagegen eher unwahrscheinlich durch assoziierte Bedingungen wie Sepsis, Lungenversagen, große Wunden, Verbrennungen, chirurgische Komplikationen und Verbrauchskoagulopathie.

Prophylaxe und Therapie

Das ANV kann häufig durch Aufrechterhaltung einer normalen Flüssigkeitsbilanz, eines normalen Blutvolumens und Blutdruckes während und nach größeren Operationen, durch ausreichende Infundierung zur Aufrechterhaltung eines normalen Plasmavolumens bei Patienten mit schweren Verbrennungen und durch rasche Transfusion bei Blutdruckabfall infolge von Blutungen **verhindert werden.** Ist ein vasopressorisches Medikament erforderlich, so kann Dopamin mit einer Infusionsgeschwindigkeit von 1–10 μg/kg/min die Nierendurchblutung und Urinausscheidung steigern und in manchen Fällen ein ANV verhindern. Bei einer intravaskulären Hämolyse oder Rhabdomyolyse sollte Mannitol oder Furosemid gegeben werden, bis kein Pigment mehr im Urin auftritt. Bei drohendem ANV stellt Furosemid zusammen mit Mannitol oder Dopamin den normalen Urinfluß wieder her oder führt das oligurische in ein nicht-oligurisches ANV über. In anderen Fällen ist eine positive Wirkung dieser Mittel nicht erwiesen, außer wenn sie prophylaktisch bei Risikopatienten (Aortenoperation oder Operation am offenen Herzen) gegeben werden.

Dehydratation bei extrazellulärem Flüssigkeitsmangel sollte bei Patienten, die sich einer Cholezystographie unterziehen müssen, oder bei Patienten mit Niereninsuffizienz, bei denen eine Urographie notwendig ist, vermieden werden, insbesondere auch bei Patienten mit Plasmozytom. Von einer Urographie und einer Angiographie sollte, wenn nur irgendwie möglich, bei Patienten mit einer Niereninsuffizienz wegen der großen Gefahr einer Verschlechterung der Nierenfunktion abgesehen werden.

Eine schwere Hyperurikämie (> 10 mg/dl) sollte vor Röntgenkontrastdarstellungen mit Allopurinol vorbehandelt werden. Bei Patienten mit Neoplasma, die zytolytisch behandelt werden, sollte eine Vorbehandlung mit Allopurinol bei gleichzeitiger Alkalisierung des Urins (Na-Bikarbonat oral und/oder Acetazolamid) eine Vermehrung der Urinausscheidung durch gesteigerte orale oder i.v. Flüssigkeitsaufnahme in Betracht gezogen werden, um eine intrarenale Tubulusblockade durch Urate zu verhindern.

Mit der **Dialyse** *(s. Kap. NIE, 3.)* sollte man sobald als möglich nach gesicherter Diagnose beginnen, da sich der Zustand von Patienten mit fortgeschrittener Azotämie in unvorhersehbarer Weise rasch verschlimmert. Der Einsatz der Dialyse erlaubt eine weniger eingeschränkte Ernährung und verbessert wahrscheinlich die Prognose.

Die konservative Therapie des ANV ohne Dialyse erfordert eine äußerst genaue Limitierung der Aufnahme aller nierenpflichtigen Substanzen (einschließlich Medikamenten wie Digoxin und einige Antibiotika) und ist nur dann indiziert, wenn keine Dialysemöglichkeit besteht, oder der Verlauf des akuten Nierenversagens ist komplikationslos und dauert weniger als 5 Tage. Die Flüssigkeitsaufnahme sollte auf ein Volumen beschränkt werden, das dem Urinvolumen plus meßbarer extrarenaler Verluste und einer zusätzlichen Menge von 500 ml/Tag als Ersatz für nicht meßbare Flüssigkeitsverluste entspricht. Die Flüssigkeitsaufnahme sollte zudem modifiziert werden, um die Na-Konzentration im Serum im physiologischen Bereich zu halten. Die tägliche Gewichtsbestimmung dient zur Kontrolle der Flüssigkeitsaufnahme, da ein Gewichtsverlust bis zu 0,5 kg/Tag bei Patienten zu erwarten ist, die ihr Kalorienminimum nicht zu sich nehmen; jede Gewichtszunahme muß dann als Folge überschüssiger Flüssigkeit angesehen werden. Na- und K-Aufnahme sind untersagt, außer bei vorbestehenden Defiziten oder vorherigen Verlusten über den Magen-Darm-Trakt. Um eine negative Stickstoffbilanz zu vermeiden, wurde die orale oder i.v. Gabe von essentiellen Aminosäuren zusätzlich zur Glukosegabe empfohlen; eine derartige Therapie beinhaltet jedoch das Risiko einer Flüssigkeitsbelastung und der Entstehung einer Hyperosmolarität sowie einer Infektion. Man gibt Al-haltige Antazida, um den Phosphorwert im Serum auf < 5,5 mg/ml zu halten. Mit einem Kationenaustauscher wie Na-Polystyrensulfonat (15 g oral oder rektal 1–4/tgl. als Suspension, gelöst in Wasser oder in Sirup wie z.B. 70% Sorbit) läßt sich der K^+-Wert im Serum bei < 6 mmol/l halten. Ein Dauerkatheter ist selten notwendig und sollte mit extremer Vorsicht angewendet werden und nur dann, wenn der Einsatz unvermeidbar ist. In der postoligurischen Phase ist eine sorgfältige Flüssigkeits- und Elektrolytbilanz unerläßlich, um Störungen des Extrazellulärvolumens, der Osmolarität, des Säure-Basen-Haushaltes und der K-Konzentration zu vermeiden, deren Auswirkungen letal sein können.

Chronische Niereninsuffizienz (CNI)

Resultat aus einer Anzahl pathologischer Prozesse, die zur Entgleisung und Insuffizienz der exkretorischen und regulatorischen Nierenfunktion führen ***(Urämie).***

Ätiologie und Klassifizierung

Die chronische Niereninsuffizienz kann aus jeder längerdauernden renalen Fehlfunktion entstehen. Die funktionellen Auswirkungen der chronischen Niereninsuffizienz können in 3 Stadien unterteilt werden: **verminderte renale Reserve, Niereninsuffizienz (Versagen)** und **Urämie.** Das Konzept der funktionellen Nierenadaptation erklärt die Beobachtung, daß ein Verlust von 75% des Nierengewebes lediglich eine Verminderung der GFR um 50% zur Folge hat. Bei verminderter Nierenfunktionsreserve entsteht ein meßbarer Verlust der Nierenfunktion, jedoch wird die Homöostase auf Kosten einiger hormoneller Anpassungsmechanismen, wie des sekundären Hyperparathyreoidismus, und intrarenalen Veränderungen der glomerulotubulären Bilanz aufrechterhalten. Im Stadium der Niereninsuffizienz entsteht eine geringgradige Retention von Stickstoffverbindungen **(Azotämie),** die sich in erhöhtem Plasma-Harnstoffstickstoff und Kreatinin äußert. Mit zunehmender Nierenfehlfunktion ist das Flüssigkeits- und Elektrolytgleichgewicht gestört, die Azotämie nimmt zu, und systemische Manifestationen **(Urämie)** treten auf. Dies erfolgt meistens bei einer GFR < 6 ml/min/m^2.

Symptomatik

Patienten mit kurzfristig verminderter renaler Funktionsreserve sind asymptomatisch, und eine renale Fehlfunktion kann nur durch sorgfältige Untersuchungen nachgewiesen werden. Ein Patient mit leichter bis mittelschwerer Niereninsuffizienz weist u. U., trotz erhöhten Blut-Harnstoffstickstoffs und -Kreatinins, nur diskrete Symptome auf. In diesem Stadium tritt Nykturie als Folge einer nächtlichen Konzentrationsunfähigkeit der Niere auf. Erschöpfung, Müdigkeit und verminderte geistige Aufnahmefähigkeit sind häufig die ersten Manifestationen der Urämie. **Neuromuskuläre Frühsymptome** sind Muskelzucken, periphere Neuropathien mit sensorischen und motorischen Erscheinungen, Muskelkrämpfe und Konvulsionen (als Folge einer hypertensiven oder Stoffwechsel-bedingten Enzephalopathie). **GI-Manifestationen** (Anorexia, Nausea, Erbrechen, Stomatitis und unangenehmer Geschmack im Mund) sind generell vorhanden. Im fortgeschrittenen Stadium treten GI-Ulzerationen und Blutungen auf. Mangelernährung, die zu einem allgemeinen Gewebezerfall führt, ist eines der Hauptmerkmale der chronischen Urämie. **Kardiovaskuläre Manifestationen:** Bei fortgeschrittener Niereninsuffizienz kommt es meist zum Hochdruck mit einer Hypervolämie und, in Einzelfällen, mit erhöhten Serumangiotensinspiegeln. Hochdruck und renale Retention von Na und Wasser können zum Rechtsherzversagen und/oder zu Ödemen in den unteren Körperpartien führen. Eine Perikarditis, meist bei chronischer Urämie zu sehen, kann sich auch bei einer akuten, potentiell reversiblen Urämie ausbilden. Die **Haut** verfärbt sich gelbbraun, und gelegentlich kristallisiert Harnstoff aus dem Schweiß auf der Haut („urämischer Reif"). Pruritus stellt eine besonders unangenehme Begleiterscheinung der chronischen Urämie bei einigen Patienten dar, die u. U. auf UV-Phototherapie und Lidocain i. v. ansprechen.

Laborbefunde

Charakteristische Erscheinungen sind Stickstoffretention, Azidose und Anämie. Harnstoff und Kreatinin sind erhöht. Plasma-Na-Konzentrationen können normal oder reduziert sein. Die Azidose ist gemäßigt, der CO_2-Gehalt im Plasma liegt zwischen 15 und 20 mmol/l. Hypokalzämie und Hyperphosphatämie kommen regelmäßig vor. Das Serum-K ist normal bzw. nur mäßig erhöht Hyperphosphatämie kommen regelmäßig vor. Das Serum-K ist normal bzw. nur mäßig erhöht (< 6,5 mmol/l). Das Urinvolumen ist häufig relativ konstant (zwischen 1 und 4 l/Tag) und reagiert nicht auf Veränderungen der Flüssigkeitsaufnahme. Die Urinosmolarität liegt meistens bei der des Plasmas (300–320 mOsml/l). Die Befunde der Urinanalyse hängen ab von der Art der zugrundeliegenden Erkrankung, jedoch überwiegen breite (insbesondere wächserne) Zylinder bei fortgeschrittener Niereninsuffizienz jeglicher Genese. Das Blutbild *(s. Kap. HÄM, 1.)* zeigt eine normochrome normozytische Anämie mäßigen Schweregrades. Der Hkt liegt zwischen 20 und 30%, mit Ausnahme beim Patienten mit polyzystischer Nierenerkrankung, der einen Hkt von 35 bis 50% haben kann.

Prognose

Die Prognose hängt von der Art der zugrundeliegenden Störung und den überlagernden Komplikationen ab. Letztere können eine akute, aber therapierbare Reduzierung der Nierenfunktion verursachen. Das Fortschreiten der ursächlichen chronischen Nierenerkrankung ist jedoch im allgemeinen der spezifischen Behandlung gegenüber resistent. Eine geringere Proteinaufnahme mit der Nahrung kann im Frühstadium einer chronischen Niereninsuffizienz eine vermehrte glomeruläre Filtration verhindern und eine renale Dekompensation verlangsamen. Oligurie, progressive Hyperkaliämie und Perikarditis sind häufig Manifestationen eines präterminalen Zustandes. Aber auch in solchen Situationen können Dialyse oder Transplantation die Aussichten deutlich verbessern, wenn nicht gleichzeitig ein weiteres Organsystem schwer geschädigt ist.

Therapie

Faktoren, die eine Niereninsuffizienz hervorrufen oder verschlechtern (Natrium- und Wassermangel, Nephrotoxine, Rechtsherzversagen, Infektionen, Hyperkalzämie, Obstruktion) müssen spezifisch behandelt werden. Wenn die Urämie die Folge einer progressiven therapieresistenten Störung ist, kann die konservative Behandlung oftmals ein würdiges Leben aufrechterhalten, bis die Dialyse bzw. Transplantation erforderlich werden.

Wichtig ist die **äußerst genaue diätetische Führung des Patienten**. Da die Anorexie ein Frühsymptom der Urämie darstellt, ist eine genaue Bilanzierung der Kalorienzufuhr erforderlich. Eine Zunahme der Kalorienzufuhr sollte mit einer Verminderung des **Proteingehalts der Diät** gekoppelt sein *(s. Tab. 9.)*. Der endogene Proteinkatabolismus wird durch ausreichende Kohlenhydrat- und Fettzufuhr, durch die der Energiebedarf gedeckt und einer Ketose vorgebeugt wird, minimal gehalten. Die Zufuhr von 0,6 g/kg einer gemischten Proteindiät ist ausreichend, wenn sie auch zur Abwechslung und besseren Akzeptanz beim Patienten einige minderwertige Proteine enthält. Dem Basisproteinbedarf sollte die täglich im Urin ausgeschiedene Proteinmenge hinzugefügt werden. Dadurch wird die Lebenserwartung zwar nicht verlängert, doch bessern sich viele urämische Symptome (Müdigkeit, Nausea, Erbrechen, Muskelzucken, Verwirrtheit), und die Notwendigkeit der Dialyse oder Transplantation kann für kurze Zeit hinausgeschoben werden.

Hypertriglyzeridämie wird bei der Urämie häufig beobachtet. Da die Reduzierung der Kohlenhydrataufnahme und ein proportionaler Anstieg des Proteins bei der Urämie nicht möglich sind, konnte Gemfibrozil in üblicher Dosierung (600–1200 mg/Tag) erfolgreich eingesetzt werden. Man sollte Clofibrat wegen einer möglichen Toxizität vermeiden. Die diätetischen Beschränkungen bei Urämie-Patienten führen häufig zu einer Verminderung der Vitaminzufuhr; deshalb sollten die Patienten ein Multivitaminpräparat mit wasserlöslichen Vitaminen zu sich nehmen. Es besteht keine nachgewiesene Notwendigkeit für die Gabe der Vitamine A und E.

Die **Flüssigkeitsaufnahme** sollte so groß sein, daß der Patient einerseits keinen Durst hat, andererseits eine Serum-Na-Konzentration von 135–145 mmol/l aufrechterhalten bleibt. Bei Über- oder Unterschreitung dieser Menge kann die Wasseraufnahme die begrenzten Konzentrations- und Dilutionskapazitäten der Niere übersteigen. Die **Na-Aufnahme** sollte nicht eingeschränkt sein, außer bei Ödem oder Hypertension. Die **K-Zufuhr** erfolgt mit der proteinhaltigen Nahrung und Obst, sie erfordert für gewöhnlich keine Regulierung. Gelegentlich ist bei Hypokaliämie aufgrund renaler tubulärer Störungen oder unter massiver Diuretikatherapie eine K-Substitution erforderlich. Außer bei Hyporenin-Hypoaldosteronismus oder bei Therapie mit K-sparenden Diuretika bei schwerer metabolischer Azidose oder K-Belastung (GI-Blutung, exzessive orale Aufnahme) ist eine Hyperkaliämie vor dem End-

Tab. 9. Beispiel der modifizierten Giovannetti-Diät (18–20 g Protein)*

Frühstück	*Mittagessen*	*Abendessen*
½ Tasse Kronsbeerensaft ½ Tasse ungesalzene Reissuppe 2 Scheiben Toast mit geringem Eiweißgehalt 4 Teel. Butter 2 Teel. Honig ¼ Tasse Milch 1 Tasse Tee	1 weichgekochtes Ei ½ Tasse gek. Karotten ½ Tasse Reis 6 Scheiben Gurke auf 1 Salatblatt 2 Scheiben Brot mit geringem Eiweißgehalt 1 Eßl. Traubengelee 2 Kekse	Spezialfruchtteller: 2 Pfirsichhälften 2 Ananasscheiben auf Salat 2 Scheiben Brot mit geringem Eiweißgehalt 4 Teel. Butter 1 Eßl. Traubengelee ½ Tasse Milch
Vormittags	*Nachmittags*	*Spätabends*
2 Scheiben Zwieback 4 Teel. Butter Zimt und 2 Teel. Zucker	6 Stück Karamellen 1 Tasse gez. Limonade	2 Kekse 180 ml 7-Up (Limonade)

Ungefähre Zusammensetzung:

Protein	20 g	Na	62 mmol
Fett	95 g	K	22 mol
Kohlenhydrate	456 g	Kilokalorien	2760

*Diese Diät enthält 18–20 g hochwertiges Protein, vorwiegend in 1 Ei und 180 ml Milch. Minderwertiges Protein (Gemüse, Getreide) kann hinzugefügt werden, um der Diät eine größere Vielfalt zu geben und die tägliche Aufnahme auf 0,6 g/kg zu steigern. Die Kalorienzufuhr sollte so hoch wie möglich sein. Die Mahlzeiten werden salzlos gekocht, die Flüssigkeit wird vor dem Essen abgegossen. (Hochwertiges Protein besitzt einen hohen Anteil essentieller Aminosäuren; wie z. B. solchen Aminosäuren, die zur weiteren endogenen Proteinsynthese notwendig sind. Minderwertigem Protein fehlt ein hoher Anteil von essentiellen Aminosäuren.)

zustand eines Nierenversagens selten. Eine leichte Hyperkaliämie (< 6 mmol/l) kann durch Reduzierung der Proteinaufnahme und Korrektur der metabolischen Azidose behandelt werden. Eine schwere Hyperkaliämie (> 7 mmol/l) stellt eine Indikation für die sofortige Dialyse dar, aber auch Na-Polystyrensulfonat (s. oben unter Therapie des akuten Nierenversagens ohne Dialyse) läßt sich einsetzen, falls nicht sofort eine Dialyse durchgeführt werden kann. Die Wirksamkeit von Kationenaustauschern ist relativ kurz: 30–60 min bei rektaler Anwendung, 1–2 h bei oraler Aufnahme. Die **körperliche Betätigung** muß nicht eingeschränkt werden, da Müdigkeit und Antriebslosigkeit ihr von selbst Grenzen setzen.

Eine **geringgradige Azidose** erfordert keine Therapie. Liegt jedoch das Plasma-CO_2 unter 15 mmol/l, kann eine Alkalitherapie Symptome wie Anorexie, Antriebslosigkeit und Dyspnoe beseitigen. Die Alkalitherapie besteht aus Na-Bikarbonat-Gaben oder Na-Zitrat. Die Dosis wird schrittweise erhöht, bis das CO_2 etwa 20 mmol/l beträgt und die Symptome sich bessern oder bis Anzeichen einer Na-Belastung eine weitere Therapie verhindern.

Eine chronisch verminderte Nierenfunktion ist mit **Abweichungen von der Norm bei Ca, P, Parathormon und beim Vitamin-D-Stoffwechsel** vergesellschaftet. In dem Maß, wie die GFR sinkt, steigt der Parathormonspiegel und fällt die Serumkonzentration von 1,25-Dihydroxyvitamin D_3 (Calcitriol). Diese Veränderungen werden wahrscheinlich durch eine initiale Phosphatretention bei Abnahme der Nierenfunktion und durch einen gleichzeitigen Abfall der Kalziumkonzentration im Serum verursacht. Falls keine Therapie erfolgt, entwickeln sich **Hypokalzämie** und **Hyperphosphatämie,** obwohl sie asymptomatisch bleiben, verbunden mit **Osteodystrophie (Osteitis fibrosa** oder **Osteomalazie).** Die Therapie dieser Störungen beugt meist der Ausbildung einer charakteristischen Knochenerkrankung vor und kann auch das Ausmaß der Abnahme der Nierenfunktion vermindern. Die Erstbehandlung umfaßt die Kontrolle der Hyperphosphatämie mit vorsichtig verringerter Phosphoraufnahme durch die Nahrung bei gleichzeitiger Gabe oraler phosphatbindender Mittel.

Obgleich Aluminiumhydroxid-Gele und Aluminium-Karbonate allgemein Verwendung finden, ist die Gefahr der Aluminiumabsorption und -vergiftung (Enzephalopathie, Osteodystrophie, mikrozytäre Anämie) beträchlich. Die Meinung geht heute mehr und mehr dahin, oral Kalziumkarbonat zu geben (0,5–1,5 g Kalzium mit den Mahlzeiten), um einerseits die Phosphatabsorption aus der Nahrung zu vermindern und andererseits das Kalziumgleichgewicht zu verbessern. Nur wenn die Hyperphosphatämie nicht ausreichend kontrolliert ist oder eine Hyperkalzämie auftritt, sind Aluminiumsalze in niedriger Dosierung in Erwägung zu ziehen.

Wenn die Hyperphosphatämie unter Kontrolle ist, liegt der Kalziumwert meist im Normbereich, erfordert jedoch häufig eine orale Gabe von Calcitriol (0,25–1 μg/Tag), um den Spiegel des Serumkalziums bei 11 mg/100 ml ausreichend hoch zu halten, was die Parathormon-Konzentration erniedrigt und die osteodystrophischen Prozesse saniert.

Der Therapieerfolg wird laufend durch die Bestimmung von Kalzium, Phosphat und alkalischer Phosphatase kontrolliert. Falls eine rasche Alkalitherapie Tetanie hervorruft, kann die Gabe von Kalziumglukonat i. v. erforderlich sein.

Die **Anämie,** die bei der Urämie auftritt *(s. Kap. HÄM, 1.),* spricht langsam auf (gentechnisch hergestelltes) rekombinantes humanes Erythropoetin (wie Epoetin α 50–150 U/kg i. v. oder s. c. 2–3mal tgl.) an. Der Hämatokrit sollte zwischen 30 und 35% liegen. Eine Transfusion sollte man nur bei schwerer Anämie (Hkt < 18%) durchführen, ferner dann, wenn Symptome auftreten, da sich Antikörper reaktiv bilden können, wodurch eine spätere Nierentransplantation erschwert werden könnte. Es muß jedoch auch nach anderen Ursachen der Anämie gesucht und diese müssen gegebenenfalls behandelt werden, insbesondere Eisen-, Folsäure- und Zyanocobalaminmangel. Die Blutungsneigung beim chronischen Nierenversagen läßt sich – zeitlich begrenzt – durch Infusionen von Erythrozytenkonzentraten, Thrombozyten oder Kryopräzipitaten in den Griff bekommen; ferner durch i. v. Gabe von Desmopressin (0,3–0,4 μg/kg [Maximum 20 μg], gelöst in 20 ml isotonischer Kochsalzlösung, über 20–30 min) oder durch konjugierte Östrogene oral (2,5–5 mg/Tag).

Die Wirkungen dieser Therapiemöglichkeiten halten nur 12–48 Stunden an, außer bei den konjugierten Östrogenen, für die eine Verkürzung der Blutungszeit über mehrere Tage nach Beendigung der Behandlung bestehen bleibt.

Rechtsherzversagen, meistens eine Folge der Flüssigkeitsretention durch die Niere, reagiert auf eine Na-Restriktion. Bei vorliegenden Myokardschäden kann Digitalis notwendig sein. Es ist jedoch darauf zu achten, daß das Verteilungsvolumen und die Exkretionsrate von Digoxin beim Nierenversagen eingeschränkt sind. Diuretika wie Furosemid und Bumetanid sind auch bei deutlich reduzierter Nierenfunktion meistens wirksam. **Mittelgradige oder schwere Hypertension** sollte durch vorsichtige Senkung des Blutdruckes behandelt werden, um deletäre Effekte einer lange bestehenden Hypertension auf die Niere zu vermeiden. Patienten, die nicht auf eine mäßige Reduzierung der Na-Aufnahme (100 mmol/Tag) reagieren, benötigen eine weitere Na-restriktive und diuretische Therapie (Furosemid oder Bumetanid). *Hydrochlorothiazid- oder* Metolazon-Gaben können die hochdosierte Furosemid- oder Bumetanidtherapie ergänzen, falls Hypertension oder Ödem nicht zurückgehen. Sollte die vorsichtige Senkung des Extrazellulärvolumens den Bluthochdruck nicht beeinflussen, werden konventionelle Antihypertensiva gegeben. Bei einer derartigen Therapie kann es zu einer Zunahme der Azotämie kommen, aber dies ist für kurze Zeit sogar dann zu akzeptieren, wenn eine zeitliche limitierte Dialyse erforderlich wird, um einen positiven Langzeiteffekt hinsichtlich Herz- und Nierenfunktion zu erreichen.

Wenn die Grenzen der konventionellen Therapie erreicht sind, sollen eine Langzeitdialyse oder eine Transplantation *(s. Kap. IMM, 4.)* in Betracht gezogen werden. Gelegentlich schreitet die periphere Neuropathie fort und führt trotz häufiger Dialyse zu weiterer Schwächung. Müdigkeit und Abgeschlagenheit können in den Tagen nach jeder Dialyse Probleme darstellen.

3. DIALYSE UND FILTRATIONS-VERFAHREN

Beim Nierenversagen jedweder Genese gibt es mehrere physiologische Störungen. Das homöostatische Gleichgewicht von Wasser, Mineralien (Na, K, Cl, Ca, P, Mg, SO_4) und die Ausscheidung der pro Tag aus dem Stoffwechsel anfallenden gebundenen Wasserstoffionen sind nicht länger möglich. Die toxischen Endprodukte des Harnstoffmetabolismus (Harnstoff, Kreatinin, Harnsäure u.a.) sammeln sich in Blut und Gewebe an. Schließlich können die Nieren nicht länger ihre Funktion als endokrines Organ in der Produktion von Erythropoetin und 1,25-Dihydroxycholecalciferol (Calcitriol) wahrnehmen.

Die **Dialyse (Hämodialyse und Peritonealdialyse)** *ist ein Vorgang der Separierung von Stoffen in einer Lösung mittels Diffusion durch eine semipermeable Membran.* Stofftransport mittels Diffusion ist vom Transport entlang eines Konzentrationsgradienten abhängig. **Hämofiltration** unterscheidet sich von Dialyse dadurch, daß der Stofftransport – schneller als bei der Dialyse – *konvektiv mittels Ultrafiltration durch eine Membran geschieht.* Der konvektive Transport gelöster Stoffe hängt davon ab, wie schnell gelöste Substanzen in der Lösungsflüssigkeit durch die Filtermembran gelangen können. Dialyse und Filtrationsverfahren können einige Störungen beim Nierenversagen, jedoch nicht die Störungen des endokrinen Systems beherrschen. Flüssigkeit und gelöstes NaCl im Überschuß können durch Ultrafiltration beseitigt werden: hydraulisch bei Hämolyse und Hämofiltration, osmotisch mittels peritonealer Dialyse. Das homöostatische Gleichgewicht der Mineralien (K, P, Mg, SO_4) und die Beseitigung der toxischen Endprodukte des Harnstoff-Stoffwechsels können durch Diffusion oder konvektiven Transport erreicht werden. Die Korrektur der metabolischen Azidose geschieht durch den zusätzlichen Transport von Bikarbonat oder Bikarbonat-Vorstufen (Azetat, Laktat) bei Dialyseverfahren und durch Infusion derselben Stoffe bei der Hämofiltration.

Indikationen

Die Hauptindikationen für Dialyse und Filtrationsverfahren bei **akutem** oder **chronischem** Nierenversagen **(ANV** oder **CNI)** sind ähnlich und können gemeinsam behandelt werden: urämische Enzephalopathie, Perikarditis, nicht beherrschbare metabolische Azidose, Rechtsherzinsuffizienz und lebensbedrohliche Hyperkaliämie. Viele Kliniker ziehen es jedoch vor, das Verfahren bereits in der oligurischen Phase des ANV einzusetzen, noch bevor die polyurische Phase beginnt, bis ein spontaner Abfall beim Harnstoff und Kreatinin eintritt. Der therapeutische Einsatz bei der chronischen Niereninsuffizienz ist nur empirisch und variiert. Einige Kliniker beginnen die Dialyse, wenn die Restkreatinin-Clearance Werte zwischen 5 und 10 ml/min erreicht; andere wiederum erst dann, wenn die Patienten im normalen Tagesablauf nicht mehr leistungsfähig sind. Andere gewichtige Stimmen empfehlen bei Patienten ohne Nierenfunktion, mittels Dialyse oder Filtrationsverfahren eine Harnstoffclearance im Bereich von 1 bis 1,5 l pro Woche und Kilogramm zu erreichen. Andere wieder beginnen willkürlich mit einer vierstündigen Hämodialyse dreimal pro Woche (oder einer kontinuierlichen ambulanten Peritonealdialyse **[CAPD]** mit 56 l pro Woche), wobei sie die Häufigkeit und die Dauer der Therapie von der Serumharnstoffkonzentration < 80 mg/dl vor der Dialyse abhängig machen. Wiederum andere sagen mit einem sogenannten kinetischen Modell exakt voraus, welche Dauer und Häufigkeit des Verfahrens notwendig sind, um diese Serumharnstoffkonzentration zu erreichen. Dies berücksichtigt den altersabhängigen Harnstoffwert beim Patienten, die Restnierenfunktion, die Ernährung und die zu erwartende Clearance beim Verfahren. Oft wird das im Verhältnis $K \cdot t/V$ ausgedrückt, wobei K die Harnstoff-Clearance des Dialysegeräts, t die Dauer der Hämodialysebehandlung und V das Verteilungsvolumen des Harnstoffs angibt.

Die Definitionen für eine angemessene Entgiftung beim Nierenversagen unterscheiden sich, aber allgemein ist ein Behandlungsverfahren als angemessen anerkannt, das es dem Patienten erlaubt, wieder arbeitsfähig zu sein, eine vernünftige Diät einzuhalten, sein Blutbild zu verbessern und einen normalen Blutdruck zu halten sowie den Fortschritt einer urämischen Neuropathie zu verhindern. Die Dialyse sollte einzig als Therapie bei der chronischen Niereninsuffizienz und als Unterstützungsmaßnahme bei der Nierentransplantation angewandt werden.

Patienten mit **kompensierter chronischer Niereninsuffizienz** brauchen u. U. keine Dialyse. Falls jedoch zusätzlich eine Erkrankung wie Gastroenteritis, dekompensierte Herzinsuffizienz, Sepsis oder Laktatazidose zu einer akuten metabolischen oder zirkulatorischen Dekompensation führt, kann sich die Situation des Patienten plötzlich verschlechtern. Eine dekompensierte Herzinsuffizienz bei diesen Patienten kann z. B. schlecht zu korrigieren sein, da die Ansprechbarkeit auf Diuretika verringert ist. Gleichfalls tolerieren sie u. U. die Na-Menge nicht, die bei der Korrektur einer metabolischen Azidose mit Na-Bikarbonat gegeben werden sollte. Die Dialyse reguliert die metabolische Azidose aufgrund der Ultrafiltration, ohne das extrazelluläre Volumen zu steigern.

Die **akute Arzneimittelintoxikation** kann von vielen Patienten überlebt werden, falls rasch eine angemessene Unterstützung der Herz-Lungen-Funktion eingeleitet wird. Die Dialyse kann jedenfalls bei der Behandlung vieler spezifischer Arzneimittel-Intoxikationen sehr erfolgreich eingesetzt werden *(s. Kap. TOX, 1.)*.

Die Entscheidung, einen Patienten zu dialysieren, hängt vom klinischen Bild und von den biochemischen Vorgängen, die bei einer Vergiftung ablaufen, ab. Dazu gehören z. B. die Tiefe des Komas, ob eine nahezu letale Dosis aufgenommen wurde, eine eventuell bestehende Ausscheidungsstörung, die eine Selbstentgiftung beeinträchtigen würde, sowie die Frage, ob das Gift möglicherweise in eine noch toxischere Form metabolisiert wird (z. B. Oxidation von Äthylenglykol zu Oxalsäure), sowie die Beziehung zwischen Toxizität und Blutkonzentration und die Risiken einer lange dauernden Bewußtlosigkeit. Weiterhin muß das Risiko einer eventuellen Beeinträchtigung der Unterstützung der Atmung während der Überführung des Patienten in eine Klinik mit künstlicher Niere in Betracht gezogen werden.

Peritonealdialyse

(Peritoneallavage)

Das Peritoneum besteht aus einem viszeralen und parietalen Blatt, hat eine Oberfläche, die in etwa der Körperoberfläche (1–2 qm bei Erwachsenen) entspricht, und ist permeabel für gelöste Stoffe bis zum Molekulargewicht von 30 000 Dalton. Der gesamte Blutfluß in den Eingeweiden beträgt 1200 ml/min in Ruhe, aber nur ein ganz geringer Teil dieses Blutflusses (70 ml/min) steht in Kontakt mit dem Peritoneum. Die peritoneale Dialyse wird durchgeführt, indem man Flüssigkeit, wie bei Ebbe und Flut, in den peritonealen Spaltraum einbringt und diese abwechselnd entfernt und wieder einbringt. Die Konzentrationen gelöster Stoffe im peritonealen Dialysat kommen nur langsam ins Gleichgewicht. Die Clearance kleiner Moleküle ist eine Funktion der Flußrate des Dialysats und der Kontaktzeit. Da größere Moleküle niemals einen Gleichgewichtszustand erreichen, ist deren Clearance vornehmlich eine Funktion der peritonealen Kontaktzeit.

Technik

Katheter aus weichem Silikonmaterial (oder porösem Polyurethan) sind sowohl bei der akuten als auch bei der chronischen peritonealen Dialyse vorzuziehen; sie haben gute Fließeigenschaften und bieten nur geringe Gefahr, Eingeweide zu perforieren. Diese Katheter können im OP unter Sicht direkt implantiert oder am Krankenbett mittels eines speziell geformten Trokars oder unter Sicht mit Hilfe eines speziellen Laparoskops eingeführt werden und sollten mindestens 200 ml/min Dialysat einführen oder abziehen können. Die meisten dieser Katheter werden mit einem Gewebehals aus Polyester angeboten, was ein Einsprossen von Gewebe an der Haut und/oder an der präperitonealen Faszie ermöglicht, wodurch ein wasserdichter, bakterienundurchlässiger Verschluß erreicht wird und zudem der Entwicklung eines Bakterienrasens entlang des Katheters vorgebeugt wird. Durch die Möglichkeit, das System nach Implantation 10–14 Tage früher in der ambulanten Langzeitperitonealdialyse einzusetzen, verbessert sich die Heilung und reduziert sich die Häufigkeit eines Dialysatlecks im Bereich des Katheters. Die Ergebnisse der Nationalen Registrierungsbehörde bestätigen die bessere Haltbarkeit der „Double-cuff"-Katheter im Vergleich zu den „Single-cuff"-Kathetern.

Eine Vielzahl von Vorschriften und Ausführungen sind gebräuchlich. Die einfachste Technik ist die **manuelle intermittierende Peritonealdialyse (IPD),** bei der eine Infusion vom Y-Typ und eine Drainage-Set benötigt werden. Für Erwachsene werden 1,5–3-Liter-Flaschen (für Kinder 30–45 ml/kg) oder Beutel des Dialysats auf 37 Grad Celsius unter trockener Hitze erwärmt, schnell (innerhalb von 10 min) in die Peritonealhöhle infundiert, für 10 min belassen und dann schnell (innerhalb von 10 min) wieder abgezogen. Diese rasche Austauschtechnik erlaubt die höchstmögliche Clearance gelöster Stoffe und wird hauptsächlich bei der Behandlung der akuten Urämie angewendet. Die Behandlungsdauer erstreckt sich in Abhängigkeit der Erfordernisse des Patienten über 12 bis 48 Stunden. **Automatisierte Dialysesysteme** bei der **IPD** wurden entwickelt, um diese Austauschvorgänge ohne eine dauernde Überwachung durch das Pflegepersonal zu ermöglichen. Viele Patienten beginnen mit der automatisierten Dialyse, wenn sie zu Bett gehen, und können somit die Behandlung, während sie schlafen, durchführen. Die Behandlungen erfolgen drei bis sieben Nächte pro Woche. Die **kontinuierliche ambulante Peritonealdialyse (CAPD)** ist eine manuelle Peritonealdialyse mit extrem kurzen Verweilzeiten. Bei einem erwachsenen Normalpatienten befinden sich zwischen 1,5 und 3 l (bei Kindern 30–45 ml/kg) Dialysat dauernd in der Peritonealhöhle. Die Lösung wird zwei- oder viermal am Tag abgezogen und wieder aufgefüllt. Seitdem die Lösungen in faltbaren PVC-Beuteln geliefert werden, kann der leere Beutel gefaltet, in ein Tuch eingeschlagen und für die nachfolgende Drainage verwendet werden, wobei es nun nicht mehr notwendig ist, ein Y-förmiges Infusionsdrainagesystem an- und abzukoppeln. Die Patienten führen im allgemeinen drei dieser Austauschvorgänge (von 30 bis 45 min Dauer), verteilt auf Zeiträume von mindestens 4 Stunden während des Tages, durch und einen längeren, 8–12stündigen Austausch, während sie nachts schlafen. Y-förmige Infusionsbestecke, die nach der „flush before fill"-Methode arbeiten, haben eine deutliche Reduktion der Peritonitisraten erbracht und ermöglichen zudem dem Patienten, zwischen den Austauschzeiten vom Infusionssystem abgekoppelt zu sein. Bei dieser Methode sind alle Verbindungen des Dialysat-Drainage-Systems immer von Peritonealflüssigkeit gespült. Theoretisch wird jeder mögliche Keim sofort in den Drainagebeutel, der an die Verbindung angeschlossen ist, gepreßt. Ein System mit UV-Licht hat sich bei Patienten bewährt, die schlecht sehen oder nicht so geschickt sind.

Die **kontinuierliche zyklisch verlaufende peritoneale Dialyse (CCPD)** ist im Ansatz ähnlich wie die CAPD, unterscheidet sich aber im täglichen Rhythmus: lange Austauschvorgänge während des Tages, kurze während des Nachtschlafs, wobei ein automatischer Zyklusgeber benutzt wird. Dieser schafft zwar tagsüber die Ungebundenheit, Austauschvorgänge durchzuführen, behindert jedoch die Patientenbeweglichkeit wegen der sperrigen maschinellen Ausrüstung.

Die **äquilibrierende peritoneale Dialyse (EPD)** wurde entwickelt, um eine kontinuierliche peritoneale Dialyse an Patienten im Krankenhaus (nicht ambulante Patienten) durchführen zu können. Ein vieleckiger Beutel, der zur mehrfachen Einspritzung und Drainage geeignet ist, wird dazu verwendet, eine manuelle intermittierende peritoneale Dialyse mit längerer Verweildauer (4–6 Stunden) durchzuführen. Sterile Bedingungen müssen durch speziell trainiertes Personal eingehalten werden. Routiniertes Pflegepersonal führt die Austauschvorgänge durch, wobei die Beutel in der Folge nicht unter sterilen Bedingungen abgeklemmt werden müssen.

Komplikationen und Kontraindikationen

Mechanische Komplikationen: ein Hämatom in der Umgebung des Katheters, intraabdominelle Blutungen, Perforation von Eingeweiden, Dialyseverlust in die Umgebung des Katheters, Austritt von Flüssigkeit in die Bauchwand und Verlegung der Einstrom- und/oder der Ausstrombahn durch Koageln, Fibrin, Omentum oder bindegewebige Konkremente. **Infektiöse** Komplikationen beinhalten meist eine peritoneale Infektion *(s. a. Kap. MDA, 7., Chronische Peritonitis)* am Hautzwischenstück um den peritonealen Katheter und einen Abszeß im Verlauf des peritonealen Katheters. **Kardiovaskuläre** Komplikationen sind niedriger Blutdruck, Lungenödem und Herzrhythmusstörungen. Zu **pulmonalen** Komplikationen gehören Atelektase, Pleuraerguß und Pneumonie. **Metabolische** Komplikationen beinhalten Hyperglykämie und Hypalbuminämie.

Weitere Komplikationen sind peritoneale Sklerose (manifestiert durch teilweise Obstruktion des Dünndarms), Hypothyreoidismus, Krampfanfälle und abdominale und inguinale Hernien.

Es gibt keine absoluten **Kontraindikationen,** aber mehrere relative: Zellulitis der Bauchwand, abnorme thorakoabdominale Verbindungen, frische intraabdominelle Gefäßprothesen und frische abdominelle Wunden.

Extrakorporale Verfahren

Hämodialyse und Hämofiltration erfordern eine extrakorporale Blutzirkulation. Ein **dauerhafter Zugang** zur Zirkulation wird durch subkutane arteriovenöse Fisteln erreicht. Diese verhindern dauernde Infektionen und Koagelbildungen, die bei den früher verwendeten externen arteriovenösen Shunts häufig auftraten. Die A. radialis wird mit der V. cephalica in End-zu-End-, End-zu-Seit- oder Seit-zu-Seit-Technik anastomosiert. Die Venen des Unterarms dilatieren, führen eventuell arterialisiertes Blut und sind für die wiederholte Punktion geeignet. Bei jenen Patienten, deren eigenes Gefäßbett nicht für die erfolgreiche Anlage einer endogenen arteriovenösen Fistel ausreichend ist, kann ein autologes V.-saphena-Stück, eine exogene Prothese aus Polytetrafluoräthylen (PTFE) oder eine bovine Karotidenprothese geeignet sein. Neuerdings entwickelte implantierbare Gefäßklappensysteme erlauben zwar, das Gefäßbett ohne Hautpunktion zu punktieren, haben aber die gleichen Komplikationen (Blutkoagelbildung und Infektionen) wie die früheren arteriovenösen Shunts. Langzeitergebnisse mit diesen Entwicklungen sind enttäuschend. Ein **zeitlich begrenzter Zugang** zum Gefäßsystem kann dadurch erreicht werden, daß ein- oder doppellumige Katheter in die V. subclavia oder V. femoralis gelegt werden. Die meisten Subclavia-Katheter sind zur Hämodialyse für 2–6 Wochen einzusetzen, wenn sehr gewissenhaft Hautreinigungsmaßnahmen durchgeführt werden und der Katheter nur zur Hämodialyse und für Hämofiltrationsverfahren verwendet wird. Einige Systeme sind aus Silikonkautschuk hergestellt und besitzen eine subkutane Manschette. Letztere besitzt eine längere Lebensdauer und läßt sich bei jenen Patienten zur chronischen Hämodialyse einsetzen, bei denen kein konventioneller Zugang angelegt werden konnte. Komplikationen des Gefäßzugangs sind Thrombose, Infektion und Blutung.

Hämodialyse

Beim Hämodialysesystem wird das Blut dem Patienten über einen geeigneten Zugang entnommen und durch eine Membraneinheit geleitet. Das dialysierte Blut wird dem Patienten wieder durch ein Schlauchsystem zugeführt, das einen Schutzmechanismus gegen Luftembolie enthält. Das eigentliche Dialyseaustauschsystem mischt Wasser (allgemein gereinigt durch reverse Osmose und Deionisierung) mit einem Elektrolytkonzentrat, so daß annähernd – hinsichtlich der chemischen Zusammensetzung – der Standard „Extrazellularvolumen" (EZV) erreicht ist (Natriumbicarbonat ist der am häufigsten verwandte Puffer, obgleich Natriumazetat-Dialysat in einigen Systemen ebenfalls eingesetzt wird), wärmt es auf Körpertemperatur an und prüft die Leitfähigkeit, um isotonische Verhältnisse in bezug auf das Patientenblut sicherzustellen. Das typische Dialysat bei der Hämodialyse ist unsteril, aber es ist aus Wasser unter strengen chemischen und bakteriologischen Standardbedingungen gewonnen. An der Membran besteht im Dialysekompartiment, bezogen auf das Blutkompartiment, ein Unterdruck. Dieser Druckgradient ermöglicht die Ultrafiltration von Flüssigkeit entlang der Membran.

Technik

Zur Verhinderung der Gerinnung im extrakorporalen Kreislauf wird eine Sättigungsdosis Heparin (30–50 Einheiten/kg) dem Patienten verabreicht, um eine systemische Antikoagulation zu erreichen (Gerinnungszeit > 30 min); diese wird durch eine Heparin-Dauerinfusion (ungefähr 7 bis 15 Einheiten/kg/Stunde) aufrechterhalten. Der Spiegel der Antikoagulanzien im Blut wird überwacht und die Heparindosierung den jeweiligen Umständen angepaßt. Bei Patienten nach chirurgischen Eingriffen oder bei auftretenden Blutungen wird eine niedrigere Heparindosis angewendet (wobei der Patient dann einem höheren Gerinnungsrisiko im extrakorporalen Kreislauf ausgesetzt ist); oder es wird eine regionale Heparinisierung (beschränkt auf den extrakorporalen Kreislauf) durchgeführt, indem Heparininfusionen vor Eintritt in den Dialysator und Protamininfusionen in das Blut gegeben werden, bevor es wieder den Körper erreicht.

Membranen für die Ultrafiltration gibt es in unterschiedlichen Größen mit unterschiedlichen Oberflächenstrukturen, Clearanceeigenschaften und Konzentrationsgradienten. Die Hersteller nennen in der Regel in ihren Angaben diese Spezifikationen. Die meisten Membranen sind aus Cuprophan hergestellt (Zellulose, die durch einen Verkupferungsvorgang entstanden ist); die Biokompatibilität dieser Membranen kann jedoch geringer als die jener Membranen sein, die aus Zellulose-Azetat oder Polyacrylnitril hergestellt sind. Dies kann von Bedeutung hinsichtlich Pathogenese und Prävention Dialyse-bedingter Amyloidablagerungen und eines Dialyse-bedingten Karpaltunnelsyndroms sein. Neuere Membranen mit hochselektiver Durchlässigkeit und Dialysate auf Bicarbonatbasis ermöglichen eine höhere Effizienz, einen höheren Blutfluß und eine kürzere Dialyse (wie z. B. 2 h dreimal wöchentlich). Eine typische Hämodialysebehandlung dauert drei bis fünf Stunden. Sie reduziert die Konzentration des Serumharnstoff-Stickstoffs um 50% und korrigiert für eine gewisse Zeit die metabolische Azidose und die Hyperkaliämie. Die meisten Patienten mit einer chronischen Niereninsuffizienz benötigen dreimal pro Woche eine Hämodialyse, um sich gesund zu fühlen.

Komplikationen der Hämodialyse sind **Fieber** (hervorgerufen durch Bakteriämie, Pyrogene oder überhitzte Dialysate), **Anaphylaxie, kardiovaskuläre** Probleme (Hypotonie [abhängig von zu starker Ultrafiltration], Herzarrhythmien, Luftembolien, perikardiale Tamponaden), **Blutungen** (gastrointestinal, intrakranial, retroperitoneal oder intraokulär), **metabolische Probleme** (Hyponatriämie, Hypernatriämie, Hypo- und Hyperkaliämie, Hyperkalzämie, Hypermagnesiämie) und **verschiedene Ursachen** (wie Jucken, Anfälle, Muskelkrämpfe, Ruhelosigkeit, Schlaflosigkeit und Demenz). In jüngster Zeit ist in der Literatur von Karpaltunnelsyndromen, die durch Ablagerung von Amyloid-ähnlichem Material verursacht sind, berichtet worden.

Kontraindikationen für eine Hämodialyse: Es gibt nur zwei relative Kontraindikationen, nämlich die Hypotension und die akute Blutung.

Hämofiltration

Bei einem typischen Hämofiltrationskreislauf entspricht der Blutkreislauf dem der Hämodialyse. Die Ultrafiltration wird durchgeführt, indem ein Vakuum an der Außenseite der Membran erzeugt wird oder der Blutabfluß zum Teil unterbrochen wird, wodurch der Druck innerhalb des Blutsystems an der Membran ansteigt. Der bei der Hämofiltration erreichte Flüssigkeitsverlust muß durch Infusion isotonischer Flüssigkeiten, und zwar unterhalb der Strombahn im Blutfilter, ersetzt werden. Gelegentlich wendet man in diesem System eine vorherige Blutverdünnung mit einer Ersatzflüssigkeit an, um ein Eiweißkonglomerat an der Filtrationsmembran zu verhindern. Gemeinsam mit der Flüssigkeit, die bei dem Hämofiltrationsprozeß entfernt wird, werden gelöste Stoffe, die sich im Blut befinden, in mehr oder minder großem Ausmaß die Membran in Abhängigkeit von der Porengröße passieren.

Aufgrund dieser Tatsache *ist es sehr wichtig, den Mineralienverlust, der beim Hämofiltrationsverfahren geschieht, auszugleichen.* Die Hämofiltration wird in drei verschiedenen Formen durchgeführt.

1. Als **Unterstützung zur Hämodialyse** unter Verwendung der herkömmlichen Hämodialysemembranen wird die Ultrafiltration mit einer Stunde Dauer vor der Hämodialyse durchgeführt, entweder, indem der Dialysateingang mit einer Vakuumpumpe verbunden wird, oder dadurch, daß das Dialysegerät im Nebenschluß unter einen negativen Druck gesetzt werden kann. Diese Technik wird bei Patienten mit chronischer Niereninsuffizienz angewendet, die unter Gewichtsveränderungen aufgrund wechselseitiger Flüssigkeitsverschiebungen leiden. Hierbei können große Flüssigkeitsmengen ohne osmotische Wasserverschiebungen in den Intrazellulärraum – wie bei der Hämodialyse – erfolgen, wobei das Risiko von Muskelkrämpfen und Hypotension vermindert ist. Der Hauptnachteil (abgesehen von der Verlängerung der Behandlungsdauer als limitierendem Faktor) besteht darin, daß die nachfolgende Hämodialysebehandlung verkürzt wird und deshalb weniger effektiv in der Ausscheidung kleiner gelöster Stoffe ist.

2. Die **langsame kontinuierliche Ultrafiltration (SCUF)** wird hauptsächlich bei Patienten in der oligurischen Phase des akuten Nierenversagens angewendet, wo große Mengen durch intravenöse Applikation zugeführt werden. Das Blut aus einer arteriovenösen Fistel erreicht eine spezielle Hämofiltrationsmembran (Polysulfon oder Polyacrylnitril) mit dem vorherrschenden arteriellen Druck. Die Ultrafiltration wird reguliert, indem eine Schraubenklemme am Ultrafiltrationsschenkel angewendet wird. Das Filtrat wird kontinuierlich in Urindrainagebeuteln gesammelt. Der Hauptvorteil dieser Technik liegt in der Möglichkeit, große Flüssigkeitsvolumen (14 l pro Tag) zu entfernen. Nachteile sind in der Tatsache begründet, daß die Clearance kleiner gelöster Stoffe inadäquat sein kann, was eine unterstützende Hämodialyse erforderlich macht; zudem ist eine intensive pflegerische Überwachung während der Behandlung notwendig, weil der Patient unter einer Antikoagulationstherapie steht und große Flüssigkeitsvolumina entfernt werden.

3. **Dauerhämofiltration** (kontinuierliche arteriovenöse Hämodialyse – CAVH) unterscheidet sich von SCUF darin, daß eine Entfernung der urämischen gelösten Stoffe auf Konvektionsbasis bezweckt wird. Dieses Verfahren kombiniert Hämofiltration mit Hämodialyse. Man setzt Membranen mit hochselektiver Durchlässigkeit ein, ähnlich jenen für die langsame kontinuierliche Ultrafiltration (SCUF) und für die Dauerhämofiltration (CAVH). „Peritoneale" Dialyselösungen werden jedoch zur Perfusion der „Filtratseite" der Membran verwandt. Dies ermöglicht einen Lösungstransport per Diffusion entlang der Membran zusätzlich zur regulären Strömung. Dieses Verfahren kann bei hyperkatabolischen Patienten mit akutem Nierenversagen nützlich sein, bei denen der reguläre Fluß harnpflichtiger gelöster Stoffe allein nicht ausreichend sein kann. Dieses Verfahren wurde unter experimentellen Bedingungen als unterstützende Maßnahme bei der Hämodialyse zur Behandlung der chronischen Niereninsuffizienz eingesetzt. Der extrakorporale Kreislauf läuft im allgemeinen über eine Blutpumpe. Zur Ultrafiltration benötigt man spezielle Membranen (wie bei der SCUF). Sie wird durchgeführt, indem ein Vakuum an der Membran aufgebaut wird, oder durch teilweisen Verschluß des Blutausflußabschnitts. Der Ultrafiltratüberschuß (große Volumina) wird durch Infusion bilanzierter Elektrolytlösungen nach dem Hämofilter ersetzt. Einige Systeme besitzen ein eingebautes Kontrollsystem, um die Volumenbilanz dieser Lösungen sicher aufrechtzuerhalten. Als Hauptvorteil dieser Technik wird die bessere Kontrolle des Blutdrucks angegeben. Der theoretische Vorteil der erhöhten Clearance von Molekülen mittleren Gewichts konnte bis jetzt klinisch nicht nachgewiesen werden. Die Nachteile der

Dauerhämofiltration sind der Bedarf großer Volumina steriler intravenöser Lösungen und die komplizierten Flüssigkeitskontrollsysteme.

Die **Komplikationen** der Hämofiltration sind dieselben wie die der Hämodialyse.

Therapeutische Überlegungen bei Dialysepatienten

Patienten, die auf eine Dauerdialyse angewiesen sind, haben ganz besondere Bedürfnisse, die eine multidisziplinäre Zusammenarbeit erfordern. Diese sollte eine breite Kooperation zwischen Nephrologen, Psychiatern und/oder Sozialarbeitern, speziell ausgebildetem Pflegepersonal, Diätassistenten und häufig dem chirurgischen Transplantationsteam einschließen. Im Idealfall sollte die Sorge um den Patienten beginnen, wenn eine progressive irreversible Nierenerkrankung zweifelsfrei feststeht, jedoch bevor ein aktuelles therapeutisches Eingreifen im Sinne einer Dialyse oder Transplantation nötig ist. Dann können die Patienten (1) ihre psychosozialen Stärken und Schwächen in einer unbelasteten Atmosphäre bewältigen; (2) aufgrund ihres Kenntnisstandes soweit wie möglich an der Wahl der therapeutischen Verfahren teilhaben, und (3) verfügen sie über einen Gefäßzugang, dem, da er früh angelegt wurde, Zeit zur Ausbildung gelassen werden konnte. Die Wahl des therapeutischen Vorgehens orientiert sich am Einzelindividuum, wobei die bei jeder Person verschiedenen Handlungsmuster, die psychosozialen Stärken und Wünsche des Patienten und die medizinischen Möglichkeiten des Umfeldes in Betracht zu ziehen sind.

Dialysepatienten brauchen eine spezielle diätetische Beratung, spezielle Behandlungsverfahren, ein Problembewußtsein und eine Unterstützung, die sich insbesondere auf die psychosozialen Aspekte der Behandlung bezieht (s. unten, *Psychosoziale Aspekte der chronischen Dialyse*).

Diät: Im allgemeinen erhalten die Patienten eine Diät mit biologisch hochwertigem Proteingehalt (1 bis 1,2 g Protein/kg Idealkörpergewicht/Tag). Diese Diät setzt sich insbesondere aus biologisch hochwertigen Proteinen zusammen und begrenzt Na und K auf jeweils 2 g. Eine Einschränkung der Phosphataufnahme kann ebenso erforderlich sein. Die tägliche Flüssigkeitszufuhr ist auf 500 bis 1000 ml plus der gemessenen Urintagesmenge beschränkt und muß durch Gewichtskontrollen überprüft werden. Bei **Patienten, die in der peritonealen Dialyse** stehen, ist eine großzügigere Proteinzufuhr (1,25–1,5 g pro kg) zu fordern, um die peritonealen Verluste (ca. 10–20 g pro Tag) auszugleichen. Einschränkungen bei der Flüssigkeitszufuhr, bei K (4 g) und bei Na (3–4 g) sind nicht so strikt wie bei der Hämodialyse.

Medikamente, die allgemein für Patienten mit einer chronischen Dialysebehandlung empfohlen werden, sind Vitaminpräparate (um den Verlust der wasserlöslichen Vitamine bei der Dialyse annähernd zu ersetzen, B-Komplex, Folsäure, Vitamin C), Eisensulfate (500–900 mg pro Tag, um den Eisenverlust im Restblut nach der Hämodialysepassage zu ersetzen) und anabole Steroide (Nandrolon-Dekanoat oder Testosteron-Enanthat im Hinblick auf ihren stimulierenden Effekt bei der Erythropoese) sowie oral Phosphatbinder, um im Prädialyseserum die Phosphatwerte im Normalbereich zu halten. Epoetin α, das gentechnisch hergestellte (rekombinante) humane Erythropoetin (r-HuEPO), ist die klassische Therapie der Anämie beim Nierenversagen. Dieses Medikament wird im allgemeinen in der Initialdosis von annähernd 50–100 U/kg i.v. bei jeder Hämodialyse verabreicht. Die Dosis wird entsprechend der Reaktion angepaßt, mit dem Ziel, einen Hkt (Erythrozytenvolumen) von im Mittel 33% aufrechtzuerhalten. Gleichzeitig vorhandene chronische Infektionen, maligne Erkrankungen oder Eisenmangel können das Ansprechen des Organismus auf Epoetin α einschränken. Wegen des Eisenmangels wird bei den meisten Patienten Eisen entweder oral oder i.v. substituiert. Neuere klinische Studien zeigen, daß das Medikament bei s.c. Gabe genauso effektiv ist.

Diese Patienten entwickeln aufgrund der vielen Transfusionen ein **„Eisenüberladungs-Syndrom"**. Bei diesen Patienten sollte die Gabe von Eisensulfaten vermieden werden. Patienten, die eine **Nierensteinbildung mit Kalziumoxalat** unter der Dialyse entwickeln, sollten durch die Ernährung kein Vitamin C erhalten, weil Oxalsäure ein metabolisches Zwischenprodukt ist.

Die Therapie der **Hyperphosphatämie** bei der chronischen Niereninsuffizienz ist derzeit umstritten. Zweifelsfrei haben Patienten, deren Kalziumphosphorprodukt > 70 ist, ein höheres Risiko, extraossäre Kalziumablagerungen zu bilden. Aus diesem Grunde haben Kliniker oft vorgeschlagen, Aluminiumhydroxid oder Aluminiumkarbonat-Gel-Präparate anzuwenden, um Phosphat aus der Nahrung im Darm zu binden. In neuerer Zeit hat man Kenntnis von Patienten, die eine **auf Aluminium beruhende Osteomalazie,** eine **Eisen-resistente mikrozytäre Anämie** und/oder **Dialysedemenz** (s. unten) entwickeln, wobei als Quelle Aluminium aus oral zugeführten Phosphatbindern anzunehmen war. Aus diesem Grunde geben einige Nephrologen statt dessen Kalziumkarbonat als Phosphatbinder, wobei sie mit einer Dosis von 500 mg elementarem Ca bei jeder Mahlzeit beginnen. Patienten unter Kalziumkarbonat- oder Kalziumazetatbehandlung müssen wegen der Entwicklung einer Hyperkalzämie beobachtet werden. Dies gilt besonders für Patienten mit einer auf Aluminium beruhenden Osteomalazie. Welcher „Binder" auch gewählt wird, er sollte immer zum Essen oder mit der Mahlzeit verabreicht werden. Beide Arten von Phosphatbindern können obstipierend wirken. Eine Behandlung mit Calcitriol kann bei Patienten mit einer Hypokalzämie erforderlich sein, außer bei Normalisierung des Serumphosphorwerts mit oralen Kalziumsalzen oder bei Patienten mit refraktärer Osteitis cystica fibrosa. Die vorliegenden Befunde legen die Vermutung nahe, daß die intermittierende parenterale Calcitriolinfusion, mit Initialdosen von 0,5 μg dreimal wöchentlich bei jeder Hämodialyse, effektiver als die orale Gabe von Calcitriol ist.

Die durch Aluminium hervorgerufene Osteomalazie kann nach Nadelbiopsie des Knochens mit Spezialfärbungen für Aluminium diagnostiziert werden. Zusätzlich kann die Höhe der körpereigenen Dosis von Aluminium annäherungsweise durch Gabe einer Testdosis von Desferoxamin-Mesylat mit anschließender Bestimmung des Anstiegs von Aluminium im Serum oder Plasma erhalten werden. Sowohl die durch Aluminium erworbene Osteomalazie als auch die Dialysedemenz sprechen auf intermittierende i.v. oder intraperitoneale Dosen von Desferoxamin-Mesylat an.

Der hohe Blutdruck wird besser bei der kontinuierlichen peritonealen Dialyse als bei der intermittierenden peritonealen Dialyse oder bei der Hämodialyse kontrolliert; Patienten benötigen unter kontinuierlichen Verfahren selten eine antihypertensive Therapie. Annähernd 80% der Hämodialysepatienten können ihren Bluthochdruck dadurch unter Kontrolle halten, daß sie einfach durch die Ultrafiltration während der Dialyse ihr „Normal"-Gewicht erreichen. Bei den restlichen 20% können antihypertensive Medikamente notwendig werden *(s.a. Kap. HKR, 3., Hochdruck)*. Einige spezielle Vorsichtsmaßnahmen sollten ergriffen werden. Bei Patienten die Angiotensin-converting-Enzym(ACE)-Hemmer (wie Captopril, Enalapril, Lisinopril) erhalten, muß man engmaschiger den K-Wert im Serum bestimmen, um einer lebensbedrohlichen Hyperkaliämie vorzubeugen. Antihypertensiva, die normalerweise eine orthostatische Hypotension (Methyldopa/Guanethidin) verursachen, sind bei Hämodialysepatienten nicht anzuwenden, aber falls notwendig, kann eine Dosis an den Tagen verabreicht werden, an denen die Hämodialyse durchgeführt wird. An die ungenügende renale Ausscheidung sollte immer gedacht werden, wenn irgendein Medikament diesen Patienten verabreicht wird: So sollten z.B. Digoxin oder Aminoglycosidantibiotika in ihrer Dosis immer vermindert werden.

Typische Besonderheiten bei der Behandlung von Patienten während der peritonealen Dialyse sollten beachtet werden; oft steht eine Obstipation mit der Katheterdrainage in Zusammenhang. Viele Patienten können osmotisch wirksame (Sorbit) oder Quellmittel enthaltende (Psylliumhydrokolloid) Laxanzien oder Medikamente, die den Stuhlgang erleichtern, benötigen.

Neurologische und psychische Veränderungen bei Dialysepatienten

Die Symptome einer **akuten urämischen Enzephalopathie** *(s. Kap. NIE, 2.)* sind im allgemeinen durch die Dialyse rasch reversibel, trotzdem kann die Wiederherstellung des prämorbiden Zustandes in Einzelfällen 2 Wo. benötigen. Allerdings können empfindliche psychologische Tests Funktionsunterschiede vor und nach Dialyse bei sonst unauffälligen Patienten aufzeigen. Weiterhin können chronische Dialysepatienten eine Vielfalt neurologischer und psychiatrischer Störungen entwickeln, die ihre geistigen Fähigkeiten einschränken. Da Hämodialysepatienten regelmäßig mit Antikoagulanzien behandelt werden, können **subdurale Hämatome** und **intrazerebrale Blutungen** auftreten. Störungen des Wasser- und Elektrolythaushalts, verbunden mit osmotischen Verschiebungen als Folgen der Hämodialyse, führen u. U. zu **Anfällen.** Aufgrund vermehrter Arteriosklerose beim Nierenversagen können **Schlaganfälle** auftreten.

Ein eigenartiges neurologisches Syndrom ist die **Dialysedemenz.** Sie ist charakterisiert durch progressive Demenz, Dyspraxie, myoklonische Anfälle, Grimassenschneiden und charakteristische EEG-Veränderungen. Diese Störung kann mit hohen Aluminiumkonzentrationen des Gehirns einhergehen. Die Herkunft des Aluminiums ist umstritten, es konnten aber in Gegenden, in denen diese Erscheinungen epidemisch auftraten, erhöhte Aluminiumkonzentrationen im Leitungswasser nachgewiesen werden. Eine weitere Quelle des Aluminiums können Al-haltige Antazida sein, die zur Regulierung des Phosphorhaushalts gegeben werden. Auch ein sekundärer Hyperparathyreoidismus kommt als Ursache in Frage.

Neben organischen Hirnsyndromen zeigen Dialysepatienten ein weites Spektrum **funktioneller Störungen** von der Schizophrenie und manischen Depression bis zu Verhaltensstörungen. Für die Eingruppierung dieser Störungen gilt dasselbe diagnostische Vorgehen wie für Patienten ohne Nierenversagen. Wichtig ist eine sorgfältige neurologische und psychiatrische Untersuchung, bevor man eine funktionelle Störung annimmt oder eine symptomatische Behandlung beginnt.

Psychosoziale Aspekte der chronischen Dialyse

Das Leben eines chronischen Dialysepatienten ist von seinen regelmäßigen Dialysebehandlungen abhängig. Medizinische, soziale und emotionale Komplikationen machen den Patienten und seine Familie für Krisensituationen anfällig. Die Art, wie Patienten, ihre Familien und das behandelnde Personal mit diesem Druck zurechtkommen, beeinflußt nicht nur die Anpassung an die Dialyse, sondern auch das Überleben des Patienten. Psychologische Probleme werden im allgemeinen durch Dialyseprogramme vermindert, die den Patienten zu Unabhängigkeit und, so weit wie möglich, zur Wiederaufnahme seiner vorherigen Lebensweise ermutigen.

Psychosoziale Belastungen der chronischen Dialyse

Der Patient hat in jedem Bereich seines Lebens mit Einschränkungen zu rechnen. Hierbei ist das Wesentlichste der **Verlust der Unabhängigkeit.** Der Patient ist abhängig vom medizinischen Team, das seine Krankheit und deren Behandlung überwacht; die Dialysen, die noch häufig nach außen vertuscht werden, beeinflussen Beruf, Schulalltag und Freizeit des Patienten. Eine geregelte Anstellung kann unmöglich werden. Betagtere Menschen, die von der

Dialyse abhängen, müssen sich notwendigerweise stärker in die Obhut ihrer eigenen Kinder begeben oder können nicht länger allein leben. Die gewohnten Aufgabenteilungen in der Familie, mit ihren Verantwortlichkeiten, müssen häufig geändert werden, was zu Spannungen, Schuldgefühlen und einem Gefühl der Unzulänglichkeit führt. Hinzu kommt, daß für die hohen Behandlungskosten (Medikamente, Spezialdiät, Transport) häufig die Hilfe der Allgemeinheit in Anspruch genommen werden muß.

Ebenso folgenschwer sind der Verlust oder **Veränderungen der Körperfunktionen** und der Verlust von Dynamik und Energie. Verlust oder Veränderungen der sexuellen Funktionen, Veränderung des Erscheinungsbildes durch chirurgische Zugänge, Peritonealkatheter, Einstichstellen, Knochenerkrankungen, Neuropathie, Myopathie oder andere Zeichen einer physischen Verschlechterung belasten den Patienten, nicht zuletzt auch die drohende Lebensgefahr. Bei Kindern äußern sich die o.g. Symptome in einer verlangsamten körperlichen Entwicklung und im permanenten Gefühl einer Isolation, d.h. „anders als die Gleichaltrigen zu sein".

Die chronische Dialyse hat einen bedeutenden psychosozialen **Effekt auf die Familie des Patienten.** Hier insbesondere die Heimdialyse, bei der ein Familienmitglied den Dialysepartner darstellt; aber auch bei anderen Dialysearten führen die Abhängigkeit des Patienten und seine beschränkte körperliche und geistige Leistungsfähigkeit oft zur Umkehr der Rollenverteilung innerhalb der Familie. Nicht selten können hieraus Eheprobleme resultieren.

Reaktionen der Patienten und ihrer Familien

Wesentliche **prognostische Indikatoren für die Langzeitanpassung des Patienten an die Dialyse** schließen natürlich die Persönlichkeitsmerkmale und Lebensgewohnheiten vor der Erkrankung ein, z.B. jene, durch die die Anpassungsfähigkeit des Patienten dokumentiert sein kann. Weiterhin spielen Unabhängigkeit, Selbstkontrolle, Frustrationstoleranz und eine optimistische Lebensauffassung eine bedeutende Rolle. Eine stabile und emotionell ausgeglichene Familie begünstigt die Anpassung. Die Unterstützung des medizinischen Teams gegenüber dem Patienten und seiner Familie sowie deren Einbeziehung als Schlüsselfiguren ist wichtig. Geschlecht, Erziehung und weitere sozioökonomische Faktoren scheinen weniger wichtig zu sein. Das Alter scheint dagegen kein sensibler Indikator für die Langzeitanpassung an die Dialyse zu sein, denn junge Leute und Erwachsene, die gut mit den altersentsprechenden Problemen, mit Freiheit und mit den Veränderungen des körperlichen Erscheinungsbildes fertig werden, finden, daß dies durch die Dialyse verschlimmert wird. Es kann jedoch gesagt werden, daß sich Personen unterschiedlichster Persönlichkeitsstrukturen recht gut an die Dialyse gewöhnen können. Das Angebot sollte die Wahl der Kliniks- oder der Heimdialyse erlauben und somit dem Behandlungsteam eine größere Flexibilität bei der Entwicklung von Behandlungsschemata bieten.

Die **Anpassungsreaktionen des Dialysepatienten** reichen von vollständiger Rehabilitation bis zum Suizid. Die Gewöhnung kann über ein Stadium einer „Flitterwochen"-Periode zu Beginn der Dialyse gehen, speziell bei Patienten, deren physische Konstitution sich unter Behandlung drastisch gebessert hat, die optimistisch und euphorisch sind; danach kann eine Phase der Depression, Desillusionierung und Entmutigung einsetzen, wenn dem Patienten die langfristige Realität, die mit seiner Krankheit und der Art der Behandlung verbunden ist, bewußt wird. Schließlich beginnt dann die Langzeitadaptation, die durch die Persönlichkeitsstruktur und Anpassungsmöglichkeiten des Patienten geprägt ist.

Spezielle Anpassungsmechanismen schließen die Verlegung der Realität ein; dies kann dem Patienten helfen, seine Abhängigkeit von der Maschine und seine lebensbedrohliche Situation zu verdrängen. Auf diese Weise wird der Patient nicht von Angst überwältigt und kann seine Lebensgewohnheiten wieder aufnehmen. Ist die Verleugnung jedoch zu ausgeprägt, so verweigert der Patient u.U. die Behandlung und stirbt. Umgekehrt kann ein Fehlen des Verleugnungsmechanismus zu Angst und Depression führen, der Patient kann mit der Situation nicht mehr fertig werden, es kann zur Psychose oder zum Suizid kommen.

Zunehmende Abhängigkeit oder Unabhängigkeit ist ein verbreiteter Anpassungsmechanismus. Abhängige Persönlichkeiten akzeptieren ihr Schicksal leichter. Zu starke Abhängigkeit kann jedoch extreme Forderungen an die Umwelt entwickeln und eine Rehabilitation unmöglich machen. Einige Patienten finden sekundär Gefallen (= sekundärer Krankheitsgewinn) an ihrer Krankheit und können sie nicht mehr aufgeben. Unabhängigkeit als Anpassungsreaktion kann die Gewöhnung an die Maschine und an die neue Rolle erschweren und zur Ablehnung der Behandlung führen. Andererseits jedoch kann sie auch die Rehabilitation sowie die Verantwortlichkeit des Patienten fördern und die Belastung für die Familienmitglieder mindern.

Depression ist eine normale Reaktion auf einen Verlust. Sie kann aber bei Dialysepatienten besonders stark sein. **Schuld, Feindseligkeit** und **Ambivalenz** kommen bei Patienten vor, die die Maschine sowohl als Wunder als auch als Feind sehen. Sie sind gleichzeitig dankbar und mißtrauisch jenen gegenüber, von denen sie abhängig sind, und können selbst in ihrem Wunsch zu leben ambivalent sein. Einige Dialysepatienten artikulieren ihre Gefühle z.B. durch Nichteinhaltung von Diät und Medikation oder Dialysetermin. Klinikpersonal oder Heimdialysepartner werden in solchen Fällen Ziel für den Ärger des Patienten. Viele Patienten drücken ihre Gefühle jedoch auch auf positive Art und Weise aus, geben ihrer Energie eine produktive Richtung, nehmen ihre Arbeit und ihre früheren Interessen wieder auf oder werden zu Vertrauenspersonen anderer Dialysepatienten. Zentrumsdialyse und Heimdialyse helfen dem Patienten, seine Kontrolle und Unabhängigkeit wiederzugewinnen, da sie ihm weitgehend die Verantwortung für seine eigene Behandlung übertragen und ihn dadurch befähigen, sie flexibler in sein Leben zu integrieren. Psychosoziale Beratung hinsichtlich ihrer Depressionen, der Probleme mit ihrer Umgebung und der Verlustängste sowie Anpassungsmechanismen hilft vielen Dialysepatienten und ihren Familien. Diese Hilfe leisten Sozialarbeiter, Psychologen und Psychiater, die auf nephrologischen Stationen tätig sind.

Die **Anpassungsreaktionen in den Familien der Patienten** sind ähnlich. Verleugnungsreaktionen können eine positive Funktion haben, aber auch zu Verweigerung der nötigen Hilfe oder Mangel an psychischer Unterstützung führen. Auch bei Familienmitgliedern können sich Depressionen, Mißtrauen, Schuldgefühl, Ambivalenz und psychosomatische wie auch Verhaltensprobleme manifestieren. Andererseits können Familien ihren kranken Angehörigen eine sehr wichtige Unterstützung bieten und ein Netz gegenseitiger Unterstützung mit anderen Dialysefamilien bilden.

Einfluß der alternativen Behandlungsmöglichkeiten

Die Entwicklung und die immer weiter gehende Verbreitung verschiedenartigster Behandlungsverfahren haben die Anpassung Patient – Familie erleichtert. Hämodialyse, kontinuierliche ambulante Peritonealdialyse, intermittierende Peritonealdialyse und kontinuierliche zyklische Peritonealdialyse unterscheiden sich methodisch, im Zeitaufwand, in der komplexen Verfahrensweise und bieten eine Wahlmöglichkeit bezüglich partnerunterstützter oder vollständig selbstverantworteter Dialyse. Die Wahlmöglichkeiten innerhalb der Behandlung, die Mitwirkung des Patienten bei der Auswahl der Behandlungsverfahren und die Kenntnis der Wichtigkeit der psychosozialen ebenso wie der medizinischen Faktoren bei der Auswahl der Behandlungsverfahren beeinflussen die Compliance, die Akzeptanz, die Morbidität und die Mortalität.

Spezielle Anforderungen an das Behandlungsteam

Das Behandlungsteam in den Dialyseeinheiten besteht im allgemeinen aus Ärzten, Pflegepersonal, Sozialarbeitern und Diätassistenten. Alle diese Personen sind intensiv mit Patienten befaßt, die sich eher schrittweise verschlechtern als verbessern. Eine starke emotionale Zuwendung ist unvermeidlich. Das Personal kann, genau wie die Patienten, manchmal mit Verleugnungsmechanismen reagieren, diese Reaktion ist jedoch im allgemeinen unbefriedigend. Das Leugnen der Schwere der Erkrankung eines Patienten kann zu unrealistischen Erwartungen beim Personal führen. Die daraus resultierenden Gefühle der Schuld beim Patienten und des Mißtrauens beim Personal verhindern dann oft, daß die möglichen Rehabilitationsziele auch tatsächlich erreicht werden. Realistisches, angemessenes Verhalten des Personals fördert den Lebenswillen des Patienten, seine Selbstachtung und die Rehabilitation.

4. IMMUNOLOGISCHE NIEREN-ERKRANKUNGEN

Glomeruläre und tubulointerstitielle Nierenerkrankungen, die durch Autoimmunmechanismen hervorgerufen werden. Immunologische Nierenerkrankungen können sich aus „normalen" Folgen einer Autoimmunantwort oder aus einer Vielzahl von kongenitalen oder erworbenen immunologischen Störungen entwickeln. In diesem Kapitel beschreiben wir die Mechanismen, durch die eine Immunantwort der Niere *(s. Tab. 10.)* entsteht, und diskutieren

Tab. 10. Kennzeichen immunologischer Nierenerkrankungen

Art der Immunantwort	*Assozierte Nieren-erkrankung*	*Antigen*	*Muster der Immunkomponentenablagerung*		
			Ig	*Komplement*	*Fibirn*
IgE-vermittelt (anaphylaktisch, Soforttyp I)	1. Immunologisch-tubuläre-interstitielle Erkrankung	Verschieden (z. B. Penicillin)	Interstitiell	–	–
Zytotoxisch (Ak-vermittelt, Typ II)	1. Anti-GBM-Erkrankung	GBM	Linear entlang der GBM	Linear entlang der GBM (fehlt manchmal)	Extrakapillär
	2. Anti-TBM-Erkrankung	Tubuläre AG	Linear entlang der TBM	Linear entlang der TBM	–
	3. Hyperakute Abstoßung	Kl. I HLA	Diffus vaskulär	–	Diffus kortikal-vaskulär
Immunkomplex (IC, Typ III)	1. Immunkomplex-GN (nach Streptokokken-inf., Serumkrankheit, Hepatitis B, LE)	Viele exogene und endogene Antigene	Klumpig-unregelmäßig in der Kapillarwand oder im Interstitium	Klumpig-unregelmäßig in der Kapillarwand oder im Interstitium	Minimal
Zellvermittelt (verzögert, Typ IV)	1. Chronische Nierenallotransplantatabstoßung	Kl. II HLA	Diffus granulär	Diffus granulär	Vaskulär
	2. Chronische GN	Renale AG	Variabel	Variabel	Vaskulär
Direkte Komplementaktivierung (alternative Aktivierung)	1. Membranproliferative GN	IC, nephritischer Faktor C_3	Häufig keine, gelegentlich IgG im Mesangium	C3, subendothelial oder intramembranös	Selten
AIDS	1. Fokal segm. GN	HIV	Fokal und segmental, IgM	Fokal und segmental	–
Angeborener Komplement-Komponenten-Mangel	1. LE-ähnliches Syndrom	Komplement-mangel	Fokal mesangial	Fokal mesangial	–
	2. Hämolytisch-urämisches Syndrom	Faktor-H-Mangel	Ischämische Koagulationsnekrose	–	–

GBM = Glomeruläre Basalmembran HLA = Histokompatibilitäts-Antigene
TBM = Tubuläre Basalmembran GN = Glomerulonephritis
Modifiziert nach: J. A. Bellanti, Immunology III, S. 433, 1985, mit Genehmigung des Verlags W. B. Saunders Co.

Diagnose und Behandlung immunologischer Nierenkrankheiten. Weitere Diskussionen, die sich hierauf beziehen, *s. Kap. IMM, 1., und IMM, 3.*

Wie bei den meisten immunologisch bedingten Erkrankungen entstehen immunologische Erkrankungen der Niere aus einem Triggereffekt durch Antigene bei einer Entzündung mit nachfolgendem Gewebsschaden. Das genaue Antigen, das für die Mehrzahl der immunologischen Nierenerkrankungen verantwortlich ist, ist immer noch weitgehend unbekannt. Im allgemeinen können Antigene, die eine immunologische Nierenerkrankung auslösen, in der Art und Weise eingeteilt werden, ob sie in der Niere selbst (renales Antigen) oder außerhalb der Niere (nichtrenales Antigen) liegen. Des weiteren können renale und nichtrenale Antigene (1) körpereigene Antigene (Autoantigene), die normalerweise Bestandteile der Immunantwort sind, oder (2) exogene Antigene (nicht-körpereigene Antigene) sein, die normalerweise nicht Bestandteile der Immunantwort sind *(s. Tab. 11.).* Um eine immunologisch bedingte Erkrankung der Niere zu triggern, müssen sich nichtrenale Antigene (mit oder ohne Antikörperbildung) letztendlich an einem oder an mehreren der folgenden vier Orte nachweisen lassen: 1. glomeruläres Mesangium, 2. subendotheliale Seite der Basalmembran, 3. Basalmembran selbst oder 4. subepitheliale Seite der Basalmembran.

Tab. 11. Pathogenese der Nierenerkrankungen. Einteilung nach dem Typ des antigenen Stimulus

Antigen	*Eigen-Ag*	*Fremd-Ag*
Intrarenal (ortsständig)	Anti-GBM-Erkrankung Anti-GBM-Erkrankung mit Lungenblutungen (Goodpasture-Syndrom) Anti-TBM-Erkrankung	Transplantatabstoßung
Extrarenal („inkorporiert")	Kernproteine (LE-Nephritis) Tumorantigene	Antibiotika Methicillin-induzierte interstitielle Nephritis Schwermetalle (Gold-Nephropathie)

GBM = Glomeruläre Basalmembran, TBM = Tubuläre Basalmembran

Die **histopathologische Schädigung,** die im Verlauf einer immunologisch bedingten Nierenerkrankung entsteht, hängt von Lokalisation und Typ der Immunantwort ab, deren Ausgangspunkt die Ablagerung eines antigenen Stimulus darstellt (s. u.). Die klinischen Manifestationen (wie Hämaturie, Proteinurie und Einschränkung der Nierenfunktion) sind ebenfalls abhängig von Typ, Lokalisation und Intensität einer möglichen Immunantwort. Diese Faktoren werden weiter unten und *in Kap. IMM, 3.* abgehandelt.

Pathogenese

Die Abstoßung eines Nierentransplantats als Prototyp einer immunologisch bedingten Nierenerkrankung wird durch renale Antigene ausgelöst *(s. a. Kap. IMM, 4.):* Die immunologischen Vorgänge im Nierenallotransplantat können exemplarisch für jene stehen, die bei anderen Formen einer immunologisch bedingten Nierenerkrankung ablaufen. Bei einem Nierentransplantat können die Antigene des Spenderorgans identisch mit denen des Wirts sein (das ist bei einer Transplantation zwischen eineiigen Zwillingen der Fall); in diesem Fall erfolgt keine Immunantwort, und das Nierentransplantat verändert sich nicht. Bei den meisten Nierentransplantaten jedoch liefert die Niere körperfremde Antigene und setzt dabei eine Immunantwort, gewöhnlich auf **zellulärer Basis,** in Gang. Renale Antigene (Histokompatibilitätsantigene oder HLA-System), die sich auf den kernhaltigen Zellen des Transplantats befinden, werden vom Monozyten-Makrophagen-System verarbeitet. Dieses System wiederum setzt nach Sensibilisierung Interleukin-1 frei und aktiviert die T-Helfer-Zellen. Aktivierte T-Helfer-Zellen stimulieren in Gegenwart von Interleukin-2 weitere T-Zellen, wobei sie diese zu zytotoxischen T-Zellen transformieren, die gegen Fremdantigene des Transplantats gerichtet sind, woraus sich eine zellgesteuerte, entzündliche Immunantwort ergibt. Ist der Empfänger bereits vorher mit den Fremdantigenen der Spenderniere in Kontakt gekommen (und somit sensibilisiert), kann das Transplantat eine antikörperinduzierte Reaktion gegen das Kapillarendothel der Niere (hyperakute Transplantatabstoßung) triggern, was eine akute Nierenischämie, einen Niereninfarkt und einen Transplantatverlust zur Folge hat.

Andererseits können auch gewebsverträgliche Antigene (β_2-Mikroglobuline), wenn sie in die Blutzirkulation freigesetzt wurden, eine **Immunkomplex(IC)-Reaktion** auslösen, die zu einer Ablagerung der Immunkomplexe innerhalb des Mesangiums oder der glomerulären Basalmembran **(GBM)** der Niere führt. Dieser Typ der Immunantwort der Niere ist bei Nierentransplantaten eher selten, kann aber bei Langzeit-Transplantaten („extended survival grafts") auftreten. Selten kann es bei Nierentransplantaten zu der IgE-vermittelten Immunantwort kommen, die innerhalb des Transplantats eine vasospastische Ischämie auslöst. Der Gefäßspasmus scheint reversibel, falls rasch und ohne Zögern mit einer gegen die Transplantatabstoßung gerichteten Therapie begonnen wird.

Die **Lupus-Nephritis** als Prototyp einer immunologisch bedingten Nierenerkrankung, die durch nichtrenale Antigene ausgelöst wird: Beim systemischen Lupus erythematodes *(s. a. Kap. BEW, 3.)* wirken auch endogene, nichtrenale Kernproteine als Antigene, die eine Immunantwort (= Autoimmunantwort) auslösen. Die Kernprotein-Antigene lagern sich im Nierengewebe ab und locken spezifische Antikörper mit nachfolgender Komplementaktivierung (s. unten) oder, im anderen Fall, bilden im Blut zirkulierende Kernproteine mit spezifischen Antikörpern Komplexe, die sich dann in der Basalmembran des Glomerulus ablagern und anschließend das Komplementsystem aktivieren, wodurch es zu einer immunologisch bedingten Nierenentzündung kommt. Die histopathologische Lokalisation und der Typ der Immunschädigung hängen davon ab, wo sich die Kernprotein-Ak-Immunkomplexe ablagern und lokalisiert sind. So führt eine spärliche Verteilung der Immunkomplexe im Mesangium zu einer örtlich umschriebenen, mesangialen Lupus-Nephritis, während eine ausgedehnte Verteilung der Ag-Ak-Immunkomplexe an der Basalmembran des Glomerulus eine diffuse membranöse Lupus-Nephritis auslöst.

Eine nicht auf die Transplantation bezogene immunologische Nierenerkrankung kann durch jede Immunantwort, wie sie in *Kap. IMM, 3.* beschrieben wird, geschehen. Da aber die Immunkomplex-vermittelte immunologische Nierenerkrankung die häufigste Form darstellt, soll sie als erstes abgehandelt werden.

Immunkomplexerkrankungen der Niere (IC, Typ III) *entstehen durch Ablagerung von körpereigenen oder körperfremden Antigenen zusammen mit spezifischen Antikörpern als Ag-Ak-Komplement-Komplexe im Mesangium-Interstitium oder in der Glomerulus-Kapillarwand der Niere.* Art und Lokalisation der nach renaler Biopsie identifizierten Ak werden als Kennzeichen der zugrundeliegenden Immunmechanismen betrachtet, sozusagen als „Fingerabdruck" der zugrundeliegenden Immunreaktion. Immunkomplexe lagern sich typischerweise in einem „Salz- und Pfeffer"-Muster an den mesangialen und subepithelialen Seiten im Glomerulus ab. Bei Immunkomplexerkrankungen der Niere kann der zirkulierende Immunkomplex auch im Blut nachgewiesen werden.

Die zugrundeliegenden Mechanismen der Immunkomplexerkrankungen wurden in Analogie zu den experimentell in Laboratorien durch Gabe von Fremdprotein hervorgerufenen Immunkomplexerkrankungen bestimmt. Das Fremdprotein stimuliert nach parenteraler Applikation die Produktion spezifischer Ak, die sich mit dem Ag als Immunkomplex entweder im Bereich der Niere, nachdem sich das Antigen abgelagert hat, oder in der Blutzirkulation mit anschließender Ablagerung verbinden können. Der erstere Mechanismus scheint häufiger zu sein. Die abgelagerten Antigene reagieren mit ihren jeweiligen spezifischen Ak, wenn die Ak durch die Niere zirkulieren und ein ortsständiger Immunkomplex gebildet wird. Wenn im Gegensatz dazu die Komplexe bereits in der Blutzirkulation gebildet werden, sobald die Antikörperproduktion angestiegen ist, steigen auch die Werte der zirkulierenden Immunkomplexe stark an, wobei dann eine lokale Reaktion im Mesangium oder in der glomerulären Kapillarwand bevorzugt wird. Kleine Immunkomplexe lagern sich nicht ab, und große Immunkomplexe werden vornehmlich durch retikuloendotheliale Organe (Leber, Milz und Lymphknoten) entfernt, wodurch eine Lokalisation in der Niere äußerst selten ist. Wie oben abgehandelt, können eine Vielzahl von körpereigenen und körperfremden Substanzen die Rolle eines Ag bei der Immunkomplexbildung übernehmen. So können körpereigene Kernproteine zu einem DNS-Anti-DNS-Immunkomplex bei der Lupus-Nephritis führen, oder Streptokokken-Zellwandantigene können Immunkomplexe bei der Poststreptokokkenglomerulonephritis **(PSGN)** bilden.

Woher auch immer die Antigene stammen, die Ablagerung der Immunkomplexe, vornehmlich an der subepithelialen Seite der glomerulären Kapillarwand, setzt die Pathogenese der Immunkomplex-immunologischen glomerulären Erkrankungen durch Aktivierung des Komplementsystems in Gang. Im Hinblick auf die Immunkomplexe kennen wir eine Anzahl von Proteinen, die als Komplement **(C)** in der Lage sind, immunreaktive Komplexe zu bilden, die wiederum eine Immunantwort auslösen können *(s. a. Kap. IMM, 1., Komplementsystem).* Als Beispiel einer solchen immunreaktiven Substanz sei der chemotaktische Faktor (C 567) genannt, der polymorphkernige Leukozyten und andere phagozytotische Zellen veranlaßt, sich im Bereich der immunologischen Reaktion anzureichern. Diese phagozytotischen Zellen setzen ihre intrazellulären Enzyme (Lysozyme) frei, die einen Gewebsschaden verursachen können. Auch der Komplementbestandteil C56-9, der als Membranangriffskomplex bekannt ist, kann eine Proteinurie durch Schädigung der Kapillarwand des Glomerulus verursachen. Erst einmal vollständig durch C9 aktiviert, ist das Komplement in der Lage, direkt das Gewebe zu schädigen.

Der genaue Mechanismus, auf welche Weise Immunkomplexe ortsständig werden, ist bis jetzt noch unklar. Einige Antigene können eine spezifische Affinität zur glomerulären Basalmembran entwickeln, wie dies für die einsträngige DNS zur Glomerulärmembran der Maus beschrieben wird. Im Gegensatz dazu können inkorporierte Antigene vor Ort native Antigene oder Viren, die das Nierengewebe über die Blutzirkulation erreichen, verändern. Ohne Rücksicht auf Typ oder Ursprung des Antigens scheint eine Vielzahl von Faktoren eine derartige Lokalisation günstig zu beeinflussen, wobei oft vasoaktive Substanzen freigesetzt werden, die die Gefäßpermeabilität sowie Größe, Gestalt und das Ag/Ak-Verhältnis der Immunkomplexe erhöhen. Trotzdem scheint keiner dieser Faktoren eine vollständige Erklärung für diese Ablagerungen von Immunkomplexen zu ermöglichen.

Eine weitere Deutung, wie sich Immunkomplexe ablagern können, kann durch zwei Formen von Bindungsstellen der Autoimmunreaktionen, die bereits im Normalfall vorkommen, geliefert werden: eine für aktiviertes Komplement (C3b) an der glomerulären Epithelzelle, die andere für das Fc-Fragment von IgG am Interstitium der Niere. Man kann hypothetisch annehmen, daß Ag-Ak-Immunkomplexe und C3 sich an die subepithelialen Zellen der Kapillarwand anheften können. Die Immunkomplexpassage zur C3-Bindungsstelle kann durch die Freisetzung vasoaktiver Amine ebenso wie durch die Struktur der Immunkomplexmoleküle beeinflußt werden. Der Ablagerungsmechanismus kann bei einer membranproliferativen Glomerulonephritis Typ II (MPGN, s. unten) von besonderer Wichtigkeit sein; die MPGN ist durch die Ablagerung großer Mengen von Komplement C3, aber nur – wenn überhaupt – geringer Ak-Ablagerungen charakterisiert. Bei den tubulointerstitiellen, durch Immunkomplexe verursachten immunologischen Nierenerkrankungen kann die Lokalisation von IgG-enthaltenden Immunkomplexen aus der Bindung an interstitielle Fc-Bindungsstellen resultieren.

Zytotoxische (antikörpervermittelte oder Typ-II-)Immunerkrankungen der Niere entstehen *durch Fixierung zytotoxischer Antikörper am Nierengewebe mit nachfolgender Aktivierung des C-Systems und einer entzündlichen Reaktion.* Obgleich nur etwa 5% der sog. immunkomplexbedingten immunologischen Nierenerkrankungen betreffend, versteht man die zytotoxische Form der durch Ak ausgelösten Nierenschädigung besser. So entsteht die Schädigung bei Anti-GBM-Krankheit (Goodpasture-Syndrom) durch die Fixation spezifischer, zytotoxischer Antikörper an die glomeruläre Basalmembran, welche oft auch im Serum nachzuweisen sind. Im Gegensatz zu den Immunkomplexen Typ III lagert sich der Antikörper bei zytotoxischen immunkomplexbedingten Nierenerkrankungen in einem schmalen Saum. Dabei ist der zytotoxische Antikörper gegen Nieren-Ag gerichtet, was einen Gewebsdefekt durch lokal umschriebene Komplementaktivierung bedingt. Wie bei immunologisch bedingten Nierenerkrankungen Typ III können die Antigene innerhalb der Niere eigene (die glomeruläre Basalmembran wie beim Goodpasture-Syndrom) oder fremde (Histokompatibilitäts-Ag wie bei der hyperakuten Transplantatabstoßung) sein *(s. Tab. 11.).* Wenngleich die genauen Präzipitationsvorgänge bei IC-immunologischen Nierenerkrankungen Typ II, wie dem Goodpasture-Syndrom, nicht in allen Einzelheiten bekannt sind, bestehen doch starke Vermutungen (in der Literatur) was Kohlenwasserstoffexposition und – als letzte Mitteilung – was das Vorhandensein eines Histokompatibilitätsantigens (3fache Risikosteigerung) betrifft.

Zellvermittelte (verzögerte – Typ-IV-)Immunerkrankungen der Niere sind charakterisiert durch die Infiltration von Lymphozyten, die gegenüber niereneigenen Ag sensibilisiert wurden. Sensibilisierte Lymphozyten können eine Gewebeläsion entweder direkt oder durch Freisetzung löslicher Stoffe (Lymphokine) hervorrufen, die eine lokale Entzündung unterhalten. Man vermutet als Pathogenese-Mechanismus bei der **chronischen Glomerulonephritis (GN)** eine zellvermittelte Reaktion gegenüber niereneigenem Ag, das stimuliert wird durch das Zusammentreffen mit kreuzreagierendem Streptokokken-Zellwand-Ag. Die Sensibilisierung gegenüber fremdem Nieren-Ag ist bei der **chronischen Allotransplantatabstoßung der Niere** zu finden.

Eine IgE-vermittelte (sofortige oder Typ-I-Hypersensitivitäts)Immunerkrankung der Niere beruht auf einer Reaktion von IgE mit basophilen Zellen oder Mastzellen nach Kontakt mit spezifischem Antigen, das wiederum die Freisetzung vasoaktiver Substanzen auslöst. Als einer ihrer Wirkungsmechanismen triggern diese vasoaktiven Substanzen Vasospasmus ud Prostaglandinsynthese sowie eine thrombozytenvermittelte Hyperkoagulabilität, Thrombosebildung und Fibrinablagerung. Die Beteiligung IgE-vermittelter Mechanismen bei der Nierenimmunerkrankung wird derzeit intensiv erforscht; es gibt jedoch einige Nierenerkrankungen mit nachgewiesener IgE-Ablagerung. Es gibt Hinweise dafür, daß die IgE-vermittelte Hypersensitivität, die zum Teil die „allergischen" tubulointerstitiellen Nierenerkrankungen hervorruft, nach Gabe von Penicillinen, besonders Methicillin, auftritt. Diese immunologische Nierenerkrankung geht mit Eosinophilie, eosinophiler Infiltration der Niere, Ablagerung von IgE als Antwort auf Kortikosteroide und häufig rasche Verbesserung der Situation nach Absetzen des Medikaments einher.

Direkte Komplement(C)-vermittelte immunologische Nierenerkrankungen können auch *von einer direkten Aktivierung des C durch alternative Stoffwechselwege (s. a. Tab. 10. und Kap. IMM, 1., Komplementsystem)* bei Abwesenheit von Antikörper oder Antigen herrühren. Die renale Schädigung ist vorwiegend durch die Ablagerung von C3 und einem weiteren Serumprotein, dem Properdin, im Mesangium und in der glomerulären Kapillarwand gekennzeichnet. Frühe Komponenten von Komplement und Ig sind in der Regel mit Immunfluoreszenztechniken nicht nachweisbar. Die Aktivierung des C-Systems auf alternativem Wege wird dadurch in Gang gesetzt, daß Properdin C3 unter Verwendung von C3-Proaktivator, C3-Proaktivatorkonvertase und nativem C3 als Kofaktoren in Gegenwart von Magnesiumionen spaltet. Da alle diese Komponenten Bestandteile des normalen Serums sind, geht die Aktivierung normalerweise kontrolliert, ohne allzu hohe Ablagerung von aktiviertem C3 in der Niere, vonstatten. Der Mechanismus, durch den die Aktivierung auf alternativem Wege außer Kontrolle gerät, ist noch nicht geklärt. Etwa die Hälfte aller Patienten, die eine vorwiegend mit C-Ablagerung vergesellschaftete immunologische Nierenerkrankung entwickeln, haben ein Serumprotein, das zur direkten Umwandlung von C3 zu aktiviertem C3b befähigt ist. Dieses Molekül, das **C3-nephritischer Faktor** genannt wird, ist ein hitzestabiler Autoantikörper vom IgG-Typ mit einem Molekulargewicht von 150000. Es ist aber kein Immunglobulin. C3b kann sich dann im phagozytierenden Mesangium des Glomerulus, subendothelial oder an den C3b-bindenden Regionen in der Kapillarwand ablagern und zu einer lokalen entzündlichen Immunreaktion führen.

Die direkte C-Aktivierung bedingt eine Nierenimmunerkrankung, die durch die Proliferation zellulärer Elemente innerhalb der Niere und durch die Verdickung der Kapillarwand charakterisiert ist. Diese Veränderungen – bei der Nierenbiopsie nachweisbar – werden als **membranproliferative Glomerulonephritis** (MPGN – *s.a. Kap. NIE, 5., unter Nephrotisches Syndrom)* beschrieben, von der 3 Arten bekannt sind: Typ I, II und III (wobei letzterer durch Elemente aus I und II charakterisiert zu sein scheint). Typ I ist charakterisiert durch Ablagerungen von C3 in erster Linie an den subendothelialen Seiten der Kapillarwand und Typ II durch dichte intramembranöse (= innerhalb der Kapillarwand) Ablagerungen.

Immunologisch bedingte Nierenerkrankungen bei Immunschwächesyndromen: Bei erworbenem Immunschwächesyndrom (AIDS) oder bei einer HIV-Infektion kann eine Form einer progressiven Nierenerkrankung zu finden sein. Letztere ist durch eine örtlich umschriebene segmentale Glomerulosklerose sowie durch eine umschriebene Ablagerung von IgM und C3 gekennzeichnet, Drogenmißbrauch ist dabei ein signifikanter Risikofaktor. Jedoch ist die Nierenerkrankung bei HIV-Infektion auch bei Patienten ohne vorangegangenen Drogenabusus zu beobachten. Die pathogenetischen Mechanismen sind nicht ganz geklärt, aber der pathologische Immunstatus des Patienten kann u. U. die Ausbildung einer immunologisch bedingten Nierenerkrankung positiv beeinflussen; dies mag vielleicht via einer exzessiven Ak-induzierten Immunität geschehen, da ja bei HIV-Infektion eine polyklonale Hypergammaglobulinämie beschrieben worden ist. Eine andere Erklärungsmöglichkeit könnte sein, daß die Nierenschädigung über eine T-Zell-vermittelte Schädigung des Immunsystems entsteht; für letzteres spricht, daß das HIV-Virus den T-Zell-Rezeptor zerstört. Ein kongenital erworbenes Immunschwächesyndrom kann ebenfalls mit Nierenerkrankungen einhergehen.

Kongenitale C-Komponenten-Mangelerkrankungen sind ebenfalls mit einer Anzahl von renalen Erkrankungen vergesellschaftet *(s. Tab. 10.)*, wovon sich eine in einem LE-ähnlichen Syndrom manifestiert, vielleicht durch eine abgeschwächte Form autologer Proteine, die in die Zirkulation freigesetzt werden, hervorgerufen. Auch das renale hämolytisch urämische Syndrom mit **Nierenrindennekrose** ist bei Patienten mit einem Faktor-H-Mangel beschrieben worden. Der genaue Mechanismus ist nicht klar, aber die Störung des normalen Immunstatus des Patienten, ob nun in Richtung eines Überschusses oder eines Mangels, fördert die Entwicklung immunologischer Nierenerkrankungen.

Diagnostik

Nierenbiopsie: Wenn auch Blut- und Urinanalysen nützliche Erstuntersuchungen sind, ist doch letztendlich die Nierenbiopsie die beste Methode zur Diagnose einer immunologisch bedingten Nierenerkrankung, zur Beurteilung ihrer Prognose sowie zur Auswahl des Therapieregimens. Die eigentliche Funktionseinheit der Niere, das Nephron, besteht aus Zellen und extrazellulärem Material. Veränderungen auf zellulärer Ebene sind Ergebnis der Immunschädigung und äußern sich als Zellvermehrung (Hyperplasie) oder -abnahme (Atrophie), Nekrose und Exsudation (Infiltration von neutrophilen Granulozyten). Die möglichen Veränderungen des extrazellulären Materials bestehen in einer Mengenzunahme (Sklerose oder Vernarbung, oder in der Akkumulation von Fremdproteineinlagerungen. Eine wachsende Ausprägung oder Proliferation des wandständigen Epithels, das an den Innenraum der Bowmanschen Kapsel angrenzt, ist durch Fibrinablagerung in die Bowmansche Kapsel ausgelöst, als Folge einer schwerwiegenden Schädigung der Basalmembran des Glomerulus. Hierbei können alle Glomeruli vollständig **(diffuse Veränderung)**, einige Glomeruli vollständig **(fokale Veränderung)** oder einige Glomeruli teilweise **(lokale Veränderung)** betroffen sein.

Art und Muster der C-Ablagerung helfen bei der Diagnose und Unterscheidung der Immunerkrankungen der Niere. Die Komplementablagerung erfolgt meistens nach dem Muster der Ig-Ablagerung. C3-Ablagerungen ohne Ig-, C1q- oder C4-Ablagerung lassen die Aktivierung auf alternativem Wege und eine membranproliferative GN Typ II vermuten.

Lichtmikroskopische Untersuchungen einer Nierenbiopsie können Zellproliferation, Verdickung der Basalmembran, Sklerose und Hyalinisierung zeigen sowie die Veränderung bei den Endothelzellen der Gefäße und die Verschiebung in den Relationen der verschiedenen Zellarten, die sich im renalen Gewebe finden. Da sich verschiedene immunologische Mechanismen in ähnlichen morphologischen Änderungen äußern, können **Immunfluoreszenzuntersuchungen** mit verschiedenen Fluorescein-konjugierten spezifischen Antikörpern dazu dienen, Typ und Lokalisation der immunologischen Komponenten der Niere zu charakterisieren. Gegenwärtig sind besonders fluoresceinierte monoklonale Antikörper, spezifisch gegen Lymphozytenoberflächenantigene, in Gebrauch, um Typ und Häufigkeit dieser T-Helferzellen (Th), T-Suppressor-Zellen (Ts) oder T-Killer-Zellen (zytotoxische T-Lymphozyten, CTL) mit Hilfe ihrer Oberflächenmarker zu identifizieren. Die **Elektronenmikroskopie** gestattet es bei hoher Auflösung, submikroskopische Veränderungen in Dicke und Zusammensetzung bei glomerulären und tubulären Strukturen oder das Vorhandensein sowie die Lokalisierung von Ablagerungen des Immunsystems darzustellen.

Urinuntersuchung: In vielen Fällen kann die genaue Diagnose einer Nierenerkrankung durch sorgfältige Untersuchung des Urins erfolgen. Der Urin enthält bei der Immunerkrankung der Niere fast immer große Mengen an Proteinen und lipidbeladenen modifizierten Tubulusepithelzellen (die **Malteserkreuze,** die unter dem Mikroskop in polarisiertem Licht zu sehen sind). Praktisch alle Arten der Nierenimmunerkrankungen gehen mit einem nephrotischen Syndrom *(s. Kap. NIE, 5.)* einher. Die Exkretion überschüssigen Proteins in den Urin scheint durch eine Störung der glomerulären Kapillarwand zustande zu kommen, die unfähig ist, große Proteinmoleküle oder negativ geladene Albuminmoleküle zurückzuhalten. Das erstere kann Folge einer C56-9-vermittelten Immunstörung sein, das letztere kann die Folge einer Immunstörung sein, die die normalerweise negativen Ladungen auf der Epithelzelloberfläche verändert. Während das nephrotische Syndrom auch bei nicht-immunologischen Nierenerkrankungen, wie Diabetes mellitus, vorkommt, läßt das alleinige Auftreten einer Proteinurie in vergleichbarem Ausmaß einen zugrundeliegenden Immunmechanismus vermuten.

Erythrozyten, Leukozyten und Zellzylinder können ebenso im Urin vorkommen. Schädigungen, die in einer Nekrose enden, wie beim akuten Typ der antiglomerulären Basalmembranerkrankung, gehen mit einer signifikanten Hämaturie einher. Bestimmte Arten der Typ-III-Schädigung (postinfektiöse GN) sind mit Hämaturie und Erythrozytenzylindern verbunden. LE bei der aktiven Nierenerkrankung ist assoziiert mit Hämaturie, Lymphozyturie, *Erythrozytenzylindern und* Epithelzellzylindern. Diese Form des Urins wird als **„Teleskop-Urin"** bei LE-Nephritis und einigen anderen kollagenen Gefäßerkrankungen bezeichnet. Die membranöse sowie die membranproliferative Glomerulonephritis gehen mit erheblichen Proteinmengen sowie häufig mit Hämaturie einher. Dagegen können die Minimal-change-Glomerulonephritis und fokal-sklerosierende Glomerulonephritis mit einer erheblichen Proteinurie, aber mit ansonsten unauffälligen Harnsedimenten einhergehen.

Serologische Analysen: Bei der Immunerkrankung der Niere vom Typ II können teilweise zytotoxische Ak im peripheren Blut nachgewiesen werden (antiglomeruläre Basalmembran-Ak oder Anti-Nieren-Ak). Zirkulierende Immunkomplexe sind bei einer Vielzahl von Immunerkrankungen der Nieren zu finden, wie sie mit C1q-Bindung und Raji-Zell-Assay bestimmt werden können.

Die unterschiedlichen Komplementkonzentrationen helfen oft bei der Differenzierung verschiedener Immunerkrankungen der Niere. Bei Erkrankungen, bei denen der alternative Weg der C-Aktivierung überwiegt, sind frühe Komponenten des C (C1q und C4) nicht erniedrigt, da der Komplementverbrauch über die direkte Aktivierung von C3 (z. B. membranproliferative GN **[MPGN]** und häufig bei der Poststreptokokken-GN **[PSGN]**) erfolgt. Bei der klassischen Aktivierung (wie beim LE) sind die frühen C-Komponenten erniedrigt. Die Anwesenheit des C3-nephritischen Faktors bei erniedrigtem C3, aber normalem C1q und C4 bestätigt die Diagnose der membranproliferativen GN mit alternativer Komplementaktivierung.

Weitere hilfreiche serologische Analysen betreffen die steigenden Ak-Titer gegen Streptokokken-Ag bei der PSGN. Andere postinfektiöse Glomerulonephritiden können durch serologische Untersuchungen diagnostiziert werden, wie z. B. einen positiven Lues-Test, die Gegenwart Hepatitis-assoziierten Antigens oder steigender Ak-Titer gegen infektiöse Organismen, und natürlich läßt sich auch AIDS diagnostizieren, indem man mit Hilfe der Polymerase-Techniken das Vorhandensein von HIV-Antikörpern oder HIV-Antigenen nachweist.

Histokompatibilitätstests: Wenn auch nicht routinemäßig im klinischen Alltag eingesetzt, können doch Histokompatibilitätstests Bausteine zur Diagnose einiger Formen immunologisch bedingter Nierenerkrankungen beitragen. So findet man z. B. bei der Poststreptokokken-GN (PSGN) HLA-B12, bei der IgA-Nephropathie HLA-Bw35 und HLA-Dr4 sowie beim Goodpasture-Syndrom HLA-Dr2.

Verlauf und Prognose

Beide sind sehr variabel und abhängig von den zugrundeliegenden pathogenen Mechanismen, die *in Kap. NIE, 5.* besprochen werden.

Therapie

Obwohl die meisten der zugrundeliegenden Immunmechanismen inzwischen bekannt sind, ist eine Behandlung in den meisten Fällen nicht oder nur unspezifisch möglich. Die Prinzipien der Behandlung sind 1. eine Beeinflussung des Immunmechanismus durch Reduzierung der Ag-, Ak- oder der Immunkomplexe, 2. Induzieren der Immunsuppression und 3. die Gabe entzündungshemmender oder antikoagulativer Medikamente und in einigen Fällen mit Plättcheninhibitoren *(s. Tab. 14.)*. Kann der Ag-Stimulus nicht entfernt werden, liegt das Therapieziel in der Reduzierung der Ag-Menge und der Bildung eines Ak-Überschusses, um die retikuloendotheliale Entfernung von Immunkomplexen zu fördern. Einige Erkrankungen sprechen besonders auf Kortikosteroide an (z. B. Minimal-change-GN, LE, akute Transplantatabstoßung und möglicherweise die membranöse GN). Kortikosteroide muß man u. U. täglich geben; jedoch werden mehr und mehr Therapieschemata mit Methylprednisolon in hohen Dosen (10–15 mg/Tag i. v. pro Woche und pro Monat) eingesetzt. Azathioprin mit Kortikosteroiden kann eine zusätzliche positive Wirkung bei der Transplantatabstoßung und dem LE haben. Cyclophosphamid ist das Mittel der Wahl bei der Wegenerschen Granulomatose und wahrscheinlich auch beim LE. Cyclosporin ist außerordentlich wirksam bei der Nierentransplantation und kann auch bei anderen Formen der Nierenimmunerkrankungen eingesetzt werden. Eine akute Abstoßungsreaktion eines Nierentransplantats wird heute äußerst wirksam mit monoklonalen Antikörpern gegen T-Lymphozyten (OKT3-Antikörper) oder mit Antikörpern gegen humane T-Zellen (die aus Tieren stammen [ATG]) behandelt.

Thrombozytenaggregationshemmer (Dipyridamol und Aspirin) bei der membranproliferativen Glomerulonephritis **(MPGN)** Typ I sind anzuempfehlen (keine andere Behandlung hat sich als so effektiv erwiesen). Die Reduzierung des Spiegels zytotoxischer Antikörper ist bei der MPGN Typ II schwierig, weil ja das stimulierende Antigen vorhanden bleibt. Ein therapeutischer Fortschritt wurde durch Plasmapherese bei der Anti-GBM-Erkrankung, bei der akuten Transplantat-Abstoßung und bei LE erreicht. Dabei ist wichtig, daß die Plasmapherese nur in Kombination mit Kortikosteroid- und immunsuppressiver Dauertherapie verabreicht wird. Leider bleiben die meisten der Nierenimmunerkrankungen therapieresistent.

5. GLOMERULÄRE ERKRANKUNGEN

(Glomerulopathien)

Hierunter fällt eine Gruppe diverser Erkrankungen (u. a. die Glomerulonephritis **[ZGN]**), *bei denen der Krankheitsprozeß hauptsächlich den Glomerulus betrifft.* Strukturelle, funktionelle und klinische Gemeinsamkeiten bestehen in dieser Gruppe aufgrund der begrenzten Anzahl von Reaktionswegen, die das Nierengewebe hat, um auf eine Schädigung zu reagieren, und zudem aufgrund der Tatsache, daß diese Schädigung zu ähnlichen Symptomen und Krankheitszeichen führen können. Eine klare Differenzierung ist oft nicht möglich. Obgleich die pathologischen Veränderungen zum Verständnis der glomerulären Erkrankungen beitragen können, besteht zwischen den morphologischen Veränderungen und dem klinischen Erscheinungsbild, was Prognose und Ansprechen auf die Behandlung betrifft, keine vollständige Übereinstimmung.

Die glomeruläre Schädigung ist mit einer Veränderung der glomerulären Kapillarpermeabilität verbunden, die sich in verschiedenen Graden von Proteinurie, Hämaturie, Leukozyturie und Zellzylindern im Urin äußert. Es kann eine Mikrothrombose, meist vergesellschaftet mit sog. epithelialen Wucherungen (letztere bilden sich im Inneren der Bowmanschen Kapsel aus einer Hyperplasie von Epithelzellen, die wiederum durch Wachstumsfaktoren aus stimulierten Makrophagen ausgelöst wird) auftreten; wenn der Schaden schwerwiegend ist, können hämodynamische Veränderungen eine Oligurie hervorrufen. Insgesamt ist die tubuläre Funktion durch die entzündlichen Veränderungen im Interstitium beeinträchtigt. Meßbare Veränderungen sind die Reduktion der Urinkonzentrationskapazität die Säureausscheidungen und unterschiedliche Störungen in der Flüssigkeitsausscheidung des Nephrons. Da es nur in gewissem Umfang eine spezifische Kapazität bei der glomerulären Hypertrophie gibt, zeigen sich derartige Defekte meist eher in der tubulären Funktion, als daß die glomeruläre Filtrationsrate stark beeinträchtigt wird. Falls jedoch die glomeruläre Störung fortschreitet, wird auch die totale Filtrationsfläche signifikant vermindert, fällt die glomeruläre Filtrationsrate, und es entsteht eine Azotämie.

Diese unterschiedlichen Glomerulopathien, die entweder primär entstehen oder Folge einer Systemerkrankung sein können, können in fünf Hauptsyndrome, basierend auf ihrer klinischen Ausprägung, unterteilt werden: 1. **akutes nephritisches Syndrom** – akuter Ausbruch und frühe Besserung; 2. **rapid progressives nephritisches Syndrom** – akuter Ausbruch und schnelle Progression; 3. **nephrotisches Syndrom;** 4. **primär renales hämaturisches/proteinurisches Syndrom** – persistierende, asymptomatische, geringe Veränderungen des Harns und 5. **chronisches nephritisches/proteinurisches Syndrom.**

Akutes nephritisches Syndrom

(Akute Glomerulonephritis [AGN], postinfektiöse Glomerulonephritis [PIGN])

Die pathologischen Kennzeichen dieser vorwiegend bei Kindern auftretenden Erkrankung sind diffuse entzündliche Veränderungen in den Glomeruli, und die klinischen Symptome bestehen im akuten Auftreten von Hämaturie mit Erythrozytenzylindern und leichter Proteinurie und – in vielen Fällen – in Hochdruck, Ödem und Azotämie.

Ätiologie und Pathogenese

Das klassische Beispiel für eine akute Glomerulonephritis ist die **Poststreptokokken-Glomerulonephritis (PSGN).**

Bei dieser Immunkomplex(**IC**)-Erkrankung provozieren β-hämolysierende Streptokokkenantigene der Gruppe A (Nephritisstämme 1, 4, 12, 29) eine Ak-Antwort, und die entstehenden Ag-Ak-Komplexe, ob sie nun im Blut zirkulieren oder sich an Ort und Stelle bilden, werden in den Kapillarwänden der Glomeruli abgelagert. Diese Komplexe lösen eine Ereigniskaskade aus, die in *Kap. NIE, 4.* beschrieben wird. PSGN kann während Streptokokkenepidemien oder sporadisch auftreten. Meist entsteht die Streptokokkeninfektion im oberen Respirationstrakt, aber auch Infektionen an anderen Stellen (Haut, Mittelohr) können eine Nephritis, vornehmlich in der ersten Lebensdekade, auslösen. Auf Urinkulturen und Nierengewebe wachsen keine Streptokokken. Antibiotika hemmen, anders als beim rheumatischen Fieber, nicht die Progredienz der Nephritis.

Klinisch ist die von anderen Infektionen hervorgerufene PIGN *(s. Tab. 12.)* nicht von der PSGN unterscheidbar. Andere Infektionen sind für das Auftreten immunologischer Schäden bei Glomerulopathien verantwortlich, die gleichzeitig mit Endocarditis lenta, Prothesen, Pneumonie, Eingeweideabszessen, Varizellen, infektiöser Hepatitis (HBs-Ag-positiv), Syphilis und Malaria einhergehen. Die drei letzteren verursachen eher eine Sklerose und eine exzessive Proteinurie (**nephrotisches Syndrom** – s. unten) als eine glomeruläre Erkrankung, vermutlich aufgrund einer chronischen, aber schwachgradigen Antigenämie.

Tab. 12. Erkrankungen mit begleitendem nephritischem Syndrom

Primäre glomeruläre Erkrankungen

- Membranproliferative Glomerulonephritis
  - Mesangiokapilläre Glomerulonephritis
  - Erkrankung mit (im Elmi) dichten intramembranösen Ablagerungen
- Mesangial proliferative Glomerulonephritis
  - IgA-Nephropathie
- Rasch progressive Glomerulonephritis mit geringer Immunantwort
- Auf die Nieren beschränkte Glomerulonephritis mit antineutrophilen zytoplasmatischen Autoantikörpern sowie zellulären Halbmonden

Sekundäre glomeruläre Erkrankungen (Multiorganerkrankungen – Begleiterkrankungen)

- Akute bakterielle Infektionen
  - Infektion mit β-hämolysierenden Streptokokken der Gruppe A
  - Staphylokokken-Infektionen
  - Pneumokokkeninfektionen
- Akute Virusinfektionen
  - Hepatitis-B-Virus, Epstein-Barr-Virus, Herpes-zoster-Virus, Coxsackie-Virus
- Infektionen durch Parasiten
  - Toxoplasmose
  - Malaria
- Kollagenosen
  - Panarteriitis nodosa
  - Lupus erythematodes
  - Wegenersche Granulomatose
  - Nekrotisierende Vaskulitis
- Dyskrasien
  - Purpura Schoenlein-Henoch
  - Hämolytisch-urämisches Syndrom
  - Thrombozytopenische Purpura
  - IgG-IgM-Mischkryoglobulinämie
- Erkrankungen der Basalmembran des Glomerulus
  - Alport-Syndrom
  - Goodpasture-Syndrom

Pathologie

Die Läsionen sind hauptsächlich auf die Glomeruli beschränkt, die charakteristisch vergrößert sind und Zellproliferationen aufweisen. Anfänglich sind überwiegend Neutrophile und/oder Eosinophile vorhanden, später relativ viele mononukleäre Zellen. Epithelzellhyperplasie ist ein frühes und vorübergehendes Merkmal nach Ausbruch des klinischen Syndroms, und in einigen Glomeruli sind zelluläre Halbmonde nachzuweisen. Selten bilden sich echte Synechien aus (Basalmembranbrücken zwischen den Kapillarschleifen und der Basalmembran der Bowmanschen Kapsel). Die Anzahl der Endothelzellen nimmt zu, und – infolge des Ödems – die normale Fenestrierung des Endothelzellzytoplasmas ist häufig nicht vorhanden. Die Mesangien sind meistens durch vermehrte Zellzahl und Ödem stark verdickt. Neutrophile, nekrotische Zellen, Zelldebris und Ablagerungen elektronendichten Materials (Immunkomplexe aus dem Blutkreislauf oder am Ort entstandene Immunkomplexe) liegen häufig im Mesangium.

Das auffallendste Charakteristikum an der glomerulären Basalmembran (GBM) ist die große Zahl von Ablagerungen an der epithelialen Seite, hauptsächlich nahe oder im mesangialen Bereich *(s. Abb. 2.)*. Experimentelle Untersuchungen zeigen, daß solche Ablagerungen in situ gebildet werden. Die Epithelzellen vergrößern sich über den Ablagerungen, so daß ihre

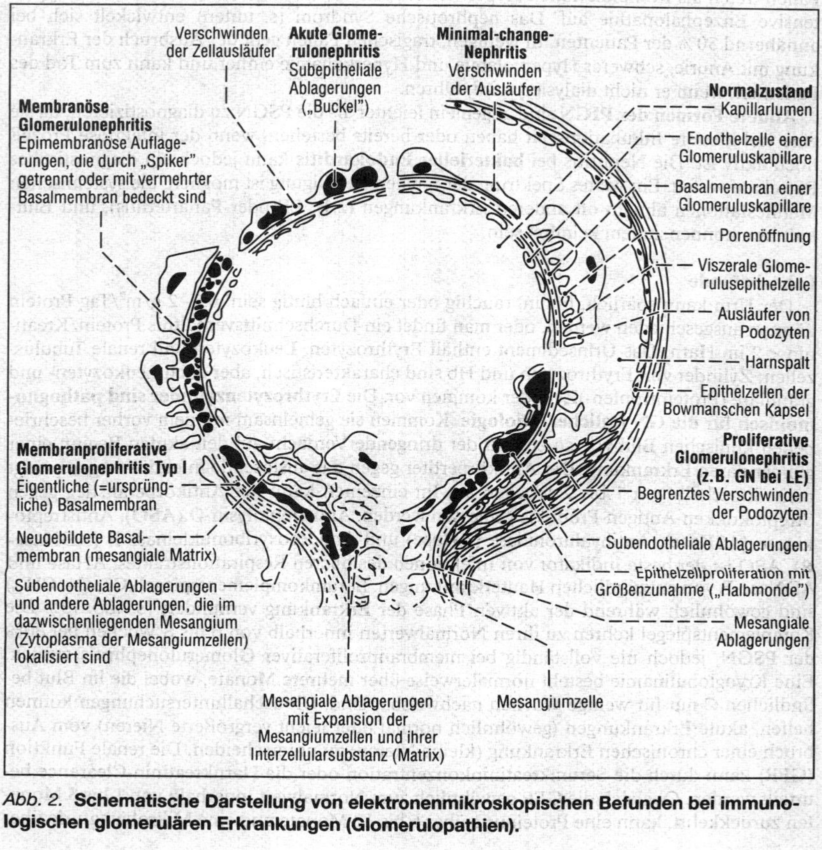

Abb. 2. **Schematische Darstellung von elektronenmikroskopischen Befunden bei immunologischen glomerulären Erkrankungen (Glomerulopathien).**

Ausläufer verschmolzen oder verschwunden zu sein scheinen. Fluoreszenzmikroskopisch lassen sich diffuse granuläre Ablagerungen von IgG und C3 unregelmäßig verteilt entlang der GBM und dem Mesangium nachweisen.

Symptomatik und Diagnostik

Die **PSGN** kommt meistens bei Kindern > 3 Jahre und bei jungen Erwachsenen vor, aber in 5% der Fälle tritt sie auch nach dem 50. Lebensjahr auf. Es gibt eine Latenzzeit von 1 bis 6 Wochen (im Mittel 2 Wochen) zwischen der Infektion und dem Ausbruch der Nephritis. Die auftretenden Beschwerden sind Ödem, Oligurie, Dunkelfärbung des Urins (bluthaltig) und, falls die Flüssigkeitsretention sehr stark ist, Hypervolämie. Kopfschmerzen und Sehstörungen können als sekundäre Folgen einer Hypertension auftreten. Eine Halsentzündung, Impetigo oder, noch besser, eine kulturell nachgewiesene Streptokokkeninfektion ein bis sechs Wochen vor Ausbruch dieser Symptome, in der Anamnese, dazu einer erhöhter Serumtiter von Streptokokkenantikörpern ergeben wichtige Anhaltspunkte für die Diagnose. Der Verlauf ist nicht uniform. Ungefähr 50% der Patienten sind symptomlos. Bei vielen Patienten ist der erste Anhalt der Zufallsbefund einer Makro- oder Mikrohämaturie. Häufig kommt es zur vorübergehenden Niereninsuffizienz. In der weitaus größten Zahl der Fälle gehen die Symptome und die Krankheitszeichen nach und nach wieder zurück. In besonders schweren Fällen treten als Komplikationen Hypertension, mit und ohne Herzinsuffizienz, und hypertensive Enzephalopathie auf. Das nephrotische Syndrom (s. unten) entwickelt sich bei annähernd 30% der Patienten. In wenigen, tragischen Fällen geht der Ausbruch der Erkrankung mit Anurie, schwerer Hypervolämie und Hyperkaliämie einher und kann zum Tod des Patienten, wenn er nicht dialysiert wird, führen.

Andere Formen der PIGN sind allgemein leichter als die PSGN zu diagnostizieren, da sie eine viel kürzere Inkubationszeit haben oder bereits bestehen, wenn der infektiöse Prozeß noch aktiv ist. Die Nephritis bei **bakterieller Endokarditis** kann jedoch ein diagnostisches Rätsel aufwerfen. Ein weites Spektrum der renalen Beteiligung ist möglich, die systemischen Manifestationen ähneln oft anderen Erkrankungen (z.B. LE oder Panarteriitis), und Blutkulturen können zudem keimfrei sein.

Laborbefunde

Der Urin kann spärlich, braun, rauchig oder einfach blutig sein. 0,5–2 g/m^2/Tag Protein können ausgeschieden werden, oder man findet ein Durchschnittsverhältnis Protein/Kreatinin < 2 im Harn. Das Urinsediment enthält Erythrozyten, Leukozyten und renale Tubuluszellen; Zylinder von Erythrozyten und Hb sind charakteristisch, aber auch Leukozyten- und granuläre (Proteintropfen-)Zylinder kommen vor. Die **Erythrozytenzylinder sind pathognomonisch für die GN jeglicher Ätiologie.** Kommen sie gemeinsam mit dem vorher beschriebenen klinischen Bild vor, so besteht der dringende Verdacht auf den akuten Beginn einer glomerulären Erkrankung. Der Antikörpertiter gegen das auslösende infektiöse Agens steigt meist innerhalb von 1 bis 2 Wochen an. Im einzelnen kann der Antikörperanstieg gegen Streptokokken-Antigen-Produkte gemessen werden: Antistreptolysin-O **(ASO),** Antistreptokinase **(ASKase),** Antihyaluronidase **(AHase)** und Antidesoxyribonukleinase-B **(ADNase-B).** ASO ist der beste Indikator von Infektionen des oberen Respirationstraktes, AHase und ADNase-B von entzündlichen Hauterkrankungen. Serumkomplementspiegel (C3, C4, CH_{50}) sind gewöhnlich während der aktiven Phase der Erkrankung vermindert *(s. Tab. 13.).* Die Komplementspiegel kehren zu ihren Normalwerten innerhalb von 6 bis 8 Wochen bei 80% der PSGN, jedoch nie vollständig bei membranproliferativer Glomerulonephritis zurück. Eine Kryoglobulinämie besteht normalerweise über mehrere Monate, wobei die im Blut befindlichen C nur für wenige Wochen nachweisbar sind. Ultraschalluntersuchungen können helfen, akute Erkrankungen (gewöhnlich normal oder leicht vergrößerte Nieren) vom Ausbruch einer chronischen Erkrankung (kleine Nieren) zu unterscheiden. Die renale Funktion (GFR) kann durch die Serumkreatininkonzentration oder die Harnkreatinin-Clearance beurteilt werden. Obgleich die GFR gewöhnlich zum Normalwert innerhalb von 1 bis 3 Monaten zurückkehrt, kann eine Proteinurie über 6 bis 12 Monate und eine Mikrohämaturie über

Tab. 13. Niedrige Komplementspiegel im Serum bei Erkrankungen mit begleitendem nephritischem Syndrom*

Primäre glomeruläre Erkrankungen
Membranproliferative Glomerulonephritis
Typ I (mesangiokapilläre Glomerulonephritis) (50–80%)**
Typ II (Erkrankung mit [im Elmi] dichten intramembranösen Ablagerungen) (80–90%)
Akute Poststreptokokken-Glomerulonephritis (> 90%)
Sekundäre glomeruläre Erkrankungen (Multiorganerkrankungen – Begleiterkrankungen)
Lupus erythematodes
Örtlich umschrieben (75%)
Diffus verbreitet (90%)
Subakute bakterielle Endokarditis (90%)
Kryoglobulinämie (85%)
Gefäßprothesen-Nephritis (90%)
Eingeweidesepsis

* Die Komplementspiegel sind bei vielen dieser Erkrankungen zeitabhängig.

** Die Prozentangaben in Klammern geben die Prozentzahl der Patienten an, bei denen man niedrige Komplement-Spiegel findet.

mehrere Jahre bestehenbleiben. Vorübergehende Änderungen im Urinsediment können bei kleineren Infektionen des Respirationstraktes wiederkehren.

Verlauf und Prognose

Eine Immunkomplex-Erkrankung des Glomerulus mit akutem Ausbruch, wie etwa die **PSGN,** hat eine gute Prognose, falls der initiale renale Schaden nicht schwer ist und die Quelle der Antigenämie vermindert oder beseitigt werden kann. Bei einigen Fällen jedoch (1% Kinder, 10% Erwachsene) entwickelt sich aus dem akuten nephritischen Syndrom eine rasch progressive Glomerulonephritis **(RPGN).** Bei Patienten mit wiederkehrenden Erkrankungen entsteht eine renale zelluläre Proliferation innerhalb von Wochen, jedoch variiert die Schwere der entzündlichen Reaktion stark, und es bleibt meist eine Sklerose zurück. Die Mehrzahl der Kinder (85–95%) erreicht wieder eine normale Nierenfunktion, jedoch besteht ein erhöhtes Risiko für eine Hypertension. Ein abnormer Urinbefund (Proteinurie, Hämaturie) kann über Jahre bestehenbleiben. Der Zustand kann gelegentlich zu einem chronischen Nierenversagen fortschreiten. Ein auffallender Abfall der GFR oder die Entwicklung eines nephrotischen Syndroms, vergesellschaftet mit einer extensiven extrakapillären Proliferation (Halbmond-Bildung) und mit Nekrose, zeigt ein rasches Fortschreiten zum Endstadium eines Nierenversagens an.

Die PSGN hat eine schlechtere Prognose bei Erwachsenen. Die abnormen Urinbefunde bestehen in ungefähr 40% der Fälle, und der Heilungsprozeß geschieht charakteristischer*weise durch Narbenbildung.* So hängt die Prognose vom Alter des Patienten und vom Stadium der renalen Schädigung ab, wenn der Entzündungsstimulus beseitigt wird.

Die **PIGN als Folge einer infizierten Gefäßprothese** hat eine gute Prognose, falls die Infektion (meist *Staphylococcus epidermidis [albus])* beherrscht werden kann. Dies erfordert oft die Entfernung der Prothese unter antibiotischer Therapie. Bei der **Endocarditis lenta,** wie auch bei anderen Formen der PIGN, bewirkt die Beseitigung der Antigenquelle in 70 bis 80% der Fälle eine Besserung der Nierenfunktion, falls bis zum Einsatz einer effektiven Antibiotika-Therapie noch kein gravierender Schaden (Halbmonde, Nekrose) besteht.

Die postinfektiöse Glomerulonephritis (PIGN), die sich mit nephrotischem Syndrom und irregulärer Nierenfunktion darstellt, wobei letztere initial normal ist, kann schließlich 10–20 Tage später eine progressiv verlaufende Nierendysfunktion entwickeln; deshalb ist

Tab. 14. Therapie der Glomerulopathien

Erkrankung	*Therapie*
Postinfektiöse Glomerulonephritis	Antibiotikum, das den verursachenden Keim abdeckt
Rasch progressive Glomerulonephritis (RPGN)	
Glomerulonephritis mit antineutrophilen zytoplasmatischen Autoantikörpern (ANCA)	Hochdosiert Methylprednisolon i.v.; bei fulminanter Verlaufsform dieselbe Therapie wie bei Anti-GBM-Glomerulonephritis
Immunkomplexgesteuerte Glomerulonephritis	Hochdosiert Methylprednisolon i.v.
Anti-glomeruläre Basalmembran (anti-GBM) gesteuerte Glomerulonephritis	Plasmapherese + als Erhaltungsdosis Prednison + Cyclophosphamid oder Chlorambucil
IgA-Nephropathie	Resistent gegen die bekannten, in der Therapie eingesetzten Medikamente; Therapieversuch mit Antibiotika plus Änderung der Ernährungsgewohnheiten
Minimal-change-Disease (MCD)	Initialtherapie: Prednison Erhaltungstherapie: jeden zweiten Tag Prednison Kortikoidresistente Verlaufsformen oder häufige Rezidive: Prednison jeden zweiten Tag + täglich Cyclophosphamid; oder Cyclosporin
Fokale Glomerulosklerose	Meist kortikoidresistente Verlaufsformen; Therapieversuch mit Prednison mit/ohne Cyclophosphamid; oder Cyclosporin
Membranöse Glomerulonephritis (MGN)	Prednison im monatlichen Wechsel mit Chlorambucil
Membranproliferative Glomerulonephritis (MPGN)	Keine spezifische Therapie; Therapieversuch mit hochdosierten Kortikosteroiden jeden zweiten Tag oder mit Cyclosporin
Mesangialproliferative Glomerulonephritis	Meist kortikoidresistent; Therapieversuch mit hochdosiertem Prednison jeden zweiten Tag
Goodpasture-Syndrom	Plasmapherese + als Erhaltungsdosis Prednison + Cyclophosphamid oder Chlorambucil
Lupus erythematodes	Niedrig-dosierte Kortikosteroide plus einmal jeden Monat Cyclophosphamid; bei schwierigen (resistenten) Fällen Plasmapherese
Wegener-Granulomatose	Cyclophosphamid mit/ohne Prednison
Thrombozytopenische Purpura/hämolytisch-urämisches Syndrom	Plasmapherese plus Thrombozytenaggregationshemmer (Dipyridamol und Aspirin)
Purpura Schoenlein-Henoch	Keine spezifische Therapie; Therapieversuch mit Plasmapherese
Nierentransplantatabstoßung	
Akut	Hochdosiert Kortikosteroide; Muromonab CD_3; Antilymphozytenglobulin; Antithymozytenglobulin; Bestrahlung
Chronisch	Prednison; Cyclosporin; Azathioprin; Cyclophosphamid

eine dauernde gewissenhafte stationäre Überwachung über einen längeren Zeitraum dringend zu empfehlen.

Therapie

In den meisten Fällen gibt es keine spezifische Therapie. Immunsuppressiva und Kortikosteroide sind unwirksam, letztere können sogar den Verlauf verschlimmern. Besteht bei der Diagnose der Nephritis noch eine bakterielle Infektion, sollte diese mit Antibiotika behandelt werden; auch andere sekundäre Erkrankungen *(vgl. Tab. 12.)* müssen behandelt werden *(s. Tab. 14.)*. Bei Azotämie und metabolischer Azidose ist die Proteinaufnahme einzuschränken. Die Natriumaufnahme ist nur dann zu begrenzen, wenn Hypervolämie, Ödem oder schwerer Hypertonus vorliegen. Diuretika, wie Thiazide und Schleifendiuretika, können bei der Behandlung einer Hyperhydratation hilfreich sein. Ein Hochdruck erfordert eine entschlossene Behandlung *(s. Kap. HKR, 3.)*. Eine hypertensive Enzephalopathie kann eine initiale parenterale Therapie mit antihypertensiven Medikamenten (Diazoxid, Labetalol und Nitroprussid) erfordern, wenn oral Medikamente nicht verabreicht werden können. Ein schweres Nierenversagen erfordert die Dialyse *(s. Kap. NIE, 3.)*.

Rapid progressives nephritisches Syndrom

(Rapid progressive Glomerulonephritis [RPGN]; Halbmondglomerulonephritis)

Pathologisch wird dieses Syndrom charakterisiert durch fokale und segmentale Nekrose und epitheliale Zellproliferation (Halbmonde) in den meisten Glomeruli. Klinisch besteht ein fulminantes Nierenversagen mit Proteinurie, Hämaturie und Erythrozyten-Zylindern.

Ätiologie, Häufigkeit und Pathogenese

Glücklicherweise kommt RPGN selten vor. Die Pathogenese ist in den meisten Fällen unbekannt, und die eigentlichen Krankheitsursachen sind zahlreich *(s. Tab. 15.)*. RPGN kann in vielen Fällen auftreten, wo auch ein akutes nephritisches Syndrom besteht (s. o.). Das Syndrom tritt als Teil einer multisystemischen Erkrankung in etwa 40% der Fälle auf. Dieses Kapitel behandelt die restlichen 60% der Fälle von RPGN, die primär eine Nierenbeteiligung besitzen; etwa die Hälfte davon sind idiopathisch, ein Drittel scheint durch Antikörper verursacht zu werden, die gegen die glomeruläre Basalmembran (GBM) gerichtet sind, und der Rest sind Immunkomplexerkrankungen.

Das Fehlen von Immunkomplex- oder von Komplementablagerung im glomerulären Gewebe ist das hervorstechende Charakteristikum einer nur wenig immunologisch geprägten Glomerulonephritis. Antineutrophile zytoplasmatische Autoantikörper **(ANCA)** sind der serologische Parameter (Marker) einer nur wenig immunologisch geprägten Glomerulonephritis, die entweder mit einer systemischen Vaskulitis einhergeht oder bei jenen Fällen zu finden ist, bei denen man keine extrarenale Erkrankung findet. ANCA werden in 80% der wenig immunologisch geprägten Glomerulonephritiden gefunden, bei denen man eine systemische Vaskulitis, besonders eine Wegenersche Granulomatose oder eine Panarteriitis nodosa, nachweist. Mit Hilfe des Färbeverhaltens lassen sich zytoplasmatische ANCA (C-ANCA) und perinukleäre ANCA (P-ANCA) unterscheiden. C-ANCA findet man meist bei einer Wegenerschen Granulomatose mit Granulomen im Respirationstrakt, dagegen P-ANCA bei nichtextrarenalen wenig immunologisch geprägten Glomerulonephritis.

Die auslösenden Mechanismen, die zu Autoimmunreaktionen gegen GBM führen, sind unbekannt, Ak gegen GBM zirkulieren im Blut und können mittels Immunfluoreszenztechnik auf der GBM nachgewiesen werden. Sie können spontan auftreten, können aber auch nach Kontakt mit Kohlenwasserstoffen, Medikamenten oder viralen Infektionen zu sehen sein. Bei manchen Patienten (60–90%) mit Anti-GMB-Glomerulonephritis findet man einen

Tab. 15. Serologische Klassifikation der rasch progressiven Glomerulonephritis

Anti-GBM-Antikörper-gesteuerte Glomerulonephritis (20%)
ohne Lungenblutungen (wie Anti-GBM-Glomerulonephritis)
mit Lungenblutungen (wie Goodpasture-Syndrom)
Immunkomplex-gesteuerte Glomerulonephritis (40%)
Postinfektiös
Antistreptokokken-Antikörper (wie Poststreptokokken-Glomerulonephritis)
Eingeweideabszeß/-sepsis
Bakterielle Endokarditis
Gefäßprothesen-Nephritis
Hepatitis-B-Infektion
Kollagenosen
Anti-DNA-Autoantikörper (wie Lupus-Glomerulonephritis)
IgA-Immunkomplexe (wie Glomerulonephritis bei Purpura Schoenlein-Henoch)
IgG-IgM-Mischkryoglobuline (wie Glomerulonephritis bei Kryoglobulinämie)
Andere Immunkomplex-Glomerulonephritiden
IgA-Nephropathie
Membranproliferative Glomerulonephritis
Idiopathische Glomerulonephritis
ANCA-gesteuerte Glomerulonephritis
Systemisch nekrotisierende Arteriitis (wie Panarteriitis nodosa)
Nekrotisierende Lungengranulome (wie Wegenersche Granulomatose)
Auf die Niere beschränkte Erkrankung (wie idiopathische Glomerulonephritis mit Halbmonden)

GBM = glomeruläre Basalmembran; ANCA = antineutrophile zytoplasmatische Autoantikörper

zirkulierenden Ak, der mit der pulmonalen alveolären Basalmembran kreuzreagiert, was zu einer pulmonal-renalen Erkrankung, dem **Goodpasture-Syndrom,** führt *(s. Kap. LUN, 14.).*

Pathologie

Fokale Proliferation glomerulärer Epithelzellen, in einigen Fällen mit zahlreichen neutrophilen Granulozyten durchsetzt, formen halbmondförmige Zellhaufen, die die Bowmansche Kapsel in 50–100% der Glomeruli innerhalb der Niere ausfüllen. Das glomeruläre Kapillarbündel kollabiert und erscheint meist zellarm. Nekrosen innerhalb des Gefäßbündels oder unter Beteiligung der Halbmonde sind selten, können jedoch das deutlichste Merkmal bilden. Bei diesen Patienten sollte histologisch nach dem Auftreten einer Vaskulitis gesucht werden.

Eine auffallend frühe Erscheinung ist häufig das interstitielle Ödem. Später fibrosiert das Interstitium diffus, und die Anzahl der Entzündungszellen nimmt ab. Als anfängliche Veränderungen zeigen die Tubuli die Ausbildung von Vakuolen und hyalinen Tröpfchen, gelegentlich Erythrozyten und hyaline Zylinder (distale Tubuli). Falls die Erkrankung fortschreitet, beginnt eine Atrophie, und die GBM verdickt sich.

Eine lineare Ablagerung von IgG (meist mit segmental angeordneter C3-Komponente) *entlang* der GBM ist ein sehr auffallender Befund, der fluoreszenzmikroskopisch nachzuweisen ist, jedoch ist dieses Muster weder konstant noch spezifisch. Bei schwerer Immunkomplexerkrankung gibt es diffuse irreguläre Ablagerungen von IgG und C3, die meist mit einer Proliferation intraglomerulärer Zellen und mit Halbmondbildung einhergehen. In anderen Fällen werden keine IgG- oder Komplementablagerungen beobachtet. Es findet sich jedoch – unabhängig von den Fluoreszenzmustern – Fibrin innerhalb der Halbmonde.

Symptomatik und Diagnostik

Das klinische Bild kann dem der akuten nichtprogressiven Erkrankung ähneln, jedoch ist der Ausbruch schleichend, meist mit Müdigkeit, Krankheitsgefühl und Fieber als Hauptsymptomen; Nausea, Anorexie, Erbrechen, Arthralgien und Bauchschmerzen können ebenso vorkommen. Wenige Patienten bieten anamnestisch Proteinurie, Hämaturie oder Hypertension. Etwa 50% haben ein Ödem und zeigen in der Anamnese eine akute, grippeähnliche Erkrankung innerhalb vier Wochen vor Ausbruch des Nierenversagens. Darauf folgt meist eine schwere Oligurie. Eine Hypertonie ist ungewöhnlich und selten stark ausgeprägt. Gelegentlich treten gleichzeitig Lungenerkrankungen auf, die zu sog. Lungen-Nieren-Syndromen führen (*s. Tab. 16.*).

Tab. 16. Mit Lungen-Nieren-Syndromen assoziierte Erkrankungen

Goodpasture-Syndrom	Rapidprogressive GN
SLE	Rechtsseitige bakterielle Endokarditis
Polyarteriitis nodosa	Legionärskrankheit und andere Lungeninfektionen
Hypersensitivitäts-Angiitis	
Purpura Henoch-Schoenlein	Arzneimittelreaktionen (z. B. Penicillamin)
Gemischte Bindegewebserkrankungen	Sarkoidose
Wegenersche Granulomatose	Silizium-Nephropathie
Gemischte Kryoglobulinämie	Nierenvenenthrombose mit Lungenembolie
Idiopathische Immunkomplex-GN	Stauungsinsuffizienz mit Urämie

Klinische Merkmale und Laborbefunde führen meist zur Diagnose. Eine Nierenbiopsie kann zur Differentialdiagnose und bei der Suche nach anderen potentiell reversiblen Schäden helfen, die wie auch bei RPGN vorhanden sein können.

Laborbefunde

Typisch ist die Azotämie unterschiedlicher Schweregrade. Hämaturie ist obligat und kommt oft als Makrohämaturie vor. Erythrozytenzylinder sind **nicht** immer vorhanden, und ein Sediment mit „Teleskopfiguren" (Erythrozyten, Leukozyten, granuläre, wächserne Zylinder) ist häufig. Eine Anämie, manchmal sogar gravierend, ist ein konstantes Merkmal. Leukozytose ist häufig.

Serologische Befunde helfen, eine Antibasalmembran-Ak-Nephritis von einer schweren Immunkomplexerkrankung zu unterscheiden. Eine Immunkomplexerkrankung bietet steigende Ak-Titer gegen Streptokokken, zirkulierende Immunkomplexe oder Kryoglobulinämie. Hypokomplementämie ist bei der Antibasalmembran-Ak-Nephritis ungewöhnlich, während sie bei der Immunkomplexerkrankung häufig ist. Ein Immunassay zum Nachweis der zirkulierenden Antibasalmembran-Ak ist, wenn positiv, hilfreich. Der Antikörper verschwindet meist innerhalb von 3–6 Monaten. Bei 2 Formen systemischer Vaskulitiden – der Wegenerschen Granulomatose und der mikroskopischen Panarteriitis (nodosa) – hat sich eine Schätzung der ANCA als hilfreich bei der Diagnose und als Marker zur Beurteilung der Krankheitsaktivität erwiesen.

Zu Beginn können die Nieren im Ultraschall oder bei radiologischen Untersuchungen (ohne Kontrastmittelgabe durchgeführt) vergrößert erscheinen, sie werden jedoch mit fortschreitender Krankheitsdauer kleiner. Klinische Zeichen und Laborbefunde führen zur richtigen Diagnose. Eine Nierenbiopsie kann u. U. bei der Differentialdiagnose helfen oder bei der Abgrenzung anderer potentieller reversibler Läsionen, die im klinischen Erscheinungsbild einer RPGN ähneln können.

Verlauf und Prognose

Obwohl der Verlauf der Erkrankung sich über mehrere Monate erstrecken kann, kommen viele Patienten erst bei Beginn des Terminalstadiums des Nierenversagens zur Behandlung.

Eine irreversible Anurie ist häufig, und ohne Dialyse würde der Tod innerhalb weniger Wochen eintreten. Die Prognose hängt von den auslösenden Faktoren ab. Sind PSGN, LE, Wegenersche Granulomatose oder Periarteriitis nodosa die Ursachen, kann sich die Nierenfunktion unter der Therapie bessern. Unter einer idiopathischen RPGN jedoch kommt es selten zu spontaner Remission. Patienten, die letztlich eine normale Nierenfunktion wieder erreichen, haben besonders in den Glomeruli histologische Veränderungen, die hauptsächlich eine Zellproliferation mit geringer oder fehlender Sklerose innerhalb des glomerulären Kapillarbetts oder der Epithelzellen und eine minimale interstitielle Fibrose aufweisen. Die meisten unbehandelten Patienten haben einen progressiven Krankheitsverlauf bis ins Finalstadium der Nierenerkrankung innerhalb von einem oder zwei Jahren. Eine schlechte Prognose haben Patienten > 60 Jahre mit oligurischem Nierenversagen oder dann, wenn > 75% der Glomeruli sog. Halbmonde enthalten.

Therapie

Eine Nierenbiopsie sollte bereits im frühen Stadium einer RPGN unbedingt zur Diagnosestellung, zur Einschätzung der Prognose und zur Aufstellung eines Therapieplanes durchgeführt werden. Serologische Tests und die Suche nach Infektionen sind weitere Maßnahmen. In Fällen, in denen sich bioptisch allein eine schwere Halbmondbildung ohne extensive glomeruläre Beteiligung, ohne tubulointerstitielle Schädigung, ohne multisystemische oder infektiöse Erkrankung zeigt, sollte eine medikamentöse Therapie eingeleitet werden *(vgl. Tab. 14.).* Die Behandlung sollte so früh wie möglich beginnen, denn dann ist die Chance, hervorragende Ergebnisse zu erzielen, am besten.

Bei der **idiopathischen und der Immunkomplex-RPGN** jedoch ist eine hochdosierte parenterale Methylprednisolon-Therapie hilfreich: 30 mg/kg (Höchstdosis: 3 g) werden i. v. über 20 min infundiert; dies geschieht am 1., 3. und 5. Tag; dann werden ab dem 8. Tag 2 mg/kg oral an jedem 2. Tag 3 bis 6 Monate lang appliziert. Bei einer Vaskulitis sind Kortikosteroide und gleichzeitig Cyclophosphamid wirksam; 65% der Patienten sind noch nach 2 Jahren Behandlung am Leben. Bei der **Anti-GBM-** und der **fulminanten Immunkomplex-RPGN** ist eine Kombination aus Plasmapherese und einer Erhaltungsdosis von Prednison (1 mg/kg/Tag) und Cyclophosphamid oder Azathioprin (2 mg/kg/Tag) durchaus als erfolgreich anzusehen.

Falls bereits ein fortgeschritteneres Stadium der Erkrankung besteht, sollte Dauerdialyse und Therapie begonnen werden, die die ursprünglichen Aufgaben der Niere übernehmen könnten. Eine Alternative ist die Nierentransplantation, obgleich diese Möglichkeit das Risiko der Entwicklung der ursprünglichen Erkrankung in der transplantierten Niere beinhaltet.

Nephrotisches Syndrom (NS)

Ein Krankheitsbild, das zu einer schweren prolongierten Permeabilitätssteigerung für Protein führt. Das Hauptmerkmal ist eine Proteinurie (> 2 g/Tag/m² oder ein Durchschnittsverhältnis Protein/Kreatinin > 2 im Harn), jedoch kommen auch häufig Hypalbuminämie (< 3 g/dl), generalisiertes Ödem und eine Lipämie vor, um den Symptomenkomplex abzurunden.

Ein NS tritt in jedem Lebensalter auf; bei Kindern ist es am häufigsten zwischen 1½ und 4 Jahren. Es gibt eine größere Häufigkeit bei jungen Männern und eine ausgeglichene Geschlechtsverteilung bei älteren Patienten. Neuerkrankungen an NS sind bei Kindern häufiger als bei Erwachsenen. Die Literatur enthält widersprüchliche Angaben über den Prozentsatz der **„Minimal-change"-Erkrankung (MCD; früher „Lipoid-Nephrose", „nil"-Erkrankung)** bei verschiedenen Altersgruppen. Die Unterschiede hängen von der Auswahl der Patienten und den zugrundeliegenden Modellen ab, zudem von der lokalen Inzidenz einer **fokalen**

Glomerulosklerose (FGS) und dem geographischen Vorherrschen prädisponierender Erkrankungen (Schistosomiasis in Ägypten, Malaria in Nigeria).

Ätiologie und Klassifizierung

Das NS kann Ausdruck einer primären glomerulären Erkrankung (MCD; Immunkomplexnephritiden; fokale, segmentale und mesangiale Erkrankungen) sein. Es kann bei vielen unterschiedlichen Systemerkrankungen ebenfalls auftreten – wie Stoffwechselerkrankungen (Diabetes mellitus), Neoplasien (Karzinome, Lymphome, Leukämien), Kollagenosen und Gefäßerkrankungen (LE) – und ebenso bei Infektionen (HIV) und bestimmten Medikamenten.

Es gibt ein **familiäres nephrotisches Syndrom. Das kongenitale NS** („Finnish-Typ") ist autosomal-rezessiv vererbbar, rasch progressiv und führt normalerweise innerhalb eines Jahres zur Dialyse. Eine vereinfachte Einteilung der Erkrankungen, bei denen ein nephrotisches Syndrom beteiligt sein kann, ist in *Tab. 17.* aufgelistet; die Störungen tangieren beinahe jeden Zweig der Medizin.

Pathologie

Man glaubt, daß die Proteinurie infolge funktioneller Störung zweier Mechanismen entsteht: Eine in Hinblick auf die Molekülgröße selektiv wirkende Barriere läßt große Proteinmoleküle passieren, und eine ladungsselektiv wirkende kann keine Proteine mit niedrigem Molekulargewicht zurückhalten.

Tab. 17. Erkrankungen, die mit einem nephrotischen Syndrom assoziiert sind

		annähernde Inzidenz (%) Kinder	*annähernde Inzidenz (%)* Erwachsene
Primäre Erkrankungen		90	75
Minimal-Change-Erkrankung (MCD)		65	15
Fokale Glomerulosklerose (FGS)		10	15
Membranöse GN		5	30
Membranproliferative GN		10	7
Andere: mesangiale proliferative GN IGA-Nephropathie, rapid progressive GN fokale Glomerulonephritis		10	3
Sekundäre Erkrankungen		10	25
Metabolisch	Diabetes mellitus, Amyloidose		
Immunologisch	SLE, Purpura Henoch-Schoenlein, Polyarteriitis nodosa, Sjögren-Syndrom, Sarkoidose, anaphylaktischer Schock, Erythema multiforme		
Neoplasmen	Leukämien, Lymphome, M. Hodgkin, Plasmozytom, Karzinome (Bronchus-Ca, Mamma-Ca, Kolon-Ca, Magen-Ca, Nieren-Ca), Melanom		
Nephrotoxisch/medikamentös	Gold, Penicillamin, Quecksilber, Heroin		
Allergisch	Insektenstiche, Schlangenbisse, Antitoxine, Gifteiche, Giftefeu		
Infektiös	bakteriell – Poststreptokokken-GN (PSGN), Shunt-Nephritis; Endocarditis lenta; Lepra, Syphilis		
	viral – Hepatitis B, Epstein-Barr; Herpes zoster, HIV		
	Protozoen – Malaria		
	Würmer – Schistosomiasis, Filariasis		
Kongenitales NS	Finnish-Typ		
Vererbbar	Alport-Syndrom, Fabry-Erkrankung		
Verschiedene	EPH-Gestose, maligner Hypertonus		

Bei der **MCD** werden als Ursachen eine Sekretion von Lymphokinin und eine Störung bei T-Suppressor- und T-Helfer-Subpopulationen diskutiert, die eine Störung in der zellulären Immunabwehr herbeiführen. Die morphologische Veränderung ist nur mit dem Elektronenmikroskop sichtbar, wo wie endotheliales Ödem mit diffuser Schwellung (Auslöschen) der Pseudopodien oder Podozyten proportional zur Proteinurie zu finden ist *(s. Abb. 2.)*. Vakuolen, Lysozyme und eine vermehrte Anzahl von Organzellen können gefunden werden. Eine mesangiale Zellvermehrung geschieht in etwa 50%.

Bei der **FGS** findet sich eine segmentale Hyalinisation unter IgM und C3 in einem nodulären und grobgranulären Muster mit diffusem Verlust der Pseudopodien. Die FSG beginnt in den juxtamedullären Glomeruli und kann deshalb leicht am bioptischen Material übersehen werden. Eine **globale Sklerose,** die zu atrophischen Glomeruli führt, kann auftreten.

Bei der **membranösen Glomerulonephritis (MGN)** werden Immunkomplexe als elektronendichte Ablagerungen elektronenmikroskopisch nachgewiesen *(s. Abb. 2.)*. Subepitheliale, dichte Ablagerungen finden sich beim Frühstadium der Erkrankung in Form von Spikes der Lamina densa. Später scheinen die Ablagerungen in der Basalmembran zu liegen, und es tritt eine auffallende Verdickung der GBM ein. Es entsteht ein diffuses und granuläres Muster von IgG entlang der GBM, aber keine zelluläre Proliferation, Exsudation oder Nekrose. Die LE-Glomerulonephritis ist durch subendotheliale, intramembranöse oder subepitheliale Ablagerungen charakterisiert. Wo auch immer die Immunkomplexe abgelagert sind, die Immunfluoreszenz für Komplement (C) und für IgA, IgG und IgM, in verschiedenen Verhältnissen, ist positiv. Ein Komplementrezeptor ist an den epithelialen Podozyten identifiziert worden.

Aufgrund der Unterschiede in der glomerulären Ultrastruktur werden drei Formen bei der idiopathischen **membranproliferativen Glomerulonephritis (MPGN)** unterschieden. Bei Typ I der MPGN (mesangiokapilläre GN) liegen die glomerulären Ablagerungen, vornehmlich C3 und IgG, subendothelial, und die glomeruläre Basalmembran ist intakt *(s. Abb. 2.)*. Bei Typ II der MPGN (intramembranöse elektronendichte Ablagerungserkrankung) sind die Ablagerungen von C3 in einem diskontinuierlichen linearen Muster beidseits der Kapillarwand, an der tubulären Basalmembran und an der Bowmanschen Kapsel anzutreffen. Der Typ III der MPGN, wahrscheinlich eine Variente von Typ I, wird sowohl durch subendotheliale als auch subepitheliale Ablagerungen charakterisiert; ein der Basalmembran ähnliches Material wird an der Oberfläche dieser Ablagerungen gebildet und formt u. U. eine glomeruläre Basalmembran, die ein fenestriertes und gedoppeltes Erscheinungsbild aufweist. Die glomeruläre Sklerose führt zum Nierenversagen, tritt bei allen drei Typen auf und wird durch eine chronische Ablagerung von Immunkomplexen in den Glomeruli verursacht.

Bei der **mesangialen proliferativen GN** nehmen mesangiale Zellen und Matrix zu, und es finden sich IgM- und C3-Ablagerungen.

Die Proliferation kann fokal oder diffus bei NS sein, was bei akuter PSGN, RIGN, Purpura Henoch-Schoenlein, Goodpasture-Syndrom und anderen Glomerulonephritiden auftritt. Die meisten anderen Ursachen des NS haben erkennbare Schädigungen; z. B. entsteht bei diabetischer Nephropathie eine diffuse oder noduläre interkapilläre Glomerulosklerose; bei der Amyloidose findet sich ein fibrilläres Infiltrat, das elektronenmikroskopisch oder polarisationsmikroskopisch mit Kongorot diagnostiziert wird.

Die bei HIV auftretende Nephropathie ist eine weitere Form der fokalen Glomerulosklerose (FGS). Sie ist selten bei Weißen und tritt meist bei Farbigen auf, die heroinabhängig sind und bei denen zusätzlich eine HIV-Infektion besteht. Unter diesen Umständen tritt die HIV-Nephropathie mit der Symptomatik von AIDS oder eines AIDS-bezogenen Symptomenkomplexes (ARC) auf. Bei Auftreten der Erkrankung sieht man meist eine leichte Azotämie sowie eine schwere Proteinurie; die Nieren sind vergrößert und im Ultraschall sehr echodicht. Lichtmikroskopisch zeigen sich ein Kollaps der Kapillaren und erweiterte Tubuli, jedoch keine interstitielle Fibrose oder eine tubuläre Atrophie. Tubuläre Bindegewebseinschlüsse, vergleichbar jenen bei LE, findet man bei dieser Spielart der fokalen Glomerulosklerose (FGS) in den Endothelzellen. Innerhalb 3–4 Monaten kommt es zu einem progressiven Verlauf bis ins Finalstadium der Nierenerkrankung, bei normalen Blutdruckwerten und vergrößerten Nieren, zwei Befunden, die immer wenig bei der Differentialdiagnose helfen, wenn sie gleichzeitig bestehen.

Symptomatik

Ein Frühsymptom beim NS, das vom Patienten bemerkt wird, ist „schaumiger" Urin (Blasen an der Oberfläche). Die Proteinurie kann gewöhnlich Werte > 2 g/Tag/m² oder einen mittleren Wert der Harnprotein-Kreatinin-Konzentration von > 2 erreichen. Symptome sind Anorexie, Mattigkeit, geschwollene Augenlider, Retinazeichen, Bauchschmerzen, Muskelschwund und Ödem. Anasarka mit Aszites und pleuralen Ergüssen sind häufig.

Ein umschriebenes Ödem kann der Grund für ein Aufsuchen des Arztes bei so verschiedenen Beschwerden sein: Atembeschwerden (pleuraler Erguß oder Larynxödem), substernaler Brustschmerz (Perikarderguß), Skrotalschwellung, geschwollene Knie (Hydroarthrose), aufgetriebenes Abdomen (Aszites) und (bei Kindern) Bauchschmerz durch Ödem der Mesenterien. Sehr häufig wird ein flüchtiges Ödem gefunden, das morgens in den Augenlidern und in den Gelenken nach Herumgehen auftritt. Die Flüssigkeiten akkumulieren in erster Linie durch den Starling-Mechanismus (in Abhängigkeit der Beziehung zwischen hydrostatischem und onkotischem Druck in Kapillaren und Interstitium) und durch systemische Faktoren, so daß die Reabsorption der Natriumfraktion wie etwa beim Renin-Angiotensin-Aldosteron-Mechanismus spezifisch ansteigt. Parallele weiße Linien in den Fingernagelbetten sind ein Befund unspezifischer Ätiologie.

Bei Kindern können orthostatische Hypotonie und sogar Schocksymptome auftreten. Erwachsene können sowohl hypo-, normo- oder hyperton in Abhängigkeit vom Grad der Stimulation ihrer Angiotensin-II-Produktion sein. Es ist wichtig, den Grad des Muskelschwundes zu erkennen, da hierdurch ein Ödem verschleiert werden kann. Oligurie und sogar ein ANV können infolge Hypovolämie oder verminderter Perfusion entstehen. Gelegentlich kommt ein akutes Nierenversagen oligurischer Art hinzu.

Komplikationen

Spezifische Transportproteine gehen mit dem Urin bei Nephrose verloren, was zu niedrigen Spiegeln von 25-Hydroxycholecalciferol (einer Vorstufe des wirksamen Vitamins D_3), von Serumkalzium und von Hormonen der Nebenniere und der Schilddrüse führt.

Ein großes Spektrum klinischer Syndrome kann sich beim prolongierten NS entwickeln: Ernährungsstörungen, inklusive Proteinmangelernährung ähnlich dem Kwashiorkor; spröde Haare und Nägel; Alopezie; verzögertes Wachstum; Demineralisation der Knochen; Glukosurie; Hyperaminoazidurie verschiedenen Typs; Kaliummangelsyndrom; Myopathie; vermindertes Gesamtkalzium; Tetanie und eine allgemeine verminderte Stoffwechsellage. Eine spontane Peritonitis kann auftreten, und günstig verlaufende Infektionen bestimmen das klinische Bild. Die hohe Infektanfälligkeit wird auf den Verlust der **Immunglobuline** zurückgeführt. Gerinnungsstörungen mit verminderter fibrinolytischer Aktivität und zeitweiliger Hypovolämie sind ein ernstzunehmendes Thromboserisiko (auffallend durch eine Nierenvenenthrombose). Eine Hypertonie mit kardialen und zerebralen Komplikationen kommt vorwiegend bei Diabetes und bei Patienten mit kollagenen Gefäßerkrankungen vor.

Laborbefunde

Die **Urinanalyse zu Beginn** zeigt eine auffallende Proteinurie mit einer täglichen Ausscheidung von 2 g/Tag/m² oder mit einem mittleren Wert der Harnprotein-Kreatinin-Konzentration von > 2. Das Urinsediment beinhaltet meist hyaline, granuläre, Fett- und Epithelzellzylinder. Eine Mikrohämaturie und Erythrozytenzylinder können abhängig von der Ätiologie der glomerulären Erkrankung ebenfalls vorkommen. Leukozyten sind bei exsudativen Erkrankungen und LE vorherrschend. Amyloidfibrillen können elektronenmikroskopisch nachgewiesen werden.

Eine **Hypalbuminämie** wird durch laborchemische Untersuchungen oder durch quantitative Elektrophorese festgestellt. Die Albuminkonzentration im Plasma kann oft auf < 2,5 g/dl und bei Kindern sogar manchmal auf < 1 g/dl absinken. Werte von < 0,2 g/dl sind beschrieben worden. Bestimmte Carrier-Proteine werden bei Nephrose in den Urin abgegeben. Gewöhnlich sind die α- und β-Globuline erniedrigt, ebenso wie Nebennieren- und Schilddrüsenhormone, Caeruloplasmin, Transferrin, ASO-Protein, andere Immunglobuline und Komplement. Im Gegensatz dazu ist bei LE der IgG-Spiegel meist erhöht, bei FGS der IgG-Spiegel häufig erniedrigt und bei MGN der C3-Spiegel normal. Serumharnstoff- oder Kreatinin-Konzentrationen variieren in Abhängigkeit vom Grad der renalen Schädigung.

Die **Natrium-Konzentration im Harn** liegt oft < 1 mÄq/l bei der Akkumulationsphase des nephrotischen Ödems. Die **Kalium-Konzentration im Urin** ist meist hoch. Das K/Na-Verhältnis übersteigt 1.

Die **Aldosteronsekretion** und die Sekretionsraten sind während dieses Stadiums erhöht, können jedoch auch, abgesehen von der Fortdauer des Ödems, zu anderer Zeit normal sein. Nephrotische Patienten scheiden einen sehr salzarmen Urin aus, der auf einen Defekt im Na-Haushalt der Niere hinweist.

Eine **Lipidämie** kann schon per Augenschein durch milchige Sera entdeckt werden. Solche Patienten haben einen Lipoproteinlipase-Mangel (vorübergehend korrigierbar durch Heparin) oder eine Störung in der Umwandlung von HDL zu LDL. Im Labor wird die Lipidämie durch einen Anstieg des Gesamt-Cholesterins, der Triglyzeride, des freien und veresterten Cholesterins und der Phospholipide nachgewiesen. Unveresterte Fettsäuren sind normal. Sehr hohe Lipdispiegel (beinahe bis zum Zehnfachen des Normalwerts) sind meist mit schwerer Hypalbuminämie vergesellschaftet.

Eine **Lipidurie** ist mittels Sudanfärbung an Makrophagen und an renalen Tubuluszellen nachzuweisen, die fettige Tröpfchen (ovale Fettkörper) enthalten. Anisotrope Kristalle (doppeltbrechende Fettkörper) können mit dem Polarisationsmikroskop nachgewiesen werden.

Eine **mikrozytäre Anämie** kann aufgrund des Transferrin-Verlustes im Urin auftreten. **Gerinnungsstörungen** sind häufig, vielleicht eine Folge des Verlustes von Faktor IX, XII und von thrombolytischen Faktoren (Urokinase und Antithrombin III) im Urin und eines Anstiegs des Serumspiegels von Faktor VIII, Fibrinogen und Thrombozyten.

Diagnostik

Die Diagnose des NS basiert auf den klinischen Symptomen und den Laborbefunden. Jedoch hängt letztlich die Feststellung der Ursache von der Nierenhistologie ab. Eine **schwere Proteinurie** (> 2 g/m²/Tag, mittlerer Wert der Harnprotein-Kreatinin-Konzentration > 2) ist der Hauptbefund und für die Diagnose richtungweisend. Die Wahl eines Einzelwertes zur Unterscheidung einer nephrotischen von einer nichtnephrotischen Proteinurie ist willkürlich. Jedoch ist dies zulässig, weil Erkrankungen, die im Prinzip das extraglomeruläre Gefäßnetz oder die tubulointerstitiellen Räume betreffen, üblicherweise nicht eine Proteinurie von derartigem Ausmaß auslösen. Die Ursachen einer Proteinurie, die sich nicht im nephrotischen Ausmaß bewegt, werden *in Kap. NIE, 1.* diskutiert. Patienten mit primärem NS haben eine schwere Proteinurie, und deren Folgen für den Stoffwechsel sind das klinische Hauptproblem. Ein Nierenversagen ist selten ein vorherrschendes Symptom, jedoch kann eine Niereninsuffizienz beim primären NS nach einer längeren Krankheitsdauer auftreten. So zeigt eine schwere Proteinurie beim nephritischen Patienten oft an, daß die Erkrankung weit fortgeschritten ist, und ist deshalb ein warnender Hinweis. Im Gegensatz dazu besitzen Patienten mit NS in Verbindung mit Sekundärfolgen des NS häufig eine renale Insuffizienz zum Zeitpunkt des Ausbruchs oder bekommen sie bald darauf.

Eine **MCD** kommt meist bei Kindern vor und ist durch ein NS ohne Hämaturie, Hypertension oder Azotämie charakterisiert. Im Gegensatz dazu zeigt **MPGN,** ebenfalls eine vor*wiegend bei Kindern* auftretende Erkrankung, in 60–80% ein NS, in 50% Makrohämaturie und in einem geringeren Prozentsatz Azotämie und Hypertension. Jedoch kann die MPGN asymptomatisch nur mit Hämaturie und Proteinurie verlaufen. Eine **FGS** zeigt immer eine Hämaturie, Hypertension und Nierendysfunktion in Verbindung mit einem NS. Bei **MGN** kommt ein NS mit schleichendem Beginn vor, oft mit Mikrohämaturie und manchmal mit anderen Faktoren (chronische Immunkomplexerkrankung, chronische Infektion, drogeninduzierte Zustände, Neoplasmen und kollagene Gefäßerkrankung). Bei einer **mesangialen**

proliferativen GN kommt das NS in > 75% der Fälle vor, in 20% Mikrohämaturie und Hypertension in 35%.

NS als Sekundärfolge, insbesondere durch Medikamente *(s. Tab. 17.)*, sollte beachtet werden. Urin- und Serumprotein-Elektrophorese und Immunelektrophorese unterscheiden glomeruläre von tubulärer Proteinurie und weisen Leichtketten (Bence-Jones-Protein) oder eine monoklonale Gammopathie nach. Ein generelles Screening nach vorliegenden systemischen Erkrankungen, wie etwa Diabetes mellitus, Amyloidose, multiplem Myelom und LE, sollte vorgenommen werden. Falls die Histologie MGN nachweist und falls der Patient u. U. einen starken Gewichtsverlust hat oder älter ist, sollte nach einer malignen Erkrankung gesucht werden. Ein HB_sAg findet sich bei 22% der primären Glomerulopathien, die mit einer MGN, MPGN und einer IgA-Nephropathie einhergehen.

Prognose

Die Prognose variiert je nach Ursache. Komplette Remissionen können vorkommen, falls ein NS sekundäre Folge behandelbarer Störungen (Infektionen, Tumor, Medikamenteninduktion) ist, was für etwa 50% der Fälle bei Kindern, aber nur in geringer Anzahl für Erwachsene zutrifft. Die Prognose ist allgemein günstig bei den Kortikosteroid-abhängigen Störungen und bei Rezidiven nach Immunsuppression (s. unten, *Therapie*). Ein sicher auf diese Erkrankungen zurückgeführtes NS, wie MGN, läßt meist nach 5 Jahren nach.

Die **MCD** hat nach Therapie die beste Prognose bei 90% der Kinder und nahezu ebenso vielen Erwachsenen. Rezidive sind häufig, aber ein Fortschreiten zum Nierenversagen ist selten. Es kann nach einem Jahr der Beschwerdefreiheit ein Wiederaufflackern, unüblicherweise während der Schwangerschaft, vorkommen.

MGN, eine Erkrankung hauptsächlich bei Erwachsenen, hat einen indolenten Verlauf, wobei es bei 50% der Patienten in einem Zeitraum von 15 Jahren zum Nierenversagen kommt. 50% erreichen die Remission, haben eine persistierende Proteinurie oder ein NS mit entsprechender Nierenfunktion. Die Mehrzahl der Kinder gelangt in eine komplette Spontanremission der Proteinurie innerhalb von 5 Jahren nach Diagnosestellung.

FGS und **MPGN** sprechen wenig auf eine Therapie an, und die Prognose ist mit Vorsicht zu stellen. Mehr als 50% der Patienten mit FGS haben innerhalb von 10 Jahren ein Nierenversagen; bei 20% ist der Verlauf schwerwiegender. Ein Terminalstadium der Nierenerkrankung kommt innerhalb von 2 Jahren vor, und die Erkrankung schreitet wesentlich rascher bei Erwachsenen als bei Kindern fort. Im selben Maße, in dem bei 50% der Patienten mit MPGN innerhalb von 10 Jahren ein Nierenversagen eintritt, ist eine Remission nur in wenigen Fällen (< 5%) möglich. Jene mit einer **mesangialen proliferativen Glomerulonephritis** sprechen eigentlich nicht auf Kortikosteroide an. Bei **LE, Amyloidose** und **diabetischer Nephropathie** ist die Behandlung vornehmlich palliativ, obgleich neuere Behandlungsschemata die Prognose bei LE verbessern. Beim diabetischen NS entwickelt sich im allgemeinen eine Nierenerkrankung im Finalstadium innerhalb von 3 bis 5 Jahren.

In allen Fällen des NS kann die Prognose durch Infektion, Hypertension, signifikante Azotämie oder Thrombosen in zerebralen, pulmonalen, peripheren oder renalen Venen drastisch verändert werden.

Das NS tritt in hohem Maße in transplantierten Nieren bei Patienten mit FGS, LE, IgA-Nephropathie und besonders MPGN Typ II, aber weniger bei Typ I auf.

Ein erneutes Auftreten in Transplantaten kommt, auch in einigen Fällen von MGN und mesangialer proliferativer GN, vor.

Therapie

Die Behandlung eines NS ist auf den zugrundeliegenden pathogenetischen Prozeß ausgerichtet und von den Ergebnissen aus Gewebebiopsien *(vgl. Tab. 14.)* abhängig.

Bei einer **MCD** können spontane Remissionen vorkommen, jedoch haben mehrere Medikamentengruppen eine effektive Verbesserung gebracht und bei Kindern, insbesondere im experimentellen Stadium, eine vorhersehbare rasche Genesung. Ein Ansprechen auf die Behandlung ist bei Stillstand der Proteinurie und einer Diurese erreicht, falls ein Ödem vorhanden ist. 90% der Kinder sprechen auf eine initiale Therapie meist innerhalb von 4 Wochen an (Prednison 60 mg/qm oder 2 mg/kg/Tag oral für vier Wochen); jedoch erleiden 75% von ihnen einen Rückfall. Erwachsene sprechen weniger auf eine Kortikosteroidtherapie an (Prednison 1,0–1,5 mg/kg/Tag oral für nicht mehr als 4–6 Wochen), und diejenigen, die ansprechen, erleiden fast in derselben Rate wie die Kinder einen Rückfall. Erwachsene neigen mehr zu iatrogenen Komplikationen, teilweise von höherem Alter und einer Hypertonie abhängig.

Bei allen Patienten, die reagieren, sollte nach einer Dauermedikation für weitere zwei Wochen die Therapie in Richtung einer Erhaltungstherapie geändert werden: Prednison 2 bis 3 mg/kg an jedem zweiten Tag (um die Toxizität zu vermindern) für vier Wochen und langsam ausschleichend während der nächsten vier Monate. Alle Patienten sollten vorsichtig auf Rückfallsymptome hin beobachtet werden. Sowohl bei Patienten, die nicht auf Kortikosteroidtherapie ansprechen, als auch bei denen, die einen frühen Rückfall erleiden, kann eine verlängerte Remission mit einer Kombination aus Prednison an jedem zweiten Tag zusammen mit einem Zytostatikum (meist Cyclophosphamid 2–3 mg/kg/Tag für 8 Wochen oder Chlorambucil 0,2 mg/kg/Tag für 12 Wochen) erreicht werden. Einen anderen Weg bietet Cyclosporin 5 mg/kg/Tag oral in zwei Dosen, was letztendlich eine Gesamtblutkonzentration zwischen 150 und 300 µg/l bewirkt, wobei man ein RIA mit monoklonalen Antikörpern einsetzt. Einige Patienten, die auf die initiale Behandlung ansprechen, können einen Rückfall erleiden, wenn die Dosierung zurückgenommen wird.

Zytostatika bewirken die gefährlichen Folgen einer Gonaden-Suppression (meist ernst zu nehmen in der präpubertären Phase) und, falls Cyclophosphamid eingesetzt wird, einer hämorrhagischen Zystitis. Die Dosierung sollte häufig durch Blutkontrollen überprüft und eine Zystitis durch Urinanalysen ausgeschlossen werden. Bei der MCD sollten die Risiken der Therapie gegenüber den Vorteilen abgewogen werden, die in einer Verminderung der Proteinurie liegen, möglicherweise ohne Einfluß auf das Auftreten anderer Manifestationen eines NS.

Bei **FGS** ist meist die Behandlung nicht erfolgreich, obgleich gelegentlich Patienten eine Verminderung der Störungen spontan erreichen oder auf einen Therapieplan mit Kortikosteroiden ansprechen. Falls es sich nur leicht bessert oder unter der Therapie ein Rückfall erfolgt, kann die Zugabe von Cyclophosphamid eine Remission bewirken. Eine Proteinurie läßt sich für kurze Zeit mit einem 8-Wochen-Regimen von Cyclophosphamid und Prednison verbessern. Deshalb ist eine 4wöchige Dauertherapie mit Kortikosteroiden wahrscheinlich akzeptabel, um die wenigen Patienten, die ansprechen, zu erkennen. Der Nutzen von Antikoagulanzien und Antithrombotika ist noch nicht eindeutig festgestellt. Eine Verbesserung der GFR und eine Reduktion der Proteinurie können unter einer Cyclosporin-Dosis, wie bei MCD beschrieben, vorkommen. Ein Medikament in der klinischen Prüfung, FK 506, hat die Proteinurie reduziert, als es bei einer kleinen Anzahl von Patienten eingesetzt wurde.

Bei der **MGN** profitieren Patienten signifikant von einem 6-Monats-Regimen Methylprednisolon im monatlichen Wechsel mit Chlorambucil, beginnend vor Ausbruch einer renalen Insuffizienz. Methylprednisolon 1 g i.v. wird über 3 Tage, anschließend 0,4 mg/kg KG/Tag Methylprednisolon über 27 Tage gegeben. Chlorambucil wird oral in der Dosierung 0,2 mg/kg/Tag verabreicht. Bei Erwachsenen mit **MPGN Typ I** stabilisierte ein randomisierter prospektiver Versuch mit Thrombozyteninhibitoren (Dipyridamol 225 mg/Tag und Azetylsalizylsäure 975 mg/Tag) die Nierenfunktion. Bei Kindern mit MPGN scheint die Gabe von Prednison 2,5 mg/kg (Höchstdosis: 80 mg) als Einzeldosis jeden zweiten Tag die Vitalität der Nieren zu verlängern. In neuester Zeit hat sich Cyclosporin als durchaus wirksam erwiesen. Bei der **mesangialen proliferativen Glomerulonephritis** sind spontane Remissionen häufig, jedoch gibt es auch kortikosteroidresistente Fälle.

Bei einem NS als Sekundärfolge von Krankheiten (konstriktive Perikarditis, M. Hodgkin, andere Neoplasmen) kann eine Remission der Nierenmanifestationen mit einer spezifischen Therapie gelingen. Eine Behandlung der infektiösen Antigene kann das NS heilen (Staphylokokken- und Streptococcus-viridans-Endokarditis, „Shunt"-Nephritis, Malaria, Syphilis, Schistosomiasis). Heroinsüchtige mit einem NS, verbunden mit FGS, können eine vollständige Remission des NS erreichen, falls sie im Frühstadium der Erkrankung vollständig vom

Heroin lassen. Unweigerlich führt die Progression bei einer HIV-bedingten fokalen Glomerulosklerose (FGS) in das Finalstadium der Nierenerkrankung (= Nierenversagen). Kolchizin führt in einigen Fällen eines Amyloid-bedingten NS bei familiärem Mittelmeerfieber *(s. Kap. INF, 17.)* zu einem günstigen Ergebnis. Vorsichtige Desensibilisierung kann ein NS vermindern, das durch Nephroallergene, wie etwa Gifteiche, Efeu oder Insektenantigene, auftritt. Eine Beseitigung von Nephrotoxinen wie Gold, Quecksilber, Penicillamin und nichtsteroidalen Antirheumatika kann eine Remission einleiten.

Eine **kongenitale Nephrose** ist selten jenseits des ersten Lebensjahrs mit dem Leben vereinbar, aber ein paar Patienten haben mit künstlicher Ernährung das Stadium des Nierenversagens überlebt und sind dann mit Dialyse und Transplantation behandelt worden.

Eine **Begleittherapie** beinhaltet einen Ernährungsplan für eine Diät mit normalem Proteingehalt und Kalium (ca. 1 mmol/kg/Tag), hoch an biologischem Nährwert, mit niedrigem Gehalt an gesättigten Fettsäuren und Natrium (< 100 mmol/Tag). Exzessive Proteinaufnahme verschlimmert die Proteinurie, ACE-Hemmer senken meist das Ausmaß der Proteinämie und Lipämie (*cave:* ACE-Hemmer können aber eine Hyperkaliämie bei Patienten mit mäßiger bis schwerer Nierenfunktionseinschränkung stark verschlechtern). Eine stufenweise Übergangstherapie sollte verordnet werden.

Falls eine **Hyponatriämie** auftritt, wird die Flüssigkeitsaufnahme vermindert. Falls eine kräftige Diurese eintritt und das Ödem zurückgeht, kann der Kochsalzbedarf wieder liberalisiert werden. Falls Aszites vorhanden ist, können kleine Mahlzeiten anzuraten sein. Die **Kontrolle des symptomatischen Ödems** erfordert Thiazide oder Schleifendiuretika. *(Vorsicht: Diuretika können, da sie das Plasmavolumen weiter reduzieren, die renale Funktion einschränken und eine Thrombose herbeiführen).* Falls eine schwere und lebensbedrohliche **Hypovolämie** vorliegt, kann eine Plasma- oder Albumininfusion gerechtfertigt sein. Eine **Hypertonie** sollte meist mit Diuretika behandelt werden. Gelegentlich können auch andere Medikamente notwendig sein. **Infektionen** (besonders Bakteriurie, Endokarditis und Peritonitis) sind lebensbedrohlich. Auf sie sollte gezielt geachtet und sie sollten sofort behandelt werden. Eine **Thrombose** (besonders tiefe Venenthrombosen und Lungenembolien) ist häufig und sollte beachtet werden. Antikoagulanzien können hilfreich sein.

Einhergehend mit der Veränderung der Serumproteinspiegel kann das Bindungsverhalten vieler Medikamente verändert sein, was wiederum den Grad der therapeutischen Effizienz bestimmt. Sonnenlicht, Routineimpfungen, Nephroallergene, Insektenstiche und potentielle nephrotoxische Medikamente sollten bei hypersensitiven Personen vermieden werden.

Kinder und deren Eltern sollten dafür Sorge tragen, daß ein sog. „Verlassenheits"-Syndrom nicht aufkommt, wozu es kommen kann, wenn ein nephrotisches Kind die elterliche Fürsorge ganz und gar beansprucht; und sie sollten darauf achten, mit weiteren psychologischen Aspekten fertig zu werden, wie etwa den kosmetischen Aspekten der Erkrankung und der Kortikosteroid-Therapie. Die Therapie von Kindern mit chronischer Störung wird *in Kap. KIN, 3.* abgehandelt.

Idiopathische primäre renale hämaturische/proteinurische Syndrome

(IgA-Nephritis [Berger-Erkrankung])

Eine Reihe von Erkrankungen, die durch wiederholte Attacken von Makrohämaturie, leichter Proteinurie, glomerulären Veränderungen mit oder ohne einen Übergang in das Nierenversagen charakterisiert sind.

Diese Erkrankungen haben verschiedene Grade einer Hämaturie mit oder ohne einer signifikanten Proteinurie gemeinsam: Die Hämaturie kann mikro- oder makroskopisch, persistierend oder rezidivierend sein. Auch wurde eine alleinige Proteinurie beschrieben. Zu Beginn sind die Parameter der renalen Funktionen im Normbereich, aber im weiteren Verlauf kommt es zur symptomatischen Nierenerkrankung. Die Ursachen der primären Hämaturie/Proteinurie schließen eine mesangiale, proliferative Glomerulonephritis (GN) und eine membranoproliferative Glomerulonephritis ein *(s. Tab. 18.)*. Die mesangiale, proliferative Glomerulonephritis ist mit dem Muster einer glomerulären Schädigung, die durch eine verschieden stark ausgeprägte mesangiale Zellzunahme oder eine mesangiale Vermehrung der Matrix charakterisiert ist, assoziiert. In der Regel läßt sich dabei eine mesangiale Ablagerung von Immunkomplexen nachweisen. Obwohl diese morphologische Beschreibung auch für eine Reihe anderer Erkrankungen typisch ist, werden einige gut charakterisierte hereditäre, familiäre, immunologische oder infektiös bedingte Störungen ausgeschlossen *(s. Tab. 18.)*

Tab. 18. Erkrankungen mit gleichzeitig bestehenden hämaturischen/proteinurischen Syndromen

Primäre glomeruläre Erkrankungen
- Mesangialproliferative Glomerulonephritis
  - mesangiale IgA-Ablagerungen (IgA-Nephropathie)
  - mesangiale IgM-Ablagerungen (IgM-Nephropathie)
  - mesangiale IgG-Ablagerungen (IgG-Nephropathie)
  - mesangiale C3-Ablagerungen
  - ohne mesangiale Ablagerungen
- Membranproliferative Glomerulonephritis

Sekundäre glomeruläre Erkrankungen (Multiorganerkrankungen – Begleiterkrankungen)
- Erbliche Störungen
  - Alport-Syndrom
  - M. Fabry
  - Erkrankung der „schmalen“ Basalmembran
  - Sichelzellanämie
- Immunologische Störungen
  - Purpura Schoenlein-Henoch
  - Lupus erythematodes
  - Systemische Vaskulitis
  - Wegener-Granulomatose
  - Komplement-Mangelsyndrome
- Entzündliche Störungen
  - Bakterielle Störungen
  - Sich bessernde postinfektiöse Glomerulonephritis

Die IgA-Nephritis **(Berger-Erkrankung),** die in der Gruppe der primären renalen Erkrankungen am häufigsten ist, tritt in allen Altersgruppen auf, kommt allerdings meist bei Kindern und jungen Erwachsenen vor. Männer sind sechsmal häufiger als Frauen und Schwarze nur selten betroffen. Im Vergleich zu allen anderen primären glomerulären Erkrankungen beträgt ihre Prävalenz in den USA 5%, in Südeuropa und Australien 10 bis 20% und in Asien 30–40%.

Pathologie

Etwa 50% der Patienten mit rezidivierender renaler Hämaturie zeigen eine ausgeprägte mesangiale Ablagerung von IgA, und die Serum-IgA-Spiegel sind bei ungefähr der Hälfte dieser Patienten erhöht. Die IgA-Nephritis läßt sich von anderen primär renalen Hämaturien durch Immunfluoreszenzuntersuchungen von bioptisch gewonnenem Nierengewebe abgrenzen. Unterscheidende Merkmale sind die granuläre Ablagerung von IgA und C3 im vergrößerten Mesangium mit Foci von segmentalen, proliferativen oder nekrotisierenden Läsionen. Die IgA-Nephritis ist HLA-assoziiert und kommt bei bestimmten anderen genetischen Konstellationen gehäuft vor. HLA-DR4 läßt sich bei etwa 50% der Patienten nachweisen. Veränderungen von Subpopulationen der T-Lymphozyten wurden beschrieben. Derzeitige Befunden deuten darauf hin, daß die IgA-Nephritis entweder durch eine erhöhte Produktion oder eine verminderte Ausscheidung der polymerischen IgA-Antigen-Komplexe, die sich im Mesangium nachweisen lassen und den klassischen Weg der Komplementkaskade aktivieren können, hervorgerufen werden. Polymerisches IgA stammt vermutlich von den IgA-reichen Oberflächen der Mukosa ab. Mesangiale Ablagerungen von IgA können bei anderen Erkrankungen, wie der Purpura Schoenlein-Henoch und der chronischen Alkohol-bedingten Leberzirrhose, auftreten *(s. Tab. 19.)*.

Symptomatik und Diagnostik

Es lassen sich mindestens zwei klinische Manifestationen nachweisen. Entweder kommt es zur rezidivierenden Makrohämaturie (bei etwa 90% der erkrankten Kinder) oder zu einer

Tab. 19. Erkrankungen mit begleitenden mesangialen IgA-Ablagerungen

Primäre glomeruläre Erkrankungen
- Mesangialproliferative Glomerulonephritis
- IgA-Nephropathie (M. Berger)

Sekundäre glomeruläre Erkrankungen (Multiorganerkrankungen – Begleiterkrankungen)
- Lebererkrankungen
  - Chronische alkoholbedingte Leberzirrhose
  - Portocavale Shunts
- Gastrointestinale Erkrankungen
  - Sprue (Zöliakie)
  - M. Crohn
  - Adenokarzinome
  - Schleimbildende Karzinome
  - Pankreaskarzinome
- Erkrankungen der Atemwege
  - Chronisch-obstruktive Bronchiolitis
  - Idiopathische interstitielle Pneumonie
  - Pulmonale Hämosiderose
  - Adenokarzinome der Lunge und des Pharynx
- Hauterkrankungen
  - Herpesähnliche Dermatitis
- Gelenkerkrankungen
  - Spondylitis ankylosans
  - M. Reiter
  - Psoriasis
  - Rezidivierende Polychondritis
  - Sjögren-Syndrom
- Gefäßerkrankungen
  - Purpura Schoenlein-Henoch
  - M. Buerger
  - Familiäre Immunthrombozytopenie
- *Neoplasien*
  - Monoklonale IgA-Gammopathie
  - Fungoide Mykose
  - Sézar-Syndrom
- Infektionen
  - Lepra
  - Toxoplasmose
  - Schistosomiasis
  - Rezidivierende Mastitis
- Ophthalmologische Störungen
  - Episkleritis
  - Anteriore Uveitis

asymptomatischen Mikrohämaturie mit einer geringgradigen Proteinurie. Obwohl die meisten Patienten nicht wirklich asymptomatisch sind, wenn die Erkrankung der Harnorgane erstmals diagnostiziert wird, lassen sich doch einige Symptome, sofern nachweisbar, sofort auf die Nieren zurückführen. Bei einigen Patienten können ein akutes oder chronisches Nierenversagen, eine schwere Hypertension oder ein nephrotisches Syndrom (NS) als erstes auffallen. Das Syndrom beginnt gewöhnlich 1–2 Tage nach einer febrilen Schleimhauterkrankung (oberer Respirationstrakt, Sinus, enteral) und täuscht so eine postinfektiöse Glomerulonephritis vor, außer daß dabei der Beginn der Hämaturie mit der febrilen Erkrankung zusammentrifft. Typisch ist eine leichte Proteinurie (< 1 g/Tag), jedoch kann sich bei < 20% der Patienten, bei denen eine IgA-Nephritis besteht, ein nephrotisches Syndrom entwickeln. Eine Mikrohämaturie ist immer vorhanden, Erythrozytenzylinder kommen jedoch, zumindest zu Beginn, nur unregelmäßig vor.

Flankenschmerzen können im Gefolge der Hämaturie auftreten. Eine Hypertension ist zum Zeitpunkt der Diagnosestellung ungewöhnlich. Die Serum-Kreatinin- und -Komplement-Spiegel sind meist normal, jedoch ist der IgA-Spiegel in der Regel erhöht.

Prognose und Therapie

Die IgA-Nephritis schreitet, wenngleich langsam, in eine renale Insuffizienz und Hypertension fort, die sich innerhalb von 10 Jahren bei 15 bis 20% der Patienten entwickelt. Ein höheres Alter bei Erkrankungsbeginn, eine persistierende schwere Proteinurie, ein Fehlen einer rezidivierenden Makrohämaturie, eine reduzierte glomeruläre Filtrationsrate, eine diffuse proliferative Glomerulonephritis und eine fokale Glomerulosklerose mit einer tubulären Atrophie bedingen eine schlechte Prognose. Wenn die Erkrankung im Kindesalter diagnostiziert wird, ist die Prognose für gewöhnlich gut. Persistiert die Hämaturie, können sich allerdings eine Hypertension, Proteinurie und eine Niereninsuffizienz in einigen Fällen entwickeln.

Therapeutische Interventionen erwiesen sich bisher als enttäuschend. Eine kurz- oder langzeitige antibiotische Behandlung oder diätetische Maßnahmen, um die Antigenbeladung zu reduzieren, können bei manchen Patienten hilfreich sein. Eine Plasmapherese wurde bei Patienten mit rasch fortschreitender Erkrankung versucht. Die Behandlung der Urämie wird unter *Chronisches Nierenversagen, im Kap. NIE, 2.* besprochen. Die Nierentransplantation ist erfolgreich, obwohl immunologische Hinweise, daß es in der Folge zum Wiederauftreten der IgA-Nephritis kommt, nicht ungewöhnlich sind. Eine Langzeitkontrolle der Nierenfunktion ist erforderlich.

Chronisches nephritisches/proteinurisches Syndrom

(Chronische Glomerulonephritis; langsam progressive, glomeruläre Erkrankung)

Ein Syndrom, welches mit einigen Erkrankungen verschiedenster Ätiologien assoziiert ist und sich pathologisch durch eine diffuse Sklerose der Glomeruli und klinisch durch eine Proteinurie, Zylindrurie, Hämaturie, meist Hypertension und einen schleichenden Verlust der Nierenfunktionen über viele Jahre darstellt. Eine chronische Glomerulonephritis (GN) ist über Jahre asymptomatisch und bleibt deshalb bei den meisten Patienten unentdeckt. Die Häufigkeit in der allgemeinen Bevölkerung ist nicht bekannt. Bei Obduktionen beträgt die Häufigkeit 0,5–1,0%. Im folgenden wird nur die nicht-spezifische Glomerulonephritis besprochen.

Ätiologie

Die Ätiologie der chronischen Glomerulonephritis ist verschiedenartig. Bei Patienten im Endstadium einer Nierenerkrankung, bei denen eine beidseitige Nephrektomie durchgeführt worden ist, läßt sich bei etwa 50% eine primäre glomeruläre Erkrankung nachweisen. Diese Patienten weisen bei 28% histologische Veränderungen mit einer fokalen und segmentalen Sklerose, bei 28% eine nicht-spezifische Glomerulonephritis, bei 25% eine membranoproliferative Glomerulonephritis, bei 15% ausgedehnte Gianuzzische Halbmonde und bei 4% eine schwere membranöse Nephropathie auf.

Eine frühere akute glomeruläre Erkrankung in der Vorgeschichte ist ungewöhnlich. Serologische Studien, die eine vorausgegangene Streptokokken-Infektion anschuldigen, liefern keine überzeugenden Belege. Obwohl sich Immunglobuline und Komplement in verschiedener Verteilung histologisch in den Glomeruli nachweisen lassen, so ist dies allenfalls ein indirekter Hinweis auf eine immunologische Ätiologie. Des weiteren waren Untersuchungen, die eine infektiöse, toxische oder metabolische Ätiologie aufzeigen wollten, bisher ergebnislos. Eine intrarenale Koagulation wurde aufgrund des Nachweises von Fibrinpeptiden durch Aktivierung des Gerinnungssystems im Urin, Blut oder gelegentlich im Nierenparenchym vermutet. Allerdings ist nicht bekannt, ob ihre Anwesenheit kausal oder eine sekundäre Folge der Schädigung ist.

Pathologie

In vielen Glomeruli findet sich eine Vermehrung von extrazellulärem Material, das aus mesangialer Matrix, glomerulären Basalmembranen und kollabierten kapillären Schleifen besteht, ohne eine signifikante Zellvermehrung. Organisierte glomeruläre Synechien (epitheliale Zelladhäsionen in der Bowmanschen Kapsel) sind oft vorhanden und betreffen bis zu 50% der glomerulären Strukturen. Mittels Fluoreszenzuntersuchungen lassen sich Ablagerungen von Immunglobulinen nur unregelmäßig nachweisen, die auch gänzlich fehlen können.

In Abhängigkeit vom Stadium der Erkrankung kann das Interstitium verschieden stark betroffen sein; allerdings scheint es oft bereits frühzeitig und ausgedehnt zu einer Infiltration und Fibrose zu kommen. In diesen Gebieten findet sich auch eine tubuläre Atrophie. Die vaskulären Läsionen sind nicht spezifisch, täuschen nephrosklerotische Veränderungen vor und können die Folge einer Hypertension sein. Die irreversible und progressive Nierenerkrankung ist anzunehmen bei einer schweren und diffusen glomerulären Sklerose, bei Synechien in zahlreichen Glomeruli, bei einer in Relation zum Ausmaß der glomerulären Veränderungen unverhältnismäßigen interstitiellen Erkrankung und bei einer ausgeprägten Zunahme von extrazellulärem Material.

Symptomatik

Der schleichende Verlauf macht es schwierig, den Beginn der Erkrankung nachträglich aufzudecken. Sie wird während einer medizinischen Routineuntersuchung, bei der der Patient asymptomatisch und seine Nierenfunktion im Normbereich ist, mit Ausnahme einer Proteinurie und (möglicherweise) einer Hämaturie, festgestellt, oder der Patient stellt sich mit einem urämischen Syndrom (Übelkeit, Erbrechen, Dyspepsie, Pruritus, Müdigkeit) als Folge des Endstadiums der Nierenerkrankung vor. Im weiteren Verlauf der chronischen Glomerulonephritis kann es zu wiederholten Schüben einer starken Hämaturie (selten) und Proteinurie kommen, die möglicherweise eine progressive IgA-Nephritis oder einen anderen Typ einer idiopathischen renalen Hämaturie, ein Aufflackern einer langsamen, progressiven Erkrankung oder eine separate Episode einer akuten Glomerulonephritis, ohne Beziehung zur Grunderkrankung, darstellen. Ödeme können meist, bedingt durch ein mittelschweres Nierenversagen, als eine Manifestation des nephrotischen Syndroms auftreten. Eine Hypertension verschiedenster Schwere ist häufig und tritt mit der Niereninsuffizienz zusammen auf, kann aber gelegentlich auch einer signifikanten Azotämie vorausgehen.

Laborbefunde

Eine Proteinurie ist ein regelmäßiger Befund, wobei die Werte allerdings häufig, innerhalb des nicht-nephrotischen Bereichs liegen. Eine Hämaturie und Erythrozytenzylinder sind oft nachweisbar, können aber auch im fortgeschrittenen Stadium der Erkrankung fehlen. Granulierte Zylinder mit fein und grobgekörnter Oberfläche und hyaline Zylinder lassen sich meist, in Abhängigkeit der Schwere der Schädigung, in mittlerer Anzahl im Urinsediment nachweisen. Wachs- und Lipoidzylinder treten nur bei einer signifikanten interstitiellen Vernarbung und einer tubulären Atrophie mit einer Dilatation auf. Wenn > 50% des funktionellen Nierengewebes zerstört sind, kommt es zur Erhöhung von Harnstoff, Harnstoff-N (BUN) und Serum-Kreatinin und mit einem weiteren Fortschreiten der Erkrankung schließlich zur Anämie, metabolischen Azidose, Hyperphosphatämie und anderen biochemischen Befunden, die mit einem chronischen Nierenversagen vereinbar sind.

Diagnostik

Die klinischen Bilder vieler Nierenerkrankungen sind weitgehend identisch, und die Nierenbiopsie ist die verläßlichste Methode zur Differenzierung in den frühen Krankheitsphasen. Bevor die Nierenfunktion eingeschränkt wird, erlaubt die Biopsie eine Differenzierung zwischen einer idiopathischen, rezidivierenden Hämaturie, einer nicht-glomerulären (tubulointerstitiellen) Erkrankung und einer langsamen, progressiven, glomerulären Erkrankung. Die Nierenbiopsie ist im fortgeschrittenen Stadium, wenn die Organe geschrumpft und vernarbt sind, nur selten indiziert, da in diesen Fällen nur wenige spezifische Informationen zur Ätiologie durch eine histologische Untersuchung gewonnen werden können.

Therapie und Prognose

Obwohl viele Therapieformen versucht worden sind, erwies sich bisher keine als wirksam, um das Fortschreiten der Erkrankung zu verhindern. Eine adäquate antihypertensive, medikamentöse Therapie und eine vernünftige Natrium-Restriktion sind wahrscheinlich sinnvoll. Diätetische Einschränkungen, einschließlich einer Phosphat- und Eiweißreduktion, erwiesen sich in Tierversuchen als geeignet und werden derzeit klinisch erprobt. Das Vorgehen bei urämischen Symptomen wird unter *Chronisches Nierenversagen, im Kap. NIE, 2.* besprochen.

6. TUBULOINTERSTITIELLE ERKRANKUNGEN

Tubulointerstitielle Anomalien treten bei den meisten Nierenerkrankungen *(s. Tab. 20.)* auf und werden im MSD MANUAL, entsprechend ihrer Ätiologie, in unterschiedlichen Kapiteln behandelt *(z.B. Kap. IMM, 4., Transplantatabstoßung; Kap. NIE, 7., Toxische Nephropathie; Kap. NIE, 8., Bakterielle Pyelonephritis; Kap. NIE, 10., Angeborene Tubuluserkrankungen; Kap. NIE, 18., Nierenerkrankungen bei Tumoren).* Das vorliegende Kapitel behandelt eine Reihe ausgewählter Krankheitsbilder, bei denen die tubulointerstitielle Schädigung (TIN) überwiegt und Syndrome durch verschiedene Ursachen entstehen.

Akute nicht-infektiöse tubulointerstitielle Nephritis

Akutes Nierenversagen (ANV), meistens infolge einer Medikamentenhypersensibilität; betroffen sind sowohl Tubuli als auch interstitielles Gewebe.

Ätiologie

Ein medikamenteninduziertes akutes Nierenversagen ist häufig. Die Nephropathie ist entweder auf eine indirekte Toxizität (Amphotericin, Aminoglykoside, Röntgenkontrastmittel) oder auf eine hypersensitive Reaktion (Penicilline, Sulfonamide, Diuretika, nichtsteroidale Entzündungshemmer, NSAID) zurückzuführen.

Pathologie

Die Glomeruli sind meistens normal. Der früheste Nachweis ist aufgrund des interstitiellen Ödems zu führen, dem typischerweise Infiltrationen mit Lymphozyten, Plasmazellen, Eosinophilen und kleinen Mengen polymorphkerniger Leukozyten folgen. Das Tubulusepithel reicht von nekrotisch bis normal. Es wird angenommen, daß es sich um eine immunologische Störung handelt, doch wurden Immunglobuline und Medikamenten-Ag nur in einigen Fällen im tubulointerstitiellen Bereich gefunden. Histologische Veränderungen sind für gewöhnlich nach Erkennung und Beseitigung der Ursache reversibel, allerdings gehen auch einige schwere Fälle in Fibrose und Nierenversagen über.

Symptomatik und Diagnostik

Das erste Erscheinungsbild ist vielfältig. Einige Patienten zeigen Symptome einer Harnwegsinfektion, wie etwa Fieber, Dysurie, Pyurie und Flankenschmerz. Andere wiederum haben einige Symptome, die beim akuten Nierenversagen mit oder ohne Oligurie vorkommen. Bei wieder anderen sinkt die Nierenfunktion in Verbindung mit Symptomen einer hypersensitiven Reaktion (Fieber, Hautexanthem, Eosinophilie). Die Reaktion kann minimal mit Spuren von Protein oder Keimen im Harn sein, jedoch oft sehr ausgeprägt mit einer sich im nephrotischen Rahmen bewegenden Proteinurie, einer Mikro- oder Makrohämaturie oder einer deutlichen Pyurie mit Eosinophilie auftreten. Obwohl Eosinophile im Harn selten sind, sind sie doch pathognomonisch für eine hypersensitive tubulointerstitielle Nephritis; sie wird durch eine Färbung nach Wright oder nach Hansel nachgewiesen. Viele Patienten entwickeln **Symptome einer tubulären Dysfunktion,** wie etwa Polyurie (Konzentrationsdefekt), Volumenmangel (Defekt in der Natriumretention), Hyperkaliämie (Defekt in der Kaliumausscheidung) und metabolische Azidose (Defekt in der Säuresekretion). Die Nieren sind meist groß wegen des interstitiellen Ödems und nehmen rasch radioaktives Gallium oder radioaktiv markierte Leukozyten auf. Das Intervall zwischen Medikamenteneinnahme und Nierenschädigung schwankt zwischen 5 Tagen und 5 Wochen.

Die Nierenbiopsie ist weiterhin die einzig sichere Methode zur Diagnostik einer tubulointerstitiellen Nephritis. Der Nachweis bestimmter Zelltypen kann die Suche nach der Ätiologie unterstützen.

Klinischer Verlauf, Prognose, Therapie

Bei Vorliegen einer schweren prolongierten Oligurie muß zunächst das akute Nierenversagen behandelt werden. Die Patienten gewinnen ihre Nierenfunktion für gewöhnlich nach Entzug des schädigenden Agens zurück, obgleich einige Narben bestehenbleiben können. Es sind jedoch auch einige irreversible Fälle bekannt. Die Kortikosteroidtherapie (Prednisolon 1 mg/kg/Tag, über 3 Tage, dann über die nächsten 7–10 Tage ausschleichend) kann die Wiederherstellung der Funktion beschleunigen, wenn die akute tubuläre interstitielle Nephritis auf Hypersensitivität oder Immunreaktion zurückzuführen war.

Chronische tubulointerstitielle Nephritis

Dieser Begriff gilt für alle jene chronischen Nierenschädigungen, bei denen generalisierte oder lokalisierte Veränderungen im tubulointerstitiellen Bereich gegenüber glomerulären oder vaskulären Schädigungen überwiegen. Da einige tubulointerstitielle Veränderungen bei allen Nierenerkrankungen vorkommen, ist die Unterscheidung schwierig. Weiterhin können im Einzelfall mehrere Krankheiten mit einer tubulointerstitiellen Entzündung gleichzeitig vorkommen (Diabetes mellitus und Harnwegsinfektion z. B.). Bekannte Daten lassen vermuten, daß ein Drittel bis der Hälfte der Fälle mit chronischem Nierenversagen sich als Folge einer chronischen tubulointerstitiellen Nephritis entwickeln. Etwa 20% der Fälle sind auf die Langzeiteinnahme von Analgetika zurückzuführen.

Die Erkrankungen, die im allgemeinen mit einer tubulointerstitiellen Entzündung einhergehen, sind in *Tab. 20.* zusammengestellt. Allgemeine Merkmale der tubulointerstitiellen Nephropathie werden hier besprochen; spezifische Störungen werden gesondert in anderen Kapiteln behandelt.

Tab. 20. Störungen, die gemeinsam mit der tubulointerstitiellen Nephritis (TIN) vorkommen

Akute TIN	**Chronische TIN**
Medikamenteninduzierte hypersensitive Nephritis *(s. Tab. 21.)*	Obstruktive Uropathien (einschließlich Reflux-Uropathie)
Systemische Infektionen	Pyelonephritis (chronische, durch Bakterien, Pilze, Viren verursachte Infektionen)
Streptokokkeninfektion	Immun-Reaktionen
Leptospirosen	Transplantatabstoßung
Rocky-Mountain-Fleckfieber	Zusammen mit Glomerulonephritis
Legionärskrankheit	Nephrotoxizität *(s. Tab. 21.)*
Pyelonephritis (akute, durch Bakterien, Pilze, Viren verursachte Infektionen)	Metabolische Erkrankungen
Nephrotoxische Medikamente *(s. Tab. 21.)*	Nephrokalzinose und/oder Nephrolithiasis
Immun-Reaktionen	Oxalose
Akute Transplantatabstoßung	Zystinose
Akute glomeruläre Erkrankung (z. B. LE)	Gicht (Harnsäuretophi)
Metabolische Erkrankungen	Hereditäre und multisystemische Störungen
Hyperkalzämie	Polyzystische Degeneration
Hypokaliämie	Markzystenerkrankung
Hyperurikämie	Hereditäre Nephritis
Nephrotoxizität *(s. Tab. 17.)*	Markschwammniere
Obstruktive Uropathien	Sichelzellerkrankung
Tumoren (z. B. Lymphom)	Sjögren-Syndrom
Idiopathische Erkrankungen	Sarkoidose
	Malignome (multiples Myelom)
	Bestrahlungsnephritis
	Balkannephritis
	Idiopathische Erkrankungen

Pathologie

Obwohl die Ursachen und die pathologischen Veränderungen unterschiedlich sein können, kommen bestimmte Charakteristika immer vor. Die Nieren sind klein und atrophisch. Toxine, metabolische Erkrankungen, erbliche Störungen und die Balkannephritis als Ursachen chronischer tubulointerstitieller Nephritis führen zu symmetrischer und beidseitiger Erkrankung. Bei anderen Ursachen kann die Nierenvernarbung unregelmäßig oder nur eine Niere befallen sein. Außer bei Pyelonephritis oder obstruktiven Nierenerkrankungen kann das Nierenhohlsystem unbeeinflußt bleiben. Viele Störungen (wie Nephropathie durch Analgetika, Sichelzellanämie, obstruktive Uropathie, Diabetes mellitus) führen zu Papillenläsionen und Kelchdilatation mit Erweiterung der Kelche und darüberliegender kortikaler Vernarbung. Histologisch sind die Glomeruli normal bis vollständig zerstört. Die Tubuli können fehlen oder atrophieren. Die Tubuluslumina variieren deutlich im Durchmesser, können erweitert sein und homogene Zylinder enthalten; hierdurch entsteht eine gewisse Ähnlichkeit mit der Schilddrüse. Das Interstitium enthält in unterschiedlichem Grade entzündliche Zellen und ist fibrosiert. Unvernarbte Regionen erscheinen weitgehend normal.

Symptomatik und Diagnostik

Bestimmte klinische Symptome kommen bei allen Arten der tubulointerstitiellen Nephritis vor. Meist jedoch fehlen Symptome für die Progression der Erkrankung. Häufig fehlt ein Ödem, es besteht eine minimale Proteinurie, eine Hämaturie ist selten, und der Blutdruck ist in den Frühstadien normal oder nur leicht erhöht. Eine schwere Proteinurie oder eine Hämaturie, soweit vorhanden, deuten eine sich verschlimmernde glomeruläre Erkrankung an. Zeichen einer tubulären Dysfunktion ähneln denen, die oben bei der akuten tubulointerstitiellen Nephritis beschrieben wurden. Patienten mit einer chronischen tubulointerstitiellen Nephritis mit Oxalose, Hyperkalzämie, Hyperurikämie oder Sarkoidose können auch ein Nierensteinleiden haben.

Endemische tubulointerstitielle Nephritis des Balkans

In bestimmten Gebieten des Balkans tritt eine chronische Nephropathie mit den histologischen Charakteristika der tubulointerstitiellen Nephritis endemisch auf. Die Ursache ist unbekannt; es wird jedoch ein Pilztoxin aus der Umwelt vermutet. Die Erkrankung ist nicht familiär, und es gibt keine gleichzeitigen Hör- und Sehstörungen. Ein Ausbruch ist nie akut und geschieht meist einschleichend zwischen dem 30. und 60. Lebensjahr.

Die Erkrankung ist selten bei jungen Leuten, und jene, die in der Jugend die Endemiegebiete verlassen haben, bleiben verschont.

Die Erkrankung wird meistens bei Routineuntersuchungen anhand einer Proteinurie oder mit den Befunden der chronischen Niereninsuffizienz diagnostiziert. Klinische Merkmale sind eine schwere Anämie bei Fehlen von Ödemen und Hypertension. Der Zustand verschlechtert sich langsam mit einem chronischen Endstadium der Erkrankung innerhalb von 10–20 Jahren. Bei 30–40% der Patienten treten maligne Tumoren des Harnsystems auf.

7. NEPHROTOXISCHE STÖRUNGEN

(Toxische Nephropathie)

Unter toxischer Nephropathie versteht man jede funktionelle oder morphologische Veränderung der Niere, die durch Ingestion, Injektion, Inhalation oder Absorption eines Medikamentes bzw. eines biologisch wirksamen oder chemischen Mittels bewirkt wird. Im weiteren Sinne trifft diese Definition auch bei physiologischerweise vorkommenden Ionen zu, wenn sie in pathologischen Konzentrationen vorliegen (Hypokaliämie, Hyperkaliämie, *Hypomagnesiämie, hyperurikämische* Nephropathie).

Pathophysiologie

Die Niere besitzt viele verschiedene Parameter, an denen eine Toxizität wirksam ist und nachgewiesen werden kann. Ihre verschiedenen Funktionen können quantitativ genauestens gemessen und geringe pathologische Abweichungen frühzeitig erkannt werden *(s. Kap. NIE, 1.)*. Die Niere hat von allen Körpergeweben die höchsten Durchblutungswerte/g Gewebe (etwa 3,5 ml/g/min gegenüber etwa 0,07 ml/g/min der meisten übrigen Organe außer der Lunge). Zirkulierende Stoffe werden ihr deshalb in etwa der 50fachen Höhe der „normalen“ Geweberate zugeführt. Die Niere besitzt die größte Endotheloberfläche/g mit zwei in Serie geschalteten vollständigen Kapillarbetten. Das erste, der Glomerulus, hat den höchsten hydrostatischen Druck und die größte Filtrationsfraktion. Die Menge gelöster Substanzen, die den renalen Kreislauf verläßt, ist etwa 100mal so groß wie die mittlere Konzentration in den meisten anderen Organen. Deshalb erhält die Niere einen unproportionalen Anteil absorbierter Stoffe, die durch den arteriellen Kreislauf angeflutet werden. *In Tab. 21.* sind allgemein bekannte nephrotoxische Substanzen aufgeführt.

Bei der physiologischen Reduktion des Glomerulusfiltrates zum konzentrierten Urin kann die luminale Zelloberfläche der mehr als 300fachen Plasmakonzentration *filtrierter* Moleküle oder der mehr als 1000fachen Konzentration von Substanzen, die der *tubulären Sekretion* unterliegen, ausgesetzt sein. Die exponierte Oberfläche ist sehr groß aufgrund der

Tab. 21. Nephrotoxische Substanzen

Schwermetalle	Anorganisches Quecksilber(chlorid), organische Quecksilbersalze (Methyl-, Äthyl-, Phenyl-, Na-Äthyl-Quecksilberthiosalicylat, quecksilberhaltige Diuretika), Blei, organische Bleiverbindungen (Tetraäthyl-), Kadmium, Uran, Gold, besonders Na-Thiomalat, Arsen, Arsin (Arsentrihydrid), Eisen, Chrom (besonders Trioxid), Thallium, Selen, Vanadium, Wismut
Antibiotika	Aminoglykoside, Sulfonamide, Amphotericin B, Polymyxin, Neomycin, Bacitracin, Rifampicin, Trimethoprim, Cefaloridin, Methicillin/Oxacillin, Aminosalizylsäure, Oxy- und Chlortetracycline
Analgetika	Salizylate, Acetaminophen, Phenacetin, alle nichtsteroidalen entzündungshemmenden Substanzen, Phenylbutazon, alle Prostaglandinsynthesehemmer
Lösungsmittel	Methanol, Amylalkohol, Äthylenglykol, Diäthylenglykol, Tetrachlorkohlenstoff, Trichloräthylen, verschiedene Kohlenwasserstoffe
Oxalose-induzierende Substanzen	Oxalsäure, Methoxyfluran, Äthylenglykol, Ascorbinsäure, Rostschutzmittel
Präparate zur Karzinombehandlung	Cyclosporin, Cisplatin, Cyclophosphamid, Streptozocin, Methotrexat, Stickstoff-Harnstoff-Verbindungen (CCNU, BCNU, Methyl-CCNU), Doxorubicin, Daunorubicin
Diagnostische Substanzen	Na-Jodid, alle organischen jodhaltigen Kontrastmittel
Herbizide und Pestizide	Paraquat, Zyanid, Dioxin, Diphenyl, Cyclohexamid, Organochlorverbindungen: Endrin, Aldrin, Endosulfan, Dieldrin, Lindan, Benzohexachlorid (BHC), Dichlordiphenyltrichloräthan (DDT), Heptachlor, Chlordecon, Terpene, polychlorierte Verbindungen, Chlordan, Dicofol, Chlorobenzylat, Mirex, Methoxychlor
Pflanzliche und tierische Gifte	Speisepilze (z. B. Amanita phalloides – schwere Muskarinvergiftung), Schlangen- und Spinnengifte, Insektenstiche, Aflatoxine
Methämoglobinbildner	*s. Tab. 23.*
Immunkomplexbildner	Penicillamin, Captopril, Levamisol, Goldsalze
Antiepileptika	Trimethadion, Paramethadion, Succinamid, Carbamazepin
Substanz, die die sog. Balkan-Nephritis verursacht	unbekannt

feinen Bürstenreihe auf den proximalen Tubuluszellen. Ein Gegenstrommechanismus bewirkt die Erhöhung der Konzentration von Urin und Interstitialflüssigkeit des Nierenmarkes (und so die Erhöhung der Konzentration im Harn). Keine andere Gewebsflüssigkeit des Körpers ist Konzentrationen ausgesetzt, die der 4fachen Plasmakonzentration entsprechen.

Der tubuläre Transport trennt die Substanzen aus der *Proteinbindung* und stellt dadurch einen allgemeinen Schutzmechanismus für andere Zellen dar. Der transzelluläre Transport setzt das Zellinnere und seine Organellen in einzigartiger Weise neu auftretenden Chemikalien aus. Die Bindungen (Sulfhydril[SH]-Gruppen) können den *Eintritt* fördern und den *Austritt* (Schwermetalle) verzögern. Die Niere hat den höchsten O_2-Verbrauch und die höchste Glukoseproduktionsrate/g Gewebe und ist deshalb gegenüber Giften, die den Energiehaushalt der Zellen stören, besonders anfällig.

Als **Hauptsitz von Immunkomplexen** ist sie höchst anfällig gegenüber immunologischen Schäden. Spezielle mesangiale Zellen (2% der Glomeruluszellen und 5% der Mesangiumzellen) besitzen sogenannte Ia-Rezeptoren und können Antigene binden, um entsprechende T-Zellen zu stimulieren und B-Zellen für zelluläre Immunreaktionen zu ergänzen. Das Mesangium bietet an einer Seite Raum zur Invasion von Monozyten, Phagozyten und anderen biologisch aktiven Zellen, die aus dem Blut einwandern. Immunologische Prozesse innerhalb des Mesangiums können auch physiologische Vorgänge bei der Gefäßversorgung beeinflussen, was durch die Stimulation von Angiotensinrezeptoren, möglicherweise durch Lymphokine vermittelt, geschieht. Die epitheliale Zelle (Podozyt) ist der Sitz eines Komplementrezeptors (C3) im menschlichen Kapillarbett.

Ätiologie

Tab. 21. zeigt die meisten der klinisch wichtigen Medikamente und Chemikalien, die als Nephrotoxine bekannt sind. Die meisten davon sind direkt zelltoxisch. Andere Stoffe können Nierenschäden durch indirekte Mechanismen verursachen, die häufig trotz Kenntnissen über die Biochemie der Substanz nicht bekannt sind. Ein Teil der Stoffe ist in *Tab. 22.* aufgeführt. Viele Stoffe sind aufgrund der Methämoglobinbildung nephrotoxisch *(s. Tab. 23.)*. Ein Diagramm einiger Antibiotikawirkungen auf unterschiedliche Teile des Nephrons zeigt *Abb. 3.*

Tab. 22. Indirekte Nephrotoxine

Substanz	*Mechanismus*
Äthylenglykol, Methoxyfluran	via Oxalsäure
Phencyclidin (PCP) und Amphetamine	via Rhabdomyolyse
Methysergid	via retroperitoneale Fibrose
Mutterkornalkaloide	via schwere Arteriolenkonstriktion
Heroin	via Blei, Staphylokokken- und Pilztoxin oder andere unzulässige Kontaminanten
Chemotherapie hämatopoetischer Neoplasmen und Urikosurika	via Obstruktion durch Harnsäurekristalle – intra- oder extrarenal
Vitamin D + Milch + alkalische Substanzen + Vit.-D-Analoga	Nephrokalzinose und -lithiasis
Diphenyl und Pestizide	via Zysten und Dysplasie
Pilz- und Colchicinvergiftung	via Diarrhö und Flüssigkeitsverlust
Anilin, p-Phenetidin sowie Medikamente, Lebensmittel und Industriegifte *(s. Tab. 23.)*	via Methämoglobinbildung
Phenacetin und oxidierende Medikamente	nur bei G6PD-defizienten Patienten

Tab. 23. Methämoglobinbildende Substanzen

Medizinische Intoxikation	*Industrielle Intoxikation*	*Lebensmittelintoxikation*
Nitrate	Nitrite	Nitrite
Ammoniumnitrat	Chloride	Salzlaken
Wismutsubnitrat	K-Ferrizyanid	Verbindungen von Nitrit und NaCl
Nitrite	Anilin u. Derivate	Nitrate
KCl	Trichlorocarbanilid	Kontaminiertes Wasser
K-Permanganat	p-Nitroanilin	Spinat, Karotten
Phenacetin	Phenylhydrazin	Na-Nitrat
Acetanilid	Toluidin und Xylidin	Nitrobenzol (Backwaren)
Phenylhydrazin	Nitro- und Dinitrobenzol	
Lokalanästhetika	Mono- und Dinitrophenol	
Benzocain	Dinitro-4,5-orthokresol	
Prilocain	Stickstoffderivate des Toluens	
PAS	Nitroglyzerin	
Dinitrophenol	Nitrozellulose	
Polyphenole	Naphthalin und Derivate	
Resorcin	p-Dichlorbenzol	
Pyrogallol	Polyphenole	
Phenazopyridin		
Sulfone		
Sulfonamide*		
Primaquin*		
Methylenblau		

*Vorsicht ist angebracht bei gleichzeitiger Verwendung von Methylenblau (Hämolysegefahr). Diese Schädigung zeigt oft einen latenten Enzymdefekt der Erythrozyten auf. Aus *Nephrology,* J. Hamburger, J. Crosnier und J. P. Grunfeld, Herausgeber. John Wiley & Sons, 1979. Mit freundlicher Genehmigung des Verlages.

Bei Patienten mit bekannter Nierenerkrankung sollte man besonders vorsichtig sein gegenüber Medikamenten, die vorwiegend über die Niere ausgeschieden werden. *Tab. 24.* gibt eine partielle Aufstellung. Beim Nierenversagen besteht eine deutliche Einschränkung in der Proteinbindung säuernder Medikamente infolge des Proteinverlustes. Die Proteinbindungs-

Tab. 24. Medikamente mir vorwiegend renaler Elimination

Acetohexamid	Clofibrat	Neomycin*
Amantadin	Colistin*	Netilmicin
Amikacin*	Cycloserin	Penicilline
Ampicillin**	Digoxin	Procainamid**
Atenolol	Ethambutol	Ranitidin
Carbenicillin**	Flucytosin	Streptomycin**
Cefamandol	Gentamicin*	Sulfinpyrazon**
Cefazolin	Kanamycin*	Tetracycline**
Cefoxitin	Lithium**	Ticarcillin**
Cefalexin**	Methotrexat	Tobramycin*
Cefalotin**	Metoclopramid	Vancomycin
Cimetidin	Nadolol	

* Risiko einer signifikanten Nephropathie
** selten nephrotoxisch
Modifiziert nach „Drug Therapy in Renal Failure", M. Reidenberg u. D. Drayer, *Ann. Review of Pharmacology and Toxicology,* Bd. 20, 1980, mit freundlicher Genehmigung der Ann. Reviews Inc.

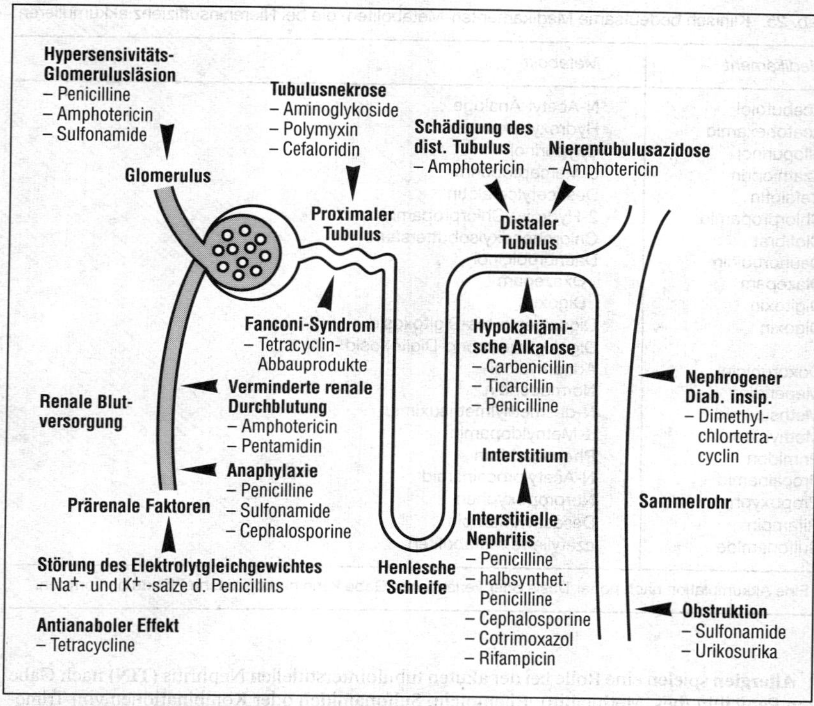

Abb. 3. **Nephrotoxizität antimikrobieller Medikamente.**
Nachgezeichnet aus „Nephrotoxic Sites of Antimicrobial Agents“, G. B. Appel u. H. C. Neu, *The New England Journal of Medicine*, Bd. 296, Nr. 12, März 1977, S. 665. Nachdruck mit freundlicher Genehmigung des *New England Journal of Medicine*.

kapazität spielt nicht nur für die Pharmakokinetik, sondern auch für das Ausmaß der Zelltoxizität eine große Rolle. Das Nierenversagen beeinträchtigt auch die Oxidation und Reduktion von Medikamenten sowie die Glukuronid-, Sulfat- und Glyzinkonjugation, die Azetylierung und Hydrolyse. Eine Aufstellung solcher Interaktionen gibt *Tab. 25.*

Nur einige Nephrotoxine können hier im Detail besprochen werden. In Kliniken sind die häufigsten Ursachen eines nephrotoxischen Nierenversagens (etwa 25% aller Fälle des akuten Nierenversagens) die **Antibiotika** und davon wiederum die Aminoglykoside Streptomycin, Kanamycin, Neomycin, Gentamicin, Tobramycin, Amikacin und Sisomycin. Sie akkumulieren in den proximalen Tubuluszellen, induzieren die Amyloidkörperbildung (dies geschieht mittels zytoplasmatischer Organellen, die mit einem Lysosom fusionieren können und so das unbrauchbare Material entfernen), führen zu einer Erhöhung der Enzym- und Proteinspiegel im Urin, vermindern die Kreatininclearance und führen schließlich in weniger schweren Fällen zum **nicht-oligurischen Nierenversagen.** Die Aminoglykoside scheinen in ihrer Toxizität synergistisch zu sein mit Cefaloridin, Cefalotin und Methicillin. Aufgrund der Akkumulation des Medikamentes kann die Toxizität verzögert sein oder erst bei einer Wiederholung der Therapie, dann allerdings frühzeitig, auftreten. Polypeptide wie Polymyxin sind direkt und voraussagbar nephrotoxisch, wie auch Bacitracin ud das Fungizid Amphotericin B. Veraltetes Tetracyclin kann ein Fanconi-ähnliches Syndrom auslösen.

Tab. 25. Klinisch bedeutsame Medikamenten-Metaboliten, die bei Niereninsuffizienz akkumulieren

Medikament	*Metabolit*
Acebutolol	N-Acetyl-Analoge
Acetohexamid	Hydroxyhexamid
Allopurinol	Oxypurinol
Azathioprin	6-Mercaptopurin
Cefalotin	Desacetylcefalotin
Chlorpropamid	2-Hydroxy-Chlorpropamid
Clofibrat	Chlorphenoxyisobuttersäure
Daunorubicin	Daunorubicinol
Diazepam	Oxazepam
Digitoxin	Digoxin
Digoxin	Digoxigenin-bis-Digitoxosid Digoxigenin-mono-Digitoxosid
Doxorubicin	Adriamycinol
Meperidin*	Normeperidin
Methsuximid	N-desmethylmethsuximid
Methyldopa	α-Methyldopamin
Primidon	Phenobarbiton
Procainamid	N-Acetylprocainamid
Propoxyphen	Norpropoxyphen
Rifampin	Desacetylrifampin
Sulfonamide	azetylierte Metaboliten

* Eine Akkumulation nach hoher Dosis oder verlängerter Gabe kann neurotoxische Effekte hervorrufen.

Allergien spielen eine Rolle bei der akuten tubulointerstitiellen Nephritis **(TIN)** nach Gabe von Penicillin (bes. Methicillin), Rifampicin, Sulfonamiden oder Kombinationen von Trimethoprim und Sulfamethoxazol *(s. Tab. 26.)*. Eine akute TIN ist bei Fieber, Eosinophilie, Eosinophilurie, erhöhtem IgE und positiver Galliumdarstellung der Nieren zu vermuten. Sie wird durch die Nierenbiopsie bestätigt.

Alle Röntgen-Kontrastmittel sind bis zu einem bestimmten Grad nephrotoxisch. Die Inzidenz toxischer Nierenschäden ist bei intraarterieller Gabe höher. Prädisponierende Risikofaktoren sind Hypoperfusion, Dehydratation, bestehende Niereninsuffizienz, Alter > 60 Jahre, Solitärniere, Diabetes, Myelom, Hyperurikämie, Rechtsherzversagen und mehrfache Anwendung des Kontrastmittels innerhalb kurzer Zeiträume.

Eine **Analgetika-Nephropathie** führt in etwa 2% in den USA zu einer terminalen Nierenerkrankung und in 20% oder mehr in Australien und Südafrika. Eigentlich alle peripher wir-

Tab. 26. Stoffe, die mit der hypersensitiven Form der TIN vergesellschaftet sind

Halbsynthetische Penicilline (vornehmlich Methicillin; Ampicillin; Nafcillin; Oxacillin; Carbenicillin)
Sulfonamide
Rifampin
Diuretika (vornehmlich Thiazide und Furosemid)
Allopurinol
Azathioprin
Antipyrine
Antikonvulsiva (vornehmlich Phenytoin)
Gold
Phenylbutazon

kenden antiinflammatorischen Analgetika sind im allgemeinen nephrotoxisch, die meisten zentralwirkenden Analgetika dagegen nicht. Salizylate besitzen eine direkte Nephrotoxizität und eine synergistische Rolle bei der gemischten Analgetika-Nephropathie. Es wird wenig gewürdigt, wie weit verbreitet Salizylate in der allgemeinen Medikation sind.

Eigentlich führen alle **nichtsteroidalen antiinflammatorischen Analgetika** (dies sind – mit unterschiedlicher Stärke – Prostaglandinsynthetase-Hemmer) zu einem renalen tubulären Epithelschaden und können Hypoperfusion, Papillarnekrose und chronische TIN verursachen. Viele dieser Mittel sind frei erhältlich.

Die meisten **Schwermetalle** akkumulieren aufgrund der Transportmechanismen oder erhöhter Bindungsaffinität, wie z. B. SH-Gruppen, in Abschnitten des proximalen Nephrons. Bleiintoxikationen kommen bei Bleisetzern, in der Industrie, bei kontaminiertem Wasser, Wein oder Alkohol, im Bergbau, bei Rauchinhalation oder durch Benzin vor. Tetraäthylblei tritt durch intakte Haut und Lungen. Das **chronische Blei-Syndrom** zeigt Schrumpfnieren, Urämie, Hypertension, Anämie mit basophiler Tüpfelung, Enzephalopathie, periphere Neuropathie und das Fanconi-Syndrom. Akut kann eine Bleikolik auftreten. Quecksilber-, Wismut- und Thallium-Vergiftungen scheinen abzunehmen, jedoch sind Kadmium, Kupfer, Gold, Uran, Arsen und Eisen als Ursachen noch weit verbreitet. Eine Eisenbelastung besteht z. B. bei der Hämochromatose oder bei Dialysepatienten mit multiplen Transfusionen und führt zu einer proximalen Myopathie.

Die **nekrotisierende Kapillaritis** tritt meistens nach Inhalation von Kohlenwasserstoffen (Goodpasture-Syndrom), Methanol, Glykol und halogenierten Verbindungen wie Tetrachlorkohlenstoff und Trichloräthylen auf; halogenierte Anästhetika (Methoxyfluran) können ebenfalls beteiligt sein. Die Medikamente, die eine Immunerkrankung der Niere mit Proteinurie und vielen Medikamenten des nephrotischen Syndroms induzieren, umfassen D-Penicillamin, Captopril, Levamisol und Goldsalze, wie sie zur Rheumatherapie injiziert werden.

Diagnostik

Die Diagnose der toxischen Nephropathie erfordert den Spürsinn eines Detektivs. Außer umfassenden pharmakologischen und toxikologischen Kenntnissen muß der Arzt ein Gespür haben für psychologische Auffälligkeiten, die auf Selbstmord oder Mord hinweisen könnten, und er muß sich vorstellen können, welchen toxischen Einwirkungen der Patient am Arbeitsplatz, in seiner Freizeit, durch Umwelteinflüsse, durch sein Hobby oder durch Substanzen in Nahrungsmitteln und Trinkwasser ausgesetzt sein könnte. Wurde er mit > 2000 rad (20 Gy) bestrahlt? Hat er multiple Dosen von Kontrastmedium erhalten? Bestehen Risikofaktoren, wie bei der Gabe einer Einzeldosis von Kontrastmedium bei Dehydratation? Hat er Kontakt mit ungewöhnlichen Kohlenwasserstoffen, wie sie in Pestiziden, Farbe, Lösungs-, Reinigungs- und Düngemitteln vorkommen? Hat er Kontakt zu unkontrollierten Lebensmitteln oder Alkohol (z. B. Blei in schwarzgebranntem Alkohol) oder Straßendrogen mit ihren Verunreinigungen (Leimschnüffeln)? Nimmt er ohne ärztliche Kontrolle Medikamente (Analgetika, Laxanzien, Diuretika, Salben)? „Leiht“ er sich verschreibungspflichtige Medikamente? Lebt er im Einflußbereich eines Umweltverschmutzungsherdes, oder trinkt er Wasser aus einem kontaminierten Reservoir? Besteht eine allergische Anamnese oder eine Familienanamnese bezüglich immunologischer Erkrankungen?

Therapie

Behandlungsrichtlinien können den jeweiligen Abschnitten über Syndrome der betreffenden toxischen Substanzen entnommen werden (z. B. akutes oder chronisches Nierenversagen, nephrotoxisches Syndrom, tubuläre Azidose, interstitielle Nephritis und Vergiftungen), sowie im *Kap. TOX, 1.*

Allgemeine Maßnahmen sind Entzug der Noxe, in akuten Fällen die Induktion vom Erbrechen und die Beschleunigung der Ausscheidung (durch Chelate, Diuretika) und direkte Entfernung aus dem Blutkreislauf mittels der wirkungsvollsten Methode (meistens Hämodialyse mit Oberflächendialysatoren, Hämoperfusion über Holzkohle oder Ionenaustauscher, Plasmapherese oder Sorbapherese).

Eine **Kombinationtherapie** kann indiziert sein, z. B. bei Methanol-Vergiftung sollte man die Dialyse mit einer Äthanolinfusion kombinieren, um die Alkohol-Dehydrogenase kompetitiv zu hemmen, so daß jeder Methanol-Abbau zu den weitaus gefährlicheren Neuro- und Augentoxinen vermindert wird. Bikarbonatinfusionen können bei Azidose, aufgrund der Bildung von Ameisensäure, koindiziert sein. Eine Kombinationstherapie kann lebensrettend sein und sollte sich dabei an den „tödlichen" Spiegeln der Methanolvergiftung und anderer Stoffe, die eine Laktatazidose produzieren, orientieren.

8. INFEKTIONEN VON NIERE, HARNWEGEN UND MÄNNLICHEM GENITALE

(Harnwegsinfektionen bei Kindern s. *Kap. KIN, 11.*)

Akute bakterielle Pyelonephritis

(Akute infektiöse tubulointerstitielle Nephritis)

Hierbei handelt es sich um eine akute, häufig bilaterale, pyogene Infektion der Niere. Klinisch ist die Nierenbeckeninfektion nicht von einer parenchymalen Infektion zu unterscheiden, da sowohl Nierenbecken als auch Parenchym betroffen sind. Akute infektiöse tubulointerstitielle Nephritis ist eigentlich die genauere Bezeichnung (die **chronisch bakterielle Pyelonephritis** wird später behandelt).

Inzidenz und Ätiologie

Etwa 20% aller allgemein erworbenen Bakteriämien sind auf eine Pyelonephritis mit einer jährlichen Inzidenz von etwa 16/100000 Einwohner zurückzuführen. Die nosokomiale Inzidenz einer Bakteriämie, die sich auf eine Infektion der oberen Harnwege zurückführen läßt, liegt bei etwa 73/100000 stationärer Patienten.

Infektionen entstehen meistens aufsteigend (vom Dammbereich zur Vagina, zur Urethra, zur Blase). Unter Normalbedingungen wird aszendierenden Infektionen der oberen Harnwege durch die Dynamik des Harnstroms und die Wechselwirkung im Bereich des vesikoureteralen Übergangs vorgebeugt, oder sie werden sogar verzögert. Obstruktionen (Strikturen, Calculi, Tumoren, Prostatahypertrophie, neurogene Blase, vesikoureteraler Reflux) begünstigen Infektionen. Wegen einer obstruktiven Uropathie und wegen des Verlusts der bakteriziden Aktivitäten von Drüsensekreten ist beim Mann die Bakteriurie häufiger bei älteren Menschen zu finden; bei Frauen sind Gründe: zum einen eine geringere Blasenentleerung infolge Uterusprolaps oder Zystozelenbildung, zum anderen Verunreinigung der Perinealregion durch Stuhlinkontinenz; bei beiden Geschlechtern sind neuromuskuläre Erkrankungen, vermehrte instrumentelle Untersuchungen und Zunahme der Katheteranwendung als Gründe zu nennen. Diabetiker, bei denen keine neurologischen Komplikationen hinsichtlich der Blasenentleerung bestehen und bei denen keine instrumentellen Untersuchungen durchgeführt wurden, haben kein höheres Risiko, eine Bakteriurie zu entwickeln, als Patienten ohne Diabetes. Jedoch sind Inzidenz und Schweregrad von Infektionen bei Diabetikern erhöht, die eine sog. neurogene Blase haben oder katheterisiert wurden. Eine Pyelonephritis kommt gehäuft bei Mädchen und Frauen während der Schwangerschaft vor sowie nach Katheterisierung oder instrumenteller Untersuchung; sie ist aber selten bei Männern ohne Harnwegsanomalien. Bei Patienten mit rezidivierenden Infektionen, aber ohne Anomalien sollte man eine Abwehrschwäche vermuten.

Ca. 75% der unkomplizierten Infektionen sind durch *E. coli* bedingt, gefolgt von *Klebsiella, Proteus mirabilis* und *Enterobacter* (10–15%). Koagulase-negative Staphylokokken und Streptococcus faecalis (Enterokokken) sind jeweils mit 2–3% an der Gesamtzahl der erworbenen Infektionen beteiligt. Eine hämatogene Streuung in die Niere kann bei jeder Bakteriämie auftreten, am häufigsten ist sie jedoch in Zusammenhang mit einer Staphylokokkenbakteriämie, die kortikale und perinephritische Abszesse verursachen kann. Bei Patienten, die instrumentell oder mit Dauerkathetern behandelt werden, bei solchen, bei denen die Infektion während des Krankenhausaufenthaltes auftritt, die chronisch antimikrobiell behandelt werden oder die Kortikosteroide oder Immunsuppressiva erhalten, enthalten die Kulturen häufiger seltene Keime wie *Serratia marcescens, Pseudomonas aeruginosa, S. epidermidis* und *Candida.*

Pathologie

Die Niere ist vergrößert. Das Parenchym zeigt eine ausgeprägte Gewebedestruktion aufgrund der akuten Entzündung, insbesondere im Kortexbereich. Arterien, Arteriolen und Glomeruli bieten der Infektion deutlichen Widerstand. Im Interstitium und in den Tubuluslumina, insbesondere der Sammelrohre, erscheinen viele polymorphkernige Leukozyten. Innerhalb weniger Tage treten chronisch entzündliche Zellen, Medullaabszesse und akute Papillennekrosen auf. Die Becken- und Kelchepithelien sind akut entzündet. Wichtiges Merkmal der akuten Pyelonephritis ist die unregelmäßige Art der Erkrankung. Bemerkenswert sind diskrete keilförmige Regionen des Befalls, die sich mit nicht befallenen Gebieten abwechseln.

Symptomatik

Typisch ist der akute Ausbruch der Erkrankung mit Schüttelfrost, Fieber, Flankenschmerz, Übelkeit und Erbrechen. Symptome einer Infektion der unteren Harnwege, wie häufiger Miktionsdrang und Dysurie, treten bei etwa einem Drittel der Patienten ebenfalls auf. Die körperliche Untersuchung zeigt manchmal eine gewisse Bauchdeckenspannung, die von der einer intraperitonealen Erkrankung unterschieden werden muß. Sind die Bauchdecken weich oder nur geringfügig gespannt, kann man manchmal eine empfindliche, vergrößerte Niere tasten. Auf der infizierten Seite ist der Kostovertebralwinkel im allgemeinen klopf- und druckempfindlich. Bei Kindern sind diese Symptome oft weniger ausgeprägt und charakteristisch.

Diagnostik

Miktionsbeschwerden (Frequenz- und Dysurie) mit begleitenden Symptomen der Sepsis und Nierenentzündung (Schüttelfrost, Fieber, Empfindlichkeit des Nierenlagers) begründen den Verdacht auf eine akute Pyelonephritis. Er wird bestätigt durch die Laboruntersuchungen *(vgl. Tab. 4.)*. Der Urin für Kultur und mikroskopische Untersuchung sollte aseptisch gewonnen werden (Mittelstrahlurin beim Mann, Katheterurin bei der Frau). Bei der Urinanalyse kann der pH aufgrund harnstoffspaltender Organismen alkalisch sein. Die Proteinurie ist gering (< 0,6 g/m^2/Tag, Harnprotein/Kreatinin-Ratio < 0,6), Bakterien mit Gram-Färbung und > 10 Leukozyten/mm^3 sind meist im frisch zentrifugierten Harn nachweisbar; eine Hämaturie ist häufig. Leukozytenzylinder sind pathognomonisch für eine Nierenentzündung (auch Glomerulonephritis oder nicht-infektiöse tubulointerstitielle Nephritis), können jedoch ohne Spezialfärbung schwer von renalen Tubuluszellzylindern zu unterscheiden sein. Bakterien werden durch Gramfärbung im unzentrifugierten Urin nachgewiesen. Die Kultur *zeigt > 10^4 Organismen/ml. Männliche* Patienten mit Nierenkoliken und solche, die nicht innerhalb von 48 h auf die Therapie ansprechen, oder solche Patienten, die bald nach Therapie wieder einen Rückfall erleiden, müssen weiter urologisch untersucht werden. Intravenöse Urographie (IVU) kann Steine, Anomalien, Deformitäten oder Obstruktionen ausschließen *(s. a. Kap. NIE, 1., Diagnostik).*

Therapie

Man sollte eine Antibiotikatherapie einleiten, sobald eine Verdachtsdiagnose besteht und Urin- und Blutkulturen sowie Antikörpertests abgenommen worden sind. Die Initialtherapie kann bei nur leicht erkrankten Patienten oral, bei den meisten Patienten aber parenteral erfolgen. Bei Fieberfreiheit nach 24 bis 48 h ist bei den meisten Patienten mit parenteraler Therapie auf eine orale Therapie umzustellen. Als Initialtherapie einer komplikationslosen akuten Pyelonephritis mit gramnegativen Stäbchen gilt eine Monotherapie i.v., wie z.B. mit Gentamicin, mit einem Cephalosporin der zweiten oder dritten Generation (Cefotaxim, Cefoperazon, Ceftriaxon) oder mit Cotrimoxazol. Bei Infektionen mit Komplikationen (Obstruktion, Abwehrschwäche) ist meist der Einsatz von zwei Antibiotika i.v. anzuraten. Zu den meist effektiven oralen Antibiotika zählen Cotrimoxazol (oder Trimethoprim mono), Amoxicillin mono oder in Kombination mit Clavulansäure, Cephalosporine der ersten Generation sowie Fluorochinolone (Norfloxazin, Ciprofloxazin). Bei Infektionen mit Komplikationen sollte man eine spezifische Therapie anhand der Ergebnisse von Antibiogrammen durchführen (zur spezifischen Therapie *s. Kap. NIE, 8., Infektionen der unteren Harnwege und der männlichen Genitalorgane*). Die Dauer der Therapie beträgt meist zwei Wochen, kann aber bei Männern bis zu sechs Wochen erfordern, um einem erneuten Aufreten einer Infektion vorzubeugen. Das Anlegen von Kulturen vier bis sechs Wochen nach Behandlung kann bei der frühzeitigen Entdeckung asymptomatischer Patienten, die häufig rezidivierende Infektionen haben, oder bei jenen Patienten, die an einer Pyelonephritis mit Komplikationen leiden, helfen. Falls eine Obstruktion vorliegt, ist u.U. eine operative Sanierung oder eine Schienung des Ureters erforderlich.

Bei Patienten mit rezidivierenden oder immer erneut sich verschlimmernden Infektionen sollte man eine Prophylaxe sowie eine Langzeittherapie zur Abdeckung in Erwägung ziehen. Cotrimoxazol (40 mg Trimethoprim/200 mg Sulfamethoxazol), 100 mg Trimethoprim oder 100 mg Nitrofurantoin – nachts oder dreimal wöchentlich verabreicht – ist zur Prophylaxe effektiv. Die Langzeittherapie zur Abdeckung erfordert u.U. eine tägliche Gabe, wenn auch in einer Dosierung, die der halben Therapiedosis entspricht. Die ideale Dauer einer Langzeittherapie ist nicht bekannt, aber ein Therapieende nach einem Jahr und die Suche nach einem erneuten Auftreten sind angemessen. Falls eine Infektion erneut auftritt, kann u.U. eine Langzeittherapie unbekannter Dauer indiziert sein.

Chronische bakterielle Pyelonephritis

(Chronische infektiöse tubulointerstitielle Nephritis)

Eine chronische, unregelmäßige, häufig bilaterale, pyogene Infektion der Niere, die zur Kelchdeformierung mit Vernarbung des darüberliegenden Parenchyms bzw. zur Atrophie führt. Diese Erkrankung führt in 2–3% der Fälle zum Nierenversagen, so daß eine Dialyse bzw. Transplantation notwendig wird. Der Ausdruck Pyelonephritis sollte nicht bei jeder tubulointerstitiellen Nephropathie ohne bestätigte Harnwegsinfektion **(HWI)** angewendet werden. Trotz chronischer renaler Bakteriurie ist die Progression des Nierenversagens unterschiedlich, außer bei Kombination mit obstruktiver Uropathie. Infektionen des Urogenitaltrakts durch Mycobacterium tuberculosis, immer eine Sekundärmanifestation einer Tb an anderer Stelle im Organismus, sind heute nahezu unbekannt. Die Tuberkulose wird in *Kap. INF, 10.* abgehandelt.

Pathologie

Das histologische Bild ist unspezifisch und gleicht dem anderer Erkrankungen mit chronischer tubulointerstitieller Nephropathie. Die spezifischste Veränderung ist die Parenchymnarbe mit Retraktion der angrenzenden Papille. Ein anfänglicher Befall (bakteriell etc.) kann eine Papillenschädigung mit fokaler tubulointerstitieller Atrophie, dilatierten Kelchen und darüberliegender kortikaler Sklerose verursachen.

Symptomatik und Diagnostik

Klinische Hinweise wie Fieber und Flanken- oder Bauchschmerz sind häufig vage und unsicher. Eine Anamnese mit HWI und rekurrierender akuter Pyelonephritis ist hilfreich, jedoch, außer bei Kindern mit vesikoureteralem Reflux, selten vorhanden. Rezidivierende HWI und das typische Bild der renalen Dysfunktion lassen die Diagnose vermuten. Ein pathologisches Urogramm mit dilatiertem Kelchsystem und darüberliegender Vernarbung macht die Diagnose wahrscheinlich, obwohl auch ein hochgradiger vesikoureteraler Reflux ohne Bakteriurie ähnliche Befunde aufweisen kann. Häufig bestehen Obstruktionen (Strikturen, Steine, Reflux, myoneurogene Erkrankungen). Bei solchen Patienten ermöglicht ein positive Urinkultur *keine* Lokalisation der Infektion. Untersuchungen zur Lokalisation, um eine Erkrankung des oberen und unteren Trakts zu differenzieren, sind durchgeführt worden. Es gibt jedoch keinen schlüssigen Beweis für deren klinischen Wert bei der Behandlung von Patienten mit Infektionen des Harntrakts.

Eine Proteinurie fehlt, ist minimal oder tritt intermittierend auf, solange die Vernarbung der Nieren noch nicht weit fortgeschritten ist. Sogar dann zeigt sie in der Regel einen milden Verlauf (< 1 g/m²/Tag oder eine Harnprotein/Kreatinin-Ratio < 1). Das Urinsediment ist spärlich, es sind jedoch Nierenepithelzellen, granuläre Zylinder und gelegentlich Leukozytenzylinder vorhanden. Funktionsuntersuchungen zeigen Störungen der Konzentrationsfähigkeit und eine hyperchlorämische Azidose, noch bevor eine Anämie besteht.

Klinischer Verlauf und Prognose

Der Verlauf ist extrem unterschiedlich. Typischerweise ist die Progression jedoch sehr langsam, wobei Patienten über 20 Jahre und länger nach Ausbruch der Erkrankung eine ausreichende Nierenfunktion aufweisen. Zwei wichtige Faktoren beeinflussen die Folgen der Störung: 1. rekurrierende Pyelonephritiden und 2. die Art der Harnwegsobstruktion. Häufige Rückfälle einer akuten Pyelonephritis führen, auch wenn sie kontrolliert sind, zur weiteren Verschlechterung von Nierenstruktur und -funktion. Eine dauernde Obstruktion wirkt sowohl prädisponierend für den Ausbruch und begünstigend für das Weiterbestehen der Niereninfektion als auch direkt nierenschädigend durch Steigerung des Druckes im Nierenhohlsystem.

Therapie

Die wichtigsten therapeutischen Maßnahmen sind die Beseitigung der Obstruktion und des Infektes. In Fällen, in denen die Obstruktion nicht beseitigt werden kann und immer wieder Infektionen auftreten, ist eine Antibiotika-Langzeittherapie mit Medikamenten wie Nitrofurantoin oder Trimethoprim-Sulfamethoxazol indiziert (s.a. *Infektionen der unteren Harnwege und des männlichen Genitales*). Der Einsatz von Methenaminsalzen sollte aufgrund ihrer geringen Wirkung bei bakteriellen Nierenerkrankungen vermieden werden. Bei Fehlen einer nachweisbaren Obstruktion oder renalen Funktionsverschlechterung (Zystitis; Urethritis) konnte nicht klar nachgewiesen werden, daß eine asymptomatische Bakteriurie schädlich ist. Deshalb sind in diesen Fällen wiederholte Antibiotikazyklen vermutlich nicht indiziert. Bei Ausbildung einer Urämie oder Hypertension entsprechen die Behandlungsgrundsätze denjenigen, die in den entsprechenden Kapiteln behandelt werden.

Infektionen der unteren Harnwege und des männlichen Genitales

(Zystitis; Urethritis)

Bakterielle Infektionen der unteren Harnwege sind häufig. Bei Neugeborenen sind Infektionen der unteren Harnwege bei Knaben (Inzidenz 1%) häufiger als bei Mädchen, und oft findet man zudem eine Bakteriämie. Bei Kindern im Alter von 1 bis 5 Jahren erhöht sich die Prävalenz einer Bakteriurie auf bis zu 5%, während die Prävalenz bei Knaben auf 0,5% sinkt. Bei Infektionen von Knaben findet man meist auch gleichzeitig angeborene Fehlbildungen in den ableitenden Harnwegen. In etwa 30–50% von HWI dieser Altersgruppe findet man auch einen vesikoureteralen Reflux (VUR). In diesen Zeitraum fällt eine entscheidende Weichenstellung in dem Sinne, ob es zu einer Progression in Richtung renaler Narbenbildung mit nachfolgender Niereninsuffizienz kommen wird. In dieser Altersgruppe bieten Infektionen meist Symptome, während bei Schulkindern eine asymptomatische Bakteriurie typisch ist. Etwa 5% der weiblichen Jugendlichen entwickeln zur gleichen Zeit HWI, aber bei diesen Infektionen findet man keine pathologischen Veränderungen in den Harnwegen. Eine Bakteriurie ist bei männlichen Heranwachsenden selten. Zwischen dem 20. und 50. Lebensjahr treten Infektionen der unteren Harnwege 50fach häufiger bei Frauen als bei Männern auf. In weiter fortgeschrittenem Alter nimmt die Inzidenz von Infektionen der unteren Harnwege bei beiden Geschlechtern weiter zu, wobei sich aber das Verhältnis Frauen/Männer zugunsten der Frauen verschiebt. Die Antibiotikatherapie sowie die chirurgische Revision angeborener oder erworbener Defekte haben die Prognose der meisten Infektionen der unteren Harnwege deutlich verbessert.

Während eine Harnwegsobstruktion allein keine HWI verursacht, prädisponiert sie häufig zu Infektionen und kompliziert deren medikamentöse Therapie. Eine routinemäßige urologische Untersuchung ist bei weiblichen Erwachsenen mit rezidivierenden symptomatischen oder asymptomatischen HWI nicht erforderlich, da sie keinen Einfluß auf die Therapie hat. Eine i.v. Urographie ist dagegen häufig sinnvoll für die Abklärung wiederholter Infektionen bei Kindern, erwachsenen Frauen mit anamnestischen Infektionen in der Kindheit, bei Nierensteinleiden, Infektionsrückfall oder schmerzloser Hämaturie und bei Männern jeden Alters mit entsprechender Sympomatik.

Die Mehrzahl der HWI wird durch gramnegative Bakterien verursacht. Die am häufigsten auftretenden Auslöser von Infektionen sind dabei meist eben jene Bakterien, die bereits oben besprochen wurden *(s. Kap. NIE, 8., Akute bakterielle Pyelonephritis)*; jedoch finden sich Unterschiede in der Prävalenz. *E. coli* ist auch hier der vorherrschende Keim und findet sich bei etwa 80% der Infektionen, gefolgt von Staphylococcus saprophyticus (11%). Klebsiella, Proteus, Enterokokken sowie Mischinfektionen bilden den verbleibenden Restanteil.

Lokalisation und Manifestation der Infektion der unteren Harnwege

Urethra: Die bulbösen und pendulösen Anteile der männlichen Urethra sowie die gesamte weibliche Urethra sind reichlich mit periurethralen Drüsen ausgestattet, die von Bakterien, welche in die Harnröhre aszendieren, (akut oder chronisch) besiedelt werden können. Urethritis und Vaginitis stehen für die Symptome beim Wasserlassen bei den meisten Frauen mit Urinproben, die sicher negativ auf Bakterien nach Ansetzen einer Kultur sind. Die sexuell übertragenen pathogenen Keime Chlamydia trachomatis und Neisseria gonorrhoeae sowie der Herpes-simplex-Virus sind Hauptauslöser einer Dysurie bei Männern und Frauen. Eine nicht durch Gonokokken verursachte Urethritis bei Männern geht meist mit einer Infektion der Inhaltsgebilde des Skrotums einher *(s. Epididymitis, unten)*. Eine Vaginitis durch Candida albicans oder Trichomonas vaginalis oder eine bakteriell bedingte Vaginose kann eine Dysurie bei Harnpassage entlang der entzündeten Labia verursachen.

Die **gonorrhoische Urethritis** ist eine häufige Form der Urethritis beim Mann *(s. Kap. INF, 16.)*. Eine ungenügend behandelte Gonokokkenurethritis kann zu Harnröhrenstrikturen führen. Eine Urethralstriktur prädisponiert zur proximalen Urethritis, gelegentlich mit Ausbildung eines periurethralen Abszesses. Daran anschließend können Harnröhren-Divertikel auftreten und Foci für kontinuierliche Infektionen darstellen. Periurethrale Abszesse können penetrieren und das Perineum oder Skrotum perforieren. Die Folge ist eine Urethralfistel. Obwohl bei Frauen auch eine Gonokokkenurethritis auftreten kann, sind die Hauptlokalisationen Vagina, Zervix und die Fortpflanzungsorgane.

Blase: In den meisten Fällen ist die **Zystitis der Frau** die Folge einer aszendierenden Infektion von der Vagina durch die Urethra; häufig tritt sie nach sexuellem Verkehr auf. Bei Frauen, die unter wiederholten HWI leiden, findet sich meist eine pathologische Vaginalflora, wobei unzählige pathogene Keime über lange Zeiträume die Vagina kolonisieren. Diese pathogenen Vaginalbakterien wandern durch die Harnröhre in die Blase und verursachen die nächste Blasenentzündung. Die Ursache für wiederholte HWI bei Frauen scheint deshalb in einer Störung der lokalen Abwehrmechanismen zu liegen, die die Besiedelung des Vestibulum vaginalis durch pathogene Bakterien ermöglicht. Bei diesen Frauen können verminderte zervikovaginale Ak gegen Enterobakterien vorliegen.

Die **Zystitis bei Männern** entsteht meistens durch eine aszendierende Infektion von Urethra oder Prostata oder tritt als Folge instrumenteller Urethrauntersuchungen auf. Die häufigste Ursache wiederholter Blaseninfektionen beim Mann stellt die chronische bakterielle Prostatitis dar. Obwohl der Blasenurin mittels eines entsprechenden antimikrobiellen Medikamentes leicht sterilisiert werden kann, diffundieren die meisten antibakteriellen Agenzien nicht aus dem Plasma in das Prostatasekret. Deshalb kann es u.U. nach Beendigung einer medikamentösen Therapie zur Reinfektion des Blasenurins durch Prostatakeime kommen.

Symptomatik und klinisches Bild: Die **Zystitis** äußert sich mit Harndrang und Brennen oder Schmerzen beim Wasserlassen, wobei nur geringe Portionen Urin ausgeschieden werden. Eine Nokturie, verbunden mit suprapubischen Schmerzen und oftmals Schmerzen im lumbosakralen Bereich, kommt häufig vor. Der Urin ist oft trüb, und eine starke Hämaturie findet sich bei 30% der Patienten. Die Symptomatik klärt sich mit oder ohne antimikrobielle Therapie. Bei einigen Patienten können nach einigen Tagen ohne antibiotische Therapie Symptome auftreten, die für eine Infektion des Harntraktes sprechen. Jedoch zeigen Studien, daß der Nachweis von Bakterien nur schlecht mit der klinischen Manifestation korreliert. Bei älteren Menschen verlaufen Infektionen des Harntraktes oft asymptomatisch. Patienten mit neurogenen Blasenstörungen oder einem liegenden Katheter zeigen beim Auftreten einer invasiven Infektion des Harntraktes meist keine Symptome, die auf einen Befall der Blase zurückgeführt werden könnten, sondern bei ihnen finden sich Symptome und klinische Zeichen einer Pyelonephritis oder eines unerklärlichen Fiebers, welches das erste Zeichen einer Sepsis sein kann.

Rezidivierende Zystitiden bei Männern und Frauen, die mit dem Auftreten von Luft im Urin einhergehen, insbesondere wenn unterschiedlichste Keime nachweisbar sind, lassen eine vesikoenterale Fistel vermuten. Rezidivierende Zystitiden bei Frauen haben ihre Ursache manchmal in kleinen, sonst asymptomatischen vesikovaginalen Fisteln.

Die **hämorrhagische Zystitis** ist eine akute bakterielle Zystitis, die mit Makrohämaturie, gesteigerter Miktionsfrequenz, Harndrang und Dysurie einhergeht. Die **Cystitis cystica** und **Cystitis vesicularis** sind meistens Folgen chronischer Infektionen mit zystischen Veränderungen der Mukosa und der Submukosa, ähnlich denen der Ureteritis cystica (s. unten). Die **Cystitis emphysematosa** hat ihre Ursache in einer Infektion mit gasproduzierenden Bazillen, die die submuköse Schicht der Blasenwand mitbefällt; ihre charakteristischen Symptome sind Infektion plus Pneumaturie. Bei chronischen Infektionen kann eine **Cystitis glandularis** auftreten, die charakteristische histologische Veränderungen zeigt. Es sind dies in einer Zyste liegende epithelialisierte Räume unter der Mukosa. Eine **interstitielle Zystitis** ist wahrscheinlich keine Infektionserkrankung und wird getrennt unten abgehandelt.

Prostata und Samenbläschen

Die **akute bakterielle Prostatitis** stellt eine akute Infektion der Vorsteherdrüse dar und ist charakterisiert durch Schüttelfrost, hohes Fieber, gesteigerte Miktionsfrequenz und Harndrang, perineale und lumbale Schmerzen, unterschiedliche Grade der Miktionsstörung, Dysurie oder Brennen beim Wasserlassen, Nykturie, gelegentlich Makrohämaturie, häufig Arthralgien und Myalgien. Die Prostata ist stark druckempfindlich, fokal oder diffus geschwollen und induriert, bei der transrektalen Palpation meistens warm. Die Kultur des Prostataexprimates (zur Technik *s. Diagnose der Infektionen der unteren Harnwege*) zeigt meistens große Mengen des pathogenen Keimes (am häufigsten Enterobakterien, gramnegative Bakterien). Gramnegative Darmbakterien sind die häufigste Ursache der Infektion. Wegen der Gefahr einer akuten Bakteriämie sollte der Untersucher eine akut entzündete Prostata nicht massieren, bevor adäquate Blutspiegel eines wirksamen antimikrobiellen Medikamentes erreicht sind. Da eine akute Prostatitis häufig von einer akuten Zystitis begleitet wird, kann das pathogene Bakterium gewöhnlich in einer Kultur des Blasenurins nachgewiesen werden.

Therapie: Als allgemeine Therapie kann man Bettruhe, Analgetika, leichte Abführmittel sowie Flüssigkeitszufuhr empfehlen. Eine Initialtherapie mit Cotrimoxazol ist in der Regel wirksam und sollte zweimal täglich gegeben werden, bis die Ergebnisse aus Kulturansatz und Sensitivitätstests vorliegen. Falls der Keim sensitiv und die klinische Ansprechrate zufriedenstellend ist, sollte man die Therapie über einen Zeitraum von 30 Tagen fortsetzen, um der Entwicklung einer chronischen Prostatitis vorzubeugen. Falls Verdacht auf Sepsis besteht, sollte man eine parenterale Therapie mit Ampicillin und Sulbactam oder Ampicillin und Gentamicin durchführen, bis die Sensitivität der Bakterien bekannt ist. Ist die klinische Ansprechrate vertretbar, sollte man die parenterale Therapie für insgesamt 7–10 Tage fortsetzen und dann auf ein entsprechendes orales Antibiotikum für die folgenden 30 Tage umstellen. Sollte eine vollständige Harnsperre eintreten, ist die Drainage mittels suprapubischer Blasenpunktionsfistel einem Urethral-Katheter (der u.U. eine Bakteriämie verursacht) vorzuziehen.

Das Spektrum von Symptomen der **chronischen bakteriellen Prostatitis** ist variabel. Eindeutiges Kennzeichen ist eine wiederkehrende HWI durch dieselben Keime, die im Prostataexprimat nachweisbar sind. Einige Patienten bleiben, mit Ausnahme einer zwischen den Therapiephasen wiederkehrenden Bakteriurie, weitgehend asymptomatisch. Die meisten Patienten leiden jedoch unter Lumbal- und Perinealschmerzen, Harndrang, gesteigerter Miktionsfrequenz und Dysurie. Infektionen der Skrotalorgane verursachen intensives lokales Unbehagen, Schwellung, Erythem und große Empfindlichkeit bei der Palpation (s. Epididymitis, unten). Die rektale Prostatapalpation ergibt meistens keine spezifischen Befunde, die Prostata kann jedoch mäßig empfindlich und unregelmäßig induriert sein. Häufig werden große Mengen Sekret produziert. Zahlreiche Leukozyten, die oft in großen Klumpen vorliegen, und Makrophagen mit Fettvakuolen (ovale Fettkörper) können identifiziert werden, aber ihr Nachweis läßt keine Differenzierung zwischen einer bakteriellen und einer nichtbakteriellen Prostatitis zu. Die exakte Diagnosestellung einer chronischen bakteriellen Prostatitis durch Laboruntersuchungen ist nur möglich durch Lokalisationskulturen der unteren Harnwege, also von Urethral- und Blasenurin und Prostatasekret (siehe Diagnose, unten).

Die **chronische nicht-bakterielle Prostatitis** ist weiter verbreitet als die bakterielle. Die Symptome sind dieselben wie bei der chronischen bakteriellen Prostatitis; ebenso zeigen die Patienten einen Anstieg von Leukozyten und ovalen Fettkörpern im Prostataexprimat. Sie haben jedoch in der Anamnese nur selten eine HWI; Lokalisationskulturen der unteren Harnwege zeigen keine pathogenen Organismen.

Die Ursache der nicht-bakteriellen Prostatitis ist unbekannt; daher ist es schwierig, die Erkrankung wirksam zu behandeln. Antimikrobielle Medikamente führen zu keiner Besserung der Symptome. Heiße Sitzbäder und anticholinergische Medikamente bringen etwas Erleichterung. Bei einigen Patienten bessern sich die Symptome durch regelmäßige Prostatamassage, insbesondere bei Fällen mit Stauungsprostatitis.

Die **Vesiculitis seminalis,** eine seltene Infektion der Samenbläschen, ist eine ungewöhnliche Erkrankung und nicht durch Kulturen nachzuweisen. Sie kann die Ursache für blutiges Ejakulat sein.

Ureter: Die Ureteritis tritt (meistens) in Zusammenhang mit einer Pyelonephritis oder (selten) Zystitis auf. Die chronische Harnleiterentzündung kann zu verminderter Ureterperistaltik führen, mit konsekutiver Dilatation des Harnleiters und Urinstase. Eine spezifische Manifestation der chronischen Ureteritis stellt die **Ureteritis cystica** dar, d.i. die Ausbildung submuköser Bläschen, die im Ureterogramm als Füllungsdefekte sichtbar werden.

Diagnostik der Infektionen des unteren Harntrakts

Bei gesunden Individuen ist der Blasenurin steril. Die Urethra ist entweder steril oder enthält eine geringe Anzahl grampositiver Organismen (*S. epidermidis [albus]*, Streptokokken, Diphtheroidia oder Laktobazillen). Die äußere Vagina zeigt normalerweise eine ähnliche Besiedelung. Die Anwesenheit gramnegativer Organismen – sowohl in der Urethralkultur von Männern und Frauen als auch in der Vaginalkultur – ist nicht normal und kann einer Zystitis vorangehen *(s. a. Kap. NIE, 1., Urinkulturen)*.

Eine Mittelstrahlurinprobe ist die am meisten verwendete spezifische diagnostische Untersuchung und ist immer zu fordern. Quantitative Urinkulturen sind leicht anzulegen und machen komplizierte Verfahren meist überflüssig *(vgl. Tab. 4.)*. Drei oder mehr unterschiedliche Bakterienarten in großer Anzahl lassen eher eine Kontamination während der Probengewinnung oder eine falsche Aufbewahrung (z. B. bei Zimmertemperatur für längere Zeit) vor Anlegen der Kultur vermuten, wenn die Probe nicht von einem Patienten mit Dauerkatheter stammte. Die genaueste Methode, um die Diagnose einer HWI zu stellen, ist eine quantitative Kultur von Urin, der mittels suprapubischer Blasenpunktion gewonnen wurde. Bei Männern reicht der Mittelstrahlurin, um die Diagnose einer HWI zu stellen. Bei Frauen ist die Kultivierung von Katheterurin die zweitgenannte diagnostische Methode. Obwohl die Urethralflora während der Katheterisierung in die Blase verschleppt werden kann, spricht eine Bakterienbesiedlung mit > 10^2 Kolonien/ml in steril gewonnenem Katheterurin für eine floride Zystitis.

Bei **Frauen** können Vaginal-, Urethral- und Blaseninfektionen durch **Lokalisationskulturen der unteren Harnwege** differenziert werden. Der Patient muß viel trinken, um eine volle Blase zu haben. Zur Untersuchung wird die Steinschnittlage empfohlen. Eine Kultur der äußeren Vagina wird ohne vorhergehende Hautvorbereitung entnommen. Vom Introitus vaginalis wird lediglich mit einem sterilen Wattetupfer ein Abstrich genommen, der dann in 5 ml Kochsalz oder Standardtransportmedium gebracht wird. Während eine Hilfsperson die Labien der Patientin auseinanderhält, entleert diese, ohne die Lage zu verändern, 5–10 ml Urin für eine Urethralkultur. Die dann zu entleerenden ca. 200 ml eines Mittelstrahls dienen zur Blasenkultur. Sollte die Anzahl der Bakterienkolonien der Vaginalkultur signifikant höher sein als die aus Urethra und Mittelstrahl, heißt die Diagnose Vaginitis. Liegt die Anzahl der Urethralkolonien über den anderen, heißt die Diagnose Urethritis; sollte die Mittelstrahlkultur eine Bakterienzahl von ≥ 10^4/ml aufweisen, liegt eine Blasen- oder Nierenentzündung vor.

Bei **Männern** kann man durch die **Lokalisationskulturen der unteren Harnwege** Urethral-, Blasen- und Prostatainfektionen differenzieren. Der Patient muß eine volle Blase haben, die Vorhaut wird vollständig zurückgezogen, um zu verhindern, daß die Proben durch Spülungen des Präputiums verunreinigt werden. Die Glans penis wird mit einer antiseptischen Lösung gereinigt. Der Patient entleert Urin, von dem die ersten 10 ml für eine Urethralkultur verwendet werden. Die folgenden 200 ml Mittelstrahlurin werden kultiviert, um Aussagen über die Blase zu gewinnen. Dann beugt sich der Patient nach vorne und zieht die Vorhaut weiterhin zurück. Der Arzt massiert die Prostata und sammelt das Prostataexprimat für die Prostatakultur. Anschließend entleert der Patient wieder Urin, von dem die ersten 10 ml nach Prostatamassage ebenfalls für die Prostatakultur verwendet werden. Die Proben werden sofort gekühlt, kultiviert und die quantitativen Bakterienkolonienzahlen der vier Proben miteinander verglichen.

Sollte die Bakterienzahl der Urethralprobe signifikant über den anderen liegen, heißt die Diagnose bakterielle Urethritis. Liegt die Bakterienzahl der Prostatakulturen über denen von Blase und Urethra, besteht eine bakterielle Prostatitis. Zählt die Mittelstrahlkultur ≥ 10^4 Keime/ml, lautet die Diagnose: Infektion von Blase oder Niere. Im letzteren Fall sollte der Patient mit einem entsprechenden antibakteriellen Medikament behandelt werden. Nach 4–5 Tagen werden die Lokalisationskulturen wiederholt. Leidet der Patient an einer bakteriellen Prostatitis, so wachsen trotz Sterilisierung des Urins mit dem antimikrobiellen Medikament die pathogenen Organismen in der Prostatakultur, wodurch die Diagnose einer bakteriellen Prostatitis bestätigt wird.

Der normale, zentrifugierte Mittelstrahl- oder Katheterurin sollte < 10 Leukozyten/µl enthalten (wenn eine Zählkammer benutzt wird), da sonst eine Pyurie vorliegt. Die Bestimmung mittels Leukozytenesterase-Teststreifen ist eine weniger sensitive Alternativmethode, wenn gerade kein Mikroskop zur Verfügung steht. Eine Mikrohämaturie und Bakteriurie haben zwar nicht eine herausragende Sensitivität, sind aber hochspezifisch für Infektionen der

Harnwege (HWI). Eine Mikrobakteriurie, die am zweckmäßigsten mittels Gramfärbung im nicht zentrifugierten Harn nachgewiesen wird, findet man in > 90% der HWI mit ≥ 10^5 Kolonien/ml. Eine Bakteriurie ist jedoch schwierig mit dem Mikroskop bei Infektionen mit 10^2–10^4/ml nachzuweisen.

Da kongenitale Anomalien, Obstruktion, Urolithiasis oder andere Anomalien eine HWI komplizieren können, sollte als wichtiger Teil der Anfangsuntersuchung ein **intravenöses Urogramm (IVU) mit Spätaufnahme** durchgeführt werden. Wiederholte Untersuchungen sind selten notwendig. Dies ist besonders wertvoll bei Verdacht auf eine Pyelonephritis und zur Bestimmung des Restharnvolumens ohne Katheterisierung bei Männern. Bei Frauen mit unkomplizierter Zystitis ist diese Untersuchung von geringem Wert. Eine retrograde Pyelographie ist selten indiziert. **Entleerungs-Zystourethrogramme** sind wichtig, insbesondere bei Kindern, um einen vesikoureteralen Reflux, Harnröhrenstrikturen oder -klappen ausschließen zu können. Die **retrograde Urethrographie** hilft bei Männern und Frauen, Urethrastrikturen, Harnröhrendivertikel oder Fisteln zu diagnostizieren. Bei Therapieresistenz einer HWI kann eine **Zystoskopie** notwendig werden.

Therapie der Infektionen des unteren Harntrakts

Obstruktion, anatomische Anomalien und neuropathische UG-Schäden können eine chirurgische Korrektur erforderlich machen. Die Katheterdrainage eines eingeengten Harnweges führt zur prompten Besserung der HWI. Gelegentlich, so bei Nierenabszessen oder perinephritischen Abszessen, ist die operative Drainage notwendig. Instrumentelle Untersuchungen des unteren Harntraktes sollten, besonders beim Mann, wenn möglich, zurückgestellt werden, bis der Urin nach entsprechender antimikrobieller Therapie steril ist, um eine Bakteriämie mit septischem Schock zu vermeiden.

Vor Beginn einer antimikrobiellen Therapie sollte unterschieden werden, ob es sich um eine unkomplizierte oder komplizierte (strukturelle oder neurologische Anomalien, Schwangerschaft, Diabetes mellitus, Immunsuppression) HWI handelt. Zur **Initialtherapie unkomplizierter Infektionen** eignen sich viele Antibiotika (*s. Tab. 27.* – die Dosierungen sind auf einen Durchschnittserwachsenen mit normaler Nierenfunktion bezogen; die Dosierungen der meisten Antibiotika müssen bei Einschränkung der Nierenfunktion angepaßt werden). Die Therapie mit einem oralen Antibiotikum über 7–10 Tage ist Standardtherapie. Jedoch ist eine akute Zystitis häufig eine oberflächliche Infektion und läßt sich oft durch eine Einzeldosis eines Antibiotikums *(s. Tab. 28.)* oder durch eine einfache Blasenspülung mit einer Antibiotika-Lösung völlig ausheilen. Da die Einzeldosis-Therapie etwas weniger effizient im Vergleich zur Standardtherapie ist, sollte sie jenen Patienten vorbehalten sein, die unkomplizierte HWI sowie ein geringes Risiko für okkulte Infektionen der oberen Harnwege haben.

Co-trimoxazol, Trimethoprim und Nitrofurantoin sind die Antibiotika, die man wegen ihrer geringen Rezidivrate im Vergleich zu Substanzen wie Ampicillin bevorzugen sollte. Ein 3-Tages-Regimen ist effektiver als längerdauernde Regimen, mit weniger Kosten und Nebenwirkungen. Bestehen irgendwelche zusätzlichen Komplikationen, sollte die Therapie auf bis zu 7 Tage und länger erweitert werden. Kulturen nach Therapie sind nur bei jenen Patienten indiziert, bei denen die Symptome weiterbestehen oder deren die Behandlung erschwerenden Umstände bekannt sind.

Eine **Langzeitprophylaxe** ist bei den meisten Patienten, die mehr als zwei Infektionen im Jahr haben, angezeigt. Die jährlichen Kosten dieser Prophylaxe betragen ein Viertel der Behandlungskosten, wenn man drei oder vier Infektionen im Jahr zugrunde legt. Eine prophylaktische Therapie mit Cotrimoxazol (40 mg Trimethoprim/200 mg Sulfamethoxazol), Nitrofurantoin (50–100 mg) oder Trimethoprim allein (100 mg), täglich eingenommen, dreimal pro Woche oder nach Geschlechtsverkehr, ist bei der Bekämpfung wiederkehrender Harnwegsinfektionen nahezu 100% wirkungsvoll.

Vorsicht ist jedoch beim Langzeiteinsatz von Nitrofurantoin, wie eine Studie gezeigt hat, wegen einiger Nebeneffekte geboten, die besonders schwerwiegende Lungenreaktionen hervorrufen können.

Tab. 27. Antibiotika zur Therapie von Harnwegsinfekten bei Erwachsenen[1]

Antibiotikum	*orale Dosis*	*parenterale Dosis*	*Dosisintervall (h)*
Amikazin		5 mg/kg	12
Amoxicillin	250–500 mg		8
Amoxicillin-Clavulansäure	250 mg		8
Ampicillin	250–500 mg	0,5–1 g	6
Ampicillin-Sulbactam		1,5 g[3]	6
Azlocillin		1 g	6
Aztreonam		1 g	8
Cephradin, Cephalexin, Cefadroxil	250–500 mg		6–12
Cefazolin		500 mg	8
Cefoperazon		1 g	12
Cefotaxim		1 g	8
Cefoxitin		1 g	6–8
Ceftazidim		1 g	8–12
Ceftriaxon[2]		1 g	12–24
Cefuroxim	125–250 mg	500 mg	12
Ciprofloxacin	250–500 mg		12
Co-trimoxazol[2]	160/800 mg	160/800 mg	12
Doxycyclin	100 mg		12
Gentamicin[2]		0,5 mg/kg	8
Imipenem-Cilastatin		0,5 g	6
Mezlocillin		1 g	6
Netilmicin		3–4 mg/kg	8
Nitrofurantoin[2]	50–100 mg		6
Norfloxacin	400 mg		12
Piperacillin		1–2 g	6–12
Sulfisoxazol	0,5–1 g		6
Tetracyclin	500 mg		6–12
Tobramycin		0,5 mg/kg	8
Trimethoprim[2]	100 mg		12

[1] Dosierungen für Kinder *s. Kap. KIN, 11.*
[2] Antibiotika der ersten Wahl
[3] Ampicillin 1 g, Sulbactam 0,5 g

Tab. 28. Orale Antibiotikatherapie mit einer Einzeldosis bei unkomplizierter Zystitis von Erwachsenen

Antibiotikum	*Dosis*
Amoxicillin	3 g
Amoxicillin-Clavulansäure	500 mg
Ampicillin	3,5 g
Erst-Generations-Cephalosporin	2 g
Ciprofloxacin	250 mg
Co-trimoxazol*	320/1600 mg
Nitrofurantoin*	200 mg
Norfloxacin	400 mg
Sulfisoxazol	2 mg
Trimethoprim*	400 mg

* Antibiotikum der ersten Wahl

Patienten mit **komplizierten Infektionen** reagieren nur einige Tage auf die antimikrobielle Therapie, wenn die urologische Anomalie nicht beseitigt werden kann. Deshalb sollte die Behandlung auf die Zeiten des akuten Gewebebefalles beschränkt sein, um die Ausbildung resistenter Organismen zu verhindern. Bei akuten Erkrankungsumständen beginnt man nach der Abnahme von Urinkulturen mit der Gabe von Aminoglykosiden (Gentamicin, Tobramycin, Amikacin), da häufig Resistenzen gegenüber anderen Antibiotika bestehen. Nach der Anfangsbehandlung kann entsprechend den Resistenzbestimmungen des Aminoglykosid durch ein weniger toxisches Medikament ersetzt werden. Treten häufige septische Rückfälle auf, so können Nitrofurantoin, Cotrimoxazol oder Trimethoprim allein wirksam sein.

Symptomatische Therapie: Es gibt eine Vielfalt von Präparaten zur symptomatischen Behandlung von HWI (Frequenz, Harndrang, Dysurie). Zu diesen Medikamenten zählen auch die Anticholinergika (Atropin, Hyoscyamin, Flavoxat, Propanthelin, Oxybutynin), die einen spasmolytischen Effekt auf die glatte Muskulatur des Harntraktes ausüben, sowie ein lokales Harnwegsanalgetikum (Phenazopyridin). Oft kann eine Alkalisierung des Harns mit Na-Bikarbonat, ½ Teelöffel in einem ½ Glas Wasser alle 3–4 Stunden, die Symptome lindern. Diese Medikamente können *in Kombination mit spezifischen antimikrobiellen Medikamenten* zur Beseitigung der Symptome im Frühstadium über 1–2 Tage oder bei negativen Kulturen gegeben werden.

Die **chronische stumme Bakteriurie** (*eine signifikante Bakteriurie, die beim Screening asymptomatischer Patienten aufgedeckt wird.* Der Begriff deckt sich mit dem früheren der asymptomatischen Bakteriurie) ist bei Männern selten und sollte immer eine genaue Ursachenforschung nach Obstruktion, Prostatitis oder hämatogener Ursache nach sich ziehen. Die Häufigkeit der stummen Bakteriurie beträgt etwa 1% bei Schulmädchen und nimmt im Alter und sexueller Aktivität zu. Mit Ausnahme der Schwangerschaft, in der eine Therapie indiziert ist, um das Auftreten einer akuten bakteriellen Pyelonephritis zu verhindern, ist die richtige Therapie bei stummer Bakteriurie ohne Obstruktion umstritten. Ein verbreiteter Plan sieht bei jeder wiederkehrenden Infektion mit Symptomen die Behandlung mit einem geeigneten oralen Antibiotikum über einen Zeitraum von 7–10 Tagen vor. Medikamente, die **nicht** während einer Schwangerschaft eingesetzt werden dürfen, sind Tetracycline, Cotrimoxazol, Nitrofurantoin und Chinolone (wie Ciprofloxazin, Norfloxacin). Tritt ein Rückfall nach 2–3 kurzen Therapiephasen ein und ist eine korrigierbare Läsion nicht zu finden, liegt keine zu korrigierende Anomalie vor, so stehen zwei Möglichkeiten zur Wahl: die ausschließliche Therapie symptomatischer Phasen oder die Prophylaxe mit abendlichen Dosen von Nitrofurantoin oder Co-trimoxazol oder Trimethoprim allein über mehrere Monate.

Epididymitis

Die **akute bakterielle Epididymitis** stellt meistens eine Komplikation der bakteriellen Urethritis oder Prostatitis dar und kann einseitig oder beidseitig auftreten. Als wichtige Differentialdiagnose bei Patienten unter 30 Jahren *(s. Nieren- und Harnwegsdefekte in Kap. KIN, 7.)* muß eine Hodentorsion in Betracht gezogen werden. Die Erkrankung tritt mit Fieber und Skrotalschmerzen auf. Die Untersuchung zeigt Schwellung, Induration und deutliche Empfindlichkeit eines Teiles oder des gesamten erkrankten Nebenhodens und manchmal auch des angrenzenden Hodens. Der Erreger kann meistens in Urin oder Prostataexprimat kulturell nachgewiesen werden. Bei Männern < 35 Jahren wird die Erkrankung meistens durch die beim Sexualverkehr übertragenen pathogenen Keime *Neisseria gonorrhoeae* oder *C. trachomatis* verursacht. Die meisten dieser Patienten leiden an einer Urethritis.

Die **Behandlung** besteht in Bettruhe, Hodenhochlagerung, skrotalen Eisbeuteln, Analgetika und antibiotischer Therapie. Bei Männern > 35 sind meistens coliforme gramnegative Bazillen verantwortlich. Diese Männer haben eine Pyurie, infizierten Urin und urologische Anomalien oder es wurde bei ihnen kurz zuvor ein urologischer Eingriff vorgenommen. Zusätzlich zur symptomatischen Therapie kann eine orale Antibiotika-Therapie *(vgl. Tab. 27.),* über 7–10 Tage angemessen sein. Falls eine Sepsis droht, kann parenteral ein Aminoglykosid oder ein Cephalosporin der 3. Generation hilfreich sein, bis die Keime und deren Resistenzen ausgetestet sind. Kulturen nach Abschluß der Behandlung sind zur Feststellung einer ausreichenden Therapie unerläßlich. Solange kein Abszeß auftritt, ist die chirurgische Drainage nicht erforderlich. Befällt die Entzündung das Vas deferens, tritt eine Vasitis auf; sind auch alle kanalikulären Strukturen befallen, spricht man von einer Funikulitis.

Eine **rezidivierende bakterielle Epididymitis** als Folge einer therapieresistenten chronischen Urethritis oder Prostatitis kann durch eine Samenstrangligatur (bwz. Vasektomie) verhindert werden. Gelegentlich erfordert eine **chronische Nebenhodenentzündung** die Epididektomie. Patienten, die kontinuierlich einen Blasendauerkatheter tragen müssen, neigen zu rekurrierender Epididymitis und Epididymo-Orchitis. In diesen Fällen sollte die prophylaktische bilaterale Vasektomie in Betracht gezogen werden, da die meisten Erkrankungen aus einer retrograden Infektion via Ductus spermaticus entstehen. Die Anlage einer suprapubischen Blasenpunktionsfistel oder die Selbstkatheterisierung können ebenfalls eine Nebenhodenentzündung vermeiden. Die Ätiologie der **nicht-bakteriellen Epididymitis und Epididymo-Orchitis** ist unbekannt, obwohl die Erkrankungen nicht selten sind. Sie kommen als Folge einer retrograden Extravasation vor. Die Urinanalyse ist häufig normal, und Urin- und Prostataflüssigkeitskulturen sind negativ. Die Symptome entsprechen denen einer bakteriellen Epididymitis, die Behandlung ist ähnlich, außer daß die antimikrobielle Therapie wirkungslos bleibt. Die Nervenblockade der Chorda spermatica mittels Lokalanästhetikum kann eine deutliche Besserung der Symptome bringen.

Parasitäre Infektionen des Harntraktes

(s.a. Kap. INF, 15.)

Parasitäre Erkrankungen, wie Malaria, Schistosomiasis (Bilharziose), Leishmaniasis und Trichomoniasis, kommen bei einer großen Zahl von Menschen vor und sind eine häufige Ursache von Erkrankungen der Nieren oder des unteren Harntraktes. Amöbiasis, Echinokokkose und Filariasis befallen nur gelegentlich den Harntrakt.

Die **Amöbiasis** betrifft gewöhnlich den Gastrointestinaltrakt, kann aber auch die Nieren, die Blase und die männlichen und weiblichen Genitalien, meist durch eine Ausbreitung auf dem Blutwege, befallen. Die Echinokokkose wird durch die Eier des Hundebandwurms übertragen und führt zur Ausbildung von Zysten (Hydatiden), die meistens in der Leber und Lunge vorkommen, sporadisch aber auch in den Nieren auftreten können. Die Filariasis befällt das lymphatische System, führt zu einer Obstruktion, was sich durch eine Chylurie und eine chronische Elephantiasis äußert, die das Scrotum und die Beine betreffen kann. Die Trichomoniasis ist bei Frauen eine häufige Ursache einer Vaginitis und kann bei Männern zu einer Urethritis und Prostatitis führen.

Die **Malaria** ist eine komplexe parasitäre Erkrankung, die sich durch verschiedene Beeinträchtigungen der Nierenfunktionen, hervorgerufen durch Störungen der Mikrozirkulation *(Plasmodium falciparum)* oder durch immunologische Reaktionen auf die Parasiten *(P. malariae),* darstellt. Ein akutes Nierenversagen, das meist mit einer intravaskulären Hämolyse oder einer hochgradigen Parasitämie assoziiert ist, kommt gewöhnlich bei einer Malaria tropica *(P. falciparum)* vor, wohingegen nephrotische oder nephritische Syndrome selten sind. Bei der Malaria quartana *(P. malariae)* ist eine persistierende Proteinurie bis hin zum nephrotischen Syndrom, die primäre renale Manifestation. Die Glomeruli zeigen dabei eine Verdickung der basalen Lamina. Eine mesangiale Proliferation kommt bei Erwachsenen, im Gegensatz zu Kindern, häufig vor.

Pathologische Untersuchungen weisen auf einen durch Immunkomplexe verursachten Typ der glomerulären Läsion hin.

Die renale Beteiligung bei der **Schistosomiasis** ist gut dokumentiert, kommt aber nur selten vor (die Prävalenz beträgt in endemischen Gebieten 2–5%) und tritt fast ausschließlich nur bei der hepatolienalen Form des Schistosoma-mansoni-Befalls auf. Die mesangiale Expansion ist die am frühesten bemerkbare glomeruläre Veränderung, gefolgt von einer membranoproliferativen oder fokalen, segmentalen Glomerulosklerose. In einigen endemischen Gebieten kann bei Kindern eine renale Amyloidose nachgewiesen werden. Ein progressives Nierenversagen ist trotz einer antischistosomalen oder immunsuppressiven Therapie häufig. Im Gegensatz dazu sind Infektionen mit *S. haematobium* mit einer obstruktiven Uropathie, einer Hydronephrose und einer Pyelonephritis (eine häufige Ursache des Endstadiums von Nierenerkrankungen in der Gegend entlang des Flusses Nil) assoziiert. Eine chronische Zystitis ist eine weitere häufige Komplikation dieses Typs der Schistosomiasis und führt in vielen Fällen zu einem Blasenkarzinom.

Die Nephropathie bei der **viszeralen Leishmaniasis** ist leicht, oft subklinisch und nimmt einen benignen Verlauf. Verschiedene glomeruläre Veränderungen werden zusammen mit geringgradigen mononukleären Infiltrationen nachgewiesen. Die Pathogenese dieser Läsionen ist noch nicht geklärt.

Die Behandlung der **Trichomoniasis** wird in den *Kap. INF, 16. und GYN, 5.* besprochen. Die Therapie der anderen Infektionen wird im *Kap. INF, 15.* abgehandelt.

Pilzerkrankungen

(s. a. Kap. INF, 11.)

Candida-Spezies verursachen die häufigsten endemischen Mykosen, die den Genital- und Harntrakt befallen. Auch andere Mykosen, wie die Kryptokokkose, Aspergillose, Zygomykose (Mukormykose), Histoplasmose, Blastomykose und Kokzidioidomykose, kommen vor. Der Verdacht auf eine Infektion des Harntrakts wird meist geäußert, wenn sich in einer richtig gewonnen Mittelstrahlurinprobe eine Fungurie nachweisen läßt. Da jedoch eine Kontamination häufig ist und eine Gewebsinvasion nicht immer eine Pyurie hervorruft, ist die Diagnose einer Pilzinfektion des Harntraktes nicht einfach. Der erfolgversprechendste Weg, die Candidurie zu sichern, ist die Gewinnung von Urin durch eine Katheterisierung oder eine suprapubische Blasenpunktion sowie eine Abklärung oder eine Behandlung der entsprechenden klinischen Situation des Patienten und von etwaigen bekannten Risikofaktoren, wie z. B. AIDS oder anderen immunsuppressiven Zuständen. Bei Patienten mit bestätigter Candidurie gilt es fünf grundsätzliche klinische Gegebenheiten abzuklären: 1. eine verdeckte asymptomatische Candidurie, 2. eine Urethritis (Balanitis, Prostatitis), 3. eine Zystitis (± Bildung eines Bezoars; ± Bildung von Gas), 4. eine primäre renale Candidiasis und 5. hämatogen gestreute, disseminierte Candidiasis. Die Zahl der Substanzen, die für die Behandlung von Pilzinfektionen verfügbar sind, nimmt zu. Nach derzeitigen Erfahrungen wirken Amphotericin B und Flucytosin am wahrscheinlichsten. Eine Candidurie spricht auf Flucytosin in einer oralen Dosis von 150 mg/kg/Tag, die aufgeteilt alle 6 h über 7–10 Tage eingenommen wird, an. Die Ausbildung von resistenten Organismen ist jedoch eine häufige Komplikation. Renale Infektionen bedürfen meist einer systemischen Therapie mit Amphotericin B *(s. Kap. INF, 11., Allgemeine Prinzipien der Therapie)*. Die Zystitis spricht meist auf die Instillation von Amphotericin B in die Blase mit einer 6- bis 10tägigen Behandlungsdauer an. Bei resistenten Infektionen (z. B. bei hämatogen bestreuter, disseminierter Candidiasis) neutropenischer Patienten wurde gezeigt, daß sich durch eine kombinierte Verabreichung von Amphotericin B und Flucytosin ein therapeutischer Effekt erzielen ließ.

Die **Blastomykose,** eine seltene Ursache für Prostata-, Skrotum- und Niereninfektionen, ebenso wie Hämatospermie und Blasenausgangsobstruktion, ist als vorläufige Diagnose durch den mikroskopischen Nachweis von runden, sprossenden, hefeähnlichen Zellen gekennzeichnet und wird endgültig durch die Kultur nachgewiesen. Eine urogenitale Beteiligung kann bei dieser Infektion bei 1/3 oder mehr der männlichen Patienten auftreten. Die Behandlung erfolgt mit Amphotericin B, Ketoconazol oder (selten) Hydroxystilbamidin *(s. Kap. INF, 11., Allgemeine therapeutische Richtlinien* und *Blastomykose).* Bei der **disseminierten Kokzidioidomykose** liegt als urogenitale Beteiligung meist eine der Niere vor, und eine Kokzidioidourie ist selten. Die Entzündungsreaktion ähnelt der bei der Tuberkulose, wenn auch eine geringere Ureter-Beteiligung vorliegt. Die Behandlung erfolgt hauptsächlich mit Amphotericin B. Selten kommt es zu einer granulomatösen Reaktion in der Prostata, die einer granulomatösen Prostatitis ähnelt, die jedoch eine vaskuläre oder allergische und keine infektiöse Ursache hat.

Interstitielle Zystitis

(Hunner-Ulkus)

Bei der interstitiellen Zystitis handelt es sich vermutlich nicht um eine infektiöse Erkrankung, sie ist jedoch hier aufgrund ihrer klinischen Manifestationen der Blasenentzündung und -irritation angeführt. Eine Verwandtschaft mit den Kollagenosen, den Autoimmunerkrankungen oder allergischen Prozessen wird diskutiert. Möglicherweise liegt aber auch eine Infektion mit einem bisher unbekannten Erreger zugrunde. Sie sollte nicht mit Veränderungen verwechselt werden, die durch Strahlentherapie oder z. B. Cyclophosphamid-Behandlung verursacht sind, was allerdings auch eine schwere Zystitis hervorrufen kann. Ein Blasenkarzinom kann oft die Symptome einer interstitiellen Zystitis zeigen, was durch wiederholte Harnzytologie und Blasenbiopsie ausgeschlossen werden muß. Histologisch zeigt die Blasenwand eine uni- oder multifokale entzündliche Infiltration mit Mukosa-Ulzeration und Narbenbildung, die schließlich in einer Kontraktur der glatten Muskulatur, verminderter Blasenkapazität und mit Symptomen des frequenten, schmerzhaften Wasserlassens und der Hämaturie endet. Typischerweise erkranken Frauen mittleren Alters.

Therapie: Ein sicheres therapeutisches Schema gibt es nicht. Die übliche Therapie besteht in wiederholter Dehnung der Blase unter Anästhesie und, wenn nötig, der Elektrofulguration der Ulzera. Die Behandlung mit anticholinergischen Medikamenten wie Propanthelinbromid (15 mg 4mal/Tag) oder Oxybutyninchlorid (5 mg 2–3mal/Tag) führt zu einer gewissen Besserung. Blaseninstillationen mit Dimethylsulfoxid (DMSO) führen zur symptomatischen Besserung. Selten wird eine Vergrößerungszystoplastik durch Ileum- oder Sigmoideinschaltung durchgeführt, um die Blasenkapazität zu steigern. Gelegentlich kann der Krankheitsverlauf so schwer sein, daß er die Zystektomie mit supravesikaler Harnableitung über ein Ileum- oder Kolonkonduit, eine Ureterosigmoidostomie o. ä. erfordert.

9. VASKULÄRE ERKRANKUNGEN

(s. a. Kap. HKR, 3., Renovaskulärer Hochdruck)

Akute vaskuläre Erkrankungen

Außer der Vaskulitis *(s. Kap. BEW. 3.)* gehen fünf akute vaskuläre Erkrankungen mit renalen Symptomen einher: 1. der Niereninfarkt durch Verschluß der renalen Hauptversorgungsgefäße, 2. die atheromatöse Embolisation, 3. die akute Nierenrindennekrose, 4. die maligne Nephroangiosklerose und 5. Nierenvenenthrombose.

Niereninfarkt

Ein lokalisierter Bezirk ischämischer Nekrose durch Verschluß von Nierenarterie oder -vene. Ein Verschluß der Nierenarterie ist meistens die Folge einer Embolie (kardial bedingt oder durch atheromatöse Plaques), kann aber auch durch eine akute Thrombose nach Gefäßtrauma (chirurgischer Eingriff, Angiographie, Angioplastik), nach spontaner Thrombose (schwere Atherosklerose, Arteriitis, Sichelzellanämie) sowie nach Ruptur eines Nierenarterienaneurysmas zustande kommen. Akute disseziierende Läsionen der Nierenarterien sind seltener als jene der Aorta, andererseits aber häufiger als in jeder anderen peripheren Arterie. Die zugrundeliegende Arteriosklerose oder Fibrodysplasie prädisponiert meist zu einer spontanen oder traumatischen Dissektion, aber eine Angioplastie ist immer häufiger der Grund. Eine **therapeutische Embolisation** ist gelegentlich bei renalen Tumoren, massiver Proteinurie oder schwerer unkontrollierbarer Nierenblutung indiziert.

Symptomatik

Kleine Verschlüsse der Nierenarterie treten häufig ohne jegliche Urin- oder systemischen Befunde auf. Typischerweise entsteht ein ständiger Flankenschmerz im Bereich der befallenen Nierenregion. Fieber, Übelkeit und Erbrechen können bestehen. Man findet meist eine Leukozytose, eine Proteinurie sowie eine Mikrohämaturie. Eine Makrohämaturie ist selten. Im Frühstadium der Erkrankung sind die Serum- und Urinenzyme, wie Laktatdehydrogenase, Glutaminoxalazetattransaminase sowie die alkalische Phosphatase, meist erhöht.

Der totale Verschluß beider Nierenarterien oder einer Nierenarterie bei einer Solitärniere führt unweigerlich zu völliger Anurie und zum akuten Nierenversagen. In solchen Fällen kann es u.U. zum Hochdruck – mehr oder weniger ausgeprägt oder vorübergehend – kommen. Ein partieller Arterienverschluß kann zum Verdacht eines Hochdrucks auf dem Boden eines Segmentinfarkts oder einer renalen Ischämie ohne Infarkt führen.

Diagnostik

Führen weder klinischen Befunde noch Laborergebnisse zu einer Diagnose, ist die Röntgendarstellung der Niere indiziert. Während der ersten 2 Wo. nach ausgedehnter Niereninfarzierung fehlt die Ausscheidung des Kontrastmediums auf der betroffenen Seite oder ist deutlich verzögert. Da die verschlechterte Ausscheidung auch Folge eines Harnleiterverschlusses sein kann, kommt häufig als nächster diagnostischer Schritt die Ultrasonographie oder die retrograde Urographie in Frage. Eine Kombination von Anamnese (VH-Flimmern, Myokardinfarkt oder Trauma und abgelaufene embolische Episoden), Symptomen und Beschwerden sowie das Fehlen der Ausscheidung auf der befallenen Seite führen, bei Ausschluß einer postrenalen Ursache, zur Diagnose Niereninfarkt. Die Arteriographie ist beweisend, wird jedoch nur dann durchgeführt, wenn eine chirurgische Beseitigung des Verschlusses chancenreich erscheint. Das Ausmaß der Funktionsbesserung kann durch wiederholte intravenöse Urogramme (IVU) oder nuklearmedizinische Untersuchungen in einmonatigen Abständen beurteilt werden.

Therapie

Obwohl die chirurgische Embolektomie noch 6 Wochen nach dem Ereignis zur Aufhebung der renalen Dysfunktion führen kann, ist normalerweise die konservative medikamentöse Therapie mit Antikoagulanzien indiziert, insbesondere bei Patienten mit schwerer Herzerkrankung oder unilateralem Infarkt. Wenn auch die derzeitigen Erfahrungen noch begrenzt sind, kann die perkutane, transluminale Angioplastie oder die fibrinolytische Therapie (intraluminal oder systemisch) effektiver sein als das frühere Verfahren der arteriellen Embolisation. Antikoagulanzien sind die sicherste Therapie bei Venenthrombose. Wenn auch die Nierenfunktion durch die Behandlung gebessert werden kann, kommt es kaum zu einer Wiederherstellung der Nierenfunktion, wie sie vor der Erkrankung bestand.

Atheroembolische Nierenerkrankung

Die atheroembolische Nierenerkrankung stellt ein klinisches Syndrom dar, das zu einer raschen Verschlechterung der Nierenfunktion oder einem langsam fortschreitenden Nierenversagen führt, je nachdem, wie groß das Ausmaß der Atheromatose und durch dadurch verursachten Obstruktion ist. Die wichtigste nichtkardiale Quelle von Nierenemboli sind rupturierte atheromatöse Plaques (Atheroembolien) der Aorta. Der Nierenschaden entsteht aus dem Verschluß zahlreicher kleiner Arterien. Das Syndrom kann spontan oder nach einer Gefäßoperation oder einer Arteriographie auftreten. Bei Patienten mit schwerer erosiver Erkrankung der Aorta beträgt die Häufigkeit atheroembolischer Nierenerkrankungen etwa 15–30%. Bei Patienten mit geringer Atherosklerose treten periphere Embolien nur zu 1% auf. Die Nierenembolie kommt am häufigsten bei älteren Patienten vor.

Symptomatik und Diagnostik

Atheroembolien in der Niere sollten bei Patienten > 60 Jahren mit Nierenversagen unbekannter Ätiologie, insbesondere bei solchen mit fortgeschrittener Arteriosklerose, in Betracht gezogen werden. Im Gegensatz zu Thrombembolien der großen Nierenarterien zeigt sich die Atheroembolie meist einschleichend und bietet nicht das klinische Bild eines Niereninfarkts. Der genaue Zeitpunkt der Embolie ist bei Patienten mit spontanem Atheroembolismus schwierig zu bestimmen, es sei denn bei jenen Patienten, bei denen an den Gefäßen ärztlicherseits Hand angelegt wurde (wie gefäßchirurgischer Eingriff, Angioplastie, Angiographie) oder eine Antikoagulation (mit Warfarin oder Fibrinolytika) eingeleitet wurde. Die meisten Patienten mit spontanem renalem Atheroembolismus sind bei der ersten Vorstellung azotämisch und zeigen ein langsam fortschreitendes Nierenversagen, während jene Patienten mit Atheroembolismus infolge Gefäßmanipulationen ein akutes oligurisches Nierenversagen entwickeln können.

Die meisten Patienten mit dieser Störung und Nierenversagen haben eine Hypertonie. Bei jenen, die vorher einen normalen Blutdruck hatten, tritt zum Zeitpunkt der Atheroembolie ein deutlicher Anstieg auf. Embolien anderer Abdominalorgane, wie Pankreas und Intestinaltrakt, treten häufig auf. Anzeichen peripherer Embolien, wie Livedo reticularis, schmerzhafte Muskelknötchen oder offene Gangrän, bestärken die Diagnose, sind jedoch häufig nicht vorhanden. Bei multipler Embolie besteht die Gefahr, dieses Syndrom mit der Polyarteriitis zu verwechseln. Die Embolisation der Retina kann plötzliche Blindheit hervorrufen, wobei bei der Fundusuntersuchung die hellgelben, kristallinen Plaques an den Arteriolenverzweigungen auffallen.

Es bestehen keine charakteristischen pathologischen Labor- und Urinsedimentbefunde; eine Eosinophilie ist jedoch häufig. Die Diagnose wird mittels Nierenbiopsie bestätigt.

Prognose und Therapie

Das Nierenversagen ist nicht therapierbar. Chirurgische Erfahrungen bei der schweren Atheromatose der Aorta haben gezeigt, daß sorgfältiges Vorgehen die Wahrscheinlichkeit einer Atheroembolie der Nierenarterien verringern kann.

Nierenrindennekrose

Diese seltene Form der arteriellen Infarzierung ist charakterisiert durch die alleinige Nekrose und konsekutive Verkalkung der Nierenrinde mit Aussparung des Markbereichs.

Ätiologie und Häufigkeit

Die Nierenrindennekrose kann in jedem Alter auftreten: Etwa 10% entfallen in das Säuglings- und Kindesalter. Bei Neugeborenen werden über 50% der Fälle nach Plazentaablösung beobachtet. Die nächsthäufige Ursache ist die bakterielle Sepsis. Bei Kindern sind Infektionen, Dehydratation, Schock und Hämolyse oft assoziiert. Bei Erwachsenen stellen Schwangerschaftszwischenfälle (wie Plazentaablösung, Placenta praevia, Uterusblutung, Kindbettfieber, Amnionembolie, intrauteriner Fruchttod, Präeklampsie) mehr als 50% aller Fälle; ferner hat die bakterielle Sepsis einen weiteren Anteil von 30%. Weitere daran beteiligte Krankheiten sind hämolytisch-urämisches Syndrom, hyperakute Nierentransplantatabstoßung, Verbrennungen, Pankreatitis, Trauma, Schlagenbiß sowie Vergiftungen (wie mit Phosphor oder Arsen). Als Ursachen werden Vasospasmen, Aktivierung des Gerinnungsmechanismus, Endotoxine, immunologische Störungen und direkte Epithelzellschädigung diskutiert. Die Läsionen sind denen der tierexperimentellen Form der generalisierten Shwartzman-Reaktion sehr ähnlich.

Symptomatik und Diagnostik

Die Unterscheidung dieser Form des akuten Nierenversagens von vielen anderen kann schwierig sein. Jedoch sollte in jedem Fall eine kortikale Nekrose in Betracht gezogen werden, wenn eine plötzliche Anurie im Verlauf eines der oben erwähnten klinischen Krankheitsbilder auftritt und Makrohämaturie sowie Flankenschmerz vorliegen. Fieber und Leukozytose sind auch bei fehlender Sepsis vorhanden. Der Urin enthält viel Protein und Erythrozyten; Leukozyten und Zylinder (Erythrozyten, Nierenzellen) kommen häufig vor. Im Frühstadium sind die Serum-LDH- und GOT-Werte erhöht; ebenso besteht eine leichte Hypertension, manchmal jedoch auch eine Hypotension. Bei überlebenden Patienten, die bis zu einem gewissen Grad ihre Nierenrestfunktion zurückgewinnen, ist eine maligne Hypertension typisch.

Obwohl nur eine Biopsie, die eine unregelmäßige oder diffuse kortikale Nekrose zeigt, zur sicheren Diagnose führt, sind renale Röntgenbilder nützlich. Röntgenserienaufnahmen zeigen anfänglich vergrößerte Nieren; dann nimmt die Nierengröße ab und kann innerhalb von 6–8 Wo. auf etwa 50% der Normalgröße zurückgehen. In diesem Stadium treten Kalzifizierungen auf, die meist linear und besonders deutlich an der kortikomedullären Grenze ausgebildet sind. Eine zuverlässige Diagnose kann nur aufgrund der histologischen Befunde gestellt werden.

Therapie

Die Therapie unterscheidet sich nicht von der anderer Formen des akuten Nierenversagens, allerdings können größere Probleme aufgrund der prolongierten Anurie und der zugrundeliegenden Ursachen auftreten. Alle verfügbaren Möglichkeiten, inklusive Dialyse, werden angewandt, um eine Restfunktion zu erhalten. Einige Patienten können nach Monaten eine ausreichende Nierenfunktion zurückgewinnen. Für die Mehrheit bleibt jedoch nur die chronische Dialyse oder die Nierentransplantation.

Maligne Nephroangiosklerose

(maligne Nephrosklerose; maligne Hypertension)

Hierbei handelt es sich um eine Nierenarteriennekrose, eine proliferative Endarteriitis sowie eine glomeruläre Fibrinoidnekrose mit schwerer Hypertension und rasch fortschreitendem Nierenversagen. Die maligne Nephroangiosklerose tritt in den meisten Fällen als rasch fortschreitende kardiovaskuläre Erkrankung bei idiopathischer primärer Hypertension (maligner Hypertonus) in Erscheinung, insbesondere bei unbehandelten Patienten. Sie findet sich bei < 1% der Hochdruckpatienten, sie ist aber vielfach häufiger bei schwarzen als bei weißen Patienten. Wenn auch ein primärer Hochdruck in den meisten Fällen als prädisponierender Faktor gilt, kann es zur malignen Nephroangiosklerose auch bei konsekutivem (sekundärem) Hochdruck kommen, und zwar als Folge einer akuten Glomerulonephritis, eines chronischen Nierenversagens, eines renovaskulären Hochdrucks, einer renalen Vaskulitis und selten als Folge endokriner Ursachen (wie Phäochromozytom, primärer Aldosteronismus sowie M. Cushing). Der Häufigkeitsgipfel liegt bei Männern zwischen dem 40. und 50. Lebensjahr, bei Frauen etwa eine Dekade früher.

Pathologie

Die Größe der Niere variiert sehr und ist vermutlich von der Erkrankungsdauer und der vorbestehenden Krankheit abhängig. Die auffälligste glomeruläre Veränderung, als Zeichen des malignen Hochdrucks, besteht bei weißen Patienten in der Fibrinoidnekrose des Kapillarbündels. Die interlobulären Arterien entwickeln meist eine proliferative Endarteriitis und zeigen meistens eine beträchtliche Intimaverdickung, bedingt durch konzentrische Lagen von Kollagen, die häufig zu einer Obliteration des Gefäßlumens führen. Bei schwarzen Patienten findet man keine Fibrinoidnekrose der afferenten Arteriolen. Statt dessen sieht man als diskreten Befund eine Muskelschichtverdickung (Hyperplasie) der Intima der Aa. interlobulares und der größeren Arteriolen.

Symptomatik und Diagnostik

Die Patienten zeigen Symptome unterschiedlicher Schweregrade an Zerebrum, Herz und Nieren. Ruhelosigkeit, Verwirrtheit, Somnolenz, Schleiersehen, Kopfschmerzen, Übelkeit und Erbrechen sind allgemeine Symptome. Bei der körperlichen Untersuchung findet man eine Neuroretinopathie (Hämorrhagien, Exsudate und häufig Papillenödem). Das Herz ist vergrößert aufgrund einer linksventrikulären Hypertrophie. Linksherzversagen und Lungenödem sind häufig, man findet jedoch keine Angina pectoris und keinen Herzinfarkt. Es kann zum Koma aufgrund zerebraler Hämorrhagien kommen.

Es bestehen unterschiedliche Schweregrade der Niereninsuffizienz. Die Harnbefunde schließen Proteinurie (gelegentlich im nephrotischen Bereich) und Mikrohämaturie ein. Gelegentlich finden sich Erythrozytenzylinder, jedoch ist dieses Symptom nur bei der proliferativen Glomerulonephritis ausgeprägt. Hämatologische Anomalien sind häufig und reichen von mikroangiopathischer hämolytischer Anämie bis zur disseminierten intravaskulären Koagulation. Extrem hohe Renin- und Aldosteronspiegel sind typisch.

Die Diagnose basiert auf dem Befund eines erhöhten diastolischen Druckes (> 120 mmHg) und einer Neuroretinopathie, zusammen mit anderen klinischen Merkmalen kardialer und renaler Erkrankung.

Prognose und Therapie

Unbehandelte Patienten sterben innerhalb einer relativ kurzen Zeitspanne – etwa 50% innerhalb von 6 Mo., die meisten der verbliebenen 50% innerhalb eines Jahres. Der Tod tritt meistens durch Urämie (60%), Herzversagen (20%), Schlaganfall (20%) oder Herzinfarkt (1%) ein. Obwohl einige Patienten Spontanremissionen zeigen, führen die rapide Senkung des Blutdruckes *(s. Kap. HKR, 3., Arterielle Hypertonie)* und die Behandlung des Nierenversagens zur signifikanten Senkung der Mortalitäts- und Morbiditätsrate. Unter der Therapie sterben weniger Patienten durch Herz- oder Nierenversagen und zerebrovaskuläre Erkrankungen, es nimmt jedoch die Zahl der Myokardinfarkte zu. Patienten ohne signifikantes Nierenversagen bessern sich am meisten, und wenn die Hypertension mittels Diät und Medikamenten befriedigend behandelt werden kann, überleben die meisten Patienten die folgenden 3–5 Jahre. Sogar Patienten mit progressiver Niereninsuffizienz können durch Dialyse am Leben erhalten werden und haben gelegentlich eine Besserung der Nierenfunktion gezeigt, die die Behandlung der Dialyse erlaubt.

Nierenvenenthrombose (RVT)

Hierbei handelt es sich um ein akutes oder chronisches Nierenversagen mit zahlreichen möglichen klinischen Manifestationen, aber meist mit einem nephrotischen Syndrom einhergehend.

Ätiologie und Häufigkeit

Die Inzidenz der primären Nierenvenenthrombose ist schwierig zu bestimmen, da die Patienten meistens nicht symptomatisch sind, eine renale Insuffizienz fehlt oder nur leicht ist und nur diagnostiziert wird, wenn der Verdacht besteht und eine Phlebographie durchgeführt wird. Die Erkrankung tritt im Kindesalter auf und ist meist mit einer Diarrhö und einer Depletion des extrazellulären Volumens und einer Hyperkoagulabilität assoziiert. Bei diesen Fällen kann es zum hämorrhagischen Infarkt der Nieren mit akutem Nierenversagen kommen. Bei Erwachsenen tritt die Nierenvenenthrombose meist im Gefolge von Nephropathien, die mit einem nephrotischen Syndrom assoziiert sind, auf; am häufigsten kommt sie bei einer membranösen Glomerulonephritis vor. Weniger häufig sind sekundäre Ursachen, einschließlich maligner Nierentumoren (typisch ist ein Nierenzellkarzinom), eine extrinsische Kompression der Nierenvene oder der Vena cava inferior (z. B. durch vaskuläre Abnormalitäten, Tumoren, retroperitoneale Erkrankungen, Ligatur der Vena cava inferior, Schwangerschaft), orale Kontrazeptiva, Traumen und selten eine Thrombophlebitis migrans. Eine Nierenvenenthrombose ist meist mit einer Verlangsamung des Blutdurchflusses der renalen Venen oder einer Hyperkoagulabilität oder beidem assoziiert.

Symptomatik und Diagnostik

Klinisch kommen zwei unterschiedliche Krankheitsbilder vor: (1) Bei akutem Verlauf in jedem Alter werden Flankenschmerz, Fieber, Hämaturie, Oligurie, Ödem, Leukozytose und Nierenversagen gefunden. Eine akute Thrombose führt gewöhnlich zu hämorrhagischem Infarkt. (2) Der Ausbruch bei Erwachsenen ist häufig stufenförmig mit dem Auftreten einer Proteinurie und einer Verminderung der GFR; zum Teil okklusive, langsam progressive Thrombose, häufiger bei Erwachsenen mit NS, gerade bei unilateraler Thrombose. Die Diagnose wird meist nur bei bestehendem NS oder bei Vorliegen anderer Ursachen gestellt.

Bei akuter Erkrankung kann die Ultrasonographie eine vergrößerte Niere zeigen, während eine langsam fortschreitende Thrombose zur Nierenatrophie führt. Bei der IVU oder der Nierenszintigraphie wird wenig oder kein Kontrastmittel ausgeschieden. In der Cavographie oder selektiven Nierenphlebographie kann die Thrombose anhand von Füllungsdefekten oder des Abflusses über Kollateralvenen nachgewiesen werden.

Bei einigen Patienten können CT, DSA oder Arteriographie der Nierengefäße vorgezogen werden.

Vorläufige Ergebnisse über Untersuchungen mit Echo-Doppler-Duplex-Flowmeter und radioaktiv markierten Thrombozyten scheinen vielversprechend zu sein.

Prognose und Therapie

Die Letalität bei Nierenvenenthrombosen ist gering und wird eigentlich nur infolge von Komplikationen, wie z. B. Lungenembolie, oder infolge der Grunderkrankung, die zu der Thrombose geführt hat, beobachtet. Die Auswirkung auf die Nierenfunktion ist unterschiedlich und davon abhängig, ob beide Nieren betroffen sind, ob sich ein Kollateralkreislauf ausbildet oder die thrombosierte Vene rekanalisiert wird und wie die Nierenfunktion vorher war. Diese Faktoren beeinflussen den natürlichen Krankheitsverlauf und machen die Bewertung der Therapie schwierig. Es wird jedoch selten operiert, und die Nephrektomie wird nur in Fällen totaler Infarzierung oder bei Patienten, bei denen die Grunderkrankung dies erfordert, durchgeführt. Eine thrombolytische Therapie mit Streptokinase oder Urokinase wurde vereinzelt durchgeführt. Ihr Erfolg ist jedoch nicht bewiesen. Eine Antikoagulanzientherapie verbessert meist die Nierenfunktion, sie ist insbesondere zur Prävention einer Lungenembolie von Nutzen und erhöht die Überlebenschancen des Patienten. Eine thrombolytische Therapie mit Fibrinolytika wird gelegentlich versucht, kann einer alleinigen Antikoagulanzientherapie aber überlegen sein.

Langsam progressive Gefäßerkrankung

Die **Arteriosklerose** ist eine Alterserkrankung, die durch eine lange bestehende Hypertension verstärkt wird. In der Niere wird die Schädigung meistens als **benigne Nephrosklerose** beschrieben, obwohl **benigne Nephroangiosklerose** eine genauere Bezeichnung wäre. Die vaskulären Schäden unterscheiden sich von denen, die bei der malignen Hypertension auftreten; bei letzterer stellt die Fibrinoidnekrose der Arterien das Charakteristikum der vaskulären Schädigung dar. Die Arteriosklerose wird im entsprechenden Abschnitt, die Atherosklerose in *Kap. HKR, 3.* besprochen; *s. a. Kap. HKR, 3., Hypertonie.*

10. NIERENERKRANKUNGEN BEI SYSTEMISCHEN UND METABOLISCHEN SYNDROMEN

Bei vielen systemischen Erkrankungen können Nierenstörungen dominieren. Hierzu zählen die kollagenen Gefäßkrankheiten (LE, progressive systemische Sklerose, Polyarteriitis, Wegener-Granulomatose); hämorrhagische Erkrankungen (hämolytisch-urämisches Syndrom, thrombotisch-thrombozytopenische Purpura, Purpura Schoenlein-Henoch); Plasmazelldyskrasien (Plasmozytom); Anämie (Sichelzellanämie); Lebererkrankungen *(s. Kap. LEB., 3.)*; Schwangerschaft *(s. Kap. GYN, 16.)* sowie endokrine und metabolische Störungen (Diabetes mellitus und Amyloidose). Konzentrationsänderungen verschiedener Elektrolyte und Körperflüssigkeiten haben tiefgreifende Wirkungen auf die Nierenfunktion, insbesondere eine Hypophosphatämie, Hyperkalzämie, K-Mangel und Gicht. Die hierbei auftretenden Nierenstörungen werden an entsprechender Stelle im Handbuch besprochen.

Anomalien der renalen Transportfunktion

Renale tubuläre Azidose (RTA)

Ein Zustand verminderter Fähigkeit, Wasserstoffionen im distalen Nephron auszuscheiden bzw. Bikarbonationen proximal zu resorbieren. Dies führt zu einer chronischen metabolischen Azidose. Die distale Form kann von einer K-Erschöpfung und Rachitis oder Osteomalazie begleitet sein.

Der **distale Typ der RTA (Typ I)** tritt gewöhnlich sporadisch auf; familiäre Häufungen sieht man entweder in Zusammenhang mit einer anderen erblichen Störung oder, in seltenen Fällen, isoliert als autosomal-dominante Erbkrankheit. Sporadische Fälle können sich als **Primär**erkrankung manifestieren (fast immer bei Frauen) oder als **Sekundär**erkrankung nach einer prädisponierenden Störung wie einer Autoimmunerkrankung mit Hypergammaglobulinämie (Sjögren-Syndrom), Amphotericin-B- oder Lithiumtherapie, Nierentransplantation, Nephrokalzinose, polyzystischer Nierenerkrankung oder chronischer Obstruktion.

Die **proximale RTA (Typ II)** tritt gemeinsam mit verschiedenen erblichen Erkrankungen auf, z. B. dem Fanconi-Syndrom, der hereditären Fruktoseintoleranz, dem Wilson- und dem Lowe-Syndrom. Sie tritt auch beim Plasmazytom, bei Vitamin-D-Mangel, bei der chronischen Hypokalzämie mit sekundärem Hyperparathyreoidismus, nach Nierentransplantation, nach Schwermetallintoxikation, nach der Therapie mit bestimmten Medikamenten, z.B. Acetazolamid, Sulfonamiden, überaltertem Tetracyclin und Streptozocin, auf.

Typ IV der **RTA** ist durch eine leichte Form einer Niereninsuffizienz bei Patienten mit Diabetes mellitus oder mit interstitiellem Nierenschaden (LE, obstruktive Uropathie sowie Sichelzellanämie) gekennzeichnet.

Pathophysiologie, Symptomatik und klinische Zeichen

Bei der distalen (Typ I) renalen tubulären Azidose (RTA) ist die Fähigkeit, einen Wasserstoffionen-Gradienten durch das distale Nephron aufzubauen, eingeschränkt, so daß der pH-Wert des Urins nie < 6 fällt. Die proximale (Typ II) renale tubuläre Azidose wird durch eine reduzierte Fähigkeit der proximalen Tubuli, Bikarbonationen (HCO_3^-) zu reabsorbieren, hervorgerufen, so daß der pH-Wert des Urins bei normalen Bikarbonat-Plasmaspiegeln hoch ist (> 7), aber bei niedrigen Bikarbonat-Plasmaspiegeln < 6 sein kann. Die renale tubuläre Azidose (Typ IV) entsteht durch einen Aldosteron-Mangel oder ein Nicht-Ansprechen des distalen Tubulus auf Aldosteron. Dies reduziert die Kalium-Exkretion, was zu einer Hyperkaliämie führt, die wiederum die Ammoniak-Produktion und die Säureexkretion durch die Nieren vermindert. Der pH-Wert des Urins bleibt dabei meist normal.

Die renale tubuläre Azidose vom Typ I und II ist mit einer chronischen metabolischen Azidose, einem leichten Volumendefizit und einer Hypokaliämie assoziiert. Die Hypokaliämie kann zu einer Muskelschwäche, einer Hyporeflexie und einer Paralyse führen. Bei der renalen tubulären Azidose vom Typ I finden sich eine reduzierte Zitratexkretion in den Urin, eine erhöhte Mobilisierung von Kalzium aus dem Knochen sowie eine Hyperkalziurie. Dies führt zu einer Osteopenie und Knochenschmerzen sowie zur Ausbildung von Kalziumsteinen im Urin oder einer Nephrokalzinose. Es können sich eine Nierenparenchymschädigung und ein chronisches Nierenversagen entwickeln. Die renale tubuläre Azidose vom Typ IV ist meist asymptomatisch, außer bei extrem hoher Hyperkaliämie, was kardiale Arrhythmien oder eine Paralyse zur Folge haben kann.

Diagnostik

Die Plasma-Bikarbonatkonzentration und der Blut-pH sind vermindert, die Konzentration sonstiger Anionen ist normal. Typ-I-RTA wird durch einen **Säure-Belastungstest** bestätigt: 100 mg/kg Ammoniumchlorid oral reduzieren den Urin-pH normalerweise innerhalb von 3–6 h auf < 5,2. Bei Typ-I-RTA bleibt er > 6.

Ein **Bikarbonat-Titrationstest** hilft bei der Identifizierung der Typ-II-RTA. Na-Bikarbonat wird langsam infundiert oder oral verabreicht, um den Plasma-HCO_3^--Spiegel zu erhöhen. Bei Typ-II-RTA tritt HCO_3^- im Urin auf, ehe das Plasma auf normale Werte angestiegen ist.

Die renale tubuläre Azidose (Typ IV) hat niedrige Aldosteronspiegel im Plasma eine eingeschränkte Reaktion auf Aldosteron) sowie eine verminderte Kaliumausscheidung im Harn.

Therapie

Die Bikarbonatgabe bessert die Symptome und verhindert die Entwicklung bzw. das Fortschreiten von Nierenversagen und Knochenerkrankung. Bei Typ-I-RTA beseitigt die orale Gabe von 80–200 mg/kg/Tag (1–3 mÄq/kg/Tag) Na-Bikarbonat in mehreren Einzeldosen die Azidose und vermindert die Bildung von Steinen. Bei Typ-II-RTA können Dosen von 800 mg/kg/Tag oder höher notwendig sein. Anstelle des Na-Bikarbonats können 50–100 ml/Tag zitrathaltige Lösungen wie **Shohlsche Lösung,** Bicitra® oder Polycitra-K® anstelle von Na-Bikarbonat in mehreren Einzeldosen gegeben werden und werden besser vertragen. In Einzelfällen kann nach der Alkalisierung eine K-Substituierung notwendig werden.

Die renale tubuläre Azidose Typ IV zeigt nur eine leichte Azidose. Die Hyperkaliämie behandelt man mit Volumensubstitution und gelegentlich mit Diuretika, die die Kaliumausscheidung fördern. Nur wenige Patienten benötigen eine Substitutionstherapie mit Mineralokortikoiden.

Renale Glukosurie

Unter dieser Bezeichnung versteht man die Ausscheidung von Glukose im Urin bei normalem oder niedrigem Blut-Glukosespiegel.

Die renale Glukosurie kann mit vielen renalen Tubulusdefekten einhergehen, einschließlich Aminoazidurie und renaler tubulärer Azidose. Tritt sie als isolierter Befund bei sonst normaler Nierenfunktion auf, so liegt meistens eine autosomal-dominante, gelegentlich auch -rezessive Erbkrankheit vor. Das aktive Transportsystem für Glukose in den proximalen Tubuli wurde in *Kap. NIE, 1.* besprochen. Die maximale Resorptionsrate für Glukose (normal 320 mg/min/1,73 m^2) wird als **Transportmaximum (T_m)** für Glukose bezeichnet. Bei Typ A der renalen Glukosurie ist das T_m für Glukose reduziert, und es tritt Zucker in den Urin über. Bei Typ B ist das T_m normal, jedoch ist die Nierenschwelle niedriger, wodurch Glukose auch bei verminderter Plasmakonzentration im Urin auftritt. Es kommen auch Kombinationsformen dieser Erkrankung vor. Der intestinale Glukosetransport ist normal, außer bei der seltenen Glukose-Galaktose-Malabsorption *(s. Kap. MDA, 10., Kohlenhydratinterolanz).*

Normalerweise bleibt die renale Glukosurie asymptomatisch und ohne wesentliche Folgeerscheinungen. Einige Patienten entwickeln u.U. gleichzeitig einen Diabetes mellitus. Dies muß bei Diagnostizierung einer Glukosurie ausgeschlossen werden. Die **Diagnose** wird durch den Nachweis von Glukose im Urin nach nächtlichem Fasten bei einem Patienten mit normaler Glukosetoleranz gestellt. Die Glukosurie sollte durch einen spezifischen Glukosetest, wie den Glukoseoxidasetest, nachgewiesen werden, um sie von anderen Anomalien, bei denen reduzierende Substanzen im Urin auftreten, unterscheiden zu können. Eine Behandlung ist nicht erforderlich.

Nephrogener Diabetes insipidus (NDI)

(s.a. Kap. END, 2., Diabetes insipidus)

Eine Erkrankung, bei der die Nierenfunktion normal ist, außer daß Konzentrationsfähigkeit fehlt. Dies ist die Folge eines mangelhaften Ansprechens der renalen Tubuli auf das antidiuretische Hormon (ADH).

Der NDI tritt als X-chromosomale, wahrscheinlich rezessive Erkrankung auf. Männliche Patienten sind vollkommen unempfindlich gegenüber **antidiuretischem Hormon (ADH, Vasopressin).** Heterozygote Frauen besitzen eine normale oder nur gering verminderte Reaktionsfähigkeit auf ADH.

In der Regel verändert die Niere die Konzentration des Urins, um die Osmolalität des Plasmas und des EZV aufrechtzuerhalten. Unter ADH und unter einem osmotischen Gradienten von der Nierenrinde zum Nierenmark (der durch das Haarnadelgegenstromprinzip aufgebaut wird) erhöht sich die Wasserrückresorption in den Sammelrohren, und somit kommt es zur Ausscheidung eines konzentrierten Harns. Ohne ADH werden große Mengen wenig konzentrierten Harns ausgeschieden.

Beim NDI sind Produktion und Sekretion von ADH durch den HHL normal, aber das Nephron ist dem Hormon gegenüber unempfindlich. Infolgedessen kommt es zu Polydipsie, Polyurie und hypotonem Urin, also denselben Störungen wie beim hypophysären DI, der als Differentialdiagnose ausgeschlossen werden muß *(s. Kap. END, 2.).* Für gewöhnlich tritt die Erkrankung bald nach der Geburt auf. Da der Säugling seinen Durst nicht mitteilen kann, kann es zum schwerwiegenden Wasserverlust mit Hypernatriämie, Fieber, Erbrechen und Krämpfen kommen. *Es entsteht eine zerebrale Störung mit permanenter geistiger Retardierung, wenn die Ursache der Symptome nicht erkannt wird.* Die Urinosmolalität liegt normalerweise zwischen 50 und 100 mOsm/l, kann jedoch auf 280 mOsm/l steigen. Weitere Hinweise auf eine pathologische Tubulusfunktion fehlen, die GFR ist normal. Das körperliche Wachstum ist oft wegen der häufigen Dehydratationsperioden retardiert.

Ein **NDI-Syndrom** kann bei Störungen auftreten, die vorwiegend die Medulla oder distale Nephrone befallen und zur Abnahme der Konzentrationsfähigkeit und offensichtlichen Unempfindlichkeit gegenüber ADH führen: medulläre und polyzystische Nierendegeneration, Sichelzellnephropathie, medulläre Pyelonephritis, hypokaliämische, hyperkalzämische und hypomagnesiämische Nephropathien, nephrotisches Syndrom, Amyloidose, Sjögren-Syndrom und Myelom; weitere Ursachen sind bestimmte Nephrotoxine, insbesondere Aminoglykoside, Lithium und Demeclocyclin.

Die Diagnose eines nephrogenen Diabetes insipidus wird mit einem Durstversuch gestellt. Mit Hilfe dieses Tests lassen sich die Harnkonzentrierungsfähigkeit und die Reaktion auf exogen appliziertes ADH beurteilen. Im Durstversuch ist die maximale Harnosmolalität bei Patienten mit nephrogenem Diabetes insipidus pathologisch niedrig (< 800 mOsm/kg), und es kommt nur zu einem geringen Anstieg der Harnosmolalität (< 50 mOsm/kg) nach Gabe von ADH (Vasopressin).

Die **Therapie** des nephrogenen DI besteht darin, dem Patienten eine ausreichende freie Wasseraufnahme zu garantieren. Solange der Patient seine Wasseraufnahme entsprechend seinem Durst steigern kann, treten selten schwere Folgen auf, jedoch sind Polyurie und Polydipsie störend. Kochsalz-Einschränkung, Thiazide und Indometacin oder Tolmetin können wirksam sein.

Bartter-Syndrom

Dieses Syndrom besteht aus einer Kombination von verschiedenen Störungen des Flüssigkeits-, Elektrolyt- und Hormonhaushalts. Es ist charakterisiert durch gesteigerte renale K- und Na-Ausscheidung, Hypokaliämie, Hyperaldosteronismus, Hyperreninämie und normalen Blutdruck. Das Syndrom tritt meistens in der Kindheit auf, entweder sporadisch oder als familiäre, autosomal-rezessive Störung.

Ätiologie, Pathophysiologie und Klinik

Das Bartter-Syndrom entsteht aus einer komplexen Störung der renalen Regulierung des Elektrolythaushaltes. Die zugrundeliegende renale Tubulusstörung (oder -störungen) ist noch nicht bekannt. Der proximale Tubulus, der aufsteigende Schenkel der Henleschen Schleife und das distale Nephron kommen als mögliche Orte von Transportstörungen in Frage, die für die Ätiologie eine Rolle spielen könnten. Es tritt sowohl K- als auch Na- und Cl-Verlust auf, was zur Stimulierung der Reninfreisetzung mit Hyperplasie der Zellen des juxtaglomerulären Apparates beiträgt. Die Aldosteronspiegel sind erhöht. Das K-Defizit kann durch Regulierung des Hyperaldosteronismus nicht ausgeglichen werden. Der Na-Verlust bewirkt ein chronisch vermindertes Plasmavolumen, das sich in normalem Blutdruck trotz hoher Renin- und Angiotensinspiegel zeigt sowie in einer verminderten pressorischen Reaktion auf die Infusion von Angiotensin. Häufig besteht eine metabolische Alkalose. Es besteht eine Thrombozyten-Aggregationshemmung. Hyperurikämie und Hypomagnesiämie können vorkommen.

Die Ausscheidung von Prostaglandinen und Kallikrein im Urin ist gesteigert. Die Hemmung der Prostaglandinsynthese bewirkt die Korrektur der meisten Anomalien, allerdings ist der K-Verlust nur teilweise zu beseitigen. Störungen der Prostaglandinsynthese in den Fibroblasten und Störungen des Na-Transports in Erythrozyten können in einigen Fällen auftreten.

Erkrankte Kinder zeigen Wachstumsstörungen und erscheinen unterernährt. Gleichzeitig können Muskelschwäche, Polydipsie, Polyurie und geistige Retardierung bestehen.

Diagnostik und Therapie

Das Bartter-Syndrom läßt sich von anderen Erkrankungen, die mit Hyperaldosteronismus, aber ohne Hypertension (wie beim primären Hyperaldosteronismus) und Ödem (wie beim sekundären Hyperaldosteronismus) einhergehen, unterscheiden. Treten die Kennzeichen der Krankheit das erste Mal im Erwachsenenalter auf, müssen Erbrechen oder Diuretikaabusus als Ursachen ausgeschlossen werden.

Der K-Ersatz, mit gleichzeitiger Gabe von Spironolacton, Triamteren, Amilorid, Propranolol oder Indometacin, korrigiert die meisten der vorliegenden Störungen, doch kann kein Medikament den gesteigerten K-Verlust beseitigen. 1–2 mg/kg/Tag Indometacin erhalten normalerweise den Plasma-K-Spiegel im Bereich der unteren Norm.

Liddle-Syndrom

Dieses seltene Syndrom besteht in einer Störung des epithelialen Transports der Niere. Es ähnelt klinisch dem primären Hyperaldosteronismus (s. Kap. END, 4.) mit Hochdruck und hypokaliämisch-metabolischer Alkalose.

Erhöhte Na-Resorption und K-Sekretion treten trotz niedriger Aldosteron-Spiegel auf. Diese Störung spricht nicht auf Spironolacton an. Wirksam ist die Behandlung mit Triamteren oder Amilorid.

11. HEREDITÄRE UND KONGENITALE STÖRUNGEN

Zystenbildung

Zysten an der Niere sind durch dysplastische Fehlbildungen bedingt. Es können einzelne oder multiple Zysten in Größen zwischen < 1 cm und > 10 cm vorkommen. Einige dieser Störungen sind kongenital, andere sind erworben, oft ist eine Differenzierung nicht möglich. Die Hauptgruppen sind: 1. polyzystische Degeneration (autosomal-dominant und -rezessive Formen), 2. renale Dysplasie (multizystisch, fokal und segmental, familiär, Folge einer Obstruktion des unteren Harntrakts), 3. kortikale Zysten (solitär und multipel, diffus glomerulär und mikrozystisch), 4. medulläre zystische Störungen (medullärer zystischer Erkrankungskomplex, Markschwammniere), 5. Zysten mit hereditären Störungen (Meckel-Syndrom, zerebrohepatorenales (Zellweger-)Syndrom, Jeune-Thoraxdystrophie, knotiger Sklerose-Komplex, Lindau-Syndrom) und 6. unterschiedliche Erkrankungen (entzündlich, neoplastisch, extraparenchymal).

Polyzystische Nierendegeneration

Diese hereditäre Nierenerkrankung ist charakterisiert durch multiple beidseitige Zystenbildungen, die eine Vergrößerung der Niere zur Folge haben. Hierbei kommt es durch Kompression zu einer Reduzierung des funktionierenden Nierengewebes. Die Krankheit wird, je nach der Art der Vererbung, in zwei Formen klassifiziert. Die autosomal-dominante polyzystische Nierendegeneration **(ADPND)** und die autosomal-rezessive polyzystische Nierendegeneration **(ARPND).** Die rezessive Krankheitsform (ARPND) kann bei Kindern zum Nierenversagen führen *(s. Kap. KIN, 7., Anomalien an Nieren und Urogenitalsystem).* Bei beiden Krankheitsformen lassen sich sogar Nierenzysten bereits in utero nachweisen. Die Mechanismen der Entwicklung einer polyzystischen Nierenerkrankung und des progressiven Wachstums sind noch nicht gut bekannt. Die Zysten bestehen aus dilatierten Anteilen von

Nierentubuli und Glomeruli, die mit den verbliebenen Nephroanteilen weiter in Verbindung bleiben.

Autosomal-dominante polyzystische Nierendegeneration (ADPND)

Die Inzidenz einer autosomal-dominanten polyzystischen Nierendegeneration liegt bei 1/1000. Ihre Ausprägung ist im wesentlichen vollständig, so daß bis zum 80. Lebensjahr einige Krankheitszeichen auftreten werden; etwa 10% der Patienten mit Nierenversagen im Endstadium leiden an einer autosomal-dominanten polyzystischen Nierendegeneration.

Symptomatik

Da die autosomal-dominante polyzystische Nierendegeneration über viele Jahre langsam progressiv verläuft, ist sie im Anfangsstadium häufig asymptomatisch, kann jedoch in der Kindheit sonographisch diagnostiziert werden. Der klinische Ausbruch liegt im frühen oder mittleren Erwachsenenalter, obwohl die Erkrankung gelegentlich erst bei der Autopsie festgestellt wird. Die Symptome entsprechen meistens den Auswirkungen der Zysten, wie Lendenschmerzen, Hämaturie, Infektionen, Koliken (wie bei einer Nephrolithiasis) oder dem Verlust der Nierenfunktion mit Ausbildung einer Urämie. Häufig ist die Symptomatik von einer chronischen Infektion überlagert, die zur weiteren Funktionseinschränkung führt. Bei etwa einem Drittel der Patienten finden sich auch in der Leber Zysten, die jedoch funktionell irrelevant sind. Bei 10–22% besteht eine hohe Koinzidenz mit intrakraniellen Aneurysmen; etwa 15% erleiden eine subarachnoidale Blutung. Bei etwa 50% der Patienten findet man eine Hypertension zum Zeitpunkt der Diagnose.

Diagnostik

Im fortgeschrittenen Stadium, wenn die Nieren stark vergrößert und palpabel sind, ist die Diagnose leicht. Im Urin findet sich geringgradig Protein und Blut in unterschiedlichen Mengen, selten kommen Erythrozytenzylinder vor. Auch wenn keine bakterielle Infektion besteht, ist eine Pyurie häufig. Gelegentlich ist der Urin sehr blutig, die Ursache hierfür ist offenbar eine hämorrhagische Ruptur einer Zyste oder die Dislozierung eines Konkrementes. Das intravenöse Urogramm (IVU) ist charakteristisch, es zeigt große Nieren mit unregelmäßigen Konturen aufgrund der vielen Zysten. Kelche, Infundibula und Becken sind durch die Zysten komprimiert und elongiert und geben ein „spinnenartiges" Bild. Renale und hepatische Sonogramme sowie CT zeigen den sog. „Mottenfraß", eine Erscheinung, die durch die Verdrängung des funktionierenden Nierengewebes durch die Zysten verursacht wird. Sie können in einem frühen Erkrankungsstadium diagnostiziert werden, bevor typische Veränderungen im IVU feststellbar sind. Die polyzystische Nierendegeneration mit progressiver Azotämie unterscheidet sich von solitären oder multiplen Nierenzysten, die das Nierenparenchym nicht soweit verdrängen, daß eine Urämie entsteht. Die Differentialdiagnose wird anhand des klinischen Erscheinungsbildes sowie mittels Ultraschall, IVU oder Szintigramm gestellt.

Eine exakte genetische Diagnostik einer autosomal-dominanten polyzystischen Nierendegeneration wird bald verfügbar sein. Mit DNA-Hybridisierungs-Techniken ließ sich bereits eine Genmutation auf dem kurzen Arm (p) des Chromosoms 16 bei vielen Familien mit autosomal-dominanter polyzystischer Nierendegeneration lokalisieren. Das mutierte Gen, PKD 1 bezeichnet, zeigt enge Bindung zu den Genen für α-Globin und Phosphoglycolat-Phosphatase (PGP). Es scheint jedoch eine genetische Heterogenität zu bestehen, was bei einigen Familien mit autosomal-dominanter polyzystischer Nierendegeneration nachgewiesen werden konnte; jene Familien zeigten nämlich keine Bindung zum gleichen Chromosom-16p-Marker; der Sitz des mutierten Gens ließ sich bei diesen Familien bis jetzt noch nicht identifizieren.

Prognose und Therapie

Obgleich > 50% der Patienten innerhalb von 10 Jahren nach Auftreten der ersten Symptome eine Urämie bekommen, ist der Verlauf sehr variabel. Bei vielen tritt ein terminales Nierenversagen erst nach mehr als 20 Jahren ein. Ohne Dialyse und Transplantation ist der Tod im Alter von etwa 50 Jahren meist die Folge einer Urämie oder der Komplikationen einer hypertensiven kardiovaskulären Erkrankung. Etwa 10% der Patienten sterben an einer intrakraniellen Blutung durch eine Aneurysmaruptur.

Die Behandlung von Harnwegsinfektionen und sekundärer Hypertension kann das Leben signifikant verlängern. Genetische Beratung ist angezeigt. Tritt eine Urämie auf, so ist deren Behandlung dieselbe wie bei anderen Nierenerkrankungen *(s. Kap. NIE, 2.)*. Dialysierte Patienten mit polyzystischer Nierendegeneration haben häufiger höhere Hämoglobin-Spiegel als andere Dialysepatienten. Eine Transplantation ist prinzipiell möglich, die Wahl von Eltern oder Geschwistern als Spender jedoch aufgrund der genetischen Charakteristika der Erkrankung nicht möglich. Eine genetische Beratung ist anzuraten.

Markzystenerkrankung

Hierbei handelt es sich um eine genetisch bedingte oder kongenitale diffuse Nephropathie, die meistens bei Kindern oder jungen Erwachsenen auftritt und durch den schleichenden Beginn der Urämie charakterisiert ist.

Die allgemein beschriebenen Varianten und ihre Häufigkeit sind folgende: die juvenile Nephronophthisis zu 50%, die Markzystenerkrankung der Erwachsenen zu 20% und die renal-retinale Dysplasie zu 15%, isolierte Fälle (ohne familiäre Anamnese) zu 15%. Häufig besteht eine familiäre Anamnese (bei etwa 85%), es wird ein rezessiver Vererbungsmodus vermutet. In einigen Familien ist die Nierenerkrankung kombiniert mit Pigmentstörungen der Retina. Die Nierenschädigung ist bei allen Verlaufsformen ähnlich, einige klinische Meinungsbildner haben eine gewisse Ähnlichkeit in den Vererbungsmustern zur polyzystischen Nierendegeneration angemerkt, wobei der Krankheitsbeginn im jugendlichen Alter autosomal-rezessiv und der Krankheitsbeginn im Erwachsenenalter autosomal-dominant vererbt ist.

Symptomatik und Diagnostik

Die Symptome setzen meistens in den ersten beiden Lebensdekaden ein, obwohl die Erkrankung auch erst mit 60 auftreten kann. Das früheste Symptom ist oft eine Polyurie infolge eines vasopressinresistenten renalen Konzentrationsdefektes. Häufig besteht ein Na-Verlust im Urin. Zur Vermeidung einer extrazellulären Volumenverminderung müssen häufig mehrere 100 mÄq/Tag gegeben werden. Oft kommt eine Azidose mit oder ohne relative Hyperchlorämie vor. Eine Urämie ohne erkennbare Ursache ist in einigen Fällen ein früher Hinweis auf die Erkrankung. Bei Kindern sind Wachstumshemmung und Hinweise auf eine Knochenerkrankung die Regel. Bei vielen Patienten entwickeln sich diese Probleme langsam über Jahre hinweg und können so gut kompensiert werden, daß sie nicht als pathologisch erkannt werden, ehe nicht deutliche urämische Symptome auftreten.

Die Laborbefunde entsprechen jenen bei Patienten mit chronischem Nierenversagen. Die Proteinurie ist minimal oder fehlt, das Urinsediment ist unauffällig. Das IVU zeigt nur kleine Nieren; Ultraschall und Arteriographie lassen die Markzysten erkennen. Weil nur wenige oder kleine Zysten vorhanden sein können, besteht die Möglichkeit, daß sie bei allen bildgebenden Verfahren übersehen werden oder fehlen.

Prognose und Therapie

Die Progression der Erkrankung ist unterschiedlich und abhängig vom Grad der renalen Dysfunktion zum Zeitpunkt der ersten Vorstellung des Patienten. In der Regel ist der Fortschritt der Krankheitsentwicklung langsam, aber unerbittlich. Kommt die Urämie dazu, ist deren Behandlung dieselbe wie bei anderen Nierenerkrankungen *(s. Kap. NIE, 2.)*. Diesen Patienten hilft die Transplantation sehr.

Markschwammniere

Eine tubuläre Ektasie oder Dysplasie, die zur kongenitalen zystischen Dilatation der Sammelrohre führt. Diese Störung steht nicht im Zusammenhang mit der Markzystenerkrankung. Die Inzidenz ist unbekannt, dürfte aber bei 1:5000 liegen. Die Markschwammniere führt zu Harnstauung und Nephrokalzinose.

Symptomatik und Diagnostik

Die Erkrankung verläuft meistens asymptomatisch, wenn nicht Komplikationen wie Steinkoliken (am häufigsten), Hämaturie und Infektionen dazukommen. Eine Nephrokalzinose wird bei > 50% der befallenen Nieren gefunden. In den meisten Fällen ist eine renale tubuläre Azidose (Typ II) vorhanden. Die Sonographie ist meistens nutzlos, da die Zysten klein sind und tief im Mark liegen. Die Erkrankung muß von der Zystenniere, Papillarnekrose, pyelonephritischen Zysten, Tuberkulose und anderen Ursachen, die eine Nephrokalzinose hervorrufen, abgegrenzt werden. Die Diagnose erfolgt urographisch, wobei pyramidenförmige, mit Kontrastmittel gefüllte Hohlräume zu sehen sind, was der Niere das Aussehen eines „Nelkenstraußes" gibt. Die Häufigkeit der Markschwammniere hat zugenommen beim Ehlers-Danlos-Syndrom und bei der kongenitalen Hemihypertrophie sowie beim Beckwith-Wiedemann-Syndrom.

Prognose und Therapie

Ohne Komplikationen hat die Erkrankung eine ausgezeichnete Prognose. Eine **Therapie** erfolgt nur bei auftretenden Komplikationen. Die nicht-kalzifizierenden Formen verlaufen asymptomatisch und erfordern keine Therapie. Die Nephrokalzinose kann progressiv sein, es gibt jedoch keine wirksame spezifische medikamentöse Therapie. Allerdings können durch die Gabe von Thiaziden (z.B. Hydrochlorothiazid, 50 mg 2mal tgl.), gesteigerte Flüssigkeitszufuhr und Ca-arme Diät die Steinbildung und die Obstruktionsgefahr gehemmt werden. Infektionen werden in der bekannten Weise therapiert. Chirurgisches Eingreifen ist nur bei auftretender Obstruktion oder bei rein segmentaler Nierenbeteiligung erforderlich. Die Entfernung des betroffenen Gewebes hat sich günstig ausgewirkt.

Hereditäre chronische Nephropathien

Viele der genetisch bedingten Nierenstörungen führen zu funktionellen und/oder strukturellen Anomalien. Diejenigen, die sich hauptsächlich in einer tubulären Transportstörung *(s. Kap. NIE, 10.)* oder in metabolischen Störungen mit Nierenbeteiligung manifestieren, wie das Fabry-Syndrom *(s. Kap. ERN, 7., Lipoidose)*, werden in den entsprechenden Kapiteln besprochen. Die im vorliegenden Kapitel behandelten hereditären, nichtzystischen Nephropathien sind die hereditäre Nephritis und das Turner-Kieser-Syndrom.

Hereditäre Nephritis

(Alport-Syndrom)

Das Alport-Syndrom stellt eine heterogene genetische Störung dar, die charakterisiert ist durch Hämaturie, Nierenfunktionsstörung, Innenohrschwerhörigkeit und, gelegentlich, Augenfehlbildungen.

Der Erbmodus ist wahrscheinlich autosomal-dominant mit unterschiedlicher Ausprägung, obgleich eine X-chromosomale Bindung in einigen Familien vorkommt. In der Licht- oder

Fluoreszenzmikroskopie sind keine verwertbaren histologischen Veränderungen zu sehen. Ultrastrukturelle Untersuchungen bei einigen Familien haben eine Verdickung und Verschmälerung der glomerulären Basalmembran mit einer fokalen oder lokalen Mehrschichtigkeit der Lamina densa gezeigt. Die genetische Störung betrifft bekanntlich den nichtkollagenen Anteil des Kollagens Typ IV, was zur Bildung veränderter Kollagenstränge und zum Verlust eines üblichen Antigens auf der glomerulären Basalmembran führt, was wiederum bei der Diagnose durch monoklonale Antikörpertechniken helfen kann.

Symptomatik und Diagnostik

Der Ausbruch der Erkrankung kann dem einer akuten GN ähnlich sein. Viele Patienten bleiben jedoch asymptomatisch, bis die Erkrankung bei Auftreten einer Hämaturie nachgewiesen wird. Der Urin kann eine geringe Mengen Protein, Leukozyten und unterschiedlicher Zylinder enthalten. Selten tritt ein nephrotisches Syndrom auf. Befallene Frauen bleiben meistens asymptomatisch mit geringen Funktionsstörungen, während man bei den meisten erkrankten Männern im Alter zwischen 20 und 30 Jahren Anzeichen für eine Niereninsuffizienz findet. Meistens besteht eine Innenohrschwerhörigkeit, die insbesondere die höheren Frequenzen betrifft. Einige Patienten mit einschlägiger Familienanamnese bieten nur eine Innenohrschwerhörigkeit ohne gleichzeitige Nierenerkrankung, sie sind jedoch als Überträger der Erkrankung in Betracht zu ziehen. Augenschäden treten weniger häufig als Hörschäden auf. Katarakte sind häufig, aber es werden auch Linsentrübungen, Sphärophagie, Nystagmus, Retinitis pigmentosa und Erblindung beobachtet. Zu anderen nichtrenalen Manifestationen gehören die Polyneuropathie und Thrombozytopenie.

Therapie

Eine Therapie ist nur bei Auftreten einer Urämie indiziert; hier erfolgen dieselben Maßnahmen wie bei anderen Nierenerkrankungen *(s. Kap. NIE, 2.)*. Erfolgreiche Transplantationen wurden mit Leichennieren oder mit Nieren von verwandten Lebendspendern, die zwar eine Hämaturie boten, jedoch ohne Anzeichen der Progression waren, durchgeführt. Eine genetische Beratung ist zu empfehlen.

Turner-Kieser-Syndrom

(Osteo-Onychodysplasie, Arthro-Onychodysplasie, Onycho-Osteodysplasie, nail-patella syndrome)

Eine seltene familiäre Störung des mesenchymalen Gewebes, die durch Knochen-, Gelenk-, Nagel- und Nierenanomalien gekennzeichnet ist.

Der Vererbungsmodus ist autosomal-dominant, gebunden an das AB0-Blutgruppensystem. Die am häufigsten auftretenden Skelettanomalien sind die ein- oder beidseitige Hypoplasie bzw. das Fehlen der Patella, die Subluxation des Epicondylus lateralis des Ellenbogens und die bilaterale Ausbildung von akzessorischen Iliakal-Vorsprüngen. Die Fingernägel fehlen entweder ganz oder sind hypoplastisch mit Löchern und Wülsten. Eine Heterochromasie der Iris kann auftreten, Taubheit wurde bisher nicht nachgewiesen. Die Nierenstörung ist durch eine Membrananomalie charakterisiert. Histologische Veränderungen im Lichtmikroskop sind unspezifisch, mit umschriebener Verdickung der Kapillarwand. Fokale Ablagerungen von IgM und C3 in den Glomeruli können vorkommen. Die ultrastrukturellen Veränderungen sind umschriebene Areale einer verschmälerten Basalmembran mit intramembranösen Ablagerungen, die in Erscheinung und Periodizität dem Kollagen gleichen.

Symptomatik

Nierenstörungen treten etwa bei der Hälfte dieser Patienten auf und äußern sich in Proteinurie und, selten, Hämaturie. Die Proteinurie ist gewöhnlich nur gering ausgeprägt, sie kann jedoch gelegentlich auch einmal das Ausmaß eines nephrotischen Syndroms annehmen. Die Erkrankung wird nachgewiesen durch die typischen klinischen und röntgenologischen Besonderheiten. Eine Bestätigung der Diagnose kann durch eine Nierenbiopsie erfolgen. Etwa ein Drittel der Patienten mit Nierenbeteiligung zeigt eine langsame Progression bis zum Nierenversagen.

Therapie

Genetische Beratung ist angezeigt. Die Behandlung des progressiven Nierenversagens erfolgt wie bei anderen Nierenerkrankungen *(s. Kap. NIE, 2.)*. Transplantationen waren erfolgreich, ohne Wiederauftreten der Erkrankung im Transplantat.

12. OBSTRUKTIVE UROPATHIEN

Der Urinfluß kann an jedem Punkt zwischen Niereninfundibulum und Ostium urethrae externum unterbrochen werden. Die Folgen sind ein gesteigerter intraluminaler Druck, Harnstase, Infektion, Steinbildung und Verlust der Nierenfunktion. Die auftretenden Symptome sind abhängig von der Schwere, der Dauer und der Höhe der Obstruktion.

Hydronephrose

Dilatation des Nierenbeckens, des Infundibulums und der Kelche über die normale Kapazität von 3–10 ml.

Ätiologie

Die **primäre Hydronephrose** ohne Ureterdilatation ist die Folge einer Obstruktion am ureteropelvinen Übergang. Die Ursachen können folgende sein: innere Striktur, hoher Ureteransatz am Nierenbecken, Kontinuitätsdefekt der glatten Uretermuskulatur am ureteropelvinen Übergang, Abknickung an dieser Stelle infolge einer Nephroptose, äußere Kompression durch Fibrosen, eine aberrierende Arterie oder Vene oder ein Nierenbeckenstein oder -tumor.

Die **sekundäre Hydronephrose** ist die Folge einer Obstruktion distal vom ureteropelvinen Übergang oder eines vesikoureteralen Refluxes. Ursachen dafür können sein: Harnleitersteine oder -tumoren, äußere Ureterkompression durch einen Primärtumor oder eine Metastase, myoneurogene Erkrankungen vom Ureter oder Blase, Fibrosen nach Operation oder Bestrahlung, retroperitoneale Fibrose, Ureterozele, kongenitaler oder erworbener vesikoureteraler Reflux, Malignome der Blase oder anderer Beckenorgane, Blasenauslaßstenose infolge Prostatahypertrophie oder -karzinom oder aber Urethraobstruktionen wie Striktur, kongenitale Klappen oder Meatusstenose. Die in der Schwangerschaft gelegentlich auftretende Hydronephrose entsteht durch Einwirkungen mechanischer Art und durch die Wirkung von Schwangerschaftshormonen. Sie ist normalerweise vorübergehend, obwohl eine geringgradige Dilatation nach der Entbindung weiterbestehen kann. Gelegentlich kann eine schwere HWI der Harnwege eine zeitweise Atonie des Ureters mit Hydronephrose verursachen.

Pathologie

Eine chronische Dilatation des Nierenbeckens hat eine muskuläre Atonie, eine Fibrose und den Verlust der peristaltischen Aktivität zur Folge. Da die Urinexkretion in der Niere normalerweise unter extrem niedrigem Druck erfolgt, führt eine länger andauernde, schwere Hydronephrose schließlich zur Druckatrophie des Nierenparenchyms, was anfangs nur die Sammelrohre und das medulläre Interstitium betrifft, später aber auch die proximalen Tubuli, das kortikale Interstitium und die Glomeruli, so daß es zum stufenweisen Verlust der Nierenfunktion kommt.

Symptomatik

Die akute Hydronephrose manifestiert sich normalerweise mit kolikartigen Schmerzen, während die chronisch progressive Hydronephrose asymptomatisch oder von dumpfen Flankenschmerzen begleitet sein kann. Bei der Palpation kann ein Flankentumor tastbar sein, insbesondere bei einer massiven Hydronephrose im Säuglings- oder Kindesalter. Die intermittierende Hydronephrose infolge Nephroptose oder akuter Überdehnung des Nierenbeckens verursacht einen quälenden Schmerz. Bei 10% der Patienten mit Hydronephrose tritt eine Hämaturie auf. Eine Harninfektion mit Pyurie, Fieber und lokalisierten Beschwerden ist eine übliche Begleiterscheinung. Infolge der Stase können Steine auftreten, und es kann zur Azotämie kommen, wenn nur eine Niere eine Obstruktion aufweist oder wenn beide Nieren betroffen sind. Unklare GI-Symptome (Schwindel, Erbrechen und Bauchschmerzen) können auf eine Hydronephrose zurückzuführen sein, dies kommt häufig bei Kindern mit kongenitaler Ureterobstruktion am ureteropelvinen Übergang vor.

Diagnostik

Die urologische Untersuchung *(s. a. Kap. NIE, 1., Untersuchungsmethoden des Harnwegssystems)* beinhaltet Ultraschall und/oder intravenöses Urogramm (IVU, Ausscheidungsurogramm, intravenöses Pyelogramm) und kann eine Tomographie erforderlich machen. Zystourethrogramme können Obstruktionen der unteren Harnwege, neurogene Störungen oder einen vesikoureteralen Reflux aufdecken. Zystoskopie und retrograde Pyelographie oder Ureteropyelographie bestätigen anatomische Deformitäten. Nach Instillation von Kontrastmittel und Entfernung des Ureterkatheters entleert das normale Nierenbecken das Kontrastmittel innerhalb von 5–10 min. Eine verzögerte Entleerung bei hydronephrotischer Niere bestätigt eine funktionelle oder anatomische Anomalie, wenn eine Dehydratation, die die Entleerungszeit verlängert, ausgeschlossen werden kann. Durch Gabe eines geeigneten Diuretikums vor der Kontrastmittelinjektion oder der Radioisotopeninjektion kann man sowohl beim IVU, Szintigramm als auch beim retrograden Urogramm die Beurteilung des Schweregrades einer Hydronephrose und der Ausscheidungsverzögerung erleichtern. Eine nach den Spätaufnahmen der Pyelographie als funktionslos zu beurteilende Niere kann mittels radioaktiver Isotopen weiter untersucht werden; hiermit kann festgestellt werden, ob noch funktionierendes Nierengewebe vorhanden ist. Eine besonders bei Kindern hilfreiche, nichtinvasive Methode zum Nachweis einer Hydronephrose ist die Ultraschalluntersuchung.

Therapie

Die intensive Behandlung von HWI und Nierenversagen ist zwingend. Bei eingeschränkter Nierenfunktion, persistierender Infektion oder starken Schmerzen aufgrund einer primären Hydronephrose ist die sofortige Operation angezeigt. Bei schwerer Obstruktion, Infektion oder bei Steinen kann die vorübergehende Nephrostomie hilfreich sein. Ebenso kommt eine perkutane Fistel in Frage. So kann z.B. eine akute Obstruktion mit Sepsis anfangs am besten durch eine perkutane Nephrostomie und Drainage behandelt werden. Die sekundäre Hydronephrose kann durch Beseitigung der Ursache (z.B Beseitigung einer Obstruktion der unteren Harnwege) erfolgreich behandelt werden. Bei einer Reihe von Indikationen ist die Katheterisierung oder Harnableitung hilfreich. Flexible Ureterdauerkatheter kann man zur akuten Entlastung oder zur Langzeitharnableitung bei ausgewählten Patienten plazieren.

Prognose

Die chirurgische Korrektur der uni- oder bilateralen primären Hydronephrose kann in den meisten Fällen erfolgreich sein, wenn die Infektion unter Kontrolle ist, die Nierenfunktion aufrechterhalten wird und keine Konkremente aufgetreten sind. Bei der sekundären Hydronephrose ist die Prognose schwieriger. Stase oder Reflux müssen chirurgisch beseitigt werden, die Infektion muß entsprechend behandelt werden, und es müssen normale intraluminale Druckgradienten sichergestellt werden, um die Nierenfunktion zu stabilisieren.

Harnleiterobstruktion

Harnleiterstrikturen können kongenital oder als Folge von Traumen, Infektionen, Tumoren, instrumentellen oder chirurgischen Eingriffen oder Bestrahlung auftreten. Uretersegmente mit Unterbrechung der myoneuralen Kontinuität verursachen eine proximale Ureterektasie und Hydronephrose. Bei Obstruktion und Hydronephrose infolge von Strikturen oder atonischen Segmenten kann die primäre Resektion und Reanastomosierung des Ureters Besserung bringen. Die **retroperitoneale Fibrose** kann idiopathisch oder nach chirurgischen Eingriffen und nach Einnahme von Medikamenten, insbesondere Methysergid, auftreten. Die Behandlung besteht in der Dissektion und Mobilisierung des Ureters mit intraperitonealer Transplantation und Deckung durch das Omentum, um ein Wiederauftreten der Obstruktion zu vermeiden. Die **Ureterobstruktion am ureterovesikalen Übergang** kann die Folge eines Traumas bei Steinpassage oder -extraktion, einer Hypertrophie der Blasenwand bei neurogenen Erkrankungen, eines oder mehrerer Kontinuitätsdefekte der Harnleitermuskulatur, einer Blasenauslaßenge oder gelegentlich auch von kongenitalen Strikturen sein. Die vesikoureterale Reimplantation ist die Methode der Wahl, wenn die eher konservative Therapie versagt. Die Harnleiterobstruktion durch Konkremente ist häufig und kann eine akute oder chronische Hydronephrose zur Folge haben. Therapie *s. Kap. NIE, 15.*

Benigne Prostatahyperplasie

(BPH; benigne Prostatahypertrophie)

Eine benigne adenomatöse Hyperplasie der periurethralen Vorsteherdrüse, kommt vorwiegend bei Männern über 50 vor und verursacht unterschiedliche Schweregrade der Blasenauslaßenge. Die Ätiologie ist unbekannt, kann jedoch in altersbedingten Veränderungen des hormonellen Gleichgewichts liegen.

Pathologie

In der periurethralen Region der Prostata treten multiple fibroadenomatöse Knötchen auf, die ihren Ursprung wahrscheinlich eher in den paraurethralen Drüsen haben als in der fibromuskulären Prostata **(chirurgische Kapsel),** die infolge des progressiven Wachstums dieser hyperplastischen Knötchen nach peripher verdrängt wird. Der hyperplastische Prozeß kann die seitlichen Anteile der Prostata **(Seitenlappenhyperplasie)** oder das Gewebe am Unterrand des Blasenhalses **(Mittellappenhyperplasie)** in Mitleidenschaft ziehen. Histologisch handelt es sich um Drüsengewebe mit unterschiedlichen Mengen fibrösen Stromas. Eine Sekundärinfektion kann eine chronische Prostatitis verusachen. Da das Lumen der Pars prostatica urethrae eingeengt ist, besteht eine progressive Obstruktion des Blasenhalses mit Hypertrophie des M. detrusor der Blase, Trabekel-, Kammer- und Divertikelbildung.

Die unvollständige Blasenentleerung verursacht Stase und Infektion mit sekundär entzündlichen Veränderungen in Blase und oberem Harntrakt. Eine länger andauernde Obstruktion, selbst wenn sie inkomplett ist, kann zur Hydronephrose und Einschränkung der Nierenfunktion führen. Urinstase prädisponiert zur Steinbildung.

Symptomatik

Die Symptome der Blasenauslaßenge sind Pollakisurie, Harndrang, Nykturie als Folge ungenügender Entleerung und rascher Wiederauffüllung der Blase, Harnverhaltung und Verminderung von Kraft und Stärke des Harnstrahles. Das Gefühl unvollständiger Entleerung, Harnträufeln, Überlaufinkontinenz oder komplette Harnretention können folgen. Bei der rektalen Untersuchung ist die Prostata normalerweise vergrößert, prallelastisch mit Verlust der medianen Furche. Eine Prostata, die bei der rektalen Untersuchung klein erscheint, kann ausreichend vergrößert sein, um eine Urethraobstruktion zu verursachen. Die Stauung oberflächlicher Venen der Pars prostatica urethrae und des Trigonums kann beim Pressen zu deren Ruptur führen und eine Hämaturie zur Folge haben. Dysurie, Schüttelfrost und Fieber zeigen eine Harninfektion an. Anstrengungen, den Urin über längere Zeit zurückzuhalten, können ebenso wie Immobilität, Kälte, Anästhetika, anticholinergische und sympathomimetische Medikamente oder Alkoholgenuß zur kompletten Harnverhaltung führen. Die dilatierte Harnblase kann palpabel oder perkutierbar sein. Eine länger andauernde komplette oder inkomplette Harnretention kann zu progressivem Nierenversagen und Azotämie führen.

Diagnostik

Aufgrund der Symptome und Beschwerden ist eine benigne Prostatahypertension mit Blasenauslaßenge bereits zu vermuten. Eine indurierte und empfindliche Prostata läßt eine Prostatitis vermuten, während eine harte noduläre Prostata für gewöhnlich auf ein Prostatakarzinom, in seltenen Fällen auf prostatische Steine hinweist. Das Prostata-spezifische Antigen (PSA) ist bei 30–50% der Patienten mit benigner Prostatahypertrophie in Abhängigkeit von Prostatagröße und Obstruktionsgrad mäßig erhöht *(s.a. Kap. NIE, 18., Prostata)*. Im IVU zeigen sich eine Aufwärtsverlagerung der Ureterendabschnitte und ein Füllungsdefekt am Blasenboden, der mit der Prostatavergrößerung übereinstimmt. Bei fortdauernder Obstruktion treten Dilatation der Ureteren und Hydronephrose auf. Das Zystogramm nach Blasenentleerung liefert Informationen über den Restharn. Die Katheterisierung oder Ultraschall nach Miktion ermöglichen die quantitative Bestimmung des Restharns, und die Katheterisierung erlaubt auch eine vorläufige Drainage, durch die die Nierenfunktion stabilisiert und die Harninfektion unter Kontrolle gebracht werden kann. Die Zystoskopie erlaubt eine Beurteilung der Prostatagröße und des geeigneten chirurgischen Vorgehens, außerdem bietet sie Gelegenheit zur Differenzierung zwischen einer Blasenhalskontraktur, einer chronischen Prostatitis und anderen Obstruktionen. Die instrumentelle Untersuchung sollte vermieden werden, bis man sich definitiv zum therapeutischen Eingreifen entschlossen hat, da eine instrumentelle Manipulation die Gefahr der weiteren Obstruktion, eines Traumas und der Infektion steigert.

Therapie

Bei gleichzeitig bestehender Infektion oder Azotämie sollte die Initialtherapie medikamentös sein; Ziele sind die Stabilisierung der Nierenfunktion und die Beseitigung der Infektion. Anticholinergische und sympathomimetische Medikamente müssen ausgesetzt werden. Bei fortgeschrittener Blasenauslaßobstruktion kann die urethrale oder suprapubische Katheterisierung wünschenswert sein. Eine langsame Entlastung der chronisch obstruktiven, erweiterten Blase ist angezeigt, damit eine postobstruktive Diurese in Gang kommen kann. α-Blocker können bei einigen Patienten das Wasserlassen verbessern. Der 5α-Reduktase-Hemmer Finasterid hemmt in der Prostata die Umwandlung von Testosteron in Dihydrotestosteron, das eine Schlüsselrolle bei der Entwicklung der benignen Prostata-Hyperplasie (BPH) spielt. In klinischen Studien konnte eine deutliche Reduktion des Prostatavolumens, eine Steigerung des Harnflusses und eine Besserung der Symptomatik belegt werden. Die endgültige Behandlung besteht in der chirurgischen Resektion. Hierbei ist die transurethrale Resektion der Prostata (TURP) die bevorzugte Methode, die auch von Patienten am ehesten akzeptiert wird, da keine Inzision erforderlich ist und Morbidität und Mortalität äußerst gering sind. Größere Adenome müssen u.U. offen chirurgisch angegangen werden, über suprapubischen oder retropubischen Zugang. Hierdurch ist die Enukleation des adenomatösen Gewebes aus der chirurgischen Kapsel möglich. Alle chirurgischen Methoden erfordern postoperativ eine Katheterdrainage über einige Tage. Die Prognose ist gut. Der Patient behält in den meisten Fällen die präoperative sexuelle Potenz, die gewöhnlich mit einer retrograden Ejakulation einhergeht. Die Bedeutung einer Ballondilatation der Prostata wird derzeit bei ausgewählten Patienten in klinischen Studien untersucht.

Urethraobstruktion

Die Obstruktion kann beim Mann durch eine benigne Prostatahyperplasie, ein Prostatakarzinom, eine chronische Prostatitis mit Fibrose, durch Fremdkörper, durch Kontraktur des Blasenhalses oder durch kongenitale Urethralklappen verursacht werden. Urethralstrikturen und Meatusstenose können erworben oder angeboren sein. Bei Frauen sind Urethraobstruktionen selten. Sie können Folge von Tumoren, Strahlentherapie, chirurgischen Eingriffen oder durch Instrumente bedingt sein.

Die Diagnose erfordert eine urologische Untersuchung, einschließlich der Zystourethrographie und Zystourethroskopie. Die Behandlung besteht in der Beseitigung der Obstruktion durch Medikamente (z. B. Hormontherapie beim Prostatakarzinom), chirurgische Maßnahmen oder instrumentelle Techniken.

13. MYONEUROGENE STÖRUNGEN

Im Harntrakt manifestieren sich kongenitale und erworbene Störungen der glatten Muskulatur und ihrer Innervation in Form von ungenügender Urinkontrolle, Urinstase, Infektion, Steinbildung und Nierenschädigung. Diese Komplikationen der zugrundeliegenden myoneurogenen Störungen können lebensbedrohend sein und erfordern eine sorgfältige Abklärung und peinlich genaue Behandlung.

Harninkontinenz wird *in Kap. NIE, 14.* besprochen; Enuresis nocturna *s. Kap. KIN, 8.*

Neurogene Blase

Hierunter versteht man eine Blasenfunktionsstörung, die auf einer kongenitalen Anomalie, einer Verletzung oder einem Krankheitsprozeß des Gehirns, des Rückenmarks oder der lokalen Innervation von Harnblase und Blasenauslaß beruht.

Klassifizierung

Aufgrund der Komplexität und Variabilität der neurogenen Blasenfunktionsstörung ist die klinische Klassifizierung unbefriedigend. Die Unterscheidung von **hypotoner** (schlaffer) und **spastischer** (kontrahierter) neurogener Blase jedoch ist für die Behandlung wichtig. Kongenitale Rückenmarksschädigungen äußern sich für gewöhnlich in einer hypotonen neurogenen Blase, während bei erworbenen Krankheitsprozessen sich allmählich Anzeichen für eine langsam progredierende hypotone oder hypertone neurogene Blasenfunktionsstörung entwickeln. Bei der neurogenen Blasenfunktionsstörung nach akuter Rückenmarksverletzung sieht man über Tage, Wochen oder Monate (Schockphase des Rückenmarks) eine schlaffe hypotone Blase, bevor die endgültige permanente Spastizität oder Erschlaffung eintritt.

Ätiologie

Bei der normalen Urinkontrolle und bei der Miktion findet ein komplexes Zusammenspiel der glatten und der willkürlichen Muskulatur, der zerebralen Hemmung und des autonomen Nervensystems statt. Die kongenitale neurogene Blasenfunktionsstörung kann ihre Ursache in einer Myelomeningozele, einem Filum-terminale-Syndrom oder einer anderen Schädigung des Rückenmarks einschließlich der Cauda equina haben. Die häufigsten Ursachen für eine erworbene neurogene Blasenfunktionsstörung sind Rückenmarksverletzungen mit Paraplegie oder Quadriplegie, eine Querschnittsmyelitis oder eine Durchtrennung des Rückenmarks. Krankheitsprozesse, die zu einer neurogenen Blasenfunktionsstörung – hypoton oder hyperton – führen, sind Syphilis, Diabetes mellitus, Gehirn- oder Rückenmarkstumoren, Diskusprolaps und demyelinisierende oder degenerative Erkrankungen wie die multiple Sklerose und die amyotrophe Lateralsklerose.

Symptomatik

Die neurogene Blasenfunktionsstörung kann eine partielle oder komplette Harnretention, Inkontinenz oder Pollakisurie verursachen. In der chronischen Phase treten infolge der unvollständigen Blasenentleerung häufig Harninfektionen auf. Aufgrund von Immobilisation, gesteigerter Ca-Ausscheidung im Urin, Urinstase mit Kristallisation und gleichzeitiger Harninfektion kommen häufig Harnsteine vor. Bei den akuten Rückenmarkstraumen ist die **„Schockblase"** atonisch und dilatiert und bietet häufig ein kontinuierliches Überlauftröpfeln. Bei sakralen oder lumbalen Rückenmarksläsionen erschlafft die Blase innerhalb einiger Wochen. Thorakale oder zervikale Rückenmarksläsionen führen zu einer automatischen oder spastischen Reflexblase, die sich spontan oder infolge somatischer Stimuli entleert; der Grad der Entleerung hängt vom urethralen Widerstand ab. Eine Kontraktur des Blasenhalses ist insbesondere bei der spastischen neurogenen Blasenfunktionsstörung häufig; ein vesikoureteraler Reflux mit Nierenschädigung kann bei jeder Art der kongenitalen oder erworbenen Blasenfunktionsstörung vorkommen. Gleichzeitig können Störungen der Sphinktermuskulatur bestehen.

Diagnostik

Mit Hilfe von intravenöser Urographie (IVU, Ausscheidungsurographie, IVP), Ultrasonographie, Zystographie und Urethrographie lassen sich Harnsteine, anatomische Besonderheiten und die Progression der neurogenen Blasenfunktionsstörung nachweisen. Zystourethroskopien zeigen den Grad der Blasenauslaßenge. Zweiwöchentlich wiederholte Zystometrogramme während der Erholungsphase einer schlaffen Paralyse informieren über die Entwicklung der Funktionsfähigkeit des M. detrusor der Blase und geben Aufschluß über die Aussichten auf eine Rehabilitation. Weitere hilfreiche Untersuchungsmethoden sind urodynamische Messungen bei Miktion, Sphinkterelektromyogramme und Untersuchungen des urethralen Druckprofils.

Therapie

Bei der schlaffen Blasenlähmung nach akuter Rückenmarksverletzung sollte sofort ein Dauerkatheter gelegt oder periodisch intermittierend katheterisiert werden, um eine Überdehnung der Blase mit der Gefahr einer Infektion und einer Schädigung des M. detrusor vesicae zu vermeiden.

Langzeitbehandlung: Patienten, die eine automatische oder Reflexblase entwickeln, kann durch eine Kondom-Katheterdrainage geholfen werden. Bei Restharn und Kontraktur des Blasenhalses muß u.U. transurethral reseziert oder, beim Mann, eine Inzision des externen Sphinkters (Sphinkterotomie) vorgenommen werden, um den Auslaßwiderstand zu vermindern und die Entleerung zu fördern. Elektrostimulationen der Blase, der Sakralnerven oder des Rückenmarks können helfen, bleiben jedoch experimentelle Maßnahmen.

Die **pharmakologische Behandlung** kann die Kapazität, die Entleerung und die Kontrolle der Blase verbessern. Eine Detrusorspastik oder unfreiwillige Kontraktionen können durch Medikamente gebessert oder beseitigt werden, die einen spasmolytischen oder anticholinergischen Effekt auf die Blase haben (Beispiele in der Dosierung für Erwachsene: Oxybutyninchlorid 5 mg 2–4mal täglich; Imipraminhydrochlorid 50 mg 2–4mal täglich; Propanthelinbromid 15 mg 2–4mal täglich). Nebenwirkungen sind Mundtrockenheit und Obstipation. Eine Sphinkterdyssynergie kann auf Doxazosinmesylat 1 mg, Phenoxybenzaminhydrochlorid 10 mg, Prazosinhydrochlorid 1 mg oder Terazosinhydrochlorid 1 mg (jeweils 1–2mal täglich) ansprechen. Die am meisten gebrauchte orale Medikation bei Detrusor-Hypotonie des Erwachsenen ist die Gabe von Betanecholchlorid (50 mg 2–4mal täglich). Durch dieses Medikament kommt es zu einer Parasympathikus-Stimulation mit den evtl. dadurch bedingten Nebenwirkungen. Eine Verbesserung der Sphinkter-Kontrolle kann durch Phenylpropanolaminhydrochlorid und Imipramin erreicht werden.

Die **kontinuierliche Katheterdrainage,** die in einigen Fällen erforderlich ist, wird von weiblichen Patienten besser toleriert. Beim Mann fördert ein Dauerkatheter die Gefahr der Urethritis, Periurethritis, Abszeßbildung und Urethralfistelbildung. Die **intermittierende Katheterisierung,** vorzugsweise vom Patienten selbst vorgenommen, kann angewandt werden. Die **permanente Harnableitung** kann bei Patienten mit kongenitaler oder erworbener neurogener Blasenfunktionsstörung notwendig werden, insbesondere bei schlaffer Blase mit Reflux (wodurch das Risiko einer Schädigung der oberen Harnwege steigt) oder wenn Spastizität oder Quadriplegie die ausreichende kontinuierliche oder intermittierende Katheterdrainage verhindern. Die **permanente Ableitung vom oberen Harntrakt** aus erfolgt am besten mittels Ileum- oder Kolonkonduit. Die **permanente suprapubische Zystostomie** erfordert bei manchen Patienten ausreichende Kontrolle; die **perkutane Vesikostomie** mit einem äußeren Versorgungssystem und ohne Katheter kann für Patienten ohne Störung der oberen Harnwege eine gute Methode der Urinkontrolle sein. Die Anlage einer Uretersigmoidostomie, wegen der Tatsache, daß die meisten Patienten mit neurogener Blasendysfunktion auch die Kontrolle über den rektalen Sphinkter verlieren, und einer perkutanen Katheter-Uretero- oder Nephrostomie ist nicht ratsam, da die liegenden Katheter die Steinbildung und die Infektion begünstigen.

Mit oder ohne Harnableitung oder Katheterdrainage sind folgende Maßnahmen zur Verhinderung der Steinbildung erforderlich: kontinuierliche Überwachung der Nierenfunktion, häufige Lageänderung, Ca-arme Diät, Infektionsprophylaxe, hohe Flüssigkeitsaufnahme und frühzeitige Mobilisierung.

Obwohl die vollständige Wiederherstellung bei jeder Form der neurogenen Blasenfunktionsstörung selten ist, kann die Rehabilitation mit den entsprechenden aktiven therapeutischen Maßnahmen ausgezeichnet sein. Bei einigen wenigen Patienten kann die Anwendung von künstlichen Sphinkteren zur Urinkontrolle erfolgreich sein.

Megazystis-Syndrom

Das Megazystis-Syndrom ist ein schlecht definiertes Krankheitsild. Es kommt häufig bei Mädchen mit großer, dünnwandiger, weicher Blase ohne Hinweis auf eine Auslaßstenose vor. Die Symptome stehen in Zusammenhang mit der Harnwegsinfektion. Ein vesikoureteraler Reflux ist häufig. Das i.v. Pyelogramm mit leerer Blase kann normal erscheinende obere Harnwege zeigen, während das Zystourethrogramm einen Reflux mit massiver Dilatation der oberen Harnwege bietet. Die Rehabilitation kann mittels Ureterreimplantation und Reduktionszystoplastik erfolgen; einige Patienten profitieren von einer Behandlung mit Medikamenten oder der intermittierenden Katheterisierung, andere Fälle erfordern die Harnableitung durch Ileum- oder Kolonkonduit.

Ureterfunktionsstörung

Anomalien der glatten Muskulatur oder der nervösen Versorgung des Ureters können eine segmentale oder vollständige Ureterdilatation mit nachweisbarer Obstruktion verursachen. Unter der Bezeichnung **Megaureter** versteht man eine schwere uni- oder bilaterale Ureterdilatation, bei der weder Obstruktion noch Reflux nachweisbar sind. Ureterdilatation und relative Atonie können sich oberhalb eines peristaltischen Segmentdefektes infolge einer Unterbrechung der glatten Muskulatur oder der nervalen Impulsfortleitung (adynamisches Segment) entwickeln. Die **Therapie** erfolgt chirurgisch; die Prognose hängt von der neuromuskulären Unversehrtheit des proximalen Ureters ab.

14. HARNINKONTINENZ

Unter **Harninkontinenz** *versteht man den unwillkürlichen Urinabgang tagsüber oder nachts.* **Enuresis** *oder Bettnässen ist der unwillkürliche Urinabgang während des Schlafes* *(s. Kap. KIN, 8., Verhaltensstörungen).*

Die **Dranginkontinenz** kann allein oder in Zusammenhang mit unterschiedlichen Graden der Streßinkontinenz auftreten und ist hauptsächlich durch unwillkürlichen Urinabgang charakterisiert, dem ein dringender Miktionswunsch vorausgeht. Bei Fehlen einer Harnwegsinfektion sind die häufigsten Ursachen für diese Inkontinenz idiopathischer Art; weiterhin gelten als ursächlich die neurogene Blasenfunktionsstörung, Obstruktionen, die multiple Sklerose, Blasensteine, Neoplasmen, die TB sowie die interstitielle Zystitis. Die Therapie bezweckt die Beseitigung der zugrundeliegenden Erkrankung. Idiopathische Fälle bei Erwachsenen werden am besten mit anticholinergischen Medikamenten behandelt (Propanthelin 15 mg, Imipramin 50 mg oder Oxybutynin 5 mg, jeweils 4mal täglich oral). Die Dosierung sollte in bezug auf Wirksamkeit und Verträglichkeit bei jedem Patienten individuell angepaßt sein.

Unter **Streßinkontinenz** (partielle Funktionsstörung des Blasensphinkters) versteht man den unwillkürlichen Urinabgang beim Husten, Pressen, Niesen, Heben und bei allen Anstrengungen, die zu einer plötzlichen Steigerung des intraabdominellen Druckes führen. Diese Form der Harninkontinenz kommt gelegentlich bei **Männern** nach Prostatektomie oder Verletzung der membranösen Urethra oder des Blasenhalses vor. Sie ist die häufigste Form unwillkürlichen Harnabgangs bei **Frauen.** Sie kann verursacht sein durch eine Verkürzung der Urethra und eine Verkleinerung des normalen posterioren urethrovesikalen Winkels, die aufgrund einer Beckenbodenerschlaffung mit zunehmendem Alter oder bei Mehrgebärenden auftreten kann. Die Diagnosestellung erfolgt aufgrund der Anamnese, der Beckenuntersuchung und des Nachweises von Urinabgang beim Husten, der gestoppt werden kann durch Elevation des paraurethralen Gewebes und des Blasenhalses mit dem Finger (sog. Marshall-Marchetti-Test). Urodynamische Untersuchungen sind bei einigen Patienten erforderlich. Milde Fälle können durch Training der Beckenbodenmuskulatur *(s. Kap. PSY, 7., Kegelsche Übung)* oder durch sympathomimetische (α-adrenergische) Medikamente, die den Widerstand der proximalen Urethra erhöhen, positiv beeinflußt werden. Schwerere Fälle erfordern die chirurgische Korrektur durch eine vordere Vesikourethropexie, eine Vaginalplastik oder ein endoskopisches Verfahren zur Blasenhalsaufhängung.

Harnretention mit Überlaufinkontinenz (paradoxe Inkontinenz) tritt bei akuter oder chronischer Blasenüberdehnung und Anstieg des intravesikalen Druckes über den Sphinkterwiderstand auf. Urin tröpfelt aus der Urethra, und der Patient ist u.U. unfähig, einen normalen Harnstrahl in Gang zu setzen oder zu erhalten. Bei Untersuchung des Abdomens zeigt sich eine dilatierte Blase. Die Unfähigkeit zur Blasenentleerung kann aus einer Obstruktion im Verlauf des Urinausflusses oder einer Verschlechterung der Detrusorkontraktionsfähigkeit entstehen. Bei **Kindern** sind die häufigsten Ursachen für eine Obstruktion der unteren Harnwege die Meatusstenose, Urethrastrikturen, Urethraklappen und in seltenen Fällen die Kontraktur des Blasenhalses. Bei **Erwachsenen** gelten als häufigste Ursachen für eine Blasenausgangsobstruktion die Kontraktur des Blasenhalses, die benigne Prostatahyperplasie, das Prostatakarzinom und die Urethrastriktur. Myelomeningozele, Spina bifida occulta, Tumoren, Hirndurchblutungsstörungen, Langzeittherapie mit Anticholinergika und Verletzungen des sakralen Rückenmarks können die Ursache sein für eine motorisch insuffiziente Blase mit verschlechterter Miktionskontraktion.

Bei der **Ureterektopie der Frau** geht, trotz regelmäßiger Entleerung normaler Kleinmengen am Tage, Tag und Nacht unwillkürlich Harn ab. Das ektopische Ureterostium kann nahe dem Blasenhals, in der Urethra oder innerhalb der Vagina liegen. Die Diagnose erfolgt durch sorgfältig Inspektion der Vagina und des Vestibulum vaginae, Zystoskopie, Ausscheidungsurographie und Miktionszystourethrographie. Zur Beseitigung der Störung ist die chirurgische Korrektur erforderlich. Beim **Mann** mündet der ektopische Ureter proximal des Sphincter externus und führt aus diesem Grunde nicht zur Inkontinenz.

Die **vollständige Insuffizienz des Blasensphinkters** ist charakterisiert durch konstantes, unwillkürliches Harnträufeln aus der Urethra. Durch Untersuchung des Abdomens und Restharnbestimmung kann eine gleichzeitige Blasendilatation ausgeschlossen werden. Bei Kindern führt eine kongenitale Störung der Schließung der Urethra (z. B. Epispadie) zu dieser Art der Inkontinenz. Bei **Frauen** sind die häufigsten Ursachen Traumen des Blasenhalses und der Urethra, bei **Männern** chirurgische Traumen des Blasenhalses und der membranösen Urethra. Die Postprostatektomie-Inkontinenz, die besonders häufig als Folge der radikalen Prostatektomie beim Karzinom beobachtet wird, entsteht durch eine chirurgische Schädigung des Sphinktermechanismus. Es gibt unterschiedliche chirurgische Methoden, einschließlich der Anlage eines künstlichen Sphinkters, um diese Art der Harninkontinenz zu beseitigen.

Einer Harninkontinenz können unterschiedliche Arten der **neurogenen Blasenfunktionsstörung** zugrunde liegen *(s. Kap. NIE, 13.)*.

Bei Frauen stellen **Harnfisteln** (charakteristisch ist eine lebenslange Anamnese) eine weitere Ursache für den unwillkürlichen Harnabgang aus Urethra oder Vagina dar. Solche Fisteln sind häufig die Folge von operativen Traumen, Tumoren, Bestrahlungstherapie, Autounfällen, traumatisierenden Entbindungen oder Schußverletzungen, wodurch ein Kanal entsteht, der den Urin aus Ureter, Blase oder Urethra in die Vagina ableitet. Das gemeinsame Symptom ist der unwillkürliche Abgang von Urin aus der Vagina. Die Menge des Urinabganges variiert mit Größe und Lokalisation der Fistel. Der Abgang kann konstant oder intermittierend sein und in Zusammenhang mit der Miktion stehen oder nicht. Die Diagnose wird durch Ausscheidungsurogramm, Miktionszystourethrogramm, Vaginoskopie und Urethrozystoskopie gestellt. Die Inspektion der Vagina nach Blasenfüllung mit Indigokarminlösung hilft bei der Feststellung, ob die Fistel ihren Ursprung in der Urethra, der Blase oder einem der Ureteren hat. Die **Therapie** besteht in der chirurgischen Exzision der Fistel. Tumor- oder bestrahlungsbedingte Fisteln können eine Umleitung der Harnwege u.U. erfordern.

Psychogene Inkontinenz kommt gelegentlich bei Kindern *(s. Kap. KIN, 8.)* und Erwachsenen als Folge emotionaler Störungen vor. Diese Diagnose kann jedoch erst nach Ausschluß aller anderen möglichen Ursachen gestellt werden. Die Behandlung erfolgt durch anticholinergische Medikamente und Psychotherapie.

Gemischte Typen der Inkontinenz kommen gelegentlich vor. Bei einem Kind können die Ursachen für eine Inkontinenz gleichzeitig in einer neurogenen Blasenfunktionsstörung und psychogenen Störungen liegen. Ein Erwachsener kann eine Überlaufinkontinenz infolge prostatischer Obstruktion und eine neurogene Blasenfunktionsstörung bei diabetischer Neuropathie oder zerebrovaskulärer Insuffizienz bieten. Zur Diagnose dieser Mischformen sind eine vollständige urodynamische Untersuchung, einschließlich Ausscheidungsurogramm, Miktionszystourethrogramm, retrogradem Urethrogramm, Zystoskopie, Zystometrogramm, Druckprofilen der Urethra, sowie eine sorgfältige neurologische Untersuchung erforderlich. Die Therapie bezweckt die Beseitigung der spezifischen Ursachen.

15. HARNSTEINE

Harnsteine können überall im Harntrakt auftreten und sind häufige Ursachen für Schmerzen, Obstruktion und sekundäre Infektion.

Häufigkeit und Pathogenese

Etwa 1 unter 1000 Erwachsenen wird jährlich in den USA wegen Harnsteinen hospitalisiert. Sie werden bei ca. 1% aller Autopsien gefunden. Pathogenetisch kommen dafür als Faktoren in Frage: 1. eine Übersättigung des Urins mit steinbildenden Salzen, mit einer gesteigerten Exkretionsrate von Steinbestandteilen und einer Volumenverminderung des Urins; 2. vorgebildete Kerne, wie z.B. Harnsäurekristalle und andere Steine; 3. Fehlen von Substanzen, die normalerweise die Steinbildung hemmen.

Die Konkremente variieren in der Größe von mikroskopisch kleinen Kristallen bis zu Steinen von mehreren cm Durchmesser. Ein großer Stein, wie z.B. ein Ausgußstein, kann durch das Nierenkelchsystem geformt sein und diese vollständig ausfüllen. In den USA enthalten 80% der Steine Erwachsener Kalzium, hauptsächlich Kalzium-Oxalat, 5% bestehen vorwiegend aus Urat und 2% aus Zystin. Bei dem Rest handelt es sich um Magnesium-Ammonium-Phosphat-Steine oder „Infektions"-Steine. Bestimmte Steinarten haben charakteristische Erscheinungsformen, die Zusammensetzung sollte jedoch immer kristallographisch analysiert werden.

Symptomatik

Viele Steine sind „stumm". Rückenschmerzen oder **Nierenkoliken** können auftreten, wenn sie einen oder mehrere Kelche, das Nierenbecken oder den Ureter verschließen; Blasensteine können suprapubische Schmerzen verursachen. Die typischen Symptome einer Nierenkolik sind der quälende, intermittierende Schmerz, der hauptsächlich an der Flanke und im Nierenlager beginnt und entlang dem Ureterverlauf in das Abdomen ausstrahlt, häufig auch in die Genitalien und die Innenseite des Oberschenkels. GI-Symptome (Übelkeit, Erbrechen, geblähtes Abdomen, das klinische Bild des Ileus) können die Herkunft der Schmerzen verschleiern. Schüttelfrost, Fieber, Hämaturie und Pollakisurie sind häufig, insbesondere wenn das Konkrement den Ureter passiert. Die befallene Niere kann während einer akuten Nierenkolik wegen eines Uretersteines und auch kurze Zeit, nachdem der Stein passiert ist, vorübergehend stumm sein.

Diagnostik

Koliken mit Empfindlichkeit im Bereich der Flanke oder des kostovertebralen Winkels, gesteigerte Sensitivität in der Lumbal- und Leistengegend zusammen mit in die Genitalien ausstrahlenden Schmerzen ohne gleichzeitige lokalisierte Verletzungen lassen eine renale Steinkolik vermuten. Die Diagnose wird durch Labor- und Röntgenbefunde bestätigt. Eine Ultraschalluntersuchung der Niere kann ebenso nützlich sein. Zur Feststellung des Ausmaßes einer Obstruktion und zur Auffindung strahlendurchlässiger Steine sollte ein IVU durchgeführt werden. Differentialdiagnostisch kommen Appendizitis, Cholezystitis, peptisches Ulkus und Pankreatitis in Frage.

Urinanalyse: Der Urin kann trotz multipler Steine normal sein. Häufig besteht eine Makro- oder Mikrohämaturie. Auch kommt gelegentlich eine Pyurie mit oder ohne Bakterien vor. Im Sediment lassen sich verschiedene kristalline Substanzen nachweisen; die Steinzusammensetzung sollte jedoch chemisch genau analysiert werden. Die einzige Ausnahme ist der Nachweis der typischen Benzolring-Kristalle des Zystins in konzentriertem saurem Urin, was für eine Zystinurie spricht.

Röntgenologisch: Die meisten Harnsteine sind röntgenologisch nachweisbar. Nur reine Harnsäuresteine, die seltenen Xanthinsteine und einige „Matrixsteine" (die weitgehend aus Matrix bestehen) sind strahlendurchlässig. Pyramidenförmige Kalziumablagerungen im Nierenparenchym sprechen für eine **Nephrokalzinose** und bestärken den Verdacht auf eine tubuläre Azidose, Sarkoidose, M. Cushing, Hyperparathyreoidismus oder das Burnett-Syndrom. Im retrograden oder intravenösen Urogramm zeigen sich schattengebende oder nichtschattengebende Konkremente sowie der Grad der Obstruktion.

Therapie

Viele kleine Solitärsteine, ohne Obstruktion oder Infektion, erfordern keine spezifische Therapie. Die Beseitigung einer eventuellen Infektion ist wichtig; ist dies nicht möglich, kann eine chronisch suppressive Therapie notwendig sein. Die Beschwerden der Kolik können durch Narkotika (Morphin, 10–15 mg, oder Pethidin, 100 mg i.m. alle 3–4 h) beherrscht werden, Spasmolytika sind in den meisten Fällen unzureichend. Obstruierende Steine sollten chirurgisch entfernt werden, wenn sie nicht spontan abgehen. Die Ultraschallzertrümmerung (extrakorporale Stoßwellen-Lithotripsie [ESWL]) kann den meisten Patienten die chirurgische Entfernung der Steine ersparen, sofern die Steine im Nierenbecken oder im obersten Teil des Ureters liegen. Die extrakorporale Stoßwellen-Lithotripsie ist die gängigste Monotherapie bei Steinen < 1 cm Durchmesser. Eine Alternative zu den offenen chirurgischen Maßnahmen bietet die perkutane Nephrolithotomie (gefolgt von der ESWL) bei der Entfernung größerer Steine. Im Nierenbecken oder Ureter eingebettete Steine mit gleichzeitiger Infektion müssen ebenfalls chirurgisch entfernt werden. Konkremente mit einem Durchmesser von < 1 cm können im unteren Anteil des Ureters endoskopisch entfernt werden. Wenn der Stein nicht durch einen ödematösen Ureter eingeklemmt ist, kann man ihn zystoskopisch extrahieren. Harnsäuresteine der oberen oder unteren Harnwege können durch Langzeitalkalisierung des Urins u.U. aufgelöst werden, die chemische Auflösung anderer Steine ist jedoch nicht möglich.

Prophylaxe

Wichtig für die Planung einer adäquaten Prophylaxe ist die genaue Kenntnis der Pathogenese der Steinerkrankung. Hierzu gehört die Analyse des Steins, vorwiegend durch kristallographische Methoden. Ein **Zystinstein** ist charakteristisch für eine Zystinurie, die in *Kap. KIN, 7., unter Anomalien der renalen Transportfunktion*, besprochen wird.

Kalzium-Steine: Ungefähr 5% der Patienten mit Kalzium-Steinen haben einen primären Parathyreoidismus. Andere seltene Ursachen für die Bildung von Kalzium-Steinen sind Sarkoidose, Vitamin-D-Intoxikation, Hyperthyreoidismus, renale tubuläre Azidose, multiples Myelom, Krebsmetastasen und primäre Hyperoxalurie.

Die **idiopathische Hyperkalziurie,** eine erbliche Voraussetzung, kommt in den USA bei 50% der männlichen Patienten und bei 75% der weiblichen Patienten mit Kalzium-Steinen vor. Eine Hyperkalziurie ist definiert durch eine Exkretionsrate von 300 mg/Tag bei Männern und 250 mg/Tag bei Frauen oder durch die Kalziumausscheidung von 4 mg/kg für beide Geschlechter. Thiazid-Diuretika, wie z.B. Trichlormethiazid 2 mg 2mal täglich, vermindern die Urin-Kalzium-Exkretion und die Übersättigung mit Kalzium-Oxalat. Mit dem Einsatz der Thiazide nimmt eine neue Steinbildung dramatisch ab. Patienten mit Steinleiden sollen ihre tägliche Flüssigkeitsaufnahme auf mindestens 1,5 l/Tag steigern. Eine K-Zufuhr ist nötig, wenn die Kalium-Spiegel im Serum unter 3,5 mval/l fallen. Eine kalziumarme Diät und Na-Zellulose-Phosphat sollten mit Vorsicht eingesetzt werden, da die Möglichkeit der Entstehung einer chronischen negativen Kalzium-Bilanz besteht. Der Einsatz von oralem Orthophosphat ist noch nicht ausreichend geprüft.

Eine Hypozitrikurie (Zitrat im Harn < 350 mg/Tag), als alleinige Störung oder mit anderen Erkrankungen, fördert die Steinbildung, da Zitrat im Normalfall 50% des Kalziums im Harn als lösliches Kalziumzitrat bindet. Eine orale Alkalisierung (als 25–50 mval/l Natrium- oder Kalziumzitrat zweimal täglich) wird in der Regel den Zitratgehalt des Harns ansteigen lassen.

Hyperoxalurie (Oxalat im Harn > 40 mg/Tag): Neben der primären Hyperoxalurie kann diese auch durch eine Darmerkrankung oder durch übermäßigen Genuß oxalathaltiger Nahrungsmittel hervorgerufen werden (z.B. Rhabarber, Spinat, Kakao, Nüsse, Pfeffer und Tee);

sie kann aber auch durch eine außerordentlich hohe Oxalatresorption bei vielen Darmerkrankungen (wie bakterielle Überwucherungen, chronische Pankreatitis oder chronische Gallenerkrankung oder ileojejunale Operationen) verursacht sein. Durch den Oxalatgehalt im Urin und durch die klinische Entwicklung kann die Ursache der Hyperoxalurie geklärt werden. Patienten mit einer Dünndarmerkrankung können durch eine oxalatarme, fettarme Diät und mit Kalzium oder Colestyramin behandelt werden.

Hyperurikosurie wird durch die tägliche Ausscheidung von > 750 mg (bei Frauen) oder > 800 mg (bei Männern) im Urin definiert. Harnsäurekristalle bilden den Kern für die Anlagerung von Kalzium-Oxalat-Kristallen und das Wachstum. Da der Harnsäurekern durch übliche Labormethoden nicht nachweisbar ist, können diese Patienten anscheinend reine Kalziumsteine oder gemischte Kalzium-Harnsäuresteine bilden. Die Pathogenese der Hyperurikosurie ist eigentlich immer eine exzessive Purinaufnahme in Form von Fleisch, Fisch und Geflügel. Falls die Ernährung nicht geändert werden kann, kann durch Allopurinol (100 mg 2mal täglich oder 300 mg einmal täglich am Morgen) die Harnsäureproduktion gesenkt werden.

Es gibt eine kleine Gruppe von Patienten, bei denen keine Stoffwechselstörung gefunden werden kann. Bereits bei normalen Werten steinbildender Salze kommt es bei diesen Menschen zur Kristallisation. Thiazid-Diuretika und erhöhte Flüssigkeitsaufnahme vermindern die Steinbildung.

Harnsäuresteine bilden sich bei höherer Azidität des Harns, in dem die Harnsäurekristalle in nicht dissoziierter Form vorliegen. In den meisten Fällen ist eine Behandlung durch Erhöhung des Urin-pH auf 6–6,5 durch alkalisierende Substanzen wie Natriumbicarbonat (1300 mg dreimal täglich) oder durch Natrium- oder Kaliumzitrat (0,5–1 mÄq/kg/Tag, verteilt auf 2–3 Einzeldosen) erfolgreich. Falls notwendig, kann die Behandlung durch Allopurinol 200–300 mg einmal täglich) oder durch eine verminderte Purinaufnahme und erhöhte Flüssigkeitszufuhr unterstützt werden.

Magnesium-Ammonium-Phosphat-Steine: Dieser Kristall weist auf das Vorliegen einer HWI durch harnstoffspaltende Bakterien hin. Die Steine selbst sind Infektionsherde und müssen wie infizierte Fremdkörper behandelt werden. Im Gegensatz zu den anderen Steintypen kommen „Infektions"-Steine meist bei Frauen vor. Eine besondere Beachtung auch kleiner Mengen harnstoffspaltender Bakterien und die Behandlung jeder metabolischen Ursache einer Steinbildung kann einen chirurgischen Eingriff verhindern.

16. LÄSIONEN DES MÄNNLICHEN GENITALES

(s.a. Kap. KIN, 7.)

Anomalien des äußeren männlichen Genitales (Penis, Skrotum, Skrotalinhalt) führen zu – *manchmal* lebensbedrohlichen – psychologischen Störungen. Eine sorgfältige, einfühlsame Untersuchung und exakte Diagnose sind zwingend.

Penisläsionen

Balanoposthitis: Bakterielle und Hefeinfektionen unter der Vorhaut des nicht-zirkumzidierten Mannes sind häufige Ursachen für eine Balanoposthitis (generalisierte Entzündung der Glans penis und Vorhaut), die *in Kap. INF, 16.* behandelt wird. Derartige Entzündungen prädisponieren zu Meatusstriktur, Phimose, Paraphimose und Karzinom.

Erythroplasia de Queyrat: Eine Präkanzerose; es handelt sich um einen scharf begrenzten, rötlichen Herd mit samtartiger Oberfläche an der Glans oder der Corona glandis. Der Verdacht sollte histologisch bestätigt werden. Die Behandlung erfolgt mittels lokaler Applikation von 5%iger Fluorouracilsalbe. Eine sorgfältige Nachbehandlung ist angezeigt.

Balantitis xerotica obliterans: Die Folge einer chronischen Entzündung; stellt einen indurierten, weißlichen Bezirk dar, der nahe der Spitze der Glans, um den Meatus herum liegt und häufig zu einer Konstriktion führt. Die Behandlung erfolgt mittels lokaler antibakterieller und antiinflammatorischer Medikamente; in einigen Fällen kann eine Meatotomie erforderlich sein.

M. Paget und M. Bowen *(s. Kap. HAU, 18.)* sind seltene Hautkarzinome, die auf dem Penis auftreten können. **Andere seltene Penisläsionen** werden durch Diphtherie, TB, Mykosen und Herpes zoster verursacht. **Herpes simplex** ist eine häufigere Erscheinung.

Karzinom *s. Kap. NIE, 18.*

Schanker, der luetische Primäraffekt, und **Gentialwarzen (Condylomata acuminata)** werden in *Kap. INF, 16.* behandelt.

Priapismus

Der Priapismus ist eine schmerzhafte, persistierende Peniserektion ohne gleichzeitige sexuelle Wünsche oder Erregung.

Die Mechanismen, die zum Priapismus führen, sind noch weitgehend unbekannt; beteiligt sind jedoch wahrscheinlich viele vaskuläre und neurologische Anomalien. Am häufigsten wird eine Beckenvenenthrombose als Ursache vermutet. Der Priapismus kann nach längerdauernder sexueller Aktivität aufreten, bei Leukämie, Sichelzellanämie oder anderen Blutdyskrasien. Weiterhin werden Hämatome und Tumoren des Beckens, zerebrospinale Erkrankungen wie Syphilis oder Tumoren, Infektionen und Entzündungen der männlichen Genitalien wie Prostatitis, Urethritis und Zystitis, insbesondere wenn gleichzeitig ein Blasenstein besteht, als Ursachen verdächtigt. Durch verschiedene Medikamente kann vermutlich ein Priapismus ausgelöst werden (z.B. Trazodon, Chlorpromazin, Methaqualon, Prazosin, Tolbutamid, bestimmte Antihypertensiva, Antikogulanzien und Kortikosteroide). Die Corpora cavernosa sind selten vollständig thrombosiert; sie enthalten für gewöhnlich nur dickes, dunkles, venöses Blut mit der Konsistenz von Motoröl, Corpus spongiosum und Glans penis sind nicht betroffen. Eine prolongierte Erektion kann von einer Injektionstherapie bei erektiler Dysfunktion stammen *(s.a. Kap. PSY, 7., Sexualstörungen beim Mann).*

Die **Therapie** ist schwierig und häufig wenig erfolgreich. Der Priapismus neurologischer Genese kann durch kontinuierliche Kaudal- oder Spinalanästhesie gelindert werden. Östrogene sind gar nicht, Antikoagulanzien nur im Frühstadium wirksam. Die Corpora können durch Einführung von 12er oder 16er Kanülen entleert, gespült und dadurch dekomprimiert werden; trotzdem tritt die Schwellung häufig wieder auf. Die Anlage einer Fistel zwischen Glans und Corpus cavernosum hat sich als erfolgreich erwiesen und kann mit Hilfe einer Biopsienadel erfolgen. Die semipermanente Ableitung über einen Shunt zwischen V. saphena und einem oder beiden Corpora oder über einen Cavernosum-Spongiosum-Shunt kann zu einer zeitweiligen Abschwellung führen, was ausreicht, um die normale Beckenzirkulation wiederherzustellen. Die zugrundeliegenden Ursachen sollten behandelt werden. Die **Prognose** bezüglich der Wiederherstellung der sexuellen Funktion ist, außer bei sofortiger und erfolgreicher Therapie, schlecht.

Peyronie-Syndrom

(Induratio penis plastica)

Eine Dysplasie des Septum penis mit fibröser Verdickung und Kontraktur der Tunica albuginea, ähnlich der Dupuytrenschen Kontraktur. Die Ursache ist unbekannt. Die Erkrankung tritt bei Erwachsenen auf. Die Kontraktur führt zu einer Deviation des erigierten Penis zur Seite der Verhärtung; gelegentlich treten Schmerzen auf, häufig ist die Kohabitation unmöglich (Impotentia coeundi). Der Prozeß kann sich auf die Corpora cavernosa ausdehnen und deren Schwellkörperfunktion distal einschränken.

Die **Therapie** ist unterschiedlich mit unvorhersehbaren Ergebnissen. Die Heilung kann spontan nach vielen Monaten erfolgen. Die chirurgische Entfernung der Plaques mit Hautlappenersatz kann erfolgreich sein oder aber zu weiterer Vernarbung und Ausdehnung des Defektes führen. Lokale Kortikosteroidinjektionen können wirksam sein; orale Kortikosteroidgabe hat sich als unwirksam erwiesen. Die lokale Anwendung von Ultraschall hat in einigen Fällen zur symptomatischen Erleichterung geführt.

Skrotumschwellungen

Skrotalschwellungen können die Folge von Traumen und entzündlichen Prozessen der Skrotalwand und des Skrotalinhalts, von Neoplasmen der Testes und der testikulären Anhangsgebilde oder von mechanischen Schädigungen von Skrotalinhalt und angrenzenden Strukturen sein.

Die **Epididymo-Orchitis** (Entzündung von Epididymis und Testes) kann als Komplikation einer Harninfektion mit Prostatitis oder Urethritis, als Folge einer Gonorrhö, als Komplikation nach Prostataoperation oder aufgrund einer Infektion bei Lage eines Dauerkatheters auftreten. Die häufigsten hierbei vorkommenden pathogenen Organismen sind gramnegative Bakterien und *Chlamydia trachomatis.* Die tuberkulöse Epididymitis, syphilitische Gummen und mykotische Erkrankungen (Aktinomykose, Blastomykose) sind heutzutage selten. Die **Therapie** besteht in Bettruhe, Hodenhochlagerung, Eisbeutelauflage und der systemischen Gabe von Antibiotika. Hodenabszesse neigen zur spontanen Drainage, die Inzision ist selten erforderlich. Eine Abszeßbildung und kein Ansprechen auf die Antibiotikatherapie können jedoch ein chirurgisches Eingreifen, u.U. Epididymo-Orchiektomie, insbesondere bei älteren, geschwächten Patienten, notwendig erscheinen lassen.

Akute Mumps-Orchitis *s. Kap. KIN, 11.*

Urethrastriktur und **Divertikel** können von Abszeßbildung und Urinextravasation in Skrotum und Perineum begleitet sein. Die Harnableitung erfolgt über eine suprapubische Zystotomie, Inzision und Drainage, Antibiotika sind indiziert. Persistierende Strikturen müssen offen chirurgisch oder endoskopisch behandelt werden.

Die **Hydrozele** ist eine häufige Ursache für eine skrotale Schwellung. Sie entsteht durch eine exzessive Flüssigkeitsansammlung innerhalb der Tunica vaginalis, entweder infolge einer Überproduktion (Entzündung von Hoden und Anhangsgebilden) oder infolge einer verminderten Resorption (lymphatische oder venöse Obstruktion im Rückenmark oder im Retroperitonealraum). Die kongenitale Hydrozele wird in *Kap. KIN, 7.* besprochen. Die **Behandlung** einer persistierenden Hydrozele erfolgt chirurgisch. Die Aspiration ist nur eine vorübergehende Möglichkeit und birgt die Gefahr der Sekundärinfektion. Eine **Hämatozele** ist für gewöhnlich die Folge eines Traumas und besteht aus einer Blutansammlung innerhalb der Tunica vaginalis. Sie ist nicht, wie die Hydrozele, durchscheinend. Die **Behandlung** erfolgt chirurgisch, wenn die Hämatozele groß ist und das Blut unter konservativer

Therapie nicht absorbiert wird oder wenn eine Verletzung der Tunica albuginea der Testes besteht.

Eine **Spermatozele** tritt im Bereich des Nebenhodens auf und enthält normalerweise Sperma. Die Differenzierung von der Hydrozele kann u.U. schwierig sein, wenn die Spermatozele groß ist, da beide Zysten durchscheinend und schmerzlos sind. Die Ultraschallsonographie kann die Diagnose stützen. Durch ihre Lokalisation am oberen Pol des Hodens erscheinen die Spermatozelen als „dritter Hoden". Bei Vergrößerung und Beschwerden ist die chirurgische Exzision indiziert.

Die direkte oder indirekte **Inguinalhernie** kann sich in den Skrotalbereich ausdehnen. Sie muß von der Hydrozele bzw. Hämatozele differenziert werden. Bei der Hernie kann der Samenstrang oberhalb der Aussackung nicht getastet werden, während bei der Hydrozele und Hämatozele die normalen Strukturen zu tasten sind. Die Behandlung erfolgt operativ durch Herniotomie oder Hernioplastik, da sonst die Gefahr der Inkarzernation oder Strangulation besteht.

Hodentorsion *s. Kap. KIN, 7., und Kap. KIN, 2., Die Versorgung des normalen Neugeborenen.*

Hodentumoren *s. Kap. NIE, 18.*

Varikozelen treten meistens im linken Skrotum auf und bestehen aus einem venösen Konglomerat, das in aufrechter Position zu tasten ist und in Rückenlage abläuft. Bei Beschwerden (Schmerz und Spannung im Hoden) und Infertilität ist die chirurgische Versorgung angezeigt *(s.a. Kap. GYN, 3.).*

Das **Lymphödem** des Skrotums kann durch eine Lymphgefäß- oder Venenkompression im Abdomen oder einen intraabdominellen Tumor, eine Zirrhose mit Aszites, eine Filariasis oder ein Nonne-Milroy-Meige-Syndrom (idiopathisches Lymphödem) entstehen. Die **Therapie** erfolgt durch ein Skrotalsuspensorium; u.U. werden Resektion und Skrotumplastik erforderlich.

17. UROGENITALE TRAUMEN

Traumen des Urogenitaltraktes können durch penetrierende oder perforierende Einwirkungen, stumpfe Bauchtraumen, die zu Kompressions- und Berstungsrupturen führen, chirurgische Maßnahmen, Stoßwellen, Lasertherapie, instrumentelle Eingriffe oder Bestrahlung entstehen. Hämaturie, Oligurie, Schmerzen und Anurie sind die Hauptsymptome. Ferner können eine lokale Empfindlichkeit, Schwellung und subkutane Blutung auftreten; u.U. entwickelt sich ein Schock. Die sofortige Diagnose und Behandlung kann lebensrettend und für die Aufrechterhaltung der Nieren- und Blasenfunktion wesentlich sein.

Niere

Stumpfe äußere Gewalteinwirkung ist die häufigste Ursache für Nierenverletzungen. Schuß- oder Stichverletzungen können perforierende oder penetrierende Wunden verursachen. Die Art der Nierenverletzungen variiert: Die Nierenkontusion kann zu einer massiven Hämaturie ohne anatomische Schädigung führen; die Zerrreißung kann kapsulär und/oder subkapsulär verlaufen; die Zerstückelung oder Ruptur der Niere führt zu massivem Blutverlust und Urinextravasat; Nierenstielverletzung oder -abriß (Arterie oder Vene) führt zum Schock und u.U. zu plötzlichem Tod. Ein Nierentrauma mit Hämaturie als Folge einer kontrollierten extrakorporalen Stoßwellentherapie ist in der Regel nicht besorgniserregend und ist zudem ohne gezielte Therapie reversibel. Die Diagnose erfolgt durch IVU und Tomographie. Eine retrograde Pyelographie ist selten erforderlich. Die Angiographie sollte eingesetzt werden, wenn das IVU keinen Befund ergibt oder wenn eine größere Verletzung vermutet wird, die ein chirurgisches Eingreifen erforderlich machen würde.

Die **Therapie** beginnt mit der Schockbehandlung (Bluttransfusion oder Blutersatz). Die Aufrechterhaltung eines normalen Blutdruckes und Herstellung eines Urinabflusses erleichtern die röntgenologische Diagnostik. In manchen Fällen reicht die konservative Therapie mit Bettruhe aus. Schwere Verletzungen mit unbeherrschbarer Blutung und Urinextravasat erfordern die chirurgische oder perkutane Behandlung oder die arterielle Embolisation unter Rö-Kontrolle. Die **Prognose** ist bei sofortiger Diagnose und Behandlung gut. Als Spätfolge einer Nierenverletzung kann eine Hypertension mit segmentaler Ischämie oder Infarzierung und nachfolgender Vernarbung auftreten. Die Ursache dafür kann jedoch auch in einer perirenalen Fibrose liegen.

Ureter

Die meisten Harnleiterverletzungen sind Folgen von Beckenoperationen (urologische Radikaloperationen, gynäkologische oder Koloneingriffe). Sie werden häufig erst bei auftretender Oligo- oder Anurie, Schmerzen, Fieber oder Fisteln bemerkt. Harnleiterverletzungen aufgrund äußerer Traumen sind selten, aber sie können sekundär bei penetrierenden Traumen entstehen. Stumpfe Traumen, insbesondere bei starker Überdehnung, können einen Ureterabriß am Nierenbecken oder Beckenrand zur Folge haben. Die Diagnose erfolgt durch IVU, Tomographie, gelegentlich auch durch die retrograde Pyelographie. Die perkutane Nierenfistel mit antegrader Ureteropyelographie kann für Diagnose und Therapie wertvoll sein.

Therapie: Die sofortige Diagnose einer Anurie als Folge einer Ureterligatur kann zur zufriedenstellenden chirurgischen Korrektur führen. Bei der postchirurgischen Obstruktion oder Urinfistel kann eine vorübergehende Harnableitung (Nephrostomie, proximale Ureterostomie) oder die primäre chirurgische Rekonstruktion (Ureteroureterostomie, Ureteroneozystostomie, Transureteroureterostomie) erfolgen. Ureterkatheterismus und die Anlage eines Dauerkatheters über einen längeren Zeitraum (3–6 Wochen) können zur Dilatierung einer Striktur oder zur Schließung einer Fistel führen. Messerstiche oder Schußverletzungen erfordern gewöhnlich eine sofortige chirurgische Intervention.

Blase

Die Ruptur der überdehnten Blase kommt häufig bei stumpfen äußeren Traumen vor, wie sie beim Autounfall auftreten. Häufig besteht gleichzeitig eine Beckenfraktur. Die Ruptur kann extra- oder intraperitoneal liegen. Hauptsymptome sind Oligurie, Hämaturie oder Anurie. Die Diagnosestellung erfolgt zystographisch; hierbei können gleichzeitig eventuelle Urinextravasate nachgewiesen werden. Eine radiographisch erkennbare Verschiebung der Blase kann für eine Ruptur sprechen, da die extravesikale Blutung in den paravesikalen Raum eine Verzerrung der Blase („Tropfen-Blase“ aufgrund externer Kompression) verursachen kann.

Therapie: Kleinere Verletzungen können u.U. während einer 7–10tägigen Katheterdrainage abheilen. Größere Läsionen müssen sofort verschlossen werden. Die Harndrainage erfolgt vorzugsweise sowohl suprapubisch als auch urethral.

Urethra

Häufige Ursachen einer Urethraverletzung sind Beckenfrakturen mit Abscherung der hinteren Harnröhre, Pfählungsverletzungen des Perineums und traumatisierende instrumentelle Harnröhrenuntersuchungen. Eine Anurie mit suprapubischer, skrotaler oder perinealer Extravasation kann das Hauptsymptom sein. Die Diagnose erfolgt durch ein retrogrades Urethrogramm. Die Zystourethrographie spezifiziert Ausmaß und Lokalisation einer Verletzung.

Therapie: Leichtere Harnröhrenverletzungen erfordern die vorsichtige Einführung eines Katheters für wenige Tage. Schwere Harnröhrenverletzungen erfordern die chirurgische Versorgung. Der Urin sollte suprapubisch abgeleitet werden; in vielen Fällen kann der chirurgische Eingriff aufgeschoben werden und später elektiv erfolgen. Eine häufige Spätfolge einer Urethraverletzung ist die Striktur an der betreffenden Stelle, sie erfordert die Dilatation, innere Urethrotomie oder sekundäre chirurgische Versorgung. Bei Männern ist Impotenz eine mögliche Komplikation einer schweren Urethraverletzung.

Äußeres männliches Genitale

Penetrierende und perforierende Verletzungen von Penis, Skrotum und Skrotalinhalt kommen vor. Die schweren Verletzungen sind jedoch Folge von Stoßeinwirkungen und Quetschungen mit Abriß von Haut oder Genitale. Abrißverletzungen können besonders häufig bei Land- und Industriearbeiter vorkommen, deren Kleidung sich in Maschinen verfängt. Penisverletzungen treten meistens bei der Anwendung diverser Vorrichtungen wie Penisringe, Staubsaugerrohre oder bei exzessiver sexueller Betätigung, Masturbation oder Fellatio auf. Hodenverletzungen sind meist Folge einer physikalischen Einwirkung, wie z. B. durch einen Tritt.

Therapie: Hautlappen sollten konserviert und gekühlt und so schnell wie möglich wieder auf die Läsionen aufgebracht werden. Die Wundversorgung erfolgt konservativ. Hauttransplantationen können erforderlich sein. Bei Abriß des gesamten Skrotums können die Hoden unter der Haut des Oberschenkels oder des Unterbauches eingenäht werden, in der Hoffnung, daß Spermatogenese und Hormonfunktion wieder aufgenommen werden. Der komplette Penisabriß ist selten. Schuß- und andere penetrierende Verletzungen erfordern Wundversorgung und Drainage. Hämatome und Hämatozelen, die infolge äußerer Traumen des Skrotums auftreten, werden normalerweise konservativ behandelt, während die Zerreißung der Tunica albuginea der Testes eine sofortige chirurgische Abklärung und Versorgung erfordert.

18. MALIGNE TUMOREN

(s. a. Kap. HÄM, 11.)

Maligne Tumoren des UG-Traktes können in jedem Alter auftreten. Sie stellen ungefähr 30% der Karzinome bei Männern und 4% bei Frauen dar.

Niere

Tubulointerstitielle Erkrankung bei Malignomen

Bei der Leukämie und dem Lymphosarkom können proliferative maligne Zellen in das Nierenparenchym einwandern. Die Nieren sind häufig asymmetrisch vergrößert. Das IVU zeigt die Verlängerung und Verengung der Kelche infolge der diffusen Infiltration. Bei Patienten mit diffusem Malignom können auch andere Faktoren eine Nierenvergrößerung verursachen, da eine neoplastische Infiltration nur bei etwa 50% der autopsierten Patienten nachzuweisen ist. Trotz des ausgedehnten interstitiellen Befalles sind die Funktionseinschränkungen gering. Eine Proteinurie fehlt oder ist gering; solange keine anderen Komplikationen auftreten, wie Harnsäure-Nephropathie, Hyperkalzämie oder bakterielle Infiltration, bleiben auch die Harnsäure- und Kreatininkonzentrationen im Blut meistens niedrig.

Nierenkarzinom

(Hypernephrom)

Das Adenokarzinom der Niere hat einen Anteil von 1–2% an den Karzinomen des Erwachsenen. Das Verhältnis Männer zu Frauen beträgt annähernd 2:1. Die meisten soliden Nierentumoren sind maligne.

Symptomatik und Diagnostik

Häufigstes Symptom ist eine Hämaturie, massiv oder mikroskopisch, danach kommen Flankenschmerzen, palpabler Tumor und unklares Fieber. In einigen Fällen treten eine Hypertension auf (infolge segmentaler Ischämie oder Kompression des Nierenstiels) sowie eine Polyzythämie (infolge der erhöhten Erythropoetinaktivität).

Durch die Zunahme der Ultraschalluntersuchungen des Abdomens und durch die vermehrt durchgeführten Computertomographien wurden häufiger Nierenzellkarzinome gefunden. Die Verdachtsdiagnose eines Nierenkarzinoms wird auch gelegentlich nach einem Knochenszintigramm oder Nierenperfusionsszintigramm gestellt. Das IVU oder die Ultraschalluntersuchung bestätigen die Gewebsmasse, und der CT-Scan liefert Informationen über die Dichte dieser Masse, ihre lokale Ausdehnung und die Beteiligung von Lymphknoten und Venen. Eine Venographie der V. cava inferior und ein Kernspintomogramm erlauben eine bessere Beurteilung der Nierenvenen und der V.-cava-Ausdehnung und ist besonders wertvoll bei der Beurteilung von Läsionen der rechten Niere. Eine Aortographie und eine selektive Angiographie der Nierenarterie kann erforderlich sein, um die Art des Nierentumors festzustellen und eine genauere Darstellung der Arterienzahl und des Gefäßmusters bei der Vorbereitung eines chirurgischen Eingriffs zu liefern. Eine Lungenaufnahme ist unbedingt erforderlich, da Lungenmetastasen häufig vorkommen. Eine sorgfältige präoperative Beurteilung erlaubt eine bessere therapeutische Planung.

Prognose und Therapie

Die transabdominale radikale Nephrektomie mit Ausräumung der regionären Lymphknoten bietet die Möglichkeit, eine regional begrenzte Erkrankung zu heilen. Ein Tumorbefall der Nierenvene, und gerade der V. cava, ist eine chirurgisch therapierbare Erkrankung. Ein metastasierendes Nierenkarzinom hat eine ungünstige Prognose, da der Tumor wenig strahlensensibel ist und Chemotherapeutika, als Monosubstanz oder als Kombinationstherapie, ineffektiv sind. Eine spontane Rückbildung von Metastasen nach einer Nephrektomie ist selten. Die Behandlung mit Progesteron hat die Überlebensrate nicht signifikant verbessert. Die Wirksamkeit der Immuntherapie wird zur Zeit erforscht.

Nierenbecken und Ureter

Die Malignome des Nierenbeckens und Ureters sind histologisch ähnlich (Übergangs-, gelegenlich auch Plattenepithel). Die Hämaturie ist das Hauptsymptom, bei Obstruktion können kolikartige Schmerzen auftreten. Im IVU oder retrograden Pyelogramm zeigen sich Füllungsdefekte. Das CT kann bei der Beurteilung der Erkrankung und bei der Differentialdiagnose zwischen einem röntgenologisch nicht nachweisbaren Stein, einem Tumor oder Koagel helfen. Die zytologische Untersuchung ist hilfreich. Ureteroskopie und Nephroskopie können u.U. bei der Beurteilung kleinerer Läsionen gute Dienste leisten. Die **Therapie** besteht in der radikalen Nephroureterektomie mit Entfernung der benachbarten Blasenanteile. Gelegentlich ist die lokale Exzision eines Ureterdefektes angezeigt (bei verminderter Nierenfunktion oder Solitärniere). Bei operablen Fällen ist die **Prognose** gut. Da die Tumoren zum Wiederauftreten in der Blase neigen, sind periodische Kontrollzystoskopien wichtig; die Behandlung besteht in der transurethralen Resektion oder in einer Instillationstherapie, wenn die Erkrankung in einem frühen Stadium diagnostiziert wurde.

Harnblase

Ätiologie und Häufigkeit

Zu den bekannten Harnkarzinogenen zählen β-Naphthylamin, p-Aminodiphenyl (Anilinfarben), bestimmte chemische Zwischenprodukte der Gummiherstellung, Tryptophanmetaboliten und möglicherweise die Ausscheidungsprodukte von Tabakteer. Chronische Irritation (Schistosomiasis und Blasensteine) prädisponiert zum Blasenkarzinom, auch Restharn soll eine Rolle bei der Karzinomentstehung spielen. Die Häufigkeit von Blasenkarzinomen ist bei Männern 3mal höher als bei Frauen. Pro Jahr treten in den USA etwa 50200 neue Fälle auf (geschätzt nach den Zahlen von 1991).

Pathologie

Am häufigsten ist bei den Blasenkarzinomen der Übergangstyp. Ein Plattenepithelkarzinom ist weniger häufig und meist mit Parasitosen oder einer chronischen Schädigung der Schleimhaut einhergehend. Als Primärtumor kommt auch ein Adenokarzinom in Frage, jedoch sollte dann die Streuung eines Dickdarmkarzinoms ausgeschlossen sein. Der Übergangstyp eines Blasenkarzinoms kann als gut differenzierter, oberflächlicher, papillärer Tumor oder als sehr invasives, wenig differenziertes Neoplasma mit allen Übergangsformen auftreten. Ein Plattenepithelkarzinom der Blase wächst meist sehr infiltrierend und hat eine schlechte Prognose.

Symptomatik und Diagnostik

Hämaturie, Dysurie, Pollakisurie und Pyurie sind die Hauptsymptome. Bei Invasion, Infektion und Fixation treten Schmerzen auf. Der Tumor kann bei der bimanuellen Untersuchung suprapubisch zu tasten sein. Das früheste diagnostische Merkmal des Blasenkarzinoms kann die Mikrohämaturie sein.

Füllungsdefekte der Blase im Zystogramm oder in der zystographischen Phase des IVU lassen ein Blasenkarzinom vermuten. In der Urinzytologie zeigen sich häufig Tumorzellen. Die Diagnose ist zystoskopisch und nach transurethraler Biopsie zu stellen. Die bimanuelle Untersuchung in Anästhesie hilft beim Staging des Tumors; hierbei sind auch Becken-CT, die Ultraschalluntersuchung und kernspintomographische Untersuchungen von Nutzen.

Prognose und Therapie

Malignome, die oberflächlich liegen oder nur in die oberflächlichste Schicht der Blasenmuskulatur einwachsen, können endoskopisch behandelt werden; Rezidive an der gleichen oder einer anderen Stelle der Blase sind jedoch häufig. Sehr tiefgehende Invasionen in die Blasenmuskulatur sind schwer zu therapieren. Blasentumoren nach Metastasierung sind unheilbar, trotzdem können die Zystektomie und künstliche Harnableitung palliativ und lebensverlängernd sein.

Oberflächliche, frühzeitig erkannte Tumoren können erfolgreich transurethral reseziert oder biopsiert und elektrokoaguliert werden, aber die Häufigkeit eines Wiederauftretens ist hoch. Tumoren, die tief in die Blasenwand eingewachsen sind, sollten durch partielle, totale oder radikale Zystektomie behandelt werden. Die beiden letzteren Methoden erfordern eine alternative Harnableitung. Die präoperative Bestrahlung kann das Tumorwachstum verzögern. Die kombinierte Anwendung von Bestrahlung und Operation erzielt die besten Erfolge. Mit der Bestrahlungstherapie allein kann in einigen Fällen eine Heilung erzielt werden. Eine Polychemotherapie kann wirkungsvoll sein. Ganz bestimmte oberflächliche papilläre Wucherungen können durch wiederholte Blaseninstillationen von Chemotherapeutika wie Thiotepa, Mitomycin C oder Doxorubicin behandelt werden. Die BCG(Bacille Calmette-Guérin)-Instillationstherapie hat sich bei der Behandlung des oberflächlichen Blasenkarzinoms als wirksam erwiesen. Die Phototherapie wird in wenigen Zentren eingesetzt, um ausgewählte Fälle von einem oberflächlichen Blasenkarzinom dann zu behandeln, wenn andere Therapien scheiterten. Sie besteht aus einer lichtsensiblen Tinte, Hämatoporphyrin-Derivat (HPD) genannt; sie wird i. v. appliziert und von den Tumorzellen vorwiegend aufgenommen. Licht nahe dem ultravioletten Bereich läßt die HPD-enthaltenden Zellen leuchtend pink erscheinen, wodurch ihre Lage festzustellen ist. Rotes Laserlicht aktiviert HPD, wobei hochreaktive Substanzen entstehen, die die Tumorzellen abtöten. Eine saubere Fallselektion, eine exakte Dosierung und Langzeitergebnisse müssen durch weitere klinische Studien gewonnen werden.

Prostata

Das Adenokarzinom der Prostata ist das häufigste Malignom bei Männern über 50. Die Inzidenz steigt mit jedem Lebensjahrzehnt. In den USA gibt es pro Jahr etwa 122 000 neue Fälle (Schätzung 1991). Die Ätiologie ist unbekannt, es scheint aber eine Hormonabhängigkeit zu bestehen. Das seltene Sarkom der Prostata kann bei Kindern auftreten. Das undifferenzierte Prostatakarzinom, das Plattenepithelkarzinom und das Übergangskarzinom des Ductus kommen ebenfalls vor und sprechen weniger auf die üblichen Therapiemaßnahmen an.

Pathologie

Das gewöhnliche Prostatamalignom ist glandulär, ähnlich der histologischen Konfiguration der normalen Prostata. Große Nucleoli, häufige Mitosen, Stromainvasion und Einbeziehung des perineuralen Lymphgewebes stellen die histologischen Hauptkriterien für die Diagnose dar.

Symptomatik

Das Prostatakarzinom wächst im allgemeinen langsam progressiv und kann ohne Symptome verlaufen. Im weiteren Verlauf der Erkrankung zeigen sich Symptome der Blasenauslaßenge, der Ureterobstruktion, Hämaturie und u.U. Pyurie. Metastasen im Beckenknochen, in den Rippen und der lumbalen Wirbelsäule verursachen Knochenschmerzen. Eine steinharte Induration oder ein Knoten in der Prostata lassen ein Malignom vermuten, dieses muß von der granulomatösen Prostatitis, der Prostata-TB, Prostatasteinen und anderen, selteneren Prostataerkrankungen differenziert werden. Die feste, knotige, unregelmäßige Prostata ist pathognomonisch für das Prostatakarzinom. Bei weiterem Wachstum kommt es zur Ausdehnung der Induration und zur seitlichen Fixierung der Drüse an die Samenbläschen.

Diagnostik

Aufgrund rektaler Palpationsbefunde kann der Verdacht auf ein Prostatakarzinom entstehen. Ein harter solitärer Prostataknoten sollte biopsiert werden. Ausgedehntere Prozesse können durch transrektale oder transperineale Feinnadelbiopsie diagnostiziert werden. Eine histologische Diagnose im Frühstadium kann als Nebenbefund sich dann ergeben, wenn man maligne Veränderungen in einer Probe nachweist, die eigentlich aus einer benignen Prostatahypertrophie stammt. Die transrektale Ultraschalluntersuchung kann auch ihren Beitrag zur Diagnosefindung und zur exakten Führung der Nadel bei einer Feinnadelbiopsie leisten. Eine **erhöhte saure Serumphosphatase** läßt auf lokale Ausdehnung oder Metastasierung schließen. Andere Erkrankungen, die eine Erhöhung dieses Enzyms verursachen, sind die benigne Prostatahyperplasie (geringe Erhöhung nach heftiger Prostatamassage), das Plasmozytom, M. Gaucher und die hämolytische Anämie. Radioimmunassays zur Bestimmung des Prostata-spezifischen Antigens (PSA) oder der sauren Prostataphosphatase können zusätzliche Informationen bezüglich der Ausdehnung des Karzinoms liefern. Die Serumspiegel der sauren Phosphatase und des PSA sinken nach erfolgreicher Behandlung und steigen erneut beim Auftreten eines Rezidivs.

Das Prostata-spezifische Antigen (PSA) im Serum ist bei 30–50% der Patienten mit benigner Prostatahypertrophie (abhängig von Prostatagröße und Obstruktionsgrad) nur mäßig erhöht. Das PSA ist in 25–92% der Patienten mit Prostatakarzinom, in Abhängigkeit von der Tumorgröße, erhöht. PSA ist der sensitivste derzeit verfügbare Tumormarker, um Tumorprogression und Ansprechen auf eine Therapie beurteilen zu können; der genaue Stellenwert bei der Früherkennung und beim Staging muß erst noch in klinischen Studien geklärt werden.

Das Prostatakarzinom verursacht für gewöhnlich osteoplastische Knochenmetastasen. Der Nachweis im Knochen-Scan oder röntgenologisch bei gleichzeitig bestehender steinharter Prostata ist diagnostisch wichtig.

Prognose

Lokalisierte Malignome, die einer radikalen Prostatektomie oder einer Bestrahlungstherapie zugänglich sind, haben eine 10-Jahres-Heilungschance von 65%. Prostatamalignome, die nicht radikaloperiert oder bestrahlt werden können, können unter adäquater Hormontherapie und/oder Orchidektomie eine Reihe von Jahren überleben. Dies trifft insbesondere für ältere Männer mit hochdifferenzierten Karzinomen zu. Das Vorliegen von Metastasen zum Zeitpunkt der ersten Diagnose verschlechtert die Prognose deutlich, die Therapie kann jedoch über lange Zeit deutliche Linderung ohne Heilung bieten.

Therapie

Frühzeitig erkannte und lokalisierte Prostatakarzinome können durch radikale retropubische Prostatektomie oder Bestrahlung geheilt werden. Eine ausgedehnte lokale oder metastasierende Ausbreitung, das Alter und der Allgemeinzustand des Patienten können ein chirurgisches Eingreifen ausschließen. In diesem Fall sollte der endgültigen Diagnosestellung die hormonelle Behandlung und/oder Bestrahlung oder die bilaterale Orchidektomie folgen. Die Therapie der Wahl ist Östrogen (Diäthylstilböstrol 1–3 mg/Tag oral); höhe Östrogendosen können Thromboembolien hervorrufen. Die hochdosierte i.v. Kurzzeittherapie mit Diäthylstilböstrol-Diphosphat kann in wenigen Tagen eine dramatische Besserung der Symptome erzielen. Andere Behandlungsformen versuchen den Testosteronspiegel zu senken und eine Linderung durch Cyproteronacetat, Flutamid, Ketoconazol, Aminoglutethimid und LHRH zu erreichen. Die bilaterale Orchidektomie kann bei fortgeschrittener Erkrankung oder bei Versagen der Östrogentherapie wirksam sein. Die Bestrahlung kann sofortige Schmerzfreiheit bei sonst therapieresistenten Knochenmetastasen bringen und dient zusätzlich der Kontrolle des Lokalbefundes. Die Chemotherapie nach Versagen der Hormonbehandlung ist unwirksam.

Urethra

Das Karzinom der Harnröhre ist selten. Es tritt bei beiden Geschlechtern auf. Histologisch kann es sich um ein Plattenepithel-, ein Übergangsepithel- oder um ein Adenokarzinom handeln. Hämaturie und ein palpabler Tumor sind die Hauptsymptome. Symptome einer Obstruktion können vorhanden sein. Bröckeliges, blutendes Gewebe, das am Harnröhrenostium der Frau sichtbar wird, ist suspekt. Zur Differenzierung zwischen Harnröhrenkarzinom, Urethraprolaps und Urethralkarunkel ist u.U. eine Biopsie erforderlich. Bei Männern bestand gewöhnlich früher eine Harnröhrenstriktur. Bestrahlung und Radikaloperation sind gleichermaßen wirksam, obwohl die Prognose in jedem Falle ungünstig ist.

Penis

Das Peniskarzinom tritt häufiger bei nicht-zirkumzidierten, unsauberen Männern auf. Die Primärläsion tritt im Bereich der Corona glandis oder unter der Vorhaut auf, sie ist epidermoid, breitet sich lokal aus und metastasiert relativ spät. Die Metastasierung erfolgt auf dem Lymphweg in die oberflächlichen und tiefen Inguinallymphknoten. Häufig ist die totale oder partielle Penektomie mit Ausräumung der inguinalen Lymphknoten erforderlich. Peniskarzinome sind einer Bestrahlung gegenüber refraktär, eine Zytostatikatherapie ist ebenfalls unwirksam. Die partielle Penektomie, unter Erhaltung eines für die Miktion und die Kohabitation ausreichenden Stumpfes, kann im Frühstadium zur Heilung führen.

Testes

Herkunft und Art eines Skrotaltumors müssen genau festgestellt werden, da die meisten im Hoden entstehenden Tumoren maligne, extratestikuläre Tumoren jedoch meistens benigne sind.

Ätiologie und Häufigkeit

Die Ätiologie ist unbekannt. Die Hodentumoren haben den größten Anteil an den soliden Malignomen bei Männern unter 30. Patienten mit Kryptorchismus sind 2,5- bis 20mal häufiger betroffen als Männer mit normal deszendierten Hoden. Dies scheint auch nach Orchidopexie der Fall zu sein.

Pathologie

Die meisten malignen Hodentumoren entwickeln sich aus primordialen Keimzellen. Sie werden eingeteilt in Seminome, Teratome, embryonale Karzinome, Teratokarzinome und Chorionkarzinome (die Reihenfolge dieser Aufzählung entspricht ihrer zunehmenden Malignität). Funktionelle interstitielle Hodenkarzinome sind selten. Tumoren der Hodenanhangsgebilde und der Chorda sind im allgemeinen gutartige Fibrome, Fibroadenome, Adenomatoide oder Lipome. Gelegentlich sieht man allerdings auch Sarkome.

Symptomatik

Das typische Symptom eines Hodentumors ist eine zunehmende, manchmal schmerzhafte Vergrößerung des Hodens. Viele Patienten bringen die Entstehung dieses Tumors mit einem geringgradigen Trauma in Zusammenhang, das meistens zum Zeitpunkt der ersten Tumorfeststellung stattfand. Blutung in einen rasch wachsenden Tumor kann ausgeprägte lokale *Schmerzen und Empfindlich*keit hervorrufen. Eine harte oder zystische Vergrößerung des Hodens sollte den Verdacht sofort auf einen Hodentumor lenken.

Diagnostik

Untersuchung und Ultraschall können den Tumor lokalisieren. Die beste diagnostische Methode ist die chirurgische Exploration der Inguinalregion, mit Freilegung und Ligierung der Chorda durch eine inguinale Inzision vor der Mobilisierung des Tumors. Zur weiteren Diagnostik sollten eine Thoraxaufnahme und eine CT-Untersuchung gehören; IVU und Ultraschall dienen dem Nachweis von Metastasen. Radioimmunassays des α-Fetoproteins und des β-Anteils des humanen Choriongonadotropins sind verläßliche Marker für einen Tumor und wertvoll für die Kontrolle von Patienten mit nachgewiesenem Hodentumor, insbesondere für die nicht-seminomatösen Arten. Das CT des Abdomens ist zur Beurteilung des

Tumorstadiums und beim Follow-up wichtig; die Lymphangiographie der unteren Extremitäten bietet zusätzliche Information für die Beurteilung eines Seminoms.

Prognose

Die Prognose ist abhängig von der Histologie und dem Grad der Malignität. 5-Jahres-Überlebensraten von > 80% kommen bei Seminomen vor, die auf den Hoden beschränkt sind oder lediglich ins Retroperitoneum metastasiert haben. Die 5-Jahres-Überlebensrate der hochmalignen Chorionkarzinome ist sehr niedrig. Andere Tumoren liegen zwischen diesen Extremen.

Therapie

Es muß eine inguinale Orchidektomie durchgeführt werden. Bei Terato- und embryonalen Karzinomen ist auch die transabdominale Entfernung der retroperitonealen Lymphknoten erforderlich. Die Bestrahlung kann, insbesondere beim Seminom, wirksam sein; abdominale und mediastinale Lymphknoten sowie die linke Supraklavikularregion werden mit 30–50 Gy (3000–5000 rad) bestrahlt. Zytostatische Therapie mit Cisplatin in Kombination mit anderen Zytostatika kann die Regression einleiten und metastasierende, nicht-seminomatöse Hodentumoren unter Kontrolle halten, sie ist jedoch äußerst toxisch. Bei bereits bestehenden Metastasen ist eine Heilung von Seminomen und nicht-seminomatösen Tumoren im Frühstadium möglich *(s. Kap. HÄM, 11.)*.

KLINISCHE PHARMAKOLOGIE

1. AUFNAHME UND VERTEILUNG VON MEDIKAMENTEN

Arzneimittelwirkstoffe sind fast immer körperfremd. Sie werden daher nicht, wie endogene Substanzen, ständig gebildet und eliminiert. Die Prozesse der Aufnahme, Verteilung und Elimination von Arzneimitteln sind also von größter Bedeutung für die Bestimmung des Beginns, der Dauer und der Intensität ihrer Wirkung.

Resorption von Medikamenten

Der Prozeß des Medikamententransports vom Applikationsort in den systemischen Kreislauf.

Darreichungsform: *Die endgültige Dosierungsform eines Arzneimittels, die aus dem Mittel selbst und anderen Bestandteilen besteht und in eine anwendbare Form gebracht wird, z. B. als Tablette, Kapsel oder Lösung.*

Arzneimittel werden für verschiedene Anwendungsarten hergestellt, einschließlich der oralen, bukkalen, sublingualen, rektalen, parenteralen, lokalen Applikation und der Inhalation. Die physikochemischen Eigenschaften der Mittel, ihre Herstellung und die Art der Applikation sind für die Resorption von Bedeutung. Eine Voraussetzung für die Resorption jeden Mittels ist, daß es fähig sein muß, sich aufzulösen. Feste Arzneimittelpräparate (z. B. Tabletten) müssen zerfallen und desaggregieren, und die aktiven Wirksubstanzen müssen in Lösung gehen, bevor das Medikament resorbiert werden kann.

Mit Ausnahme der intravenösen Applikationsart muß ein Arzneimittel mehrere semipermeable Membranen überwinden, bevor es den allgemeinen Kreislauf erreicht. Diese Membranen wirken als biologische Barrieren, die selektiv den Durchtritt von bestimmten Lösungen oder Arzneimittelmolekülen behindern. Die Zellmembranen sind primär nach einer bimolekularen Lipidmatrix aufgebaut, die zum größten Teil aus Cholesterin und Phospholipiden besteht, in die Makromoleküle von globulären Proteinen in wechselnder Größe und Form eingebettet sind. Die Membranproteine können an Transportvorgängen beteiligt sein und können auch als Rezeptoren für zelluläre Regulationsmechanismen fungieren. Die Lipide der Membran verleihen ihr Stabilität und bestimmen ihre Permeabilitätscharakteristika.

Prozesse

Wirkstoffe gelangen über biologische Barrieren durch passive Diffusion, erleichterte Diffusion, aktiven Transport und Pinozytose.

Passive Diffusion: *Transport durch die Zellmembran, bei dem die treibende Kraft für die Bewegung der Konzentrationsgradient der Lösung ist.* Die meisten Arzneimittelmoleküle werden durch einfache Diffusion aus einem Gebiet mit hoher Konzentration (z. B. Darminhalt) zu einem Gebiet mit niedriger Konzentration (z. B. Blut) durch die Membranen transportiert, ohne daß Energie aufgewendet wird. Die Nettodiffusionsgeschwindigkeit ist diesem Gradienten direkt proportional und hängt von der Lipidlöslichkeit, dem Ionisationsgrad, der Molekülgröße und der Ausdehnung der resorbierenden Oberfläche ab. Da das Arzneimittel durch den Kreislauf abtransportiert wird und sich auf diese Weise in einem großen Volumen verteilt, ist die Blutkonzentration zunächst, verglichen mit derjenigen am Applikationsort, gering, und dieser große Konzentrationsgradient dient als treibende Kraft für die Resorption. Weil die Zellmembran jedoch von Lipidnatur ist, diffundieren Mittel, die lipidlöslich sind, schneller als Medikamente, die relativ fettunlöslich sind. Außerdem durchdringen kleinere Moleküle die Membran meist schneller als große Moleküle.

Die meisten Medikamente sind in wäßriger Umgebung schwache organische Säuren oder Basen, die sowohl in ionisierter oder nichtionisierter Form vorliegen. Die nichtionisierte Form ist häufig lipidlöslich und diffundiert leicht durch die Zellmembran. Die ionisierte Form kann die Zellmembran wegen der niedrigen Lipidlöslichkeit nicht so schnell durchdringen. Die geladenen Gruppen der Proteinoberfläche der Zellmembran können die Passage einer ionisierten Fraktion ebenfalls hemmen. Damit führt die Kombination der niedrigen Lipidlöslichkeit und des größeren elektrischen Widerstandes zu einer solchen Verlangsamung der Penetration der ionisierten Form, daß die tatsächliche Penetrationsrate hauptsächlich der nichtionisierten Form zuzuschreiben ist.

Daher wird das Gleichgewicht der Verteilung eines schwachen Elektrolyten durch den pK_a-Wert der Substanz und durch den pH-Gradienten bestimmt. Wenn ein pH-Gradient besteht, wird der Ionisationsgrad eines schwachen Elektrolyten auf beiden Seiten der Membran unterschiedlich sein – bei einer schwachen Säure ist das Verhältnis des nichtionisierten zum ionisierten Anteil um so niedriger, je höher der pH ist. Wir betrachten im folgenden die Verteilung einer schwachen Säure (z. B. pK_a 4,4) zwischen Plasma und Magensaft. Im Plasma (pH 7,4) ist das Verhältnis der nichtionisierten zur ionisierten Form 1:1000, im Magensaft (pH 1,4) ist das Verhältnis umgekehrt 1000:1. Wenn die schwache Säure per os gegeben wird, baut sich ein großer Konzentrationsgradient zwischen Magen und Plasma auf, ein Zustand, der die Diffusion durch die Magenschleimhaut begünstigt. Im Äquilibrium wird die Konzentration des nichtionisierten Medikaments im Magen und im Plasma gleich sein, weil das die einzige chemische Form ist, die die Membran durchdringen kann. Dennoch wird die Konzentration des ionisierten Anteils im Plasma etwa 1000fach höher sein als die im Magen. Für eine schwache Base mit einem pK von 4,4 ist die Situation umgekehrt. Dadurch werden schwach saure Mittel (z. B. Aspirin) leichter aus einem sauren Milieu (Mageninhalt) resorbiert als schwache Basen (z. B. Chinidin). Trotzdem findet – unabhängig vom pH-Wert – der größte Teil der Medikamentenresorption wegen dessen großer Oberfläche im Dünndarm statt (s. Orale Verabreichung, unten).

Erleichterte Diffusion: Für bestimmte Moleküle (z. B. Glukose) sind die Penetrationsraten größer, als aufgrund ihrer niedrigen Lipidlöslichkeit und des vorhandenen Konzentrationsgradienten zu erwarten wäre. Es ist postuliert worden, daß sich eine „Trägersubstanz" an der Außenseite der Zellmembran reversibel mit dem Substratmolekül verbindet und daß der Träger-Substrat-Komplex schnell durch die Membran diffundiert und das Substrat im Zellinneren freisetzt. Dieser trägergestützte Diffusionsprozeß ist durch **Selektivität** und **Sättigbarkeit** gekennzeichnet. Der Trägermechanismus nimmt nur solche Substrate an, die eine relativ spezifische molekulare Konfiguration haben. Durch die Verfügbarkeit der Trägermoleküle ist der Prozeß begrenzt. Bei diesem Vorgang wird keine Energie benötigt, da das Substrat nicht gegen einen Konzentrationsgradienten transportiert wird.

Aktiver Transport: Zusätzlich zur Selektivität und Sättigungskinetik der erleichterten Diffusion *erfordert der aktive Transport einen Energieaufwand durch die Zelle, und in der Zelle können Substrate gegen ein Konzentrationsgefälle angesammelt werden.* Aktive Transportprozesse scheinen auf Stoffe beschränkt zu sein, die in enger struktureller Verwandtschaft zu normalen Körperbestandteilen stehen. Diese Substanzen werden im Dünndarm gewöhnlich an spezifischen Orten resorbiert. Aktive Transportprozesse wurden für verschiedene Ionen, Vitamine, Zucker und Aminosäuren festgestellt.

Pinozytose bezieht sich auf *den Vorgang des Einverleibens von Partikeln oder Flüssigkeiten durch Zellen.* Die Zellmembran stülpt sich ein, umschließt das Partikel oder die Flüssigkeit und verschmilzt dann wieder, wobei ein Bläschen entsteht, das sich im Zellinnern wieder öffnet. Auch dieser Mechanismus erfordert Energie. Die Pinozytose spielt beim Transport von Arzneimitteln wahrscheinlich nur eine geringe Rolle.

Orale Applikation

Da der orale Weg der Medikamentengabe am häufigsten ist, bezieht sich der Begriff Resorption üblicherweise auf den Transport von Wirkstoffen über epitheliale Zellmembranen des Gastrointestinums. Die Resorption nach oraler Applikation wird dadurch kompliziert, daß im Verdauungskanal von oben nach unten unterschiedliche Verhältnisse angetroffen werden. Diese Unterschiede betreffen den luminalen pH, das Verhältnis von Oberfläche zu luminalem Volumen, die Durchblutung des Gewebes, den Fluß von Gallensaft und Schleim sowie die epithelialen Membranen. So scheint die im Intestinum im Vergleich zum Magen schnellere Resorption von Säuren zunächst der Hypothese zu widersprechen, daß die nichtionisierte Form eines Wirkstoffes Membranen leichter überquert. Diese Diskrepanz erklärt sich jedoch aus der stark vergrößerten Oberfläche und der höheren Permeabilität der Membranen im Intestinum.

Magenentleerung und Darmpassagezeit: Weil die Absorption nahezu aller Substanzen im Dünndarm schneller erfolgt als im Magen, ist die Magenentleerung ein bestimmender Schritt. Nahrung, besonders fettreiche Speisen, verzögern die Magenentleerung. Dies erklärt, warum manche Medikamente auf nüchternen Magen eingenommen werden sollen, wenn ein rascher Wirkungseintritt erwünscht ist. Nahrungsaufnahme kann das Ausmaß der Resorption auch vergrößern, wenn der Wirkstoff schlecht löslich ist (z.B. Griseofulvin), oder es verringern, wenn der Wirkstoff im Magen zerfällt (z.B. Penicillin G). Wirkstoffe, welche die Magenentleerung beeinflussen (z.B. Parasympatholytika) beeinflussen zugleich die Resorption anderer Substanzen.

Die Transportgeschwindigkeit im Darm kann die Wirkstoffabsorption ebenfalls beeinflussen. Dies betrifft besonders solche Stoffe, deren Resorption durch besondere Transportprozesse vermittelt wird (z.B. B-Vitamine), die sich langsam lösen (z.B. Griseofulvin) oder zu polar sind, um die Membranen schnell zu überschreiten (z.B. viele Antibiotika).

Resorption aus einer Lösung: Oral in Lösung verabreichte Wirkstoffe können entlang des gesamten Verdauungskanals resorbiert werden. Sie müssen dabei verschiedene Flüssigkeiten und Gewebe passieren und Begegnungen mit verschiedenen Enzymsystemen unversehrt überstehen. Die **Mundschleimhaut** hat ein dünnes und reich vaskularisiertes Epithel, das die Resorption von Medikamenten begünstigen würde, aber die Lösungen sind für eine ausreichende Resorption in zu kurzem Kontakt mit der Schleimhaut.

Der **Magen** besitzt eine relativ große Epithelfläche. Wegen der Schleimschicht und der relativ kurzen Verweilzeit von Wirkstoffen im Magen hängen Ausmaß und Geschwindigkeit der Resorption davon ab, wie lange die Substanz im Magen bleibt. Physiologische Vorgänge, die die Magenentleerung verzögern, verstärken den Zerfall mancher Medikamente (z.B. Penicillin G) im Magen und verringern so deutlich deren systemische Resorption. Das saure Milieu des Magens begünstigt die Resorption schwacher Säuren, die größtenteils in lipidlöslicher und nichtionisierter Form vorliegen.

Der **Dünndarm** präsentiert die größte Resorptionsoberfläche des Gastrointestinums, allerdings variiert sein Milieu. Im Duodenum beträgt der pH-Wert 4–5, aber er wird entlang des Darmkanals zunehmend alkalischer (z.B. ist der pH-Wert im unteren Ileum ungefähr 8). Die Gastrointestinalflora kann bestimmte Medikamente inaktivieren, wodurch ihre Resorption und Bioverfügbarkeit vermindert werden. Verminderte Blutzufuhr (z.B. im Schock) kann den Konzentrationsgradienten in der Intestinalschleimhaut herabsetzen und damit die Resorption durch passive Diffusion erniedrigen. (Verminderter peripherer Blutfluß verändert auch die Verteilung und den Metabolismus der Medikamente.)

Im Gegensatz zum Dünndarm hat der **Dickdarm** keine Villi. Nichtsdestoweniger können Medikamente, die der Resorption im Dünndarm entgangen sind, im Kolon, obgleich weniger effizient, aufgenommen werden.

Resorption von festen Dosierungsformen: Die meisten oral verordneten Arzneimittel befinden sich in der Form von Tabletten oder Kapseln, in erster Linie aus Gründen der Bequemlichkeit, der Ökonomie, der Stabilität und der Akzeptanz durch die Patienten. Sie müssen zerfallen und sich auflösen, bevor eine Resorption stattfinden kann. Der **Zerfall** vergrößert die Oberfläche des Medikaments erheblich, bringt es in Kontakt mit den gastrointestinalen Flüssigkeiten und fördert die Auflösung. Zerfallsstoffe und andere Auszüge (z. B. Verdünner, Gleitmittel, oberflächenwirksame Stoffe, Binder und dispergierende Substanzen) werden oft im Verlaufe des Herstellungsprozesses zugesetzt, um diese Vorgänge zu erleichtern. Faktoren, die in der Lage sind, einen variablen oder retardierten Zerfall von festen Arzneimittelzubereitungen zu bewirken, schließen die Anwendung von hohem Druck beim Tablettierungsvorgang und das Aufbringen von speziellen Überzügen ein, um die Tablette vor den Verdauungsvorgängen im Darm zu schützen. Hydrophobe Lubrikanzien (z. B. Magnesiumstearat) können sich an das aktive Medikament binden und seine Bioverfügbarkeit vermindern. Oberflächenaktive Stoffe können die Befeuchtungsfähigkeit, die Löslichkeit und die Dispersionsfähigkeit eines aktiven Mittels beeinflussen und dadurch seine Lösungsgeschwindigkeit vergrößern.

Die **Lösungsgeschwindigkeit** bestimmt die Menge an Substanz, die für die Resorption zur Verfügung steht. Ist sie geringer als die des Resorptionsvorgangs selbst, wird der Lösungvorgang zum geschwindigkeitsbegrenzenden Schritt, und Abwandlungen der Substanz oder der Darreichungsform beeinflussen den Aufnahmeprozeß als Ganzes. Die Lösungsgeschwindigkeit wird durch Faktoren wie Art des Salzes, Partikelgröße, Kristallform und Hydratationsgrad beeinflußt: So ist zum Beispiel die Lösungsgeschwindigkeit der Natriumsalze schwacher Säuren (z. B. Barbiturate und Salizylate) größer als die der entsprechenden freien Säuren, und zwar unabhängig vom pH des Mediums. Die Verminderung der Partikelgröße ist ein häufig benutztes Verfahren, um die dem Medium ausgesetzte Oberfläche der Substanzpräparation zu vergrößern; dadurch werden die Geschwindigkeit und das Ausmaß der gastrointestinalen Resorption bei solchen Substanzen wirksam erhöht, bei denen die Aufnahmerate durch die Lösungsgeschwindigkeit begrenzt ist. Bestimmte Mittel zeigen einen Polymorphismus, indem sie in amorphen oder in verschiedenen kristallinen Formen vorliegen. Chloramphenicolpalmitat existiert in zwei polymorphen Formen, aber nur eine Form hat eine ausreichende Löslichkeit und Resorbierbarkeit, um von klinischem Wert zu sein. Ein Hydrat entsteht, wenn ein oder mehrere Wassermoleküle sich bei der Kristallbildung mit dem Arzneimittelmolekül verbinden. Die Löslichkeit einer solchen Solvatform kann sich von der Nicht-Solvatform eines Mittels merklich unterscheiden. Zum Beispiel hat wasserfreies Ampicillin eine höhere Löslichkeitsrate und In-vivo-Resorption als das korrespondierende Trihydrat. Wenn Nahrung im Magen vorhanden ist, kann seine Entleerung, und damit der Eintritt der Arzneipartikel in das Intestinum, verzögert sein. Gleichzeitige Einnahme von Nahrung und Medikamenten kann das Ausmaß der Resorption verringern (z. B. durch vermehrte Degradation von Penicillin durch die Magensäure), vergrößern (wie bei der wenig löslichen Substanz Griseofulvin nach einer fettreichen Mahlzeit) oder überhaupt keinen oder nur wenig Effekt haben.

Parenterale Applikation

Die direkte Einbringung eines Mittels in den Blutstrom (gewöhnlich i. v.) sichert den vollständigen Übergang der applizierten Dosis in den systemischen Kreislauf. Eine Applikationsart, die jedoch den Transfer der Substanz durch eine oder mehrere biologische Membranen erfordert, um den Blutstrom zu erreichen, gibt keine Gewähr, daß schließlich die Gesamtmenge des Medikaments resorbiert wird. Die i. m. oder s. c. Injektion von Medikamenten überwindet die Hautbarriere, aber das Mittel muß in die Kapillaren vordringen. Da Kapillaren im allgemeinen sehr durchlässig sind, ist die Perfusion (Blutfluß/Gramm Gewebe) ein wichtiger Faktor für die Resorptionsgeschwindigkeit. Daher kann der Injektionsort die

Resorptionsrate einer Substanz stark beeinflussen. Die Resorption von Diazepam z. B. kann bei i. m. Injektion an einer wenig durchbluteten Stelle sehr viel langsamer sein als bei oraler Applikation.

Die Resorption kann verzögert oder unberechenbar sein, wenn Salze schlecht löslicher Säuren und Basen intramuskulär injiziert werden. So besteht zum Beispiel die parenterale Applikationsform von Phenytoin in einer Lösung seines Natriumsalzes in 40%igem Propylenglykol bei einem pH von ungefähr 12. Nach i. m. Injektion dieser Lösung wird das Propylenglykol resorbiert, und die Puffereigenschaften der Gewebsflüssigkeiten verringern den pH-Wert. Dadurch wird eine Verschiebung des Gleichgewichts zwischen den ionisiert und als freie Säure vorliegenden Anteilen der Wirksubstanz hervorgerufen. Die schwerlösliche freie Säure präzipitiert. Auflösung und Resorption gehen im weiteren Verlauf dann sehr langsam vonstatten (über 1–2 Wochen).

Die Resorption über das lymphatische System trägt nur sehr wenig zur Gesamtresorption kleiner Moleküle bei, weil der Lymphabfluß relativ langsam erfolgt. Bei größeren Molekülen (z. B. Insulin) oder stark fettlöslichen Substanzen (z. B. Griseofulvin) kann die lymphatische Resorption jedoch von Bedeutung sein.

Präparate mit kontrollierter Freisetzung

Verabreichungsformen mit verlängerter (kontrollierter) Freisetzung sind dazu bestimmt, die Häufigkeit der Einnahme zu reduzieren und eine gleichmäßigere Plasmakonzentration des Medikaments zu erhalten und damit einen gleichmäßigeren pharmakologischen Effekt zu erreichen. Zusätzlich kann die größere Bequemlichkeit für den Patienten (weniger häufige Anwendung) dessen Einverständnis mit dem therapeutischen Vorgehen verbessern (Compliance). Im Idealfall sind für solche Darreichungsformen jene Mittel geeignet, die wegen einer kurzen biologischen Halbwertszeit und nur kurzanhaltender Wirksamkeit häufig eingenommen werden müssen.

Orale Verabreichungsformen mit kontrollierter Freisetzung sind gewöhnlich so angelegt, daß therapeutisch wirksame Konzentrationen des Medikaments bis zu 12 h oder länger erhalten bleiben. Sie geben anfänglich meist eine normale therapeutische Menge des Medikaments ab und setzen hinterher Dosen, die den Spiegel aufrechterhalten, etwas langsamer frei. Die Verminderung der Resorptionsrate kann in verschiedener Weise erreicht werden: Überziehen der Medikamentenpartikel mit Wachs oder verwandtem wasserunlöslichem Material; durch Einbettung des Mittels in eine Matrix, aus der es während der Passage des Gastrointestinaltraktes langsamer freigesetzt wird, oder durch eine Komplexbildung des Medikaments mit Ionenaustauscherharzen. Topische Applikationsformen mit langanhaltender Substanzfreisetzung sind entwickelt worden, um die Freisetzung eines Medikaments über einen ausgedehnten Zeitraum zu ermöglichen. Zum Beispiel bewirkt die Diffusion von Clonidin über eine Membran die kontrollierte Bereitstellung der Substanz über eine Woche, und mit Nitroglyzerin imprägnierte Polymere auf einer adhäsiven Bandage erlauben eine kontrollierte Applikation über 24 Stunden. Für die transdermale Applikation müssen die Substanzen geeignete Hautpenetrationseigenschaften aufweisen und hochwirksam sein.

Es wurden viele nichtintravenöse, parenterale Präparationen hergestellt, um kontinuierliche Blutspiegel aufrechtzuerhalten. In einigen Fällen können i. m. injizierte, unlösliche Salze (z. B. Benzathin-Penicillin G) für mehrere Wochen oder einen Monat wirksam sein. Für andere Medikamente sind Suspensionen oder Lösungen in nichtwäßrigen Trägern hergestellt worden; z. B. kann Insulin zur Wirkungsverlängerung in kristallinen Suspensionen injiziert werden. Amorphes Insulin hat mit einer großen, die Löslichkeit begünstigenden Oberfläche einen mittleren Wirkungsbeginn. Auch die Wirkungsdauer ist intermediär. Das Procainsalz des Penicillins ist bei intramuskulärer Injektion schwer löslich und wird nur langsam resorbiert.

Bioverfügbarkeit

Der Grad und das Ausmaß, in dem der aktive Teil (Medikament oder Metabolit) in den allgemeinen Kreislauf gelangt und dadurch Zugang zum Wirkungsort gewinnt.

Während die physikochemischen Eigenschaften eines Medikaments die Resorptionsfähigkeit bestimmen, können die Eigenschaften der Darreichungsform ebenfalls wichtige Determinanten der Bioverfügbarkeit sein. Deshalb ist der Begriff der Äquivalenz zwischen Arzneimittelprodukten bei klinischen Entscheidungen wichtig. *Die* **chemische (pharmazeutische) Äquivalenz** *bezieht sich auf Zubereitungen, die dieselbe Substanz in der gleichen Menge enthalten und den gegenwärtigen offiziellen Standards genügen; die verwendeten inaktiven Ingredienzien können jedoch unterschiedlich sein.* **Bioäquivalenz** *bezieht sich auf chemische Äquivalente, die, wenn sie demselben Individuum nach demselben Dosierungsschema gegeben werden, gleich hohe Konzentrationen des Mittels in Blut und Geweben ergeben.* **Therapeutische Äquivalenz** *bezieht sich auf zwei Medikamente, die, wenn sie derselben Person nach demselben Dosierungsschema gegeben werden, im Grund genommen die gleiche therapeutische Wirkung oder die gleiche Toxizität besitzen, ungeachtet bestehender oder fehlender Bioäquivalenz.*

Der Begriff der Bioverfügbarkeit bezieht sich auf die Wirksamkeit der Darreichungsform als extravaskuläre System zur Abgabe eines Medikamentes und erlaubt den Vergleich von Arzneimitteln in bezug auf die relative Verfügbarkeit oder Bioäquivalenz.

Dieser Begriff basiert auf Überlegungen sowohl zur Substanzmenge, die nach extravasaler Applikation im systemischen Kreislauf resorbiert wird, als auch zur Geschwindigkeit, mit der dies geschieht, wenngleich er sich im allgemeinen nur auf die Menge der resorbierten Substanz bezieht. Die Bioverfügbarkeit hängt von einer Reihe von Faktoren ab. Zu diesen gehören die Zusammensetzung und Verarbeitung des Substanzpräparates, seine physikochemischen Eigenschaften sowie die physiologischen und pathologischen Gegebenheiten des Patienten.

Auch wenn ein Medikament vollständig resorbiert wird, kann die Geschwindigkeit der Resorption wichtig sein. Sie kann zu niedrig sein, um in annehmbarer Zeit einen therapeutischen Blutspiegel zu erreichen. Andererseits kann sie zu hoch sein, so daß aufgrund hoher Substanzspiegel nach jeder Gabe toxische Wirkungen auftreten.

Ursachen geringer Bioverfügbarkeit

Wenn eine Wirksubstanz sich schnell aus dem Arzneimittelprodukt löst und Membranen leicht passiert, wird seine Resorption von den meisten Applikationsorten aus nahezu vollständig sein. Dies ist bei oral applizierten Substanzen nicht immer der Fall. Vor Erreichen der Vena cava muß die Substanz sich durch den Verdauungstrakt bewegen und Darmwand und Leber überwinden, gut bekannte Orte des Metabolismus von Arzneimitteln *(s. Kap. LEB, 8.)*. Daher kann eine Substanz hier bereits abgebaut werden, bevor sie im systemischen Kreislauf nachweisbar wird. Diese Ursache einer verringerten Wirkstoffaufnahme wird als **„first pass"-Effekt** *bezeichnet.* Sehr viele Medikamente besitzen aufgrund eines starken „first pass"-Metabolismus geringe Bioverfügbarkeit. In vielen Fällen ist diese Extraktion so vollständig, daß die Bioverfügbarkeit gegen Null geht (z.B. Isoproterenol, Noradrenalin, Phenacetin und Testosteron).

Die beiden anderen häufigsten Ursachen niedriger Bioverfügbarkeit sind unzureichende Verweilzeit im Gastrointestinaltrakt und die Existenz konkurrierender Reaktionen. Eingenommene Medikamente bleiben gegenüber dem gesamten Gastrointestinum nicht länger als 1–2 Tage und gegenüber dem Dünndarm nur 2–4 h exponiert, es sei denn, daß die Magenentleerung deutlich verzögert ist. Wenn die Wirksubstanz sich nur langsam auflöst oder nicht in der Lage ist, die epitheliale Membran zu penetrieren (also stark ionisiert und polar ist), könnte die Verweilzeit am Resorptionszeit nicht ausreichend lang sein. Die Bioverfügbarkeit ist in einem solchen Falle nicht nur niedrig, sondern tendiert auch zu hoher Variabilität. Zusätzlich können individuelle Variablen wie Alter, Geschlecht, Aktivität, genetischer Phänotyp, Streß, Krankheit (z.B. Achlorhydrie, Malabsorptionssyndrome) und zurückliegende chirurgische Eingriffe im Gastrointestinaltrakt die Bioverfügbarkeit verändern und ihre Variabilität weiter erhöhen.

Reaktionen, die mit der Resorption konkurrieren, können die Bioverfügbarkeit verringern. Dazu gehören die Bildung von Komplexen (z.B. Komplexbildung von Tetrazyklin mit polyvalenten Metallionen), Hydrolyse durch den gastrischen pH oder durch Verdauungsenzyme (z.B. Hydrolyse von Penicillin und Chloramphenicolpalmitat), Konjugation in der Darmwand (z.B. Sulfokonjugation von Isoproterenol), Adsorption an andere Arzneimittel (z.B. Digoxin und Colestyramin) und der Abbau durch Mikroflora im Darmlumen.

Abschätzung der Bioverfügbarkeit

Die Bioverfügbarkeit wird am häufigsten bei oral applizierten Medikamenten beachtet und wird entweder durch Konzentrationsmessungen im Plasma oder anhand der im Urin unverändert ausgeschiedenen Menge bestimmt. Unterschiede in der Bioverfügbarkeit verschiedener pharmazeutischer Zubereitungen einer Substanz sind deshalb von klinischer Bedeutung. Die Abschätzung der Bioverfügbarkeit einer Substanz wird dadurch erschwert, daß sie bei verschiedenen Individuen, ja selbst bei einem Individuum zu verschiedenen Zeiten, unterschiedlich ist. Ihre Bestimmung wird darüber hinaus dadurch kompliziert, daß die Bioverfügbarkeit nicht immer gut mit Laboruntersuchungen (z.B. der Auflösungsgeschwindigkeit einer Tablette) oder mit Tierversuchen korreliert.

Schlecht ist die Bioverfügbarkeit vor allem bei oralen Applikationsformen schwer wasserlöslicher Substanzen mit langsamer Resorption. Eine langsame oder unvollständige Resorption kann zu verwirrenden Ergebnissen führen, da in dieser Situation mehr Faktoren Einfluß auf die Bioverfügbarkeit gewinnen als bei schnell und vollständig resorbierbaren Substanzen. Therapeutische Probleme treten am häufigsten bei der Langzeitbehandlung auf, dann nämlich, wenn ein auf eine bestimmte pharmazeutische Zubereitung eingestellter Patient auf ein nicht äquivalentes Ersatzpräparat umgestellt wird. Klinisch bedeutsame Beispiele für ineffektive Therapie oder Toxizität aufgrund der Umstellung auf nicht äquivalente Darreichungsformen wurden für mehrere Substanzen beobachtet, z.B. für Digoxin und Phenytoin.

Therapeutische Äquivalenz kann manchmal trotz unterschiedlicher Bioverfügbarkeit erreicht werden. Zum Beispiel ist beim Penicillin der Abstand zwischen einer therapeutisch effektiven und einer toxischen Konzentration so groß, daß mit der verschriebenen Dosierung normalerweise eine Plasmakonzentration weit über der therapeutischen Schwelle erreicht wird. Bei Penicillinpräparaten werden also moderate Unterschiede im erreichten Plasmaspiegel, die auf unterschiedliche Bioverfügbarkeiten zurückzuführen sind, die therapeutische Effizienz und die Ungefährlichkeit der Therapie nicht beeinflussen. Bei Substanzen mit geringer therapeutischer Breite dagegen sind Unterschiede in der Bioverfügbarkeit verschiedener Präparate wichtig.

Die Abschätzung der Bioverfügbarkeit anhand des Zeitverlaufs der Plasmakonzentration bezieht gewöhnlich drei Meßparameter ein: die maximale Substanzkonzentration im Plasma, den Zeitpunkt, zu dem die maximale Substanzkonzentration auftritt, und die Fläche unter der Kurve, die sich durch Auftragen der Substanzkonzentration im Plasma gegen die Zeit ergibt *(Abb. 1.)*. Die Substanzkonzentration im Plasma erhöht sich mit der Geschwindigkeit und dem Ausmaß der Resorption. Der Gipfelwert wird erreicht, wenn sich Abflußrate und Resorptionsrate die Waage halten. Je langsamer die Resorption, desto später wird der Gipfelwert erreicht.

Bestimmungen der Bioverfügbarkeit, die sich nur auf die maximale Plasmakonzentration stützen, können in die Irre führen, da der Abfluß des Mittels aus dem Blutstrom schon mit seinem Eindringen beginnt. Der Zeitpunkt des Gipfelwerts in der Plasmakonzentration steht in Verbindung zur Resorptionsrate und ist der am häufigsten benutzte allgemeine Index für diesen Parameter.

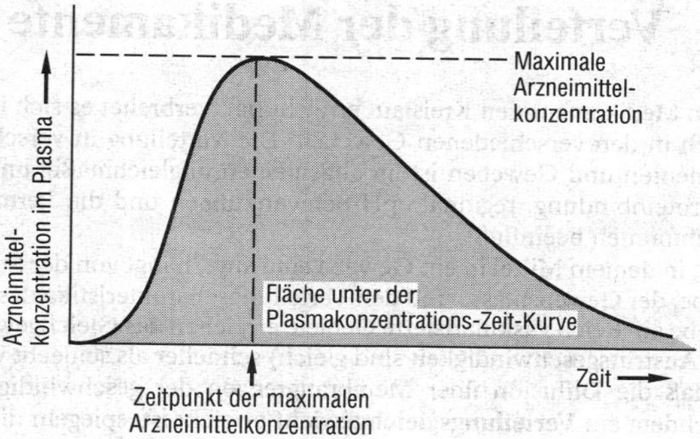

Abb. 1. **Darstellung der Beziehung zwischen Plasmakonzentration und Zeit nach einer Einzeldosis eines hypothetischen Medikaments.**

Die **Fläche unter der Konzentrationskurve** (Konzentrationsintegral) ist die wichtigste Meßgröße der Bioverfügbarkeit, die sich auf Serumkonzentrationsmessungen stützt. Sie ist direkt proportional zur Gesamtmenge des unveränderten Mittels im Blut. Um das Plasmakonzentrationsintegral genau zu bestimmen, ist es notwendig, Blut in kurzen Intervallen über einen Zeitraum zu entnehmen, der ausreicht, um die fast vollständige Elimination zu beobachten. Arzneimittelprodukte können in bezug sowohl auf die Geschwindigkeit als auch auf das Ausmaß der Resorption als bioäquivalent angenommen werden, wenn die Kurven ihrer Serumspiegel im wesentlichen deckungsgleich sind. Zwei Arzneimittelprodukte, die in etwa die gleichen Plasmakonzentrationsintegrale haben, deren Plasmakonzentrations-Zeit-Profile jedoch in der Form differieren, sind im Ausmaß der Resorption äquivalent, werden jedoch mit unterschiedlicher Geschwindigkeit resorbiert.

Einzeldosis versus multiple Dosierung

Die multiple Dosierung erlaubt die Abschätzung der Bioverfügbarkeit. Dieses Vorgehen hat Vorteile, d. h., es könnte der üblichen klinischen Situation besser entsprechen; außerdem werden meist höhere Plasmaspiegel erreicht als nach einer Einzeldosis, was die Bestimmung der Substanz vereinfacht.

Nach repetitiver Gabe einer Dosis bei einem fixen Dosisintervall für etwa 4 bis 5 Eliminationshalbwertszeiten sollte die Blutkonzentration einen ungefähren Gleichgewichtszustand erreichen. Das Ausmaß der Absorption kann dann durch Messung des Konzentrationsintegrals während eines Dosierungsintervalls bestimmt werden. Das Konzentrationsintegral über 24 h ist jedoch vermutlich vorzuziehen, da es tageszeitabhängige Variationen physiologischer Funktionen gibt und weil es möglich ist, daß die Dosisintervalle und Absorptionsgeschwindigkeiten während des Tages nicht immer gleich sind.

Für die Medikamente, die primär unverändert im Urin ausgeschieden werden, kann die Bioverfügbarkeit durch Messung der ausgeschiedenen Gesamtmenge des Mittels bestimmt werden. Idealerweise sollte zur kompletten Rückgewinnung des Medikamentes Urin während einer Periode von 7–10 Halbwertszeiten gesammelt werden, um das Ausmaß der Resorption zu bestimmen. Bei umfassender Bioverfügbarkeitsuntersuchung werden sowohl Plasma- als auch Urinausscheidungsdaten herangezogen.

Verteilung der Medikamente

Nachdem ein Medikament den Kreislauf erreicht hat, verbreitet es sich im ganzen Körper und verteilt sich in den verschiedenen Geweben. Die Verteilung in verschiedenen Flüssigkeitskompartimenten und Geweben ist im allgemeinen ungleichmäßig und wird durch das Ausmaß der Proteinbindung, regionale pH-Schwankungen und die Permeabilität der verschiedenen Membranen beeinflußt.

Der Umfang, in demein Mittel in ein Gewebe eindringt, hängt von der Stärke des Blutflusses zum Gewebe, der Gewebsmasse und den Verteilungscharakteristika des Mittels zwischen Blut und Gewebe ab. Reich vaskularisierte Gebiete erreichen das Gleichgewicht mit dem Blut (Eintritts- und Austrittsgeschwindigkeit sind gleich) schneller als schlecht versorgte Gebiete, es sei denn, daß die Diffusion über Membrangrenzen der geschwindigkeitsbegrenzende Schritt ist. Nachdem ein **Verteilungsgleichgewicht** erreicht ist, spiegeln die Medikamentenkonzentrationen in den Geweben und extrazellulären Flüssigkeiten Veränderungen der Plasmakonzentration wider. Metabolismus und Ausscheidung laufen gleichzeitig mit der Verteilung ab und machen den Prozeß dynamisch und komplex. Die Messung des Ausmaßes der Substanzverteilung wird in *Kap. 2.* beschrieben, während Faktoren, die Einfluß auf die Verteilung der Mittel nehmen, unten beschrieben sind.

Verdünnungsraum

Das Flüssigkeitsvolumen, in dem eine Substanz verteilt oder verdünnt zu sein scheint, heißt **scheinbares Verteilungsvolumen**. Jedes Mittel wird im Körper in besonderer Weise verteilt. Einige bewegen sich vor allem ins Körperfett, andere bleiben in der Extrazellulärflüssigkeit, während wieder andere stark an spezifische Gewebe gebunden sind, was oft in Leber oder Niere auftritt. Das scheinbare Verteilungsvolumen sagt über das spezifische Verteilungsmuster nichts aus. Es liefert jedoch einen Beziehungspunkt für die bei einer gegebenen Dosis erwartete Konzentration und umgekehrt für die zum Erreichen einer gegebenen Konzentration nötige Dosis. Typische Verteilungsvolumina sind *in Tab. 1.* aufgeführt. Viele Säuren (z. B. Warfarin und Salicylsäure) sind stark an Proteine gebunden und haben dadurch ein niedriges Verteilungsvolumen. Viele Basen (z. B. Amphetamin und Meperidin) werden gierig von den Geweben aufgenommen und haben damit ein sehr großes Verteilungsvolumen, das größer sein kann als das gesamte Körpervolumen. Dieses scheinbare Paradoxon ist Resultat der Definition des „scheinbaren“ Verteilungsvolumens.

Tab. 1. Verteilungsvolumen für bestimmte Pharmaka

Medikament	*Liter/70 kg*	*Medikament*	*Liter/70 kg*
Warfarin	8	Chinidin	189
Acetylsalicylsäure	12	Amitriptylin	581
Gentamicin	18	Pentamidin	1 500
Theophyllin	35	Chloroquin	15 000
Acetaminophen	66	Quinacrin	40 000
Procainamid	133		

Bindende Komponenten

Das Ausmaß der Verteilung von Substanzen in den Geweben hängt von ihrer Bindung an Plasmaproteine und Gewebsanteile ab.

Plasmaproteinbindung: Arzneimittel werden im Blutstrom teils in Lösung (als freies Medikament) und teils gebunden an verschiedenen Blutbestandteile (z. B. Plasmaproteine und Blutzellen) transportiert. Das Verhältnis von freiem zu gebundenem Arzneimittel wird hauptsächlich durch die reversible Wechselwirkung zwischen Arzneimittel und dem Protein, an das es bindet, bestimmt, eine Beziehung, die nach den Regeln des Massenwirkungsgesetzes abläuft. Viele Plasmaproteine können mit Medikamenten interagieren. Albumin, α_1-saures Glykoprotein und Lipoproteine sind die wichtigsten. Saure Medikamente werden allgemein stärker an Albumin gebunden, während basische Medikamente oft stärker an eines oder beide der letzteren Proteine gebunden sind. *Tab. 2.* gibt Beispiele für das Ausmaß der Bindung von Medikamenten und Plasmaproteinen.

Tab. 2. Bindung ausgewählter Medikamente im Humanplasma

Medikament	*% gebunden*	*% frei*	*Medikament*	*% gebunden*	*% frei*
Warfarin	99,5	0,5	Chinidin*	71	29
Diazepam	99	1	Lidocain*	51	49
Furosemid	96	4	Digoxin	25	75
Dicloxacillin	95	6	Gentamicin	3	97
Propranolol*	93	7	Atenolol	≈ 0	≈ 100
Phenytoin	89	11			

* Signifikante Bindung an α_1-saures Glykoprotein

Weil nur nichtgebundene Medikamente für die passive Diffusion in die extravaskulären Räume und Gewebe, wo die pharmakologischen Effekte eintreten, zur Verfügung stehen, beeinflußt die Bindung an Plasmaproteine die Verteilung und die scheinbare Beziehung zwischen pharmakologischer Aktivität und (totaler) Substanzkonzentration im Plasma. Wenn freie Substanz den Kreislauf verläßt, kann die verbleibende proteingebundene Form (z.B. Sulfonamide) weitgehend auf das Plasmakompartiment begrenzt bleiben und dient dann als Depot, das weiter Substanz freisetzt, wenn dies durch Verteilung, Metabolismus und Exkretion aus dem Kreislauf entfernt wird. Mit zunehmender Dosis erreicht die Anzahl besetzter Bindungsstellen die Grenze der Gesamtanzahl zur Verfügung stehender Bindungsstellen. Die Bindung zeigt somit Sättigung. Dieses kinetische Verhalten ist die Grundlage der Verdrängungsinteraktionen zwischen Medikamenten *(s. Kap. PHA, 5., Arzneimittelinteraktionen).*

Der freie Anteil (Verhältnis von gebundener zu Gesamtkonzentration) ist häufig nützlicher als der gebundene Anteil. Es wird angenommen, daß die freie Substanz in engerer Beziehung zur Substanz an der Wirkungsstelle, und daher zur Wirkung, steht. Freie Anteile für repräsentative Substanzen zeigt *Tab. 2.*

Bindung in Geweben

Die **Substanzen, an die Medikamente im Gewebe binden,** sind äußerst verschiedener Natur. Oftmals sind sie keine Proteine. Sie können außerdem sehr spezifisch sein, wie im Falle der Bindung von Chloroquin an Nukleinsäuren. Die Bindung in Geweben besteht gewöhnlich in der Assoziation des Medikaments mit einem Makromolekül in wäßriger Umgebung. Eine andere Form der Assoziation, die zu scheinbarer Gewebsbindung führt, ist die Einlagerung des Medikaments im Körperfett. Da Fettgewebe gering durchblutet ist, ist die Äquilibrationszeit hier lang.

Medikamentenspeicher: Eine Akkumulation von Medikamenten in Geweben oder Kompartimenten des Körpers kann ihre Wirkung verlängern, da die Gewebe als Depots fungieren. Wenn der Plasmaspiegel absinkt, wird die gespeicherte Substanz in den Kreislauf freigesetzt, wodurch die Verweilzeit des Medikaments im Plasma – und damit seine Wirkung – verlängert wird. Außerdem können der Ort der Wirkungsstätte und relative Unterschiede in der Gewebsverteilung bedeutsam sein. Das Anästhetikum Thiopental ist ein Beispiel für eine Substanz, durch deren Speicherung in Gewebedepots die Wirkung initial verkürzt wird, später jedoch verlängert werden kann. Thiopental ist stark fettlöslich und tritt nach einer einzelnen i.v. Injektion schnell in das Gehirn über. Nach wenigen Minuten, in denen sich die Substanz im Gehirn ansammelt, fällt die Gewebskonzentration parallel zur Plasmakonzentration ab, und die narkotische Wirkung endet schnell, da sich das Medikament nun in langsamer perfundierten Geweben verteilt. Das heißt, nach einer einzelnen Dosis endet die Narkose aufgrund der Umverteilung der Substanz rasch. Wenn jedoch die Substanzspiegel lang genug verfolgt werden, kann man eine dritte Verteilungsphase abgrenzen, in der das Medikament langsam aus dem Fettgewebe freigesetzt wird. Bei kontinuierlicher Gabe von Thiopental können in fetthaltigen Geweben große Mengen akkumulieren und gespeichert werden. Diese Gewebe können dann für das Medikament als Reservoir dienen und seine narkotische Wirkung verlängern.

Manche Medikamente akkumulieren in Zellen und erreichen dort höhere Konzentrationen als in der Extrazellulärflüssigkeit. Diese Anreicherung steht meist im Zusammenhang mit der Bindung des Medikaments an Protein, Phospholipide oder Nukleinsäuren. Antimalariamittel wie Chloroquin sind berüchtigt für ihre vollständige intrazelluläre Bindung. Sie können im Augen- und Lebergewebe Konzentrationen erreichen, die mehrere tausendmal höher liegen als im Plasma. Das gespeicherte Medikament liegt mit dem im Plasma enthaltenen im Gleichgewicht und tritt mit der Elimination des Medikaments aus dem Körper in das Plasma über. Seine Freisetzungsrate ist jedoch manchmal zu langsam, um eine Plasmakonzentration zu erreichen, die pharmakologische Wirkungen hervorruft. Daher ist diese Speicherungsform eher ein Mechanismus, der zu Wirkungsverlust (und möglicherweise zu lokal toxischen Wirkungen) führt, als ein Depot für kontinuierliche systemische Wirkung.

Passage von Arzneimitteln in das zentrale Nervensystem: Arzneimittel gelangen über die Kapillarzirkulation und die Zerebrospinalflüssigkeit ins ZNS. Obwohl das Gehirn einen großen Teil des Herzzeitvolumens erhält (ungefähr 1/6), ist der Eintritt von Medikamenten in das Gehirn eingeschränkt. Während einige lipidlösliche Mittel (z.B. Thiopental) sehr schnell eindringen und ihre pharmakologische Wirkung entfalten, werden viele Medikamente, besonders die besser wasserlöslichen, nur sehr langsam ins Gehirn aufgenommen. Die Endothelzellen der Hirnkapillaren, die enger aneinandergefügt scheinen als in anderen Kapillarsystemen, tragen zur langsamen Diffusion wasserlöslicher Substanzen bei. Eine andere, wichtigere Barriere für wasserlösliche Substanzen ist die dichte Annäherung des glialen Bindegewebes (Astrozyten) an die Basalmembran des Kapillarendothels. Das Kapillarendothel und die Astrozytenscheide werden zusammen als die **Blut-Hirn-Schranke** bezeichnet. Sie verleihen dem Gehirn Permeabilitätscharakteristika, die sich von denen anderer Gewebe insofern unterscheiden, als die Barriere mit der Kapillarwand und nicht mit der Parenchymzelle assoziiert ist. Daher sind polare Substanzen nicht in der Lage, in das Gehirn einzudringen, während sie die interstitielle Flüssigkeit der meisten anderen Gewebe erreichen können.

Medikamente können direkt über den Plexus chorioideus in die Zerebrospinalflüssigkeit oder in andere Gewebezellen eindringen, von wo sie durch passive Diffusion Zugang zum Hirngewebe gewinnen. Der Plexus chorioideus ist auch ein Ort des aktiven Transports von organischen Säuren (z.B. Penicillin) aus dem Liquor in das Blut.

Die Hauptfaktoren, die die Rate der Medikamentenpenetration in den Liquor bestimmen, schließen den Umfang der Proteinbindung, den Ionisierungsgrad und besonders den Lipid/Wasser-Verteilungskoeffizienten der Verbindung ein. Die Eindringrate in das Gehirn ist für stark proteingebundene Medikamente niedrig und für die dissoziierenden Formen der schwachen Säuren und Basen so gering, das sie praktisch nicht existiert. Unterschiede des pH-Wertes zwischen dem Plasma und den Gehirnkompartimenten können das Verteilungsverhältnis von Medikamenten zwischen den Kompartimenten durch einen Ionen-Einfangeffekt merklich beeinflussen. Unter normalen Verhältnissen besteht zwischen Plasma (pH 7,4) und Liquor (pH 7,3) eine geringe pH-Differenz.

In anderen Geweben des Körpers ist die Perfusion eine Hauptdeterminante der Verteilungsgeschwindigkeit von Medikamenten. Das ZNS ist so gut durchblutet, das hier die Permeabilität üblicherweise der Hauptfaktor ist. Im Gegensatz dazu ist in schwach durchbluteten Geweben (z.B. Muskel und Fett) die Verteilung sehr verzögert, besonders wenn das Gewebe für die Substanz hohe Affinität besitzt.

Elimination der Medikamente

Die Summe der Vorgänge, die zum Verschwinden der Medikamente aus dem Körper führen. Die Entfernung aktiver Mittel aus dem Körper hängt vom **Metabolismus** und von der **Exkretion** ab.

Metabolismus

Der Prozeß der chemischen Veränderung im Körper.

Die Leber ist der hauptsächliche – jedoch nicht der einzige – Ort des Medikamentenstoffwechsels. Einige Metaboliten sind pharmakologisch aktiv *(s. Tab. 3.)*. Wenn die verabreichte Substanz inaktiv ist und ein aktives Stoffwechselprodukt entsteht, wird die verabreichte Form des Mittels auch **Promedikament** genannt. Metabolische Reaktionen können in strukturverändernde und aufbauende (Kopplungsreaktionen) eingeteilt werden.

Tab. 3. Beispiele für Medikamente, die therapeutisch wichtige Metaboliten bilden

Medikament	*Metabolit*
Acetohexamid	Hydroxyhexamid
Acetylsalicylsäure*	Salicylsäure
Amitriptylin	Nortriptylin
Chloralhydrat*	Trichloräthanol
Chlordiazepoxid	Desmethylchlordiazepoxid
Codein	Morphin
Diazepam	Desmethyldiazepam
Flurazepam	Desethylflurazepam
Glutethimid	4-Hydroxyglutethimid
Imipramin	Desipramin
Lidocain	Desethyllidocain
Meperidin	Normeperidin
Phenacetin*	Acetaminophen
Phenylbutazon	Oxyphenbutazon
Prednison*	Prednisolon
Primidon*	Phenobarbital
Procainamid	N-Acetylprocainamid
Propranolol	4-Hydroxypropranolol

* Promedikamente. Metaboliten sind primär für ihre therapeutischen Effekte verantwortlich.

Klassifizierung

Bei **verändernden Reaktionen** wird das Medikament chemisch verändert durch 1. Oxidation, 2. Reduktion, 3. Hydrolyse oder 4. eine Kombination dieser Prozesse. Diese Reaktionen stellen meist nur die erste Stufe der Biotransformation dar. Neu gebildete Stoffwechselprodukte können vor der Elimination eine Kopplungsreaktion erfahren. Metaboliten verändernder Prozesse können pharmakologisch aktiv sein. Die meisten Oxidations- und Reduktionsreaktionen werden durch mikrosomale Enzymsysteme des endoplasmatischen Retikulums der Leber katalysiert. Die Hydrolyse-Reaktion und einige reduktive Vorgänge sind von nichtmikrosomalen Enzymsystemen gesteuert.

Beispiele von Medikamenten, die durch verändernde Reaktionen metabolisiert werden, sind Amphetamin, Chlorpromazin, Imipramin, Meprobamat, Phenacetin, Phenobarbital, Phenytoin, Procainamid, Chinidin und Warfarin.

Bei **Kopplungsreaktionen** (oder **Konjugationen**) kombiniert sich die Ausgangssubstanz oder ein durch verändernde Reaktionen gebildetes Zwischenprodukt mit einem endogenen Substrat wie Aminosäuren oder Glukuronsäure und ergibt ein Additions- oder Konjugationsprodukt. Metaboliten, die aus Kopplungsreaktionen hervorgehen, sind häufig, wenn auch nicht immer, pharmakologisch inert.

Einige **Kopplungsreaktionen** kommen häufig vor: 1. **Glukuronidierung,** die häufigste Konjugationsreaktion, ist die einzige im mikrosomalen Enzymsystem der Leber ablaufende Reaktion. Glukuronide werden im Urin eliminiert und auch in die Galle abgegeben. Beispiele von Medikamenten, die in dieser Weise metabolisiert werden, sind Salizylsäure, Morphin, Meprobamat und Chloramphenicol. 2. Die **Konjugation mit den Aminosäuren** Glutamin und Glyzin bringt Konjugate hervor, die leicht im Urin ausgeschieden, aber nicht in die Galle sezerniert werden. 3. **Azetylierung** ist der primäre metabolische Weg für Sulfonamide. Andere Mittel, die azetyliert werden, umfassen Hydralazin, Isoniazid und Procainamid. 4. **Sulfokonjugation** heißt die Reaktion zwischen Phenol- oder Alkoholgruppen und anorganischem Schwefel, der zum Teil schwefelhaltigen Aminosäuren, wie z. B. Cystein, entstammt. Die dabei entstehenden Sulfatester sind polar und werden leicht im Urin ausgeschieden. 5. **Methylierung** ist ein Hauptweg der metabolischen Inaktivierung einiger Katecholamine. Andere Verbindungen, die methyliert werden, sind Niazinamid und Thiouracil.

Altersabhängige Veränderungen

Neugeborene haben keine vollständig entwickelten mikrosomalen Enzymsysteme der Leber und folglich Schwierigkeiten mit dem Metabolismus vieler Arzneimittel, wie Hexobarbital, Phenacetin, Amphetamin und Chlorpromazin. Die Erfahrung mit Chloramphenicol bei Neugeborenen zeigt die schwerwiegenden Konsequenzen, die sich wegen einer langsameren Umwandlung zum Glukuronid ergeben können. Von älteren Personen gut vertragene, in mg/kg äquivalente Dosen von Chloramphenicol können zu schweren Vergiftungen bei Neugeborenen führen **(Gray-Syndrom)** und gehen mit verlängerten und erhöhten Chloramphenicolspiegeln im Blut einher. Auch ältere Patienten zeigen oft eine verminderte Fähigkeit, Medikamente zu metabolisieren. Dieser Mangel schwankt in Abhängigkeit von der Art des Medikamentes und ist nicht so ausgeprägt wie bei Neugeborenen *(s. Kap. SPS, 1., Pharmakotherapie bei Älteren)*.

Individuelle Schwankungen

Die Variabilität unter Individuen *(s. a. Kap. PHA, 5.)* macht es schwierig, das klinische Ansprechen einer Person auf eine gegebene Dosis eines Medikamentes vorauszusagen. Einige Patienten können ein Mittel so rasch metabolisieren, daß therapeutische Blut- und Plasmawerte nicht erreicht werden. Bei anderen ist der Metabolismus so langsam, daß mit den gebräuchlichen Dosen toxische Erscheinungen auftreten. Die Plasmaspiegel für Phenytoin schwanken z. B. von 2,5 bis zu mehr als 40 mg/l bei verschiedenen Personen, denen dieselbe Dosis gegeben wurde. Einiges dieser Variabilität ist auf Unterschiede in der Menge des in der Leber verfügbaren Schlüsselenzyms Cytochrom P 450 und auf unterschiedliche Affinitäten des Enzyms zum Medikament zurückzuführen. Genetische Faktoren spielen bei der Ausprägung dieser Unterschiede eine Hauptrolle. Zusammen auftretende Krankheiten, besonders chronische Leberkrankheiten, Wechselwirkungen zwischen Medikamenten, speziell jenen, die den Stoffwechsel hemmen oder steigern, und andere Faktoren tragen auch dazu bei.

Kapazitätsgrenzen

Medikamente werden durch Enzyme abgebaut, denen gemeinsam ist, daß die Geschwindigkeit, mit der sie eine Reaktion katalysieren, nach oben begrenzt ist. Es ist daher zu erwarten, daß die Geschwindigkeit des Metabolismus für jeden metabolischen Weg seine Kapazität begrenzt. Bei therapeutischen Substanzkonzentrationen ist gewöhnlich nur ein Bruchteil der katalytischen Bindungsstellen besetzt. In manchen Fällen sind jedoch die meisten Enzyme besetzt. Unter diesen Bedingungen wächst die Geschwindigkeit des Metabolismus nicht mehr proportional zur Konzentration des Medikaments. Daraus resultiert ein Metabolismus mit begrenzter Kapazität. Beispiele für Substanzen mit dieser Eigenschaft sind Phenytoin und Alkohol.

Exkretion

Der Prozeß, durch den ein Medikament oder Metabolit ohne weitere Veränderung in seiner chemischen Form aus dem Körper entfernt wird. Die Niere ist das Hauptausscheidungsorgan und ist für die Elimination wasserlöslicher Substanzen verantwortlich. Auch das biliäre System scheidet bestimmte Medikamente und Metaboliten aus. Obwohl Medikamente auch auf anderen Wegen ausgeschieden werden können (z. B. Dünndarm, Speichel, Schweiß, Muttermilch und Lungen), ist der Gesamtbeitrag dieser Ausscheidungswege allgemein gering. Eine Ausnahme ist die Ausscheidung flüchtiger Anästhetika, deren hauptsächlicher Eliminationsweg über die durch die Lungen ausgeatmete Luft führt. Die Elimination über die Muttermilch mag für die Mutter nicht von Bedeutung sein, kann jedoch für den Säugling wichtig sein.

Renale Exkretion von Medikamenten

Glomeruläre Filtration und tubuläre Rückresorption: Etwa ein Fünftel des Plasmas, das den Glomerulus erreicht, wird durch die Poren in das glomeruläre Endothel filtriert, der Rest läuft durch die efferenten Arteriolen zu den renalen Tubuli weiter. An Plasmaproteine gebundene Medikamente werden nicht filtriert. Nur nichtgebundene Mittel erscheinen im Filtrat. Die Vorgänge, die die renale tubuläre Rückresorption bestimmen, sind die eines jeden transmembranären Transportvorganges *(s. Kap. PHA, 1., Medikamentenresorption).* Polare Komponenten und Ionen sind nicht in der Lage, in den Blutkreislauf zurückzudiffundieren und werden ausgeschieden, es sei denn, es besteht ein spezifischer Transportmechanismus, wie er zum Beispiel für Glukose, Askorbinsäure und die B-Vitamine vorhanden ist.

Einfluß des pH-Werts im Urin: Obwohl das Glomerulusfiltrat, das in den proximalen Tubulus eintritt, denselben pH-Wert wie Plasma hat, schwankt der pH-Wert des nach außen entleerten Urins zwischen 4 und 8, und dies kann sich merklich auf das Ausmaß der Medikamentenausscheidung auswirken. Weil die nichtionisierten Formen nichtpolarer, schwacher Basen und schwacher Säuren dazu neigen, aus dem tubulären Urin leicht rückresorbiert zu werden, erhöht eine Ansäuerung die Rückresorption (vermindert die Elimination) von schwachen Säuren und vermindert die Rückresorption von schwachen Basen (die schneller ausgeschieden werden). Das Gegenteil trifft bei Alkalisierung des Urins zu.

Diese Prinzipien können bei einigen Fällen von Überdosierung angewendet werden, um die Ausscheidung von schwach basischen oder sauren Medikamenten zu verstärken. Bei den schwachen Säuren Phenobarbital oder Aspirin vergrößert zum Beispiel die Alkalisierung des Urins ihre Ausscheidung. Umgekehrt kann eine Ansäuerung des Urins die Urinausscheidung von bestimmten Basen wie Methamphetamin beschleunigen. Das Gesamtausmaß, in dem Veränderungen des Urin-pH die Eliminationsrate des Medikamentes beeinflussen, hängt vom Anteil der renalen Ausscheidung an der Gesamtausscheidung sowie von der Polarität (der nichtionisierten Form) und dem Ionisierungsgrad des Moleküls ab.

Tubuläre Sekretion: Es existieren Mechanismen für eine aktive tubuläre Ausscheidung im proximalen Tubulus, und sie sind für die Elimination vieler Mittel wichtig, z. B. für Penicillin, Medrylamin und Salicylsäure. Dieser Prozeß ist energieabhängig und kann durch metabolische Inhibitoren blockiert werden. Die sekretorische Transportkapazität kann gesättigt werden, und jede Substanz hat ihre eigene, charakteristische, maximale Sekretionsrate, die als **Transportmaximum** bezeichnet wird. Anionen und Kationen werden durch getrennte Transportmechanismen sezerniert. Das Sekretionssystem für Anionen eliminiert normalerweise Metaboliten, die mit Glyzin, Sulfat oder Glukuronsäure konjugiert sind. Die verschiedenen anionischen Verbindungen konkurrieren untereinander bei der Sekretion. Diese Tendenz kann therapeutisch genutzt werden, z. B. blockiert Probenecid die normalerweise rasche tubuläre Sekretion von Penicillin und erzeugt dadurch höhere Plasmakonzentrationen von Penicillin über längere Zeiträume. Organische Kationen konkurrieren ebenfalls miteinander, jedoch nicht mit Anionen.

Biliäre Exkretion

Medikamente und ihre Metaboliten, die in beträchtlichem Maße in die Galle ausgeschieden werden, müssen durch das Gallengangsepithel gegen einen Konzentrationsgradienten transportiert werden, was einen aktiven sekretorischen Prozeß erfordert. Dieser Transportmechanismus kann bei hohen Plasmakonzentrationen eines Mittels gesättigt werden (Transportmaximum), und Substanzen mit ähnlichen physikochemischen Eigenschaften können um die Exkretion über denselben Mechanismus konkurrieren.

Die biliäre Elimination ist verstärkt bei 1. einem Molekulargewicht über 300 (kleinere Moleküle werden nur in vernachlässigbar kleinen Mengen ausgeschieden); 2. der Anwesenheit von sowohl polaren als auch lipophilen Gruppen und 3. Konjugation, besonders mit Glukuronsäure. Die biliäre Exkretion ist nur gelegentlich ein Hauptweg zur Elimination von Medikamenten.

Wenn ein Mittel der biliären Exkretion und Resorption aus dem Intestinum unterliegt, vollführt es einen **enterohepatischen Kreislauf.** Medikamentenkonjugate, die in das Gastrointestinum sezerniert und hydrolysiert werden, wo das Mittel auch reabsorbiert wird, durchlaufen ebenfalls einen enterohepatischen Kreislauf. Biliäre Exkretion ist nur in dem Maße ein Eliminationsweg aus dem Körper, als der enterohepatische Zyklus inkomplett ist, d. h., wenn nicht die Gesamtmenge des sezernierten Mittels aus dem Intestinum rückresorbiert wird.

2. KINETISCHE PRINZIPIEN DER MEDIKATION

(Pharmakokinetik)

Die Pharmakokinetik ist die Untersuchung der Verweildauer von Medikamenten und ihrer Metaboliten im Körper nach deren Anwendung.

Medikamente werden verabreicht, um ein therapeutisches Ziel zu erreichen, was gewöhnlich das Erreichen und die Erhaltung einer pharmakologischen Reaktion erfordert. Hierfür ist wiederum eine ausreichende Konzentration des Mittels am Wirkungsort erforderlich. Was ausreichend ist und somit die erforderliche Dosis, hängt vom klinischen Status des Patienten, der Schwere des zu behandelnden Zustandes, der Anwesenheit anderer Medikamente und Begleiterkrankungen und von weiteren Faktoren ab.

Die pharmakologische Reaktion, die am Wirkungsort in bezug auf die Konzentration zu beobachten ist, hängt von der **Pharmakodynamik** des Mittels ab, während das Erreichen und die Aufrechterhaltung einer geeigneten Konzentration von der **Pharmakokinetik** des Mittels abhängt. Das erstgenannte Gebiet befaßt sich mit der Frage, wie ein Medikament auf den Körper wirkt, während das letztgenannte sich damit beschäftigt, wie der Körper auf ein Medikament einwirkt.

Wegen individueller Unterschiede erfordert eine erfolgreiche Therapie die Planung einer Medikation, die auf die Bedürfnisse des jeweiligen Patienten zugeschnitten ist. In der traditionellen Form wurde dies durch empirische Veränderungen der Dosis bis zum Erreichen des therapeutischen Ziels erreicht. Diese Methode ist wegen Verzögerungen oder wegen unvorhergesehender Vergiftungen unzuverlässig. Eine andere Möglichkeit ist, zunächst mit der Medikation entsprechend der erwarteten Resorption und Disposition (Verteilung und Elimination) zu beginnen und dann die Dosis durch die Kontrolle der Plasmakonzentration des Mittels anzupassen; die Plasmakonzentration vermittelt dabei einen Eindruck über das Medikament am Wirkungsort, zusätzlich zu den Arzneimittelwirkungen. Dieses Vorgehen erfordert Kenntnisse über die Pharmakokinetik des Medikaments als Funktion des Alters und des Gewichts, und es setzt Kenntnisse über gleichzeitig bestehende renale, hepatische, kardiovaskuläre oder kombinierte Krankheitszustände und ihre pharmakokinetischen Konsequenzen voraus.

Um die Variablen der Pharmakokinetik zu erkennen und abzuschätzen, ist die getrennte Betrachtung der Aufnahme- und Bereitstellungsprozesse von Nutzen. Resorption, Verteilung und Elimination sowie Faktoren, die darauf Einfluß nehmen, sind in *Kap. PHA, 1.* beschrieben. Die quantitativen Aspekte dieser Prozesse und die Anwendung pharmakokinetischer Prinzipien auf die Medikamentenverabreichung werden in diesem Kapitel besprochen.

Grundlegende pharmakokinetische Parameter

Das pharmakokinetische Verhalten der meisten Arzneimittel kann beschrieben werden anhand einiger Parameter, durch die jeweils zwei Variablen zueinander in Beziehung stehen *(s. Tab. 4).* Die Parameter sind Konstanten, obwohl ihre Werte von Patient zu Patient und beim selben Patienten unter veränderten Bedingungen abweichen können.

Bioverfügbarkeit und Resorptionskonstante

Das Ausmaß der Medikamentenresorption in den systemischen Kreislauf wird durch die **Bioverfügbarkeit,** wie in *Kap. PHA, 1.* beschrieben, ausgedrückt. Es handelt sich um den Anteil der Dosis, der den Plasmaort der Messung erreicht. Die Resorptionsschnelligkeit wird oft

Tab. 4. Grundlegende pharmakokinetische Parameter und die sie definierenden Beziehungen

Beziehung		*Parameter*	
Resorption			
1. Resorptionsrate	=	**Resorptionskonstante**	× zur Resorption verbleibende Menge
2. Resorbierte Menge	=	**Bioverfügbarkeit**	× Dosis
Verteilung			
3. Menge im Körper	=	**Verteilungsvolumen**	× Plasmakonzentration des Medikaments
4. Plasmakonzentration des nichtgebundenen Medikaments	=	**Ungebundene Fraktion**	× Plasmakonzentration des Medikaments
Elimination			
5. Eliminationsrate	=	**Clearance**	× Plasmakonzentration des Medikaments
6. Renale Ausscheidungsrate	=	**Renale Clearance**	× Plasmakonzentration des Medikaments
7. Metabolisierungsrate	=	**Metabolische Clearance**	× Plasmakonzentration des Medikaments
8. Renale Ausscheidungsrate	=	**Unverändert ausgeschiedene Fraktion**	× Eliminationsrate
9. Eliminationsrate	=	**Eliminationskonstante***	× Menge im Körper

*Ein anderer brauchbarer Parameter ist die biologische Halbwertszeit. Seine Beziehung zur Eliminationskonstanten ist in der Regel: Halbwertszeit = 0,693/Eliminationskonstante.

als **Resorptionskonstante** ausgedrückt, vorausgesetzt die Resorption folgt der Formel 2 in *Tab. 4.* Veränderungen dieser beiden Parameter verändern die maximale (Spitzen-)Konzentration, die Zeit, in der das Maximum eintritt, und die Fläche unter der Konzentrations-Zeit-Kurve nach einer einmaligen oralen Dosis. Bei fortdauernder medikamentöser Behandlung ist die Bioverfügbarkeit die wichtigere Meßgröße, weil sie sich auf den erhaltenen Durchschnittsspiegel bezieht, während die Resorptionskonstante nur das Ausmaß der Schwankungen bestimmt.

Verteilungsvolumen und ungebundene Fraktion

Das **scheinbare Verteilungsvolumen** und die im Plasma **nichtgebundene Fraktion** sind die zwei meist gebräuchlichen Parameter der Medikamentenverteilung. Das Verteilungsvolumen ist nützlich, um die für eine gegebene Konzentration erforderliche Dosis abzuschätzen und umgekehrt auch die erreichte Konzentration nach Verabreichung einer gegebenen Dosis. Die ungebundene Fraktion ist nützlich, weil sie die gemessene Gesamtkonzentration auf die ungebundene Konzentration bezieht, die wahrscheinlich in engerem Zusammenhang mit den Arzneimittelwirkungen steht. Es handelt sich um einen besonders brauchbaren Parameter, wenn die Plasmaproteinbindung verändert ist, z. B. bei Hypalbuminämie, Nierenkrankheiten, Leberkrankheiten und Verdrängungs-Interaktionen.

Clearance, renale Clearance und unverändert ausgeschiedene Fraktion

Die Rate, mit der ein Medikament aus dem Körper eliminiert wird, proportional zur Plasmakonzentration (Beziehung 5, *Tab. 4.*); der Parameter, der beides verbindet, ist die Clearance. Die Parameter, die die renale Ausscheidungsrate des unveränderten Mittels bzw. die Metabolisierungsrate in bezug zur Plasmakonzentration setzen, sind die **renale Clearance** (Beziehung 6) und die **metabolische Clearance** (Beziehung 7). Da sich die Eliminationsrate aus der renalen Ausscheidungsrate und der extrarenalen Elimination (gewöhnlich durch Metabolisierung) zusammensetzt, folgt:

totale Clearance = renale Clearance + extrarenale (metabolische) Clearance

Das Verhältnis der renalen Ausscheidungsrate zur Gesamteliminationsrate und auch das Verhältnis von renaler Clearance zu (Gesamt-)**Clearance** ist die **unverändert ausgeschiedene Fraktion**, Beziehung 8 *in Tab. 4.* Dieser Parameter ist brauchbar, um den potentiellen Effekt von Nieren- und Lebererkrankungen auf die Medikamentenelimination abzuschätzen.

Die Extraktionsrate eines Medikaments aus dem Blut in einem eliminierenden Organ wie der Leber kann nicht die Größe überschreiten, die in das Organ gelangt war. Damit hat die Clearance einen begrenzenden Wert. Wenn eine hohe Extraktion vorliegt, ist die Elimination durch das Medikamentenangebot an das Organ und daher durch den Blutzufluß begrenzt. Weiterhin kann ein Teil der verabreichten Dosis, wenn das Mittel oral gegeben wird und die Leber das eliminierende Organ ist, bei der erforderlichen Passage durch die Leber auf dem Weg in den systemischen Kreislauf verlorengehen. Dies wird als **„first-pass effect"** bezeichnet, der für den Metabolismus sowohl in der Darmwand als auch in der Leber gilt. Damit ist die Bioverfügbarkeit niedrig, wenn ein Medikament an einem dieser Orte in starkem Maß aufgenommen wird (hohe Clearance). Manchmal wird durch diese First-pass-Elimination die orale Verabreichung behindert, oder es wird eine weit über der entsprechenden parenteralen Dosis liegende orale Dosis notwendig. Ein großer First-pass-Effekt zeigt sich bei einer ganzen Reihe von Medikamenten, wie Alprenolol, Hydralazin, Isoproterenol, Lidocain, Meperidin, Morphin, Nifedipin, Nitroglyzerin, Propranolol und Verapamil.

Eliminationskonstante und Halbwertszeit

Die **Eliminationskonstante** bezieht die Eliminationsrate auf die Menge des Arzneimittels im Körper. Da die Eliminationsrate gleich der Clearance, multipliziert mit der Plasmakonzentration des Medikamentes (Beziehung 5, *Tab. 4.*), und die Menge des Medikaments im Körper gleich dem Verteilungsvolumen mal der Plasmakonzentration des Medikamentes ist, folgt aus der Beziehung 3:

$$\text{Eliminationskonstante} = \frac{\text{Clearance}}{\text{Verteilungsvolumen}}$$

Ausgedrückt in diesen Begriffen, ist die Eliminationskonstante eine Funktion davon, wie ein Medikament durch die eliminierenden Organe aus dem Blut entfernt wird und wie es sich im Körper verteilt.

Die **biologische Halbwertszeit** (Elimination) ist ein einfacher Parameter. Sie ist die Zeit, in der sich die Plasmakonzentration eines Mittels oder seine Menge im Körper um 50% vermindert. Für die meisten Medikamente bleibt die Halbwertszeit konstant, ohne Rücksicht auf die Menge des Mittels im Körper. Sie hängt mit der Eliminationskonstante wie folgt zusammen:

$$\text{Halbwertszeit} = \frac{0{,}693}{\text{Eliminationskonstante}}$$

Mittlere Verweildauer

Ein anderes Maß für die Elimination ist die mittlere Verweildauer (MVD), d. h. die durchschnittliche Zeit, für die ein Substanzmolekül nach schneller Applikation einer einzelnen intravenösen Dosis im Körper verbleibt. Wie die Clearance ist dieser Wert von der applizierten Dosis unabhängig. Die MVD ergibt sich aus der Beziehung

$$\text{MVD} = \frac{\text{iKl}}{\text{Kl}}$$

Hier ist iKl das Integral der Plasmakonzentrationskurve bis zum initialen Gipfel, während Kl das Integral der gesamten Plasmakonzentrationskurve bedeutet. Für eine Substanz, für die ein Ein-Kompartiment-Modell zutrifft, wie in dem Beispiel, das *in Tab. 4.* angegeben ist, entspricht die MVD dem Kehrwert der Eliminationskonstante.

Indizes der inneren Exposition

Die Exposition gegenüber einem Medikament kann entweder nach Gabe einer Einzeldosis oder während chronischer Applikation abgeschätzt werden. Nach einer Einzeldosis ist ein Maß die Dosis selbst, wobei jedoch die Zeit, für die das Medikament im Körper verbleibt, unberücksichtigt bleibt. Ein nützlicherer Index der inneren Exposition ist das Produkt von Dosis und MVD:

$$\text{Exposition (Einzeldosis)} = \text{Dosis} \times \text{MVD}$$

Diese Beziehung ist äquivalent zu:

$$\text{Exposition (Einzeldosis)} = \text{V} \times \text{Kl}$$

wobei V für das scheinbare Verteilungsvolumen steht. Dadurch wird Kl zu einem praktisch anwendbaren Maß für die Exposition nach einer Einzeldosis.

Nach chronischer Administration ist es besser, die Exposition als durchschnittlich im Körper befindliche Substanzmenge auszudrücken. Es folgt dann, daß

$$\text{Exposition (chronisch)} = \text{Aufnahmegeschwindigkeit} \times \text{MVD}$$

Diese Beziehung ist äquivalent zu:

$$\text{Exposition (chronisch)} = \text{V} \times C_{gg}$$

Dadurch wird die Gleichgewichtsplasmakonzentration (C_{gg}) zu einem praktisch anwendbaren Maß für die chronische Exposition. C_{gg} und Kl sind so lange nutzbar, wie sich V nicht ändert, was bei Hypalbuminämie geschehen kann. In diesem Fall kann das Produkt aus MVD und Dosis (oder Bioverfügbarkeit [F] × Dosis, bei extravaskulärer Applikation) oder MVD und Aufnahmegeschwindigkeit (F × Dosis/τ, bei oraler Gabe in fixer Dosierung) verläßlicher sein.

Anwendung der Medikamente

Die Werte der pharmakokinetischen Parameter werden experimentell erhalten. Wenn diese Werte bekannt sind, kann die Kinetik eines Medikamentes vorhergesagt werden. Die kinetischen Konsequenzen der Verabreichung eines Mittels als einmalige intravenöse Dosis, durch Infusion mit konstanter Geschwindigkeit, als orale Dosis und in multiplen Dosen sind unten am Beispiel von Theophyllin beschrieben. Der Metabolismus dieses Mittels zeigt bei einigen Individuen eine Konzentrationsabhängigkeit, besonders bei Kindern. Wegen der Anschaulichkeit wird jedoch von einer Person mit 70 kg Gewicht (Patient A) ausgegangen, bei der kein konzentrationsabhängiger Metabolismus vorliegt. Die Parameterwerte des Patienten sind Bioverfügbarkeit 1,0, Resorptionskonstante 1,0 h^{-1}, Verteilungsvolumen 0,5 l/kg; Clearance 43 ml/kg/h und eine Halbwertszeit von 8 h.

Einzeldosis

Intravaskulär: Der erwartete Zeitverlauf der Konzentrationskurve im Plasma infolge einer intravenösen Gabe einer 302-mg-Bolusdosis von Aminophyllin (die wäßrige Form enthält zu 80% Theophyllin) an Patient A ist in der *Abb. 2.* sowohl in linearer als auch in semilogarithmischer Darstellung aufgetragen. Die vorhergesagte initiale Plasmakonzentration ist 7,3 mg/l (Theophyllindosis [mg]/Verteilungsvolumen [l]). Der nachfolgende Abfall ist aus der Halbwertszeit berechnet; pro 8 Stunden vermindert sich die Konzentration um den Faktor 2.

Die in den ersten 2 h vorhandene Diskrepanz zwischen den beobachteten (durchgezogene Linie) und den vorhergesagten (gestrichelte Linie) Konzentrations-Zeit-Profilen ist durch die Zeit erklärbar, die erforderlich ist, um das Medikament im ganzen Körper zu verteilen. Diese Zeitspanne wird oft als **Verteilungsphase** bezeichnet und erklärt, warum Bolusdosen vieler Medikamente, einschließlich Aminophyllin, durch Kurzzeitinfusion über einen Zeitraum von 5–10 Minuten oder länger gegeben werden müssen.

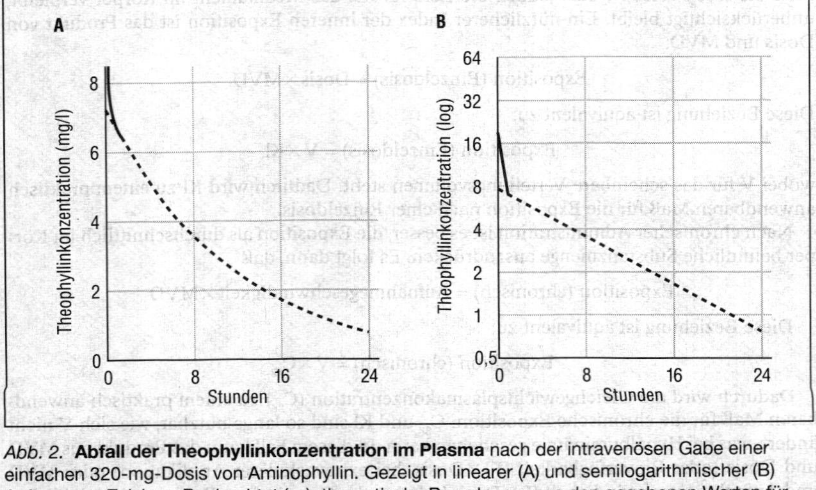

Abb. 2. **Abfall der Theophyllinkonzentration im Plasma** nach der intravenösen Gabe einer einfachen 320-mg-Dosis von Aminophyllin. Gezeigt in linearer (A) und semilogarithmischer (B) Auftragung. Zeichen: Beobachtet (—); theoretische Berechnung aus den gegebenen Werten für die Parameter (---).

Extravaskulär: Die vorausberechnete Theophyllinkonzentration bei diesem Patienten nach oraler Verabreichung einer Einzeldosis von 300 mg Aminophyllin (die oral oft verwendete nicht-wasserhaltige Form enthält 85% Theophyllin) ist in *Abb. 3.* gezeigt. Verschiedene Punkte sind wichtig: 1. Der Zeitverlauf unterscheidet sich von demjenigen bei einer i. v. Einzeldosis *(Abb. 2.)*, weil Zeit erforderlich ist, das Mittel zu resorbieren. Die Fläche unter der Kurve ist jedoch gleich, weil dieses Mittel vollständig bioverfügbar ist. 2. Je größer die Resorption ist, um so ähnlicher ist die Kurve derjenigen der i. v. Dosis. 3. Zum Zeitpunkt des Konzentrationsgipfels ist die Resorption nicht vollständig; in diesem Falle ist die Resorptionsrate einfach gleich der Eliminationsrate.

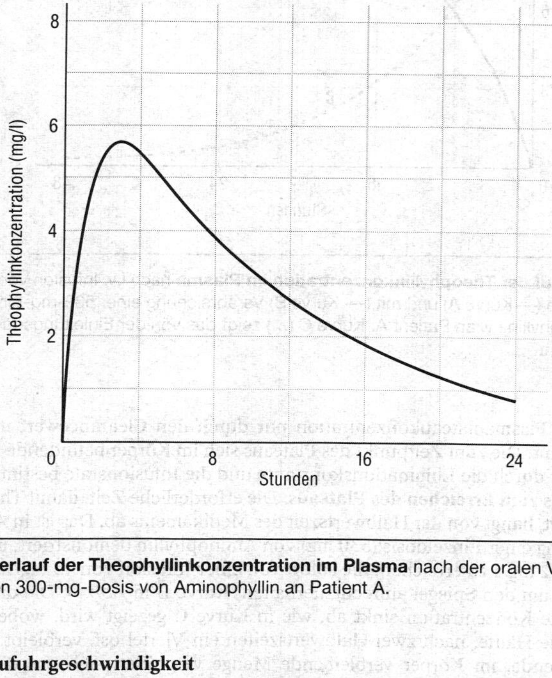

Abb. 3. **Zeitverlauf der Theophyllinkonzentration im Plasma** nach der oralen Verabreichung einer einfachen 300-mg-Dosis von Aminophyllin an Patient A.

Konstante Zufuhrgeschwindigkeit

Die erwartete Plasmakonzentration von Theophyllin nach intravenöser Infusion von Aminophyllin an Patient A in einer konstanten Menge von 42,5 mg/h ist in Kurve A der *Abb. 4.* gezeigt.

Plateaukonzentration: Die Plasmakonzentration von Theophyllin und die Gesamtmenge im Körper steigen an, bis die Eliminationsrate der Infusionsrate gleich ist. Die Plasmakonzentration und die Menge des Mittels befinden sich dann in einem Gleichgewichtszustand – sie haben einen Plateauwert erreicht. Aus den Beziehungen 5 und 9, *Tab. 2.*, folgt:

Infusionsrate = Clearance × Plateaukonzentration des Medikaments im Plasma

und

Infusionsrate = Eliminiationskonstante × Plateaumenge des Medikaments im Körper

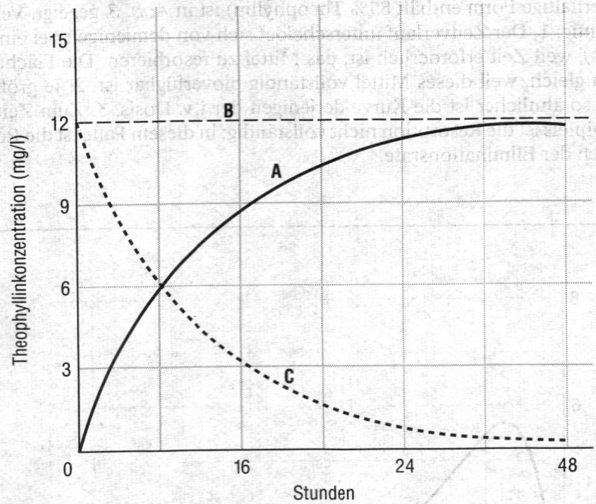

Abb. 4. **Zeitverlauf der Theophyllinkonzentration im Plasma** nach i.v. Infusion von 45 mg/h Aminophyllin ohne (— Kurve A) und mit (--- Kurve B) Verabreichung einer 530-mg-Einleitungsdosis von Aminophyllin i.v. an Patient A. Kurve C (...) zeigt das von der Einleitungsdosis verbleibende Medikament.

Damit ist die Plasmaplateaukonzentration nur durch den Clearancewert und die Infusionsrate bestimmt. Die zum Zeitpunkt des Plateaus sich im Körper befindende Medikamentenmenge ist nur durch die Eliminationskonstante und die Infusionsrate bestimmt.

Zeitverlauf bis zum Erreichen des Plateaus: Die erforderliche Zeit, damit Theophyllin im Körper kumuliert, hängt von der Halbwertszeit des Medikaments ab. Das ist in *Abb. 4.* durch die Verabreichung einer Einzeldosis (530 mg) von Aminophyllin demonstriert, um eine Konzentration von 12 mg/l zu erreichen, die sofort von einer Infusion von 45 mg/h Aminophyllin gefolgt wird, um den Spiegel aufrechtzuerhalten; Kurve B in *Abb. 4.* Die durch die Einzeldosis erreichte Konzentration sinkt ab, wie in Kurve C gezeigt wird, wobei nach einer Halbwertszeit die Hälfte, nach zwei Halbwertszeiten ein Viertel usf. verbleibt. Die aus der Infusion stammende, im Körper verbleibende Menge vergrößert sich aus diesem Grund (Kurve A), so daß nach einer Halbwertszeit die Hälfte, nach zwei Halbwertszeiten drei Viertel usf. der Plateaumenge aus der Infusion stammt.

Würde die Infusion nach 48 h gestoppt, wäre die Postinfusionskurve der Kurve C ähnlich, aber zeitversetzt. Das wichtige Prinzip ist, daß der Zeitrahmen sowohl der Kumulation als auch des Verschwindens des Mittels durch die Halbwertszeit bestimmt ist. Bei Patient A muß Theophyllin ohne Einleitungsdosis mindestens für 32 h infundiert werden (3–4 Halbwertszeiten beim Patienten), damit sich die Konzentration dem Plateau nähert. Die Messung einer Plasmakonzentration nach dieser Zeit würde dann ein genaues Maß der Theophyllin-Clearance liefern.

Die oben für eine i.v. Infusion angegebenen Prinzipien sind für jede Form der Zufuhr mit konstanter Geschwindigkeit anwendbar. Es gibt z.B. eine Anzahl von Vorrichtungen zur transdermalen, intraokulären, oralen und intrauterinen Medikamentenzufuhr mit konstanter

Geschwindigkeit. Dabei hängen das Plateau der Plasmakonzentration sowie der Zeitpunkt, zu dem es erreicht wird, ebenso wie bei intravenöser Infusion von der Clearance und den Halbwertszeiten ab. Die Bioverfügbarkeit kann ebenfalls bedeutsam sein.

Multiple Dosierung

Akkumulation von Medikamenten: Auf wiederholte orale Verabreichung von 300 mg Aminophyllin alle 6 h an Patient A erhöht sich die Theophyllinkonzentration, wie es in Kurve A der *Abb. 5.* gezeigt ist. Wie bei intravenösen Infusionen hängt die durchschnittliche Konzentration in Plateauhöhe von der Clearance ab, und die Zeit, die für das Medikament erforderlich ist, um zu kumulieren, ist eine Funktion der Halbwertszeit. Hier schwanken wegen der intermittierenden Dosierung jedoch die Spiegel. Die kinetischen Konsequenzen einer veränderten Theophyllinclearance sind in den Kurven B und C gezeigt. Kurve B ist der zeitliche Verlauf der Theophyllinkonzentration im Plasma bei Patient B, der eine Herzinsuffizienz hat und dessen Clearance nur 21,5 ml/kg/h beträgt (ungefähr die Hälfte von Patient A). Bei Verabreichung von 300 mg Aminophyllin alle 6 h an Patient B kumuliert das Medikament zu Werten, die etwa doppelt so hoch liegen wie bei Patient A. Weiterhin dauert es doppelt so lange, um die Plateauwerte zu erreichen; eine Folge der auf 16 h verlängerten Halbwertszeit bei Patient B.

Plasmakonzentrationen von 10–20 mg/l sind gewöhnlich optimale Theophyllinwirkkonzentrationen. Über 20 mg/l vergrößert sich die Wahrscheinlichkeit einer Vergiftung. Deshalb besteht bei Patient B das Risiko, toxische Wirkungen auszubilden (Übelkeit, Erbrechen, ZNS-Erregung, Krämpfe), was vorher unter Berücksichtigung der verringerten Metabolisie-

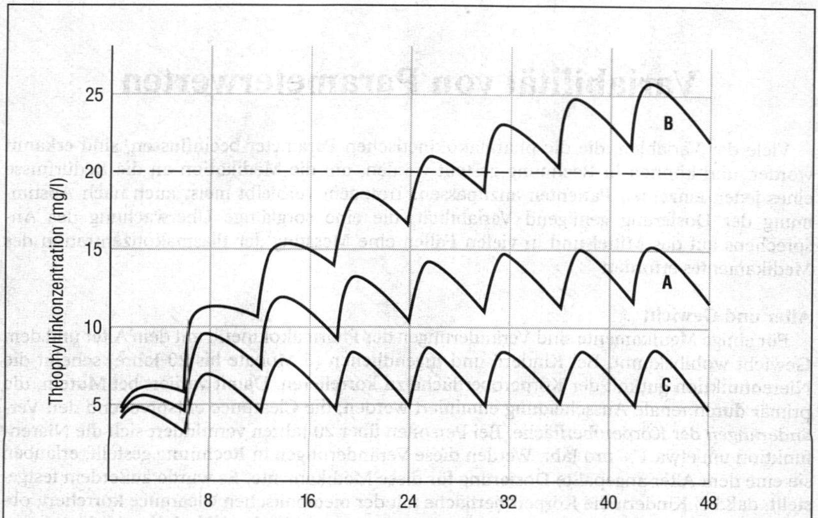

Abb. 5. **Kumulation von Theophyllin nach oraler Verabreichung von 300 mg Aminophyllin alle 6 h.** Kurve A: bei Patient A. Kurve B: bei Patient B, dessen Clearance die Hälfte derjenigen von Patient A ist. Kurve C: bei Patient C, dessen Clearance doppelt so hoch ist wie bei Patient A. Die gestrichelten Linien sind die üblichen therapeutischen Grenzen und repräsentieren den therapeutischen Bereich.

rung bei Herzinsuffizienz durch eine Verminderung der Dosis hätte vermieden werden können. Die langsame Metabolisierung wäre auch durch eine Überwachung der Plasmakonzentration zu entdecken gewesen.

Dosierungsregimes: Der Theophyllin-Bedarf des Patienten B könnte wahrscheinlich mit 200 mg Aminophyllin pro 8 h (25 mg/h) angesetzt werden. Wegen der langen Halbwertszeit und der langsamen Kumulation bei diesem Patienten kann jedoch ein schnelles Erreichen einer therapeutischen Konzentration (und ein Ansprechen) nicht ohne Verabreichung einer Einleitungsdosis erreicht werden. Die erforderliche Einleitungsdosis (Verteilungsvolumen × erforderliche Theophyllinkonzentration × Umrechnungsfaktor für den Theophyllingehalt des Aminophyllins) ist ungefähr 500 mg:

$$35\ \text{L} \times \frac{12\ \text{mg}}{\text{L}} \times \frac{100\ \text{mg Aminophyllin}}{85\ \text{mg Theophyllin}}$$

Die Kurve C in *Abb. 5.* zeigt den zeitlichen Verlauf des Theophyllins bei einem jungen, sonst gesunden asthmatischen Erwachsenen (starker Raucher). Die Clearance bei diesem Patienten ist 86 mg/kg/h, und die Halbwertszeit ist 4 h. Die Gabe von 300 mg Aminophyllin alle 6 h (50 mg/h) wäre wahrscheinlich ineffektiv. Der Bedarf für größere Medikamentendosen kann vorausgesehen werden. Die Messung einer Plasmakonzentration unmittelbar vor der nächsten Dosis würde diese Notwendigkeit unterstreichen. Allerdings würde aufgrund der kurzen Halbwertszeit, der hohen Clearance und der großen erforderlichen Dosen (100 mg/h) die Anwendung von Theophyllin bei diesem Patienten schwierig. Dies ist ein Beispiel für einen Patienten, für den die Anwendung einer Retardform angebracht wäre. Weil die Resorption mehr oder weniger aufrechterhalten ist, sind 600 mg alle 6 h vernünftig, um stark schwankende Spiegel zu vermeiden.

Variabilität von Parameterwerten

Viele der Variablen, die die pharmakokinetischen Parameter beeinflussen, sind erkannt worden und können in Rechnung gestellt werden, um die Medikation an die Bedürfnisse eines jeden einzelnen Patienten anzupassen. Trotzdem verbleibt meist auch nach Abstimmung der Dosierung genügend Variabilität, die eine sorgfältige Überwachung des Ansprechens auf das Mittel und in vielen Fällen eine Messung der Plasmakonzentration des Medikamentes erfordert.

Alter und Gewicht

Für einige Medikamente sind Veränderungen der Pharmakokinetik mit dem Alter und dem Gewicht wohlbekannt. Bei Kindern und Jugendlichen (6 Monate bis 20 Jahre) scheint die Nierenfunktion gut mit der Körperoberfläche zu korrelieren. Damit variiert bei Mitteln, die primär durch renale Ausscheidung eliminiert werden, die Clearance entsprechend den Veränderungen der Körperoberfläche. Bei Personen über 20 Jahren vermindert sich die Nierenfunktion um etwa 1% pro Jahr. Werden diese Veränderungen in Rechnung gestellt, erlauben sie eine dem Alter angepaßte Dosierung für diese Medikamente. Es wurde außerdem festgestellt, daß bei Kindern die Körperoberfläche mit der metabolischen Clearance korreliert, obwohl hier Ausnahmen häufig sind. Für Neugeborene und Säuglinge sind sowohl die renalen als auch die hepatischen Funktionen noch nicht voll ausgeprägt, und es kann keine Aussage gemacht werden, außer daß schnelle Veränderungen vorkommen können.

Krankheit

Beeinträchtigungen der Nierenfunktion: Die renale Clearance der meisten Mittel scheint direkt mit der Kreatinin-Clearance zu variieren, ohne Rücksicht auf die vorhandene Nierenkrankheit. Die Veränderung der (totalen) Clearance ist abhängig von dem Beitrag, den die

Nieren für die gesamte Elimination leisten. Damit ist zu erwarten, daß die (totale) Clearance bei allen Mitteln, die nur unverändert ausgeschieden werden, proportional zur Nierenfunktion (Kreatinin-Clearance) sein wird, während sie sich bei Mitteln, die durch Metabolismus eliminiert werden, nicht verändert.

Manchmal verändert sich das Verteilungsvolumen bei Nierenversagen. Für Digoxin wird wegen verminderter Bindung im Gewebe ein vermindertes Verteilungsvolumen beobachtet. Für Phenytoin, Salizylsäure und viele andere Mittel vergrößert sich wegen verminderter Bindung an Plasmaproteine das Verteilungsvolumen.

Bei physiologischem Streß, z. B. Myokardinfarkt, chirurgischen Eingriffen, Colitis ulcerosa und Morbus Crohn, erhöht sich die Konzentration des Akutphasenproteins, α_1, eines sauren Glykoproteins. In der Folge erhöht sich die Bindung von verschiedenen basischen Medikamenten wie Propranolol, Chinidin und Diisopyramid an dieses Protein. Das Verteilungsvolumen dieser Mittel nimmt entsprechend ab.

Lebererkrankung rufen Veränderungen in der metabolischen Clearance hervor, es sind jedoch keine guten Korrelationen oder Voraussagen für diese Veränderungen möglich. Bei der Leberzirrhose findet sich ein dramatisch reduzierter Arzneimittelmetabolismus. Wegen der erniedrigten Plasmaalbuminwerte ist bei dieser Krankheit auch oft eine verminderte Bindung an Plasmaproteine zu beobachten. Die akute Hepatitis mit erhöhten Serumenzymen ist gewöhnlich nicht mit einem veränderten Metabolismus der Arzneimittel verbunden.

Eine Herzinsuffizienz, Pneumonie, Hyperthyreose und viele andere Krankheiten verändern ebenfalls die Pharmakokinetik von Medikamenten.

Arzneimittelinteraktionen

Wechselwirkungen zwischen Medikamenten können Veränderungen in den Werten der pharmakokinetischen Parameter und deshalb im Ansprechen auf die jeweiligen Medikamente verursachen. Es sind Wechselwirkungen bekannt, die jeden der Parameter der *Tab. 4.* betreffen. Die meisten dieser Wechselwirkungen sind abgestuft, und das Ausmaß der Interaktionen hängt von der Konzentration beider wechselwirkender Mittel ab. Aus diesem Grund sind in diesen Situationen Voraussagen und Dosierungen der Medikamente schwierig. Die Verhütung und Handhabung von Wechselwirkungen zwischen Medikamenten wird unter *Medikamenten-Interaktionen in Kap. PHA, 5.* beschrieben.

Abhängigkeit von Dosis und Zeit

In einigen Beispielen verändern sich die Werte der pharmakokinetischen Parameter in Abhängigkeit zur verabreichten Dosis, mit der Plasmakonzentration oder mit der Zeit; z. B. vermindert sich die Bioverfügbarkeit von Griseofulvin, wenn die Dosis erhöht wird; oder es steigt bei einer Erhöhung der Dosierung die Gleichgewichtskonzentration von Phenytoin im Plasma unverhältnismäßig stark an; oder es vermindert sich bei langdauernder Anwendung die Konzentration des Carbamazepins. Die Abnahme der Bioverfügbarkeit von Griseofulvin ist durch die niedrige Löslichkeit des Mittels im Gastrointestinaltrakt bedingt. Phenytoin zeigt eine Konzentrations-(Dosis-)Abhängigkeit, weil die metabolisierenden Enzyme nur eine begrenzte Kapazität haben, das Medikament zu eliminieren, und die übliche Dosierung sich der Maximalrate der Metabolisierung nähert. Carbamazepin zeigt eine Zeitabhängigkeit, da es seine eigene Metabolisierung induziert.

Obwohl relativ selten, führen diese Dosis- und Zeitabhängigkeiten Schwankungen in die Kinetik und die Ansprechbarkeit auf verschiedene Medikamente ein. Andere Ursachen dosis- und zeitabhängiger Kinetik sind Sättigung der Plasmaproteinbindung oder der Gewebsbindung (Phenylbutazon), gesättigte Sekretionsprozesse in den Nieren (hochdosierte Penicillintherapie) und gesättigte Metabolisierung während der ersten Passage durch die Leber (Propranolol).

3. ÜBERWACHUNG DER MEDIKAMENTÖSEN BEHANDLUNG

Wenn einmal ein therapeutisches Ziel definiert ist und ein Mittel und ein Dosierungsschema für einen Patienten ausgewählt sind, wird die medikamentöse Therapie normalerweise durch Überwachung der Häufigkeit und Stärke von sowohl therapeutischen als auch unerwünschten Wirkungen geleitet.

Überwachung der Wirkungen

Obwohl es natürlich vorteilhafter wäre, ist die direkte Messung des therapeutischen Effekts nicht immer möglich. Für eine Reihe von Mitteln werden verschiedene Maßstäbe benutzt, z. B. die Prothrombinzeit für orale Antikoagulanzien, der Rosetten-Inhibitionstest für immunsuppressive Mittel, Glukosespiegel im Blut oder Urin für glukosesenkende Mittel und die Serumharnsäure für Urikosurika. Zeichen toxischer Wirkung sind z. B. Tinnitus und Nystagmus bei Therapie mit Salizylaten und Phenytoin. Weil Zeichen leichter Toxizität nicht immer vor schwereren toxischen Erscheinungen auftreten und toxische Reaktionen ohnehin zu vermeiden sind, hat dieses Verfahren klare Nachteile und Beschränkungen.

Überwachung des Medikaments im Plasma

Eine alternative Methode ist die **Überwachung der Plasmakonzentration,** die eine einfachere und schnellere Einschätzung der Dosierungserfordernisse erlaubt als die bloße Beobachtung der Medikamentenwirkung. Bei manchen Pharmaka ist diese Methode stets von Nutzen, bei anderen kann sie in bestimmten Situationen hilfreich sein. Unter allen Umständen sollte sie als zusätzliche Informationsquelle zur Steuerung der Therapie betrachtet werden. Es bedarf weiterhin eines in klinischer Pharmakokinetik ausgebildeten Mitarbeiters, um die so erhaltene Information zu optimieren.

Eine Bestimmung der Plasmakonzentration eines Medikamentes kann sowohl bei der Einleitung als auch bei der Fortführung einer medikamentösen Therapie brauchbar sein. Der Grundgedanke ist, eine Zielkonzentration oder einen Konzentrationsbereich zu erreichen und zu erhalten. Eine derartige Überwachung ist zum Beispiel zur Verminderung von toxischen Wirkungen von Wert, wenn die Wahrscheinlichkeit und Schwere der toxischen Erscheinungen eng mit der Plasmakonzentration korrelieren. Eine Plasmakonzentration dient dann als therapeutischer Anhalt, um eine Vergiftung verhüten zu helfen.

Indikationen zur Überwachung

Eine Anwendungsstrategie kann vollständig auf der Basis der Plasmakonzentration des Mittels aufgebaut werden, aber diese Methode muß in Beziehung mit allen anderen Überwachungsmethoden gesehen werden.

Es sind hierfür einige Kriterien entwickelt worden, die sich teils auf das Medikament selbst, teils auf die Umstände beziehen, in denen es zur Anwendung kommt. Einige der Kriterien sind unverzichtbar, andere sind nur von relativer Bedeutung. Den meisten von ihnen muß jedoch Beachtung geschenkt werden, damit der Behandlungsplan effektiv sein kann.

Vom Medikament abhängige Kriterien

1. **Direkte Beziehung zwischen Effekt und Konzentration:** Die Intensität und Wahrscheinlichkeit von therapeutischen oder toxischen Effekten muß quantitativ mit dem Plasmaspiegel korrelieren.

2. **Art des therapeutischen Schemas:** Das Ziel des Schemas muß es sein, einen therapeutischen Effekt zu erreichen und zu erhalten. Dies erfordert meist die Aufrechterhaltung von Plasmakonzentrationen innerhalb eines begrenzten Bereichs. Mittel, für die nur akute oder intermittierende Effekte gewünscht sind, werden daher ausgeschlossen. Eine bestehende Toleranz vermindert ebenfalls die Möglichkeiten zur Anwendung der Methode.

3. **Mangel von anderen Leitlinien der Dosierung:** Wenn leicht abzuschätzende therapeutische Zielpunkte fehlen, wird die Überwachung der Plasmakonzentration besonders wichtig. Zum Beispiel kommt diese Situation bei der antiepileptischen Therapie vor, bei der der therapeutische Maßstab das Fehlen von Krampfanfällen ist.

4. **Schmaler therapeutischer Bereich:** Die Wahrscheinlichkeit eines therapeutischen Problems ist höher für ein Mittel mit einem engen Bereich zwischen den Konzentrationen, die den erwünschten Erfolg geben, und jenen Konzentrationen, die toxisch wirken, d.h. bei einem Medikament mit geringen Sicherheitstoleranzen oder einem niedrigen therapeutischen Index.

5. **Laufender Informationsstand:** Vorherige Kenntnis der therapeutischen Konzentrationen und der pharmakokinetischen Parameter eines Mittels sind unumgänglich, damit die Kontrolle der Plasmakonzentration effektiv gehandhabt werden kann. Weiterhin ist eine Kenntnis der Bedingungen, durch welche diese Konzentrationen und Parameter wahrscheinlich verändert werden, wichtig. Diese Forderung ist jedoch relativ, da durch die Überwachung der Plasmakonzentration Korrekturen der Dosis vorgenommen werden können.

6. **Bestimmungsmethode:** Eine empfindliche, zuverlässige und spezifische Bestimmungsmethode muß für das Medikament vorhanden sein. Weiterhin müssen die Ergebnisse der Bestimmung so schnell verfügbar sein, daß eine vorausschauende therapeutische Entscheidung möglich ist. Die Halbwertszeit eines Mittels ist ein Hinweis auf diesen ungefähren Zeitraum; sie ist auch der Zeitrahmen für die Aufsättigung bei multipler Dosierung und für das Abklingen beim Absetzen des Mittels.

7. **Pharmakokinetische Variabilität:** Unterschiede zwischen Individuen und in bestimmten Fällen auch bei derselben Person, die die Pharmakokinetik von Medikamenten betreffen, sind die Hauptgründe zur Überwachung der Plasmakonzentration. Jene Mittel mit schlechter oder fehlerhafter Resorption und jene, die primär metabolisiert werden, sind häufig Kandidaten für die Überwachung. Je größer die Variabilität in der Resorption und Verteilung eines Mittels ist, desto größer ist die Notwendigkeit, es zu überwachen.

Tab. 5. listet Mittel auf, für die heute die Überwachung der Plasmaspiegel allgemeine Verwendung findet und wo die jeweilige Plasmakonzentration meist mit der optimalen Therapie assoziiert ist – ***der therapeutische Bereich*** (s. unten).

Von der jeweiligen Situation abhängige Kriterien

Für einige Mittel wird eine routinemäßige Überwachung der Plasmaspiegel nicht empfohlen; sie kann jedoch auch hier in einigen Situationen hilfreich sein, wenn ein therapeutisches Problem erwartet wird oder auftritt, z. B. wenn eine hohe Wahrscheinlichkeit besteht, wegen des klinischen Status des Patienten einem Therapieversagen gegenüberzustehen, kann eine Messung der Plasmakonzentration eine Hilfe sein. Bei einem Patienten mit gastrointestinalen Erkrankungen oder Magenresektion kann ein Mittel mit bekannter schlechter Verfügbarkeit ein Kandidat für die Überwachung sein. Entsprechend kann das Vorhandensein renaler, hepatischer, thyreoidaler oder kardiovaskulärer Erkrankungen ebenfalls an eine Überwachung denken lassen. Bei Mitteln, die primär unverändert ausgeschieden werden, erfordert

Tab. 5. Häufig überwachte Medikamente und ihre therapeutischen Plasmakonzentrationen

Medikament	*Plasmakonzentration, die mit der optimalen Therapie verbunden ist (mg/l)*	
Amikacin	12 – 25[1]	< 10[2]
Digitoxin	0,01 – 0,03[3]	
Digoxin	0,0006 – 0,002[3]	
Gentamicin	4 – 12[1]	< 2[2]
Lithium	0,7 – 2,0 (mÄq/l)[4]	
Phenobarbital[5]	10 – 30	
Phenytoin	7 – 20	
Procainamid[6]	4 – 8	
Chinidin	2 – 5	
Theophyllin	10 – 20	
Tobramycin	4 – 12[1]	< 2[2]

[1] Konzentration, gemessen 30 min nach einer 30minütigen Infusion
[2] Konzentration gerade vor Gabe der nächsten Dosis
[3] Oft als ng/ml angegeben: Digitoxin: 10–30 ng/ml; Digoxin 0,6–2,0 ng/ml
[4] In üblichen Einheiten angegeben
[5] Bei Anwendung als Antikonvulsivum
[6] Die Konzentration des aktiven Metaboliten, N-Acetylprocainamid, ist ebenfalls zu bestimmen.

eine gleichzeitige Nierenerkrankung spezielle Aufmerksamkeit, besonders wenn die Nierenfunktion schwer gestört ist oder zeitlich variiert.

Die sich überschneidende Verordnung mehrerer Mittel, besonders von solchen, die pharmakokinetisch interagieren, ist ebenfalls eine Situation, bei der eine Überwachung der Plasmakonzentration eher in Erwägung gezogen werden sollte *(s. Kap. PHA, 5., Medikamenteninteraktionen).* Schließlich kann eine Überwachung der Plasmakonzentration nützlich sein, wenn an der Mithilfe des Patienten gezweifelt wird (Non-Compliance; *s. Kap. PHA, 7.).*

Auftreten therapeutischer Schwierigkeiten: Das Fehlen eines Erfolges bei üblichen oder auch höheren Dosen oder eine toxische Reaktion bei herkömmlichen oder auch niedrigeren Dosen stellen therapeutische Probleme dar. Angemessen geplante Plasmaspiegel können erklären, ob das Problem durch fehlende Mithilfe des Patienten, schlechte Verfügbarkeit, veränderten Metabolismus oder eine ungewöhnliche pharmakodynamische Resistenz oder Empfindlichkeit verursacht ist.

Tab. 6 gibt anhand ausgewählter Beispiele eine Liste zusätzlicher Medikamente, für die sich Situationen ergeben können, wo eine Überwachung nützlich wäre. Diese Tabelle ist illustrativ, aber keineswegs erschöpfend. Der Status dieser Mittel und derjenigen in *Tab. 5.* wird sich zweifellos ändern, wenn mehr klinische pharmakokinetische Informationen zugänglich sein werden.

Komplizierende Faktoren

Das **Auftreten aktiver Metaboliten** ist eine der hauptsächlichen methodischen Schwierigkeiten bei der Plasmakonzentrationsüberwachung. Die antiarrhythmisch wirkende Substanz Procainamid bildet zum Beispiel einen aktiven azetylierten Metaboliten (N-acetylprocainamid) durch ein Leberenzym, das genetische Unterschiede zeigt. Procainamid wird teilweise unverändert ausgeschieden, während der Metabolit fast vollständig durch die Nieren ausgeschieden wird. Damit ist bei Patienten, die schnell azetylieren und eine gestörte Nierenfunktion haben, ein Unterschied im Verhältnis zwischen dem Ansprechen auf die Therapie und

Tab. 6. Situationen und zusätzliche Medikamente, für die eine Überwachung der Plasmakonzentration sinnvoll sein könnte[1]

Medikament	*Normale, optimale Plasmakonzentration (mg/l)*[2]	*Situation(en), die das Überwachen der Medikamentenkonzentration nahelegen*
Ethosuximid	25–75	Frage der Compliance oder wenn es gemeinsam mit anderen Antikonvulsiva gegeben wird, um die Frage der Toxizität zu klären
Lidocain	1,4–6,0	Pat. mit chron. Leberkrankungen oder bei verlängerter Infusion des Mittels
Methotrexat		Bei d. Hochdosistherapie, wenn d. Konzentration als Parameter d. potentiellen Toxizität oder zur Verabreichung d. Citrovorum-Faktors herangezogen wird
Nortriptylin	0,05–0,15 (50–150 ng/ml)	Inadäquates Ansprechen d. Pat.; Plasmakonzentrationen über 0,15 sind weniger effektiv
Propranolol	0,02–0,2 (20–200 ng/ml)	Frage d. Compliance od. niedriger Verfügbarkeit. Pat. m. chron. Hepatitis
Primidon[3]	8–12	Frage d. Compliance. Auch wenn gleichzeitig m. anderen Antikonvulsiva verabreicht u. Quelle d. Toxizität eruiert werden muß
Salizylate[4]	100–300 (10–30 mg/dl)	Pat. mit gestörter Hörfunktion oder bei hochdosierter Antazidatherapie, die den Urin-pH erhöht

[1] Ausgewählte Beispiele werden angeführt.
[2] Für jedes Mittel ist der therapeutische Bereich in Konzentrationswerten zur Zeit der Probenentnahme gemessen. Meist wird die Konzentration in einem Wellental gemessen. Wenn andere Konzentrationsgrößen als mg/l häufig benutzt werden, sind sie angegeben.
[3] Zu Phenobarbital metabolisiert. Die Konzentration von Phenobarbital sollte ebenfalls überwacht werden.
[4] Metabolismus und Proteinbindung sind dosisabhängig. Das Serumalbumin muß bei der Interpretation einer Salizylatkonzentration Berücksichtigung finden. Der therapeutische Bereich bezieht sich auf die antiphlogistische Anwendung des Mittels.

der Procainamidkonzentration zu erwarten im Vergleich zu den Patienten, die langsam azetylieren und eine normale Nierenfunktion haben. Sowohl die Konzentration des Medikaments als auch des Metaboliten sollten überwacht werden, besonders wenn eine Nierenerkrankung vorliegt.

Verzögertes Ansprechen auf eine gegebene Konzentration des Medikaments: Die Digoxineffekte auf das Herz veranschaulichen eine Verzögerung, die durch die zur Verteilung des Medikaments an die Wirkungsorte benötigte Zeit verursacht ist. Aus diesem Grund sollten Digoxinkonzentrationen nicht innerhalb der ersten 6 h nach Gabe einer Dosis gemessen werden, auch nicht nach intravenöser Applikation, da die Plasmakonzentration innerhalb dieser Zeit nicht die Konzentration am Wirkungsort widerspiegelt. Ein beobachtetes Ansprechen, was ja eine indirekte Messung des wirklichen Arzneimitteleffekts ist, kann eine andere Ursache für eine Verzögerung sein. Die Messung der Serumharnsäurekonzentration nach der Verabreichung einer urikosurischen Substanz und die Bestimmung der Prothrombinzeit nach der Anwendung eines oralen Antikoagulans sind Beispiele.

Der therapeutische Bereich

Der Bereich von Plasmakonzentrationen mit einer hohen Wahrscheinlichkeit des therapeutischen Erfolgs. Der therapeutische Bereich für eine typische Population ist zwar allgemein anwendbar, manchmal für einen individuellen Patienten jedoch nicht zutreffend. In solchen Fällen können je nach Schwere des Krankheitsbildes entweder höhere oder niedrige Werte geeigneter sein.

Für Medikamente, die an Plasmaproteine gebunden sind, und in Situationen, bei denen eine Änderung der Proteinbindung abzusehen ist, muß die Gesamtkonzentration (gebunden und ungebunden) so eingestellt werden, daß sich die gewünschte Konzentration an ungebundenem Medikament ergibt. Zustände, die die Bindung an Albumin (ein Protein, an welches sich viele saure Medikamente binden) reduzieren, sind beispielsweise Nierenkrankheiten im Endstadium, Leberzirrhose, Hypalbuminämie, schwere Verbrennungen und Schwangerschaft. Bindung an α_1-Glykoprotein und Lipoprotein (Proteine, an die sich viele basische Medikamente binden) ist bei Streßzuständen verstärkt und bei chronischen Lebererkrankungen erniedrigt. In dieser Situation wird die Einstellung des therapeutischen Bereichs durch Bestimmung der ungebundenen Fraktion im Patientenplasma und Vergleich mit der üblicherweise ungebundenen Fraktion vorgenommen. Damit ist

$$\text{eingestellte Konzentration} = \frac{\text{gewöhnlich nicht-gebundene Fraktion}}{\text{erwartete nicht-gebundene Fraktion}} \times \text{übliche Konzentration}$$

Zum Beispiel ist die nichtgebundene Phenytoinfraktion bei schwerer Nierenerkrankung von 0,1 auf 0,25 vergrößert. Deshalb ändert sich der normale therapeutische Bereich von 7–20 mg/l nach Einstellung auf 3–8 mg/l.

Bewertung einer gemessenen Konzentration

Im Gegensatz zu gewöhnlichen klinischen Labortests erfordert die Interpretation von Medikamentenkonzentrationen im Plasma die Anwendung pharmakokinetischer Prinzipien. Das Folgende soll als Überblick dienen.

Sammlung einschlägiger Informationen

Die Medikamentenanamnese, der klinische Status des Patienten und verläßliche Kenntnis der klinischen Pharmakokinetik des Medikaments sind erforderlich *(s. Tab. 7.)*. Die Medikamentenanamnese einschließlich der Dosis und Dosierungszeiten und die Zeiten der Probenentnahme sind unumgänglich, wie auch Gewicht und Alter.

Der Bedarf an anderen Informationen (z. B. renale, hepatische und kardiovaskuläre Funktion, Serumproteine, aktive Metaboliten, Bestimmungsmethoden) wechselt mit dem Medikament und der Situation. Diese Informationen müssen der Person, die die Konzentrationen bewertet, bekannt sein. Die Möglichkeit, die Nierenfunktion nach dem Serumkreatinin abzuschätzen, ist ebenfalls wichtig *(s. Kap. NIE, 1.)*.

Interpretation der Befunde

Nach dem Zusammentragen der benötigten Daten einschließlich der gegenwärtigen und möglicherweise vorhergehender Plasmakonzentrationen können zwei Wege eingeschlagen werden. Einer davon ist, den beobachteten Wert mit dem zu vergleichen, der aus den bekannten Informationen vorausgesagt wurde. Dieser Ansatz ist hilfreich beim Erkennen von Problemen, wie fehlender Compliance, niedriger oder hoher Verfügbarkeit oder ungewöhnlich langsamer oder schneller Elimination. Der andere Weg besteht darin, die pharmakokinetischen Parameter des Medikamentes im individuellen Fall zu bestimmen, ein besonders

Tab. 7. Sammlung einschlägiger Daten

Medikamentenanamnese
Medikament, Dosis, Dosierungsform, Verabreichungsmodus, Compliance, klinischer oder ambulanter Patient
Zeitpunkt der Probenentnahme (bezogen auf die Dosis)
Derzeitige und vorhergehende (wenn vorhanden) Plasmakonzentration des Medikaments
Klinischer Status des Patienten
Gewicht, Alter, Geschlecht, behandelte Krankheit, gleichzeitige andere Krankheiten (besonders kardiovaskuläre, hepatische und renale Erkrankungen)
Labordaten
Nierenfunktion (Serumkreatinin, Kreatininclearance, Serumharnstoff), Leberfunktion (Prothrombinzeit, Serumalbumin, Serumbilirubin, Leberenzyme im Blut) Proteinbindung (Plasmaproteine und Albumin)
Gleichzeitige medikamentöse Therapie
Wechselwirkung von Medikamenten Interferenzen bei der Bestimmung
Aktive Metaboliten
Bestimmungsmethode (Genauigkeit, Empfindlichkeit und Spezifität)
Übliche pharmakokinetische Parameter, die mit dem untersuchten Patiententypus zusammenhängen
Bioverfügbarkeit, Resorptionskonstante, Verteilungsvolumen, nichtgebundene Fraktion im Plasma, renale Clearance, hepatische Clearance

nützliches Verfahren, um den Dosierungsbedarf eines einzelnen Patienten zu bestimmen. Ob der gemessene Wert eine gute Einschätzung der minimalen, durchschnittlichen oder maximalen Konzentration im Gleichgewichtszustand bei festgelegter Dosis und einem fixierten Dosierungs-Intervall-Verfahren oder aber ein Wert eines Ungleichgewichtszustandes ist, der kurz nach Beginn der Medikation oder bei einem ungleichmäßigen Dosierungsschema gewonnen wurde, muß sich sofort aus der Dosierungsanamnese und dem Zeitpunkt der Probenentnahme nachweisen lassen.

Gleichgewichtszustand (Steady-state): Ein Wert, der eine Einschätzung der durchschnittlichen Gleichgewichtskonzentration bei einer festgelegten Dosis und festgelegtem Dosierungsintervall darstellt, ist am einfachsten zu handhaben. Für eine Konzentration, die sich einem solchen Wert annähert, muß eine Plasmaprobe nach einer Verabreichungsdauer von mindestens drei Halbwertszeiten (beim Patienten) entnommen werden. Weiterhin darf die Schwankung innerhalb eines Dosierungsintervalls nur klein sein, besonders wenn die Probe kurz vor der nächsten Dosis entnommen wird. Diese Bedingung ist im wesentlichen erfüllt, wenn das Dosierungsintervall kleiner als eine Halbwertszeit ist. Dies trifft zum Beispiel bei der täglichen Gabe von Digoxin (Halbwertszeit 2 Tage oder länger) zu. Die beobachtete Konzentration kann dann im Vergleich mit der erwarteten Konzentration bewertet werden. Die vorausberechnete Durchschnittskonzentration $\bar{C}$ ist eine Funktion der erwarteten Werte der Bioverfügbarkeit F und der Clearance Cl und der Verabreichungsrate (D/τ, Dosis/Dosierungsintervall), damit ist

$$\bar{C}\,(\text{erwartet}) = \frac{F}{Cl}\,(\text{erwartet}) \cdot \frac{D}{\tau} \qquad (1)$$

Wenn das Verhältnis von festgestellter zu vorausgesagter Konzentration > 1 ist, dann ist entweder die Aufnahme größer oder die Elimination niedriger als erwartet, oder beides trifft zu. Das Umgekehrte gilt für ein Verhältnis < 1. Damit gibt es für jeden Befund Erklärungsmöglichkeiten.

Ursachen einer veränderten Aufnahme oder einer veränderten Elimination sind in *Tab. 8.* zusammengefaßt. Vielleicht die häufigste Ursache liegt im Unterschied zwischen der Art und Weise, in der der Patient das Präparat einnimmt, und wie es verordnet wurde, oder wie angenommen wird, daß er es einnimmt – ein Compliance-Problem. Die Bioverfügbarkeit ist ein Faktor, der nur für Mittel, bei denen ihr Wert niedrig ist oder schwankt, oder in Situationen, wo der Verdacht auf Malabsorption besteht, berücksichtigt werden muß. Die renale und hepatische Clearance kann eine veränderte Elimination abhängig vom Hauptweg der Medikamentenelimination erklären. Die Bindung an Plasmaproteine ist für stark gebundene Mittel bedeutsam, weil die Clearance davon abhängt.

Schwankungen: Die Dosierungsschemata vieler Medikamente sind derart, daß beträchtliche Schwankungen in der Plasmakonzentration vorkommen. Das Dosierungsintervall kann der Halbwertszeit entsprechen oder größer sein, oder das Einnahmeschema entspricht einem 9-13-17-21-Uhr-Schema, bei dem das Mittel in 4 Dosen alle 4 h eingenommen wird, gefolgt von einem 12-h-Intervall. In jedem Fall müssen starke Schwankungen berücksichtigt werden. Für Mittel, bei denen das Schema beträchtliche Schwankungen mit sich bringt, ist die bevorzugte Zeit der Probenentnahme meist kurz vor der nächsten Dosis. Die Konzentration C, die am Ende eines festen Dosierungsintervalls erwartet wird, nach der Gabe einer festgelegten Dosis D, ist – unter Gleichgewichtsbedingungen:

$$C = \frac{F \cdot D \cdot e^{-\left[\frac{Cl}{V} \cdot \tau\right]}}{V\left(1 - e^{-\left[\frac{Cl}{V} \cdot \tau\right]}\right)} \qquad (2)$$

wobei e die Basis des natürlichen Logarithmus (etwa 2,718) bedeutet, Cl die Gesamtclearance ist, V das scheinbare Verteilungsvolumen und F die Bioverfügbarkeit. Wiederum kann die gemessene Konzentration mit den Werten verglichen werden, die mit den erwarteten Werten der Parameter vorausberechnet wurden.

Eine maximale Konzentration, die an einer Probe gemessen ist, die entweder kurz nach einer intravenösen Dosis oder zum Zeitpunkt des Spitzenwerts nach einer oralen Dosis abgenommen wurde, ist oft unzuverlässig. Entweder die Resorption oder die Verteilung oder beide können Zeit benötigen, bis sie vollständig sind. Sie variieren auch oft mit der Zeit und von Patient zu Patient.

Wenn die Resorption und Verteilung rasch vonstatten gehen, z. B. nach der intramuskulären Gabe von Aminoglykosiden, ist die Messung der Plasmakonzentration kurz nach der Verabreichung der Dosis und nahe zum Konzentrationsgipfel brauchbar. Unter diesen Verhältnissen kann die höchste Konzentration berechnet werden aus:

$$C_{(max)} = \frac{F \cdot D}{V\left(1 - e^{-\left[\frac{Cl}{V} \cdot \tau\right]}\right)} \qquad (3)$$

oder aus der Beziehung

$$C_{(max)} = C + \frac{F \cdot D}{V} \qquad (4)$$

wobei $F \cdot D/V$ das Differential der Konzentrationsänderung bei Zugabe von $F \cdot D$ in den Körper ist.

Status bei fehlendem Gleichgewicht (nonsteady-state): Ein Plasmaprobe kann zu einer Zeit abgenommen werden, bei der das Mittel noch keine volle Aufsättigung erreicht hat oder wenn die vorhergehenden Dosen und Dosierungsintervalle einem fehlerhaften Muster gefolgt sind. Unter diesen Umständen können die Prinzipien des Gleichgewichtszustandes keine Anwendung finden. In diesen Fällen können andere Methoden benutzt werden.

Tab. 8. Ursachen für unerwartete Steady-state-Plasmakonzentrationen

Beteiligter Faktor	*Konzentrationsverhältnis > 1**	*Kommentar*	*Konzentrationsverhältnis < 1*	*Kommentar*
Mitarbeit	Fehlende Mitarbeit, mehr eingenommen als verordnet	Wahrscheinlich weniger häufig als die Einnahme von weniger, als verordnet war	Fehlende Mitarbeit, weniger eingenommen als verordnet	Ein sehr häufiges Problem (Non-Compliance)
Bioverfügbarkeit	Höher als gewöhnlich	Nur eine Erklärung, wenn die Verfügbarkeit gewöhnlich niedrig ist	Größer als gewöhnlich	Ein häufigeres Problem bei Mitteln, die meist schlecht resorbiert werden
Renale Clearance	Niedriger als gewöhnlich	Eine einleuchtende Erklärung für Mittel, deren Hauptteliminationsweg die renale Ausscheidung ist. Es kann sich um veränderten pH, Sekretionshemmung oder einfach um verminderte Nierenfunktion handeln	Größer als gewöhnlich	Keine häufige Erklärung. Kann wegen verändertem Urin-pH oder Durchfluß vorkommen. Der renale Weg muß üblicherweise der Hauptausscheidungsweg sein oder werden
Hepatische Clearance	Niedriger als gewöhnlich	Eine Erklärung für Medikamente, deren Hauptteliminationsweg Metabolismus oder biliäre Sekretion ist. Es kann sich um kompetitive Hemmung durch andere Medikamente, verminderten Blutdurchfluß, Lebererkrankungen oder genetisch bedingte Ursachen handeln	Größer als gewöhnlich	Eine Erklärung, wenn die hepatische Ausscheidung der Hauptteliminationsweg ist oder wird. Es kann sich um Enzyminduktion oder Aktivierung oder genetische Ursachen handeln
Bindung an Plasmaproteine	Größer als gewöhnlich	Keine einleuchtende Erklärung möglich	Niedriger als üblich	Es kann sich um das Resultat von Verdrängung, Hypalbuminämie, Leber- oder Nierenkrankheiten handeln

* Gemessene Konzentration, dividiert durch erwartete Konzentration

Berechnung von Parameterwerten

Zur Anpassung der Dosis bei einem einzelnen Patienten besteht das sinnvollste Vorgehen in der Bestimmung des Clearancewertes und manchmal der Werte für das Verteilungsvolumen und der Halbwertszeit aus dem(n) festgestellten Konzentrationswert(en). Die Clearance ist der wertvollste Parameter, weil er benötigt wird, um die erforderliche Dosierung zum Erreichen einer gegebenen Konzentration vorauszuberechnen und umgekehrt.

Von einem Steady-state ausgehend: Wenn ein Konzentrationswert eine gute Abschätzung des durchschnittlichen Gleichgewichtszustandes ist, die Bioverfügbarkeit nicht schwankt, die Compliance gesichert ist und der Patient sich in einem Festdosis-Festintervall-Dosierungsschema befindet, errechnet sich die Clearance aus:

$$Cl = \frac{F \cdot D/\tau}{\bar{C}} \quad (5)$$

einer Umformung der Gleichung 1. Wenn zum Beispiel eine Digoxinkonzentration von 1,2 mg/l bei dauernder Applikation von 0,125 mg i.v. (F = 1,0) pro Tag bei einem Patienten aufträte, wäre die Clearance 104 l/Tag. Aus Gleichung 1 ergäbe sich dann eine Konzentration von 1,4 mg/l, ein Wert nahe der Mitte des üblichen therapeutischen Bereichs.

Die Clearance kann auch berechnet werden aus der Beziehung:

$$Cl = \frac{V}{\tau} \cdot \ln\left[\frac{F \cdot D}{V \cdot C} + 1\right] \quad (6)$$

wenn unter Gleichgewichtsverhältnissen ein muldenförmiger Konzentrationsverlauf erhalten wird, große Schwankungen zu erwarten sind (Dosierungsintervall viel größer als Halbwertszeit) und das Medikament i.v. gegeben oder rasch resorbiert wird. Als Beispiel soll hier Gentamicin angeführt werden, ein Medikament, dessen Konzentrationen stark schwanken, weil die übliche Halbwertszeit 2 h und das Dosierungsintervall 8 h ist. Wenn bei einem 70 kg schweren Patienten eine Steady-state-Muldenkonzentration des Gentamicins von 3 mg/l bei einer i.v. Gabe von 80 mg alle 8 h erzielt wird, wäre die Clearance 2,0 l/h (F = 1, V = 0,25 l/kg, ln = Logarithmus naturalis). Das Vertrauen zu diesem Schätzwert hängt von mehreren Faktoren ab, einschließlich von Variationen der V- und F-Werte, Bestimmungsfehlern und den oben genannten Annahmen.

Die Dosierungen, die erforderlich sind, um eine vorgegebene Durchschnittskonzentration zu erreichen, können dann aus den Clearance- und Bioverfügbarkeitswerten wie folgt berechnet werden:

$$\frac{D}{\tau} = \frac{Cl}{F} \cdot \bar{C} \quad (7)$$

Im oben angeführten Beispiel des Digoxins ist die täglich erforderliche orale Dosis, um eine Konzentration von 1,4 µg/l zu erreichen, 0,25 mg. Für Gentamicin ist die erforderliche i.v. 12-h-Dosis, um eine Durchschnittskonzentration von 3 mg/h zu erhalten, nach Gleichung 5 dann 72 mg. Die Maximal- (Gleichungen 3 oder 4) und die Muldenkonzentrationen (Gleichung 2) sind dann 5,5 bzw. 1,4 mg/l.

Von einem Nonsteady-state ausgehend: Die Clearance kann auch von einer Konzentration bestimmt werden, die nicht in einem Gleichgewichtszustand liegt. Als Beispiel sollen hier die Theophyllinkonzentrationen bei drei verschiedenen, 70 kg schweren Patienten 12 h nach Beginn einer 42,4-mg/h-Dosis (Aminophyllin 53 mg/h) dargestellt werden. Die Theophyllin-Clearance ist stark veränderlich, während das Verteilungsvolumen relativ konstant ist (0,5 l/kg). Beim Infundieren des Medikaments bei den Patienten A, B und C, die Clearancewerte von 20, 40 und 80 ml/h/kg haben, steigt die Plasmakonzentration wie in *Abb. 6.* an. Die Plasmakonzentration bei Patient A erreicht toxische Werte, aber es bedarf einer Infusionsdauer von mehr als 24 h. Die Konzentrationen bei Patient B nähern sich einem Gleichgewichtswert innerhalb des therapeutischen Bereiches. Die Werte bei Patient C verbleiben im subtherapeutischen Bereich.

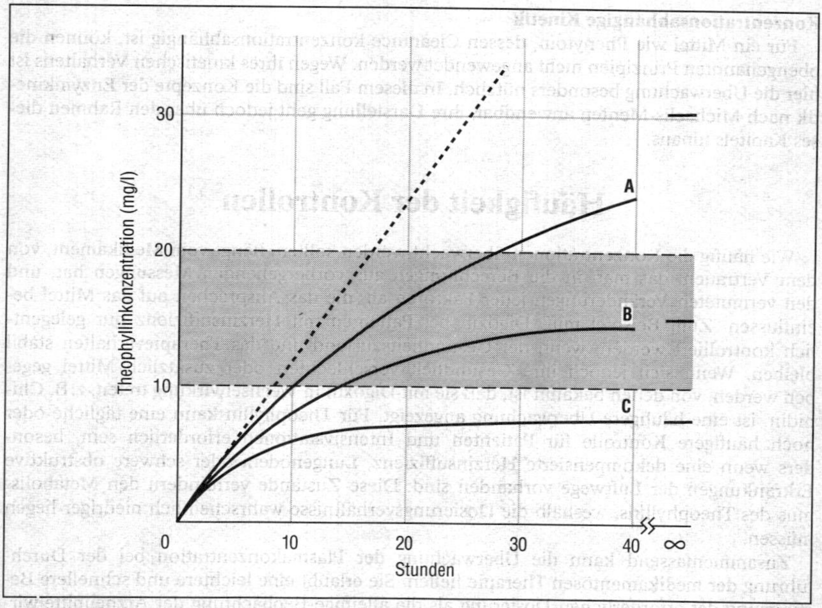

Abb. 6. **Plasmatheophyllin-Konzentration** bei drei Patienten mit verschiedenen Clearance-Raten.

Für eine Plasmaprobe, die 12 h nach Beginn einer Infusion abgenommen wurde, ist die Konzentration bei Patient C nahe an einem Gleichgewichtswert, und die Clearance ist durch Benutzung einer Gleichgewichtsformel vernünftig berechnet. Die Konzentrationen bei den Patienten A und B sind hingegen nicht nahe an einem Gleichgewichtszustand, aber die Spiegel vermitteln dennoch einige Informationen. Die erwarteten Konzentrationen zu diesem Zeitpunkt können aus den Werten für die Clearance, Cl, und dem Volumen, V, berechnet werden, unter Anwendung der Beziehung:

$$C = \frac{R \cdot}{Cl}\left(1 - e^{-\left[\frac{Cl}{V} \cdot t\right]}\right) \qquad (8)$$

wobei R die Infusionsrate und t die Infusionsdauer ist. Die Gleichgewichtskonzentration ist R/Cl.

Die beobachtete Konzentration bei Patient B ist gleich zu berechnen, womit angezeigt wird, daß eine Gleichgewichtskonzentration von ungefähr 15 mg/l erreicht wird. Bei Patient A liegt jedoch der beobachtete Wert von 12 mg/l über dem zu dieser Zeit erwarteten Wert. Eine Gleichgewichtskonzentration im potentiell toxischen Bereich ist möglich, aber man hat nur geringe Anhaltspunkte, um zu berechnen, welcher Wert dies sein wird. Die Ursache für den Mangel an Zuverlässigkeit ergibt sich in *Abb. 6.* aus dem Verlauf der punktierten Linie. Diese Linie stellt den Anstieg der Plasmakonzentration bei einem Patienten dar, der total unfähig ist, das Medikament auszuscheiden. Die Konzentration von ungefähr 12 mg/l nach 12 h bei Patient A liegt sehr nahe zu den 15 mg/l, die beobachtet wurden, wenn keine Elimination stattfindet, oder als Folge von analytischen Fehlern und Fehlern aus anderen Ursachen. Die einzige gültige Schlußfolgerung, die getroffen werden kann, ist, daß der Patient potentiell toxische Werte erreichen könnte und deshalb eine weitere Probe entnommen werden sollte.

Konzentrationsabhängige Kinetik

Für ein Mittel wie Phenytoin, dessen Clearance konzentrationsabhängig ist, können die obengenannten Prinzipien nicht angewendet werden. Wegen ihres kinetischen Verhaltens ist hier die Überwachung besonders nützlich. In diesem Fall sind die Konzepte der Enzymkinetik nach Michaelis-Menten anwendbar, ihre Darstellung geht jedoch über den Rahmen dieses Kapitels hinaus.

Häufigkeit der Kontrollen

Wie häufig die Konzentrationen überwacht werden sollten, hängt vom Medikament, von dem Vertrauen, das man in die Berechnungen aus vorhergehenden Messungen hat, und den vermuteten Veränderungen jener Faktoren ab, die das Ansprechen auf das Mittel beeinflussen. Zum Beispiel muß Digoxin bei Patienten mit Herzinsuffizienz nur gelegentlich kontrolliert werden, wenn der Gesundheitszustand und das Therapieverhalten stabil bleiben. Wenn sich jedoch ihre Gesundheit verschlechtert oder zusätzlich Mittel gegeben werden, von denen bekannt ist, daß sie mit Digoxin in Wechselwirkung treten, z. B. Chinidin, ist eine häufigere Überwachung angezeigt. Für Theophyllin kann eine tägliche oder noch häufigere Kontrolle für Patienten und Intensivstationen erforderlich sein, besonders wenn eine dekompensierte Herzinsuffizienz, Lungenödem oder schwere obstruktive Erkrankungen der Luftwege vorhanden sind. Diese Zustände vermindern den Metabolismus des Theophyllins, weshalb die Dosierungsverhältnisse wahrscheinlich niedriger liegen müssen.

Zusammenfassend kann die Überwachung der Plasmakonzentration bei der Durchführung der medikamentösen Therapie helfen. Sie erlaubt eine leichtere und schnellere Bestimmung der erforderlichen Dosierung als die alleinige Beobachtung der Arzneimittelwirkungen. Für einige Mittel ist die routinemäßige Überwachung sinnvoll, für andere kann sie in bestimmten Situationen recht nützlich sein.

4. PHARMAKODYNAMIK

Die Lehre von den biochemischen und physiologischen Wirkungen der Medikamente und ihrem Wirkungsmechanismus.

Mechanismen der Medikamentenwirkung

Wechselwirkung mit Membranen

Bestimmte Medikamente rufen pharmakologische Wirkungen hervor, indem sie mit Zellmembranen interagieren. **Narkosemittel:** Von Inhalationsanästhetika wird angenommen, daß ihre Wirkung auf einer Ausdehnung (vermehrten Unordnung) der Membranen zentraler Neurone beruht. Proteinbestandteile der Membran können so beeinflußt werden. Beispielsweise könnte durch Veränderungen der Funktion von Natriumkanälen der Natriumeinwärtsstrom verringert werden. So würden Membrandepolarisationen abgeschwächt und die elektrische Zellaktivität vermindert. Diese Theorie wird durch die Beobachtung gestützt, daß eine Narkose bei Versuchstieren rasch beendet wird, wenn diese in einer Druckkammer einem Überdruck ausgesetzt werden, um den Membraneffekt aufzuheben. **Lokalanästhetika:** Procain und verwandte Substanzen haben ähnliche Wirkungen. Nach Exposition eines peripheren Nervs wird die Fortleitung unterbrochen. Werden toxische Dosen gegeben, die eine systemische Resorption zur Folge haben, können Lokalanästhetika auch zentrale Neurone hemmen.

Wechselwirkung mit Rezeptoren

Die klassische Methode zur Untersuchung des therapeutischen Wirkmechanismus vieler Medikamente besteht in der Analyse ihrer Effekte auf physiologische Funktionen an verschiedenen anatomischen Orten, und zwar sowohl in vivo als auch in vitro. Wenn überhaupt, zeigen nur wenige Medikamente absolut **spezifische Wirkungen;** die meisten wirken jedoch relativ **selektiv.** Zum Beispiel hemmt Atropin die Wirkung von Acetylcholin an exokrinen Drüsen und glatter Muskulatur, nicht jedoch am Skelettmuskel. Die charakteristischen Wirkungen vieler solcher selektiven Substanzen beruht auf ihrer physikochemischen Interaktion mit biochemischen Strukturen des Organismus (d.h. Erkennungsstellen), die gemeinhin als rezeptive Substanzen oder Rezeptoren bezeichnet werden. Nach Isolierung und Aufklärung ihrer Struktur konnten einige Rezeptoren unter Erhaltung ihrer Funktion in Zellmembranen inkorporiert werden. Dazu gehören cholinerge (nikotinische und muskarinische) Rezeptoren, die α- und β-adrenergen Rezeptoren, γ-Aminobuttersäure(GABA)-Rezeptoren (mit ihrer Bindungsstelle für Benzodiazepine) sowie die Familie der Insulin-Rezeptoren.

Die in vitro bestimmbaren Charakteristika der Bindung von Medikamenten (d.h. von Liganden) an ihre zugehörigen Rezeptoren erlauben die Vorhersage wichtiger Aspekte ihres Verhaltens auf zellulärer und subzellulärer Ebene. Es ist gleichzeitig klar, daß Liganden auch unspezifisch binden können. Daher kann nicht jede Bindungsstelle als Rezeptor bezeichnet werden.

Die Theorie der Interaktion zwischen Medikament und Rezeptor, deren Grundlage das Massenwirkungsgesetz bildet, ist in einigem der kinetischen Analyse der Wechselwirkung zwischen Enzym und Substrat (sowie ihrer Hemmung) verwandt. Innerhalb dieses begrifflichen Rahmens können viele Wirkmechanismen untersucht und klassifiziert werden (z.B. Aspirin: Hemmung der Cyclooxygenase, Neostigmin: Hemmung der Acetylcholinesterase. Deprenyl: Hemmung der Monoaminooxidase B, Digitalis: Hemmung der Na^{+}/K^{+}-ATPase usw.). Die Okkupanztheorie nimmt an, daß eine pharmakologische Wirkung nur durch diejenigen Rezeptoren vermittelt werden kann, die von einem geeigneten Liganden besetzt (okkupiert) sind. D.h., die Rezeptorbesetzung ist direkt proportional der resultierenden Antwort oder Wirkung. Neuere Ansätze wie die Geschwindigkeitstheorie oder die Allosterische Theorie konzentrieren sich auf kinetische Prozesse („Bindungs-/Dissoziations"-Geschwindigkeiten) der Liganden-Rezeptor-Bindung, assoziierte Aktivitätszustände der Rezeptoren („aktiv/inaktiv") und die anscheinende Disproportionalität zwischen Rezeptorokkupanz und resultierender Wirkung auf Gewebe oder Organe. Die zeitgenössischen theoretischen Modelle ziehen also die variable Effizienz der Signaltransduktion sowie die Existenz „überschüssiger" Rezeptoren sowie partiellen Agonismus in Betracht (s. unten). Rezeptoren werden als dynamische zelluläre Elemente angesehen, die unter äußeren chemischen und hormonellen Einflüssen ebenso stehen wie unter ständiger regulatorischer Kontrolle innerhalb der Zelle. Die **Hochregelung** und **Niederregelung** von Rezeptoren hat Bedeutung für klinisch wichtige Phänomene, die als Desensibilisierung, Tachyphylaxie, Toleranz und erworbene Resistenz bezeichnet werden.

Medikamentenwirkungen werden durch mehrere komplexe Mechanismen beeinflußt: (1) Die physiologische Funktion eines Gewebes (z.B. Kontraktion, Sekretion) kann durch multiple Rezeptor-vermittelte Mechanismen zustande kommen und also auch durch unterschiedliche molekulare Stimuli moduliert werden; (2) mehrere Zwischenschritte (z.B. Rezeptorkopplung und intrazelluläre Botenstoffe, die „second messenger") können zwischen der initialen Interaktion von Ligand und Rezeptor und der „letztendlichen" Organantwort interponiert sein; und (3) die Effizienz der Kopplung zwischen Stimulus und Antwort kann von Gewebe zu Gewebe variieren *(s. Abb. 7.)*.

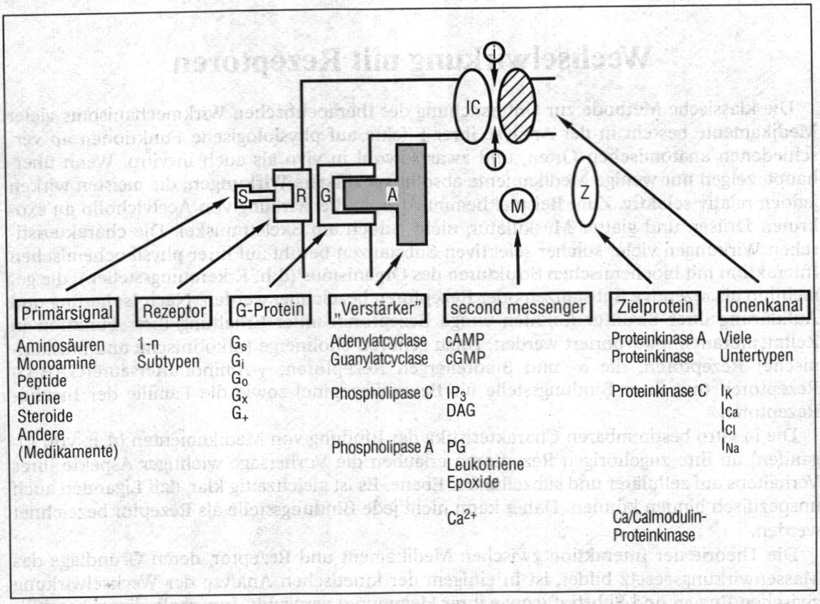

Abb. 7. **Schema der Komponenten zellulärer Transduktionsmechanismen,** wie sie im gesamten Körper Hormon- oder Medikamentenrezeptoren nachgeschaltet sein können. Jeder Ligand (physiologisch oder exogen) hat Erkennungs- oder Bindungsstellen, von denen mehrere Untertypen existieren können. Aktivierte Rezeptoren regulieren direkt oder indirekt Ionenleitfähigkeiten und/oder andere zelluläre Funktionen (z.B. Sekretion oder Kontraktion). In vielen Fällen agiert der Rezeptor innerhalb der Membran über Guanin-Nukleotid bindende Proteine (G-Proteine), die ihrerseits ein Enzym aktivieren, das intrazelluläre Botenstoffe (second messenger) synthetisiert („Signalverstärkung"). Mehrere verschiedene Botenstoffe regulieren Zielproteine des Intrazellulärraums, wie Proteinkinasen. Diese Enzyme wirken dann auf ihre je nach Zelltyp bevorzugten Substrate, um den physiologischen (oder pharmakologischen) Effekt hervorzurufen. (Nach Bloom, E. F. „Neurotransmitters: Past, present and future directions." FASEB Jorunal 2:32–41, 1988; mit freundlicher Genehmigung des Verlags).

Wichtige Begriffe der Rezeptortheorie sind **Affinität** (die Wahrscheinlichkeit, mit der zu einem gegebenen Zeitpunkt ein Rezeptor von dem Medikament besetzt ist) und **intrinsische Effektivität, intrinsische Aktivität** oder einfach **Effektivität** (diese Begriffe versuchen die Beziehung zwischen Medikamentenbindung und dem Aktivierungszustand des Rezeptors auszudrücken, d.h. die Fähigkeit des Medikaments, den Rezeptor zu erregen). **Agonisten** sind solche Substanzen, deren Interaktion mit dem Rezeptor eine Wirkung verursacht, die in einer veränderten (erhöhten oder verringerten) zellulären Aktivität resultiert. Agonisten müssen sowohl Affinität als auch Effektivität besitzen. Typische Beispiele sind unter anderem endogene Substanzen (Acetylcholin, Histamin, Noradrenalin) und viele Medikamente wie Morphin, Phenylephrin und Isoproterenol. Viele andere Substanzklassen interagieren zwar selektiv mit einem Rezeptor, initiieren jedoch nicht das Geschehen, das zu einem beobachtbaren Effekt führt. Diese Substanzen sind **Antagonisten;** sie besitzen zwar Affinität, jedoch keine intrinsische Effektivität. Der Dualismus Agonist–Antagonist wird durch die Tatsache kompliziert, daß Strukturanaloga von Agonisten häufig gemischte agonistisch-antagonistische Eigenschaften haben; solche Substanzen heißen **partielle Agonisten** oder Agonisten niedriger Effektivität. Isoproterenol ist zum Beispiel am β-adrenergen Rezeptor ein voller Agonist, während Prenalterol ein partieller Agonist ist.

Nach der Rezeptortheorie können volle Agonisten eine maximale Wirkung selbst dann entfalten, wenn sie nur einen Bruchteil der insgesamt vorhandenen Rezeptoren besetzen. Diese Tatsache führt zu der Annahme, daß eine Anzahl von Bindungsstellen in Reserve liegt (sogenannte überschüssige Rezeptoren). *Abb. 8.* zeigt mechanistische Aspekte von Substanzen mit antagonistischen Eigenschaften. Antagonisten werden als **reversibel** oder **irreversibel** bezeichnet. Diese Eigenschaften hängen vom Mechanismus der Interaktion mit dem Rezeptor ab. Reversible Antagonisten können vom Rezeptor dissoziieren, irreversible Antagonisten bilden eine stabile chemische Verbindung mit dem Rezeptor (z.B. Alkylierung). Manche Substanzen dissoziieren nur sehr langsam von der Bindungsstelle **(pseudoirreversibler Antagonismus).** Wenn der Antagonist am Rezeptor dieselbe Bindungsstelle wie ein Agonist besetzt, wird der Begriff **kompetitiver Antagonismus** verwendet. Das dem Morphin strukturell verwandte Naloxon hat zum Beispiel wenig oder keine morphinähnliche Aktivität, blockiert jedoch die erwarteten Effekte, wenn es vor oder nach Morphin gegeben wird.

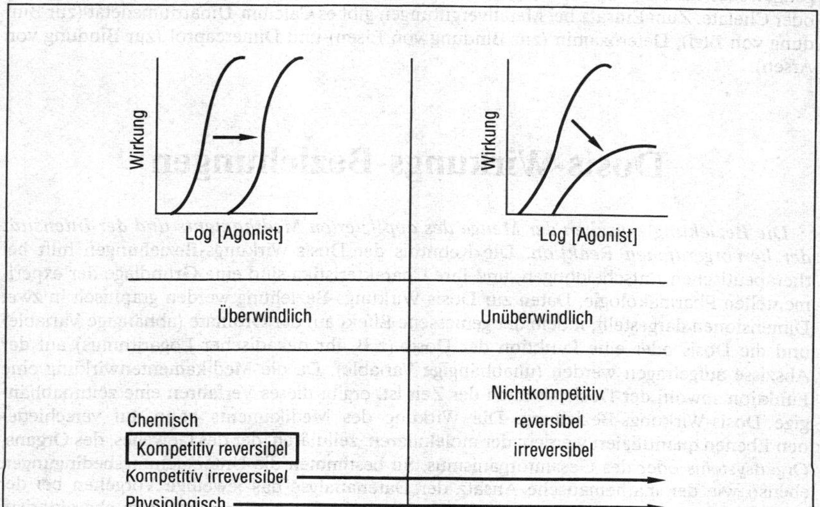

Abb. 8. **Klassifikation der molekularen Mechanismen des Antagonismus bezüglich empirischer Effekte auf die Dosis-Wirkungs-Kurve eines Agonisten.** Die Pfeile zeigen an, wo verschiedene Konzentrationen des Antagonisten sowohl überwindlichen als auch unüberwindlichen Antagonismus verursachen können. Aus: Pharmacological Analysis of Drug-Receptor Interaction von T. P. Kenakin, New York, Raven Press, 1987, p. 207; mit freundlicher Genehmigung des Verlags).

Um diese Verdrängung zu überwinden, muß dann mehr Morphin gegeben werden, was zu einer charakteristischen Rechtsverschiebung der Dosis-Wirkungs-Kurve führt. In Anwesenheit eines kompetitiven Antagonisten kann der maximale Effekt des Agonisten erreicht werden, wenn auch nur bei sehr hohen Konzentrationen. Diese Tatsache findet ihren Ausdruck in dem Begriff **überwindlicher Antagonismus. Nichtkompetitive Antagonisten** können an anderen Bindungsstellen als der Agonist angreifen und verhindern so die Aktivierung des Rezeptors durch allosterische oder andere Mechanismen. Schließlich kann ein Antagonist den Agonisten auch chemisch inaktiveren („neutralisieren") oder in der Rezeptoraktivierung nachgeschaltete zelluläre Vorgänge eingreifen und so einen **physiologischen** oder **funktionellen Antagonismus** hervorrufen.

Chemische Interaktion

Einige Medikamente verursachen ihren therapeutischen Effekt durch direkte Reaktion mit endogenen oder exogenen Substanzen. **Antazida** (z. B. Aluminiumhydroxid, Magnesiumhydroxid) binden HCl und bilden so relativ inaktive Produkte. Sie neutralisieren überschüssige Magensäure und sind in der Behandlung von Magenirritation und verwandten Störungen hilfreich. Natriumbikarbonat in Pulverform (z. B. Soda) sollte *niemals* als Antazidum verwendet werden; bei einigen Patienten wurden dadurch so große Volumina von CO_2 produziert, daß es innerhalb von Minuten nach der Einnahme zu Zerreißungen des Magengewebes kam. **Komplexbildner** bilden mit verschiedenen Metallen inaktive Komplexe oder Chelate. Zum Einsatz bei Metallvergiftungen gibt es Calcium-Dinatriumedetat (zur Bindung von Blei), Deferoxamin (zur Bindung von Eisen) und Dimercaprol (zur Bindung von Arsen).

Dosis-Wirkungs-Beziehungen

Die Beziehung zwischen der Menge des applizierten Medikaments und der Intensität der hervorgerufenen Reaktion. Die Kenntnis der Dosis-Wirkungs-Beziehungen hilft bei therapeutischen Entscheidungen, und ihre Charakteristika sind eine Grundlage der experimentellen Pharmakologie. Daten zur Dosis-Wirkungs-Beziehung werden graphisch in zwei Dimensionen dargestellt, indem der gemessene Effekt auf der Ordinate (abhängige Variable) und die Dosis oder eine Funktion der Dosis (z. B. ihr dekadischer Logarithmus) auf der Abszisse aufgetragen werden (unabhängige Variable). Da die Medikamentenwirkung eine Funktion sowohl der Dosis als auch der Zeit ist, ergibt dieses Verfahren eine zeitunabhängige Dosis-Wirkungs-Beziehung. Die Wirkung des Medikaments kann auf verschiedenen Ebenen quantifiziert werden: der molekularen, zellulären, der des Gewebes, des Organs, Organsystems oder des Gesamtorganismus. So bestimmen die Untersuchungsbedingungen ebenso wie der mathematische Ansatz der Datenanalyse das jeweilige Vorgehen bei der Bestimmung des Medikamenteneffekts. Es gibt daher keine allgemeingültige charakteristische Beziehung zwischen Wirkungsintensität und Medikamentendosis. Die Wirkung wird häufig als Maximum angegeben und zum Zeitpunkt der Maximalwirkung oder unter Gleichgewichtsbedingungen (z. B. während einer kontinuierlichen intravenösen Infusion) aufgezeichnet.

Abb. 9. illustriert 4 variable Eigenschaften einer hypothetischen Dosis-Wirkungs-Kurve: (1) Potenz (Position der Kurve auf der Dosis-Achse), (2) Maximaleffekt (größter im untersuchten System erreichbarer Effekt), (3) Steigung (Änderung der Antwort pro Dosiseinheit) und (4) biologische Varianz (Variation der Antwortamplituden unter Testpersonen derselben Population für die gleiche Medikamentendosis).

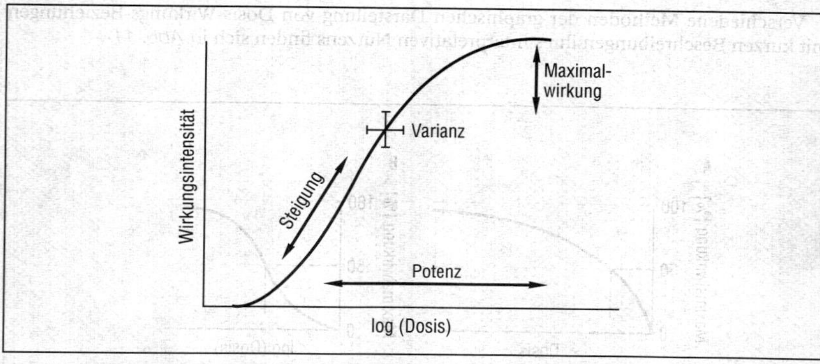

Abb. 9. **Die halblogarithmisch aufgetragene Dosis-Wirkungs-Beziehung.** Repräsentative log(Dosis)-Wirkungs-Kurve zur Illustration der charakteristischen Variablen. (Aus: Nines, A. S.: „Principles of therapeutics", in Goodman and Gilman's The Pharmaceutical Basis of Therapeutics, hrsg. v. A. G. Gilman, T. W. Rall, A. S. Nies, P. Taylor. New York, Pergamon Press, 1990, pp. 62–83; mit freundlicher Genehmigung des Verlags).

Abb. 10. zeigt den Vergleich der Potenz und maximalen Wirkung von Morphin und Codein, wobei die Anhebung der Schmerzschwelle als gemeinsamer pharmakologischer Effekt betrachtet wird. Die Dosis-Wirkungs-Kurven zeigen, daß mehr Codein als Morphin benötigt wird, um den gleichen Grad der Analgesie zu erreichen. Morphin hat also pro Dosiseinheit eine größere biologische Aktivität und ist potenter als Codein. Gleichgültig, wieviel Codein gegeben wird, existiert außerdem ein Punkt, über den hinaus kein stärkerer Effekt mehr erreicht wird. Morphin ist also nicht nur potenter als Codein, sondern besitzt darüber hinaus auch eine größere maximale Effektivität.

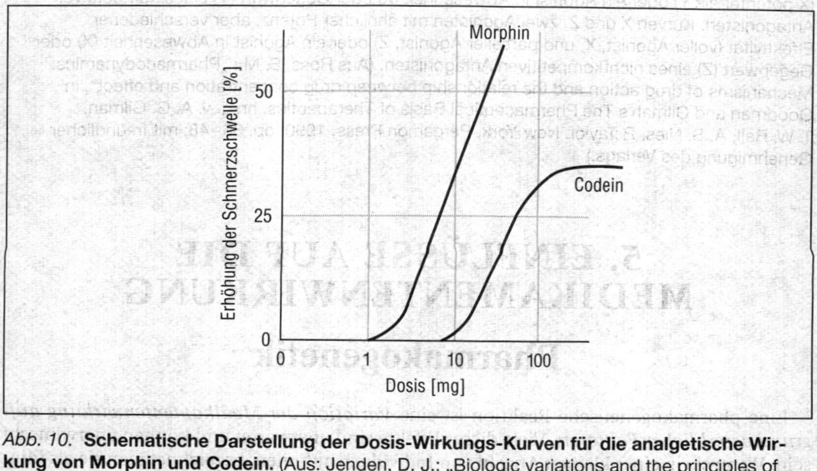

Abb. 10. **Schematische Darstellung der Dosis-Wirkungs-Kurven für die analgetische Wirkung von Morphin und Codein.** (Aus: Jenden, D. J.: „Biologic variations and the principles of bioassay," in: Essentials of pharmacology, 3. Aufl., hrsg. v. J. A. Beven und J. H. Thompson, New York, Harper and Row, 1983, p. 93, mit freundlicher Genehmigung des Verlags.)

Verschiedene Methoden der graphischen Darstellung von Dosis-Wirkungs-Beziehungen mit kurzen Beschreibungen ihres interpretativen Nutzens finden sich in *Abb. 11.*

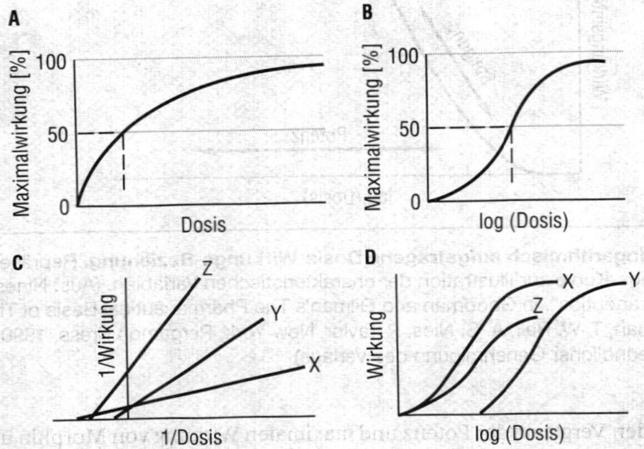

Abb. 11. **Verschiedene Auftragungen von Dosis-Wirkungskurven.** A: die idealisierte Beziehung zwischen der Konzentration (bzw. Dosis) eines Medikaments und der Amplitude der Wirkung. Mit einer linearen Dosis-Skala resultiert eine hyperbole Kurve. B: Eine sigmoide Kurve resultiert, wenn die Größe des beobachteten Effekts gegen den Logarithmus der Dosis aufgetragen wird. C und D: repräsentative doppelt-reziproke Auftragungen (C) und log(Dosis)-Effekt-Kurven (D). Kurven X und Y: zwei Agonisten ähnlicher Effektivität, aber verschiedener Potenz (X potenter als Y) oder ein Agonist in Abwesenheit (X) oder Gegenwart (Y) eines kompetitiven Antagonisten. Kurven X und Z: zwei Agonisten mit ähnlicher Potenz, aber verschiedener Effektivität (voller Agonist, X, und partieller Agonist, Z) oder ein Agonist in Abwesenheit (X) oder Gegenwart (Z) eines nichtkompetitiven Antagonisten. (Aus Ross, E. M.: „Pharmacodynamics: Mechanisms of drug action and the relationship between drug concentration and effect", in Goodman and Gilman's The Pharmaceutical Basis of Therapeutics, hrsg. v. A. G. Gilman, T. W. Rall, A. S. Nies, P. Taylor. New York, Pergamon Press, 1990, pp. 33–48; mit freundlicher Genehmigung des Verlags.)

5. EINFLÜSSE AUF DIE MEDIKAMENTENWIRKUNG

Pharmakogenetik

Eine pharmakogenetische Reaktion ist eine *Variation der Medikamentenwirkung aufgrund vererblicher Faktoren.* Viele dieser Effekte sind unerwartet und können unerwünscht sein. Wenn sie in einer kleinen Anzahl von Individuen auftreten, bezeichnet man sie als **idiosynkratisch.** Pharmakogenetische Effekte können als direkt oder als indirekt klassifiziert werden.

Direkter pharmakogenetischer Effekt

Es gibt nur wenige klinische Beispiele für die direkte Verursachung einer ungewöhnlichen pharmakologischen Wirkung durch eine genetische Veränderung der Funktion eines bestimmten Gewebes oder einer Rezeptorbindungsstelle.

Verringerte Aktivität von Warfarin: Bestimmte Individuen zeigen eine deutlich geringere antikoagulierende Wirkung nach therapeutischen Dosen von Warfarin: Eine im Vergleich zum Normalfall bis zu 20fach höhere Dosis kann notwendig sein, um den erwünschten pharmakologischen Effekt zu erbringen. Da in diesen Fällen keine abnormale Biotransformation vorliegt, könnte dieses familiär gehäuft auftretende Phänomen durch eine reduzierte Affinität der Bindung von Warfarin an den Rezeptor erklärt werden.

Maligne Hyperthermie: Nach Applikation einer Kombination von Muskelrelaxans (üblicherweise Succinylcholin) und Inhalationsanästhetikum (am häufigsten Halothan) kommt es bei bestimmten Patienten (etwa 1 von 20000) zu einer lebensbedrohlichen Erhöhung der Körpertemperatur. Das erste Anzeichen ist häufig Muskelsteife; weitere sind (neben der Hyperthermie) Tachykardie und andere Arrhythmien, Azidose und Schock. Der Mechanismus scheint in Beziehung zu einer Halothan-induzierten Erhöhung der Ca-Aktivität im Skelettmuskel zu stehen (sarkoplasmatisches Retikulum). Bei disponierten Patienten ist dieses Gewebe gegenüber Ca hyperreaktiv. Infolgedessen werden Ca-induzierte biochemische Reaktionen beschleunigt, und es kommt zu extremen Muskelkontraktionen und erhöhter Metabolismusrate. *Die Behandlung muß sofort eingeleitet werden,* da diese schnell progressive Reaktion oft tödlich verläuft. Der chirurgische Eingriff und die Narkose sollten so rasch als möglich abgebrochen werden; die korrektive Therapie besteht in der Gabe von Dantrolen (i. v.), Korrektur der metabolischen Azidose und Kühlen von Kern und Oberfläche des Körpers. Muskelbiopsien und CK-Spiegel (erhöht) erlauben die Identifikation sensitiver Verwandter.

Indirekter pharmakogenetischer Effekt

Eine veränderte Geschwindigkeit der Biotransformation oder abnormal niedrige Enzymmengen können unerwartete Änderungen der therapeutischen und toxischen Wirkungen von Medikamenten nach sich ziehen. Dies ist der hauptsächliche Mechanismus pharmakogenetischer Effekte. Nichtvererbliche Faktoren wie Rauchen, akuter oder chronischer Alkoholgenuß oder andere Medikamente (z. B. Cimetidin, Phenobarbital), Ernährung, Gesundheitszustand und Umwelteinflüsse (z. B. Luftverschmutzung) können den Metabolismus von Medikamenten ebenfalls beeinflussen. *s. a. Kap. ERN, 1., Interaktionen von Ernährung und Arzneimitteln, Kap. PHA 1., Elimination von Medikamenten, sowie Arzneimittelinteraktionen, unten.*

Reduzierte Biotransformation: Bei Patienten mit dieser Form der Enzymaberration treten unerwünschte Wirkungen häufiger und bei geringeren therapeutischen Dosen auf.

Azetylierung: Bei etwa 50% der US-amerikanischen Bevölkerung ist die hepatische N-Acetyltransferase hypoaktiv (langsame Azetylierer). Infolgedessen werden Isoniazid und bestimmte andere Medikamenten (z. B. Hydralazin, Phenelzin, Procainamid, Sulfamethazin) durch dieses Enzym langsamer metabolisiert. Langsame Azetylierer neigen stärker zu unerwünschten Rekationen auf diese Medikamente, z. B. periphere Neuritis (Isoniazid), Lupus *erythematodes* (Hydralazin, Procainamid), Sedation und Übelkeit (Phenelzin).

Hydrolyse: Personen mit einer **Defizienz der Plasmapseudocholinesterase** (etwa 1 von 2500) besitzen eine verringerte Fähigkeit zur Inaktivierung von Succhinylcholin, was nach Gabe üblicher Dosen zu einer verlängerten Relaxierung der Atemmuskulatur führt. Die verlängerte Apnoe kann apparative Beatmung erfordern.

Oxidation: Etwa 5 bis 10% der weißen Bevölkerung von Nordamerika und Europa zeigen eine verringerte Biotransformation von Debrisoquin (eine Guanethidin-ähnliche Substanz, die in klinischen Studien zur Bestimmung der langsamen Oxidation verwendet wird). Eine verringerte Oxidation verschiedener Substanzen ist mit ungewöhnlich starken therapeutischen Wirkungen (z. B. abnorm starke β-Rezeptorblockade durch Metoprolol oder Timolol) oder unerwartet hoher Toxizität (z. B. extreme zentralnervöse Depression durch Nortriptylin oder Phenytoin) in Verbindung gebracht worden. Zu den Medikamenten, die von diesem abweichenden Metabolismus betroffen sind, gehören auch die trizyklischen Antidepressiva (z. B. Amitryptilin, Desipramin) und ein Antitussivum (Dextromethorphan).

Beschleunigte Biotransformation: Patienten mit einer erhöhten Kapazität der Biotransformation werden höhere therapeutische Dosen als gewöhnlich benötigen; sie können auch empfänglicher für bestimmte toxische Effekte sein.

Azetylierung: Während etwa die Hälfte der US-amerikanischen Population verringerte N-Acetyltransferase-Aktivität zeigt (s. oben), gehört der Rest zu den schnellen Azetylierern. Diese Patienten benötigen auf den Tag gerechnet höhere oder häufigere Dosen von Isoniazid, um den erwünschten therapeutischen Effekt zu erhalten, und entwickeln aufgrund der Akkumulation von Acetylhydrazin auch mit höherer Wahrscheinlichkeit Hepatotoxizität.

Oxidation: Die Alkoholdehydrogenase (ADH) ist ein wichtiges Enzym für die Biotransformation von Alkohol, den es zu Azetaldehyd oxidiert. Offensichtlich besitzen 85% der japanischen Bevölkerung eine atypische ADH, die etwa fünfmal schneller als normal katalysiert. Andere Asiaten können dasselbe Phänomen zeigen. Alkoholgenuß führt bei diesen Personen zur Akkumulation von Azetaldehyd mit starker Vasodilatation, Gesichtsrötung und kompensatorischer Tachykardie.

Enzymdefizienz: Insuffiziente Mengen verschiedener Enzyme können erhöhte Häufigkeiten Medikamenten-induzierter Toxizität verursachen.

Glukose-6-phosphat-dehydrogenase (G6PDH): Dieses Enzym ist essentiell für erythrozytäre Reduktionsreaktionen, die die zelluläre Integrität aufrechterhalten. Patienten mit **G6PDH**-Mangel (darunter 10% der schwarzen Bevölkerung) haben ein erhöhtes Risiko hämolytischer Anämie nach Gabe von Oxidanzien wie Antimalariamittel (z. B. Chloroquin, Pamaquine, Primaquine), Aspirin, Probenecid oder Vitamin K.

Glutathionsynthetase: Dieses Enzym wird in Erythrozyten und Hepatozyten gefunden. Ähnlich wie die G6PDH-Defizienz führt ein Mangel an erythrozytärer Glutathionsynthetase zur Entwicklung einer hämolytischen Anämie nach Gabe oxidierender Substanzen. Das Risiko einer Leberschädigung nach Gabe von Azetaminophen und Nitrofurantoin liegt für Patienten mit niedrigen Spiegeln dieses Enzyms in Hepatozyten höher.

Arzneimittelinteraktionen

Veränderungen der Effekte eines Medikamentes durch vorherige oder gleichzeitige Verabreichung eines anderen Mittels (Interaktionen zwischen Arzneimitteln); Veränderungen der Effekte eines Medikaments durch Aufnahme von Nahrung (Arzneimittel-Nahrungs-Interaktion). Das häufigste Resultat ist die Verstärkung oder Verminderung der Effekte von einem der Medikamente. Erwünschte Wechselwirkungen werden meist im Rahmen einer Kombinationstherapie berücksichtigt (z. B. in der Behandlung des Hochdrucks, des Asthmas, bestimmter Infektionen und bei malignen Erkrankungen), bei der zwei oder mehr Medikamente benutzt werden, um die therapeutischen Effekte zu erhöhen oder die toxischen Effekte zu reduzieren. Unerwünschte Interaktionen können aber auch unerwünschte Wirkungen verursachen oder zu Therapieversagen führen.

Da es häufig schwierig ist, die *klinische Bedeutung* einer bekannten oder naheliegenden Arzneimittelinteraktion vorherzusagen, muß die Möglichkeit sich neu entwickelnder Probleme immer im Auge behalten werden. Wenn eine Wechselwirkung für wahrscheinlich angesehen wird, sollten therapeutische Alternativen in Bereitschaft gehalten werden. Andererseits sollte einem Patienten eine benötigte Therapie nicht vorenthalten werden, weil die Möglichkeit einer Interaktion besteht.

Die Mechanismen von Arzneimittelinteraktionen sind gewöhnlich pharmakodynamischer oder pharmakokinetischer Art. Obwohl der Hauptteil der Arzneimittelinteraktionen vom pharmakodynamischen Typ ist, beschäftigt sich die Literatur am häufigsten mit dem pharmakokinetischen Typ.

Pharmakodynamische Interaktionen

Pharmakodynamische Interaktionen entstehen bei der gleichzeitigen Gabe zweier Pharmaka, die die gleiche (oder die entgegengesetzte) pharmakologische Wirkung besitzen, durch Änderung der Sensitivität oder der Reagibilität des Gewebes einer Substanz gegenüber durch die andere. Viele dieser Interaktionen sind aus der Pharmakologie beider Substanzen vorhersehbar. Indem man den Patienten klinisch überwacht, können Abweichungen vom erwarteten Effekt schnell erkannt und die Dosis entsprechend justiert werden *(s. Kap. PHA, 3.)*.

Medikamente mit entgegengesetztem pharmakologischem Effekt

Interaktionen, die sich aus dem Gebrauch von zwei Medikamenten ergeben, deren pharmakologische Wirkungen entgegengesetzt sind, sollten zu den am leichtesten zu entdeckenden gehören. Es kann jedoch Faktoren geben, die ein frühes Erkennen eines solchen Antagonismus verhindern. So können zum Beispiel Thiazide und andere Diuretika den Blutzuckerspiegel erhöhen. Wenn einem Diabetiker, der Insulin oder ein oral wirksames antidiabetisches Medikament nimmt, Diuretika verschrieben werden, kann die blutzuckersenkende Wirkung des Antidiabetikums teilweise antagonisiert werden, so daß eine Dosisanpassung notwendig wird.

Medikamente mit ähnlichen pharmakologischen Effekten

Ein Beispiel dieses Typs der Interaktion ist der verstärkte ZNS-hemmende Effekt, der oft auftritt, wenn Personen, die Sedativa oder Tranquilizer oder andere Pharmaka mit zentral depressiven Wirkungen nehmen, alkoholische Getränke zu sich nehmen. Viele Menschen riskieren diese Kombination und haben keine Schwierigkeiten, dennoch kann sie tödlich sein. Die kombinierte Anwendung von Medikamenten mit zentral dämpfender Wirkung erhöht das Risiko exzessiver Sedation und Benommenheit. Ältere Patienten neigen hierzu besonders; bei ihnen besteht ein erhöhtes Risiko für Stürze und Verletzungen (z. B. Hüftfrakturen).

Eine exzessive anticholinergische Wirkung kann sich durch die gleichzeitige Anwendung von Präparaten entwickeln, die alle eine derartige Wirkung haben, zum Beispiel eine antipsychotisch wirkende Substanz (z. B. Chlorpromazin), ein Antiparkinsonmittel (z. B. Trihexiphenidyl) und ein trizyklisches Antidepressivum (z. B. Amitriptylin). Bei einigen Personen, besonders bei alten Patienten, kann dieser additive Effekt zu einem Atropin-ähnlichen Delirium führen, das fälschlicherweise als Verschlechterung der psychiatrischen Symptome oder als Hinweis auf eine Demenz gedeutet werden könnte. Die Unterscheidung zwischen Symptomen der behandelten Krankheit und Wirkungen der als Therapie eingesetzten Mittel kann schwierig sein, ist aber unverzichtbar.

Der gleichzeitige Gebrauch von Medikamenten mit anticholinerger Aktivität kann Mundtrockenheit und damit zusammenhängende zahnmedizinische Komplikationen, Sehstörungen und – bei Patienten, die Hitze und Feuchtigkeit ausgesetzt sind – eine Hyperpyrexie verursachen. Bei älteren Patienten kann es zu einem erhöhten Risiko von Gedächtnisstörungen mit verringerter Selbständigkeit in der Lebensführung kommen.

Es kommt häufig vor, daß ein Patient, ohne es zu wissen, mehrere Arzneimittelprodukte einnimmt, die das gleiche nichtsteroidale entzündungshemmende Medikament enthalten. Ein Arthritispatient, der auf ärztliche Verschreibung hin Ibuprofen einnimmt (oft in Dosen nahe der empfohlenen Höchstdosis), kann zum Beispiel ein rezeptfreies Ibuprofen-haltiges Produkt kaufen, um Schmerzen oder Unwohlsein zu bekämpfen, die nicht auf die Arthritis zurückzuführen sind. Ihm ist dabei oft nicht bewußt, daß beide Produkte Ibuprofen enthalten und er also ein erhöhtes Nebenwirkungsrisiko eingeht.

Wechselwirkungen an Rezeptorbindungsstellen

Das Enzym Monoaminooxidase **(MAO)** metabolisiert Katecholamine, wie das Noradrenalin. Erhöhte Spiegel von Noradrenalin akkumulieren in den adrenergischen Neuronen, wenn die Monoaminooxidase gehemmt ist. Jedes Medikament, das höhere Mengen von Noradrenalin als üblich freisetzt, kann zu überschießenden Reaktionen führen, einschließlich schwerer Kopfschmerzen, Hypertonie (möglicherweise eine Hochdruckkrise) und Herzarrhythmien. Eine derartige Interaktion kann zwischen MAO-Hemmern (z.B. Isocarboxazid, Phenelzin, Tranylcypromin und Pargylin) und indirekt wirkenden, sympathomimetischen Aminen vorkommen. Obwohl die meisten sympathomimetischen Amine (z.B. Amphetamin) nur auf Verschreibung erhältlich sind, sind andere (z.B. Ephedrin, Phenylephedrin und Phenylpropanolamin), von denen bekannt ist, daß sie mit MAO-Inhibitoren interagieren, Bestandteil nichtverschreibungspflichtiger Erkältungs- und Allergiemittel sowie Mittel zur Gewichtsreduktion. Patienten, die MAO-Hemmer nehmen, sollten solche Produkte *unbedingt vermeiden.*

Schwere Reaktionen (Hochdruckkrisen) sind bei Patienten vorgekommen, die mit MAO-Hemmern behandelt wurden, nachdem sie besondere Nahrungsmittel und Getränke zu sich genommen hatten, die einen hohen Tyramingehalt haben, z.B. bestimmte Käsesorten, alkoholische Getränke, konzentrierte Hefeextrakte, Bohnenkeime und eingelegter Hering. Tyramin wird durch die MAO, die in der Darmwand und der Leber vorkommt, metabolisiert. Dieses Enzym schützt vor der blutdrucksteigernden Wirkung von Aminen in der Nahrung. Wenn das Enzym gehemmt ist, kann sich nichtmetabolisiertes Tyramin ansammeln und Noradrenalin aus den adrenergischen Neuronen freisetzen.

Das antineoplastische Mittel Procarbazin und das antiinfektiös wirkende Medikament Furazolidon (oder wahrscheinlich sein Metabolit) können ebenfalls die MAO hemmen, und daher treffen auf diese Stoffe dieselben Warnungen wie für andere MAO-Hemmer zu. Mit Furazolidon tritt die Enzymhemmung jedoch meist nicht in den ersten 5 Behandlungstagen auf, und oft ist die Behandlung innerhalb dieser Frist bereits abgeschlossen. Das neue Antiparkinsonmittel Selegilin hemmt selektiv die MAO B. Wenn es in der empfohlenen Dosierung verwendet wird, ist die Wahrscheinlichkeit einer Wechselwirkung mit anderen Medikamenten und Tyramin-haltigen Nahrungsmitteln gering. Bei höheren Dosen sinkt jedoch seine Selektivität, so daß das Risiko einer Wechselwirkung zunimmt.

Veränderungen des Elektrolytspiegels *(s. Kap. HKR 4., Diuretika, unter Herzversagen).*

Pharmakokinetische Interaktionen

Pharmakokinetische Interaktionen sind komplizierter und schwerer vorauszusagen, da die Wirkungen der interagierenden Pharmaka nicht zueinander in Beziehung stehen. Die Interaktionen resultieren hauptsächlich aus veränderter Resorption, Distribution, Metabolisierung oder Exkretion, wodurch der Grad und die Dauer der Verfügbarkeit des Pharmakons an den Rezeptororten verändert werden. Die **Art** des für die einzelnen Wirkstoffe erwarteten Respons ist **nicht** verändert; betroffen sind lediglich seine Größe und Dauer. Daher kann eine pharmakokinetische Interaktion sich nur in einer veränderten Wirkungsstärke einer oder möglicherweise beider partizipierender Substanzen auswirken und ist in Kenntnis der möglichen Wirkungen der individuellen Substanzen voraussagbar. Solche Interaktionen können durch Patientenbeobachtung erkannt werden *(s. Kap. PHA, 3.).* Da normalerweise ein veränderter Plasmaspiegel des Pharmakons auftritt, können aus der Messung derselben nützliche Informationen ermittelt werden.

Veränderungen der gastrointestinalen Resorption

Interaktionen, die eine Änderung der Resorption aus dem Gastrointestinaltrakt beinhalten, sind von unterschiedlicher Bedeutung. Die Gesamtresorption des Mittels kann vermindert und damit seine therapeutische Wirksamkeit eingeschränkt sein, oder die Resorption kann verzögert sein, obwohl insgesamt dieselbe Menge an Medikament aufgenommen wird. Eine Verzögerung der Medikamentenresorption ist unerwünscht, wenn zur Milderung akuter Symptome, wie Schmerz, ein rascher Effekt benötigt wird.

Veränderungen des pH-Wertes: Weil viele Medikamente schwache Säuren oder schwache Basen sind, kann der pH-Wert des Gastrointestinums die Resorption beeinflussen. Da die nichtionisierten (mehr lipidlöslichen) Formen eines Mittels leichter zu resorbieren sind als die ionisierten Formen, werden saure Medikamente in den oberen Abschnitten des Gastrointestinaltrakts leichter resorbiert, wo sie primär in einer nichtionisierten Form vorliegen. Obwohl Resorptionsveränderungen für viele saure und basische Pharmaka vorausgesagt werden könnten, treten klinisch bedeutsame Interaktionen wahrscheinlich nur selten auf.

Ein saures Medium ist Voraussetzung für die zureichende Auflösung von Ketoconazol nach oraler Gabe. Daher sollten Antazida, Anticholinergika oder H_2-Histaminrezeptorenblocker nicht gleichzeitig gegeben werden. Sind eines oder mehrere dieser Medikamente jedoch notwendig, sollten sie mindestens zwei Stunden nach Gabe von Ketoconazol eingenommen werden.

Komplexbildung und Resorption: Tetracyclinabkömmlinge können sich im Gastrointestinaltrakt mit Metallionen verbinden (z. B. Kalzium, Magnesium, Aluminium und Eisen) und schlecht resorbierbare Komplexe bilden. Damit können bestimmte Diätformen (z. B. Milch) oder Medikamente (z. B. Antazida; Produkte, die Magnesium, Aluminium und Kalziumsalze enthalten, oder Eisenpräparate) die Menge an resorbiertem Tetracyclin signifikant vermindern. Die Resorption von zwei Tetracyclinen, Doxycyclin und Minocyclin, wird anscheinend durch die gleichzeitige Aufnahme von Nahrung oder Milch in geringem Maße beeinflußt, und jeder der beiden Substanzen kann der Vorzug gegeben werden, wenn Magenirritationen auftreten oder wahrscheinlich sein. Aluminiumhaltige Antazida werden jedoch auch die Resorption dieser Tetracycline vermindern, da es wahrscheinlich ist, daß die Anhebung des pH im Gastrointestinalinhalt auch zur Verminderung der Tetracyclinresorption beiträgt. Antazida reduzieren erheblich auch die Resorption von Fluoroquinolon-Derivaten (z. B. Ciprofloxacin), wahrscheinlich als Folge von Komplexbildung der Metallionen mit dem Medikament. Antazida sollten daher nicht simultan oder nicht weniger als 2 h (wenn möglich sogar länger) nach Ciprofloxacin gegeben werden.

Komplexbildung kann mit Colestyramin und Colestipol erwartet werden. Zusätzlich zur Bindung mit und zur Verhinderung der Rückresorption von Gallensäuren können sich diese Substanzen mit Arzneimitteln im Gastrointestinaltrakt binden, wobei die größte Affinität zu sauren Medikamenten besteht, z. B. Schilddrüsenhormon oder Warfarin. Sie können mit der Resorption des Schilddrüsenhormons, Warfarin und anderen Medikamenten interferieren. Deshalb sollte, um die Möglichkeit einer Interaktion zu verringern, das Intervall zwischen der Verabreichung von Colestyramin oder Colestipol und einem anderen Medikament so lang wie möglich sein (vorzugsweise mindestens 4 h).

Einige Durchfallmittel (z. B. solche, die Kaolin oder Pectin enthalten) sowie Antazida können andere Medikamente absorbieren und so deren Resorption vermindern. Solche Wechselwirkungen sind nicht systematisch untersucht, aber ihre Möglichkeit legt den Schluß nahe, daß das Intervall zwischen der Gabe dieser Präparate und der eines anderen Medikaments so lang wie möglich gewählt werden sollte.

Motilitätsveränderungen: Metoclopramid oder ein Abführmittel kann die Passage von Medikamenten durch den Gastrointestinaltrakt durch Erhöhung der Motilität beschleunigen, was eine verminderte Resorption zur Folge hat, besonders bei Mitteln, die einen verlängerten Kontakt mit der resorbierenden Oberfläche benötigen, und auch bei jenen, die nur an bestimmten Stellen des Gastrointestinaltrakts resorbiert werden können. Ähnliche Probleme können bei beschichteten Präparaten und Retard-Zubereitungen auftreten.

Bei verminderter gastrointestinaler Motilität können sich Anticholinergika durch Retardierung der Auflösung oder durch Verlangsamung der Magenentleerung verlangsamend oder erhöhend auf die Resorption auswirken, weil sie das Medikament für längere Zeit am Ort der optimalen Resorption belassen.

Wirkung von Nahrungsaufnahme: Nahrungsmittel können die Resorption vieler Medikamente verringern oder verzögern. Nahrungsaufnahme hat häufig eine verzögerte Magenentleerung zur Folge, kann jedoch die Resorption auch durch Bindung von Medikamenten, verschlechterten Zugang zu Resorptionsorten, Veränderung der Lösungsgeschwindigkeit oder des gastrointestinalen pH-Werts beeinflussen.

Nahrung im Gastrointestinaltrakt führt zu verminderter Resorption vieler Antibiotika. Wenngleich es Ausnahmen gibt (z.B. Penicillin-V-Kaliumsalz, Amoxicillin, Doxycyclin, Minocyclin), wird im allgemeinen empfohlen, Penicillin- und Tetracyclin-Derivate, Erythromycin-Stearat und Formulierungen des Erythromycins, die nicht gekapselt sind, sowie einige andere Antibiotika wenigstens 1 h vor oder 2 h nach den Mahlzeiten einnehmen zu lassen, um eine optimale Resorption zu gewährleisten. Nahrungsaufnahme führt Berichten zufolge auch zu einer geringeren Resorption vieler anderer therapeutischer Substanzen, darunter Astemizol, Captopril und Penicillamin. Es ist daher wichtig, diese Medikamente von den Mahlzeiten getrennt zu verabreichen.

Zwar wird die Aktivität von Theophyllin in sofort verfügbaren Formulierungen nicht signifikant durch Nahrungsaufnahme beeinflußt, unter den verschiedenen Präparaten mit kontrollierter Freisetzung (Retardpräparationen) findet sich jedoch erhebliche Varianz bezüglich der Neigung, mit Nahrung in Wechselwirkung zu treten. So zeigte eine Theophyllin-Formulierung mit kontrollierter Freisetzung, wenn sie < 1 h vor einer fettreichen Mahlzeit eingenommen wurde, im Vergleich zur Nüchterneinnahme signifikant geringere Theophyllinresorption und Spitzenkonzentration im Serum. Wenn die für ein bestimmtes Theophyllinpräparat vorliegenden Informationen nicht zur Abschätzung der Möglichkeit der Interaktion mit Nahrungsaufnahme ausreichen, ist es vorzuziehen, das Medikament getrennt von den Mahlzeiten zu geben.

Veränderung der Verteilung

Verdrängung von Medikamenten aus der Proteinbindung kann auftreten, wenn zwei Mittel, die zur Bindung an Proteine fähig sind, zusammen gegeben werden, speziell wenn sie in der Lage sind, sich an dieselbe Stelle des Proteinmoleküls zu binden **(kompetitive Verdrängung).** Weil nur eine begrenzte Zahl von Proteinbindungsstellen vorhanden ist, kann ein Mittel das andere verdrängen. Obwohl die proteingebundene Fraktion eines Medikaments pharmakologisch nicht aktiv ist, besteht zwischen gebundener und ungebundener Fraktion ein Gleichgewicht. Das gebundene Medikament wird nach und nach freigesetzt, um das Äquilibrium und die pharmakologische Reaktion aufrechtzuerhalten, wenn das nichtgebundene oder freie Mittel metabolisiert und ausgeschieden wird. Das Risiko der Interaktion durch Verdrängung aus der Proteinbindung ist in erster Linie bei Medikamenten gegeben, die zu einem großen Teil (> 90%) proteingebunden sind und ein kleines scheinbares Verteilungsvolumen haben. Das gleiche gilt für die ersten Tage einer konkurrierenden Therapie.

Sowohl Phenylbutazon als auch Warfarin sind stark an Plasmaproteine, besonders an Albumin gebunden, wobei Phenylbutazon eine größere Affinität zu den Bindungsstellen hat. Wenn beide Medikamente zusammen eingenommen werden, sind dem Warfarin weniger Bindungsstellen zugänglich, wodurch die Menge an freiem Medikament und die Aktivität des freien Antikoagulans und das Blutungsrisiko erhöht werden. Phenylbutazon hemmt zusätzlich den Metabolismus von Warfarin und bewirkt eine anhaltende Verstärkung der antikoagulatorischen Wirkung.

Die Bindung saurer Pharmaka an Serumalbumin ist am weitgehendsten untersucht. Die Bindung basischer Wirkstoffe an α_1-saures Glykoprotein ist jedoch auch von Bedeutung.

Veränderungen des Metabolismus

Stimulation des Metabolismus: Viele Interaktionen von Medikamenten entstehen aus der Fähigkeit eines Mittels, den Metabolismus eines anderen zu stimulieren, indem es die Aktivität der Leberenzyme erhöht, die an der Metabolisierung beteiligt sind **(Enzyminduktion).** Auf diese Weise erhöht Phenobarbital die Metabolisierungsrate von Cumarin-Antikoagulanzien wie Warfarin, was eine *verminderte* Wirkung des Antikoagulans zur Folge hat. Die Dosis des Antikoagulans muß zur Kompensation dieses Effektes erhöht werden, obwohl dieses Vorgehen potentielle Gefahren birgt, wenn der Patient von sich aus das Phenobarbital absetzt, ohne vorher die Dosis des Antikoagulans reduziert zu haben. Der Gebrauch eines anderen Sedativums (z.B. der Benzodiazepine) vermeidet dieses Risiko. Phenobarbital beschleunigt auch den Metabolismus anderer Medikamente, wie von Steroidhormonen. Enzyminduktion wird auch durch andere Barbiturate und verschiedene, therapeutisch benutzte Substanzen (z. B. Carbamazepin, Phenytoin und Rifampicin) verursacht.

Es besteht ein Zusammenhang zwischen einem gestörten Kalziummetabolismus und der Osteomalazie bei der Anwendung von Antikonvulsiva wie Phenobarbital und Phenytoin. Die reduzierten Serumspiegel von Kalzium sind durch einen Mangel an Vitamin D bedingt, der sich aus der Enzyminduktion durch die Antikonvulsiva ergibt. Das Risiko einer Mangelsituation ist am größten, wenn die Vitamin-D-Aufnahme des Patienten aus der Nahrung ohnehin schon im Grenzbereich liegt.

Pyridoxin kann die Wirkung des Antiparkinsonmittels Levodopa vermindern durch eine Beschleunigung der Umwandlung von Levodopa in seinen aktiven Metaboliten Dopamin in den peripheren Geweben. Im Gegensatz zu Levodopa kann Dopamin die Blut-Hirn-Schranke nicht überwinden und gelangt damit nicht in das Gehirn, wo es für den Antiparkinsoneffekt erforderlich ist. Bei Patienten, die sowohl Levodopa als auch Carbidopa (einen Decarboxylasehemmer) erhalten, führt die Gabe von Pyridoxin nicht zu einer Verminderung der Levodopa-Wirkung.

Neuere Untersuchungen zeigen, daß die Wirksamkeit von bestimmten Medikamenten (z. B. Chlorpromazin, Diazepam, Propoxyphen und Theophyllin) bei Personen, die stark rauchen, vermindert sein kann. Das beruht auf der gesteigerten Aktivität hepatischer Enzyme, die auf die Wirkung polyzyklischer Kohlenwasserstoffe im Zigarettenrauch zurückgeht.

Hemmung des Metabolismus: Ein Medikament kann den Metabolismus eines anderen hemmen und dadurch dessen verlängerte und verstärkte Wirkung verursachen. Disulfiram, das zur Behandlung des Alkoholismus eingesetzt wird, hemmt zum Beispiel die Aktivität der Alkohol-Dehydrogenase, wodurch die Oxidation des Acetaldehyds, eines Oxidationsprodukts des Alkohols, verhindert wird. Dies resultiert nach Alkoholgenuß in der übermäßigen Anhäufung von Acetaldehyd im Körper und verursacht den charakteristischen Disulfirameffekt *(s. Kap. PSY, 5., unter Therapie bei Alkoholabhängigkeit).* Disulfiram verstärkt ebenfalls die Wirkung von Warfarin, Phenytoin und Isoniazid, was wahrscheinlich auf einer Hemmung ihres Stoffwechsels beruht.

Allopurinol reduziert die Harnsäurebildung durch Hemmung des Enzyms Xanthinoxidase. Die Xanthinoxidase ist jedoch in den Stoffwechsel von potentiell toxischen Medikamenten, wie Mercaptopurin und Azathioprin, einbezogen. Wenn das Enzym gehemmt wird, kann sich die Wirkung beider Medikamente erheblich verstärken. Deshalb ist bei gemeinsamer Verabreichung mit Allopurinol eine Verminderung der Mercaptopurin- und Azathioprindosis auf ungefähr ein Drittel bis ein Viertel der üblichen Dosis anzuraten. Cimetidin hemmt oxidative metabolische Stoffwechselwege und verstärkt wahrscheinlich die Wirkung anderer Pharmaka, die über diesen Mechanismus metabolisiert werden (z. B. Carbamazepin, Phenytoin, Theophyllin, Warfarin und bestimmte Benzodiazepine). Die meisten Benzodiazepine (z. B. Diazepam) werden über oxidative Mechanismen abgebaut; Lorazepam, Oxazepam und Temazepam werden jedoch glukuronidiert. Ihre Wirkung wird daher nicht durch Cimetidin beeinflußt. Obwohl Ranitidin ebenfalls in begrenztem Maße an oxidative Leberenzyme bindet, scheint dies im Vergleich zu Cimetidin mit geringerer Affinität zu geschehen. Daher sind klinisch signifikante Wechselwirkungen für Ranitidin weniger wahrscheinlich. Untersuchungen der neueren Substanzen Famotidin und Nizatidin weisen darauf hin, daß sie den oxidativen Metabolismus wahrscheinlich nicht hemmen und also auf diesem Wege nicht mit anderen Medikamenten in Wechselwirkung treten.

Es wurde berichtet, daß Erythromycin den hepatischen Abbau von Substanzen wie Carbamazepin und Theophyllin hemmt und dadurch deren Wirkung verstärkt. Über denselben Mechanismus verstärken wahrscheinlich auch die Fluoroquinolon-Abkömmlinge (z. B. Ciprofloxacin) die Aktivität von Theophyllin.

Veränderung der Ausscheidung im Urin

Veränderung des pH-Wertes im Urin: Der pH-Wert im Urin beeinflußt die Ionisation von schwachen Säuren und Basen und wirkt sich dadurch auf ihre Ausscheidung und Rückresorption aus. Ein Medikament diffundiert in nichtionisierter Form leichter aus dem glomerulären Filtrat ins Blut zurück. Von einem sauren Medikament befindet sich in einem sauren Urin mehr in einer nichtionisierten Form als in einem alkalischen Urin, wo es in erster Linie als ionisiertes Salz vorliegt. Damit diffundiert aus einem sauren Urin eine größere Menge eines sauren Medikaments (z.B. Salizylat) zurück in das Blut, was eine verlängerte und vielleicht intensivierte Wirkung zur Folge hat. Das Risiko einer signifikanten Wechselwirkung ist bei den Patienten am größten, die Salizylate in hohen Dosen einnehmen (z.B. bei Arthritis). Entgegengesetzte Effekte sind bei einem basischen Mittel wie Dextroamphetamin zu sehen. Wenn der pH des Urins bei einer Untersuchung auf etwa 5 eingestellt wurde, waren innerhalb von 16 h 54,5% einer Dosis von Dextroamphetamin ausgeschieden, verglichen mit einer Ausscheidung von 2,9%, wenn der pH-Wert bei ungefähr 8 gehalten wurde.

Veränderungen des aktiven Transports: Probenecid kann die Serumspiegel von Penicillinderivaten erhöhen und ihre Aktivität verlängern, in erster Linie durch Blockierung ihrer tubulären Ausscheidung. Derartige Kombinationen wurden zum therapeutischen Vorteil genutzt. Probenecid verbessert z.B. die Effektivität von Penicillin und seinen Analogen, wenn es nach einem Einzeldosisschema zur Behandlung der Gonorrhoe angewendet wird. Man findet signifikant höhere Digoxinspiegel, wenn Chinidin gleichzeitig gegeben wird, als bei Gabe von Digoxin allein. Chinidin scheint die renale Clearance von Digoxin zu vermindern, wenngleich wahrscheinlich andere, nichtrenale Mechanismen ebenfalls zu dieser Interaktion beitragen.

Eine Anzahl von nichtsteroidalen entzündungshemmenden Medikamenten erhöhen Berichten zufolge die Aktivität und Toxizität von Methotrexat. Tödliche toxische Wirkungen von Methotrexat wurden bei Patienten beobachtet, die gleichzeitig Ketoprofen erhielten. Es wurde vermutet, daß Ketoprofen die renale tubuläre Sekretion von Methotrexat hemmt. Auch andere Mechanismen tragen jedoch wahrscheinlich zu erhöhten Methotrexatkonzentrationen im Serum bei. Die meisten dieser Patienten erhielten Methotrexat hochdosiert im Rahmen einer antineoplastischen Therapie. Vorsicht ist jedoch auch in Fällen angezeigt, in denen die Patienten niedrigere Dosen erhalten. Dies erscheint besonders im Hinblick auf die zunehmende Verwendung von niedrig dosiertem Methotrexat bei rheumatoider Arthritis wichtig, da die Patienten oft gleichzeitig nichtsteroidale Entzündungshemmer einnehmen.

Behandlungsprinzipien

Die folgenden Hauptpunkte hinsichtlich der Interaktion von Medikamenten verlangen aufmerksame Beachtung:

1. Klinisch am bedeutungsvollsten sind Wechselwirkungen bei den Medikamenten mit potenten Effekten, geringen Sicherheitsspielräumen und einer steilen Dosis-Wirkungs-Kurve, z.B. Warfarin, Digoxin, Zytostatika, blutdruck- und blutzuckersenkende Substanzen.
2. Es kann schwierig sein, eine Arzneimittelinteraktion von anderen pathophysiologischen Faktoren zu unterscheiden, die sich auf den Therapieerfolg auswirken.
3. Möglicherweise erwartete Wechselwirkungen können auch ausbleiben. Individuelle Variablen, wie Dosis und Metabolismus des Patienten, bestimmen ihr Auftreten.
4. Wenn die Wirkungen der Medikamente genau überwacht werden, erfordert eine Arzneimittelwechselwirkung meist eine Veränderung der Dosierung oder der Therapieform und bringt keine signifikanten unerwünschten Wirkungen für den Patienten mit sich.
5. *Bei der Interaktion aufgrund einer Verdrängung aus der Proteinbindung wird ein Faktum oft übersehen:* Jede Verdrängung verändert das Verhältnis zwischen Gesamtmenge und ungebundenem Medikament und kompliziert damit die klinische Interpretation des Gesamtspiegels an Medikamenten im Blut. Die Gesamtkonzentrationen von stark gebundenen und verdrängbaren Medikamenten im Plasma haben in Anwesenheit verdrängender Mittel nicht die gleiche Bedeutung wie in ihrer Abwesenheit. Das Berücksichtigen dieser Tatsache wird zunehmend wichtiger, weil Blutspiegel in steigendem Maß zur Therapiekontrolle von Patienten bei einer Vielzahl von Medikamenten benutzt werden.

Um die Häufigkeit und die klinischen Auswirkungen von Medikamenteninteraktionen zu verringern, sollte der verschreibende Arzt 1. wissen, welche Gesamtmenge an Medikamenten vom Patienten eingenommen wird, worunter auch diejenigen fallen, die von anderen Ärzten verschrieben oder die ohne Rezept erworben wurden; 2. so wenige Mittel in so niedrigen Dosen für so kurze Zeit verschreiben, wie nötig ist, um den erwünschten Effekt zu erreichen, und unnötige Kombinationen vermeiden; 3. die Wirkungen von allen benutzten Medikamenten, sowohl erwünschte wie unerwünschte, kennen (weil die möglichen Auswirkungen der Medikamenteninteraktionen üblicherweise in diesen Wirkungen enthalten sind), und, wo immer möglich, ein Medikament verwenden, dessen Dosisbereich eine beträchtliche Fehlerbreite erlaubt; 4. den Patienten beobachten und die Medikamentenwirkung überwachen, besonders nach Veränderungen in der Behandlung (einige Interaktionen, z.B. metabolische Effekte, die von Enzyminduktionen abhängig sind, können eine Woche oder länger brauchen, um in Erscheinung zu treten); und 5. bei unvorhergesehenen Schwierigkeiten Interaktionen zwischen Medikamenten in Erwägung ziehen. Wenn unerwartete klinische Schwierigkeiten eintreten, sollten, wenn möglich, die Blutspiegel der eingenommenen Medikamente gemessen werden; die Literatur oder jemand mit speziellen Kenntnissen auf dem Gebiet der Arzneimittelinteraktionen sollte konsultiert werden, und, am wichtigsten, die Dosis des Medikaments sollte verändert werden, bis der erwünschte Effekt erhalten wird. Wenn dies fehlschlägt, sollte das Mittel gegen eines ausgetauscht werden, das bei der Einnahme nicht mit den anderen interagiert.

6. MEDIKAMENTENTOXIZITÄT

(S.a. Kap. GYN, 13., Medikamente in der Schwangerschaft, unter Geburtsvorsorge für Medikamente bei stillenden Müttern, s. Kap. KIN, 2., Ernährung, unter Behandlung eines normalen Neugeborenen)

Präklinische und klinische Bewertung der Toxizität

Bevor ein Medikament von der FDA für die allgemeine klinische Anwendung freigegeben wird, werden durch das Gesetz präklinische und klinische Daten gefordert, die substantielle Hinweise für die Sicherheit und Wirksamkeit erbringen. Die Untersuchungen der Medikamente geht in mehreren Phasen vor sich, und zwar wie folgt:

Präklinische Untersuchung (Tierversuche)

Toxikologische Studien an Tieren müssen jeder Anwendung des Pharmakons am Menschen vorausgehen. Wenngleich die FDA keine spezifischen Richtlinien für bestimmte Toxizitätsprüfungen am Tier vorschreibt, hat sie Vorschriften erlassen (Good Laboratory Practices), die die Vorgehensweise bei Durchführung und Dokumentation solcher Studien regeln. Zwei Hauptprinzipien gelten für jede Toxizitätsprüfung am Tier. Erstens: Die Wirkungen einer chemischen Substanz auf Versuchstiere sind, richtig interpretiert, auf den Menschen übertragbar. Zweitens: Der Gebrauch hoher Dosen bei Versuchstieren ist eine notwendige und sinnvolle Methode, eine mögliche Toxizität beim Menschen aufzudecken. Weil die Zahl der Versuchstiere relativ klein ist und das Interesse solcher Testungen in der Aufdeckung toxischer Wirkungen mit kleiner Inzidenz besteht, müssen große Dosen gegeben werden, um eine valide Extrapolation auf den Menschen zu rechtfertigen.

Untersuchungen an Tieren, die der Feststellung oder Umgrenzung der Sicherheit eines Medikamentes dienen, umfassen Untersuchungen zu akuter, subchronischer und chronischer Toxizität in verschiedenen Tierspezies. Zunächst werden in **Untersuchungen der akuten Toxizität** die für die Hälfte (50%) eines Tierkollektivs letale Dosis **(LD_{50})**, die Art der von den Tieren entwickelten toxischen Symptome und der Zeitpunkt ihres Auftretens bestimmt. Gewöhnlich werden wenigstens drei Tierspezies untersucht, von denen eine nicht zu den Nagetieren gehört. Die akute Toxizität wird üblicherweise anhand verschiedener Applikationsmodi festgestellt. In den letzten Jahren wurde die Anzahl der Tiere, die zur Bestimmung der LD_{50} benötigt wurden, reduziert, was mit einer verringerten Präzision einhergeht. Es wurde jedoch erkannt, daß keine größere Präzision notwendig ist, um die Toxizität von Medikamenten für den Menschen abzuschätzen. Diese initialen Untersuchungen geben einen Anhalt für Unterschiede bei verschiedenen Spezies, die Art der toxischen Wirkung sowie die Zeiträume und Dosen, bei denen sich die Symptome entwickeln. Die LD_{50} allein hat jedoch geringen Voraussagewert, wenn sie nicht mit Ergebnissen längerfristiger Untersuchungen in Zusammenhang gesetzt wird, die als Maß für die Giftigkeit andere Parameter als den Tod bestimmen.

Untersuchungen der subchronischen Toxizität werden in wenigstens zwei Spezies durchgeführt und erstrecken sich über bis zu 90 Tage mit gewöhnlich täglicher Gabe des Testmedikaments. Bei jeder Spezies werden zumindest drei Dosisbereiche getestet, und zwar von der erwarteten therapeutischen Dosis bis hin zu Dosen, die toxische Effekte hervorrufen. Idealerweise wird das Pharmakon auf demselben Wege zugeführt, der auch bei der Prüfung am Menschen gewählt werden wird. Körperliche Untersuchungen und Labortests werden während der gesamten Beobachtungsperiode durchgeführt. Bei Beendigung der Studie werden die Tiere getötet und pathologische Untersuchungen vorgenommen, um die Zielorgane der toxischen Wirkung zu bestimmen.

Untersuchungen der chronischen Toxizität werden in wenigstens zwei Spezies, deren eine nicht zu den Nagetieren zählt, durchgeführt. Sie erstrecken sich gewöhnlich über die gesamte Lebenszeit der Tiere (d.h. 2 Jahre bei Nagetieren, länger bei anderen). Ihre Dauer hängt jedoch von der beabsichtigten Therapiedauer beim Menschen ab. Wiederum werden drei Dosisbereiche getestet, von niedrigen, nichttoxischen Bereichen bis hin zu supratherapeutischen Dosen, die hoch genug sind, um bei chronischer Gabe einen toxischen Effekt auszulösen. Wiederum finden Laboruntersuchungen und Beobachtungen in Abständen über den gesamten Zeitraum der Medikamentengabe statt. Einige Tiere können gelegentlich getötet werden, um pathologisch-anatomische und histologische Untersuchungen post mortem durchzuführen. Die Ergebnisse solcher Untersuchungen erlauben die Bestimmung der chronischen Organtoxizität und möglicher karzinogener Wirkungen des Medikaments.

Zusätzlich werden ausgedehnte **Fortpflanzungsexperimente** bei Ratten und Kaninchen durchgeführt, um Veränderungen im reproduktiven Zyklus oder teratogene Wirkungen auf Fetus oder Embryo aufzudecken. Diese spezielleren Tierexperimente, ebenso wie die längeren Untersuchungen zur chronischen Toxizität, können gleichzeitig mit den ersten Tests am Menschen durchgeführt werden; dies besonders dann, wenn das Medikament beim Menschen nur kurzzeitig angewandt werden soll.

Wachsendes Interesse gilt den **In-vitro-Methoden zur Toxizitätsprüfung,** die eine schnellere und kostengünstigere Abschätzung der Medikamententoxizität erlauben. Der intensivste Einsatz dieser Methoden ist bisher im Bereich der Mutagenität zu verzeichnen, wo der Ames-Bioassay weit verbreitet ist. Von einer chemischen Substanz, die als mutagen identifiziert wird, wird man auch karzinogenes Potential bei Experimenten an Säugetieren erwarten. Obwohl sie innerhalb des Zulassungsprozesses noch nicht als Ersatz für Tierversuche anerkannt sind und lediglich zur Gewinnung von Zusatzinformationen dienen können, werden In-vitro-Toxizitätstests von der pharmazeutischen Industrie zur konzentrierten Überprüfung spezifischer Substanzen vor der weiteren In-vivo-Testung und pharmakologischen Weiterentwicklung eingesetzt. Diese In-vitro-Methoden werden mit hoher Wahrscheinlichkeit eine zunehmend wichtige Rolle bei der Entwicklung von Medikamenten spielen.

Klinische Untersuchungen (Untersuchungen am Menschen)

Daten aus präklinischen Toxizitätsuntersuchungen an Tieren werden in Form eines Antrags auf Anerkennung der Substanz als experimentelles neues Medikament (investigational new drug, IND) eingereicht. Erst nach Zustimmung der FDA können die klinischen Studien beginnen. Klinische Untersuchungen an neuen Mitteln werden, vor Freigabe für den Markt durch die FDA, in drei Phasen vorgenommen. Die weitverbreitete, allgemeine Anwendung des Mittels (und Überwachung des Medikamentengebrauchs nach der Marktfreigabe) kann als 4. Phase angesehen werden. Einige unerwünschte Arzneimittelwirkungen entziehen sich der Feststellung im Tierexperiment; z.B. Symptome wie Benommenheit, Übelkeit, Kopfschmerzen, Ohrenklingeln, Sodbrennen und Depressionen. Es ist geschätzt worden, daß ≥ 50% der häufigsten unerwünschten Wirkungen nur in Untersuchungen am Menschen festgestellt werden können.

Phase 1 repräsentiert die erste Verabreichung eines neuen Mittels an den Menschen. Zustimmung des Probanden nach erfolgter Aufklärung ist, wie die Erfüllung anderer gesetzlicher Vorschriften, Voraussetzung. Phase-1-Untersuchungen können nur vorgenommen werden, wenn bestimmte gesetzliche Forderungen erfüllt sind, wie die Vorlage der Ergebnisse der Tierexperimente, Daten über die Zusammensetzung des Produkts, das beabsichtigte klinische Untersuchungsprotokoll, Zustimmung des lokalen Institutional Review Board (IRB) und Unterlagen über Ausbildung und Erfahrung der Untersucher an die FDA, dessen Zustimmung erforderlich ist, um die Untersuchung zu beginnen. Diese beobachtenden Medikamentenuntersuchungen werden mit einer Genehmigung der FDA durchgeführt, die als eine „Investigational New Drug"**(IND)**-Ausnahmegenehmigung bekannt ist. Eine kleine Zahl eng überwachter Personen, meist gesunde Freiwillige, nehmen gewöhnlich an derartigen Untersuchungen teil. Anfänglich erhält jeder eine Einzeldosis des Mittels, um den Sicherheitsbereich der Dosierung zu bestimmen und die pharmakokinetischen Daten einzuschätzen. Das primäre Ziel dieser ersten, notwendigerweise sehr vorsichtigen Untersuchungsphase ist die Bestimmung einer beim Menschen gefahrlosen und gut tolerierten Dosis. Es sind jedoch auch hier schon mögliche toxische Effekte, die Resorption, Absorption, der Metabolismus und die Exkretion zu beobachten.

Phase 2 kann beginnen, nachdem zufriedenstellende vorläufige Hinweise hinsichtlich der Sicherheit erhalten worden sind. Sie enthält die sorgfältig überwachte Verabreichung des Medikaments zur Behandlung oder Prophylaxe von Krankheit oder Symptomen, gegen die das Medikament gerichtet ist. Diese Untersuchungen werden üblicherweise als randomisierte klinische Studien geführt, in denen das neue Medikament mit einem für die gegebene Indikation prototypischen Präparat, wenn vorhanden, verglichen wird. Hier besteht oft auch die erste Möglichkeit, Langzeitwirkungen beim Menschen zu beobachten. Die Untersuchungen dieser Phase sind in der Entwicklung und Bewertung eines neuen Medikaments die wichtigsten, da hier aufgrund von Daten, die von einer relativ kleinen Patientenzahl erhoben wurden, die Entscheidung gefällt werden muß, ob mit ausgedehnten Untersuchungen an großen Populationen fortgefahren werden soll.

Phase 3 beginnt, nachdem die Initialphase angemessene Hinweise für die Sicherheit und Wirksamkeit eines Mittels erbracht hat. Sie besteht aus breiter gestreuten klinischen Versuchen, die sich aus dem Bereich der klinischen Forschung in die Hand des praktizierenden Arztes bewegen können. Die Untersuchungen dieser Phase sollen Daten erbringen, aus denen der Hersteller und die FDA die Entscheidung über die Sicherheit und Wirksamkeit des Medikaments für den beabsichtigten Gebrauch ableiten können. Bis zu 150 Kliniker, unter deren Beobachtung meist über 1500, zuweilen mehr als 3000 Patienten stehen, können an solchen Studien teilnehmen. Die Phase 3 dauert bis zum Zeitpunkt der Freigabe des Medikaments für den allgemeinen Gebrauch.

Es gibt keine definitiven Regeln dafür, was Sicherheit und was Wirksamkeit ist. Diese Maße müssen im Zusammenhang der spezifischen klinischen Bedingungen, unter denen das Medikament verwendet werden soll, sowie in Beziehung zu bestehenden therapeutischen Alternativen beurteilt werden. Wenn ausreichend Datenmaterial gesammelt ist, um den fortgesetzten Gebrauch des Medikaments zu rechtfertigen, wird ein **Zulassungsantrag** (engl. „New Drug Application", **NDA**) gestellt. Gewöhnlich vergehen vier oder mehr Jahre zwischen der

Auswahl der Substanz aus dem ersten pharmakologischen Screening und der Absendung des NDA.

Phase 4 besteht in der Untersuchung des tatsächlichen Gebrauchs des Medikaments in der medizinischen Praxis. Obwohl oft nicht als ein Teil der klinischen Untersuchung gesehen, ist sie doch vom klinischen Standpunkt aus höchst bedeutsam. Präklinische und klinische Untersuchungen sind relativ insensitiv. Durch sie erkennt man nur solche Nebenwirkungen, die mit einer Häufigkeit von > 1:1000 auftreten. Es ist einleuchtend, daß für viele medikamentöse Behandlungsformen Nebenwirkungshäufigkeiten von 1:10000 oder 1:50000 klinisch relevant sein können. Diese können jedoch nur durch die Überwachung des Medikaments nach der Zulassung durch die FDA und nach der Markteinführung gefunden werden. Es können neue therapeutische oder toxische Effekte gefunden werden – einschließlich seltener Effekte oder Langzeitwirkungen, die in einer kleinen Zahl von Patienten nicht erfaßbar waren. Die Angaben des Herstellers zu Wirksamkeit und Sicherheit auf Beipackzetteln und in der Werbung werden von der FDA kontrolliert und genehmigt. Berichte von klinischen Studien müssen während dieser Zeit periodisch an die FDA gesandt werden; im einzelnen sind im ersten Jahr alle drei Monate, im zweiten alle 6 Monate und danach jährlich Berichte fällig. Diese Berichte müssen ebenso Informationen über die im Umlauf gekommenen Mengen des Medikaments wie Exemplare von Postversandstücken, Warenauszeichnungen und Werbungsschriften enthalten. Außerdem muß der Hersteller jede unerwartete Nebenwirkung, Schädigung, toxische oder allergische Reaktion auf das Medikament der FDA mitteilen. So ist die FDA sowohl für die Prüfung des Medikaments auf Sicherheit und Wirksamkeit vor seiner Markteinführung wie auch für seine anschließende kontinuierliche Beobachtung verantwortlich.

Unerwünschte Wirkungen von Medikamenten

Diese umfassen *eine große Vielzahl von toxischen Medikamentenreaktionen, dosis- oder nicht dosisbezogen, die in therapeutischen Situationen vorkommen.* Der Begriff schließt gewöhnlich durch nichttherapeutische Gründe bedingte Überdosierungen, wie zum Beispiel akzidentelle Exposition oder versuchter Suizid sowie das Ausbleiben der intendierten Wirkung aus (d.h. Ausschluß fehlender Wirksamkeit). Der praktisch tätige Arzt erfüllt eine wichtige Aufgabe bei der Dokumentation unerwünschter Wirkungen besonders neueingeführter Medikamente. Auch wenn der Arzt einen ursächlichen Zusammenhang nicht erkennen kann, sollten solche unerwünschten Reaktionen auf jeden Fall mitgeteilt werden. Nur durch die aktive Mitwirkung im **Überwachungsprogramm für unerwünschte Arzneimittelwirkungen der FDA,** das als Frühwarnsystem fungiert, können unerwartete Nebenwirkungen erkannt und weiter untersucht werden. Zusammen mit dem wachsamen Arzt sind auch Krankenschwestern, Apotheker und andere im Gesundheitswesen tätige Personen potentiell nützliche Quellen. Der Schweregrad unerwünschter Wirkungen wird überlicherweise klassifiziert als: **mild** (kein Antidot, keine Therapie oder verlängerte Hospitalisierung notwendig); **mäßig** (Therapieänderung indiziert, wenngleich Absetzen des Medikamentes nicht unbedingt notwendig, kann Hospitalisierung verlängern oder Spezialbehandlung erforderlich machen); **schwer** (potentiell lebensbedrohend, Absetzen des Medikamentes und Spezialbehandlung der unerwünschten Reaktion erforderlich); **letal** (trägt direkt oder indirekt zum Tode des Patienten bei).

Die Häufigkeit unerwünschter Arzneimittelwirkungen variiert stark von etwa 1 bis 30%. Es ist gezeigt worden, daß 3 bis 7% aller Klinikeinweisungen ihren Grund in unerwünschten Arzneimittelwirkungen haben. Die meisten prospektiven Studien bei hospitalisierten Patienten (Leichtkranke ausgenommen) zeigen unerwünschte Arzneimittelwirkungen zu 10 bis 20%. Von diesen sind wiederum 10 bis 20% schwer. Die Häufigkeit des Todes aufgrund unerwünschter Arzneimittelwirkungen ist unbekannt; es wurden Häufigkeiten von 0,5 bis 0,9%

bei medizinischen Patienten vorgeschlagen, die aber viele Patienten mit schweren und komplexen Krankheitsbildern einschließen.

Die Häufigkeit und der Schweregrad der Arzneimitteltoxizität kann auch durch patientenbezogene Variablen, wie Alter, Geschlecht, Krankheit, genetische und geographische Faktoren, und durch mittelbezogene Faktoren, wie Medikamententyp, Verabreichungsmodus, Therapiedauer, Dosierung und Bioverfügbarkeit, beeinflußt werden. Das Ausmaß, in dem Fehlverschreibungen und Fehler in der Mitarbeit des Patienten (Non-Compliance) auch zur Häufigkeit von unerwünschten Reaktionen beitragen, ist nicht klar.

Die am häufigsten berichteten Ursachen für arzneimittelbezogene Todesfälle sind 1. **gastrointestinale Blutungen und peptische Geschwüre** (Kortikosteroide, Aspirin, andere entzündungshemmende Mittel); 2. **andere Blutungen** (Antikoagulanzien, Zytostatika); 3. **aplastische Anämien** (Chloramphenicol, Phenylbutazon, Goldsalze, Zytostatika); 4. **Leberschäden** (Chlorpromazin, Isoniazid); 5. **Nierenversagen** (Analgetika); 6. **Infektionen** (Kortikosteroide, zytostatische Mittel) und 7. **Anaphylaxien** (Penicillin, Antisera). Die Allergie ist ein wichtiger Faktor bei nicht tödlichen Arzneimittelreaktionen, ist aber als Todesursache weniger bedeutsam.

Dosisbezogene, vorhersagbare Arzneimittelreaktionen

Obwohl Einzelpersonen in ihrer Empfänglichkeit für eine bestimmte Arzneimittelwirkung beträchtlich variieren, stehen die meisten toxischen Reaktionen zur Menge des genommenen Mittels in Beziehung. Die Natur der toxischen Erscheinungen wird durch die Eigenschaften des Arzneimittelmoleküls bestimmt. Vorheriger Kontakt mit dem Medikament ist für die Entwicklung von toxischen Reaktionen nicht notwendig. Dosisbezogene Reaktionen können als Nebenwirkungen oder als Vergiftung bei Überdosierung, wie unten definiert, auftreten.

Nebenwirkungen sind *vorhersehbare pharmakologische Effekte, die innerhalb des therapeutischen Dosierungsbereichs vorkommen und in einer gegebenen therapeutischen Situation unerwünscht sind.* Nebenwirkungen können unter bestimmten Umständen nützlich sein. So kann zum Beispiel die durch ein Antihistaminikum hervorgerufene Schläfrigkeit bei der Allergiebehandlung während des Tages als „Nebenwirkung" aufgefaßt werden, wohingegen die sedativ-hypnotische Wirkung bei der Behandlung der Allergie und der damit einhergehenden Schlaflosigkeit ein Beitrag zur erwünschten Gesamttherapie sein kann.

Vergiftung bei Überdosierung ist *der vorhersehbare, toxische Effekt, der bei einzelnen Patienten bei Dosierungen auftritt, die den therapeutischen Bereich überschreiten.* Gewisse Überschneidungen bestehen zu toxischen Nebenwirkungen, besonders bei Medikamenten mit kleinem therapeutischem Index. Der Schweregrad der Reaktion ist meist dosisabhängig (z.B. Blutungen bei oralen Antikoagulanzien oder Krämpfe bei Lokalanästhetika). Manche Vergiftungen durch Überdosierungen können entstehen, wenn das schädigende Medikament aufgrund unzureichender renaler Elimination oder hepatischer Metabolisierung akkumuliert.

Nicht dosisbezogene, unvorhersehbare Effekte

Allergische Reaktionen hängen von einer veränderten Reaktivität des Patienten ab, als Folge eines vorherigen Kontakts mit dem Medikament, das als Antigen oder Allergen wirkt. Sie sind nicht dosisabhängig. Die sich entwickelnden Symptome und Zeichen werden durch Antigen-Antikörper-Reaktionen bestimmt und sind zum größten Teil von den pharmakologischen Eigenschaften des Arzneimittelmoleküls unabhängig. Allergische Reaktionen sind nicht völlig unvorhersehbar, weil eine sorgfältige klinische Anamnese und geeignete Hauttests einen Anhalt für die Gefährdung eines Patienten bieten. Dieser Punkt ist detaillierter unter *Arzneimittelüberempfindlichkeit in Kap. IMM, 3.* behandelt *(s. a. Kap. HAU, 11., Ausschläge durch Medikamente).*

Idiosynkrasie ist eine unpräzise Bezeichnung, die als allumfassende Klassifizierung für unerwartete und besondere Nebenreaktionen gebraucht wurde, die bei einem kleinen Prozentsatz von Patienten vorkommen, die gegen Arzneimittel exponiert werden. Idiosynkratische Reaktionen zeigen keine Beziehungen zu den bekannten pharmakologischen Eigenschaften des Mittels und sind auch nicht augenfällig allergischer Natur. Die mit der Aufnahme von

Chloramphenicol in Verbindung stehende aplastische Anämie kann als Beispiel gesehen werden. Die Idiosynkrasie wurde kürzlich von einigen Autoren als *eine genetisch determinierte, anomale Reaktion gegen ein Medikament* definiert, aber nicht alle idiosynkratischen Reaktionen haben eine pharmakogenetische Ursache. Die Bezeichnung „Idiosynkrasie" kann obsolet werden, wenn spezifische Mechanismen von Nebenreaktionen aufgeklärt werden (s. Kap. PHA, 5., Pharmakogenetik). Zum Beispiel kann eine Hämolyse bei bestimmten Personen, die Antimalariamittel einnehmen, nicht länger als idiosynkratisch angesehen werden, weil eine genetische Prädisposition (G6PDH-Mangel) im Laboratorium nachgewiesen werden kann und die Hämolyse daher vorhersehbar und dosisbezogen ist.

Behandlung und Verhütung

Verhütung erfordert Vertrautheit mit dem angewendeten Medikament und das Wissen um die möglichen Reaktionen auf das Mittel, weil milde unerwünschte Wirkungen oft schon erkennbar sind, bevor sich schwere Effekte entwickelt haben.

Wenn eine unerwünschte Reaktion auftritt, müssen, wenn möglich, Typ und jeder auslösende Faktor (z.B. Digitalisvergiftung, ausgelöst durch Hypokaliämie, die selbst wiederum durch gleichzeitige diuretische Behandlung bedingt ist) bestimmt werden. Bei dosisbezogenen unerwünschten Arzneimittelwirkungen kann eine Änderung der Dosis oder die Beachtung auslösender Faktoren genügen. Eine Erhöhung der Eliminationsrate des Mittels ist selten notwendig. Bei nicht dosisbezogenen Nebenwirkungen sollte das Medikament abgesetzt und weitere Exposition vermieden werden.

Karzinogenese

(s. a. Kap. HÄM, 11.)

Ein **Karzinogen** ist ein *chemisches oder physikalisches Agens, das die Fähigkeit besitzt, Neoplasien hervorzurufen.* Chemische Karzinogene werden durch ihre Fähigkeit definiert, Tumoren zu produzieren, die erfaßt wird als (1) Entwicklung von Tumoren, die unter Kontrollbedingungen nicht vorkommen (d.h. spezifisch sind); (2) erhöhte Inzidenz von Tumortypen bei behandelten Tieren im Vergleich zur Kontrollgruppe; (3) früheres Erscheinen von Tumoren als bei Kontrolltieren; und (4) eine verstärkte Multiplizität von Tumoren bei individuellen Tieren. Es ist eine anerkannte Tatsache, daß Umwelt- und Ernährungsfaktoren für bis zu 90% aller menschlichen Krebse verantwortlich sind. Diese Faktoren schließen das Rauchen, die Ernährungsgewohnheiten und Exposition gegenüber Sonnenlicht, Chemikalien und Medikamenten ein. Genetische und virale Faktoren sowie Strahlungsexposition verursachen der Abschätzung nach die verbleibenden 10%. Die meisten karzinogenen Wirkungen von Chemikalien haben eine lange Latenzperiode; 20 bis 30 Jahre vergehen nicht selten vor der Entwicklung eines Tumors. Solche verzögerten Effekte werden in klinischen Untersuchungen selten aufgedeckt. Die Chemikalien, von denen im Tierversuch nachgewiesen wurde, daß sie karzinogen sind, haben diverse unterschiedliche Strukturen, was es höchst wahrscheinlich macht, daß zahlreiche Mechanismen an der Induktion von Krebswachstum beteiligt sind. Die Karzinogenese ist der herrschenden Auffassung nach ein vielschrittiger Prozeß. Dabei sind die meisten Karzinogene zunächst nichtreaktive Verbindungen (Prokarzinogene oder sekundäre Karzinogene), die erst im Körper zu den primären Karzinogenen umgewandelt werden.

Es ist vorgeschlagen worden, Karzinogene zu unterteilen in solche, die **genotoxisch,** und solche, die **epigenetisch** sind. Der Begriff „genotoxisch" wird auf solche Substanzen angewandt, die als elektrophile Reagenzien wirken und direkt mit der DNS interagieren, diese umändern und auf solche Weise eine abnormale Zelle produzieren. Zu den genotoxischen Substanzen gehören alle direkt wirksamen und primären Karzinogene sowie viele Prokarzinogene oder sekundäre Karzinogene. „Epigenetisch" werden solche Karzinogene genannt, für die es keine schlüssigen Hinweise auf Genotoxizität gibt. Bis heute fallen die identifizierten Arzneimittelkarzinogene in der Hauptsache in die epigenetische Klasse. Diese Kategorie schließt manche festen Karzinogene ebenso ein wie viele Hormone, Immunsuppressiva und die Gruppe der Kokarzinogene und Promotoren, die selbst keine Karzinogene sind, wohl aber den Effekt eines Karzinogens potenzieren. Die Tumorpromotion hängt mit verstärktem Wachstum und stärkerer Entwicklung „schlafender" oder latenter Tumorzellen zusammen. Die Zeit, die von der Initiation bis zur Entwicklung des Tumors vergeht, hängt vermutlich von der Anwesenheit eines Promotors ab. Die Aufdeckung eines karzinogenen Potentials mit niedriger Inzidenz ist bei der Bewertung einer neuen Arzneisubstanz ein ernstes Problem. Bei der üblicherweise verwendeten Anzahl von 100 Tieren bei einer gegebenen Untersuchung bzw. Dosis müßte die Inzidenz der Tumorentwicklung über 4% liegen, um statistische Signifikanz zu erreichen. Eine Inzidenz von 4% wäre, im Vergleich, für die meisten Substanzkategorien außerordentlich hoch.

Arzneimittel mit hohem Karzinogenesepotential sollten grundsätzlich vermieden werden. Die therapeutische Entscheidung hängt jedoch von einer Nutzen-Risiko-Abschätzung ab. Obwohl alkylierende Krebschemotherapeutika bei einer Reihe von Tieren potente Karzinogene sind, wäre es unvernünftig, sie einem Patienten mit einer potentiell tödlichen Krankheit nicht zu geben. (Hier ist die Situation analog zur Exposition gegenüber Röntgenstrahlen, die ebenfalls ein karzinogenes Potential besitzen.)

Sehr wenige Arzneimittel befinden sich im Umlauf, für die es gesicherte Evidenz einer Karzinogenese beim Menschen gibt. Orale Kontrazeptiva scheinen selten Leberadenome zu erzeugen, die benigne sind, was ihr eigenes Wachstum angeht, jedoch aufgrund ihrer außerordentlichen Vaskularisierung tödliche Blutungen zur Folge haben können. Auf der Basis von Fallkonstrollstudien wurde von einigen Untersuchern eine Verbindung zwischen Reserpin und Mammakarzinom behauptet, die von anderen in Kohortenstudien jedoch nicht gefunden wurde. Es gibt überzeugende Beweise dafür, daß einige nicht als Arzneimittel verwendete Chemikalien Karzinogene sind. Dazu gehört die Verbindung zwischen Aflatoxinen und Hepatomen, Vinylchlorid und Leberangiosarkom, Kohleteeren und Hautkrebs, Zigarettenrauch und Lungenkarzinom sowie Anilinfarben und Blasentumoren.

Die kurzfristige Testung auf Mutagenität entwickelt sich zu einer relativ genauen Methode, um potentielle Karzinogene vor der massenhaften Exposition des Menschen zu entdecken, und verspricht eine noch bessere Voraussage der Karzinogenität beim Menschen.

Nutzen-Risiko-Verhältnis

Bei jedem therapeutischen Unterfangen müssen in jeder besonderen klinischen Situation und bei jedem Patienten die Risiken gegen den Nutzen abgewogen werden. Die medikamentöse Therapie ist nur dann gerechtfertigt, wenn der mögliche Nutzen die möglichen Risiken überwiegt. Auch die quantitativen und qualitativen Auswirkungen von Medikamenten und das wahrscheinliche Ergebnis, wenn die medikamentöse Therapie nicht durchgeführt wird, sind zu berücksichtigen. Diese Entscheidung hängt von der ausreichenden klinischen Kenntnis des Patienten, seiner Krankheit und deren normalem Verlauf und der Kenntnis der einschlägigen Pharmaka und ihrer potentiellen unerwünschten Wirkungen ab.

Obwohl die Bezeichnung „Nutzen-Risiko-Verhältnis" bequem ist und oft gebraucht wird, gibt es für den Einzelpatienten keine zahlenmäßigen Voraussagen des Nutzens oder des Risikos, und die rein mathematische Division (um ein Verhältnis zu erhalten) kann nie vorgenommen werden. Eine genauere Bezeichnung lautet Nutzen-Risiko-„Analyse". Die folgenden Faktoren müssen berücksichtigt werden.

Patientenfaktoren: Alter, Geschlecht, Bestehen oder die Möglichkeit einer Schwangerschaft, Beruf, soziale Verhältnisse, genetische Charakteristika usw. können durch Beeinflussung des Verlaufs und der Schwere der Krankheit oder des Ansprechens auf die Medikation den Nutzen oder die Risiken verändern. Beispiele sind die schlechte Prognose von sehr jungen und sehr alten Patienten mit Pneumonie, die eine aggressive Behandlung erfordert, die Empfindlichkeit des Feten gegenüber Medikamenten, die für nichtschwangere Frauen relativ sicher sind, und die Exposition gegenüber organischen Phosphorderivaten in der Industrie oder der genetisch bedingte Cholinesterasemangel, der zu einer höheren Empfindlichkeit gegenüber Muskelrelaxanzien führt. Ein 60jähriger Patient mit Arteriosklerose, einer schlechten Hirndurchblutung und einem Blutdruck von 200/120 erfordert eine andere Behandlung, als sie ein sonst gesunder junger Mann mit demselben Blutdruck erhalten würde.

Krankheitsfaktoren wie der Verlauf, die Dauer, die Mortalität und Morbidität haben Einfluß auf das Risiko und den Nutzen einer Behandlung. Es macht wenig Sinn, eine sich selbst begrenzende Krankheit, die nur geringen Krankheitswert hat, wie Herpes labialis, mit einem potenten systemischen Mittel wie Cytosinarabinosid zu behandeln, während eine derartige Therapie bei herpetischer Enzephalitis, die sonst meist tödlich verläuft, gerechtfertigt ist.

Vom Medikament ausgehende Faktoren betreffen die Häufigkeit, Schwere und Vorhersagbarkeit von Nebenwirkungen, die Beziehung derartiger Reaktionen zur Dosierung, die Maßnahmen, durch die sie verhütet oder bekämpft werden können, und die Ausweichmöglichkeit auf andere Arzneimittel oder Therapieformen. Die Penicillinanaphylaxie zum Beispiel ist zwar selten, aber potentiell tödlich und kann manchmal durch Erfragung einer ausreichenden Anamnese oder die Durchführung geeigneter Hauttests vermieden werden. Wenn eine Anaphylaxie auftritt und man darauf vorbereitet ist, kann eine erfolgreiche Behandlung durchgeführt werden. Penicillin sollte deshalb bei einer Streptokokken-Pharyngitis nicht vorenthalten werden, nur weil man eine anaphylaktische Reaktion fürchtet. Auf der anderen Seite ist eine durch Chloramphenicol bedingte aplastische Anämie relativ selten und genauso fatal, sie ist jedoch nicht vorhersagbar und oft irreversibel. Obwohl Chloramphenicol gegen eine Streptokokken-Pharyngitis wirksam ist, gibt es sicherere Alternativen, und seine Anwendung ist deshalb hier nicht gerechtfertigt. Bei einer schweren Krankheit, wie Meningitis durch *Haemophilus influenzae*, gibt es jedoch nur wenige Alternativen, und eine Therapie mit Chloramphenicol mag gerechtfertigt sein.

Die Wirksamkeit eines Mittels sollte bekannt sein, genauso wie Kenntnisse vorliegen sollten über die Aussicht auf die erwünschte Wirkung, und ob diese symptomatisch oder kurativ ist und welche Dosierung sie erfordert. Man sollte auch wissen, wie lange der günstige Effekt des Mittels anhält. Die akute myeloische Leukämie bei Kindern spricht auf eine aggressive, kombinierte Chemotherapie an, ihre Anwendung ist gerechtfertigt. Die Anwendung einer aggressiven Chemotherapie ist jedoch bei solchen Malignomen wie dem Magenkarzinom, wo die Reaktion auf die Chemotherapie schlecht ist und die Morbidität durch die Therapie verstärkt werden kann, durchaus umstritten.

Der einsichtige Gebrauch von Medikamentenkombinationen kann den Nutzen erhöhen und das Risiko vermindern, z. B. die Anwendung adrenerg-blockierender Substanzen mit einem Diuretikum auf Thiazidbasis und zusätzliche Kaliumsubstitution bei der Behandlung des Hochdrucks.

7. MITARBEIT DES PATIENTEN (COMPLIANCE)

Der Grad, in dem ein Patient den Therapieplan einhält.

Hier werden die häufigeren Probleme der Mitarbeit des Patienten besprochen. Compliance bei Kindern wird in *Kap. KIN, 4.*, Compliance bei älteren Patienten unter *Grundprinzipien der Altenbetreuung* in *Kap. SPS, 1.* diskutiert.

Auch das gründlichste und bestens entworfene Therapieschema wird ohne Mitarbeit des Patienten fehlschlagen. Abhängig von der untersuchten Variablen und der Strenge der Definition wurde bei 15–95% der Untersuchten eine fehlende Mitarbeit (Non-Compliance) festgestellt. Insgesamt machen etwa ein Drittel bis zur Hälfte aller Patienten Fehler mit ihrer Medikation – falsche Dosen, falsche Einnahmezeiten, Hinzufügen nicht verschriebener Mittel oder Nichteinnahme der Medikation. Eine launenhafte oder irreguläre Dosierung setzt den Patienten den Risiken der Medikation aus, ohne einen begleitenden therapeutischen Nutzen. Während die meisten Patienten gelegentlich die Medikation auslassen oder Fehler machen, irren manche nie, und andere wiederum halten sich nie an die Regeln.

Es ist schwierig, die Patienten zu erkennen, die ihre Medikation nicht wie verschrieben einnehmen. Derselbe Patient kann in Abhängigkeit von der Behandlung, der Krankheit oder anderen Faktoren eines Lebens unterschiedlich handeln. Bei Auftreten von Non-Compliance *muß der Verschreibende dies mit dem Patienten besprechen und feststellen, warum der Patient der verschriebenen Behandlung nicht folgt.* Der Ursache der fehlenden Mitarbeit kann durch ein solches Gespräch abgeholfen werden, oder das Therapieschema kann geändert werden.

Vom Patienten ausgehende Faktoren für Non-Compliance: Alter, Geschlecht, Rasse und Bildungsstand sind keine geeigneten Parameter, um die Bereitschaft zur Mitarbeit abzuschätzen. „Vergeßlichkeit" ist die am häufigsten vorgebrachte Ursache, aber es ist keine wirkliche Erklärung. Es kann eine Rationalisierung sein, um unbewußte oder teilbewußte Zweifel des Patienten an seinem Gesundheitsstatus, der Diagnose und der Einnahme der Medikation zu unterdrücken. Häufig besteht Furcht vor Nebenwirkungen, vor Suchtbildung, vor dem Krankheitszustand, den die Behandlung bedeutet, und vor dem Verlust an Unabhängigkeit. Patienten mit Bluthochdruck haben zum Beispiel eine Krankheit ohne ausgeprägte Symptome und müssen mit Ratschlägen des Arztes, mit öffentlichen Gesundheitsratschlägen und dem Rat wohlmeinender Freunde hinsichtlich ihres Risikos für Schlaganfälle, Herzattacken und Nierenerkrankungen fertig werden. Viele reagieren auf die dabei entstehende Angst durch Versuche, die Krankheit zu verneinen, wovon die Vernachlässigung der Medikamenteneinnahme ein hervorstechendes Merkmal sein kann. In anderen Fällen können Medikationen beendet werden, weil Symptome und Zeichen sich vermindern oder verschwinden. Obwohl die Medikamente nicht mehr als einen kleinen Bruchteil der persönlichen Ausgaben für die Gesundheit ausmachen, verringern einige Patienten die Dosis oder die Behandlungsdauer, um Geld zu sparen. Seltener kann ein Patient die Verschreibung aus finanziellen oder anderen Gründen nicht erfüllen.

Durch die Medikation bedingte Faktoren bei fehlender Mitarbeit: Komplexe Schemata mit häufiger Einnahme oder vielen Mitteln erhöhen die Fehlerquoten bei Dosierungszeiten, der Abstimmung mit den Mahlzeiten usf. Ein Schema mit einmal oder zweimal täglichen Dosierungen ist leichter einzuhalten. Die Compliance scheint bei beiden Schemata etwa gleich gut zu sein. Andererseits ist eine einmalige Dosisauslassung bei einem Schema mit einmal täglicher Dosierung gleichbedeutend mit 24 h ohne Medikation. Der Schlüssel zu einer guten Compliance liegt darin, Dosierungen mitten am Tag, zu Zeiten also, zu denen der Patient nicht zu Hause ist, zu vermeiden. Wenn Präparate sich ähnlich sehen, können die Patienten die Medikamente verwechseln und unbeabsichtigt Dosen wiederholen oder weglassen. Andere Faktoren sind Nebenwirkungen (echte oder eingebildete), unangenehmer Geschmack oder Geruch und durch die Medikation auferlegte Vorsichtsmaßnahmen (kein Alkohol oder Käse usf.)

Krankheitsfaktoren bei fehlender Mitarbeit: Bestimmte Arten von Erkrankungen, wie chronische Krankheiten mit von Tag zu Tag wechselnden Symptomen (oder ohne Symptome), scheinen für Compliance-Probleme prädisponiert zu sein. Wenn die Medikamente stärkere Beschwerden verursachen als die zu behandelnde Krankheit (z.B. Bluthochdruck), ist eine fehlende Mitarbeit oder Vernachlässigung wahrscheinlicher.

Die Rolle des Arztes, um die Compliance des Patienten zu verbessern: Die richtige Diagnose und ein einfaches, effektives Dosierungsschema stehen am Beginn des therapeutischen Prozesses und erhöhen die Wahrscheinlichkeit guter Mitarbeit. Die Anweisungen an den Patienten müssen klar, präzise und auf die Notwendigkeiten und Zufälligkeiten der Lebensführung des Patienten und auf die Bedingungen der Krankheit zugeschnitten sein. Unerwünschte Wirkungen sollten in allgemeiner Form diskutiert und der Patient gemahnt werden, das Auftreten unerwünschter oder unerwarteter Effekte einem Arzt mitzuteilen, bevor er die Medikation beendet. Ein ungerechtfertigter Abbruch des therapeutischen Regimes kann vermieden werden, wenn der Arzt auf Besonderheiten des Behandlungsplans hinweist. Dazu gehört die für manche Medikamente (z. B. Antidepressiva) charakteristische Verzögerung bis zum Eintritt einer vom Patienten als positiv empfundenen Wirkung. Gezieltes Befragen nach dem Einhalten des Therapieschemas und nach eventuellen Problemen kann eine Non-Compliance verbessern und ist notwendig, weil Patienten solche Informationen oft nicht freiwillig geben. Die Annahme, daß der Bildungsgrad rationale Entscheidungen fördert und das Einverständnis erhöht, wird durch die harten Tatsachen nicht gestützt. Die gezielte Beschäftigung mit den patientenbedingten Faktoren, die einer Non-Compliance zugrunde liegen, ist weit effektiver. Vertrauen – in den persönlichen Arzt, in die verschriebene Therapie oder vielleicht in die medizinische Wissenschaft generell – scheinen für die Mitarbeit des Patienten am entscheidendsten zu sein. Wenn der Sinn einer Komponente im Therapieplan und sowohl die nützlichen als auch die schädlichen Wirkungen der Medikamente erklärt werden wie auch deren Form, Farbe und Dosierungsschema, so ist dies belehrend und – was noch wichtiger ist – schafft eine Basis des Vertrauens.

Die Rolle des Apothekers und der Krankenschwester, um die Compliance des Patienten zu verbessern: Probleme bei der Mitarbeit des Patienten können von Krankenschwestern und Apotheker entdeckt werden. Informationen, die der Patient nicht mit dem Arzt diskutiert, können an Personen mit weniger Autorität vermittelt werden und dann zum Arzt gelangen, z. B. durch den Apotheker, der bemerkt, daß der Patient eine vollständige Verordnung nicht bezahlen kann oder wiederholte Rezepturen nicht abholt. Unlogische oder falsche Rezepte, die die Mitarbeit des Patienten verschlechtern können, können vom Apotheker bemerkt und in Konsultation mit dem verordnenden Arzt korrigiert werden. Neue Präparationen und Applikationsmodi (transkutan, Depotformen usw.) haben in einigen Fällen die Einnahme der chronischen Medikation weniger lästig gemacht. Krankenschwestern und Apotheker können Patienten über ihre Verordnung instruieren, besonders vor ihrer Entlassung aus dem Krankenhaus. Durch Besprechung der physischen Kennzeichen von Verschreibungen, von Anweisungen, Nebenwirkungen, von möglichen Interaktionen der Arzneimittel, von Vorsichtsmaßnahmen der spezifischen Belange des Patienten und der Notwendigkeit jeder Verordnung können Mißverständnisse aufgedeckt und die Kenntnisse des Patienten verbessert werden.

Patienten können Verordnungen auch aus triftigen und wichtigen Gründen nicht einnehmen. Die „intelligente Non-Compliance" (wobei der Patient auf der Grundlage einer korrekten Interpretation der klinischen Situation die Dosis einer Verordnung absetzt oder vermindert), kann die Nebenwirkungen vermindern und das therapeutische Ergebnis verbessern. Der Therapeut weiß jedoch zu oft nichts von diesen wirksamen Manövern. Wenn der Patient als therapeutischer Überwacher fungiert, der erwünschte und schädliche Wirkungen mitteilt, kann der Arzt die Therapie besser anpassen, die Dosis-Wirkungs-Beziehungen untersuchen und nicht benötigte Mittel absetzen.

8. PLACEBOS

Vermutlich inaktive Substanzen, die in kontrollierten Untersuchungen zum Vergleich mit vermutlich aktiven Medikamenten gebraucht werden oder mit der Absicht verschrieben werden, Symptome zu erleichtern oder den Patienten zufriedenzustellen. Ein Placebo kann jede Art von therapeutischem Vorgehen sein, einschließlich chirurgischer oder psychologischer Techniken oder Verordnungen in jeder Form (z. B. oral, parenteral, lokal). Dieser Abschnitt beschränkt sich jedoch auf Arzneimittel.

Die Bezeichnung Placebo geht auf den 116. Psalm der hebräischen Bibel zurück. Durch eine Reihe von Übersetzungsfehlern wurde in die lateinische Vulgata das Wort „placebo" (ich werde gefallen) übernommen. Über die Jahrhunderte wurde die Bezeichnung Placebo auf die Totenvespern, im spöttischen Sinn auf servile Schmeichler und Speichellecker und auf bei Begräbnissen durch professionelle Trauergäste gesungene Lamentationen angewandt.

1785 erschien das Wort Placebo zum erstenmal in einem medizinischen Nachschlagewerk als „eine gemeinhin gebräuchliche Methode oder Medizin". Zwei Ausgaben später ist das Placebo zu einer „Gauklerarznei" geworden, die angeblich inert und harmlos ist. Wir wissen heute, daß Placebos tiefgreifende Wirkungen haben können, sowohl gute als auch schlechte.

Die binäre Natur von Placebowirkungen

Die medizinische Literatur ist voll von Berichten über die Kraft des Placebos, auf Patienten mit Angst, Spannung, Melancholie, Schizophrenie, Schmerzen aller Art, Kopfschmerzen, Husten, Schlaflosigkeit, Seekrankheit, mit chronischer Bronchitis, Erkältungssymptomen, Arthritis, Magengeschwüren, Hochdruck, Übelkeit, seniler Demenz und vielen anderen eine helfende Wirkung auszuüben. Aber das Placebo ist nicht nur fähig zu helfen, es wurde auch mit „Nebenwirkungen" in Verbindung gebracht. Diese schließen ein Übelkeit, Kopfschmerzen, Schwindel, Schläfrigkeit, Schlaflosigkeit, Müdigkeit, Depression, Betäubungszustände, Halluzinationen, Juckreiz, Erbrechen, Tremor, Tachykardie, Diarrhoe, Verlust des Tastsinns, Hautausschläge, Nesselfieber, Ataxien und Ödeme, um nur eine Teilzusammenstellung zu geben.

Diese bemerkenswerte Liste von *subjektiven und objektiven* Veränderungen, sowohl erwünscht als auch unerwünscht, wird verständlicher und gerät unter einen anderen Blickwinkel, wenn man erst einmal erkennt, daß es zwei Komponenten des **Placeboeffekts** gibt. Eine ist die Erwartung (meist optimistisch) von Wirkungen, weil bestimmte Vorstellungen mit einer Medikation assoziiert sind. Man kann dies als „Suggestion", „Glaube", „Hoffnung" oder wie auch immer bezeichnen.

Die zweite Komponente ist zu bestimmten Zeiten noch viel wichtiger – die spontane Veränderung. Wenn ein Placebo vor einer spontanen Besserung eingenommen wurde, wird ihm die Besserung angerechnet werden, ebenso wie jemand, der nach der Einnahme inerter Kapseln oder Tabletten spontane Kopfschmerzen oder Hautausschläge entwickelt, die Schuld hierfür dem Placebo anlasten wird.

Der „Placebo-Typ"

Untersuchungen, ob eine bestimmte Persönlichkeitscharakteristik mit der Reaktionsfähigkeit auf Placebos korreliert, haben außerordentlich widersprüchliche Standpunkte ergeben. Dies ist nicht überraschend, weil einige Beobachter einen „Placebo-Typ" als jemanden bezeichneten, der Nutzen aus dem Placebo zieht, und andere die Bezeichnung für Menschen herangezogen haben, die über Nebenwirkungen nach Placeboeinnahmen berichteten. Es scheint nicht wahrscheinlich zu sein, daß dieselben Persönlichkeitsmerkmale für so unterschiedliche Reaktionstypen prädisponieren.

Es ist wahrscheinlich korrekter, über ein Spektrum der „Placebo-Reaktivität" als über Placebo-Patiententypen zu sprechen, weil eigentlich jeder unter bestimmten Umständen Suggestionen unterliegen kann. Einige Menschen sind jedoch stärker beeinflußbar als andere. Wir können nur spekulieren, aber diese Unterschiede können teilweise auf die Persönlichkeit des Patienten bezogen sein; z. B. mögen abhängige Persönlichkeiten, die dazu neigen, ihren Arzt zufriedenstellen zu wollen, über gute Wirkungen berichten, und theatralisch veranlagte Persönlichkeiten eher dazu neigen, irgendeine Art von Wirkung, gut oder schlecht, anzugeben *(s. Kap. PSY, 4.)*. Wahrscheinlich die wichtigsten Faktoren sind jene, die sich auf die spezifische Einstellung zu der Krankheit, zu der Verordnung und zum Arzt beziehen. Wenn zum Beispiel ein Patient mit akuten Schmerzen eine günstige Einstellung zur Medizin hat und das Placebo von einem interessierten und zuversichtlichen Arzt erhält, mag eine günstigere Reaktion eintreten, als wenn ein Patient mäßige Schmerzen hat, Medikamente als gefährliche

Chemikalien ansieht und das Placebo von einem barschen Arzt erhält, der überdies unsicher erscheint.

Placeboabhängigkeit: Es wurde über mindestens 2 Patienten berichtet, die von Placebos abhängig waren; einer konsumierte in einem Jahr über 10000 Placebos, der andere zeigte viele Charakteristika einer echten Drogenabhängigkeit: Neigung, die Dosis zu erhöhen; Unfähigkeit, die „Medizin" ohne psychiatrische Hilfe aufzugeben; ein zwanghaftes Verlangen, die Tabletten einzunehmen, und ein Abstinenzsyndrom, wenn die Tabletten entzogen waren.

Anwendung in der Forschung

Schwierigkeiten beim Trennen der beiden Komponenten der Placebowirkung beeinträchtigen die Brauchbarkeit des Placebos als Standard in klinischen Versuchen nicht, wo es in vieler Hinsicht in derselben Weise Anwendung findet, wie eine „Kontrolle" dem Chemiker dazu dient, das „Hintergrundsrauschen" festzustellen, das vom gesamten Behandlungseffekt abgezogen werden muß. Wie groß auch die relative Bedeutung der Suggestion und der Spontanveränderung sein mag, das Medikament muß mehr leisten als das Placebo, um seine Marktfreigabe zu rechtfertigen. In einigen Untersuchungen, z. B. dem Vergleich mit einem neuen Mittel, das die Angina pectoris erleichtert, übersteigt die Erleichterung mit einem Placebo oft 50%, wobei es dann eine ziemliche Herausforderung bedeuten kann, die Wirksamkeit einer aktiven Testsubstanz nachzuweisen.

Anwendung in der Therapie

Es gibt bei jedem therapeutischen Vorgehen ein Placeboelement, deshalb werden die Wirkungen eines Medikaments in Abhängigkeit von der Placeboreaktivität von Patient zu Patient und von Arzt zu Arzt schwanken. Menschen mit einer „positiven" Einstellung zu Medikamenten, Ärzten, Schwestern, Krankenhäusern usf. werden wahrscheinlich günstiger auf Placebos reagieren als Menschen mit „negativer" Einstellung. Die letzteren mögen positive Wirkungen nicht wahrhaben wollen oder über unerwartete Wirkungen klagen. Ein positiver Placeboeffekt ist wahrscheinlicher, wenn sowohl der Patient wie auch der Arzt annehmen, daß ein therapeutischer Nutzen durch ein Medikament zu erzeugen ist. Damit kann eine aktive Substanz ohne pharmakologische Wirkung auf den zu behandelnden Prozeß (z. B. Vitamin B_{12} bei einem Patienten mit Arthritis) eine günstige Reaktion hervorrufen oder ein schwach aktives Mittel eine verstärkte Wirkung haben (z. B. ein Vasodilatator bei einem Patienten mit intermittierender Claudicatio).

Bei vorsätzlicher Anwendung von Placebos (was in der klinischen Praxis selten vorkommt, im Gegensatz zu Forschungsversuchen) bestehen zusätzlich mehrere Haupt**gefahren:** 1. Weil der Arzt den Patienten täuscht, kann eine unerwünschte Veränderung in der Beziehung zwischen Arzt und Patient eintreten. Letzten Endes muß der Arzt sehr behutsam sein, damit seine Täuschung nicht entdeckt wird. Sollte sie entdeckt werden, wird der Patient sein Gesicht verlieren, sich betrogen fühlen, und sein Vertrauen in den Arzt wird gestört sein. 2. Der Arzt kann die Reaktion des Patienten fehlinterpretieren. Besonders schädlich ist in diesem Zusammenhang die Schlußfolgerung, daß eine positive Reaktion bedeutet, daß die Symptome des Patienten keine Grundlage in einer somatischen Erkrankung haben oder neurotisch übertrieben sind. 3. Wenn andere Ärzte oder Schwestern in das Täuschungsmanöver einbezogen sind (wie in einer Gruppenpraxis oder einem Krankenhaus), ist das Potential für eine abwendende Veränderung der Einstellung und des Verhaltens von einigen oder allen anderen gegenüber dem Patienten erhöht, und die Möglichkeit der Entdeckung vergrößert sich. Wenn man bedenkt, daß es eine Vielzahl von Medikamenten gibt, die zumindest die Potenz haben, die meisten in der Praxis vorkommenden Beschwerden zu lindern, und wegen der Gefahr, die Beziehung Arzt – Patient durch Anwendung eines Placebos zu beschädigen oder zu zerstören, sind Placebos, trotz des Für und Wider, kaum jemals indiziert.

Heute können Ärzte ein Vitamin-„Tonikum" oder B_{12}-Injektionen verschreiben, die oft gleichbedeutend mit Placebos sind, aber sie wenden selten Laktosetabletten oder „sterile Hypos" an. Zum Beispiel übernehmen die meisten jungen Ärzte Patienten von Kollegen, die die Praxis verlassen haben. Oft übernimmt ein Arzt Patienten, die Vitamin B_{12} oder andere Vitamine mit großem Vertrauen als „Tonikum" genommen und für viele Jahre daraus Nutzen gezogen haben. Wenn ihnen ihre „Medizin" genommen wird, fühlen sich solche Patienten krank und können schnell aus der Fassung geraten. Basierend auf kulturellen oder psychologischen Neigungen scheinen einige Patienten echten Nutzen aus entweder nicht benötigten Verschreibungen zu ziehen oder eine besondere Dosierungsform zu fordern (z. B. durch Injektion, wenn eine orale Substanz ausreichen würde).

9. NEUROTRANSMISSION

Die Nervenzelle (oder: das Neuron) besitzt zwei hauptsächliche charakteristische Funktionen: Fortleitung des Aktionspotentials über das Axon – und Übertragung des neuronalen Signals auf entweder ein weiteres Neuron oder eine andere zelluläre Struktur, um dort eine Antwort hervorzurufen (z. B. ein weiteres neuronales Signal bzw. eine Muskelkontraktion). Während die Weiterleitung eines Impulses das Axon entlang auf der Bewegung von Na und K über die Membran beruht und elektrischer Natur ist, beruht die Übertragung des Impulses auf das nächste Neuron oder eine nichtneuronale Effektorzelle auf der Freisetzung bestimmter Neurotransmitter (NT) und ihrer Wirkung auf spezifische Rezeptoren.

Ein gegebenes Neuron generiert auf jeden Reiz hin immer nur ein und dasselbe Aktionspotential, das mit fixer Geschwindigkeit das Axon entlang fortgeleitet wird. Das heißt: Erregungsfortleitung ist grundsätzlich ein „Alles oder Nichts"-Phänomen und nicht modulierbar. Pharmaka haben entweder keinen Effekt auf die Erregungsfortleitung, oder sie unterbinden sie vollständig (Lokalanästhetika). Nur wenige Krankheiten verändern die Struktur des Nervs (Multiple Sklerose) und beeinflussen so die Fortleitung des Nervenimpulses. Im Gegensatz dazu ist Neurotransmission durch NT ein höchst sensibler Prozeß. Synaptische Beziehungen sind in der Peripherie als Verbindungen von Neuron zu Neuron oder zwischen Neuron und Effektorzelle ausgebildet. Im ZNS gibt es auch komplexere Arrangements. Funktionelle synaptische Kontakte zwischen zwei Neuronen existieren zwischen Axon und Zellkörper, Axon und Dendrit, Zellkörper und Zellkörper oder Dendrit und Dendrit. Die Neurotransmission kann zur Anpassung an die jeweilige physiologische Situation verstärkt oder verringert werden. Viele neurologische oder psychiatrische Erkrankungen sind in einer pathologisch übersteigerten oder verminderten neuronalen Übertragung begründet. Viele Medikamente können die Neurotransmission beeinflussen und verursachen so entweder unerwünschte Wirkungen (z. B. Halluzinogene) oder korrigieren pathologische Situationen (z. B. antipsychotische Medikamente – s. unten).

Die Entwicklung und Erhaltung der Zellen des Nervensystems hängt von bestimmten Proteinen ab. Zu diesen neurotrophen Faktoren gehören der Nervenwachstumsfaktor, der Brain-*Derived Neurotrophic* Factor und Neurotrophin 3.

Grundlagen der Neurotransmission

Neurotransmission beruht auf 1. Synthese und Speicherung des NT im präsynaptischen Neuron; 2. Freisetzung des NT aus der synaptischen Endigung (Terminale); 3. Interaktion (Bindung) des NT mit (an) der postsynaptischen Struktur (Rezeptor); 4. schnelle Beendigung der NT-Rezeptor-Interaktion und 5. Zerstörung des NT oder Wiederaufnahme in die präsynaptische Terminale *(s. Abb. 12.)*.

Der neuronale Zellkörper, der den Nukleus und die DNS enthält, stellt die Enzyme bereit, die in der **Synthese** der meisten NT eine Rolle spielen. Sie formen NT aus Vorläufermolekülen, die von der Zelle aufgenommen wurden. Die **Speicherung** der NT findet in der synaptischen Terminale in deutlich abgrenzbaren Membranvesikeln statt. Die NT-Moleküle sind

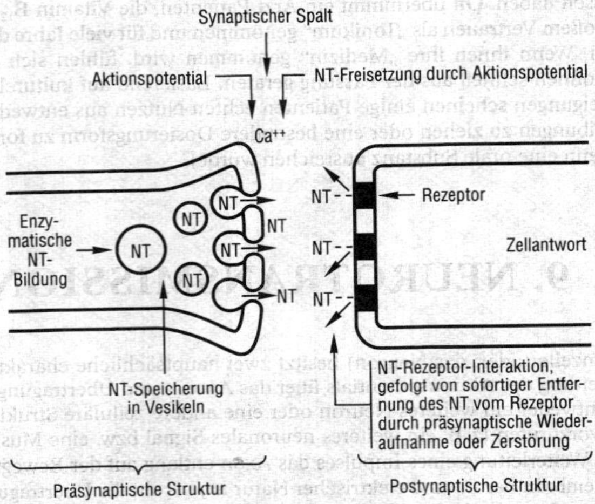

Abb. 12. **Schematische Darstellung der Neurotransmission**

meist an spezifische Proteine in der Gegenwart von ATP und bestimmter Kationen gebunden. Die Menge NT, die in einem Vesikel gespeichert ist (normalerweise mehrere tausend Moleküle), wird als „Quant" bezeichnet.

Einige NT-Moleküle verlassen die Terminale auch unter Ruhebedingungen; ihre Menge reicht aber nicht aus, einen physiologisch signifikanten Effekt hervorzurufen. Erreicht jedoch ein Aktionspotential die Terminale, werden unter Einwirkung eines Ca^{2+}-Einwärtsstromes gleichzeitig aus vielen Speichervesikeln NT-Moleküle ausgeschüttet, indem die Membran des Vesikels mit der der Terminale verschmilzt und der NT durch die so entstandene Öffnung in den synaptischen Spalt ausgetrieben wird (Exozytose).

Um die Menge an NT in der Terminale unabhängig von der neuronalen Aktivität relativ konstant zu halten, wird die Bildung des NT streng reguliert. Diese von Neuron zu Neuron variable **Regulation** der NT-Menge wird durch vermehrte oder verminderte Aufnahme des Vorläufers oder vermehrte oder verminderte Aktivität der synthetisierenden oder abbauenden Enzyme gewährleistet. Außerdem kann die Stimulation oder Blockade postsynaptischer Rezeptoren die präsynaptische NT-Synthese erhöhen oder verringern.

Die so freigesetzten Transmitter-„Quanten" diffundieren durch den synaptischen Spalt und binden für kurze Zeit an postsynaptische **Rezeptoren,** welche aktiviert werden und eine physiologische Antwort auslösen. Je nach Art des Rezeptors kann diese Wechselwirkung exzitatorisch oder inhibitorisch sein (d. h. postsynaptisch die Entwicklung eines neuen Aktionspotentials fördern oder hemmen). Die Antwort nichtneuronaler Zellen (Skelettmuskel, glatter oder Herzmuskel) auf NT kann ebenfalls exzitatorisch oder inhibitorisch *sein.*

Um eine schnell aufeinanderfolgende Aktivierung ein und desselben Rezeptors zu erreichen (Morsecode), wird die NT-Rezeptor-Interaktion durch **Termination** beendet. Der NT wird durch aktive Stoffwechselvorgänge mit großer Geschwindigkeit in die Terminale zurückgepumpt (Wiederaufnahme) oder von Enzymen in der Nähe des Rezeptors zerstört. Außerdem verringert sich die NT-Konzentration sehr schnell durch Diffusion in die Umgebung.

Wichtige Neurotransmitter

Ein **Neurotransmitter (NT)** *ist definiert als eine chemische Verbindung, die, durch ein Aktionspotential aus der Nervenendigung freigesetzt, mit einem spezifischen Rezeptor an einer benachbarten Struktur interagiert und eine spezifische physiologische Wirkung hervorruft.* Folgende Kriterien müssen erfüllt sein, bevor ein chemischer Stoff als Neurotransmitter betrachtet werden kann: (1) Das Molekül muß in der Nervenendigung vorhanden sein. (2) Es muß von dort durch ein Aktionspotential freigesetzt werden. (3) Wird es experimentell dem Rezeptor dargeboten, muß es dort denselben Effekt auslösen wie Stimulation des präsynaptischen Neurons. In-vitro-Versuche und tierexperimentelle Studien haben gezeigt, daß eine Reihe von chemischen Stoffen als Neurotransmitter wirken. Für menschliches Nervengewebe gibt es dafür wenige Beweise, weshalb alle unten behandelten NT als putative Neurotransmitter beim Menschen verstanden werden sollten.

Die meisten NT sind chemisch Abkömmlinge der Aminosäuren oder verwandter Verbindungen wie z.B. des Cholins. Manche Neurone synthetisieren nur einen Neurotransmitter, von anderen ist gezeigt worden, daß sie zwei oder mehr NT produzieren. Manche Nervenzellen modifizieren Aminosäuren, um die sogenannten Amin-Transmitter herzustellen (z.B. Noradrenalin, Serotonin, Acetylcholin), andere verbinden Aminosäuren zu Polypeptidtransmittern (z.B. zu Endorphinen, Enkephalinen) und andere wieder arbeiten mit Aminosäuren in ihrer ursprünglichen Form.

Einige wenige NT sind chemisch nicht mit den Aminosäuren verwandt.

Acetylcholin (Ach), der wichtigste NT der Motoneurone, autonomen präganglionären sowie parasympathischen postganglionären Fasern und einer Reihe von Neuronen im ZNS (Basalganglien, motorischer Kortex), wird durch das Enzym Cholin-Acetyltransferase **(CAT)** aus mitochondrialem Acetyl-CoA und Cholin gebildet. Nach seiner Freisetzung stimuliert Ach cholinerge Rezeptoren benachbarter Strukturen. Diese Interaktion wird durch das Enzym Acetylcholinesterase **(ACE)** rasch beendet, das Ach zu Cholin und Azetat hydrolysiert und in der Nähe der Rezeptoren gefunden wird. Acetylcholinspiegel werden durch die Aktivität der Cholin-Acetyltransferase und durch Cholinaufnahme in die Zelle reguliert *(s. Abb. 13.).*

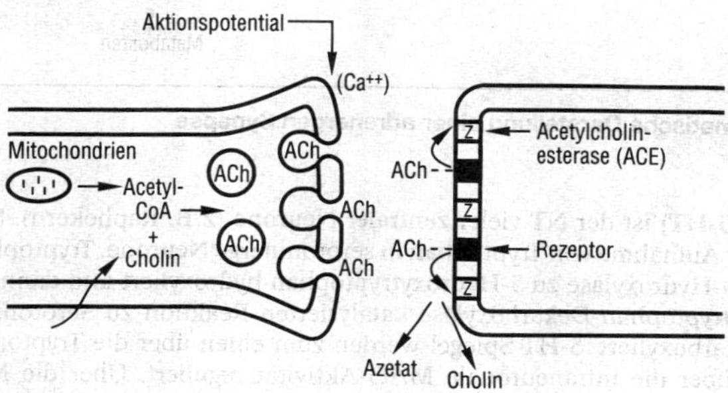

Abb. 13. **Schematische Darstellung einer cholinergen Synapse**

Dopamin (DA) ist der NT einiger peripherer Fasern und vieler zentraler Neurone (z.B. Substantia nigra, Mittelhirn, Hypothalamus). Die Aminosäure Tyrosin wird von dopaminergen Neuronen aufgenommen, durch das Enzym Tyrosin-Hydroxylase in 3,4-Dihydroxyphenylalanin **(DOPA)** verwandelt, durch die DOPA-Dekarboxylase zu DA umgeformt, das in Vesikeln gespeichert wird. Freigesetzt, reagiert DA mit dopaminergen Rezeptoren und wird dann in die Terminale aktiv „zurückgepumpt". Die DA-Spiegel werden durch regulative Änderungen der Tyrosin-Hydroxylase-Aktivität und die Monoaminooxidase **(MAO)** konstant gehalten, die sich in der synaptischen Endigung befindet und Dopamin metabolisiert. DA wird zu verschiedenen Metaboliten umgewandelt, darunter speziell Homovanillinsäure.

Noradrenalin (NA) ist der Transmitter der meisten postganglionären sympathischen Fasern und einer großen Zahl zentraler Neurone (z. B. Locus coeruleus, Hypothalamus). NA wird wie Dopamin aus Tyrosin gebildet. Ein zusätzlicher Syntheseschritt, der durch die Dopamin-β-Hydroxylase katalysiert wird, läßt aus Dopamin NA entstehen, das wiederum in Vesikeln gespeichert wird. Nach seiner Freisetzung aktiviert NA adrenerge Rezeptoren. Die Wirkung wird hauptsächlich durch Wiederaufnahme in die synaptische Terminale beendet *(s. Abb. 14.)*. Tyrosin-Hydroxylase und MAO regulieren die intraneuronalen NA-Spiegel. Der Abbauweg des NA verläuft über MAO und Katechol-O-Methyltransferase zu seinen inaktiven Metaboliten (z. B. Normetanephrin, 3-Methoxy-4-Hydroxyphenyläthylenglykol und 3-Methoxy-4-Hydroxymandelsäure).

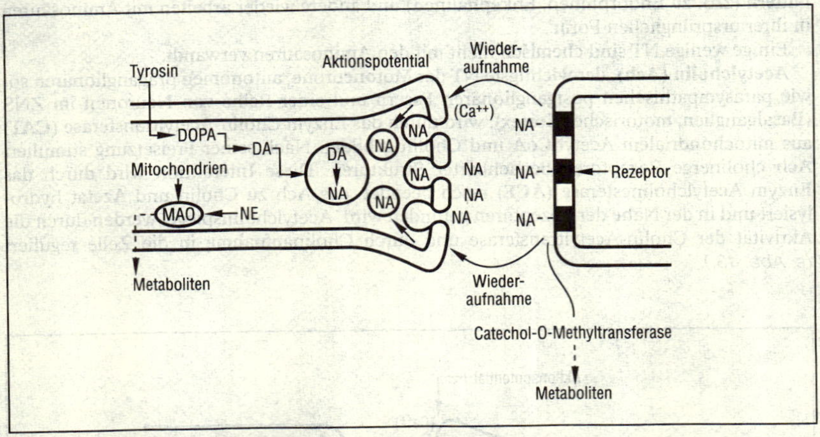

Abb. 14. **Schematische Darstellung einer adrenergen Synapse**

Serotonin (5-HT) ist der NT vieler zentraler Neurone (z. B. Raphekern). Seine Synthese beginnt mit der Aufnahme von Tryptophan in serotoninerge Neurone. Tryptophan wird durch die Tryptophan-Hydroxylase zu 5-Hydroxytryptophan hydroxyliert und dann in einer durch die 5-Hydroxytryptophan-Dekarboxylase katalysierten Reaktion zu Serotonin (5-Hydroxytryptamin) dekarboxyliert. 5-HT-Spiegel werden zum einen über die Tryptophanaufnahme, zum anderen über die intraneuronale MAO-Aktivität reguliert. Über die MAO führt der hauptsächliche Abbauweg zu 5-Hydroxyindolazetat.

Gammaaminobuttersäure (GABA) verursacht im ZNS meist inhibitorische Antworten und wird in vielen zentralen Neuronen gefunden (z. B. Basalganglien, Zerebellum). GABA ist ein chemischer Abkömmling von Glutamat, aus dem es durch Einwirkung der Glutamat-Dekarboxylase (GAD) entsteht. Nach der Interaktion mit dem Rezeptor wird GABA in die neuronale Terminale zurückgepumpt. GABA wird durch eine GABA-Transaminase metabolisiert.

β-**Endorphin** (β-**End**) ist ein Polypeptid und kommt als Transmitter einer Reihe zentraler Neurone vor (z. B. Hypothalamus, Amygdala, periventrikulärer Thalamus, Locus coeruleus).

Im Zellkörper wird aus Aminosäuren mit Hilfe mehrerer Enzyme ein großes Polypeptid, genannt Pro-opiomenalocortin, gebildet. Dieses Polypeptid wird das Axon entlang transportiert und von spezifischen Peptidasen in verschiedene Fragmente gespleißt, von denen eines das 31 AS enthaltende β-Endorphin ist. Nach Freisetzung und Einwirkung auf peptiderge (Opioid-)Rezeptoren wird es von Peptidasen zu kleineren, inaktiven Peptiden und Aminosäuren hydrolysiert.

Methionin-Enkephalin und Leucin-Enkephalin kommen als kleine Peptide in mehreren zentralen Neuronenpopulationen vor (z. B. Globus pallidus, Thalamus, Nucl. caudatus, zentrales Höhlengrau). Ihre Synthese ähnelt der von β-Endorphin: Größere Vorläuferpeptide werden im Zellkörper gebildet (Proenkephalin) und im Axon von spezifischen Peptidasen in kleinere Fragmente geschnitten. Zwei dieser Fragmente sind die Enkephaline, die beide aus fünf AS bestehen, wobei sich entweder Methionin oder Leucin in Endstellung findet. Nach Interaktion mit peptidergen (Opioid-)Rezeptoren werden die Enkephaline wiederum von anderen Peptidasen zu kleineren, inaktiven Peptiden und Aminosäuren hydrolysiert.

Dynorphine sind eine Gruppe von 7 Peptiden ähnlicher Aminosäuresequenz, die in denselben Arealen lokalisiert sind wie die Enkephaline. Diese Peptide sind Abkömmlinge des Prodynorphins und werden nach der Aktivierung des Rezeptors hydrolysiert.

Substanz P ist ein Peptid und dient mehreren zentralen Neuronen als Transmitter (Hinterwurzelganglien, Basalganglien, Hypothalamus). Seine Synthese und sein metabolisches Schicksal ähneln weitgehend denen anderer Peptid-NT.

Glyzin, Glutamat und Aspartat sind NT, die von einigen Neuronen direkt ohne Umformung verwendet werden (Glyzin kann jedoch auch aus Serin synthetisiert werden). Aspartat wird vor allem im Kortex, Glutamat hauptsächlich in Zerebellum und Rückenmark und Glyzin in der Hauptsache in den Interneuronen des Rückenmarks gefunden. Glutamat und Aspartat zeitigen exzitatorische Antworten, während Glyzin inhibitorisch wirkt.

Andere Neurotransmitter, deren Rolle nicht völlig feststeht, sind zum Beispiel: **Noradrenalin, Histamin, Vasopressin, vasoaktives intestinales Peptid, Carnosin, Bradykinin, Cholecystokinin, Bombesin, Somatostatin, Corticotropes-Hormon-Releasing-Hormon, Neurotensin** sowie einige andere.

Wichtige Rezeptoren

Rezeptoren sind Bindungs- oder Erkennungsstrukturen auf der Zellmembran oder innerhalb der Zellstruktur, die eine spezifische molekulare Konformation besitzen und deren Stimulation durch einen NT oder eine andere aktive Substanz (Pharmakon oder Toxin) eine physiologische Zellantwort auslöst. Enige Rezeptoren vermitteln inhibitorische (z. B. Muskelrelaxation) oder exzitatorische Antworten (z. B. Initiation eines Aktionspotentials oder Muskelkontraktion).

Meist wirkt der Na^+-Strom depolarisierend und erregend, der Cl^--Strom dagegen hyperpolarisierend und hemmend. Rezeptoren, die über Ionenleitfähigkeiten wirken, können in zwei Gruppen eingeteilt werden: Rezeptoren, die integraler Bestandteil des Ionenkanals sind (z. B. nikotinische Acetylcholinrezeptoren, $GABA_A$-, Glyzin- und Glutamatrezeptoren) und solche, die Ionenkanäle über nachgeschaltete Transduktionssysteme beeinflussen (z. B. adrenerge, muskarinische, serotoninerge und dopaminerge Rezeptoren). Ein einzelnes Neuron kann Tausende gleiche oder verschiedene Rezeptoren besitzen, wobei nicht alle synaptisch aktiviert werden, sondern manche auch nicht funktionell sind.

Durch NT aktivierte Rezeptoren sind Proteinkomplexe, die in der Membran angeordnet sind. Rezeptoren, die über nachgeschaltete Transduktionssysteme wirken, sind gewöhnlich Monomere, während Ionenkanal-Rezeptor-Komplexe aus verschiedenen Proteinen (Untereinheiten) zusammengesetzt sind. Eine schematische Darstellung des nikotinischen Acetylcholinrezeptors ist in Abb. 15. gezeigt. Rezeptoren werden ständig im Zellkörper synthetisiert und zu ihrem jeweiligen Ort gebracht, in der Membran gespeichert und aktiv inkorporiert („Externalisierung", „Aktivierung") und nach Gebrauch abgebaut. Ihre Halbwertszeit reicht von Tagen bis zu Wochen. Die Anzahl von Rezeptoren und ihre Affinität

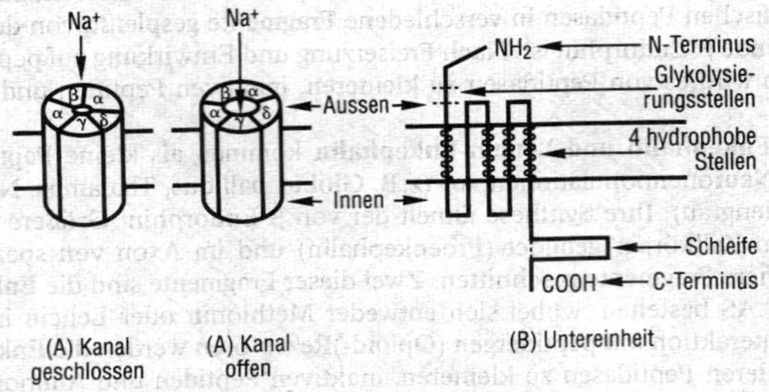

Abb. 15. **Schematische Darstellung des nikotinischen Acetylcholinrezeptor-Kanals im geschlossenen und offenen Zustand (A) und einer seiner Untereinheiten (B)**

für spezifische NT-Moleküle sind nicht konstant, sondern variieren. Werden Rezeptoren ständig durch NT oder Pharmaka (Agonisten) aktiviert, werden sie hyposensitiv **(„down-regulation“)**, während Rezeptoren, die für längere Zeit nicht aktiviert werden oder durch Pharmaka (Antagonisten) blockiert werden, hypersensitiv werden **(„up-regulation“)**. Dies geschieht gewöhnlich durch Veränderungen der Affinität und noch häufiger der Anzahl der Rezeptoren. Das Resultat dieser Veränderungen ist jeweils eine verstärkte oder verminderte Zellantwort. Die „up-regulation“ und „down-regulation“ von Rezeptoren spielen eine wichtige Rolle bei der Entwicklung von Toleranz und physischer Abhängigkeit (pharmakodynamische Toleranz und Abhängigkeit). Entzugssysmptome sind üblicherweise ein Rückschlagsphänomen, das aufgrund veränderter Affinität und/oder Dichte der Rezeptoren auftritt.

Die meisten NT interagieren hauptsächlich mit dem **postsynaptischen Rezeptor (R-1)** und vermitteln so die physiologische Antwort der benachbarten Struktur. Es gibt jedoch ebenso Rezeptoren auf der präsynaptischen Membran, über die die Freisetzung des spezifischen Transmitters reguliert wird. Diese Rezeptoren kann man in zwei Klassen unterteilen: **Autorezeptoren (R-2)** reagieren nur auf den freigesetzten Transmitter und sind wiederum in zwei Varianten vorhanden: (R-2, +), d.h. Rezeptoren, deren Aktivierung die Ausschüttung des Transmitters im Sinne einer positiven Rückkopplung vermehrt, oder (R-2, –), d.h. solche, die – im Sinne einer negativen Rückkopplung – überschießende Transmitterausschüttung verhindern können. Das Zusammenwirken dieser Autorezeptoren resultiert in einem kurzen, intensiven Transmitterausstoß, wie in *Abb. 16.* gezeigt. **Präsynaptische Rezeptoren (R-3)**, die auf die Synapse selbst projizierenden Terminalen zugewandt sind (im Sinne einer axo-axonalen Synapse), können ebenfalls die NT-Freisetzung steigern oder vermindern. Zusätzlich können **Rezeptoren für Neuromodulatoren (R-4)**, d.h. Substanzen, die nicht aus Terminalen freigesetzt werden (z.B. Steroide oder Prostaglandine), die NT-Freisetzung modulieren. Die folgende Diskussion wird sich in der Hauptsache jedoch auf postsynaptische Rezeptoren beschränken.

Rezeptoren interagieren jeweils physiologisch mit ihrem spezifischen NT. Zum Beispiel wird Ach überall im Körper, wenn es von der Terminale freigesetzt worden ist, mit allen vorhandenen cholinergen Rezeptoren in Wechselwirkung treten und die durch sie jeweils vermittelte physiologische Antwort hervorrufen. Cholinerge Rezeptoren sind jedoch nicht einheitlich, sondern es gibt verschiedene Untergruppen, deren Existenz sich in der Wirkung spezifisch agonistisch wirksamer Pharmaka und anderer Substanzen zeigt. Muskarin zum Beispiel stimuliert hauptsächlich nur die cholinergen Rezeptoren von postganglionär cholin-

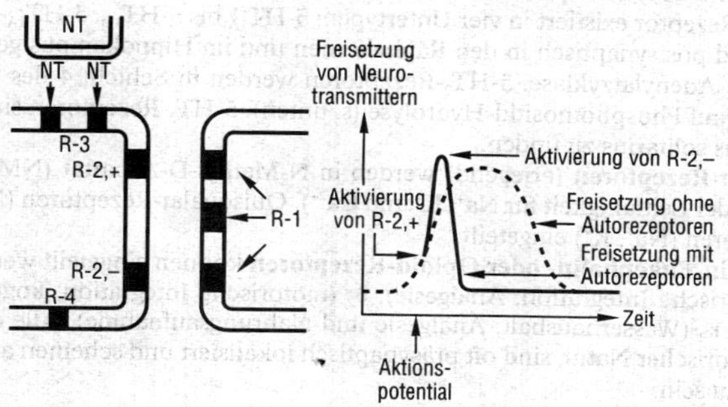

Abb. 16. **Schematische Darstellung verschiedener Rezeptorstellen und der Wirkung von Autorezeptoren**

erg (parasympathisch) innervierten Neuronen, wohingegen Nikotin vor allem nur cholinerge Rezeptoren der Skelettmuskelzelle, der autonomen Ganglien und des Nebennierenmarks stimuliert. Aus diesem Grunde heißen die ersten Rezeptoren muskarinisch, die letzteren aber nikotinisch. Die Kenntnis dieser Diversität von Rezeptoren erlaubt eine selektivere Wirkung von Pharmaka, da Substanzen entwickelt werden können, die nicht alle cholinergen Rezeptoren, sondern nur die nikotinischen bzw. muskarinischen Untergruppen stimulieren. Daraus resultiert ein selektiverer pharmakologischer Ansatz. Einige wichtige Rezeptoren und ihre Unterklassen werden im Folgenden beschrieben.

Cholinerge Rezeptoren werden unterteilt in nikotinische N_1- (Nebennierenmark, autonome Ganglien) und N_2-Rezeptoren (Skelettmuskel) sowie muskarinische M_1- (autonomes, Nervensystem, Corpus striatum, Cortex, Hippocampus) und M_2-Rezeptoren (autonomes Nervensystem, Herz, intestinaler glatter Muskel, Hirnstamm, Zerebellum). Nikotinische Rezeptoren bestehen aus 5 Untereinheiten (2 α, β, γ und δ), die einen Ionenkanal einschließen. Die α-Untereinheit enthält die primäre Bindungsstelle für Azetylcholin oder cholinerge Substanzen.

Adrenerge Rezeptoren werden unterteilt in $alpha_1$- (postsynaptisch im Sympathikus) und $alpha_2$-Rezeptoren (präsynaptisch im Sympathikus und postsynaptisch im Gehirn) sowie $beta_1$- (Herz) und $beta_2$-Rezeptoren (andere sympathisch innervierte Strukturen).

Dopaminerge Rezeptoren können in D_1-, D_2- und D_3-Rezeptoren unterteilt werden. D_1-Rezeptoren aktivieren die Adenylatzyklase über stimulatorische G-Proteine, während D_2-Rezeptoren dieses Enzym über inhibitorische G-Proteine hemmen. D_1-Rezeptoren sind häufiger als D_2-Rezeptoren (4:1), aber beide Rezeptortypen werden in denselben Hirngebieten exprimiert (z.B. limbische Region, Basalganglien). Der D_3-Rezeptor scheint die Adenylatzyklase nicht zu beeinflussen und ist stärker in limbischen Arealen lokalisiert. Zusätzlich sind Isoformen der einzelnen Rezeptoren identifiziert worden.

GABA-Rezeptoren werden eingeteilt in $GABA_A$-Rezeptoren, die Chloridkanäle aktivieren, und $GABA_B$-Rezeptoren, die die Bildung von zyklischem Adenosin-3'-5'-Monophosphat **(cAMP)** potenzieren. Die $GABA_A$-Rezeptoren sind aus mehreren verschiedenen Polypeptiden (α, β, γ und δ) zusammengesetzt. Die Bindungsstelle für GABA ist dabei auf der β-Untereinheit lokalisiert. Diese Bindungsstelle wird von anderen Bindungsstellen aus beeinflußt. Diese binden Benzodiazepine (die Bindung von Benzodiazepinen erhöht die Bindungsaffinität für GABA) oder Barbiturate. Picrotoxin blockiert den Chloridkanal, während Muscimol ein Agonist am $GABA_A$-Rezeptor ist. Es gibt auch Unterpopulationen von $GABA_A$-Rezeptoren, die unterschiedliche Sensitivität gegenüber GABA und Benzodiazepinen zeigen.

Serotonin(5-HT)-Rezeptoren werden unterteilt in $5\text{-}HT_1$-, $5\text{-}HT_2$ und $5\text{-}HT_3$-Rezeptoren. Der $5\text{-}HT_1$-Rezeptor existiert in vier Untertypen: $5\text{-}HT_{1A}$ bis $5\text{-}HT_{1D}$. $5\text{-}HT_{1A}$-Rezeptoren werden prä- und postsynaptisch in den Raphekernen und im Hippokampus gefunden und modulieren die Adenylatzyklase. $5\text{-}HT_2$-Rezeptoren werden in Schicht 4 des Kortex gefunden und wirken auf Phosphoinositid-Hydrolyse (s. unten). $5\text{-}HT_3$-Rezeptoren sind präsynaptisch im N. tractus solitarius zu finden.

Glutamat-Rezeptoren (erregend) werden in N-Methyl-D-Aspartat (NMDA)-Rezeptoren (Erhöhung der Leitfähigkeit für Na^+, K^+ und Ca^{2+}), Quisqualat-Rezeptoren (Na^+, K^+) und Kainat-Rezeptoren (Na^+, K^+) eingeteilt.

Endorphin-Enkephalin- oder Opioid-Rezeptoren können eingeteilt werden in μ_1 und μ_2 (sensomotorische Integration, Analgesie), δ_2 (motorische Integration, kognitive Funktion), und κ_1 und κ_2 (Wasserhaushalt, Analgesie und Nahrungsaufnahme). Alle diese Rezeptoren sind inhibitorischer Natur, sind oft präsynaptisch lokalisiert und scheinen alle an G-Proteine gekoppelt zu sein.

Second-messenger-Systeme

Intrazelluläre Signalsysteme sind Komplexe regulatorischer (z. B. G-Proteine) und katalytischer (z. B. Adenylatzyklase, Phospholipase C) Proteine, die durch Neurotransmitter (First Messenger) aktiviert werden und spezifische chemische Stoffe (z. B. **cAMP,** Inositoltriphosphat **[IP_3]**, Diacylglycerol **[DAG]**) bilden. Der Second-Messenger ruft die physiologische Antwort (z. B. Initiierung des Aktionspotentials, Muskelkontraktion) hervor. Es gibt viele solcher Systeme.

Das **Adenylatzyklase-cAMP-System** ist die vielleicht bekannteste intrazelluläre Signalkette. Hier bindet der First Messenger (Neurotransmitter oder Hormon) an den Rezeptor, um ein stimulierendes G-Protein **(G_s)** zu aktivieren, indem Guanosindiphosphat **(GDP)** durch Guanosintriphosphat **(GTP)** ersetzt wird. G-Proteine bestehen aus α-, β- und γ-Untereinheiten; die α-Einheit bindet das Guaninnukleotid und bewirkt die Spezifität für die Rezeptoren. Das aktivierte Protein amplifiziert das Signal des First Messenger indem es die Adenylatzyklase aktiviert. Dieses Enzym wandelt Adenosintriphosphat **(ATP)** in cAMP um, das wiederum phosphorylierende Enzyme (oder Proteinkinasen) aktiviert und so die physiologische Antwort hervorzurufen. Die Wirkung des cAMP wird durch Phosphodiesterasen beendet. Zusätzlich zu dem stimulierenden G-Protein existieren auch inhibitorische G-Proteine **(G_i).** Durch die Aktivierung eines anderen Rezeptors und des G_i wird die Adenylatzyklase inhibiert *(s. Abb. 17.).* In jeder dieser Kategorien sind verschiedene G-Proteine identifiziert worden (G_{s1}, G_{s2}, G_{s3} und G_{i1}, G_{i2}, G_{i3}).

Eine andere Signalkette, das Phosphoinosit-System, bildet zwei Second Messenger, nämlich IP_3 und DAG. Nach Rezeptorstimulation und Aktivierung des G-Proteins wird die Phospholipase C stimuliert, die Phosphatidylinositol-4,5-biphosphat zu IP_3 und DAG hydrolysiert. IP_3 setzt Kalzium aus intrazellulären Speichern frei, während DAG die Proteinkinase C aktiviert. Wirkungen auf Ionenkanäle oder die Phosphorylierung spezifischer Proteine verursachen den physiologischen Effekt. Die Wirkung der Botenstoffe wird dann durch spezifische Enzyme beendet.

Pathologie der Neurotransmission

Fehler im Verlaufe der Synthese, Speicherung, Freisetzung oder Inaktivierung von NT sowie Veränderungen der Anzahl oder Empfindlichkeit der Rezeptoren können zu veränderter neuronaler Informationsübertragung führen und finden dann Niederschlag in klinischen Krankheitsbildern. Einige Krankheitsbilder, die als Grundlage bereits bekannten oder vermuteten Defekte der Neurotransmission sowie entsprechende medikamentöse Therapien sind in *Tab. 9.* aufgelistet.

Gestörte Synthese, Speicherung und/oder Freisetzung eines spezifischen NT kann entweder zu erhöhten oder verminderten NT-Konzentrationen im synaptischen Spalt und damit zu pathologisch verstärkter oder abgeschwächter Erregung der Rezeptoren führen. So sind zum Beispiel Depressionen mit verminderter Synthese und Freisetzung von Noradrena-

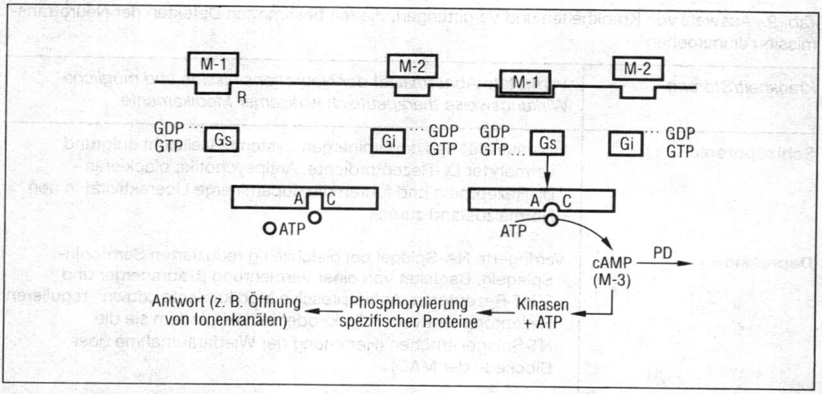

Abb. 17. **Schematische Darstellung der Bildung und Wirkung von cAMP**
M-1 = stimulierender Neurotransmitter; R = Rezeptor; M-2 = inhibierender Neurotransmitter; Gs = stimulierendes G-Protein; Gi = inhibitorisches G-Protein; GDP = Guanosindiphosphat, GTP = Guanosintriphosphat; AC = Adenylatzyklase; PD = Phosphodiesterase, die cAMP abbaut.

lin und/oder Serotonin, M. Parkinson mit verminderter präsynaptischer Dopamin-Konzentration, Chorea Huntington mit verminderten GABA-Spiegeln und schließlich manische Zustandsbilder mit exzessiver Noradrenalin-Ausschüttung in Verbindung gebracht worden.

Vermehrte oder verminderte Affinität des Rezeptors für seinen NT-Agonisten oder veränderte Zahl der Rezeptoren, entweder indirekt durch vermehrte oder verminderte Stimulation durch NT („up-regulation; down-regulation") oder direkt durch pathologische Veränderung der Rezeptorstruktur, kann die rezeptorvermittelte physiologische Antwort betreffen: So wurde zum Beispiel eine Zerstörung des neuromuskulären Azetylcholinrezeptors durch Autoantikörper als pathophysiologischer Mechanismus der Myasthenia gravis diskutiert; ebenso sind hypersensitive Dopaminrezeptoren u.U. in Verbindung mit Schizophrenie und Spätdyskinesie sowie hypersensitive β-adrenerge Rezeptoren (zusätzlich zu den NA-Veränderungen) im Zusammenhang mit Depressionen zu sehen.

Pharmakologie der Neurotransmission

Die meisten im Nervensystem wirksamen Pharmaka modulieren den Prozeß der Neurotransmission. Eine Korrektur des Übertragungsdefektes ist also der Mechanismus, der einer therapeutischen Wirkung unterliegt. Interferenz mit anderen physiologisch ablaufenden Neurotransmissionsprozessen dagegen unterliegt den unerwünschten Nebenwirkungen.

Pharmaka können Synthese, Speicherung, Freisetzung und Inaktivierung eines NT vermindern oder verstärken. Dabei wird eine solche Wirkung sich meist auf alle Neurone des Organismus und des Gehirns erstrecken *(s. Tab. 10.).* Solche Substanzen sind mithin nicht selektiv in ihrer Wirkung auf ein bestimmtes Organ. So wird zum Beispiel Ephedrin die Freisetzung von Noradrenalin aus allen Noradrenalin enthaltenden Neuronen steigern, ebenso wie das freigesetzte Noradrenalin alle noradrenergen Rezeptoren des Organismus stimulieren wird.

Freilich können Pharmaka auch selektivere Wirkungen entfallen, indem sie ausschließlich den einen oder anderen Rezeptor stimulieren (Agonist) oder hemmen (Antagonist) und selektiver (konzentrationsabhängig) wirken. So wird zum Beispiel das Sympathikomimetikum Phenylephrin α-adrenerge, jedoch nicht β-adrenerge Rezeptoren aktivieren.

Tab. 9. Auswahl von Krankheiten und Vergiftungen, die mit bestimmten Defekten der Neurotransmission einhergehen

Krankheit/Störung	*Vermutete Abnormalität der Neurotransmission und mögliche Wirkungsweise therapeutisch wirksamer Medikamente*
Schizophrenie	Überaktivität des dopaminergen Systems; vielleicht aufgrund vermehrter D_2-Rezeptordichte. Antipsychotika blockieren D_2-Rezeptoren und führen die dopaminerge Überaktivität in den Normalzustand zurück
Depression	Verringerte NA-Spiegel bei gleichzeitig reduzierten Serotonin-Spiegeln. Begleitet von einer Vermehrung β-adrenerger und 5-HT-Rezeptoren. Antidepressive Medikamente „down"-regulieren Rezeptoren entweder direkt oder indirekt, indem sie die NT-Spiegel erhöhen (Hemmung der Wiederaufnahme oder Blockade der MAO)
Manie	Erhöhte NA-Spiegel bei verringerten 5-HT-Spiegeln. Begleitet von einer Verminderung der Anzahl adrenerger Rezeptoren. Lithium verringert die Freisetzung von NA und hemmt die Bildung von Second Messengers; Hoch-Regulation der Rezeptoren
Angstzustände	Verringerung der Wirkung des inhibitorischen NT GABA, vielleicht aufgrund unausgewogener Aktivität endogener Inhibitoren oder Stimulatoren des GABA-Rezeptors. Benzodiazepine verstärken die Bindung von GABA und seine inhibitorische Aktivität und verringern so das Angstgefühl
Myasthenia gravis	Hemmung der Ach-Rezeptoren an der neuromuskulären Endplatte durch Autoantikörper. Hemmstoffe der Cholinesterase erhöhen die Ach-Konzentration an der Endplatte und stimulieren die verbleibenden Rezeptoren zu verstärkter Muskelaktivität
Chorea Huntington	Deutliche Nervenzellschädigung in Kortex und Striatum mit vermuteten Reduktionen des Gehaltes an GABA-, ACh- und Cholezystokininrezeptoren und Überaktivität des DA-Systems. Die initiale Schädigung könnte durch exzessive Stimulation der Neurone durch Aminosäuretransmitter zustande kommen. Keine spezifische Therapie
Morbus Parkinson	Verlust von Nervenzellen der Substantia nigra und anderer Areale mit Verringerung des DA-Gehalts und der Methionin-Enkephalin-Spiegel, wobei das Ach-System überaktiv ist. L-Dopa erhöht den DA-Gehalt, Amantadin erhöht die DA-Freisetzung und Bromocriptin stimuliert DA-Rezeptoren. Anticholinergika reduzieren die Aktivität des cholinergen Systems
Morbus Alzheimer	Verlust von Gehirnzellen des Kortex und des Hippokampus, von denen einige ACh synthetisieren und als Transmitter einsetzen. Keine spezifische medikamentöse Therapie
Epilepsie	Plötzliche, synchrone, hochfrequente Entladung von Nervenzellgruppen, vielleicht aufgrund verringerter GABAerger Hemmung. Phenytoin stabilisiert das neuronale Membranpotential und reduziert exzessive NT-Freisetzung, Phenobarbital verstärkt die Bindung von GABA, und Valproinsäure erhöht die GABA-Spiegel

Fortsetzung Tab. 9.

Krankheit/Störung	*Vermutete Abnormalität der Neurotransmission und mögliche Wirkungsweise therapeutisch wirksamer Medikamente*
Lambert-Eaton-Syndrom	Degeneration und Atrophie terminaler motorischer Axone mit verringerter ACh-Freisetzung. Guanidin verstärkt die Freisetzung von ACh
Autismus	Möglicherweise Hyperserotoninämie, die in 30 bis 50% auftritt, ohne Hinweise auf zentrale Abnormalität des 5-HT-Stoffwechsels. Keine spezifische medikamentöse Theapie
Schmerz	Beteiligung einer Reihe von Mediatoren (z. B. Bradykinine, Prostaglandine) und NT in den neuronalen Schmerzbahnen. Die letzteren können stimulatorisch sein (z. B. Substanz P, die neuronale Impulse auslöst) oder hemmend (z. B. Enkephaline, Endorphine, die neuronale Impulse beeinflussen). Nichtsteroidale Analgetika hemmen die Prostaglandinsynthese und verringern die schmerzauslösende neuronale Impulsbildung; narkotische Analgetika stimulieren die Enkephalin/Endorphin-Rezeptoren und verringern die Fortleitung schmerzauslösender Impulse
Durch Medikamente ausgelöste Störungen (z. B. Neuroleptika-induziertes Parkinsonoid)	Das Neuroleptika-induzierte Parkinsonoid resultiert aus der Hemmung des dopaminergen Systems aufgrund der akuten Blockade von DA-Rezeptoren durch antipsychotische Medikamente. Anticholinerge Medikamente reduzieren die cholinerge Aktivität und stellen die Balance zwischen beiden Systemen wieder her. Die Spätdyskinesie beruht auf der Hypersensitivität von DA-Rezeptoren nach chronischer Blockade durch Antipsychotika
Schädigungen aufgrund prolongierter Krampfentladungen, Trauma oder Hypoxie/Ischämie	Schädigung führt zu exzessiver Stimulation von benachbarten Zellen durch Glutamat, was zu Zelltod und -verlust führt. Keine spezifische medikamentöse Therapie
Vergiftungen	Botulismus – Hemmung der ACh-Freisetzung aus Motoneuronen durch das Toxin des *Chlostridium botulinum.* Keine spezifische medikamentöse Therapie Organophosphatase – Hemmung der Acetylcholinesterase und deutliche Erhöhung der ACh-Konzentration im synaptischen Spalt. Pralidoxim löst das Toxin vom Enzym, und Atropin schützt die Rezeptoren vor den hohen Acetylcholinkonzentrationen Pilzvergiftung – *Amanita muscaria:* Hemmung der Cholinesterase und Blockade der ACh-Rezeptoren durch Isoxazolderivate. *Inicibe, Clistocybe:* Stimulation muskarinischer Rezeptoren durch Muskarin und verwandte Substanzen. Atropin blockiert muskarinische Rezeptoren Schlangengifte *(Bungarus multicinctus)* – Blockade von ACh-Rezeptoren an der neuromuskulären Synapse durch α-*Bungarus*-Toxine

DA = Dopamin; NA = Noradrenalin; 5-HT = Serotonin; GABA = γ-Aminobuttersäure; ACh = Acetylcholin; MAO = Monoaminooxidase.

Tab. 10. Beispiele für die Wirkung von Pharmaka auf die Neurotransmission

Prozeß	*Pharmakon*	*Wirkung (Respons)*
↑ NT-Synthese	L-DOPA	↑ DA
	Tryptophan	↑ 5-HT
↓ NT-Synthese	α-Methyl-DOPA	↓ NA
↓ NT-Speicherung	Reserpin	↓ NA, ↓ 5-HT
↑ NT-Freisetzung	Ephedrin	↑ NA
	Carbachol	↑ Ach
	Amphetamin	↑ NA, ↑ DA
↓ NT-Freisetzung	Lithium	↓ NA, ↓ DA
↓ NT-Aufnahme	Kokain	↑ NA[1]
	Imipramin (trizyklische Antidepressiva)	↑ NA[1], 5-HT[1]
↓ NT-Metabolismus	Phenelcin (MAO-Hemmer)	↑ NA, ↑ 5-HT
	Neostigmin (Cholinesterasehemmer)	↑ Ach[1]
↑ Rezeptoraktivität	Phenylephrin	↑ alpha 1
	Clonidin	↑ alpha 2[2]
	Adrenalin	↑ beta 1, beta 2, α
	Metaproterenol	↑ beta 2
	Neostigmin (bestimmte Cholinesterasehemmer	↑ nikotinische Rezeptoren
	Pilocarpin	↑ muskarinische Rezeptoren
	Diazepam[3] (Anxiolytika)	↑ GABA
	Buspiron	↑ 5-HT_{1a} (präsynaptisch)
	Morphin (bestimmte Analgetika)	↑ Opioid (Enkephalin-Endorphin, μ)
↓ Rezeptoraktivität	Phentolamin	↓ alpha 1
	Prazosin	↓ alpha 1
	Yohimbin	↑ α_2
	Propranolol	↓ beta 1, beta 2
	Metoprolol	↓ beta 1
	Atropin	↓ muskarinische Rezeptoren
	Trimethaphan	↓ nikotinische R. (Ganglien)
	d-Tubocurarin	↓ nikotinische R. (neuromuskuläre Syn.)
	Chlorpromazin (Antipsychotika)	↓ DA ($D_2 >> D_1$)
	Diphenhydramin (Antihistaminika)	↓ H_1
	Cimetidin (H_2-Blocker)	↓ H_2
	Methysergid	↓ 5-HT (alle)
	Ketanserin	↓ 5-HT_2

NT = Neurotransmitter; DA = Dopamin; 5-HT = Serotonin; NA = Noradrenalin; GABA = γ-Aminobuttersäure; MAO = Monoamiooxidase.

[1] Im synaptischen Spalt, akute Wirkung

[2] Dosis- und zeitabhängig

[3] Wirkt auf eine Bindungsstelle direkt am oder assoziiert mit dem GABA-Rezeptor und verstärkt die GABA-Bindung und Aktivität am Rezeptor.

10. PROSTAGLANDINE, THROMBOXANE UND LEUKOTRIENE

Prostaglandine **(PG)** sind eine Gruppe zyklischer Fettsäuren, die verschiedenste und starke biologische Eigenschaften besitzen und die Zellfunktion in jedem Organsystem beeinflussen. Die Ausgangsverbindung, die Arachidonsäure, enthält eine Kette mit 20 Kohlenstoffatomen und einem Cyclopentanring. Variationen in der Anzahl und der Position der Doppelbindungen und der Hydroxylgruppen bestimmen die physiologischen Aktivitäten der unterschiedlichen Prostaglandine. Die wichtigen Substitutionen erfolgen im Cyclopentanring.

PG werden als PG_1 oder PG_2 bezeichnet, abhängig davon, ob in der aliphatischen Seitenkette eine oder zwei Doppelbindungen vorliegen. Die PG_2-Variante ist häufiger. PG werden aus mit der Nahrung aufgenommenen Fettsäuren gebildet (vor allem Arachidonsäure), die mit Phospholipiden und manchmal mit Triglyceriden in Esterverbindungen gekoppelt werden. Der geschwindigkeitsbestimmende Schritt der Bildung der Arachidonsäureprodukte (Arachidonsäurestoffwechsel) scheint die Ca^{2+}-abhängige, durch die Phospholipasen A_2 und/oder C vermittelte Freisetzung freier Arachidonsäure aus dem Phospholipid-Pool der Membran zu sein. Nach der Freisetzung wird die Arachidonsäure zu PG, Thromboxanen **(TX)** und Leukotrienen **(LT)** umgewandelt. Im ersten Stoffwechselweg katalysiert die Cyclooxygenase als ersten Schritt die Bildung der Endoperoxide PGG_2 und PGH_2. Diese Reaktion wird durch Aspirin, Indometacin und andere nichtsteroidale entzündungshemmende Medikamente (NSAID) gehemmt. Diese Enzymaktivität führt zur Bildung von PGA_2, PGE_2 und $PGF_{2\alpha}$. Das instabile PGI_2 wird durch die Prostacyclinsynthetase gebildet; das instabile Thromboxan A_2 (TXA_2) entsteht durch die Thromboxansynthetase. Diese beiden biologisch aktiven Substanzen werden in die jeweils stabilen Metaboliten 6-Oxo-PGF_1 beziehungsweise Thromboxan B_2 umgewandelt. Der Abbau der PG zu inaktiven Substanzen findet hauptsächlich in Lunge, Nierenrinde und Leber statt. Die Metaboliten werden im Urin ausgeschieden. Im zweiten Stoffwechselweg des Arachidonsäure-Metabolismus bildet die 5-Lipoxygenase einer Serie von Leukotrienen, nämlich A_4, B_4, C_4, D_4, E_4 und F_4 (über den Zwischenschritt 12-Hydroxyperoxy-Arachidonsäure), die starke proinflammatorische und bronchokonstriktorische Wirkungen besitzen.

Biologische Wirkungen

Fortpflanzungsorgane und Neonatologie

PGE und PGF induzieren eine Lyse des Corpus luteum, vermindern die Progesteronsekretion, regen in allen Schwangerschaftsstadien die Uteruskontraktion an und wirken auf der Hypothalamus-Hypophysen-Ebene als Mediatoren des LH-Releasing-Hormons (LH-RH) bei der Sekretion des luteinisierenden Hormons (LH).

Wirkungen auf den Ovulationszyklus: Es wird angenommen, daß während der sekretorischen Phase des ovulatorischen Zyklus die durch den reifenden Follikel in zunehmendem Maß gebildeten Östradiole die Produktion von $PGF_{2\alpha}$ erhöhen, das wahrscheinlich durch den Eileiter sezerniert und direkt zum Ovar geliefert wird. $PGF_{2\alpha}$ vermindert die Durchblutung des Gelbkörpers und hemmt die Progesteronsynthese. Dieser Effekt könnte über die Achse Hypothalamus – Hypophyse übertragen werden und wird durch Prostaglandin-Antagonisten gehemmt.

Dysmenorrhö: Viele Symptome der Dysmenorrhö (abdominale Krämpfe, Kopfschmerz etc.) sind der Wirkung von PG auf den Uterus und/oder den Gastrointestinaltrakt zugeschrieben worden. Die Behandlung mit PG-Synthetase-Inhibitoren (Indometacin, Ibuprofen, Naproxen etc.) hat sich als recht erfolgreich erwiesen *(s. Kap. GYN, 5., Primäre Dysmenorrhö).*

Wirkungen auf den Uterus: Endogenes $PGF_{2\alpha}$ ist in der Amnionflüssigkeit vorhanden, und seine Plasmakonzentration steigt im Laufe der Schwangerschaft ständig an und erreicht unmittelbar vor der Entbindung hohe Spiegel. Dies bewirkt eine Verminderung des Progesterons und erhöht die Empfindlichkeit des Uterus auf Oxytocin und das Einsetzen der Wehentätigkeit. PGE_2 und/oder $PGF_{2\alpha}$ werden für den normalen Geburtsverlauf für essentiell gehalten, wenngleich die für den Einsatz der Wehentätigkeit verantwortlichen Substanzen nicht genau bekannt sind. Diese Vorstellung wird durch die Tatsache gestützt, daß Hemmung der PG-Synthese mit nichtsteroidalen Entzündungshemmern den Wehenbeginn verzögert, was zur Überschreitung des Geburtstermins und Überreife des Neonatus führt. PGE_2 und in geringerem Ausmaß auch $PGF_{2\alpha}$, die durch Zellen der Cervix synthetisiert werden, spielen ebenfalls eine essentielle Rolle bei der Entfaltung und Dilatation der Cervix uteri.

Geburt und Beendigung der Schwangerschaft: Zur Weheneinleitung zum oder nach dem errechneten Geburtstermin ist PGE_2 (in geringerem Maße auch $PGF_{2\alpha}$) oral, intravenös, in das Amnion sowie intravaginal appliziert worden. Die besten Resultate sind mit der Instillation von PGE_2-haltigem Gel (0,5–2,5 mg) in die Vagina, oder besser noch in die Portio vaginalis der Cervix, erzielt worden. Dadurch kommt es zur „Reifung" und Dilatation der Cervix mit einer Förderung des spontanen oder durch Oxytocin geförderten Einsetzens der Wehen. Nausea, Erbrechen und Diarrhö sind bei intrazervikaler oder vaginaler PGE_2-Installation selten. Die intravenöse Gabe von PGE_2 allein scheint gegenüber Oxytocin i.v. für die Weheneinleitung kaum Vorteile zu bieten.

Wenngleich PG zu jedem Zeitpunkt der Schwangerschaft Wehentätigkeit induzieren, werden sie im Rahmen der Abortio gegenwärtig nur eingesetzt, um die Schwangerschaft während des zweiten Schwangerschaftsdrittels zu beenden. Zu den häufiger verwendeten Applikationsformen gehören die Injektion von $PGF_{2\alpha}$ in den Amnionsack, i.m.-Injektion von 15-Methyl-$PGF_{2\alpha}$, extraamniotische Instillation von PGE_2 (über einen Katheter zwischen Uteruswand und fetalen Membranen) und die Gabe von Suppositorien. Nebenwirkungen und Erfolgsraten werden im *Kap. GYN, 4.* besprochen.

Wirkungen auf Fetus und Neugeborenes: Das im Ductus arteriosus des Fetus synthetisierte PGE_2 spielt eine entscheidende Rolle bei der Erhaltung eines offenen Ductus. Nach der Geburt fällt der Druck in der fetalen Arteria pulmonalis ab. Der nachfolgende Verschluß des Ductus hängt mit einer verringerten duktalen PGE_2-Synthese zusammen. Die Behandlung systemischer Erkrankungen mit nichtsteroidalen Entzündungshemmern während der späten Schwangerschaft führt zu überreifen Neugeborenen und einer erhöhten Inzidenz des verfrühten Verschlusses des Ductus arteriosus. Es resultieren pulmonaler Überdruck und rechtsventrikuläre Hypertrophie. *Daher sind nichtsteroidale Entzündungshemmer während der späten Schwangerschaft kontraindiziert.*

Offener Ductus arteriosus (ODA) und kongenitale Herzfehler mit rechtsseitiger Obstruktion (Pulmonalisstenose und Atresie) und linksseitiger Ausflußobstruktion (Koarktation, Transposition, Aortenstenose etc., *s. Kap. KIN, 7.,* unter *Angeborene Herzfehler).*

Kardiovaskulär-renales System

Die Niere besitzt PGA_2 und PGE_2, potente Vasodilatatoren mit möglicher *anti*hypertensiver Wirkung. Diese Prostaglandine, wie auch die in neuerer Zeit entdeckten PGD_2 und PGI_2, haben auch andere wichtige Wirkungen auf die Nierendurchblutung, die Natrium- und Wasserausscheidung und die Freisetzung von Renin.

Renale Durchblutung und Natrium- und Wasserausscheidung: Die Verabreichung von PGA, PGE, PGD, PGH und PGI erhöht in allen Fällen die renale Durchblutung und die Natriumausscheidung. Die natriuretische Wirkung kann durch eine unspezifische Vasodilatation in der Nieren bedingt sein, wie sie bei jedem vasodilatatorisch auf die Niere wirkenden Mittel (z.B. Azetylcholin, Bradykinin) zu beobachten ist. Ähnlich erzeugt auch der Prostaglandin-Vorläufer Arachidonsäure einen Durchblutungsanstieg in der inneren Rinde und im inneren Mark, begleitet von Natrium- und Wasserverlust Diese Wirkungen werden durch Indometacin gehemmt. Schleifendiuretika (z. B. Etacrynsäure und Furosemid) erhöhen ebenfalls die Durchblutung, die Natriumausscheidung und die Ausscheidung von Prostaglandin E im Urin, was daran denken läßt, daß sie durch die Freisetzung von Prostaglandinen wirksam werden. In der Tat führt die Hemmung der PG-Synthese durch Indometacin zum fast völligen Verschwinden der natriuretischen und antihypertensiven Wirkungen von Furosemid. Vorsicht ist geboten bei der Verwendung von Diuretika in Kombination mit nichtsteroidalen Entzündungshemmern in der Behandlung ödematöser Zustände, wie Leberzirrhose, Herzversagen, und der essentiellen Hypertonie, da ein Wirkungsverlust dieser antihypertensiven Diuretika beobachtet werden kann.

Die Prostaglandine erhalten die Ruhedurchblutung der Niere wahrscheinlich nicht direkt aufrecht, sondern kompensieren durch ihren vasodilatatorischen Effekt z. B. eine Nierenarterienokklusion oder eine renale Vasokonstriktion, die durch Angiotensin, Noradrenalin oder einen erhöhten Sympathikotonus hervorgerufen wurde. Dies ist bei Krankheiten wie der Lupus-Nephritis von Bedeutung, wo die Nierendurchblutung teilweise von der Prostaglandinsynthese und -freisetzung abhängig wird. Die Anwendung von nichtsteroidalen Entzündungshemmern bei solchen Patienten bewirkt eine deutliche Verschlechterung der Nierenfunktion. Deshalb sollten nichtsteroidale Entzündungshemmer bei Patienten mit verminderter Nierendurchblutung sehr vorsichtig angewendet werden, insbesondere bei Patienten im Nierenversagen.

Neuere Untersuchungen zeigten einen Anstieg des Plasma-PGA und des Urin-PGE nach einem Volumenmangel, der durch niedrige Natriumzufuhr, Hämodialyse oder Diuretika verursacht worden war. Eine wichtige Rolle der renalen PG bei hypovolämischen Zuständen besteht darin, daß sie den antinatriuretischen und prohypertensiven Wirkungen der Renin-Angiotensin-Aldosteron-Achse entgegenwirken. Die erhöhte PGE_2-Produktion wird hierbei als sekundärer Effekt einer direkten, stimulierenden Wirkung des Angiotensins II auf die PG-Synthese aufgefaßt *(s. Abb. 18.)*.

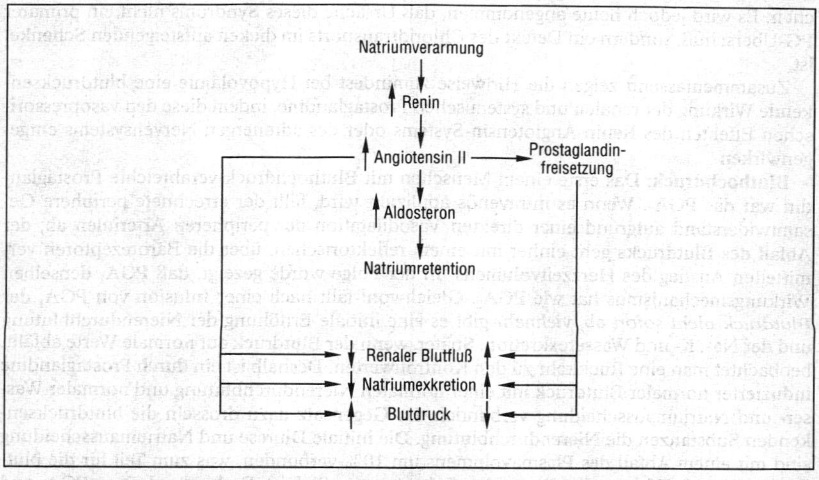

Abb. 18. **Schema eines hypothetischen Mechanismus,** durch den Volumenverlust zu Renin-Angiotensin-Freisetzung und physiologischem Antagonismus zwischen den antinatriuretischen und hypertensiven Wirkungen des Angiotensins II führen könnte. (Aus „Prostaglandins and the renin-angiotensin axis" von J. B. Lee in Clinical Nephrology 14:159–163, 1980, Dustri-Verlag, West Germany; mit freundlicher Erlaubnis wiedergegeben.)

Die Prostaglandine E können die Vasopressin(ADH)-stimulierte Adenylatzyklase und die damit erhöhte Wasserrückresorption abschwächen. Azetylsalizylsäure, Indometacin oder Meclofenamin können die ADH-stimulierte Wasserrückresorption und die maximale Urinosmolarität erhöhen. Damit könnte das Prostglandin E_2, das normalerweise von den Zellen im Sammelrohr sezerniert wird, ein physiologischer Gegenspieler des Vasopressins sein, der in den Sammelrohren am gleichen Ort wie Vasopressin auf den Wasseraustausch wirkt.

Reninfreisetzung und Blutdruckregulation: Die Arachidonsäure, PGA_1, PGA_2, PGE_1, PGE_2 und PGI_2 stimulieren allesamt die Reninproduktion. Die Hemmung der Prostaglandinsynthese ergibt eine deutliche Senkung des Reninspiegels und eine gewisse Verminderung der natriuretischen und blutdrucksenkenden Wirkung der Schleifendiuretika. Dies deutet darauf hin, daß ein Volumenmangel zu einer verminderten Nierendurchblutung führt, was dann eine Freisetzung von Prostaglandinen auslöst, die schließlich zu einem Anstieg von Renin, Angiotensin II und Aldosteron führt. Theoretisch sollte ein Volumenmangel wie nach zu niedriger Natriumzufuhr oder nach einer diuretischen Therapie nicht zu einem erniedrigten Blutdruck führen, wie es klinisch zu beobachten ist, denn unter diesen Umständen ist eigentlich eine deutliche Aktivierung des Renin-Angiotensin-Aldosteron-Systems nachzuweisen. Möglicherweise hebt aber der plasmatische, renale oder lokale Anstieg der Prostaglandine die vasokonstriktorische Wirkung der Angiotensins II auf und senkt damit den Blutdruck *(s. Abb. 18.).* Die Tatsache, daß Indometacin und Acetylsalicylsäure den Blutdruck bei Personen mit normalem oder erhöhtem Druck und einem niedrigen Plasmarenin steigern, unterstreicht diesen strittigen Punkt und deutet darauf hin, daß eine Hemmung des vasodepressorischen Prostaglandinsystems den drucksteigernden Mechanismen, wie dem Renin-Angiotensin-System, erlaubt, seine Wirkung auch bei niedrigeren Plasmakonzentrationen ungehindert auszuüben. Klinisch hat dies wichtige Auswirkungen beim **Bartter-Syndrom** *(s. Kap. NIE, 10.),* wo ein hoher Plasmareninspiegel, ein Hyperaldosteronismus und eine hyperkaliämische Alkalose mit erhöhten Prostaglandinspiegeln im Plasma und im Urin einhergehen. Alle erwähnten Zeichen sind temporär durch Hemmung der Prostaglandinsynthese mit ASS oder Indometacin rückgängig zu machen. Es wird jedoch heute angenommen, daß Ursache dieses Syndroms nicht ein primärer PG-Überschuß, sondern ein Defekt des Chloridtransports im dicken aufsteigenden Schenkel ist.

Zusammenfassend zeigen die Hinweise zumindest bei Hypovolämie eine blutdrucksenkende Wirkung der renalen und systemischen Prostaglandine, indem diese den vasopressorischen Effekten des Renin-Angiotensin-Systems oder des adrenergen Nervensystems entgegenwirken.

Bluthochdruck: Das erste einem Menschen mit Bluthochdruck verabreichte Prostaglandin war das PGA_2. Wenn es intravenös appliziert wird, fällt der errechnete periphere Gesamtwiderstand aufgrund einer direkten Vasodilatation der peripheren Arteriolen ab; der Abfall des Blutdrucks geht einher mit einem reflektorischen, über die Barorezeptoren vermittelten Anstieg des Herzzeitvolumens. In der Folge wurde gezeigt, daß PGA_1 denselben Wirkungsmechanismus hat wie PGA_2. Gleichwohl fällt nach einer Infusion von PGA_1 der Blutdruck nicht sofort ab, vielmehr gibt es eine initiale Erhöhung der Nierendurchblutung und der Na-, K- und Wasserexkretion. Später, wenn der Blutdruck auf normale Werte abfällt, beobachtet man eine Rückkehr zu den Kontrollwerten. Deshalb ist ein durch Prostaglandine induzierter normaler Blutdruck mit einer normalen Nierendurchblutung und normaler Wasser- und Natriumausscheidung verbunden. Im Gegensatz dazu drosseln die blutdrucksenkenden Substanzen die Nierendurchblutung. Die initiale Diurese und Natriumausscheidung sind mit einem Abfall des Plasmavolumens um 10% verbunden, was zum Teil für die blutdrucksenkende Wirkung der Prostaglandine verantwortlich ist. Dadurch scheinen PGA_1 und PGA_2 als „ideale" blutdrucksenkende Mittel zu wirken, die viele der bekannten Abweichungen bei Patienten mit essentieller Hypertonie korrigieren können. Sie beeinflussen den peripheren Gesamtwiderstand, den renalen Gefäßwiderstand, das Herzzeitvolumen, die Aktivität der Barorezeptoren, das Plasmavolumen und den Natrium- und Wasserhaushalt in günstiger Weise. Bis heute wurden jedoch keine klinischen Prüfungen oraler PG zur Behandlung des Bluthochdrucks unternommen.

Nephrose, Zirrhose und Herzversagen: Es ist gezeigt worden, daß die Hemmung der PG-Synthese mit Indometacin und anderen nichtsteroidalen Entzündungshemmern die Proteinurie beim nephrotischen Syndrom reduziert. Dies war jedoch von einer gleichzeitigen Abnahme der GFR begleitet, und die Verwendung von nichtsteroidalen Entzündungshemmern in ödematösen Zuständen sollte mit großer Vorsicht erfolgen: *Über das Auftreten eines akuten, irreversiblen Nierenversagens ist berichtet worden.* Dies geschieht, weil bei verringertem intravaskulärem Volumen (z.B. beim Ödem) der renale Blutfluß PG-abhängig ist. Die PG-antagonistische Wirkung der nichtsteroidalen Entzündungshemmer erlaubt eine ungebremste Wirkung vasokonstriktorischer Einflüsse, wie des Angiotensins II, und führt zum akuten Nierenversagen.

Diabetes insipidus: Da PGE_1 die Vasopressin-induzierte, jedoch nicht die cAMP-abhängige Wasserrückresorption in den Sammelröhrchen hemmt und weil nichtsteroidale Entzündungshemmer die Vasopressin-induzierte Wasserrückresorption und die maximale Urinosmolalität erhöhen, kann die Anwendung von Aspirin, Indometacin und anderer PG-Synthetase-Hemmer bei Patienten mit Diabetes insipidus von Vorteil sein *(s. Kap. END, 2., unter Erkrankungen des Hypophysenhinterlappens)*.

Gastrointestinales System

Magensekretion und intestinale Resorption: PGE_1, PGE_2 und PGA_2 und ihre 16,16-Dimethylanaloge hemmen die durch Histamin, Pentagastrin und Nahrungsaufnahme stimulierte Säuresekretion des Magens. Die zur Salzsäureüberproduktion führenden und ulkuserzeugenden Wirkungen von nichtsteroidalen Entzündungshemmern sind wahrscheinlich das Resultat einer Synthesehemmung von Prostaglandinen, die die Säuresekretion hemmen und antiulzerogen wirken.

Sowohl PGE_1 als auch Choleratoxin erzeugen einen Anstieg der Adenylatzyklase und von cyclischem Adenosin-3'-5'-Monophosphat in der Schleimhaut, der ausreicht, den intestinalen Natrium- und Wasseraustausch zu hemmen. Durch Choleratoxin bedingte Diarrhö könnte auf diese Weise aus einer erhöhten Freisetzung intestinaler Prostaglandine resultieren.

Zytoprotektion: PG üben an der intestinalen Mukosa eine „protektive" Wirkung gegenüber einer Vielzahl unterschiedlicher Noxen aus, darunter Gallensäuren, nichtsteroidale Entzündungshemmer, bakterielle Endotoxine und ätzende Stoffe wie Natriumhydroxid sowie kochendes Wasser. Da er bei weit geringeren Dosen auftritt, als für die sekretionshemmende Wirkung benötigt werden, und viele nicht auf die Sekretion wirkende PG an der Mukosa zytoprotektive Effekte haben, scheint dieser zytoprotektive Effekt von der Sekretionshemmung klar abgrenzbar zu sein.

Klinische Überlegungen zu den PG konzentrieren sich auf ihre endogenen Rollen und ihr therapeutisches Potential bei Magenulkus und der nekrotisierenden Enterokolitis des Neugeborenen. Neuerdings wurde **Misoprostol,** ein synthetisches Methyl-Analogon des PGE_1, zur klinischen Anwendung bei der Verhinderung gastrointestinaler Blutungen nach Gabe von nichtsteroidalen Entzündungshemmern zugelassen. Die empfohlene Dosis liegt bei 4×tgl. 100 bis 200 μg per os. Bemerkenswerte Nebenwirkungen sind Übelkeit, abdominale Schmerzen und Durchfall. Die vielen komplexen Faktoren, die zu peptischen Ulzerationen beitragen, lassen eine abschließende Beurteilung der möglichen klinischen Überlegenheit von PG gegenüber Standardtherapien nicht zu.

Atmungssystem

PGE_1 und PGE_2 entspannen die glatten Muskeln der Bronchiolen und erhöhen die Lungendurchblutung. $PGF_{2\alpha}$ und die Leukotriene C und D führen zur Kontraktion der glatten Muskulatur in den Bronchiolen und hemmen den bronchodilatierenden Effekt des Isoproterenols. Dies weist darauf hin, daß die Synthese und Freisetzung von PGE in der Lunge die Lungendurchblutung erhöhen kann, als Antwort auf eine Hypoxie; dies könnte auch klinisch von Bedeutung sein. Fernerhin könnten einige Fälle von Asthma bronchiale durch ein reduziertes Verhältnis PGE/PGF verursacht sein, was zu einer Konstriktion der Bronchialgefäße führen würde. Bei einigen dazu neigenden Individuen (geschätzte 10% der erwachsenen Asthmapatienten) verstärken nichtsteroidale Entzündungshemmer den Asthmaanfall, was nahelegt, daß es hier zu einer Hemmung der Produktion von pulmonal vasodilatierendem PGE_2 mit resultierender Abnahme des $PGE_2/PGF_{2\alpha}$-Verhältnisses kommt. PGE erzeugt die Bronchusdilatation auf einem anderen Weg als Isoproterenol, da dem PGE die β-adrenerge Stimulation fehlt. Die Leukotriene scheinen in der Ätiologie des Bronchialasthmas wichtiger zu sein als die PG. Sie waren früher als „slow-reacting substances" bekannt und besitzen eine 200–20000fach stärkere bronchokonstriktorische Aktivität als Histamin. Wenngleich die Komplexität der zahlreichen Faktoren in der Genese des Asthmas beim Menschen die Annahme einer zu einfachen Rolle der PG oder LT verbietet, könnte die Entwicklung von LT-Antagonisten oder -Synthesehemmern für die Behandlung des Bronchialasthmas vielversprechend sein.

Entzündungsreaktion

In hohen Konzentrationen sind Prostaglandine als entzündungshemmend anzusehen, weil sie die experimentell ausgelöste Arthritis bei Versuchstieren bessern. In niedrigen Konzentrationen lösen die Prostaglandine E, PGD_2 und PGG_2 jedoch alle typischen Zeichen der Entzündungsreaktion aus. Weiterhin sind in lokalen Entzündungsgebieten erhöhte Prostaglandinmengen vorhanden. Die Prostaglandin-Synthetaseaktivität wird durch nichtsteroidale, antiphlogistische Medikamente gehemmt, und viele ihrer Wirkungen werden dieser Hemmwirkung zugeschrieben.

Die Prostaglandine könnten eine wichtige Rolle bei generalisierten und lokalen Entzündungsreaktionen spielen. Durch Pyrogene ausgelöstes Fieber, das mit einem erhöhten PGF_2-Gehalt im dritten Ventrikel einhergeht, kann durch vorhergehende Gabe eines Prostaglandin-Synthetasehemmers, wie Indometacin oder ASS, vermindert werden. Die analgetische Wirkung von nichtsteroidalen Entzündungshemmern bei Kopfschmerzen könnte auch durch eine Hemmung der Prostaglandinsynthese vermittelt sein, weil PGE beim Menschen schwere Kopfschmerzen auslöst.

Bei der rheumatoiden Arthritis können große Mengen von Prostaglandinen in der Synovialis zur Entzündung und, durch ihre kalziumresorbierende Wirkung, zur periartikulären Entmineralisierung der Knochen beitragen. Die LT gelten heutzutage als wichtigste pathophysiologische Mediatoren der Entzündungsreaktion, da sie weitaus potenter im Hinblick auf Erhöhung der Gefäßpermeabilität, Induktion der Adhäsion von Leukozyten an der Gefäßwand und Auslösung von Ödemen sind als die PG. Gegenwärtig werden Hemmer der LT-Synthese für den möglichen klinischen Einsatz als entzündungshemmende Substanzen entwickelt. Das wichtigste **klinische Verfahren** bei entzündlichen Erkrankungen ist die Hemmung der PG-Synthese bei der rheumatoiden Arthritis, Osteoarthritis, akuten Bursitis, Tendinitis und ähnlichen Erkrankungen.

Hämatologische Wirkungen

PGE_1 ist ein potenter Inhibitor der Plättchenaggregation, während PGE_2 die Aggregation der Thrombozyten fördert. Beide Wirkungen werden durch cAMP vermittelt. Obwohl die Thrombozyten normalerweise PGE_2 enthalten, das während der Gerinnung ausgeschüttet wird, sind die Hauptkomponenten, die mit dem Gerinnungsprozeß in Verbindung gebracht werden, PGI_2 **(Prostacyclin)** und Thromboxan A_2 **(TXA_2)**. PGI_2 wird überall in den Wänden der Blutgefäße aus Arachidonsäure synthetisiert, die entweder aus den Gefäßwänden oder aus den Thrombozyten stammt. Es ist der potenteste aller Plättchenaggregationshemmer und hat außerdem vasodilatatorische Eigenschaften. Umgekehrt wird TXA_2, ein potenter Plättchenaggregator und Vasokonstriktor, hauptsächlich durch die Thrombozyten gebildet.

Bei einem Endothelschaden heften sich die Thrombozyten an das subendotheliale Bindegewebe an und setzen Katecholamine, Serotonin, ADP und TXA_2 frei, die die Thrombozytenaggregation durch eine Verminderung der cAMP-Bildung in den Plättchen fördern. Es wird angenommen, daß TXA_2 die Hauptkomponente bei diesem Prozeß der Thrombozytenaggregation ist. Es hat eine sehr kurze Halbwertszeit und wird zum stabilen Thromboxan B_2 (TXB_2) abgebaut. Umgekehrt wird, wenn die Interaktion zwischen den Thrombozyten und den Gefäßwänden einmal stattfindet, PGG_2 zu PGI_2 umgewandelt, welches die Thrombozytenaggregation hemmt *(Abb. 19.)*. Ob sich daraus eine physiologische oder pathologische Gerinnselbildung ergibt oder nicht, scheint von der relativen Menge der PGI_2- gegenüber der TXA_2-Bildung abzuhängen. Die durch Aspirin erzielte Wirkung scheint auf der Seite der gerinnungshemmenden Aktivität zu liegen, weil eine Hemmung der TXA_2-Synthese während der gesamten Lebensdauer der Thrombozyten besteht und deren Einflüsse auf die vaskuläre PGI_2-Synthese von kürzerer Dauer sind. Dies erklärt vermutlich die vorteilhafte Wirkung des Aspirins auf thrombotische Prozesse: d.h. die verlängerte Blutungszeit. Niedrig dosierte tägliche Gabe von Aspirin (81 bis 325 mg) wird weithin zur präventiven Therapie von Patienten mit Angina, bei Zustand nach Herzinfarkt oder Schlaganfall und bei Patienten mit hohem Risiko dieser Ereignisse (abnormale Plasmalipide, Raucher, positive Familienanamnese etc.) eingesetzt.

Aus den obigen Ausführungen ist für den klinischen Gebrauch offensichtlich, daß Acetylsalicylsäure und andere nichtsteroidale Entzündungshemmer bei Hypothrombinämie, während Therapie mit oralen Antikoagulanzien und bei anderen Blutungsneigungen vermieden werden sollten.

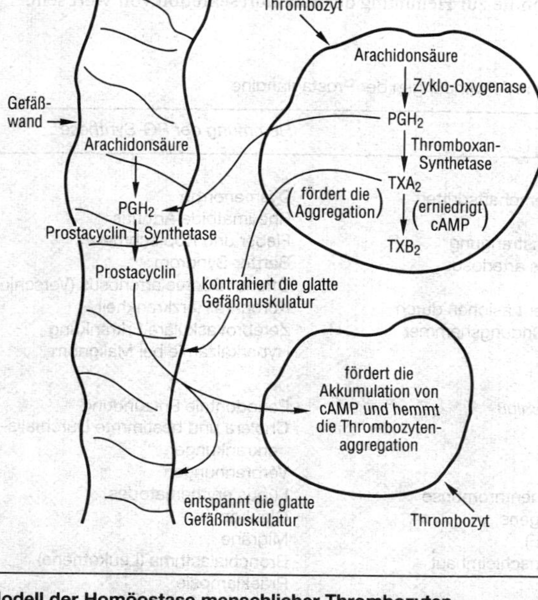

Abb. 19. **Modell der Homöostase menschlicher Thrombozyten.**
(Aus „Modulation of human platelet function by prostacyclin and thromboxane A_2," pp. 83–88, von R. R. Gorman, in *Federation Proceedings*, Vol. 38, No1, Januar 1979. Mit Erlaubnis der Federation of American Societies for Experimental Biology und des Autors.)

Wirkungen auf das Auge

PG-Antagonisten können klinisch bei einigen Formen des Weitwinkelglaukoms nützlich sein. Gegenwärtig wird die Hemmung der PG-Synthese durch Indometacin bei der Hornhaut- oder Linsentransplantation als ein effektives Verfahren zur Verringerung des Ausmaßes und der Inzidenz des postoperativen Makulaödems eingesetzt. Außerdem sind nichtsteroidale Entzündungshemmer zur Behandlung entzündlicher Erkrankungen des Auges, wie der Uveitis, mit Erfolg eingesetzt worden.

Mögliche therapeutische Anwendungen

Tab. 11. faßt die möglichen therapeutischen Anwendungen der Prostaglandine zusammen. Ein großes Problem im Hinblick auf die klinische Nutzung der Prostaglandine ist die Entwicklung einer geeigneten Applikationsform, besonders für die Prostaglandine der Typen E und F. Weil diese Verbindungen während ihrer Passage in der Lunge metabolisiert werden und wahrscheinlich als lokale Hormone wirken, würde ihr Nutzen bei oraler oder parenteraler Gabe beschränkt sein. Bei den PGA- und PGI-Verbindungen jedoch, die nicht in der Lunge metabolisiert werden, ist es vorstellbar, daß sie als systemische, orale Antihypertensiva gegeben werden könnten.

Allgemein ist für die klinische Anwendung ein besonderes Applikationssystem erforderlich, das eine lokale Wirkstoffabgabe erlaubt; z. B. die intrauterine Verabreichung von PGE und PGF zum Zweck des Schwangerschaftsabbruchs. Bei Bronchialasthma ist die Anwendung einer PGE-Präparation in Form eines Aerosols vorstellbar, und die orale Verabreichung von PGE oder PG könnte zur Hemmung der Salzsäuresekretion von Wert sein.

Tab. 11. Therapeutische Anwendungen der Prostaglandine

Prostaglandine	*Hemmung der PG-Synthese*
bekannt	
Abort im 2. Schwangerschaftsdrittel	Dysmenorrhö
Hämodialyse	Rheumatoide Arthritis
Erschöpfung durch Anstrengung	Fieber und Kopfschmerz
Persistierender Ductus arteriosus (Erhaltung)	Bartter-Syndrom
Prophylaxe gastrischer Läsionen durch nichtsteroidale Entzündungshemmer	Offener Ductus arteriosus (Verschluß)
	Koronare Herzkrankheit
	Zerebrovaskuläre Erkrankung
	Hyperkalzämie bei Malignom
möglich	
Peripherer Gefäßverschluß	Periodontale Entzündung
Hypertonie	Cholera und bestimmte Durchfallserkrankungen
Herzinsuffizienz	Verbrennungen
Infertilität	Lupus erythematodes
Koronar- und tiefe Venenthrombose	Glaukom
Hyperazidität des Magens	Migräne
Bronchialasthma (PGE)	Bronchialasthma (Leukotriene)
Schwellung der Nasenschleimhaut	Präeklampsie

Modifiziert nach J. B. Lee, „Prostaglandine, Thromboxane and Leukotriene“ aus Williams' Textbook of Endocrinology. 7. Ausgabe 1985, W. B. Saunders

11. KALZIUMANTAGONISTEN

(Kalziumkanalblocker, Kalziumblocker, Kalziumkanal-Antagonisten, Kalzium-Einstromblocker)

Kalziumantagonisten hemmen den Einstrom von Ca^{2+}-Ionen in das Zellinnere. Drei Substanzen dieser Klasse, **Diltiazem, Nifedipin** und **Verapamil,** sind in der Behandlung verschiedener kardiovaskulärer Erkrankungen gut etabliert. Dieses Kapitel beschäftigt sich hauptsächlich mit ihnen. Eine zweite Generation von Kalziumantagonisten, die möglicherweise eine größere Selektivität für Gefäße mit geringen kardialen Effekten bieten, ist neu eingeführt worden. Auch diese werden hier diskutiert, darunter **Nicardipin** und **Nimodipin,** die vor kurzem von der FDA zugelassen worden sind.

Pharmakologie

Wenngleich alle Kalziumantagonisten derselben pharmakologischen Klasse angehören, stellen sie doch heterogene Substanzen dar, die sich untereinander in ihrer chemischen Struktur ebenso unterscheiden wie in ihrer Fähigkeit, Ca^{2+}-Kanal-vermittelte Prozesse im Herz-Kreislauf-System zu blockieren. Diese Unterschiede erlauben es, sich in einer bestimmten klinischen Situation rational begründet für eine dieser Substanzen zu entscheiden. Zu den wichtigsten Wirkorten gehören der Herzmuskel, das kardiale Erregungsleitungssystem sowie die glatten Muskelzellen der Koronarien und peripheren Arterien. Effekte am Herzen sind verminderte myokardiale Kontraktilität, Hemmung der atrioventrikulären **(A-V)** Überleitung und eine Widerstandsabnahme in den koronaren und systemischen, arteriellen Stromgebieten durch Vasodilatation. Kalziumantagonisten besitzen die Fähigkeit, die durch Ergonovin hervorgerufene Koronarkonstriktion zu blockieren. Jede der Substanzen besitzt jedoch ein anderes pharmakologisches Wirkprofil *(s. Tab. 12.).*

Diltiazem wird in oral und i.v. applizierbarer Form angeboten (die letztere ist in den USA nicht zu haben) und ist zur Behandlung der Angina pectoris und des Bluthochdrucks zugelassen. Diltiazem hat sich auch bei der Behandlung bestimmter supraventrikulärer Arrhythmien als wirksam erwiesen, ist jedoch für diesen Zweck nicht zugelassen. Es wird nach oraler Gabe gut resorbiert, seine Bioverfügbarkeit beträgt aufgrund eines starken First-pass-Metabolismus jedoch lediglich 40 bis 50%. Es sollte bei Patienten mit signifikanter Leberinsuffizienz vorsichtigt angewendet werden. Der initiale Effekt kann mithin variieren und entspricht nicht dem einer gegebenen Dosis bei Langzeitanwendung. Nach der Gabe von Diltiazem in Tablettenform setzt die Wirkung nach 30 bis 60 Minuten ein; der Maximaleffekt wird nach etwa 2 bis 3 h erreicht. Die Halbwertszeit von Diltiazem beträgt 3,5 bis 7 h. Es ist daher bei 3–4 × täglicher Gabe am effektivsten. Die Retardform erlaubt die 1 × tägliche Gabe zur Behandlung des Bluthochdrucks. Der aktive Metabolit ist das Desacetyl-Diltiazem, das etwa 40 bis 50% der Aktivität des Diltiazems besitzt, jedoch im Plasma typischerweise nur etwa 10 bis 20% der Konzentration der Muttersubstanz erreicht.

Diltiazem hemmt den Schrittmacher des Sinusknotens und verlangsamt die A-V-Überleitung. Diese Effekte sind weniger ausgeprägt als bei Verapamil. Diltiazem ist als peripherer und koronarer Vasodilatator weniger potent als Nifedipin oder Verapamil und hat weniger negativ-inotrope Wirkungen. (Die stärkste negative Inotropie verursacht Verapamil, s. unten.)

Nifedipin ist zur Behandlung der Angina pectoris zugelassen und ein wirksames Antihypertensivum. Es wird schnell und gut aus dem Gastrointestinaltrakt resorbiert und unterliegt deutlichem First-pass-Metabolismus mit einer Bioverfügbarkeit von etwa 50%. Seine Metaboliten sind inaktiv. Mit einer Halbwertszeit von 3–4 h ist Nifedipin bei 3–4 × täglicher Gabe am wirksamsten. Die Wirkung beginnt bei oraler Gabe nach etwa 20 Minuten und erreicht

Tab. 12. Dosierung und Pharmakokinetik ausgewählter Kalziumantagonisten

Substanz	*Dosis*	*gastro-intestinale Resorption*	*Wirkungs-eintritt*	*Maximal-wirkung*	*Plasma-halbwerts-zeit*	*aktiver Metabolit*
Diltiazem	30–90 mg p.o. 3× oder 4×/Tag 5–10 mg (0,075–0,15 mg/kg) i.v., nach Bedarf nach 30 min wiederholen	80–90%	30–60 min	2–3 h	3,5–7 h	Desazetyl-Diltiazem (40–50% der Aktivität der Ausgangs-substanz)
Nicardipin	20–40 mg p.o. 2×/Tag	> 90%	< 30 min	0,5–2 h	8,6 h	keiner
Nifedipin	10–40 mg p.o. 3× oder 4×/Tag 10–20 mg sublingual	90%	20 min 3–5 min	30 min	3–4 h	keiner
Nimodipin	30 mg p.o. alle 4 h×21 Tage	> 90%	45–60 min	1 h	1–2 h	keiner
Verapamil	80–160 mg p.o. 3×/Tag 5–10 mg (0,075–0,15 mg/kg) i.v., nach Bedarf nach 30 min wiederholen	90%	30 min	1–2 h	3–7 h (4,5–12 h)*	Norverapamil (20% der Aktivität der Ausgangs-substanz)

* Die Halbwertszeit vergrößert sich bei chronischer Gabe

ihr Maximum nach 30 Minuten. Nifedipin wird als Flüssigkeit in einer Kapsel angeboten, die zerbissen werden kann, so daß durch sublinguale Resorption ein Wirkungseintritt nach 3–5 Minuten erreicht wird.

Nifedipin ist im Vergleich mit Diltiazem und Verapamil der potenteste arterielle Vasodilatator. Es beeinflußt die A-V-Überleitung nicht, kann jedoch die Herzfrequenz über eine reflektorische Stimulation der Barorezeptoren des sympathischen Nervensystems aufgrund der peripheren Vasodilatation erhöhen. Diese Frequenzerhöhung besitzt die Neigung, die Kontraktilität zu erhöhen und den in vitro beobachteten schwachen negativ-inotropen Effekten entgegenzuwirken.

Verapamil ist zugelassen zur Behandlung von Angina pectoris, Bluthochdruck und bestimmten supraventrikulären Arrhythmien. Wie andere Kalziumantagonisten wird es nach oraler Gabe schnell und fast vollständig resorbiert. Die Halbwertszeit variiert zwischen 3 und 7 h (bei chronischer Anwendung bis auf 4,5–12 h steigend). Der Wirkungsbeginn liegt bei 30 Minuten. Die Maximalwirkung wird nach 1–2 h erreicht. Es wird üblicherweise 2× täglich gegeben. Eine Retardform erlaubt die 1× tägliche Gabe zur Behandlung der essentiellen Hypertonie. Der First-pass-Metabolismus ist ausgeprägter als bei Diltiazem und Nifedipin. Die Bioverfügbarkeit liegt initial bei nur 20%. Bei chronischer Gabe sinkt der hepatische Metabolismus und die Bioverfügbarkeit steigt. Zusätzlich zu den zeitabhängigen Änderungen des Metabolismus wird die Pharmakologie des Verapamils auch dadurch komplizierter, daß es in zwei Isoformen vorliegt: der aktiven l-Form und der inaktiven d-Form. Der stereoselektive First-pass-Metabolismus der aktiven l-Form kann initial zu signifikant höheren Konzentrationen des inaktiven d-Isomers führen. Plasmakonzentrationsmessungen können also in die Irre führen. Die optimale therapeutische Wirkung einer bestimmten Dosis kann erst nach mehreren Dosisintervallen auftreten.

Sowohl Verapamil als auch Diltiazem zeigen signifikante elektrophysiologische Effekte am Herzen. Sie senken die Schrittmacherfrequenz des Sinusknotens und verlangsamen die A-V-Überleitung. Verapamil ist als peripherer arterieller Vasodilatator weniger potent als Nifedipin. Umgekehrt besitzt es, verglichen mit den beiden anderen Substanzen, die ausgeprägtesten negativ-inotropen Eigenschaften.

Indikationen

Bluthochdruck *(s. a. Kap. HKR, 3., Bluthochdruck):* Die glatten Muskelzellen der Gefäße benötigen einen Ca-Einstrom, um den normalen oder einen erhöhten Gefäßtonus aufrechtzuerhalten. Blockade des Ca-Einstroms in Gefäßmuskelzellen bewirkt arterielle Relaxation. Der Mechanismus der antihypertensiven Wirkung von Kalziumantagonisten beruht auf der direkten Verminderung der peripheren Gefäßwiderstände.

Im Bericht des Joint National Committee on Treatment of High Blood Pressure von 1988 werden Kalziumantagonisten als effektive, gut tolerierte und sichere Primärtherapeutika für die Behandlung leichten bis mittelschweren Hypertonus aufgeführt. Vorläufige Erkenntnisse legen nahe, daß Kalziumantagonisten keine Wirkung auf Blutzucker, Lipide oder Harnsäurespiegel besitzen. Retardpräparationen von Kalziumantagonisten werden zunehmend populär, da sie die Compliance ambulanter Patienten verbessern sollten. Wenngleich Nifedipin nicht zur Therapie von Patienten mit hypertensiven Krisen zugelassen ist, zeigen eine Reihe neuerer Berichte doch, daß es in einer Dosis von 10–20 mg sublingual gegeben bei der Frühtherapie dieser Patienten effektiv ist. Die meisten werden jedoch ein kurz wirksames, i.v. applizierbares Medikament benötigen, daß das schnelle Titrieren des Blutdruckes erlaubt (z.B. Nitroprussid-Natrium, Nitroglyzerin, Labetalol oder Trimethaphan-Camsylat). Das Spektrum der pharmakologischen Wirkungen der Kalziumantagonisten erlaubt eine flexible Individualisierung der antihypertensiven Therapie. Dies besonders bei solchen Patienten, die assoziierte komplizierende Probleme haben. Da Diltiazem, Nifedipin und Verapamil koronardilatierende Wirkungen haben und den Koronarspasmus blockieren, sind sie im allgemeinen gut zur Behandlung des Bluthochdrucks bei Patienten mit koronarer arterieller Verschlußkrankheit geeignet. Nifedipin kann jedoch bei einigen Patienten eine Barorezeptor-vermittelte reflektorische Tachykardie verursachen, die den myokardialen O_2-Bedarf bei gleichzeitig begrenzter O_2-Versorgung beeinflußt. Daher ist bei Patienten mit myokardialer Ischämie Vorsicht geboten.

Diuretika und β-Blocker können bei Patienten mit Diabetes mellitus den Glukosehaushalt und den Lipidmetabolismus ungünstig beeinflussen. Die Kalziumantagonisten stellen für die Behandlung des Bluthochdrucks bei Diabetikern eine sichere und wirksame Alternative dar.

Bei Patienten mit obstruktiven Lungenerkrankungen sind β-Blocker zur primären Behandlung eines gleichzeitig bestehenden Hypertonus kontraindiziert. Diuretika können Ungleichgewichte im Elektrolythaushalt hervorrufen, und bei β-Blockern besteht die Möglichkeit verstärkter Atemwegsobstruktion. Kalziumantagonisten verändern die Elektrolytbalance oder den Atemwegswiderstand nicht. Dadurch vereinfachen sie die antihypertensive Therapie dieser Patienten.

Die breitgefächerten Wirkungen der Kalziumantagonisten sind nicht immer von Vorteil bei Patienten mit gleichzeitig bestehenden anderen Erkrankungen. Ihnen kommt z.B. keine etablierte Rolle in der Behandlung des Hochdrucks bei Patienten mit Herzinsuffizienz zu. Bei dieser Konstellation ist es äußerst wichtig, den systemischen Gefäßwiderstand zu senken und gleichzeitig die Ventrikelfunktion aufrechtzuerhalten. Sowohl Diltiazem als auch Verapamil zeigen deutliche negativ-inotrope Eigenschaften, und Nifedipin ist wenig effektiv als die Angiotensin-converting-Enzym(ACE)-Hemmer. Einige Kalziumantagonisten der zweiten Generation könnten hier jedoch eine Rolle finden.

Myokardiale Ischämien: Ischämische Syndrome können sich in einer Reihe verschiedener Symptome manifestieren, zu denen die stabile Angina, progressive anginöse Symptome (instabile Angina), variable Angina, Myokardinfarkt oder der plötzliche Tod gehören. Es gibt diverse zugrundeliegende pathophysiologische Vorgänge; bei den meisten Patienten liegt jedoch eine okklusive, atherosklerotische Erkrankung der Koronararterien vor, und sie entwickeln unter Bedingungen des erhöhten O_2-Bedarfs eine myokardiale Ischämie *(s. a. Kap. HKR, 4., Ischämische Herzmuskelkrankheiten)*. Koronare Spasmen können mit oder ohne assoziierte Koronaratherosklerose ebenfalls eine wichtige Rolle bei der Entstehung der myokardialen Ischämie spielen.

Kalziumantagonisten besitzen eine Reihe von Eigenschaften, die additiv wirksam werden, um die Myokardischämie zu vermindern oder gegen sie zu schützen. Sie sind für die primäre oder adjuvante Therapie anerkannt. Der systemische Gefäßwiderstand wird durch Dilatation peripherer Arteriolen gesenkt, was die Beanspruchung der Wand des linken Ventrikels sowie den myokardialen O_2-Bedarf herabsetzt. Zusätzlich verringern negativ-inotrope und negativ-chronotrope Wirkungen den myokardialen O_2-Bedarf.

Diltiazem, Nifedipin und Verapamil sind nützlich bei der Behandlung der **chronisch stabilen Angina pectoris.** Sie erbringen positive Wirkungen auf alle bedeutsamen klinischen Parameter der myokardialen Ischämie. Die Anzahl symptomatischer wie asymptomatischer ischämischer Episoden wird verringert, und die Zeit, für die ergometrisch Leistung erbracht werden kann, bevor pektanginöse Beschwerden auftreten, wird verlängert.

Die positiven Wirkungen der Kalziumantagonisten sind bei der **instabilen Angina pectoris** dieselben, die oben für die stabile Angina aufgeführt wurden. In diesem Stadium können sie nach Einschätzung der klinischen Situation und der besonderen Situation des Patienten zusammen mit Nitraten und β-Blockern eingesetzt werden.

Etwa 60% der Episoden myokardialer Ischämie treten ohne Symptome auf, und etwa 80% der transienten ischämischen Ereignisse werden nicht durch Veränderungen der Herzfrequenz oder des Blutdrucks hervorgerufen. Diese Beobachtungen machen es wahrscheinlich, daß Koronarspasmen, die den myokardialen Blutfluß herabsetzen, für transiente ischämische Episoden eine wichtige ursächliche Rolle spielen. Wenngleich nicht alle Ärzte in der Frage übereinstimmen, ob die Behandlung der **asymptomatischen Myokardischämie** notwendig ist, können Kalziumantagonisten die koronaren Gefäße dilatieren und provozierte Koronarkonstriktionen blockieren.

Die Verwendung von Kalziumantagonisten in der Situation des **akuten Infarkts** wird gegenwärtig intensiv untersucht. Sie sind bei einigen Patienten mit wiederkehrenden Schmerzattacken wirksam. Die prophylaktische Anwendung nach einem transmuralen Infarkt konnte weder die Mortalität noch die Inzidenz eines Reinfarkts beweisbar verringern. Ein neuerer Bericht weist darauf hin, daß Patienten mit einem initial ohne pathologische Q-Zacke auftretenden Herzinfarkt ohne pulmonale Stauung und bei normaler Ventrikelfunktion eine positive prophylaktische Wirkung von Diltiazem gegenüber einem Reinfarkt zeigen, wenngleich der Mechanismus dieses Effekts bisher nicht aufgeklärt ist.

Obwohl die Kalziumantagonisten in der Behandlung der Myoykardischämie wirksam sind, kommt ihnen keine etablierte Rolle in der primären Therapie von Ischämie-induzierten ventrikulären Arrhythmien, wie ektoper Erregungsbildung, Tachykardie oder Kammerflimmern, zu.

Arrhythmien: Der Einsatz von Kalziumantagonisten zur Behandlung von Arrhythmien ist hauptsächlich auf solche Arrhythmien beschränkt, in denen der A-V-Knoten eine pathophysiologische Hauptrolle spielt. Diese Arrhythmien fallen in drei allgemeine Kategorien: 1. Vorhofflimmern oder -flattern mit meist schneller ventrikulärer Überleitung, 2. paroxysmale supraventrikuläre Tachykardie aufgrund von kreisender Erregung (re-entry) im A-V-Knoten und 3. reziproke Tachykardie, bei der eine akzessorische Leitungsbahn Vorhof- und Ventrikelgewebe direkt verbindet und bei der die Erregung über den A-V-Knoten anterograd (orthodrom) fortgeleitet wird *(s. a. Kap. HKR, 4., Herzrhythmusstörungen)*.

Die Primärwirkung bestimmter Kalziumantagonisten auf das Erregungsbildungs- und -leistungssystem des Herzens besteht in einer Verlangsamung des Schrittmachers im Sinusknoten, einer Verzögerung der Leitung über den A-V-Knoten und eine Zunahme der Refraktärität des A-V-Knotens, wobei die Wirkungen auf den A-V-Knoten meist im Vordergrund stehen. Nifedipin beeinflußt den A-V-Knoten nicht direkt, kann jedoch über den Barorezeptorenreflex eine Sinustachykardie hervorrufen und wird also *nicht* zur Behandlung der Arrhythmien eingesetzt. Während eine Anzahl von Untersuchungen nahelegen, daß Diltiazem i.v. in der Behandlung des Vorhofflimmerns und -flatterns wirksam ist, ist es für diese Verwendung nicht zugelassen. Die größte klinische Erfahrung besteht mit dem Einsatz von Verapamil zu diesem Zweck.

Verapamil ist ebenfalls bei der Kontrolle der ventrikulären Antwort bei Vorhofflimmern oder -flattern wirksam. In dringenden Situationen wird es i.v. gegeben. Der rasche Wirkungseintritt (3–5 Minuten) bedeutet einen signifikanten Vorteil gegenüber parenteral appliziertem Digoxin (20–30 Minuten), wenn eine schnelle Kontrolle der Ventrikelantwort notwendig ist. Orale Applikation von Verapamil wird zur Langzeittherapie verwendet. Verapamil ist dann *kontraindiziert,* wenn eine signifikante linksventrikuläre Dysfunktion oder ein Hypotonus besteht. Verapamil ist zur Konversion eines Vorhofflatterns zum Sinusrhythmus nicht sehr effektiv. Bei einzelnen Patienten wird das Vorhofflattern in Vorhofflimmern übergehen. In jedem Fall sollte bei hämodynamischer Instabilität eine Kardioversion durchgeführt werden, anstatt eine medikamentöse Therapie zu versuchen.

Die atrioventrikuläre Re-entry-Tachykardie beruht auf einem Erregungskreis, der aus zwei funktionell unterschiedlichen Wegen innerhalb des Knotens besteht. Bidirektionale Erregungsleitung, unterschiedliche Leitungsgeschwindigkeiten und Refraktärzeiten in den zwei Wegen sind typischerweise die Eigenschaften, die es einem zeitlich entsprechend auftretenden Impuls erlauben, die Arrhythmie anzustoßen. Verapamil beendet die Re-entry-Tachykardie indem es die Leitung auf dem Erregungskreis verlangsamt und die Refraktärität verstärkt. Die Konversionsrate bei dieser Arrhythmieform nähert sich 90% in einer Population ambulanter Patienten. Mit der Einführung von i.v. appliziertem Adenosin wird Verapamil bald die Therapie der Wahl sein.

Bei Patienten mit einem Wolff-Parkinson-White-Syndrom sollte Verapamil *nur* zur Beendigung einer Re-entry-Tachykardie verwendet werden, bei der die anterograde Leitung über den A-V-Knoten und die retrograde Leitung über das akzessorische Bündel erfolgt. Wieder besteht der Mechanismus der Beendigung der Arrhythmie in einer Verzögerung der Erregungsleitung über den A-V-Knoten, die mit einer verstärkten Refraktärität des A-V-Knotens gekoppelt ist. Verapamil ist bei Patienten mit Wolff-Parkinson-White-Syndrom und antidromer Tachykardie nicht gut untersucht. Verapamil beeinflußt die Leitungsgeschwindigkeit und Refraktärität im akzessorischen Bündel nicht und ist bei Patienten mit Wolff-Parkinson-White-Syndrom und Vorhofflimmern oder -flattern *kontraindiziert,* da es die ventrikuläre Antwort beschleunigen kann, indem die Überleitung des Vorhofimpulses vom A-V-Knoten auf das akzessorische Bündel verlagert wird.

Allgemein ist beim Einsatz von Verapamil zur Behandlung von Tachykardien mit verbreitertem Kammerkomplex größte Vorsicht angezeigt. Wenngleich man damit supraventrikuläre Tachykardien, die mit aberranter Erregungsleitung zusammenhängen, wirksam behandeln kann, kann die Fehlinterpretation einer ventrikulären Tachykardie als supraventrikuläre Tachykardie für den Patienten katastrophale Folgen haben.

Neuere Kalziumantagonisten

Vor kurzem ist eine Anzahl von Kalziumantagonisten der zweiten Generation verfügbar geworden, deren Indikationen mit den oben genannten ungefähr übereinstimmen. Nicardipin, Isradipin, Nitrendipin und Felodipin besitzen Gefäßselektivität und wenige direkte kardiale Effekte. Eine fünfte Substanz, Nimodipin, zeigt Selektivität für die Gefäße des Gehirns.

Nicardipin ist zur Behandlung des Hypertonus und der chronisch stabilen Angina pectoris zugelassen. Es kann allein oder in Kombination mit anderen Substanzen verwendet werden. Nicardipin ist ein potenter peripherer Vasodilatator, wobei die Wirkungen vorzugsweise die Koronarzirkulation betreffen. In elektrophysiologischer Hinsicht besitzt es nur geringe Wirkung, kann jedoch aufgrund des verringerten Blutdrucks eine reflektorische Tachykardie auslösen. Nach oraler Gabe wird Nicardipin fast vollständig resorbiert. Im Plasma lassen sich Spiegel nach 20 Minuten nachweisen; zwischen 30 Minuten und 3 h (Mittelwert: 1 h) nach Einnahme wird im Plasma die maximale Konzentration erreicht. Wie bei anderen Dihydropyridinen besteht für Nicardipin ein ausgeprägter First-pass-Metabolismus durch die Leber. Die Plasmahalbwertszeit von 2 bis 4 h erfordert 3×tägliche Gabe. Negativ-inotrope Wirkungen von Nicardipin sind gering ausgeprägt; es kann bei Patienten mit schwerer linksventrikulärer Dysfunktion jedoch zu verstärkter Herzinsuffizienz kommen.

Nimodipin ist zugelassen als Mittel zur Besserung eines neurologischen Defizits aufgrund eines zerebralen Vasospasmus nach Subarachnoidalblutung bei Patienten, die neurologisch ansonsten in guter Verfassung sind. Die Substanz ist stark lipophil, was vermutlich ihre Fähigkeit zur Passage der Blut-Hirn-Schranke und infolgedessen ihre Selektivität für Hirngefäße erklärt. Sie wird nach oraler Verabreichung schnell und fast vollständig resorbiert, wobei Spitzenkonzentrationen im Plasma innerhalb 1 h erreicht werden. Sie ist einem ausgeprägten First-pass-Metabolismus durch die Leber unterworfen. Die letztendliche Eliminationshalbwertszeit beträgt 8 bis 9 h; zu Beginn ist die Eliminationsgeschwindigkeit jedoch deutlich größer und entspricht einer Halbwertszeit von etwa 3 h. Infolgedessen ist die Verabreichung in 4-h-Intervallen notwendig. Die Behandlung sollte innerhalb von 96 h nach dem Blutungsereignis begonnen und über 21 h fortgesetzt werden. Nimodipin ist nur in Kapselform erhältlich. Wenn der Patient nicht in der Lage ist zu schlucken, kann der Inhalt der Kapsel durch eine Nadel in eine Spritze aspiriert und über eine Magensonde mit 30 ml 0,9% NaCl-Lösung eingewaschen werden.

Isradipin ist bei der Behandlung von Bluthochdruck und Angina pectoris wirksam. Wie bei allen Substanzen dieser Klasse von Kalziumantagonisten findet sich ein ausgeprägter First-pass-Metabolismus in der Leber. Spitzenkonzentrationen im Plasma treten nach 1 bis 2 h auf. Es existieren keine aktiven Metaboliten. Die Halbwertszeit beträgt 6 bis 8 h, so daß 2×tägliche Dosierung genügt. Isradipin ist hochselektiv für periphere und koronare Gefäße. Es besitzt nur geringe Wirkung auf den A-V-Knoten oder die Kontraktilität des Herzmuskels, jedoch unterdrückt es in gewissem Maße selektiv die Funktion des Sinusknotens. Daher produziert Isradipin eine deutliche periphere Vasodilatation ohne reflektorische Tachykardie. Diese Stubstanz könnte eine flexiblere Behandlung der Angina pectoris und des Hochdrucks bei Patienten mit Herzinsuffizienz oder abnormaler Erregungsleitung erlauben.

Nitrendipin ist eine wirksame blutdrucksenkende Substanz. Spitzenkonzentrationen im Plasma werden nach 1 bis 2 h erreicht. Die lange Halbwertszeit von 8 bis 12 h erlaubt eine einmal tägliche Dosierung. Die Substanz ist ein potenter peripher-arterieller Dilatator und besitzt in klinischen Dosen keine elektrophysiologischen Wirkungen auf das Herz, kann jedoch eine reflektorische Tachykardie auslösen, die bei Patienten mit koronarer Arterienerkrankung eine Ischämie begünstigen kann. Klinische Erfahrung wird die Rolle dieser Substanz bei der Behandlung des Hypertonus relativ zu anderen Medikamenten definieren.

Felodipin ist zur Behandlung des Hypertonus zugelassen und kann allein verwendet werden, ist jedoch auch mit anderen Antihypertensiva kompatibel. Periphere Vasodilatation bedingt seinen antihypertensiven Effekt; die Erregungsleitung des Herzens wird nicht beeinflußt. Wenngleich Felodipin in vorläufigen Untersuchungen an Patienten mit leichter bis mittelschwerer Herzinsuffizienz keine signifikanten negativ-inotropen Effekte zeigte, ist nicht etabliert, daß seine Anwendung bei Patienten mit Herzinsuffizienz sicher ist. Eine reflektorische Erhöhung der Herzfrequenz wird häufig beobachtet und ist in der ersten Therapiewoche am deutlichsten. Die Beschleunigung der Herzfrequenz verringert sich bei chronischer Anwendung typischerweise auf 5 bis 10 Schläge/min über dem Ausgangswert. Nach oraler Verabreichung wird Felodipin fast vollständig absorbiert und ist einem starken hepatischen First-pass-Metabolismus unterworfen. Eine Verringerung des Blutdrucks wird nach 2–5 h beobachtet. Die mittlere Plasmahalbwertszeit beträgt 11–16 h, erlaubt also einmal tägliche Gabe. Vorsicht ist aufgrund möglicherweise erhöhter Plasmakonzentrationen bei der Verwendung von Felodipin bei Patienten geboten, die älter als 65 Jahre sind oder deren Leberfunktion eingeschränkt ist.

Nebenwirkungen

Die pharmakologischen Profile von Diltiazem, Nifedipin und Verapamil sagen die Spanne ihrer hauptsächlichen Nebenwirkungen bereits voraus *(s. Tab. 13.)*. Die wichtigsten Nebenwirkungen sind direkte Verstärkungen ihrer therapeutisch erwünschten Wirkungen. Diltiazem wird gewöhnlich gut toleriert und besitzt die geringste Inzidenz von Nebenwirkungen. Negativ-inotrope und -chronotrope Wirkungen sind im Vergleich zu Verapamil mild. Die Effekte auf den A-V-Knoten sind geringer ausgeprägt als bei Verapamil, während die periphervasodilatierende Wirkung geringer ist als die von Nifedipin.

Der dominierende kardiovaskuläre Effekt von Nifedipin besteht in einer peripheren Vasodilatation. Seine kardialen Nebenwirkungen sind durch die Verringerung des systemischen Gefäßwiderstandes sekundär verursacht: z. B. reflektorische Tachykardie und mögliche Exazerbation einer myokardialen Ischämie.

Da die hauptsächlichen Wirkungen von Verapamil das kardiale Erregungsleitungssystem und die Kontraktilität des Herzmuskels betreffen, bestehen mögliche Nebenwirkungen in einem A-V-Block hohen Grades und in Herzversagen. Eine Konstipation ist ebenfalls ein häufiges Problem und kann gerade bei älteren Patienten sehr belastend sein.

Unerwünschte Wechselwirkungen mit Medikamenten

Unerwünschte Medikamenteninteraktionen mit Kalziumantagonisten lassen sich typischerweise in drei Kategorie einteilen. **Unerwünschte pharmakokinetische Interaktionen** treten üblicherweise dann auf, wenn der Metabolismus einer Substanz durch eine andere verändert wird. **Unerwünschte hämodynamische Interaktionen** treten häufig auf, wenn ein Kalziumantagonist gleichzeitig mit einer zweiten Substanz gegeben wird, die ähnliche Wirkungen besitzt, so bei einer Kombinationstherapie mit einem Antihypertensivum. Kalziumantagonisten können auch in unerwünschte **elektrophysiologische Wechselwirkungen** treten, wenn sie mit anderen Substanzen gegeben werden, die die myokardiale Reizleitung beeinflussen. In bestimmten klinischen Situationen können solche Medikamenteninteraktionen gegenüber der Monotherapie Vorteile bieten; es können sich jedoch ungewollte Wirkungen einstellen, wenn der Arzt diese potentiellen Wechselwirkungen nicht kennt. Die unten aufgeführten Medikamente werden häufig bei Patienten angewendet, die gleichzeitig Kalziumantagonisten erhalten. Diese Liste gibt keinen vollständigen Überblick über mögli-

Tab. 13. Häufige Nebenwirkungen ausgewählter Kalziumantagonisten

	Nebenwirkung	*Inzidenz (%)*		*Nebenwirkung*	*Inzidenz (%)*
Diltiazem	Kopfschmerz	12,0	***Nifedipin***	Gesichtsrötung	25,0
	Benommenheit	7,0		Ödem abhängiger Partien	7,0
	Übelkeit	1,3		Tinnitus	6,0
	Ödem abhängiger Partien	6,0		Übelkeit	11,0
	Hautausschlag	1,0		Verstopfte Nase	6,0
	A-V-Block	7,6	**Nimodipin**	Hypotonus	3,8
	Bradykardie	6,0		Kopfschmerz	1,2
Nicardipin	Gesichtsrötung	9,7		Übelkeit	1,2
	Kopfschmerz	8,2		Bradykardie	1,0
	Fußödem	8,0	**Verapamil**	Obstipation	7,3
	Benommenheit	6,9		Benommenheit	3,3
	Schwäche	5,8		Übelkeit	2,7
	Verstärkte Angina	3,0		Kopfschmerz	2,2
	Palpitationen	3,0		Hypotonus	2,5
Nifedipin	Benommenheit	27,0		A-V-Block	2,0
	Kopfschmerz	23,0		Herzinsuffizienz	1,8

che Medikamenteninteraktionen. Der Arzt sollte daher für weitere Informationen andere Quellen zu Rate ziehen.

β-adrenerge Rezeptorenblocker: Verapamil und Diltiazem können den suppressiven Effekt bestimmter β-Blocker auf die Herzfrequenz, die A-V-Überleitung und die myokardiale Kontraktilität exazerbieren. Bei Kombination mit diesen Medikamenten ist eine enge Überwachung des Patienten und dieser Parameter angezeigt. Andere Kalziumantagonisten werden gewöhnlich gut vertragen.

Digitalis: Von Verapamil ist berichtet worden, daß es bei chronischer Kombinationstherapie den Digitalis-Spiegel erhöht. Dieser Effekt ist bei Patienten mit Leberdysfunktion deutlicher ausgeprägt. Vereinzelt wurden auch erhöhte Digitalis-Spiegel sowohl mit Nifedipin als auch mit Diltiazem berichtet, während andere Untersuchungen diese Veränderung nicht feststellen konnten. Die Überwachung der Digitalis-Spiegel ist bei Kombination mit einer dieser Substanzen zu empfehlen. Für Nicardipin und Nimodipin ist eine Veränderung des Digitalis-Spiegels während chronischer Behandlung nicht gezeigt worden.

Cimetidin: Die Plasmaspiegel von Nifedipin, Diltiazem und Nicardipin sind bei gleichzeitiger Behandlung mit Cimetidin signifikant erhöht. Patienten, die Ranitidin einnahmen, zeigten geringere, nicht signifikante Erhöhungen der Plasmaspiegel von Diltiazem und Nifedipin. Verapamil und Nimodipin sind in dieser Hinsicht nicht gut untersucht.

Ciclosporin: Patienten nach Transplantation, die Ciclosporin erhalten, stellen ein besonderes klinisches Problem dar. Um die Organabstoßung zu verhindern, sind zureichende Plasmaspiegel von Ciclosporin notwendig, während deutlich erhöhte Spiegel zu katastrophalen Nebenwirkungen führen können. Der Arzt muß sich daher möglicher unerwünschter Arzneimittelinteraktionen bewußt sein. Sowohl Nicardipin als auch Verapamil können signifikant erhöhte Ciclosporin-Spiegel verursachen. Von Diltiazem ist gezeigt worden, daß es den Ciclosporin-Spiegel erhöht; es gibt jedoch widersprechende Resultate. Vereinzelte Berichte weisen auch darauf hin, daß Nifedipin den Ciclosporin-Spiegel anheben kann. Die sorgfältige Überwachung des Ciclosporin-Spiegels ist angezeigt, wenn es zusammen mit Kalziumantagonisten angewandt wird.

12. EINIGE HANDELSNAMEN GENERISCHER (NICHT GESETZLICH GESCHÜTZTER) MEDIKAMENTE

Die meisten verschreibungspflichtigen Medikamente auf dem Markt haben Handelsnamen (auch gesetzlich geschützte Markennamen oder Spezialitätennamen), um deutlich zu machen, daß sie ausschließlich durch einen bestimmten Hersteller erzeugt und auf den Markt gebracht werden. In den USA (wie auch in der Bundesrepublik Deutschland) sind diese Namen meist als Handelsnamen beim Patentamt registriert, womit dem Hersteller bestimmte gesetzliche Rechte in Hinblick auf ihre Benutzung verliehen sind. Ein Handelsname kann ein Produkt repräsentieren, das einen einzigen wirksamen Bestandteil enthält (mit oder ohne Zusätze), oder eines, das zwei oder mehr Bestandteile enthält.

Ein Medikament, das von mehreren Herstellern vertrieben wird, kann mehrere Handelsnamen haben. Medikamente, die in einem Land hergestellt, aber in vielen Ländern vertrieben werden, können in jedem Land unterschiedliche Handelsnamen haben.

In diesem Buch wurden durchgehend nicht gesetzlich geschützte oder „generic names" benutzt, wenn immer es möglich war. Weil jedoch in vielen Publikationen Handelsnamen verwendet werden, die auch in der klinischen Medizin häufig benutzt werden, haben wir zur bequemen Handhabung für unsere Leser eine Liste der meisten im Handbuch genannten Medikamente in alphabetischer Reihenfolge angefügt, denen viele ihrer Handelsnamen gegenübergestellt sind *(s. Tab. 14.)*.

Tab. 14. Einige Handelsnamen häufig gebrauchter generischer Mittel

Generischer Name	*Handelsname*
Acebutolol	Neptal, Prent
Acetaminophen	Anaflon, ben-u-ron
Acetazolamid	Diamox, Glaupax
Acetohexamid	Dymelor*
Acetohydroxamsäure	Lithostat*
Acetophenazin	Tindal*
Acetylcystein	Fluimucil
Aciclovir	Zovirax
ACTH	s. Corticotrophin
Adenosin	Adenocard*
Albuterol (Salbutamol)	Sultanol
Allopurinol	Bleminol, Cellidrin, Xanturat, Zyloric
Alprazolam	Tafil
Amantadin	Contenton, Symmetrel
Amikacin	Biklin
Amilorid	Moduretik (mit Hydrochlorothiazid) Diaphal (mit Furosemid)
Aminocapronsäure	Epsilon-Aminocapronsäure
Aminophyllin	Aminophyllin, Euphyllin
Amiodaron	Cordarex
Amitriptylin	Laroxyl, Saroten, Tryptizol
Amoxapin	Asendin*
Amoxicillin	Amoxypen, Clamoxyl
Amoxicillin/Clavulansäure-Kaliumsalz	Augmentan
Amphotericin B	Ampho-Moronal
Ampicillin	Amblosin, Binotal, dura-ampicillin, *Cymbi*, Penbrock, Pen-Bristol, Suractin
Amrinon	Wincoram
Anisotropin	Valpin*
Anthralin	Stielasan
Asparaginase	Crasnitin
Astemizol	Hismanal
Atenolol	Tenormin
Auranofin	Ridaura
Azathioprin	Imurek
Azlocillin	Securopen
Aztreonam	Azactam
Baclofen	Lioresal
Beclometason	Beconase, Sanasthmyl, Viarox
Benzol-Hexachlorid Gamma	Jacutin
Benzonatat	Tessalon*
Benzquinamid	Emete-Con*
Benztropin Mesylat	Cogentinol
Benzylpenicilloyl-Polylysin	Pre-Pen*
Betacaroten**	Solatene*
Betamethason	Betnesol, Diprosone
Betamethason-benzoat	Euvaderm
Betamethason-valerat	Betnesol-V, Celestan-V
Betanechol-Cl	Myocholin-Glenwood
Betaxolol	Betoptima, Kerlone
Bisacodyl	Dulcolax, Eulaxan, Laxanin
Bitolterol	Tornalate*
Bleomycin	Bleomycinum
Bretylium	Bretylol*
Bromocriptin	Pravidel
Brompheniramin	Ebalin, Ilvin
Bumetanid	Bumex*
Bupropion	Wellbutrin
Buspiron	Bespar
Busulfan	Myleran
Butorphanol	Stadol*
Calcifediol	Calderol*
Calcitonin	Calcitonin
Calcitonin-human	Cibacalcin
Calcitrol	Rocaltrol
Capreomycin	Ogostal
Captopril	Lopirin
Carbamazepin	Tegretal, Timonil
Carbenicillin	Anabactyl
Carbenicillin-Indanyl-Natrium	Microcillin
Carbidopa-levidopa	Nacom
Carbinoxamin	Polistin
Carboprost-Tromethamin	Prostin*, 15 M*
Carmustin	Carmubris
Cefaclor	Panoral
Cefadroxil	Bidocef
Cefamandol	Mandokef
Cefalexin	Ceporexin, Oracef
Cefapirin	Bristocef
Cefazolin	Elzogram, Gramaxin

Fortsetzung Tab. 14.

Generischer Name	*Handelsname*	*Generischer Name*	*Handelsname*
Cefixim	Cephoral	Colestyramin	Quantalan
Cefonicid	Monocid*	Corticotrophin	Acethropan, Acortan
Cefoperazon	Cefobis	Cortison	Cortison
Ceforanid	Precef*	Cosyntropin	Cortrosyne*
Cefotaxim	Claforan	Cromoglicinsäure	Colimune, Intal, Lomupren, Opticrom
Cefotetan	Apatef	Cyclandelat	Spasmocyclon
Cefoxitin	Mefoxitin	Cyclizin	Marezine*
Cefradin	Sefril, Forticef	Cyclobenzaprin	Flexeril*
Ceftazidim	Fortum	Cyclopentolat	Zyklolat
Ceftizoxim	Ceftix	Cyclophosphamid	Cyclostin, Endoxan
Ceftriaxon	Rocephin	Cycloserin	Seromycin*
Cefuroxim	Elobact, Zinacef, Zinnat	Cyproheptadin	Nuran, Periactinol
Chenodiol	Chenix*	Cytarabin	Alexan, Udicil
Chloralhydrat	Chloraldurat	Dacarbazin	DTIC Dome*
Chlorambucil	Leukeran	Dactinomycin	Lyovac
Chloramphenicol	Kamaver, Leukomycin, Nevimycin, Paraxin	Danazol	Winobanin
Chlordiazepoxid	Librium, Helogaphen Multum	Dantrolen	Dantamacrin
Chlorhexidin	Chlorhexamed, Hibitane, Larylin	Daunorubicin	Daunoblastin
Chlormezanon	Muskel-Trancopal	Deferoxamin	Desferal
Chlorotrianisen	Merbentul	Desipramin	Pertofran
Chlorpheniramin	Chlor-Trimeton*	Desmopressin	Minirin
Chlorpromazin	Megaphen	Dexamethason	Auxiloson, Decadron, Dexalocal, Dexamed, Fortecortin, Millicorten
Chlorpropamid	Chloronase, Diabetoral	Dexchlorpheniramin	Polaramine*
Chlorprothixen	Taractan, Truxal	Dextromethorphan	Arpha
Chlortalidon	Hygroton	Diazepam	Lamra, Valium
Ciclacillin	Cyclapen*	Diazoxid	Hypertonalum, Proglicem
Ciclosporin	Sandimmum	Diclofenac	Allvoran, Benfofen, Voltaren
Cimetidin	Tagamet	Dicloxacillin	Dichlor-Stapenor
Ciprofloxacin	Ciprobay	Diethylpropion	Regenon, Tenuate
Cisplatin	Platinex	Diflunisal	Fluniget
Clemastin	Tavegil	Digitoxin	Digimerck, Ditaven, Tardigal
Clindamycin	Sobelin	Digoxin	Allocor, Digacin, Lanicor, Lenoxin, Novodigal
Clofazimin	Lamprene	Dihydrotachysterol	A.T. 10
Clofibrat	Atheropront, Bioscleran, Regelan, Skleromexe	Diltiazem	Dilzem
Clomifen	Dyneric	Dimercaprol	Sulfactin
Clonazepam	Rivotril	Dinoprost	Minprostin $F_{2}\alpha$
Clonidin	*Catapresan, Dixarit,* Isoglaucon	Dinoproston	Minprostin E_2
Clotrimazol	Canesten, Eparol	Diphenhydramin	Pheramin, Sekundal-D
Cloxacillin	Tegopen*		
Clozapin	Leponex		
Colestipol	Colestid		

Fortsetzung Tab. 14.

Generischer Name	*Handelsname*
Diphenidol	Vontrol*
Diphenoxylat mit Atropin	Lomotil*
Dipivefrin	dEpifrin, Glaucothil
Dipyridamol	Persantin
Disopyramid	Diso-Duriles, Norpace, Rythmodul
Disulfiram	Antabus
Divalproex	Depakote*
Dobutamin	Dobutrex
Dopamin	Dopamin
Doxepin	Aponal
Doxorubicin	Adriblastin
Doxycyclin	Sigadoxin, Vibramycin
Dronabinol	Marinol*
Droperidol	Dehydrobenzperidol
Ecothiopatiodid	Phospholinjodid
Edrephonium	Tensilon*
Enalapril	Pres, Xanef
Encainid	Enkaid*
Epoetin alfa	Recormon
Ergocalciferol	Deltalin*, Drisdol* (in Deutschland in verschiedenen Kombinations-präparaten)
Erythromycin	Anamycin, Erycinum, Erythrocin, Paediathrocin, Togiren
Esmolol	Brevibloc
Etacrynsäure	Hydromedin
Ethambutol	Myambutol
Etidronat Dinatrium	Didronel*
Etoposid	Vepesid
Etretinat	Tigason
Faktor IX Komplex (Human)	Faktor IX-Konzentrat
Famotidin	Ganor, Pepdul
Fenfluramin	Ponderax
Fenoprofen	Feprona
Fentanyl	Fentanyl
Flecainid	Tambocor
Fluconazol	Diflucan, Fungata
Flucytosin	Ancotil
Fludrocortison	Astonin-H, Scherofluron
Flumetason	Locacorten
Flunisolid	Inhacort, Syntaris
Fluocinolonacetonid	Jellin
Fluocinonid	Topsym
Fluoxetin	Fluctin
Fluoxymesteron	Halotestin*
Fluphenazin	Dapotum, Lyogen
Flurandrenolid	Cordran*
Flurazepam	Dalmadorm
Flurbiprofen	Froben, Ocuflur
Furosemid	Lasix, Mirfat, Sigasalur
Ganciclovir	Cymeven
Gemfibrozil	Gevilon
Gentamicin	Refobacin, Septopal, Sulmycin
Glipizid	Glibenese
Glyburid	Diabeta*, Micronase*
Gold-Natrium-Thiomalat	Tauredon
Griseofulvin	Fulcin, Likuden
Guaifenesin	Reorganin
Guanethidin	Ismelin
Halazepam	Paxipam*
Haloperidol	Eukystol, Haldol, Sigaperidol
Haloprogin	Mycanden
Hydralazin	Apresoline*
Hydrochinon	Eldopaque*
Hydrochlorothiazid	diu 25, Esidrix
Hydrocortison	Alfason, Ficortril, Scheroson
Hydromorphon	Dilaudid
Hydroxycarbamid	Litalir
Hydroxychloroquin	Quensyl
Hydroxyprogesteron-caproat	Delalutin*
Hydroxyzin	Atarax, Masmoran
Ibuprofen	Brufen
Idoxuridin	IDU, Zostrum
Ifosfamid	Holoxan
Imipenem/Cilastatin	Zienam
Imipramin	Tofranil
Indapamid	Natrilix
Indometacin	Amuno, Indomet
Iodochlorhydroxyquin-Dextraneisen	Vioform
Ipratropiumbromid	Atrovent, Itrop
Isoetarin	Asthmalitan
Isoniazid	Isozid, Neoteben
Isopropamidiodid	Priamide
Isoproterenol	Aludrin

Fortsetzung Tab. 14.

Generischer Name	*Handelsname*
Isosorbiddinitrat	isoket, Sorbidilat
Isotretinoin	Roaccutan
Kanamycin	Kanamytrex
Ketoconazol	Nizoral
Ketoprofen	Alrheumun, europan, Orudis, Spondylon
Ketorolac	Toratex
Labetalol	Trandate
Lactulose	Bifiteral, Laevilac
Levallorphan	Lorfan
Levamisol	Ergamisol*
Levarterenol-bitartrat	s. Noradrenalin-bitartrat
Levodopa	Brocadopa, L-Dopa, Laro-Dopa
Levothyroxin-Natrium	Euthyrox, Thevier, L-Thyroxin
Lidocain	Xylestesin, Xylocain
Lincomycin	Albiotic, Cillimycin
Lindan	Jacutin
Liothyronin (T_3)	Thybon, Thyrotardin
Liotrix	Euthyrox, Thevier
Lisinopril	Acerbon, Coric
Lithiumcarbonat	Hypnorex, Lithiumkarbonat
Lomustin	CCNU
Loperamid	Imodium
Lorazepam	Tavor
Lovastatin	Mevinacor
Loxapin	Loxitane*
Lypressin	Postacton, Vasopressin
Mafenid	Napaltan
Maprotilin	Ludiomil
Mazindol	Teronac
Mebendazol	Vermox
Mechlorethamin	Mustargen*
Meclofenoxat	Helfergin
Meclozin	Bonamine, Calmonal, Peremesin, Postafen
Medroxyprogesteron	Clinovir, Farlutal
Mefenaminsäure	Parkemed, Ponalar
Megestrolacetat	Megestat, Niagestin
Melphalan	Alkeran
Menadiol	Konakion
Menotropin	Pergonal
Meperidin (Pethidin)	Dolantin
Mephenytoin	Mesantoin*
Meprobamat	Aneural
Mercaptopurin	Puri-Nethol
Mesalamin	Rowasa*
Mesoridazin	Serentil*
Mesuximid	Petinutin
Metaproterenol	Alupent
Metaraminol	Araminum
Methadon	Polamidon
Methamphetamin	Pervitin
Methandrostenolon	Dianabol
Methdilazin	Tacaryl*
Methenamin	Hiprex, Urotractan
Methenaminmandelat	Mandelamine
Methicillin	Staphcillin*
Methimazol	Favistan
Methocarbamol	Traumacut
Methoxsalen	Meladinine
Methotrimeprazin	Neurocil
Methyldopa	Aldometil, Presinol, Sembrina
Methylphenidat	Ritalin
Methylprednisolon	Medrate, Urbason
Methyltestosteron**	Metandren*, Oreton*
Methyprylon	Noludar
Methysergid	Deseril
Metoclopramid	Gastronerton, Paspertin
Metolazon	Zaroxolyn
Metoprolol	Beloc, Lopresor
Metronidazol	Arilin, Clont, Flagyl
Metyrapon	Metopiron
Mexiletin	Mexitil
Mezlocillin	Baypen
Miconazol	Daktar, Epi-Monistat
Minocyclin	Klinomycin
Minoxidil	Loniten*
Misoprostol	Cytotec
Mitomycin	Mutamycin*
Mitotan	Lysodren*
Molindone	Moban*
Moxalactam	Moxam*
Nadolol	Solgol
Nafcillin	Unipen*
Nalbuphin	Nubain
Nalidixinsäure	Nogram
Naloxon	Narcanti
Naltrexon	Trexan*

Fortsetzung Tab. 14.

Generischer Name	*Handelsname*
Nandrolon	Anadur, Deca-Durabolin
Naproxen	Naprosyn, Proxen
Neostigmin	Prostigmin
Niclosamid	Yomesan
Nifedipin	Adalat
Nitrofurantoin	Cystit, Furadantin, Phenurin, Urolong
Nitroprussid (+)	nipruss
Nizatidin	Gastrac, Nizax
Noradrenalinbitartrat	Arterenol
Nortriptylin	Nortrilen
Nystatin	Biofanal, Moronal
Octreotid	Sandostatin
Omeprazol	Antra, Gastroloc
Oxacillin	Cryptocillin, Stapenor
Oxamniquin	Vansil*
Oxandrolon	Anavar*
Oxazepam	Adumbran, Praxiten
Oxybutynin	Ditropan*
Oxymetazolin	Nasivin
Oxymetholon	Pardroyd, Plenastril
Oxytocin	Orasthin
Pancrelipase	Festal
Pancuronium	Pancuronium
Papaverin	Artegodan, Panergon
Paramethadion	Paradione*
Paramethason	Monocortin
Pargylin	Eutonyl*
Paromomycin	Humatin
Penicillamin	Metalcaptase
Penicillin G Benzathin	Tardocillin
Penicillin G Kalium	Penicillin K
Penicillin G Procain	Bipensaar, Hydracillin
Penicillin V	Arcasin, Beromycin, Isocillin, Megacillin
Penicolloyl-Polylysin	s. Benzylpenicilloyl-Polylysin
Pentabarbital	*Nembutal*, Neodorm
Pentamidinisothionat	Pentacarinat
Pentazocin	Fortral
Pentoxifyllin	Azutrenat, Trental, Rentylin, Pento-Puren
Pergolid	Permax*
Perphenazin	Decentan
Phenacemid	Phenurone*
Phenazopyridin	Pyridium
Phenelzin	Nardil*
Phenmetrazin	Cafilon
Phenobarbital	Luminal
Phenoxybenzamin	Dibenzyran
Phensuximid	Milontin*
Phentermin	Ionamin*
Phentolamin	Regitin
Phenylbutazon	Butazolidin, Elmedal
Phenylephrin	Neosynephrin
Phenytoin	Citrullamon, Epanutin, Phenhydan, Zentropil
Phytomenadion	Konakion
Pindolol	Visken
Piperacillin	Pipril
Piperazin	Antepar*, Bryrel*
Pipobroman	Vercyte*
Piroxicam	Felden
Plicamycin	Mythramycin „Pfizer"
Polythiazid	Drenusil
Pralidoxim	Protopam-HCl*
Prazepam	Demetrin
Praziquantel	Biltricide, Cesol
Prazosin	Minipress
Prednisolon	Decortin-H, Deltacortril, Hostacortin H, Ultracorten-H
Prednison	Decortin, Ultracorten
Primidon	Liskantin, Resimatil
Probenecid	Benemid
Probucol	Lorelco*
Procainamid	Novocamid
Procarbazin	Natulan
Prochlorperazin	Compazine*
Procyclidin	Osnervan
Promazin	Protactyl
Promethazin	Atosil
Propanthelin	Corrigast
Proparacain	Ophthetic*
Propiomazin	Largon*
Propoxyphen	in Pyragamma, Doloneurotrat
Propranolol	Dociton
Protriptylin	Maximed
Pseudoephedrin	Sudafed*
Pyrantel-Pamoat	Helmex
Pyridostigmin	Mestinon
Pyrimethamin	Daraprim
Pyrvinium-Pamoat	Molevac
Quinacrin	Atabrine*
Quinidin	Chinidin, Optochinidin

Fortsetzung Tab. 14.

Generischer Name	*Handelsname*	*Generischer Name*	*Handelsname*
Ranitidin	Sostril, Zantic	Timolol	Temserin
Ribavirin	Virazole*	Timolol-maleat	Chibro-Timoptol
Rifampicin	Rifa, Rimactan	Tiotixen	Orbinamon
Ritodrin	Pre-par	Tobramycin	Gernebcin
Secobarbital**	Seconal*	Tocainid	Xylotocan
Selenium-Sulfid	Selsun	Tolazamid	Norglycin
Silber-Sulfadiazin	Flammazine	Tolazolin	Priscol
Simethicon	Gelusil	Tolbutamid	Artosin, Rastinon
Somatrem	Protropin*	Tolmetin	Tolectin
Somatotropin, biosynthetisch	Genotropin	Tolnaftat	Tonoftal
		Tranylcypromin	Parnate
Spectinomycin	Stanilo	Trazodon	Desyrel
Spironolacton	Acelat, Aldactone, Sincomen	Tretinoin	Airol, Cordes VAS, Eudyna
		Triacetin**	Enzactin*
Stanozolol	Stromba	Triamcinolon	Delphicort, Volon A Extracort
Streptokinase	Streptase		
Streptozocin	Zanosar*	Triamteren	Jatropur
Sucralfat	Ulcogant	Triazolam	Halcion
Sulfamethoxazol	Bactrim (Co-Präparat)	Triclofos	Triclos*
		Trientin	Cuprio
Sulfasalazin	Azulfidine	Trifluoperazin	Jatroneural
Sulfinpyrazon	Anturano	Triflupromazin	Psyquil
Sulfisoxazol	Gantrisin	Trifluridin	Bephen
Sulindac	Imbaral	Trihexyphenidyl	Artane
Suprofen	Profenal*	Trimeprazin	Temaril*
		Trimethadion	Tridione
Tamoxifen	Nolvadex	Trimethophan	Arfonad*
Temazepam	Planum, Remestan	Trimethobenzamid	Tigan*
		Trimethoprim	Trimanyl
Terbutalin	Bricanyl	Trimethoprim-Sulfamethoxazol	Bactrim, Eusaprim
Terfenadin	Teldane		
Testolacton	Fludestrin	Trimipramin	Stangyl
Testosteron-cyprionat	Depo-Testosterone*	Tripelennamin**	PBZ*
		Triprolidin	Pro-Actidil
Testosteronenanthat	Delatestryl*	Trometamol	Tham (Tris-Konzentrat)
Tetanus Immunglobulin (Human)	Hyper-tet, Tetagam	Tropicamid	Mydriaticum
Tetracyclin	Achromycin, Hostacyclin, Supramycin, Tetracyclin	Valproinsäure	Convulex, Ergenyl, Orfiril
		Vancomycin	Vancomycin
		Vasopressin	Pitressin
Theophyllin	Afonilum, Solosin	Vidarabin	Vidarabin
Thiabendazol	Minzolum	Vinblastin	Velbe
Thiethylperazin	Torecan	Vincristin	Vincristin
Thioridazin	Melleril		
Thyrotrophin	Thyratrop, Thyreostimulin	Warfarin	Coumadin
Ticarcillin	Aerugipen	Zidovudin	Retrovir

* Handelsname in Amerika, ein gleiches Produkt ist derzeit in Deutschland nicht auf dem Markt
** erhältlich in der BRD als Substanz (INN)

Mit wenigen Ausnahmen haben wir die Handelsnamen in dieser Liste auf diejenigen beschränkt, die in den USA (resp. in der Bundesrepublik Deutschland) gehandelt werden. Diese Liste ist auf keinen Fall vollständig, und es wurde auch nicht versucht, jeden einzelnen Handelsnamen, der derzeit im Gebrauch ist, aufzulisten. Einige sind vorläufiger Natur und können eventuell später als neues Medikament zugelassen werden. Die Aufnahme eines Medikamentes in diese Liste bedeutet weder eine Empfehlung noch eine Mißbilligung seiner Anwendung in irgendeinem Anwendungsbereich, noch zeigt es die Stärke oder Sicherheit seiner Wirkung an.

Schließlich sollte der Leser im Gedächtnis behalten, daß viele Medikamente fast ausschließlich unter ihrem offiziellen, nicht gesetzlich geschützten Namen gehandelt werden und daß die Aufnahme eines Handelsnamens in diese Tabelle weder eine Bestätigung durch dieses Buch noch seine Bevorzugung als Mittel der Wahl anzeigt.

Fortdauernde Veränderungen des Informationsstandes durch neue Forschungsergebnisse und die klinische Erfahrung, deutliche Meinungsunterschiede zwischen den einzelnen Behörden und die spezifischen Umstände der individuellen klinischen Situation erfordern, daß der Arzt seine eigene Beurteilung bei der Wahl und der Anwendung eines Mittels einbringt. Insbesondere ist dem Arzt anzuraten, die jeder Medikamentenpackung beiliegende Produktinformation zu prüfen, wenn er vorhat, ein bestimmtes Mittel anzuwenden oder zu verschreiben, besonders wenn das Mittel ihm nicht vertraut ist oder nur selten benutzt wird oder wenn es sich um ein Medikament handelt, dessen therapeutische Wirkungsspiegel den toxischen Werten nahekommen.

PHYSIKALISCH BEDINGTE ERKRANKUNGEN

1. REAKTIONEN AUF SONNENLICHT

Die Haut reagiert auf übermäßige Sonnenbestrahlung mit einer Akutreaktion (Sonnenbrand); eine chronische Reaktion kann nach vielen Jahren zum Hautkrebs führen; oder aber sie reagiert mit einer überhöhten Lichtempfindlichkeit, die auf Einnahme oder äußerliche Anwendung bestimmter Arzneimittel oder Chemikalien zurückzuführen ist, die aber auch Hinweise auf Systemerkrankungen geben oder idiopathisch bedingt sein kann.

Ätiologie und prädisponierende Faktoren

Das Sonnenlicht umfaßt zwar ein weites Spektrum ultravioletter elektromagnetischer Strahlung (z. B. UV-A von 320–400 nm, UV-B 280–320 nm, UV-C 10–280 nm), doch lediglich die UV-A- und die UV-B-Strahlen erreichen die Erdoberfläche. Die Art und Menge der Strahlung variiert stark nach Jahreszeit und atmosphärischen Bedingungen. Das Ausmaß der Sonnenlichtexposition hängt von einer Reihe Faktoren ab wie z. B. Kleidung, Lebensgewohnheiten, Beruf und geographischen Faktoren wie Höhe und Breitengrad. Nur Strahlen mit Wellenlängen unter 320 nm rufen Sonnenbrand hervor. Gewöhnliches Fensterglas und im hohen Maße auch Rauch und Dunst filtern Sonnenbrand hervorrufende Strahlen aus. Überraschend große Mengen der Sonnenbrand hervorrufenden Strahlen können eine dünne Wolkendecke, Nebel oder 30 cm klares Wasser durchdringen, und bei diesen Wetterverhältnissen oder beim Schwimmen erleiden viele Personen unwissentlich schwere Hautreaktionen, Schnee, Sand und ein heller Himmel können infolge der Reflexion verstärkend wirken. Die Verringerung des stratosphärischen Ozons, dessen Aufgabe es ist, die kurzwellige UV-Strahlung herauszufiltern, durch die vom Menschen selbst produzierten **Fluorkohlenwasserstoffe** (enthalten in Kühlschränken und Spraydosen) erregt in zunehmendem Maß Besorgnis. Dadurch kommt es zu einer verstärkten unwillkürlichen Exposition gegenüber UV-A- und UV-B-Strahlen.

Als Folge der Sonnenlichtexposition verdickt sich die Epidermis, und die Melanozyten produzieren vermehrt Melanin, wodurch sich ein natürlicher Schutz gegen weitere Exposition ergibt. Darüber hinaus konnten auch funktionelle Veränderungen der (immunologisch wichtigen) Langerhans-Zellen in der Haut beobachtet werden. Es bestehen große individuelle Unterschiede in der Reaktivität gegenüber Sonnenlicht. Eine ungleichmäßige Verteilung von Melanin führt bei blonden Individuen zu Sommersprossen. Eine Pigmentation findet in der Haut von Albinos überhaupt nicht statt, da sie einen Defekt im Melaninmetabolismus aufweisen. Auch in Vitiligobezirken kommt es zu keiner Pigmentierung, da dort keine Melanozyten vorhanden sind. Blonde und Rothaarige sind besonders empfindlich und sollten starke Sonnenlichtexposition meiden. Dunkelhäutige Personen sind gegenüber der Sonneneinwirkung nicht völlig unempfindlich und können bei längerer Exposition genauso einen Sonnenbrand entwickeln. In den letzten Jahren sind Bräunungsstudios populär geworden, die künstliche Lichtquellen zur Bräunung ohne Sonnenbrand benützen. Da alle derartigen Lichtquellen etwas UV-B enthalten (s. unten), sind Langzeitschäden zu erwarten. Andere Lichtquellen, die lediglich UV-A-Strahlen enthalten, haben ebenfalls ungünstige Auswirkungen auf die Haut.

Akuter Sonnenbrand

Der gewöhnliche Sonnenbrand resultiert aus der übermäßigen Einwirkung ultravioletter Strahlen mit Wellenlängen von 280–320 nm auf die Haut. Die **Symptome** treten innerhalb von 1–24 h auf. Außer bei sehr schweren Reaktionen haben sie ihren Höhepunkt nach 72 h überschritten. Die Hautveränderungen reichen von einem leichten Erythem mit nachfolgendem flüchtigem Schälen bis zur Schwellung mit Schmerz und Hautüberempfindlichkeit sowie Blasenbildung bei längerer Exposition. Sonnenbrand der unteren Abschnitte der Beine, insbesondere der prätibialen Oberfläche, ist besonders unangenehm und heilt oft nur sehr langsam. Wenn ein großer Teil der Körperoberfläche schwer betroffen ist, können Allgemeinsymptome auftreten wie Fieber, Schüttelfrost, Schwäche, Schock. Diese Symptome können auch zurückgeführt werden auf Hitzschlag und Hitzeerschöpfung *(s. Kap. PHY, 3.)*.

Eine häufige Spätkomplikation nach Sonnenbrand sind Sekundärinfektionen und miliariaähnliche Eruptionen *(s. Kap. HAU, 16.)*. Die Haut bleibt gegenüber dem Sonnenlicht nach Abschilferung auch noch nach Wochen überempfindlich.

Prophylaxe

Meistens kann ein schwerer Sonnenbrand durch einfache Vorsichtsmaßnahmen vermieden werden. Im Sommer sollte man sich der grellen Mittagssonne anfangs nicht länger als 30 min aussetzen. Dies gilt auch für Personen mit dunklem Teint. In gemäßigten Zonen ist die Sonneneinstrahlung vor 10 Uhr morgens und nach 15 Uhr weit weniger gefährlich, da zu diesen Zeiten die Sonnenbrand verursachenden Wellenlängen des Lichtes gewöhnlich herausgefiltert werden. Im Winter besteht an nebligen Tagen die größte Gefahr für Sonnenbrand (und Schneeblindheit), da die Belastung vermeintlich geringer ist, aber fast ebensoviele UV-B-Strahlen vorhanden sind wie an klaren Tagen mit frisch gefallenem Schnee; dies gilt verstärkt für höhere Lagen. Rezepturen mit 5%iger Paraaminobenzoesäure **(PAB)** oder ihren Estern in einem Gel oder einer Creme können sehr effektiv einen Sonnenbrand verhindern. Diese Zubereitungen benötigen etwa 30 min, um fest an die Haut gebunden zu werden, und sollten deshalb 30–60 min vor der Sonnenexposition aufgetragen werden, so daß sie möglichst wenig durch Schweiß oder Wasser abgewaschen werden. PAB führt, allerdings sehr selten, zur allergischen oder photoallergischen Kontaktdermatitis. Personen, die PAB oder ihre Ester nicht vertragen können, sollten als Sonnenschutz Benzophenon verwenden. Trübe Aufbereitungen enthalten Zinkoxid oder Titandioxid; dabei handelt es sich um physikalischen **Sonnenschutz,** der die Strahlung daran hindert, die Haut zu erreichen. Bei entsprechender Färbung, z.B. mit Eisensalzen, sind sie auch kosmetisch akzeptabel. Neuere, sehr wirksame, nicht-trübe Lotionen stehen jetzt zur Verfügung, die sowohl PAB-Ester als auch Benzophenon enthalten. Sonnenschutzcremes sind in Amerika durch die FDA jetzt gekennzeichnet durch SSF(Sonnenschutzfaktor)-Zahlen: Je höher der Lichtschutzfaktor, desto stärker der Schutzeffekt. Für gewöhnlich werden Sonnenschutzcremes mit einem Lichtschutzfaktor um 15 empfohlen. Patienten mit medikamenteninduzierter Photoallergie werden durch diese Produkte wenig geschützt. Vor kurzem wurden Sonnenschutzcremes vorgestellt, die die Haut zu einem gewissen Grad vor Schäden durch UV-A-Strahlen schützen.

Therapie

Bis zum Abklingen der akuten Reaktion ist weitere Sonneneinwirkung zu *vermeiden.* In vielen Fällen wirkt eine kortikoidhaltige Creme durchaus nicht lindernder als Kompressen, die mit kaltem Wasser getränkt sind. Salben oder Lotionen, die Lokalanästhetika (wie beispielsweise Benzocain) und andere sensibilisierende Präparate enthalten, sollte man *vermeiden.* Bei ausgedehntem Sonnenbrand führt die systemische Verabreichung von Kortikosteroiden (z.B. Prednison 20–30 mg p.o. 2mal/Tag über 4 Tage bei Jugendlichen und Erwachsenen) zu rascher Erleichterung *(s. Kap. PHY, 3., Behandlung des Hitzschlags und der Hitzeerschöpfung).*

Chronische Wirkungen des Sonnenlichtes

Dauernde Sonnenlichteinwirkung führt zu rascher Alterung der Haut. Faltenbildung, Elastoidosis (gelbe Verfärbungen mit kleinen gelben Knötchen) und Pigmentveränderungen sind die häufigsten unangenehmen Folgen einer Langzeit-Sonnenlichtexposition. Manchmal ähneln die atrophischen Veränderungen denen nach Röntgenstrahlenbehandlung. Sehr beunruhigend ist das häufige Auftreten präkanzeröser Keratosen nach mehrjähriger Überexposition **(aktinische Keratose).** Blonde und Rothaarige sind dafür besonders anfällig; Farbige sind selten davon betroffen. Die Keratosen sind gewöhnlich derb und in der Farbe grau bis dunkel. Sie müssen von den warzigen, braunen **seborrhoischen Keratosen** unterschieden werden, deren Anzahl und Größe mit dem Alter zunehmen und die sowohl an unbedeckten als auch an bedeckten Stellen des Körpers auftreten und nicht als präkanzerös anzusehen sind.

Das Auftreten von Plattenepithelkarzinomen und Basaliomen bei Hellhäutigen korreliert direkt mit der jährlichen Sonneneinstrahlung in ihrer Umgebung. Solche Schädigungen kommen besonders bei Menschen, die in der Kindheit und Jugendzeit dem Sonnenlicht stark ausgesetzt waren, und bei Sportlern, Bauern und Seeleuten, aber auch bei den sogenannten Sonnenanbetern vor. Auch maligne Melanome sind in Gegenden mit vermehrter Sonneneinstrahlung häufiger.

Therapie

Bei wenigen Läsionen ist die Kryotherapie, z. B. mit flüssigem Stickstoff, eine sehr rasche und zufriedenstellende Behandlungsart der aktinischen Keratose. Sind zu viele Läsionen für eine Kryotherapie vorhanden, sprechen aktinische Hautveränderungen häufig dramatisch auf geringe Mengen 5-Fluorouracil **(5-FU)** an, das nachts auf die betroffenen Hautareale aufgetragen wird. Für die Anwendung im Gesicht eignet sich 5-Fluorouracil besonders als 1%ige Lösung in Propylenglykol. An anderen Stellen (z. B. an den Armen) eignet sich eine 2–5%ige 5-FU-Creme gut. Zeigt sich nach 10 Tagen keine Reaktion an den Armen, sollte man eine 0,05%ige Tretinoinlösung einige Stunden vor der 2–5%igen 5-FU-Anwendung auf die Haut aufbringen. Die Behandlung sollte für mindestens 2 Wo. fortgesetzt werden, oder bis sich eine deutliche Reaktion mit Rötung und Schälung zeigt, die oft Flächen einschließt, auf denen zuvor keinerlei krasse Veränderungen beobachtet worden waren. Bei zu heftiger Reaktion sollte die Applikation für 2–3 Tage ausgesetzt werden. Abdeckende Kosmetika können die Behandlung erträglicher machen. Die lokale 5-FU-Behandlung ist zwar frei von signifikanten unerwünschten Nebenwirkungen, sie ist aber entstellend und schmerzhaft. 5-FU sollte nicht für die Behandlung eines Basalzellenkarzinoms angewandt werden.

In letzter Zeit wurde versucht, mit verschiedenen Behandlungsverfahren, wie chemischen Peelings, 5-FU, α-Hydroxysäuren und Tretinoin, die Folgen einer chronischen Hautschädigung durch Sonneneinstrahlung zu mildern (wie z. B. die Bildung grober und feiner Hautfalten, unregelmäßige Pigmentierung, Teleangiektasien). Obwohl über günstige Wirkungen einiger dieser Mittel berichtet wird, fehlen noch überzeugende Beweise einer Langzeitwirkung oder einer Reversibilität pathologischer Gewebereaktionen.

Lichtempfindlichkeitsreaktionen

Neben den akuten und chronischen Wirkungen des Sonnenlichtes kann eine ganze Reihe ungewöhnlicher Reaktionen nach nur wenigen Minuten Einwirkung auftreten: umschriebene Erytheme, allgemeine Dermatitis, urtikarielle und dem Erythema exsudativum multiforme ähnliche Erscheinungen, Blasen und chronisch verdickte, schuppende Stellen.

Einige der zahlreichen Faktoren (von denen viele unbekannt sind), die zu einer Photosensibilität führen können, sind: 1. Der systemische Lupus erythematodes oder der auf die Haut beschränkte Lupus erythematodes. Jeder lichtempfindliche Patient sollte auf diese Krankheit untersucht werden. 2. Einnahme verschiedener Arzneimittel, wie z. B. Sulfonamide, Tetracycline, Thiazide, Griseofulvin. Allerdings tritt eine Photosensibilisierung nur bei eingem geringen Prozentsatz der Patienten auf, die diese Medikamente einnehmen. 3. Äußerliche Anwendung verschiedener Verbindungen *(s. a. Kap. HAU, 4.)*, wie Bergamottöl enthaltende Gesichtswässer und Parfüms, Sulfonamide, Kohlenteer, Seifen mit halogenierten Salizylaniliden und Kontakt mit bestimmten Pflanzen (z. B. manche Wiesengräser, Petersilie). 4. Zu den weniger häufigen, aber ernsten Krankheitsbildern mit Photosensibilität gehören das Xeroderma pigmentosum und gewisse Porphyriearten.

Polymorphe Eruptionen auf Licht sind ungewöhnliche Reaktionen der Haut, die nach bisherigen Kenntnissen nicht mit Systemerkrankungen oder Medikamenten in Zusammenhang gebracht werden können. Die Eruptionen, die an der Sonne ausgesetzten Stellen der Haut auftreten, können papulös oder fleckförmig, dermatitisch oder urtikariell oder wie ein

Erythema multiforme erscheinen. Sie treten eher bei Menschen der nördlichen Klimazonen auf, wenn diese im Frühling oder Sommer zum ersten Mal dem Sonnenlicht ausgesetzt werden, als bei Menschen, die das ganze Jahr über Sonnenlicht erhalten. Die direkte Immunfluoreszenz einer Biopsieprobe und der unverändert erscheinenden Haut ist im Gegensatz zum Lupus erythematodes (normalerweise positiv) negativ. Die Diagnose wird per exclusionem oder durch Reproduktion der Hautveränderung mit natürlichem oder künstlichem Sonnenlicht unter Absetzen einer vorherigen Medikation (systemisch *oder* lokal) gestellt.

Prophylaxe und Therapie

Die Vermeidung von Sonnenlichtexposition ist die wichtigste Maßnahme. Die Patienten sollten eine Kleidung tragen, die sie vor Sonneneinstrahlung schützt, wie zum Beispiel Hüte und langärmelige Hemden, wenn sie das Haus an einem sonnigen Tag verlassen. Sonnenschutzpräparationen (s.u. Akuter Sonnenbrand, oben) erweisen sich als hilfreich. Die weitere Therapie richtet sich nach der zugrundeliegenden Ursache, wenn diese bekannt ist. Die polymorphen Eruptionen, die sich als Papeln, Plaques oder Dermatitis manifestieren, sprechen in der Regel gut auf lokale Kortikosteroide an. Bei polymorpher Photosensibilität und beim kutanen Lupus erythematodes kann man diese Überempfindlichkeit oft durch eine länger dauernde orale Medikation (2–4 Monate) mit dem Antimalariamittel Hydroxychloroquin, 200–400 mg/die oral, herabsetzen oder völlig zum Verschwinden bringen. Diese Therapie sollte dann angewandt werden, wenn Sonnenschutzmaßnahmen nicht ausreichend sind. Da die Hydroxychloroquintherapie gelegentlich eine Retinopathie auslöst, sollten die Patienten ständig augenärztlich überwacht werden, v.a. durch Gesichtsfelduntersuchung. PUVA (Psoralene plus UV-A) verhindert ebenso gut polymorphe Eruptionen auf Licht, wenn es vor der Sonnenexposition angewendet wird; es sollte nicht bei Lupus erythematodes benützt werden.

2. VERBRENNUNGEN UND VERÄTZUNGEN

Gewebsverletzungen, die durch thermische, chemische oder elektrische Kontakte verursacht sind, führen zu einer Eiweißdenaturierung, Wundödemen und aufgrund der erhöhten Gefäßpermeabilität zu einem Verlust des intravaskulären Flüssigkeitsvolumens. Die systemischen Wirkungen, wie hypovolämischer Schock, Infektion oder Verletzung der Atemwege, sind lebensbedrohlicher als die lokalen Wirkungen.

Bei der Spontanheilung wird das tote Gewebe abgestoßen, während neues Epithel das Wundgebiet zu bedecken beginnt. Nach **oberflächlichen Verbrennungen** kommt es zu einer raschen Regeneration, ausgehend von unversehrten epidermalen Bestandteilen, Haarfollikeln und Schweißdrüsen. Wenn keine Superinfektion auftritt, kommt es kaum zur Narbenbildung. Bei **tiefgehenden Verbrennungen** (Zerstörung der Epidermis und großer Teile der Kutis) beginnt die neue Epithelbildung von den Wundrändern oder von intakt gebliebenen Hautanhangsgebilden aus. Dieser Vorgang verläuft langsam, und bevor das Epithel die Läsionen bedeckt, bildet sich überschießendes Granulationsgewebe. Solche Wunden führen zu Kontrakturen und Bildung entstellender oder funktionell ungünstiger Narben, wenn sie nicht möglichst früh durch Hauttransplantate gedeckt werden.

Symptomatik und Einteilung

Der **Schweregrad** der Verbrennungen kann anhand des Ausmaßes des betroffenen Gewebes beurteilt werden. Dieses Ausmaß wird durch den Anteil der verbrannten Oberfläche an der **Gesamtkörperoberfläche (KOF)** in Prozent und durch den Tiefegrad der Verbrennung beschrieben. Eine sinnvolle Einteilung der Schweregrade von Verbrennungen ist: gering (<15%), mittel (15–49%), ausgedehnt (50–69%) und schwer (>70%).

Die **Tiefe der Verbrennung** wird in drei Grade eingeteilt. Bei **Verbrennungen ersten Grades** ist die Haut gerötet, berührungsempfindlich und gewöhnlich feucht. Es tritt keine Blasenbildung auf; die Hautoberfläche wird bei leichtem Druck deutlich und großflächig blaß. Bei **Verbrennungen zweiten Grades** können Blasen auftreten, müssen aber nicht. Der Blasengrund kann erythematös oder weißlich mit fibrinhaltigem Exsudat sein. Die Wundfläche ist berührungsempfindlich und wird bei Druck blaß. Bei **Verbrennungen dritten Grades** kann es zur Blasenbildung kommen, im allgemeinen tritt sie jedoch nicht auf. Die Oberfläche kann weiß und bei Druck nachgiebig sein, sie kann aber auch schwarz, verkohlt und ledrig sein. Verbrennungen dritten Grades können außerdem auch blaß sein und dann fälschlicherweise mit normaler Haut verwechselt werden. Die unter der Haut liegenden Gefäße werden bei Druck jedoch nicht blaß. Die Wunde kann aufgrund des in der subkutanen Region fixierten Hämoglobins hellrot erscheinen. Verbrennungen dritten Grades sind im allgemeinen anästhetisch oder hypästhetisch. Die Haare können leicht aus ihren Follikeln gezogen werden. Oft kann zwischen einer schweren Verbrennung zweiten Grades und einer Verbrennung dritten Grades erst nach 3–5 Tagen Beobachtung differenziert werden.

Schädigungen des Respirationstraktes bei Verbrennungen beruhen auf der Inhalation von Verbrennungsrückständen, die starke chemische Reizstoffe für die Bronchialschleimhaut darstellen. Beim bewußtseinsklaren Menschen kann lediglich eine Inhalation von Dampf zu Verbrennungen in den unteren Bereichen des Respirationstrakts führen. Doch die Inhalation heißer Gase kann bei verschiedenen Graden der Bewußtseinsbeeinträchtigung Hitzeschäden in den unteren Anteilen des Respirationstrakts verursachen. Inhalation heißer Gase kann zur sofortigen, Ödeme der Luftwege zu einer sich langsamer entwickelnden Obstruktion der oberen Atemwege führen. Kleine Verletzungen der alveolären Kapillaren durch chemische Noxen können eine verzögerte progressive respiratorische Insuffizienz verursachen. Plastik ist in zunehmendem Maß Bestandteil von Verbrennungsmaterialien, und giftige Produkte wie Zyanide gewinnen immer mehr an Bedeutung. Die Symptome der Verletzungen des Respirationstraktes sind unter Sofortmaßnahmen bei Verbrennungsopfern weiter unten beschrieben.

Bei **elektrischen Verbrennungen** rührt die Verletzung von einer Hitzeeinwirkung bis zu 5000 °C her. Sie betreffen in der Regel die Haut und das unmittelbar darunter liegende Gewebe, da der größte Widerstand sich am Berührungspunkt der Haut mit dem elektrischen Leiter befindet. Sie können praktisch jede Ausdehnung und Tiefe aufweisen. Die nachfolgende Nekrose und Verschorfung ist meist ausgedehnter, als die ursprüngliche Strommarke vermuten läßt. Bei Verletzungen durch elektrischen Strom, v.a. durch Wechselstrom, kann es zum sofortigen Atemstillstand, zu Kammerflimmern oder beidem kommen *(s. Kap. HKR, 4., Herzstillstand und kardiopulmonale Wiederbelebung)*.

Verätzungen können durch starke Säuren und Laugen, Phenole, Kresole, Senfgas oder Phosphor verursacht werden. Alle diese Substanzen rufen Nekrosen hervor, die sich noch über Stunden langsam ausdehnen können.

Ca. 85% aller Verbrennungen sind klein und können ambulant behandelt werden. Die Kriterien für eine ambulante Behandlung werden weiter unten gegeben *(s. Ambulante Behandlung von Verbrennungen, unten)*, es folgt eine Beschreibung der Diagnostik und stationären Therapie bei Patienten mit schwereren Verbrennungen (>15% KOF bei Erwachsenen, >10% bei Kleinkindern).

Stationäre Behandlung von Verbrennungen

Sofortmaßnahmen

Als Sofortmaßnahme bei akuten Hitzeschäden oder Verätzungen (chemischen Schäden) muß das Opfer außer Reichweite gebracht und (bei signifikanten Hitzeschäden) Sauerstoff zugeführt werden. Die Entfernung glimmender Kleidungsstücke oder mit Chemikalien verseuchter Stoffe verhindert weiteren Schaden. Durch Zuführung von Sauerstoff wird der Sauerstoffgehalt des Blutes erhöht und das Kohlenmonoxid, ein tödlich wirkendes Oxidationsprodukts mit hoher Affinität zu Hämoglobin, verdrängt.

Bei Ankunft in der Notfallambulanz gehören zu den Sofortmaßnahmen die Sicherstellung der Luftwege für Atmung und Sauerstoffversorgung, Beendigung des Verbrennungsprozesses, der Ersatz von akutem Volumenverlust, Erkennen und Behandeln aller lebensbedrohlichen größeren Begleitverletzungen, Diagnose von Stoffwechselentgleisungen und Schutz vor bakterieller Kontamination.

Bei **schweren Beeinträchtigungen der Ventilation** sollten die tracheale Intubation (die nasotracheale Intubation ist vorzuziehen) und maschinelle Beatmung vorgenommen werden. **Absolute Indikationen für die Intubation** sind schnelle und flache Atmung mit einer Tachypnoe von 30–40 Atemzüge/min, ungenügende Atmung (Bradypnoe) mit weniger als 8–10 Atemzüge/min, mechanische Atemwegsobstruktion durch Trauma, Ödeme oder Laryngospasmus sowie Zeichen einer respiratorischen Insuffizienz mit arteriellen Blutwerten von pH $< 7,2$, $P_{O_2} < 60$ mmHg oder $P_{CO_2} > 50$ mmHg. **Relative Indikationen für die Intubation** können sein: Explosion oder Feuer in einem geschlossenen Raum; versengte Nasenhaare oder Mundschleimhaut; Erytheme des Gaumens, Ruß im Mund, Kehlkopf oder Sputum; Ödeme bei Verbrennungen im Gesichts- und Halsbereich; Zeichen einer Nasenflügelatmung, Atemgeräusche oder Stridor; Ängstlichkeit, Unruhe oder Abwehrhaltung. Bei zufriedenstellender Ventilationsfunktion kann Sauerstoff über eine Atemmaske oder eine Nasensonde gegeben werden.

Um den **Verbrennungsprozeß zu beenden,** müssen alle Kleidungsstücke entfernt werden, v.a. schwelende Stoffe wie geschmolzene synthetische Hemden oder heißes, geteertes Material. Alle chemischen Agenzien sollten mit viel Wasser von der Haut gewaschen werden. Säure- und Laugenverätzungen sowie Verätzungen durch organische Verbindungen wie Phenole oder Kresole sollten mit viel Wasser verdünnt werden. Phosphorverätzungen sollten sofort in Wasser getaucht werden, um Luftkontakt zu vermeiden. Phosphorteilchen werden vorsichtig unter Wasser entfernt und die Wunde mit 1%iger Kupfersulfatlösung gewaschen, um verbleibende Teilchen mit einem Schutzfilm von Kupferphosphid zu überziehen. Diese fluoreszierende Verbindung kann in einem verdunkelten Raum leicht entfernt werden. Übermäßige Kupferresorption sollte dabei vermieden werden. Nach dieser ersten Versorgung sollten Verätzungen genauso wie Verbrennungen vergleichbarer Größe und Ausdehnung behandelt werden.

Sofortige Volumensubstitution: Bei Verbrennungen dritten Grades und solchen zweiten Grades, bei denen mehr als 25% (Erwachsene) bzw. 30% (Kinder) der KOF betroffen sind, sollte von einem **Schockzustand** ausgegangen werden. Bei hypovolämischem Schock sollte eine sofortige Volumensubstitution über einen oder zwei peripher-venöse Zugänge *(s. Kap. HKR, 2., Invasive diagnostische Methoden)* erfolgen. Obwohl ein zentraler Zugang anfangs noch nicht notwendig ist, kann später das Legen eines zentralen Katheters aufgrund des extensiven Wundödems schwierig sein. Deshalb sollte, wenn zu erwarten ist, daß später ein zentraler Zugang für eine Flüssigkeits- oder K^+-Substitution oder eine parenterale Ernährung notwendig wird, bereits in einem frühen Stadium ein Subklavia- oder Jugularis-interna-Venenkatheter gelegt werden. Falls erforderlich, können zentrale oder periphere Zugänge auch durch den Brandschorf gelegt werden. Eine Venae sectio ist zu vermeiden, da sie eher die Vene zerstört und ihre spätere Verwendung ausschließt und, was noch mehr ins Gewicht fällt, ein hohes Infektionsrisiko in sich birgt. Blut für die Bestimmung von Hb, Hkt, Blutgruppe und für die Kreuzprobe sollte entnommen werden.

Die sofortige Volumensubstitution erfolgt mit Ringer-Laktat-Lösung. Die initiale Flußrate kann durch eine kurze Untersuchung und durch die Abschätzung des Ausmaßes der Verbrennung mit Hilfe der Neunerregel (s. u.) oder die Lund-Browder-Karte erfolgen *(s. Abb. 1.)*. Es ist davon auszugehen, daß in den ersten 24 Stunden nach dem Unfallereignis 2 bis 4 ml/kg/% Körperoberfläche verabreicht werden sollten. Die erste Hälfte sollte in den ersten 8 Stunden nach dem Unfallereignis (nicht nach der Einlieferung in die Notfallambulanz) gegeben werden. Die stündliche Infusionsrate sollte, wenn nötig, nach einer gründlichen kör-

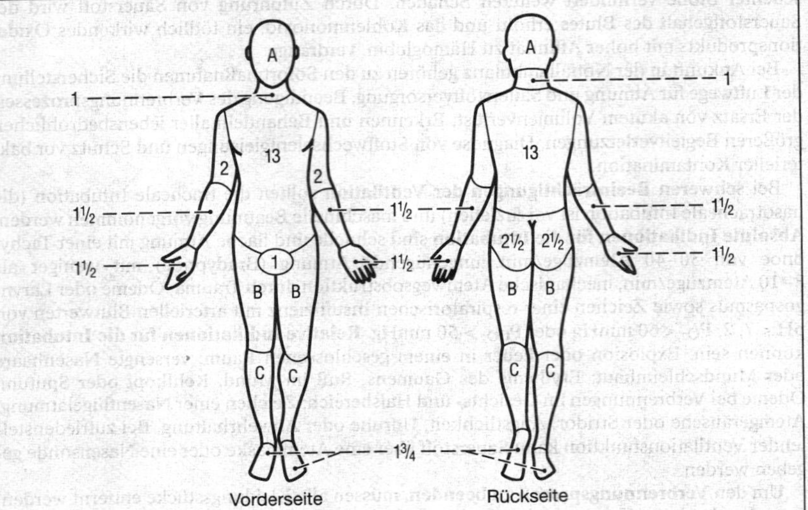

Relative KOF in Prozent in Abhängigkeit vom Wachstum

	Alter in Jahren					
	0	1	5	10	15	Erwachsene
A–½ des Kopfes	9½	8½	6½	5½	4½	3½
B–½ eines Oberschenkels	2¾	3¼	4	4¼	4½	4¾
C–½ des Unterschenkels	2½	2½	2¾	3	3¼	3½

Abb. 1. **Lund- und Browder-Tabelle zur Bestimmung der Ausdehnung von Verbrennungen** (Aus: The Treatment of Burns, Herausgeber C. P. Artz u. J. A. Moncrief, 1969, W. B. Saunders Company, verwendet mit Erlaubnis der W. B. Saunders Company).

perlichen Untersuchung und durch genaue Berechnung des Flüssigkeitsbedarfs eingestellt werden (s. u.). Die ständige Flüssigkeitssubstitution erfordert eine sorgfältige Überwachung des Patienten und sollte so modifiziert werden, daß Blutdruck, Puls und Urinproduktion optimiert sind.

Schmerz bei kleineren Verbrennungen kann durch 30–60 mg Codein oral oder s. c. und 650 mg Acetylsalicylsäure, oral alle 4–6 h, gelindert werden. Bei schweren Verbrennungen mit peripherer Vasokonstriktion sollten 0,1 mg/kg Morphin oder 1,0 mg/kg Meperidin alle 3 h i. v. gegeben werden.

Eine **Tetanus-Auffrischimpfung,** 0,5–1 ml s. c. oder i. m., sollte bei Patienten gegeben werden, die innerhalb der letzten 4–5 Jahre geimpft worden sind. Bei Patienten, die keinen Tetanusschutz haben, wird Hyperimmunglobulin vom Menschen 250 E i. m. gegeben und alle 6 Wo., wenn notwendig, wiederholt. Eine gleichzeitige aktive Immunisierung sollte begonnen werden.

Wo die Epidermis zerstört ist, können **Bakterien** eindringen. Nekrotisches Gewebe, Wärme und Feuchtigkeit bieten für das Wachstum der Bakterien ideale Bedingungen. In der Regel herrschen unmittelbar nach der Verbrennung Streptokokken und Staphylokokken vor, während gramnegative Bakterien nach 5–7 Tagen auftreten. Es wird stets eine Mischflora gefunden. Als Prophylaxe gegen die Streptokokken-bedingte Zellulitis wird Penicillin G, 5 Mio. U/Tag i. m. oder i. v. für 3 Tage verabreicht.

Langzeittherapie

Nach der Erstbehandlung sollten Problemstellung und therapeutische Lösungswege abgeklärt werden. Dies erfordert eine genaue Anamnese und Untersuchung mit sorgfältiger Abschätzung der Verletzungen, Berechnung des Flüssigkeitsbedarfes, Überwachung der Lebenszeichen und der Urinausscheidung, um die Flüssigkeitszufuhr genau einzustellen, Erwägung einer Abtragung des Brandschorfes, Aufdeckung und Behandlung von Stoffwechselentgleisungen und oberflächliche Wundbehandlung.

Anamnese und Untersuchung: Genaue Informationen über das Verbrennungsereignis stammen zumeist von den Sanitätern, begleitenden Familienangehörigen, Mitarbeitern, Polizisten, Feuerwehrleuten u. a. Folgende Informationen sind wichtig: 1. Wo war der Patient bei der Verbrennung? War er in einem geschlossenen Raum? 2. Was genau tat er zu diesem Zeitpunkt? Gab es eine Explosion? 3. Was verursachte die Verbrennung (z. B. thermische, elektrische oder chemische Ursachen), 4. Wie lange war der Patient exponiert? 5. Was genau wurde unternommen, um die Verbrennungsursache auszuschalten? 6. Widerfuhr dem Patienten irgend etwas, was Begleitverletzungen vermuten läßt?

Die weitere Anamnese fragt nach Allergien, Medikation, Herz-, Lungen- und Nierenerkrankungen, Diabetes und anderen organischen oder psychiatrischen Erkrankungen (die Verletzung könnte Hinweis auf eine physikalische Einwirkung oder auf einen Suizidversuch geben). Rauch- und Trinkgewohnheiten sollten ebenfalls festhalten werden.

Eine **vollständige körperliche Untersuchung** zum Nachweis von Lungen-, Herz-, Leber-, neurologischen oder Nierenerkrankungen und zur Feststellung des Ausmaßes und des Schweregrades der Verletzungen ist durchzuführen, und zwar vor der Ausprägung des Vollbildes der Brandverletzungssymptomatik, da dann organische Befunde schwieriger zu differenzieren sind. Eine möglichst genaue Schätzung von Größe und Gewicht des Patienten sollte festgehalten werden, um die KOF zu berechnen. Oft kann die Größe sofort gemessen und das Gewicht vor der Verbrennung von Familienangehörigen angegeben werden. Einzelheiten über die verbrannte KOF und die geschätzte Verbrennungstiefe werden in ein Verbrennungsdiagramm eingetragen. Die betroffene Körperregion wird umrissen und die Verbrennungstiefe durch die Art und Weise der Markierung gekennzeichnet. Bei **Erwachsenen** kann das Ausmaß der Verbrennung (in Prozent KOF) durch den Vergleich des Verbrennungsdiagramms mit der **Neuner-Regel** abgeschätzt werden. Danach umfassen Kopf und Hals 9%, ein Arm und eine Hand einschließlich der Regio deltoidea je 9%, ein Bein und ein Fuß bis zur unteren Glutealfalte je 18%, Vorder- und Rückseite des Rumpfes einschließlich des Gesäßes je 18% und der Dammbereich 1%. Eine etwas genauere Abschätzung der betroffenen KOF bei **Kindern** erlaubt die **Oberflächenkarte nach Lund und Browder** *(s. Abb. 1.)*.

Berechnung des Volumenbedarfes: Ziel ist die Aufrechterhaltung normaler physiologischer Verhältnisse, gemessen an Urinmenge, vitalen Funktionen, mentalem Zustand, Serumelektrolyten und Lungenfunktion. Der Flüssigkeitsbedarf ist von der Ausdehnung der Verbrennung abhängig. Die meisten Formeln enthalten kein Kolloid und sehen 2 bis 4 ml/kg/% KOF während der ersten 24 h vor. Der Bedarf an Kolloiden (Plasma, Albumin etc.) ist eine Ermessensfrage. Die Frage, ob und wann kolloidale Lösungen gegeben werden sollen, ist von der Ausdehnung der Verbrennung, dem Alter des Patienten und von Begleiterkrankungen abhängig. Patienten mit ausgedehnten und schweren Verletzungen, Kleinkinder, ältere Patienten und Patienten mit Herzerkrankungen werden kolloidale Lösungen in den ersten Stunden benötigen, Patienten mit geringen Brandverletzungen dagegen selten. Das genaue Volumen und das Verhältnis von Elektrolyten zu Kolloiden sind von der individuellen Reaktion auf die Flüssigkeitszufuhr abhängig. Patienten, die trotz Verabreichung eines großen Volumens an Elektrolyflüssigkeit keine ausreichende Urinproduktion zeigen, sprechen oft auf Kolloidlösungen an. Berechnete Werte sind selten für die gesamte Dauer der Intensivbehandlung gültig; die Formeln sollten nur als Berechnungshilfe verstanden werden.

Eine allgemeine Formel als Berechnungshilfe für die ersten 24 h ist:
0,5 ml/kg/% KOF Kolloidlösung
1,5 ml/kg/% KOF Ringer-Laktat
100 ml/h Ringer-Laktat zur Erhaltungstherapie
Die Hälfte davon wird in den ersten 8 h, ein Viertel in den folgenden 8 h, und ein Viertel in den letzten 8 h gegeben. Während der ersten 4 h wird nur Ringer-Laktat-Lösung infundiert, die kolloidale Lösung erst während der nächsten 4 h.

Rechenbeispiel: 70 kg schwerer Mann mit Verbrennung von 40% KOF:
$0{,}5 \times 70 \times 40$ = 1400 ml Kolloidlösung (fresh frozen plasma, FFP)
$1{,}5 \times 70 \times 40$ = 4200 ml Ringer-Laktat
2400 ml Ringer-Laktat zur Erhaltungstherapie

Das Gesamtvolumen beträgt damit 8000 ml Flüssigkeit während der ersten 24 h; es sollte nach folgendem Schema gegeben werden:

Stunde 1–4:	1050 ml Ringer-Laktat
	100 ml/h Ringer-Laktat zur Erhaltungstherapie
Stunde 5–8:	700 ml Kolloidlösung
	1050 ml Ringer-Laktat
	100 ml/h Ringer-Laktat zur Erhaltungstherapie
Stunde 9–16:	350 ml Kolloidlösung
	1050 ml Ringer-Laktat
	100 ml/h Ringer-Laktat zur Erhaltungstherapie
Stunde 17–24:	350 ml Kolloidlösung
	1050 ml Ringer-Laktat
	100 ml/h Ringer-Laktat zur Erhaltungstherapie

Zusammengefaßt würde die **Therapieanweisung** folgendermaßen lauten:

Stunde 1–4:	Ringer-Laktat mit 360 ml/h
Stunde 5–8:	FFP mit 180 ml/h
	Ringer-Laktat mit 360 ml/h
Stunde 9–16:	FFP mit 45 ml/h
	Ringer-Laktat mit 220 ml/h
Stunde 17–24:	FFP mit 45 ml/h
	Ringer-Laktat mit 220 ml/h

Überwachung: Es müssen viele Parameter genau überwacht werden, um eventuelle Komplikationen zu verhindern bzw. so früh wie möglich zu erkennen. Das Anlegen eines Flußdiagramms, das alle hier besprochenen Punkte auflistet, ist deshalb nützlich. Ziel der Flüssigkeitssubstitution ist die Aufrechterhaltung eines adäquaten Blutdrucks und einer Urinproduktion > 50–100 ml/h (0,5–1 ml/kg/h) bei Erwachsenen bzw. 1 ml/kg/h bei Kindern, ohne den Kreislauf zu überlasten. Mittels eines Foley-Verweilkatheters sollte die Urinproduktion überwacht werden. Eine nicht ausreichende Therapie ist am Rückgang des Urinvolumens, am Anstieg des Hkt und an einer Schocksymptomatik zu erkennen. Eine Übertherapie (die zu Lungenödem und Stauungen führt) sollte durch Überwachung von Puls, Atmung, Blutdruck und Halsvenenstau bzw. zentralvenösem Druck vermieden werden. Die Lungenbasen sollten häufig auf Rasselgeräusche auskultiert werden.

Patienten mit **vorbestehender kardiovaskulärer und/oder Nierenerkrankung** geben besondere Probleme auf. Flüssigkeit, Elektrolyte und Kolloidlösungen sollten beschränkt werden auf ein Maß, das ausreicht, um die minimal notwendige Urinproduktion noch aufrechtzuerhalten (25 ml/h), und die Patienten müssen bezüglich der Symptome einer Kreislaufüberlastung überwacht werden.

Puls, Blutdruck, Temperatur, EKG und arterielle Blutgaswerte sollten bei schweren Verbrennungen, bei älteren Patienten oder bei Patienten mit vorbestehenden Erkrankungen überwacht werden. Die meisten Pulsarrhythmien sind durch Hypovolämie, Hypoxie, Azidose oder Hyperkaliämie bedingt. Diese Stoffwechselstörungen sollten untersucht und therapiert werden, bevor herzwirksame Pharmaka gegeben werden. Ventrikuläre Tachykardie und Kammerflimmern stellen Ausnahmefälle dar, die sofort behandelt werden sollten, während die zugrundeliegenden Stoffwechselstörungen untersucht werden. Bei Verwendung von 0,5% Silbernitrat als lokales antibakterielles Mittel sollte man sich bewußt sein, daß eine solche Lösung hypoton ist und Na, Cl und auch K aus dem Gewebe in das nasse Verbandsmaterial übertreten. Elektrolytverluste können dann zu **schwerer Hyponatriämie, Hypochlorämie** und **hypochlorämischer Alkalose** führen.

Serum-K sollte unbedingt über 4 mÄq/l gehalten werden. **Hypokaliämie** tritt aus folgenden drei Gründen häufig in der ersten Phase der Akutbehandlung auf: 1. Viele Patienten weisen eine K-Verarmung aufgrund einer vorausgegangenen diuretischen Therapie auf. 2. K ist nicht immer in der ersten, massiven Flüssigkeitssubstitution enthalten. 3. Etwas K geht durch die hypotonen 0,5%-Silbernitrat-Verbände verloren.

Hypalbuminämie beruht auf einer Kombination von Verdünnungseffekten der Substitutionstherapie mit Elektrolytlösungen und einem verstärkten Eiweißverlust in die Ödemflüssigkeit unter dem Brandschorf. Kolloidlösungen müssen während der gesamten Akutmaßnahmen mit den oben beschriebenen Flußraten infundiert werden, um eine Albuminkonzentration von ca. 3 g/dl und eine Gesamt-Eiweißkonzentration von über 5 g/dl aufrechtzuerhalten. Der größte Anteil des Ca im Serum ist reversibel an Albumin gebunden. Hypalbuminämie kann daher zu einer **Hypokalzämie** führen. Der ionisierte Anteil des Serum-Ca ist bei Verbrennungen in der Regel normal, sollte aber in regelmäßigen Abständen kontrolliert werden. Substitution von Ca, Phosphat und Mg sollte täglich erfolgen.

Eine generalisierte schlechte Gewebeperfusion aufgrund der Hypovolämie oder Herzinsuffizienz führt zu einer **metabolischen Azidose.** Bei einem Blut-pH < 7,2 sollte Natriumbicarbonat i.v. gegeben werden *(s. Kap. ERN, 6., Metabolische Azidose).*

Eine regional schlechte Gewebeperfusion kann auf einschnürenden Brandschorf oder Faszien beruhen, die chirurgisch entfernt werden sollten (s. unten, Operative Behandlung).

Myoglobinurie kann von ischämischen Muskelkonstriktionen, Quetschungen oder von tiefen thermischen oder elektrischen Muskelverbrennungen herrühren und sollte initial behandelt werden durch Aufrechterhaltung einer Urinausscheidung von 100 ml/h bei Erwachsenen und 1 ml/kg/h bei Kindern. Initial sollte durch die Gabe von Mannitol 12,5 g i.v. alle 4–8 h oder öfter eine osmotische Diurese durchgeführt werden, bis die Myoglobulinurie verschwunden ist. Bei schwerer Myoglobinurie sollte der Urin, bei regelmäßiger Kontrolle des Serum- und Urin-pH-Wertes, mit 50 mÄq Natriumbikarbonat i.v. alle 4–8 h alkalisiert werden. Anzustreben ist ein Urin-pH-Wert von > 8. **Hämoglobinurie** kann auf einer Verbrennungshämolyse beruhen; sie wird in gleicher Weise wie die Myoglobinurie behandelt. Sowohl Myoglobinurie als auch Hämoglobinurie können zu einer Nekrose der Nierentubuli führen, wenn sie nicht schnell und genau behandelt werden.

Das Hb wird in den ersten 3 Tagen alle 3–4 h bestimmt; die Therapie ist so zu steuern, daß der Hb-Wert zwischen 11 und 16 g/100 ml liegt. Der Hkt-Wert sollte bei > 30% gehalten werden.

Die **Körpertemperatur** sollte genau überwacht werden, da bei Patienten mit ausgedehnten Verbrennungen häufig eine Hypothermie auftritt. Bei einer rektalen Temperatur unter 36°C ist die Infusionsflüssigkeit anzuwärmen. Erwärmung von Patienten mit einer Körpertemperatur unter 33°C kann von schwerwiegenden Arrhythmien begleitet sein. Diese Patienten sollten langsam und unter ständiger Überwachung erwärmt werden *(s. Kap. PHY, 4.).*

Escharotomie: Die Indikation zur Escharotomie wird bei um den Körper herumreichenden drittgradigen Verbrennungen großzügig gestellt. Ist ein vorher tastbarer Puls nicht mehr fühlbar oder ist ein Puls in einer einzelnen Extremität nicht tastbar, dagegen in den übrigen Extremitäten leicht tastbar, so ist die Indikation für eine Escharotomie gegeben. Verdacht auf eine periphere Ischämie besteht, wenn eine einzelne Extremität kühler als die übrigen ist und eine schlechte kapilläre Wiederauffüllzeit aufweist. Mittels Dopplersonographie kann die Diagnose bestätigt werden. Ein gespannter Brandschorf sollte auch bei dopplersonographisch meßbaren Pulsen entlastet werden, wenn starker Verdacht auf eine periphere Ischämie besteht. Beziehen die Hautverletzungen keine tiefer liegenden Gewebe mit ein, erfolgt die Escharotomie nur durch die Dermis, nicht aber durch die Unterhaut oder das Fettgewebe. Die Schnittführung sollte ein gutes Stück unter dem Spannungsgebiet des Brandschorfes liegen, um eine vollständige Entlastung sicherzustellen. Sehr dicke Brandschorfe können zum Teil schmerzempfindlich bleiben und den Entlastungsschnitt schmerzhaft machen. Die Anästhesie kann in diesem Fall mit 1% Lidocain herbeigeführt werden.

Oberflächliche Wundbehandlung: Die verbrannten Hautbezirke werden unter aseptischen Bedingungen mit Wasser gewaschen, nach Abnahme einer Kultur mit einem Mittel zur äußeren Anwendung behandelt und mit sterilen Verbänden abgedeckt. Übliche Mittel zur äußeren Anwendung sind 0,5% Silbernitratlösung, Mafenidazetat und 1% Silbersulfadiazin. Bei Verwendung von Silbernitrat werden die Wunden mit ca. 8 Schichten Baumwollbinden abgedeckt, die alle 2 h mit frischer Silbernitratlösung getränkt werden. Dadurch wird der Verband feucht und die Silbernitratkonzentration auf der Haut bei ca. 0,5% gehalten. Eine niedrigere Konzentration ist vermutlich nicht bakterizid, eine höhere (durch Verdunstung) kann die Haut weiter verätzen. Sowohl Mafenid wie Silbersulfadiazin werden als Creme direkt auf die Wunde aufgebracht; die Wunde sollte anschließend mit ein paar Lagen Baumwollbinden abgedeckt werden. Es ist wichtig, vor der erneuten täglichen Applikation das alte Therapeutikum vollständig zu entfernen. Als Folge der lokalen Anwendung von Silbernitrat können Patienten einen exzessiven Na-Verlust, eine Hypokaliämie, Alkalose oder Methämoglobinurie entwickeln. Lokal aufgetragene Mafenidazetatcreme hemmt die Carboanhydraseaktivität und kann dadurch eine kompensatorische metabolische Azidose, gelegentlich auch eine proximale renale tubuläre Azidose hervorrufen. Sulfadiazin-Silbersalz sollte bei Patienten mit Sulfonamidallergie nur mit Vorsicht verwendet werden; die Substanz ist auch mit hämatologischen Veränderungen assoziiert.

Operative Behandlung: Die Exzision oder chirurgische Entfernung des Brandschorfes führt zu einem sauberen Wundbett, das dann mit Transplantaten abgedeckt werden kann. Ohne Exzisionstherapie springen tiefe Verbrennungen 2. und 3. Grades immer wieder auf und verschorfen, und das Wundbett wird vertieft. Die Exzision wird am besten in den ersten 4 Tagen nach der Verbrennung durchgeführt (frühe Exzision). Dadurch wird nicht mehr lebensfähiges Gewebe entfernt, eine Sepsis unter dem Brandschorf vermieden und ein früher Wundverschluß ermöglicht, der den stationären Klinikaufenthalt verkürzt und das funktionelle Ergebnis der Wundheilung verbessert.

Zunächst muß bestimmt werden, welche Areale dem Anschein nach nach 3 Wochen noch nicht verheilt sein werden und daher eine Exzision erforderlich machen und in welcher Reihenfolge diese Areale exzidiert werden sollten. Tiefergehende Verbrennungen 2. und alle Verbrennungen 3. Grades sollten exzidiert werden. Handelt es sich um eine ausgedehnte Wunde und ist das Leben des Patienten in Gefahr, sollten zunächst die größten betroffenen Wundareale exzidiert werden. Dadurch kann das Ausmaß offener Brandwunden rasch reduziert werden. Die Hautareale, die meist zuerst behandelt werden, sind der Rücken, die Brust und das Abdomen, bei denen das Angehen von Transplantaten auch am aussichtsreichsten ist. In einer einzigen Sitzung sollten nicht mehr als 30% der Körperoberfläche, einschließlich Spendenareale, exzidiert werden. Geht es nicht um das Überleben des Patienten, sondern um kosmetische Belange oder um die Optimierung von Funktionen, dann werden zuerst Exzisionen an Händen oberen Extremitäten, Füßen und unteren Extremitäten und auch in dieser Reihenfolge vorgenommen. Im Gesicht sollte gewebeerhaltend exzidiert und so viel Weichteilgewebe erhalten werden wie möglich.

Das nach der Exzision vorliegende Wundbett muß durch ein Transplantat gedeckt werden. Zur Zeit erhältliche Transplantationsmaterialien sind 1. Autoplastiken, also körpereigene Haut des Patienten, 2. Allotransplantate, lebensfähige Haut, in der Regel eines toten Spenders, und 3. Xenotransplantate, also Schweinehauttransplantate. Autoplastiken können als Flächen(Sheet graft)- oder als Maschentransplantat (Mesh graft) übertragen werden. Ein Flächentransplantat besteht aus einem Hautstück. Maschentransplantate werden verwendet, wenn die Spenderhaut knapp ist, nicht jedoch bei Verbrennungen < 20% der Körperoberfläche: Man erhält sie, indem mittels eines Mesh-Dermatoms das Spenderhautstück mit feinen Schnitten in regelmäßigen Abständen versehen wird. Dadurch kann das Transplantat auseinandergezogen werden und eine größere Fläche abdecken. Verheilte Maschentransplantate erscheinen uneben und gitterförmig, und manche Wunden heilen unter exzessiver hypertrophischer Narbenbildung ab. Autoplastiken sind histokompatibel und werden daher nicht abgestoßen. Bei Verbrennungen > 50% KOF steht allerdings nicht genug Autoplastikmaterial zur Verfügung. Jedoch kann eine Autoplastik von derselben Spenderstelle wiederholt mit 14tägigem Abstand gewonnen werden, was das Angebot an autoplastischem Material erhöht. Allo- wie auch Xenotransplantate stellen eine temporäre Versorgung dar und werden nach 10–14 Tagen abgestoßen. Sie müssen dann durch Autoplastiken ersetzt werden; bei schweren Verbrennungen sind sie aber lebensrettend.

Physiotherapie und Schienung: Lagerung, Bewegungsübungen, Schienen und Druckverbände fördern die Erhaltung der Funktion und das Aussehen der heilenden Brandwunde. Körperregionen mit großer Hautspannung und -beweglichkeit wie Gesicht, Gelenke, Oberschenkel und Thorax sind besonders anfällig für Narben- und Kontrakturenbildung.

Schienungen sollten möglichst früh nach der Klinikaufnahme vorgenommen werden, um Kontrakturen zu verhindern und bestimmte Gelenke in der funktionellen Stellung zu halten. Sie müssen gut angepaßt sein und in den ersten Behandlungsphasen ständig überprüft werden, damit Abschnürungen der betreffenden Extremität verhindert werden, die zur Bildung eines sich ausbreitenden Ödems führen könnten. Wenn die Ödeme später abgeklungen sind, müssen die Schienen zum besseren Sitz öfter umgeformt werden. Bei ausgedehnten Verbrennungen werden die Schienen ständig getragen, bis die Wundfläche mit einem Transplantat gedeckt ist und sich ein substantieller Heilungsprozeß zeigt. Die Gelenke werden ebenso während der Wiederherstellungsphase mit Verbänden und Bandagen in funktioneller Stellung gehalten.

Bei ausgedehnten Verbrennungen muß die Lagerung des ganzen Körpers bedacht werden. Der **Hals** sollte durch Schaumstoffpolster, die dem Schädel angepaßt sind, in Extensionsstellung gelagert werden. Die Arme sollten durch Schienen in den **Schultergelenken** um 30–60° in Abduktionsstellung flektiert werden. Der **Ellbogen** wird in Streckstellung oder leichter Beugung geschient. Das **Handgelenk** wird leicht um 20–30° dorsal flektiert. Die **Metakarpophalangealgelenke** werden in einem Winkel von 90° gebeugt. Die proximalen und distalen **Interphalangealgelenke** werden durchgestreckt, um die Spannung der dorsalen Gelenkhaut und damit die Gefahr einer ischämischen Nekrose zu verringern. Der **Daumen** befindet sich in leichter Appositionsstellung. Die Beine sollten in den **Hüftgelenken** abduziert werden; einer Außenrotation wird durch laterale Schienung der Sprunggelenke vorgebeugt. Das **Sprunggelenk** ist in 90°-Dorsalflexion geschient, um die Achillessehnen zu dehnen.

Die Gelenke werden zur Funktionserhaltung 1–2mal täglich vor der Transplantation im aktiven und passiven Bewegungsbereich geübt. Nach Abklingen der initialen Ödeme werden sowohl das Bewegungstraining als auch die Lagerung erleichtert. Nach der Hauttransplantation wird die Transplantatregion für 5–10 Tage ruhiggestellt, um das Angehen des Transplantates abzuwarten, ehe die postoperative Übungsbehandlung aufgenommen wird.

Ernährung: Bei Patienten mit Verbrennungen von 20% KOF, bei bereits bestehendem schlechtem Ernährungszustand, bei Komplikationen wie Sepsis oder Begleitverletzungen und bei Gewichtsverlust von 10% des prämorbiden Gewichtes ist eine metabolische Stoffwechselunterstützung indiziert. Sie beginnt 1–2 Tage nach der Volumensubstitutionstherapie.

Orale Ernährung ist aufgrund der geringeren Komplikationsrate und der niedrigeren Kosten vorzuziehen, bei Anorexie, Gesichtsverbrennungen oder Dysphagie jedoch schwierig bis unmöglich. Wenn eine orale Ernährung nicht ausreichend ist, die Motilität des Gastrointestinaltraktes und die Resorptionsfähigkeit aber erhalten sind, wird eine **Sonderernährung** zur Ergänzung oder für die gesamte Kalorienzufuhr durchgeführt. Parenterale Ernährung ist bei Patienten mit prolongiertem Magen- oder Dickdarmileus angezeigt, der entweder auf die

Brandwunde, auf die wiederholten Operationen oder auf eine Sepsis zurückzuführen ist. Komplikationen sind bei der parenteralen Ernährung eher zu erwarten als bei der enteralen. Weitere Einzelheiten über eine angemessene Nahrungszufuhr sowie Elementardiät oder chemisch definierte Formuladiäten s. *Kap. ERN, 1.*

Ambulante Behandlung von Verbrennungen

Oberflächliche Verbrennungen ohne Inhalationsverletzungen, die nur einen kleinen Teil der KOF in Mitleidenschaft ziehen, können ambulant behandelt werden. Allgemeine Kriterien dafür sind: 1. Verbrennungen ersten Grades oder oberflächliche Verbrennungen zweiten Grades < 15–20% KOF bei Erwachsenen bzw. < 10% KOF bei Kleinkindern; 2. leichte bis schwere Verbrennungen zweiten Grades < 10% KOF; 3. Verbrennungen dritten Grades < 1% KOF. Der Patient muß stationär aufgenommen werden, wenn abgesehen werden kann, daß eine Wunde nicht innerhalb von 3 Wochen abheilt. Über eine Aufnahme wird entweder bei der ersten Begegnung mit dem Patienten oder bei der Nachuntersuchung ein paar Tage später entschieden. Die Notwendigkeit zur stationären Aufnahme ist wahrscheinlicher, wenn 1. die tieferen Brandwunden im Bereich von Gesicht, Händen, Damm oder Füßen liegen, wenn 2. beim Patienten eine mangelnde Bereitschaft zur Hochlagerung und zum Verbandswechsel angenommen werden muß oder wenn 3. der Patient unter 2 Jahre oder über 70 Jahre alt ist.

Die ambulante Behandlung von Verbrennungen erfordert eine Anamnese, eine körperliche Untersuchung (s. oben, einschließlich Abschätzen und Festhalten von Tiefe und Ausdehnung der Brandwunden in Prozent KOF), eine Wundreinigung und ein Débridement, eine lokale Behandlung, Lagerung und Schienung der betroffenen Wundregion, medikamentöse Versorgung, Erklärung der Anweisungen für die Pflege zu Hause und Festlegung der ambulanten Nachuntersuchungstermine.

Wundreinigung, Entfernung des ätzenden Agens und Wunddébridement: Kleine Verbrennungen sollten, wenn möglich, sofort in kaltes Wasser getaucht werden. Verätzungen sollten mit großen Mengen Wasser ausgespült, Brandwunden mit Seife und Wasser gereinigt werden. Der gesamte Wunddebris ist sorgfältig zu entfernen. Bei tief eingelagertem Schmutz kann die Wunde unter Lokalanästhesie (1–2% Lidocain) mit einer harten Bürste und Seife abgeschrubbt werden.

Die Blasen der Brandwunde sollten randlos entfernt werden, wenn sie bereits aufgeplatzt sind oder wenn sie wahrscheinlich platzen werden. Falls die Tiefe der Brandwunde unklar ist, sollten die Blasen entfernt werden, um die Wundbasis zur Erfassung der Verbrennungstiefe untersuchen zu können.

Oberflächliche Wundbehandlung: Auf die gesäuberte Wunde kann ein Mittel zur äußeren Anwendung aufgetragen werden. In der Regel wird Silbersulfadiazincreme benützt. Eine Cremeschicht wird steril mit einem Spatel appliziert und die Wunde mit Gaze-Rollverbänden versorgt.

Schienung und Lagerung: Wenn die Verbrennung ein Gelenk betrifft oder zumindest zweiten Grades ist, ist eine Schienung erforderlich (s. oben). Bei der Schienung der Hand wird jeder Finger einzeln mit Baumwollgaze-Rollbandagen über Hand und Handgelenk in Form einer 8 verbunden. Die Handfläche sollte ein zusätzliches Polster erhalten, um die Metakarpophalangeal- und Interphalangealgelenke in leichter Flexionsstellung zu fixieren. Handgelenke oder Ellbogen können durch eine Schlinge ruhiggestellt werden. Die unteren Extremitäten werden bei ambulanter Behandlung in der Regel nicht geschient.

Die *wichtigste therapeutische Maßnahme* ist die *Hochlagerung* der Extremitäten, insbesondere bei Verbrennungen der Beine oder Hände. Die Gliedmaßen sollten dabei ständig, mit Ausnahme kurzer Unterbrechungen von höchstens 20 min tagsüber, über Herzniveau gelagert werden.

Bettruhe mit Hochlagerung des betroffenen Körperteils ist bei ambulanten Patienten schwierig zu erreichen, und bei Verletzungen der unteren Extremität wird oft die stationäre Aufnahme notwendig.

Medikamentöse Versorgung: Patienten mit Verbrennungen zweiten oder dritten Grades erhalten in den ersten paar Tagen häufig Penicillin V, 1–2 g/Tag oral, in 4 Dosen aufgeteilt, als Prophylaxe gegen Streptokokken-bedingte Zellulitis. Bei Penicillinallergie kann Erythromycin, 1–2 g/Tag oral, in 4 Dosen aufgeteilt, gegeben werden. Eine aktive Immunisierung gegen Tetanus wird wie oben beschrieben durchgeführt *(s. Kap. PHY, Stationäre Behandlung bei Verbrennungen).* Schmerzstillende Mittel werden je nach Bedarf verordnet.

Anweisungen für die häusliche Pflege: Der Patient sollte folgende Anweisungen erhalten: 1. Wunde sauber- und trockenhalten; 2. verbrannte Extremitäten hochlagern; 3. Verbände 2mal täglich nach Vorschrift wechseln und die Wunde vollständig mit Wasser reinigen, damit alle Rückstände von Lokaltherapeutika entfernt sind, bevor die neue Schicht aufgetragen wird; 4. Antibiotika nach Vorschrift einnehmen; 5. der Patient sollte wissen, wann und wo er zur Nachuntersuchung zu erscheinen hat.

Ambulante Nachuntersuchungen sind notwendig zur 1. Überwachung der Mitarbeit bei der Wundpflege; 2. Wundtoilette; 3. Untersuchung auf Hautinfektionen; 4. genaueren Bestimmung der Verbrennungstiefe; 5. Festlegung der weiteren ambulanten Physio- und Schienungstherapie; und 6. Abklärung der Exzisionstherapie. Die erste Nachuntersuchung erfolgt in der Regel innerhalb 24–48 h nach der Verbrennung bzw. sofort bei Anzeichen einer Sepsis. In der Folgezeit sind ambulante Nachuntersuchungen alle 24–72 h notwendig, abhängig von dem Tiefegrad der Verbrennung und davon, wieweit der Patient zur Wundversorgung in der Lage ist.

3. HITZESCHÄDEN

Hitzschlag und Hitzeerschöpfung

Ein Syndrom, das nach übermäßiger Hitzeexposition auftritt und durch eine inadäquate Reaktion der Hitzeregulationsmechanismen gekennzeichnet ist.

Ätiologie

Langes Verweilen in hoher Umgebungstemperatur kann entweder zu einem exzessiven Flüssigkeitsverlust und hypovolämischem Schock (Hitzeerschöpfung) oder zu einem Versagen der Wärmeabgabemechanismen und zu einer gefährlichen Hyperpyrexie (Hitzschlag) führen. Anhaltende Exposition (mehr als 2–3 Wochen) und exzessives Schwitzen, besonders in Kombination mit Erbrechen und Diarrhö, führen zu Dehydratation, Natrium-, Kalium- und Magnesiumverlust und Hypovolämie. Das Risiko einer Hitzekrankheit wird erhöht durch hohe Luftfeuchtigkeit, die einen verminderten Kühlungseffekt des Schwitzens zur Folge hat, und durch starke körperliche Anstrengung mit vermehrter Wärmeproduktion durch Muskelarbeit. Alter, Übergewicht, chronischer Alkoholismus, Erschöpfungszustände und zahlreiche Medikamente und Drogen (z. B. Anticholinergika, Antihistaminika, Phenothiazin, zahlreiche psychotrope Medikamente, Alkohol und Kokain) erhöhen die Hitzeempfindlichkeit und besonders die Anfälligkeit für Hitzschlag. Obwohl beide Reaktionen auf die gleiche Ursache zurückgehen, sind sie doch grundverschieden *(s. Tab. 1.)*.

Prophylaxe

Der gesunde Menschenverstand ist die beste Art der Vorbeugung; übermäßige körperliche Anstrengungen in sehr heißer Umgebung, nicht ausreichend belüftete Räume oder schwere, isolierende Bekleidung sollten vermieden werden. Der Flüssigkeits- und Elektrolytverlust

Tab. 1. Differentialdiagnose zwischen Hitzschlag und Hitzeerschöpfung

	Hitzschlag	*Hitzeerschöpfung*
Ursache	Nicht ausreichende oder versagende Wärmeabgabe	Exzessiver Flüssigkeitsverlust, der zu hypovolämischem Schock führen kann
Alarmsignale	Kopfschmerzen, Schwäche, plötzl. Verlust des Bewußtseins	Langsam eintretende Schwäche, Übelkeit, Ängstlichkeit, exzessives Schwitzen, Synkope
Symptome	Heiße, rote, trockene Haut; wenig Schweiß; harter rascher Puls; sehr hohe Temperatur	Blasse, graue, feuchtwarme Haut; schwacher, langsamer Puls, niedriger Blutdruck, Ohnmacht
Gegenmaßnahmen	Notfallmäßiges Abkühlen durch Umschläge mit oder Eintauchen in kaltes Wasser oder Eis; sofortige Krankenhauseinweisung	Wie bei einer einfachen Synkope: Kopf nach unten; Ersatz der Salz- und Wasserverluste (normalerweise oral, selten i.v.)

(der oft bei sehr heißer und sehr trockener Luft unbemerkt bleibt) sollte durch eine kontinuierliche orale, leicht salzige (beinahe isotone) Flüssigkeitszufuhr ausgeglichen werden. Manchmal kann körperliche Anstrengung in einer heißen Umgebung nicht vermieden werden. In diesem Falle sollte man keine Mühe scheuen, den Flüssigkeits- und Salzverlust auszugleichen und für eine niedrigere Hauttemperatur durch Verdunstung zu sorgen. Salztabletten können eine Magenverstimmung hervorrufen und sind weniger empfehlenswert als leicht salzige Getränke oder Speisen. Kalium-, Magnesium- und Kalziumverlust sind erst bei anhaltender Hitzeexposition gefährlich (s. o.).

Hitzschlag

(Hyperpyrexie, Hitzefieber, Sonnenstich)

Symptomatik

Dem plötzlichen Eintritt können manchmal Kopfschmerzen, Schwindel und Müdigkeit vorausgehen. Die Schweißabsonderung ist in der Regel, aber nicht immer vermindert; die Haut ist heiß, gerötet und im allgemeinen trocken. Die Pulsfrequenz ist stark beschleunigt und kann 160–180/min erreichen; die Atmung ist gewöhnlich beschleunigt, der RR selten verändert. Desorientiertheit kann der Bewußtlosigkeit oder den Krämpfen kurz vorausgehen. Die Temperatur steigt rapide auf 40–41 °C, und der Patient fühlt sich sehr heiß an. Ein Kreislaufkollaps kann dem Tod vorausgehen; wenn die extreme Hyperpyrexie Stunden anhält, so kann bei überlebenden Patienten ein dauernder Hirnschaden zurückbleiben.

Diagnostik und Prognose

Eine heiße, trockene, gerötete Haut, hohe Körpertemperatur und rascher Puls reichen üblicherweise dazu aus, bei einer Person, die sich in heißer Umgebung befindet, den Hitzschlag von Vergiftungen zu unterscheiden. Auch Medikamente *(s. Ätiologie, oben)*, die das Eintreten des Ereignisses beschleunigt haben könnten, sollten in Erwägung gezogen werden. Der Hitzschlag ist ein **ernstzunehmender Notfall,** und wenn nicht rasch und energisch eingegriffen wird, kann er zu Krämpfen, Tod oder einem irreversiblen Hirnschaden führen. Eine Kerntemperatur von 41 °C deutet eine ernste Prognose an. Wenn die Temperatur ein Grad höher ist, ist der Ausgang meist tödlich. Fortgeschrittenes Alter, Schwäche oder Alkoholismus verschlechtern die Prognose erheblich.

Therapie

Es sollte sofort mit eingreifenden Maßnahmen begonnen werden. Wenn das nächste Krankenhaus weit entfernt ist, sollte der Patient in nasse Bettlaken oder Kleider eingewickelt werden, in einen See oder Fluß getaucht werden oder sogar mit Schnee oder Eis für den Transport gekühlt werden. *Achtung: Die Temperatur sollte alle 10 min gemessen werden, und es sollte dafür gesorgt werden, daß sie nicht unter 38,5 °C absinkt, um eine Umkehrung der Hyperpyrexie in eine Hypothermie zu vermeiden.* Einmal im Krankenhaus angekommen, werden genauere Kontrollen veranlaßt und die Kerntemperatur kontinuierlich registriert, um Untertemperatur zu vermeiden. Stimulierende und sedierende Medikamente einschließlich Opiaten sollten vermieden werden. Diazepam oder Barbiturate können i. v. gegeben werden, wenn Krämpfe auf eine andere Weise nicht unter Kontrolle zu bringen sind. Die Infusionstherapie wird nach einer Analyse der Serumelektrolyte durchgeführt. Bettruhe über mehrere Tage erscheint nach einem schweren Hitzschlag angebracht, und man muß noch für Wochen mit Temperaturschwankungen rechnen.

Hitzeerschöpfung

(Hitzeentkräftung, -kollaps, -synkope)

Symptomatik

Dieser Störung gehen aufgrund des starken Flüssigkeitsverlustes entsprechende Warnsignale voraus. Sie äußern sich in einer zunehmenden Müdigkeit, Schwäche, Ängstlichkeit und Schweißausbrüchen und führen letztendlich zu einem Kreislaufkollaps mit langsamem, fadenförmigem Puls, niedrigem oder nicht mehr meßbarem Blutdruck, kalter, blasser, feuchtwarmer Haut und einer gestörten Hirnfunktion, gefolgt von einer schockartigen Bewußtlosigkeit. Die **Synkope,** eine milde Verlaufsform der Hitzeerschöpfung, zu der es nach längerem Stehen in heißer Umgebung kommen kann, wird durch Blutansammlung in den durch die Hitze dilatierten Blutgefäßen der unteren Extremitäten verursacht. Es besteht gewöhnlich eine *erniedrigte* Temperatur, und das Bild gleicht dem einer einfachen Synkope. Hitzeerschöpfung kündigt sich rechtzeitig durch zunehmende Erschöpfung an.

Diagnostik und Prognose

Im Vergleich zum Hitzschlag ist die Hitzeerschöpfung, die einen vasomotorischen Kollaps verursacht, schwieriger von einem Insulinschock, einer Vergiftung, einer Blutung oder einem traumatischen Schock zu unterscheiden. Ein Hyperventilationssyndrom ist leicht davon abzugrenzen und dürfte die Diagnose nicht erschweren. Gewöhnlich genügt die Anamnese mit der Hitzeexposition, der fehlenden Wasseraufnahme, der Abwesenheit von offensichtlichen anderen Ursachen und das gute Reagieren auf die Therapie, um die Diagnose ausreichend zu sichern. Das Zustandsbild dauert normalerweise nicht lange an, und die Prognose ist gut, sofern kein länger dauerndes Kreislaufversagen vorgelegen hat.

Therapie

Die Hitzeerschöpfung erfordert die Wiederherstellung eines normalen Blutvolumens und die Aufrechterhaltung einer ausreichenden Hirnperfusion. Der Patient sollte flach oder in Kopf-Tieflage gelagert werden. Kleine Mengen von gekühlter, leicht salziger Flüssigkeit sollten oral alle paar Minuten verabreicht werden, um die Normovolämie wiederherzustellen. Die i. v. Gabe von isotoner Kochsalzlösung, von kardiotonen Medikamenten oder Plasmaexpandern (Albumin, Dextran) ist nur selten angezeigt und sollte, wenn notwendig, nur vorsichtig erfolgen, um die Überlastung eines bereits empfindlich gestörten Kreislaufsystems zu vermeiden.

Hitzekrämpfe

Ein Zustand, der durch exzessives Schwitzen bei körperlicher Überlastung und/oder hoher Umgebungstemperatur entsteht, gekennzeichnet durch das Auftreten schwerer Krämpfe der quergestreiften Muskulatur.

Ätiologie

Hitzekrämpfe werden verursacht durch erhebliche Natrium- und gelegentlich auch Kalium- und Magnesiumverluste (s. o.), durch profuses Schitzen bei körperlicher Aktivität in Umgebungstemperaturen, die über 38 °C liegen. Sie treten gewöhnlich bei körperlich arbeitenden Menschen auf (z. B. Maschinenraumpersonal, Hochofenarbeitern und Kumpeln), bei Bergsteigern oder Skifahrern, die zu warm gekleidet sind, und bei Personen, die nicht an ein heißes, trockenes Klima, wo das Schwitzen wegen der raschen Verdunstung kaum bemerkt wird, akklimatisiert sind.

Symptomatik

Der Krampf tritt anfallsartig auf, zuerst an den Extremitäten. Starker Schmerz und Karpopedalspasmen inaktivieren Hände und Füße. Oft fühlen sich die verkrampften Muskelpartien vorübergehend wie harte Knoten an. Wenn die Bauchmuskeln betroffen sind, kann ein akutes Abdomen vorgetäuscht werden. Die Vitalfunktionen sind gewöhnlich nicht gestört. Die Haut kann entweder heiß und trocken oder feucht und kühl sein, je nach der Luftfeuchtigkeit.

Prophylaxe und Therapie

In den meisten Fällen können Muskelkrämpfe verhindert oder auch rasch beseitigt werden durch Verabreichung von Flüssigkeiten oder Speisen, die Natriumchlorid enthalten. Wenn der Patient selbst nichts essen oder trinken kann, ist es manchmal notwendig, isotone Kochsalzlösung i. v. zu infundieren. Natriumchloridtabletten werden oft prophylaktisch gegeben, sie können allerdings zu Magenstörungen führen, eine zu hohe Dosis kann sogar Ödeme hervorrufen. Die Kenntnis der Problematik reicht aber völlig aus, um ihr vorzubeugen.

4. KÄLTESCHÄDEN

(Erfrierung, Frostblase, akzidentelle Hypothermie, Unterkühlung, Schützengrabenfuß, Perniones)

Kälteschädigung mit organischen und funktionellen Störungen der kleinen Blutgefäße, Nerven und Haut; allgemeine Senkung der Körpertemperatur.

Ätiologie

Längere Einwirkung feuchter Kälte (Temperaturen um den Gefrierpunkt) führt zu Erfrierungen und Schützengrabenfuß. Trockene Kälte (Temperatur deutlich unter dem Gefrierpunkt) führt zu Frostblasen und akzidenteller Hypothermie. Die Ableitung der Körperwärme erfolgt durch direkten Umgebungskontakt (feuchte Kleidung, Kontakt mit Metallen), durch Konvektion (Wind) und durch Abstrahlung. Die Anfälligkeit gegenüber Kälteschäden wird verstärkt durch Dehydratation, Drogen- oder Alkoholexzeß, Benommenheit, Erschöpfung, Hunger, Anämie, herabgesetzte Kreislauffunktion bei Herzkreislauferkrankungen, Vasokonstriktion oder Polyzythämie. Sehr junge bzw. sehr alte Personen sind besonders gefährdet.

Hypothermie liegt vor, wenn der Körper die normale Temperatur nicht aufrechterhalten kann. Wärmeverlust durch Wind, nasse oder ungenügende Bekleidung, Drogenmißbrauch oder Debilität können zu einer gefährlichen Hypothermie führen, selbst wenn die Umgebungstemperatur nicht unter 10–15 °C (50–60 °F) liegt. Sobald das Zittern aufhört, ist der Körper nicht mehr in der Lage, sich selbst zu erwärmen – die Kerntemperatur fällt *(s. a. Kap. SPS, 1., Akzidentelle Hypothermie).*

Pathophysiologie

Eiskristalle können sich in oder zwischen den Zellen bilden, die Natriumpumpe beeinträchtigen und damit zum Aufbrechen der Zellwände führen; rote Blutkörperchen verklumpen miteinander, und Mikroembolien der Thrombozyten führen zu Thrombosen. Neurovaskuläre Impulse können zu Shunts führen, wobei die erfrorene Region im Interesse des Überlebens geopfert wird. Die angeführten Pathomechanismen können jeder für sich allein oder zusammen leichte bis schwerste Frostschäden hervorrufen. Erfrierungen durch **trockene Kälte** sind in der Regel oberflächlich: Die harte, schwarze Schale der trockenen Gangrän liegt oft nur wenige mm dick über gesundem Gewebe. Nasse Gangrän wird häufig durch Infektion erschwert und neigt zum Fortschreiten in die Tiefe. Ein Schützengrabenfuß führt eher zu physiologischen Störungen wie Ödemen, fleckiger Zyanose, vermehrten Schweißabsonderung und Parästhesien als zu einem Gewebsuntergang. Die Pathophysiologie der Langzeitsymptomatik nach Kälteschäden (Frostbeulen) ist unbekannt.

Diagnostik

Erfrierungen zeigen sich als harte, weiße, kalte Gebiete im Gesicht, an den Ohren oder Extremitäten. Die Haut schält sich, oder es entstehen Blasen (wie beim Sonnenbrand) innerhalb von 24–72 h, und gelegentlich entsteht eine Überempfindlichkeit gegenüber einer Kälteexposition. Beim **Schützengrabenfuß** sind die Extremitäten blaß, ödematös, taub und feuchtkalt. Gewebemazerationen und Infektionen treten wahrscheinlich auf. Vermehrtes Schwitzen, Schmerzen und eine Überempfindlichkeit gegenüber Temperaturschwankungen können aufgrund autonomer Prozesse noch jahrelang fortbestehen. Bei der **Frostgangrän** ist das betroffene Gebiet kalt, hart, weiß und unempfindlich; beim Wiederaufwärmen wird es rotgefleckt, schwillt an und ist sehr schmerzhaft. In Abhängigkeit vom Ausmaß der Schädigung kann das Gangrängebiet ad integrum ausheilen oder eine weiche nasse Gangrän oder die schwarze Schale der trockenen Gangrän ausbilden. Bei der Unterkühlung kann die sinkende Kerntemperatur zur Lethargie, zu Schwerfälligkeit, geistiger Verwirrung, Reizbarkeit, Halluzinationen, verlangsamter oder stillstehender Atmung und langsamer werdendem arrhythmischem Herzschlag und schließlich Herzstillstand führen. Der Tod des Opfers sollte erst dann festgestellt werden, wenn dieses „warm und tot" ist. Eine Wiederherstellung der Gesundheit wurde noch bei einer Kerntemperatur von 26 °C (79 °F) berichtet. Eine rektale Temperatur unter 34 °C erleichtert die Unterscheidung der Hypothermie von möglicherweise gleichzeitig bestehender Herzerkrankung, diabetischem Koma, Hyperinsulinämie, zerebrovaskulärer Angiopathie oder Drogenmißbrauch. Die üblicherweise in der Klinik verwendeten Thermometer geben die Körperkerntemperatur bei Hypothermie nicht genau an; spezielle Thermometer für niedrige Temperaturen sind erhältlich bei Beeton Dickinson, Stanley Street, Rutherford, N.J. 07070 (201-460 2000).

Prophylaxe

Vorsorgemaßnahmen, obwohl sie eigentlich auf der Hand liegen, werden oft mißachtet. Eine mehrschichtige, warme Kleidung und Schutz gegen Nässe und Wind sind wichtig, auch wenn das Wetter scheinbar keinen Kälteschaden befürchten läßt. Handschuhe und Socken sollten möglichst trocken gehalten werden; imprägnierte Schuhe, die die Blutzirkulation nicht behindern, sind bei sehr kaltem Wetter wesentlich. Eine warme Kopfbedeckung ist besonders wichtig, daß 30% des Wärmeverlustes über die Kopfhaut erfolgen. Es sollte genügend Flüssigkeit und Nahrung zugeführt werden, um die metabolische Wärmeproduktion aufrechtzuerhalten. Auf der Hut sein und kalte, erstarrte Körperteile zu wärmen kann einem Schaden vorbeugen. Wenn der Körper abkühlt, können Zittern, körperliche Anstrengung, warme Kleidung und heiße Getränke eine Hypothermie verhindern.

Therapie

Erfrierungen werden durch Erwärmung mit einer nicht betroffenen Hand oder einem warmen Gegenstand behandelt. Erfrorene Gliedmaßen sollten rasch in warmem Wasser erwärmt werden, das so heiß sein sollte, daß es für die Hand des Helfers gerade noch auszuhalten ist und das gefühllose Gewebe nicht verbrüht wird. Wenn das Opfer bis zur nächsten Hilfestelle noch eine Gehstrecke zurücklegen muß, muß eine schwierige Entscheidung getroffen werden: Aufgetautes Gewebe kann durch jede Art von traumatischer Einwirkung weiter geschädigt werden; doch je länger ein Körperteil gefroren bleibt, desto größer ist letztendlich der Schaden. Da wäre es schon weiser, den Fuß aufzutauen und vorsichtig damit zu gehen. Kommt es nach dem Auftauen zu erneuten Erfrierungen, verschlimmert das das Problem. Es sollte auch darauf geachtet werden, daß der ganze Körper wieder erwärmt wird. Durch warme Getränke, warme trockene Kleidung und die Körperwärme des Begleiters kann den unterkühlten Extremitäten Wärme zugeführt werden. Wird die Entscheidung getroffen, das Gewebe nicht aufzutauen, dann sollte der erfrorene Körperteil wenn irgend möglich sorgfältig gereinigt und getrocknet und locker mit sterilen Kompressen verbunden werden. Eine Behandlung mit einem Breitbandantibiotikum sollte begonnen werden.

Bei der Erstversorgung im Krankenhaus sollten die erfrorenen Extremitäten in größeren Wassergefäßen bei einer Temperatur von 38–43 °C (100–110 °F) erwärmt werden und gleichzeitig eine Gesamtuntersuchung durchgeführt werden. Zahlreiche Maßnahmen wurden bereits angewandt, um die Mikrozirkulation wiederherzustellen, Mikroembolisationen zu verringern und den Zellschaden gering zu halten. Am effektivsten scheinen die Verabreichung von Antibiotika und Tetanustoxoid (zur Kontrolle und Vorbeugung einer Infektion), Ibuprofen (zur Verhinderung der Plättchenaggregation), Hydratation, Wiederherstellung eines normalen Elektrolytspiegels und frühe Physiotherapie zu sein. Reserpin (0,5 mg) kann in die A. brachialis oder femoralis der betroffenen Extremität gegeben werden, um die Gefäße zu dilatieren und eine Blutstase zu vermindern. Grubenottergift wird von europäischen Ärzten bevorzugt. Nach der Erwärmung sollten die Extremitäten trocken, unter Luftzutritt und so steril wie möglich gehalten werden. Phenoxybenzamin, 10 mg/Tag oral, wobei die Dosis um 10 mg/Tag in 4–6tägigen Abständen erhöht wird, kann den Gewebeverlust einschränken. Sauerstoff ist nur in der Höhe wirksam. Chemische oder operative Sympathektomie ist selten notwendig. Besondere Aufmerksamkeit erfordern die Ernährung und die moralische Unterstützung. Chirurgische Maßnahmen sollten möglichst lange hinausgezögert werden, da die berüchtigte schwarze Schale oft unter Zurücklassung lebensfähigen Gewebes abgeht. „Im Januar erforen, im Juli operiert" bleibt ein gültiges Sprichwort. Whirlpool-Bäder mit anschließendem sanftem Abtrocknen, Ruhe und Zeit sind die beste Langzeitbehandlung. Für die Spätsymptome, die nach einem Schützengrabenfuß oder einer Frostgangrän auftreten, ist keine Therapie bekannt.

Bei der **Hypothermie** hört das Zittern auf, die Lethargie und andere Symptome verstärken sich; ein ernstzunehmender Notfall droht. Oft wird das Opfer in einiger Entfernung zu einer schützenden Unterkunft bewußtlos aufgefunden. Vor Ort muß ein weiterer Wärmeverlust verhindert und eine schnelle Untersuchung durchgeführt werden. Ist der Patient bei Bewußtsein, wird, während die Bergung in die Wege geleitet wird, die Erwärmung durch alle erreichbaren Mittel fortgesetzt. Ist er bewußtlos, gibt es viele Faktoren zu bedenken; die Frage, ob die Erwärmung der Krankenhauseinlieferung vorangehen oder folgen soll, wird unterschiedlich beantwortet. Bei – wenn auch schwachem – meßbarem Puls ist der Transport vorzuziehen, wobei ein weiterer Wärmeverlust verhindert werden muß und unbedingt darauf zu achten ist, daß unangenehme oder plötzliche Bewegungen, die ventrikuläre Arrhythmien auslösen könnten, zu denen ein unterkühltes Herz neigt, vermieden werden. Bei meßbarem Puls hat die kardiopulmonale Wiederbelebung Vorrang, wobei es schwierig sein kann, einen Sinusrhythmus wiederherzustellen. Ventrikuläre Tachykardie oder Kammerflimmern können auftreten. Einige Autoritäten vertreten die Auffassung, daß eine Kontrolle über den Flüssigkeits- und Säure-Basen-Haushalt sowie über die Sauerstoffversorgung vor der Wiederbelebung erlangt werden sollte, da dies rasch durchgeführt werden kann.

Bewußtlose unterkühlte Opfer können nicht genug Eigenwärme entwickeln, um sich selbst zu erwärmen, und müssen deshalb von außen aufgewärmt werden. Im Krankenhaus muß für die Bestimmung von Hämatokrit und Elektrolyten sofort Blut abgenommen werden. Die schnelle Erwärmung in einem Wannenbad mit einer kontinuierlichen Wassertemperatur von 45–48 °C wird bevorzugt. Einatmung von warmer, feuchter Luft oder Sauerstoff, Heizkissen oder -decken sollten angewendet werden, solange das Bad vorbereitet wird. In hoffnungslosen Fällen kann die Peritonealdialyse mit einem großen Volumen warmer Kochsalzlösung lebensrettend sein. Bei der Erwärmung muß mit einer Azidose gerechnet werden; pH, K- und Na-Werte sollten alle 2 h kontrolliert werden, bis der Patient wieder zu Bewußtsein gekommen ist und die rektale Temperatur mindestens 35 °C (95 °F) beträgt. Das EKG sollte überwacht werden, um Arrhythmien festzustellen.

5. STRAHLENREAKTIONEN UND STRAHLENSCHÄDIGUNGEN

Schädliche Einwirkungen auf das Körpergewebe – akut, verzögert oder chronisch – durch ionisierende Strahlung.

Ätiologie

Früher waren die Quellen der für Menschen schädlichen Strahlung vorwiegend auf hochenergetische Röntgenstrahlung für Diagnostik und Therapie und auf Radium und natürlich vorkommendes radioaktives Material (z.B. Radon) beschränkt. Heute umfaßt die Liste Atomreaktoren, Zyklotrone, Linearbeschleuniger, Synchrotrone mit variabler Beschleunigung, Kobalt- und Cäsiumbomben zur Krebstherapie. Zusätzlich werden zahlreiche radioaktive Substanzen zur Verwendung in Medizin und Industrie erzeugt.

Unglücksfälle, die dazu geführt haben, daß größere Mengen radioaktiver Strahlung aus Reaktoren ausgetreten sind, sind schon mehrfach vorgekommen. Der in den amerikanischen Medien am meist berichtete Unfall ereignete sich im Kernkraftwerk von Three Mile Island in Pennsylvania am 28. 3. 1979. In der jüngeren Vergangenheit, am 26. 4. 1986, ereignete sich ein größerer Unfall im Kernkraftwerk von Tschernobyl in der Ukraine mit mehr als 20 Todesopfern und zahlreichen Strahlenverletzten. An den Folgen der dabei ausgetretenen radioaktiven Strahlung starben mehrere Menschen, eine große Zahl Verletzter war zu beklagen. Darüber hinaus wurden im größten Teil Osteuropas und in Teilen Westeuropas, Asiens und den USA signifikant erhöhte radioaktive Strahlenwerte gemessen. Dieses Ereignis könnte aufgrund der unterschiedlichen Bauweise russischer Reaktoren und dem Fehlen eines Schutzbehälters eine Ausnahme gewesen sein.

In den ersten 40 Jahren der Anwendung der Kernenergie bis 1985 (also ohne Tschernobyl) kam es bei Unfällen zu 35 ernsthaften Fällen von Strahlenbelastung (Ganzkörperbestrahlung ≥ *1 Sievert [Sv]*) mit 10 Todesfällen; keiner davon geschah in einem Kernkraftwerk. Der Three-Mile-Island-Unfall führte zu keinem größeren Austritt von Radioaktivität. Schätzungen der Strahlenbelastung reichten von 0,73 mSv im Umkreis von 0–1 Meile vom Kernkraftwerk bis zu 0–2 mSv bei einer Entfernung von 10–20 Meilen. Die Strahlenbelastung der Bevölkerung in der unmittelbaren Umgebung von Tschernobyl war wesentlich höher. *Tab. 2.* gibt eine Übersicht über die Strahlenwerte.

Kernkraftreaktoren in den USA müssen strengen Sicherheitsvorschriften entsprechen, die die Abgabe von Radioaktivität auf extrem niedrige Werte begrenzt. Obwohl atmosphärische Kernwaffentests die Radioaktivität auf der Erde und in der Atmosphäre vermehrt haben, scheint sie sich auf dem gegenwärtigen Niveau eingependelt zu haben. Ionisierende Strahlen – sei es in Form von Röntgenstrahlen, Neutronen, Protonen, Alpha-, Beta- oder Gamma-Strahlen – führen entweder direkt oder durch sekundäre Reaktionen zu biochemischen Störungen; diese

Tab. 2. Jährliche Ganzkörper-Strahlendosisäquivalentraten in den USA

Quelle	*Durchschnittliche Dosis 1 mSv/Jahr*	*Anteil an der Gesamtstrahlung (%)*
Natürliche Untergrundstrahlung (kosmische, terrestrische, inkorporierte Strahlung)	0,82	44,6
Medizinische Bestrahlung		
Röntgenbestrahlung	0,77	41,8
Radiopharmazeutika	0,14	7,6
Fallout (Kernwaffentests)	0,04–0,05	2,4
Nuklearindustrie	< 0,01	< 0,5
Forschung	<< 0,01	<< 0,5
Konsumartikel	0,03–0,04	1,9
Luftverkehr		
Flugreisen	0,005	0,3
Transport von Radiopharmazeutika	0,0001	0,005
Summe	184	100%

Aus „The Effects on Population to Low Levels of Ionizing Radiation", 1980, mit Erlaubnis der National Academy Press, Washington.

wiederum bringen histologisch nachweisbare Veränderungen und klinische Symptome mit sich, die je nach Strahlendosis und der seit der Exposition verstrichenen Zeit variieren. Die biologische Wirkung einer bestimmten Strahlendosis ist ebenso von der verabreichten Rate abhängig. Eine einzelne hohe Dosis kann tödlich sein, während die gleiche Dosis, über einen Zeitraum von Wochen oder Jahren verabreicht, ohne nennenwerte meßbare akute Wirkungen toleriert werden kann. Die Beziehungen zwischen dem Ausmaß des verursachten Schadens und dem Heilungsprozeß oder Tod einer Zelle sind ziemlich komplex. Zusätzlich zu den Früherscheinungen einer hohen Dosis (klinisch innerhalb von Tagen zu beobachten) können Veränderungen der DNS von rasch proliferierenden Zellen erst viele Jahre später als Krankheitsprozeß oder als genetischer Defekt bei den Nachkommen manifest werden. In den Massenmedien wird die radioaktive Strahlung gewöhnlich in schwache und starke Strahlung eingeteilt, wobei Strahlendosen im Bereich von 0,2–0,3 Gray (Gy) oft einer schwachen Strahlung zugeordnet werden. Medizinische Dosen liegen in der Regel < 0,05 Gy und häufig sogar < 0,01 Gy.

Die **Gesamtstrahlendosis und die Dosierung** bestimmen die Auswirkungen auf Körper und genetisches Material. Die derzeit üblichen Maßeinheiten sind das Röntgen, das Gray und das Sievert. Das **Röntgen (R)** ist ein Maß für die Menge der Röntgen- oder ionisierenden γ-Strahlung in der Luft. Das **Gray (Gy)** ist die Menge der von einem Gewebe absorbierten Energie nach Strahlenexposition und ist auf alle Strahlungsarten anwendbar. Röntgen (R) und Centigray (cGy) sind fast gleichwertig. Das **Sievert (Sv)** ist Ausdruck der Beobachtung, daß bestimmte Strahlungsarten, wie z. B. Neutronen, pro Äquivalenzdosis absorbierter Energie stärkere biologische Effekte haben. So entspricht 1 Sv einem Gy mal einer Konstanten, dem „Qualitätsfaktor". Bei Röntgen- und γ-Strahlen entspricht das Sv dem Gy. Gy und Sv ersetzten in der wissenschaftlichen Nomenklatur das rad und das rem. Gemäß den SI entspricht das Gray (Gy) 100 rad und das Sievert (Sv) 100 rem *(s. Tab. 3.)*.

Die **Dosisleistung** ist die Strahlendosis pro Zeiteinheit. Die Wahrscheinlichkeit, meßbare Effekte zu finden, nimmt von der sehr niedrigen Dosisleistung der unvermeidlichen natürlichen Strahlung (ungefähr 1–2 mGy/Jahr), bei der keinerlei Effekte nachgewiesen werden

Tab. 3. Umrechnungstabelle für Strahleneinheiten

SI	*konventionelle Einheit*
1 gray (Gy)	100 rad
10 milligray (mGy)	1 rad
1 milligray	100 millirad (mrad)
1 centigray (cGy)	1 rad
1 microgray (μGy)	0,1 millirad
1 sievert (Sv)	100 rem
1 centisievert (cSv)	1 rem
10 millisievert (mSv)	1 rem
1 millisievert	100 millirem (mrem)
1 microsievert (μSv)	0,1 millirem

können, mit steigender Dosisleistung und/oder Gesamtkörperdosis zu. Ein sichtbarer Effekt ist ziemlich sicher nach einer Einzeldosis von mehreren Gy nachweisbar, kann aber eine höhere Dosis benötigen, wenn nur eine niedrige Dosisleistung oder die Dosis intermittierend gegeben wird. Hohe Dosen sind aufgrund ihrer sofortigen körperlichen Auswirkung von Belang, während niedrige Dosen mehr im Zusammenhang mit einer verzögerten somatischen und einer langzeitgenetischen Wirkung von Interesse sind. Die Auswirkungen der Bestrahlung auf das Individuum sind kumulativ.

Ein wichtiger Punkt ist auch die exponierte **Körperfläche.** Der ganze Körper kann bis 2 Gy ohne Lebensbedrohung absorbieren. Nähert sich die Dosis 4,5 Gy, so liegt die Todesrate bei ungefähr 50% (LD 50), und eine Gesamtkörperdosis von > 6 Gy innerhalb eines kurzen Zeitraumes ist fast mit Sicherheit tödlich. Im Gegensatz dazu können zig Gy, über einen längeren Zeitraum verabreicht (wie z. B. in der Krebstherapie), ohne weiteres vom Körper toleriert werden, wenn nur kleine Gewebsvolumina bestrahlt werden. Durch eine geeignete Abschirmung von Geweben wie Eingeweiden und Knochenmark kann eine Person eine sonst als tödlich geltende Ganzkörperexposition überleben. Nach den jüngsten Erfolgen bei Knochenmarktransplantationen konnten die Überlebensaussichten nach höherer Strahlenbelastung verbessert werden.

Pathophysiologie

Die Strahlenempfindlichkeit der Gewebe ist verschieden. Im allgemeinen nimmt sie in folgender Reihenfolge ab: 1. lymphatische Zellen; 2. Gonaden; 3. proliferierende Knochenmarkszellen; 4. Darmepithelien; 5. Epidermis; 6. Leberzellen; 7. Lungenalveolen und Gallenepithelien; 8. Nierenepithel; 9. Endothelien (Pleura und Peritoneum); 10. Nervenzellen; 11. Knochenzellen; 12. Muskel- und Bindegewebe.

Es gilt die Regel: Je rascher die Zellregeneration eines Gewebes ist, um so größer ist auch die Strahlenempfindlichkeit. Bei ausreichend hoher Strahlendosis ist Nekrose jeder Zelle unvermeidlich. Hohe, aber nicht tödliche Strahlendosen verursachen Störungen in der Zellproliferation: Die Mitoserate nimmt ab, die DNS-Syntheserate ist verlangsamt, oder die Zellen werden polypoid.

Diese und weitere noch nicht genau bestimmte Strahlenwirkungen zeigen sich mit hoher Wahrscheinlichkeit bei den unter Punkt 1–4 aufgeführten Geweben nach einer ausreichenden Gewebsdosis.

Eine verminderte Neuproduktion von Zellen in Geweben, die sich normalerweise ständig erneuern (z. B. Schleimhaut, Blut, Keimdrüsen), führt dosisabhängig zu einer fortschreitenden Hypoplasie, Atrophie und schließlich Fibrose. Manche nicht ganz vernichtete Zellen, deren Mitosefähigkeit erhalten blieb, können in der Form geschädigt sein, daß sie noch ein bis zwei Teilungsgenerationen weiterleben und dabei abnorme Abkömmlinge, wie Riesenmetamyelozyten und übersegmentierte Neutrophile, bilden, bevor sie ganz zugrunde gehen.

Die meisten unserer Schätzungen der Auswirkungen sehr niedriger Strahlenbelastung (< 100 mGy) beruhen auf der Extrapolation von Untersuchungen mit höheren Strahlendosen. Einige Forscher vertreten die Ansicht, daß es einen Schwelleneffekt gibt; sie führen Experimente an, bei denen Tiere einer minimal erhöhten Strahlenbelastung ausgesetzt wurden; diese Tiere zeigten im Vergleich zu Tieren, die nur der Umweltstrahlung ausgesetzt waren, eine **verlängerte** Überlebenszeit. Abgesehen davon gibt es sehr wenige objektive Daten, die somatische und genetische Wirkungen einer Strahlenbelastung < 100 mGy belegen.

Symptomatik

Die Zerstörung von Zellerneuerungssystemen und eine direkte Schädigung anderer Gewebe erzeugen folgende klar definierte Syndrome:

1. Die akuten Strahlensyndrome: Diese Syndrome werden je nach Strahlendosis, betroffener Körperregion, Dosisrate und der nach der Exposition verstrichenen Zeit in zerebrale, gastrointestinale und hämatopoetische unterteilt.

Das **zerebrale Strahlensyndrom** wird durch extrem hohe Strahlendosen (> 30 Gy) hervorgerufen, verläuft immer tödlich und zeigt 3 Phasen: Ein Prodromalstadium mit Nausea und Erbrechen, gefolgt von Teilnahmslosigkeit und Benommenheit, die von Apathie bis zu hochgradiger Entkräftung reicht (wahrscheinlich auf nichtbakterielle Entzündungsherde im Gehirn bzw. toxische Folgeprodukte der Bestrahlung zurückzuführen), und schließlich ein generalisiertes Stadium, charakterisiert durch Tremor, Krämpfe, Ataxie und Tod innerhalb weniger Stunden.

Das **gastrointestinale Strahlensyndrom** (≥ 4 Gy) tritt bei geringerer, aber noch hoher Strahlendosis auf. Es ist gekennzeichnet durch unbeeinflußbare Übelkeit, unstillbares Erbrechen und therapieresistente Diarrhö. Diese führen zu schwerer Dehydratation, Verminderung des Plasmavolumens, Kreislaufkollaps und Tod. Das Syndrom resultiert aus der anfänglichen, durch die Gewebsnekrosen bedingten Toxämie und wird durch die fortschreitende Atrophie der Schleimhaut im Magen-Darm-Trakt unterhalten. Zuletzt sind die Darmzotten entblößt, und Plasma geht in großen Mengen in den Darm verloren. Eine Regeneration der intestinalen Epithelzellen auch nach hohen Strahlungsdosen ist möglich; massiver Einsatz von Plasma während der ersten 4–6 Tage hält den Patienten bis dahin am Leben. Es handelt sich jedoch nur um einen zeitweiligen Aufschub, denn in der 2. oder 3. Wo. folgt der Zusammenbruch der Hämatopoese.

Das **hämatopoetische Strahlensyndrom** (2–10 Gy), das mit Appetitlosigkeit, Apathie, Nausea und Erbrechen einhergeht, kann seinen Höhepunkt innerhalb 6–12 h erreichen. Die Symptome bilden sich innerhalb von 24–36 Stunden nach der Exposition vollständig zurück. Während dieser Zeit relativen Wohlbefindens beginnt die Atrophie von Lymphknoten, Milz und des Knochenmarks, die zur Panzytopenie führt. Diese Atrophie ist wiederum das Ergebnis zweier verschiedener Prozesse: der direkten Vernichtung strahlenempfindlicher Zellen und der Hemmung der Zellneubildung. Im peripheren Blut setzt die Lymphopenie sofort ein, sie erreicht nach 24–36 h ihren Höhepunkt. Die Neutropenie entwickelt sich langsamer. Die Thrombozytopenie kann innerhalb 3–4 Wo. deutlich werden.

Die **erhöhte Infektionsanfälligkeit** (für saprophytische und andere pathogene Organismen) ist die Folge 1. eines dosisabhängigen Abfalls der zirkulierenden Granulozyten und Lymphozyten; 2. einer dosisabhängigen Behinderung der Antikörperbildung; 3. einer Störung der Granulozyten und der Phagozytose; 4. einer herabgesetzten Fähigkeit des RES, phagozytierte Bakterien zu vernichten; 5. des verminderten Widerstandes gegen die Erregerausbreitung im subkutanen Gewebe und 6. hämorrhagischer Bezirke in Haut und Darm (hauptsächlich aufgrund der Thrombozytopenie), die das Eindringen und das Wachstum von Bakterien begünstigen. Die Anfälligkeit besteht sowohl gegen Infektionen mit saprophytären als auch mit pathogenen Keimen. Hauptsächlich wegen der Thrombozytopenie kommt es zu Blutungen. Bei Strahlendosen > 6 Gy wirken die hämatopoetischen oder gastrointestinalen Symptome tödlich. Bei Dosen < 6 Gy verhält sich die Überlebenswahrscheinlichkeit umgekehrt proportional zur Gesamtdosis.

2. Der akute „Strahlenkater" nach therapeutischer Bestrahlung (besonders bei Abdomens) ist gekennzeichnet durch Übelkeit, Erbrechen, Durchfall, Appetitlosigkeit, Kopfschmerzen, Krankheitsgefühl und Tachykardie verschiedenen Grades. Diese Beschwerden verschwinden innerhalb von wenigen Stunden; die Ursache ist nicht bekannt.

3. Späte Strahlensyndrome treten in Form von Intermediärsymptomen oder Spätschäden auf. a) *Intermediärsymptome:* Eine längere oder wiederholte Strahlenexposition in niedrigen Dosen im Zusammenhang mit innerlich deponierten oder äußeren Quellen kann Amenorrhoe, Absinken der Fruchtbarkeit beider Geschlechter, verminderte Libido bei der Frau, Anämie, Leukopenie, Thrombozytopenie und Katarakt hervorrufen. Stärkere oder mehr lokalisierte Bestrahlung verursacht Haarausfall, Hautatrophie und -ulzeration, Keratose und Teleangiektasien und kann schließlich in einem Plattenepithelkarzinom enden. Bei Radiumvergiftungen können Osteosarkome im Anschluß an eine Ingestion von Radioaktivität noch nach Jahren auftreten.

Als Folge intensiver Strahlentherapie können sich schwere Schäden am bestrahlten Organ entwickeln. Die Nierenfunktion ändert sich, wobei es zu einer Verminderung des Glomerulusfiltrates und der tubulären Funktion kommt. Eine klinische Manifestation kann nach extrem hohen Dosen akut eintreten (nach einer Latenzzeit von 6 Mo. bis zu 1 Jahr) und umfaßt eine Proteinurie, eine Niereninsuffizienz oder verschiedene Grade von Anämie und Hypertonie. Wenn die kumulative renale Dosis in weniger als 5 Wo. 20 Gy überschreitet, kommt es in 37% der Fälle zu einer Strahlenfibrose mit oligurischem Nierenversagen. Innerhalb eines längeren Zeitraumes entwickelt der Rest unterschiedlichste Veränderungen an der Niere. Große, in der Muskulatur akkumulierte Dosen resultieren u.U. in schmerzhafter Myopathie mit späterer Atrophie und Verkalkung. Selten folgt auf diese Veränderungen eine neoplastische Umwandlung meist in Form eines Myosarkoms. Nach Bestrahlung von Lungenmetastasen kann eine schwere Lungenfibrose nach vorhergehender Pneumonitis auftreten, die nach über 30 Gy letal enden kann, wenn die Bestrahlung nicht auf einen genügend großen Zeitraum aufgeteilt wird. Nach intensiver mediastinaler Strahlentherapie kann es zu einer strahleninduzierten Peri- und Myokarditis kommen. Myelopathien von katastrophalem Ausmaß können auftreten, wenn ein Segment des Rückenmarks mehr als 50 Gy ausgesetzt wurde. Nach zu rigoroser Bestrahlung abdomineller Lymphknoten, von Hodenseminomen, Lymphomen oder ovariellen Karzinomen kann es zu chronischer Ulzeration, Fibrose und Perforation des Darmes kommen. Hauterytheme und Hautulzerationen wurden ziemlich häufig während der Ära der Orthovolt-Röntgenstrahlentherapie beobachtet, während die heute verwendeten Kobalt-60-Bomben oder Beschleuniger so hochenergetische Photonen aussenden, daß die Strahlung tief in das Gewebe eindringt und Hautkomplikationen praktisch nicht mehr vorkommen.

b) *Somatische und genetische Spätschäden:* Ionisierende Strahlung ändert das „Informationssystem" proliferierender Körper- und Keimzellen. Bei Körperzellen kann sich dies schließlich in organischen Erkrankungen manifestieren, so z.B. Krebs (Schilddrüse, Haut und Knochen, Leukämie), Katarakten, degenerativen Erkrankungen oder unspezifisch in einer Verkürzung des Lebens, wie aufgrund von Tiermodellen zu vermuten ist. Leukämien infolge starker Bestrahlung wurden bei Menschen beobachtet. Es wird behauptet, ist aber nicht bewiesen, daß es keine Schwellendosis für Leukämien gebe und daß die Häufigkeit mit der Strahlendosis zunehme. Schilddrüsenkarzinome wurden 20–30 Jahre nach einer Röntgenstrahlentherapie wegen Rachen- oder Gaumenmandelhypertrophien beobachtet, und heute ist eine Röntgenstrahlentherapie bei nichtmalignen Erkrankungen mit Ausnahme von sehr ungewöhnlichen Situationen nicht mehr angebracht. Wie dem auch sei, mehrere breit angelegte Studien konnten keine Zunahme der Schilddrüsenkarzinom-Inzidenz bei Personen, die im Rahmen einer Radioisotopentherapie einer Schilddrüsenexposition von bis zu 80 mGy ausgesetzt waren, feststellen.

Mit der Exposition von Keimzellen steigt die Zahl der Mutationen. Tierversuche zeigen, daß Mutationen, die bei der Fortpflanzung erhalten bleiben, im Laufe der Generationen zu einer steigenden Zahl von genetischen Defekten führen. Obwohl dies bisher am Menschen als direktes Ergebnis einer Keimzellbestrahlung nicht beobachtet werden konnte, stellt uns diese Bedrohung vor schwerwiegendste medizinische, ethische und philosophische Probleme im Hinblick auf zukünftige Generationen.

Wir sind moralisch verpflichtet, die Strahlenexposition auf das absolut notwendige Maß bei Diagnostik und Therapie zu beschränken und die berufliche Strahlenbelastung streng zu kontrollieren. Man sollte sich dabei die mögliche Schädigung immer vor Augen führen. Einige Wissenschaftler sind der Ansicht, daß unter einer bestimmten Schwellendosis keine meßbaren Effekte auftreten, während andere darauf bestehen, daß jede Art der Bestrahlung schädlich sei. Die Wahrscheinlichkeit einer meßbaren genetischen oder somatischen Strahlenwirkung bei einem Individuum liegt bei 10^{-2}/Gy.

Diagnostik und Prognose

Wenn jemand anläßlich einer Strahlentherapie oder bei einem Strahlenunfall einer Bestrahlung ausgesetzt war, liegt die Ätiologie auf der Hand. Die Prognose hängt von der Dosis, der Rate, mit der sie verabreicht wurde, und ihrer Verteilung im Körper ab. Laufende Blutbild- und Knochenmarksuntersuchungen zur Beurteilung der Schwere der Knochenmarkschädigung liefern weitere Hinweise für die Prognose.

Beim zerebralen oder gastrointestinalen Syndrom ist die Diagnose einfach, die Prognose aber ernst. Der Tod tritt beim zerebralen Syndrom in einigen Stunden bis Tagen, beim gastrointestinalen Syndrom in 3–10 Tagen und beim hämatopoetischen Syndrom in 8–50 Tagen ein. Bei letzterem kann der Tod durch eine hinzukommende Infektion in 2–4 Wo. oder durch massive Blutung in 3–6 Wo. eintreten.

In **chronischen** Fällen, bei denen die Exposition unbekannt ist oder übersehen wurde, kann die Diagnose schwierig oder sogar unmöglich sein. Auf jeden Fall muß nach einer beruflichen Exposition gefahndet werden. In den von den Aufsichtsbehörden lizenzierten Betrieben wird über die Strahlenbelastung Buch geführt.

Serienuntersuchungen der Chromosomen können durchgeführt werden, um die Art und Häufigkeit von chromosomalen Aberrationen zu erkennen, die wahrscheinlich nach einer signifikanten Strahlenexposition auftreten. Andererseits können solche Aberrationen bereits vorher bestanden haben oder durch strahlenunabhängige Ursachen hervorgerufen worden sein. Regelmäßige Untersuchungen auf ein frühes Kataraktstadium sind bei einer chronischen Strahlenexposition der Augen, speziell durch Neutronen, angezeigt.

Fälle von vermeintlicher Strahlenexposition sind schwierig zu beurteilen, da emotionale und psychologische Faktoren vorherrschen. Eine exakte Diagnose ist nur dann möglich, wenn eine Person eine dokumentierte externe oder interne Strahlendosis erhalten hat. Ein normales Blutbild und das Fehlen klinischer, objektiv erfaßbarer Krankheitsanzeichen erlauben eine Beruhigung des Patienten und anderer beteiligter Personen.

Prophylaxe

Viele Arzneimittel und Chemikalien erhöhen die Überlebensrate bei Tieren, wenn sie vor der Bestrahlung gegeben werden, z. B. Sulfhydrylverbindungen. Beim Menschen jedoch ist keine davon von praktischem Wert. Der einzige sichere Weg, eine tödliche oder schwere Überbestrahlung zu vermeiden, besteht darin, die Schutzvorschriften streng zu befolgen und sich strikt an die maximal zulässige Röntgenstrahlenbelastung bei Gesamtkörperbestrahlung zu halten. Die maximal zulässige Strahlendosis ist in der Strahlenschutzverordnung angegeben.

Therapie

Bei Hautkontaminationen mit radioaktivem Material sollte die Kontamination durch reichliches Spülen mit Wasser und, wenn möglich, Lösungen von Chelatbildnern, vor allem EDTA (auch ÄDTA, Äthylendiamintetraacetat, Titriplex II), beseitigt werden. Kleine Stichwunden müssen entschieden dekontaminiert werden. Spülungen und Wundtoilette sind so lange angezeigt, bis die Wunde frei von Radioaktivität ist. Oral aufgenommenes Material sollte rasch durch das Auslösen von Erbrechen oder durch eine Magenspülung bei kurz zurückliegender Aufnahme beseitigt werden. Wenn Radiojod in größeren Mengen inhaliert oder oral aufgenommen wurde, sollte der Patient Lugolsche Lösung oder gesättigte Kaliumjodidlösung über mehrere Tage bis Wochen erhalten, um eine Inkorporation in die Schilddrüse zu verhindern, gleichzeitig sollte die Diurese angeregt werden. Die Überwachung von exponierten Patienten ist Pflicht, wobei Geräte zur Überwachung der Hände oder aber kompliziertere Geräte zur Ganzkörperüberwachung verwendet werden können. Wenn der Verdacht auf die Exposition mit Radionukliden, die keine γ-Strahler sind, besteht, sollte der Urin auf diese Substanzen hin untersucht werden. Bei dem Verdacht auf eine Radiumingestion kann die Atemluft auf Radon hin analysiert werden.

Da das **akute zerebrale Syndrom** immer tödlich verläuft, ist die Behandlung rein palliativ und darauf abgestellt, Schock und Anoxie zu bekämpfen, Schmerz und Angst zu lindern und die Krämpfe mittels Sedierung unter Kontrolle zu bringen.

Symptome des **Strahlenkaters nach therapeutischer Bestrahlung des Abdomens** können durch ein Antiemetikum (z. B. Prochlorperazin, 5–10 mg oral oder i. m. 4mal/die) reduziert und durch prophylaktische Gabe auch verhindert werden. Hinsichtlich Ernährung und Flüssigkeitsbilanz müssen der Strahlentherapeut und der überweisende Arzt zusammenarbeiten. Die Erstellung eines Gesamtbehandlungsplanes (Dosis, Intervall zwischen den Behandlungen, unterstützende Therapie) wird die meisten Schwierigkeiten vermeiden oder auf ein Minimum herabsetzen helfen.

Magen-Darm-Syndrom: Nach leichter Exposition können Antiemetika und Sedativa genügen. Wenn eine orale Ernährung möglich ist, wird eine leichte Kost am besten vertragen. Flüssigkeit, Elektrolyte und Plasma, entsprechend verabreicht, können in großen Mengen erforderlich werden. Ausmaß und Art der Applikation richten sich nach den blutchemischen Untersuchungen (besonders den Elektrolyten und Proteinen), dem Blutdruck, Puls, der Flüssigkeitsbilanz und dem Hautturgor.

Die Behandlung des **hämatopoetischen Syndroms** mit seinen offensichtlich lebensgefährlichen Komplikationen, wie Infektion, Blutung und Anämie, entspricht der üblichen Behandlung der Knochenmarkshypoplasie und Panzytopenie *(s. Kap. HÄM, 1., Hypoplastische [aplastische] Anämie unter Normochromen normozytischen Anämien)*. Antibiotika, Frischblut und Thrombozytentransfusionen sind die wesentlichen therapeutischen Maßnahmen. Eine strenge Asepsis bei Hautpunktionen ist ebenso unerläßlich wie Isolierung zum Schutz vor pathogenen Keimen.

Jede gleichzeitige zytostatische Therapie oder der Gebrauch von Medikamenten, die eine Knochenmarksuppression bewirken können, sollte *unterbleiben*, wenn sie nicht durch bereits vorher bestehende Leiden oder plötzlich auftretende Komplikationen strengstens indiziert sind.

Knochenmarktransplantationen haben sich bei genetisch identischen Tieren als nützlich erwiesen. Wenn die Exposition auf über 2 Gy geschätzt wird, führt man eine Gewebstypisierung durch und such nach einem verträglichen Knochenmark. Eine Knochenmarktransplantation von einem eineiigen Zwilling auf den betroffenen zweiten erhöht die Überlebenschance. Wenn Granulozyten und Thrombozyten mit gleichbleibender Geschwindigkeit absinken und bis unter 500 bzw. 20000/mm^3 fallen, muß eine Homotransplantation von Mark erwogen werden, obwohl die Erfolgswahrscheinlichkeit gering ist und eine erfolgreiche Transplantation auf die Entwicklung einer möglicherweise tödlichen sekundären immunologischen Reaktion zwischen Transplantat und Wirt hinauslaufen kann *(s. Kap. IMM, 4., Knochenmarktransplantation)*.

Spätschäden durch chronische Exposition: Als erstes entfernt man den Patienten aus dem Wirkungsbereich der Strahlenquelle. Der Chelatbildner EDTA, unverzüglich oral oder parenteral verabreicht, beschleunigt die Ausscheidung im Körper abgelagerten Radiums, Thoriums oder Radiostrontiums. In späten Stadien nützt das allerdings nichts mehr. Strahlenulzera und -karzinome müssen – mit anschließendem plastischem Eingriff – chirurgisch entfernt werden. Eine strahlenbedingte Leukämie wird genauso behandelt wie jede andere Art von Leukämie. Die Anämie wird mittels Vollbluttransfusionen ausgeglichen. Thrombopenische Blutungen können durch Thrombozytentransfusionen gebessert werden. Diese Maßnahmen sind aber nur von vorübergehendem Nutzen, da die Wahrscheinlichkeit nur gering ist, daß ein chronisch geschädigtes Knochenmark regeneriert. Für Sterilität oder Dysfunktion der Ovarien und Hoden gibt es keine wirksame Behandlung, außer einer hormonellen Substitutionstherapie.

6. ELEKTRISCHER SCHLAG

Verletzung infolge Durchfließens elektrischen Stroms durch den Körper.

Die Elektrizität kann atmosphärischen (Blitz) oder künstlichen Ursprungs sein (z.B. Hoch- oder Niederspannungsleitungen). Mögliche Verletzungen umfassen physiologische Störungen und Verbrennungen.

Pathogenese

Form und Umfang des Traumas (das von einer kleinen Verbrennung bis zur tödlichen Verletzung reichen kann) werden bestimmt von: 1. Art und Stärke des Stromes; 2. Widerstand des Körpers an der Stelle des Kontaktes; 3. dem Weg, den der Strom durch den Körper nimmt, und 4. der Stromflußdauer.

Stromart und Stromstärke haben einen großen Einfluß auf die erlittenen Verletzungen. Im allgemeinen gilt, daß **Gleichstrom (GS)** mit seiner Nullfrequenz (obwohl er intermittierend oder pulsierend sein kann) weniger gefährlich ist als **Wechselstrom (WS),** die Art von Strom, die in den USA und Europa in der Regel Anwendung findet. Die Auswirkungen von Wechselstrom auf den Körper sind weitgehend abhängig von der Frequenz; niederfrequenter Strom von 50–60 Hertz wird am häufigsten verwendet und ist meist gefährlicher als Hochfrequenzstrom und 3- bis 5mal gefährlicher als Gleichstrom derselben Spannung und Stromstärke. Gleichstrom führt häufig zu konvulsiven Muskelkontraktionen und hält den Betroffenen vor weiterer Stromexposition ab. Wechselstrom von 60 Hertz verursacht einen Muskelkrampf, und die Hand bleibt oft gleichsam an den Stromkreis „angefroren", wenn die Faust das Stromkabel umklammert, was bei fortbestehender Stromexposition und hoher Spannung zu schweren Verbrennungen führen kann. Allgemein gilt für beide Stromarten, daß die Schädigung um so größer ist, je höher Spannung und Stromstärke sind. Sowohl Wechsel- als auch Gleichstrom können die physiologischen Funktionen des Körpers verändern (unfreiwillige Muskelkontraktionen und Krampfanfälle, Kammerflimmern, Atemstillstand infolge einer ZNS-Schädigung oder Lähmung der Atemmuskulatur usw.) oder thermische, elektrochemische oder andere Schädigungen (Verbrennungen, Nekrosen der Muskulatur und anderer Gewebe, Hämolyse, Koagulation, Dehydratation, Wirbelsäulen- und andere Skelettfrakturen, Muskel- oder Sehnenrisse usw.) verursachen. Ein elektrischer Schlag bedeutet oft eine Kombination aus mehreren dieser Schädigungen.

Der **schwächste GS,** den man bei Eintritt in die Hand noch fühlen kann, liegt bei 5–10 Milliampere (mA), beim WS von 60 Hertz (Haushaltsstrom) bei 1–10 mA. Der stärkste Strom, der eine Kontraktion der Armbeugemuskulatur auslöst, bei dem aber der Betroffene den ergriffenen Gegenstand noch willkürlich loslassen kann, wird als **„Loslaßstrom"** bezeichnet. Für GS liegt sein Wert bei 75 mA, für WS bei ungefähr 15 mA, abhängig von der Muskelmasse. Ein WS von 60 Hertz mit niedriger Spannung (110–220 Volt), der für den Bruchteil einer Sekunde die intakte Haut und den Körper transthorakal durchströmt, kann **Kammerflimmern** bereits bei Stromstärken zwischen 60 und 100 mA auslösen. Beim Gleichstrom sind hierfür 300–500 mA notwendig. Wenn der Strom einen direkten Weg zum Herzen nehmen kann (wie z.B. über einen Herzkatheter oder über eine Schrittmachersonde), genügen viel geringere Stromstärken (< 1 mA, WS oder GS), um Kammerflimmern auszulösen.

Der **Widerstand des Körpers** (gemessen in Ohm/cm^2) wird praktisch vollständig von der Haut bestimmt und schwankt direkt mit dem Zustand der Haut. Eine trockene, gut keratinisierte, intakte Haut besitzt einen durchschnittlichen Widerstand von 20000–30000 Ohm/cm^2, während der Widerstand einen feuchten, dünnen Haut nur bei ungefähr 500 Ohm/cm² liegt. Wenn die Haut verletzt ist (wie z. B. durch einen Schnitt, eine Abrasio oder durch eine Nadel) oder wenn der Strom auf feuchte Schleimhäute (wie z. B. Mund, Rektum, Vagina) verabreicht wird, kann der Widerstand bei nur 200–300 Ohm/cm² liegen. Schwielige Handflächen oder Fußsohlen können einen Widerstand von 2–3 Mio. Ohm/cm² besitzen. Wenn Strom die Haut durchströmt, kann bei hohem Hautwiderstand viel Energie bereits auf der Oberfläche abgegeben werden. Große oberflächliche Verbrennungen können sowohl bei der Eintritts- wie auch bei der Ausstrittsstelle auftreten, wobei das dazwischenliegende Gewebe verkohlt wird (Wärmeenergie = Stromstärke² × Widerstand). Je nach ihrem Widerstand können Gewebe auch innerhalb verbrennen. Nerven, Blutgefäße und Muskeln leiten Strom viel besser als dichtere Gewebe wie Fett, Sehnen und Knochen. Bei niedrigem Hautwiderstand kann es nur, wenn überhaupt, zu wenigen ausgedehnten Verbrennungen kommen, der Patient kann allerdings durch den Strom, der das Herz erreicht, einen Herzstillstand erleiden.

Für die Folgen einer Verletzung mit elektrischem Strom beim Menschen kann der **Weg des Stroms** durch den Körper von entscheidender Bedeutung sein. Ein Stromfluß von einem Arm zum anderen Arm oder zwischen einem Arm und einem Fuß mit Erdschluß ist viel gefährlicher als ein Stromfluß nur zwischen Bein und Erde, da das Herz durchströmt wird. Elektrische Verletzungen am Kopf können zu Anfällen, intraventrikulären Hämorrhagien, Atemstillstand, Kammerflimmern oder Asystolie sowie Katarakten führen. Die häufigste Eintrittsstelle für den elektrischen Strom ist die Hand, gefolgt vom Kopf. Die häufigste Austrittsstelle ist der Fuß. Blitzschlag hinterläßt, wenn überhaupt, selten eine Eintritts- und Austrittswunde. Ein wichtiger Faktor ist die **Dauer des Stromflusses** durch den Körper. Während das Herz durch schwachen Strom mit relativ geringer Spannung bereits verwundbar ist, ist im allgemeinen die Schwere der Verletzung zur Dauer der Stromexposition direkt proportional, da mit zunehmender Dauer ein Gewebeuntergang stattfindet, der einen inneren Stromfluß ermöglicht. Durch den Stromfluß durch das Gewebe wird Hitze erzeugt, die wiederum zu schweren Verbrennungen, Eiweißkoagulation, Gefäßthrombosen und Gewebsnekrosen führt.

Wenn der Verletzte an den Stromkreis „angefroren" ist (s. Loslaßstrom, oben), kann er schwere Verbrennungen erleiden. Dagegen weisen Opfer eines Blitzschlages trotz der höheren Spannung selten äußere oder innere Verbrennungen auf, da die extrem kurze Dauer des Stromflusses nicht ausreicht, um den Zusammenbruch des Hautwiderstandes herbeizuführen. Es „durchzuckt" den Betroffenen, wobei kaum andere innere Schäden entstehen als „elektrische Kurzschlüsse" von Organen (kardiale Asystolie, geistige Verwirrung und Verlust des Bewußtseins).

Symptomatik

Die Wirkungen und klinischen Manifestationen von Verletzungen durch elektrischen Strom hängen von der komplexen Wechselwirkung der oben besprochenen Faktoren ab. Elektrischer Strom kann eine Person erschrecken und bewirken, daß sie hinfällt oder umgestoßen wird. Er kann zu schwerer spastischer Kontraktion der Muskulatur führen, wobei Frakturen, Luxationen und der Verlust des Bewußtseins Begleiterscheinungen sein können. Sowohl Atemlähmung (Apnoe) als auch Herzarrhythmien bzw. Herzstillstand können auftreten. Es kann zu scharf demarkierten elektrischen Verbrennungen auf der Haut kommen, die sich bis tief in die darunterliegenden Gewebe ausdehnen.

Hochspannung kann eine Koagulationsnekrose des inneren Gewebes zwischen Eintritts- und Austrittsstelle des Stromes verursachen. Massive Ödeme können hinzukommen, wenn die Venen koagulieren und die Muskeln anschwellen. Hypotonie und Störungen des Flüssigkeits- und Elektrolythaushaltes können ebenso wie eine schwere Myoglobinurie zum akuten Nierenversagen führen. Luxationen, Frakturen und stumpfe Traumata können durch die starken Muskelkontraktionen oder durch das Hinfallen aufgrund des elektrischen Schlages bedingt sein.

Opfer von Badewannenunfällen, die im Wasser (Erdschluß!) mit spannungsführenden Gegenständen in Berührung kommen, weisen keine Verbrennungen auf, erleiden aber einen Herzstillstand.

Blitzschlag hinterläßt selten Eintritts- oder Austrittsverletzungen und führt auch selten zu Muskelschäden oder Myoglobinurie. Koma und andere neurologische Folgeerscheinungen können auftreten, vergehen aber in der Regel innerhalb von Stunden oder Tagen. Der Tod tritt meist durch Herz- und Atemstillstand und deren Folgen ein.

Vorsorgemaßnahmen

Zur Verhütung von Verletzungen durch elektrischen Strom gehört es, daß elektrische Geräte ordnungsgemäß ausgelegt, installiert und gewartet werden. Schulung und Sorgfalt im Umgang sind wesentlich, ebenso gesunder Menschenverstand und Respekt vor der Elektrizität. Alle lebensgefährlichen elektrischen Geräte, die in Kontakt mit dem Körper treten können, sollten richtig geerdet und nur an einen Stromkreis angeschlossen werden, der so ausgerüstet ist, daß seine Sicherungsvorkehrungen nicht versagen können. Ein ausgezeichnetes und leicht erhältliches Sicherungsgerät ist ein **Selbstausschalter bei Erdungsfehlern,** der bei einem Stromleck Stromstärken bis herab zu 5 mA in den Boden ableitet. Bei Blitzunfällen sind gesunder Menschenverstand, der Einsatz der richtigen Schutzvorrichtungen und das Aufsuchen geeigneter Zufluchtsorte bei Gewittern von entscheidender Bedeutung.

Therapie

Die Therapie besteht 1. darin, den Kontakt zwischen dem Patienten und der Stromquelle zu unterbrechen, 2. in der unmittelbaren Wiederherstellung der vitalen Funktionen und 3. adjuvanter Therapie nach Bedarf.

Der **Kontakt zwischen dem Verunglückten und der Stromquelle** kann entweder dadurch **unterbrochen werden,** daß der **Strom abgeschaltet wird** oder daß der **Verunglückte von der Kontaktstelle entfernt wird.** Am besten ist es, die Stromquelle auszuschalten, wenn dies rasch genug möglich ist (z. B. mit Hilfe eines Schalters oder durch Entfernen einer Sicherung, durch Ziehen des Steckers oder Unterbrechung der Stromzufuhr). Wenn die Stromquelle nicht leicht und schnell ausgeschaltet werden kann, muß der Kontakt des Betroffenen mit dem Strom unterbrochen werden. **Bei Niederspannung** muß sich der Retter zuerst vergewissern, daß er selbst so gut wie möglich gegen Erdschluß isoliert ist, und dann mit einem Isolationsmaterial (wie z. B. einem Tuch, trockenem Holz, Gummi, Ledergürtel) die Person von der Stromquelle wegziehen. Ist zu befürchten, daß es sich um eine **Hochspannungsleitung** (> 1000 V) handelt, ist es das beste, **den Verletzten nicht zu berühren,** bis der Strom abgeschaltet werden kann, da Hoch- und Niederspannungsleitungen – besonders im Freien – nicht immer leicht voneinander unterschieden werden können.

Sobald feststeht, daß der Verletzte ohne Gefahr berührt werden kann, **prüft man rasch die Vitalfunktionen** (z. B. Radialis-, Brachialis- oder Karotispulse, Atemfunktion, Bewußtseinszustand). Freihalten der Atemwege hat absoluten Vorrang. Sofortige Wiederbelebung ist erforderlich, wenn keine Spontanatmung beobachtet wird, oder bei Herzstillstand. Die Technik der kardiopulmonalen Wiederbelebung ist ausführlich *in Kap. HKR, 4.* dargestellt. Das therapeutische Vorgehen bei Schockzustand und anderen Manifestationen schwerer Verbrennungen wird *in Kap. PHY, 2.* behandelt.

Sobald die vitalen Funktionen wiederhergestellt sind, muß man sich ein Bild vom vollen Ausmaß der Verletzungen machen (s. Pathogenese, oben) und entsprechend therapieren. Eine Untersuchung auf Luxationen, Frakturen, Halswirbelsäulen- und stumpfe Traumata sollte durchgeführt werden. Bei Myoglobinurie ist eine hohe Flüssigkeitszufuhr wichtig; für die Verbesserung der Nierendurchblutung können Mannitol und Furosemid indiziert sein.

*Verletzungen durch Blitz*schlag sind in der Regel oberflächlich; die Verletzten können aber kardiale Akutmaßnahmen, eine Überwachung und unterstützende Behandlung benötigen. Die Flüssigkeitszufuhr muß in der Regel aufgrund der möglicherweise bestehenden Hirnödeme eingeschränkt werden. Menschen, die vom Blitz getroffen wurden und für 15 min oder sogar noch länger keine vitalen Funktionen zeigten, konnten durch kardiopulmonale Wiederbelebung reanimiert werden, obwohl dies sicherlich die Ausnahme ist.

Die **Tetanusprophylaxe** ist bei allen Verbrennungen erforderlich. EKG, Bestimmung der Herzmuskelenzyme, vollständiges Blutbild und Urinuntersuchung sind Basismaßnahmen bei allen Elektrounfällen. Weitere Untersuchungsverfahren können je nach Indikation durchgeführt werden. Bei Hinweis auf kardiale Schädigung, Arrhythmie oder bei Thoraxschmerz ist eine 24-Stunden-Überwachung erforderlich. Bei einer Verschlechterung des Bewußtseinsgrades ist zum Ausschluß einer intrakraniellen Blutung stets die Anfertigung eines CT erforderlich.

Elektrounfälle bei Kindern und Verbrennungen im Bereich der Lippen

Kleinkinder, die Verlängerungskabel in den Mund nehmen, können sich Verbrennungen an Mund und Lippen zuziehen, die nicht nur zu kosmetisch unschönen Entstellungen, sondern auch zu Wachstumsstörungen im Bereich der Zähne, des Unter- und Oberkiefers führen können. Die Betroffenen sollten einem Kinderzahnarzt vorgestellt werden oder einem Kieferchirurgen, der Erfahrung mit solchen Schäden hat, und einer anhaltenden Langzeittherapie zugeführt werden. Eine zusätzliche Gefahr ist die Blutung aus einer Lippenarterie, wenn der Schorf – wie in etwa 10% der Fälle – nach 7–10 Tagen abfällt.

7. REISEKRANKHEIT

Eine Funktionsstörung, hervorgerufen durch wiederholte Winkel-, Horizontal- und Vertikal-, Beschleunigungs- bzw. Bremsbewegungen und charakterisiert durch verschiedene Symptome, in erster Linie Übelkeit und Erbrechen. Spezifische Formen sind die See-, Flug-, Auto-, Eisenbahn- und Schaukelkrankheit. Für die Reisekrankheit gilt besonders, daß Vorbeugen einfacher ist als Heilen.

Ätiologie

Die Hauptursache ist die übermäßige Reizung des Vestibularapparates durch Bewegung. Die Anfälligkeit unterliegt großen individuellen Unterschieden. Die Nervenbahnen der afferenten Impulse vom Labyrinth zum Brechzentrum im verlängerten Mark sind nicht genau bekannt. Die Krankheit tritt aber nur auf, wenn der 8. Hirnnerv und die zerebrovestibulären Bahnen intakt sind. Visuelle Reize (z.B. ein sich bewegender Horizont), schlechte Belüftung (unangenehme Gerüche, Rauch und Kohlenmonoxid) und emotionale Faktoren (z.B. Furcht und Erwartungsangst) können zur Reisekrankheit beitragen. In der Raumfahrt wird die Reisekrankheit als Schwerelosigkeits-Syndrom bezeichnet; ätiologischer Faktor ist die Gewichtslosigkeit oder fehlende Schwerkraft. Dieses Syndrom stellt bezüglich der Leistungsfähigkeit der Astronauten ein Hauptproblem dar; nach einigen Tagen erfolgt aber die Adaptation.

Symptomatik

Hauptsymptome sind zyklische Übelkeit und Erbrechen. Frühsymptome sind Gähnen, Hyperventilation, Speichelfluß, Blässe, profuse kalte Schweißabsonderung und Schläfrigkeit. Aerophagie, Benommenheit, Kopfschmerzen, allgemeines Unbehagen und Müdigkeit kommen dazu. Wenn erst einmal Übelkeit und Erbrechen aufgetreten sind, ist der Betroffene schwach und unfähig zur Konzentration. Bei längerer Einwirkung der Bewegung gewöhnen sich manche daran und fühlen sich allmählich wieder wohl. Allerdings können die Symptome jederzeit wieder auftreten bei Intensivierung oder bei Wiedereinsetzen der Bewegung nach einer kurzen Pause.

Länger dauernde Bewegungskrankheit und das damit verbundene Erbrechen können zu arterieller Hypotonie, Exsikkose, Entkräftung und Depressionen führen. Reisekrankheit kann bei Patienten mit anderen Vorerkrankungen zu ernsthaften Komplikationen führen.

Prophylaxe und Therapie

Anfällige sollten sich einen Platz mit möglichst geringer Auf- und Abbewegung suchen (z. B. mittschiffs bzw. zwischen den Tragflächen eines Flugzeuges). Am besten ist die Rückenlage oder eine halbliegende Stellung mit fixiertem Kopf. Lesen sollte vermieden werden. Es ist möglich, die Empfindlichkeit gegenüber Stimulation dadurch herabzusetzen, daß der Blick in einem 45°-Winkel über dem Horizont gehalten wird. Für manche erweist sich als hilfreich, darauf zu achten, keine Wellen oder andere sich bewegende Gegenstände zu fixieren. Eine gut belüftete Kabine erscheint wichtig; häufig hilft auch, wenn man sich an Deck begibt, um frische Luft zu atmen. Alkohol und Speisegenuß im Übermaß vor und während der Reise erhöhen die Inzidenz der Reisekrankheit. Wenn die Bewegung länger einwirkt, sollten in kurzen Zeitabständen Flüssigkeiten und einfache Nahrung in kleinen Mengen genossen werden. Wer nur kurzzeitig Turbulenzen ausgesetzt ist, wie bei Luftreisen, ißt und trinkt am besten gar nichts. Beim Schwerelosigkeits-Syndrom verschlimmert Bewegung die Symptome.

Medikamente, die eine Reisekrankheit verhindern helfen sollen, müssen vor dem Auftreten von Übelkeit und Erbrechen gegeben werden. Menschen, die für Reisekrankheit anfällig sind, können 1 h vor dem Abreisetermin mit Diphenhydramin, Meclizin oder Cyclizin, 50 mg oral, Promethazin, 25 mg, oder Diazepam, 5–10 mg oral, oder mit Scopolamin-Hydrobromid, 0,6 mg oral, behandelt werden, um vagale gastrointestinale Symptome möglichst zu unterbinden. Eine kleinere Dosis Scopolamin kann über ein Pflaster verabreicht werden, das 4 Stunden vor der Abfahrt appliziert wird und 0,5 mg Scopolamin im Verlauf von 3 Tagen freisetzt. Wenn emotionale Faktoren vorherrschen, kann Phenobarbital, 15–30 mg oral, 1 h vor Abflug gegeben werden. Wenn der Patient nicht wach sein muß, tut ein Sedativum gut, das zur Herbeiführung eines leichten Schlafes ausreicht, wie z. B. Pentobarbital, 100 mg oral. Es darf jedoch nur so stark sediert werden, daß die Person bei ihrer Ankunft am Bestimmungsort geistig klar ist. Bei langanhaltender Exposition muß die Dosis jeweils ausreichend angepaßt werden. Ist es bereits zu Erbrechen gekommen, so müssen die Medikamente, sollen sie wirksam sein, rektal oder parenteral verabreicht werden. Bei langanhaltendem Erbrechen können Infusionen mit Elektrolyten für den Ausgleich und zur Aufrechterhaltung des Flüssigkeits- und Elektrolythaushalts notwendig werden.

8. MEDIZINISCHE ASPEKTE BEI FLUGREISEN UND AUSLANDSREISEN

Millionen Passagiere werden jährlich von der **kommerziellen Luftfahrt** sicher und bequem befördert. Daraus ergeben sich eine Reihe von möglichen medizinischen Streßsituationen, die einer ärztlichen Betreuung bedürfen. Absolutes Flugverbot gilt nur für einige wenige medizinische Fälle. Trotzdem kann es notwendig sein, für einzelne Flugpassagiere Vorsichtsmaßnahmen zu ergreifen. Unfälle, die auf Gesundheitsschädigungen oder Drogenmißbrauch von Piloten der großen Fluggesellschaften zurückzuführen sind, sind extrem selten, da diese Piloten strenger Überwachung unterliegen. Die allgemeine rasche Zunahme der Geschäfts- und Freizeitflüge schafft jedoch auf verschiedenen Gebieten eine potentielle Gesundheitsgefährdung.

Die Federal Aviation Association (FAA) in den USA fordert eine regelmäßige medizinische Untersuchung von Privatpiloten durch speziell ausgebildete Ärzte. Die Mehrheit unter den beinahe 1 Mio. zählenden zugelassenen Piloten in den USA werden jedoch nur von ihrem Hausarzt medizinisch betreut. Die meisten der 4000 Unfälle, die sich pro Jahr in der Luft ereignen, werden von Freizeitpiloten verursacht und hängen oft mit dem leichtsinnigen Gebrauch von Alkohol und Medikamenten zusammen. Der Arzt kann einen Patienten, der Pilot ist, auf diesem Gebiet beraten, vor den Nebenwirkungen von Medikamenten, wie z.B. Antihistaminika, warnen und für regelmäßige Tetanusimpfungen sorgen.

Sämtliche Flugzeugtypen bedeuten wegen ihrer Lärmentwicklung, ihrer Luftverschmutzung, wegen der gelegentlich vorkommenden Katastrophen und wegen der durch sie ausgelösten Giftkontamination von landwirtschaftlichen Produkten eine zunehmende **Umweltgefährdung.** Patienten, die in der Nähe eines großen Flughafens leben, sind ständig einem hohen Geräuschpegel und einer starken Luftverschmutzung ausgesetzt, wodurch viele Krankheiten verschlimmert werden können. In der Nähe von Flughäfen sollte dafür gesorgt sein, daß die Möglichkeiten für die Erstversorgung von schwerverletzten und verbrannten Opfern einer Flugzeugkatastrophe bestehen. Ärzte in ländlichen Gegenden sollten Bescheid wissen über die toxischen Auswirkungen von Chemikalien, die vom Flugzeug aus versprüht werden und mit denen Landarbeiter kontaminiert oder in der Nähe gelegene bewohnte Gegenden verseucht werden können *(s. Kap. TOX, 1.)*.

Symptomatik

Die Hauptbelastungen für einen Flugreisenden bestehen in 1. Veränderungen des atmosphärischen Druckes, 2. Verminderung des Sauerstoffpartialdruckes, 3. Turbulenzen, 4. Verschiebung im Tag-Nacht-Rhythmus und 5. Flugangst.

Veränderungen des atmosphärischen Druckes: Bei modernen Düsenflugzeugen, einschließlich der Überschallflugzeuge, besteht ein Druckausgleich, der einer Höhe von 1500 bis 2500 m entspricht; in dieser Höhe neigt freie Luft dazu, sich in Körperhohlräumen um etwa 25% auszudehnen; dies kann bestimmte medizinische Zustände verschlimmern. Man sollte darüber hinaus nicht vergessen, daß es gelegentlich zum Druckverlust in der Kabine kommen kann und daß es Flugzeuge ohne Druckausgleich gibt. Eine Entzündung oder eine Allergie im Bereich des oberen Respirationstraktes kann zur Verlegung der Eustachischen Röhre oder der Ostien der Nebenhöhlen führen und dadurch eine **Aerootitis** *(s. Kap. HNO, 3.)* oder **Aerosinusitis** *(s. Kap. HNO, 5.)* verursachen. Diese Zustände können durch häufiges Gähnen oder durch Schlucken mit zugehaltener Nase während des Landeanfluges, mit abschwellenden Nasensprays oder Antihistaminika, vor oder während des Fluges eingenommen, häufig verhindert oder zumindest erleichtert werden. Kinder sind besonders anfällig für die Aerootitis und sollten deshalb während des Sinkfluges zu trinken oder zu essen bekommen, wodurch sie zum Schlucken veranlaßt werden (Kaugummi oder harte Bonbons sind wirkungsvoller als Essen). Schmerzen im Gesicht können durch kranke Zähne bei Änderungen des Luftdrucks hervorgerufen werden. Eine Luftreise ist bei folgenden Zuständen *kontraindiziert:* bei Patienten mit Pneumothorax oder solchen, bei denen die Gefahr besteht, daß sich ein Pneumothorax entwickeln kann (z.B. bei großen Emphysemblasen oder Kavernen), und bei Zuständen, bei denen Luft oder Gas sich nicht ausdehnen kann oder eine geringe Ausdehnung Schmerzen oder Druck auf Gewebe verursachen kann (z.B. inkarzerierter Darm oder bei kurz zurückliegender [< 10 Tage] Laparotomie). Kolostomieträger sollten zur Anpassung an die Gasausdehnung während des Fluges einen etwas größeren Kolostomiebeutel tragen und mit häufigeren Füllungen rechnen.

Herabgesetzter Sauerstoffpartialdruck: Der Druck in einem Flugzeug entsprechend 2500 m Höhe führt zu einem arteriellen Sauerstoffpartialdruck von etwa 70 mmHg, was von einem gesunden Flugreisenden leicht toleriert wird. Probleme können jedoch entstehen bei Patienten mit einer Reihe von krankhaften Veränderungen, wie einer mittleren bis schweren **pulmonalen Erkrankung** (z.B. Asthma, Emphysem, zystische Lungenfibrose usw.), einer **Herzinsuffizienz,** einer **Anämie** mit einem Hb von < 8,5 g/dl, einer schweren **Angina pectoris,** einer **Sichelzellanämie** (aber nicht einem Sichelzellen-Merkmal bei heterozygoten Patienten; *s. Kap. HÄM, 1.)* und einigen **angeborenen Herzfehlern.** Patienten, die unter diesen Erkrankungen leiden, können in aller Regel mit spezieller Ausrüstung für eine kontinuierliche Sauerstoffzufuhr, die von den Fluggesellschaften zur Verfügung gestellt werden muß, sicher fliegen. Allerdings ist eine Ankündigung des Bedarfs 72 Stunden vor Abflug erforderlich (alle Verkehrsflugzeuge haben Sauerstoff an Bord, um Notfälle während des Fluges damit behandeln zu können.) Patienten, die einen **Herzinfarkt** erlitten haben, können 10–14 Tage nach dem Ereignis eine Flugreise antreten, sofern ihr Gesundheitszustand stabil ist. Knöchelödeme werden bei langen Flügen häufig beobachtet und sollten nicht mit zunehmendem Herzversagen verwechselt werden. Ein **Bluthochdruck** wird durch Flugangst ungünstig beeinflußt und kann durch Beruhigungsmittel, die vor dem Flug eingenommen werden, unter Kontrolle gehalten werden.

Rauchen kann die leichte Hypoxie verstärken und sollte deshalb vermieden werden. Die Wirkung von Alkohol kann durch Müdigkeit und Hypoxie verstärkt werden. Als Faustregel gilt, daß jeder, der 100 m gehen oder ein Stockwerk hoch steigen kann und dessen Krankheit sich stabilisiert hat, die Bedingungen in einer normalen Flugzeugkabine ohne zusätzliche Sauerstoffzufuhr aushalten kann.

Turbulenzen können zu Flugkrankheit *(s. Kap. PHY, 7.)* oder Verletzungen führen und jederzeit auftreten. Die Fluggäste sollten ihre Sitzgurte beim Sitzen ständig angeschnallt lassen.

Verschiebungen im Tag-Nacht-Rhythmus („jet lag"): Durch die rasche Reise über viele Zeitzonen hinweg werden viele biologische und psychologische Streßfaktoren erzeugt. Reisende sollten nach einer langen Reise 24–48 h Pause einplanen und größere Verpflichtungen und Entscheidungen während dieser Anpassungsphase vermeiden. Die Anpassung kann dadurch etwas erleichtert werden, daß vor dem Abflug die Schlaf- und Eßrhythmik (empfohlen wird eine eiweißreiche, kalorienarme Nahrung) der des Zielortes langsam angepaßt wird. Bei manchen Erkrankungen, wie z. B. dem Diabetes mellitus, kann es notwendig sein, das therapeutische Regime vorübergehend zu ändern und eine Umstellung von Depot- auf Altinsulin vorzunehmen, bis der Patient an den zeitlichen Ablauf der Mahlzeiten und an das am Bestimmungsort erhältliche Essen adaptiert ist. Bei anderen Medikamenten sollte sich das Dosierungsschema eher an der wirklich verstrichenen Zeit als an der Ortszeit orientieren.

Flugangst und Klaustrophobie sind psychische, durch Logik oder Vernunft nicht zu beeinflussende Reaktionen; gelegentlich ist es möglich, durch Hypnose und Verhaltenstherapie die Flugangst zu reduzieren. Ängstlichen Passagieren hilft eine schwache Sedierung sowohl vor als auch während des Fluges. Hyperventilation kann Bewußtlosigkeit oder tetanische Anfälle provozieren oder Herz-Kreislauf-Erkrankungen vortäuschen. Passagiere, die Ärzte sind, können in solchen Fällen um freiwillige Hilfe angegangen werden. Psychosen können bei einem Flug akuter und unangenehmer werden; Patienten mit Neigung zu gewalttätigen oder nicht vorhersehbaren Handlungen benötigen eine Begleitperson und müssen ausreichend sediert werden.

Weitere Aspekte: 1. Bei jedem Passagier, der über längere Zeit sitzt, besonders bei Schwangeren oder bei Patienten mit Varikosis, ist die Möglichkeit gegeben, daß sich eine **Thrombophlebitis** entwickelt; häufige (alle 1–2 h) Rundgänge durch die Flugzeugkabine und isometrische Übungen im Sitzen sollten unternommen werden. **2.** Aufgrund der niedrigen Luftfeuchtigkeit in der Flugzeugkabine kann es zu einem **Flüssigkeitsverlust** kommen, der aber durch entsprechende Flüssigkeitsaufnahme und den Verzicht auf Alkohol vermieden werden kann. **3. Verdrahteter Kiefer:** Eine durch Transfixation mit Drähten ruhiggestellte Mittelgesichtsverletzung ist wegen der Gefahr, daß eine Flugkrankheit zur Aspiration von Erbrochenem führt, eine Kontraindikation für eine Luftreise, es sei denn, der Patient ist mit einer Vorrichtung ausgestattet, die es erlaubt, die Fixation sofort aufzulösen. **4. Schrittmacher und Metallprothesen:** Die neueren Schrittmachermodelle sind ausreichend gut abgeschirmt gegenüber einer Beeinflussung durch die Metalldetektoren der Sicherheitskontrollen; ältere Geräte können jedoch anfällig sein. Man sollte sich vergewissern, daß die Lebenszeit der Batterie für die Reisedauer ausreichend ist. Das Metall des Schrittmachergehäuses und der Prothesen kann jedoch einen Sicherheitsalarm auslösen. Deshalb ist es ratsam, ein Bestätigungsschreiben eines Arztes bei sich zu tragen, um Schwierigkeiten bei den Sicherheitskontrollen zu vermeiden. **5. Ansteckende Krankheiten:** Patienten mit ansteckenden Krankheiten, die in einem vollbesetzten Flugzeug eine Gefahr für die Mitpassagiere bedeuten, dürfen nicht mitfliegen. Die internationalen Impfbestimmungen ändern sich ständig; Auskunft über den neuesten Stand kann bei den örtlichen oder staatlichen Gesundheitsbehörden erhalten werden. **6.** Träger von **Kontaktlinsen** sollten regelmäßig künstliche Tränenflüssigkeit zur Befeuchtung auf die Kornea aufbringen, um eine Reizung durch die geringe Luftfeuchtigkeit in der Flugzeugkabine zu vermeiden. **7. Medikation und Krankheitsatteste:** Ein Reisender mit Erfahrung trägt die für ihn wichtigen Medikamente bei sich, um eine ausreichende Therapie für den Fall zu gewährleisten, daß das Gepäck verlorengeht, im Hotel gestohlen wird, mit Verspätung eintrifft oder am Reiseziel nicht erhältlich ist. Patienten, die Narkotika oder ungewöhnlich große Mengen an Medikamenten einnehmen müssen, sollten ein Attest vom Arzt bei sich haben, um Schwierigkeiten mit den Sicherheitsbehörden oder beim Zoll zu vermeiden. Eine Zusammenfassung eines Arztbriefes (einschließlich EKG) kann von großem Nutzen sein, wenn ein Patient weit entfernt von zu Hause erkrankt. Patienten, die an einer Krankheit leiden, die sie schwer behindert (z. B. Epilepsie), oder die einem hohen Risiko unterliegen zu erkranken, sollten eine Halskette oder ein Armband mit der medizinisch wichtigen Information bei sich tragen. Eine nicht zu lange zurückliegende zahnärztliche Untersuchung und das Mitführen einer Ersatzbrille sowie Batterien für das Hörgerät sind kluge Vorsichtsmaßnahmen. **8.** Frauen, bei denen eine **unkomplizierte Schwangerschaft** vorliegt, werden bis zum 8. Schwangerschaftsmonat von den Fluglinien akzeptiert. Frauen mit einer Risikoschwangerschaft müssen auf ihre Flugtauglichkeit hin besonders überprüft werden. Wollen Frauen, die im 9. Monat schwanger sind, fliegen, so wird gewöhnlich ein Zeugnis des behandelnden Arztes verlangt, das beim Abflug nicht älter als 72 h ist und die ausdrückliche Einverständniserklärung des Arztes mit dem Flug sowie den voraussichtlichen Geburtstermin enthält. Schwangere Fluggäste sollten den Sicherheitsgurt über den Oberschenkeln tragen; sie sind besonders anfällig für eine Thrombophlebitis, wenn sie über einen längeren Zeitraum nur sitzen (s. oben). **9. Kinder:** Säuglinge, jünger als 7 Tage, sind von Flugreisen ausgeschlossen. Bei Kindern mit chronischen Erkrankungen (wie z. B. angeborenen Herzfehlern, chronischen Lungenerkrankungen, Anämie) gelten die gleichen Vorsichtsmaßnahmen wie für Erwachsene. **10. Ältere und behinderte Personen:** Es gibt keine obere Altersgrenze für das Fliegen, und die Fluggesellschaften unternehmen alle vernünftigen Anstrengungen, um behinderten Patienten eine angenehme Reise zu ermöglichen. Personen, die an den Rollstuhl oder an eine Tragbahre gebunden sind, können durchaus mit Verkehrsflugzeugen bequem transportiert werden. Ansonsten ist ein spezieller Lufttransport notwendig. Einige Fluggesellschaften nehmen auch Patienten an, die eine spezielle Behandlung (Infusion, Beatmung usw.) benötigen, wenn diese von ausgebildetem Personal begleitet werden und die Fluggesellschaft vorher davon in Kenntnis gesetzt worden ist. **11.** Spezielle **Diäten,** einschließlich natrium- und fettarmer Kost und Diabetiker-Diät, sind in der Regel möglich, wenn der Wunsch danach vorher angemeldet wurde. Für eine weitergehende Beratung stehen medizinische Abteilungen der großen Fluggesellschaften zur Verfügung. Spezielle Bedürfnisse, z. B. Sauerstoff, Rollstuhl usw., können über die normale Buchung abgewickelt werden, wenn sie mindestens 72 h vor Abflug angemeldet werden.

Eine **Auslandsreise** kann zu erheblichen Schwierigkeiten führen, wenn man unterwegs erkrankt. Millionen von Menschen reisen jährlich ins Ausland; ungefähr 1 von 30 benötigt dabei eine Notfallbehandlung. Viele Krankenversicherungen gelten nicht im Ausland. Die meisten Krankenhäuser in Übersee verlangen unabhängig von dem Versicherungsschutz hohe Rücklagen. Über Reisebüros oder größere Kreditgesellschaften können verschiedene Reisekrankenversicherungen abgeschlossen werden, und manche von ihnen arrangieren auch Notrücktransporte. Eine Liste von Englisch sprechenden Ärzten im Ausland ist erhältlich bei verschiedenen Organisationen (z. B. International Association for Medical Assistance to Travelers, 417 Center Street, Lewiston, NY 14092). Die Konsulate können bei der Suche nach ärztlicher Hilfe behilflich sein. Das Buch *Fielding's Traveler' Medical Companion* von Graber und Siegel, Fielding/Morrow (1990) enthält wertvolle Informationen für Reisende ins Ausland, auch für Patienten, die einer speziellen Therapie bedürfen. Informationen über eine Reihe von gesundheitlichen Risiken auf Reisen sind rund um die Uhr erhältlich bei US State Department Citizens Emergency Center, 202-647-5225.

Bei **Reisen in Entwicklungsländern** bestehen zusätzliche gesundheitliche Risiken. Fahrzeugunfälle, besonders nachts, sind Hauptursache für Verletzungen und Tod des Reisenden. Durch den Genuß von abgefülltem Wasser und kohlensäurehaltigen Getränken können über das Trinkwasser übertragene Krankheiten verhindert werden. Eiswürfel oder Leitungswasser sollten keinesfalls in den Verdauungstrakt gelangen (z. B. beim Duschen oder Zähneputzen). Verzehrt werden sollten lediglich erhitzte Nahrungsmittel und geschälte Früchte; durch Genuß von Salaten, Milchprodukten und Schalentieren können Krankheiten übertragen werden.

Chemoprophylaxe, Insektenschutzmittel und Moskitonetze sind wesentliche Vorbeugungsmaßnahmen in malariaverseuchten Gebieten. In vielen Ländern werden besondere Schutzimpfungen verlangt, von denen einige bereits 2–4 Wochen vor der Abreise durchgeführt werden müssen. Das Buch *Health Immunization for International Travel* enthält Informationen über die Impf- und Chemoprophylaxeanforderungen und wird jährlich von Centers of Disease Control (CDC), Atlanta, GA (Government Printing Office Publication #HE 20.7315:988) herausgegeben. Die aktuellste Ausgabe ist über die Abteilung Reisemedizin der CDC, Tel. 404-332-4559 oder über den Impfbereitschaftsdienst (Immunization Alert), Tel. 203-487-0611 erhältlich.

Einige tropische Krankheiten werden erst Monate nach der Rückkehr von der Reise bemerkt; daher sind bei Patienten mit unklaren Erkrankungen anamnestische Angaben über Reisen von Nutzen.

9. ERTRINKEN

Pathophysiologie

Jeder kurz vor dem Ertrinken Geborgene leidet in der Regel an einer deutlichen Hypoxie, weil er Wasser eingeatmet oder einen Laryngospasmus entwickelt hat, mit der nachfolgenden Gefahr eines Versagens der Atmung und einer Hyperkapnie. Ein akuter reflektorischer Laryngospasmus kann auch ohne Wasseraspiration zur Asphyxie führen. Die Aspiration von Flüssigkeit und Partikeln kann zu einer chemischen Pneumonitis führen, wodurch das Alveolarepithel geschädigt und die alveolare Sekretion des Surfactant-Faktors herabgesetzt wird, was zu Flecken-Atelektase führt.

Die Perfusion von nicht belüfteten, atelektatischen Bezirken in der Lunge führt zu intrapulmonalen Blutshunts und verstärkt dadurch die Hypoxie. Je mehr Flüssigkeit aspiriert wurde, um so größer sind Surfactant-Verlust, Atelektase und Hypoxie. Die Aspiration von großen Wassermengen kann die Entwicklung ausgedehnter atelektatischer Bezirke hervorrufen, die später zu einer steifen, nicht mehr dehnungsfähigen Lunge mit Versagen der Atmung führen *(s. Kap. LUN, 5.).* Eine respiratorische Azidose mit Hyperkapnie und Hypoxämie kann auftreten. Auch kann es gleichzeitig aufgrund der Gewebshypoxie zur metabolischen Azidose kommen. Die Hypoxämie und die daraus resultierende Gewebshypoxie führen häufig zum Lungen- und sogar zum Hirnödem. Im Röntgenbild können Lungenödeme eine Atelektase vortäuschen; beide Zustände können auch nebeneinander bestehen.

Ein bei Säugern bekannter **Tauchreflex** in kaltem Wasser ermöglicht ein Überleben auch nach einer langen Zeit unter Wasser. Der Tauchreflex, zunächst bei Säugetieren, die im Meer leben, entdeckt, verlangsamt den Herzschlag und führt zu einer peripheren Konstriktion der Arterien, wodurch oxygeniertes Blut von den Extremitäten und dem Darm zum Herzen und Gehirn umgeleitet wird. In kaltem Wasser ist der Sauerstoffbedarf des Gewebes vermindert, wodurch die Zeit eines möglichen Überlebens verlängert wird. Die Ateminsuffizienz ist kritischer als Elektrolytverschiebungen und Veränderungen des Blutvolumens, welche in ihrem Ausmaß je nach Art und Menge der aspirierten Flüssigkeit variieren. Meerwasser führt zu einer leichten Vermehrung von Natrium und Chlorid, die dabei erreichten Spiegel sind selten lebensbedrohend. Im Gegensatz dazu bedeutet die Aspiration von großen Mengen an Süßwasser eine plötzliche Zunahme des Blutvolumens, eine tiefgreifende Verschiebung der Elektrolyte und eine Hämolyse. Ein Ertrinkungsopfer kann am Unfallort diese pathologischen Veränderungen, eine Asphyxie und möglicherweise ein Kammerflimmern entwickeln. Die Asystolie, der in der Regel ein Kammerflimmern vorausgeht, ist die häufigste Todesursache beim Ertrinken.

Die zur Zeit gültige Meinung ist, daß sich das Lungenödem bei vom Ertrinken geretteten Patienten im Gefolge der Hypoxämie analog dem Lungenödem in großen Höhen entwickelt (nichtkardiogenes Lungenödem).

Vorsichtsmaßnahmen

Man sollte es vermeiden, kurz vor dem Schwimmen zu essen oder zu trinken. Bei Kindern muß für eine ausreichende Beaufsichtigung an Stränden und in der Nähe von Schwimmbecken und Weihern gesorgt sein. Alle Badenden sollten von einem erfahrenen Schwimmer begleitet werden und sollten nur in Gebieten schwimmen, die unter Aufsicht stehen. Nichtschwimmer und kleine Kinder sollten Schwimmwesten tragen, wenn sie sich in einem Boot befinden oder in der Nähe eines Wassers spielen. Kinder sollten das Schwimmen so früh wie möglich lernen, und Erwachsene und Jugendliche über 12 Jahre sollten mit den Grundzügen der Wiederbelebung vertraut sein. Kleinkinder, Kinder sowie geschwächte oder ältere Menschen sollten nicht unbeaufsichtigt in Badewannen baden.

Therapie

Entscheidend für das Überleben ohne Dauerschaden sind Verweildauer unter Wasser, Wassertemperatur, Alter des Opfers (der Tauchreflex ist bei Kindern stärker ausgeprägt) und Geschwindigkeit, mit der Wiederbelebungsmaßnahmen eingeleitet werden. Das Überleben hängt mehr von einer raschen Beseitigung der Hypoxämie und der Azidose (der Ateminsuffizienz) ab als von einer Korrektur der Elektrolytentgleisung, wobei es Ziel sein muß, ein Lungenödem und ein Hirnödem im Gefolge der Hypoxie zu verhindern.

Wenn das Opfer aus kaltem Wasser geborgen wurde, *kann es unterkühlt sein.* Aufgrund des Tauchreflexes und des verringerten Stoffwechselbedarfes, der mit der Hypothermie einhergeht, sollte in jedem Fall alles versucht werden, um die Ertrinkungsopfer (v.a. Kinder) wiederzubeleben, selbst wenn sie sich für 1 h oder noch länger unter Wasser befunden haben. Die Therapie der Hypothermie ist in *Kap. PHY, 4.,* dargestellt.

Beim Atemstillstand muß man sofort mit einer Mund-zu-Mund-Beatmung beginnen – notfalls schon im Wasser. Wenn kein Herzschlag oder kein Karotispuls mehr getastet werden kann, muß sofort mit einer äußeren Herzmassage und einer künstlichen Beatmung begonnen werden *(s. Kap. HKR, 4., Wiederbelebung).* Sofern vorhanden, sollten mechanische Beatmungsgeräte, die für eine höhere O_2-Konzentration in der Einatmungsluft sorgen, verwendet werden. Eine elektrische Defibrillation kann notwendig werden.

Es ist nutzlos, zu versuchen, das Wasser aus den Lungen eines aus Süßwasser Geretteten ablaufen zu lassen, da die hypotonische Flüssigkeit rasch in den Kreislauf übertritt. Das hypertonische Meerwasser zieht Plasma in die Lunge, und die Trendelenburgsche Lagerung kann in diesem Fall den Wasserabfluß begünstigen.

Gerettete müssen sofort ins Krankenhaus gebracht werden. Während des Transportes müssen die Wiederbelebungsmaßnahmen ohne Rücksicht auf den Zustand des Patienten fortgesetzt werden. Die Rückkehr des Bewußtseins ist nicht gleichbedeutend mit Wiederherstellung, da ein *Spättod infolge der Hypoxämie eintreten kann.*

Anfänglich steht im Krankenhaus weiterhin die intensive Behandlung der pulmonalen Komplikationen im Vordergrund, wobei die Wiederherstellung der normalen arteriellen Blutgas- und Säure-Basenwerte angestrebt wird. Die erforderlichen Maßnahmen reichen von einer einfachen O_2-Gabe bei Spontanbeatmung bis zur Dauerbeatmung bei Apnoe durch endotracheale Intubation und Anschluß an ein Beatmungsgerät. Da die Gewebs- und zelluläre Hypoxie fast unausweichlich mit einer metabolischen Azidose einhergeht, ist eine

Na-Hydrogencarbonat-Infusion in der Regel angezeigt. Sobald wie möglich müssen die arteriellen Blutgase und der arterielle pH bestimmt werden, da die ermittelten Werte über die Notwendigkeit der Weiterführung der Bicarbonatgaben und der Beatmung sowie die richtige O_2-Konzentration in der Atemluft entscheiden. Die Inhalation von hochprozentigem Sauerstoff muß so lange fortgesetzt werden, bis die arteriellen Blutgasuntersuchungen bestätigen, daß geringere O_2-Konzentrationen ausreichen. Man sollte versuchen, die atelektatischen Alveolen durch häufige manuelle Lungenüberblähung wieder auszudehnen. Inhalation oder i. v. Injektion von β_2-Agonisten unterstützt die Verringerung des Bronchospasmus. Da das Ertrinken mit Flüssigkeitsaspiration eine Form der Aspirationspneumonie darstellt, werden Kortikosteroide und Antibiotika je nach Fall als Therapie empfohlen.

Wenn die Laboruntersuchungen eine Elektrolytentgleisung anzeigen, infundiert man geeignete Elektrolytlösungen. Durch Aspiration von Meereswasser kann es zum Austritt großer Flüssigkeitsmengen aus dem Gefäßsystem in die Lungen kommen und zu einer Verringerung des zirkulierenden Blutvolumens, was sich in einem niedrigen zentralvenösen Druck widerspiegelt. Die Infusion eines Plasmaexpanders ist dann angezeigt. Eine Flüssigkeitsreduktion ist in der Regel nicht ratsam, da das hypoxische Lungen- und Hirnödem eher auf eine direkte Lungenepithelschädigung oder Schädigung durch osmotische Gradienten als auf eine Kreislaufüberlastung, wie etwa eine Herzinsuffizienz, zurückzuführen ist. Bei einer erheblichen Hämolyse können eine Erythrozytentransfusion zur Erhöhung der O_2-Transportkapazität des Blutes und eine forcierte Diurese zur Verbesserung der Ausscheidung des freien Hämoglobins im Plasma nötig werden.

Der Patient, der ein akutes Lungenversagen entwickelt (ARDS), bedarf einer mechanischen Beatmung. Druckbeatmung mit positiv endexspiratorischem Druck (positive endexpiratory pressure, PEEP) kann das Offenbleiben der Alveolen unterstützen, einem alveolären Kollaps vorbeugen und kollabierte Alveolen wieder ausdehnen *(s. Kap. LUN, 5.)*. Die Beatmung kann je nach den arteriellen Blutgas- und pH-Analysen für Stunden oder auch Tage notwendig sein. Ein bleibender Hirnschaden im Gefolge der Hypoxämie und der Gewebshypoxie kann in manchen Fällen zurückbleiben und zu den entsprechenden Problemen führen. Zerebrale Wiederbelebungsmaßnahmen und eine sinnvolle neurologische Klassifikation der Hirnverletzungen erfordern weitere Untersuchungen. Die folgenden Maßnahmen können sich günstig auswirken, bergen aber ein Risiko in sich: Hyperventilation, Sauerstoffübersättigung in Überdruckkammern *(s. Kap. SPS, 5.)*, Hypothermie, Barbiturat-Koma und Steroidgabe (i. v.). Acetazolamid war bei der Beseitigung von Hirnödemen im Gefolge der Hypoxie wirksam.

10. MEDIZINISCHE ASPEKTE DES TAUCHENS UND DER ARBEIT BEI ÜBERDRUCK

Bei Erkrankungen, die durch Tauchen oder andere, mit erhöhtem Umgebungsdruck verbundene Aktivitäten hervorgerufen werden, kann es zu schwerwiegenden Fehlern bei der Diagnose und Therapie kommen. Das Tauchen mit tragbaren Unterwasseratemgeräten hat enorm zugenommen, sowohl als populäre sportliche Betätigung als auch zu wissenschaftlichen und kommerziellen Zwecken. Deshalb können heute bei vielen Menschen medizinische Probleme auftreten, die man früher nur bei Tiefseetauchern, Tunnel- und Caissonarbeitern kannte.

Ein Patient, der auch nur ein Symptom zeigt, das sich während und insbesondere nach der Überdruckexposition entwickeln kann, könnte eine Dekompressionskrankheit oder eine Gasembolie haben und benötigt dann dringend eine Rekompressionsbehandlung. Dieses Kapitel vermittelt die Grundlagen. Eine ausführliche Darstellung des Themas findt sich in *„The Physicians Guide to Diving Medicine (PGMD)“*, Medizinische Gesellschaft für Tiefsee und Überdruck, 9650 Rockville Pike, Bethesda, MD 20814. Der Sender „Divers Alert Network“ (DAN) gibt Ratschläge rund um die Uhr (919-684-8111).

Tiefe und Druck

Der Druckanstieg in der Tiefe beruht auf dem Gewicht des Wassers, genauso wie der Luftdruck das Gewicht der darüberliegenden Luft widerspiegelt. Beim Tauchen wird der Druck oft in Metern Wassersäule oder als absolute Atmosphäre (ata) angegeben. Ein Taucher in 10 m Wassertiefe ist gegenüber dem Luftdruck auf Meereshöhe einem erhöhten Druck von 14,7 Psi, 760 mmHg oder 1 Atmosphäre (at) ausgesetzt. Der Gesamtdruck umfaßt also sowohl das Gewicht des Wassers wie den Luftdruck an der Oberfläche, in 10 m Tiefe also 2 ata. Jedes weitere Sinken um 10 m bedeutet eine zusätzliche Druckerhöhung um 1 at. In Caissons oder Tunnels wird Druckluft dazu benutzt, das Eindringen von Wasser zu verhindern; der Innendruck entspricht dem Wasserdruck außen.

Pathologische Kompressionswirkungen

Einwirkung von Überdruck auf den Körper kann eine Reihe von medizinischen Problemen hervorrufen, die auf einem oder mehreren der nachfolgend aufgeführten Pathomechanismen beruhen:

1. Lokale Druckschwankungen: Wenn sich der Druck von außen auf den Körper mit zunehmender Tiefe erhöht, steigt der Gasdruck in Lungen und Atemwegen entsprechend an. Wenn die Eustachische Röhre durch Gähnen oder Schlucken durchgängig gehalten werden kann, so ist der Druck auf das Mittelohr gleich dem zunehmenden Umgebungsdruck. Anlagebedingte Anomalien, eine allergische oder vasomotorische Rhinitis oder eine Entzündung des oberen Respirationstraktes verhindern den Druckausgleich, so daß der erhöhte Außendruck direkt auf das Trommelfell einwirkt. Der gesamte Umgebungsdruck wird also auf alle Blutgefäße des Körpers übertragen, auch auf jene, die die Schleimhaut des Mittelohrs versorgen; bleibt dort der Druck unter dem Umgebungsdruck, so können die Kapillaren dilatieren, undicht werden und rupturieren. Wenn das Ödem und das Extravasat nicht genügend Raum einnehmen, um für einen Druckausgleich zu sorgen, kann es zur Trommelfellruptur kommen. Häufige Folge dieser **Barotitis media** sind Mittelohrinfektionen *(s. a. Kap. HNO, 3.)*. In gleicher Weise kann es zum **Barotrauma** in den Nasennebenhöhlen kommen. Es wird durch lokalen Schmerz oder, bei Kompression des Sinus sphenoidalis, durch Schmerzen im Hinterkopf, Scheitel- oder Stirnbereich angezeigt. Ein Stauungszustand der Schleimhaut, der einen Druckausgleich im Ohr oder in den Nebenhöhlen unmöglich macht, kann auf lokale oder systemische Dekongestionsmittel ansprechen. Fortgesetztes Tauchen ohne spontanen Druckausgleich führt in der Regel jedoch zu *Verletzungen.*

Jeder steife oder halbsteife lufthaltige Ausrüstungsgegenstand am Körper kann ebenfalls zu lokalen Kompressionen führen. In Tauchermasken wird durch die Nasenluft für Druckausgleich gesorgt, Taucherbrillen und manche Taucheranzüge können allerdings unangenehm sein und zu lokalen Blutungen und Gewebsverletzungen führen. Ohrstöpsel stellen einen geschlossenen Raum im Gehörgang her und dürfen deshalb beim Tauchen *nicht* verwendet werden.

2. Kompression und Ausdehnung von Gas: Nach dem Boyleschen Gesetz besteht zwischen dem Volumen einer vorgegebenen Gasmenge und ihrem absoluten Druck eine negativ reziproke Beziehung. So wird z. B. 1 l Gas an der Wasseroberfläche (1 at) in 10 m Tiefe auf $\frac{1}{2}$ l komprimiert (2 at). Der Druckausgleich in lufthaltigen Räumen des Körpers muß beim Tauchen diese Kompression ausgleichen; die Kompression der in der Lunge enthaltenen Luft beschränkt die Tiefe, in die mit angehaltenem Atem getaucht werden kann. Atmung mit Taucherhelm oder Preßluftgerät gleicht die Luftkompression im Respirationstrakt aus.

Veränderungen des Gasvolumens und -druckes im Mittelohr können Schwindel hervorrufen, wobei zumindest 3 Mechanismen zu unterscheiden sind: 1. Wenn das Trommelfell platzt, weil der Taucher im kalten Wasser keinen Kopfschutz getragen hat, tritt der gleiche Effekt auf wie bei der kalorischen Prüfung der Gleichgewichtsorgane *(s. Kap. HNO, 1.)*. Es entwickeln sich ein schwerer und möglicherweise verhängnisvoller Schwindel, Desorientiertheit, Übelkeit und Erbrechen. 2. Bei fehlendem Druckausgleich im Mittelohr kann das Innenohr über das runde Fenster beeinträchtigt werden, wobei ein **Schwindel durch Druckänderung** entsteht, eine mögliche Erklärung für die Gleichgewichtsstörung, die manche Taucher zu Anfang des Auftauchens empfinden. 3. Die Fistelung der Labyrinthflüssigkeit mit Austritt von Perilymphe durch das runde oder ovale Fenster, ist eine seltene, aber sehr ernst zu nehmende Ursache vestibulärer Störungen und bedarf einer raschen operativen Behandlung. Sie kann mit der nach dem Tauchen auftretenden Dekompressionskrankheit des Innenohrs verwechselt werden.

In der Tiefe führt die Kompression zu einem Anstieg der Gasdichte, proportional zur Druckerhöhung in ata. Da ein Taucher mit Preßluftausrüstung in der Tiefe mit etwa gleicher Atemfrequenz und gleichem Atemvolumen atmet wie bei vergleichbarer Tätigkeit über Wasser, steigt die Anzahl der pro Zeiteinheit eingeatmeten Gasmoleküle proportional zum Druck an. Bei einem Druck von 2 ata werden demnach zweimal so viel Gasmoleküle eingeatmet wie an Land. Mit der Tiefe nimmt nicht nur die Zeit, die der Luftvorrat des Tauchers vorhält, proportional ab, sondern auch das Atmen wird aufgrund der Strömungsbehinderung in den Luftwegen und im Atemgerät des Tauchers schwieriger. Dies kann eine Überanstrengung, eine Atemerschöpfung und eine allgemeine Schwäche verstärken – ernste Probleme, die auch beim Tauchen unter Idealbedingungen auftreten können.

Lebensbedrohliche Komplikationen können beim Auftauchen durch die Ausdehnung des in der Lunge befindlichen Gases entstehen. Selbst wenn ein Taucher in der Tiefe nur einmal Luft oder ein anderes Gas einatmet und beim Auftauchen nicht frei ausatmen kann, kommt es durch das sich ausdehnende Gas zu einer Überblähung der Lungen. Mögliche Folgen sind ein **Pneumothorax, ein Mediastinal- und Hautemphysem** sowie eine **Gas(Luft)embolie;** letztere stellt einen ärztlichen Notfall dar und ist eine der häufigsten Ursachen tödlich verlaufender Taucherunfälle (*s. Tab. 4.* und Ausführung unten).

3. Wirkungen des Partialdrucks: Der Partialdruck eines Gases wird bestimmt durch die Konzentration des Gases und den Umgebungsdruck; so beträgt die Sauerstoffkonzentration der Luft ca. 21%, der Sauerstoffpartialdruck (P_{O_2}) an der Erdoberfläche (1 ata) ca. 0,21 at. Der Sauerstoffgehalt der Luft bleibt in der Tiefe derselbe, jedoch ändert sich der P_{O_2} mit dem Anstieg von Druck und Gaskompression. Bei 2 ata ist die Anzahl der O_2-Moleküle pro Volumeneinheit und Sauerstoffpartialdruck zweimal so hoch wie an der Erdoberfläche.

Die physiologischen Wirkungen von Gasen sind von deren Partialdruck abhängig und ändern sich entsprechend mit der Tiefe. Bei Erhöhung des P_{O_2} treten toxische Sauerstoffwirkungen auf. Die **pulmonale Sauerstofftoxizität** kann zu Schädigungen der Lunge führen, wenn eine langanhaltende Sauerstoffexposition bei deutlich über 0,6 at P_{O_2} besteht (≙ 60% O_2 an der Erdoberfläche oder 30% in 10 m Tiefe). Die Sauerstofftoxizität kann auch **Krämpfe,** insbesondere beim Arbeiten unter Wasser, hervorrufen, wenn der P_{O_2} ca. 2 at oder mehr beträgt (≙ 100% O_2 in 10 m Tiefe oder 50% O_2 in 30 m Tiefe).

Eine Erhöhung des Partialdruckes für N_2 führt zu einer **Stickstoffnarkose,** ein Zustand, der einer Alkoholvergiftung sehr ähnelt. In der von Tauchern verwendeten Atemluft macht sich dies ab 30 m oder weniger bemerkbar und setzt bei ungefähr 10 at (100 m) Tiefe einen Taucher in der Regel vollkommen außer Gefecht. In dieser Tiefe ähnelt die anästhetisierende Wirkung des N_2 30%igem Lachgas auf Meereshöhe. Helium hat diese narkotisierende Eigenschaft nicht und wird deshalb anstelle von N_2 als Verdünnungsgas für O_2 beim Tiefseetauchen verwendet.

Tab. 4. Bedingungen, die eine Rekompression erforderlich machen

	Dekompressionskrankheit	*Gasembolie*
Symptomatik	**Sehr variabel.** Man unterscheidet 3 Typen, die einzeln oder in Kombination auftreten: 1. **„Bends":** Schmerzen, meist in oder in der Gegend von Gelenken 2. **Neurologische** Beteiligung jeder Art u. jeden Ausmaßes 3. **„Chokes":** Atemnot, gefolgt von Kreislaufkollaps (äußerster Notfall)	In der Regel: **Bewußtlosigkeit,** häufig mit Krämpfen Seltener: leichte zerebrale Symptome (ein mediastinales oder Hautemphysem und/oder ein Pneumothorax können gleichzeitig vorkommen) **Bei jedem bewußtlosen Taucher ist eine Luftembolie anzunehmen u. sofort eine Rekompression zu versuchen**
Beginn und unmittelbarer Verlauf	Allmählicher oder plötzlicher Beginn während der Dekompression oder bis zu 24 h nach einem oder mehreren Tauchvorgängen in mehr als 10 m Tiefe (oder Druckkammerexpositionen über 2 at) (Auch bei Unterdruckexposition, z. B. in der Höhe, möglich)	Plötzliches Auftreten während oder kurz nach: 1. Auftauchen auch aus geringen Tiefen von wenigen Metern 2. Dekompression nach jedem Überdruck 3. Jedem Unfall oder jedem Vorgehen, bei dem Gas in die Zirkulation eindringen könnte
Direkte Ursache	In der Regel: Tauchen oder Überdruckexposition über die nicht dekompressionspflichtigen Grenzen hinaus ohne ausreichende Pausen zur Dekompression Gelegentlich: 1. Tauchen oder Druckexposition innerhalb der nicht dekompressionspflichtigen Grenzen oder bei ausreichender Dekompression 2. Unterdruck oder Druckverlust in einer Flugzeugkabine in großer Höhe	In der Regel: Atemanhalten oder eine Atemwegsobstruktion während des Auftauchens oder beim Nachlassen des Druckes Andere: Gaseintritt ins kardiovaskuläre System während einer Operation am offenen Herzen oder bei anderen medizinischen/chirurgischen Eingriffen
Pathomechanismus	Ein Überschuß an gelöstem Gas führt zur Bläschenbildung im Blut oder Gewebe beim Nachlassen des Außendruckes. Die Luftbläschen führen zu lokalen mechanischen Effekten oder zur Beeinträchtigung der Blutzirkulation	In der Regel: Überdehnung der Lungen führt zum Eintritt freien Gases in die Lungengefäße, gefolgt von einer Luftembolie des Gehirns durch Luftblasen Andere: Verlegungen des Herz-Lungen-Kreislaufes oder des systemischen Kreislaufes durch freies Gas jeglicher Herkunft
Sofortmaßnahmen	**Lebensrettende Notfallmaßnahmen** (Luftwege, Hämostase, kardiopulmonale Wiederbelebung etc.) **Sofortiger Transport zur nächstgelegenen geeigneten Druckkammer** horizontale Lagerung 100% Sauerstoff über dicht sitzende Gesichtsmaske Orale Flüssigkeitszufuhr, wenn das Opfer bei Bewußtsein ist, ansonsten i. v.	

Beim Tauchen mit angehaltenem Atem und ohne Atemgerät ändert sich durch den Druck in der Tiefe der Partialdruck von O_2 und CO_2 im Alveolengasgemisch. Der Impuls, an die Oberfläche aufzutauchen und wieder zu atmen, ist weitgehend vom CO_2-Anstieg im Organismus abhängig. Ein Schwimmer, der hyperventiliert, um dann unter Wasser länger ohne Atemholen auszukommen, gibt sehr viel CO_2 ab, vermehrt jedoch seine Sauerstoffvorräte kaum. Durch Hypoxie kann er ohne Vorwarnung bewußtlos werden, bevor sein P_{CO_2} weit genug angestiegen ist, um einen wirksamen Reiz darzustellen.

Taucht man mit angehaltenem Atem in größerer Tiefe, wird die Situation noch komplizierter, da der P_{O_2} angehoben wird und so eine vermehrte Sauerstoffaufnahme ermöglicht. Ein Taucher, der unter diesen Bedingungen seine physiologischen Grenzen überzogen hat, kann bewußtlos werden, wenn sein alveolärer P_{O_2} beim Auftauchen jäh wieder abfällt. Dieses Phänomen ist wahrscheinlich verantwortlich für viele unerklärliche Ertrinkungsfälle bei Harpunierern und anderen, die häufig mit angehaltenem Atem tauchen. Manchmal wird dieses Phänomen auch als **Flachwasser-„black-out"** bezeichnet, obwohl dieser Ausdruck besser in seiner ursprünglichen Bedeutung für Unglücksfälle mit CO_2-Überschuß bei Atemgeräten mit Rückatmung verwendet werden sollte. Bei dieser Art von Atemgeräten ist die Hypoxie ebenfalls ein mögliches Problem, wenn O_2 durch ein Übermaß an N_2 ersetzt wird.

CO_2-Vergiftung: Unter normalen Umständen an Land warnen Hyperpnoe und Atemlosigkeit vor dem CO_2-Anstieg in der eingeatmeten Luft. Unter Wasser stellt eine solche Reaktion eher die Ausnahme als die Regel dar, insbesondere wenn ein hoher P_{O_2} und Anstrengung hinzukommen. Manche Menschen entwickeln aufgrund einer inadäquaten pulmonalen Ventilation bei Anstrengung eine spontane **CO_2-Retention.** Was auch immer die Ursache eines abnorm hohen P_{CO_2} ist, er kann per se in der Tiefe den **Verlust** oder die **Einschränkung des Bewußtseins** heraufbeschwören sowie die Inzidenz von **O_2-Krämpfen** und den Schweregrad einer **N_2-Narkose** erhöhen. Bei Tauchern, die häufig über Kopfschmerzen nach dem Tauchen klagen oder auf ihren besonders geringen Luftverbrauch stolz sind, liegt der Verdacht auf eine Neigung zur CO_2-Retention nahe.

Eine **CO-Vergiftung** durch kontaminierte Luft kann bei Tauchern zu Handlungsunfähigkeit oder Tod führen. Der Verdacht besteht bei jedem Taucher, der über Übelkeit oder Kopfschmerzen klagt und bei dem Schwäche, Schwerfälligkeit und psychische Veränderungen zu beobachten sind. Die „kirschrote" Haut ist nicht immer ein zuverlässiges Zeichen. Das Kohlenmonoxid gelangt meist durch Kompressorzustrom aus dem Nahbereich des Motorauspuffs oder durch „Aufblitzen" des Schmieröls in einem funktionsuntüchtigen Kompressor in die Tauchluft. Die Tauchluft muß regelmäßig auf Kohlenmonoxid und andere Verunreinigungen überprüft werden *(s. a. Kap. SPS, 5.)*.

Bei erhöhtem Partialdruck von inerten Gasen wie N_2 werden solche Gase in Blut und Gewebe aufgenommen. Wenn dann der Druck beim Auftauchen wieder fällt, können sich Gasbläschen entwickeln, was verschiedene Auswirkungen nach sich zieht *(s. Tab. 4. und Dekompressionskrankheit, unten)*.

4. Direkte Druckwirkungen: Bestimmte neuromuskuläre und zerebrale Störungen werden unter dem Begriff **neurologisches Überdruck-Syndrom** zusammengefaßt, das beim Tiefseetauchen zu beobachten ist und bei ca. 200 m Tiefe beim Hinuntertauchen auftreten kann. Das neurologische Überdruck-Syndrom wird auf den hydrostatischen Druck zurückgeführt und ist von Gaskompression und Partialdruck unabhängig. In geringeren Tiefen scheint es ohne medizinische Bedeutung zu sein.

5. Schlechte Sicht, Strömungen, die eine große Anstrengung erforderlich machen, und Kälte machen das Tauchen schwieriger. Im Wasser kann sich sehr rasch eine **Hypothermie** entwickeln, deren frühes Anzeichen in einem kritischen Verlust der Geschicklichkeit und der Urteilskraft besteht. Bei anfälligen Personen kann kaltes Wasser tödliche Herzrhythmusstörungen auslösen. Bei insulinabhängigen Diabetikern und wahrscheinlich auch bei Alkoholikern mit mangelhaften Ernährungsgewohnheiten stellt die **Hypoglykämie** eine ernste Gefahr dar. **Medikamente, Alkohol** und mißbräuchlich verwendete **Drogen** können in der Tiefe unvorhersehbare Wirkungen entwickeln.

Bedingungen, die eine Rekompression erfordern

Gasembolie

(Luftembolie)

Störung, die durch eine Überblähung der Lungen verursacht wird, weil sich während einer Abnahme des Umgebungsdrucks das Gas in der Lunge rasch ausdehnt (z.B. beim Auftauchen aus der Tiefe), charakterisiert durch einen plötzlichen Verlust des Bewußtseins und/oder weitere ZNS-Manifestationen der zerebralen Gasembolien, die ihren Ursprung in der Lunge haben (s. Tab. 4.).

Ätiologie

Die Überblähung der Lungen ist gewöhnlich die Ursache der **arteriellen Gasembolie.** Das Opfer ist meistens ein Taucher, der beim Auftauchen die Luft anhält. In der Regel ist Atemnot in der Tiefe das auslösende Moment. Sogar die Tiefe von Schwimmbecken genügt, um eine Gasembolie zu verursachen, wenn der Betreffende eine Luft- oder Gasquelle zur Verfügung hat und auch nur einen Atemzug unter Wasser tut. Komprimierte Luft, die in beliebiger Wassertiefe eingeatmet wird, dehnt sich beim Auftauchen aus. Falls man sie nicht frei abströmen läßt, überbläht sie die Lungen und erhöht den intraalveolären Druck. Dies führt dazu, daß Gas in die pulmonalen Venen, die das Blut zum Herzen zurücktransportieren, übertritt. Wenn dieses Gas die Karotiden erreicht, ist eine Embolisierung der zerebralen Blutgefäße fast unvermeidlich.

Symptomatik und Diagnostik

Die typische Folge einer Gasembolie ist der **plötzliche Verlust** des Bewußtseins, mit oder ohne Krämpfe oder andere neurologische Symptome. Bei jedem Taucher, der während oder unmittelbar nach dem Auftauchen das Bewußtsein verliert, muß eine Gasembolie angenommen und eine Rekompression so schnell wie möglich eingeleitet werden (s. Rekompressionstherapie, unten). Weniger schwerwiegende Symptome, von Verhaltensänderungen bis hin zur Hemiparese, können ebenfalls beobachtet werden.

Überblähung der Lungen kann mit und ohne Gasembolie zu einem Mediastinal- und Hautemphysem führen. Ein Pneumothorax ist seltener, jedoch folgenschwerer. Blutiger Husten oder Schaum sind Anzeigen einer Lungenverletzung. Iatrogene arterielle Luftembolien sind nicht unbekannt. Verdacht besteht z.B., wenn ein Patient nach einer Herzoperation nicht mehr zu Bewußtsein kommt.

Notfallmaßnahmen

Der Patient muß sofort in eine geeignete Druckkammer zur Rekompression transportiert werden, ohne daß man sich mit unwichtigeren Maßnahmen aufhält. Ein Lufttransport ist gerechtfertigt, wenn wirklich Zeit eingespart wird. Die Exposition gegenüber dem erniedrigten Druck in der Höhe muß dabei jedoch möglichst kurz sein. Früher wurde von Experten bei Verdacht auf eine Gasembolie die Trendelenburg-Lagerung empfohlen. Indizierte lebensrettende Notfallmaßnahmen (z.B. kardiopulmonale Wiederbelebung, Erstversorgung blutender Verletzungen und Freihalten der Atemwege) haben Vorrang, können aber in der Regel zusammen mit der Zufuhr von Sauerstoff in möglichst hoher Konzentration und mit einer Flüssigkeitssubstitution während des Transportes durchgeführt werden. Die Rekompressionstherapie wird weiter unten behandelt.

Dekompressionskrankheit

(Caisson-Krankheit)

Eine Störung, die auf einer Abnahme des Umgebungsdrucks beruht (wie beim Auftauchen, Aussteigen aus einem Caisson oder einer Überdruckkammer oder beim Aufstieg in große Höhen), verbunden mit der Bildung von Bläschen aus gelöstem Gas in Blut und Gewebe und meist charakterisiert durch Schmerzen und/oder neurologische Symptome (s. Tab. 4.).

Pathophysiologie

Ein Taucher oder ein Caissonarbeiter, der Luft unter einem erhöhten Umgebungsdruck atmet, nimmt vermehrt Sauerstoff und Stickstoff in physikalischer Lösung in Blut und im Gewebe auf. Während der Sauerstoff kontinuierlich verwertet wird, kann der Stickstoff oder jedes andere inerte Gas den Körper nur so verlassen, wie es in den Körper hineingekommen ist, nämlich über die Lungen und die Zirkulation. Die Aufnahme und die Elimination des Gases wird durch den Partialdruckgradienten bestimmt, während das Ausmaß der Übersättigung (Überschuß an Gasdruck im Gewebe gegenüber dem Umgebungsdruck) entscheidend für die Ausbildung von Gasbläschen während des Auftauchens ist. Die Folgen der Bläschenbildung aus dem gelösten Gas sind die bekannte **Dekompressionskrankheit, Caisson-Krankheit** oder **„Bends"** *(s. Tab. 4., Schmerzen).* Obwohl sich die sogenannten „Bends" genaugenommen nur auf die schmerzhaften Symptome beziehen, werden sie jedoch häufig als ein Synonym für die Dekompressionskrankheit verwendet.

Die Bildung von Bläschen kann in der Regel vermieden werden durch Beschränkung der Gasaufnahme, der Tiefe und Dauer des Tauchens auf einen Bereich, der keine Dekompressionspausen beim Auftauchen erfordert (**Grenzen,** die **keine Dekompression** erforderlich machen). Der Gebrauch einer **Tabelle** für die Luft**dekompression** (z.B. aus dem US Navy Diving Manual), als Fahrplan für das richtige Auftauchen, bei dem überschüssiges inertes Gas den Körper auf harmlose Weise verläßt, dient demselben Zweck. Die Tabelle vermittelt eine Auftauchmethode, bei der überschüssiges inertes Gas ohne Schaden entweichen kann. Wenn man sich an die Grenzen, die in der US-Navy-Dekompressionstabelle angegeben sind, hält, kommt es kaum zu einer Dekompressionskrankheit. Man muß jedoch in Betracht ziehen, daß die Angaben über die Tiefe, die Verweildauer und das Vorgehen bei der Dekompression bei Tauchern oft sehr unverläßlich sind. Die neueren No-stop-Limits, Tabellen und vom Taucher mitgeführten Dekompressions-Computer sollen einen größeren Sicherheitsrahmen bieten, können jedoch auch falsch angewendet werden. Ein Taucher muß sorgfältig auf die Tauchtiefe und die No-stop-Limit-Zeichen achten, in der spezifischen Geschwindigkeit auftauchen und ca. alle 5 m Sicherheitspausen von einigen Minuten eingelegen.

Wiederholtes Untertauchen ist die häufigste Ursache für Schwierigkeiten, da sich manche Taucher nicht im klaren darüber sind, daß ein Überschuß an inertem Gas bei jedem Tauchvorgang im Körper bleibt und bei weiteren Tauchgängen jedesmal zunimmt. Es muß nach speziellen Tabellen, wie z.B. im *US Navy Diving Manual* enthalten, vorgegangen werden, wenn der Zeitabstand zwischen den Tauchgängen < 12 h ist.

Nur wenige Dekompressionstabellen sind bisher auf ihre Gültigkeit für Frauen und ältere Taucher überprüft worden. Solche Personen sollten sie mit Vorsicht anwenden. Besondere Vorsicht ist geboten beim Tauchen in **Höhenlagen** oder beim **Fliegen nach dem Tauchen.** Es wird meist empfohlen, zunächst 24 Stunden in Höhe des Wasserspiegels zu verbringen und erst danach höher gelegene Orte aufzusuchen.

Symptomatik

In den meisten Fällen von Dekompressionskrankheit tritt ein lokaler Schmerz („Bends") auf. Oft wird er von neurologischen Störungen begleitet. Bei Tauchern ist der Schmerz oft in oder nahe einem Armgelenk lokalisiert. Bei Caissonarbeitern sind die Beingelenke öfter betroffen. Der Schmerz ist typischerweise schwer zu beschreiben und oft schlecht zu lokalisieren. „Tief" und „als ob etwas in den Knochen bohren würde" sind gelegentlich zu hörende Beschreibungen. Schneidende, exakt lokalisierte Schmerzen werden manchmal berichtet. Der Schmerz kann anfänglich in milder oder in intermittierender Form auftreten, er neigt jedoch dazu, ständig zuzunehmen und sehr stark zu werden. Lokale Spannungen und Entzündungen sind selten, und der Schmerz nimmt bei Bewegung nicht zu.

Neurologische Manifestationen können den Schmerz begleiten oder auch unabhängig von ihm auftreten. Sie sind beim Tauchen mit Atemgeräten sehr viel häufiger als bei Tauchen mit Taucherhelmen oder beim Arbeiten in Caissons. Zur Zeit kommt es wahrscheinlich in über 50% der Fälle von Caisson-Krankheit zu neurologischen Problemen. Das Rückenmark ist dabei besonders anfällig, und viele Taucher sind sich über die unheilvolle Bedeutung der scheinbar harmlosen Symptome wie Schwäche oder Taubheit in den Extremitäten im unklaren.

Neurologische Symptome sind äußerst verschiedenartig. Sie reichen von leichten Parästhesien bis hin zu schweren zerebralen Störungen. Eine vestibuläre Beteiligung kann zu ausgeprägtem Schwindel führen und schwer von einer Fistelung der Labyrinthflüssigkeit (Austritt von Perilymphe aus dem runden oder ovalen Fenster) zu unterscheiden sein. Verletzungen des Rückenmarks mit der Folge einer Paraplegie stellen eine besondere Gefahr dar, und eine Verzögerung der Behandlung kann den Zustand irreversibel machen.

Zustände, die als **„Chokes"** (Erstickungsanfälle) oder **respiratorische Dekompressionskrankheit** bekannt sind, treten zwar selten auf, sind aber schwerwiegender Natur. Sie entstehen durch massive Blasenbildung mit Embolisation der pulmonalen Gefäßversorgung. Manche Fälle lösen sich von selbst, ohne schnelle Rekompression jedoch ist ein rasches Fortschreiten zum Kreislaufkollaps und Tod nicht ungewöhnlich. Frühe Anzeichen sind ein substernaler Druck und Hustenreiz auf tiefes Einatmen oder Inhalation von Tabakrauch hin. Bei Tierversuchen sind „Chokes" streng mit einer Höhenexposition kurz vor dem Tauchen korreliert. „Chokes" und andere ernste Manifestationen, die in der **Höhe** auftreten, können oft nicht allein durch die Rückkehr auf den Boden geheilt werden, sondern müssen sofort in einer Rekompressionskammer behandelt werden.

Weitere Manifestationen der Dekompressionskrankheit sind **Juckreiz, Hautausschlag** und außergewöhnliche **Müdigkeit.** Diese Symptome müssen nicht routinemäßig durch eine Rekompression behandelt werden, sie können aber manchmal Vorboten von ernster zu nehmenden Störungen sein. Taucher, die über solche Symptome klagen, sollten zumindest unter weiterer Beobachtung stehen. Maskenbeatmung mit 100% Sauerstoff kann die Beschwerden lindern. **Hautödeme** treten selten auf und sind wahrscheinlich auf die Obstruktion der Lymphgefäße durch Blasen zurückzuführen.

Bei fortschreitendem oder anhaltendem Verlauf ist eine Rekompressionstherapie nötig. Eine **gesprenkelte Haut** ist ungewöhnlich, kann aber Zuständen vorausgehen oder sie begleiten, die eine Rekompression erforderlich machen. **Abdominelle Schmerzen** können Ausdruck lokaler Blasenbildung sein, sie können aber auch, v.a. bei **gürtelförmigem Schmerz,** ein *wichtiges Warnzeichen für eine Rückenmarksbeteiligung* sein.

Eine ***Spätmanifestation*** *der Dekompressionskrankheit ist* die dysbare Knochennekrose (eine Form der aseptischen Knochennekrose); sie ist bei Caisson-Arbeitern sehr viel verbreiteter als bei Tauchern, obwohl auch diese nicht gefeit sind. Langanhaltende oder in kurzen Abständen wiederholte Exposition stellt wahrscheinlich das größte Risiko dar. Gelenkflächennahe Knochenläsionen treten meist im Schulter- und Hüftbereich auf und können erhebliche Gelenkschäden mit chronischen Schmerzen und schwerer körperlicher Behinderung verursachen. Die Knochennekrose ist heimtückisch, da sie erst Monate oder Jahre nach der ursächlichen Schädigung – möglicherweise einer einzigen falschen Dekompression – symptomatisch wird bzw. auf dem Röntgenbild entdeckt werden kann.

Neurologische Dauerschäden, wie z.B. eine **Paraplegie,** sind häufig Ergebnis einer zu späten oder ungeeigneten Behandlung der frühen Symptome einer spinalen Beteiligung. In einigen Fällen kann auch bei schneller und adäquater Behandlung der ursprüngliche Schaden so schwer sein, daß es keine Heilung mehr gibt. Jedoch scheinen wiederholte Behandlungen mit **Sauerstoffüberdruck** *(s. Kap. SPS, 5.)* den Heilungsprozeß zu unterstützen. Die Prognose eines Rückenmarkschadens aufgrund einer Dekompressionskrankheit ist jedenfalls sehr viel günstiger als die Prognose eines Rückenmarkschadens aufgrund anderer Traumen.

Notfallmaßnahmen

Die Dekompressionskrankheit erfordert eine unverzügliche Rekompression. *Der Transport zu einer geeigneten Rekompressionseinrichtung hat Vorrang vor allen anderen Maßnahmen, die während des Transportes durchgeführt oder ohne ernste Lebensgefahr zurückgestellt werden können.* Selbst in scheinbar leichten Fällen sollte der Transport nicht verzögert werden, da sich noch schwerwiegendere Symptome entwickeln könnten. Über eine Maske sollte Sauerstoff in maximaler Konzentration verabreicht werden. Es kann sich ein Schockzustand einstellen, besonders in schweren Fällen ohne rechtzeitige Behandlung. Ausreichende Flüssigkeitszufuhr muß sichergestellt werden. Sowohl Flüssigkeitsaufnahme als auch -ausscheidung sollten zusammen mit den vitalen Funktionen überwacht werden.

Rekompressionstherapie

(s.a. Kap. SPS, 5.)

Sowohl bei der Dekompressionskrankheit als auch bei der Gasembolie ist eine **Rekompression** unbedingt erforderlich. Sie sollte so bald wie möglich durchgeführt werden, um schwere und dauernde Schäden zu vermeiden. Das Ziel dieser Therapie ist, die entstandenen Blasen bis zur asymptomatischen Größe zu komprimieren, das Gas wieder in Lösung zu bringen und eine ausreichende Sauerstoffsättigung der beteiligten Gewebe wiederherzustellen. Wie groß die Entfernung zur Druckkammer und wie lang die Verzögerung im Einzelfall auch sein mögen, die Rekompressionstherapie ist sehr wahrscheinlich von Nutzen. Eine unnötige Rekompression birgt weit weniger Risiko in sich als die, in der Hoffnung, daß die Symptome auch ohne Rekompression abklingen, verschriebene palliative Behandlung.

Eine Rekompression unter Wasser darf nur dann an entlegenen Orten versucht werden, wenn spezifische Vorkehrungen für diese Behandlung getroffen worden sind. Die Taucher selbst, medizinische Einrichtungen, Rettungs- und Polizeistationen in beliebten Tauchsportgegenden sollten wissen, wo sich die nächste geeignete Druckkammer befindet, wie man sie am schnellsten erreicht und wie man mit ihr am besten telefonisch Kontakt aufnimmt.

Wenn ein Arzt eine Rekompressionsbehandlung empfiehlt, aber nicht sicher sein kann, daß der Patient eine richtige Therapie in einer geeigneten Überdruckkammer erhalten wird, sollte er sich eine unterschriebene und bezeugte Bestätigung der Therapie-Empfehlung geben lassen. Gegenwärtig wird noch diskutiert, was eine „geeignete" Druckkammer ausmacht. Viele Fälle können in einer „Ein-Mann"-Überdruckkammer, wie es sie an vielen Stellen gibt, erfolgreich behandelt werden; trotzdem kann es oft unvorhergesehenerweise lebensnotwendig werden, Zugang zum Patienten zu haben oder den Druck weiter zu erhöhen.

Die Notwendigkeit einer Rekompressionstherapie wird davon bestimmt, ob der Betroffene einem erhöhten Druck ausgesetzt war und Symptome einer Dekompressionskrankheit oder Gasembolie zeigt. Detaillierte Anamnese, medizinische Untersuchung und Laborwerte helfen in der Regel wenig bei dieser Entscheidung. Manchmal kann eine definitive Diagnose nur mit einem Rekompressionsversuch gestellt werden. Ab einem gewissen Zeitpunkt der Rekompressionsbehandlung, zumindest aber bevor der maximale Druck zurückgenommen wird, ist eine sorgfältige **neurologische Untersuchung** wichtig, um jede Störung aufzuspüren, die eine Modifizierung des therapeutischen Vorgehens erforderlich macht. Wird eine sofortige und ausreichende Behandlung der Dekompressionskrankheit oder Gasembolie versäumt, so besteht das nicht zu akzeptierende Risiko einer schwerwiegenden und dauernden Schädigung.

Behandlungstabellen und Richtlinien für ihre Anwendung sind dem *US Navy Diving Manual* und dem PGDM (s. o.) zu entnehmen. Der wichtigste Unterschied in der Behandlung der Dekompressionskrankheit und der Gasembolie besteht darin, daß die Tabellen für die erstere eine Druckerhöhung bis zu 6 ata vorsehen, um eine rasche Kompression der Gasbläschen in den zerebralen Gefäßen zu erreichen. Auf der anderen Seite stützt sich die Behandlung bei beiden Krankheitsbildern normalerweise auf die Sauerstoffbeatmung mit einem Druck unter 3 ata.

Die Behandlungstabellen der US Navy erzielen eine hohe Erfolgsrate in Dekompressionskrankheitsfällen, die nach normalem Tauchen mit Luft als Atemmedium auftreten. Wird mit ungewöhnlichen Gasmischungen oder besonders tief oder lang getaucht, ist eine spezielle therapeutische Vorgehensweise erforderlich.

Medizinische Zusatzmaßnahmen bei der Rekompressionstherapie: Gelegentlich sind zusätzlich zur Rekompression medizinische oder operative Maßnahmen notwendig. Wo diese nicht gleichzeitig mit der Rekompression durchgeführt werden können, hat die Rekompression Vorrang vor jeder anderen Maßnahme, die ohne ernste Gefahr für das Leben aufgeschoben werden kann. Eine intensive Behandlung kann, falls erforderlich, in einer gut ausgestatteten Druckkammer durchgeführt werden.

Eine ausreichende Flüssigkeitsaufnahme ist wichtig. Falls eine i. v. Flüssigkeitszufuhr nötig ist, wird im allgemeinen 0,9% NaCl bevorzugt. Die Möglichkeit einer Blasenlähmung und die Notwendigkeit zur Katheterisierung sollten im Auge behalten werden. Regelmäßige Hkt-Messungen sind wünschenswert; die Messung des zentralen Venendruckes *(s. Kap. HKR, 2., Invasive diagnostische Maßnahmen)* und des zirkulierenden Blutvolumens kann bei schwerkranken Patienten erforderlich werden.

Kortikosteroide (z. B. Dexamethason, 20–40 mg i. v., anschließend 4 mg alle 6 h i. m.) können die Eindämmung der Entzündung aufgrund der Dekompressionskrankheit und die Kontrolle der zerebralen Ödeme unterstützen. Zusätzliche Maßnahmen, um die Hirn- und Rückenmarksschwellungen einzuschränken, sind bei einer ZNS-Symptomatik angezeigt, v.a. wenn der Patient nicht sofort oder inadäquat auf die Rekompressionstherapie anspricht.

Beruhigungsmittel und Narkotika können Symptome verschleiern und zur Ateminsuffizienz führen. Man sollte sie vor und während der Rekompressionstherapie vermeiden oder, falls sie dringend notwendig sind, in der geringsten noch wirksamen Dosierung verabreichen.

Beurteilung der gesundheitlichen Eignung zum Tauchen

Auch wenn Ärzte um eine Beurteilung der Tauglichkeit zum Tauchen oder für ähnliche Aktivitäten gebeten werden, können sie gewöhnlich niemanden vom Tauchen abhalten; sie haben daher vor allem eine beratende Funktion. Es ist ratsam, dem Betreffenden ungünstige Befunde und deren Konsequenzen nicht nur zu erklären, sondern sie auch schriftlich festzuhalten und von dem Betreffenden unterschreiben zu lassen.

Die physischen und psychischen Voraussetzungen für das Tauchen sind ausführlich im PGDM besprochen (s. o.), standardisierte Kriterien sind jedoch noch nicht aufgestellt worden, daher seien hier einige grundsätzliche Überlegungen aufgeführt:

1. Ein Taucher muß in der Lage sein, unter den unterschiedlichsten Bedingungen sich selbst weiterhelfen zu können. Tauchen kann auch für Menschen, die keine anstrengenden Unterwasseraktivitäten beabsichtigen, eine ungewöhnlich schwere körperliche Belastung bedeuten. Gasflaschen sind schwer, Strömungen machen ein energisches Schwimmen notwendig etc. Taucher dürfen keine ernsten kardialen und pulmonalen Erkrankungen aufweisen und sollten über einen normalen bis hervorragenden aeroben Leistungsbereich verfügen.

Eine ausgeprägte Fettsucht ist oft mit einer geringen Belastbarkeit und einer erhöhten Anfälligkeit gegenüber der Dekompressionskrankheit verbunden. Körperliche Behinderungen müssen unter dem Gesichtspunkt eingeschätzt werden, ob der Betreffende in der Lage ist, sowohl in Notfällen einem Tauchkameraden zu Hilfe zu kommen als auch ohne größere Unterstützung durch andere den Tauchsport auszuüben.

Starre Altersgrenzen sind unangemessen, aber ältere Bewerber müssen besonders genau auf ihre kardiopulmonale Tauglichkeit hin untersucht werden. Beachtung sollten Familienanamnese und koronare Risikofaktoren finden. Bei bestimmten Herzrhythmusstörungen, auch solchen, die bei anderen Sportarten toleriert werden können, ist das Tauchen selbst bei jüngeren Leuten kontraindiziert. Durch ein offenes Foramen ovale können Luftblasen den Lungenkreislauf umgehen, wodurch einige Fälle mit Dekompressionskrankheit oder Luftembolie erklärt werden können. Der Betroffene darf erst nach einer Behandlung wieder tauchen. Schwere Verletzungen an den Extremitäten und eine periphere Verschlußkrankheit in der Vorgeschichte erhöhen die Anfälligkeit für die muskuloskelettale Dekompressionskrankheit (Caisson-Krankheit).

2. Der Taucher muß in der Lage sein, in sämtlichen luftgefüllen Hohlräumen des Körpers problemlos einen Druckausgleich herbeizuführen. Pulmonale Zustandsbilder, die zu Luftretention führen, können Gasembolien beim Auftauchen verursachen. Eine *absolute Kontraindikation* fürs Tauchen bedeutet das Bestehen von Lungenzysten, Asthma bronchiale, ein Emphysem und ein spontaner Pneumothorax in der Anamnese. Eine chronische Abflußstörung aus den Nasennebenhöhlen, ein perforiertes Trommelfell und manche Zustandsbilder nach HNO-ärztlichen Operationen sind *Kontraindikationen.* Tauchen muß vermieden werden bei Entzündungen im Respirationstrakt und bei Verschlechterung einer vasomotorischen oder allergischen Rhinitis. Habituelles Luftschlucken und die Neigung zur Regurgitation haben unliebsame Folgen.

3. Taucher dürfen unter keiner **Einschränkung des Bewußtseins, der Wachsamkeit oder der Urteilskraft** leiden. Epileptische Anfälle, Synkopen, Diabetes mellitus, Alkoholismus und Drogenabhängigkeit sind mit dem Tauchen unvereinbar. Unerwünscht sind Medikamente, die zu Schläfrigkeit oder zu Verminderung der Wachsamkeit führen und eine Stickstoffnarkose noch verstärken können. **Mangel an emotionaler Ausgeglichenheit** bedeutet eine Gefahr für den Taucher und seine Kameraden; ein Verdacht darauf besteht, wenn eine Motivation unangebracht erscheint oder die Anamnese Neigung zu Unfällen oder impulsivem Verhalten erkennen läßt.

Auch immer mehr Frauen üben den Tauchsport aus; nach gegenwärtigem Wissen können, von ein paar Ausnahmen abgesehen, leistungsfähige und gesunde Frauen genauso gefahrlos tauchen wie Männer. In einigen Studien ergaben sich Hinweise für eine höhere Anfälligkeit von Frauen für die Dekompressionskrankheit, weshalb sie mehr noch als Männer auf Zeichen einer Dekompression achten sollten. Eine weitere Ausnahme betrifft die **Schwangerschaft;** Tauchen erhöht die Inzidenz von Geburtsfehlern und Fetustod. Sichere Belastungsgrenzen können nicht verläßlich angegeben werden, so daß Frauen, die schwanger sind oder sein könnten, Tauchen am besten ganz vermeiden.

Zur Beurteilung von **berufsmäßigen Tauchern** und anderen, die berechtigt sind, sich einer ungewöhnlichen Belastung auszusetzen, bedarf es spezieller Untersuchungsmethoden, die Lungenfunktionstest, Belastungs-EKG, Audiometrie- und Röntgenuntersuchung des Skeletts miteinschließen.

Ein **entsprechendes Training** ist für ein sicheres Tauchen absolute Notwendigkeit, und der Arzt sollte dies immer wieder betonen. Tauchkurse unter der Schirmherrschaft staatlicher Organisationen werden vielerorts angeboten.

11. HÖHENKRANKHEIT

(akute Höhenkrankheit, Bergkrankheit, Höhenlungenödem, Höhenhirnödem, Soroche, Puna, Mareo)

Syndrome, die auf den verminderten Sauerstoffgehalt in großen Höhen zurückzuführen sind.

Ätiologie, Pathologie und Pathophysiologie

Der atmosphärische Druck nimmt mit zunehmender Höhe ab, während der Prozentsatz an Sauerstoff in der Luft konstant bleibt. Deshalb nimmt der Sauerstoffpartialdruck in der Höhe ab und beträgt bei 5500 m nur noch die Hälfte des Sauerstoffpartialdruckes auf Meereshöhe. Ca. 20% der Menschen, die innerhalb eines Tages um mehr als 2700 m aufsteigen, entwickeln die Symptomatik der Höhenkrankheit, wobei das Hauptsymptom unterschiedlich sein kann. Personen, die schon einmal unter der Höhenkrankheit zu leiden hatten, sind bei erneuter Höhenexposition etwas anfälliger gegenüber einer erneuten Attacke; es bestehen jedoch große inter- und sogar intraindividuelle Unterschiede. Besonders empfindlich sind Kinder unter 6 Jahren und Frauen in der prämenstruellen Phase. Sehr rascher Aufstieg (im Flugzeug ohne Druckausgleich, in Ballons oder in Unterdruckkammern) führt zu einer anderen Form der Hypoxie.

Eine Hypoxie regt das Atmen an, was zu einer besseren Sauerstoffsättigung des Gewebes, aber auch zur respiratorischen Alkalose führt. Diese ist Bestandteil der Symptomatik, bis sie durch vermehrte Hydrogencarbonatausscheidung im Urin kompensiert wird. Die Hypoxie hemmt die O_2-abhängige Natriumpumpe, was zu einer Akkumulation von Natrium und Wasser innerhalb der Zelle und zu einem Kaliumausstrom aus der Zelle führt. Die ADH-Sekretion kann bei manchen Menschen durch Hypoxie gesteigert werden, was zur weiteren Wasserretention führt. Die Funktion des atrialen natriuretischen Peptids (ANP), von Aldosteron und Renin-Angiotensin ist noch nicht geklärt.

Bei der akuten Höhenkrankheit konnten keine spezifischen pathologischen Veränderungen nachgewiesen werden. Jede Hypoxie erhöht den Gefäßwiderstand in der Lunge und den Pulmonalarteriendruck; der Gefäßwiderstand im übrigen Kreislauf und der arterielle Druck sind davon wenig betroffen. Eine Hyperkapnie führt zur Verminderung, eine Hypoxie zu einer Erhöhung der zerebralen Durchblutung, die daher entsprechend dem Gleichgewicht zwischen arteriellem CO_2 und O_2 variiert. Seine Bedeutung für die Symptomatologie ist noch nicht geklärt. Beim **Höhenhirnödem** kann der Liquordruck erhöht sein, die Liquorflüssigkeit ist jedoch normal. Bei Patienten mit Höhenlungenödem und Höhenhirnödem findet sich im CT häufig ein diffuses Hirnödem, und bei der Autopsie werden Ödem und Blutungen gefunden. Beim **Höhenlungenödem** geht das interstitielle Ödem dem alveolären Ödem voraus. Die Ödemflüssigkeit ist plasmaähnlich, weshalb des Höhenlungenödem als Hochdrucködem mit erhöhter mikrovaskulärer Permeabilität betrachtet wird. Häufig finden sich Plättchen- und Fibrinemboli und venöse Thromben in zerebralen, pulmonalen und peripheren Blutgefäßen. Durch die Dehnung der erweiterten Lungenarteriolen werden vasoaktive Substanzen (Arachidonsäure, Prostaglandine, Thromboxan) freigesetzt. Dies kann zu einer erhöhten Durchlässigkeit der Kapillaren führen mit der Folge eines blutig tingierten und manchmal sogar massiv blutigen Sputums. Die Pathomechanismen des Höhenlungenödems sind sehr wahrscheinlich auf eine Verschiebung des Perfusions-/Ventilations-Verhältnisses in der Lunge zurückzuführen. Die endokrinen Drüsen zeigen keine organischen, jedoch funktionelle Veränderungen. Leber, Nieren und Herz arbeiten normal, ohne Stauungszeichen.

Symptomatik und Diagnostik

Die verschiedenen Formen der Höhenkrankheit sind nicht voneinander unabhängige Prozesse, sondern müssen als ein Kontinuum betrachtet werden, bei dem der eine oder andere Prozeß gerade im Vordergrund stehen.

Die **akute Höhenkrankheit (acute mountain sickness, AMS)** ist sehr häufig, kann bereits in so niedrigen Höhen wie 2000 m auftreten. Sie ist gekennzeichnet durch Kopfschmerzen, Müdigkeit, Übelkeit, Dyspnoe, Schlafstörung und raschen, kräftigen Herzschlag. Anstrengung verschlimmert die Symptome. Wenn keine schwere Dehydratation oder exzessive Hyperventilation vorliegt, klingt die AMS innerhalb von wenigen Tagen ab. Laborwerte sind unspezifisch und für die Diagnose selten notwendig.

Das **Lungenödem in der Höhe (high altitude pulmonary edema, HAPE)** ist zwar seltener, aber ernster zu nehmen. Gewöhnlich entwickelt es sich 24–72 h nach sehr schnellem Aufstieg über 2700 m. Menschen, die ständig in großer Höhe leben und nach einem kurzen Aufenthalt in geringerer Höhe wieder zurückkehren, scheinen, wie auch Kinder, einem etwas größeren Risiko ausgesetzt zu sein. HAPE ist charakterisiert durch eine zunehmende Atemnot, einen Reizhusten mit schaumigem, oft blutigem Auswurf, Schwäche, Ataxie und in späteren Stadien Koma. Zyanose, Tachykardie und leichtes Fieber treten gewöhnlich auf und können zusammen mit fein- und grobblasigen Rasselgeräuschen (oft ohne Stethoskop hörbar) zur Fehldiagnose einer Pneumonie führen. Schon eine kleinere Infektion im Bereich des Respirationstrakts scheint das Risiko eines Höhenlungenödems zu erhöhen. Die Röntgenaufnahme der Lunge zeigt Kerley-Linien und ein fleckig verteiltes Lungenödem, das sich vom Lungenödem bei Herzinsuffizienz sehr deutlich unterscheidet. Der Vorhofdruck ist normal, der Pulmonalisdruck ist sogar höher als bei Normalpersonen unter Sauerstoffmangel. HAPE verschlechtert sich rapide, es kann innerhalb von Stunden zu Koma und Tod kommen. Die Nichtanlage einer Pulmonalisarterie ist eine seltene angeborene Anomalie, die das Risiko einer HAPE sogar schon bei 1500 m beträchtlich erhöht, wahrscheinlich aufgrund des resultierenden Ungleichgewichts zwischen Perfusion und Ventilation. Menschen, die wiederholt oder bei ungewöhnlich niedriger Höhe ein HAPE entwickeln, sollten auf unbekannte Auffälligkeiten der Pulmonalisarterie hin untersucht werden.

Das **Hirnödem in der Höhe (high altitude cerebral edema, HACE)** ist wahrscheinlich bei jeder Höhenkrankheit zu einem gewissen Grad mitbeteiligt. Bei der schweren Form kommt es zu Ataxie, Kopfschmerzen, geistiger Verwirrung und Halluzinationen. Innerhalb weniger Stunden nach Auftreten der ersten Symptome kann es zu Koma und Tod kommen; eine Gangataxie ist ein verläßliches Frühwarnzeichen. Ein steifer Hals wird nicht beobachtet; eine Stauungspapille ist für die Diagnose nicht notwendig. Das HACE muß differentialdiagnostisch von anderen Komaursachen (z.B. Infektion, zerebraler Insult oder Ketoazidose) abgegrenzt werden durch eine Anamnese mit Fehlen von deutlichem Fieber oder Lähmungserscheinungen, ferner durch normale Befunde bei der Blut- und Liquoruntersuchung.

Netzhautblutungen können in schweren Fällen bereits in 2700 m Höhe vorkommen; in Höhen über 5000 m sind sie häufig zu beobachten. Die Blutungen sind, sofern sie nicht die Makula betreffen, meist asymptomatisch und heilen rasch und folgenlos aus. Cotton-wool-Herde sind selten. Splitterförmige Einblutungen in das Nagelbett werden häufig ab 5000 m Höhe beobachtet; Nasenbluten kommt selten vor.

Periphere und Gesichtsödeme sind wahrscheinlich auf die Höhe und auf Erschöpfung zurückzuführen. In extremen Höhen kann es insbesondere bei Dehydratation und Inaktivität zu einer Thrombophlebitis kommen. Vorübergehende Sehschwäche und sogar Erblindung sind seltene Komplikationen in sehr großen Höhen.

Prophylaxe

Die beste Prophylaxe der Höhenkrankheit ist der langsame Anstieg, der bis 2500 m über dem Meeresspiegel 2 Tage und für jede weiteren 600 m 1 Tag betragen sollte. Obwohl körperliche Leistungsfähigkeit und Bergerfahrung größere Anstrengungen bei geringerem Sauerstoffverbrauch ermöglichen, schützen sie vor keiner Form der Höhenkrankheit. Heftige Anstrengungen sollten für ein paar Tage vermieden werden, völlige Ruhe ist allerdings ungünstiger als leichte körperliche Belastung. Da große individuelle Unterschiede bestehen, sollten Bergsteiger herausfinden, wie schnell sie symptomlos aufsteigen können; eine Bergtour muß auf die Aufstiegsgeschwindigkeit des langsamsten Teilnehmers abgestimmt sein.

Der Wasserverlust wird durch die Hyperventilation der trockenen Höhenluft beträchtlich erhöht, und die Dehydratation im Verein mit einer gewissen Hypovolämie verstärkt die Symptome. Es ist wichtig, sehr viel mehr Wasser als sonst zu trinken, zusätzliche Salzaufnahme sollte aber vermieden werden. Alkohol scheint eine Höhenkrankheit zu verschlimmern. Häufige kleine Mahlzeiten mit hohem Anteil an leichtverdaulichen Kohlenhydraten (Früchte, Marmelade, stärkereiche Nahrungsmittel) verbessern die Toleranz gegenüber der Höhe und werden für die ersten paar Tage empfohlen.

Acetazolamid ist eine wirksame Prophylaxe gegen die Höhenkrankheit. In einer vor kurzem durchgeführten Studie konnte gezeigt werden, daß 50–125 mg p.o. alle 8 Stunden schützend wirken, ohne daß es zu einer Diurese kommt. Es wird am Tag des Aufstiegs verabreicht und bis zwei Tage nach Erreichen des Höhenziels eingenommen; die Substanz ist als Kapsel (500 mg) mit Langzeitwirkung erhältlich. Acetazolamid hemmt die Carboanhydrase und ermöglicht eine verbesserte Ventilation und einen besseren Sauerstofftransport mit geringerer Alkalose; es stoppt das periodische Atmen (das fast immer während des Schlafes in der Höhe auftritt) und verhindert so einen plötzlichen Abfall des O_2-Gehalts des Blutes. O_2-Atmung aus der O_2-Flasche mit geringer Flußgeschwindigkeit während des Schlafes erfüllt den gleichen Zweck, ist aber unbequem. Acetazolamid-Analoga bieten keine Vorteile. **Acetylsalicylsäure** lindert Kopfschmerzen und reduziert möglicherweise das Risiko eines HAPE, indem es einer Thrombozytenembolie vorbeugt. **Prochlorperazin,** ein in Europa verbreitetes Prophylaktikum (10 mg oral alle 6 h), hat in den USA noch keine breite Anwendung gefunden. **Antazida** sind ohne Nutzen. **Dexamethason,** 4 mg alle 6 h, vermindert, wahrscheinlich durch die euphorisierende Wirkung, die Symptome der AMS, wird jedoch wegen seiner Nebenwirkungen nicht für die Prävention empfohlen. In manchen Ländern wird Pentoxifyllin zur Verbesserung der Zerebralfunktion in größeren Höhen angewendet.

Akklimatisierung: Bei Menschen, die größeren Höhen ausgesetzt sind, kommt es nach und nach zu einer Reihe von miteinander in Zusammenhang stehenden Anpassungsreaktionen, die die Sauerstoffversorgung des Gewebes wieder normalisieren. Eine völlige Akklimatisierung dauert um so länger, je größer die Höhe ist; oberhalb 5500 m kommt es zu zunehmender Verschlechterung des Allgemeinzustandes; solche Gebiete sind auch nicht mehr bewohnbar. Die wichtigsten Zeichen der Akklimatisierung sind eine mäßige Hyperventilation mit anhaltender, teilweise kompensierter Alkalose und verminderter alkalischer Reserve, normale oder niedrige kardiale Auswurffraktion, erhöhte Erythrozytenmasse und erhöhte Toleranz für anaerobe Arbeit. Nach vielen Generationen in der Höhe haben ganz verschiedene Populationen unterschiedliche Strategien zur Akklimatisierung entwickelt. Häufig wird Acetazolamid 125 mg 2mal/tgl. gegeben, um die Akklimatisierung zu beschleunigen, es gibt jedoch hierüber noch keine kontrollierten Studien. Abruptes Absetzen führt zu Höhenlungen- und Höhenhirnödem.

Therapie

Die **AMS** bedarf selten einer Therapie, die über Flüssigkeitssubstitution, Analgesie, leichte Diät, Verringerung der körperlichen Aktivität und manchmal den Abstieg hinausgeht. Acetazolamid, 250 mg oral alle 4 h, ist bei der akuten Höhenkrankheit und beim HAPE von Nutzen. Bei Verdacht auf **HAPE** kann eine Behandlung mit Bettruhe und Sauerstoff versucht werden, bei Verschlechterung des Zustandes ist aber der *sofortige Abstieg unerläßlich.*

Obwohl Morphium an sich günstig wirkt, überwiegt doch der negative atemdepressive Effekt. Da keine Herzinsuffizienz vorliegt, sind Digitalisierung, Aderlaß und Anwendung von Tourniquets unwirksam. Oft ist Furosemid (20–40 mg oral alle 2 h oder 20 mg langsam i.v.) nützlich. (Vorsicht: *Eine rigorose Diurese kann zum hypovolämischen Schock führen, da der Patient oft schon dehydriert ist.*) Orale Flüssigkeitssubstitution ist wesentlich. Im Krankenhaus beruht die Behandlung auf dem Ausschluß anderer Ursachen von Lungenerkrankungen, auf einer ausreichenden Sauerstoffversorgung, evtl. durch Intubation und positiv end-exspiratorischen Druck (PEEP), Bettruhe, wohlüberlegter Diurese, Lagerungsdrainage und Antibiotikagabe, falls Verdacht auf eine hinzugetretene Infektion besteht. Die Lagerung des Betroffenen in einem großen Sack, in dem der Druck erhöht und auf diese Weise ein

Abstieg simuliert wird, hat sich als ebenso effektiv erwiesen wie die Sauerstoffgabe. Nifedipin erniedrigt den Pulmonalarteriendruck und lindert das Höhenlungenödem; es führt unter Umständen zu einer Hypotonie, und der therapeutische Wert wird derzeit diskutiert. Kapseln mit Langzeitwirkung sind erhältlich. Bei rechtzeitiger Behandlung kommt es meist nach 24–48 Stunden zu einer Erholung vom Höhenlungenödem. Personen, die schon einmal ein Höhenlungenödem durchgemacht haben, sind wahrscheinlich leichter anfällig und sollten darauf aufmerksam gemacht werden. Die Behandlung eines schweren Höhenhirnödems erfolgt mit 8 mg Dexamethason i.v. alle 4 h, wobei die Wirkung nicht dramatisch ist. Netzhautblutungen machen keine therapeutischen Maßnahmen erforderlich, weil sie sich meist im Verlauf des Höhenaufenthaltes zurückbilden.

Das Syndrom der **subakuten chronischen Bergkrankheit** wurde bei Soldaten beschrieben, die mehrere Wochen lang in einer Höhe von 6500 m stationiert waren. Es ist auf ein Rechtsherzversagen zurückzuführen und bessert sich allmählich beim Abstieg und bei entsprechenden therapeutischen Maßnahmen.

Die **chronische Höhenkrankheit (Monge-Krankheit),** eine seltene Komplikation des Lebens in großer Höhe, ist gekennzeichnet durch Müdigkeit, Atemnot, Schmerzen, exzessive Polyzythämie und Thrombembolie. Das Erscheinungsbild ähnelt der **alveolären Hypoventilation** (früher: **Pickwickier-Syndrom**). Man nimmt an, daß beide Syndrome auf ein nicht ausreichend reagibles Atemzentrum zurückzuführen sind. Der Betroffene sollte auf Meereshöhe absteigen; der Genesungsprozeß verläuft langsam, und eine Rückkehr in die Höhe kann einen Rückfall provozieren. Wiederholte Aderlässe sind hilfreich gewesen, stellen aber nicht die Therapie der Wahl dar. Intermittierende Obstruktion der oberen Luftwege, Schlafapnoe oder chronisches Schnarchen in Höhe des Meeresspiegels können eine chronische Höhenkrankheit nachahmen.

PSYCHIATRISCHE ERKRANKUNGEN

PSY

1. EINLEITUNG

Die Psychiatrie als Teilgebiet der Medizin ist für die Erforschung, Diagnose, Behandlung und Prävention von Störungen menschlichen Verhaltens zuständig. Abnormes Verhalten kann durch genetische, physikochemische, psychologische und soziale Faktoren determiniert oder modifiziert sein.

Die naturwissenschaftliche Ausbildung des Psychiaters betont zunächst die objektive Beobachtungsweise; je mehr er sich mit anderen Vorgehensweisen auseinandersetzt, desto mehr wird ihm klar, daß er seine Rollenfunktion in subjektiver Hinsicht ändern muß, um das Verhältnis zu seinem Patienten und auch seine wachsende eigene Aufnahmebereitschaft für menschliche Intimität zu verstehen. Nur dann können das allgemeine Konzept der Persönlichkeit und die ihm zugrundeliegenden Prinzipien begriffen werden: die genetischen und ontogenetischen Faktoren von Wachstum, Entwicklung und Verfall; das Erkennen unbewußter und noch nicht ins Bewußtsein eingedrungener Faktoren als Determinanten des Verhaltens; die Idee, daß die Persönlichkeit in sich geschlossen und unteilbar ist; die Erkenntnis, daß der Mensch ein soziales Wesen ist und daß die Stadien, die im Lebenszyklus auftauchen, die Koordination zwischen dem sich entwickelnden Individuum und seiner sozialen Umwelt reflektieren.

Entwicklung der Psychiatrie in jüngerer Zeit

Historisch gesehen trug die Einführung der Rauwolfia-Alkaloide und der Phenothiazine in den früheren 50er Jahren zur effektiven Behandlung und symptomatischen Therapie vieler schwer psychotischer Patienten bei; dadurch wurde die Krankenhausverweildauer herabgesetzt, der Prozentsatz der Patienten, die nach akuten Episoden aus dem Krankenhaus entlassen werden konnten, stieg an, und eine Auflockerung des Anstaltsbetriebs wurde möglich.

Inzwischen ist das besorgte Interesse gewachsen, daß psychisch Kranke (insbesondere auch chronisch Behinderte) in Kliniken und anderen öffentlichen Einrichtungen angemessen umsorgt und einbezogen werden. Bewußter gesehen werden auch die wechselseitigen Beziehungen Patient/Familie, die je nach Umständen den Gesundungsprozeß beschleunigen oder Kranksein auslösen können. Die Familie wurde insgesamt mehr in den Therapieplan einbezogen, und die Bedeutung des Hausarztes für die Rehabilitation (wieder) erkannt. Neue klinische psychosoziale Methoden vermeiden Isolation und Einschränkung der persönlichen Freizügigkeit und verkürzen den stationären Aufenthalt. Bemühungen um den Abbau administrativer oder sonstiger Barrieren zwischen Krankenhäusern und Bürgern haben zugenommen, ebenso wie Versuche, die innere soziale Klinikstruktur zu verändern.

Weiterhin wurden Gruppentechniken, beispielsweise Therapiegemeinschaften, ausgebaut und die Ausbildung von Laien verbessert. Man versuchte, die Diagnostik präziser zu gestalten (siehe „Einteilung und Diagnostik der Geisteskrankheiten" weiter unten), genetische Faktoren der Psychopathologie besser zu verstehen und psychotrope Stoffe (Neuroleptika, Antidepressiva, Anxiolytika, Lithium) adäquater und exakter einzusetzen. Die pharmakologische Erforschung der Neuroleptika hat zu biochemischen Studien über Neurotransmitter und ihre Bedeutung als Ursache oder im Verlauf von Geisteskrankheiten geführt.

Seit kurzem stehen auch mehrere nichtinvasive bildgebende Verfahren zur Verfügung. Dazu gehören die Computer- und die Kernspintomographie, die Messung regionaler Blutströme und die Einzelphotonen- und Positronen-Emissionstomographie. Diese Techniken werden zur Darstellung von Hirnstrukturen und -funktionen bei Normalpersonen verwendet und tragen zur Erweiterung unserer Kenntnisse der Pathophysiologie von Geisteskrankheiten bei.

Das **Anstaltsprinzip** hat abgenommen, gefördert durch erschwerte legale Möglichkeiten, Patienten gegen ihren Willen einzuweisen oder hospitalisierten Patienten eine bestimmte Therapie aufzuzwingen. Derartige Maßnahmen schützen zwar gegenüber einem Mißbrauch von Bürgerrechten, erschweren aber andererseits die Behandlung völlig Uneinsichtiger. Psychiater müssen diese komplexen Zusammenhänge verstehen und mit dem häufigen Widerspruch zwischen Persönlichkeitsrechten und einer optimalen Therapie fertig werden. Sie müssen der Gesellschaft helfen, diese Probleme besser zu lösen.

Psychotherapie *ist die Behandlung von Störungen der Psyche oder der Persönlichkeit mit Hilfe psychophysiologischer Methoden.* Die modernen Theorien über psychologische Motivation beruhen in erster Linie auf Freuds Studien neurotischer Patienten, durch die die Aufmerksamkeit auf den Konflikt konkurrierender Bedürfnisse und Triebe gelenkt wurde. Während Psychotherapie früher ausschließlich von Psychiatern und Psychoanalytikern betrieben wurde, wird sie heutzutage auch von Nicht-Psychiatern, z. B. von klinischen Psychologen, Sozialarbeitern, Krankenpflegepersonal, Geistlichen und Angehörigen verwandter Berufsgruppen praktiziert. Viele Patienten können auch selbst psychotherapeutisch tätig werden. Dies hat den Vorteil, daß sie selbst ähnliches Leid durchgemacht haben wie diejenigen, um die sie sich kümmern, wobei es sich v.a. um Drogenabhängige, Alkoholiker und Straftäter handelt. Es gibt mehr als 130 verschiedene psychotherapeutische Verfahren, die in vier Hauptrichtungen unterteilt werden: analytisch, verhaltenstherapeutisch, humanistisch und transpersonal. Andere Therapieformen, darunter viele gruppen- und gemeinschaftsorientierte Therapien, könnten als pantheoretisch bezeichnet werden; ganz frühe Therapieformen lassen sich oft keiner der Kategorien zuordnen.

Teilweise infolge des breitgefächerten beruflichen Hintergrundes der psychotherapeutisch Tätigen ist ein neues Rollenverständnis entstanden. Psychotherapie soll in zunehmendem Maße bei der Bewältigung der Alltagsprobleme helfen und nicht mehr allein auf tiefgreifende, schwerwiegende psychische Probleme beschränkt sein. Psychotherapie soll denjenigen weiterhelfen, die nicht in das klassische Psychose-Neurose-Schema passen, d.h. Menschen, die therapeutische Unterstützung in Lebenskrisen benötigen (z.B. bei Problemen am Arbeitsplatz, bei Todes- oder Krankheitsfällen von Angehörigen). Kurztherapien erfordern aktiveres therapeutisches Vorgehen als die klassische Psychoanalyse. Jerome Frank nennt die folgenden sechs Punkte als gemeinsame Merkmale aller psychotherapeutischen Verfahren: 1. Intensive, emotionale Vertrauensbeziehung zu einer Hilfsperson, oft unter Beteiligung einer Gruppe. 2. Eine rationale Begründung oder eine fiktive Konstruktion, die eine Erklärung für die Ursache der Störung und einen Lösungsansatz beinhalten. 3. Gewinn neuer Erkenntnisse hinsichtlich Art und Ursprung der Probleme und Vorschläge, wie der Patient damit umgehen kann. 4. Den Patienten in seinen Erwartungen gegenüber dem Therapeuten unterstützen, die diese aufgrund seiner persönlichen, sozialen und beruflichen Qualifikation und Stellung erfüllen kann. 5. Erfolgserlebnisse vermitteln, die neue Hoffnungen aufkommen lassen und dem Patienten ein Gefühl der Überlegenheit und Leistungsfähigkeit auch im zwischenmenschlichen Bereich vermitteln. 6. Förderung emotionaler Ausdrucksfähigkeit, was als notwendige Voraussetzung für Einstellungs- und Verhaltensänderung betrachtet wird.

Interesse an der **Hypnose** ist wiederentstanden. Bei ausgewählten Patienten ist Hypnose wertvoll für die Beherrschung von Schmerzen, als Alternative zur oder Ergänzung der Anästhesie sowie für die Behandlung psychosomatischer Beschwerden. Die Spanne der Hypnose reicht von direkter Beeinflussung bestimmter Symptome bis zur Erforschung psychodynamischer Abläufe.

Sektenbewegungen müssen Psychiater interessieren, weil sie verstehen sollten, wie Mitglieder gewonnen werden und was mit ihnen geschieht (Indoktrination); außerdem müssen sie die Probleme früherer Sektenmitglieder und ihrer Familien verstehen und lösen können. Klinische Studien haben Hinweise auf spezifische emotionale Störungen ergeben, mit denen ehemalige Sektenmitglieder im Verlauf ihrer sozialen Reintegration fertig werden müssen.

Selbsthilfegruppen gibt es seit etwa 50 Jahren (im erweiterten Sinne seit uralten Zeiten), und Hilfe auf Gegenseitigkeit wird praktiziert seit Entstehung des Familienbegriffs. Jeder von uns braucht ein derartiges soziales Netz, damit seine Bedürfnisse befriedigt, verstanden und in emotionaler Hinsicht abgedeckt werden, insbesondere zu Zeiten von Streß.

In diesem Jahrhundert wurde diese klassische Absicherung durch massive soziale Veränderungen abgebaut, und heutzutage ersetzen oder ergänzen Gruppen mit gegenseitiger Hilfe die oft fehlende Unterstützung und Information von seiten Verwandter oder professioneller Helfer. Selbsthilfegruppen setzen sich ein für körperlich Behinderte und psychisch Kranke; Reformgruppen für Suchtkranke; bestimmte Minoritäten (Behinderte, Alte, Homosexuelle, etc.) finden Fürsprecher. Auch wenn professionell sozial Tätige oft Starthilfe gegeben haben, werden die meisten Gruppen unabhängig von ihnen (obwohl sie mit ihnen weiterhin zusammenarbeiten können und dies auch tun). Psychiater können den Leitern solcher Gruppen helfen, einerseits das Risiko unrealistischer Ziele oder übersteigerter Erwartungen zu vermeiden, und andererseits etwas zu lernen über grundlegende psychologische Mechanismen von jener Begeisterung und Hoffnung, die den Selbsthilfe-Bewegungen innewohnen.

Trotz dieser wirklichen Fortschritte muß noch ein Verständnis der grundsätzlichen Ursachen einer Geisteskrankheit erreicht werden. Dies erfordert ständige und intensive Forschung auf allen Gebieten, die abnormes menschliches Verhalten mitbestimmen. Die Psychiater tragen die ernstzunehmende Verantwortung für die Beratung und Unterstützung der Angehörigen psychisch Kranker.

Einteilung und Diagnostik der Geisteskrankheiten

In allen medizinischen Disziplinen ist die Klassifikation von Krankheiten ein dynamischer Prozeß, der einem dauernden Wechsel unterworfen sein muß, damit neue Erkenntnisse gewonnen werden können. Der Zugang zum Gehirn und die Technik, seine Funktionen und insbesondere seine geistigen Aktivitäten zu bewerten und zu messen, sind immer noch begrenzt, weil unser Verständnis hinsichtlich der Ätiologie und Pathogenese von geistigen Störungen gering ist. Dennoch wurde in den letzten 50 Jahren bei der Einteilung von Geisteskrankheiten versucht, theoretische und Kausalitätsprinzipien, vermischt mit deskriptiven Kriterien, einzubeziehen.

Als Resultat dessen unterschieden sich Terminologie und Definition erheblich je nach Psychiater und Schule. Da die Diagnose auch die Prognose beinhaltet und die Wahl der Therapie bestimmt, und da die Standardisierung diagnostischer Kategorien essentiell für ein Forschungskonzept ist, besteht großes Bedürfnis nach einer Revision von Nomenklatur und Klassifikation in der Psychiatrie.

Die amerikanische Gesellschaft für Psychiatrie führte 1952 ein neues *Diagnostisches und Statistisches Handbuch Psychischer Störungen* **(DSM-I)** ein. Die dritte Auflage **(DSM-III)** erschien 1980, eine überarbeitete Version **(DSM-III-R)** 1987. Bei dieser neuen Einteilung versucht man, völlig auf der Beschreibung von Symptom und Krankheitszeichen zu basieren, d. h., Worte und Taten des Patienten dienen als Indikator seiner Gedanken und Gefühle. Spezifische und diagnostische Kriterien werden für die verschiedenen Erkrankungen herangezogen – auf derzeitigen klinischen Erwägungen basierend und nicht unbedingt komplett abgesichert und bestätigt. DSM III hat auch ein multiaxiales Auswertungssystem für relevante Informationen erarbeitet. Drei Achsen betreffen die Diagnosestellung. Achse I enthält die klinischen Syndrome plus einige zusätzliche Angaben; Achse II Persönlichkeitsstörungen und spezielle Entwicklungsstörungen; Achse III körperliche Störungen und Zustände von möglichem Krankheitswert. Achse IV kodiert die Schwere psychosozialer Stressoren und Achse V die maximale Leistungsfähigkeit innerhalb des letzten Jahres.

Patienten haben oft vielfältige Probleme. Ein multiaxiales System trägt dazu bei, daß nicht ohne weiteres Probleme übersehen werden und daß die Hauptproblematik andere wichtige Faktoren nicht völlig überdeckt. Mit anderen Worten, eine Schizophrenie oder eine Depression sollten die Erkennung wesentlicher Persönlichkeitsstörungen oder körperlicher Störungen nicht behindern.

In der vorliegenden Auflage des Merck-Manuals verwenden die meisten Beiträge die Terminologie des **DSM-III** (1980) und des **DSM-III-R** (1987).

In den Vereinigten Staaten müssen zur Abrechnung bei den Kassen vorgelegte Krankenscheine Diagnoseschlüssel enthalten. Die oberste Finanzbehörde des öffentlichen Gesundheitswesens hat festgelegt, daß alle Ärzte aus Gründen der Vereinheitlichung numerische Schlüssel aus dem ICD-9, *International Classification of Diseases, 9. Überarbeitung,* herausgegeben von der Weltgesundheitsorganisation (WHO), verwenden müssen. Psychiater können die Diagnoseschlüssel des DSM-III-R mit geringfügigen Abweichungen verwenden. Es entfallen lediglich die an vierter bzw. fünfter Stelle stehenden Nullen bei ca. 60 DSM-III-R-Schlüsseln. Außerdem wurden acht diagnostische Kategorien mit neuen Codierungen versehen. *Tab. 1.* zeigt eine Übersicht über diejenigen DSM-III-R-Diagnosen, deren Diagnoseschlüssel von denjenigen des ICD-9 abweichen.

Tab. 1. DSM-III-R-Diagnosen mit abweichenden ICD-9-Diagnoseschlüsseln

DSM-III-R	*Diagnosen*	*ICD-9*
294.80	*Organisch bedingte psychische Störung, NNB*	*294.9*
305.30	*Halluzinogeninduzierte Halluzinose*	*292.12*
307.40	*Parasomie, NNB*	*307.47*
312.39	*Störung der Impulskontrolle, NNB*	*312.30*
780.50	*Hypersomnie bei bekanntem organischen Faktor*	*780.54*
780.50	*Insomnie bei bekanntem organischen Faktor*	*780.54*
780.54	*Primäre Hypersomnie*	*307.44*
V40.00	*Grenzbereich der intellektuellen Leistungsfähigkeit*	*V62.89*

DSM-III-R = Diagnostische Kriterien und Differentialdiagnosen des Diagnostischen und statistischen Manuals psychischer Störungen (3. überarbeitete Auflage); ICD-9 = Diagnoseschlüssel und Glossar psychiatrischer Krankheiten, 9. Revision der Internationalen Klassifikation der Krankheiten; NNB = nicht näher bezeichnet.

Übernommen aus Psychiatric News 24 (9): 24, 1989; mit Genehmigung der American Psychiatric Association.

2. DIE PSYCHIATRISCHE EXPLORATION

Auch wenn bei der psychiatrischen und der allgemeinmedizinischen Anamnese Schwerpunkte und Einzelheiten unterschiedlich sind, haben sie doch beide das gleiche Ziel: Eine therapeutische Arzt-Patient-Beziehung soll geschaffen werden, auf der basierend genaue diagnostische Daten erhoben und eine wirksame Behandlung eingeleitet werden können.

Kontaktaufnahme mit dem Patienten

Klinische Informationsquellen schließen ein: den verbalen Inhalt (was der Patient sagt), die Art zu sprechen (wie er es sagt), die nicht verbale Kommunikation (Körpersprache) und damit verbundene somatische Hinweise sowie die emotionalen Reaktionen des Interviewers selbst. Oft übersehen werden wichtige Hinweise, die sich aus Kleidung, Körperhaltung, Gang, Gesichtsausdruck und -farbe, Körpergewicht und Bewegungsablauf ergeben. Diese sehr unterschiedlichen Informationen müssen bei der Exploration gleichzeitig erfaßt und gewichtet werden; dies ist eine schwierige, aber sehr lohnenswerte Aufgabe, die leichter wird mit zunehmender Erfahrung und Fortentwicklung des Arztes. Eine geistige Einstellung mit offener Aufmerksamkeit für die Gesamtgestaltung der Interaktionen Patient/Explorierender ist die wirkungsvollste Art und Weise, Informationen jeder Art zu erhalten. Mit anderen Worten, beim genauen Zuhören beobachtet der Explorierende sorgfältig den Gesichtsausdruck, die Gesten und Haltungsänderungen des Patienten. Gleichzeitig muß er sich seiner eigenen emotionalen Reaktionen dem Patienten gegenüber bewußt sein. Daten eines Sektors können oft diejenigen eines anderen Sektors verstärken, modifizieren oder ihnen gar widersprechen. Dies ist beispielsweise der Fall, wenn der Patient hin und her rutscht oder nervös an seiner Uhr spielt und gleichzeitig verneint, daß ihn der gerade besprochene Teil seiner Anamnese besonders trifft. Erröten, Erbleichen, Schwitzen, Zunahme der Atemfrequenz sowie Zunahme von Tics oder Manierismus sind empfindliche Indikatoren emotionaler Erregung. Oft kann ein subtiler Hinweis (Blickbewegung oder leichte Ausdrucksänderung) verborgene Emotionen, Phantasien oder Triebe anzeigen. Auch kann die Körpersprache eloquenter als Worte den Schmerz einer tiefen Depression, den Schrecken akuter Angst oder die Erotik verführerischen Benehmens mitteilen.

Das Benehmen des Patienten ist bestimmt durch die Realität der gegenwärtigen Situation, durch seine vergangenen Erfahrungen, seine Persönlichkeit und seine Lebensansicht. Dem Arzt und der Exploration wird er anfangs mit gemischten Gefühlen gegenüberstehen; während er gewöhnlich die eigene Hilfsbedürftigkeit anerkennt und erleichtert ist, daß seine Belange durch einen eventuell hilfreichen „Profi" mitgetragen werden, so kann er doch Angst vor Abweisung, Kritik oder Demütigung haben. Auf diese Weise enthält das, was er vom Arzt wahrnimmt und wie er auf ihn reagiert, sowohl rationale als auch irrationale Elemente, und sein Verhalten mag unbeständig, rätselhaft oder inadäquat sein. Bei Psychosen oder schweren organischen Psychosyndromen können diese Veränderungen der Wahrnehmung und des Benehmens extreme Ausmaße annehmen.

Die Patienten sind oft von einem Ehegatten, Verwandten oder Freund begleitet. Für gewöhnlich widmet man sich zuerst dem Patienten. Manchmal jedoch (z.B. wenn ein organisches Problem vorliegt oder Sprachschwierigkeiten vorhanden sind, der Patient ein Greis oder ein Kind ist) mag es besser sein, die Begleitperson – oder beide zusammen – zuerst zu sprechen; dazu muß aber das Einverständnis des Patienten vorliegen. Die Gelegenheit, jemanden zu interviewen, der den Patienten kennt, sollte aber gegebenfalls wertvolle Perspektiven eröffnen können. Die Vertraulichkeit jeder Art von Quelle sollte respektiert werden.

Die Haltung des Arztes sollte, trotz aller Aufmerksamkeit, Freundlichkeit und Ermunterung, an einer angemessenen Objektivität im Verhältnis zum Patienten und seinem Problem festhalten. Eine völlige emotionale Neutralität ist weder möglich noch wünschenswert, aber der Arzt sollte sich insbesondere Gefühlen von Gereiztheit, Ungeduld oder besonderer Attraktion dem Patienten gegenüber enthalten. Andere Gefühle, die seitens des Arztes aufkommen mögen, sind Besorgnis, Traurigkeit, Sympathie, Teilnahmslosigkeit, Ärger und Unmut. Dieser muß diese Gefühlsreaktionen erkennen; er muß verstehen, welche Verhaltensweisen des Patienten sie ausgelöst haben und dafür Sorge tragen, daß sie den Fortgang der Exploration nicht unterbrechen. Man sollte sich vor der Versuchung hüten, den Patienten durch Erzählungen eigener Erfahrungen übertreffen zu wollen, über sein Verhalten moralisch zu urteilen, Patentrezepte zu verteilen oder dogmatische Meinungen von sich zu geben. Fragen des Patienten sollten grundsätzlich an diesen weitergegeben werden („Nun, was denken Sie selbst?"), obwohl es manchmal von Nutzen ist, direkt die Frage des Patienten zu beantworten und sofort die Exploration wieder auf den Patienten zu konzentrieren.

Umgebung, Richtung und Dauer der Exploration

Die Grundstimmung der ganzen Exploration ergibt sich innerhalb der ersten Minuten. Eine ruhige, bequeme **Umgebung** mit privater Atmosphäre verleiht der Begegnung eine gewisse Würde und erleichtert eine freie Diskussion, ist allerdings nicht immer vorhanden. Unabhängig von der Umgebung sollte der Explorierende Sicherheit und Engagement zeigen und gewillt sein, sich die nötige Zeit zu nehmen. Der Arzt begrüßt den Patienten mit Namen, stellt sich selbst vor, erläutert den Zweck der Exploration und erkundigt sich nach dem augenblicklichen Befinden des Patienten.

Als nächstes beginnt der Arzt, die **Richtung der Exploration** zu bestimmen. Es hat fruchtlose Kontroversen über die Explorationstechnik gegeben, wobei die beiden Extrempositionen einerseits durch die allein arztorientierte und -geleitete Exploration, andererseits durch das völlig offene, patientenorientierte Verfahren repräsentiert waren. Wichtig ist lediglich, daß Arzt und Patient sich gegenseitig Stichworte (auch nicht-verbal) geben – damit ist die Exploration „geleitet". Art und Weise der Gesprächsführung können dem jeweiligen Fall angepaßt sein; der Arzt sollte sich aber den jeweiligen Fortgang der Exploration bewußt machen. Es gibt keine Technik, die unter allen Umständen gleich erfolgreich ist, da die verfügbare Zeit, der besondere Zweck der Exploration und der klinische Zustand entsprechende Abänderungen erforderlich machen. Offene Fragen, die dem Patienten gestatten, mit seinen eigenen Formulierungen zu antworten, haben den Vorteil, oft unerwartete Informationen und besonders verläßliche Anhaltspunkte zu geben. Gezielte, einem systematischen Schema entnommene Fragen bringen wichtige, auf andere Art oft nicht erhältliche Auskünfte – beispielsweise zum Sexualverhalten, Alkohol- oder Drogenmißbrauch, zu Suizidvorstellungen und Halluzinationen. Das weiter unten („Erhebung der Anamnese") beschriebene Leitschema ist meist praktikabel und erfolgreich.

Die **Dauer einer Exploration** kann nicht apodiktisch festgelegt, sondern sollte genügend flexibel gehalten werden. Bei manchen Patienten sind 15 Minuten schon viel, wie bei Fällen von schwerem Delir, Psychosen oder Demenz. Umgekehrt kann eine Stunde unzureichend sein für komplexe Fälle, in denen der Patient sich mitteilt und kooperiert. In Krisensituationen mit agitierten Patienten, oder wenn der Patient aus anderen Gründen nicht in der Lage ist, eine komplette Anamnese zu liefern, müssen die Ziele der Exploration realistisch gehalten werden. Zeitliche Einschränkungen ergeben sich auch durch Ermüdbarkeit und Entwicklung von Angstgefühlen beim Patienten sowie der begrenzt verfügbaren Zeit des Arztes. Jedoch kann eine zu kurze Exploration die Entwicklung einer eingehenderen Beziehung, die für ein freies Sich-Mitteilen des Patienten nötig ist, verhindern. Meist werden für die Erstexploration wenigstens 30, häufiger jedoch 45–60 Minuten benötigt. Ist die Zeit knapp bemessen, sollte dem Patienten versichert werden, daß er später Gelegenheit haben werde, seine Ausführungen zu vervollständigen.

Die Beendigung der Exploration erfolgt gewöhnlich offen und ohne Winkelzüge, obwohl ein geschwätziger oder aufdringlicher Patient abrupt unterbrochen werden muß. Der Patient sollte zu Fragen ermutigt und diese sollten ehrlich beantwortet werden. Allzu optimistische Versicherungen oder ungerechtfertigte Garantien eines Therapieerfolgs sind zu vermeiden. Das Vorhaben, Trost und Hoffnung zu spenden, sollte mit Realismus verbunden sein.

Die Erhebung der Anamnese

Man sollte zunächst den Patienten darum bitten, das Problem, weswegen er Hilfe sucht, in groben Zügen **zu umreißen.** Nützlich sind Fragen wie „Was war denn das Problem, weswegen sie hergekommen sind?" oder „Bitte, sagen Sie mir, was Sie dazu geführt hat, mich heute hier aufzusuchen". Kommentare wie „Aha" oder „Erzählen Sie mir doch mehr darüber" ermuntern in diesem Stadium den Patienten, frei zu sprechen. Denselben Effekt hat die Wiederholung eines vom Patienten ausgesprochenen Schlüsselworts oder Satzes, das man dann in eine Frage einbaut. Während der Patient spricht, sollten Schlüsselwörter wie Depression, Panik, Nervosität und Angst geklärt werden, da diese Schlagwörter bei verschiedenen Leuten verschiedene Dinge bedeuten; jedoch können verfrühte Anstrengungen, die exakten Details und ihre chronologische Ordnung schon am Anfang der Exploration festzulegen, den Patienten hemmen und ablenken; im Endeffekt kann so die Information für den Explorierenden vermindert werden. In dieser frühen Phase der Exploration soll das hauptsächliche Bestreben sein, zu erkennen, was für den Patienten selbst wichtig ist, wie er seine Geschichte erzählt, welche Emotionen manifest sind und welche nichtverbalen Anhaltspunkte für eine Diagnose er übermittelt. Auch Passagen von Verwirrung oder fehlender Logik oder Präzision werden vermerkt.

Bei manchen psychotischen und psychoorganischen Syndromen kann man von diesem Leitschema abweichen, wenn es sofort klar ist, daß der Patient eine feste Hand und eine Leitung benötigt, um nützliche Informationen zu liefern.

Wenn der Patient seine Schwierigkeiten mit eigenen Worten geschildert hat, wird ein systematischeres Vorgehen benutzt, um Anhaltspunkte in der ursprünglichen Erzählung weiterzuverfolgen und neue Gebiete zur Diskussion zu öffnen. Es sei noch mal gesagt: Die Fragen sollten zunächst nicht zu eng gestellt werden, um eine Ausarbeitung durch den Patienten zu erleichtern. Für jedes Problemgebiet muß man Zeit und Ort des Beginns klären und eine detaillierte Beschreibung der Symptome oder Situationen, der Chronologie von Ereignissen, von verstärkenden oder erleichternden Faktoren und damit verbundenen Elementen oder Manifestationen bekommen. Nach und nach werden gezieltere, spezifische Fragen nötig, um alle wichtigen Informationen zu erhalten, einschließlich vielleicht auch unangenehmer Fragen, die lediglich gestellt werden, um bestimmte Symptome, wie z. B. Halluzinationen oder Suizidabsichten, auszuschließen.

Als nächstes wird nach der **Eigen- und Familienanamnese** gefragt, um einen Hintergrund zu bekommen, vor dem man die Krankheit betrachten kann, und um Hinweise auf die Entstehung der Erkrankung und eines möglichen therapeutischen Vorgehens zu finden. Seine sozialen Verhältnisse, seine Arbeit, andere Interessen und zukünftige Ziele beenden diesen Teil der Exploration. Der Explorierende muß Anzeichen emotioneller Bewegung oder eines Konflikts bei dem Patienten während dieser Anamneseerhebung beobachten und zu einer weiteren Darstellung auf heiklen Gebieten ermutigen.

Die Niederschrift der Anamnese

Im Gegensatz zu der Flexibilität, die bei der Anamneseerhebung angewandt wurde, sollte doch ein besonderes Schema für die Niederschrift verwendet werden. Das Schema der *Tab. 2.* ist allgemein gebräuchlich. (Als Alternative ist es auch akzeptabel, die Anamnese aus der Sicht des Patienten, beginnend mit der Geburt oder der Familienanamnese, zu entwickeln.)

Psychischer Befund

Der Unterschied zwischen Anamnese und Befunderhebung ist in der Psychiatrie noch mehr verwischt als in der Allgemeinmedizin. Größter Teil – und häufig alles – der psychischen Befunderhebung wird gleichzeitig mit der Anamneseerhebung durchgeführt. Es ist über-

Tab. 2. Protokoll der psychiatrischen Anamnese

zu behandelnde Punkte	*relevante Details*
persönliche Daten	Name, Alter, Geschlecht, Rasse, Familienstand, Beruf, Bezugspersonen
gegenwärtige Probleme	kurze wörtliche Wiedergabe
Anamnese der augenblicklichen Erkrankung	Chronologische Aufzählung der momentanen Symptome und Verhaltensänderungen, zusammen mit simultanen Lebensereignissen und deren wechselseitigen Beziehungen Ereignisse werden so exakt wie möglich datiert Symptome werden wörtlich aufgezeichnet, zusammen mit wertenden Details Zurückliegende Therapieversuche und deren Erfolge werden notiert, der augenblickliche Grad der Beeinträchtigung abgeschätzt
persönliche Anamnese	Geburt und Kleinkindesalter: Art der Geburt, Temperament und Gewohnheiten, Alter bei bestimmten Ereignissen (Laufen, Sprechen, Sauberhalten) Kindheit: emotionelle Entwicklung, neurotische Symptome, physische Krankheiten, Verhältnis zu Gleichaltrigen und Geschwistern Erziehung: Dauer und Einzelheiten der Schulzeit, besondere Leistungen, Einstellungen, Anpassungsfähigkeit Berufsgang: Aufzählung der bisherigen Arbeitsplätze, Gründe für Arbeitswechsel, erreichte Ziele, Zurückstecken Juristische Aspekte: Vorstrafen, Rechtsfähigkeit Religion: Konfession, Kirchenbesuche, Engagement Sexualentwicklung: Zeitpunkte der Menarche oder Pubertät; Wachsen des sexuellen Interesses und sexuelle Praktiken; Verlobung, Heirat, Kinder; Partnerergänzung im emotionalen und sexuellen Bereich
allgemeinmedizinische Vorgeschichte	physische und psychische Krankheiten
Persönlichkeit und Sozialverhalten vor Krankheitsbeginn	soziale Beziehungen zu Hause, am Arbeitsplatz und im Gemeinwesen; individuelle und soziale Aktivitäten und Interessen; vorherrschende Stimmungslage, Charakterzüge, Stärken und Schwächen; Art und Weise, mit Problemen, Herausforderderungen und Streß – aber auch mit dem eigenen Temperament – fertig zu werden; religiöse und moralische Wertmaßstäbe; Ehrgeiz und Sehnsüchte, Gewohnheiten, inklusive Alkohol, Drogen und Pharmaka, Rauchen
Familienanamnese	Genaue Informationen von jedem Elternteil und den Geschwistern über Alter, Gesundheit, Beruf, Persönlichkeit, Beziehungen zum Patienten, Erkrankungen in der Familie einschließlich psychiatrischer Fälle, Zeitpunkt und Ursache des Todes von Verwandten

flüssig, von einem intelligenten, logisch denkenden Patienten die Namen der letzten sechs Staatsoberhäupter, eine Aufzählung langer Zahlenreihen oder die Interpretation von Sprichwörtern und Fabeln zu verlangen. Wenn jedoch ein formaler Test zur Diagnose des psychischen Status *(s. Kap. NEU, 1.)* ***absolut erforderlich*** ist, erbittet der Arzt taktvoll die Mitarbeit des Patienten.

Der psychische Befund kann entsprechend der *Tab. 3.* aufgezeichnet werden.

Stellungnahme (Diskussion)

Ein essentieller Aspekt der psychiatrischen Beurteilung ist die Diskussion, die kurzgefaßte Stellungnahme, wie der Explorierende den Fall versteht und was er zu tun gedenkt. Sie beginnt mit einer Zusammenfassung der relevanten Daten der Krankengeschichte und der psy-

Tab. 3. Protokoll zum psychischen Befund

festzuhaltende Punkte	*relevante Details*
Erscheinungsbild und Verhalten	Kleidung; Körperhaltung, Gesichtsausdruck; Psychomotorik wie Agitiertheit, Antrieb, Manierismen, Verlangsamung; Beziehung zum Explorierenden
Sprachfluß (Denkvorgänge)	Gedankenarmut oder -starre; Schnelligkeit und Ablauf des Sprechens, Logik und Präzision im Ausdruck bzw. Konfusion und Bedeutungslosigkeit; Denkstörungen, Ideenflucht, Besessenheit, Ablenkbarkeit. Wörtliche Notierung, wenn Redefluß und Ausdrucksart wichtig sind
Denkinhalte	Vorzugsweise Beschäftigung mit bestimmten Denkinhalten, Zwangsvorstellungen; Fehlinterpretationen; Beeinflussungs- oder Beziehungsideen, Wahn- oder Beeinträchtigungsvorstellungen, Größenwahn, Minderwertigkeitsideen
Wahrnehmungsstörungen	Akustische, visuelle, taktile Halluzinationen; Depersonalisation, Derealisation
Affekte	Glückseligkeit, Hochstimmung, Trauer, Depression, Reizbarkeit, Zorn, Mißtrauen, Unsicherheit, Furcht, Ängstlichkeit, stumpfe oder inadäquate Affekttönung, Stimmungslabilität und -reagibilität, situationsgerechte Emotionen
kognitive Funktionen	Sensorium: Bewußtseinsgrad, Gedächtnis und Orientierung: Merkfähigkeit, Kurz- und Langzeitgedächtnis, Fähigkeit zu schätzen, Orientierung in bezug auf Zeit, Ort und Person
	Konzentrationsfähigkeit: Der Patient wird gebeten, von der Zahl 100 immer 7 abzuziehen und die Monatsnamen in umgekehrter Reihenfolge aufzuzählen
	Allgemeinkenntnisse: Namen von Staatsoberhaupt, Landeshauptstädten, Entfernungswerte, etc.
	Intelligenz: Übereinstimmung von Schul- und Arbeitszeugnissen mit der augenblicklichen Leistungsfähigkeit; Interpretation von Sprichwörtern; allgemeiner Wortschatz, Rechenaufgaben
	Einsichtsfähigkeit und Urteilskraft, insbesondere hinsichtlich der gegenwärtigen Erkrankung und zukünftiger Pläne
	Psychometrisches Testen kann notwendig sein

chischen Befunderhebung, wobei der Zustand des Patienten hypothetisch erklärt werden soll. Dies schließt ebenso die Aufzählung von Stärken und Schwächen ein, wie auch die Darlegung derjenigen Faktoren, die zur Entstehung und Entwicklung der Krankheit beigetragen haben könnten. Als nächstes werden eine Differentialdiagnose gestellt und weitere nötige Untersuchungen aufgelistet. Schließlich wird ein vorläufiger Behandlungsplan erstellt. Eine Bemerkung zur Prognose beendet die Diskussion.

3. PSYCHIATRIE IN DER MEDIZIN

Psychiatrische Überlegungen bei der medizinischen Anamnese

Diagnosen oder Therapien, die ausschließlich auf Organe oder Krankheitssymptome zielen, liegen oft daneben, wenn nicht die dazugehörige *Person* berücksichtigt wird. Dies gilt gleichermaßen für die Allgemeinpraktiker in der Primärversorgung wie für den konsiliarisch tätigen Arzt. Beschwerden und Funktionsstörungen eines Patienten mit seiner Persönlichkeit in Verbindung zu bringen, hilft, sich eine zuverlässige klinische Beurteilung über die Natur und Ursache der Krankheit zu bilden.

Um sich ein Bild von der individuellen Persönlichkeit des Patienten zu machen, muß der Arzt ihm nur genau zuhören und Interesse am Patienten als Person zeigen *(s.a. Kap. PSY, 2.).* Eine schematische, hastige und unpersönlich geführte Anamneseerhebung mit zielgerichteten, stark strukturierten Standardfragen wird eher dazu führen, daß der Patient relevante Informationen verbirgt, als sie offenbart. Die Erhebung der Krankheitsanamnese mit Hilfe von offenen Fragen, die es dem Patienten ermöglichen, seine Geschichte mit eigenen Worten darzustellen, dauert nicht länger. Daneben ist es aber wichtig, Bemerkungen zu beachten, die mit der Krankheit in Verbindung stehende soziale Umstände und emotionale Reaktionen beschreiben, ebenso seine Haltung gegenüber Ärzten und Arzneimitteln.

Danach sollte man sich dem sozialen Hintergrund des Patienten zuwenden sowie zurückliegende medizinische und psychiatrische Ereignisse und seine Einstellung zu verschiedenen Lebensstadien erfassen. Charakteristika der Eltern und der Familienatmosphäre während seiner Kindheit sind wichtig, da Persönlichkeitszüge und damit die Art und Weise, wie ein Mensch sich mit Krankheit und widrigen Umständen auseinandersetzt, teilweise im frühen Lebensalter determiniert werden. Die Art und Weise, wie ein Patient mit verschiedenen Familien- und gesellschaftlichen Rollen zurechtgekommen ist, läßt bedeutende Rückschlüsse zu. Sein Verhalten in der Schule, während Pubertät und Adoleszenz, die Effektivität und Stabilität seiner Arbeit, das Sexualverhalten, seine Sozialstruktur und die Qualität und Beständigkeit seiner Ehe geben uns wertvolle Informationen über seine Persönlichkeit. Nach Gebrauch oder Mißbrauch von Alkohol und Tabak, nach dem Verhalten als Autofahrer, nach möglichen Tendenzen zu antisozialem Verhalten sollte taktvoll gefragt werden. Wichtig sind auch die Reaktionen des Patienten auf die üblichen Schicksalsschläge des Lebens, wie Versäumnisse, Zurücksetzungen, Verluste und frühere Krankheiten. Er kann Streß und Unglück schweigend und mutig ertragen haben, seine Anamnese könnte aber auch zur Vermutung führen, daß er nur eine geringe Frustrationstoleranz hat.

Das Persönlichkeitsprofil, das unter diesen Fragen auftaucht, kann egozentrische Züge, Unreife, exzessive Abhängigkeit, Angst, eine Tendenz zur Krankheitsuneinsichtigkeit, theatralisches Gehabe erkennen lassen – oder aber Gewissenhaftigkeit, Bescheidenheit und Fähigkeit zur Adaption. Im besonderen kann die Anamnese auch Züge von schablonenhaftem Verhalten des Patienten unter Streßbedingungen erfassen: z.B., ob ein Konflikt sich in somatischen Symptomen (wie Kopfschmerzen oder Bauchschmerzen) oder in psychologischen Symptomen (z. B. Phobie oder Depression) ausdrückt, oder ob sich die Reaktion in seinem Sozialverhalten (z. B. Rückzug oder Auflehnung) zeigt. Beachtet werden sollte ferner die Einstellung des Patienten z. B. gegenüber Medikamenten im allgemeinen oder gegenüber bestimmten Arzneimitteln (z. B. Steroide oder Sedativa) und gegenüber Ärzten, Krankenhäusern usw. Dadurch kann der Arzt die Beschwerden des Patienten besser interpretieren, den Reaktionen seiner Krankheit gegenüber zuvorkommen und eine adäquate Therapie planen.

Die **Beobachtung während der Anamneseaufnahme** erbringt ebenfalls wertvolle Gesichtspunkte. Ein Patient kann depressiv und pessimistisch oder freudig, umgänglich und dazu geneigt sein, Krankheiten zu negieren; er kann freundlich und warmherzig oder reserviert, kalt und mißtrauisch sein. Die nichtverbale Kommunikation kann Attitüden und Affekte enthüllen, die durch seine Worte allein verneint wurden. Z. B. zeigt der Patient, der während der Besprechung des Todes eines Elternteils plötzlich ins Stocken kommt oder weint, daß dies ein wichtiger Verlust war; der Arzt sollte daher daran denken, daß ihn noch die unaufgearbeitete Trauer beschäftigen könnte. Eine Träne im Auge, Weinen oder andere derartige Manifestationen der Emotion sollten als **physische Hinweise** angesehen und als solche in der Patientenkartei geführt werden. In ähnlicher Weise kann bei einem Patienten, der es verneint, ärgerlich, ängstlich oder depressiv zu sein, während seine Haltung, Gestik und Gesichtsausdruck ebendiese Emotionen enthüllen, ein genaueres Nachfragen nach Streßsituationen emotional deprimierende Zustände ans Licht ziehen, die möglicherweise mit der Entwicklung der gegenwärtigen Krankheit in Verbindung stehen. In jedem Fall sollte der Arzt vorsichtig sein und die Irrtumsmöglichkeiten bei solchen Fragestellungen im Auge behalten. Subtile und erfahrene Urteilskraft ist nötig, um feststellen zu können, ob psychologische Konflikte entscheidend wichtig sind, nur eine begrenzte Bedeutung haben oder rein zufällig zeitlich mit der körperlichen Krankheit des Patienten zusammentreffen.

Notwendigkeit eines psychiatrischen Konsils: Ungefähr 10% der Patienten, die in ein Allgemeinkrankenhaus aufgenommen werden, werden dem psychiatrischen Konsiliararzt vorgestellt. Viele dieser Patienten haben Suizidversuche unternommen, und ein großer Teil hat andere offensichtliche psychische Abnormitäten, die eine Beurteilung und Behandlung benötigen. Besonders wichtig sind Delir, Demenz und funktionelle psychiatrische Syndrome aufgrund organischer oder metabolischer Enzephalopathien *(s. Kap. NEU, 2.)*. In und außerhalb des Krankenhauses wird es hilfreich sein, sich die Persönlichkeit eines jeden Patienten und ihren Bezug zu seinen somatischen Beschwerden bewußt zu machen. Dies gilt für den Umgang mit allen physisch kranken Patienten; es wird aber dem Arzt auch mehr Klarheit über psychiatrisch kranke oder gestörte Personen verschaffen. Viele dieser Patienten leiden unter komplexen, diffizilen oder immer wiederkehrenden Problemen, die den psychiatrischen Konsiliardienst nötig machen. Eine nicht immer benutzte, aber sehr hilfreiche Taktik ist es, wenn der behandelnde Arzt zunächst mit dem psychiatrischen Kollegen die Patientensituation erörtert, *bevor* ein umfangreicheres Konsil angefordert wird. Ein Rat, der mittels dieses interdisziplinären Gedankenaustausches gegeben wird, kann das Konsil unnötig erscheinen lassen oder aber mit dazu betragen, daß das Konsil möglichst erfolgreich wird. Wenn ein derartiges Konsil geplant ist, so sollte es offen und rücksichtsvoll mit dem Patienten diskutiert werden.

Psychosomatik

(Biopsychosoziale Medizin)

Psychologische Faktoren können direkt oder indirekt an der Ätiologie mancher physischer Krankheiten beteiligt sein; bei anderen Krankheiten können psychiatrische Symptome direkter Ausdruck einer Schädigung des Nervensystems oder endokriner Organe sein. Psychologische Symptome können auch als Reaktion auf physische Krankheit auftreten. Die Verwendung des Terminus Psychosomatik, mit dem alle diese Möglichkeiten erfaßt werden sollen, entspringt einem diffusen Konzept. Berechtigterweise lenkt sie aber die Aufmerksamkeit auf die Vielfalt emotionaler Störungen und psychologischer Zusammenhänge mit somatischen Krankheiten und Behinderungen im gesamten Bereich der Medizin.

Im engeren Sinne bezieht sich das Wort „Psychosomatik" auf Zustände, in denen psychologische Faktoren eine gewisse ätiologische Bedeutung haben. Gerade bei diesen Krankheiten jedoch ist die Ätiologie immer komplex und multifaktoriell, und die psychologischen Faktoren sind nicht die einzigen Ursachen der Krankheit. Es ist nützlich, eine *obligate* biologische Komponente (z.B. einen genetischen Faktor beim Diabetes mellitus Typ II) in Erwägung zu ziehen, die, wenn sie mit **psychologischen** Reaktionen (z.B. Depression) und **sozialem** Streß (z.B. Verlust einer geliebten Person) kombiniert auftritt, eine ganze Reihe von Voraussetzungen schafft, die für den Ausbruch der Krankheit *genügen*. Daher stammt der Ausdruck **„biopsychosozial"**. Der Streß der Umgebung und psychologische Reaktionen können als Trigger oder Auslösefaktoren der Krankheit angesehen werden. Diese Reaktionen sind *unspezifisch* und wurden in Verbindung mit mancherlei Krankheitsbildern wie Diabetes mellitus, Lupus erythematodes, Leukämie und multipler Sklerose beobachtet. Weiterhin ist die Bedeutung von psychologischen Faktoren relativ und variiert stark bei verschiedenen Patienten mit der gleichen Krankheit (z.B. Asthma, bei dem genetische und allergische, sowie infektiöse und emotionale Faktoren in unterschiedlichem Ausmaß interagieren).

Die Tatsache, daß psychischer Streß nicht zuletzt gravierende organische Erkrankungen auslösen oder ihren Verlauf beeinflussen kann, ist zwar lange bekannt, aber für Ärzte immer nur schwer zu verstehen und zu akzeptieren. Emotionen können offensichtlich das autonome Nervensystem beeinflussen und damit auch Herzfrequenz, Schweißsekretion oder Darmperistaltik. Kann aber eine Reaktion, die im Gehirn abläuft, Immunreaktionen verändern, die Lymphozyten und Lymphokine betreffen? Wenn dem so ist, auf welche Weise kommt dies zustande?

Die erste Frage kann mittlerweile beantwortet werden. Die **Psychoimmunologie** ist inzwischen ein etabliertes Forschungsgebiet, auf dem Studien an Mensch und Tier entsprechende Beziehungen aufgezeigt haben. Beispielsweise hat man durch konditionierende Reize die Immunreaktion von Mäusen deutlich herabgesetzt; bei Menschen ist es gelungen, Überempfindlichkeitsreaktionen der Haut vom verzögerten Typ zu reduzieren, und in vitro wurden Lymphozyten durch Zosterbläschen stimuliert. Die Einzelabläufe und Mechanismen, über die Gehirn und Immunsystem interagieren, müssen allerdings noch aufgeklärt werden.

Psychologische Faktoren können den Verlauf verschiedener physischer Krankheiten **indirekt beeinflussen.** Im allgemeinen führt das Bedürfnis eines Patienten, eine Krankheit (oder, genauer ausgedrückt, den Ernst einer Erkrankung) zu negieren, dazu, daß die erforderliche Lebensweise oder Behandlungspläne nicht eingehalten werden. Ein Diabetiker kann angesichts seiner lebenslangen Abhängigkeit von Insulinspritzen und strenger Diäteinhaltung depressiv werden und darüber die Therapie vernachlässigen. Daraus entsteht dann ein klinisch manifester oder „pseudo-labiler" Diabetes, der nur dann richtig behandelt werden kann, wenn die Abhängigkeitskonflikte des Patienten bearbeitet werden. Weitere gängige Beispiele sind Hochdruckkranke oder Epileptiker, die keine Medikamente nehmen, sowie Patienten, die diagnostische Maßnahmen oder operative Eingriffe verweigern.

In zunehmendem Maße haben es die Ärzte mit Krankheiten zu tun, die in chronischer Behinderung oder mit großer Wahrscheinlichkeit rezidivieren, z.B. mit Herzinfarkt, Bluthochdruck, zerebrovaskulärer Insuffizienz, Diabetes mellitus, Karzinom, rheumatoider Arthritis und chronischen Erkrankungen der Atemwege. Psychologischer und sozialer Streß sind mit diesen Krankheiten verbunden; dennoch ist es schwierig, Zusammenhänge von Ursache und Wirkung zu entwirren. Psychosozialer Druck kann den klinischen Verlauf dieser Krankheiten verändern. Dabei kommt es im allgemeinen zu einer Wechselwirkung von Erbanlagen und Persönlichkeitszügen und Antworten des autonomen Nervensystems und des Endokrinums als Reaktionen auf die Wechselfälle des individuellen Lebensschicksals.

Somatische Symptome, die einen psychischen Zustand widerspiegeln

Psychosozialer Streß, der Konflikte hervorruft und eine angemessene Antwort erfordert, kann *in somatischer Form versteckt* auftreten, und zwar in scheinbaren Symptomen organischer Krankheiten. Das Durcheinander seiner Gefühle wird oft vom Patienten und manchmal sogar vom Arzt übersehen oder sogar negiert. Ursache und Mechanismus der Entstehung von Symptomen können einleuchtend sein, wie z. B. Angst und adrenerge Phänomene (Tachykardie und Schwitzen). Allerdings sind die Mechanismen, die für psychogene Symptome verantwortlich sind, oft unklar, obwohl sie im allgemeinen der Spannung zugeschrieben werden und direkt (z. B. in Form erhöhter Muskelspannung) oder über einen Konversionsprozeß wirken sollen.

Konversion ist *der unbewußte Prozeß, psychische Konflikte und Ängste in ein somatisches Symptom zu übertragen.* Der Ausdruck war ursprünglich an hysterisches Verhalten *(s. Kap. PSY, 8., Hysterische Neurose)* geknüpft, aber im allgemeinmedizinischen Gebrauch sollte er für sich allein betrachtet werden, da er bei beiden Geschlechtern und bei Patienten jeglicher Persönlichkeitsstruktur vorkommt. Diese Art von Symptombildung ist praktisch jeden Tag in einer gut besuchten Allgemeinpraxis zu sehen, wird aber leider selten erkannt, und ihr Zustandekommen wird nur schlecht verstanden. Als Resultat dessen müssen Patienten oft viele ermüdende, teure und manchmal auch gefährliche Untersuchungen auf der Jagd nach einer kaum faßbaren organischen Krankheit über sich ergehen lassen.

Praktisch jedes Symptom, welches der Patient sich vorzustellen in der Lage ist, kann ein Konversionssymptom werden, und die Krankengeschichte deckt für gewöhnlich auf, wie der Patient sein spezielles Symptom „erwählt" hat. Zumeist hat der Patient **früher das Symptom anhand einer organischen Erkrankung,** z. B. einer schmerzhaften Fraktur, Angina pectoris oder einer rupturierten Bandscheibe **kennengelernt.** Später dann, zur Zeit einer psychosozialen Streßsituation, tritt das Symptom wieder auf (oder bleibt trotz adäquater Behandlung bestehen), diesmal als ein psychogenes Symptom. Eine andere Möglichkeit ist, daß der Patient das Symptom von einer anderen Person „borgt": z. B. der Medizinstudent, der sich einbildet, seine Lymphknoten seien geschwollen, während er sich mit einem Patienten mit Lymphom beschäftigt, oder die Person, die sich mit Brustschmerzen vorstellt, nachdem ein Bekannter oder Verwandter einen Herzinfarkt hatte. In diesen Fällen hat sich der Patient **mit jemand anderem, der das Symptom hatte, identifiziert.** Schließlich kann das Symptom auch unbewußt ausgewählt worden sein, wegen seines **Stellenwertes als Metapher** für dessen psychosoziale Situation. Beispiele sind der nach einer Zurückweisung durch die Geliebte an Herzschmerzen Erkrankte („gebrochenes Herz"), oder der Patient mit Kreuzschmerzen, der das Gefühl hat, daß seine Lasten zu schwer zu ertragen sind. Schmerz in irgendeiner Form ist das häufigste Konversionssymptom, so können z. B. atypische Gesichtsschmerzen, vage Kopfschmerzen, nicht genau lokalisierbare abdominale Beschwerden und Koliken, Kreuz- und Nackenschmerzen, Gliederschmerzen manchmal eine Claudicatio intermittens, Dysurie, Dyspareunie oder Dysmenorrhö simulieren.

Eine interessante Variante von diesem Mechanismus wurde bisher im allgemeinen dem Begriff **Massenhysterie** oder **epidemische Hysterie** zugeordnet, wobei eine Gruppe von Menschen plötzlich Ängste bezüglich vergifteter Lebensmittel oder Schadstoffe in der Luft äußern und identische Symptome entwickeln. Am häufigsten wurde über Jugendliche bzw. junge Erwachsene berichtet, die in der Schule krank werden, allerdings sind derartige Phänomene auch unter anderen Bedingungen beobachtet worden. Solche Episoden können ein dramatisches Bild zeigen. Die Unterscheidung kann zunächst schwierig sein, allerdings klärt sich die Situation in der Regel und führt zu einem guten Ende.

Angst und Depression sind häufige Angstzustände, die durch psychischen Streß hervorgerufen werden und sich als Symptome überall im Körper niederschlagen können. Es gibt keine diagnostischen Schwierigkeiten, wenn mehrere Organsysteme betroffen sind und der Patient außerdem seine persönlichen Ängste und Befürchtungen beschreibt. Wenn sich jedoch die Symptome des Patienten auf eine einzige Stelle konzentrieren und er kein emotionelles Unbehagen angibt, stellen sich diagnostische Probleme. Solche Fälle werden oft als **larvierte Depression** beschrieben, obwohl in manchen Fällen **larvierte Angst** ein eher passender Terminus wäre. Mißstimmungen und depressive Symptome wie Schlaflosigkeit, Selbsterniedrigung, psychomotorische Verlangsamung und pessimistisches Aussehen sind häufig; der Patient aber kann eine aktuelle depressive Stimmungslage negieren oder sie auf seine behauptete physische Krankheit schieben. Andererseits ist es auch möglich, daß der Patient das Vorhandensein einer depressiven Stimmungslage oder Angst akzeptiert, wobei er jedoch weiter darauf bestehen kann, daß dies Folge eines schwer definierbaren physischen Zustandsbildes sei.

Psychologische Reaktionen auf physische Krankheiten

Patienten mit unterschiedlichen Persönlichkeiten werden verschieden auf eine Krankheit reagieren. Es ist klug, die psychologischen Auswirkungen einer chronischen Krankheit im Auge zu behalten; oder den Effekt eines vollständigen oder fehlenden Verständnisses der Diagnose seitens des Patienten; oder seine Reaktion auf die Haltung und Informationen des Arztes. Außerdem ist die individuelle Empfindlichkeit auf Nebenwirkungen von Arzneimitteln höchst variabel.

Viele Patienten mit rezidivierenden oder chronischen Krankheiten unterliegen depressiven Stimmungslagen, die häufig die Krankheit verstärken und einen Circulus vitiosus in Gang bringen. Die schrittweise Verminderung des Wohlbefindens aufgrund der körperlichen Erkrankung bei Hochdruck, Parkinson, Herzinsuffizienz oder rheumatoider Arthritis ruft eine depressive Reaktion hervor, die ihrerseits wiederum das Gefühl des Wohlbefindens weiter vermindert. Eine antidepressive Therapie in diesen Fällen bringt oft Besserung.

Patienten mit gravierenden Funktionseinschränkungen oder Verlust von Körperteilen (z. B. mit Schlaganfall, Amputationen, Rückenmarksverletzungen) sind besonders schwer zu beurteilen. Schwierig ist dabei die Differenzierung zwischen einer reaktiven klinischen Depression, die der üblichen psychiatrischen Behandlung bedarf, und einer dysphorischen Gemütsreaktion, die zwar extreme Ausmaße annehmen kann, aber der Schwere der körperlichen Erkrankung doch noch angemessen ist. Letzteres sind Verstimmungen oder eine Kombination von Kummer, Demoralisation, Abkapselung und Regression. Derartige Fälle sprechen auf Psychotherapie oder Antidepressiva in der Regel schlecht an; der Verlauf tendiert dazu, mit dem klinischen Bild der Grundkrankheit zu fluktuieren und sich bei einer Rehabilitation zu bessern, oder wenn der Patient sich an die Grundkrankheit gewöhnt hat. Für Rehabilitationskliniken ist es nicht untypisch, daß die Fehldiagnose Depression gestellt oder auch eine vorhandene Depression übersehen wird. Eine Differentialdiagnose ist in diesen Fällen extrem schwierig, und es ist sehr hilfreich, einen Spezialisten heranzuziehen, der sowohl auf psychiatrischem Gebiet ausgebildet ist als auch Erfahrungen mit somatischen Erkrankungen besitzt.

Münchhausen-Syndrom

(Pathologisches Simulantentum; Krankenhausvagabund)

Wiederholtes Simulieren einer Krankheit, gewöhnlich akut, dramatisch und überzeugend durch eine Person, die von Krankenhaus zu Krankenhaus wandert, um sich behandeln zu lassen. Viele Krankheitsbilder können genau nachgeahmt werden, z. B. haben manche Patienten das klinische Bild des Herzinfarkts, der Hämatemesis oder Hämoptyse, akute Abdominalkrankheiten oder Fieber unbekannter Ursache mit unglaublichem Geschick produziert. Sie können Symptome eines Hirntumors oder einer MS mit unglaublichem Geschick vorführen. Die Bauchdecke dieser Patienten kann von Narben übersät sein, sogar ein Finger oder ein Glied kann amputiert sein. Das Fieber entsteht oft durch selbsterzeugte Abszesse, und das bakterielle Untersuchungsergebnis, das meist *Escherichia coli* zeigt, weist eindeutig auf die Infektionsquelle hin.

In einer bizarren Variante des Syndroms kann *auch ein Kind als Ersatzpatient dienen* (dies hat man auch als „Münchhausen in Vertretung" bezeichnet). Der Elternteil fälscht dabei die Anamnese und kann sogar das Kind mit Medikamenten vergiften oder in den Urinbecher Blut tropfen lassen bzw. ihn bakteriell kontaminieren, um eine Krankheit zu simulieren.

Patienten mit dem Münchhausen-Syndrom werden zunächst – und oft unaufhörlich – in medizinischen oder chirurgischen Kliniken aufgenommen. Dennoch ist die Klarheit primär ein psychiatrisches Problem und komplexer als einfach unehrliche Simulation von Symptomen, da sie mit schweren emotionalen Störungen verbunden ist. Die Persönlichkeit des Patienten kann deutliche schauspielerische Züge aufweisen, aber diese Leute sind für gewöhnlich ziemlich intelligent und erfinderisch. Sie wissen nicht nur, wie Krankheitsbilder imitiert werden, sondern entwickeln auch Raffinesse hinsichtlich medizinischer Praktiken. Ihre Betrügereien und Simulationen sind bewußt gemacht, aber die Motive für die Nachahmung einer Krankheit und ihr Verlangen nach Aufmerksamkeit sind weitgehend unbewußt.

Zumeist ist eine Frühanamnese von emotionalem und physischem Mißbrauch vorhanden. Die Patienten haben offensichtlich Probleme mit ihrer Identität und tieferen Gefühlen, nur eine inadäquate Triebkontrolle, wenig Realitätssinn, kurze, psychiatrisch auffällige Episoden und instabile zwischenmenschliche Beziehungen. Die Notwendigkeit, umsorgt zu werden, befindet sich im Zwiespalt mit der Unfähigkeit, einer Autoritätsperson zu vertrauen, die daher an der Nase herumgeführt und andauernd provoziert oder getestet wird. Schuldgefühle und damit verbundenes Verlangen nach Strafe und Sühne sind offensichtlich.

Simulierte Krankheiten verschiedenster Art haben gewisse Ähnlichkeit mit dem Münchhausen-Syndrom. Patienten können ganz bewußt Krankheitszeichen produzieren, z. B. Dermatosen, indem sie die Haut traumatisieren oder sich einem Allergen gegenüber exponieren, von dem sie wissen, daß sie überempfindlich reagieren. Anschließend suchen sie einen Arzt auf, aber unterlaufen den Therapieerfolg mit immer weiteren selbsterzeugten Symptomen. Allerdings unterscheiden sich derartige Patienten von solchen mit Münchhausen-Syndrom darin, daß sie stets nur *einen Typ* Krankheit simulieren, und dies nur zu Zeiten von besonderem psychosozialem Streß. Sie haben nicht die Tendenz, von einem Krankenhaus oder Doktor zum anderen zu ziehen. Am wichtigsten ist, daß man sie in der Regel erfolgreich behandeln kann.

Therapie

Eine erfolgreiche Behandlung von **Münchhausen-Patienten,** mit ihrer in einer Charakterstörung eingeschlossenen Psychopathologie psychotischen Ausmaßes, ist selten. Nachgiebigkeit gegenüber den Manipulationen des Patienten lindert ihre Spannung, aber die Provokationen eskalieren schließlich über das Maß dessen hinaus, was die Ärzte willens sind noch mitzumachen. Verweigerung der Behandlung bzw. eine Konfrontation mit dem Patienten führen zu zornigen Reaktionen, wobei er im allgemeinen zu einem anderen Krankenhaus weiterzieht. Psychiatrische Behandlung wird meist zurückgewiesen oder umgangen, jedoch wird manchmal eine Konsultation oder eine Nachschau akzeptiert, zumindest, um Hilfe bei der Lösung einer Krise zu haben. Jedoch ist meist die Arbeit des Arztes auf möglichst frühzeitige Diagnose der Erkrankung und auf das Vermeiden riskanten Vorgehens sowie übermäßiger oder ungerechtfertigter Medikation beschränkt.

Patienten mit simulierten Krankheiten sollte man mit der Diagnose konfrontieren, ohne Schuldzuweisungen oder Vorwürfe zu implizieren. Der Status einer echten Krankheit muß aufrechterhalten bleiben, wobei der Arzt dem Patienten klar machen sollte, daß sie beide gemeinsam die zugrundeliegende Problematik lösen können. Häufig ist dazu ein weiteres Familienmitglied erforderlich, aber auch dann ist es am besten, die Problematik als Krankheitszeichen und nicht als Irreführung zu behandeln, d. h., die Familie wird über die genauen Zusammenhänge nicht informiert.

4. PERSÖNLICHKEITSSTÖRUNGEN

(Abnorme Persönlichkeit)

Störungen der Verhaltensmuster, charakterisiert durch relativ fixierte, unflexible und stilisierte Streßreaktionen. Die Muster repräsentieren das individuelle Modellverhalten gegenüber anderen Leuten oder Umweltereignissen, das keine Rücksicht auf die echte Realität nimmt. **Persönlichkeitsmerkmale** drücken sich ebenfalls in Mustern von individuellem Wiedererkennen und Beziehungen zwischen Umwelt und Individuum aus. **Störungen** unterscheiden sich von ihnen durch Starre und fehlende Anpassungsfähigkeit; sie zerstören soziale, zwischenmenschliche und berufliche Beziehungen. Die Charakteristika fehlender Anpassungsfähigkeit sind schon in der Kindheit erkennbar und bleiben für den größten Teil des Lebens erhalten.

Wenn sie durch ihre Umgebung nicht frustriert werden, tendieren diese Personen dazu, nur selten Angst oder seelische oder emotionale Symptome zu bieten; sie halten ihr Verhalten für normal und richtig. Daher suchen sie auch selten wegen eigener Angstzustände oder Beschwerden den Arzt auf, sondern werden durch ihre Familien oder durch Sozialeinrichtungen wegen der Probleme überwiesen, die andere mit ihrer mangelhaften Anpassungsfähigkeit bekommen. Falls sie selbst ärztliche Hilfe suchen, was gewöhnlich nach externen Frustrationen der Fall ist, werden die Patienten anders als Neurotiker ihre Schwierigkeiten immer als von *außen* induziert ansehen. Die Abwehrmechanismen neurotischer Persönlichkeiten bereiten ihnen selbst mehr Schwierigkeiten als Dritten.

Persönlichkeitsstörungen haben aus drei Gründen **medizinische und psychiatrische Bedeutung:** 1. Die Projektion innerer Konflikte nach außen führt zu Zusammenstößen mit anderen; oft wird der Patient als Resultat dessen zur medizinischen Beobachtung gebracht. Das Resultat ist oft ein schlecht ausgewogenes Arzt-Patienten-Verhältnis, bei dem der Patient sich weigert, entsprechende Verantwortung auf sich zu nehmen, und der Arzt dem Patienten Schuld aufládt, ihm mißtraut und ihn schließlich abweist.

2. Individuen mit schweren Persönlichkeitsstörungen laufen Gefahr, alkohol- oder drogensüchtig zu werden, selbstzerstörerisch zu handeln, ein sexuell abartiges Leben zu führen, mit dem sie nicht zu Rande kommen, und mit der Gesellschaft und ihren Konventionen in Konflikt zu geraten.

3. Diese Personen können, wenn sie Streß ausgesetzt sind, leicht zusammenbrechen. Der Persönlichkeitstyp kann die Art der psychiatrischen Krankheit, die dann als Komplikation auftritt, determinieren – oder auch nicht: So kann z.B. eine hysterische Persönlichkeit auf exzessiven emotionalen Streß mit hysterischer Konversion, dissoziativen Symptomen oder suizidaler Depression reagieren.

Diagnostik

Die Diagnose basiert auf dem Erkennen der typischen rigiden Verhaltensmuster sowie der fehlenden Einsicht des Patienten und dem Widerstand, den er Änderungen entgegensetzt – seiner offensichtlichen Unfähigkeit, aus Erfahrung zu lernen. Die meisten Menschen benutzen von Zeit zu Zeit und unbewußt bestimmte psychische Verarbeitungs- und Bewältigungsmechanismen (s. weiter unten). Die Muster mangelhaften Anpassungsverhaltens der Persönlichkeitsgestörten sind Ausdruck derartiger Abläufe in gesteigerter, überschießender Form, die dann zu der Diagnose Persönlichkeitsstörung führen, wenn sie chronisch und in unpassenden Zusammenhängen in Erscheinung treten. Obwohl diese Mechanismen nicht ohne weiteres durch Vernunftsargumente oder Deutung durchbrochen werden können, sprechen sie doch an auf unterstützende, aber deutliche Konfrontation in langdauernder Psychotherapie oder Gruppentherapie mit ähnlichen Patienten und auf verbesserte zwischenmenschliche Beziehungen.

1. Die **Dissoziation** (neurotisches Verleugnen) bewirkt eine temporäre, aber drastische Änderung der eigenen Persönlichkeit oder des Gefühls für die eigene Identität. Derartige Per-

sönlichkeitsänderungen können einschließen: Fluchtreaktionen, hysterische Konversionsreaktionen, vorübergehendes Ablehnen der Verantwortung für eigenes Tun und Fühlen, Trance-Zustände, Glücksspiel und riskantes Verhalten, Medikamentenmißbrauch zur Betäubung von Unglücklichsein.

2. Die **Projektion** erlaubt es, die eigenen *un*eingestandenen Gefühle anderen zu unterstellen. Dies führt zu Vorurteilen, zur Abweisung von Vertraulichkeit durch paranoide Verdächtigungen, verstärkter Wachsamkeit gegenüber externen Gefahren und Sammeln von Ungerechtigkeiten.

3. Die **schizoide Phantasie** ist eine Tendenz, eingebildete Beziehungen und eigene Glaubenssysteme zur Lösung von Konflikten und zur Befreiung von Einsamkeit zu benutzen. Diese ist verbunden mit Exzentrizität und generellem Vermeiden zwischenmenschlicher Intimität. Im Gegensatz zum psychotisch Kranken glaubt diese Patientengruppe nicht ganz an diese Phantasien und besteht auch nicht darauf, ihnen gemäß zu handeln. Im Gegensatz zur Dissoziation baut die Phantasie eine andere äußere, keine neue innere Welt auf.

4. Das **hypochondrische Verhalten** transformiert Vorwürfe gegenüber anderen (die durch schmerzlichen Verlust, Einsamkeit oder Zorn entstanden sein können) in unaufhörliche somatische Beschwerden als Ausdruck einer tief eingegrabenen Ansicht, daß eine organische Krankheit besteht. Im Gegensatz zur neurotischen Konversionsreaktion, bei der die Qual gedämpft und damit der Arzt fasziniert wird, ist beim hypochondrischen Verhalten die Qual des Patienten übertrieben, er ist resistent gegenüber logischen Beruhigungen und Behandlungen, und der Arzt fühlt sich hilflos und verärgert.

5. **Wendet sich der Patient gegen sich selbst,** so erlaubt dies, Aggressionen gegenüber anderen gegen sich selbst zu richten. Diese können indirekt und mit geringer Wirkung über eine passive Haltung zum Ausdruck gebracht werden. Dazu gehören Schwächen und Krankheiten, die andere mehr treffen als einen selbst, außerdem dumme, provokative Clownerien. Der Mechanismus liegt den meisten sadomasochistischen Beziehungen zugrunde.

6. Das **Abreagieren** ist der direkte, oft unpersönliche Verhaltensausdruck eines unbewußten Wunsches oder Antriebs, der dazu dienen soll, den damit verbundenen Affekt – sei er nun schmerzlich oder angenehm – im Unbewußten zu halten. Das Objekt, auf das der Wunsch oder Impuls gerichtet ist, ist oft eine völlig fremde Person. Zu diesem Verhaltensmuster gehören viele Straftaten, impulsive und abwegige Handlungen, die ohne jedes Motiv zu sein scheinen, da der Patient sich seiner Gefühle nicht bewußt ist.

7. **Spaltung** der Umgebung erlaubt es dem Betroffenen, alle Menschen, denen er in der Vergangenheit und/oder seinem augenblicklichen Zustand zwiespältig gegenüberstand, in zwei Kategorien einzuteilen: generell gute, idealisierte Erlöser und generell schlechte, wertlose Missetäter. Diese Spaltung vermeidet das unbehagliche Problem, ein und dieselbe Person lieben und hassen zu müssen. Entweder die geliebte oder die mißliebige Seite wird unangebrachterweise auf eine andere Person transponiert.

Klassifizierung

Die folgende Einteilung basiert vor allem auf der Nomenklatur, die im *Diagnostischen und Statistischen Handbuch Psychischer Störungen,* 3. überarbeitete Auflage (DSM-III-R), der amerikanischen Gesellschaft für Psychiatrie vorgeschlagen wurde.

Paranoide Persönlichkeiten sind charakterisiert durch die Projektion ihrer eigenen Feindseligkeiten und Konflikte auf andere *(s.a. Kap. PSY, 11.).* Diese Personen sind in ihren zwischenmenschlichen Beziehungen sehr sensibel und tendieren dazu, feindliche und böswillige Absichten hinter trivialen, unschuldigen oder sogar gütigen Taten anderer zu sehen. Oft führen ihre argwöhnischen Haltungen zu aggressiven Gefühlen oder Benehmen anderer oder bringen die Zurückweisung ihrer eigenen Person mit sich, was scheinbar ihre ursprünglichen Gefühle rechtfertigt. Sie sind aber unfähig, ihre eigene Rolle in diesem Zyklus zu sehen. Ihr Verhalten kann darauf hinzielen, eigene Überlegenheit unter Beweis zu stellen, während ihr Gefühl für Würde übertrieben und von Herabsetzung anderer Personen begleitet ist. In vielen Gebieten können diese Menschen sehr effizient und verantwortungsbewußt sein, dabei aber neidisch und unflexibel. Sie führen gern Prozesse, vor allem, wenn sie sich schlichtweg beleidigt fühlen.

Paranoide Tendenzen entwickeln sich vor allem gerne bei denen, die besondere Minderwertigkeitsgefühle wegen einer Mißbildung oder eines Gebrechens haben, von dem sie meinen, daß es sie von ihren Mitbürgern deutlich unterscheidet. Ebenso hat eine Funktionsstörung der Sinnesorgane – vor allem chronische Taubheit – einen ähnlichen Effekt, weil sie die Fähigkeit zur Erfassung tatsächlicher Gegebenheiten vermindert, was dann zu der Fehlinterpretation führt, über den Patienten werde gesprochen oder gelacht.

Schizoide Persönlichkeiten sind introvertiert und zurückgezogen, einsam, gefühlskalt und halten auf Distanz. Sie sind meist in ihren eigenen Gedanken und Gefühlen absorbiert und fürchten sich vor Zuwendung und Verbundenheit mit anderen. Sie sind schweigsam, neigen zu Tagträumereien und ziehen theoretische Spekulationen praktischem Handeln vor. Dieses Persönlichkeitsmuster ist bei ungefähr 40% der Schizophrenen auffindbar, bevor sie krank werden. Indessen entwickeln viele schizoide Menschen keine Schizophrenie oder andere Geisteskrankheiten. Schizoide Phantasien (s. oben unter Diagnostik) sind als Verarbeitungsmechanismus häufig. Schizophrenien sind in *Kap. PSY, 10.* erörtert.

Schizotypische Persönlichkeiten zeigen Eigentümlichkeiten in Denkweise, Perzeption, Kommunikation und Verhalten, die auf eine Schizophrenie hindeuten; diese Eigentümlichkeiten sind aber nie schwerwiegend genug, um die Kriterien dieser Krankheit zu erfüllen *(s. Kap. PSY, 10.)*. Diese Merkwürdigkeiten in ihrem Erkenntnisvermögen können in magischem Denken, Bezugsideen und paranoiden Wahnvorstellungen ihren Ausdruck finden und sich definitionsgemäß deutlicher zeigen als diejenigen, welche man bei schizoiden und ausweichenden Persönlichkeiten findet.

Hysterische Persönlichkeiten sind offensichtlich egozentrisch. Da es für sie wichtig ist, die Wertschätzung und Bewunderung anderer zu gewinnen, ist theatralisches und die Aufmerksamkeit erregendes Benehmen charakteristisch. Die Unreife ihrer Gefühle drückt sich in übertriebenen kindischen, emotionalen Antworten auf jede Verletzung ihrer Eitelkeit aus. Als eine Ungereimtheit in ihrem Verhalten kommt vor, daß die hysterische Persönlichkeit jedes nur mögliche Verhaltensmuster annehmen kann, das sie ins rechte Licht rückt oder ihr Selbstgefühl anhebt. In unserem Kulturkreis findet man diese Formen der abnormen Persönlichkeit öfter bei Frauen, sie kommt aber auch bei Männern vor.

Die lebendige Art des Hysterikers erleichtert es ihm, schnell oberflächliche Bekanntschaften zu machen, aber diese Menschen sind selten mit ganzer Seele dabei. Sie können provokatives Verhalten oder eine Sexualisation einer ursprünglich nicht sexuellen Bekanntschaft mit sexueller Dysfunktion oder sexuellen Ängsten kombinieren. Ihre Bekanntschaften sind gerne mit einem offenbar unstillbaren Hunger nach Zuneigung verbunden, und hinter ihrem sexuell verführerischen Betragen liegt ein kindlicher Wunsch nach nichtsexueller Zuneigung und Beschützung, d.h., sie tendieren dazu, abhängig zu sein. Promiskuität mit vielen Partnern ist möglich, da die Hysteriker mit niemandem eine echte Beziehung eingehen. Krisen, die durch diese Bekanntschaften entstehen, werden durch manipulatives Verhalten gemeistert, wobei Suiziddrohungen und kluge Ausnutzung der emotionellen Schwächen der Partner einbezogen werden. Eine Einsicht entwickelt sich bei Hysterikern nicht, da sie unerfreuliche oder schimpfliche Erfahrungen nicht unterdrücken oder vergessen können. Die Verantwortung für Unglück oder Fehler wird meist anderen in die Schuhe geschoben. Dissoziation *(s. oben unter Diagnostik und in Kap. PSY, 8.)* kommt als Bewältigungsmechanismus häufig vor.

Narzißtische Persönlichkeiten haben ein übertriebenes Gefühl für ihre eigene Bedeutung, sind absorbiert in Phantasien von unbegrenztem Erfolg. Paradoxerweise sind sie oft auch völlig von Neid erfüllt. Sie suchen auf exhibitionistische Weise dauernd Aufmerksamkeit auf sich zu ziehen. Extreme Ansichten zwischen Überidealisierung und Abwertung charakterisieren die zwischenmenschlichen Beziehungen dieser Menschen. Außerdem zeigen sie eine deutliche Anspruchshaltung, Ausbeutung ihrer Mitmenschen und Übersensibilität gegenüber Fehlern oder Kritik. Der praktische Arzt ist oft frustriert durch die unaufhörlichen und oft dringenden Forderungen dieser Patienten, die sich auf Dinge beziehen, die der Arzt als unwesentlich ansieht.

Wie im Fall des Hypochonders, können auch die Beschwerden und die Anspruchshaltung der narzißtischen Patienten durch echten, aber beharrlich verborgenen emotionellen Schmerz und durch Unglück verursacht sein. Genauso wie die abhängige Persönlichkeit ist auch die narzißtische Persönlichkeit so häufig bei anderen Persönlichkeitsstörungen zu finden, daß man sie nicht ohne weiteres als unabhängige Störung betrachten kann.

Manche Patienten mit narzißtischen Persönlichkeitszügen haben außerdem die Tendenz, über zahlreiche somatische Symptome zu klagen. Diese spezielle Gruppe wird auch unter verschiedenen anderen Bezeichnungen geführt, wie hysterische Persönlichkeitsstörung, primitive Hysterie oder Somatisationsstörung (Briquet-Syndrom). Letztere Erkrankung wird *in Kap. PSY, 8.* besprochen.

Antisoziale Persönlichkeiten (früher benutzte Ausdrücke: **Psychopathen, Soziopathen**) tragen typischerweise ihre Konflikte aus und verhöhnen die normalen Regeln der Sozialordnung. Diese Personen sind impulsiv, verantwortungslos, amoralisch und unfähig, eine unmittelbare Vergnügung auszulassen. Sie können mit anderen keine anhaltenden, herzlichen Beziehungen aufbauen, aber ihr Charme und ihre Überzeugungskraft können hoch entwickelt sein und geschickt für ihre eigenen Ziele benutzt werden. Ihre Frustrationstoleranz ist niedrig. Widerstand ihnen gegenüber kann leicht Feindseligkeit, Aggression oder ernste Gewalttaten hervorrufen. Ihr antisoziales Verhalten zeigt wenig Voraussicht und ist nicht mit Gewissensbissen oder Schuldgefühlen verbunden, da diese Leute eine ausgeprägte Fähigkeit zu rationalen Erklärungen besitzen und auch die Gabe haben, die Schuld an ihrem Verhalten auf andere abschieben zu können. Nur selten ändern Fehlschläge und Bestrafung ihr Verhalten oder bessern ihre Urteilskraft und Voraussicht. Bei antisozialen Persönlichkeiten kann es zu impulsiven Suizidversuchen kommen, wenn ihre Aggressionen nach innen statt nach außen gerichtet sind.

Dieser Persönlichkeitstypus ist oft mit einer Alkoholanamnese, Drogenabhängigkeit, sexuellen Aberrationen, Promiskuität, Arbeitslosigkeit und Delinquenz verbunden. In unserem Kulturkreis werden Männer öfter als antisozial und Frauen als hysterisch abgestempelt, aber die beiden Persönlichkeitsmodelle haben vieles gemeinsam. In Familien, in denen beide Typen vorkommen, können Antisoziale und Hysterische beiderlei Geschlechts gefunden werden, und bei beiden Fällen findet man häufig in der Anamnese Streit zwischen den Eltern und schweren Verlust der Zuwendung in den Entwicklungsjahren. Ihre Lebenserwartung ist vermindert, aber diejenigen, die dieses Alter erreichen, tendieren zur Stabilisierung nach dem 40. Lebensjahr. Das Bild einer schweren Hirnschädigung oder eines nicht diagnostizierten Alkoholismus kann das Krankheitsbild der antisozialen Persönlichkeit täuschend nachahmen. Antisoziales Verhalten muß bereits vor dem 15. Lebensjahr wiederholt beobachtet worden und die betreffende Person zum Zeitpunkt der Diagnosestellung mindestens 18 Jahre alt sein. Ist dies nicht der Fall, muß die Diagnose einer antisozialen Persönlichkeit angezweifelt werden.

Borderline-Persönlichkeiten sind auf vielen Sektoren wankelmütig. Dazu zählen ihr Selbstbild, ihre Stimmung, ihr Verhalten und ihre zwischenmenschlichen Beziehungen. Typisch sind häufige Stimmungsschwankungen, Impulsivität, unangebrachte und häufig unkontrollierte Wut, Unsicherheit über die eigene Identität. Derartige Personen sind Extremisten, für die die Welt ausschließlich schwarz oder weiß ist, gehaßt oder geliebt, aber niemals ausgeglichen. Sie reagieren übersensibel auf das Gefühl des Verlassenwerdens. In gewissem Maß hat die Borderline-Persönlichkeit Charakterzüge aller bereits genannten Persönlichkeitsstörungen. Zeitweise kann ihre Realitätsbezogenheit so darniederliegen, daß sie an psychotische Kranke erinnern. Beispielsweise treten kurzdauernde, aber unverhohlene Sinnestäuschungen und Halluzinationen häufig auf. Im Gegensatz zu schizoiden Persönlichkeiten jedoch sind die zwischenmenschlichen Beziehungen viel dramatischer und heftiger. Anders als bei der antisozialen Persönlichkeit sieht man eine größere Störung des formalen Denkvermögens, und die Aggression wird häufiger gegen sich selbst gerichtet. Im Gegensatz zur hysterischen Persönlichkeit trifft man auf den deutlichen Ausdruck offenen Zorns und eine größere Verwirrung bezüglich der sexuellen Identität. Borderline-Persönlichkeiten werden häufig in Allgemeinpraxen gesehen, wo sie andauernd mit vagen somatischen Beschwerden erscheinen, sich therapeutischen Empfehlungen verschließen und ihre Ärzte sehr frustieren. Spaltung, Hypochondrie und Projektion (s. oben) sind als Verarbeitungsmechanismen häufig zu finden.

Ausweichende Persönlichkeiten sind für gewöhnlich übersensibel auf Zurückweisung und haben Angst davor, Bekanntschaften zu beginnen, es sei denn, sie können sich völlig sicher sein, daß sie in unkritischer Weise akzeptiert werden. Gleichzeitig findet man jedoch den starken Wunsch nach Zuwendung und Entgegenkommen. Im Gegensatz zu den schizoiden Persönlichkeiten leiden diese Menschen offensichtlich unter ihrer mangelnden Fähigkeit, angenehme Beziehungen zu pflegen. Im Gegensatz zu den Borderline-Persönlichkeiten reagieren sie auf Ablehnung nicht mit Wutausbrüchen, stattdessen erscheinen sie zurückhaltend und schüchtern.

Abhängige Persönlichkeiten überlassen die Verantwortung für wichtige Gebiete ihres Lebens anderen und lassen es zu, daß die Bedürfnisse derer, von denen sie abhängen, ihre eigenen Bedürfnisse verdrängen. Es fehlt ihnen an Selbstbewußtsein, eigener Initiative, und sie fühlen sich äußerst unbehaglich, wenn sie länger als eine kurze Zeit alleingelassen werden. Die Charakterzüge dieses Syndroms sind oft bei anderen Persönlichkeitsstörungen mit anzutreffen und häufig durch deren auffallendere Aspekte verdeckt. Beispielsweise stehen hysterische Verhaltensmuster oft stark im Vordergrund und können eine zugrundeliegende schwere Abhängigkeit maskieren. Daher kann es sich als unhaltbar erweisen, das Syndrom als eigenständige Diagnose zu verwenden.

Anankastische Persönlichkeiten sind gewissenhaft und sehr strebsam, aber sie tendieren auch dazu, perfektionistisch zu sein. Sie sind oft unfähig, adäquate Befriedigung durch das, was sie erreichen, zu bekommen. Sie sind verläßlich, vertrauenswürdig, ordentlich und methodisch, aber ihre mangelnde Flexibilität macht sie oft unfähig, sich veränderten Verhältnissen anzupassen. Sie sind vorsichtig und betrachten ein Problem von allen Seiten; als Konsequenz dessen kann es schwierig für sie sein, Entscheidungen zu treffen. Sie nehmen Verantwortung ernst, können aber auch viele Ängste darüber ausstehen. Sie achten jedes Detail, laufen daher Gefahr, sich in Nebensächlichkeiten zu verrennen und dabei das Hauptziel ihrer Aufgabe zu vergessen. Der Anankasmus paßt gut zu westlicher Zivilisation, und wenn die Störung nicht zu deutlich ist, so können diese Menschen oft wichtige Posten erhalten, vor allem auf den Gebieten der Natur- und Geisteswissenschaften, wo eine Ordnung wünschenswert ist. Andererseits haben sie oft das Gefühl der Isolation; sie haben Schwierigkeiten mit zwischenmenschlichen Beziehungen, bei denen ihre Gefühle weniger unter strikter Kontrolle, Ereignisse weniger vorausschaubar und sie auf andere angewiesen sind.

Passiv-aggressive Persönlichkeiten sind durch Hilflosigkeit, Anhänglichkeit und Abhängigkeit sowie durch Zaudern gekennzeichnet. Die offensichtliche Passivität dient dazu, Aufmerksamkeit und Zuwendung auf sich zu ziehen, Verantwortung zu vermeiden oder andere heimlich zu kontrollieren oder zu bestrafen. Passiv-aggressives Verhalten ist durch Starrsinn, Ineffizienz des Handelns und Verdrießlichkeit charakterisiert, wobei oberflächlich oft Nachgiebigkeit vorgetäuscht wird. Menschen mit dieser Störung erklären sich oft zuerst bereit, eine Aufgabe durchzuführen, und machen sich dann daran, nach und nach ihre Vollendung mit passivem Widerstand und Klagen zu unterminieren. Sie können auch provokatives, streitsüchtiges Verhalten zeigen, vor allem dann, wenn sie eine Machtbefugnis haben. Ein solches Verhalten dient dazu, sowohl Feindseligkeit als auch Abhängigkeitsgefühle zu verbergen oder zu verneinen. Das Verhalten ist aber insofern schlecht angepaßt, als es ironischerweise andere zum Gehen veranlaßt und außerdem verhindert, daß der Betroffene auch nur das normale Maß an Unterstützung erhält. In den meisten Fällen ist Sadomasochismus als Variante von passiv-aggressivem Verhalten anzusehen; manche Kliniker sind allerdings der Ansicht, daß Masochismus als eigenständige Persönlichkeitsstörung anzusehen sei. Hypochondrisches Verhalten und Beschäftigung mit sich selbst (s. oben) sind häufige Verdrängungsreaktionen.

Zyklothyme Persönlichkeiten *(s. a. Kap. PSY, 9.)* bewegen sich in ihren Stimmungen zwischen Stadien ausgelassener Lebenslust und Stadien von Schwermut und Pessimismus, wobei jede Phase Wochen oder länger anhält. In charakteristischer Weise sind die rhythmischen Stimmungsschwankungen regelmäßig und vorhersehbar und kommen entweder ohne äußeren Anstoß oder als Antwort auf triviale Ereignisse vor. In einer häufigen Variante dieser Störung sieht man eine dominierende Hochstimmung, Energie, ansteckende Fröhlichkeit und Optimismus; die depressiven Phasen sind relativ kurz und unbemerkt. Bei anderen Individuen dominiert wiederum die depressive Phase. Es ist ungewiß, ob die zyklothyme Persönlichkeit auf derselben Linie wie der manisch-depressive Symptomenkomplex liegt oder ob sie eine davon unterscheidbare Einheit darstellt. Viele begabte und kreative Menschen haben Persönlichkeitsmerkmale, die zu einem zyklothymen Muster passen.

Therapie

Obwohl die spezifischen Probleme bei den individuellen Persönlichkeitsstörungen und die Methoden zu deren Behandlung oft nicht kongruent sind, so können doch generelle Behandlungssätze in Erwägung gezogen werden. Die Motivierung zur Therapie kommt oft von jemand anderem als der erkrankten Person, und der Patient hat oft das Gefühl, daß ihm die Gründe für eine Therapie fremd sind oder daß er ein unschuldiges Opfer ist. Die Aufgabe des Arztes ist es, die nach außen gerichtete Selbstdarstellung des Patienten durch Setzen fester Grenzen und durch Konfrontation im Zaume zu halten und darüber hinaus die Tendenz, selbst zu sehr in den Fall hineingezogen zu werden, zu vermeiden. („Erst retten, dann verdammen.") Die Versuchung für Arzt und Patient, ihre Hoffnung daran zu setzen, daß Medikamente die Not des Patienten erleichtern könnten, muß erkannt und verworfen werden. Auf lange Sicht werden Angstgefühle und Depressionen bei Persönlichkeitsstörungen nur spärlich durch Pharmakotherapie beseitigt, während Drogenabusus und Suizidversuche häufig Resultat der Tatsache sind, daß diesen Patienten Pharmaka verschrieben wurden. Die beiden Ausnahmen zu dieser verallgemeinernden Regel sind folgende: Antidepressiva können bei einer gleichzeitig bestehenden Depression und Serotonin-Wiederaufnahmehemmer (z.B. Clomipramin und Fluoxetin) bei Zwangserkrankungen hilfreich sein.

Die Patienten müssen mit den Wirkungen ihres Verhaltens auf andere Personen konfrontiert werden. Häufig müssen dem Verhalten Grenzen gesetzt werden, und Beschäftigung mit der Realität ist erforderlich. In vielen Fällen sollte die Familie mit einbezogen werden, da der Druck, der von einer Gruppe ausgeht, effektiv zu sein scheint. Gruppen- und Familientherapie, Wohngemeinschaften, soziotherapeutische Clubs, Selbsthilfegruppen, klinische Milieutherapie, all dies kann bei der Behandlung wertvoll sein. Das Selbstwertgefühl des Patienten muß unterstützt werden, während seine schlecht adaptierten Verhaltensweisen angegangen werden. Es ist auch wichtig, daß sich diejenigen, welche die Behandlung übernehmen, über die Schwierigkeiten klar sind, und daß sie Enttäuschung, Verdruß und moralische Verurteilung – die sich gerne einschleichen – vermeiden. Das mittlere Lebensalter bringt oft eine Reife für die abnormen Persönlichkeiten, und dieser Prozeß kann manchmal hilfreich unterstützt werden.

5. DROGENABHÄNGIGKEIT

(Drogengewöhnung; Drogenabusus; Drogensucht; Störung im Gebrauch mit Genußmitteln)

Eine einheitliche Definition der Drogenabhängigkeit ist weder wünschenswert noch möglich. Der Ausdruck **Drogenabhängigkeit eines spezifischen Typs** betont, daß verschiedene Drogen verschiedene Auswirkungen haben, einschließlich des Risikos und der Art der verursachten Abhängigkeit. **Sucht** bezieht sich auf eine Lebensweise, die durch den zwanghaften Konsum und eine übermäßige Beschäftigung mit der Droge charakterisiert ist. Sucht kann ohne psychische Abhängigkeit vorkommen und impliziert auch ein Gesundheitsrisiko und die Notwendigkeit, den Gebrauch der Droge zu beenden, unabhängig davon, ob der Süchtige dies versteht und damit einverstanden ist oder nicht. **Drogenabusus** ist nur in Begriffen gesellschaftlicher Mißbilligung definierbar und umschließt verschiedene Verhaltenstypen:

1. Gebrauch der Drogen zum Ausprobieren und zur Entspannung, was gewöhnlich das Risiko illegalen Verhaltens mit sich bringt.
2. Der Gebrauch psychoaktiver Drogen, um Probleme oder Symptome zu erleichtern.
3. Ungerechtfertigter Gebrauch von Drogen zunächst aus obengenannten Gründen, später aber Entwicklung zu Abhängigkeit und fortdauerndem Gebrauch, mindestens teilweise, um Entzugserscheinungen zu verhindern.

Gebrauch von Drogen zwecks Entspannung ist in zunehmendem Maße Teil unserer Kultur geworden, obwohl im allgemeinen die Gesellschaft dies nicht sanktioniert und es oft illegal ist. Wenn Leute, die Drogen einnehmen, anscheinend zunächst keinen Schaden nehmen, tendieren sie zu episodischem Gebrauch relativ kleiner Dosen, was klinische Toxizität und die Entwicklung von Toleranz und physischer Abhängigkeit ausschließt. Die eingeommenen Drogen sind oft „natürlich", d. h. aus Pflanzen hergestellt, und enthalten eine Mischung von chemischen Stoffen, sind aber keine chemisch isolierten psychoaktiven Stoffe, wie z. B. Rohopium, Alkoholgetränke, Marihuanaprodukte, Kaffee u. a. koffeinhaltige Getränke, halluzinogen wirkende Pilze und Kokablätter. Die Drogen werden zumeist oral eingenommen oder inhaliert. Der Gebrauch aktiver Wirkstoffe, die injiziert werden, ist selten auf einfache Weise kontrollierbar. Die Einnahme zu Entspannungszwecken ist oft in Form eines Rituals mit einer Anzahl zu beobachtender Regeln verbunden und wird selten alleine praktiziert. Die meisten Drogen, die auf diese Weise eingenommen werden, sind Psychostimulanzien oder Halluzinogene, die eher zum Erreichen einer Hochstimmung eingesetzt werden, als um psychische Schwierigkeiten zu erleichtern. Mittel, die dämpfend wirken, werden selten auf diese kontrollierte Weise eingenommen.

Zwei allgemeine Aspekte sind den meisten Typen der Drogenabhängigkeit gemeinsam. **1. Psychische Abhängigkeit** (Sucht) beinhaltet *Gefühle der Befriedigung und den Wunsch nach erneuter Einnahme der Droge, um damit gehobene Stimmung zu erzeugen oder Unbehagen zu vermeiden.* Dieser geistige Zustand ist eine mächtige Triebfeder für die chronische Einnahme psychotroper Substanzen; bei manchen Drogen kann die psychische Abhängigkeit der einzige Faktor sein, der mit der zwanghaften Einnahme und intensiven Begierde nach der Droge in Verbindung steht. **2. Physische Abhängigkeit** ist definiert *als Zustand der Gewöhnung an eine Droge, bei dem sich Toleranz entwickelt und der sich durch ein Entzugs- oder Abstinenzsyndrom manifestiert.* **Toleranz** ist definiert als die Notwendigkeit, *die Dosis zunehmend zu erhöhen, um den gleichen Effekt zu erzielen wie ursprünglich mit kleineren Dosen.* Physische Abhängigkeit und Toleranz begleiten nicht alle Formen des Drogenabusus. Ein **Entzugssyndrom** ist charakterisiert durch unangenehme physiologische *Veränderungen, die beim Absetzen der Droge auftreten, oder wenn dem Drogeneffekt durch spezifische Antagonisten entgegengewirkt wird.*

Drogen, die eine Abhängigkeit mit sich bringen, wirken auf das ZNS und haben einen oder mehrere der folgenden Effekte: reduzierte Angstgefühle und Spannung; Hochstimmung oder andere Stimmungsänderungen, die der Benutzer als angenehm empfindet; Gefühle verstärkter geistiger oder physischer Fähigkeiten; veränderte Sinneswahrnehmungen und verändertes Verhalten. Diese Drogen können eingeteilt werden als solche, die 1. vor allem psychische Abhängkeit und 2. psychische und physische Abhängigkeit verursachen. Wichtige Drogen der ersten Kategorie sind Kokain, Marihuana, Amphetamin, Bromide und die Halluzinogene wie Lysergsäurediäthylamid (LSD), Methylendioxyamphetamin (MDA) und Mescalin. Es gibt kein deutlich ausgeprägtes uniformes Abstinenzsyndrom nach Entzug dieser Drogen, aber manche führen zu Toleranz; in manchen Fällen ähneln die Entzugsreaktionen einem Abstinenzsyndrom (z. B. Depression und Lethargie nach Entzug von Kokain und Amphetamin; charakteristische EEG-Veränderung beim Amphetamin). Die *Tab. 4.* zählt einige der häufiger benutzten psychoaktiven Substanzen auf und deren Fähigkeit, verschiedene Arten der Drogenabhängigkeit zu induzieren.

Tab. 4. Potentiell abhängig machende, häufig gebrauchte Substanzen

Droge	*körperliche Abhängigkeit*	*psychische Abhängigkeit*	*Toleranz*
ZNS-dämpfende Stoffe			
Opiate	++++	++++	++++
synthetische Narkotika	++++	++++	++++
Barbiturate	+++	+++	+++
Glutethimid	+++	+++	+++
Methyprylon	+++	+++	+++
Ethchlorvynol	+++	+++	+++
Methaqualon	+++	+++	+++
Alkohol	+++	+++	+++
Anxiolytika			
Diazepam, Chlordiazepoxid (lange Wirkungsdauer)	+	+++	+
Alprazolam, Oxazepam, Temazepam (kurze Wirkungsdauer)	++	+++	+
Stimulanzien			
Amphetamin	?	+++	++++
Methamphetamin	?	+++	++++
Kokain	0	+++	0
Halluzinogene			
LSD	0	++	++
Mescalin, Peyote	0	++	+
Marihuana			
(niedrig dosiertes Δ-9 THC)	0	++	0
(hoch dosiertes Δ-9 THC)	0	++	?

LSD = Lysergsäurediäthylamid, THC = Tetrahydrocannabinol, 0 = ohne Effekt, + = leichter – bis zu ++++ = deutlicher Effekt

In den USA verlangt das umfassende Gesetz zur Verhütung und Kontrolle des Drogenmißbrauchs von 1970 samt der nachfolgenden Änderungsgesetze, daß die Pharmaindustrie physische Sicherheit garantiert und über gewisse Arten von Drogen genau Buch führt. Die der Kontrolle unterliegenden Substanzen sind in fünf Klassen eingeteilt, in Abhängigkeit davon, daß eine Substanz ein Mißbrauchspotential aufweist, daß sie für medizinische Zwecke benötigt wird bzw. daß sie genügend „sicher" ist, wenn sie unter medizinischer Aufsicht eingenommen wird. Bei Substanzen, die zur Klasse 1 gehören, besteht eine hohe Wahrscheinlichkeit, daß sie eine Drogenabhängigkeit verursachen, keinen gesicherten medizinischen Nutzen und eine zu geringe Sicherheit haben. Die in den Klassen 2–5 zeigen ein gradweise abnehmendes Mißbrauchspotential. Wenn man eine Droge in eine dieser Klassen einteilt, so wird dadurch auch die Art der erforderlichen Kontrolle bestimmt. Rezepte für Drogen all dieser Klassen müssen die DEA-Lizenznummer des Arztes tragen. (Analoge gesetzliche Bestimmungen bestehen in der BRD [der Herausgeber].)

Ätiologie

Der Entwicklungsprozeß einer Drogenabhängigkeit ist komplex und unklar. Zumindest drei Komponenten müssen in Erwägung gezogen werden: die zur Sucht führenden Drogen, prädisponierende Bedingungen (einschließlich einer genetischen Disposition) und die Persönlichkeit des Abhängigen. Der physische Zustand des einzelnen und die Verfügbarkeit der Droge bestimmen die Wahl der zur Sucht führenden Droge, den Modus und die Häufigkeit der Anwendung.

Drogenabhängigkeit steht teilweise in Zusammenhang mit Kulturmustern und sozioökonomischen Schichten. Die Entwicklung vom neugierigen Ausprobieren zum Gelegenheitsgebrauch und die Entwicklung von Toleranz und physischer Abhängigkeit sind wenig verstandene Vorgänge. Unter den Faktoren, die zu verstärktem Gebrauch, Gewöhnung oder Sucht führen, scheinen psychischer Druck, der von Vorgesetzten oder einer Gruppe ausgeht, und emotionelle Leiden – symptomatisch durch spezifische Drogenwirkungen erleichtert – eine Rolle zu spielen. Faktoren, die für die Mechanismen verantwortlich sind, welche zu Drogenabusus führen, sind Traurigkeit, geringes Selbstvertrauen, soziale Entfremdung und Umweltstreß. Wesentlich scheint zu sein, wenn das Gefühl hinzukommt, unfähig zu sein, eine Veränderung herbeizuführen oder ein Ziel zu erreichen. Der Berufsstand des Arztes mag unbeabsichtigt zu schädlicher Einnahme psychoaktiver Drogen insofern beitragen, als bei normalen Problemen des Lebens allzu bereitwillig Medikamente verabreicht werden, und auch nicht verhindert wird, daß Patienten Medikamente gleichzeitig durch Tricks bekommen. Reklame in den Massenmedien kann dazu beitragen, daß die Gesellschaft erwartet, daß Drogen ohne Risiko Unbehagen beseitigen oder Bedürfnisse befriedigen können.

Pharmakologische Faktoren: Menschen, die süchtig oder drogenabhängig werden, haben keine bekannte biochemische, physiologische oder durch die Droge bestimmte Disposition, die sie von Nichtsüchtigen unterscheiden würde, obwohl jede Anstrengung unternommen wurde, einen solchen Unterschied herauszufinden. Allerdings können Hinweise, die auf eine verminderte physiologische Reaktion auf Alkohol bei Blutsverwandten von Alkoholikern hinweisen, nicht bestritten werden.

Nach 2–3 Tagen Behandlung mit einer vollen Dosis eines narkotisch wirkenden Schmerzmittels kann eine gewisse physische Abhängigkeit bestehen. Solche Patienten haben ein mildes Entzugssyndrom, kaum beachtet oder als Fall von Grippe beschrieben. Sie werden nicht süchtig. Sogar Patienten mit chronischen Schmerzen, die über lange Zeit hinweg behandelt werden müssen, sind für gewöhnlich keine Süchtigen, obwohl sie gewisse Probleme mit Toleranzentwicklung und körperlicher Abhängigkeit erfahren können. Bei manchen Substanzen besteht ein großes Potential für die Entwicklung physischer Abhängigkeit; mit ihnen wird eher Mißbrauch getrieben, sogar wenn sie in gesellschaftlichem Rahmen oder zum Zwecke der Entspannung eingenommen werden. Pharmakologische Wirkungen sind wichtige, aber nicht ausschließliche Faktoren für die Entwicklung einer Drogenabhängigkeit.

Persönlichkeitsfaktoren: Eine „zur Sucht führende Persönlichkeit" wurde verschiedentlich von Verhaltensforschern beschrieben, aber es gibt nur wenige wissenschaftliche Beweise, daß charakteristische Persönlichkeitsfaktoren existieren. Manche sind zu dem Schluß gekommen, daß Süchtige im wesentlichen „Flüchtlinge" sind, d.h. Leute, die die Konfrontation mit der Realität nicht aushalten und davonlaufen. Andere haben Süchtige als schizoide Personen beschrieben, die ängstlich, zurückgezogen und depressiv sind und die zusätzlich eine Anamnese häufiger Suizidversuche und zahlreicher Selbstverstümmelungen aufweisen. Süchtige wurden auch als grundsätzlich abhängig und in ihren Beziehungen sich festklammernd angesehen, sie sollen offenen wie auch unterbewußten Zorn und eine unreife Sexualität zeigen. Diese Beschreibungen können ihren Ursprung in der Grundhaltung des Beschreibers haben. Ärzte, Patienten und unsere Kultur sind geneigt, Drogenmißbrauch mit einem nicht richtig funktionierenden Leben (bzw. einer Lebensperiode) in Zusammenhang zu sehen und haben entschieden, die Schuld den Drogen bzw. der Drogeneinnahme zu geben.

Abhängigkeit von Alkohol

Entwicklung eines in typischer Weise normabweichenden Verhaltens bei langdauerndem Konsum übermäßig großer Mengen von Alkohol. Alkoholismus wird als eine chronische Krankheit unbekannter Ätiologie mit schleichendem Beginn angesehen. Die auftretenden Symptome entsprechen der Schwere des Falles.

Wenn man vom Alkoholismus spricht, sollten zwei Gesichtspunkte besonders beobachtet werden. Der Konsum größerer Mengen von Alkohol führt zu toxischen Organschädigungen. Weitere Folgen sind körperliche Abhängigkeit vom Alkohol und später das Auftreten von Entzugserscheinungen. Darüber hinaus hat der Begriff Alkoholismus eine soziale Dimension, was sowohl für den Alkoholabhängigen selbst als auch für dessen Angehörige zutrifft. Gewöhnlich werden beide Gesichtspunkte berücksichtigt, wobei gelegentlich einem mehr Bedeutung begemessen wird als dem anderen.

Unter einem **Alkoholiker** versteht man jemanden, der alkoholsüchtig oder -abhängig ist und ein bestimmtes Trinkverhalten aufweist. 1. Das Trinken führt häufig zu Rauschzuständen und ist destruktiv; es beeinträchtigt den gesellschaftlichen Umgang und die Arbeitsfähigkeit des Betroffenen. Das übermäßige Trinken kann 2. zur Ehescheidung und bei häufigem Fehlen 3. zum Verlust des Arbeitsplatzes führen. 4. Alkoholiker begeben sich manchmal in Behandlung. Sie können weiter 5. Verletzungen erleiden, 6. festgenommen werden wegen Trunkenheit am Steuer. Schließlich 7. kann eine Krankenhauseinweisung wegen eines Delirium tremens oder einer Leberzirrhose nötig werden. Frauen trinken im allgemeinen eher allein und sind daher der öffentlichen Ächtung weniger ausgesetzt.

Die Häufigkeit und die Schwere der oben geschilderten Symptome sowie das Alter, in dem sie auftreten, sind entscheidend für die Diagnosestellung des Alkoholismus. Je früher im Leben diese Verhaltensstörungen auftreten, um so schwieriger sind später die Folgen.

Der **Alkoholismus** nimmt unter Frauen, Kindern, Jugendlichen und Studenten ganz deutlich zu. Das Verhältnis von Männern und Frauen beträgt zur Zeit etwa 4:1. 75% aller erwachsenen Amerikaner konsumieren alkoholische Getränke; bei einem von zehn kommt es dann zu Alkoholproblemen.

Ätiologie

Die Ätiologie des Alkoholismus ist unbekannt. Von Psychologen wurde darauf hingewiesen, daß gewisse Persönlichkeitsmerkmale bei Alkoholabhängigen gehäuft vorkommen: 1. schizoide Merkmale (Isolierung, Einsamkeit, Kontaktarmut), 2. Depressionen, 3. Abhängigkeit, 4. aggressives, selbstdestruktives, impulsives Verhalten, 5. sexuelle Unreife. In den Familien von Alkoholikern findet man gehäuft Alkoholkranke, und es wird vermutet, daß für die Entstehung der Alkoholkrankheit zwangsläufig eine genetische oder biochemische Disposition erforderlich ist. Allerdings konnte dies bisher nicht einwandfrei nachgewiesen werden. Es gibt aber übereinstimmende Berichte, daß Alkoholismus bei leiblichen Kindern von Alkoholikern häufiger ist als bei adoptierten Kindern. Daten aus jüngerer Zeit lassen darauf schließen, daß Alkoholiker weniger leicht betrunken werden, d.h. daß Alkohol erst in größeren Mengen zentralnervöse Wirkungen zeigt. Das Trinkverhalten wird vor allem durch soziale Faktoren bestimmt. Weiter ist das kulturelle Milieu wichtig, in dem ein Kind aufwächst, und die Einstellung der Erwachsenen zum Trinken. Alkoholiker stammen häufig aus zerrütteten Familien und haben ein gestörtes Verhältnis zu ihren Eltern. Manche Fachleute unterscheiden auch zwischen Alkoholmißbrauch, d.h. dem gewohnheitsmäßigen Trinken größerer Alkoholmengen und chronischem Alkoholismus, der nur bei erblich belasteten Personen vorkommen soll.

Physiologie und Pathologie *(s. a. Kap. LEB, 5.)*

Alkohol wird hauptsächlich im Dünndarm aufgenommen und direkt ins Blut abgegeben. Zu einem Ansteigen des Blutalkoholspiegels kommt es, da die Resorption rascher erfolgt als Oxidation und Ausscheidung. Eine Hauptwirkung des Alkohols besteht in einer Depression des zentralen Nervensystems. Ein Blutalkoholspiegel von etwa 50 mg/100 ml bewirkt Ruhe und Gelassenheit. Bei 50–150 mg/100 ml treten Koordinationsstörungen auf, bei Blutalkoholspiegeln von 150–200 mg/100 ml kommt es zu deutlichen Intoxikationserscheinungen (Delirium). Bei einem Blutalkoholspiegel von 300–400 mg/100 ml tritt Bewußtlosigkeit auf (Symptome von Bewußtlosigkeit bei akuten Rauschzuständen, *s. Kap. NEU, 2.*). Bei einem Blutalkoholspiegel von > 400 mg/100 ml tritt der Tod ein. Die gesetzliche Höchstgrenze am Steuer beträgt in den meisten Staaten der USA 100 mg/100 ml oder weniger, und bei diesem Wert wird oft Trunkenheit angenommen. 5–10% des aufgenommenen Alkohols werden ausgeschieden durch den Urin, durch Schweiß und Atemluft. Der Rest wird zu CO_2 und Wasser oxidiert, und zwar 5–10 ml/h (absoluter Alkohol), wobei 1 ml Alkohol ungefähr 7 kcal liefert. Der Blutspiegel des Alkohols wird in den USA selten direkt gemessen, sondern aus der Konzentration in der Ausatmungsluft abgeleitet.

Die häufigsten spezifischen Organschäden bei Alkoholikern sind Leberzirrhose, periphere Neuropathie, Gehirnschäden und Kardiomyopathie, häufig mit Arrhythmien verbunden; weiter recht häufig sind Gastritis und Pankreatitis. Der Alkohol scheint eine direkte hepatotoxische Wirkung zu haben, wobei durch die meist gleichzeitig bestehende Mangelernährung die Wirkung noch gesteigert wird. Bei manchen Alkoholikern kommt es zu irreversiblen Leberfunktionsstörungen, was eine angemessene Speicherung von Glykogen verhindert und die Neigung zu Hypoglykämie fördert, da nicht genug Glukose mobilisiert werden kann. Eine symptomatische Hypoglykämie kann die Folge mangelnder Nahrungsaufnahme sein *(s. a. Kap. END, 7., Diabetes mellitus und Hypoglykämie, die Besprechung der alkoholischen Ketoazidose).* Sowohl die direkte Wirkung des Alkohols als auch die Begleiterscheinungen der Mangelernährung (vor allem Mangel an Thiamin) dürften die Ursache für die häufigen Degenerationen peripherer Nerven und Veränderungen am Gehirn sein. Eine Kardiomyopathie kann nach etwa 10 Jahren schweren Alkoholmißbrauchs auftreten, wobei man annimmt, daß der Alkohol eine direkte toxische Wirkung auf den Herzmuskel ausübt, und zwar unabhängig von irgendwelchen Ernährungsstörungen. Klinisch äußert sich dies als Herzvergrößerung, Herzinsuffizienz und pathologisch üblicherweise als diffuse Fibrose des Myokards und Hypertrophie mit Einlagerungen von Glykoprotein. Weiter kann Thiaminmangel zu einer Kardiomyopathie führen („Beri-Beri-Herzerkrankungen"), mit vermindertem Schlagvolumen und Erregungsleitungsstörungen bei gestörtem Flüssigkeitshaushalt. EKG-Störungen und plötzliche Todesfälle bei jugendlichen Alkoholikern machen es wahrscheinlich, daß übermäßiger Alkoholgenuß gravierende Arrhythmien auslösen kann. Gastritis bei Alkoholikern steht im Zusammenhang mit der Wirkung des Alkohols auf die Magensekretion. Durch Alkohol wird die Säuresekretion gesteigert, während der Pepsingehalt normal bleibt.

Toleranz, physische Abhängigkeit und Abstinenzsyndrom

Patienten, die für längere Zeit große Mengen Alkohol trinken, entwickeln eine gewisse **Toleranz.** Dies ist ein Phänomen, das auch bei anderen Substanzen mit zentraldämpfender Wirkung (Opiate, Barbiturate, Meprobamat etc.) beobachtet wurde. Substanzmengen, die nach einiger Zeit aufgenommen werden, haben nicht die gleiche toxische Wirkung wie früher eingenommene. Diese Toleranz beruht nicht auf Änderungen der Resorption oder des Stoffwechsels der betreffenden Droge, sondern ist auf eine Anpassung der Zellen des zentralen Nervensystems (zelluläre oder pharmakodynamische Toleranz) zurückzuführen. Bei Patienten, die gegenüber Alkohol eine Toleranz entwickelt haben, findet man oft unglaublich hohe Blutalkoholspiegel. Es gibt einige Patienten, die mit einem Blutalkoholspiegel von mehr als

700 mg/100 mg überlebt haben. Die Toleranz gegenüber Alkohol ist aber nie vollständig. Man wird bei dem Betroffenen immer Anzeichen einer Intoxikation oder entsprechende Ausfälle vorfinden, wenn nur die Dosis hoch genug ist. Dementsprechend ist bei alkoholtoleranten Tieren die *letale* Alkoholdosis nur geringfügig erhöht. Die **körperliche Abhängigkeit,** wie man sie bei Alkoholtoleranz findet, ist recht schwerwiegend. Entzug hat erhebliche Wirkung auf den Organismus und kann sogar tödlich enden. Individuen, die eine Toleranz gegenüber Alkohol entwickelt haben, sind auch gegen andere zentraldämpfende Substanzen (wie Barbiturate, nicht barbiturathaltige Schlafmittel und Benzodiazepine) tolerant.

Alkoholentzugssyndrom: Etwa 12–48 h nach der letzten Alkoholaufnahme machen sich die ersten Entzugserscheinungen bemerkbar. Bei einem leichten Entzugssyndrom beobachtet man Tremor, Muskelschwäche, Schweißausbrüche, Hyperreflexie und Symptome von seiten des Magen-Darm-Traktes. Bei einigen Patienten können auch **generalisierte zerebrale Krampfanfälle** (vom Grand-mal-Typ) auftreten, meist nicht mehr als zwei rasch aufeinanderfolgend (Alkoholepilepsie, „Rum-Anfälle").

Alkoholhalluzinose tritt nur nach langem, exzessivem Trinken auf. Charakteristisch dafür sind Verkennungen der Umwelt und akustische Halluzinationen, oft anklagender oder drohender Natur. Solche Patienten sind voller Angst und gespannt. Das Erscheinungsbild kann einer Schizophrenie ähneln, allerdings findet man dabei keine Denkstörungen, und auch eine sorgfältige Anamneseerhebung wird eine Differenzierung ermöglichen. Im Gegensatz zum Delir besteht Bewußtseinsklarheit, und vegetative Störungen bleiben aus. Wenn das Syndrom auftritt, ist es in der Regel von einem Delir gefolgt; Angstträume können in diesem Stadium auftreten. Die halluzinatorischen Erlebnisse sind meist flüchtig und sprechen auf eine neuroleptische Behandlung gut an. Empfohlen wird Chlorpromazin oder Thioridazin, 100–300 mg 4mal täglich. Mit einer wesentlichen Besserung kann meist innerhalb 1–3 Wo. gerechnet werden. Falls der Patient wieder zu trinken beginnt, sind Rückfälle wahrscheinlich.

Delirium tremens (das schwere Entzugssyndrom) kündigt sich an mit anfallsweisen Angstzuständen, zunehmender Verwirrtheit, Schlafstörungen (mit Angstträumen), schwerer Depression und vegetativen Störungen, wie Schweißausbrüchen. Bei leichten deliranten Zuständen kommt es gewöhnlich zu Schweißausbrüchen, zu einer Pulsbeschleunigung von 100–120/min, und die Temperatur steigt von 37,2 bis auf 37,8 °C. Das schwere, ausgeprägte Delir ist gekennzeichnet durch grobe Orientierungs- und Wahrnehmungsstörungen, erhebliche motorische Unruhe, Pulsbeschleunigung über 120/min und Temperaturanstieg über 37,8 °C.

Anfangs kann es nachts zu flüchtigen illusionären Verkennungen und Halluzinationen mit teilweise schweren Angst- und Unruhezuständen kommen. Solche Patienten sind verwirrt, verkennen ihre Umgebung, glauben sich zu Hause oder bei der Arbeit. Sehr häufig sind optische Halluzinationen, wobei alle möglichen Tiere gesehen werden, die den Patienten ängstigen. Solche Patienten sind überempfindlich gegen sensorische Reize, vor allem im Halbdunkel. Bei Störungen des Vestibularapparates glauben sie, daß der Boden unter ihren Füßen wankt, Wände einstürzen oder der Raum, in dem sie sich aufhalten, sich um sie dreht. Im weiteren Verlauf des Delirs kommt es dann zur Entwicklung eines grobschlägigen Tremors der Hände, der manchmal auch auf Kopf und Rumpf übergreift. Ausgeprägte Ataxie ist vorhanden. Besonders ist darauf zu achten, daß der Patient sich keine Selbstverletzung zufügt. Die Symptome sind bei verschiedenen Patienten recht unterschiedlich; bei Rückfällen treten meist jedoch dieselben Symptome wieder auf.

Jeder Stoff, der körperliche Abhängigkeit hervorruft, kann beim Entzug zur Temperatursteigerung führen. Beim Alkoholentzug ist ein Temperaturanstieg allerdings als prognostisch ungünstig anzusehen. Obgleich Todesfälle im Delir vorkommen können, ist der Prozeß meist zeitlich limitiert und endet mit einem langen Schlaf. Der akute Zustand dauert etwa 2–10 Tage, in besonders schweren Fällen aber auch länger. Bei einem Delir sollte es innerhalb von 12 bis 24 h zu einem Aufklaren kommen. Sollte sich während dieses Zeitraums keine Besserung bemerkbar machen, ist an ein subdurales Hämatom, an andere neurologische Störungen oder eine Allgemeinerkrankung zu denken. Patienten mit **Leberzirrhose oder einem beginnenden Leberkoma** sind benommen, werden apathisch, stuporös und entwickeln einen Tremor der ausgestreckten Arme (**Asterixis**). Angst, Panik und Unruhe, wie man sie beim Delirium antrifft, fehlen. Diese Patienten sind schwer krank und bedürfen sofortiger Behandlung *(s. a. Kap. LEB, 3., Systemische portale Enzephalopathie).*

Das **Korsakoff-Syndrom** *(s. a. Kap. NEU, 2.)* ist gekennzeichnet durch *eine schwere Störung des Kurzzeitgedächtnisses, die oft durch Konfabulationen kaschiert wird.* Für gewöhnlich ist das Syndrom an exzessive Alkoholaufnahme, chronische Mangelernährung und einen nahrungsbedingten Mangel an B-Vitaminen (speziell Thiamin) gekoppelt, kann aber auch bei hirnorganischen Erkrankungen anderer Ursache auftreten. Das Korsakoff-Syndrom beginnt gewöhnlich schleichend, kann aber auch ziemlich plötzlich nach einer Reihe von Delirium-tremens-Anfällen einsetzen. Die Prognose ist ungünstig, da der Betroffene meist weitertrinkt. In besonders schweren Fällen kommt es gelegentlich zu einer **Wernicke-Enzephalopathie** (Augenmuskellähmung, geistiger Abbau, Ataxie und Polyneuropathie).

Pathologischer Rausch ist ein eher seltenes Syndrom, gekennzeichnet durch motorische Unruhe, Erregungszustände und aggressives, unkontrolliertes, irrationales Verhalten. Er tritt bereits nach dem Genuß relativ geringer Alkoholmengen auf, hält einige Minuten bis Stunden an und endet mit einem langen Schlaf und Amnesie.

Therapie

Zunächst ist eine gründliche Untersuchung wichtig. Dabei ist besonders zu achten auf eventuell bestehende Krankheiten, Schädelverletzungen und Symptome des zentralen Nervensystems, die durch das Entzugssyndrom verdeckt werden könnten. Besonders wichtig ist es, ein Delirium tremens von den psychischen Veränderungen bei einer akuten Leberinsuffizienz zu unterscheiden, denn davon hängt das weitere Vorgehen ab.

Delirante Patienten sind leicht beeinflußbar und gut lenkbar. Man sollte sie daher nicht zwangsweise unterbringen. Zu achten ist auf den Flüssigkeitshaushalt, weiter sollten sofort hohe Dosen Vitamin C und B-Komplex, vor allem Thiamin, gegeben werden. Bei Austrocknung sollte infundiert werden mit 1000 ml 5%iger Dextrose in physiologischer Kochsalzlösung, gefolgt von 1000 ml 10%iger Dextrose in destilliertem Wasser. Einige der Präparate, die zur Behandlung des Alkoholentzugssyndroms verwendet werden, haben eine dem Alkohol ähnliche pharmakologische Wirkung. Tatsächlich haben sich zur Behandlung des Alkoholentzugssyndroms Substanzen als nützlich erwiesen, die eine Kreuztoleranz mit Alkohol besitzen. Fast alle Patienten, die ein Entzugssyndrom entwickeln, werden mit zentraldämpfenden Medikamenten behandelt, obwohl dies nicht immer notwendig ist. Eine „Entgiftung" ohne Medikamente ist bei manchen Patienten durchaus möglich, wenn man sich um die Patienten genügend kümmert, sie psychologisch unterstützt und die Umgebung ruhig und reizarm ist. Leider bestehen jedoch in den meisten Allgemeinkrankenhäusern nicht die entsprechenden Voraussetzungen.

Rasch wirkende Barbiturate (Pentobarbital und Secobarbital) werden heutzutage kaum noch gebraucht. Phenobarbital hingegen kann ganz natürlich sein. In der modernen Therapie werden hauptsächlich Benzodiazepine eingesetzt. Empfohlen wird **Chlordiazepoxid,** anfangs 50–100 mg oral; nach 3 h Wiederholung, falls nötig. Ebensogut kann man **Diazepam** geben, entweder 5 mg i.v. oder stündlich oral, bis Beruhigung eintritt (*Beachte:* Bei Alkoholikern kann es zu Intoxikationszeichen und sogar zu körperlicher Abhängigkeit und zu Entzugserscheinungen unter Diazepam oder Chlordiazepoxid kommen). Einzelne zerebrale Krampfanfälle bedürfen keiner besonderen Therapie. Bei Auftreten einer Serie von Krampfanfällen verabreicht man **Diazepam,** 1–3 mg i.v. Von **Phenothiazinen** wird abgeraten, da sie bei einem schweren Delir nicht genug dämpfen und außerdem die Krampfschwelle herabsetzen. Die routinemäßige Verabreichung von **Phenytoin** ist nicht nötig. In der Praxis ist die Verordnung von Phenytoin sinnlos, da Anfälle nur im Entzugsstadium auftreten und die meisten Patienten, die trinken oder an Entzugserscheinungen leiden, ohnehin die verordneten Antiepileptika nicht einnehmen.

Zunächst geht es darum, dem Patienten den Alkohol zu entziehen. Dabei kann es zur Entwicklung eines deliranten Zustandes kommen. Wie dabei zu verfahren ist, wurde oben beschrieben. Nachdem die Mangelerscheinungen, wie sie Trinker häufig aufweisen, behoben sind *(s. Kap. NEU, 4. und Kap. ERN., 3., Thiamin [Vitamin B_1]-Mangel),* kommt es vor allem darauf an, dem Patienten klarzumachen, daß er in Zukunft völlig abstinent zu leben habe. Dies ist eine schwierige Aufgabe, denn ein Alkoholiker wird immer wieder eine Entschuldigung finden, sich zu betrinken. Wichtig ist es auch, den Alkoholiker darauf aufmerksam zu machen, daß ein kontrolliertes Trinken nicht möglich ist.

Zur Behandlung des Alkoholismus wurden zahlreiche psychotherapeutische Verfahren empfohlen. Allem überlegen erwies sich die Therapie in Gruppen. Manche sind der Meinung, daß moderne Verfahren der Verhaltenstherapie sich vielversprechend entwickeln könnten.

Anonyme Alkoholiker (AA): Die Art, wie sich die AA um Alkoholkranke bemühen, hat sich als recht wirksam erwiesen. Wichtig ist, daß sich der Patient einer Gruppe der AA anschließt, in der er sich wohl fühlt und wo er möglichst nicht nur über seine Alkoholprobleme diskutieren kann, sondern auch andere gemeinsame Interessen den Zusammenhalt festigen. In einigen Großstädten gibt es zum Beispiel einige Gruppen für Ärzte oder Zahnärzte. Diese Gruppen schaffen die Möglichkeit zu sozialen Kontakten in einem Rahmen, in dem nicht getrunken wird. Der Patient hat dort die Möglichkeit, die Erfahrungen anderer zu hören und der Gruppe gegenüber seine Probleme darzulegen. Dadurch, daß er anderen hilft, wächst schließlich sein Selbstwertgefühl und das Vertrauen in sich selbst, ohne gleich wieder zur Flasche greifen zu müssen.

Therapie mit Disulfiram: Disulfiram greift in den Stoffwechsel von Acetaldehyd ein, einem Intermediärprodukt der Oxidation von Alkohol. Durch Hemmung des Abbaus des Acetaldehyds kommt es zur Akkumulation der Substanz mit Intoxikationsserscheinungen. Der Genuß von Alkohol nach Einnahme von Disulfiram führt zu einer Unverträglichkeitsreaktion. Nach etwa 5–15 min tritt eine starke Vasodilatation mit Rötung des Halses, des Gesichtes und der Konjunktiven auf. Weiter kommt es zu klopfenden Kopfschmerzen, Tachykardie, Hyperpnoe und Schweißausbrüchen. 30–60 min später setzen Übelkeit und Brechreiz mit Blutdruckabfall und Schwindel ein. Es kann sogar ein Kreislaufkollaps mit Bewußtlosigkeit eintreten. Diese Reaktion hält etwa 1–3 h an. Die damit verbundenen Beschwerden und das Unbehagen sind so stark, daß die Patienten es kaum riskieren, zu trinken, solange sie auf Disulfiram eingestellt sind. In derartigen Fällen sollten auch Alkohol enthaltende Medikamente nicht genommen werden (wie zum Beispiel Tinkturen, Elixiere und Hustenmittel), die bis zu 40% Äthanol enthalten. Disulfiram kann auch in der Praxis verordnet werden, doch ist besonders darauf zu achten, daß der Patient die letzten 4–5 Tage keinerlei Alkohol getrunken hat. Man beginnt zunächst mit 0,5 mg/Tag für 1–3 Wo. Die Erhaltungsdosis sollte dann individuell angepaßt werden. 0,25–0,5 mg/Tag reichen meist aus, doch gibt es Patienten, die eine höhere Dosis brauchen. Der Patient und auch dessen Angehörige sollten darauf aufmerksam gemacht werden, daß die Wirkung des Disulfirams noch nach der letzten Gabe 3–7 Tage lang anhält. Zu einer Disulfiram-Therapie muß der Patient bereit sein, er muß mitarbeiten und seinen Arzt regelmäßig aufsuchen. Aufgabe des Arztes ist es, den Patienten moralisch aufzubauen und ihn im Rahmen eines Abstinenzprogramms zum Wiedereinnehmen des Disulfirams zu motivieren.

Es gibt nur wenige Untersuchungen, in denen der Erfolg einer Therapie mit Disulfiram wirklich nachgewiesen wurde. Außerdem ist die Mitarbeit der meisten Patienten gering. Andererseits ist es eine Erfahrungstatsache, daß Patienten mit einem erfolgreichen Entzug häufig Disulfiram benutzen. Die Behandlung mit Disulfiram ist während der Schwangerschaft und bei dekompensierter Herzinsuffizienz **kontraindiziert.**

Abhängigkeit von Opiaten

Starke psychische Abhängigkeit, die sich in dem unwiderstehlichen Drang, die Droge zu nehmen, äußert. Weiterhin sind typisch die Entwicklung einer Toleranz mit der Folge, daß die Dosis laufend erhöht werden muß, um denselben Effekt zu erzielen, sowie die körperliche Abhängigkeit, die mit wachsender Dosis und Dauer des Gebrauchs zunimmt. Um das Auftreten von Entzugserscheinungen zu vermeiden, muß der Betroffene, sobald physische Abhängigkeit eingetreten ist, Opiate oder eine ähnliche Droge nehmen. Der Entzug der Droge oder die Verabreichung eines Opiatantagonisten führt zu einem zeitlich begrenzten Abstinenzsyndrom. **Toleranz** und **körperliche Abhängigkeit** von Opioiden (natürliche und synthetische) entwickeln sich rasch. Selbst therapeutische Dosen können innerhalb von 2–3 Tagen zu einer gewissen Toleranz und Abhängigkeit führen und Entzugserscheinungen bewirken, wenn die Droge abgesetzt wird. Betäubungsmittel haben die Eigenschaft, eine Toleranz gegenüber Mitteln aus derselben Gruppe zu bewirken (Kreuztoleranz), so daß ein Mittel durch das andere ersetzt werden kann.

Methadon wurde vielfach bei der Behandlung von Drogensüchtigen verwendet. Es wurde zur Entgiftung eingesetzt, aber auch als Erhaltungsdosis verabreicht. Illegal verschafftes Methadon (Polamidon) wurde in zunehmendem Maße mißbraucht. Bei Individuen, bei denen sich bereits eine Toleranz entwickelt hat, ist nicht zu erkennen, daß sie Drogen brauchen, und sie fallen im täglichen Leben kaum auf. Toleranz gegenüber unterschiedlichen Wirkungen der Opiate entwickelt sich recht unterschiedlich. Zum Beispiel kann jemand, der Meperidin gebraucht, große Mengen davon vertragen, gleichzeitig aber zahlreiche der stimulierenden und Atropin-ähnlichen Nebenerscheinungen aufweisen. Heroinsüchtige können zum Beispiel eine weitgehende Toleranz gegen die euphorisierende, ja tödliche Wirkung des Heroins entwickeln. Die Wirkung auf die Pupillen (Miosis) und den Darm (Obstipation) bleibt dagegen unbeeinträchtigt.

Symptome

Charakteristisch für die **akute** Opiat**intoxikation** sind: Euphorie, Rötung des Gesichts, Hautjucken, Miosis, Benommenheit, verlangsamte flache Atmung, erniedrigter Blutdruck, Bradykardie, Untertemperatur.

Das **Entzugssyndrom** beim Entzug von Opiaten besteht aus Symptomen, die im allgemeinen der eigenen pharmakodynamischen Wirkung des betreffenden Opiats entgegengesetzt sind (zum Beispiel Hyperaktivität des zentralen Nervensystems). Die Schwere des Entzugssyndroms hängt von der Opiatdosis und der Dauer der Abhängigkeit ab. Die ersten Symptome machen sich 4–6 h (nach Beginn des Entzugs) bemerkbar und erreichen nach 37–72 h (bei Heroin) ihren Höhepunkt. Anfangs ist das Zustandsbild gekennzeichnet durch intensive Angstgefühle und das Verlangen nach der Droge. Es folgen jedoch bald Symptome ernsterer Art. Ein ziemlich sicheres Zeichen für Abstinenz ist eine erhöhte Respirationsrate, höher als 16/min, meist begleitet von Gähnen, Schweißausbrüchen, Tränen der Augen und Laufen der Nase. Weitere Symptome sind Mydriasis, Gänsehaut, Tremor, Muskelzucken, abwechselndes Gefühl von Kälte und Hitze, Muskel- und Gliederschmerzen, Appetitlosigkeit. Entzugserscheinungen bei Methadongebrauch setzen langsamer ein, und der Verlauf ist im großen und ganzen milder als bei Heroin. Trotzdem kann der Entzug von Methadon subjektiv als noch unangenehmer empfunden werden.

Komplikationen

Die meisten Komplikationen bei Heroinsüchtigen lassen sich auf die unhygienische Art der Applikation der Droge zurückführen. Die häufigsten Komplikationen sind: Pneumonien, Hepatitis, Gelenkaffektionen, verminderte Resistenz sowie neurologische Störungen. Besondere Beachtung verdienen Wirkung und Folgen des Heroins während der Schwangerschaft *(s. unten)*.

Folgen für die Atemorgane: Bei Rauschgiftsüchtigen findet man häufig folgende Störungen der Atemorgane: Aspirationspneumonie, Pneumonitis, Lungenabszeß, septische Lungenembolie, Atelektasen, Fibrose der Lunge (Talkumgranulomatose). Der chronische Gebrauch von Heroin führt zu einer verminderten Vitalkapazität sowie zu einer leichten bis mäßigen Diffusionsbeeinträchtigung. Zu unterscheiden ist von dieser Beeinträchtigung das seltene Lungenödem, das nach Überdosen von Heroin auftritt. Hinzu kommt, daß viele Süchtige eine oder mehrere Schachteln Zigaretten pro Tag rauchen. Dadurch wird der Süchtige für Infektionen der Lunge besonders empfänglich.

Leberschäden: Heroinsüchtige erkranken häufig an Virushepatitis sowohl des Typs A als auch des Typs B. Virushepatitis und der häufig starke Alkoholkonsum sind für die Leberfunktionsstörung verantwortlich.

Schäden des Knochen-Muskel-Systems: Am häufigsten sieht man eine Osteomyelitis (vor allem der Lendenwirbelsäule), vermutlich durch hämatogene Streuung von Erregern aus einer unsterilen Injektion. Auch über Fälle von infektiöser Spondylitis und Sakroileitis wurde berichtet. Die **Myositis ossificans,** eine knöcherne Metaplasie von geschädigtem Muskelgewebe, entsteht durch unsachgemäßes Hantieren mit der Injektionsnadel; beispielsweise werden die beschädigten Fasern des Musculus brachialis durch kalzifiziertes Gewebe ersetzt.

Störungen des Immunsystems: Bei 90% der Süchtigen findet man eine Hypergammaglobulinämie einschließlich der beiden Fraktionen IgG und IgM. Eine Reihe serologischer Tests fällt bei Heroinsüchtigen positiv aus. Wie es zu diesen immunologischen Veränderungen kommt, ist nicht bekannt; möglicherweise sind sie als Folge einer wiederholten Antigenstimulation, entweder aufgrund von Infekten oder durch die tägliche Fremdstoffinjektion, zu erklären. Überaus wichtig ist, daß Heroinabhängige und Benutzer anderer intravenös gespritzter Drogen in höchstem Maße HIV- bzw. AIDS-gefährdet sind. In Kreisen, wo das gemeinsame Benutzen von Nadeln und Spritzen üblich ist, hat die Verbreitung von AIDS verheerende Ausmaße angenommen *(s. Kap. INF, 9.).*

Neurologische Störungen: Neurologische Störungen bei Heroinsüchtigen sind gewöhnlich nicht infektiöser Art, wie Koma und zerebrale Anoxie. Weiter findet man toxische Amblyopie (offenbar durch Verunreinigung des Heroins mit Chinin), Querschnittsmyelitis sowie Mono- und Polyneuropathien. Auch über Fälle von Guillain-Barré-Syndrom wurde berichtet. Zerebrale Komplikationen sekundärer Art findet man bei bakterieller Endokarditis (bakterielle Meningitis, mykotische Aneurysmen, Gehirnabszeß, subdurale und epidurale Abszesse), akuter zerebraler Falciparum-Malaria (Malaria tropica), Virushepatitis und Tetanus. Manche neurologische Komplikationen sind vermutlich auch allergische Reaktionen auf Verunreinigung der Heroinmischung.

Weitere Komplikationen sind oberflächliche Hautabszesse, Zellulitis, Lymphangitis, Lymphadenitis, Venenentzündung, bedingt durch unsaubere Injektionsnadeln. Viele Heroinsüchtige injizieren anfangs subkutan (Quaddelbildung) und wenden diese Technik auch später an, wenn die Venen verhärtet und dadurch unbrauchbar geworden sind. In ihrer Verzweiflung suchen die Süchtigen dann recht ungewohnte Stellen zum Injizieren. Das Benutzen kontaminierter Nadeln kann zu bakterieller Endokarditis, Hepatitis und HIV-Infektion führen.

Schwangerschaft und Opiatabhängigkeit: Heroinabhängigkeit und die damit verbundenen Schwierigkeiten werden von der Mutter auf den Fetus übertragen, denn Heroin und Methadon passieren leicht die Plazentaschranke. Daher kommt es auch bei Feten zur Abhängigkeit. HIV- oder Hepatitis-B-infizierte Mütter können das Virus auf das Neugeborene übertragen. Süchtige Schwangere sollten so früh wie möglich dazu überredet werden, Methadon zu nehmen. Dies sollte gemeinsam mit einem Gynäkologen und einem Pädiater, der nach der Geburt die Behandlung des Babys übernimmt, besprochen und abgestimmt werden. Beim Entzug von Heroin oder Methadon bei Schwangeren (nach einer Schwangerschaft von über 6 Mo.) besteht die Gefahr, daß Wehen ausgelöst werden. Frauen, die am Ende der Schwangerschaft stehen, kann man mit Methadon stabilisieren. Abstinenz wäre natürlich die wesentlich bessere Lösung für den Fetus, aber die Erfahrung hat gelehrt, daß die Mütter aus dem Entzug zum Heroin zurückfinden und sich dann auch nicht mehr um die Schwangerschaftsvorsorge kümmern. Mütter unter Methadon haben ihren Neugeborenen ohne offensichtliche Probleme beim Kind die Brust gegeben; daß Methadon nur in sehr geringen Konzentrationen in der Muttermilch erscheint, ist bekannt. Bei Neugeborenen opiatabhängiger Mütter findet man Tremor, schrilles Schreien, Nervosität, Krampfanfälle und Tachypnoe. Die Probleme Neugeborener einschließlich **Drogenentzugs-** und des **fetalen Alkohol-Syndroms** werden in *Kap. KIN, 6., Stoffwechselstörungen des Neugeborenen und Kap. KIN, 2., Medikamente bei stillenden Müttern,* besprochen. *S. a. Kap. GYN, 13., Medikamente in der Schwangerschaft.*

Therapie

Die Behandlung Rauschgiftsüchtiger ist besonders schwierig. Ärzte, die die Behandlung Rauschgiftsüchtiger übernehmen, sollten mit den gesetzlichen Bestimmungen des Bundes und der Länder für die Behandlung Suchtkranker vertraut sein. Nur wenige Ärzte haben die Ausbildung und die nötige Erfahrung, um mit den Schwierigkeiten der Behandlung Suchtkranker fertig zu werden. Der behandelnde Arzt hat es nicht nur mit den Süchtigen selbst zu tun, sondern auch mit deren Freunden und Familienangehörigen und muß sich mit diesen auseinandersetzen und ganz allgemein die gesellschaftlichen Vorstellungen dazu berücksichtigen. Ärzte sollten mit den entsprechenden Beratungs- und Therapieeinrichtungen vertraut sein. Eine Behandlung in der Praxis sollte auf alle Fälle vermieden und Suchtkranke umgehend in Spezialeinrichtungen eingewiesen werden. Wenn derartige Therapiezentren fehlen, ist eine strenge ärztliche Überwachung des Patienten mit ständigem Kontakt sowie eine enge Zusammenarbeit mit seinen Freunden und Familienangehörigen notwendig.

Um ein Opioid zur Behandlung Süchtiger legal verordnen zu können, muß zunächst die Existenz einer Heroinabhängigkeit nachgewiesen werden, was nicht immer leicht ist, da bei vielen Süchtigen, die eine Therapie wünschen, nur eine geringe physische Abhängigkeit vorliegt. Andererseits gibt es in erheblichem Ausmaß physische Abhängigkeit, was damit zu erklären ist, daß am Markt erhältliches Heroin von Zeit zu Zeit von schlechter Qualität ist und die Süchtigen einen zu niedrigen Heroinspiegel erreichen, um eine physische Abhängigkeit zu entwickeln. Zur Feststellung einer physischen Abhängigkeit sollte man auf folgendes achten: 1. ob in der Vorgeschichte drei oder mehr Injektionen pro Tag angegeben wurden, 2. frische Nadeleinstiche, 3. Beobachtung von Entzugserscheinungen, 4. Nachweis von Morphin in einer korrekt abgenommenen Urinprobe. Morphin (bzw. sein glukuronierter Metabolit) ist das von Heroinfixern überwiegend im Urin ausgeschiedene Opioid.

Therapie der akuten Intoxikation (Überdosis): Die Behandlung der Wahl besteht in der intravenösen Verabreichung von Naloxon (0,4–0,8 mg), weil Naloxon das Atemzentrum nicht beeinträchtigt *(s.a. Kap. TOX, Tab. 4.).* Wenn eine Bewußtlosigkeit durch Rauschgift verursacht ist, ergibt sich sofort nach Verabreichen des Antagonisten eine dramatische Besserung des Zustands. Manche der Patienten werden, sobald sie aus dem komatösen Zustand aufwachen, unruhig, delirant und gewalttätig, weswegen sich empfiehlt, den Patienten vor Applizierung des Opiatantagonisten festzuschnallen. Patienten, die eine Überdosis Rauschgift eingenommen haben, sollten auf alle Fälle hospitalisiert und mindestens für 24 h beobachtet werden, denn die Wirkung des Antagonisten hält nur für relativ kurze Zeit an, und es kann dann eine Atemdepression einsetzen (besonders bei Methadonvergiftung). Manchmal kommt es auch zu einem schweren Lungenödem mit Todesfolge durch Hypoxie. Da es in der Regel nicht auf Naloxon anspricht, ist die Beziehung zur Überdosierung des Betäubungsmittels unklar.

Das Opiat-Entzugssyndrom ist für den Betroffenen recht unangenehm, aber nur zeitlich begrenzt und nicht lebensgefährlich. Dem Patienten, der zum Entzug ins Krankenhaus kommt, sollte erklärt werden, daß der Entzug recht unangenehm wird. Gleichzeitig sollte man ihm Mut zusprechen und versichern, daß keine Gefahr besteht und er die entsprechenden Medikamente erhalten werde, falls dies objektiv notwendig werden sollte. Beim Auftreten der ersten Entzugserscheinungen wird der Patient klagen und nach Drogen verlangen. Das Pflegepersonal sollte dabei darauf achten, daß sich der Patient keine Drogen heimlich beschaffen kann. Besuche sollten möglichst eingeschränkt werden. Patienten, die zum Entzug kommen, müssen gründlich untersucht werden, da bei diesen häufig noch andere medizinische Probleme vorliegen. Opiatsüchtige sind meist auch noch von anderen Drogen abhängig. Obwohl es durchaus möglich ist, für jede einzelne Droge entsprechend zu verfahren, ist dies praktisch nicht notwendig.

Heutzutage bevorzugt man beim Opiatentzug eine Substitution mit **Methadon.** Bei Auftreten stärkerer Entzugserscheinungen verabreicht man oral die kleinste wirksame Menge von Methadon. Eine genaue Beobachtung des Patienten ist unbedingt notwendig, da die Angabe subjektiver Symptome unzuverlässig ist. Die mit dem Entzug verbundenen Angstzustände sollte man nicht mit Entzugssymptomen verwechseln. Durch Verabreichung von Methadon, 20 mg/Tag, kann man praktisch immer schwere Entzugserscheinungen beherrschen. Höhere Dosen sollten nur dann gegeben werden, wenn tatsächlich Entzugserscheinungen auftreten, denn bekanntlich sind die Angaben von Süchtigen hinsichtlich der Menge der eingenommenen Drogen meist unzuverlässig. Dosen von 25–45 mg Methadon können bereits zur Bewußtlosigkeit führen, wenn die Betroffenen keine Toleranz gegenüber Heroin oder Methadon entwickelt haben. Nach Verabreichung einer ausreichenden Dosis sollte die Dosis dann *täglich um 20% reduziert werden.* Viele Patienten werden ängstlich und unruhig und verlangen eine zusätzliche Gabe von Methadon. Gegen Schlafstörungen empfiehlt sich für einige Nächte die Verabreichung von Chloralhydrat, 500–1000 mg. Die akuten Entzugserscheinungen klingen gewöhnlich innerhalb von 7–10 Tagen ab. Viele der Patienten klagen jedoch noch für Wochen und Monate über Schwächegefühle, Schlaflosigkeit, intensive Angstgefühle. Leichtere vegetative und metabolische Störungen können noch etwa bis 6 Mo. nach dem Entzug anhalten. Bei Heroinsucht sollte man oral Methadon geben. Bei einer Abhängigkeit geringen Grades empfiehlt es sich, Propoxyphen-napsylat (in der BRD nicht erhältlich) oder Diazepam-Präparate zu verordnen, da für diese eine Kreuztoleranz mit Opiaten nicht zu erwarten ist.

Es konnte nachgewiesen werden, daß **Clonidin,** ein zentral wirkendes alpha-adrenergisches Pharmakon, alle Entzugserscheinungen bei Opiatentzug unterdrücken kann. Man vermutet, daß dies mit einer verminderten Freisetzung zentral-adrenergischer Substanzen nach Stimulierung zentraler Alpharezeptoren zusammenhängt (derselbe Mechanismus bewirkt, daß Clonidin den Blutdruck senkt). Diese Theorie zeigt deutlich, welche Bedeutung der Freisetzung zentral-adrenergischer Substanzen beim Entzugssyndrom zukommt. Allerdings ist Clonidin keine harmlose Substanz. Es verursacht nicht nur einen Blutdruckabfall und Schläfrigkeit; sein Entzug kann auch Unruhe, Schlaflosigkeit, gereizte Stimmung, Tachykardie und Kopfschmerzen verursachen. Insgesamt gesehen ist sein therapeutischer Beitrag allerdings gering. Entzug ist heutzutage kein gravierendes Problem für Patient oder Kliniker; Abstinenz wohl – und dabei ist Clonidin ohne Nutzen.

Entzug von Methadon: Das Entzugssyndrom bei Methadon-Mißbrauch ähnelt dem des Heroins, verläuft aber langsamer und setzt erst später, etwa 36–72 h nach Absetzen, ein. Muskel- und Gliederschmerzen sind die am häufigsten vorgebrachten Beschwerden. Da bei einer Methadon-Abhängigkeit die Entzugserscheinungen nur langsam einsetzen, sollten die Patienten zunächst einmal beobachtet werden. Eine Urinprobe sollte abgenommen werden, um Methadon nachzuweisen. Bei Auftreten von Entzugsssymptomen gibt man Methadon. Besonders schwierig gestaltet sich der Entzug bei Patienten, die Methadon als Dauermedikation erhalten haben, da die Tagesdosis bei Süchtigen bis 100 mg Methadon betragen haben kann. Bei einer Entgiftung auf ambulanter Basis sollte man zunächst die Dosis auf ≤ 60 mg/Tag reduzieren und erst nach mehreren Wochen mit dem totalen Entzug beginnen. Zur Unterstützung eines Methadonentzugs kann Clonidin besonders nützlich sein.

Die Behandlung der chronischen Opiatabhängigkeit: Hinsichtlich einer Langzeittherapie für Opiatabhängige besteht keine Übereinstimmung. Tausende von Opioidsüchtigen stehen in den USA unter Methadondauerbehandlung. Man erhoffte sich durch Verabreichung genügend hoher Dosen die Süchtigen (vorwiegend Heroinsüchtige) zu resozialisieren und die Beschaffungskriminalität zu unterbinden. Außerdem nahm man an, daß Methadon oral die Wirkungen von injiziertem Heroin blockieren würde und damit das Verlangen nach Heroin nachließe. Bei manchen war das Methadon-Programm erfolgreich; bei anderen addiert es nur noch ein zusätzliches Drogenproblem zu Alkoholgebrauch, zeitweisem Heroinmißbrauch und Verzweiflung. Da Methadon relativ leicht erhältlich ist, bleibt es nicht aus, daß die Droge vielfach zum Mißbrauch verwendet wird.

Versuche mit L-Acetyl-Alpha-Methadol (LAAM), einem lang wirkenden synthetischen Opiat, erwiesen sich als vielversprechend für die Behandlung mancher Süchtiger. Die täglichen kostspieligen Besuche in der Klinik und das Mitgeben des Präparates waren recht problematisch und erübrigen sich dadurch. Der allgemeine Vertrauensverlust zur Methadondauerbehandlung, oder zumindest die Kürzung staatlicher Mittel, hat die Zahl verfügbarer

Stellen zur Behandlung mit/und die Intensität der Forschung über LAAM drastisch reduziert.

Naltrexon, ein oral wirksamer Opiatantagonist, wurde für die allgemeine Verwendung zugelassen. Er besitzt nur geringe Agonistwirkung, und viele Süchtige lehnen es ab, ihn freiwillig zu benutzen. Motivierte Patienten hingegen sind damit sehr erfolgreich. Es gibt auch Berichte über erfolgreiche Behandlung von Opiatsüchtigen im Gesundheitswesen. Die übliche Dosis beträgt 50 mg tgl., auf 2–3 Gaben verteilt.

Es gibt Hinweise darauf, daß ein Behandlungsversuch mit der agonistisch-antagonistisch wirksamen Substanz **Buprenorphin** bei Opiatabhängigen erfolgversprechend sein könnte. Es blockiert die Opiatrezeptoren und interferiert mit der Heroinwirkung. Außerdem ist eine geringgradige opiatartige Wirkung zu erwarten, was die Motivation zur kontinuierlichen Einnahme verstärken kann.

Das Konzept der therapeutischen Gemeinschaft entstand vor etwa 25 Jahren, um dem Problem Heroinsüchtiger zu begegnen. Einrichtungen wie Synanon, Daytop, Phoenix-House leisteten in den USA in zahlreichen Wohnvierteln Pionierarbeit in der Behandlung Süchtiger. Diese Bewegungen arbeiteten erfolgreich und haben zunehmende Verbreitung gefunden. Man erhoffte sich aufgrund des gemeinschafts- bzw. gemeindenahen und relativ langfristigen Charakters dieser Einrichtungen, den Süchtigen durch Schul- und Berufsausbildung sowie durch das Erlernen neuer Verhaltensweisen den Beginn eines neuen Lebens zu ermöglichen. Ähnlich wie mit den Methadonprogrammen gelang es über diesen Weg, einigen tatsächlich zu helfen. Offen bleibt, was diese Einrichtungen wirklich zu leisten vermögen, welche generelle Bedeutung sie haben und ob die Gesellschaft bereit ist, sie durch finanzielle Unterstützung weiterhin zu fördern. Die epidemieartige Ausbreitung von AIDS hat bei manchen zu der Hoffnung geführt, daß der Austausch benutzter Nadeln und Spritzen gegen unbenutzte fester Bestandteil der Betreuung Süchtiger werden soll. Sowohl die ablehnende Meinung der Bevölkerung als auch die Gesetzgebung haben eine breite Akzeptanz dieser Idee verhindert.

Abhängigkeit von Beruhigungs- und Schlafmitteln

(s. a. Kap. PSY, 14.)

Psychische Abhängigkeit, die zum zeitweisen, ebenso häufig aber auch ständigen Mißbrauch führt; körperliche Abhängigkeit, die nur erkennbar wird nach Gebrauch von Dosen, die beträchtlich über den therapeutischen oder gesellschaftlich tolerierten Mengen liegen. (Barbiturate und Äthanol haben eine auffallende Ähnlichkeit in den Symptomen Abhängigkeit, Entzug und chronischer Vergiftung.) Wenn die Einnahme von Barbituraten unter eine kritische Menge sinkt, kommt es zu einem zeitlich begrenzten Entzugssyndrom. *Entzugserscheinungen nach Mißbrauch von Barbituraten* oder anderen Beruhigungs- und Schlafmitteln können durch Verabreichung von Barbituraten unterbunden werden. Die **Toleranzentwicklung** gegenüber Barbituraten erfolgt eher ungleichmäßig und unvollständig, so daß mit anhaltenden Verhaltensstörungen und abnormen psychischen Phänomenen zu rechnen ist. Im einzelnen hängt dies von der pharmakodynamischen Wirkung der Droge ab. Zwischen Alkohol und Barbiturat gibt es eine gewisse, aber nicht vollständige Kreuztoleranz. Dies gilt auch für die nichtbarbiturathaltigen Beruhigungs- und Schlafmittel einschließlich der Benzodiazepine.

Symptomatik

Im allgemeinen bevorzugen Beruhigungs- und Schlafmittelabhängige (einschließlich der Barbiturate und Benzodiazepine) rasch wirkende Drogen wie Secobarbital und Pentobarbital. Eine sich vertiefende Intoxikation ist gekennzeichnet durch Nachlassen bis Verschwinden der oberflächlichen Hautreflexe, durch leichten lateralen Nystagmus, Bewußtseinstrübung mit grobschlägigem oder raschem Nystagmus, Ataxie, verwaschene Sprache und positiven Romberg. Bei weiterer Zunahme der Intoxikation kommt es zum Nystagmus in Mittelstellung, zu Somnolenz, starker Ataxie mit Fallneigung, Verwirrtheit, tiefem Schlaf, Myosis, Atemlähmung, und schließlich tritt der Tod ein. Patienten, die hohe Dosen von Sedativa oder Hypnotika einnehmen, fallen auf durch Denkstörungen, Auffassungsschwierigkeiten, langsamer, disartikulierte Sprechweise, mangelnde Urteilskraft, geringe Konzentrationsfähigkeit und emotionale Labilität. Das Zusammentreffen von verlangsamtem Denken, verwaschener Sprache und Hämatomen an den Extremitäten, durch Hinfallen verursacht, sollte an einen Schlaf- und Beruhigungsmittelmißbrauch denken lassen.

Entzugserscheinungen: Zu einer psychischen Abhängigkeit kann es bei entsprechender Bereitschaft sehr rasch kommen. Schon nach einigen Wochen kommt es bei Absetzen der Droge zu einer Verschlimmerung der Schlafstörungen mit Unruhezuständen, Alpträumen, häufigem Aufwachen und dem Gefühl der Abgeschlagenheit beim Aufwachen in der Frühe. Das Ausmaß einer physischen Abhängigkeit hängt von der Höhe der Dosis der Barbiturate und der Dauer der Einnahme ab. Zum Beispiel können 200 mg Pentobarbital täglich über viele Monate genommen werden, ohne daß sich eine Toleranz entwickelt. Bei Einnahme von 300 mg über 3 Monate kommt es beim Absetzen zu Entzugserscheinungen. Bei 500–600 mg/Tag kann es bereits nach 1 Monat zu einem Entzugssyndrom kommen. Bei Einnahme hoher Dosen von Barbituraten (die 4- bis 10fache Dosis einer Normaldosis) über die Dauer von 1 Monat muß man bei Absetzen der Droge mit einem Abstinenzsyndrom rechnen.

Der abrupte Entzug nach Einnahme hoher Dosen von Barbituraten oder Anxiolytika führt zu einem beängstigenden, lebensbedrohenden Zustand und ähnelt einem Delirium tremens. Der Entzug von Barbituraten ist nicht ungefährlich und führt nicht selten zum Tode, er sollte daher nur in einem Krankenhaus durchgeführt werden. Sobald das Entzugssyndrom einsetzt, ist es schwierig, dieses rückgängig zu machen, doch es ist durchaus möglich, die einzelnen Symptome durch geschickte Handhabung zu mildern. Es dauert etwa 30 Tage, bis sich das zentrale Nervensystem wieder stabilisiert hat. Auch bei fachgerechter Behandlung des Entzugssyndroms kann es gelegentlich nach 2–4 Wo. zu Krampfanfällen kommen. Beim Entzug von rasch wirkenden Barbituraten wird der Patient 12–20 h nach Absetzen der Droge in zunehmendem Maße unruhig, zittrig und schwach. Ab dem 2. Tag wird das Zittern noch stärker, die Sehnenreflexe findet man lebhaft gesteigert, und der Patient wird immer schwächer. Am 2.–3. Tag kommt es bei 75% der Patienten zu zerebralen Krampfanfällen, soweit sie pro Tag 800 mg oder mehr eingenommen haben. Die zunächst auftretenden Anfälle können dann in einen Status epilepticus übergehen und schließlich zum Tode führen. Wenn ein Abstinenzsyndrom nicht behandelt wird, kommt es zwischen dem 2. und 5. Tag zu einem deliranten Zustand mit Schlaflosigkeit, Verwirrtheit und furchterregenden optischen und akustischen Halluzinationen, häufig gefolgt von abnorm hohem Fieber und von Austrocknung. Bei langsam wirkenden Barbituraten beginnen die Symptome nach 24 h, erreichen dann erst nach 5–7 Tagen ihren Höhepunkt und halten insgesamt 10–14 Tage an.

Es ist bekannt, daß es beim Entzug von Benzodiazepinen zu einem ähnlichen Entzugssyndrom kommt wie bei Barbituraten, wenn auch nicht so ausgeprägt *(s.a. Kap. PSY, 14.)*. Viele Kliniker sind der Ansicht, daß sich der Mißbrauch in erster Linie auf schnell resorbierbare Benzodiazepinderivate mit kurzer Halbwertszeit erstreckt (z.B. Alprazolam und Lorazepam). Viele dieser Patienten waren auch gleichzeitig starke Trinker. Ein Entzugssyndrom bei Mißbrauch von Benzodiazepinen hat eine verhältnismäßig lange Latenz, da diese Substanzen nur langsam aus dem Körper eliminiert werden. Entzugssyndrome unterschiedlichen Schweregrades können bei Personen auftreten, die ganz normale Dosen genommen haben. Wahrscheinlich sollten alle Patienten, denen andere Benzodiazepine als Diazepam einigermaßen regelmäßig für mehr als 3 bis 4 Monate verordnet wurden, zunächst auf Diazepam umgestellt werden, welches dann über 2 bis 4 Wochen abgesetzt wird.

Therapie

Die Behandlung der Barbituratabhängigkeit erfolgt, indem man den Patienten zunächst auf ein Barbiturat einstellt und die Dosis langsam reduziert. Dabei ist auf stärkere Entzugserscheinungen besonders zu achten. Vor Entzugsbeginn ist es möglich, die Toleranzgrenze zu prüfen, indem man dem nicht akut intoxikierten Patienten nüchtern 200 mg Pentobarbital gibt. Besteht keine Toleranz gegenüber Pentobarbital, wird der Patient nach 1–2 h müde und schläft ein und bleibt jederzeit aufweckbar. Bei Vorliegen einer mäßigen Toleranz bleibt die Wirkung der Testdosis gering. Bei Patienten, die 900 mg oder mehr genommen haben und bei denen sich eine entsprechende Toleranz entwickelt hat, erfolgt überhaupt keine Reaktion. Tritt bei Gaben von 200 mg keine Wirkung ein, kann der Versuch wiederholt werden, indem man alle 3–4 h eine höhere Dosis gibt. Starke Angst und Unruhe der Patienten vermag die Toleranz zu erhöhen. Sobald man die 24-h-Dosis herausgefunden hat, gegen die der Patient tolerant ist, verabreicht man 4mal täglich diese Dosis (1/4 der herausgefundenen Dosis), dann beginnt man mit der Reduzierung um jeweils 10% pro Tag. Man kann dazu auch Phenobarbital verwenden; die Wirkung tritt dann zwar nicht so rasch ein, hält aber dafür länger an und eignet sich durchaus gut zur Sedierung. Als Antikonvulsivum ist es übrigens das Mittel der Wahl. Kurz wirkende Barbiturate oder andere Sedativa, Hypnotika und „Minor"-Tranquilizer kann man durch Phenobarbital ersetzen. Hierzu gibt man eine Dosis, die ein Drittel der 24-h-Dosis des Medikaments beträgt, von dem der Patient abhängig ist *(s. Tab. 5.).* Man gibt das Phenobarbital oral 4mal täglich. Die Anfangsdosis wird täglich um 30 mg reduziert, und zwar so lange, bis der Patient drogenfrei ist. Hat ein Patient z. B. 1000 mg Secobarbital eingenommen, gibt man zur Einstellung Phenobarbital 300 mg/Tag oder 75 mg alle 6 h. Die Anfangsdosis ist aus der Anamnese zu schätzen und dann festzusetzen, wobei natürlich Irrtümer vorkommen können; deswegen ist es besonders wichtig, daß der Patient innerhalb der ersten 72 h genau beobachtet wird. Bleibt der Patient ängstlich und unruhig, sollte man die Dosis erhöhen. Reduzieren dagegen sollte man die Dosis, wenn der Patient schläfrig wird, Sprechschwierigkeiten hat und Nystagmus auftritt. Während der Entgiftung sollte man andere Sedativa oder psychotrope Medikamente vermeiden. War ein Patient allerdings auf ein Antidepressivum eingestellt, insbesondere ein trizyklisches, sollte man dieses nicht abrupt absetzen, sondern langsam über 3–4 Tage reduzieren. Methaqualon, eine weit verbreitete Mißbrauchdroge, wurde inzwischen in Kategorie I aufgenommen und ist in den USA nicht mehr erhältlich. Nachgemachtes Methaqualon enthält frei erhältliche Antihistaminika oder, selten, hohe Dosen von Diazepam.

Tab. 5. Dosen gebräuchlicher Sedativa und Anxiolytika, die physische Abhängigkeit bewirkt haben

Droge	*Dosen, die Abhängigkeit bewirken (mg/Tag)*	*nötige Zeit, um Abhängigkeit zu bewirken (Tage)*	*Dosis entsprechend 30 mg Phenobarbital (mg)*
Secobarbital	500–600	30	100
Pentobarbital	500–600	30	100
Amobarbital	500–600	30	100
Amobarbital-Secobarbital-Kombination	500–600	30	100
Glutethimid	1250–1500	60	500
Methyprylon	1200–1500	60	300
Ethchlorvynol	1500–2000	60	500
Meprobamat	2000–2400	60	400
Chlordiazepoxid	200–300	60	25
Diazepam	60–100	40	10
Methaqualon	1800–2400	30	300
Chloralhydrat	2000–2500	30	500

Abhängigkeit von Cannabis

(Marihuana)

Ständige oder zeitweise Einnahme von Cannabis oder Cannabisabkömmlingen mit gewisser psychischer Abhängigkeit, die sich als Verlangen nach den subjektiven Drogenwirkungen äußert, bei fehlender körperlicher Abhängigkeit. Beim Absetzen der Droge entwickelt sich daher keine Entzugssymptomatik. Cannabis kann in vorübergehender Form über lange Zeit genommen werden, ohne daß nennenswerte Folgen in psychischer oder sozialer Hinsicht auftreten. Deshalb kann man den Begriff Abhängigkeit mit aller Konsequenz nicht auf jeden anwenden, der Cannabis oder cannabisähnliche Produkte konsumiert. Der Gebrauch dieser Droge ist sehr verbreitet. Fortlaufende Beobachtungen, die seit längerem eine ständig wachsende Verbreitung in den High-Schools mit zunehmenden Tagesdosen aufwiesen, haben in den letzten Jahren einen Rückgang des Marihuanagebrauchs gezeigt. Die Herstellung erfolgt aus der getrockneten Pflanze *Cannabis sativa.* Aber ebenso beliebt ist das Haschisch, das aus dem gepreßten Harz der Pflanzen gewonnen wird. Synthetisches Delta-9-Tetrahydrocannabinol (THC), ein aktiver Bestandteil des Marihuanas, steht für die Forschung und eingeschränkte klinische Verwendung (z. B. bei Übelkeit und Erbrechen im Zusammenhang mit Chemotherapie in der Krebsbehandlung) zur Verfügung. Obwohl Händler und Verbraucher es gleichermaßen gern hätten, ist THC bisher nicht auf dem Markt aufgetaucht. Kritiker des Marihuanakonsums haben in den vergangenen Jahren umfangreiches wissenschaftliches Material vorgelegt, um ihre Kritik zu belegen. In Amerika hat sich eine Bewegung gebildet, die gegen die Freigabe von Marihuana und den lockeren Umgang damit kämpft. Die meisten der Behauptungen hinsichtlich biologischer Spätschäden sind nicht bewiesen. Obwohl immer wieder von vielen Gefahren des Marihuanakonsums die Rede ist, gibt es selbst bei relativ starken Rauchern nur wenig Anhaltspunkte für körperliche Folgeschäden. Dies gilt sogar für eingehend untersuchte Funktionskreise wie das Immun- und Reproduktionssystem. Allerdings können Marihuanaraucher auch bei fehlendem Zigarettenkonsum Lungenschäden davontragen. Schwangere Raucherinnen können Kinder mit niedrigerem Geburtsgewicht zur Welt bringen.

Symptome

Cannabis verursacht eine traumähnliche Bewußtseinsänderung mit rasch wechselnden, unzusammenhängenden, freischwebenden Gedanken. Des weiteren kommt es zu einer Verzerrung der Zeitempfindung und des räumlichen Sehens, Farben erscheinen intensiver. Ganz allgemein führt es zu einem Zustand des Wohlbefindens, des erregten Entzückens und der inneren Fröhlichkeit, den man einfach als „high" bezeichnet. Viele der psychischen Wirkungen hängen auch von dem äußeren Rahmen ab, in dem die Droge konsumiert wird. Gelegentlich traten panikartige Reaktionen auf, besonders bei Anfängern. Mit zunehmender Verbreitung der Droge sind aber solche Reaktionen immer seltener geworden. Die Fähigkeit und das Bedürfnis zur Kommunikation sowie die Motorik werden durch die Droge reduziert. Weiter konnte ein gestörtes Raumempfinden und ein verändertes Zeitgefühl nachgewiesen werden, was für Autofahrer besonders gefährlich werden kann. Zahlreiche Untersuchungen wurden veröffentlicht, wenn die Aktivierung schizophrener Symptome durch Marihuana, sogar bei einer gleichlaufenden antipsychotischen Therapie (z. B. Chlorpromazin), beschrieben wurde.

Die Persistenz von Delta-9 THC und seiner Metaboliten führt dazu, daß **Urintests,** die auf reaktive Cannabinoide reagieren, beim regelmäßigen Konsumenten über Tage, Wochen, selten auch Monate, positiv bleiben. Da Urintests heute zum Alltag gehören, z. B. am Arbeitsplatz oder bei anderen Gelegenheiten, kann die Entdeckung von ehemals verborgenen, illegalen Verhaltensweisen zu nachteiligen sozialen Konsequenzen führen. Der Test, der einen inaktiven Karboxylsäuremetaboliten nachweist, weist nur den Gebrauch der Droge nach. Es besteht kein Zusammenhang mit funktionellen Beeinträchtigungen. Zu dem Zeitpunkt, wo die Urinprobe positiv reagiert, kann die Wirkung der Droge völlig verschwunden sein. Die Möglichkeit, selbst geringste Mengen nachweisen zu können, bedeutet auch, daß ein positiver Test nur wenig Informationen über die Konsumgewohnheiten (hohe oder niedrige Dosen) liefert.

Abhängigkeit von Kokain

Psychische Abhängigkeit, manchmal mit hochgradiger Sucht, ausgelöst durch hohe Dosen dieser stimulierenden Droge, die euphorische Erregungszustände und gelegentlich halluzinatorische Erlebnisse auslöst. Diese Wirkungen des Kokains werden gerade von den Drogenkonsumenten hoch geschätzt. Toleranzentstehung ist möglich, körperliche Abhängigkeit ist nicht eindeutig nachweisbar, und Abstinenzsymptome beim Entzug gibt es nicht. Das Verlangen, die Droge weiter zu nehmen, ist stark.

Vermutlich verwendet sie die Mehrzahl der Konsumenten nur gelegentlich zur Entspannung und beschränkt von sich aus den Konsum, schon wegen der hohen Kosten. Trotzdem haben der generelle Gebrauch von Kokain in Nordamerika und die Entwicklung von Suchtverhalten bei manchen Konsumenten in den jüngsten Jahren weiter zugenommen.

Recht populär wurde das Rauchen von „free-base"-Kokain (eines der Präparate läuft heute unter dem Namen **„Crack"**). Dies erfordert die Umwandlung des Hydrochloridsalzes in eine brennbare Form. Der umgewandelte Stoff wird dann angezündet und eingeatmet. Der Wirkungseintritt wird dadurch beschleunigt, das Gefühl des „high"-Seins intensiver. Dieses Phänomen hat unsere Ansichten über diese Droge verändert. Gegenwärtig stellen der Konsum von „Crack" in den Städten und der kriminelle Markt die am meisten gefürchteten Drogenprobleme dar.

Schnupfen von **Prokain** bewirkt lokal ähnliche Empfindungen wie Kokain, es mag sogar „high" machen. Prokain in Puderform wird häufig dem Kokain zugesetzt, auch Mannitol und Laktose werden zum Strecken des Kokains verwendet. Bestellung bei Versandhändlern und Auslieferung durch die Post ist weit verbreitet. Man nennt es auch synthetisches Kokain.

Symptome

Die Wirkung hängt von der Art der Einnahme ab. Kokain bewirkt nach Injizieren oder Einatmen eine deutliche Übererregbarkeit, gesteigerte Wachheit, Euphorie und ein Gefühl der Stärke. Die Erregung und das Gefühl des „high"-Seins ähneln denen einer Injektion von hohen Dosen von Amphetaminen. Da die Wirkung von Kokain nur kurz anhält, muß der Süchtige sich häufig alle 10–15 min eine Dosis injizieren. Bei derart häufiger Wiederholung machen sich folgende toxische Erscheinungen bemerkbar: Tachykardie, Ansteigen des Blutdrucks, Mydriasis, Muskelzuckungen, Kribbeln („Kokain-Ameisen"), visuelle Mikrohalluzinationen, Schlaflosigkeit, extreme Nervosität. Gelegentlich kommt es auch zur Entwicklung von Halluzinationen, Verfolgungsideen oder auch zu aggressivem Verhalten. Ein solcher Patient ist in dem Zustand als gefährlich anzusehen. Da die Wirkung der Droge allerdings nur kurz anhält, läßt auch die Aggressivität rasch wieder nach. Die Pupillen sind maximal erweitert, Herzfrequenz, Atmung und Blutdruck steigen durch die sympathomimetische Wirkung des Kokains an. Bei Einnahme einer Überdosis von Kokain kommt es zu Tremor, zu Anfällen (wie bei der Temporallappenepilepsie) und schließlich zum Delir. Todesfälle aufgrund von Arrhythmien, Kreislaufkollaps oder Atemstillstand kommen immer häufiger vor. Da die biologische Extraktion des Kokains aus dem Plasma von der normalen Aktivität einer Serumesterase abhängt, hat man darüber spekuliert, daß Personen mit extrem schweren Intoxikationen genetisch eine verminderte Aktivität der Pseudocholinesterase aufweisen könnten.

Schwere Intoxikationen findet man bei zwanghaft Süchtigen, die in ihrer Vorgeschichte auch häufig einen Heroinmißbrauch aufweisen. Die Wirkung von „Crack" im Vergleich zu geschnupftem Kokain verhält sich in etwa so wie i.v. gespritztes Heroin zu oral eingenommenem oder gerauchtem Opium. Durch das Rauchen gelangt die Droge schnell ins Gehirn und verursacht ein verführerisches flüchtiges „high"-Sein. Wiederholter Konsum hoher Dosen führt zu ernsthaften Vergiftungsschäden, sowohl kardiovaskulär als auch im Verhalten.

Therapie

Zahlreiche Behandlungsverfahren allgemeiner Natur wie Beistands- und Selbsthilfegruppen sind entstanden, und die Einrichtung von Notrufsystemen hat viel Aufmerksamkeit in der Öffentlichkeit gefunden. Mit hohen Kosten verbundene stationäre Behandlung steht vorwiegend denjenigen offen, deren Reichtum ihnen vorher den Kauf großer Mengen von Kokain erlaubte.

Wegen der kurzen Wirkungsdauer bedarf eine akute Kokainintoxikation meist keiner Behandlung. Falls bei einer Überdosis dennoch eine Behandlung erforderlich wird, verabreicht man intravenöse Barbiturate oder Diazepam, allerdings erfordert dies nach heutigen Behandlungsgrundsätzen intensive Überwachung und Pflege. Antikonvulsiva sind zur Prävention von Krampfanfällen bei Kokainüberdosierung meist wenig effektiv. Hyperthermie oder deutlich erhöhter Blutdruck kommen selten vor, sind jedoch unbedingt behandlungsbedürftig. Die Behandlung des chronischen Kokainmißbrauchs ist schwierig. Häufig kommt es zu Depressionen, die eine genaue Beobachtung und fachgerechte Behandlung erfordern. Zur Behandlung von *Kindern kokainabhängiger Mütter s. Kap. KIN, 6.*

Abhängigkeit von Amphetaminen

Psychische Abhängigkeit, ausgelöst durch diese weitverbreiteten Stimulanzien und Schlankmacher. Sie führen zu gehobener Stimmung, erhöhter Wachheit, Wachsamkeit, Konzentrationsfähigkeit und körperlicher Leistungsfähigkeit und bewirken insgesamt ein Gefühl des Wohlseins. Metamphetamin wird weiterhin und in zunehmender Menge in verschiedenen Formen illegal hergestellt und konsumiert und stellt die Hauptquelle des in den USA mißbräuchlich eingenommenen Amphetamins dar.

Symptome

Ein **Entzugssyndrom** tritt, soweit dies überhaupt existiert, nur sehr diskret in Erscheinung. Nach dem Entzug folgt meist ein Zustand körperlicher und geistiger Erschöpfung. Die Wirkung des Amphetamins auf die Psyche entspricht ungefähr dem des Kokains. Recht unterschiedlich ist die psychische Abhängigkeit. Im Gegensatz zu Kokain und den meisten anderen zentral stimulierenden Substanzen führt Amphetamin zur **Toleranz.** Allerdings entwickelt sich die Toleranz gegenüber Amphetaminen nur langsam, nimmt aber immer weiter zu, so daß häufig das mehr als 100fache einer therapeutischen Dosis vertragen wird. Die Toleranz gegenüber den verschiedenen Wirkungen des Amphetamins ist recht unterschiedlich, so daß Nervosität und Schlaflosigkeit anhalten, sich aber gleichzeitig psychotoxische Effekte wie Halluzinationen und Wahnideen bemerkbar machen können. Aber selbst massive Dosen führen nur selten zum Tode. Von chronisch Abhängigen wurde berichtet, daß selbst nach einer Injektion von 15000 mg Amphetamin innerhalb von 24 h keinerlei Anzeichen einer akuten Intoxikation aufgetreten sind. Bei einem Anfänger allerdings kann die rasche Injektion von 120 mg Amphetamin bereits *tödliche Folgen* haben. Andere wiederum haben 400–500 mg überlebt.

Amphetaminabhängige sind besonders unfallgefährdet, wegen ihrer Erregung und Überschätzung ihrer Fähigkeiten sowie der darauffolgenden Erschöpfung nach ausgedehnter Schlaflosigkeit. Die intravenöse Verabreichung von Amphetamin kann ein asoziales Verhalten, ja eine schizophrenieähnliche Episode auslösen. Ungünstige Folgen des Amphetaminmißbrauchs machen sich bemerkbar: 1. als Angstzustände, Zittern und hypochondrisches Grübeln, 2. als Amphetaminpsychose: Verkennung der Handlungen anderer Personen, Halluzinationen und grundloses Mißtrauen, 3. als Erschöpfungssyndrom mit starker Müdigkeit und Verlangen nach Schlaf, sobald die Phase der Stimulation abgeklungen ist, 4. als lang anhaltende Depression mit Suizid.

Nach langem Gebrauch von Amphetamin mit intravenöser, aber auch oraler Applikation kommt es fast immer zu einer **paranoiden Psychose.** Eine solche Psychose wird nur selten durch eine einmalige Dosis ausgelöst, ebensowenig durch Einnahme mäßiger Dosen über längere Zeit hin. Typisches Anzeichen einer Amphetamin-Psychose sind Verfolgungsideen, Beziehungs- und Größenideen. Diejenigen, die hohe i.v. Dosen Amphetamin brauchen, sind sich meist darüber im klaren, daß sie früher oder später mit einer paranoiden Reaktion rechnen müssen, und werden oft mit ihr fertig. Bei massivem oder langem Mißbrauch versagt dennoch häufig die intellektuelle Abwehrreaktion, und es kommt zur Ausbildung eines Wahnsystems. Selbst nach einer lang andauernden Amphetamin-Psychose kommt es normalerweise zur Wiederherstellung. Diese langsame, aber völlige Wiederherstellung verwirrter paranoider Süchtiger ist ein interessantes Phänomen. Die floriden Symptome klingen meist innerhalb weniger Tage oder Wochen ab, doch können Verwirrtheit, Gedankenstörungen und Wahnideen über Monate persistieren.

Therapie

Es gibt keine spezifischen Entzugssymptome, allerdings findet man im EEG doch Veränderungen, die die physiologischen Kriterien der Abhängigkeit erfüllen. Bei abruptem Absetzen von Amphetamin ist mit Komplikationen zu rechnen. Durch den Entzug kann eine larvierte Depression manifestiert, aber auch eine depressive Reaktion mit der Gefahr eines Suizids ausgelöst werden. Bei vielen, die Amphetamin nehmen, wird eine chronische Müdigkeit überdeckt. Bei Entzug setzt für 2–3 Tage dann eine starke Müdigkeit mit Schlafbedürfnis ein. Angst und starke motorische Unruhe empfinden Patienten, die gerade eine Amphetaminpsychose überstanden haben. Eine Entziehung sollte daher nur in einem Krankenhaus, möglichst in einer geschlossenen Abteilung mit erfahrenem Pflegepersonal, durchgeführt werden.

Bei akuten agitierten Psychosen mit Verfolgungsideen und akustischen und optischen Halluzinationen haben sich die Phenothiazine hervorragend bewährt. Die Verabreichung von 25 bis 50 mg Chlorpromazin bringt die psychotischen Symptome rasch zum Abklingen, bewirkt aber auch einen erheblichen Blutdruckabfall (orthostatische Hypotonie). Gern wird auch Haloperidol in einer Dosierung von 2,5–5 mg i.m. gegeben, weil es selten zu einem Blutdruckabfall führt. Dafür kann aber Haloperidol erhebliche Nebenreaktionen (extrapyramidalmotorische Erscheinungen) auslösen. In einer ruhigen und geschützten Umgebung und bei entsprechender Zuwendung wird sich der Zustand der meisten Patienten rasch bessern. Ansäuerung des Urins mit Ammoniumchlorid, 500 mg alle 4 h, beschleunigt die Ausscheidung des Amphetamins.

Abhängigkeit von Halluzinogenen

Zu den Halluzinogenen *gehören Lysergsäurediäthylamid* (LSD), Psilocybin, Mescalin, Peyote, 2,5-Dimethoxy-4-methylamphetamin (DOM, „STP“), 3,4-Methylendioxymethamphetamin (MDMA) und andere substituierte Amphetamine. Ausgenommen LSD sind die oben angeführten exotischen halluzinogenen Substanzen nicht so einfach auf der Straße erhältlich, obwohl in den letzten Jahren eine Reihe von Proben derartiger Angebote („Ecstasy“ genannt) Methylendioxyamphetamin (MDA) oder seinen N-methyl-Abkömmling MDMA in relativ reiner Form enthielten.

Symptome

Diese Substanzen bewirken eine hochgradige Erregung des zentralen Nervensystems mit Hyperaktivität zentral-autonomer Abläufe, mit Stimmungsschwankungen (meist euphorisch, manchmal auch depressiv) und Wahrnehmungsstörungen. Echte Halluzinationen sind selten.

Das Ausmaß der psychischen Abhängigkeit von Halluzinogenen ist recht unterschiedlich, aber meist nicht sehr stark. Auch bei abruptem Entzug gibt es keine Entzugserscheinungen. Die **Toleranz** gegenüber LSD ist recht ausgeprägt, hält aber nicht lange an. Individuen, die gegen eine dieser Drogen tolerant sind, sind dies auch gegenüber anderen aus dieser Gruppe. Die Hauptgefahr besteht darin, daß diese Drogen zu einer Beeinträchtigung des Urteilsvermögens und zu Fehleinschätzungen führen. Solche Individuen neigen dann zu unüberlegten, riskanten Handlungen.

Die Reaktionen auf Halluzinogene sind recht unterschiedlich und hängen von verschiedenen Faktoren ab. So zum Beispiel von den Erwartungen des Benutzers, unter welchen Umständen er die Droge konsumiert und inwieweit er die Wahrnehmungsstörung beherrschen kann. Unvorhergesehene Reaktionen auf LSD sind seltener geworden. Ungünstig verlaufende Reaktionen auf Halluzinogene sind gekennzeichnet durch Angstanfälle, Befürchtungen und panikartige Zustände. Die meisten dieser Reaktionen klingen in einer ruhigen Umgebung und bei richtigem Vorgehen ab. Vor allem nach LSD-Einnahme halten diese Störungen bei manchen längere Zeit an und können in einen **chronischen psychotischen Zustand** übergehen. Unklar ist, ob die Droge nur als Auslöser bei einer präexistierenden Anlage zu Psychosen dient oder aber auch bei vorher gesunden, stabilen Individuen Psychosen bewirken kann. Bei einigen kann es nach langem und häufigem Gebrauch von Halluzinogenen, vor allem von LSD, noch einige Zeit nach der letzten Einnahme zu Reaktionen, genannt **„Flash-backs"**, kommen. Diese Episoden sind gekennzeichnet durch optische Verzerrungen, aber auch durch Störungen jeder anderen Art von Sinnesempfindung, wie z. B. des Zeit-, Raum- und Körpergefühls, oder Halluzinationen. Solche Episoden können ausgelöst werden durch Konsum von Marihuana, Alkohol, Barbituraten sowie Streß und Übermüdung, können aber auch ohne erkennbaren Grund auftreten. Die Auslösungsmechanismen der „Flashbacks" sind nicht bekannt. Sie klingen aber meist innerhalb eines halben bis eines Jahres ab.

Therapie

Bei akuten Reaktionen auf Halluzinogene genügt es meistens, den Betroffenen klarzumachen, daß die bizarren Erscheinungen optischer und akustischer Art durch die Droge bedingt sind und er nicht „verrückt" ist. **Phenothiazine sollte man nur mit großer Vorsicht verwenden,** wegen der Gefahr des Blutdruckabfalls, vor allem wenn vorher Phencyclidin eingenommen wurde (siehe unten). Kurz wirkende Barbiturate oder „Minor"-Tranquilizer wie Chlordiazepoxid oder Diazepam können helfen, die oft überwältigende Angst abzubauen.

Für Menschen, die Halluzinogene in großen Mengen genommen haben, ist der Entzug noch der einfachere Teil der Gesamtbehandlung. Einige bedürfen jedenfalls, wegen der mit dem Drogenmißbrauch zusammenhängenden Probleme, psychiatrischer Behandlung. Häufige Kontakte mit einem Arzt, zu dem man Vertrauen hat, sind sicherlich von Nutzen. Wichtiger und realistischer als totale Abstinenz zu fordern, ist es, den Patienten einen Weg zur Eingliederung (Schule und Arbeit) aufzuzeigen.

Eine länger anhaltende Psychose oder andere psychische Störungen erfordern fachkundige psychiatrische Behandlung. Flash-backs sind häufig vorübergehend oder machen dem Patienten kaum Beschwerden, sie erfordern keine besondere Behandlung. Manchmal kommt es mit den Flash-backs gleichzeitig zu Angstzuständen und Depressionen, so daß doch eine Behandlung erforderlich wird.

Abhängigkeit von Phencyclidin (PCP)

PCP, einst als recht häufige Suchtdroge in Erscheinung getreten, ist praktisch wieder verschwunden. Sie ist schwer einzuordnen; jedenfalls sollte man sie nicht zu den Halluzinogenen rechnen. Die Wirkung auf das zentrale Nervensystem ist von einer verwirrenden Vielfalt, und über die Neuropharmakologie dieser Droge ist kaum etwas bekannt. Ende der 50er Jahre wurde PCP als Anästhetikum am Menschen getestet, weil es in der Lage ist, schädliche sensorische Reize zu blockieren („dissoziierte Anästhesie"). Man ist aber davon abgekommen, weil es häufiger postoperativ zu schweren Angstzuständen, Wahnbildung und sogar zu offenen psychotischen Reaktionen gekommen ist. Die klinische Prüfung wurde 1962 beendet. Ab 1967 erschien dann die Droge auf der Straße zum Verkauf. Ursprünglich wurde sie irreführend als „THC" verkauft, konnte sich dann aber im Laufe der Jahre am Markt durchsetzen. Früher war sie leicht erhältlich, da sie als Anästhetikum in der Veterinärmedizin verwendet wurde. Das heute auf der Straße angebotene Material entstammt der illegalen Synthese, die chemisch einfach ist. Gelegentlich wird es injiziert oder auch geschluckt, am häufigsten jedoch auf Rauchmaterial (Petersilie, Minzblätter, Tabak, Marihuana) aufgetragen, angezündet und eingeatmet. Viele Gewalttaten und Verbrechen wurden in den vergangenen Jahren dieser Droge zugeschrieben. Allerdings ist dieses, ähnlich wie andere Horrorgeschichten aus der Drogenszene, nur selten definitiv nachzuweisen. Seit 1978, als besonders häufig über Probleme mit PCP berichtet wurde, ist deren Zahl beträchtlich zurückgegangen. Die Konsumenten von PCP und das allgemeine Interesse an der Droge haben abgenommen.

Symptome

Nach Einnahme kleiner Dosen kommt es zu einem euphorischen Schwindelgefühl, gefolgt von Angstanfällen und Stimmungsschwankungen. Nach höheren Dosen kommt es zu katatonen Zuständen, Ataxie, Dysarthrie, Hypertonus der Muskulatur, myoklonischen Zuckungen. Speichelfluß kann als Unterscheidungsmerkmal zwischen PCP-Mißbrauch und hochdosierten ZNS-Stimulanzien dienen, die zu Mundtrockenheit führen. Drehnystagmus ist oft ein wichtiger Hinweis für die Diagnosestellung. Herz und Kreislauf sind meist unbeeinflußt. Nach sehr hohen Dosen kommt es zu Koma, Krampfanfällen, starkem Blutdruckanstieg und Tod, obwohl Todesfälle ungewöhnlich sind. Länger anhaltende psychotische Zustände sind nach Mißbrauch bekannt geworden.

Therapie

Bei der Therapie hat sich Diazepam als nützlich erwiesen, und bei Einsetzen von Krampfanfällen wird die Verabreichung von Diazepam unumgänglich. Einige Kliniker empfehlen auch Haloperiodol. Clorpromazin sollte man vermeiden wegen der Gefahr eines Blutdruckabfalls. Diazoxid kann bei starkem Blutdruckanstieg verwendet werden. PCP ist leicht fettlöslich und behält seine biologische Wirkung für längere Zeit. PCP oder dessen Metaboliten verbleiben über längere Zeit im zentralen Nervensystem. Der basische Charakter dieser Droge führt offenbar dazu, daß ein erheblicher Teil durch den Magen (Magenschleimhaut) ausgeschieden wird, weswegen eine ausgiebige Magenspülung angebracht ist. Gleichzeitig mit der Magenspülung ist eine Ansäuerung mit Ammoniumchlorid (oder einem anderen geeigneten Mittel) angezeigt, da durch diese Maßnahme die Droge ionisiert und dann über den Magen und Urin ausgeschieden wird. Es wird erzählt, daß sich Süchtige mit Preiselbeersaft behelfen, um die Exkretion zu beschleunigen.

Abhängigkeit von flüchtigen Lösungsmitteln

Rauschzustände durch industrielle Lösungsmittel oder Aerosol-Sprays. Diese Zustände bleiben ein ständiges und praktisch überall vorkommendes Problem unter Jugendlichen. Die flüchtigen Lösungsmittel (wie zum Beispiel aliphatische und aromatische Kohlenwasserstoffe, chlorierte Kohlenwasserstoffe, Ketone, Azetate) sowie Äther, Chloroform und Alkohol bewirken zunächst eine Stimulation mit nachfolgender Depression des zentralen Nervensystems. Bei täglichem Gebrauch bildet sich gegenüber diesen Dämpfen eine gewisse Toleranz (Teiltoleranz) und psychische Abhängigkeit, es kommt aber nicht zu einer physischen Abhängigkeit.

Akute Symptome wie Schwindel, verwaschene Sprache, torkelnder Gang und Benommenheit, treten rasch ein. Auch impulsives Verhalten, Erregung und Reizbarkeit können vorkommen. Bei stärkerer Beeinträchtigung des zentralen Nervensystems kommt es zur Entwicklung von Illusionen, Halluzinationen und Wahnideen. Der Betroffene gerät in einen euphorischen, traumhaften Zustand („high"), um am Höhepunkt in einen kurzen Schlaf zu fallen. Auch Delirien mit Verwirrtheit, motorischer Unbeholfenheit, emotioneller Labilität und Denkstörungen sind beobachtet worden. Solche Intoxikationen dauern von 1 min bis zu etwa 1 h und auch länger.

Komplikationen sind zurückzuführen auf die Wirkung des Lösungsmittels oder anderer toxischer Bestandteile, wie Blei in Benzin. Schwere Leberschäden und Nierenversagen können durch Tetrachlorkohlenstoff verursacht werden. Durch massive Inhalation oder besondere Empfindlichkeit können Schäden auch an Gehirn, Leber, Niere und Knochenmark eintreten. Todesfälle können durch Atemstillstand, Herzrhythmusstörungen oder Asphyxie bei Verschluß der Atemwege auftreten.

Die **Therapie** abhängiger Kinder ist schwierig, und Rückfälle sind häufig. Man sollte große Mühe aufwenden, um das Selbstwertgefühl des Patienten aufzubauen, und versuchen, seinen Stand in der Familie, Schule und in der Gesellschaft insgesamt zu festigen *(s. a. in Kap. TOX, Tab. 4.)*.

Abhängigkeit von flüchtigen Nitriten

Seit einigen Jahren ist das Schnüffeln von Amylnitrit in Mode gekommen. Die gewünschte Wirkung besteht in einer Bewußtseinsänderung (Erweiterung des Bewußtseins) und Steigerung des sexuellen Genusses. Besonders in homosexuellen Kreisen der Großstädte wurde davon gerne Gebrauch gemacht. Als Amylnitrit wieder verschreibungspflichtig wurde, brachten geschickte Händler bald andere Nitritabkömmlinge wie Butyl, Isobutyl etc. unter Namen wie z. B. „Locker room" und „Rush" auf den Markt. Bisher konnte nicht bewiesen werden, daß diese Substanzen besonders gefährlich seien, obwohl bekannt geworden ist, daß sie einen reproduzierbaren vasodilatorischen Effekt mit Blutdruckabfall, Schwindel, Rötung des Gesichts und reflektorischer Tachykardie haben *(s. a. in Kap. TOX, Tab. 4.)*.

6. PSYCHOSEXUELLE STÖRUNGEN

Die allgemein akzeptierten Regeln sexueller Verhaltensweisen unterscheiden sich von Kultur zu Kultur und innerhalb der Kulturen stark. Die – ehedem – weithin als eine Perversion und Ursache von Geisteskrankheit angesehene **Masturbation** wird jetzt als eine normale, das ganze Leben hindurch andauernde sexuelle Aktivität anerkannt und nur dann als ein Symptom angesehen, wenn sie auf eine Hemmung von partnerorientiertem Verhalten schließen läßt. Ihr kumulatives Auftreten beträgt etwa 97% bei Männern und 80% bei Frauen. Während Masturbation an sich unschädlich ist, kann das ggf. durch Mißbilligung und Strafandrohung erzeugte Schuldgefühl eine erhebliche Belastung bedeuten und die Fähigkeit zum Geschlechtsakt beeinträchtigen. Schuld- und Schamgefühle können auch dadurch zustande kommen, daß „verbotene" (z. B. sadomasochistische oder fetischistische) Phantasien nur mit Mühe erreicht werden. Bestimmte autoerotische Praktiken, z. B. das Herbeiführen einer partiellen Asphyxie, sind gefährlich unf führen zu Hunderten von Todesfällen.

Ca. 8–10% der Bevölkerung sind lebenslang vorzugsweise **homosexuell.** Mehrere Länder haben Gesetze erlassen, die homosexuelle Beziehungen zwischen Erwachsenen bei beidseitigem Einverständnis gestatten. Seit 1973 wird Homosexualität von der American Psychiatric Association (Verband amerikanischer Psychiater) nicht mehr als psychiatrisches Leiden angesehen.

Häufige sexuelle Betätigung mit vielen Partnern – oft nur einmalige Begegnungen – ist ein Zeichen für eine verminderte Fähigkeit zur Partnerschaftsbindung. Die Angst vor AIDS hat zu einer Verminderung dieser zufälligen Sexualkontakte geführt. **Außereheliche Sexualität** wird von den meisten Kulturformen mißbilligt, während die meisten von ihnen den **vorehelichen Geschlechtsverkehr** als normal akzeptieren. In den USA haben die meisten der Männer und Frauen voreheliche Geschlechtsbeziehungen. Dies entspricht einer in den entwickelten Ländern zu beobachtenden Tendenz zu mehr Freiheit bei der sexuellen Betätigung. **Funktionsstörungen bei Libido, Erregung und Orgasmus** bei Mann und Frau werden in *Kap. PSY, 7.* erörtert. In vielen Ländern erregt **uneheliche Geburt** (Schwangerschaft unverheirateter Teenager wird in *Kap. KIN, 22.* behandelt) Mißfallen und ist der Grund für soziale Benachteiligung, während in anderen Ländern die uneheliche Geburt kein Grund zur gesellschaftlichen Ächtung ist. Uneheliche Kinder, die von einem Elternteil oder von Ersatzeltern aufgezogen wurden, die keine engen gefühlsmäßigen Bindungen zum Kind in dessen Prägejahren entwickelten, können weniger wahrscheinlich normal reifen und sind vielleicht anfälliger für Gefühlsstörungen oder Geisteskrankheiten. Statistiken zeigen ein gewisses erhöhtes Risiko zu Geisteskrankheiten für bestimmte Gruppen von Kindern, z. B. für junge eheliche Kinder, die von einem der geschiedenen Elternteile allein erzogen wurden. Die Prognose ist besser, wenn der Alleinerziehende Helfer im Hintergrund hat (beispielsweise Großeltern).

Personen, deren sexuelle Praktiken auch etwas **Fetischismus** und **Sado-Masochismus** einschließen, haben im allgemeinen normale Liebesbeziehungen. Solche Tendenzen können Angst- und Sorgegefühle hervorrufen, erfordern jedoch eher beruhigendes Einwirken als eine Therapie. Wenn freilich der Geschlechtstrieb fast völlig darin aufgeht, sich Geißelungen zu unterwerfen, sich vorwiegend mit Kleidungsstücken Luft macht oder in erheblichem Ausmaße im **Exhibitionismus** oder **Voyeurverhalten** Ausdruck findet, dann ist die Fähigkeit des betroffenen Individuums zur Aufnahme von Liebesbeziehungen verkümmert, und andere Aspekte seiner persönlichen und gefühlsmäßigen Einstellung leiden Schaden.

Der Arzt kann, sofern er selbst gut informiert ist, im sexuellen Bereich einfühlsamen und erzieherischen Rat anbieten und sollte Gelegenheiten zum helfenden Beistand nicht dadurch versäumen, daß er den Einfluß der Verschiedenheit von Kulturformen überbewertet. Die Stärke des Geschlechtstriebes, die individuellen Bedürfnisse sowie die Häufigkeit des Sexualkontakts unterliegen starken Schwankungen.

Ätiologie und Inzidenz

Die Ursachen sind vielfältiger Natur und individuell in höchstem Maß variabel. Ererbte oder schwer faßbare Anlagefaktoren spielen hier vermutlich herein. Die wichtige Rolle fetaler Androgene bei der Vorbereitung des Hirns für das spätere Sexualverhalten läßt darauf schließen, daß eine Beeinflussung dieses Prozesses jemanden für schädliche Umwelteinflüsse anfällig machen kann, die während der psychosexuellen Entwicklung im Kindesalter auftreten. Die elterliche Einstellung zum Sexualverhalten ist wichtig. Eine von Verboten geprägte, puritanische Verurteilung der natürlichen körperlichen Sexualität und der Berührung erzeugt Schuld- und Schamgefühle und verhindert die Fähigkeit zur Freude am Geschlechtlichen und zum Aufbau gesunder Beziehungen im Erwachsenenalter.

Bei der Ausbildung einer sicheren **sexuellen Identität (Bewußtsein als Mann und Frau)** und einer sicheren **Geschlechtsrolle** (*der umgangssprachliche Ausdruck für Geschlechtsidentität,* vgl. weiter unten) sind die Art der elterlichen Gefühlsbindung und die Beziehung jedes Elternteils zum Kind bedeutsam. Der gleichgeschlechtliche Elternteil muß eine Person sein, mit der sich das Kind identifizieren kann; der andersgeschlechtliche Elternteil muß genügend Liebe und Vertrauen mitbringen, damit sich das Kind später unter Angehörigen des anderen Geschlechts wohl fühlen kann. Die Beziehungen zu den Eltern können durch übergroße Gefühlsdistanz, strafende Verhaltensweisen oder Verführung und Ausnutzung Schaden leiden. Kinder, die Feindseligkeit, Zurückstoßung und Grausamkeit ausgesetzt sind, neigen zu sexueller Unangepaßtheit. Das Kind muß spüren, akzeptiert und geliebt zu werden. (In einem Menschen das Vertrauen zu wecken, daß er wert ist, um seiner selbst willen geliebt zu werden, ist eines der Behandlungsziele.)

Diese potentiell schädigenden Eltern-Kind-Beziehungen können zu Störungen der Geschlechtsidentität wie Transsexualismus, einer der Paraphilien, möglicherweise zu Homosexualität (alle weiter unten behandelt) oder zu Störungen im sexuellen Leistungsverhalten beitragen *(s. Kap. PSY, 7. und Kap. KIN, 21., Störungen der geschlechtlichen Identität bei Kindern).*

Ein weiteres Ergebnis kann eine **Spaltung des Sexualverhaltens** sein, insofern, als Gefühlsbindungen mit anderen aus der gleichen Gesellschaftsschicht oder dem gleichen Intelligenzbereich möglich sind, natürliche Geschlechtsbeziehungen dagegen nur mit als unterlegen Angesehenen, wie etwa Prostituierten, mit denen die Person keine Neigung und keine Gefühlsbindungen gemeinsam hat. Beim Vorliegen solcher Störungen ist der Geschlechtsakt mit dem Ehepartner mit Schuld- und Angstgefühlen verbunden, und zur sexuellen Befriedigung kommt es nur bei Beziehungen oder mit Praktiken, bei denen Gefühle von Zärtlichkeit und Liebe nicht entstehen (können).

Sexuell perverses Verhalten (Paraphilien) ist unter Männern viel häufiger als unter Frauen; diese ungleiche Verteilung findet sich in den meisten bekannten Kulturformen. Da die Fortpflanzungsfähigkeit bei der Frau von entscheidender Bedeutung für die Art ist – dagegen weniger beim Mann –, können biologische Gründe hierfür verantwortlich sein. In seiner Entwicklung muß der Mann seine kindliche Identifizierung mit seiner Mutter während der Vorschulzeit – der Ödipuszeit, zwischen etwa 3 und 6 Jahren – auf seinen Vater übertragen, während die Frau diesen Identifizierungswechsel nicht durchzumachen braucht. Die Notwendigkeit des „Identitätswechsels" während einer kritischen Phase der psychosexuellen Entwicklung macht den Mann anfälliger; dies erklärt den ungleich größeren Anteil von Männern bei den Paraphilien.

Das Muster der erotischen Erregung ist schon vor der Pubertät ziemlich gut entwickelt. Bei einer Fehlentwicklung sollten die Ursachen für geschlechtliche Störungen oder Paraphilien deshalb in der vorpubertären Zeit gesucht werden. Drei allgemeine Faktoren liegen vor: 1. Angst mischt sich in die normale psychosexuelle Entwicklung; 2. eine Verschiebung hin zu einem anderen Erregungsmuster erlaubt es der Person, das übliche Muster der erotischen Erregung zu umgehen und dabei doch die Fähigkeit zum sexuellen Vergnügen beizubehalten; und 3. das Muster der sexuellen Erregung hat oft sowohl symbolische als auch bedingende Aspekte (z.B. der „gewählte" Fetisch symbolisiert das Erregungsobjekt, er kann sich aber auch infolge einer zufälligen Assoziierung des Fetischs mit sexueller Neugier, Lust auf Reizung entwickelt haben). Ob *alle* transsexuellen oder homosexuellen Entwicklungen auf diese psychodynamischen Vorgänge zurückgehen, ist noch strittig. In vielen Fällen, vielleicht sogar in den meisten, bilden die genetische Ausstattung sowie die frühkindliche Hirnentwicklung die Grundlage für die Verarbeitung störender Umwelteinflüsse, insbesondere der Familiendynamik.

Störungen der Geschlechtsidentität

Nach dem *Diagnostischen und Statistischen Manual Psychischer Störungen* der American Psychiatric Association, 3. überarbeitete Auflage (DSM-III-R), ist das Hauptmerkmal der Störung eine fehlende Übereinstimmung zwischen dem angeborenen Geschlecht (entsprechend der Geburtsurkunde) und der Geschlechtsidentität. Die Geschlechtsidentität beinhaltet ein Gefühl der Geschlechtszugehörigkeit, d.h. die Gewißheit, ein Mann oder eine Frau zu sein. Die Geschlechtsidentität ist das individuelle Erleben der Geschlechtsrolle und die Geschlechtsrolle ist die nach außen demonstrierte Geschlechtsidentität. Die Geschlechtsrolle kann als Gesamtheit aller Äußerungen definiert werden, die andere oder die betreffende Person selbst erkennen lassen, inwieweit diese sich als männlich oder weiblich empfindet. Wenn es Unstimmigkeiten bei der Geschlechtsbenennung und -erziehung gibt, werden Kinder unsicher über ihre Geschlechtsidentität. Wenn dagegen beides klar ist, dann beeinträchtigt auch das Vorhandensein mehrdeutiger Geschlechtsteile nicht die Geschlechtsidentität des Kindes. Transsexuelle (s. unten) hatten in der Kindheit in der Regel Probleme mit der Geschlechtsidentität *(s. Kap. KIN, 21., Störungen der Geschlechtsidentität in der Kindheit).*

Transsexualismus

Ein Transsexueller hält sich für das Opfer eines biologischen Unfalls, grausam eingesperrt in einen mit seiner wahren sexuellen Identität unvereinbaren Körper. Meist sind es Männer, die sich selbst als mit weiblicher Geschlechtsidentität ausgestattet ansehen und ihre Geschlechtsorgane und ihre männlichen Züge mit Abscheu betrachten. Ihr Hauptziel beim Aufsuchen des Psychiaters ist nicht eine psychologische Behandlung, sondern ein chirurgischer Eingriff, der ihnen die größtmögliche Annäherung an einen weiblichen Körper gibt. Die Diagnose wird nur gestellt, wenn die Störung mindestens 2 Jahre lang ununterbrochen vorlag (nicht beschränkt auf Perioden mit Streß). Nur selten geht diese mit Mehrdeutigkeit der Genitalien oder genetischen Absonderlichkeiten einher. Die Differentialdiagnose muß Transsexuelle von Transvestiten, gegengeschlechtlich gekleideten Homosexuellen, und Schizophrenen trennen.

Bei echten **männlichen Transsexuellen** beginnt der Zustand im frühen Kindesalter mit Sympathie gegenüber den Spielen der Mädchen, mit Phantasievorstellungen, eine Frau zu sein, mit Vermeiden roher und artistischer Spielereien sowie sportlicher Wettbewerbe, mit Widerwillen über die die Pubertät begleitetenden physischen Veränderungen und schließlich dem Verlangen nach weiblicher Geschlechtsidentität. Viele Transsexuelle eignen sich geschickt die Fähigkeiten an, die es ihnen möglich machen, eine weibliche Geschlechtsidentität anzunehmen. Einigen Patienten genügt es, wenn sie ein weiblicheres Aussehen erreichen sowie eine Beschäftigung und einen Ausweis, mit denen sie in der Gesellschaft als Frauen arbeiten und leben können. Anderen genügt eine Änderung ihrer sozialen Identität nicht; ihnen kann man oft zu einer stabileren Anpassung durch niedrige Dosen feminisierender Hormone verhelfen. Viele Transsexuelle verlangen feminisierende Operationen, ungeachtet der damit verbundenen Opfer. Die Entscheidung für einen Eingriff wirft manchmal schwere soziale und ethische Probleme auf. Nachdem einige Folgeuntersuchungen nachgewiesen haben, daß *einige* Transsexuelle mit Hilfe der Chirurgie zu einem glücklicheren, produktiveren Leben finden, erscheint ein Eingriff gerechtfertigt, aber nur bei wirklich echten Transsexuellen, die darin aufgehen und in der Gesellschaft und am Arbeitsplatz stabilisiert sind. Nach dem Eingriff brauchen die Patienten Unterweisung für die Ausführung von Bewegungen, Gebärden und den Gebrauch der Stimme. Einige homosexuelle Männer, Schizophrene oder Patienten mit ernsten Persönlichkeitsproblemen verlangen eine Wiederherstellung des ursprünglichen Zustandes. Die Ergebnisse bei diesen Patienten sind unbefriedigend, sowohl vom medizinischen als auch vom Sozialaspekt her.

Weibliche Transsexuelle nehmen in der medizinischen und psychiatrischen Praxis zu. Die Patientin verlangt Mastektomie, Hysterektomie und Oophorektomie und wünscht auch androgene Hormone, um ihrer Stimme einen anderen Klang und sich selbst ein männlicheres Aussehen zu verleihen. Sie kann einen künstlichen Phallus verlangen, den ihr die plastische Chirurgie herstellen soll. Stabilen, erfolgreichen Persönlichkeiten, die sich in den meisten Lebensbereichen mit Erfolg sozial angepaßt haben, kann bisweilen durch begrenzte chirurgische Hilfsmaßnahmen zu einer größeren Erfüllung verholfen werden. Diese Patientinnen müssen aber sorgfältig ausgewählt werden, weil die Resultate dieser relativ umfangreichen Eingriffe in anatomischer Hinsicht oft weniger zufriedenstellen als im Falle der Mann-/Frau-Umwandlung.

Paraphilie

Schwerwiegende Behinderung der Fähigkeit zu zärtlicher sexueller Betätigung zwischen erwachsenen menschlichen Partnern (s.a. unter Ätiologie und Inzidenz, oben). Viele Arten der Paraphilie sind selten, und alle kommen vorwiegend bei Männern vor. Für gewöhnlich ist eine Langzeitpsychotherapie erforderlich – allerdings nicht immer erfolgreich. Wenig nütze ist sie, wenn sie durch Zwangsmaßnahmen, z. B. gerichtlichen Beschluß, herbeigeführt wird. Gruppentherapie hilft bei manchen Sexualtätern, ebenso eine Antiandrogenbehandlung bei Pädophilen, Frauenschändern und bei Lustmördern. Die Diagnose kann entsprechend DSM-III-R auch bei Fehlen paraphiler *Verhaltens*weisen gestellt werden, wenn der Patient schwerwiegend durch „wiederkehrende, starke sexuelle Impulse und sexuelle Phantasien über mindestens sechs Monate" beeinträchtigt ist, die besondere sexuelle Deviationen, wie z. B. Fetischismus oder Pädophilie beinhalten.

Fetischismus

Gebrauch lebloser Gegenstände als bevorzugte alleinige Methode der Erzeugung sexueller Erregung, meistens im Jugendalter beginnend. (Wird ein Mann durch das Tragen von weiblichen Kleidungsstücken, meistens Unterwäsche, sexuell erregt und befriedigt anstatt durch zärtliches Streicheln der Kleidung, so trifft die Diagnose Transvestismus zu – und nicht Fetischismus). Der Fetisch kann sexuelle Betätigung mit einem Partner ersetzen oder in das Sexualverhalten mit einem Partner einbezogen werden. Ist letzteres der Fall, wird der Fetisch im allgemeinen zur erotischen Erregung benötigt. Übliche Fetische sind weibliche Unterwäsche, Schuhe und Stiefel, weniger häufig Teile des menschlichen Körpers wie Haare oder Nägel. Fetischistisches Verhalten geringen Umfangs, das in heterosexuelles Verhalten eingebettet ist, kann nicht als abwegig betrachtet werden. Bei größerer Intensität des fetischistischen Verhaltens entstehen im allgemeinen in einer Beziehung ernste Probleme. Wird der Fetisch der alleinige Gegenstand sexueller Begier, werden normale Sexualbeziehungen gemieden.

Transvestismus

Tragen von Frauenkleidern durch heterosexuelle Männer, üblicherweise in der Kindheit oder im frühen Jugendlichenalter beginnend. Transvestiten erreichen üblicherweise eine gewisse seuxelle Erregung, und Zur-Schaustellen in der Öffentlichkeit kann viel Befriedigung vermitteln. Trotz ihrer abwegigen Veranlagung gelingt es vielen Transvestiten, einigermaßen glückliche Ehen zu führen. Wenn die Ehefrauen mitspielen, haben die Männer Geschlechtsverkehr in weiblicher Aufmachung. Anderenfalls entstehen meist Angst-, Depressions-, Schuld- und Schamgefühle, verbunden mit dem Verlangen, sich wie das andere Geschlecht zu kleiden. Nur wenige Transvestiten lassen sich ärztlich behandeln, es sei denn, sie haben Eheprobleme.

Zoophilie

Sexuelle Erregung durch den Geschlechtsakt oder die Vorstellung einer geschlechtlichen Betätigung mit Tieren als der bevorzugten oder ausschließlichen Methode.

DSM III berichtet, daß das Tier Objekt des Geschlechtsverkehrs sein oder so geschult werden kann, daß es – durch Lecken oder Reiben – den menschlichen Partner sexuell erregt. Das Tier wird auch dann bevorzugt, wenn andere Formen sexueller Betätigung vorhanden sind. Zoophilie ist extrem selten, der innere Drang in solchen Fällen aber intensiv und andauernd; Scham- und Schuldgefühle sowie gesellschaftliche Isolierung mit Depressionen, Angst und Einsamkeit können die Folge sein. Zoophilie ist neben dem Sadomasochismus die einzige Form von Paraphilie, die Frauen nahezu gleich häufig wie Männer betrifft.

Pädophilie *(s. a. Kap. KIN, 10.)*

Vorliebe für wiederholte sexuelle Betätigung mit vorpubertären Kindern. Der Altersunterschied zwischen dem mit dieser Störung behafteten Erwachsenen und dem kindlichen Opfer wird willkürlich mit 5 Jahren oder mehr angesetzt. Das Alter des Kindes ist in der Regel ≤ 13 Jahre. Das Alter des Patienten wird willkürlich bei ≥ 16 Jahren angesetzt. Für ältere Heranwachsende wird kein spezieller Altersunterschied festgelegt, es gilt dann die klinische Beurteilung. Wenn das Opfer die Pubertät bereits hinter sich hat, spricht man eher von sexuellem Mißbrauch als von Pädophilie, allerdings ist diese Unterscheidung oft willkürlich. Doppelt so viele Pädophile bevorzugen Kinder des anderen Geschlechts gegenüber Kindern eigenen Geschlechts. Heterosexuell ausgerichtete Männer tendieren dazu, Mädchen zwischen 8 und 10 Jahren zu bevorzugen; meistens ist der Erwachsene dem Kind bekannt. Ansehen oder Berühren scheint gegenüber dem Genitalkontakt zu überwiegen. Bei homosexuell ausgerichteten Männern beträgt das Alter des bevorzugten Partners 10–13 Jahre, und Zufallsbekanntschaften sind häufiger als in der heterosexuell orientierten Gruppe. Bisexuell ausgerichtete erwachsene Pädophile bevorzugen Kinder unter 8 Jahren.

Sexuelle Vergehen an Kindern stellen einen bedeutenden Anteil der bekanntgewordenen kriminellen Sexualhandlungen. Die Rückfallquote für homosexuelle Pädophilie steht nur der des Exhibitionismus nach und bewegt sich zwischen 13 und 28% der gefaßten Täter, das ist etwa das Doppelte der Quote für heterosexuelle Pädophilie.

Exhibitionismus

Wiederholtes Zurschaustellen von Genitalien vor ahnungslosen Fremden mit dem Zweck, sexuelle Erregung herbeizuführen. Die Veranlagung macht sich meistens bei Mittzwanzigern erstmals bemerkbar; nur selten kommt es in der Präadoleszenz oder im mittleren Alter erstmals zur Exhibition. Weitergehender sexueller Kontakt wird selten gesucht. Etwa ein Drittel der festgenommenen männlichen Sexualtäter sind Exhibitionisten. Dieser Personenkreis hat die höchste Rückfallquote: Etwa 20% der Exhibitionisten werden erneut festgenommen. Das Opfer ist gewöhnlich ein weiblicher Erwachsener oder ein weibliches Kind. Die meisten Exhibitionisten sind verheiratet, die Ehe ist jedoch oft durch schlechte sexuelle Anpassung – einschließlich häufiger psychosexueller Funktionsstörungen – gestört. Von Exhibitionismus bei Frauen ist nur in sehr wenigen Fällen berichtet worden.

Voyeurismus

Sexuelle Erregung, ausgelöst durch Betrachtung argloser Frauen, die nackt sind, sich gerade ausziehen oder sexuell aktiv sind. Das erste Mal macht sich Voyeurismus meist bei jungen Erwachsenen bemerkbar. Jugendlichen Voyeuren gegenüber ist man im allgemeinen nachsichtig; selten kommt es zu Festnahmen. Wesentliches Merkmal des Voyeurs ist, daß er die benötigten Situationen immer wieder ausfindig macht. Beim Zuschauen kann es zu einem, dann meist durch Onanieren ausgelösten Orgasmus kommen. Der Voyeur sucht keinen weiteren sexuellen Kontakt. Die Störung ist von der normalen sexuellen Neugier zwischen einander bekannten Personen zu unterscheiden.

Sexueller Masochismus

Willentliche Teilnahme an einer Betätigung, bei der der Teilnehmende physisch verletzt oder sein Leben bedroht wird, um sexuell erregt zu werden, oder wenn sexuelle Erregung bevorzugt wird oder ausschließlich darauf beruht, gedemütigt, gefesselt, geschlagen oder sonst irgendwie gequält zu werden. Erstmals betroffen sind in der Regel junge Erwachsene. Masochistische Vorstellungen ohne masochistisches Verhalten reichen zur Diagnostizierung eines sexuellen Masochismus nicht aus. Gedankenspiele sind recht häufig, masochistisches Verhalten dagegen relativ unüblich. Eine potentiell gefährliche Form des Masochismus besteht in verschiedenen Formen sich selbst auferlegten physischen Zwanges und teilweisen Erstickens („Hypoxyphilie") durch Erhängen oder andere Methoden zur Erzeugung einer Hypoxie, die zum Unfalltod führen können. Einige derartige Fälle betrafen Frauen, die weit überwiegende Mehrheit sind Männer.

Sexueller Sadismus

Anwendung von körperlichem oder seelischem Schmerz gegenüber dem Sexualpartner, um sexuelle Erregung und Orgasmus zu stimulieren. Beim erstenmal sind die Patienten meist junge Erwachsene, obwohl sadistische Phantasien oft bereits im Kindesalter vorkommen. Im allgemeinen liegen eindringliche, hartnäckige Gedankenspiele vor, in denen sexuelle Erregung aus Schmerz, der dem Partner zugefügt wird, erzeugt wird; die Vorstellungen allein, ohne entsprechendes Verhalten, reichen für die Diagnose nicht aus. Die Diagnose ist gesichert, wenn die Körperverletzungen ausgedehnt sind oder zum Tode führen, gleichgültig, ob der Partner zugestimmt hatte oder nicht. Sadismus unterscheidet sich von geringgradigen Äußerungen von Aggression, die bei normaler sexueller Betägigung vorkommen können. Am Ende des breiten Intensitätsspektrums sexuellen Sadismus stehen Personen, die Leiden des Partners brauchen, um überhaupt selbst sexuell erregt zu werden; solche Personen können ihr Opfer brutal vergewaltigen oder quälen. Im extremsten Bereich stehen die Lustmörder, deren sexuelle Erregung durch den Tod des Opfers erzeugt wird. Demgegenüber sind laut DSM-III-R Vergewaltiger meist nicht durch die Aussicht, dem Opfer Leid zuzufügen, motiviert, sondern durch ihre eigene Aggressivität. Auf weniger als 10% trifft die Diagnose „Sexueller Sadismus" zu, obwohl bei vielen die sexuelle Erregung durch Zwingen oder Nötigung zum Geschlechtsverkehr gesteigert wird. Vergewaltigung ist eine komplexe Verstrickung von Geschlechtstrieb und Machtausübung über das Opfer, wobei das Leiden des Opfers die sexuelle Erregung des Vergewaltigers normalerweise nicht steigert.

Homosexualität

Homosexualität wird von der Amerikanischen Psychiatrischen Gesellschaft nicht mehr als psychogene Erkrankung angesehen. DSM III führt die **egodystonische Homosexualität** als besondere Kategorie (s. Therapie und Prognose, unten). Die Gesellschaft akzeptiert zwar langsam die Homosexualität als sexuelle Variante, aber Feindseligkeit und Vorurteile (Homophobie) sind noch weit verbreitet.

Homosexuelles Benehmen ist als vorübergehendes Stadium in Pubertät und Reifezeit üblich (ein Drittel der männlichen Heranwachsenden), doch zeigen später fast alle Personen, die dieses Stadium durchlaufen – sogar diejenigen, die irgendeine Art des körperlichen Kontakts praktizieren – heterosexuelle Neigungen.

Etwa 8–10% der Männer sind ihr ganzes Leben hindurch ausschließlich homosexuell. Eine Mehrheit unter ihnen berichtet von heterosexuellen Kontakten, die nach Anfangserlebnissen bald abgebrochen wurden. Zwei Drittel aller homosexuellen Männer und ähnlich viele homosexuelle Frauen **(Lesbierinnen)** sind zu heterosexuellen Beziehungen und Lustempfindungen fähig, obwohl sie homosexuelle Beziehungen vorziehen. Etwa 20% der homosexuellen Männer und 33% der homosexuellen Frauen heiraten, doch tendieren ihre heterosexuellen Ehen zur Instabilität.

70% der homosexuellen Männer gaben an, eine sexuelle Beziehung zu einem verheirateten Mann gehabt zu haben, 20% sogar zu sechs oder mehr verheirateten Männern. Außerdem gaben 45% der lesbischen Frauen an, seit 1980, dem Zeitalter von AIDS, sexuelle Beziehungen mit Männern unterhalten zu haben. Wenn der Verbreitung von AIDS Einhalt geboten werden soll, dann sollte ungeschützter Sexualverkehr in das Zentrum des Interesses der Verhaltensforscher und der gezielten Aufklärung gerückt werden. Dies ist wichtiger als die Konzentration auf Risikogruppen, da das Sexualverhalten nicht duch die Gruppenidentifikation bestimmt wird.

Die vorzugsweise oder ausschließliche Homosexualität ist zu unterscheiden von der **situationsbedingten (gelegentlichen) Homosexualität,** die häufig bei Männern und Frauen auftritt, die längere Zeit nur mit Geschlechtsgenossen zusammenkommen, wie etwa auf Schiffen oder in Gefängnissen. Beim Verlassen dieser Umwelt wird das normale Sexualverhalten wieder aufgenommen.

Geschlechtsakte zwischen Homosexuellen bestehen in Äußerungen von Zärtlichkeit, Liebkosungen, Streicheln und Küssen. Zum Orgasmus kommt es durch gegenseitige Masturbation, Fellatio (der Penis wird in den Mund genommen) oder Analverkehr beim Mann, durch Cunnilingus (orale Befriedigung) bei der Frau. Eine ausschließlich aktive oder passive Rolle eines Partners ist unüblich; die meisten Homosexuellen beteiligen sich an der Beziehung auf verschiedene Weise.

Etwa 25% der männlichen Homosexuellen sind zu langdauernden Partnerschaften fähig. Gelegentliche oberflächliche Kontakte mit Fremden sind häufiger; 28% der männlichen Homosexuellen berichten von Kontakten mit über 1000 Partnern, obwohl derartiges Verhalten wegen der Verbreitung von AIDS deutlich zurückgegangen ist. Kontakte mit vielen Partnern haben zur Folge, daß sich sexuell übertragbare Krankheiten (Geschlechtskrankheiten) stärker ausbreiten. Allerdings ist bezüglich neu aufgetretener Fälle von Geschlechtskrankheiten (einschließlich AIDS und Syphilis) bei Homosexuellen ein Rückgang zu verzeichnen. AIDS *(s. Kap. INF, 9.)* tritt besonders häufig bei männlichen Homosexuellen auf, obwohl die Inzidenz von AIDS und Syphilis bei Fixern und deren heterosexuellen Partnern zunimmt. Nur 5% treten verweiblicht auf; den meisten Homosexuellen ist ein solches Benehmen zuwider. Die meisten sind in ihrer Gefühlswelt stabil, führen ein normales Leben und sehen sich selbst als glücklich an; Depressionen, psychosomatische Krankheiten und Suizid scheinen jedoch unter Homosexuellen häufiger aufzutreten als in der übrigen Bevölkerung. Es gibt einige Hinweise dafür, daß Homosexuelle – wenn sie nicht enge Partnerbindungen gebildet haben – unter zunehmender Isolierung und Zurückweisung leiden, wenn sie die mittleren oder älteren Jahre erreichen, weil sie von der homosexuellen Kultur abgelehnt werden, die Jugend und körperliche Anziehungskraft hochschätzt.

Die meisten weiblichen Homosexuellen sind zu engen Partnerbindungen fähig und gehen weit seltener flüchtige sexuelle Kontakte ein als die männlichen. Psychische Krankheiten sind ebenfalls unter Lesbierinnen weniger verbreitet als unter männlichen Homosexuellen. Dies mag wesensbedingt oder eine Folge günstigerer sozialer Reaktionen sein. Vielleicht ist auch beides der Fall.

Die Ursachen der Homosexualität sind nicht bekannt. Konstitutionelle Faktoren einschließlich einer hormonalen „Prägung" des Embryohirns können von wesentlicher Bedeutung sein. Gewisse Unterstützung findet diese Hypothese darin, daß homosexuelle Phantasien und entsprechendes Verhalten bei Frauen überzufällig häufig auftreten, deren Mütter während der Schwangerschaft Diäthylstilböstrol erhielten.

Behandlung der Homosexualität ist nicht indiziert, es sei denn, sie wird als Hilfe zur Veränderung der sexuellen Orientierung gewünscht. Manche Homosexuelle lassen sich behandeln, um Probleme der zwischenmenschlichen Beziehungen, einschließlich Problemen sexueller Natur (sexuelle Dysfunktionen sind weitgehend identisch mit denen Heterosexueller) oder Probleme am Arbeitsplatz zu vermindern. Diese Patienten sind motiviert, eine Veränderung herbeizuführen, die Mehrzahl allerdings nicht. Hilfe bei der Überwindung von Krisen oder von emotionalen Problemen und einfache Psychotherapie als Unterstützung bei der realistischen und befriedigenden Anpassung an die sozialen Gegebenheiten ist in den meisten Fällen völlig ausreichend. Für diejenigen Homosexuellen, die stark motiviert sind, ihre sexuelle Ausrichtung zu verändern (wobei eine vollständige Umorientierung selbst bei hohem Motivationsgrad kaum möglich ist), besteht die ideale Therapie aus sowohl verhaltens- als auch psychotherapeutischen Ansätzen, einschließlich Gruppentherapie. Die Prognose ist besser, wenn aus der Vorgeschichte heterosexuelle Verhaltensweisen und Gedanken bereits bekannt sind. In den meisten Fällen ist es hilfreicher, die homosexuelle Person dabei zu unterstützen, die interne Homophobie, die sie zur Behandlung motiviert hat, zu überwinden. Je klarer sich der oder die Betreffende zu einer homosexuellen Identität bekennen kann, desto besser ist das psychische Wohlbefinden.

7. SEXUELLE FUNKTIONSSTÖRUNGEN

Einführung

Psychosexuelle Störungen wurden *in Kap. PSY, 6.* klassifiziert, in welchem Geschlechtsidentität, abartige sexuelle Praktiken und Homosexualität (obwohl diese keine eigentliche Erkrankung darstellt) diskutiert wurden. Hier sollen die sexuellen Dysfunktionen besprochen werden, die dem praktizierenden Arzt am häufigsten unter den psychosexuellen Störungen geklagt werden.

Normales sexuelles Funktionieren hängt **bei Männern und Frauen** von der erwartungsvollen sinnlichen Einstellung (der sexuellen Motivation) oder vom Grad des *Verlangens,* von der effektiven vasokongestiven *Erregung* (Erektion beim Mann, Lubrikation bei der Frau) und vom *Orgasmus* ab. Der Orgasmus beim Mann schließt Emission und Ejakulation ein. Die Emission tritt nach einer Phase, von der an die Ejakulation nicht mehr bewußt verhindert werden kann, ein und wird von Kontraktionen der Prostata, der Bläschendrüsen und der Urethra begleitet. Der Orgasmus der Frau wird von Kontraktionen, die subjektiv nicht immer als solche empfunden werden, der Muskeln im vorderen Drittel der Vagina begleitet. Bei beiden Geschlechtern sind eine generalisierte Muskelanspannung, perineale Kontraktionen und unwillkürliche Beckenbewegungen nicht selten. Dem Orgasmus folgt die *Lösung,* ein Gefühl der allgemeinen Entspannung, des Wohlbefindens und der muskulären Erschlaffung. Während dieser Phase sind Männer physiologischerweise zu einer weiteren Erektion oder einem erneuten Orgasmus für eine unterschiedlich lange Zeit nicht fähig. Im Gegensatz dazu können Frauen gegebenenfalls auf zusätzliche Stimulation hin fast sofort wieder reagieren.

Der sexuelle Reaktionszyklus wird durch ein sorgfältig ausbalanciertes Zusammenspiel zwischen dem sympathischen und dem parasympathischen Nervensystem vermittelt. Die Gefäßstauung wird vorwiegend durch den Parasympathikus (cholinerg) bewirkt, wohingegen beim Orgasmus der Sympathikus dominiert. Die Ejakulation wird hauptsächlich sympathisch (adrenerg) gesteuert. Die Emission kommt durch eine exakt ausbalancierte Kombination sympathischer und parasympathischer Reize zustande. All diese Reflexe können sehr leicht durch kortikale Einflüsse, durch unphysiologische hormonelle, nervöse oder vaskuläre Mechanismen gehemmt werden. Alpha- und betaadrenerge blockierende Substanzen können Emission, Ejakulation und perineale Kontraktionen während des Orgasmus desynchronisieren.

Im von der American Psychiatric Association herausgegebenen *Diagnostischen und Statistischen Manual Psychischer Störungen,* 3. überarbeitete Auflage (DSM-III-R), wird festgestellt, daß **Behinderungen im sexuellen Reaktionszyklus** in einer oder mehreren der physiologischen Phasen auftreten können, obgleich eine Behinderung in der Lösungsphase äußerst selten klinisch bemerkt wird. Generell sind sowohl die *subjektiven* Dimensionen des Verlangens, der Erregung und des Lustgefühls wie die *objektive* Durchführung, Vasokongestion und der Orgasmus gestört; die einzelnen Komponenten können jedoch gelegentlich auch allein in Erscheinung treten.

Alle diese Dysfunktionen können **primär** (lebenslang, wobei die effektive Ausprägung niemals in irgendeiner Situation in Erfahrung gebracht wurde und meistens von intrapsychischen Konflikten herrührt) oder **sekundär** (erworben nach einer Zeit des normalen Verhaltens) sein: Sie können regelmäßig auftreten oder auf gewisse Situationen oder bestimmte Partner begrenzt sein; ebenso auch total oder partiell im Hinblick auf die Ausprägung oder die Häufigkeit der Störung. Die meisten Patienten klagen über Angstzustände, Schuldgefühle, Scham oder Frustration, und viele entwickeln somatische Symptome. Obwohl eine Dysfunktion normalerweise während der geschlechtlichen Aktivität mit einem Partner auftritt, ist es immer angebracht, zu fragen, ob diese Funktion auch bei der Selbstbefriedigung gestört ist.

Ätiologische Faktoren sowohl für primäre als auch für sekundäre Störungen können ähnlich sein; immer vorhanden ist eine inadäquate Kommunikation. **Psychologische Faktoren** schließen *Ärger* über den Partner ein. Auch Angst spielt eine Rolle: vor den Genitalien des Partners oder vor Intimität, vor Verlust der Selbstbeherrschung, vor Abhängigkeit oder vor einer Schwangerschaft; *Schuldgefühle* nach einer lustvollen Erfahrung können ebenso auftreten wie *Depressionen* oder *Beklemmungen,* hervorgerufen durch Eheprobleme, Streßsituationen des Lebens, durch das Altern, durch Unkenntnis oder durch Verhaltensnormen (z. B. Häufigkeit und Dauer des Geschlechtsverkehrs, oral-genitaler Sexualvollzug oder andere sexuelle Praktiken) oder Sexualmythen (z. B. die angebliche schädigende Wirkung der Selbstbefriedigung, Hysterektomie oder der Menopause). Die sogenannten **unmittelbaren Ursachen** der Beklemmung sind Angst vor „Versagen", Leistungsanforderung, Beobachtung der physiologischen Reaktionen, der exzessive Wunsch, dem Partner gefällig zu sein, das Vermeiden eines Geschlechtsverkehrs oder des Gesprächs über sexuelle Anliegen. Diese verstärkenden Momente verschlechtern die Leistung und Befriedigung noch mehr, und das resultierende weitere Vermeiden sexueller Aktivitäten, gekoppelt mit unzureichender Kommunikation, ergibt einen Circulus vitiosus.

Andere wichtige Hemmfaktoren beinhalten Unkenntnis über die Geschlechtsorgane und ihre Funktionen, oft als Folge verbotenen Lernens, das selbst auf Angst, Scham- oder Schuldgefühlen basiert. Möglich sind auch traumatisierte Erlebnisse in der Kindheit und der frühen Jugend, wie z. B. Inzest oder Vergewaltigung; Minderwertigkeitsgefühle; religiöser Unterricht; exzessives Schamgefühl oder eine puritanische Abneigung gegen Geschlechtsverkehr.

Interpersonale und situationsbedingte Ursachen sind fehlende eheliche Harmonie und Langeweile in der Beziehung, können sich aber auch auf den Ort, die Zeit oder den jeweiligen Partner beziehen.

Die **somatischen Faktoren** werden unter individuellen Störungen weiter unten behandelt. Selbst wenn diese Faktoren bekannt sind, bestehen fast immer sekundäre psychische Probleme und Komplikationen.

Libidostörungen

Diese Störung wird im DSM-III als *persistierende und beherrschende Hemmung des Sexualverlangens bei der Frau und beim Mann definiert.*

Ätiologie

Libido ist ein psychosomatischer Prozeß, der auf einer Gehirntätigkeit beruht und bewußtes sexuelles Verlangen und Motivation einschließt. Eine Desynchronisation dieser Komponenten führt zur Libidostörung. Erworbene Hemmungen des Sexualverlangens werden meist durch Langeweile in der Beziehung verursacht; ebenso durch Depression (die öfter zu einem verminderten Interesse an Sex als zur Impotenz beim Mann oder zur Erregungshemmung bei der Frau führen), durch psychoaktive Drogen, durch Antihypertonika, durch Hormonmangel und sekundär durch Nachlassen der Sexualfunktion. Eine lebenslange allgemeine Hemmung des Sexualverlangens wird bezogen auf traumatische Ereignisse in der Kindheit oder in der frühen Jugend, auf die Unterdrückung sexueller Phantasien oder gelegentlich auch auf niedrige Androgenspiegel. Grundsätzlich muß beim Mann ein Testosteronspiegel unter 300 ng/dl und bei der Frau unter 10 ng/dl als auslösende Ursache in Betracht gezogen werden.

Klinisches Bild

Der Patient beschwert sich über sein fehlendes Interesse am Sex, selbst in Situationen, die normalerweise erotisch wären. Diese Störung ist gewöhnlich assoziiert mit geringer sexueller Aktivität, die oft ernste eheliche Probleme verursacht; aber manche Patienten haben ziemlich häufig Geschlechtsverkehr, um ihre Partner zu befriedigen, wobei trotz bestehender sexueller Lustlosigkeit keine Schwierigkeiten bei der Ausführung des Verkehrs bestehen müssen. Ist Langeweile die Ursache, vermindert sich die Häufigkeit des Geschlechtsverkehrs mit dem gewohnten Partner, das sexuelle Verlangen kann mit anderen Partnern jedoch (in Wirklichkeit oder in der Phantasie) normal oder sogar intensiv sein. Ein allgemeiner Anhedonismus (die Unfähigkeit, normalerweise lustbringende Betätigungen zu genießen, siehe unten) kommt vor.

Therapie

Die Therapie zielt auf die Beseitigung oder Linderung der zugrundeliegenden Ursachen ab, wozu Ehekonflikte, Depressionen, sexuelle Funktionsstörungen oder Medikationsänderungen zählen. Ist die Störung durch Androgene bedingt, bedarf es einer Behandlung mit Testosteron durch i. m. Injektion (s. Therapie der Erektionsstörungen, unten).

Sexuelle Aversion

Laut DSM-III-R handelt es sich dabei um eine *anhaltende oder wiederkehrende starke Aversion gegenüber fast allen genitalen Kontakten mit einem Sexualpartner oder um deren Vermeidung.* Bei Männern tritt sie nur gelegentlich auf, sehr viel häufiger kommt sie bei Frauen vor.

Ätiologie und Diagnostik

Wenn es sich um eine primäre oder lebenslang bestehende Störung handelt, kann die Aversion gegenüber sexuellen Kontakten, vor allem gegenüber dem Geschlechtsverkehr, die Folge einer Traumatisierung im sexuellen Bereich sein, wozu vor allem Inzest, sexueller Mißbrauch oder Vergewaltigung gehören. Liegt kein Trauma vor, so findet sich in der Regel eine Familienatmosphäre, in der Unterdrückung vorherrscht, was manchmal durch orthodoxe und rigide Religionserziehung zusätzlich verstärkt wird. Eine dritte Möglichkeit ist, daß anfängliche Versuche beim Geschlechtsverkehr zu mäßiger bis schwerer Dyspareunie geführt haben. Schmerzhafte Erinnerungen können bestehen bleiben, auch nachdem diese verschwunden ist. Handelt es sich um eine sekundäre Störung, die nach einer Periode normaler Funktion auftritt, hängt das Problem entweder mit dem Partner (interpersonelle Störung), einem Trauma oder einer bestehenden Dyspareunie zusammen. Wenn die Aversion zu einer phobischen oder gar panischen Reaktion führt, können zusätzlich zu den obengenannten Ursachen auch weniger bewußte oder unrealistische Ängste vor dem Beherrschtwerden oder vor körperlicher Verletzung vorhanden sein. Eine besondere Situation entsteht dann, wenn von einer Person erwartet wird oder wenn sie selbst versucht, sexuelle Beziehungen aufzunehmen, die nicht ihrer sexuellen Orientierung entsprechen.

Therapie

Die Behandlung ist auf die Beseitigung der zugrundeliegenden Ursache ausgerichtet. Ob man sich für verhaltenstherapeutische oder psychodynamisch orientierte Diagnose ab. Eine Paartherapie ist angezeigt, wenn es sich um einen interpersonellen Konflikt handelt. Die Behandlung panikartiger Zustände kann durch die zusätzliche Verordnung von Antidepressiva (trizyklische Antidepressiva oder Monomaminooxidase-(MAO)-Hemmer) unterstützt werden.

Sexuelle Funktionsstörungen beim Mann

Erektionsstörungen

(Erektile Impotenz, Impotentia erigendi)

Unfähigkeit, eine für den normalen Koitus genügende Erektion zu erlangen oder aufrechtzuerhalten. Diese Störung kann primär sein, was selten vorkommt, und generell, sofern nicht eine organische Störung vorliegt, auf eine ernste Psychopathologie hinweisen, oder sie kann sekundär sein, wobei die Erektionsstörung die Vollendung eines erfolgreichen Geschlechtsverkehrs bei etwa 25% oder mehr aller Gelegenheiten verhindert.

Ätiologie

Eine **primäre** erektile Funktionsstörung wird im allgemeinen durch intrapsychische Faktoren verursacht. In seltenen Fällen sind biologische Faktoren, welche fast immer mit einem niedrigen Testosteronspiegel und Störungen der Hypothalamus-Hypophysen-Gonaden-Achse verbunden sind, die Hauptursache. Gelegentlich liegen Gefäßabnormitäten vor. Als intrapsychische Faktoren sind eine abnorme Furcht vor der Vagina, sexuelles Schuldgefühl, Angst vor Intimität oder Depressionen anzusehen. **Sekundäre** Erektionsstörungen werden ungefähr zu 50% durch psychische Faktoren verursacht. Nach einer vorübergehenden erektilen Funktionsstörung (aus welchem Grund auch immer) können die oben genannten psychischen Faktoren eine Bedeutung als „unmittelbare Auslöser" einer solchen Störung erlangen.

Erektile Funktionsstörungen können situationsbedingt sein, was Ort, Zeit und den jeweiligen Partner betrifft, können vielleicht auch auf eine vermeintliche Niederlage im Wettbewerb oder auf eine Störung der Selbstachtung zurückgeführt werden.

Somatische Faktoren umfassen systemische organische Krankheiten, an erster Stelle den Diabetes mellitus, gefolgt von Syphilis, Alkoholismus, Drogenabhängigkeit, Hypophysen- und Schilddrüsenunterfunktion; lokale Störungen wie angeborene Mißbildungen oder entzündliche Erkrankungen der Geschlechtsorgane; vaskuläre Krankheiten wie Aortenaneurysma oder das Leriche-Syndrom; neurogene Störungen, z. B. multiple Sklerose, Rückenmarksläsionen, hypophysäre Mikroadenome mit Hyperprolaktinämie und kardiovaskuläre Erkrankung; und Pharmaka, wie gewisse Antihypertensiva, Sedativa, Tranquilizer und Amphetamine. Chirurgische Eingriffe wie eine Sympathektomie, Prostatektomie und Kastration rufen unterschiedliche Effekte hervor: Impotenz wird gewöhnlich nicht durch eine transurethrale Prostatektomie, aber fast immer durch eine perineale Prostatektomie hervorgerufen. Bei den meisten Männern kommt es unabhängig von der Methode der Prostatektomie zu einer retrograden Ejakulation.

Altern ist nicht ein unausweichlicher Grund für Impotenz, selbst in den 70ern oder 80ern. Während die Ejakulatmenge und die sexuelle Spannung sowie der Zwang zur Ejakulation abnehmen, bleibt die Erregungsfähigkeit oft erhalten.

Diagnostik

Psychische Faktoren sind wahrscheinlich bei situationsbedingter Impotenz beteiligt, wenn morgendliche Erektionen oder vollständige Erektionen bei der Masturbation erreicht werden. Da eine Kombination somatischer und psychischer Faktoren möglich ist, muß herausgefunden werden, ob die psychischen Faktoren primär oder sekundär sind. Die Unfähigkeit, unter jedweden Umständen eine Erektion zu erreichen, erfordert die Suche nach organischen Gründen. Dies beinhaltet eine allgemeine medizinische Untersuchung, einschließlich der Drogen- und Alkoholanamnese, die Untersuchung der Genitalien, eine neurologische Beurteilung, die Suche nach Zeichen einer vaskulären oder endokrinen Funktionsstörung sowie Laboruntersuchungen unter Einschluß eines Glukosetoleranztests und der Bestimmung der Testosteron-, LH-, FSH- und Prolaktinspiegel (Abnahme um 9.00 Uhr morgens, da tageszeitlich bedingte Schwankungen).

Besonders wichtig bei der Auswertung ätiologisch unklarer Fälle ist die Untersuchung auf **nächtliche Erektionen.** Diese treten in der **REM**(rapid eye movements)**-Phase** des Schlafes auf. Das Fehlen von nächtlichen Erektionen ist ein starker Hinweis auf eine organische Ursache, wenn auch nicht beweisend. In einem speziellen Schlaflabor kann der Patient im Hinblick auf nächtliche Erektionen überwacht werden. Es kann die Anzahl der Erektionen, die Dauer einer jeden Erektion und die Erektionsstärke während der Dauer des Nachtschlafes ausgewertet werden, um eine quantitative Schätzung der erektilen Kapazität zu erhalten. Eine Korrektur der Artefakte ist wichtig (durch Korrelation der Erektionen mit dem REM-Schlaf ebenso wie bei der direkten Beobachtung).

Therapie

Bei psychisch bedingten Erektionsstörungen kann eine kurze Beratung helfen, sekundäre Faktoren zu lindern. Man sollte bemüht sein, den Partner des Patienten einzubeziehen. Im Vordergrund steht zunächst die Beruhigung des Patienten, der eine sorgfältige Untersuchung und notwendige Labortests folgen. Eine Aufklärung ist oft ausreichend, um Aberglauben und Fehlinformation zu beheben und eine nichtfordernde und für beide Partner angenehme Situation zu erreichen. Die dreistufige Behandlungsmethode von Masters und Johnson ist eine spezifische Technik, die schrittweise nichtgenitale Stimulation, dann genitale Reizung und endlich nichtfordernden Koitus einbezieht. Bringen 6 Beratungen keinen Erfolg, ist die Überweisung an einen Eheberater oder Psychiater in Erwägung zu ziehen.

Bei somatischen Abweichungen ist das erste Ziel der Therapie die Ausheilung der Grunderkrankung. Bei Androgenmangel (< 300 ng/dl) sollte eine Behandlung mit injizierbarem Testosteron, 200 mg i.m. alle 2 Wochen für 3–4 Monate, versucht werden. (Zuerst sollten jedoch die Spiegel von Prolaktin, FSH und LH bestimmt werden, denn eine Hyperprolaktinämie kann erfolgreich mit Bromokriptin behandelt werden.) Von einigen Ärzten werden subkutane Testosteron-Preßlinge vorgezogen. Nach oraler Testosteron-Medikation wird häufig ein kurzdauernder Placeboeffekt beobachtet. Testosteron scheint das Sexualverlangen, vor allem die spontanen Phantasien, zu steigern.

Männer, die nicht auf psychotherapeutische Behandlung ansprechen oder bei denen die Ergebnisse der Untersuchung auf nächtliche Erektionen Hinweise auf organische Ursachen ergeben, können mit einer intrapenilen Injektion einer Kombination von Papaverin und Phentolamin oder Prostaglandin E_1 behandelt werden. Wenn die Gefäßversorgung des Penis einigermaßen intakt ist und die Venen keine „Lecks" aufweisen, führt die Injektion zu einer stabilen Erektion, die eine Stunde oder länger anhalten kann. (Diese Methode kann im übrigen auch zur Diagnose vaskulärer Störungen des Penis verwendet werden.) Wenn das Verfahren erfolgreich ist, kann der Patient lernen, die Injektion selbständig vorzunehmen. Bei richtiger Durchführung ist diese schmerzlos und hat keinen Einfluß auf die Ejakulation. Mögliche Nebenwirkungen sind Priapismus (in der Regel dosisabhängig) und die Entstehung peniler Plaques oder einer Induratio penis plastica.

Wenn die Erektionsstörung mit keiner dieser Therapien behandelbar ist, kann eine Penisprothese implantiert werden, die in der Regel den gewünschten Erfolg bringt.

Störungen der Orgasmuskontrolle

(Ejaculatio praecox)

Regelmäßige oder wiederkehrende Ejakulation vor, während oder kurz nach der Penetration. Da exakte Kriterien fehlen, kann dies ebenso definiert werden als *individuell unerwünschte vorzeitige Ejakulation.* Die meisten Männer müssen lernen, ihre Emission und Ejakulation zu verzögern, da der normale biologische Ejakulationsdrang innerhalb von 2 min nach vaginaler Penetration auftritt und nur wenige Frauen innerhalb dieser Zeit einen Orgasmus erreichen.

Ätiologie und Diagnostik

Bei Jugendlichen ist eine vorzeitige Ejakulation häufig. Dieser Zustand kann verschlimmert werden durch ein Gefühl der Sündhaftigkeit der Sexualität oder aus Angst vor Entdeckung, vor Schwängerung des Mädchens, vor einer Geschlechtskrankheit und auch durch Leistungsangst. Beim Erwachsenen bestehen ähnliche Befürchtungen wie auch im größeren Ausmaß zwischenmenschliche Probleme. Nicht erkannte somatische Ursachen sind selten, doch muß eine Prostatitis oder eine Neuritis ausgeschlossen werden.

Therapie

Eine Erklärung über den Mechanismus des vorzeitigen Orgasmus und der nachfolgenden Ejakulation, Beruhigung des Patienten und einfache Ratschläge genügen manchmal als Therapie. Eine Steigerung der GV-Frequenz kann sexuelle Spannung mindern. Bei der Stop- und Start-Technik erfolgt eine Stimulation des Penis entweder manuell oder während des Geschlechtsverkehrs, bis der Patient zu spüren beginnt, daß er bald ejakuliert, wenn die Stimulation nicht aufhört. Er signalisiert seinem Partner, die Stimulation zu beenden, um dann nach ungefähr 20–30 sec erneut damit anzufangen. Die Partner proben diese Technik zuerst mit manueller Stimulation, später dann während des Koitus. Nach dreimaliger Unterbrechung ist bei der 4. Stimulation eine Ejakulation erlaubt. Durch Wiederholung lernt der Patient in über 95% aller Fälle, seinen Orgasmus zu kontrollieren (5–10 min oder sogar länger). Gelegentlich verschleiert ein vorzeitiger Orgasmus einen tiefsitzenden intrapsychischen oder zwischenmenschlichen Konflikt; solche Patienten sollte man zur individuellen Psychotherapie oder zur Eheberatung an einen Fachmann überweisen.

Verzögerter Orgasmus

(Ejaculatio retarda)

Ein relativ seltenes Phänomen, bei welchem keine intravaginale Ejakulation möglich ist, oder – noch seltener – *die Unfähigkeit, durch Masturbation eine Ejakulation zu erreichen.* Ätiologisch kommt vorwiegend eine psychogene Störung in Frage, doch kann die Ejakulation auch durch einen Diabetes mellitus, durch Thioridazin und Mesoridazin (Piperidylvarianten des Phenothiazins) oder einige Antihypertonika verzögert werden. Eine verzögerte Ejakulation muß von einer retrograden Ejakulation nach Prostatektomie unterschieden werden. Einige Pharmaka (Amoxapin, Desipramin, Imipramin und Protryptilin) oder neurologische Erkrankungen (z. B. multiple Sklerose) können eine retrograde Ejakulation oder, selten, eine Emission ohne Ejakulat hervorrufen.

Therapie

Die Partnerin des Patienten stimuliert ihn bis zu einer Ejakulation außerhalb der Vagina, dann an den großen Labien und endlich innerhalb der Vagina. Führt diese Verhaltenstechnik nicht zum Erfolg, ist eine Psychotherapie angebracht.

Sexueller Anhedonismus

Selten kommt es vor, daß ein Patient *Erektion und Ejakulation ohne Lustgefühl während des Orgasmus* angibt. Ursächlich kommt eine psychogene Anästhesie des Penis bei einer entweder hysterischen oder einer zwanghaften Person in Frage. Eine psychiatrische Konsultation ist angebracht, außer es liegt eine Verletzung des Rückenmarks oder eine periphere Neuropathie vor. Neurogener Verlust der taktilen Empfindungsfähigkeit am Penis ist selten, es sei denn, daß auch anästhetische Stellen um den Anus oder das Skrotum bestehen.

Sexuelle Funktionsstörungen bei der Frau

Gehemmte sexuelle Erregbarkeit

(Frigidität)

Persistierendes oder wiederholtes Unvermögen, die Lubrikations- und Schwellungsreaktion bei sexueller Stimulierung bis zur Beendigung des Geschlechtsaktes zu erreichen oder aufrechtzuerhalten. Diese Hemmung tritt trotz einer sexuellen Stimulation auf, die sowohl im Hinblick auf erogene Zonen als auch auf Intensität und Dauer adäquat erscheint. Die Dysfunktion kann primär oder – häufiger – sekundär oder partnerbezogen sein.

Ätiologie

Psychische erworbene Faktoren sind die häufigsten Ursachen sexueller Dysfunktionen, z. B. Eheunstimmigkeiten (ungefähr 80% der Fälle), Depressionen und belastende Lebenssituationen *(s. auch Einleitung)*, Unkenntnis der genitalen Anatomie und Funktion, insbesondere der Klitoris-Funktion, und wirkungsvoller Stimulationsverfahren und -techniken sind häufig. Zusätzlich zur Unkenntnis können lebenslange Ursachen dafür auch sein, daß Sex mit Sünde und Schuld assoziiert wird. Die Scheu vor Intimitäten kann ebenfalls eine Rolle spielen.

Somatische Ursachen sind Krankheiten in der Genitalregion (Endometriose, Zystitis, Kolpitis), Allgemeinerkrankungen (Schilddrüsenunterfunktion, Diabetes mellitus – der Einfluß ist jedoch beim Mann größer), periphere oder zentrale Nervenstörungen (multiple Sklerose), Muskelerkrankungen (Muskeldystrophie), Medikamente (Kontrazeptiva, Antihypertonika, Tranquilizer mit unterschiedlichem Effekt) und verstümmelnde Operationen (Hysterektomie, Mastektomie, Eingriffe, die einen negativen Einfluß auf das Selbstbild der Frau haben).

Das Altern: Obwohl Frauen ihr ganzes Leben lang zum Orgasmus fähig bleiben, nimmt die sexuelle Aktivität oft nach dem 60. Lebensjahr wegen fehlender Partner und unbehandelter physiologischer Veränderungen (z. B. Atrophie der Scheidenhaut) ab.

Diagnostik und Therapie

Die Vorgeschichte und die körperliche Untersuchung helfen, festzustellen, ob der Ursprung der Krankheit vorherrschend psychisch, somatisch oder beides ist, und den Grad der Funktionsstörung festzulegen. Der Arzt sollte sexuelle Angelegenheiten unbefangen, aber mit Feingefühl besprechen und präzise Angaben einholen, dabei allmählich von allgemeinen Fragen in Gebiete größerer Empfindlichkeit vortastend. Organische Faktoren werden durch eine klinische Untersuchung und entsprechende Labortests abgeklärt.

Die Patientinnen klagen meistens über den Verlust der Orgasmusfähigkeit, obwohl nicht wenige Frauen sagen: „Es funkt bei mir einfach nicht." Fragen der Behandlung werden im nächsten Kapitel besprochen, da eine gehemmte sexuelle Erregbarkeit fast unweigerlich zu Orgasmusstörungen führt und die Behandlung beider Störungen ähnlich ist.

Orgasmusstörungen

Das Wesentliche dieser Krankheitserscheinung ist in DSM-III-R wie folgt beschrieben: *Unvermögen, einen Orgasmus zu erreichen, trotz einer normalen sexuellen Erregungsphase während der sexuellen Aktivität, die als adäquat in Lokalisation, Intensität und Dauer empfunden wird.* Häufig leidet die Patientin an einer Hemmung sowohl der sexuellen Erregbarkeit als auch des Orgasmus. Diese Störung kann primär, sekundär oder situationsbedingt sein. Etwa 10% aller Frauen erreichen nie einen Orgasmus durch irgendeine Stimulation oder in irgendeiner Situation. Die meisten Frauen können einen Orgasmus durch Stimulation der Klitoris erzielen, doch mehr als 50% der Frauen ist es unmöglich, regelmäßig einen Orgasmus *während des Koitus* zu erreichen. Spricht eine Frau auf nichtkoitale, klitorale Stimulation an, kann aber keinen koitalen Orgasmus erlangen, ist eine gründliche Sexualanamnese und gegebenfalls ein Behandlungsversuch angebracht, um zu beurteilen, ob eine Verhaltensvariation oder eine psychopathologische Reaktion vorliegt.

Die **Ätiologie** ist jener der gehemmten sexuellen Erregbarkeit ähnlich. Ist jedoch das Liebesspiel regelmäßig beendet, bevor die erregte Frau ihren Höhepunkt erreicht (z. B. wegen zu kurzen Vorspiels, Unkenntnis der klitoridal-vaginalen Anatomie und Funktion oder wegen einer vorzeitigen Ejakulation) können aus dieser Frustration Groll oder Abneigung und daraus eine Funktionsstörung resultieren. Darüber hinaus gibt es Frauen, die zwar keine Schwierigkeit haben, eine ausreichende Vasokongestion zu entwickeln, doch aus Angst besonders während des Geschlechtsverkehrs nicht in der Lage sind, sich „gehen zu lassen". Dies kann durch ein Schuldgefühl nach einer lustvollen Erfahrung oder durch Furcht, sich selbst einer lustvollen Situation hinzugeben, die Abhängigkeit vom Partner erfordert, begründet sein. Furcht, die Selbstkontrolle zu verlieren, kann auch eine Rolle spielen.

Therapie

Organische Störungen sollten behandelt werden. Herrschen psychische Faktoren vor *(s. Einführung oben)*, ist eine Beratung angebracht, um die sekundären Gründe zu beseitigen; beide Partner sollten in diese Sitzungen einbezogen werden.

Frauen in allen Stadien sexueller Hemmung reagieren durchweg gut auf das dreistufige Training der sensorischen Fokussierung nach Masters und Johnson, bei welcher das Paar schrittweise das nichtgenitale und das genitale Liebesspiel und den nichtfordernden Koitus übt. Frauen, die an einen Orgasmus durch Klitorisstimulierung und nicht an einen koitalen Orgasmus gewöhnt sind, sprechen auf diese Behandlung weniger gut an. Manchmal ist eine individuelle oder eine Gruppentherapie nützlich.

Wesentlich ist, daß die Frau über die Funktion ihrer Geschlechtsorgane und ihrer eigenen Reaktionen Bescheid weiß. Dies bezieht Kenntnis der besten Stimulationsmethoden der Klitoris wie auch der gesteigerten vaginalen Empfindungen, die durch Verstärkung der willentlichen Kontrolle der Beckenbodenmuskulatur erreicht werden können, mit ein. Der M. pubococcygeus, der auch die Miktion kontrolliert, enthält Nervenendigungen, welche angenehme Sensationen im äußeren Scheidendrittel übermitteln. Die **Übungen nach Kegel** fördern die Kontrolle der Beckenbodenmuskulatur, welche 3mal täglich 10- bis 15mal kontrahiert werden soll. Innerhalb von 2–3 Mo. verbessern sich der perivaginale Muskeltonus wie auch das subjektive Gefühl der Frau, ihn zu beherrschen.

Einem Psychiater sollten solche Frauen überwiesen werden, welche unter einer primären Orgasmusstörung mit oder ohne Hemmung des Sexualverlangens oder der sexuellen Erregbarkeit leiden. In jedem Falle sollte ein Nichtspezialist sich auf sechs Beratungssitzungen beschränken und komplexe Situationen einem Eheberater oder Psychiater überlassen.

Dyspareunie

(Kohabitationsschmerzen, Algopareunie)

Schmerzhafter oder erschwerter Geschlechtsverkehr.

Ätiologie

Primäre Dyspareunie tritt während der ersten Koitusversuche auf und geht meistens vom Scheideneingang aus. Die Ursache kann sowohl psychogen als auch durch lokale Traumen wie z. B. das Einreißen des Hymens oder Verletzung oder Quetschung der Harnröhrenmündung hervorgerufen sein. Schmerzhafte oberflächliche Ulzerationen können sich nach einer Verletzung ausbilden. Forcierter Druck gegen eine empfindliche Urethra während des Koitus kann auch eine Rolle spielen. Andere Ursachen sind: unzureichende Befeuchtung, in den meisten Fällen infolge ungeeigneten oder unzulänglichen Liebesspiels; ungeschickte Intromission; entzündliche Läsionen im Scheideneingang, wie z. B. Skenitis, Entzündung oder Abszesse der Bartholin-Drüsen oder -Gänge; Entzündungen der Schweißdrüsen der Labien durch den Gebrauch von schlecht sitzenden oder ungenügend befeuchteten Kondomen; allergische Reaktionen auf empfängnisverhütende Schaumpräparate, Creme usw.; und Mißbildungen des weiblichen Genitaltraktes (z. B. ein angeborenes Septum oder ein sehr rigides Hymen).

Sekundäre Dyspareunie steht nicht mit dem ersten Koitus im Zusammenhang, sondern entwickelt sich oft erst nach Jahren. Die Ursachen dafür sind Involutionsvorgänge in der Menopause mit Trockenheit und Verdünnung der Vaginalhaut, ein zu enger Scheideneingang nach Episiotomie oder Scheidenplastik, ausgeprägte Retroflexio uteri mit in den Douglas-Raum verlagerten Ovarien, Endometriose, Kolpitis, suburethrales Divertikel sowie Adnexitis. Eine Bestrahlungstherapie bei Malignom oder zur Sterilisation kann ein akutes Einsetzen einer Dyspareunie zur Folge haben. Über psychogene Ursachen und Einflüsse *s. Einleitung.*

Diagnostik

Die Hauptbeschwerde besteht in Schmerzen während oder nach dem Koitus. Die Lokalisation und die Beschreibung der Schmerzen können Hinweise auf die Diagnose bieten, z. B. Schmerz beim tiefen Stoßen durch Veränderungen im Uterus und/oder am Ligamentum latum. Die Allgemein- und Sexualanamnese sowie der Körperbefund, speziell die palpatorische Unterleibsuntersuchung, deckt die Ursache meistens auf. Durch die Untersuchung, für die in seltenen Fällen eine Narkose erforderlich ist *(siehe Vaginismus, unten),* können Scheidenverletzungen und Uterusverlagerungen sowie andere Unterleibserkrankungen erkannt werden. Unzureichende Stimulierung oder psychische Hemmung der Erregbarkeit können auch mangelhafte vaginale Befeuchtung und Schmerzen beim Geschlechtsakt hervorrufen.

Prophylaxe

Probleme können durch eine voreheliche Untersuchung beider Partner und sachliche Information über die Reproduktionsorgane und ihre Funktionen, physiologische und psychologische Faktoren beim Geschlechtsverkehr sowie durch Hinweise über sexuelle Techniken weitgehend verhindert werden. Bestehende Verletzungen oder Defekte sollten möglichst korrigiert werden, z. B. kann ein sehr rigides Hymen bei einem Arztbesuch gedehnt werden. Eine anästhesierende Creme (z. B. 1% Lidocain) sollte vor jeder Behandlung angewandt werden.

Therapie

Die Therapie unkomplizierter Traumen ist einfach. Zeitweise Abstinenz vom Geschlechtsverkehr ist wichtig. Im Falle von Vulvaschmerzen können eine lindernde Salbe (z. B. Dibucain 1%ig oder Lidocain 1%ig) äußerlich und Sitzbäder angewandt werden. Schmerz und Spasmen können oft durch reichlichen Gebrauch eines Gleitmittels vor dem Koitus verhindert werden. Manchmal hilft eine Intromission über die hintere Kommissur den Druck auf eine empfindliche Harnröhre zu vermindern. Die Therapie des Vaginismus ist im nächsten

Kapitel abgehandelt. Lokale Östrogenapplikation ist günstig bei Kolpitis in der Postmenopause. Um die Gefahr eines Unterleibs- oder Mammakarzinoms zu vermeiden, wird die orale Gabe von niedrigen Östrogendosen für 20 Tage, gefolgt von einer Progestinbehandlung für 8–10 Tage, vorgezogen.

Zysten oder Abszesse sollten chirurgisch entfernt werden. Entzündete Labien müssen sauber und trocken gehalten werden. Ausfluß wird in der gewohnten Weise behandelt. Ist die Vulva geschwollen und schmerzhaft, kann ein feuchter Umschlag mit verdünntem Aluminiumacetat lokal appliziert werden. Manchmal ist eine Verordnung von Kodein, 30–60 mg oral alle 4 h, und Sedierung (z. B. Phenobarbital, 15 oder 30 mg 3mal täglich oral) angebracht. Mit Hilfe eines Pessars kann eine Retroflexio uteri oder eine Verlagerung der Ovarien korrigiert werden. Eine Lagekorrektur oder Entfernung des Diaphragmas ist notwendig bei Verletzung der sakrouterinen Ligamenten durch ein nicht passendes Modell.

Aufklärende Gespräche sind oft für beide Partner notwendig (siehe Prophylaxe, oben). Lang bestehende Fälle von Dyspareunie und solche, bei welchen die zugrundeliegenden psychischen Faktoren nicht aufgedeckt werden können, sollten einem Psychiater zugeführt werden.

Vaginismus

Vaginaler Spasmus ist eine bedingte Kontraktion der tieferen vaginalen Muskeln, hervorgerufen durch das unbewußte Verlangen einer Frau, eine Penetration zu verhindern. Da eine Intromission oft unmöglich ist, sieht man Vaginismus häufig in Fällen einer unvollzogenen Ehe. Manche Frauen mit Vaginismus genießen klitorale Orgasmen.

Ätiologie

Vaginismus entsteht aufgrund einer Dyspareunie, deren Ursachen im vorhergehenden Abschnitt erwähnt wurden. Weitere Ursache sind Furcht vor Schwangerschaft, die Angst, von dem Mann beherrscht zu werden und die Selbstkontrolle zu verlieren, Angst vor Verletzung durch den Geschlechtsakt (als Ausdruck für das Mißverständnis, daß der Geschlechtsverkehr ein zwangsläufig aggressiver Übergriff ist). Bei Vorhandensein dieser intrapsychischen Faktoren handelt es sich in der Regel um primären (lebenslang bestehenden) Vaginismus. Selbst nach Beseitigung der Ursache für die Dyspareunie kann allein die Erinnerung an den schmerzhaften Geschlechtsverkehr Vaginismus auslösen.

Die **Diagnose** wird durch Beobachtung unfreiwilliger Spasmen während der Unterleibsuntersuchungen und manchmal einer Abwehrreaktion der Patientin bei der Annäherung des Untersuchers bestätigt. Durch Anamnese und körperliche Untersuchung werden organische und psychogene Ursachen abgeklärt. Lokal- oder Allgemeinanästhesie sind gelegentlich nötig, um Spasmen zu umgehen, welche sogar bei der vorsichtigsten Inspektion auftreten können. Einigen Patientinnen kann man durch Lokalinjektion von 1% Xylocain in den Hymenalring oder durch eine Pudendusanästhesie helfen.

Therapie

Die Behandlung beginnt mit der Korrektur jeder schmerzhaften organischen Störung *(s. Dyspareunie)*. Persistiert der Vaginismus, sind gelegentlich Ansätze wie die **schrittweise Dehnung** zur Beseitigung vaginaler Muskelspasmen erfolgreich. In Steinschnittlage wird der Patientin ein gut mit einem Gleitmittel versehener Gummi- oder Glasdilatator in zunehmender Größe, beginnend mit einem Dilatator dünn wie Draht, tief in die Vagina eingeführt und dort 10 min belassen. Von einigen Ärzten werden Rektumdilatatoren nach Young bevorzugt, weil sie kürzer sind als die vaginalen und weniger Unbehagen bereiten. Es führt gewöhnlich zu einem geringeren Widerstand der Patientin, wenn diese den Dilatator selbst einführt. Durch Kontraktion der perivaginalen Muskulatur, so lange es möglich ist, mit anschließender Entspannung, entwickelt die Patientin ein Gefühl, ihre Vaginalmuskulatur zu beherrschen. Es ist hilfreich, wenn die Patientin eine Hand an die Innenseite der Oberschenkel hält und aufgefordert wird, die Muskeln zu kontrahieren und zu entspannen. Dies führt sowohl zu einer

Entspannung der Oberschenkel- als auch der Beckenbodenmuskulatur. Dieser Vorgang soll von einem Arzt wenigstens 3mal pro Wo. durchgeführt und von der Patientin selbst zu Hause 2mal täglich mit ihren Fingern praktiziert werden. Geschlechtsverkehr wird versucht, wenn die Patientin das Einführen der großen Dilatatoren (mit Rektaldilatatoren gewöhnlich Nr. 5) ohne Beschwerden toleriert hat. Dieser Vorgang muß von beratender Aufklärung begleitet sein *(s. Prophylaxe der Dyspareunie).* Oft hilft vor Beginn der stufenweisen Dilatationstechnik eine Sexualberatung. In Gegenwart des Ehemannes erklärt der Arzt die Anatomie der Patientin und läßt sie sich selbst mit Hilfe eines Handspiegels untersuchen. Dies verringert die Ängste beider Partner und unterstützt das Sprechen über sexuelle Angelegenheiten.

8. NEUROSEN

Funktionelle psychische Erkrankungen, bei denen spezifische – gewöhnlich Ich-fremde – und quälende neurotische Symptome auftreten: Angstzustände, Phobien, Zwangsvorstellungen, Getriebensein, hysterische Affektumwandlung sowie dissoziative Erscheinungen und bestimmte Symptome, die mit Streß nach einem Trauma zusammenhängen; die Realitätskontrolle ist in der Regel intakt.

Die Neurosen bilden eine der drei Hauptgruppen der nicht organisch bedingten psychischen Störungen, zu denen noch die Psychosen und Persönlichkeits- (oder Charakter-)Störungen zählen. Das neurotische Leiden ist üblicherweise nicht durch größere Veränderungen der geistigen Funktionen und schwere Störungen der Erkenntnis- und Wahrnehmungsprozesse (z. B. Wahnvorstellungen, Halluzinationen) gekennzeichnet, wie man sie bei den Psychosen sieht. Bei den neurotischen Leiden bleibt auch die Fähigkeit, zwischen Vorstellung und Wirklichkeit unterscheiden zu können, im allgemeinen erhalten, während sie bei den Psychosen ganz oder teilweise fehlt. Die bezeichnenden Abweichungen in Verhaltensmustern und persönlichen Beziehungen, wie sie in den Persönlichkeitsstörungen zu sehen sind, können auch bei neurotischen Personen auftreten *(s. Kap. PSY, 4.).*

Klassifizierung

Die 1980 erschienene 3. Auflage des **DSM III** hat die diagnostische Einteilung vieler psychischer Krankheiten revidiert. Im DSM III fehlt die Kategorie der Neurosen; Angstneurose, Phobie und Zwangsneurose erscheinen als Untergruppen der Angstzustände *(s. Tab. 6.).* Die

Tab. 6. Erkrankungen, die mit Angst einhergehen

Krankheitstyp	*Unterklassen*
Phobien (phobische Neurosen)	Agoraphobie mit Anfällen von Panik ohne Anfälle von Panik Soziophobie einfache Phobie
Angstneurosen *(Angstzustände)*	Panikzustände allgemeine Angstzustände Zwangsneurose (Besessenheitsstörung)
posttraumatische Streßerkrankung	akuter Typ chronischer oder verzögerter Typ
atypische Angstzustände	

hysterische Neurose wird danach unterteilt in die Kategorien „Somatoforme Erkrankungen" (einschließlich Konversionshysterie, Hypochondrie und Somatisationsstörung) und „Dissoziationsstörungen". Letztere beinhalten die Dissoziationshysterie (einschließlich der psychogenen Amnesie, Poriomanie, Persönlichkeitsstörungen) und die Depersonalisierungsneurose. Das kürzlich erschienene **DSM-III-R** (1987), eine überarbeitete Fassung des DSM-III, folgt im großen und ganzen dem gleichen Klassifikationsschema und unterscheidet sich vom DSM-III nur unwesentlich. Die an dieser Stelle benutzte Einteilung gewichtet die verschiedenen Typen von Neurosen gleich und folgt im allgemeinen der letzten, 9. Auflage von *International Classification of Diseases* **(ICD 9).**

Angstneurose

(Angstzustand; Angstreaktion)

Neurotische Störung, gekennzeichnet durch chronische, wirklichkeitsfremde Angst, oft unterbrochen durch akute Anfälle von Angst oder Panik. Angstneurosen suchen 5% der Bevölkerung heim. Sie ist charakteristischerweise eine Störung bei jungen Erwachsenen und befällt Frauen doppelt so oft wie Männer.

Ätiologie

Für die Angstneurose sind sowohl psychologische als auch physiologische Faktoren verantwortlich, ferner ist ein genetischer Einfluß nachgewiesen.

Psychologische Einflüsse: Emotionaler Streß (z. B. angedrohte oder tatsächliche Veränderungen in persönlichen Beziehungen) löst oft die Angstzustände aus. Das auslösende Moment ist nicht so offenkundig, wenn innere emotionale Antriebe (Bedürfnis nach Sex, Aggression oder Abhängigkeit) eine Konfliktursache darstellen, denn psychologische Abwehr hält diese außerhalb der bewußten Wahrnehmung. Die Antriebe gehen auf Umweltereignisse zurück, für die die Person besonders empfänglich ist, und Angst stellt die Furcht der Person dar, über diese Antriebe und die daraus resultierenden Handlungen die Kontrolle zu verlieren.

Physiologisch sind die Symptome der Angst (s. u.) direkte Zeichen von Entladungen des peripheren autonomen Nervensystems (Angriffs- oder Fluchtreaktion), die oftmals durch Erregung erschreckender Phantasien, innerer Impulse und Emotionen ausgelöst werden. Im Zentralnervensystem spielen noradrenerge Neurotransmitter eine wichtige Rolle bei der Erzeugung von Angst, und neuere Studien sehen den Locus coeruleus mit seinen weitreichenden Verbindungen zu den anderen Teilen des Gehirns als eine zentrale Vermittlerstruktur.

Symptomatik

Angst ist ein Symptom, das bei allen psychiatrischen Erkrankungen vorkommen kann. Bei der Angstneurose tritt sie aber eigenständig oder als Hauptsymptom auf. **Akute Angstzustände (Panik)** bilden das Kernmerkmal der Angstneurose; sie zählen zu den „schmerzhaftesten" Lebenserfahrungen. Sie können wiederholt über eine gewisse Zeit auftreten und sind zeitlich begrenzt, wobei sie im allgemeinen wenige Minuten bis 1–2 h anhalten können. Der Patient erlebt ein subjektives Gefühl des Entsetzens, das ohne ersichtlichen Grund entsteht, und ein quälendes Grauen vor einer undefinierbaren, unmittelbar bevorstehenden Katastrophe, wodurch vorübergehend das rationale Denken unmöglich wird. Die zur Angst gehörenden körperbezogenen Symptome betreffen am häufigsten das Herz und die Atmung mit hoher Pulsfrequenz, Herzklopfen, gelegentlichen Extrasystolen sowie Herzbeklemmung, die gewöhnlich als stechend beschrieben wird. Zittern – sichtbar als feinschlägiger Tremor der ausgestreckten Hände –, Schwitzen, Klagen über „Schmetterlinge im Magen" und allgemeine motorische Schwäche und Benommenheit sind häufig; es treten Übelkeit und gelegentlich Durchfall auf. Der Patient kann ein Gefühl von Unwirklichkeit und Kontaktverlust zu Personen und Dingen seiner Umgebung empfinden. Ein Hunger nach Luft, der sich in einer Hyperventilation äußert, wird oftmals erlebt. Dies kann zu einer sekundären respiratorischen Alkalose führen und zu verschiedenen Graden von Muskelsteifheit in den Gliedmaßen sowie zu einem Gefühl von **Hyperventilationssyndrom** *(s. Kap. ERN, 6., Respiratorische Alkalose, und Kap. LUN, 1., Die Erörterung der psychisch bedingten Atemnot).* Diese Sekundärsymptome vermischen sich mit dem Angstzustand des Patienten und tragen zu der bei ihm häufig vorkommenden Überzeugung bei, er werde bald das Bewußtsein verlieren oder sterben.

Chronische Angstzustände (generalisierte Angsterkrankung): Ihre Symptome ähneln denen der akuten Angstanfälle, sie sind jedoch weniger intensiv und halten länger an – Tage, Wochen, Monate. Der Patient bemerkt eine allgemeine Spannung und ein Vorahnungsgefühl, eine Neigung, besonders leicht zu erschrecken, ein Gefühl von Unwohlsein und Nervosität bei der Arbeit oder beim Umgang mit Menschen sowie eine undeutliche, beunruhigende Ungewißheit über die Zukunft. Damit einhergehen können chronische Müdigkeit, Kopfschmerzen, Schlaflosigkeit und verschiedene subakute autonome Symptome. Obwohl das Syndrom den Patienten nicht völlig lähmt, fühlt er sich bei der Verrichtung seiner täglichen Arbeiten und in seinen persönlichen Beziehungen antriebsvermindert und glaubt oft, seine Fähigkeit zu nutzbringender Arbeit sei durch chronische Müdigkeit und Konzentrationsschwäche gefährdet.

Diagnostik

Wegen der kardialen Symptome können Angstanfälle als Herzinfarkt mißdeutet werden. In ähnlicher Weise können die autonomen Begleitsymptome eines Phäochromozytoms oder die mit der Graves-Krankheit einhergehende Übererregung das klinische Bild einer Angstneurose vortäuschen. Geeignete physikalische und labortechnische Untersuchungen ermöglichen in der Regel die richtige Diagnosestellung.

Verlauf und Prognose

Leichte Angstzustände tendieren dazu, chronisch zu werden, wobei sie durch akute Angstanfälle mit wechselnder Häufigkeit und Intensität verstärkt werden. Ungefähr ein Drittel der Patienten wird geheilt, wobei die Prognose bei Männern besser ist als bei Frauen. Angstsymptome verlieren im mittleren Alter oft an Intensität und Ausmaß.

Therapie

Psychologische Maßnahmen: Introspektive Psychotherapie (bei Patienten, die in geeigneter Weise nach Kriterien der Psychologiebezogenheit ausgewählt wurden). Sie zielt ab auf die Offenlegung der unbewußten Konflikte und kann psychologische Veränderungen herbeiführen, die ein besseres Eigenverständnis und vergrößerte Widerstandsfähigkeit gegenüber inneren Trieben bewirken. **Unterstützende Psychotherapie** kann die Symptome durch Beruhigung und durch die Beziehung zu einem verständnisvollen Arzt lindern. **Entspannungsmethoden** erlauben eine gewisse willentliche Kontrolle über autonome Funktionen und damit eine Verringerung der Überaktivität. **Meditation** ist eine spezifische, oft wirksame Form der Entspannung. Bei Personen mit der Fähigkeit, sich auf hypnotische Trance einzulassen, kann **Hypnose** die Wirkung der Entspannungsmethoden verstärken.

Medikamentöse Maßnahmen *(s. a. Kap. PSY, 14.)*: Medikamente, die die Reagibilität auf Streß herabsetzen, sind von Nutzen. Im allgemeinen bessern sich die Symptome chronischer Angstzustände auf Benzodiazepine, während Panikzustände auf trizyklische Antidepressiva und Monoaminooxidase-(**MAO**-)Hemmer ansprechen. Eine Ausnahme bilden die Benzodiazepine Alprazolam und Clonazepam, die bei Panikzuständen wirksam sind. Allerdings können bei Absetzen dieser beiden Medikamente nach Langzeitanwendung bei manchen Patienten Schwierigkeiten auftreten. Dies bedeutet, daß sie klinisch nur mit großer Vorsicht eingesetzt werden dürfen.

Medikamente (z. B. Benzodiazepine) sollten nur zusätzlich zu und nicht statt einer geeigneten Psychotherapie angewendet werden. Hohe Dosierungen und längerfristige Anwendung, die zur Abhängigkeit führen können, müssen sorgfältig vermieden werden.

Phobie

(Phobische Störung; phobische Reaktion)

Eine neurotische Störung, gekennzeichnet durch irrationale oder übertriebene Furcht vor Gegenständen, Situationen oder Körperfunktionen, die nicht von Hause aus gefährlich sind oder die keine einfühlbare Ursache des Angstzustandes darstellen. Akute wie chronische Angstzustände sind ein auffallendes Merkmal, aber anders als die „freischwebenden" Ängste der Angstneurose sind sie gebunden an und assoziiert mit bestimmten umweltbedingten Reizen. Phobien suchen weniger als 1% der Bevölkerung heim, stellen etwa 5% der Neurosen bei Patienten unter 18 Jahren und treten häufiger bei Frauen auf.

Ätiologie

Die Ätiologie ist in vielfacher Hinsicht derjenigen der allgemeinen neurotischen Angst ähnlich, d.h., Phobien scheinen mit einer gehäuften Familiengeschichte von Angststörungen einherzugehen, und die Angst selbst ist eine furchterfüllte Reaktion auf das drohende Aufkommen verbotener unbewußter Triebe, eine Reaktion, die sich in übermäßiger Aktivität des autonomen Nervensystems manifestiert. Eine Reihe von psychologischen Mechanismen **(Projektion, Verdrängung)** lenkt darüber hinaus die Angst auf bestimmte äußere Gegenstände oder Situationen, die dann die zugrundeliegende, ursprüngliche Quelle der Angst verkörpern. Das Überwechseln und Koppeln der Angst an das äußere sekundäre Symbol ermöglicht es den Betroffenen weiterhin, den defensiven Kunstgriff einer **Vermeidung** des Gegenstandes zu verwenden, um die Entstehung des schmerzlichen Angstzustandes zu beherrschen. Die Auswahl des Phobiesymbols ist oftmals bestimmt durch eine zufällige Enthüllung des Gegenstands zu der Zeit, als die Angst vor einem bedrohenden inneren Impuls erstmals auftrat. Mit anderen Worten: Das Phobieobjekt wird zu einem bedingten Reiz, und die phobische Neurose ist in Wirklichkeit eine erlernte Antwort.

Symptomatik

Schon der Gedanke an das Phobieobjekt genügt, um Angst auszulösen; in dem Maße, in dem der Patient in der Wirklichkeit dem Phobiestimulus näherkommt, steigert sich die Angst bis zu einem Zustand der Panik. Infolgedessen schützt sich der Patient vor dem Erlebnis der Angst, indem er den Phobiestimulus meidet. Dies führt oft zu einer lähmenden Beeinträchtigung im täglichen Leben und der Fähigkeit, ganz normale Funktionen zu erfüllen. Einige phobiebefallenen Personen entwickeln ein **entgegenwirkendes Verhalten** *(aktives Streben nach Gelegenheiten, phobischen – oft gefährlichen – Situationen ausgesetzt zu sein, beispielsweise die Person mit Höhenangst, die zu einem Hochgebirgskletterer wird).*

Agoraphobie, Platzangst *(die Furcht vor weiten, öffentlichen Plätzen oder vor Situationen, in denen man Menschenansammlungen begegnen muß)* ist die mit 60% häufigste Form der phobischen Störungen. Die Bewegungsfreiheit solcher Personen ist erheblich eingeschränkt; im Extremfall können sie die Geborgenheit ihrer Wohnung nicht aufgeben. Agoraphobie beginnt oft mit dem plötzlichen Einsetzen eines Panikanfalls auf irgendeinem öffentlichen Platz. In der Folge führt die vorweggenommene Angst vor einer Wiederholung des Anfalls dazu, daß der Ort, an dem der erste Anfall aufgetreten ist, gemieden wird und die betreffende Person zu Hause und in ihrer unmittelbaren Umgebung bleibt, um nicht noch einmal die schmerzvolle Erregung erleben zu müssen. Häufig kann der von Platzangst befallene Patient die Phobiesituation ohne übermäßiges Unbehagen überstehen, wenn er sich in Begleitung eines Menschen befindet, mit dem er eine enge Beziehung aufrechterhält, die sogenannte **obligatorische Begleitperson.**

Objektphobien (einfache Phobien) sind *irrationale Furchtzustände vor Gegenständen oder Situationen, die nicht unter die Begriffe Agoraphobie oder Soziophobie fallen.* Derartige einfache Phobien findet man allgemein als Übergangserscheinungen in der frühen

Kindheit (z. B. Furcht vor Dunkelheit oder vor Tieren). Auch Erwachsene können spezifische, örtlich begrenzte neurotische Ängste vor einer Vielzahl von Objekten entwickeln (z. B. Hunden, Insekten; geschlossenen Räumen **[Klaustrophobie]**; erhöhten Plätzen **[Akrophobie]**). Wenn die Gegenstände oder Situationen ungewöhnlich sind oder man ihnen leicht ausweichen kann, entsteht keine ernsthafte Behinderung. Es gibt jedoch Fälle mit erheblichen Nachteilen, beispielsweise einen Geschäftsmann, der Angst vor dem Fliegen hat und der von Berufs wegen häufig Flugreisen unternehmen muß.

Funktionsphobien (soziale Phobien), bei denen die *Angst durch die Anwesenheit anderer Personen ausgelöst wird bzw. durch die unbegründete Furcht gekennzeichnet ist, öffentlich gedemütigt zu werden oder in eine peinliche Situation zu geraten,* sind seltener als die anderen Phobien. Die häufigsten Äußerungen, die beim Betroffenen dazu führen, gesellschaftliche Veranstaltungen oder Anlässe zu meiden, sind hier die Furcht vor dem Erröten **(Erythrophobie)** und Angst, in der Öffentlichkeit zu essen.

Diagnostik

Plötzlich auftretende schwere Phobien können den Beginn einer schizophrenen Psychose ankündigen oder gelegentlich bei Patienten mit einer chronischen schizophrenen Störung auftreten. Der Verlauf der letztgenannten Krankheit und das Vorhandensein von Denkstörungen und anderen psychotischen Merkmalen (Halluzinationen, Wahnvorstellungen) lassen auf eine Psychose schließen *(s. Kap. PSY, 10.).* Phobiebefallene Patienten werden manchmal depressiv, weil es ihnen nicht gelingt, ihre phobiebedingte Vermeidungsreaktion zu überwinden; dies ist aber eine Begleiterscheinung der eigentlichen phobischen Neurose, die verschwindet, wenn die Phobie ausgeheilt ist.

Verlauf und Prognose

Die phobische Störung beginnt üblicherweise im frühen Erwachsenenstadium mit einer chronischen Folge von Verschlimmerung und Nachlassen. Platzangst ist nicht allein eine schwere Behinderung, sie ist auch diejenige der Phobien, bei der manifeste Remissionen am wenigsten wahrscheinlich sind. Eine Spontanremission der phobischen Neurose ist bei jenen Patienten weniger wahrscheinlich, die über 1 Jahr lang anhaltende Symptome aufgewiesen haben.

Therapie

Psychotherapie: Introspektive Psychotherapie kann wirkungsvoll sein. Trotz bedeutsamer Veränderungen in den psychologischen Funktionen und Strukturen des Patienten können aber die Phobiesymptome andauern und ein aktiveres Vorgehen erforderlich machen, das sich eigens auf die Beseitigung dieser Symptome konzentriert; dazu gehört aber die **Verhaltenstherapie.** Diese Techniken nehmen dem Patienten die Anfälligkeit für den phobischen Reiz (Desensibilisierung); indem sie ihn zu einer Konfrontation mit dem Stimulus zwingen, während Entspannungstechniken (einschl. Hypnose) angewendet werden; damit soll der durch den Stimulus erzeugte Angstzustand bekämpft werden (reziproke Inhibition). **Überflutung** (Flooding) ist eine extreme Form der Desensibilisierung, die auf der experimentellen Beobachtung basiert, daß Angstzustände bei Tieren, die durch bestimmte konditionierte Reize ausgelöst wurden, dann verschwinden, wenn die Tiere den Reiz nicht vermeiden können. Bei klinisch eingesetzten Überflutungstechniken muß der Patient sich die angstauslösende Situation vorstellen oder er wird sogar mit ihr konfrontiert und ihr gegenüber so lange exponiert, bis die hervorgerufene intensive Angst abnimmt. Da Überflutung ein hochgradig unangenehmes Verfahren darstellt, das noch dazu bei klinischen Überprüfungen keine besseren Resultate als eine Desensibilisierung aufwies, wird es von Verhaltenstherapeuten nicht regelmäßig eingesetzt.

Pharmakotherapie *(s. a. Kap. PSY, 14.):* Beruhigungsmittel („Minor"-tranquilizer, wie z. B. Benzodiazepine, Buspiron) sind hilfreich bei der Linderung der Angstvorstellungen, der Patient ist besser in der Lage, dem Phobiereiz zu begegnen und auf eine vollständige Desensibilisierung hinzuarbeiten. Weiterhin wird der Ausbruch von Panikanfällen oft durch trizyklische Antidepressiva, MAO-Hemmer und die Benzodiazepine Alprazolam und Clonazepam unterbunden.

Zwangsneurose

(Zwangswahnvorstellung; Besessenheitsneurose)

Neurotische Störung, gekennzeichnet durch immer wiederkehrende Gedanken und Vorstellungen (Besessenheit, „fixe Idee") und wiederholte Impulse oder Handlungen (Zwänge), die der Patient als krankhaft erkennt und gegen die er einen starken inneren Widerstand empfindet.

Angst ist auch hier ein zentrales Merkmal, aber anders als bei den Phobien (wo der Patient sich ängstlich äußeren Gefahren gegenübersieht, die er als passives Opfer erfährt) ist sie eine Antwort auf intern entstehende Gedanken und Triebe; der Patient fürchtet, er könne sie aktiv ausführen, obwohl er dies nicht wünscht. Neuere epidemiologische Studien lassen darauf schließen, daß die Krankheit weit häufiger vorkommt als bisher angenommen. Die lebenslange Prävalenz beträgt ca. 1 bis 2%.

Ätiologie

Es gibt Beweise für ein häufigeres Auftreten in den Familien der Patienten mit Zwangsvorstellungen als in Kontrollgruppen.

Psychodynamische Theorie: Die „fixe Idee" ist die vorstellungsmäßige Komponente eines zugrundeliegenden verbotenen Antriebs, meist aggressiver Art, der in das Bewußtsein gelangt. Durch den Abwehrmechanismus der Isolierung wird die affektbezogene Komponente des Triebs von der vorstellungsmäßigen abgetrennt, so daß die Person nur einen hartnäckigen Gedanken erlebt. Sie ist sich dabei überhaupt nicht des Wunsches bewußt, den Gedanken in die Tat umzusetzen, noch der Tatsache, daß er einem verborgenen Antrieb entstammt. Trotz der Abwehrisolierung ist der Gedanke zu nahe beim verbotenen Trieb angesiedelt. Der Gedanke wird daher zur Quelle der Angst und veranlaßt das weitere Abwehrmanöver des **Ungeschehen-Machens** in Form einer sekundären magischen Zwangshandlung.

Lerntheorie: Ein ursprünglich neutraler Gedanke erhält durch seine Assoziation mit einem unbedingten angsterzeugenden Reiz die Fähigkeit, Angst zu erzeugen. Verringert eine nachfolgende Handlung diese Angst, dann fixiert sich diese Handlung zu einem Zwangsritual, und es wird eine stabile, nicht adaptive gelernte psychologische Struktur erzeugt.

Biologische Faktoren: Neuere Forschungsergebnisse lassen darauf schließen, daß Funktionsstörungen der Basalganglien, und dort v.a. der Serotoninrezeptoren, möglicherweise ein wichtiger Faktor bei der Entstehung der Zwangsneurose sind.

Symptomatik

Besessenheit: Gedanken, Worte und Bilder (normalerweise unzusammenhängend und ohne Bezug zu dem, was sie gerade tut) drängen sich der Person mit einer Kraft und einer Ausdauer auf, denen sie nicht widerstehen kann. Diese Gedanken, Worte und Bilder haben oftmals einen aggressiven, sexuellen oder skatologischen Einschlag, den das Individuum als vollkommen fremd seiner eigenen Person empfindet. Der Patient ist häufig davon überzeugt, daß er etwas Schädliches oder Unsoziales getan hat, und verspürt deswegen große Besorgnis und Angst. Dennoch erkennt er, daß die Ideen unwahr und unsinnig sind; gleichzeitig aber verwendet er große Energie auf den Versuch, sich den Ideen zu widersetzen und sie aus seinem Bewußtsein zu verbannen. Seine Anstrengungen mögen vorübergehend erfolgreich sein, doch kehren die Ideen wenig später unvermeidlich zurück, und der Kampf beginnt von neuem.

Zwänge und Zwangshandlungen: Der Zwang hat die gleichen autonomen Kennzeichen wie die Besessenheit. Er ist aber nicht allein eine Idee oder ein Bild, er ist der überwältigende Drang nach aggressiven, schändlichen oder obszönen Taten. Wie bei der Besessenheit erlebt der Patient Angst, erkennt die Unsinnigkeit des zwanghaften Antriebs und widersteht dessen Verwirklichung. Nicht selten jedoch gibt er dem drängenden Zwang tatsächlich nach und fügt sich in ein sich wiederholendes Verhaltensmuster von Zwangshandlungen und -ritualen. Diese finden sich oft als Begleiterscheinungen zu einer primären Besessenheitsidee und dienen zur Bekämpfung oder Ausschaltung ihrer schändlichen Eigenschaften. Ein junger Mann z.B. hatte den hartnäckigen Gedanken, jedesmal, wenn er das elektrische Licht ausknipste: „Mein Vater wird sterben" (Besessenheit). Um das mit diesem Gedanken verbundene Angstgefühl zu unterdücken, fühlte er sich gezwungen, den Lichtschalter erneut zu berühren und dabei zu sich selbst zu sagen: „Ich nehme diesen Gedanken zurück" (Zwang). Die Art des **magischen Denkens** kennzeichnet die Besessenheit ebenso wie den Zwang. Keines von beiden hat irgend etwas mit der realen, naturwissenschaftlichen Welt von Ursache und Wirkung zu tun – eine Tatsache, deren sich der Patient bewußt ist.

Diagnostik

Die oft bizarren Gedanken und Rituale von Besessenheit und Zwang mögen manchmal dem ähnlich gelagerten, bizarren schizophrenen Denken vergleichbar sein, doch ergibt bei dem Patienten mit Besessenheitsvorstellungen die Realitätsprüfung intakte Verhältnisse.

Verlauf und Prognose

Die Symptome können in der Kindheit einsetzen, und in 30 bis 50% der Fälle bei Erwachsenen hat die Erkrankung bereits vor dem 15. Lebensjahr begonnen. Sie tendiert zu einem chronischen Verlauf mit Remissionen. Perioden mit Krankheitszeichen dauern bis zum Einsetzen einer Remission im allgemeinen weniger als 1 Jahr. Eine Behandlung bringt bei etwa 25% der Patienten eine deutliche Besserung, beim Rest eine Teilremission oder auch keine Besserung. Die Prognose ist günstiger, wenn mit der Behandlung frühzeitig begonnen wird.

Therapie

Bei sorgfältig ausgewählten Patienten können unter **introspektiver Psychotherapie** die Symptome verschwinden, bei vielen Patienten halten sie sich aber hartnäckig. Eine **unterstützende Therapie** mit Schwerpunkt Beruhigung und Antriebssteigerung kann eine Erleichterung mit sich bringen, die es den Patienten erlaubt, ihren täglichen Verrichtungen nachzukommen. **Verhaltenstherapien,** besonders solche, die auf eine **Überflutung** *(s. Therapie der Phobien, oben)* des Patienten mit Angst abzielen, indem sie ihn mit Gewalt an der Vornahme von Zwangsritualien hindern, sind angeblich erfolgreich, befinden sich aber noch im Versuchsstadium.

Pharmakotherapie *(s.a. Kap. PSY, 14.):* Die Literatur beschreibt Besserungen von Zwangsritualen nach Anwendung von trizyklischen Antidepressiva und MAO-Hemmern. Obwohl eine abschließende Beurteilung der generellen Wirksamkeit dieser Medikamente erst nach Durchführung kontrollierter klinischer Studien erfolgen kann, sind die bisherigen Ergebnisse bereits so erfolgversprechend, daß deren Einsatz bei Zwangspatienten, bei denen andere Therapien versagen, gerechtfertigt ist. Wenn eine Depression im Vordergrund steht, kann deren erfolgreiche Therapie mit Antidepressiva auch die Symptome der Zwangserkrankung lindern. Erst in jüngerer Zeit wurde berichtet, daß Antidepressiva, die über eine Serotoninwiederaufnahmehemmung an der Synapse wirken, besonders wirksam gegen Zwangssymptome sind, selbst dann, wenn eine Depression nicht unmittelbar vorhanden ist. Zu diesen Medikamenten gehören Clomipramin (bei dieser Erkrankung am ausgiebigsten untersucht), Fluoxetin und Fluvoxamin.

Posttraumatische Streßkrankheit

Eine neurotische Erkrankung, die anschließend an überwältigenden externen Streß auftritt. Sie ist durch wiederholte Episoden gekennzeichnet, in denen das traumatische Ereignis erneut durchlebt wird, mit Unfähigkeit zu emotionalen Reaktionen und einer allgemeinen Übererregbarkeit mit Dysphorie. Die krankmachende Wirkung von emotionaltraumatisierendem Streß war seit langem bekannt, aber erst Schwere und Häufigkeit solcher Reaktionen bei einigen der heimkehrenden Vietnamsoldaten hat derartige Reaktionen allgemein bekannt gemacht und diese Diagnoseklasse im DSM III geschaffen. Die Häufigkeit der Erkrankung ist nicht genau bekannt; Zahlen bis zu 80% wurden für die Überlebenden einiger ziviler Katastrophen angegeben.

Ätiologie

Die ätiologische Grundbedingung für eine Erkrankung ist die Exposition gegenüber einem überwältigenden externen Streßerlebnis. Da nicht jeder Betroffene auf derartigen Streß mit einem posttraumatischen Streßsyndrom reagiert, müssen zur Auslösung des pathologischen Zustands eine Reihe von Faktoren zusammenkommen. Eine Rolle spielen: 1. die Tatsache, daß das Ereignis plötzlich und völlig unerwartet eintritt, wie Großfeuer, Explosionen, Flugzeugabstürze oder Naturkatastrophen (Flutkatastrophe, Erdbeben, Tornados); 2. die grausame Unmenschlichkeit und der Schrecken von Ereignissen wie bei bewaffnetem Kampf oder terroristischen Überfällen; 3. der mehr chronische und langdauernde Streß, unmenschlicher Behandlung ausgesetzt zu sein, wie in Kriegsgefangenen- oder Konzentrationslagern, und der oft mit Rohheiten und Folter einhergeht; 4. die psychischen und konstitutionellen Stärken bzw. Schwächen des Opfers; 5. gleichzeitige Körperverletzungen (besonders des Schädels) und 6. Art und Verfügbarkeit sozialer Unterstützung.

Symptomatik

Zentrales Charakteristikum ist das Wiedererleben des Traumas. Dies kann die Form lästiger unkontrollierbarer Erinnerungen an Alpträume haben, die tagsüber auftreten und das Streßereignis immer wieder neu entstehen lassen. Es kann auch als Zustand gespaltenen Bewußtseins auftreten, in dem der Patient die traumatische Erfahrung lebhaft wieder zu durchlaufen scheint, so, als ob sie wirklich stattfindet. Zu diesen etwas diskreteren Perioden kommt es vor einem Hintergrund von chronischer Angst, übermäßiger Aufmerksamkeit und Schlaflosigkeit – oft verbunden mit Konzentrations- und Gedächtnisschwäche. Manche Personen entwickeln Phobien gegenüber Situationen, die Erinnerungen an die Ereignisse hervorrufen können, und erzwungene Konfrontation mit solchen Situationen kann die akuten Symptome verschlimmern und eine dissoziative, Fugue-ähnliche Wiederholung des Erlebnisses auslösen. Nicht selten sind die Patienten emotional labil, reizbar, ruhelos, ängstlichnervös und können gelegentlich Ausbrüche von Gewalttätigkeiten zeigen. Viele suchen Zuflucht bei Alkohol und Drogen, um offenbar zu versuchen, ihren quälenden inneren Zustand der Übererregbarkeit zu dämpfen. Die meisten Betroffenen berichten außerdem, daß ihre Fähigkeit, auf Menschen, Objekte und Ereignisse in ihrer Umgebung anzusprechen, so gut wie betäubt erscheint. Sie verlieren Interesse an ihrer Beschäftigung, fühlen sich emotional ausgebrannt und unwirklich und empfinden, daß sie anderen gegenüber entfremdet und isoliert sind.

Diagnostik

Die posttraumatische Streßkrankheit muß von Depressionen, Angstzuständen und Phobien abgegrenzt werden. Symptome, die man bei Depression, Angst oder Phobie findet, kommen zwar auch vor, bestimmen aber nicht das klinische Bild und sind klar erkennbar Folge des Traumas. Eine sorgfältige neurologische Untersuchung sollte bei allen Patienten erfolgen, bei denen die Verdachtsdiagnose einer posttraumatischen Streßkrankheit besteht, um organische Hirnläsionen als Ursache für Konzentrationsschwäche und Gedächtnisverlust auszuschließen.

Verlauf und Prognose

Die Symptomatik beginnt bei vielen Patienten einige Tage bis Wochen nach dem traumatischen Erlebnis, kann aber auch erst Monate später auftauchen. Eine akute, mit kurzer Latenz auftretende Form ist oft zeitlich begrenzt; die Symptome verschwinden ohne Behandlung in 6 Monaten. In anderen Fällen nimmt die Erkrankung einen chronischen Verlauf und dauert Monate oder Jahre; oft sind die Betroffenen beträchtlich beeinträchtigt. Bei Patienten mit verzögertem Beginn oder protrahiertem Verlauf der Symptome ist die Prognose im allgemeinen nicht gut, und die Genesung kann durch einen erwarteten Schadensersatz beeinträchtigt sein.

Therapie

Die Behandlung wird hauptsächlich auf die Beseitigung der vordergründigen Symptome der Übererregbarkeit und Angst abgestellt. Methoden der Verhaltens-Desensibilisierung und Entspannung sind besonders hilfreich, und in Fällen mit dissoziativen Abläufen ist Psychotherapie nützlich, die darauf abzielt, Katharsis, Abreaktion und Einsicht zu erreichen. Bei Bedarf kann man zusätzlich Anxiolytika und Antidepressiva verordnen; man sollte aber strikt bedenken, daß diese Patientengruppe in besonderem Maße eine Anfälligkeit für Drogen entwickelt. Daher ist längere Pharmakotherapie kontraindiziert.

Hysterische Neurose

(Umwandlungsreaktion; Konversionssyndrom; Spaltungsreaktion; Spaltungsstörung)

Neurotische Störung, gekennzeichnet durch eine beträchtliche Vielfalt somatischer und psychischer Symptome, die auf eine Dissoziation des Bewußtseinzusammenhangs zurückgehen. Typischerweise beginnen sie in der Jugend oder der frühen Erwachsenenzeit und treten bei Frauen häufiger als bei Männern auf. Da der Begriff der Hysterie als einer Krankheit über 2000 Jahre alt ist, haben sich ihre Grenzen durch eine Vielzahl von Definitionen verwischt. Die Diskussion beschränkt sich auf diejenigen Erscheinungen, die als **Umwandlung und dissoziative Bewußtseinsstörungen** aufgefaßt werden und einen gemeinsamen Ursprung in den psychischen Phänomenen der Dissoziation haben.

Ätiologie

Der Begriff der **Dissoziation** – *ein Vorgang, durch den bestimmte interne, geistige Inhalte (Gedächtnis, Gedanken, Gefühle, Empfindungen) der bewußten Wahrnehmung verlorengehen und nicht mehr willentlich erinnerbar werden* – ist für das Verständnis der Entstehung von Hysteriesymptomen von zentraler Bedeutung. Wenngleich unbewußt, können diese geistigen Inhalte unter besonderen Umständen wiedergewonnen werden (z. B. in Träumen oder in einer hypnotischen Trance). Ferner sind sie in der Lage, Wahrnehmung und Verhalten des Individuums in verschiedenartiger Weise zu beeinflussen. Beispielsweise führen Dissoziation und der Verlust des bewußten Erinnerungsvermögens an motorische Muster zur Paralyse; das Auftauchen eines Bruchstücks eines dissoziierten visuellen Gedächtnisses kann eine Ich-fremde visuelle Halluzination hervorbringen. Das Auftauchen eines Komplexes geistiger Assoziationen kann einen vollständigen Wechsel im Verhalten des Individuums herbeiführen. Alle Erscheinungen von Umwandlung und Spaltungshysterie können als Folgen der Spaltung des Bewußtseinzusammenhangs angesehen werden oder des Bewußtwerdens von Teilen der dissoziierten geistigen Inhalte, die verschiedene Komplexitätsstufen haben können.

Zwei besondere Aspekte der Dissoziation sollten beachtet werden: 1. Die Dissoziation steht in enger Beziehung zur Hypnotisierbarkeit; die für spontane Dissozation anfälligen Personen gelten in der Regel als besonders gut hypnotisierbar. 2. Dissozation kann als psychologische Abwehrmaßnahme wirken, d.h., sie liefert einen Mechanismus, um angsterregende schmerzhafte, unangenehme geistige Inhalte vom Eintritt in das Bewußtsein fernzuhalten. Neuere klinische Studien weisen auf die bei Patienten mit mehrfacher Persönlichkeitsstörung auffallend häufigen Erinnerungen an aggressive körperliche und sexuelle Mißhandlungen im Kindesalter hin.

Symptomatik

Konversionssymptome: Fast jedes Symptom organischer Krankheiten läßt sich auf einer hysterischen Grundlage simulieren, z.B. Symptome, welche die Krankheit eines verstorbenen Verwandten nachahmen. Eine Vielzahl von **sensomotorischen Symptomen** hat man als spezifisch und kennzeichnend für hysterische Neurosen angesehen. (Konversionssyndrome sind ebenfalls häufig in der nichtpsychiatrischen Praxis zu finden bei Patienten, die *nicht* unter klassischen hysterischen Neurosen leiden; *s. Kap. PSY, 3., Psychosomatik.*)

Schwäche und Lähmung von Muskelgruppen sind üblich, während Krämpfe und anomale Bewegungen weniger häufig zu finden sind. Die motorischen Behinderungen sind gewöhnlich von einem veränderten Empfindungsvermögen begleitet, insbesondere für Berührung, Schmerz, Temperatur und Gelenkstellungen. Besonders kennzeichnend ist die Verteilung der motorischen und sensorischen Störungen („Handschuhe", „Strumpf") im Bereich der Gliedmaßen. Mit anderen Worten, die Verteilung wird durch den Körperbildbegriff eines funktionellen Arms oder Beines maßgebend bestimmt und nicht durch die normale Innervation des betroffenen Bereichs in Form von Dermatomen. Eine andere übliche Verteilung ist die vollständige Halbseitenanästhesie (Hemianästhesie), die genau bis zur Mittellinie des Körpers – vorn und hinten – reicht. Weniger häufig können auch bestimmte Sinne und Funktionen betroffen sein, wie bei der hysterischen Blindheit, Taubheit und Stimmlosigkeit. Visuelle und akustische Halluzinationen können ebenfalls auftreten.

Spaltungserscheinungen. Eine Vielzahl veränderter Bewußtseinslagen kann aus einem Spaltungsprozeß entstehen. Beim **Schlafwandeln** (*s. a. Kap. NEU, 6.*) scheint der Patient keinen Kontakt mit seiner Umgebung zu haben, nicht auf äußere Reize anzusprechen und in vielen Fällen ein lebhaftes Drama als Halluzination zu durchleben, das oft die Erinnerung an ein emotional traumatisches Geschehen darstellt. Beim **Gedächtnisschwund,** der verbreitetsten Form der Spaltungshysterie, zeigt der Patient charakteristischerweise einen vollständigen Verlust des Erinnerungsvermögens für alle vorausgegangenen Ereignisse, in einem Zeitraum von einigen Stunden bis zu einigen Wochen. **Anterograde Amnesie** kann auftreten, wenn der Gedächtnisschwund die Erinnerung an Ereignisse, die gerade erlebt werden, betrifft. Dabei vergißt der Patient, ständig von Augenblick zu Augenblick, was er soeben gedacht, gefühlt und getan hat. Zur Erörterung der Amnesie als funktionalem Syndrom bei organischen Hirnerkrankungen *s. Kap. NEU, 2.*

Weit weniger verbreitet, doch spannender und auffallender sind die Verhältnisse bei **Fugue-Zuständen** (amnesieartige Zustände mit Bewußtseinseintrübung und Gedächtnisstörungen und unbewußtem Handeln) und mehrfacher Individualität. Von zentraler Bedeutung in beiden Fällen ist ein Verlust der persönlichen Identität. Für den Fugue-Zustand ist typisch, daß das Individuum plötzlich jede Erinnerung an sein vergangenes Leben verliert und nicht mehr realisiert, wer es ist. Es verläßt seine normalen Aufenthaltsorte, Familie und Arbeitsplatz, reist weit weg und beginnt eine neue Arbeit unter einer neuen Identität, ohne sich irgendeines Wechsels in seiner Existenz oder seinem Leben bewußt zu sein. Plötzlich – nach Tagen oder Wochen – „kommt er wieder zu sich". Ohne jede Erinnerung an die Zeit des Fugue-Zustandes nimmt er seine frühere Identität wieder auf und wundert sich höchst bekümmert, wie er in solch fremde Umgebung geraten konnte. Im Fall der **mehrfachen Persönlichkeit** geschieht ein ähnlich plötzlicher Wechsel der Identität, jedoch ohne Verlassen der Heimat und mit einem häufigen, nicht vorhersehbaren Wechsel der Persönlichkeit. Zwei oder mehr solcher Persönlichkeiten können existieren: Die primäre Persönlichkeit, häufig geplagt mit lähmenden neurotischen Symptomen, ist sich der Existenz der anderen sekundären Persönlichkeiten nicht bewußt. Letztere hingegen sind sich aller Gedanken und Tätigkeiten der primären Persönlichkeit bewußt, d.h. es handelt sich um eine unidirektionale Amnesie.

Diagnostik

Die sensomotorischen Symptome der Hysterie unterscheiden sich von neurologischen Leiden durch das Fehlen pathologisch-neurologischer Anzeichen, durch auslösende psychosoziale Spannungs- und Konfliktsituationen sowie durch die spezifischen Kennzeichen, mit denen die hysterischen, motorischen und sensorischen Störungen verteilt sind. Dissoziative Störungen des Bewußtseins sind anders gelagert als jene, die auf eine Gehirnerkrankung zurückzuführen sind (z.B. fehlen Veränderungen im EEG, Abweichungen bei der computertomographischen Untersuchung [CT-Scan] und typische Veränderungen bei Tests der Wahrnehmungsfunktionen). Die Diagnose ist oft schwieriger, wenn die hysterischen Symptome diejenigen einer organischen Krankheit nachahmen. Am sichersten ist die Diagnose, wenn nichts auf Störungen der Organfunktionen deutet und wenn positive Anzeichen einer Hysterie vorhanden sind: Starke Hypnotisierbarkeit, eine Vorgeschichte eindeutiger Konversion oder dissoziativer Symptome und der Nachweis, daß die Symptome einen symbolischen Ausdruck und eine symbolische Lösung psychologischer Konflikte darstellen.

Verlauf und Prognose

Die geringe Zahl an Untersuchungen über die natürlichen Ursachen der Hysterie läßt keine gesicherten Aussagen über ihren Verlauf und ihre Prognose zu. Klinische Erfahrungen deuten auf einen chronischen Verlauf. Patienten können bestimmte Symptome verlieren, an ihre Stelle treten aber häufig andere, insbesondere in Zeiten emotionaler Spannung und in Streßsituationen; Ursache hierfür ist die Neigung zu Dissoziation.

Therapie

Die früher als spezifisch für Hysteriesymptome angesehene psychoanalytische Behandlung ist bei einer kleinen Anzahl hysterischer Patienten, die in der Lage sind, die in der Psychoanalyse gewonnenen Erkenntnisse zu verwerten, wirksam. Bei anderen Patienten können Familientherapie, Umweltbeeinflussung (z.B. Wechsel des Arbeitsplatzes, Hilfe bei der Haushaltsführung), Beruhigung und eine unterstützende Beziehung zum Arzt hilfreich sein. Hypnose kann bestehende Symptome beseitigen, doch oft entsteht ein Ersatzsymptom. Bei an Gedächtnisschwund leidenden Patienten kann Hypnose ein wirksames Mittel sein, um verdrängte Gedanken und Gefühle bewußt werden zu lassen und den Patienten in die Lage zu versetzen, sie – als den ersten Schritt der Therapie – direkter anzugehen und zu lösen. Gleichermaßen kann die Hypnose zur Beseitigung der Gedächtnisstörungen bei Fugue-Zuständen und Eliminierung der amnesiebedingten Barrieren zwischen den verschiedenen Persönlichkeiten verhelfen.

Somatisations-(Konversions-)störung

(Briquet-Syndrom)

Eine neurotische Krankheit, bei der eine große Zahl körperbezogener Symptome auftritt, einschließlich jener der klassischen Konversionshysterie. Die Patienten suchen normalerweise einen Arzt und nicht einen Psychiater auf. Früher als eine Form der Hysterie angesehen und vielfach als hysterische Persönlichkeitsstörung eingestuft *(s. hierzu Kap. PSY, 4., Narzißtische Persönlichkeiten)*, wird die Somatisationsstörung inzwischen im DSM III als eigenständige Neurose anerkannt. Dieses basiert auf Ergebnissen von phänomenologischen klinischen Untersuchungen. Die Störung beginnt im Pubertätsalter oder in der frühen Erwachsenenzeit, tritt überwiegend bei Frauen auf (1–2% der weiblichen Bevölkerung) und hat die Tendenz, mit Soziopathie und Alkoholismus bei männlichen Verwandten verbunden zu sein.

Ätiologie

Die Ätiologie ist unbekannt, wenngleich die Störung oft in ganzen Familien vorkommt. Es ist klar, daß eine narzißtische Persönlichkeitsstruktur bei diesen Patienten (d.h. ein ausgeprägtes Bedürfnis, sich unterzuordnen und eine übertriebene Wut bei Fehlschlägen) mit ihren körperlichen Beschwerden zusammenhängt. Die Symptome stellen eine körperbezogene Botschaft dar, die eine verzweifelte Bitte um Hilfe und Aufmerksamkeit ausdrücken soll; ihre Intensität und Hartnäckigkeit spiegeln den hohen Grad des Bedürfnisses nach Fürsorge in jeder Beziehung des Lebens des Patienten wider.

Symptomatik

Von zentraler Bedeutung für die Störung ist das Vorhandensein einer Vielzahl von undeutlichen körperlichen Beschwerden, die mit jedem nur denkbaren Teil des Körpers in Beziehung gebracht werden können. Meistens handelt es sich um Kopfschmerz, Übelkeit und Erbrechen, Bauchschmerzen, Entleerungsschwierigkeiten, schmerzhafte Menstruation, Müdigkeit, Kollaps, Dyspareunie und Frigidität. Angst und Depression zählen normalerweise zu den Begleiterscheinungen. Die Konversion scheint Teil einer Persönlichkeitsstörung zu sein, die andere Kennzeichen aufweist. In ihrer Beziehung zum Arzt und zu anderen Personen zeigen sich die Patienten beim Vorbringen ihrer Beschwerden dramatisch und emotional, und sie können unverhüllt verführerisch und exhibitionistisch sein. In dem Maße, wie sich die Beziehung entwickelt, taucht eine deutliche, unstillbare Abhängigkeit auf. Die Patienten verlangen zunehmend Hilfe und gefühlsmäßige Unterstützung, können Zornausbrüche zeigen, wenn sie zu spüren meinen, daß man nicht auf ihre Bedürfnisse eingeht, und versuchen oftmals, andere durch Suiziddrohungen oder -versuche zu beeinflussen. Vielfach unzufrieden mit der ihnen entgegengebrachten Fürsorge, gehen sie von einem Arzt zum anderen.

Diagnostik

Die Differentialdiagnose zur hypochondrischen Neurose wird in dem letztere betreffenden Abschnitt weiter unten besprochen. Somatisationsstörungen unterscheiden sich von Angstneurosen, Hysterieneurosen und Depressionen durch das Überwiegen, die Vielfalt und die Hartnäckigkeit körperlicher Beschwerden. Die biologischen Zeichen und Symptome für endogene Depressionen und die gestenhaft manipulatorische Art des Suizidverhaltens fehlen. Die größte diagnostische Herausforderung liegt in der Abschätzung des Vorhanden- oder Nichtvorhandenseins einer physischen Krankheit. Da solche Patienten parallel körperliche Krankheiten entwickeln können, sollten geeignete physische und labortechnische Untersuchungen bei der ersten klinischen Begegnung – oder immer dann, wenn ein bedeutsamer Wechsel im Symptomenbild eintritt – vorgenommen werden.

Verlauf und Prognose

Die Störung tendiert zu einem schwankenden, aber chronischen Verlauf. Ein vollständiges Verschwinden der Symptome ist selten; unnötige Untersuchungen, medizinische und chirurgische Maßnahmen können die Beschwerden und Funktionsstörungen des Patienten eher noch verschlimmern. Bei einigen Patienten tritt nach vielen Jahren die Depression stärker hervor, die häufigen Anspielungen auf Suizid und diesbezügliches Gebaren werden drohender, und es kann schließlich zum Suizid kommen.

Therapie

Eine Behandlung ist in der Regel außerordentlich schwierig und erfordert Taktgefühl und Geduld. Der Arzt hat normalerweise wenig klinischen Spielraum. Er muß einerseits unnötige diagnostische Maßnahmen vermeiden und andererseits auf die Möglichkeit achten, daß eine organische Krankheit bestehen könnte. Pharmakotherapeutisches Vorgehen bringt keine eindeutige Hilfe; Versuche, sich mit bestimmten psychotherapeutischen Methoden Zugang zu verschaffen, schlagen in der Regel fehl. Der Patient braucht eine ruhige, straffe, unterstützende Beziehung zu einem Arzt, der ihn einerseits rückversichert und andererseits dem theatralisch übertriebenen Benehmen und den Wünschen des Patienten wirksame, geeignete Grenzen setzt.

Hypochondrieneurose

(Krankheitswahn; atypische körperbezogene Störung)

Neurotische Störung, die sich in einer anhaltenden Beschäftigung mit Körperfunktionen und einer krankhaften Furcht, an einer schweren Krankheit zu leiden, äußert. Der Krankheitsbeginn ist zumeist bei Männern im 4., bei Frauen im 5. Lebensjahrzehnt.

Ätiologie

Die Ätiologie ist unbekannt, doch deuten einige klinische Hinweise darauf, daß die Hypochondrie – ähnlich der Konversionsstörung – mit einem narzißtischen Charaktergefüge zusammenhängt, das durch eine übertriebene Selbstbeschäftigung und die Befriedigung von Abhängigkeitsbedürfnissen gekennzeichnet ist.

Symptomatik

Der hypochondrische Patient beklagt sich über Symptome in allen möglichen Körperregionen, zumeist im Magen-Darm-Trakt, in der Brust, im Kopf und im Halsbereich. Die spezifische Symptomatik kann auf einer gesteigerten Wahrnehmung körperlicher Empfindungen (Herzschlagen, Peristaltik) oder auf unwesentlichen Funktionsstörungen, wie leichten örtlichen Schmerzen oder Unbehaglichkeit, beruhen. Die Beschwerden werden oft minuziös genau nach Ort, Art und Dauer beschrieben, folgen aber keinem Schema, das dem Arzt als organische Funktionsstörung erkennbar wäre; von abnormen physischen Befunden sind sie normalerweise nicht begleitet. Obwohl die vom Patienten beschriebenen Symptome sonderbar oder wunderlich sein können, sind sie bei der *Hypochondrie* – anders als bei den hypochondrischen Symptomen bei Psychosen – ihrer Qualität nach nicht wahnhaft, und der Patient weist keine anderen Zeichen einer Psychose auf.

Diagnostik

Obwohl die Hypochondrie mit Somatisationsstörungen den zentralen Aspekt körperlicher Erkrankungszeichen gemeinsam hat, unterscheiden sich die beiden doch dadurch, daß die Hypochondrieneurose im späteren Lebensalter beginnt und die somatischen Beschwerden des Hypochonders reich ausgeschmückt und genau lokalisiert werden. Hypochondriesymptome gehen häufig mit endogenen Depressionen einher, sind dann ihrer Art nach wahnhaft und verschwinden wieder, wenn die affektive Störung behoben ist.

Verlauf, Prognose und Therapie

Der Verlauf ist chronisch und bei manchen Patienten schubförmig, bei anderen wieder stetig. Nur ein sehr kleiner Anteil (etwa 5%) werden auf Dauer geheilt. Hypochondrische Beschwerden bei einer Depression bedeuten eine schlechte Prognose bezüglich einer Heilung der zugrundeliegenden affektiven Psychose.

Hypochondrie widersetzt sich bekanntermaßen allen Behandlungsformen; alle diese Maßnahmen haben nur dämpfenden Charakter. Die Patienten können aus einer sympathischen, unterstützenden Beziehung zu einem Arzt profitieren. Oft ist es hilfreich, die Familie des Patienten mit einzubeziehen, ihr Art und Verlauf der Störung zu erklären, damit sie dem Patienten ein unterstützendes häusliches Umfeld bieten kann.

9. MANISCH-DEPRESSIVE PSYCHOSEN

(Affektive Psychosen)

Psychopathologische Zustandsbilder, bei denen eine vorherrschende Störung der Stimmungs-(Gemüts-)lage entweder den entscheidenden Primärfaktor oder das Hauptsymptom darstellt. Der Terminus **affektive Psychose,** der im weiteren Sinne auch Angstneurosen und ähnliche Krankheitsbilder beinhaltet, wird durch den im internationalen Sprachgebrauch bevorzugten und stärker abgegrenzten Begriff **manisch-depressive Psychose** ersetzt. Diese Störungen, insbesondere die depressiven Formen, sind vielfältige Krankheitsbilder, die man sowohl in der Psychiatrie als auch in der Allgemeinmedizin häufig antrifft.

Terminologie und Einteilung

Stimmungen (Gemütslagen) sind länger anhaltende Gefühle; **Affekte** sind Ausdrucksformen, die verhältnismäßig kürzer dauern. Depression und Hochstimmung dominieren das klinische Bild der manisch-depressiven Psychosen, während Angst und Wut weniger häufig zu beobachten sind.

Trauer und Freude sind Bestandteil des täglichen Lebens und sollten von der krankhaften Depression bzw. Manie unterschieden werden.

Traurigkeit (Trauer), oder auch die „normale" Depression, ist eine allgemeine menschliche Reaktion auf Fehlschläge, Enttäuschungen oder andere widrige Umstände; die Antwort mag einen Anpassungsprozeß darstellen, indem sie einen Rückzug erlaubt, durch den innere Kräfte für spätere Zeiten bewahrt werden. Vorübergehende Phasen von Erregung und Depression treten auch als Reaktion auf bestimmte Festtage oder besondere Geburtstage auf, ebenso in der Phase vor der Menstruation und der ersten Woche nach einer Entbindung. Obwohl solche **Feiertagsschwermut, Geburtstagsreaktionen, prämenstruelle Depressionen** und **Mutterschaftsschwermut** an sich nicht psychopathologisch sind, können Personen, die für Affektstörungen disponiert sind, in solchen Zeiten einen Zusammenbruch erleiden.

Kummer (normale Trauerreaktion), Prototyp der **reaktiven Depression,** zeigt sich ebenfalls mit Angstsymptomen wie Schlaflosigkeit, Unruhe, Überaktivität des autonomen Nervensystems. Diese Reaktionen erfolgen als Antwort auf bedeutende Trennungen und Verluste, wie etwa Tod, Trennung von Ehepartnern, Liebesenttäuschungen, Verlassen der vertrauten Umgebung, erzwungene Auswanderung. Schmerzliche Erlebnisse und Verluste scheinen wie auch andere widrige Umstände keine klinisch manifeste Depression auszulösen, es sei denn bei Personen mit einer Prädisposition für Gemütskrankheiten.

Freudige Erregung (Hochstimmung) bringt man gern mit Erfolg und Leistungserlebnissen in Verbindung, obwohl es hierfür keinen Beleg in Form systematischer Forschungsergebnisse gibt. Allerdings können „paradoxe Depressionen" auf solche positiven Ereignisse folgen, vermutlich ausgelöst durch die damit verbundene erhöhte Verantwortung, die oft alleine getragen werden muß. Hochstimmung wird manchmal psychodynamisch zur Abwehr von Depressionen oder zum Überspielen von Schmerzen eines Verlustes verarbeitet. Beispielsweise gibt es seltene Fälle von Reaktionen bei Trauerfällen, bei denen Überaktivität mit gehobener Stimmung den erwarteten Kummer völlig verdrängen kann. Der Begriff der „Flucht in die Gesundheit" wird zur Erklärung der kurzdauernden lichten, energischen Abschnitte herangezogen, wie man sie bei moribunden Patienten findet, oder bei Patienten, die angesichts ungewöhnlicher Lebenszwänge mit übermenschlichen Kräften handeln müssen. Auch diese Reaktionen können bei entsprechend veranlagten Personen Vorspiel einer klinischen Manie sein.

Von **krankhafter oder klinischer Depression oder Manie** spricht man, wenn Traurigkeit oder Hochstimmung allzu stark ausgeprägt sind und die zu erwartende Auswirkung einer

Streßsituation längere Zeit überdauern. In der Tat entstehen krankhafte Stimmungen oftmals ohne erkennbare oder bedeutende Streßeinwirkung. Bei verschiedenen Untergruppen der affektiven Psychosen weiten sich Symptome zu diskreten Syndromen aus, die einen typischen phasenhaften oder einen wenig ausgeprägten, intermittierend-chronischen Verlauf zeigen. Funktionelle Beeinträchtigungen, die entweder von langdauernden, schwer verlaufenden Perioden oder fortgesetzten chronischen Verläufen herrühren, sind ein weiteres Merkmal zur Unterscheidung zwischen krankhafter Stimmungslage und normalen emotionalen Reaktionen.

Klinisch ist es nützlich, zwischen **bipolaren** (depressive *und* manische Perioden) und **unipolaren** (nur depressive Phasen) Affektpsychosen zu unterscheiden. Unipolare depressive Krankheitsphasen dauern in der Regel 6–9 Monate, obwohl chronische Verläufe mit einer Dauer von zwei und mehr Jahren in 15–20% aller Fälle vorkommen. Bipolare Erkrankungen treten im jüngeren Alter auf, haben eine kürzere Periodendauer (3–6 Monate) und kürzer dauernde Zyklen *(Zeitraum vom Beginn einer Phase bis zum Beginn der nächsten)* – damit eine höhere Frequenz der Episoden mit häufigeren Unterbrechungen der Individualentwicklung und der sozialen Funktionsfähigkeit. Diese prognostischen Charakteristika sind besonders betont bei hochfrequenten Verläufen („rapid cyclers", *erhöhte Frequenz und verkürzte Dauer der Stimmungszyklen, meist definiert als über vier Episoden/Jahr*).

Bipolare manisch-depressive Zustände *beginnen meist mit einer depressiven Phase und sind durch mindestens eine Periode mit erhöhter Stimmung gekennzeichnet, die irgendeinmal im Verlauf der Krankheit auftritt.* Bei der **Bipolar-I-Erkrankung** wechseln sich voll ausgeprägte Manien und, typischerweise, größere depressive Perioden miteinander ab. Bei der **Bipolar-II-Erkrankung** wechseln größere depressive Phasen mit hypomanischen (leichten, nichtpsychotischen, erregten) Zuständen relativ kurzer Dauer. Obwohl Schlaflosigkeit und Appetitverlust während der depressiven Perioden der bipolaren Erkrankungen vorkommen, sind atypische depressive Zeichen wie übersteigertes Schlaf- bzw. Eßbedürfnis charakteristischer und können auch im Zusammenhang mit bestimmten Jahreszeiten (z.B. Herbst oder Winter) vorkommen. In hypomanischen Phasen kann der Patient gut angepaßt sein und sich manchmal durch besonders ausgeprägte Übernahme gesellschaftlicher Funktionen auszeichnen, was typischerweise nicht zur Klinikeinweisung führt. Somit können Phasen der Hochstimmung bei der Bipolar-II-Erkrankung relativ diskret sein, wobei eine eingehende fachärztliche Untersuchung zur Sicherung der klinischen Diagnose erforderlich ist. Fachärztliche Untersuchungen sind noch dringender bei der **zyklothymen Erkrankung** angezeigt, wo manische und depressive Perioden geringeren Schweregrads vorkommen, die typischerweise, mit eingestreuten unregelmäßigen Unterbrechungen, einige Tage dauern. Obwohl die Zyklothymie in der Regel eine Vorstufe der Bipolar-I- bzw. -II-Erkrankung darstellt, kann sie bei vielen Betroffenen auch lebenslang ohne aufgepfropfte größere Episoden verlaufen.

Unipolare Erkrankungen (größere depressive Psychosen) treten auf als **Phasen mit lediglich depressivem Syndrom, die sich typischerweise mehrmals im Leben wiederholen.** Der Ausdruck **Melancholie** ist reserviert für die *ausgeprägtesten Formen größerer depressiver Psychosen mit Merkmalen wie deutlicher psychomotorischer Antriebsminderung oder Agitation, Unruhe, Gewichtsverlust, krankhafte Schuldgefühle, Schlaflosigkeit in der Mitte der Nacht oder am frühen Morgen, Tagesschwankungen der Stimmung, Aktivitätstiefpunkt am Morgen und der Unfähigkeit, Freude zu empfinden.* Andere depressive Patienten können **„gegensätzliche" vegetative Zeichen** oder **atypische Merkmale** zeigen, zu denen phobieartige Angstzustände, Abendtief, Einschlafstörungen, Hyperphagie und Hypersomnie, die sich oft auf den Tag ausdehnt, zählen. Die große unipolare Erkrankung ist dadurch charakterisiert, daß sie phasenhaft auftritt mit verhältnismäßig asymptomatischen Zwischenperioden; allerdings findet man bei 15–20% einen Übergang in chronische Verläufe, meist bei einphasig verlaufenden Depressionen mit Beginn nach dem 50. Lebensjahr. Bei einer anderen Störung mit chronischem Verlaufsmuster, der **Dysthymie,** setzen die depressiven Symptome schleichend im Kindes- oder Jugendalter ein und zeigen dabei einen intermittierenden oder diskreten Verlauf über viele Jahre oder Jahrzehnte. Aufgesetzte große Episoden komplizieren den Verlauf, allerdings kehrt die Erkrankung meistens zur geringgradigen Basisintensität zurück. Dieses Verlaufsmuster wird als **doppelte Depression** bezeichnet.

Die oben beschriebenen Unterscheidungsmerkmale können nicht als starre Regeln gelten, da 1–5 Patienten mit depressiven Erkrankungen einschließlich der Dysthymie irgendwann hypomanische oder manische Zustände entwickeln. Übergänge von unipolaren zu bipolaren Verläufen vollziehen sich in der Regel während der ersten 10 Jahre nach der klinischen Erstmanifestation einer Depression. Für den Übergang in eine bipolare Erkrankung sprechen früher Krankheitsbeginn (d.h. vor dem 25. Lebensjahr), intermittierende Verläufe oder rasch aufeinanderfolgende Krankheitsphasen, hypomanische Nachschwankungen nach antidepressiver Therapie, eine positive Familienanamnese und über drei aufeinanderfolgende Generationen vorkommende manisch-depressive Erkrankungen. Periodisch auftretende unipolare Depressionen mit einer positiven Familienanamnese für bipolare Erkrankungen **(Bipolar-III-Erkrankung)** sind aller Wahrscheinlichkeit nach pseudounipolar (d.h. genotypisch bipolar), allerdings erscheinen sie phänotypisch unipolar, da zum Zeitpunkt der Diagnosestellung noch keine eindeutig manischen Phasen aufgetreten sind. Diskrete hypomanische Züge können bei diesen Individuen Teil der Persönlichkeit sein, die angetrieben, ehrgeizig und leistungsorientiert erscheint.

Epidemiologie

Etwa jeder vierte Mensch erleidet in seinem Leben irgendeine Art von affektiver Störung. Das Lebenszeitrisiko für klinisch manifeste Stimmungsstörungen beträgt 8–9%. Bei einem Drittel kommt es zu chronischen Verläufen und von den verbleibenden 5–6% erleiden mindestens 2/3 wiederkehrende Episoden. Dies bedeutet, daß bei den meisten Betroffenen mit Rezidiven oder langfristigen Verläufen zu rechnen ist. Die vorwiegend depressiven Formen kommen bei Frauen etwa doppelt so häufig vor wie bei Männern, bei bipolaren Störungen ist das Verhältnis nahezu ausgeglichen. Bipolare Erkrankungen, die bei ca. 1% der Bevölkerung vorkommen, beginnen in der Regel bei Teenagern oder den 20- bis 30jährigen, unipolare Erkrankungen im Schnitt ein Jahrzehnt später als die bipolaren. Neuere epidemiologische Daten aus den Vereinigten Staaten lassen einen **Kohorteneffekt** vermuten, wobei bei der jüngeren, gegen Ende des Jahrhunderts geborenen Bevölkerung Depressionen und Suizide häufiger vorkommen, oft auch in Verbindung mit stofflichem Mißbrauch. Obwohl dieser Anstieg zum Teil darauf zurückzuführen ist, daß Depressionen bei jüngeren Personen leichter identifizierbar geworden sind, haben dieser zusätzliche Krankheitsfaktor und bisher wenig untersuchte Umweltfaktoren möglicherweise zu dieser Altersverschiebung nach unten beigetragen.

Die Depression gehört zu den am häufigsten vorkommenden psychiatrischen Erkrankungen mit einem Anteil von ca. 25% in öffentlichen psychiatrischen Einrichtungen und bis nahezu 50% in der ambulanten Versorgung. Außerdem kann ihr Anteil in der außerpsychiatrischen medizinischen Versorgung bis zu 10% ausmachen.

Kultur, gesellschaftliche Stellung und Rassenzugehörigkeit haben sich nicht eindeutig als eigenständige Faktoren nachweisen lassen, die zur Gesamthäufigkeit der manisch-depressiven Psychosen beitragen. Allerdings scheinen soziokulturelle Faktoren die klinischen Manifestationen zu verändern; so sind beispielsweise in den unteren sozioökonomischen Schichten körperliche Beschwerden, Sorgen, Spannungen und Reizbarkeit häufiger. Im angelsächsischen Kulturkreis überwiegen im depressiven Bild Grübeln über Schuld und Selbstvorwürfe, in einigen Ländern des Mittelmeerraums, in Afrika und bei Amerikas Farbigen ist die Tendenz zur manischen Manifestation mehr ausgeprägt.

Ätiologie und Pathogenese

Die Syndrome der Depression und der Manie stellen – analog zu vielen medizinischen Zustandsbildern, wie etwa dekompensierte Herzinsuffizienz – das letzte gemeinsame Glied verschiedener Prozesse dar.

Sekundäre Affektzustände sind vorgegebenen, nicht-affektiven Störungen zeitlich überlagert und oftmals deren verständliche Weiterentwicklungen aufgrund somatischer *(s. Tab. 7.)* oder psychologischer oder psychosomatischer Mechanismen.

Tab. 7. Häufige Ursachen symptomatischer Depressionen und Manien

Ursache	*Depression*	*Manie*
pharmakologisch	steroidale Kontrazeptiva, Reserpin, α-Methyldopa, β-Blocker, Insektizide (Anticholinesterase-aktivität), Amphetaminentzug, Cimetidin, Indometacin, Phenothiazine, Thallium, Quecksilber, Cycloserin, Vincristin, Vinblastin	Kortikosteroide, Levodopa, Bromocriptin, Kokain, Amphetamin, Methylphenidat, die meisten heterozyklischen Antidepressiva, Monoaminooxidasehemmer
infektiös	Grippe (Influenzavirus), Viruspneumonie, Virushepatitis, infektiöse Mononukleose (Pfeiffer), tertiäre Syphilis (generalisierte Parese), AIDS, Tuberkulose	Grippe (Influenzavirus), Enzephalitis (St. Louis), tertiäre Syphilis (generalisierte Parese)
endokrinologisch	Hypo- und Hyperthyreoidismus, Hyperparathyreoidismus, Cushing-Syndrom, Addison-Krankheit	Thyreotoxikose
kollagenös-vaskulär	System. Lupus erythematodes, Arthritis rheumatica	System. Lupus erythematodes, Chorea rheumatica
neurologisch	multiple Sklerose, Parkinson-Erkrankung, Schädel-Hirn-Trauma, Temporallappenepilepsie, Hirntumoren, Schlaganfall, Demenz im Frühstadium, Schlafapnoe	multiple Sklerose, Chorea Huntington, Schädel-Hirn-Trauma, Temporallappenepilepsie, Tumoren des Zwischenhirns und des 3. Ventrikels, Schlaganfall
nutritiv	Pellagra, perniziöse Anämie	
neoplastisch	Pankreaskopfkarzinom, generalisierte Karzinomatose	

Einige dieser Störungen, wie etwa die Myxödem-Depression, werden in der Regel auf physiochemische Faktoren zurückgeführt und können als **symptomatische manisch-depressive Psychosen** angesehen werden. Andere Störungen – etwa chronisch-depressive Zustände, die ernste, auszehrende kariopulmonale Krankheiten begleiten – erklärt man normalerweise als depressive Reaktionen auf die Beeinträchtigungen, die der zugrundeliegende Krankheitszustand dem Lebensstil des Individuums auferlegt. Häufiger noch sind beide Ursachenbereiche maßgebend. Beispielsweise gilt dies für die Depressionen bei AIDS-Patienten, die direkt durch zerebrale Veränderungen verursacht sein können, wie auch durch ein tiefes Gefühl der Verzagtheit, hervorgerufen durch eine maligne geistige Störung in einem der entscheidendsten Lebensabschnitte. Oder bei der depressiven Psychose beim Cushing-Syndrom, bei dem Veränderungen im Aussehen einer an Akne, übermäßigem Haarwuchs, Fettleibigkeit, Streifenbildung und dergleichen leidenden Frau ebenso wichtig sind wie die endokrine Auswirkung auf das Gehirn. Interessanterweise führt übermäßig endogene Kortikosteroidproduktion oft zu Depressionen, während exogen verabreichte Kortikosteroide eher Euphorie verursachen. Diese Medikamente werden gewöhnlich sehr kranken Menschen gegeben, bei denen eine gewisse euphorische „Flucht in die Gesundheit" wünschenswert ist.

In psychiatrischer Hinsicht sind Risikofaktoren für eine Depression: Erkrankungen mit Angstzuständen, Konversionssyndrome, antisoziale Persönlichkeitsstörung, Alkoholismus und andere Mißbrauch-Krankheiten, Schizophrenien und frühe Phasen kortikaler Demenzen. Bipolare Depressionen kommen kaum als Komplikation einer anderen psychiatrischen Erkrankung vor; wenn Alkoholismus oder ein anderer Mißbrauch einer bipolaren Erkrankung vorangehen, sind sie sehr wahrscheinlich Prodromi von Stimmungsschwankungen, die der Patient versucht, mit ihm verfügbaren Mitteln zu behandeln.

Bei den mit nichtaffektiven Störungen einhergehenden affektiven Zuständen treten häufig unvollständige Syndrome von Depression und Manie auf mit häufiger Beimischung von Paranoia, Angst, Delirium oder Demenz. Entwickelt sich ein volles affektives Syndrom im Rahmen eines allgemeinmedizinischen Zustandsbildes, sind wahrscheinlich ätiologische Faktoren wirksam, die bei den primären Gemütsstörungen von Bedeutung sind. So ist z. B. die sogenannte „Reserpin-Depression" gewöhnlich eine Pseudodepression. Sie kann zum Teil auf die sedativen Nebenwirkungen der Substanz zurückgeführt werden und ist typischerweise reversibel, wenn das Medikament abgesetzt wird. Die weniger häufig vorkommenden Reserpin-Depressionen, die auf Absetzen des Medikamentes keine Besserung zeigen, kommen überwiegend bei anfälligen Personen vor, die eine Familien- oder Eigenanamnese mit manisch-depressiven Psychosen aufweisen. Dieses Beispiel unterstreicht, wie willkürlich die Unterscheidung zwischen primär und sekundär ist und läßt auf einen kontinuierlichen pathogenetischen Zusammenhang sämtlicher Affektstörungen schließen. Obwohl das Absetzen reversibler medizinischer oder pharmakologischer Maßnahmen nicht immer eine vollständige Heilung des durch sie hervorgerufenen Krankheitszustandes herbeiführt, erleichtert das Erkennen dieser Zusammenhänge die Planung eines gemeinsamen allgemeinmedizinisch-psychiatrischen Behandlungskonzeptes.

Von **primären affektiven Psychosen oder Gemütskrankheiten** kann man sprechen, wenn keiner der Faktoren vorliegt, die an der Entstehung von sekundären Affektstörungen ursächlich beteiligt sind. Daher fehlen definitionsgemäß medizinisch-pharmakologische Faktoren. Die genauen Mechanismen der Pathogenese sind unklar, doch ist eine Wechselwirkung zwischen mehreren beteiligten Ursachen höchstwahrscheinlich.

Heredität ist der wichtigste Faktor für die Prädisposition zu primären Gemütsstörungen, wenngleich auch sporadische, nichtfamiliär bedingte Formen durchaus vorkommen, vor allem bei einmaligen Episoden und bei Depressionen mit geringer Rezidivhäufigkeit, wo die Belege für eine genetische Beteiligung noch immer umstritten sind. Mehr Übereinstimmung herrscht bei dem Nachweis genetischer Faktoren bei rezidivierenden unipolaren oder bipolaren Erkrankungen, basierend auf Zwillings- und Adoptionsstudien. Der genaue Erbgang ist noch nicht bekannt, aber das Vorhandensein dominanter Gene (entweder X-chromosomal oder autosomal) wurde lange Zeit postuliert und vor kurzem durch molekulargenetische Untersuchungsmethoden unterstützt. Alternativ können uni- und bipolare Störungen ein polygenes Kontinuum im Schweregrad bilden. Der mutmaßliche metabolische Endzustand scheint eine Art Dysregulation der limbisch-dienzephalen Neurotransmission widerzuspiegeln, möglicherweise im Bereich postsynaptischer Rezeptoren. Allerdings gibt es keinen direkten Beweis für spezifische Störungen von Neurotransmittern bei manisch-depressiven Erkrankungen. Lediglich indirekte Hinweise aus der Neurophysiologie, -pharmakologie und -endokrinologie legen eine im Mittelhirn lokalisierte Störung nahe, wie z. B. abgeschwächte Ausschüttung von Wachstumshormon auf Gabe des α_2-Agonisten Clonidin, verkürzte Latenz der REM(„rapid eye movements")-Perioden und damit verbundene cirkadiane Schlafstörungen, Auslösung von REM-Phasen durch Arecolin, vermehrte Hemmung der Melatoninfreisetzung unter Lichteinfluß, verminderte ACTH-Ausschüttung nach Gabe von **CRH** (Corticotropin-Releasing-Hormon), Hyperkortikoidismus mit gestörtem Tagesrhythmus und Nichtansprechen auf den Dexamethason-Suppressionstest **(DST)** und herabgesetzte Reaktion auf die Gabe von synthetischem Thyreotropin **(TRH).** In ihrer Gesamtheit stützen derartige Befunde die Idee einer Dysregulation der cholinergen und katecholaminergen Neurotransmission. Indirekte Hinweise haben sich auch für eine serotoninerge Dysregulation ergeben, z.B. aufgrund einer bei einer Depression herabgesetzten Reaktion des Wachstumshormons (Somatotropin, **STH**) auf Fenfluramin, einer verminderten Serotoninaufnahme in Blutplättchen sowie einem herabgesetzten Liquorspiegel von 5-Hydroxyindolessigsäure (5-HIAA) bei Patienten mit gewaltsamen Suizidversuchen – unabhängig vom Vorliegen einer klinisch nachweisbaren Depression (s. Suizid unter Komplikationen, weiter unten).

Der Verlust eines Elternteils in der Kindheit bedingt zwar kein höheres Risiko für affektive Störungen, doch tendieren solche Personen dazu, ihre ersten Depressionen in einem jüngeren Lebensalter zu bekommen. Außerdem ist bei ihnen der Verlauf öfter intermittierend chronisch und Suizidhandlungen sind häufiger.

Streßsituationen, die Affektstörungen auslösen, können psychologischer oder biologischer Natur sein. Daher gehen bestimmte Lebensereignisse (vor allem Trennungserlebnisse) für gewöhnlich depressiven oder manischen Episoden voraus. Allerdings können derartige Ereignisse auch der Affektepisode vorangehende Krankheitszeichen sein und nicht deren Ursache. Beispielsweise kommt es bei manisch-depressiven Patienten oft zu einer Entfremdung gegenüber den Angehörigen. Beispielsweise entfremden sich an Affektstörungen leidende Personen oft von den ihnen Nahestehenden. Bei den bipolaren Formen ist die Rolle psychologischer Auslösefaktoren noch weniger gesichert. Der Wechsel von Depression zu Manie kündigt sich oftmals durch eine 1–3 Tage dauernde Schlafminderung an (experimentell auslösbar durch totalen Schlafentzug oder durch Entzug der REM-Komponente). Klinisch können solche Wechsel auch oft im Anschluß an eine Antidepressiva-Therapie beobachtet werden. Andere biologische Stressoren, die für die Auslösung einer Manie relevant sein können, sind Stimulanzienabusus, Schlaf- oder Beruhigungsmittelentzug, Reisen über Zonen mit mehr als zwei Stunden Zeitunterschied und jahreszeitliche lichtabhängige Veränderungen.

Obwohl die klinische Depression nicht an einen Persönlichkeitstypus gebunden ist, so gehen die bei affektiv Erkrankten häufiger gefundenen Charaktermerkmale eher in Richtung Dysthymie und Zyklothymie. Daher treten die unipolaren Formen häufiger bei introvertierten und ängstlich-neurotischen Persönlichkeiten auf. Solche Personen sind unsicher, voller Schuld- und Angstgefühle und verfügen oft nicht über das nötige gesellschaftliche Geschick, beträchtliche, durch Lebensschicksale aufgezwungene Abweichungen vom Normzustand gegenregulieren zu können. Dazu gehört auch die Belastung, die eine Depression mit sich bringt. Dies bedeutet, daß es solchen Personen schwerer fällt, sich von einer depressiven Phase zu erholen. Die Persönlichkeitsstruktur bipolarer Patienten zeigt tendentiell weniger neurotische Merkmale, unterliegt aber größeren Schwankungen von Antrieb und Stimmung. Außerdem sind sie mehr extrovertiert und leistungsorientiert. Sie steigern oft ihr Aktivitätsniveau, um die Depression zu bekämpfen, was die kürzere Dauer bipolarer depressiver Phasen ausmachen kann.

Die höhere Anfälligkeit der Frauen für Depressionen wird üblicherweise mit ihrer vermuteten stärkeren Anpassung und passiven Abhängigkeit und Hilflosigkeit bei der Steuerung ihres Schicksals in männlich orientierten Gesellschaften in Verbindung gebracht. Doch sind biologische Anfälligkeiten mindestens ebenso von Bedeutung: Frauen haben zwei X-Chromosomen (wichtig bei bipolaren Krankheiten, wenn dominierende X-Verkoppelung mitspielt). Im Vergleich zu Männern haben sie höhere Monoaminooxidasespiegel. Es handelt sich dabei um dasjenige Enzym, das die für die Gemütslage als wichtig angesehenen Neurotransmitter katabolisiert und dessen Genort kürzlich auf dem X-Chromosom lokalisiert wurde. Frauen haben eine weniger stabile Schilddrüsenfunktion, nehmen möglicherweise depressionserzeugende Steroidkontrazeptiva und sind prämenstruellen und postpartalen endokrinen Umstellungen unterworfen. Was auch letztlich die Mechanismen für die unterschiedliche Ausprägung der Depression bei Mann und Frau sein mögen, neuere Erkenntnisse geben Hinweise darauf, daß Unterschiede des Temperaments Mediatoren zwischen Geschlecht und Depression sein können. Somit ist bei klinisch depressiven Frauen eher zu erwarten, daß sie sich entsprechend dem introvertierten Typus der unipolaren Formen verhalten, während depressive Männer viel häufiger den extrovertierten Typus der bipolaren

Formen repräsentieren. Dies würde wiederum den Schluß nahelegen, daß Frauen größere Probleme haben, sich von depressiven Episoden zu erholen.

Symptomatik und Diagnostik

Die Diagnose ergibt sich aus dem klinischen Bild: Symptomenkonstellation, Verlauf und Familienanamnese – sowie manchmal auch aus der eindeutigen Antwort auf physische Eingriffe. Letztere sind in jüngster Zeit durch Laborbefunde bestärkt worden, von denen man glaubt, daß sie Rückschlüsse auf eine limbisch-dienzephale Dysregulation erlauben. Dies gilt vor allem für den TRH-Stimulationstest, den Dexamethason-Suppressionstest (DST) und das Schlaf-EEG (REM-Latenz).

Der TRH-Stimulationstest mit 500 μg oder, von einigen Endokrinologen bevorzugt, 200 μg Protirelin (synthetisches TRH), das über 15–30 sec i. v. gespritzt wird, ist ein Standard-Stimulationstest *(s. Kap. END, 3., TRH-Test).* Eine abgeschwächte TSH-Antwort (Anstieg des TSH < 5 μU/ml), was eine hypothalamische Störung nahelegt, muß von einer übersteigerten TSH-Antwort (Anstieg des TSH > 20 μU/ml), was auf eine frühe Störung auf Schilddrüsenebene hinweist, unterschieden werden. Obwohl die diagnostische Aussagekraft einer verminderten TSH-Antwort bei primären Affektstörungen noch unsicher ist, kann eine übersteigerte TSH-Antwort eine wertvolle Hilfestellung beim Erkennen des biologischen Korrelats der Therapieresistenz bei manchen Unterformen der Affektstörungen sein, z. B. bei bipolaren Störungen mit kurzer Phasendauer und kurzen Intervallen. Die Interpretation der Testresultate ist bei Vorhandensein anderer endokrinologischer Erkrankungen, bei Leber- oder Nierenfunktionsstörungen, massivem Gewichtsverlust, Kokainmißbrauch, Alkoholintoxikation oder -entzug und Einnahme von Östrogenen, Steroiden, Phenytoin, Carbamazepin und Lithium unzuverlässig.

Die Durchführung der **DST** in der Psychiatrie unterscheidet sich von derjenigen in der Endokrinologie. Um 23.00 h wird 1 mg Dexamethason oral verabreicht und am darauffolgenden Tag wird der Serum-Cortisolspiegel um 16.00 und um 23.00 h gemessen. Bei der Hälfte der Melancholiker sinkt der Cortisolspiegel nicht ab, d. h., er liegt bei ≥ 5 μg% (bei Berücksichtigung der Proteinbindung) oder ≥ 4 mg% (mit Radioimmunoassay gemessen). Falsch-positive Resultate kommen vor in der Schwangerschaft, bei hochdosierter Östrogenmedikation, Cushing-Erkrankung, schwerem Gewichtsverlust, entgleistem Diabetes mellitus, im Alkoholentzug und unter Medikation von Phenytoin, Carbamazepin und Barbituraten und bei exzessivem Koffeingenuß. Letztendlich sind die Resultate des DST bei ambulanten Untersuchungen weniger zuverlässig. Bei stationären Patienten ist die Spezifität höher, da die melancholische Unterform der Depression häufiger vertreten ist. Die **REM-Latenz,** d. h. der *Zeitraum zwischen Schlafbeginn und dem Beginn der ersten auf dem Schlaf-EEG verzeichneten REM-Periode,* dauert bei Normalpersonen durchschnittlich 90 Minuten (Schwankungsbreite zwischen 70 und 110 Minuten, im Alter abnehmend). Bei medikamentenfreien Patienten und nach Ausschluß einer Narkolepsie spricht eine Verkürzung der Latenz auf weniger als den untersten Wert der für eine bestimmte Altersgruppe gültigen Schwankungsbreite in mehreren aufeinanderfolgenden Nächten stark für das Vorliegen einer primären affektiven Psychose. Dies gilt vor allem dann, wenn andere Schlaf-EEG-Veränderungen vorliegen, wie z. B. eine Konzentration der REM-Phasen während der ersten Nachthälfte, eine erhöhte REM-Dichte, verkürzte Delta-Phasen und mittlere und terminale Wachphasen.

Obwohl es derzeit noch keine völlig übereinstimmende Ansicht über die Empfindlichkeit und die Spezifität dieser drei Tests gibt, kann ihr wohlerwogener Einsatz das konventionelle klinische Wissen bei ausgewählten diagnostischen, prognostischen und therapeutischen Entscheidungen erweitern. Sicherlich sind die Tests ungeeignet für Screening und Routinegebrauch; sie machen die klinische Untersuchung und Beurteilung keinesfalls überflüssig. Da ein negatives Testergebnis (z. B. beim DST) eine depressive Erkrankung nicht ausschließen kann, hat ein positives Ergebnis potentiell größere klinische Bedeutung. Beispielsweise kann eine fehlende Suppression beim DST den klinischen Befunden der affektiven Psychose mehr Gewicht verleihen und vom Arzt dahingehend verwendet werden, einen zögernden Patienten von der Wichtigkeit einer somatischen Intervention zu überzeugen. Außerdem spricht bei einem Patienten mit bekannter Affektpsychose das Ausbleiben einer Normalisierung des DST trotz augenscheinlicher Zustandsbesserung deutlich für eine Fortsetzung der biologischen Depressionsbehandlung.

Klinische Depression: Im **depressiven Syndrom** *(s. Tab. 8.)* ist die Gemütslage typisch depressiv, reizbar oder ängstlich bzw. wird von einer Kombination dieser Gemütseigenschaften gebildet. Bei **larvierten Depressionen** kann die bewußt erlebte Depression paradoxerweise abwesend sein; der Patient klagt statt dessen über somatische Leiden und kann sogar eine Maske scheinbarer Heiterkeit tragen **(lächelnde Depression).** Andere wiederum beklagen sich über verschiedenartige Schmerzen, Furcht vor Unheil oder Furcht vor dem Verrücktwerden. Bei manchen Patienten ist schließlich der Affekt so tief gestört, daß Tränen versiegen. Bei derartigen schweren Depressionen klagt der Patient darüber, daß die Fähigkeit des Erlebens normaler Gefühlsregungen – einschließlich Kummer, Freude und Vergnügen – verlorengeht und ein Empfinden eintritt, daß die Welt farblos, leblos und tot geworden sei. Bei diesem Typ der Depression ist die wiedergewonnene Fähigkeit, weinen zu können, normalerweise ein Zeichen der Besserung.

Die krankhafte Gemütsverfassung bei der depressiven Erkrankung wird von charakteristischen Symptomen wie Schuld, Selbstbezichtigung, von einer verringerten Konzentrationsfähigkeit, Unentschlossenheit, einem verringerten Interesse an den alltäglichen Verrichtungen und Aktivitäten, gesellschaftlichem Rückzug, Hilflosigkeit und Hoffnungslosigkeit sowie von wiederkehrenden Gedanken an Tod und Suizid begleitet.

Eine voll entwickelte Depression ist durch ausgeprägte psychomotorische und vegetative Symptome gekennzeichnet, sowohl bei unipolaren als auch bipolaren Formen. Die psychomotorische Verlangsamung oder Verzögerung von Denkabläufen, der Sprache und der allgemeinen Aktivität kann sich zu einem **depressiven Stupor** entwickeln, bei dem sämtliche Willkürhandlungen zum Stillstand kommen. Häufiger manifestiert sich die Melancholie mit psychomotorischer Agitiertheit (z.B. Unruhe, Händeringen und gepreßte Stimme). Obwohl bestimmte Untergruppen depressiver Patienten, vor allem diejenigen, die den atypischen, dysthymen oder bipolaren Formen zuzuordnen sind, oftmals ein übersteigertes Schlafbedürfnis haben, beklagen sich die meisten über Schlafstörungen mit Einschlafstörungen und häufigem oder frühmorgendlichem Erwachen. Oftmals geht das sexuelle Verlangen verloren und es treten Orgasmusstörungen auf, evtl. auch eine Amenorrhö. Appetitlosigkeit und Gewichtsverlust können Abmagerung und sekundäre Störungen im Elektrolythaushalt zur Folge haben. Gesteigerte Nahrungsaufnahme und Gewichtszunahme sind weniger häufig und typischer für mildere Formen atypischer Depressionen.

Psychotische Manifestationen kommen bei 15% der Depressionen am häufigsten bei der Schwermut vor. Patienten leiden unter den Wahnvorstellungen, sie hätten unverzeihbare Sünden oder Verbrechen begangen: Halluzinatorische Stimmen beschuldigen sie verschiedener Untaten oder verurteilen sie zum Tode. Die seltenen visuellen Halluzinationen nehmen die Form von Särgen oder von verstorbenen Angehörigen an. Gefühle von Unsicherheit und Wertlosigkeit können die Patienten glauben machen, daß sie beobachtet, bewacht und verfolgt werden. Andere Patienten glauben, an unheilbaren und „schandbaren“ Krankheiten, wie Krebs und Geschlechtskrankheiten, zu leiden und andere Leute anzustecken. Ab und zu kann es vorkommen, daß ein Patient Familienmitglieder tötet, um sie vor künftigem Unheil zu „bewahren“, und anschließend Suizid begeht.

Die Diagnose einer **melancholischen Phase** ist normalerweise nicht schwierig; Probleme mag es geben, wenn das klinische Bild geringgradig ausgeprägt ist oder chronisch verläuft. Daher kann es vorkommen, daß Patienten mit **inkompletter Remission** einer ausgeprägten unipolaren Krankheitsepisode nicht die klassischen depressiven Symptome zeigen, sondern Schlaflosigkeit, hypochondrische Symptome, Verdrießlichkeit und sekundäre Probleme in ihren partnerschaftlichen Beziehungen. **Dysthymie** ist, ähnlich wie ihr nosologischer Vorläufer „neurotische Depression“, durch mildere, nichtpsychotische, nur teilweise ausgeprägte depressive Bilder mit diskreten körperlichen Symptomen, aber ausgeprägten Störungen im persönlichen Bereich gekennzeichnet. Diese Patienten sind traurig, pessimistisch, humorlos,

Tab. 8. Klinische Manifestation depressiver und manischer Zustände

	Depressionssyndrom	*Maniesyndrom*
Stimmungslage	Deprimiert, reizbar oder ängstlich (der Patient kann unter Umständen lächeln oder die subjektiven Stimmungsumschwünge leugnen) Weinkrämpfe (der Patient kann unter Umständen dennoch über die Unfähigkeit, zu weinen oder Gefühlsregungen zu erleben, klagen und statt dessen über Schmerzen oder andere körperliche Beschwerden klagen)	Hochstimmung, reizbar oder feindselig Momentane Ängstlichkeit (als Teil eines gemischten Zustandes)
Assoziierte psychische Manifestationen	Mangelndes Selbstvertrauen, wenig Selbstachtung, Selbstbezichtigung Verminderte Konzentrationsfähigkeit, Unentschlossenheit Verminderte Befriedigung, Verlust des Interesses an alltäglichen Verrichtungen und Bindungen, sozialer Rückzug Negative Erwartungen, Hoffnungslosigkeit, Hilflosigkeit, vermehrte Abhängigkeit Wiederkehrende Gedanken um Tod und Suizid	Überzogene Selbstachtung, Prahlen, Größenwahn Sprunghafter Gedankengang (Ideenflucht), Klangassoziationen (neue Gedanken werden durch Wortklänge – nicht durch Wortbedeutungen ausgelöst), Zerstreutheit Gesteigertes Interesse an neuen Aktivitäten, Menschen, kreativer Beschäftigung, verstärktes Interesse an Mitmenschen (die sich aber oft zurückziehen wegen des lästigen, zudringlichen, vorwitzigen Verhaltens des Patienten), Kaufzwang (Verschwendungssucht), sexuelle Indiskretionen, törichte Investitionen
Somatische Manifestationen	Psychomotorische Verlangsamung; Erschöpfung Agitation Anorexie und Gewichtsverlust oder Gewichtsabnahme Schlaflosigkeit oder Schlafsucht Unregelmäßigkeit bei der Menstruation, Amenorrhö Unlustgefühle, Verlust des sexuellen Verlangens	Psychomot. Unruhe, Eutonie (gesteigertes Gefühl körperlicher Leistungsfähigkeit) Möglicher Gewichtsverlust durch vermehrte Aktivität und Vernachlässigung der Diätgewohnheiten Verringertes Schlafbedürfnis Gesteigertes sexuelles Verlangen
Psychotische Symptome	Wahnvorstellungen über Wertlosigkeit und Sündhaftigkeit Zuständigkeits- und Verfolgungswahn Krankheitswahn (nihilistisch, somatisch oder hypochondrisch) Armutswahn Depressive Halluzinationen akustischer oder visueller Art, selten auch Geruchshalluzinationen	Größenwahnsinnige Vorstellungen über außergewöhnliche Befähigungen Wahnvorstellungen von Hilfeleistung; Verfolgungswahn, Zuständigkeitswahn Wahnvorstellungen über außergewönliche geistige und körperliche Fähigkeiten Reichtumswahn, Wahnvorstellungen von adeligen Vorfahren oder von anderen grandiosen Identitäten Flüchtige visuelle und akustische Halluzinationen

unfähig, Freude zu erleben, passiv und lethargisch, introvertiert, skeptisch, überkritisch oder klagsam, selbstkritisch, selbstanklagend und vollständig absorbiert von ihrer vermeintlichen Unzulänglichkeit, ihren Versagensängsten und Negativerlebnissen, was manchmal bis zur krankhaften Freude über die eigenen Fehler führt.

Klinische Zeichen der bipolaren Erkrankungsformen: Bei der vollentwickelten **manischen Psychose** besteht typischerweise eine Hochstimmung, doch sind Reizbarkeit und unverblümte Feindseligkeit in Verbindung mit Streitsucht nicht ungewöhnlich. Die krankhafte Gemütslage färbt das ganze Erleben und Verhalten der Patienten so sehr, daß sie glauben, sie befänden sich in ihrer besten geistigen Verfassung. Mangel an Einsicht und übertrieben große Fähigkeit zur Aktivität führen bei ihnen zu einem gefährlich explosiven psychotischen Zustand. In ihm ist der Patient ungeduldig, zudringlich und lästig und reagiert auf Widerstand mit aggressiver Reizbarkeit. Es resultieren zwischenmenschliche Reibungen, welche wiederum zu sekundären paranoiden Ideen eines Verfolgungswahns führen. Die gesteigerten psychomotorischen Antriebe werden subjektiv als Gedankenrasen empfunden und manifestieren sich nach außen als Ideenflucht, die bei starker Ausprägung nur schwer von den losen Assoziationen des Schizophrenen abgrenzbar sind. Die Aufmerksamkeit des Patienten ist leicht ablenkbar, wobei er fortwährend von einem Thema, von einem Plan zum nächsten wechselt. Gedanken und Handlungen sind ausgreifend und können zu einem klaren Größenwahn fortschreiten. Beispielsweise können die Patienten fälschlicherweise überzeugt sein von persönlichem Reichtum und Erfindungsreichtum wie auch von persönlicher Macht und Genialität, oder sie können zeitweilig eine prunkende Identität annehmen. Patienten können unter Umständen glauben, sie würden von äußeren Kräften gesteuert oder verfolgt. Flüchtige Halluzinationen im Hör- und Sehbereich sind manchmal vorhanden, treten auf dem Höhepunkt der Manie auf und sind gewöhnlich einfühlbar mit der krankhaften Stimmung verknüpft. Das Schlafbedürfnis ist herabgesetzt. Manische Personen befassen sich unerschöpflich, übermäßig und impulsiv mit verschiedenen Handlungen, ohne die damit verbundenen sozialen Gefahren zu erkennen. Im Extremfall ist der psychomotorische Antrieb derart gesteigert, daß jede begreifbare Verknüpfung zwischen Stimmung und Verhalten verlorengeht (ein als **delirante Manie** bekanntes, sinnloses Tätigwerden). Dieses Gegenstück zum depressiven Stupor, heutzutage selten, muß als medizinische Notfallsituation angesehen werden, weil die Patienten durch völlige körperliche Erschöpfung zu Tode kommen können.

Mischzustände sind *labile Mischungen aus depressiven und manischen Zuständen oder rasche Wechsel zwischen beiden* und treten bei manisch-depressiven Erkrankten gewöhnlich zu irgendeinem Zeitpunkt auf. Zu den typischen Beispielen dieser Zustände gehören momentanes Umschlagen auf dem Höhepunkt der Manie in Weinkrämpfe und Suizidvorstellungen oder jagende Gedanken in Zusammenhang mit einem depressiven Zustand. Bei 10–30% aller bipolar Erkrankten handelt es sich bei der Störung – oder bei einer Folge von Störungen – um einen Mischzustand mit dysphorisch-gereizter Grundstimmung, schwerer Schlaflosigkeit, psychomotorischer Unruhe, Gedankenjagen, Suizidgedanken, Größenideen, Verfolgungswahn, akustischen Halluzinationen, Verwirrungszuständen u.ä. Frauen sind anfälliger für Mischzustände. Außerdem tragen Mißbrauch von Alkohol und Beruhigungs- bzw. Schlafmitteln oftmals zu derartigen voll entwickelten Mischzuständen bei. Antidepressiva, v.a. die trizyklischen, können gelegentlich für dysphorisch-reizbare Mischzustände mitverantwortlich sein, die gegenüber den üblichen bipolaren Phasen deutlich, d.h. um Monate, verlängert sind.

Der **zyklische Wechsel größerer Episoden von Manie und Depression** gehört in der Medizin zu den charakteristischen klinischen Bildern. Diagnostische Schwierigkeiten können auftauchen, wenn die Phasen der Hochstimmung geringgradig ausgeprägt sind oder aus einer Hypomanie bestehen. Für die Diagnose **Bipolar-II-Erkrankung** sollte besonderer Wert darauf gelegt werden, daß die Phasen mit Stimmungsaufhellung abrupt zu Ende gehen, das Schlafbedürfnis abnimmt und psychomotorische Aktivität in einem für den Betroffenen ungewöhnlichen Ausmaße auftritt; häufig wird der Umschlag in eine Hypomanie durch trizyklische Antidepressiva ausgelöst.

Die klinischen Manifestationen der **Zyklothymie** ähneln denen beim manisch-depressiven Leiden beschriebenen, treten jedoch in deutlich schwächerer Form auf. In der typischen Ausprägung gibt es kurze (gewöhnlich Tage dauernde) Zyklen von verzögerter Depression mit gesteigertem Schlafbedürfnis, die mit Hochstimmungsperioden oder labiler Reizbarkeit mit reduziertem Schlafbedürfnis wechseln. Bei einer anderen Form überwiegen schwach depressive Merkmale; die bipolare Tendenz zeigt sich in diesen Fällen hauptsächlich an der Leichtigkeit, mit welcher Hochstimmung oder Reizbarkeit durch die Verabreichung trizyklischer Antidepressiva ausgelöst werden können. Bei einer bestimmten Form der Erkrankung, die aber selten zu sehen ist und als **hyperthyme** oder chronisch **hypomanische Persönlichkeit** bezeichnet wird, herrschen Hochstimmungsperioden mit einer gewohnheitsmäßigen Verkürzung der Schlafdauer auf weniger als 6 h vor. Die hyperthyme Persönlichkeit ist durch folgende lebenslang bestehende Eigenschaften charakterisiert: fröhlich, überoptimistisch oder überschwenglich, wenngleich auch oftmals leicht irritierbar, übertrieben zuversichtlich, selbstsicher, überheblich bzw. großartig, energiegeladen, lebhaft, voller Pläne, leichtsinnig, ruhelos, übergesprächig, warmherzig, gesellig oder extrovertiert, überinteressiert oder aufdringlich, enthemmt und immer auf der Suche nach neuen Stimuli. Obwohl manchmal sowohl Zyklothymie als auch Hyperthymie zu geschäftlichem Erfolg, Führereigenschaften, besonderen Leistungen und künstlerischer Kreativität beitragen können, ist die Erkennung dieser Störungen wichtig, da sich dahinter ernste zwischenmenschliche und soziale Probleme, wie z. B. ungleichmäßige Leistungen in Schule und Beruf, Dilettantismus, mangelnde Seßhaftigkeit, zeitweise Promiskuität, wiederholte Trennungen in Partnerschaft und Ehe und episodenhafter Mißbrauch von Alkohol und Drogen verbergen können. Bei ca. 30% aller Zyklothymien bilden diese Merkmale die Vorstufe zur voll ausgeprägten Krankheitsphase.

Differentialdiagnose

Die häufigsten diagnostischen Fehler bestehen darin, daß die affektive Psychose mit der **Schizophrenie** oder der **schizoaffektiven Störung** verwechselt wird. Die Differentialdiagnose zwischen affektiven und schizophrenen Psychosen *(Tab. 9.)* ist klinisch von Bedeutung, weil aufgrund der relativ spezifischen Eigenschaften des Lithiums zyklische Gemütsleiden behandelt werden können, während bei der Schizophrenie nur seine potentielle Neurotoxizität zum Tragen kommt. Andererseits sollten affektkranke Personen nicht dem unnötigen Risiko einer motorischen Spätdyskinesie als Nebenwirkung der Neuroleptika ausgesetzt werden. Pathognomonische unterscheidende Krankheitszeichen gibt es nicht; die Diagnose muß vom klinischen Gesamtbild, der Familienanamnese, dem Verlauf und den Begleiterscheinungen ausgehen. Bei affektiven Psychosen treten ja nicht nur stimmungskongruente psychotische Merkmale auf; inkongruente Wahninhalte oder Halluzinationen sind bisweilen der zugrundeliegenden Gemütskrankheit sekundär aufgeprägt, und zwar durch eine begleitende Alkoholhalluzinose, einen Entzug von Sedativa oder Hypnotika, eine psychedelisch (bewußtseinserweiternd) erzeugte Psychose oder andere allgemeinmedizinische oder neurologische Erkrankungen, die eine Schizophrenie imitieren können. Bei einer sich zurückbildenden Krankheit mit gemischten affektiven und schizophrenen Merkmalen sollte eine schizoaffektive Psychose nur diagnostiziert werden, wenn derartige komplizierende Faktoren ausgeschlossen sind. Im Zweifelsfalle sind – wegen der besseren Prognose einer manisch-depressiven Psychose – ein **therapeutischer Versuch** mit einem Thymoleptikum (Antidepressivum oder Lithiumcarbonat) oder Elektrokrampftherapie angezeigt. Bei schizophrenen Erkrankungen ist die TSH-Antwort auf TRH praktisch nie vermindert. Eine verminderte TSH-Antwort oder fehlende Cortisolsuppression unter Dexamethason sagen tendenziell ein gutes Ansprechen auf Thymoleptika voraus – selbst wenn schizophrenieartige Züge vorhanden sind.

Ein therapeutischer Versuch mit Antidepressiva oder Elektrokrampftherapie ist auch bei älteren Personen gerechtfertigt, um die Differentialdiagnose zwischen **Frühdemenz** (die sich oft mit affektiven Symptomen manifestiert) und **Pseudodemenz-Depression** *(s. a. Kap. NEU, 2.)* zu stellen. Bei letzterer tragen psychomotorische Verlangsamung, verminderte Kon-

Tab. 9. Beurteilungskriterien zur Unterscheidung affektiver von schizophrenen Psychosen

wertende Kriterien	*affektive Psychose*	*schizophrene Psychose*
Alter	jedes	selten Beginn nach dem 40. Lebensjahr
prämorbide Persönlichkeitszüge	ängstlich, dysthymisch, zyklothym oder hyperthym	schizoid oder schizotypisch
Beginn	gewöhnlich abrupt	gewöhnlich schleichend
Affekt	gewöhnlich „infektiös“	rigid, schwerfällig oder nicht angepaßt
Denkprozeß	gewöhnlich verständlich: gehemmt oder beschleunigt	typischerweise schwer zu folgen (lose Assoziationen)
Wahnideen und Halluzinationen	gewöhnlich stimmungsgerecht, aber mitunter mit schizophrenen Merkmalen	typisch eigenartig, bizarr und mehrere Lebensbereiche des Pat. miteinbeziehend, in der Regel in schizophrener Form
Familienanamnese	im allgemeinen Alkoholismus	Schizophrenie
Verlauf	gewöhnlich sich zurückbildend oder periodisch, die Persönlichkeit bleibt generell erhalten	gewöhnlich sich nicht zurückbildend, die Persönlichkeit ist oft depraviert
biologische Tests	verkürzte REM-Latenz, abnormer DST; verminderte TSH-Freisetzung auf Gabe von TRH	normale Ergebnisse dieser Tests (ausgenommen einige schizophreniforme Psychosen)

DST = Dexamethasonsuppressionstest; REM = rapid eye movements; TRH = Thyreotropin releasing hormone; TSH = Thyroid stimulating hormone (Thyreotropin).
Ergänzt nach H. S. Akiskal und V. R. Puzantian, *Psychiatric Clinics of North America,* Bd. 2, Nr. 3, Seiten 419–439, 1979. Gebrauch mit Genehmigung.

zentrationsfähigkeit und Gedächtnisschwund zum Auftreten demenzartiger Merkmale bei. Wegen der besseren Prognose des depressiven Leidens sollte es bevorzugt diagnostiziert werden, insbesondere dann, wenn es früher entsprechende Episoden gab oder die Familienanamnese einen entsprechenden Schluß zuläßt. Diese und andere klinische Unterscheidungsmerkmale sind in *Tab. 10.* aufgelistet. Traditionelle Labortests (klinisch-chemische Blutuntersuchungen, CT-Scan, EEG) liefern für die Differentialdiagnose wichtigere Informationen als neuroendokrinologische Untersuchungen oder ein Schlaf-EEG.

Die beiden miteinander verwandten Begriffe **larvierte Depression** und **affektive Äquivalente** werden oft zur Erklärung bestimmter Störungen herangezogen, die auffällige somatische Symptome oder Verhaltensstörungen bei kaum oder nicht vorhandenen Stimmungsabweichungen aufweisen. Hierzu gehören antisoziales Verhalten (besonders bei Kindern und Heranwachsenden), durch Mißbrauch von Medikamenten und Drogen bedingte Störungen, chronischer Schmerz, Hypochondrie, Angstzustände und psychophysiologische Störungen. Beim Fehlen eindeutiger affektiver Symptome sollte die Diagnose einer manisch-depressiven Psychose nur dann gestellt werden, wenn frühere Episoden einer Affektpsychose bekannt sind, der Zustand sich periodisch wiederholt hat und in der Familienanamnese vorkommt. Befunde zu Cortisolsuppression und REM-Latenz im Schlaf-EEG können bei dieser Diffe-

Tab. 10. Klinische Merkmale zur Unterscheidung zwischen einer depressiven „Pseudodemenz" und einer primären (degenerativen) Demenz

Klinische Merkmale	*„Pseudodemenz"*	*Primäre Demenz*
Beginn	akut	schleichend
frühere Episoden affektiver Erkrankungen	meist vorhanden	uncharakteristisch
Selbstvorwürfe	meist vorhanden	uncharakteristisch
Tagesschwankungen	morgens schlechter	abends schlechter
Gedächtnisstörungen	Kurzzeit = Langzeit	Kurzzeit > Langzeit
andere kognitive Defekte	umschrieben	global
Reaktion auf Test kognitiver Funktionen	„Weiß ich nicht."	richtige Antwort knapp verfehlt
Reaktion auf Fehler	Tendenz, schnell aufzugeben	heftig
Übungseffekte	Training möglich	durchgehend schlecht
Reaktion auf Schlafentzug	Besserung	Verschlechterung (?)

Modifiziert aus Akiskal, H. S.: „Affektstörungen", in *Medical Basis of Psychiatry,* G. Winokur und P. Clayton (Hrsg.). Philadelphia, W. B. Saunders Company, 1986: 384–399; Abdruck mit Genehmigung.

rentialdiagnose von zusätzlichem Wert sein. Ein therapeutischer Versuch mit einem Antidepressivum kann bei der Differentialdiagnose helfen, wenn er eine eindeutige Reaktion hervorruft.

Das prinzipielle Erscheinungsbild der **Depressionskrankheiten im Kindesalter** *(s. a. Kap. KIN, 21.)* ist von demjenigen Erwachsener nicht drastisch verschieden, die Symptome treten lediglich in den für Kinder und Eltern typischen Bereichen zutage: bei Schularbeit und Spiel. Allerdings sind extreme Formen der Irritierbarkeit oder sogar offen aggressives Verhalten als Gegensatz zu depressiver Verstimmung recht häufig bei Depressionserkrankungen im Kindesalter, was ein häufigeres Vorkommen manisch-depressiver Mischzustände nahelegt. Wenn solche Merkmale gemeinsam mit typischeren „Erwachsenen"-Symptomen einer Depression vorkommen, sollte der Diagnose der manisch-depressiven Psychose Vorrang vor Anpassungsreaktionen oder neurotischen und verhaltensmäßigen Störungen gegeben werden; letzteren wird vielfach eine übertriebene Bedeutung in der Kinderpsychiatrie zugemessen. Im Gegensatz sollten Hyperaktivität und Verhaltensstörungen allein beim Fehlen anderer affektiver Symptome nur dann als affektive Äquivalente angesehen werden, wenn die bereits erwähnten Kriterien die Diagnose stützen. *Affektstörungen einschließlich bipolarer Psychosen kommen bei geistig zurückgebliebenen Kindern (und Erwachsenen) vor;* bei ihnen ist die Wahrscheinlichkeit besonders groß, daß somatische Symptome und Verhaltensstörungen die zugrundeliegende affektive Störung verdecken. Frühere Episoden derartiger Störungen und eine positive Familienanamnese für bipolare Erkrankungen können die Diagnosestellung in solchen Fällen erleichtern.

Bei **Jugendlichen** gehen depressive Erscheinungsbilder, insbesondere solche mit stuporösem oder psychotischem Einschlag, häufig dem Beginn einer bipolaren Erkrankungsform voraus. Die Manie Jugendlicher, die oft in der Form eines Mischzustandes auftritt, wird häufig mit einer Schizophrenie verwechselt, aber ein zyklisches Muster von retardierter Depression und angetriebener Psychose bei guter Funktionsfähigkeit vor dem Beginn und in den Zwischenphasen der Krankheit weist deutlich auf eine Affektstörung hin. Der diagnostische Wert von Laboruntersuchungen ist bei Jugendlichen im allgemeinen fraglich.

Unipolare Depression ist weniger häufig Ursache von **Alkoholismus** und Drogenmißbrauch, als man früher gemeint hat. Eine höhere Wahrscheinlichkeit zum Alkoholmißbrauch besteht allerdings bei manischen Patienten *(s. a. Kap. PSY, 5.)*. Versuche, die Schlafstörungen mit Alkohol zu behandeln, mögen für Depressive und Manische zutreffen; manische Patienten greifen manchmal zu Drogen (z. B. Kokain), um die Erregung zu verstärken, was sich auf den Krankheitsverlauf katastrophal auswirkt. Affektive Symptome – insbesondere Depression – vorübergehender oder intermittierender Natur (aufgrund von toxischen Einflüssen, Entzugssymptomen oder sozialen Ursachen) sind oft Begleiterscheinungen bei **Erkrankungen durch Medikamentenmißbrauch** und sollten nicht mit größeren manisch-depressiven Psychosen verwechselt werden, die typischerweise mehrere Monate andauern. Die Abgrenzung von intermittierenden chronischen Affektpsychosen wie etwa Zyklothymie und Dysthymie ist problematischer. Die Diagnose eines primären Alkoholismus, von anderen Medikamenten bedingten Störungen und einer antisozialen Persönlichkeit sollten vorzugsweise bei Personen erwogen werden, die eine ausgesprochene Alkohol- und Arzneimittelvorgeschichte aufweisen. Trotzdem kann bei manchen Teenagern und jungen Erwachsenen, vor allem bei denjenigen mit einer positiven Familienanamnese für bipolare Erkrankungen, eine Polytoxikomanie (einschließlich Kokain) Ausdruck der Selbstbehandlung von zyklothymen Stimmungsschwankungen sein. Außerdem sprechen phasenweiser Mißbrauch von Stoffen, besonders von Alkohol (periodische Trunksucht), oder ein Beginn nach dem 30. Lebensjahr eher für die Diagnose einer primär manisch-depressiven Psychose mit sekundärem Abusus. Im Zweifelsfall ist die versuchsweise Gabe von Thymoleptika angezeigt, weil neuroendokrinologische Tests bzw. Schlaf-EEG-Ableitungen für die Differentialdiagnose zwischen Affektpsychosen und Drogenmißbrauch *notorisch unzuverlässig* sind. Leider gibt es Spezialisten, die den therapeutischen Nutzen pharmakologischer Substanzen bei Suchtpatienten anzweifeln; durch die totale Abstinenz von chemischen Mitteln wird der rationale Einsatz moderner Psychopharmaka bei einer schwierigen Patientengruppe, deren Suchterkrankung als Versuch einer Selbstmedikation zu verstehen ist, kompliziert.

Die Unterscheidung manisch-depressiver Erkrankungen von schweren Persönlichkeitsstörungen (z. B. **Borderline-Störung**) ist schwieriger, vor allem wenn es sich bei der affektiven Störung um eine mit chronischem oder intermittierendem Verlauf handelt, z. B. um Zyklothymie, Dysthymie oder Bipolar-II-Erkrankung. Der Längsschnitt bei Affektstörungen, vor allem bei bipolaren Verlaufsformen und positiver Familienanamnese, stützt die Diagnose. Fehlende Cortisol-Suppression beim DST, verminderte TSH-Antwort auf TRH und veränderte Schlaf-EEG-Befunde waren bei vielen Borderline-Patienten vorhanden und eine Unterscheidung von manisch-depressiven Erkrankungen somit nicht möglich. Angesichts der schwerwiegenden Konsequenzen, die bei Nichterkennen einer affektiven Störung bei jungen Patienten auftreten und im Suizid enden können, wird der Versuch einer Therapie mit Lithium, MAO-Hemmern oder Carbamazepin, auch als differentialdiagnostisches Hilfsmittel, im überwachten klinischen Rahmen empfohlen (s. u.).

Neurotische Symptome wie Ängstlichkeit, akute Panikattacken und Besessenheit sind für primäre depressive Störungen normal, sie verschwinden, wenn die depressive Periode der Störung nachläßt. Bei den primär neurotischen Syndromen andererseits gibt es ab dem frühen Erwachsenenalter üblicherweise unregelmäßige Exazerbationen und Remissionen der neurotischen Erscheinungen. Das Verschwinden depressiver Symptome führt typischerweise nicht zu einer Heilung von den neurotischen Merkmalen. Allerdings sind neurotische Zustände, die erst nach dem 40. Lebensjahr beginnen, oft auf primäre Gemütsstörungen zurückzuführen. Die Abgrenzung zwischen neurotischen Störungen und manisch-depressiven Psychosen wird problematischer, wenn bei beiden Krankheitsgruppen gemeinsame Symptome mit geringem Ausprägungsgrad nebeneinander bestehen. Solche Zustände – sie werden unterschiedlich manchmal als **gemischte Angstdepressionen,** dann wieder als **neurotische**

Depressionen oder **atypische Depressionen** diagnostiziert – nehmen für gewöhnlich einen chronisch-intermittierenden Verlauf. Neuere Befunde, die sich z.T. auf Schlaf-EEG-Ableitungen und Folgeuntersuchungen stützen, weisen darauf hin, daß Patienten mit dieser Art von Mischsyndromen eher zu den Angstneurotikern als zu den primär Depressiven zu zählen sind.

Therapie der unipolaren und bipolaren Erkrankungen

Klinische Pharmakologie der Thymoleptika: Psychopharmaka, die bei Affektpsychosen wirksam sind, lassen sich in drei Klassen einteilen: heterozyklische Antidepressiva **(HZA)**, Inhibitoren der Monoaminooxidase **(MAOI)** und Lithiumsalze.

HZA bilden die größte Klasse von Antidepressiva *(Tab. 11.)*, zu denen die klassischen trizyklischen Antidepressiva (TZA), die tertiären Amine Amitriptylin und Imipramin und ihre sekundären Aminmetaboliten Nortriptylin und Desipramin gehören. Andere TZA mit modifizierten Ringstrukturen oder Seitenketten und die neueren zyklischen Antidepressiva gehören auch dazu. Im Unterschied zu Substanzen vom Amphetamintyp haben HZA keine unmittelbar euphorisierende Wirkung und daher auch keinen Einfluß auf „physiologische" Traurigkeit, dies ist vermutlich der Grund, warum sie kein Mißbrauchspotential besitzen.

Akut wirken diese Substanzen, indem sie die Verfügbarkeit der biogenen Amine Noradrenalin und/oder Serotonin (5-HT) durch Wiederaufnahmehemmung an der Synapse erhöhen. Diese akuten und langfristigen Wirkmechanismen wurden lange Zeit als unabdingbare Voraussetzung für die antidepressive Wirkung angesehen, wobei sich jetzt herausstellte, daß

Tab. 11. Ausgewählte Nebeneffekte und Dosisbereiche heterozyklischer Antidepressiva

HZA	*Sedierung*	*anticholinerge Effekte*	*α_1-adrenolytische Effekte*	*Dosisbereich (mg/Tag)*
trizyklische Antidepressiva				
Antidepressiva mit sekundären Aminmetaboliten				
Amitriptylin	+++	+++	+++	50–300
↓				
Nortriptylin[1]	++	++	+	25–125
Imipramin	++	++	+++	50–300
↓				
Desipramin[1]	+	+	+	50–300
andere zyklische Antidepressiva				
Doxepin	+++	++	+++	50–300
Trimipramin	+++	++	+++	50–400
Clomipramin	++	++	+++	50–225
Protriptylin	±	+++	+	10–60
neuere Antidepressiva				
Amoxapin	++	+	++	150–400
Maprotilin	++	+	+	50–225
Trazodon	+++	0	++	50–400
Fluoxetin	±	0	0	10–60
Bupropion	0	±	0	75–450

[1] Pfeile zeigen biotransformiertes Sekundäramin an; diese Transformation ist für gewöhnlich bei Imipramin vollständig und bei Amitriptylin wechselnd stark

neuere Antidepressiva, wie z. B. Bupropion, diesen Mechanismus nicht teilen. Neuere Überlegungen bezüglich serotonerger Mechanismen der Antidepressiva haben noch keine definitiven Ergebnisse bezüglich Veränderungen der Rezeptoren erbracht, außer daß für ein optimales Funktionieren des noradrenergen Systems und der Antidepressiva, die mit diesem interagieren, ein intaktes serotonerges System erforderlich ist. Andere Effekte, die den meisten, jedoch nicht allen HZA gemeinsam sind, sind eine anästhetische Wirkung, eine erhöhte zerebrale Kapillarpermeabilität und eine Unterdrückung der REM-Schlafphasen, wobei man der Meinung ist, daß diese auch von Relevanz ist für die antidepressive Wirkung, da ein totaler Schlaf- oder REM-Schlaf-Entzug durch erzwungenes Wachbleiben vorübergehende antidepressive Effekte gezeigt hat.

Indikationen für HZA: Diese Medikamente scheinen ziemlich gleichmäßig bei etwa 70% der klinisch Depressiven wirksam zu sein. Diese Zahl erhöht sich auf 90% bei Patienten mit Symptomen der Melancholie. Andere Faktoren, aus denen sich ein Ansprechen auf HZA prognostizieren läßt, sind: Therapieerfolg bei vorangegangenen Phasen, Ansprechen in der Familiengeschichte, Euphorie auf eine (experimentelle) Einzeldosis von Dextroamphetamin (20–30 mg) und HZA-ausgelöste REM-Unterdrückung in zwei aufeinanderfolgenden Nächten. Die meisten HZA können bei bipolaren Formen eine Hypomanie hervorrufen und sollten bei derartigen Patienten selbst in Kombination mit Lithium nicht über längere Zeit verordnet werden. Im Hinblick auf die vielfältigen pharmakologischen Eigenschaften der HZA haben sie sich, obwohl nicht unbedingt durch kontrollierte Studien belegt, bei einer Vielzahl von Krankheitszuständen als klinisch hilfreich erwiesen. Dazu gehören: 1. Präventivgabe bei Schulphobien und Panikzuständen (die meisten Studien erfolgten mit Imipramin); 2. Enuresis bei Kindern (Imipramin); 3. palliativ bei Ulcus pepticum depressiver Patienten (Doxepin und Trimipramin sind potente Anticholinergika und H_2-Blocker); 4. symptomatische Behandlung von juckenden Hautallergien (Doxepin, Trimipramin, Amitriptylin und Maprotilin sind potente H_1-Blocker); 5. idiopathische Schlafsucht und Schlafapnoe (Protriptylin wirkt nicht nur symptomatisch bei Schlafsucht, sondern reduziert möglicherweise auch die Häufigkeit ventrikulärer Tachyarrhythmien bei der Apnoe); 6. Bulimie (Fluoxetin und Desipramin); 7. Kokainabhängigkeit (Desipramin); 8. Narkolepsie bei Überwiegen kataplexer Zustände (Imipramin); 9. palliative oder prophylaktische Behandlung von Schmerzsyndromen und Migräne (Trazodon und Amitriptylin blockieren Serotonin(S_2)-Rezeptoren; 10. Aufmerksamkeitsstörungen (Imipramin) und 11. Zwangsneurosen (Clomipramin und Fluoxetin, die beide serotonerge Mechanismen verstärken).

Nebenwirkungen: Im allgemeinen haben die sekundären Amine und die zyklischen Antidepressiva der neuen Generation weniger Nebenwirkungen. Allerdings trifft dies nicht auf alle Nebenwirkungen zu. z. B. ist die Herabsetzung der Krampfschwelle, die allen heterozyklischen Antidepressiva gemeinsam ist, bei Maprotilin und Bupropion besonders ausgeprägt. Die meisten der Nebenwirkungen der HZA entstehen durch ihre α_1-adrenolytischen und muskarinisch-anticholinergen Wirkkomponenten *(s. Tab. 11.)*. Daher können selbst kleine Dosen störende Nebenwirkungen wie Tachykardie, orthostatischer Blutdruckabfall und chininähnliche Kardiotoxizität bewirken. Die neueren Substanzen Fluoxetin, Bupropion und bis zu einem gewissen Grad Maprotilin sind in dieser Hinsicht im wesentlichen unbedenklich. Obwohl der orthostatische Blutdruckabfall ein gewisses Risiko für Patienten mit Osteoporose, zerebraler Arteriosklerose oder kardialer Ischämie mit sich bringt, können trizyklische Antidepressiva mit ausgeprägter α_1-adrenolytischer Aktivität bei Patienten, die nicht an den genannten Krankheiten, jedoch an leichter Hypertonie leiden, sowohl auf die Depression als auch auf den Blutdruck einen günstigen Effekt haben. Außer Trazodon, Fluoxetin und Bupropion, die keine meßbare anticholinerge Wirkung besitzen, treten als Nebenwirkungen der HZA oft verschwommenes Sehen, Mundtrockenheit, Tachykardie, Verstopfung und Harnverhalt auf. Die Sedierung *(Tab. 11.)* kann als Nebenwirkung betrachtet werden oder nicht, abhängig davon, wie sehr sie hinsichtlich ihrer schlafinduzierenden Wirkung erwünscht ist. Diese Wirkung beruht weitgehend auf der S_2- und Histamin(H_2)-Blockade. Sedierung und Gewichtszunahme sind Nebenwirkungen der meisten HZA, wobei dies am wenigsten bei Fluoxetin, Bupropion, Desipramin und Protriptylin der Fall ist. Im Unterschied zu den Neuroleptika bewirken HZA mit Ausnahme von Amoxapin (ein Derivat des Neuroleptikums Loxapin) keine nennenswerte Blockade der D_2-Rezeptoren. Bei Amoxapin besteht jedoch die Gefahr extrapyramidaler Störungen.

Krampfanfälle und Verhaltensauffälligkeiten aufgrund toxischer Wirkungen (z.B. Erregung, Verwirrung, Halluzinationen oder übermäßige Sedierung) sind besonders häufig bei älteren Patienten mit hirnorganischen Veränderungen, was niedrigere Anfangs- und Erhaltungsdosen unbedingt erforderlich macht. Diese Überlegungen treffen besonders für Fluoxetin (psychomotorische Erregung) und Bupropion (Herabsetzung der Krampfschwelle) zu. Diese beiden neuartigen zyklischen Antidepressiva bieten hinsichtlich störender anticholinerger, kardiotoxischer und hypotensiver Nebenwirkungen, die die Verordnung anderer HZA bei vielen, v.a. älteren, Patienten mit internistischen Erkrankungen nicht gestatten, mehr Freiraum und Sicherheit.

MAOI hemmen die oxidative Desaminierung der drei Klassen biogener Amine (Noradrenalin, Dopamin und 5-HT) sowie anderer Phenyläthylamine. Wirkstoffe, die als Antidepressiva in den USA auf dem Markt erhältlich sind (Phenelzin, Isocarboxazid, Tranylcypromin) sind irreversible und unselektive MAO-Hemmer, d.h. sie hemmen sowohl MAO-A und MAO-B, die Blutdruckkrisen verursachen können, wenn gleichzeitig tyramin- oder dopaminhaltige Speisen oder Sympathomimetika eingenommen werden (am häufigsten bei Tranylcypromin). Selektivere und reversible Hemmer (z.B. Moclobemid, ein MAO-A-Hemmer), die verhältnismäßig frei von derartigen Nebenwirkungen sein könnten, befinden sich als Antidepressiva noch im Versuchsstadium.

Indikation für MAOI: Die Wirksamkeit von Phenelzin bei Panikzuständen ist inzwischen klar erwiesen. Neuere Hinweise auf Wirkungen bei ausgewählten nosologischen Typen der Depression mit ängstlichem Einschlag oder atypischen Merkmalen (v.a. bei weiblichen Patienten) haben das Interesse der Kliniker an dieser Substanz wieder belebt, auf die sogar typische Melancholien gelegentlich ansprechen. Tranylcypromin wird manchmal verschrieben bei schläfrig-verlangsamten bipolaren Paqtienten, die unter Lithium-Prophylaxe einen Rückfall erlitten haben. Ähnlich wie die HZA können MAOI einen Übergang in einen hypomanischen Zustand bewirken, in der Regel bei Patienten mit bipolarer Veranlagung. Obwohl diese Übergänge bei MAOI häufiger vorkommen, geben neuere Untersuchungen Hinweise darauf, daß die Erregungszustände eher euphorischer als aggressiver Natur und daher klinisch besser zu handhaben sind. Trotz dieser klinischen Veränderungen bei bipolar Depressiven, haben MAOI wenig bis gar keinen Einfluß auf die normale Stimmung und können hinsichtlich des Mißbrauchpotentials als sicher angesehen werden, obwohl Tranylcypromin zum Teil amphetaminartige Wirkmechanismen besitzt.

Nebenwirkungen: MAOI werden in den USA zu selten eingesetzt, da die Kliniker das Risiko einer paradoxen Hypertonie fürchten, das aus diätetischen und pharmakologischen Interaktionen resultieren kann. Dies ist allgemein als „cheese reaction" bekannt, was auf den hohen Tyramin-Gehalt von stark gereiftem bzw. überreifem Käse zurückzuführen ist. Allerdings ist die orthostatische Hypotonie mit der daraus folgenden Blutleere im Kopf ein größeres Problem bei diesen Substanzen. (Pargylin, ein MAO-B-Hemmer, wird in den USA sogar als Antihypertensivum vertrieben.) Wie bei den TZA kann ein depressiver Patient mit gleichzeitig bestehender leichter Hypertonie, bei dem MAOI indiziert sind, von der Doppelwirkung auf Depression und Hypertonie profitieren. Dies könnte sich als besonders nützlich herausstellen bei bipolar Erkrankten, die Lithium einnehmen und bei denen Diuretika generell kontraindiziert sind. Andere häufige Nebenwirkungen von MAOI sind Erektionsstörungen (weniger häufig bei Tranylcypromin), Angst, Übelkeit, Benommenheit, Schlafstörungen, Ödeme und Gewichtszunahme. Das Risiko kardiotoxischer oder anticholinerger Nebenwirkungen ist minimal. Hepatotoxische Wirkungen (der Grund, warum der erste MAOI, Iproniazid, vom Markt genommen wurde) kommen bei den heutzutage üblichen MAOI glücklicherweise selten vor und sind bei Tranylcypromin am wenigsten wahrscheinlich.

Zur Verhütung paradoxer hypertensiver Krisen unter MAOI sollte der Patient angewiesen werden, sympathomimetische Medikamente zu vermeiden (einschließlich Phenylpropanolamin und Dextromethorphan, die häufig in abschwellenden Nasentropfen und Hustenmitteln zu finden sind), außerdem sollen Reserpin und Meperidin, Tyramin- oder L-Dopahaltiges Bier und Wein (einschließlich Sherry) oder Liköre und überreife, abgelagerte Nahrungsmittel (z.B. Bananen, Fava- bzw. Saubohnen, Hefeextrakte, Feigen in Dosen, Rosinen, Joghurt, Käse, Sauerrahm, Sojasoße, eingelegte Heringe, Kaviar, Leber und mit Zartmachern behandeltes Fleisch) gemieden werden. Unabsichtliche Einnahme solcher Medikamente oder Speisen kann zu einem plötzlichen Blutdruckanstieg (hypertensive Krise) führen, der sich durch hämmernde Kopfschmerzen bemerkbar macht. Es empfiehlt sich, den Patienten einen Vorrat Tabletten zu jeweils 25 mg Chlorpromazin (wirkt adrenolytisch) zu geben und sie anzuweisen, sofort nach Auftreten der frühesten Anzeichen für eine solche Reaktion 1–2 Tabletten einzunehmen und sich zur nächsten Notaufnahme zu begeben. Kapseln mit 10–20 mg Nifedipin sublingual sind eine weitere Alternative; die Kapsel sollte zerbissen und der Inhalt im Mund behalten werden. Diese Vorsichtsmaßnahmen führen oftmals dazu, daß der Blutdruck bis zur Ankunft in der Notaufnahme wieder zurückgegangen ist. Eine weitere Vorsichtsmaßnahme ist die Kombination von MAOI mit HZA. Außerdem sollte in der Regel eine Pause von einer Woche zwischen der Verordnung zweier Medikamente verschiedener Klassen eingehalten werden (s.u.). Patienten, die unter MAOI stehen und die möglicherweise zusätzliche antiasthmatische, antiallergische, lokalanästhetische Behandlung oder eine Allgemeinnarkose benötigen – sollten nur behandelt werden unter Hinzuziehung von neuropharmakologisch ausgebildeten Psychiatern, Internisten, Zahnärzten und Anästhesisten.

Lithium ist ein in der Natur vorkommendes Alkalimetall. Bis zu den frühen siebziger Jahren hatte man den Wirkungsnachweis geführt und nebenwirkungsfreie Applikationsarten ausgearbeitet. Der genaue Wirkungsmechanismus, mit dem es unvorhersagbare, oft explosiv auftretende Stimmungs- und Verhaltensschwankungen bipolarer Affektkranker stabilisiert, ist unbekannt. Es kann sich um einen oder alle der folgenden Mechanismen handeln: Hyperpolarisation von Nervenzellmembranen; erhöhte präsynaptische Desaminierung von Noradrenalin und verminderte Noradrenalinfreisetzung; Hemmung der über β-Adrenozeptoren stimulierten Adenylatzyklase; verminderter Dopaminumsatz; erhöhte Tryptophanaufnahme mit nachfolgender Stabilisierung serotoninerger synaptischer Abläufe; Hemmung der PGE_1-Synthese; Verlangsamung biologischer Rhythmen.

Indikation für Lithium: Obwohl Lithium bipolare Stimmungsschwankungen abschwächt, hat es keinen Effekt auf die normale Stimmung. Außerdem scheint es Aggressionen zu mildern, wobei noch unklar ist, ob dies auch für Patienten ohne bipolare Disposition zutrifft. Direkt hat Lithium keine sedierende Wirkung, noch beeinträchtigt es üblicherweise kognitive Funktionen. Sollte letzeres doch auftreten, kann dies häufig Folge einer lithiuminduzierten Hypothyreose sein. Lithium führt nicht zu Abhängigkeit.

60–70% der bipolaren Patienten reagieren positiv. Die Wahrscheinlichkeit eines positiven Ansprechens ist hoch bei: klassischem manischen Bild als Teil einer primären Gemütskrankheit, Phasenfrequenz unter 2/Jahr, erfolgreiche Lithium-Therapie bei vorangegangenen Schüben oder in der Familienanamnese. Aussichtsreiche weitere Indikationen beinhalten clusterförmige und migräneartige Kopfschmerzen, phasenhaft auftretender Alkoholismus, Polytoxikomanie, Episoden mit Aggression (sie können Varianten der bipolaren Erkrankung darstellen), und (bisher nur experimentell) Agranulozytosen (Lithium ruft regelmäßig eine Leukozytose hervor).

Pharmakokinetik: Lithium, meist in der Form des Karbonats gegeben, wird rasch und vollständig im Magen-Darm-Trakt resorbiert und erreicht die Maximalkonzentration im Serum nach ca. 1½ h. Im Körper wird es nicht umgewandelt; zu 95% wird es über die Niere ausgeschieden, und die Ausscheidung wird durch zusätzliche Natriumgabe verstärkt. Umgekehrt bedeutet jeder Natrium-Verlust – durch Krankheit oder Diuretika – ein erhöhtes Risiko hinsichtlich toxischer Effekte des Lithium. Die Exkretionshalbwertszeit beträgt 24 h; diese

Zeit pflegt mit Alter und herabgesetzter glomerulärer Filtrationsrate z. B. bei Nierenerkrankungen anzusteigen. Daher sind äußerste Vorsicht und die Verordnung niedriger Dosen bei diesen Patienten geboten. Lithiumkarbonat wird in Form 300 mg enthaltender Tabletten oder Kapseln oral verabreicht, in Dosen bis zu 1200–1800 mg/Tag während der akuten Phase und zu 600–1500 mg/Tag als Dauerbehandlung. Ein Gleichgewicht wird nach 4–6 Tagen erreicht – daher der verzögerte Eintritt der akuten antimanischen Wirkung. In manischen Phasen retiniert der Patient Lithium und scheidet Natrium aus; allerdings müssen Lithium-Dosis und -Serumspiegel bei akuter Behandlung höher sein als in der Dauerprophylaxe. **Nebenwirkungen und toxische Effekte** von Lithium werden weiter unten im Abschnitt *Bipolare Erkrankungen* besprochen.

Unipolare Erkrankungsformen

1. Medizinische oder neurologische Ursachen sollten – besonders bei Personen über 40 – **ausgeschlossen werden.**

2. Einweisung ins Krankenhaus. Hartnäckige Suizidvorstellungen, besonders wenn aus der Familie keine Hilfe kommt, Stumpfsinn, agitierte Depressionen und Wahnvorstellungen sowie physische Erschöpfung oder eine gleichzeitig bestehende kardiovaskuläre Erkrankung erfordern einen Krankenhausaufenthalt und oft auch Elektrokrampftherapie (EKT); die Reaktion auf 4–8 Behandlungen ist in solchen Fällen normalerweise dramatisch und kann lebensrettend sein. Für weniger schwer erkrankte Patienten kann eine 3- bis 6wöchige Behandlung mit Maximaldosen sedierender HZA, falls nötig unterstützt durch Neuroleptika (z. B. Tiotixen bis zu 30 mg/Tag oral oder i. m. in 2–3 Einzelgaben) durchgeführt werden. Zur Vermeidung von Spätdyskinesien sollten Neuroleptika in der niedrigsten wirksamen Dosierung gegeben und so bald wie möglich abgesetzt werden. Über 6–12 Monate (bei über 50jährigen bis zu 2 Jahren) fortgesetzte Therapie mit HZA verhindert in der Regel Rückfälle bei Patienten, die mit EKT oder Pharmaka behandelt wurden.

Allgemeine Grundsätze der klinischen Behandlung: Gegenwärtig werden die meisten Patienten ambulant behandelt. Es ist unbedingt erforderlich, freundlich aber direkt nach Suizidgedanken, -plänen oder -handlungen zu fragen *(s. Kap. PSY, 12.)*. Pharmakotherapie ist die Behandlung der Wahl für Depressionen vom melancholischen Typ. Nichtmelancholische Depressionen geht man entweder medikamentös oder mit Psychotherapie oder vorzugsweise mit einer Kombination beider Behandlungsweisen an. Zu Beginn wird der Patient wöchentlich oder im Abstand von zwei Wochen einbestellt, um die notwendige Hilfestellung und Information über die Krankheit zu geben und den Fortschritt zu beobachten. Die meisten Patienten sind durch die Tatsache, an einer psychiatrischen Krankheit zu leiden, und deren Konsequenzen peinlich berührt oder entmutigt – insbesondere, wenn dadurch die Arbeitsfähigkeit ernstlich gemindert ist. Daher ist es äußerst wichtig, dem Patienten, seiner Familie und seinem Arbeitgeber (falls dies für richtig erachtet und nach Absprache vom Patienten befürwortet wird) zu sagen, daß Depression eine zeitlich begrenzte Krankheit mit einer im allgemeinen guten Prognose ist; auch kann eine Erläuterung unseres derzeitigen Wissens über die Biochemie der Depression nützlich sein. Da einige die Vorstellung, „Drogen" einnehmen zu müssen, ängstigt, ist es wichtig, ihnen zu versichern, daß Thymoleptika *nicht zur Gewöhnung führen.* Um dem Patienten Mut zu machen und die Compliance zu verbessern, sollte ihm auch mitgeteilt werden, daß der Weg zur Besserung mit Höhen und Tiefen verbunden ist.

4. Richtlinien für die medikamentöse Therapie: Eventuelle Reaktionsweisen auf einen spezifischen MAOI oder ein HZA in der Familienanamnese bestimmen die Wahl des Medikaments. Vorherrschen von Phobien oder Angst spricht für die Gabe von Phenelzin. Ansonsten ist es wegen der einfacheren Verabreichung am besten, mit einem HZA zu beginnen. Obwohl mehrere HZA beim durchschnittlichen Depressionsfall als gleich wirksam angesehen werden, beginnen viele erfahrene Praktiker die Therapie mit einem der klassischen trizyklischen Antidepressiva, weil wir bei ihnen am meisten über Wirkungen und Nebenwirkungen wissen. Weiterhin ist es zweckmäßig, agitierte, schlaflose Patienten mit sedierenden TZA, z. B. Amitriptylin oder Trimipramin, und verlangsamte, schlaflose Patienten mit aktivierenden HZA, z.B. Imipramin oder Nortriptylin, zu behandeln. Der übermäßig schläfrige, verlangsamte Patient wird mit stärker aktivierenden TZA, wie z.B. Desipramin, behandelt. Bei Herzkranken oder bei Patienten, die die anticholinergen Nebenwirkungen z.B. wegen ausgeprägter Obstipation nicht vertragen bzw. bei denen diese Nebenwirkungen katastrophale Folgen haben können (z.B. Winkelblockglaukom, neurogene Blasenentleerungsstörungen, Prostatahypertrophie), sind die modernen HZA angezeigt, wie z.B. Trazodon, Fluoxetin und Bupropion, die relativ frei von kardiotoxischen und anticholinergen Nebenwirkungen sind und bei denen die Verschlimmerung einer Impotenz weniger wahrscheinlich ist. Allerdings sollte man daran denken, daß Trazodon möglicherweise zu Priapismus führen kann. Diese neueren Substanzen werden auch bevorzugt bei geriatrischen Patienten eingesetzt, bei denen aufgrund anticholinerger Effekte besonders häufig Verwirrtheitszustände auftreten können. Allerdings können anticholinerge Wirkungen bei depressiven Parkinsonpatienten vorteilhaft sein (obwohl Amoxapin wegen seiner dopaminblockierenden Wirkung vermieden werden sollte). Außerdem sind anticholinerge Effekte bei chronischer Diarrhö und Magenulzera günstig. Amitriptylin und andere sedierende HZA helfen depressiven Patienten bei Schlaflosigkeit und Schmerzzuständen und damit zu einer deutlichen Minderung des Bedarfs an Analgetika und Spasmolytika.

Im allgemeinen ist es ratsam, mit der geringstmöglichen Einzeldosis zu beginnen, die mit marktgängigen Tabletten zu erreichen ist, und dann die Tagesdosis über einen Zeitraum von 2 bis 3 Wochen langsam zu erhöhen. Normalerweise sollten im Mittel ein Drittel bis die Hälfte der jeweiligen Maximaldosierungen *in Tab. 11.* ausreichen. Manche Patienten benötigen andererseits für eine Remission mehr als die angegebenen Maximaldosen. Es ist denkbar, daß die relativ hohen Dosen, die von klinischen Wissenschaftlern besonders in den USA empfohlen werden, sich auf Erfahrungen mit relativ therapierefraktären Patienten gründen.

Wenn die Gesamtdosis am Abend beim Zubettgehen gegeben wird, macht dieses normalerweise zusätzliche Schlafmittel überflüssig, vermindert das Auftreten von Nebenwirkungen am Tage und erhöht die Wahrscheinlichkeit, daß das Medikament auch eingenommen wird; andererseits mögen insbesondere ältere Patienten über den Tag verteilte Einzeldosen besser vertragen. Außerdem wirken einige HZA, darunter Protriptylin und Fluoxetin, bei vielen Depressiven aktivierend und sollten daher morgens gegeben werden. Aufgrund ihrer relativ langen Halbwertszeiten sollten diese beiden Medikamente häufig in der niedrigsten Dosierungsstärke oder sogar nur jeden zweiten Tag gegeben werden. Dies trifft besonders für die Langzeitbehandlung zu. Ansprechen auf die Behandlung ist nach etwa 2–3 Wochen zu erwarten (Schwankungsbreite zwischen 4 Tagen und bis zu 5–6 Wochen). 1–2 Monate nach dem Ansprechen sollte versucht werden, die Dosis zu reduzieren, wobei für die Dauer der Erkrankungsphasen zwei Drittel der therapeutisch wirksamen Anfangsdosis angestrebt werden sollten. Abruptes Absetzen von TZA sollte vermieden werden, damit keine cholinerge Überregulation (Alpträume, Übelkeit, Koliken) auftritt.

Indikationen und Dosierungsbereich der HZA für Depressionen vor dem Reifealter (Prädoleszenz) sind nicht schematisch festzulegen. Bei klinisch depressiven Kindern haben sich vorsichtige Dosierungen und Steigerungen als am günstigsten erwiesen, ebenso bei älteren Personen (etwa die halbe Erwachsenendosis oder weniger). Aus unbekanntem Grund scheinen jugendliche Depressive nicht besonders gut auf TZA anzusprechen. Obwohl die Erfahrung mit den neuen zyklischen Antidepressiva noch nicht ausreicht, um definitive Aussagen zu machen, erscheint ein Versuch mit Fluoxetin lohnenswert.

Nebenwirkungen der HZA wurden weiter oben besprochen. *Tab. 12.* gibt einen Überblick über die wichtigsten und ernst zu nehmenden Neben- und Wechselwirkungen der HZA mit verschiedenen Krankheiten und Medikamenten. Während der ersten 10–15 Tage, in denen der Patient hauptsächlich Nebenwirkungen verspürt und der therapeutische Effekt noch gering ist, sollte ihm gesagt werden, daß diese Wirkungen zu erwarten sind, das Vorspiel der therapeutischen Reaktion darstellen und mit der Zeit abklingen werden. Die bedenklichsten – aber glücklicherweise seltenen – unerwünschten Wirkungen sind Auslösung eines Winkelschlußglaukoms, Harnretention und kardiale Arrhythmien.

Tab. 12. Klinisch wichtige Wechselwirkungen von heterozyklischen Antidepressiva (HZA) mit ausgewählten somatisch/psychiatrischen Zustandsbildern bzw. Pharmaka

Zustand/Pharmaka	*Neben- bzw. Wechselwirkung*	*Empfehlung für die Klinik*
kardiale Erkrankung	Reizleitungsstörung, Arrhythmien oder Herzversagen	Therapie abstimmen mit Kardiologen; Maprotilin kann auch bei Vorliegen einer Reizleitungsstörung und Nortriptylin bei Ischämie und Herzinsuffizienz verwendet werden; Fluoxetin und Bupropion sind generell am unbedenklichsten; EKT erwägen
Hypotonie	Verstärkung	Bupropion oder Fluoxetin erwägen
Guanethidin	Aufnahme im Sympathikus vermindert und damit hypotensive Wirkung	Trimipramin, Trazodon und Fluoxetin haben den geringsten Effekt auf Guanethidin-Pumpe
Clonidin oder α-Methyldopa	Hemmung der α_2-Adrenozeptoren führt zum Wegfall der antihypertensiven Wirkung	Fluoxetin in Erwägung ziehen
Prazosin	Blockade der α_2-Adrenozeptoren potenziert die antihypertensive Wirkung	Fluoxetin, Bupropion, Desipramin oder Protriptylin in Erwägung ziehen
Winkelblockglaukom	erhöhter Augendruck	Abstimmung mit Ophthalmologen; Trazodon, Fluoxetin oder Bupropion in Erwägung ziehen
Prostatahypertrophie	Harnverhaltung	Arecolin verabreichen; Trazodon, Fluoxetin oder Bupropion in Erwägung ziehen
ösophageale Hiatushernie	verstärkter Reflux	Dosisverminderung; Trazodon, Fluoxetin oder Bupropion in Erwägung ziehen
körperliche Schwäche	träge Reflexe mit Disposition zur orthostatischen Hypotension	Fluoxetin; EKT in Erwägung ziehen
Schwangerschaft im ersten Drittel	Teratogenität	Depression mit Psychotherapie behandeln; EKT nur in schwersten Fällen
Parkinsonismus	anticholinerge Effekte potenzieren Antiparkinsonmittel	Amoxapin meiden; niedrigste Dosierungen der am schwächsten anticholinerg wirksamen HZA verwenden; EKT in Erwägung ziehen
Krampfleiden	Auslösung von Anfällen	Dosierung der HZA herabsetzen; Maprotilin, Clomipramin und Bupropion meiden; am besten MAOI verwenden; gleichzeitige antiepileptische Medikation erwägen

Fortsetzung Tab. 12.

Zustand/Pharmaka	*Neben- bzw. Wechselwirkung*	*Empfehlung für die Klinik*
chronische Schizophrenie	Verschlimmerung des psychotischen Zustandes mit Überaktivität und Aggression	HZA absetzen; Amoxapin in Erwägung ziehen, Neuroleptika-Dosis erhöhen
Neuroleptika	erhöhte Blutwerte für HZA und Neuroleptika	Kombination vermeiden, wenn nicht unbedingt nötig
bipolare Depression	Auslösung einer Hypomanie oder Manie	HZA absetzen; Lithium und/oder Bupropion in Erwägung ziehen
Alkohol	Potenzierung ZNS-depressiver Effekte	Alkoholikern keine HZA verschreiben, es sei denn, ein depressives Syndrom bildet sich nicht zurück; Fluoxetin in Erwägung ziehen
fortgeschrittenes Leberleiden	verminderter Abbau, erhöhte Blutspiegel	mit sehr niedriger Dosierung beginnen, Plasmaspiegel der HZA bestimmen
übermäßiges Rauchen, Phenobarbital, Carbamazepin	erhöhter Abbau, herabgesetzte Blutspiegel	Plasmaspiegel der HZA bestimmen, höhere Dosierung der HZA als üblich
Cimetidin	herabgesetzter Abbau, erhöhte Blutwerte	Plasmaspiegel der HZA bestimmen, niedrigere Dosen der HZA verwenden
Thyroxin	Potenzierung zentraler Wirkungen; Kardiotoxizität	Thyroxin absetzen; HZA-Dosis verringern

EKT = Elektrokrampftherapie, MAOI = Monoaminooxidasehemmer
Nach Akiskal, H. S.: Clinical overview of depressive disorders and their pharmacological management. In: Palmer, G. (ed.): Neuropharmacology of Central and Behavioral Disorders. Academic Press, New York 1981. Abdruck mit Genehmigung.

5. Therapieresistente bzw. -refraktäre Depressionen: Wenn **Angstzustände** im Vordergrund stehen, ist die Reaktion auf TZA häufig nicht optimal. Dann können Tranquilizer vom Benzodiazepintyp (z. B. 2–5 mg Diazepam 2–3mal tgl. oder 1–2 mg Lorazepam 2–3mal tgl.) für 2–3 Wochen zusätzlich gegeben werden.

Es wird angenommen, daß Alprazolam, ein neuerer Benzodiazepinabkömmling mit trizyklischer Ringstruktur, in Dosen von 0,5–2 mg oral 2mal tgl. als Monotherapeutikum sowohl zur Behandlung der Angst als auch der Depression wirksam ist. Wie zuvor bereits angemerkt, kann der MAOI Phenelzin (bis 75 mg/Tag) eine weitere Alternative sein, was besonders hilfreich ist, wenn zusätzlich zu den vegetativen Erscheinungen ängstlich-phobische Symptome vorhanden sind. Patienten mit ausgeprägten Zwangssymptomen profitieren von Clomipramin oder Fluoxetin.

Serumspiegel als Vergleichsgrundlage für die zu erwartende therapeutische Wirkung können für Imipramin, Desipramin und Nortriptylin sehr zuverlässige Informationen liefern. Außerdem sind sie hilfreich, wenn es darum geht, in ausgewählten Fällen die Ursachen unzulänglichen klinischen Ansprechens auf normale orale Gaben zu eruieren oder wenn auf niedrige Dosierungen ausgeprägte Nebenwirkungen auftreten oder wenn zu erwartende Nebenwirkungen wegen einer vorliegenden Herzerkrankung oder fortgeschrittenen Alters bedrohlich werden können. HZA sollten entsprechend vorsichtig aufdosiert werden, wobei bisher therapieresistente Patienten plötzlich auf die Medikation ansprechen können. Fluoxetin führt zu einem Anstieg der Serumspiegel anderer HZA, woran man denken sollte, wenn man dieses Medikament durch andere ersetzt. Allerdings können zusätzlich kleine Dosen von ca. 50–100 mg Trazodon oral zur Nacht gegeben werden, da Fluoxetin möglicherweise Schlaflosigkeit verursacht. Fluoxetin allein oder in der genannten Kombination hilft oft bei Depressionen, die nicht auf klassische Antidepressiva ansprechen.

Patienten, bei denen oben genannte Maßnahmen nicht zum Erfolg führen, sollten am besten in Spezialeinrichtungen oder in Zusammenarbeit mit einem in dieser Hinsicht erfahrenen Psychiater behandelt werden.

EKT oder stark wirksame MAO-Hemmer wie Tranylcypromin, 10–30 mg oral, 2mal täglich, können bei Patienten angewandt werden, die ein vermehrtes Risiko für HZA aufweisen, diese nicht vertragen oder nach kompletten Behandlungen mit zwei verschiedenen HZA über jeweils 4–6 Wochen (nach Dosierungskorrektur entsprechend dem Serumspiegel).

Obwohl die Verabreichung von 25–50 μg Trijodthyronin zur Verstärkung der Wirksamkeit des TZA bei Frauen mit grenzwertigen Schilddrüsenparametern (z. B. hohes basales TSH und gesteigerte TSH-Antwort auf TRH) empfohlen wird, ist zweifelhaft, ob dieses Vorgehen bei streng unipolar Erkrankten hilft. Eine Kombination aus Lithium und HZA kann bei Patienten, bei denen letztendlich ein bipolarer Verlauf aufgrund der positiven Familienanamnese oder der zyklothymen Persönlichkeit zu erwarten ist, vorteilhaft sein. Obwohl eine Kombination aus TZA und MAOI in niedrigeren Dosierungen (z. B. 75–100 mg Amitriptylin oral zur Nacht und 30–45 mg Phenelzin morgens) von manchen bevorzugt wird, bestehen weiterhin Zweifel bezüglich der Sicherheit und Wirksamkeit dieses Behandlungsprinzips; es sollte daher nur vom erfahrenen Arzt praktiziert werden.

6. Eine kurze Einzelpsychotherapie (mit interpersonalem Fokus) **oder kognitive Verhaltenstherapie** (entweder einzeln oder in der Gruppe) sollte möglichst dann begonnen werden, nachdem die depressiven Symptome mit Hilfe von Antidepressiva eingedämmt worden sind. Diese Therapien helfen durch Unterstützung und Anleitung und durch Beseitigung kognitiver Störungen, die adäquates Handeln unmöglich machen, und durch stete Ermutigung, langsam wieder die alten Pflichten und Verantwortung zu übernehmen, bei der Problembewältigung und verstärken die durch Pharmakotherapie erreichten Fortschritte. **Paartherapien** können bei der Lösung von Ehekonflikten behilflich sein. Eine ausgeklügelte Langzeittherapie ist unnötig, wenn nicht eine ausgeprägte Persönlichkeitsstörung vorliegt.

7. Selten **wiederkehrende Depressionen** können wie oben für eine Einzelepisode umrissen behandelt werden. Eine unipolare Krankheit mit Rückfällen in Abständen von weniger als 2 Jahren sollte einer Dauertherapie mit HZA unterworfen werden, wobei die Dosis zyklisch der Stimmungslage und den Nebenwirkungen angepaßt werden muß. Bei häufigen Rezidiven behandelt man im Sinne einer Dauerprophylaxe mit HZA, wobei die Dosierung gelegentlich, je nach Stimmungslage und Nebenwirkungen, angepaßt wird. Allerdings liegen Untersuchungsergebnisse vor, die darauf hinweisen, daß Rezidive am besten durch eine Langzeittherapie mit der gesamten, während der Akutphase benötigten, Dosierung verhindert werden können. Die Familienanamnese für eine bipolare Krankheit ist bei Depressionen mit hoher Episodenfrequenz oft positiv, und die Patienten müssen auf eine Hypomanie hin beobachtet werden. Erwartungsgemäß ist die Lithiumdauertherapie (s. weiter unten) in derartigen Fällen wahrscheinlich ebenbürtig und mag zur Vermeidung von „Rapid-Cycling" die Therapie der Wahl sein. Rückfälle sind bei Pharmakodauertherapie nicht ungewöhnlich. Eine unterstützende Psychotherapie kann deshalb hilfreich sein, die geistig-seelische Verfassung zu heben, Fähigkeiten zur Krankheitsüberwindung zu verbessern und Manifestationen eines Rückfalls frühzeitig zu erkennen.

Bipolare Erkrankungsformen: Viele bipolare Patienten mit rezidivierenden Depressionen erleben eine angenehme Hochstimmung, gewöhnlich am Ende einer Depression, berichten aber nur dann davon, wenn sie danach gefragt werden. Wenn eine dokumentierte Anamnese für Episoden von leichter Hypomanie oder Manie fehlt, läßt sich die **depressive Phase** der bipolaren Krankheit im Querschnitt nicht leicht von der unipolaren Depression unterscheiden. Trizyklika können die Stimmung in Richtung einer Hypomanie überkorrigieren und damit einen Hinweis auf die bipolare Natur der Krankheit geben. Diese pharmakologische Hypomanie zeigt sich auch bei Anwendung von MAO-Hemmern und vermutlich bei allen zentral angreifenden sympathomimetischen Medikamenten, ebenso bei Elektrokrampftherapie. Lithium hat eine mäßig starke akute antidepressive Wirkung in der depressiven Phase der bipolaren Krankheit und kann allein oder zusammen mit einem HZA oder MAOI verabreicht werden.

Eine **manische Psychose** zeigt sich oft als sozialer Notfall und wird vorzugsweise stationär versorgt. Hypomanie wird, sofern sie klinisch auffällig wird, ambulant behandelt. Nach orientierenden Laboruntersuchungen (vollständiges Blutbild, Urinanalyse, Schilddrüsenstatus, Serumelektrolyte, Kreatinin und Bluthamstoffwert) beginnt man mit Lithiumcarbonat, 300 mg oral, 2- oder 3mal täglich, und steigert die Dosis innerhalb von 7–10 Tagen, bis ein Serumspiegel von 0,8 bis 1,2 mÄq/l erreicht ist. Akut manische Patienten weisen eine hohe Lithiumverträglichkeit auf und retinieren es vorzugsweise während der ersten 10 Tage, wobei sie Natrium ausscheiden; eine reguläre Diät wird empfohlen. Jugendliche mit ausgezeichneter Nierenfunktion benötigen höhere Lithiumgaben, um den gleichen Wirkspiegel im Serum zu erreichen. Für ältere Patienten gilt das Gegenteil. Da die Wirkung von Lithium erst nach 4–10 Tagen einsetzt, wird es gelegentlich zu Anfang einer Therapie notwendig, Haloperidol, nach Bedarf 5–10 mg i.m. (bis zu 80 mg/Tag), oder ein anderes geeignetes Neuroleptikum sind zu verabreichen, bis die manische Psychose unter Kontrolle ist. Psychotischen Patienten mit extremem Bewegungsdrang und erschwerter Nahrungs- und Flüssigkeitszufuhr sollten vorzugsweise einige Tage lang Neuroleptika i.m. und unterstützende Fürsorge gegeben werden, bevor man mit Lithium beginnt. 1–2 mg Lorazepam 3×tgl. i.m. oder oral während den ersten Tagen der Akutbehandlung können die Wirkung des Neuroleptikums verstärken und dazu beitragen, daß letzteres geringer dosiert werden kann. Mischzustände eines manisch-depressiven Leidens können ähnlich behandelt werden, obwohl in schweren Fällen EKT vorzuziehen wäre. Carbamazepin bis zu 1200 mg/Tag stellt eine weitere Alternative dar, vor allem wenn stimmungsinkongruente psychotische Symptome vorhanden sind. Neuere klinische Erfahrungen unterstützen in derartigen Fällen auch die Anwendung von bis zu 2000 mg Valprinsäure oral/Tag.

Dauertherapie: Die Therapie einer isolierten manischen Episode sollte über mindestens 6 Monate fortgesetzt werden, allerdings treten die meisten Manien als Teil einer bipolaren Erkrankung auf. Eine Lithiumprophylaxe sollte vorgenommen werden, wenn zwei klassische bipolare Episoden im Abstand von weniger als 3 Jahren aufeinanderfolgen, oder nach einer einzelnen manischen Episode oder einem psychotischen Mischzustand bei einem Jugendlichen oder jungen Erwachsenen mit einer positiven Familienanamnese für bipolare Erkrankungen. Dieser weniger konservative Ansatz wird für Jugendliche deshalb empfohlen, weil die Verhinderung schwer psychotischer Phasen wichtig für das Erreichen schulischer und beruflicher Ziele ist. Die Notwendigkeit einer Lithiumprophylaxe kann nach Abschluß der Schul-, Berufs- oder Hochschulausbildung wieder neu beurteilt werden.

Serum-Lithiumspiegel sollten zwischen 0,3 und 0,8 mÄq/l liegen, was in der Regel mit 2 Kapseln à 300 mg erreicht wird. Geringe Dosen von HZA (*vgl. Tab. 11.*, untere Dosierungsbereiche) können, falls erforderlich, möglichst für jeweils einige Wochen vorsichtig dazugegeben werden (s.u.). Dies betrifft vor allem die ersten beiden Jahre der Dauertherapie, um mittlere bis schwere depressive Einbrüche einzudämmen. Außerdem können täglich zusätzlich 50–300 mg Chlorpromazin oder Thioridazin oral dazugegeben werden, ebenfalls über jeweils einige Tage oder Wochen, im Falle einer abrupten psychomotorischen Antriebssteigerung oder bei Vorherrschen eines Mischzustandes.

Rekurrente bipolare Leiden mit häufigen Episoden (Rapid Cycling): Es gibt zunehmend Bedenken, daß HZA bei manchen bipolaren Patienten sogar unter Lithiumschutz zu Rapid Cycling führen können. Hier könnten vorzugsweise eher niedrige Dosen von MAOI (z.B. 10–20 mg Tranylcypromin/Tag oral) zusätzlich gegeben werden, obwohl diese in dieser Hinsicht auch nicht völlig sicher sind. Andere Alternativen, die höchstwahrscheinlich nicht zu Rapid cycling führen, sind z.B. Trimipramin, Trazodon und vor allem Bupropion, obwohl hierzu noch mehr systematische Daten erhoben werden müßten. Der bevorzugte Therapieansatz bei bipolaren Patienten ist die Lithium-Dauertherapie, wobei Trizyklika bei leichten Rückfällen vermieden werden sollten. Mittelschwere Rückfälle können mit möglichst niedrig dosierten MAOI (z.B. 10–20 mg Tranylcypromin oral/Tag) und schwere Rückfälle sollten mit EKT behandelt werden. Da eine grenzwertige Schilddrüsenunterfunktion – erkennbar an einer übermäßigen Freisetzung von TSH auf TRH-Stimulation – auch eine erhöhte Anfälligkeit für Rapid cycling bewirken kann, hat die Zufuhr von Schilddrüsenhormonen (z.B. 100–200 μg L-Thyroxin oral/Tag) bei bipolaren Patienten oft einen günstigen Effekt. Auch die Antikonvulsiva Carbamazepin und Valproinsäure können bei diesen Patienten hilfreich sein. Es gibt Psychiater, die jeweils eine dieser Substanzen erfolgreich mit Lithium kombiniert haben, mit dem Bestreben, bei beiden Medikamenten mit der Hälfte bzw. einem Drittel der üblichen Dosierung auszukommen (s. unten).

Vorsichtsmaßregeln in der Schwangerschaft: Bei Patientinnen mit Kinderwunsch sollte man Lithium am besten erst absetzen, wenn unter der Prophylaxe zwei Jahre lang kein Rückfall erfolgte. Danach sollte die Lithiumprophylaxe *vor* Beendigung der Einnahme von Kontrazeptiva unterbrochen werden, um so das Risiko kardiovaskulärer (Ebstein) Mißbildungen im ersten Drittel der Schwangerschaft zu minimalisieren. Im Falle eines schweren Rückfalls wäre in diesem Zeitraum Elektrokrampftherapie als nebenwirkungsfreier anzusehen als eine antidepressive Pharmakotherapie. Thymoleptika, wenn absolut notwendig, können zu anderen Zeiten der Schwangerschaft verordnet werden, sollten aber von 1–2 Wochen vor bis einige Tage nach der Geburt ausgesetzt werden. Unter Thymoleptikabehandlung sollten Mütter nicht stillen, weil die Substanzen in die Milch übergehen.

Nebenwirkungen: Die häufigsten **akuten, gutartigen Nebenwirkungen des Lithiums** bestehen aus Zittern, Faszikulieren, Übelkeit, Durchfall, Polyurie, Polydipsie und Gewichtszunahme (teilweise kalorienreichen Getränken zuzuschreiben). Diese Nebenwirkungen sind im allgemeinen vorübergehend und sprechen oft auf eine leichte Reduzierung der Dosis (und den Gebrauch alkoholfreier diabetischer Getränke) an. Sie können auch minimiert werden, wenn die Dosierung über den Tag verteilt wird (z.B. auf drei Einzeldosen) oder wenn Retardpräparate verwendet werden. Dies ist besonders während der Stabilisierungsphase, die ca. 6–12 Monate dauert, vorteilhaft. Allerdings kann es nach erfolgter Einstellung, v.a. bei Patienten mit vorgeschädigten Nieren, vernünftig sein, die gesamte Dosierung nach dem Abendessen zu geben. Hiermit kann die Compliance verbessert werden, wobei die Nebenwirkungen nachts möglicherweise am stärksten ausgeprägt sind. Der regelmäßige Konzentrationsabfall im Serumspiegel, der durch eine einmalige Dosierung erreicht wird, bildet möglicherweise sogar einen Schutz für die Nieren. Aufgrund ihrer Erfahrung befürworten einige Kliniker kurzdauernde Kuren mit β-Blockern, z.B. Atenolol 25 mg oral 2–3 ×tgl., zur Beseitigung des Tremors.

Toxische Wirkungen zeigen sich anfänglich in Form von grobem Tremor, gesteigerten Sehnenreflexen, hartnäckigem Kopfweh, Erbrechen und Verwirrtheit; sie können sich zu Stupor, Anfällen und Herzrhythmusstörungen weiterentwickeln. Von einer Überdosierung abgesehen, ist eine Lithiumintoxikation bei älteren Patienten und bei Patienten, die an einer Nierenkrankheit mit herabgesetzter Kreatininclearance leiden, und bei Natriumverlust, der auf übermäßiges Schwitzen, Erbrechen, Durchfall oder Diuretika zurückzuführen ist, wahrscheinlicher. Keine dieser Erscheinungen stellt eine absolute Kontraindikation zur Lithiumtherapie dar. Sie können jedoch eine Beurteilung der Nierengrundfunktion (z.B. Kreatininclearance), geringere Lithiumdosis, diätetische Natriumzufuhr sowie häufige Serum-Lithium-Bestimmungen und regelmäßige Nierenfunktionstests notwendig machen. Ebenso ist es wünschenswert, Werte des TSH-Stimulationstests zu haben sowie Tests der Schilddrüsenfunktion, wenn Verdacht auf eine Schilddrüsenerkrankung besteht, sowie im weiteren Verlauf häufig Serum-Lithium-Bestimmungen durchzuführen. Ansonsten genügen bei gesunden Personen mit relativ stabiler Gemütslage im allgemeinen vierteljährliche Serumbestimmungen mit Kontrolle des Körpergewichts sowie Messungen von TSH und Kreatinin jedes halbe Jahr.

Zu den häufigeren **chronischen Nebenwirkungen** des Lithiums gehören: leichter Leukozytenanstieg (funktional bedeutungslos), eine Unterfunktion der Schilddrüse (die man durch

Substitution in den Griff bekommt), Verschlechterung von Akne und Psoriasis (die dermatologische Betreuung erfordern mag), ein nephrogener Diabetes insipidus (reagiert evtl. auf eine Dosisreduktion oder vorübergehende Unterbrechung der Lithiumtherapie). Personen mit einer Anamnese parenchymatöser Nierenerkrankungen sind vielleicht einem vermehrten Risiko einer strukturellen Schädigung des distalen Tubulus ausgesetzt. Daher sollte der Serum-Lithium-Spiegel auf dem Wert gehalten werden, der gerade noch arbeitsunfähig machende Stimmungsschwankungen verhindert. Wie bereits angemerkt, könnte die Einnahme der gesamten Tagesdosis beim Zubettgehen gegen renale Komplikationen schützen. Zur **Überdosierung von Lithium** s. weiter unten (Komplikationen).

Alternativen zum Lithium: Beim gereizt-manischen Patienten mit fehlender Compliance wird in der Regel ein **Phenothiazin-Depot,** wie z. B. Fluphenazin decanoat 12,5–25 mg i. m. alle 3–4 Wochen gegeben *(s. Tab. 20.)*. Wegen des Risikos eventueller Spätdyskinesien sollte die Lithiumtherapie so bald wie möglich wieder aufgenommen werden. Bei bipolaren Patienten mit stimmungs-inkongruenten psychotischen Symptomen, die über die üblichen Grenzen rein affektiver Störungen hinausgehen, erweist sich die intermittierende Gabe von Depot-Neuroleptika oftmals als wichtig. Neuere klinische Erfahrungen geben Hinweise darauf, daß das Antiepileptikum **Carbamazepin** in einer Dosierung zwischen 400 und 1250 mg oral/Tag das Medikament der Wahl sein kann. Wie bereits erwähnt, wird Carbamazepin bereits in zunehmendem Maße bei anderen therapierefraktären bipolaren Patienten mit hoher Phasenfrequenz, gemischten manischen oder dysphorischen Symptomen, eingesetzt. Dies trifft vor allem auf jene Patienten zu, die im Schlaf-EEG abnorme Spikes über den Temporallappen aufweisen. *Wegen der Gefahr einer möglichen Agranulozytose sollten die Patienten klinisch aufmerksam beobachtet und in regelmäßigen Abständen das Blutbild kontrolliert werden.*

Valproinsäure, ein weiteres Antiepileptikum, zwischen 250 und 1500 mg/Tag, wird zur Zeit versuchsweise bei therapierefraktären bipolaren Patienten klinisch angewendet. Der Vorteil liegt darin, daß keine hämatologischen Komplikationen zu erwarten sind. Die Leberfunktion sollte, obwohl dies bei Erwachsenen selten ein Problem darstellt, sorgfältig überwacht werden. **Phototherapie** ist ein neuer therapeutischer Ansatz bei jahreszeitlich abhängigen bipolaren Erkrankungen aus der Kategorie der Bipolar-II-Erkrankungen (Herbst-Winter-Depression und Frühling-Sommer-Hypomanie). Alle diese neueren Ansätze bei refraktären Fällen sollten möglichst demjenigen Arzt, der über die notwendige Erfahrung und Sachkenntnis verfügt, vorbehalten bleiben.

Psychotherapie: Die Inanspruchnahme der Mithilfe eines Familienmitglieds ist entscheidend für den Erfolg der Lithiumprophylaxe. Patienten und Personen, die ihnen nahestehen, werden oft „Lithium-Gruppen" angegliedert, die es sich zur Aufgabe machen, in den gemeinsamen Sitzungen über die Eigenheiten der bipolaren Erkrankung, ihre sozialen Auswirkungen, die Lithiumtherapie und die damit verbundenen Probleme zu unterrichten und informieren. Bipolare Patienten beklagen sich möglicherweise über übermäßige Kontrolle und eingeschränkte Wachheit bzw. Kreativität. Daher sind ausgeprägte psychotherapeutische Fähigkeiten erforderlich, um die nötige Compliance für die Langzeittherapie mit Lithium sicherzustellen. Eine echte Einschränkung der Kreativität ist relativ selten, da Lithium im allgemeinen gleichmäßigere Leistungen ermöglicht und Patienten ihr Leben in Ordnung bringen können, was sich unter anderem auf interpersonelle, schulische, berufliche und künstlerische Belange auswirkt. Einzeltherapie mit einem praktisch orientierten Fokus kann den Patienten dabei helfen, besser mit lebenspraktischen Problemen zurechtzukommen und sich an ihr neues Selbstbild anzupassen. Interventionen bei Partnern und Familienmitgliedern, um zwischenmenschliche Konflikte abzubauen, die sich aus den rasch wechselnden Stimmungslagen ergeben, können ebenso hilfreich sein. Es ist wichtig, Patienten darüber aufzuklären, daß sie Psychostimulanzien, Alkohol und Schlafdefizite meiden sollten. Außerdem sollten sie lernen, Frühwarnzeichen zu erkennen. Bei Patienten mit Verschwendungsneigung sollten die finanziellen Angelegenheiten von einem Familienmitglied, das deren Vertrauen genießt, geregelt werden. Diejenigen mit Neigung zu sexuellen Exzessen sollten sich der für den Partner entstehenden Konsequenzen und der Möglichkeit einer AIDS-Infektion bewußt werden.

Therapie der Zyklothymie und Dysthymie

Zyklothyme Patienten sollten lernen, mit ihren extremen Charakterneigungen zu leben, obwohl dies aufgrund ihrer stürmischen zwischenmenschlichen Beziehungen nicht leicht ist. Die Entscheidung, einen Therapieversuch mit Lithium zu wagen, hängt davon ab, in welchem Umfang ohne Vorwarnung auftretende Stimmungsumschwünge die Funktionsfähigkeit beeinträchtigen. Dies sollte gegenüber den sozialen Vorteilen oder kreativen Gewinnen, die der Patient aus einem hypomanischen Stimmungshoch beziehen kann, abgewogen werden, da Lithium dem eventuell entgegenwirkt. Antidepressiva sind angesichts des erhöhten Risikos des Zyklothymen für Rapid Cycling möglichst zu vermeiden.

Bei **Dysthymien,** insbesondere mit bipolaren Verläufen in der Familienanamnese, kann ein drastischer Versuch mit einem noradrenerg wirksamen HZA wie Desipramin, wenn nötig zusätzlich durch Lithium verstärkt, helfen. Von einer zusätzlichen Verabreichung von sedierenden HZA zur Nacht können Patienten mit ängstlich-schlaflosen Symptomen profitieren. „Minor"-Tranquilizer sollte man bei Dysthymien im allgemeinen am besten meiden. Berufsberatung ist ebenso wichtig, da manche dieser Patienten aufgrund ihrer arbeitsorientierten Persönlichkeitsstruktur für bestimmte Berufe, die sorgfältige Liebe zum Detail erfordern, geeignet sind. Maßnahmen dieser Art würden bei eher lethargischen Patienten scheitern. Neuere klinische Erfahrungen zeigen die Nützlichkeit von Fluoxetin bei ausgewählten, vor allem lethargischen, übermäßig schläfrigen dysthymen Patienten. Obwohl es sich traditionell um ein Gebiet der psychodynamisch orientierten Psychotherapie handelt, werden Dysthymien in zunehmendem Maße auch mit verhaltenstherapeutischen und kognitiven Ansätzen behandelt.

Komplikationen

Soziale Konsequenzen. Manisch-depressive Leiden, vor allem wenn sie wiederkehrend oder chronisch sind, können das Familienleben vergiften und für Kinder den Verlust eines optimalen Elternhauses bedeuten. Häufige Epidosen eines bipolaren Leidens, die oftmals aufgrund unsachgemäßer Behandlung oder wegen Nichtbefolgung der Langzeit-Pharmakotherapie unzureichend kontrollierbar sind, führen zu stark wechselnder Produktivität, zu Dilettantismus, Bankrott, verpfuschten Karrieren und wiederholten Fehlschlägen im ehelichen Bereich. Ferner können alle Arten von rekurrenten manisch-depressiven Psychosen das Familienleben vergiften und die Kinder einer optimalen Erziehung berauben. Frühzeitige Erkennung und verständnisvolles Angehen (also psycho-, sozio- und pharmakotherapeutisch) der rekurrenten manisch-depressiven Psychosen halten die Rate solcher Komplikationen gering.

Sekundärer Alkoholismus und der Mißbrauch von Beruhigungs- und Schlafmitteln – letzterer oft vom Arzt leichtgemacht – sowie Stimulanzien- und Kokainabusus als Versuch einer Selbstbehandlung sind häufige Risiken bei nichtadäquat behandelten oder nicht erkannten wiederkehrenden manisch-depressiven Psychosen. Es ist wichtig, daß der als erster hinzugezogene Arzt diese vor allem bei Kindern bipolar erkrankter Eltern erkennt und sie richtig pharmakotherapiert. Schlußendlich ist es auch wichtig zu wissen, daß Minor-Tranquilizer, Beruhigungs- und Schlafmittel als primäre Therapeutika bei manisch-depressiven Psychosen von geringem Wert sind.

Bei bipolaren Leiden **steigt die Sterblichkeitsrate wegen Kreislaufaffektionen leicht an.** Sie wird nicht durch herzschädigende Eigenschaften des Lithiums und der trizyklischen Präparate erklärt und tendiert dazu, auch nichtaffektive biologische Verwandte ersten Grades zu betreffen. Die Gründe hierfür liegen noch im dunkeln.

Suizid, das gravierendste Risiko, das 15% der Todesfälle bei unbehandelten affektiven Störungen ausmacht, wird in der Regel innerhalb von vier bis fünf Jahren nach der ersten klinischen Manifestation verübt. Die Wiederherstellung nach einer Depression (wenn die psychomotorische Tätigkeit sich wieder normalisiert, die Gemütslage aber noch düster ist) stellt eine Phase erhöhten Risikos dar. Gleiches gilt für die Zeit der Menstruation und persönlich bedeutsame Jahrestage *(s.a. Kap. PSY, 12.).*

Neuere Untersuchungsergebnisse aus den USA deuten darauf hin, daß ein Rückgang der Selbstmorde bei Männern im mittleren Alter und eine Zunahme bei Jugendlichen, jungen Erwachsenen und Männern über 80 Jahre zu verzeichnen ist. Beobachtungen neueren Datums aus Spezialkliniken für Gemütskranke weisen darauf hin, daß in der Epidemiologie der Selbstmorde Änderungen aufgetreten sind; möglicherweise liegen Patienten, die mit Lithium oder Elektroschocks behandelt wurden, in der Suizidstatistik unter ihrem Anteil an der Gesamtstatistik. Dies mag auf erfolgreichen Maßnahmen dieser Kliniken bei der individuellen Dauerbetreuung beruhen oder auf der Korrektur eines (suizidkorrelierten) 5HT-Defizits durch Lithium. Neue Daten aus der Forschung haben aufgezeigt, daß eventuell biochemische Voraussagen möglich sein könnten. Diese experimentellen Daten weisen darauf hin, daß bei den Patienten mit den niedrigsten Hydroxy-Indolessigsäure-Spiegeln (< 15 mg/l), dem wichtigsten Serotoninmetaboliten, das Suizidrisiko am größten ist. Weitere biologische Risikofaktoren sind: Selbstmord in der Familienanamnese (selbst dann, wenn der Betroffene fern von Verwandten aufgezogen wurde). Eine positive Familienanamnese bei Personen, die Suizidgedanken geäußert haben und außerdem die klassischen klinischen Risikofaktoren und soziodemographischen Merkmale aufweisen (z.B. stofflicher Mißbrauch bei Männern jeglichen Alters, vor allem wenn Arbeitslosigkeit besteht und soziale Unterstützung fehlt), erfordern größere klinische Wachsamkeit und besondere vorbeugende Maßnahmen (z.B. Klinikeinweisung, spezielle Pharmakotherapie). *(s.a. Kap. PSY, 12.)*

Barbiturate werden heutzutage sehr viel seltener verordnet. Notfallmediziner und Ärzte in Erstaufnahmestationen müssen daher mit den Auswirkungen von **Überdosen von Trizyklika und Lithium** vertraut sein *(s. Tab. TOX, 4.)*, weil dies die Medikamente sind, die Selbstmordkandidaten nehmen; Alkohol kompliziert dabei häufig die akute Situation. Eine Intoxikation durch Trizyklika stellt sich als Koma mit Überaktivität und cholinergen Störungen dar, bei dem die übliche Todesursache kardiale Arrhythmien oder Status epilepticus sind. Wegen prononzierter Eiweißbindung sind in diesen Fällen osmotische Diurese oder auch Hämodialyse nutzlos; statt dessen müssen fachmännisch (in entsprechenden Zentren) kardiale und zerebrale Funktionen stabilisiert werden. Ähnliche Anstrengungen sind erforderlich bei Lithiumvergiftungen; in diesen Fällen allerdings können massive Diurese mit NaCl oder Mannitol, Alkalisierung des Urins und Hämodialyse lebensrettend sein. Neuere zyklische Antidepressiva, wie z.B. Fluoxetin und Bupropion sind, wenn in suizidaler Absicht eingenommen, relativ sicher. Das Verhindern suizidalen Verhaltens ist theoretisch durch frühe Diagnosestellung und strikte klinische Therapie der manisch-depressiven Erkrankungen möglich, weil unerkannte oder inadäquat behandelte Depressionen zu mindestens 70% aller erfolgreichen Suizide beitragen. Diese Fragen, obwohl bisher noch nicht in prospektiven Studien untersucht, stellen ein derart grundlegendes Problem der Gesundheitsfürsorge dar, daß alle Ärzte, vor allem diejenigen, die in der Primärversorgung tätig sind, an der Früherkennung und der adäquaten Behandlung depressiver Störungen beteiligt sein sollten.

10. SCHIZOPHRENE STÖRUNGEN

(s.a. Kap. KIN, 21.)

Nach der Begriffsbestimmung des *Diagnostischen und Statistischen Manuals Psychischer Störungen,* 3. Auflage (DSM-III, 1980) und dessen Überarbeitung (DSM-III-R, 1987) sind *schizophrene Störungen geistige Störungen mit einer Tendenz zum dauernden Bestehen, die eine Funktionsbeeinträchtigung verursachen und durch psychotische Symptome einschließlich Störungen des Denkens, der Wahrnehmung, des Fühlens und des Verhaltens gekennzeichnet sind.* Für die Diagnose sind sechs spezifische Kriterien relevant: 1. bestimmte psychotische Symptome, Wahnvorstellungen, Halluzinationen, Verworrenheit des Denkens; 2. eine Verschlechterung gegenüber einem früheren Funktionsstandard; 3. andauernde Krankheitszeichen für mindestens ein halbes Jahr; 4. Tendenz zum Krankheitsbeginn vor dem 45. Lebensjahr; 5. Ausschluß einer manisch-depressiven Psychose; und 6. Fehlen einer psychischen Erkrankung infolge einer anderen organischen Krankheit oder einer verzögerten geistigen Entwicklung.

Die Definition des DSM III eliminiert einige Elemente, die noch im Konzept des DSM II enthalten waren. Syndrome, die wie eine Schizophrenie aussehen, aber weniger als ein halbes Jahr andauern, werden jetzt **schizophreniform** oder schizophrenieähnlich genannt. Psychotische Symptome von weniger als 2 Wochen Dauer, die im Gefolge einer starken psychosozialen Belastung auftreten, heißen jetzt **kurze reaktive Psychosen** (reaktive Kurzpsychosen). Borderline- oder latente Schizophrenie und einfache Schizophrenie (Schizophrenia simplex) erhalten nunmehr die Diagnose **Grenz- oder schizotype Persönlichkeitsstörungen.** Ein später Beginn von schizophrenieähnlichen Syndromen, z. B. die Involutionsparaphrenie, wird als **paranoide Störung** oder **atypische Psychose** diagnostiziert. Organisch bedingte Geistesstörungen oder geistiges Zurückgebliebensein (Schwachsinn) und manisch-depressive Psychosen werden ausdrücklich ausgeklammert.

Die Gruppe der **schizoaffektiven Störungen** (s. unten unter Differentialdiagnose) wurde erheblich eingeengt. Bei den meisten Patienten mit gemischten schizophrenen und affektiven Symptomen ist die Diagnose einer Schizophrenie oder einer Affekt-(Gemüts-)Störung *(vgl. Kap. PSY, 9.)* vorzuziehen.

Die Untergruppen der Schizoprenie werden unter Verlauf und Diagnostik (s. weiter unten) beschrieben.

Geschichtlicher Hintergrund

Patienten mit den charakteristischen Symptomenkomplexen der Schizophrenie können sich ganz wesentlich voneinander unterscheiden; eine klare Abgrenzung, auch gegenüber anderen psychiatrischen Erkrankungen, zu erreichen, hat sich in der Vergangenheit als schwierig herausgestellt. Vorausschauende, erfahrene Kliniker haben zwischen dem 17. und 19. Jahrhundert ihr Bestes getan, das, was wir heutzutage Schizophrenie nennen, von der Melancholie zu trennen, von symptomatischer Manie aufgrund von Fieberattacken oder Alkohol, von Altersschwäche und von im Kriege erlittenen Hirnläsionen. (Die Bezeichnung **Paranoia** ist wesentlich älter, wobei der Name ursprünglich lediglich bedeutete: „jenseits des Verstehens".) Obwohl die Schizophrenie im Laufe der Zeit viele Bezeichnungen erhielt (Dummheit, Torheit, Vesanie, Idiotie, Pubertätswahnsinn, Monomanie, Paranoia etc.), beschrieben schon die frühen Kliniker Charakteristika wie familiäre Disposition, endogene Entstehung, frühzeitiger Beginn mit Remissionen oder chronisch-progressivem Verlauf, bizarre Ideen, Dissoziation von Denken und Emotionen sowie soziale Isolierung. Auf diese Weise haben sie unter Benutzung von Kriterien der Symptomatologie, des Verlaufs und des Endes der Krankheit den Boden bereitet für eine nützliche Einteilung psychiatrischer Leiden.

Das Konzept der Dementia praecox wurde nach 1896 entwickelt, basierend auf dem frühzeitigen Beginn und der Tendenz zur laufenden Verschlechterung. Bald schon entstand die Idee, daß bestimmte psychologische Abläufe gestört sein müßten, und die Unterscheidung zwischen Primär- und Sekundärsymptomen wurde eingeführt. Sekundärphänomene versuchte man mit der Freudschen psychoanalytischen Theorie zu deuten. Der Name Schizophrenie wurde 1908 geschaffen; gemeint war damit die Trennung oder Spaltung psychischer Funktionen, die man für ein herausragendes Symptom der ganzen Krankheitsgruppe hielt. Man glaubte, daß die Erkrankung nicht zwangsläufig in jungen Jahren beginnen müsse und auf verschiedene Weise enden könne, einschließlich einer sogenannten sozialen Remission; unklar war, ob volle Heilungen ohne zurückbleibenden Defekt vorkämen. Eine definierte pathologische Anatomie oder biologische Abnormitäten wurden nicht nachgewiesen, die unverwechselbaren Störungen in Denken, Wahrnehmung und Gefühlen jedoch erkannt. Eine alternative Hypothese vertritt die Ansicht, daß die Schizophrenie eine relativ neue Erkrankung ist, was erklären würde, warum sich aus der Zeit vor 1800 kaum Beschreibungen der spezifischeren Symptome der Erkrankung finden lassen. Es wird ferner behauptet, daß um 1800 gewisse biologische Veränderungen aufgetreten seien, woraufhin sich ein neuer Typ der Schizophrenie verbreitet habe. Dies ist mit der Meinung, daß die Schizophrenie einen früheren Ursprung hat, nicht gänzlich unvereinbar.

Vorkommen

Die Schizophrenie ist weltweit verbreitet. Bei relativ enger Auslegung des Krankheitsbegriffs haben Untersuchungen der Bevölkerung Europas und Asiens eine auf das ganze Leben bezogene Häufigkeit von 0,2% bis fast 1% ergeben. In den USA und der UdSSR wurden aber höhere Anteile ermittelt, wobei die angewandten Kriterien wesentlich breiter gefächert waren. Die Schizophrenie manifestiert sich meistens in der späten Reifezeit oder im frühen Erwachsenenalter, wenn auch die paranoide Form typischerweise erst später einsetzt. Ungeachtet der verfügbaren Behandlungsmöglichkeiten belegen die schizophrenen Patienten etwa die Hälfte der für Geisteskranke und geistig Behinderte vorgesehenen Klinikbetten und etwa ein Viertel aller vorhandenen Krankenhausplätze. Die hohe Häufigkeitsrate der Schizophrenie in den unteren sozialen Schichten ist hauptsächlich mit sozialer Ungeordnetheit und den daraus folgenden Belastungen in Verbindung gebracht worden. Es gibt aber Beweise, daß diese Zuordnung jedenfalls zum Teil deshalb entsteht, weil einige Patienten in einer präpsychotischen Phase einen sozialen Abstieg erleben.

Ätiologie

Über die Ätiologie der Schizophrenie wissen wir wenig. Von den meisten Fällen nimmt man heutzutage an, daß sie durch eine komplexe Wechselwirkung von erlebten und umweltbedingten Faktoren verursacht sind. Eine Reihe von wissenschaftlichen Modellen haben sozusagen Vorkaufsrecht auf diesem Sektor. Auf der einen Seite sind diejenigen, die die Schizophrenie als primär biologisch verursacht ansehen (genetisches, inneres Milieu-, bzw. neurophysiologisches Modell) und bei denen Umweltfaktoren eine untergeordnete Rolle spielen. Demgegenüber steht das primär umweltbedingte (ökologische Entwicklungs- bzw. Lern-) Modell mit vernachlässigbaren biologischen Faktoren. Selbst für das weitest entwickelte biologische Modell (das genetische Modell) gibt es keinen direkten Beweis. Es basiert auf Untersuchungsergebnissen, wonach ein Individuum mit einem schizophrenen Blutsverwandten mit größerer Wahrscheinlichkeit eine schizophrene Phase ausbildet und wonach dieses Risiko mit dem Grad der Blutsverwandtschaft wächst. Weil zu keiner der Theorien gezeigt werden konnte, daß sie sowohl notwendig als auch hinreichend ist, wurde das Vulnerabilitäts-Modell eingeführt, das eine Weiterentwicklung des Streßdispositionsmodells darstellt. Dieses Modell soll alle anderen einschließen und mögliche ätiologische Faktoren berücksichtigen. Eine genetische Veranlagung ist vermutlich notwendig, damit Schizophrenie überhaupt aufkommen kann; die Manifestationen der Krankheit scheinen aber zum Teil durch belastende Lebenserfahrungen, wie falsche Erziehungsmuster und gestörte Beziehungen, bestimmt zu sein. Personen, die im mittleren Lebensabschnitt oder später erkranken, sind oftmals unverheiratet, verwitwet oder körperlich ernsthaft behindert, z. B. taub.

Augenblicklich versucht man, die Art des schizophrenen Defekts zu identifizieren, bevor die Symptomatik sich entwickelt. Beispielsweise untersucht man die noch gesunden Blutsverwandten schizophrener Patienten, oder mit psychologischen Methoden Augenfolgebewegungen, Reaktionszeiten oder Aufmerksamkeitsbreite. Weitere Technologien hat man Grenzgebieten entnommen, um mit ihrer Hilfe mehr darüber zu erfahren, wie das Gehirn Informationen verarbeitet; beispielsweise aus der experimentellen Psychologie (Maskierung und dichotes Lernen), der Psychometrie (Entwicklung von Explorationstechniken) und der Informatik (Wiedergewinnung von Gedächtnisinhalten). Weiterentwickelte genetische Verfahren könnten es möglich machen, bestimmte Merkmale parallel zu Genmarkierungen zu erfassen. Schließlich gibt es neuere Untersuchungen mit CT, NMR und PET-Scan sowie auf den Gebieten der Neuropathologie und der Hirndurchblutung.

Prämorbide Persönlichkeit: Obwohl kein eigenständiger Persönlichkeitstypus in allen Fällen erkennbar ist, zeigen viele Patienten, die eine Schizophrenie entwickeln, Züge wie Sensibilität, Schüchternheit und Ungeselligkeit, fehlenden Affekt und paranoide Einstellungen. Schwierigkeiten in den zwischenmenschlichen Beziehungen und gesellschaftliche Isolation sind die unvermeidliche Folge. Der Begriff **schizoide Persönlichkeit** dient zur Umschreibung von Personen mit mangelhafter Fähigkeit zum Eingehen sozialer Beziehungen. Der Begriff **schizotype Persönlichkeit** wird eingeführt, um Personen zu beschreiben, die zusätzlich zu ihren Schwierigkeiten bei gesellschaftlichen Beziehungen Eigenartigkeiten beim Denken, Wahrnehmen, Kommunizieren und Verhalten zeigen, die allerdings nicht ernst genug sind, um die Kriterien für eine Schizophrenie zu erfüllen. Schizoide und schizotype Persönlichkeiten sind *in Kap. PSY, 4.* erörtert.

Vor kurzem wurde eine neue Hypothese bezüglich der Schizophrenie aufgestellt, wonach es zwei Syndrome und damit zwei Haupttypen der Schizophrenie geben soll. Die **Typ-1- oder positive Schizophrenie** zeichnet sich durch gute prämorbide Anpassung, einen akuten Beginn, Vorherrschen von Plussymptomatik (positive Symptome), gutes Ansprechen auf Pharmakotherapie und hyperdopaminerge Transmitterfunktion aus. Die **Typ-2- oder negative Schizophrenie** ist durch schlechte prämorbide Anpassung, schleichenden Beginn, Vorherrschen von Minussymptomatik (negative Symptome), Beeinträchtigung der kognitiven Leistungen, Veränderungen der Hirnstruktur und schlechtes Ansprechen auf Pharmakotherapie gekennzeichet. Dieser Ansatz mag, wie es bei Dichotomien oft der Fall ist, eine übertriebene Vereinfachung darstellen, allerdings hat er dazu geführt, daß neue Fragen bezüglich Ursache, Verlauf und Behandlung aufgeworfen wurden.

Symptomatik

Denkstörungen: Klares, zielstrebiges Denken wird zunehmend schwierig, was sich in verschwommener und umständlicher Redeweise äußert. Plötzlicher und unverständlicher Themenwechsel und offenkundige Brüche in den Gedankengängen treten auf, weil die Ablenkung durch Randassoziationen und die eigene Symbolwelt des Patienten sein Denken ebensosehr bestimmen, wie die normale Logik es tut. „Ich habe immer an das Gute im Menschen geglaubt, ich weiß aber, ich bin keine Frau, weil ich einen Adamsapfel habe“, scheint eine unsinnige Äußerung. Der Patient, der dies sagte, litt jedoch an Zweifeln bezüglich seiner geschlechtlichen Identität und glaubte, in ihm tobe eine Schlacht um Gut und Böse. Eine inbegriffene Gleichsetzung der Frau mit dem Bösen, der Übergang von Menschheit (mankind) zu Frau (woman, vermutlich wegen der Silbe „man“), die Suche nach Beruhigung durch die Wahl eines nur geringgradigen Geschlechtsunterschieds wegen dessen Symbolgehalt und die Verdichtung der ausgesprochenen Themen verdeutlichen die schizophrene Denkverwirrung. Einige schizophrene Patienten berichten von einem Stillstand des Denkens **(Blockade der Denkvorgänge)** oder können behaupten, ihre Gedanken würden durch den Rundfunk übertragen oder mit anderen Personen geteilt. Wahnhafte Deutungen dieser Erlebnisse (siehe weiter unten) führen zu dem Glauben, der Geist des Patienten werde von äußeren Kräften kontrolliert. Das Denken vieler schizophrener Patienten, die lange krank waren, kann verarmen.

Emotionale (affektive) Veränderungen: Abstumpfung und der Situation unangepaßter (inkongruenter) Affekt sind die häufigsten emotionalen Veränderungen, die in schweren Fällen offenkundig und kaum zu übersehen sind. Weniger ausgeprägte Abstumpfung und Inkongruenz sind unter Umständen schwer abzuschätzen, da ihre Bewertung subjektiv und damit unzuverlässig ist. Jede Art von Gemütsstörung – Depression, Aufregung, Angst, Hochstimmung – kann vorkommen. Bei der akuten Schizophrenie ist Gemütsverwirrung keine ungewöhnliche Erscheinung.

Wahrnehmungsstörungen: Akustische Halluzinationen sind am häufigsten, doch können auch solche des Gesichts- und Tastsinns (einschließlich sexueller Empfindungen) sowie Geruchs- und Geschmackshalluzinationen vorkommen. Die Gehörhalluzinationen reichen von Pfeifen, Summen oder Maschinengeräuschen bis hin zu Stimmengemurmel oder deutlichen, verwickelten Gesprächen. Sie können bei vielen Krankheiten auftreten, doch lassen bestimmte Typen von Halluzinationen – insbesondere solche, in denen laufend die Handlungen des Patienten kommentiert werden, oder von Stimmen, die über den Patienten sprechen – stark auf eine Schizophrenie schließen.

Wahnvorstellungen: Wahnvorstellungen einer Verfolgung sind häufig, ebenso solche mit hypochondrischen oder religiösen Ideen, Eifersucht und sexuellen Problemen (besonders Homosexualität). Größenwahn ist üblich, findet sich auch oft bei anderen Störungen, wie etwa in der manischen Phase der manisch-depressiven Psychose *(s. Kap. PSY, 9.)*. Wahnhafte Deutungen seltsamer Erlebnisse – Denkblockade oder Gedankenausbreitung und Depersonalisation – können den Patienten glauben machen, daß er unter Telepathie steht, daß ein mechanisches Gerät seine Gedanken und Gespräche aufzeichnet oder daß er von einer äußeren Macht kontrolliert wird. Der Patient kann plötzlich ein System von Wahnvorstellungen entwickeln, das blitzartig eine ganze Abfolge von früheren rätselhaften Geschehnissen erklärt, die er mit einem unklaren Argwohn, mit Verwirrung oder einem unerklärlichen Gefühl der Bedrohung betrachtet hatte. Diese Art Wahnvorstellungen, die fast immer zur Diagnose einer Schizophrenie führt, kann den Patienten davon überzeugen, einen besonderen Auftrag zu haben – er sei der Messias oder das unschuldige Opfer einer Verschwörung –, oder unbeeinflußbare Erklärungen für frühere Erlebnisse liefern. Das Wahnsystem kann dem Patienten einleuchten, für andere ist es verwirrend und unverständlich.

Katatone Symptome: Störungen in den Bewegungen reichen von starker Hyperaktivität und Erregung bis zu ausgeprägter Verzögerung und sogar Stupor und Mutismus. Es werden unter Umständen bestimmte Posen eingenommen, bis hin zu bizarren Stellungen (Kreuzigung, oder der Kopf wird um einige Zentimeter vom Kissen entfernt gehalten), die über längere Zeit beibehalten werden. Bisweilen zeigen sich extremer Negativismus oder automatischer Gehorsam. Manierismen wie Trippeln, Grimassenschneiden oder Überbetonung üblicher Bewegungsmuster sind häufiger. Moderne Pharmakotherapie und verbesserte persönliche Betreuung haben ernsthafte katatone Symptome seltener gemacht. Zeichen von Katatonie findet man auch bei Patienten mit organischen Hirnerkrankungen, wie Kohlenmonoxidvergiftung und Hirntumoren.

Gewalttätigkeit: Obwohl Gewaltandrohung und kleinere aggressive Ausbrüche bei akuten schizophrenen Zuständen und Rückfällen nicht unüblich sind, ist ein gefährliches Verhalten, weil der Patient befehlenden Stimmen gehorcht oder seine Verfolger angreift, nicht üblich. Gelegentlich kommt eine groteske Gewalttätigkeit – mit Selbstverstümmelung (oft von Geschlechtsteilen) oder Angriffen in Mordabsicht – vor. Muttermord, die seltenste Form des Mordes, wird meistens von Schizophrenen begangen, ebenso wie Kindsmord. Bagatellverbrechen können von einem „völlig erledigten“, chronisch schizophrenen Patienten verübt werden. Das Suizidrisiko ist in allen Phasen der Schizophrenie erhöht.

Zusätzlich zu der mit dem psychotischen Zustand (auch bei organischer Hirnkrankheit) verbundenen Gewalttätigkeit gibt es auch Patienten mit Persönlichkeitsstörungen – dazu gehören auch die schizoiden oder schizotypen Personen. Diese Patienten können extrem isoliert sein, an Depressionen und paranoiden Erscheinungen leiden und die Lösung ihrer Schwierigkeiten in einem aggressiven Akt (z. B. körperlicher Angriff, Tötung, Ermordung) gegen jemand suchen, den sie als alleinige Ursache ihres verzweifelten Zustands ansehen. Das Opfer ist gewöhnlich eine Person in maßgebender Position (Elternteil, Lehrer, populäres Idol oder ein bedeutender politischer Führer), kann aber auch eine geliebte Person, ein Ehepartner *(s. Kap. PSY, 11., Othello-Syndrom)*, ein Kind sein. In ihrem verworrenen Denken scheinen diese Erkrankten Anerkennung, Liebe und Ehre für ihre „heldenhafte“ Tat zu suchen, gleichzeitig aber auch den Tod als Strafe und Ausflucht zu erwarten und zu begrüßen. Daher führt der aggressive Akt letztlich meist zum Suizid.

Unspezifische Symptome: Rückzug von der Realität und fehlende Antriebskoordination finden sich häufig. Abnorme psychomotorische Aktivität – Schaukelbewegungen, Trippelgang, eigenartige motorische Reaktionen, Unbeweglichkeit – ist möglich. Der Patient kann oft verwirrt, auffällig gekleidet oder herausgeputzt sein und sein Haar zerzaust haben. Armut in der sprachlichen Ausdrucksweise ist üblich, häufig tritt ein rituelles Benehmen in Verbindung mit Magiedenken auf. Der Patient kann deprimiert sein und Angst, Zorn oder eine Mischung aus beidem zeigen. Er kann alles um ihn herum auf sich beziehen und hypochondrische Nöte haben. Selten kann der Patient in einer Periode der Erregung verwirrt oder desorientiert sein, doch liegt in der Regel keine wesentliche Störung der Sinnesempfindungen vor.

Verlauf und Diagnostik

Auch in den Fällen mit **akutem Beginn** (meist bei der katatonen oder paranoiden Untergruppe) und eindeutiger Beziehung zu streßvollen Ereignissen in der Umgebung wird eine sorgfältig erhobene Anamnese oft eine Prodromalperiode von Wochen oder Monaten enthüllen, die durch eine verstärkte Isolierung und Desorganisation des vorherigen Funktionsniveaus gekennzeichnet ist. In der aktiven Phase zeigen sich charakteristische Symptome psychologischer Prozesse (Gedankeninhalte, Sprache, Wahrnehmung, Affekt), des Willens, motorischen Verhaltens, Eigengefühls und der Beziehung zur Außenwelt. Oft folgt der akuten Phase eine Residualphase, die der Prodromalphase ähneln kann, zuweilen jedoch hartnäckige Wahnideen und eine Abstumpfung des Gefühlslebens aufweist.

Um schizophrene Störungen von kurzfristigen reversiblen Krankheiten unterscheiden zu können, verlangt DSM-III-R, daß Schizophrenie nur dann diagnostiziert wird, wenn kontinuierliche Zeichen mindestens ein halbes Jahr lang im Leben der Person angedauert haben, und daß diese Periode einen aktiven Abschnitt psychotischer Symptome mit oder ohne Prodromal- oder Residualphase einschließt. Allerdings geht die Verschlechterung bei vielen Patienten so **allmählich** vor sich, daß sie sich nur schwer bis zu einem bestimmten Zeitpunkt zurückverfolgen läßt, zu dem die Krankheit bei der schizoiden Persönlichkeit eintrat. In frühen Stadien der Schizophrenie kann der Patient mit zunehmendem Unbehagen bemerken, daß seine psychologische Intaktheit beeinträchtigt ist. Er kann sich über mangelnde Konzentrationsfähigkeit oder die Furcht, verrückt zu werden, Sorgen machen. Seine persönliche Identität kann durch Zweifel an seinem Geschlecht bedroht sein. Er kann sein Wissen von der Krankheit in Form eines innerlichen Kampfes zwischen Gut und Böse versinnbildlichen oder sein Gefühl einer innerlichen Auflösung auf die Umgebung projizieren, als Phantasien eines Weltuntergangs durch irgendeine Massenvernichtung. Sowohl der Hausarzt des Patienten als auch die Familienmitglieder sollten besonders wachsam sein hinsichtlich möglicher Hinweise auf Suizidalität. Der Beginn schizophrener Verhaltensweisen im **Jugendalter** macht eine klare Diagnosestellung besonders schwierig. Atypische Depressionen, Angstzustände, Identitätskrisen und insbesondere Drogen- und Alkoholabsus können den Beginn einer Psychose maskieren, einleiten oder zu deren Entstehung beitragen. Sobald die Krankheit bei einem Jugendlichen erkannt wird, ist es besonders wichtig, das soziale Umfeld des Patienten einzubeziehen, um es entsprechend zu informieren und zu unterstützen, damit eine Beteiligung an der Betreuung des Patienten möglich ist. Zum sozialen Umfeld zählen nicht nur Eltern und Geschwister, sondern auch Lehrer, Vertrauenspersonen, Arbeitgeber etc.

DSM-III-R teilt den Krankheitsverlauf in subchronisch (kürzer als 2 Jahre), chronisch (länger als 2 Jahre), subchronisch mit akuter Verschlechterung, chronisch mit akuter Verschlechterung und als im Remissionsstadium befindlich ein. Bisher war Schizophrenie in zwei unterschiedliche Beginnmuster unterteilt: Das erste Muster **(reaktiv)** ist die Entwicklung der Krankheit bei einer Person, die sich in sozialer Hinsicht zufriedenstellend verhalten, aber häufig ein ängstliches, unsicheres Verhalten gezeigt hat. Dieser Krankheitstyp wird häufig durch ein traumatisches Ereignis ausgelöst und setzt rasch ein. Patienten mit dem zweiten Muster **(prozeßhafter Verlauf)** ordnen sich schlecht in die Gesellschaft ein, haben wenige Freunde und zeigen gelegentlich absonderliche Gewohnheiten. Sie werden als isoliert, scheu und zurückgezogen beschrieben (schizoid). Ein deutliches auslösendes Ereignis gibt es nicht, die Krankheit beginnt mit einem allmählichen Abgleiten in die Zurückgezogenheit und Isolierung.

Bestimmte Symptome häufen sich im allgemeinen, doch gibt es keine klare Abgrenzung zwischen den Untergruppen der Schizophrenie, und einzelne Patienten können in aufeinanderfolgenden Episoden oder sogar im Rahmen der gleichen Erkrankungsphase von einer Gruppe zur anderen wechseln. Der Begriff **undifferenziert** wird gebraucht, wenn die Episode durch auffällige psychotische Symptome gekennzeichnet ist, die sich in keine spezifische Untergruppe einordnen lassen, oder die Kriterien mehrerer Untergruppen erfüllt. Üblicherweise sind Untergruppen der Schizophrenie als Grenz- oder schizotype Persönlichkeitsstörungen zu diagnostizieren. Bei der Hepephrenie **(anarchischer Auflösungstyp)** liegt die Betonung auf Albernheit und Ungereimtheit des Affekts und auf der mit zunehmendem Autismus (ausgeprägter Rückzug auf sich selbst) verbundenen Denkstörung. Wahnbilder, Halluzinationen und geringgradige katatone Symptome (beispielsweise Manierismen) sind oft vorhanden, und die Persönlichkeit ist schwer desorganisiert. Bei der **Katatonie** überwiegen Bewegungsstörungen mit zunehmender motorischer Erregung oder Verlangsamung und Einnahme von Posen. Der Autismus ist extrem. **Paranoide Schizophrenie** schließt Wahnvorstellung von Verfolgung und Großartigkeit, Denkstörungen und Halluzinationen ein, jedoch ist die Persönlichkeitsauflösung weniger stark als in anderen Untergruppen. Bei der **chronischen Schizophrenie** neigen alle Untergruppen zu einem klinischen Bild, bei dem eine Abstumpfung der Gefühlsmanifestationen und Antriebe sowie unzusammenhängendes oder verarmtes Denken vorherrschen. Wahnvorstellungen, Halluzinationen, Passivität und katatone Symptome können alle weiterbestehen, normalerweise mit verringerter Intensität. Zu den diagnostischen Kriterien einer **Residualschizophrenie** gehören mindestens eine vorausgegangene schizophrene Periode mit chronischen psychotischen Symptomen und ein klinisches Bild ohne auffällige psychotische Symptome, aber mit Hinweisen auf die weiterbestehende Krankheit, wie Affektabstumpfung, sozialer Rückzug und Gedankenarmut.

Differentialdiagnose

Änderungen der Bewußtseinslage sind bei der Schizophrenie selten. Tritt allerdings eine solche Änderung ein und ist sie von einer Anhäufung schizophrener Symptome begleitet, dann können die Symptome auf eine organische zerebrale Ätiologie hindeuten, deren Ursache toxische (Arzneimittel, Stoffwechsel, Infektion) oder andere organische Faktoren sind. Organische Wahnsymptome in Verbindung mit Amphetaminen, Kokain und Phencyclidin sollten insbesondere in Betracht gezogen werden. Paranoide Störungen unterscheiden sich im allgemeinen von der Schizophrenie durch das Fehlen von ausgeprägten Halluzinationen, von Inkohärenz oder bizarren Wahnvorstellungen.

Nach DSM-III-R sind affektive Symptome mit der Diagnose einer Schizophrenie und schizophrene Symptome mit der Diagnose einer manisch-depressiven Psychose vereinbar. Die Unterscheidung zwischen Syndromen mit beiden Symptomarten hängt vom Verlauf ab. Eine **schizoaffektive Störung** *(s. a. Kap. PSY, 9.)* sollte diagnostiziert werden, wenn der Kliniker nicht in der Lage ist, zwischen Schizophrenie und manisch-depressiver Psychose zu unterscheiden. Die schizoaffektive Diagnose ist angebracht, wenn es eine Episode einer affektiven Erkrankung gibt, in der stimmungsinkongruente Wahnvorstellungen oder Halluzinationen (Verfolgungswahn, bizarre Wahnbilder) das klinische Bild beherrschen und affektive Symptome nicht länger vorliegen. Die Definition des DSM III für die Diagnose **schizophreniformer Syndrome, kurzdauernder, reaktiver Psychosen** und **Borderline-** oder **schizotyper Persönlichkeitsstörungen** wurden zu Beginn dieses Kapitels beschrieben.

Prognose

Schizophrenie ist nicht notwendigerweise eine chronische Störung. Etwa 30% der Patienten werden vollständig geheilt, und die meisten anderen Patienten zeigen irgendeine Besserung. Die stark ausgeprägten Positiv-Symptome können fast stets unter Kontrolle gehalten werden, nur das Abstumpfen der Emotionen und Antriebe entzieht sich unter Umständen der Behandlung. Wenngleich schon kleinere Defekte die menschlichen Beziehungen und die Leistungsfähigkeit beeinträchtigen können, ist eine Teilremission mit einer erträglichen Anpassung an die Lebensumstände vereinbar. Adäquate Behandlung erlaubt normalerweise die Kontrolle einer aktiven Psychose in einem Zeitraum von 4–8 Wo., doch können Restdefekte unterschiedlichen Schweregrades sich noch wochen- oder monatelang halten, bis weitere Besserung eintritt. Ein Rückfall ist die Regel, wenn nicht geeignete Folgemaßnahmen und Medikation weitergeführt werden. Akute Verschlechterungen des Zustands, die entsprechende therapeutische Konsequenzen erfordern, sind häufig; die residuale Beeinträchtigung steigt zwischen den Episoden in der Regel an. Eine günstige Prognose ist an ein gutes Persönlichkeitsbild vor Auftreten der Krankheit und an eine angemessene gesellschaftliche Funktion geknüpft, ferner an auslösende Ereignisse, abruptes Einsetzen in einem späten Lebensalter, ein klinisches Bild mit Verwirrungszuständen oder Unruhe oder an eine Familienanamnese manisch-depressiver Psychosen.

Therapie

Die Behandlung stützt sich in der Hauptsache auf pharmakotherapeutische Ansätze, auf die Entwicklung einer therapeutischen Beziehung zu einem erfahrenen Berater, auf soziale

Unterstützung, abgestufte Rehabilitierung und Training. Im Falle einer erstmaligen Manifestation oder eines akuten Rückfalls ist die **stationäre Aufnahme** – auch zwangsweise – üblicherweise angezeigt, um gründliche diagnostische Maßnahmen sicherzustellen. Sie ist notwendig, um den Patienten medikamentös richtig einzustellen, um die körperliche Sicherheit des Patienten oder anderer Personen sicherzustellen, um Schaden an Vermögen, Arbeitsplänen oder persönlichen Beziehungen zu verhindern und um die Familie zu entlasten. Die meisten Staaten haben zwar gesetzliche Bestimmungen, denen zufolge eine Einweisung nur dann erfolgen darf, wenn der Patient sich und andere gefährdet; letztlich ist aber für eine Einweisung die klinische Beurteilung durch den Psychiater maßgebend. Da sich allerdings schizophrene Patienten rasch an eine Anstaltsunterbringung gewöhnen und eine längere Trennung die Familenbande lockert, ist ein Krankenhausaufenthalt von mehr als einigen Monaten ungünstig, es sei denn, die Schwere der Krankheit macht ihn erforderlich oder er ist Teil eines aktiven Heilungsprogramms.

Pharmakotherapie: *s. Kap. PSY, 15.*

Elektrokrampftherapie (EKT): Bei katatonen Patienten oder solchen mit schweren Depressionen, Hochstimmung oder Erregung beschleunigt diese Therapie das Ansprechen auf antipsychotische Medikamente. 4–10 Behandlungen können mitunter erforderlich sein. Kontrollierte Vergleichsstudien haben gezeigt, daß EKT keinerlei Vorteil gegenüber Neuroleptika hat. Der Elektrokrampf ist in diesen Fällen nur von begrenztem Nutzen.

Psychotherapie, Beratung, soziale Führung: Die Zusammenarbeit mit dem Patienten und seiner Familie hilft beim Abbau von Kummer und Problemen im Arbeitsbereich und in den persönlichen Beziehungen, beim Aufbau von Anpassungsmustern und beim Aufspüren und Lösen von Streßsituationen, die schizophrene Episoden auslösen. Tiefen- oder analytische Psychotherapie ist nicht angezeigt. Dagegen ist der Aufbau einer therapeutischen Beziehung mit häufigen Gesprächen und geduldigem, einfühlendem Interesse des Therapeuten wesentlich. In den Anfangsphasen (die seltenen Fälle ausgenommen, in denen es keine Alternative gibt) sollte der Therapeut die Realitität der psychotischen Vorstellungen des Patienten nicht anzuzweifeln oder sogar in Abrede zu stellen versuchen. Eine zustimmende Haltung enthält andererseits das Risiko, daß solche Vorstellungen ausgebaut und verstärkt werden. Eine neutrale Haltung läßt sich dadurch erreichen, daß man die Gespräche um Probleme (auch um die Nöte des Patienten) kreisen läßt, aus denen die Vorstellungen entstanden. Mit zunehmender Einsicht können einfache Deutungen bestimmter Ideen besprochen werden.

Beschäftigungstherapie und abgestuftes soziales Engagement sollten in die Wege geleitet werden. Für schwerer Geschädigte kann ein umfassendes, gegliedertes Rehabilitationsprogramm einschließlich beruflicher Wiedereingliederung geplant werden. Die Bedürfnisse der Familie sollten mitberücksichtigt werden; ein geschulter Sozialarbeiter kann hier besonders hilfreich sein.

Für die Betreuung chronisch Schizophrener ist eine sorgfältige Kontrolle des von der Umwelt ausgehenden Drucks vorrangig. Überreizung (in Form hochgespannter Erwartungen, starken gefühlsmäßigen Engagements mit Verwandten oder übermäßiger Arbeitsbelastung) könnte entweder einen massiven Ausbruch von Symptomen oder einen autistischen Rückzug verursachen. Unterstimulierung kann daheim vorkommen, besonders bei übervorsichtigen Eltern, aber auch im Krankenhaus (Institutionalismus). Bei der Bewertung der Behinderung eines chronisch schizophrenen Patienten sollte man zur Vermeidung eines therapeutischen Nihilismus davon ausgehen, daß sekundäre Beeinträchtigungen durch Über- oder Unterstimulierung vorliegen und gegenüber den primären Schäden der Krankheit sogar überwiegen können. Individuelle Psychotherapie, verbunden mit geeigneter Familien- und Milieutherapie, unterstützt eine unmittelbare, offene und weniger streßgeladene Kommunikation des Patienten und seiner Umwelt.

Die Zahl von Selbsthilfe- oder Gegenseitigkeitshilfegruppen der Ehepartner, Eltern und Kinder hat in letzter Zeit erheblich zugenommen. Diese Gruppen tragen dazu bei, durch vereinte Bemühungen um gegenseitige Hilfe Gefühle von Scham, Schuld und Furcht abzubauen, Mythen und Falschinformationen zu verringern und Hoffnung zu wecken. Das Spektrum der therapeutischen Maßnahmen, die sich auf praktische Hilfe für Patienten und deren Familien bei Alltagsproblemen konzentrieren, schließt ein: Familienbetreuung (die Familie des Patienten lernt Streßsituationen zu Hause so weit wie möglich abzubauen); Nachbarn zur Betreuung Schizophrener heranzuziehen; Krisenstäbe rund um die Uhr; Verfügbarmachen einer geschützten Umgebung, in der sichere Arbeitsplätze und Lebensraum für Klinikentlassene existieren.

11. WAHNHAFTE (PARANOIDE) STÖRUNGEN

Zustände erhöhter Selbstempfindung mit einer ausgeprägten Tendenz zu Selbstbezug und Projektion der eigenen Gedanken des Patienten auf andere. Im täglichen Sprachgebrauch schließt „paranoid" Verfolgungsideen oder -haltungen des Patienten mit ein.

Paranoide Zustände reichen unmerklich von einem umschriebenen Wahnsystem, bei dem Affekt und assoziative Vorgänge intakt bleiben, bis hin zur weitgehenden Auflösung wie bei der paranoiden Schizophrenie. Dies spiegelt sich in unangemessenen affektiven Reaktionen, in einer fortschreitenden Auflösung der Gedankenassoziationen und in der Symbolisierung und Projektion von unbewußtem geistigem Material als Halluzination wider.

Ätiologie

Die Persönlichkeit, die eine paranoide Krankheit ausbrütet, läßt ein Bedürfnis erkennen, empfindliche Bereiche des Innenlebens abzuschirmen. Sie zeigt Hunger nach Anerkennung, aber auch Ängste und Schuldgefühle, welche diese Konflikte und Bestrebungen wecken. Zu den wichtigsten psychologischen Theorien hinsichtlich paranoider Phänomene gehören die vier folgenden: die Scham-Demütigungs-Theorie, die Homosexualitäts-, Feindseligkeits- und Homöostase-Theorien. Die **Scham-Demütigungs-Theorie** wird meist bevorzugt, da sie mehr Erklärungsmöglichkeiten bietet und die anderen Theorien als Spezialfälle einschließt. Kurz gesagt postuliert diese Theorie, daß primär ein Insuffizienzgefühl vorhanden ist, wobei infolge entsprechender Aktivierung ein paranoider symbolverarbeitender Mechanismus in Gang gesetzt wird, durch den eine befürchtete Demütigung, die sich durch Frühwarnzeichen in Form von Schamgefühlen ankündigt, verhindert wird.

Kurzdauernde paranoide Zustände: Diese Zustände sind reaktive Leiden bei Personen, deren Persönlichkeit durch extreme Empfindlichkeit, Unsicherheits- und Minderwertigkeitsgefühle sowie Argwohn gekennzeichnet ist. Sie können unter Umständen die Intensität einer Psychose erreichen. Fehlen sozialer Kontakte und physische Probleme (z. B. Taubheit) tragen vielfach zur Verschärfung der Lage bei; Alkohol ist gewöhnlich mit im Spiel. Bei akuten und chronischen Hirnsyndromen begünstigen die beeinträchtigte Auffassungsgabe und die getrübte Bewußtseinshaltung paranoide Deutungen und Wahnvorstellungen.

Diese Störungen setzen in der Regel ziemlich plötzlich ein, dauern gewöhnlich weniger als ein halbes Jahr und gehen selten in einen chronischen Zustand über.

Paranoide Psychose *(s. a. Kap. PSY, 4.):* Typisch für diese Leiden sind hochgradig ausgearbeitete Wahnsysteme, die sich ohne Halluzinationen, Zerfall des Denkens oder sonstige, die Schizophrenie kennzeichnende Symptome allmählich entwickeln. Allerdings schreitet bei einigen Patienten die Entwicklung bis zur manifesten Schizophrenie fort. Bei einer bestimmten Form der paranoiden Psychose konzentrieren sich die Kernsymptome auf einen unbedeutenden vorhandenen oder eingebildeten körperlichen Defekt. Der Patient mißdeutet in seiner Wahnvorstellung Gesichtsausdrücke oder mitgehörte Gesprächsfetzen, um so seine Überzeugung zu untermauern, daß er wegen dieses Defekts benachteiligt wird. Bei anderen Patienten entzündet sich ein paranoisches System an einer banalen oder eingebildeten Asymmetrie des Gesichts oder Vergrößerung der Nase. Solche Patienten können von einem Spezialisten zum anderen ziehen und unablässig plastisch-chirurgische Eingriffe verlangen.

Wirkliche oder eingebildete Kränkungen oder Unrecht können zu endlosen Streitereien führen, oder religiöser Fanatismus kann schleichend zu größenwahnsinnigen, aber abgekapselten messianischen Vorstellungen fortschreiten.

Bei einer gefährlichen Form der paranoiden Psychose ist wahnhaft sexuelle Eifersucht das Zentralthema. Eifersucht hat eine komplexe Psychopathologie. Krankhafte Eifersucht **(Othello-Syndrom)** tritt unter verschiedenartigen Bedingungen auf, paranoide Zustände, die sich alleine auf den Ehe- oder Lebenspartner beziehen, mit eingeschlossen. Eine primäre Depression kann der Krankheit zugrunde liegen. Die Qual, die der Patient durch die Wahnvorstellungen über die Untreue des Ehepartners erleidet, schlägt rasch in Wut um. Der Patient kann unablässig Anklagen vorbringen, seiner Frau nachspionieren, ihre Unterwäsche auf Samenflecken untersuchen und einfache Handlungen – etwa die Art und Weise, wie der Fenstervorhang bewegt wird – als eine Botschaft an den Liebhaber mißdeuten. Er kann ständig Beichte verlangen und erklären, anschließend werde die Vergebung folgen. Körperlicher Angriff stellt eine echte Gefahr dar.

Ein Verfolgungswahnsystem kann sich aus einer engen Beziehung zu einer anderen Person entwickeln, die ihrerseits an einer Erkrankung mit Verfolgungswahn leidet. Derartige induzierte Psychosen resultieren aus der Übernahme der Wahnvorstellungen der dominierenden Person. Früher wurde diese Störung als **„Folie à deux"** (induziertes Irresein) bezeichnet. In seltenen Fällen können mehr als zwei Personen beteiligt sein. Die Prognose für diese, jetzt **„gemeinsame (partizipierende) paranoide Störung"** genannte Erscheinung hängt von der Gefühlsstärke der Person ab, in der die Psychose induziert wurde.

Symptomatik

Vor dem endgültigen Ausbruch der Psychose können prodromale Symptome auftreten. Der Patient kann in zahlreichen Situationen mit verwundetem und bitterem Stolz reagiert haben. Er überanalysiert seine Stimmungen und Empfindungen, kann zu einem Hypochonder werden und zieht sich verachtungsvoll zurück, wenn seine Probleme erörtert werden sollen. Allmählich kann der Gedanke aufkommen, seine Fehlschläge rührten von der feindlichen Einstellung anderer her, und er sieht eine neue, verborgene Bedeutung in alltäglichen Begebenheiten; dies führt zu der Überzeugung, die Leute wollten ihn absichtlich kränken, und seine Situation sei gefährdet. Er erlebt undeutliche Ängste, wird immer reizbarer und verteidigt seine Verdachtsmomente lebhaft. Halluzinationen können, müssen aber nicht aufkommen.

Patienten, die an klassischer Paranoia oder an nahe verwandten Reaktionen leiden, gesunden wahrscheinlich nie wieder. Ihr Zustand muß sich aber nicht unbedingt verschlechtern, und ein Krankenhausaufenthalt muß nicht erforderlich sein. Wenn sich ihre Lebensführung innerhalb gewisser Grenzen hält, kann die Gesellschaft sie als „Spinner" ansehen. Allerdings werden einige Patienten, die zunächst unter den beschriebenen paranoiden Psychosen zu leiden scheinen, später schizophren.

Die Anamnese zeigt unter Umständen, daß der Patient bereits als Kind besondere Aufmerksamkeit verlangte, launisch war, Schul- und Elternhausdisziplin verabscheute, sich beim Spiel nicht anpassen konnte und argwöhnisch war. Beim Heranwachsenden kann sich die Starre und die Neigung zum Stolz verstärkt haben, ebenso die Empfindlichkeit gegenüber der Haltung, die andere ihm gegenüber einnehmen.

Diagnostik

Im Gegensatz zur Manie halten sich paranoide Ideen länger und werden von einem weniger schwankenden Affekt als die manischen Fluktuationen gestützt. Die psychischen Vorgänge sind Übertreibungen normaler Mechanismen; die Unterscheidung von Patienten mit paranoiden Psychosen von nichtpsychotischen mit extrem paranoid verbitterter Persönlichkeit kann schwierig sein. Ein Patient ist psychotisch, wenn die Reaktion ununterbrochen anhält, wenn seine Vorstellungen nicht korrigierbar sind, zur Ausbreitung tendieren, völlig unlogisch sind und erhebliche funktionelle Beeinträchtigungen verursachen. Diese Reaktionen lassen sich als angenähert dem paranoiden oder dem schizophrenen Bereich zuordnen, wenn man den Umfang der Störung des Realitätsbezugs berücksichtigt. Je mehr das zurückgedrängte Material als Wahnvorstellung oder als Halluzination ins Bewußtsein gelangt und je archaischer die Anpassungsart ist, desto mehr nähert sich die Reaktion der Schizophrenie. Die Persönlichkeit eines Patienten mit einer wahnhaften bzw. paranoiden Störung bleibt besser erhalten als diejenige eines klassischen Schizophrenen *(s. Kap. PSY, 10.)*.

Die rasche Entwicklung einer paranoiden Erkrankung – insbesondere bei einer vorher gut ausgeglichenen Persönlichkeit – sollte eine sehr sorgfältige klinische Beurteilung bewirken, und durch entsprechende Untersuchungen sollte ausgeschlossen werden, daß eine organische Krankheit zugrunde liegt, die ihre Ursache in Systemerkrankungen (z. B. Unterfunktion der Schilddrüse), Hirnkrankheiten (z. B. Neurosyphilis) oder Arzneimittelintoxikation (z. B. Amphetamin) hat.

Therapie

Der Patient sollte stationär aufgenommen werden, wenn er für sich selbst oder für andere eine potentielle Gefahr darstellt. Falls sich Wahnvorstellungen gegen bestimmte Personen richten, ist die Einschränkung der Bewegungsfreiheit oftmals nötig; je heftiger der ausgedrückte Haß, desto unabdingbarer ist die Einlieferung *(s. a. Kap. PSY, 10., die Erörterung der Krankenhauseinweisung unter dem Abschnitt Behandlung)*. Die Herstellung einer Beziehung zum Therapeuten ist ein wesentlicher Schritt; Psychotherapie wird dann die Nöte lindern und oft auch das Verhalten ändern, auch wenn wesentliches wahnhaftes Denken unverändert bleibt. Beim Umgang mit paranoiden Patienten sind Ehrlichkeit und Vertrauen noch wichtiger als bei den übrigen psychiatrischen Patienten. Die Sorgen des Patienten sollten besprochen werden, und der Therapeut sollte versuchen, Verständnis für den Standpunkt des Patienten auszudrücken, ohne mit seinen Wahnvorstellungen einverstanden zu sein, sie zu verharmlosen oder ihnen heftig zu widersprechen. Oft befolgt der Patient vernünftige Vorschläge und ändert sein Verhalten erheblich. Der Arzt wird unter Umständen der einzige Vertraute des Patienten und kann ihm helfen, indem er tolerant ist und ein inneres Losgelöstsein mit sympathischer Bescheidenheit, Verschwiegenheit, verständnisvoller Wärme und einem Sinn für Fehler des Patienten verbindet. Zumindest vorübergehend kann eine entspannte Atmosphäre erzielt werden, wenn man dem paranoiden Patienten zu einer ruhigeren Anpassung an seine Umwelt verhilft. Der Arzt kann auch beim Lösen von familiären Problemen oder beunruhigenden Arbeitssituationen behilflich sein.

Neuroleptika *(s. Kap. PSY, 15.)* sind hilfreich und führen Symptome oft auf ein Mindestmaß zurück, wenngleich eine vollständige Remission auch nach längerer medikamentöser Behandlung eher unwahrscheinlich ist. Bei krankhafter Eifersucht sind Phenothiazine am wirksamsten, sofern der Beginn nicht schleichend erfolgte. Gleichermaßen können auch Antidepressiva gelegentlich von, allerdings begrenztem, Nutzen sein. Es ist jedoch schwierig, Patienten mit dieser Erkrankung zu einer längeren Behandlung zu überreden.

12. SUIZIDALES VERHALTEN

(s. a. Kap. PSY, 9. und KIN, 21.)

Suizidales Verhalten schließt nicht nur den vollendeten, sondern auch den versuchten Suizid ein. **Versuchter Suizid** ist eine selbstmörderische Handlung, die vielleicht deswegen nicht tödlich war, weil die selbstzerstörerische Absicht schwach, unbestimmt oder zweideutig war. Die meisten Personen, die einen Suizidversuch gemacht haben, sind zwiespältig in ihrem Wunsch zu sterben, und der Versuch mag die Folge eines starken Drangs nach Leben sein und dem Bedürfnis entspringen, einen Hilferuf mitzuteilen. Haben Suizidpläne und -handlungen offensichtlich nur sehr wenig Aussicht auf Erfolg, nennt man sie oft **Suizidgesten.** Sie haben überwiegend Mitteilungsfunktion. Eine Suizidgeste sollte aber nicht leichthin abgetan werden; sie ist ein wichtiger Hilferuf und erfordert gründliche Untersuchung und eine Behandlung, die Notlagen beheben und künftige Selbstmordversuche verhüten soll. Dies ist auch deshalb wichtig, weil 20% der Suizidversuche innerhalb eines Jahres wiederholt werden und weil einer von zehn damit schließlich auch Erfolg hat. Der **vollendete Suizid** unterscheidet sich in vielfacher Hinsicht vom Suizidversuch; die Unterschiede werden nachfolgend erörtert. Die Unterscheidung ist aber nicht absolut, da Suizidversuche einerseits auch Personen betreffen, deren Entschlossenheit zu sterben nur durch rechtzeitige Entdeckung und erfolgreiche Wiederbelebung zunichte gemacht wird, und andererseits auch solche, deren Suizidversuch nur durch einen Irrtum tödlich endet.

Die Erörterung im vorliegenden Kapitel basiert auf der hier vorgenommenen Unterteilung. Allerdings läßt sich eine Unterscheidung auch nach dem **unmittelbar zerstörerischen Verhalten** (dem üblicherweise drei deutlich unterschiedene Erscheinungstypen zugerechnet werden: Suizidgedanken, Suizidversuche und ausgeführte Suizide) bzw. dem **indirekten selbstzerstörerischen Verhalten** treffen. Letzteres ist gekennzeichnet durch das Eingehen eines lebensbedrohlichen Risikos ohne unmittelbare Absicht zu sterben; im allgemeinen steht die meist unbewußte Idee dahinter, daß die Konsequenzen für das Individuum letztlich zerstörerisch sein würden. Letztgenanntes deckt eine ganze Reihe von Verhaltensweisen ab: Übermäßiges Trinken und Drogenkonsum, starkes Rauchen, übermäßiges Essen, Vernachlässigung der Gesundheit, Selbstverstümmelung, ständiges Verlangen nach operativen Eingriffen, Hungerstreiks, kriminelles Verhalten und widerrechtliches Verhalten im Verkehr.

Inzidenz

Suizidstatistiken beruhen hauptsächlich auf den Angaben der Totenscheine und den Ergebnissen gerichtlicher Untersuchungen und unterschätzen damit die echte Häufigkeit. Dennoch gehört Selbstmord zu den 10 häufigsten Todesursachen bei Erwachsenen in Stadtgemeinden und ist für 10% der Todesursachen in der Altersklasse von 25–34 Jahren sowie für 30% der Todesfälle bei Studenten verantwortlich. Er ist die dritthäufigste Todesursache bei Heranwachsenden *(s. a. Kap. KIN, 21.)*. Von den jährlich etwa 200 000 Suizidversuchen in den USA sind 10% erfolgreich. Über 70% der *erfolgreichen* Suizide werden von Personen über 40 Jahren begangen; die Häufigkeit steigt bei Personen über 60 Jahren steil an, insbesondere bei Männern. Dagegen werden zwei Drittel der Suizid*versuche* von Personen unter 40 Jahren begangen.

Suizidversuche sind für etwa ein Fünftel der Noteinlieferungen und für ein Zehntel aller medizinischen Einweisungen verantwortlich. Die Rate der Suizidversuche ist bei Frauen 2- bis 3mal so hoch wie bei Männern, doch sind Suizidversuche bei Männern im allgemeinen erfolgreicher. Heranwachsende alleinstehende Mädchen sind bei Suizidversuchen besonders stark vertreten. Auch bei alleinstehenden Männern in den Dreißigern kommen Suizidversuche gehäuft vor. In mehreren Studien wird auf ein erhöhtes Auftreten von Suizidhandlungen in den Familien von Suizidpatienten hingewiesen.

Bei beiden Geschlechtern ist der Ehestand (besonders bei einer sicheren und fundierten Beziehung) mit einer ausgesprochen niedrigen Suizidrate assoziiert. Suizidversuche und erfolgreicher Selbstmord sind häufiger bei Personen, die durch Trennung, Scheidung oder Tod des Partners alleinstehen.

Die Suizidrate unter den Farbigen ist niedriger als bei den Weißen, doch hat sie bei farbigen Frauen in den letzten Jahren um 80% zugenommen. Unter den Indianern Amerikas ist die Suizidrate in den letzten Jahren angestiegen und liegt in manchen Stämmen 5mal höher als der Landesdurchschnitt.

Manche Suizidhandlungen erfolgen in Gefängnissen; besonders unter jungen Leuten, die keine Gewaltverbrechen begangen haben. Die übliche Methode ist Erhängen; begangen wird der Suizid mit größter Wahrscheinlichkeit während der ersten Woche einer Inhaftierung. Hungerstreiks begleitet von Suizidankündigungen – besonders unter politischen Häftlingen – kommen von Zeit zu Zeit vor. Hier ist die Absicht, Einstellung und Verhalten anderer zu beeinflussen, besonders offensichtlich; Selbstzerstörung und Tod sind eher Mittel zum Zweck, als wirklich angestrebte Ziele. Gruppensuizide – ob in größerer Anzahl oder nur von zwei

Personen wie bei Liebes- oder Ehepaaren verübt – stellen extreme Formen der Identifizierung mit anderen dar. Bei größeren Gruppen tendieren diese Suizide dazu, in einer hochemotionalen Stimmung stattzufinden, die dann den starken Selbsterhaltungstrieb überspielt.

Beruflich Engagierte – darunter Anwälte, Zahnärzte, Militärangehörige, Ärzte – weisen eine überdurchschnittlich hohe Suizidrate auf. Unter den Ärzten sind hierfür besonders die weiblichen Angehörigen dieses Berufsstandes verantwortlich, ihre jährliche Suizidrate ist 4mal so hoch wie die einer vergleichbaren Bevölkerungsgruppe. Bezüglich der Art des Suizids ist die Einnahme einer Überdosis von Medikamenten bei männlichen wie weiblichen Ärzten (im Vergleich zur allgemeinen Bevölkerung) häufig, vielleicht weil diese Personen leichten Zugang zu den Mitteln haben und die tödliche Dosis kennen. Unter den Fachärzten weisen die Psychiater die höchste Suizidrate auf.

Suizid kommt weniger häufig unter den praktizierenden Mitgliedern der meisten **religiösen Gruppen** (besonders den Katholiken) vor, weil ihnen im allgemeinen ihre Lehre eine Selbstvernichtung verbietet und sie enge soziale Bindungen besitzen, die sie vor einer Selbstzerstörung schützen. Die niedrigen Suizidziffern aus katholischen Ländern gehen nur zum Teil auf eine Tendenz der Gerichtsmediziner zurück, Suizid als Todesursache zu verschweigen, d.h., es dürfte tatsächlich eine geringere Suizidrate vorliegen. Allerdings verhindern religiöse Bindungen und starke Glaubensinhalte nicht unbedingt impulsive, unüberlegte Suizidhandlungen bei übermäßiger Frustration, Zorn und Verzweiflung, vor allem wenn gleichzeitig wahnhafte Schuldgedanken bzw. Selbstwertstörungen vorhanden sind.

Etwa jeder 6. Suizident hinterläßt eine Mitteilung. Die Mitteilungen nehmen vielfach Bezug auf persönliche Beziehungen und auf Begebenheiten, die dem Tod des Patienten folgen werden. Bei Älteren drücken sie oft Sorge um die Hinterbliebenen aus, während sie bei Jüngeren ärgerlich oder sogar rachsüchtig klingen können. Bei Suizidversuchen weist eine Mitteilung auf eingehende Überlegungen, ein ernsthaftes Wiederholungsrisiko und auf zukünftig erfolgreichen Selbstmord hin.

Bei Suizidhandlungen angewandte Methoden

Die angewendete Methode richtet sich in der Regel nach kulturellen Elementen und nach der Verfügbarkeit des Werkzeugs. Die Art des Vorgehens kann auch die Ernsthaftigkeit der Suizidabsicht widerspiegeln, da einige Verfahren (wie das Herunterspringen aus großer Höhe) ein Überleben praktisch ausschließen, wogegen andere (z.B. Einnahmen von Medikamenten) die Chance einer Rettung beinhalten. Freilich bedeutet die Wahl einer Methode, die sich als nicht tödlich erweist, nicht notwendigerweise, daß die Suizidabsicht weniger ernsthaft ist. Eine bizarre Suizidmethode läßt auf eine zugrundeliegende Psychose schließen.

Einnahme von Medikamenten ist die häufigste Art, Suizid zu versuchen. Barbiturate werden nicht mehr so häufig verwendet, während Psychopharmaka im Vormarsch sind. Der Gebrauch von Salicylaten ist durch die zunehmende Verwendung von Acetaminophen, das in der amerikanischen Öffentlichkeit als sicheres Analgetikum geschätzt wird, von über 20% auf etwa 10% zurückgegangen. Allerdings kann eine Überdosis Acetaminophen außerordentlich gefährlich sein *(s. Kap. KIN, 9. und Tab. TOX, 4.)*.

Zwei oder mehrere kombinierte Methoden bzw. die Kombination von Medikamenten kommen bei etwa 20% der Selbstmordversuche vor. In diesen Fällen ist die Wahrscheinlichkeit eines fetalen Ausgangs erhöht, insbesondere, wenn Substanzen mit schweren Nebenwirkungen miteinander kombiniert werden. Die Möglichkeit, daß eine größere Zahl von Medikamenten genommen worden ist, macht die Bestimmung der Blutspiegel aller bei der Aufnahme in Frage kommenden Stoffe wesentlich.

Gewaltmethoden wie Erschießen und Erhängen sind bei Suizid*versuchen* ungewöhnlich. Der Gebrauch von Feuerwaffen ist unter Männern in den USA die vorherrschende Technik bei *vollendetem* Suizid, und die Rate ist gestiegen (von 58% 1970 auf 63% 1980). Bei Frauen war Vergiften in der Vergangenheit die häufigste Methode, gefolgt vom Einsatz von Feuerwaffen. Bis 1980 hat sich allerdings das Verhältnis umgekehrt (Feuerwaffen 39%, Vergiftungen 27%). Außerdem hängt die Zahl der Suizide mit Feuerwaffen von der Verfügbarkeit der Waffen und den geltenden Waffengesetzen ab.

Ätiologie

Die psychologischen Mechanismen des Suizidverhaltens ähneln denen, die bei anderen Formen der Selbstzerstörung auftreten (Alkoholismus, rücksichtsloses Autofahren, Selbstverstümmelung und antisoziale Gewaltakte). Suizid ist oft der letzte Akt im Verlauf eines selbstzerstörerischen Verhaltens. Traumatische Kindheitserlebnisse – insbesondere die Qual einer gestörten häuslichen Atmosphäre oder fehlender Eltern – sind deutlich häufiger vertreten unter Personen, die zu einem selbstzerstörerischen Verhalten neigen, vielleicht weil diese Personen mit mehr Wahrscheinlichkeit ernsthafte Schwierigkeiten beim Zustandebringen fester, bedeutungsvoller Beziehungen haben. Neuere Untersuchungen haben einen Zusammenhang aufgezeigt zwischen Suizidversuchen einerseits und Verprügeln von Ehefrauen und Kindsmißhandlungen andererseits. Dies spiegelt Zyklen von Isolierung und Gewalt der Familie wider.

Der Suizid ist gewöhnlich die Folge vieler und komplexer Motivationen. Zu den hauptsächlichen verursachenden Faktoren gehören *(s.a. Tab. 13.)* **Geistesstörungen** (in erster Linie Depression), **soziale Faktoren** (Enttäuschung, Verlust), **Abnormitäten der Persönlichkeit** (Impulsivität, Aggression) und **physische Krankheiten.** Häufig ist ein Faktor (gemeinhin ein Abbruch wichtiger Beziehungen) der Tropfen, der das Faß zum Überlaufen bringt. Bei vielen Suiziden ist eine aggressive Komponente sichtbar, die gegen andere, bedeutsame Personen gerichtet zu sein scheint. Mord gefolgt von Suizid ergibt einen klaren Beweis von Aggression, in gleicher Weise wie die hohe Suizidrate unter Gefangenen, die wegen Gewaltverbrechen einsitzen.

Depression verursacht mehr als die Hälfte aller Suizidversuche, und obgleich endogene Depression manchmal eine Rolle spielen kann, ist die Depression meistens reaktiv oder neurotischer Natur. **Soziale Faktoren,** wie z. B. Störungen des Ehelebens, abgebrochene oder unglückliche Liebesaffären, bei Jüngeren auch Streit mit den Eltern sowie (besonders bei Älteren) kurz zurückliegende traurige Ereignisse in der Familie, können die Depression her-

Tab. 13. Risikofaktoren für Suizid

persönliche und soziale Faktoren	*klinische Merkmale und Symptomatik*
männliches Geschlecht	Depression, besonders bei Ausbruch oder gegen Ende der Erkrankung
Alter über 55 Jahre	starke motorische Erregung, Ruhelosigkeit und Angst
vorausgegangene Trennung, Scheidung oder Tod des Ehepartners	starke Gefühle von Schuld, mangelnder Eignung und Hoffnungslosigkeit; Selbstbezichtigungen und nihilistische Wahninhalte
soziale Isolation mit echter oder eingebildeter unfreundlicher Einstellung von Verwandten oder Freunden	ausgeprägte hypochondrische Voreingenommenheit; Wahnideen oder wahnähnliche Überzeugung einer körperlichen Krankheit (z. B. Karzinom, Herz- oder Geschlechtskrankheit)
impulsive, feindselig eingestellte Persönlichkeit	Halluzinationen, Befehle zu erhalten
individuell bedeutsame Geburts- oder Jahrestage	Alkohol- und Drogenmißbrauch
Suizid oder affektive Störungen in der Familienanamnese	chronische, schmerzhafte oder behindernde physische Erkrankung, besonders bei vorher sehr gesunden Patienten
Arbeitslosigkeit oder finanzielle Probleme, besonders, wenn sie zu drastischer Verschlechterung der wirtschaftlichen Lage führen	Einnahme von Medikamenten (z. B. Reserpin), die eine schwere Depression auslösen können
vorangegangene Suizidversuche	
detailliertes Planen und Vorkehrungen gegen Entdeckung	

vorrufen. Depression, verbunden mit physischer Erkrankung, kann einen Suizidversuch auslösen, während **physische Schwächung** – besonders wenn sie chronisch oder schmerzhaft ist – eher mit einem vollendeten Suizid einhergeht. Eine physische Erkrankung bei älteren Leuten – insbesondere eine ernste, chronische und schmerzhafte Erkrankung – spielt bei etwa 20% der Suizide eine bedeutende Rolle.

Bei **schizophrenen** Patienten kommt es manchmal zu einem vollendeten Suizid. Bei der chronischen Schizophrenie kann er aus den Depressionsphasen resultieren, zu denen diese Patienten neigen. Die Art der Selbsttötung ist gewöhnlich bizarr und oftmals gewalttätig. Versuchter Suizid ist eher unüblich; er kann jedoch das erste grobe Zeichen einer psychischen Störung sein, welches in den frühen Stadien der Erkrankung auftritt, möglicherweise wenn der Patient erstmals den Zerfall seiner Gedanken- und Willensprozesse wahrnimmt.

Alkohol prädisponiert für Suizidhandlungen dadurch, daß er die Intensität jeder depressiven Stimmungsschwankung erhöht und die Selbstkontrolle herabsetzt. Etwa 30% der Patienten, die einen Suizidversuch verübten, hatten vorher Alkohol getrunken; die Hälfte davon dürfte zu dieser Zeit bereits betrunken gewesen sein. Da der Alkoholismus an sich – besonders die „Bierreisen" – in den Zwischenperioden vielfach heftige Reuegefühle verursacht, sind Alkoholiker besonders suizidgefährdet, auch wenn sie nüchtern sind. Einer Nachuntersuchung von Alkoholikern zufolge beging einer von zehn Patienten Suizid. Verbesserte Behandlungsmöglichkeiten für Alkoholiker würden wahrscheinlich die Suizidziffer senken.

Eine **organische Hirnkrankheit** kann in akuter Form eines Delirs (kann durch Medikamente, Infektionen, Herzversagen etc. verursacht sein) oder als Demenz durch emotionale Labilität gekennzeichnet sein, und schwere Gewaltakte der Selbstverletzung können während einer starken, aber vorübergehenden depressiven Stimmungsschwankung verübt werden. Das Bewußtsein ist gewöhnlich während des Aktes getrübt, und der Patient hat unter Umständen nur eine vage Erinnerung an das Geschehnis. **Epileptische** Patienten, besonders jene, die an einer Temporallappenepilepsie leiden, durchlaufen oft kurze, aber tiefe Depressionsphasen. Die Gemütsstörungen und die ständige Verfügbarkeit verordneter Medikamente unterwerfen Epilepsie-Patienten einem überdurchschnittlichen Risiko für Suizidverhalten.

Personen mit **Persönlichkeitsstörungen** sind für versuchten Suizid anfällig; besonders sind dies emotional unreife Personen mit psychopathischer Persönlichkeit, die wenig Frustration tolerieren und auf Streßsituationen impulsiv und mit Gewalt und Aggression reagieren. Bisweilen ist eine Anamnese übermäßigen Alkoholgenusses, Medikamentenmißbrauchs oder kriminellen Verhaltens zu finden. Die große Zahl versuchter Suizide unter Getrenntlebenden oder Geschiedenen kann Ausdruck einer Unfähigkeit sein, reife, dauernde Beziehungen zu unterhalten, was zu gesellschaftlicher Isolierung, Einsamkeit und Depression führt. Auslösende Faktoren sind in solchen Fällen Streßsituationen. Sie sind eine unvermeidliche Folge der Auslösung selbstgestörter Beziehungen und der Belastung, neue Verbindungen und Lebensformen einzurichten. Ein anderer wichtiger Gesichtspunkt beim versuchten Suizid ist das Element „Russisches Roulette"; hier beschließt die Person, das Schicksal möge über den endgültigen Ausgang bestimmen. Manche labilen Personen empfinden in diesem Aspekt so riskanter Aktivitäten wie rücksichtslosem Fahren, gefährlichen Sportarten und anderen Formen des Spielens mit dem Tod eine Quelle der Erregung.

Suizidverhütung (Prävention)

Jede Suizidhandlung oder -drohung muß ernst genommen werden. Obwohl manche versuchten oder vollendeten Suizide selbst für nahe Verwandte und Mitarbeiter überraschend und schockierend sind, gehen ihnen in den meisten Fällen deutliche Ankündigungen voraus. Sie erfolgen im allgemeinen gegenüber Angehörigen, Freunden, medizinischem Personal oder freiwilligen Mitarbeitern in Laienorganisationen, die rund um die Uhr für Menschen in Nöten ansprechbar sind. Derartige Zentren für Suizidverhütung versuchen, potentielle Suizidenten zu identifizieren, das Gespräch nicht abreißen zu lassen, das Risiko abzuschätzen und Hilfe für unmittelbare Probleme anzubieten. Dabei werden gewöhnlich andere Personen (Familie, Arzt, Polizei) für dringende Hilfe in der Krise hinzugezogen, um den Suizidenten zu einer Stelle zu bringen, wo er weitere Hilfe erhalten kann. Ungeachtet dieses logischen Vorgehens bei der Hilfe für potentielle Suizidenten gibt es keine gesicherten Daten, die zeigen, daß die Suizidrate dadurch sinken würde.

Im Durchschnitt hat jeder Arzt im Laufe eines Jahres sechs oder mehr potentielle Suizidenten, die seine Sprechstunde aufsuchen. Über die Hälfte der Suizidenten hat ihren Arzt erst innerhalb der letzten Monate aufgesucht, und mindestens 20% standen im vorausgegangenen Jahr unter psychiatrischer Betreuung. Da depressive Erkrankungen häufig zum Suizid führen, ist ihre Aufdeckung und Behandlung der wichtigste Beitrag, den ein Arzt zur Suizidprävention leisten kann. Jeder depressive Patient sollte sorgfältig über eventuelle Suizidgedanken exploriert werden. Die Befürchtung ist grundlos, daß eine solche Befragung, auch wenn sie taktvoll und einfühlend vorgenommen wird, dem Patienten die Idee der Selbsttötung eingeben könne. Die Befragung wird hingegen dem Arzt helfen, ein klares Bild von der Tiefe der Depression des Patienten zu bekommen, sowie den Patienten zu einem konstruktiven Gespräch ermutigen und ihm zu verstehen geben, daß der Arzt um seine tiefe Verzweiflung und Hoffnungslosigkeit weiß. Die Verwendung von Beurteilungsskalen (z.B. Depressionsinventar nach Beck) kann dabei helfen, den Schweregrad der Depression hinsichtlich Suizidgefahr zu beurteilen.

Merkmale, die auf ein hohes Suizidrisiko bei depressiven Patienten hinweisen, sind in *Tab. 13.* aufgeführt.

Die Behandlung von Depressionen wurde *in Kap. PSY, 9.* umrissen. Das Suizidrisiko steigt in der Frühphase der Behandlung der Depression, wenn sich Retardierung und Unentschlossenheit bessern, aber die depressive Stimmung und die düsteren Gefühle noch weiter bestehen. Frühe Behandlungsergebnisse können daher den Patienten in die Lage versetzen, sich wirksam mit der Selbstzerstörung zu befassen, auch wenn die Depression nur teilweise aufgehoben ist. Psychotrope Medikamente müssen sorgfältig und in kontrollierten Mengen verordnet werden. Schlafmittel zur Behandlung von Schlaflosigkeit kann ein Zeichen von Depression sein, diese Schlaflosigkeit medikamentös zu behandeln, ohne die darunterliegende Depression zu beeinflussen, ist nicht nur wirkungslos, sondern auch sehr gefährlich.

Zum Fall einer akuten Suiziddrohung (wenn z.B. ein Patient anruft und mitteilt, er werde eine tödliche Dosis eines Medikaments einnehmen, oder eine Person droht, in die Tiefe zu springen) können nur generelle Empfehlungen gegeben werden. In solchen Situationen ist der Wunsch zu sterben ambivalent und oft vorübergehend, und der Arzt oder eine andere Person, an die sich der Patient um Hilfe wendet, muß den Wunsch nach Leben stärken. Die Person, die Suizidabsichten ankündigt, befindet sich in einer unmittelbaren Krise, und der Arzt sollte die Hoffnung wecken, daß diese Krise gelöst werden könnte. Psychologische Hilfe für den Notfall kann dadurch geboten werden, daß man 1. eine Beziehung und offene Kommunikation mit dem Patienten zustande bringt und gewährleistet, 2. den Patienten an seine Identität erinnert (d.h. seinen Namen wiederholt nennt) und ihm hilft, das Problem herauszufinden, das ihn in die Krise gestürzt hat, 3. konstruktive Hilfe bei der Lösung des Problems anbietet und den Patienten zu konstruktivem Tätigwerden ermutigt, 4. Familie und Freunde des Patienten heranzieht und den Patienten daran erinnert, daß sich andere um ihn sorgen und ihm helfen wollen.

Ruft ein Patient an und sagt, er habe bereits eine Suizidhandlung begangen (beispielsweise Medikamente eingenommen oder den Gashahn aufgedreht) oder er sei gerade dabei, dies zu tun, so sollte man nach Möglichkeit seine Adresse erfragen, und ein anderer sollte sofort die Polizei benachrichtigen, um dem Anruf nachzugehen und den Patienten zu retten. Der Patient sollte bis zum Eintreffen der Polizei zum Weitersprechen veranlaßt werden.

Eine **umfassende Nachsorge** mit geeigneten psychiatrischen und sozialen Betreuungsdiensten ist derzeit das beste Mittel, weitere Suizidversuche und Suizide zu verhindern. Da vielen erfolgreichen Suiziden Selbstmordversuche vorangingen, ist eine psychiatrische Untersuchung (s. weiter unten) für *alle* Patienten möglichst bald nach dem Versuch angezeigt. Dadurch werden die Probleme, die zu der Tat beigetragen haben, analysiert und die Planung einer geeigneten Behandlung ermöglicht.

Maßnahmen nach einem Suizidversuch

Viele Patienten werden nach einem versuchten Suizid in komatösem Zustand in die Notfallstation des Krankenhauses eingeliefert. Die übliche Behandlung eines komatösen Patienten ist in *Kap. NEU, 2.* besprochen. Wenn feststeht, daß der Patient eine Überdosis eines potentiell tödlich wirkenden Medikamentes eingenommen hat, ist es wichtig, 1. das Gift aus dem Patienten zu entfernen, wobei versucht wird, die Absorption zu verhindern und die Ausscheidung zu beschleunigen, 2. eine symptomatische Behandlung zu beginnen, um den Patienten am Leben zu erhalten, und 3. ein geeignetes Gegenmittel zu verabreichen, falls das eingenommene Mittel sicher identifiziert werden kann *(s. Kap. TOX, 1.).* Jeder Fall einer lebensbedrohlichen Selbstverletzung sollte ins Krankenhaus eingeliefert werden, einerseits zur Behandlung der Körperverletzung, andererseits zur psychiatrischen Beurteilung. Die meisten Patienten können entlassen werden, sobald die Körperverletzung behandelt ist; *allen sollte* jedoch *eine entsprechende Nachbetreuung* angeboten werden (s. weiter unten, sowie Suizidverhütung weiter oben).

Eine **psychiatrische Beurteilung** erfolgt unmittelbar nach einem Suizidversuch; zu diesem Zeitpunkt kann der Patient unter Umständen jegliche Probleme verleugnen. Nicht unüblich ist es, daß auf die schwere Depression, die zur Suizidhandlung führte, ein kurzes Stimmungshoch folgt, ein Katharsis-Effekt, der vermutlich dafür verantwortlich ist, daß weitere Suizidversuche nur selten unmittelbar folgen. Trotzdem ist das Risiko eines späteren erfolgreichen Suizids jedoch hoch, solange die Probleme des Patienten nicht gelöst werden. Der Patient bedarf einer sicheren, starken Hilfe, die damit einsetzt, daß der Arzt ihm freundliche Aufmerksamkeit zuwendet, ihm seine Betroffenheit und sein Verantwortungsgefühl nahebringt sowie deutlich macht, daß er die Probleme des Patienten versteht.

Einzelschritte der psychiatrischen Beurteilung: 1. Aufnahme einer Patient/Arzt-Beziehung; 2. Verstehen des Suizidversuchs (Hintergrund, vorangegangene Ereignisse, Umstände unter denen er erfolgte); 3. Einschätzung der augenblicklichen Schwierigkeiten und Probleme; 4. sorgfältige Analyse der persönlichen und familiären Beziehungen, die oft wesentlichen Bezug zum Suizidversuch haben; 5. vollständige Beurteilung des psychischen Zustands des Patienten. Besonderer Wert muß gelegt werden auf das Erkennen einer Depression, von Alkohol- oder Medikamentenabusus, von Geisteskrankheiten, die zusätzlich zur Kontrolle der aktuellen Krise noch eine spezifische Behandlung erfordern; 6. Gespräche mit dem Ehegatten, mit nahen Verwandten oder Freunden sowie Kontaktaufnahme mit dem Hausarzt.

Obwohl Suizidpatienten von speziell geschulten, **nichtmedizinischen Helfern** zufriedenstellend betreut werden können, ist es wünschenswert, daß die Beurteilung zunächst durch einen Psychiater erfolgt.

Klinikaufenthalt: Dauer der stationären Behandlung und Art der Behandlung werden dem jeweiligen Fall angepaßt. Patienten mit psychotischer Erkrankung, organischer Hirnkrankheit oder Epilepsie und manche Patienten mit ernsten Depressionen, deren Krisensituation ungelöst ist, sollten zwecks dauernder Überwachung in eine psychiatrische Abteilung verlegt werden, bis die tieferliegenden Probleme gelöst sind oder die Patienten gelernt haben, mit den Problemen fertig zu werden. Der Hausarzt des Patienten nimmt nach einem Suizidversuch eine zentrale Rolle ein. Wenn er nicht mit dem Fall befaßt ist, sollte er eingehend informiert werden und spezifische Vorschläge für die Folgebetreuung erhalten.

Bedeutung des Suizids für andere

Jede Suizidhandlung hat Auswirkungen auf andere nahestehende Personen. Besonders der erfolgreiche Suizid löst beim Arzt, bei Familie und Freunden starke Gefühle aus, die unter anderem Schuld, Scham und Reue darüber einschließen, daß der letzte Versuch nicht verhindert wurde, sowie Zorn, der gegen den Suizidenten oder gegen andere gerichtet ist. Der Arzt muß sich jedoch jeweils vor Augen halten, daß weder er noch die Familie des Patienten allwissend oder allmächtig sind und daß der erfolgreiche Suizid im Grunde nicht verhindert werden konnte. Der Arzt sollte auch erkennen, daß für ihn die wichtigste Aufgabe bleibt, der Familie und den Freunden des Suizidenten zu helfen, mit Schuldgefühlen und Kummer fertig zu werden.

Die Auswirkungen eines Suizidversuches auf Nahestehende sind ihrer Art nach denjenigen eines vollendeten Suizids ähnlich. Allerdings besteht ein wesentlicher Unterschied darin, daß die Möglichkeit geblieben ist, die Probleme dadurch zu lösen, daß man sie erkennt und in geeigneter Weise auf den „Hilferuf" antwortet.

13. PSYCHIATRISCHE NOTFÄLLE

Ein Notfall kann ebensosehr durch bestimmte Umstände oder die Umgebung bestimmt sein, wie auch durch ein echtes Ereignis herbeigeführt werden. Ein Verhalten, das an einem öffentlichen Ort Ärgernis erregt, kann daheim geduldet und auf einer psychiatrischen Station kaum eines Kommentars würdig erachtet werden. Für die Zwecke dieses Kapitels wird die Umgebung einer Allgemeinpraxis, einer Notaufnahme- oder einer Krankenhausstation angenommen. Die Umgebung sollte nach Möglichkeit für Patient und Arzt Ruhe, Schutz und Sicherheit bieten.

Eine fundierte Vorgeschichte ist in einem Notfall unter Umständen nicht zu erhalten; Berichte aufgeregter Angehöriger oder Umherstehender können einseitig oder durch persönliche Anteilnahme an der dramatischen, ungewöhnlichen Situation gefärbt sein. Manchmal ist die Beachtung der gefühlsmäßigen Nöte und Sorgen der Familie wesentlich. In manchen Notfällen ist die Diagnose für die Entscheidungsfindung ausschlaggebend, in anderen Fällen wiederum stellt ein Symptom, wie etwa Erregung oder Aggression, den Notfall dar, und die Diagnosestellung muß verschoben werden, bis die akute Symptomatik unter Kontrolle ist.

Die Bezeichnung **akute Psychose** ist dazu benutzt worden, bestimmte Krankheiten mit herabgesetzter Fähigkeit, Informationen zu verarbeiten, zu charakterisieren. Manche Fälle schließen bekannte oder zu vermutende organische Störungen ein (z.B. Delir, *s. unten und Kap. NEU, 2.*). Fälle mit unbekannten Ursachen bezeichnet man oft als **akute funktionelle Psychose** (z.B. akute Schizophrenie oder akute Manie). Zu ihrer Behandlung *s. Kap. PSY, 9. oder 10.*

Panik, Angstanfälle

(s. a. Kap. PSY, 8.)

Im Krieg und bei zivielen Katastrophenfällen ist Angst ein normaler Zustand. Personen, die besonders schweren Belastungen unterworfen oder die vielleicht besonders empfindlich sind, können durch Terrorerlebnisse handlungsunfähig werden. Sie können zittern oder Symptome von Assoziationsstörungen und ein absonderliches oder gefährliches Verhalten an den Tag legen. Beruhigung ist wertvoll, und ein unauffälliges Entfernen aus der Streßsituation für einige Tage ist hilfreich. Dagegen ist eine längere Ruhigstellung mit einem erheblichen Risiko der Chronifizierung behaftet.

In Zeiten geringerer Belastung können Anfälle akuter Angst bei dafür empfänglichen Personen vorkommen. Diesen Anfällen liegt gewöhnlich ein phobischer Angstzustand zugrunde. Viele Angstanfälle sind dermaßen kurz, daß die akute Phase vorüber ist, bevor der Patient einen Arzt aufsuchen kann. In den meisten Fällen ist die Angst generalisiert und wenig spezifisch, doch können diagnostische Probleme dann aufkommen, wenn verschiedene Körpersysteme unterschiedlich stark betroffen sind. In derartigen Fällen können Kreislaufaffektionen bei einem Patienten im Vordergrund stehen und Magen-Darm-Symptome bei einem anderen. Wenn Hyperventilation das hervorstechende Merkmal ist, kann der Patient über Schwindelgefühl klagen, das Bewußtsein verlieren oder Anzeichen von Tetanie aufweisen.

Unter alltäglichen Umständen kann es schwer sein zu bestimmen, was einen Angstanfall schließlich ausgelöst hat; der Rat, den Patienten aus der angsterzeugenden Lage zu entfernen, ist oft billig. Beruhigung genügt manchmal, den Notzustand des Patienten zu dämpfen, und Beruhigung von Angehörigen oder Umstehenden ist hilfreich. Wenn eine milde Sedation erforderlich ist, sind Benzodiazepine (z. B. Diazepam, 5–10 mg, oder Oxazepam, 15–30 mg oral) in der Regel wirksam. Schwerer gestörten Patienten kann man Diazepam, 10 mg i. m. oder sogar i. v., verabreichen. Neuroleptika haben gegenüber den Benzodiazepinen in solchen Fällen keinen Vorteil. Es ist behauptet worden, Trizyklika oder MAO-Hemmer könnten phobische Angstzustände verhindern. Hyperventilation hört im allgemeinen auf, wenn man den Patienten darauf aufmerksam macht und ihm auf ruhige Weise hilft, sich zu fassen *(s. a. Kap. ERN, 6., Respiratorische Alkalose, und Kap. LUN, 1., Die Erörterung der psychogenen Dyspnoe).*

Opfer von Naturkatastrophen oder Gewalt, wie z. B. Unfälle, Verbrechen, Vergewaltigung, Mißhandlung durch den Ehepartner, verlangen in besonderem Maße die Einbeziehung besonderer medizinischer, sozialer oder beratender Einrichtungen, die sich um die individuellen Bedürfnisse kümmern. Zusätzlich zur Behandlung der akuten Angst (s. o.) kann die Überweisung an einen Psychotherapeuten oder die Empfehlung von Selbsthilfegruppen ratsam sein.

Delirium

(s. a. Kap. NEU, 2.)

Delirante Patienten sind ein verbreitetes Problem auf medizinischen und chirurgischen Stationen. Ein akutes Delir kann verursacht werden durch Einnahme toxischer Substanzen (einschließlich Alkohol), durch eine Überdosis ärztlich verordneter Medikamente, v. a. Anticholinergika, durch Stoffwechselstörungen (einschließlich gestörtes Elektrolytgleichgewicht), Infektionen, Verletzungen, Krampfanfälle oder Alkohol- bzw. Drogenentzug.

Das Delirium kann auch als überempfindliche Reaktion auf eine normale Medikamentendosis auftreten und findet sich nicht selten bei intensiven Streßsituationen, etwa auf kardialen Intensivstationen. Bei älteren Patienten kommt es häufiger vor.

Schwierigkeiten ergeben sich dann, wenn ein verwirrter Patient mit beeinträchtigter Auffassung passiv seine medizinische Behandlung blockiert oder wenn ein Patient, der paranoid oder wahnhaft zu halluzinieren beginnt, aktiv unkooperativ wird und sogar das Krankenhauspersonal bedroht bzw. angreift oder medizinische Geräte demoliert. Einige Patienten werden euphorisch und aufgekratzt und stören den Stationsablauf durch Schreien und Singen. Andere werden von Panik erfaßt und können sich bei dem Versuch, eingebildeten Verfolgern zu entfliehen, selbst verletzen.

Behandlung der Ursache des Deliriums und allgemeine Maßnahmen, die zum Wohlbefinden des Patienten beitragen und seine Sicherheit gewährleisten, sind neben einer optimalen pflegerischen Betreuung gleichfalls notwendig. Beispielsweise kann man eine wirkungsvolle Beruhigung dadurch erreichen, daß man nachts das Licht anläßt und gestattet, daß jemand, den der Patient gut kennt, bei ihm bleibt. Vielfach muß ein Neuroleptikum oder Diazepam oral oder parenteral dringend verabreicht werden. Die pharmakologische Behandlung ähnelt der eines agitierten Patienten (siehe unten).

Akute Gedächtnisstörungen

Gedächtnisstörungen sind meistens organisch bedingt *(s. Kap. NEU, 2.)*. In Notsituationen auftretender Gedächtnisschwund ist jedoch gewöhnlich hysterischen Ursprungs *(s. Kap. PSY, 8.)*. Patienten mit massiven Assoziationsstörungen sind nicht mehr in der Lage, sich an ihre Identität oder an Ereignisse aus ihrer Vergangenheit zu erinnern. Sprachgebrauch und Kenntnis gesellschaftlicher Sitten bleiben im allgemeinen erhalten. Bei der hysterischen Pseudodemenz – für die das Ganser-Syndrom ein Beispiel darstellt – sind kognitive Funktionen stärker dissoziiert, mit regressivem Verhalten als Ergebnis. Bei vielen dieser Patienten geht dem Beginn der Assoziationsstörung ein traumatisches und oft „schädliches" Ereignis voraus. Das Gedächtnis des Patienten kann durch ruhige und nachdrückliche Befragung wiederkehren; Hypnose oder abreagierende Medikamente wie Amobarbital i. v. (eine langsame Infusion von 200 mg ist normalerweise ausreichend) können indiziert sein. Andere hysterische Symptome (wie Sehverlust, Taubheit, Stummheit oder Lähmung) können eine ähnliche Behandlung erforderlich machen.

Vorübergehender totaler Gedächtnisschwund *(s. Kap. NEU, 2.)* schafft ähnliche diagnostische Schwierigkeiten und kann fälschlich als hysterische Amnesie angesehen werden. Das Altgedächtnis ist nicht betroffen. Für einen Anfall von globaler Amnesie gibt es keine Behandlung. Das Gedächtnis kehrt nach einigen Stunden von selbst zurück.

Demenz kommt selten als Notfall vor, kann aber einen solchen erzeugen. Ein alleinlebender Patient, dessen Zustand sich monate- oder jahrelang langsam verschlechtert hat, kann in einem Zustand unbeschreiblicher Verwahrlosung aufgefunden werden oder zu einem Arzt oder einer Nothilfe gebracht werden, ohne daß eine Anamnese oder eine Person, die Informationen geben könnte, verfügbar ist. Bei manchen AIDS-Patienten zeigt sich die Demenz als erstes Symptom.

Stupor

(s. a. Kap. NEU, 2., Gestörtes Bewußtsein – Stupor und Koma)

Bewußtlosigkeit ist stets ein Notfall. Bei einigen psychiatrischen Störungen ist der Grad der Abkapselung so tiefgreifend, daß ein nichtkommunikativer und nichtverantwortender Patient bewußtlos erscheint. Das Symptom **Katatonie** kann mit organischen Hirnerkrankungen einhergehen, wie Kohlenmonoxidvergiftung, Enzephalitis lethargica oder Hirntumoren. Dieser Zustand kann auch bei der katatonen Schizophrenie, bei schweren depressiven Erkrankungen und bei der Hysterie auftreten. Falls eine Anamnese von einem Freund oder einem Angehörigen erhoben werden kann, können frühere kennzeichnende Symptome auf die Diagnose hindeuten. Allerdings muß sorgfältig darauf geachtet werden, daß organische Ursachen nicht übersehen werden. Amobarbital i. v. (200 mg langsam infundiert, ist normalerweise ausreichend) ist diagnostisch nützlich für die Unterscheidung hysterischer, katatoner und organischer Zustände. Es kann hysterischen Stupor lösen und führt oft zu einer Remission bei dem katatonen Stupor. Die Methode sollte jedoch nur von Ärzten angewandt werden, die spezielle Übung und Erfahrung mit ihr haben. Sowohl der katatone als auch der depressive Stupor sprechen auf Elektrokrampftherapie an.

Erregung, Zorn, Aggression

Obwohl Erregung, Zorn und ihre physischen Begleiterscheinungen wie z. B. Aggression in einem breiten Spektrum psychiatrischer Störungen auftreten (Schizophrenie, Manie, Psychopathie und – selten – Temporallappenverletzung mit Epilepsie und Delirium), kann die genaue Diagnose angesichts eines verstörten, gewalttätigen Patienten eine akademische Frage darstellen. Ruhige Worte müssen den Zorn des Patienten nicht unbedingt besänftigen, doch wenn man seiner Wut wiederum mit Wut begegnet, verschlimmert sich nur die Lage. Gewalttätige oder potentiell gewalttätige Patienten müssen Sicherheitsvorkehrungen unterworfen werden, sobald die Diagnose feststeht.

Es sollte der Versuch gemacht werden, den Patienten zum Einnehmen von Medikamenten zu bewegen: Diazepam, 5–40 mg, oder Haloperidol, 5–10 mg oral. In den meisten Fällen wird allerdings die parenterale Verabreichung erforderlich sein, ungeachtet der verbalen und physischen Einwände des Patienten. Hieraus ergeben sich medizinisch-rechtliche Probleme; die Ärzte sollten mit Gesetzen und Verordnungen entsprechend vertraut sein, die für die Behandlung (einschließlich Einweisung) akut gestörter Patienten gelten. Rücksprache mit einem Psychiater oder einer kompetenten juristischen Stelle hilft beim Schutz des Patienten und des Arztes. In zunehmendem Maße scheint es auch Pflicht des Arztes zu werden, bedrohte Dritte zu warnen und zu schützen. Wenn einmal die Entscheidung zu einer Injektion getroffen ist, sollten geeignete Hilfskräfte geholt werden; Sicherheitspersonal ist regelmäßig erforderlich. Ist der Patient gesichert, sollte ein Neuroleptikum, wie z. B. Haloperidol 5–10 mg, dem angemessen gebändigten Patienten injiziert werden, wobei dieselbe Sorgfalt anzuwenden ist wie bei jedem anderen Patienten. Injektionen können stündlich oder öfter wiederholt werden, bis die Symptomatik zufriedenstellend abklingt oder eine übermäßige Sedierung oder andere ernste Nebenwirkungen eine Unterbrechung verlangen. Die Vitalfunktionen des Patienten sollten sorgfältig überwacht werden. Die Gesamtdosis ist bei verschiedenen Individuen sehr unterschiedlich; bei fehlendem Ansprechen auf eine Dosis von 50 mg Haloperidol am ersten Tag muß die Diagnose überprüft werden. 6 bis 12 Stunden nachdem der Patient unter Kontrolle ist, kann auf orale Verabreichung übergegangen werden, wobei die Dosis individuell einzustellen ist. Bei dem beschriebenen Vorgehen sind Nebenwirkungen häufig (insbesondere akute Dystonien). Eventuell können sie vermieden werden durch orale Gabe von Benztropin (1–2 mg 2×tgl.). Manche Spezialeinrichtungen benutzen heutzutage statt Neuroleptika schnellwirkende Benzodiazepine, wie z. B. Lorazepam, oder setzen sie gleichzeitig ein, um die Neuroleptikadosis zu reduzieren.

Suizid *(s. o. Kap. PSY, 12.)*

Mißbrauch von Substanzen

(s. a. Kap. PSY, 5.)

Komplikationen im Zusammenhang mit Drogenmißbrauch kommen auf Notaufnahmestationen häufig vor. Kokain („Crack") und PCP können zu Erregungs- und Aggressionszuständen führen. Intoxikationen mit Alkohol, Schlaf- oder Beruhigungsmitteln oder Opioiden können zu Sedierung oder stuporösen Zustandsbildern führen. Der Entzug kann Unbehagen, Erregung oder delirante Symptome mit sich bringen. Falsche Anwendung oder Mißbrauch ärztlich verordneter Medikamente sind bei älteren Patienten, ebenso wie stofflicher Mißbrauch, häufiger als allgemein angenommen wird.

14. ANGSTLÖSENDE MEDIKAMENTE

(Anxiolytika, „Minor" Tranquilizer, Sedativa)

Anxiolytika, v. a. die **Benzodiazepine,** gehören zu den am häufigsten verschriebenen Medikamenten, wobei sie von Allgemeinmedizinern häufiger verschrieben werden als von Psychiatern. Im Jahr 1974 wurde ein Verbrauchsmaximum erreicht, seither ist der Konsum kontinuierlich zurückgegangen. Hierin spiegelt sich möglicherweise die sowohl bei Ärzten als auch in der Öffentlichkeit vorhandene Besorgnis, daß diese Medikamente zu häufig eingenommen werden.

Es steht zwar fest, daß Benzodiazepine häufig mißbräuchlich eingenommen werden (z. B. fallen Urinproben auf Benzodiazepine bei Methadonempfängern häufig positiv aus), die überwiegende Mehrzahl der Patienten nimmt jedoch geringere Dosierungen als vom Arzt verordnet und betreibt keinen Mißbrauch. Zunehmende Bestrebungen, die Abgabe von Benzodiazepinen strengeren Bestimmungen zu unterwerfen, lassen die Frage aufkommen, ob es gerechtfertigt ist, der Mehrheit der Patienten, die diese Medikamente nur kurzfristig und aus medizinischer Indikation einnimmt, den damit verbundenen Ärger und die Stigmatisierung zuzumuten, nur um Drogensüchtigen den Zugriff zu erschweren.

Dieses Kapitel beschäftigt sich schwerpunktmäßig mit den Benzodiazepinen, den Anxiolytika der Wahl für viele Patienten. Andere Medikamente für die Behandlung von Angsterkrankungen werden nur kurz erwähnt.

Grundsätzliches zur Pharmakologie der Benzodiazepine

Alle Benzodiazepine wirken anxiolytisch, sedierend, schlaffördernd, muskelrelaxierend und antikonvulsiv. Einige Unterschiede zwischen den zugelassenen Indikationen scheinen mehr mit den Zulassungsverfahren oder mit der Marketingstrategie der Herstellerfirma zusammenzuhängen als mit pharmakologischen Überlegungen. Benzodiazepine werden gelegentlich zusätzlich zu Neuroleptika verordnet, als Versuch, deren antidopaminerge Wirkung etwas abzuschwächen.

Die Auswahl einer bestimmten Substanz sollte sich nach Wirkungseintritt und -dauer richten. Daher sollte das ideale Schlafmittel einen raschen Wirkungseintritt, das ideale Antikonvulsivum hingegen eine lange Halbwertszeit ($t_{1/2}$) haben. Ein Anxiolytikum, das nur gelegentlich bei Bedarf verwendet wird, sollte rasch wirken, während dies bei kontinuierlicher Einnahme relativ unwichtig ist. Die Verkaufspolitik folgt dieser Logik oftmals nicht, daher gibt es Schlafmittel, die offiziell auch als solche zugelassen sind, mit langsamem Wirkungseintritt. Wieder andere haben eine so lange $t_{1/2}$, daß sie akkumulieren und am nächsten Tag noch nachwirken („hangover"). Da alle Benzodiazepine schlaffördernd wirken, können Alprazolam und Lorazepam auch als Schlafmittel verwendet werden, Flurazepam jedoch eher als Anxiolytikum. Da diese Medikamente so viele Ähnlichkeiten aufweisen, macht sich der kluge Praktiker mit einigen wenigen vertraut, anstatt zu versuchen, sie alle kennenzulernen.

Alle Benzodiazepine werden bei oraler Einnahme gut resorbiert. Die Resorption nach i. m. Injektion ist nicht vorherbestimmbar, mit der Ausnahme von Lorazepam, dem Benzodiazepin der Wahl, wenn eine intramuskuläre Gabe erforderlich ist. **Midazolam,** das nicht als angstlösendes Medikament eingesetzt wird, ist nur für den parenteralen Gebrauch erhältlich. Es ist sehr kurz wirksam und wird zur Narkoseeinleitung und bei verschiedenen invasiven Verfahren, wie z. B. der Endoskopie, eingesetzt.

Tab. 14. zeigt das kinetische Profil, das für die meisten Benzodiazepine zutrifft. Die meisten Benzodiazepine haben psychotrope Metaboliten; viele von ihnen sind die Vorstufen für die gleichen Metaboliten. Die wichtigen Ausnahmen, Lorazepam, Oxazepam und Temazepam, werden durch Glukuronidkonjugation metabolisiert, Interaktionen mit anderen Medikamenten sind daher weniger wahrscheinlich. Für sie gelten in der Regel kürzere $t_{1/2}$. Für

Tab. 14. Pharmakokinetik repräsentativer Benzodiazepine

Internationaler Freiname	*Klinisch wirksame Metaboliten*	*Ungefähre Äquivalenzdosis (mg)*	*Wirkungseintritt*
lang wirksam			
Chlordiazepoxid (5–30)	Desmethylchlordiazepoxid (5–30) Demoxepam Desmethyldiazepam (36–200)	10	mittel
Diazepam (20–100)	Desmethyldiazepam (36–200)	5	besonders schnell
Clorazepat*	Desmethyldiazepam (36–200)	7,5	schnell
Flurazepam*	Desalkylflurazepam (40–250)	30	schnell
Halazepam*	Desmethyldiazepam (36–200)	15	mittel
Prazepam*	Desmethyldiazepam (36–200)	7,5	langsam
Clonazepam (30–60)		2	mittel
Quazepam*	Oxoquazepam (25–40) Desalkylflurazepam (36–200)	7,5	langsam
mittellang wirksam			
Alprazolam (12–15)	α-OH-Alprazolam Desmethylalprazolam	0,5	schnell
Lorazepam (10–20)		1	mittel
Oxazepam (4–15)		15	langsam
Temazepam (8–22)		15	langsam
ultrakurz wirksam			
Triazolam (3–5)	α-Hydroxytriazolam	0,5	schnell

*Vorläufersubstanzen, die in unverändertem Zustand nicht in signifikanten Mengen in den systemischen Kreislauf gelangen

Anmerkung: Die Halbwertszeit (in Stunden) für einige der Substanzen steht in Klammern

Modifiziert aus Greenblatt, D. J., R. I. Shader, M. Divol et al.: Benzodiazepine, eine Übersicht über deren pharmakokinetische Eigenschaften. *Brit. J. Clin. Pharmacol.* 11: 11S–16S, 1981; außerdem bearbeitet nach Informationen aus Rosenbaum, J. F.: Aktuelle Konzepte in der Psychiatrie: Medikamentöse Therapie der Angst. *New Engl. J. Med.* 306: 401–404; Abdruck mit Genehmigung

den Einsatz bei älteren Patienten sind sie daher die besseren Alternativen. Die übrigen Benzodiazepine werden via hepatische Oxidation metabolisiert; dies ist ein langwieriger Prozeß, der mit zunehmendem Alter oder bei Vorliegen von Leberschäden noch verlängert wird. Mit anderen über die Leber verstoffwechselten Substanzen (z. B. Alkohol, Cimetidin, Disulfiram, viele hormonelle Kontrazeptiva) kann es dabei besonders häufig zu Interaktionen kommen.

Die in *Tab. 14.* aufgelisteten Halbwertszeiten zeigen in einleuchtender Weise, was bei regelmäßiger Einnahme geschieht. Einzeldosen haben eine deutlich kürzere Wirkungsdauer, da diese Medikamente ausgesprochen lipophil sind. Sie können leicht die Blut-Hirn-Schranke durchdringen und haben sehr große Verteilungsvolumina. Daraus resultiert, daß eine Einzeldosis eine recht begrenzte Wirkungsdauer hat, während regelmäßige Einnahme zu einer sehr langanhaltenden Wirkung führt. Bei diesen Medikamenten dauert es wegen der langen $t_{1/2}$ sehr lange, bis sich ein Gleichgewichtszustand einstellt.

Die kinetischen Eigenschaften bestimmen den Einsatz der einzelnen Benzodiazepine. Medikamente mit schnellem Wirkungseintritt eignen sich gut als Schlafmittel und werden auch von Drogensüchtigen bevorzugt. Medikamente mit längerer $t_{1/2}$ eignen sich eher für Patienten mit generalisierten Angsterkrankungen. Älteren Patienten sollte man kurzwirkene Benzodiazepine verordnen, da länger wirkende zu einer unakzeptablen Akkumulation führen.

Nebenwirkungen der Benzodiazepine

Die therapeutischen Einsatzmöglichkeiten für Benzodiazepine sind beträchtlich. Sedierung, Ataxie und verwaschene Sprache können bei zu hoher Dosierung auftreten. Die Symptome ähneln denen einer Alkoholintoxikation. Bei nahezu allen erfolgreichen Suiziden, bei denen Benzodiazepine im Spiel waren, waren auch andere Substanzen beteiligt, typischerweise Alkohol. Die Behandlung einer Benzodiazepinüberdosierung hat rein unterstützenden Charakter. Das Hauptrisiko stellt die Atemdepression dar.

Im Zusammenhang mit der Benzodiazepineinnahme können diskrete kognitive Leistungseinbußen auftreten, d.h. Störungen der Aufmerksamkeit und Konzentration, außerdem Störungen der motorischen Leistungen. Es gibt Hinweise auf Beeinträchtigung der Fahrtüchtigkeit in simulierten Situationen, selbst bei Patienten, deren Dosierungen im „therapeutischen Bereich" liegen. Extrem kurzwirksame Benzodiazepine wie z.B. Triazolam sind mit einer vorübergehenden Amnesie in Verbindung gebracht worden. Es kann sein, daß bei bestimmten Patienten die Informationsübertragung vom Kurzzeit- ins Langzeitgedächtnis gestört ist. Diese Medikamente sollten nur mit besonderer Vorsicht bei älteren Patienten angewendet werden.

Bei einigen Patienten führen Benzodiazepine zu enthemmtem Verhalten, was dann oft zu einer Dosissteigerung und weiterer Verschlechterung des Verhaltens führt. Dies kommt bevorzugt bei Patienten vor, deren kognitive Leistungen beeinträchtigt sind.

Benzodiazepine können auch eine Depression induzieren, wobei dies eher bei Patienten mit anamnestisch bekannten affektiven Störungen vorkommt.

Benzodiazepinmißbrauch und -abhängigkeit *(s. a. Kap. PSY, 5., Abhängigkeit von Beruhigungs- und Schlafmitteln):* Die meisten Patienten nehmen eine niedrigere als die verordnete Dosierung ein und setzen das Medikament wieder selbständig ab. Es gibt jedoch zwei zahlenmäßig kleine Problemgruppen, nämlich die Drogenszene auf der Straße und die Alkoholiker. Außerdem stellen diejenigen Patienten ein Problem dar, die ein verordnetes Präparat in ausreichend hoher Dosierung längerfristig einnehmen, so daß sich daraus Abhängigkeit entwickelt.

Benzodiazepinmißbrauch und Straßenhandel scheinen zum Bild der Polytoxikomanie zu gehören. Benzodiazepine werden in der Regel benutzt, um den nach Kokaingenuß auftretenden „Zusammenbruch" zu verhindern und um die Wirkung von Opiaten zu verstärken. Alkoholiker können Benzodiazepine einsetzen, um Entzugserscheinungen zu unterdrücken. Ihr Marktwert im Straßenhandel liegt unter dem von Barbituraten.

Über Benzodiazepinabhängigkeit wird diskutiert. Die Patienten entwickeln kaum jemals eine Toleranz in dem Sinne, daß sie die Dosierung steigern müssen, um die Wirkung zu erhalten. Benzodiazepine werden nicht zum Mittelpunkt des Lebens und deren Beschaffung erfordert keinen besonderen Zeitaufwand. Allerdings können nach längerfristiger hochdosierter Einnahme ernste Entzugserscheinungen auftreten. Es ist nicht möglich, verbindliche Richtgrößen anzugeben, aber Dosen von über 30 mg Diazepam oder Äquivalent pro Tag, über mehr als vier Monate eingenommen, sollten Anlaß zur Besorgnis geben. Abruptes Absetzen nach längerfristiger Einnahme größerer Mengen kann zu **Entzugserscheinungen** führen, die denen des Alkoholentzuges bemerkenswert nahe kommen. Dazu gehören Angst, Irritierbarkeit, Tremor, Nausea, Blutdrucksteigerung, Tachykardie, Hyperakusis, Muskelzuckungen, Hyperreflexie, Depersonalisationserlebnisse, Halluzinationen und motorische Krampfanfälle. Die Schwere der Entzugssymptomatik korreliert mit Dosierung und Einnahmedauer und mit der Halbwertszeit der Benzodiazepine. Bei denjenigen mit kürzerer $t_{1/2}$ scheinen die Patienten mehrere Tiefpunkte zu durchlaufen, was jeweils zu schweren Entzugssymptomen führt. Bei Patienten, die länger als einen Monat Benzodiazepine eingenommen haben, sollten diese ausschleichend abgesetzt werden, wobei täglich um nicht mehr als 10% reduziert werden soll.

Da Alkohol, Barbiturate und Benzodiazepine eine Kreuztoleranz aufweisen, werden Benzodiazepine beim Alkoholentzug als Ersatz für Alkohol eingesetzt *(s. Kap. PSY, 5., Abhängigkeit von Alkohol).*

Ein ungelöstes Problem stellt das Absetzen des Medikamentes bei Patienten dar, die niedrigere Dosierungen eingenommen haben. Das oben diskutierte Entzugssyndrom stellt das abrupte Ende eines Dauerzustandes dar; Dosisreduktion mit nachfolgendem Absetzen des

Medikamentes kann zu deutlich milderer Ausprägung der aufgelisteten Probleme führen. Bei Patienten, die längerfristig geringe Dosen eingenommen haben, können z. B. lediglich unmittelbar nach Absetzen des Medikamentes Angstzustände oder Schlaflosigkeit auftreten, wobei es dann nicht möglich ist, festzustellen, ob es sich um die ursprünglich behandelten oder Abhängigkeits- bzw. Entzugssymptome handelt. Es ist sicher am besten, Benzodiazepine wann immer möglich nur vorübergehend einzusetzen, um die Entstehung einer Abhängigkeit zu vermeiden.

Behandlung mit Benzodiazepinen

Nur sehr wenige Patienten bedürfen einer kontinuierlichen Behandlung. Die überwiegende Mehrzahl der Patienten brauchen lediglich eine kurzfristige bzw. intermittierende Therapie. Es sollte immer gleichzeitig versucht werden, die zugrundeliegende Ursache der Angst therapeutisch anzugehen.

Die Ursachen der Angst sind zahlreich, aber zunächst sollte man nach gewöhnlichen umgebungsbedingten Ursachen suchen. Hierzu gehören berufliche und partnerschaftliche Probleme, Schwierigkeiten in der Kindererziehung usw. Intrapsychische Erklärungen (s. unten) mögen schwierig herauszuarbeiten sein, ein psychiatrisch erfahrener Fachmann kann dabei hilfreich sein. Manche allgemeinmedizinischen Erkrankungen können von Bedeutung sein; dazu zählen Hyperthyreose, Arrhythmien, chronisch obstruktive Atemwegserkrankungen, Herzinsuffizienz, außerdem Abusus von Koffein oder anderen stimulierenden Substanzen, Alkoholentzug oder Akathisie im Zusammenhang mit Neuroleptikaeinnahme, komplexe Partialanfälle und Phäochromozytome.

Nichtgeriatrische erwachsene Patienten, die ein Benzodiazepin benötigen, sollten zunächst mit 5 mg Diazepam oral oder Äquivalent behandelt werden. Eine Liste anderer Substanzen und ihrer relativen Wirkungsstärken (Äquivalenzdosen) befindet sich in *Tab. 14.*

Zu den **Indikationen** für die Behandlung mit Benzodiazepinen gehören akute Streßsituationen, generalisierte und akute Angstzustände *(s. Kap. PSY, 8., Angstneurose, und Kap. PSY, 13., Panik, Angstanfälle).* Die Verordnung von Benzodiazepinen in Streßsituationen sollte sich (laut Definition) lediglich über einen begrenzten Zeitraum mit begrenzter Dosierung erstrecken. Bei Patienten mit generalisierten Angstzuständen bildet die Angst ein zum Wesen des Patienten gehörendes Merkmal oder einen chronischen Zustand und kann daher längerdauernde Behandlung erforderlich machen. Die Dosierung sollte bei diesen Patienten in der Regel bei ca. 5 mg Diazepam oral zweimal täglich oder Äquivalent beginnen. Dosierungsanpassungen sollten erst vorgenommen werden, wenn der Patient einen Gleichgewichtszustand erreicht hat, der normalerweise nach Ablauf von vier bis fünf Halbwertszeiten eintritt *(s. Tab. 14.).* Die tägliche Dosis sollte die Menge von 40 mg Diazepam (oder Äquivalent) nur in Ausnahmefällen überschreiten. Akute Angstzustände oder gar phobisches Vermeidungsverhalten sprechen auf heterozyklische Antidepressiva wie Imipramin, auf Monoaminooxidase(MAO)-Hemmer oder auf hochpotente Benzodiazepine wie Alprazolam an. Bei Antidepressiva sollte die volle antidepressiv wirksame Dosierung gegeben werden. Bei Benzodiazepinen werden typischerweise mindestens 4 mg Alprazolam pro Tag oder Äquivalent benötigt. Die Entscheidung, Benzodiazepine in diesem Zusammenhang einzusetzen, sollte man sich nicht leicht machen. Das Absetzen der Medikation führt nämlich zu der schwierigen Differenzierung zwischen Entzugssymptomatik bzw. Wiederauftreten der alten Symptome. Dies ist weniger der Fall, wenn Antidepressiva verwendet werden.

Andere (nicht-benzodiazepinartige) Anxiolytika

Antihistaminika: Diese Medikamente wirken eher sedierend als echt angstlösend und können dazu führen, daß der Patient zwar sediert, aber innerlich erregt ist. Aufgrund ihrer anticholinergen Wirkung bergen sie auch ein beträchtliches Risiko für die Auslösung eines Delirs. Daher sind diese Medikamente in der Angstbehandlung deutlich weniger beliebt.

Neuroleptika *(s. Kap. PSY, 15.)* haben eine anxiolytische Wirkung, allerdings sind sie hier nicht indiziert, da das Risiko der Entstehung von *Spätdyskinesien bzw. der Auslösung eines malignen neuroleptischen Syndroms* besteht.

Barbiturate: Vor dem Erscheinen der Benzodiazepine waren die Barbiturate Medikamente der Wahl in der Angstbehandlung. Aufgrund ihrer schwerwiegenden Nebenwirkungen wurden sie von den Benzodiazepinen verdrängt. Bei Überdosierung ist die Gefahr eines tödlichen Ausgangs weit größer, Entzugssyndrome sind häufiger und gefährlicher und ihr Mißbrauchspotential ist größer. Die meisten Spezialisten empfehlen, ihre Anwendung auf die Epilepsiebehandlung und verschiedene Zwecke in der Anästhesie zu begrenzen. Allerdings gibt es in der Anwendung von Barbituraten erfahrene Ärzte, die diese weiterhin für wirksam, sicher und wirtschaftlich halten, solange sie an ausgewählte Patienten abgegeben werden.

β-Blocker: In Großbritannien unterscheidet man seit langem zwischen somatischer und psychischer Angst. Letztere wird mit kognitiven Aspekten der Angst in Verbindung gebracht, erstere mit peripheren autonomen Symptomen. β-Blocker sind in der Behandlung dieser peripheren Symptome recht gut wirksam. Für einige Patienten ist dies ausreichend. Wenn sie die autonomen Begleiterscheinungen der Angst nicht spüren, erleben sie den Anfall nicht in seinem gesamten Ausmaß. β-Blocker haben sehr wenig Einfluß auf die kognitiven Aspekte der Angst. Während Tremor, Tachypnoe und Herzklopfen besser werden, bleibt das Gefühl der Angst für die meisten unverändert bestehen. β-Blocker sind am besten wirksam bei Versagensängsten. Daher können Redner, Musiker oder Chirurgen von der Einnahme einer Einzeldosis eines β-Blockers vor einer erwarteten Streßsituation profitieren, indem sie z.B. 40 mg Propranolol oral, ca. 1–2 Stunden vorher einnehmen. Bei Diabetes mellitus, Herzinsuffizienz oder Asthma bronchiale sollten β-Blocker nicht verordnet werden.

Buspiron: Der Hauptvorteil dieser erst vor kurzem entwickelten Substanz im Vergleich zu den Benzodiazepinen ist, daß die Nebenwirkungen weitaus ungefährlicher sind. Buspiron wirkt nicht sedierend, interagiert nicht mit Alkohol und setzt die Krampfschwelle nicht herab. Außerdem wirkt es nicht muskelrelaxierend. Sein Mißbrauchspotential ist gering. Da es nicht am Benzodiazepinrezeptor wirkt, kann es bei längerfristig bestehender Benzodiazepineinnahme nicht statt dieser eingenommen werden, da es zu Entzugssymptomen kommen kann. Ebenso kann es nicht beim Alkoholentzug eingesetzt werden.

Doppelblindstudien, in denen Buspiron und Diazepam bei chronischen Angstpatienten verglichen wurden, haben bei beiden Medikamenten vergleichbar günstige Wirkungen ergeben. Ein wichtiger Gesichtspunkt ist allerdings, daß die Wirkung von Buspiron erst zwei Wochen nach Behandlungsbeginn eintritt. Die klinische Erfahrung bleibt hinter den Erwartungen, die sich aus den kontrollierten Studien ergeben haben, zurück. Es ist unklar, ob dies von den unterschiedlichen Populationen herrührt oder auf unsachgemäße Anwendung hinweist. Über den Einsatz bei Patienten mit akuteren Angststörungen gibt es nicht viel publiziertes Material. Es scheint, daß Buspiron für die Behandlung generalisierter Angsterkrankungen eingesetzt werden sollte, daß es jedoch bei intermittierenden akuten Angstzuständen keinen Nutzen bringt.

Die typische Anfangsdosierung von Buspiron beträgt drei mal tägl. 5 mg oral und wird alle drei bis vier Tage um 5 mg erhöht, bis die optimale Wirkung erzielt wird. Dosierungen, die über 40 mg pro Tag liegen, sind mit dysphorischen Verstimmungszuständen in Verbindung gebracht worden.

15. NEUROLEPTIKA

Seit dem ersten klinischen Einsatz von Chlorpromazin in den fünfziger Jahren ist die Anzahl der psychiatrischen Betten um 75% zurückgegangen. Andere Veränderungen, die dazu beigetragen haben (vor allem die Entwicklung einer gemeindenahen Psychiatrie und die auf Druck erfolgte Öffnung der Institutionen) sind trivial im Vergleich zu den Auswirkungen, die die Pharmakotherapie hatte. Bis vor kurzem wirkten alle Neuroleptika über den gleichen Mechanismus, nämlich die Blockade des Dopaminrezeptors. Eine neue Substanz, das Clozapin, hat einen einzigartigen, weitgehend unbekannten Wirkungsmechanismus, der sowohl unterschiedliche Nebenwirkungen mit sich bringt, als auch bei anderer Zielsymptomatik eingesetzt wird. Dies läßt hoffen, daß bestimmte, vormals therapierefraktäre, Patienten behandelt werden können (s. ausführliche Diskussion weiter unten).

Wirkungsmechanismus

Außer Clozapin wirken alle Neuroleptika über eine Blockade des Dopaminrezeptors. Das Ausmaß, in dem diese Substanzen die postsynaptischen Dopamin-(D_2)-Rezeptoren blockieren, weist einen hohen Korrelationsgrad mit deren relativer klinischer Potenz auf, wobei Haloperidol am oberen und Chlorpromazin am unteren Ende der Skala rangieren. Um einen vergleichbaren antipsychotischen Effekt zu erreichen, muß das niederpotente Neuroleptikum höher dosiert werden als das hochpotente. Dies ist so gut berechenbar, daß die Dosierung eines Medikamentes oft als Äquivalenzdosis von Chlorpromazin ausgedrückt wird, somit entsprechen 1,6 mg Haloperidol der Chlorpromazin-Äquivalenzdosis von 100. Da sich die erwünschten Medikamentenwirkungen aus der Dopaminblockade ergeben, *sind alle konventionellen Neuroleptika gleichermaßen wirksam. Die Auswahl eines geeigneten Medikamentes richtet sich nach den Nebenwirkungen* (s. Tab. 15.).

Tab. 15. Häufig verwendete Neuroleptika

Substanzklasse/ Generic Name	*Äquivalenzdosis (mg)*	*Bemerkungen*
Phenothiazine		
Aliphatisch		
Chlorpromazin	100	erstes verfügbares Neuroleptikum; Prototyp der niederpotenten Substanzen
Piperidine		
Thioridazin	95	einzige Substanz mit einer festgelegten Maximaldosis (800 mg/Tag) wegen des Risikos einer Pigmentretinopathie bei höheren Dosierungen; ausgeprägte anticholinerge Wirkung
Mesoridazin	50	First-pass-Metabolit des Thioridazin
Piperazine		
Trifluperazin	5	
Fluphenazin	2	auch als Fluphenazindecanoat und -enanthat erhältlich; dies sind Depotformen, für die Dosisäquivalente nicht zur Verfügung stehen
Dibenzoxazepine		
Loxapin	15	
Dihydroindolone		
Molindon	10	kann evtl. zu Gewichtsverlust führen
Thioxanthene		
Thiothixen	3	führt sehr häufig zu Akathisie
Butyrophenone		
Haloperidol	1,6	Prototyp der hochpotenten Substanzen; auch als Haldoldecanoat erhältlich
Diphenylbutylpiperidine		
Pimozid	*1,3*	nur zur Behandlung des Tourette-Syndroms zugelassen
Clozapin	50	einzigartiger Wirkungsmechanismus; wöchentliche Blutbildkontrollen erforderlich

Nach: Guttmacher, L. B.: A Concise Guide to Somatic Therapies in Psychiatry, American Psychiatric Press 1988.

Auch andere Rezeptoren sind betroffen. Viele unerwünschte Wirkungen dieser Medikamente können durch Kenntnis ihrer Effekte an α-adrenergen, muskarinischen und Histamin-(H_1)-Rezeptoren vorhergesagt werden *(s. Tab. 16.)*. Eine **Blockade der H_1-Rezeptoren** kann Gewichtszunahme, Sedierung und evtl. Hypotonie zur Folge haben. **Antimuskarinische (anticholinerge) Effekte** führen zu Mundtrockenheit, Sehstörungen, Harnverhalt, Verstopfung, Tachykardie und, bei besonders empfindlichen Patienten, zu Einschränkungen der kognitiven Leistungen, evtl. sogar zum Delir. Die Blockade der α_1-Rezeptoren kann zum Orthostasesyndrom führen; die Blockade der Dopaminrezeptoren hängt mit extrapyramidalen Störungen und möglicherweise mit Spätdyskinesien zusammen (s. unten). Da es auch verschiedene Effekte auf andere Rezeptortypen gibt, folgt daraus, daß sich die unerwünschten Wirkungen zweier verschiedener Substanzen addieren können, wobei allein durch Dosiserhöhung auch mit einer Substanz durchaus befriedigende Ergebnisse erzielt werden können. Daher ist die *einzige Indikation für die Verordnung von mehr als einem Neuroleptikum gleichzeitig* dann gegeben, wenn der Patient auf ein sehr langwirksames Depotneuroleptikum eingestellt wird, als Überbrückung bis zur Wirkungsentfaltung des Depots.

Tab. 16. Rezeptorenaffinität neuroleptischer Substanzen

Substanz	*Dopamin-Affinität*	*Standardisierte Histamin-Affinität*	*Standardisierte α-Affinität*	*Standardisierte Muskarin-Affinität*
Chlorpromazin	1	1	3	1
Thioridazin	1	1	3	3
Mesoridazin	1	3	3	2
Loxapin	1	3	2	2
Molindon	0/1	0/1	0/1	2
Trifluperazin	2	0/1	0/1	0/1
Fluphenazin	4	0/1	0/1	0/1
Thiotixen	4	0/1	0/1	0/1
Haloperidol	3	0/1	1	0/1
Clozapin	0/1	4	4	4

Basierend auf In-vitro-Rezeptor-Bindungsstudien an menschlichem Hirngewebe.

$$\text{Standardisierte Affinität} = \frac{\text{Affinität für gegebenen Rezeptor}}{\text{Dopamin-Affinität}}$$

Die Bewertung reicht von 0 = keine Wirkung bis 4 = ausgeprägte Wirkung

Aus: Black, J. L., E. Richelson: Neuroleptika: Prädiktion von Nebenwirkungen auf der Basis von Neurorezeptorstudien an menschlichem Hirngewebe. *Mayo Clinic Proceedings* 62: 369–372; Abdruck mit Genehmigung.

Indikationen

Am häufigsten werden Neuroleptika bei Schizophrenen verwendet, allerdings handelt es sich nicht um ein Medikament gegen Schizophrenie schlechthin. Einige der Krankheitssymptome, wie z.B. Apathie und Adynamie, sprechen kaum auf konventionelle Neuroleptika an. Andere Symptome , wie z.B. körperliche Aggressivität, Halluzinationen, Wahn und Denkstörungen sprechen recht gut an. Diese Symptome können auf dem Boden einer Manie, einer Schizophrenie, einer dementiellen Entwicklung oder unter Drogeneinfluß entstehen, auf Neuroleptika sprechen sie gleichermaßen gut an. Wie die meisten psychotropen Substanzen wirken Neuroleptika unspezifisch. Dennoch werden deren Indikationen nach diagnostischen Gruppen aufgeführt.

Schizophrenie, schizophreniforme Störungen und kurzdauernde reaktive Psychosen: Die Behandlung hängt von der Krankheitsphase ab.

Akut erregte Patienten: Es handelt sich dabei um die seltene Form der Erregung, bei der die Patienten sich selbst oder andere gefährden. Rasche Ruhigstellung kann zur Gewährleistung der Sicherheit des Patienten und seiner Umgebung angezeigt sein, wobei dies am eigentlichen Krankheitsverlauf nichts ändert. Man verwendet hochpotente Substanzen, zumeist Haloperidol. Orale Gaben wirken meist ebenso schnell wie intramuskuläre, d.h. die Medikamente sollten per os gegeben werden, es sei denn, der Patient verweigert die Einnahme. Für einen erwachsenen nicht-geriatrischen Patienten mittlerer Größe sollten 10 mg oral oder 5 mg i.m. im Abstand von 30 Minuten verabreicht werden, bis sich das Verhalten beruhigt hat. Mehr als drei Dosierungen werden in den meisten Fällen nicht benötigt. Dieses Verfahren wird in der Regel gut toleriert. Dystonien und andere extrapyramidale Störungen können noch einen oder mehrere Tage nach diesem recht aggressiven therapeutischen Vorgehen auftreten, weshalb dieses nur Notfällen vorbehalten ist.

Antiparkinsonmittel werden heute nur verordnet, wenn sich extrapyramidale Symptome zeigen oder wenn das Risiko für eine solche Symptomatik groß ist (s. unerwünschte Wirkungen, weiter unten). Die prophylaktische Anwendung von Antiparkinsonmitteln ist dann indiziert, wenn Patienten in der Vergangenheit bereits mit extrapyramidalen Störungen auf Neuroleptika reagiert haben. In der Regel werden Antiparkinsonmittel nur über einen kurzen Zeitraum (etwa bis zu drei Wochen) gegeben. In Einzelfällen, bei fortbestehender Parkinsonsymptomatik, kann die Einnahme fortgesetzt werden. Da auch Antiparkinsonmittel potentielle Risiken bergen, sind Versuche, diese abzusetzen, in bestimmten Abständen durchaus indiziert.

Initiale nicht-akute Behandlung: Das therapeutische Ziel bewegt sich zwischen einer Kontrolle der Verhaltensweisen bis zur Behandlung fundamentaler Defekte. Die primären Zielsymptome beinhalten Kommunikationsstörungen, Stereotypien, Halluzinationen, Wahn und Schlafstörungen. Minussymptome wie Adynamie, Affektstörungen, vermindertes Introspektions- und Urteilsvermögen sprechen weniger häufig an, dennoch sind auch diese Symptome legitime Therapieziele.

Klinische Wirksamkeit und Nebenwirkungen der Butyrophenone, Thioxanthene, Dihydroindolone und Dibenzoxazepine entsprechen denen der Phenothiazine. Die Auswahl eines bestimmten Medikamentes beruht weitgehend darauf, welche Nebenwirkungen der Patient am besten toleriert. Männern mit sexuellen Wahninhalten sollte man möglichst kein niederpotentes Neuroleptikum geben, da bei diesen ein erhöhtes Risiko für Erektionsstörungen besteht. Katatone Patienten sollten keine hochpotenten Substanzen erhalten, da die Unterscheidung zwischen iatrogener Dystonie und Katatonie ziemlich schwierig ist. Das beste Hilfsmittel bei der Auswahl eines Medikamentes sind früher beobachtete Reaktionen. Neuroleptische Maximaldosierungen können bei jüngeren Patienten zu ausgeprägten Nebenwirkungen führen. Bei älteren Patienten (über 65 Jahre), die für die gesamte Palette der Nebenwirkungen (Orthostase, Harnverhalt und Parkinsonoid) besonders anfällig sind, werden die vollen Dosierungen kaum jemals benötigt. Daher sollte man besonders darauf bedacht sein, eine angemessene, im allgemeinen eher niedrige Dosierung, zu wählen. Bei älteren Patienten können 10 bis 20% der für jüngere Patienten gültigen Dosierungen durchaus ausreichend sein.

Die Bestimmung der Anfangsdosierung ist oft schwierig und hängt von Faktoren wie Alter und Größe des Patienten, sowie dem Grad der Erregung ab. Typische Initialdosen betragen 5 mg Haloperidol pro Tag bzw. 200 bis 300 mg Chlorpromazin oder Äquivalent, jeweils per os. Bis zum Erreichen eines Gleichgewichtszustandes können die Dosierungen über den Tag verteilt werden. Danach kann die gesamte Dosis zur Nacht gegeben werden, was die Compliance fördert und womit die sedierende Wirkung ausgenutzt werden kann. Dosisänderungen sollten in der Regel nur alle drei bis fünf Tage vorgenommen werden. Es kann bis zu sechs Wochen dauern, bis sich die maximale Wirkung eines Therapieplans zeigt. Im allgemeinen bringen Dosierungen über 20 mg Haloperidol oder Äquivalent pro Tag keinen Vorteil, obwohl in Einzelfällen höhere Dosen erforderlich sind. Einige Studien geben Hinweise darauf, daß für hochpotente Substanzen mit kurvenförmigem Verlauf der Dosis-Wirkungsbeziehung ein „therapeutisches Fenster“ besteht, woraus hervorgeht, daß sowohl zu niedrige als auch zu hohe Dosierungen unwirksam sind.

Während sich dieses Kapitel hauptsächlich mit der Psychopharmakologie befaßt, sollte man darüber nicht vergessen, daß die pharmakologische Behandlung für sich allein wenig bringt. Die Patienten und ihre Familien sollten psychoedukative Unterstützung sowie psychologische und soziale Hilfe erfahren *(s. Kap. PSY, 10., entsprechende Diskussion unter Therapie)*.

Dauertherapie: Das Ziel ist, Fortschritte, die während der akuten Behandlungsphase erzielt worden sind, zu erhalten bzw. weiter zu fördern und einen Rückfall zu verhindern. Eine Dauertherapie mit Neuroleptika sollte am ehesten schizophrenen Patienten vorbehalten bleiben, bei denen sie von hohem prophylaktischen Nutzen sein können. Neuroleptika können bei Patienten mit manisch-depressiven Erkrankungen wirksam sein, allerdings scheinen sie bei diesen vermehrt Spätdyskinesien hervorzurufen.

Es ist schwierig abzuschätzen, wie lange die Medikation belassen werden muß. Bei dieser Entscheidung hängt viel von der Beziehung zwischen Patient, Familie und Arzt ab. Bei Patienten, die sich eher früh melden, wenn sie den Beginn einer Störung spüren, können die Medikamente früh abgesetzt werden. Patienten mit guter Introspektionsfähigkeit und verläßlichen Warnzeichen können ebenso über kürzere Zeit medikamentös behandelt werden. Patienten mit plötzlich einsetzenden psychotischen Episoden, die sich damit auch in Schwierigkeiten bringen können, sollten länger behandelt werden. Viele schizophrene Patienten setzen die orale Medikation von sich aus ab. Langwirkende Depotinjektionen (Fluphenazinenanthat bzw. -decanoat bzw. Haloperidoldecanoat) werden bei der Langzeittherapie daher oft bevorzugt. Außerdem verringern sie das Rezidivrisiko *(s. unten und vgl. Tab. 20.)*. Die Behandlung mit Depotneuroleptika erfordert bestimmte unterstützende Einrichtungen. Es sind viele Spezialambulanzen eingerichtet worden, und Patienten, die nicht erscheinen, erhalten die Injektion durch Pflegepersonal im Rahmen eines Hausbesuches.

Neuroleptika sind ausgesprochen lipophil. Daher dauert es lange, bis sie völlig eliminiert sind. Fehlende Compliance wird häufig von längeren kooperativen Phasen abgelöst. Daher ist es oft schwierig, einen Zusammenhang zwischen Absetzen der Medikation bzw. Wiederauftreten der Symptome herzustellen. Aus dem gleichen pharmakokinetisch bedingten Grund ist es sinnvoll, das Medikament ausschleichend abzusetzen. Im Idealfall kann man sich davon erhoffen, daß der Patient dann ohne das Medikament auskommt.

Bei schneller und vollständiger Erholung von einer akuten psychotischen Episode muß die medikamentöse Therapie nach vollständiger Remission in der Regel nicht länger als drei bis sechs Monate fortgesetzt werden. In schwereren Fällen kann die Behandlung zwei bis drei Jahre dauern, und manche Patienten brauchen neuroleptische Medikamente auf unbestimmte Zeit. Eine Faustregel zur längerfristigen medikamentösen Behandlung besagt, daß der Patient auf ca. 20–30% der während der akuten psychotischen Episode erforderlichen Dosierung einzustellen ist. Diese Behandlungsphase sollte über die ersten drei bis sechs Monate nach Entlassung aus der Klinik beibehalten und versuchsweise langsam reduziert werden. Eine langsame, über Monate dauernde Reduktion hat den Vorteil, daß diejenige Dosierung, bei der psychotische Symptome wieder auftreten, genau bestimmt werden kann. Zeiten besonderer Belastung (familiärer Zwist, Schwierigkeiten am Arbeitsplatz, emotionale Verlusterlebnisse, körperliche Krankheit) können erneute Medikation erforderlich machen.

Depressive Phasen aufgrund persönlicher Probleme oder primäre Stimmungsschwankungen kommen auch bei sonst gut angepaßten Schizophrenen recht häufig vor und erfordern entsprechende Beratung und evtl. die Verordnung eines Antidepressivums.

Manie: Die Dauertherapie sollte mit Lithium oder Carbamazepin erfolgen. Neuroleptika sollten wegen des Risikos von Spätdyskinesien nicht routinemäßig prophylaktisch eingesetzt werden. Allerdings können akute manische Episoden z. B. mit Lithium oder einem Neuroleptikum behandelt werden. Kombinationen aus beiden wirken schneller als eine Substanz allein. In der Regel wird Lithium bei akut manischen Patienten bis zu einem Serumspiegel von 1,0–1,4 mÄq/l gegeben. Angaben zur Dosierung von Neuroleptika sind schwieriger. Sie sollten entsprechend der Reaktion des Patienten langsam erhöht werden.

Psychotische Depression: Was die Wirksamkeit anbelangt, so ist die Elektrokrampftherapie weiterhin die beste Behandlungsmethode für diese Störung. Anschließend sollte der Patient eine Kombination aus Neuroleptika und Antidepressiva erhalten, später nur noch eine der beiden Substanzen. Auch hier sollte man sich nach Kräften bemühen, die Neuroleptika abzusetzen, sobald der Patient dies toleriert.

Angst: Obwohl Neuroleptika relativ gut anxiolytisch wirken, stehen sicherere Alternativen zur Verfügung *(s. Kap. PSY, 14.)*.

Tourette-Syndrom: Pimozid, ein sehr spezifischer D_2-Rezeptor-Blocker, der allerdings QT-Verlängerungen verursachen kann, ist in den USA ausschließlich für diese Erkrankung zugelassen. Orale Dosierungen bewegen sich zwischen 6 und 10 mg pro Tag, wobei 10 mg pro Tag bzw. 0,2 mg/kg Körpergewicht/Tag nicht überschritten werden sollten *(s. a. Kap. NEU, 12.)*.

Verhaltensauffälligkeiten bei Delirium und Demenz: Neuroleptika sind zwar oft hilfreich bei Erregungszuständen dieser Patienten, aber sie sind als rein symptomatische Behandlung zu verstehen, und das Verschwinden der Symptome sollte nicht dazu führen, daß ursächliche Faktoren, wie z. B. eine Herzinsuffizienz oder Medikamentennebenwirkungen in Vergessenheit geraten. Niederpotente Substanzen haben ausgeprägte anticholinerge Wirkungen und können den Zustand eines Patienten, der in seinen kognitiven Leistungen bereits eingeschränkt ist, weiter verschlechtern. Hochpotente Neuroleptika sollten bei älteren Patienten bevorzugt eingesetzt werden, allerdings nicht bei Parkinson-Patienten. Die Anfangsdosierungen sollten weit unter den bei jüngeren Patienten verwendeten liegen (ca. 20%). Man sollte unbedingt versuchen, das Medikament sofort nach Abklingen der akuten Probleme abzusetzen.

Behandlung des therapierefraktären Patienten

Patienten mit typischen Indikationen, die keine Reaktionen auf Medikamente zeigen, sollten an den Psychiater überwiesen werden. Folgende Fragen sollte man sich u. a. stellen: 1. Ist die Diagnose korrekt? 2. Hält sich der Patient an das verordnete Einnahmeschema? Wenn nein, warum nicht? 3. Reagiert der Patient vielleicht auf eine andere Substanz? Dies kommt selten vor. Wenn der Patient nach angemessenem Probelauf keine Reaktion auf ein Medikament zeigt, sollte man auf eine völlig andere Substanzklasse überwechseln (z. B. von Phenothiazinen auf Butyrophenone oder Thioxanthene). 4. Ist die Resorption ausreichend? Neuroleptika werden in der Regel vollständig resorbiert, allerdings sieht man gelegentlich Patienten, die nur auf parenterale, nicht auf orale Medikation ansprechen.

Verschiedene Laboratorien bieten die Bestimmung von Neuroleptikaspiegeln im Serum an. Hier besteht Hoffnung für die Zukunft; der gegenwärtige Stand der Technik und der Kenntnisse rechtfertigen deren Einsatz bisher nicht, es sei denn als rein qualitative Untersuchung. Im Gegensatz zu der von vielen Labors vertretenen Behauptung liegen nicht genügend Daten vor, auf die sich Diskussionen über „therapeutische" Neuroleptikaspiegel stützen könnten. 5. Besteht die Möglichkeit einer begleitenden, nichtpharmakologischen Therapie? Elektrokrampftherapie spielt bei manchen therapieresistenten Formen der Schizophrenie noch immer eine Rolle *(s. Kap. PSY, 10.)*. Antidepressiva in Kombination mit Neuroleptika können zusätzlich Gewinn bringen. Der Einsatz von Clozapin (s. u.) sollte erwogen werden. Nichtbiologische Interventionen (z. B. Familientherapie, Verhaltenstherapie und psychosoziale Hilfsmaßnahmen) sollten ebenfalls erwogen werden.

Nebenwirkungen

Häufige Nebenwirkungen zu Behandlungsbeginn: Zu den extrapyramidalen Syndromen (EPS), die durch Blockade der Dopaminrezeptoren entstehen, gehören Dystonie, Parkinsonismus und Akathisie. Alle EPS werden durch Angst verstärkt, kommen und gehen und verschwinden im Schlaf vollständig. Bei hochpotenten Neuroleptika kommen sie vergleichsweise weitaus häufiger vor.

Dystonien können praktisch jeden Körperteil betreffen, typisch sind jedoch Opisthotonus, okulogyre Krisen und Tortikollis. Es ist wichtig, Patienten darüber aufzuklären, da Dystonien für diese sonst ausgesprochen beängstigend sein können. Am häufigsten treten sie bei jüngeren Männern und während der ersten fünf Tage nach Beginn einer neuroleptischen Therapie oder nach Dosiserhöhung auf. Die akute Behandlung erfolgt mit 25–50 mg Diphenhydramin oder 1 bis 2 mg Benztropin, jeweils langsam i.v. zu injizieren. Diese Medikamente können auch i.m. gegeben werden, allerdings sind Resorption und Wirkungseintritt dann verzögert und weniger kalkulierbar als bei intravenöser Gabe. Solchen akuten Interventionen sollten prophylaktische Maßnahmen folgen. Dazu gehören Reduktion der Neuroleptikadosis, Wechsel hin zu einer weniger potenten Substanz oder kontinuierliche Anwendung einer der in *Tab. 17.* aufgelisteten Substanzen.

Tab. 17. Medikamente für die Behandlung extrapyramidaler Syndrome (EPS)

Klasse/Freiname	*Übliche Dosierung*		*Bemerkungen*
Anticholinergika			
Benztropin	0,5–2 mg	3×tgl.	1–2 mg i.v. bei akuter Dystonie
Biperiden	2 mg	1–3×tgl.	
Procyclidin	2,5–7,5 mg	3×tgl.	
Trihexyphenidyl	1–5 mg	3×tgl.	2 mg i.v. bei akuter Dystonie
Antihistaminika			
Diphenhydramin	12,5–50 mg	3–4×tgl.	25–50 mg i.v. bei akuter Dystonie
β-Blocker			
Propranolol	10–20 mg	4×tgl.	bei Akathisie, jedoch nicht bei anderen EPS

Medikamentös induzierter Parkinsonismus ist von der idiopathischen Form nicht zu unterscheiden. Bei den Patienten können Maskengesicht, Speichelfluß, kleinschrittiger Gang, Zahnradphänomen und Tremor (ca. 3 Schläge pro Sekunde) beobachtet werden. Während der ersten beiden Behandlungsmonate sind die Patienten am stärksten gefährdet. Für die prophylaktische Behandlung gelten die gleichen Prinzipien wie für die Dystonie. Da der Parkinsonismus, wie andere EPS, in diskreter Form auftreten kann, ist es von Vorteil, sich ein Standardverfahren für die Routineuntersuchung zu erarbeiten. Eine mögliche Variante ist in *Tab. 18.* beschrieben.

Manche Patienten haben eine verhaltensbedingte Form der **Akinese,** die durch Adynamie, Affektverflachung und eingeschränktes Sprachvermögen gekennzeichnet ist, die jedoch ebenfalls auf die bei anderen EPS übliche Behandlung anspricht. Diese Symptome sind schwer von manchen der Minussymptome der Schizophrenie zu unterscheiden, und sie können die Frage aufwerfen, ob der Patient evtl. zu viel oder zu wenig Medikamente erhält. Da es sich bei der Akinese um die diskreteste Ausprägungsform der Nebenwirkungen handelt, muß der behandelnde Arzt ständig ein wachsames Auge dafür haben.

Die **Akathisie** beinhaltet ein Unruhe- und Angstgefühl. Die Patienten verspüren oft den Zwang, hin- und hergehen zu müssen. Im Gegensatz zu anderen EPS spricht die Akathisie oft nicht auf anticholinerge Behandlung an. Allerdings reagieren die Patienten oft gut auf Propranolol.

Die Behandlung mit Antiparkinsonmitteln ist nicht ohne Risiko. Anticholinergika bringen diejenigen Risiken mit sich, die weiter oben bereits für die Blockade der Muskarinrezeptoren beschrieben worden sind, nämlich Harnverhalt, Obstipation, Akkommodationsstörungen, Beeinträchtigung der kognitiven Leistungen und Delir. Mundtrockenheit ist sehr häufig und gut durch ausreichendes Trinken und Kauen bzw. Lutschen von zuckerfreien Kaugummis und Bonbons zu behandeln. Da niederpotente Neuroleptika oft gleichzeitig anticholinerg wirken, bedürfen sie nur selten der zusätzlichen Verordnung eines Anticholinergikums.

Sedierung ist eine häufige Begleiterscheinung der Neuroleptika, vor allem der niederpotenten. **Orthostatische Hypotonie** ist ebenfalls häufiger bei niederpotenten Substanzen und ist eine häufige Ursache für Stürze bei älteren Patienten. Orthostatische Vitalzeichen sollten routinemäßig kontrolliert werden und Dosiserhöhungen schrittweise erfolgen, um eine plötzliche Blockade der α-Rezeptoren mit dem Risiko von Synkopen und Stürzen zu vermeiden.

Tab. 18. Vorschlag für die Untersuchung bei extrapyramidalen Syndromen

Gangbeobachtung mit besonderer Beachtung der Armmitbewegungen und der Haltung.
0 = normal, 1 = verminderte Armmitbewegungen, 2 = 1 mit zusätzlichem Rigor, 3 = steifer Gang, Arme am Bauch anliegend, 4 = kleinschrittig, schlurfend mit Propulsion und Retropulsion

Arzt und Patient abduzieren die Arme bis auf Schulterhöhe und lassen diese auf ein Zeichen fallen.
0 = normal, wenn Arme geräuschvoll an der Körperseite auftreffen und nachfedern, 1 = verlangsamtes Abfallen mit vermindertem Nachfedern, 2 = kein Nachfedern, 3 = deutlich verlangsamt, kein Geräusch, 4 = Arm fällt sehr langsam gegen scheinbaren Widerstand

Ellenbogen und Handgelenk mit beiden Händen passiv durchbeugen.
Beide Arme separat nach Rigor und Zahnradphänomen beurteilen. Beurteilungsskala 0 bis 4.

Den Patienten die Hände ausstrecken lassen und Tremor beurteilen. Außerdem Ruhetremor beurteilen.
0 = normal, 1 = leichter Fingertremor, 2 = Tremor der Finger und Hände, 3 = Tremor der Gliedmaßen, 4 = Körpertremor

Den Patienten den Mund öffnen lassen und die Zunge anheben lassen. Speichelfluß beurteilen.
0 = normal, 1 = Zunahme nach obigen Übungen, 2 = gelegentliche Sprachschwierigkeiten aufgrund vermehrter Speichelbildung, 3 = wie 2, jedoch häufiger, 4 = deutlicher Speichelfluß

Arzt und Patient legen die Hände auf den Tisch. Mit dem Zeigefinger so schnell wie möglich auf die Tischplatte trommeln. Mit beiden Händen wiederholen. Überprüfung der Bradykinese.
0 = normal, 1 = leicht verlangsamt, 2 = mäßig verlangsamt, 3 = deutlich verlangsamt, 4 = praktisch unbeweglich

Modifiziert nach Simpson, G. M., J. W. J. Angus: Beurteilungsskala für extrapyramidale Nebenwirkungen. *Acta Psychiatrica Scandinavia* 292 (Suppl.): 11–19, 1970; Copyright Munksgaard International Publishers Ltd., Copenhagen, Dänemark. Abdruck mit Genehmigung.

Seltenere Nebenwirkungen

Erektions- und Ejakulationsstörungen können vorkommen. Retrograde Ejakulation ist vor allem bei Thioridazin ein Problem. Galaktorrhoe und Gynäkomastie können vorkommen, offenbar als Folge der Dopaminrezeptorblockade und der daraus entstehenden Hyperprolaktinämie. Neuroleptika können auch zu Menstruationsstörungen führen. Es ist vernünftig, Patienten ausdrücklich daran zu erinnern, daß diese Medikamente keine verläßliche Form der Kontrazeption darstellen. Appetitsteigerung und Gewichtszunahme kommen gelegentlich vor, allerdings nicht bei allen Substanzen in gleicher Ausprägung.

Neuroleptika senken die Krampfschwelle. Es wird angenommen, daß dies besonders die niederpotenten Neuroleptika betrifft. Photosensibilisierung kann vorkommen, wobei Patienten schon bei relativ geringer Sonnenexposition schwere Verbrennungen erleiden können. Die Patienten sollten entsprechend gewarnt und Sonnenschutzmittel empfohlen werden. Über Schattensehen aufgrund von Ablagerungen in Hornhaut und Linse ist berichtet worden. Das Vorkommen von Pigmentretinopathien führte dazu, daß die oberste Gesundheitsbehörde der USA die maximale Tagesdosis von Thioridazin bei 800 mg festsetzte. Dies ist das einzige Neuroleptikum, für das eine obere Dosierungsgrenze festgesetzt wurde.

Poikilothermie, der Verlust der Fähigkeit, die Körpertemperatur Veränderungen der Umgebungstemperatur anzupassen, kann vorkommen. Dies ist oftmals ein Problem bei älteren Patienten.

Phenothiazine sind mit cholestatischem Ikterus in Verbindung gebracht worden, der typischerweise relativ früh im Behandlungsverlauf auftritt. Kreuzsensitivität mit anderen Substanzen ist ungewöhnlich.

Das maligne neuroleptische Syndrom (MNS) ist durch einen eingeschränkten Bewußtseinsgrad, stark erhöhten Muskeltonus und autonome Dysfunktion mit Hyperpyrexie, labiler Hypertonie, Tachykardie, Tachypnoe, Diaphorese und Speichelfluß gekennzeichnet. Die Muskelnekrosen können so schwerwiegend sein, daß es zu Nierenversagen aufgrund der Myoglobinurie kommen kann. Zu den laborchemischen Veränderungen gehören stark erhöhte Creatinphosphokinase-Werte und eine Leukozytose. MNS ist eine potentiell tödliche Komplikation mit einer Sterblichkeitsrate von ca. 10%. Neuere Daten lassen darauf schließen, daß ca. 1% der mit Neuroleptika behandelten Patienten der Gefahr ausgesetzt sind, ein MNS zu entwickeln. Am häufigsten kommt dies bei hochpotenten Substanzen vor, allerdings wurden derartige Fälle bei allen Neuroleptika beobachtet. Typischerweise kommt es im frühen Behandlungsverlauf vor, allerdings gibt es Berichte über Fälle, die 20 Jahre nach Einnahme vorgekommen sind. Zur Behandlung gehört unbedingt das Absetzen des Neuroleptikums. Im übrigen beinhaltet es vorwiegend unterstützende Maßnahmen. Patienten sollten reichlich mit Flüssigkeit versorgt und im Fall einer Hyperthermie mit fiebersenkenden Mitteln oder kühlen Decken und Umschlägen behandelt werden, Arrhythmien sollten behandelt werden. Niedrig dosierte Heparingaben sind indiziert, um die Gefahr von Lungenembolien zu reduzieren. Die Diskussion dreht sich um spezifische Behandlungsansätze mit Dantrolen, Levodopa/Carbidopa und Bromocriptin. Jeder Ansatz hat seine Verfechter, aber es gibt keine kontrollierten Studien, die darauf schließen lassen, daß eine der Behandlungen tatsächlich wirksam ist. Die meisten Patienten erholen sich mit Hilfe der genannten Medikamente, gelegentlich kommen Todesfälle vor. Das gleiche gilt für die rein unterstützende Therapie. Hinweise, daß durch die medikamentöse Behandlung eine Zustandsverschlechterung herbeigeführt wird, gibt es nicht und immerhin besteht die Möglichkeit, daß die Medikamente helfen.

Spätdyskinesien sind unbeabsichtigte stereotype Bewegungsmuster, die nach längerer Dopamin-Rezeptorblockade auftreten können. Im typischen Fall gehören Bewegungen der Mund- und Wangenregion dazu, allerdings können davon alle Muskeln des Körpers betroffen sein. Die Bewegungen erscheinen in der Regel choreoathetoid, aber auch mehr statische Varianten von Haltung und Bewegung, nämlich Spätdystonien und Spätakathisien, sind in jüngster Zeit beschrieben worden. Die gesamte Breite von EPS können beobachtet werden, wobei man sie als verzögerte Reaktion auf die Dopamin-Rezeptorblockade versteht. Es kann sich als unmöglich erweisen, aufgrund eines einzigen Untersuchungsgangs zwischen Spätdyskinesien und EPS zu unterscheiden, allerdings ermöglicht die unterschiedliche Pathophysiologie die Erarbeitung einer Untersuchungsstrategie, mit der die Diagnose bestätigt werden kann.

Spätdyskinesien entstehen als Ergebnis einer „Up-Regulation" der Dopaminrezeptoren. Eine längerdauernde Blockade führt zu einem Anstieg der Rezeptoranzahl und zu einer gesteigerten Affinität für Dopamin. EPS entstehen im Vergleich dazu durch die kurzfristige Blockade dieser Rezeptoren. Durch Erhöhung der Neuroleptikadosis nimmt die Blockierung zu. EPS verschlimmern sich dadurch, während sich Spätdyskinesien verbessern, da die Denervierungs-Hypersensitivität, durch die diese Störung mitverursacht wird, zeitweise praktisch überschwemmt wird. Dies ist keine vernünftige langfristige Strategie, da sie das zugrundeliegende Problem nur verschlimmert. Eine Dosisreduktion hat den umgekehrten Effekt, kurzfristig verschlechtern sich dadurch Spätdyskinesien, während sich EPS verbessern.

Gegenwärtig gibt es keine wirksame Behandlung für Spätdyskinesien. Neuroleptika sollten, wann immer möglich, abgesetzt werden. Darüber hinaus gibt es allerdings nichts, was sich als wirksam erwiesen hat. Das Schlimme daran ist, daß sie auch nach Absetzen des Medikamentes nicht in allen Fällen reversibel sind. Es gibt keine zuverlässigen Hilfsmittel, anhand derer man vorhersagen kann, bei welchen Patienten die Bewegungsstörungen bestehen bleiben. Das Vorhandensein von Spätdyskinesien sollte nicht zum automatischen Absetzen des Medikamentes führen. Viele Patienten ziehen diese einem möglichen Rezidiv vor. Diejenigen, die Clozapin vertragen, sollten evtl. umgestellt werden. Die übrigen Patienten sollten sich nach vorheriger Information entscheiden, ob sie die Behandlung fortsetzen wollen oder nicht. Wenn sie sich dafür entscheiden, das Medikament abzusetzen, sollten sie vorgewarnt werden, daß sich ihr Zustand und ihre Situation innerhalb kurzer Zeit verschlechtern kann.

Der Schlüssel zur Behandlung der Spätdyskinesien ist die Vorbeugung. Der behandelnde Arzt muß auf der Hut sein bezüglich Frühzeichen der Störung. Die Beurteilungsskala für abnorme unbeabsichtigte Bewegungen ist eine einfache und verläßliche Untersuchungsmethode, die in der ambulanten Sprechstunde durchgeführt werden kann *(s. Tab. 19.)*.

Tab. 19. Beurteilungsskala für abnorme unbeabsichtigte Bewegungen

1. Bei Betreten des Zimmers Gang beobachten.
2. Kaugummi oder schlechtsitzende Zahnprothesen entfernen lassen.
3. Fragen, ob sich der Patient der Bewegungen bewußt ist.
4. Patient sitzt auf hart gepolstertem Stuhl ohne Armlehne, legt die Hände auf die Knie, Beine nebeneinander, sich nicht berührend, Füße flach auf den Boden. In dieser Stellung und während der gesamten Untersuchung Bewegungen des gesamten Körpers beobachten.
5. Patient läßt die Hände locker über den Knien hängen.
6. Den Mund zweimal öffnen lassen. Zungenbewegungen beobachten.
7. Zweimal die Zunge herausstrecken lassen.
8. Mit der Daumenspitze nacheinander alle Fingerspitzen der gleichen Hand berühren lassen, jeweils 15 Sek. lang. Gesicht und Beine beobachten.
9. Patient soll Arme nach vorne ausstrecken.

Jeden Punkt nach einer Skala von 0 bis 4 beurteilen. 0 = keine, 1 = minimale bis grenzwertige, 2 = geringe, 3 = mäßige, 4 = schwere Störungen. Lediglich nach Aktivierung auftretende Störungen erhalten einen Punkt weniger als spontane.

Gesicht und Mund	mimische Muskulatur	0	1	2	3	4
	Lippen und periorale Muskulatur	0	1	2	3	4
	Kiefer	0	1	2	3	4
	Zunge	0	1	2	3	4
Extremitäten	obere Extremitäten	0	1	2	3	4
	untere Extremitäten	0	1	2	3	4
Rumpf	Hals, Schultern, Hüfte	0	1	2	3	4
globale Beurteilung	Schwere der Bewegungsstörungen,	0	1	2	3	4
	Behinderung aufgrund der Bewegungsstörungen;	0	1	2	3	4
	Inwieweit ist sich der Patient der Bewegungsstörung bewußt? (0 = gar nicht; 4 = schwer beeinträchtigt)	0	1	2	3	4

Modifiziert nach ECDEU Assessment Manual für Psychopharmacology, Guy, W.; Copyright 1976 bei Department of Health, Education and Welfare.

Depot-Neuroleptika

Fehlende Compliance bezüglich der Einnahme verordneter Medikamente ist eine der Hauptursachen für Rezidive. Es sind verschiedene injizierbare Neuroleptika erhältlich, die eine längerfristig wirksame Behandlung auf der Basis ein- bis fünfwöchentlich stattfindender Depotinjektionen ermöglichen *(s. Tab. 20.)*. Diese Substanzen sollten möglichst jenen Patienten vorbehalten bleiben, bei denen mangelnde Compliance anamnestisch bekannt ist oder die bezüglich Medikamenteneinnahme besonders ambivalent sind oder auch denjenigen mit ego-synthymen Wahnsystemen. Eine weitere Indikation gilt für Patienten, bei denen Verdacht auf Malabsorption besteht.

Das Erstellen eines geeigneten Therapieplans erfordert Anpassungen sowohl bezüglich der Dosierung als auch der zeitlichen Abstände zwischen den Injektionen. Depotpräparate haben sehr lange Halbwertszeiten (v.a. Haloperidoldecanoat) und benötigen deutlich mehr

Tab. 20. Depot-Neuroleptika

*Substanz**	*Dosierung/ Intervall*	*Plasmahalbwertszeit der Einzeldosis (Tage)*	*Zeit bis zum Erreichen der Maximalkonzentration nach Einzeldosis (Tage)*
Fluphenazindecanoat	12,5–50 mg alle 1–3 Wochen	7	1
Fluphenazinenanthat	12,5–50 mg alle 1–2 Wochen	4	2
Haloperidoldecanoat	25–150 mg alle 1–5 Wochen	21	7

* i.m. Injektion mit wechselnder Lokalisation

Zeit, bis ein Gleichgewichtszustand erreicht ist. Während dieser Übergangszeit kann es notwendig sein, den Patienten mit einem oralen Neuroleptikum zu behandeln. Sobald ein Gleichgewichtszustand erreicht ist, können Dosierung und Abstände zwischen den Injektionen variiert werden. Wenn die neuroleptische Wirkung unzureichend ist, kann die Dosis erhöht werden. Wenn die Wirkung ausreichend, aber zu kurzdauernd ist, kann der Abstand verkürzt werden.

Clozapin

Clozapin ist ein neuartiges Neuroleptikum, das über einen atypischen, weitgehend unbekannten Wirkungsmechanismus verfügt. Das Medikament scheint verschiedene Zielsymptome zu verbessern. Zudem hat es andere Nebenwirkungen als herkömmliche Neuroleptika. Nachdem es zunächst in Europa verwendet worden war, wurde es nach Auftreten einer hohen Anzahl von Agranulozytosefällen in Finnland im Jahr 1975 vom Markt genommen. Die erst vor kurzem gewonnene Erkenntnis, daß Clozapin-induzierte Granulozytopenien bei frühzeitigem Erkennen reversibel sind, hat dazu geführt, daß für dieses Medikament einzigartige Bestimmungen eingeführt worden sind. Für die Dauer der Verordnung müssen wöchentliche Leukozytenkontrollen durchgeführt werden. Dies erfordert kooperative Patienten, die zu wöchentlichen Blutentnahmen bereit sind.

Clozapin scheint bei einer nicht unbeträchtlichen Minderheit ansonsten nahezu therapierefraktärer schizophrener Patienten gut zu wirken. Darüber hinaus scheint es sich positiv auf einige „Minussymptome“ auszuwirken, wie z.B. Adynamie, Anergie und Beeinträchtigung des Urteilsvermögens und damit auf Symptome, die nur schlecht auf klassische Neuroleptika ansprechen. Dies geschieht zusätzlich zu den günstigen Einflüssen auf die häufigeren Zielsymptome (z.B. Halluzinationen, Wahn und aggressives Verhalten). Clozapin ist indiziert bei Patienten, die die klassischen Neuroleptika nicht vertragen oder nicht gut auf sie angesprochen haben. Da Clozapin nur zu geringgradiger bzw. gar keiner Dopamin-Rezeptorblockade führt, kommt es selten zu EPS, Spätdyskinesien oder dem malignen neuroleptischen Syndrom.

Clozapin ist kein ausgesprochen benignes Medikament. Die Patienten unterliegen oft beträchtlicher Sedierung. Es kann zu Hypotonie und Tachykardie kommen. Diese Risiken können jedoch bei einschleichender Aufdosierung minimiert werden. Der Speichelfluß kann solche Ausmaße annehmen, daß das Absetzen des Medikaments erforderlich wird. Das Vorkommen von Speichelfluß überrascht insofern, als Clozapin ein extrem potentes Anticholinergikum ist. Eine beträchtliche Anzahl der mit Clozapin behandelten Patienten entwickelt zu Beginn der Behandlung eine benigne Hyperthermie, wobei sonstige Entzündungszeichen oder laborchemische Veränderungen fehlen. Bei etwas langsamerer Dosissteigerung kommt es typischerweise zu einem Rückgang der Temperaturerhöhung. Clozapin senkt in Abhängigkeit von der Dosierung die Krampfschwelle. Es kann zu deutlicher Gewichtszunahme kommen, v.a. während der ersten sechs Monate.

Das verheerendste Problem bei Clozapineinnahme ist die Entwicklung einer Agranulozytose bei 1–2% der Patienten. Die Erfahrung zeigt, daß sich reduzierte Leukozytenzahlen innerhalb von 2–3 Wochen nach Absetzen der Medikation erholen. *Jeder Patient mit Leukozytenwerten unter 3500 sollte besonders sorgfältig überwacht werden, und bei weniger als 2000 Leukozyten bzw. 1000 Granulozyten sollte die Behandlung abgebrochen werden. Solche Patienten sollen nie wieder mit Clozapin behandelt werden.* Das Risiko ist so groß, daß Clozapin nicht als Neuroleptikum der ersten Wahl eingesetzt werden darf. Wenn es nicht zu einer eindeutigen Besserung kommt oder wenn während der ersten Monate keine Veränderungen sichtbar werden, sollte das Medikament wegen weiterbestehender Gefahr einer Agranulozytose abgesetzt werden.

Clozapin sollte nicht gemeinsam mit anderen Medikamenten verordnet werden, die Leukozytopenien verursachen können. Zu diesen zählt z. B. Carbamazepin. Bei gleichzeitiger Verwendung von Benzodiazepinen sind Fälle von Atemdepression beobachtet worden.

In der Regel wird die Tagesdosierung mit 25 mg begonnen und in Abhängigkeit vom Therapieerfolg auf Dosen von 3mal täglich 100 mg gesteigert. Die tägliche Maximaldosis beträgt 900 mg, obwohl mehr als 450 mg nur selten erforderlich sind.

VERGIFTUNGEN

1. VERGIFTUNGEN

(s. a. Kap. KIN, 9., Unfälle und Vergiftungen)

Zunächst werden einige allgemeine Grundsätze für die Diagnostik und Therapie von Vergiftungen besprochen. Die wichtigsten Symptome und Behandlungsgrundsätze einzelner Chemikalien und Medikamente oder Substanzklassen werden in alphabetischer Reihenfolge aufgelistet.

Lebensmittelvergiftungen durch Bakterien- oder andere Toxine werden in *Kap. MDA, 9.* behandelt. Giftige Bisse und Stiche werden in *Kap. TOX, 2.* behandelt. Alkohol- und Medikamentenabhängigkeit werden in *Kap. PSY, 5.* behandelt. Nebenwirkungen von Medikamenten werden in *Kap. IMM, 3., HAU, 11.* und *PHA, 6.* behandelt.

Allgemeine Behandlungsgrundsätze

Diagnostik

Auf der ganzen Welt sind über 9 Mio natürlich vorkommende und synthetische Substanzen bekannt, von denen glücklicherweise weniger als 3000 mehr als 95% der Vergiftungsunfälle und der absichtlichen Vergiftungen ausmachen.

Der Nachweis eines Giftes und eine genaue Einschätzung seiner möglichen Giftigkeit sind von entscheidender Bedeutung für die erfolgreiche Behandlung einer Vergiftung durch den Arzt. Wenn das nicht möglich ist, muß man sich auf eine rein symptomatische Behandlung verlassen, es sei denn, die klinischen Symptome weisen eindeutig auf eine Vergiftung hin (Toxidrom). Immer mehr verlassen sich die Ärzte auf die detaillierten Auskünfte der örtlichen und regionalen Giftinformationszentralen.

An Vergiftungen sollte man bei der Differentialdiagnose aller nicht erklärbaren Krankheitsbilder, besonders bei Kindern unter 5 Jahren, denken. Ebenso kann bei jungen Erwachsenen eine mangelnde Übereinstimmung zwischen erhobener Anamnese und klinischem Bild auf eine Vergiftung hinweisen. Vergiftungen bei älteren Patienten, die gleichzeitig mehrere Medikamente einnehmen, bei Krankhauspatienten durch Irrtum bei der Arzneimittelgabe, bei Arbeitern, die beruflich Chemikalien ausgesetzt sind, und als Folge der Umweltverschmutzung zeigen eine ansteigende Tendenz in der Häufigkeit. Oft werden die Art und Weise sowie das plötzliche Einsetzen einer Erkrankung einen Vergiftungsverdacht bestätigen oder zerstreuen. Das Fehlen bestimmter Befunde kann gelegentlich genauso wichtig sein wie ihr Nachweis.

Alles, was auf den Hergang der Vergiftung hinweisen könnte, muß festgehalten werden, und die Person und ihre Umgebung müssen, besonders bei bewußtlosen Patienten, auf Spuren von Medikamenten, Alkohol usw. abgesucht werden.

> Inhaltsstoffe, Erste-Hilfe-Maßnahmen und Gegengifte sind oft auf der Verpackung der einzelnen Produkte angegeben. Sie können aber ungenau oder veraltet sein. In allen Teilen der USA und Europas kann man Auskünfte über Haushalts- und Industriechemikalien bei Giftinformationszentralen erhalten (siehe unten). Es ist ratsam, davon Gebrauch zu machen. Das nächste Zentrum steht oft bei den Notfallnummern im örtlichen Telefonbuch oder kann durch die Auskunft erfragt werden. Offizielle Informationszentren bei Vergiftungen mit Tag- und Nachtdienst im deutschsprachigen Raum sind:

Informations- und Behandlungszentren für Vergiftungsfälle

Nachstehend geben wir die uns vom Bundesgesundheitsministerium mitgeteilten, in der BRD bestehenden Informationszentren bekannt, die Tag und Nacht über Gegenmaßnahmen bei Vergiftungsfällen Auskunft erteilen.

Universitätsklinikum Rudolf Virchow Standort Charlottenburg Reanimationszentrum	**14050 Berlin** Spandauer Damm 130	Tel.:	Vorwahl: Durchwahl: Zentrale:	030 3035-3466 3035-2215 3035-3436 30350
Beratungsstelle für Vergiftungserscheinungen und Embryonaltoxikologie	**14059 Berlin** Pulsstraße 3–7	Tel.:	Vorwahl: Zentrale: Telefax:	030 3023022 (030) 34307021
Institut für Arzneimittelwesen (IFAR) Zentraler Toxikologischer Auskunftsdienst	**13086 Berlin** Große Seestraße 4	Tel.:	Vorwahl: Durchwahl:	030 3669418 3653353
Informationszentrale gegen Vergiftungen Universitätskinderklinik und Poliklinik	**53113 Bonn** Adenauerallee 119	Tel.:	Vorwahl: Durchwahl: Telex: Telefax:	0228 2873211 2873333 8869546 klbo d (0228) 2873333

Städtisches Klinikum Medizinische Klinik II	**38126 Braunschweig** Salzdahlumerstraße 90	Tel.:	Vorwahl: Durchwahl:	0531 6880
Kliniken der Freien Hansestadt Bremen Zentralkrankenhaus Klinikum für Innere Medizin – Intensivstation	**28205 Bremen** St.-Jürgen-Straße	Tel.:	Vorwahl: Durchwahl:	0421 4975268 4973688
Informationszentrale für Vergiftungen Universitätskinderklinik	**79106 Freiburg** Mathildenstraße 1	Tel.:	Vorwahl: Durchwahl: Pforte:	0761 2704361 2704300/01
Vergiftungs-Informations- zentrale Universitätskinderklinik und -Poliklinik	**37075 Göttingen** Robert-Koch-Straße 40	Tel.:	Vorwahl: Durchwahl: Telex:	0551 396239 396210 96703 unigö
Giftinformationszentrale Hamburg I. Medizinische Abteilung Allgemeines Krankenhaus Barmbeck	**22307 Hamburg** Rübenkamp 148	Tel.:	Vorwahl: Durchwahl: Zentrale:	040 63853345 63853346 63851
Beratungsstelle für Vergiftungsfälle im Kindesalter Universitätskinderklinik im Landeskrankenhaus	**66424 Homburg/Saar**	Tel.:	Vorwahl: Durchwahl:	06841 162257 162846
Untersuchungs- und Beratungsstelle für Vergiftungen Labor Dres. M. Hess, G. Schonard, K. Kruse	**34117 Kassel** Karthäuserstraße 3	Tel.:	Vorwahl: Durchwahl: Telefax:	0561 9188320 (0561) 9188299
Zentralstelle zur Beratung bei Vergiftungsfällen I. Medizinische Universitätsklinik	**24105 Kiel** Schittenhelmstraße 12	Tel.:	Vorwahl: Durchwahl: Zentrale: Telefax:	0431 5974268 5971393 5971394 (0431) 5971302
Städtisches Krankenhaus Kemperhof Intensivstation der I. Medizinischen Klinik Entgiftungszentrale	**56073 Koblenz** Koblenzer Straße 115–155	Tel.:	Vorwahl: Durchwahl:	0261 499648
Vergiftungsinformations- zentrale Medizinische Klinik I Klinikum der Stadt Ludwigshafen am Rhein	**67063 Ludwigshafen** Bremserstraße 79	Tel.:	Vorwahl: Durchwahl: Zentrale:	0621 503431 5030

Beratungsstelle bei Vergiftungen II. Medizinische Klinik und Poliklinik der Joh.-Gutenberg-Universität	**55131 Mainz** Langenbeckstraße 1	Tel.: Vorwahl: 06131 Durchwahl: 232466 232467
Toxikologische Untersuchungs- und Beratungsstelle Labor Dres. P. A. Tarkkanen, Th. Stein, B. Beckers	**41061 Mönchengladbach** Wallstraße 10	Tel.: Vorwahl: 02161 Zentrale: 81940 Telex: 8529136 Telefax: (02161) 16656
Giftnotruf München (Toxikologische Abteilung der II. Medizinischen Klinik rechts der Isar der TU)	**81676 München** Ismaningerstraße 22	Tel.: Vorwahl: 089 Durchwahl: 41402211 Telex: 524404 klire d Telefax: (089) 41402467
Beratungs- und Behandlungsstelle für Vergiftungserscheinungen Medizinische Universitätsklinik Abt. B	**48149 Münster** Albert-Schweitzer-Straße 33	Tel.: Vorwahl: 0251 Durchwahl: 836245 836188
2. Medizinische Klinik Klinikum Nürnberg Toxikologische Intensivstation Giftinformationszentrale	**90419 Nürnberg** Flurstraße 17	Tel.: Vorwahl: 0911 Durchwahl: 3982451
Marienhospital-Kinderklinik	**26871 Papenburg/Ems** Hauptkanal rechts 75	Tel.: Vorwahl: 04961 Durchwahl: 83301 Zentrale: 830

Zentren mit noch nicht durchgehendem 24-Stundendienst:

Toxikologischer Auskunftsdienst	**04107 Leipzig** Härtelstraße 16–18	Tel.: Vorwahl: 041 Durchwahl: 79600

Österreich:

I. Medizinische Universitätsklinik	**1090 Wien** Spitalgasse 23	Tel.: (0222) 40400/2222 Notruf: (0222) 434343

Schweiz:

Schweizerisches Toxikologisches Informationszentrum	**8030 Zürich** Klosbachstraße 107	Tel.: 01/2515151 2516666

Mobile Gegengift-Depots

Toxikologische Abteilung der II. Medizinischen Klinik rechts der Isar der TU	**81676 München** Ismaninger Straße 22	Tel.: Vorwahl: 089 Durchwahl: 41402211 Telex: 524404 klire d Telefax: (089) 41402467 oder über Berufsfeuerwehr München (innerhalb des Ortsnetzes): 112
Berufsfeuerwehr	**46047 Oberhausen** Brücktorstraße 30	Tel.: Vorwahl: 0208 Durchwahl: 8585-1 oder Notruf (innerhalb des Ortsnetzes) 112
Freiw. Feuerwehr	**92421 Schwandorf** Eltmannsdorfer Straße 30a	Tel.: Vorwahl: 09431 Durchwahl: 4440

Sofortmaßnahmen

1. Herz-, Kreislauf- und Atemfunktion sind festzustellen, und wenn nötig, ist sofort mit Wiederbelebung zu beginnen *(s. Kap. HKR, 4. und KIN, 9.)*.

2. Man muß die Situation möglichst schnell erfassen. Die eingenommene Substanz, ihre Eintrittspforte und das Ausmaß ihrer Giftigkeit sind festzustellen. *Alle Behälter und eine ausreichende Probe der Substanz oder des Erbrochenen müssen aufbewahrt werden.* Die Dringlichkeit ärztlicher Hilfe ist abzuwägen, wobei beachtet werden muß, daß viele Substanzen *(s. Tab. 1.)* keiner weiteren Behandlung bedürfen. Man sollte stets beachten, daß ein Zuviel an Behandlung eine Gefahr an sich darstellt.

3. Wenn keine Kontraindikation beteht, muß das Gift sofort verdünnt und aus dem Körper entfernt werden. Ein Patient, der ein Gift eingenommen hat, kann dieses Gift auch über die Haut verschüttet oder Dämpfe davon eingeatmet haben.

Oral aufgenommene Gifte:
Erbrechen beseitigt in der Regel größere Giftmengen als eine Magenspülung. Bei Kindern ist Erbrechen mit Sirup Ipecacuanha auszulösen. Dosierung: 1–1½ Jahre 10 ml; 1½–4 Jahre 15 ml; > 4 Jahre 20 ml. Wenn kein Erbrechen erfolgt, kann die Dosis nach 15–30 Minuten erneut gegeben werden. Sofort anschließend reichlich trinken lassen, damit im Schwall erbrochen werden kann (in Kopftieflage mit Gesicht nach unten). Bei Ingestion potentiell lebensbedrohlicher Giftmengen oder bei Nichterbrechen nach Ipecacuanha-Anwendung: Magenspülung.

Bei Erwachsenen ist die Salzwassermethode zum Auslösen des Erbrechens anzuwenden: ¾ bis 1 l warmes Wasser (2 Eßlöffel Kochsalz auf 1 Glas Wasser) schnell trinken lassen. Rachenhintergrund durch Finger oder Löffelstiel reizen (dabei Vorsicht vor Bissen). Das Trinken von warmem Salzwasser ist so lange zu wiederholen, bis klare Flüssigkeit erbrochen wird. Erbrochenes für Analysen asservieren.

Vorsicht: Man darf niemals Erbrechen auslösen, wenn der Patient bewußtseinsgetrübt ist, wenn Kampfbereitschaft oder bereits zerebrale Krämpfe bestehen. Ferner ist das Auslösen von Erbrechen kontraindiziert nach der Ingestion von organischen Lösungsmitteln, Tensiden und Antiemetika sowie ätzenden Substanzen. Emesis von Erdöldestillaten ist nur angezeigt, wenn sie Träger von Substanzen sind, die entfernt werden müssen (z.B. Parathion).

Für die **Magenspülung** (sie sollte nicht bei Krampfanfällen oder bei Ingestion ätzender Flüssigkeiten durchgeführt werden) den größtmöglichen Tubus verwenden; bei komatösen

Tab. 1. Nichtgiftige Substanzen*

Bariumsulfat	Malstifte
Carbowax (Polyäthylenglykol)	Methylzellulose
Carboximethylzellulose	Paraffin
Cetylakohol	Paraffinöl
Detergentien (anionische u. nichtanionische)	Pfeffer schwarz (außer bei Inhalation)
Dichloral (Herbizid)	Polyäthylenglycol
Glyzerin	Polyäthylenglycolstearat
Glyzerinmonostearat	Rizinusöl
Graphit	Schwimmtiere
Gummi	Silica
Hormone	Stearin
Kaolin	Streichhölzer
Kerzen (außer insektenvertreibende)	Süßstoffe
Kittsubstanz	Tafelkreide
Knetmasse	Talg
Kugelschreibertinte	Talk
Lanolin	Thermometerflüssigkeit
Laurinsäure	Titaniumoxid
Leinsamenöl (ungekocht)	Triacetin
Linolsäure	Trockenzellenbatterien
Lippenstift	Vitamine
Magnesiumsilicat	Walrat

* Die aufgeführten Substanzen können in Kombination mit Phenol oder Erdöldestillaten als Trägersubstanzen oder mit anderen toxischen Chemikalien vorkommen. Da industrielle Produkte ihre Zusammensetzung ändern können, soll diese Tafel nur als Leitfaden gelten, und vorsichtshalber soll auf jeden Fall eine Giftinformationszentrale für die neuesten Informationen konsultiert werden.

oder sedierten Patienten > 2 Jahre Endotrachealtubus mit Manschette zur Prävention einer Aspiration verwenden. Zur Magenspülung wird der Patient in eine leichte Kopftieflagerung gebracht. Ein dicker, weicher Gummischlauch, bei Erwachsenen mit 18 mm Durchmesser, wird eingeführt, und nach Kontrolle der richtigen Lage wird mit lauwarmem Wasser bis zum klaren Rückfluß gespült. Dabei wird zunächst mit einem Probeschluck (50 ml) nochmals geprüft, daß der Magenschlauch richtig plaziert ist, danach wird der Trichter am Magenschlauch 1/2 bis 3/4 mit Wasser zum Einlaufen gefüllt. Beim Auslaufenlassen durch Absenken ist darauf zu achten, daß kein wesentliches Defizit entsteht. Bei Erwachsenen wird auch physiologische und bei Kindern 0,45%ige Kochsalzlösung empfohlen. Anschließend werden 30–50 Compretten Carbo medicinalis (siehe unten) und 2–3 Eßlöffel (20–30 g) Natriumsulfat (siehe unten), in 250 ml Wasser aufgelöst, instilliert und dann der abgeklemmte Schlauch schnell entfernt. Wenn ein spezielles Antidot gegen das aufgenommene Gift bekannt ist, so wird dieses instilliert.

Der Gebrauch von **Abführmitteln** ist umstritten. Es gibt einige Hinweise darauf, daß Abführmittel die Resorption eines Giftes eher noch verstärken, als dessen Ausscheidung beschleunigen. Wenn ein Abführmittel abgewandt wird, dann sollte Natriumsulfat, in der Dosis wie oben angegeben, verwendet werden; bei Kindern sollte die Dosis proportional zum Körpergewicht verringert werden.

Wenn **Aktivkohle** eingenommen wird, absorbiert sie mit ihrer molekularen Konfiguration und ihrer großen Oberfläche bedeutende Menge vieler Gifte und verhindert so deren Aufnahme durch den Darm. Je früher die Kohle eingesetzt wird, um so wirksamer ist sie. Die Menge an Kohle sollte die vermutete Giftmenge um das 5- bis 10fache übersteigen. Die übliche Dosis für Kinder unter 5 Jahren liegt bei 10–25 g, für ältere Kinder und Erwachsene zwischen 50 und 100 g (20 g Aktivkohle in 200 ml Wasser aufschwemmen). Kohle sollte nicht vor oder kurz nach der Gabe von Ipecacuanha-Sirup gegeben werden, weil Ipecacuanha-Sirup Erbrechen auslöst. 30% der Patienten erbrechen schon allein nach der Kohlegabe. Die Gabe von Kohle kann mit Hilfe einer permanenten Magensonde beliebig oft wiederholt werden.

Spezifische Antidote: Obwohl die Anzahl spezifischer Antidote relativ klein ist, sind sie außerordentlich wirkungsvoll; z.B. Naloxon bei Opiatvergiftungen, Atropin bei Alkylphosphaten (Phosphorsäureestern), Physostigmin bei trizyklischen Antidepressiva, Methylenblau (Toluidinblau) bei Giften, die zur Methämoglobinämie führen, N-Acetylcystein bei Paracetamolvergiftung. Die Giftinformationszentralen sollten nach neu entwickelten, spezifischen Antidoten befragt werden, vor allem bei neuen Medikamenten.

Giftinhalation: Der Patient sollte aus der verseuchten Umgebung entfernt werden. Atemhilfen sollten angewandt und weitere Personen vor Exposition bewahrt werden.

Haut- und Augenkontamination: Kontaminierte Kleidung (einschließlich Schuhe und Strümpfe) sollten entfernt werden. Die Haut muß gründlich gewaschen, die Augen mit Wasser gespült werden *(s. a. Kap. AUG, 3. und PHY, 2.)*. Helfer müssen vor Giftkontakt geschützt werden.

Wenn es durch Gift zu zentralnervösen Erregungszuständen kommt, kann eine Sedierung notwendig werden. In der Regel werden dafür Diazepam oder Barbiturate verwendet. Bei einer reinen Amphetaminvergiftung ist Chlorpromazin das Mittel der Wahl. Um Krampfanfälle zu durchbrechen, wird Diazepam (5–10 mg bei Erwachsenen, 0,1–0,2 mg/kg bei Kindern) langsam i.v. gegeben, Phenobarbital (100–200 mg bei Erwachsenen, 4–7 mg bei Kindern) kann i.v.oder i.m. zur Krampftherapie oder Krampfprophylaxe angewendet werden. Sauerstoff sollte verabreicht werden. Anfälle, die auf diese Therapie nicht ansprechen, bedürfen einer Vollnarkose; die oben angeführten Maßnahmen sind in der Regel ausreichend, um die hypoxischen und kardiovaskulären Folgen des Krampfes zu beherrschen.

Fortführung der Behandlung

Der Giftnachweis und die genaue Beobachtung der klinischen Symptome lassen einen bestimmten klinischen Verlauf vermuten und bestimmen damit die **symptomatische und die gezielte organunterstützende Behandlung.** Man muß sich darauf konzentrieren, die bereits begonnenen richtigen Maßnahmen konsequent fortzuführen und die Elimination des bereits resorbierten Giftes zu beschleunigen. Atemanaleptika und zentralstimulierende Medikamente sind in der Regel ineffektiv und *kontraindiziert.* Eine **schwere Beeinträchtigung der zentralnervösen Funktionen** erfordert unterstützende Maßnahmen für Kreislauf und Atmung *(s. Kap. LUN, 4.)*. Eine endotracheale Intubation und selten auch eine Tracheotomie können notwendig werden. Bei einer Vergiftung bzw. einem Vergiftungsverdacht mit Schlafmitteln kann man Naloxon verwenden *(s. Kap. PSY, 5.)*.

Ein **Hirnödem** kommt häufig bei Vergiftungen mit Beruhigungsmitteln, Kohlenmonoxid, Blei und anderen zentralwirksamen Medikamenten vor. Die Therapie dieser Komplikation besteht in einer Infusion von 20%iger Mannitlösung (5–10 ml/kg) innerhalb von 30–60 min. Ferner werden Kortikosteroide (1 mg Dexamethason/m^2 Körperoberfläche i.v. alle 6 h) verabreicht. Die Anwendung der kontinuierlichen intrakraniellen Druckmessung mit Hyperventilation zur Verbesserung des Hirnödems ist weniger verbreitet. Die Verwendung des „Barbituratkoma" beim Einhergehen von Hirnödem mit hypoxischen Episoden wurde in der Vergangenheit empfohlen, hat sich aber nicht bewährt.

Dialysepflichtiges **Nierenversagen** wird immer wieder nach Vergiftungen beobachtet. Die Giftelimination kann entweder beschleunigt werden durch eine Förderung der körpereigenen Ausscheidungsprozesse oder durch extrakorporale Maßnahmen wie die Hämodialyse und/oder Hämoperfusion in Abhängigkeit von der Art des Giftes, den vorhandenen Möglichkeiten und dem Zustand des Patienten. Eine Ausschwemmung des Giftes durch bloße Vermehrung des Urinvolumens ist selten besonders hilfreich. Eine Alkalisierung bzw. eine Ansäuerung des Urins kann in manchen Fällen zu einer Beschleunigung der renalen Elimination führen (z.B. Alkalisierung bei Salicylatvergiftungen mit 2–3 mÄq/kg KG an i.v. Na-Bikarbonat). In der Regel werden schwache Säuren vermehrt im alkalischen und schwache Basen vermehrt im sauren Urin ausgeschieden.

Die **Hämo- und Peritonealdialyse** wurde durch die Entwicklung der **Lipid-Dialyse** vermehrt eingesetzt, welche darauf abzielt, lipidlösliche Substanzen aus dem Blut zu entfernen, desgleichen die **Hämoperfusion,** die sogar eine noch bessere Entfernung von toxischen Substanzen aus dem Blut ermöglichen soll.

Diese Methoden sind jedoch von geringem Wert, wenn Substanzen entfernt werden sollen, die ein großes Verteilungsvolumen im menschlichen Organismus haben. Das ist z.B. der Fall bei allen Giften, die im Fettgewebe (z.B. Digitalis und trizyklische Verbindungen) gespeichert oder stark an Gewebsproteine gebunden werden. Unter gewissen Voraussetzungen sind diese Methoden gut wirksam, in vielen Fällen jedoch reicht ihre Wirksamkeit nicht aus. So kann z.B. Digoxin rasch aus dem Kompartiment Blut durch Hämoperfusion entfernt werden, wobei nur ein geringer Teil (3–5%) des Gesamtkörperdigoxins dort enthalten ist, so daß eine Hämoperfusion praktisch unwirksam bleibt. Trizyklische Antidepressiva sind ebenfalls größtenteils in anderen Körperkompartimenten als dem Blut verteilt, womit die Anwendung einer Hämoperfusion bei dieser Vergiftung auch nicht gerechtfertigt ist. *Tab. 2.* zählt einige typische toxische Substanzen auf, die dialysierbar sind *(s. a. Kap. NIE, 3.).*

Tab. 2. Wichtige dialysierbare toxische Substanzen*

Alkohol	Chlordiazepoxid	Methaqualon
Äthylenglycol	Chromsäure	Methylprylon
Aminoglykoside	Diphenhydramin	Monoaminooxidase-hemmer
Amphetamin	Ethinamat	Natrium
Anilin	Ethochlorvynol	Paraldehyd
Barbiturate	Glutethimid	Penicillin
Borsäure	Kalium	Phenytoin
Bromide u. andere Halogenide	Kampfer	Salicylate
Calcium	Lindan (γ-HCH)	Tetracycline
Cephaloridin	Lithium	Theophyllin
Chloralhydrat	Meprobamat	Thiocyanate
Chloramphenicol	Metalle (Arsen, Blei, Eisen, Kupfer, Magnesium, Strontium, Zink)	
Chlorate		

* Es muß hier betont werden, daß nur in Ausnahmefällen eine Dialyse oder eine Hämoperfusion wirklich klinisch hilfreich ist.

Chelatbildner sind wirksam bei der Behandlung von Vergiftungen mit Metallen und Metallverbindungen. Die am häufigsten verwendeten Chelatbildner, die toxischen Substanzen, die sie am besten binden, und Dosierungsempfehlungen finden sich in *Tab. 3.*

Prophylaxe

Eine weit verbreitete, freiwillige und jetzt auch endlich vorgeschriebene Verwendung von kindersicheren Verpackungen (Sicherheisverschluß) hat zu einem beeindruckenden Rückgang der Todesfälle durch Vergiftungen geführt. Die Kennzeichnung von Haushaltsprodukten, von in der Apotheke abgefüllten und industriell verpackten Medikamenten und Aufdrucke auf festen Medikamentenformulierungen, verbesserte Überwachung von Giftexpositionen im industriellen und Umweltbereich sollen Vergiftungen verhindern helfen. Hinzu kommen in den USA spezielle Erziehungsprogramme, die von der nationalen Giftinformationszentrale organisiert werden.

Tab. 3. Chelatbildnertherapie

$CaNa_2$ EDTA

Toxische Substanzen:

Blei	Kupfersalze	Uran
Cadmium	Mangan	Vanadium
Chrom	Nickel	Wolfram
Kobalt	Radium	Zink
Kupfer*	Selen	Zinksalze

Dosis: 3%iges EDTA für den intravenösen Gebrauch, davon 25–35 mg/kg KG langsam i.v. (über 1 h), alle 12 h über 5–7 Tage, Unterbrechung am 7. Tag, danach dasselbe wiederholen

Dimercaprol (BAL)

Toxische Substanzen:

Antimon	Chromtrioxid*	Wismut
Arsen	Gold	Wolfram
Bichromate*	Kupfersalze	Zinksalze
Chromate*	Nickel	
Chromsäure*	Quecksilber	

Dosis: Man verwendet 10%iges BAL in öliger Lösung; davon gibt man ausschließlich i.m.
am 1. Tag 3–4 mg/kg KG alle 4 h,
am 2. Tag 2 mg/kg KG alle 4 h,
am 3. Tag 3 mg/kg KG alle 6 h,
dann 3 mg/kg KG alle 12 h alle 10 Tage bis zur Genesung

Statt Dimercaprol kann auch das u. U. weniger toxische Natrium-Dimercaptopropansulfonat (DMPS) verwendet werden. Es kann bisher nur oral angewendet werden, und zwar beim Erwachsenen 300 mg/Tag oral.

Penicillamin

Toxische Substanzen:

Bichromate	Chromsäure	Nickel
Blei	Chromtrioxid	Quecksilber*
Cadmium	Kobalt	Zinksalze
Chromate	Kupfersalze	

Dosis: 15–20 mg/kg KG oral, 2mal täglich

Succimer (Meso-2,3-Dimercaptosuccinic acid = **DMSA**) *(s. auch KIN, 9.)*
Von der FDA zugelassen bei Bleivergiftungen von Kindern, deren Blutspiegel höher als 45 μg/dl ist.

Dosis: 10 mg/kg KG, alle 8 h für 5 Tage; danach alle 12 h für weitere 14 Tage

Hinweis: Weder Eisen- noch Thalliumsalze können effektiv mit den oben erwähnten Chelatbildnern behandelt werden; beide haben ihren eigenen Chelatbildner (siehe unter Eisen- und Thalliumsalze in *Tab. 4.* unten).

* = bevorzugte Chelatbildner

Spezifische Gifte

Die *Tab. 4.* gibt einen Überblick über die spezielle Toxikologie einzelner Substanzen oder Gruppen von Substanzen, die eine ähnliche Wirkung haben oder eine ähnliche Behandlung erfordern. Die Einbeziehung einer Substanz in eine bestimmte Gruppe (z. B. Toluol unter Benzol) sagt nicht aus, daß die Toxizität ähnlich ist. Es wird damit nur ausgedrückt, daß diese Substanzen chemisch verwandt sind oder daß sie als Bestandteil oder Verunreinigung in einer anderen Substanz enthalten sind.

Tab. 4. Spezifische Gifte: Symptomatik und Therapie

Gift	*Symptomatik*	*Therapie*
Acetaminophen: siehe Paracetamol (s. auch Acetaminophenvergiftung in *Kap. KIN, 9.*)		
Acetanilid Anilin(farben) Anilinöl Chloranilin Phenacetin (Acetophenetidin)	Zynose infolge der Methämoglobinbildung und Sulfhämoglobinbildung, Atemnot, Schwäche, Schwindel, Angina pectoris, Hautausschlag und Urtikaria, Erbrechen, Delir, Atemdepression, Kreislaufversagen	1. Inhalation: O_2, Atemhilfe, Bluttransfusion; bei starker Zyanose: Methylenblau oder Toluidinblau 2–4 mg/kg i. v. 2. Haut: Intensives Waschen, völlige Entkleidung, weiter wie 1. 3. Ingestion: Magenspülung, dann wie 1.
Aceton Nagellackentferner Ketone Modellkleber, -kitt	Bei Inhalation: Bronchienreizung, Hyperämie der Lunge, Lungenödem, verminderte Atmung, Dyspnoe, Rauschzustand, Stupor, Ketose Bei Ingestion: Wie oben, ohne direkte Lungenschädigung	An die frische Luft bringen, Magen leeren, Atemhilfe, Gabe von O_2 und Flüssigkeiten, metabolische Azidose ausgleichen
Acetonitril in der Kosmetik als Haftstoff für Nägel	kann beim Verdampfen Cyanwirkung entfalten; s. unter Zyanide	s. unter Zyanide
Acetophenetidin: siehe Acetanilid		
Acetylen: siehe Kohlenmonoxid		
Acetylsalicylsäure: siehe Aspirin- und andere Salicylatvergiftungen in *Kap. KIN, 9.*		
Äthanol: siehe Alkohol		
Äther: siehe Chloroform		
Äthylalkohol: siehe Alkohol		
Äthylbiscoumacetat: siehe Cumarinderivate		

Forts. Tab. 4.

Gift	*Symptomatik*	*Therapie*
Äthylenglycol	Bei Augenkontakt: Iridozyklitis; Bei Ingestion: Rauschzustand, ohne Alkoholgeruch, Übelkeit, Äthylalkohol (wie bei Methanol), Spasmen, Rückenschmerzen, Oxalatkristalle im Urin, Oliguerie bis Anurie, akutes Nierenversagen, Atemnot, Krämpfe, Koma	Augenspülung Erbrechen, Magenspülung, Beatmung, Wasser-, Elektrolytkorrektur, Erbrechen, karpopedale Hämodialyse
Ätznatron: siehe Säuren und Laugen		
Aldrin: siehe DDT		
Alkali: siehe Säuren und Laugen		
Alkohol, Äthylalkohol, Äthanol, Ethanol	Stimmungsschwankungen, Koordinationsstörungen, Gesichtsröte, Übelkeit Erbrechen, Stupor, Koma, Atemdepression	Erbrechen auslösen, Magenspülung, Atemhilfe, Glukoseinfusion wegen Hypoglykämiegefahr, Dialyse bei hohen Spiegeln (>300–350 mg/dl); Flüssigkeitssubstitution, da Serumosmolarität steigt
Alkohol, Isopropylalkohol (Einreibemittel)	Benommenheit, Koordinationsstörung, Stupor bis Koma, Gastroenteritis, Hypotonie, etwa 3fach potenter als Äthylalkohol; keine Retinaschädigung	Wie Alkohol
Alkohol, Methylalkohol (Methanol, Holzgeist)	sehr giftig; letale Dosis bei Erwachsenen: 60–250 ml; letale Dosis bei Kindern: 8–10 ml; Latenz: 12–18 h, Kopfschmerzen, Schwäche, Krämpfe der Beinmuskulatur, Schwindel, Krämpfe, Sehstörung; abnehmende Atemtätigkeit	Azidosebekämpfung mit Na-Bicarbonat i. v.; 10%iges Äthanol mit 5%iger Dextroselösung i. v. geben, davon werden als Anfangsdosis 0,7 g/kg KG vom Äthanol gegeben, um den Methanolmetabolismus zu hemmen, Infusionsdauer 1 Stunde, danach stündlich 0,1–0,2 g/kg, um einen Blut-Äthanol-Spiegel von 100 mg/dl zu halten; Hämodialyse
Ameisengifte: siehe DDT und Thalliumsalze		

Forts. Tab. 4.

Gift	Symptomatik	Therapie
Aminophyllin Koffein Theophyllin	Schlaflosigkeit, Unruhe, Appetitlosigkeit, Erbrechen, Dehydratation, Konvulsionen, plötzlicher vasomotorischer Kollaps kann vorkommen. Erwachsene sind empfindlicher als Kinder	Bei peroraler Aufnahme Emetika oder Aktivkohle. Bei drohendem Krampfanfall Medikation absetzen; Theophyllin-Blutspiegel bestimmen; gegen Konvulsionen Phenobarbital oder Diazepam; parenterale Flüssigkeitszufuhr; Blutdruck stabilisieren; Dialyse in Betracht ziehen, wenn der Serumspiegel > 50–100 mg/dl ist; evtl. Einsatz eines β-Blockers (z. B. Propranolol), sofern der Patient kein Asthma hat
Amitriptylin: siehe trizyklische Antidepressiva		
Ammoniakgas	Bindehaut-Hornhaut-Reizung, Husten, Erstickungsgefühl, Leibschmerzen	Augenspülung für 15 min, bei schweren Vergiftungen Druckbeatmung, um Lungenödem zu verhindern, Kortikosteroidspray, Sauerstoff
Ammoniakalisches Quecksilber; siehe Quecksilber		
Ammoniumcarbonat: siehe Säuren und Laugen		
Ammoniumfluorid: siehe Fluoride		
Ammoniumhydroxid: siehe Säuren und Laugen		
Amobarbital: siehe Barbiturate		
Amphetamine Amphetaminsulfat Amphetaminphosphat Dextroamphetamin Methamphetamin Phenmetracin	Hyperaktivität, Unruhe, Rededrang, Schlaflosigkeit, Reizbarkeit, gesteigerte Reflexe, Mydriasis, Appetitlosigkeit, trockener Mund, Herzrhythmusstörungen, pektanginöse Schmerzen, Herzblock, psychotische Zustände, Unfähigkeit, sich zu konzentrieren oder still zu sitzen	Erbrechen auslösen, Magenspülung oder Kohle. Beide sind noch lange nach Giftaufnahme wirksam, da gastraler Kreislauf besteht; Sedierung mit Chlorpromazin 0,5–1 mg/kg i. m. oder oral alle 30 min je nach Bedarf. Aufregung des Patienten vermeiden, Hypothermie, Hirnödemtherapie, Hämodialyse. Evtl. Einsatz eines β-Blockers, sofern kein Asthma besteht
Amylnitrit: siehe Nitrite		
Anilin: siehe Acetanilid		
Antidepressiva: siehe Trizyklische Antidepressiva		

Forts. Tab. 4.

Gift	*Symptomatik*	*Therapie*
Antihistaminika	Exzitation oder Depression, Benommenheit, Nervosität, Desorientiertheit, Halluzinationen, Tachykardie, Arrhythmie, Fieber, Delir, Krämpfe	Erbrechen (vermeiden bei drohendem Krampfanfall), Magenspülung, Kohle, Atemhilfe, Kreislaufhilfe, Krämpfe mit Diazepam beseitigen. Physostigmin (0,5–2,0 mg für Erwachsene und 0,02 mg/kg für Kinder) i.m. oder langsam i.v., nur wenn alle anderen Behandlungsversuche ohne Erfolg (Cave: Krämpfe, s. Physostigmin)
Antimon: siehe Arsen und Antimon		
Arsen und Antimon Antimonverbindungen Stibophen Brechweinstein Arsen Donovansche Lösung Fowlersche Lösung Herbizide Pestizide Schweinfurter Grün	Zusammenschnürung der Kehle, Schluckstörung, brennende Bauchkrämpfe, Dehydratation, Lungenödem, Nierenversagen, Leberversagen	Erbrechen auslösen, Magenspülung, Schleimstoffe, Wasser-Elektrolytausgleich, Schockbekämpfung, Schmerzbekämpfung, Sorbitol oder Glaubersalz (15–30 g in Wasser)
Arsin	akute hämolytische Anämie	Austauschtransfusion, Diurese
Asphalt: siehe Erdölprodukte		
Atropin: siehe Belladonna		
Auspuffgase: siehe Kohlenmonoxid		
Barbiturate Amobarbital Meprobamat Pentobarbital Phenobarbital Secobarbital	Kopfschmerzen, Verwirrtheit, Ptosis, Exzitation, Delir, Erlöschen der Kornealreflexe, Atemdepression, Bewußtlosigkeit	Magenspülung bis zu 24 h nach Ingestion. Unmittelbar nach Ingestion Erbrechen auslösen; bei Bewußtlosigkeit Magenspülung und Aktivkohle erst nach endotrachealer Intubation, Intensivpflege; u. U. Beatmung, Sauerstoff-, Wasserausgleich. Bei langwirksamen Barbituraten evtl. Dialyse, wobei durch Alkalisierung die Exkretion beschleunigt wird

Forts. Tab. 4.

Gift	*Symptomatik*	*Therapie*
Bariumverbindungen (löslich) Rodentizide (Nagergifte) Enthaarungsmittel Feuerwerkskörper Bariumacetat -carbonat -chlorid -hydroxid -nitrat -sulfid	Erbrechen, heftige Leibschmerzen, Durchfall, Tremor, Krämpfe, Hypertonie, Herzstillstand	Um Barium in eine unlösliche und damit nicht resorbierbare Verbindung zu überführen, Magenspülung nach Gabe von 60 g Natrium- oder Magnesiumsulfat, Krämpfe mit Diazepam kontrollieren, Atropin i. m. oder i. v. (0,5–1,0 mg für Erwachsene und 0,01 mg/kg für Kinder) gegen Koliken, Nitroglyzerin gegen Hypertonie, O_2 gegen Dyspnoe und Zyanose, Chinidin 100–300 mg für Erwachsene und 6 mg/kg für Kinder zur Prophylaxe gegen Kammerflimmern, Kaliumausgleich
Belladonna Atropin Hyoscyamin Hyoscamus Scopolamin (Hyoscin) Stramonium	Trockene Haut und Schleimhäute, weite Pupillen, Gesichtsröte, Fieber, Tachykardie, Unruhe, Koma, Atemdepression, Krämpfe	Emetika oder Aktivkohle, Atemhilfe, evtl. Blasenkatheter. Physostigmin (0,5–2,0 mg für Erwachsene und 0,02 mg/kg KG bei Kindern) i. m. oder langsam i. v. können die peripheren und zentralen Symptome aufheben. Physostigmin nur in schweren Fällen einsetzen (Gefahr von Krämpfen, s. Physostigmin)
Benzin: siehe Erdöldestillate		
Benzodiazepine Dalmane Librium Valium	Sedierung bis zur tiefen Bewußtlosigkeit, besonders in Kombination mit Alkohol	Emetika, Magenspülung, Intensivüberwachung, Selbstmordgefahr
Benzol Benzol hydrierte Kohlenwasserstoffe Toluol Xylol Modellbauklebstoff	Benommenheit, Schwäche, Kopfschmerzen, Euphorie, Übelkeit, Erbrechen, Herzrhythmusstörungen, Lähmung, Krämpfe; bei chronischer Vergiftung; aplastische Anämie, Leukämie	Wenn größere orale Aufnahme (> 0,5–1 ml/kg) Erbrechen oder vorsichtige Magenspülung, Sauerstoff, Atemhilfe bis zur Beatmung, EKG-Überwachung wegen Gefahr des Kammerflimmerns. Krämpfe mit Diazepam kupieren; Transfusion, wenn schwere Anämie auftritt; *kein Adrenalin!*
Betablocker	Hypotonie, Bradykardie, Krämpfe, Herzarrhythmien	Monitorüberwachung von Herzfunktion und Blutdruck, Magenentleerung, Glucagon 3–5 mg langsam i. v.

Forts. Tab. 4.

Gift	*Symptomatik*	*Therapie*
Betäubungsmittel *(s. auch PSY, 5.)* Codein Heroin Meperidin Methadon Morphin Opium, Opiate Propoxyphen	stecknadelkopfgroße Pupillen (Miosis), Benommenheit, flache Atmung, Spastik, Atemstillstand	Keine Emetika; Magenspülung, Beatmung, Naloxon 5 μg/kg i. v., um Patienten zu erwecken oder Atmung zu verbessern; wenn keine Besserung eintritt 2–20 mg Naloxon; kann 10–20mal wiederholt werden; wenn Patient jedoch gut beatmet und kreislaufstabil, nicht notwendig. Infusions- und Kreislauftherapie
BHC: siehe γ-Hexachlorcyclohexan		
Bichromate: siehe Chromsäure		
Bilsenkraut: siehe Belladonna		
Bittermandelöl: siehe Zyanide		
Bittermandelöl, künstliches: siehe Nitrobenzol		
Blausäure: siehe Zyanide		
Blei Bleisalze Einige Farben und farbige Oberflächen Lötblei	Akute Inhalation: Schlaflosigkeit, Kopfschmerzen, Ataxie, Manie, Krämpfe. Akute Ingestion: Durst, brennende Leibschmerzen, Erbrechen, Durchfall, ZNS-Symptome wie oben, Bleienzephalopathie *s. Kap. KIN, 9.*	*s. Kap. KIN, 9.*
Bleichmittel: siehe Hypochlorite		
Bleitetraäthyl	Bei Dampfinhalation: perkutane Resorption; Ingestion: ZNS-Symptome, Schlaflosigkeit, Unruhe, Ataxie, Situationsverkennung, Manie, Krämpfe	Symptomatische Therapie z. B. Diazepam, Chlorpromazin, Ausgleich des Flüssigkeits-, Elektrolythaushaltes, Vermeidung der Ursache
Bohnerwachs: siehe Terpentin		
Borsäure	Übelkeit, Erbrechen, Durchfall, hämorrhagische Gastroenteritis, Schwäche, Apathie, ZNS-Depression, Krämpfe, scharlachähnliches Exanthem, Schock	Erbrechen, Magenspülung, Hautsäuberung, Schock- u. Elektrolyttherapie, Krampfbekämpfung. In schweren Fällen Dialyse
Brechnuß: siehe Strychnin		
Brechweinstein: siehe Antimonverbindungen		

Forts. Tab. 4.

Gift	*Symptomatik*	*Therapie*
Brom: siehe Chlor		
Bromat: siehe Chlorat		
Bromide	Übelkeit, Erbrechen, Hautausschlag (u.U. akneartig), verwaschene Sprache, Ataxie, Verwirrtheit, exogene Psychose, Koma, Lähmung	Erbrechen, Magenspülung; bei chronischer Vergiftung Absetzen der Medikation; Anregung der Diarrhö u. Flüssigkeitstherapie mit NaCl i.v.; Ethacrynsäure ist als Diuretikum besonders geeignet; Hämodialyse in schweren Fällen
Bromin: siehe Hypochlorite		
Bulan: siehe DDT		
Cadmium Lötmetall	Heftige Magen- und Bauch-Krämpfe, Erbrechen, Diarrhoe; Rachentrockenheit, Husten, Dyspnoe, Kopfschmerzen; Schock; Koma; brauner Urin; Nierenversagen	Erbrechen auslösen; Magenspülung mit Milch oder Eiweiß; Beatmung; Rehydratation; IPPB-Beatmung gegen Lungenödem; $CaNa_2$ EDTA (*s. Tab. 3.*, Chelatbildnertherapie); *kein BAL*
Calomel: siehe Quecksilber		
Canthariden Spanische Fliege Cantharidin	Haut- u. Schleimhautreizung, Blasenbildung, Übelkeit, Erbrechen, blutige Durchfälle, brennende Kreuz- und Harnröhrenschmerzen; Atemdepression, Krämpfe, Koma, Fehlgeburt, Menorrhagie	Keine Öle oder Fette geben, Erbrechen mit Apomorphin, Atemhilfe, Behandlung von Krämpfen, Wasser-, Elektrolyt-Haushalt ausgleichen; es existiert kein spezifisches Antidot
Carbamate	gewöhnlich weniger intensiv als die der Organophosphate	wie bei Organophosphaten (Ausnahme: kein Pralidoxim geben)
Carbolsäure: siehe Phenole		
Carbonate (Ammonium, Kalium, Natrium): siehe Säuren und Laugen		
Chlor Brom Chlorkalk Chlorwasser Tränengas	Inhalation: Schwere Reizung der Atemwege und der Konjunktiven, Laryngospasmus, Husten, Erstickungsgefühl, Erbrechen, Lungenödem, Zyanose; Ingestion: Reizung, Verätzung *von Mund, Rachen, Magen-*Darm-Trakt; Ulzerationen u. Perforationen möglich; Leibschmerzen, Tachykardie; Erschöpfungszustand; Kreislaufkollaps	Bei Inhalation: Sauerstoff, Atemhilfe, auf Lungenödem achten und behandeln Bei Ingestion: Erbrechen, Magenspülung, Schocktherapie

Forts. Tab. 4.

Gift	*Symptomatik*	*Therapie*
Chloralhydrat Chloralamid (Chloralformamid)	Benommenheit, Verwirrtheit, Schock, Koma, Atemdepression, Nierenschädigung, Leberschaden	Erbrechen auslösen, Magenspülung, Atemhilfe
Chloralamid: siehe Chloralhydrat		
Chloranilin: siehe Acetanilid		
Chlorate Bromate Nitrate Dauerwellenneutralisatoren	Erbrechen, Übelkeit, Diarrhoe, Zyanose (Methämoglobin), toxische Nephritis, Schock, zerebrale Krämpfe, Atemlähmung, Koma, Gelbsucht	Erbrechen auslösen, Magenspülung, Transfusion bei schwerer Zyanose, Methylenblau bei Chloraten und Bromaten nicht benutzen; Sauerstoff, Schocktherapie. Dialyse in komplexen Fällen
Chlorazetophenon: siehe Chloracetophenon		
Chlordan: siehe DDT		
Chlorkalk: siehe Chlor		
Chloroform Äther Lachgas (Stickoxydul) Trichlormethan	Benommenheit, Koma; bei Lachgas Delir	Nach Inhalation: Herz-, Atem- und Kreislaufunterstützung. Nach oraler Aufnahme: Erbrechen, Magenspülung, auf Nieren- und Leberschäden achten
Chloroquin	Verwirrtheit, Somnolenz, Krämpfe, Atemlähmung, Herzstillstand	Magenspülung, Atemhilfe, Kreislaufhilfe, EKG-Überwachung; bei Krämpfen: Diazepam, Barbiturat, Phenytoin; wenn unwirksam: Relaxieren und beatmen. Hämo- oder Peritonealdialyse; Hämoperfusion
Chlorphenotan: siehe DDT		
Chlorpikrin: siehe Carbonylchlorid		
Chlorpromazin: siehe Phenothiazin		
Chlorthion: siehe Organophosphate		
Chlorwasser: siehe Chlor		
Chrom: *s. Tab. 3.*, Chelatbildnertherapie		
Chromate: siehe Chromsäure		
Chromsäure Chromate Chromtrioxid Bichromate	Ätzwirkung durch Oxidation; Ulzeration u.U. auch Nasenseptum; schwere Gastroenteritis, Schock, Schwindel, Koma, Nephritis	Milch oder Wasser zur Verdünnungstherapie, BAL oder Penicillamin, Flüssigkeits- und Elektrolytausgleich, Cave: Nierenfunktion

Forts. Tab. 4.

Gift	*Symptomatik*	*Therapie*
Chromtrioxid: siehe Chromsäure		
Cimitidin Ranitidin	leichte Trockenheit und Schläfrigkeit; kann den Metabolismus anderer Medikamente verändern	keine spezifische Behandlung vorhanden
Clonidin	Schläfrigkeit, periodische Apnoe, Hypotension	Erbrechen, Magenspülung, symptomatische Therapie, Tolazolin i. v., Dopamin, Naloxon 5µg/kg bis zu 2–20 mg, bei Bedarf Wiederholung
Cocain	Zunächst anregend, dann dämpfend wirksam; Übelkeit, Erbrechen, Verlust der Selbstkontrolle, Angst, Halluzinationen, Schweißausbruch, Atemschwierigkeiten bis zum Atemstillstand fortschreitend, Zyanose, Kreislaufversagen, zerebrale Krampfanfälle	Früh: Erbrechen auslösen, Magenspülung; bei Bedarf Propranolol i.v., mit großer Vorsicht wegen Arrhythmiegefahr; Diazepam bei Unruhe; Sauerstoff, Atem- u. Kreislaufhilfen
Codein: siehe Betäubungsmittel		
Coffein: siehe Aminophyllin		
Cumarinderivate Warfarin (Coumadin) Bishydroxycoumarin Dicumarol Äthylbiscoumacetat Rattengift	Einmalige oder orale Aufnahme ungefährlich, häufige Überdosierungen führen zur Koagulopathie	Bei Manifestation einer Blutung Vitamin K_1 *(s. Kap. ERN, 3.)* bis zur Normalisierung der Prothrombinzeit, Frischbluttransfusionen bei Bedarf
Cyanide: siehe Zyanide		
Dauerwellenneutralisator (Bromat): siehe Chlorate		
DDD®: siehe DDT®		
DDT® (Dichlor-diphenyl-trichloräthan) Aldrin Bulan Chlordan Chlorierte organische Insektizide DDD Dieldrin *Dilan* Endrin Heptachlor Methoxychlor Prolan Toxaphen	Frühes oder spätes Erbrechen; Parästhesie, Krankheitsgefühl, grobschlägiger Tremor, Krampfanfälle, Lungenödem, Kammerflimmern, Atemstillstand	Erbrechen; Magenspülung, wenn keine Krämpfe vorhanden; Kohle, Glaubersalz (15–30 g) im Magen belassen; Diazepam oder Phenobarbital gegen die Krämpfe oder zur Krampfprophylaxe; Adrenalin und Aufregungen sind zu vermeiden, Flüssigkeitszufuhr parenteral; EKG-Überwachung, auf Nieren- und Leberschäden achten

Forts. Tab. 4.

Gift	*Symptomatik*	*Therapie*
Deodoranzien Haushalt: siehe Naphthalin, Paradichlorbenzol		
Desipramin: siehe Trizyklische Antidepressiva		
Detergenzien: siehe unter Säuren und Laugen		
Dextroamphetamin: siehe Amphetamine		
Diazion: siehe Organophosphate		
Dicumarol: siehe Cumarinverbindungen		
Dieldrin: siehe DDT®		
Diäthylenglycol: siehe Äthylenglycol		
Digitalis, Digitoxin, Digoxin: siehe Herzinsuffizienz in *Kap. HKR, 4.*		
Dilan: siehe DDT®		
Dinitrobenzol: siehe Nitrobenzol		
Dinitroorthokresol Herbizid Pestizid	Müdigkeit, Durst, Gesichtsröte, Übelkeit, Erbrechen, Leibschmerzen, Fieber, Tachykardie, Bewußtseinsverlust; Dyspnoe, Atemstillstand; wird über die Haut resorbiert	Erbrechen, Magenspülung, Infusionstherapie, 0_2; auf Nieren- und Leberschaden achten; kein spezifisches Antidot; Hautreinigung mit Detergenzien
Diphenoxylat mit Atropin	Apathie, Nystagmus, Miosis, Tachykardie, Koma, Atemdepression (Achtung: der Vergiftungsbeginn kann mit einer Verzögerung bis zu 12 h auftreten)	Erbrechen, Magenspülung; Kohle, Naloxon; Kinder immer in die Intensivstation zur Überwachung
Dipterex: siehe Organophosphate		
Diuretika (quecksilberhaltige): siehe Quecksilber		
Doxepin: siehe Trizyklische Antidepressiva		
Eau de Javelle: siehe Hypochlorite		
Einreibealkohol: siehe Alkohol, Isopropylalkohol		

Forts. Tab. 4.

Gift	*Symptomatik*	*Therapie*
Eisen Eisensalze Eisengluconat Eisensulfat Eisencarbonyl: siehe Kohlenmonoxid Vitamine mit Eisen	Erbrechen, Oberbauchschmerzen, Blässe, Zyanose, Diarrhoe, Benommenheit, Schock; gefährlich, wenn mehr als 40–70 mg elementaren Eisens aufgenommen wurden	Erbrechen, Magenspülung; wenn Serumeisen > 400 bis 500 mg/dl nach 3–6 h, dann 1 g Deferoxamin i.v. geben (maximal 15 mg/kg/h) oder 1–2 g i.m. alle 3–12 h; Urin wird rot nach 2 h; wenn sich Urinfarbe danach nicht mehr ändert, braucht man kein weiteres Deferoxamin mehr; bei schweren Fällen mit Schock 1 g i.v. (maximal 15 mg/kg/h); Austauschtransfusion
Eisengluconat: siehe Eisen		
Eisensulfit: siehe Eisen		
Endrin: siehe DDT		
Enthaarungsmittel: siehe Bariumverbindungen		
Erdölprodukte (Erdöldestillate) (s. auch Vergiftung durch Kohlenwasserstoffe in *Kap. KIN, 9.*) Asphalt Benzin Heizöl Kerosin Kohlenwasserstoffe Mineralöle Modellbauklebstoffe Naphtha Petroläther Petroleum Schmieröle Teer	Nach Dampfinhalation: Euphorie, Brennen in der Brust, Kopfschmerzen, Übelkeit, Schwäche, ZNS-Depression, Verwirrtheit, Dyspnoe, Tachykardie, Rasselgeräusche. Ingestion: Brennen in der Brust und im Magen, Erbrechen, Diarrhö, Pneumonie nur nach Aspiration. Aspiration: Frühe Lungenschädigung	Die größeren Probleme entstehen eher durch eine Aspiration als durch eine gastrointestinale Adsorption; meist ist ein Auspumpen des Magens nicht berechtigt; Magenspülung nur nach schnellem Auftreten von Depressionen durch Ingestion größerer Mengen; Überwachung der arteriellen Blutgaswerte, Lungenödemtherapie, Sauerstoff, Beatmung
Ergot-Alkaloide: siehe Mutterkorn		
Eserin: siehe Physostigmin		
Essigsäure: siehe Säuren und Laugen		
Ethanol: siehe Alkohol		
Farben: die meisten untoxisch, einige enthalten Blei; siehe Blei		
Farblöser: siehe Mineralöle unter Erdöldestillate und Terpentin		
Faulgas: siehe Schwefelwasserstoff		
Favabohne (Saubohne), Favismus: *s. Kap. MDA, 9., Abakterielle Nahrungsmittelvergiftung*		

Forts. Tab. 4.

Gift	Symptomatik	Therapie
Feuerwerkskörper: siehe Bariumverbindungen		
Flugzeugklebstoffe: siehe Aceton, Benzol, Erdöldestillate		
Fluorsalze (Fluoride) Flußsäure Fluorammonium Natriumfluorid lösl. Fluoride Rattengift	Inhalation: Starke konjunktivale und Nasenschleimhautreizung, Kopfschmerzen, Dyspnoe, Erstickungsgefühl, Glottisödem, Lungenödem, Bronchitis, Pneumonie; mediastinales und subkutanes Emphysem nach Emphysemblasenruptur; Haut und Schleimhäute: Tiefe Verätzungen; Ingestion: Salz- bzw. Seifengeschmack, Tremor, zerebrale Krämpfe, ZNS-Depression, Schock, Nierenversagen	Inhalation: O_2-Beatmung, Prednison gegen toxische Pneumonitis (Erwachsene 30–80 mg/Tag); Therapie des Lungenödems (Dexamethasonspray) Haut: Intensive Spülung mit kaltem Wasser, Entfernung weißen Gewebes; mit Calciumglukonat 10%ig lokal unterspritzen, Magnesiumoxidpaste. Wenn später erneut Schmerzen auftreten, wieder Calciumgluconat! Ingestion: Erbrechen, Magenspülung, Aluminiumhydroxid-Gel, Calcium- oder Magnesiumhydroxid oder -chlorid im Magen belassen, Glukose und Kochsalz i.v., Calciumglukonat 10%ig 10 ml i.v.; EKG-Überwachung, Schocktherapie und Rehydratation
Formaldehyd Formalin (Beachte: kann Methanol enthalten)	Inhalation: Reizung der Augen- und Nasenschleimhaut sowie der Atemwege, Laryngospasmus, Glottisödem; Schluckstörungen; Bronchitis, Pneumonie Haut: Reizung, Koagulationsnekrose, Dermatitis, Sensibilisierung Ingestion: Schmerzen in Mund und Magen, Übelkeit, Erbrechen, Hämatemesis, Schock, Hämaturie, Anurie, Koma, Ateminsuffizienz	Inhalation: Augenspülung mit isotoner Kochsalzlösung, Sauerstoff und Atemhilfe Haut: Gründlich mit Seife und Wasser waschen Ingestion: Zur Verdünnung Wasser oder Milch geben, Schocktherapie, Azidose mit Na-Bicarbonat ausgleichen, Beatmung, auf Perforationen achten
Fowlersche Lösung: siehe Arsen und Antimon		
Frostschutzmittel: siehe Äthylenglycol; Methylalkohol		
Gas Acetylen, Autoabgase, Kohlenrauch, Rauchgas, Leuchtgas, Sumpfgas: siehe Kohlenmonoxid und Blausäuregas Ammoniak: siehe Ammoniakgas Tränengas: siehe Chlor Nervengas: siehe Parathion Jauchegas, flüchtige Hydride: siehe Schwefelwasserstoff		
Gaultherialöl: siehe Salicylate		

Forts. Tab. 4.

Gift	*Symptomatik*	*Therapie*
Geschirrspülmaschinenmittel: siehe Säuren und Laugen		
Giftpilze: *s. Kap. MDA, 9., Abakterielle Nahrungsmittelvergiftung*		
Glutethimid	Benommenheit, Areflexie, Mydriasis, Hypotonie, Atemdepression, Koma	Erbrechen, Magenspülung, Kohle; Atemhilfe bis zur Beatmung, Flüssigkeits- und Elektrolytausgleich; Schocktherapie, Hämodialyse, besser Hämoperfusion
Goldsalze: *s. Tab. 3.,* Chelatbildnertherapie; *s. a. Kap. BEW, 3.*		
Guajakol: siehe Phenole		
Halogenierte Kohlenwasserstoffe: siehe DDT®		
Heizöl: siehe Erdöldestillate		
Heptachlor: siehe DDT®		
Herbizide: siehe Arsen und Antimon, Dinitroorthokresol		
Heroin: siehe Betäubungsmittel		
HETP (Hexaäthyltetraphosphat): siehe Organophosphate		
Hexachlorbenzol: siehe γ-Hexachlorcyclohexan		
γ-Hexachlorcyclohexan BHC Lindan	Reizbarkeit, Exzitation, Muskelkrämpfe, Atonie, klonisch-tonische Krämpfe, Ateminsuffizienz, Lungenödem	Sofort Erbrechen auslösen, Magenspülung, Glaubersalz (30 g); Diazepam gegen zerebrale Krämpfe; keine Öle oder Fette, diese begünstigen Resorption. Kohle-Hämoperfusion
Holzgeist: siehe Alkohol, Methyl-		
Hormone: einmalige akute orale Überdosierung – nicht toxisch		
Hydride, leicht flüchtige: siehe Schwefelwasserstoff		
Hyoscin, Hyoscyamin, Hyoscyamus (Bilsenkraut): siehe Belladonna		
Hypochlorite (siehe auch Chlor) *Bleichmittel,* Bromin, Eau de Javelle, Chlorin	In der Regel nur geringe Schmerzen und Entzündung *der Mund-* und Gastrointestinalschleimhaut, Husten, Dyspnoe, Erbrechen; auf der Haut: Blasenbildung	Die üblichen Haushaltsprodukte sind meist nur 6%. Verdünnung mit Milch; Schocktherapie; Ösophagoskopie nur wenn stark konzentrierte Formen aufgenommen wurden
Imipramin: siehe Trizyklische Antidepressiva		

Forts. Tab. 4.

Gift	*Symptomatik*	*Therapie*
Insektizide: siehe DDT®; Organophosphate; Paradichlorbenzol; Pyrethrum		
Isoniazid (INH)	Erregungszustände, Hyperreflexie, epileptiforme Krämpfe, Somnolenz, Koma, Azidose	Erbrechen, Magenspülung, Diazepam, Pyridoxin (Vitamin B_6) in der gleichen Menge in mg wie das aufgenommene INH bis zu 200 mg langsam i. v. gegen Krampfanfälle (evtl. wiederholt, wenn notwendig), Azidoseausgleich mit $NaHCO_3$
Isopropylalkohol: siehe Alkohol, Isopropyl		
Jod	Braunfärbung der Mundschleimhaut, Bronchitis, Schleimhaut-verätzungen mit brennenden Schmerzen; Glottisödem; Erbrechen, Leibschmerzen, Durchfall; Schock, Nephritis, Kreislaufkollaps	Milch, Stärke oder Mehl oral geben, Magenspülung, Flüssigkeits- und Elektrolytersatz, Schockbehandlung, Tracheostomie bei Larynxödem
Jodoform Trijodmethan	Dermatitis, Erbrechen, ZNS-Depression, Exzitation, Koma, Ateminsuffizienz	Haut: Waschen mit Natriumbicarbonat oder Alkohol. Ingestion: Erbrechen oder Magenspülung; Atemhilfe
Kadmium: siehe Cadmium		
Kalilauge: siehe Säuren und Laugen		
Kaliumbichromat: siehe Chromsäure		
Kaliumcarbonat (Pottasche): siehe Säuren und Laugen		
Kaliumchromat: siehe Chromsäure		
Kaliumcyanid: siehe Zyanide		
Kaliumhydroxid: siehe Säuren und Laugen		
Kaliumnitrat: siehe Chlorate		
Kaliumnitrit: siehe Nitrite		
Kaliumpermanganat	Braune Verfärbung und Verätzungen der Mundschleimhaut, Glottisödem, Hypotonie, Nierenbeteiligung	Magenspülung, Schleimhautschutz, Flüssigkeitsbilanzierung
Kaliumzyanid: siehe Kaliumcyanid		
Kalomel: siehe Quecksilber		

Forts. Tab. 4.

Gift	*Symptomatik*	*Therapie*
Kampfer	Atem riecht nach Kampfer, Kopfschmerzen, Verwirrtheit, Delir, Halluzinationen, Krämpfe, Koma	Erbrechen (bei drohenden Krämpfen Erbrechen vermeiden), Magenspülung oder Aktivkohle; Krampfprophylaxe und -therapie mit Diazepam, Atemhilfe
Kanthariden: siehe Canthariden		
Karbolsäure: siehe Phenole		
Karbonate: siehe Carbonate		
Kerosin: siehe Erdöldestillate		
Ketone: siehe Aceton		
Kirschlorbeerwasser: siehe Zyanide		
Klärgas: siehe Schwefelwasserstoff		
Klebstoffe: siehe Aceton und Erdöldestillate		
Kobalt: *s. Tab. 3.*, Chelatbildnertherapie		
Kobaltchlorid: siehe Nitrose Gase		
Kodein: siehe Betäubungsmittel		
Koffein: siehe Aminophyllin		
Kohlendioxid	Dyspnoe, Schwäche, Ohrensausen, Palpitationen	Atemhilfe, Sauerstoff
Kohlendisulfid: siehe Schwefelkohlenstoff		
Kohlenmonoxid Auspuffgas Acetylengas Eisencarbonyl Leuchtgas Rauchgas Sumpfgas	Die Toxizität hängt ab von der Länge der Exposition, der Konzentration in der Einatemluft, des Atem- und Herzminutenvolumens; die Symptome korrelieren mit dem Prozentsatz an Karboxyhämoglobin im Blut; Kopfschmerzen, Schwindel, Atemnot, Verwirrtheit, weite Pupillen, Krämpfe und Koma	100% Sauerstoffe mit Atemmaske; Beatmung wenn notwendig; sofort Bestimmung des Carboxyhämoglobinspiegels; Stimulanzien vermeiden; wirksam ist die hyperbare Oxygenation bei einem Carboxyhämoglobinspiegel von > 25% *(s. SPM, 5.).*
Kohlenwasserstoffe: siehe Erdöldestillate		
Kohlenwasserstoffe, halogenierte: siehe DDT®		
Kokain: siehe Cocain		
Kraftstoff: siehe Erdöldestillate und Methylalkohol		

Forts. Tab. 4.

Gift	*Symptomatik*	*Therapie*
Kresole: siehe Phenole		
Kumarinderivate: siehe Cumarinderivate		
Kupfer: *s. Tab. 3.,* Chelatbildnertherapie		
Kupfersalze Zinksalze Kupfersulfat Kupferacetat Kupferchlorid Kupferoxid	Erbrechen, Brennen, Metallgeschmack, Diarrhö; Schmerzen, Schock; Gelbsucht; Anurie; Krämpfe	Erbrechen auslösen, Magenspülung, Penicillamin oder BAL *(s. Tab. 3., Chelatbildnertherapie),* Elektrolyt- und Flüssigkeitsausgleich, Atemhilfe; Abdomen beobachten (Perforationsgefahr), Schocktherapie, Therapie evtl. auftretender Krampfanfälle; auf Leber- und Nierenversagen achten
Lachgas: siehe Chloroform		
Laugen: siehe Säuren und Laugen		
Leuchtgas: siehe Kohlenmonoxid		
Lindan: siehe γ-Hexachlorcyclohexan		
Lithiumsalze	Übelkeit, Erbrechen, Diarrhö, Tremor, Schläfrigkeit, Niereninsuffizienz, Diabetes insipidus	Akut: Erbrechen, Diazepam, Dialyse in Erwägung ziehen Chronisch: Dosisreduktion, unterstützende Therapie
Lötmetalle: siehe Cadmium und Blei		
LSD (D-Lysergsäurediäthylamid)	Verwirrtheit, Halluzinationen, Übererregbarkeit, Koma, Flashs	Unterstützende Therapie, Diazepam, Chlorpromazin (50–100 mg i.m.) bei Erwachsenen
Malathion: siehe Organophosphate		
Mangan: *s. Tab. 3.,* Chelatbildnertherapie		
Markierungsstifte, wischfeste: siehe Acetanilid, in der Regel kein Problem		
Meerzwiebel (Scilla): siehe Digitalis		
Meperidin: siehe Betäubungsmittel		
Meprobamat: siehe Barbiturate		
Merthiolat: siehe Quecksilber		
Metaldehyd	Übelkeit, Erbrechen, Leibschmerzen, Muskelsteifigkeit, Hyperventilation, Konvulsionen, Koma	Wenn nicht spontan erbrochen wird, Erbrechen auslösen; unterstützende Therapie; Diazepam

Forts. Tab. 4.

Gift	*Symptomatik*	*Therapie*
Metalle: Symptome differieren je nach Metall (siehe bei jeweiligem Metall und Chelatbildnertherapie, *Tab. 3.*)		
Methadon: siehe Betäubungsmittel		
Methamphetamin: Amphetamine		
Methanol: siehe Alkohol, Methyl-		
Methoxychlor: siehe DDT®		
Methylalkohol: siehe Alkohol, Methyl-		
Methylsalicylat: siehe Aspirin- und andere Salicylatvergiftungen *Kap. KIN, 9.*		
Mineralöle: siehe Erdöldestillate		
Modellbauklebstofflösungsmittel: siehe Aceton, Benzol, Erdöldestillate		
Morphin: siehe Betäubungsmittel		
Mottenkugeln: siehe Naphthalin, Paradichlorbenzol		
Mutterkornalkaloide	Durst, Diarrhö, Erbrechen, Benommenheit, Brennen in den Füßen, zerebrale Krämpfe, Hypotonie, Koma, Fehlgeburt, Gangrän der Füße, Katarakt	Erbrechen, Magenspülung, Benzodiazepine oder kurzwirkende Barbiturate gegen Krämpfe; Papaverin 60 mg i. v.; 1–2 mg/kg i. v. bei Kindern
Nagellackentferner: siehe Aceton		
Naphtha: siehe Erdöldestillate		
Naphthalin siehe auch Paradichlorbenzol Mottenkugelpulver Deodoranzien	Kontakt: Dermatitis; korneale Ulzeration Inhalation: Kopfschmerzen, Verwirrtheit, Erbrechen, Dyspnoe Ingestion: Abdominelle Koliken, Übelkeit, Erbrechen, Kopfschmerzen, Verwirrtheit, Miktionsstörungen, intravasale Hämolyse; Krämpfe, hämolytische Anämie bei Patienten mit Anämie Mangel	Kontakt: Kleidung entfernen, wenn diese mit Mottenkugeln aufbewahrt war. Haut und Augen spülen Ingestion: Erbrechen, Magenspülung, Transfusionen bei starker Hämolyse, Alkalisierung bei Hämoglobinurie; Bekämpfung der Krampfanfälle
Naphthole: siehe Phenole		
Natriumcarbonat: siehe Säuren und Laugen		
Natriumcyanid: siehe Zyanide		

Forts. Tab. 4.

Gift	*Symptomatik*	*Therapie*
Natriumfluorid: siehe Fluorsalze		
Natriumhydroxid: siehe Säuren und Laugen		
Natriumnitrit: siehe Nitrite		
Natriumsalicylat: siehe Salicylate		
Natronlaugen: siehe Säuren und Laugen		
Neostygmin: siehe Physostigmin		
Nervengifte (Gase): siehe Organophosphate		
Nickel: *s. Tab. 3.*, Chelatbildnertherapie		
Nikotin: siehe Tabaka		
Nitrate: siehe Chlorate		
Nitrite Amylnitrit Butylnitrit Kaliumnitrit Natriumnitrit Nitroglyzerin	Methämoglobinämie, Zyanose, Anoxie, Magendarmstörungen, Erbrechen, Kopfschmerzen, Benommenheit, Hypotonie, Atemlähmung, Koma	Erbrechen, Magenspülung, O_2; gegen Methämoglobinämie 1% Methylenblau 1–2 mg/kg langsam i.v.; wenn Methämoglobin > 40% Austauschtransfusion
Nitrobenzol (Mirbanöl), künstliches Bittermandelöl Dinitrobenzol	Geruch nach Bittermandeln (läßt Zyanide vermuten), Stumpfheit, Kopfschmerzen, Erbrechen, Ataxie, Nystagmus, brauner Urin, krampfartige Bewegungen, Delir, Zyanose, Koma, Atemstillstand	siehe Acetanilid
Nitroglyzerin: siehe Nitrite		
Nitrose Gase (Stickstoffoxide) Bestandteile der Luft durch Luftverschmutzung, die in der Atmosphäre Oxidationsmittel bilden. Freisetzung aus Raketenbrennstoffen, Sprengstoffen, landwirtschaftlichen Abfallprodukten. Kobaltchlorid Fluorin Chlorwasserstoff Fluorwasserstoff	Auftreten der Symptome bei den Nitrosegasen mit Latenz außer bei Höchstkonzentration. Andere Reizgase können früh an Augenbrennen und Reizung der nasopharyngealen Schleimhaut erkannt werden. Abgeschlagenheit, Husten, Dyspnoe, Lungenödem, später Bronchitis, Pneumonie	Strenge Bettruhe, 100% Sauerstoff, sobald sich Symptome zeigen; bei starker Schaumbildung im Rahmen eines Lungenödems: Absaugen in verschiedenen Lagen, am besten bronchoskopisches Absaugen; Tracheotomie; um eine Lungenfibrose zu verhindern: Prednison 30–80 mg/Tag für Erwachsene und bei Kindern Dexamethason 1 mg/m² KOF
Nortriptylin: siehe Trizyklische Antidepressiva		

Forts. Tab. 4.

Gift	*Symptomatik*	*Therapie*
Öle Anilinöl: siehe Acetanilid Schmieröle: siehe Erdöldestillate		
OMPA (Octamethylpyrophosphoramid): siehe Organophosphate		
Opiate, Opium: siehe Betäubungsmittel		
Organophosphate Chlorothion Demeton Diazinon Dipeterex (trichlorfon) HETP (Hexaäthyltetraphosphat) Malathion Nervengas OMPA (Octamethylpyrophosphoramid) Parathion Systox TEPP (Tetraäthylpyrophosphat)	Übelkeit, Erbrechen, Darmkrämpfe, starker Speichelfluß, vermehrte Bronchialsekretion (→ Pseudolungenödem), Kopfschmerzen, Rhinorrhö, verschwommenes Sehen, Miosis, verwaschene Sprache, geistige Verwirrung, Atemnot, Schaum vor dem Mund, Faszikulieren der Muskulatur, Koma, Hautresorption	Völliges Entkleiden, Haut abspülen und waschen, Magenspülung. Atropin i. v. oder i. m., Erwachsene 2 mg, Kinder 0,01 mg/kg KG i. v. oder i. m. alle 15–60 Minuten, wenn keine Zeichen einer Atropinvergiftung auftreten; falls erforderlich Wiederholung; Pralidoximchlorid (PAM): Erwachsene 1–2 g, Kinder 20–40 mg/kg i. v., wenn erforderlich Wiederholung nach 1 Stunde; Sauerstoff, Atemhilfe, Dehydratation beseitigen; *Kein Morphium oder Aminophyllin*
Oxalate: siehe Oxalsäure		
Oxalsäure Oxalate Äthylenglycol	Brennende Schmerzen im Rachen, Erbrechen, stärkste Schmerzen, Hypotonie, Tetanie, Schock, Kehlkopf- und Nierenschaden. Oxalatkristall im Urin	Milch oder Calciumlactat oral, vorsichtige Magenspülung; 10% Calciumgluconat i. v. (10–20 ml), Schmerzbekämpfung, isotone Kochsalzlösung gegen Schock, orale Demulgenzien, Glottisödem und Strikturen beachten
Paracetamol	Anfangs oft kaum Symptome bis auf leichte Übelkeit, Erbrechen; Schweißneigung, Blässe, langsam auftretende Zeichen der Hepatotoxizität; Oligurie; später (nach 24–48 h) Übelkeit, protrahiertes Erbrechen, Schmerzen im rechten Oberbauch, Gelbsucht, Gerinnungsstörung, Hypoglykämie, hepatische Enzephalopathie, Leberausfall, Nierenversagen; *toxische Kardiomyopathie* kann vorkommen	Erbrechen auslösen, Magenspülung, Plasmaspiegelbestimmung ist wichtig für die Prognose. Wenn Spiegel > 160–200 mg/ml nach4 h, kann Leberzelluntergang schon auftreten. Wenn Spiegel nach 4 h > 300 mg/ml, Leberschädigung praktisch gewiß. Wenn binnen 18 h eingesetzt, so vermag N-Acetylcystein, 140 mg/ml anfangs und dann 70 mg/kg alle 4 h bis zu 18mal, einen schweren Leberschaden zu verhindern. Parenterale Dosis 150 mg/kg in Infusion rasch i. v., dann 50 mg/kg über 4 h, dann 100 mg/kg in den nächsten 16 h

Forts. Tab. 4.

Gift	*Symptomatik*	*Therapie*
Paradichlorbenzol Insektizide Mottenvertilgungsmittel WC-Deodoranzien	Leibschmerzen, Übelkeit, Erbrechen, Diarrhö, Krampfanfälle und Tetanie	Erbrechen, Magenspülung, Flüssigkeitsersatz, Diazepam gegen Krämpfe
Paraldehyd	Paraldehydgeruch der Ausatemluft; inkohärente Sprache, Miosis, Atemdepression, Koma	Ingestion: Erbrechen, Magenspülung, Sauerstoff, Atemhilfe
Paraquat	Sofort: Leibschmerzen und Erbrechen; innerhalb 24 h Ateminsuffizienz	Erbrechen auslösen; Fuller's Erde (Bleicherde Merck) plus Natriumsulfat; Vergiftungszentrale anrufen
Parathion: siehe Organophosphate		
Pariser Grün: siehe Arsen und Antimon		
Pentobarbital: siehe Barbiturate		
Pestizide: siehe Arsen und Antimon, Bariumverbindungen, Cumarinderivate, DDT, Dinitroorthokresol, Fluoride, Organophosphate, Paradichlorbenzol, Parathion, Phosphor, Pyrethrum, Thalliumsalze, Warfarin		
Petroläther: siehe Erdöldestillate		
Petroleum: siehe Erdöldestillate		
Phenacetin: siehe Acetanilid		
Phencyclidin (PCP)	„High", Halluzinose, Bewußtlosigkeit, Hypertonie	Ruhige Umgebung, intensive Magenspülung, Propranolol und Diazepam
Phenmetrazin: siehe Amphetamine		
Phenobarbital: siehe *Barbiturate*		
Phenole Guajakol Carbolsäure Kreosot Kresole Naphthole	Ätzend; Schleimhautbrennen, Blässe, Schwäche, Schock, Krämpfe bei Kindern, Lungenödem, nachdunkelnder braungrüner Urin; Atem-, Herz-, Kreislaufversagen	Völlig entkleiden! Verätzte Stellen abwaschen, Magenspülung, Kohle, kein Alkohol, keine Öle! Schleimhautschutz, Schmerzbekämpfung, O_2-Beatmung, Wasser-Elektrolytausgleich. Auf Ösophagusstrikturen achten

Forts. Tab. 4.

Gift	*Symptomatik*	*Therapie*
Phenothiazin Chlorpromazin Prochlorperazin Promazin Trifluperazin u. a. m.	Extrapyramidale Symptome, Ataxie, Muskelkrämpfe, Karpopedalspasmen, Tortikollis, gewöhnlich tritt eine Idiosynkrasie auf. Überdosis: Trockener Mund, Benommenheit, Koma, Hypothermie, Atemstillstand; Leukopenie, Gelbsucht, Gerinnungsstörung, Hautausschlag	Erbrechen, Aktivkohle, Magenspülung, Diphenhydramin 2–3 mg/kg i. v. oder i. m. gegen die extrapyramidalen Symptome. Diazepam gegen Krämpfe. Kein Adrenalin oder Noradrenalin!
Phosphor (weiß oder gelb) Bestimmte Rattengifte Küchenschabenpuder Roter Phosphor ist ungiftig, da unresorbierbar	3 Stadien: 1. Knoblauchgeruch des Atems, lokale Reizwirkung, Hautver-ätzungen, Verätzungsspuren im Rachenraum; Übelkeit, Erbrechen, Durchfall. 2. Symptomfreies Intervall von 8 h bis mehrere Tage. 3. Übelkeit, Erbrechen, Diarrhö, Leberver-größerung, Gelbsucht, Hämorrhagien, Nierenschaden, Krämpfe, Koma. Toxizität wird verstärkt durch Alkohol, Fette, resorbierbare Öle	Patient und Helfer vor Erbrochenem, Magenspülwasser und Stuhl schützen. Wenn Phosphor in die Haut eingedrungen ist, Körper des Patienten unter Wasser halten. Intensive, u. U. wiederholte Magenspülung mit 1:5000 Kaliumpermanganat oder 250 mg Kupfersulfat in 250 ml Wasser; Paraffinöl, 200 ml, um Resorption zu verhindern, alles nach 2 h nochmals durchführen. Schocktherapie, Vitamin K_1 i. v., Transfusionen mit Frischblut
Phosphorsäure: siehe Säuren und Laugen		
Physostigmin Eserin Neostigmin (Prostigmin) Pilocarpin Pilocarpus	Benommenheit, Schwäche, Erbrechen, krampfartige Bauchschmerzen, weite, später enge Pupillen	Atropinsulfat 0,6–1 mg für Erwachsene und 0,01 mg/kg für Kinder s. c. oder i. v., evtl. wiederholen (Cave: Beim Gebrauch von Physostigmin gegen anticholinergische Symptome treten in 15% der Fälle Krämpfe auf.)
Pilocarpin: siehe Physostigmin		
Pilzvergiftungen: *s. Kap. MDA, 9.,* Abakterielle Nahrungsmittelvergiftung		
Politur: siehe Alkohol, Methylalkohol; Terpentin		
Pottasche: siehe Säuren und Laugen		
Prochlorperazin: Phenothiazin		
Prolan: siehe DDT®		
Promazin: siehe Phenothiazin		

Forts. Tab. 4.

Gift	*Symptomatik*	*Therapie*
Propoxyphen: siehe Betäubungsmittel		
Propranolol	Verwirrtheitszustände, Krämpfe	Erbrechen, Magenspülung, Intensivüberwachung, bei Krämpfen Diazepam; Schrittmacher und Glukagon 0,05 ng/kg plus 2–5 mg/h waren wirksam
Prostigmin: siehe Physostigmin		
Protriptylin: siehe Trizyklische Antidepressiva		
Pyrethrin: siehe Pyrethrum		
Pyrethrum Pyrethrin	Allergien sind häufig (einschließlich Anaphylaxie, Hautsensibilisierung); sonst geringe Toxizität, meist in Lösungsmittel, z. B. Benzin	Bei großen oral aufgenommenen Mengen: Erbrechen auslösen wenn Patient klar ist. Sonst Magenspülung nach vorherigerendotrachealer Intubation. Haut gut abwaschen
Quecksilber Alle Quecksilberverbindungen Quecksilber(II)-chlorid (Sublimat) Quecksilber(I)-chlorid (Kalomel) Quecksilber(II)-amidochlorid (Quecksilberpräzipitat) Quecksilbernitrat Quecksilberdiuretika metall. Quecksilberdampf Merthiolat	Akute: Schwindel, Gastroenteritis, brennende Schmerzen im Mund, Speichelfluß, Leibschmerzen, Erbrechen, Kolitis, Nephrose, Anurie, Urämie, Hautverätzungen von Alkyl- und Phenylquecksilberverbindungen. Chronisch: Gingivitis, hirnorganisches Psychosyndrom, neurologische Ausfälle Quecksilberdampf: schwere Pneumonitis	Magenspülung, Kohle, Penicillamin oder BAL oder DMPS, *s. Tab. 3.*, Chelatbildnertherapie. Wasser-Elektrolythaushalt ausgleichen. Hämodialyse, Abdomen wegen Perforationsgefahr im gastrointestinalen Bereich genau beobachten. Haut: Mit Seife und Wasser abreiben Lungen: Unterstützende Behandlung
Radium: siehe Chelatbildnertherapie, *Tab. 3.*		
Rattengifte: siehe Bariumverbindungen, Cumarinderivate, Fluorsalze, Phosphor, Thallium		
Rauchgase: siehe Kohlenmonoxid		
Reinigungsmittel: siehe Tetrachlorkohlenstoff und Trichloräthylen		
Resorcin	Erbrechen, Benommenheit, Ohrensausen, Schüttelfrost, Tremor, Delir, Krämpfe, Atemdepression, Koma	Erbrechen, Magenspülung, Atemhilfe
Rohrreiniger: siehe Säuren und Laugen		

Forts. Tab. 4.

Gift	*Symptomatik*	*Therapie*
Säuren und Laugen: siehe auch Säuren und Laugen in alphabetischer Reihenfolge und Ingestion von ätzenden Substanzen *Kap. KIN, 9.*		
Säuren Essigsäure Phosphorsäure Salpetersäure Salzsäure Schwefelsäure (einige Rohrreiniger, WC-Reiniger, Spülmaschinenmittel	Verätzungen bei Inhalation, Hautkontakt, Ingestion; lokal starke Schmerzen	Haut und Augen mit Wasser für 15 min spülen. Ingestion: Verdünnung mit Wasser oder Milch. Kein Erbrechen auslösen. Vorsichtige Magenentleerung bei großen Mengen. Krankenhauseinweisung: Schmerz-Schock-Therapie, Endoskopie in Operationsbereitschaft bei großen Mengen. Tracheotomie kann notwendig werden. Bei gesicherten Verätzungen im Ösophagus: Antibiotika und Dexamethason (oder vergleichbares) 1 mg/m² Körperoberfläche alle 6 Stunden für 2–3 Wochen
Laugen Kaliumhydroxid (Pottasche) Natriumhydroxid (Natronlauge, Ätznatron) Kaliumcarbonat Natriumcarbonat Salmiak(-geist) Waschmittel (einige Rohr- u. WC-Reiniger, Spülmaschinenmittel)	Laugen sind im Magen-Darm-Trakt noch schädlicher als Säuren Achtung: Auch ohne Läsionen im Mund können starke Laugen (pH > 10,5–11) Ösophagusverätzungen hervorrufen. Eine Ösophagoskopie ist angezeigt.	
Salicylate: siehe Aspirin- und andere Salicylatvergiftungen *Kap. KIN, 9.*		
Salmiak(-Geist): siehe Säuren und Laugen (bzw. Ammoniakgas)		
Salpetersäure: siehe Säuren und Laugen		
Salzsäure: siehe Säuren und Laugen		
Schmieröle: siehe Erdöldestillate		
Schwefeldioxid (Smog)	Reizung des Bronchialsystems, Niesen, Husten, Dyspnoe, Lungenödem	Entfernung aus der verseuchten Umgebung, O_2-Druckbeatmung
Schwefelkohlenstoff Carbondisulfid Kohlendisulfid	Knoblauchgeruch der Atemluft, Reizbarkeit, Schwäche, ma-nisch-depressive Zustände, Betäubung, Delir, Pupillenerweiterung, Erblinden, Parkinsonis*mus, Krämpfe,* Koma, Lähmungserscheinungen, Atemstillstand	Bei Hautkontakt: abwaschen Bei Ingestion: Erbrechen auslösen, Magenspülung Bei Inhalation: sofort aus verseuchter Umgebung entfernen *Atemhilfe*, Kreislaufunterstützung, O_2, Sedation mit Diazepinen
Schwefelsäure: siehe Säuren und Laugen		

Forts. Tab. 4.

Gift	*Symptomatik*	*Therapie*
Schwefelwasserstoff Alkalisulfide Faulgas (Jauchegas) Klärgas (Schleusengas) Phosphin	„Gasauge" (subakute Keratokonjunktivitis), Tränenfluß und Brennen, Husten, Dyspnoe, Lungenödem, Verätzungen auf der Haut, Erytheme, Schmerzen, starker Speichelfluß, Übelkeit, Erbrechen, Durchfall, Verwirrtheit, Schwindel, plötzlicher Kollaps, schlagartige Bewußtlosigkeit	Sauerstoff, Beatmung, Amylnitrit und Natriumnitrit wie bei Zyanidvergiftung, kein Thiosulfat
Schweinfurter Grün: siehe Arsen und Antimon		
Scopolamin: siehe Belladonna		
Secale: siehe Mutterkornalkaloide		
Secobarbital: siehe Barbiturate		
Selen: siehe Chelatbildnertherapie, *Tab. 3.*		
Silbersalze Silbernitrat (Silberchlorid, -bromid, -jodid, Oxide sind kaum toxisch)	Verfärbung der Lippen, zuerst weiß, dann schwarz, Gastroenteritis, Schock, Schwindel, Krämpfe	Magenspülung mit physiologischer Kochsalzlösung; Schmerzbekämpfung, Krampftherapie mit Diazepam
Smog: siehe Schwefeldioxid		
Spanische Fliege: siehe Canthariden		
Stechapfel: siehe Belladonna		
Stibophen: siehe Arsen und Antimon		
Stickoxide: siehe nitrose Gase		
Stickoxydul (Lachgase): siehe Chloroform		
Stramonium (Stechapfel): siehe Belladonna		
Strychnin	Ruhelosigkeit, *Verstärkung* der Sinnesempfindungen (Hören und Sehen), Krämpfe auf geringe Reize hin, Hyperreflexie, generalisierte tetanische Krämpfe mit Trismus u. Opisthotonus, zwischen Krämpfen Muskelrelaxation, Schweißausbruch, Atemlähmung	*Isolation, Fernhalten jedes* Reizes, um Krämpfe zu verhindern. Oral: Aktivkohle. Krampfbekämpfung durch Diazepam i. v., notfalls Relaxierung und Beatmung; Atemhilfe; saure Diurese mit Ammoniumchlorid oder Ascorbinsäure. Magenspülung wenn Krämpfe unter Kontrolle

Forts. Tab. 4.

Gift	*Symptomatik*	*Therapie*
Sublimat: siehe Quecksilber		
Sumpfgas: siehe Kohlenmonoxid		
Systox: siehe Organophosphate		
Tabak Nikotin	Erregung, Verwirrtheit, Muskelzuckungen, Schwäche, Koliken, klonische Krämpfe, idiomuskuläre Wulstbildung, beschleunigte Atmung, Palpitationen, Kollaps, Koma, Lähmung des ZNS, Ateminsuffizienz, Atemlähmung	Erbrechen, Magenspülung, Aktivkohle, Beatmung, Sauerstoff, Diazepam gegen Krämpfe, Haut gut abwaschen wenn kontaminiert
Tartarus emeticus: siehe Arsen und Antimon		
Teerprodukte: siehe Erdöldestillate		
TEPP: siehe Parathion		
Terpentin Farblöser Politur	Terpentingeruch, brennender Schmerz in Mund und Rachen, Leibschmerzen, Husten, Erstickungsgefühl, Atemstillstand, Nephritis	Erbrechen bei wachen Patienten, Magenspülung, O_2-Beatmung, Schmerzbekämpfung, Nierenfunktion beobachten
Tetrachlorkohlenstoff Reinigungsmittel (nicht brennbar)	Übelkeit, Erbrechen, Leibschmerzen, Kopfschmerzen, Verwirrtheitszustände, Sehstörungen, Depression, Kammerflimmern, Nieren- und Leberschäden	Haut abwaschen, Erbrechen oder Magenspülung, Sauerstoffbeatmung, künstliche Beatmung, Überwachung der Nieren- und Leberfunktion und entsprechende Behandlung. Vermeiden von Alkohol, Adrenalin und Ephedrin!
Thalliumsalze (früher gebraucht als Ameisengift, Rattengift, Küchenschabengift)	Bauchschmerzen (Koliken), blutiges Erbrechen, Durchfall (blutig), Stomatitis, starker Speichelfluß, Tremor, Schmerzen in den Beinen, Parästhesien, Polyneuritis, Augenmuskel-, Gesichtsmuskellähmung, Delir, Krämpfe, Atemlähmung, Haarausfall (3 Wo. nach Vergiftung)	Erbrechen, Magenspülung, Schockbekämpfung; Krampfbekämpfung mit Diazepam; Chelatbildnertherapie ist noch im Versuchsstadium; Kontakt zu Vergiftungszentrale aufnehmen
Theophyllin: siehe Aminophyllin		

Forts. Tab. 4.

Gift	*Symptomatik*	*Therapie*
Thyroxin	Meist asymptomatisch; selten zunehmende Erregbarkeit bis zu Zeichen einer thyreotoxischen Krise nach 5–7 Tagen	Erbrechen, Beobachtung zu Hause, Diazepam, Thyreostatica und Propranolol nur bei thyreotoxischer Krise in Betracht ziehen
Tinte (anilinhaltig): siehe Acetanilid; in der Regel kein Problem		
Tintenstift: siehe Acetanilid		
Tollkirsche: siehe Belladonna		
Toluol: siehe Benzol		
Toxaphen: siehe DDT		
Tränengas: siehe Chlor		
Trichlorfon: siehe Organophosphate		
Trichlormethan: siehe Chloroform		
Trifluoperazin: siehe Phenothiazin		
Trijodomethan: siehe Jodoform		
Trizyklische Antidepressiva Amitriptylin Desipramin Doxepin Imipramin Nortriptylin Protriptylin	Anticholinerge Effekte: Verschwommenes Sehen, Harnverhaltung; ZNS-Effekte: Schläfrigkeit, Stupor, Koma, Ataxie, Unruhe, Aufgeregtsein, Hyperreflexie, Muskelrigor, Krämpfe. Kardiovaskuläre Effekte: Tachykardie und andere Arrhythmien, Kammertachykardie, supraventrikuläre Tachykardie, Schenkelblock, Überleitungsstörungen, Herzinsuffizienz, Atemdepression, Hypotonie, Schock, Erbrechen, Fieber, Mydriasis, Schwitzen	Symptomatische und unterstützende Therapie. Erbrechen (nicht bei drohenden Krämpfen), Aktivkohle, Magenspülung, Überwachung der vitalen Funktionen einschließlich EKG, Atemwege freihalten, Flüssigkeitssubstitution, Diazepam gegen die meisten ZNS-Probleme; nur wenn die Symptome persistieren, wirkt Physostigminsalicylat (langsam i.v.) sowohl gegen die ZNS- als auch gegen die kardiovaskulären Effekte. Erwachsene: 2 mg mit Wiederholung von 1–4 mg mit 20–60minütigen Intervallen (Cave: mehr als 5 mg). Kinder: 0,5 mg mit Wiederholung in 5minütigen Intervallen, nicht mehr als 2 mg Gesamtdosis
Uran: siehe Chelatbildnertherapie, *Tab. 3.*		
Vanadium: siehe Chelatbildnertherapie, *Tab. 3.*		

Forts. Tab. 4.

Gift	*Symptomatik*	*Therapie*
Verapamil Nifedipin Diltiazem	Übelkeit, Erbrechen, Verwirrtheit, Bradykardie, Hypotonie	Erbrechen, Atropin gegen die Bradykardie
Vitamine: Einzeldosen von einzelnen Vitaminen oder Multivitaminpräparaten – nicht giftig		
Warfarin: siehe Cumarinderivate		
Waschmittel: einige enthalten Säuren und Laugen – siehe dort		
WC-Deodoranzien: siehe Paradichlorbenzol		
WC-Reiniger: siehe Säuren und Laugen		
Weckamine: siehe Amphetamin		
Wintergrünöl: siehe Aspirin und andere Salicylatvergiftungen, *Kap. KIN, 9.*		
Wismut: siehe Chelatbildnertherapie, *Tab. 3.*		
Wismutverbindungen	Werden schlecht resorbiert, ulzerierende Stomatitis, Appetitlosigkeit, Kopfschmerzen, Hautausschlag, Nierentubulusschädigung	Erbrechen auslösen, Magenspülung, Atemhilfen, BAL oder DPMS (*s. Tab. 3.,* Chelatbildnertherapie)
Wolfram: siehe *Tab. 3.,* Chelatbildnertherapie		
Xylol: siehe Benzol		
Zink: siehe *Tab. 3.* Chelatbildnertherapie		
Zinksalze: siehe Kupfersalze		
Zyanide Bittermandelöl Blausäure Kirschlorbeerwasser Natriumcyanid Nitroprussid Zyankali	Tachykardie, Kopfschmerzen, Schläfrigkeit, Hypotonie, Koma, Krämpfe, Tod; Venenblut hellrot; *endet sehr schnell tödlich (1–15 Min.)*	Rasches Handeln ist entscheidend. Entfernung aus gashaltiger Atmosphäre, sofort Erbrechen oder Magenspülung, Amylnitrit-Inhalation 30 Sek./Min., Beatmung mit 100% O_2, 10 ml 3%iges Natriumnitrit i. v. (2,5–5 ml/Min., bei Kindern 10 mg/kg), danach25–50 ml Na-Thiosulfat 25%ig i. v. (2,5–5 ml/Min.); wenn Symptome wieder auftreten, Behandlung wiederholen
Zytostatika Methotrexat Mercaptopurin Vincristin	Wirkung auf hämatopoetisches System, Erbrechen, Übelkeit	Erbrechen, Magenspülung, symptomatische Maßnahmen, Überwachung für 24–48 h

2. GIFTIGE BISSE UND STICHE

Giftschlangen

In den USA sind etwa 25 Schlangenarten giftig. Dazu gehören hauptsächlich Loch- oder Grubenottern **(Crotalidae)**, Korallenschlangen (**Elapidae)** und einige Arten aus der Familie **Colubridae.** *Tab. 5.* zählt einige medizinisch wichtige Schlangen der USA und ihre Lebensräume auf.

Epidemiologie

Obwohl mehr als 45000 Menschen im Jahr in den USA von Schlangen gebissen werden, werden nur knapp 8000 Fälle von Schlangenbißvergiftungen gemeldet. Jährlich kommt es zu weniger als 15 Todesfällen, hauptsächlich bei Kindern, bei unbehandelten und nicht ausreichend behandelten Fällen oder bei Mitgliedern religiöser Sekten, die mit giftigen Schlangen umgehen. Klapperschlangen sind für etwa 70% der Giftschlangenbisse und für fast alle Todesfälle verantwortlich. Die meisten anderen Giftschlangenbisse entfallen auf die Copperheads (Agkistrodon contortrix) und in geringerem Maße auf die Wassermokassinschlange. Korallenschlangen machen weniger als 1% aller Bisse aus. Importierte Schlangen finden sich in Zoos, Schulen, Schlangenfarmen und privaten und professionellen Sammlungen. Auf sie entfallen etwa 15 Bisse/Jahr.

Chemie, Pharmakologie und Pathologie

Schlangengifte sind komplexe Mischungen, hauptsächlich Proteine, von denen viele enzymatische Aktivität haben. Obwohl die Enzyme zu den schädlichen Wirkungen des Giftes beitragen, sind einige der wichtigeren toxischen Komponenten kleinere Polypeptide, die giftiger sind als das Rohgift. Sie besitzen anscheinend spezifische chemische und physiologische Rezeptorbereiche.

Die verschiedenen Komponenten der Schlangengifte und ihre Metaboliten können in ihrer Wirkung durch die Freisetzung von körpereigenen Substanzen zusätzlich verstärkt werden, was die Diagnose und die Therapie erschweren kann.

Deshalb kann die grobe Einteilung der Schlangengifte in Kategorien wie Neurotoxine, Hämatotoxine und Kardiotoxine nur als sehr oberflächlich bezeichnet werden und zu schweren Fehlern in der klinischen Beurteilung führen. Ein sogenanntes neurotoxisches Gift kann deutliche kardiovaskuläre oder direkte hämatologische Veränderungen nach sich ziehen. Ein sogenanntes hämolytisches Gift kann auch im Nervensystem oder der Hämodynamik wirksam werden. Ein Patient mit einer Schlangenbißvergiftung muß als Opfer einer komplexen Vergiftung betrachtet werden.

Das Gift von Klapperschlangen und vielen Vipern erzeugt lokale Zellnekrosen, Blutbildveränderungen, Gerinnungsstörungen, Gefäßwandveränderungen, Veränderungen des Gefäßwiderstandes und neurologische Störungen. Der Hämatokrit kann rapide abfallen, obwohl es am Anfang zu einer Hämokonzentration kommen kann. Eine Thrombozytopenie tritt häufig auf, und das Gerinnungsprofil ist oft anormal. Bei schweren Vergiftungen kommt es häufig zu Lungenödem und zu Blutungen in Lunge, Peritoneum, Niere und Herz. Zum Nierenversagen kann es wegen eines kritischen Absinkens der glomerulären Filtration eines Blutdruckabfalles kommen oder auch wegen der einsetzenden Hämolyse. In schweren Fällen von Klapperschlangenbissen sind Proteinurie, Hämoglobinurie oder Myoglobinurie häufig. Obwohl es zu einer Herzinsuffizienz kommen kann, ist doch der frühe kardiovaskuläre Kollaps, den man gelegentlich bei Patienten mit Klapperschlangenbiß sieht, auf einen deutlichen Blutvolumenmangel zurückzuführen. Dies scheint durch einen Eiweißverlust aus dem Blut im Gefolge einer gesteigerten Gefäßwandpermeabilität und durch ein Versacken des Blutes im peripheren Gefäßsystem verursacht zu werden. Die meisten nordamerikanischen

Tab. 5. Einige medizinisch wichtige Schlangen der USA

Schlangen	*Wash., Ore., Id.*	*Calif., Nev.*	*Ariz., New Mexico*	*Texas*
Grubenottern (Crotalidae)				
Wassermokassinschlangen und Copperheads *(Agkistrodon)*				
Wassermokassinschlangen *(A. piscivorus)*				X
Copperheads *(A. contortrix)*				X
Klapperschlangen *(Crotalus)*				
Eastern Diamond *(C. adamanteus)*				
Western Diamond *(C. atrox)*		X	X	X
Sidewinder *(C. cerastes)*		X	Ariz.	
Timber *(C. horridus)*				X
Rock *(C. lepidus)*			X	X
Speckled *(C. mitchellii)*		X	Ariz.	
Black-tailed *(C. molossus)*			X	X
Twin-spotted *(C. pricei)*			Ariz.	
Red Diamond *(C. ruber)*		Calif.		
Mojave *(C. scutulatus)*		X	X	X
Tiger *(C. tigris)*			Ariz.	
Western *(C. viridis)*				
Prairie *(C. viridis viridis)*	Id.		X	X
Grand Canyon *(C. viridis abyssus)*			Ariz.	
Southern Pacific *(C. viridis helleri)*		Calif.		
Great Basin *(C. viridis lutosus)*	Ore., Id.	X	Ariz.	
Nothern Pacific *(C. viridis oreganus)*	X	X		
Ridge-nosed *(C. willardi)*		Ariz.		
Massasauga und Zwerg-Klapperschlangen *(Sisturus)*				
Massasauga *(S. cutaneus)*			X	X
Pigmy *(S. miliarius)*				X
Korallenottern *(Elapidae)*				
Arizona-Korallenotter *(Micruroides euryxanthus)*			X	
Harlekin-Korallenotter *(Micrurus fulvius)*				X

Gewisse Gruppen von Staaten, die aneinandergrenzen, werden hier als Einheit behandelt. Das Symbol X zeigt an, daß die Verbreitung dieser Spezies in diesem Gebiet groß ist. Entsprechend wird die beschränkte Ausbreitung auf nur einen Teil der Gebietseinheit angezeigt.

Crotalidengifte erzeugen relativ geringe Veränderungen in der neuromuskulären Übertragung, während das Gift der Mojave-Klapperschlange diese Übertragung deutlich verändert.

Die meisten Giftnatternbisse führen zu deutlichen Veränderungen der neuromuskulären Übertragung der Nervenleitgeschwindigkeit und führen auch, jedoch in geringem Maße, zu Störungen im ZNS. Einige Natterngifte verursachen jedoch lokale Gewebsschädigungen bis zur Nekrose, Veränderungen im Blut und ernste Nierenfunktionsstörungen.

Mon., Mich., Wis., (W.) Minn., S. Dak., N. Dak., Neb., Iowa, Wyo., Utah, Colo.	Kan., Okla., Ark., Mo.	Tenn., Ky., Ill., Ind., Ohio	N.C., S. C., Ga., Ala., Miss., LA.	Fla.	Pa., Nd., Md., Del., Va., W. Va., N. Y., N. Eng.
Neb., Iowa X	Tenn., Ky., Ill.	X	X	Va.	
Neb., Iowa X	X	X	X	X	
		X	X		
	Okla., Ark.				
Utah					
Minn., Wis., Neb., Iowa	X	X	X	X	X
Nicht Minn.,Kan., Okla. Mich., Wis.					
Utah					
Mich., Wis., Minn., Neb., Iowa, Colo.	nicht Ark.	Ill., Ind., Ohio			N. Y., Pa.
nicht Kan.	Tenn.	X	X		
	Ark.	X	X		

Modifiziert nach Snake Venom Poisoning von F. E. Russell. 1983, Scholium International.

Symptomatik und Diagnostik

Giftschlangenbisse sind Notfälle in der Medizin. Sie bedürfen sofortiger Behandlung und richtiger Einschätzung. Bevor eine Behandlung begonnen wird, ist es wichtig, festzustellen, ob es sich um eine Giftschlange gehandelt hat und ob auch eine Vergiftung eingetreten ist, da eine Giftschlange auch beißen kann, ohne ihr Gift zu injizieren. (In 20–30% der Grubenottern- und in etwa 50% der Kobra- und Giftnatternbisse kommt es zu keiner Vergiftung.)

Wenn keine Vergiftungserscheinungen auftreten, so ist der Biß wie eine normale Bißwunde zu behandeln.

Obwohl die Bißmarken einen deutlichen Hinweis auf die Art der Schlange geben können, *sollte man sich nie nur darauf verlassen.* Sogenannte typische Bißmarken beruhen auf der Anatomie des Schlangenkiefers und auf Experimenten im Labor, werden aber sehr selten in freier Natur so vorgefunden. Klapperschlangenbisse können ein oder zwei Bißstellen und andere Zahnabdrücke hinterlassen, ein einzelner Einstich ist sehr häufig, und bei Bissen einiger ungiftiger Schlangenarten sieht man gewöhnlich multiple Zahnabdrücke.

Eine numerische Einteilung der Klapperschlangenbisse nach Schweregraden wird manchmal in der Literatur beschrieben, aber es ist viel praktischer, die einzelnen Fälle als leicht, mittel und schwer zu bezeichnen, in Abhängigkeit von allen Krankheitssymptomen und Laborwerten und nicht nur vom Ausmaß der Schwellung und der Schmerzen. Die Bisse der Mojave-Klapperschlange z. B. können nur ein geringes Ödem, geringe lokale Gewebsschädigungen und Schmerzen verursachen und wären daher in die Stufe 1 einzustufen, aber der tödliche Index dieser Schlangen ist der höchste von allen Schlangen in Nordamerika. Aufgrund zu geringer Vergiftungssymptome kann zu wenig Antiserum gegeben werden, was dann zu einem tödlichen Ausgang führt.

Symptome bei Vergiftungen durch den Biß der Grubenotter

Die Symptomatik der Crotaliden-Vergiftung variiert beträchtlich je nach Art der Schlange, der Menge des injizierten Giftes und nach anderen Faktoren. Wenn bald nach dem Biß eine Vergiftung gesichert ist, dürfen die möglichen Folgen nicht unterschätzt werden.

Bisse der Klapperschlange, der Wassermokassinschlange und der Copperheads verursachen gewöhnlich sofort Schwellung, Ödem und Schmerzen. Im Gegensatz zur landläufigen Meinung treten nicht immer starke Schmerzen auf; bei den Bissen einiger Arten sind die Schmerzen gering oder fehlen ganz. Im allgemeinen treten jedoch bald nach dem Biß Schmerzen auf, und es kommt innerhalb von etwa 10 min (selten länger als 20–30 Minuten) zu einer Schwellung aufgrund eines Ödems.

Bis der Patient einen Arzt erreicht hat, kann die Diagnose eines Crotaliden-Bisses mit oder ohne Gifteinspritzung in der Regel gestellt werden, aufgrund von Einbißstellen, ödematösen Schwellungen, Schmerzen und bei manchen Schlangenarten auch Kribbeln oder Taubheitsgefühl um den Mund, in Fingern oder Zehen oder metallischem bzw. gummiartigem Geschmack im Mund oder anderen Zeichen.

Unbehandelt breitet sich das Ödem schnell aus und kann innerhalb weniger Stunden die ganze Extremität befallen. Es kann sich eine Lymphangitis mit vergrößerten, empfindlichen, regionalen Lymphknoten entwickeln. Die Hauttempertatur über der verletzten Stelle und die Körpertemperatur sind gewöhnlich erhöht, obwohl die Patienten in manchen Fällen über Kältegefühl klagen.

Schwäche, ein schneller, schwacher Puls, Synkope, Schweißausbruch, Übelkeit und Erbrechen können vorhanden sein. Es kommt oft zu einem Blutdruckabfall, und es kann sich früh ein Schock entwickeln. Besonders nach den Bissen der Mojave-Klapperschlange kann es zu Atemnot, Muskelzuckungen, Krämpfen und Schwäche kommen, aber echte Lähmungserscheinungen sind selten. Der Patient klagt über Kopfschmerzen, Sehstörungen, Ptose und starken Durst. Im Bereich des Bisses von Klapperschlangen entwickeln sich in den meisten mittelschweren und schweren Vergiftungsfällen innerhalb von 3–6 h Hautblutungen. Sie sind ausgeprägter nach Bissen der östlichen und westlichen Diamantklapperschlange und der Prärie- und Pazifikklapperschlange als bei Mojave-Klapperschlangen- und Copperheadbissen. Die Haut kann gespannt und verfärbt sein, innerhalb der ersten 8 h nach dem Biß entstehen oft blutgefüllte Blasen im Bißbereich. Diese Veränderungen treten vor allem an der Oberfläche auf, da der Biß der nordamerikanischen Klapperschlangen sich auf die Haut und das Unterhautgewebe beschränkt. In unbehandelten Fällen kommt es um die Einbißstelle zu Nekrose und zur Thrombosierung der umgebenden Hautgefäße. Die meisten Auswirkungen des Schlangengiftes sind vor dem 4. Tag am stärksten ausgeprägt. Es kann zu Zahnfleischbluten, Bluterbrechen und Teerstuhl sowie einer Hämaturie kommen. Die Blutungs- sowie

Gerinnungszeit ist verlängert. Die Prothrombinzeit (PT), die partielle Thromboplastinzeit (PTT) und die Fibrinogenwerte können verändert sein. Bei mittelschweren und schweren Vergiftungen kann es zu einem Thrombozytensturz kommen. In den meisten Fällen kommt es zu einer Hämokonzentration, obwohl bei leichten und schweren Fällen auch oft ein rascher Abfall des Hämatokrit durch Hämolyse beobachtet wird.

Symptome bei Korallenschlangenbiß

Der Biß führt normalerweise zu leichten Schmerzen, die rasch vergehen. Ein Anschwellen fehlt völlig oder ist nur gering ausgeprägt. Parästhesien werden häufig um die Einbißstelle gefunden, und es tritt eine Schwäche der betroffenen Extremität innerhalb von Stunden auf. Es kommt zu einer Störung der Koordination, und die Patienten klagen über Schwäche und werden apathisch. Es können sich vermehrter Speichelfluß, Schluck- sowie Sprech- und Sehstörungen entwickeln. Atemnot und Ateminsuffizienz können folgen. In Fällen mit tödlichem Ausgang geht ein Schockzustand mit völligem Kreislaufversagen und Atemstillstand dem Exitus voraus.

Laboruntersuchungen

In allen, außer ganz leichten Fällen, ist ein Blutbild, eine Thrombozytenzählung sowie ein Urinstatus wichtig. An weiteren Tests sollte folgendes durchgeführt werden: Blutgruppenbestimmung, Gerinnungsstatus (PT, PTT, Fibrinogen), BKS, Serumelektrolyte und Erythrozytenresistenz. Ein EKG ist in allen schweren Fällen angezeigt. Koagulationsstörungen sind bei Schlangenbißvergiftungen häufig. Abhängig von der Schlangenart können sie erheblich variieren.

Therapie bei Vergiftung durch Grubenottern

Wenn eine medizinische Einrichtung innerhalb von 30–40 Minuten erreicht werden kann, sollte der Patient hingelegt, beruhigt, warm gehalten und schnellstens dorthingebracht werden. Der verletzte Körperteil sollte in einer Funktionsstellung locker fixiert werden. Ringe, Uhren und beengende Kleidung sind zu entfernen. Wenn zu erwarten ist, daß mehr als 40 Minuten bis zur Behandlung des Patienten vergehen, kann eine Inzision durch die Bißmarken (nicht länger als 6 und tiefer als 3 mm) innerhalb der ersten 5 Minuten vorgenommen werden. Ein Aussaugen mit dem Sawyer's Extraktor, der über der Inzision oder den Bißmarken angesetzt wird, ist nur wirksam, wenn diese Methode innerhalb der ersten Minuten nach dem Biß eingesetzt und 30–60 Minuten fortgesetzt wird. Die Wunde sollte gereinigt und steril abgedeckt werden.

In den USA ist bei 55–60% der Crotaliden-Bisse antitoxisches Serum erforderlich. In diesen Fällen muß eine Überempfindlichkeitsprüfung gegen Pferdeserum durchgeführt werden, wie es im Beipackzettel steht. Wenn der Patient eine leichte Überempfindlichkeit gegen Pferdeserum zeigt, aber eine schwere Vergiftung besteht, muß vor der Antiveningabe Diphenhydramin i. v. gegeben werden. Wenn die Überempfindlichkeit mit 3 oder 4+ bewertet werden muß und das Leben oder die betroffene Extremität gefährdet sind, sollte der Patient auf eine Intensivstation verlegt, sorgfältig überwacht und das antitoxische Serum unter Beisein eines Arztes gegeben werden. Sauerstoff, Adrenalin, andere Medikamente und die Ausrüstung für die Behandlung einer Anaphylaxie müssen bereitgestellt sein. Die Dosis des Antitoxins (Crotalidae Polyvalent), die gegeben werden muß, hängt von vielen Faktoren ab. Die wichtigsten sind der Schweregrad und das Fortschreiten der Symptomatik. Bei leichten Klapperschlangenbiß-Vergiftungen genügen gewöhnlich 50–80 ml Antitoxin. Mittlere Fälle brauchen 80–130 ml, und bei schweren Fällen geht man bis 150 ml oder darüber. Bei der Wassermokassinschlange braucht man gewöhnlich geringere Dosen, bei Bissen der Copperhead wird das Antitoxin gewöhnlich nur bei Kindern und Greisen eingesetzt. Das Antitoxin sollte in 0,9%iger Kochsalz- bzw. 5%iger Glukoselösung infundiert werden. Wenn nur eine i. m. Injektion möglich ist, muß sie intraglutäal gegeben werden. Die Resorptionszeit verlängert sich dadurch allerdings um 4–6 Stunden. *Antitoxin darf niemals in Finger oder Zehen injiziert werden!*

Man sollte den Umfang der betroffenen Extremität an drei verschiedenen Punkten proximal der Bißstelle alle 15–30 min messen und aufzeichnen, um dadurch einen Hinweis auf die weitere Antitoxindosierung zu erhalten. Wenn noch mehr Antitoxin vonnöten ist, wird es der Infusion zugesetzt und über 3–4 h infundiert. Wahrscheinlich wirkt das Antitoxin voll nur innerhalb der ersten 12 h; nach 24 h ist seine Wirkung fraglich. Infusionen sollten auf ein Minimum beschränkt werden, außer bei Schock oder Volumenmangel, obwohl bei Gerinnungsstörungen ein günstiger Effekt erreicht werden kann.

Eine Tetanusprophylaxe und in schweren Fällen auch ein Breitbandantibiotikum sind angezeigt. Bei Anzeichen eines hypovolämischen Schocks, oft mit einer Hämolyse und einer Thrombozytenfunktionsstörung verbunden, ist die Gabe von Flüssigkeit oder Blutbestandteilen erforderlich (z. B. Plasma oder Albumin gegen die Hypovolämie und Blutzellkonzentrate oder Vollblut zum Ersatz der Erythrozyten). Störungen der Hämostase, d.h. Gerinnungsstörungen, Hämolyse oder Störungen der Thrombozytenfunktion, erfordern den Ersatz spezifischer Gerinnungsfaktoren, frisches Gefrierplasma oder Thrombozyten.

Bei den ersten Anzeichen einer Ateminsuffizienz muß Sauerstoff gegeben und alles für eine maschinelle Beatmung bereitgestellt werden *(s. Kap. LUN, 4.)*. Endotracheale Intubation oder eine Tracheotomie ist dann angezeigt, wenn es zu Trismus, Laryngospasmus oder übermäßigem Speichelfluß kommt. Eine milde Sedierung mit Diazepam ist bei allen schweren Vergiftungen ohne Atemkomplikationen angezeigt. Aspirin oder Codein können gegen Schmerzen gegeben werden, Meperidin oder Morphium sind bei schweren Schmerzen erforderlich. Eine Unterkühlung der betroffenen Extremität auf 10–15 °C verringert den Schmerz. Diese Unterkühlung darf aber nicht über längere Zeit angewandt werden, da eine ungenügende Durchblutung eine Amputation notwendig machen kann.

Eine chirurgische Reinigung der Wunde mit Entfernung von Spannungs- und Blutblasen oder von oberflächlichen Nekrosen sollte zwischen dem 3. und 10. Tag erfolgen und kann, wenn nötig, auch stufenweise durchgeführt werden. Der verletzte Körperteil sollte in 1:20 Burowscher Lösung (Aluminiumacetatlösung) 3mal tgl. 15 min eingetaucht werden. Eine Sauerstoffdurchperlung der Lösung rund um die verletzte Stelle kann sich als günstig erweisen.

Kortikosteroide sind im akuten Stadium nicht angezeigt und unter Umständen sogar kontraindiziert, mit Ausnahme der Behandlung eines anaphylaktischen Schocks. Sie können aber niemals die Katecholamine im Vergiftungsschock ersetzen. Eine örtliche Unterspritzung mit 0,5 ml von 0,05 molarem EDTA in isotoner Kochsalzlösung um die Bißwunde kann den lokalen nekrotisierenden Effekt des Giftes mindern, wenn diese Maßnahme innerhalb der ersten 30 min nach dem Biß erfolgt. Alle Schlangenbisse, ob giftig oder ungiftig, sollten mindestens 6 Stunden beobachtet werden.

Die **Nachsorge** ist von größter Bedeutung. Amputation und Kontrakturen können durch rechtzeitige Korrekturmaßnahmen und durch krankengymnastische Übungen vermieden werden. Von einer Fasziotomie wird abgeraten, sie ist meist unnötig, wenn in den ersten 12 h nach der Vergiftung ausreichend Antitoxin gegeben wurde, kann jedoch dann notwendig werden, wenn eindeutige Hinweise auf eine schwere Gefäßschädigung vorliegen. Innerhalb von 4 h nach der Verletzung sollte ein vollständiger Status erhoben werden über die Beweglichkeit der benachbarten Gelenke, die Kraft in den Muskeln, die Sensibilität und den Umfang der betroffenen Extremität. Die Ruhigstellung wird daraufhin abgelöst durch häufige Phasen milder Bewegungsübungen, wobei allmählich von passiven zu aktiven Übungen übergegangen wird. Die Nachsorge sollte einer Behandlung im sterilen Sprudelbad, eine Wundreinigung nach Bedarf und einen täglichen Verbandswechsel mit 3%iger Wasserstoffsuperoxidspülung sowie anschließendem Wundbad 15 min in 1:20 Burowscher Lösung beinhalten. Für die Nacht kann eine Polymyxin-Bacitracin-Neomycin-Salbe aufgebracht werden.

Tägliche Sauerstoffexposition in einem Plastiksack, in dem die Extremität ruhiggestellt ist, erweist sich als günstig. Die Wunde sollte mit einem sterilen lockeren Verband bei bettlägrigen Patienten und mit einem festen Verband bei solchen, die herumgehen können, versorgt werden.

Therapie bei Vergiftung durch Korallenschlangen

Die allgemeinen Grundsätze für die Behandlung der Grubenotternvergiftung, wie oben aufgeführt, sollten auch bei Korallenschlangenbissen gelten, Erste-Hilfe-Maßnahmen wie Inzision, Aussagen und ähnliches sind hier jedoch von geringem Wert. 3 Ampullen des spezifischen Antitoxins (Micrurus fulvius) sollten gegeben werden, wenn die Diagnose einer Vergiftung feststeht. Verstärken sich die Symptome, werden 3–5 zusätzliche Ampullen injiziert. In schweren Fällen sind intensivmedizinische kardiopulmonale Maßnahmen erforderlich.

In der Bundesrepublik Deutschland können Giftinformationszentralen oder der örtliche Zoo bei Bissen mit fremdländischen **importierten Schlangen** zu Rate gezogen werden. Hier können auch die Depots mit Antiseren gegen die meisten Schlangengifte erfragt werden.

Wichtige Giftschlangen außerhalb der USA

Europäische Giftschlangen

Kreuzotter (Vipera berus)

Die Kreuzotter hat ein großes Verbreitungsgebiet, das sich vom Norden der Iberischen Halbinsel über Mitteleuropa bis nach Mittelasien erstreckt. Die Körperfärbung der Kreuzotter kann variieren; es gibt braune, graue, graublaue, gelbliche, rotbraune, kupferrote, olivgrüne und schwarze Exemplare. Über den Rücken zieht sich ein typisches Zickzackband, an dem die Kreuzotter leicht zu erkennen ist. Dieses Zickzackband ist nur bei sehr dunklen Schlangen nicht zu erkennen.

Gift: Das hämatotoxische und zytotoxische Gift enthält Phospholipasen, Hyaluronidasen, gerinnungshemmende und gerinnungsfördernde Substanzen, ein Gemisch von Enzymen und biogenen Aminen.

Tödliche Verlaufsformen des Kreuzotterbisses sind sehr selten (< 1%) und kommen fast nur bei Kindern vor.

Symptomatik: Nach dem Biß finden sich zwei symmetrische ca. 11 mm auseinanderliegende Stichstellen. Es kommt zur ödematösen Schwellung mit blauroter Verfärbung. Übelkeit, Erbrechen, Schweißausbruch und eine beginnende Schocksymptomatik können vorkommen. Gelegentlich bildet sich etwa 1 h nach dem Biß eine Lymphadenitis und Lymphangitis aus.

Komplikationen durch Hämolyse, Hämokonzentration und Lähmungs- sowie kardiotoxische Erscheinungen sind möglich. Bisse im Gesicht und am Hals müssen als gefährlich gelten.

Therapie: Erste Hilfe: Man sollte bereits auf dem Transport zum Arzt eine venöse Stauung (Puls muß fühlbar bleiben) für maximal 1 h anlegen. Diese Stauung muß alle 20 min für 1 min gelockert werden.

Ein Eintauchen der betroffenen Extremität in kaltes Wasser, das mit Eiswürfeln gekühlt wird, oder direktes Aufbringen von Eiswürfeln auf den Biß bringen die Schmerzen zum Verschwinden. Eine Ruhigstellung der betroffenen Extremität ist ratsam, Bettruhe ist angezeigt.

Die Serumgabe sollte auf gefährdete Fälle wie etwa Kinder, die im Gesicht gebissen wurden, beschränkt bleiben. Kinder benötigen die volle Dosis von 10–50 ml Europaserum nach der üblichen Testung. Ein Kortikosteroid (2–3 mg/kg Prednisolon i. v.) ist neben einer Tetanusprophylaxe bzw. -auffrischung die wichtigste Maßnahme.

Europäische Hornotter (Vipera ammodytes) Syn: Sandviper

Die Hornotter, deren dreieckiger Kopf sich deutlich vom schlanken Hals absetzt, ist an dem auf der Schnauzenspitze nach oben gerichteten Horn zu erkennen. Sie kommt in Nordwestitalien, dem südöstlichen Österreich, in Teilen Rumäniens, in Nordwestbulgarien, in Jugoslawien sowie auf zahlreichen Inseln der Adria vor. Die Hornotter kann gut schwimmen, so daß Bisse auch im Wasser während des Badens erfolgen können.

Gift: Die Ammodytes ist die giftigste europäische Schlange. Ihr Gift enthält Neurotoxine, Hämorrhagie auslösende Giftelemente und proteolytische Enzyme sowie Phospholipasen und Hyaluronidasen.

Symptomatik: Der Biß selbst ist wenig schmerzhaft. Die Einstichstellen, die meist bluten, sind 6 mm voneinander entfernt. Langsam nehmen die Schmerzen zu, der gesamte betroffene Körperteil schwillt ödematös an und verfärbt sich rot. Die rote Farbe steht in Kontrast zu den übrigen Körperregionen, die blaß werden. Häufig finden sich, von der Bißstelle ausgehend, rote Ausläufer, und eine Lymphadenitis entwickelt sich. Dem Kollaps gehen beschleunigter Puls, eine flache Tachypnoe und Angstgefühl voraus. Ohne Behandlung wird das Gewebe nekrotisch, was bis zur Amputation des betroffenen Gliedes führen kann. Wenn der Biß ein Blutgefäß trifft, kommt das Neurotoxin voll zur Wirkung und führt zur Atemlähmung, wodurch die Gefahr eines tödlichen Ausgangs gegeben ist.

Therapie: Venöse Stauung und eine Eiswasserbehandlung sind angezeigt. Eine Klinikeinweisung hat unmittelbar zu erfolgen. In der Klinik sollte eine Ruhigstellung der betroffenen Extremität mittels einer Schiene erfolgen. Unter Umständen ist eine Inzision durch den Chirurgen oder auch eine Exzision des Giftdepots angezeigt. Im schlimmsten Falle kann eine maschinelle Beatmung notwendig werden. Die Gabe von Antiserum Polyvalent Europa, nach Testung auf Allergie, und von Kortikosteroiden ist bei sich rasch ausbreitendem Lokalbefund und bei Auftreten von Allgemeinsymptomen indiziert. Eine Wundtoilette und ein tägliches Bad in Cetrimonium-Lösung abwechselnd mit H_2O_2 sowie eine Breitbandantibiotikagabe haben sich bewährt.

Levanteotter (Vipera lebetina) Syn: Giurza

Die Levanteotter ist eine große, bis 1,6 m lange, kräftige Schlange. Der Körper erscheint durch feinkörnige, schwarze, bläulich oder orangefarbene Tupfen wie gepudert. Der Lebensraum umfaßt die Kykladen, Zypern, Klein-, West- und Mittelasien. Ihr Gift ist gelbstichig und wird beim Biß in großen Mengen abgeschieden.

Symptomatik: Die Symptome gleichen denen der Vipera ammodytes. Es kann zu einer starken ödematösen Schwellung um die Bißstelle, meist mit Blasenbildung, in die es einblutet, kommen. An weiteren Vergiftungssymptomen können Hämorrhagien in Form einer Epistaxis, Melena, Hämatemesis und Hämaturie auftreten.

Therapie: Die Therapie ist die gleiche wie bei der Vipera ammodytes (siehe oben). Die zur Verfügung stehenden Antisera sind das Polyvalent Europa von den Behringwerken Marburg/Deutschland und das Polyvalent Europa Berna vom Schweizerischen Seren- und Impfinstitut 3001-Bern/Schweiz. Diese Antiseren umfassen folgende Viperidae: V. ammodytes, V. aspis, V. berus, V. lebetina und V. xanthina.

Bergotter (Vipera xanthina)

Diese kräftig gebaute Otter hat einen herzförmigen Kopf, der vom Hals deutlich abgesetzt ist. Charakteristisch für diese Art ist ein großes, wulstiges Augenbrauenschild. Die Bergotter bewohnt die ostgriechischen Inseln Patmos, Simi, Leros sowie große Teile Kleinasiens. Die Unterart Vipera xanthina raddei findet sich in der Osttürkei in Armenien und im Nordwesten Persiens. Da die V. xanthina ein sehr scheues Tier ist, das stets die Flucht ergreift, sind durch sie verursachte Bisse in freier Natur sehr selten.

Symptomatik: Wie bei Vipera lebetina und ammodytes.

Therapie: Siehe Vipera ammodytes.

Afrikanische Giftschlangen

Puffotter (Bitis arietans)

Die Puffotter ist die weitest verbreitete und gefürchtetste Viper Afrikas. Ihr Aussehen ist charakterisiert durch V-förmige, gelbe bis braune, meist schwarzgerandete, rückwärtsgerichtete Winkelflecken, die den Rücken gleichmäßig überziehen. Auf dem Kopf verbindet eine feine, helle Linie die Augen miteinander. Ihr Verbreitungsgebiet erstreckt sich von Südmarokko über ganz Afrika und Arabien hin. Die Bitis arietans ist für die meisten tödlichen Giftschlangenbisse Afrikas verantwortlich. Auffällig beim Bißverhalten ist, daß sich die Schlange am Opfer festbeißt.

Symptomatik: Die LD 50 des Giftes für den Menschen wird mit 3,68 mg/kg angegeben. Nach dem Biß treten rasch lokale Schmerzen auf, ein Ödem breitet sich über die betroffene Körperregion aus, es kommt zur lividen Hautverfärbung und nicht selten zu ausgebreiteten Ekchymosen. Die regionalen Lymphknoten schwellen an, ein Gesichtsödem tritt auf. An Allgemeinsymptomen finden sich Übelkeit und Schwächegefühl. Es kann zu Blutdruckabfall mit Schock kommen. Bauchschmerzen und blutige Durchfälle sind oft die Folgen von intestinalen Blutungen. Es kommt lokal zur ausgedehnten Blasenbildung, in die es hineinbluten kann. Epistaxis, Zahnfleischbluten und Hämaturie sowie auch zerebrale Blutungen mit Krämpfen wurden beobachtet. Schwerwiegende Folgen können ausgedehnte Nekrosen an der betroffenen Extremität mit der Notwendigkeit zur Amputation, ein Nierenversagen und eine Verbrauchskoagulopathie sein.

Therapie: Die Behandlung besteht in völliger Ruhigstellung des Patienten und der betroffenen Gliedmaße. Eine venöse Stauung ist wegen der dadurch verursachten Exazerbation der zu erwartenden Nekrosen kontraindiziert. Ob die Bißstelle und die lokale Nekrose ausgeräumt werden sollen, ist umstritten. In der klinischen Toxikologie in München wurden mit früher, radikaler Exzision und Antibiotika beste Erfahrungen gemacht. Andere Experten sprechen sich gegen eine Exzision aus, obwohl der Lokalbefund durch Antitoxingabe nicht sicher zu beeinflussen ist. Wegen der gefährlichen lokalen, systemischen und Allgemeinsymptome ist eine Infusion von 30 ml Schlangengiftserum Polyvalent Zentralafrika (z. B. Behring, Marburg/Deutschland) nach Testung unumgänglich.

Sandrasselotter (Echis carinatus)

Diese Schlange ist bis zu 80 cm lang. Der Rücken und die Körperseite sind sandgrau bis dunkelbraun. Eine Reihe heller Querbänder zieht sich über die Rückenmitte vom Hals bis zum Schwanz. Jede Körperseite ist von einer hellen Wellenlinie bedeckt. Die Oberseite des Kopfes weist einen hellen, spießförmigen Fleck auf. Die Echis carinatus hat ein sehr großes Verbreitungsgebiet. Es umfaßt Nord-, West- und Zentralafrika und weite Teile Westasiens bis Indien.

Gift: Das Echisgift besteht unter anderem aus einer Vielzahl von Enzymen wie Azetylcholinesterasen, Aminosäureoxidasen, Arginiesterhydrolase, Arylamidase, Hyaluronidase, Kininogenasen, Phosphodiesterasen, Phospholipasen A, Proteinasen.

Symptomatik: Die Symptomatik entspricht der des Viperidenbisses (siehe Vipera ammodytes und lebetina).

Therapie: Die Therapie erfolgt auch nach denselben Prinzipien wie bei der Vipera ammodytes.

Als Antiserum steht in Deutschland das Serum Nord- und Westafrika der Behringwerke AG (35034 Marburg/Lahn) als polyvalentes Antivenin zur Verfügung.

Schwarze Mamba (Dendroaspis polylepis)

Diese Mambaart ist schlank, der Kopf lang und schmal, der Körper muskulös. Junge Schwarze Mambas sind graugrün bis olivfarben, erst im Alter dunkeln sie zu olivbrauner oder graubrauner Färbung nach. Auf manchen Schuppen finden sich schwarze, unregelmäßige Flecken. Verbreitet ist die Schwarze Mamba in Mittel- und Südafrika, wo sie vorwiegend im

Buschland vorkommt. Die Schwarze Mamba ist die längste (3–4,2 m) und gefährlichste Giftschlange Afrikas.

Gift: Die LD 50 beträgt für einen 75 kg schweren Menschen 120 mg des Giftes. Das Gift enthält neurotoxische und kardiotoxische Bestandteile sowie Enzyme wie die Phospholipase A2.

Symptomatik: Es kommt an der Bißstelle nur zu einer geringen Schwellung, die mit leichten Schmerzen verbunden ist. 5–20 min nach dem Biß treten Halsschmerzen, Muskelschmerzen, Nervosität, Salivation und Schwitzen auf. Eine starke Übelkeit befällt das Opfer. Kopf- und abdominelle Schmerzen können sich hinzugesellen. Im weiteren Verlauf kommt es zu Atemnot und Schmerzen auf der Brust mit starkem Angstgefühl. An neurologischer Symptomatik kommen eine Ptosis, dann eine zunehmende Muskelschwäche bis zur vollständigen Paralyse hinzu. Das Bewußtsein geht verloren, es kommt zum Vasomotorenkollaps und zum diastolischen Herzstillstand. Die Gabe von Atropin erweist sich dabei als unwirksam.

Therapie: Zur Verhinderung einer systemischen Giftwirkung ist bei der Mamba eine venöse Stauung, die sicher auch die tiefen Venen betrifft, angezeigt. Manche Autoren empfehlen sogar eine arterielle Unterbindung. Um die Extremität nicht zu gefährden, muß alle 20 min die Blutzufuhr wieder eröffnet werden, und diese Prozedur darf nicht länger als 2 h durchgeführt werden. Die Gliedmaße muß sofort ruhiggestellt werden und so schnell wie möglich 90 ml des Anti-Dendroaspis-Serums (Institut Pasteur, 36 Rue du Docteur Roux, F 75015 Paris) oder des Antiserums Zentralafrika (Behring) verabreicht werden. Wenn Lähmungserscheinungen auftreten, muß der Patient auf die Seite gelagert werden, damit er nicht seinen Speichel aspiriert. Atemhilfe mit einem Beatmungsbeutel oder maschinelle Beatmung in der Klinik können notwendig werden. Nach der Gabe von Antitoxin erweist sich Neostigmin in Kombination mit Atropin als unterstützend wirksam. Kortikosteroide sind unwirksam, es sei denn, man setzt sie nur zur Prophylaxe gegen die mögliche Anaphylaxie, die durch das Antivenin ausgelöst werden könnte, ein.

Grüne Mamba (Dendroaspis viridis)

Die Grüne Mamba kommt in zwei Farbvariationen vor. Die eine ist einfarbig olivgrün und samtartig glänzend, die andere weist braune oder orangefarbene Töne an den Schuppenspitzen auf. Die Dendroaspis viridis wird 2–2,7 m lang. Die Grüne Mamba kommt vor allem in Westafrika vom Senegal bis zum Delta des Nigers vor. Die Toxizität ihres Giftes ist nur geringfügig unterhalb der der Schwarzen Mamba anzusetzen.

Die **Symptomatik** entspricht der der Elapidenbisse, wie sie bei der Schwarzen Mamba dargestellt ist.

Die **Therapie** ist wie bei der Dendroaspis polyepis. Bei allen Elapidengiften kann eine maschinelle Beatmung notwendig werden, die in der Regel 1 Wo. lang durchzuführen ist. Sie kann mittels einer nasoendotrachealen Intubation gewährleistet werden, eine Tracheotomie ist selten notwendig. Eine lokale Behandlung der Bißwunde ist nur gelegentlich unumgänglich.

Afrikanische Speikobra (Naja nigricollis)

Die Speikobra weist ungewöhnlich starke farbliche Variationen auf. Das Spektrum reicht von einfarbig schwarz bis ziegelrot. Der kurze, flache Kopf hat eine abgerundete Schnauze und setzt sich kaum vom Hals und Rumpf ab. Besonders deutlich ausgebildet ist ein dunkles Kehlband. Das Verbreitungsgebiet liegt südlich der Sahara. Sie findet sich vorwiegend in West- und Zentralafrika, im Sudan und in Angola.

Gift: Die Giftzusammensetzung umfaßt Enzyme wie Phosphodiesterasen, Hyaluronidasen und Toxine mit kardiovaskulärem und neuromuskulärem Wirkansatz.

Symptomatik: Die Speikobra vermag ihr Gift zu versprühen, dabei zielt sie auf das Gesicht des Opfers. Selbstverständlich kann sie auch durch einen Biß eine Vergiftung hervorrufen. Der Giftkontakt mit den Augen verursacht sofortige Schmerzen mit starkem Tränenfluß und Augenbrennen als Zeichen einer hochakuten Konjunktivitis. Es kann zur Läsion des Korneaepithels kommen, dessen Regeneration bis zu 40 Tagen dauern kann. Symptome nach dem Biß sind ein brennender Schmerz, der einige Tage anhalten kann. Die Schwellung tritt nach 2–3 h auf und erreicht ihren Höhepunkt nach 48 h. Um die Bißwunde herum wird die Haut diskoloriert. Nach 3–4 Tagen entwickelt sich ein gräulicher Rand, der mit roten Arealen durchsetzt sein kann. Am 5. Tag wird die Nekrose in einem bis zu 6×6 cm großen Bezirk manifestiert. Die Allgemeinsymptome bestehen in Kopfschmerzen, Übelkeit, Benommenheit, Hypotension, Sehstörungen, Sprachstörungen, Krämpfen, Bulbärparalyse, Bewußtlosigkeit und Atemlähmung. Als Ausdruck der Nierenbeteiligung kann eine Proteinurie auftreten.

Die **Therapie** ist wie bei den übrigen Elapiden (siehe Mambas). Wenn das Gift ins Auge gelangt, muß sofort mit Wasser gespült werden. Nach der Spülung können noch 24 h lang Schmerzen an der trockenen Konjunktiva bestehen bleiben. Wenn eine frühe Wasserspülung unterblieben ist, sollte das Antivenin 1:10 mit Wasser verdünnt lokal am betroffenen Auge zur Anwendung kommen. Als Antivenin steht das Antiserum von Pasteur „Afrika" zur Verfügung.

Asiatische Giftschlangen

Brillenschlange (Naja naja) Syn: Asiatische Kobra

Das Ausbreitungsgebiet der Naja naja ist sehr groß. Sie kommt in Transkaspien, in ganz Südasien und im indoaustralischen Archipel bis nach Taiwan vor. Von allen Giftnattern ist sie am veränderlichsten; ihr Farbspektrum reicht von völlig weiß bis ganz schwarz. Im Westen und Osten des großen Verbreitungsgebietes tritt bei der Brillenschlange die typische Brillenzeichnung auf dem Nacken immer mehr zurück. Es besteht eine Spreizbarkeit des Nackens, welche jedoch ebenfalls regionale Unterschiede aufweist. Die Augen sind mittelgroß und haben runde Pupillen, der Körperquerschnitt ist rundlich. Der Kopf ist flach, kurz und setzt sich kaum vom Hals ab.

Das **Gift** enthält neurotoxische Komponenten und Toxine, die an der Postsynapse angreifen. Kardiotoxische und zytotoxische Substanzen sind ebenfalls im Brillenschlangengift enthalten. Enyzme wie Azetylcholinesterase, Aminosäureoxidasen, Phospholipasen A, B, C wurden im Gift identifiziert.

Symptomatik: Die Symptome sind lokal und systemisch wie bei der Naja nigricollis.

Therapie: Siehe Naja nigricollis und Dendroaspis polylepis.

Antivenin: Cobra Antivenin (Naja naja) OSMI (The Thai Red Cross Society, Queen Saovavha Memorial Institut Rama IV Street/Thailand) oder Polyvalent Anti Snake Venom Serum (Naja naja, N. hannah, Bungarus coeruleus, B. fasciatus, V. russelli, Echis carinatus) Kasauli (Central Research Institute, Kasauli 173205/H. P., India).

Königskobra (Ophiophagus hannah) Syn: Naja hannah

Die Königskobra ist die größte Giftschlange und hat zusammen mit dem Taipan und der Schwarzen Mamba auch den Ruf der gefährlichsten. Der Kopf ist flach und kurz und sehr breit. Sie hat eine stumpfe Schnauze, 9 große Schilder auf der Körperoberfläche und ist 3,6–5 m lang. Die Bauchseite ist gelb, die Körperoberseite ist gelbbraun, olivfarbig oder graugrün. Zum Schwanz hin wird die Farbe dunkler. Die Königskobra bewohnt Vorderindien, Südchina, Hinterindien, die Malayische Halbinsel, den indoaustralischen Archipel bis Bali und bis zu den Philippinen.

Symptomatik: Wie bei Naja naja, jedoch an ihrer Auswirkung geringfügig weniger toxisch.

Therapie: Wie bei Naja nigricollis.

Antivenin: Polyvalent Anti Snake Venom Serum, Kasauli, India (s. oben unter Naja naja). Oder Monovalent King Cobra Antivenin OSMI Thailand (s. oben Naja naja).

Gewöhnlicher oder indischer Krait (Bungarus caeruleus)

Dieser Krait hat einen kurzen Kopf, der sich kaum vom Hals absetzt. Der Schwanz läuft spitz zu. Der Kopf ist schwarz, die Lippenschilder sind weiß. Die Körperoberfläche zeigt auf glänzend-braunschwarzem Grund 40–46 weiße Querbinden. Die Verbreitung umfaßt Pakistan, Vorderindien, Sri Lanka.

Gift: 4 mg des Kraitgiftes sind für den Menschen tödlich. Kraitbisse sind selten, da es sich um ein nachtaktives Tier handelt, das tags kaum zum Biß zu reizen ist. Die neurotoxische Komponente und die Enzyme machen die Hauptwirkung des Giftes aus.

Symptomatik: Die lokale Symptomatik ist sehr gering. Die neurotoxischen Erscheinungen entsprechen denen anderer Naja Spezies.

Therapie: Siehe Naja nigricollis bzw. Mamba.

Antivenin: Polyvalent Anti Snake Venom Serum, Kasauli, India (s. oben Naja naja).

Kettenviper (Vipera russelli)

Es handelt sich bei der Kettenviper um eine mächtige Otternart, die bis zu Armumfang erreichen kann. Sie hat einen herzförmigen Kopf. Die Grundfärbung des Körpers ist hellbraun bis graubraun. Auf dem Rücken verlaufen drei Längsreihen dunkelbrauner schwarzgerandeter elliptischer Flecken. Die Kettenviper findet sich in Vorderindien, Sri Lanka, Südchina, Taiwan, Hinterindien und auf den Inseln des indoaustralischen Archipels.

Symptomatik: Ausgedehnter Lokalbefund mit Ödem und Blasenbildung sowie starken Schmerzen. Starke hämatotoxische und nephrotoxische Wirkung mit Hämolyse und vorübergehender Proteinurie und Oligurie. Eine hepatotoxische Wirkung wurde beschrieben.

Therapie: Wie bei Vipera ammodytes. Es ist eine ausreichende Infusionstherapie wegen des drohenden Nierenversagens, notfalls wegen der Hämolyse eine Austauschtransfusion durchzuführen.

Antivenin: Polyvalent Anti Snake Venom Serum, Kasauli (Central Research Institut, Kasauli 173205/H. P., India).

Malayen-Mokassinotter (Agkistrodon rhodostoma)

Syn: Malayische Grubenotter

Diese Otter besitzt einen dreieckigen lanzenförmigen Kopf. Die Schnauze ist zugespitzt und nach oben gewölbt. Die Oberseite ist hell bis rotbraun oder hell bis graubraun mit dunkleren Flecken, die schwarz und weiß umsäumt sind. Auf der Rückenmitte verläuft eine dunkle Längslinie. Die Agkistrodon rhodostoma kommt in Thailand, Kambodscha, Laos, Vietnam, auf der Malayischen Halbinsel, auf Sumatra und Java vor.

Gift und Toxizität: Das Gift weist hämotoxische und neurotoxische Komponenten sowie Enzyme auf. Die Letalität ist nicht sehr hoch, sie liegt bei 2%.

Die **Symptomatik** ist wie bei anderen Crotaliden *(s. dort, Kap. TOX, 2.)*. Im Vordergrund können die Hämorrhagien mit nachfolgender Anämie stehen.

Therapie: *s. Kap. TOX, 2.,* Therapie bei Grubenotterbissen.

Antivenin: Malaya Pit Viper Antivenia (Agkistrodon rhodostoma) OSMI, Thailand, (siehe oben, bei Naja naja) oder Malayan Pit Viper Antivenin, Firma Knoll, Twyford Pharmaceutical Services Deutschland GmbH, 6700 Ludwigshafen.

Australische Giftschlangen

Taipan (Oxyuranus scutellatus)

Der Taipan weist einen großen, langen Kopf auf, der sehr deutlich vom Hals absetzt. Das vordere Körperdrittel ist schlank. Der Schwanz endet als Zapfen. Die Körperoberseite ist hell- bis dunkelbraun. Die Bauchseite ist gelblich mit orangen Sprengeln bedeckt. Der Taipan ist in Nordaustralien beheimatet. Er ist die gefährlichste australische Giftschlange. Ohne Antivenin verläuft der Taipanbiß immer tödlich.

Gift: Der hochpotente Bestandteil des Taipangiftes ist das Taipoxin. Die LD 50 liegt für die Maus bei 2,1 µg/kg.

Symptomatik: Die Neurotoxizität mit einer präsynaptischen Blockade der neuromuskulären Übertragung steht im Vordergrund. Es entwickelt sich nach einer Latenzzeit eine schlaffe Lähmung mit Atemstillstand. Hämorrhagien können an der Bißstelle und systemisch auftreten. Eine kardiodepressive Giftwirkung tritt ebenfalls ein.

Die **Therapie** steht ganz im Zeichen der Antiveningabe. Der Hersteller dieses Monovalenten Antiserums Taipan Snake Antivenin ist: CLS Commonwealth Serum Laboratory, 45 Poplar Road, Parkville, Victoria, Australia, 3052.

Tigerotter (Notechis scutatus)

Die Schlange hat einen flachen Kopf mit ausgeprägter Schnauzkante. Die Körperfarbe variiert sehr. Die meisten Tigerottern sind dunkel quergebändert. Ihr Lebensraum ist innerhalb Australiens das südliche Queensland, New South Wales, Victoria und der Südosten des Kontinents.

Ihr **Gift** enthält Enzyme und ein Myotoxin, das Notexin.

An **Symptomen** können eine Hämolyse mit Hämoglobinurie und Proteinurie als nephrotoxische Zeichen auftreten. Es kann zu neurotoxischen Erscheinungsbildern bis zur Atemlähmung kommen. Muskelnekrosen und karditoxische Wirkungen sind beschrieben.

Therapie: Siehe Elapiden wie Mambas und Najas.

Antivenin: Polyvalent Snake Antivenin (Australien-Neuguinea) CLS, Parkville, Victoria/ Australien (siehe oben).

Giftschlangen Zentral- und Südamerikas

Tropische Klapperschlange (Crotalus durissus) Syn: Cascaval

Diese Klapperschlange hat einen länglichen bis dreieckigen Kopf, der sich deutlich vom schlanken Hals absetzt. Zwei über den Augen beginnende, dunkelbraune oder schwarze Längsstreifen verlaufen parallel über Kopf und Hals. Die Körperoberseite ist braun bis dunkelgrau. Auf dem Rücken finden sich dunkelbraune Rautenflecken mit heller Umrandung. Beheimatet ist die Cascaval in Südmexiko, in Mittel- und in den größten Teilen Südamerikas. Die Cascaval ist als die giftigste aller Klapperschlangen anzusehen.

Gift: Hämorrhagienauslösendes Toxin. Unbehandelt liegt die Letalität bei 75%.

Symptomatik: Die lokalen Reaktionen bei den Crotaliden in Süd- und Mittelamerika sind in der Regel milder als bei den nordamerikanischen Klapperschlangen. Beim Biß des Crotalus durissus kommt es zur Freisetzung von Bradykinin, Histamin und Serotonin. Das Gift dieser Klapperschlange hat eine ausgeprägte neurotoxische Wirkung, welche zu Lähmungserscheinungen führt. Hinzu kommt das Auftreten einer starken hämorrhagischen Diathese und einer intravasalen Hämolyse mit schwerem Kreislaufschock.

Therapie: *s. Kap. TOX, 2., Therapie bei Grubenottern.*

Antivenin: Antivenin Crotalidae Polyvalent (Wyeth Laboratories Inc. Wasp & Biddle Streets, P. O. Box 304, Marietta, Pennsylvania 17547, USA); oder Suero Antiviperino Myn Liofilizado Laboratorios „MYN“ S. A. Av. Coyoacan 1707, Mexico 12, D. F.; oder Anti Ophidic Polyvalent Serum (Bothrops crotalus) Instituto Butantan, Caixa Postal 65, Sao Paulo/Brasilien.

Lanzenotter (Bothrops atrox) Syn: Fer de lance

Der Kopf dieser Schlangenart ist zugespitzt, er setzt sich deutlich vom Rumpf ab. Der Rücken ist braun, gelbbraun oder olivfarben. Silbrige Querstreifen umgeben den Körper in Abständen von 2–6 cm. Über den ganzen Körper ziehen sich schwarze Dreiecksflecken. Ein heller Streifen verläuft schräg vom Auge zum Kopfende. Die gelbliche Bauchseite zeigt viele dunkle Flecken. Die Lanzenotter findet sich in Südmexiko, Mittelamerika bis hin nach Nordargentinien. Die Schlange ist angriffslustig und schnellt gleich mehrmals gegen das Opfer vor. Sie ist für die meisten Todesfälle in Mittel- und Südamerika durch Schlangenbisse verantwortlich.

Gift: Das Gift weist Enzyme (Aminosäureoxidasen, Argininesterhydrolasen, Endonukleasen, Phosphodiesterasen, Phospholipase A und ein thrombinähnliches Enzym) auf.

Die **Symptomatik** ist die gleiche wie bei anderen Crotaliden (siehe dort). Die ödemauslösende und lokal nekrotisierende Wirkung ist im Gegensatz zu Crotalus durissus deutlicher ausgeprägt. Schwere Hämorrhagien können auftreten.

Antivenin: Siehe Crotalus durissus.

Buschmeister (Lachesis muta)

Diese Lachesis ist die längste Viper und nach der Königskobra die größte Giftschlange der Erde. Sie wird bis zu 4 m lang. Sie besitzt stark höckrige, gekielte Schuppen. Die Körperoberseite ist hellbraun bis rötlich. Sie ist durchsetzt mit schwarzen, rhombischen Flecken, die gelb umrandet sind und in der Mitte einen hellen Tupfen haben. Ein dunkles Band verläuft zwischen Auge und Mundwinkel. Der Buschmeister findet sich vorwiegend in Äquatorialwäldern, in Brasilien, Guayana, Venezuela, Trinidad, Bolivien, Peru, Ecuador und Kolumbien. Die Bisse des Buschmeisters sind selten, da es sich um ein scheues, nachtaktives Tier handelt.

Symptome: Siehe Crotaliden.

Therapie: Siehe Crotaliden.

Antivenin: Siehe Crotalus durissus.

Seeschlangen (Hydrophiidae)

Die **Seeschlangen** sind im Indischen Ozean und im westlichen Pazifik weit verbreitet. Da diese Tiere nicht angriffslustig sind, kommen Seeschlangenbisse im Verhältnis zur großen Zahl und Verbreitung dieser Schlangen selten vor. Am meisten betroffen sind Fischer in Südostasien, die täglich diesen Schlangen begegnen. Der Biß erfolgt in der Regel beim Waten in seichtem Wasser in den Fuß oder das Bein. Finger und Hände werden dann angebissen, wenn Fischernetze, in denen sich Seeschlangen befinden, ausgeleert werden. Beim Schwimmen selbst kommt es nur selten zu Bissen.

Die **Giftwirkung** des Seeschlangenbisses besteht hauptsächlich in einer Myo- und Neurotoxizität; die Hämatotoxizität ist im Vergleich dazu gering. Das Gift gilt als überaus gefährlich.

Symptomatik: Bei einem Seeschlangenbiß treten im allgemeinen keine Lokalsymptome auf. Die systemische Vergiftung äußert sich $^1/_2$–2 h nach dem Biß in Muskelschmerzen. Bewegungen des Rumpfes, des Halses und der Extremitäten sind sehr schmerzhaft. Nach einigen Stunden kommt es zur Myoglobinurie, der Urin wird dunkelbraun durch ausgeschiedenes Myoglobin. Eine Hyperkaliämie kann auftreten. Durch die neurotoxische Komponente des Giftes bedingt, kann es zur Ptose, Akkomodationsschwäche, Sprach- und Schluckstörungen kommen. An gastrointestinalen Symptomen treten Erbrechen und Übelkeit auf. Im schlimmsten Falle kommt es zu Konvulsionen und zur Atemlähmung.

Therapie: Die Erste-Hilfe-Maßnahme besteht in einer venösen Stauung, einer Ruhigstellung der betroffenen Extremität und, wenn möglich, einer Ruhigstellung des Patienten, der liegend ins Krankenhaus transportiert werden sollte. In der Klinik wird, wenn eine systemische Vergiftung gesichert ist, ein Antitoxin verabreicht.

Das zur Verfügung stehende **Antivenin** ist ein polyvalentes Antiserum der Firma CSL, Parkville, Victoria/Australien (Sea Snake Antivenene). Eine angeregte Diurese ist aus zwei Gründen sinnvoll: 1. vermag sie ein durch die Myoglobinurie drohendes Nierenversagen zu verhindern, 2. gelingt es dadurch, das Gift, das offensichtlich in den Urin ausgeschieden wird, aus dem Körper zu eliminieren. Die Hyperkaliämie bedarf manchmal einer Therapie mit Glukose-Insulininfusionen oder Resonium-Einläufen.

Die Giftinformationszentralen geben ferner Auskunft über das zu einem Schlangengiftunfall nächstgelegene Depot für Schlangenbiß-Antiseren (s. Liste der „Informations- und Behandlungszentren für Vergiftungsfälle“ in diesem Kapitel).

Giftige Echsen

Es gibt nur zwei giftige Echsen, das Gila-Monster *(Heloderma suspectum)*, das in Sonora und Arizona und in angrenzenden Gebieten beheimatet ist, und die etwas größere, im nördlichen Mexiko beheimatete Krustenechse *(Heloderma horridum)*. Ihr Gift enthält ein oder mehr Speichel-Kallikreine, die denen einiger Schlangen sehr ähnlich sind und zur Freisetzung von gewissen Enzymen führen. Hyaluronidase und Phospholipase A sind ebenfalls im Gift enthalten.

Allgemeinsymptome entwickeln sich nur bei mittelgradigen und schweren Vergiftungen in Form von Schwäche, Schweißausbruch, Angst, Kopfschmerzen und Ohrensausen. Lokal findet man Schmerz, Schwellung, Ödem, Hautblutungen und Lymphgefäßentzündung im Wundbereich. Die Befunde und der klinische Verlauf sind im allgemeinen einer milden bis mittleren Vergiftung durch eine Diamantklapperschlange sehr ähnlich. In schweren Fällen kann es zu einem Kreislaufkollaps kommen.

Therapie

Die Therapie ist rein symptomatisch und entspricht der Therapie bei Grubenotternvergiftungen. Ein spezifisches Antivenin gibt es nicht.

Spinnen

Mit Ausnahme von zwei kleinen Gruppen sind alle Spinnen in den USA giftig. Glücklicherweise sind die Beißwerkzeuge der meisten Arten zu klein und zu schwach, um die menschliche Haut zu durchdringen. In den USA gibt es mindestens 60 Arten, von denen beschrieben ist, daß sie Bißverletzungen beim Menschen verursacht haben. Zu den gefährlichsten Spezies zählen: *Latrodectus mactans* (Schwarze Witwe) und verwandte Unterarten; *Loxosceles reclusa* (Speispinne); *Phidippus*-Arten (Springspinnen); *Aphonopelma* und *Phamphobeteus*-Arten (Vogelspinnen); *Bothriocyrtum*- und *Ummidia*-Arten (Falltürspinnen); *Phoneutria* und *Cupiennius sallei* (Kammspinnen), *Lycosa* (Wolfsspinnen), *Heteropoda* (Jagdspinnen), die sogenannten Bananenspinnen; *Misumenoides aleatorius* (Krabbenspinnen); *Liocranoides* (Sackspinnen) und *Cheiracanthium* (Dornfingerspinnen); *Neoscona vertebrata* (Weberspinne); *Araneus*-Arten (Kreuzspinnen) und die *Argiope aurantia* (Zebraspinne); *Drassodes* (Plattbauchspinnen); *Peucetia viridans* (grüne Luchsspinne); *Steatoda grossa* (Kugelspinne).

Pamphobeteus, Cupiennius und *Phoneutria* kommen nicht in den USA vor, können aber durch Waren ins Land hereingebracht werden.

Die Häufigkeit der Spinnenbisse in den USA ist nicht bekannt. Nicht mehr als drei Todesfälle/Jahr, vor allem bei Kindern, werden beobachtet.

Chemie und Pharmakologie

Nur ein paar Spinnengifte sind bisher genau erforscht worden. Das Gift der Schwarzen Witwe besteht vor allem aus Proteinen, von denen einige Enzyme sind. Der tödlich giftige Bestandteil schein ein Peptid zu sein, das eine deutliche Wirkung auf die neuromuskuläre Übertragung ausübt. Das Gift der Loxosceles reclusa setzt sich aus mindestens 10–12 Proteinen zusammen. Die enzymatische Wirkung ihres Giftes ist stärker als die der *Latrodectus.* Es ist jedoch bisher noch nicht möglich gewesen, den Bestandteil des *Loxosceles*giftes zu isolieren, der die ungewöhnlich starke Nekrose verursacht, die für *Loxosceles*bisse charakterisiert ist.

Die Infiltration mit polymorphkernigen Leukozyten hat bei der Vergiftung eine wichtige Bedeutung, aber der Mechanismus ist bis jetzt unbekannt. Das Vogelspinnengift enthält etwa

12 Proteine, von denen mindestens eins eine Wirkung auf das Herz-Kreislauf-System hat, und trotzdem ist es völlig unwahrscheinlich, daß dieses Gift eine ernst zu nehmende Wirkung auf das menschliche Herz ausübt. Die in den USA heimischen Vogelspinnen sind nicht gefährlich.

Symptomatik

Latrodectusarten: Der Biß einer Schwarzen Witwe führt gewöhnlich zu einem scharfen, stechenden Schmerz, gefolgt von dumpfem Schmerz und Taubheitsgefühl in der betroffenen Extremität. Außerdem treten Schmerzen und Muskelspannungen in Abdomen, Schulter, Rücken und/oder Brust auf. Zusätzliche Symptome können bestehen aus: Ruhelosigkeit, Ängstlichkeit, Schweißausbruch, Kopfschmerzen, Benommenheit, Ptosis, Lidödeme, Hautausschlag und Juckreiz, Atemnot, Übelkeit, Erbrechen, Speichelfluß, Schwäche und erhöhte Hauttemperatur über der betroffenen Stelle. Blut- und Liquordruck sind gewöhnlich in schweren Fällen bei Erwachsenen erhöht.

Loxoscelesarten: Der Biß der Speispinnen führt zu wenig oder keinem unmittelbaren Schmerz, aber innerhalb etwa 1 h können sich lokalbegrenzte Schmerzen an der Bißstelle entwickeln. Es kommt zu einer evtl. juckenden Rötung und kleinen Hautblutungen an der Bißstelle. Ein generalisierter Pruritus kann auftreten. Es bildet sich eine kleine Blase, umgeben von einem ischämischen Ring, um den ein geröteter Ring verläuft, der immer röter und empfindlicher wird. Die Läsion hat das Aussehen des Zentrums einer Zielscheibe und wird oft größer, rupturiert und hinterläßt ein Geschwür, das immer größer und tiefer wird und schließlich die darunterliegenden Gewebe bis zum Muskel erfaßt. Es bildet sich ein schwarzer Schorf, der schließlich abfällt und einen großen Gewebsdefekt hinterläßt. Der Schmerz kann jetzt zunehmen und im ganzen Wundgebiet vorhanden sein. Allgemeinsymptome wie Übelkeit, Erbrechen, Frösteln, Schweißausbrüche, schweres Krankheitsgefühl, Hämolyse, Thrombozytopenie und Niereninsuffizienz können auftreten. Todesfälle sind selten.

Diagnostik

Viel häufiger als Spinnenbisse sind Stiche von Flöhen, Wanzen, Zecken, Milben, Stechmücken. Diese werden oft mit Spinnenbissen verwechselt. Einige dieser Insektenstiche erzeugen gelegentlich auch bullöse Läsionen mit Ruptur und Ulzeration, die dem Biß der Loxosceles reclusa und anderer Spinnen ähnlich sein können.

Eine ganze Anzahl von Berichten über nekrotisierende oder gangränöse Spinnenbißvergiftungen, die der *Loxosceles reclusa* zugeschrieben werden, in Gegenden, in denen diese Spinnenart selten ist, sind wahrscheinlich auf andere Athropoden zurückzuführen. Deshalb sollte unbedingt der Versuch gemacht werden, die Spinne, die den Biß verursacht hat, zu fangen, um sie so identifizieren zu können. Erkrankungen wie epidermale Nekrolyse, Erythema chronicum migrans, Erythema nodosum, Lyell-Syndrom, chronischer Herpes simplex etc. können manchmal mit Spinnenbissen verwechselt werden.

Therapie

Schwarze Witwe: Es gibt keine vernünftige Erste-Hilfe-Maßnahme bei Vergiftungen durch *Latrodectus mactans.* Ein Eiswürfel kann auf die Wunde gelegt werden, um den Schmerz zu lindern. Eine Krankenhauseinweisung ist bei Patienten unter 16 und über 60 Jahren oder bei Patienten mit Hypertonie und solchen, die eine schwere Vergiftungssymptomatik aufweisen, notwendig. Wenn eine symptomatische Therapie nicht zum Erfolg führt, sollte 1 Ampulle des Antivenins *Latrodectus mactans* i.v. in 10–50 ml isotoner Kochsalzlösung nach vorheriger Hauttestung verabreicht werden. Eine Ampulle Antivenin ist in der Regel ausreichend. Sie sollte langsam über einen Zeitraum von 3–15 Minuten injiziert werden. Kinder mit schwerer Vergiftung müssen unter Umständen beatmet werden. Die Vitalfunktionen sollten innerhalb der ersten 12 h überprüft werden. Ein akuter Hochdruck bei älteren Patienten kann eine Nitroprussid-Behandlung erforderlich machen. Die Muskelkrämpfe lassen sich gut mit 10 ml 10%igem Calziumgluconat i.v. beherrschen. Davon können mehrere Dosen in 4stündlichen Abständen notwendig werden.

Bei Erwachsenen helfen Spasmolytika wie Methocarbamol oder Na-Dantrolen i.v.; Diazepam, 10 mg 3mal/Tag, weist unterschiedliche Erfolge auf. Meperidin, 50–100 mg, oder Morphium, 6–16 mg alle 6 h, kann ebenfalls verwendet werden. Ein heißes Bad kann in leichten Fällen Milderung bringen.

Loxosceles reclusa: Ein Eisstück kann auf die Bißstelle gelegt werden. Eine Bißexzision wird empfohlen in Fällen, in denen die Vergiftung erwiesen ist und der Patient innerhalb weniger Stunden beim Arzt ist. Patienten, die von einer Loxosceles-Spinne oder einer nicht identifizierten Unterart gebissen wurden und die innerhalb der ersten 12 h nach dem Biß eine Hautläsion mit zunehmender Tendenz entwickeln, sollten Kortikosteroide, z.B. Dexamethason 4 mg alle 6 h i.m., während des akuten Stadiums erhalten. Dieses Verfahren wird von vielen Ärzten bevorzugt. Z.Zt. wird die Behandlung mit Diaminodiphenylsulfon und Acetyltrimethylcolchinsäure erprobt. Ein antitoxisches Serum ist zwar schon entwicklt, aber noch nicht im Handel erhältlich. Ulzerierende Läsionen sollten täglich mit 3%igem Wasserstoffsuperoxid gereinigt werden und in 1:20 verdünnter Burowscher Lösung (Aluminiumacetatlösung) 15 min gebadet werden.

Eine Polymyxin-Bacitracin-Neomycin-Salbe kann für die Nacht aufgebracht werden. Sauerstoffberieselung der Wunde mehrmals täglich mit Hilfe einer Sauerstoffmaske oder eines Plastiksackes kann hilfreich sein. Die meisten Bisse bedürfen nur einer lokalen Behandlung.

Bienen, Wespen, Hornissen, Ameisen

Das Gift dieser Insekten (Hymenoptera) enthält neben anderen Komponenten Peptide, nichtenzymatische Proteine (Apamin, Melittin und/oder Kinine), Enzyme (Phospholipase A und B und Hyaluronidase) und Amine (Histamin und 5-Hydroxytryptamin).

Während über 100 Bienenstiche bei den meisten Erwachsenen notwendig sind, um eine tödliche Giftdosis zu erreichen, kann ein Bienenstich ausreichen, eine hypersensitive Person zu töten, wenn bei ihr eine anaphylaktische Reaktion auftritt.

In den USA kommt es zu 3- bis 4mal mehr Todesfällen durch Bienenstiche als durch Schlangenbisse. In den wenigen Fällen, bei denen multiple Bienenstiche zum Tod geführt haben, trat der Tod durch Herz-Kreislauf-Versagen ein.

Im Süden der USA, besonders in der Golf-Region, gibt es durch eingeschleppte Solenopsis-Arten (Diebsameisen, in Amerika Feuerameisen genannt) jährlich tausende von Stichen. 40% der Menschen in den von diesen Ameisen besiedelten Stadtgebieten werden von diesen Ameisen gestochen, und es wurden über 30 Todesfälle gemeldet. Der Stich dieser Ameisen verursacht einen sofort auftretenden heftigen Schmerz, der oft innerhalb von 45 min nachläßt, und an der Stichstelle entwickelt sich eine sterile Blase, die nach 30–70 h zusammenfällt. Mögliche Sekundärinfektionen können zur Sepsis führen. Die Entstehung von Ödem, Erythem oder Pruritus sind möglich. Anaphylaktische Reaktionen treten bei weniger als 1% auf. Mononeuritis und Krämpfe wurden nach diesen Stichen beobachtet. Das Gift der Feuerameisen besteht zu 95% aus Alkaloid, mit hämolytischen, zytolytischen, antimikrobiellen und insektiziden Wirkungen. Da allergische Reaktionen nicht durch die Alkaloide im Gift hervorgerufen werden, scheinen 3–4 wäßrige Protein-Fraktionen dafür verantwortlich zu sein. Das Gift der Bienen enthält unter anderem Peptide und nichtenzymatische Proteine (Apamin, Melittin und Kinin), Enzyme (Phospholipase A und B und Hyaluronidase) und Amine (Histamin und 5-Hydroxytryptamin).

Therapie

Der Stachel vieler *Bienenarten* kann in der Haut steckenbleiben und sollte ohne Druck auf den noch daranhängenden Giftapparat vorsichtig entfernt werden. Sofortiges Auflegen eines Eiswürfels lindert den Schmerz. Oft ist eine Salbe, die Antihistaminika, Analgetika und Kortikosteroide enthält, von Nutzen.

Insektengift-Allergiker sollten Adrenalin und ein Antihistaminikum zur Injektion bei sich tragen, wenn sie ins Freie gehen. Eine Desensibilisierung kann mit einem Insekten-Ganzkörper-Antigen oder besser mit einem Gesamtgiftantigen durchgeführt werden. Nach der anfänglichen Immuntherapie sollte eine Erhaltungsdosis bis zu 5 Jahren gegeben werden. Bei Personen, die den Stichen der Feuerameise ständig ausgesetzt sind, sollte nach der Immuntherapie die Erhaltungsdosis für immer fortgesetzt werden (s. auch Kap. IMM, 3.).

Weitere stechende Arthropoden

Zu den häufig vorkommenden stechenden und blutsaugenden Arthropoden gehören: Zecken, Milben; Sandmücken, Pferdebremsen und Wild-Dasselfliegen; Moskitos; Flöhe; Läuse und verschiedene Wanzenarten.

Ihr Speichel enthält die unterschiedlichsten Bestandteile, und die Läsion, die entsteht, kann variieren von einer kleinen Papel bis zur großen ulzerierenden Wunde mit Schwellung und Schmerz. Es kann auch zu Hautausschlägen kommen. Am schlimmsten wirken sich Stiche und Bisse aus, bei denen es zu Überempfindlichkeitsreaktionen oder Infekten kommt. Bei Allergikern können solche Bisse tödlich sein.

Therapie

Das Insekt, das gebissen oder gestochen hat, sollte schnell entfernt werden. Zecken und einige Wanzen werden am besten mit Öl oder anderen Mitteln gegen Insekten entfernt. Man kann die Athropoden auch unter vorsichtigem Drehen mit der Pinzette herausziehen.

Man muß darauf achten, daß auch der Kopf aus der Bißstelle entfernt wird, da sonst eine chronische Entzündung entstehen oder der Fremdkörper in tiefe Gewebsschichten vordringen und dort zu Granulomen führen kann

Die Wunde sollte gereinigt und mit einer Antihistamin-Analgetikum-Kortikoid-Salbe versorgt werden. Schwere Überempfindlichkeitsreaktionen sollten, wie in *Kap. IMM, 3.* beschrieben, behandelt werden.

Zecken und Milben

Zecken übertragen viele Krankheiten und verursachen zusätzlich noch Vergiftungen. In Nordamerika erzeugen manche Arten von *Dermacentor* und *Amblyomma* eine sogenannte **Zeckenparalyse.** Die Symptomatik umfaßt: Anorexie, Apathie, Muskelschwäche, Koordinationsstörungen, Nystagmus und eine aufsteigende schlaffe Lähmung. Eine Bulbärparalyse oder Atemlähmung kann sich entwickeln. Der Biß einiger *Ornithodorus*-Zecken (Pajaroello), die es in Mexiko und im Südwesten der USA gibt, führt zu Blasen- und Pustelbildung mit Blasenruptur, Ulzerationen und Verschorfung sowie zu verschieden stark ausgeprägter Schwellung mit Schmerzen. Ähnliche Reaktionen wurden auch durch andere Zecken ausgelöst.

Milbenbefall ist weit verbreitet und zuständig für die sogenannte Krätze – starke Dermatitis mit Juckreiz, verursacht durch die Milbenlarve. Die Bisse lösen die verschiedensten Gewebsreaktionen mit und ohne allergische Begleiterscheinungen aus.

Therapie

Die Behandlung der Zeckenparalyse ist rein symptomatisch. O_2 und künstliche Beatmung können notwendig werden. Ein Antiserum wird zur Zeit erprobt. Pajaroello-Zeckenbisse sollten gereinigt und in 1:20 verdünnter Burowscher Lösung gebadet werden. Evtl. ist eine

Wundtoilette indiziert. Bei schweren Reaktionen sind Kortikosteroide angezeigt. Wundinfektionen zum Zeitpunkt der Ulzeration sind häufig, sie bedürfen jedoch nur lokaler antiseptischer Maßnahmen.

Milbenbefall wird wie Skabies behandelt *(Kap. HAU, 7.)*.

Tausendfüßler

Größere Spezies der Gattung *Scolopendra* verursachen einen sehr schmerzhaften Biß, begleitet von Lymphangitis, Lymphadenitis, Schwellung und lokalem Ödem. Nekrosen sind selten und Infektionen kommen praktisch nicht vor. Die Symptomatik hält selten mehr als 48 h an. Manche Tausendfüßler beißen nicht, können aber bei Berührung ein giftiges Sekret absondern, das lokale Hautirritationen und in schweren Fällen Nekrosen verursachen kann. Einige Arten verspritzen ein stark reizendes widerliches Sekret, das zu schwerer Konjunktivitis führen kann.

Therapie

Gegen die Schmerzen bei den meisten Scolopendra-Bissen hilft ein Eiswürfel. Das giftige Sekret, das Tausendfüßler auf die Haut spritzen, muß mit reichlich Wasser und Seife abgewaschen werden. Mit Alkohol sollte nicht gereinigt werden. Wenn es zu Hautreaktionen kommt, sollte eine Kortikoidlotion oder -salbe aufgetragen werden. Betroffene Augen müssen sofort mit Wasser ausgewaschen und mit einer Salbe, die Steroide und Analgetika enthält, versorgt werden.

Skorpione

Alle nordamerikanischen Skorpione außer *Centruroides exilicauda (sculpturatus)* sind relativ harmlos. Ihre Stiche verursachen nur geringe lokale Schmerzen, Parästhesien mit leichter Schwellung, eine Lymphangitis mit Beteiligung der lokalen Lymphknoten und ein Ansteigen der Hauttemperatur und vermehrte Empfindlichkeit rund um die Wunde. Es kann auch zu lokalen Gewebsreaktionen im Wundgebiet kommen. Der *Centruroides exilicauda (sculpturatus)* kommt in Arizona, Neu-Mexiko und auf der kalifornischen Seite des Coloradoflusses vor. Sein Stich verursacht einen sofortigen Schmerz und dann Taubheit oder Kribbeln an der betroffenen Stelle. Es besteht im allgemeinen keine Schwellung. Bei Kindern entsteht Spannung und Ruhelosigkeit, und es kommt zu anormalen, unkontrollierten Bewegungen von Kopf, Nacken oder Augen. Bei Erwachsenen können Tachykardie, Hypertonie, zunehmende Atemtätigkeit, Schwächegefühl und motorische Störungen auftreten. Atembeschwerden können bei Kindern und Erwachsenen, oft mit einer übermäßigen Speichelabsonderung, auftreten.

Therapie

Die Stiche der meisten nordamerikanischen Skorpione erfordern keine spezifische Therapie. Sofortiges Auflegen von Eis auf den Stich lindert den Schmerz, oder es kann in 4stündigen Intervallen eine Antihistamin-Analgeticum-Kortikosteroid-Zubereitung auf die Stichstelle aufgebracht werden. Die Hypertonie kann mit verdünnter Nitroprussid-Lösung (3 µg/kg KG/Minute i.v.) behandelt werden. Gegen die Hypertonie kann auch Labetol, 0,25 mg/kg KG i.v., über einen Zeitraum von 3 Minuten gegeben und, wenn erforderlich, alle 15 Minuten wiederholt werden. Muskelspasmen sprechen auf Calciumglukonat an. In den ersten 8–12 Stunden sollten keine Speisen verabreicht werden. In allen schweren Fällen und besonders bei Kindern sollte Antiserum gegeben werden. Muskelspasmen sprechen auf Calciumglukonat an. Absolute Bettruhe und keine Speisen für die ersten 8–12 Stunden sind indiziert. In allen schweren Fällen sollte Antiserum gegeben werden.

Meerestiere

Stachelrochen verursachen ungefähr 750 Stiche/Jahr an Nordamerikas Küsten. Das Gift befindet sich in einem oder mehreren Stacheln auf der Oberseite der langen Schwanzflosse des Fisches. Die Verletzungen treten in der Regel dann auf, wenn ein unachtsames Opfer beim Waten in der Brandung, in einer Bucht oder in einem Tümpel, auf einen Fisch tritt. Der Druck auf den Fisch veranlaßt diesen, seinen Schwanz nach vorne und oben zu stoßen und die Stachel in das Bein oder den Fuß des Opfers zu treiben. Die häufige Umscheidung des Stachels bricht auf und gibt ihr Gift in das Gewebe des Opfers ab, was unverzüglich zu starken Schmerzen führt. Obwohl der Schmerz meist auf das Gebiet um den Einstich beschränkt bleibt, kommt es doch vor, daß er sich rasch ausbreitet, seine größte Intensität innerhalb der ersten 1 ½ h erreicht und unbehandelt, langsam nachlassend, bis zu 48 h bestehen bleibt. Kollaps, Schwäche, Übelkeit und ein Beklemmungsgefühl treten häufig auf und sind auf eine Vasodilatation der peripheren Gefäße zurückzuführen. Gelegentlich wurde auch von einer Lymphangitis, Erbrechen, Durchfall, Schweißausbruch, generalisierten Krämpfen, Schmerzen in der Inguinal- und Achselgegend sowie Dyspnoe berichtet. Die Wunde ist gewöhnlich ausgezackt, blutet stark und enthält häufig Teilchen der Stachelscheide. Der Wundrand ist oft verfärbt, und eine lokale Gewebszerstörung tritt auf. In der Regel kommt es zu einer ödematösen Schwellung. Bei offenen Wunden besteht Infektionsgefahr.

Zu den **Weichtieren** zählt man Muscheln, Tintenfische und Schnecken. Der *Conus californicus* ist die einzige giftige Schnecke in nordamerikanischen Gewässern. Der Stich erzeugt lokalen Schmerz, Schwellung, Rötung und Taubheitsgefühl. Der Biß des nordamerikanischen Tintenfisches ist selten ernst. Die sogenannte paralytische Muschelvergiftung, die durch das Essen gewisser Austern, die giftige Dinoflagellaten aufgenommen haben, verursacht wird, wird in *Kap. MAD, 9.* bei *Nicht-bakteriellen Lebensmittelvergiftungen* abgehandelt.

Bei den **Stachelhäutern** gibt es einige giftige Klassen. Manche **Seeigel** besitzen Giftzangen (Pedizellarien) mit kalkverstärkten Zangenbacken, die die menschliche Haut durchdringen können. Verletzungen, die davon herrühren, sind sehr selten. Viel häufiger sind Verletzungen durch die Stacheln der Seeigel, die in der Haut abbrechen und lokale Gewebsreaktionen hervorrufen können. Wenn sie nicht entfernt werden, können sie in tiefere Gewebsschichten gelangen, wo sie zu granulomatösen knotigen Läsionen führen oder gegen Knochen und Nerven gedrängt werden. Gelenk- und Muskelschmerzen können ebenso wie Dermatitiden auftreten.

Zu den **Hohltieren** (Cnidaria) gehören die Korallen, die Seeanemonen, die Quallen und die Hydrozoen (zu diesen gehört z.B. die schwarmbildende Seeblase oder „Portugiesische Galeere"). Viele Tiere verfügen über hochentwickelte Stechvorrichtungen (Nesselkapseln), die imstande sind, die Haut zu durchdringen. Sie sind reichlich auf den Fangarmen vorhanden. Ein einziger Fangarm kann Tausende von Nesselkapseln während des Kontakes in die Haut hineinschießen. Die Läsionen sind, je nach Art des Nesseltiers, unterschiedlich. Üblicherweise besteht die anfängliche Läsion aus rasch aufschießenden Papeln in einer oder mehreren unterbrochenen Linien, zeitweise von einem Erythem umgeben. Starker Schmerz und Juckreiz sind häufige Symptome. Die ganze kontaminierte Hautregion rötet sich und ist erhaben. Erhebliche Schmerzen können auftreten, üblich ist Juckreiz. Die Papeln werden zu Pusteln und zu Blasen. Es kommt schließlich zur Ablösung der Haut. An Allgemeinsymptomen treten auf: Schwäche, Übelkeit, Kopf- und Muskelschmerzen sowie Muskelkrämpfe, Tränenfluß, Nasenlaufen, vermehrte Schweißabsonderung, Pulsfrequenzänderungen und

Brustschmerzen, die bei Atmen zunehmen. In nordamerikanischen Gewässern hat die „Portugiesische Galeere" Todesfälle verursacht.

Therapie

Stachelrochen und andere Fischstiche: Verletzungen an den Extremitäten sollten mit dem vorhandenen Salzwasser kräftig abgespült werden. Man sollte versuchen, Teile der Stachelscheide aus der Wunde zu entfernen, sofern sie gesehen werden können. Die Extremität sollte dann für 30–90 min in so heißem Wasser gebadet werden, wie es der Patient gerade noch ohne Verbrühung aushält. Die Wunde sollte erneut auf Überbleibsel der Stachelscheide untersucht werden. Eine Tetanusprophylaxe ist durchzuführen und die verletzte Extremität für einige Tage hochzulagern. Wenn notwendig ist ein Antibiotikum einzusetzen und die Wunde chirurgisch zu schließen.

Wenn die Erstversorgung verzögert einsetzt, kann der verletzte Bezirk auch mit Lidocain anästhesiert werden. Gegen die Schmerzen muß u. U. Meperidin i. m. gegeben werden. Die zunächst auftretende Schocksymptomatik kann mit einfachen unterstützenden Maßnahmen leicht behoben werden.

Weichtiere: Die Therapie von *Conus*-Stichen und Tintenfischbissen ist rein empirisch. Lokale Maßnahmen helfen wenig. Stauung, lokale Injektion von Adrenalin und im weiteren Verlauf die Anwendung von Neostigmin sind vorgeschlagen worden. Schwere Fälle von Conus-Stichen können künstliche Beatmung und Maßnahmen zur Schockbekämpfung erfordern.

Stachelhäuter: Pedizellarien-Stiche werden mit Waschen des betroffenen Gebiets und durch Auftragen einer Antihistamin-Analgetikum-Kortikosteroid-Zubereitung behandelt. Seeigelstacheln müssen rasch entfernt werden. Essig löst die meisten oberflächlichen Stacheln auf, und ein Bad der Wunde in Essig mehrmals am Tag mit einem anschließenden Verband mit in Essig getränkten Kompressen ist als Therapie ausreichend. Ein chirurgischer Eingriff ist selten notwendig. Wenn die Stacheln noch nach Tagen oder Wochen in der Haut verblieben sind, so sind sie in tiefere Gewebsschichten gewandert. Eine bläuliche Verfärbung an der Stelle, wo die Stacheln eingedrungen sind, hilft bei der Lokalisation. Gelegentlich können die Stacheln auch röntgenologisch nachgewiesen werden. Eine chirurgische Entfernung der Stacheln kann sich sehr schwierig gestalten.

Hohltiere: Viele Heilmittel für Nesselverletzungen sind schon empfohlen worden. In einigen Teilen der Welt beschränkt sich die Therapie auf eine lokale Anwendung von Ammoniak oder Essig. In den USA ist es in Mode gekommen, Fleischzartmacher (Papain) lokal anzuwenden. Natriumbicarbonat, Borsäure, Zitronensaft, Benzin, Alkohol und viele andere Mittel sind schon empfohlen worden, und es scheint, daß schon eine Änderung des pH-Wertes der Haut die Symptome erleichtert.

Folgendes Vorgehen wird vorgeschlagen: Die verletzte Region wird mit Meerwasser gespült (kein Süßwasser); die Fangarme werden am besten mit einem Instrument oder mit Handschuhen entfernt. Die betroffene Stelle wird 30 Minuten in Essig eingetaucht. Mehl oder Backpulver werden über die Wunde verteilt und dann mit einem scharfen Messer abgekratzt, das Gebiet abgewaschen und mit einer Salbe, die Kortikosteroide, Antihistaminika und Analgetika enthält, bedeckt. Bei ernsteren Fällen können zusätzlich Sauerstoffgaben und Atemhilfe notwendig werden. Schmerzhafte Muskelkrämpfe können mit 10 ml 10%igem Calciumgluconat durchbrochen werden. Gegen die Schmerzen wirkt Meperidin besonders günstig. Infusionen und Adrenalin können in wenigen Fällen, in denen es zum Schock kommt, notwendig werden. Es gibt ein Antiserum gegen bestimmte australische Hohltierarten, das aber bei Verletzungen durch nordamerikanische Arten unwirksam ist.

ERKRANKUNGEN DER ZÄHNE, DES MUNDES UND DER KIEFER

1. ZAHNHEILKUNDE ALS TEILBEREICH DER MEDIZIN

Zahnärztliche Konsultation

Ein Zahnarzt sollte immer den Hausarzt oder Internisten konsultieren, sobald bei einem Patienten der Verdacht auf eine entsprechende Erkrankung vorliegt, aber auch, wenn die Indikation zur Allgemeinanästhesie bzw. ausgedehnten chirurgischen Maßnahmen im Kieferbereich zu beurteilen ist. Dies gilt auch für Notfälle in der zahnärztlichen Praxis. Ein Arzt sollte den Zahnarzt konsultieren, wenn er bei Kindern folgende Erkrankungen feststellt: Abnormes Wachstum im Kiefer- und Gesichtsbereich, verzögerter Durchbruch der Zähne, Mißbildung und Fehlstellung von Zähnen. Das gleiche gilt für Patienten mit Gaumen- oder Lippenspalten, Kieferfrakturen, Neoplasmen im Kiefer-/Gesichtsbereich oder einer Lymphknotenschwellung in diesem Bereich. Die Beratung durch den Zahnarzt ist auch bei unklaren Schmerzen im Gesichtsbereich angezeigt, bei ungeklärten Schwellungen oder Infiltraten in der Halsregion, deren Ursache im Kieferbereich liegen könnte, so z. B. bei einer Infektionsausbreitung in den parapharyngealen Raum als Folge eines odontogenen Abszesses im Bereich der unteren Molaren. Ärzte sollten mit den zahnärztlichen Eingriffen vertraut sein und sowohl das Trauma als auch das mit einer Behandlung verbundene Risiko für einen Patienten mit einer Allgemeinerkrankung einschätzen können. Zahnärzte, die auf Symptome von Geschwülsten in der Mundhöhle achten und die eine Extraktion von Zähnen ablehnen, für die nicht eine eindeutige Begründung aus ihrem Fachbereich vorliegt, sind vorbildliche Konsiliarii.

Um die Ursache von Beschwerden in der Gesichts-, Kopf- und Nackenregion abzuklären, ist oft das kombinierte Wissen von Arzt und Zahnarzt notwendig.

Ursachen von Gesichts-, Kopf- und Nackenschmerzen können ebenso Okklusionsstörungen wie Fehlbelastungen, Mängel an Prothesen, Kiefergelenkserkrankungen, Spasmen der Kaumuskulatur, Riesenzellarteriitis (temporalis) und chronische Entzündungen im Kieferbereich sein. Ausstrahlender Schmerz erschwert die Diagnose. So kann z. B. ein Schmerz, der ins Ohr ausstrahlt, sowohl von der entzündeten Gingivaregion um einen durchbrechenden Weisheitszahn als auch durch eine Neuralgie des Nervus glossopharyngicus am Zungengrund entstehen. Parästhesien der Unterlippe können aufgrund einer Verletzung des Nervus alveolaris inferior während der Extraktion eines unteren Molaren auftreten. Es ist aber ebenso möglich, daß ein Neoplasma in diesem Gebiet den Nerv komprimiert. Klopfempfindliche Zähne im Oberkiefer-Seitenzahnbereich sind möglicherweise ein Zeichen für eine Erkrankung der Kieferhöhle in der nächsten Umgebung der Wurzelspitzen.

Ist bei Patienten ein operativer Eingriff im Kiefer-/Gesichtsbereich vorzunehmen, muß die präoperative Untersuchung und die postoperative Nachsorge mit derselben Sorgfalt vorgenommen werden, wie sie bei entsprechenden Eingriffen mit vergleichbarem Schweregrad an anderen Bereichen des Körpers verlangt wird. Kieferchirurgische Eingriffe erstrecken sich von einfachen Zahnextraktionen, Entfernung von impaktierten Zähnen bis hin zur Alveolarkammplastik; darunter versteht man u. a. das Glätten des Alveolarfortsatzes, wodurch für die später einzugliedernde Prothese eine bessere Lage geschaffen werden soll. Zur Erhöhung des

Alveolarkammes werden Knorpeltransplantate oder Vestibulumplastiken durchgeführt (Lösen der Ansätze von Muskeln und Bändern zur Vertiefung des Vestibulums), um einen besseren Halt der Prothese zu erzielen. Die Versorgung von Kieferfrakturen, die Korrektur von Kieferanomalien wie Progenie (vorverlagerter Unterkiefer), zurückverlagerter Unterkiefer sowie andere chirurgisch-kieferorthopädische Eingriffe, wie segmentale Osteotomie, stellen weitere Eingriffe dar. Bei letzterem wird ein kleiner Abschnitt des Alveolarknochens mit den darin enthaltenen Zähnen reseziert und die restlichen Teile des Kiefers so aneinander adaptiert, daß die Lage der Kiefer bzw. Zähne so korrigiert wird, wie sie insbesondere bei Spätfällen mit konventionellen kieferorthopädischen Behandlungsmethoden nicht erzielt werden kann. Zum Aufgabenbereich der Gesichts- und Kieferchirurgie gehört auch die Exzision von proliferierender Schleimhaut, die Entfernung von Kieferzysten und Neoplasmen. Eingriffe am Kiefergelenk zur Therapie bei Arthrosen, bei Mißbildungen, besonders aber nach Traumen sind ebenfalls dem Bereich der Kieferchirurgie zuzuordnen.

Zahnärztliche Versorgung von Patienten mit systemischen Erkrankungen

In manchen Fällen kann die zahnärztliche Behandlung den Patienten gefährden. Das Risiko ist zu minimieren, indem man erstens bei gefährdeten Patienten nur dann die erforderlichen Eingriffe vornimmt, wenn der Patient in einen Zustand versetzt wird, der es zuläßt, mit dem Eingriff verbundene Belastung zu ertragen. Zweitens sollte man auch einen gesunden Patienten in guter Mundhygiene unterweisen und zur regelmäßigen Untersuchung durch den Zahnarzt anregen, damit z.B. beim eventuellen Auftreten einer gravierenden Erkrankung eine dringliche zahnärztliche Versorgung nicht notwendig ist.

Bei kieferchirurgischen Eingriffen oder Parodontalbehandlungen ist der Patient dann einem erhöhten Risiko ausgesetzt, wenn der normale Heilungsverlauf und die damit einhergehende leichte entzündliche Reaktion durch Medikamente wie Kortikosteroide, Immunsuppressiva, wie sie bei Organtransplantaten verwendet werden, oder durch Zytostatika bei der Behandlung von Karzinomen gestört wird. Es können Nachblutungen, Wundheilungsstörungen, lokale Infektionen und sogar Septikämie auftreten. Deshalb sollte die Sanierung des Gebisses abgeschlossen sein, bevor solche Medikamente angewandt werden. Bei Patienten mit Blutgerinnungsstörungen ist besonders gewissenhaft auf Mundhygiene zu achten, und Füllungen sollten abgeschlossen sein, um spätere Extraktionen zu vermeiden. Beim Legen einer Füllung kommt es nur selten zur Blutung. Ausnahmen bestehen: 1. Ist ein Zahn tief zerstört, so ist das vollständige Entfernen der Karies notwendig, um zu verhindern, daß dieser Prozeß fortschreitet. Dabei kann die Pulpa eröffnet werden. Die damit verbundene Blutung vor der Überkappung der Pulpa ist zu stillen. 2. Bei der Präparation einer approximalen Kavität (an der dem Nachbarzahn anliegenden Fläche) können geringe Blutungen an der Gingiva ausgelöst werden. Die Präparation für eine Füllung, die auf die okklusale Fläche eines Zahnes beschränkt bleibt, kann dagegen ohne Blutung erfolgen.

Aus diesem Grund ist es vorzuziehen, bei Verdacht auf **Blutgerinnungsstörungen** notwendige Extraktionen so lange aufzuschieben, bis die Gerinnungswerte eingestellt sind. Dies gilt auch bei **Leukämie, Thrombozytopenie** oder **Hepatitis.** Anhaltende Blutungen können also nach Extraktionen oder anderen chirurgischen Eingriffen bei Patienten mit **Polycythaemia vera, Thrombozytopenie und Lebererkrankungen** (mit verminderten Plasmakoagulationsfaktoren, die von der Vitamin-K-Resorption abhängig sind) oder bei erhöhter fibrinolytischer Aktivität auftreten. Patienten, die Aspirin nehmen, sollten dieses Mittel von einer Woche vor einem solchen zahnärztlichen Eingriff bis zur Heilung absetzen. Bei Gerinnungsstörungen erfordern Extraktionen oder Lokalanästhesien oft eine Substitution mit dem fehlenden Gerinnungsfaktor, vor, während oder nach dem operativen Eingriff.

Bei der **Leukämie** ist eine sorgfältige Mundhygiene unerläßlich, da sonst die Entzündung des Parodontiums extreme Grade erreicht. Oft tritt auch eine Infektion nach Extraktion bei Erkrankungen auf, die mit einer Leukopenie einhergehen.

Patienten mit kardiovaskulären Erkrankungen können ebenfalls durch zahnärztliche Eingriffe geschädigt sein. Nach einem Herzinfakt sollte man 3 Mo. bis zum nächsten zahnärztlichen Eingriff abwarten. Zahnextraktionen, Kürettagen (Entfernung von Zahnstein und Konkrementen) sowie chirurgische Parodontalbehandlungen ziehen oft eine Bakteriämie nach sich. Patienten mit angeborenem Herzfehler, rheumatischer Endokarditis oder künstlichen Herzklappen haben eine Prädisposition für bakterielle Endokarditis und sollten vor solchen zahnärztlichen operativen Eingriffen mit entsprechenden Antibiotika vorbehandelt werden. Bei einer Dauereinnahme von Antikoagulanzien kann ein kurzes Absetzen des Medikaments für eine Extraktion erforderlich werden (Prothrombinzeit [Quick-Wert] das $1^1/_2$fache des Kontrollwertes), um eine übermäßige Blutung zu vermeiden. Für diese Patienten, wie auch für solche mit Gerinnungsstörungen, ist es besonders wichtig, daß die Karies frühzeitig erkannt und Füllungen gelegt werden, um Extraktionen vorzubeugen. Eine intensive, angeleitete und überwachte Mundpflege hilft, Karies und Gingivitis vorzubeugen.

Adrenalin, das als Zusatz zu Lokalanästhetika zur Vasokonstriktion verwendet wird, um die Wirkungsdauer der Anästhesie zu verlängern, kann zu Arrhythmien oder zur Verstärkung eines Hypertonus führen, da sich die Menge des verabreichten Hormons zu dem durch Anspannung und Angst bereits erhöhten endogenen Adrenalinspiegel addiert. Es kann eine lokale Ischämie am Herzmuskel resultieren. Daher ist die Sedierung ängstlicher Herzpatienten sehr hilfreich und erleichtert die Behandlung. Mit hochfrequentem Strom betriebene Geräte, wie Elektrotom, Pulpentester und sogar das Winkelstück (Bohrer), können bei Herzschrittmacher-Patienten zu Komplikationen führen. Diese Patienten sowie deren Zahnärzte müssen informiert sein, um entsprechende Maßnahmen zu treffen. Die Horizontallage in einem Zahnarztstuhl wird von Patienten mit Herzerkrankungen oft nicht vertragen: Durch rasches Aufsetzen kann leicht eine orthostatische Kollapsneigung entstehen.

Bakteriämie tritt nach Zahnextraktionen auf, besonders dann, wenn es sich um die Ausbreitung einer odontogenen Infektion in den Kieferknochen handelt. Die Folge davon kann eine Endokarditis, Mediastinitis, Thrombophlebitis der Jugularvenen, Pneumonie, Empyem, Meningitis, Enzephalitis oder eine Thrombophlebitis des Sinus cavernosus sein. Infektiöse Partikel wie Bruchstücke von Zähnen oder Füllungen sowie Eiter aus Parodontaltaschen können aspiriert werden und einen Lungenabszeß verursachen. Patienten, die Drogen vor der i.v. Injektion im Speichel auflösen, können Keime der Mundflora systemisch verbreiten.

Zur **Chemotherapie von Neoplasmen** verwendet man Medikamente (wie Doxorubicin, 5-Fluorouracil, Bleomycin, Dactinomycin und Methotrexat), die eine marginale Parodontitis verstärken können; der Schweregrad ist oft dem vorangegangenen Stadium der Parodontalerkrankung entsprechend. Bevor man dem Patienten solche Medikamente gibt, ist eine gründliche Zahnreinigung und Sanierung anzuraten, um gesunde parodontale Verhältnisse zu schaffen. Damit werden Zahnfleischblutungen, Nekrosen an der Schleimhaut, Zahnschmerzen und die daraus resultierende verminderte Nahrungsaufnahme vermieden. Die richtige und regelmäßige Anwendung von Zahnbürste und Zahnseide reduziert das Auftreten von Parodontopathien.

Vor einer Radiotherapie des Kopf-Hals-Bereiches sollten die erforderlichen operativen Eingriffe, Parodontalbehandlungen sowie die Restauration der erhaltungswürdigen Zähne und eine Applikation von Fluoriden vorgenommen werden. (Damit wird das Risiko einer Karies infolge der Xerostomie nach Bestrahlung und Schädigung der Speicheldrüsen reduziert.) Vor dem Beginn einer Bestrahlung muß die zahnärztliche Behandlung abgeschlossen sein und noch einen ausreichenden Zeitraum zur Abheilung lassen. Eine **Osteoradionekrose** ist die Folge von Extraktionen in einem vorher bestrahlten Gebiet und stellt eine verhängnisvolle Komplikation dar *(s. Kap. SPS, 5.)*. Nach Möglichkeit sind daher Extraktionen zu vermeiden und statt dessen Füllungen, Schienungen oder Wurzelfüllungen vorzunehmen. Sorgfältige und regelmäßige Mundhygiene ist notwendig, um chirurgischen Eingriffen auch zur Parodontaltherapie vorzubeugen. Häufige Fluoridapplikationen werden für eine unbegrenzte Zeit im Anschluß an eine Bestrahlung empfohlen. Durch die Vernarbung und mangelnde

Elastizität der bestrahlten Partien kommt es in der Umgebung zur Resorption am Prothesenlager und zu lang anhaltenden Ulzerationen. Aus diesem Grund muß die Prothese in regelmäßigem Abstand kontrolliert und, falls erforderlich, angepaßt werden.

Wird ein Zahn in unmittelbarer Nähe eines Karzinoms der Schleimhaut oder der Kieferhöhle **extrahiert,** so besteht die Gefahr, daß sich das Neoplasma in die Alveole ausbreitet. Deshalb sollte man hier eine Extraktion nur im Zuge der Radikaloperation vornehmen.

Das subkutane und mediastinale Emphysem ist nur selten die Folge des Gebrauchs der Turbine und des Luftbläsers während einer Wurzelbehandlung oder (kontraindiziert!) bei der Durchtrennung von Knochen oder Zahn im Zuge seiner Entfernung. Dabei wird Luft in das Gewebe gepreßt und breitet sich entlang der Faszien aus. Das plötzliche Auftreten der Schwellung von Kiefer und Hals, begleitet von charakteristischen Knistergeräuschen bei der Palpation, sichert die Diagnose.

Bei endokrinen Störungen sind Extraktionen nur bedingt möglich. Man muß so lange mit der definitiven zahnärztlichen Behandlung warten, bis die interne Therapie erfolgt ist. Bei Patienten mit Hyperthyreose tritt gelegentlich eine Tachykardie auf, was auch durch die Angst vor der bevorstehenden Behandlung begründet sein kann. Eine Ausnahme stellt der mangelhaft eingestellte Diabetiker dar: **Diabetiker** neigen zu Parodontalerkrankungen; im Laufe der Behandlung in Form von operativen Maßnahmen oder Extraktionen kann eine Korrektur der Insulindosierung oder der Diät erforderlich werden, da die Nahrungsaufnahme wegen postoperativer Beschwerden oft sehr reduziert ist. Patienten mit einem mangelhaft eingestellten Diabetes haben einen reduzierten Speichelfluß; Berichte über eine erhöhte Kariesfrequenz sind nicht eindeutig. Wenn eine umfangreiche Behandlung bei diesen Patienten notwendig ist (wie mehrfache Extraktionen, parodontalchirurgische Eingriffe), sollte diese nicht in überlangen Sitzungen vorgenommen werden, denn man gefährdet den Patienten unnötig, da man ihn an der regelmäßigen Nahrungsaufnahme hindert. Ob bei Patienten mit **Störungen der Nebennierenrindenfunktion** eine Gabe von Kortikosteroid während umfangreicher Eingriffe vertretbar ist, wäre vom betreuenden Internisten zu entscheiden. Das **Cushing-Syndrom** wird bekanntlich mit Kortikosteroiden behandelt, was wiederum zu verzögerter Wundheilung und stärkerer Permeabilität der Kapillaren führt.

Ein Patient mit einer **Allergie** kann plötzlich und entgegen vorherigen Angaben mit einer Unverträglichkeit auf Antibiotika, Lokalanästhetika oder andere Medikamente reagieren, die im Rahmen einer zahnärztlichen Versorgung angewandt werden.

Bei einer **Facialis-Lähmung** ist durch den Verlust der Lippen- und Wangenbewegung die natürliche Reinigung der vestibulären Zahn(außen)flächen nicht mehr gewährleistet. Ohne optimale Mundhygiene und wiederholte Fluoridbehandlungen wird einseitiger Kariesbefall vermehrt.

Personen mit **Epilepsie** und anderen **von Krampfanfällen begleiteten Erkrankungen** sollten nach Möglichkeit festsitzenden und keinen herausnehmbaren Zahnersatz tragen. Die Gefahr des Verschluckens oder Aspirierens und Verlegens der Atemwege ist groß, es können sich Ösophagitis oder tracheoösophageale Fisteln aufgrund der verschluckten Fremdkörper entwickeln. Bei Tetraplegie und bei Patienten mit schwer gestörter Koordination von Handbewegungen (Zittern) ist eine gute Mundhygiene unmöglich, es sei denn, daß das Pflegepersonal sehr gewissenhaft ist. Ein unerklärlicher Temperaturanstieg kann seine Ursache in einer daraus resultierenden Infektion der Mundschleimhaut haben.

Hepatitis B kann von Zahnärzten übertragen werden, die Antigenträger sind. Die Erkrankung wird auch durch kaum sichtbare Verletzung der (Schleim-)Haut, evtl. auch durch den Speichel übertragen. Mit Gummihandschuhen kann der Infektion vorgebeugt werden. Nachdem das Sterilisieren der Instrumente hauptsächlich im Autoklaven erfolgt, hat sich die Gefahr einer Hepatitits-B-Übertragung zwar vermindert, bleibt aber noch im Bereich der Möglichkeit. *Herpes simplex* wurde ebenfalls durch einen Zahnarzt mit Fingerverletzung übertragen, was durch das Tragen von Handschuhen weitgehend verhindert werden kann.

Die einwandfreie Instrumenten-Sterilisation und das Tragen von Handschuhen, Augenschutz und Masken macht eine Übertragung von **AIDS** vom Zahnarzt auf den Patienten oder umgekehrt unwahrscheinlich.

Konservierende und prothetische Behandlung

Füllungen werden nach der vollständigen Entfernung der erkrankten (kariösen) Zahnhartsubstanz gelegt. Eine provisorische Füllung legt man u.a., um einen gefährdeten Zahn vital zu erhalten. Während einer Liegedauer von einigen Wochen kann sich Sekundärdentin bilden. Diese Reaktion ist auch bei eröffneter Pulpa möglich, sofern ein dauerhaft dichter Verschluß erfolgt. Für Frontzahnfüllungen benutzt man Kunststoffe, sog. Komposite, die dem Zahnschmelz ähnlich sind. Zur Restauration von Seitenzähnen verwendet man härtere Substanzen, da diese stärker belastet werden. Hier werden Amalgam- oder (Gold)gußfüllungen gelegt. Kaum mehr werden an kleinen Defekten Goldstopffüllungen gelegt.

Bei ausgedehnter Karies an mehreren Flächen ist der Zahn bruchgefährdet. Um eine Fraktur der natürlichen Krone zu vermeiden, werden die Kavitäten nach der vollständigen Entfernung der Karies mit Zement gefüllt. Danach wird die Krone des Zahnes so beschliffen, daß eine (künstliche) **Krone** aus Edelmetall aufgesetzt werden kann. Vor allem im Frontzahnbereich werden solche Kronen mit aufgebrannter Keramik verblendet, um ein natürliches Aussehen zu erzielen. Bei einer Laryngoskopie besteht die Gefahr, eine etwa vorhandene Frontzahnkrone zu beschädigen.

Zum Ersatz fehlender Zähne dienen Brücken oder Teilprothesen. **Brücken** sind auf Lücken beschränkt, die von zwei Pfeilerzähnen begrenzt sind, es ist aber auch möglich, mit mehrspannigen Brücken einen ganzen Zahnbogen zu umspannen. Die Pfeilerzähne (an den beiden Enden der Zahnlücke) stützen die Brücke und tragen festzementierte Kronen. Die Brückenglieder, die die fehlenden Zähne ersetzen, sind mit diesen Kronen verbunden. Somit zählt eine Brücke zum festsitzenden Zahnersatz und kann nur entfernt werden, indem die Metallkronen durchtrennt werden, die sie verankern. Dagegen ist die **partielle Prothese** ein herausnehmbarer Zahnersatz. Sie ist im einfachsten Fall mit Klammern befestigt, die die Pfeilerzähne umfassen und den notwendigen Halt gewährleisten. Die Prothese kann zur Reinigung herausgenommen werden. Diese Art von Zahnersatz ist zum Teil auf den Pfeilerzähnen abgestützt, zum Teil wird die Gingiva belastet. Die Indikation hierfür ist besonders dann gegeben, wenn im Seitenzahnbereich größere Lücken vorliegen, die nicht durch Zähne begrenzt werden.

Totale Prothesen sind ebenfalls herausnehmbarer Ersatz für den zahnlosen Patienten, die ihm helfen sollen, feste Nahrung zu kauen und Sprache sowie Aussehen zu verbessern. Es ist jedoch nicht möglich, damit die gleiche Kauleistung oder die Empfindung wie bei einer natürlichen Bezahnung zu erreichen.

Vor Halsoperationen, Narkose oder konvulsiver Schocktherapie müssen alle **herausnehmbaren Zahnersatzteile** entfernt werden, um Verlust, Bruch, Aspiration oder Verschlukken während des Eingriffs zu vermeiden. Einige Anästhesisten sind jedoch der Meinung, daß die Prothese hilft, die Atemwege freizuhalten und dem Gesicht ein normales Profil zu geben, wodurch die Maske besser sitzt, die Laryngoskopie nicht beeinträchtigt und verhindert wird, daß die natürlichen Restzähne beim Schließen die Gingiva des Gegenkiefers verletzen.

2. ZAHNÄRZTLICHE DIAGNOSTIK

Anamnese

Das Wissen über Einzelheiten und Häufigkeit von Zahnarztbesuchen können den Arzt auf einen erhöhten Befall an Karies oder Parodontopathien des Patienten aufmerksam machen bzw. auf die Vernachlässigung der Zahnpflege schließen lassen. Die Unfähigkeit, Nahrung ausreichend zu verkleinern, legt den Verdacht auf ein reduziertes Gebiß, auf mangelhafte

Prothesen, gelockerte und schmerzende Zähne oder Störungen im Kiefergelenk und in der Kaumuskulatur nahe. Leichtes Bluten nach dem Zähneputzen ist meist ein Zeichen einer unzureichenden Mundhygiene, selten einer Gingivitis anderer Ursache. **Häufige, lang andauernde und spontane Blutungen** des Zahnfleisches lassen auf eine schwere Gingivitis oder marginale Parodontitis oder eine Bluterkrankung schließen. Bei einem **einmaligen Auftreten** z.B. nach einem operativen Eingriff muß nicht unbedingt auf eine systemische Ursache geschlossen werden. Sollten jedoch wiederholt **Entzündungen** sowohl im oralen Bereich als auch generalisiert auftreten, kann dies auf Erkrankungen wie Agranulozytose, Neutropenie, Leukämie, Immunglobulindefekte oder Störungen der Leukozytenfunktion als mögliche Ursache hinweisen. Bei immunsupprimierten Patienten kann es zu einer schmerzhaften Reaktivierung einer Herpes-simplex-Infektion mit Ulzerationen im Mundbereich und zu Störungen bei der Nahrungsaufnahme kommen. Wurzelkanalbehandlungen, eine alltägliche zahnärztliche Maßnahme, wenn Karies die Pulpa erreicht hat oder sie durch ein Trauma avital wurde, können manchmal von einer Ostitis im Wurzelspitzenbereich gefolgt werden. **Ulzera, Knötchen oder Schmerzen** können ihre Ursache sowohl an den Zähnen als auch im Weichgewebe haben. Ein exaktes **Befragen** über Einnahme von **Medikamenten** gibt Auskunft über evtl. bestehende Unverträglichkeiten. **Abnorme Geschmacksempfindungen** können auf psychische Störungen zurückgehen. Dessen ungeachtet muß jedoch nach örtlichen Ursachen gesucht werden. Ein bitterer Geschmack kann auf Eiter hinweisen, der von einem Parodontal-Abszeß oder von einer infizierten Alveole herrührt. Ein salziger Geschmack kann auf eine Blutung hinweisen oder auf eine Schleimsekretion im Bereich einer nicht anliegenden Prothese oder aus einer entzündeten Zahnfleischtasche: Im Normalfall ist der Natriumgehalt in der Mundhöhle gering.

Die Versorgung der genannten Ursachen führt zum Verschwinden dieses Symptoms.

Das Gesicht

Beim Betrachten des Gesichtes soll auf hervorstehende Asymmetrien, Narben und Disproportionalitäten geachtet werden. Viele Syndrome des Kopf-Hals-Bereiches geben dem Gesicht ein **ungewöhnliches Aussehen** und sind meist genetischer oder entwicklungsbedingter Genese (z.B. embryopathisches Alkoholismus-Syndrom). Diese Erkrankungen manifestieren sich oft mit dem atypischen Wachstum oder der Entstellung der Ohrmuscheln und können mit oder ohne Zahnveränderungen auftreten. Bevor man bei einem Patienten mit Untergewicht eine mögliche systemische Erkrankung vermutet, muß man nachprüfen, ob die Ursache nicht in einem lückenhaften Gebiß, fortgeschrittener Parodontalerkrankung, Karies oder mangelhaft funktionsfähigen Prothesen liegt, denn nicht immer muß der Grund für eine Gewichtsabnahme eine Allgemeinerkrankung sein.

Eine leichte Gesichtsasymmetrie ist bei jedem Menschen vorhanden. Verantwortlich dafür ist oft ein einseitiges Kauen und die damit verbundene leichte Hypertrophie der Kaumuskulatur, unterschiedliche Ausformung der Zahnbogen, stärkere oder schwächere Kippung einzelner Zähne oder die Kombination mehrerer dieser Erscheinungen. **Eine hervorstechende Gesichtsasymmetrie** jedoch tritt bei Patienten mit Lipodystrophie, Hemihypertrophie des Gesichts, Hemiatrophie und bei angeborener Nichtanlage des Kiefergelenkskondylus auf. In Anbetracht des psychologischen Traumas einer solchen Deformation sollten solche Patienten zur operativen Korrektur überwiesen werden.

Die **Wangenfülle** wird zum größten Teil durch die Position der Seitenzähne bestimmt. **Gesichtsschwellungen** können entweder oberflächlicher Natur sein (Neurofibrome, Zysten der Talgdrüsen etc.) oder aus tieferen Gewebsschichten ihren Ausgang nehmen. Weisen eine oder beide Wangen eine Schwellung auf, so kann die Ursache in der Haut, den Parotiden (Vergrößerung bei Mumps, Sjögren-Syndrom oder Tumoren) oder in der Mundhöhle liegen. Auch ein zu wulstiger Rand einer Prothese kann dem Patienten ein etwas fülligeres Aussehen verleihen, das sich jedoch beim Herausnehmen des Zahnersatzes sofort zurückbildet. Der Zahnarzt kann dies durch das Abschleifen und Rekonturieren der Prothese beheben. Ein odontogener Abszeß führt zu Weichteilschwellungen, da sich Eiter von der Wurzelspitze durch den Knochen in Richtung Weichteile des Gesichts und Halses ausbreitet. Eine Trepanation des

Zahnes, die Extraktion des schuldigen Zahnes oder die Inzision des Abszesses schaffen Abfluß und verhindern die weitere Ausbreitung der Entzündung. Die Vergrößerung der Speicheldrüsen und Lymphknoten läßt sich bei Untersuchung der präaurikulären und submandibulären Region feststellen.

Fisteln entstehen entweder bei ungenügendem Schluß der embryonalen Kiemenbogen oder haben eine odontogene Ursache, wenn sich Eiter von einer apikalen Parodontitis durch sie entleert. Bei einem Abszeß im Bereich eines unteren Molaren kann die Fistel unter dem Kieferwinkel münden und nach Abheilung eine Narbe hinterlassen.

Mundgeruch *(s. a. Kap. MDA, 3., Mundgeruch)*

Riecht ein Patient penetrant nach Mundwasser, sollte man dem Grund nachgehen und nachprüfen, ob er damit nur den Geruch nach Alkohol, Zwiebeln, Knoblauch oder Nikotin verbergen will, oder ob es andere, interne Gründe hat. Tiefe Karies, Parodontitis oder Tonsillitis können einen fötiden Geruch erzeugen, der in den meisten Fällen mit einer üblen Geschmacksempfindung verbunden ist. Auch Rhinitis, Ozäna und Sinusitis können Mundgeruch hervorrufen. **Systemische Ursachen** für Mundgeruch (Halitosis) sind: Leberdystrophie mit faulig-süßlichem Mundgeruch, Urämie mit urinähnlichem Geruch und Lungenabszeß oder Bronchiektasie mit fauligem Geruch. Bei Diabetikern im hyperglykämischen Koma bestimmt das vorhandene Azeton den Geruch der Ausatemluft.

Die Lippen

Die **Bewegung** der Lippen beim Sprechen gibt Hinweise auf die Stimmung des Patienten. Bei der Sklerodermie und bei der Parkinsonschen Krankheit bleiben die Lippen starr. Durch die Lähmung des Nervus facialis (Bellsche Lähmung), der die mimische Muskulatur innerviert, tritt eine starke Asymmetrie beim Sprechen und Lachen auf. Das **Lippenrot** (Übergangsbereich von der Gesichtshaut in die Schleimhaut des Mundes) ist ein Bereich häufiger Entzündung (Herpes), manchmal auch von Karzinomen. Myxödem, Kretinismus und Akromegalie treten gemeinsam mit einer **generalisierten Verdickung** der Lippen auf. **Lokalisierte Schwellungen** können bei Lymphangiomen oder Hämangiomen vorkommen, wobei bei letzteren die bläuliche Verfärbung der Läsion hinzukommt. Der Defekt kann durch Kosmetika abgedeckt werden, es gibt jedoch eine bessere, definitive Behandlungsmöglichkeit *(s. Kap. HAU, 17., Angiome).* Fehlen die Frontzähne, erhält die Lippe ein kürzeres und eher konkaves Aussehen. Durch Bänder, die an der Mittellinie und seitlich inserieren, ist die flexible Fixation der Lippen am Kieferknochen gewährleistet. Weitere Veränderungen werden in *Kap. ZMK, 7.* besprochen.

Das Kiefergelenk

Das Kiefergelenk wird von lateral und im Gehörgang palpiert auf eine reibungslose und gleichmäßige Bewegung sowie auf deren Ausmaß. Abgetastet werden auch Deformierungen des Gelenkköpfchens. Es müssen artikuläre und extraartikuläre Ursachen für die Differentialdiagnose gedacht werden, da sie ähnliche Funktionsstörungen verursachen können. Bemerkt man beim Öffnen des Mundes eine **Abweichung des Kiefers,** kann dies das Zeichen einer Erkrankung des 5. Hirnnerven oder einer einseitigen Schwäche oder Kaumuskulatur sein. Ähnliche Symptome können bei der kongenitalen Nichtanlage oder Mißbildung der Kiefergelenke auftreten und sind mit Hilfe eines Röntgenbildes zu diagnostizieren. Normalerweise sollte der Unterkiefer symmetrisch bewegt werden, bei maximaler Mundöffnung müßten drei Finger zwischen die Inzisivi des Oberkiefers und Unterkiefers passen (40–50 mm). Ist die Mundöffnung eingeschränkt (Kieferklemme), kann der Grund dafür eine Sklerodermie, Parotitis, Mißbildung oder Arthiritis im Kiefergelenk, peritonsillärer Abszeß oder eine Perikoronitis (Infektion der Schleimhaut bei einem durchbrechenden unteren Weisheitszahn) sein. Andere Ursachen sind Tetanus oder eine Fraktur des Jochbeins, wodurch das ungehinderte Passieren des Processus coronoideus bei der Öffnungsbewegung behindert wird. Die verspannte Muskulatur (Trismus, myofaciales Schmerzsyndrom) gibt Anlaß, die Hals- und Kaumuskeln abzutasten, da sie eine häufigere Ursache für eine eingeschränkte

Kieferbewegung darstellen als Veränderungen im Kiefergelenk (Ankylose, Diskusverlagerung). Eine extrem weite Mundöffnung (W 50 mm) kann für Subluxation des Kiefergelenks sprechen.

Bei Schmerzen im Bereich des Kiefergelenks (Ohr, Gesicht) sollte der Untersuchende mit einem Stethoskop vor dem Ohr die Öffnungs- und Schließbewegung auskultieren. Gelenkknacken ist ein Zeichen für eine Schädigung am Diskus. Ein reibendes Geräusch spricht für eine degenerative Gelenkerkrankung. Schmerzen beim Kauen, die nicht vom Kiefergelenk oder den Zähnen kommen, können durch eine Riesenzellarteriitis (temporalis) mit Ischämie der Kaumuskulatur verursacht sein.

Die Zähne *(s.a. Kap. KIN, 2.)*

Ein zweckmäßiges Zahnschema für die Befunderhebung wird in den *Tab. 1. und 2.* wiedergegeben. Zur Bezeichnung der Zähne werden sie in vier Quadranten eingeteilt, die mit den Ziffern 1–4 (bei Milchzähnen von 5–8) belegt werden (oben rechts = 1, oben links = 2, unten links = 3 und unten rechts = 4). Die 32 Zähne werden in jedem Quadranten, von 1–8 numeriert, eingetragen *(Tab. 1.)*. Die Numerierung beginnt an der Mittellinie mit 1 und setzt sich nach distal fort, wo als Zahn Nr. 8 der Weisheitszahn steht. Der Zahnnummer ist jeweils die Zahl des Quadranten (1–4 bzw. 5–8 bei Milchzähnen) vorangestellt (z.B. oberer rechter Weisheitszahn = 18). Eine z.T. auch noch gebräuchliche Bezeichnung gibt *Tab. 2.* wieder.

Tab. 1. Beziehungen zwischen Milchzähnen und bleibenden Zähnen*

20 Milchzähne		*32 bleibende Zähne*	
Symbol	**Name**	**Symbol**	**Name**
1	mittlere Schneidezahn	1	mittlerer Schneidezahn
2	seitlicher Schneidezahn	2	seitlicher Schneidezahn
3	Eckzahn	3	Eckzahn
4	1. Molar	4	1. Prämolar
5	2. Molar	5	2. Prämolar
		6	1. Molar
		7	2. Molar
		8	3. Molar

* Die aufgezählten Zähne sind in jedem Quadranten (linke oder rechte, obere oder untere Hälfte jedes Kiefers) vorhanden.

Tab. 2. Bezeichnung der Zähne nach dem Winkelzeichen-System

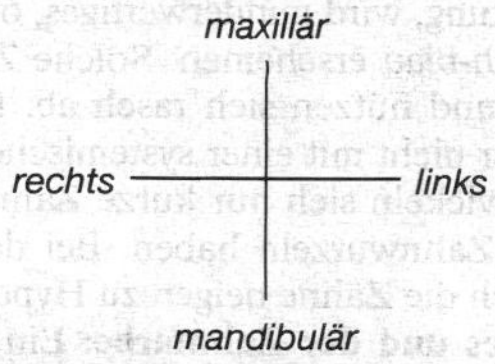

Die Zahl des Zahnes ist *Tab. 1.* zu entnehmen. Die Milchzähne erhalten römische Zahlen; die dem Quadranten anliegenden Teile des Kreuzes zwischen Ober- und Unterkiefer bzw. rechter und linker Kieferhälfte werden neben diese Zahl gesetzt:
V steht für den linken unteren 1. Milchmolaren, 6 steht für den rechten oberen 1. bleibenden Molaren

In der **Mundhygiene** zeigt sich die grundsätzliche Einstellung des Patienten seiner eigenen Gesundheit gegenüber und läßt Rückschlüsse ziehen, inwieweit er den Willen und die Fähigkeit besitzt, für sein physisches Wohl zu sorgen. Finden wir tief zerstörte oder fehlende Zähne vor? Reagiert der Patient mit Schmerz, wenn bestimmte Zähne nur mit dem Zungenspatel berührt werden, läßt dies auf eine akute apikale oder marginale Parodontitis schließen. In den meisten Fällen ist eine marginale Parodontopathie die Ursache für die sichtbare Lockerung der Zähne; in äußerst seltenen Fällen kann der Grund dafür auch die Einschmelzung des Alveolarknochens durch einen darunterliegenden Tumor sein (z.B. Ameloblastom). Tief kariös zerstörte Zähne haben nicht selten nekrotische und dann meist infizierte Pulpen (Gangrän). Dies kann der Zahnarzt nachprüfen, indem er mit einem schwachen elektrischen niederfrequenten oder thermischen Reiz die Reaktion des entsprechenden Zahnes auslöst und so seine Vitalität bestätigt. Hat die Karies bereits zur Nekrose der Pulpa geführt und sie infiziert, so ist dies eine mögliche Infektionsquelle für den periapikalen Knochen. **Zahnstein** lagert sich gewöhnlich in unmittelbarer Nähe der Ausführungsgänge der Speicheldrüsen an den bukkalen Flächen der OK-Molaren und im Lingualbereich der UK-Frontzähne ab.

Eine häufige motorische Schädigung im Gesichtsbereich ist der **Bruxismus.** Man versteht darunter das Aneinanderpressen und Knirschen der Zähne vor allem während des Schlafs und tagsüber während Streßsituationen. Dabei werden die Zähne extrem beansprucht und nützen sich schneller als gewöhnlich ab. Eine mäßige physiologische Abnützung zeigt sich gelegentlich mit fortschreitendem Alter; findet man jedoch bei jugendlichen Patienten bereits starke Attritionen, so kann man mit großer Wahrscheinlichkeit auf nächtlichen Bruxismus schließen. Es kommt dabei nicht nur zu starkem Verlust an Zahnsubstanz, sondern auch zu einer parodontalen Schädigung und Lockerung der Zähne. Zur Behandlung wird eine Schiene verwendet, die die beim Knirschen auftretenden Kräfte abfangen und so verhindern soll, daß einzelne Zähne übermäßig beansprucht werden. Zur Unterstützung bei extremen Situationen können Sedativa und Muskelrelaxanzien eingesetzt werden. Fehlkontakte, Zahnfehlstellungen und Okklusionsstörungen müssen korrigiert werden. Alkoholgenuß soll in Einzelfällen das Krankheitsbild verschlimmern. Ein „Biofeedback“ kann versucht werden (ein Gerät nimmt das Elektromyogramm auf und signalisiert dem Patienten eine Anspannung der Kaumuskulatur).

Frakturen der oberen Schneidezähne sind häufig bei Kindern mit neurologischen Erkrankungen, da sie häufig stürzen. Okklusionsstörungen können an einem Frontzahn auftreten, der auf seinen Antagonisten derart auftrifft, daß eine Schneidezahnecke abbrechen kann.

Zahnmißbildungen: Hat sich ein Zahn entwickelt, so ist es nicht mehr möglich, seine Form durch systemische Behandlung zu verändern, nur noch durch lokale Einflüsse. Die Zahnform kann dem Ursacher einen Hinweis auf Mißbildungen oder Störungen der inneren Sekretion geben. Treten Veränderungen in der Form der Inzisivi oder der 1. Molaren auf, kann dies ein Zeichen einer **kongenitalen Syphilis** sein. Der Frontzahn hat dann eine Einziehung an der Schneidekante und sieht wie ein Zapfen oder Schraubenzieher aus. Die 1. Molaren sind verkleinert und haben ebenfalls eine Einziehung auf der Okklusalfläche. Der Schmelz ist aufgerauht und hypoplastisch. Bei der **Dentinogesis imperfecta,** einer autosomal-dominant vererbten Erkrankung, wird minderwertiges, opak aussehendes Dentin gebildet und läßt die Zähne bräunlich-blau erscheinen. Solche Zähne können nicht lange den akklusalen Kräften standhalten und nützen sich rasch ab. Reduzierte seitliche **„Zapfen“-Schneidezähne** sind erblich, aber nicht mit einer systemischen Erkrankung verbunden. Bei hypophysärem Zwergwuchs entwickeln sich nur kurze Zahnwurzeln, dagegen können Patienten mit Riesenwuchs große Zahnwurzeln haben. Bei der Akromegalie hypertrophiert nicht nur der Kiefer, sondern auch die Zähne neigen zu Hyperzementosen.

Veränderungen des Schmelzes und der Zahnfarbe: Ein **avitaler Zahn** erscheint grau. Langzeitige **Tetracyclintherapie** während der 2. Hälfte der Schwangerschaft oder in den ersten Lebensjahren eines Kindes führen zu Verfärbung der Zähne und zu Schmelzhypoplasien. Die jeweils befallenen Zähne zeigen unter ultraviolettem Licht keine weiße Fluoreszenz, sondern haben eine dem jeweiligen Tetracyclintyp entsprechende Farbe. Schon nach 5tägiger Therapie zeichnet sich ein schmales dunkles Band auch bei Tageslicht am Zahn ab. Bei Rauchern kommt es häufig zu gelblich-bräunlichen Verfärbungen. Benutzer von Kautabak haben solche Verfärbungen an der Stelle, wo gewöhnlich der Priem liegt. Schmelzhypoplasien entstehen ebenso durch gestörten Kalziumstoffwechsel in Verbindung mit einer **Rachitis.** Die Störung manifestiert sich durch rauhe, unregelmäßige Zonen an Schneidezähnen und 1. Molaren. Diese Stelle gibt genau den Bereich wieder, der zum Zeitpunkt der Verkalkungsstörung kalzifiziert wurde, und gibt einen Hinweis auf den Zeitpunkt und die Dauer der Erkrankung. Solche Zähne können kariesanfälliger sein. **Hohes Fieber** während der Zahnentwicklung wurde ebenfalls für eine Schmelzbildung angeschuldigt; es bilden sich Zonen mit kalkiger unregelmäßiger Oberfläche. **Amelogenesis imperfecta** ist eine autosomal-dominant vererbte Störung mit massiven Schmelzhypoplasien. Entkalkungen kommen bei chronischem Erbrechen vor, wie z. B. bei der Bulimie (die lingualen Oberflächen der unteren Schneidezähne werden zuerst betroffen) und bei Cocain-Sucht. Beim chronischen Schnupfen von Cocain, gefolgt von einer Dissoziation der Droge durch den Speichel in Base und Hydrochlorid, oft verstärkt durch Massage der Mundschleimhaut, um die Resorption zu beschleunigen, entsteht eine ausgedehnte Entkalkung der Zähne. Zunehmende Karies nach der Kindheit kann auf chronischen Marihuana-Gebrauch, oft begleitet von Verlangen nach Süßigkeiten und Vernachlässigung der Mundhygiene, hindeuten.

Trinkwasser, das deutlich mehr als 1ppm Fluorid enthält, kann bei Kindern zu sog. „mottled teeth" **(Fluorose)** führen. Schmelzflecken treten jedoch auch bei fluoridarmem Wasser auf! Die Farbe des Schmelzes kann dabei farblich sehr unterschiedlich sein, abhängig von der Menge des aufgenommenen Fluorids. Das Spektrum reicht von weißlich-opak bis zur Braunfärbung der gesamten Krone, verbunden mit einer rauhen Oberfläche. Diese Zähne haben eine hohe Kariesresistenz. Eine rötliche Fluoreszenz nehmen die Zähne bei der **kongenitalen Porphyrie** an, denn hier lagert sich Pigment im Dentin ein.

Mit zunehmendem Alter können die Zähne nachdunkeln, und die Kauflächen werden eingeebnet **(Attrition),** wobei die Kauleistung vermindert wird. Die **Gingiva** kann ebenso **zurückweichen** und exponiert damit größere Anteile der Krone oder sogar die Wurzel. Wird am Zahnhals Dentin freigelegt, so kann es vorkommen, daß ein gesunder Zahn auf Temperaturschwankungen schmerzhaft reagiert. Solche Zähne können mit wechselndem Erfolg desensibilisiert werden. Die Keratinisierung der Gingiva wird von weiblichen Geschlechtshormonen beeinflußt. So wird behauptet, daß eine Schleimhautentzündung häufiger nach der Menopause zu finden ist. Entscheidend ist jedoch in jedem Fall die Mundhygiene.

Nach dem Verlust aller Zähne bildet sich der Alveolarfortsatz zurück, und der **Kieferknochen atrophiert (Altersatrophie).** Dies führt evtl. zu vermindertem Halt einer Prothese, besonders im Unterkiefer. Die Situation läßt sich durch einen kieferchirurgischen Eingriff verbessern.

Normale Okklusion (Eugnathie)

Die Okklusion sollte an beiden Kieferhälften geprüft werden; dies kann durch Abziehen jeder Wange mit einem Zungenspatel geschehen, während der Patient die Kiefer schließt.

Die Frontzahnschneiden des Oberkiefers liegen beim Kieferschluß vestibulär zu denen des Unterkiefers. Im Seitenzahnbereich kommen beim Schließen die äußeren (bukkalen) Höcker der Oberkieferzähne über die entsprechenden Höcker des Unterkiefers zu liegen. Dies hat zur Folge, daß der Zahnbogen im Oberkiefer größer ist als im Unterkiefer und somit Weichteile wie Wange und Lippen verdrängt und beim Kauen vor Verletzung geschützt werden. So liegen auch die Innenflächen der UK-Zähne näher aneinander als die des OK, um der Zunge einen adäquaten Schutz vor einer Traumatisierung beim Kieferschluß zu gewährleisten. Alle Zähne sollten im engen Kontakt zueinander stehen; auf diese Weise können die nicht unerheblichen Kaufkräfte (W 500 N in der Molarregion) gleichmäßig verteilt werden. Werden diese Kräfte auf nur einzelne, freistehende Zähne appliziert, begünstigt dies die Zahnlockerung.

Fehlerhafte Okklusion (Dysgnathie)

Abweichung von normaler Relation des Unterkiefers zum Oberkiefer.

Die gebräuchlichste **Klassifizierung** der Dysgnathien unterscheidet drei Gruppen: **Klasse I:** Im Seitenzahnbereich liegt normale Okklusion vor, an den Frontzähnen liegt jedoch ein

Engstand vor. **Klasse II:** Der Zahnbogen des Oberkiefers überragt den Unterkiefer, so daß der Unterkiefer zurückzuliegen scheint und im Profil die Oberlippe vorsteht. **Klasse III:** Der Unterkiefer überragt den Oberkiefer.

Ätiologie: Dysgnathien sind oft die Folge eines Mißverhältnisses zwischen Kiefer- und Zahngröße; d.h. daß der Kiefer zu klein oder die Zähne zu breit sind, daß sie keinen Platz für eine eugnathe Stellung haben. Der vorzeitige Milchzahnverlust hat oft die Annäherung der Nachbarzähne zur Folge und verursacht Platzmangel für den Durchbruch der bleibenden Nachfolger. Dieser Wanderung kann vorgebeugt werden durch einen sog. Platzhalter. Seltenere Gründe sind: Überzählige, mißgebildete oder fehlende Zähne, verzögerter Durchbruch der bleibenden Zähne, Ankylose des Kiefers, Lippen- oder Gaumenspalten und selten genetische Erkrankungen wie Dysostosis cleidocranialis und Hurler-Syndrom. Der häufigste Grund für sekundäre (erworbene) Zahnfehlstellung ist jedoch der vorzeitige Zahnverlust (auch schon im Milchgebiß!) durch Karies oder Parodontalerkrankungen. Wird die entstandene Lücke nicht sofort mit einer Brücke oder einer partiellen Prothese geschlossen, kippen die Nachbarzähne nach vorne und verändern die Okklusion. Häufig entsteht eine Fehlstellung durch schlechte Angewohnheiten wie Daumenlutschen oder Pressen der Zunge gegen die Zähne beim Schlucken. Iatrogene Okklusionsstörungen entstehen durch mangelhafte Füllungen, mangelhaften Zahnersatz oder unzureichende Fixation von Kieferbrüchen oder durch ein aus orthopädischen Gründen angelegtes Milwaukee-Korsett, das einen dauernden Druck auf den Unterkiefer ausübt. In seltenen Fällen werden Zähne durch einen Tumor im Kiefer verdrängt.

Diagnostik und Therapie: Dysgnathien sollten grundsätzlich korrigiert werden, unabhängig davon, ob der Patient die Behandlung oft aus kosmetischen Gründen wünscht. Da eine nur frühzeitige **kieferorthopädische Behandlung** während der Wachstumsphase umfangreicheren und schwierigeren Maßnahmen beim Erwachsenen effektiv vorbeugen kann, ist es von großer Wichtigkeit, eine kieferorthopädische Beratung dann einzuholen, wenn der Verdacht auf eine Dysgnathie vorliegt. Zur Beurteilung werden Röntgenbilder sowie Modelle des Ober- und Unterkiefers angefertigt. Diagnostiziert man eine Fehlokklusion nach einem Trauma, läßt dies auf einen Kieferbruch schließen.

Das Legen von Füllungen hilft Karies, Bruch von Frontzahnkanten und Parodontalerkrankungen vorzubeugen und verbessert Sprech- und Kauleistung. Durch gezielte Einschleifmaßnahmen kann die Okklusion dort verbessert werden, wo Zähne oder Füllungen Frühkontakte aufweisen. Durch die Eingliederung von Kronen oder Onlays ist es möglich, Zähne aufzubauen, die vorher nicht mit ihrem Antagonisten in Kontakt standen.

Werden gleichmäßige, schwache Kräfte (mit Hilfe von kieferorthopädischen Geräten) appliziert, so ist es möglich, einen Zahn im Bereich des Alveolarknochens hindurch zu bewegen, ohne daß größere Resorptionen an Knochen oder Zahn auftreten. Sollte zu extremer Engstand vorliegen, ist man manchmal gezwungen, einige bleibende Zähne (meist Prämolaren) zu extrahieren, um genügend Raum für die gleichmäßige Anordnung der restlichen Zähne zu erhalten. Ist nach dem Abschluß einer kieferorthopädischen Behandlung die erzielte Abstützung und harmonische Okklusion erreicht, muß der Patient zur Stabilisation der neuen Position ein Retentionsgerät während der Nacht tragen. Die operative Korrektur von skelettalen Abweichungen mit fehlerhafter Okklusion wird immer häufiger angewandt, besonders, wenn es sich um erwachsene Patienten handelt, bei denen Umbauvorgänge immer verzögert sind.

Mundschleimhaut

Zur Beurteilung der Schleimhaut wird der Patient aufgefordert, den Zahnersatz herauszunehmen. Bei der Palpation der Wange sollte der Arzt möglichst bimanuell vorgehen (oral und extraoral), um Veränderungen abgrenzen zu können. Zum Schutz vor einer Infektion ist es empfehlenswert, dabei Gummihandschuhe zu tragen. Die meisten Leute haben auf der oralen Wangenschleimhaut eine Ansammlung von stecknadelkopfgroßen, weißlichen Pünktchen. Es handelt sich dabei um harmlose **ektopische Talgdrüsen**, sog. Fordycesche Drüsen. Oft kann man auch in der Mukosa eine weiße Linie entlang der Okklusalebene erkennen.

Dabei handelt es sich um eine Zone der Keratinisierung, hervorgerufen durch das über Jahre wiederholte Einbeißen der Wange.

Die **Farbe** der Schleimhaut läßt auf Erkrankungen wie Anämie, Polyzythämie, Zyanose oder Ikterus schließen. Die Aufmerksamkeit sollte nicht allein einer generellen Entzündung, sondern ebenso lokalisierten Störungen wie Ulzerationen, Petechien oder Verdickungen gelten. Sind dunkel pigmentierte Stellen zu erkennen, kann es sich um eine rassenabhängige Veränderung, um Addisonsche Krankheit oder, in den seltensten Fällen, um ein Melanom handeln. Bei AIDS wird häufig ein rot-violettes Kaposi-Sarkom im Mund entdeckt.

Trockenheit im Mund entsteht entweder durch Dehydratation, Mundatmung oder Einnahme von Diuretika; sie kann aber auch das Zeichen einer Erkrankung oder Störung der Speicheldrüsenfunktion sein *(s. Kap. ZMK, 3.)*. Die Ausführungsgänge der Parotis enden im Bereich der 1. oberen Molaren. Die Glandulae sublingualis und submandibularis haben ihre Ausführungsgänge lingual der Unterkiefer-Inzisivi. Wenn bei einer Schwellung oder bei Schmerzen in diesem Bereich kein Speichelfluß aus dem entsprechenden Ductus festzustellen ist, besteht die Möglichkeit einer Verlegung durch einen Speichelstein.

Die unterschiedliche Keratinisierung der Schleimhaut ist charakteristisch. Das Epithel ist an folgenden Stellen keratinisiert: am Lippenrot, am Zungenrücken, an der Gingiva, die Kronenrändern und den anschließenden beiden Wurzeln anliegt, und am harten Gaumen. Hier besteht weniger Gefahr der Verletzung durch harte Nahrungsbestandteile als an der nicht-keratinisierten Mukosa, die an der Wange, am Zungenrand und am Mundboden vorkommt und erheblich beweglicher ist. Eine Keratinisierung in diesem Bereich ist pathologisch und muß näher untersucht und abgeklärt werden. Weiß erscheinen manchmal Bereiche in der Umschlagfalte bei Erwachsenen, die Schnupf- oder Kautabak hier einbringen. Solche Leukoplakien sind oft Präkanzerosen *(vgl. Kap. ZMK, 7.)*. Herpes-simplex(Typ 1)-Eruptionen treten an der keratinisierten und die Läsionen bei Stomatitis aphthosa an der nicht-keratinisierten Mukosa auf *(s. Kap. ZMK, 3.)*. Bei einigen Patienten kann die letztere Manifestation einer Neutropenie sein.

Gingiva

Das Zahnfleisch soll von fester Konsistenz sein und den Zahnkronen fest und gleichmäßig anliegen. Die Interdentalräume sind mit rosa gestippeltem Gewebe vollständig ausgefüllt. Die Gingiva, die die Kronen umgibt, ist keratinisiert, im Gegensatz zu den weiter entfernten Bereichen, wo das Gewebe nicht keratinisiert, stark vaskularisiert ist und direkt in die bukkale Mukosa übergeht. Eine dunkle Zone am Gingivarand deutet auf die Einwirkung von Blei oder Schwermetallen hin. Gingivitis tritt häufig auf *(s. Kap. ZMK, 5.)*. Eine Fibromatose der Gingiva kann idiopathisch bedingt sein, wird aber häufig bei chronischer Verabreichung von Phenytoin, Cyclosporin oder Nifedipin beobachtet. Bei einigen Patienten mit regionaler Enteritis besteht eine granulomatöse Hypertrophie der Gingiva, die mit Verschlimmerung der intestinalen Erkrankung symptomatisch wird. Eine ausgedehnte Gingivitis mit nur geringem Zahnstein kann auf eine systemische Erkrankung hinweisen (z.B. Skorbut, Diabetes mellitus, Leukozyten-Störungen). Bei einer lokalen Infektion im Bereich der Zähne kann es durch Zähneputzen, Zahnbehandlung oder chirurgische Eingriffe zur Bakteriämie kommen.

Gaumen

Der vordere Teil des harten Gaumens weist die Papilla incisiva, den mittleren Schneidezähnen nahe, auf. Hinter den oberen Inzisiva befinden sich derbe Schleimhautfalten, die das Weggleiten der gekauten Nahrung verhindern, wenn die Zunge sie dagegenpreßt. Bei Patienten mit Gaumenspalten *(s.a. Kap. KIN, 7., Skelett- und Muskeldefekte)* klingt die Stimme oft sehr nasal. Durch die Schneidezähne, Lippen, Zunge, Gaumen sowie Lungen und Stimmbänder werden Stimmbildung und Artikulation bestimmt. Schwerwiegende Mißbildungen des Gaumens werden beim Marfan-Syndrom beobachtet *(s. Kap. KIN, 17., Vererbte Erkrankungen des Bindegewebes)*. Punktförmig entzündliche Stellen an den Ausführungsgängen der zahlreichen kleinen Schleimdrüsen des Gaumens sind häufig, besonders bei Pfeifenrauchern. Der weiche Gaumen ohne Knochenbasis sollte sich symmetrisch anheben, wenn der

Patient ein „A" ausspricht. Das Zäpfchen am Abschluß der Gaumenmitte variiert in seiner Länge sehr. Ein sehr langes Zäpfchen, vergesellschaftet mit sehr lautem Schnarchen, kann bei Personen mit obstruktiver Schlafapnoe vorhanden sein *(s. Kap. NEU, 6., Schlafapnoe-Syndrom).*

Zunge und Mundboden

Zur Untersuchung des Mundbodens ist es am besten, wenn der Patient mit der Zungenspitze den Gaumen berührt. Hier und an der Zungenunterseite entwickeln sich auch Karzinome. Die Zunge, die eine große **Bewegungsmöglichkeit** hat, sollte sich über die Molaren legen können. Eine normale Zungenbeweglichkeit ist das Zeichen von adäquater Funktion des Nervus hypoglossus, und so kann eine neuromuskuläre Schwäche zu einseitiger Zungenhaltung oder zu verlangsamten Bewegungen führen. Die Geschmackstestung führt man mit 0,1 Mol Lösungen von NaCl, HCl, Saccharose und Harnstoffe durch. Bei Myxödem, Amyloidose, Akromegalie oder in Gegenwart eines Rhabdomyoms ist die Zunge **vergrößert.** Sind die Patienten zahnlos, tendiert die Zunge nach außen und verbreitert sich.

Die **Zungenpapillen** können atrophieren. Bei der perniziösen Anämie ist die Zunge glatt und blaß, bei Niazin- oder Riboflavinmangel glatt und feuerrot *(s. Kap. ZMK, 3., Glossitis).* Karzinome im Mundbereich nehmen ihren Ausgang nicht selten am Zungenrand *(s. Kap. ZMK, 7., Neoplasmen).* Eine Candida-Mykose oder leicht erhabene weißliche Beläge mit gewellter Oberfläche (Haarleukoplakie) können auf AIDS hinweisen.

Speicheldrüsen

Der Speichel verbessert die Haftung von Prothesen wegen seines Muzin-Gehalts. Daher hat eine verminderte Speichelsekretion oft einen verschlechterten Halt der Prothese zur Folge. Soweit natürliche Zähne vorhanden sind, vermindert hier der Speichel Bakterien. Dem Speichel wird auch zugeschrieben, Speisereste fortzuspülen und so die Zähne zu reinigen. Eine Verminderung des Speichelflusses oder Abnahme des IgA im Speichel begünstigen das Bakterienwachstum und die Entstehung von Karies, was durch anormale Speicheldrüsen bedingt sein kann *(s. Kap. ZMK, 3.).* Auch wenn die Gefahr der Übertragung von HIV- und Hepatitis-B-Viren durch Speichel geringer ist als durch Blut, sollte der Kontakt mit Speichel möglichst vermieden werden. Das Risiko einer Übertragung wächst bei ausgedehnten Läsionen im Mundbereich, bei Gingivitis oder Periodontitis, wo eine Ansammlung von Serum im Mund möglich ist.

3. ERKRANKUNGEN DER LIPPEN, DES MUNDES UND DER ZUNGE

Die meisten Erkrankungen, die die Schleimhaut befallen, können überall im Mundbereich auftreten, sie sind jedoch in dem Bereich eingeordnet, wo sie am häufigsten vorkommen. *s. a. Kap. ZMK, 2. und 7.*

Lippen

Plötzliches Anschwellen der Lippe kann auf einem Angiödem beruhen *(s. a. Kap. IMM, 3., Urtikaria, Angioödem).* Das **Peutz-Jeghers-Syndrom** besteht aus braun-schwarzen Melaninpigmentationen an der Lippe, verbunden mit intestinaler Polyposis. Die **exfoliative Cheilitis** ist eine chronische Abstoßung oberflächlicher Mukosazellen. Führt das Absetzen von heißen Speisen, Alkoholika und der Wechsel der Kosmetika oder der Zahnpasta nicht zur Besserung, kann Triamcinolan-acetonid-Salbe angewandt werden. Ein syphilitischer Primäreffekt hat eine blutig-nässende Oberfläche *(s. a. Kap. INF, 16., Syphilis).*

Die **Mukozele** (Schleimretentionszyste) wird häufig im oralen Unterlippenbereich angetroffen, sie entsteht durch die Verletzung eines Ausführungsgangs einer akzessorischen Speicheldrüse, wodurch die muzinhaltige Flüssigkeit ins Gewebe dringen kann. Auf diese Weise bildet sich ein weicher, verschieblicher Knoten. Liegt dieser oberflächlich, ist das darüberliegende Epithel gespannt und gibt dem Ganzen ein bläuliches Aussehen. Die Behandlung erfolgt durch Exzision.

Kleine schmerzhafte Bläschen bilden sich bei zwei unterschiedlichen, aber häufigen Erkrankungen: Der**Herpes labialis** entsteht meist an der Grenze des Lippenrots, wogegen die **rezidivierende Stomatitis aphthosa** kleine Ulzerationen im oralen Bereich der Lippe nach sich zieht *(s. a. Rezidivierende Stomatitis Aphthosa und Oraler Herpesbefall, weiter unten).*

Cheilose (Anguläre Cheilitis) ist mit dem Aufspringen und Abschuppen der Haut im Bereich des Lippenrotes und der Mundwinkel verbunden. Sie tritt auf in Verbindung mit Vitamin-B-Mangelzuständen, besonders Riboflavin und Pyroxidin, und begleitet auch häufig andere Vitaminmangelsymptome. Differentialdiagnostisch müssen aber auch die Plaques muqueuses der Syphilis und die Pseudocheilose bzw. das Einfallen der Mundwinkel bei zahnlosen Patienten, wo der Abstand zwischen den beiden Kiefern zu gering ist, herangezogen werden. Bei Zahnlosen kann durch die Eingliederung einer neuen Prothese, die den richtigen Abstand hält, das Zusammenfallen der Lippen verhindert werden. Verliert die Haut ihre Elastizität mit dem Altern, hat dies zur Folge, daß die Haut an den Mundwinkeln aufliegt, so daß sich hier Speichel sammelt und eine Entzündung die Folge ist. Bei langanhaltenden Entzündungen ist es ratsam, eine Kultur anzufertigen, um eine Kandidainfektion auszuschließen **(Soor).** Mischinfektionen werden am besten mit einer Kombination aus fungiziden und entzündungshemmenden Agenzien behandelt. Bei nachgewiesenem Vitamin-B-Mangel ist eine hohe Dosierung des Vitamin-Komplexes angezeigt.

Wangenschleimhaut

(s. a. Stomatitis unten)

Mängel an Prothesen können auch zu **Irritationen der Wangenschleimhaut** führen. Unter **Koplikschen Flecken** versteht man kleine, grau-weiße Pünktchen mit rotem Rand, die im Anfangsstadium der Masern auftreten. Bei einer Schleimhautschädigung durch Acetylsalicylsäure kann man eine schmerzhafte weißliche Stelle erkennen, verursacht durch die lokale koagulierende Wirkung von Aspirin, das zum Versuch der Schmerzlinderung an der Schleimhaut aufgelöst wurde. Wenn man den weißen Film abwischt, bleibt eine gerötete Stelle. Das **Reizfibrom** setzt sich aus fibrösem Gewebe zusammen und wird nicht zu den echten Neoplasmen gezählt. Häufig entsteht es in Höhe der Okklusalflächen, wo mancher Patient öfter beim Kieferschluß die Wange verletzt oder an der Wange saugt. Die Behandlung besteht aus der Exzision des Fibroms und dem Abgewöhnen der Angewohnheit oder dem Umformen von Zahnhöckern. Die **hereditäre hämorrhagische Teleangiektasie** *(s. Kap. HÄM, 4.)* ist gekennzeichnet durch lokalisiert erweiterte Blutgefäße in der Mundhöhle, an den Nasenschleimhäuten und an anderen Stellen. Hier auftretende Blutungen können in der Regel durch Druckapplikationen oder Aufbringen von resorbierbaren Gelatineschwämmchen gestillt werden. Ist die Blutung größer, kann eine Elektrokoagulation vorgenommen werden. Der **Lichen planus** tritt häufig in Verbindung mit einem Befall der Haut auf *(s. Kap. HAU, 10.).* Die Mukosa hat die charakteristische Netzstruktur und ist verhärtet. Es können Papeln und Erosionen auftreten. Bei verschiedenen Erkrankungen, die sowohl die Haut als auch die Schleimhaut befallen (z. B. Pemphigus, Erythema multiforme einschließlich des Steven-Johnson-Syndroms), bilden sich kurzzeitig bestehende **Blasen.** Der Morbus Behçet ist charakterisiert durch orale wie genitale Ulzera. Verschiedene Arten von Coxsackieviren verursachen das Auftreten von Herpangina mit Bläschen im hinteren Mundbereich sowie einer besonderen Form von Sommergrippe (hand-foot-mouth disease) mit kleinen ulzerierten Bläschen *(s. Kap. KIN, 11., Erkrankungen durch Entroviren)*.

Mundboden

In diesem Bereich kann sich nach Extraktion, Wurzelkanalbehandlungen oder bei Ausbreitung einer odontogenen Infektion im Unterkiefer ein **Infiltrat** entwickeln. Inzision, Drainage und hochdosierte Antibiotikatherapie (anfangs 1 g Penicillin V oral, danach 500 mg alle 6 Stunden für 10 Tage) sind indiziert. Die **„Angina Ludovici“** stellt eine ausgedehnte Infektion des Mundbodens dar und ist bei Palpation äußerst hart *(s. a. Kap. INF, 6., Infektionen des Submandibularraumes)*.

Die **Epidermoidzyste** ist eine Einschlußzyste meist genau auf der Mittellinie am Mundboden oder in der Umschlagfalte am Übergang der bukkalen Mukosa in die Alveolarmukosa. Eine ebenso häufige Lokalisation für **Dermoidzysten** ist die Mittellinie des Mundbodens, die sich beim Dalpieren „teigig“ anfühlt. Alle diese Zysten müssen exzidiert und auf evtl. Malignität hin untersucht werden.

Speicheldrüsen

Schmerzloses Anschwellen der Parotiden bemerkt man häufig als Begleiterscheinung einer Leberzirrhose, bei Sarkoidose, bei Mumps, nach Bauchoperationen und in Verbindung mit Neoplasmen oder Infektionen. Mögliche Ursachen sind Dehydrierung oder nachlässige Mundpflege. Bei letzterem führt das starke Bakterienwachstum, das noch verstärkt bei schwachem Speichelfluß auftritt, zu einer aufsteigenden Infektion in die Ausführungsgänge der Speicheldrüsen. Schmerzen können auch bei einer **Sialolithiasis** (Speichelstein) auftreten. Meist ist davon die Sublingualdrüse betroffen. Charakteristisch dafür sind der Schmerz und die Schwellung, die besonders beim Essen auftreten. Der **Speichel** trägt durch seinen Muzingehalt zum Halt von Prothesen bei. So kann für einen Patienten, dessen Speichelfluß vermindert ist, das Tragen von Zahnersatz erschwert sein. Aufgrund des hohen pH-Wertes und der Viskosität des Speichels aus der Glandula submandibularis, der einen hohen Muzingehalt besitzt, können sich hier vornehmlich Kalziumphosphatsteine bilden. Solche Steine werden durch Ausdrücken oder Exzision entfernt.

Das Mikulicz-Sjögren-Syndrom ist eine autoimmune Sialose und gekennzeichnet durch eine einseitige oder bilaterale Vergrößerung der Parotiden und/oder Submandibulardrüsen und oft der Tränendrüsen. Die Erkrankung ist gekennzeichnet durch Xerostomie (trockener Mund), bedingt durch die gestörte Speichelproduktion, und ist häufig bei älteren Frauen. Schmerzen treten nur gelegentlich auf *(s. Kap. BEW, 3., Sjögren-Syndrom)*.

Gaumen

Ein **Torus palatinus** ist eine häufig vorkommende Knochenhypertrophie an der Mittellinie des Gaumens, wo sich die Teile der Maxilla verbinden. Solange der Gaumen nicht durch eine Prothese bedeckt werden muß, ist keine Behandlung notwendig; der Patient muß von der

Harmlosigkeit unterrichtet werden. Ist eine Korrektur notwendig, so wird chirurgisch vorgegangen; das Gewebe, das den Torus bedeckt, ist sehr dünn und leicht durch Nahrungsmittelaufnahme zu verletzen.

Ein Defekt des Gaumens kann eine **angeborene Spalte** sein, die entweder im harten oder weichen Gaumen liegt oder sich über beide erstreckt. Lippen- oder Gaumenspalten treten in einer Häufigkeit von 1:700–800 Geburten auf. Die Spalten variieren von kleinen Defekten am weichen Gaumen ist zum Klaffen des gesamten weichen und harten Gaumens, des Alveolarfortsatzes, der Maxilla und der Lippen. Das betroffene Kleinkind sollte an ein Team überwiesen werden, das sich mit Gesichtsspalten besonders befaßt (Kinderarzt, Kieferorthopäde, Logopäde, plastischer Chirurg und Psychologe). Andere Ätiologien einer **Gaumenperforation** neben Spalten sind: Speicheldrüsentumoren, das Gumma im Tertiärstadium der Syphilis, Karzinom des Gaumens und selten Tuberkulose.

Bei der infektiösen Mononukleose (Pfeiffersches Drüsenfieber) treten **Petechien** am Übergang vom harten zum weichen Gaumen auf. Bei der Neutropenie oder Agranulozytose findet man **Ulzerationen** mit geringer Entzündung vor. Die Anhäufung von symptomlosen roten **Papeln** zeigt sich bei der entzündlichen Hyperplasie des Gaumens (Papillomatose). Durch eine Prothese können solche Bereiche zusätzlich gereizt werden.

Die **Wegener-Granulomatose** *(s. Kap. BEW, 3.)* tritt am Gaumen auf und zieht die Zerstörung des Knochens und **Sequestierung** mit sich. Bei AIDS finden sich die intraoralen Läsionen eines **Kaposi Sarkoms (KS)** hauptsächlich am Gaumen. Sie beginnen als rot- bis purpurfarbene Effloreszenzen und entwickeln sich zu schmerzhaften Papeln. Die Behandlung erfolgt lokal durch Bestrahlung oder CO_2-Laser-Therapie.

Stomatitis

Die Entzündung des Mundes ist oft Symptom einer Allgemeinerkrankung: Ein fötider Mundgeruch oder blutig gefärbter Speichel können bei ulzerierenden Veränderungen der Mundschleimhaut auftreten.

Ätiologie

Stomatitis wird hervorgerufen durch Infektion, Trauma, Reizstoffe, toxische Agenzien, Hypersensibilität oder als Autoimmunreaktion. Zu den infektiösen Ursachen zählen Bakterien wie Streptokokken, Gonokokken, Fusiforme und Spirochäten, *Corynebacterium diphtheriae, Treponema pallidum, Mycobacterium tuberculosis, Candida albicans* und Viren wie Herpes simplex, Varicella zoster, Coxsackie, Erreger von Masern und infektiöser Mononukleose. Stomatitis kann sich aber auch bedingt durch Vitaminmangel entwickeln, besonders wenn Vitamin B oder C ungenügend zugeführt werden. Weitere Ursachen können sein: Eisenmangelanämie mit Dysphagie **(Plummer-Vinson-Syndrom),** Agranulozytose oder Leukämie. Veränderungen der Mundschleimhaut treten häufig bei Lichen planus, Erythema multiforme, SLE (systemischer Lupus erythematodes), Morbus Behçet und Pemphigus vulgaris auf. Charakteristische Läsionen kann man bei Wangenbeißen, bei Mundatmung, bei scharfen Zahnkanten, kieferorthopädischen Geräten oder schlecht sitzenden Prothesen oder bei Babyflaschen mit hartem oder zu langem Gummisauger finden. Durch Xerostomie, die nach der Einnahme von bestimmten Medikamenten, nach Bestrahlung oder allein durch den Alterungsprozeß auftritt, neigt die Mundschleimhaut zu erhöhter Anfälligkeit und ist für Infektionen prädisponiert. Eine generalisierte Stomatitis kann die Folge übermäßigen Genusses von Alkohol, Tabak, scharfen Speisen und Gewürzen sein, kann aber ebenso eine Sensibilisierung auf Zahncreme, Mundwasser, Lebensmittelfarbstoffen, Lippenstift und selten auf Prothesenkunststoff sein. Phenol, Jod, Wismut, Quecksilber, Barbiturate, Blei und andere Stoffe können eine Stomatitis hervorrufen. Berufsbedingte Stomatitiden chemischer Ursache werden durch Schwermetalle, Farben, Säuredämpfe oder metallischen und mineralischen

Staub verursacht. Bei den zwei letzten Stoffen kann eine Abrasion der Hartsubstanzen dazukommen. Quecksilber führt zu verstärker Speichelbildung.

Symptomatik

Das klinische Bild zeigt sich sehr unterschiedlich, je nach dem Typ der Stomatitis. **Allergische Stomatitis** ist durch ein intensives Erythem mit schwacher Schwellung gekennzeichnet. Oft kommt dazu Jucken, Trockenheit oder Brennen, was durch die Empfindlichkeit gegenüber Speisen oder Lippenstift begründet sein kann.

Die Plaut-Vincentsche Infektion *(s. Kap. ZMK, 5., Akute nekrotisierende ulzerierende Gingivitis, ANUG),* verursacht ulzerierte nekrotische Veränderungen an den interdentalen Papillen, die sich bis zur marginalen Gingiva ausbreiten oder auch zu schmerzhaften Ulzera auf der Mundschleimhaut führen können. Wenn diese Infektion mit einer HIV-Infektion vergesellschaftet ist, wird die ANUG sehr schnell destruktiv.

Soor (Candidosis), hervorgerufen durch *Candida albicans,* ist charakterisiert durch weiße, leicht erhabene Flecken, die milchigen Belägen ähneln und nach dem Abwischen eine hyperämische Zone hinterlassen, die leicht blutet, was als pseudomembranöse Form bezeichnet wird. Die Infektion nimmt ihren Anfang gewöhnlich auf der Zunge und auf der Mundschleimhaut und kann sich auf den Gaumen, die Tonsillen, den Pharynx, den Larynx, den gastrointestinalen Trakt, die Atmungsorgane und die Haut ausbreiten. Der Mund ist dabei trocken. Gewöhnlich tritt Soor bei Kleinkindern, debilen Personen, unter Immunsuppression und bei Patienten mit lang andauernder Antibiotikatherapie, Kortikosteroidtherapie, Zytostatikatherapie oder Xerostomie auf. Die *chronische, erythematöse (atrophische) Form* der Candidosis tritt als generalisierte Rötung der Mundschleimhaut, gewöhnlich mit herabgesetztem Geschmacksempfinden, auf. Eine dritte Form, die *hypertrophe Form,* besteht aus konfluierenden, weißen, nichtabwischbaren Bezirken *(s. Kap. INF, 11., Systemische Candidosis).*

Pseudomembranöse (oder **membranöse**) **Stomatitis** ist eine entzündliche Reaktion auf chemische Reizstoffe (Gold, Jod) oder auf Bakterien (Streptokokken, Staphylokokken, Gonokokken und *C. diphtheriae*) und führt zu einem membranähnlichen Exsudat. Es können dabei Fieber, Lymphadenitis und Übelkeit auftreten, oder die Infektion bleibt lokalisiert.

Zu den **oralen Begleitsymptomen einer Allgemeinerkrankung** zählen die Plaques muqueuses bei der Syphilis, die „Himbeer-" und später die „Erdbeerzunge" bei Scharlach, die Koplikschen Flecken bei Masern, die Ulzera beim Erythema multiforme und die glatte, feuerrote und schmerzhafte Zunge bei Pellagra. Hämorrhagische Störungen treten auf bei Skorbut und verminderter Thrombozytenzahl und -funktion. Spontane Blutungen, verminderter Speichelfluß und Ammoniakgeruch begleiten die urämische Stomatitis.

Das **mukokutane Lymphknotensyndrom (Kawasaki-Syndrom)** tritt bei Kindern auf und führt zu Erythemen der Lippen und der Mundschleimhaut *(s. a. Kap. KIN, 11., Mukokutanes Lymphknotensyndrom).*

Akrodynie tritt bei Kindern auf und ist durch orale Ulzerationen, starke Speichelproduktion, Bruxismus und Zahnverlust gekennzeichnet. Die Erkrankung wird durch eine toxische Reaktion auf Quecksilber hervorgerufen *(s. a. Kap. ZMK, 2., Zahnärztliche Diagnostik, unter Bruxismus).*

Diagnostik

Es kann schwierig werden, die Ätiologie zu bestimmen. Durch die Anamnese kann man eine systemische Erkrankung, Mangelerscheinungen oder das Vorhandensein von Reizstoffen und Allergenen feststellen. Eine eingehende Untersuchung ist unumgänglich, da man hierbei Begleitveränderungen anderer Körperbereiche diagnostizieren kann: Befall anderer Schleimhautareale bei Erythema multiforme, Candidosis oder Syphilis, Befall der Haut bei Pellagra, Pemphigus, Lichen planus oder SLE (systemischer Lupus erythematodes), Zeichen von Lungentuberkulose, Anämie oder anderen Begleiterkrankungen.

Abstriche und bakterielle Kulturen der Stellen können den Hinweis auf einen pathogenen Erreger liefern. Jede diphterieverdächtige Membran sollte *sofort* untersucht werden. Die Vinzentsche Infektion bleibt auf die Gingivabereiche beschränkt und grenzt sich somit von der primären herpetischen Gingivostomatitis ab. Dunkelfelduntersuchungen von Abstrichen und serologische Reaktionen sind angezeigt, um eine Syphilis auszuschließen, bevor man Penicillin verschreibt. Beim Auftreten von Soor ist gewöhnlich eine Antibiotika- oder Kortikosteroidbehandlung vorausgegangen. Zum Nachweis von *Candida albicans* sollten von Abstrichen des veränderten Gebietes Kulturen angefertigt werden und diese in 1%iger Kaliumchloridlösung im hängenden Tropfen oder als mit Methylenblau gefärbte Ausstriche untersucht werden. Ebenso können Blutbild, Knochenmarksuntersuchung, Magenuntersuchung oder andere Laborwerte erforderlich werden. Eine isolierte, nicht diagnostizierte Läsion im Mundbereich, die bereits länger als 1 Wo. vorhanden ist und keine Reaktion auf die Behandlung zeigt, muß als maligne angesehen werden, bis das Ergebnis der Biopsie das Gegenteil beweist.

Therapie

Systemische Erkrankungen müssen spezifisch behandelt werden. Gute Mundhygiene ist immer erforderlich. Soor zeigt gewöhnlich eine gute Reaktion auf Nystatin-Suspension 400000 E als Mundspülung 4mal täglich für 10 Tage; die Suspension soll möglichst lange im Mund gehalten werden. Clotrimazol, 10 mg 5mal täglich peroral für 14 Tage, ist bei persistierendem Wachstum wirksam. Bei fehlender Compliance kann Ketoconazol, 1 Tabl. zu 200 mg 1mal täglich (für Kinder <12 Jahre ¼ Tabl.), gegeben werden. Alle Mittel gegen Pilze sollten mindestens bis 3 Tage nach Verschwinden der Symptome gegeben werden. Bei bakteriellen Infektionen des Mundes ist Penicillin V 500 mg 4×tägl. für 10 Tage peroral das Mittel der Wahl (s. Kap. INF, 3.). Bei ausgedehnten, schmerzhaften Ulzera, die die Nahrungsaufnahme unmöglich machen, kann man zur temporären Linderung mit 15 ml (1 Eßl.) einer 2%igen Lidocainlösung spülen; am besten vor jedem Essen und alle 3 h, sofern es zur Schmerzbekämpfung notwendig ist. Eine Mundspülung aus ½ Teel. Natriumbikarbonat in 250 ml lauwarmem Wasser wirkt schmerzlindernd und reinigend. Das Spülen mit einer Lösung von Dexamethason 0,5 mg/5 ml (1 Teel.) lindert Schmerzen und fördert die Heilung von nicht-virusbedingten und nicht-bakteriellen oralen Entzündungen.

Rezidivierende Stomatitis aphthosa

Akute schmerzhafte Ulzera auf der beweglichen Schleimhaut, die vereinzelt oder in Gruppen auftreten: Kleinere Geschwüre – die häufigste Form – haben einen Durchmesser von < 1 cm, bestehen 10–14 Tage und heilen ohne Narbenbildung ab; größere Erosionen bestehen über Wochen bis Monate; sie hinterlassen meist Narben nach der Abheilung. Wiederholte Invasionen mit zwei oder drei Läsionen sind nicht selten, es können jedoch 10–15 Aphthen bei einer Person gleichzeitig auftreten. Frauen sind häufiger betroffen als Männer.

Die genaue **Ätiologie** ist unbekannt, jedoch deuten einige Anhaltspunkte auf eine örtliche *Immunreaktion.* Eisen-, Vitamin-B_{12}- und Folsäuremangel erhöhen die Anfälligkeit. Streß und lokalisierte Traumen werden als auslösende Faktoren angenommen.

Symptomatik

Zu Beginn erkennt man eine flache, ovale und etwas erhabene Erosion, die einen gelblichen Rand hat und von einer schmalen, dunkelroten und hyperämischen Zone umgeben ist. Nach 5–7 Tagen ist das Ulkus von einer gelblich-trüben Masse bedeckt, die sich aus koaguliertem Exsudat, Bakterien und Leukozyten zusammensetzt. Die akut-schmerzhafte Phase dauert 3–4 Tage an, und die Symptome verschwinden allmählich, bis der Defekt spontan und ohne Narbenbildung in 7–10 Tagen abheilt. Übelkeit, Fieber und Lymphadenitis können als Begleitsymptome auftreten. Wiederholte Schübe können als Einzelfall 2- bis 3mal im Jahr, aber auch als multiple Ulzera in ununterbrochener Folge auftreten.

Diagnostik

Die Schleimhautveränderungen sehen so charakteristisch aus, daß die Stomatitis aphthosa leicht von primären oder rezidivierenden Herpeserkrankungen (die gleichzeitig auftreten können), vom Erythema multiforme, vom oralen Pemphigus oder vom benignen Pemphigoid unterschieden werden können. Selten treten Aphthen auf der befestigten Gingiva auf (harter Gaumen, Gingiva), wo primär herpetische Ulzera lokalisiert sind. Die Anamnese und die klinische Untersuchung schließen eine Herpangina aus.

Therapie

Ein Oberflächenanästhetikum, wie 15 ml (1 Eßl.) 2%iges Lidocain-Gel als Mundspülung alle 3 h oder vor jeder Mahlzeit, sorgt für kurzzeitige Linderung und erleichtert das Essen. Eine Haftsalbe (Orabase®) die 4mal am Tag aufgebracht wird, verhindert, daß die Ulzera durch die Zähne, durch Zahnersatzteile oder durch Speichel irritiert werden. Die Anwendung von Triamcinolonacetonid in Form einer weichen Paste vermindert das Schmerzgefühl und fördert die Heilung.

Bei multiplem Befall wird empfohlen, eine Tetracyclin-Oralsuspension (250 mg, 4mal tägl. für 10 Tage) 2–5 min vor dem Hinunterschlucken im Mund zu halten, damit die Ulzera davon bedeckt werden. Kindern < 8 Jahre sollte kein systemisch wirkendes Tetracyclin wegen der negativen Wirkung auf die Zahnschmelzbildung gegeben werden. Wird damit frühzeitig nach dem ersten Auftreten begonnen, tritt symptomatische Besserung schon während des 1. Tages der Behandlung ein, und neue Ulzera werden verhindert. Manchmal kann diese Therapie eine orale (und vaginale) Kandidainfektion zur Folge haben. Bei schweren Schüben kleinerer Aphthen oder bei großen Erosionen ist die Gabe von Kortikosteroiden angezeigt, örtlich und systemisch (eine Lösung von Dexamethason 0,5 mg/5 ml [1 Teelöffel] zur Spülung, mit nachfolgendem Ausspeien, im Anschluß an die Mahlzeiten und beim Schlafengehen für 5 Tage; Prednison anfangs 40 mg/Tag, danach verminderte Dosen bis zum Auslaufen nach 10 Tagen).

Orales Erythema exsudativum multiforme

(s. a. Kap. HAU, 11., Erythema multiforme)

Akute, schmerzhafte Stomatitis, charakterisiert durch diffuse, hämorrhagische Läsionen der Lippe und der Mundschleimhaut, die gewöhnlich mit Allgemeinsymptomen verbunden ist: Oraler, okulärer, genitaler und Hautbefall können gleichzeitig auftreten.

Symptomatik und Diagnostik

Symptome des Vorstadiums sind Rhinitis und Sinusitis. Sehr frühzeitig bilden sich multiple Bläschen. Die typischen Veränderungen bestehen aus diffusen, hämorrhagischen Erosionen im gesamten Mundbereich. Die Lippen sind gewöhnlich blutig-verkrustet, die Gingiva ist jedoch selten betroffen. Es kann ausgedehnter, oraler, konjunktivaler und genitaler Befall vorkommen, ohne daß die Haut betroffen ist. Der Patient kann im Frühstadium Fieber von 40–40,6 °C haben. Die ersten Allgemeinsymptome (Fieber, Übelkeit, Gelenkschmerzen) bestehen gewöhnlich bis zum 4.–5. Tag, und wenn diese abklingen, treten die Exantheme auf. Die Allgemeinbeschwerden sind ähnlich wie bei der allergischen Stomatitis, beim Pemphigus oder bei der Stomatitis herpetica, die abgegrenzt werden müssen. Die Ulzera haben eine stärkere Rotfärbung als die Plaques muqueuses der sekundären Syphilis.

Therapie

Orale Veränderungen in der akuten Phase können die mit systemisch verabreichten Kortikosteroiden (Prednisolon, 10 mg 2mal tägl. 5 Tage lang oral) oder einer Dexamethasonlösung (0,5 mg/5 ml [1 Teel.]) zum Spülen und Schlucken, 4mal tägl. 5 Tage lang, behandelt werden. Ohne Kortikosteroid-Einnahme können die Veränderungen 3–8 Wo. oder länger bestehen.

Sollten die oralen Läsionen am Essen hindern, so ist flüssige Nahrung empfehlenswert. Dehydratation kann eine i.v. Flüssigkeitstherapie notwendig machen. 10%ige Natriumbikarbonatlösung als Mundspülung und anästhesierende Pastillen, Salben oder Lösungen (2%iges Lidocain-Gel) können 5- bis 6mal täglich angewandt werden. Vaseline hilft, die Lippen weicher zu machen. Unter Behandlung tritt rasche Besserung ein, und die Läsionen heilen gewöhnlich ohne Narbenbildung ab. Rezidive sind ungewöhnlich.

Oraler Herpesbefall

(s. a. Kap. INF, 14., Herpes simplex unter Viruserkrankungen des Respirationstraktes)

Akute, schmerzhafte Bläschenbildungen auf der Mundschleimhaut oder am Lippenrot, hervorgerufen durch den Herpes-simplex-Virus: Die primäre, akute Herpesinfektion tritt gewöhnlich bei Kleinkindern und Kindern jüngeren Alters auf, sie kann aber ebenso bei Jugendlichen und jungen Erwachsenen vorkommen. Bei der Anamnese kann man häufig einen Kontakt mit einer Person kurz zuvor feststellen, die eine Herpes-simplex-Infektion hatte.

Im frühen Kindesalter läuft die Primärinfektion häufig unerkannt ab, wenn nicht eine Stomatitis Schwierigkeiten bei der Nahrungsaufnahme macht. Nach dieser Infektion bleibt der Antikörpertiter das ganze Leben über hoch, und eine zukünftige Sekundärreaktion auf den Virus bleibt auf gelegentlich wiederkehrende Bläschen intraoral am harten Gaumen oder extraoral am Lippenrot mit Übergang auf die Lippenhaut begrenzt. Diese werden trivial als **Fieberblasen** bezeichnet. Das Auftreten von neuen Bläschenschüben kann weiterhin ausgelöst werden durch leichtes Trauma, wie es meist mit einer zahnärztlichen Behandlung verbunden ist, Abschürfung am Lippenrot, Sonnenbrand, Allergie auf Nahrungsmittel, Einsetzen der Menstruation oder durch Erkrankungen, die Fieber oder einen erhöhten Grundumsatz mit sich ziehen.

Symptomatik

Bei der **primären, akuten herpetischen Gingivostomatitis** treten überall im Mund multiple flache Ulzera von verschiedener Größe auf. Den oralen Ulzerationen geht eine Entzündung voraus, die der akut nekrotisierenden ulzerierenden Gingivitis (ANUG) ähnelt. Dazu kommt ein 2–3 Tage andauerndes Prodromalstadium mit Fieber, Übelkeit und Entzündung der zervikalen Lymphknoten. Während der ersten 4–5 Tage kann der Schmerz so stark sein, daß ein Kind am Essen und Trinken gehindert wird. Obwohl die Erkrankung gewöhnlich von selbst abklingt und die Symptome binnen 7–10 Tagen zurückgehen, gab es bei Kleinkindern und älteren Kindern schon Fälle von ausgedehntem systemischen Befall und tödlicher Virämie.

Beim **rezidivierenden Herpes labialis** haben die Patienten oft ein spannendes, brennendes und juckendes Gefühl, bevor es zu Bildung der Bläschen auf dem etwas erhabenen und erythematösen Gewebe nahe der Grenze von Lippenrot und Gesichtshaut kommt. Die Läsion dehnt sich vor allem in Richtung zur äußeren Haut aus. Die Bläschen können einige Stunden bestehen, bevor sie aufbrechen und es zur Ausbildung einer geblichen verkrusteten Erosion kommt. Das darunterliegende Gewebe ist nicht verhärtet, obwohl ein Ödem in verschiedenen Stadien vorhanden sein kann. Selten bleiben die Veränderungen länger als 10 Tage bestehen. Bei intraoralem, rezidivierendem Befall des Gaumens und der Gingiva beginnen die Veränderungen mit mehreren kleinen Bläschen, die schnell aufbrechen und zu großen oberflächlichen Ulzerationen mit unregelmäßigem Rand konfluieren.

Diagnostik

Die **primäre akute Stomatitis herpetica** muß abgegrenzt werden von Reaktionen auf Medikamente, Erythema multiforme, und – eher bei Erwachsenen – vom Pemphigus. Eine allergische Stomatitis kann gewöhnlich durch die Anamnese ausgeschlossen werden. Beim

Erythema multiforme und beim Pemphigus vulgaris treten gewöhnlich Hauterscheinungen mit auf. Das **Erythema multiforme** *(s. Kap. HAU, 11.)* ist gekennzeichnet durch markantere Allgemeinerscheinungen und ausgedehnte hämorrhagische Effloreszenzen. Beim **Pemphigus** *(s. a. Kap. HAU, 12.)* halten die Allgemeinsymptome meist über mehrere Wochen an, und der Patient hat bereits oft ein Stadium mit großen schmerzlosen Blasen ohne generelle Beschwerden überstanden.

Die Diagnose der einzelnen **Herpes-labialis**-Bläschen bereitet durch das charakteristische Aussehen und die Lokalisation gewöhnlich keine Schwierigkeit.

Therapie

Bei der **primären Stomatitis herpetica** lindern Oberflächenanästhetika vorübergehend den Schmerz, 2%iges Lidocain-Gel 5 ml (1 Teel.) alle 3 h als Mundspülung, kann nach Bedarf angewandt werden. Natriumbikarbonat-Mundspülung (2,5 ml = $^1/_2$ Teel. in 250 ml warmen Wasser), 4mal tägl., mindert den Schmerz und reinigt. Da Kinder dazu neigen können, wenig Flüssigkeit zu sich zu nehmen, muß bei ihnen besonders auf eine ausreichende Zufuhr geachtet werden. Systemisch verabreichte Antibiotika können zum Schutz vor einer Sekundärinfektion verordnet werden.

Das Auftreten eines **rezidivierenden Herpes labialis** (Lippenbläschen) kann in seiner Frequenz vermindert werden, wenn man während der Sonnenbestrahlung ein Sonnenschutzmittel aufträgt, das Aminobenzoesäure (PABA) enthält. Jede Therapie ist wirkungsvoller, wenn sie im Vorstadium, d. h. im Stadium der ersten Symptome und Beschwerden, begonnen werden.

Oberflächlich angewandt verhindern Virostatika, wie Vidarabin oder Acyclovir-Salbe, die weitere Ausbreitung und dienen gleichzeitig als Feuchtigkeitsspender (Gleitmittel). Das Auflegen von Eis vermindert die Schwellung. Paraffinöl kann das Aufbrechen der Läsionen, das Bluten und die Selbstansteckung durch Fingerkontakt verhüten.

Die systemische Behandlung ist darauf gerichtet, die Widerstandsfähigkeit gegenüber dem Virus zu erhöhen. Eine Mischung gleicher Teile von Rutin und Ascorbinsäure, 400 mg 3 × tägl. über 3 Tage, kann das Auftreten der Läsionen verhindern oder ihre Dauer vermindern. Wenn häufige Schübe mit den Verpflichtungen des Alltags oder der Nahrungsaufnahme kollidieren, schafft Acyclovir, 5 × tägl. 200 mg in Kapseln, Erleichterung.

Wasserentziehende Substanzen wie Alkohol, Äther und Chloroform sollen angeblich resistente und mutagene Virusstämme selektieren. Kortikosteroide können die Ausbreitung des Virus fördern, besonders auf der Schleimhaut. Es gibt keine kausale Therapie gegen den Herpes simplex.

Zunge

Bei Kindern tritt das **mukokutane Lymphknotensyndrom (Kawasaki-Krankheit)** auf *(s. Kap. KIN, 11.)*, das begleitet ist von einer hochroten Zunge, Ödemen der Extremitäten und Thrombozytose. Eine **Ankyloglossie** besteht dann, wenn die Zungenspitze den Alveolarkamm oder die Höcker der Zähne nicht berühren kann oder nicht von einem Mundwinkel zum anderen geschwenkt werden kann. Um die Beweglichkeit zu erhöhen, kann das Zungenbändchen durchtrennt werden. Bleibt der Zustand unbehandelt, so können Sprech- und Kaustörungen auftreten, und die passive Reinigung der Zähne durch die Zunge ist behindert. **Zungenbrennen** ist ein häufiges Symptom in der Postmenopaue, verbunden mit mangelhafter Keratinisierung, kann aber auch durch eine diabetische Neuropathie bedingt sein. In beiden Fällen muß zur Behebung primär die endokrine Störung behandelt werden. Sofern funktionelle oder anatomische Abweichungen fehlen, ist an eine Depression oder eine Angstpsychose zu denken. Amitryptilin, 25 mg vor dem Schlafengehen, mit einer wöchentlich steigenden Dosierung, ist gewöhnlich nach 3–4 Wochen wirksam.

Glossitis

Die akute oder chronische Entzündung der Zunge.

Ätiologie

Die Glossitis ist entweder eine primäre Erkrankung oder das Symptom einer anderen Erkrankung. Viele verschiedene Ursachen führen zu einer Glossitis:

Lokal: Mechanisches Trauma (scharfe Kanten von Zähnen, mangelhaft passende Prothesen, Angewohnheiten, wiederholtes Einbeißen während Krampfanfällen); Reizfaktoren (wie starker Alkoholkonsum, Tabak, scharfe Speisen und Gewürze) und Sensibilisierung (Zahncreme, Mundwasser, Lebensmittelfarben; seltener Kunststoffprothesen und Füllungsmaterialien).

Systemisch: Vitaminmangel (besonders Vitamin-B-Komplex wie bei Pellagra), Anämie (perniziöse Anämie, Eisenmangelanämie), bestimmte generalisierte Hauterkrankungen (Lichen planus, Erythema multiforme, Aphthose, Morbus Behçet, Pemphigus, Syphilis).

Symptomatik und Diagnostik

Die klinischen Zeichen schwanken stark, ohne daß sich ein direkter Zusammenhang zwischen der Erscheinung und der Schwere der Symptome ableiten läßt. Eine gerötete Zungenspitze kann ein Zeichen von beginnender Pellagra, perniziöser Anämie, Reizung durch übermäßiges Rauchen sein oder durch einen rauhen Zahn entstehen. Im fortgeschrittenen Stadium der Pellegra ist die Zunge feuerrot geschwollen und häufig ulzeriert. Blaß und glatt ist die Zunge bei der Eisenmangelanämie und bei der perniziösen Anämie. Schmerzhafte Ulzera können ein Zeichen sein von: primären herpetischen oder aphthösen Erkrankungen, Lungentuberkulose mit positivem Sputum, Streptokokkeninfektion, Erythema multiforme oder Pemphigus vulgaris. Weiße Flecken können entweder von einer Kandidainfektion oder von Mundatmung stammen, sind aber auch möglicherweise Plaques muqueuses der Syphilis, Lichen planus oder Leukoplakie. Findet man einzelne glatte, schmerzlose Stellen auf der Zunge, so spricht dies für eine **Landkartenzunge** (Lingua geographica); sind ähnliche Läsionen leicht schmerzempfindlich, kann dies ein Zeichen von Anämie oder Pellagra sein, sind die Schmerzen jedoch extrem und anhaltend, so kann es sich um eine **Möllersche Glossitis** handeln (glatt glänzende Zunge). **Glossitis rhombica mediana** ist eine lokalisierte Candidosis, von einem rhombisch geformten, rötlichen und knotenartigen Bezirk gekennzeichnet, der auf dem Zungenrücken am Übergang zum hinteren Zungendrittel lokalisiert ist. Die **Haarzunge** entsteht durch übermäßiges Wachstum der Papillae filiformes, bleibt sonst symptomlos und tritt meist nach Antibiotikatherapie, Fieber, übermäßigem Gebrauch von Mundspülungen, die Sauerstoff freisetzen, oder einem reduzierten Speichelfluß auf. Eine Braunfärbung der Papillen entsteht durch Tabak oder übermäßiges Wachstum chromogener Bakterien. Bei der Behandlung versucht man, die Ursache zu eliminieren, und es wird empfohlen, die Zunge mit einer Zahnbürste zu reinigen. Die durch weiße, festsitzende Plaques, wahrscheinlich virusbedingt, an den seitlichen Zungenrändern gekennzeichnete **Haarleukoplakie** ist mit AIDS vergesellschaftet.

Eine **schwere, akute Glossitis** stammt manchmal auch von lokalen Infektionen, Verbrennungen oder Traumata. Sie kann rasch entstehen und führt dabei zu extremer Sensibilität oder zu Schmerzen, die mit Schwellung verbunden sind. Dadurch wird die Zunge nach vorne gedrückt, und es entsteht die Gefahr der Verlegung der Atemwege und Erstickung. Kauen, Schlucken und Sprechen kann sehr schmerzhaft oder unmöglich sein. Es kann eine Adenitis der zervikalen und sublingualen Lymphknoten hinzukommen, was auf eine systemische Ausbreitung deutet. Eine sofortige Behandlung mit Steroiden kann angezeigt sein, um das Ödem zum Abklingen zu bringen.

Patienten klagen gelegentlich über Zungenbrennen (**Glossodynie** und **Glossopyrosis**), obwohl kein ersichtliches Zeichen einer klinischen Entzündung zu erkennen ist. Viele solcher Patientinnen haben die Menopause hinter sich. Man sollte Kandidose, Xerostomie, Diabetes mellitus, Anämie, unerkannte Mangelzustände oder maligne Prozesse ausschließen.

Jeder Fall eines Zungenbrennens sollte gründlich untersucht werden, denn die Zunge ist oft ein Spiegelbild anderer Erkrankungen. Durch eine exakte Anamnese können Reizstoffe, Kontaktallergien, sensibilisierende Medikamente, Mangelernährung oder eine Allgemeinerkrankung festgestellt werden. Auch die anderen oralen Bereiche und die Haut sollten auf Anzeichen von Pellagra, Erythema multiforme, Syphilis oder Lichen planus untersucht werden. Anämie, unterschwelliger Diabetes mellitus, Sprue und Lues müssen ebenso ausgeschlossen werden.

Prognose

Kann die Ursache erkannt und behoben werden, so führt dies zu schneller Besserung; bei unspezifischen oder chronischen Ursachen kann sie verzögert eintreten. Der Patient muß darüber aufgeklärt werden, daß Erscheinungen wie die Glossitis rhombica mediana und die Lingua geographica harmlos sind. Aphthen, Candidosis und die Haarzunge treten häufig periodisch wiederkehrend auf. Bei Ulzera, die nach 1 Wo. Behandlung noch nicht abgeheilt sind, sollte eine Biopsie entnommen werden.

Therapie

Systemisch: Spezifische, ursächliche Störungen sind zu behandeln, wie oben besprochen; Reiz- und sensibilisierende Stoffe müssen *vermieden* werden. Eine reizlose oder flüssige, vornehmlich kalt verabreichte Diät sollte verordnet werden. Gute Mundhygiene stellt eine Voraussetzung dar.

Lokal: Infektionen des Mundbereichs erfordern eine spezielle Therapie *(siehe Stomatitis, oben).* Um bei ausgedehnten Läsionen den Schmerz bei Nahrungsaufnahme zu lindern, kann man mit einer anästhesierenden Flüssigkeit vor jeder Mahlzeit spülen lassen. Oberflächenanästhetika (wie Lidocain 5% in Salbenform oder 10% als Spray, Benzocainsalbe 2%, Polidocanol), aufgebracht auf die umschriebenen Veränderungen, führen zu Linderung und besserer Nahrungsaufnahme. Gelegentlich sind Analgetika erforderlich (Aspirin oder Paracetamol). Das oberflächliche Aufbringen von 0,1%iger Triamcinolon-acetonid-Salbe auf erkrankte Stellen (3- bis 4mal/Tag), die nicht von Viren verursacht sind, bessert die Symptome und fördert die Heilung.

Ein Patient, der Zungenbrennen angibt, jedoch keine klinischen Anhaltspunkte für eine Entzündung der Zunge aufweist, braucht eine spezielle Behandlung. Es muß eine Vitamin-B_{12}-Bestimmung durchgeführt werden, besonders wenn es sich um eine Patientin nach der Menopause handelt. Zum Vitamin-B_{12}-Mangel *s. Kap. HÄM, 1.* Nachdem systemische Erkrankungen (Anämie, Diabetes mellitus) ausgeschlossen wurden, müssen psychische Gründe in Betracht gezogen werden. Beruhigung (besonders dann, wenn der Patient ein Neoplasma befürchtet) und Aufklärung sind dabei wichtig.

4. KARIES UND IHRE FOLGEN

Karies

Eine allmähliche Zerstörung der Zahnstruktur durch Mikroorganismen, mit möglicher Beteiligung der Pulpa. Diese Mikroorganismen sind übertragbar und gewöhnlich schon in *der Kindheit* erworben. Nach der banalen Erkältung ist dies beim Menschen die häufigste Infektion.

Ätiologie

Karies entsteht durch das Zusammenwirken von drei Faktoren: Retentionsstellen an der Zahnoberfläche, die entsprechende Mikroflora und ein geeignetes Substrat für die Mikroflora. Obwohl verschiedene orale, azidogene Mikroorganismen Karies hervorrufen können, deuten klinische Untersuchungen darauf hin, daß der primär pathogene Keim Streptococcus mutans ist. Er wirkt pathogen auch durch Synthese von extrazellulären Polysacchariden, die an der Zahnoberfläche haften. Milchsäure als Stoffwechselprodukt führt zur Demineralisation des Zahnes. Mono- und Disaccharide dienen als Hauptsubstrate für diesen Prozeß. Die klebrigen extrazellulären Polysaccharide erhöhen die Masse der Plaque auf der Zahnoberfläche und begünstigen das bakterielle Wachstum sowie das Anheften auf der Zahnoberfläche. Die **Plaque** – eine Kombination von diesen Polysacchariden, Mikroorganismen, Speichel-Glykoproteinen und abgeschilferten Schleimhautzellen – wirkt als Stätte der Säureproduktion.

Niedermolekulare Kohlenhydrate aus der Nahrung sind ausschlaggebend. Die Art der Kohlenhydrate (Zucker) und die Häufigkeit ihrer Einnahme sind wichtiger als die Einnahmemenge. Häufige Zwischenmahlzeiten beschleunigen den kariösen Prozeß, besonders, wenn sie aus Lebensmitteln bestehen, die Saccharose enthalten. Klebrige Speisen, die länger im Mund verweilen, sind potentiell schädlicher als nicht klebende Speisen.

Pathogenese

Karies nimmt ihren Ausgang von der Krone oder von der freiliegenden Wurzeloberfläche des Zahnes. Karies wird also nicht durch Speisereste, sondern durch bakterielle Plaque erzeugt. Die Beläge werden weder durch Wange und Zunge abgewischt, noch durch Speichel weggespült. Der Speichel hat die Aufgabe der Pufferung, Immunglobulinsekretion und der Remineralisierung, um der Karies entgegenzuwirken. Zu Beginn demineralisiert die Säure den Schmelz mit seinem hohen Gehalt an anorganischen Bestandteilen, darauf folgt die Proteolyse der organischen Matrix. Hat der Kariesprozeß das Dentin erreicht oder beginnt an der Wurzeloberfläche, so wird der Zahn empfindlich gegenüber Temperaturschwankungen und osmotischen Veränderungen, die durch Speisen oder Berührung hervorgerufen werden können. Karies breitet sich aufgrund des geringeren Mineralgehalts von Dentin und Zement rasch aus. Wenn Demineralisierung und Proteolyse fortschreiten, dringen Mikroorganismen in die Dentinkanälchen ein. Die mikrobiellen Produkte, die den Mikroorganismen in diesen Tubuli vorausgehen, können Entzündungen der Pulpa hervorrufen, bevor die Zerstörung des umliegenden Dentins klinisch sichtbar ist.

Symptomatik

Dem Patienten ist oft das Vorhandensein der Karies bis zu einem weit fortgeschrittenen Stadium nicht bewußt. Häufige Frühsymptome sind Empfindlichkeit gegenüber Wärme und Kälte und Beschwerden nach Essen zuckerhaltiger Speisen. Sichtbar werden kann eine dunkle Stelle zwischen Frontzähnen oder bei genügend fortgeschrittener Erkrankung eine Kavität. Vom Zahnarzt wird Karies klinisch diagnostiziert, wenn demineralisierter Schmelz oder Dentin mit einer spitzen Sonde zu tasten sind. Auf dem Röntgenbild stellt sich Karies als ein radioluzenter Bereich dar, ähnlich wie die meisten aus Kunststoff bestehenden Füllungsmaterialien. Folglich muß die Röntgendiagnose immer mit einer visuellen Untersuchung verbunden werden.

Prophylaxe

Wenn optimale Mengen an Fluorid (etwa 1 mg/Tag) während der Zahnentwicklung eingenommen werden, sind Zähne gegenüber Karies weniger anfällig. Fluor verbindet sich mit Apatit-Kristallen im Schmelz zu den weniger löslichen Fluorapatiten. Die maximale Wirkung wird erzielt, wenn von der Geburt bis zur Beendigung der Zahnentwicklung (11–13 Lebensjahre) Wasser, das 1 ppm Fluorid enthält, getrunken wird. Etwa die Hälfte der Bevölkerung der Vereinigten Staaten wird mit Trinkwasser versorgt, das einen optimalen Fluoridgehalt aufweist. Es gibt keine Beweise dafür, daß die Einnahme von fluoridiertem Wasser oder Fluortabletten während der Schwangerschaft die Zähne des Kindes signifikant schützt, obwohl die Milchzahnkronen bereits in utero mineralisiert werden.

Die exzessive Einnahme von Fluorid vor dem Zahndurchbruch während der Schmelzbildung kann zur permanenten Fleckenbildung im Schmelz führen. Nachdem die Zähne durchgebrochen sind, können sich bei Fluor-Überdosierung keine Flecken mehr entwickeln. Während der Schwangerschaft bildet die Plazenta eine Schranke gegen überschüssige Fluoridkonzentrationen und schützt dadurch intrauterin gebildete Bereiche der Zähne vor Fleckenbildung.

Wenn das Trinkwasser weniger als die optimale Fluoridmenge enthält, sollten Kinder während der Zahnbildung täglich Fluorid zu sich nehmen, in Form von Natrium-Fluorid-Tabletten.

Die lokale Applikation von Fluorverbindungen auf durchgebrochene Zähne verstärkt die günstige Wirkung systemisch aufgenommener Fluoride sowohl bei Kindern als auch bei Erwachsenen, das eine läßt sich jedoch nicht durch das andere ersetzen, da sich die Wirkungsmechanismen unterscheiden. Periodische Anwendungen sollten durch täglichen Gebrauch von fluoridierter Zahncreme ergänzt werden. Der tägliche Einsatz von Mundspülungen mit 0,1%igen Natriumfluoridlösungen dient bei Kindern ebenfalls zur Kariesprophylaxe. Bei besonders kariesanfälligen Patienten werden zur häuslichen Anwendung (Abform-)Löffel empfohlen, die mit Fluorid-Gel über 5 Minuten je Tag in den Mund zu führen sind.

Da Fluoride vergleichsweise weniger wirksam zur Vorbeugung von Fissurenkaries sind, ist die Fissuren-Versiegelung durch den Zahnarzt einzusetzen.

Mindestens 1mal täglich sollten Speisereste und Plaque von allen zugänglichen Teilen der Zahnoberfläche entfernt werden. Zur Zeit ist die mechanische Entfernung die einzig effektive Methode. Durch vertikales Bürsten mit einer Zahnbürste werden Beläge entfernt, außer in Zahnzwischenräumen, tiefen Fissuren an den Kauflächen und Schmelzrissen. Die stark gefährdeten Zahnzwischenräume sollten täglich mit Zahnseide gereinigt werden. Um die Gründlichkeit der Plaque-Entfernung zu überprüfen, können Tabletten oder Flüssigkeiten verwendet werden, die Plaque färben und damit darstellen. Die Versiegelung von Fissuren mit BISGMA-Kunststoff ist an den Kauflächen, jedoch nicht in den Interdentalflächen effektiv. Die versiegelten Fissuren sollten jährlich überprüft und fehlende Versiegelung ersetzt werden.

Therapie

Obwohl das Fortschreiten von Karies verhindert werden kann, ist eine einmal zerstörte Zahnstruktur nicht fähig, sich zu regenerieren. Befallene Zahnsubstanz muß vollständig entfernt und durch Füllmaterial ersetzt werden. Bei Karies-Patienten kann man das Risiko oder die Anfälligkeit für Karies testen. Solche Teste beinhalten die Bestimmung der Speichelflußrate, der Pufferkapazität und der Koloniebildung von *S. mutans und Lactobacillus acidophilus* (CFU). Wenn der CFU-Wert hoch ist, wird eine topische Behandlung mit Fluoriden und Chlorhexidin als Mundspülung empfohlen. Zu Zahnfüllungen im einzelnen *s. Kap. ZMK, 1., Konservierende und Prothetische Behandlung.*

Pulpitis

*Entzündung der Zahnpulpa (bestehend aus Gefäßen, Binde- und Nervengewebe), z.T. auch des periapikalen Gewebes, mit **Zahnschmerzen** als Folge.*

Ätiologie und Pathologie

Eine Pulpitis kann durch Wärme, chemische, traumatische oder bakterielle Noxen entstehen. Die Entzündung oder Infektion als Folge von Karies ist am häufigsten anzutreffen. Da die Pulpa von starren Dentinwänden umgeben wird, erzeugt die Entzündungsreaktion meist eine Nekrose. Die Entzündung breitet sich über Foramen apicale des Zahnes auch auf die periapikalen Gewebe (Bindegewebe der Wurzelhaut und des Knochens) aus.

Diagnostik

Bei akuter purulenter Pulpitis kann ein starker, pulsierender Spontanschmerz intermittierend auftreten. Es muß unterschieden werden zwischen Pulpitis, durch Karies verursacht, und der Pulpaentzündung nach einem Präparationstrauma (beim Beschleifen). Schmerz, der von einer Pulpitis ausgeht, kann intensiv, pulsierend, intermittierend oder anhaltend sein und ist gewöhnlich heftiger als der vom Dentin ausgehende Schmerz. Der Zahn ist klopf- und wärmeempfindlich. Beim vom Dentin ausgehenden Schmerz handelt es sich um eine Reizung von bloßliegendem Dentin, nach einer kürzlich erfolgten Füllung oder um eine Undichtigkeit um eine Füllung herum. Dieser Schmerz ist gekennzeichnet durch Empfindlichkeit gegen Kälte, Süßigkeiten und im Falle einer Undichtigkeit gegen den Druck beim Kauen auf der Füllung. Ein intensiver Schmerz kann schwer lokalisierbar sein und auf die gegenüberliegende Mandibula oder Maxilla oder auf Gebiete ausstrahlen, die von Ästen des 5. Hirnnerven versorgt werden. Röntgenbilder, Vitalitätsprüfung, Perkussion, Reizung mit Kälte und Palpation helfen bei der Diagnose.

Therapie

Bei beginnender Pulpitis kann als Sofortmaßnahme die Kavität von Speiseresten sowie erweichtem Dentin gereinigt und mit einer angemischten Zinkoxid-Nelkenölpaste versorgt werden. Dies führt zu einer baldigen Schmerzlinderung. Bei irreversiblen Pulpitiden muß das Pulpengewebe exstirpiert, der Wurzelkanal mit einer Wurzelfüllung und die Zahnkavität mit einer endgültigen Füllung versehen werden.

Periapikaler Abszeß

Ein akuter oder chronischer, eitriger Prozeß der periapikalen Region.

Ätiologie und Pathogenese

Der Abszeß ist Folge einer Entzündung der Pulpa, die meist auf Karies zurückgeführt werden kann. Sie kann jedoch auch durch ein Trauma der Zähne ausgelöst werden. Bakterien, meist α-hämolytische Streptokokken oder Staphylokokken sind nachzuweisen.

Symptomatik

Der Schmerz ist bohrend und anhaltend. Der betroffene Zahn ist klopfempfindlich, und die alleinige Berührung durch den Antagonisten erzeugt Beschwerden. Heiße Speisen verstärken die Schmerzen. Wenn sich die Behandlung verzögert, kann sich die Infektion auf benachbarte Bereiche ausbreiten. Es entstehen Infiltrate, verschieden ausgeprägte Gesichtsödeme und Fieber. Die Entzündung kann sich auf den Kiefer oder die Weichteile des Mundes erstrecken. Lokale Schwellungen und **Fisteln** können sich im Bereich des Apex des schuldigen Zahnes entwickeln; bei den Milchzähnen entleert sich Eiter am Zahnfleischsaum. Der Abfluß in den Mund erzeugt einen bitteren Geschmack. **Abszesse** von Molaren des Unterkiefers können am Kieferwinkel durchbrechen.

Ein *chronischer,* periapikaler Abszeß zeigt in der Regel wenig klinisch feststellbare Symptome, da er im Prinzip ein eng begrenztes Gebiet geringgradiger Entzündung darstellt, das sich langsam ausbreitet. Spangiosabälkchen werden resorbiert. Das Granulationsgewebe kann zu einem mit Epithel ausgekleideten Defekt werden und zu einer **periapikalen Zyste** führen. Persistierende periapikale Zysten und Granulome können sich infizieren. Alle diese Veränderungen sind bei der Röntgenuntersuchung radioluzent. Die Bakterien können sich auf dem Blutweg auf Gehirn, Halsregion oder Thoraxorgane ausbreiten *(s. Kap. ZMK, 1.)*.

Therapie

Eine Entfernung des Zahnes oder eine Wurzelbehandlung mit anschließender Wurzelspitzenresektion sind angezeigt. Wenn eine Fistel besteht und eine Extraktion oder Wurzelbehandlung nicht sofort durchgeführt wird, sollte eine Drainage von der geöffneten Zahnkrone bis in die Pulpahöhle gelegt werden. Wenn das hohe Fieber persistiert, sollten Antibiotika gegeben werden (z.B. Penicillin G oder V, 1000 mg alle 6 h, oder Erythromycin bzw. ein Tetracyclin, 250 mg alle 6 h). Heiße Mundspülungen mit Salzlösung können eine Einschmelzung des Abszesses beschleunigen. Wenn die Schwellung fluktuiert, sollte sie inzidiert werden. Ein Analgetikum (z.B. Aspirin oder Paracetamol, 500 mg, allein oder in Kombination mit Codein, 30–60 mg oral alle 3–4 h) ist meist nötig. Manchmal sind Bettruhe, Breikost und gesteigerte Flüssigkeitsaufnahme angezeigt.

5. PARODONTOPATHIEN

Entzündung bzw. Degeneration der Gewebe, die die Zähne umgeben und stützen: Gingiva, Alveolarknochen, Desmodontium (Wurzelhaut) und Zement. Die parodontale Erkrankung beginnt meist als Gingivitis und entwickelt sich zur Parodontitis. Wenn die Schwere der Erkrankung nicht mit der Menge der Plaques und des Zahnsteines in Einklang steht, kann eine **Systemerkrankung** bestehen. In der Regel sind jedoch auch lokale Faktoren entscheidend. Diabetes mellitus, Skorbut, Leukämie und andere Störungen der Leukozytenzahl oder -funktion, Hyperparathyreoidismus und Osteoporose verstärken z. B. lokale Faktoren.

Gingivitis

Entzündung der Gingiva, die sich durch Schwellung, Rötung, Veränderungen der Form, seröses Exsudat und Blutung bemerkbar macht. Die Schwellung vertieft den Sulcus zwischen Gingiva und Zahn; es entstehen Zahnfleischtaschen. Die Gingivitis ist häufig akut, chronisch und rezidivierend.

Ätiologie

Die wichtigste, primäre Ursache ist schlechte Mundhygiene, die sich durch bakterielle Plaques (Bakterienkulturen, die fest an der Zahnoberfläche haften) manifestiert. Andere lokale Faktoren, wie mangelhafte Okklusion, Zahnstein (kalzifizierte Plaques), Speisereste, fehlerhafte Zahnfüllungen und Mundatmung, spielen eine sekundäre Rolle.

Wahrscheinlich aufgrund endokriner Faktoren findet man die Gingivitis häufig in der Pubertät und während der Schwangerschaft. Die Gingivitis kann das erste Anzeichen einer Systemerkrankung sein, die die Abwehr verringert, wie z.B. Herpes simplex, Hypovitaminosen, Leukopenien, allergische Reaktionen, endokrine Störungen (z.B. Diabetes mellitus) oder eine langdauernde Erkrankung. Längere Einnahme von Hydantoin kann zu einer Gingivahyperplasie führen; die Einnahme von Ovulationshemmern kann die Entzündung verstärken; Schwermetalle (z.B. Blei und Wismut) können ebenfalls eine Gingivitis hervorrufen. Würden die ursächlichen Faktoren der Gingivitiden behoben, könnten die meisten parodontalen Erkrankungen verhindert werden.

Symptomatik und Diagnostik

Einfache Gingivitis: Die Hauptbefunde sind ein roter, entzündlicher Zahnfleischsaum, eine ödematöse Schwellung der interdentalen Papillen und eine Blutung bei geringster Verletzung. Der Schmerz fehlt in der Regel. Die manchmal zu Beginn akute Entzündung kann zurückgehen, aber ohne Behandlung in eine chronische Form übergehen.

Gingivitis bei Diabetes mellitus: Nicht eingestellte Diabetiker reagieren heftig auf die genannten Reize am Zahnfleisch; sekundäre Infektionen und akute Zahnfleischabszesse treten häufig auf. Rascher, fortschreitender Verlust des parodontalen Knochens ist ein häufiger Befund im Röntgenbild.

Schwangerschafts-Gingivitis: Eine geringgradige Gingivitis kann sich während der Schwangerschaft entwickeln; eine Hyperplasie, besonders der interdentalen Papillen, tritt häufig auf. Gestielte Gingiva-Tumoren **(Schwangerschaftsepulis)** entstehen im 1. Trimenon an den Papillen, bleiben oft während der gesamten Schwangerschaft stehen und persistieren oder verschwinden nach der Entbindung. Wenn die Tumoren vor der Niederkunft entfernt werden, neigen sie zum Rezidiv, das ebenfalls persistiert oder sich zurückentwickelt. Eine ähnliche Proliferation, das **pyogene Granulom,** ist ein weiches, rötliches Gebilde der interdentalen Gingiva, das sich schnell entwickelt und dann zum Stillstand kommt. Therapie der Wahl ist die Exzision. Die Dysmenorrhö kann von einer ähnlichen Gingivitis begleitet werden.

Bei der **desquamativen Gingivitis** ist das Zahnfleisch tiefrot, schmerzhaft und blutet leicht; es können Bläschen vorausgehen. Sie tritt oft während der Menopause auf. Als Folge des Fehlens keratinisierter Zellen, die dem Trauma durch das Kauen widerstehen könnten, ist das Zahnfleisch weich. Die aufeinanderfolgende Verabreichung von Östrogen und Gestagen führt oft zum Erfolg. Eine ähnliche Läsion der Gingiva kann mit dem bullösen Pemphigoid oder dem benignen mukösen Pemphigoid in Verbindung gebracht werden *(s. Kap. HAU, 10. und 12.).*

Gingivitis bei Leukämie: Geschwollenes, ödematöses, schmerzhaftes, livides Zahnfleisch, das leicht blutet, deutet auf eine Leukämie hin. Es entsteht durch verminderten Gewebswiderstand, das Vorhandensein von leukämischen Infiltraten in den parodontalen Geweben sowie charakteristische Blutungsanomalien. Die Gingiva kann mit fuso-spirochären Mikroorganismen sekundär infiziert werden, was zu einer nekrotisierenden, ulzerösen Gingivitis führt *(ANUG, s. unten).*

Gingivitis durch Medikamente induziert: Die Behandlung mit Phenytoin, Cyclosporin oder Kalziumantagonisten während einer bestehenden Zahnfleischentzündung kann zu einer fibrotischen Zahnfleischhyperplasie führen. Zuerst werden die interdentalen Papillen vergrößert. Der Prozeß kann so weit fortschreiten, bis das gesamte Zahnfleisch beteiligt ist und die Zähne teilweise verdeckt sind. Das hyperplastische Gewebe ist fest und im Vergleich zu anderen Formen der Gingivitis weniger blutungsanfällig. Eine zeitweilige Besserung kann durch Exzision erreicht werden. Die Verordnung von Folsäure (3 mg/Tag) trägt dazu bei, die Hyperplasien zu reduzieren.

Gingivitis bei Hypovitaminosen: Bei **Skorbut** ist die Gingiva entzündet, hyperplastisch, prall mit Blut gefüllt und sehr blutungsanfällig. Es können sich Hämatome bilden. Petechiale und ekchymotische Blutungen können am Zahnfleisch oder in anderen Teilen des Mundes auftreten. Häufig ist die Zerstörung des Periosts und des parodontalen Gewebes, was sich in einer Lockerung der Zähne bemerkbar macht. Bei zahnlosen Patienten werden keine Veränderungen des Zahnfleisches gefunden. Bei **Pellagra** ist die Gingiva entzündet, blutet leicht und ist anfällig gegenüber Sekundärinfektionen. Die Lippen sind gerötet und aufgesprungen, der Mund brennt, die Zunge ist glatt und hellrot, und Zunge und Mukosa können Ulzerationen aufweisen.

Perikoronitis: Wiederkehrende akute Entzündungen eines Zahnfleischlappens, der über einem teilweise durchgebrochenen Zahn liegt, sind häufig. Am häufigsten tritt dies beim 3. Molaren auf; die Extraktion sollte erwogen werden, wenn der akute Prozeß sich gelegt hat. Wenn der Zahn vollständig durchgebrochen ist, verschwindet der Zahnfleischlappen. Die Behandlung besteht in lokaler Spülung mit Wasser. Falls die Infektion schwerer wird, sind oft Antibiotika nötig (Penicillin V 1000 mg im Abstand von 6–8 Stunden über 10 Tage).

Ein **submuköser Abszeß** (Parulis) entwickelt sich aus einem periapikalen Abszeß an der Wurzelspitze eines devitalen Zahnes. Aus einem Fistelgang, der in die Mukosa mündet, entleert sich der Eiter. Ein parodontaler Abszeß kann sich auf gleiche Weise entleeren.

Prophylaxe

Essentielle vorbeugende Maßnahmen sind die tägliche Entfernung von Plaques mit Zahnseide und Zahnbürste sowie die routinemäßige Reinigung alle 4–6 Mo. durch einen Zahnarzt, besonders wenn Systemerkrankungen zur Gingivitis prädisponieren.

Therapie

Die Behandlung besteht in der Kontrolle und Korrektur sowohl von Plaque als auch lokalen wie systemischen Faktoren. In einigen Fällen ist eine intensive Behandlung angezeigt, mit Wurzelglättung, selektivem Beschleifen von Zähnen zur Vermeidung traumatischer Okklusion und Ersatz von überstehenden Füllungen und Prothesen. Geschieht das nicht, kann es zur Ausdehnung der mikrobiellen Plaques entlang der Zahnfleischränder führen. Wie oben beschrieben, ist eine Exzision von Zahnfleisch in manchen Fällen angezeigt.

Akute nekrotisierende ulzerierende Gingivitis (ANUG)

(Mundfäule, Plaut-Vincentsche Gingivitis, Fuso-Spirochätose)

Es handelt sich um eine nichtansteckende Infektion, hervorgerufen durch fusiforme Bakterien und Spirochäten, die an der Interdentalpapille beginnt und sich auf die marginale und befestigte Gingiva ausbreiten kann. Prädisponierend wirken: schlechte Mundhygiene, psychischer und emotionaler Streß, Bluterkrankungen, möglicherweise Mangelernährung, schwächende Krankheiten, ungenügende Ruhe und starker Nikotingenuß. Die Infektion befällt bevorzugt Personen im Alter von 20–30 Jahren.

Symptomatik

Das Auftreten ist plötzlich und kann ein generalisiertes Krankheitsgefühl mit sich ziehen. Gewöhnlich ist die Temperatur nicht erhöht, außer es liegt eine Zweitinfektion vor. Hauptsymptome sind: hochschmerzhaftes, blutendes Zahnfleisch, starker Speichelfluß und fötider Mundgeruch. Die Ulzerationen sind gewöhnlich auf die marginale Gingiva und die Interdentalpapillen begrenzt. Sie haben ein charakteristisches, wie ausgestanztes Aussehen, sind mit gräulichen Belägen bedeckt und bluten bei der geringsten Berührung oder Reizung. Schlucken und Sprechen sind schmerzhaft. Oft liegt eine begleitende Lymphknotenschwellung vor. Der Befall der Wangenschleimhaut ist selten, kann aber als diffuse Ulzeration, bedeckt von einer leicht abwischbaren, pseudomembranösen Schicht, auftreten. Selten gibt es auch einen ähnlichen Befall der Tonsillen, des Pharynx, der Bronchen, des Rektums oder der Vagina.

Diagnostik

Bezeichnend sind die ausgestanzten Papillen, die gräuliche Membran, die spontane Blutung und die starken Schmerzen. Die Diagnose bestärkt sich durch die fusospirochätäre Flora im angefärbten Ausstrichpräparat. Sind die Tonsillen oder Bereiche des Pharynx befallen, müssen frühzeitig Diphtherie oder Agranulozytose ausgeschlossen werden. Gleichfalls ist bei der Differentialdiagnose eine Streptokokken- oder Staphylokokkenpharyngitis und eine primär herpetische Gingivostomatitis abzugrenzen.

Therapie

Primär steht die vorsichtige Reinigung des befallenen Bereichs, Mundhygieneaufklärung, eine angepaßte Ernährung, reichlich Flüssigkeitszufuhr und Ruhe. In den ersten Tagen sollte eine weiche Zahnbürste oder die Munddusche mit der schwächsten Einstellung zum Reinigen angewandt werden; man kann auch mit warmem Salzwasser oder 1,5%iger Wasserstoffperoxidlösung spülen. Häufig sind während der ersten 24 h Schmerzmittel erforderlich. Es sollte nach Möglichkeit jeder zusätzliche Reiz (z. B. Nikotin, heiße oder stark gewürzte Speisen) vermieden werden; der Patient sollte Bettruhe einhalten, gut ernährt werden und viel Flüssigkeit zu sich nehmen. Nach 24 h tritt eine merkliche Besserung ein, und das befallene Gebiet kann gründlich gesäubert werden. Obwohl im akuten Stadium ein schnelles Abklingen der akuten Erscheinung durch Antibiotika erreicht werden kann (Penicillin G oder V, Erythromycin oder Tetracyclin, 250 mg 4 mal tägl.), sollten diese nur dann verschrieben werden, wenn hohes Fieber oder klinische Zeichen einer Infektionsausbreitung vorliegen. Hat sich das Gewebe unvorteilhaft verändert, so muß dies gelegentlich durch einen operativen Eingriff korrigiert werden, um ein Rezidiv zu vermeiden.

Weitere Zahnfleischveränderungen

Eine Gingivahyperplasie tritt oft während der Schwangerschaft und Pubertät auf, besonders bei lokaler Reizung durch Plaques oder Zahnstein. Die **idiopathische Fibromatose** wird charakterisiert durch diffuse, glatte oder knotige Verdickung des Zahnfleisches (s. auch Gingivitis durch Medikamente induziert, oben). Oft wird das hyperplastische Gewebe entfernt.

Fibrome des Zahnfleisches entstehen oft um chronisch gereizte Gebiete. Eine **Riesenzell-Epulis,** die sich ähnlich darstellt, kann vom Parodontalgewebe herrühren. Wenn das Gewebe derartige Zellen enthält, sollten Blutuntersuchungen auf Hyperparathyreoidismus durchgeführt werden.

Prothesen-Druckstellen sind schmerzhafte Entzündungen unter Prothesen, die durch Candida-Infektionen, geringe Mundhygiene und übermäßige Bewegung des Zahnersatzes entstehen. Die Therapie schließt eine Verbesserung der Mundhygiene, Anpassung des Zahnersatzes, Herausnehmen des Zahnersatzes für längere Perioden und Reinigung (z. B. mit Natriumhypochlorit) und Behandlung einer Pilzerkrankung (z. B. Nystatin als Mundspülung oder Salbe oder Clotrimazol 10 mg 5mal tgl.) ein. Es kann dafür Ketoconazol 200 mg/Tag erforderlich sein. Wenn die Entzündung nicht zurückgeht, sollten systemische Voraussetzungen, wie Diabetes mellitus und unzureichende Ernährung ausgeschlossen werden.

Bei thrombozytopenischer Purpura oder Störungen der Plättchenfunktion können Petechien und **Hämorrhagien** auftreten. Sie sind hauptsächlich in Bereichen lokalisiert, die von Parodontopathien betroffen sind.

Parodontitis marginalis profunda

Fortgeschrittenes Stadium der Gingivitis, in dem es bereits zum Knochenabbau gekommen ist. Sie ist die Hauptursache des Zahnverlustes bei älteren Erwachsenen.

Ätiologie

Die Parodontitis wird von denselben lokalen und systemischen Faktoren verursacht, die auch zur Gingivitis führen. Die Geschwindigkeit der Knochenresorption wie die Regenerationsfähigkeit des Knochengewebes hängt ab von der Dauer und Schwere der Einwirkung dieser Faktoren wie auch von der Abwehrlage des Patienten. Eine fehlerhafte Okklusion, die eine zusätzliche Belastung der Zähne hervorruft, kann zum Fortschreiten der Erkrankung beitragen.

Symptomatik und Diagnostik

Die Frühsymptome und -befunde entsprechen weitgehend denen der Gingivitis. Die Taschen zwischen Gingiva und Zahn vertiefen sich, Zahnsteinablagerungen vermehren sich, das Zahnfleisch verliert seine Haftung an den Zähnen, und Knochenabbau beginnt. In den Taschen sammeln sich Speisereste, erlauben eine Vermehrung der Bakterien und fördern damit die Erkrankung. Die erste, im Röntgenbild sichtbare Veränderung ist die Zerstörung des parodontalen Knochengewebes in verschiedener Ausprägung. Dem zunehmenden Knochenschwund folgt die Lockerung der Zähne und möglicherweise die Rezession der Gingiva. In späteren Stadien ist eine Zahnwanderung häufig. Außer bei akuter, auf den chronischen Prozeß aufgepfropfter Infektion (z.B. Bildung eines Abszesses in einer oder mehreren Zahnfleischtaschen) fehlt meist der Schmerz.

Therapie *(s. a. unter Gingivitis)*
Systemerkrankungen bedürfen der Behandlung. Bei der Dauerbehandlung sind adstringierende Agenzien, Mundspülungen und Antibiotika von geringem Wert. Die Überweisung zum Zahnarzt ist angezeigt, um lokale Reizfaktoren zu korrigieren oder zu eliminieren; zur Verhinderung eines weiteren Abbaus erfolgt eine Unterweisung des Patienten hinsichtlich der Zahnpflege. Wenn Zahnfleischtaschen nicht vermindert werden können, ist eine Operation nötig. Eine fortgeschrittene Parodontitis mit tiefer Taschenbildung sowie Zahnlockerung bedarf eines ausgedehnten parodontal-chirurgischen Eingriffs. Das selektive Einschleifen der Zahnoberflächen zur Vermeidung traumatischer Okklusion und eine Schienung lockerer Zähne kann nötig sein. Extraktionen können bei weit fortgeschrittenen Erkrankungen oft nicht vermieden werden.

Juvenile Parodontitis

Eine seltene, ausgedehnte Degeneration der parodontalen Gewebe mit Verlust alveolären Knochens schon bei Jugendlichen. Sie unterscheidet sich von der Parodontitis der Erwachsenen durch den frühen Beginn und durch die vorhandene Mundflora. Kennzeichnend ist hier ein ausgeprägter Knochenverlust, vor allem an den 1. Molaren und Schneidezähnen, während der späten Kindheit oder zu Beginn des 2. Lebensjahrzehnts. Spezifische Mikroorganismen oder eine vererbte Disposition können mit der Erkrankung verbunden sein. Im frühen Erwachsenenalter kann die typische chronische marginale Parodontitis die ursprüngliche Erkrankung des Jugendlichen überlagern. Da Ursachen und Therapie noch unklar sind, können Kontrolle der mikrobiellen Flora, eine Korrektur der Okklusion und eine Schienung der Zähne effektiv sein. Ein parodontal-chirurgischer Eingriff kann den Zustand möglicherweise stabilisieren.

6. ERKRANKUNGEN DES KIEFERGELENKS (KG)

Das KG kann von Entwicklungsanomalien, Frakturen, Dislokationen *(s. Kap. ZMK, 8.)*, Ankylose, Arthritis und neoplastischen Erkrankungen befallen werden. Es können auch isolierte Schäden am Discus articularis auftreten. Bei der Differentialdiagnose müssen nichtartikuläre Erkrankungen in diesem Gebiet, die KG-Erkrankungen vortäuschen, und Muskelerkrankungen, als **myofaziales Schmerz-Dysfunktions-Syndrom** bezeichnet (s. unten), die das KG sekundär betreffen können, berücksichtigt werden. Die **Untersuchung des KG** wird in *Kap. ZMK, 2.* beschrieben.

Kongenitale und Entwicklungsanomalien

Agenese: Das kongenitale Fehlen des Processus articularis führt zu einer schweren Gesichtsdeformierung. Der Processus muscularis, der Ramus und Teile der Mandibula können ebenfalls fehlen. Anomalien des äußeren, mittleren und inneren Ohres, des Schläfenbeins, der Ohrspeicheldrüse, der Kaumuskulatur und des Nervus facialis sind oft assoziiert. Ohne den Gelenkkopf weicht der Unterkiefer zur betroffenen Seite hin ab, die Gegenseite wird gestreckt und abgeflacht. Die Verschiebung des Unterkiefers führt zu einer schweren Bißanomalie. Röntgenbilder der Mandibula und des KG zeigen die Schwere der Agenese und machen eine Unterscheidung von anderen Zuständen möglich, die zwar das Wachstum des Kieferköpfchens beeinträchtigen und ähnliche Gesichtsdeformierungen hervorrufen, aber nicht mit schweren Strukturverlusten verbunden sind.

Therapie: Eine Rekonstruktion des Kiefers mittels autogenem Knochentransplantat sollte so früh wie möglich durchgeführt werden, um ein Fortschreiten der Gesichtsdeformierung zu vermeiden. Kinnplastiken und Transplantate von Knochen, Knorpel oder Weichteilgewebe werden auch oft zur Verbesserung der Gesichtssymmetrie verwandt. Eine kieferorthopädische Behandlung hilft bei der Korrektur der Bißanomalie.

Die **Hypoplasie des Kondylus** kann entwicklungsbedingt sein, entsteht jedoch meist als Folge einer Schädigung durch Trauma, Infektion oder Bestrahlung während der Wachstumsphase. Die Hypoplasie erzeugt eine Gesichtsdeformität, die auf der betroffenen Seite charakterisiert ist durch eine kurze Mandibula, ein rundes Gesicht und eine Abweichung des Kinns. Auf der Gegenseite ist die Mandibula verlängert, und das Gesicht wirkt flach. Durch die Abweichung der Mandibula kommt es zur Bißanomalie. Die Diagnose gründet sich auf eine Anamnese progressiver Gesichtsasymmetrie während der Wachstumsperiode, einen Röntgennachweis der Deformierung des Kondylus und häufig auf ein Trauma in der Anamnese. Die **Therapie** durch operative Verkürzung der normalen Seite des Unterkiefers oder Verlängerung der betroffenen Seite ist in der Regel funktionell und ästhetisch korrigierend. Optimale Ergebnisse können mit Hilfe präoperativer kieferorthopädischer Therapie erreicht werden.

Die **Hyperplasie des Kondylus,** eine Veränderung unbekannter Ursache, ist charakterisiert durch ein persistierendes oder beschleunigtes Wachstum zu einem Zeitpunkt, zu dem das Wachstum vermindert oder abgeschlossen sein sollte. Eine langsame, progressive, einseitige Vergrößerung der Mandibula führt zu einem Kreuzbiß, einer Gesichtsasymmetrie und einer Verschiebung der Kinnprominenz zur nicht betroffenen Seite. Es kann so aussehen, als ob der Oberkiefer des Patienten prognath wäre. Auf der betroffenen Seite ist der untere Rand der Mandibula oft konvex. Auf dem Röntgenbild kann das KG normal oder der Kondylus symmetrisch vergrößert erscheinen und der Unterkiefer verlängert sein. Da Chondrome und Osteochondrome ähnliche Symptome und Befunde aufweisen, müssen sie ausgeschlossen werden. Sie wachsen schneller und bewirken eine meist asymmetrische Kondylusvergrößerung.

Therapie: Während der Wachstumsphase, die man durch periodische Röntgenaufnahmen des Schädels und Knochenszintigramme bestimmt, wird eine Kondylektomie empfohlen. Nach Abschluß des Wachstums sind eine kieferorthopädische Versorgung und die operative Unterkieferreposition indiziert. Wenn die Höhe des Unterkiefers stark vergrößert ist, kann die Gesichtssymmetrie durch Abtragen am unteren Rand weiter verbessert werden.

Ankylose

Die Versteifung des KG ist meist Folge eines Traumas oder einer Infektion. Sie kann jedoch auch als Begleiterscheinung rheumatischer Arthritis oder kongenital auftreten. Eine chronische, schmerzlose Bewegungseinschränkung kann vorkommen. Bei Kombination mit Wachstumshemmung des Kondylus oder Gewebsverlust ist eine Asymmetrie des Gesichts wahrscheinlich (siehe **Hypoplasie des Kondylus**). Die echte (intra-artikuläre) Ankylose muß von der Pseudo-(extra-artikulären) Ankylose unterschieden werden. Letztere kann durch Vergrößerung des Processus muscularis, Einbruch des Jochbogens durch Fraktur oder Vernarbung nach Operation oder Bestrahlung entstehen. Bei den meisten echten Ankylosen zeigen Röntgenaufnahmen des KG einen Verlust der normalen Knochenstruktur.

Therapie: Eine gewaltsame Öffnung des Unterkiefers ist in der Regel nicht effektiv, da die Knochen verwachsen sind. Wenn die Ankylose intraartikulär ist, kann eine Kondylektomie erfolgen. Sind der Processus muscularis und das Jochbein mitbeteiligt, kann eine Ostektomie am Ramus erforderlich sein. Eine lange Durchführung von Kieferübungen ist zur Aufrechterhaltung des Ergebnisses der operativen Korrektur nötig.

Verlagerung des Discus articularis

Die Verlagerung des Discus kann durch eine dauernde Anspannung des Musculus pterygoideus lateralis verursacht werden, durch Traumen oder durch arthritische Veränderungen an den Gelenken. Die Verlagerung kann in zwei Formen auftreten: 1. nach mesial, abnehmend während der Öffnungsbewegung, die mit Gelenkknacken verbunden ist, und 2. ebenfalls nach mesial, ohne Verminderung, die durch eine schmerzhafte Einschränkung der Unterkieferbewegung (Limitation) charakterisiert ist. Die Differentialdiagnose wird durch die Arthrographie oder die Computertomographie bestätigt.

Therapie

Ein konservatives Vorgehen ist bei etwa 25% der Patienten wirksam, die unter der erstgenannten Form leiden. Sie schließt Aufbißschienen ein, nichtsteroidale Antiphlogistika und bei Spasmen im Pterygoideus lateralis Muskelrelaxanzien (z.B. Diazepam oder Methocarbamol). Bei Patienten mit Dauerschmerz und Gelenkknacken, das auf solche Maßnahmen nicht anspricht, kann der Discus chirurgisch reponiert werden.

Wenn die anteriore Discus-Verlagerung nicht reversibel ist, ist ebenso die chirurgische Korrektur durch Arthrotomie oder Arthroskopie angezeigt. Sofern dann der Discus in einem befriedigenden Zustand vorgefunden wird, reicht seine Reposition aus. Andernfalls muß er entfernt und durch ein alloplastisches Implantat ersetzt werden.

Arthritis

(s.a. Kap. BEW, 3.)

Die meisten Formen der Arthritis können auch das KG betreffen. Am häufigsten sind infektiöse, traumatische, rheumatische und degenerative (Osteo-)Arthritis.

Die **infektiöse Arthritis** kann Teil einer generalisierten Systemerkrankung sein, direkt aus einer benachbarten Infektion entstehen oder das Ergebnis der Ansammlung hämatogener Metastasen einer weiter entfernten Entzündung darstellen. Entzündung und eingeschränkte Bewegung des Unterkiefers treten auf. Frühe Röntgenaufnahmen sind negativ; erst später zeigen sich Knochendestruktionen. Lokale Entzündungszeichen, verbunden mit Befunden einer Systemerkrankung der benachbarten Infektion, machen die Diagnose wahrscheinlich.

Die Gelenksaspiration kann bei eitriger Arthritis die Diagnose bestätigen und den kausalen Erreger identifizieren.

Die **Therapie** besteht aus Antibiotika, ausreichender Flüssigkeitszufuhr, Schmerzlinderung und Bewegungseinschränkung. Bis zur endgültigen Diagnose durch Kultur und Resistenzbestimmung ist Penicillin G das Mittel der Wahl. Eitrige Infektionen sollten abgesaugt oder inzidiert werden. Ist die Infektion erst unter Kontrolle, sind Kieferübungen wichtig, um Vernarbung und Bewegungseinschränkungen zu verhindern.

Die **traumatische Arthritis** kann durch eine akute Verletzung oder eine exzessive Öffnung entstehen, z. B. während des Gähnens, einer Zahnextraktion oder endotrachealer Intubation. Schmerzen, Berührungsempfindlichkeit und Bewegungseinschränkung treten auf. Röntgenbilder sind bis auf gelegentliche Erweiterung des Gelenkspalts durch intraartikuläre Ödeme oder Blutungen negativ. Die Diagnose umfaßt eine traumatische Anamnese und Röntgenbilder ohne Frakturnachweise. Die **Therapie** schließt Nichtsteroidale Antirheumatika **(NSAIDs)**, Wärmeapplikation, Breikost und Bewegungseinschränkung ein.

Bei **rheumatischer Arthritis** ist das KG in über 50% der Fälle sowohl bei Erwachsenen als auch bei Kindern mitbeteiligt. Meist finden sich Schmerzen, Schwellung und Bewegungseinschränkung. Bei Kindern führt eine Zerstörung des Kondylus zu Wachstumsstörungen und Gesichtsdeformierung. Bei allen Patienten kann es zur Versteifung kommen. In frühen Stadien sind die Röntgenbilder des KG meist negativ, später treten Knochendestruktionen auf. Eine Assoziation der KG-Entzündung mit Polyarthritis führt zur Diagnose. Die Bestätigung hängt von positiven Laborbefunden ab.

Die **Therapie** entspricht der für rheumatische Arthritis an anderen Gelenken. Im akuten Stadium werden NSAIDs gegeben und die Kieferbeweglichkeit eingeschränkt. Sobald die Symptome sich legen, tragen Kieferübungen zur Vermeidung des Bewegungsverlustes bei. Eine operative Korrektur wird bei der Entwicklung einer Ankylose notwendig, sollte aber nicht vorher durchgeführt werden.

Die **primäre degenerative Arthritis (Osteoarthritis)** kann sowohl das KG als auch andere Gelenke befallen; sie befällt meist Personen über 50 Jahren. Da sie relativ symptomlos verläuft, klagen die Patienten häufig nur über Steifheit, Gelenkknacken oder leichte Schmerzen. Meist sind beide Gelenke betroffen. Im Röntgenbild kann man eine Abflachung und Abbau am Kondylus erkennen. Die **Therapie** ist symptomatisch.

Die **sekundäre degenerative Arthritis** tritt meist bei Personen im Alter von 20–40 Jahren auf, nach Trauma oder persistierenden Myoarthropathien (s. unten). Sie wird durch Einschränkung der Öffnung und einseitige Bewegungsschmerzen, Berührungsempfindlichkeit und Gelenkgeräusche gekennzeichnet. Tritt sie zusammen mit den Myoarthropathien auf, werden die Symptome zeitweise stärker und einige Kaumuskeln empfindlich. Röntgenaufnahmen zeigen in der Regel eine Abflachung, Umformung, Randzackenbildung oder Arrosion des Kondylus. Das einseitige Auftreten hilft bei der Unterscheidung von primärer und sekundärer degenerativer Arthritis.

Die **Therapie** ist wie bei Myoarthropathien konservativ; manchmal können eine Arthroplastik oder eine hohe Kondylektomie nötig sein. Eine intraartikuläre Injektion von Kortikosteroiden oder von 2%igem Lidocain kann zwar zur symptomatischen Erleichterung führen, schadet aber bei häufiger Anwendung dem Gelenk.

Erkrankungen mit Beteiligung des KG

Zustände, die nicht direkt mit dem KG in Zusammenhang stehen und präaurikuläre Schmerzen und Kieferbewegungseinschränkung oder beides auslösen können, sind u. a. Pulpitis, Perikoronitis, Otitis, Parotitis, Trigeminusneuralgie, atypische (vaskuläre) Neuralgie, Arteriitis temporalis, Karzinom der Nasopharynx, Myostitis ossificans, Tetanus, Sklerodermie, Impressionsfraktur des Jochbogens und Osteochondrom des Processus muscularis. Die

Verstärkung des Schmerzes bei Druck auf das KG und bei Öffnung des Mundes tritt bei diesen Zuständen im Gegensatz zu KG-Erkrankungen meist nicht auf.

Myoarthropathien (myofasziales Schmerz-Dysfunktions-Syndrom)

Myoarthropathien, die häufigste Erkrankung, die das KG betreffen, treten bei Frauen öfter auf als bei Männern. Die meisten Fälle sind psychogenen Ursprungs und ergeben sich aus spannungslösenden Angewohnheiten, wie Pressen oder Knirschen der Zähne oder einer zentralbedingten Erhöhung des Tonus der Kaumuskeln als Streßreaktion. Die entstehende Muskelschwäche führt ihrerseits zu Spasmen der Kaumuskulatur, der unmittelbaren Ursache der Myoarthropathien. Fehlstellungen der Zähne oder Mängel an Prothesen tragen manchmal zum Krankheitsbild bei. In den Spätstadien kann eine sekundäre degenerative Arthritis das Gelenk befallen.

Die **Diagnose** stützt sich auf klinische Befunde. Der Patient klagt in der Regel über einseitige, stumpfe, präaurikuläre Schmerzen, die in die Temporal- und Okzipitalregion sowie den Kieferwinkel ausstrahlen, Empfindlichkeit eines oder mehrerer Kaumuskeln, Bewegungseinschränkung des Kiefers und gelegentliche „knackende“ Geräusche im Gelenk (s. Discus-Verlagerung, oben). Gelenkschmerzen nach dem Aufwachen können auf nächtliches Zähneknirschen hinweisen. Die Röntgenbilder sind in der Regel normal, obwohl in späten Stadien manchmal sekundäre degenerative Veränderungen beobachtet werden. Eine degenerative Arthritis, die ähnliche Symptome zeigt, muß ausgeschlossen werden. Die primäre degenerative Arthritis tritt meist beidseitig auf. Sowohl primäre als auch sekundäre degenerative Arthritis führen zu Veränderungen des Gelenks im Röntgenbild. Die sekundäre Form erzeugt eine Empfindlichkeit des KG bei lateraler Palpation und der Palpation des äußeren Gehörgangs. Diese Befunde dienen zur Unterscheidung der Arthritiden von Myoarthropathien. Es kann jedoch eine sekundär degenerative Arthritis die Folge von Myoarthropathien darstellen; daher können beide Zustände gleichzeitig auftreten.

Die **Therapie** umfaßt eine weiche Kost, eingeschränkte Bewegung, heiße, feuchte Umschläge oder Diathermie, Diazepam, 2–5 mg/Tag (die letzte Dosis beim Schlafengehen), als Muskelrelaxans und Tranquilizer, Analgetika (z.B. Aspirin, 500 mg/3×tägl.) und das Eingliedern einer Aufbißschiene. Das Pressen und Knirschen der Zähne sollte vermieden werden. Mögliche auslösende Streßsituationen sollten mit dem Patienten besprochen werden. Bei persistierenden Fällen kann eine psychologische Beratung hilfreich sein.

7. PRÄKANZEROSEN UND NEOPLASMEN

Präkanzerosen

Etwa 30000 Fälle von Karzinomen der Mundschleimhaut (meistens Plattenepithelkarzinome) werden in den Vereinigten Staten jährlich gefunden und stellen etwa 5% der bösartigen Geschwülste bei Männern, 2% bei den Frauen dar. Mehr als alle anderen Faktoren bestimmt das Stadium dieser Karzinome ihre Prognose *(s. Kap. HNO, 9., Stadien und Prognose).* Während Schleimhautkarzinome mit einem Durchmesser unter 1 cm mit hoher Wahrscheinlichkeit geheilt werden können, werden die meisten Geschwülste nicht vor dem Stadium III oder IV erkannt, wenn mehr als die Hälfte bereits in die Lymphknoten metastasiert sind. Deshalb bleibt die 5-Jahres-Heilung auf 30–40% beschränkt. Diese bedrückende Situation scheint das Ergebnis unzureichender Kenntnisse über eine gezielte Diagnose und verbreiteter falscher Vorstellungen.

Risikofälle: Während eine Inspektion ohne weiteres alle Patienten erfassen kann, muß besonderes Augenmerk auf Patienten gerichtet werden mit eindeutig belastenden Faktoren: Das sind Patienten über 40, die Zigaretten rauchen, und die regelmäßig alkoholische Getränke konsumieren. Weniger gefährlich ist das Rauchen von Pfeife oder Zigarren. Das Tabakkauen scheint in einem Zusammenhang mit der Entstehung eines Verrukösen Karzinoms zu stehen, das vom Plattenepithelkarzinom streng unterschieden werden muß. Die Untersuchung dieser ausgewählten Patienten soll die Frühdiagnose eines Karzinoms bei 1:200–1:250 Patienten zur Folge haben.

Gefährdete Regionen: Zunächst sollte bekannt sein, daß 90% dieser Karzinome in der Mundhöhle nur an besonders gefährdeten Stellen zu finden sind: am Mundboden, an der Zungenunterseite, am weichen Gaumen (mit Zäpfchen und vorderem Gaumenbogen) sowie an der lingualen Fläche des Retromolarbereiches. Das Wangenkarzinom sollte in Betracht gezogen werden bei Konsumenten von Kautabak.

Falsche Vorstellungen

Die meisten Ärzte und Zahnärzte wurden gelehrt, daß die Leukoplakie (bekanntlich eine Verhornungsanomalie) die häufigste Präkanzerose im Mund darstellt und das Frühstadium des Karzinoms eine helle Verfärbung der Schleimhaut bildet. In Wirklichkeit erweisen sich weniger als 5% solcher Veränderungen schließlich als bösartig.

Demgegenüber erscheint das asymptomatische Karzinom der Mundschleimhaut meist als **rötlich verfärbte Erosionen.** Sie sind nicht Präkanzerosen, sondern ein Karzinom im Frühstadium. Der Bereich sieht entzündet aus, vermutlich als Folge der submukösen Rundzellinfiltration, die sich unterhalb der bösartigen Karzinomzellen als Reaktion auf das entstandene Malignom gebildet hat.

Ist die Oberfläche trocken, erscheinen diese geröteten Erosionen granuliert oder weisen einen leichten Substanzdefekt auf. Deswegen sollten sie vorsichtig mit einem Tampon getrocknet und sorgfältig bei guter Beleuchtung untersucht werden. Zwei unterschiedliche Typen solcher Erosionen wurden beschrieben: 1. eine rötliche granulierte Erosion (mit einem Aussehen wie abgenützter Samt), besetzt mit Inseln von weißen Hyperkeratosen oder normaler Schleimhaut innerhalb oder am Rand des geröteten Bereiches, 2. eine glatte, nicht granulierte rötliche Erosion mit geringfügigen Hyperkeratosen, ähnlich einer unspezifischen Entzündung. Beide Arten können unregelmäßige und unscharfe Grenzen aufweisen; im allgemeinen ist die Palpation zur Diagnose nicht hilfreich, da nur wenige Fälle verhärtet oder über das Niveau erhoben sind. Jede gerötete Erosion, die nicht auf eine Maßnahme anspricht und über 14 Tage persistiert, sollte als „carcinoma in situ" oder als infiltrierend wachsendes Karzinom angesehen werden und erfordert eine Probeexzision.

Unglücklicherweise läßt sich das **Plattenepithelkarzinom** in der Regel nicht im frühesten Stadium diagnostizieren; erst später erscheint es als tiefes Geschwür mit glattem, verhärtetem und eingerolltem Rand, verwachsen mit tieferen Gewebsschichten.

***Andere Malignome* der Mundhöhle** sind Plattenepithelkarzinome der Lippe, Wange und Zunge; das Lymphoepitheliom; das Melanom; das Adenokarzinom der Speicheldrüsen; die myeloische sowie die lymphatische Leukämie.

Gutartige Geschwülste, die mit dem Karzinom der Mundhöhle verwechselt werden können, schließen ein reaktive Hyperplasien, Fibrome, Papillome, Granulationsgeschwülste (einschließlich der Schwangerschaftsepulis), die Glossitis bei Vitaminmangel, die Lingua geographica, die mediane rhomboide Glossitis, das Hämangiom und Lymphangiom, Fibrosen der Gingiva, Melanosen der Schleimhaut, Myoblastome, Retentionszysten (einschließlich der Renula), die Xanthomatose, den Torus palatinus, Speichelsteine im Ausführungsgang der Submandibulardrüse, Hypertrophien der Papillae foliatae der Zunge, radikuläre Zysten und Adamantinome; die Lues, der erosive Lichen planus, gutartige Geschwülste, Tuberkulose, Leukoplakien und odontogene Abszesse sollten differentialdiagnostisch in Betracht gezogen werden. Die exfoliative Zytologie ist für die Abgrenzung nützlich, jedoch ist die Probeexzision notwendig, um die Diagnose zu sichern.

Multiple Karzinome: Patienten mit einem Karzinom der Mundhöhle sind mit einem hohen Risiko (bis zu 33%) belastet, von einer weiteren Primärgeschwulst in Mund, Rachen, Kehlkopf, Speiseröhre oder Lunge befallen zu werden. Deshalb sollten Patienten, bei denen ein Karzinom der Mundhöhle diagnostiziert wurde, auf Geschwülste in diesen Bereichen hin überprüft und in jährlichen Abständen nachuntersucht werden (d.h. die Untersuchung der Mundhöhle und des Rachens, die Laryngoskopie und eine Thorax-Aufnahme).

Therapie: Jede erkennbare Reizursache (z.B. hochstehende Kronen und Füllungsränder sowie scharfe Kanten an Zahnersatz) sollten korrigiert oder beseitigt werden. Rauchen ist zu vermeiden. Substanzen, die Wasser binden, sowie hochprozentige alkoholische Getränke und Mundwässer mit einem höheren Alkoholgehalt sollten abgesetzt werden, um die Entstehung eines zweiten Primärkarzinoms zu verhindern.

Die Versorgung von Geschwülsten in der Mundhöhle beinhaltet allgemein die weiträumige Exzision bei kleinen Geschwülsten bzw. die Kontinuitätsresektion mit Ausräumung der Halslymphknoten. Die Bestrahlung kann vertretbar bei Teilen kleiner Geschwülste sein; bei größeren Neoplasmen muß sie mit dem chirurgischen Eingriff kombiniert werden. Auch die Chemotherapie kann zur Unterstützung des radikalchirurgischen Vorgehens und der Bestrahlung eingesetzt werden.

Spezifische Neoplasien

Lippen, Gingiva und Zunge: Der **Raucherfleck** ist ein fester, bräunlicher, keratotischer Bereich an der Grenze zum Lippenrot der unteren Lippe, der besonders bei solchen Rauchern häufig ist, die die Zigarette oder Pfeife immer an derselben Stelle halten. *Nur eine Biopsie kann ein Plattenepithelkarzinom ausschließen.* Auch wenn die Veränderung nicht maligne ist, sind Rauchverbot und sorgfältige Beobachtung angezeigt. Die **aktinische Cheilose** kommt bei Erwachsenen vor, besonders bei Rothaarigen mit heller Haut, die sich oft im Freien aufhalten. Die Lippen sind trocken und zeigen viele Erosionen. Ein Patient mit dieser Präkanzerose sollte alle 3–6 Mo. untersucht werden, längere Sonnenexposition vermeiden, breitkrempige Hüte tragen und Sonnenschutzsalbe verwenden. Das **Plattenepithelkarzinom** bildet sich meist auf der Grenze zum Lippenrot aus der Unterlippe und stellt sich als nichtheilende Ulzeration mit einem erhabenen, verhärteten Rand dar oder seltener als keratotischer Fleck. Es kann an das tieferliegende Gewebe fixiert sein. Bei frühzeitiger Behandlung ist die Prognose ausgezeichnet. Bei **Leukämie** kann das Zahnfleisch infiltriert sein und eine Blutungsneigung aufweisen. Das **Rhabdomyom** der Zunge erzeugt eine palpable Verdickung. Es ist viel seltener als das Plattenepithelkarzinom, das sich in der Mukosa entwickelt.

Wange: Eine Reizung der Mukosa wird oft in der Umschlagfalte beobachtet, wohin Tabakkauer gelegentlich ihren vorgekauten Tabak für gewisse Zeit schieben. Dieser Reizzustand kann sich zur Erythroplakie, Leukoplakie oder zum Plattenepithelkarzinom entwickeln. Eine harte, knotenförmige, schmerzfreie Schwellung der Wange mit normal erscheinender Schleimhaut ist ziemlich häufig. Sie ist gewöhnlich die Folge des Wangenbeißens und stellt ein „Irritationsfibrom" dar. Es ist als gutartig anzusehen.

Gaumen: Ein **Tumor der kleinen Speicheldrüsen** ist meist ein Mischtumor, der sowohl epitheliale als auch mesenchymale Komponenten enthält, ein zystisches Adenokarzinom oder ein mukoepidermoidales Karzinom. Er erscheint typischerweise als fester, glatter, schmerzloser Tumor lateral der Mittellinie. Jede derartige Schwellung, die nicht knochenhart ist, sollte bis zum bioptischen Gegenbeweis für einen Speicheldrüsentumor gehalten werden. Wenn die histologische Diagnose eines Mukoepidermoidtumors oder eines Adenokarzinoms feststeht, sollte eine nekrotisierende Sialometaplasie ausgeschlossen werden. Diese ist gutartig, hat aber histologische und klinische Merkmale, die an einen bösartigen Tumor denken lassen. Eine **Schwellung des Gaumens** kann auch durch Ausbreitung eines primären Nasenrand- oder Antrumtumors ausgelöst werden. Wenn sich ein Karzinom im Nasopharynx bildet, wird der weiche Gaumen immobilisiert.

Kiefer: Wenn sie nicht auf dem Röntgenbild entdeckt werden, kann man u. U. Kiefertumoren klinisch diagnostizieren, sofern ihr Wachstum eine **Schwellung** des Gesichts, des Gaumens oder des Processus alveolaris (das Gebiet des Kiefers, das die Zähne umgibt) bedingt. Sie erzeugen Druckschmerz am Knochen und starke Schmerzen im betroffenen Bereich. Das **Ameloblastom** ist die häufigste odontogene Neoplasie. Es beginnt meist aus der hinteren Mandibula und ist langsam invasiv, aber metastasiert selten. Auf dem Röntgenbild stellt es sich typischerweise als multipel oder seifenblasenartig durchsichtiges Gebilde dar. **Odontome,** die häufigsten odontogenen Neoplasmen, sind Tumoren der Zahnfollikel oder der Zahnhartgewebe, die in der Mandibula junger Patienten auftreten; es gibt mehrere Arten, darunter fibröse Odontome und Zementneoplasmen. Ein fehlender Molar deutet auf ein zusammengesetztes Odontom hin. **Andere Neoplasmen** sind das osteogene Sarkom, Riesenzelltumoren, Ewing-Sarkom, multiples Myelom und Tumormetastasen.

Speicheldrüsen: Die zwei Haupttumorarten sind der **Mischtumor (pleomorphes Adenom),** von dem 60% in der Parotis vorkommen, und das **mukeopidermoide Karzinom.** Diese Tumoren kommen nicht nur in den großen Speicheldrüsen vor, sondern zu 20% auch in den kleinen Speicheldrüsen des Gaumens und der bukkalen Mukosa (s. oben). Ein Sechstel der Parotisgeschwülste, ein Drittel jener der submandibulären Drüsen und fast die Hälfte aller Adenotumoren am Gaumen sowie fast alle der Sublingualdrüse sind bösartig.

Sich langsam entwickelnde Schwellungen der Parotis können schmerzlos sein, der Patient beklagt sich über eine Veränderung seines Aussehens; durch die dichte Faszie um die Parotis bedingt, sind jedoch akute Schwellungen schmerzhaft. Wenn der Fazialisnerv komprimiert oder infiltriert wird, kann ein Parotistumor zu einer Gesichtslähmung führen. Der Nervus facialis kann aber auch während der Entfernung des Tumors irreversibel geschädigt werden. Tumoren der Submandibulardrüsen sind wegen ihrer engen räumlichen Beziehung zum R. lingualis des Nervus trigeminus oft schmerzhaft.

8. ZAHNÄRZTLICHE NOTFÄLLE

Wenn kein Zahnarzt verfügbar ist, muß ein Arzt zuweilen zahnärztliche Notfallbehandlungen durchführen. Die Konsultation eines Zahnarztes sollte jedoch so früh wie möglich erfolgen.

Zahnschmerzen und odontogene Infektionen

Schmerzen, die einem bestimmten Zahn zugeordnet werden können und von Süßigkeiten oder Kälte ausgelöst werden, sind meist durch **Karies** verursacht, die noch nicht die Zahnpulpa (Nerv) erreicht hat. Da dieser Schmerz meist wieder abklingt, sollte der Patient Stimuli vermeiden, milde Analgetika einnehmen und so bald wie möglich einen Zahnarzt aufsuchen.

Wenn die lokalen Schmerzen durch Hitze verstärkt werden, bedeutet das meist ein fortgeschrittenes Stadium der Karies mit beginnender *Pulpitis (s. Kap. ZMK, 4.).* Eine begleitende

periapikale Entzündung kann durch Klopfempfindlichkeit diagnostiziert werden. (Wenn alle Oberkiefer-Seitenzähne klopfempfindlich sind, sollte eine Sinusitis maxillaris vermutet werden.) Die initiale Behandlung mit einem Analgetikum (z.B. Paracetamol, 500 mg mit Codein, 30 mg, oral alle 4 h), Antibiotika (z.B. Erythromycin, Penicillin V oder Cephalosporin [250 mg] in der üblichen Dosierung alle 6 h) sind nur dann indiziert, wenn eine Generalisierung der Infektion vorliegt, und ersetzen die zahnärztlichen Eingriffe nicht!

Die (odontogene) **periapikale Infektion,** die oft vom Anschwellen umliegender Gewebe begleitet wird, entwickelt sich meist aus einer unbehandelten Pulpitis über die Nekrose und Gangrän der Pulpa. Die Notfalltherapie besteht aus Analgetika und Antibiotika, wie oben für die periapikale Entzündung beschrieben. Ein **submuköser Abszeß,** der sich über den Alveolarknochen ausbreitet und der Schwellungen und Fluktuationen in den angrenzenden Weichteilgeweben hervorruft, bedarf der Inzision und Drainage; Antibiotika allein sind unzureichend. Eine intraorale Inzision ist in der Regel angebracht, bei Lage des Abszesses am Unterkieferrand ist jedoch eine extraorale Inzision notwendig. Um das wirksame Antibiotikum zu bestimmen, ist ein Resistenztest in der Kultur anzusetzen *(s. a. Kap. ZMK, 4., Periapikaler Abszeß).* **Durchbrechende oder retinierte 3. Molaren** können eine Infektion mit Entzündung der anliegenden Weichteilgewebe hervorrufen, die sich in die umgebenden Regionen ausbreiten kann; hier sollte Erythromycin, Penicillin V oder Cephalosporin, hochdosiert oral 4mal/Tag, gegeben werden. **Weniger häufige Ursachen akuter Schwellungen** im Gesichtsbereich sind u.a. parodontaler Abszeß, infizierte Zyste, Sinusitis maxillaris, Allergie, Obstruktion oder Infektion der Speicheldrüsen, peritonsilläre Infektion oder Hautinfektion.

Schmerzen nach Extraktionen

Nach intraoralen Operationen ist eine **Schwellung** normal und in etwa dem Umfang der Manipulation und des Traumas proportional. Wenn sie nach dem 3. postoperativen Tag nicht nachläßt, ist eine Infektion wahrscheinlich und ein Antibiotikum (z.B. Erythromycin oder Penicillin V, ausreichend dosiert oral 4mal/Tag) zu verschreiben.

Postoperative Schmerzen, die meist mittelschwer sind, können mit Paracetamol oder Aspirin, 500 mg kombiniert mit Codein, 30 mg oral alle 4 h, behandelt werden.

Der **Dolor post extractionem** tritt meist bei der Entfernung eines unteren Molaren auf. Typischerweise beginnt der Schmerz am 2. oder 3. postoperativen Tag, strahlt ins Ohr aus und dauert von ein paar Tagen bis mehrere Wochen. Die Alveolitis kann mit lokalanalgetisch wirksamen Substanzen behandelt werden: 0,5 cm breite Gaze, in Eugenol und/oder Guajakol getränkt, wird in die Zahnalveole gelegt und täglich gewechselt. Meist erübrigt sich damit die Notwendigkeit längerer systemischer Schmerzbehandlung. Eine Infektion ist selten. Jedoch kann manchmal eine **Osteomyelitis** mit einer Alveolitis verwechselt werden. Die Osteomyelitis ist aber durch Fieber, lokale Schwellung und Veränderungen im Röntgenbild (allerdings erst nach Wochen) charakterisiert. Wenn eine Osteomyelitis vermutet wird, sollten Antibiotika wie Cephalosporin gegeben und der Patient intensiver Behandlung zugeführt werden.

Eine **Blutung nach Extraktion** sickert in der Regel aus kleinen Gefäßen. Nach Entfernung eines etwaigen oberflächlichen Gerinnsels mit Gaze wird ein Druckverband (sterile Tupfer) angelegt und 20–30 min direkt und dauernd angedrückt. Dies wird 2- bis 3mal wiederholt. Wenn die Blutung persistiert, kann die Stelle mit 2%igem Lidocain mit 1:100000 Epinephrin durch Leitung oder Infiltration anästhesiert und die Alveole unter Spannung vernäht werden, wobei zwischen den Stichen Platz für etwaiges Fibrin gelassen wird. Lokale blutstillende Agenzien, wie Oxyzellulose, Thrombin auf einem Gelatineschwamm oder Streifen, können in die Alveole appliziert werden. Wenn diese Maßnahmen fehlschlagen, sollte eine systemische Ursache gesucht werden. Eine Transfusion wird als Folge des Blutverlusts selten nötig.

Frakturierte und luxierte Zähne

Wenn ein kleiner Teil der Krone abbricht und die Pulpa nicht freigelegt wird, sind Analgetika (z. B. Aspirin 500 mg alle 4 h) und eine örtliche Abdeckung mit Zinkoxideugenol oder ähnlichen Materialien angemessen. Wenn die Pulpa eröffnet oder der Zahn locker ist, ist eine umgehende zahnärztliche Versorgung (Überkappung bzw. Schienung) notwendig. Bei teilweise oder vollständig luxierten Zähnen sollte die Antibiotikatherapie über einige Tage fortgesetzt werden.

Es ist möglich, einen durch Trauma vollständig aus seiner Alveole dislozierten Zahn dauerhaft zu replantieren. Es muß jedoch eine Wurzelfüllung vorgenommen werden. Wenn die Replantation auch nur kurzzeitig verzögert oder der Zahn einer Spülung ausgesetzt wird bzw. das Desmodont geschädigt ist, ist die Langzeitprognose schlecht (einige Monate bis wenige Jahre). Bei verzögerter Implantation ist eine Wurzelresorption unvermeidlich. Der Patient sollte angewiesen werden, sich sofort in zahnärztliche Behandlung zu begeben. Wenn das nicht möglich ist, sollte der Zahn in isotonischer Kochsalzlösung aufbewahrt werden, um ihn bei gegebener Indikation dann zu reimplantieren.

Teilweise luxierte Zähne sollten in ihre ursprüngliche Lage gebracht, immobilisiert und stabilisiert werden. Eine zahnärztliche Versorgung ist kurzfristig notwendig.

Frakturen der Kiefer und benachbarter Bereiche

Frakturen des Kiefers und benachbarter Bereiche werden meist durch die klinische Untersuchung und das Röntgenbild diagnostiziert. Wenn eine Disklusion oder Beweglichkeit von Kieferteilen, eine Stufenbildung an den glatten Orbitarändern, Doppelsichtigkeit, infraorbitale Schmerzempfindungsstörung, Berührungsempfindlichkeit (besonders über dem Kondylus oder dem kondylären Anteil der Mandibula) und die Mundöffnung behindert oder mit einem Abweichen von der Mitte verbunden ist, ist der Verdacht auf eine Fraktur zu erheben. Eine Gesichtsfraktur ist dann ein Notfall, wenn eine Atemwegsverlegung, eine unstillbare Blutung oder eine Verletzung von Auge oder ZNS vorliegt. Routinemäßige Röntgenbilder bestätigen meist die Diagnose einer Fraktur der Mandibula, bei Mittelgesichtsfrakturen kann eine Computertomographie nützlich sein. *Wenn ein Schlag zu einer Fraktur im Gesichtsbereich geführt hat, sollte man auch an eine Fraktur der Halswirbelsäule denken.* Bei einem Kieferbruch sollte ein Kieferchirurg konsultiert werden, da sonst unbemerkte Bißanomalien entstehen können.

Therapie: Um die Atemwege freizuhalten, kann ein zeitweises Festhalten der Mandibula in protrudierter Position oder das Einführen eines orotrachealen oder oropharyngealen Tubus nötig sein *(s. Kap. LUN, 3.)*. Wenn eine starke Blutung in der Oropharynx besteht, sollte ein oropharyngealer Tubus eingeführt oder der Patient in eine Position gebracht werden, die ein Ablaufen des Blutes gewährleistet. Die Ruhigstellung der Fraktur ist anzustreben, eine sofortige Reposition nur dann nötig, wenn die Atmung behindert und nur in einem Teil der Fälle von Hand möglich ist. Wenn es möglich ist, eine Kieferfraktur innerhalb der ersten Stunden nach der Verletzung zu versorgen, kann eine Naht etwaiger Lippenverletzungen verschoben werden, bis die Fraktur korrigiert worden ist.

Frakturen durch eine Zahnalveole sind komplizierte Frakturen, die meist einer Antibiotikaprophylaxe bedürfen (z. B. mit Penicillin V oder Erythromycin, hochdosiert oral in flüssiger Form alle 6 h).

Frakturen des Kondylus der Mandibula sind in der Regel durch präaurikuläre Schmerzen, Schwellung und Einschränkung der Öffnung gekennzeichnet. Bei einer einseitigen Fraktur weicht der Kiefer bei Öffnung des Mundes zur betroffenen Seite hin ab. Eine beidseitige Fraktur kann einen frontal offenen Biß erzeugen. In p.a. Röntgenbildern und nach Towne kann die Fraktur meist dargestellt werden. Die **Therapie** besteht in der Regel in einer Reposition und intermaxillären Fixation unterschiedlicher Dauer. Stark dislozierte, beidseits frakturierte Kondylen bedürfen unter Umständen einer chirurgischen Reposition und Fixation. Um nach Entfernung der Fixation eine normale Funktion wiederzuerlangen, werden Öffnungsübungen des Kiefers empfohlen. Bei Kindern kann das Wachstum gestört werden.

Subluxation der Mandibula

Ein subluxierter Kiefer ist in weitgeöffneter Position fixiert, wobei sich nur die hintersten Zähne berühren. Wenn eine Abweichung von der Mittellinie besteht, ist die Subluxation einseitig. Die Injektion eines Lokalanästhetikums (z.B. 1%iges Lidocain, 2–5 ml) in das Gebiet des Gelenks und der Insertion des Musculus pterygoideus lateralis kann zu einer spontanen Reposition der Mandibula führen.

Als Alternative oder zusätzlich kann eine manuelle Zurückführung nötig sein. Die Prämedikation mit Diazepam (5 mg i.v.) und ein Betäubungsmittel (etwa für den erwachsenen Durchschnittspatienten Dolantin 25 mg i.v. oder 50 mg i.v.) ist empfehlenswert. Der Patient sollte sich unterhalb des Operateurs befinden, und der Kopf des Patienten sollte stabil gelagert sein. Der Behandelnde legt die Daumen auf den hinteren Rand des Unterkiefers (lateral des 3. Molaren) und die Finger unter die Kinnspitze. Eine Kreisbewegung erfolgt, wobei die Daumen nach innen und vorne drücken, die Finger nach oben, bis der Kiefer wieder einrastet.

Der Kiefer sollte dann mit einem Capistrum stabilisiert werden, um die Mandibula in der gewünschten Lage zu halten. Der Patient sollte eine weite Öffnung des Mundes für mindestens 6 Wo. vermeiden. Wenn der Patient bemerkt, daß er gähnen muß, sollte er die Faust unter sein Kinn legen, um eine weite Mundöffnung zu vermeiden. Wenn dies nicht die erste derartige Luxation war, sollte ein Kieferchirurg konsultiert werden.

SPEZIELLE SACHGEBIETE

1. GERIATRIE

Die geriatrische Medizin bzw. die Geriatrie stellt einen interdisziplinären Ansatz zur Behandlung von Krankheit und Gebrechen im Alter dar. Die Gerontologie beschäftigt sich mit den normalen Alterungsprozessen im Gegensatz zu den Krankheitsauswirkungen. Die meisten altersabhängigen biologischen Veränderungen scheinen vor dem 30. Lebensjahr ihren physiologischen Höhepunkt und in der Folge eine lineare allmähliche Abnahme ihrer Funktion aufzuweisen. Die meisten Veränderungen haben auf den normalen Tagesablauf keine Auswirkungen, werden aber in Zeiten großer Belastung wirksam. So bestimmt Krankheit – und nicht der physiologische Prozeß des Alterns – den Verlust von Funktionen im Alter. Eine Schwächung physiologischer Funktionen im Alter zeigt sich in Form einer verminderten Nierendurchblutung und Kreatininclearance, maximalen Herzfrequenz und damit auch Herzminutenvolumen, Glukosetoleranz, Lungenvitalkapazität, Körpergewicht und Zellimmunität. Dagegen bleiben viele Leberfunktionen und die Totalkapazität der Lunge das ganze Leben lang gleich, und die ADH-Sekretion nach osmolarer Reizung nimmt sogar zu *(s.a. Kap. ERN, 2., Ernährungsstörungen bei alten und chronisch kranken Menschen).*

Zahlreiche Funktionsminderungen, die man früher dem Prozeß des Alterns zugeschrieben hat, sind auf Lebensstil, Verhalten, Ernährungsgewohnheiten und Umwelteinflüsse zurückzuführen, die alle modifzierbar sind: So kann beispielsweise bei gesunden, aber vorher körperlich inaktiven älteren Personen eine Verminderung von Atemvolumen (V_{O_2max}), Muskelkraft und Glukosetoleranz zum Teil durch aerobe Übungen reversibel gemacht werden. Die Auswirkungen des normalen Alterungsprozesses sind vielleicht weit weniger dramatisch als früher angenommen und für viele Menschen könnten Gesundheit und Vitalität auch im Alter durchaus ermöglicht werden.

Studien über das Altern sind schwierig, da es mit steigendem Alter immer schwieriger wird, gesunde Personen zu finden. Querschnittsuntersuchungen, die Probanden verschiedenen Alters gegenüberstellen, sind relativ einfach durchzuführen, sind aber weniger aussagekräftig als Longitudinalstudien, die ein und dieselbe Person zu verschiedenen Zeiten vergleichen. Letztere sind wegen ihrer langen Dauer und der Ausscheidungsrate von Versuchspersonen problematisch.

Die Betreuung eines älteren Menschen mit multiplen, sich gegenseitig beeinflussenden Krankheiten – unter oft schwierigen sozioökonomischen Umständen – stellt an die diagnostischen, analytischen, kombinatorischen und menschlichen Fähigkeiten des Arztes höchste Ansprüche. Letzteres ist von größter Bedeutung, da die Vertrautheit des Arztes mit Verhalten, Anamnese, Zufriedenheit, Ängsten und Zielen des Patienten die Grundlage für die Früherkennung von Erkrankungen sowie Vorbereitung und Annahme adäquater Maßnahmen, die oft Veränderungen im Lebensstil des Patienten bedeuten, darstellt. Der Wert der genauen Kenntnis durch gründliche Lebensgeschichte und Prüfung der geistigen Fähigkeiten kann nicht genug betont werden. Erste Zeichen einer körperlichen Erkrankung sind in der Regel, oft noch reversibel, geistiger und emotionaler Art. Sie werden der Kategorie „Senilität" zugeordnet und verhindern ohne weitere Nachforschung die richtige Diagnose und Therapie.

Demographie und medizinische Versorgung

Um die Jahrhundertwende waren 4% der amerikanischen Bevölkerung über 65. Derzeit sind es mehr als 12% (32 Mio. bei einer Nettozunahme von über 1000 pro Tag). Wenn die Generation des Babybooms nach dem Zweiten Weltkrieg im Jahr 2030 das 80. Lebensjahr erreicht haben wird, werden schätzungsweise mehr als 70 Mio. Amerikaner (1/5 der Bevölkerung) über 65 sein. Die Gruppe der Personen über 85 werden erwartungsgemäß die größte prozentuale Zunahme erfahren.

Neuere Studien zeigen, daß Menschen, die heute das 65. Lebensjahr erreichen, gesünder sind als ihre Vorfahren. Das konventionelle, aber falsche Bild des Alters vom „schweren geistigen Verfall nach dem 65. Lebensjahr" trifft eher für Personen jenseits des 80.–85. Lebensjahr zu.

Die alte Bevölkerung, besteht überwiegend aus Frauen, weil diese die Männer überleben. Die maximale Lebensspanne des Menschen (derzeit schätzungsweise 110 bis 120 Jahre) hat sich im Vergleich zum deutlichen Anstieg der durchschnittlichen Lebenserwartung in diesem Jahrhundert wenig verändert. Obwohl die ältere Generation in zunehmendem Maß gesund und aktiv ist, treten besonders nach dem 75. Lebensjahr zahlreiche Probleme auf. Die Belastung durch multiple Krankheiten wird verschlimmert durch soziale Nachteile, emotionale Verletzbarkeit und Armut (da die Mittel aufgebraucht und supportive Altersgenossen überlebt werden).

Heute hat ein 65jähriger Mann eine Lebenserwartung von 13 Jahren; wenn er 75 wird, hat er noch neun Jahre vor sich. Eine 65jährige Frau lebt im Schnitt noch 18 Jahre, und mit 75 kann sie noch weitere 12 Jahre erwarten. Frauen leben insgesamt etwa 8 Jahre länger als Männer, was vermutlich auf genetische, biologische und Umgebungseinflüsse zurückzuführen ist. Die unterschiedlichen Lebenserwartungen haben sich trotz der Tatsache, daß Frauen in zunehmendem Maß rauchen und traditionelle Männerberufe ausüben, nicht verringert, und Frauen werden wahrscheinlich immer eine höhere Lebenserwartung haben als Männer.

Die Betreuung einer steigenden Zahl alter und kranker Bürger stellt außerordentliche Anforderungen an das herkömmliche Gesundheitssystem. Die Belastungen steigen disproportional, da alte Menschen durch erhöhte Krankheitshäufigkeit und kompliziertere psychosoziale Verhältnisse medizinische und soziale Einrichtungen stärker in Anspruch nehmen. Obwohl sie in den USA nur 12% der Bevölkerung stellen, beanspruchen sie über 40% der Krankenhausbetten, kaufen > 30% aller rezeptierten Medikamente (und 40% der rezeptfrei erhältlichen Medikamente) und verbrauchen 30% des Gesundheitsetats von über 600 Mrd. Dollar (über 50% des US-Bundesgesundheitsetats). Pflegeheime kosteten 1980 21 Mrd. und werden 1990 voraussichtlich die 50-Mrd.-Grenze erreichen. Schon 1972 überstiegen die jährlichen Kosten der Pflegebetten die der Krankenhausbetten. Von den 1,5 Millionen Pflegebetten in Amerika sind 90% von Patienten über 65 belegt, aber weniger als 5% der Amerikaner über 65 leben in Pflegeheimen oder ähnlichen Einrichtungen.

Unter einem anderen Blickwinkel vermitteln die gleichen Zahlen ein verändertes Bild. Von den Bürgern über 65 werden fast 40% vor ihrem Tod ein Pflegebett beanspruchen, und 50% der über 80jährigen werden in einem Pflegeheim sterben. Es gibt doppelt so viele Pflegebetten wie Krankenhausbetten in den USA, aber 2/3 aller bettlägerigen Menschen leben nicht im Heim, sondern außerhalb, und davon sind 25% alleinstehend, ohne Verwandte. Ein Teil der Bevölkerung über 65 ist „institutionalisiert“ und mit einem hohen Risiko behaftet, „institutionalisiert“ zu werden (besonders wenn die Betreuung durch die Gemeinde fehlt). Diese etwa 6 Mio alter Bürger beanspruchen und verbrauchen einen unverhältnismäßig großen Teil der Gesundheitsversorgung. Die besondere Beachtung ihrer gesundheitlichen Bedürfnisse könnte ihr Leben qualitativ verbessern, um Jahre verlängern und zugleich den Kostenanstieg dämpfen.

Studien, die in den frühen 50er Jahren in Schottland durchgeführt wurden, untersuchten die Reaktion älterer Leute auf Krankheit. Sie stellten die verschiedenen Anforderungen an die herkömmlichen Gesundheitssysteme *qualitativ* dar. Jeder Patient hatte einen für die ambulante Versorgung zuständigen Arzt, die Praxis des Arztes lag günstig und die Behandlung war kostenlos. Obwohl dieses System adäquat schien, gab es eine erstaunliche Anzahl von Patienten, deren multiple Erkrankungen *dem behandelnden Arzt unbekannt* waren. Die bei Screening-Untersuchungen durch Anamnese, körperliche Untersuchung und einfache Laboruntersuchungen aufgedeckten Probleme waren nicht esoterisch. Gut behandelbare Erkrankungen wie Vitamin-B_{12}- oder Eisenmangel-Anämie, Herzinsuffizienz, gastrointestinale Blutungen, unkontrollierter Diabetes mellitus, aktive Tuberkulose, Fußerkrankungen, die die Mobilität beeinträchtigen, orale Erkrankungen, die die Nahrungsaufnahme behindern, Hör- und Sehschwächen und eine hohe Inzidenz von Demenz und Depression werden oft aus verschiedenen Gründen übersehen. Wichtige Charakteristika der Krankheit im Alter sind:

1. Ältere Patienten neigen dazu, bestehende Beschwerden zu verheimlichen, die auf ernste, aber behandelbare Krankheiten hinweisen können. Viele ältere wie auch jüngere Menschen glauben, daß das Alter eine Zeit des Krankseins und der Behinderung ist und Beschwerden und Unwohlsein ein natürlicher Bestandteil des Alterns sind. Ältere Menschen neigen dazu, ihre Symptome nur Familienmitgliedern mitzuteilen, die zumindest in der Hälfte der Fälle diesen Symptomen nicht nachgehen wird. Häufige Depressionen, in Verbindung mit den kumulativen Ausfällen und den Krankheitsbeschwerden im Alter, vermindern das Interesse daran, wieder gesund zu werden. Das eingeschränkte Erkennungsvermögen läßt den Patienten nicht klagen und behindert die diagnostische Suche des Arztes. Die heute alten Patienten wuchsen in einer Zeit auf, in der Krankenhäuser Orte des Sterbens waren, was sie vor rechtzeitiger Hilfesuche zurückschrecken läßt.

2. Das Multi-Morbiditäts-Phänomen bei Älteren erschwert und behindert die Behandlung und Diagnose einer gegenwärtigen Erkrankung. Im Schnitt sechs Krankheiten wurden bei einer Untersuchung von mehreren tausend Probanden gefunden, wobei der Hausarzt von der Hälfte der diagnostizierten Störungen nichts wußte. Die Erkrankung eines Organsystems belastet ein anderes geschwächtes System und kann bei diesem eine irreversible Verschlechterung in Gang setzen, überschreitet viele Punkte, wo keine Besserung mehr möglich ist, „points of no return“, und führt zu Bettlägerigkeit, Abhängigkeit und, wenn dieser Zustand nicht unterbrochen wird, zum Tod. Aktive diagnostische Überwachungssysteme für alte Patienten müssen unserem derzeit passiven Gesundheitssystem angeglichen werden. Aufmerksames frühzeitiges Einschreiten könnte Komplikationen vermeiden helfen und die Lebensqualität mittels relativ geringfügiger Eingriffe verbessern.

3. Veränderungen zeigen sich oft atypisch *(s. Kap. SPS, Erkrankungen mit ungewöhnlicher Manifestation im Alter).*

4. „Präfinales Stadium“, *ein Zustand der Immobilität, Inkontinenz oder des eingeschränkten Bewußtseins* (oft kombiniert), der nahezu 3/4 aller Todesfälle im Alter vorausgeht. Diese Periode, die oft im Krankenhaus oder Pflegeheim verbracht wird, ist stark altersabhängig und dauert bei Personen über 85 Jahre nahezu 3 Monate. Die dabei entstehenden finanziellen und menschlichen Belastungen sind erheblich. Immobilität, Inkontinenz und Bewußtseinseinschränkungen sind Zeichen zugrundeliegender Erkrankungen, die prompte Ergründung und spezifische Behandlung verlangen, um längere Abhängigkeit zu vermeiden.

Grundprinzipien der Altenbetreuung

Vorhersehbare Risiken bei hospitalisierten Patienten schließen mit ein 1. abendliche oder nächtliche Verwirrtheitzustände, 2. Stürze, 3. Knochenbrüche ohne eruierbares Trauma, 4. plötzliches Auftreten von Decubiti, 5. Einkoten und Harnretention, 6. die Bereitschaft, diagnostischen und therapeutischen Abenteuern zum Opfer zu fallen, 7. verlängerte Rekonvaleszenz und 8. Verlust des Heims, während der Patient im Krankenhaus liegt.

Eine besondere Aufgabe liegt in der Erkennung multipler begleitender pathologischer Prozesse. Die Behandlung einer Krankheit ohne Behandlung gleichzeitig auftretender Störungen kann die Verschlimmerung beschleunigen, anstatt sie aufzuhalten. Beim alten Menschen treten mehrere Krankheiten gleichzeitig auf (z.B. Anämie, Herzinsuffizienz, Angina pectoris, venöse und arterielle Durchblutungsstörungen der unteren Extremitäten, Diabetes mellitus, Osteoporose, Osteoarthritis, Gangstörungen, chronische Verstopfung, chronisches Nierenversagen, Harninkontinenz, chronische Schmerzzustände, Bewußtseinseinschränkungen und multiple Medikamenteneinnahme bei schlechter Compliance – s. Abschn. Compliance). Wenn mehrere Erkrankungen bei einem Patienten zusammenkommen, können Bettruhe, Operation, Medikation und anderen Behandlungen katastrophale Folgen haben, sofern sie nicht integriert und gewissenhaft überwacht werden.

Störungen im Alter können in zwei große Gruppen unterteilt werden – in Erkrankungen, die ausschließlich bei alten Menschen beobachtet werden, und in solche, die zwar auch in anderen Altersgruppen vorkommen, im Alter jedoch von ungewöhnlichen Symptomen begleitet sein können oder bei denen die sonst üblichen Symptome fehlen.

Erkrankungen, die überwiegend bei alten Menschen auftreten

Medizinische Probleme, die in der Regel auf das Alter beschränkt bleiben, umfassen den normotonen Hydrozephalus, die akzidentelle Hypothermie und die Harninkontinenz (s. unten). Weitere Störungen, die meistens bei alten Menschen auftreten, sind hyperosmolares nichtketoazidotisches diabetisches Koma, Schlaganfall, Polymyalgie rheumatica – Riesenzellarteriitis, Dekubitalgeschwüre, metabolische Knochenverkalkungen, degenerative Osteoarthritis, Hüftfrakturen und deren Rehabilitation, Demenz, Stürze, Prostatakarzinom, monoklonale Gammopathien – wie multiple Myelome, chronisch lymphatische Leukämie, angioimmunoblastische Lymphadenopathie mit Dysproteinämie (Lymphom); Tuberkulose (besonders Miliar), Herpes zoster, Basalzellkarzinom und Parkinsonismus. An anderer Stelle beschriebene Erkrankungen sind im Inhaltsverzeichnis des Manuals aufgeführt.

Normotoner Hydrozephalus (NH)

Zerebrale Ventrikeldilatation bei normalem Liquordruck und charakteristischem klinischen Syndrom mit Demenz, Gangdyspraxie und Harninkontinenz. Im Gegensatz zu der früher vertretenen Meinung ist der NH im Alter selten Ursache einer Demenz. Ätiologisch können vorangegangene oberflächliche Gehirnentzündungen, meist aufgrund einer Subarachnoidalblutung oder diffuser Meningitiden, verantwortlich gemacht werden, die wahrscheinlich eine Vernarbung der Arachnoidalzotten über der Konvexität des Gehirns, wo die Liquorresorption meist stattfindet, zur Folge hat. Unterstützende Daten sind jedoch spärlich, und viele ältere Patienten mit NH haben keine entsprechende Vorgeschichte.

Klinik

Das Syndrom besteht aus Demenz, Inkontinenz und einer deutlichen Gangapraxie, vergesellschaftet mit ventrikulärer Dilatation und normalem Liquordruck (neuere Studien lassen ein höchst variables Bild entstehen, aber Gangstörungen stehen meist im Vordergrund). Typischerweise kommt es weder zu motorischer Schwäche noch zum Schwanken, sondern vielmehr zum Phänomen der sog. „schleifenden Kupplung“, bei dem das Gehen erst nach anfänglichem Zögern möglich ist. Eine Vielzahl weiterer Gangveränderungen werden beschrieben. NH wird auch im Zusammenhang mit verschiedenen unspezifischen psychiatrischen Erscheinungen genannt und sollte bei der Differentialdiagnose jeder neu auftretenden psychiatrischen Erkrankung im Alter berücksichtigt werden.

Therapie

Ablassen des Liquors aus den dilatierten Ventrikeln führt manchmal zu klinischer Besserung. Je länger jedoch der Zustand anhält, um so wahrscheinlicher wird die Möglichkeit des Erfolgs eines Shunts. Weder radiologische Untersuchungen noch Druckmessungen können das Ansprechen auf den Shunt vorhersagen.

Akzidentelle Hypothermie

(AH; Hypothermie, *s. a. Kap. PHY, 4.*)

Ein unerwarteter Abfall der Körpertemperatur auf Werte unter 35 °C (95 °F). Vor 25 Jahren wurde in England bei älteren Menschen das gehäufte Auftreten niedriger Körpertemperaturen im Winter beobachtet. Die Betroffenen sind höchst gefährdet durch einen tödlich endenden Verlauf des Syndroms, welches einen Schlaganfall oder eine metabolische Entgleisung imitiert. Studien lassen vermuten, daß Tausende älterer Menschen in Großbritannien jährlich an der AH sterben; eine amerikanische Studie dagegen konnte bei einer Hoch-Risikogruppe von älteren Leuten, die in Maine wohnten, während des Winters keine erniedrigten Körpertemperaturen finden. Die große Streubreite der Schätzungen kann auf einen Mangel von entscheidenden, durch die Pathologie gewonnenen Beweisen für den Tod durch Unterkühlung zurückgeführt werden. Da die meisten Toten schon erkaltet sind, ist es post mortem schwierig, als Todesursache eindeutig die AH verantwortlich zu machen. Die Temperaturen älterer Patienten, die im Winter ins Krankenhaus kamen, wurden in Großbritannien sorgfältig mittels eines Thermometers für niedrige Temperaturen aufgezeichnet. Es zeigte sich, daß über 3,5% der Patienten über 65 Körpertemperaturen unter 35 °C aufwiesen. Das Fehlen von Zentralheizungen oder fließendem Wasser war bei diesen Patienten kein Risikofaktor. Wenn diese Daten übertragbar sind, werden jährlich fast 50 000 ältere Amerikaner mit okkulter Hypothermie ins Krankenhaus eingeliefert.

Äthiologie und Pathogenese

Ältere Menschen mit grenzwertig niedrigen Temperaturen haben altersabhängig autonome Defekte, die eine erniedrigte periphere Ruhedurchblutung, fehlende vasomotorische Reaktion auf Kälte und leicht auslösbare orthostatische Hypotonie zur Folge haben. Diese Defekte werden von Phenothiazinen, besonders Chlorpromazin, aufgedeckt und korrelieren mit der Hypothermiehäufigkeit.

Der zur Auslösung nötige Kältereiz muß nicht notwendigerweise die ausgedehnte Kälteexposition bei niedrigen Temperaturen sein. Vielmehr können alte Menschen schon eine Hypothermie bekommen, wenn sie sich in ihren leicht unterkühlten Wohnungen aufhalten (etwa 18,3 °C [65 °F]), obwohl doch die meisten Anfälle durch Temperaturen unter 18,3 °C ausgelöst werden. Neben unzureichender Erwärmung der Umgebung im Winter tragen verminderte Kälteempfindlichkeit und schlechte Wärmespeicherung zur Erkrankung bei. AH entwickelt sich in mehreren Stunden bis Tagen. Wenn die Körpertemperatur einmal unter 35 °C fällt, verringert sie sich langsam, aber stetig und führt zum Tod, wenn die Umgebung nicht verändert wird. Die gesamte Mortalitätsrate beträgt etwa 50%, aber das Überleben wird weitgehend vom Bestehen und von der Schwere weiterer Krankheiten bestimmt.

Prädisponierende Faktoren sind eine Reihe von Medikamenten (z. B. Neuroleptika, Sedativa, Hypnotika, Tranquilizer, Alkohol), Herzinsuffizienz, Hypothyreose, Hypophysenunterfunktion, Urämie, Morbus Addison, Unterernährung, Ketoazidose, Lungenentzündung, Sepsis, Hirnverletzung und jede bewegungseinschränkende Krankheit.

Symptomatik

Während die Temperatur abfällt, durchläuft der Patient Stadien wie Müdigkeit, Schwäche, mangelnde Koordination, Apathie und Somnolenz, die in einen akuten Verwirrtheitszustand münden, der bei Temperaturen unter 32,2 °C (90 °F) zu Stupor und Koma führt. Halluzinationen, Aggressivität und Widerstand gegen Hilfeleistung können beobachtet werden. Während bei vielen Leuten im Winter Hände und Füße kalt sind, findet sich bei diesen Patienten auch ein kaltes Abdomen. Zittern und Blässe fehlen überraschenderweise, die Atmung ist flach und unregelmäßig, langsamer Puls und niedriger Blutdruck sind ebenso häufig wie Kammerarrythmien; das Gesicht kann rosig und aufgedunsen sein. Im EKG zeigt sich möglicherweise eine frühe J-Welle – ein kleiner positiver Ausschlag hinter dem QRS-Komplex in den linksventrikulären Ableitungen –, die bei keiner anderen Erkrankung zu beobachten ist. Leider kommt sie bei weniger als 50% der Patienten mit AH vor. Häufiger zeigt das EKG kleinschlägige Oszillationen, die durch einen schnellen feinschlägigen Muskeltremor hervorgerufen werden und oft fälschlicherweise für elektrische Interferenz oder willentliche Bewegung gehalten werden. Dieser feine Tumor ist meist nicht sehr auffällig, entspricht jedoch beim älteren Patienten mit Hypothermie wahrscheinlich dem physiologischen Kältezittern. Neurologische Zeichen wie Tremor, Ataxie, pathologische und abgeschwächte Reflexe, Koma, Anfälle und eine deutliche Erhöhung des Muskeltonus können vorkommen. Wenn der Temperaturabfall nicht unterbrochen wird, tritt der Tod meist bei 23,9 °C (75 °F) bis 29,4 °C (85 °F) durch Herzstillstand oder Kammerflimmern ein.

Allgemeine metabolische Effekte der Hypoxie und Gewebsnekrose sind die Regel, jedoch verzögern sich durch die niedrigen Temperaturen viele Komplikationen (meist Pankreatitis, Lungenödem, Pneumonie, metabolische Azidose, Nierenversagen und Extremitätengangrän).

Diagnostik

Kenntnis der Erkrankung, geschärfte Aufmerksamkeit und ein Spezialthermometer für niedrige Temperaturen sind erforderlich. Das normale Klinikthermometer reicht von 34,4 °C (94 °F) bis 42,2 °C (108 °F) und wird selten unter 35,6 °C (95 °F) heruntergeschüttelt. Ein Spezialthermometer, das Temperaturen von 28,9 °C (84 °F) bis 42,2 °C (108 °F) anzeigt, ist erhältlich *(s. Kap PHY, 4., Kälteschäden)*. Pflegepersonal für ältere Menschen muß darauf eingestellt sein, auf möglicherweise niedrige Körpertemperatur zu sehen, da bei der Beurteilung eines Patienten üblicherweise nur normale oder erhöhte Werte festgehalten werden.

Therapie

Empfohlen wird langsame Erwärmung, nicht schneller als 0,6 °C (1 °F)/h, indem sich der Körper durch Wärmekonservierung selbst normalisiert. *Schnellere Erwärmung führt oft zu irreversibler Hypotonie.* Wärmekonservierung wird durch Decken oder andere Isoliermaterialien in einem warmen Raum erreicht. Sorgfältige Überwachung und Bereitschaft zur Behandlung häufiger Komplikationen sind Voraussetzung einer erfolgreichen Therapie *(s. a. Kap. PHY, 4., Behandlung)*.

Harninkontinenz

Der ungewollte Abgang von Urin im Wach- oder Schlafzustand ist ein übelriechendes soziales Stigma, das von den Betroffenen meist unter einem Berg von Saugtüchern verborgen wird. In den USA leiden schätzungsweise 10 Mio Menschen an Harninkontinenz bei einem Kostenaufwand von 10 Milliarden Dollar pro Jahr. Harninkontinenz kommt bei 10–30% der daheimlebenden Menschen über 65 und bei bis zu 50% der Krankenhauspatienten vor und bei Pflegepatienten sogar noch öfter. Ca. 25% der Betreuungszeit in geriatrischen Kliniken wird durch die Inkontinenz beansprucht. Patienten mit dieser Erkrankung brauchen im Vergleich zu ihren kontinenten Mitpatienten doppelt so viel Pflege mit Wäsche- und Einlagenwechsel und fast sechsmal mehr Zeit für die Körperreinigung.

Die Harninkontinenz kann vorübergehend auftreten oder dauerhaft bestehen. Über 2/3 der Patienten können geheilt oder signifikant gebessert werden. Spezifische Formen und deren Behandlung werden im *Kap. NIE, 14.* behandelt.

Erkrankungen mit ungewöhnlicher Manifestation im Alter

Im Alter fehlen bei vielen Erkrankungen die charakteristischen Symptome. Oft werden sie durch eine oder mehrere unspezifische Erscheinungen ersetzt, wie Essens- oder Trinkverweigerung, Stürze, Inkontinenz, Schwindel, akute Verwirrtheit, zunehmende Demenz, Gewichts- und Antriebsverlust. Die Depression ist wahrscheinlich die am meisten verbreitete affektive Störungen bei Menschen über 65, tritt jedoch nicht häufiger auf als bei jüngeren Personen. Organische Psychosen, andere affektive Störungen, paranoide Zustände, Hypochondrie und Suizid (z.B. durch Verweigerung der Nahrungs- und Flüssigkeitszufuhr oder der Einnahme notwendiger Medikamente) sind im Alter häufiger. Sie können sich alle atypisch manifestieren.

Erkrankungen, die bei älteren Patienten besonders gerne diagnostische Rätsel aufgeben, sind Medikamentenvergiftungen, Alkoholismus, Myxödem, Myokardinfarkt, Lungenembolie, Pneumonie, maligne Erkrankungen (besonders des Kolons, der Lunge und der Brust), akutes Abdomen und Thyreotoxikose. Letztere wird im Anschluß besprochen.

Okkulte Hyperthyreose

Die asymptomatische und die oligosymptomatische (maskierte) Hyperthyreose stellen zwei Varianten des hyperthyreotischen Syndroms dar, bei denen die leicht erkennbaren Symptome *(Kap. END, 3.)* fehlen. Obwohl über 50% der thyreotoxischen Patienten zwischen 40 und 60 Jahre alt sind, machen die über 65jährigen 15% aus. Okkulte Hyperthyreose wird bei 1–2% der neu im Krankenhaus aufgenommenen über 65jährigen in Großbritannien festgestellt. Diese Patienten zeigen in 40% keine Struma und in über 50% keine Augenveränderungen oder Tachykardien. Die Kombination von Struma diffusa, Augenveränderungen und Schilddrüsengeräuschen kommt nur bei 20% der älteren thyretoxischen Patienten vor. Eine Erklärung für die Seltenheit klassischer Befunde im Alter ist das schnelle Aufbrauchen der schon verminderten psysiologischen Reserven durch vermehrte Stoffwechselbelastung. T_3-Toxikosen sind im Alter selten.

Symptomatik

Die maskierte Hyperthyreose ist das häufigere der beiden Symptome (60–70%). Die bei der Thyreotoxikose üblichen Merkmale der Beteiligung mehrerer Systeme fehlen hierbei, und Zeichen und Symptome, die auf ein einzelnes Organsystem, meistens das Herz, bezogen sind, bestimmen das klinische Bild. Auf Digitalis schlecht ansprechende Herzinsuffizienz, Vorhofflimmern mit langsamer Kammeraktion, andere fixierte oder paroxysmale Arrhythmien, Kardiomegalie und Palpitationen treten häufig auf. Gastrointestinale Symptome können Verstopfung, Gewichtsverlust mit Anorexie und Hepatomegalie umfassen. Psychiatrische Manifestationen sind u. a. Verwirrtheit, psychomotorische Verlangsamung, chronische Depression und scheinbar „senile" Demenz. Ein gesteigerter ossärer Kalziumumsatz schlägt sich in erhöhtem Serumkalzium, in Knochenschmerzen, Osteoporose und gehäuften Frakturen nieder.

Die asymptomatische Hyperthyreose, die seltenere okkulte Form der Thyreotoxikose im Alter, kommt bei 10–15% der thyreotoxischen Patienten vor. Apathie und Inaktivität ersetzen die typische Hyperkinese und beherrschen das klinische Bild, obwohl durchaus auch am Herzen oder an anderen Organsystemen Befunde erhoben werden können. Die Patienten wirken sehr alt und grau, verlieren aber unter Behandlung schnell ihre Falten und sehen dann jünger aus. Ihr Aussehen wurde als „charakteristisches seniles Erscheinungsbild" leichter chronischer Erkrankungen beschrieben. Wenn sie jedoch ernsthaft erkranken oder stark belastet werden, „fallen sie sanft und ruhig ins Koma und sterben einen vollkommen entspannten Tod ohne Aufregung".

Laborwerte sind normalerweise für Jüngere wie Ältere gleich, der T_3-Spiegel sinkt jedoch bei Euthyreose im Alter um 10–20%. Die **Therapie** mit Radiojod ist in der Regel erfolgreich, aber bis zu 50% der Patienten benötigen zeitweise vorher und anschließend eine medikamentöse Schilddrüsensuppression *(s. a. Kap. END, 3., Hyperthyreose).*

Pharmakotherapie im Alter

Ältere Menschen im Krankenhaus oder außerhalb sind mehr als doppelt so anfällig für Medikamentennebenwirkungen wie jüngere. Diese Nebenwirkungen sind ernster und verlängern einen KH-Aufenthalt mehr als bei jungen Patienten. Zu Hause nehmen alte Menschen 3mal so viele Medikamente ein wie die Durchschnittsbevölkerung, wobei Frauen doppelt so viel einnehmen wie Männer. Im Schritt braucht ein älterer Mensch pro Jahr 18 Rezepte und gibt 20% seines „verfügbaren Einkommens" für Medikamente aus. Wenn man das häufige Nachlassen der intellektuellen und visuellen Fähigkeiten älterer Menschen einerseits und die Ähnlichkeit in Größe, Form und Farbe vieler Medikamente andererseits bedenkt, scheinen Fehler bei der Einnahme absehbar. Über 50% der Älteren nehmen ihre Medikamente nicht nach Vorschrift, und etwa 20% begehen bei der Einnahme Fehler, die zu medikamentös induzierten Erkrankungen führen können (s. Abschn. Compliance).

Ältere Patienten sind gegenüber Nebenwirkungen und Toxizität vieler Medikamente empfindlicher, und sie sind oft Opfer von gedankenlosem Verschreiben von Medikamenten, ohne genaue Abklärung der Symptome. Altersbedingte Veränderungen der Körperphysiologie, der Verteilung, Verstoffwechselung und Ausscheidung von Medikamenten sowie der Reaktionen darauf machen alte Leute anfälliger für unerwünschte Nebenwirkungen. Da die meisten klinischen und pharmakologischen Studien an jungen Personen durchgeführt werden, sind die darauf aufbauenden Behandlungsrichtlinien, wenn sie bei alten Menschen angewandt werden, oft risikoreich. Vor kurzem wurden formale Richtlinien erstellt für Versuche bei älteren Personen mit Medikamenten, die für den Einsatz bei alten Patienten bestimmt sind.

Physiologische Daten ergeben die Notwendigkeit der äußersten Vorsicht bei der Auswahl und Dosierung der Medikamente bei der Behandlung der alten Patienten. Wenn ein Pharmakon indiziert ist, sollte es nicht aus Altersgründen zurückgehalten werden. Es ist aber besondere Vorsicht bei der Rezeptierung und Überwachung der Patienten geboten.

Die Aufnahme von Medikamenten im Darm kann durch verschiedenste Veränderungen im Gastrointestinaltrakt beeinflußt werden. Absinken der Magensäuresekretion, verminderte Mesenterialdurchblutung, Verkleinerung der Magen-Darm-Oberfläche und Verminderung der aktiven Transportmechanismen senken die Resorption und ergeben geringere Serumspiegel oral verabreichter Medikamente. Verminderte Motilität, besonders durch einen erhöhten pH-Wert des Mageninhalts, steigert jedoch die Resorption und damit die Serumspiegel. Die Nettoveränderung durch diese Faktoren ist gering, so daß die Blutspiegel der meisten Medikamente im Alter durch Aufnahmeänderungen nicht nachhaltig beeinflußt werden.

Veränderungen des Körperaufbaus mit dem Alter tragen dazu bei, Blutspiegel von Medikamenten in Standarddosierung zu erhöhen. Das Körpergewicht nimmt ab, das Körperfett jedoch nimmt bei Männern und Frauen etwas zu (5–20%). Die reine Körpermasse, bezogen auf Gesamtgewicht und Gesamtkörperwasser, nimmt ab. Das Ergebnis ist ein Mehr an Pharmaka pro Einheit metabolisch aktiven Gewebes und einen im allgemeinen kleineren Verteilungsraum bei Standarddosierungen von wasserlöslichen Medikamenten (fettlösliche Medikamente haben einen größeren Verteilungsraum). Das Serumalbumin fällt bei zahlreichen chronischen Krankheiten, so daß die vielen proteingebundenen Medikamente freier und damit aktiver zirkulieren. Diese Veränderungen des Körperaufbaus führen im Alter leichter zu einer Akkumulation von Pharmaka.

Der Stoffwechsel, in der Hauptsache der Leberstoffwechsel, ist für die Aktivierung vieler Medikamente verantwortlich. Im großen und ganzen kommt es im Alter zu einem Rückgang induzierbarer mikrosomaler Enzyme, die bei Redoxvorgängen beteiligt sind (Phase-I-Reaktion) und zu einem Anstieg hydrolytischer Enzyme. Die Phase-II-Reaktionen (Konjugation, Acetylierung) bleiben unverändert. Viele Medikamente haben eine verlängerte Halbwertszeit und daher eine verzögerte Clearance (z. B. Aminopyrin, Diazepam, Amobarbital, Propranolol, Paracetamol, Chlordiazepoxid), Phenytoin wird hingegen schneller eliminiert; Isoniazid und Äthanol erfahren keine Veränderungen. Rauchen und Alkohol haben größeren Einfluß auf den Leberstoffwechsel als das Alter.

Eine **verminderte Nierenfunktion** ist maßgeblich für erhöhte Blutspiegel von Pharmaka im Alter verantwortlich. Die durchschnittliche Nierendurchblutung nimmt nach 30 pro Jahr um 1% ab, was eine Verminderung bei den meisten alten Menschen um ca. 30–40% ergibt. Die verminderte renale Durchblutung spiegelt sich in einer ähnlich hohen Abnahme der GFR und der Harnstoff- und Kreatininclearance wider. Allerdings steigt das Serumkreatinin, der normalerweise zur Beurteilung der Nierenfunktion herangezogene Wert, durch Verminderung der Muskelmasse und der Kreatininproduktion bei alten Menschen nicht an. Entsprechend steigt der Harnstoff-N-Wert wesentlich weniger als erwartet aufgrund einer geringeren Proteinaufnahme. Darum ist die Kreatininclearance ein wesentlich verläßlicherer Indikator der pharmakologischen Ausscheidungsfunktion der alternden Niere; sie läßt sich durch eine Alters-Kreatininclearance-Tabelle für Menschen ohne Nierenerkrankungen vorhersagen *(s. Abb. 1.).* Nur eine kleine Teilpopulation älterer Menschen zeigt wenig oder keine Veränderungen der Nierenfunktion mit dem Alter.

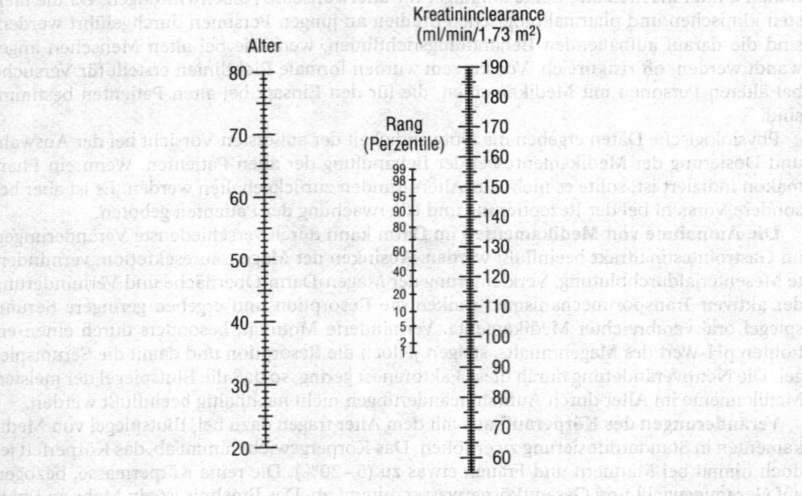

Abb. 1. **Nomogramm zur Beurteilung der altersabhängigen Kreatininclearance bei einem Gesunden.** Eine gerade Linie zwischen dem Alter des Betreffenden und seiner beobachteten Kreatininclearance schneidet die Ranglinie an seiner Perzentile (Aus: Dietz, A. (ed.): Aging – Its Chemistry. American Association for Clinical Chemistry. Washington D.C. 1980. Mit Abdruckgenehmigung).

Veränderungen im alternden Gehirn vermindern die Kapazitätsreserven und vergrößern bei erhöhten Blutspiegeln vieler Medikamente das Risiko einer Bewußtseinseinschränkung. Aufgrund gesteigerter Gewebsempfindlichkeit zeigen manche Medikamente bei Standarddosierung eine stärkere Wirkung.

Compliance

Compliance-Probleme und Noncompliance kommen bei alten Patienten etwa gleich häufig vor wie bei anderen Altersgruppen. Die Fehlerbreite ist jedoch kleiner, da ältere Menschen im allgemeinen eine größere Sensitivität gegenüber Medikamenten aufweisen. Es wird beobachtet, daß zahlreiche ältere Personen bei verschiedenen Medikamentengruppen die Dosis reduzieren und damit die Nebenwirkungen verringern. Sie praktizieren mit diesem Verhalten das Konzept der „intelligenten Noncompliance" *(s. a. Kap. PHA, 7.)*. Für die Förderung der Compliance hat der verschreibende Arzt eine Reihe einfacher Regeln, z. B. einfaches Regime und klare Kommunikation mit dem Patienten. Patienten und Angehörige oder Betreuer müssen Bescheid wissen über Dosierung und Regime sowie über das angestrebte therapeutische Ergebnis und die potentiellen Nebenwirkungen. Die Dosierung der Medikamente sollte auf das Ergebnis abgestimmt sein.

2. HILFSMITTEL FÜR DEN BEHINDERTEN PATIENTEN

Der Familie eines dauerhaft bettlägerigen oder behinderten Patienten muß hinsichtlich Routinebetreuung und spezieller Behandlungsmethoden Führung und Unterstützung zuteil werden. Soziale Hilfsdienste oder das örtliche Gesundheitsamt können hier wertvollen Beistand liefern. Der **ambulante teilweise behinderte Patient** muß zusammen mit seiner Familie zu Beginn der Behandlung die neuen Betreuungstechniken, die nötigen Sicherheitsvorkehrungen und jede durchgeführte Therapie kennenlernen. Bestenfalls sollte der Patient jede Handhabung, die er nicht selbst durchführen kann, anleiten können und sich dafür verantwortlich zeigen. Familienmitglieder sollten eine gewisse Sicherheit bei der Betreuung erlangen und zu Fragen ermuntert werden.

Ausrüstung

Ein **Rollstuhl** muß Bremsen aufweisen und mit Bedacht hinsichtlich Behinderung, Größe, Gewicht und Aktivität des Patienten ausgewählt werden, so daß eine bequeme Sitzposition ohne Kontrakturen gewährleistet ist. Richtlinien für die Auswahl eines Rollstuhls sind von Herstellern, Vertreibern und von Abteilungen für physikalische Therapie zu erhalten. **Krücken** werden abgemessen und angepaßt, während der Patient sich an eine Wand lehnt oder durch einen Stuhl gestützt wird. Bei Gebrauch sollte die obere Querstange etwa 5 cm unter der vorderen Axillarfalte zu liegen kommen und die Krückenspitzen 15–20 cm vor und seitlich von den Zehen, so daß Krücken und Beine ein stabiles Dreieck bilden. Das Gewicht des Patienten tragen die Handgriffe, die so eingerichtet werden, daß an den Ellbogen ein Winkel von 15° entsteht.

Ein **Stock** sollte am Ellbogen eine Flexion von 25° bewirken. Um mit einem Stock korrekt zu gehen, stellt sich der Patient in normale Gehposition, wobei der Stock kontralateral zum schwachen Bein gehalten wird. Unter Verlagerung des Gewichts auf den Stock und das schwache Bein bewegt er das gute Bein vorwärts. Dann verlagert er das Gewicht auf das gesunde Bein und bewegt den Stock und das betroffene Bein nach vorne. Eine Alternative ist die Plazierung des Stocks einen Schritt vor den Beinen, das schwache Bein wird vorwärts bewegt, das Gewicht auf den Stock und das schwache Bein gelagert und dann das gute Bein nach vorn gezogen.

Bauliche Veränderungen

Treppenstufen sollten 25 cm tief sein, bis zu 17 cm hoch, möglichst abgerundet und wenigstens auf einer Seite ein **Geländer** aufweisen, das 80 cm hoch sein und 45 cm über das obere und untere Treppenende hinausragen sollte. Der Türwiderstand sollte 1–2 Pfund betragen und die Türgriffe sollten eher Hebelgriffe (und nicht Drehknöpfe) sein. Für die Passage mit dem Rollstuhl müssen Türen 80 cm breit sein, für Drehungen muß ein Platz von 150×150 cm zur Verfügung stehen; **Rampen** benötigen einen rutschfesten Belag, eine Neigung von 8 cm/Meter (8%) und Geländer, die 120 cm auseinanderliegen, 80 cm hoch sind und sich etwa 30 cm über die Rampenenden hinaus erstrecken. Wenn der verfügbare Raum keine Rampe zuläßt, hat sich ein kleiner Rollstuhlaufzug bewährt. Ein Rollstuhl-Treppenlift läßt sich an einer Innentreppe einrichten.

Handgriffe an Toiletten sollten einen Durchmesser von 4 cm haben, 80 cm über dem Boden und parallel dazu, und von der Wand 4 cm entfernt sein. Entsprechende Griffe sind im Handel erhältlich. Ein erhöhter Toilettensitz kann beim Wechsel zum Rollstuhl dienlich sein. In der **Badewanne** sind ebenfalls zwei Griffe nötig: Einer parallel zur Wanne und 10 cm über dem Wannenrand und der andere vertikal, beginnend bei etwa 25 cm über dem Rand der Wanne. Beide sollten zur Wand etwa 4 cm Abstand aufweisen. In der Dusche sollten die Griffe vom Boden bis in Kopfhöhe reichen (mindestens Knie bis Kopf) und von der Wand 4 cm entfernt sein. Verschiedene Wannen- und Duschsitze, die entweder herausnehmbar oder fest eingebaut sind, werden hergestellt. Bewegliche Duschstühle sind zu haben, Duschköpfe mit Schlauch erlauben dem Schwerbehinderten größere Bewegungs- und Handlungsfreiheit.

Für die Arbeitsfläche in der Küche ist eine Höhe von 65 cm (oder Hüfthöhe) notwendig, sowie ein Herd mit Armaturen auf der Vorderseite, ein Ofen auf Stuhllehnenhöhe und eine Spüle, die unten frei ist und deren Abfluß in die Wand erfolgt, damit ein Rollstuhl darunter paßt. Die Wasserhähne sollten hebelförmig, im günstigen Fall flügelschraubenförmig und durch grobe Hand- oder Armbewegungen zu betätigen sein. Die Armaturen sollten besser an der Seite und nicht an der Rückwand des Beckens angebracht sein, wodurch die Ausübung der Funktion erleichtert wird.

3. NUKLEARMEDIZIN

Medizinische Anwendung offener radioaktiver Stoffe in Diagnostik und Therapie. Radionuklide emittieren elektromagnetische Strahlen in Form von γ-Strahlung (Photonen). Diese können einfach quantitativ bestimmt und im Körper mit modernen Geräten exakt und nichtinvasiv lokalisiert werden. Radionuklide können oral, parenteral oder auf intrakavitärem Weg verabfolgt werden und geben in der Regel signifikant niedrigere Strahlendosen ab als vergleichbare röntgenologische Methoden.

Radionuklide zerfallen mit einer bestimmten und charakteristischen Halbwertszeit in ihre stabileren Zerfallsprodukte, wobei γ-Strahlen emittiert werden, die für ein bestimmtes Radionuklid charakteristisch sind. Die Messung des Energiespektrums der Strahlung, die von einem radioaktiven Element ausgesandt wird, und die Bestimmung der Halbwertszeit dieses Elementes erlauben einerseits seine Identifizierung und andererseits die genaue Mengenbestimmung in µg (Tracerdosis), ohne den Patienten irgendeiner pharmakologischen Toxizität auszusetzen. So kann z. B. eine therapeutische Dosis von ^{131}Jod einem Patienten mit bekannter Jodempfindlichkeit gefahrlos verabreicht werden. Patienten mit Kontrastmittelallergie können ohne Risiko mit entsprechenden nuklearmedizinischen Methoden untersucht werden.

Viele Radionuklide emittieren neben γ-Strahlen auch negativ geladene β-**Teilchen** (Elektronen), die in bestimmten In-vitro-Untersuchungen, wie z. B. dem Radioimmunoassay, nutzbringend eingesetzt werden. Sie eignen sich jedoch nicht für die In-vivo-Diagnostik, da sie zum einen extern kaum meßbar sind und zum anderen für den Patienten eine beträchtliche Strahlenbelastung bedeuten (ihre gesamte Energie wird bereits in den Geweben, in denen sie entstehen, absorbiert). Eine andere Strahlungsform stellen die α-**Teilchen** dar, Heliumkerne, die vom Atomkern ausgestoßen werden und aufgrund ihrer relativ großen Masse und Energie die höchste Strahlungsdosis und die geringste Eindringtiefe aufweisen.

Eine weitere Teilchenstrahlung ist die **Positronenbestrahlung.** Das positiv geladene Teilchen wird vom Atomkern emittiert und beim Zusammentreffen mit einem Elektron vernichtet; die freiwerdende Energie wird auf zwei γ-Quanten zu gleichen Teilen (511 keV) übertragen, die in einem Winkel von 180° ausgesandt werden. Hierdurch kann eine sehr genaue Lokalisierung des Entstehungsortes des Positrons, wie auch eine Quantifizierung (der Radionuklid-Verteilung) erfolgen. Viele in der Natur vorkommenden Elemente, die wichtige Bestandteile organischer Verbindungen sind, wie Kunststoff, Sauerstoff und Stickstoff, können radioaktiv gemacht und damit mittels Positronenemissionstomographie (PET) nachgewiesen werden, einer wertvollen Methode bei der Erforschung normaler und pathologischer biochemischer Vorgänge. Da die meisten Positronen-emittierenden Nuklide sehr kurze Halbwertszeiten besitzen, was ihre Herstellung am Einsatzort erforderlich macht, ist die Positronenemissionstomographie vorwiegend eine wissenschaftliche Untersuchungsmethode. Es werden jedoch in zunehmendem Maße klinische Zentren eingerichtet. Eine verwandte Methode ist die **Einzel-Photonen-Emissionstomographie** (SPECT), die die tomographische Technik bei der Bildgebung mit konventionellen Radionukliden nutzt. Der Einsatz in der klinischen Diagnostik nimmt zu. So kann z. B. die Diagnostik dadurch erleichtert werden, indem durch tomographische Darstellung einer Schicht der Aktivitätsverteilung störende Organüberlagerungen der vermuteten Läsion ausgeschaltet werden.

Radioaktive Isotope (Radioisotope) finden als einfache Salze eines Elementes (z. B. Natriumradiojodid) Anwendung; sie können aber auch an andere Moleküle chemisch gebunden werden („markierte" Verbindungen, Radiopharmazeutika). Unabhängig von der Markierungsmethode verhalten sich diese Substanzen physiologisch und biochemisch identisch mit ihren stabilen, nicht radioaktiven Isotopen. So verhält sich das radioaktive ^{131}Jod im Körper in gleicher Weise wie das nicht radioaktive (stabile) ^{127}Jod. Diese Eigenschaft erlaubt die therapeutische Anwendung der Lugolschen Lösung bei Menschen, die versehentlich Radiojod aufgenommen haben. Durch die Sättigung des Schilddrüsenparenchymus mit hohen Dosen nicht radioaktiven Jods wird die thyroidale Aufnahme des radioaktiven Jods vermindert. Auf der anderen Seite genügen kleine Mengen an Radiojod (^{123}J, ^{131}J) zur Bestimmung der Schilddrüsenfunktion im Radiojod-Speichertest. Wenn Radiojod an ein Molekül, wie z. B. Albumin gekoppelt wird, verhält sich dieses Molekül weiterhin wie Albumin; sein weiteres Schicksal und seine Lokalisation im Körper können aber nun leicht durch die extern nachweisbare γ-Strahlung des Radiojods verfolgt werden. Die radioaktive Markierung einer Substanz, die das stabile Isotop des Radionuklids normalerweise nicht als Bestandteil enthält, kann in Abhängigkeit von der Molekülgröße deren physiologisches und biochemisches Verhalten beeinflussen.

Die **Therapie** hat, mit der wichtigen Ausnahme der Radiojodbehandlung gut- und bösartiger Schilddrüsenerkrankungen, nie eine bedeutende Rolle in der nuklearmedizinischen Praxis gespielt. Radiophosphor wird bei einigen hämatologischen Erkrankungen eingesetzt; kolloidales Chromphosphat (^{32}P) wurde bei der palliativen Behandlung des sekundären, malignitätsbedingten Aszites angewandt. Vor kurzem wurden einige Radionuklide – u. a. Strontium 89 und Rhenium 186 – bei Knochenmetastasen eingesetzt und führten dabei zu einer effektiveren Verminderung von Knochenschmerzen. Die zugrundeliegenden Probleme beruhen auf der Schwierigkeit, eine ausreichende Menge radioaktiven Stoffes zum Zielorgan zu bringen, ohne den übrigen Organismus einer zu großen Strahlenbelastung auszusetzen. Der therapeutische Einsatz einiger radioaktiver Stoffe in der Nuklearmedizin überschneidet sich mit radiotherapeutischen Methoden, bei denen radioaktive Stoffe allerdings in geschlossener Form appliziert werden. Eine wesentliche Einsatzmöglichkeit für nuklearmedizinische Methoden in der Krebstherapie stellt die Entwicklung monoklonaler Antikörper dar. Durch radioaktive Markierung eines für Tumorgewebe spezifischen Antikörpers wird versucht, eine hohe Strahlendosis direkt auf den Tumor zu applizieren, während das umliegende gesunde Gewebe möglichst wenig geschädigt wird.

Nachweis der radioaktiven Strahlung

Die zunehmende Anwendung nuklearmedizinischer Methoden beruht auf der Verbesserung sowohl der Methoden des Strahlungsnachweises als auch der Herstellung und Anwendung organspezifischer Radiopharmazeutika. Der erste klinisch eingesetzte Strahlendetektor war die Szintillationssonde. Die Sonde besteht aus einem sorgfältig hergestellten Natriumjodid-Kristall, der mit winzigen Spuren von Thallium versehen und daher hochsensitiv für γ-Strahlen ist, die im Kristall absorbiert werden, was zur Emission eines äquivalenten Energiebetrages in Form von Licht führt. Ein weiterer Bestandteil der Sonde ist eine lichtempfindliche Photokathode hinter dem Kristall, die Licht nachweisen und in elektrische Stromimpulse transformieren kann, die nach Verstärkung zur Messung der Menge und Energie der ursprünglich einfallenden γ-Strahlen benützt werden.

Die Szintillationskamera (Gammakamera), ein Gerät zur Bildgebung, besteht im wesentlichen aus einer Reihe von Photomultipiler-Röhren, die hinter einem sehr großen Kristall angeordnet sind. Mit Hilfe eines ausgeklügelten elektronischen Systems werden nicht nur die Anzahl der auf den Kristall auftreffenden γ-Strahlen und deren Energie bestimmt, sondern auch der ort des Ereignisses innerhalb des Kristalls. Bleikollimatoren bewirken, daß die radioaktive Strahlung nur in einem Winkel von 90° zu seiner Oberfläche auf den Kristall auftrifft. Jede Stelle im Körper wird demnach auf genau eine Stelle im Kristall abgebildet. Dies ermöglicht die Darstellung des Entstehungsortes des γ-Quants in bezug auf den Kristall mit Hilfe eines Kathodenstrahl-Oszilloskops. Wenn sich ein Radiopharmazeutikum in einem bestimmten Organ anreichert, erhöht sich die nachgewiesene radioaktive Strahlung in Projektion auf die abgebildete Organfläche. Das entstehende Bild kann sowohl morphologisch, aufgrund der äußeren Form der Organdarstellung, als auch physiologisch, mit Hilfe des Zeit/Aktivitäts-Verlaufs von Anreicherung und Abnahme des Tracers und der zugrundeliegenden Mechanismen von Aufnahme und Verstoffwechselung bzw. Ausscheidung im Körper interpretiert werden.

Gamma-Untersuchungen liefern scheinbar einfache Bilder, enthalten jedoch eine Fülle von Daten, die von einem Computer weiterverarbeitet und in unterschiedlichsten Formen einschließlich Zeit-/Aktivitätskurven visualisiert werden können. Mit dem Computer können Bildanteile aufgezeigt und modifiziert werden.

Strahlungsdosimetrie

Nuklearmedizinische Verfahren sind von der inneren Verteilung der radioaktiven Substanz (Radiopharmakon oder Radionuklid) nach i.v. oder oraler Applikation abhängig. Übliche Maßeinheiten sind das Mikrocurie **(μCi)** und das Millicurie **(mCi).** Diese Einheiten werden durch das Becquerel **(Bq)** ersetzt werden. Ein Millicurie entspricht 37 MBq (37×10^6 Bq), ein Mikrocurie dementsprechend 37 KBq. Die verabfolgte radioaktive Dosis sollte von der **Strahlungsdosis** unterschieden werden, die ein *Maß für die Strahlungsenergie darstellt, die das exponierte Gewebe aufnimmt* (1 Gray [Gy] entspricht 100 rad). Weitere Zusammenhänge der Strahlungsdosimetrie werden in *Kap. PHY, 5.* dargestellt, zusammen mit einer Tabelle, die einen Überblick über öfter zutreffende natürliche Strahlungsdosen gibt.

Tab. 1. Strahlungsdosis, die der Patient bei Radionuklid-Untersuchungen erhält*

Radiopharmazeutikum	*Zielorgan*	*Milligrey (mGy)*
^{57}Co-Vitamin B_{12} (Schilling-Test)	Gesamtkörper	0,8
^{99m}Tc-Pertechnetat (Schilddrüsenszintigraphie)	Schilddrüse	1,5
^{99m}Tc-Diphosphonat (Knochenszintigraphie)	Knochen	4,5
^{99m}Tc-Kolloid (Leberszintigraphie)	Leber	10,0
^{99m}Tc-Mikrosphären (Lungenszintigraphie)	Lunge	4,0
^{99m}Tc-DTPA (Nierenszintigraphie)	Nieren	1,5
^{123}J-Jodid	Schilddrüse	6,5
^{131}J-Jodid	Schilddrüse	42,0
^{123}J-Hippuran (Nierenszintigraphie)**	Nieren	3,0
^{131}J-Hippuran (Nierenszintigraphie)	Nieren	3,0

* auf der Grundlage der gewöhnlich verabreichten Dosis berechnet. 1 mGy entspricht 100 mrad
** Die Dosis von ^{123}Hippuran ist 3–4mal größer als die von ^{131}Hippuran.

Tab. 1. vermittelt einen Überblick über strahlungsdosimetrische Werte, wie sie in den üblichen nuklearmedizinischen Untersuchungsmethoden auftreten.

Bei einem (röntgenologischen) Ausscheidungsurogramm beträgt die Oberflächendosis 33 mGy, bei einem Cholangiogramm 290 mGy. Bei röntgenologischen Untersuchungsmethoden ist die Oberflächendosis von Bedeutung, nicht jedoch bei Methoden, die radioaktive Isotope benützen.

Radiopharmazeutika

Radiopharmazeutika können durch eine Vielzahl von Mechanismen zum Zielorgan, transportiert werden. Ein Mechanismus ist der **aktive Transport** über das Blut zum Zielorgan, z. B. die Schilddrüse, die radioaktives Jod speichert, und die Nieren, die selektiv ^{131}Jod-markiertes Orthojodhippuran anreichern. Bei der Darstellung von Leber und Milz macht man sich den Mechanismus der **Phagozytose** zunutze, da Makrophagen teilchenförmige Substanzen wie ^{99m}Tc-Schwefelkolloid aufnehmen. Der Mechanismus der **Zellsequestration** wird bei der Milzdarstellung benutzt, indem ^{99m}Tc-markierte Erythrozyten durch Hitzebehandlung geschädigt und damit durch die Milz aus dem Blut entfernt werden. Die **Kapillarblockade** stellt die physiologische Grundlage für die Lungenperfusionsszintigraphie dar.

Weitere Möglichkeiten bietet die **Austauschdiffusion,** bei der ein radioaktives Gas wie z. B. ^{133}-Xenon eingeatmet und so die Ventilation der Lunge durch die Verteilung des Gases in der Einatmungsluft bildlich dargestellt wird. Eine physiochemische Adsorption stellt vermutlich die Grundlage der **Skelettszintigraphie** dar, bei der ^{99m}Tc-Phosphonate durch Austauschreaktionen mit normalen Knochenbestandteilen in der Hydratationshülle im Knochen festgehalten werden. Die bildliche **Darstellung von Kompartimenten** macht sich die natürlichen Kompartimentgrenzen im Körper zunutze. So ist beispielsweise die Diffusion des ^{99m}Tc-markierten Albumins auf das Gefäßsystem beschränkt. Zu den neueren Untersuchungsansätzen zur Bildgebung durch Radiopharmazeutika gehört die Anwendung von Verbindungen wie radiojodierte Östrogene, die von spezifischen Rezeptoren gebunden werden und dadurch Aufschluß über die Anzahl der Rezeptorbindungsstellen und die flächenbezogene Rezeptoraktivität geben. Die Entwicklung monoklonaler Antikörper verspricht eine weitere Verbesserung radiopharmakologischer Nachweismethoden.

Wichtige physikalische Eigenschaften häufig angewandter Radionuklide sind in *Tab. 2.* aufgeführt.

Tab. 2. Physikalische Eigenschaften einer gebräuchlichen Radionuklide

Substanz	*Halbwertszeit*	*Photonenenergie (KeV)**	*β-Strahlung*
^{99m}Tc	6 h	140	–
^{131}J	8,05 d	364	+
^{123}J	13 h	159	–
^{67}Ga	78 d	90–390	+
^{133}Xe	5,3 d	80	+
^{81m}Kr	13 s	190	–
^{111}In	2,8 d	170, 250	–
^{201}Tl	73 h	70, 135, 167	–

*Kiloelektronenvolt; Tc = Technetium, J = Jodid, Ga = Gallium, Xe = Xenon, Kr = Krypton, In = Indium, Tl = Thallium

Organspezifische Darstellungsmethoden

Im folgenden soll ein Überblick über nuklearmedizinische Untersuchungsmethoden gegeben werden, auch wenn die Diagnostik spezifischer Krankheiten und Funktionsstörungen in den entsprechenden Abschnitten des Manuals besprochen ist.

Schilddrüse: Die bekannteste und auch am besten verstandene nuklearmedizinische Untersuchung ist der **Schilddrüsen-Speichertest,** der auf der Anreicherung von Radiojod durch die Schilddrüse und dem Einbau in Schilddrüsenhormone beruht. Einige wichtige Gesichtspunkte müssen bei dieser Untersuchung berücksichtigt werden. So sollte der Radiojodtest zum Zwecke der In-vivo-Bestimmung der Schilddrüsenfunktion nicht vor In-vitro-Untersuchungen angeordnet werden, die genaue diagnostische Daten ohne Strahlungsbelastung des Patienten erbringen *(s.a. Kap. END, 3., Labortests zur Schilddrüsenfunktion* unter *Schilddrüsenhormone).* Wenn zusätzlich zu funktionellen Aussagen auch morphologische Informationen benötigt werden (z. B. um Schilddrüsenknoten und andere Formen neoplastischer Erkrankungen zu beurteilen), ist ein **Schilddrüsenszintigramm** erforderlich. Diese Untersuchungsmethode bedeutet jedoch eine deutlich höhere Strahlenbelastung als der Schilddrüsenspeichertest allein; daher sollten Speichertests und Szintigramm nicht zusammen routinemäßig angefordert werden.

Leber und Milz: Aufgrund der großen Vielfalt raumfordernder Prozesse in der Leber gibt es leider keinen einzigen Test, der eine sichere Diagnose von Lebererkrankungen erlauben würde. Ein ^{99m}Tc-Schwefelkolloid-Leberszintigramm liefert morphologische und funktionelle Informationen über den Zustand des retikuloendothelialen Systems. Bei Patienten mit einer schweren Lebererkrankung kann z. B. eine sog. „kolloidale Verschiebung“ beobachtet werden; hierbei wird vom Knochenmark und von der Milz aufgrund der beeinträchtigten Leberfunktion mehr als der normale Kolloidanteil aufgenommen. Auf ähnliche Weise gibt die Kolloidaufnahme in die Milz Aufschluß auf den Funktionsstatus dieses Organs. Bei Leber- und Milzuntersuchungen liegen keine einfachen Richtlinien für die Entscheidung zwischen Ultraschall-, computertomographischen und nuklearmedizinischen Untersuchungsmethoden vor. Diese Untersuchungen sind bei verschiedenen, sich überschneidenden Krankheitsbildern von Nutzen, und die Konsultation der Fachärzte sollte zur Festlegung des primärdiagnostischen Vorgehens angestrebt werden.

Bei der **Szintigraphie der Gallengänge** wurde durch die Einführung von Iminodiacetat – Derivaten, die sich leicht mit ^{99m}Technetium markieren lassen – ein großer Fortschritt erzielt. Diese Verbindungen werden von der Leber aktiv angereichert und sezerniert, wodurch morphologische und physiologische Aussagen über die Funktionstüchtigkeit von Gallengängen und Gallenblase möglich werden. Diese Substanzen sind bei der akuten Cholezystitis von besonderem diagnostischem Wert, da sie sich bei dieser Erkrankung nicht in der Gallenblase anreichern und durch die fehlende Darstellung der Gallenblase deren Funktionsmangel ersichtlich machen. Darüber hinaus liefern die Iminodiacetat-Verbindungen Informationen über Gallensäureproduktion und -fluß, über das Entleerungsverhalten der Gallenblase und über postoperative Lecks oder Obstruktionen.

Magen: In zunehmendem Umfang werden Substanzen, mit deren Hilfe ^{99m}Technetium in Nahrungsmittel inkorpiert wird, bei Untersuchungen der Magenmobilität und der Magenentleerung wie auch als Hilfsmittel bei anderen Untersuchungen, z. B. einer Hiatushernie, eingesetzt. Diese Untersuchung kann ebensogut zur Kontrolle therapeutischer Eingriffe (z. B. medikamentöse Behandlung des gastroösophagealen Refluxes mit Bethanacol) herangezogen werden.

Darm: Blutungen im Gastrointestinaltrakt können sehr genau mit Technetium-markierten Erythrozyten angiographisch lokalisiert werden. Die Untersuchungsergebnisse sind bei der genauen Bestimmung der Blutungsquelle mittels Angiographie sehr hilfreich.

Die **Lungenperfusionsszintigraphie** mit ^{99m}Tc-markierten Mikrosphären, die die örtliche Verteilung des Blutflusses im Lungenkapillarsystem darstellt, und die **Ventilationsszintigraphie,** die radioaktive Gase oder Aerosole zur Bestimmung der Ventilation verwendet, sind in der Diagnostik der Lungenembolie von Nutzen *(s. Kap. LUN, 9.).* Die Lungenszintigraphie kann ebenso zur Bestimmung der Lungenfunktion und zur Bewertung von Substanzen, die die Lungenfunktion verbessern, eingesetzt werden; diese Anwendungsgebiete haben jedoch keine große Verbreitung gefunden.

Kardiovaskuläres System: *(s. Kap. HKR, 2., Radionuklid-Darstellungsmethoden des Herzens sowie Herzkatheterisierung).*

Urogenitaltrakt: Mit Hilfe von Radiopharmazeutika können die glomeruläre Filtrationsrate (GFR, ^{99m}TC-DTPA), der renale Plasmafluß (^{131}J-Orthojodhippuran, ^{99m}Tc-Mertiatid [Tc-MAG_2]), die Nierenperfusion (^{99m}TC-Pertechnetat) und die Nierenmorphologie (^{99m}Tc-DMSA oder ^{99m}Tc-Glucoheptonat) festgestellt werden. Diese Untersuchungsmethoden sind zuverlässig und risikolos und bei Patienten mit bekannter Kontrastmittelallergie oder Niereninsuffizienz von Nutzen. Sie liefern sowohl morphologische wie auch funktionelle Befunde, während die Urographie oder die Arteriographie im wesentlichen morphologische Daten erbringen. Bei der Differenzierung der nichtobstruktiven von der obstruktiven Form der Harnwegserweiterung ist die Radionuklid-Renographie in Verbindung mit Diuretika besonders wertvoll. Die Verwendung des Angiotensin-Converting-Enzym-Hemmers Captopril bei renovaskulärer Hypertonie führt zu signifikanten Veränderungen im Renogramm und wird inzwischen routinemäßig eingesetzt. Auch bei schwerem Nierenversagen kann durch die Tracer-Technik noch eine bildliche Darstellung der Nieren erhalten werden, ebenso sind der Nachweis bzw. Ausschluß eines urethralen Refluxes und die differentialdiagnostische Entscheidung zwischen Hodentorsion und Epididymitis möglich.

Nebennieren: Bei Erkrankungen wie dem primären Hyperaldosteronismus wird ^{131}J-markiertes 19-Jodocholesterol zur Darstellung der Nebennieren verwendet. ^{131}J-markiertes Benzylguanidin erlaubt die Darstellung der medullären Nebennierenanteile bei Erkrankungen wie dem Phäochromozytom. Diese Untersuchungsmethoden können bei Nebennierenerkrankungen darüber hinaus für therapeutische wie auch diagnostische Zwecke eingesetzt werden.

Knochen- und Gelenkserkrankungen stellen einen Hauptanwendungsbereich nuklearmedizinischer Untersuchungsmethoden dar (therapeutische Anwendung bei Knochenmetastasen s. o.). Mit Hilfe von ^{99m}Tc-markierten Polyphosphaten können Veränderungen im Knochenstoffwechsel hochsensitiv dargestellt werden. Diese Substanzen leisten daher bei der Früherkennung von Knochen- und Gelenkserkrankungen wertvolle Dienste und sind sensitiver als Röntgenstrahlen, die Veränderungen der Knochenzusammensetzung erst im fortgeschrittenem Stadium aufdecken können. Bei Übersichtsaufnahmen des Skelettssystems sollten ausschließlich Radionuklide eingesetzt werden, da sie eine höhere Sensitivität bei einer wesentlich geringeren Strahlungsbelastung des Patienten aufweisen als entsprechende Röntgenuntersuchungen.

Gehirn: Wenn auch die Ventrikulographie immer noch bei bestimmten Patienten mit Demenz, Hydrozephalus oder bei Verdacht auf Liquorfisteln eingesetzt werden, so sind die nuklearmedizinischen Methoden bei der Diagnostik von Hirn- und anderen neurologischen Erkrankungen doch weitgehend durch Computertomographie und MRI ersetzt worden. Weitere Einsatzgebiete nuklearmedizinischer Untersuchungsmethoden bieten sich zunehmend durch die Anwendung neuer Substanzen zur spezifischen Messung zerebraler Rezeptoren oder der Hirnperfusion. Vor kurzem wurden ^{123}J-Tofetamin-HCl und ^{99}Tc-HMPAO für die Hirnuntersuchung zugelassen. Diese blut- und fettlöslichen Substanzen werden bei der Single-Photon-Emissions-Tomographie zur Frühbeurteilung eines Schlaganfalls eingesetzt.

Gefäßsystem: Der periphere Blutfluß kann mit Hilfe radioaktiven Xenons oder Natriums quantitativ bestimmt oder anhand der muskulären Thalliumaufnahme zumindest abgeschätzt werden. Darüber hinaus können angiographische Abbildungen der Aorta zur Untersuchung der renalen Perfusion, von Aortenaneurysmen, eines Vena-cava-superior-Syndroms und ähnlicher Krankheitsbilder erhalten werden. Diese einfache Screening-Untersuchungen machen oft eine Angiographie überflüssig.

Die **Ganzkörperszintigraphie** besitzt nur einige Indikationen; eine davon ist die Verdachtsdiagnose einer Knochenerkrankung, eine andere der Nachweis unbekannter Infektionsherde. ^{67}Gallium reichert sich selektiv in Entzündungsherden an; als Alternative können bei der Ganzkörperszintigraphie auch ^{111}Indium-markierte Leukozyten verwendet werden, um einen Entzündungsherd zu lokalisieren. ^{67}Gallium kann auch bei der Verdachtsdiagnose einer interstitiellen Nephritis, bei der die Galliumaufnahme stark erhöht ist, und bei der Diagnose einer Sarkoidose und Pneumocystis-carinii-Infektion bei AIDS-Patienten eingesetzt werden, bei denen eine abnorm hohe Aufnahme über die Luftwege erfolgt.

Transplantation: Radioisotope sind auch bei Leber-, Lungen-, Pankreas- und Nierentransplantationen eingesetzt worden. Ihr größter Wert besteht in der hochsensitiven Erkennung einer Nierentransplantatabstoßung, die durch eine stark verminderte Perfusion und Funktion (trotz oft noch erhaltener Urinproduktion) gekennzeichnet ist. Im Vergleich dazu ist die akute tubuläre Nekrose des Transplantats durch eine nur leicht verminderte Perfusion, durch eine bessere Aufnahme von Jodohippuran als bei der Abstoßungsreaktion und durch eine fast vollständige Anurie charakterisiert. Nierentransplantate können auch während der Abstoßungsphase ^{99m}Tc-Schwefelkolloid anreichern.

4. SPORTMEDIZIN

In den USA werden jährlich über 10 Mio Sportverletzungen behandelt. Die Mediziner erhielten jedoch erst in den letzten Jahren eine spezifische Ausbildung in den seit kurzem eingeführten Richtlinien der Sportmedizin. Diese unten dargestellten Prinzipien sind für die Behandlung aller Verletzungen des Bewegungsapparats anwendbar.

Viele Faktoren, die bei einem Sportler zu einem erhöhten Verletzungsrisiko führen, haben bei Nichtsporttreibenden ähnliche Verletzungsmechanismen zur Folge. Ein Tennisellenbogen kann durch das Tragen eines Koffers verursacht werden, durch die Betätigung eines Schraubenziehers, durch den Versuch, eine klemmende Tür zu öffnen; ein Läuferknie kann durch exzessive Pronation beim Gehen, eine plantare Fasziitis durch hart besohlte Schuhe verursacht werden. Die im folgenden beschriebenen Verletzungsarten wird auch ein Arzt beobachten, der normalerweise keine Sportler behandelt.

Behandlung akuter Verletzungen

Sofortmaßnahmen für beinahe alle akuten Sportverletzungen sind Ruhigstellung, Eis, Kompression und Hochlagerung. Sofortige **Ruhigstellung** vermindert Blutung, Verletzung und Schwellung; **Eis** führt zu Vasokonstriktion in der Haut, begrenzt damit Entzündungsreaktionen und lindert den Schmerz; durch **Kompression** und **Hochlagerung** wird weitere Ödembildung verhindert. Der verletzte Körperteil sollte hochgelagert werden, ein mit chemischem Kühlstoff oder mit zerstoßenem Eis (das sich besser den Körperformen anpaßt als Eiswürfel) gefüllter Beutel sollte auf einem Handtuch über die verletzte Stelle gelegt werden. Über den Eisbeutel und um den verletzten Körperteil herum sollte eine elastische Binde angelegt werden, die locker genug sitzen sollte, daß das Blut noch zirkulieren kann. Nach 10 Minuten sollten Bandage und Eisbeutel entfernt werden. Nach weiteren 10 Minuten sollten Eisbeutel und Verband erneut angelegt werden. Die Behandlung von jeweils 10 Minuten mit und ohne Eis sollte über einen Zeitraum von 60–90 Minuten fortgesetzt werden. Dieses Vorgehen kann in den ersten 24 h mehrmals wiederholt werden.

Pathophysiologie der Eisanwendung: Kälte verhindert durch Vasokonstriktion und Reduktion der kapillaren Permeabilität eine Schwellung. Der Schmerz wird durch eine Verringerung der Impulsübertragung auf die Schmerzrezeptoren vermindert. Muskelspasmen werden durch Reduzierung der Impulsübertragung von den Sehnenrezeptoren zu den Muskeln verringert (eine Erniedrigung der Hauttemperatur um 5 °C kann einen Muskelspasmus signifikant vermindern). Durch den herabgesetzten Zellstoffwechsel wird jede weitere Gewebsdestruktion verhindert.

Zu lange Eisapplikation kann jedoch zu Vasodilatation, zu verstärkter Schwellung, Schmerz und Gewebedestruktion führen. Wird das Eis aufgelegt, kommt es zunächst zu einer Konstriktion der oberflächlichen Blutgefäße und die Hauttemperatur sinkt unter die normale Temperatur von 32 °C (90 °F). Hat sie eine Temperatur von 15 °C (59 °F) erreicht, kommt es zu einer hypothalamisch induzierten Vasodilatation: die Haut wird wieder rot, fühlt sich heiß an, juckt und schmerzt (hunting response). Dies fördert die Ödembildung (durch Erhöhung der Flüssigkeitsexsudation aus geschädigten Blutgefäßen) und Gewebeschaden (durch eine erhöhte Freisetzung von Oxidanzien und freien Radikalen). Diese reaktive Vasodilatation findet etwa 9–16 Minuten nach Eisapplikation statt und dauert 4–8 Minuten nach Entfernung des Eises an. Daher sollte Eis entfernt werden, wenn es zur Vasodilatation kommt, spätestens aber nach 10 Minuten und kann nach weiteren 10 Minuten wieder aufgelegt werden.

Diagnostische Prinzipien und die weitere Behandlung akuter Verletzungen entsprechen weitgehend dem Vorgehen bei chronischen Verletzungen (s. u.).

Chronische Verschleißverletzungen

Ätiologie

So wie eine Kette an der Stelle ihres schwächsten Gliedes bricht, hat jeder Sportler Körpergewebe, das aufgrund inhärenter Schwäche oder biomechanischer Faktoren anfällig ist für Verletzungen. Ohne eine Korrektur besteht ein hohes Risiko für wiederholte Verletzung, da bei allen Sportarten bestimmte Bewegungen immer wieder durchgeführt werden. Manche Personen sind ungewöhnlich anfällig: z. B. Personen mit ausgeprägter lumbaler Lordose (erhöhtes Risiko für Rückenschmerzen beim Schwingen eines Baseball-Schlägers) oder mit übermäßiger Pronation der Fußgelenke (Risiko für Schmerzen im Knie, wenn weite Strecken gelaufen werden). Meist verschwindet der Schmerz, sobald die Bewegung beendet wird, tritt jedoch immer wieder auf, wenn dieselbe Belastung erreicht wird.

Überbeanspruchung: Die häufigste Ursache für Verletzungen ist eine Überbeanspruchung von Muskulatur oder Gelenken. Es kommt zur Verletzung, wenn die Übung trotz Auftreten von Dauerschmerz nicht unterbrochen wird. Zu einer Überbeanspruchung kann es auch im Rahmen einfacher Trainingsmethoden kommen, wenn z. B. nach einer schweren Belastung nicht eine Erholungszeit von wenigstens 48 Stunden eingehalten wird. Dies gilt sowohl für den trainierten Sportler wie für den Fitneßtreibenden.

Bei jeder intensiven Überbelastung der Muskulatur werden einzelne Fasern verletzt und das verfügbare Glykogen, das als Hauptenergiequelle dient, abgebaut. Da jedoch nur unverletzte Fasern oder Fasern mit adäquatem Glykogengehalt richtig funktionieren können, fordert eine übermäßig starke körperliche Belastung von einer geringeren Anzahl intakter Fasern dieselbe Arbeit und erhöht damit die Wahrscheinlichkeit einer Verletzung. Fasern brauchen über 48 Stunden für ihre Heilung und noch länger für die Auffüllung ihrer Glykogenspeicher. Besteht ein Sportler auf tägliches Konditionstraining, dann sollten wenigstens die Sportarten abwechselnd durchgeführt werden, damit unterschiedliche Körperbereiche beansprucht werden *(s. Tab. 3.)*.

Tab. 3. Alternative Sportarten nach Verletzungen

Verletzungsort	*alternative Sportart*
Unterschenkel und Fuß	Fahrradfahren, Schwimmen, Rollschuhlaufen, Skifahren, Rudern
Oberschenkel	Laufen auf der Stelle, Laufen auf einem Trampolin, Schwimmen, Rudern (manchmal)
Rücken	Fahrradfahren, Schwimmen
Schulter und Arm	Laufen, Rollschuhlaufen, Skilaufen

Die meisten Trainingsmethoden basieren auf dem **Hard-Easy-Prinzip,** d. h. intensives Training an einem Tag und ruhigere körperliche Betätigung am darauffolgenden Tag. So machen viele Gewichtheber an einem Tag intensives Konditionstraining und am nächsten Tag kein Konditionstraining. Ein Rennläufer könnte zum Beispiel an einem Tag eine Meile in 5 Minuten zurücklegen, am nächsten Tag in 6–8 Minuten. Trainiert ein Sportler zweimal täglich, dann sollten nach jedem Trainingskurs wenigstens drei leichtere folgen. Lediglich Schwimmer können an ein und demselben Tag abwechselnd schweres Konditionstraining und leichtes Training durchführen. Vermutlich trägt die Tragkraft des Wassers zum Schutz der Muskulatur und der Gelenke bei.

Biomechanische Faktoren: Zu einer Verletzung von Muskeln, Sehnen und Bändern kann es dann kommen, wenn sie für die Übung zu schwach sind (durch entsprechende Widerstandsübungen, z. B. durch den Einsatz immer schwererer Gewichte können sie gekräftigt werden). Zu einer Schwächung des Knochens kann es durch Kalzium- und Östrogenmangel (bei Frauen) oder auch durch Widerstandsübungen kommen. Es kommt leichter zu Verletzungen der Gelenke, wenn die sie stützende Muskulatur und die Bänder zu schwach sind.

Durch Strukturanomalien sind bestimmte Körperbereiche ungleichmäßig belastet: unterschiedliche Beinlängen führen z.B. zu einer Mehrbelastung der Hüfte und des Kniegelenks des längeren Beins. Viele Straßen sind gegen den Rand zu leicht gewölbt, damit das Wasser besser ablaufen kann. Wenn nun z.B. ein Sportler in entgegengesetzter Verkehrsrichtung läuft, dann trifft sein rechtes Bein normalerweise auf einen höheren Boden auf als das linke, übt damit größere Kraft auf die rechte Hüfte aus und erhöht damit in diesem Bereich das Risiko für Schmerz und Verletzung.

Der bei weitem häufigste biomechanische Faktor, der zu Fuß-, Bein- und Hüftverletzungen führt, ist die exzessive **Pronation** (Einrollen des Fußes nach Berühren des Bodens) beim Laufen. Durch Pronation werden Verletzungen verhindert (Verteilung der Kraft für den Bodenkontakt), aber exzessive Pronation kann durch extremes Drehen des Unterschenkels nach medial zu Schmerzen in Füßen, Beinen und Kniegelenken führen. Die Fußgelenke dieser Personen sind so flexibel, daß das Fußgewölbe beim Gehen und Laufen den Boden berührt, so daß der Eindruck eines sehr flachen oder fehlenden Fußgewölbes entsteht. Nach der Pronation rollt der Fuß nach lateral und plantar zurück **(Supination),** wird auf die Zehen gestellt, bis er schließlich vom Boden gehoben und das Gewicht auf den anderen Fuß verlagert wird.

Ein Fuß mit sehr hohem Fußgewölbe wird **Pes cavus** genannt. Viele Leute, die scheinbar einen Pes cavus haben, haben ein normales Fußgewölbe, aber steife Fußgelenke, so daß es nur zu geringgradiger Pronation kommt. Ihre Füße sind meist schlechte Stoßdämpfer, wodurch das Risiko für die Ausbildung kleiner Risse in Fuß- und Beinknochen erhöht ist.

Diagnostische Prinzipien

Nach der körperlichen Untersuchung und der Anamnese mit Schwerpunkt auf berufliche und Freizeitaktivitäten sollte der Patient für weitere Untersuchungen, wie Röntgen, Röntgen unter Belastung und in Allgemeinanästhesie, CT, MRI, Arthroskopie, Elektromyographie und computergesteuerte physiologische Tests zum Facharzt überwiesen werden.

Behandlungsprinzipien

Zunächst sollten die akuten Erscheinungen behandelt werden (Schmerzmanagement und Ruhigstellung des verletzten Glieds z.B. durch Schienen). Die Prinzipien der Schmerzbehandlung werden in *Kap. NEU, 3.* besprochen. Muskelrelaxantien (z.B. Diazepam, Zyklobenzaprin, Chloroxazon, Methocarbamol, Methaxalon oder Carisoprodol) können ebenfalls angewendet werden. Lokale Anwendung von Kortikosteroiden kann hilfreich sein. Unter Umständen ist ein chirurgischer Eingriff erforderlich.

Lokale Kortikoidinjektionen (peri- oder intraartikulär) können die Schmerzen lindern und Schwellungen reduzieren und sind in Kombination mit Analgesie und Ruhigstellung von Nutzen. Sie hemmen jedoch auch die Fibroblastenfunktion und Kollagenablagerung und können dadurch zu einer Verzögerung der Wundheilung führen. Kortikoidinjektionen reduzieren deutlich die Blutversorgung in den Sehnen, was zu Nekrose führen und damit das Risiko für eine Ruptur erhöhen kann. Die Injektion sollte neben der Sehne erfolgen, nicht in die Sehne selbst. Punktierte, gewichttragende Sehnen sind über einen Zeitraum von 15 Monaten schwächer als nicht punktierte Sehnen. Wiederholte intraartikuläre Injektionen können dazu führen, daß der Knorpel seine Hyalinschicht verliert, weich wird und es zu einer Auffaserung kommt. Dies kann durch vereinzelte Injektionen verhindert werden.

Der Patient sollte bis zur Heilung **körperliche Betätigung oder Sport vermeiden.** Nach Möglichkeit sollten solche Übungen bevorzugt werden, die den verletzten Körperteil nicht belasten oder Schmerz verursachen, z.B. durch die Wahl einer geeigneten alternativen Sportart *(s. Tab. 3.).* Durch solche Übungen kann drohendem Konditionsverlust vorgebeugt werden, denn totale Inaktivität führt zu Muskelatrophie und damit zu Verminderung von Kraft und Ausdauer. Für die Ruhigstellung über eine Woche ist in der Regel eine Übungsphase von mehr als zwei Wochen erforderlich, um den Fitneßlevel vor der Verletzung wieder zu erreichen.

Das Risiko für erneute Verletzung sollte durch die Prüfung der Ursachen verringert und ein geeignetes Trainingsprogramm verordnet werden (s. o.).

Exzessive Pronation wird oft mit Orthesen behandelt. Diese können flexibel, halbstarr und starr sein und können bis zu den Metatarsalköpfchen reichen oder proximal oder distal der Zehenenden. Die meisten Orthesen für Rennsportler sind halbstarr und gehen bis zu den Zehen. Einlagen sollten in geeignetem Schuhwerk getragen werden. Gute Laufschuhe sollten zur Stabilisierung des Rückfußes an der Ferse starr sein, einen Sattel besitzen, damit der Fuß nicht medial über die Einlagenkante rutschen kann und in exzessive Pronationsstellung gebracht wird, sowie einen gepolsterten Rand, damit der Knöchel nicht so weit nach innen gerollt werden kann. Es muß auch genügend Platz für die Einlagen vorhanden sein, die die Breite der Schuhe um ein Grad verringern, z. B. wird aus einer B-Weite eine C-Weite.

Prinzipien der Prävention

Aufwärmen: Die Muskulatur sollte erst dann intensiver trainiert werden, wenn sie einige Minuten langsam antrainiert wurde. Die Temperatur des ruhenden Muskels beträgt etwa 36,7 °C (98 °F); einige Minuten nach Beginn der Übung kann die Temperatur auf 38 °C (101 °F) ansteigen, wodurch der Muskel geschmeidiger, kräftiger und gegenüber Verletzungen widerstandsfähiger wird. Eine aktive Aufwärmung durch Übung, hauptsächlich durch leichte sportliche Betätigung, bereitet den Muskel für den Wettkampf effektiver vor als die passive Erwärmung mit warmem Wasser oder Heizkissen, Ultraschall- oder Infrarotlicht.

Dehnübungen können die Leistungen steigern, indem sie die Muskeln verlängern, die so ein größeres Drehmoment entwickeln können. In kontrollierten Studien konnte jedoch keine Prävention von Verletzungen beobachtet werden. Zur Vermeidung von Verletzungen sollten Sportler jedoch nur soweit dehnen, wie sie es 10 Sekunden lang aushalten können.

Abkühlen (allmähliches Langsamwerden bis zur Beendigung der Übung) kann Benommenheit oder sogar Synkopen verhindern helfen. Trainiert ein Sportler ausgiebig und hört plötzlich damit auf, kann sich das Blut in den dilatierten Beinvenen sammeln und so zu Benommenheit oder sogar zur Ohnmacht führen *(s. a. Kap. HKR, 3., Synkope).* Durch Abkühlen wird die erhöhte Blutzirkulation aufrechterhalten und Laktat aus dem Blut eliminiert. Daß dadurch der Muskelkater am nächsten Tag, der durch eine Schädigung von Muskelfasern verursacht wird, verhindert würde, konnte nicht nachgewiesen werden.

Häufige Sportverletzungen

(s. a. Kap. BEW, 13., Plantare Fasciitis in Abschn. *Kalkaneussporn* und *Plantare digitale Neuralgie [Morton-Neuralgie], interdigitale Nervenschmerzen)*

Im folgenden konzentrieren sich die Behandlungsmaßnahmen auf die Korrektur der Ursache und auf die Verhinderung von Rezidiven. Es wird eine Auswahl der häufigeren Verletzungen beschrieben. Da eine Verletzung durch verschiedene Faktoren verursacht werden kann, sollte dieser Abschnitt nur als grober Überblick dienen, abhängig von der Erfahrung und dem Urteil des jeweils behandelnden Arztes. In manchen Fällen können anstelle der beschriebenen Behandlungsmaßnahmen auch chirurgische Eingriffe indiziert sein.

Kopfverletzungen werden in *Kap. NEU, 2., Bewußtseinsstörungen – Stupor und Koma* – und in *Kap. NEU, 8.* besprochen. Kopfverletzungen bei Kindern werden *in Kap. KIN, 9., Verletzungen* besprochen. Traumatische Schädigung anderer Körperteile werden an anderen Stellen des Manuals beschrieben. Weitere Besprechung traumatischer Schädigung der Skelettmuskulatur *s. Kap. BEW, 11.* und *Kap. BEW, 13., Fußverletzungen.*

Mittelfuß-Streßfraktur

Rennläufer stoßen sich mit ihren Zehen ab und setzen dabei die Metatarsalköpfchen großen Belastungen aus. Der erste Mittelfußknochen ist meist nicht von einer Fraktur betroffen, weil er viel dicker und stärker ist als die anderen. Der fünfte Mittelfußknochen ist in der Regel nicht betroffen, weil die Hauptkraft des Abstoßens von den ersten beiden übernommen wird. Die Metatarsalia II, III und IV sind außergewöhnlich oft betroffen, weil ihre Diaphysen sehr dünn sind.

Risikofaktoren sind Hohlfuß, Turnschuhe mit inadäquater stoßdämpfender Wirkung, deutliche Zunahme des Trainings an Intensität und Umfang und Amenorrhö. Viele Frauen mit unregelmäßiger Periode haben einen Östrogenmangel, der zu einer Knochendemineralisierung und zu einer erhöhten Anfälligkeit für Frakturen führen kann. Sport kann eine Demineralisation durch Östrogenmangel nicht verhindern. Unregelmäßige Perioden aufgrund sportlicher Betätigung sind eher auf sekundären Östrogenmangel aufgrund unregelmäßiger Nahrungsaufnahme als auf die sportliche Betätigung selbst zurückzuführen.

Symptome, Zeichen und Diagnostik

Die Patienten klagen gewöhnlich über Vorfußschmerzen, die meist bei langer und intensiver Anstrengung auftreten und innerhalb von Sekunden nach Beendigung der sportlichen Betätigung wieder verschwinden. Bei erneuter sportlicher Betätigung kommt es schneller wieder zu Schmerzen, die schließlich so stark werden können, daß weitere Übungen unmöglich werden und auch bei Bettruhe fortbestehen. Die Palpation im Bereich der Schwellung führt zu Schmerzen an der Frakturstelle. Röntgenmethoden sind meist nicht sensitiv genug, und Frakturen können erst diagnostiziert werden, wenn sich 2–3 Wochen nach der Verletzung Kallus gebildet hat. Für die Diagnose ist oft ein Knochen-Scan mit Technetium-Diphosphonat notwendig.

Behandlung

Bestandteil der Behandlung ist die Beendigung aller Sportarten, die Laufen erforderlich machen; Einsatz alternativer Sportarten *(s. Tab. 3.)*; Turnschuhe mit adäquaten stoßdämpfenden Qualitäten; nach der Heilung Laufen auf Gras oder anderem weichen Untergrund. Ein Gipsverband ist selten notwendig und sollte – wenn überhaupt – nur für 1–2 Wochen belassen werden, weil es zu einer signifikanten Muskelatrophie kommen kann und die Rehabilitation dadurch verzögert wird. Die Heilung dauert 3–12 Wochen (sie kann bei älteren und geschwächten Patienten länger dauern). Bei Frauen mit rezidivierenden Streßfrakturen und Oligomenorrhö oder Amenorrhö kann eine Therapie mit Kalzium, Östrogen und Progesteron notwendig werden.

Schienbeinschmerz, Knochenhautreizung (Shin splints)

Anterolateraler Schienbeinschmerz

Die Muskulatur des vorderen Kompartments (M. tibialis anterior, M. extensor hallicus longus und M. extensor digitorum longus) halten beim Aufsetzen des Fußes den Vorfuß nach oben und kontrahieren exzentrisch, sobald die Ferse den Boden berührt. Ihre Antagonisten sind die viel größeren Mm. gastrocnemius und soleus, die den Vorfuß nach unten ziehen. Die enorme Kraft der exzentrischen Kontraktionen kann die Muskeln des anterioren Kompartments schädigen.

Symptomatik

Der Schmerz in den Muskeln des anterioren Kompartments tritt zunächst lediglich dann auf, wenn die Ferse beim Laufen den Boden berührt. Wird das Laufen fortgesetzt, dann tritt der Schmerz bei jedem Schritt auf und kann unter Umständen konstant verspürt werden. Zu diesem Zeitpunkt wird der Arzt aufgesucht. Über den Muskeln des anterioren Kompartments findet sich meist eine ausgeprägte Druckschmerzhaftigkeit.

Behandlung

Zur Behandlung gehört die sofortige Beendigung des Laufens und die Ausübung alternativer Sportarten *(s. Tab. 3.)*, Strecken der Wadenmuskulatur und Übungen zur Kräftigung der Muskulatur des anterioren Kompartments nach Einsetzen der Heilung; zum Beispiel die sog. Eimerhenkelübung in 3 Sitzungen von jeweils 10 Übungen alle 2 Tage *(s. Tab. 4.)*.

Tab. 4. „Eimerhenkelübung"

1. Handtuch um den Griff eines leeren Eimers schlingen
2. Auf einen Tisch setzen, der so hoch ist, daß die Füße den Boden nicht erreichen
3. Den Henkel des Eimers über den vorderen Teil des Schuhs stülpen
4. Langsam den Vorfuß durch Flexion im Sprunggelenk anheben, dann langsam wieder strecken; dies sollte zehnmal durchgeführt werden; nach einer Pause von einigen Sekunden weitere 2 Zyklen von je 10 Übungen
5. Für die Erhöhung des Widerstandes den Eimer mit Wasser füllen, jedoch nur soviel, daß die Übung schmerzfrei ausgeführt werden kann.

Modifiziert nach Mirkin, G., M. Shangold: The Complete Sports Medicine Book for Women. Simon & Schuster, New York 1985. Abdruckgenehmigung durch Miller-Press.

Posteromedialer Schienbeinschmerz

Ätiologie

Hauptaufgabe der Muskeln im posteromedialen Kompartment ist die Supination des Fußes und Heben und Auswärtsdrehen der Ferse, bevor die Zehen den Fuß abstoßen. Vermehrter Zug auf diese Muskeln erfolgt durch exzessive Pronation und Laufen auf unebenen Wegen oder gewölbten Straßen (Verschlimmerung durch das Tragen von Schuhen, die nicht effektiv genug einer Pronation entgegenwirken). Durch exzessive Pronation sinkt das Fußgewölbe tiefer als normal und erhöht damit die Kraft, die notwendig ist, um das Fußgewölbe während der Supination anzuheben.

Symptome, Zeichen und Diagnostik

Der Schmerz beginnt gewöhnlich in den Muskeln des posteromedialen Kompartments 2–20 cm über dem medialen Knöchel. Der Schmerz wird stärker, wenn sich der Sportler auf die Zehenspitzen stellt oder den Fuß nach außen dreht. Beim Weiterlaufen wandert der Schmerz nach vorn, bezieht die medialen Anteile der Tibia ein und kann bis 5–10 cm unterhalb des Knies auf die Medialseite der Tibia ziehen.

Lokalisation und Schwere der Schmerzen sind abhängig von der Progression der Verletzung. Zunächst handelt es sich um eine Tendinitis der Muskeln des tieferen posterioren Kompartments (M. flexor hallucis longus, M. flexor digitorum longus und M. tibialis posterior). Setzt der Sportler seinen Lauf fort, kann sich der Schmerz in die Muskelkörper selbst fortsetzen; Zug an der Sehne des M. tibialis posterior kann dann den Muskel aus seiner Knochenhalterung anheben und zu subperiostalen Blutungen und Periostitis führen. Bei Fortsetzung der Zugkraft kann ein Teil der Tibia ausgebrochen werden.

Behandlung

Unterbrechung des Laufens, bis kein Schmerz mehr ausgelöst wird. Ausübung alternativer Sportarten *(s. Tab. 3)*. Tragen von Schuhen mit verstärkter Ferse und das Fußgewölbe unterstützenden Strukturen, um die Pronation einzuschränken, kein Laufen auf unebenen Wegen und schrägen Straßen und Kräftigung der verletzten posteromedialen Muskulatur *(s. Tab. 5.)*.

Tab. 5. Zehenheben und -auswärtsrollen

Zehenheben Der Sportler stellt sich langsam auf die Zehenspitzen und wieder langsam auf die Fersen. Diese Übung sollte 10mal wiederholt werden, 1 Minute Pause und zwei weitere Zyklen mit je 10 Übungen. Wenn die Übung leichtfällt, sollten immer schwerere Gewichte in den Händen getragen werden.
Auswärtsrollen Der Sportler steht auf, rollt die Sprunggelenke langsam nach außen (Fersen nach außen drehen), bis die Fußsohle medial vom Boden angehoben ist, dann langsam wieder auf den Boden zurückbringen. 3 Zyklen mit je 10 Übungen sollten durchgeführt werden.

Werden die Mm. flexor digitorum longus und tibialis posterior aus ihrer Verankerung an der Rückseite der Tibia herausgerissen, haften sie unter Umständen nicht wieder am Knochen an. Die Behandlung besteht dann darin, über einen langen Zeitraum das Laufen zu vermeiden und nach Möglichkeit in chirurgischer Wiederbefestigung. Die experimentelle Maßnahme der subkutanen Injektion von L-Calcitonin 100 IE/Tag kann Schienbeinschmerzen, die auf andere Behandlungsmaßnahmen nicht ansprechen, manchmal heilen. Mitunter ist aber überhaupt keine Behandlungsmethode effektiv.

Tendinitis des M. popliteus

Der M. popliteus entspringt an der lateralen Seite des Epicondylus lateralis femoris und setzt an der oberen hinteren Schienbeinfläche an. Zusammen mit dem vorderen Kreuzband verhindert er eine Verlagerung des Femurs nach vorn. Bergablaufen und exzessive Pronation führen zu übermäßiger Verlagerung des Femurs nach vorn und erhöhen so die Krafteinwirkung auf die Popliteussehne.

Symptome, Zeichen und Diagnostik

Die Schmerzempfindlichkeit der Popliteussehne wird durch Bergabwärtslaufen verstärkt. Für die Diagnose muß der Sportler die laterale Seite der Ferse des verletzten Beines auf das Knie des anderen plazieren. Eine Druckpunktschmerzhaftigkeit findet sich vor dem fibularen Seitenband.

Behandlung

Der Patient sollte Schuhe mit einem Varuskeil (harter, dreiecksförmiger Keil, der medial zwischen Ferse und Schuh angebracht wird) oder eine Orthese tragen, damit die Pronation eingeschränkt ist. Eine gute alternative Sportart ist Fahrradfahren. Laufen sollte vermieden werden, bis es ohne Schmerzen ausgeführt werden kann, und Bergabwärtslaufen sollte besonders in den ersten Wochen vermieden werden.

Achillessehnentendinitis

Die Achillessehne hat beim Laufen zwei Hauptfunktionen: 1. Die Wadenmuskeln senken nach Kontakt der Ferse mit dem Boden den Vorfuß und 2. heben sie die Ferse beim Abstoßen. Die Achillessehnentendinitis wird durch eine Krafteinwirkung auf die Sehne verursacht, die größer ist als ihre eigene Kraft.

Die meisten Rennläufer landen auf den Fersen, wenn der Vorfuß noch einige Zentimeter vom Boden entfernt ist. Durch schnelles Laufen und Bergauf- und Bergablaufen wird die Achillessehne zusätzlichen Belastungen ausgesetzt. Beim **Bergablaufen** kommt der Vorfuß mit größerer Kraft auf dem Boden an als auf ebenem Grund, da er weiter nach unten fällt und für die Beschleunigung eine größere Strecke zurücklegen muß. Beim Bergaufwärtslaufen liegt die Ferse viel weiter unten als der Vorfuß, so daß es für die Wadenmuskulatur eine größere Anstrengung bedeutet, die Ferse vor dem Aufsetzen zu erhöhen.

Ein weiches Fersenpolster ermöglicht größtmögliche Bewegungsfreiheit für die Ferse im Schuh. Der Rückfuß ist nicht so stabil und die Achillessehne zieht an einem instabilen Ansatzpunkt. Dadurch ist die Sehne ungleichen Kräften ausgesetzt, und es erhöht sich das Risiko, daß sie reißt. Durch zu hart besohlte Schuhe, die im Bereich des ersten Metatarsophalangealgelenks nicht flexibel sind, wird ein großer Streß auf die Achillessehne vor dem Abstoßen der Zehen ausgeübt. Zu den **biomechanischen Faktoren** gehören exzessive Pronation, Auftreten der Ferse zu weit hinten (Laufschuhe in Hinblick auf Abnutzungszonen untersuchen), Genu varum, straffe Kniesehnen und Wadenmuskeln, Hohlfuß, straffe Achillessehnen und Varusdeformation der Ferse.

Symptomatik

Die Achillessehne hat keine echte Sehnenscheide, aber ist umgeben von peritendinösem Gewebe (netzförmig angeordnetes Fettgewebe, das die Sehne von der Scheide trennt!). Der Frühschmerz der Achillestendinitis wird eher durch eine Verletzung des peritendinösen Gewebes als durch eine Verletzung der Sehne selbst verursacht. Der Schmerz ist größer, wenn der Patient am Morgen aufsteht, und läßt beim Laufen nach (sobald sich die Sehne frei im peritendinösen Gewebe bewegt). Der Schmerz beginnt, sobald die sportliche Übung begonnen wird, und läßt im Verlauf der Übung oft nach. Wird die Achillessehne mit den Fingern komprimiert, ist sie empfindlich. Oft wird der Schmerz ignoriert und der Lauf fortgesetzt. Greift die Entzündung auf die Sehne über, kommt es schließlich zur schleimigen Degeneration und Fibrosierung. Der Schmerz ist dann konstant, wird durch Bewegung ausgelöst und nimmt im Verlauf einer körperlichen Übung ab.

Behandlung

Der Sportler sollte das Laufen einstellen und alternative Sportarten versuchen *(s. Tab. 3)*. Der Zug auf die Sehne sollte durch Erhöhung der Ferse in den Schuhen, durch Streckung der Kniemuskulatur – sobald dies ohne Schmerzauslösung möglich ist – und durch Tragen von Schuhen, die im Bereich hinter dem ersten Metatarsophalangealgelenks leicht biegsam sind, vermindert werden. Verbesserung der Stabilität des Rückfußes durch Schuheinlagen mit festem, steifem Fersenpolster und durch Übungen, die die Achillessehne kräftigen, sobald dies schmerzfrei möglich ist. Fordern Sie den Patienten auf, Zehenstandübungen durchzuführen und schnelles Bergauf- oder Bergablaufen zu vermeiden, wenn er das Lauftraining weitermachen möchte. Training auf bergigem Gelände kann wieder aufgenommen werden, sobald die Sehne verheilt ist.

Patellofemurales Streßsyndrom

(Läuferknie)

Die Patella bewegt sich gegen den Femur und nicht entsprechend ihrem normalen Lauf zwischen Femurkondylen.

Es gibt viele Ursachen für ein Läuferknie: Patella alta (kongenitaler Patellahochstand), Plicae (fibröse Bänder im Bereich der Patella), straffe Kniesehnen, straffe Fersen- oder Knöchelbänder, straffer M. vastus lateralis, straffer Iliotibialtrakt oder straffes laterales Retinakulum, Schwäche des M. vastus medialis und ein Winkel zwischen Patellasehne und langer Achse des Schenkels (Q-Winkel) > 15 Grad.

Die häufigste behandelbare Ursache ist eine Kombination aus exzessiver Pronation und Zug der Patella nach lateral. Bei der Pronation wird der Unterschenkel nach medial gezogen, während 3 Anteile des M. quadriceps die Patella nach lateral ziehen (1 Anteil – der M. vastus medialis – zieht die Patella nach medial). Durch den Zug der 3 Anteile des M. quadriceps nach lateral reibt die Patella gegen den Femur.

Symptome, Zeichen und Diagnostik

Beim Laufen kommt es häufig zu Schmerzen anteromedial und anterolateral und hinter der Patella. Meist tritt der Schmerz erstmals auf, wenn der Patient bergabläuft, später tritt er bei allen Laufarten auf und schließlich selbst dann, wenn der Patient nicht läuft (besonders beim Treppabgehen). Zeigt die Patella nach oben, wenn der Patient mit 90 Grad gebeugtem Knie sitzt, liegt meist eine Patella alta (Patellahochstand) vor.

Behandlung

Einstellen des Laufens, bis es wieder ohne Schmerz möglich ist, Fahrradfahen, wenn dies ohne Schmerz möglich (sonst Rudern oder Schwimmen), Streckübungen für die Kniesehnen und die Sehnen des M. quadriceps, käuflich erhältliche Einlagen zur Stützung des Fußgewölbes in Lauf- und Trainingsschuhen (wenn der Schmerz fortbesteht, können maßangefertigte Einlagen notwendig werden) und Übungen zur Stärkung des M. vastus medialis, der die Patella nach medial zieht *(s. Tab. 6.)*.

Tab. 6. Übungen zur Kräftigung des M. vastus medialis

Der Sportler steht mit gestreckten Kniegelenken. Der M. quadriceps wird kontrahiert und die Patella angehoben. In dieser Position verharren und bis 10 zählen, dann Muskeln entspannen. Diese Übung sollte mehrmals am Tag durchgeführt werden.
Der Sportler sitzt auf dem Boden mit gestreckten und weit gegrätschten Beinen. Die Zehen zeigen soweit wie möglich nach außen; das betroffene Bein wird langsam angehoben und wieder gesenkt. Das Kniegelenk sollte gestreckt bleiben. 3 Zyklen von je 10 Übungen sollten jeden zweiten Abend durchgeführt werden.
Der Sportler sitzt auf dem Boden mit zwei Kissen unter dem Knie, so daß dieses in 135°-Position gestreckt ist. Ein Gewicht von 5 Pfund wird auf den Fuß in Höhe des Sprunggelenks aufgelegt. Dann soll der Fuß langsam angehoben, das Knie gestreckt und der Fuß wieder langsam aufgesetzt werden. 3 Zyklen von je 10 Übungen sollten durchgeführt werden. Ein Fortschritt wird erzielt durch Erhöhung des Gewichts und nicht der Anzahl der Übungen.

Modifiziert nach Mirkin, G., M. Shangold: The Complete Sports Medicine Book for Women. Simon & Schuster, New York 1985. Abdruckgenehmigung durch Miller-Press.

Posteriorer femoraler Muskelzug

(Kniesehnenzerrung)

Die Muskeln des M. quadriceps beugen in der Hüfte und strecken im Kniegelenk beim Laufen und Springen. Ihre Antagonisten sind die schwächeren Kniegelenksmuskeln, die eine Streckung in der Hüfte und eine Beugung im Kniegelenk ausführen und bei einer isotonischen Testübung mindestens 60% der Stärke des M. quadriceps erreichen sollten; simultane Kontraktion der Kniesehnen und der Sehnen des M. quadriceps führen zu einer Kniesehnenzerrung.

Symptomatik

Die Kniesehnenzerrung präsentiert sich meist als akuter Schmerz auf der Rückseite des Schenkels, wenn die hinteren Oberschenkelmuskeln plötzlich und heftig kontrahiert werden, z. B. wenn sich ein Rennläufer von den Startklötzen oder ein Hochspringer vom Boden abstößt.

Behandlung

Die Behandlung besteht aus Ruhigstellung, Eis, Kompression und Hochlagerung wie bei der akuten Verletzung *(s. Kap. SPS, Behandlung akuter Verletzungen),* Beruhigung. Beendigung des Laufens und Springens, Laufen am Ort, Rudern oder Schwimmen (sofern kein Schmerz besteht) und Kräftigung der verletzten Kniesehnenmuskeln nach Heilungsbeginn *(s. Tab. 7.).*

Tab. 7. Übungen zur Kräftigung der Kniegelenksmuskulatur

Kräftigung der oberen Kniegelenksmuskulatur (nach hohem Kniesehnenriß)
Der Sportler befestigt ein 5-Pfund-Gewicht an seinem Fuß, legt sich mit dem Gesicht nach unten auf das Bett und stemmt den Körper von den Hüften abwärts vom Bett hoch. Die Zehen sollten den Boden berühren. Das Knie bleibt gestreckt; das Bein wird langsam angehoben und wieder abgesetzt. 3 Zyklen von je 10 Übungen sollten jeden zweiten Tag durchgeführt werden. Mit zunehmender Kraft wird das Gewicht erhöht.
Kräftigung der unteren Kniegelenksmuskulatur (nach tiefem Kniesehnenriß)
Der Sportler befestigt ein 5-Pfund-Gewicht am Fuß der betroffenen Seite und stellt sich auf den anderen Fuß. Der belastete Fuß wird nun langsam durch Beugen des Kniegelenks bis zum Gesäß angehoben und wieder langsam durch Strecken des Kniegelenks abgesetzt. 3 Zyklen von je 10 Übungen sollten jeden zweiten Tag durchgeführt werden. Mit zunehmender Kraft wird das Gewicht erhöht.

Lumbalgie

(Gewichtheberrücken)

Ätiologie

Jede Krafteinwirkung auf den Rücken kann zu Muskel- und Sehnenriß führen. Dies geschieht meist bei Sportarten, bei denen ein Stoßen oder Ziehen gegen großen Widerstand erforderlich ist, z. B. beim Heben eines schweren Gewichts vom Boden oder beim Stoßen gegen einen Linienrichter der Gegnermannschaft beim Football. Es kommt auch bei Sportarten vor, die eine plötzliche Drehung des Rückens erforderlich machen, z. B. Trippeln nach Auffangen des Balls beim Basketball oder Schwingen eines Schlägers beim Baseball oder beim Golf. Zu den Risikofaktoren gehören ausgeprägte Lendenlordose, Kippen des Beckens nach vorn (bottom to top), unflexible oder schwache paraspinale Muskulatur, straffe unflexible Kniesehnen, schwache Bauchmuskulatur und endogene Schwächung der Lendenwirbelsäule, z. B. Arthritis, Spondylolysis, Spondylolisthesis, Bandscheibenruptur, spinale Stenose, Tumor oder M. Scheuermann.

Symptomatik

Der Sportler verspürt beim Drehen, Stoßen oder Ziehen einen plötzlichen Rückenschmerz. Oft kann das Spiel zunächst fortgesetzt werden, aber 2–3 Stunden später kommt es durch die fortgesetzte Blutung zur Dehnung im Bereich der gerissenen Muskel- und Sehnenstrukturen und der dadurch ausgelöste Muskelspasmus verursacht starke Schmerzen, die praktisch durch jede Bewegung des Rückens verschlimmert werden. Der Sportler verharrt dann am liebsten ganz still in der Fetusposition mit angezogenen Knien und nach hinten gewölbter Lendenwirbelsäule (d. h. gebeugtem Rumpf). Bei der körperlichen Untersuchung finden sich Druckschmerzhaftigkeit oder diffuser Spasmus und Schmerzhaftigkeit in der Lendengegend, der durch jede Bewegung verschlimmert wird, besonders beim Vorwärtsbeugen (*Vorsicht:* Druckschmerzhaftigkeit an der Lendenwirbelsäule in Verbindung mit Schmerzverstärkung bei Extension sollte in Hinblick auf eine Spondylolysis untersucht werden [eine Fraktur der Pars interarticularis]).

Behandlung

Sobald wie möglich nach der Verletzung sollte der Patient mit Ruhigstellung, Eis und Kompression behandelt werden (s. Kap. SPS, Behandlung akuter Verletzungen, oben – *eine Hochlagerung ist bei Rumpfverletzungen nicht durchführbar*). Sobald der Heilungsprozeß einsetzt, tun meistens Übungen zur Kräftigung der Bauchmuskulatur und zur Streckung und Kräftigung der Rückenmuskulatur gut. Ein Trockenrudergerät ist hervorragend geeignet, vorausgesetzt es verursacht keine Schmerzen.

Eine ausgeprägte Lendenlordose führt zu verstärkter Krafteinwirkung auf den Muskel- und Bandapparat des Rückens. Die Ausprägung ist weitgehend abhängig von der Neigung des Beckens. Übungen, durch die der obere Anteil des Beckens nach hinten gekippt wird, führen zu einer Abflachung der Lendenlordose. Daher sollten der M. rectus abdominis durch Widerstandstraining verkürzt und die Kniesehnen und der M. quadriceps durch Streckübungen verlängert werden.

Für die Langzeitbehandlung eignen sich Kippübungen für das Becken zur Abflachung der Lendenlordose, Bauchrollen zur Kräftigung der Bauchmuskulatur, Rumpfbeugung im Sitzen zur Streckung der Lendenwirbelsäule, rückenkräftigende Übungen, „Schwanstellung" zur Verbesserung der Biegsamkeit der Lendenwirbelsäule, Streckübungen der Hüfte nach vorn für den M. rectus femoris und Heben des einzelnen Beins zur Streckung der Kniesehnen und Beugung der Lendenwirbelsäule (s. Tab. 8.).

Tab. 8. Übungen zur Kräftigung des Rückens

Beckenkippübung (zur Abflachung einer Lendenlordose)

1. Der Sportler liegt auf dem Rücken mit angezogenen Beinen, die Fersen auf dem Boden
2. Gewicht an den Fersen befestigen
3. Kreuz durchdrücken, bis es die Unterlage berührt und Gesäß ca. 2 cm vom Boden anheben (durch Aufwärtsrollen des Beckens)
4. Gesäßmuskulatur anspannen
5. In dieser Position verharren und bis 10 zählen. 20mal wiederholen; die Übung sollte täglich durchgeführt werden.

Übungen zur Kräftigung der Rückenmuskulatur – hierfür kann ein Trockenrudergerät verwendet werden

Bauchrollen (zur Kräftigung der Bauchmuskulatur)

1. Auf den Rücken legen und Beine anziehen
2. Hände über dem Bauch kreuzen
3. Schulter auf den Boden drücken und dabei langsam den Kopf heben
4. Die Schultern langsam ca. 25 cm vom Boden abheben und wieder zurücklegen
5. Drei Zyklen von jeweils 10 Übungen durchführen
6. Sollte diese Übung zu leicht werden, Gewicht in ein Handtuch hüllen und im Nacken befestigen. Das Gewicht sollte erhöht werden, wenn die Kraft besser wird.

Streckübungen für den Rücken

1. Auf dem Boden sitzen, Beine strecken und weit grätschen
2. Beide Hände auf ein Knie legen
3. Die Hände langsam vom Knie abwärts zum Fußgelenk bewegen. Bei Schmerzen die Übung abbrechen; in einer Position verharren, die ohne Mühe 10 Sekunden lang gehalten werden kann
4. Langsam loslassen und Übung mit dem anderen Knie wiederholen.

Fortsetzung Tab. 8.

Übungen für die Beweglichkeit des Rückens

Schwanstellung (eine forcierte Streckung der Wirbelsäule kann manche Rückenbeschwerden verschlimmern; die Übung sollte daher vorsichtig durchgeführt und bei Schmerzen unterbrochen werden)

1. Der Sportler liegt auf dem Bauch; die Ellenbogen sind gebeugt und die Handflächen berühren die Ohren
2. Schultern und Beine werden gleichzeitig vom Boden abgehoben; die Kniegelenke sollten gestreckt bleiben; bei Schmerzen sollte diese Übung sofort beendet werden
3. In dieser Position verharren und bis 10 zählen; 20mal wiederholen; die Übung sollte täglich gemacht werden.

Übungen zur Streckung des M. quadriceps
vordere Hüftstreckung

1. Der Sportler steht auf einem Bein, das andere Knie in 90°-Winkel
2. Das gebeugte Bein vor dem Fußgelenk mit der Hand derselben Seite festhalten
3. Fußgelenk nach hinten ziehen, wobei beide Knie noch zusammenbleiben sollen
4. In dieser Position verharren und bis 10 zählen
5. Übung mit dem anderen Bein wiederholen
6. 10mal wiederholen.

Heben eines Beins bei gekrümmter Wirbelsäule

1. Der Sportler liegt auf dem Rücken mit Kniegelenken in 90°-Beugung und Fersen auf dem Boden
2. Mit beiden Händen ein gebeugtes Knie fassen und zur Brust führen
3. Knie in dieser Position halten und bis 10 zählen
4. 10mal wiederholen.

Modifiziert nach Mirkin, G., M. Shangold: The Complete Sports Medicine Book for Women. p. 105–107. Simon & Schuster, New York 1985. Abdruckgenehmigung durch Miller Press.

Epicondylitis humeri lateralis

(Hinterhand-Tennisellenbogen)

Ätiologie

Dieses Syndrom wird verursacht durch fortgesetzte Belastung der Greifmuskulatur (M. extensor carpi radialis brevis et longus) und der Supinationsmuskeln (M. supinator longus et brevis) des Unterarms, die am Epicondylus lateralis des Ellenbogens entspringen. Zunächst besteht Schmerzhaftigkeit in den Extensorsehnen, wenn das Handgelenk gegen einen Widerstand gestreckt wird. Bei fortgesetzter Streßeinwirkung schmerzen Muskeln und Sehnen auch in Ruhe, und es kommt zunehmend zu subperiostalen Blutungen, Periostitis, Kalzifizierung und Sportbildung am Epicondylus lateralis. Bei der Rückhand sind Ellenbogen und Handgelenk gestreckt, und es kann zu einer Schädigung der Extensorsehnen, insbesondere der Sehne des M. extensor carpi radialis brevis, kommen, wenn sie über den Epicondylus lateralis und das Radialisköpfchen rollen. Mitbeteiligt sind Faktoren wie schlechte Rückhandtechnik und schwache Schulter- und Handgelenksmuskulatur. Weitere Faktoren sind ein zu hart bespannter Schläger, ein zu kleiner Griff, Schlag auf schwere, nasse Bälle und Schlag außerhalb der Schlägermitte.

Symptome, Zeichen und Diagnostik

Das erste Symptom ist ein Schmerz im Bereich des Epicondylus lateralis, sobald der Patient einen Rückhandschlag ausführt. Häufig wird dieser Schmerz ignoriert und die Übung fortgesetzt. Der Schmerz wird schließlich konstant und kann vom Epicondylus lateralis bis zum Handgelenk ausstrahlen.

Bei der körperlichen Untersuchung kommt es, wenn der Patient aufgefordert wird, die Finger bei gestrecktem Ellenbogen gegen einen Widerstand zu strecken, zu Schmerzen im Bereich der Extensorsehnen. Alternativ kann der Patient auf einem Stuhl sitzen und der Arm liegt auf dem Tisch, die Handfläche zeigt nach oben und das Ellenbogengelenk ist gestreckt. Der Untersucher legt seine Hand fest auf die Hand des Patienten, der nun aufgefordert wird, die Hand durch Beugen des Handgelenks anzuheben. Dadurch wird derselbe Schmerz ausgelöst.

Behandlung

Die Behandlung besteht darin, jede Aktivität, die durch Extension und Pronation im Handgelenk Schmerzen verursacht, zu vermeiden und ersatzweise andere Übungen auszuführen, die keine Schmerzen verursachen, z. B. Joggen, Fahrradfahren, Basketball (selbst Racquet-Ball oder Squash sind erlaubt, da die Kraft, die der Ball auf den Schläger ausübt, hier geringer ist als beim Tennis). Während des Heilungsprozesses können Übungen zur Kräftigung der Handgelenksextensoren begonnen werden *(s. Tab. 9.)*. Häufig werden auch Übungen zur Kräftigung der Flexoren des Handgelenks empfohlen *(s. Tab. 10.)*.

Tab. 9. Übungen für die Kräftigung der Extensoren des Handgelenks (für Rückhand-Tennisellenbogen)

1. Der Sportler setzt sich auf einen Stuhl neben einem Tisch
2. Unterarm auf den Tisch legen, die Handfläche zeigt nach unten, der Ellenbogen ist gestreckt, Handgelenk und Hand hängen über den Tischrand
3. Ein Gewicht von 1 Pfund in der Hand halten
4. Langsam durch Beugen und Strecken des Handgelenks die Hand anheben und wieder legen
5. Die Übung 10mal durchführen, dann 1 Minute lang ausruhen und zwei weitere Zyklen mit je 10 Übungen ausführen (bei Schmerzen Übung sofort beenden und zwei Tage später erneut versuchen; die Übung sollte alle zwei Tage wiederholt werden)
6. Sobald die Übung leichter fällt, sollte das Gewicht erhöht werden.

anschließend durchzuführen:

1. Mit der Handfläche nach unten ein Gewicht von 1 Pfund hochkurbeln, das mit einer Schnur an ein Stück Holz vom Durchmesser eines Besenstils befestigt ist
2. Übung 10mal wiederholen, aber bei Schmerzen beenden; die Übung sollte alle zwei Tage durchgeführt werden
3. Allmählich das Gewicht erhöhen. Die Anzahl der Hebeübungen sollte nicht erhöht werden.

Modifiziert nach Mirkin, G., M. Shangold: The Complete Sports Medicine Book for Women. p. 109. Simon & Schuster, New York 1985. Abdruckgenehmigung durch Miller Press.

Tab. 10. Übungen zur Kräftigung der Flexoren des Handgelenks (für Vorhand-Tennisellenbogen)

1. Der Sportler setzt sich auf einen Stuhl neben einem Tisch
2. Unterarm auf den Tisch legen, die Handfläche zeigt nach unten, der Ellenbogen ist gerade, Handgelenk und Hand hängen über den Tischrand
3. Ein Gewicht von 1 Pfund in der Hand halten
4. Langsam durch Beugen und Strecken des Handgelenks die Hand anheben und senken
5. Die Übung 10mal durchführen, dann 1 Minute lang ausruhen und zwei weitere Zyklen mit je 10 Übungen ausführen (bei Schmerzen Übung sofort beenden und zwei Tage später erneut versuchen; die Übung sollte alle zwei Tage wiederholt werden)
6. Sobald die Übung leichter fällt, sollte das Gewicht erhöht werden.

anschließend durchzuführen:

1. Mit der Handfläche nach oben ein Gewicht von 1 Pfund hochkurbeln, das mit einer Schnur an ein Stück Holz vom Durchmesser eines Besenstiels befestigt ist
2. Übung 20mal wiederholen, aber bei Schmerzen beenden. Die Anzahl der Hebeübungen sollte nicht erhöht werden.

Mehrmals täglich und bei jeder Gelegenheit sollte der Sportler einen weichen Schwamm leicht drücken und wieder loslassen.

Modifiziert nach Mirkin, G., M. Shangold: The Complete Sports Medicine Book for Women. p. 109. Simon & Schuster, New York 1985. Abdruckgenehmigung durch Miller Press.

Epicondylitis humeri medialis

(Vorhand-Tennisellenbogen, Baseball-Ellenbogen, Koffer-Ellenbogen)

Durch forcierte Flexion und Pronation im Handgelenk können die Sehnen geschädigt werden, die am Epicondylus medialis anhaften, z. B. beim Tennis (bei zu schwerem Schläger, schweren Bällen, zu kleinem Griff, beim Aufschlag oder bei zu harter Bespannung und gleichzeitig bestehender schwacher Schulter- und Handmuskulatur), Ballwerfen beim Baseball, Speerwerfen und beim Tragen eines schweren Koffers. Wird beim Sportler der Streß auf die Handgelenksflexoren fortgesetzt, kann die Sehne aus dem Knochen ausgerissen werden, was zu subperiostaler Blutung, Periostitis und Spornbildung und zum Riß des Ligamentum collaterale mediale führt.

Symptome, Zeichen und Diagnostik

Der Patient klagt über Schmerzen in den Flexorsehnen (die am Epicondylus medialis anhaften) und am Epicondylus medialis, wenn das Handgelenk gebeugt oder gegen einen Widerstand proniert oder wenn ein harter Gummiball gedrückt wird.

Zur Sicherung der Diagnose sitzt der Patient auf einem Stuhl, Ellenbogen und Handgelenk werden auf einen Tisch aufgelegt. Die Hand ist supiniert, und der Patient wird aufgefordert, seine Faust anzuheben, indem er das Handgelenk beugt, während der Untersucher es auf die Unterlage drückt. Dies führt zu Schmerzauslösung im Bereich des Epicondylus medialis und im Bereich der Flexorsehnen.

Behandlung

Der Patient sollte jede Aktivität vermeiden, die beim Beugen und bei der Pronation des Handgelenks Schmerzen verursacht, und alternative Sportarten ausüben wie bei der Epicondylitis lateralis (s. o.). Später sollte er erlernen, den Ball durch mehr Kraftanwendung aus dem Handgelenk und aus der Schulter zu schlagen, und Übungen zur Kräftigung der Hand-, Handgelenks-, Ellenbogen- und Schultermuskulatur machen *(s. Tab. 10.)*. Übungen zur Kräftigung der Handgelenksextensoren sollten ebenfalls ausgeführt werden.

Tendinitis im Bereich der Rotatorenmanschette

(Schwimmerschulter, Tennisschulter, Werferschulter, Impingement-Syndrom)

Die Muskeln der Rotatorenmanschette (Mm. supraspinatus, subscapularis und teres major) halten den Humeruskopf fest in der Fossa glenoidalis der Scapula. Zu Riß und Entzündung der Sehnen dieser Muskeln kommt es oft bei Sportarten, die es erforderlich machen, den Arm immer wieder über das Kopfniveau hinaus zu bewegen, z. B. Werfen beim Baseball, Bewegung der Arme nach vorn beim Freistilschwimmen, Rückenschimmen und Butterfly-Schwimmen, durch Heben schwerer Gewichte über das Kopfniveau hinaus beim Gewichtheben und bei Schlägersportarten. Durch Vorstrecken der Arme berührt der Humeruskopf der nach vorne gebeugten Schulter das Akrominon und das Ligamentum coracoacromiale, das seinerseits eine Reibung durch die Sehne des M. supraspinatus erfährt. Chronische Irritation kann zu einer Bursitis subacromialis, zu Entzündung der Sehnen und zu Rissen der Rotatormanschette führen. Wird die körperliche Übung trotz der Schmerzen fortgesetzt, mündet die Läsion in eine Periostitis und schließlich zu einer Absprengung der Sehnen aus ihrer Halterung an der Tuberositas humeri.

Symptome, Zeichen und Diagnostik

Zunächst treten die Schmerzen nur dann auf, wenn der Sportler an Sportarten teilnimmt, die es erforderlich machen, daß ein Arm über das Kopfniveau hinaus hochgehalten und forciert nach vorne gebracht werden muß (s. Beispiele oben). Später kann der Schmerz auftreten, wenn der Arm zum Händeschütteln nach vorne gebracht wird. Meist wird der Schmerz durch das Wegstoßen von Dingen ausgelöst, während beim Heranziehen von Objekten wenig oder kein Schmerz ausgelöst wird. Für die Palpation der Rotatormanschette muß der Arm nach hinten abduziert und innenrotiert werden, wobei der Ellenbogen gestreckt ist. Der Patient wird sich über Schmerzhaftigkeit im Bereich der Sehnen beklagen, besonders, wenn der Arm über das Schulterniveau hinaus gehoben wird, nicht jedoch dann, wenn der Arm an der Seite nach unten gehalten wird. Schwere Schmerzen werden durch Adduktion des Armes über der Brust verursacht. Die Abduktion der Schulter kann meist aufgrund einer Schonhaltungsatrophie des M. deltoideus nur schwach ausgeführt werden. Ein Arthrogramm ist in der Regel nicht sensitiv genug, einen partiellen Riß der Rotatorenmanschette zu diagnostizieren, ein kompletter Riß kann jedoch dargestellt werden.

Behandlung

Zunächst sollten die verletzten Sehnen ruhiggestellt und die Muskeln der nicht verletzten Schulter gekräftigt werden. Der Patient sollte Übungen vermeiden, bei denen Stoßkraft vom Körper weg erforderlich ist, und Übungen ausführen, mit denen Gegenstände zu ihm herangebracht werden, vorausgesetzt sie können ohne Schmerz durchgeführt werden, z. B. nach oben rudern, Kraftzug nach unten *(s. Tab. 11.)*. Ein operativer Eingriff kann erforderlich werden, wenn die Verletzung besonders schwer ist, ein kompletter Riß der Rotatormanschette vorliegt, oder wenn die Sehnen nicht innerhalb eines Jahres abgeheilt sind.

Tab. 11. Übungen zur Kräftigung der Schultern

Zugübung nach unten

Bei der Übungsvorrichtung liegt ein Gewicht auf dem Boden.An dem Gewicht ist ein Seil befestigt. Das Seil verläuft über einen Flaschenzug, der etwa 30 cm über Kopfhöhe angebracht ist, und kommt über dem Kopf wieder nach unten. Am Ende des Seils ist ein Griff befestigt, der in den Händen gehalten wird.

1. Der Sportler hält mit gestreckten Ellenbogen die Stange über dem Kopf
2. Die Stange in Richtung Kopf herunterziehen und langsam durch den Zug des Gewichts wieder nach oben gehen lassen
3. Täglich drei Zyklen mit je 10 Übungen durchführen
4. Bei Kraftzunahme Gewicht erhöhen, nicht jedoch Anzahl der Übungen.

Rudern nach oben

1. Der Sportler hält mit beiden Händen, Daumen nach innen, eine Hantel in Höhe des M. quadriceps. Der Rücken sollte gestreckt sein
2. Langsam die Hantel durch Beugung und Streckung im Ellenbogengelenk heben und senken
3. Drei Zyklen mit jeweils 10 Übungen durchführen
4. Bei Kraftzunahme Gewicht erhöhen, nicht jedoch Anzahl der Übungen.

Bankdrücken

(*Vorsicht:* Die Übung sollte mit kleinem Gewicht begonnen werden, weil auch die verletzten Muskeln Streß ausgesetzt sind.)

1. Der Sportler liegt auf dem Rücken; eine spezielle Bankvorrichtung oder ein kräftiger Freund helfen ihm, das Gewicht fortzunehmen, wenn er die Übung beendet hat.
2. Mit beiden Händen und Daumen nach innen eine Hantel halten
3. Langsam das Gewicht über die Brust heben und wieder senken
4. Drei Zyklen mit jeweils 10 Übungen durchführen, bei Schmerzen sofort aufhören
5. Bei Kraftzunahme Gewicht erhöhen.

5. SAUERSTOFFÜBERDRUCK-THERAPIE

(Hyperbare Oxygenationstherapie; HOT)

Eine medizinische Behandlung, bei der der Patient vollständig in eine Druckkammer eingeschlossen wird und bei einem Druck > 1 Atmosphäre (W 1 at) 100%igen Sauerstoff (O_2) einatmet. Dabei können entweder eine Ein-Mann-Kammer mit komprimiertem reinem O_2 oder eine größere, mehrsitzige Kammer mit Druckluft, in der der Patient reinen O_2 über eine Atemmaske, ein Sauerstoffzelt oder einen Endotrachealtubus erhält, verwendet werden.

Kontraindikationen und Indikationen, die vom Committee on Hyperbaric Oxygenation der Undersea Medical Society gebilligt wurden, sind nachfolgend aufgeführt.

Kontraindikationen

Eine **absolute Kontraindikation** der hyperbaren Oxygenationstherapie (HOT) ist ein unbehandelter Pneumothorax, da sich das Volumen der intrapleuralen Luft bei Erreichen des Normaldrucks durch die Dekompression verdoppelt bis verdreifacht. Tritt in einer mehrsitzigen Kammer unter Druckbelastung ein Pneumothorax auf, so muß vor der Dekompression eine chirurgische Ausgleichsmaßnahme erfolgen. Bei Behandlung in einer Ein-Mann-Kammer muß eine McSwain-Punktionskanüle oder ein anderer Thoraxdrain einsatzbereit gehalten, die Kammer innerhalb 1 Min. dekomprimiert und die thorakale Sonde eingeführt werden, sobald der Patient die Kammer verläßt. Eine weitere absolute Kontraindikation ist die gleichzeitige Gabe von Doxorubicin oder Cisplatin im Rahmen einer Chemotherapie maligner Erkrankungen. Für Ratten, die HOT und gleichzeitig Doxorubicin erhalten hatten, war die Kombination tödlich (wahrscheinlich aufgrund der kardiotoxischen Wirkung). Bei Mäusen, die HOT und gleichzeitig Cisplatin erhalten hatten, führte die Kombination zu einer verminderten Zugfestigkeit von Wunden während des Heilungsprozesses. Disulfiram blockiert die Produktion von Superoxiddismutase, einem schützenden Antioxidans, und ist daher bei HOT ebenfalls kontraindiziert.

Frühgeborene sind für eine retrolentale Fibroplasie anfällig; daher ist eine HOT bei ihnen kontraindiziert. Ausgetragene Neugeborene können ohne Gewähr einer HOT unterzogen werden. Babys müssen evtl. mit einem Wickeltuch angeschnallt werden; Kleinkinder können leichte Sedativa benötigen. Befürchtungen, daß die HOT bei **Schwangeren** einen zu frühen Verschluß des fetalen Ductus botalli auslösen könnte, sind durch Untersuchungen in der Sowjetunion ausgeräumt worden, bei denen Frauen, die in allen Schwangerschaftsstadien mit einer HOT behandelt wurden, normale Kinder zur Welt brachten. Schwangere werden daher in dringenden Fällen einer Druckkammerbehandlung unterzogen; z.B. bei CO-Vergiftung (bei der der Fetus eher geschädigt wird als die Mutter) oder bei Gasbrand.

Relative Kontraindikationen: Wie oben schon erwähnt, muß man bei einem **anamnestisch bekannten spontanen Pneumothorax** auf Komplikationen gefaßt sein. Eine **frühere Thorakotomie** ist bedenklich, da möglicherweise Luftansammlungen, die zur Lungenruptur führen können, und Luftembolien auftreten. Jede Lungenverletzung erhöht die Wahrscheinlichkeit von Luftansammlungen; es sind jedoch auch schon Patienten mit Lungenentzündungen und schwerer Inhalationspneumonie behandelt worden. Bei **schwerem Emphysem *mit* CO_2-Vergiftung** kann der fehlende Atemantrieb zum Atemstillstand führen. **Infektionen der oberen Atemwege** erschweren den Druckausgleich in Ohren und Nebenhöhlen. Dekongestionsmittel sind in diesen Fällen indiziert. Bei einer **anamnestisch bekannten Mittelohroperation** zur Behandlung einer Otosklerose kann die Draht- oder Plastikverbindung durch den Druck verlagert werden, falls der Patient den Druck in den Ohren nicht ausgleichen kann. Mittelohrventile können in einem solchen Fall erforderlich werden. **Anfalls-**

leiden können die Anfälligkeit für O_2-bedingte Krampfanfälle erhöhen und eine zusätzliche Prämedikation (z.B. mit Diazepam) ratsam machen. **Unkontrolliertes hohes Fieber** kann eine Prädisposition für O_2-bedingte Anfälle bedeuten und sollte reduziert werden, bevor der Patient in die Druckkammer gebracht wird. **Virusinfektionen des Respirationstraktes** neigen unter HOT zur Verschlechterung. Eine derartige Infektion ist ein Grund zur zeitweiligen Unterbrechung der täglichen Überdrucktherapie mancher chronischer Krankheiten. Bei der **angeborenen Sphärozytose** sind die Erythrozyten instabil, und hohe O_2-Partialdrücke können zu einer schweren Hämolyse führen. Eine **frühere Sehnervenentzündung** hat, auch wenn sie nicht mehr besteht, in manchen Fällen nach einer HOT eine Blindheit zur Folge gehabt. Obwohl dies sehr selten ist, sollte die Behandlung sofort abgebrochen werden, wenn der Patient über plötzliche Sehstörungen klagt.

Nebenwirkungen

O_2-bedingte Krampfanfälle können besonders dann auftreten, wenn die Behandlung bei einem Druck W 2,4 absoluten Atmosphären (ata) durchgeführt wird. Manche Patienten zeigen bei hohem P_{O_2} eine Idiosynkrasie. Die Anfälle hören auf, wenn die Zufuhr von hochkonzentriertem Sauerstoff beendet wird; es sind keine Folgeerscheinungen bekannt. Die Anfallsinzidenz ist mit 1,3 pro 10000 Behandlungen niedrig. Eine **pulmonale Sauerstofftoxizität,** die sich in substernalen Schmerzen im Brustkorb, Husten und Fleckenatelektase äußert, kann auftreten, ist aber bei vorschriftsmäßiger Behandlung vermeidbar.

Nach 20–30 Sitzungen in der Druckkammer klagen Patienten über **taube Finger,** gewöhnlich auf der ulnaren Seite; dieses Taubheitsgefühl verschwindet jedoch innerhalb von 4–6 Wochen nach Behandlungsende.

Durch das tägliche Einatmen von hyperbarem Sauerstoff kann es zu einer **serösen Otitis** kommen; sie stellt jedoch kein großes Problem dar und wird mit Dekongestionsmitteln behandelt.

Eine der häufigsten Nebenwirkungen betrifft eine **veränderte Brechungskraft der Linsen.** Eine Kurzsichtigkeit neigt, vor allem bei älteren Menschen, zur Verschlechterung; alterssichtige Patienten berichten dagegen von einer Verbesserung der Sehschärfe, insbesondere beim Lesen. Das ursprüngliche Brechungsvermögen der Linsen kehrt in der Regel innerhalb von 4–6 Wochen nach Behandlungsende zurück. Nur in Fällen von vorbestehender Linsentrübung erreicht die Sehschärfe nicht wieder das Niveau vor der Behandlung. Eine, allerdings unbewiesene, Vermutung ist, daß vorbestehende Katarakte unter HOT schneller reifen.

Indikationen

Kohlenmonoxid(CO)-Vergiftung

Die häufigsten ätiologischen Faktoren sind Auspuffgase, Abgase privater Heizungsanlagen und industrielle Abgase. Dämpfe von Farbentfernern enthalten Methylenchlorid, das im Körper zu CO umgesetzt wird und zu schweren Symptomen führen kann. Die Diagnose kann nicht ohne vorliegenden Verdacht auf eine Exposition gestellt werden, besonders bei allen fieberfreien Personen oder Familiengruppen mit Grippe-ähnlichen Symptomen. Oft werden Kopfweh, Übelkeit, Schwäche und Kollaps von Koma und schließlich Tod gefolgt. Die kirschrote Verfärbung der Haut tritt selten auf und ist kein zuverlässiges diagnostisches Zeichen. Desgleichen korreliert der prozentuale Anteil von Carboxyhämoglobin im Blut *nicht* mit der Prognose und entspricht oft nicht dem klinischen Zustand des Patienten, der durch die Gewebstoxizität bedingt ist (Störung des Zellstoffwechsels und Anstieg von Abbauprodukten der Lipidoxidierung, die durch HOT gehemmt wird).

Kriterien für eine Überdruckbehandlung: Bewußtlosigkeit, neurologische Symptome, S-T-Senkung im EKG oder ein Carboxyhämoglobin-Wert W 40% sind Indikationen für eine HOT. Die Untersuchung des mentalen Zustands der Patienten ist sehr viel wichtiger als diejenige des Carboxyhämoglobin-Spiegels; der Schweregrad der Azidose ist ein guter Hinweis auf den Schweregrad der Vergiftung. Je früher HOT eingesetzt wird, desto besser. In einer großen Studie über 250 Fälle mit schwerer Vergiftung betrug die Mortalität bei den Patienten, die innerhalb von 6 Stunden behandelt worden waren, 13,5%, während von den Patienten, die zu einem späteren Zeitpunkt behandelt worden waren, 30,1% verstarben. Alle Patienten hatten vor der HOT 100% O_2 erhalten. Patienten, die längere Zeit CO ausgesetzt waren, haben eine schlechtere Prognose. Falls in dem Krankenhaus, in das der Patient eingeliefert wurde, eine Überdruckkammer vorhanden ist, kann die Behandlung begonnen werden, wenn der Carboxyhämoglobin-Wert niedriger ist (25%) und keine anderen Symptome vorliegen. Bei betäubten Patienten ist die Behandlung auch bei einem Carboxyhämoglobin-Wert von Null angezeigt, falls sichergestellt ist, daß eine CO-Vergiftung die Probleme ausgelöst hat. Der Patient sollte, wenn möglich, in eine nahegelegene HOT-Einrichtung oder, wenn durchführbar, in die nächste, durch einen raschen Lufttransport erreichbare Einrichtung gebracht werden. Obwohl der Wirkungsmechanismus der Behandlung noch nicht vollständig geklärt ist, kann sie innerhalb einiger Tage nach der CO-Exposition erfolgreich sein.

Therapie: Über eine dicht schließende Gesichtsmaske (z. B. Fliegermaske, Narkosemaske) oder einen Endotrachealtubus wird 100%iger O_2 verabreicht. Plastikmasken mit Rückatmungssystem, wie sie in Notaufnahmen oft verwendet werden, liefern selten mehr als 50–60%igen O_2 und *sollten daher bei der Behandlung einer CO-Vergiftung nicht routinemäßig eingesetzt werden.*

Azidose und arterieller pH sind auf einen Wert ≥ 7,15 zu korrigieren; ein möglicherweise erforderlicher Kalium(K)-Ersatz ist wichtig. Niedrige K-Spiegel treten häufig auf; durch die massive Verabreichung von HCO_3 bei der Hypokaliämie kann es zu Herzrhythmusstörungen kommen.

In einer **Ein-Mann-Kammer** wird der Patient 90 Min. lang behandelt. Falls nicht die Symptome verschwunden sind, kann eine erneute Behandlung nach 6–12 h erfolgen. In einer **mehrsitzigen Kammer** wird dem Patienten bei 3 ata 2- bis 3mal jeweils 23 Min. lang mit 5minütigen „Normalluft-Intervallen" 100%iger O_2 über eine Maske zugeführt. In der mehrsitzigen Kammer wird in diesen Pausen die Maske entfernt; in der Ein-Mann-Kammer wird während dieser kurzen Zeitspanne eine Dekompression auf Normaldruck durchgeführt. Ist die Ein-Mann-Kammer mit einer Maske und Kompressionsluft ausgerüstet, kann der Patient anstelle einer Dekompression die Maske aufsetzen. Die Behandlung kann dann bei 1,9 ata fortgesetzt werden. In schweren Fällen kann die entsprechende Behandlungstabelle (Nr. 6) der US-Navy für die Dekompressionskrankheit von Anfang an verwendet werden. Diese sieht zumindest 4 h lang Sauerstoffbeatmung bei einem anfänglichen Druck von 2,8 ata vor. Kann ein Patient, der bei Bewußtsein ist, im Mittelohr keinen Druckausgleich herbeiführen, ist eine Parazentese indiziert; bei bewußtlosen Patienten kann sie durchgeführt werden, muß aber nicht; auf keinen Fall darf sie jedoch die definitive Behandlung verzögern. Patienten mit erheblich eingeschränkter Bewußtseinslage sollten fixiert werden, da sie beim Erwachen ein aggressives Verhalten zeigen könnten (diese Patienten können mit Diazepam i.v. behandelt werden).

Dekompressionskrankheit und **Gas(Luft)embolie** *(s. Kap. PHY, 10., Zustände, die eine Rekompressionstherapie erforderlich machen).*

In der Klinik werden Luftembolien beobachtet im Gefolge von Operationen, i.v. Therapie, Lungenbiopsie, Beatmungszwischenfällen, Dialyse und Katheterisierung von Arterien sowie bei oralem Einblasen von Luft in die Vagina während der Schwangerschaft (s. Diskussion zur HOT in der Schwangerschaft, Abschn. Kontraindikationen) und bei Opfern, die aus untergegangenen Fahrzeugen gerettet wurden.

Gasbrand

Die Gasbrandmyonekrose wird in *Kap. INF, 10., Histotoxische Clostridien-Erkrankung unter Clostridieninfektionen* besprochen. Die Anwendung von HOT bei Gasbrand hat sich trotz guter Ergebnisse in Tierversuchen und großen klinischen Untersuchungen nicht in der Praxis durchgesetzt. Eine Infektion mit *Clostridium perfringens* ist die häufigste Ursache des Gasbrandes, obwohl auch andere Organismen gewöhnlich nachgewiesen werden können. Die Pathogenese ist in erster Linie durch das α-Toxin bedingt, einer Lezithinase, die die Erythrozyten auflöst (was zur Hämolyse und Hämaturie führt) und schwere Schäden der Muskeln, Zellmembranen und Nierentubuli hervorruft. Gasbrandmyonekrose kann einen schweren Schockzustand auslösen, der nur auf Gabe von Vollblut oder Erythrozytenkonzentrat anspricht. Tod kann innerhalb von 6 h nach Diagnosestellung eintreten, wenn nicht sofortige Notfallmaßnahmen getroffen werden. Die HOT muß, falls durchführbar, im Frühstadium der Krankheit erfolgen. Erhält ein Patient mit einer Gangrän des Körperstammes die erste Druckkammerbehandlung später als 24 h nach Diagnosestellung, beträgt die Mortalität 75%; bei Behandlung innerhalb der ersten 24 h fällt die Mortalitätsrate unter 20%. Ist eine Extremität betroffen, liegt die Mortalität über 90%, wenn die HOT länger als 24 h verzögert wird, nähert sich jedoch bei Behandlung innerhalb der ersten 24 h einem Wert von Null an, unabhängig von Art und Zeitpunkt der Operation. Nimmt das Syndrom trotz der HOT einen progressiven Verlauf, dann muß eine Amputation oder ein umfangreiches Débridement durchgeführt werden. Bei älteren, bereits geschwächten Menschen mit Gangrän des Abdomens oder des Körperstammes, ist die Prognose besonders ernst. Zeigt der Patient keine Vergiftungserscheinungen mehr, sollte alles nektrotische Gewebe unverzüglich operativ entfernt werden.

Die operative Versorgung erfordert eine Vollnarkose und sollte zurückgestellt werden, bis die erste HOT-Behandlung durchgeführt worden ist, und zwar aus folgenden Gründen: 1. Eine Operation vor der HOT bedeutet eine zeitliche Verzögerung, in der das α-Toxin alle Organe des Körpers schädigt. 2. Ein Allgemeinanästhetikum, das einem Patienten mit septischem Schock verabreicht wird, erhöht die Morbidität und Mortalität beträchtlich. 3. Nach zwei oder mehr HOT-Behandlungen erscheint eine deutlichere Grenzlinie zwischen dem lebensfähigen und dem nekrotischen Gewebe; dadurch wird oft eine weniger entstellende operative Behandlung und sogar die Erhaltung ganzer Gliedmaßen möglich. 4. Nach dem Eingriff erschweren großflächige offene Wunden, aus denen ständig Blut und Serum sickern, den Ausgleich des Flüssigkeitshaushaltes und damit auch die Druckkammerbehandlung.

Durch HOT-Behandlung, die bei einem Druck von 3 ata in einer mehrsitzigen bzw. bei 2,5 ata in einer Ein-Mann-Kammer durchgeführt wird, wird die Produktion von α-Toxin durch den Anstieg des Gewebs-P_{O_2} gehemmt. Zirkulierendes α-Toxin wird in den Geweben innerhalb von 30 Min. gebunden und inaktiviert. Die Behandlung dauert 90 Min.

Bei schwerkranken, fiebrigen Patienten kann das Risiko von Krampfanfällen dadurch verringert werden, daß nach der Hälfte der 90-Min.-Behandlung eine „Normalluft-Pause" von 5 Min. eingeschaltet wird (siehe Behandlung der CO-Vergiftung, oben). In der Regel werden drei Behandlungen in den ersten 24 h durchgeführt, gefolgt von je zwei weiteren Behandlungen in den darauffolgenden 2 Tagen, also zusammen insgesamt sieben Behandlungen. Weniger Behandlungen sind möglich, wenn die Vergiftungssymptome verschwinden, es können aber auch bis zu zehn Behandlungen notwendig werden.

Quetschverletzungen und Kompartmentsyndrom

Quetsch- oder Abschälungsverletzungen (bei denen Haut und Fleisch, in der Regel an Händen oder Füßen, vom Knochen abgezogen werden, wie dies bei Verletzungen durch Wäschemangeln oder Walzen beobachtet werden kann) können den Blutfluß sowohl in den großen Gefäßen als auch im Kapillarbett unterbrechen. Große Gefäße müssen operativ versorgt werden; eine ischämische Anoxie durch verminderten kapillaren Blutfluß wird durch HOT günstig beeinflußt. Das sich rasch ausbildende Ödem vergrößert die Strecke, die der O_2 von den noch intakten Kapillaren aus diffundieren muß. Dies führt oft zu einem Circulus vitiosus und zu Komplikationen wie dem Kompartmentsyndrom und der offensichtlichen Abstoßung des geschädigten Gewebes. HOT hält ATP in der Zellmembran zurück und verhindert den Austritt von Wasser in das Interstitium.

Therapie: Unter der Voraussetzung, daß die geschädigten großen Gefäße operativ versorgt wurden, kann die Ödembildung bei globaler Hypoxie einer Gliedmaße durch eine HOT innerhalb von 8 h um 50% reduziert werden. Die HOT verringert den Blutfluß in den Muskeln um ca. 20%, verkleinert Ödeme und erhöht den Anteil des O_2, der physikalisch im Plasma gelöst ist. Die Gewebe werden dadurch reichlich mit O_2 versorgt, auch wenn nur noch wenige Kapillaren funktionstüchtig sind. Damit kann die Gewebsnekrose in schwer in Mitleidenschaft gezogenen Kompartmenten um ca. 50% reduziert werden. Die HOT ist daher bei einem drohenden Kompartmentsyndrom von größtem Nutzen; sie bleibt aber bei bereits manifestem Kompartmentsyndrom nur eine unterstützende Hilfsmaßnahme der Fasziotomie. Die Behandlung erstreckt sich gewöhnlich über 3–5 Tage.

Geschädigte Hauttransplantate und Hautlappen

Die meisten Hauttransplantate und Hautlappen gehen auch ohne unterstützende HOT an; bei HOT-behandelten Fällen ist jedoch eine 28%ige Verbesserung der Transplantatannahme zu verzeichnen. Gehen Vollhautlappen nicht an, muß eine frühzeitige Behandlung beim ersten Anzeichen einer Zyanose oder einer Abstoßungsreaktion erfolgen. Die HOT wird 2mal täglich für 3–7 Tage weitergeführt, abhängig vom Erscheinungsbild des Transplantates. Bei vorgeschädigten Patienten, bei denen frühere Spalthauttransplantate nicht angegangen sind, kann durch eine HOT häufig eine Transplantatannahme erreicht werden. Dabei wird die HOT so lange durchgeführt, bis sich genügend Granulationsgewebe für eine Transplantation gebildet hat; nach der Transplantation wird sie 2mal täglich für 3 Tage fortgesetzt.

Mischinfektionen der Weichteile

Die meisten Infektionen sprechen auf eine adäquate Wund- und Antibiotikabehandlung an; bei Patienten mit peripherer Ischämie (Gewebs-P_{O_2} 30 mmHg) sind die Leukozyten jedoch nicht mehr in der Lage, die Bakterienzellen zu vernichten; die HOT spielt dann bei der Behandlung solcher Fälle eine Rolle. In einer Studie über eine zusätzliche Behandlung bei nekrotisierender Fasziitis mit HOT wurden Mortalität und Anzahl der notwendigen Wundreinigungen, die zur Kontrolle der Infektion erforderlich waren, signifikant reduziert. Die Sauerstoffüberdrucktherapie, 1- oder 2mal am Tag, führt zur Bildung von Granulationsgewebe, wodurch die Infektion leichter beherrscht werden kann. Handelt es sich bei dem Erreger der Infektion um Bacteroides, sollte die HOT nach dem Therapieschema des Gasbrandes (s. oben) durchgeführt werden. Bei der Behandlung einer diabetischen Mikroangiopathie des Fußes ist eine HOT jedoch nur dann von Nutzen, wenn ein arterieller Blutdruck im Knöchelbereich (dopplersonographisch gemessen) W 75 mmHg vorliegt. Zusätzlich können transkutane P_{O_2}-Messungen hilfreich sein. Bei transkutanen P_{O_2}-Werten über 40 mmHg kann unter

HOT eine Heilung mit Wundverschluß erwartet werden. Falls Werte, die vorher 40 mmHg lagen, in der Druckkammer bei 2,4 ata auf über 1000 mmHg ansteigen, kann mit großer Sicherheit von einer Wundheilung ausgegangen werden; ansonsten ist vermutlich eine Amputation angezeigt.

Verbrennungen *(s. a. Kap. PHY, 2.)*

Tiefe Verbrennungen zweiten Grades können sich soweit verschlechtern, daß die Haut in ihrer ganzen Dicke verlorengeht. Eine HOT sollte dann zur Verminderung der Hypoxie und der Ödembildung in Betracht gezogen werden. Sie verkleinert die Ödeme, die durch eine Vasokonstriktion bedingt sind, und führt innerhalb der ersten 24 h zu einer Reduktion des Flüssigkeitsbedarfes um 35%. *Um wirksam zu sein, muß die HOT möglichst bald, auf jeden Fall innerhalb 24 h nach der Verbrennung, erfolgen.* Eine HOT ist auch bei der Behandlung begleitender Komplikationen wie Rauchgas-, CO- oder Cyanid-Vergiftungen (s. Rauchgasvergiftungen, unten) hilfreich. Darüber hinaus kommt es seltener zu einem Curling-Ulkus und zu hypertrophen Narben- und Kontrakturenbildungen; eine Enzephalopathie im Gefolge einer Verbrennung tritt bei Patienten, die einer HOT unterzogen werden, kaum auf.

Mafenid muß sorgfältig entfernt werden, bevor eine HOT begonnen wird, da es eine periphere Vasodilatation bedingt und in Verbindung mit der zentralen Vasokonstriktion aufgrund der HOT zu schlechteren Ergebnissen führt als eine HOT oder eine Mafenidtherapie allein. Silbersulfadiazin kann dagegen eingesetzt werden. Die HOT wird 90 Min. lang alle 8 h am 1. Tag und dann 2mal täglich durchgeführt, bis alle Wunden epithelisiert sind bzw. das Transplantat fest angewachsen ist. Die allgemeine Therapie von Verbrennungen ist in *Kap. PHY, 2.* beschrieben; unter HOT ist jedoch die Azidosebehandlung besonders wichtig: Empfohlen wird eine Zugabe von 10 mÄq/l Bikarbonat pro Liter Ringer-Laktatlösung. Benötigt der Patient auch außerhalb der Druckkammer eine ergänzende Sauerstoffversorgung ≥ 40%, sollte die HOT ausgesetzt werden, um eine pulmonale O_2-Toxizität zu vermeiden. Die tangentiale Exzision wird unter HOT durchgeführt, kann jedoch um 3–4 Tage hinausgezögert werden, und die Transplantation sollte erfolgen, sobald ein gleichmäßiges, gesundes Granulationsgewebe vorliegt. Die HOT sollte nur in Verbrennungszentren nach strengen Therapierichtlinien durchgeführt werden.

Rauchgasvergiftung *(s. a. Kap. PHY, 2.)*

Eine Rauchgasvergiftung umfaßt gewöhnlich eine CO- und/oder Cyanidvergiftung in Verbindung mit einer schweren, chemisch bedingten Pneumonie. (Moderne Baumaterialien enthalten beträchtliche Mengen an Cyaniden.) Bronchospasmus und Lungenödem verschlechtern sich typischerweise in den ersten 24–36 h; dies macht die Überwachung dieser Patienten mit Kontrolle der Blutgaswerte bis mindestens 24 h vor der Entlassung notwendig. Bei Rauchgasvergiftung wird die HOT in Kombination mit einer Respiratorbehandlung durchgeführt. HOT entfernt das Carboxyhämoglobin schnell aus dem Blut und versorgt den Körper mit im Plasma gelöstem Sauerstoff, wodurch der Gewebstoxizität sowohl von CO als auch von Cyanid entgegengewirkt wird.

Die Sofortmaßnahmen sollten dieselben sein wie bei der CO-Vergiftung (s. oben). Eine mechanische Beatmung kann erforderlich werden, jedoch vermindert eine frühzeitige HOT die Notwendigkeit einer Intubation.

Strahlennekrose der Weichteile

6–18 Mon. nach der lokalen Bestrahlung eines Gewebes setzt eine progressive Sklerosierung der Blutgefäße mittlerer Größe ein. Dadurch wird die Blutversorgung deutlich eingeschränkt und eine tiefe Ischämie verursacht. Induration und Fibrose folgen; platzt dann das Integument auf, tritt in der Regel eine Infektion hinzu und verhindert den Heilungsprozeß. Gewöhnlich vergrößern sich die Wunden, wenn die Leukozyten aufgrund des Abfalls des Gewebs-P_{O_2} unter 30 mmHg die Bakterienzellen nicht mehr vernichten können. Dieses Problem tritt nach Bestrahlung von Tumoren im Kopf- und Halsbereich sehr häufig auf, kann aber auch im Bauchbereich oder in anderen Regionen große Schwierigkeiten verursachen.

Therapie: Bevor es die HOT gab, war die operative Versorgung die einzige Behandlungsmöglichkeit. Das Ausscheiden der bestrahlten Region und die Verwendung von Weichteil-Transplantaten mit Gefäßversorgung zum Schließen des Defektes sind hierbei oft erfolgreich. Wenn diese Maßnahmen nicht möglich sind, weil lebenswichtige Strukturen betroffen sind (z. B. A. carotis), sollte eine Operation nicht versucht werden, bevor nicht eine ausreichende Vorbehandlung mit einer HOT durchgeführt worden ist, um das notwendige Granulationsgewebe zur Unterstützung des Transplantates zu erzeugen.

In der Überdruckkammer steigt der P_{O_2} des Gewebes nach 18–30 Behandlungen auf 75–80% des Normalwertes an, da sich ein vaskularisiertes Granulationsgewebe bildet. Die Wunden können dann mit Hauttransplantaten versorgt werden, wobei die HOT 2mal/Tag für mindestens 3 Tage nach der Operation und anschließend, wenn notwendig, 1mal/Tag durchgeführt wird. Es wurde von einem spontanen Schließen von orokutanen Fisteln bei einer HOT-Vorbehandlung berichtet; wenn der P_{O_2} in ausreichendem Maße ansteigt, können die Infektionen beherrscht werden. Die Wunden zeigen nach adäquater HOT weder eine Tendenz zur Vergrößerung noch eine Langzeitverschlechterung.

Osteoradionekrose

Strahlenbedingte Knochennekrose.

Dieser Zustand betrifft meistens den Unterkiefer nach einer Bestrahlung von Tumoren im Kopf- und Halsbereich. Die Strahlentherapie mit Röntgenstrahlen von einer Spannung von 1–2 Mio. Volt führt zu einer aseptischen Degeneration, da vitale Osteoblasten und Osteoklasten verlorengehen. Die meisten Fälle einer Osteoradionekrose der Kiefer rühren von einer Zahnextraktion her, die notwendig wurde, weil sich nach der Bestrahlung eine Karies mit nachfolgender Infektion entwickelte. Das Trauma der Zahnextraktion führt zu einem Untergang des Zahnfleisches mit der Folge einer fortschreitenden Infektion. Bei diesem Krankheitsbild handelt es sich jedoch um keine Osteomyelitis. Die Infektion ist ausnahmslos periostalen Ursprungs. Da sich kein Granulationsgewebe zur Überbrückung des nekrotischen Knochens ausbilden kann, heilt die Infektion trotz peinlich genauer Wundversorgung und Antibiotikatherapie nicht aus; ohne HOT beträgt die Heilungsrate lediglich 8%.

Prophylaxe: Ist eine Zahnextraktion notwendig, verordnet man am besten 20 präoperative HOT-Sitzungen, 1mal täglich an 5 oder 6 Tagen in der Woche. Nach der Operation erhält der Patient weitere 10 Behandlungen, 1mal täglich. Wenn erforderlich, kann ein perioperativer Antibiotikaschutz gegeben werden. Auch wenn der Patient im Kieferbereich eine Strahlendosis von mehr als 60 Gy (6000 rad) erhalten hat, kann eine Osteoradionekrose in ca. 92% der Fälle verhindert werden.

Therapie: Wenn nur ein kleiner Knochenbereich freigelegt ist und das Röntgenbild zeigt, daß der Strahlenschaden nicht den ganzen Unterkieferast erfaßt (Stadium-I-Läsion), wird der Patient 30 HOT, 1mal täglich, mit peinlich genauer Wundpflege, unterzogen. Falls sich die Schleimhaut über dem Knochen innerhalb dieser 30 Behandlungen schließt, wird die HOT bis zu einer Gesamtzahl von 60 Behandlungen fortgesetzt. Heilt die Läsion nicht während der 30 Behandlungen, ist sie als Stadium II zu klassifizieren; es wird dann eine alveoläre Sequesterentfernung mit wasserdichtem Mukosaverschluß durchgeführt; der Patient erhält bis zu 30 weitere Behandlungen.

Bei röntgenologischem Nachweis einer Beteiligung des gesamten Unterkieferknochens, einer orokutanen Fistel, eines ausgedehnten freiliegenden Knochenbereiches, einer pathologischen Fraktur oder einer Deshiszenz einer Stadium-II-Läsion handelt es sich um eine Stadium-III-Läsion. 30 HOT-Behandlungen werden 1mal täglich durchgeführt, gefolgt von einer Kieferknochenresektion bis zu den durchbluteten Knochenanteilen. Der N. mandibularis wird erhalten, alle orokutanen Fisteln werden geschlossen. Nach der Operation wird der Unterkiefer mit einer externen Plexiglasspange fixiert und es folgen 10–20 weitere HOT-Sitzungen. 10 Wochen später, nach der transkutanen Insertion des Knochentransplantates, schließen sich mindestens 10 weitere HOT-Sitzungen an, damit das Angehen des Transplantates sichergestellt ist. In ca. 94% der Fälle werden Schmerzfreiheit, Wiederherstellung einer intakten Mukosa und normale Form und Funktion des Unterkiefers mit einer für den Zahnersatz ausreichenden Alveolarfortsatzhöhe erreicht.

Chronische refraktäre Osteomyelitis

(s. a. Kap. BEW, 6.)

Kann eine Osteomyelitis durch operative Maßnahmen und Antibiotikatherapie nicht ausgeheilt werden, besteht häufig eine generalisierte Vorschädigung des Patienten aufgrund einer anderen zugrundeliegenden Erkrankung oder aufgrund einer lokalen ischämischen Beeinträchtigung der Wundheilung. Im Zentrum osteomyelitischer Läsionen liegt der P_{O_2} oft unter 20 mmHg, wodurch verhindert wird, daß die Leukozyten die Bakterienzellen vernichten und die Fibroblasten Kollagen und Narben bilden können. Die HOT hat zum Ziel, den O_2-Gehalt im befallenen Gebiet $\geq$ 30 mmHg anzuheben. Normalerweise wird die HOT nur bei der refraktären Osteomyelitis, die weder auf operative Maßnahmen noch auf Antibiotikagabe anspricht, erwogen. Die Osteomyelitis des Schädels oder die Osteomyelitis des Brustbeins stellen allerdings Ausnahmen dar; die Schädelosteomyelitis aufgrund der unmittelbaren Nähe des Gehirns mit der Gefahr einer Ausbreitung der Infektion und zur Vermeidung einer Entstellung, falls ablative chirurgische Maßnahmen erforderlich werden. Bei der Osteomyelitis des Brustbeins (einer häufigen Komplikation bei Operationen am offenen Herzen, bei denen der Zugang durch Spaltung des Sternums erfolgt) kann eine HOT, sofern eine Druckkammer vorhanden ist, in Betracht gezogen werden, wenn erste Anzeichen einer Infektion auftreten, da die durch die Atmung bedingten Bewegungen des Brustbeins die vollständige Ausheilung einer persistierenden Infektion äußerst erschweren.

Therapie: Die HOT stellt eine unterstützende Maßnahme der adäquaten Behandlung mit flacher Freilegung des osteomyelitischen Herdes, mit Sequesterentfernung und mit i.v. Antibiotikagabe dar. Falls die Läsion höchstens 2 Jahre lang therapieresistent geblieben ist, kann unter HOT in ca. 85% der Fälle von einem Stillstand der Infektion ausgegangen werden; bei einem längeren Zeitraum fällt diese Rate auf 50%.

HOT wird 1mal täglich angewandt und noch 10 Tage lang fortgesetzt, nachdem keine Wundflüssigkeit mehr austritt und keine weiteren Anzeichen einer Infektion auftreten. Wenn nach 30 Behandlungen immer noch Wundflüssigkeit austritt, ist eine erneute Röntgenkontrolle zum Nachweis einer Sequesterbildung ratsam. In manchen Fällen sind 40–60 Behandlungen notwendig.

Anämie durch außergewöhnlichen Blutverlust

Blutverlust unter bestimmten Umständen (z. B. bei Zeugen Jehovas, die eine Blutübertragung aus religiösen Gründen verweigern), Fälle von schwerer Hämolyse oder Fälle mit einer seltenen Blutgruppe, für die keine eindeutige Kreuzprobe gemacht werden konnte, können eine Bluttransfusion verhindern. Patienten mit so geringen Hb-Werten wie 1 g/dl sind durch die HOT schon gerettet worden. Bei 3 ata kann genügend O_2 physikalisch im Plasma gelöst werden, um die Lebensfunktionen aufrechtzuerhalten, und es scheint auch keine Hemmung der Erythropoese aufzutreten, wenn die HOT intermittierend angewandt wird. Auf jeden Fall stellt der Verlust der Thrombozyten ein größeres Problem dar, und die fortgesetzten Blutungen sind häufig schwierig zu stillen.

HOT kann alle 2 h notwendig werden, wobei der Patient jeweils 1 h lang bei Drücken bis zu 2,5 ata verbringt. Normalerweise genügen aber 1–2 h bei 2 ata mit 2- bis 6stündigen Intervallen bei Normaldruck. Die Behandlungshäufigkeit im Anfangsstadium der Therapie wird von den ischämischen Symptomen, z. B. substernaler Schmerz oder Darmischämie, bestimmt. Später wird die Behandlungshäufigkeit am besten anhand des EKGs festgelegt; T-Wellen-Inversion zeigt eine Hypoxämie an. Die HOT wird bis zu 10 Tage lang fortgesetzt, wobei die Pausen zwischen den einzelnen Sitzungen schrittweise verlängert werden, bis die Zahl der Sitzungen pro Tag 2–3 beträgt.

Aktinomykose

Die meisten Actinomyces-israeli-Infektionen sprechen auf operative Maßnahmen und Antibiotikatherapie an *(s. a. Kap. INF, 10., Aktinomykose)*. Die HOT kann jedoch bei seltenen therapieresistenten Fällen oder in Fällen, in denen wichtige Strukturen durch die ablativen chirurgischen Maßnahmen zur Ausräumung des Infektionsherdes betroffen werden würden (z. B. Mittelohr), indiziert sein; O_2 zeigt eine unmittelbare Wirkung auf diese Organismen. Der Patient wird nach dem Therapieschema des Gasbrandes behandelt (s. Gasbrand, oben).

6. STERBEBEGLEITENDE MEDIZIN (HOSPIZ-MEDIZIN)

Spezielle palliative Betreuung von unheilbar kranken Patienten.

Die sterbebegleitende Medizin bietet dem Patienten und seiner Familie kompetente Betreuung und Unterstützung. Ziel ist die Verbesserung der Lebensqualität durch Erlösung von physischem, emotionalem, sozialem und geistigem Schmerz. Dieses Prinzip befürwortet weder Euthanasie noch eine Verlängerung des Sterbeprozesses.

Die sterbebegleitende Medizin betreut den Patienten in den letzten 6 Monaten seines Lebens und ist für Patienten aller Altersgruppen und für alle unheilbaren Krankheiten angebracht, wobei die meisten Patienten an malignen Krankheiten leiden. Als unheilbar wird ein Patient dann betrachtet, wenn anzunehmen ist, daß kurative Maßnahmen wirkungslos und eine Resolution unwahrscheinlich sind. Faktoren, die bei der Einschätzung der noch verbleibenden Lebensspanne von Bedeutung sind, sind Tumorart, Ausmaß der Metastasierung, Krankheitsprogression, Veränderungen auf der Kanofsky-Skala der Aktivitäten des täglichen Lebens, emotionale und physische Zurückgezogenheit, reduzierter Ernährungszustand und Fortschreiten der Symptomatik. Eine sterbebegleitende Betreuung kann zu Hause (in den USA meist der Fall), in der Klinik, im Krebszentrum, im Pflegeheim oder in einer unabhängigen Einrichtung durchgeführt werden.

Die aufrichtige Aufklärung über die Krankheit gibt dem Patienten die Entscheidungsmöglichkeit und die Kontrolle darüber zu bestimmen, wie er die ihm verbleibende Lebenszeit am besten verbringen könnte. Die Patienten müssen zwar nicht einsehen, daß sie sich im Endstadium befinden, doch sie müssen akzeptieren, daß es für ihre Krankheit keine Heilung gibt und daß die sterbebegleitende Pflege palliativ ist. Man sollte dem Patienten keine falsche Hoffnungen machen. Prognosen sollten mitfühlend und zugewandt vermittelt werden, vorzugsweise durch eine Vertrauensperson, die mit der individuellen Familiendynamik vertraut ist. Das Leugnen der Krankheit als eine Art Verarbeitungsmechanismus sollte nicht verhindert werden, es sei denn, es werden dadurch notwendige Entscheidungen unmöglich gemacht.

Werden kurative Maßnahmen eingestellt und die palliative Therapie von Patient und Familie angenommen, steht die Befreiung von Schmerzen und anderen Symptomen im Vordergrund, wobei Patient und Familie in höchstem Maß selbstbestimmend sein müssen. Nichtkurative Eingriffe können zwar die Tumorgröße verringern und das Leben verlängern, sollten aber vermieden werden, wenn damit die primären Maßgaben Symptomerleichterung und Wohlbefinden des Patienten nicht erreicht werden.

Somatische und viszerale Schmerzen werden mit nichtsteroidalen entzündungshemmenden Medikamenten, Opioiden und Medikamentenkombinationen behandelt, um maximale Erleichterung bei möglichst geringen Nebenwirkungen zu erreichen *(s. a. Kap. NEU, 3., Schmerz).* Die traditionellen Bedenken in Hinblick auf Narkotikaabhängigkeit sind unangebracht. Die Schmerzlinderung wird regelmäßig und rund um die Uhr durchgeführt. Von einer Bedarfsmedikation, die „Durchbruchschmerz" zuläßt, ist abzuraten. Die Verhinderung anderer Symptome (z. B. Obstipation und schwächende Übelkeit) steht im Vordergrund.

Antibiotika werden dann eingesetzt, wenn sie die Lebenszeit bei gleichbleibender Lebensqualität verlängern. Von enteraler Ernährung (Nasensonde, Gastrostomie) und parenteraler Ernährung (Hyperalimentation, i.v. Flüssigkeitszufuhr) wird abgeraten. Die reduzierte Nahrungs- und Flüssigkeitszufuhr gehört zum Prozeß des Sterbens und ist normalerweise nicht mit körperlichen Beschwerden verbunden. Gute Mundhygiene kann zum Wohlbefinden des Patienten beitragen. Bei chronischer progressiver Anämie können intermittierend ambulant durchgeführte Infusionen mit Erythrozyten von Nutzen sein, wenn damit eine Besserung der Symptomatik erreicht wird. Massive Blutungen im Terminalstadium können mit Opioiden und erfahrener Krankenpflege behandelt werden. Die Strahlentherapie kann bei malignen Erkrankungen eine sehr effektive Linderung von Sekundärsymptomen herbeiführen, Knochenmetastasen sprechen hier besonders gut an *(s. a. Kap. SPS, 3., Einsatz von Radionukliden bei Knochenmetastasen).* Eine Strahlentherapie kann in hoher Dosierung in einem kurzen Zeitraum erfolgen, da die Komplikationen zu Lebzeiten des Patienten kaum mehr in Erscheinung treten werden.

Die Chemotherapie sollte normalerweise vor Beginn der sterbebegleitenden Pflege beendet werden. Meist spricht der Patient auf die Chemotherapie entweder nicht mehr an oder er verweigert ihre Fortsetzung. Die Hormontherapie (z. B. Kortikosteroide, Östrogene, Antiöstrogene) wird normalerweise weitergeführt.

Bei Indikationen für einen chirurgischen Eingriff müssen der Allgemeinzustand des Patienten und die Auswirkungen auf seine Lebensqualität im Vordergrund stehen. So könnte eine Darmobstruktion, die nicht ursächlich auf die maligne Grunderkrankung zurückzuführen ist (z. B. durch Adhäsionen), einen chirurgischen Eingriff rechtfertigen. Eine Oberschenkelfraktur kann durch offene Reposition oder durch innere Fixierung behandelt werden, wenn der Patient dadurch seine Gehfähigkeit wiedererlangt oder die Stabilisierung zum Wohlbefinden des Patienten beiträgt. Intensivpflege im traditionellen Sinn ist normalerweise nicht angebracht. Intensive Krankenpflege kann zu Hause zur Verfügung gestellt werden, sofern sie angebracht ist.

Unkontrollierbare emotionale Reaktionen werden mit Anxiolytika und Antidepressiva und kurzfristig auch mit Psychotherapie behandelt.

Das Hospiz-Team (Hausarzt, Hospiz-Art, Pflegekoordinator, Sozialarbeiter, freiwillige Helfer, Priester und Apotheker) besteht aus fachkompetenten Mitgliedern. Trauer und Verlustangst werden zu Lebzeiten wie auch nach dem Tod mit dem Betroffenen, mit seiner Familie und mit seinen Freunden ausgesprochen.

7. LABORMEDIZIN

„Normale Laborwerte" sind Mittelwerte in einer gesunden Population ± 2 Standardabweichungen (SD), d.h. 5% der Werte gesunder Individuen könnten als abnormal bezeichnet werden. Da jede Untersuchungsmethode von den anderen Tests unabhängig ist, ist *die Wahrscheinlichkeit, daß ein Individuum vollkommen normale Werte hat, relativ gering;* wird ein sequentieller multipler Analysator (SMA) verwendet, erwartet man ein abnormes Ergebnis bei der Hälfte der Patienten mit SMA-12-Auswertung und zwei Dritteln der Patienten mit SMA-20-Auswertung. Die Bestimmung der Werte wird darüber hinaus durch Geschlecht, Alter, Ernährungsgewohnheiten, Mangelernährung, Medikamenteneinnahme, Krankheit, Tageszeit und körperliche Position des Patienten bei der Probenentnahme kompliziert. Bei der Veränderung der Körperposition vom Stehen zum Liegen kommt es zu einer Erhöhung des Plasmavolumens und dadurch zu einer Erniedrigung nicht diffusionsfähiger Substanzen. Bei automatisierten Untersuchungsverfahren kommt es leichter zu Fehlern, z.B. durch Rückstände der vorher untersuchten Probe im Untersuchungsgerät.

Beispiele für Artefakte sind erhöhte Serumkaliumkonzentration aufgrund erhöhter Freigabe durch die Zellen z.B. nach dem Lösen des Stauschlauchs; niedrige Serumglukosekonzentration bei Patienten mit Leukozytose; niedrige Serumnatrium- oder hohe Hämoglobinwerte bei Patienten mit Hyperlipidämie; hohe Serumkreatininkonzentration bei Patienten mit diabetischer Ketoazidose aufgrund einer Interferenz von Azetoazetat bei automatischen Analysatoren.

Die **Sensitivität** eines Untersuchungsverfahrens ist abhängig vom Anteil der Patienten mit einer Krankheit, bei denen der Test positiv ausfällt (d.h. Prozent positiv für Krankheit). Die **Spezifität** eines Untersuchungsverfahrens ist abhängig vom Anteil der krankheitsfreien Probanden, bei denen der Test negativ ausfällt (d.h. Prozent negativ für Gesundheit). *Tab. 12.*

Tab. 12. Beurteilungskriterien für Untersuchungsverfahren zur Diagnostik einer Anämie

Test	*Sensitivität %*	*Spezifität %*	*Krankheit*
RDW > 15	87–100	66	Eisenmangelanämie
Ferritin < 12	65–97	99	Eisenmangelanämie
Transferrin < 16	95	70–95	Eisenmangelanämie
Retikulozyten	62–90	99 (> 10%)	Hämolyse
Coombs-Test	90	? 95	autoimmunhämolytische Anämie
MCHC > 36	? 100	100[1]	hereditäre Sphärozytose
Splenomegalie	100	?	hereditäre Sphärozytose
MCV > 105	11	95	Vitamin-B_{12}- und Folsäuremangel
MCV < 100	100	? 40–50	Eisenmangelanämie
MCV < 80	100	?	Thalassämie
Hämosiderin	100	?	paroxysmale nächtliche Hämoglobinurie

Abkürzungen: MCHC = mittlere Erythrozyten-Hämoglobinkonzentration, MCV = mittleres Erythrozytenvolumen, RDW = red cell distribution width

[1] vorausgesetzt Artefakte sind ausgeschlossen

Aus: Djulbegovic, B., T. Hadley, R. Pasic: A new algorithm for diagnosis of anemia. Postgraduate Medicine 85 (5): 119–130, 1989; mit Abdruckgenehmigung.

zeigt Sensitivität und Spezifität von Testverfahren für die Bewertung einer Anämie. Oftmals sind mehr als zwei Testverfahren für die Auswertung der diagnostischen Möglichkeiten notwendig. In *Tab. 13.* sind hypothetische Daten aufgeführt, mit denen Ultraschall- und CT-Untersuchungen für die Diagnostik des Pankreaskarzinoms einzeln und in Kombination verglichen werden. Ist jedes einzelne Untersuchungsverfahren positiv, dann ist die Sensitivität der beiden zusammengenommen höher als die eines einzelnen. Sind beide Untersuchungsverfahren positiv, dann ist die Spezifität der beiden zusammengenommen höher, die Sensitivität jedoch niedriger.

Tab. 13. Hypothetische Daten für den Vergleich von Ultraschall- und CT-Untersuchungen zur diagnostischen Abklärung eines Pankreaskarzinoms

Test	*Sensitivität %*	*Spezifität %*
Ultraschall (A)	80	60
CT (B)	90	90
A oder B positiv[1]	98	54
A und B positiv[2]	72	96

[1] Wenn als positives Ergebnis Test A *oder* Test B positiv gilt:
1. kombinierte Sensitivität = prozentualer Anteil der Patienten mit Karzinom, das durch Test A diagnostiziert wurde (Sensitivität A) plus prozentualer Anteil der übrigen Patienten, bei denen das Karzinom mit Test B diagnostiziert wurde (100% − Sensitivität A × Sensitivität B) = 80 + (20 × 90%) = 98% und
2. kombinierte Spezifität = prozentualer Anteil der Patienten ohne Karzinom, bei denen beide Tests negativ waren = Spezifität A × Spezifität B = 90% × 60% = 54%

[2] Wenn bei positivem Ergebnis *beide* Tests positiv sein sollen:
1. kombinierte Sensitivität = Sensitivität A × Sensitivität B = 80% × 90% = 72% und
2. kombinierte Spezifität = prozentualer Anteil der Patienten ohne Karzinom, was durch Test A bestätigt wurde (Spezifität A) plus prozentualer Anteil der übrigen Patienten ohne Karzinom, was durch Test B bestätigt wurde (Spezifität B) = 60% + (40% × 90%) = 96%.

Aus: Griner, P. F., M. D. Mayowski, M. D. Mushlin, P. Greenland: Selection and interpretation of diagnostic tests and procedures. Annals of Internal Medicine 94 (4): 443–570, 1981; mit Abdruckgenehmigung.

Mit dem **Alter** kommt es zunehmend zu einem Rückgang der kardialen, pulmonalen, renalen und metabolischen Funktionen. Dies geschieht jedoch in unterschiedlichem Ausmaß. Der Funktionsrückgang korreliert mit Veränderungen der Laborparameter *(s. Tab. 14.)*. Es können jedoch nur einzelne Veränderungen dem Alter allein zugeschrieben werden; auch zeigen nicht alle älteren Patienten Veränderungen.

Bestimmte Screening-Testverfahren sind sehr nützlich. Die Bestimmung der Nüchternblutzuckerwerte ist ein nützliches und relativ billiges Diagnoseverfahren für Diabetes mellitus. Wird die Bestimmung des Gesamtcholesterins **(TC)** von einem zuverlässigen Labor vorgenommen, ist dies ein hilfreiches Verfahren zur Abschätzung des KHK-Risikos. Für die präzisere Risikoabschätzung kann die Bestimmung des HDL-Cholesterins notwendig sein. Werden auch Triglyzeride **(TG)** bestimmt, dann kann LDL-Cholesterin mit folgender Gleichung errechnet werden:

$$LDL = TC - HDL - TG/5$$

Serumkreatinin ist ein wertvoller Parameter bei der Untersuchung von Nierenerkrankungen, nicht jedoch bei älteren Patienten, bei denen eine Bestimmung der Kreatinin-Clearance erforderlich ist, weil aufgrund der altersbedingten Verringerung der Muskelmasse und des dadurch bedingten Rückgangs der Kreatininsynthese trotz Vorliegen einer Nierenerkrankung normale Kreatininspiegel vorliegen können *(s. Abb. 1.)*.

Tab. 14. Veränderung der Laborparameter im Alter

erhöht	*unverändert*	*erniedrigt*
Kupfer	Hämoglobin	Kalzium
Ferritin	Erythrozytenzahl	Eisen
Blutharnstoff-Stickstoff	Leukozytenzahl	Phosphat
Kreatinin[1]	Vitamin A	Thiamin
alkalische Phosphatase	Zinkgehalt Leukos	Zink
IgM	Panthothensäure	1,25-Dihydroxyvitamin D
immunreaktives Parathormon	Riboflavin	Vitamin B_6
Cholesterin	Karotin	Vitamin B_{12}
Harnsäure	BSG	Vitamin C
monoklonale Gammopathie		Selen
Fibrinogen		γ-Tocopherol
Norepinephrin		T_3 > 75 Jahre
Triglyzeride		Testosteron
Glukose		Dihydroepiandrosteron
		Albumin
		Kreatininclearance[2]

[1] kann auch bei Nierenfunktionsstörungen normal sein
[2] *s. a. Abb. 1.*

Bestimmte Verfahren, die bei Screening-Untersuchungen eingesetzt werden, sind nicht sehr sinnvoll. Ein pathologischer Serumproteinwert ist für keine Bedingung sehr sensitiv, mit der er assoziiert ist. Viele Krankheiten sind mit einer Erhöhung der alkalischen Phosphatase assoziiert. Eine routinemäßige Bestimmung der Elektrolyte ist nicht indiziert, wenn keine klinischen Symptome, Erbrechen oder Durchfall in der Vorgeschichte oder Medikamentenanamnese vorliegen. Man schätzt, daß die meisten Screening-Verfahren weniger als 5% unerwartete und potentiell bedeutsame Befunde liefern.

Die Reliabilität von Labortests korreliert eng mit der Krankheitsprävalenz. Ist die Prävalenz hoch, wird ein positives Ergebnis die Diagnose bestätigen; ist sie niedrig, bedeutet ein positives Ergebnis den Ausschluß der Diagnose. So wird bei Verwendung eines Untersuchungsverfahrens mit einer Sensitivität und Spezifität von 94% und einer Krankheitsprävalenz von 1% die Krankheitswahrscheinlichkeit mit einem abnormen Testergebnis lediglich 16% betragen. Extremwerte haben einen größeren prädiktiven Wert als geringfügig abnorme Werte.

In den *Tab. 15. und 16.* sind die häufigsten biochemischen Parameter und verschiedene sie beeinflussende Krankheiten aufgeführt.

Normwerte

Tab. 17. stellt die Normbereiche für ausgewählte klinische Labortests zusammen. Sie geben die Untersuchungsverfahren wider, die am Massachusetts General Hospital eingesetzt werden und im New England Journal of Medicine veröffentlicht wurden. Neben den konventionellen Einheiten werden auch die SI-Einheiten aufgeführt. Diese internationalen Einheiten werden seit vielen Jahren in der europäischen Literatur verwendet und in zunehmendem Maß auch in der amerikanischen Literatur. Vorteile der SI-Einheiten sind die wissenschaftliche Standardisierung und die Verwendung der molaren Konzentrationsangaben, die aussagekräftiger sind, da sie ein Maß für die relative Bindungsstärke der jeweiligen chemischen Gruppe sind.

Tab. 15. Zustände, die mit einer Veränderung ausgewählter klinisch-chemischer Werte einhergehen können

Untersuchte Substanz	*Anstieg*	*Abfall*
Alanintransferase (ALT oder SGPT)	Hepatitis, Zirrhose, Lebermetastasen, Stauungsikterus, infektiöse Mononukleose, Stauungsleber, Pankreatitis, Nierenerkrankungen, nach Alkoholzufuhr	Pyridoxin-(Vitamin B_6-)Mangel
Albumin	Dehydratation, Diabetes insipidus	Überwässerung, Unterernährung, Resorptionsstörungen, Nephrose, Leberinsuffizienz, Verbrennungen, multiples Myelom, metastasierende Karzinome
α-Fetoprotein	Lebertumor, Hodentumor, Hepatitis	
Alkalische Phosphatase	Knochenwachstum, Knochenmetastasen, Paget-Syndrom, Rachitis, Frakturheilung, Hyperparathyreoidismus, Stauungsikterus, Lebermetastasen, Lungeninfarkt, Herzinsuffizienz, Schwangerschaft	perniziöse Anämie, Hypoparathyreoidismus, Hypophosphatämie
Amylase	Pankreatitis, gastrointestinale Obstruktion, Mesenterialthrombose und -infarkt, Makroamylaseämie, Parotitis, Mumps, Nierenerkrankungen, Ruptur bei Eileiterschwangerschaft, Lungenkarzinom, akute Alkoholzufuhr, nach Operation im Bereich des Abdomens	ausgeprägte Pankreasdestruktion
Aspartataminotransferase (AST oder SGOT)	Myokardinfarkt, Herzinsuffizienz, Myokarditis, Perikarditis, Myositis, Muskeldystrophie, Trauma, Lebererkrankung, Pankreatitis, Niereninfarkt, Eklampsie, Neoplasie, Hirnschädigungen, Anfälle, Hämolyse, Alkoholkonsum	Pyridoxin-(Vitamin B_6-)Mangel, Endstadien einer Lebererkrankung
Bilirubin	Lebererkrankung, Stauungsikterus, hämolytische Anämie, Lungeninfarkt, Gilbert-Syndrom, Dubin-Johnson-Syndrom, Ikterus des Neugeborenen	
Calcium	Hyperparathyreoidismus, Knochenmetastasen, Myelom, Sarkoidose, Hyperthyreoidismus, Hypervitaminose D, maligne Erkrankungen ohne Knochenmetastasen, Milchalkalisyndrom	Hypoparathyreoidismus, Niereninsuffizienz, Malabsorption, Pankreatitis, Hypoalbuminämie, Vitamin-D-Mangel, Überwässerung

Fortsetzung Tab. 15.

Untersuchte Substanz	*Anstieg*	*Abfall*
Cholesterin	Hypothyreose, Stauungsikterus, Nephrose, Diabetes mellitus, Pankreatitis, Schwangerschaft, genetische Faktoren	Hyperthyreose, Infektion, Unterernährung, Herzinsuffizienz, maligne Erkrankungen, schwerer Leberschaden (durch chemische Noxen, Medikamente, Hepatitis)
HDL-Cholesterin	übermäßige körperliche Betätigung, erhöhte Triglyzerid-Clearance (VLDL), mäßige Alkoholzufuhr, Insulin, Östrogene	Fasten, Fettleibigkeit, Zigarettenrauchen, Diabetes mellitus, Hypothyreose, Lebererkrankungen, Nephrose, Urämie
Gesamteiweiß	multiples Myelom, Myxödem, Lupus, Sarkoidose, Diabetes insipidus, Dehydratation, Bindegewebskrankheiten	Verbrennungen, Zirrhose, Unterernährung, Nephrose, Resorptionsstörungen, Überwässerung, gastrointestinaler Eiweißverlust
Glukose	Diabetes mellitus, Verabreichung von Glukose i. v., Thiazide oder Kortikosteroide, Phäochromozytom, Hyperthyreose, Cushing-Syndrom, Akromegalie, Hirnschaden, Lebererkrankung, Nephrose, Hämochromatose, Streß (z. B. psychischer Streß, Verbrennungen, Schock, Anästhesie), akute oder chronische Pankreatitis, Wernecke-Enzephalopathie (Vitamin-B_1-Mangel), Epinephrine, Östrogene, Alkohol, Phenytoin, Propranolol, chronischer Vitamin-A-Überschuß	Insulinexzeß, Insulinom, Addinson-Krankheit, Myxödem, Leberinsuffizienz, Resorptionsstörungen, Pankreatitis, Glukagonmangel, extrapankreatische Tumoren, Diabetes mellitus, nach Gastrektomie, Störungen des autonomen Nervensystems, idiopathische Leucinsensitivität, Enzymstörungen (von-Gierke-Krankheit, Fruktoseintoleranz), induzierte Hypoglykämie (absichtlich), Mangelernährung, Alkoholismus
Harnsäure	Gicht, Niereninsuffizienz, diuretische Therapie, Leukämie, Lymphom, Polyzythämie, Azidose, Psoriasis, Hypothyreose, Eklampsie, multiples Myelom, perniziöse Anämie, Gewebsnekrose, Entzündungen, 25% der Verwandten des Patienten haben Gicht, Krebschemotherapie (z. B. Chlormethin, Vincristin, Mercaptopurin), hämolytische Anämie, Sichelzellenanämie, eiweißreiche Diät für Gewichtsreduktion, Bleivergiftung, Lesch-Nyhan-Syndrom, polyzystische Nieren, Calcinosis universalis et circumscripta, Hypoparathyreoidismus, Sarkoidose, erhöhte Serumtriglyzeride	Medikamente, die die Harnsäureausscheidung im Urin fördern, Allopurinol-Verabreichung, Wilson-Krankheit, große Dosen von Vitamin C, Fanconi-Syndrom, Xanthinurie

Fortsetzung Tab. 15.

Untersuchte Substanz	*Anstieg*	*Abfall*
Harnstoff-Stickstoff	Nierenerkrankungen, Dehydratation, Blutungen im Gastrointestinaltrakt, Leukämie, Herzinsuffizienz, Schock, postrenale Azotämie, Obstruktionen im Bereich der Harnwege (Blutharnstoffwert: Kreatinin > 10:1), akuter Myokardinfarkt	Leberinsuffizienz, Überwässerung, Schwangerschaft, Akromegalie, Ernährung, ausschließlich künstliche Ernährung (i. v.)
Kalium	hyperkaliämische Azidose, diabetische Azidose, Nebenniereninsuffizienz, angeborene Hyperkaliämie, Hämolyse, Myoglobinurie, kaliumsparende Diuretika, ACE-Hemmer, hohe exogene Kaliumzufuhr, tubuläre Störungen, Thrombozytose	Zirrhose, Unterernährung, Erbrechen, metabolische Alkalose, Diarrhö, Nephrose, Diuretikagabe, Hyperadrenalismus, Paralysis familiaris periodica, ektopischer ACTH-Überschuß, β-Hydroxylasemangel
Kreatinin	Niereninsuffizienz, Harnstauung, Dehydratation, Hyperthyreose, Diät, Muskelerkrankungen	im Alter
Kreatinkinase	Myokardinfarkt, Muskelerkrankungen, Verbrennungen, Thoraxtrauma, Kollagenosen und vaskuläre Erkrankungen, Meningitis, Medikamente (z. B. Lovostatin), Status epilepticus, Hirninfarkt, Hyperthermie, nach Operationen	
Laktatdehydrogenase (LDH)	Myokardinfarkt, Lungeninfarkt, hämolytische Anämie, perniziöse Anämie, Leukämie, Lymphom, maligne Erkrankungen, Lebererkrankung, Niereninfarkt, Anfälle, Hirnschädigungen, Trauma, Sprue	
Lipase	wie Amylase (nicht bei Parotitis, Mumps), Makroamylasämie	
Magnesium	Nierenerkrankungen, exzessive Mg-Zufuhr (i. v. oder p.o.)	Diarrhö, Malabsorption, tubuläre Azidose, akute Tubulusnekrose, chronische Glomerulonephritis, Medikamente (Diuretika, Antibiotika), Aldosteronismus, Hyperkalzämie, unkontrollierter Diabetes mellitus, Mangelernährung

Fortsetzung Tab. 15.

Untersuchte Substanz	*Anstieg*	*Abfall*
Natrium	Dehydratation, Diabetes insipidus, exzessive Salzaufnahme, diuretische Phase einer akuten Tubulusnekrose, hyperkalzämische Nephropathie mit Diurese, „essentielle" Hypernatriämie bei Hypothalamusläsion	Exzessive Verabreichung antidiuretischer Hormone, Nephrose, Nebenniereninsuffizienz, Myxödem, Herzinsuffizienz, Diarrhö, Erbrechen, diabetische Azidose, Diuretikaverabreichung, Nebennierenrindeninsuffizienz, falsch-positives Ergebnis (Serumosmolalität normal oder erhöht – zu vermeiden mit direkt ablesbarem Potentiometer mit ionenselektiver Elektrode), Hyperlipidämie (Serumnatrium wird pro 4,6 gm/l Lipidanstieg um 1 mmol/l erhöht), Hyperglykämie (Serumnatrium wird pro 100 mg/dl Glukoseanstieg um 3 mÄq/l erniedrigt), Mannitol, Hyperproteinämie (z. B. bei multiplem Myelom)
Phosphor	Niereninsuffizienz, Nebenniereninsuffizienz, diabetische Azidose, Akromegalie, Hyperthyreose, hohe Phosphatzufuhr (i. v. oder p.o.), Vitamin-D-Intoxikation, Laktazidose, Zell-Lyse, Leukämie, Volumenkonzentration, falsch-positives Meßergebnis, verlängerte Kühlungszeit des Untersuchungsmaterials, Heparin, Natriumkontamination, Hyperbilirubinämie, Hyperlipidämie, Dysproteinämie	Hyperparathyreoidismus, Osteomalazie, Rachitis, Fanconi-Syndrom, Zirrhose, Hypokaliämie, exzessive Verabreichung von i. v. Glukose, respiratorische Alkalose, einseitige Fehlernährung, phosphatbindendes Antazida, Alkoholismus, Gicht, Hämodialyse
saure Phosphatase	Prostatakarzinom, nach Prostatamassage, Prostatitis, Myokardinfarkt, verstärkter Thrombozytenuntergang, Knochenerkrankungen, Lebererkrankungen	
Triglyzeride	angeborene Triglyzeridämie, Nephrose, Cholestase, Pankreatitis, Zirrhose, Diabetes *mellitus, Hepatitis*, exzessive Zufuhr, genetisch	Unterernährung

Abkürzungen: ACE = Angiotensin-Converting-Enzym, VLDL = Very-low-densitiy-Lipoproteine.
Nach Wallach, J. (ed.): Interpretation of Diagnostic Tests. 4th ed., p. 41–96. Little, Brown and Co. Boston 1986 (mit Druckerlaubnis).

Tab. 16. Elektrolyt-, pH-Wert- und Volumenveränderung in Urin und Blut bei verschiedenen Krankheiten

Parameter	Lungenemphysem	Herzinsuffizienz	exzessives Schwitzen	Diarrhö	Pylorusstenose	Dehydratation	Fasten	Malabsorption	Salicylatintoxikation	Primärer Aldosteronismus	Nebennierenrindeninsuffizienz	Diabetes insipidus	Diabetische Azidose	Thiazidgabe	Renale tubuläre Azidose	Chronisches Nierenversagen	Akutes Nierenversagen
Serumnatrium	N	N oder ↓	↓	↓	↓	↑	N	↓	N	↑	↓	N oder ↑	↓	↓	↓	↓	↓
Serumkalium	N	N	N	↓	↓	N	↓	↓	N oder ↓	↓	↑	N	N oder ↑	↓	↓	N oder ↓	↑
Bikarbonat	↑	N	N	↓	↑	N oder ↓	↓	N oder ↓	↓	↑	N oder ↓	N	↓	↓	↓	↓	↓
Chlorid	↓	↓	↓	↓	↓	↑	N	N	↑	↓	↓	↑	↓	↓	↑	↓ oder N	↑
Blutvolumen	N oder ↑	↑	N	↓	↓	↓	N oder ↓	↓	N	N	↓	↓	↓	↓	↓	V	↑
Urinnatrium	↓	↓	↓	↓	↓	↑	N oder ↑	↓	↑	↓	↑	N	↑	↑	↑	↑	↓
Urinkalium	N	N	N	N oder ↓	N	↑	↑ oder N	↓	N oder ↑	↑	N oder ↓	N	↑	↑	↑	↑	↓
Urin-pH	↓	N	N	↓	↑	↓	↓	N oder ↓	↑	N oder ↓	N oder ↑	N	↓	N oder ↑	↑	↑	N oder ↑
Urinvolumen	N	↓	N	↓	↓	↓	↑	N	N	↑	N oder ↓	↑	↑	↑	↑	V*	↓

* normalerweise erhöht

N = normal; ↑ = erhöht; ↓ = erniedrigt; V = variabel

Nach Wallach, J. (ed.): Interpretation of Diagnostic Tests. Little, Brown and Company, Boston 1986; mit Genehmigung des Autors.

Tab. 17. Normale Laborwerte im Massachusetts General Hospital

Blut (B), Plasma (P) und Serum (S)

Test	*Normbereich* *Konventionelle Einheit*	*SI-Einheit*	*kleinste erforderliche Menge (ml)*	*Bemerkungen*
Acetoacetat + Aceton	negativ		1-B	
Aldolase	1,3–8,2 E/l	22–137 nmol · sec^{-1}/l	2-S	nichthämolysiertes Serum verwenden
Ammoniak	12–55 µmol/l	12–55 µmol/l	2-B	in heparinisiertem Röhrchen; sofortiger Transport auf Eis
Amylase	53–123 E/l	884–2050 nmol · sec^{-1}/l	1-S	
Ascorbinsäure	0,4–1,5 mg/dl	23–85 µmol/l	7-B	in heparinisiertem Röhrchen, Patient nüchtern
Äthanol	0 mg/dl	0 mmol/l	2-B	in Oxalat, kühl aufbewahren
Bilirubin	direkt: bis 0,4 mg/dl gesamt: bis 1,0 mg/dl	bis 7 µmol/l bis 17 µmol/l	1-S	
Blei	50 µg/dl oder weniger*	bis 2,4 µmol/l	2-B	in Oxalat-Fluorid-Mischung
Blutvolumen	8,5–9,0% des Körpergewichts in kg	80–85 ml/kg		
Caeruloplasmin	23–43 mg/dl	1,5–2,9 µmol/l	2-S	
Calcium	8,5–10,5 mg/dl (leicht erhöht bei Kindern)	2,1–2,6 mmol/l	1-S	
Carbamazepin	4,0–12,0 µg/ml	17–51 µmol/l		
Carotinoide	0,8–4,0 µg/ml	1,5–7,4 µmol/l	3-S	Vitamin A kann mit derselben Probe untersucht werden
Chinidin	1,2–4,0 µg/ml	3,7–12,3 µmol/l	1-S	
Chloramphenicol	10–20 µg/ml	31–62 µmol/l	0,2-S	
Chlorid	100–108 mmol/l	100–108 mmol/l	1-S	
CO	< 5% vom Gesamthämoglobin		3-B	Röhrchen randvoll machen

Fortsetzung Tab. 17.

Blut (B), Plasma (P) und Serum (S)

Test	*Normbereich* *Konventionelle Einheit*	*SI-Einheit*	*kleinste erforderliche Menge (ml)*	*Bemerkungen*
CO_2-Gehalt	24–30 mÄq/l	24–30 mmol/l	1-S	Röhrchen randvoll machen
Eisen	50–150 µg/dl (höher bei Männern)	9,0–26,9 µmol/l	1-S	
Eisenbindungs-kapazität	250–410 µg/dl	44,8–73,4 µmol/l	1-S	
Glukose	nüchtern: 70–110 mg/dl	3,9–5,6 mmol/l	1-P	in Oxalat-Fluorid-Mischung
Harnsäure	3,0–7,0 mg/dl	0,18–0,42 mmol/l	1-S	
Harnstoff-N	8–25 mg/dl	2,9–8,9 mmol/l	1-S	
Kalium	3,5–5,0 mÄq/l	3,5–5,0 mmol/l	1-S	Serum sofort von Zellbestandteilen trennen
Kreatinin	0,6–1,5 mg/dl	53–133 µmol/l	1-S	
Kreatinkinase	Frauen: 10–79 E/l Männer: 17–148 E/l	167–1317 nmol · sec^{-1}/l 283–2467 nmol · sec^{-1}/l	1-S	
Kreatinkinase-Isoenzyme	5% Mb oder weniger		0,2-S	
Kupfer	Gesamt: 70–150 µg/dl	11–24 µmol/l	1-S	
Laktat	0,5–2,2 mmol/l	0,5–2,2 mmol/l	2-B	in Oxalat-Fluorid-Mischung; sofortiger Transport auf Eis
Laktatdehydrogenase	45–90 E/l	750–1500 nmol · sec^{-1}/l	1-S	nach Hämolyse ungeeignet
Lipase	4–24 E/dl	667–4001 nmol · sec^{-1}/l	1-S	
Lipide Cholesterin Triglyzeride	 120–220 mg/dl 40–150 mg/dl	 3,10–5,69 mmol/l 0,4–1,5 gm/l	 1-S 1-S	 nüchtern nüchtern
Lipoprotein-elektrophorese			2-S	nüchtern, Serum nicht einfrieren
Lithium	0,5–1,5 mÄq/l	0,5–1,5 mmol/l	1-S	

Fortsetzung Tab. 17.

Blut (B), Plasma (P) und Serum (S)

Test	*Normbereich* *Konventionelle Einheit*	*SI-Einheit*	*kleinste erforderliche Menge (ml)*	*Bemerkungen*
Magnesium	1,5–2,0 mÄq/l	0,8–1,3 mmol/l	1-S	
Natrium	135–145 mÄq/l	135–145 mmol/l	1-S	
5-Nukleotidase	1–11 E/l	17–183 nmol · sec^{-1}/l	1-S	
Osmolalität	280–296 mOsm/kg Wasser	280–296 mmol/kg	1-S	
P_{CO_2}	35–45 mmHg	4,7–6,0 kPa	2-B	in geschlossenem heparinisiertem Röhrchen
pH	7,35–7,45	selber Wert	2-B	in geschlossenem heparinisiertem Röhrchen, Transport auf Eis
P_{O_2}	75–100 mmHg (altersabhängig) bei Raumluft, über 500 mmHg bei 100% O_2	10,0–13,3 kPa	2-B	
Phenobarbital	15–50 µg/ml	65–215 µmol/l	1-S	
Phenylalanin	0–2 mg/dl	0–120 µmol/l	0,4-S	
Phenytoin	Therapeutischer Spiegel 5–20 µg/ml	19,8–79,5 µmol/l	1-S	
Phospatase, alkalische	13–39 E/l: Kinder und Jugendliche bis 104 E/l	217–650 nmol · sec^{-1}/l; bis zu 1,26 nmol · sec^{-1}/l	1-S	
Phosphatase, saure	0–0,8 E/l	0–13,3 nmol · sec^{-1}/l	1-S	muß für die Untersuchung stets frisch abgenommen werden oder Serum einfrieren; Hämolyse vermeiden
Phosphor (anorg.)	*3,0–4,5 mg/dl* (Kinder im 1. Lj. bis 6,0 mg/dl)	1,0–1,5 mmol/l	1-S	
Primidon	Therapeutischer Spiegel: 4–12 µg/ml	18–55 µmol/l	1-S	

Fortsetzung Tab. 17.

Test	Normbereich Konventionelle Einheit	SI-Einheit	kleinste erforderliche Menge (ml)	Bemerkungen
Blut (B), Plasma (P) und Serum (S)				
Procainamid	4–10 μg/ml	17–42 μmol/l	1-S	
Protein, gesamt	6,0–8,4 gm/dl	60–84 gm/l	1-S	
Albumin	3,5–5,0 gm/dl	35–50 gm/l	1-S	
Globulin	2,3–3,5 gm/dl	23–35 gm/l		
Elektrophorese	% vom Gesamtprotein		1-S	
Albumin	52–68			Globulingehalt entspricht Gesamteiweiß minus Albumin; densitometrische Quantifizierung
Globulin				
α_1	4,2–7,2			
α_2	6,8–12			
β	9,3–15			
γ	13–23			
Pyruvat	0–0,11 mÄq/l	0–0,11 mmol/l	2-B	in Oxalat-Fluorid-Mischung; sofortiger Transport auf Eis
Salicylate	100–200 mg/l	724–1448 μmol/l	2-P	
Sauerstoffsättigung, arteriell	96–100%	0,96–1,00 l	3-B	in geschlossenem heparinisiertem Röhrchen, Transport auf Eis
Sulfonamide	5–15 mg/dl		2-P	
Transaminase				
sGOT	7–27 E/l	117–450 nmol · sec^{-1}/l	1-S	
sGPT	1–21 E/l	17–350 nmol · sec^{-1}/l		
Vitamin A	0,15–0,6 μg/ml	0,5–2,1 μmol/l	3-S	
Urin				
Acetoacetat + Aceton	0	0 mg/l	2 ml	
Amylase	0–375 E/l	0–6251 nmol · sec^{-1}/l		
Blei	0,08 μg/ml oder 120 μg oder weniger/Tag	0,39 μmol oder weniger	24-h-Urin	
Calcium	300 mg/Tag oder weniger	7,5 mmol/Tag oder weniger	24-h-Urin	in speziellem Behälter mit 10 ml konzentrierter HCl sammeln
Choriongonadotropin	0	0 arb. u.	erster Morgenurin	

Fortsetzung Tab. 17.

Urin

Test	*Normbereich* *Konventionelle Einheit*	*SI-Einheit*	*kleinste erforderliche Menge (ml)*	*Bemerkungen*
Cystin oder Cystein	0	0	10 ml	qualitativ
Glukose quantitativ	0	0 mmol/l	24-h-Urin od. in einem definierten Zeitraum gewonnene Probe	
Hämoglobin und Myoglobin	0		frisch gewonnener Urin	chemische Analyse mit Benzidin
5-Hydroxyindolessigsäure	2–9 mg/Tag (bei Frauen niedriger als bei Männern)	10–45 μmol/Tag	24-h-Urin	in speziellem Behälter mit 10 ml konzentrierter HCl sammeln
Katecholamine Epinephrin	< 20 μg/Tag	< 109 nmol/Tag	24-h-Urin	in 10 ml konzentrierter HCl sammeln (pH-Wert sollte 2,0–3,0 betragen)
Norepinephrin	< 100 μg/Tag	< 590 nmol/Tag		
Koproporphyrin	50–250 μg/Tag Kinder < 36 kg 0–75 μg/Tag	80–380 nmol/Tag 0–115 nmol/Tag	24-h-Urin	mit 5 gm Natriumkarbonat sammeln
Kreatin	< 100 mg/Tag oder < 6% des Kreatinins. In der Schwangerschaft bis zu 12%. Bei Kindern < 1 Jahr ähnlich wie Kreatinin; bei älteren Kindern bis zu 30% des Kreatinins	< 0,75 mmol/Tag	24-h-Urin	Serumkreatininbestimmung anordnen
Kreatinin	15–25 mg/kg/Tag	0,13–0,22 mmol · kg^{-1}/Tag	24-h-Urin	
Kupfer	0–100 μg/Tag	0–1,6 μmol/Tag	24-h-Urin	
Phosphor (anorg.)	variiert je nach Aufnahme, durchschnittlich 1 g/Tag	32 mmol/Tag	24-h-Urin	in speziellem Behälter mit 10 ml konzentrierter HCl sammeln
Porphobilinogen	0	0	10 ml	frisch gewonnenen Urin verwenden
Protein quantitativ	< 165 mg/24 h	< 0,16 g/Tag	24-h-Urin	

Fortsetzung Tab. 17.

Urin

Test	*Normbereich* *Konventionelle Einheit*	*SI-Einheit*	*kleinste erforderliche Menge (ml)*	*Bemerkungen*
Steroide	mg/Tag Alter Männer Frauen	µmol/Tag Männer Frauen	24-h-Urin	Ergebnis nicht gültig, wenn Patient Meprobamat erhält
17-Ketosteroide	10 1–4 1–4 20 6–21 4–16 30 8–26 4–14 50 5–18 3–9 70 2–10 1–7	3–14 3–14 21–73 14–56 28–90 14–49 17–62 10–31 7–35 3–24		
17-Hydroxysteroide	3–8 mg/Tag (bei Frauen niedriger als bei Männern)	8–22 µmol/Tag als Tetrahydrocortisol	24-h-Urin	Kühl aufbewahren; Chlorpromazin und verwandte Medikamente beeinflussen Ergebnis
Urobilinogen	bis 1,0 Ehrlich-Einheiten	bis 1,0 E	2-h-Urin (13^{00}–15^{00} h)	
Uroporphyrin	0–30 µg/Tag	< 36 nmol/Tag	s. Kopro-porphyrin	
Vanillinmandel-säure (VMS)	bis 9 mg/24 h	bis 45 µmol/Tag	24-h-Urin	Sammeln wie für Katecholamin-Bestimmung

Hormone

Steroidhormone				
Aldosteron	Ausscheidung: 5–19 µg/24 h	14–53 mmol/Tag	5/Tag	Probe kühl aufbewahren
	im Liegen: 48 ± 29 pg/ml	133 ± 80 pmol/l	3-S, P	nüchtern, in Ruhe, 210 mÄq Natrium
	im Stehen: (2 h) 65 ± 23 pg/ml	180 ± 64 pmol/l		im Stehen, 2 h, 210 mÄq Natrium
	im Liegen: 107 ± 45 pg/ml	279 ± 125 pmol/l		nüchtern, in Ruhe, 210 mÄq Natrium
	im Stehen: (2 h) 239 ± 123 pg/ml	663 ± 341 pmol/l		im Stehen, 2 h, 210 mÄq Natrium
	im Liegen: 175 ± 75 pg/ml	485 ± 208 pmol/l		nüchtern, in Ruhe, 10 mÄq Natrium
	im Stehen: (2 h) 532 ± 228 pg/ml	1476 ± 632 pmol/l		im Stehen, 2 h, 10 mÄq Natrium
Kortisol	8 morgens: 5–25 µg/dl	0,14–0,69 µmol/l	1-P	nüchtern
	8 nachmittags: < 10 µg/dl	0–0,28 µmol/l	1-P	in Ruhe
	4 h ACTH-Test: 30–45 µg/dl	0,83–1,24 µmol/l	1-P	20 E ACTH i.v./4 h
	Suppressionstest über Nacht: < 5 µg/dl	< 0,14 nmol/l	1-P	Blutabnahme um 8 Uhr, nach Verabreichung von 0,5 mg Dexamethason um Mitternacht

Fortsetzung Tab. 17.

Hormone

Test	*Normbereich* Konventionelle Einheit	*Normbereich* SI-Einheit	*kleinste erforderliche Menge (ml)*	*Bemerkungen*
Steroidhormone (Fortsetzung)				
Kortisol (Fortsetzung)	Ausscheidung: 20–70 µg/24 h	55–193 nmol/Tag	2-Tag	Probe kühl aufbewahren
Dehydroepiandrosteron (DHEA)	Männer: 0,5–5,5 ng/ml	1,7–19 nmol/l	2-S, P	
	Frauen: 1,4–8,0 ng/ml	4,9–28 nmol/l		
	0,3–4,5 ng/ml	1,0–15,6 nmol/l		bei Erwachsenen postmenopausal
Dehydroepiandrosteronsulfat/ DHEAS	Männer:151–446 µg/ml	3,9–11,4 µmol/l	2-S, P	
	Frauen: 84–433 µg/ml	2,2–11,1 µmol/l		
	1,7–177 µg/ml	0,04–4,5 µmol/l		bei Erwachsenen postmenopausal
11-Desoxycortisol	reaktiv: > 7,5 µg/dl	> 0,22 µmol/l	1-P	Blutabnahme um 8 Uhr nach 4,5 g Metyrapon p.o./24 h oder lediglich 2,5 g p.o. um Mitternacht
Östradiol	Männer: < 50 pg/ml	< 184 pmol/l	5-S, P	
	Frauen: 23-361 pg/ml	84–1325 pmol/l		
	< 30 pg/ml	< 110 pmol/l		bei Erwachsenen postmenopausal
	< 20 pg/ml	< 73 pmol/l		vor der Pubertät
Progesteron	Männer: < 1,0 ng/ml	< 3,2 nmol/l	5-S, P	
	Frauen: 0,2–0,6 ng/ml	0,6–1,9 nmol/l		Follikelphase
	0,3–3,5 ng/ml	0,95–11 nmol/l		ovulatorische Phase
	6,5–32,2 ng/ml	21–108 nmol/l		postovulatorische Phase
Testosteron	erwachsene Männer: 300–1100 ng/dl	10,4–38,1 nmol/l	1-P	Abnahme morgens
	männliche Jugendliche: > 100 ng/dl	> 3,5 nmol/l		
	Frauen: 25–90 ng/dl	0,87–3,12 nmol/l		
ungebundenes Testosteron	erwachsene Männer: 3,06–24 ng/dl	106–832 pmol/l	2-P	Abnahme morgens
	erwachsene Frauen: 0,09–1,28 ng/dl	3,1–44,4 pmol/l		
Polypeptidhormone				
ACTH	15–70 pg/ml	3,3–15,4 pmol/l	5-P	Probe auf Eis sofort zum Labor bringen; nur mit EDTA-Röhrchen
Calcitonin	Männer: 0–14 pg/ml	0–4,1 pmol/l	5-S	Test wird nur bei Vorliegen oder Verdacht auf medulläres Schilddrüsenkarzinom durchgeführt
	Frauen: 0–28 pg/ml	0–8,2 pmol/l		
	> 100 pg/ml bei medullärem Karzinom	> 29,3 pmol/l		

Fortsetzung Tab. 17.

Hormone

Test	*Normbereich* *Konventionelle Einheit*	*SI-Einheit*	*kleinste erforderliche Menge (ml)*	*Bemerkungen*
Polypeptidhormone (Fortsetzung)				
FSH	Männer: 3–18 mu./ml	3–18 E	5-S, P	dieselbe Probe kann für LH verwendet werden
	Frauen: 4,6–22,4 mU/ml	4,6–22,4 E		prä- oder post-ovulatorische Phase
	13–41 mU/ml	13–41 E		ovulatorische Phase
	30–170 mU/ml	30–170 E		postmenopausal
Wachstums-hormon	< 5 ng/ml	< 233 pmol/l	1-S	nüchtern, in Ruhe
	Kinder: > 10 ng/ml	> 465 pmol/l		nach körperlicher Bewegung
	Männer: < 5 ng/ml	< 233 pmol/l		
	Frauen: bis 30 ng/ml	0–1395 pmol/l		
	Männer: < 5 ng/ml	< 233 pmol/l		nach Glukosezufuhr
	Frauen: < 5 ng/ml	< 233 pmol/l		
Insulin	6–26 µU/ml	43–187 pmol/l	1-S	nüchtern
	< 20 µU/ml	< 144 pmol/l		während einer Hypoglykämie
	bis 150 µU/ml	0–1078 pmol/l		nach Glukosezufuhr
Luteinisierungs-hormon	Männer: 3–18 mU/ml	3–18 E	5-S, P	
	Frauen: 2,4–34,5 mU/ml	2,4–34,5 E		prä- und post-ovulatorische Phase
	43–187 mU/ml	43–187 E		ovulatorische Phase
	30–150 mU/ml	30–150 E		postmenopausal
Parathormon	< 25 pg/ml	< 2,94 pmol/l	5-P	Blut auf Eis aufbewahren, oder Plasma muß eingefroren werden, wenn es verschickt werden muß; Abnahme morgens
Prolaktin	2–15 ng/ml	0,08–6,0 nmol/l	2-S	
Reninaktivität	im Liegen: 1,1 ± 0,8 ng/ml/h	0,9 ± 0,6 (nmol/l)h	4-P	EDTA-Röhrchen, Lagerung auf Eis, normale Ernährung
	im Stehen: 1,9 ± 1,7 ng/ml/h	1,5 ± 1,3 (nmol/l)h		
	im Liegen: 2,7 ± 1,8 ng/ml/h	2,1 ± 1,4 (nmol/l)h		natriumarme Diät
	im Stehen: 6,6 ± 2,5 ng/ml/h	5,1 ± 1,9 (nmol/l)h		
	Diuretika: 10,0 ± 3,7 ng/ml/h	7,7 ± 2,9 (nmol/l)h		natriumarme Diät
Somatomedin C (Sm C, ICF-1)	0,08–2,8 U/ml	0,08–2,8 E	2-P	vor der Pubertät
	0,9–5,9 U/ml	0,9–5,9 E		während der Pubertät
	0,34–1,9 U/ml	0,34–1,9 E		bei erwachsenen Männern
	0,45–2,2 U/ml	0,45–2,2 E		bei erwachsenen Frauen

Fortsetzung Tab. 17.

Hormone

Test	Normbereich Konventionelle Einheit	Normbereich SI-Einheit	kleinste erforderliche Menge (ml)	Bemerkungen
Schilddrüsenhormone				
TSH	0,5–5,0 μU/ml	0,5–5,0 mU/l	2-S	
Thyroxin-bindendes Globulin	15–25 μg T_4/dl	193–322 nmol/l	2-S	
Gesamttrijodthyronin (T_3)-RIA	75–195 ng/dl	1,16–3,00 nmol/l	2-S	
reverses Dijodthyronin (rT_3)	13–53 ng/ml	0,2–0,8 nmol/l	2-S	
Gesamtthyroxin (RIA)	4–12 μg/dl	52–154 nmol/l	1-S	
T_3-Harzaufnahme	25–35%	0,25–0,35	2-S	
freies Thyroxin (FT_4)	1–4		2-S	EDTA-Plasma

Hämatologische Werte

Test	Normbereich Konventionelle Einheit	Normbereich SI-Einheit	kleinste erforderliche Menge (ml)	Bemerkungen
Gerinnungsfaktoren				
Faktor I (Fibrinogen)	0,15–0,35 g/dl	4,0–10,0 μmol/l	4,5-P	in Vakuumröhrchen mit Natriumzitrat
Faktor II (Prothrombin)	60–140%	0,60–1,40	4,5-P	in Plastikröhrchen mit 3,8% Natriumzitrat
Faktor V (Akzelerans)	60–140%	0,60–1,40	4,5-P	wie Faktor II
Faktor VII–X (Proconvertin-Stuart)	70–130%	0,70–1,30	4,5-P	wie Faktor II
Faktor X (Stuart-Faktor)	70–130%	0,70–1,30	4,5-P	wie Faktor II
Faktor VIII (antihämophiles Globulin A)	50–200%	0,50–2,0	4,5-P	wie Faktor II
Faktor IX (antihämophiles Globulin B)	60–140%	0,60–1,40	4,5-P	wie Faktor II
Faktor XI (Rosenthal-Faktor, antihämophiles Globulin C)	60–140%	0,60–1,40	4,5-P	wie Faktor II
Faktor XII (Hageman-Faktor)	60–140%	0,60–1,40	4,5-P	wie Faktor II

Fortsetzung Tab. 17.

Hämatologische Werte

Test	*Normbereich* *Konventionelle Einheit*	*SI-Einheit*	*kleinste erforderliche Menge (ml)*	*Bemerkungen*
Gerinnungs-untersuchungen				
Blutungszeit	3–9,5 min	180–570 sec		
Thromboplastinzeit	< 2 sec Abweichung von der Kontrolle	< 2 sec Abweichung von der Kontrolle	4,5-P	in Vakuumröhrchen mit 3,8% Natriumzitrat
partielle Thromboplastinzeit	25–38 sec	25–38 sec	4,5-P	in Vakuumröhrchen mit 3,8% Natriumzitrat
Gerinnselauflösung	keine Gerinnselauflösung in 24 h	0/Tag	2,0 Vollblut	in sterilem Röhrchen; Inkubation bei 37 °C
Fibrinolyse-untersuchungen				
Euglobulinlyse	keine Lyse in 2 h	0 (in 2 h)	4,5-P	wie Faktor II
Fibrinogenspaltprodukte	negativ bei > 1:4 Dilution	0 (bei > 1:4 Dilution)	4,5-S	in Spezialröhrchen mit Thrombin und Aminokapronsäure
Thrombinzeit	Kontrolle ± 5 sec	Kontrolle ± 5 sec	4,5-P	wie Faktor II
Blutbild				
Hämatokrit	Männer: 45–52% Frauen: 37–48%	0,45–0,52 0,37–0,48	1-B	EDTA als Antikoagulans; die 7 aufgeführten Tests werden mit dem Ortho ELT 800 automatisch durchgeführt, der Zellzählungen, Hb-Bestimmung (als Cyanomethhämoglobin) und MCV direkt durchführt HKT, MCH und MCHC errechnet
Hämoglobulin	Männer: 13–18 g/dl Frauen: 12–16 g/dl	8,1–11,2 mmol/l 7,4–9,9 mmol/l		
Leukozyten	4300–10800/µl	$4{,}3–10{,}8 \cdot 10^9$/l		
Erythrozyten	4,2–5,9 Mio/µl	$4{,}2–5{,}9 \cdot 10^{12}$/l		
MCV	86–98 µm³/Zellen	86–98 fl (femtotiter)		
MCH	27–32 pg	1,7–2,0 pg/Zellen		
MCHC	32–36%	0,32–0,36		
BSG	Männer: 1–13 mm/h Frauen: 1–20 mm/h	1–13 mm/h 1–20 mm/h	5-B	EDTA als Antikoagulans verwenden
Erythrozyten-enzyme				
Glucose-6-phosphat-dehydrogenase	5–15 U/g Hb	5–15 U/g	9-B	spezielles Antikoagulans verwenden (ACD-Lösung)

Fortsetzung Tab. 17.

Hämatologische Werte

Test	*Normbereich* *Konventionelle Einheit*	*SI-Einheit*	*kleinste erforderliche Menge (ml)*	*Bemerkungen*
Erythrozyten-enzyme (Fortsetzung)				
Pyruvatkinase	13–17 U/g Hb	13–17 U/g	8-B	spezielles Antikoagulans verwenden (ACD-Lösung)
Ferritin (Serum)				
Eisenmangel	0–12 ng/ml (Grenzwert: 13–20)	0–4,8 nmol/l (Grenzwert: 5,2–8)		
Eisenüberladung	> 400 ng/l	> 160 nmol/l		
Folsäure				
normal	> 3,3 ng/ml	> 7,3 nmol/l	1-S	
Grenzwert	2,5–3,2 ng/ml	5,75–7,39 nmol/l	1-S	
Haptoglobin	40–336 mg/dl	0,4–3,36 g/l	1-S	
Hämoglobin				
Elektrophorese abnormes Hb			5-B	Antikoagulans verwenden
A_2-Elektrophorese	1,5–3,5% (Grenzwert: 0,3–3,5%)	0,015–0,035 (Grenzwert: 0,03–0,035)	5-B	Oxalat als Antikoagulans
fetales Hb	< 2%	< 0,02	5-B	Antikoagulans verwenden
Met- und Sulf-Hb	0	0	5-B	Heparin als Antikoagulans
Serum-Hb	2–3 mg/dl	1,2–1,9 µmol/l	2-S	
thermolabiles Hb	0	0	1-B	alle Antikoagulanzien
Lupus-antikoagulans	0	0	4,5-P	wie für Faktor-II-Bestimmung
LE (Lupus erythematodes) Zellpräparation				
Hargraves-Methode	0	0	5-B	Heparin als Antikoagulans
Barnes-Methode	0	0	5-B	defibriniertes Blut verwenden
alkalische Leukozyten-phosphatase (qualitative *Methode)*	Männer: 33–188 U *Frauen* (Kontrazeptiva abgesetzt): 30–160 U	33–188 U 30–160 U	Ausstrich-B	
Muramidase (Lysozym)	Serum: 3–7 µg/ml Urin: 0–2 µg/ml	3–7 mg/l 0–2 mg/l	1-S 1-U	

Fortsetzung Tab. 17.

Test	*Normbereich* Konventionelle Einheit	*SI-Einheit*	*kleinste erforderliche Menge (ml)*	*Bemerkungen*
Hämatologische Werte				
Hämoglobin (Fortsetzung)				
Osmotische Fragilität der Erythrozyten	erhöht bei Hämolyse in > 0,5% NaCl, erniedrigt bei Hämolyse in 0,3% NaCl		5-B	Heparin als Antikoagulans
Peroxidasereaktion**	< 10%	< 0,10	6-B	EDTA als Antikoagulans
Blutplättchen	150 000–350 000/μl	$150-350 \cdot 10^9$/l	0,5-B	EDTA als Antikoagulans
Blutplättchenfunktionstests				
Blutgerinnselretraktion	50–100%/2 h	0,50–1,00/2 h	4,5-P	wie Faktor II
Plättchenaggregation	volle Reaktion auf ADP, Epinephrin und Kollagen	1,0	18-P	wie Faktor II
Plättchenfaktor 3	33–57 sec	33–57 sec	4,5-P	wie Faktor II
Retikulozyten	0,5–2,5% rote Zellen	0,005–0,025	0,1-B	
Vitamin B_{12}	205–876 pg/ml (Grenzwert: 140–204)	150–674 pmol/l (Grenzwert: 102,6–149)	12-S	
Liquor				
Bilirubin	0	0 μmol/l	2	
Zellen	0–5 mononukleäre Zellen		0,5	
Chlorid	120–130 mÄq/l	120–130 mmol/l	0,5	20 mÄq/l mehr als Serumchlorid
kolloidales Gold	0000000000 bis 0001222111	id.	0,1	
Albumin	Mittelwert: 29,5 mg/dl ± 2 SD: 11–48 mg/dl	0,295 g/l 0,11–0,48	2,5	
IgG	Mittelwert: 4,3 mg/dl ± 2 SD: 0–8,6 mg/dl	0,043 g/l 0–0,086		
Glukose	50–75 mg/dl	2,8–4,2 mmol/l	0,5	30–50% weniger als Blutglukose

Fortsetzung Tab. 17.

Test	*Normbereich* Konventionelle Einheit	*Normbereich* SI-Einheit	*kleinste erforderliche Menge (ml)*	*Bemerkungen*
Liquor				
Liquordruck	70–180 mm Wassersäule	70–180 Einheiten		
Eiweiß				
lumbal	15–45 mg/dl	0,15–0,45 g/l	1	
zisternal	15–25 mg/dl	0,15–0,25 g/l	1	
ventrikulär	5–15 mg/dl	0,05–0,15 g/l	1	
Verschiedene Laborwerte				
karzino-embryonales Antigen (CEA)	0–2,5 ng/ml	0–2,5 µg/l	20-P	Transport auf Eis
Chylus				frische Probe verwenden
Digitoxin	9–25 µg/l	11,8–32,8 nmol/l	1-S	Medikation Digitoxin oder Digitalis
Digoxin	0,9–2,0 ng/ml	1,15–2,56 nmol/l	1-S	
Magensäure	Basalwert:			
	Frauen: 2,0 ± 1,8 mÄq/h	0,6 ± 0,5 µmol/sec		
	Männer: 3,0 ± 2,0 mÄq/h	0,8 ± 0,6 µmol/sec		
	Maximalwert (nach Histolog oder Gastrin)			
	Frauen: 16 ± 5 mÄq/h	4,4 ± 1,4 µmol/sec		
	Männer: 23 ± 5 mÄq/h	6,4 ± 1,4 µmol/sec		
Gastrin	0–200 pg/ml	0–95 pmol/l	4-P	
Immunologische Tests				
α-Fetoglobulin	bei gesunden Erwachsenen nicht nachweisbar		2-S	
α_1-Antitrypsin	85–213 mg/dl	0,85–2,13 g/l	10-B	
antinukleäre Antikörper	negativ bei 1:8-Serumdilution		2-S	sofort zum Labor schicken
Anti-DNS-Antikörper	negativ bei 1:10-Serumdilution		2-S	
Bence-Jones-Protein	Nachweis pathologisch		50-u	

Fortsetzung Tab. 17.

Verschiedene Laborwerte

Test	*Normbereich* *Konventionelle Einheit*	*SI-Einheit*	*kleinste erforderliche Menge (ml)*	*Bemerkungen*
Immunologische Tests (Fortsetzung)				
Komplement, gesamt	150–250 U/ml		10-B	Transport auf Eis notwendig
C3	Bereich: 83–177 mg/dl	0,83–1,77 g/l	2-S	
C4	Bereich: 15–45 mg/dl	0,15–0,45 g/l	2-S	
Rheumafaktor	< 60 IU/ml		10 ml geronnenes Blut	Nüchternprobe bevorzugt
Immunglobuline				
IgG	639–1349 mg/dl	6,39–13,49 g/l	2-S	
IgA	70–312 mg/dl	0,7–3,12 g/l	2-S	
IgM	86–352 mg/dl	0,86–3,52 g/l	2-S	
Viskosität	1,4–1,8 relative Viskosität		10-B	als relative Viskosität im Vergleich zu Wasser
Iontophorese	Kinder: 0–40 mÄq Na/l	0–40 mmol/l		Werte auf der Basis von Natrium
	Erwachsene: 0–60 mÄq Na/l	0–60 mmol/l		
Fettstuhl	< 5 g in 24 h oder < 4% der gemessenen Fettzufuhr über 3 Tage	< 5 g/Tag	24-h- oder 3-Tage-Probe	
Stuhl-Stickstoff	< 2 g/Tag oder 10% Urin-Stickstoff	< 2 g/Tag	24-h- oder 3-Tage-Probe	
Synovialflüssigkeit				
Glukose	nicht < 20 mg/dl weniger als in gleichzeitig bestimmtem Blutzucker	s. Glukose	1 ml frische Flüssigkeit	in Oxalat-Fluorid-Mischung
D-Xyloseabsorption	5–8 g/5 h im Urin	33–53 mmol	5-U	25 g D-Xylose p.o.
	(40 mg/dl im Blut nach 2 h Verdauung von 25 g D-Xylose)	(2,7 mmol/l)	5-B	

*Auch niedrigere Bleispiegel sind bei Kindern bedenklich *(s. Kap. KIN, 9.)*

MCV = mittleres korpuskuläres Volumen
MCH = mittleres korpuskuläres Hämoglobin
MCHC = mittlere korpuskuläre Hämoglobinkonzentration
SI = Système International d'Unités; P = Plasma, B = Blut, S = Serum, U = Urin

Modifiziert nach *The New England Journal of Medicine* 341 (1): 39–49, January 2, 1986 und 315 (25): 1606, December 1986. Abdruck mit Genehmigung des Massachusetts General Hospital und des *The New England Medical Journal of Medicine.*

8. UMRECHNUNGSTABELLEN

Milligramm-Milliäquivalent-Umrechnung

Das **Milliäquivalent (mÄq)** ist ein Maß für die chemische Aktivität oder die Bindungskraft einer Substanz in Relation zur Aktivität von 1 mg Wasserstoff. Demnach entspricht 1 mÄq der Menge von 1 mg Wasserstoff, 23 mg Natrium, 39 mg Kalium, 20 mg Kalzium und 35 mg Chlorid. Es gelten folgende Umrechnungsgleichungen:

$$\text{mÄq/l} = \frac{\text{mg/l} \times \text{Valenz}}{\text{Atom- bzw. Molekulargewicht}}$$

$$\text{mg/l} = \frac{(\text{mÄq/l}) \times \text{Atom- bzw. Molekulargewicht}}{\text{Valenz}}$$

Das mÄq entspricht weitgehend dem Milliosmol (mOsmol), der Einheit für Osmolalität oder Tonizität. Die Körperflüssigkeitskompartimente enthalten normalerweise 280 mOsmol/l gelöste Teilchen.

Umrechnungstabellen 18. bis 22.

Tab. 18. Celsius-Fahrenheit-Äquivalente

Celsius	*Fahrenheit*	*Celsius*	*Fahrenheit*
Gefrierpunkt (Wasser in Meereshöhe)		Pasteurisierung* (Dauererhitzung) 30 min bei	
0	32	62,8	145
Körpertemperaturbereich		Pasteurisierung* (Hocherhitzung) 15 sec bei	
36,0	96,8	71,1	161,0
36,5	97,7		
37,0	98,6	Siedepunkt (Wasser in Meereshöhe)	
37,5	99,5	100,0	212,0
38,0	100,4		
38,5	101,3	Umrechnung	
39,0	102,2	°F in °C → 32 abziehen,	
39,5	103,1	dann × 5/9 oder 0,55	
40,0	104,0	°C in °F → × 9/5 oder 1,8,	
40,5	104,9	dann 32 addieren	
41,0	105,8		
41,5	106,7		
42,0	107,6		

* Nach den Bestimmungen der Food and Drug Administration 1991.

Tab. 19. Haushaltsmaße (mit annähernden Äquivalenten)

1 Teelöffel	≈	4 ml		
1 med. Teelöffel	≈	5 ml		
1 Nachtischlöffel	≈	8 ml		
1 Eßlöffel	≈	15 ml	=	½ flüssige Unze
1 Tasse	≈	120 ml	=	4 flüssige Unzen

Tab. 20. Maße

Gewicht:	
1 Kilogramm (kg)	= 1000 Gramm (10^3 g)
1 Gramm (g)	= 1000 Milligramm (10^3 mg)
1 Milligramm (mg)	= 1000 Mikrogramm (1000 µg = 10^{-3} g)
1 Mikrogramm (µg)	= 1000 Nanogramm (ng) (10^{-6} g)
	= 1000 Millimikrogramm (10^{-6} g)
1 Nanogramm (ng)	= 1000 Pikogramm (pg) (10^{-9} g)
Volumen:	
1 Liter (l)	= 1000 Milliliter (ml)
	= 1000 Kubikzentimeter (cm^3)

Tab. 21. Äquivalente (annähernd)

Flüssigkeit:	**Gewicht:**
Metrisch Apotheke	65 mg = 1 Grain
30 ml ≈ 1 flüss. Unze	28,35 g = 1 Unze
250 ml ≈ 8 + flüss. Unzen	1 kg = 2,2 Pfund
500 ml ≈ 1 + pint	
1000 ml ≈ 1 + quart	**Strecken:**
(1 Liter)	1 Millimeter (mm) = 0,04 Inch
	1 Zentimeter (cm) = 0,4 Inch
	2,5 Zentimeter = 1 Inch
	1 Meter (m) = 39,37 Inches

Tab. 22. Atomgewichte (annähernd) einiger wichtiger Elemente

Wasserstoff (H)	= 1	Magnesium (Mg)	= 24
Kohlenstoff (C)	= 12	Phosphor (P)	= 31
Stickstoff (N)	= 14	Chlor (Cl)	= 35,5
Sauerstoff (O)	= 16	Kalium (K)	= 39
Natrium (Na)	= 23	Kalzium (Ca)	= 40

9. INTERKULTURELLE ASPEKTE IN DER MEDIZIN

(Volksmedizin; Ethnomedizin)

Da die Quote der Einwanderung aus Entwicklungs- und Industrienationen zunimmt, wird der Arzt immer häufiger Patienten mit „unwissenschaftlichen" einheimischen medizinischen Überzeugungen und Techniken (Ethnomedizin) begegnen, die ihm frend, irrational oder ganz einfach falsch vorkommen und bei der medizinischen Betreuung hinderlich sind. Das muß nicht so sein.

Die zeitgenössische Biomedizin ist eine hochentwickelte Form der Volksmedizin. Sie wird traditionell in den industrialisierten westlichen Nationen praktiziert, ist mit einer gewaltigen emotionalen und intellektuellen Gewichtung behaftet und basiert auf empirischer Wissenschaft. Die Volksmedizin ist ebenfalls von empirischen Beobachtungen abhängig.

Wer sich sein Leben lang mit Ethnomedizin beschäftigt hat, fühlt sich von der Biomedizin oft bedroht und eingeschüchtert. Wenn ein Arzt die traditionellen Überzeugungen seines Patienten ablehnt, lehnt dieser unter Umständen eine notwendige biomedizinische Betreuung ab. Die optimale medizinische Versorgung könnte also mit einer Kombination aus Biomedizin und Ethnomedizin erreicht werden. Dies erfordert interkulturelle Toleranz und Verständnis für die ethnomedizinischen Grundsätze.

Gesundheit, Krankheit und Leiden sind die fundamentalen Bereiche der biomedizinischen Gesundheitsversorgung. **Gesundheit** ist Ausdruck der organischen, emotionalen und geistigen Harmonie. **Krankheit** ist abnormer Gesundheitszustand, verursacht durch inhärente Dysfunktion oder Invasion durch bzw. Exposition gegenüber einer fremden Kraft oder eines fremden Agens; **Leiden** ist das individuelle Erleben von Krankheit. Diese Definitionen variieren in den verschiedenen Kulturen.

Gesundheit wird allgemein entweder empirisch oder funktional definiert. **Empirische Gesundheit** ist die subjektive Vorstellung von Gesundheit (der Sinn des Individuums für Anpassung an oder Reaktion auf sein soziales Umfeld), während **funktionale Gesundheit** das sozial definierte Konzept von Gesundheit ist (die Fähigkeit, von der Gesellschaft vorgegebene Rollen und Verpflichtungen zu erfüllen, z. B. Arbeit, Familiengründung). Die beiden Definitionen sind voneinander abhängig und oft miteinander verwoben, wobei **individuelle Gesundheit** bedeutet, daß das Individuum nach seinen Wünschen handeln kann, obwohl diese Wünsche durch die Kulturzugehörigkeit vorgegeben sind. Die Beschreibung des Gesundheitszustandes durch den Patienten selbst kann auf jeder dieser Definitionen basieren und macht eine Untersuchung durch den Arzt notwendig. Beispiel: Ein junger Ägypter stellt sich mit Hämaturie vor, verursacht durch Schistosomiasis. Für ihn mag diese Hämaturie (männliche Menstruation) normal sein, sofern sie nicht mit seinem Lebensstil interferiert. Das heißt, er glaubt, er sei gesund. Andererseits kann der Patient körperlich gesund, aber unfähig sein, seine kulturell vorgegebenen Verpflichtungen zu erfüllen und sich daher als krank empfinden. In manchen Gegenden Mexikos ist eine ungenügende Ausstattung mit Geld (aufgrund Armut oder Verschwendung) und die daraus resultierende Unfähigkeit, sozialen Verpflichtungen nachzukommen, eine „Geldkrankheit". **Krankheit** kann also definiert werden als Ergebnis organischer oder sozialer Dysfunktion oder als individuelle oder soziale Unbehaglichkeit. Physische und soziale Prozesse scheinen jedoch zu überwiegen.

Soziale Probleme können als Manifestationen von Krankheit mit eindeutiger volkstümlicher Ursache betrachtet werden. Organische Krankheit kann sogar als Ausdruck zugrundeliegender sozialer Probleme gewertet werden. Beispiel: Eine Familie zieht vom Land in die Stadt. Die jüngste Tochter entwickelt Bauchkrämpfe, Erbrechen und Fieber. Anstatt einen Arzt aufzusuchen, versucht die Familie, eine volkstümliche Ursache festzustellen, wie z. B. Bruch eines Tabus oder Versäumnis ritueller Verpflichtungen. Die Familie würde eher Buße für die begangenen Fehler tun, als sich in medizinische Therapie zu begeben.

Manche Immigranten sind Anhänger der **humoralen Theorie** von Krankheit und Medizin (wahrscheinlich die am weitesten verbreitete Einstellung, die hauptsächlich in Kulturen in Afrika, Indien, Südostasien, China, Japan, Mexiko und Zentral- und Südamerika zu finden ist). Normalerweise wird Gesundheit als ein Zustand des Gleichgewichts zwischen „heißen" und „kalten" Elementen betrachtet. Eine Behandlung kann entgegengesetzte Maßnahmen („heiße" Konditionen erfordern „kalte" Medizin), analoge Maßnahmen („heiße" Konditionen erfordern „heiße" Medizin) oder eine Kombination erforderlich machen. Die „Temperatur" einer Medizin ist von einer Vielzahl von Merkmalen abhängig. So betrachteten manche nahöstlichen Kulturen orale Kontrazeptiva als „heiß", da sie den Menstruationsfluß stoppen (den Schoß austrocknen), während bei anderen Kulturen die Farbe im Vordergrund steht (blaue Pillen stehen für „kalt"). So müssen bei der Verschreibung von Medikamenten Form, Farbe und Applikationsweg bedacht werden. Wird das Medikament nicht akzeptiert (woraus häufig eine Non-Compliance resultiert), muß überlegt werden, ob ein Alternativmedikament verschrieben werden kann. Ist der Patient um die Farbe besorgt, dann kann durch den Hinweis, daß die Pille für die meisten Patienten in den USA (oder anderen entwickelten Nationen) aufgrund ihrer Farbe besser erscheint oder daß unter dem Überzug die Medizin eine neutrale Farbe hat, die Kooperation des Patienten erreicht werden.

Neben den Kausalitätsvorstellungen können auch **volkstümliche Vorstellungen über Ansteckung** bei der Behandlung und Prävention von Krankheiten von Bedeutung sein. In vielen Gegenden der Welt haben Volksmediziner die Theorie des inkorporierten Keims in ihr Repertoire für Krankheitsursachen aufgenommen, womit jedoch nicht die modernen Kenntnisse über erregerbedingte Ansteckung gemeint ist. So behaupten Volksmediziner in Mexiko zwar, daß Bakterien Krankheiten verursachen, und trotzdem bleiben sie bei ihren unsterilen Praktiken (z. B. Wiederverwendung von Injektionsnadeln, gemeinsame Verwendung ungereinigter Utensilien mit kranken Partnern oder Billigung der Zubereitung von Speisen durch offensichtlich kranke Personen), weil sie der Überzeugung sind, daß sie nichts unternehmen können, wenn Gott oder die Geister wollen, daß eine Person krank wird. Ansteckung ist die Übertragung einer Essenz von einer Entität zur anderen, oft scheinbar unter magischen Umständen. Diese Vorstellung ist in gewissem Sinn gerechtfertigt, denn die Magie beschäftigt sich mit dem Unsichtbaren. Geister, Götter, Bakterien und Viren sind gleichermaßen unsichtbar für das unbewaffnete Auge, und der Spezialist muß Technologien in Gang setzen, um sie sichtbar zu machen (ob nun mittels Lichtmikroskopie oder mittels Trance). Ist das verursachende Agens identifiziert, kann die Behandlung begonnen werden. Die Prinzipien der traditionellen und der biomedizinischen Technologie sind sich also formal – wenn auch nicht inhaltlich – ähnlich.

Größere inhaltliche Unterschiede zwischen volks- und biomedizinischen Konzepten **(Ethnophysiologie)** können die Gesundheitsversorgung beeinträchtigen. Das ist z. B. bei der Hämaturie in verschiedenen ägyptischen Gegenden der Fall. Eine Ascarideninfektion wird in einigen Gegenden als verhältnismäßig normal oder sogar wesentlich für die Verdauung von Nahrungsmitteln betrachtet. Diese Vorstellung geht konform mit der Bedeutung, die in der Biomedizin bestimmten Keimen der gastrointestinalen Mikroflora beigemessen wird. Ihre Ausrottung könnte also aus kulturellen Gründen nicht durchführbar sein und würde abgelehnt werden. Das kann sogar soweit gehen, daß ein infizierter Patient, bei dem die Wurmkrankheit akut ausgebrochen ist, verdächtigt wird, kein guter Gastgeber mehr zu sein. Der Patient möchte die Würmer versöhnlich stimmen, der Arzt möchte sie eliminieren. Ein Mittelweg muß gefunden werden: Wenn der Patient also ein schlechter Gastgeber geworden ist, brauchen die Würmer vielleicht einen Anreiz, z. B. in Form eines Antiheminthikums, um anderswohin zu ziehen.

Ethnophysiologische Vorstellungen können auch bestimmte Nahrungsmittel und Medikamente vorschreiben und so einen geschwächten entkräfteten Patienten davon abhalten, wichtige Medikamente einzunehmen. So ist ein anämischer Patient schwach und hat daher nach dem Volksglauben einen schwachen Magen. Er könnte sich weigern, Eisentabletten einzunehmen, weil Tabletten hart und deshalb schwer verdaulich sind. In diesem Fall sollten flüssige Substitutionsmittel verschrieben werden.

Der Volksglaube verbindet Kraft mit **Fruchtbarkeit.** So glaubt man in einigen Gegenden Südasiens, daß die Kraft des Eis im Lauf des Menstruationszyklus schwindet. Nach dieser Vorstellung ist Geschlechtsverkehr am 14.–18. Tag nach der Menstruation erstrebenswert, und Paare werden sich nach dem 16. Tag geschlechtlicher Beziehungen enthalten, aus Furcht davor, ein „schwaches" Kind zu zeugen. Wo dieser Brauch Fruchtbarkeit verhindert, kann ein Paar außerhalb dieses „Fensters der Stärke" meist nicht dazu veranlaßt werden, Geschlechtsverkehr auszuüben.

Bei vielen Vorstellungen zu Kraft ist auch das **Blut** mit einbezogen. In vielen Kulturen (besonders im Nahen Osten und in Mexiko) ist man der Überzeugung, daß der Mensch eine ganz bestimmte Menge Blut besitzt, wodurch es oft schwierig ist, Blut für Transfusionen oder Untersuchungen zu erhalten. Man kann in diesen Fällen nur wenig tun, außer mit Spender oder Patienten zu handeln. Eine Transfusion würde der Patient in diesem Fall allerdings dankbar entgegennehmen (Blut kann wertvoller sein als Gold). Andererseits kann eine Transfusion aber aufgrund fragwürdiger moralischer, geistiger oder ethischer Merkmale von seiten des Spenders abgelehnt werden, weil diese als ansteckend betrachtet werden. Erklärungen müssen individuell abgegeben werden.

Der frustrierendste Aspekt interkultureller Medizin ist wahrscheinlich das Phänomen kulturell gebundener Syndrome. Es finden sich hierzu keine eindeutigen Analogien in der Biomedizin, und diese Syndrome stützen sich meist auf volkstümliche Kausalitätsvorstellungen wie **übernatürliche Kräfte** (z. B. Hexenkraft, Angriff der Geister, Verlust der Seele oder Bruch eines Tabus) oder **natürliche Kräfte** (z. B. Ungleichgewicht zwischen „heiß" und „kalt", Verdauung von „schweren" und „leichten" Nahrungsmitteln) oder eine Kombination aus diesen beiden Faktoren. Diese Syndrome scheinen weit hergeholt und magisch, können aber (wie häufig der Fall) sogar zum Tod führen. Oft bieten sie ein Bild, das definierte biomedizinische Erkrankungen nachahmt.

Geisteskrankheit ist eine Störung der Seele oder des Geistes. Eine fremde Geisteskraft (z. B. ein Geist) dringt in den Körper ein. Ein Teil der Seele des Patienten geht verloren oder wird gestohlen (Susto), oder die Krankheit ist eine Vergeltung für gebrochene Tabus, wobei die Seele des Betroffenen ein schweres Trauma erlebt, was schließlich in Krankheit mündet.

Geisteskrankheiten sind bei Afrikanern, Asiaten, Lateinamerikanern und eingeborenen nordamerikanischen Bevölkerungsgruppen weit verbreitet. Typische biomedizinische Symptome sind Anfälle, Trancezustände, Amenorrhö, Fieber, Lethargie und Unbehagen. Volkstümliche Symptome sind Angst, Trägheit und allgemeines Mißgeschick.

Oft ist keine biomedizinische Erklärung zu finden, und diese Störungen erweisen sich gegenüber biomedizinischen Standardtherapien als resistent. Die volkstümlichen Heilmethoden bestehen darin, die Art der Geisteskrankheit und ihre verursachenden und treibenden Kräfte zu bestimmen, sowie entsprechende Schritte einzuleiten, um das angemessene soziale und religiöse Gleichgewicht wiederherzustellen.

Die **vermutete Ursache** schreibt eine entsprechende Therapie vor. Ein Immigrant aus einer ländlichen Gegend in Lateinamerika, der einen seelischen Schock erlebt hat, kann z. B. seine Seele verlieren (Susto). Dies kann sich als Lethargie, Angst, Fieber und Unwohlsein manifestieren. Es könnte also der Eindruck erweckt werden, daß das Susto-Opfer an Mangelernährung, Anämie oder sogar Schock leidet. Aber durch die Behandlung dieser Krankheiten würde das zugrundeliegende Problem nicht gelöst werden. In einem anderen Beispiel für Susto kann eine Person von einem magischen Projektil (Geschoß) getroffen sein (eingebildetes unsichtbares Eindringen in den Körper), was zu einer systemischen oder lokalen Reaktion oder zu beidem führen kann. Ein solches Projektil wird dann z. B. für eine eitrige Wunde verantwortlich gemacht. Antibiotika können die Heilung fördern, bis das verletzende Agens von einem volksmedizinischen Spezialisten „entfernt" wird. Chirurgische Exzisionsbehandlung ist nicht die Lösung des Problems.

Für geistige Krankheiten (Susto ist ein Beispiel von vielen) und geistigen Tod gibt es Analogien in der Biomedizin. Diese als psychogen bezeichneten Krankheiten oder der psychogene Tod sind Ausdruck des „Sich-Aufgebens", wobei der Patient, der sich hilflos und hoffnungslos fühlt, eine Rückzugsdepression entwickelt, die eine organische Erkrankung heraufbeschwören oder sogar zum Tod führen kann. Wenn es Analogien zwischen spirituellen und psychogenen Krankheiten gibt, dann haben die beiden medizinischen Denkansätze hier eine gemeinsame Ebene.

Für den Arzt, der mit kulturell begründeten Syndromen, humoraler Medizin und „seltsamen" Vorstellungen über die physiologischen Vorgänge zu tun hat, sind wertungsfreie Toleranz und Akzeptanz kultureller Unterschiede **(kultureller Relativismus)** von entscheidender Bedeutung. Während von einem Arzt nicht erwartet werden kann, daß er Einzelheiten über alle volksmedizinischen Bräuche, die es auf der Welt gibt, kennt, gibt es doch allgemeingültige Modalitäten, die einen Zugang ermöglichen. Im Gespräch mit dem Patienten und seiner Familie sollte herausgefunden werden, aus welchem Land der Patient kommt, die Art der Medizin, die dort praktiziert wird, und ob der Patient mit einer Gemeinschaft oder anderen Immigranten aus seinem Land in Verbindung steht. In diesem Fall könnte sich in dieser Gemeinschaft auch ein traditioneller Volksmediziner befinden, und es ergibt sich eine Möglichkeit, die Behandlung aufeinander abzustimmen. Die Tatsache, daß der Patient aus seinem Glauben an traditionelle medizinische Praktiken Nutzen ziehen darf, kann therapeutisch wirksam sein und eine notwendige biomedizinische Behandlung zulassen.

Wenn es das Ziel ist, die Gesundheit zu erhalten oder wiederherzustellen, sollten alle verfügbaren Mechanismen eingesetzt werden. Stellt sich ein Immigrant mit einem atypischen Syndrom vor, oder ist eine Symptomenkonstellation erkennbar, die sich als therapieresistent erweist, sollte der Patient befragt werden, was in seinem Heimatland unternommen werden würde. Wenn er erklärt, daß er einen traditionellen Mediziner aufsuchen würde, sollte man ihn an einen solchen überweisen oder auch selbst Kontakt mit ihm aufnehmen (guter persönlicher Kontakt kann zur gegenseitigen Überweisung von Patienten führen und die Patientenbetreuung verbessern). Hierfür sind gegenseitiges Vertrauen und Respekt der Therapeuten erforderlich, und der Kontakt wird eher durch eine relativistische als durch eine urteilende Einstellung erleichtert.

SACHVERZEICHNIS

Zahlenangaben = Seitenzahlen; fette Zahlen = Hauptfundstelle
T = Tabelle, A = Abbildung (jeweils mit Seitenzahl)

B

C

T = Tabelle, A = Abbildung

G

T = Tabelle, A = Abbildung

H

T = Tabelle, A = Abbildung

T = Tabelle, A = Abbildung

T = Tabelle, A = Abbildung

J

K

M

N

T = Tabelle, A = Abbildung

P

T = Tabelle, A = Abbildung

T

T = Tabelle, A = Abbildung

W